ポケット判

カラー 内科学

総編集

門脇　孝　　永井良三

編集委員

赤林　朗　　大内尉義　　黒川峰夫
小池和彦　　辻　省次　　長瀬隆英
藤田敏郎　　森屋恭爾　　山本一彦

西村書店

ポケット判 序文

 この度刊行した『ポケット判 カラー 内科学』は『カラー版 内科学』(2012年刊行)の内容を完全に踏襲しつつ,体裁をハンディーなものとした携帯版である.このような企画がなされたのは,『カラー版 内科学』が刊行以来現在に至るまで大好評であることが端緒となっている.

 本書は,『カラー版 内科学』のように自宅や大学・病院に置いて活用されるだけではなく,手軽に携帯していただき,いつでもどこでも必要なときに開いて読めるように,より頻繁に活用されることを念頭において作成された.狙いどおり,本書では,サイエンスの最新知見をふんだんに盛り込んだ『カラー版 内科学』の膨大な内容が,そのまま携帯できるサイズと重量に生まれ変わった.最新の技術とノウハウのなせる技である.ちなみに,本企画は西村書店の100周年記念事業の一環として行われた.

 折しも今年(2016年)の第113回日本内科学会総会・講演会のテーマである「結実する内科学の挑戦―今,そしてこれから―」にその思いが込められているように,内科学では,21世紀にますます加速したサイエンスの進歩によって疾患の深い理解が進み,それに基づく有効性の高い治療法が次々に編み出されている.本書では,『カラー版 内科学』と同様に,その最先端の進歩を踏まえて,疾患の概念から診断・治療まで,病態生理や薬理のメカニズムを重視するとともに,その深い理解を助けるために,オールカラーの図表を惜しみなく盛り込んだビジュアルなレイアウトに努めている.

 本書は,医学を学ぶ人,医学生,初期・後期研修医,内科専門医をめざす若手医師はもちろんのこと,内科診療にかかわるすべての医師に,また看護師をはじめとするすべての医療スタッフに,日々の診療の場で座右に置き,手軽に頻繁にご活用いただきたい.加えて,チーム医療・多職種連携がますます大切となっている臨床の現場で,廉価でハンディーな本書を医師のみならず,医療に携わるすべての方に活用いただきたい.本書が,内科学の最新知見を目の前の患者の診療に生かすことに役立つことになれば,編集に携わったものとして大変幸甚に思う.

門脇 孝　永井良三

序　文

　ゲノム解読をはじめとした数々の研究の成果，またエビデンスの集積に伴い，この10年間で医学は大きく進歩している．今後の医学と医療の礎となるような確かな情報は，そのニーズに応じて一層注目を浴び，より重要性を増している．

　そこで『カラー版　内科学』においては，ゲノム研究やサイエンスの最新知見を活かした，「21世紀のまったく新しい内科学書」をめざしたいと考えた．

　編集においては，このような本書の趣旨をふまえ，第一に，最先端でハイレベルなところにまで踏み込んだ，アカデミックな内容，第二に，疾患の概念から診断・治療まで，病態生理や薬理作用のメカニズムも重視した，深い理解を助ける記述，第三に，オールカラーの図表をふんだんに盛り込んだ，印象に残るビジュアルなレイアウト，に努めた．

　構成としては，内科学の総論部分に十分な紙数を割き，その後，内科疾患別の各論をバランスよく配置した．1～12章の総論部分では，1章に内科学の進歩と医の原点として泰斗の先生方に執筆をお願いし，医学全体の歩みやサイエンスの進歩をふまえたうえで，EBMと診療ガイドライン，医師-患者関係から医療倫理，リスクマネジメントに至るまで内科学を幅広い視点から論じていただいた．2章からは，内科診療の進め方や内科疾患の疫学・遺伝学・薬理学から，加齢・環境要因，再生医学に至る内科学の基盤となるサイエンスをわかりやすくしっかり解説いただいた．13～25章までの疾患別の各論部分では，アップデートで深い理解を重視したが，疾患の項目や知識の範囲については医師国家試験の出題基準に準拠した．また，それぞれの疾患にあてる紙数についても，近年の生活習慣の変化，超高齢化に伴う疾病構造の変化に対応し，その疾患の患者数や重要度を十分反映させたものとした．

　本書の読者対象としては，医学生，初期・後期研修医，内科認定医や内科専門医をめざす若手医師としたが，内科診療にかかわるすべての医師に，内科学の教科書として日々の診療の場で座右に置きご活用いただきたい．本書の編集は，東大の臓器別・疾患別の全内科の教授が編集にあたり，繰り返し討議を重ね，構想を練って，項目の選定と，その項目の執筆に最もふさわしい全国の大学・基幹病院の第一線の専門医に依頼を行った．

　本書の刊行後の最新知見は「増補版」および「改訂版」でタイムリーにアップデートしていきたい．また本書が長い間にわたって最新の内科学のスタンダードな教科書として活用されることを望みたい．

門脇　孝　永井良三

総編集・編集委員・編集幹事一覧

・五十音順

総編集

門脇　孝　東京大学大学院医学系研究科 代謝・栄養病態学（糖尿病・代謝内科）　教授
永井　良三　自治医科大学　学長
　　　　　　前　東京大学大学院医学系研究科 循環器内科学　教授

編集委員

赤林　朗　東京大学大学院医学系研究科 ストレス防御・心身医学　教授
大内　尉義　東京大学大学院医学系研究科 加齢医学　教授
黒川　峰夫　東京大学大学院医学系研究科 血液・腫瘍内科学　教授
小池　和彦　東京大学大学院医学系研究科 消化器内科学　教授
辻　省次　東京大学大学院医学系研究科 神経内科学　教授
長瀬　隆英　東京大学大学院医学系研究科 呼吸器内科学　教授
藤田　敏郎　東京大学先端科学技術研究センター 臨床エピジェネティクス講座　特任教授
　　　　　　前　東京大学大学院医学系研究科 腎臓内科学・内分泌病態学　教授
森屋　恭爾　東京大学大学院医学系研究科 感染制御学　教授
山本　一彦　東京大学大学院医学系研究科 アレルギー・リウマチ学　教授

編集幹事

飯島　勝矢　東京大学高齢社会総合研究機構　准教授
伊佐山浩通　東京大学大学院医学系研究科 消化器内科学　助教
市川　幹　東京大学医学部附属病院 血液・腫瘍内科　講師
植木浩二郎　東京大学大学院医学系研究科 代謝・栄養病態学（糖尿病・代謝内科）　准教授
小川　純人　東京大学大学院医学系研究科 加齢医学　講師
川畑　仁人　東京大学医学部附属病院 アレルギー・リウマチ内科　講師
神田　浩子　東京大学大学院医学系研究科 アレルギー・リウマチ学　助教
幸山　正　東京大学大学院医学系研究科 呼吸器内科学　講師
関　常司　東京大学大学院医学系研究科 腎臓内科学・内分泌病態学　講師
高本　偉碩　東京大学大学院医学系研究科 代謝・栄養病態学（糖尿病・代謝内科）　助教
瀧本　禎之　東京大学大学院医学系研究科 ストレス防御・心身医学　特任講師(病院)
土肥　眞　東京大学大学院医学系研究科 アレルギー・リウマチ学　講師
冨田裕一郎　東京大学医学部附属病院 心療内科　助教
南谷　泰仁　東京大学大学院医学系研究科 血液・腫瘍内科学　特任講師
畠山　修司　東京大学医学部附属病院 感染症内科　特任講師
福本　誠二　東京大学医学部附属病院 腎臓・内分泌内科　講師
藤城　光弘　東京大学医学部附属病院 光学医療診療部　准教授
森田　啓行　東京大学大学院医学系研究科 健康医科学創造講座　特任准教授
山内　敏正　東京大学大学院医学系研究科 代謝・栄養病態学（糖尿病・代謝内科）　講師
山本　豪　東京大学大学院医学系研究科 血液・腫瘍内科学　助教
吉内　一浩　東京大学大学院医学系研究科 ストレス防御・心身医学　准教授
四柳　宏　東京大学大学院医学系研究科 生体防御感染症学　准教授

執筆者一覧

・執筆順
・初出のみ記す

- 高久 史麿　自治医科大学 名誉学長
- 矢﨑 義雄　国立病院機構 理事長
- 井村 裕夫　京都大学名誉教授
- 門脇 孝　東京大学大学院医学系研究科 代謝・栄養病態学（糖尿病・代謝内科）教授
- 山本 一彦　東京大学大学院医学系研究科 アレルギー・リウマチ学 教授
- 森田 啓行　東京大学大学院医学系研究科 健康医科学創造講座 特任准教授
- 永井 良三　自治医科大学 学長
- 田嶼 尚子　東京慈恵会医科大学名誉教授
- 大池裕美子　東京大学医学部附属病院検査部 特任助教
- 宮尾益理子　関東中央病院健康管理部 部長
- 瀧本 禎之　東京大学大学院医学系研究科 ストレス防御・心身医学 特任講師（病院）
- 赤林 朗　東京大学大学院医学系研究科 ストレス防御・心身医学 教授
- 児玉 安司　東京大学医療安全管理学 特任教授
- 桐野 高明　国立国際医療研究センター 総長
- 北村 聖　東京大学医学教育国際協力研究センター 教授
- 原田 賢治　東京大学医療安全管理学 特任助教
- 近藤 和子　日本医療接遇協会 理事長
- 黒川 峰夫　東京大学大学院医学系研究科 血液・腫瘍内科学 教授
- 錦織 宏　京都大学医学教育推進センター 准教授
- 小林 智子　名古屋大学医学系研究科 総合診療医学
- 岩瀬 三紀　トヨタ記念病院 副院長
- 萩野 昇　帝京大学ちば総合医療センター 血液・リウマチ内科
- 山田 容子　東京大学大学院医学系研究科 加齢医学
- 小島 太郎　東京大学大学院医学系研究科 加齢医学
- 土肥 眞　東京大学医学部附属病院 アレルギー・リウマチ内科 講師
- 徳田 安春　筑波大学大学院人間総合科学研究科 生態統御医学 教授
- 川畑 仁人　東京大学医学部附属病院 アレルギー・リウマチ内科 講師
- 竹林 彩　東京大学大学院医学系研究科加齢医学
- 亀山 祐美　東京大学医学部附属病院 加齢医学
- 山口 潔　東京大学医学部附属病院 地域医療連携部 助教
- 矢冨 裕　東京大学大学院医学系研究科 臨床病態検査医学 教授
- 大西 弘高　東京大学医学教育国際協力研究センター 講師
- 生坂 政臣　千葉大学医学部附属病院臨床推論学 教授
- 軍神 正隆　東京大学大学院医学系研究科救急医学
- 矢作 直樹　東京大学大学院医学系研究科救急医学
- 山崎 力　東京大学医学部附属病院 臨床研究支援センター 教授
- 森崎 隆幸　国立循環器病研究センター研究所 分子生物学部 部長
- 清原 裕　九州大学大学院医学研究院環境医学 教授
- 浜島 信之　名古屋大学大学院医学研究科 予防医学 教授
- 津金昌一郎　国立がん研究センターがん予防・検診研究センター予防研究部 部長
- 今井 博久　国立保健医療科学院政策技術評価研究室
- 中尾 裕之　国立保健医療科学院政策技術評価研究室

- 福田 吉治　山口大学医学部地域医療推進学 教授
- 熱田 直樹　名古屋大学医学部附属病院循環器内科 助教
- 坂野 晴彦　東京大学医学部附属病院 神経内科学 特任助教
- 祖父江 元　東北大学大学院医学系研究科遺伝病学
- 松原 洋一　理化学研究所横浜研究所 ゲノム医科学研究センター
- 鎌谷 直之　理化学研究所横浜研究所 ゲノム医科学研究センター
- 徳永 勝士　東京大学大学院医学系研究科 人類遺伝学 教授
- 油谷 浩幸　東京大学先端科学技術研究センター ゲノムサイエンス 教授
- 酒井 寿郎　東京大学先端科学技術研究センター 代謝医学 教授
- 後藤 順　東京大学大学院医学系研究科 神経内科学 准教授
- 福嶋 義光　信州大学大学院医学系研究科 遺伝医学・予防医学 教授
- 尾崎 浩一　理化学研究所ゲノム医科学研究センター 循環器疾患易罹患性研究チーム
- 田中 敏博　理化学研究所ゲノム医科学研究センター 循環器疾患易罹患性研究チーム
- 萩原 弘一　埼玉医科大学呼吸器内科 教授
- 川畑由美子　近畿大学医学部内分泌・代謝・糖尿病内科
- 池上 博司　近畿大学医学部内分泌・代謝・糖尿病内科 主任教授
- 安田 和基　国立国際医療研究センター 糖尿病研究センター代謝疾患研究部
- 益崎 裕章　琉球大学大学院医学研究科内分泌代謝・血液・膠原病内科学講座（第二内科）
- 池間 朋己　琉球大学大学院医学研究科内分泌代謝・血液・膠原病内科学講座（第二内科）
- 島袋 充生　徳島大学大学院ヘルスバイオサイエンス研究部心臓血管病態医学分野 特任准教授
- 石橋 俊　自治医科大学内科学講座内分泌代謝学部門 教授
- 岡崎 具樹　帝京大学医学部生化学教室 教授
- 関 常司　帝京大学医学部 腎臓内科学・内分泌病態学 講師
- 楽木 宏実　大阪大学大学院医学系研究科 老年・腎臓内科学 教授
- 辻 省次　東京大学大学院医学系研究科 神経内科学 教授
- 高柳 広　東京医科歯科大学大学院医歯学総合研究科分子情報伝達学分野 教授
- 三木 哲郎　愛媛大学大学院医学系研究科 加齢制御内科学 教授
- 矢野 育子　京都大学医学部附属病院 臨床薬学教育 准教授
- 乾 賢一　京都薬科大学 学長
- 辻本 豪三　京都大学大学院薬学研究科 薬理ゲノミクス・ゲノム創薬科学分野 教授
- 森澤 雄司　自治医科大学附属病院感染症科 部長
- 鯉渕 智彦　東京大学医科学研究所附属病院 感染免疫内科
- 岩本 愛吉　東京大学医科学研究所先端医療研究センター感染症分野 教授
- 大西 一功　浜松医科大学医学部附属病院 輸血・細胞治療部 教授
- 神田 善伸　自治医科大学附属さいたま医療センター 血液科 教授
- 元吉 和夫　東京大学医学部附属病院 血液・腫瘍内科
- 佐野 統　兵庫医科大学内科リウマチ・膠原病内科 主任教授
- 丸山 征郎　鹿児島大学大学院医歯学総合研究科 システム血栓制御学（メディポリス連携医学） 特任教授
- 梅村 敏　横浜市立大学大学院医学研究科 病態制御内科学 教授
- 大島 弘世　愛媛大学大学院医学系研究科 病態情報内科学

- 茂木 正樹　愛媛大学大学院医学系研究科 分子心血管生物・薬理学 講師
- 堀内 正嗣　愛媛大学大学院医学系研究科 分子心血管生物・薬理学 教授
- 井上 博　富山大学大学院医学薬学研究部 内科学第二 教授
- 浅香真知子　佐賀大学医学部循環器内科 助教
- 野出 孝一　佐賀大学医学部循環器内科 教授
- 久米 裕昭　近畿大学医学部呼吸器・アレルギー内科 教授
- 東田 有智　近畿大学医学部呼吸器・アレルギー内科 教授
- 三橋 知明　埼玉医科大学総合医療センター 臨床検査医学 教授
- 大島 久二　東京病院機構東京医療センター内科 副院長
- 牛窪 真理　国立病院機構東京医療センター 膠原病内科
- 秋谷久美子　東京病院機構東京医療センター 膠原病内科
- 荒木 栄一　熊本大学大学院生命科学研究部 代謝内科学 教授
- 石井 規夫　熊本大学大学院生命科学研究部 代謝内科学
- 河島 淳司　防衛医科大学校内分泌・代謝内科 講師
- 濱田 耕司　防衛医科大学校内分泌・代謝内科 講師
- 盛田 幸司　防衛医科大学校内分泌・代謝内科 講師
- 岡崎 亮　帝京大学ちば総合医療センター 第三内科 教授
- 山口雄一郎　東京慈恵会医科大学 腎臓・高血圧内科 助教
- 大野 岩男　東京慈恵会医科大学 腎臓・高血圧内科 教授
- 細谷 龍男　東京慈恵会医科大学
- 坂本 穣　山梨大学医学部附属病院 肝疾患センター センター長
- 榎本 信幸　山梨大学医学部第一内科
- 山本 博幸　札幌医科大学医学部消化器内科学 講師
- 篠村 恭久　札幌医科大学医学部消化器病態分子制御内科学 教授
- 野元 正弘　愛媛大学医学部附属病院 薬物療法・神経内科 教授
- 永井 将弘　愛媛大学医学部附属病院 臨床薬理センター 准教授
- 大野 能之　東京大学医学部附属病院薬剤部 助教
- 鈴木 洋史　東京大学医学部附属病院薬剤部 教授
- 森山 紀之　国立研究センターがん予防・検診研究センター センター長
- 高石 繁生　九州大学先端医療イノベーションセンター先進細胞治療部門 准教授
- 赤司 浩一　九州大学大学院医学研究院病態修復内科学 教授
- 村上 善則　東京大学医科学研究所 人癌病因遺伝子分野 教授
- 間野 博行　自治医科大学医学研究科分子生物学 特任教授
- 畠山 昌則　東京大学大学院医学系研究科微生物学 教授
- 奥川 周　東京大学医学部附属病院感染制御部 講師
- 森屋 恭爾　東京大学医学部感染制御学
- 高倉 伸幸　大阪大学微生物病研究所情報伝達分野 教授
- 渋谷 正史　上武大学 副学長
- 今井 浩三　東京大学医科学研究所抗体・ワクチンセンター 病院長
- 谷口 修一　東京大学医学部附属病院 特任教授
- 小松 弘和　名古屋市立大学大学院医学研究科共同研究教育センター化学療法部 准教授
- 上田 龍三　名古屋市立大学大学院医学研究科 特任教授

執筆者一覧

- 南　博信　神戸大学大学院医学研究科 腫瘍・血液内科学　教授
- 板坂　聡　東京大学医学部附属病院 放射線腫瘍学・画像応用治療学　助教
- 平岡　眞寛　京都大学大学院医学研究科 放射線腫瘍学・画像応用治療学　教授
- 武藤徹一郎　がん研有明病院　名誉院長
- 荒尾　徳三　近畿大学医学部ゲノム生物学　講師
- 西尾　和人　近畿大学医学部ゲノム生物学　教授
- 池田　裕明　三重大学大学院医学系研究科 遺伝子・免疫細胞治療学　准教授
- 珠玖　洋　三重大学大学院医学系研究科 がんワクチン治療学/遺伝子・免疫細胞治療学　教授
- 岡元るみ子　がん感染症センター都立駒込病院 化学療法科　医長
- 佐々木常雄　がん感染症センター都立駒込病院　名誉院長
- 脇本　直樹　埼玉医科大学血液内科　准教授
- 別所　正美　埼玉医科大学血液内科　教授
- 東口　髙志　藤田保健衛生大学大学院医学研究科 外科・緩和医療学　教授
- 二村　昭彦　藤田保健衛生大学病院　薬剤部
- 大田　雅嗣　福島県立医科大学会津医療センター 準備室(血液内科)　教授
- 岩瀬　哲　東京大学医学部附属病院 緩和ケア診療部　助教
- 中川　恵一　東京大学大学院医学系研究科 放射線治療学　准教授
- 城谷　典保　慈恵医科大学医学部外科
- 吉内　一浩　東京大学医学部附属病院 ストレス防御・心身医学　准教授
- 内富　庸介　岡山大学大学院医歯薬学総合研究科 精神神経病態学　教授
- 藤原　康弘　国立がん研究センター中央病院　副院長
- 石田　均　杏林大学医学部第三内科　教授
- 武田　英二　徳島大学大学院ヘルスバイオサイエンス研究部臨床栄養学　教授
- 山本　浩範　徳島大学大学院ヘルスバイオサイエンス研究部臨床栄養学　准教授
- 吉松　博信　大分大学医学部附属病院 分子内分泌代謝・免疫内科学　教授
- 山道　信毅　東京大学医学部附属病院消化器内科
- 小池　和彦　東京大学大学院医学系研究科 消化器内科学　教授
- 深柄　和彦　東京大学医学部附属病院手術部
- 安原　洋　東京大学医学部附属病院手術部　教授
- 瀬戸　泰之　東京大学大学院医学系研究科 消化管外科学　教授
- 葛谷　健　自治医科大学名誉教授
- 村象　敏郎　沖中記念成人病研究所　所長
- 香川　靖雄　女子栄養大学　副学長
- 前川　聡　滋賀医科大学医学部内科学講座(糖尿病内分泌・腎臓・神経)　教授
- 柏木　厚典　滋賀医科大学医学部附属病院　病院長
- 海老原　健　京都大学大学院医学研究科 探索医療センター　准教授
- 山本　祐二　東京女子医科大学 内分泌・代謝内科学　特任助教
- 中尾　一和　京都大学大学院医学研究科 内分泌・代謝内科学　教授
- 岩崎　順弥　東京医科歯科大学大学院医歯学総合研究科分子インビボ代謝科学分野
- 小川　佳宏　東京医科歯科大学大学院医歯学総合研究科分子インビボ代謝科学分野　教授
- 上阪　等　東京医科歯科大学大学院医歯学総合研究科膠原病・リウマチ内科学　准教授
- 藤田　尚志　徳島大学疾患プロテオゲノム研究センター遺伝子実験施設　教授
- 髙田　健介　徳島大学疾患プロテオゲノム研究センター遺伝子実験施設　講師
- 髙濱　洋介　徳島大学疾患プロテオゲノム研究センター
- 吉村　昭彦　慶應義塾大学医学部微生物学・免疫学教室　教授
- 関根　英治　福島県立医科大学医学部免疫学講座
- 藤田　禎三　福島県立総合衛生学院　学院長
- 山田　亮　京都大学大学院医学研究科統計遺伝学　教授
- 松本　満　徳島大学疾患酵素学研究センター免疫病態研究部免疫病態研究部免疫病態学　教授
- 三森　経世　京都大学大学院医学系研究科 膠原病・リウマチ学　教授
- 眞鍋　一郎　東京大学大学院医学系研究科 循環器内科学　特任准教授

- 糸山　智　東京逓信病院感染症内科　医長
- 木村　哲　東京逓信病院　院長
- 柳　秀高　東海大学医学部内科学系総合内科学
- 太田　康男　帝京大学医学部内科学　教授
- 北沢　貴利　帝京大学医学部内科学　講師
- 大曲　貴夫　国立国際医療研究センター 国際疾病センター　副センター長
- 佐竹　幸子　群馬大学大学院保健学研究科　准教授
- 松本　哲哉　東京医科大学微生物学講座　主任教授
- 八田　益充　東北大学大学院医学系研究科 感染制御・検査診断学　助教
- 賀来　満夫　東北大学大学院医学系研究科 感染制御・検査診断学　教授
- 畠山　修司　東京大学医学部附属病院感染症内科 特任講師
- 四柳　宏　東京大学医学系研究科 生体防御感染症学　准教授
- 菅沼　明彦　がん・感染症センター都立駒込病院感染症科　医長
- 前田　卓哉　防衛医科大学校感染症学・呼吸器内科学
- 川名　明彦　防衛医科大学校感染症学・呼吸器内科学
- 貫井　陽子　東京大学医学部附属病院感染制御部
- 加來　浩器　防衛医科大学校防衛医学研究センター　教授
- 山村　研一　熊本大学生命資源研究・支援センター　教授
- 中村　哲也　東京医科歯科大学医学部附属病院消化管先端治療部　助教
- 中畑　龍俊　京都大学 iPS 細胞研究所　副所長
- 丹羽　明　京都大学 iPS 細胞研究所
- 長船　健二　京都大学 iPS 細胞研究所 増殖分化機構研究部門　准教授
- 山中　伸弥　京都大学 iPS 細胞研究所　所長
- 門田　一博　京都大学物質－細胞統合システム拠点(iCeMS)
- 饗庭　一博　京都大学物質－細胞統合システム拠点(iCeMS)
- 中辻　憲夫　京都大学物質－細胞統合システム拠点(iCeMS)
- 川田　浩志　東海大学医学部内科学系血液腫瘍内科
- 汐田　剛史　鳥取大学医学部遺伝子医療学　教授
- 浅原　孝之　東海大学医学部基盤診療学系再生医療科学　教授
- 大内　尉義　東京大学大学院医学系研究科 加齢医学　教授
- 飯島　勝矢　東京大学高齢社会総合研究機構
- 大田　秀隆　東京大学大学院医学系研究科加齢医学
- 山本　寛　東京大学大学院医学系研究科加齢医学　講師
- 深井　志保　東京大学大学院医学系研究科加齢医学
- 野村　和至　東京大学大学院医学系研究科加齢医学
- 望月　諭　東京大学大学院医学系研究科加齢医学
- 矢可部満隆　東京大学大学院医学系研究科加齢医学
- 日比慎一郎　東京大学大学院医学系研究科加齢医学
- 東　浩太郎　東京大学大学院医学系研究科加齢医学
- 秋下　雅弘　東京大学大学院医学系研究科加齢医学　准教授
- 花岡　陽子　東京大学医学部附属病院老年病科
- 長野宏一朗　東京大学医学部附属病院 地域医療連携部　講師
- 秋山　弘子　東京大学高齢社会総合研究機構　特任教授
- 西永　正典　さいたま記念病院内科
- 北川　公子　茨城県立県立県立医療大学保健医療学部 看護学科　教授
- 荒木　亜紀　茨城県立医療大学保健医療学部 看護学科　助教
- 旭　俊臣　旭神経内科リハビリテーション病院　院長
- 上條　吉人　北里大学医学部救命救急医学　准教授
- 角田　圧史　北里大学医学部衛生学　准教授
- 川並　透　山形大学医学部第二内科　講師
- 森田　洋　信州大学医学部附属病院 卒後臨床研修センター　病院教授

- 渡邉　治雄　国立感染症研究所　所長
- 土田　英人　京都府立医科大学医学研究科 精神機能病態学　講師
- 橋本　しをり　東京女子医科大学神経内科　准教授
- 沢田　哲治　東京女子医科大学病院リウマチ膠原病内科 診療科長
- 倉林　正彦　群馬大学医学部附属病院　教授
- 井上修二朗　九州大学大学院医学研究院 循環器内科学　助教
- 江頭　健輔　九州大学大学院医学研究院 循環器病先端医薬研究開発学　教授
- 宗宮　浩一　大阪医科大学循環器内科
- 石坂　信和　大阪医科大学循環器内科　教授
- 山科　章　東京医科大学内科学第二講座 主任教授
- 村川　裕二　帝京大学医学部内科学　教授
- 宇野　漢成　東京大学大学院医学系研究科 コンピュータ画像診断学/予防医学講座 特任准教授
- 竹中　克　東京大学医学部附属病院 臨床病態検査医学　講師
- 増田　善昭　千葉大学名誉教授
- 玉木　長良　北海道大学大学院医学研究科核医学
- 眞鍋　治　北海道大学大学院医学研究科核医学
- 吉永恵一郎　北海道大学大学院医学研究科 分子イメージング学講座　特任教授
- 鈴木　順一　東京女子医科大学保健・健康推進基本　准教授
- 百村　伸一　自治医科大学附属さいたま医療センター 循環器科
- 浅野　竜太　榊原記念病院循環器振興会附属榊原記念病院循環器内科
- 住吉　徹哉　日本心臓血圧研究振興会附属榊原記念病院循環器内科
- 本江　純子　府中恵仁会病院心臓血管センター 付属イメージングラボ　所長
- 加藤　茂　名古屋記念病院循環器内科　部長
- 森本紳一郎　藤田保健衛生大学医学部循環器内科
- 朝田　一生　京都大学大学院医学系研究科 循環器内科学
- 今井　靖　東京大学医学系研究科
- 赤澤　宏　東京大学医学系研究科
- 小室　一成　大阪大学大学院医学系研究科
- 川井　真　東京慈恵会医科大学大学院循環器内科　講師
- 吉村　道博　東京慈恵会医科大学循環器内科　教授
- 筒井　裕之　北海道大学大学院医学系研究科 循環病態内科学　教授
- 絹川弘一郎　東京大学医学部附属病院 循環器内科　講師
- 竹内　一郎　北里大学救命救急センター　講師
- 和泉　徹　北里大学医学部内科学研究科 人間臨床科学専攻　教授
- 荒井　秀典　京都大学大学院医学系研究科 人間健康科学系専攻　教授
- 堀江　俊伸　蓮田一心会病院内科
- 尾畑　純栄　山梨大学医学部第二内科　講師
- 久木山清貴　山梨大学医学部第二内科　教授
- 中川　義久　天理よろづ相談所病院循環器内科 部長
- 掃本　誠治　熊本大学医学部附属病院 心血管治療先端医療寄付講座　准教授
- 小川　久雄　熊本大学医学部生命科学研究科
- 村田　和也　山口大学医学部附属病院検査部　講師
- 松崎　益徳　山口県立総合医療センター 循環器内科
- 川名　正敏　東京女子医科大学附属病院
- 後藤　葉一　国立循環器病研究センター 循環器病リハビリテーション部　部長
- 久保　亨　高知大学医学部附属病院 老年病・循環器・神経内科学　助教
- 大川　真理　高知大学教育研究部医療学系部門 老年病・循環器・神経内科学　教授
- 土居　典弘　高知大学医学部老年病・循環器・神経内科学　教授
- 竹中　俊宏　鹿児島大学大学院医歯学総合研究科 心臓血管制御病態学　特任准教授
- 鄭　忠和　東京医科歯科大学大学院医歯学総合研究科循環制御内科学　特任教授
- 小西　正則　東京医科歯科大学大学院医歯学総合研究科循環制御内科学　特任教授

- 磯部 光章　東京医科歯科大学大学院医歯学総合研究科循環制御内科学　教授
- 相澤 万象　信州大学医学部循環器内科学講座
- 池田 宇一　信州大学医学部循環器内科学講座
- 赤石 誠　北里大学北里研究所病院　副院長
- 児玉 逸雄　名古屋大学名誉教授
- 本荘 晴朗　名古屋大学環境医学研究所心・血管分野　准教授
- 嵯峨亜希子　心臓血管研究所付属病院循環器内科
- 山下 武志　心臓血管研究所
- 吉田健太郎　筑波大学医学医療系循環器内科　講師
- 青沼 和隆　筑波大学医学医療系循環器内科　教授
- 奥村 謙　弘前大学大学院医学研究科循環呼吸腎臓内科学　教授
- 清水 渉　国立循環器病研究センター心臓血管内科部門　部長
- 山岸 敬幸　慶應義塾大学医学部小児科　専任講師
- 山岸 千尋　慶應義塾大学医学部小児科
- 中澤 誠　脳神経疾患研究所附属総合南東北病院小児・生涯心臓病疾患研究所　所長
- 山田 典一　三重大学大学院医学系研究科呼吸器内科学
- 福本 義弘　東北大学大学院医学系研究科循環器内科学　准教授
- 下川 宏明　東北大学大学院医学系研究科循環器内科学　教授
- 伯野 大彦　防衛医科大学校内科学　講師
- 大鈴 文孝　防衛医科大学校名誉教授
- 宮田 哲郎　東京大学大学院医学系研究科血管外科　教授
- 中村 正人　東邦大学医療センター大橋病院
- 重松 宏　国際医療福祉大学
- 鈴木 宏昌　順天堂大学大学院医学研究科循環器内科学
- 代田 浩之　順天堂大学大学院医学研究科循環器内科学
- 大蔵 隆文　愛媛大学大学院医学系研究科地域医療情報内科学　准教授
- 檜垣 實男　愛媛大学大学院医学系研究科
- 島本 和明　札幌医科大学　学長
- 柴田 洋孝　慶應義塾大学医学部腎臓内分泌代謝内科　専任講師
- 伊藤 裕　慶應義塾大学医学部腎臓内分泌代謝内科　教授
- 幸山 正　三井記念病院呼吸器内科　部長
- 木野 博至　三井記念病院呼吸器内科　部長
- 大石 展也　東海大学医学部付属東京病院呼吸器内科
- 海老原明典　東海大学医学部付属東京病院呼吸器内科
- 桑平 一郎　東海大学医学部付属東京病院呼吸器内科
- 平井 豊博　京都大学大学院医学研究科呼吸器内科学
- 永田 泰自　山王病院呼吸器センター　内科部長
- 三嶋 理晃　京都大学大学院医学研究科呼吸器内科学
- 鹿毛 秀宣　東京大学大学院医学系研究科呼吸器内科学
- 室 繁郎　京都大学大学院医学研究科呼吸器内科学
- 阿野 正樹　自治医科大学救急医学　助教
- 鈴川 正之　自治医科大学救急医学　教授
- 竹内惠理保　国立病院機構東京病院呼吸器感染症内科　医長
- 黒澤 一　東北大学大学院医学系研究科産業医学
- 田坂 定智　慶應義塾大学医学部呼吸器内科　講師
- 赤柴 恒人　日本大学医学部内科学系睡眠・呼吸器内科分野　教授
- 河崎 伸　東京大学大学院医学系研究科呼吸器内科学　特任講師
- 山内 康宏　東京大学大学院医学系研究科呼吸器内科学
- 奥平 玲子　東京大学大学院医学系研究科
- 久田 哲哉　東京通信病院呼吸器内科　部長
- 松瀬 厚人　長崎大学大学院医歯薬学総合研究科呼吸器感染症制御学　准教授

- 河野 茂　長崎大学病院　病院長
- 高橋 弘毅　高槻内科医院　院長
- 一ノ瀬正和　東北大学大学院医学系研究科呼吸器内科学　教授
- 瀧口 恭男　千葉市立青葉病院内科・呼吸器内科
- 山口 哲生　JR東京総合病院　副院長
- 三宅 修司　東京医科歯科大学保健管理センター
- 稲瀬 直彦　杏林大学医学部呼吸器内科学　教授
- 滝澤 始　杏林大学医学部呼吸器内科学　教授
- 矢野 聖二　金沢大学附属病院がん高度先進治療センター　センター長
- 濱野 栄美　東京大学大学院医学系研究科呼吸器内科学
- 中島 淳　東京大学大学院医学系研究科　教授
- 大沼 仁　新山手病院呼吸器内科
- 赤羽根真紀子　同愛記念病院アレルギー・呼吸器科
- 東 憲夫　同愛記念病院アレルギー・呼吸器科　部長
- 長瀬 隆英　東京大学大学院医学系研究科
- 杉山幸比古　自治医科大学呼吸器内科学講座
- 高橋 弘毅　札幌医科大学医学部内科学第三講座
- 石井 彰　東京学芸大学保健管理センター　教授
- 山口 正雄　帝京大学医学部内科学　教授
- 似鳥 俊明　岩手医科大学医学部呼吸器・アレルギー・膠原病内科学　教授
- 山内 広平　岩手医科大学医学部呼吸器・アレルギー・膠原病内科学　教授
- 木村 弘　奈良県立医科大学大学院医学研究科呼吸器感染症内科学　教授
- 慶長 直人　国立国際医療研究センター研究所呼吸器疾患研究部
- 田中 剛　東京大学医学部附属病院呼吸器内科　助教
- 瀬山 邦明　順天堂大学医学部呼吸器内科学　講師
- 熊坂 利夫　日本赤十字社医療センター病理部　部長
- 栗原 正利　玉川病院気胸センター　センター長
- 益田 公彦　国立病院機構東京病院呼吸器内科
- 庄司 俊輔　国立病院機構東京病院　統括診療部長
- 岡 政志　埼玉医科大学消化器内科・肝臓内科　教授
- 松原 康朗　東京病院消化器内科　医長
- 後藤 修　東京大学医学部附属病院光学医療診療部　准教授
- 藤城 光弘　東京大学医学部附属病院光学医療診療部　准教授
- 森 良之　東京大学医学部附属病院口腔外科学　准教授
- 髙戸 毅　東京大学医学部附属病院口腔外科学　教授
- 神部 晴彦　東京大学医学部附属病院消化器内科　助教
- 杉本 貴史　東京大学医学部附属病院消化器内科
- 角嶋 直美　静岡県立静岡がんセンター内視鏡科　副院長
- 小泉 啓司　東京都警察病院消化器科　部長
- 眞嶋 浩聡　秋田大学大学院医学系研究科消化器内科学　講師
- 磯村 好洋　東京大学大学院医学系研究科消化器内科
- 岡本 真　JR東京総合病院消化器内科
- 和田 友則　三楽病院消化器内科
- 東郷 剛一郎　帝京大学ちば総合医療センター第三内科　准教授
- 高野 範子　東京大学大学院医学系研究科消化器内科
- 吉田俊太郎　東京大学大学院医学系研究科消化器内科
- 清水 伸幸　東京大学大学院医学系研究科消化管外科学　准教授
- 瀬戸 泰之　東京大学大学院医学系研究科消化管外科学　教授
- 平田 喜裕　関東中央病院消化器内科
- 池上 恒雄　東京大学大学院医学系研究科先端臨床医学開発講座ゲノム医学分野
- 渡邉 聡明　東京大学大学院医学系研究科腫瘍外科学　教授

- 渡部 宏嗣　東京大学大学院医学系研究科消化器内科学
- 山田 篤生　東京大学大学院医学系研究科消化器内科学　助教
- 安田 宏　聖マリアンナ医科大学大学院医学研究科内科学（消化器・肝臓内科）教授
- 赤沼 真夫　朝日生命成人病研究所附属医院　部長
- 小佐島慎也　東京大学大学院医学系研究科消化器内科学　助教
- 山地 裕　東京大学大学院医学系研究科消化器内科学
- 正木 尚彦　国立国際医療研究センター研究所肝炎・免疫研究センター肝炎情報センター長
- 吉川 雄三　三重病院消化器内科　部長
- 橋本 直明　東京通信病院　副院長
- 手島 一陽　東芝病院消化器科　医長
- 建石 良介　東京大学医学部附属病院消化器内科学
- 大塚 基之　東京大学大学院医学系研究科消化器内科学
- 五藤 忠　東京大学医学部附属病院消化器内科学
- 富谷 智明　東京大学医学部附属病院消化器内科学　特任講師
- 吉田 晴彦　東京大学医学部附属病院消化器内科学
- 光井 洋　東京逓信病院消化器内科　主任医長
- 堤 武也　東京大学大学院医学系研究科生体防御感染症学
- 花尻 和幸　東京大学大学院医学系研究科消化器内科学
- 新谷 良澄　東京大学医学部附属病院消化器内科学　特任講師
- 滝川 一　帝京大学医学部内科学　主任教授
- 新井 雅裕　東葛病院　副院長
- 藤江 肇　三重病院消化器内科　科長
- 金森 博　東京大学医学部附属病院消化器内科学　特任講師
- 椎名秀一朗　東京大学医学部附属病院消化器内科学
- 近藤 祐嗣　東京大学医学部附属病院消化器内科学
- 中川 勇人　東京大学医学部附属病院消化器内科学
- 寺谷 卓馬　NTT東日本関東病院消化器内科　主任医長
- 藤永 秀剛　東京大学医学部附属病院消化器内科学
- 濱田 毅　東京大学医学部附属病院消化器内科学
- 伊佐山浩通　東京大学医学部附属病院消化器内科学
- 内野 里枝　東京大学医学部附属病院消化器内科学
- 有住 俊彦　三井記念病院消化器内科　医長
- 高原 楠昊　東京大学大学院医学系研究科消化器内科学
- 山本 恵介　東京大学大学院医学系研究科消化器内科学
- 宮林 弘至　東京大学大学院医学系研究科消化器内科学
- 外川 修　埼玉医科大学国際医療センター消化器内科
- 伊藤由紀子　日本赤十字社医療センター消化器内科
- 木暮 宏史　東京大学大学院医学系研究科消化器内科学
- 水野 卓　関東中央病院消化器内科
- 平野 賢二　東京大学大学院医学系研究科消化器内科学　助教
- 辻野 功　日本赤十字社医療センター消化器内科
- 立石 敬介　東京大学大学院医学系研究科消化器内科学
- 佐々木 隆　東京大学大学院医学系研究科消化器内科学
- 山本 夏代　東京大学大学院医学系研究科消化器内科学
- 八島 陽子　佐々木研究所附属杏雲堂病院消化器科
- 笹平 直樹　東京大学大学院医学系研究科消化器内科学
- 中井 陽介　東京大学大学院医学系研究科消化器内科学
- 多田 稔　東京大学大学院医学系研究科消化器内科学
- 松原 三郎　東京警察病院消化器科　医長
- 戸田 信夫　三井記念病院消化器内科　部長

執筆者一覧

- 伊地知秀明　東京大学大学院医学系研究科 消化器内科学 助教
- 松本　道宏　国立国際医療研究センター研究所 分子代謝制御研究部 部長
- 春日　雅人　国立国際医療研究センター病院 所長
- 藤本　新平　東京大学医学部 内分泌代謝・腎臓内科 助教
- 稲垣　暢也　京都大学大学院医学研究科 糖尿病・栄養内科学 教授
- 植木浩二郎　東京大学大学院医学系研究科 分泌・栄養病態学（糖尿病・代謝内科）
- 岩橋　博見　大阪大学大学院医学系研究科 内分泌・代謝内科学 助教
- 下村伊一郎　大阪大学大学院医学系研究科 内分泌・代謝内科学 教授
- 森本　　彩　東京慈恵会医科大学 糖尿病・代謝・内分泌内科
- 黒瀬　　健　関西電力病院 糖尿病・栄養・内分泌内科 部長
- 清野　　裕　関西電力病院 院長
- 岩本　安彦　東京女子医科大学 常務理事
- 花房　俊昭　大阪医科大学内科学I 教授
- 西　　理宏　和歌山県立医科大学病態栄養治療部 病院教授
- 南條輝志男　和歌山労災病院 病院長
- 髙本　偉碩　東京大学大学院医学系研究科 分泌・栄養病態学（糖尿病・代謝内科） 助教
- 大森　安恵　海老名総合病院・糖尿病センター センター長
- 戸邉　一之　富山大学大学院医学薬学研究部（医学）内科学第一 教授
- 渥美　義仁　東京都済生会中央病院 糖尿病・臨床検査科 センター長
- 江崎　　治　国立健康・栄養研究所基礎栄養研究部
- 柱本　　満　川崎医科大学附属川崎病院 分子代謝内分泌学 講師
- 加来　浩平　川崎医科大学総合内科学1 分子代謝内分泌学 教授
- 本島　寛之　熊本大学大学院生命科学研究部 代謝内科学 助教
- 山田祐一郎　秋田大学大学院医学系研究科 内分泌・代謝・老年内科学 教授
- 寺内　康夫　横浜市立大学大学院医学研究科 分子内分泌・糖尿病内科学 教授
- 後藤早紀子　山形大学医学部第三内科
- 山下　英俊　山形大学医学部眼科学 教授
- 羽田　勝計　旭川医科大学内科学講座 病態代謝内科学分野 教授
- 中村　二郎　愛知医科大学内科学講座
- 難波　光義　兵庫医科大学内科学糖尿病科 主任教授
- 村井　一裕　兵庫医科大学内科学糖尿病科
- 勝野　朋幸　兵庫医科大学内科学糖尿病科 講師
- 塚本　和久　福島県立医科大学会津医療センター 準備室（糖尿病・代謝・腎臓内科）
- 小林　和人　筑波大学医学医療系 内分泌代謝・糖尿病内科 教授
- 島野　　仁　筑波大学医学医療系 内分泌代謝・糖尿病内科 教授
- 寺本　民生　帝京大学医学部 医学部長
- 及川　眞一　日本医科大学大学院医学研究科 血液・消化器・内分泌部門 教授
- 藤森　　新　帝京大学医学部内科 教授
- 船橋　　徹　大阪大学医学系研究科 代謝血管学寄附講座 寄附講座教授
- 羽田　裕亮　東京大学医学部 糖尿病・代謝内科 助教
- 山内　敏正　東京大学医学部 糖尿病・代謝内科
- 飯田　薫子　お茶の水女子大学生活科学部 人間文化創成科学研究科 准教授
- 山田　信博　筑波大学 学長
- 川名　秀俊　東邦大学医療センター佐倉病院 糖尿病・代謝・内分泌センター 助教
- 白井　厚治　血管健診学 教授
- 山崎　知行　公立学校共済組合近畿中央病院 センター長兼院長
- 中島　　弘　大阪府立成人病センター 特別研究員
- 衞藤　義勝　東京慈恵会医科大学大学院医学研究科 遺伝病研究室 教授
- 山口　清次　島根大学医学部小児科 教授
- 呉　　繁夫　東北大学大学院医学系研究科 小児病態学分野
- 竹谷　　豊　徳島大学大学院ヘルスバイオサイエンス 実践栄養学分野 教授
- 福澤　健治　安田女子大学薬学部薬学科 教授
- 児玉　浩子　帝京平成大学健康栄養学科 学科長
- 福本　誠二　東京大学先端科学技術研究センター 腎臓・内分泌内科学 講師
- 藤田　敏郎　東京大学先端科学技術研究センター 臨床エピジェネティクス講座 教授
- 髙野　幸路　東京大学大学院医学系研究科 腎臓内分泌内科 特任講師
- 田口　　学　東京大学医学部附属病院 腎臓・内分泌内科 助教
- 間中　勝則　東京大学大学院医学系研究科 腎臓内分泌内科学 助教
- 横田　紀子　東京大学大学院医学系研究科 腎臓内分泌内科学 助教
- 飯利　太朗　東京大学医学部附属病院 腎臓・内分泌内科 特任講師
- 江戸　直樹　防衛医科大学校内分泌・代謝内科
- 田中　祐司　防衛医科大学校総合臨床部 教授
- 藤田　　寛子　多摩北部医療センター 内分泌・代謝内科 医長
- 中山耕之介　がん研有明病院総合内科 副部長
- 藤田　　恵　東京大学大学院医学系研究科 腎臓内分泌内科 特任助教
- 三谷　康二　公立昭和病院内分泌・代謝内科
- 貴田岡正史　公立昭和病院内分泌・代謝内科
- 竹内　靖博　虎の門病院内分泌センター 部長
- 井上　大輔　帝京大学ちば総合医療センター 第三内科 教授
- 髙橋　克敏　横浜労災病院内分泌・糖尿病センター センター長
- 大村　昌夫　横浜労災病院 院長
- 西川　哲男　横浜労災病院 院長
- 一色　政志　慶應義塾大学 血管内分泌学 准教授
- 下澤　達雄　東京大学医学部附属病院検査部 講師
- 長瀬　美樹　東京大学医学系研究科 腎臓内分泌内科 准教授
- 川合　香代　東京大学大学院医学系研究科 応答病態内科学（腎臓内科）
- 田中　良哉　産業医科大学医学部第1内科学講座
- 藤枝雄一郎　北海道大学大学院医学研究科 免疫・代謝内科学 講師
- 小池　隆夫　北海道大学名誉教授
- 桑名　正隆　慶應義塾大学医学部医学研究科 リウマチ内科学 准教授
- 住田　孝之　筑波大学医学医療系（膠原病・リウマチ・アレルギー内科） 教授
- 髙崎　芳成　順天堂大学大学院医学研究科 膠原病・リウマチ内科学 教授
- 神田　浩子　東京大学医学部附属病院 アレルギー・リウマチ内科
- 尾崎　承一　聖マリアンナ医科大学 医学部長
- 天野　宏一　埼玉医科大学総合医療センター リウマチ・膠原病内科 教授
- 山田　秀裕　杏林医科大学医学部第一内科
- 廣畑　俊成　北里大学医学部膠原病・感染内科学
- 三森　明夫　国立国際医療研究センター病院 副院長
- 小林　茂人　順天堂大学大学院医学研究科 膠原病内科学 教授
- 生島壮一郎　日本赤十字社医療センター呼吸器内科 部長代理
- 寺井　千尋　虎ノ門病院（分院）主任部長 アレルギー・リウマチ内科 部長
- 横田　和浩　埼玉県立大学医学部 リウマチ膠原病科
- 三村　俊英　埼玉医科大学 教授
- 奥　　佳代　川崎市立井田病院 医長
- 栗原　夕子　川崎市立井田病院
- 大曾根康夫　川崎市立井田病院 副院長
- 茆原　順一　秋田大学大学院医学系研究科 免疫・アレルギー・膠原病検査学 教授
- 伊藤　　亘　秋田大学大学院医学系研究科 アレルギー・リウマチ科 准教授
- 糸賀　正道　アレルギー・リウマチ内科 教授
- 岡本　美孝　千葉大学大学院医学系研究科 耳鼻咽喉科・頭頸部腫瘍学 教授
- 岩永　賢司　近畿大学医学部 呼吸器・アレルギー内科 講師
- 宇理須厚雄　愛知医科大学医学部同胞発生医学 リハビリテーション学 教授
- 土橋　邦生　群馬大学大学院保健学研究科 教授
- 楠本壮二郎　昭和大学医学部内科学講座呼吸器 アレルギー内科学部門
- 廣瀬　　敬　昭和大学医学部内科学講座呼吸器 アレルギー内科学部門 准教授
- 足立　　満　昭和大学医学部内科学講座呼吸器 アレルギー内科学部門 教授
- 福田　　健　獨協医科大学 呼吸器・アレルギー内科 教授
- 福島　康次　獨協医科大学 呼吸器・アレルギー内科 准教授
- 種市　尋宙　富山大学医学部附属病院 小児科学 助教
- 宮脇　利男　富山大学医学部附属病院 小児科学 教授
- 谷内江昭宏　金沢大学医薬保健研究域医学系 小児科学 教授
- 野々山恵章　東京医科大学附属八王子医療センター 小児科学 教授
- 峯岸　克行　東京医科歯科大学大学院医歯学総合 研究科免疫アレルギー学 准教授
- 有賀　　正　北海道大学大学院医学研究科 小児科学 教授
- 森尾　友宏　東京医科歯科大学大学院医歯学総合 研究科発生発達病態学 准教授
- 針谷　正祥　東京医科歯科大学大学院医歯学総合 研究科臨床薬物応用治療学 教授
- 須田　年生　慶應義塾大学医学研究科 発生・分化生物学 教授
- 谷口　　修一　虎の門病院血液内科 科長
- 相澤　拓也　日本大学医学部附属放射線医学系 画像診断学分野
- 阿部　　修　日本大学医学部附属放射線医学系 画像診断学分野 主任教授
- 木崎　昌弘　埼玉医科大学総合医療センター 血液内科 教授
- 大河内直人　東京大学医学部附属病院 輸血部 助教
- 津野　寛和　慶應義塾大学医学部血液内科 講師
- 髙橋　孝喜　東京大学医学部附属病院輸血部 教授
- 谷本　光音　岡山大学大学院医歯薬学総合研究科 血液・腫瘍・呼吸器内科学 教授
- 山根　明子　自治医科大学医学部附属病院 輸血部 助教
- 岡本真一郎　慶應義塾大学医学部 輸血部 教授
- 浦部　晶夫　日本経済新聞社保健センター 所長
- 張替　秀郎　東北大学大学院医学系研究科 血液・免疫病態学分野 教授
- 亀崎　豊実　自治医科大学医学部附属病院 血液科
- 梶井　英治　自治医科大学地域医療学センター 教授
- 山城　安啓　山口大学大学院医学研究科 保健学専攻病態検査学 准教授
- 服部　幸夫　金沢大学医薬保健研究域医学系 細胞移植学（血液・呼吸器内科） 教授
- 中尾　眞二　金沢大学医薬保健研究域医学系 細胞移植学（血液・呼吸器内科） 教授
- 辻岡　貴之　川崎医科大学検査診断学 講師
- 通山　　薫　川崎医科大学検査診断学 教授
- 早川　文彦　名古屋大学医学部附属病院 血液内科 助教
- 直江　知樹　名古屋大学大学院医学系研究科 血液内科 教授
- 小澤　敬也　自治医科大学内科学講座血液学部門 教授
- 水木満佐央　化学療法部、血液・腫瘍内科 准教授
- 金倉　　譲　血液・腫瘍内科 教授
- 小松　則夫　順天堂大学大学院医学系研究科 血液内科学講座 教授
- 三浦偉久男　聖マリアンヌ医科大学血液・腫瘍内科
- 宮田　泰彦　国立病院機構名古屋医療センター 血液・腫瘍内科
- 堀田　知光　国立病院機構名古屋医療センター 血液・腫瘍内科
- 鈴宮　淳司　島根大学医学部附属病院腫瘍センター
- 髙山　信之　杏林大学医学部第二内科 臨床教授
- 岡本　昌隆　藤田保健衛生大学坂文種報徳會病院 血液内科 教授
- 飯田　真介　名古屋市立大学大学院医学研究科 血液・免疫内科学 准教授
- 吉田　達哉　名古屋市立大学大学院医学系研究科 血液・免疫内科学 助教
- 矢野　寛樹　南海病院血液内科 部長

河 敬世	日本赤十字社近畿ブロック血液センター 所長	土井 研人	東京大学大学院医学系研究科 腎臓内科学・内分泌病態学 助教	後藤 耕司	東京大学大学院医学系研究科 生体防御感染症学
冨山 佳昭	大阪大学医学部附属病院輸血部 病院教授	角田 隆俊	東海大学医学部内科学系 腎内分泌代謝内科 教授	渡邉 邦友	岐阜大学大学院連合創薬医療情報 研究科医療情報学 教授
村田 満	慶應義塾大学大学院医学研究科 臨床検査医学 教授	深川 雅史	東海大学医学部内科学系 腎内分泌代謝内科 教授	田中香お里	岐阜大学大学院連合創薬医療情報 研究科医療情報学
嶋 緑倫	奈良県立医科大学小児科 教授	堀江 重郎	帝京大学医学部泌尿器科 主任教授	渋江 寧	北海道大学病院第一内科
和田 英夫	三重大学大学院医学系研究科 検査医学 准教授	榎本 裕	東京大学大学院医学系研究科 泌尿器科学 准教授	原田 壮平	がん研有明病院感染症科 部長
片山 直之	三重大学医学院医学系研究科 血液・腫瘍内科 講師	久米 春喜	東京大学大学院医学系研究科 泌尿器科学 准教授	相楽 裕子	豊島病院感染症内科
菱田 明	焼津市立総合病院腎臓内科 病院事業管理者	岩田 淳	東京大学大学院医学系研究科 分子脳病態科学 特任教授	今村 顕史	がん・感染症センター都立駒込病院 感染症科 医長
後藤 淳郎	東京大学十全社医療センター 副院長	青木 茂樹	順天堂大学医学部放射線医学講座 教授	舘田 一博	東邦大学大学院医学研究科 感染制御学 教授
谷口 茂夫	東京厚生年金病院 副院長	寺尾 安生	東京大学大学院医学系研究科 神経内科学 講師	岡本 耕	東京大学大学院医学系研究科 生体防御感染症学
髙市 憲明	虎の門病院センター 部長	伊藤 義彰	慶應義塾大学医学部神経内科 専任講師	伊藤 邦彦	結核研究所臨床疫学 部長
渡辺 毅	福島県立医科大学腎臓高血圧・糖尿病内分泌代謝内科 教授	鈴木 則宏	慶應義塾大学医学部神経内科 教授	石田 裕	天草中央市深市民病院整形外科 診療科長
花房 規男	東京大学医学部附属病院 血液浄化療法部 講師	古和 久朋	神戸大学大学院保健学研究科 准教授	石岡 春彦	マピオン大学熱帯医学研究所 臨床熱帯医学寄虫課程
石橋 由孝	日本赤十字社医療センター腎臓内科	三井 純	東京大学大学院医学系研究科 神経内科学	古川 恵一	聖路加国際病院内科感染症科 部長
谷澤 雅彦	聖マリアンナ医科大学 腎臓・高血圧内科	市川弥生子	東京大学大学院医学系研究科 神経内科学	倉井 大輔	杏林大学医学部第一内科 助教
柴垣 有吾	聖マリアンナ医科大学 腎臓・高血圧内科 准教授	田中 恵子	金沢医科大学大学院医学研究科 神経内科学 特任教授	後藤 元	杏林大学医学部第一内科 教授
藤村 哲也	東京大学大学院医学系研究科 泌尿器外科学	亀井 聡	日本大学医学部内科学系 神経内科学 教授	岸本 寿男	岡山県環境保健センター 所長
本間 之夫	東京大学大学院医学系研究科 泌尿器外科学 教授	清水 潤	東京大学大学院医学系研究科 神経内科学 講師	宮back 泰可	千葉大学真菌医学研究センター 感染免疫学 助教
白井小百合	聖マリアンナ医科大学 腎臓・高血圧内科 講師	尾方 克久	国立精神・神経医療研究センター病院 神経内科	渡邉 哲	千葉大学真菌医学研究センター 臨床感染症学 教授
木村健二郎	聖マリアンナ医科大学 腎臓・高血圧内科 教授	大矢 寧	国立精神・神経医療研究センター病院 神経内科	亀井 克彦	千葉大学真菌医学研究センター 臨床感染症学 教授
藤乗 嗣泰	東京大学大学院医学系研究科 泌尿器外科学 講師	森 まどか	国立精神・神経医療研究センター病院 神経内科	錫谷 達夫	福島県立医科大学医学部微生物学講座 教授
関根 孝江	東邦大学小児科 教授	平野 牧人	近畿大学医学部堺病院神経内科	西條 政幸	国立感染症研究所ウイルス第一部 部長
本西 秀太	東京大学医学部附属病院 腎臓・内分泌内科	楠 進	近畿大学医学部神経内科 主任教授	齋藤 昭彦	新潟大学大学院医歯学総合研究科 小児科学 教授
和田 健彦	東京大学医学部附属病院 腎臓・内分泌内科 助教	赤松 直樹	産業医科大学医学部神経内科 准教授	多屋 馨子	国立感染症研究所感染症情報センター 第三室 室長
南学 正臣	東京大学大学院医学系研究科 腎臓内科学・内分泌病態学 特任講師	辻 貞俊	産業医科大学医学部神経内科 教授	髙崎 智彦	国立感染症研究所ウイルス第一部
内田 俊也	帝京大学医学部内科 教授	清水 利彦	慶應義塾大学医学部神経内科 専任講師	倉根 一郎	国立感染症研究所 副所長
野島 美久	群馬大学大学院医学系研究科 生体統御内科学 教授	斉藤 延人	東京大学大学院医学系研究科 脳神経外科学 教授	柳澤 如樹	がん・感染症センター都立駒込病院 感染症科
田中 哲洋	東京大学大学院医学系研究科 腎臓内科学・内分泌病態学 助教	筑田 博隆	東京大学医学部附属病院 整形外科 准教授	濱田 洋平	国立国際医療研究センター病院 エイズ治療・研究開発センター
大庭 成喜	東京大学大学院医学系研究科 腎臓内科学・内分泌病態学 助教	中村 耕三	東京大学医学部附属病院 整形外科 教授	岡 慎一	国立国際医療研究センター病院 エイズ治療・研究開発センター センター長
平橋 淳一	東京大学大学院医学系研究科 腎臓内科学・内分泌病態学 助教	原 慶宏	東京大学医学部附属病院 整形外科・脊椎外科 助教	牛島 廣治	日本大学医学部病態病理学系 微生物学分野 特任教授
桑田 昇治	東京大学ちば総合医療センター 第三内科学 教授	竹下 克志	東京大学医学部附属病院 整形外科 講師	所 正治	金沢大学医薬保健研究域医学系 寄生虫感染症制御学 教授
里中 弘志	東京大学大学院医学系研究科 腎臓・内分泌内科 特任教授	吉田 邦広	信州大学医学部神経内科学講座 准教授	春木 宏介	獨協医科大学越谷病院臨床検査部
鈴木 正志	東京大学医学部附属病院感染制御部	葛原 茂樹	鈴鹿医療科学大学保健衛生学部 医療福祉学科 教授	中村ふくみ	東京都立墨東病院感染症科
浅羽 研介	東京大学大学院医学系研究科 腎臓内科学・内分泌病態学	中原 康雄	ハビリテーション医学 教授	熊谷 正広	東京慈恵会医科大学大学院熱帯医学 教授
鈴木 越	東京大学医学部附属病院 難病治療研究センター 講師	芳賀 信彦	東京大学医学部附属病院 リハビリテーション医学 教授	赤尾 信明	東京医科歯科大学大学院医歯学総合研究科国際環境寄生虫病学分野
要 伸也	杏林大学医学部第一内科 准教授	西澤 正豊	新潟大学脳研究所神経内科 教授	丸山 治彦	宮崎大学大学獣医学総合研究科 寄生虫学 教授
長谷川礼子	福島県立医科大学 腎臓高血圧・糖尿病内分泌代謝内科	小川 純人	東京大学大学院医学系研究科加齢医学	伊藤 亮	旭川医科大学医学部 寄生虫学教室 教授
加藤 哲夫	東京大学大学院医学系研究科 腎臓・内分泌内科	江頭 正人	東京大学大学院医学系研究科加齢医学 特任准教授	江花 昭一	神奈川大学 特別教授(健康管理室)
五十嵐 隆	国立成育医療研究センター 総長	山口 泰弘	東京大学大学院医学系研究科加齢医学	冨田裕一郎	福岡リハビリテーション大学 助教
山田 秀臣	東京大学医学部附属病院 腎臓・内分泌内科	人見 重美	筑波大学附属病院感染症内科 准教授	小牧 元	国際医療福祉大学 福岡リハビリテーション学部 教授
河原 克雅	北里大学医学部生理学細胞・分子生理学 教授	大西 健児	東京都立墨東病院感染症科 部長	菊地 裕絵	国立精神・神経医療研究センター 精神保健研究所心身医学研究部 室長
堀田 晶子	東京大学大学院医学系研究科 腎臓・内分泌内科	濱砂 良一	産業医科大学泌尿器科 講師	森屋 淳子	東京大学保健・健康推進本部内科 助教
竹本 文美	自治医科大学内科学講座 腎臓内科学部門 教授	松本 哲朗	産業医科大学泌尿器科 教授		
野入 英世	東京大学医学部附属病院 血液浄化療法部 教授	吉田 敦	獨協医科大学感染制御・臨床検査医学 准教授		
浜崎 敬文	東京大学大学院医学系研究科 腎臓内科学・内分泌病態学	鈴木 弘倫	獨協医科大学病院臨床検査センター		

目　次

ポケット判 序文　iii／序　文　iv
総編集・編集委員・編集幹事一覧　v
執筆者一覧　vi

1章　内科学の進歩と医の原点　編集◆赤林　朗／門脇　孝／永井良三　1

1 内科学とは　高久史麿 …… 2
医学とは／基礎医学の臨床への応用／scienceとartとしての内科学／わが国の臨床実習の問題点／医療提供体制／医の倫理

2 医学の歩みと内科学　矢﨑義雄 …… 4
医学の歴史を学ぶこと／近代医学の源流／中世の暗黒時代／近代医学のルネサンス／近代医学の20世紀への歩み／近代医学の21世紀の歩みと内科学の課題

3 サイエンスと内科学の進歩 …… 7
❶ サイエンスの潮流と医学　井村裕夫 …… 7
- 医学の歴史とサイエンスの進歩
- ゲノム科学と内科学　単因子遺伝性疾患／多因子疾患または多因子遺伝性疾患／エピジェネティック制御、インプリンティングと疾患／後天性疾患のジェネティクス、エピジェネティクス
- 細胞生物学と内科学　幹細胞／再生医療

❷ 病態・成因の解明　門脇　孝 …… 10
- 受容体・シグナル伝達・転写制御と内科疾患の成因　蛋白質の生成とシグナル伝達・転写制御／受容体やチャネルの異常と内科疾患の成因
- 細胞ストレスや細胞内蛋白分解機構からみた内科疾患の成因　ERストレスと内科疾患の成因／蛋白分解系と内科疾患の成因
- 内科疾患の成因の個体レベルでの病態解析　遺伝・環境因子相互作用／発生工学を用いた機能解析

❸ 診断技術の進歩　山本一彦 …… 14
- 画像診断の進歩　CT／MRI／核医学
- 内視鏡の進歩
- バイオマーカー　心不全のバイオマーカー／間質性肺炎のバイオマーカー／バイオマーカーの複雑性

❹ 治療法の発展　森田啓行，永井良三 …… 16
各分野における進歩／臨床効果の検証／インフォームドコンセントと社会での合意形成

4 EBMと診療ガイドライン　田嶼尚子 …… 19
- EBMの概念
- EBMの実践
- EBM実践のための診療ガイドライン　診療ガイドライン作成の進め方／『科学的根拠に基づく糖尿病診療ガイドライン2010』作成の例／エビデンス水準の分類

5 予防医学　大池裕美子 …… 21
予防医学の分類／生活習慣病の危険因子とその管理／生活習慣病予防

6 性差医療　宮尾益理子 …… 23
米国における性差医療の進展／女性のライフサイクルとわが国における性差医療、女性外来発展の背景／性差医療の実際

7 医の倫理と医療倫理の四原則
瀧本禎之，赤林　朗 …… 26
- なぜ倫理が必要か
- 専門職と倫理綱領
- 医の倫理から医療倫理へ
- 医療倫理の成立
- 医療倫理の四原則　医療倫理の四原則の成立／自律尊重原則／無危害原則／善行原則／正義原則

8 医師-患者関係　瀧本禎之，赤林　朗 …… 28
- 良好な医師-患者関係とは
- 医師-患者関係モデル　エマニュエルらの医師-患者関係モデル
- 理想的な医師-患者関係

9 医療と法　児玉安司 …… 30
法の種類／三権分立と法／裁判所と法／裁判所の法創造機能／ソフトローと法のゆらぎ

10 社会からみた医療提供体制のあり方
桐野高明 …… 32
成熟社会に求められる医療提供体制／医療の3つの要素／医療提供体制の選択

11 臨床研修制度と専門医制度　北村　聖 …… 34
臨床研修医制度変革の経緯／臨床研修制度の概略／臨床研修の今後／内科臨床研修のあり方／内科臨床研修指導医のあり方／専門医制度の現状／内科とそのサブスペシャリティの専門医／内科専門医と総合診療医

12 安全・安心の医療の実践　原田賢治，永井良三 …… 38
- 医療安全の体制はどのように整えられてきたか
- 現在の諸課題　処方箋／持参薬／標準的濃度／薬剤名や外見の類似、使いにくい濃度、薬剤量／危険予知投稿／感染対策との連携／相談・苦情対応
- 状況を評価していく

13 医療における接遇　近藤和子 …… 41
- 医療における接遇とは
- 医療における接遇のポイント
- 接遇と患者からのクレーム　医療現場で起こるクレーム／クレームの予防／クレームへの対処／クレーム対応としての接遇の限界

14 内科学の課題とこれからの展望　黒川峰夫 ………43
これまでの内科学の展開／病態解明の進歩と疾患／内科学における分析と統合／単純系と複雑系／内科学における臨床研究

2章　内科診療の進め方
編集◆大内尉義／山本一彦　　45

1 医療面接と上手な現病歴聴取
錦織 宏, 小林智子 …………… 46
- 診療の一場面―現病歴をとる　医師の思考プロセス
- 診療の一場面―既往歴・社会歴・家族歴・服薬歴などを聞く　医師の思考プロセス／key feature を押さえる
- 診療の一場面―解釈モデルを引き出す　よいコミュニケーターとしての医師

2 身体所見のとり方・診察 ………… 48
❶バイタルサイン 岩瀬三紀 …………… 48
脈拍／血圧／呼吸数／体温
❷外観 岩瀬三紀 …………… 50
表情／身長, 体重, BMI／姿勢, 歩行, 落ち着きの有無／身だしなみ／体臭と口臭／チアノーゼ
❸全身のリンパ節 荻野 昇 …………… 51
リンパ節の診察／腋窩リンパ節の診察／滑車上リンパ節の診察／鼠径・大腿リンパ節の診察
❹HEENT(頭部, 眼, 耳, 鼻, 口腔・咽頭)
荻野 昇 …………… 52
頭部・顔面の診察／耳の診察／鼻・副鼻腔の診察／口腔・咽頭の診察／眼の診察
❺頸部 荻野 昇 …………… 54
視診／触診／聴診
❻循環器系 …………… 55
- 循環器にかかわる全身の身体所見　山田容子
失神／咳／血痰・喀血／呼吸異常／呼吸困難／動悸／胸痛
- 視診　山田容子
頸静脈怒張／チアノーゼ／ばち指／浮腫
- 触診　小島太郎
心尖拍動の位置
- 打診　小島太郎
- 聴診　小島太郎
心音の聴取／心雑音の種類／特殊な心雑音
❼呼吸器系 土肥 眞 …………… 60
- 視診　胸郭全体の形状の評価／胸郭の左右差／胸郭の動き／呼吸のパターン／皮膚所見／ばち指／チアノーゼ／四肢
- 触診
- 打診
- 聴診
❽腹部 徳田安春 …………… 62
視診／聴診／触診／打診／直腸診
❾筋骨格系 川畑仁人 …………… 64
リウマチ性疾患にかかわる全身の身体所見　頭部／頸部／胸部／腹部／泌尿・生殖器／四肢／皮膚／血管／リンパ系／神経系
- リウマチ性疾患にかかわる関節所見　問診／診察／解釈
❿皮膚 荻野 昇 …………… 67
病歴／診察／皮膚病変の種類／皮膚病変の分布
⓫神経 …………… 69
- 覚醒レベル, 見当識　竹村 彩
意識状態の程度の判定／知能状態／精神疾患による精神障害
- 脳神経　竹村 彩
嗅神経／視神経／動眼神経, 滑車神経, 外転神経／三叉神経／顔面神経／内耳神経／舌咽神経, 迷走神経／副神経／舌下神経
- 運動機能　亀山祐美
運動麻痺・筋力低下／筋トーヌス／筋萎縮
- 感覚　亀山祐美
体性感覚の障害の種類と性状／感覚神経の診察
- 歩行・姿勢　山口 潔
歩行・姿勢の診かた／歩行障害の分類／高齢者の歩行の特徴
- 高次脳機能　山口 潔
失語／失行／失認／記憶障害／注意障害／前頭葉障害

3 検査所見の見方　矢冨 裕 …………… 78
- 臨床検査の考え方
- 検査所見の見方のポイント　サンプリングの重要性／検査値に変動をもたらす要因
- 検査結果の判断のポイント　基準範囲／臨床判断値

4 鑑別診断の方法　北村 聖, 大西弘高 ……… 81
- 鑑別診断の思考方法　パターン認識／アルゴリズム法／徹底的検討法／仮説演繹法

5 診断推論を意識したアプローチ　生坂政臣 …………… 84
- 診断推論の前半―疾患仮説生成の3つのパターン　確信のある疾患を即座に思いつく場合／疾患を想起できるが自信がない場合／疾患をまったく想起できない場合
- 診断推論の後半―臨床判断学　ヒューリスティックバイアス／代表性ヒューリスティック／利用しやすさのヒューリスティック／係留と調整のヒューリスティック

6 救急疾患の対応　軍神正隆, 矢作直樹 ……… 86
- 救急患者の評価
- 一次評価　外観／気道／呼吸／循環／神経／体表
- 蘇生
- 二次評価
- 三次評価, 四次評価

3章　疾患の疫学
編集◆辻 省次／長瀬隆英　　91

1 臨床のための EBM　山崎 力 …………… 92
- EBM と臨床疫学の定義
- 前向きコホート研究　前向きコホート研究の概要／前向きコホート研究の解釈

- ●介入研究　介入研究とは何か／介入研究の目的／PROBE法とは何か／エンドポイントの種類とその評価／相対リスク，絶対リスク，NNTについて／メタ解析の限界

2 **疫学研究の倫理指針**　森崎隆幸 ………… 96
- ●疫学研究指針策定までの経緯
- ●疫学研究と疫学研究指針
- ●疫学研究指針の骨子　基本的考え方／倫理審査委員会など／インフォームドコンセントなど／個人情報の保護
- ●国際的動向

3 **コホート研究─久山町研究**　清原 裕 ……… 100
- ●久山町研究とは
- ●心血管病発症率の時代的推移　脳梗塞・心筋梗塞発症率の時代的推移／タイプ別脳梗塞の時代的推移
- ●心血管病危険因子の時代的推移　高血圧／代謝性疾患／喫煙・飲酒
- ●最近の集団における心血管病の危険因子　糖尿病／メタボリックシンドローム　メタボリックシンドロームと糖尿病の相乗効果／LDLコレステロール／糖尿病と悪性腫瘍の関係／耐糖能異常と老年期認知症発症の関係

4 **ゲノム疫学**　浜島信之 ……………………… 104
- ●新たな疫学研究分野の幕開け
- ●疫学指標
- ●疫学研究の手法
- ●遺伝子環境交互作用
- ●epistasis
- ●アレル頻度
- ●集団の階層化

- ●症例対照研究における対照群の設定
- ●遺伝子型に関する統計解析モデル
- ●ゲノムワイド関連解析　症例対照研究の一つ／対照数と検出力／交互作用
- ●発生機序の多様性　特定の要因が関与する症例が占める割合／発生機序が同じ症例を特定できる病型分類／交互作用する要因
- ●遺伝子型情報の予防への利用

5 **癌の疫学**　津金昌一郎 ………………………… 109
- ●癌の実態と動向　近年の実態／年次推移
- ●癌の原因─総論　ヒト発癌ハザード／発癌リスク評価／寄与リスク
- ●癌の原因─各論　タバコ喫煙・環境タバコ煙／食物・栄養および身体活動／慢性感染／生殖要因とホルモン／職業要因／放射線／遺伝素因
- ●癌の予防

6 **生活習慣病の疫学**
今井博久，中尾裕之，福田吉治 ………… 118
- ●生活習慣病の推移と現状　総論　各論
- ●生活習慣病の要因　高血圧と生活習慣／脂質異常症と生活習慣／脳血管疾患・虚血性心疾患と生活習慣／生活習慣病と喫煙
- ●生活習慣病対策

7 **疾患の自然歴**
熱田直樹，坂野晴彦，祖父江 元 ………… 123
- ●疾患の自然歴・縦断像をふまえた診療／疾患の縦断像の例／疾患の縦断像をどうやって明らかにするか／治療開発研究と自然歴・縦断像情報／臨床試験とバイオマーカー／今後の治療法開発に向けて

4章　遺伝学と疾患の分子メカニズム　編集◆門脇　孝／黒川峰夫／辻　省次　127

1 **遺伝学の基礎**　松原洋一 …………………… 128
- ●DNA・遺伝子・染色体
- ●ゲノムの多様性
- ●染色体異常
- ●遺伝子異常と遺伝性疾患
- ●家系図の記載
- ●メンデル遺伝性疾患　常染色体優性遺伝病／常染色体劣性遺伝病／X連鎖劣性遺伝病／X連鎖優性遺伝病
- ●非メンデル遺伝性疾患　ミトコンドリア遺伝／ゲノム刷り込み／トリプレットリピート病の表現促進現象
- ●多因子遺伝

2 **ゲノムと疾患**　鎌谷直之 …………………… 130
ゲノムとは／ゲノム配列の変異／メンデル型遺伝病とゲノムの変異／メンデル型遺伝病の原因検索／多因子疾患に関連するゲノム多様性の検索／ゲノム薬理学／体細胞ゲノム変異と悪性腫瘍／ゲノム医学研究の展望

3 **多因子疾患の分子遺伝学**　徳永勝士 ……… 132
遺伝要因の探索・同定法／疾患感受性遺伝子と薬剤応答性遺伝子／遺伝子検査，病態の分子メカニズム解明

4 **癌の分子遺伝学**　油谷浩幸 ………………… 134
多段階発癌／癌に関連する遺伝子

5 **エピゲノムと疾患**　酒井寿郎 ……………… 135

- ●エピゲノムの基礎　エピゲノムとは遺伝子の後天的修飾／DNAとクロマチン・染色体／エピゲノム変化とクロマチン構造／DNAのメチル化／第2の遺伝暗号「ヒストンコード」
- ●生活習慣病とエピゲノム　環境と遺伝子をつなぐエピゲノム／肥満・糖尿病におけるエピゲノムの関与

6 **遺伝子診断**　後藤　順 ……………………… 138
遺伝情報の特徴／遺伝子診断の適応／遺伝子解析／倫理的法律的社会的関連問題およびガイドライン

7 **遺伝カウンセリング**　福嶋義光 …………… 141
- ●遺伝カウンセリングの診療体制　遺伝相談／一次遺伝カウンセリング／二次遺伝カウンセリング／三次遺伝カウンセリング
- ●遺伝カウンセリングの対象
- ●遺伝カウンセリング担当者

8 **心血管疾患**　尾崎浩一，田中敏博 ………… 143
世界初のGWASによる心筋梗塞感受性遺伝子の同定／諸外国におけるGWASによる虚血性心疾患感受性分子の同定／LTA結合，関連分子の解析に基づく心筋梗塞感受性分子の同定

9 **呼吸器疾患**　萩原弘一 ……………………… 146
$α_1$アンチトリプシン欠損症，嚢胞性線維症／肺胞蛋白症／特発性肺線維症

10 **1型糖尿病**　川畑由美子，池上博司 ……… 148

- ● 1型糖尿病の遺伝
- ● 1型糖尿病疾患感受性遺伝子と疾患発症のメカニズム　*HLA遺伝子／インスリン遺伝子／CTLA4遺伝子／PTPN22遺伝子／IL2RA遺伝子*

11　2型糖尿病　安田和基 ……… 151
2型糖尿病の遺伝因子の特徴／遺伝因子の分子メカニズム／診断・治療への応用／遺伝因子研究の将来の見通し

12　肥満　益崎裕章，池ριο朋己，島袋充生 ……… 154
肥満症の成り立ち／病態分類／内臓脂肪型肥満と皮下脂肪型肥満／脂肪分布における性差とホルモン作用／遺伝子の異常による肥満／遺伝子の相互作用によるヒトの肥満

13　脂質異常症　石橋 俊 ……… 160
- 単一遺伝子性脂質異常症　家族性高コレステロール血症とその類似疾患／HDL代謝異常症／TG代謝異常症／Ⅲ型高脂血症
- 多遺伝子性脂質異常症　候補遺伝子の連鎖解析／候補遺伝子の全塩基配列決定／ゲノムワイドの遺伝子解析
- 動物での研究が先行した例

14　内分泌疾患　岡崎具樹 ……… 162
- ジェネティクスとエピジェネティクス
- 核内受容体
- 遺伝学と内分泌疾患　時計遺伝子／食欲関連遺伝子と骨量感知因子／FGFファミリー

15　アレルギー・リウマチ性疾患，自己免疫疾患
山本一彦 ……… 165
- 自己免疫疾患と遺伝要因
- 主要組織適合性複合体
- GWASなどによるHLA以外の遺伝要因
- GWASで明らかにされる頻度の高い遺伝子変異で説明できない遺伝子変異
- 複数の自己免疫疾患に共通の遺伝因子　*CTLA4／FCRL3／IL23R／CCR6／TNFAIP3／STAT4／IRF5*
- 1つの疾患に特徴的な関連遺伝子　*PADI4遺伝子とRA*
- 疾患関連遺伝子の民族での違いと臨床上の重要性

16　腎疾患　関 常司 ……… 168
遺伝性尿細管疾患／多発性囊胞腎／先天性ネフローゼ

17　高血圧　楽木宏実 ……… 169
高血圧の遺伝因子／遺伝性高血圧異常症／本態性高血圧と遺伝性高血圧異常症の関連／本態性高血圧の遺伝因子の解析

18　神経疾患　後藤 順，辻 省次 ……… 170
異常沈着物，封入体と疾患／反復配列の異常伸長／構造蛋白質の異常／チャネル病／RNAと疾患／孤発性疾患の分子メカニズム

19　骨粗鬆症　高柳 広 ……… 174
- 骨粗鬆症と骨強度
- 骨リモデリングと骨代謝細胞
- 破骨細胞と骨芽細胞の制御機構　破骨細胞の制御／骨芽細胞の制御
- 骨粗鬆症のメカニズムと治療薬　閉経後骨粗鬆症／老人性骨粗鬆症／続発性骨粗鬆症／治療薬
- 遺伝子の異常と骨粗鬆症

20　老化　三木哲郎 ……… 176
ヒトにおける老化遺伝子／加齢遺伝子と寿命遺伝子／ヒトにおける短命・長寿遺伝子の存在

5章　薬物治療と薬理メカニズム　編集◆永井良三　179

1　pharmacokineticsとpharmacodynamics
矢野育子，乾 賢一 ……… 180
臨床的意義／薬物血中濃度モニタリング／pharmacokineticsとpharmacodynamicsの個体差／薬物相互作用の分類／薬物動態学的相互作用

2　pharmacogenomics　辻本豪三 ……… 182
- pharmacogenomicsの方法論　遺伝子多型解析／遺伝子発現解析
- pharmacogenomicsの臨床応用

3　抗菌薬　森澤雄司 ……… 185
- 抗菌薬の考え方　抗菌薬の選択／抗菌薬の投与方法／抗菌薬の併用療法／エンピリックセラピー／耐性菌出現抑止
- 抗菌薬各論　抗菌薬の作用機序／組織移行性・消化管吸収／抗菌薬の特徴
- 抗菌薬の予防的投与　外科的手術に対する抗生物質の予防的投与／感染性心内膜炎の予防／その他の抗生物質の予防的投与

4　抗ウイルス薬，抗レトロウイルス薬
鯉淵智彦，岩本愛吉 ……… 189
抗インフルエンザウイルス薬／抗ヘルペスウイルス薬／抗レトロウイルス薬／薬剤耐性ウイルスの問題

5　抗腫瘍薬　大西一功 ……… 192
- 抗腫瘍薬の分類と作用機序
- 多剤併用療法
- 殺細胞作用薬　アルキル化薬／白金系抗がん剤／代謝拮抗薬／抗がん抗生物質／トポイソメラーゼ阻害薬／有糸分裂阻害薬
- ホルモン医薬
- 生物学的応答調節薬
- 分子標的治療薬　小分子化合物／抗体医薬

6　免疫抑制剤　神田善伸 ……… 196
カルシニューリン阻害薬／その他のT細胞阻害薬／葉酸拮抗薬／プリン拮抗薬／レフルノミド／アルキル化薬／共刺激阻害薬／ポリクローナル抗体／モノクローナル抗体

7　造血薬　元吉和夫 ……… 198
赤血球系造血薬／白血球系造血薬／血小板系造血薬

8　消炎鎮痛薬　佐野 統 ……… 200
NSAIDsの歴史，作用機序／COX-2と病態／NSAIDsの適応症と種類／NSAIDsの使い方／NSAIDsの副作用／妊娠時の投与／相互作用／今後のNSAIDs

9　抗血小板薬，抗凝固薬，血栓溶解薬
丸山征郎 ……… 204

10 降圧薬　梅村 敏 …… 207
- 降圧薬治療　治療の目的／治療対象と降圧目標／初診時の高血圧管理計画と降圧薬治療／治療法の選択
- 各種降圧薬の作用メカニズムと特徴　Ca拮抗薬／ARB／ACE阻害薬／利尿薬／β遮断薬／α遮断薬／その他の交感神経抑制薬／古典的な血管拡張薬／アルドステロン拮抗薬／K保持性利尿薬／併用療法

11 心不全の治療薬
大島弘世, 茂木正樹, 堀内正嗣 …… 211
- 利尿薬　ループ利尿薬／サイアザイド系利尿薬／K保持性利尿薬
- RAA系阻害薬　ACE阻害薬／ARB／アルドステロン受容体拮抗薬／レニン阻害薬

12 抗不整脈薬　井上 博 …… 215
- 抗不整脈作用の基本　興奮伝導の抑制／不応期の延長
- Vaughan Williams分類　I群薬／II群薬／III群薬／IV群薬
- Sicilian Gambitの提唱する抗不整脈薬分類
- 抗不整脈薬使用にあたっての注意点　催不整脈作用／陰性変力作用／代謝・排泄経路／その他

13 スタチンなど脂質異常症治療薬
浅香真知子, 野出孝一 …… 219
- 脂質代謝のメカニズム／動脈硬化性プラークの形成と脂質のかかわり／スタチン／陰イオン交換樹脂／プロブコール／ニコチン誘導体／エゼチミブ／フィブラート系／エイコサペンタエン酸

14 喘息治療薬　久米裕昭, 東田有智 …… 222
- ステロイド薬　抗喘息作用／作用機序
- ロイコトリエン受容体拮抗薬　抗喘息作用／作用機序
- β_2アドレナリン受容体刺激薬　抗喘息作用／作用機序
- テオフィリン薬　抗喘息作用／作用機序
- 抗コリン薬　抗喘息作用／作用機序
- 抗IgE抗体　抗喘息作用／作用機序
- その他

15 甲状腺疾患治療薬　三橋知明 …… 227
- 甲状腺ホルモン剤　作用・薬物動態
- 抗甲状腺薬　チオナミド系薬／無機ヨード

16 副腎皮質ステロイド
大島久二, 牛窪真理, 秋谷久美子 …… 229
- ステロイドの種類と代謝
- ステロイドの作用　抗炎症・免疫抑制作用の概略／ステロイドの分子作用機構
- ステロイドの副作用

17 経口糖尿病薬, GLP-1受容体作動薬, インスリン　荒木栄一, 石井規夫, 河盛淳司 …… 232
- 糖尿病治療の流れ
- 経口糖尿病薬の作用機序　インスリン分泌促進薬／インスリン抵抗性改善薬／食後高血糖改善薬
- GLP-1受容体作動薬の作用機序
- インスリン製剤の作用機序
- 糖尿病治療薬の選択

18 エストロゲン, アンドロゲン
濱田耕司, 盛田幸司 …… 239
- エストロゲン　生体での合成・代謝と生理作用／薬剤としての効能・適応症
- アンドロゲン　生体での合成・代謝と生理作用／薬剤としての効能・適応症

19 骨代謝関連薬　岡崎 亮 …… 241
- ビスホスホネート／選択的エストロゲン受容体修飾薬／PTH製剤／ビタミンD誘導体／カルシトニン製剤／ビタミンK製剤／その他

20 尿酸代謝改善薬
山口雄一郎, 大野岩男, 細谷龍男 …… 244
- 尿酸生成抑制薬　アロプリノール／フェブキソスタット／FYX-051
- 尿酸排泄促進薬　ベンズブロマロン／プロベネシド／ブコローム

21 ウイルス肝炎治療薬　坂本 穣, 榎本信幸 …… 246
- インターフェロン　B型肝炎に対するIFN療法／C型肝炎に対するIFN療法
- B型肝炎治療薬
- C型肝炎治療薬　リバビリン／テラプレビル／その他の新規治療薬
- B型肝炎の治療の実際
- C型肝炎の治療の実際

22 消化性潰瘍治療薬　山本博幸, 篠村恭久 …… 249
- 消化性潰瘍の病態, 病因
- 分類　攻撃因子抑制薬／防御因子増強薬／H. pylori除菌療法薬
- 治療の実際　H. pylori除菌療法

23 内科で用いる主な神経疾患治療薬　野元正弘 …… 252
- 抗うつ薬　三環系抗うつ薬／選択的セロトニン再取り込み阻害薬／セロトニン・ノルアドレナリン再取り込み阻害薬／その他
- 抗不安薬
- 睡眠薬
- 抗てんかん薬　フェニトイン／バルプロ酸／カルバマゼピン／ゾニサミド／ガバペンチン／トピラマート／レベチラセタム／ラモトリギン
- Parkinson病治療薬　レボドパ, MAO阻害薬, COMT阻害薬／ドパミンアゴニスト／アマンタジン／抗コリン薬
- 認知症治療薬
- 抗精神病薬

24 自律神経作用薬　永井将弘 …… 256
- コリン作用薬　ムスカリン受容体作用薬／コリンエステラーゼ阻害薬
- 抗コリン薬
- アドレナリン作用薬　カテコールアミン／非カテコールアミンアドレナリン作用薬
- 抗アドレナリン作用薬

25 薬剤の副作用　大野能之, 鈴木洋史 …… 260
- 薬理学的作用に基づく副作用／体質が影響する副作用／pharmacogenomicsと副作用／薬物相互作用／副作用のモニタリングと鑑別／副作用の報告制度と資料

6章　内科疾患と腫瘍学

編集◆黒川峰夫／小池和彦／長瀬隆英

1 癌検診と癌予防の取り組み　森山紀之 …… 266
癌予防／癌検診

2 癌幹細胞　高石繁生，赤司浩一 …………… 267
白血病の癌幹細胞／固形腫瘍の癌幹細胞／癌幹細胞と腫瘍微小環境の相互作用

3 癌遺伝子，癌抑制遺伝子　村上善則 ……… 269
DNA，遺伝子の疾患としての癌／癌遺伝子／癌抑制遺伝子／遺伝子異常の蓄積とゲノム不安定性／癌の分子標的療法／家族性腫瘍

4 ゲノム・エピゲノムと発癌　間野博行 …… 274
ゲノム病・エピゲノム病としての「癌」／ゲノム異常—微小変異／ゲノム異常—大規模変異／エピゲノム異常

5 炎症と発癌　畠山昌則 …………………… 276
- 発癌を促す炎症性因子　酸化ストレス／サイトカイン／宿主遺伝的素因
- 癌関連遺伝子による炎症の誘導
- 発癌を促進する免疫細胞群
- 炎症によるゲノム・エピゲノム異常の加速　遺伝子変異の蓄積／エピジェネティック変化
- 炎症と上皮細胞発癌をつなぐシグナル経路
- 炎症発癌における骨髄由来細胞の役割

6 感染と発癌　奥川 周，森屋恭爾 …………… 279
感染と発癌のメカニズム／感染による発癌の予防

7 血管新生と腫瘍　高倉伸幸 ……………… 281
正常血管と腫瘍内血管の構造／脈管形成の分子機序／血管新生の分子機序／腫瘍血管の特性と血管正常化／臨床的に応用されている血管新生抑制薬

8 浸潤と転移のメカニズム　渋谷正史 …… 283
浸潤の分子メカニズム／転移の分子メカニズム／臨床上の問題点と治療法

9 腫瘍マーカー　今井浩三，谷口博昭 …… 285
- 有用性の評価と測定の意義
- 代表的な腫瘍マーカーの特徴　悪性腫瘍全般／肝癌／膵癌，胆管癌・胆管癌／肺癌／胃癌・大腸癌／前立腺癌／乳癌／卵巣癌／腺癌

10 腫瘍治療の目的と役割　小嶋弘和，上田龍三 … 289
癌診療を取り巻く問題点／がん対策基本法／がん対策推進基本計画／がん対策推進基本計画進捗状況／がん診療連携拠点病院の整備／今後のわが国の癌対策／腫瘍治療にかかわる医療者の共通認識

11 抗腫瘍薬の理論　南 博信 ……………… 293
抗腫瘍薬の分類／殺細胞性抗がん薬の特徴／がん薬物療法の臨床的位置づけと目的／治療理論と効果増強／併用化学療法／腫瘍内科の重要性

12 放射線治療　板坂 聡，平岡眞寛 ……… 296
放射線治療の生物学的基礎／分割照射／化学放射線療法／有害事象／小線源治療／定位放射線治療／強度変調放射線治療／画像誘導放射線治療／粒子線治療

13 集学的治療　武藤徹一郎 ……………… 299
欧米における集学的治療／わが国の集学的治療はどうあるべきか／MD approach の問題点

14 分子標的療法　荒尾徳三，西尾和人 …… 301
背景／標的分子／分子標的療法の特徴／分子標的治療薬の分類／分子標的療法の治療層別化とPOP研究／標的分子と主な分子標的療法

15 遺伝子治療・免疫療法　池田裕明，珠玖 洋 … 304
- 遺伝子治療・免疫療法の位置づけ
- 遺伝子治療の動向
- 腫瘍に対する遺伝子治療戦略　癌抑制遺伝子導入／自殺遺伝子導入／腫瘍溶解性ウイルス／遺伝子治療の動向
- 免疫療法の動向
- 腫瘍に対する免疫療法戦略　癌ワクチン／細胞療法
- 複合的癌免疫療法

16 抗腫瘍薬の毒性評価と対策　岡元るみ子，佐々木常雄 … 308
- 抗腫瘍薬の毒性評価　毒性の定義／抗腫瘍薬の毒性評価の必要性／抗腫瘍薬の毒性評価方法
- 抗がん剤副作用とその対策　骨髄毒性／消化器毒性／粘膜障害／肺毒性／心毒性／腎毒性と肝毒性／末梢神経障害／晩期障害／分子標的治療薬の特異的な毒性

17 腫瘍に対する支持療法　脇本直樹，別所正美 … 311
- 抗腫瘍薬の血液毒性　白血球減少への対処／貧血への対処／血小板減少への対処
- 腫瘍患者の感染症対策
- 化学療法に伴う消化器症状　悪心・嘔吐への対処／下痢・便秘への対処

18 腫瘍性疾患の救急治療　東口高志，二村昭彦 … 313
- 救急対象となる腫瘍性疾患
- 腫瘍性疾患の救急症状とその対策　脳腫瘍／頸部腫瘍／肺癌／食道癌／胃・十二指腸癌／空・回腸腸癌／大腸癌／肝胆癌／胆道癌／膵癌／腎・尿管・膀胱癌／卵巣・子宮癌／骨腫瘍

19 高齢者に対する化学療法　大田雅嗣 …… 316
- 高齢者腫瘍疾患の治療対象症例の選択の難しさ
- 高齢者の薬物動態と薬力学　臓器予備能の問題／その他の注意すべき副作用／支持療法の重要性

20 癌性疼痛の治療　岩瀬 哲，中川恵一 … 318
発症率／癌性疼痛のタイプとその特徴／治療

21 在宅治療　城谷典保 ……………………… 319
- 癌治療における地域連携
- 在宅治療の実際　在宅栄養法／在宅における緩和ケア

22 癌患者の心理学的側面　吉内一浩 …… 321
癌患者の心理面における通常反応／癌に対する心理面における反応に影響する心理・社会的要因／対応法

23 癌患者のコンサルテーション・リエゾン精神医学　内富庸介 ……………………… 322
- コンサルテーションとリエゾン　コンサルテー

ション型／リエゾン型
- ●精神医学的コンサルテーションの実際　患者の評価と対応

24 腫瘍を対象とした臨床試験　藤原康弘 …… 324

- ●臨床研究・臨床試験とは
- ●臨床試験の流れと種類
- ●抗腫瘍薬の臨床試験　第Ⅰ相試験／第Ⅱ相試験／第Ⅲ相試験

7章　内科疾患と栄養学

編集◆門脇 孝　327

1 栄養管理が必要な内科疾患　石田 均 …… 328
- ●栄養・代謝系の内科疾患　糖尿病性腎症／肥満症／脂質異常症／高尿酸血症・痛風
- ●消化器系の内科疾患　消化性潰瘍／炎症性腸疾患／急性肝炎／慢性肝炎／急性膵炎／慢性膵炎
- ●循環器・呼吸器系の内科疾患　慢性心不全／慢性呼吸不全
- ●腎臓系の内科疾患　急性腎不全／慢性腎不全／ネフローゼ症候群／血液透析
- ●血液・アレルギー系の内科疾患　鉄欠乏性貧血／食物アレルギー
- ●骨粗鬆症

2 ビタミンと微量ミネラルの欠乏症と過剰症
武田英二，山本浩範 …………………………… 332
- ●水溶性ビタミン異常症　ビタミンB_1／ビタミンB_2／ビタミンB_6／ビタミンB_{12}／ビタミンC／ナイアシン／葉酸／ビオチン／パントテン酸
- ●脂溶性ビタミン異常症　ビタミンA／ビタミンD／ビタミンE／ビタミンK
- ●微量ミネラルの異常症

3 カロリーの多寡と内科疾患　吉松博信 …… 337
- ●エネルギーバランス
- ●エネルギー摂取にかかわる食行動調節系
- ●エネルギー消費系
- ●カロリー過剰と肥満症　肥満と肥満症
- ●カロリー過剰による内科疾患　耐糖能障害／メタボリックシンドローム／脂質異常症／高尿酸血症・痛風／高血圧／冠動脈疾患／脳梗塞・一過性脳虚血発作／呼吸器系／Pickwick症候群，睡眠時無呼吸症候群／脂肪肝／悪性腫瘍／その他
- ●カロリー不足と内科疾患　摂取エネルギー減少／エネルギー代謝，利用障害／エネルギー消費亢進

4 栄養素の吸収・代謝異常と内科疾患
山道信毅，小池和彦 …………………………… 341
　糖質／蛋白質／脂質／ビタミン類／水分／電解質，無機物

5 経腸栄養法と経静脈栄養法
深柄和彦，安原 洋，瀬戸泰之 ……………… 343
- ●経口摂取不足に対する強制的栄養補給の必要性
- ●経static脈栄養法の乱用から適正利用へ
- ●腸管の非使用に伴う生体反応の異常　栄養投与ルートの選択
- ●経腸栄養法　適応／栄養チューブ先端の留置部位／栄養チューブの留置法／栄養剤の種類と特徴／栄養投与法／合併症
- ●経静脈栄養法　適応／カテーテルのアクセスルート／栄養剤の種類と特徴／栄養投与法／合併症

6 栄養と糖質代謝　葛谷 健 ……………… 346
- ●食品中の糖質
- ●糖の消化と吸収
- ●糖代謝の主要経路とその意義　解糖系／糖新生系／TCA回路／五炭糖回路／グリコーゲン合成・分解系
- ●血糖と食後および絶食時の代謝の変化

7 栄養と脂質代謝　村勢敏郎 …………… 350
- ●栄養と脂質代謝の基礎　炭水化物／蛋白質／脂質
- ●栄養と脂質代謝の臨床　栄養過剰・肥満と脂質代謝／炭水化物と脂質代謝／食事コレステロールと脂質代謝／食事脂肪，脂肪酸と脂質代謝／アルコールと脂質代謝

8 栄養とエネルギー代謝　香川靖雄 ……… 354
　人体エネルギー学／エネルギー必要量の概略／エネルギー代謝指導の目安／エネルギー代謝の測定／予測式による算出法／栄養摂取基準法

9 栄養素による代謝調節の臓器連関とその破綻　前川 聡，柏木厚典 ……………………… 358
　栄養素による代謝調節／肝臓における代謝調節と臓器連関／栄養素による代謝調節の破綻，インスリン欠乏・高血糖状態／栄養素による代謝調節の破綻，脂肪肝・インスリン抵抗性／栄養素による代謝調節の破綻，果糖摂取過剰による代謝調節異常／栄養素による代謝調節の破綻，エネルギーセンサーの異常

10 過剰エネルギーの貯蔵機構とその病態的意義　海老原 健，山本祐二，中尾一和 ……… 361
　脂肪組織量を一定に保つ機構／レプチン抵抗性と肥満／脂肪細胞機能と肥満／脂肪萎縮症と代謝異常

11 栄養素による細胞内シグナル伝達とその異常　岩崎順博，小川佳宏 ……………………… 364
- ●脂質による細胞内シグナル伝達　脂肪酸のセンシング機構と病態生理学的意義／コレステロールのセンシング機構と病態生理学的意義
- ●糖質による細胞内シグナル伝達　グルコース代謝産物のセンシング機構と病態生理学的意義／エネルギー状態のセンシング機構と病態生理学的意義
- ●アミノ酸による細胞内シグナル伝達　アミノ酸シグナルとmTOR経路の病態生理学的意義／アミノ酸シグナルとmRNA翻訳の調節機構

8章　内科疾患と免疫学・炎症
編集●永井良三／山本一彦　369

1 免疫学 ……370
❶臨床免疫学総論　上阪　等 ……370
　免疫学の3つの謎／自己寛容／抗原識別多様性／免疫記憶
❷自然免疫　藤田尚志 ……371
　受容体によるパターン認識／Toll様受容体／RIG-I様受容体／NOD様受容体とインフラマソーム／Cタイプレクチン受容体／PRRsの遺伝子多型と疾患
❸獲得免疫　髙田健介，高濱洋介 ……374
- 抗原受容体の特異性と多様性　遺伝子再構成／抗原受容体のレパトア選択
- MHCによる抗原提示　MHCとレパトア選択／抗原提示細胞／MHCの多型
- 獲得免疫反応　T細胞の活性化／T細胞の機能分化／B細胞の応答
- 免疫記憶　免疫記憶の原理／免疫記憶の臨床応用

❹サイトカイン　吉村昭彦 ……379
- 免疫系サイトカインの産生細胞と標的細胞
- 炎症を促進するサイトカインとその作用　自然免疫系のサイトカイン／獲得免疫系のサイトカイン
- 抗炎症性に作用するサイトカイン
- サイトカイン受容体とシグナル
- JAK-STAT経路と疾患

❺補体系　関根英治，藤田禎三 ……383
- C3の中心的役割
- 補体系の活性化経路　古典的経路／レクチン経路／第二経路と増幅経路／C5の活性化とMACの形成／補体系の制御／補体受容体／補体欠損症／補体とアレルギー

❻免疫遺伝学　山田　亮 ……387
　免疫系の遺伝学を理解するための基礎事項／免疫系遺伝子のアレルの多様性／免疫系遺伝子のジェノタイプの多様性に関する特徴／複数の遺伝子のジェノタイプを組み合わせてできる遺伝的多様性に関する特徴／非HLA遺伝子と免疫系疾患

❼トレランスとその破綻　松本　満 ……389
- トレランスの分類
- トレランスの破綻による自己免疫疾患　APECED／IPEX症候群／ALPS
- トレランスと自己反応性

❽自己免疫疾患の概念とその病態　三森経世 ……392
- 自己免疫疾患の概念
- 自己免疫疾患の病態　免疫学的トレランスの異常／免疫細胞異常
- 自己抗体　臓器特異的自己抗体／臓器非特異的自己抗体

❾免疫に作用する薬剤　川畑仁人 ……394
　ステロイド／シクロホスファミド／アザチオプリン／シクロスポリン，タクロリムス／メトトレキサート／ミゾリビン／ミコフェノール酸モフェチル／分子標的薬

2 炎症─内科疾患に共通する病態　真鍋一郎 ……396
- 内科疾患と炎症
- 急性炎症
- 動脈硬化は慢性炎症性疾患である
- 生活習慣病と慢性炎症　肥満，メタボリックシンドローム，2型糖尿病／心不全／CKD
- 癌と慢性炎症
- 慢性疾患における炎症
- 診断・治療標的としての炎症

9章　内科疾患と感染症学
編集●森屋恭爾／四柳　宏　401

1 感染症へのアプローチ　糸山　智，木村　哲 ……402
　感染症領域の歴史的背景／感染症学の特徴／病原体の要因／宿主の要因／環境の要因／感染症と関連疾患

2 病原微生物の分類　柳　秀高 ……403
- 発熱と感染症　不明熱／ICU患者と発熱
- リンパ節腫大と感染症
- 皮膚病変と感染症
- 緊急を要する感染症

3 敗血症，菌血症　太田康男，北沢貴利 ……409

4 免疫不全者と感染症　大曲貴夫 ……411
- 免疫不全の種類と感染症　バリアー障害／生体機能の異常／好中球減少状態，および好中球の機能の異常／細胞性免疫不全／液性免疫不全
- 癌患者と感染症
- 造血幹細胞移植と感染症
- 臓器移植と感染症

5 微生物検査・血清診断　佐竹幸子 ……417
- 検体の採取と取り扱い　微生物検査のための検体採取／血液培養のための検体採取／喀痰培養のための検体採取
- 感受性試験の解釈　報告されない薬剤／細菌が分離された検査材料によって感受性試験結果の解釈や報告の仕方が異なる／判定基準が再評価された薬剤
- 感染症の血清診断

6 抗菌薬耐性菌の考え方　松本哲哉 ……420
- 抗菌薬耐性機序　自然耐性と獲得耐性／耐性機序の分類／薬剤耐性の伝播
- 代表的な耐性菌の特徴　MRSA／緑膿菌／ESBL産生菌／AmpC型β-ラクタマーゼ産生菌／VRE／メタロ-β-ラクタマーゼ産生菌／KPC産生菌／ブドウ糖非発酵グラム陰性桿菌／肺炎球菌／インフルエンザ菌

7 医療関連感染症と感染対策　八田益之，賀来満夫 ……423
　カテーテル由来血流感染症／院内肺炎・人工呼吸器関連肺炎／カテーテル関連尿路感染症／手術部位感染症／医療関連感染の予防

8 医療従事者の感染症予防　畠山修司 ……427
- 就業時の基本評価とワクチン接種　麻疹，風疹，水痘，ムンプス／B型肝炎
- 医療従事者に必要なその他のワクチン接種　インフルエンザ

- 就業停止の必要な疾患
- 曝露後予防

9 感染症に関連する法律　畠山修司,四柳 宏 …429
- 感染症法　感染症法の対象となる感染症の類型・定義／感染症法に基づく医師の届出／感染症指定医療機関の分類／特定病原体等の管理規制
- 予防接種法

10 予防接種　菅沼明彦 …429
ワクチンの分類／ワクチンの成分・保存／接種の原則／ワクチンの副反応／定期予防接種／特殊な状況における予防接種／曝露後免疫／抗体検査

11 旅行医学と感染症　前田卓哉,川名明彦 …433
- 海外渡航者にみられる代表的感染症　旅行者下痢症／マラリア／デング熱／その他
- 健康上の管理と予防　渡航前／渡航中／渡航後／その他の注意

12 新興・再興感染症，人獣共通感染症
賀井陽子,森屋恭爾 …435
新興・再興感染症の歴史的背景／新興・再興感染症増加の要因／新興・再興感染症の例／新興・再興感染症に対する対応

13 バイオテロリズム　加来浩器 …438
バイオテロリズムによる被害の様相／生物剤としての条件／使用される可能性の高い生物剤

10章　内科疾患と再生医学
編集●黒川峰夫／藤田敏郎　441

1 多能性幹細胞の生物学　山村研一 …442
- マウスの奇形腫の研究
- 奇形腫瘍細胞の研究
- ES細胞の研究　ES細胞の樹立に関する研究／ES細胞を用いた相同組換えとノックアウトマウスの作製／ES細胞の幹細胞の状態を維持する機構の研究／ES細胞をモデルとした初期発生過程の解明に関する研究／ES細胞からの種々の毒性の分化誘導と臨床応用

2 組織幹細胞の生物学　中村哲也 …445
- 組織幹細胞　組織幹細胞の同定／組織幹細胞の細胞周期と複製／幹細胞ニッチ／幹細胞性維持の細胞内機構／組織幹細胞の可塑性
- さまざまな組織幹細胞　神経幹細胞／皮膚／腸管上皮幹細胞

3 幹細胞増幅　中畑龍俊,丹羽 明 …447
- 造血幹細胞
- ヒト造血幹細胞とその測定法
- 幹細胞体外増幅の現状　サイトカイン・化合物による造血幹細胞の体外増幅／シグナル刺激による増幅／支持細胞を利用した造血幹細胞の増幅
- 増幅幹細胞を用いた医療のための基盤整備

4 人工多能性幹細胞（iPS細胞）の樹立とその臨床応用　長船健二,山中伸弥 …450
- iPS細胞誕生までの研究の歴史　リプログラミングについて／iPS細胞の誕生／ヒトiPS細胞の樹立
- iPS細胞の樹立法　iPS細胞の樹立可能な細胞種および動物種／安全なiPS細胞を樹立する方法の開発／iPS細胞誘導効率の改善
- iPS細胞技術を用いた臨床応用研究　特定細胞種への分化誘導と細胞療法／疾患特異的iPS細胞を用いた疾患モデル作製研究と治療薬探索
- iPS細胞研究の課題と展望

5 幹細胞を用いた薬効評価
門田 真,饗庭一博,中辻憲夫 …453
薬効評価ツールとしての多能性幹細胞／心筋細胞を用いた心電図QT延長の評価／肝細胞を用いた肝毒性評価／神経変性疾患特異的遺伝子導入による病態モデル／患者由来iPS細胞を用いた薬効評価／問題点

6 造血幹細胞とその臨床応用　川田浩志 …456
- 造血幹細胞　造血幹細胞の多分化能／造血幹細胞の自己複製能／骨髄の造血幹細胞支持機構
- 造血幹細胞の臨床応用　造血幹細胞を用いる細胞移植療法／造血幹細胞の採取

7 間葉系幹細胞を用いた細胞治療　汐田剛史 …459
- 間葉系幹細胞の起源
- 間葉系幹細胞の供給源
- 間葉系幹細胞の分化多能性
- 間葉系幹細胞を用いた細胞治療　肝臓領域での間葉系幹細胞の応用／間葉系幹細胞の免疫抑制作用に着目した応用／間葉系幹細胞の癌治療への応用

8 再生医療の現状と未来　浅原孝之 …462
- 再生医療の背景
- 万能（多能性）幹細胞
- 成体幹（前駆）細胞　血管再生細胞／成体における血管発生／EPC研究の医療応用／再生医学の可能性

11章　高齢者のアプローチと老年疾患の考え方
編集◆大内尉義　467

1 老化の概念と機序 …468
❶老化の定義と老化学説　大内尉義,飯島勝矢
老化の定義／老化学説／細胞老化／抗老化研究の進歩
❷生理的老化と病的老化　大内尉義 …469
❸老化の指標と評価　飯島勝矢 …470
- 老化の測定　老化指標としてのホルモン／老化指標となりうる生化学的な／酸化ストレスの診断／老化による遺伝子の変化／最大酸素摂取量
- 老化とエピジェネティクス研究
❹遺伝性早老症　大田秀隆 …472
Hutchinson-Gilfordプロジェリア症候群

Werner症候群／Rothmund-Thomson症候群／Cockayne症候群

2 加齢による身体機能低下と老年疾患の特徴
大内尉義 …… 473
加齢による身体機能の低下／老年疾患の成り立ち／老年疾患の特徴

3 身体各臓器の加齢変化と老年疾患の成り立ち …… 475

❶循環系の加齢変化と疾患　大内尉義 …… 475
心臓の形態の変化／心機能の加齢変化／刺激伝導系の加齢変化と不整脈／血管の形態，機能の変化／血圧の加齢変化と高血圧

❷呼吸器系の加齢変化と疾患　山本 寛 …… 476
「老人肺」／呼吸器系の形態学的加齢変化／呼吸器系の呼吸生理学的加齢変化／高齢者に多くみられる呼吸器疾患

❸消化器系の加齢変化と疾患　深井志保 …… 477
消化管／肝臓／胆道／膵臓

❹神経系の加齢変化と疾患　山口 潔 …… 478
脳の病理学的変化／脳の生化学的変化／脳の生理学的変化／運動機能の加齢変化／精神機能の加齢変化／高齢者の神経疾患／高齢者の精神疾患

❺内分泌・代謝系の加齢変化と疾患　野村和至 …… 480
● 内分泌の加齢変化の特徴—
● 各種ホルモンと加齢変化　成長ホルモン系／甲状腺ホルモン系／副腎皮質ホルモン系／性腺ホルモン系／その他のホルモン
● 高齢者で注意すべき内分泌疾患

❻腎・泌尿器系の加齢変化と疾患　望月 諭 …… 481
● 腎・泌尿器系の加齢変化　腎の加齢変化／膀胱，尿道の加齢変化／前立腺の加齢変化
● 高齢者の腎・泌尿器系疾患の特徴

❼血液・免疫機能の加齢変化と疾患　矢冨部満隆 …… 482
● 高齢者の免疫機能　獲得免疫系／自然免疫系
● 高齢者の貧血
● 高齢者の造血器腫瘍

❽骨関節の加齢変化と疾患　矢冨部満隆 …… 484
加齢に伴う関節の変化／加齢に伴う骨の変化／胸・腰椎圧迫骨折

❾感覚器の加齢変化と疾患　日比慎一郎 …… 485
視覚／聴覚／味覚

4 老年疾患の臨床 …… 486

❶高齢者の病態と疾患の特徴　山田容子 …… 486
1人で多くの疾患を有している／症状が非典型的である／個人差が大きい／予備能力が低下している／薬剤の有害事象が出現しやすい／水・電解質異常を起こしやすい／ADLの障害を招きやすい／疾患が治りにくく，慢性化しやすい／予後が社会的環境により左右される

❷高齢者における包括的機能評価　山口 潔 …… 487
CGAとは何か／CGAの構成成分／ADLの評価法／精神・心理機能の評価法／社会的背景の評価法／その他の評価すべき項目／CGAの効果

❸老年病の臓器相関（複合性疾患）と多臓器不全　東 浩太郎 …… 490
多臓器不全とは／老年医学における多臓器不全／多臓器不全の予防／高齢者多臓器不全の治療の留意点

❹栄養，サルコペニア　野村和至 …… 491
高齢者の体型の特徴／高齢者の低栄養・やせの危険／サルコペニア

❺薬物療法　秋下雅弘 …… 492
薬物有害事象の頻度と要因／高齢者の薬物動態と薬力学／多剤服用の対策／服薬管理

❻リハビリテーション　深井志保 …… 493
高齢者リハビリテーションとは／高齢者リハビリテーションの実際／高齢者の特性をふまえたリハビリテーションの必要性／高齢者リハビリテーションの対象疾患

5 高齢者の救急疾患とその対策　花岡陽子 …… 495
高齢者救急の特徴／高齢者救急疾患の特徴

6 退院支援とチーム医療　長野宏一朗 …… 496
退院支援の背景と目的／要支援患者のスクリーニング／退院支援の進め方／退院医療・転院・施設入所に向けての退院支援／在宅に向けての退院支援／追跡調査・追加支援

7 老年学の概念　秋山弘子 …… 498

8 高齢者医療と介護 …… 499

❶医療福祉サービス　西永正典 …… 499
医療福祉サービスに関する法／医療福祉サービスにかかわる職種

❷施設ケア　北川公子，荒木亜紀 …… 499
介護保険施設の種類と機能／介護保険施設の実態／施設ケアの課題

❸法制　西永正典 …… 500
● 後期高齢者医療制度
● 介護保険制度　介護認定審査会／主治医意見書
● 成年後見制度　法定後見制度／任意後見制度

9 高齢者の終末期医療　旭 俊臣 …… 502
● 終末期
● 安楽死と尊厳死
● 終末期医療　認知症／認知症の終末期ケア／癌／終末期リハビリテーション

12章　中毒・環境要因による疾患
編集◆辻 省次／長瀬隆英　505

1 toxicology　上條吉人 …… 506
● 中毒の原因となる毒・薬物の特定　薬物投与による原因となる毒・薬物の特定，または推定／アニオンギャップによる原因となる毒・薬物の推定／浸透圧ギャップによる原因となる毒・薬物の推定／横紋筋融解症による原因となる毒・薬物の推定／特徴的な臭いによる原因となる毒・薬物の推定／Triage DOA®による原因となる毒・薬物の推定
● 急性中毒の治療　全身管理／吸収の阻害／排泄の促進／解毒薬・拮抗薬

2 金属　角田正史 …… 515
● 金属の生体に与える影響による分類
● 金属の生体内の動態

- 金属の毒性と影響する要素
- 金属による生体影響の診断にかかわる曝露の評価
- 主要金属の毒性　鉛／カドミウム／水銀／その他の金属

3 一酸化炭素中毒　川並 透 …… 518

4 農薬中毒　森田 洋 …… 521
農薬中毒の現状／農薬中毒診療の原則と注意点／急性農薬中毒の治療／農薬の解毒薬／有機リン農薬中毒／パラコート中毒の症状と治療／アミノ酸系除草剤

5 食中毒　渡邉治雄 …… 524
- 分類　細菌性食中毒／ウイルス性食中毒／寄生虫性食中毒／真菌・カビ毒性食中毒／化学物質性食中毒／自然毒食中毒／アレルギー様食中毒
- 予防
- 食中毒原因病原体のトレンド

6 薬物依存　土田英人 …… 527

7 麻薬　上條吉人 …… 532

8 高山病，熱中症，潜函病
橋本しをり，沢田哲治 …… 536
高山病／熱中症／潜函病

13章　循環器疾患
編集●永井良三　　541

1 循環器系の正常構造と制御機構 …… 542
❶心臓　倉林正彦 …… 542
心筋細胞の構造／興奮−収縮連関／アクチン−ミオシンの相互作用に影響を与える因子／心筋における細胞内シグナル伝達／Frank-Starlingの法則／心拍数と力−心拍数関係／心筋の収縮と弛緩に影響を与える因子／後負荷に対する適応／心筋のエネルギー代謝

❷血管系　井上修二朗，江頭健輔 …… 545
- 血管の正常構造と特徴　動脈／静脈
- 血管系の循環生理
- 血管内皮機能　血管内皮細胞由来弛緩因子ならびに収縮因子

2 循環器疾患の疫学・危険因子
宗宮浩一，石坂信和 …… 547
動脈硬化性疾患の諸外国との頻度比較／動脈硬化の成因と危険因子／高血圧／高コレステロール血症／糖尿病／喫煙／その他の危険因子

3 循環器疾患の診察　山科 章 …… 550
- 問診法　受診の状況／主訴・現病歴の問診
- 循環器身体所見のとり方　緊急時における診察／顔面と頸部の診察／胸部の聴診／動脈の診察／血圧測定

4 循環器疾患の検査法 …… 556
❶心電図　村川裕二 …… 556
- 12誘導心電図
- 判読の基本　不整脈／虚血性心疾患／心室肥大／心疾患以外の病態
- 特殊な心電図検査　Holter心電図／負荷試験／加算平均心電図／追加誘導／イベントレコーダー／T波交互現象

❷心エコー図，心音図　宇野漢成，竹中 克 …… 560
- 心エコー図　心エコー検査の種類／心エコー検査に必要な基礎知識／心機能評価
- 心音図

❸胸部X線　増田善昭 …… 564
正常像／心陰影の異常／大動脈の異常／心疾患に伴う肺の異常

❹心臓核医学検査
玉木長良，真鍋 治，吉永恵一郎 …… 568
特徴／心筋血流シンチグラフィ／心機能解析／分子・細胞機能イメージング

❺CT／MRI　鈴木順一 …… 571
心臓画像診断法としての要件／心臓CT／心臓MRIの時間分解能／心臓CT／心臓MRIの空間分解能／心臓CT／心臓MRIの標準仕様

❻血管内圧検査　百村伸一 …… 573
カテーテルによる血管内圧測定の適応と合併症／圧測定に必要な装備，カテーテル／正常圧波形とその測定／各疾患における血管内圧の特徴

❼血管造影　浅野竜太，住吉徹哉 …… 576
- 血管造影の適応
- カテーテル挿入法
- 冠動脈造影　冠動脈造影を理解するための解剖／基本的造影角度／狭窄の評価
- 左室造影　左室機能評価／弁逆流の評価／左室造影で評価可能なその他の疾患
- 大動脈造影　大動脈弁疾患の評価／その他の大動脈疾患
- 血管造影の合併症

❽血管内エコー法，光干渉断層法，血管内視鏡　本江純子 …… 581
血管内エコー法／光干渉断層法／血管内視鏡／画像診断から得られた情報を日常臨床に活かす

❾心内膜心筋生検法　加藤 茂，森本紳一郎 …… 584
- 適応
- 手技　今野式／長シース法
- 心生検の実際　右室生検／経上大静脈右室生検法／経下大静脈右室生検法／左室生検／右房生検／合併症
- 心筋疾患の組織診断　拡張型心筋症／肥大型心筋症／ウイルス性あるいは特発性心筋炎

❿電気生理学的検査　朝田一生，今井 靖 …… 588
電気生理学的検査に必要な器具・装置／方法／適応／合併症／意義／遅延電位

5 心不全 …… 592
❶心不全の分子メカニズム　赤澤 宏，小室一成 …… 592
心不全の病態生理／心筋細胞の機能不全／心筋・心室のリモデリング／心肥大の形成と心不全への移行

❷急性心不全の診断と治療　川井 真，吉村道博 …… 594

❸慢性心不全の診断と治療　筒井裕之 …… 597

❹補助循環と心臓移植　絹川弘一郎 …… 602
- 補助循環　体外式VADの適応／体内植込み型

- VADの適応／VADの種類／VAD挿入後の管理／VADの離脱
- ●心臓移植　心臓移植の適応／心臓移植待機の登録／医学的緊急度／移植後の管理

6 ショック　竹内一郎, 和泉 徹 …………… 605

7 虚血性心疾患 …………………………………… 607
❶動脈硬化の成因と病態生理　荒井秀典 …… 607
❷動脈硬化病変の病理所見　堀江俊伸 …… 609
正常の冠動脈／加齢に伴う冠動脈病変／冠動脈硬化の肉眼的所見／冠動脈内膜の性状
❸狭心症　尾畑純栄, 久木山清貴 …………… 611
❹急性冠症候群　中川義久 ………………… 615
❺陳旧性心筋梗塞　掃本誠治, 小川久雄 …… 618

8 心臓弁膜症
❶僧帽弁　村田和也, 松崎益德 ……………… 621
僧帽弁狭窄症／僧帽弁閉鎖不全症／僧帽弁逸脱症候群
❷大動脈弁　川名正敏 ……………………… 624
大動脈弁狭窄症／大動脈弁逆流
❸三尖弁, 肺動脈弁　後藤葉一 …………… 628
三尖弁狭窄症／三尖弁閉鎖不全症／肺動脈弁狭窄症／肺動脈弁閉鎖不全症

9 心筋疾患
❶心筋症　久保 亨, 大川真理, 土居義典 …… 630
肥大型心筋症／拡張型心筋症／催不整脈性右室心筋症
❷二次性心筋症　竹中俊宏, 鄭 忠和 …… 635
心サルコイドーシス／心アミロイドーシス／心Fabry病
❸心筋炎　小西正則, 磯部光章 …………… 638
急性心筋炎／劇症型心筋炎／慢性心筋炎／巨細胞性心筋炎／好酸球性心筋炎

10 心膜疾患　相澤万象, 池田宇一 …………… 642
心膜の解剖・生理／急性心膜炎／心タンポナーデ／収縮性心膜炎／胸水貯留

11 感染性心内膜炎　赤石 誠 ………………… 647

12 不整脈 ………………………………………… 651
❶刺激伝導系の構造と心筋細胞の電気生理学的特性　児玉逸雄, 本荘晴朗 …………… 651
刺激伝導系の構造／活動電位とイオンチャネル／興奮伝導／不整脈の発生機序
❷心房性不整脈　嵯峨亜希子, 山下武志 …… 654
❸心室性不整脈　吉田健太郎, 青沼和隆 …… 656
❹洞不全症候群, 刺激伝導障害　奥村 謙
……………………………………………… 659
洞不全症候群／房室ブロック／脚ブロックおよび心室内伝導障害
❺心臓突然死　清水 渉 ……………………… 662

先天性QT延長症候群／Brugada症候群／カテコールアミン誘発性多形性心室頻拍

13 先天性心疾患 ………………………………… 665
❶心血管系の発生　山岸敬幸, 山岸千尋 …… 665
- ●心臓の形態形成過程　心臓の初期発生／心房・心室・房室弁管の形成／流出路の形成／大血管系の形成／静脈系の発生
- ●心臓大血管の発生に関与する細胞群
- ●血管系の発生機構　血管系細胞の起源／脈管形成／血管新生
❷先天性心疾患　中澤 誠 ………………… 667
- ●心房中隔欠損症　心房中隔二次孔欠損／心房中隔一次孔欠損
- ●心室中隔欠損症
- ●動脈管開存症
- ●Fallot四徴症
- ●半月弁狭窄症　大動脈弁狭窄症／肺動脈弁狭窄症
- ●その他の疾患　完全大血管転位症／総肺静脈還流異常症／大動脈縮窄症および縮窄複合／単心室疾患／修正大血管転位症
- ●特有な手術と術後の問題　Fallot四徴症心内修復術後／Fontan手術／Rastelli手術／完全大血管転位症術後

14 肺血栓塞栓症　山田典一 …………………… 673
15 肺高血圧症, 肺性心　福本義弘, 下川宏明
……………………………………………………… 676
16 心臓腫瘍　伯野大彦, 大鈴文孝 …………… 679
17 心臓神経症（パニック障害）　吉内一浩 …… 681
18 大動脈疾患　宮田哲郎 ……………………… 683
大動脈瘤／大動脈解離／高安動脈炎
19 末梢動脈疾患　中村正人 …………………… 689
閉塞性動脈硬化症／Burger病／急性動脈閉塞症
20 静脈疾患, リンパ系疾患　重松 宏 ……… 693
- ●静脈疾患　表在性血栓性静脈炎／上大静脈症候群
- ●リンパ管疾患　リンパ浮腫／リンパ管炎／リンパ節炎
21 全身性疾患と心血管病変
鈴木宏昌, 代田浩之 ……………………………… 697
Marfan症候群／Ehlers-Danlos症候群／その他, 類似する結合組織疾患
22 高血圧症 ……………………………………… 700
❶診断基準と疫学, リスクとしての位置づけ
大蔵隆文, 檜垣實男 …………………………… 700
リスクとしての位置づけ
❷本態性高血圧　島本和明 ………………… 702
❸二次性高血圧　柴田洋孝, 伊藤 裕 …… 705

14章　呼吸器疾患　　編集◆長瀬隆英　　709

1 主要症候の病態と鑑別 ……………………… 710
❶咳と痰　幸山 正 …………………………… 710
咳／喀痰／喀血
❷呼吸困難と胸痛　木野博至 ……………… 712
呼吸困難／胸痛
2 呼吸器疾患の診察　大石展也 …………… 715

視診／触診／打診／聴診
3 呼吸器疾患の検査法 ………………………… 719
❶呼吸機能検査　海老原明典, 桑平一郎 …… 719
肺気量分画／フローボリューム曲線／N_2洗い出し曲線／肺拡散能力
❷血液ガス分析とパルスオキシメトリー

平井豐博 ……………………………… 724
- 血液ガス分析　測定法／動脈血ガス分析の基準値と解釈／酸塩基調節
- パルスオキシメトリー　測定原理／測定結果の解釈と臨床応用／使用上の注意点

❸ 胸部単純X線　永田泰自 ……………… 726
　適応と禁忌／撮影方法

❹ 胸部X線CT　三嶋理晃 ………………… 730
　気道病変を有する疾患／肺野に低吸収領域を持つ疾患／肺野に高吸収領域を持つ疾患

❺ 気管支鏡検査　鹿毛秀宣 ……………… 732
　機器／目的・適応／準備・手順／検体採取法の種類／気管支鏡検査で何がわかるか

4 呼吸器疾患の治療 ……………… 734

❶ 酸素療法　室 繁郎 ……………………… 734
- 目的と効果
- 酸素療法の基礎知識　動脈血酸素分圧を決定する因子／動脈血循環運搬に関連する因子
- 酸素投与方法　低流量法／高流量法

❷ 人工呼吸　阿野正樹, 鈴川正之 ………… 737
　人工呼吸の適応／人工呼吸の合併症／人工呼吸のモード／人工呼吸中の鎮静／人工呼吸中の栄養／人工呼吸からのウィーニング

❸ 胸腔ドレナージ　竹内惠理保 ………… 741

❹ 呼吸器リハビリテーション　黒澤 一 … 744
- 背景
- 目的
- プロセス
- 患者選択
- 評価
- 個別的プログラム　運動療法
- 筋力・持久力トレーニング　処方の考え方／下肢筋トレーニング／上肢筋トレーニング／呼吸筋トレーニング
- 患者教育とサポート
- 再評価と維持
- 実施体制
- 効果とエビデンス

5 呼吸不全 ………………………… 748
❶ ALI／ARDS　田坂定智 ………………… 748

6 呼吸調節の異常 ………………… 751
❶ 睡眠時無呼吸症候群　赤柴恒人 ……… 751
❷ 過換気症候群　河崎 伸 ………………… 753

7 感染症 …………………………… 756
❶ 普通感冒, 流行性感冒（インフルエンザ）
　山内康宏 ………………………………… 756
❷ 細菌性肺炎　奥平玲子 ………………… 759
❸ 肺結核, 気管支結核, 非結核性抗酸菌症
　久田哲哉 ………………………………… 763

肺結核／気管支結核／非結核性抗酸菌症

❹ 肺真菌症　松瀬厚人, 河野 茂 ………… 767
- 肺アスペルギルス症　肺アスペルギローマ／慢性壊死性肺アスペルギルス症／侵襲性肺アスペルギルス症
- 肺クリプトコックス症

❺ ニューモシスチス肺炎や原虫・寄生虫疾患
　高橋宏行 ………………………………… 770
　ニューモシスチス肺炎／肺吸虫症／肺犬糸状虫症／肺エキノコックス症

8 アレルギー性疾患 ……………… 774
❶ 気管支喘息　一ノ瀬正和 ……………… 774
❷ 好酸球性肺炎　瀧口恭男, 山口哲生 … 776
　慢性好酸球性肺炎／急性好酸球性肺炎／アレルギー性気管支アスペルギルス症
❸ 過敏性肺炎　三宅修司, 稲瀬直彦 …… 779
❹ ANCA関連血管炎　滝澤 始 …………… 781

9 腫瘍性疾患 ……………………… 784
❶ 原発性肺癌　矢野聖二 ………………… 784
❷ 転移性肺腫瘍　濱野栄美 ……………… 789
❸ 肺良性腫瘍　中島 淳 …………………… 791
❹ 胸膜中皮腫　大沼 仁 …………………… 793
❺ 縦隔腫瘍　赤羽根真紀子, 薫 康夫 …… 796
　胸腺腫／胚細胞腫瘍／神経原性腫瘍

10 炎症性気道疾患 ………………… 798
❶ COPD, 肺気腫・慢性気管支炎　長瀬隆英
　…………………………………………… 798
❷ びまん性汎細気管支炎　杉山幸比古 … 801

11 間質性肺疾患 …………………… 802
❶ 特発性間質性肺炎　高橋弘毅 ………… 802
❷ 塵肺症　石井 彰 ………………………… 805
❸ 放射線肺炎, 薬剤性肺炎　山口正雄 … 807
　放射線肺炎／薬剤性肺炎

12 肺循環の異常 …………………… 810
❶ 肺血栓塞栓症　似内郊雄, 山内広平 … 810
❷ 肺高血圧症　木村 弘 …………………… 813

13 その他の呼吸器疾患 …………… 818
❶ サルコイドーシス　慶長直人 ………… 818
❷ 肺胞蛋白症　田中 剛 …………………… 820
❸ リンパ脈管筋腫症
　瀬山邦明, 熊坂利夫, 栗原正利 ……… 821
❹ 気胸と胸水　益田公彦, 庄司俊輔 …… 826
- 気胸
- 胸水　癌性胸膜炎／細菌性胸膜炎／結核性胸膜炎／悪性胸膜中皮腫

15章 消化管疾患　編集●小池和彦　829

1 消化管の正常構造と生理機能　岡 政志
　…………………………………………… 830
- 消化管の構造
- 血管支配と神経支配
- 消化管の機能　食物の咀嚼と消化／吸収／大便の生成／消化管ホルモン

2 消化管疾患の問診・診察　松原康廣 … 832
- 問診　腹痛／嚥下困難／胸焼け・げっぷ／悪心・嘔吐／吐血・下血／下痢／便秘／腹部膨隆
- 診察

3 消化管疾患に用いられる各種検査　後藤 修
　…………………………………………… 834
- 画像検査　内視鏡検査／消化管造影検査／単純X線検査／CT・MRI検査／超音波内視鏡検査／腹部超音波検査／核医学検査
- その他

4 消化管疾患と内視鏡　藤城光弘 …… 836
- 消化管内視鏡の歴史
- 内視鏡観察法　画像強調観察/拡大内視鏡観察/顕微内視鏡観察/断層イメージング
- 内視鏡治療法　腫瘍に対する治療/出血に対する治療/狭窄に対する治療

5 口腔疾患　森　良之, 髙戸　毅 …… 838
- 先天異常
- 後天性異常
- 口腔粘膜疾患　水疱性疾患/再発性アフタ/角化性疾患/ウイルス性疾患/細菌・真菌感染症/アレルギー疾患, 自己免疫疾患, 血液疾患による口腔粘膜症状/口唇炎, 他粘膜の異常
- 炎症性疾患
- 囊胞および類似疾患　顎骨に発生する囊胞/軟部組織に発生する囊胞
- 腫瘍および類似疾患　歯原性腫瘍/非歯原性腫瘍

6 食道疾患 …… 841
1 胃食道逆流症　神部晴香 …… 841
2 食道アカラシア　杉本貴史 …… 842
3 食道腫瘍性疾患　角嶋直美 …… 843
食道癌/食道肉腫, その他の悪性腫瘍/食道良性腫瘍

7 胃疾患 …… 847
1 急性胃炎・急性胃粘膜病変　小椋啓司 …… 847
2 胃・十二指腸潰瘍　眞嶋浩聡 …… 848
3 慢性胃炎, 機能性ディスペプシア　磯村好洋 …… 851
4 胃上皮性腫瘍　山道信毅 …… 852
5 胃非上皮性腫瘍　山道信毅 …… 855
消化管間質腫瘍/悪性リンパ腫/カルチノイド

8 腸疾患 …… 858
1 虚血性腸疾患, 虚血性大腸炎　岡本　真 …… 858
腸間膜動脈閉塞症/腹部アンギーナ/その他の虚血性腸疾患
2 腸閉塞（イレウス）　和田友則 …… 860
3 過敏性腸症候群　東郷剛一 …… 863
4 吸収不良症候群　高野範之 …… 865
5 腸管感染症　吉田俊太郎 …… 866
6 虫垂炎　清水伸幸, 瀬戸泰之 …… 869
7 Crohn 病　瀬戸元子 …… 870
8 潰瘍性大腸炎　平田喜裕 …… 872
9 腸腫瘍性疾患　池上恒雄 …… 875
小腸腫瘍/大腸癌/大腸ポリープ/消化管カルチノイド

9 肛門疾患　渡邉聡明 …… 880
痔核/肛門周囲炎, 肛門周囲膿瘍/痔瘻/裂肛/肛門管癌/その他のまれな悪性疾患

10 先天異常に伴う消化管疾患　渡部宏嗣 …… 883
先天性食道閉鎖症/肥厚性幽門狭窄症/先天性巨大結腸症/直腸肛門奇形/Meckel 憩室/腸回転異常症

11 消化管憩室とその関連疾患　山田篤生 …… 885

12 薬物に起因する消化管疾患　安田　宏 …… 887
NSAIDs および抗血小板薬による上部消化管粘膜障害/NSAIDs による小腸・大腸粘膜障害/急性出血性大腸炎/Clostridium difficile 関連下痢症/悪性腫瘍の化学療法に伴う下痢症

13 門脈圧亢進症に伴う消化管疾患　赤沼真夫 …… 890

14 蛋白漏出性胃腸症　小田島慎也 …… 896

15 消化管ポリポーシス　山地　裕 …… 897
- 腺腫性ポリポーシス　家族性大腸腺腫症/MYH（MUTYH）関連ポリポーシス
- 過誤腫性ポリポーシス　若年性ポリポーシス/Peutz-Jeghers 症候群/Cowden 病
- その他のポリポーシス　Cronkhite-Canada 症候群/過形成性ポリポーシス

16章　肝・胆・膵疾患
編集◆小池和彦　　903

1 肝疾患 …… 904
1 肝臓の構造と機能　正木尚彦 …… 904
- 肝臓の構造
- 肝臓の機能　糖質代謝/脂質代謝/アミノ酸代謝

2 肝疾患の問診・診察　吉川雄二 …… 907
問診/診察

3 肝疾患の血液検査　橋本直明 …… 908
- 総論　肝臓の検査/血液検査と背景となる学問領域/血液検体の採取・採血条件, 移送, 保存
- 各論　逸脱酵素/胆道系酵素/排出能/合成能/解毒能/炎症所見・免疫異常
- 応用編　急性肝炎/肝硬変/肝硬変合併肝細胞癌のTACE 後/アルコール性肝障害/閉塞性黄疸

4 肝疾患の画像検査 1　腹部超音波検査　手島一陽 …… 911
- びまん性肝疾患の腹部超音波所見
- 肝結節性病変の腹部超音波所見　肝細胞癌/胆管細胞癌/転移性肝癌/肝膿瘍/肝血管腫/肝囊胞/限局性結節性過形成

5 肝疾患の画像検査 2　CT, MRI　建石良介 …… 914
- CT　病態生理/原理/診断
- MRI　原理/診断

6 肝炎ウイルス（A〜E 型）　大塚基之 …… 917
- A 型肝炎ウイルス　ウイルスの構造/感染経路/予防
- B 型肝炎ウイルス　ウイルスの構造/ウイルス複製/ウイルスジェノタイプ/ジェノタイプと病態/ジェノタイプとウイルス変異/その他の変異/予防
- C 型肝炎ウイルス　ウイルスの構造/ジェノタイプ・血清型/肝細胞障害機構/予防
- D 型肝炎ウイルス　ウイルスの構造/病態・診断/治療・予防
- E 型肝炎ウイルス　ウイルスの構造/病態・診断/治療・予防

7 急性ウイルス性肝炎　五藤　忠 …… 922
A 型急性肝炎/E 型急性肝炎/B 型急性肝炎/D 型急性肝炎/C 型急性肝炎

8 劇症肝炎, 亜急性肝炎　富谷智明 …… 926

- ⑨ B型慢性肝炎　四柳　宏, 小池和彦 …… 928
- ⑩ C型慢性肝炎　吉田晴彦 …………… 930
- ⑪ 自己免疫性肝炎　光井　洋 ………… 933
- ⑫ 肝硬変　堤　武也 …………………… 935
- ⑬ 原発性胆汁性肝硬変　花尻和幸 …… 938
- ⑭ アルコール性肝障害　新谷良澄 …… 941
- ⑮ 薬物性肝障害　滝川　一 …………… 944
- ⑯ 体質性黄疸　新井雅裕 ……………… 946
  - Gilbert症候群／Crigler-Najjar症候群／Dubin-Johnson症候群／Rotor症候群
- ⑰ 脂肪肝　藤江　肇 …………………… 948
- ⑱ 遺伝性代謝性肝疾患　金森　博 …… 951
  - Wilson病／ヘモクロマトーシス
- ⑲ 肝細胞癌　椎名秀一朗 ……………… 953
- ⑳ 肝内胆管癌, 転移性肝癌　建石良介 … 958
  - 肝内胆管癌／転移性肝癌
- ㉑ 肝原発良性腫瘍　近藤祐嗣 ………… 960
  - 肝細胞性腫瘍　肝細胞腺腫
  - 肝細胞性の腫瘍類似病変　限局性結節性過形成／結節性再生性過形成／大型再生性結節／アルコール性過形成結節
  - 血管間葉系腫瘍　血管腫／血管筋脂肪腫
- ㉒ 肝膿瘍　中川勇人 …………………… 962
- ㉓ 肝嚢胞　寺谷卓馬 …………………… 963
- ㉔ 寄生虫による肝疾患　藤永秀剛 …… 966
  - 肝住血吸虫症／肝包虫症／肝蛭虫症／肝トキソカラ症／肝胆道回虫症／肝蛭症／アメーバ肝膿瘍

2 胆道・膵疾患総論 …………………… 968

- ① 胆道・膵臓の構造と機能
  - 濱田　毅, 伊佐山浩通, 小池和彦 …… 968
  - 胆道の構造／胆道の機能／膵臓の構造／膵臓の機能
- ② 胆道・膵疾患の問診・診察　内野里枝 ………………………………………… 970
  - 胆道・膵疾患の問診　腹痛／発熱／黄疸
  - 胆道・膵疾患の診察
- ③ 胆道・膵疾患の血液検査　有住俊彦 … 972
  - 血液生化学検査　血清トランスアミナーゼ／ALP／γ-GTP／LAP／LDH／ビリルビン／アミラーゼ／リパーゼ／ホスホリパーゼA_2, トリプシン, エラスターゼ1／IgG4
  - 胆膵領域の腫瘍マーカー　CEA／CA19-9／DUPAN-2／SPan-1
- ④ 胆道・膵疾患の画像検査1　腹部超音波検査
  - 高原楠昊, 伊佐山浩通, 小池和彦 …… 975
  - 胆道　超音波解剖／胆嚢疾患／胆管疾患
  - 膵　超音波解剖
- ⑤ 胆道・膵疾患の画像検査2　CT, MRI
  - 山本恵介 ……………………………… 980
  - CTとMRI
  - MDCT　造影剤, dynamic study／DIC-CT／PET-CT／MRI／MRCP／DWI
- ⑥ 胆道・膵疾患の内視鏡治療　宮林弘至 …… 983
  - ERCP関連治療　総胆管結石に対する内視鏡治療／悪性胆道狭窄に対する内視鏡治療／急性膵炎に対する内視鏡治療／十二指腸乳頭部腫瘍に対する内視鏡治療
  - EUS関連治療　膵仮性嚢胞に対する内視鏡治療／腹腔神経叢ブロック

3 胆道疾患各論 …………………………… 986

- ① 先天性胆道疾患　外川　修 ………… 986
  - 先天性胆道閉鎖症／先天性胆道拡張症／膵胆管合流異常症
- ② 総胆管結石, 胆管炎　伊佐山浩通 …… 988
- ③ 胆嚢結石症, 胆嚢炎　伊藤由紀子 …… 992
- ④ 肝内結石症　木暮宏史 ……………… 995
- ⑤ 原発性硬化性胆管炎　水野　卓, 平野賢二 ………………………………… 996
- ⑥ 良性胆道狭窄　辻野　武 …………… 998
- ⑦ 良性胆道腫瘍　立石敬介 …………… 1001
  - 胆嚢ポリープ／胆嚢腺筋症／慢性胆嚢炎／膵胆管合流異常症に伴う胆嚢粘膜過形成
- ⑧ 胆道癌　佐々木　隆 ………………… 1003

4 膵疾患各論 …………………………… 1006

- ① 先天性膵疾患と発生　山本夏代 …… 1006
  - 輪状膵／環状膵／膵管非癒合／先天性膵形成不全
- ② 急性膵炎, 重症急性膵炎　八島陽子 … 1008
- ③ 慢性膵炎, 膵石症, 仮性嚢胞　笹平直樹 ………………………………………… 1011
- ④ 自己免疫性膵炎・IgG4関連疾患　平野賢二 ………………………………… 1015
- ⑤ 膵癌　中井陽介, 伊佐山浩通 ……… 1017
- ⑥ 膵管内乳頭粘液性腫瘍, 膵嚢胞　多田　稔 ……………………………………… 1019
- ⑦ 膵粘液性嚢胞腫瘍, 膵漿液性嚢胞腫瘍　松原三郎 ……………………………… 1020
  - 膵粘液性嚢胞腫瘍／膵漿液性嚢胞腫瘍
- ⑧ solid-psuedopapillary tumor, 膵腺房細胞癌, その他の膵腫瘍　戸田信夫 … 1023
  - solid-psuedopapillary tumor, 膵腺房細胞癌／その他の膵腫瘍
- ⑨ 膵神経内分泌腫瘍　伊地知秀明 …… 1024
  - インスリノーマ／ガストリノーマ／グルカゴノーマ／VIP産生腫瘍／ソマトスタチノーマ／非機能性腫瘍

17章　代謝・栄養疾患

編集◆門脇　孝　　1029

1 糖尿病 ………………………………… 1030

- ① 糖代謝調節　松本道宏, 春日雅人 …… 1030
  - 基本原理　エネルギーの貯蔵と利用／ホルモンとエネルギー代謝調節／摂食からの時間経過とブドウ糖のホメオスターシス
  - 臓器レベルでの糖代謝調節　肝臓における糖代謝調節／骨格筋における糖代謝調節／脂肪組織における糖代謝調節／中枢神経系・臓器間相互作用における糖代謝調節
- ② インスリン分泌とその異常
  - 藤本新平, 稲垣暢也 …………………… 1033
  - 2型糖尿病発症・進展におけるインスリン分泌障害の意義／膵β細胞におけるインスリン分泌機構と2型糖尿病における機能障害／2型糖尿病における膵β細胞量の減少／2型糖尿病におけるインスリン分泌障害の成因

❸インスリン作用とその異常　植木浩二郎 …… 1035
インスリンシグナル伝達経路／インスリンの生理作用とその制御／インスリン作用低下のメカニズム
❹糖尿病の概念　岩橋博見，下村伊一郎 …… 1038
疾患概念の変遷／耐糖能異常という概念
❺糖尿病の疫学　森本 彩，田嶼尚子 …… 1039
- 糖尿病の頻度　2型糖尿病／1型糖尿病
- 糖尿病合併症と死因　糖尿病性網膜症の頻度と失明／糖尿病性腎症の頻度と透析導入／糖尿病性神経障害の頻度／糖尿病患者の死因
❻糖尿病の診断　黒瀬 健，清野 裕 …… 1041
- 診断の実際　臨床診断過程／OGTTとその判定基準／高齢者・小児の場合／妊娠糖尿病
- HbA1cの標準化
❼糖尿病の成因・分類　岩本安彦 …… 1044
- 糖尿病の成因
- 糖尿病の成因分類　1型糖尿病／2型糖尿病／その他の特定の機序，疾患によるもの／妊娠糖尿病
- 糖尿病の病態に基づく分類
❽1型糖尿病の成因　花房俊昭 …… 1047
- 遺伝因子　インスリン遺伝子／CTLA4遺伝子／PTPN22遺伝子
- 環境因子　ウイルス／食事要因／環境有害物質
- 膵β細胞傷害の分子メカニズム
❾2型糖尿病の成因　門脇 孝 …… 1050
- 2型糖尿病の概念
- 2型糖尿病の病態と自然歴
- 2型糖尿病の遺伝素因と環境因子　2型糖尿病の遺伝素因／2型糖尿病の環境因子
- 2型糖尿病の分子機構　膵β細胞機能低下／インスリン抵抗性／膵β細胞の機能と容量の調節機序と2型糖尿病での異常
❿遺伝子異常による糖尿病
西 理宏，南條輝志男 …… 1056
- 糖尿病の分類と遺伝子異常による糖尿病　インスリン遺伝子／MODY／ミトコンドリア遺伝子／新生児糖尿病の原因遺伝子／アミリン／インスリン受容体遺伝子
⓫その他の疾患・病態に伴う糖尿病　高本偉碩 …… 1059
膵外分泌疾患による糖尿病／内分泌疾患による糖尿病／肝疾患による糖尿病／薬剤や化学物質による糖尿病／感染症による糖尿病／免疫機序によるまれな病態に伴う糖尿病／その他の遺伝的症候群で糖尿病を伴うことの多いもの
⓬妊娠糖尿病および糖尿病合併妊娠　大森安恵 …… 1062
妊娠糖尿病／糖尿病合併妊娠
⓭糖尿病の治療—総論　戸邉一之 …… 1064
2型糖尿病／1型糖尿病／二次性糖尿病
⓮食事療法　渥美義仁 …… 1066
- 糖尿病のタイプによる食事療法の目標　1型糖尿病／2型糖尿病
- 食事療法の実際
- 段階に応じた食事療法　第1段階―振り返りと修正／第2段階―適正な食事プラン
⓯運動療法　江崎 治 …… 1069
⓰経口糖尿病薬　柱本 満，加来浩平 …… 1071
薬物療法の目的と適応／経口糖尿病薬の種類と特徴／インスリン分泌促進薬／ビグアナイド薬／チアゾリジン薬／α-グルコシダーゼ阻害薬

⓱インスリン製剤とインスリン療法
荒木栄一，本島寛之 …… 1076
- 健常者と糖尿病患者のインスリン分泌動態
- インスリン製剤の種類と特徴　ヒトインスリン製剤の種類と特徴／インスリンアナログ製剤の種類と特徴
- インスリン療法の実際　1型糖尿病のインスリン療法／2型糖尿病のインスリン療法
- インスリン治療のエビデンス
⓲インクレチン関連薬　山田祐一郎 …… 1079
- インクレチン
- インクレチンの糖尿病治療への活用　DPP-4阻害薬／GLP-1受容体作動薬
⓳糖尿病の急性合併症―昏睡　寺内康夫 …… 1081
糖尿病性ケトアシドーシス／高血糖高浸透圧状態／乳酸アシドーシス／低血糖性昏睡
⓴糖尿病性網膜症　後藤早紀子，山下英俊 …… 1085
㉑糖尿病性腎症　羽田勝計 …… 1087
㉒糖尿病性神経障害　中村二郎 …… 1090
㉓糖尿病大血管障害　柏木厚典 …… 1093

2 低血糖をきたす疾患・病態
難波光義，村井一樹，勝野朋幸 …… 1098

3 脂質異常症 …… 1100
❶リポ蛋白代謝とその調節機構　石橋 俊 …… 1100
- リポ蛋白の種類と組成
- アポリポ蛋白の種類と機能
- 食事由来の脂質の輸送
- 肝臓由来の脂質の輸送
- HDL代謝
- リポ蛋白代謝の調節機序　VLDL分泌の調節／TG-richリポ蛋白異化の調節／LDL受容体の調節
❷脂質異常症の疫学　塚本和久 …… 1105
脂質異常症と動脈硬化性疾患／日本と他国のコレステロール値の比較／日本人の年齢別の各脂質レベルとその経時的変化
❸脂質異常症の成因・病態　小林和人，島野 仁 …… 1108
脂質代謝のアウトライン／原発性高脂血症／二次性高脂血症／遺伝性の低脂血症／二次性低脂血症
❹脂質異常症の診断　寺本民生 …… 1112
❺脂質異常症の治療　及川眞一 …… 1117
- 治療　運動療法／食事療法／薬物療法
- 経過

4 プリン体代謝異常　藤森 新 …… 1122
痛風・高尿酸血症／低尿酸血症

5 肥満症　船橋 徹 …… 1125

6 メタボリックシンドローム
羽田裕亮，山内敏正，門脇 孝 …… 1129
- 病態生理
- 診断基準策定の経緯
- 診断基準とそれぞれの意義　ウエスト周囲長／血圧／血糖／脂質
- 治療

7 代謝・栄養疾患と動脈硬化症
飯田薫子，山田信博 …… 1133

8 低栄養をきたす疾患・病態
川名秀俊, 白井厚治 …………… 1136

9 グリコーゲン病, グリコーゲン代謝異常症・ブドウ糖代謝異常症
山崎知行, 中島 弘 …………… 1137

GSDⅠ型／GSDⅡ型／GSDⅢ型／GSDⅣ型／GSDⅤ型／GSDⅥ型／GSDⅦ型／ホスホリラーゼ活性化システム欠損症／Fanconi-Bickel症候群／グリコーゲン合成酵素欠損症

10 先天性糖代謝異常症
衞藤義勝 …………… 1141

11 先天性脂質代謝異常
山口清次 …………… 1142

- リポ蛋白代謝異常症　高コレステロール血症／高トリグリセリド血症／高コレステロール血症＋高トリグリセリド血症／高HDL血症／低HDL血症
- リピドーシス　Gaucher病／Niemann-Pick病／Fabry病／異染性白質ジストロフィー
- 脂肪酸β酸化異常症　カルニチンパルミトイルトランスフェラーゼ欠損症／極長鎖アシルCoA脱水素酵素欠損症／中鎖アシルCoA脱水素酵素欠損症／全身性カルニチン欠損症

12 先天性アミノ酸代謝異常症
呉 繁夫 …………… 1145

フェニルケトン尿症／楓糖尿症／ホモシスチン尿症

13 ビタミン欠乏症
竹谷 豊, 福澤健治 …………… 1147

ビタミンA欠乏症／ビタミンD欠乏症／ビタミンE欠乏症／ビタミンK欠乏症／ビタミンB_1欠乏症／ビタミンB_2欠乏症／ビタミンB_6欠乏症／ビタミンB_{12}欠乏症／ナイアシン欠乏症／葉酸欠乏症／ビオチン欠乏症／パントテン酸欠乏症／ビタミンC欠乏症

14 その他の代謝異常
児玉浩子 …………… 1152

ムコ多糖症／ポルフィリン症／ヘモクロマトーシス／Wilson病, Menkes病／亜鉛欠乏症候群／脱水／浮腫／弾性線維性仮性黄色腫

18章　内分泌疾患
編集●藤田敏郎　　1157

1 内分泌系・内分泌疾患の特徴
福本誠二, 藤田敏郎 …………… 1158
内分泌系／内分泌疾患

2 視床下部-下垂体 …………… 1158
❶視床下部-下垂体系　髙野幸路 …………… 1158
- 解剖
- 下垂体前葉ホルモンの合成・分泌調節　成長ホルモン／プロラクチン／甲状腺刺激ホルモン／副腎皮質刺激ホルモン／性腺刺激ホルモン
- 下垂体後葉ホルモンの合成・分泌調節　抗利尿ホルモン, オキシトシン
- 診断・治療の実際
- 病歴, 身体所見

❷先端巨大症　髙野幸路 …………… 1162
❸乳汁漏出・無月経症候群　田口 学 …………… 1166
❹下垂体腺腫　間中勝則, 橫田紀子, 飯利太朗 …………… 1168
❺汎下垂体機能低下症　江戸直樹, 田中祐司 …………… 1171
❻成人成長ホルモン分泌不全症　田口 学 …………… 1174
❼尿崩症（中枢性尿崩症）　藤田寛子 …………… 1176
❽抗利尿ホルモン分泌異常症候群　中山耕之介 …………… 1179

3 甲状腺 …………… 1181
❶甲状腺総論　橫田紀子 …………… 1181
- 解剖と発生
- 甲状腺機能の制御
- 甲状腺ホルモンの合成と分泌・代謝・作用　甲状腺ホルモンの合成と分泌／甲状腺ホルモンの輸送と代謝／甲状腺ホルモンの作用
- 甲状腺機能検査法　身体所見／検査所見／放射性ヨード摂取率／超音波検査

❷甲状腺中毒症　橫田紀子, 飯利太朗 …………… 1184
Basedow病／無痛性甲状腺炎
❸甲状腺機能低下症　藤田 恵 …………… 1189
❹亜急性甲状腺炎, 急性甲状腺炎　三浦知明 …………… 1191

亜急性甲状腺炎／急性甲状腺炎
❺甲状腺腫瘍　三富康二, 眞田岡正史 …………… 1193

4 カルシウム-リン代謝 …………… 1196
❶カルシウム-リン代謝調節系総論　竹内靖博 …………… 1196
- カルシウム代謝調節系と骨
- カルシウムの恒常性維持
- カルシウムの恒常性とその維持機構　血中Ca^{2+}濃度感知機構／血中Ca^{2+}濃度上昇機構／カルシウム吸収機構／カルシウム排泄機構
- カルシウム調節ホルモンの作用機構
- リンの恒常性とその維持機構

❷原発性副甲状腺機能亢進症　竹内靖博 …………… 1198
❸高カルシウム血症性疾患　井上大輔 …………… 1201
❹副甲状腺機能低下症, 低カルシウム血症性疾患　岡崎 亮 …………… 1203
❺くる病／骨軟化症　福本誠二 …………… 1206

5 副腎 …………… 1208
❶副腎総論　髙橋克敏 …………… 1208
副腎皮質ホルモンの生合成と調節／副腎皮質の代謝
❷Cushing症候群　髙橋克敏 …………… 1209
❸原発性アルドステロン症　大村昌夫, 西川哲男 …………… 1213
❹褐色細胞腫　一色政志 …………… 1217
❺Addison病　藤田 恵 …………… 1220
❻副腎偶発腫, 副腎悪性腫瘍　下澤達雄 …………… 1222
副腎悪性腫瘍／良性腫瘍
❼副腎性器症候群　長瀨美樹 …………… 1224
- ステロイドホルモン合成経路と関与する酵素・遺伝子
- 先天性副腎過形成とその分類　21-水酸化酵素欠損症／17α-水酸化酵素欠損症／3β-水酸化ステロイド脱水素酵素欠損症／リポイド副腎過形成／P450酸化還元酵素欠損症

- ●後天性副腎皮質腫瘍
- **6** 性腺，内分泌腫瘍，ホルモン不応症 … 1227
  - **❶** 原発性性腺機能不全　濱田耕司，盛田幸司
    ……………………………………………… 1227
    Klinefelter症候群／男性でのその他の原発性性腺機能低下症／Turner症候群
  - **❷** 多発性内分泌腫瘍症　岡崎具樹 ………… 1229
  - **❸** 神経内分泌腫瘍　髙野幸路 ……………… 1231
  - **❹** ホルモン不応症　福本誠二 ……………… 1236

19章　リウマチ性疾患，アレルギー性疾患，免疫不全症
編集◆山本一彦　　　1239

- **1** 免疫が関与する疾患　山本一彦 …………… 1240
  リウマチ性疾患とアレルギー性疾患／病因に対するアプローチ／関節リウマチの治療の進歩と現状／アレルギー性疾患と疫学／マウスの免疫学とヒトの免疫学
- **2** リウマチ性疾患 ……………………………… 1241
  - **❶** 関節リウマチ　川合眞一 ………………… 1241
  - **❷** 全身性エリテマトーデス　田中良哉 …… 1248
  - **❸** 抗リン脂質抗体症候群　藤枝雄一郎，小池隆夫
    ……………………………………………… 1254
  - **❹** 強皮症　桑名正隆 ………………………… 1256
  - **❺** 多発性筋炎／皮膚筋炎　上阪 等 ……… 1259
  - **❻** Sjögren症候群　住田孝之 ……………… 1261
  - **❼** 混合性結合組織病　髙崎芳成 …………… 1264
  - **❽** リウマチ性多発筋痛症　神田浩子 ……… 1267
  - **❾** 高安動脈炎，巨細胞性動脈炎　尾崎承一
    ……………………………………………… 1269
    高安動脈炎／巨細胞性動脈炎
  - **❿** 結節性多発動脈炎　天野宏一 …………… 1273
  - **⓫** ANCA関連血管炎　山田 明 …………… 1275
    顕微鏡的多発血管炎／アレルギー性肉芽腫性血管炎／Wegener肉芽腫症
  - **⓬** Behçet病　廣畑俊成 …………………… 1279
  - **⓭** 成人発症Still病　三森明夫 …………… 1282
  - **⓮** 脊椎関節炎　小林茂人 …………………… 1284
  - **⓯** サルコイドーシス　生島壮一郎 ………… 1286
  - **⓰** アミロイドーシス　寺井千尋 …………… 1290
  - **⓱** 再発性多発軟骨炎　横田和浩，三村俊英
    ……………………………………………… 1293
  - **⓲** 線維筋痛症，慢性疲労症候群
    奥 佳代，栗原夕子，大曽根康夫 ……… 1294
- **3** アレルギー性疾患 …………………………… 1297
  - **❶** アレルギー性疾患の臨床検査
    茆原順一，伊藤 亘，糸賀正道 ………… 1297
  - ●アレルギー検査　*in vivo*検査／*in vitro*検査
  - ●疾患別検査　気管支喘息／アトピー性皮膚炎／アレルギー性鼻炎／食物アレルギー
  - **❷** アレルギー性鼻炎　岡本美孝 …………… 1299
  - **❸** アナフィラキシーショック
    東田有智，岩永賢司 ……………………… 1302
  - **❹** 薬物アレルギー　山口正雄 ……………… 1304
  - **❺** 食物アレルギー　宇理須厚雄 …………… 1306
  - **❻** 職業性アレルギー疾患　土橋邦生 ……… 1308
    職業性喘息／職業性鼻アレルギー／職業性皮膚アレルギー／職業性過敏性肺炎
  - **❼** 運動誘発アナフィラキシー　土肥 眞
    ……………………………………………… 1311
  - **❽** 過敏性肺炎　滝澤 始 …………………… 1313
  - **❾** アレルギー性気管支肺アスペルギルス症
    楠本壮二郎，廣瀬 敬，足立 満 ……… 1316
    病型，病気分類とその経過
  - **❿** 好酸球性肺炎　福田 健，福島康次 …… 1318
    慢性好酸球性肺炎／急性好酸球性肺炎／薬剤性肺好酸球増加症／Churg-Strauss症候群
- **4** 原発性免疫不全症候群 ……………………… 1321
  - **❶** 液性免疫不全を主とする疾患
    種市尋宙，宮脇利男 ……………………… 1321
  - **❷** 細胞性免疫不全を主とする疾患　谷内江昭宏
    ……………………………………………… 1323
  - **❸** 進行性の免疫不全を伴う特異な症候群
    野々山恵章 ………………………………… 1326
  - **❹** 発症に免疫不全が関与する症候群　峯岸克行
    ……………………………………………… 1327
    細菌内寄生細菌に対する易感染性を呈する症候群／高IgE症候群
  - **❺** 原発性食細胞機能異常症　有賀 正 …… 1329
    代表的疾患
  - **❻** 先天性補体欠損症　森尾友宏 …………… 1333
  - **❼** 続発性免疫不全症候群　針谷正祥 ……… 1334

20章　血液・造血器疾患
編集◆黒川峰夫　　　1337

- **1** 総論 …………………………………………… 1338
  - **❶** 造血系の機能　須田年生 ………………… 1338
    造血の個体発生／造血の系統発生／幹細胞と前駆細胞／幹細胞ニッチ／ヒト造血幹細胞機能の解析
  - **❷** 症候学　谷口修一 ………………………… 1339
  - ●問診・診察所見と血液疾患　貧血／発熱／出血傾向／リンパ節腫大
  - ●疾患別の症候　急性白血病／悪性リンパ腫
  - **❸** 臨床検査　矢冨 裕 ……………………… 1342
  - ●血液・造血器疾患の臨床検査
  - ●末梢血球検査　赤血球関連／白血球数／血小板数／末梢血像
  - ●骨髄検査
  - ●特殊染色
  - ●細胞表面マーカー検査，染色体検査，遺伝子検査
  - ●溶血に関する検査
  - ●血栓・止血検査　血管・血小板検査／凝固系検査／線溶系検査
  - **❹** 画像検査　相澤拓也，阿部 修 ………… 1346
    血液・造血器疾患における画像検査の役割，位置づけ／単純X線／CT／MRI／シンチグラフィ／PET／悪性リンパ腫の画像診断
  - **❺** 血液疾患の遺伝子異常と発症機構　木崎昌弘

......1349
- 血液疾患における遺伝子異常
- 造血器腫瘍発症の分子機構　急性骨髄性白血病の遺伝子変異と発症機構／慢性骨髄性白血病の遺伝子変異と発症機構／骨髄増殖性腫瘍の遺伝子変異と発症機構
- 先天性血液疾患における遺伝子異常　Down症候群／Fanconi貧血／先天性好中球減少症

❻ **輸血医学**　大河内直子, 津野寛和, 髙橋孝喜 ……… 1352
- 同種血輸血の実施手順　同意書の取得と診療録の保存／血液型の検査, 確定／交差適合試験／輸血開始時の注意点／血液製剤の有効期間／感染被害救済制度
- 輸血の目標値の設定　赤血球輸血／血小板輸血／新鮮凍結血漿／アルブミン製剤
- 輸血副作用とその治療法　即時型／遅延型
- 血液製剤による副作用軽減のための対策　核酸増幅検査／初流血除去／保存前白血球除去
- 自己血輸血　自己血採血の対象患者／貯血スケジュールおよび貯血量の設定

② **造血幹細胞移植**……………………………… 1356
❶ 造血幹細胞移植の種類と適応　谷本光音
　……………………………… 1356
- 移植の分類／移植の適応

❷ 移植の前処置と合併症　山根明子, 岡本真一郎
　……………………………… 1359
- 移植前処置　骨髄破壊的前処置の実際／骨髄非破壊的前処置の実際
- 移植後合併症　移植前処置関連毒性／移植片対宿主病

③ **赤血球系疾患（貧血）** ………………………… 1361
❶ 貧血の鑑別と分類　浦部晶夫 ……………… 1361
❷ 鉄代謝異常・ビタミン欠乏による貧血
　張替秀郎 ……………………………… 1363
- 鉄代謝異常による貧血　鉄欠乏性貧血／鉄芽球性貧血
- ビタミン欠乏による貧血

❸ 溶血性貧血　亀崎豊実, 梶井英治 ………… 1366
- 先天性溶血性貧血　赤血球膜異常症／異常ヘモグロビン症・サラセミア症候群／赤血球酵素異常症
- 後天性溶血性貧血　自己免疫性溶血性貧血／温式AIHA／発作性夜間ヘモグロビン尿症／赤血球破砕症候群／薬剤による溶血性貧血

❹ ヘモグロビン異常症　山城安啓, 服部幸夫
　……………………………… 1370
❺ 造血不全　中尾眞二 ………………………… 1371
- 再生不良性貧血／赤芽球癆

④ **白血球系疾患**………………………………… 1376
❶ 白血球系異常の鑑別　辻岡貴之, 通山 薫
　……………………………… 1376
- 白血球増加症　好中球増加／リンパ球増加／好酸球増加／単球増加／好塩基球増加, 幼若芽球, 赤芽球出現
- 白血球減少症　好中球減少／リンパ球減少
- 白血球の形態異常　好中球の形態異常／リンパ球の形態異常

- 白血球の機能異常　顆粒球走化能異常／細胞内殺菌能異常

❷ 急性骨髄性白血病　黒川峰夫 ……………… 1379
❸ 急性リンパ性白血病　早川文彦, 直江知樹
　……………………………… 1383
❹ 骨髄異形成症候群　小澤敬也 ……………… 1385
❺ 慢性骨髄性白血病　水木満佐央, 金倉 譲
　……………………………… 1389
❻ 骨髄増殖性腫瘍　小松則夫 ………………… 1394
- 真性赤血球増加症／本態性血小板血症／原発性骨髄線維症

❼ **Hodgkinリンパ腫**　三浦偉久男 ………… 1398
- 古典的Hodgkinリンパ腫／結節性リンパ球優位型Hodgkinリンパ腫

❽ **非Hodgkinリンパ腫**　宮田泰彦, 堀田知光
　……………………………… 1401
❾ 成人T細胞白血病／リンパ腫　鈴宮淳司
　……………………………… 1407
❿ 慢性リンパ性白血病とその類縁疾患
　髙山信之………………………………… 1409
- CLL類縁疾患　B細胞性前リンパ性白血病／ヘアリー細胞白血病

⓫ 悪性リンパ腫類縁疾患　岡本昌隆 ………… 1412
- 自己免疫疾患関連リンパ節症／Castleman病／胚中心進展性異形成／炎症性偽腫瘍／皮膚病性リンパ節症／薬剤性リンパ節症／組織球性壊死性リンパ節炎／伝染性単核球症／顆粒球, 組織球および樹状細胞関連腫瘍

⓬ 多発性骨髄腫とその類縁疾患
　飯田真介, 吉田達哉, 矢野寛樹 ……………… 1415
- 多発性骨髄腫／原発性マクログロブリン血症／ALアミロイドーシス／POEMS症候群

⓭ 血球貪食症候群　河 敬世 ………………… 1425

⑤ **出血・血栓性疾患**………………………… 1428
❶ 血小板減少症と機能異常　富山佳昭 ……… 1428
- 血小板減少症　特発性血小板減少性紫斑病／血栓性血小板減少性紫斑病
- 血小板機能異常症　Bernard-Soulier症候群／血小板無力症

❷ 血管壁の異常　村田 満 …………………… 1433
- 遺伝性出血性毛細血管拡張症／Ehlers-Danlos症候群／Marfan症候群／単純性紫斑病／老人性紫斑病／アレルギー性紫斑病／糖尿病, ステロイド長期使用, Cushing病／ビタミンC欠乏／症候性血管性紫斑病

❸ 凝固障害症　嶋 緑倫 ……………………… 1435
- 先天性凝固障害症　血友病／von Willebrand病
- その他の血友病類縁疾患　フィブリノーゲン欠乏症／第Ⅷ因子欠乏症／第Ⅶ因子欠乏症／第Ⅹ因子欠乏症／第Ⅺ因子欠乏症／第Ⅴ因子欠乏症／第Ⅴ因子・第Ⅷ因子複合欠乏症
- 後天性凝固障害症　後天性血友病A／後天性von Willebrand病／後天性第Ⅴ因子インヒビター／後天性第Ⅹ因子欠乏症／後天性第Ⅷ因子欠乏症

❹ 血栓性疾患　和田英夫, 片山直之 ………… 1446
- 播種性血管内凝固／特発性血栓症／血栓性疾患の鑑別

21章 腎・尿路疾患

編集●藤田敏郎　1451

1 腎疾患の特徴　関 常司, 藤田敏郎 …… 1452
慢性腎不全／CKDと心血管リスク／腎炎・ネフローゼ／遺伝性尿細管疾患

2 腎臓の働きと腎疾患の主要徴候　菱田 明 …… 1453
- 腎臓の働き
- 腎疾患の主要徴候　尿量・排尿の異常／尿の性状の異常／腎機能の障害による症状

3 腎と高血圧　後藤淳郎 …… 1455
- 高血圧の成因における腎臓の役割　本態性高血圧症／単一遺伝子異常による高血圧／腎実質性高血圧／血圧上昇の機序
- 高血圧の標的臓器としての腎臓　腎障害の危険因子としての高血圧／高血圧による腎障害のメカニズム／腎障害を伴う高血圧患者の病態／腎障害を伴う高血圧治療の現状／腎障害を伴う高血圧での降圧治療の意義／蛋白尿・アルブミン尿の意義／治療方針

4 蛋白尿　山田 明 …… 1458
- 蛋白尿の成因　腎前性蛋白尿／腎後性蛋白尿／腎性蛋白尿
- 蛋白尿の意義
- 一般的な治療法

5 腎疾患と水・電解質異常　谷口茂夫 …… 1459
水とナトリウムのバランスの異常／カリウム代謝異常／酸塩基平衡異常／カルシウム・リン代謝異常

6 腎疾患の検査法　高市憲明 …… 1460
- 尿検査　定性検査／尿定量検査
- 腎機能検査
- 画像診断
- 腎生検

7 腎疾患の治療 …… 1462
❶生活指導, 食事療法, 薬物療法　渡辺 毅 …… 1462
- 腎疾患治療の基本的考え方
- 生活習慣の指導　身体活動度／食事療法と嗜好品／睡眠・生活パターン／妊娠対策・指導
- 腎疾患の薬物療法　原疾患治療／原疾患によらない共通の腎保護・腎不全病態改善治療

❷血液透析, 血液浄化療法　花房規男 …… 1466
- 透析導入基準
- 患者側での準備
- 使用される医療機材・薬剤と実際の治療　医療機材／実際の治療
- 血液透析の特徴と合併症　間欠治療の問題点／不均衡症候群

❸腹膜透析　石橋由孝 …… 1469
- 治療の全体像　PD導入／PD＋HD併用療法／PDの中止・離脱

❹腎移植　谷澤雅彦, 柴垣有吾 …… 1470
- 移植の種類・分類
- 適応　レシピエント／生体腎ドナー

❺泌尿器科的治療法　藤ել哲也, 本間之夫 …… 1472
尿管ステント留置術／経皮的腎瘻造設術／膀胱留置カテーテル設置

8 原発性糸球体疾患　白井小百合, 木村健二郎 …… 1473
管内増殖性糸球体腎炎／IgA腎症／膜性増殖性糸球体腎炎／微小変化型ネフローゼ症候群／巣状分節性糸球体硬化症／膜性腎症／急速進行性糸球体腎炎

9 ネフローゼ症候群　藤乘嗣泰 …… 1482

10 先天性ネフローゼ症候群　関根孝司 …… 1489

11 全身性疾患と腎障害 …… 1490
❶糖尿病性腎症　本西秀太, 和田健彦, 南学正臣 …… 1490
❷尿酸代謝と腎　内田俊也 …… 1494
❸全身性エリテマトーデス―ループス腎炎　野島美久 …… 1495
❹全身性強皮症, その他の膠原病　神田浩子 …… 1497
- 全身性強皮症に合併する腎病変　高血圧性腎クリーゼ／血栓性微小血管障害腎様クリーゼ／ANCA陽性腎クリーゼ
- Sjögren症候群に合併する腎病変
- 多発性筋炎・皮膚筋炎に合併する腎病変

❺骨髄腫, アミロイド腎　田中哲洋 …… 1499
骨髄腫腎／アミロイド腎

❻結節性多発動脈炎　大庭成憲 …… 1501
❼ANCA関連血管炎, Goodpasture症候群　平橋淳一 …… 1502
- 急速進行性糸球体腎炎　ANCA関連血管炎／Goodpasture症候群

❽血栓性微小血管障害症　平橋淳一 …… 1507
血栓性血小板減少性紫斑病／溶血性尿毒症症候群／その他の血栓性微小血管障害症

❾肝疾患と腎障害　桑田昇治 …… 1510
肝腎症候群／肝硬変に伴う糸球体病変／B型肝炎ウイルスと腎症／C型肝炎ウイルスと腎症

❿薬剤性腎障害　里中弘志 …… 1512
⓫感染症と腎疾患　鈴木正志 …… 1513
感染性心内膜炎／シャント腎炎／MRSA腎炎／HIV関連腎症／その他

⓬悪性腫瘍と腎障害　和田健彦 …… 1515
- 糸球体障害　膜性腎症／アミロイドーシス／微小変化症・巣状分節性糸球体硬化症／膜性増殖性糸球体腎炎／IgA腎症
- 多発性骨髄腫に合併する腎障害
- 血栓性微小血管障害
- 腫瘍崩壊症候群
- 尿路閉塞

12 間質性腎炎　浅羽研介, 藤乘嗣泰 …… 1516

13 腎と血管障害 …… 1519
❶腎血管性高血圧と腎硬化症　鈴木 越 …… 1519
腎血管性高血圧／腎硬化症
❷腎乳頭壊死　要 伸也 …… 1521
❸コレステロール塞栓症　要 伸也 …… 1523

14 腎と妊娠　長谷川礼子, 加藤哲夫 …… 1525
正常妊娠に伴う腎機能, 血圧の変化／腎疾患患者の妊娠／妊娠高血圧症候群

15 尿細管疾患 …… 1526
❶Fanconi症候群, Dent病および他の近位尿

細管疾患　五十嵐　隆 ………………… 1526
❷Bartter 症候群，Gitelman 症候群
　山田秀臣 ………………………………… 1528
❸Liddle 症候群　河原克雅 ……………… 1531
❹尿細管性アシドーシス　関　常司 …… 1533
　近位尿細管性アシドーシス／遠位尿細管性アシドーシス
❺偽性低アルドステロン症Ⅱ型　堀田晶子
　……………………………………………… 1535
❻腎性尿崩症　竹本文美 ………………… 1537

16 腎不全 ……………………………………… 1539
❶急性腎不全／AKI　野入英世 ………… 1539
❷慢性腎不全と CKD　浜崎敬文，土井研人
　……………………………………………… 1542
❸慢性透析患者の病態　角田隆俊，深川雅史
　……………………………………………… 1546
　慢性透析患者の実際／心血管疾患／腎性貧

血／CKD-MBD／透析アミロイドーシス／感染

17 囊胞性腎疾患　堀江重郎 ………………… 1547
● 多発性囊胞腎　常染色体優性多発性囊胞腎／常染色体劣性多発性囊胞腎
● その他　単純性腎囊胞／多胞性囊胞腎／多囊胞化囊縮腎／若年性ネフロン癆／髄質海綿腎

18 閉塞性腎・尿路疾患　堀江重郎 ………… 1549
19 尿路感染症　榎本　裕 …………………… 1550
20 尿路結石　榎本　裕 ……………………… 1552
21 腎・尿路腫瘍　久米春喜 ………………… 1553
　腎細胞癌／尿路上皮腫瘍／前立腺癌
22 先天性腎・尿路奇形　久米春善 ………… 1555
　腎盂尿管移行部狭窄／膀胱尿管逆流／停留精巣／陰嚢水腫／尿道下裂

22章　神経疾患
編集◆辻　省次　　　　　　　　　　　　　1557

1 神経内科診療のアプローチ　辻　省次 …… 1558
　基本的考え方／病歴聴取のポイント／神経学的診察のポイント／診断の組み立て方，検査計画の立案／治療

2 神経学的診察法　岩田　淳 ……………… 1559
● 各項目の評価法　意識の評価／運動機能の評価／筋萎縮の評価／筋トーヌスの異常／反射の評価／感覚異常の評価／不随意運動の評価／小脳症状の評価／脳神経の評価／発話の評価／歩行の評価／高次機能の評価／自律神経障害の評価

3 神経系の構造と機能　岩田　淳 ………… 1567
　神経系の細胞構成／大脳皮質の構造／基底核の構造／視床の構造／小脳の構造／脳幹の構造

4 神経画像　青木茂樹 ……………………… 1570
　各種神経画像診断法の特徴とその適応／MRI の撮像法とその特徴／脳 MRI における画像診断の手順／脊髄／脊椎

5 神経生理学的検査　寺尾安生 …………… 1572
● 脳波
● 筋電図　針筋電図／表面筋電図
● 神経伝導速度　連続刺激試験
● 誘発電位　体性感覚誘発電位／視覚誘発電位／聴性脳幹誘発電位
● 磁気刺激
● 脳磁図

6 神経遺伝学　後藤　順 …………………… 1577
　遺伝性疾患の種類と頻度／表現促進現象と反復配列の異常伸長／予防および治療可能な疾患／遺伝カウンセリング／ガイドライン

7 脳血管障害 ………………………………… 1585
❶脳梗塞　伊藤義彰，鈴木則宏 ………… 1585
❷一過性脳虚血発作　伊藤義彰，鈴木則宏
　……………………………………………… 1589
❸脳出血　伊藤義彰，鈴木則宏 ………… 1590
❹くも膜下出血　伊藤義彰，鈴木則宏 … 1592
❺もやもや病　伊藤義彰，鈴木則宏 …… 1594

❻脳静脈血栓症　伊藤義彰，鈴木則宏 … 1596
❼高血圧性脳症　伊藤義彰，鈴木則宏 … 1597
❽脳卒中クリニカルパス　伊藤義彰，鈴木則宏
　……………………………………………… 1597
　クリニカルパスの実際

8 認知症性疾患 ……………………………… 1599
❶Alzheimer 病　古和久朋 ……………… 1599
❷Lewy 小体病　古和久朋 ……………… 1601
❸前頭側頭葉型変性症　岩田　淳 ……… 1603

9 神経変性疾患 ……………………………… 1605
❶錐体外路性疾患　三井　純 …………… 1605
　Parkinson 病／進行性核上性麻痺／大脳皮質基底核変性症／多系統萎縮症／Huntington 病／ジストニア／本態性振戦／Gilles de la Tourette 症候群／Hallervorden-Spatz 症候群
❷運動ニューロン疾患　岩田　淳 ……… 1612
　筋萎縮性側索硬化症／球脊髄性筋萎縮症／脊髄性筋萎縮症
❸脊髄小脳変性症　市川弥生子 ………… 1615
　脊髄小脳変性症の代表的な疾患

10 脱髄性疾患 ………………………………… 1621
❶多発性硬化症　田中惠子 ……………… 1621
❷視神経脊髄炎　田中惠子 ……………… 1622
❸急性散在性脳脊髄炎　田中惠子 ……… 1624
❹白質ジストロフィー　辻　省次 ……… 1625
　副腎白質ジストロフィー／異染性白質ジストロフィー／Krabbe 病／Alexander 病／橋中心髄鞘崩壊

11 感染性疾患 ………………………………… 1628
❶髄膜炎　亀井　聡 ……………………… 1628
❷脳炎　亀井　聡 ………………………… 1634
❸脳膿瘍　亀井　聡 ……………………… 1640
❹神経梅毒　亀井　聡 …………………… 1642
❺ポリオ（急性脊髄前角炎）　亀井　聡 … 1643
❻遅発性ウイルス感染症　亀井　聡 …… 1644
❼AIDS　亀井　聡 ………………………… 1646
❽破傷風　亀井　聡 ……………………… 1648

- ⑨ボツリヌス症　亀井　聡 …… 1649
- ⑩プリオン病　亀井　聡 …… 1650

12 筋疾患，神経筋接合部疾患 …… 1652
- ❶炎症性筋疾患　清水　潤 …… 1652
  - 多発筋炎，皮膚筋炎／封入体筋炎
- ❷筋ジストロフィー　尾方克久 …… 1655
- ❸先天性ミオパチー　大矢　寧 …… 1658
- ❹筋強直性ジストロフィー　大矢　寧 …… 1660
  - DM1／DM2
- ❺縁取り空胞を伴う遠位型ミオパチー
  - 森　まどか …… 1662
- ❻筋緊張症候群　清水　潤 …… 1663
  - 先天性筋強直症／Schwartz-Jampel 症候群
- ❼周期性四肢麻痺　清水　潤 …… 1663
- ❽ミトコンドリア病　清水　潤 …… 1665
  - 慢性進行性外眼筋麻痺，Kearns-Sayre 症候群／MERRF／MELAS／Leber 遺伝性視神経萎縮症／MNGIE／Leigh 脳症／核 DNA 変異による複合体 I 欠損症／その他
- ❾糖原病　森　まどか …… 1667
  - ●主要臨床病型の要点　GSD 0 型／GSD II 型／GSD III 型／GSD IV 型／GSD V 型／GSD VII 型／GSD VIII 型
- ❿悪性高熱　清水　潤 …… 1671

13 末梢神経疾患 …… 1672
- ❶Guillain-Barré 症候群　平野牧人，楠　進 …… 1672
  - Fisher 症候群
- ❷慢性炎症性脱髄性多発ニューロパチー
  - 平野牧人，楠　進 …… 1673
- ❸ビタミン欠乏性ニューロパチー
  - 平野牧人，楠　進 …… 1674
- ❹絞扼性ニューロパチー　平野牧人，楠　進 …… 1676
- ❺遺伝性ニューロパチー　平野牧人，楠　進 …… 1677
- ❻神経痛性筋萎縮症　平野牧人，楠　進 … 1680
- ❼放射線性ニューロパチー　平野牧人，楠　進 …… 1681

14 機能性疾患 …… 1682
- ❶てんかん　赤松直樹，辻　貞俊 …… 1682
- ❷頭痛　清水利彦，鈴木則宏 …… 1686
  - 頭痛の分類について／片頭痛／緊張型頭痛／群発頭痛
- ❸ナルコレプシー，睡眠異常
  - 赤松直樹，辻　貞俊 …… 1689
  - ナルコレプシー／その他の睡眠異常

15 脳脊髄腫瘍　斉藤延人 …… 1690

16 頭部外傷　斉藤延人 …… 1692

17 脊椎・脊髄疾患 …… 1694
- ❶変形性脊椎症　筑田博隆，中村耕三 …… 1694
- ❷椎間板ヘルニア　原　慶宏，中村耕三 … 1696
- ❸脊柱靱帯骨化症　竹下克志，中村耕三 … 1697
- ❹脊髄血管障害　清水　潤 …… 1698
  - 脊髄血管の解剖的特徴／脊髄梗塞／脊髄出血
- ❺脊髄動静脈奇形　清水　潤 …… 1700
- ❻HTLV-1 関連脊髄症　清水　潤 …… 1701
- ❼脊髄空洞症　清水　潤 …… 1701
- ❽放射線脊髄症　清水　潤 …… 1702

18 先天代謝異常疾患 …… 1702
- ❶脂質蓄積症　辻　省次 …… 1702
  - ●G_{M2} ガングリオシドーシス　Tay-Sachs 病／Sandhoff 病／活性化蛋白欠損症
  - ●G_{M1} ガングリオシドーシス
  - ●Niemann-Pick 病
  - ●Gaucher 病
  - ●Fabry 病
- ❷糖蛋白代謝異常症　辻　省次 …… 1706
  - ガラクトシアリドーシス／シアリドーシス
- ❸ムコ多糖症　辻　省次 …… 1707
- ❹Wilson 病，Menkes 病　吉田邦広 …… 1708
  - Wilson 病／Menkes 病

19 ビタミン欠乏性神経疾患 …… 1711
- ❶ビタミン B_1 欠乏症　清水　潤 …… 1711
  - 末梢神経障害／Wernicke 脳症／Korsakoff 症候群
- ❷ビタミン B_{12} 欠乏症　清水　潤 …… 1712
  - 亜急性脊髄連合変性症

20 中毒性神経疾患　葛原茂樹 …… 1713

21 傍腫瘍性神経症候群　田中惠子 …… 1716

22 神経疾患のリハビリテーション
- 中原康雄，芳賀信彦 …… 1717
  - 神経疾患に対するリハビリテーションの考え方／リハビリテーションのチーム医療／神経症候とリハビリテーション／主な神経疾患とリハビリテーション

23 神経疾患治療薬の作用機序と今後の研究開発
- 野元正弘 …… 1719
  - 認知症／片頭痛／抗てんかん薬／Parkinson 病治療薬／抗うつ薬／抗不安薬／神経痛治療薬／筋弛緩薬／抗痙縮薬

24 神経難病の診療と療養　西澤正豊 …… 1722
  - 特定疾患制度の問題点／神経難病医療を支える理念／神経難病の在宅療養支援体制／在宅療養の課題と対策

23 章　老年疾患と老年症候群
編集◆大内尉義　　1725

1 老年症候群の概念　大内尉義 …… 1726
  - 誤嚥／転倒／認知機能障害／尿流障害／虚弱／感覚器の障害，咀嚼障害／加齢変化からみた老年症候群

2 認知症と周辺症状　亀山祐美 …… 1727

3 廃用症候群　山口　潔 …… 1729

- ●筋骨格系　病態生理／評価／予防と治療
- ●循環器系　病態生理／評価／予防と治療
- ●呼吸器系　病態生理／評価／予防と治療
- ●泌尿器系　病態生理／評価／予防と治療
- ●褥瘡　病態生理／評価／予防と治療
- ●その他の廃用症候群

4 高齢者の心不全　飯島勝矢 …… 1732

- **5** 高齢者の高血圧　飯島勝矢 …………… 1733
- **6** 高齢者の糖尿病，メタボリックシンドローム　小川純人 ……………………………… 1736
  - 高齢者糖尿病患者の推移／高齢者糖尿病の特徴および診断／高齢者糖尿病の治療／高齢者糖尿病の治療目標／高齢者のメタボリックシンドローム
- **7** 高齢者の脂質異常症　江頭正人 ……… 1738
- **8** 嚥下機能障害と誤嚥性肺炎　山口泰弘 ……………………………… 1740
  - その他の嚥下性肺疾患
- **9** 骨粗鬆症―転倒・骨折と転倒リスク評価　小川純人 ……………………………… 1742
  - 高齢者の転倒リスク評価
- **10** 高齢者の関節疾患とロコモティブシンドローム　東　浩太郎 ……………… 1745
- **11** 排尿障害　山口　潔 ………………… 1748
- **12** 高齢者の消化器症状　深井志保 …… 1752
  - 便秘　高齢者の便秘への対応
  - 腹痛
  - 吐血・下血
- **13** 高齢者に多い不定愁訴　深井志保 … 1755
  - 高齢者のめまいの種類と原因／高齢者のめまいの検査と診断／高齢者のめまいの代表的疾患とその対策
- **14** 高齢者の睡眠障害　亀山祐美 ……… 1756
- **15** 低栄養と栄養管理　野村和至 ……… 1757
  - 栄養評価／栄養計画・栄養管理／経腸栄養

24章　感染症・寄生虫疾患

編集●森屋恭爾／四柳　宏　　1763

- **1** 臓器別感染症 ……………………………… 1764
  - **❶** 皮膚・軟部組織感染症　人見重美 … 1764
  - **❷** 骨・関節感染症　人見重美 ………… 1766
  - **❸** 感染性胃腸炎，食中毒　大西健児 … 1767
    - 法的対応
  - **❹** 性感染症　濵砂良一，松本哲朗 …… 1769
- **2** グラム陽性球菌による感染症 …………… 1773
  - **❶** ブドウ球菌感染症　吉田　敦，鈴木弘倫 ………………………………………… 1773
    - ブドウ球菌の微生物学的特徴
    - 黄色ブドウ球菌感染症　黄色ブドウ球菌の薬剤感受性と MRSA／臨床的特徴／薬剤感受性と治療／MRSA の感染対策と市中感染型 MRSA
    - コアグラーゼ陰性ブドウ球菌感染症　臨床的特徴／薬剤感受性と治療
  - **❷** 肺炎球菌感染症　吉田　敦，鈴木弘倫 … 1774
    - 肺炎球菌の微生物学的特徴／臨床的特徴／薬剤感受性と治療／予防とワクチン
  - **❸** レンサ球菌感染症　吉田　敦，鈴木弘倫 ………………………………………… 1776
    - A 群レンサ球菌感染症　A 群レンサ球菌の微生物学的特徴／臨床的特徴／薬剤感受性と治療
    - C 群・G 群レンサ球菌感染症　C 群・G 群レンサ球菌の微生物学的特徴／臨床的特徴／薬剤感受性と治療
    - B 群レンサ球菌感染症　B 群レンサ球菌の微生物学的特徴／臨床的特徴および薬剤感受性と治療
    - 腸球菌感染症　腸球菌の微生物学的特徴／臨床的特徴／薬剤感受性と治療／バンコマイシン耐性腸球菌
    - viridans streptococci
    - *Streptococcus milleri* group
    - *Streptococcus bovis*
    - *Streptococcus suis*
- **3** グラム陽性桿菌による感染症 …………… 1779
  - **❶** リステリア症　後藤耕司，四柳　宏 ………………………………………… 1779
  - **❷** ジフテリア，その他のコリネバクテリウム感染症　後藤耕司，四柳　宏 …… 1781
  - **❸** クロストリジウム感染症　渡邉邦友，田中香お里 ……………………… 1783
    - 破傷風
    - ボツリヌス症／ボツリヌス中毒
    - ガス壊疽
    - クロストリジウム腸炎・偽膜性大腸炎　*Clostridium perfringens* type A による腸炎／*Clostridium difficile* 関連疾患
  - **❹** 放線菌症（アクチノミセス症）　渋江　寧，原田壮平 ……………………… 1789
  - **❺** ノカルジア症　渋江　寧，原田壮平 … 1789
- **4** グラム陰性球菌による感染症 …………… 1790
  - **❶** 髄膜炎菌感染症　渋江　寧，原田壮平 … 1790
  - **❷** 淋菌感染症　濵砂良一，松本哲朗 … 1791
- **5** グラム陰性桿菌による感染症
  - **❶** ヘモフィルス感染症　渋江　寧，原田壮平 ………………………………………… 1793
  - **❷** サルモネラ症　相楽裕子 …………… 1794
  - **❸** 細菌性赤痢　今村顕史 ……………… 1795
  - **❹** ビブリオ感染症　今村顕史 ………… 1796
    - コレラ／腸炎ビブリオ／*Vibrio vulnificus*
  - **❺** カンピロバクター感染症　今村顕史 … 1798
  - **❻** 下痢原性大腸菌　今村顕史 ………… 1799
  - **❼** 腸内細菌による腸管外感染症　舘田一博 ………………………………………… 1801
    - 大腸菌　細菌学的特徴／大腸菌腸管外感染症／抗菌薬療法
    - クレブシエラ　細菌学的特徴／臨床的特徴／抗菌薬療法
    - セラチア
    - プロテウス
    - エンテロバクター
    - シトロバクター
  - **❽** ブドウ糖非発酵菌による感染症　舘田一博 ………………………………………… 1803
    - 緑膿菌　細菌学的特徴／臨床的特徴／抗菌薬療法
    - *Acinetobacter baumannii*　細菌学的特徴／臨床的特徴／抗菌薬療法
    - *Burkholderia cepacia*, *Stenotrophomonas maltophilia*

- ❾ 百日咳　岡本 耕, 畠山修司 …… 1806
- ❿ レジオネラ感染症　岡本 耕, 畠山修司
  …… 1807
- ⓫ ペスト, その他のエルシニア感染症
  今村顕史 …… 1808
  - ペスト／その他のエルシニア感染症
- ⓬ Q熱（コクシエラ症）　北沢貴利 …… 1809
- ⓭ ブルセラ症　北沢貴利 …… 1810
- ⓮ 野兎病　北沢貴利 …… 1810
- ⓯ バルトネラ感染症　北沢貴利 …… 1811
  - ネコひっかき病／その他のバルトネラ感染症

6 抗酸菌感染症 …… 1812
- ❶ 肺外結核　伊藤邦彦 …… 1812
  - 結核性胸膜炎／リンパ節結核
- ❷ Hansen病　石田 裕 …… 1815

7 スピロヘータ感染症 …… 1817
- ❶ 梅毒　濱砂良一, 松本哲朗 …… 1817
- ❷ ボレリア症　石岡春彦, 畠山修司 …… 1818
  - Lyme病／回帰熱
- ❸ レプトスピラ症　古川恵一 …… 1820

8 マイコプラズマ・クラミジア・リケッチア感染症 …… 1822
- ❶ マイコプラズマ感染症　倉井大輔, 後藤 元
  …… 1822
- ❷ クラミジア感染症 …… 1823
  - クラミジア肺炎　倉井大輔, 後藤 元
  - オウム病　倉井大輔, 後藤 元
  - *Chlamydia trachomatis* 感染症
    濱砂良一, 松本哲朗
- ❸ リケッチア感染症　岸本寿男 …… 1826
  - つつが虫病
  - 日本紅斑熱
  - ロッキー山紅斑熱, その他の紅斑熱　ロッキー山紅斑熱／その他の輸入リケッチア症
  - 発疹チフス
  - 発疹熱
  - エーリキア症ほか　ヒトアナプラズマ症／ヒト単球エーリキア症／腺熱リケッチア症

9 真菌による感染症 …… 1830
- ❶ 真菌症の診断　宮崎泰可, 河野 茂 …… 1830
  - 検査法　顕微鏡検査／培養検査／免疫血清検査／遺伝子診断／画像診断
- ❷ カンジダ症　宮崎泰可, 河野 茂 …… 1832
- ❸ クリプトコックス症　宮崎泰可, 河野 茂
  …… 1833
- ❹ トリコスポロン症　宮崎泰可, 河野 茂
  …… 1835
- ❺ アスペルギルス症　渡邊 哲 …… 1837
- ❻ 接合菌症（ムーコル症）　亀井克彦 …… 1839
- ❼ 重要な輸入真菌症　渡邊 哲, 亀井克彦
  …… 1839
  - コクシジオイデス症／ヒストプラズマ症／パラコクシジオイデス症／ブラストミセス症

10 DNAウイルスによる感染症　錫谷達夫 …… 1842
- ヘルペスウイルスについての基礎知識
- ❶ 単純ヘルペスウイルス感染症　錫谷達夫
  …… 1842
- ❷ 水痘・帯状疱疹ウイルス感染症　錫谷達夫
  …… 1845
- ❸ Epstein-Barrウイルス感染症　錫谷達夫
  …… 1846
- ❹ サイトメガロウイルス感染症　錫谷達夫
  …… 1847
- ❺ ヒトヘルペスウイルス6, 7による感染症
  錫谷達夫 …… 1848
- ❻ ヒトヘルペスウイルス8とKaposi肉腫
  錫谷達夫 …… 1848
- ❼ ポックスウイルス　西條政幸 …… 1849
  - 天然痘／ヒトサル痘／伝染性軟属腫
- ❽ パルボウイルスB19感染症　齋藤昭彦
  …… 1850
- ❾ ヒトパピローマウイルス感染症　齋藤昭彦
  …… 1851
- ❿ アデノウイルス感染症　齋藤昭彦 …… 1852

11 RNAウイルスによる感染症 …… 1854
- ❶ 麻疹　多屋馨子 …… 1854
- ❷ 風疹　多屋馨子 …… 1856
- ❸ 流行性耳下腺炎（ムンプス）　多屋馨子
  …… 1857
- ❹ フラビウイルス感染症　高崎智彦, 倉根一郎
  …… 1858
  - デング熱／黄熱／日本脳炎／ウエストナイルウイルス
- ❺ エンテロウイルス感染症　柳澤如樹 …… 1861
  - コクサッキーウイルス, エコーウイルス, エンテロウイルス／ポリオウイルス
- ❻ 狂犬病　柳澤如樹 …… 1862

12 HIV感染症 …… 1864
- ❶ HIV感染症とAIDS　濱田洋平, 岡 慎一
  …… 1864
- ❷ AIDS関連疾患　濱田洋平, 岡 慎一
  …… 1866
  - トキソプラズマ脳炎／結核／播種性非結核性抗酸菌症／カンジダ症／クリプトコックス髄膜炎／サイトメガロウイルス感染症／Kaposi肉腫／進行性多巣性白質脳症／AIDS関連悪性リンパ腫

13 呼吸器ウイルスによる感染症 …… 1868
- ❶ ウイルス性呼吸器感染症　畠山修司 …… 1868
  - ライノウイルス／コロナウイルス／RSウイルス／パラインフルエンザウイルス／ヒトメタニューモウイルス
- ❷ インフルエンザ　畠山修司 …… 1870
- ❸ 高病原性鳥インフルエンザA（H5N1）
  畠山修司 …… 1872

14 ウイルス性下痢症　牛島廣治 …… 1873

15 ウイルス性出血熱 …… 1876
- ❶ ウイルス性出血熱概論　西條政幸 …… 1876
- ❷ 腎症候性出血熱, ハンタウイルス肺症候群
  西條政幸 …… 1878

16 寄生虫疾患概論　所 正治 …… 1878
- 寄生虫疾患の特徴

17 原虫感染症 …… 1880

- ❶ マラリア　春木宏介 1880
- ❷ トキソプラズマ感染症　中村ふくみ, 春木宏介 1883
- ❸ 赤痢アメーバ症　所 正治 1885
- ❹ 自由生活アメーバによる感染症　所 正治 1886
- ❺ リーシュマニア症　熊谷正広 1887
- ❻ トリパノソーマ症　熊谷正広 1888
  - 睡眠病／Chagas 病
- ❼ ランブル鞭毛虫症（ジアルジア症）　所 正治 1889
- ❽ クリプトスポリジウム症, イソスポーラ症, サイクロスポーラ症　所 正治 1890
  - クリプトスポリジウム症／イソスポーラ症, サイクロスポーラ症
- ❾ 腟トリコモナス症　所 正治 1891

18 蠕虫感染症 1891
- ❶ 線虫類　赤尾信明 1891
  - 腸管内寄生線虫症　回虫症／鞭虫症／鉤虫症／蟯虫症／糞線虫症／旋毛虫症
  - 成虫が組織内に寄生する線虫症　糸状虫症／リンパ系糸状虫症／組織寄生糸状虫症／メジナ虫症
  - 幼虫が組織内に寄生する線虫症　アニサキス症／動物由来回虫症／動物由来鉤虫症／動物由来糸状虫症／顎口虫症／広東住血線虫症／旋尾線虫幼虫移行症
- ❷ 吸虫類　丸山治彦 1899
  - 総論／肺吸虫症／住血吸虫症／肝吸虫症／横川吸虫症
- ❸ 条虫類　伊藤 亮 1903
  - 消化管寄生条虫症／組織寄生幼条虫症

25章　心身医学的要因による疾患
編集◆赤林 朗　　1909

- **1 心身医学総論**　吉内一浩, 赤林 朗 1910
  - 心身症
  - 基本的な医療面接技術　基本的な態度／3つの質問法／面接のスキル
  - 認知行動療法
  - リラクセーション法
- **2 循環器系疾患**　瀧本禎之 1912
  - 心身症としての循環器疾患
  - 冠動脈疾患　冠動脈疾患とうつ／冠動脈疾患と不安／冠動脈疾患とパーソナリティー
  - 心不全
  - 本態性高血圧
  - 不整脈
  - たこつぼ心筋症
  - 心臓リハビリテーション
- **3 呼吸器系疾患**　江花昭一 1915
- **4 消化器系疾患**　冨田裕一郎 1918
  - 機能性ディスペプシア／過敏性腸症候群
- **5 内分泌・代謝系疾患**　小牧 元 1920
  - 甲状腺機能亢進症／甲状腺機能低下症／糖尿病／肥満症
- **6 神経・筋骨格系疾患―緊張型頭痛, 片頭痛**　菊地裕絵 1923
- **7 摂食障害**　森屋淳子 1925

索 引
- 和文索引　01
- 欧文索引　18

1章 内科学の進歩と医の原点

1. 内科学とは …………………………………………………… 2
2. 医学の歩みと内科学 ………………………………………… 4
3. サイエンスと内科学の進歩 ………………………………… 7
4. EBMと診療ガイドライン ………………………………… 19
5. 予防医学 ……………………………………………………… 21
6. 性差医療 ……………………………………………………… 23
7. 医の倫理と医療倫理の四原則 ……………………………… 26
8. 医師−患者関係 ……………………………………………… 28
9. 医療と法 ……………………………………………………… 30
10. 社会からみた医療提供体制のあり方 ……………………… 32
11. 臨床研修制度と専門医制度 ………………………………… 34
12. 安全・安心の医療の実践 …………………………………… 38
13. 医療における接遇 …………………………………………… 41
14. 内科学の課題とこれからの展望 …………………………… 43

1 内科学とは

医学とは

　医学はもともと患者をその病魔から解放することを目的として生まれてきた学問であり，医師という職業はその解放を実施するために生まれてきた職業である．そのなかにあって内科学は臨床医学の中心であり，内科医が医療の中心であることを疑うものは誰もいない．もともと医学は内科学をもってはじまり，長い間にわたって医学は内科学そのものであった．現在のように，医学・医療に関する知識が各種のメディアや最近ではインターネットを利用して一般国民の間に広まる前の時代には，ほとんどすべての患者は内科医のもとを訪れ，内科医は患者の訴えを聞き，視診，触診という最も基本的な方法による診察の結果から診断を行い，内科的な治療，すなわち薬物療法を行ってきた．その間にあって，現在いわれている臨床推論（clinical reasoning）という思考過程があったことはいうまでもない．

　最近内科学の卒前・卒後の教育に関して問題になっていることの一つに臨床推論に関する教育がわが国では十分に行われていないのではないかということがあげられる．患者の訴えを十分に聞き，詳しい身体所見をとった後にさまざまな疾患の可能性を考え，その結果導かれた最も可能性の高い診断の確認をするために臨床検査に進むのが医療の常道であると考えられるが，そのような臨床推論を行う前に，各種の検査が網羅的に行われる場合が多い．当然患者にとって不必要な検査が行われ，その結果によっては患者にいたずらな不安を与え，さらなる検査を行うことによって余分な負担と費用がかかることが十分に考えられる．また最近のように，臨床検査や画像診断が容易に，かつ広範囲にわたって行われるようになった結果，医師は患者の診断に際してそれらの検査結果に強く左右されがちであるが，臨床検査や画像診断が患者に対する注意深い観察，身体所見の取得に取って代わるものではないことを強調したい．

　内科学からはじまって，医学はその後外科的な治療を行うための外科学，さらに外科学分野の細分化をもたらした．また小児と成人との間の特性や疾患の相違から小児科が，各検査方法の進展に伴い臨床検査医学が，放射線を使った診断や治療のために放射線医学が生まれ，その放射線医学からアイソトープを取り扱う核医学が生まれたように，医学の進歩に伴いその内容が次々に細分化され，細分化された医療分野を専門とする学問が発展してきた．内科学自体も各臓器別の研究，臨床へと発展し循環器，消化器，呼吸器，神経，血液，アレルギー，膠原病，リウマチ，心療内科などに細分化され，それぞれを専門とする専門医制度がわが国では学会を中心としたかたちで発展してきた．

基礎医学の臨床への応用

　この間に医学の進歩の基礎となるべき基礎医学の分野が生まれてきた．基礎医学者による研究の結果や技術をいち早く臨床の場に取り入れたのは内科学であり，血液，尿，その他の患者からの材料の分析の結果を内科的の診断の根拠として利用してきた．さらに最近では分子生物学の知識も内科の各疾患の診断・治療に応用されるようになっている．そのなかで診断に関しては，さまざまな先天性疾患や癌における特徴的な遺伝子の変化を見出すことによる診断の確定が日常化している．さらに糖尿病や高血圧などの生活習慣病に関しても，その易罹患性に関連する遺伝子の変化が次々と発見され，その結果を糖尿病などの生活習慣病の予防に利用しようとする試みが行われている．

　治療の面でも，疾患に特有な遺伝子の変化を標的とする阻害薬の開発やモノクローナル抗体による治療，すなわち標的療法が日常化している．また，各患者の薬剤に対する反応や薬剤による副作用の発現を左右する遺伝子の変化がさまざまな薬剤で明らかにされており，このようなかたちの新しい薬理学，すなわち分子薬理学（pharmacogenomics）の臨床への応用が日常化しようとしている．さらに現在日常化している骨髄移植や角膜移植に加えて，胚性幹細胞（ES 細胞）や山中伸弥教授によって開発された人工多能性幹細胞（induced pluripotent stem cell：iPS 細胞）などを用いた再生医療など，さまざまな新しい技術の開発，その結果の臨床への応用の試みが相次いでなされている．

　分子生物学や再生医学という最新の知見と併行して，最近特に臨床医学の分野で広く診断に利用されるようになったのは画像診断である．コンピュータ断層撮影（CT），磁気共鳴画像（MRI），陽電子放射型断層撮影（PET）を使っての診断が日常化している．一連の画像診断は当然放射線医学の分野に属するが，内科医にもこれらの画像診断に関して一定の知識を有していることが求められている．

　以上のように，内科学は医学の全分野の基礎であると同時に，医学の進歩の最新の成果を臨床の診断・治療に取り入れる点においても，常に先導的な役割を果たしてきた．したがって，内科学を専門とする医師には常に世界の医学の進歩に目を配り，新しい診断・治療の方法を内科臨床の実地に応用するように努めることが求められる．

　このほか医学が社会に及ぼす影響を明らかにする学問として公衆衛生学，その公衆衛生の基礎になる衛生学が生まれてきたが，これらの分野においても統計学的な知識にあわせて，内科学の広範な知識が要求されることは万人の認めるところである．特に近年内科臨床の現場において evidence-based medicine（EBM）の実施が強調されるようになった．近代の医療には科学的根拠に基づいて診断・治療が行われることが要求されるが，EBM のもとになっているのは無作為化臨床試験（randomized control trial：RCT）の結果であり，またいくつかの無作為化臨床試験の結果をまとめたメタ解析の結果である．内科学の各分野で EBM に基づいた診療ガイドラインが各疾患ごとにつくられてきているが，これらのガイドラインの根拠になっているのは，日本人の患者を対照にした RCT やメタ解析の結果である．各診療ガイドラインは医学の進歩に伴って常に更新することが求められるので，医師にはその更新にも常に注意をはらうことが求められる．しかしながら医師には患者の診療に関して自由裁量権があり，また同じ疾患でも各患者によって臨床的な所見が異なるため，ガイドラインに 100％縛られる必要はなく，ガイドラインはあくまでも診療上の参照とすべきであると考えるが，患者にとって最も有益な医療を行うためには，医師は最新のガイドラインに常に注意をはらう必要があることは前述したとおりである．

science と art としての内科学

患者の診療にあたって内科医に求められることは医学的な知識，洞察，いままでの経験に基づく判断である。医学はart and scienceによって成り立っているといわれるが，そのartの部分も内科学にとってきわめて重要なことはいうまでもない。医療の現場では前述したように，細分化された医学・医療のscienceを理解し，そのscienceをartのかたちで実施することが求められる。

内科学の学習の重要性は卒前の医学教育では内科学，内科診断学の学習に多くの時間が費やされ，さらに卒後の研修に関しても，その内容が平成16年4月にはじまった新臨床研修制度，また最近の臨床研修制度の改定に際しても，内科を必須科目とし，研修期間の多くの部分を割りあてるよう常に強調されていることによって如実に示されている。わが国の内科学の卒前・卒後教育のなかで前述した臨床推論の訓練とともに欠けているのが，詳しい病歴の聴取と詳細な身体所見のとり方であると以前からいわれている。患者の現在の病状を詳しく聞き出すことは診断の第一歩である。また症状が現れる前の患者の日常生活を聞くことも生活習慣病の診断にとっては特に重要である。家族歴の聴取も先天性疾患の診断や特定の癌に重要なことはいうまでもないが，生活習慣病を含めた多くの疾患が遺伝的な素因と生活習慣の両方の積み重ねによって発症していることを考えると，家族歴とともに，患者の日常生活に関する情報を聞き出すことは非常に重要である。最近ではコミュニケーションの教育が各医科大学で行われているが，米国では小学生のときからコミュニケーションの教育が行われている。日本人はもともとコミュニケーションがあまり得意ではないうえに，医学の専門的知識の習得に勉強時間の大部分を費やしている医学生に対して，にわかにコミュニケーション技術の取得をカリキュラムのなかに入れ実施しても，十分な成果をあげることはなかなか難しいであろう。医療の現場では患者からのインフォームドコンセント（informed consent：IC）の取得が必須の条件となっているが，ICは医学のなかでartの部分といえるであろう。患者に病状を十分に説明し，理解してもらうことが臨床の現場で常に要求されるが，いかに誠実に患者に接するかがIC取得の重要な条件の一つであることはいまさら改めて説明する必要はないであろう。

わが国の臨床実習の問題点

身体所見のとり方についても，わが国の医学生は十分な訓練を受けていないことが外国で短期間臨床実習を受けてきた学生の話からうかがわれる。身体所見をとるためには経験と注意深い観察が必要である。診察に際しては身体所見を系統立てて全身にわたって行うことが求められる。小出血斑の発見，わずかな心音の異常の聴取，小さな腹部腫瘍の触診による発見などが重要な疾患の診断に導くことは医師の誰もが日常的に経験していることである。身体所見をとるときに医師は患者の病歴から得られた情報に関連する臓器や部位の所見をとることに集中しがちであるが，新しい患者の診察に際しては身体所見を系統立てて全身にわたって取得することが求められる。また身体所見は日々変わるものであり，主治医はできるかぎり頻繁に患者の身体所見の取得を行う必要がある。身体所見の取得の教育に関連して，多くの医科大学がclinical clerkshipの形式の臨床実習を行っているが，わが国では患者の協力が得がたいという話を耳にする。また指導教員も事故を恐れて，教員の指導下にあっても，学生に侵襲的な処置を行わせたがらず，結局見学的な実習に終始することが多いのがわが国の医学生の臨床実習の実態であり，当然のことながら，わが国の医学教育のなかで身体所見のとり方や侵襲的な処置に関する教育が世界的にみても不十分なものとなっていることは周知のごとくである。

近年わが国の医学生・医師の間では，専門医になることへの志向が強く，患者のほうも専門医による診療を希望する場合が多い。このことは医学・医療が専門分化し，しかも医療機関への患者のフリーアクセスが認められているわが国の医療提供体制の現状を考えると，当然の結果ともいえる。しかしそのような専門医を中心とした診療体系の維持のための必須の条件として，各専門医には内科学に関する十分な知識と技術を修得したのちに専門医となることが求められる。内科学の基盤の上に立ってはじめて各専門の医学が成り立つのであり，内科の基礎のない専門医学は砂上の楼閣のようなものであり，そのような専門医を中心としてわが国の医療の質と安全を保つことは不可能である。

医療提供体制

医療の提供体制として一次医療・二次医療・三次医療が各々診療所，小〜中規模の病院，大規模の病院によって行われ，その各々に総合医，専門医が適切に配置されることが医療提供体制のあるべき姿とされている。しかし総合医・専門医のいずれもが内科医としての基礎を備えていることが前述した医療提供体制の確立のために必須の条件であるといえよう。特に複数の疾患を有していることが多い高齢者の患者が増加しているわが国の現状を考えると，特にその感が強い。わが国の医療の質・安全の向上と内科学教育の充実とはまさしく正の相関関係にあるといっても過言ではないであろう。医療の質を高めるための方策として最も重要なことは，医師と患者との間の信頼関係の確立である。そのために医師は学生のときから医学の根源である科学的根拠に基づく知識，必要な技術，さらに人間性に対する理解，すなわち医学のartとscienceを習得し，その果実を卒後の研修，さらに生涯にわたる自己学習によって育てていかなければならない。自分自身の過去の経験を話して恐縮であるが，医学生のとき最初に患者に接したのは内科診断学の授業のときであった。当時はベテランの講師クラスの教官が少人数の学生を引き連れて内科診断学の指導にあたっていたが，そのときの指導教官の患者への優しい接し方に医のartの面をみた気がしたことをいまでも鮮やかに憶えている。

医の倫理

医の倫理の中心となるのは，医師が患者にとって最もよいと考えられる医療を行うと同時に，患者の自立性を尊重することである。患者は自分の身体的・精神的な問題を克服しなければならないという過酷な課題を抱えた個々の人格であるということを医師は常に理解して患者に接しなければならない。医師には必要に応じて患者に対して侵襲的

な操作を加えることが法律上保証されている。それだけに医師は自己の権利の重要性を常に認識して患者の診療にあたらなければならない。医療の世界は医療従事者が患者を中心として患者の病気の治療，患者の生活の質（QOL）の向上のために働くという犠牲的な精神を基盤とした特別な世界である。医師は常にそのことを心の奥に刻み込んでいなければならない。臨床医学の教育は内科学の教育からはじまるのが常であるが，内科学の教員には常に前述したことを念頭において教育にあたることが求められる。

【高久 史麿】

2　医学の歩みと内科学

医学の歴史を学ぶこと

医学は，はじめ生命の神秘のなかで，病の原因と結果について哲学的に思索する過程で，人間の理性のなかから生まれた科学である。それとともに，病む者への慈しみである人間愛のもとで育まれた科学でもある。

病の克服は，人類誕生以来の夢であり，超自然的な力に依存することからはじまった。そして，古代ギリシャの時代になって，病に対して経験と実証に基づいた理論が組み立てられ，はじめて原因と結果という概念が導入された。さらに中世ルネサンス期に，夜明けを迎えた近代医学が人類の夢の実現に大きく歩み出した。すなわち，直接みることのできない身体内の異常を正確にとらえ，その原因とそれに影響を与える要因を明らかにすることへの不屈の挑戦がはじまったのである。そして近年の科学の進歩により，医学は対象としての人体から，器官，組織，細胞へと焦点が絞られ，さらに分子，遺伝子のレベルに到達し，生命の起源も明らかにされようとしている。

一方，医学の歩みは，人への愛に基づく倫理観の尊重という一貫した思想の歴史でもあった。内科学を学ぶにあたって，今日までのたどった医学・医療が辿ってきた歩みを識ることは，単に歴史を学ぶということではなく，治療の現場で論理的に正しく診断し，治療を進めるとともに，疾患ばかりでなく，患者に対して人として全体的にみる全人的なアプローチの大切さをメッセージとしてぜひ汲みとっていただきたい。

近代医学の源流―ヒポクラテス学派の誕生

古代の人類は，自然に対して畏怖の念を抱き，超自然的な力に病気の克服と将来の幸せを祈り，素朴で宗教的な祈りや呪術，さらには奇跡などに依存していた。

約2500年前，ギリシャを中心に，自然が論理的でかつ根拠のある原則によって動いているという考え方が現れた。そして人の生命は自然とのバランスで正常に保たれており，その崩壊により病気が生じ，その矯正により元の状態に戻るとした。病を原因と結果の過程でとらえ，宗教から医学をはじめて区分して科学としての基礎を築いた。このような実証的な概念をはじめて打ち出した人々が，プラトン，アリストテレス，ヒポクラテスなどの哲学者，思想家であり，この時代に近代医学の源流を辿ることができる。

その時代では，生命が維持される機構として，食物から体液がつくられ，内在する熱が心臓からエネルギーとして放出され，それを原動力として体液が身体内を移動してバランスをとると考えられていた。Hippocrates（ヒポクラテス）（BC460頃～BC377）は，当時の四大元素説（Empedokles〈エンペドクレス〉）による，自然は空気，水，火，土より成るとする説）の影響を受け，体液は血液，黄胆汁，黒胆汁，粘液から成り，これらにより身体のバランスが保たれて自然からの多くの刺激を受けて，たとえば季節などにより大きく変化するとした。すなわち，人間の健康は体液を取り巻く環境によって強く影響されることも指摘している。その結果，そのバランスが崩れて病気が発生するとし，治療は余分な体液を排除することにより行われ，緩下剤，瀉血，湯治，転地静養などがすすめられた。その前提には今日多くの誤りが指摘されるが，多くの患者の症状をとらえ実証的に前提を立て，それに基づいて論理的に説明する考え方は近代医学の源流としてとらえられる。

一方，ヒポクラテスは患者の症状ばかりでなく，その経過を詳細に観察することにより，病の多くの部分は自然に治癒するものであり，医師はそれを助けるもので，決して妨げるものであってはならないとしている。したがって，診断そのものよりも患者を取り巻く環境が重要視され，ヒューマニズムを医療に結びつけた，いわゆる全人的医療のはじまりとなった。そして，医師が全能力をあげて患者の診療に尽くさなければならないという，医師の患者への責務を明確に述べている。その精神は「ヒポクラテスの誓い」として，今日まで医学教育での医師の心得として，一貫して息吹いている。アポロンやアスクレピオスなどの神々への語りではじまっているが，これは決して宗教的な誓詞ではなく，医師の信頼への保証を説いたもので，その内容では，宗教と医学は明確に区分されている。

ヒポクラテスの学説を体系づけ，中世まで伝えたのが，ローマのGalenos（ガレノス）（130頃～200頃）である。四体液説を基本にし，その生命機構についての考察は，中世のルネサンスにいたるまで，そのまま信じられていた。ガレノスの学説は，生物はプネウマ（精気（いまでいう酸素の存在））に囲まれており，肺から吸収され，心臓の左側に入り動脈に流れ込む，動脈の脈拍はプネウマが生み出す振動によるとした。一方，血液は静脈だけで流れ，吸収された栄養分を運ぶものとし，動脈と静脈を切り離して考えていた。循環という概念は，1500年後のハーヴェイの証明まで待つことになる。そして生命は体液の微妙なバランスのうえに保たれており，ヒポクラテスと同様に，周囲の環境，たとえば気候や食事，地理的条件などの影響を受け，バランスが崩れることにより病気になるとしている。

一方，ガレノスは，実験的手法を用いて実証的に研究を進めた先駆者でもあった。今日認められる多くの発見，たとえば呼吸は横隔膜と胸の筋肉の運動により行われていること，尿管の結紮により尿が腎臓でつくられること，脊髄を切断することにより随意運動は脳から脊髄を経て到達した神経に制御された筋肉によって起こることなどを，動物実験で実証して示した。ただ，アスクレピオスの敬虔な信者であったことから，その精気（プネウマ）理論はキリスト教を中心とした神学的生物学として永らく信じられていた。

中世の暗黒時代

ギリシャ文明を引き継いだローマを中心とした都市国家はローマ帝国として発展し、強大な勢力を築いた。しかし4世紀に入ると周辺の民族の力も強くなって、中央集権を保持するには求心力を高める仕組みが必要となった。そこで時の皇帝テオドシウス1世は、従来弾圧を加えていたキリスト教を392年に国教として定めた。以後キリスト教は政治と直結し、強大な影響を及ぼし、万物は超自然的存在である創造主によりつくられ、人間は原罪を負うとともに何事も神の摂理に従うとする宗教観は、目的論的で思弁的な理論の展開を促し、観察と実験によりデータを集積して分析し、その結果に基づいて理論的な体系を構築する実証的な科学理論とは相容れず、中世の1000年余りは、科学の進歩がほとんど止められた暗黒の時代でもあった。

近代医学のルネサンス――三大名著の果たした役割

永かった自然をめぐる宗教界と人間の理性との戦いは、14世紀に入ると信仰のなかでも、人間が理性に基づいた判断を選択することが許されるようになって、終焉の方向に向かった。そして次第に科学的な発見を神学的に解釈する重圧から逃れることが可能となった。その結果、医学研究に対する関心が再び回帰し、新しい近代医学の夜明けがようやく迎えることができた。

それは人体解剖学の再興ではじまった。すなわち、医学に欠かせない身体構造を、機能と動作の仕組みが正確に理解されるように写実的に描写することから、人間性回復の象徴として注目されたのである。その担い手が Leonardo da Vinci(レオナルド・ダ・ヴィンチ)(1452~1519)などに代表される天才的な芸術家であった。彼らは科学的な遠近法を用いるとともに、人体を運動と動作の仕組みととらえ、生きた動く構造として描いた。そして1543年に近代医学の三大名著とされる、Andreas Vesalius(アンドレアス・ヴェサリウス)(1514~1564)による『De humani corporis fabrica(人体構造について)』(略称:ファブリカ)がまず出版された。その真価は300を超');掲載された図版で、この正確な人体解剖図は、まさに美術と科学の融合であり、人間の神学的精神から肉体への回帰となり、医学の発展の大きな礎となった。

そして、1628年に『De Motu Cordis(心臓の動きと血の流れ)』が William Harvey(ウィリアム・ハーヴェイ)(1578~1657)により出版された。ハーヴェイの実証的な手法による血液循環の発見は、「ファブリカ」とともに、批判的に実証し、その結果から理論を形成する科学的な手法を確立した大きな一歩となった。

特にハーヴェイの手法が画期的でインパクトが大きかったのは、その研究ではじめて計量的に測定して証拠を形成し、今日の科学研究の基本となっている数量的な分析手法を確立したことにある。すなわち、心臓は収縮により血液を動脈に送り出す。この拍出は、プネウマの律動的な拡張によるものではないこと、また左心室の容積を60gと見積もると、1時間に200kgを超える血液を拍出することとなり、このような大量の血液はガレノスらの説のように食物からつくり続けることはできない。血液は円環を描いて循環し、心臓はポンプ機能を行っている器官にすぎず、

内在熱もプネウマもないと、中世を支配していたガレノス説を完全に否定することに成功し新しい医学の展望を一気に拡げた。しかし動静脈の円環を描く循環理論の完成は、顕微鏡で毛細血管を発見した Marcello Malpighi(マルチェロ・マルピーギ)(1628~1694)の業績を待つことになる。

近代医学を大きく進歩させた第三の名著は、1761年に出た Giovanni Battista Morgagni(ジョバンニ・バチスタ・モルガーニ)(1682~1771)の『De Sedibus et Causis Morborum per Anatomen indagatis(病気の座と原因)』である。

モルガーニは、50年にわたって700例の剖検を行い、病理解剖的に詳細に検索し、病気の原因は、四体液説で象徴される身体全体の不均衡ではなく、身体を構成する特定の部位の不均衡であることを確認し、病理の仕事は、それぞれの病気は異常をきたした器官に座があるのだから、その座を見つけるように努力することにあるとした。すなわち、病理解剖学の名著であることを越えて、近代的な内科診断学がここで創設されたといっても過言でない。そして、医学研究の焦点が、調べにくい体内の臓器へと移ることになった。

近代医学の20世紀への歩み

ハーヴェイ、モルガーニなどによるこのような観察と科学的な分析、そして実験といった、検証に基づく研究方法の導入と合理的な理論形成の手法により、19世紀に入ると医学のさらなる進歩の大きな歩みがはじまった。それは、病気の座が、器官から組織、そして細胞へと次第に焦点が絞られてきたからである。

そもそも細胞は、1665年に Robert Hooke(ロバート・フック)により発見され、小さな部屋を意味する「cell」と名づけられたが、1838年に Matthias Jacob Schleiden(マティアス・ヤコブ・シュライデン)は、生物(植物)はすべて細胞より構成されることと、さらには1839年に Theodor Schwann(テオドール・シュワン)が動植物すべての生命の根源は細胞にあり、この生物の基礎的な単位は、生物の差異にかかわらない普遍的な原理に基づいて成り立っているとし、生物細胞学説をはじめて打ち立てた。そしてこのような学説を病態生理学へと発展させたのが、Rudolf Ludwig Karl Virchow(ルドルフ・ルートヴィヒ・カール・ウィルヒョウ)(1821~1902)である。

ウィルヒョウは、若くして白血病を発見したばかりでなく、モルガーニ以来病理学者を悩ませていた、急死した患者の剖検時にしばしば見つかる、肺動脈が大きな血塊で閉鎖されている謎を解き明かした。すなわち、血管を塞ぐ血塊には2つのタイプがあり、血管内で形成されて、その場所で血管の内腔を閉塞させる血栓、そして血栓が最初に発生した場所から離れて、血管内の血流に乗って他の場所で閉塞を起こす塞栓があり、急死した患者にみられる肺動脈の血魂は塞栓であることを明らかにした。

ウィルヒョウは、このように正常な臓器、組織を詳細に観察するとともに、病変が生じた異常についても、的確に比較分析して、事象の真の姿を正確にとらえることにすぐれた才能を発揮した。そして、病気となる最初の異常はどこではじまり、それがどのようにして目にみえる異常になるのかを明らかにすることにより、的確に、そして特異的に治療することが可能になると考えた。その結果、病気の

出発点となる基礎単位は細胞であり，健全な生命を保つ細胞内の正常な生理の異常が病態を形成し，目にみえる症状や所見にいたるとした．まさに，病態生理学の誕生であり，今日の治療学の原点になっている．また，病気の異常が，生命の正常な生理機能の延長上にあるのであれば，それを正常に維持することにより病気も予防されると考えた．さらに，個々の細胞はバラバラの存在ではなく，一種の社会組織のように集合して人体を形成しているという視点から，病気の予防を考える際には，一人の人間全体を診る重要性も指摘し，生活環境，職業，親から受け継いだ体質などを考慮すべきであるとしている．古代ギリシャのヒポクラテス学説，すなわち人間は自然とさまざまな内的，外的な影響を受けながら，生命機能をバランスよく維持することにより，健康を維持するとした学説を，科学的に立証したものである．そして，医学は人間の科学であるとともに社会科学でもあるとし，社会の貧困が病気の要因になることを強調し，当時の公衆衛生の向上に尽力した．このようなウィルヒョウの医学を越えた社会学的視点は，当時，マルクス，エンゲルスらによる共産党宣言に大きな影響を受けた可能性も指摘されている．

一方，ほぼ同時代に，近代医学を大きく進展させた画期的な発見がある．それは古来人類最大の敵であった感染症への挑戦であり，ゼンメルヴァイス，パスツール，そしてコッホが大きな役割を果たした．

Ignaz Semmelweis（イグナーツ・ゼンメルヴァイス）（1818～1865）は，当時出産婦の20％近くが中枢となる病院で産褥熱により死亡するという悲惨な状況を改善すべく，その病気がどのような原因で起こり進行するのか，実証的な手法で分析した．すなわち，従来は特殊な原因で起こり，天然痘のように流行するものと考えられていた．しかし，産褥熱が病院での出産に多いこと，それも施設により発生率が大きく異なること，病理解剖時に裂傷した術者が，産褥熱様の敗血症で死亡した事例をもとに，産褥熱で死亡した死体に由来する，目にみえない微粒子（彼は死体片と表現している）が，術者の手などにより物理的に運ばれて，患者の傷に接触することで産褥熱が発症するのであり，天然痘のような特別な原因で起こるものではないことを1844年に発表した．そして，塩素溶液で消毒することにより，死亡率を1/10以下に減少させることに成功した．パスツールやコッホが細菌を発見する前に，このような事実を明らかにしたゼンメルヴァイスの分析法と，合理的な理論形成は，今日でも臨床研究の基本となるものである．

1850年代にLouis Pasteur（ルイ・パスツール）（1822～1895）が，細菌が腐敗の原因であることを，有名な白鳥に似た長いフラスコを用いて証明し，Heinrich Hermann Robert Koch（ハインリヒ・ヘルマン・ロベルト・コッホ）（1843～1910）は平板寒天培養皿を発明し，細菌にコロニーをつくらせて分離する方法を開発して，結核菌や炭疽菌などの病原菌を発見し，その純粋培養も成功させた．病原菌が同定されることにより感染症の診断や対策が飛躍的に進展し，Alexander Fleming（アレキサンダー・フレミング）（1881～1955）によるペニシリンの発見にはじまる抗生物質が次々と開発され臨床に導入されると，人類最大の敵であった感染症の多くが克服されるようになった．

一方，内科学は，臨床症状のもとになっている，目にみえない身体の内部の病変をいかに正確にとらえて診断するかが基本になっているが，20世紀初頭には，その進歩を飛躍的に進めた2つの発明がある．それは，レントゲンのX線の発見とアイントホーフェンの心電計の発明である．その前に，打診と触診にかぎられていた診断法に，René-Théophile-Hyacinthe Laennec（ルネ＝テオフィル＝ヤサント・ラエンネック）（1781～1826）が，固体物体は音を大きく伝えるという特性を利用して，1816年に発明した聴診器が加わっている．ラエンネックはこの聴診器を用いて，胸部聴診により，呼吸音やその雑音の詳細な性状を記載し，多くの肺疾患の鑑別に成功し，聴診器は，今日では医師を象徴する最も身近な存在になっている．

Wilhelm Conrad Röntgen（ヴィルヘルム・コンラート・レントゲン）（1845～1923）は，X線を発見するとともに人体の透視への応用を行った．医師の夢であった人体の内部構造を直接みることをはじめて可能にした．当初は骨などの硬部組織にかぎられていたが，最近のエレクトロニクス技術とコンピュータシステムの飛躍的な進歩により画像処理法が格段に進み，体内の臓器を描出するだけでなく構成する組織の性状を鮮明に精緻に画像化することにより，侵襲的な方法でなければ得られなかった病変に関する情報，たとえば冠動脈の粥状硬化の性状や内腔の狭窄状況などをカテーテル法などによらず，正確に直接画像としてとらえることが可能となり，診断から治療へのプロセスが迅速にしかも的確に進められるばかりでなく，患者への負担が著しく軽減されるところとなった．さらには立体的に構造をとらえることも可能になり，病理解剖によってはじめて得られるような体内深部の微細な病変も検出できるようになり，診断学も新しい時代を迎えることになった．

同じく20世紀初頭の1903年にWillem Einthoven（ウィレム・アイントホーフェン）（1860～1927）が，弦線電流計を改良して，心臓の活動電流を記録することに成功した．臓器の活動を電気的にとらえる画期的な発明で，今日では脳波や筋電図など広くに応用され，非侵襲性で診断的に有用な情報が得られる臨床検査法として普及し，今日では日常診療に欠かせない医療機器になっている．

近代医学の21世紀の歩みと内科学の課題

モルガーニではじまった病気の座の追求は，器官から組織に，そしてウィルヒョウらにより細胞レベルまで集約され，さらに最近の分子生物学的なアプローチにより，分子レベル，遺伝子レベルにまで検討が進んでいる．そして病理学的視点のみではなく，生理学，そして生化学へと，まさに目にみえない領域へと研究が広がった．その結果，その病変にピンポイントに対応する治療法が開発され，医療は飛躍的に進歩した．

しかし一方では，病変と病因が必ずしも1対1の関係ではなく，むしろ多くの病因が複合して病変を形成することも明らかとなった．さらに，人は自然とともに生き，また一人ひとりは社会のなかで生活していることから，自然と社会に密接な関連を有しており，古代ギリシャ時代のソクラテス以来唱えられていた，患者を一人の人間として包括的にとらえて理解することの重要性が，再び強く認識されるようになった．

21世紀の医学はさらに大きく進歩し，生命のメカニズム

そのものも解明するものと予測される。その結果、高い専門性に基づく高度先進医療の進歩と、完成度の高い治療法が確立して、癌などの難病の克服も可能とし、人類のさらなる発展と幸せに大いに貢献するものと思われる。そして遺伝子診療、再生医療といったまったく新しい領域の医学、医療が現実のものとなる期待が大きくなる一方、いままでに経験したことのない倫理的な課題にも直面し、真摯に対応することが求められている。それには、研究に関する情報の開示と説明責任、さらには人権に対するいっそうの配慮が、医学、医療の進歩とともにさらに必要になるものと思われる。

【矢崎 義雄】

参考文献
1) シャーウィン・B・ヌーランド、曽田能宗訳：医学をきずいた人びと、河出書房新社、1991
2) 山本利利：医学生からみた医学史、診断と治療社、2005
3) 大槻真一郎編：ヒポクラテス全集、エンタプライズ社、1985
4) 二宮陸雄：ガレノス自然先の人、平河出版社、1998
5) 坂井建雄：謎の解剖学者ヴェサリウス、筑摩書房、1999
6) ウィリアム・ハーヴェイ、岩間吉也訳：心臓の動きと血液の流れ、講談社学術文庫、2005

3 サイエンスと内科学の進歩

1 サイエンスの潮流と医学

医学の歴史とサイエンスの進歩

医学はもともと症例の観察からはじまった。類似の症候を示すものが集められ、次第に一つの疾患単位が確立された。やがて病理解剖が導入され、それまで思弁的であった疾患の成因に、形態学的な基盤が与えられるようになった。19世紀に入ると生化学、生理学、細菌学が勃興し、医学は次第に近代科学の様相を帯びるようになった。しかし臨床の第一線では、なお経験と観察が重要な時代が続いた。

20世紀、特にその後半になると近代科学としての医学が急速に発展した。それは生化学を中心とした生命科学が進歩して遺伝子の基本構造が明らかにされ、やがてそのヌクレオチド配列を知ることができるようになって分子生物学、あるいは分子医学と呼ばれる領域が発展したことによる。そして個々の遺伝子ではなくヒトの遺伝情報全体を解明しようとするヒトゲノムプロジェクトがはじまり、2003年には標準的なヒトゲノム配列が発表された。医学におけるゲノム時代の幕開けである。後述するように、現在ではヒトゲノムの個人差と疾患の関係に関心が集まっている。

ゲノム研究の進展に伴って、ゲノムが転写されて生ずるトランスクリプト、それが翻訳されて生ずる蛋白、さらには生体で生合成される糖、脂質、また代謝によって生じる代謝産物のすべてを網羅的に測定することが可能となり、オミックス（ゲノミクス、エピゲノミクス、トランスクリプトミクス、プロテオミクス、グリコミクス、リピドミクス、メタボロミクスなど）と総称される研究分野が発展しつつある。これら生体を構成する分子の研究の進歩とともに、細胞を研究する細胞生物学もめざましく発展した。細胞を

表 3-1-1 ヒトの遺伝子にみられる変異

一塩基多型	single nucleotide polymorphism (SNP)
分節状重複	segmental duplication
欠失	deletion
挿入	insertion
転位	transposition
逆位	inversion

構成する諸成分や細胞内小器官の研究、細胞の分裂、増殖、癌化、老化、死のメカニズム、個体の発生などの研究、さらには細胞と細胞の接着や情報交換の仕組み、特にシグナル伝達系の研究などが発展した。

しかし医学は大変幅が広く、学際的な研究分野であるといえる。したがって医学を支える科学あるいは技術はきわめて多様である。たとえば生体の電気現象を中心とした電気生理学、生体を可視化する画像診断学、体内を覗く内視鏡学などである。これらの科学、あるいは技術を基盤としてさまざまな分野が発展したが、そのなかでも特に注目されているのが脳研究である。脳はニューロンで構成される情報処理あるいは伝達系であるので、当然分子生物学、細胞生物学、画像（イメージング）、電気生理学など多様な手法が研究に用いられている。脳研究は今後に残された最も大きなフロンティアといえる。

21世紀の医学を考えるうえでいま一つ大切なことは、臨床研究の推進である。急速に進む高齢化、グローバル化に伴う感染症の増加などに直面し、基礎研究の成果を迅速に社会的、経済的利益に結びつける必要が高まってきた。そのためには人を対象とする臨床研究が不可欠となるが、その発展はなお不十分であるといわねばならない。現在の大きな課題は基礎研究の成果を活用し、より効率的、かつ的確に新しい診療技術を評価する方法を確立することにある。規制科学（regulatory science）と呼ばれるこの分野と、その基盤の一つになる生物統計学や疫学も今後の重要な分野である。このように医学の基盤となるサイエンスは多岐にわたっているが、ここではゲノム科学と細胞生物学を中心に、特に内科学への影響について述べる。

ゲノム科学と内科学

ヒトのゲノムには個人差があり、それが身長、皮膚色などの表現型や疾患感受性と関係することが早くから注目されていた。したがって標準的なヒトゲノムの塩基配列が決定されると、個人によるゲノムの相違とその疾患との関連が大きな研究課題となった。人のゲノムには表 3-1-1 に示すように、さまざまな変異（variation）がある。そのアレル頻度が1％以上の場合には多型（polymorphism）、1％以下の場合には突然変異（mutation）と一応定義されている。ヒトゲノムに存在する遺伝子数はおよそ2万5,000である。その多くは図 3-1-1 に示すように、蛋白質の情報をコードするエクソンと、その間に存在するイントロンよりなっている。さらに遺伝子の上流には遺伝子の発現に関係するプロモーター（promoter）と、さらにそれを調節するエンハンサー（enhancer）が存在する。遺伝子が転写されると、エクソンとイントロンの部分を含んだメッセンジャーRNA（mRNA）前駆体が生じるが、やがてイントロン部分が切り継ぎ（splicing）されて、mRNAとなる。この切り継

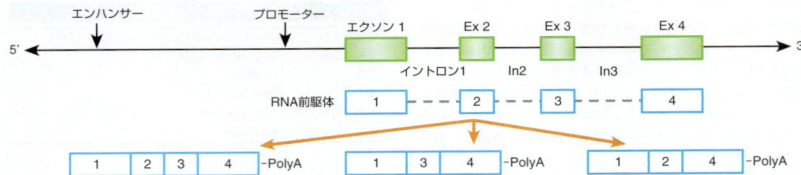

図 3-1-1　真核生物のゲノムの構造とアルタナティブスプライシング

ぎの仕方によって，一つの mRNA 前駆体から複数の mRNA がつくられることがあり，アルタナティブスプライシング(alternative splicing)と呼ばれる。ヒトゲノムでは，このアルタナティブスプライシングが特に多い。

遺伝子のエクソン，またはエクソンとイントロンの接合部に変異が起こると，同義置換（ヌクレオチドは置換されるが対応するアミノ酸が変化しない場合）を除いて，蛋白質の構造が変化しそれが病気の原因となることがある。また遺伝子の上流やイントロンに変異が起こると，転写されて生じる蛋白質の量が変化することがあり，これも表現型や疾患に影響する。

ヒトのゲノムでは，遺伝子の占める割合は 5% 以下で，残りはジャンクと考えられてきた。しかし遺伝子が転写されて生じる転写産物のなかには，蛋白質の情報を含まない non-coding RNA(ncRNA)がかなり多く存在することが明らかになり，それらの遺伝子の転写・翻訳や細胞の分化における役割が注目されている。したがってさまざまな疾患の発生にもかかわっていることが明らかになりつつある。またヒトゲノムの 44% はトランスポゾンなどの繰り返し配列が占めており，過去に取り込まれた寄生性の DNA と考えられている。

単因子遺伝性疾患

単因子遺伝性疾患(monogenic disease)は一つの遺伝子の突然変異によって起こる疾患で，一般に発症する率（浸透率）は高い。大部分はメンデルの遺伝法則に従うので，メンデル遺伝病(Mendelian disorder)とも呼ばれる。突然変異が常染色体上にある場合には，常染色体優性遺伝，または劣性遺伝のかたちをとる。性染色体上にある場合には伴性遺伝となり，保因者である母親から男児に遺伝する。

単因子遺伝性疾患は種類は多いが，患者数は一般に少ない。それは生存に不利であるため，進化の過程で自然選択によって除かれてきたためである。しかしなかには，かなり数の多い疾患も存在する。たとえばアフリカのサハラ以南に多い鎌状赤血球症はヘモグロビン β 鎖の突然変異によって起こるもので，ホモ接合体の場合には溶血，血栓などによって若年で死亡する。しかしヘテロ接合体の場合には熱帯熱マラリアに 10 倍ぐらい抵抗性になるため，遺伝子異常のない野生型よりかえって有利であったため選択されたと考えられる。ヘテロ接合体優位と呼ばれる現象である。しかし異常アレルがあまり増えると，ホモ接合体による死亡例が増加するので，アレル頻度は一般に 20% を超えない。この現象を均衡選択(balancing selection)という。

単因子遺伝性疾患にみられる突然変異としては，一つの塩基が置換される点突然変異が最も多い。しかしその他の突然変異によるものも少なくない。その一つはゲノムの一部（500～1,000 塩基）が重複する分節状重複(segmental duplication)によって起こるもので，重複した遺伝子が他の遺伝子を壊すことがある。またその他の異常も起こりやすくなる。たとえば網膜の赤色オプシンの遺伝子と緑色オプシンの遺伝子は分節状重複によって生じたもので，X 染色体上に近い距離で存在している。したがって減数分裂に際して不等交差をしたり，塩基の一部を交換する遺伝子変換(gene conversion)が起こったりする。しかもこの遺伝子は X 染色体にあり，分裂の激しい精子では遺伝子異常の頻度が高くなる。人に赤緑色覚異常がかなり多いのはそのためである。

先天性副腎皮質過形成で最も多い 21-水酸化酵素(21-hydroxylase)欠損症では，活性型の酵素である CYP21A2B と偽遺伝子となった CYP21A2A が染色体上で近接して存在しその構造が類似しているため，不等交差または遺伝子変換によって CYP21A2B の活性が失われて，副腎皮質ホルモンの合成障害が起こるものである。

上記のようにヒトゲノムには，多数の繰り返し配列があるが，代表的なものは long interspersed nuclear element (LINE)，short interspersed nuclear element(SINE)で，RNA を経由して複製されるレトロトランスポゾンである。霊長類のゲノムには Alu と呼ばれる約 300 bp の SINE が多数あり，ヒトでは 100 万を超えている。霊長類への進化にあたって重要な役割を果たした可能性が指摘されている。

Alu はジャンピングジーンの性格を有しているが，通常はスペーサーと呼ばれる非コード領域に転位するので病気にはならない。しかしまれには重要な遺伝子に挿入されて遺伝病になることがある。血友病 A を含め，多くの遺伝病にこのような例が知られている。また Alu 以外の転位エレメントである L1 や SVA によって起こるものもかなりあり，福山型先天性筋ジストロフィーはその 1 例である。

またヒトゲノムには転位エレメントではないが，小さな繰り返し配列があり，その異常で起こる遺伝病もある。CCG，CTG，GAA などのトリプレットの繰り返しの長さが変わることによって起こるもので，Huntington（ハンチントン）舞踏病が代表的な例である。

単因子遺伝性疾患の責任遺伝子は多くの疾患で明らかにされているが，きわめて複雑でまだ完全に解明されていないものもある。メンデル遺伝病は，米国国立生物工学情報

センター(NCBI)の「Online Mendelian Inheritance in Man(OMIM)」というサイトに登録されている。

メンデル遺伝病以外の単因子遺伝性疾患として、ミトコンドリア異常症がある。ミトコンドリア遺伝子には蛋白質の情報をコードする遺伝子と、tRNA, rRNAをコードする遺伝子がある。いずれにも突然変異が起こるが、RNAに起こるものが重症である。ミトコンドリア異常症では全身の細胞に異常が起こりうるが、エネルギー需要が大きくミトコンドリア数の多い臓器である筋肉、神経の異常が顕著に現れ、ミトコンドリア脳筋症と総称される。精子のミトコンドリアは受精に際して排除されるので、子どものミトコンドリアはすべて母親由来である。したがってミトコンドリア異常症は、母系遺伝のかたちとなる。

多因子疾患または多因子遺伝性疾患

多因子疾患(multifactorial disease)(または多因子遺伝性疾患(polygenic disease))は遺伝素因と環境因子の相互作用によって発症するもので、ほとんどの疾患がこれに含まれる。かつて感染症は外因性疾患と考えられてきたが、病原体の感染が起こっても必ずしも発症しない。たとえば結核菌に感染して発症するのはおよそ10％であり、発症には遺伝素因が関与していることが明らかになりつつある。

多因子疾患の遺伝素因の研究は、候補遺伝子の研究からはじまった。たとえば糖尿病の場合にはインスリンの分泌や作用に関与する遺伝子の変異を調べる方法である。しかしこの方法では、ごく一部の例外を除いて、多因子疾患に関連する遺伝子を見出すことはできなかった。最近いくつかの人種でハプロタイプ(減数分裂に際して組換えが起こらないゲノムの部位)の研究が進み、また一塩基多型(SNP)を効率よく検査する技術が開発されて、ゲノム全体にわたって疾患と関連するSNPsを検索するゲノムワイド関連解析(genome-wide association study：GWAS)がきわめて精力的に展開された。

その結果、ヒトの身長などの表現型や、いわゆるcommon diseaseに関連するSNPsが多数同定された。それは大きな進歩であったが、見出されたほとんどのリスクアレルの影響は小さく、それらの疾患の遺伝素因を説明するに十分ではない現状である。その理由の一つとしては、common disease common variantの考え方から、アレル頻度が一定以上のSNPsが選ばれているが、多くのrare variantが関係している可能性が考えられる。またSNPs以外の変異も多数あり、たとえば欠失、挿入、転座、逆位などもヒトゲノムには少なくないことが知られている。したがって現在進みつつある個人のゲノム解読に今後の期待がかかっている。

多因子疾患においても人種によってさまざまな相違が存在することが知られている。たとえば米国ではコーカソイド系に比べて、アフリカ系の人で高血圧や腎疾患が多い。また肥満はコーカソイド、ポリネシア系の人に多く、東アジアでは少ない。それにもかかわらず糖尿病は日本、中国、韓国などで多い。現生人はおよそ15万年前にアフリカで誕生したもので、祖先を共有していると考えられている。しかしその後世界の各地に拡散し、それぞれの風土に適応して進化したため、ゲノムには一定の相違が生じていることは明らかであり、それが人種間の相違に関係している可能性は大きい。

しかし他方では環境因子の影響を無視することはできない。特に胎生期あるいは幼児期の環境が影響するという発達プログラミング(developmental programming)仮説が注目されている。それは胎生期の栄養が不良であると、生後も同様の環境で生活するようプログラムされるが、生後の環境がよくなると肥満、糖尿病になるとする仮説である。ほとんどの民族で生活環境が急に西欧化すると糖尿病が増加する現象は、この仮説で説明が可能で、メカニズムとしてはエピジェネティック制御が考えられている。

エピジェネティック制御，インプリンティングと疾患

エピジェネティック制御とは、DNAの配列の変化を伴わずに起こる遺伝子発現の変化で、細胞分裂、減数分裂に際しても維持されるものをいう。ヒトの遺伝子数がかぎられているにもかかわらず、さまざまな細胞に分化できるのはエピジェネティックな制御機構によるものである。この機構の一つは、CpG塩基のDNA methylaseによるメチル化である。いま一つはクロマチン構造の変化で、ヒストンのアセチル化、リン酸化、メチル化などによってクロマチン構造が変化し、遺伝子発現が調節される。

エピジェネティックな変化が関与する現象として、ゲノムインプリンティングがある。哺乳動物の常染色体上の遺伝子は、通常父親由来のものも母親由来のものも発現している。しかし一部の対立遺伝子は一方のみが発現しており、インプリンティングと呼ばれている。胎児の発育に関係した遺伝子や、リソースの取り込みに関係した遺伝子がメチル化されて起こる。このインプリンティングの異常によって起こる疾患として、Prader-Willi(プラダー・ウィリー)症候群、Angelman(アンジェルマン)症状群、偽性副甲状腺機能低下症などが知られている。

後天性疾患のジェネティクス，エピジェネティクス

癌のなかには遺伝子の先天的な異常によって起こるものがある。有名な例としては、乳癌におけるBRCA1, BRCA2、大腸の家族性腺腫性ポリポーシスにおけるAPCがそれである。しかし大部分の癌は散発的で、後天的な遺伝子の突然変異が蓄積して起こると考えられている。当初は癌遺伝子(oncogene)が次々と見出され、その活性化によって発癌すると考えられた。その後p53, RBなどの30ほどの癌抑制遺伝子が見出され、それらの突然変異が、細胞周期の調節やアポトーシスに重要な役割を演じていることが明らかになった。しかし癌では多くの遺伝子に異常が起こり、その全貌はまだ明らかでなく、現在国際的ながんゲノムプロジェクトが進行中である。

癌のなかには、エピジェネティック制御の異常によって起こると考えられるものがある。たとえばインスリン様増殖因子II(insulin-like growth factor-II：IGF-II)はインプリンティングされる遺伝子の一つで、父親由来の遺伝子のみが発現しているが、母親由来のものも発現すると、Wilms(ウィルムス)腫瘍などの小児腫瘍が発生する。エピジェネティックな変化は一部の成人の腫瘍にも関係していると考えられている。一般に癌では、DNAのメチル化の低下が観察されており、それが異常な遺伝子の発現と関係

しうる可能性がある。

細胞生物学と内科学

人体はおよそ60億個の細胞よりなっており，細胞の種類は200を超えている．いうまでもなく細胞は生命体の基本単位であり，その理解は内科学にとってもきわめて重要である．生化学，特に分子生物学の進歩によって細胞生物学もめざましく発展しており，細胞の基本構造とその機能調節，細胞間の相互作用，特にシグナル伝達系，細胞の増殖・分化・老化・死，癌化などのメカニズムについての多くの知見が得られている．それらは内科学に大きなインパクトをもたらしているが，ここでは幹細胞について述べる．

幹細胞

幹細胞の研究は，造血幹細胞からはじまった．1960年代に，ある細胞からすべての血液細胞がつくられることが証明され，造血幹細胞(hematopoietic stem cell)の概念が確立された．その後類似の細胞が，神経系，肝臓など種々の組織に存在することが明らかとなり，体性(組織)幹細胞(somatic stem cell)と呼ばれるようになった．さらに受精卵からの発生初期の細胞塊から，生体のほとんどすべての細胞に分化しうる幹細胞が，まずマウスで，次いでヒトをはじめさまざまな生物で得られるようになり，胚性幹細胞(embryonic stem cell：ES細胞)と命名された．類似の細胞は胎児の始原生殖細胞や成体の精巣からも得られている．2006年，山中らは皮膚線維芽細胞に4個の遺伝子を導入することにより，ES細胞にきわめて類似した多能性幹細胞をつくることに成功し，人工多能性幹細胞(induced pluripotent stem cell：iPS細胞)と命名した．

ES細胞が樹立されたときには，それがあらゆる細胞に分化しうる能力を持つため，再生医療に応用できるものと期待された．しかしES細胞の作製にはヒト受精卵を利用する必要があり，全世界で大きな倫理に関する議論を巻き起こした．しかもES細胞は免疫学的に非自己であるので，拒絶反応を避けることはできない．そこで倫理問題がなく自己の細胞であるiPS細胞に，応用面から大きな期待がかかっている．しかしiPS細胞については樹立の効率が低く，腫瘍をつくる可能性があり，なお検討しなければならない課題が残されている．

幹細胞とは自己と同じ性質を持つ細胞を複製できる能力と，複数の種類の細胞に分化できる能力を持った細胞をいう．ES細胞，iPS細胞は，生体のほとんどすべての細胞に分化でき，pleuripotentといわれる．しかしそれを生体に入れると，奇形腫を形成するので，再生医療の場合には目的とする細胞に分化させることが必要である．この分化誘導は多くの細胞種で成功しているが，膵β細胞のようにきわめて難しいものもある．一方体性幹細胞の場合には，すでにある程度分化した細胞と考えられていて腫瘍発生の可能性は低いが，複数の細胞に分化しうるとはいえその範囲は限定されている．

幹細胞については，多能性のある未分化状態の維持機構はなにか，どのような制御機構が働いているのか，エピジェネティック制御はどのようになっているのか，生体の種々の組織にある体性幹細胞の間にはどのような相違があるのかなど，解明すべき多くの研究課題が残されている．

体性幹細胞と関連して注目されているのは癌幹細胞(cancer stem cell)である．血液系腫瘍において，まず幹細胞に相当するものが見出され，その後幾種類かの固形癌でもその存在が証明された．この癌幹細胞は体性幹細胞が癌化したものか，それともより分化した細胞で癌化が起こり未分化状態になったのか，まだ明らかとなっていない．いずれにせよ，新しい癌治療の標的となる可能性がある．

再生医療

人の組織はいったん傷害されると，再生できないものが多い．したがってなんらかの方法で再生を促そうとする再生医療が試みられている．一つの方法は細胞の成長を促す成長因子を投与して，幹細胞ないしは前駆細胞を刺激する方法である．しかしこの方法には限界があるため，幹細胞を用いる治療が広く試みられている．現在用いられている幹細胞は体性幹細胞(例：骨髄間葉系幹細胞)または前駆細胞である．この場合，細胞を直接注入する方法と，なんらかの足場(scaffold)のなかに幹細胞を入れて体内に戻す方法とがあり，すでに骨，軟骨，血管などの再生に実用化されている．近い将来ES細胞あるいはiPS細胞が臨床応用される可能性がある．

【井村 裕夫】

参考文献
1) Watson JD et al：Molecular Biology of the Gene, 6th international edition, Pearson Education, 2008
2) Lesk AM：Introduction to Genomics, Oxford University Press, 2007(坊農秀雅ほか訳：ゲノミクス，メディカル・サイエンス・インターナショナル，2009)

2 病態・成因の解明

はじめに

内科学とは観察から出発した疾患や疾患群の原因を究明し，できれば治療に役立てたいという営みであった．前項でも述べられているように，当初それを支えたのは病理学，生理学であったが，その後，生化学を中心とした生命科学が発展し，分子生物学が勃興し，2003年にはヒトゲノムが解読された．このようななかで，内科疾患の成因も，最初は病理学・生理学的な異常として記述され，それが次第に生化学的な酵素や構造蛋白の生化学的な異常として記載されるようになった．1970年代にDNAクローニングが行われるようになると，酵素や構造蛋白の異常の原因となる遺伝子とその異常が明らかになった．また，1990年代のはじめからは，従来の蛋白の異常から出発して遺伝子の異常を同定する順行性遺伝学や，DNA多型マーカーを中心とした連鎖解析で蛋白の情報なしに原因遺伝子を同定する逆行遺伝学により，Huntington(ハンチントン)舞踏病の遺伝子の同定を嚆矢として単一遺伝病が続々と同定されるようになった．ちょうどこの時期は，新しい学問である細胞生物学が勃興してきた時期でありBrownとGoldsteinが家族性高コレステロール血症の原因遺伝子として，LDL受容体を同定し，また細胞生物学の立場から，この疾患の全貌を解明したのも1970年代から1980年代のはじめにかけてで，1985年にはノーベル生理学・医学賞が授与された．

ここでは細胞生物学の立場に立脚して，特に，①受容

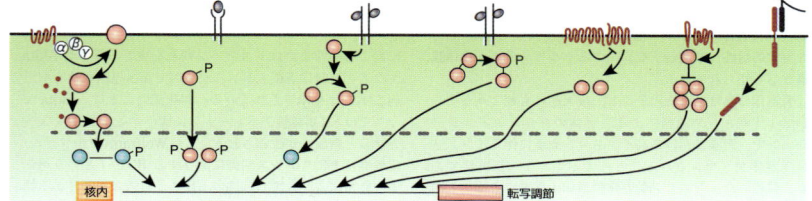

図 3-2-1 受容体・シグナル伝達・転写制御の概略

体・シグナル伝達・転写制御と内科疾患の成因，②細胞ストレスや細胞内蛋白分解機構からみた内科疾患の成因，③内科疾患の成因の個体レベルでの病態解析，を中心に内科疾患の成因・病態について論じたい．

受容体・シグナル伝達・転写制御と内科疾患の成因

蛋白質の生成とシグナル伝達・転写制御

遺伝子の核で転写された後にできた mRNA は小胞体 (endoplasmic reticulum：ER) のリボソームで蛋白質として翻訳された後，小胞体内で S-S 結合の形成や糖化など翻訳後修飾などによる蛋白質としての基本的な折り畳みを受ける．その後，ER から Golgi (ゴルジ) 装置で種々のさらなる糖化などの修飾を受け成熟した蛋白質として，あるものは分泌され，あるものは細胞膜に挿入され受容体やトランスポーターとなる．また細胞内にあって，それぞれの局在シグナルにより，核，ER，Golgi 装置，ミトコンドリアなど細胞内小器官のそれぞれに局在する．細胞からの分泌蛋白は，しばしばホルモンやサイトカインなどと呼ばれ，分泌された後に自分自身の細胞に働くオートクリン，近傍の細胞群に働くパラクリン，血中を循環し，遠隔の標的細胞に働くエンドクリンなどがある．

細胞膜受容体には，G 蛋白質共役型受容体，サイトカイン受容体，チロシンキナーゼ受容体，TGF-β (トランスフォーミング増殖因子 β) 受容体，ヘッジホッグ受容体，Wnt，Notch など，シグナルを細胞内に伝え最終的には細胞内転写制御を行う一群の受容体と，LDL 受容体やトランスフェリン受容体など，もっぱらリガンドの細胞内への運搬を行う一群の受容体とがある (図 3-2-1)．これらの細胞表面の受容体はシグナル伝達や運搬機能を行う際に，それ自身がしばしば受容体とともにエンドサイトーシスされ，その後エンドソームのなかでリガンドと解離し，生理活性物質をリソソームで分解すると同時に細胞表面にリサイクリングされる．

一方，受容体にはもともと核内にあって外界からのシグナルを受け直接転写因子としての働きを有する核内受容体がある．細胞膜受容体から核へのシグナル伝達については，蛋白のリン酸化や細胞内のカルシウム濃度を変えたり，脂質メディエーター濃度を変えたりするなど，多くのメカニズムが解明されている．またこれらの一群の受容体とは別に，細胞表面に局在し，さまざまな生理活性物質を

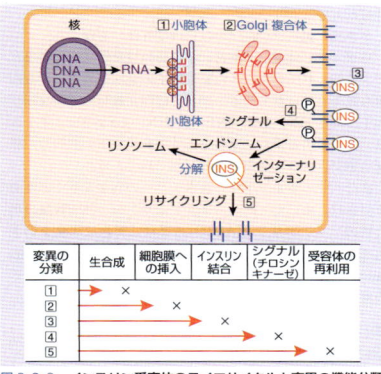

図 3-2-2 インスリン受容体のライフサイクルと変異の機能分類

輸送するトランスポーターやチャネルが存在する．

受容体やチャネルの異常と内科疾患の成因

遺伝子異常が惹起されたとき，蛋白質はこのような細胞生物学の基本経路の 1 つあるいは複数の過程の異常を引き起こし，内科疾患の原因になる．たとえば，LDL 受容体の異常は家族性高コレステロール血症の原因となる．またインスリン受容体の異常は遺伝性のインスリン抵抗性糖尿病を引き起こす．そのメカニズムとして，①インスリン受容体の生合成の低下，②生合成の後，ER における折り畳みや S-S 結合の形成など翻訳後の異常による細胞膜への輸送の低下，③細胞膜への挿入後，リガンドであるインスリン結合の低下，④インスリン結合後のチロシンキナーゼ活性化の低下，⑤インスリンとともに受容体が細胞内に取り込まれた後，エンドソームでリガンドと受容体が解離せず，受容体がリガンドとともにリソソームで分解されてしまい，受容体がリサイクリングされない異常が知られている (図 3-2-2)．

同様なメカニズムは他の多くの受容体異常で認められ，さまざまな内科疾患を引き起こす．たとえば，サイトカイン型受容体であるレプチン受容体の異常は先天性の著明な肥満を惹起し，G 蛋白質共役型受容体であるバゾプレシンの受容体の一つ AVPR2 の異常は，腎性尿崩症を引き起こ

る。一方，遺伝子変異による受容体活性化によって起こる一連の疾患が知られており，有名なものとしてはG蛋白質共役型受容体からのシグナル伝達を伝える刺激性G蛋白（Gs）の恒常的活性化型遺伝子変異によるホルモン分泌下垂体腫瘍なども知られている。

受容体の異常は環境因子など，後天的にも起こりうる。1つはリガンドの過剰による受容体のダウンレギュレーションで，肥満における高インスリン血症に伴うインスリン受容体がダウンされることによるホルモン抵抗症である。前述したインスリン受容体の遺伝子異常による先天的な高度のインスリン抵抗性はタイプAインスリン抵抗症として知られているが，インスリン受容体抗体による後天的な高度のインスリン抵抗性はタイプBインスリン抵抗症と呼ばれている。

ホルモン抵抗性(不応性)は核内受容体にも起こり，アンドロゲン受容体遺伝子異常による精巣性女性化症候群などがよく知られている。また転写因子の遺伝子異常による疾患も数多く知られている。たとえば膵β細胞の重要な転写因子であるHNF-1α，HNF-1β，HNF-4αなどは，インスリンをはじめとする一連の遺伝子の発現低下を惹起し，糖尿病を引き起こす典型的な原因である。

また，チャネルやトランスポーターの異常も多くの疾患を引き起こす。たとえば，アクアポリンの一種で腎臓の集合管のアクアポリン2（AQP2）の異常は腎性尿崩症を引き起こす。CFTR（cystic fibrosis transmembrane conductance regulator）はクロライドチャネルの一種であり，その異常は欧米で頻度の高い囊胞性線維症を引き起こす。

細胞ストレスや細胞内蛋白分解機構からみた内科疾患の成因

ERストレスと内科疾患の成因

さまざまな細胞内のオルガネラの機能異常を起こす疾患も注目されている。たとえば，蛋白質の工場であるERでは，その製品である蛋白の品質，すなわち折り畳みを鋭敏に感知してERにおける蛋白質恒常性を保つためのERストレス応答を持つ。ERの蛋白の折りたたみ（folding）に異常をきたすと，ERはその蛋白質の折りたたみを促進する多様な反応（unfolded protein response）を惹起する。これにはPERK, ARF6, IREの3つの経路が存在するが，ERストレスが代償のために，①翻訳抑制によりERに流入する蛋白量を低下させる，②ER内で働く分子シャペロンが誘導され，ERの反応容量が増強される，③ERAD(ER associated protein degradation)により構造異常蛋白質が処理される，④細胞自体のアポトーシスが惹起される，などの反応が引き起こされ，これらを介して疾病を起こしうる。

たとえば膵β細胞は外界からのニーズに対し，すみやかにインスリンを大量に合成する必要があり，ERストレスを起こしやすい。PERKの異常は，マウスでは膵β細胞のアポトーシスを惹起し，ヒトでもWolcott-Rallison（ウォルコット-ラリソン）症候群という新生児糖尿病の原因になる。インスリン遺伝子自身のミスセンス変異（7番目のシステイン残基への置換）により，インスリン分子内のS-S結合の形成が障害され，異常構造を呈するインスリンがERに蓄積し，過剰なERストレスを起こし，糖尿病にいたるモデル（Akitaマウス）が知られている。最近では，ヒトのインスリン遺伝子異常でもシステイン残基に起こる異常またはシステイン残基を生じる異常がAkitaマウスと同様にERストレスが原因で新生児糖尿病を引き起こすことも報告されている。興味深いことに，AkitaマウスではER誘導性アポトーシスに関与するCHOPを欠失させると糖尿病が改善される。またWolfram（ウルフラム）症候群はERストレス制御に関与するWFS-1という遺伝子の異常により，膵β細胞のERストレスの過剰による糖尿病のみならず，尿崩症，難聴，視神経萎縮などを進行性に発症する。ヒトではERストレスの異常は，肝臓ではインスリン抵抗性・脂肪蓄積，視床下部ではレプチン抵抗性・肥満，Alzheimer（アルツハイマー）病など神経変性疾患，骨形成不全などの骨疾患，虚血性疾患，免疫疾患，癌にも関与していることが明らかになった。

蛋白分解系と内科疾患の成因

蛋白質分解系の一つユビキチン-プロテアソーム系において，ユビキチン修飾系はE1(活性化酵素)，E2(結合酵素)，E3(ユビキチンリガーゼ)の3種類の酵素群の働きで，ユビキチンをATP（アデノシン三リン酸）依存性にE3が選択的に識別する標的蛋白質のリジン残基に結合させる翻訳後修飾系である。結合したユビキチンにユビキチンが付加されることにより形成されるポリユビキチン鎖がユビキチン化蛋白質を選択的に分解する酵素であるプロテアソームの識別シグナルとなり，ユビキチン化された標的蛋白質のみを分解し，ユビキチンは標的蛋白質から取り除かれ，再利用される。

ユビキチン-プロテアソーム系の遺伝子異常での基質蛋白質の蓄積による機能停止病と，標的基質の過剰分解による機能過剰病に分類される。機能停止病として有名なのは，常染色体優性遺伝に重症高血圧と低カルシウム血症が遺伝するRiddle(リドル)症候群で，原因遺伝子は腎臓のNa$^+$チャネルの一部（上皮型Na$^+$チャネル(ENAC)）の遺伝子異常でNa$^+$チャネルのユビキチン化による分解が障害され蓄積して起こる。またParkinson（パーキンソン）病の原因遺伝子の一つのパーキンはE3であり，その遺伝子異常がユビキチン化を低下させ，基質の神経毒的な蓄積が起こる。またE3であるSkp2が過剰に発現し，細胞周期を負に制御しているp27を過剰に分解することによる機能過剰の結果，腫瘍が惹起されることがある。

蛋白質分解系のもう一つがオートファジーである。オートファジーとは，リソソームにおける細胞質成分の分解の総称である。最もよく研究されているのがマクロオートファジーであり，飢餓などに際して，細胞質の一部を含んだオートファゴソームがまず形成され，これがリソソームと融合することで内容物が分解されるオートファジーがヒトの疾患に関与することは，まだ証明されていない。しかし，オートファジーにかかわるいくつかの分子の欠損マウスのデータなどから，オートファジーの異常がかかわる疾患として，神経変性疾患，癌，自己免疫疾患，膵β細胞異常と糖尿病，脂肪肝など多くの内科疾患との深い関連が注目されている。

表 3-2-1 遺伝・環境, 細胞生物学からみた内科疾患の分類

遺伝と環境からみた内科疾患の成因
1) 単一遺伝子病(一つの遺伝子により環境の影響をあまり受けずに発症)
2) 多因子病-遺伝・環境因子相互作用(いくつかの遺伝子多型〈SNP〉と環境因子があわさって起きる)
   - 遺伝子
     ・頻度の高く効果(common variant)の比較的小さい SNP
     ・頻度が低く効果(rare variant)の比較的大きな SNP
   - 環境因子
     ・胎生期の母体環境-エピゲノム・ncRNA
     ・出生後の生活環境-エピゲノム・ncRNA
3) 外因・環境因子のみで発症

細胞生物学からみた内科疾患の成因
(それぞれの遺伝と環境がかかわりうる)
1) 細胞内シグナル伝達の異常
   - 細胞膜受容体・チャネル・トランスポーター・細胞内シグナル伝達・核内受容体・転写因子の異常
     ・例: 各細胞膜受容体(図 3-2-1)の異常(生合成, 細胞膜への挿入, リガンド結合, 受容体活性化, インターナリゼーション・リサイクリング〈図 3-2-2〉)
2) 細胞ストレスや細胞内蛋白分解機構の異常
   - 小胞体ストレスの異常
   - 蛋白分解系の異常
     ・ユビキチン-プロテアソーム系の異常
     ・オートファジー系の異常

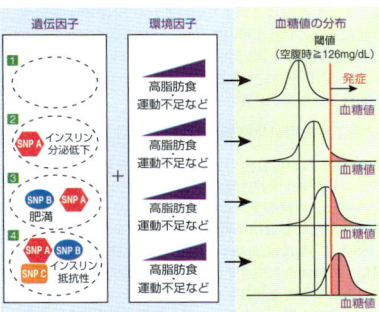

図 3-2-3 多因子内科疾患における遺伝・環境因子相互作用
遺伝因子を SNP A, SNP B, SNP C とすると, 図の一番上段にあるように, 糖尿病と関連する一塩基多型(SNP)がない場合には過食・高脂肪食・運動不足などの環境因子が加わっても糖尿病を発症しない。一方, 図の最下段にあるように, 糖尿病と関連する SNP が多い場合には, 少し不健康な生活習慣に陥る糖尿病を発症する確率は高い。しかし, このように糖尿病と関連する SNP を多く持っている場合にも健康的な生活習慣でいれば糖尿病を発症しないと考えられる

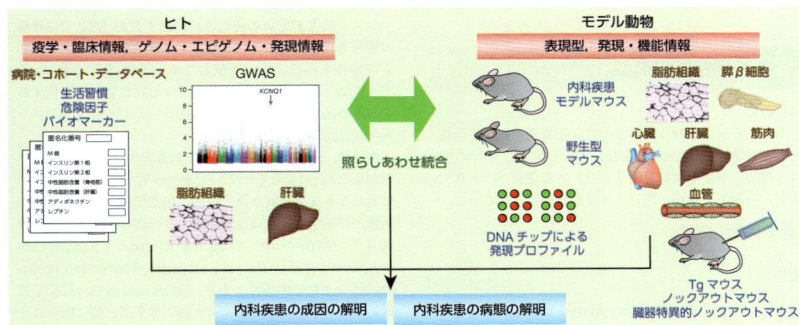

図 3-2-4 成因に基づいた内科疾患の病態解明の戦略

内科疾患の成因の個体レベルでの病態解析

遺伝・環境因子相互作用(表 3-2-1)

インスリンやインスリン受容体の遺伝子異常, また膵β細胞の転写因子の異常による糖尿病は, 1 つの遺伝子で環境因子があまりかかわらない単一遺伝子病である。これらは候補遺伝子アプローチあるいは大きな家系の連鎖解析で同定された。一方, 頻度の高いいわゆるありふれた病気(common disease)の多くはいくつかの遺伝子と環境因子があわさって起こる多因子病である。たとえば, 2 型糖尿病は欧米人では *TCF7L2*, 日本人では *KCNQ1* や *UBE2E2* をはじめとするいくつかの遺伝因子に過食・高脂肪食・運動不足などの環境因子があわさって発症する。

図 3-2-3 に, 2 型糖尿病を例に多因子病の発症機構を示した。このように, 遺伝因子だけでも環境因子単独でも疾患を発症せず, 遺伝因子と環境因子がそれぞれの場合多様な割合で関与しながら惹起されるのが多因子疾患である。

インスリンやインスリン受容体の遺伝子異常, また膵β細胞の転写因子の異常による糖尿病は 1 つの遺伝子で, 環境因子があまりかかわらない単一遺伝子病である。これらは, 候補遺伝子アプローチあるいは大きな家系の連鎖解析で同定された。一方, 多因子病としての糖尿病遺伝子は, ゲノムワイド関連解析(GWAS)と呼ばれる全ゲノム解析によってはじめて同定された。これまで, 日本人を含むさまざまな民族で大規模な GWAS が行われ, その結果現在まで 50 前後の比較的頻度が高くオッズ比の小さい 2 型糖尿病 SNP(一塩基多型)が同定された。これまでに同定された SNP をあわせるとどれだけの遺伝素因が説明されるかについては, 多く見積もったデータでは約 20%とされてい

る。しかし今後はこれまで同定されたSNPの生活習慣・環境因子との相互作用のコホート研究による解明と，これまでには方法論上同定が困難であった頻度が低くオッズ比の高いSNPを同定する必要があり，次世代シークエンサを駆使した解析が必要である。

発生工学を用いた機能解析（図3-2-4）

1970年代から特定の遺伝子を過剰発現するトランスジェニックマウスが作製できるようになった。これは，特定の遺伝子の機能を明らかにするうえで一定の有用性があった。ただし遺伝子の生理的な機能を知るためには，1989年にMario Cappecchiが相動性組換えにより特定の遺伝子の機能を欠失させたマウスを作製する技術を創出したことは革命的な意義を有することとなった。

この方法を用いることで，多くが遺伝子機能の喪失あるいは低下が寄与する疾患の病態解析や病態モデルの作製が可能となり，内科疾患の病態解析に著しい進歩をもたらした。その後，特定の組織や細胞でのみ特定の遺伝子を欠失するマウスや，胎生期は正常で特定の時期からのみ遺伝子を欠損するマウスの作製も日常的に行われるようになった。また多因子病としての内科疾患を再構成するために遺伝子欠損マウス同士を掛けあわせたり，高脂肪食投与などの環境因子を負荷することもしばしば行われている。

【門脇 孝】

3 診断技術の進歩

はじめに

本来，疾病の診断は問診などによる病歴，理学的所見，そして検査データなどを総合して行われる。各種の検査は，病歴，理学的所見を補うものとして位置づけされているが，技術的な進歩に伴い大きな進展がみられている。

画像診断の進歩

CT

コンピュータ断層撮影（computed tomography：CT）は，生体を通過したX線をX線検出器で計測し，その透過性の情報を処理して再構成を行い画像化したものである。従来のCTでは，X線検出器は体軸方向に1列に並び，X線を出す管球が1回転することで1断面が得られていた。最近ではヘリカルCTやマルチスライスCTと呼ばれる新しいCTが導入されている。

ヘリカルCTは，X線管球が連続に回転する間に被検者の乗る台を体軸方向に移動させ撮像する。このような手法で短時間に広範囲の撮像が可能となり，1スライスあたりの撮像時間が短縮される。マルチスライスCT（multidetector computed tomography：MDCT）は，体軸方向に複数の検出器を配し，X線管球が1回転する間に複数の撮像断面が得られるものである。さらに1 mmなどの薄いスライス厚でも広範囲の撮像が可能である。このマルチスライスCTがさらに進化し，検出器を320列持つ機種などが開発されている。心臓全体を1回転，1心拍で撮影できるなど，血管造影でなくては得ることができなかった情報が得られるようになってきている。

後述するMRIと比べて，検査時間が短く，空間分解能が高く，アーチファクトによる画像の乱れが少なく，広範囲で撮影が可能などの利点があるが，放射線被曝があり，軟部組織の変化が反映させづらいなどの欠点もある。

MRI

原子核が磁場内で特定の共鳴周波数の電磁気的エネルギーを共鳴収集し，これを電磁波として放出する現象を核磁気共鳴現象と呼ぶ。磁気共鳴画像（magnetic resonance imaging：MRI）は，静磁場下に置かれた被検者に共鳴周波数の電磁波を照射すると，それぞれの状態を反映して原子核は電磁波を放出するので，これを受信コイルで収集し信号とし画像化したものである。

静磁場の強度をテスラ（T）で表し，原子核を共鳴させるための周波数はこの磁場強度と原子核の種類により異なっている。実際には生体に豊富に存在し，測定感度の高い水素の原子核を主な対象としている。水素原子核には共鳴現象が生じた後にもとの状態に戻ろうとする現象（緩和現象）が生じる。この緩和現象の時定数がT1（縦緩和時間），T2（横緩和時間）であり，T1，T2は組織により異なるので，この違いがMRI信号の強弱に関係する。

MRIに用いられる電磁波は人体への影響がないものと考えられており，放射線被曝がない。CTでは組織のコントラストはX線吸収の差だけに由来するが，MRIでは複数の撮像方式を得ることにより，より詳細な組織コントラストの情報を得ることが可能となる。そのほか，骨によるアーチファクトが少ない，造影剤なしに血管を画像化することが可能などの利点がある。MRI用としてはガドリニウム（Gd）造影剤が用いられる。

当初は，撮像時間が長いため，動きの少ない部分（頭部や脊髄など）が対象となっていたが，最近では高速撮像法が可能となってきた。また，周囲に脂肪組織，水分の豊富な組織が存在する場合には，脂肪，水の信号を低下させる撮像方法で診断が向上する。STIR（short T1 inversion recovery）法，FLAIR（fluid-attenuated inversion recovery）法などがこの方法であり，STIR法は脂肪の信号を選択的に低下させ，FLAIR法は水の信号を選択的に低下させる。機能，代謝に関する評価では，賦活化された脳組織を検出するfunctional MRI（fMRI），脳組織内の代謝産物を検出するMR spectroscopy（MRS）などの方法が開発されている。

核医学

核医学とは，放射線医薬品を被検者に投与した後，体内から放出されるγ線を検出し，動態，分布を画像化する方法である。CTやMRIに比較すると空間分解能には劣るが，生理的，生化学的な情報に関して，自身を検査できる特徴がある。放射線医薬品は，放射性核種で標識された薬剤で，特定の臓器や病変に集積するように設計されている。単純な水溶性放射性元素が用いられることもあるが，最も一般的には，特定の組織と化学的に結合する化合物（リガンド）に放射性同位体が組み込まれた，放射性リガンドが用いられる。ただし，投与量はきわめて微量であり，薬理学的な作用は示さない。体内に投与された放射線医薬

品から放出されるγ線を検出するのが，シンチカメラである。シンチレーター，光電子増倍管，位置演算回路などを持ち，γ線を放出する位置を計算し表示する。

PET(陽電子放射型断層撮影(positron emission tomography))は被検者に陽電子(ポジトロン)を放出する放射性同位体を注入する。陽電子は体内の陰電子と対消滅を起こし，このときに生じるγ線を体外に設置したセンサーで検出する。PET装置は検出器が全周性のリング状に配置され，身体から放出される放射線をさまざまな角度で検出することで断層画像が得られる。脳や心筋の血流や代謝，神経伝達機能の情報や微小な腫瘍の発見には現在最も有効とされている。PET-CTはPETと高性能なマルチスライスCTを組み合わせた一体型の装置で，1回の検査で両方の撮影が行われる。PET画像にCT画像を融合することで，放射性医薬品の集積や場所がより明確になり診断精度が向上する。

SPECT(単一光子放射断層撮影(single photon emission computed tomography))は，2～3のシンチカメラを使い，カメラを回転させて多方向からデータを収集し断層像を作成するものである。SPECTは体内に注入する薬剤がγ線を放出する放射性同位元素であり，この点が PET と異なる。PETは装置が大がかりであるが感度が高く，SPECTは装置は簡易であるが感度が低い。PETと同じく，生体の機能を観察することを目的に使われ，脳血管障害，心臓病，癌の早期発見に有効とされる。

内視鏡の進歩

特に消化管内視鏡の進歩が著しく，初期の胃鏡，胃カメラの開発にはじまり，ファイバースコープ，電子スコープなどの開発が続いている。さらに，バルーン内視鏡，カプセル内視鏡などの開発により，これまで観察ができなかった小腸全体を観察することができるようになってきた。また，仮想内視鏡とは，CTを使って内視鏡と同じような腸の三次元像を得るものである。

狭帯域光観察(narrow band imaging：NBI)は特殊光で病変をより明確に観察する技術である。ヘモグロビンを吸収するように狭帯域化された青と緑の2つの波長の光を照射することにより，血液が濃い茶褐色に染まって表示され，微細血管像のコントラストを増強して画像表示できる。癌の増殖には，血管からの栄養補給を必要とするため，病変の近くの粘膜には，多くの血管が集まりやすくなる。そこで，粘膜内の血管などをより鮮明に観察しやすくすれば鑑別に役立つ。たとえば，大腸内視鏡では，血管紋様から腺腫と癌を鑑別することがより的確になる。そのほか，正常組織と病変組織における自家蛍光(例：粘膜に含まれるコラーゲンは，青色光を照射すると緑色を発する自家蛍光の特徴を持つ)の強さを色の違いで表示する蛍光観察などもある。

拡大内視鏡は，内視鏡にも従来の内視鏡と太さや形状など変えずにズーム機能を搭載したものである。ズームレバーを押すと瞬時に拡大観察が行え，粘膜表層の細かい診断が行える。

バイオマーカー

バイオマーカーとは生物学的または病理学的過程あるいは治療介入に対する薬理学的応答の指標として，客観的に測定されるものと定義される。CTやMRIなどで得られるものもイメージングバイオマーカーと呼ばれ，分子バイオマーカーとしての生体のサンプル中に計測されるもの，遺伝子多型や遺伝子発現などの核酸由来のバイオマーカーなど幅広いものをさすこともある。具体的には，特定の病態の存在や進行度を反映し，血液などの体液中に測定される蛋白質などの物質をさす用語として用いられることが多い。

心不全のバイオマーカー

慢性心不全患者にレニン・アンジオテンシン(RA)系や交感神経系の経路を遮断する薬剤を投与することで，心保護作用が増強し予後が改善することから，心臓刺激因子と心保護因子のバランスが心不全の発生進展に重要であろうと考えられている。そこで，バイオマーカーとして，心臓刺激因子のRA系，交感神経系，エンドセリンなど，心保護因子として，ANP(心房性ナトリウム利尿ペプチド〈atrial natriuretic peptide〉)やBNP(脳性ナトリウム利尿ペプチド〈brain natriuretic peptide〉)を測定することで，心不全の重症度，予後，治療効果を評価できる可能性が指摘されていた。そしてBNPに代表されるナトリウム利尿関連ペプチドの濃度測定は，心不全の診断と評価に有用なバイオマーカーとしてほぼ確立されている。BNPは心臓からのストレッチなどの刺激でproBNPがBNPとヒト脳性ナトリウム利尿ペプチド前駆体N端フラグメント(NT-proBNP)に切断され血中に分泌されると考えられている。実際には，これらの濃度は左室拡張末期圧と左室駆出率を反映するが，左室心筋重量，貧血，腎血流量の影響を受けることから，心腎機能の異常を反映するバイオマーカーと考えたほうが正確といわれている。

一方，高感度CRP(C反応性蛋白)が冠動脈疾患の予後予測因子であることが注目されている。慢性心不全も慢性炎症という側面があり，インターロイキン6(IL-6)や腫瘍壊死因子α(TNFα)などの増加がみられる。冠動脈疾患では，動脈硬化の進展，不安定プラークの存在や急性冠症候群ではCRP濃度が上昇する。虚血性心疾患による心不全を対象とする大規模臨床試験でCRPはBNPとは独立した予後予測因子であることが報告されている。また，拡張型心筋症でもCRPがBNPと独立した予後予測マーカーであることが示されている。

間質性肺炎のバイオマーカー

特発性間質性肺炎，特発性肺線維症の原因は不明であるが，肺胞上皮細胞が傷害され，これを修復するため，Ⅱ型肺胞上皮細胞が再生する。また，間質の線維芽細胞が肺胞腔内に遊走し，肺胞腔内に線維化が形成される。KL-6，SP-D(サーファクタント蛋白D)，SP-Aなどの血清マーカーはこれらの病態を反映したバイオマーカーである。

KL-6はMUC1ムチンに属する分子量が200KDa以上の巨大糖蛋白で，正常細胞ではⅡ型肺胞上皮細胞や気管支腺漿液細胞などで発現している。膵管や乳管などでの発現も認められている。肺胞上皮の傷害に伴い，剥奪された上皮層をおおうために再生してくるⅡ型肺胞上皮細胞でのKL-6の産生が亢進し，肺胞と血管透過性の亢進で血清濃度が上昇すると考えられている。サーファクタント蛋白

は，主にⅡ型肺胞上皮細胞，Clara（クララ）細胞で産生され，肺胞表面の被覆液の表面張力を抑えることで肺胞の虚脱を防止し，換気能力を維持する役割がある．KL-6と同様に肺胞と血管透過性の亢進により血清濃度の上昇がみられると考えられている．

KL-6とSP-Dは特発性肺線維症だけでなく，各種の間質性肺炎で高い値を示し，すぐれたマーカーであることが多くの報告から明らかとなっている．さらに治療に対する反応性の評価に有用であることが示されている．ただし，細菌感染ではKL-6はほぼ陰性であるが，SP-Dは偽陽性が多い傾向がある．一方，KL-6の急増は特発性肺線維症の急性増悪時だけでなく，ニューモシスチス肺炎，サイトメガロウイルス肺炎などの間質性肺炎の組織像を呈する感染症でも上昇し，鑑別に注意が必要である．SP-Dは腎障害，心不全でも上昇することがあり，KL-6は肺癌，乳癌，膵癌などの悪性腫瘍で高値を示すことがある．

バイオマーカーの複雑性
─血清フェリチンの意味すること

フェリチンは分子量約44万のアポフェリチン蛋白が鉄を取り囲む球状の鉄貯蔵蛋白である．細胞内鉄濃度が上昇するとフェリチンの産生は増加する．ほとんど全身の組織に分布するが，特に肝細胞や骨髄，脾の網内系のマクロファージのなかのフェリチンが鉄の供給源である．体内の鉄量が減少すると最初に減少するのは，網内系マクロファージや肝細胞に貯蔵されている鉄である．血清のフェリチン濃度は体内のフェリチンに比例しているので，血清フェリチンの測定で体内の貯蔵鉄の量を把握できる．したがって，血清フェリチンの測定で最も臨床的な意義が高いのは鉄欠乏性貧血の診断である．逆に血清フェリチンが増加していれば貯蔵鉄の増加を意味し，ヘモクロマトーシス，ヘモジデローシス，慢性疾患による貧血などが推定されることになる．慢性炎症では，IL-6などの炎症性サイトカインの作用によって，肝でのヘプシジンというペプチド産生が亢進し，血清鉄が肝に取り込まれる．網内系から血中トランスフェリンへの鉄の授受は低下することでフェリチンが増加すると考えられている．

しかし，血清フェリチン濃度はそれだけを意味するわけではない．肝細胞は多量のフェリチンを含有しているので，急性肝壊死や肝炎では血清フェリチン濃度が上昇する．膵炎でも同様の現象が起こる．これらは，フェリチン合成の増加を伴わずに血清フェリチンが増加する例である．また，腫瘍細胞や白血病細胞ではフェリチンの産生が亢進するので，血清フェリチンの濃度が上昇する．肝癌，膵癌，肺癌，卵巣癌などの多くの癌で高値を示す．

さらに血球貪食症候群などマクロファージが活性化された状態では血清フェリチンは著明に増加する．これは，体内の鉄分布異常の結果，脾臓などのマクロファージに鉄が増加し，フェリチン合成が高まり血清フェリチンが増加していることを反映していると考えられている．

このようにバイオマーカーといっても単一の現象を反映するだけでなく，複雑な生体内の状態を示す場合があり，それぞれのマーカーの特性を十分に理解する必要がある．

【山本 一彦】

4 治療法の発展

はじめに

治療に際しては各患者にとって最適な目標を設定し，治療の過程で適宜調整を加えることが必要である．疾患の真の原因を究明し，その原因をピンポイントで消失し，生体を生理的に正常な状態に戻すことは究極の治療である．しかし，たとえ真の原因が不明であっても，症状と徴候を有する患者からそれらを取り除く，あるいは緩和することも治療の役割として重要である．「よく生きる」，すなわち健康寿命の延伸こそが治療の最終目標といえる．歴史のなかで「疾病」に対するとらえ方はいかに変遷し，現在にいたるまで治療法はどのように発展してきたのかを概説する[1,2]．

古代インド，古代ギリシャの自然学者は，病気は人体を構成する四大元素（火，土，水，空気）と四性質（乾，熱，湿，冷）の混和の乱れによると考えられた．Hippocrates（ヒポクラテス）はこの四大元素説を批判し，血液，粘液，黄胆汁，黒胆汁という四体液の調和の乱れを重視した．ヒポクラテス学派はローマのGalenos（ガレノス）により継承された．「血液によって除去されるべき栄養の残渣によって炎症や化膿などの病気が起こる」という体液病理学の立場から，瀉血，緩下剤，利尿薬，発汗剤などによる治療が行われた．後にガレノス医学はカトリック教会の公認となり，これに反する学説は教会から異端とされた．一方，ルネサンス期には解剖学が復興して疾患固有の臓器病変が記載されるようになった．臓器病理学の発展である．さらにVirchow（ウィルヒョウ）により細胞病理学への道が開かれる．抗血清開発で知られるコッホ学派と，貪食細胞（phagocyte）を記載したMetchnikoff（メチニコフ）との論争は免疫学成立過程での体液説と細胞説との戦いといえるし，さらに動脈硬化をめぐる議論もこれら体液病理学と細胞病理学との相克であった．

数々の液性因子の同定をはじめ，実験医学の進歩により疾患のメカニズム論が確立してくると，治療のターゲットも明らかになってきた．「経験」に基づいた対症療法だけでなく，「科学」に基づいた治療が行われるようになってきた．

各分野における進歩

19〜20世紀にかけての各種病原体の発見は感染症治療法開発の科学的基礎となる．Ehrlich（エールリッヒ）が化学療法の概念を確立し，梅毒の特効薬としてサルバルサンを合成した．また，Fleming（フレミング）がペニシリンを発見し，これが医療に実用化されて抗生物質開発の歴史がはじまる．その後ストレプトマイシンをはじめとする抗結核薬が開発され多剤併用療法が行われるようになった．耐性菌出現という問題を抱えながらもきわめて多くの抗生物質が医療に使われている．また，胃潰瘍・胃癌とHelicobacter pyloriとの関連が証明され，除菌療法は広く行われている．一方，ワクチン療法の歴史は18世紀末の種痘（天然痘の予防接種）にさかのぼるが，その後の各種ウイルスの単離・同定は抗ウイルス療法の進歩を促した．ヒト免疫不全ウイルス（HIV）は1983年に発見され，逆転写酵素阻害薬アジドチミジン（AZT），次いでプロテアーゼ阻害薬サキナビル（SQV）が開発され，多剤併用療法の効果が確認さ

れている。また肝炎ウイルスに関する研究も進み，B型，C型肝炎の治療にインターフェロンが広く使われている。

抗がん剤に関しては nitorogen mustard（ナイトロジェンマスタード）が悪性リンパ腫に効くという1940年代の報告にはじまり，葉酸代謝拮抗薬，マイトマイシン，ブレオマイシン，ドキソルビシンをはじめ多種の抗がん剤が開発され，多剤併用療法が行われている。支持療法としてのG-CSF（顆粒球コロニー刺激因子），自己骨髄移植，自己末梢血造血幹細胞輸血も抗がん剤の最大耐用量増加を可能にしたという意味できわめて大きな進歩である。all-transレチノイン酸による前骨髄球性白血病の分化誘導療法，リツキシマブ（抗CD20マウス-ヒトキメラ型モノクローナル抗体），イマチニブ（BCR-ABLチロシンキナーゼを選択的に阻害）などによる分子標的療法は従来の抗がん剤治療にブレークスルーをもたらしたといえる。固形癌に関しては放射線療法が他の治療法と組み合わせて行われ，部位によっては内視鏡的治療（早期胃癌，早期大腸癌など），経皮的アプローチ（肝癌に対するエタノール注入やラジオ波焼灼療法など），腫瘍を栄養する血流を途絶させる治療（肝癌に対する肝動脈塞栓術など）も効果をあげている。薬剤の選択的動注療法や薬剤自体を加工して細胞・臓器への到達率を向上させる drug delivery system（DDS）も進歩してきた。癌医療の地域間・医療機関間格差の解消，癌検診の推進，がん登録・癌研究の推進を目的に，2007年「がん対策基本法」が施行され，国の「がん対策推進基本計画」が策定された。

「足りないものを補う」という考え方の治療はリンゲル液輸液・輸血療法として19世紀から行われていたが，20世紀に入ると内分泌代謝疾患におけるホルモン補充療法が要素研究に立脚した科学的の治療法として開花く。「多すぎるものを減らす」あるいは「効果を拮抗して作用調節をはかる」という発想からの治療もメカニズム論に基づく科学的治療法の好例である。胃酸分泌を抑えるヒスタミン H$_2$受容体拮抗薬やプロトンポンプ阻害薬（PPI），コレステロール降下療法の HMG-CoA 還元酵素阻害薬（スタチン），レニン・アンジオテンシン・アルドステロン（RAA）系を抑制するアンジオテンシン変換酵素（ACE）阻害薬・アンジオテンシンⅡ受容体拮抗薬（ARB）などがこれにあたる。

「老廃物を除去する」発想は中世の瀉血療法にさかのぼるが，1926年にヒトに透析治療が試みられて以降，ダイアライザー，シャント，ポンプの改良が進んで慢性維持透析が安全に行われるようになり，いまやわが国でも対象者は25万人を超える。

ステロイド治療は，自己免疫疾患など発症進展に炎症が大きく関与している疾患において治療の主流である。炎症性サイトカイン・ケモカインの同定，作用機序解明を基盤に，リウマチ性疾患においてはこれらをターゲットにした抗体による特異的治療が開発されている。

血管の狭窄部分を拡張し，血流を回復させ，臓器虚血を解除するカテーテル治療はいまや循環器内科における治療の主流である。冠動脈，大腿動脈，腎動脈および肺動脈に対して行われている。特に，冠動脈拡張術は1977年の経皮的バルーン血管形成術にはじまり，良好な拡張を得るため，また術後の再狭窄を減らすために，方向性冠動脈粥腫切除術（DCA），ロータブレーター，そしてステントへとデバイスが進歩してきた。ステントにも再狭窄予防のための工夫が施され，いまでは細胞増殖阻害薬の溶出を行う薬剤溶出性ステント（drug eluting stent：DES）の使用頻度が増えている。急性心筋梗塞に関しては超急性期の心臓カテーテル検査とそれに引き続く再灌流療法，再灌流が得られれば早期のリハビリテーション開始が標準治療であり，絶対安静が推奨されていた時代とは隔世の感がある。再灌流療法に関してもウロキナーゼや組織型プラスミノーゲン活性化因子（t-PA）を用いた血栓溶解療法から，direct PTCA（経皮的冠動脈形成術），direct stentingへと治療法の変遷がみられる。デバイス進歩に伴い，ペースメーカにより心拍を補う治療，カテーテルアブレーションによる不整脈治療，植込み型除細動器（ICD）による突然死予防などが積極的に行われるようになってきた。また心移植までの bridging therapy として LVAS（左室補助人工心臓）装着が行われている。

閉塞性動脈硬化症などによる重症虚血肢に対して，自家骨髄単核球移植による血管再生療法が先進医療として行われている。自己細胞を移植する再生医療である。移植医療ではドナー不足という限界は避けられず，再生医療には大きな期待が寄せられている。特に人工多能性幹細胞（iPS細胞）（自己細胞由来の多能性幹細胞）の安全かつ適切な応用が次世代の再生医療に不可欠である。

要素に細分化してメカニズムを突き詰めることは治療法開発にとって大前提であるが，トータルな治療効果をあげるためには疾病だけでなく，疾病に対する生体反応も考慮することが必要である。さらに現在の医療は，急場を乗り切る医療から，発症前予防や軽症段階からのフォローアップ，長期予後改善を見据えた治療へと変貌を遂げつつある。疾病に対する生体の適応現象を長期間にわたり考慮する必要がある。すなわち，疾病をストレス刺激に対する生体の適応不全，生体内ネットワークの破綻として統合的に把握し，病的組織再構築，臓器障害を理解するという視点を忘れてはならない。古く「病気ではなく病人を治す」といわれたことを科学的に実践する必要がある。

臨床効果の検証

メカニズム研究は自然の摂理探究であるのに対し，統計は不確実性が伴う現実世界の事象を分析する科学として進歩し，医学の新しい手法となった。メカニズム論からダイダされた科学的真実「必然」が現実の医療に通用するのか否かを検証する。統計を活用した臨床疫学は，今日では治療法の意義を検証するうえで不可欠である。

1747年英国海軍のリンドは壊血病の水兵12人を6群に分けて実験し，オレンジとレモンで劇的に改善することを示した。19世紀初頭までヨーロッパでは体液病理学の考えに基づき，蛭による瀉血がさかんに行われていた。1835年，ルイは瀉血量と死亡率・症状改善との間には関連がないことを，統計を用いて示した。

わが国でも高木兼寛（後に海軍軍医総監）が行った脚気研究が有名である。1883年に南米まで同航した練習艦「龍驤」（乗員376人）で169人が脚気を発症，うち25人が死亡。高木は水兵食が原因と考え，翌年，練習艦「筑波」（乗員333人）ではパン食に変更して同一航路をとらせた。「筑波」では脚気はほとんど発生せず（発症16人，死亡なし），

脚気栄養説が強く示唆された（森鴎外〈後に陸軍軍医総監〉はその検証方法が厳密でなく因果関係を判断することはできないとして高木の説に強く反対した）。

Framingham 研究（米国 1948～）により「危険因子」の概念が確立したことも治療法，特に予防医療に道を開いた。高血圧，高コレステロール血症が心血管病の危険因子であるという事実をはじめて証明した。これらの危険因子を複数有すると心血管病の発症率が相乗的に高くなることもはじめて示された。

確かに血圧を下げると心血管病発症率は低下するし，コレステロールを下げると心血管病発症率は低下する。しかしながら「ある因子が心血管病発症と相関すること」と，「その因子を治療すると心血管病発症が減ること」とは必ずしも同義ではない。心筋梗塞後に心室性不整脈が多発する患者は予後不良である。不整脈を減少させる抗不整脈薬を用いた試験が行われた結果，不整脈は有効に減少したが死亡はむしろ増えてしまったという教訓的事例がある（CAST 試験）[3]。心臓における腫瘍壊死因子α（TNFα）の出現は心不全を悪化させる。ところが，慢性心不全の患者に抗 TNFα 抗体を投与すると心不全は悪化してしまう（RENEWAL 試験）[4]。

長期予後という真のエンドポイントを改善するために治療が行われるべきであり，日常診療でチェックしている指標（症状，脈拍，血圧，身体所見，画像所見，臨床検査値など）と真のエンドポイントとの関係性に注意して診療にあたる必要がある。たとえ検査値がよくなっても，それと乖離して発症率，死亡率が増加してしまってはまったく意味がない。その検査値改善を治療効果の評価指標にすること自体が間違い，ということになる。臨床疫学において観察研究の結論を介入研究で検証するという流れが定着しているのはきわめて妥当である。さらに医療者にも，治療に関する科学的な臨床成績を正しく評価し，その意義と限界を正しく認識することが求められている。

治療の対象として慢性疾患の占める割合が高くなってきた今日では，短期間で効果をあげる治療よりもむしろ長期予後を改善させる治療が重要視されるようになってきた。治療効果を正しく判断するには長期間の観察が必要である。一例をあげる。強心薬で心臓のポンプ機能をよくすると急性心不全の治療は一見奏効する，確かにこれはメカニズム研究から得られた治療法の進歩である。しかし，長期予後を考えた場合β遮断薬治療が長期予後を改善することが臨床疫学的に証明されている。一方，全身はもとより局所の RAA 系が心血管系にもたらす作用に関してメカニズム研究が進み，ACE 阻害薬，ARB は期待されたとおり数多くの臨床疫学研究で長期予後改善効果が証明されている。心不全治療一つとってみても「除水」と「強心」が中心であった治療から「血管拡張」「代謝改善」「心筋を休ませる」が強く意識される治療へと変遷がみられる。長期間にわたって治療を行い効果を評価しなくてはならない現実の心不全治療を考慮したとき，この流れはきわめて妥当といえる。

EBM（evidence-based medicine）という言葉は 1991 年 Gordon Guyatt（カナダ）によってはじめて使われ，今日では医療関係者に浸透している。EBM の定義は，「個々の患者の医療判断の決定に，最新最善の根拠を良心的，明確かつ思慮深く利用すること」である[5]。臨床試験の成果を杓子定規に万人に適用する手法は EBM の趣旨に反する。臨床試験結果などの外的根拠に加えて，個々の医療技能と経験，患者の多様性を考慮した医療を実践することが EBM であり，その基本理念はオーダーメイド医療，個別化医療にほかならない。主訴や症状，徴候以外に，性別，年齢，体格，重症度，合併疾患，生活習慣，コンプライアンスなどを念頭におき，個人にとって最適と思われる治療法を選択したり治療の到達目標を設定したりすることは個別化医療への第一歩である。これは「対話に基づく医療（narrative based medicine : NBM）」でもある。

腫瘍組織の病理分類に基づいて治療法を選択することは日常的に行われているが，遺伝子発現の型を判定しそれをターゲットにした治療を行う分子標的治療は抗がん剤治療にブレークスルーをもたらした。薬の効き具合や，副作用を予測する遺伝子型（一塩基多型（SNP）など）の医療への応用も近い将来可能になるだろう。このように遺伝子型による病歴や個性を記述し，それらを治療選択に活かす医療技術の進歩が大いに期待される。

個別化医療を推し進めるうえで，医が「サイエンス」でなくてはならないのは論を待たないが，同時に「アート」でなくてはならない。「科学的に真であること」は必要条件であっても十分条件ではない。ガイドラインやプロトコル，標準治療を医療現場で個々人に実践する際には臨機応変な匙加減が必要である。「アート」としての臨床医学は「サイエンス」，EBM，NBM を統合して実践することであり，そのための修練が医師には求められる。

インフォームドコンセントと社会での合意形成

治療を受ける側の理解と同意は不可欠であり，その前提となるのはインフォームドコンセントである。正確でタイムリーな情報を提供しつつ患者さんとのコミュニケーションのなかで患者さんにとっての最適な治療を見出していくことこそ重要である。治療を受ける側の治療に対する正しい理解と協力は治療の成功のためにも必須である。特に無症状，無徴候の人を対象に疾患の危険因子を早期発見し，生活指導する，積極的に薬物を投与して発症予防を行うといった予防医療の現場ではなおさらである。

また，再生医療，移植医療，遺伝子治療，ゲノム診断に基づいた治療法選択など，個人に対するインフォームドコンセントはもとより，社会への説明が求められる治療法も多い。特に新しい技術の導入とその適用に関しては有効性と不確実性，倫理的側面に関し，社会での合意形成が必要である。医療者も社会の一員であり，健康・医療問題が社会の最重要事項である以上，社会に開かれた医療のあり方を常に考えることが求められる。

今後の展望

今後は大規模なネットワークを用いて病歴，生活習慣，環境要因，身体所見，血液検査，画像所見，ゲノム情報，臨床的事象を統合し，生活の質（QOL）も含めて医療の有効性が総合的に判断される時代になる。臨床医学は社会とのかかわりのなかで，基礎研究，実践，疫学評価によるフィードバックが一体となって発展するであろう。そのなかで治療も「実践を前提とした科学」として発展する。将来科学としていかなる発展を遂げようとも「beneficence（患者の利益に尽くす）」と「do not harm（害を与えな

い)」の基本精神を忘れてはならない。

【森田 啓行・永井 良三】

参考文献
1) 矢﨑義雄編：医の未来，岩波新書，2011
2) 永井良三：慢性炎症研究の歴史．実験医学29(増刊号 慢性炎症─多様な疾患の基盤病態)：1508，2011
3) The Cardiac Arrhythmia Suppression Trial(CAST) Investigators: Preliminary report: effect of encainide and flecainide on mortality in a randomized trial of arrhythmia suppression after myocardial infarction. The Cardiac Arrhythmia Suppression Trial(CAST) Investigators. N Engl J Med 321: 406-412, 1989
4) Mann DL et al : Targeted anticytokine therapy in patients with chronic heart failure: results of the Randomized Etanercept Worldwide Evaluation (RENEWAL). Circulation 109: 1594-1602, 2004
5) Sackett DL et al : Evidence based medicine: what it is and what it isn't. BMJ 312: 71-72, 1996

4 EBMと診療ガイドライン

EBMの概念

臨床医は従来，疾病や症候の成因・病態生理に関する知識を深め，先人たちの教えから学び，自分自身の考え方や経験に基づいて病気を持つ人間を全人的に診ることを旨としてきた。しかし，1991年にカナダの内科医Guyattが提唱したEBM(evidence-based medicine)という概念の登場は，このような医療の仕方を問い直すきっかけとなった[1]。というのも，EBMでは，「専門家によるコンセンサス」や「権威者の意見」はエビデンスのレベルとして下位に位置づけられているからである。

厚生省は，厚生省健康政策局研究開発振興課医療技術評価推進検討会報告書(1999年3月23日)のなかで，「EBMとは診ている患者の臨床上の疑問点に関して，医師が関連文献等を検索し，それらを批判的に吟味した上で患者への適用の妥当性を評価し，さらに患者の価値観や意向を考慮した上で臨床判断を下し，自分自身の専門技能を活用して医療を行うこと」と定義している。

日常臨床では，多彩な症状や疾病を持った患者が診療機関を受診するが，その患者に対して常に最善・最良の医療を行うことはたやすくない。そのようなときに，みずからのかぎられた経験や直感，あるいは先輩からのアドバイスに頼らず，科学的な証拠，すなわちエビデンスに基づいて診断・治療・副作用などに対する臨床的な判断を下してはどうかとすすめるのがEBMの考え方である。

一方，EBMの根幹をなす学問体系は臨床疫学といえよう。臨床疫学とは「疫学の基本的な考えや手法を用いて，臨床上の問題点を科学的に観察し解釈するための学問(R. H. Fletcher)」であり，「健康改善をもたらす診断と治療の過程を研究するための疫学的・生命統計学的方法の適応で，患者管理に直接携わる臨床医によって行われる学問(Sir D. L. Sackett)」と定義されている。

EBMの実践

EBMを実践する際の最終的な臨床判断は，もちろん医師の裁量によって下される。しかし，その過程で最も重視されるのはエビデンス(external evidence)であり，担当医は臨床疫学的見地から高く評価される最新のエビデンスを検索し，それを診療に反映させることが求められている。一般的にインパクト係数が高い雑誌に掲載された論文から得られたエビデンスは，それだけでエビデンスの質が保証されていると考えがちである。しかし，「光るもの必ずしも金ならず」である[2]。超一流の雑誌に掲載されている論文というだけでその結論を信用せず，日頃から論文の批判的レビューを心掛けておくことが求められる。

というのも，たとえエビデンスの水準が高くても，日常臨床においてそれを目の前の患者にそのままあてはめればよいというものではないからである。性，年齢，人種，被験者のリクルート方法・社会階層，疾患の重症度，罹病期間，合併症・併発症，嗜好(喫煙，飲酒など)，一次予防か二次予防か，などについて，文献上の対象と当該患者との間に大きな差異がないかどうかを考慮する必要があり，ここでは医師の臨床技能(clinical expertise)が欠かせないのである。また，患者の希望や嗜好(patients' preference)を無視してはならない。患者にとって，ある医療行為がどのくらい生活の質(quality of life：QOL)に影響を与えるかは大きな関心事であり，ある検査や治療を受けるかどうかなどの判断に患者も参加することは当然である。最近は医療経済(cost)を加えた4つがEBM実践を構成する要因とする考え方もある。

「EBMイコールEBMの実践」ではない。主治医は患者を全人的に診て臨床上の問題点を列挙し，それぞれに関する質の高いエビデンスを検索し，その病態生理のみならず患者の希望に耳を傾けつつ，医療経済も勘案しつつdecision tree(決定樹)(図4-1)[3]に従って臨床判断を進めていくことが求められている。これこそがEBMの実践である。

EBM実践のための診療ガイドライン

日常の診療における臨床上の問題点について，レベルの高いエビデンスを探すのは実際的ではない。また，論文の批判的吟味は口でいうほど簡単ではない。そこで必要になるのが診療ガイドラインである。医療の分野は多岐にわたるため，従来から各分野において専門家のコンセンサスによる診療上のマニュアルや治療手引きが数多く出版されてきた。しかし，EBMの実践のために求められるのは，エビデンスに基づいた診療ガイドラインである。

診療ガイドライン作成の進め方

1992年，Woolfは診療ガイドライン作成方法についてまとめている[4]。

第1は，非公式なコンセンサスによる作成(Informal Consensus Development)である。これはそれぞれの分野の専門家やオピニオンリーダー間の討論上の合意や調整によって作成するものであり，一般的に主観的な判断に依存している。エビデンスが示されることはあっても，その信頼性や推奨の強さ，その根拠などは示されない。このような作成方法においては，推奨が妥当かどうかを客観的に評価していないことが多いので，ガイドラインというよりは，個人的な見解に基づくガイドブックあるいは手引き，というべきであろう。

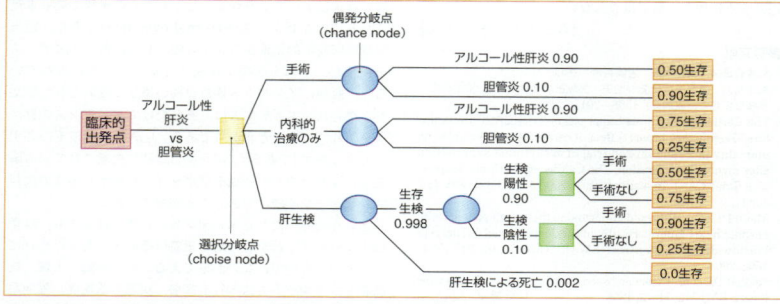

図4-1 アルコール中毒，黄疸，発熱，白血球増加，ALP値上昇を示す患者の決定樹
ALP：アルカリホスファターゼ
(文献3を改変)

第2は，公式なコンセンサスによる作成(Formal Consensus Development)である。この方法は，各分野の多くの専門家の判断をまとめてガイドラインを作成し，公開シンポジウムやプレスリリースなどを経て公開するものである。ガイドラインの内容を決定する明確な基準がなく，時間的制約がある場合に用いられることが多い。あくまでも専門家の主観的判断の領域を出ておらず，エビデンスによる裏づけや推奨などとの関連があいまいである。

第3は，Explicit Guideline Developmentと呼ばれるもので，ある診療行為とそのアウトカムについて明示し，一人ひとりの患者に選択を任せるという作成方法である。アウトカムには，患者が得る恩恵(benefit)，害(harm)，そして経費(cost)が含まれ，それぞれの可能性について確率が数値で表示される。ある診療行為について過去のデータの蓄積に基づいたアウトカムが客観的に示されるので，患者は最終的にみずからの意志によって診療内容を決定する。このような手順を網羅したガイドラインが作成されるのは素晴らしいことであるが，主として疫学的データの蓄積が十分でないため，現実的にはあまり浸透していない。

第4は，エビデンスに基づいたガイドラインの作成(Evidence-based Guideline Development)である。現在，世界的に最も広く用いられている作成方法であり，標準化された診療ガイドラインの作成が可能である。ここでは，エビデンスの入手方法，エビデンスの水準の評価，推奨(recommendation, statement)とその強さが示される。

『科学的根拠に基づく糖尿病診療ガイドライン2010』作成の例

本書は，厚生労働省研究事業の一環としてスタートし，日本糖尿病学会内に設置された常設委員会の編集によって，2004年に書籍として初版が刊行され，改訂第2版(2007年)を経て2010年9月に改訂第3版[5]が刊行された。

最新版の策定委員会は糖尿病を専門とする医師26人，臨床疫学の専門家1人で構成され，執筆協力者8人とともに23項目にわけ執筆している。原稿のすべては複数の査読委員(50人)による査読を受け，執筆者に戻され意見交換をし，さらに最終段階では編集委員長と査読委員長が全体の統一をはかった。多数の糖尿病や疫学の専門家の目を通すことによって，記述の公平性を保つように配慮され，初版は外部評価も受けた。また，執筆者，執筆協力者，査読者のすべては，日本内科学会および関連学会の「臨床研究の利益相反(COI)に関する共通指針」に従ったことが記載されている。

本診療ガイドラインの構成は解説といった文章形式ではなく，まず，糖尿病全領域にわたり各章ごとに診療上の指針となる重要なステートメント(recommendation:推奨あるいは勧告)があげられている(図4-2)。次になぜ推奨されているのかについて解説が付され，ステートメントの背景やその根拠について理解が深まるように工夫されている。推奨の強さはグレードで評価し，グレードA「行うよう強く勧める」，グレードB「行うよう勧める」，グレードC「行うように勧めるだけの根拠が明確でない」，グレードD「行わないよう勧める」である。

大多数はグレードAあるいはBであるが，妊婦に対する極端な食事制限などがC，Dである。また，根拠として用いた臨床研究には，「書籍情報(論文コード)」「研究デザイン情報(メタ解析，無作為化臨床試験(RCT)，コホート研究など)，研究の「対象」「方法」「結果」がアブストラクトテーブルに簡潔にまとめられている。

エビデンス水準の決定

エビデンスの水準は世界的に標準化されているわけではない。基本的な考え方は同じで，最も水準が低いのが経験から得た知識や専門家の意見で，最も高いのがRCTのメタ解析である。この間に，症例報告，ケースコントロール研究，コホート研究，などが位置する。たとえば『科学的根拠に基づく糖尿病診療ガイドライン』ではエビデンス水準を9段階に分けている(表4-1)。

文献検索には，医学中央雑誌や，MEDLINEの検索が一般的に行われている。すでに出版されている諸外国のガイドラインも参考にする。ただし，これらの検索方法では症例集積研究や症例報告が漏れてしまうので，それぞれ専門領域を担当する執筆者が情報を集めなければならない。

また，すでに論文としての質が評価されて出版されているCochrane LibraryやBest Evidence(CD-ROMに収載)，ACP Journal Club，Evidence-Based Medicine，

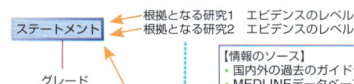

- 各ステートメントが複数示されており，それぞれについてグレード(推奨の強さ)が表記されている．ステートメントごとに根拠となる論文のリストを引用．それぞれの論文には，エビデンスレベル(主としてデザインに基づく研究の水準)が付される
- 各々のステートメントに対して，解説とその裏づけとなる文献を列挙．主要なものについてはアブストラクトテーブルとしてまとめられている

図 4-2　ガイドラインの構成
＊：文献の内容を要約したもの
(日本糖尿病学会編：科学的根拠に基づく糖尿病診療ガイドライン 2010，南江堂，2010 を改変)

表 4-1　ガイドラインで用いたエビデンスのレベルと各論文へ付された水準

水準(レベル)	それに該当する臨床研究デザインの種類
1^+	水準1の規模を含むランダム化比較試験のシステマティックレビューまたはメタアナリシス
1	十分な症例数(全体で400例以上)のランダム化比較試験
2^+	水準2の規模を含むランダム化比較試験のシステマティックレビューまたはメタアナリシス
2	小規模(全体で400例未満)のランダム化比較試験
2^-	さらに小規模(全体で50例未満)のランダム化比較試験，クロスオーバー試験(ランダム化を伴う)，オープンラベル試験(ランダム化を伴う)
3	非ランダム化比較試験，コントロールのあるコホート研究
4	前後比較試験，コントロールのないコホート研究，症例対照研究
5	横断研究，コントロールのない症例集積(10〜50例程度)
6	10例未満の症例報告

【注】
- 文献情報に基づかず，対応する文献のない場合："コンセンサス"と記載
- カッコ内の症例数は目安である

(日本糖尿病学会編：科学的根拠に基づく糖尿病診療ガイドライン 2010，南江堂，2010 を引用)

Clinical Evidence などの雑誌を利用すると便利である．

今後の課題

EBM が求められる背景として，①疾病の診断・治療・予後判定を行うにあたって，エビデンスを重視した臨床判断が求められるようになったこと，②レベルの高い大規模臨床試験の成績が蓄積してきたこと，③インターネットを活用することによって，迅速かつ容易に情報へアクセスできるようになったこと，④患者側から，医療情報開示を求める声が高まってきたこと，⑤最も適切な診療を行うことによって医療効率をあげるという社会のニーズが高まってきたこと，などをあげることができる．

いうまでもなく EBM に基づいた診療ガイドラインの根底を支えるのは，質の高いエビデンスである．しかし長い間，臨床疫学という学問体系の重要性が必ずしも理解されていなかったわが国では欧米と比較して臨床研究の数が著しく少ない．エビデンスの利用者にとどまらず，エビデンスの創成にもかかわる臨床医が増加することが期待される．

【田嶼 尚子】

参考文献

1) Guyatt H : Evidence-based Medicine. ACP Journal Club March/April A16, 1991
2) Furberg B ほか，折笠秀樹監訳：臨床試験とは何か What clinicians need to know about clinical trials．南江堂，1998
3) Greenberg RS et al eds : Clinical Decision-Making. Medical Epidemiology, 4th edition, McGraw-Hill, 2005
4) Woolf SH : Practical guidelines, a new reality in medicine Ⅱ. Methods of developing guidelines. Arch Intern Med 152 : 946-952, 1992
5) 日本糖尿病学会編：科学的根拠に基づく糖尿病診療ガイドライン 2010．南江堂，2010

5　予防医学

はじめに

日本人の疾病構造は，高血圧・心臓病・脳卒中・脂質異常症・糖尿病・肥満症などの生活習慣病に大きく変化し，それに伴い疾病管理のあり方も治療全体から予防主体へと変化しつつある．予防医学・健康増進医学の重要性が社会的に注目され拡大している．

1999 年に厚生労働省は「21 世紀における国民健康づくり運動(健康日本 21)」を提唱し，「一人ひとりが生活習慣上の危険因子を是正し，病気の治療や介護よりもまずはこれを予防し，健康な社会を目指すことが 21 世紀の大きな課題」と位置づけ，生活習慣の予防を，「1 に運動，2 に食事，しっかり禁煙，最後にクスリ」をキャッチフレーズに重視している．

予防医学の分類

こうしたなか，病気を未然に防ぐだけではなく，病気の進展を抑え遅らせること，また再発を防止することを目的とした予防医学の重要性が社会的にも注目され，国民の健康志向は以前にも増して拡大してきている．

予防医学に関しては以下のように第一次，第二次，第三次とに大別される．

第一次予防

①健康増進，②疾病予防または特殊予防．

健康な時期に，栄養・運動・休養など生活習慣の改善，生活環境の改善，健康教育などの健康増進をはかり，さらに予防接種による疾病の発生予防と事故防止による傷害の発生防止をすること．

第二次予防

①早期発見，②適切な医療と合併症対策．

検診などによって早期に発見し，さらに早期に治療や保健指導などの対策を行い，疾病や傷害の重症化を防ぐ対策のこと．

第三次予防

①リハビリテーション．

治療の過程において保健指導やリハビリテーションなどによる機能回復をはかるなど，生活の質(QOL)に配慮することによって再発防止対策や社会復帰を講じること．

生活習慣病の危険因子とその管理

生活習慣病は,食習慣,運動習慣,休養,喫煙,飲酒などの生活習慣に起因し,遺伝的素因,環境因子がさまざまな要因が相互に作用することで引き起こされる疾患と考えられている.具体的には,歯周病,アルコール性肝炎,慢性気管支炎,肺扁平上皮癌,大腸癌,高血圧症(二次性を除く),循環器疾病,脂質異常症(家族性を除く),糖尿病(インスリン非依存性)などがあげられる.生活習慣の異常には過食,喫煙,食塩過剰摂取,ストレス,不眠,飽和脂肪酸過剰摂取,糖質やカロリー過剰摂取,運動不足などがあげられ,これらの放置は高血圧症,腹部型肥満,糖尿病,脂質異常症,高尿酸血症などの危険因子(基礎疾患)の誘因となる.また,生活習慣は個人的な側面と社会的な側面があり,個人的な側面においては,栄養(食事や嗜好),活動(身体的あるいは精神的活動),休養(睡眠)の3つを念頭におく必要がある.

また,超高齢社会を迎えるわが国において,生活習慣病に罹患する高齢者の割合も増加しているが,高齢者における予防医学の実践は身体機能の維持,健康長寿の観点からも非常に重要である.また近年,高齢者において,それまでの食習慣,運動習慣,休養,喫煙,飲酒などの生活習慣が関与していると考えられる生活習慣病に罹患する割合は増加傾向にあり,生命予後や日常生活動作(ADL)に及ぼす影響も加齢とともに大きくなっていく.わが国においては脳血管障害,骨折などによる寝たきり老人の数は多く,寝たきり老人をつくらないためにも虚血性心疾患や脳血管障害などの血管病,動脈硬化の予防は重要であり,その危険因子ともなりうる高血圧症,脂質異常症,糖尿病,肥満症などの生活習慣病の管理が不可欠である.生活習慣病の管理を行うことにより,ひいては健康寿命の延長,国民医療費の削減にもつながることになる.高齢者の生活習慣病の特徴の一つに,各疾患,病態が重複,合併して存在する場合があり,動脈硬化性疾患の背景に脂質異常症,糖尿病,高尿酸血症の合併が認められる場合も比較的多い.高齢者における高血圧しても,加齢とともにその有病率が上昇することが知られており,わが国の65歳以上の高齢者のうち約60%が高血圧症を有していると考えられ,さらに高血圧症と糖尿病は相互に合併する頻度が高い.

高齢者高血圧の場合,その特徴として収縮期血圧,脈圧の増大,血圧の動揺性,早朝高血圧などの血圧日内変動の増大などがあげられ,成因,病態において若年者,中年者の高血圧とは異なる一面を有する.日本高血圧学会ガイドライン2004(JSH2004)によると,高齢者高血圧は一般の高血圧と同様に140/90 mmHg未満が定められ,前期高齢者,後期高齢者(軽症高齢者),後期高齢者以降(中等・重症高血圧)のいずれにおいても降圧目標は140/90 mmHg未満と設定されたが,後期高齢者以降では暫定的降圧目標として150/90 mmHg未満にしたうえで,さらに140/90 mmHg未満へ慎重に降圧する目標が設定された[1].

また,高齢者高血圧の治療計画においても,生活習慣を修正のうえ,第1ステップはCa拮抗薬,アンジオテンシンⅡ受容体拮抗薬(ARB)/アンジオテンシン変換酵素(ACE)阻害薬,少量利尿薬とされ,降圧不十分や忍容性に問題あれば,他の一次選択薬に変更可能とされている.さらに,単剤で降圧目標に達しない場合には2剤(第2ステップ),もしくは3剤(第3ステップ)の併用にて降圧目標をめざす.高齢者高血圧に対して上記降圧薬にて治療を行う際の副作用の出現には十分留意する必要があるが,なかでもめまいやふらつき,といった自覚症状に関する副作用には,転倒の原因にもなりうることから注意し,処方の時点で繰り返し患者,家族に説明しておく必要がある.高齢者の転倒は大腿骨頸部骨折などを引き起こしやすく,寝たきりなど高齢者のADLを著しく低下させてしまう状態にいたる場合も少なくない.こうした観点からも緩徐に目標血圧へと到達させる慎重な姿勢が重要である.

高齢者糖尿病についても,加齢とともに耐糖能は低下し,糖尿病の頻度は増加する.その背景として加齢に伴う体組成の変化,インスリン抵抗性の進行,運動量の変化,インスリンの初期分泌遅延,糖新生増加,骨格筋での糖取り込み低下などがあげられる.高齢者糖尿病の診断に際しては,基本的には若年者,壮年者と同様の手順,基準値(空腹時血糖126 mg/dL以上,あるいは経口ブドウ糖負荷試験(OGTT)後2時間値200 mg/dL以上)を用いて行うが,高齢者では空腹時血糖よりも糖負荷試験によって糖尿病と診断される頻度が高くなる[2,3].高齢者糖尿病に対する治療法として,食事療法,運動療法に加えて薬物療法も有用であるが,特に後期高齢者においてはふらつき,認知症様,うつ様症状などの非典型的低血糖症状を呈する場合があり注意を要する.また,治療によりQOLを低下させることがないように十分留意し,身体的,精神・心理的,社会的背景を十分考慮した治療を行うことが非常に重要である.

生活習慣病予防

基本は食事,運動,嗜好であるが,各診療ガイドラインからの改善項目の主なものをまとめると以下のようになる.

食習慣では,①カロリー制限(腹八分目) ②コレステロール,動物脂肪摂取制限,③魚類の積極的摂取,④食物繊維摂取,⑤塩分制限(高血圧者は6g以下) ⑥カルシウム,マグネシウムの摂取(カルシウムは1日900~1,000 mg,マグネシウムは1日300 mg)であり,中等度以下の運動習慣をつける.嗜好では禁煙を行い,飲酒はエタノールとして1日20~30gにとどめる(図5-1)[4].

生活習慣病の予防には,①不健康な生活習慣を送っている者が生活習慣病の予備群になることを予防すること,②生活習慣病の予備群が有病になることを予防すること,③有病者の重症化,脳卒中・心筋梗塞などの合併症の発症を予防することの3つの視点がある.この予備群を主なターゲットとして,2008年4月から医療保険者に40~74歳の被保険者に対する特定健診・保険指導が特定健康診査として義務づけられるようになった(表5-1).

おわりに

わが国の疾病構造において生活習慣病の割合が増加傾向を呈するなかで,疾病管理のあり方も治療主体から予防主体へと変換しつつある.こうしたなか,予防医学・健康増進医学の重要性が社会的にも注目され,国民の健康志向は以前にも増して拡大してきている.

今後,予防医学に関するエビデンスの蓄積が進むことで,疾患予防や治療に対する指針,ガイドラインの充実が進み,QOLの向上,健康寿命の延長につながる全人的,

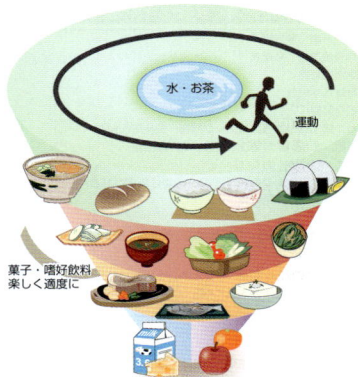

図 5-1 **食事バランスガイド**[4]

表 5-1 特定健康診査の項目

必須項目
- 質問表(服薬歴, 喫煙歴)
- 身体測定(身長, 体重, BMI, 腹囲)
- 理学的検査(身体診察)
- 血圧測定
- 血液検査
  - 脂質検査(中性脂肪, HDLコレステロール, LDLコレステロール)
  - 血糖検査(空腹時血糖または HbA1c)
- 肝機能検査(GOT, GPT, γ-GTP)
- 検尿(尿糖, 尿蛋白)

詳細な健診の項目
- 心電図検査
- 眼底検査
- 貧血検査(赤血球数, 血色素量, ヘマトクリット値)

[注]
一定の基準の下, 医師が必要と認めた場合に実施
BMI: body mass index, GOT: グルタミン酸オキサロ酢酸トランスアミナーゼ, GPT: グルタミン酸ピルビン酸トランスアミナーゼ, γ-GTP: γ-グルタミルトランスペプチダーゼ

包括的な評価, 医療が実践されることが期待される。

【大池 裕美子】

参考文献

1) 日本高血圧学会高血圧治療ガイドライン作成委員会: 高齢者高血圧. 高血圧治療ガイドライン 2004, p54-63, ライフサイエンス出版, 2004
2) 日本糖尿病学会編: 科学的根拠に基づく糖尿病診療ガイドライン, p179-189, 南光堂, 2004
3) Wahl PW et al: Diabetes in older adults: comparison of 1997 American Diabetes Association classification of diabetes mellitus with 1985 WHO classification. Lancet 352: 1012-1015, 1998
4) 厚生労働省: 食事バランスガイド, 2005

6 性差医療

■ **定義・概念** 性差医学・性差医療(gender-specific medicine)とは, 男女比が圧倒的に一方の性に傾いている病態, 発症率はほぼ同じでも男女間で臨床的に差をみるもの, いまだ生理的・生物学的解明が男性または女性で遅れている病態, また社会的な男女の地位と健康の関連などに関する研究を進め, その結果を疾病の診断, 治療法, 予防措置へ反映することを目的とした医学・医療と定義される。

たとえば, 動脈硬化性疾患の発症頻度は若年者では圧倒的に男性に多く, 女性では閉経後より増加し, 骨粗鬆症やAlzheimer(アルツハイマー)型認知症, うつ病などは女性にはるかに多い疾患である。これらの疾患では女性ホルモン, エストロゲンが性差に関与していることが示されているが, それ以外の機序に関し明らかであるとはいいがたい。

近年, このような男女差に着目し, エビデンスを蓄積し, 実践しようとする性差を意識した医療——gender-specific medicine の必要性が示されている。このときの性差という言葉は, 生物学的な性差をさす「セックス」と社会的, 文化的性差である「ジェンダー」の両者を含むものであり, 男女の飲酒・喫煙率の差, 健康診断受診率の差, 精神的影響などジェンダーが医療に与える影響も大きいものである。

米国における性差医療の進展

米国では, 1960年代のサリドマイド事件(妊娠初期にサリドマイドを含む眠剤の服用で出生児の四肢に障害), 1970年代のDES医療事故(流産予防のジエチルスチルベストロール(diethylstilbestrol: DES)で出生女児に膣癌誘発)などを機に, 女性を守る視点から, 1977年妊娠の可能性のある女性を薬の治験に加えることは好ましくないというガイダンス(米国食品医薬品局(FDA))が出されたこともあり, 長く治験, 臨床研究に関して女性のエビデンスの集積が遅れてきた。

しかし, 米国における死因第1位の心血管疾患死亡が政府の強力な健康施策の展開により男性では1980年代に確実に減少しはじめたにもかかわらず, 女性では上昇し続け, 1984年には男女が逆転し, その後も男性での減少, 女性での上昇が続いたことにより, 1990年には国立衛生研究所(National Institutes of Health: NIH)内に Office of Research on Women's health が開設された。また1985年には「すべての年齢の女性において, 女性に特有な病態についての性差医学研究が行われるべき」という Public Health Service での報告(Dr. Brandt EN), 1986年には女性および少数民族・人種を調査研究の対象にすることを義務づける通達が出されるなどの動きが起こった。

さらに, 行政主導で女性の医療の立ちおくれを是正するために, 1996年には, National Center's of Excellence in

表 6-1 性差医療の研究および発展のための 14 の提言

研究のための提言
1) 細胞レベルにおける性の研究を促進すべきである
2) 子宮から墓場までの性差を研究すべきである
3) 異なる種の情報を探索すべきである
4) 自然の変異を探求すべきである
5) 脳の構造と機能における性差の研究を発展すべきである
6) 両性が罹患するヒトの全疾病において性による差異および類似点をモニタすべきである

発展を阻む障壁打開のための提言
7) セックスとジェンダーという言葉の明確な使い分けをすべきである
8) 性差に関する追加研究を支援し，実行すべきである
9) 性特異的データをより簡単に入手できるようにすべきである
10) 生物学的研究材料が由来するもともとの個体における性を決定し開示すべきである
11) 縦断的研究は，研究結果の性による解析が可能であるように実行され，構成されるべきである
12) 研究対象の内分泌状態を同定すべきである（データ解析において，可能なかぎり考慮されるべき重要な変数である）
13) 性差における学際的研究を奨励し，支援すべきである
14) 同定済みの性差をもとに，差別が行われる危険性を減らすべきである

(米国国立科学アカデミー「セックス差とジェンダー差を理解するための委員会」)

表 6-2 女性外来受診者にみられる症状や疾患

- 月経不順・無月経
- 月経困難症・月経痛
- 更年期障害
- 月経前症候群
- 摂食障害
- うつ病・うつ状態，パニック障害，過換気症候群
- 不眠，めまい，耳鳴り，ふらつき，倦怠感
- 冷え，むくみ
- 頭痛，全身種々の疼痛（関節痛・線維性筋痛症など）
- 尿失禁・間質性膀胱炎
- 骨粗鬆症
- 生活習慣病（高血圧・脂質異常症・糖尿病・肥満など）
- 性感染症
- 乳癌・乳腺症
- ドメスティックバイオレンス
- 介護ストレス

う義務づけ，1999 年に米国国立アカデミーは，性差と決定因子について現在わかっている生物学的治験の現状評価と考察のための委員会「Committee on Understanding the Biology of Sex and Gender Differences（セックス差とジェンダー差を理解するための委員会）」を立ち上げるなど，性差医療に関する動きが高まっている（表 6-1）。

女性のライフサイクルとわが国における性差医療，女性外来発展の背景

わが国では，以前から女性ホルモンと動脈硬化や骨粗鬆症の発症，進展に関する基礎および臨床研究，骨粗鬆症や更年期障害に対する女性ホルモン補充療法，更年期外来などの診療は行われていたが，「性差医療」というかたちで明

Women's health (CoE) が国内各地に 20 カ所以上指定され，これらのセンターでは，①女性の生涯にわたる健康改善をめざす地域活動，②女性に特化したプライマリケアの提供，③予防，診断，治療法についての基礎・臨床研究の推進，④生物学的性差も含む女性医療に関する卒前卒後医学教育，⑤医療領域での女性のキャリア拡大を謳っている。また，1998 年に FDA は治験に女性を半分は入れるよ

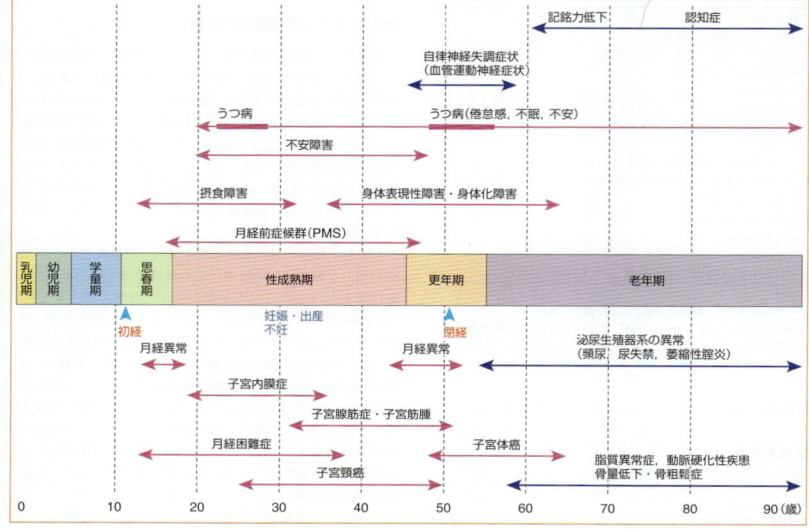

図 6-1 女性のライフサイクルと身体，精神疾患

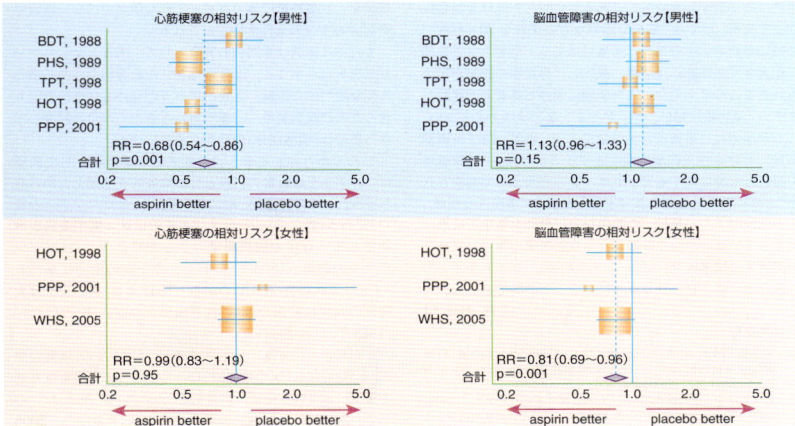

図6-2 アスピリンの心筋梗塞と脳血管障害の男女別一次予防効果[1]
BDT：British Doctor's Trial, PHS：Physician's Health study, TPT：Thrombosis Prevention trial, HOT：Hypertension Optimal Treatment, PPP：Primary Prevention Project, WHS：Women's Health study

確に示されたのは，上記の米国の動きを受け2001年以降次々に開設され，全国で400カ所以上を数えた「女性外来」による。

女性外来は，受診者の年齢，症状，疾患などによる制限を設けておらず，多くは30分以上の診療時間を確保した予約制という形態をとり，診療にあたっている。女性は，卵巣機能に支配されるため，男性に比較しライフサイクルが明確である。初経を迎える思春期，性成熟期，閉経前後の更年期を経て，老年期にいたる長期のライフサイクルと性成熟期における月経に伴う短期のライフサイクルであり，それぞれの時期に種々の精神的，身体的不調が起こる（図6-1）。

特に更年期は，女性ホルモンの欠乏による症状に加え，子どもの巣立ちや夫との関係，自身の老いの自覚など精神的なストレスがあり，さまざまな精神的・身体的不調が起こるが，周囲，一般社会，医療者の理解は十分ではない。医療機関を受診しても症状に応じた各臓器の検査で異常がなければ，不調が解決していなくとも終診となり，その解決を求めて女性外来を受診するため，女性外来の最多受診層である。

そのほかにも女性外来で対応している疾患は多岐にわたり（表6-2），一般的医療の現場で女性に特有な多くの病態への対応が不十分であることがわかる。特に精神科，心療内科的な対応が必要となることが多いが，一方で内分泌疾患や悪性疾患を鑑別することも重要で総合的な診療スキルが必要である。女性外来は，どのような症状であっても受診可能とした全人的医療の実践の場であることも特徴的であり，発展の背景には，臓器別診療で対応できない病状や，より質の高い医療への要求という背景も含んでいる。

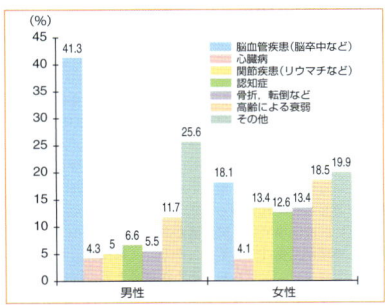

図6-3 介護が必要となった主な原因
（厚生労働省：国民生活基礎調査，2004）

性差医療の実際

性差医療は基礎，臨床分野のすべてにおいて必要な領域であるが，実際の臨床の場で性差を区別，意識して診療されている領域は，産婦人科，泌尿器科，乳腺外科などにとどまり，エビデンスの集積もはじまったばかりである。

図6-2はアスピリン少量投与の脳血管障害，心筋梗塞に対する一次予防の効果を男女別に示している。男性では，心筋梗塞や心血管障害による死亡リスクを低下させたが，脳血管障害にはその効果がなく，女性における低用量アスピリンは，脳血管障害のリスクを低下させたが，心筋梗塞や心血管障害による死亡には影響を与えないという，男女で逆の結果となっている[1]。

図6-3にわが国の要介護の基礎疾患を男女別に示した。

男性は約半数が脳血管障害であるのに対し女性は骨粗鬆症による骨折，認知症，脳血管障害などいずれも20%程度で多岐にわたる。その発症，進展にはエストロゲン欠乏の関与が大きく更年期以後急激に進行し，男女別の施策が求められるところであるが，内科領域における男女別の健診システム，薬物療法指針，ガイドラインなどはほとんどない。

わが国では日本循環器病学会により，2010年に「循環器領域における性差医療に関するガイドライン」が循環器病の診断と治療に関するガイドラインの一つとして発表された[2]。薬物動態に影響を及ぼす性差発現や，虚血性心疾患，その危険因子や心筋症，不整脈など広範囲な循環器疾患に言及している。今後はこのような性差医療の視点に立った基礎研究，臨床研究（エビデンスの集積），ガイドラインの作成などが広く行われるようになることが期待される。

【宮尾 益知子】

参考文献

1) Ridker PM et al : A randomized trial of low-dose aspirin in the primary prevention of cardiovascular disease in women. N Engl J Med 352: 1293-1304, 2005
2) 鄭忠和ほか：循環器病の診断と治療に関するガイドライン（2008-2009年度合同研究班報告）；循環器領域における性差医療に関するガイドライン. Circ J 74(Suppl Ⅱ), 2010

7 医の倫理と医療倫理の四原則

なぜ倫理が必要か

医療行為は，程度の差はあるもののすべてが身体に対して侵襲的である。医療者はそのような行為が社会的に許され，患者がみずからの身体への侵襲に対して同意を与えるのは，医療者が専門職として高い道徳性を持ち，信頼を得ているからである。逆にいえば，医療者は高い道徳性を，患者を含めた社会から要求されているといえる。

実際の医療現場では，医療者が各々の信念に基づいて行動する場面が見受けられる。しかし，これは決して好ましいことではない。なぜなら，ある医療者と別の医療者の信念が異なる場合，同じような事態に対してそれぞれが正しいと考える行為が異なってしまうからである。道徳とは，正しい行為をなすために守り従わねばならない規範の総体である。にもかかわらず，医療者各々の正しい行為が異なってしまうということは，常に例外を認めているということになってしまい，結果的に，それは道徳性の否定につながってしまうのである。

医療者が正しい価値選択を行うためには，専門職としての守り従うべき規範を持つことが必要になる。それが一般的に「医の倫理」といわれるものである。すなわち，「医の倫理」は職業倫理として，専門職として診療に際して医師が心得ておくべき道徳的義務を定めたものである。

専門職と倫理綱領

医療は専門職として長い歴史を持ち，その地位は確立されてきた。カール・サンダースとウィリアムの古典的な専門職論によると，専門職とは，①長期訓練によって得られた専門的技術，②特別な責任感の維持（倫理綱領など），③統制を行う専門職団体の存在，④利益追求ではない固定報酬制度の4つの条件を持つとされる。

またベイルスは専門職の特徴として，①重要な公共サービスをもたらすこと，②体系化された総合的な専門知識と高度の専門的な訓練，③専門職自身が定める倫理的側面も含んだ自己規制基準，④専門職になるための免許制度，⑤専門職団体（職能団体）の存在をあげている。

これらからわかるように，代表的な専門職として医療は，みずからの行動の指針として倫理的な綱領を古から有してきた。その代表が，紀元前4世紀の「ヒポクラテスの誓い」である（表7-1）。ヒポクラテスの伝統に属する倫理綱領として，近代の倫理綱領のさきがけとなった「パーシヴァルの綱領」（1803年），パーシヴァルの綱領に基づく「アメリカ医師会（AMA）の綱領」（1847年），第二次世界大戦後の世界医師会の綱領「世界医師会のジュネーブ宣言」（1948年）があげられる。

わが国においても，日本医師会が，1951年の「医師の倫理」を2000年に「医の倫理綱領」として現代の医療を取り巻く環境にふさわしいように改訂を行っている（表7-2）。そして，2004年には「医師の職業倫理指針」を策定し，2008年に改訂版を示している。

医の倫理から医療倫理へ

医の倫理は職業倫理であるがゆえに，あくまでも医療者を中心とした倫理であり，患者や社会の視点が含まれない。医の倫理の代表であるヒポクラテスの誓いも，ともすればパターナリズムとして批判の対象となることがあった。

そこで，医療従事者と患者，社会の間を調整するための規範として「医療倫理」が誕生した。医療倫理は，単なる職業倫理ではなく，医療が行われる際に守られるべきルール，ふさわしい行われ方を広い視点で問うものである。さらに，臨床場面に関係して生じる疑問や問題を対象とした医療倫理の一領域を「臨床倫理」という。臨床倫理は，個々の患者診療にかかわる倫理問題を同定，分析し，どのような選択が最善かを考察することを目的としている。

医療倫理の成立

医療倫理の歴史は米国ではじまったといえる。1960年代の血液透析や臓器移植によって発生した倫理的ジレンマにはじまり，1970年代後半にカレン・クインランの事例などによって，社会の医療に関する倫理的関心が引き起こされた。また同時に，1970年代前半のタスキギー梅毒研究の発覚によって，生命科学研究に関しても倫理的批判の目が向けられるようになった。

このような社会情勢を受け，1978年には，生物医学および行動科学研究の人間の被験者保護のための国家委員会が形成され，「ベルモント・レポート」が提唱された。また翌年，ビーチャムとチルドレスによって著された「生物医学・医療倫理の諸原則」において，生物医学・医療の諸原則が提唱された。1980年代にはカレン・クインラン事件をきっかけとした終末期医療に関する論争が起こり，延命治療に関する大統領委員会のレポートも公表された。この時期に病院倫理委員会が普及し，臨床倫理コンサルテーションも開始された。

表7-1 ヒポクラテスの誓い

- 能力と判断のかぎり，患者の利益となる養生法をとり，悪くて有害と知る方法を決してとらない
- 患者の生活について秘密を守る
- 女と男，自由人と奴隷の違いを考慮しない
- 頼まれても死に導くような薬を与えない
- 婦人を流産に導く道具を与えない

表7-2 医の倫理綱領（一部抜粋）

医学および医療は，病める人の治療はもとより，人々の健康の維持もしくは増進をはかるもので，医師の責任の重大性を認識し，人類愛をもとにすべての人に奉仕するものである

1) 医師は生涯学習の精神を保ち，常に医学の知識と技術の習得に努めるとともに，その進歩・発展に尽くす
2) 医師はこの職業の尊厳と責任を自覚し，教養を深め，人格を高めるように心掛ける
3) 医師は医療を受ける人々の人格を尊重し，やさしい心で接するとともに，医療内容についてよく説明し，信頼を得るように努める
4) 医師は互いに尊敬し，医療関係者と協力し医療に尽くす
5) 医師は医療の公共性を重んじ，医療を通じて社会の発展に尽くすとともに，法規範の遵守および法秩序の形成に努める
6) 医師は医業にあたって営利を目的としない

表7-3 医療倫理の基本四原則

自律尊重原則：患者の自律（自己決定）を尊重せよ
善行原則：医療者は，患者の最善の利益を考えて行為しなければならない
無危害原則：患者に有害なことをしてはならない
正義原則：複数の患者がいる場合に，公平に扱うことを命じる

医療倫理の四原則

ビーチャムとチルドレスは生物医学や医療の分野で用いられるべき道徳原則として，「自律尊重」「善行」「無危害」「正義」の4つの原則を提示した。これらは，「医療倫理の基本四原則」（表7-3）と呼ばれ，医療倫理において実際の行為指針の中心的位置を占めている。

医療倫理の四原則の成立

1978年ビーチャムが決定稿を書いた「ベルモント・レポート：生物医学および行動科学研究におけるヒト被験者保護のための国家委員会報告書」において，人格尊重原則，善行原則，正義原則の三原則が提示された。さらに，1979年にビーチャムとチルドレスは，「生物医学・医療倫理の諸原則」のなかで，上記の三原則に無危害原則を加えた四原則を提示した（人格尊重原則は「自律尊重原則」と言い換えられた）。

四原則が誕生した背景には，当時の米国では医学や医療の倫理問題に場当たり的な対応がなされており，その批判として，それらの問題を統一的に扱うための理論的基礎が必要であったことがあげられる。

自律尊重原則

ビーチャムらは，自律尊重原則を消極的責務および積極的責務というかたちで定式化している。消極的責務とは「自律的行為は，他人による支配的な制約に従うべきではない」というものであり，医療現場では「患者が自分で考えて判断する自律性を尊重しなければならない」というかたちで発揮される。積極的責務とは，患者が治療上の決定を下すために必要な情報を開示し，自律的な決定を促進することである。つまり，患者の自律を尊重するということは，単に患者に決定の自由を与えるだけではなく，必要ならば患者の自己決定を助けるということも含むと考えられる。

自律尊重原則は，「真実を語ること」「他人のプライバシーを尊重すること」「守秘情報を保護すること」「侵襲行為のためには同意を得ること」「援助の依頼を受けた場合には，他人が重要な決定を下すことを手助けすること」などを医療者に要求する。

インフォームドコンセントの概念は，この自律尊重原則に基づいている。

無危害原則

無危害原則とは，「危害を引き起こすことを避けるという規範」あるいは「害悪や危害を及ぼすべきではない」ことであると定義される。歴史的には，これは人工妊娠中絶の禁止や，安楽死の禁止を意味していたが，今日では，無危害の責務は，危害を加えない責務だけでなく，危害のリスクを負わせない責務も含まれている。そのため，医療者が，患者にとって利益のない治療や検査あるいは医学実験などを行うことをこの原則は禁止する。無危害原則は，「殺さないこと」「苦痛や苦悩を引き起こさないこと」「能力を奪わないこと」「不快を引き起こさないこと」「他人の人生からよきものを奪わないこと」などを医療者に要求する。

医師が治療行為を行うにあたって，合併症や副作用を可能なかぎり避けるように配慮しなければならないのは，無危害原則に基づいている。

善行原則

善行原則とは，医療者は患者の最善の利益を考えて行為しなければならないという原則である。何が患者の最善の利益になるのかは，一概にということは難しいが，原則的には，医学的に最良の判断に基づき，患者の利益になることを行うべきだという考え方である。この原則は「他人の権利を保護・擁護すること」「他人に危害が及ぶのを防ぐこと」「他人に危害をもたらすと考えられる条件を取り除くこと」「障害者を援助すること」「危機に瀕した人を救助すること」などを医療者に要求する。

医療行為は，必ず利益と危害が表裏一体になっているために，医療行為を行う際には，善行原則と無危害原則のバランスをとることが必要となる。

正義原則

正義原則とは，「社会的な利益と負担は正義の要求と一致するように配分されなければならない」というものである。正義原則は，形式的な正義の原則と実質的な正義の原則を含んでいる。形式的な正義の原則は「等しいものは等しいように，等しくないものは等しくないように，扱わなければならない」というものである。一方，実質的な正義の原則とは，2人以上の個人が平等な扱いに値するために何が等しくなければならないかを特定する原則である。実質

的原則として，たとえば，「各人に平等な配分を要求すること」「各人の必要や努力，貢献，功績の大きさに応じて配分すること」「実質的な市場取引に配分を委ねること」などがあげられる。

医療の現場においては，複数の患者がいる場合に，公平に扱うことを医療者に命じる。

おわりに

医療者が倫理的に正しい選択を模索する場面では，何が倫理的に問題なのかをはっきりさせることが最初になすべきことである。しかしながら往々にして，医療者にとって，何が倫理的に問題になっているのかを言葉でいいあらわすことは困難である。その場合，倫理原則を用いて検討することによって，何が倫理的な問題を引き起こしているのかが明らかになる（例：治療拒否であるならば，善行原則と自律尊重原則の衝突）。その結果，解決すべき問題が明らかになり，議論のポイントを皆で共有することが可能になる。

医療倫理は，医療者がどのような存在であるべきかということを示すだけでなく，具体的な診療場面における行動の指針としても重要かつ有用である。

【瀧本 禎之・赤林 朗】

参考文献

1) 赤林朗ほか編著：ケースブック医療倫理，医学書院，2002
2) 赤林朗編：入門・医療倫理Ⅰ，勁草書房，2005
3) Jonsen AR et al, 赤林朗ほか監訳：臨床倫理学，新興医学出版社，2006
4) Hope T, 児玉聡ほか訳：医療倫理〈1冊でわかる〉シリーズ，岩波書店，2007

8 医師-患者関係

はじめに—なぜ医師-患者関係が大切か

医師-患者関係は，治療効果に大きな影響を与える。たとえば，適切な薬剤を処方したとしても，医師-患者関係が悪ければ，患者は医師への不信感から自己判断で内服を中断してしまうかもしれない。どれだけすぐれた薬剤でも，患者の内服行動が適切でなければ，期待した効果を得ることはできない。逆に，医師-患者関係が良好であれば，望ましい内服行動が得られ，期待した効果が得られる可能性が高くなる。生活習慣病などは，患者みずからが生活習慣を改善することが必要となるが，良好な医師-患者関係が存在すれば診療場面を越えて日常生活においても患者によい影響をもたらすであろう。

アドヒアランスとは，患者自身が治療目標に到達するために，どれだけ関心を持ち，指示を忠実に守っているかどうかという，治療参加における患者の自覚的，能動的側面をよりあらわしている言葉であるが，良好な医師-患者関係を築くことは，患者のアドヒアランスを上げることにつながるのである。さらに，アドヒアランスのみにとどまらず，良好な医師-患者関係が存在すれば，手術に臨む患者に安心感を与えるであろうし，終末期患者の生活の質（QOL）を改善するであろう。このように，医師-患者関係は，臨床医学において重要な位置を占めているのである。

良好な医師-患者関係とは

良好な患者関係とは，どのような状態をさすのであろうか。一つには，臨床場面において医師と患者の間にラポールが形成されている状態ということができる。ラポールとは，元々は臨床心理学においてセラピストとクライエントの間に相互を信頼しあい，安心して自由に振る舞ったり感情の交流を行えたりする関係が成立している状態をあらわす語として用いられる。つまり，患者が医療者に対して親しみのこもったよい関係を持っている状態が，ラポールが築けている状態であるといえる。ラポールを形成するためには，医療者が温かい共感の気持ちや誠実な態度，問題に的確に対応できる能力などを有していることが大切になる。

医師-患者関係モデル

医師-患者関係を構造パターンとして認識する場合，これまでにいくつかのモデルが提案されている。医師-患者関係モデルの代表的なものとして，サスとホレンダーのモデル，ヴィーチのモデル，エマニュエルらのモデル，クィルとブローディのモデルなどがあげられる（**表 8-1**）。ここでは，最もよく使用されるエマニュエルらの医師-患者関係モデルについて説明する。

エマニュエルらの医師-患者関係モデル

エマニュエルらは，医師-患者関係モデルを，パターナリズムモデル・審議モデル・解釈モデル・情報提供モデルの4つのパターンに類型化する。これらの4つのパターンは，医療のなかで医師の果たすべき義務，患者の価値観をどのようにとらえているか，によって特徴づけることができる。

パターナリズムモデル

パターナリズムモデルでは，医師の果たすべき義務を，医師は患者の意向に関係なく，患者の福利を増進することであると考え，患者の価値観は基本的に医師が判断する価値観と相違がないものととらえている。たとえるなら，医師は患者に対して，保護者（父親）の役割を果たしているといえる。パターナリズムモデルでは，患者の最善の利益を決めることができるのは，患者よりもむしろ医師であるとみなされており，純粋医学的な知識のみに基づいて，医師が患者にとって最善のことを決めることができるという考えが前提になっている。パターナリズムモデルには，いくつかの問題点が指摘されている。

一つ目は，患者の最善の利益の意味を狭くとらえてしまうということである。本来の患者の最善の利益とは医学的事実のみではなく，患者自身の価値観も含んでいるものである。しかしながらパターナリズムモデルでは，患者の最善の利益を純粋医学的な判断によって評価することになる。

二つ目は，事実と価値判断を混ぜてしまう可能性が存在する点である。パターナリズムモデルにおいて，患者の最善の利益を判断する「医学的・臨床的に適応」ということは一見純粋な事実に基づいて判断を下しているように思われるが，現実の臨床場面ではそこにはしばしば医師自身の価値観が含まれてしまうことが多い。

三つ目は，患者の利益以外の価値を考慮に入れていない点である。現在では，一般的な価値観として，自律的であるということに重きがおかれる。その点，パターナリズム

表8-1 医師-患者関係モデル

サスとホレンダーのモデル（1956）
能動性・受動性モデル，指導・協力モデル，相互・参加モデル
ヴィーチのモデル（1971）
技術者モデル，聖職者モデル，同僚モデル，契約モデル
エマニュエルらのモデル（1992）
パターナリズムモデル，審議モデル，解釈モデル，情報提供モデル
ウィルとブローディのモデル（1996）
独立選択モデルと自律強化モデル

（文献1を改変）

モデルにおいては，患者の自律というものの価値を考慮に入れていないところに問題があるといえる。

このように，パターナリズムモデルは，現代の医療環境や考え方にそぐわない点が多く，何かと批判の対象になりやすい。昨今のインフォームドコンセントなどは，パターナリズムモデルに対する反省から生まれてきたともいえる。ただし，実際の臨床場面においては，患者の価値観が治療法に影響を与える可能性がほとんどないとき，病気などで患者の判断能力に問題があるときなどは，パターナリズムモデルが有効に機能することもある。

審議モデル

審議モデルでは，医師の果たすべき義務が，医師が最も適切であると考える価値観を説明し，それを患者が選択するように努力することであると考える。患者の価値観については，患者は固有の価値観を持ってはいるものの，議論により変化する余地があると考えている。つまり，審議モデルでは，医師が推奨する価値観と患者の価値観が異なった場合，医師が患者の価値観を変えるように説得を行うことが適切な行為と考えられている。審議モデルでは，医師は患者にとって，教師や友人のような役割を果たすことになる。審議モデルは，場合によっては患者の価値観そのものを疑い，間違っていると判断した際には，価値観を変更するように促す。

つまり，医師の価値観にそれだけ重きをおいていると考えられることから，ややパターナリズムモデルによったモデルということができる。パターナリズムモデルと異なるのは，患者との対話を重視する点であり，患者が説得に応じない場面では，患者の価値観を優先する点である。審議モデルは，たとえば糖尿病などの生活習慣病の診療などやや指導的なかかわり方をするような臨床場面で使用される医師-患者関係モデルである。

解釈モデル

解釈モデルにおいて，医師の果たすべき義務は，患者の価値観が明確になるよう手伝うことである。患者の価値観は未確定であり明確にする必要があるととらえている。解釈モデルにおける医師は，助言者やカウンセラーのような役割を果たすことになる。解釈モデルでは，医師は，患者がみずからの問題をよく理解し，よく考えるための手助けをする。患者みずからが考えた結果，明らかに患者自身の価値に沿わない誤った決断をしようとしているときには，さらに対話をすることによって患者自身でふさわしい決断にたどりつけるように導く。

解釈モデルでは，医師の価値観を重要視せずに，あくまでも患者の価値観に重きをおくことから，審議モデルと比較して，いっそうパターナリズムモデルから遠いモデルとみなすことができる。審議モデルと同様に，解釈モデルでは患者が治療方針を医師と対話することは役立つと考える。

つまり解釈モデルでは，診療場面において，患者の価値観が未確定であるという前提に立ち，さまざまな治療法が，どのような「意味」や「リスク」を持つのかを，十分に説明し，患者がみずからの価値を明確にし，それに沿った決断をするのを医師は助けるのである。解釈モデルは，たとえば，リスクの高い治療に関するインフォームドコンセントの場面で使用される。

情報提供モデル

情報提供モデルでは，医師の果たすべき義務を，患者に情報を提供して患者の選択する治療に従うことだと考え，患者の価値観はすでに確定されており，患者は自己決定できるととらえている。情報提供モデルの医師-患者関係では，医師は有能な技術者のような役割を果たすことになる。

情報提供モデルに基づく医師-患者関係では，医師の役割は，治療に関係する医学的事実のみを患者に提供し，患者が治療法を決定する。情報提供モデルは，医療者をサービス提供者，患者を消費者とみなした関係性に基づいたものであって，パターナリズムモデルとは正反対に位置するモデルであるといえる。従来中心的であったパターナリズムモデルの医療に対する反動から形成された医師-患者関係モデルといえるが，情報提供モデルにも，いくつかの問題点が指摘されている。

一つ目は，患者に対して不十分なサポートしかなされていないことである。一見，情報提供モデルは患者の価値観を重要視し自律を尊重しているようであるが，より洗練された患者の自律尊重の考えは，議論することの重要性を含んでおり，その点で不十分なサポートしかなされていないといえる。

二つ目は，サポートが不十分な結果，患者が自分の意思に沿っていない誤った意思決定を行う可能性が存在することである。医学的事実は，専門家でなければ理解できないことも多く，患者が医師と対話していればこのリスクが回避できる可能性が高くなる。

三つ目は，医師を（単なる）技術者とみなしていることである。医師は単なる技術者ではなく，専門家として修練と高い倫理規定をみずからに課している。もし，情報提供モデルが医師-患者関係の中心になれば，医師は社会的な期待に応えなくなってしまうかもしれない。このような短所は，インフォームドコンセントの説明時に，医師側の責任に伴うリスクを過度に意識するがあまり，医学的事実のみを列挙して選択を患者に任せ，患者が医師の意見を聞いたとしても，患者が決めることであるからといって話しあいに応じないという場面にみられる。高度な医療について判断を下す場合，患者は医学的情報のみを与えられても，それを理解したうえでみずからの価値観と照らしあわせて適切な決断をすることが難しい。医師は，専門家として専門知識と多くの難しい場面に立ち会った経験を有しているのであるから，これらを利用しながら患者との対話を通じて，選択のサポートをすべきである。

一方，情報提供モデルのよい点は，すぐれた情報に基づいて，患者が自分自身で自分のことを決められるところである。これは，医療以外の他の生活場面で一般的にわれわれが好む方法といえる。医療場面でも，審美的な医療行為

など健康に直接的に関連しないような医療行為について，情報を提供し患者が選択する場面などでは，有効に機能すると考えられる。

理想的な医師-患者関係

従来の医師中心の医師-患者関係，つまりパターナリズムに対する反省から，近年は患者中心の医療（patient-centered medicine）が推し進められてきた。しかしながら，臨床場面における理想的な医師-患者関係は，ラポールが形成されるような関係である。そのためには，単に患者中心の医師-患者関係ではなく，医師と患者の間の自由な対話，コミュニケーションが必要となる。またこれは，エマニュエルらのモデルでいうところの，審議モデルと解釈モデルに該当する。

最近では理想的な医師-患者関係の一つとして，患者との共同作業として医療をとらえる，共有決定モデル（shared decision making model）が提唱されているが，これも審議モデルと解釈モデルの間に位置するモデルである。共有決定モデルにおいてみられるように，現在の理想的な医師-患者関係は，医師の役割を重視しつつ患者との対話を進めながら，最終的には患者の価値が優先されるような関係であると考えられる。

【瀧本 禎之・赤林 朗】

参考文献
1) 赤林朗編：入門・医療倫理Ⅰ，勁草書房，2005

9 医療と法

はじめに

医療は，医学を実践する科学的営みである一方で，さまざまな法制度によって支えられている。たとえば，医療従事者の免許については，医師法や保健師助産師看護師法，薬剤師法など，資格ごとにさまざまな法令が定められている。医療法や関連法令によって施設の組織や構造・設備，地域の医療計画などが定められている。健康保険による診療を行うにあたっては，健康保険法や国民健康保険法，療養担当者規則などの関連法令によってこと細かに保険診療のルールが定められている。患者と医師や医療機関との法律関係は，「契約」であるとされており，民法の規定がいる。医療は，さまざまな種類の「法」の交差点である。

法の種類

人の行動を規律するルール（規範）を広い意味で「法」という。法にはさまざま種類がある。国家が制定した法を「制定法」といい，人々のさまざまな慣習がルールとして認められたものを「慣習法」という。

法を制定するとき，また，法を解釈運用するとき，常に出発点となる国の最高法規を「憲法」という。日本国憲法第98条第1項は，「この憲法は，国の最高法規であつて，その条規に反する法律，命令，詔勅及び国務に関するその他の行為の全部又は一部は，その効力を有しない。」と定めている。日本国憲法の基本精神は，平和主義・基本的人権の尊重・国民主権の3つであるとされており，法を制定するときも，解釈運用するときも，原点は常に憲法にある。

また，憲法第41条では「国会は，国権の最高機関であつて，国の唯一の立法機関である。」と定めている。「法律」を作ることができるのは，国会だけである。法律の定めによらずに刑罰を科することはできない（罪刑法定主義）。

地方自治体は，法律に反しない範囲で，「条例」を制定することができる。地方自治法という法律の規定に基づいて，条例も2年以下の懲役や禁錮，100万円以下の罰金などの刑罰を定めることができる。また，法律の規定に基づいて，行政権が定める規定を「命令」という。内閣が定めるものを「政令」といい，各省の大臣が定めるものを「省令」という。法律と命令をあわせて，法令と呼ぶこともある。医療に関する「法」を考えるときには，法律だけでなく，政令や省令も十分に考慮する必要がある。

法の特徴は，国家機関によって制定され，国家の力で強制されることである。このような法を「ハードロー（hard law）」という。ところが，次第に国家による制定と強制から離れた「法」が登場し影響力を持つようになってきた。このような法を「ソフトロー（soft law）」という。ソフトローについては，最後にもう一度触れることにして，まずは，古典的な国家と法について説明する。

三権分立と法

国家機関は，立法権，行政権，司法権の三権に分かれている。国会は，国の唯一の立法機関である（憲法第41条）。行政権は内閣に属する（憲法第65条）。すべて司法権は，最高裁判所及び法律の定めるところにより設置する下級裁判所に属する（憲法第76条第1項）。「医療に関する法律は，国会が作る。医療に関する行政は内閣（そしてその下におかれた省庁）が行う。医療に関する裁判は裁判所が行う」，と単純化できれば，「医療と法」の説明もずいぶん簡単になるのだが，国の仕組みは決してそんなに単純なものではない。政官関係，地方分権，裁判官という独立した3つの視点から，国の仕組みの複雑性に光をあててみたい。

まず，国会と内閣の関係を考える。国会議員のなかから内閣総理大臣が国会の議決により指名され，内閣総理大臣が国務大臣を任命し，総理大臣とその他の国務大臣が内閣を組織する。民間人が国務大臣に選ばれることもあるが，ほとんどの場合，国務大臣は国会議員のなかから選ばれている。選挙で選ばれる国会議員は，政治家と呼ばれている。大臣や副大臣，政務官として任命されると，各省庁の責任者となる。一方，実務を担っているのは，各省庁の公務員である。各省庁に採用されて行政の専門家としてキャリアを積み，さまざまな法や予算を含む政策の原案を作るようになって，官僚と呼ばれる。

国会と内閣の関係は，憲法に書かれた文字のうえでは，立法権と行政権がきれいに分けられているようにみえるが，現実の世界のなかでは，政治家と官僚の関係（政官関係）がとても錯綜している。法も予算も，大枠を政治家が定めて細目を官僚が作っているといっても，実際にはさまざまな部局に分かれた専門性の高い公務員が原案の作成に携わることが多い。また，細目を積み上げていくことによって大きな方針が決まっていくことも多い。民主主義の根幹である選挙で選ばれた政治家と，政府という巨大な組織を構成している官僚（公務員）の集団の間で，さまざまな相互

関係が働いている。特に、経済成長が鈍化するなかで第二次世界大戦後のベビーブーム世代が高齢者となっていく21世紀前半は、医療・介護福祉・年金の負担を誰がどのように支えていくかという深刻な社会経済問題を抱えているなかで、政治的な意思決定も困難を極め、政党関係もさらに複雑になる。

次に、地方分権を考える。医療における法と財政について、どこまでを国の政府が中央集権的に決めるか、どこまでを地方自治体がそれぞれのコミュニティのなかで決めていくかは、とても難しい問題である。医療や介護福祉は、ニーズやコストを身近に評価する仕組みが必要になるので、地域ごとの自主性を尊重する仕組みも重要である。ただ、たとえば終末期の医療や介護のあり方をどうするかについては、法と財政の両方からの検討が必要になる。そのような大がかりな仕組みづくりを地方自治体が個々に担っていくためには、新しい組織や人材養成が必要になるだろう。どこまでを中央集権とし、どこまでを地方分権とするかは、これからの医療と法を考えるうえで、きわめて重要な論点となっている。

裁判官の独立は、裁判所と法の関係という大きなテーマに関連するので、項を改める。

裁判所と法

前述したように、すべて司法権は、最高裁判所及び法律の定めるところにより設置する下級裁判所に属する(憲法第76条第1項)。すべて裁判官は、その良心に従い独立してその職権を行い、この憲法及び法律にのみ拘束される(同条第3項)。

この2つの条文にも深い含蓄がある。日本という国には、1つの最高裁判所があり、法的判断の頂点を形づくっている。米国のように各州に最高裁判所があるような多元法の国となることを日本国憲法は予定していないようにみえる。しかし、裁判を行う裁判官は独立して職権を行使しているのだから、裁判をするときに上級の裁判所の意見や指示に縛られることはない。公務員でありながら憲法によって身分が保障され、憲法と「法律」にのみ拘束されている。

さらに、憲法第81条は「最高裁判所は、一切の法律、命令、規則又は処分が憲法に適合するかしないかを決定する権限を有する終審裁判所である。」と定めており、最後は憲法を拠り所に最高裁判所が終審裁判所として判断するにしても、日々の裁判のなかでは、一人ひとりの裁判官が憲法に違反していると思えば、国会が制定した「法律」でさえ無効と判断することができるし、行政権が定めるルールである政令や省令などの命令も、一つひとつの行政処分も、裁判官は、無効と判断することが許されている。

裁判所とはいったいなんだろうか。「法」をつかさどる「司法」とはいったいなんだろうか。民主主義に基づいて国会が制定した「法律」に拘束されながら、「法律」そのものが憲法に適合しているかどうかを判断する権限が裁判所に与えられているというのはどういうことだろうか。この疑問は、憲法や法哲学の教科書で多くのページ数が割かれているにとどまらず、「法」というものを考えるうえでの根本問題ともいえる。

民主主義は多数決原理で支えられている。民主主義の頂点に立つ国権の最高機関は、国会である。国会は、国会議員のなかから内閣総理大臣を選出して、政府という巨大な官僚機構の最高権力者とすることができる。ところが、憲法は民主主義がすべてであるとしてしまわず、民主主義を「法」で拘束するというシステムを国の統治機構に組み込み、裁判所に立法権や行政権を監視する役割を担わせている。民主主義を重視しながら、民主主義＝法とせず、民主主義を絶対としないように精妙な力のバランスをとろうとしているのである。

裁判所の法創造機能

医療と法は、生命維持治療の中止や差し控えをはじめとして、深刻な問題をたくさん抱えている。現在の法律のなかに明確な規定はないが、新たに法律を定めることもできず、ことの性質上行政権が定めることもできない。行政権のなかに審議会などを設置して有識者の意見を集めても、なかなか結論まではたどりつかない。

日本の裁判所のあり方は、第二次世界大戦後に憲法改正が行われたときに、違憲立法審査権などの米国型の司法制度を取り入れて大きく変貌した。元となった米国では、「訴訟社会アメリカ」といわれるほど訴訟の数が多く、社会のなかでの権利義務をめぐるディベートがおびただしく法廷で行われている。多数決に基づく議会の議決によって法律を作るのではなく、裁判のなかでのディベート(議論)に価値を見出し、民主主義の多数決に並ぶ正統性を認めているのが、アメリカ法である。その結果、アメリカ法は多元法の色彩を強く持ち、各州の裁判所がさまざまな判決を書き、判決が最前線の問題と向き合いながら、新たな「法」を創造してきた。

カレン・クインラン事件、ナンシー・クルーザン事件など、生命維持治療の中止に関する裁判所の判断は、いずれも、生命維持治療の中止を行ってから刑事処罰や損害賠償などを検討するものではない。これから生命維持治療の中止を行ってよいかどうか、という場面にあらかじめ裁判所が向かいあい、医療者と患者家族の対立する意見を聞きながら、裁判所が現場で決断を行っていったのである。宗教的理由に基づく治療拒否や、不合理な治療拒否に医療者が直面している場合にも、裁判所は現場に駆けつけて一つひとつの事例に判断を下してきた。これらのたくさんの判断が累積して、「判例法」というもう一つの「法」を形づくってきた。アメリカ法においては、議会の多数決による法律の制定とは異なる「裁判所の法創造機能」が発展し、裁判所が法の最前線を切り開いてきた。

日本においても、裁判例の累積は、法の解釈において重要な役割を果たしている。また、裁判例が集積した後に新たな立法が行われたこともあり、限定された範囲ではあるが、裁判所の法創造機能が大きな役割を果たした分野も少なくない。

医療と法について、日本の裁判所は、損害賠償や刑事処罰などの事後的制裁に関しては、国会に制定された法の枠組みのなかで、専門家の意見を証人尋問や鑑定人尋問などを通じて取り入れながら、なんとか社会の変化にあわせたバランスのよい判断を行おうと努力してきた。また、日本の裁判所は、民主主義の過程に介入する法の守り手としての役割を果たすことと、民主主義の過程に介入しすぎないことのバランスをとることに慎重に身を処してきたし、そ

れはとても重要なことではある。ただ，日本国憲法に大きな影響を与えているアメリカ法における裁判所のような，のびやかな法創造機能を発揮しているとはいいがたい状況にある。

医療における法の目的は，患者の人権を守りつつ医療の発展を促し，一人ひとりの患者の利益にとどまらない国民全体の利益を擁護することにある。その目的を達するための手段は，事後的な制裁（例：刑事処罰）や救済（例：損害賠償）にとどまらず，事前の意思決定支援を含めた多様な介入（intervention）がありうるはずである。制裁型の法から支援型の法への移行が模索されている。

新しい時代の社会保障と負担のあり方を考え経済産業政策の視点から医療をみるとき，少子高齢化とライフサイエンスイノベーションがいずれも急激に進行していく21世紀の医療のなかで，新しい法を創造していく必要性と困難に，われわれは直面している。

ソフトローと法のゆらぎ

ゲノム研究をはじめとする臨床研究や個人情報保護などの分野では，国会が定めた法律でもなく，行政権の命令でもなく，裁判所の判断でもない「ガイドライン」がたくさん作られており，現場のルールとして影響力を持ちはじめている。また，医療の内容についても，さまざまな診療ガイドラインが作られている。診療ガイドラインは個々の場面での個々の臨床家の判断を拘束するものではないが，判断の拠り所として次第に力を持ちはじめ，たとえば裁判所の判断にも事実上の大きな影響を与えるにいたっている。

国家により制定され強制される旧来のハードローに対して，国家によって制定されたわけでもなく強制もされていないが，やわらかなルールとしての影響力を持つにいたったものを，広くソフトローと呼んでいる。新しい分野が勃興して旧来の統治機構による「法」の制御が限界に達している21世紀に，ハードローを補完するソフトローの役割は重要である。患者の人権保障と医療の発展という目的をめざして，新しい時代の法のゆらぎを見据えながら，ハードローとソフトローの新しい関係を創造していくことが，医療と法の最前線の新しい課題となっている。

【児玉 安司】

10 社会からみた医療提供体制のあり方

はじめに

医療提供体制には，病院や診療所の数や分布とその質という面と，そこで医療を実際に提供する医療関係者のマンパワーという面がある。さらには，マンパワーをいかに養成するかという教育の面もあり，全体を支える財政という重要問題もある。したがって，医療提供体制の関係者としては，医療を受ける国民と医療を提供する医療関係者のほかに，国や地方自治体，保険の支払い団体，製薬企業，医療機器メーカーなどをあげなければならない。それらの要素が複雑に関係しながら医療提供体制全体が維持されている。

大部分の産業分野では，さまざまな規制や活動上の制限があるものの，基本的には自由な価格設定と自由な競争によって業務が営まれている。しかし，わが国の医療においては，そのような市場の競争によって需要と供給のバランスをとるという方法は採用されていない。それに代わって，医療提供体制のあり方については政府がその持続的な維持と発展に責任を負っている。この考え方は西ヨーロッパ諸国で採用されてきたものである。一方，米国では医療を個人が購入するサービスとみなして，政府の介入を最小限にし，個人の自己責任によって医療を受けるという制度を採用している。

アジアのなかでは，日本，韓国，台湾を除く新興諸国で，米国のように医療も市場的に解決するという傾向が強い。そのどちらが本質的に「正しいか」という議論は，要するに各国民の持つ価値観のどれが「正しいか」という論争となり，不毛である。医療の体制は，それぞれの国の歴史や国民の価値観の相違がそのあり方の基盤にある。しかし，ある医療提供体制を採用した場合，それがどのような結果をもたらすかということと，それがその国民共通の価値観に合致するかということは大きな問題である。医療の平等なアクセスが正義であると信じる国民でありながら，一方で医療を市場的に供給されるサービスの一種であり，自己責任であると割り切るとすれば，そこには大きな矛盾を生じるからである。そう考えると，適切な体制の選択の幅はかぎられてくる。

わが国においては医療が公平に提供される状態にあることが当然とされてきた。富裕層が高度な医療を自由に受けられる一方で，非富裕層ではごく基本的な医療を受けることもままならないとしたら，それはわが国では受け入れられにくいだろう。また，今後もこのようなコンセンサスに基づく価値観が大きく揺らぐことはないだろう。したがって，ここではその立場に立ったうえで，医療提供体制の問題点と課題について論じる。

成熟社会に求められる医療提供体制

第二次世界大戦後，医療は著しく発展をしてきた。その結果先進諸国では感染症による死亡が激減し，癌，心疾患，脳卒中などの生活習慣に関連する疾患が死因の大勢を占めるようになった。平均寿命も大きく伸び，それに伴って医療のあり方も大きく変化してきた。医療機器も進歩し，CTやMRIのように高度な診断能力を持つ装置が発展してきた。先進諸国ではこのような医療の変化にあわせて，医療提供体制を変化させるという動きが1960年頃よりはじまった。

その結果，多くの先進諸国では，その医療提供体制を「先進国型」あるいは「成熟社会型」へと大きく変化させてきた。先進国型あるいは成熟社会型の医療の特徴をあげるとすると，それは医療の質，医療レベルの評価，患者の権利，情報の開示などというキーワードで語られ，次のような特徴を持った医療体制である。

1 充実した教育体制と厳格な専門医認定制度
2 病院機能の集中化・集約化
3 病院と診療所の密接な連携体制
4 チーム医療の推進と業務範囲の職種による制限の見直し
5 医療安全と患者権利尊重のためのシステム

英国，フランス，ドイツ，北欧諸国などの西ヨーロッパ諸国や米国，カナダでは，このような体制の変化に伴って，診療所との連携のもとで病院機能を急性期に集約しつつ平均在院日数を短縮してきた。また，医師の教育体制を充実させ，専門医制度を実質化しながら，他の職種との協力体制をつくりあげてきた。このような体制は高度化した医療を安全に提供し，患者の権利を擁護していくために必須のものと考えられてきた。

わが国においても，第二次世界大戦後，医療は大きな成功を収めてきた。「国民病」といわれた結核は激減し，周産期死亡も大きく減少した。1961年には国民皆保険制度がはじまり，誰でもいつでもどこでも医療を受けられる体制が全国にできあがった。医療が全国に行きわたるようになり，その後の医療技術の高度化が，経済の高度成長に支えられて伸びてきた。しかし，その段階を越える医療提供体制の高度化に関しては，わが国は遅れをとったといえるだろう。わが国の医療提供体制は高度成長期の成功体験の幻想の下にとどまっている。当時は，結核を中心とする感染症による死亡が激減する一方で，脳卒中などの生活習慣病に基づく疾患が急増した。癌が死因の第1位となったのは1980年である。

そのような疾病構造の変化と，急速に増大する医療費に対応して，医療提供体制も変化させていく必要があったのは当然のことである。さらに，医療の高度化と患者の権利擁護の意識の拡大，医療安全に対する要求の増大に対処するためには，ただ医療提供体制の量的拡大をするだけでは足りないことも明らかであった。要するに，わが国の医療体制を「成熟社会型」に移行させる改革が必要であった。しかし，わが国では行われるべき改革が遅れたうえに，人的・物的資源の拡張が最も必要な時期に，逆に医療費の削減さえも行われた。この結果，病院の医療提供体制は大きな困難に直面し，医療の崩壊とさえいわれる状況になってきた。高齢社会を迎えるわが国の社会にとって，持続可能であり，なおかつ実現可能な医療提供体制のあり方について，その選択肢を明確にしたうえで，それを国民の選択に委ねる必要があるだろう。

医療の3つの要素

医療のあり方を議論する際に，よく用いられる医療の3つの要素に関して考えてみよう。3つの要素とは次のとおりである。

1. 医療の量(アクセス)
2. 医療の質(医療のレベル)
3. 医療のコスト

いうまでもなく，医療のアクセスがよく，医療を必要とする人が医療を受けやすい医療提供体制が望ましい。また，技術面・安全面で医療の質が高いこと，患者権利の尊重に重きが置かれていること，そして最近では医療のアメニティ面(病院の快適さ，居心地のよさ)でも良好であることが求められる。それが誰にでも受け入れ可能な費用の範囲内であれば大いに歓迎されるであろう。しかし，医療の3つの要素がすべて同時に満足されることはない。

つまり，いつでもどこでも医療が受けられ，提供される医療の質が高く，コストの安い医療システムは，現実の世界では実現できない。したがって，それぞれの国民や社会が受け入れられるコストの範囲内で実現可能で最も良好な医療体制はなにかということになる。第二次世界大戦直後の感染症を中心にする医療に比較すると，高度の診断装置や高価な医薬品，大規模な治療設備を必要とする現代の医療に経費が必要であることは明白である。大きな問題は，増大する医療費に対抗して，経済の成長がそれを容易にまかないきれる時期は1980年代に終了したということである。そして，先進諸国はどこも医療費の財源について悩みをかかえることになった。

英国では，サッチャー政権が医療に一部競争原理を取り入れ，総医療費を厳しく抑制してきた。その副作用は深刻で，患者は治療を受けるまで待機リストの順番で数カ月も待たなければならず，医療スタッフの志気は著しく低下してしまった。1997年に成立したブレア政権は医師養成数と医療費を急速に増加させたが，修復には大きな国費を必要とし，まだ時間もかかっている。

米国では，医療は個人の購入する私的サービスであるという考え方に立ち，セーフティネットを除いては公的な医療費の管理は行われていない。公的な保険制度がないので，民間の保険会社の医療保険に加入することが必要となる。しかし，その保険は高額なので非常に多くの無保険者が出現することとなった。また医療費総額はきわめて高く，他の先進諸国の倍近い額になっている。しかも，そのなかで保険会社が事務処理経費として30%近くをとっていることなど，他では例をみない状況になっている。保険料にせよ税にせよ，医療費を公的に管理している西ヨーロッパ諸国では，これ以上の負担を国民に要求することが難しく，私的な支出に委ねている米国では，増大する医療費のもとに医療を受けられる層と受けられない層との間に著しい格差が生み出されている。

以上のような諸外国の例を対比させると，比較的低額の医療費で，国民皆保険制度の下，全国どこにいても，またいつでも医療が受けられるわが国の医療制度は，国内で一般にいわれているほど悪いものではない。外国から見た場合に，日本の医療制度は非常にすぐれているという評価が2000年のWHO Health Report以外にも散見されることには注目するべきである。しかし，それは，医療提供側の医師や看護師など医療スタッフのかなりの犠牲と制度的な矛盾のもとに，これまでなんとか維持されてきたものであることを把握しておく必要があるだろう。ということは，いかに国際的に評価されている制度とはいえ，それが将来にわたって持続していくものとはいいがたいということである。高齢社会を迎えたわが国の医療提供体制は，大きな曲がり角にあるといわなければならない。

医療提供体制の選択

2004年頃から，地方の医師不足が問題となり，診療科のなかでは産科，小児科，救急で特に深刻な状態となってきた。その結果地方によっては病院が閉鎖されたり，診療が縮小されたりする事例が現れはじめ，それをニュースメディアは「医療崩壊」と呼びはじめた。この問題は，同年にはじまった医師の初期臨床研修制度がその引き金を引いたといわれている。ただし，医療提供体制の基盤の深刻な脆弱化は以前からはじまっていたといわなければならない。

医療技術の進歩とともに、平均在院日数の短縮や医療安全、患者権利尊重のための業務の大幅な拡大は、若手の医師の業務量を爆発的に増大させていた。それに対して、医師の増員や増大する業務の他職種への委譲、医師の業務を分担する協力スタッフの増員などの対策を病院がとることは、医療費の抑制下では困難であった。そのため、勤務医の長時間労働が常態化し、卒業直後とはいえ研修医が労働力として期待される側面が非常に強かった。医療費は2002年以降むしろ抑制から切り下げが行われ、病院の財務は非常に脆弱になって、いわば崩壊準備状態にあったといえる。

米国や西ヨーロッパ諸国の経験とわが国の医療費抑制による問題を顧みると、わが国の今後の医療提供体制を考えるうえで参考になることが少なくない。医療費をある程度に抑制すれば、医療は機能不全に陥り、結果としてその回復には膨大な国費の投入が必要になるだろう。また医療費を私的な購入に任せてしまえば、医療には著しい格差が生まれることは間違いない。西ヨーロッパの公平な医療提供体制を選択しながら、米国の最先端病院の医療レベルとアメニティを望みつつ、一方で税金が安く医療費も安価な国を望むとすれば、それは夢想というほかはない。そして、わが国には、このような夢想に耽る時間的余裕は残されていない。

他の先進諸国の事例のみならず、わが国の戦後の医療制度の変遷、特に1961年の国民皆保険制度の発足以降の医療制度の歴史は大いに参考にするべきである。その際に、医療が持続的なものであり、またその質を劣化させることを望まないとすれば、医療の3つの要素の原則から考えて、アクセスにある程度の合理的制限をかける方向にいかざるをえないだろう。それをどのように医療提供体制を受ける国民がみずから選択するかが大きな鍵になるだろう。

繰り返しになるが、医療提供体制の選択において、質が低く安全が担保されない体制が許容されることはないだろう。また、公平さを公然と破壊するような選択がなされるとは考えにくい。一部の富裕層のみに一般的に高度な医療の提供が限定されるという医療提供体制は、国民にはむしろ嫌悪されるだろう。そして、そのうえで総医療費の増大には限度があると考えれば、そのなかで可能で賢明な医療提供体制はどのようなものか、という議論をすることになるだろう。

わが国の医療制度は、戦後大きな成功を収め、高度成長期にはむしろ誰でもいつでもどこでも良質の医療が受けられることが当然のこととされてきた。しかし、その背景には医療技術の進歩があり、その当時の医療のコストであれば、それを十分支えられる経済的な基盤が国民にはあったことを忘れてはならない。それをただ単純に拡大していくだけでは、現在の高度な医療を財政面から支えるのは困難である。新たな医療提供体制を国として、また国民として考えていくことは、わが国の喫緊の課題である。

そのためには、従来の医療提供体制の側と、それを受ける国民の側とが不信感を抱きつつ対立していたのでは実現がおぼつかない。将来の医療提供体制には、双方の信頼関係が重要であり、そのためには医療提供側が医療への信頼の創出の努力を続けていくことが必要となるだろう。

【桐野 高明】

参考文献
1) 広井良典：日本の社会保障，岩波新書，1999
2) 島崎謙治：日本の医療 制度と政策，東京大学出版会，2011
3) 池上直己：医療問題 第4版，日経文庫，2010

11 臨床研修制度と専門医制度

はじめに

平成16年から、臨床医にならんとするものは医師免許取得後2年間の臨床研修が義務づけられた（図11-1）。研修医はその間、いわゆる医局には属さず、内科、外科、救急、小児科、産婦人科、精神科などをローテーションし、将来どの診療科に進むとしても、医師ならば必ずできる医療を行えるのが目標である。臨床研修の必修化は医学教育界の長年の課題であり、専門医一辺倒のなかに、くさびを打ち込むようなものであった。

それに引き続き、現在専門医制度のあり方が大きく変わろうとしている。特に内科とそのサブスペシャリティの専門医のあり方について後半で議論する。なお、研修医制度と専門医制度は、いずれもいままさに動いている制度であり、読者諸君においてはここでの情報のみならず、常に最新の情報を入手されることが必要である。

臨床研修医制度変革の経緯（表11-1）

戦前は国家試験も実質的にはなく、医科大学を卒業すれば医師資格が与えられた。卒後の医師要請は、大学並びの医局にお任せ状態であり、関西地方を中心に修練医というものがあったようであるが、全国統一的ではなかったようである。

戦後、GHQの指導で公衆衛生の充実と医師・看護師養成の制度化がなされ、その際に卒後教育として1948（昭和23）年に「インターン制度」と医師国家試験が導入された。これは、卒業後1年間、大学あるいは市中病院でスーパーローテションして実地訓練を受けるもので、これを終了してはじめて医師国家試験受験資格が得られる。しかし、1968（昭和43）年頃に、医局改革と同時にこのインターン制度廃止を求めて学園紛争が起こり、大きな社会問題になった。卒業後1年間の間、大学卒業にもかかわらず身分が安定せず収入がないことが一番の不満であった。

昭和43年にインターン制度が廃止され、卒後臨床研修制度が創設されたが、これは国家試験は卒業直後に受験し、合格者が臨床研修を受けるというものであった。そもそも、この制度の眼目は研修医に医師資格を与えることによってアルバイトを可能にして、雇用主の経済的負担を最小限に卒後教育を行おうとするものであり、多くの問題点を内包していた（表11-1のカコミ）。特に、安い賃金での過重労働と、ストレート研修（自分の専門とする診療科のみで研修すること）が中心であったことが、最大の課題であった。

実は、スーパーローテーションに特徴づけられる新研修制度への動きはこの頃からあり（表11-2）、2000（平成12）年に医師法が改正され、いわゆる2年間の義務である「新研修制度」が制度化され、周知期間をおいて2004（平成16）

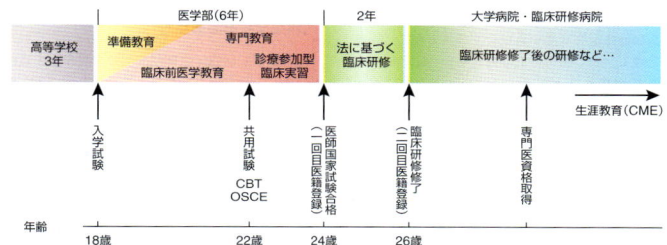

図 11-1 臨床研修の位置づけ
CBT：コンピュータを用いた医学知識の試験（computer-based testing），OSCE：客観的臨床能力試験（objective structured examination）

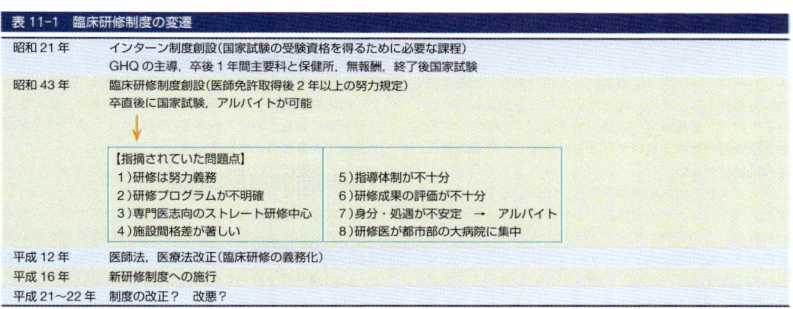

年 4 月から実施された．

臨床研修制度の概略

平成 16 年から新しい医師卒後研修制度が実施され，それまでは努力義務であったものが，臨床に従事しようと思う者は 2 年間必ず受けなければならないとされた．表 11-3 に省令で定める臨床研修制度の基本理念を示す．まとめると，①人格の涵養，②将来の専門にかかわらず基本的診療能力を得る，③医療の社会性を認識する，④普段よくある疾患をしっかりとみることができるようになるという点である．そのために，内科，外科，救急，小児科，産婦人科，精神科，地域医療が必修化とされ，到達目標や，それぞれの経験目標などが決められ，2 年間のうち最長 8 カ月が自由に選択できる診療科となった．

表 11-3 新医師臨床研修制度の基本理念

臨床研修は，医師が，医師としての人格を涵養し，将来専門とする分野にかかわらず，医学及び医療の果たすべき社会的役割を認識しつつ，一般的な診療において頻繁に関わる負傷又は疾病に適切に対応できるよう，基本的な診療能力を身に付けることのできるものでなければならない

（医師法 第16条の2第1項に規定する医師臨床研修に関する省令）

これに基づいて，研修病院や大学病院はスーパーローテーションを前提とした研修プログラムを策定し，あらかじめ公表することになった．研修を希望する者は，この研修プログラムなどを考慮に入れ，いわゆるマッチングシステムに応募し，研修先が決まる仕組みになった．マッチングシステムはこのように本来は，病院や研修希望者の無駄な採用活動を効率化するための単なるツールであったが，学生諸君が自由に大学以外の研修病院を選定できる象徴となり，あるいは出身大学を離れることへの障壁の崩壊の象徴となって，研修医の大学離れが促進された．折しも，医師不足が叫ばれ，小泉改革で診療報酬が 3.16％ 値下げされ医師の過重労働が問題視されていた時期にあたり，卒業生が医局に入らず，地方を中心に大きな問題となり，医療崩壊の引き金とされた．

幸い，ジェネラリスト（総合医）の概念も定着し，この制度もようやく安定してきた感がある．裾野の広い医師が増えれば，専門医も楽になり，病院だけでなく，医師の機能分担もうまくいき，これから先，臨床研修制度が本来求め

ていたものの成果が現れてくるものと思われる。

なお、新医師臨床研修制度が発足して5年を機に、見直されることとなり、特に地方の大学教員を中心に必修診療科の緩和と、定員のあり方を中心に改めるよう要望が強まった。そして、2010(平成22)年度から新医師臨床研修制度が見直された。必修化は内科、救急、地域医療の3科となり、外科、小児科、産婦人科、精神科、麻酔科が全員に必修ではなく選択必修としてこのうち2科を選択するようになった(図11-2)。そのため、最大11カ月程度が自由に選択する期間になった。ただ、到達目標や経験目標には変化がなく、実質的にもマッチングにおいても大きな変化はなかった。

臨床研修の今後

新しい研修制度の評価についてはまだ時期尚早の感がある。新しい制度では従来に比べて、研修医の獲得する技能が向上したとの報告もあるが、そもそもストレート研修をスーパーローテーション方式にしたのであり、比較そのものに無理がある。また、種々のアンケート調査も行われているものの、医療崩壊、医師の地方偏在、医師の診療科偏在と臨床研修制度を結びつけるものが多く、教育評価としての価値は少ない。

そもそも新医師臨床研修制度は、医師としての人格の涵養とプライマリケアの実践能力の獲得を目的とされてはじめられた。ここでプライマリケアというものに対する関係者の考え方の相違が研修病院かなどといったいらぬ対立構造をつくった。ここでいうプライマリケアとは、患者を臓器の集合体とみるのではなく、1人の人間として、自然科学的な視点はもとより社会学的視点からもみることができる能力と考え、すべてを診療するというのではなく、自分のできること、紹介しなければいけないことを的確に判断する能力と考えてはいかがであろうか。決して、この制度は専門医をめざすことを妨げるものではなく、また、開業を推奨するための制度でもないと理解している。

この観点から、大学・大病院における必修化臨床研修制度を考えると、大学は地域の拠点病院である以前に、その県における最も高度な医療を提供する機関という位置づけの病院が多い。教育病院でいえば、専門医教育が行われている病院である。したがって、そこでの研修は専門医に必要なプライマリケアであり、それは裾野が広いものでなければならないと考えている。大学病院の最大の利点は多くの指導者がいることであり、研修医は指導内容を自分のなかで統合し患者を全人的に視点でみることのできる能力を育てる必要がある。また、たすき掛け研修のメリットも大きく、大学で疾患や治療について学び、市中病院でそれを実践するという形態、あるいはまず実践から入り、そこでの経験を学問体系に使用するという形態などいずれも重要であろう。

大学病院は医学教育の面でも中心的な立場であることは今後とも変わらない。大学の研修をより魅力的なものにするには、それぞれの大学が考える必要があるが、一つのキーワードは市中病院との連携であり、もう一つは裾野の広い専門医であると考える。

内科臨床研修のあり方

内科は新医師臨床研修制度では全員が1年目に6カ月以上研修しなければならないと定められている。すなわち、内科研修の優劣がその研修病院の優劣を決めるといっても寡言ではない。大きく分けて、大学病院・大病院でみられるサブスペシャリティの診療科をそれぞれ1,2カ月ずつ回る方法と、中小病院にみられるように内科を1診療科として扱いプライマリケアを中心に行うものとがある。研修制度の理念からは後者の方が合致しているようであるが、大学病院・大病院でも病棟を混合病棟にしてサブスペシャリティにとらわれずに全人的な医療を心掛けている病院も多く(図11-3)、そのような病院が人気も高いようである。古い大学ではかつてのナンバー内科の名残が多く、初期研修医に内科学全体を教えることは、意外とハードルは高くないかもしれない。

一方、学生の臨床実習に診療参加型臨床実習を取り入れている大学も増えてきた。この最大の目標は、OJTのなかで、臨床推論を働かせる訓練を行うことであり、臨床研修と連続的に深化すると、内科臨床研修もより高い到達目標を達成できると考えられる。

内科臨床研修指導医のあり方

新医師臨床研修制度の発足に伴って、全国で多くの実施母体が省令の示す内容をもとに臨床研修指導者講習会を開催し、現在では指導医といえば7年以上の内科経験があり、この講習会を終了したものと定義されている。

いまだにカリキュラムプランニングに時間を割いている講習会も多いが、講習会での重要な課題は、①有効な指導法の伝授、②評価法のあり方、③メンタルヘルスをはじめとしたメンターの役割などがあげられる。卒後研修は知識の伝授ではなく、みずから学ぶことを教えるものであり、また医師としての人格の涵養、言い換えればプロフェッショナリズムの教育であるとされている。内科学の研修期間中において臨床推論やプライマリケアの基礎知識に加え、これらの生涯学習につながる姿勢を指導する必要がある。

専門医制度の現状

わが国における専門医制度は、学会が中心となって認定してきた経緯がある。そのため、定義や経験や技能の程度の基準そのものがいまだにあいまいである。日本専門医制度評価・認定機構による定義は「加盟している各学会と協調し、5年間以上の専門研修を受け、資格審査ならびに専門医試験に合格して、学会等によって認定された医師」を専門医と定義している。日本内科学会では認定内科医と、認定内科医の資格取得後にさらに経験を積んでから受験できる認定内科専門医の2段階がある。

この問題点は、学会が認定するため、学会員数や学会経費の維持のために、認定医数や専門医数が決められているのではないかとの危惧がある。有資格の学会員のほとんどが専門医であったりし、社会からの信頼が必ずしも高いとはいえないケースもみられる。また専門医資格を取得しても現状では保険診療上ほとんど利点がなく、患者が医師を選択するうえでの基準になっていないことも課題である。

日本専門医制度評価・認定機構はこれらの課題の解決に

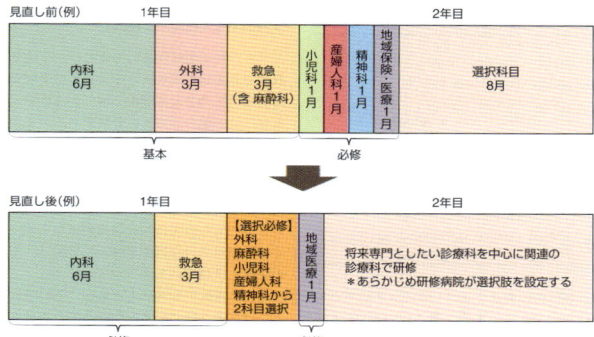

図 11-2　研修プログラムの見直しのイメージ

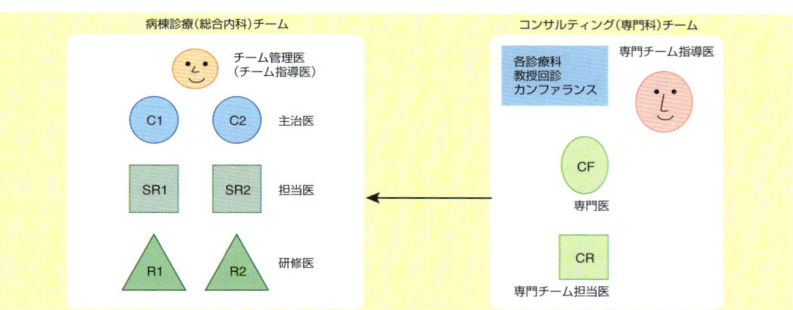

図 11-3　東京大学の内科研修体制
チーム管理医の元に種々の専門を持つ指導医，上級医，研修医がチームを作り，専門を超えて患者をケアする（アテンダントチーム）。専門医集団（いわゆる診療科・医局）はこのチームのコンサルトに反応する。したがって，研修医は必ずしも教授回診に参加しなくてもよい。米国の制度はほとんどがこれに類似したもので，チーフレジデントの診療能力は診療科を超えて高いものがある

表 11-4　学会に共通した専門医の条件

1) 専門医の認定は試験を導入し客観的な評価にする認定を目指すこと
2) 専門医の認定試験の受験資格については研修実績を重視して審査すること。併せて，研修の実効に関わりのない事項での研修者への負担をできるだけ少なくすること
3) 専門医の質の向上と一定の診療レベルの保持のため，認定の更新制度を行い生涯教育態勢を行うこと
4) 認定された医師の呼称については，研修年数 5 年以上の認定は専門医とし，指導医は使用状況が多様であり学会内の資格とし，社会への提示呼称としないこと。研修年数は卒後の臨床研修必須化の 2 年を含めた年数として提示し，また基盤領域の研修へ上積み方式の場合は基盤領域の研修年数と当該専門領域の研修年数の合計年数の提示を通例としている

（日本専門医制度評価・認定機構）

表 11-5　基本領域の学会・専門医

日本内科学会	http://www.naika.or.jp/
日本小児科学会	http://www.jpeds.or.jp/
日本皮膚科学会	http://www.dermatol.or.jp/
日本精神神経学会	http://www.jspn.or.jp/
日本外科学会	http://www.jssoc.or.jp/
日本整形外科学会	http://www.joa.or.jp/
日本産科婦人科学会	http://www.jsog.or.jp/
日本眼科学会	http://www.nichigan.or.jp/
日本耳鼻咽喉科学会	http://www.jibika.or.jp/
日本泌尿器科学会	http://www.urol.or.jp/
日本脳神経外科学会	http://jns.umin.ac.jp/
日本医学放射線学会	http://www.radiology.or.jp/
日本麻酔科学会	http://www.anesth.or.jp/
日本病理学会	http://pathology.or.jp/
日本臨床検査医学会	http://www.jslm.org/
日本救急医学会	http://www.jaam.jp/index.htm
日本形成外科学会	http://www.jsprs.or.jp/
日本リハビリテーション医学会	http://www.jarm.or.jp/

表11-6 日本内科学会のサブスペシャリティの学会	
日本消化器病学会	http://www.jsge.or.jp/
日本循環器学会	http://www.j-circ.or.jp/
日本呼吸器学会	http://www.jrs.or.jp/
日本血液学会	http://www.jshem.or.jp/
日本内分泌学会	http://square.umin.ac.jp/endocrine/
日本糖尿病学会	http://www.jds.or.jp/
日本腎臓学会	http://www.jsn.or.jp/
日本肝臓学会	http://www.jsh.or.jp/
日本アレルギー学会	http://www.jsaweb.jp/
日本感染症学会	http://www.kansensho.or.jp/
日本老年医学会	http://www.jpn-geriat-soc.or.jp/
日本神経学会	http://www.neurology-jp.org/

取り組んでおり,専門医の資格を表11-4に示す基準で加盟学会の統一をはかっている.また,表11-5に示すように,18の基本学会を決め,これらの認定,専門医を取得した後に,それ以外のサブスペシャリティを取得する構造を定めている.

内科とそのサブスペシャリティの専門医

日本内科学会が定める認定内科医が,さらに研修を上積みする方式を採る12学会を表11-6に示す.日本リウマチ学会がオブザーバーとして参加している.

専門医制度評価・認定機構では,下に示す6項目の基本的方針を申し合わせて進めている.

1. 臨床研修は認定内科医に上積みする方式とし,研修期間は認定内科医の研修期間(3年)を含め6年又はそれ以上とする.
2. 臨床研修は所定の研修カリキュラムに則り,掲げられた到達目標の臨床的知識・技能を習得し,所定の認定試験に合格しなければ専門医の認定は受けられない.
3. 認定試験は筆答試験を必須とする.併用する試験は各制度による.
4. 受験資格の審査は研修実績(受け持ち症例の種類や数,臨床手技の実地経験数など)を重視し,厳正に行われる.
5. 受験資格の条件としての当該学会の会員歴は,当面3年を超えないことを目途とする(註:認定内科医の「受験申請時に会員であること」を踏まえたもの).
6. 認定更新は5年ごととし,制度の整備を進める.

制度の整備は上記の方針に従って各学会で進めているが,さらに,

イ) 認定更新制は研修単位修得制が共通しており,また単位設定の教育企画も重複が多いので,内科学会の主導で単位登録事務を電算機による一元的管理を進める.

ロ)「内科関連専門医研修カリキュラム」の再発行:内科学会が専門医の研修年数を6年に改正したため調整が必要になり,改訂版の発行を進める.

ハ) 各学会からの提案により,認定内科医の資格が内科専門医及び各領域の専門医の資格保持の必須要件とすることに合意がなされた.

ニ)「専門医の広告」については内科学会の届出受理を持って関連学会が申請することが申し合わされた.

内科専門医と総合診療医

日本内科学会は前述したように,卒後3年で受験資格が取得できる認定内科医と卒後6年で受験資格の取得できる内科専門医の2段階制をとっている.そして,一部では内科専門医が総合診療医の資格であると主張している.

一方,日本プライマリ・ケア学会,日本家庭医療学会,日本総合診療医学会が合併して,日本プライマリ・ケア連合学会(http://www.primary-care.or.jp/)が創設され,家庭医療専門医ならびにプライマリケア認定医が設けられている.こちらの方は内科研修のみならず,外科をはじめ多くの診療科での経験を用件としており,また地域包括医療の経験も求めている.

総合診療医の定義にもよるが,若い世代のためにも,あるいは患者をはじめとした社会のためにも,よりわかりやすい明快な制度設計に発展していくことが望ましいと思われる.

【北村 聖】

12 安全・安心の医療の実践

医療安全の体制はどのように整えられてきたか

医療安全推進・医療事故防止の活動が,日本の医療機関ならびに社会において大きく取り上げられるようになったのは,1999年に起こった患者取り違え手術と注射薬取り違え投与以後である.海外でも同様の時期から医療安全の活動が活発となっており,米国においては,1999年にInstitute of Medicine(IOM)から医療安全についての報告書"To Err Is Human"が出されたことが,医療事故の発生状況と医療安全の考え方が普及するために大きな役割を果たした[1].医療安全についての活動は他の組織においても継続的に行われており,The Joint Commission(以前のJCAH, JCAHOから続く組織)による病院の評価・認定や,Agency for Healthcare Research and Quality(AHRQ), VA National Center for Patient Safety(NCPS), National Patient Safety Foundation(NPSF), Institute for Healthcare Improvement(IHI)などによる安全な医療の目標策定などによって,医療者と医療機関に対する啓発が行われている.日本でも,IHIによる100Kおよび5Mと呼ばれる活動をもとに,医療安全全国共同行動と呼ばれる活動が2008年から行われている.

世界保健機関(WHO)においても,医療安全は大きな課題であり,WHO Patient Safety programme(世界保健機関患者安全プログラム)が2004年から実施されている.この活動では,感染対策,手術安全,研究活動の推進,学生教育カリキュラム例の策定,用語の整理,などの重点課題を中心として標準的な対策の策定とその普及が行われ,その内容をまとめた多くの文書ファイルが無料で一般に公開されている[2].

事故防止のための活動としては,想定外の出来事(いわゆるヒヤリハット報告など)の報告収集と分析,対策の周知と実施の確認・有効性の確認などが継続的に行われてい

る．医療安全の活動において，根拠に基づいた標準的な医療を推進することは，本質的に不確実な医療行為における偶然性を管理していくことであり，通常の医療行為の向上に結びつくはずである．診療記録の充実や，他者・他職種とのコミュニケーションなどの非専門技術的技能(non-technical skills)についても，医療のレベルを高めるために役立つものである．一方で，照合・確認や連絡・報告などの付加的作業については，通常の医療活動にとって過重な負担とならないように，①ある程度定量的なトレード・オフ関係(一方を得ると，他方を代償・犠牲として失う関係)を考える，②重要なポイントを見極める(例：患者に影響が出る行為の直前の時点で再確認を行う)，ということが重要である．

このような対策にもかかわらず，もしも重大な事故が発生した場合には，最善の医療的対応により被害を最小にするとともに，患者・家族への説明(必要な場合は謝罪)，事故調査委員会の設置と事故調査報告書の作成，行政機関等への連絡などを組織として行い，また当事者の心理面を含めたケアを行う．

ヒヤリハット報告についても，事故の対応についても，①当事者の責任追及ではなく再発防止を第一の目的とし，②表面的な対策にとどまらず，背景となる原因を検討し(根本原因分析〈root cause analysis〉)，③人間の注意力や努力に依存するのではなく，「人は間違えるものである」ということを前提として，システムとしての改善(例：医療情報機器(information technology：IT)の活用)をめざす，ということが重要である．

多くの医療機関において，以上のような方針に基づいて医療安全のための活動が行われてきたが，この方針が実行されたか，有効であったかについて，この10年を振り返り概観した総説においては，いくつかの課題が指摘されている[3]．たとえば，①ヒヤリハット報告は数を集めることよりも重点的な検討が学びと進歩につながること，②ITは期待されたほど導入されていないこと，③当事者の責任追及ではないということが強調されてきたが，今後は医療者の自己規律とのバランスも考える必要があること，などが述べられている．

現在の諸課題

処方箋

以前から，内服薬の処方の書き方について，一日量の記載では実際の服用の仕方がわかりにくい，という問題が指摘されていた．この問題を含めて，厚生労働省の検討会によって処方箋の書き方の見直しが行われ，将来的には，一回量で記載する，という方針となった[4]．

一回量が明記されることで服薬方法がわかりやすくなるはずであるが，移行期に混乱が起きないように，処方入力のシステムを整備し，医師も対応の準備をしておくことが必要である．

また，米国の処方箋は一回量で記載されているが，患者にとってわかりやすくはないという認識がなされており，それに対する患者への説明記載の工夫が報告されている[5]．その書き方は，日本の多くの薬局において渡される説明書と類似の，表形式のものである．このことから，一

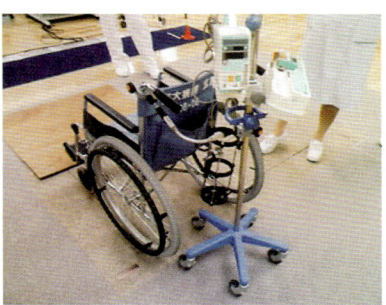

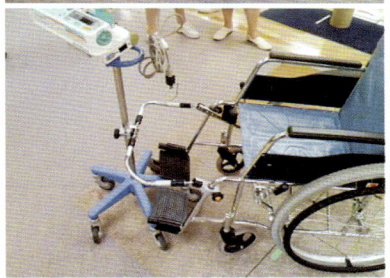

図12-1 危険予知投稿への対応例
- 「車椅子で点滴台を使うとき危なそうにみえる」→連結器具の開発をはじめた
- 「廊下でぶつかりそうになる」→曲がり角にミラーを追加した
- 「カーペットでつまずきそうである」→つなぎ目の段差を修理した
- 「当直のPHSに連絡がつかなかった」→電波を確認し改善した
- 「針刺し防止機構つき静脈留置針の機種ごとのコストについて見直すべきである」→コストの試算と使い勝手の調査を行い，機種の優先順位を変更した

回量で処方箋を記載・入力するようになったとしても，患者にとってわかりやすい形式で服薬方法を記載・表示し，患者の理解を補助するものとして，薬局での説明書と薬手帳を活用していくことが，安全で正しい服薬を支援するために重要と考えられる．

持参薬

入院中に患者の持参薬を使用するかどうかは，病院によって方針がさまざまである．特にDPC(診断群分類〈diagnosis procedure combination〉)包括評価の場合などは，医療の観点から持参薬を使用することがよく行われているが，入院目的とは関係のない薬剤を含めて患者からの情報にある程度基づいて管理を行うことになるため，間違いが発生する可能性がある．このため，入院時の薬剤確認と，入院中および退院時の管理について，どのような場合に誰がどのように行うかを，病院の方針として決めておく必要がある．薬手帳・薬袋を持ってきてもらうことを患者に伝え，また薬剤部との連携・役割分担を行うなど，病院全体として対策を考えておくべきである．将来的には，持参薬の医療費の扱いについての社会的な検討や，受診情報・薬剤情報の全国的データベースの構築など

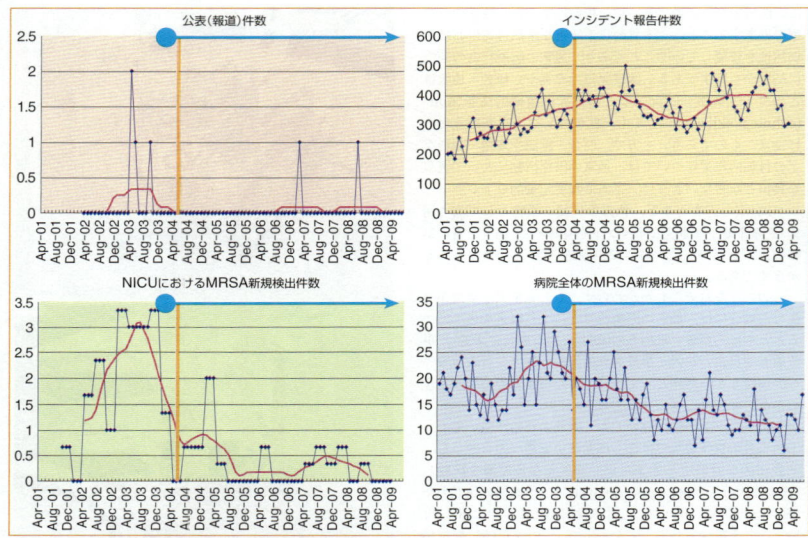

図 12-2 医療事故公表（報道）件数，インシデント報告数，MRSA 新規検出件数
――：大学の法人化の時期，→：医療安全対策センターの活動期間。NICU：新生児集中治療室，MRSA：メチシリン耐性黄色ブドウ球菌

が望まれる。

標準的濃度

免疫抑制剤の投与の際に，患者の体重に基づいて薬剤の濃度を調整するということが行われる場合があるが，患者ごとに異なった濃度で調整することは，計算間違いや調整間違いを引き起こす可能性を伴っている。さらに，濃度の間違いは外見からは区別がつかない。一方，投与速度はポンプの表示や滴下速度によって検知可能であることから，標準的な濃度を決めて，患者ごとの違いを投与速度によって調整する方法のほうが安全と考えられる。

薬剤によっては標準的濃度を決められないものもありうる。しかし以前は患者の体重に基づいて薬剤の濃度を調整し投与していたドパミンやドブタミンなどの昇圧薬の持続静注は，現在は標準的な濃度の薬剤が広く用いられるようになっており，原則として患者ごとの違いを投与速度によって調整できている。このことから，他の薬剤についても標準的濃度による使用を検討することは有用と考えられる。

薬剤名や外見の類似，使いにくい濃度，薬剤量

タキソールとタキソテールのように，誤りを誘発するような薬剤名や，類似の外見・使いにくい濃度などの薬剤については，実際に使用する側の意見を，製薬・販売企業などに伝えていくことが重要と考えられる。

危険予知投稿

通常よく行われているヒヤリハット報告などは，思いがけないことが起こった場合および起こりそうだった場合の報告である。これに加えて，東京大学医学部附属病院（東大病院）においては，思いがけないことの発生以前になんらかの危険が推定される場合にも，報告・連絡ができるようにしている（図 12-1）。

感染対策との連携

感染対策は，安全な医療ということにおいて最も重要な事項であり，また専門的知識と対応が必要であるため，独立の部門で対応されている病院も多い。東大病院においても，感染対策の部門は医療安全の部門とは別であるが，研修活動やeラーニングなど連携しながら活動しており，感染対策に関連した指標（MRSA 感染新規検出数[6]）と，医療安全に関連した指標（医療事故公表（報道）件数，インシデント報告件数）との間に相関関係が認められた（図 12-2）。感染対策の指標の改善は，感染対策の部門と，各診療科・部署の感染対策担当者の活動の成果であるが，医療安全管理全般についての検討の結果から，病院全体の安全性が改善しているということが示唆された。

相談・苦情対応

患者からの相談や苦情については，各医療機関のなかの対応部署だけでなく，行政機関に設置されている医療安全支援センターにおいても対応が行われている。

医療者が働きやすい就業状況を組織や社会が支援すること，医療者が専門職としての責任感によってみずからを律すること，患者が自覚をもって参加すること，の3つのこ

とが医療安全において重要である。医療安全支援センターは主に相談と苦情の対応を行ってきたが,「賢い患者になるために」といった住民への啓発を通じて,医療への患者参加の面からも医療安全を支援していく試みが行われている。

状況を評価していく

「足りないもの,欠けているもの」がなんであるかを認識することは,①現状においてできる最良のことを行いながら,②将来に向けて社会に対し意見を発信する,という2方面の対応を行っていくうえで,不可欠のことである。しかし,「足りない(だからできない)」という定性的な情報だけでは社会への説得力が不十分である。そこから踏み込んで,どれだけ足りないか,それを補う方法としてどのような可能性が考えられるか,それにはトレード・オフとして誰にどれだけの負担(広義のコストやリスク)が必要か,という具体的な関係を認識したうえでの対策案・候補を検討していくことが必要である。今後は,なんらかの定量的な情報を発信できるような,測定と解析を行っていくことが,医療安全の推進のための大きな課題と考えられる。

〔原田 賢治・永井 良三〕

参考文献
1) L・コーンほか編,米国医療の質委員会ほか,医学ジャーナリスト協会訳: 人は誰でも間違える より安全な医療システムを目指して,日本評論社,2000
2) All WHO Patient Safety documents: http://www.who.int/patientsafety/information_centre/documents/en/index.html
3) Wachter RM. Patient Safety At Ten: Unmistakable Progress, Troubling Gaps. Health Affairs 29: 1165-1173, 2010
4) 内服薬処方せんの記載方法の在り方に関する検討会報告書: http://www.mhlw.go.jp/shingi/2010/01/s0129-4.html
5) Kripalani S et al: Development of an illustrated medication schedule as a low-literacy patient education tool. Patient Educ Couns 66: 368-377, 2007
6) 五石圭司: 医療事故とリスクマネジメント 感染対策1—MRSA対策. 小児科診療 10: 1801-1805, 2009

13 医療における接遇

医療における接遇とは

接遇とは文字どおり,「接して遇する」意であり,顧客(クライアント)に対する適切な対応のことをいう。医療側に,患者・家族に対する接遇が求められるようになったが,1995年の厚生白書で「医療はサービス業」と明記されて以降,その傾向は一段と強まったようである。しかし,ホテルや飲食業界などの,いわゆるサービス業界での接遇を医療現場での接遇にそのままあてはめることはできない。なぜなら,医療はサービス業の側面も持っているが,ただ一方的に「もてなす」「尽くす」だけでは,治療という医療本来の目的を果たすことはできないからである。医療における「接遇」で重要な点は,「サービス(尽くす)」ではなく「ホスピタリティ(相互作用)」である。すなわち患者・家族と医療者がお互いを尊重し,信頼される関係づくりが大切である。

医療における接遇とは,外来受付から退院(元気にならての退院,または,お亡くなりになったときの看取り)まで,「患者を迎えてから送り出すまでの一連の行動と態度」

である。そのどの場面においても,患者を病名やカルテナンバーでしかイメージしない医師への不信と,もっと人間として全人的な存在としてみてほしいという患者・家族のニーズは,遠藤周作氏が訴え続けた1980年代から,今日もなお変わらない課題である。

遠藤周作氏は当時,患者の病気の背景にある人生を次のように描写している。

> ひとりの患者がおずおずと医師の前に腰掛け,病状を訴える時,彼は医師に対し,ある病気の持ち主としてではなく,仕事や家族を抱えた1人の人間として向き合っているのだ。そして彼の病気も,こうした彼の人生と決して無関係どころか,切っても切れぬ関連を持っている。言いかえれば,患者は病気と共に,その病気が彼に与える心の悩み,苦しみ,不安,孤独感,自分が病床につかねばならなくなった時の家族への配慮,仕事の断絶,そういった全部を背負って医師と向き合っているのである〈遠藤周作「日本の"良医"に訴える」(中央公論,1982年7月号)〉

医療における接遇のポイント

接遇に欠かせないのは2つのコミュニケーション・スキルである。

その第一は,「ヒューマンコミュニケーション・スキル」である。これは,相手のいうことを受容・共感・傾聴することで,患者・家族の多様な感情に対処し,信頼関係維持につなげるものである。具体的には,患者・家族が「この医師なら信頼できる。安心して話せる」と思ってもらえるような雰囲気を持つことである。ただし,信頼関係構築の90%は第一印象の良し悪しで決まるといわれており,そのために第一印象をよくする努力も欠かせない。

第二は,「ビジネスコミュニケーション・スキル」である。これは,チーム医療を支える専門職同士が,お互いの責任と判断を尊重しあい,適切なタイミングで必要な報告・連絡・相談をすることによって,円滑な連携につなげるものである。このような風通しのよい医療チームをつくることが,患者・家族の安心を支えるとはいうまでもない。

その2つのコミュニケーション・スキルを支える重要な接遇ポイントは表13-1に示す5点である。これらが重要である理由は,人間は誰でも,①尊重されたい(無視されたくない),②理解されたい,③承認されたい,という3つの根源的ニーズを持っているからである。これはどんなに時代が変化しても国籍・男女を問わない人間のニーズであり,ホスピタル産業といわれる航空・ホテル・飲食業界の接遇においてはこの原理・原則が徹底されているが,医療の領域でもおろそかにしてはいけない。医療における接遇には,さらに④生きたい(生きる勇気と希望を与えられたい),⑤誰かの役に立ちたい,⑥誰かと,なにかと,つながりを持ちたい,という3つのニーズを加えるべきである。

接遇と患者からのクレーム

医療側の接遇が適切であれば患者や家族からのクレームが減少するのは事実であるが,クレーム「0」をめざすのが妥当かというとそうではなく,むしろクレームを,表現しやすい風土をつくることのほうが大切である。なぜならクレームには,医療者と患者・家族間の意識差を気づかせてくれる側面があり,時には医療の改善策,アイデアすら提

表13-1 医療現場における接遇のポイント

笑顔―すぐに安心感を与えられるスキル
表情筋,特に目と口の周囲を動かすことを意識的に練習することによって,いきいきとした表情や年齢に応じたその人らしい笑顔が身につく

挨拶―相手への関心を示す最も有効で効果的なスキル
患者はカルテにすべてが自己開示されているのに,医師には名乗ってくださいとはいえないもの。初診や面談開始の折には,必ず自己紹介からはじめる。そのした短時間でもよいから自己紹介コメントをつける。敬意を込めて名前で呼びかけ,一言,挨拶言葉を添える。いつでもTPOにあわせた挨拶を工夫し,みずから進んで実行することが,患者・家族にとって,安心と信頼と緊張緩和に役立つことを銘記する

身だしなみ―清潔な身だしなみを整えるのは医療職の誇り
身だしなみの身は心身の体調管理を含む意味がある。自分の体調をベストに維持するための自分への配慮であり,その配慮が行き届いている余裕をみせることで,相手に安心感を与えられるのである

言葉と態度―言っている内容と態度の不一致がないようにすることが誠実さを伝える最も重要な点である
相手の心に届く優しい言葉や元気や勇気の湧く言葉,方言を含めて,相手におかれた言葉遣いは,画一的な敬語や謙譲語を駆使するよりも安心感や承認感を与えることを可能にするスキルである。信頼する医師の言葉は患者・家族にとって生きる支えにすらなるものである

気づきと配慮―病気だけではなく,さまざまな人生体験を背負った人間としての患者という視点で,患者のニーズに気づき,配慮することが求められる

表13-2 グリーフプロセス

①	ショック・恐怖	「一体なんなの? これは?」―脅威と麻痺感覚
②	怒り・嘆き・悲哀・憂鬱	「なぜ,自分が? ~していたらよかった」―身体症状の併発
③	受容	「仕方がない。では,どうしよう」―敵意が消え,日常生活に次第に希望が戻ってくる
④	希望・新しい行動	「~があったからこそ,~ができた」―チャレンジしたくなる具体的な目標が見つかる,または現実的に生活に再適応しようと努力する

(マザーリング&ライフマネジメント研究所)

供してくれる貴重なものだからである。

医療側に求められる態度としては,クレームはあってよいと心得,よりよく対処するスキルを磨くこと,そして前向きに改善策に取り組む姿勢を持つことである。

医療現場で起こるクレーム

クレームは患者・家族の期待と現実とのギャップによって生じる。医療現場でクレームが起こりやすいのは,そもそも医療に対する期待が大きいこともあるが,病気による喪失体験とそれに伴う悲嘆の感情の矛先になりやすいという特有の事情もあると考えられる。

人生には「喪失」と「悲嘆」がつきものであるが,とりわけ病気は誰にとっても哀しい(ストレス)を伴う喪失体験であることに違いはない。仕事ができなくなる,自分の自由がなくなる,将来の展望を失う,家族を亡くす……など患者・家族はなにかしらを病気によって失うからである。この哀しみを乗り越えるには,一定のプロセスがあり,これをグリーフプロセスという。グリーフプロセスは,悲しみの原因がなんであれ,表13-2 にあるようなプロセスを経ると理解しておくとよい。

病気の回復過程には必ず「怒り」という感情があり,医療者(特に主治医や看護師)がその攻撃の的になる可能性は当然にあり,それがクレームや問題行動になることもあるが,これは防ぎようのないものである。そういう相手の怒りに接したときに,医師や医療者が自分自身の感情と向きあう(ストレスの性質を見極め,回避する)スキルを育てることが重要である。さらに相手の立場に立つ学習,共感できるようになるという教育訓練も大切である。患者という立場を離れて,相手(病気の人)の立場に立つ能力は誰でも持っているが,それを伸ばす努力なしにはその能力は育たないからである。医師という権威とパワーがもたらす関係性に慣れてしまうと,いつのまにか患者の立場に立つことを忘れ,物事を自分中心に考える癖が身についてしまう可能性があることを常に自戒していただきたい。

医療者は患者・家族の理不尽な「怒り」に直面したとき,「怒り」で反応することなく,グリーフプロセスを理解し,落ち着きを持って受容することが重要である。グリーフプロセスの第2段階で,アルコールやギャンブルなどの依存症に陥っていく事例もあるが,一方で,離病や悲惨な体験をバネに,それまでとは違った人生選択と決断のもとに悲嘆を乗り越え,偉業を成し遂げる人々もいる(これをグッドグリーフという)。医療者は,患者・家族と気持ちをわかちあい,適切な情報を得ることのできる場(例:患者会,遺族会など)を紹介することで,そのグッドグリーフを支えることが可能である。このことも医療者に必要な接遇サービスといえる。

クレームの予防

前述したように防ぎようのないクレームもあるが,なかには防げるものもある。

クレーム予防に最も効果的なのは前述した接遇の5原則(笑顔・挨拶・身だしなみ・言葉と態度・気づきと配慮)を理解し,習慣化してしまうことである。そういう人に対しては,人は自然と親しみと尊重の念を持つが,それは,いざなにかあったときに「この人が言うのであれば」と納得させる力にもなり,有効なクレーム予防になる。

第二に,IT・機器など,ハイテクの活用と接遇とのバランスを意識すべきである。近年病院のIT化はめざましく,その分患者とのスキンシップ・心と心の触れあう機会が減少してしまい,クレームの素になっているという現状がある。チーム医療の関係者が瞬時に情報を共有できるITのメリットを十分に享受しつつ,相手の感情を汲みとるのに必要なわれわれの五感(視覚・聴覚・味覚・触覚・臭覚)を衰えさせない工夫と修練がハイテク時代にますます必要なものになっている。

第三に,普段から患者・家族と対話する努力をすることである。「対話」とは一方的に話すのではなく,双方向で話すこと。質問を促すなど患者・家族の発言機会をつくる工夫も必要である。特に,医療者が実践すべきことは,専門用語に頼らない,普通の人の普通の会話に関心を持ち続け,ありのままが伝わる対話力を磨くことである。患者・

家族は病気のこと，病院の仕組みがわからないことが医療に不安を感じる第一の要因であることを銘記すべきである。

クレームへの対処

クレームを受けたときには，初期対応が重要である。最初に誠実に対応することでそれ以上のトラブルを防げることが多い。まずは，「がっかりした」という患者・家族の気持ちを受け止めることが重要である。クレームをつける側は「怒りの感情をぶつける」ことで，ある程度気持ちがおさまるものである。「誠実に聴く」ことがクレーム対応の極意といえる。クレームの当事者ではなく，第三者（クレーム担当者など）が聴くほうが効果的な理由がここにある。過剰な責任感からクレームを個人で背負い込むことなく，適切なタイミングで第三者機関に委ねることが重要である。解決にいたらなくても，事の顛末を関係者に報告・連絡するだけでも十分なクレーム対応になる。すべてを解決しなければクレームに対処したことにはならないと思い込む必要はない。

クレーム対応としての接遇の限界

しかし，今日の診療現場には，どうしても相互理解が得られず，対応に苦慮する患者を経験することがある。たとえば，拒食・拒薬し，暴力行為まがいの態度で医療側を口汚くののしる患者などに出会うと，医療者側の精神的ショックは大きい。その背景には患者自身の心理的問題があることが考えられる。

たとえば，上記のケースでは障害や病気を受け容れられない現実否認の感情が拒食・拒薬につながっているなどの原因が考えられる。担当医師・看護師も精神科医師や臨床心理士などによる専門職介入の必要を感じながら連携がとれないでいたり，さらには臨床の現場で混乱やトラブルに巻き込まれる事態になることもある。「安心感を与える態度と言葉」という接遇力によって患者の心理的背景を引き出し，問題点を早期に明確にすることは可能であるが，このようにクレーム対応の域を超え，臨床心理的な問題を有する患者・家族に対して，その解決をもっぱら接遇力に頼るのは難しく，早期に病院全体で対策を検討すべきである。

【近藤 和子】

参考文献

1) 近藤裕：病人と医者の人間学 心かよう医療への提言，春秋社，1983
2) 乾吉佑ほか編：医療心理臨床 心理臨床プラクティス，星和書店，1991
3) エリザベス・キューブラー・ロス，鈴木晶訳：死ぬ瞬間 死とその過程について，読売新聞社，1998
4) 高木慶子：喪失体験と悲嘆 阪神淡路大震災で子どもと死別した34人の母親の言葉，医学書院，2007
5) フロレンス・ナイチンゲール，湯槇ます訳：看護覚え書 改訂第6版，現代社，2000

14 内科学の課題とこれからの展望

これまでの内科学の展開

内科学は医学発展の歴史における原点であり，その進歩は医学全体の進歩と大きく重なる。近年の内科学は，患者の診察や検査所見の観察と，細胞，組織，個体レベルの病態解明に基づいて，より効果的な新しい診断法や治療法を創り出すことにより発展してきた。特に最近では基礎分野における疾患・生命研究と，内科学は，病態研究という意味で重なる部分も大きくなっている。もともと疾病を有する患者を目の前にし，ベッドサイドで得られる所見が古くから蓄積され，体系化されたものが内科学の根幹ともいえる領域であった。そこに，近年では各種の検査法が加わり，内科学の発展とともに重要な地位を占めるようになった。古くからのX線撮影や血液検査に加えて，ラジオアイソトープによる測定，超音波，CT，MRI，PETなどの画像検査など，さまざまな進歩が積み重ねられてきた。病理検査は古くから疾患の診断に重要な地位を占め，それは現在でも変わることはなく，さらに免疫染色法や in situ ハイブリダイゼーションなど新しい診断法も取り入れて広がりをみせている。一方で，分子生物学の進歩により，遺伝子，分子レベルの検査法が実際の診療現場に取り入れられ，病型診断を補完し，あるときは融合してその一角を占めるようになった。もともと病理診断とベッドサイドの情報は切り離せない関係にあるものだが，病理診断と分子生物学の連携は診断法の向上に大きく寄与しつつある。

病態解明の進歩と疾患

新しい診断・治療法は，新たな病態解明と複数の学問領域におけるテクノロジーの進歩により生み出されてきた。病態解明には生命科学や基礎医学の進歩が大変重要な役割を果たしている。たとえば慢性骨髄性白血病はフィラデルフィア（Ph）染色体の発見，それをもととした*BCR-ABL*融合遺伝子の同定というかたちで病態が明らかにされた。また疾患から病態・病因へという方向がクローズアップされがちだが，もともと慢性骨髄性白血病は骨髄増殖性疾患というカテゴリー内の一疾患であったが，現在では*BCR-ABL*の検出によって同一カテゴリー内の他の疾患と区別されるようになった。最近では病態研究が疾患をより精察に再定義したということができる。

病態研究で得られた知見が新しい疾患分類をもたらした例は，近年の内科学領域で数多くみることができるであろう。つまりビレには疾患から病態へ，そして再び病態から疾患へと，いわば循環しながら発展していく内科学研究の本質をみることができる。またこうした知見は疾患の診断法として定着し，診断の精度の向上に寄与するだけでなく，適切・有効な治療法の開発にもつながる可能性を生み出す。慢性骨髄性白血病の例をあげれば，*BCR-ABL*が活性化されたチロシンキナーゼであるという生化学的な知見に基づき，その阻害薬が開発された。また非小細胞肺癌に対してEGF（上皮増殖因子）受容体阻害薬が開発され，EGF受容体の変異の状態でその有効性を推測できるようになった。さらに阻害薬への反応から，一見均一にみえた慢性骨髄性白血病にさまざまなタイプやサブクローンが存在することがわかってきた。こうしてみると疾患から病態へ，病態から制御・治療へ，治療から再び疾患・病態へというさらに大きい循環をみることができる。このように新しい手法を取り込みながら個別になされた研究がさまざまな大きさのサイクルを形成し，それぞれのサイクルが大きく融合

していく。これは内科学の今後の発展の一型と考えられる。

内科学における分析と統合

内科学は新しいものを取り込んで体系化を行うという道を歩んで発展してきたが、近年になり、臓器の視点から専門化が進んだこともあり、より分析的な色彩が濃くなっている。臓器別による内科の細分化・専門化により、各領域で得られた知見は増大したが、領域間の連携という課題を生み出した。また検査・解析の手法が専門化・深化することにより、疾患や研究を一つの手法のみから捉えがちになる。いわば研究対象や解析方法ともに、分散的に発展した側面があることも否めない。これをどのように統合し、全体像を捉える内科学として発展させていくかが今後の大きな課題と考えられる。

基礎医学の領域ではマウスを中心に動物実験が以前より用いられてきたが、自然発症、食餌などにより発症させた疾患モデルマウス、遺伝子改変によるモデルマウスなど、さまざまな動物モデルが内科学の研究でも活用されるようになったことが近年の特徴である。特に遺伝子改変マウスによる解析は、遺伝子が個体で果たす機能の解析に多大な貢献をした。逆にこれらの手法の発達により、それまで分子レベル、細胞レベルで観察していたことは、個体レベルで解析することが重要視されるようになった。これは分化から統合へ動きの一つのかたちということができる。またもう一方で単一遺伝子の改変マウスは、ある意味で純粋系と考えることができる。今後は単一の遺伝子だけでなく、複数の遺伝子変化が個体にもたらす影響や、特定の細胞群を欠失したときの影響をみることが重視されるであろう。さらには動物実験で得られた知見をヒトの病態理解にどのように活かすかという点も十分に追究する必要があり、そのうえで病態の基礎研究が実際のヒト疾患の制御につながることが期待できる。

最近の内科学は臓器別に深められてきた部分が大きいが、疾患の全体像の解明には臓器の枠を超えた変化や、臓器間の相互作用によって成り立つ病態を理解する必要がある。疾患モデルマウスや遺伝子改変マウスの解析でも、一つの臓器に起こった変化が他の臓器にどのような影響を及ぼすかを明らかにし、それらをヒトへ応用する考え方が重要となる。単一の遺伝子による遺伝病を除くと、多くの疾患は複数の要因が重なることで起こってくる。遺伝子、細胞、臓器の各レベルで複数の変化が織りなす全身性の変化を明らかにすることで、ヒトの病態においても新しい発見につながることが期待される。

単純系と複雑系

近年の病態研究により、遺伝子の転写メカニズム異常や、リガンド・受容体・シグナル伝達の異常が、さまざまな疾患と関係することが明らかとなった。転写メカニズムの研究は、一つの転写因子に着目・分析することで多くのことが解明されてきた。しかし、実際の転写は多くの分子が時間的、空間的に協調することによって行われることが明らかになっており、このような転写ネットワークの解明が、新たな病態の理解につながる可能性を生み出す。シグナル伝達でも、複数の経路のクロストークや協調、抑制が次々に解明されてきた。このような研究の方向も単純系から複数系への発展とみることができる。また従来の疾患研究は、どちらかというと静的な状態を想定して取り扱うことが多かった。しかしイメージング技術の発達により、さまざまな分子・細胞機能をリアルタイムに観察することが可能となってきて、短時間でダイナミックに変化する生命機能とその乱れが研究対象として捉えられるようになってきた。短い時間経過における変動が、どのように長期的な病態形成につながるかという研究も、今後発展するものと思われる。これらの研究が発展したのはバイオインフォマティクスの発達によるところが大きく、現在ではシステム生物学として重要な領域を築くにいたっている。このような研究は遺伝子から臓器・臓器間へ、単一遺伝子から複数遺伝子のネットワークへ、静的解析から動的解析へと、いずれも分析から統合へというもので、今後の疾患研究の方向を示すものである。

ヒトゲノム解読が終了したものの、個々の遺伝子が疾患において持つ意義については、明らかにしなければならないことが多い。一方、ゲノムワイドの解析技術は研究面でさまざまな影響をもたらした。たとえば遺伝子のレパートリーが明らかになったことで、マイクロアレイを用いて多数の遺伝子発現を網羅的に定量できるようになった。これにより、いままでの診断法ではわからなかった疾患の予後や分類、治療薬への反応の予測が可能になり、それらの一部は将来診療にも導入されるとともに、治療選択にも活用される可能性が生まれている。また遺伝子そのものの変異だけでなく、遺伝子発現の制御異常もまた細胞の機能に大きな影響を引き起こすことが知られている。DNAのメチル化やヒストンのアセチル化、メチル化などのエピジェネティクスと疾患の関係が、今後ますます明らかになると思われる。DNAメチル化阻害薬など、すでに治療薬として用いられているものもあり、その効果の分子機序などの解明が期待される。またRNAについてもマイクロRNAや長鎖非翻訳RNAなど、新たな機能が明らかとなり、RNA干渉を用いた機能制御は創薬への期待も膨らんでいる。

内科学における臨床研究

臨床研究は統計学による推測に基づき、臨床における決断に多くの科学的根拠をもたらしてきた。臨床試験では実薬とプラセボ以外の背景はできるだけ揃えられているが、一方で実際の患者は個別にさまざまな異なる背景を持つ。ここでも単純系と複雑系の違いをみることができる。個々の症例にどのような科学的根拠を適用していけばよいかは今後の内科学でも大きな課題となるが、常に目の前の症例から学び、その全体像を理解する努力をすることがこれからも重要である。疾患別の疫学研究やそれに基づく臨床データベースもまた病態・治療研究にとって重要であり、わが国でも今後はよりいっそう整備・活用する必要がある。またコホートの追跡により疾患発症の要因を解明する疫学研究も発展が期待されるものである。

【黒川 峰夫】

2章 内科診療の進め方

1. 医療面接と上手な現病歴聴取 ………………………………… 46
2. 身体所見のとり方・診察 ………………………………………… 48
3. 検査所見の見方 …………………………………………………… 78
4. 鑑別診断の方法 …………………………………………………… 81
5. 診断推論を意識したアプローチ ………………………………… 84
6. 救急疾患の対応 …………………………………………………… 86

1 医療面接と上手な現病歴聴取

はじめに

病歴聴取や医療面接は医師の基本的臨床能力の一つである。

病歴とは、現病歴・既往歴・服薬歴など患者さんの病気に関する経歴をまとめた内容のことで、医師が患者さんから口頭で情報収集し、カルテに記載する。また医療面接は、医師が患者さんと良好なコミュニケーションをはかりながら一緒に問題点について考えていく一連のやりとりをさす。

この「病歴」と「医療面接」との違いについて、前者は診断をするために医師が一方向性に情報収集するという意味あいが強く、後者は医師-患者間の双方向性のコミュニケーションの重要性が強調されているという特徴がある。医療面接でまとめるべき内容の一例を以下に示す。

医療面接でまとめるべき内容の例
- 年齢、性別、主訴、現病歴
- 既往歴、社会歴、家族歴、服薬歴
- 解釈モデル

筆者が「医療面接」という言葉とはじめて出会ったのは初期研修医2年目のとき(10年以上前)である。当初「(コミュニケーションの重要性を強調した)こんな内容は本当に医学教育で学ぶことなのか?」とやや反発に近い思いすら感じたことは記憶に新しい。しかしながらその後、わが国で医療訴訟や医療安全に関する問題がマスコミにも惹起されるかたちで議論されるようになり、いまは「患者さんに質の高い医療を提供する」という意味のみならず、「医学部を卒業していく学生を守る」という意味においても、医療面接およびその教育の重要性を強く感じている。インターネットの普及によって非医療者が容易に医学情報にアクセスできるようになり、医師に求められる役割が変化してきていることも、それと関連があるのかもしれない。

病歴については、多くの検査(血液検査・CTなどの画像検査)ができるようになったことや、あいかわらずの医師の忙しさもあって、病歴を丁寧にとってそこから診断を絞っていくことの重要性が医療現場ではあまり強調されなくなってきた。一般的に、病歴だけで8割強の疾患の診断がつくといわれており、丁寧に病歴をとっていくことは、医師が自分の頭を使って診断する能力を保ち続けることができるのみならず、医療費の節減にもつながる可能性がある。そして適切に病歴を聴取するためには、患者側の語りからの単一情報を収集するのではなく、診断仮説(鑑別診断)を想定しながら、診断に必要な質問を医師側が選んで聞いていく必要がある。

ここでは、容易に各種検査ができるようになった日常診療の現場において医療訴訟・医療安全のことを考えながら診療を行う医師にとっての、適切な医療面接・病歴聴取のあり方について、実際の診療場面も紹介しながら、考えていく。

診療の一場面―現病歴をとる

以下は診療の一場面で、診察する前に実習に来ている学生がとってくれた病歴である。この場面をもとにして、医師の思考プロセスや患者の思いなどを追いかけながら、医療面接や病歴聴取の意味について考えてみよう。

> 75歳女性が、胸が痛むという症状を訴えて、ある病院の循環器内科の初診外来を受診した。2カ月前頃から胸の痛みがあり、1カ月半ほど前に近くの診療所を受診し、心電図検査を受けたが、異常は指摘されなかった。しかし、その後も時折同様の症状が続くため、半月ほど前に再度同じ診療所を受診して胸部X線検査・心電図検査を受けたが異常はなかった。依然症状が続くため、当院の外来を受診した。

医師の思考プロセス

胸痛の患者さんを診る際、まずは虚血性心疾患のような重症度・緊急度の高い疾患を想定する必要があり、診療所の医師がこの疾患を疑って心電図検査を行っていることは当然ともいえる。一方で、これだけの情報で虚血性心疾患は除外できない。一つの問題は胸痛があるときに検査を行わないと心電図の異常所見は出てこないということである。よって、この心電図検査が症状(胸痛)のあるときに行われたものなのか、患者さん(もしくは近くの診療所の医師)に問う必要がある。また胸痛の性状についてもより詳しく聞いていく必要がある。「締めつけられるような痛み」「随伴する冷や汗」「階段をのぼったり歩いたりしたときの痛みの増悪」などがあるようなら、この患者さんが虚血性心疾患である検査前確率は上がる(この場合の検査とは虚血性心疾患の確定診断が得られる心臓カテーテル検査をさす)。また、心血管イベントの危険因子(虚血性心疾患の既往歴や家族歴、喫煙歴、高血圧の有無、糖尿病の有無、脂質異常症の有無など)も検査前確率を上げる要素であり、病歴をとる際にきちんと聞いておく必要がある。

また胸痛を起こす他の疾患を考えると、頻度の高いものとしては、心血管疾患として大動脈解離、肺疾患に肺血栓塞栓症や肺炎からの胸膜炎、皮膚疾患として帯状疱疹、消化器疾患に胃・食道逆流症などがあがる。これらについても、病歴を丁寧にとっていくことでかなり診断を絞り込むことが可能である。たとえば、大動脈解離の場合は発症が突然であるという特徴があり、患者さんはその痛みが起きた瞬間を覚えていることが多い。よって「いつどのようなときに胸の痛みが起きたのですか?」という質問が大動脈解離の検査前確率(この場合の検査とは大動脈解離の確定診断が得られる胸部造影CTをさす)を考えるうえで重要となる。一方で肺炎からの胸膜炎を想定する場合は、症状として感度の高い「咳」の有無に加えて「発熱」「呼吸困難」がないかどうか、また体位により胸痛が増悪するかどうかを聞くことで、その検査前確率を考えることができる。しかしながらこの患者さんの場合、半月前頃に近医で胸部X線写真が撮られて異常がないことがわかっているため、肺炎の検査前確率はやや低く見積もる必要があるだろう。また逆流性食道炎を想定した場合、胸焼けや曖気(げっぷ)の症状があること、また立位よりも臥位の際に症状が強いことなどがわかれば、その可能性は高くなる。逆流性食道炎は上部消化管内視鏡検査で異常がないことも多く、主に病歴で診断をつける必要のある疾患である。

診療の一場面
―既往歴・社会歴・家族歴・服薬歴などを聞く

さて,症例に戻ろう。学生が既往歴などについてさらに詳しく聞いてきてくれた。

> 胸痛はジーンとするような痛みで,前胸部全体にある。痛みは徐々に起きる。また労作とは関係がなく,夜に多い。咳や冷や汗は特にない。既往歴には高血圧があり,今回受診した近くの診療所で治療を受けている。家族歴では父が肺癌,母が乳癌で亡くなっている。機会飲酒で,煙草は吸わない。内服薬は近医からアムロジピン2.5 mgの処方を受けている。

医師の思考プロセス

ジーンとするような痛みという症状は非特異的で,特定の病気の診断の可能性を上げたり下げたりすることは難しいが,帯状疱疹の場合,ぴりぴりする痛みを訴えることが多いので,ややその可能性は下がるだろうか。また症状が夜に多いという病歴は,臥位になっているときに胸痛が起こりやすいということを意味している可能性があるため,実際にそうであるかを患者さんに詳しく問うとよい。臥位に多い胸痛であれば,逆流性食道炎の可能性が高くなる。咳がないことで肺炎からの胸膜炎,冷や汗がないことで虚血性心疾患の可能性は少し下がる。心血管イベントの危険因子としては高齢・高血圧などがあるが,近年糖尿病の危険因子としての位置づけの高さが指摘されるようになっており,これについてはこちらから積極的に質問するかたちで確認したいところだ。

これまでの病歴では,重症度の高い虚血性心疾患や大動脈解離を否定する必要はあるものの,逆流性食道炎の可能性がなんとなく高そうだ,と考えられる。

key featureを押さえる

この症例は一例にすぎないが,ここに紹介したように,病歴聴取の場面だけでも,臨床医はこれだけ(もしくはそれ以上の)ことを考えながら診療にあたっている。そしてイリノイ大学シカゴ校の医学教育学教授であるGeorges Bordage(ジョージ・ボダージ)が述べるように,病歴のなかには,臨床診断推論分野でkey featureといわれる,診断の鍵となるポイントがいくつも存在する。病歴をうまくとれるようになることは,このkey featureに気づかせそれを診断のプロセスに活かしていけることであるが,現在の臨床診断推論分野の研究では,このkey featureは症例ごとに学んでいくしかないとされている。よって病歴聴取のトレーニングは,よく抜けた臨床医が,その内容をkey featureとし,さらにそれをどのように活かして診断を進めていくかを追いかけながら行うと効果的である。

米国の一流学術誌であるNew England Journal of Medicine誌には"Clinical Problem Solving(CPS)"というシリーズが月に1回連載されているが,このなかでは一流の臨床医がどのように考えながら診断を進めていくかが詳細に記述されている。CPSにかぎらず,このような教材を用いて勉強していくことで,上手に病歴がとれるようになるだろう。

診療の一場面―解釈モデルを引き出す

さて再度症例に戻ろう。指導医が学生の診療の後,患者さんから話を直接聞いてみると,このような話があがってきた。

> 患者さんは今回の胸痛が,両親が罹患した乳癌や肺癌と関係があるのではないかと心配していた。また生活背景として,3年前から寝たきりになっている夫の介護で疲労していることもわかった。現在は施設の長期入所が利用できているものの,今後については心配で,本人は夜もなかなか寝つけないという状況であった。また,介護のことがきっかけとなって近所や親戚の人との付きあいもうまくいかなくなり,そのことでも悩んでいた。

よいコミュニケーターとしての医師

今後未曾有の少子高齢化社会を迎える日本においては,このような患者さんは増えていくことが予想される。そしてハーバード大学教授でもあった医療人類学者のArthur Kleinman(アーサー・クラインマン)の言葉を借りれば,生物医学的モデルのみで医療を展開する医師のモデルが過去のものになる日もそう遠くないかもしれない。

Kleinmanは「患者や家族や治療者がある特定の病いのエピソードについていだく考えのこと」を「解釈モデル」と定義しているが,診療行為には医師と患者がお互いに持っている解釈モデルを突きあわせる部分が必ず存在する。たとえば今回の症例の場合においても,近くの診療所の医師は「重症度の高い虚血性心疾患を除外することに診療の主眼をおいていた」(医師側の解釈モデル)可能性が高いが,患者は「両親が罹患した乳癌や肺癌と関係があるのではないかということを心配」(患者側の解釈モデル)していた。このような状況で医師が,患者さんの解釈モデルを引き出せないまま「虚血性心疾患ではないから大丈夫ですよ」といくらいっても,患者さんは納得しないであろう。ひょっとすると,この患者さんが病院を変わったことも,症状が続いていたことだけでなく,解釈モデルが理解されなかったことが原因かもしれない。そしてこのような解釈モデルを引き出すには,医師の一定のコミュニケーション能力が必要となる。

医療訴訟の原因の一つに医療者のコミュニケーション不足があると指摘されるが,このコミュニケーション能力は,21世紀を生きる医師にとっては必須のものとなった。このことは米国やカナダの医学教育において,コミュニケーション能力がcore competency(医師として求められる能力)の一つにあげられていることからもいえる。では具体的にどのようにしてコミュニケーション能力を身につけるかであるが,高等教育の一つである医学教育が役割を担える部分と担えない部分があると筆者は考えている。担える部分については,医療現場に特有のコミュニケーションの方法に関するマニュアルはいくつかあり,これらを知識として学ぶのではなく,実践を通して学べば非常に参考になる。以下に福井による「コミュニケーション・スキル」を紹介する。

医療面接で求められるコミュニケーション・スキル

1. 医師との初対面時に、患者が積極的に話をしたいと思うような印象を与える。
2. 患者が威圧感を持たない位置に座る。
3. 患者が聞きとりやすい声でゆっくりと話す。
4. 患者が話すことを躊躇する事柄、プライバシーには十分配慮する。
5. 患者が伝えるメッセージ(言語的・非言語的、意識的・無意識的を問わない)を見逃さない。
6. 患者への思いやりを示す。
7. 患者が言い忘れた事柄、言いにくかった事柄も話しやすくさせる。
8. 医師自身、自然にわきあがる患者に対する感情を診断に役立てる。
9. コミュニケーションの質を最終的に決定するのは、相互の人間性である。

また、より具体的には、以下のような点に気をつけるとよい。

1. 患者さんの名前をフルネームで確認し、目の高さをあわせて挨拶する。
2. 最初は自由度の大きい質問からはじめる。
3. 傾聴の際、相手の語尾を繰り返したり、要約したりする。
4. 実際に共感したら、それを相手に伝える。
5. 最後に話全体をまとめる。

繰り返しになるが、コミュニケーション能力はこのような教科書的なマニュアルだけを読んで知識として理解しても身につかない。ミラーのピラミッドが示すように、「知っている」ことと「実際にできる」ことには大きなギャップがある。上記のようなマニュアルは、医療面接の実践の後で振り返りを行う際に、自身の行動を相対化するためのツールとして用いるとよい。

おわりに

上記の「コミュニケーション・スキル」の最後にある「人間性」(これは正確にはスキルではないが)について少し付け加えて本稿を終えたい。

医学の発展に伴って医学部のカリキュラムはいまや膨大なものとなった。わたしが現在所属する東京大学を除くほぼすべての大学が「教養課程」をどんどん削減し、いまや、医学教育における教養教育は風前の灯という状況にある。一方で前述したように、医療現場では医療訴訟が社会問題化しているが、その原因の一つに医療者のコミュニケーション能力不足があり、そこに人間性を養うはずの教養教育の不足が関与していると筆者は考える。ぜひ学生のうちに、古典を読み、歴史を学び、友と議論し、一生で二度とできないような大恋愛をしてほしい。

医師は命のやりとりのなかで行われる人間相手の仕事である。そして溢れる物資と情報に象徴される21世紀の高度資本主義社会において、人から感謝される数少ない職業の一つでもあるが、それは根底に医師の人間性があってのことであることを強調しておきたい。

【錦織 宏・小林 智子】

参考文献

1) アーサー・クラインマン、江口重幸ほか訳:病いの語り 慢性の病いをめぐる臨床人類学、誠信書房、1996
2) 福井次矢監修:メディカル・インタビューマニュアル 医師の本領を生かすコミュニケーション技法 第3版、インターメディカ、2002
3) Bordage G et al : Content validation of key features on a national examination of clinical decision-making skills. Acad Med 70:276-281, 1995
4) Miller G : The assessment of clinical skills/competence/performance. Acad Med 65(Suppl) : S63-S67, 1990

2 身体所見のとり方・診察

1 バイタルサイン

はじめに

バイタルサイン(vital sign)は、生命徴候と訳されるように、患者の予後予測の決定因子であり、患者のマネジメントにおける緊急度および予後予測に重要な所見である。しかしながら、日常臨床においても循環器疾患や呼吸器疾患のみならず、多くの疾患における診断や予後予測を示唆するものであり、救急医のみならず一般内科医は熟知する必要がある。

脈拍(心拍)

第2〜第4指の指尖を用い両側の撓骨動脈を触診し、左右差の有無を確認する。その緊張は血圧の目安ともなり、血圧低下が進行すれば、まず撓骨動脈が触知不能となり、次いで大腿動脈が触知不能となり、頸動脈拍動が最後に消失する。通常は心拍数と脈拍数は一致するが、不整脈の場合には、心室の充満が不足すれば1回拍出量の低下(Frank-Starling機序)を惹起し、場合によっては脈拍も欠如し(脈拍欠損)、脈拍数は心拍数より少なくなる。心房細動は基本調律が欠如する絶対性不整脈であり、一拍ごとに心室の充満度が異なり、脈の緊張度および血圧はばらばらとなる。特に、頻脈性の心房細動ではその違いが著しい。したがって、脈が不整の場合には心尖部の聴診、または心電図で確認する必要がある。

正常の心拍数(脈拍数)は60〜100/分であるが、体温が1℃上昇すると約8/分上昇することを考慮すべきである。腸チフスやレジオネラのような細胞内寄生菌感染症に特徴的な比較的(相対的)徐脈は、患者の体温に比べて不相応に低い脈拍数をさす。

血圧

血圧は通常5分間の安静後に、患者の腕を心臓と同じ高さ(通常は第4肋間)にして上腕動脈の部位で聴診法にて測定する。マンシェットの空気囊の長さは上腕周囲の80%以上を覆うことができ、その幅は40%程度の長さのものを選択すべきである。短すぎたり、細すぎたりすると血圧は過大評価される。高齢の高血圧患者では、聴診間隙が存在することがある。これは、カフ圧を下げていくと最初に聴取されていたKorotkoff(コロトコフ)音がいったん消失し、さらにカフ圧を下げると再び聴取する現象であり、収縮期血圧を過小評価する可能性がある。したがって、初診患者においては聴診法の前に触診法により収縮期血圧を測定すること

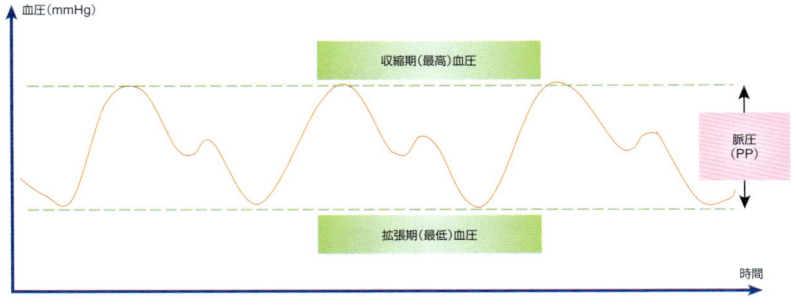

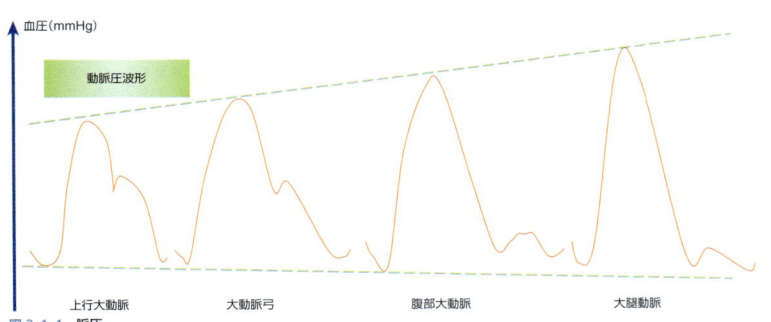

図 2-1-1 脈圧

が望ましい。また、通常の血圧値より低い場合も触診法を用いて確認すべきである。

初診の患者では、両側の血圧測定をすべきである。脈拍の左右差があり血圧の左右差が 20 mmHg 以上の場合には、鎖骨下動脈盗血症候群、大動脈解離や大動脈炎症候群などの大動脈疾患の可能性を考慮すべきである。ただし正常でも 10 mmHg 程度の左右差は認められる。最近では、脈波伝播速度（PWV）と足関節上腕血圧比（ABPI）を簡便に測定する機器も普及しており、動脈硬化のスクリーニングに用いられているが、同時に左右の上下肢の 4 部位の血圧測定がなされ、血管病変の診断の鍵となることも多い。

収縮期血圧と拡張期血圧の差分を脈圧（PP）という（図 2-1-1）。脈圧は心拍出量に影響され、小さな脈圧（一般に 30 mmHg 未満）は低心拍出量を示唆し、重症心不全、心タンポナーデ、出血性ショック、極度の脱水時には低下する。心不全時における相対的脈圧（脈圧を収縮期血圧で除したもの）が 0.25 以下ならば、心拍係数 2.2 L/分/m² 以下であることを強く示唆する。一方脈圧の増大（一般に 60 mmHg 以上）は、1 回拍出量の増大や大動脈弾性の低下を反映し、大動脈弁逆流や、高齢に伴う動脈硬化、動静脈シャント、貧血、甲状腺機能亢進症で増大する。大動脈弁逆流の拡張期雑音を聴取し脈圧が 80 mmHg 以上あれば、その逆流が中等度以上であることを強く示唆する。脈圧は血圧測定部位により異なり、心臓から末梢部に向かうにつ

れて収縮期血圧は増大するが、拡張期血圧は減少し、その結果脈圧は増大する。したがって、バイタルサインの変動が著しい重症患者において測定部位を変える必要がある場合には、その解釈に際して細心の注意を要する。

消化管出血時には、臥位における頻脈と低血圧の存在は有意な出血が示唆される。一方、急性失血の初期には、臥床状態では血圧、脈拍は正常であっても立位や座位にすると立ちくらみや低血圧や頻脈となり、体位変換によるバイタル変化の変動にも考慮すべきである。起立性低血圧の定義は収縮期血圧の 20 mmHg 以上の低下である。健常成人でも約 10％に起立性低血圧は認められ、高齢者ではその頻度は高まるが、これは加齢に伴い自律神経反射が減弱し立位に伴う脈拍の増加が減弱することによる。また、臥位における洞徐脈の存在は、失神にいたる前触れとなる。

呼吸数

呼吸数はバイタルサインのなかで患者の意識に依存し、意識低下がない場合は患者の喜怒哀楽や意図が反映されることも多く、呼吸数の測定には細心の注意を要する。したがって、頻呼吸に関する検者間のばらつきも多く、頸部の聴診をしたり注意深い観察を要することが多い。指で患者の橈骨動脈の脈拍を数えながら、患者に知らせずに呼吸数を数えるのもよい方法である。

最近では、パルスオキシメトリー（経皮的酸素分圧）が汎

用されているが，呼吸数と同時に解釈することが肝要である。たとえば，同じ95%の患者でも呼吸数12回/分の患者と，呼吸数30回/分の患者ではバイタルサインの評価はまったく異なる。

また，診断や予後予測においても頻呼吸の存在は有用である。咳と発熱が認められる外来患者において，28/分以上の頻呼吸の存在により肺炎の可能性が2倍に高まる(陽性尤度比2.0)。

Cheyne-Stokes(チェーン-ストークス)**呼吸**：慢性心不全や広範な上位中枢障害時(出血，梗塞，外傷，髄膜炎など)に認められ，過呼吸相と無呼吸相の周期的交代が特徴的である。呼吸の深さのみが消長する変動であり，呼吸数は一定である。

Kussmaul(クスマウル)**呼吸**：速くて深い呼吸であり，代謝性アシドーシス時に生じる。

起座呼吸：うっ血性心不全時に高頻度に認められ，臥位では静脈還流が増加するために肺うっ血が悪化し呼吸困難が惹起され，座位をとることにより呼吸困難が改善するものである。ただし，気管支喘息や重症肺炎，大量の腹水でも生じる。呼吸不全時には，心不全時と比べ前傾が強く，肘を大腿部やテーブルにつけて支えていることが多い。これは横隔膜に対する負荷を軽減し，呼吸補助筋の作用を効率的にする体勢を自然にとるからである。

側臥位呼吸：片側の肺疾患の場合には，健側を下にして健側肺に血流が増加する体位を好む。また，縦隔または気管支内部の腫瘍による気道や大血管の圧迫は片方の側臥位でのみ生じることもある。

体温

臨床上，腋窩温，口腔温，直腸温が測定されているが，わが国では腋窩温が汎用されている。核心温に近いのは直腸温であり，腋窩温は外殻温であり約1℃低く，口腔温はその中間である。体温は臥床していても1℃以内ではあるが日内変動があり，午前4～6時に最も低く，午後4～6時に最も高い。腋窩温の測定時には体温計の先が十分腋窩の中央部に向かうような角度につけ，密閉されて測定されるように工夫が必要である。また片麻痺がある場合には，患側では健側と比べ0.5℃低くなる。最近では，救急や小児科では赤外線鼓膜体温計も使用されつつあるが，再現性が乏しく，挿入方向に注意して複数回の測定をすべきである。

極端な発熱(41.1℃以上)はグラム陰性菌の敗血症または体温調節障害(熱中症，頭蓋内出血，重症熱傷など)であり，診断的意義が高い。橋出血患者においては，体温が39℃以上であれば病院死の予測感度は66%であり，特異度は97%と高く，陽性尤度比は実に23.7と著明である。また，うっ血性心不全患者における35.1℃以下の低体温による院内死亡の予測は，感度は29%とやや低いが，特異度は96%と高く，陽性尤度比も6.7と高い。

おわりに

バイタルサインは患者の診断およびマネジメントにおいて非常に重要であるが，生体反応の低下した患者においてはバイタルサインの異常が出現しにくくなり注意が必要である。たとえば，高齢，糖尿病，HIV(ヒト免疫不全ウイルス)感染，ステロイドなどの免疫抑制剤による治療，乳幼児，精神疾患を有する患者においては，バイタルサインの変化が出現しづらいことに留意すべきである。

【岩瀬 三紀】

参考文献
1) S・マクギー，柴田俊彦訳：マクギーの身体診断学，診断と治療社，2009
2) 伴信太郎監修，宮崎景：エビデンス身体診察 これさえ押さえれば大丈夫，文光堂，2007
3) L・S・ビックリーほか，福井次矢ほか日本語版監修：ベイツ診察法，メディカル・サイエンス・インターナショナル，2008

2 外観

はじめに

身体診察は，まず患者の全体の外観を観察し，身長と体重を測定することからはじまる。慢性疾患患者において，診察ごとの体重の変化は，悪性疾患の早期発見や，慢性心不全や慢性腎不全の患者管理上重要な鍵となる情報となる。

正確な身体診断における外観への鋭い洞察力の涵養は，内科医にとって生涯教育の重要なメインテーマの一つである。

表情

特に目線やアイコンタクト，そして表情は，重篤疾患の可能性と重症度も示唆する重要な観察項目である。無表情であれば，Parkinson(パーキンソン)病，甲状腺機能低下症やうつ病などの精神疾患の可能性がある。一点を凝視していれば，甲状腺機能亢進症，Parkinson病，意識障害，痙攣，統合失調症や人格障害を示唆する。冷汗は急性冠症候群(ACS)や急性大動脈解離などの重篤な疾患が示唆される。一見感冒と思われる症状でも，冷汗や顔色不良を認め，重篤感がある場合には心筋炎や髄膜炎や肺炎の重症疾患の可能性を疑うべきである。

身長，体重，BMI

初診患者では，身長と体重からBMIを算出しておく。BMIは体重(kg)を身長(m)の二乗で割った指数である。日本肥満学会では25以上を体重過多とし，30以上を肥満と定義している。また，18未満をやせとしている。肥満の場合は閉経後女性では洋梨型であり，メタボリックシンドロームではウエストより上が太っているリンゴ型肥満を呈する。Cushing(クッシング)症候群では皮膚線条をしばしば伴う中心性肥満であり，満月様顔貌を呈する。

体重減少は重要な変化であり，消化管疾患，内分泌疾患(糖尿病，甲状腺機能亢進症，副腎不全)，慢性感染症，悪性疾患，慢性心不全，慢性呼吸不全，うつ病，神経性食欲不振症，過食症などのさまざまな疾患が原因となる。高身長の場合にはMarfan(マルファン)症候群，Klinefelter(クラインフェルター)症候群や巨人症が示唆される。

姿勢，歩行，落ち着きの有無

呼吸困難を訴える患者は，心不全と喘息発作時にしばしば観察される。両者の鑑別上の手がかりとして，半坐位ならば心不全が示唆され，前傾が強ければ気管支喘息や慢性呼吸不全の増悪が示唆されるが，心タンポナーデの場合も

ある。動作に落ち着きがなければ，甲状腺機能亢進症，躁病，統合失調症，興奮性薬物中毒を疑うべきである。一方，動作緩慢の場合には，甲状腺機能低下症，うつ病，Parkinson病，認知症を疑う。

歩行の観察は診断の鍵となることがあり，Parkinson病では，前屈み姿勢（体幹，首，両上肢），腕の振りの減弱，小股歩行，すり足歩行である。またはじめの一歩に時間を要し，突進歩行も特徴的である。有痛時の脊柱管狭窄症でも同様な歩行となるが，痛みとの関連が強く，痛みがなければ正常歩行となる。

身だしなみ

年齢，性別，職業などの患者背景を考慮したうえで，身だしなみ，衣服，衛生状態を観察すべきである。刺青や過剰なピアスの存在は，慢性C型肝炎の可能性を考慮すべきである。過剰な厚着は甲状腺機能低下症，全身性の発疹や習慣性静脈注射痕を隠蔽している可能性も示唆されるが，受診前に悪寒戦慄が生じていた可能性もある。

体臭と口臭

糖尿病の甘酸っぱい果実臭（アセトン臭）やアルコール臭のように，体臭はしばしば診断の鍵となる。しかし，アルコール臭の場合に患者の精神状態変化や神経所見が単にアルコールによるものと決めつけてはいけない。低血糖，硬膜下血腫や痙攣発作後の可能性も考慮すべきである。

チアノーゼ

チアノーゼ（cyanosis）は，表在毛細血管や細静脈に青色の血液が流れることにより皮膚や粘膜における異常な青色調な変化である。チアノーゼの観察部位は，表皮が薄く血管が豊富に存在する口唇，口腔粘膜，鼻，頬，耳，手，足である。還元ヘモグロビンの相対量ではなく絶対量が過剰になるとチアノーゼを呈する。したがって，多血症患者では，わずかな低酸素症でもチアノーゼを呈しやすい。一方，貧血患者ではチアノーゼ所見がマスクされやすい。特殊な場合として，メトヘモグロビンや硫化ヘモグロビンの増量時にも生じる。

心臓から拍出される血液が青色である中心性チアノーゼと，心臓から拍出される血液は赤色だが，指先や足先に達するまでに青くなる末梢性チアノーゼを鑑別すべきである。末梢性チアノーゼでは，手足が青色であるが，口腔粘膜はピンク色であり，患者の四肢を温めるとチアノーゼは軽減する。中心性チアノーゼは肺水腫，肺炎，心臓内右-左シャントが典型的な原因疾患である。末梢性チアノーゼは心拍出量の低下（心不全，脱水）および血管疾患で生じる。

【岩瀬 三紀】

参考文献
1) S・マクギー，柴田俊彦訳：マクギーの身体診断学，診断と治療社，2009
2) 伴信太郎監修，宮崎修：エビデンス身体診察 これさえ押さえれば大丈夫，文光堂，2007
3) 福井次矢ほか日本語版監修：ベイツ診察法，メディカル・サイエンス・インターナショナル，2008
4) 下条文武ほか編：メディカルノート 診察の実際，西村書店，2007

3　全身のリンパ節

はじめに

リンパ節の診察は，不明熱患者，体重減少を認める患者，腫瘍の診断がついている，もしくは腫瘍の存在が疑われる患者において重要である。

リンパ節の診察

第2〜第4指腹で触知することが一般的である。両側を同時に触診するのではなく，片側ずつ触診する。触知する場合には部位・大きさ・圧痛の有無・かたさ・可動性・集塊の有無・表面の凹凸・形状を評価する。

一般的に，
1. 小指頭大より大きなリンパ節を触知する場合，有意な所見である。
2. 圧痛を認める場合，多くは「炎症性リンパ節腫脹」であり，臨床的意義がある。
3. 「石のようにかたい」リンパ節は転移リンパ節腫脹であることが多い。石ほどかたくないにしても弾性を持ってかたい場合には，Hodgkin（ホジキン）病やその他のリンパ腫である可能性がある。
4. リンパ節の融合傾向（ある局所のリンパ節が集塊となって触知する）を認める場合には，転移リンパ節腫脹，あるいはリンパ腫の可能性が高い。ただし，慢性炎症やサルコイドーシスでも同様の所見を認めることもある。

病的なリンパ節腫脹を見出した場合には，それが局所性のものか，それとも全身性（2領域以上の部位で触知する）のものかを判断し，鑑別診断を考える。局所性リンパ節腫脹は，腫脹したリンパ節付近の局所に起きた感染症などの異常を反映していることが多い。全身性リンパ節腫脹を認めた場合の鑑別診断を表2-3-1に記す（頸部リンパ節の診察法については2章2-5「頸部」参照）。

腋窩リンパ節の診察（図2-3-1）

右（左）腋窩リンパ節を触知するには，左（右）手を腋窩に添え，もう片方の手で患者の上肢を外転させた状態で，下方から上方に向けて触診する。その後，外転させた上肢をもとに戻しながら，腋窩の最奥部を触診する。さらに，腋窩から中腋窩線を下方に辿るように胸筋リンパ節群を触診する。対側についても同様に触診を行う。

滑車上リンパ節の診察（図2-3-2）

右（左）滑車上リンパ節の触知法は，以下のとおりである。
1. 右（左）手で患者の右（左）手を握り，左（右）手掌を上腕三頭筋の遠位腱付着部付近に添える。
2. 左（右）小指を上腕骨外顆付近の位置にすると，第2〜第4指が上腕二頭筋と上腕三頭筋の割れ目付近に位置することになる。
3. 患者の肘関節は屈曲させる。
4. 第2〜第4指付近の位置で滑車上リンパ節腫脹の有無を評価する。

鼠径・大腿リンパ節の診察（図2-3-3）

鼠径リンパ節は0.5〜2 cm程度に腫脹した場合，通常の

表 2-3-1 全身性リンパ節腫脹の鑑別診断

感染症
猩紅熱
急性リウマチ熱
ブルセラ症
二期梅毒
風疹
麻疹
野兎病
腺ペスト (bubonic plague)
結核
ネコひっかき病
トキソプラズマ症
スポロトリクム症 (sporotrichosis)
トリパノソーマ症 (African sleeping sickness)
Chagas 病
カラアザール (Kala-azar) (リーシュマニア症)
AIDS 関連症候群 (AIDS-related complex)

代謝疾患
甲状腺機能亢進症
Niemann-Pick 病
Gaucher 病

悪性新生物
リンパ腫, その他のリンパ網内系腫瘍

膠原病
成人発症 Still 病
関節リウマチ
全身性エリテマトーデス
皮膚筋炎

その他
フェニトインの長期内服
アミロイドーシス
血清病
サルコイドーシス
疥癬
静注薬物濫用

AIDS：後天性免疫不全症候群

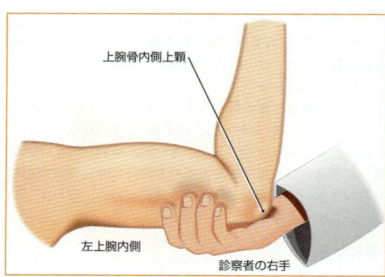

図 2-3-2 滑車上リンパ節

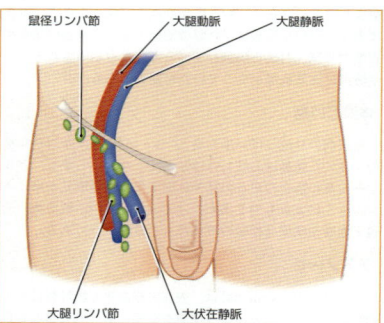

図 2-3-3 鼠径・大腿リンパ節

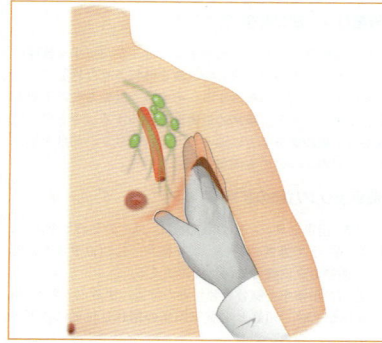

図 2-3-1 腋窩リンパ節

成人であれば触知可能となる。鼠径リンパ節 (inguinal lymph nodes)（鼠径靭帯に沿って水平に位置）と大腿リンパ節 (femoral lymph nodes)（大腿静脈に沿って垂直に位置）を区別して評価する。後者は下肢皮膚の非特異的炎症（足趾皮膚の真菌症など）を反映して腫脹することが多い。

【萩野 昇】

参考文献

1) Orient JM : Sapira's Art & Science of Bedside Diagnosis, 2nd edition, Lippincott Williams & Wilkins, 2000

4 HEENT（頭部, 眼, 耳, 鼻, 口腔・咽頭）

はじめに

頭部, 眼, 耳, 鼻, 口腔・咽頭の診察所見記載は, 米国式のカルテ記載で HEENT (Head, Eyes, Ears, Nose, Throat) と略記されることがある。診察室に眼底鏡・耳鏡が備えつけられていないわが国の外来診療においては, 眼底・外耳道・鼻腔の診察はしばしばおろそかにされている。まずは比較的時間の余裕がとれる入院患者の診療で, 眼底鏡・耳鏡の操作に慣れることを目標としたい。以下, 内科診療の見地に絞って, HEENT 診察のポイントを述べる。

頭部・顔面の診察

- 視診 おおまかな大きさ（頭周）を観察し, 左右の対称性を確認する。眼瞼裂や鼻唇溝は, 正常ではおおまかに左右対称である。皮膚病変の有無（ある場合にはその分布）を観察する。

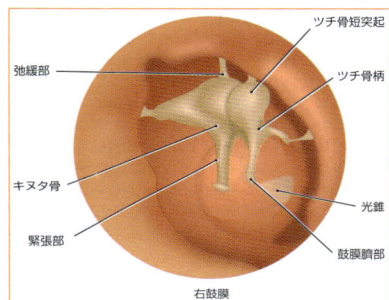

図 2-4-1 鼓膜の正常所見

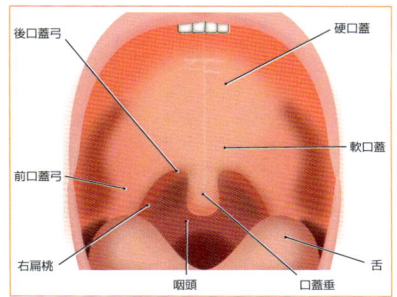

図 2-4-2 咽頭の正常所見

- **頭位** 頭部を正中位に保つことが可能かどうか確認する。
- **頭髪** かつら・ヘアピースを使用している場合には，外してもらう。毛髪量(髪の毛を束にして軽く把握してみる)，色調の変化，脱毛の有無・分布を診察する。頭皮内に腫瘤や皮疹(乾癬など)の病変を探す。
- **触診** 頭皮の圧痛の有無を確認する。側頭動脈を触診して拍動をみる。やせた高齢者では浅側頭動脈の走行を視認することもできる。

耳の診察

耳介とその周辺組織を，変形・腫瘤・皮膚病変がないか視診する。耳痛・分泌物・炎症がみられる場合，耳介を軽く牽引し疼痛が増強するかどうかを確認する。増強する場合には外耳道の炎症が疑われる。耳鏡にチップをつけ，耳介を軽く牽引しながらチップ先端部を外耳道の前下方に進める。分泌物，異物，皮膚の発赤，腫瘤などに注意して外耳道を観察し，続いて鼓膜を観察する。光錐を同定し，ツチ骨柄〜ツチ骨短突起を視診する(鼓膜の正常所見については図 2-4-1 参照)。

視診に続いて，音叉を用いた聴力検査を行う。512 Hz もしくは 1,024 Hz の音叉を用意し，左右差に対する試験(Weberテスト)，空気伝導と骨伝導の比較(Rinneテスト)を行う。

鼻・副鼻腔の診察

鼻の形状を視診する。鞍鼻の有無，非対称・変形に留意する。

耳鏡のチップを交換し，鼻腔内部を観察する。鼻中隔にチップをあてないように，鼻粘膜の色調，腫脹・出血・滲出物・潰瘍・ポリープの有無を観察する。

口腔・咽頭の診察

義歯を使用している場合には，義歯下の粘膜を観察するために，義歯を外してもらうこと。口唇の色調(チアノーゼの有無など)・湿潤度を調べる。舌圧子を用いて口腔粘膜の色，潰瘍性病変の有無，白斑・小結節の有無などを調べる。

患者に舌を出してもらい，舌が左右対称かどうかを調べる。舌の側面や下面を観察する。これらは舌癌の好発部位であり，50 歳以上の男性で飲酒・喫煙を嗜む患者においては特に注意を要する。舌を硬口蓋につけてもらい，口腔底，舌小帯短縮の有無を観察する。

咽頭は，舌を突き出さずに「アー」と発声してもらい，咽頭，軟口蓋の挙上を観察する。観察困難な場合には舌の中央部を舌圧子で軽く押す。色調，左右の対称性に注意し，滲出物・腫脹・潰瘍・扁桃腫大の有無を観察する(正常解剖については図 2-4-2 参照)。

眼の診察

視力，視野，眼瞼，結膜・強膜，虹彩，瞳孔，外眼筋，眼底など，眼の診察は豊富な情報を提供してくれる。

- **眉** 毛の量と分布をみる。
- **眼瞼** 浮腫・発赤・腫脹・腫瘤の有無を観察する。皮膚筋炎に特徴的なヘリオトロープ疹がみられることがある。眼瞼下垂，Horner(ホルネル)徴候の有無についても観察する。
- **視力** 新聞などの印刷物を読んでもらう。もし見出しの文字も読めない場合，指の数が数えられるか(指数弁)，光と暗がりが区別できるか(光覚弁)を確かめる。
- **視野** 患者と向き合い，お互いがお互いの眼を注視した状態で，両手で側方から指を徐々に近づけてきて，同時に両側の指がみえるかどうかを確かめる。両眼でスクリーニングし，欠損を認めた場合には片眼ずつ調べる。
- **結膜と強膜** 母指で両側の下眼瞼を下げ，強膜と結膜を露出させる。患者に上を向かせ，強膜・眼瞼結膜の色を調べる。
- **虹彩** 側方からペンライトで照明をあて，虹彩の内側で半月状の影ができることを確認する。
- **瞳孔** 大きさ・形・左右の対称性を検査する。ペンライトで光をあて，瞳孔の対光反射(直接・共感性)を調べる。
- **外眼筋** 患者に頭を動かさないように指示したうえで，指を追視させ，6 方向(右上・右横・右下・左上・左横・左下)を向かせ，複視・眼振がないかを確かめる。指を眼前 5〜6 cm に近づけ，輻輳についても調べる。
- **眼底** 眼底鏡を用いて視神経乳頭・網膜を観察する。部屋を完全に暗くすることが望ましいが，最近では部屋が暗くなくても眼底を観察できる眼底鏡(Welch Allyn 社のPanOptic™など)も発売されている。視神経乳頭の輪

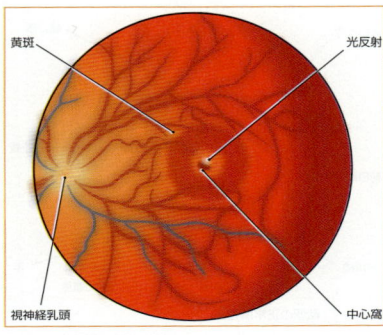

図 2-4-3 眼底の正常所見

郭が鮮明であること，色調が正常であることを確認し，乳頭部から末梢に広がる動脈・静脈を観察する（図 2-4-3）。

【萩野　昇】

5 頸部

視診

1. 甲状軟骨や気管が正中に位置しているかどうかをみる。気管の左右への偏位は気胸，大量の胸水貯留や肺・胸膜病変によって引き起こされる。甲状腺腫大によって偏位する場合もある。
2. 両側の胸鎖乳突筋の輪郭と位置，腫瘤・発赤・腫脹の有無を調べる。
   頸静脈は臥位で認め，座位では明らかではない（内頸静脈の観察）。甲状腺腫大があると頸部が腫脹してみえる。唾液を飲み込ませると，嚥下に伴って甲状腺が上方へ挙上する。
3. 内頸静脈の観察。
   ベッドを 45 度に倒して内頸静脈の拍動波を観察する。三尖弁逆流がなければ，内頸静脈の拍動は，収縮期に内方への皮膚の凹みとして観察される。胸骨角からこの陥凹部までの垂直距離が頸静脈圧である。

触診

リンパ節・甲状腺・唾液腺を触診する（図 2-5-1）。甲状軟骨・輪状軟骨・胸鎖乳突筋の位置も確認し，頸部大動脈の拍動，圧痛の有無もみる。

頸部リンパ節（図 2-5-2）

5つの領域に区分して触診する。すなわち，①下顎角〜顎下部（submandibular），②頤（おとがい）下部（submental），③胸鎖乳突筋（浅部・深部），④鎖骨上窩（supraclavicular），⑤後頸部（posterior cervical），である。

第 2〜第 4 指腹で触知することが一般的である。触知する場合には，部位・個数・大きさ・かたさ・可動性・圧痛の有無・形状・集塊の有無・表面の凹凸を評価する。

後頭部（occipital），耳介前部・後部（pre-/post- auricular）リンパ節はルーティンで触知する必要はない。

鎖骨上窩リンパ節は患者を起座位にして正面を向かせ，両腕を垂らした状態で触診する。Valsalva（バルサルバ）法を行うことによってより触診の感度が高まる。同部位のリンパ節は同側の乳房・気管・肺からの悪性腫瘍転移によって腫脹するが，対側肺からのリンパ節転移の可能性もある。左の鎖骨上窩リンパ節（Virchow〈ウィルヒョウ〉リンパ節）は，さらに腹腔内悪性腫瘍（通常は胃癌だが，原発巣が睾丸という場合まであり得る）の転移によって腫脹する場合もある。

後頸部リンパ節は，患者の背部から胸鎖乳突筋の起始後縁と僧帽筋前縁で形成される溝の深部を指でなぞっていくようにして触知する。

甲状腺

患者に嚥下をしてもらいながら，輪状軟骨を指標にして触診する。コップに水を用意し，その水を嚥下してもらいながら触診するのが望ましい。

患者に水を口に含むよう指示し，患者の背後から甲状軟骨を両側の示指で触れ，そのまま示指を下にずらして輪状軟骨に指をあてる。患者に軽く上を向かせた状態で水を嚥下させ，甲状腺峡部を触診する。そのまま外側に指をずらし，胸鎖乳突筋前縁までずらしたところで再度嚥下させ，甲状腺の右葉・左葉上極を触診する。

変法として，患者の正面に位置し，片方の母指で胸鎖乳突筋前縁を後方に押し，もう片方の手指で甲状腺の右葉もしくは左葉を触知する方法がある。

甲状腺の大きさ・結節の有無を調べる。

唾液腺

耳下腺は正常では触知しない。顎下腺は舌骨の上外側・下顎骨水平枝の内側にあり，若年患者では触知困難だが高齢者では比較的容易に触知する。

頸動脈

甲状軟骨と胸鎖乳突筋の間で拍動を触知する。圧痛の有無も確認する。

聴診

甲状腺の腫大がある場合には，血管雑音の有無をチェックする。

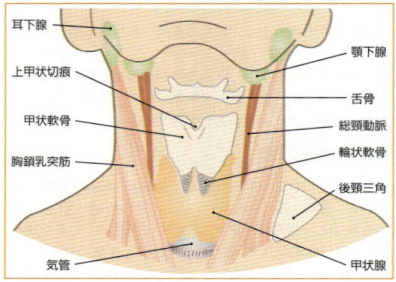

図 2-5-1　唾液腺と甲状腺

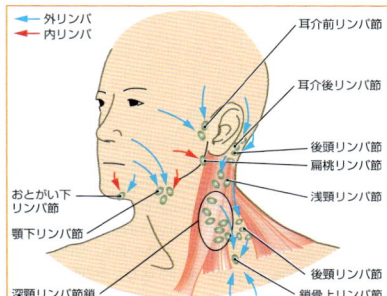

図 2-5-2　頸部リンパ節

不明熱患者においては頸動脈の雑音が大動脈炎症候群（高安病）診断の端緒となることもある。

【萩野　昇】

参考文献
1) Orient JM : Sapira's Art & Science of Bedside Diagnosis, 2nd edition, Lippincott Williams & Wilkins, 2000
2) 富野康日己編：診察基本手技マニュアル, 医歯薬出版, 2009

6　循環器系

循環器にかかわる全身の身体所見

失神

■ **定義・概念**　一過性の意識消失発作の結果, 姿勢が保持できなくなり, かつ自然に, また完全に意識の回復がみられることをいう。

病態生理

発症機序としては, ①心拍出量の低下による脳灌流圧の低下, ②脳以外の末梢血管緊張の低下による相対的な脳血流低下, ③一過性の脳全体の虚血, ④血液成分の変化によるものの4つに大別される。

考えられる循環器系疾患
→ ● 不整脈：徐脈性不整脈, 頻脈性不整脈
● 狭窄性弁膜症
● 急性心筋虚血・梗塞
● 閉塞性肥大型心筋症
● 心房粘液腫
● 大動脈疾患：解離, 大動脈炎症候群
● 心タンポナーデ
● 肺塞栓症, 肺高血圧症
● 起立性低血圧

咳

■ **定義・概念**　咽頭, 喉頭, 気管, 気管支に加わる化学的・物理的・機械的刺激で生じ, 気道内の異物を喀出する反射機構である。咳反射を起こす受容体は, 上気道から末梢の肺胞にいたるまで存在する。症状の発現が3週間以内の急性咳嗽とそれ以上の慢性咳嗽に分けられるが, 循環器にかかわる疾患としては急性の湿性咳嗽が多い。

考えられる循環器系疾患
→ ● 心不全による肺水腫（湿性, 泡沫状淡紅色の痰を伴う）
● 肺塞栓症/肺梗塞（湿性, 血痰を伴う）

血痰・喀血

■ **定義・概念**　喀血は下気道から血液を喀出することである。少量（数mL以下程度）の血液が痰に混入したものを血痰という。循環器にかかわる疾患の血痰や喀血は, 呼吸困難や胸痛などの症状を伴うことが多い。

考えられる循環器系疾患
→ ● 心房粘液腫
● 肺静脈障害を伴う線維性縦隔炎
● 左心不全
● 僧帽弁狭窄症
● 肺動静脈奇形
● 肺塞栓症/肺梗塞
● 原発性肺高血圧症

呼吸異常

■ **定義・概念**　正常呼吸は呼吸数, 呼吸の深さ, 呼吸の規則性の3要素からなる。正常な呼吸は吸気と呼気が一定のリズムで繰り返すものであり, 呼吸数は1分間に12〜20回, 1回換気量は約500 mLである。また, 体位や随伴症状, 呼吸様式なども観察する。

考えられる循環器系疾患
● **頻呼吸**　1分間に呼吸数が24回以上に増加する呼吸。
→ ● うっ血性心不全
● **浅呼吸**　浅い呼吸で, 呼吸数には変化なく, 1回換気量の減少を伴う。
→ ● 肺塞栓症（肺胞低喚起）
● **Cheyne-Stokes呼吸**　無呼吸や減弱呼吸が数十秒続いた後, 呼吸数と深さが次第に増加して過剰喚起となり, 次いで呼吸数と深さが減少して無呼吸に戻ることを反復する呼吸。
→ ● 重度の心不全
● **起座呼吸**　臥位では呼吸困難が増強するため座位をとらざるをえない状態の呼吸。仰臥位では静脈還流が増して肺内血流量が増加することによる。
→ ● うっ血性心不全
● **仰臥呼吸**　起座位では息苦しく, 仰臥位で呼吸する状態。
→ ● 肺塞栓

呼吸困難

■ **定義・概念**　呼吸をする際に呼吸努力や苦痛を意識する自覚症状である。

病態生理

機序としては, ①呼吸仕事量の増大, ②呼吸中枢−末梢ミスマッチ, ③化学受容器・機械的受容器からの求心性情報などがある。循環器にかかわる疾患としては低酸素症や血流の低下を招く疾患が多い。呼吸困難の臨床的重症度を評価するには心疾患では, ニューヨーク心臓協会（New York

Heart Association：NYHA)の分類が広く用いられている（表2-6-1）。

考えられる循環器系疾患
- 先天性心疾患
- 心弁膜症
- 高血圧
- 虚血性心疾患
- 心筋症
- 心筋炎
- 原発性肺高血圧症
- 肺塞栓症
- 肺性心

動悸

▶ **定義・概念** 脈拍の拍動や脈の乱れを自覚症状として感じるもの。通常，正常心拍数での洞調律は知覚されない（図2-6-1）。

考えられる循環器系疾患
- 不整脈：期外収縮（脈の結滞），心房細動（持続的な不規則性），発作性上室頻拍・心室頻拍（突然の発症および終息を伴う，速く規則的な心拍），洞徐脈，洞不全症候群，2および3度房室ブロック
- 虚血性心疾患

表2-6-1 NYHA心機能分類

Ⅰ度
心疾患があるが，身体活動には特に制限がなく，日常労作により，特に不当な呼吸困難，狭心痛，疲労，動悸などの愁訴が生じないもの

Ⅱ度
心疾患があり，身体活動が軽度に制限されるもの；安静時または軽労作時には障害がないが，日常労作のうち，比較的強い労作（例：階段上昇，坂道歩行など）によって，上記の愁訴が出現するもの

Ⅲ度
心疾患があり，身体活動が著しく制限されるもの；安静時には愁訴はないが，比較的軽い日常労作でも，上記の主訴が出現するもの

Ⅳ度
心疾患があり，いかなる程度の身体労作の際にも上記の愁訴が出現し，また心不全症状，または狭心症症候群が安静時においてもみられ，労作によりそれらが増強するもの

NYHA：ニューヨーク心臓協会

- 心臓弁膜症
- 心筋症

胸痛

▶ **定義・概念** 胸部の痛み。

病態生理
疼痛は，その発生する部位と旧新生の神経伝導路によって内臓痛と体性痛，放散痛に分けられる。内臓痛としては狭心症，体性痛としては肋間神経痛，放散痛としては心筋梗塞などがある。緊急性の高い疾患が多いが，循環器にかかわる疾患以外にも胸痛を伴う疾患は多く，鑑別が必要である。鑑別としては胸痛の部位，移動の有無，性状，程度，持続，放散の有無，時間帯，随伴症状などの問診が重要となる。

考えられる循環器系疾患
- 虚血性心疾患（急性心筋梗塞，不安定狭心症，狭心症）
- 胸部大動脈解離
- 心弁膜症
- 心筋症
- 心筋炎
- 心臓腫瘍
- 心膜炎
- 不整脈
- 大動脈炎
- 肺塞栓症/肺梗塞

【山田 容子】

参照文献
1) 日本呼吸器学会咳嗽に関するガイドライン作成委員会編：咳嗽に関するガイドライン，日本呼吸器学会，2005
2) 堀江健夫：急性呼吸困難への対応．呼吸器ケア 8：504-510，2010
3) 伊賀幹二：動悸．臨床研修プラクティス 4：44-45，2007
4) 岩崎昭憲：胸痛の病態と疾患．呼吸 27：254-257，2008
5) 井上博ほか：循環器病の診断と治療に関するガイドライン（2005-2006年度合同研究班報告）：失神の診断・治療ガイドライン，2007

視診

患者が診察室に入ってきたときから全身をみることが大切である。

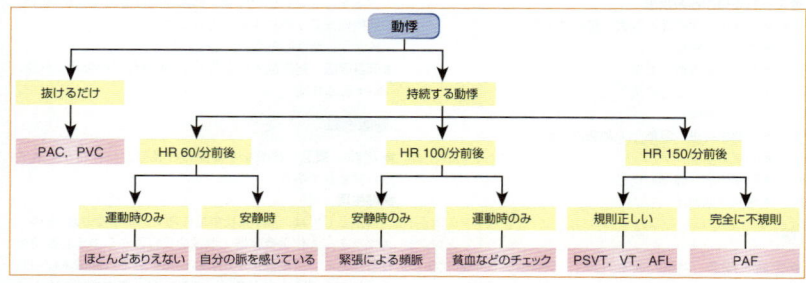

図2-6-1 動悸の診断フローチャート[3]
HR：心拍数，PAC：心房期外収縮，PVC：心室期外収縮，PSVT：上室頻拍，AFL：心房粗動，VT：心室頻拍，PAF：発作性心房細動

頸静脈怒張

- **定義・概念** 頸静脈の圧が上昇して20 mmHg以上になると，座位でも拡張が観察される．45度以上の半座位で頸静脈の異常な拡張を認める場合には，頸静脈怒張と判断される．

病態生理

右心系の機能不全や静脈還流が障害されると，頸静脈圧が上昇して怒張が起こる．患者を半面位としたときに怒張の柱の高さがどこまであるかを調べれば，中心静脈圧を推測することが可能となる（図2-6-2）．

考えられる循環器疾患

→ ● 右心不全
  ● 上大静脈症候群
  ● 心タンポナーデ

チアノーゼ

- **定義・概念** チアノーゼは皮膚や粘膜に現れる徴候の一つで，毛細血管内の血液中の還元型ヘモグロビン量の増加，あるいは異常ヘモグロビンの増加によって皮膚や粘膜が青紫色にみえることをいう．

病態生理

通常，還元型ヘモグロビンが5 g/dL以上になるとチアノーゼが認められ，口唇，耳介，頬，爪床など，毛細血管が表層にある部位で観察される．一般に，動脈血酸素分圧（PaO_2）が80 Torr以下の低酸素血症で出現する．

考えられる循環器疾患

● **末梢性** 動脈血の酸素飽和度には異常を認めないが，心拍出量の低下，寒冷曝露により皮膚の小動脈や細動脈の収縮，四肢の末梢動脈閉塞などが起こることによる．

→ ● 心拍出量低下（心原性ショック）
  ● 寒冷曝露（Raynaud病）
  ● 動脈瘤の閉鎖

● **中心性** 還元型ヘモグロビン増加の原因が，呼吸器や心臓，血液にあり，動脈血酸素飽和度が低下するために生じる．

→ ● 先天性心疾患（右-左シャント）
  ● 肺動静脈瘻
  ● 左心不全

ばち指

- **定義・概念** 手指，足趾先端部が広がり，爪が弯曲した状態（図2-6-3）．

病態生理

病理組織学的には，軟部組織の充血あるいは浮腫から骨膜下組織の増殖が認められると報告されている．このような変化の原因として末梢血管の血流増加が関与しているとされているが，その機序については明らかではない．

考えられる循環器疾患

→ ● 先天性心疾患（右-左シャント）
  ● 亜急性細菌性心内膜炎
  ● 肺動静脈瘻

浮腫

- **定義・概念** 組織間隙（interstitial space）に生理的な代

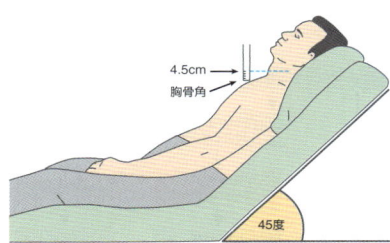

図2-6-2 頸静脈圧の推定[1]
臥位45度での頸静脈拍動の上端が胸骨角より4.5 cm以上高い場合頸静脈圧は上昇している

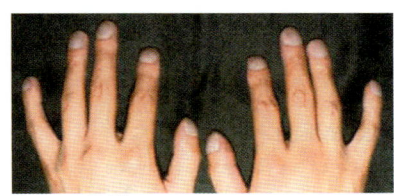

図2-6-3 ばち指[4]

償能力を越えて過剰な水分の貯留した状態．全身性に起きうるが，水分は重力に従って身体下部へ移動するため，座位や立位では下腿部や足背部に，臥位では仙骨部など身体の下面に目立つ．

病態生理

原因となりうる病態としては，①毛細血管内静水圧の上昇，②血漿膠質浸透圧の低下，③血管透過性の亢進があり，循環器にかかわる浮腫としては，①が主な原因となる．また，pitting edmaとなる（図2-6-4）．

考えられる循環器疾患

→ ● 右心不全
  ● 両心不全

【山田 容子】

参考文献

1) Constant J : Bedside cardiology, 4th edition, Little Brown, 1993
2) 丸山良子 : チアノーゼ．呼吸器ケア 3 : 602-604，2009
3) 成澤寛 : 爪から読み取る全身疾患．診断と治療 95 : 1361-1365, 2007
4) 丸山良子 : ばち状指．呼吸器ケア 3 : 694-696，2005
5) 山田典一 : 心不全による浮腫．Vascular Lab 5 : 502-506，2008

触診

胸部の触診を行うことにより，肺病変や心病変の有無をおおよそ推測することが可能である．しかし，近年胸部X線写真や12誘導心電図，胸部CTや心エコー検査の普及に伴い，触診所見の価値は減少しているように感じられる．しかしこれらの検査ができないときには有用である．

循環器系の触診においては，まず①左前胸部の心臓に接する部位の触診により心疾患を鑑別すること，さらに②循

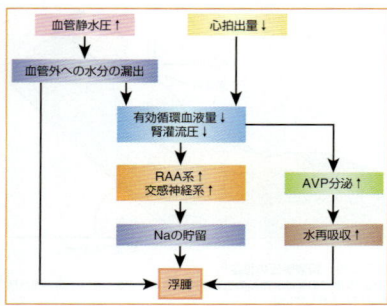

図 2-6-4　浮腫の機序[5]
RAA：レニン・アンジオテンシン・アルドステロン，AVP：アルギニンバソプレシン

環器系疾患の鑑別のために肺疾患の有無を調べること，などが目的となる。

心尖拍動の位置

正常では左第4〜第5肋間，鎖骨中央線のやや内側にあり，視診により心尖拍動を同定した後に触診により確認を行う。異常所見は以下のとおりである。

心尖拍動の左右方移動：心臓の著明な拡大。
心膜摩擦音：心膜炎では，臓側・壁側の両膜膜がこすれあう際に音を発することがある。胸壁の触診にて心拍と同期した振動を触知することが可能である。
振戦（図 2-6-5）：主に弁狭窄症など血流に狭窄が生じる際に触知可能な振動である。診断のためには聴診所見も含めて判断することが重要である。振戦を触知可能な時相により以下に分類できる。

- **前収縮期振戦**　僧帽弁狭窄症では，心尖部で第I音の前に触知可能。
- **収縮期振戦**　大動脈弁狭窄症では，大動脈領域から頸・上腕動脈へ放散する収縮期の振戦が認められる。心室中隔欠損症では胸骨左縁第4〜第5肋間，心房中隔欠損症や肺動脈弁狭窄症では肺動脈領域で触知可能となる。
- **拡張期振戦**　僧帽弁狭窄症の場合に心尖部で触知可能である。
- **連続性振戦**　動脈管開存症では胸骨左縁第2肋間で触知可能である。

その他，左前胸部以外の触診の異常所見は，以下のとおりである。

- **圧痛点の同定**　肋骨骨折または胸膜の炎症が疑われる。
- **声音振盪（vocal fremitus）**　両手のひらを胸郭にそっとあてて，低音で長い音「ひと一つ」（英語では「ninty-nine」が用いられる．）と発声させて，その際に手のひらで感じられる振動を感じとる。正常の場合，声音ははっきりとした振動として手のひらに感じることができ，左右差はない。胸水および気胸があるときには患側で減弱し，肺の硬化において増強する。

【小島　太郎】

打診

打診は，その部位を叩き振動により発生する音の性状から，その部位の状態を知ろうとする方法である。近年，胸部単純X線の普及により実用されていないことが多いと考えられるが，X線写真が撮影できないときに参考となる診察法である。打診槌を使用せず指で指を叩く指指打診法が一般的である。

右ききの場合には，左手第III指（中指）を診察部位の体表に密着させ，その指を鉤状に曲げた右手第III指（中指）で垂直に叩き，下記に示すような点において音の性状により評価を行う。

- **音量（intensity）**　大きいか（清音）？　小さいか（濁音）？　正常肺野は清音，心臓や肝臓，大腿部などは濁音である。正常肺野と思われる部位が濁音の場合には，その部位に炎症や腫瘍，膿瘍などを疑う必要がある。
- **音質（pitch）**　高いか（高音）？　低いか（低音）？　典型例では，清音の正常肺野は比較的低く，濁音の心臓や肝臓，大腿部は高い。
- **持続（duration）**　長いか（長音）？　短いか（短音）？　典型例では，清音の正常肺野は長く，濁音の心臓や肝臓，大腿部は短い。
- **鼓音（tympanic tone）**　音質が高く，持続時間が非常に短い音が鼓音である。胃や腸などでみられる。同じ鼓音でも胃の音質は比較的低く，腸は高い。左前下胸部の鼓音の可能性がある。慢性閉塞性肺疾患（COPD）や気胸の場合に，鼓音が認められることがある。

図 2-6-6 に胸部の打診所見とその病態を示す。

循環器系の打診では，清音か，濁音か，鼓音か，などを評価しながら，心臓の疾患を念頭におきながらも，肺の含気状態，肺病変の有無，他臓器（心臓，肝臓，胃など）との境界を推定することが目的である。心臓の大きさを評価するために行われることもあるが，横隔膜の位置によって心濁音界が大きな影響を受けるため，あまり重視しない。いずれにしろ，胸部単純X線写真の普及によりその価値は減少してしまっている。

【小島　太郎】

聴診

患者の聴診は座位や臥位（左側臥位の場合も）で行い，時には呼吸性変動をみるために深呼吸をして聴診することも必要である。一般的に，低い音（僧帽弁口や三尖弁口）にはベル型ヘッドを軽くあてて，高い音（大動脈弁口や肺動脈弁口）には膜型ヘッドを強くあてて聴診する（図 2-6-7）。

心音の聴取

I音：心室収縮にあわせて起こる低い音で，僧帽弁や三尖弁の閉鎖および心筋収縮に伴って発生する。音の分裂に注意する。

II音：収縮期の終わりに起こる高くて短い音で，大動脈弁や肺動脈弁の閉鎖に伴い発生する。大動脈弁成分（II$_A$）と肺動脈弁成分（II$_P$）に分かれている。分裂と呼吸による変化に注意する。

III音：II音に引き続き聴診される低い音で，若年者で聴取される機能性雑音のことをさすが，心不全の際にはIII音の

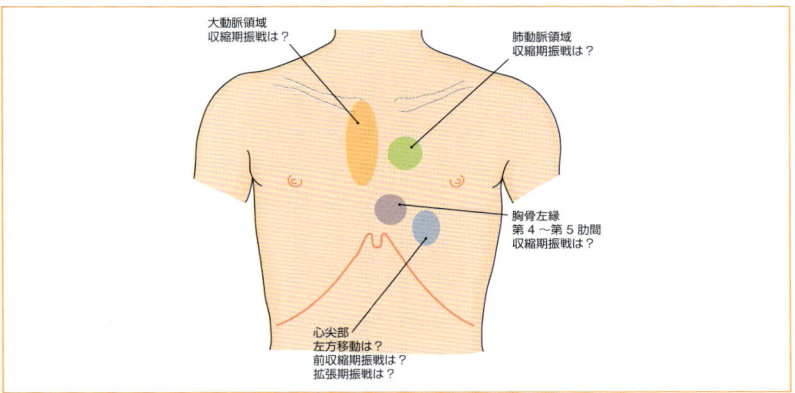

図 2-6-5 胸部の触診所見

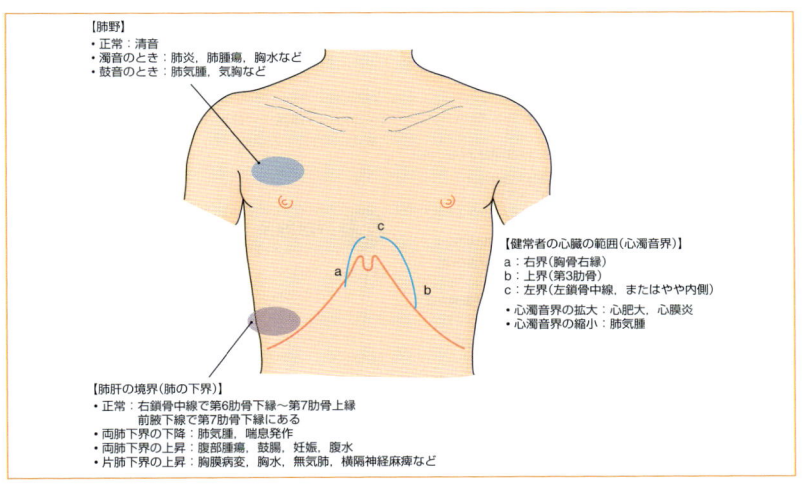

図 2-6-6 胸部の打診所見

時相に一致して聴取される奔馬調律（gallop rhythm）のことをさす場合もある。拡張早期に心室壁を流入した血液が打つ音とされ，心不全の場合には心室の拡張末期圧（EDP）が上昇していることが原因とされる。特にIV音を合併したら，心疾患を疑う必要がある。

IV音：前収縮期（I音の直前）に発生する低い音で，健康成人では聴取されない。心室肥大やEDPの上昇を反映する音とされ，心疾患の存在を疑う必要がある。

心雑音の種類（図 2-6-8）

収縮期雑音：I音とII音の間の雑音。機能性雑音（心疾患がない）のこともある。

拡張期雑音：II音とI音の間にあり，ほとんどが心疾患により起こる。

連続性雑音：主に血管雑音であり，動脈管開存症や動静脈シャントの所見である。

雑音の強度：Levine 分類で表現するが，その強度には臨床的な意味あいはない。

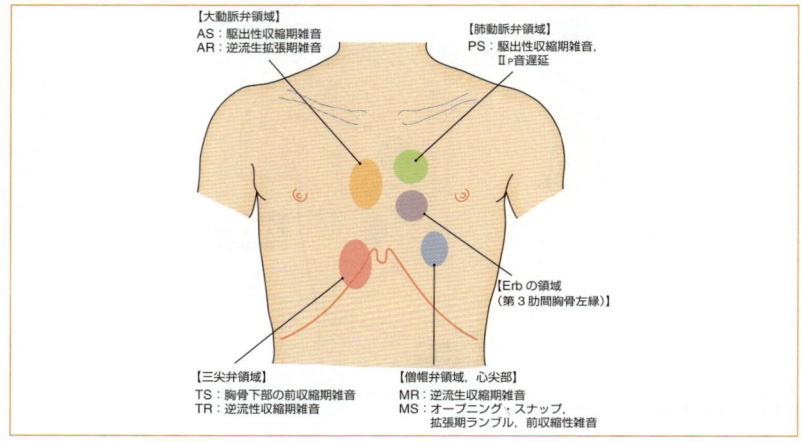

図 2-6-7　心疾患と主な聴診部位
AS：大動脈弁狭窄症，AR：大動脈弁閉鎖不全症，MR：僧帽弁閉鎖不全症，MS：僧帽弁狭窄症，TS：三尖弁狭窄症，TR：三尖弁閉鎖不全症，PS：肺動脈弁狭窄症

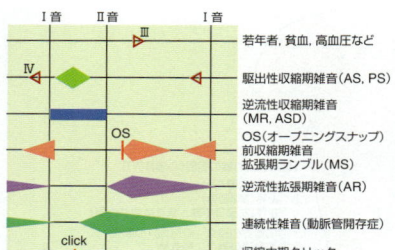

図 2-6-8　各種心雑音のパターン
Ⅲ：Ⅲ音，Ⅳ：Ⅳ音，AS：大動脈弁狭窄症，PS：肺動脈弁狭窄症，MR：僧帽弁閉鎖不全症，ASD：心房中隔欠損症，MS：僧帽弁狭窄症，AR：大動脈弁閉鎖不全症

- Ⅰ度　きわめて微弱で注意しないと聴こえない．
- Ⅱ度　聴診器をあてれば耳をすまさなくても聴こえる．
- Ⅲ度，Ⅳ度　Ⅱ〜Ⅴ度の間の大きさ．
- Ⅴ度　聴診器なしでは聴こえないが，非常に大きな音．
- Ⅵ度　聴診器を離しても聴取できる非常に大きな音．

特殊な心雑音

Graham Steell（グレーアム・スティール）**雑音**：肺動脈弁領域の拡張期雑音．僧帽弁狭窄症（MS）に伴う相対的 PS（肺動脈弁狭窄症）が原因である．
Austin Flint（オースチン・フリント）**雑音**：心尖部の拡張期雑音．大動脈弁閉鎖不全症（AR）に伴う相対的 MS が原因である．
心膜摩擦音：心膜炎の所見で，胸骨左縁で聴取される細かな摩擦音．
to-and-fro 雑音：大動脈弁狭窄症（AS）や心室中隔欠損症（VSD）に合併した AR の音．

〔小島 太郎〕

7　呼吸器系

はじめに

呼吸器系の診療では，身体所見から多くの情報を得ることができる．ここでは紙幅の関係で，注意するべきポイントに焦点を絞って述べる（詳細は参考文献参照）．実際の診察の順番は，（問診）→視診→触診・打診→聴診の順に行うことが多い．

視診

胸郭自体の形状・形態およびその左右差に加えて，呼吸の仕方にも注意する．さらに，胸郭以外の皮膚などに病態が反映されることもある．

胸郭全体の形状の評価

樽状胸郭（肺気腫），漏斗胸（小児期のくる病，Marfan〈マルファン〉症候群），鳩胸（小児期のくる病，頻回の咳），亀背（後弯症〈繰り返す胸椎の圧迫骨折〉，脊椎側弯（痛みによる機能性側弯，脊椎変形による構築性側弯）などをチェックする．

胸郭の左右差

過去に呼吸器疾患（持続性の無気肺，胸郭形成術などの手術歴）がある場合，あるいはその時点で無気肺や気胸が存在すると，肩側の胸郭が陰圧で陥凹したり，逆に陽圧

膨隆する結果，胸郭に左右差が生じる。

胸郭の動き

呼吸による胸郭の動きや補助呼吸筋の運動は，深呼吸をさせて観察することでより明らかになる。進行した間質性肺炎や胸膜の癒着，無気肺などがあると，患側の胸郭が広がらず，肋間腔が狭くなる。逆に，喘息発作や慢性閉塞性肺疾患（COPD）などで肺の含気が増加して胸郭が膨張している場合には，肋間腔が開大して，呼気でも胸郭が縮みにくい。腹部は，通常では吸気時に胸郭と同様に膨らむが，横隔膜などの呼吸筋が高度に疲労した場合や，肋骨の多発骨折などでは，吸気時に腹部は胸郭の動きと反対に陥凹する。これを奇異性運動と呼ぶ。気道に狭窄があり，胸腔の内圧が著しく陰圧になると，吸気に伴い，肋骨や鎖骨上窩が陥凹することがあり，これを陥没呼吸と呼ぶ。

呼吸のパターン（深さ，回数，リズム）

正常では，1分間に12～18回の，1回換気量にして約500 mLの規則的な呼吸が行われている。種々の病態で，呼吸数，深さ，リズムに異常が生じる。数と深さの異常としては，頻呼吸（25回／分以上），徐呼吸（12回／分以下），多呼吸（呼吸の数とともに深さが増加），少呼吸（呼吸の数とともに深さが減少），過呼吸（軽度の呼吸数の増加と深さの増加）などがある。リズムの異常には，Kussmaul（クスマウル）呼吸，Cheyne-Stokes（チェーン-ストークス）呼吸，Biot（ビオー）呼吸がある。

皮膚所見

肺癌などの病変で静脈の縦隔への還流が障害されると，皮膚表面の静脈や毛細静脈の怒張，上肢・顔面・頸部の浮腫が出現する（上大静脈症候群）。さらに，膠原病やサルコイドーシスなど，全身性の免疫学的疾患に伴い肺病変が生じる場合には，各疾患でみられる皮疹・皮膚病変（例：結節性紅斑，Gottron（ゴットロン）徴候など）が認められる。逆に，これらの所見が肺病変の鑑別診断に有用である場合も多い。

ばち指

爪床部を中心に指尖部が肥大した状態をいう。指尖部を横からみたとき，爪が入り込んでいる皮膚（爪郭）と爪本体のつくる角度が，正常では160度以内であるが，ばち指では爪床が肥大するために180度を超えるとされる。肺気腫や肺癌などの呼吸器疾患以外にも，弁膜症などの循環器疾患でみられることがある。機序は不明である。基礎疾患の改善とともに正常化することもある。

チアノーゼ

低酸素血症により，酸素と結合していない還元型ヘモグロビンが5 g/dL以上になると，口唇粘膜，顔面，爪が紫青ないし暗赤色を呈する状態をいう。Fallot（ファロー）四徴症などの右左シャントを呈する心臓疾患や多くの呼吸器疾患でみられる。うっ血性心不全や血管攣縮・動脈の閉塞性障害などの末梢循環不全により，組織への酸素供給が低下してみられることもある。貧血がありヘモグロビン自体が少ない場合には，還元型ヘモグロビンも増加しにくいので，低酸素血症があっても出現しにくい。

四肢（筋力を含む）

肺尖部に発生する肺癌であるPancoast（パンコースト）腫瘍が，上腕の神経叢に浸潤すると，上肢の激痛・筋萎縮がみられる。下肢の，特に近位筋優位の筋力低下は，多発筋炎や，肺癌（特に小細胞癌）に伴う筋無力症候群（Eaton-Lambert〈イートン-ランバート〉症候群）でみられる。

触診

胸部を触診あるいは打診する場合，検者の指の腹に伝わる感覚や振動を感知する。したがって，被検者が特別に体格のよい場合を除いては，指を強く胸壁に押しつけたり，強く打つことはしない。

呼吸器系の触診で大切な手技は，左リンパ節の腫脹の検索である。特に肺癌の臨床には，鎖骨上窩や頸部のリンパ節が触知されるか否かは，臨床病期の判定に関与し，ひいては予後とも関連する。リンパ節の生検による病理学的診断は，肺癌や悪性リンパ腫などの悪性疾患以外にも，サルコイドーシスやウイルス・結核などの感染症の確定診断にも有用である。

声音振盪とは，手掌の尺骨側を背部にあてて，被検者に「ひとーつ」と声を出させて，気道から肺胞・胸壁を通じた音の伝導を手で感知する手技である。左右を比較して調べる。胸水貯留，無気肺，気胸，胸膜肥厚などにより胸壁への音の伝導が妨げられ，患側では減弱ないし消失する。逆に，肺内の水分が増加した状態（肺炎や肺水腫など）では亢進する。縦隔気腫が進展して皮下気腫になると，皮膚を押したときに，プツプツという独特の感触が得られる（握雪感）。

打診

前胸部ならびに背部を，深呼気位で，肺尖部（鎖骨上窩）から肺底部まで，左右対称性に順に行っていく。音と同時に，指の腹に伝わる振動を感知するように心掛ける。

打診音は，清音（共鳴音），過共鳴音，絶対的濁音，比較的濁音，鼓音に分類される。健常な成人の呼吸時の肺野では，共鳴音（resonance）を呈する。共鳴音が変化する位置を調べることで，肺の下界や胸水の存在を検索する。呼気と吸気で打診音を比較することで，横隔膜の呼吸性の変動をみる。本来は聞こえない肺野で鼓音が認められれば，気胸や閉塞性肺疾患の存在を疑わせる。

聴診

聴診も打診と同様に，肺尖部から肺底部まで，左右対称性に肺全体をカバーしながら行う。聴診器をあてている場所が，肺のどの領域の呼吸音を反映するのかを，解剖学的位置を考えながら聴診する。肺尖部を除いて，通常は膜型を用いて聴取する。胸壁表面の雑音が聴かれないよう，胸壁に押しつけて聴診する。呼吸音（肺音）（respiratory sound）は，狭義の呼吸音（breath sounds）と副雑音（adventitious sounds）とに分類される。

呼吸音：気管から九次気管枝あたりまでの気管支で発生する空気の振動が，最終的に胸壁を通して聴取されるもので

ある。気管呼吸音，気管支呼吸音，気管支肺胞呼吸音，肺胞呼吸音に分類され，正常ではそれぞれの音が聴取される部位はほぼ決まっている。病態により，増強，減弱・消失，呼気延長，気管支呼吸音の出現などの変化を起こす。

副雑音：正常の呼吸音に加えて聴取される，病態を反映した特徴的な音である。いわゆるラ音とその他の副雑音（胸膜摩擦音など）に分類される。ラ音はさらに，連続性と断続性に分けられる。

- **連続性ラ音** 音の調子から，高音性の笛声音（wheeze）と低音性のいびき音（rhonchi），より高いスクォーク（squawks）がある。喉頭部や上気道に気道狭窄があるときに聴取されるラ音を stridor と呼ぶ。
- **断続性ラ音** 間質性病変で聴かれる fine crackles と気道内の分泌物を反映する coarse crackle とがある（詳細は成書参照）。

【土肥 眞】

参考文献
1) 貫和敏和：呼吸器疾患への clinical approach. 内科学第2版, 黒川清ほか編, p310-316, 文光堂, 2003
2) 胸部診察(肺). 診察と手技がみえる vol. 1, p 299-316, メディックメディア, 2005

8 腹部

視診

腹部の診察は視診からはじめ，まず膨隆の有無に注意する。腹部全体の膨隆があれば5Fを考える。腸管ガス（flatus）・糞便（feces）・胎児（fetus）・脂肪（fat）・腹水（fluid）などである。限局した腹部膨隆では部位により病態を考え，心窩部膨隆では胃拡張（幽門閉塞や機能性胃拡張），恥骨上部膨隆では膀胱緊満・妊娠子宮・巨大子宮筋腫・巨大卵巣嚢腫などを考える。

静脈の怒張があれば，その分布状態に注目する。頸部・胸部から腹部にかけての静脈怒張は上大静脈閉塞を示唆する。臍から放射状に遠心性の静脈怒張があれば，門脈圧亢進を示唆する。

腹部患者に斑状皮下出血を認めた場合には腹腔内出血を示唆する。紫色から黄色に変化することが多く，左側腹部にあれば Grey-Turner（グレイ-ターナー）徴候（後腹膜出血が皮下組織へ波及）と呼び，急性出血性膵炎を示唆する。臍周囲にあれば Cullen（カレン）徴候（腹腔内出血が円靱帯により臍周囲へ上行波及）と呼び，急性出血性膵炎・子宮外妊娠・肝癌破裂・十二指腸潰瘍穿孔を示唆する。

聴診

打診や触診による腸管の運動への影響を受ける前の状態で，腸管の蠕動音を評価する。腸管の収縮蠕動音（腸音〈bowel sound〉）（グル音）を聴く場合，聴診器の膜型の面を腹部に軽くあてて聴く。グル音のみを聴く際には，聴診器をあてる位置を移動させる必要はない。金属音（metallic sound）が聴かれたら腸閉塞を考える。収縮蠕動音の欠如は麻痺性イレウスを考える。

血管雑音（bruit）は聴診器をあてる場所によって音が聴こえやすくもなり，聴こえにくくもなる（図 2-8-1）。

スクラッチテスト（scratch test）は，肝臓の下縁や上縁を決定する場合に行うもので，聴診器の膜面を肝臓（または剣状突起）の上にあてて聴診をしつつ，肝臓から離れた位置から，肝臓に向かって，身体の横方向に軽く指でこすりながら進めていく。肝臓の辺縁に指が到達したところで，こする音の大きさと高さが変化し，肝臓部になると，大きくて高い音が聴こえるようになる。

触診

腹部触診の所見を表現する場合には9領域に分けたほうがよい。右上腹部（RUQ），左上腹部（LUQ），右下腹部（RLQ），左下腹部（LLQ），心窩部（epigastrium），臍部（umbilical region），恥骨上部（suprapubic），右側腹部（right flank），左側腹部（left flank）とする（図 2-8-2）。

患者を仰臥位にして両膝を立ててもらう。患者に口呼吸をさせるとリラックスさせることができる。病巣と思われる場所から離れた部位より触診をはじめて，最後に病巣にいたるようにしたい。まず軽い触診で，腹部9領域のすべてに対し筋性防御（muscle guarding）の有無を確認する。患者が緊張している場合には随意的な筋性防御をみることがあるので，口呼吸で深呼吸をさせ，全身の力を抜いてもらう。前腕と手を水平にまっすぐ伸ばし，指を閉じて腹部の表面に対して水平に置いて軽くやさしく触診する。不随意的な筋性防御がある場合は，腹膜炎の存在を示唆する。腹部の9領域のすべてがかたく不随意的な筋性防御がある場合，汎腹膜炎を示唆する。

圧痛（tenderness）の有無についての評価では，正常でも圧痛が認められる部位（腹部大動脈・盲腸・S状結腸）に注意する。腫瘍や慢性的な臓器腫大（非炎症性）の場合には，圧痛がないか軽度のみのことが多い。急性うっ血肝など，急性の臓器腫大では圧痛を認めることがある。急性腹痛が「腹壁由来」か「腹腔内臓器由来」のいずれかについて鑑別する際には，患者の頭部と両下肢を同時に挙上させて触診を行う。腹腔内臓器由来であれば，この手技により腹部圧痛は軽減または消失する。「深め」の触診は，両手重ねで行い，患者の呼気終末期にあわせて行うとよい。反跳圧痛（rebound tenderness）は，腹膜刺激症状の一種であるが，「除圧時痛＞加圧時痛」が成立していることが必要である。

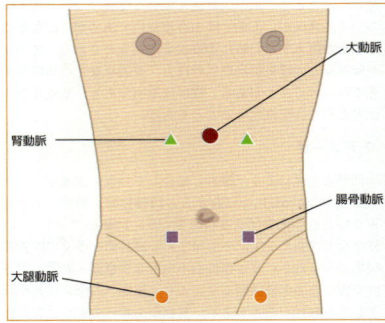

図 2-8-1　腹部の血管雑音

ヘルニア疑いの場合の触診では，ヘルニア開口部（鼠径・大腿・臍部・術創）に注意する．ヘルニアを認めた場合には以下の2点に注意する．還納不能であれば嵌頓ヘルニアを，強い圧痛を呈する場合には絞扼性イレウスを示唆し，緊急手術の適応である．

肝臓の触診ではまず，肝臓の下縁を触診で触れるかどうか確認する．深呼吸をさせて，深吸気の終末に触診できるかを診るが，右下腹部から検者のそろえた指先を徐々に進めるようにする．

肝腫大の評価では，肺気腫などで肺が過膨脹しているため横隔膜が平低化している場合など，肝臓の位置が下降しているだけのことがあり，肝上縁の位置を打診やスクラッチテストで確認するようにする．肝辺縁が鈍角・丸めでかためのときは，肝硬変・肝腫瘍・びまん性肝疾患などを考える．肝臓の圧痛があるときには，肝膿瘍・肝細胞癌・うっ血肝・肝炎などを考える．

胆道の閉塞により緊満した胆嚢を触知するものをCourvoisier（クールヴォアジエ）徴候と呼び，胆管癌・膵頭部癌・Vater（ファーター）乳頭部癌などで認められる．Murphy（マーフィー）徴候とは，右季肋下を押した状態で深吸気をした際に痛みが生じ深吸気が止まることをさし，急性胆嚢炎を疑う．

脾臓の触診ではまず，患者の左肋骨下部を背部から検者の左手で支持し前方に持ち上げ，検者の右手は肋骨下縁に添えて脾臓に向けて突き挿すように固定しておく．そこで患者に深呼吸してもらい，深吸気時に脾臓の内側下縁を感じるかどうかをみる（図2-8-3）．健常者では数％でのみ脾臓が触知されないため，触れた場合には脾腫の可能性が高い．

腎臓の触診では，一方の手で触診可能な位置まで側腹部を持ち上げ，片方の手は動かさずに固定したうえで触診する．腎腫大をきたす疾患には，多発性嚢胞腎・腎腫瘍・水腎症・腎膿瘍・腎周囲膿瘍などがある．腎臓の圧痛を診る場合，患者の背部にて肋骨脊柱角付近に検者の母指をあて数回軽く突いてみる．腎に圧痛を認めるときには腎盂腎炎・腎膿瘍・腎周囲膿瘍を考える．

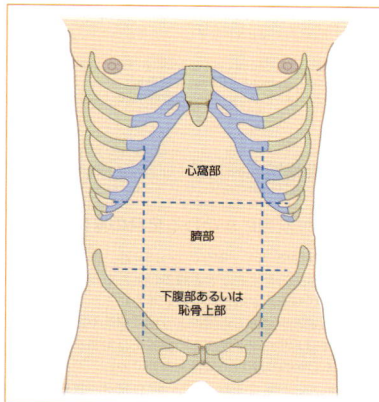

図2-8-2　腹部9領域

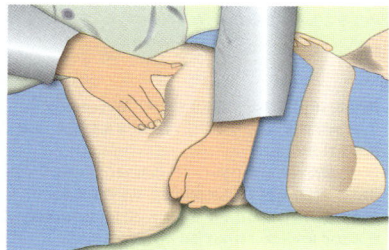

図2-8-3　脾臓の触診

打診

打診の所見には，以下の種類がある．濁音（dullness）（肝臓・脾臓・腹水），共鳴音（resonance）（肺），鼓音（tympany）（胃泡・腸管ガス）などがある．軽い打診時に圧痛をみる場合，打診圧痛（percussion tenderness）と呼び，「局

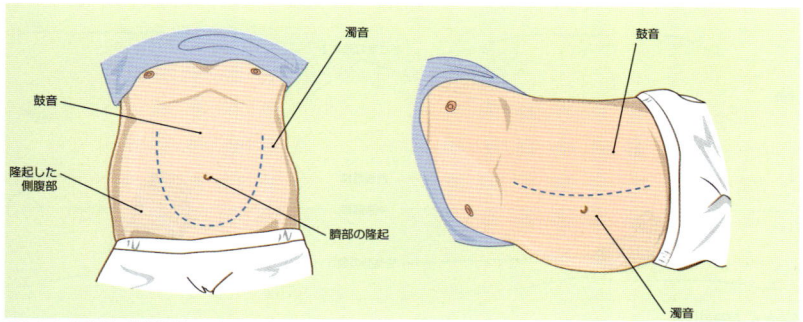

図2-8-4　濁音界の移動（shifting dullness）

所の腹膜炎」を示唆する。

腹水の所見としては，側腹部の濁音(flank dullness)(腹水腸管境界を両側側腹部に認める)があるが，この濁音ラインの移動をみる手法で濁音界の移動(shifting dullness)がある(図2-8-4)。体位変換で腹水腸管境界が移動するため濁音界が移動し，重力により下方が濁音で上方側が鼓音となる。

また，波動(fluid wave)があれば腹水を示唆する。検者の一方の手を患者の側腹部にあて，もう一方の手の中指で患者の反対側の側腹部を直接軽く打診し，反対側の手に腹水による波を感じるかどうかをみる。

右鎖骨中線上で肝臓の濁音界の幅を測定するために肝臓を打診する。正常は身長に依存するが，通常6〜12 cmの範囲である(図2-8-5)。肝臓のドーム状になっている部分では濁音とならないため，肝臓の濁音界の幅は実際の肝臓の幅よりも小さい。

脾臓は，左前腋下線上で最も低い位置にある肋間を打診する。通常この部分は鼓音であり，患者の深吸気時に再度打診しても鼓音のままである。鼓音が濁音に変化した場合に脾腫が疑われる(図2-8-6)。

直腸診

腹部症状を訴える患者や消化管出血を疑う患者では必須の検査。下部直腸癌の診断は直腸診でまず行われるべきである。男性では前立腺のサイズ・かたさ，女性では子宮頸部の圧痛や腫瘍の有無を確認する。直腸腫瘍があれば，位置，サイズ，かたさ，圧痛などに注意して所見をとる。指を抜いたあと，人差し指の先端に付着した便の色と性状を確認し，便潜血も提出する。

【徳田 安春】

参考文献
1) G・クリストファー・ウィリス，松村理司監訳：Dr. ウィリス ベッドサイド診断―病歴と身体診察でここまでわかる！，医学書院，2008
2) Orient JM et al：Sapira's Art & Science of Bedside Diagnosis, 3rd edition, Lippincott Williams & Wilkins, 2005
3) 下条文武ほか編：メディカルノート 診察の実際，西村書店，2007

9 筋骨格系

リウマチ性疾患にかかわる全身の身体所見

リウマチ性疾患では，発熱やこわばり感，倦怠感などの全身症状から関節や皮膚など多臓器にわたる症状まで，さまざまな症状や所見が出現しうる。さらに，たとえば発熱やリンパ節腫大を認める症例のように，感染や腫瘍など他疾患との鑑別もリウマチ性疾患の診察では重要な場合が多く，内科全般の身体所見の習得も欠かせない。

ここでは，その主旨から，リウマチ性疾患で認められる主な全身所見について記すとともに，その所見を呈しうる主なリウマチ性疾患を列挙するが，そのなかにはまれな合併もある一方で，記載のない非リウマチ性疾患でも同様に認めうることに注意していただきたい。

頭部

眼
- **角膜炎，(上)強膜炎** 関節リウマチ，Wegener(ウェゲナー)肉芽腫症，炎症性腸疾患，結節性多発動脈炎，再発性多発軟骨炎。
- **ぶどう膜炎** サルコイドーシス，Behçet(ベーチェット)病，強直性脊椎炎，反応性関節炎，炎症性腸疾患。
- **網膜病変** 全身性エリテマトーデス(SLE)，Behçet病，サルコイドーシス，炎症性腸疾患，高安動脈炎。
- **虚血性視神経炎，血管閉塞性疾患** 側頭動脈炎，Wegener肉芽腫症，結節性多発動脈炎，SLE，抗リン脂

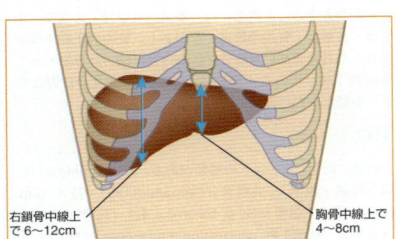

右鎖骨中線上で6〜12cm　　胸骨中線上で4〜8cm

図2-8-5　肝臓の打診

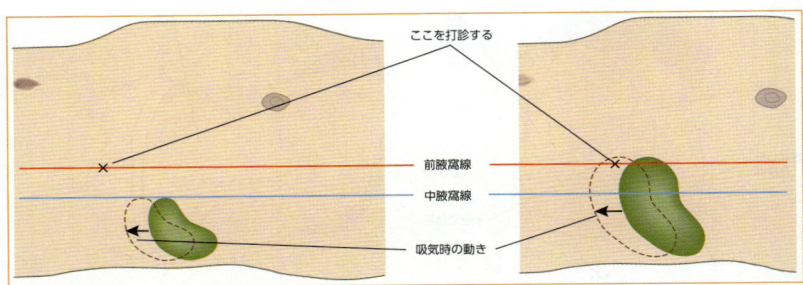

図2-8-6　脾臓の打診
左：打診徴候は陰性，右：打診徴候は陽性

質抗体症候群，Sjögren（シェーグレン）症候群。
- 眼球突出　Wegener肉芽腫症，甲状腺機能亢進症。
- 乾燥性角結膜炎　Sjögren症候群。

耳
- 耳介腫脹　再発性多発軟骨炎（耳垂を除く部分の発赤腫脹）。
- 痛風結節
- 難聴　Wegener肉芽腫症，再発性多発軟骨炎。

鼻
- 鞍鼻　Wegener肉芽腫症，再発性多発軟骨炎，悪性リンパ腫。
- 鼻出血　Wegener肉芽腫症。

口
- 口内炎　SLE，Behçet病，炎症性腸疾患，反応性関節炎，Wegener肉芽腫症。
- 口腔内潰瘍　Wegener肉芽腫症。
- 口唇炎　サルコイドーシス，炎症性腸疾患。
- 巨舌　アミロイドーシス。

涙腺・耳下腺・顎下腺
- 外分泌腺腫脹（涙腺・耳下腺・顎下腺腫脹）　Sjögren症候群，IgG4（免疫グロブリン G4）関連疾患，サルコイドーシス（発熱，ぶどう膜炎，耳下腺腫脹，顔面神経障害を示すものは，Heerfordt〈ヘールフォルト〉症候群〈uveoparotid fever〉）。

頸部
- 頸動脈圧痛　高安動脈炎，側頭動脈炎。

胸部

呼吸器
- 漿膜炎（胸膜炎・心膜炎）　関節リウマチ，SLE，強皮症，混合性結合組織病（MCTD），Sjögren症候群，成人発症Still（スティル）病。
- crackles　関節リウマチ，筋炎，強皮症，MCTD，Sjögren症候群，顕微鏡的多発血管炎。
- 血痰（肺胞出血）　SLE，ANCA（抗好中球細胞質抗体）関連血管炎，強皮症。
- stridor　再発性多発軟骨炎，Wegener肉芽腫症，関節リウマチによる上気道閉塞。
- 喘鳴　Churg-Strauss（チャーグ-ストラウス）症候群。

循環器
- 心筋症や伝導障害　筋炎，Churg-Strauss症候群をはじめとする血管炎，強皮症，サルコイドーシス，アミロイドーシス。
- 弁膜症　SLE，抗リン脂質抗体症候群，高安動脈炎，リウマチ熱，強直性脊椎炎，反応性関節炎，再発性多発軟骨炎，Marfan（マルファン）症候群。

腹部

肝臓
- 肝腫大　成人Still病，ヘモクロマトーシス，アミロイドーシス，Whipple（ホウィップル）病。

脾臓
- 脾腫　SLE，成人発症Still病，血球貪食症候群，Felty（フェルティ）症候群（関節リウマチ），悪性リンパ腫。

腹壁
- 皮下静脈怒張　血管Behçet病。

消化管
- 血便　炎症性腸疾患，血管炎，腸管Behçet病，腸管感染症後の反応性関節炎。

泌尿・生殖器
- 泌尿・生殖器感染症　反応性関節炎，淋菌性関節炎。
- 亀頭炎　連環状亀頭炎（陰茎亀頭の無痛性表在性潰瘍，時に合して連環状）。
- 副睾丸炎　Behçet病。
- 睾丸炎　結節性多動脈炎。
- 陰部潰瘍　Behçet病。
- 性腺機能低下症　ヘモクロマトーシス。

四肢
- 指炎（dactylitis）　サルコイドーシス，乾癬性関節炎，Reiter（ライター）症候群，痛風。
- ばち指　肥厚性肺性骨関節症，炎症性腸疾患，間質性肺炎合併膠原病，甲状腺機能亢進症，Whipple病。
- 浮腫　RS3PE（remitting seronegative symmetrical synovitis with pitting edema），リウマチ性多発筋痛症，関節リウマチ。

皮膚
- 頬部紅斑　SLE，皮膚筋炎，パルボウイルスB19感染症。
- 円板状紅斑　SLE，サルコイドーシス，円板状エリテマトーデス。
- 環状紅斑　SLE，Sjögren症候群，Lyme（ライム）病（慢性遊走性紅斑），リウマチ熱（リウマチ性環状紅斑）。
- レース状紅斑　パルボウイルス B19 感染症。
- 網状皮斑　抗リン脂質抗体症候群，血管炎，コレステロール塞栓。
- 結節性紅斑　特発性，溶連菌感染，サルコドーシス，Behçet病，炎症性腸疾患，結核。
- 皮下結節　関節リウマチ，SLE，血管炎，リウマチ熱。
- 皮膚潰瘍　関節リウマチ，血管炎。
- 壊疽性膿皮症　炎症性腸疾患，関節リウマチ，SLE，Behçet病，強直性脊椎炎，サルコイドーシス，Wegener肉芽腫症。
- 膿漏性角皮症　反応性関節炎。
- 毛細血管拡張　強皮症。
- Raynaud現象　強皮症，SLE，MCTD，関節リウマチ，筋炎，Sjögren症候群。
- 爪甲陥凹　乾癬性関節炎。
- 爪甲剥離　サルコイドーシス，乾癬，甲状腺機能亢進症，アミロイドーシス。
- 紫斑　血管炎。
- 脱毛　SLE，甲状腺機能低下症。

血管
- 血圧左右差・脈拍の減弱や消失　高安動脈炎，側頭動脈炎。

リンパ系

- **リンパ節腫脹** SLE,サルコイドーシス,成人発症Still病,関節リウマチ,血球貪食症候群,特に頸部リンパ節腫脹では亜急性壊死性リンパ節炎(菊池・藤本病)も考慮。

神経系

- **絞扼性ニューロパチー** 関節リウマチ,SLE,Sjögren症候群,強皮症,筋炎,好酸球性筋膜炎,変形性関節症,痛風,偽痛風,Lyme病,サルコイドーシス,リウマチ性多発筋痛症,側頭動脈炎。
- **多発性単神経炎** 関節リウマチ,SLE,Sjögren症候群,血管炎。
- **多発性神経炎** SLE,Sjögren症候群,強皮症,血管炎,Lyme病,サルコイドーシス,アミロイドーシス。
- **顔面神経麻痺** SLE,Sjögren症候群,血管炎,Behçet病,サルコイドーシス,側頭動脈炎,再発性多発軟骨炎,Lyme病。
- **舞踏病** SLE,抗リン脂質抗体症候群,リウマチ熱。

リウマチ性疾患の関節所見については他稿参照。また,身体所見の解釈は,その症候内でのさらなる鑑別とともに,複数の項目や背景をもとにした総合的な解釈も重要であり,上記鑑別を実際に行う際には疾患ごとの記載も参考にしていただきたい。

リウマチ性疾患にかかわる関節所見

診察の全体像は,問診と診察,これらの所見の統合と解釈からなっている。この一連の流れは,どの診察状況においても重要であるが,内容は一様ではない。どの目的での診察になるか念頭におきながら,診察の全体像を調整する必要がある。

たとえば筋骨格系では,症状や機能に異常がない問題は少ないことより,スクリーニングでは視診や簡単な触診など感度がよく簡便な診察が中心となる。問題点の存在が明らかになった場合は,より詳細に検討するため,触診から運動,場合によっては道具も使用した診察が適応になる。一方,外来診療では,定期的に病状や治療効果などの経過を追う際に重要な評価項目を,半定量的に診察することも重要である。今回記載する診察についても状況に応じて使い分けていくことが必要である。

問診

関節所見をとるうえでも,まず問診が,病変部位やその性質を知るうえで重要な役割を持つ。主訴を聞き出すとともに,疼痛部位,腫れている場所,こわばり感などに関する質問,上肢機能に関しては着替え,下肢機能に関しては階段や歩行が参考となる。

疼痛部位に関しては,患者に話してもらうだけではなく,実際に指し示してもらうことが重要である。それができない場合は,われわれが手を持って行き部位の確認を行わなければならない。さらに疼痛の場合,最強点の確認を行う。一般的に,最強点に重要な原因が存在している可能性が高い。一方,最強点以外の部位が,放散痛として考えられるかどうかの判断も行う。原則として,放散痛は,正中を越えず,デルマトームに沿い遠方へと伸びることを特徴としている。頭部や胸部,腹部など他の部位では疼痛の質が重要であるが,筋骨格系では質による大別は難しい。むしろ,疼痛を惹起する,もしくは緩和する要因を明らかにすることが重要であり,安静時痛,運動時痛,夜間痛などに分類可能か考えていく。

症状を明らかにするとともに,その時間経過も聞き出す。急性の場合は感染性や結晶誘発性の場合も考慮しなければならない。また主症状以外の症状も積極的に聞いていく。血管,神経由来の疼痛では,本来の機能に基づく症状が出ている可能性が高い。

問診の結果からでも,安静時痛や長時間のこわばりなどが存在する場合は関節リウマチなどの炎症性疾患を,運動時痛が中心の場合,変形性関節炎などのメカニカルな要素が強い場合に大別できる。

診察

診察は主に,視診,触診,運動もしくは力を加えた診察,特別な試験に分類できる。運動もしくは力を加えた診察では,能動運動,受動運動,実際の運動はなくとも検者の加える力に抗してもらう抵抗の3種類がある。診察を行う部位については,見落としがないように,歩行,上肢,下肢,体幹の要素があることを意識する。

評価法についても,スクリーニングでは歩行とともに,上下肢体幹の外観と能動運動という視診を中心とした項目がおおむね問題ないかをみる一方,焦点を絞った診察では半定量的な評価を行う必要があるため,腫脹や圧痛の程度を3~4段階,関節可動域を5段階程度に分類する。

視診

視診では,腫脹,変形,肢位,皮膚色調に注目する。腫脹に関しては,関節は運動部位であることから,しわを認めることが多く,そのしわの程度,特に左右差に注目することが重要である。腫れている部位では,そのまま触診に移り,腫脹の程度を触診でも確認するとともに,その原因も同時に推察してもよい。腫脹の外観も重要であり,関節部位を中心とした球状の腫脹,腱鞘炎に由来する線状の腫脹,手指では関節部位によらない全体の腫脹である指炎の所見,RS3PEなどで認められる手背や足背を含めた手足部の腫脹などにも注意する。

変形では,手指であればスワンネック変形,ボタン穴変形,尺側変位,足趾であれば三角変形などと呼ばれる特徴的な場合もある。また同じ変形でも,関節リウマチで認められる尺側変位と比較し,SLEやリウマチ熱における尺側変位はJaccoud(ジャクー)変形と呼ばれるように,同じ変位でも異なる性質の場合がある。たとえば軟部組織,支持組織の変化が主体で,検者で容易に補正できるcorrectable deformityと,関節部の破壊や拘縮などが原因である補正ができないnoncorrectable deformityに分類できる。肢位では,各関節でその内圧が亢進した場合減弱される中間位が存在していることより,関節疾患か否かが推定できる。

筋,腱,付着部由来では,それらの緊張が最も和らぐ肢位が選ばれ,関節由来では中間位が選ばれる。たとえば膝では,関節炎や関節液貯留があった場合,(すすめられる対処法ではないが)夜間枕を膝下に入れて休むなど,やや屈

曲した状態が楽になるが，伸展位が楽な場合は，屈曲に働く筋や腱，その付着部に問題が存在している可能性がある。

皮膚の色調では，発赤の有無が重要である。炎症の四徴候として，発赤，腫脹，疼痛，熱感が知られているが，関節炎においてもこれらの徴候は重要である。ただ疼痛は，圧痛とともに考えるのがよい。発赤は，炎症徴候を惹起する原因のなかでも，急性の強い炎症と関連する化膿性や結晶性による関節炎で主に認められる。

触診

腫脹も前述したように視診，触診にて確認する。触診では左右差の確認が重要であり，さらに腫脹は，滑膜炎による場合のような軟部組織腫脹，変形性関節症のようなかたいいわゆる骨性腫脹，関節液貯留に伴う腫脹に分けられる。

関節液の貯留は，腹水の診察と同様に一側を圧迫して他方に液体が移動することを確認することで判明する。圧痛の確認には，検者の母指爪の色調変化が一定になるまで圧迫することを目安に行う。圧痛の分類は，それが誘発される部位により行われ，滑膜炎をはじめとする関節裂隙部が付着部をはじめとする周囲なのかが重要である。もちろん腱に沿って線状に圧痛が出現する際は，腱鞘滑膜炎があると考えられる。

運動

同じ関節運動を行う場合でも，被検者自身が行う能動運動と，被検者は力を入れずに検者が動かす受動運動では，筋収縮に差が生じる。したがって，能動運動時に生じる疼痛が受動運動では緩和される場合は，筋，腱，付着部に由来する疼痛が存在していることを意味する。また，関節運動は伴わなくても検者の加える力に抵抗してもらった場合でも疼痛が生じる場合，やはり筋，腱，付着部の障害を意味している。

解釈

所見の解釈には，診察結果を適切に表現することが重要である。そのことにより，多くの場合，疾患の絞り込みが可能となる。まず，症状の由来が関節か否か，炎症性か非炎症性か，急性か慢性か，罹患部位の特徴，付随する所見，患者背景の6つの点に注意する。関節リウマチも早期診断が重要であり，典型的な小関節を含む対称性多発関節炎となる前の段階で診断もしくは治療が必要な群を判断することがある。しかしその場合でも，典型的所見がどの程度存在するかが，判断の重要な材料となる。

症状の由来は，肢位，腫脹，圧痛，運動などの所見から判断し，炎症性か非炎症性かどうかの判断は，炎症の四徴候が存在するかどうかで判断する。これらの項目については前述した。急性か慢性かを判断するには6（もしくは8）週間以内かどうかを目安にする。急性例では，化膿性，結晶誘発性，外傷性の可能性も十分考慮に入れなければならない。罹患部位に関しては，左右の観点から対称性・非対称性か，数の観点から単関節炎・少関節炎（2〜4関節），多関節炎なのか，大関節・小関節のいずれを含むか，末梢の所見のみか椎体の所見があるのか，上肢・下肢の差の有無につき記載する。

関節リウマチでは，対称性多発関節炎で，大小関節を含み，末梢の所見が中心で，上下肢ともに罹患している関節炎が典型である。強直性脊椎炎は，非対称性少関節炎で，大関節優位であり，末梢および椎体の所見を含み，下肢優位である。乾癬性関節炎は，非対称性少関節炎で，大小関節を含み，末梢の所見が中心で，上下肢ともに罹患することが多い。反応性関節炎では，非対称性少関節炎もしくは多発関節炎で，指炎を伴うかが大関節優位であり，末梢性で下肢優位の場合が典型例である。

付随する所見としては，リウマチ結節や痛風結節，乾癬や膠原病における皮膚・爪所見，耳介・鼻などの軟骨病変の有無などに注意する。背景としては，性・年齢，薬剤・アルコールの有無，炎症性腸疾患や乾癬，最近の感染症などの既往歴などに注意する。関節所見を診察し，付随所見も加味して解釈したうえで，患者背景と一致しているか確認することが重要である。

【川畑　仁人】

10　皮膚

はじめに

内科医師に必要とされる皮膚科的知識は，以下のように分類される

[1] 緊急対応を要する病態を見抜く。
[2] 内臓病変を反映した皮膚病変を同定する。
[3] プライマリケア的な皮膚疾患を診断・治療する。

[1]の例としては，血管浮腫，（たとえば播種性髄膜炎菌感染症などによる）電撃性紫斑病，Stevens-Johnson（スティーブンス-ジョンソン）症候群や中毒性表皮壊死症などの重症薬疹などがあげられる。[2]の例としては，皮膚筋炎，全身性エリテマトーデスなどの膠原病による皮膚症状，あるいは帯状疱疹など細胞性免疫の低下を疑わせる皮膚病患，腫瘍随伴症候群（例：Leser-Trélat（レゼル-トレラ）徴候）などがあげられる。[3]の例としては，足白癬・癜風などの皮膚真菌症，丹毒・蜂窩織炎などの感染症があげられる。

いずれにしても，鑑別診断の基礎となるのは，皮膚病変の正確な記載であり，「どのような（性状）」皮膚病変が「どこに（分布）」存在するかを正確に知ることが皮膚科的診断の第一歩となる（図 2-10-1，図 2-10-2）。

病歴

以下の病歴が特に重要である。
- 病変の出現時期。
- 出現当初と現在とで病変の「見かけ」はどのように異なるか。
- 病変が最初に出現した場所はどこか，現在はどこに分布しているか。
- これまで皮膚病変に対してどのような治療を行い，効果はどうだったか。
- 掻痒感や疼痛を伴うか。
- 家族歴の有無。
- 同様の病変が出現したことはあるか。
- 患者自身は皮膚病変の原因はなんだと考えているか。
- 内服薬の変更・追加はなかったか。
- 旅行歴その他の生活歴，職業歴。

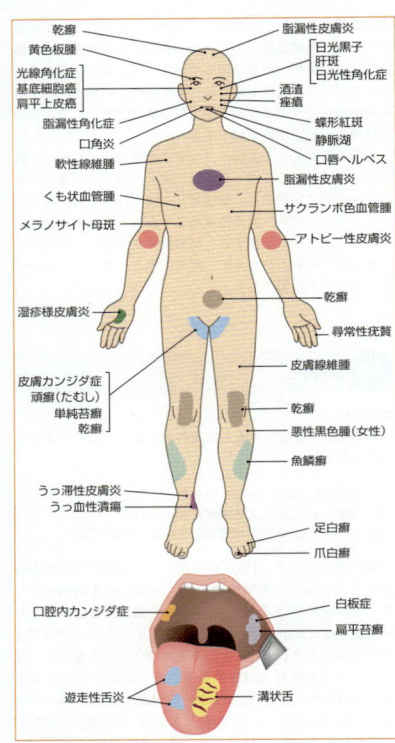

図 2-10-1　内科診療でみる皮膚病変（正面）

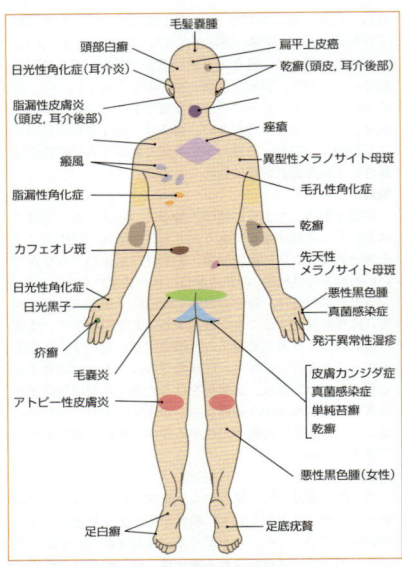

図 2-10-2　内科診療でみる皮膚病変（背面）

診察

以下について記載する。特に「皮膚病変（一次病変・二次病変）の種類」と「分布」が重要である。
- 皮膚病変の種類：一次病変・二次病変。
- 個々の病変の形状。
- （複数の病変については）その配列（集簇，散発など）。
- 病変の分布。
- 病変の色調。
- 触感やかたさ。

皮膚病変の種類

一次病変

以下のような種類がある。
- **小斑（macules）**　隆起・陥凹を伴わない，皮膚の色素沈着。
- **丘疹（papules）**　径 5 mm 以下の，触知可能で辺縁明瞭な病変。孤立性の場合も集簇している場合もある。
- **斑・局面（plaques）**　径 5 mm より大きく，平坦な病変。
- **小結節（nodules）・腫瘤（tumors）**　径 6 mm 以上の，触知可能で辺縁明瞭な病変。孤立性の場合も，集簇している場合もある。大きな結節を腫瘤と呼ぶ。
- **嚢胞（cysts）**　漿液や半固体状の物を含んだ内膜を持つ異常嚢。
- **血管拡張（telangiectasia）**　皮膚表層の血管の拡張。
- **膿疱（pustules）**　膿性物を含んだ，触知可能で辺縁明瞭な小病変。
- **小水疱（vesicles）・水疱（bullae）**　液体を含んだ辺縁明瞭な病変。小水疱は径 5 mm 以下，それ以上のものを水疱と呼ぶ。
- **膨疹（wheals）**　不規則に隆起した皮膚病変で，発赤を伴うことが多い。辺縁は明瞭だが，一定でなく，数時間のうちに移動・拡大することもある。

二次病変

一次病変に機械的刺激や感染がオーバーラップした結果生じる。落屑，苔癬化，浮腫，びらんなどがある。

皮膚病変の分布

皮膚病変の特徴的な分布は，背景の病態生理を反映している場合がある。個々の病変の性状ならびに分布から診断できる例を以下に示す。
- 関節伸側などの機械的刺激を受けやすい部分に生じる―皮膚筋炎の皮疹（Gottron〈ゴットロン〉丘疹など）。
- 血流豊富な下腿筋群（前脛骨筋など）の血管への免疫複合体沈着で起きる紫斑―Henoch-Schönlein（ヘノッホ・シェーンライン）紫斑病。

- デルマトームに沿った，痛みを伴う小水疱の集簇─帯状疱疹。

内科日常診療で診察する機会のある皮膚病変シェーマを図 2-10-1，図 2-10-2 に示す。

【萩野 昇】

参考文献
1) Goldstein BG et al：Approach to dermatologic diagnosis. UpToDate Online, 19.2, 2011
2) 福井次矢ほか日本語版監修：ベイツ診察法，メディカル・サイエンス・インターナショナル，2008

11 神経

覚醒レベル，見当識

はじめに

神経学的診療を行う際，覚醒度の検査は必須である。意識障害がないことを確認したら，知能障害の有無，精神科的異常の有無を判断する。

意識状態の程度の判定

簡単な質問（名前，日時など），開眼しているか，動作の命令に応じるかなどで確認される。意識状態の程度を定量的に判断するために，Japan Coma Scale（JCS）（Ⅲ-3 方式）（表 2-11-1）による意識障害の評価がよく用いられている。欧米で用いられる Glasgow Coma Scale（GCS）も用いられる（表 2-11-2）。

覚醒度の分類としては，清明度を 5 段階で示し，清明（alert），傾眠（somnolence），昏迷（stupor），半昏睡（semicoma），昏睡（coma）に分けられている（表 2-11-3）。外的な刺激に対してどのような反応を示したかできるだけ具体的に記述するのがよい。

他に清明度の変化のみでは表現できない意識障害がある。この特殊な意識障害として譫妄（delirium）があり，軽度の意識障害に精神的興奮が加わり，幻視が起き，周囲の状況が認識できず，意思の疎通がとれない状態である。

また，睡眠覚醒のリズムはあるが，刺激に対する反応性が著しく乏しい病態がある。Cairns ら（1941 年）によって第 3 脳室の類表皮嚢胞例で記載された無動無言（akinetic mutism）である。開眼し，物を注視したり，音のする方向を向くなど一見覚醒しているようにみえるが，しゃべらず，呼びかけに対しても反応を示さない。四肢を自発的に動かすこともない。責任病巣は両側大脳半球の皮質，白質のびまん性の障害，中脳から間脳にかけての障害など，さまざまな報告がある。大脳皮質，特に前頭葉前方の賦活の障害と，前頭葉障害による運動系の連絡の障害であるという説がある。もう一つは Kretschmer（1940 年）が白室脳炎例をもとに臨床病理学的病態として記載した失外套症候群（apallisches syndrome）である。広範な大脳皮質の障害後の慢性期にみられる状態で，睡眠覚醒リズムが回復し，呼びかけに対して開眼するなど一見覚醒しているようにみえるが，目的のはっきりした動作を示すことはない。

意識の生理学的メカニズムは，橋および中脳の被蓋傍正中部から後視床下部にかけて存在する上行性網様体賦活系から大脳皮質への非特異的な投射経路があり，この投射経路を介して意識が維持されていると考えられており，一側の大脳半球の障害のみでは意識障害は出現しないとされている。もしも一側の大脳半球のみの障害で意識障害が出現したならば，対側の大脳半球にも障害が及んでいるか，あるいは小脳テントヘルニアにより上行性網様体賦活系に障害が及んでいること意味する。

頭蓋内圧亢進の判断はうっ血乳頭の存在，脳ヘルニアの徴候が重要である。鉤ヘルニア（uncal herniation）と中心ヘルニア（central herniation）に分けられる（表 2-11-4）が，その障害の程度により瞳孔，呼吸などが変化する。対光反射，瞳孔の所見に注意する。頭蓋内圧亢進のある場合，腰椎穿刺は脳ヘルニアを急激に悪化させる可能性があるため，原則として禁忌である。

知能状態

意識障害のない患者に関しては知能障害の有無について診察を行う。

見当識（orientation）：時間，場所，人に対する見当識を検査する。時間に対する見当識は今日の日付，曜日，だいたいの時間を正しく返答できるかを聞く。これらができない場合は季節を聞く。場所の見当識は自分がいまいる場所の名称，どんなところかを聞く。人に対する見当識としては主治医などを正しく認識しているかを聞く。

記憶（memory）：記憶には新しいことを記憶する記銘力（recent memory），遠隔記憶（remote memory），復唱（immediate recall）がある。記銘力は診察のはじめに 3 つの適当な地名を覚えさせ，15～20 分ぐらいして思い出せるか聞く。遠隔記憶は幼少過ごした場所などを聞く。復唱は検者が 6 ケタの数字をいって正しく復唱できるかを試す。

計算力（calculation）：通常 100 から順に 7 を引く暗算を行う。

質問に対する理解応答の速さ：簡単な質問をすぐ理解できるかどうかをみる。

感情（affect）：感情が動揺性ではないか，怒りやすくはないかをみる。

判断力（judgement）：適切な判断ができるかどうかを設定して，どのような判断をするかをみる。

全般的知識（knowledge）：新聞，テレビなどの話題を聞く。また動物の名前，花の名前を聞いてみる。

精神疾患による精神障害

思考（thought）：思考の異常は統合失調症の中核症状の一つである。思考の過程，思考の表現，思考の内容の異常がないかチェックする。

態度（attitude）：自然な協力態度で診察に臨んでいるか。服装などもチェックする。

幻覚（hallucination）：実際の感覚刺激がないものでそれを感ずる現象。

【竹村 彩】

脳神経

嗅神経

嗅神経（olfactory nerve）：感覚神経。刺激性でないもの

表 2-11-1　Japan Coma Scale (JCS)

Ⅰ　刺激しなくても覚醒している状態
1) だいたい意識清明だが，いまひとつはっきりしない
2) 見当識障害がある
3) 自分の名前，生年月日がいえない

Ⅱ　刺激すると覚醒する状態—刺激をやめると眠り込む
10) 普通の呼びかけで容易に開眼する
20) 大きな声または体を揺さぶることによって開眼する
30) 痛み刺激を加えて呼びかけを繰り返すとかろうじて開眼する

Ⅲ　刺激しても覚醒しない状態
100) 痛み刺激に対して払いのけるような動作をする
200) 痛み刺激で少し手足を動かしたり，顔をしかめる
300) 痛み刺激に反応しない

表 2-11-2　Glasgow Coma Scale (GCS)

開眼	自発的	E4
	言葉により	3
	痛み刺激により	2
	まったくみられない	1
言葉での応答	見当識あり	V5
	混乱がある	4
	不適切である	3
	理解できない	2
	まったく言葉がない	1
運動での反応	命令に従う	M6
	痛みを払いのける	5
	逃避する	4
	異常に曲げる	3
	伸展する	2
	まったく反応しない	1

表 2-11-3　清明度

- 清明
- 傾眠：刺激を加えずに放置すればうとうとと眠り，意識が低下する
- 昏迷：意識低下傾向がさらに強く，外界からの強い刺激に短時間は覚醒し，動きがみられるが，目的行動か，無目的動作かわからない
- 半昏睡：外界からの強い刺激に対する運動反応はあるが，覚醒することはない．腱反射，対光反射は保たれている
- 昏睡：完全に意識が消失し外界からの強い刺激に対する運動反応もみられない．腱反射，皮膚反射，対光反射もみられない

表 2-11-4　頭蓋内圧亢進の判断

中心ヘルニア	・呼吸は正常 ・瞳孔縮小 (1〜3 mm) ・対光反射は正常 ・進行してくると Cheyne-Stokes 呼吸，瞳孔は縮小し，除皮質硬直が出現
鉤ヘルニア	・呼吸は正常 ・障害側の瞳孔は散大 (5〜9 mm) ・対光反射は緩慢 ・進行してくると過呼吸，障害側の瞳孔はさらに拡大し，除脳硬直が出現

(文献 7 を引用)

（コーヒー，タバコ）などを用いる．巻きタバコが簡便である．強い刺激物だと，三叉神経終末や味覚終末も刺激する．
→ 一側性の嗅覚消失は前頭部下部の腫瘍の診断に重要である．

視神経

視神経 (optic nerve)：感覚神経．白内障などの有無について状態を観察し，視力，視野，眼底を検査する．
→ 神経学的には裸眼視力はあまり問題にならないが，矯正視力を検査する．ベッドサイドでは名詞などを 30 cm 程度の距離で読ませてみる．視力障害があり，さらに詳しく検査するには試視力表を用いる．わが国では石原視力表が用いられている．

- **視野検査**　対座法によって検査する．視野の外側から内側に近づけ，みえたところで教えてもらう．
- **眼底検査**　直接鏡にて視神経乳頭，黄斑部，血管，網膜をみる．乳頭はやや赤みを帯びた黄色調であり，耳側は辺縁鮮明である．乳頭浮腫，視神経萎縮に気をつける．
→ 視野の半分がみえないものを半盲 (hemianopia) といい，両眼とも同じ側がみえないのを同名性半盲 (homonymous hemianopsia) という．視神経交叉部より後方の障害で起こる．

動眼神経，滑車神経，外転神経

動眼神経 (oculomotor nerve)，滑車神経 (trochlear nerve)，外転神経 (abducens nerve)：運動枝．動眼神経は副交感神経枝 (瞳孔括約筋，毛様体筋) を含める．瞳孔，眼瞼下垂 (ptosis)，複視 (diplopia)，眼球運動，眼振の順にみる．

- **瞳孔**　形，大きさ，左右差をみる．次に対光反射と輻輳反射をみる．光を入れた瞳孔が収縮する直接反射 (入力視神経-出力動眼神経)，一側網膜の光刺激で対側の瞳孔にも収縮が起きる間接反射をみる．輻輳反射は指標を鼻尖に近づけて (10〜20 cm)，このとき縮瞳が起こるかをみる (大脳皮質もかかわる反射)．
- **眼瞼下垂**　まっすぐ前方をみさせて，左右の眼裂を比較する．下垂があると上眼瞼が瞳孔にかかる．
→ 眼瞼下垂には動眼神経麻痺によるものと交感神経麻痺によるものがある．動眼神経麻痺のほうが上眼瞼挙筋の麻痺が起こるため，上眼瞼が大きく垂れ下がる．
- **複視**　片目でも二重にみえる場合は乱視，網膜疾患など眼科的異常である．
→ 両眼で複視が出現する場合は，外眼筋の異常である．
- **眼球運動**　眼前 50 cm くらいに指標となるものを置き，ゆっくりと左右，上下に動かす．そのときに，頭を動かさないように指示する．まず水平方向に動かし，内方視，外方視で上下に動かす．その際，眼球の追跡が円滑であるか，どこで複視が強いかを記載する (図 2-11-1)．
- **頭位変換眼球反射 (oculocephalic reflex：OCR)**
意識障害のとき，眼球運動は眼球頭位反射や前庭動眼反射を誘発して検査する．内リンパ液の動きにより頭の回旋と反対側に眼球運動が誘発される．
→ 内耳神経と，動眼，外転神経の反射経路が機能していることを示す．外転神経麻痺は脳底と頭蓋底の間を長く走るので，障害を受けやすく，動脈瘤，腫瘍，糖尿病などでおかされる．眼球は内側に偏位する．
- **眼振**　眼球運動をするときに，同時に眼振が起こるか観察する．そのとき眼球が 30 度ぐらい回旋するようにさせる (終末位眼振〈end-position nystagmus〉が起こるこ

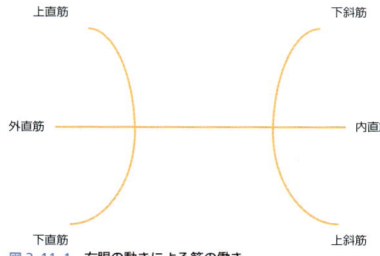

図 2-11-1　右眼の動きによる筋の働き

とがある)。眼振の方向，振幅の大きさ，頻度をみる(図2-11-2)。眼振には急速相と緩徐相があり，急速相を眼振の方向として記載する。
- ➡前庭系由来の眼振：水平性眼振が主で，眼振の方向は一定である。一側の急激な機能低下では健側前庭神経のトーンが優位になり，眼振は健側に向かう。
- ➡注視方向性眼振：脳幹，小脳の注視機構の障害で起こるもので，眼振の方向は注視方向を向く。
- ➡視性眼振：眼球の固視機能に障害があって起こる。急速相と緩徐相がはっきりしない。

三叉神経

三叉神経(trigeminal nerve)：感覚枝(顔面，角膜の知覚)，運動枝(咬筋)。角膜反射，顔面感覚，咀嚼筋，下顎偏位，下顎反射を検査する。
- 角膜反射　ティッシュペーパーの先を丸めて角膜の辺縁に軽く触れると，両側性に眼輪筋の収縮が起こる反射である(中枢-橋)。片側が低下していることが重要である。
- 顔面感覚　触覚と痛覚の検査を行う。図 2-11-3 のように分布に注意する。
- 咀嚼筋　歯を食いしばらせ，咬筋の収縮の強さを左右で比較する。開口するときの下顎の偏位をみる。
- 下顎反射　口を半開きにして，下顎に検者の指をあて，検者自身の指の上をハンマーで叩くと閉口運動が誘発される(中枢-橋)。正常では認められない。三叉神経がその運動核より上で障害されていることを示す。
- ➡三叉神経は解剖学的に広範な分布を示すので，完全に運動枝，感覚枝のすべてが障害されることはまずない。

顔面神経

顔面神経(facial nerve)：運動枝(下記筋群)，感覚枝(外耳皮膚)，味覚枝，副交感神経(涙腺，顎下腺，舌下腺)。前頭筋，眼輪筋，口輪筋などの検査をする。力を加えて収縮力を左右で比較する。舌前 2/3 の味覚を司る。
- 前頭筋　見上げるように，額にしわをつくる。
- 眼輪筋　目をかたく閉じる。眼輪筋の収縮が不十分なときは，まつげはうめこまれるが，収縮が不十分なときは，まつげがよくみえる(まつげ徴候(ciliary sign))。
- 口輪筋　口をかたく閉じる。
- 味覚検査　綿棒に砂糖，塩をつけて塗る。舌前 2/3 で行う。

➡顔面神経麻痺が核上性か，核下性かを知ることは臨床上重要である。前頭部にしわを寄せることができるのは中枢性障害である。

内耳神経

内耳神経(vestibulocochlear nerve)：感覚枝。聴力と前庭機能をみる。256 Hz の音叉を使用する。音叉を振動させて外耳道に置き，左右の聴力を比較する(気導)。次に振動させた音叉の柄を乳頭突起にあてて，左右の聴力を比較する(骨導)。振動させた音叉の柄を前頭部の正中に置き，どちらの耳に偏って聞こえるかを聞く(Weber試験)。伝音性難聴では患側に偏って聞こえる。振動させた音叉を乳頭突起にあてて，音が聞こえなくなったら音叉の先端を外耳道に持っていく。音が聞こえたら陽性で正常(Rinne試験)。
- 前庭機能　足踏み試験(stepping test)。閉眼にて上肢を前方挙上し，50 歩足踏みする。一定方向に体幹が回旋すれば異常で，回旋した方向の前庭系に障害がある。

舌咽神経，迷走神経

舌咽神経(glossopharyngeal nerve)：運動枝(茎突咽頭筋)，副交感神経(耳下腺)，味覚枝。
迷走神経(vagus nerve)：運動枝(咽頭，喉頭)，副交感神経(全内臓)，感覚枝(咽頭，喉頭)。
- 軟口蓋，咽頭の観察　軟口蓋の偏位，および咽頭後壁の収縮の状態をみる。
- 構音障害　発音，言語のリズム，抑揚，声量などをみる。
- ➡不明瞭発語(slurred speech)：下部脳神経障害時にみられる。鼻声を帯びた発音が不明瞭な言語。
- ➡爆発性発語(explosive speech)：下部脳神経に対する一次運動ニューロン障害によりみられる。爆発するように話す。
- 嗄声(hoarseness)　迷走神経の半回神経麻痺のときに起こる。
- 嚥下障害　流動物が気管に誤嚥することがないかを聞く。
- 軟口蓋　あーっと大きな声を出すと，患側では口蓋の上昇が悪い。
- 咽頭反射(pharyngeal reflex)　咽頭後壁を舌圧子でこすると，咽頭後壁の収縮が起こる。
- 軟口蓋反射(palatal(palatine)reflex)　軟口蓋を舌圧子などで刺激すると，軟口蓋の挙上，口蓋垂の後退が起こる。ともに表在反射で，入力舌咽神経，出力迷走神経。

副神経

副神経(accessory nerve)：運動枝。
- 胸鎖乳突筋　検者は左手を患者の右下顎にあて，右手を患者の左の胸鎖乳突筋にあて頭を右のほうに回転するように命じる。そのとき検者の左手に受ける抵抗と，筋の所見から判定する。
- 僧帽筋上部　肩を上げさせ，検者は上からこれを圧迫し，その抵抗をみる。

舌下神経

舌下神経(hypoglossal nerve)：運動枝。
口をあけて舌を観察。萎縮の有無，線維束性攣縮をみる。提舌をし，舌の偏位をみる。

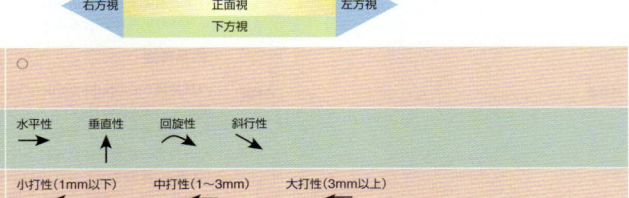

眼振なし	○			
眼振の方向	水平性 →	垂直性 ↕	回旋性 ↶	斜行性 ↗
振幅	小打性（1mm以下）	中打性（1～3mm）	大打性（3mm以上）	
頻度	slow	moderate frequent	frequent	

図 2-11-2　眼振の記載方法

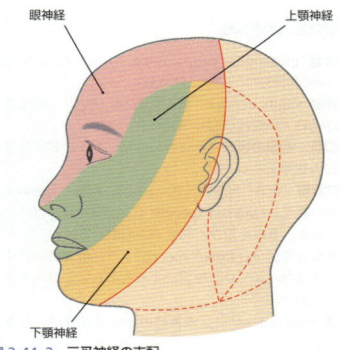

図 2-11-3　三叉神経の支配

→両側性の麻痺は核障害でみられ，筋萎縮性側索硬化症（ALS）や延髄空洞症などで起こり，舌萎縮，線維束性収縮などを示し，球麻痺を伴う．

【竹村　彩】

参考文献
1) 平山惠三：神経症候学 改訂第2版，文光堂，2006
2) 岩田誠：神経症候学を学ぶ人のために，医学書院，2000
3) 田崎義昭：ベッドサイドの神経の診かた 改訂17版，南山堂，2010
4) Young GB et al：Coma and Impaired Consciousness：A Clinical Perspective, McGraw-Hill Professional, 1997
5) Bickley LS：Bates' Guide to Physical Examination and History Taking, 10th edition, Lippincott Williams & Wilkins, 2008
6) 水野美邦：神経内科ハンドブック 鑑別診断と治療 第4版，医学書院，2010
7) Plum F et al：The Diagnosis of Stupor and Coma, 3rd edition, FA Davis, 1980

運動機能

運動機能障害の診察においては，まず問診で，急性発症か，緩徐な進行かを聴取する．症状が左右対称か一側か，一肢か，また症状が遠位部，近位部どちらに強いか，を把握することで，鑑別診断がつけやすくなる．

次に，運動麻痺・筋力低下，筋トーヌス（筋緊張），筋萎縮の診察法について説明する．

運動麻痺・筋力低下

診察室に入ってくる段階から診察ははじまる．明らかな片麻痺はないか，歩行や手の振りをよく観察する．軽度の片麻痺の場合は，Barré（バレー）徴候で見出すことができる．上肢Barré徴候は，腕を前に水平に伸ばし，閉眼させると麻痺側が落下することで陽性とする．下肢Barré徴候は，患者を腹臥位とし，下腿を90度に曲げさせ保持させる．麻痺側は下降する．

筋力の診察は，徒手筋力試験が基本である．検者が力を加えてから患者にこれに抵抗して力を入れるようにさせたり，患者に力を入れさせて検者がこれに抵抗してみたりして判断する．たとえば上腕二頭筋の場合，「力いっぱい肘を曲げてください」といって前腕を伸展するように抵抗を加える．評価は表2-11-5のとおり，0～5で評価する．

筋トーヌス（筋緊張）

運動麻痺が，痙性麻痺か弛緩麻痺かの判定ができる．患者には，力を抜くように指示し，肘，手，膝，足関節を他動的に屈伸して，そのときに受ける抵抗から，筋トーヌスを判断する．緊張低下（hypotonic），正常（normal），痙縮（spastic），固縮（rigid）．痙縮は伸展のはじめに抵抗が強く，途中で急に弱くなり，折りたたみナイフ現象と呼ばれる．

筋萎縮

筋萎縮とは筋肉容量が減少することである．そのほか，筋肉を使わないことによる廃用性萎縮や低栄養・やせによる筋萎縮もある．

問診で，発症様式と経過，家族歴・遺伝様式，生育歴，職業歴，既往歴の聴取から，病気の種類を推測することができる．次に診察を行う．

視診で筋萎縮の部位とパターンを把握する．上位運動ニューロンの障害では，筋萎縮は軽度であり，下位運動ニューロンと筋肉の障害では，高度の筋萎縮をきたす．限局しているか全身性か，単発か多発か，対照的か非対称か

表 2-11-5	徒手筋力試験
5：正常, 強い抵抗に打ち勝てる	
4：弱い抵抗なら打ち勝てる	
3：抵抗には打ち勝てないが, 重力に抗して全可動域の運動が可能	
2：重力には抗せないが, 重力の影響を除けば全可動域の運動が可能	
1：筋収縮はふれるが, 関節の動きはない	
0：筋収縮もふれない	

表 2-11-6	体性感覚
表在感覚	触覚, 温覚, 冷覚, 痛覚
深部感覚	振動覚, 関節位置覚, 関節運動覚, 深部圧痛覚
皮質感覚	立体覚, 皮膚書字覚, 二点識別覚, 圧感覚

表 2-11-7	感覚障害の分布からみる鑑別診断
両下肢の異常感覚・感覚鈍麻	多発ニューロパチー, 脊椎症, 脊髄腫瘍, 多発性硬化症
手袋靴下型感覚障害	糖尿病性, アルコール性, ビタミン欠乏, 中毒, 多発性神経炎
片側感覚障害	脳血管障害, 脳腫瘍
顔面感覚障害	三叉神経炎, 三叉神経の圧迫, 頭蓋底腫瘍, 小脳橋角部腫瘍, 多発性硬化症

かを把握すると鑑別診断がつけやすくなる。筋萎縮の程度を確認したら, 触診で容積と弾性をみる。

【亀山 祐美】

感覚

感覚(sensation)とは, 外界からの刺激または体内状況の変化を感じとり, それを脳で知覚する機能のことである。

感覚には種類があり, 体性感覚(somatic sensation)と内臓感覚(visceral sensation)に分けられる。体性感覚には表在感覚(superficial sensation), 深部感覚(deep sensation), 皮質感覚(cortical sensation)がある(表 2-11-6)。内臓の痛みや吐き気は内臓感覚という。そのほか, 特殊感覚として, 視覚, 聴覚, 味覚, 嗅覚, 前庭感覚(平衡覚)がある。

ここでは, 体性感覚の診察について説明する。

体性感覚の異常には, 異常感覚, 錯感覚, 感覚過敏, 感覚鈍麻, 感覚消失, ヒペルパチー, 疼痛があり, 問診で感覚症状の分布(表 2-11-7), 性状を把握することが大切である。そして, 診察では全身の感覚を検査するが, 特に症状から想定される病変部位の所見は重点的にとる。

体性感覚の障害の種類と性状

異常感覚：じんじん, ぴりぴりする。

錯感覚：皮膚に加えた感覚刺激が, それから予測される感覚とは異なる感覚として感じられる状態。触っただけなのに痛みを感じる場合など。

感覚過敏(hyperesthesia)：針による痛み刺激を与えたときに, 実際よりも強い痛みを感じている場合。

感覚鈍麻(hypoesthesia), **感覚消失**(anesthesia)：感覚が鈍くなっている, または消失している状態。特定の感覚だけ低下する場合もある。温痛覚だけ低下する場合がある。

ヒペルパチー(hyperpathia)：痛覚閾値の上昇のため, 針刺激を与えて, 刺激が弱いうちは感じないが, 刺激を強くしていくとあるところから急激に痛みを感じるようになること。

疼痛(pain)：原因により, 中枢神経障害に基づく障害は中枢痛といい, 視床痛が代表的なものである。

感覚神経の診察

表在感覚
- **触覚**　筆や綿で触れ, わかるかどうかを尋ねる。それだけで痛みと感じる場合は, 錯感覚とわかる。
- **温冷覚**　試験管に温水(40〜50℃)または冷水(氷水)を入れて, 皮膚にあてて検査をする。
- **痛覚**　患者が不快に思うこともあり, 検査の最後に持ってきたほうがよい場合もある。安全ピンで痛みを感じるか問う。感染予防のため使い捨てにすることが大切である。

深部感覚
- **振動覚**　音叉を振動させ骨の上に置き, 振動を感じるかを尋ねる。振動を感じている間の時間を測定し, 患者の正常感覚の部位と比較する。
- **関節位置覚**　検者の指の側面をつまみ閉眼させた状態で, 指がどちらに動いているかをいわせる。何回か再現性をみる。
- **深部圧痛覚**　アキレス腱や腓腹筋をつまみ, 痛みを感じるかどうかを聞く。痛みを感じない現象は, Abadie(アバディー)徴候といい, 脊髄癆などでみられる。

皮質感覚
二点識別検査は, 閉眼状態で, 2本の針かノギスを用いて, どのくらいの距離までを2点として識別できるかをみる。これは, 正常側と比較することが大切である。

【亀山 祐美】

歩行・姿勢

歩行・姿勢の診かた

正常歩行：姿勢, 上肢の動き, ステップの大きさ, スタンスの幅, リズムの乱れの有無, 足のどの部分が先に地面につくか(正常では踵からつく), 膝のなめらかな屈曲の有無をみる。

つま先歩き, 踵歩き：つま先歩きは, 下腿三頭筋に筋力低下があるときに困難となり, 踵歩きは, 前脛骨筋の筋力低下, 錐体路障害, 運動失調のあるときに困難となる。

つぎ足歩行：踵を前の足のつま先にぴったりとつけながら一直線上を歩く。運動失調の有無をみる。

片足立ち：両手を広げて片足立ちでのバランスをみる。運動失調があると片足立ちを保持できない。

Romberg(ロンベルク)徴候：両足をぴたっとそろえ, 開眼でバランスがとれたところで閉眼を命じる。閉眼により, 急に体の動揺が激しくなって転倒しそうになれば陽性である。Romberg徴候陽性は, 深部感覚障害を意味する。小脳失調では, 開眼時よりやや動揺があることが多く, 閉眼でやや増強するが, これはRomberg徴候陽性とはいわない。

立ち直り反射：被験者は両足を肩幅くらいに開いて, 検者はその後ろに立ち, 「これから軽く後ろに引きますから, で

きるだけ足を出さずに踏ん張ってください。ただし、倒れそうになったら足を出してもかまいません」と指示し、最初は軽く両肩を持って後方に引く。患者が慣れたところで少し強く引く(足が1歩後方に進む位の力で)。正常では、足を出さずに立ち直るか、せいぜい1歩または2歩を踏み出すのみであるが、小走りに後ろに歩き出すか1歩も出せずに倒れそうになれば、後方突進現象陽性であるという。これは一種の平衡障害である。次に前にまわり、前方に引いて前方突進現象の有無をみる。

歩行障害の分類

片麻痺歩行(spastic hemiparetic gait):麻痺側の下肢は伸展し、つま先は垂れていることが多い。そのため足を前に出すときは股関節を中心にして外側に弧を描くようにして歩く。「コンパス歩行」ともいわれる。つま先は床を引きずる。
- **病因** 内包付近の比較的大きな血管障害(被殻出血,視床出血,中大脳動脈流域脳梗塞など)。

痙性歩行(spastic gait):両側の下肢が痙性であるときには、それぞれの下肢が内反尖足となり、交互に外側に弧を描くようにして、歩幅を狭くして歩く。「はさみ歩行」ともいわれる。
- **病因** 両側の錐体路障害をきたす疾患(脳性麻痺,脊髄腫瘍,変形性頸椎症,筋萎縮性側索硬化症〈ALS〉,多発性硬化症,傍矢状髄膜腫,慢性硬膜下血腫など)。

Parkinson病様歩行(Parkinsonian gait):前かがみで膝を曲げ、小刻みに歩く(小刻み歩行)。方向転換で多歩になったり、歩行開始時にすくんだりする。前傾歩行中に重心が前方に移行し、これを追いかけるように駆け足となる(加速歩行,前方突進現象)。
- **病因** 黒質または線条体障害をきたす疾患(Parkinson〈パーキンソン〉病,Parkinson症候群など)。

すくみ足歩行(frozen gait):歩きはじめに足がぶるぶる震えるだけで、なかなか1歩目を踏み出せず、いったん歩き出すと比較的スムーズに歩きはじめるが、なにかの拍子にまたその場で細かい足踏みをするだけになり、ついには足を踏み出せなくなる。
- **病因** Parkinson病の一部,レボドパ長期使用の副作用,レボドパ無効の純粋アキネジア,進行性核上性麻痺,lacunar stateの一部。

小刻み歩行(marche à petits pas):Parkinson病様歩行に似た小刻み歩行であるが、つま先からつくというより、足の裏全体を地面に平行に前に出す。加速歩行はなく、振戦、歯車用固縮のないこと、および軽度の痙直や深部腱反射亢進がみられることをもってParkinson病様歩行と区別する。前頭葉あるいはその皮質下病変の場合、スタンスがやや広いbroad-based gaitとなる。
- **病因** 錐体路を含んだ両側前頭葉の比較的軽症の障害(lacunar state,Binswanger〈ビンスワンガー〉型白質脳症,慢性硬膜下血腫,正常圧水頭症,両側前頭葉腫瘍など)。

歩行失行(apraxia of gait):足を前に出そうとしても、足趾が強く地面をとらえるように屈曲して、なかなか前に出せない。したがってステップは小さく、歩行のリズムは崩れている。スタンスは広い。
- **病因** 前頭葉障害(両側前頭葉腫瘍,正常圧水頭症,両側硬膜下血腫,多発性脳梗塞の一部など)。

小脳失調性歩行(cerebellar ataxic gait):両足を広く開き、酩酊様で全身の動揺が強く、「酩酊歩行」ともいわれる。片足立ちも不安定で継ぎ足歩行も稚拙である。両手はリズミカルに振らず、体のバランスを補正するように動く。
- **病因** 各種小脳疾患(小脳の血管障害,脊髄小脳変性症など)。

脊髄性失調性歩行(spinal ataxic gait):両足を広く開き、足を異常に高く上げて、これを投げ出すようにして踵を床に強くたたきつけるように歩く。両足間の幅(スタンス)が広く、体幹は左右に動揺する。視力という代償がある程度できるので、暗い環境で症状が強く現れる。
- **病因** 脊髄後索障害(脊髄癆,Friedreich〈フリートライヒ〉失調症,後脊髄動脈症候群,多発性硬化症,変形性脊椎症,脊髄腫瘍など),末梢神経障害(感覚性ニューロパチー)。

鶏状歩行(steppage gait):歩くときつま先が上がらず、垂れを代償するように膝を高く上げ、つま先から着地する。腓骨神経麻痺でみられる。
- **病因** 各種多発神経障害(ポリニューロパチー),ALS,L4〜L5神経根障害,遠位型筋ジストロフィー症。

動揺性歩行(waddling gait):腰と上半身を左右に振って歩く。腰部筋が弱いため1歩ごとに骨盤が傾くために起こる。上体をそらし気味にしてバランスをとる。
- **病因** 筋疾患(多発筋炎,筋ジストロフィー,代謝性ミオパチー,Kugelberg-Welander〈クーゲルベルク-ヴェランダー〉病)。

間欠性跛行(intermittent claudication):歩行を続けると腓腹筋の痛みと疲労感が強くなり、休まざるをえなくなる。休息すると再び歩行が可能となる。神経性跛行の場合座位をとることで軽快するが、血管性跛行の場合立位のままでも軽快する。
- **病因** 下肢の閉塞性末梢動脈硬化症,腰髄部の血流不全,腰部脊柱管狭窄による馬尾の締めつけ,Lambert-Eaton〈ランバート-イートン〉筋無力症症候群など。

疼痛など骨関節疾患による跛行(limp):関節の可動性と柔軟性の低下、疼痛、重心と姿勢の変化、歩行の前傾化を伴うことが多い。疼痛の出現を避けるように歩く。
- **病因** 変形性関節症,骨粗鬆症,骨折,関節リウマチなど整形外科疾患。

心因性歩行(hysterical gait):上記のいずれにも合致しない奇異な歩行で、左右によろけたり、倒れそうになって、近くのものにつかまったり、役者のようにおおげさな身振りをする。全体的に動作が非常にゆっくりなことが多い。さらにこれに見合う客観的異常を見出しにくい。
- **病因** 心因性障害。

高齢者の歩行の特徴

老人性歩行(idiopathic gait disorders of elderly:IGDE):やや歩幅が短く、歩行速度増大に伴う歩幅の増加が少なく、歩調(1分間あたりの歩数)の増加が大きい。歩隔が広い。下肢関節運動は、全体に可動範囲がやや小さくなり、具体的には離踵時の踵の上がりが少なく、接床前のつま先の上がりが小さい、腕振りの減少がみられる。

表2-11-8 Mini-Mental State examination(MMSE)

	質問内容	回答	得点
1（5点）	今年は何年ですか いまの季節は何ですか 今日は何曜日ですか 今日は何月何日ですか	年 曜日 月 日	
2（5点）	ここは何県ですか ここは何市ですか ここは何病院ですか ここは何階ですか ここは何地方ですか（例：関東地方）	県 市 階	
3（3点）	物品名3個（相互に無関係） 検者は物の名前を1秒間に1個すついう。その後被験者に繰り返させる 正答1個につき1点を与える。3例すべていうまで繰り返す（6回まで） 何回繰り返したかを記せ。　　回		
4（5点）	100から順に7を引き、（5回まで）あるいは「フジノヤマ」を逆唱させる		
5（3点）	3で提唱した物品名を再度復唱させる		
6（2点）	（時計をみせながら）これはなんですか （鉛筆をみせながら）これはなんですか		
7（1点）	次の文章を繰り返させる。「みんなで力をあわせて綱を引きます」		
8（3点）	（3段階の命令） 「右手にこの紙を持ってください」 「それを半分に折りたたんでください」 「机の上に置いてください」		
9（1点）	（次の文章を読んでその指示に従ってください） 「目を閉じなさい」		
10（1点）	（なにか文章を書いてください）		
11（1点）	（次の図形を書いてください）		
		合計得点	

（文献3を引用）

骨粗鬆症や椎間板変性により腰椎前弯の減少～腰椎後弯が引き起こされる結果，その代償として，股関節，膝関節を屈曲位にしてバランスを保とうとする。逆に，そのような姿勢をみた場合に，脊椎変形を疑い評価すべきである。

【山口 潔】

参考文献
1) 水野美邦：神経内科ハンドブック 鑑別診断と治療 第4版，p60-61，p285-289，医学書院，2010
2) 田崎義昭ほか：ベッドサイドの神経の診かた 改訂16版，p52-62，南江堂，2004
3) 森田定雄：高齢者の歩容・歩行の特徴．MB Med Reha 104：1-5，2009

高次脳機能

高次脳機能障害には，失語，失行，失認，記憶障害，注意障害，遂行機能障害（前頭葉機能障害）がある。Mini-Mental State examination（MMSE）（表2-11-8）は，高次脳機能障害のスクリーニングに有用である。

失語

失語（aphasia）とは，大脳の言語領域の病変により，聴く，話す，読む，書くという言語機能が障害された状態である（表2-11-9，表2-11-10）。

失行

失行（apraxia）とは，麻痺，運動失調，感覚障害がなく，なすべき運動を理解しているにもかかわらず，命じられた運動を随意的に行えない状態である（表2-11-11，表2-11-12）。

失認

失認（agnosia）とは，意識障害，知覚障害，無知，認知症などがないにもかかわらず，身体あるいは身体外部における事象を認識する能力に欠ける状態で，感覚様式ごとに独立して認められることが多い（表2-11-13，表2-11-14）。

記憶障害

記憶とは，取り入れられた経験や情報が意識にのぼったり，行為に現れたりする働きで，情報を一時的に保存する短期記憶とより安定した永続性のある長期記憶に分けられる。長期記憶には意識にのぼらないで身につく手続き記憶（運動技能，認知技能など）と言葉やイメージとして意識される宣言記憶があり，宣言記憶はさらに意味記憶（言語，記号，概念など）とエピソード記憶（日々の個人的出来事に関する記憶）に分けられる。記憶が働くためには，入力（符号

表 2-11-9 失語の評価法

1) 自発語・自発書字：名前・住所・生年月日を質問し，自発語，自発書字を検査する
2) 物品呼称・書き取り：10個程度の時計や鉛筆などの実物をみせて呼称させるが，同時にその名前を書かせる
3) 復唱：単語，無意味音節，数字や文章を復唱させる．MMSEでは，「みんなで力をあわせて綱を引きます」を復唱させる
4) 話し言葉の理解：動作を口頭で指示し反応をみる．MMSEでは，「右手にこの紙を持ってください」と口頭で指示する
5) 読解：動作を書面で指示し反応をみる．MMSEでは，「眼を閉じなさい」と書面で指示する
6) 音読：10個程度，たとえば「山」「はな」や「太陽は西からのぼる（正否の判定も）」など．漢字・仮名・文の検査を行う

MMSE：Mini-Mental State examination

表 2-11-10 失語の分類

分類	自発語	復唱	話し言葉の理解	読解	音読	自発書字	書き取り	損傷部位
Broca 失語	×非流暢性	×	△-○	△	×	×	×	左前頭葉，左前頭-頭頂葉
Wernicke 失語	×流暢性	×	×	×	×	×	×	左側頭-頭頂葉損傷，左側頭葉
伝導失語	×流暢性・字性錯語	×	△-○	△-○	×	×	×	左縁上回を中心とする左頭頂葉
超皮質性運動失語	×	△-○	△-○	△	△	△-×	△-×	
超皮質性感覚失語	×流暢性	×オウム返し	×	×	×	×	△-×	
超皮質性混合性失語	×	×オウム返し	×	×	×	×	×	
健忘失語	△語健忘・流暢性	○	○	△-○	△	△語健忘	△語健忘	
失読-失書	○	○	○	×	×	×	×	左頭頂葉
全失語	×非流暢性	×	×	×	×	×	×	Sylvius 溝周辺の広範な言語領域
純粋語唖	×非流暢性	×	○	○	×	○	○	左中心前回の下部
純粋語聾	○	×	×	○	×	○	×	左側頭回白質，左右側頭葉白質
純粋失読	○	○	○	×	×	○	○	左視覚領域と脳梁膨大，左後頭葉内側面から左半球底面
純粋失書	○	○	○	○	○	×	×	左半球の頭頂間溝付近

表 2-11-11 失行の評価法

1) 観念運動性失行：「右手の人差し指で左の耳に触ってください」「歯を磨く真似をしてください」「(子どもに)おいでおいでする真似をしてください」などの指示を口頭で行い，正しくできるかどうかをみる
2) 観念性失行：ボールペンと紙を渡し，「紙になんでも好きなものを描いてください」などと口頭で指示し，正しくそれらの道具を使用できるかどうかをみる
3) 構成失行：紙に箱などの立体的な図形を描いてみせ，「これと同じものを描いてください」と指示する．両手でキツネの形を示し，「このような形をしてみせてください」といい，正しくできるかどうかをみる
4) 着衣失行：上着を脱がせ，袖を片一方裏返しにして渡し，「これを着てみてください」と指示する

表 2-11-12 失行の分類

運動失行	肢節運動失行	上肢の巧緻運動障害	対側の前頭葉前運動野付近
	顔面失行(Broca 失語に伴う場合)	命令に応じて顔の動作ができない	
	開眼失行	眼を開くのに努力と時間を要する	大脳基底核疾患に合併する
	眼球運動失行	随意的な運動で物体の注視ができない	
	歩行失行	一定のリズムでの歩行ができない	
観念運動性失行	観念運動失行	両側性に四肢の命令動作ができない	頭頂葉の運動概念中枢と前頭葉運動領域の離断
	交感性失行	非麻痺側に出現した観念運動性失行	優位半球の運動野を含む広範な領域
	開瞼失行	非優位側のみに随意運動の命令が伝わらない	脳梁前半部
	顔面失行(Broca 失語に伴う場合)	顔面の命令動作ができない	
	挺舌失行	舌を命令に従って動かせない	
	構音失行	書字は完全にできるのに，語音をまったく話せない	
観念性失行		客体なしの運動ができないとき，実物を与えてもなおかつできない	優位半球頭頂葉連合野
構成失行		図形，絵の模写ができない	角回
着衣失行		衣服の表裏を間違えたり，あわせ方を間違える	劣位半球頭頂葉連合野
拮抗性失行		一側の手が本人の意思に反して不随意に行動する現象	脳梁体部と前頭葉内側部
他人の手徴候		自分の上肢が本当に自分のものであるという概念が希薄になった状態	劣位半球前頭葉内側面から脳梁体部前半，劣位半球補足運動野
道具の強迫的使用		目の前の道具をみるか触るかすると右手がそれを強迫的に使用してしまう現象	優位半球前頭葉内側面から脳梁体部前半

化), 貯蔵, 検索の3つの機能が必要となる.

記憶障害を評価する方法として, 最近の出来事を質問したり, 見当識を確認したうえで, 単語, 物語, 図形などを記憶・学習させ, 直後あるいは時間をあけて再生させるとよい. 記憶障害は認知症の中核的な症状と考えられており, 認知症のスクリーニングによく用いられる改訂長谷川式簡易知能評価スケール(HDS-R)(表2-11-15)では記憶障害を評価する項目が多く含まれる.

海馬体・海馬周辺皮質やPapez(ペーペズ)回路(海馬→脳弓→乳頭体→視床前核→帯状回→海馬)に障害により記憶障害が出現する.

注意障害

注意とは, 精神活動にとって本質的なことの選択を保証している要因および精神活動の正確で組織だった遂行のための調節を維持している過程と定義される. 注意には, ①覚醒水準(注意の持続力), ②選択機能(いくつかの刺激のなかから特定のものに注意を集中する), ③容量(同時に複数の作業に注意を配分しうる量), ④転導性(柔軟に注意を他に振り向ける)の4つの特性がある. 数唱(順唱, 逆唱),

等速打叩課題(手を1秒に1回のペースでしばらく叩いてもらう)にて評価する.

急性混乱状態(acute confusional state)(行為や思考の首尾一貫性の消失, 記憶錯誤, エラーの添加(いったん誤答をするとそれにあわせてさらに誤答が展開), 周辺刺激の無関心, 書字障害, 疾病無関心)は, 注意の異常を基本とする病態であり, 右半球の中前頭回, 下前頭回を含む前頭葉および基底核の病変により生じる.

前頭葉障害

前頭葉は, 最も高次の精神活動を担っており, その障害により概念や心の構え(セット)の転換障害, ステレオタイプの抑制障害, 複数情報の組織化障害, 流暢性の障害, 遂行機能障害, 言語による行為制御の障害, 情動障害, 運動開始困難, 強制把握, 道具の強制使用などがみられる. 評価法として, frontal assessment battery(FAB)が比較的短時間で実施できる.

遂行機能とは, 現在の状況のなかで適切な目標を設定し, 目標を達成するために複数の行動の選択肢のなかから, 適切なものを適切な順序で選択・実行し, 目標が達成できたかどうかを評価し, 目標が達成されていなければ行動を変更するという, 一連の機能をさす. 日常生活のなかで障害が明らかになる.

【山口 潔】

参考文献
1) 水野美邦編著: 神経内科ハンドブック 鑑別診断と治療 第4版, 医学書院, 2010
2) 千野直一編: 現代リハビリテーション医学 改訂第3版, 金原出版, 2009
3) Folstein MF et al: "Mini-mental state". A practical method for

表2-11-13 失認の評価法
1) 視覚性失認: 物品呼称ができないとき, それを手に握らせて認知できるかどうかをみる
2) 触覚性失認: 鍵など簡単な物品を左右の手に順次握らせ, そのつどそれがなんであるか質問する
3) 身体失認: 「右の母指を出してください」「左の示指を出してください」などが正しくできるかどうかをみる
4) 空間失認: 紙と鉛筆を渡し, 自分のいる部屋の平面図を描いてもらう

表2-11-14 失認の分類

視覚性失認	視覚性物体失認	視覚による物体の認知障害(手で触るとわかる)	優位半球後頭葉連合野
	色彩失認	各色彩の相互間の相違を認知できなくなる	優位半球後頭葉連合野
	純粋失読	視覚による文字の認識障害(指でなぞるとわかる)	優位半球後頭葉連合野, 脳梁膨大部
	同時失認	図の細かい部分に注意が集中し, 全体としてなにを表わしているかの判断が困難	優位半球後頭葉連合野
	相貌失認	知っているはずの人を, その相貌から認知することができない	劣位半球後頭葉連合野
聴覚性失認	環境音失認	簡単な事物(動物の鳴き声, サイレンなど)の音を聞いても, なんであるか認識できない	劣位(または優位)半球側頭葉
	純粋語聾	言語としての音の聴覚による認識障害	優位半球側頭葉
	感覚性失音楽	異なる曲のメロディーの違いが認識できなくなり, それにあわせて歌うことも困難	劣位半球側頭葉
身体失認	手指失認	指の名前を述べたり, 指示された指を正しく示せなくなる	優位半球頭頂葉
	左右識別障害	右手・左手を正しく示すことができない	優位半球頭頂葉
	身体図式障害	身体の各部位を触って, それがどこかきいていても答えられない	対側半球頭頂葉
	片側身体失認	身体の半側の存在を無視したような行動をとる	劣位半球頭頂葉障害
	病態失認	片麻痺のある人にどこが悪いか, この手(麻痺)はどうしたか聞いても, 別に悪くないと答える	劣位半球頭頂葉
空間失認	視空間失認	空間における物体の位置, 奥行きがわからなくなる	
	地誌見当識障害	よく知っているはずのところへ行くルートがわからなくなる	
	地誌的記銘力障害	有名な地名, 生まれ故郷などの場所がわからなくなる	
	半側空間失認	半側の空間の存在が認識できなくなった状態	右頭頂・側頭・後頭葉領域
	Bálint症候群	①精神性注視麻痺(たまたまどれか一つの対象物を注視すると, 他の対象物に注視を移すことが困難), ②視覚性失調症(みているはずのものをつかもうとしてはずれる), ③視覚性注意障害(あるものに注視すると, 他のものが視野に入っても無視)	優位半球, または両側頭頂葉後部で後頭葉と接する部位
	視覚性運動失調	視覚と上肢の運動の協調の障害(注視させ, それ以外の指標を手でつかむよう指示してもつかめない)	後頭-頭頂境界部付近の皮質の障害で劣位半球のほうが優位

表 2-11-15　改訂長谷川式簡易知能評価スケール（HDS-R）

	質問内容	配点					
1	お歳はおいくつですか？ （2歳までの誤差は正解）	0	1				
2	今日は何年何月何日ですか？ 何曜日ですか？ （年月日、曜日が正解でそれぞれ1点ずつ）	年 月 日 曜日	0 0 0 0	1 1 1 1			
3	わたしたちがいまいるところはどこですか？ （自発的に出れば2点、5秒おいて、家ですか？　病院ですか？　施設ですか？　のなかから正しい選択をすれば1点）	0	1	2			
4	これからいう3つの言葉をいってください。後でまた聞きますのでよく覚えておいてください （以下の系列のいずれか一つで採用した系列に○印をつけておく） 1）a 桜、b 猫、c 電車 2）a 梅、b 犬、c 自動車	0 0 0	1 1 1				
5	100から7を順番に引いてください （100-7は？　それからまた7を引くと？　と質問する。最初の答えが不正解の場合打ち切る）	(93) (86)	0 0	1 1			
6	わたしがこれからいう数字を逆にいってください （6-0-2、3-5-2-9を逆にいってもらう。三桁逆唱に失敗したら打ち切る）	(206) (9253)	0 0	1 1			
7	さきほど覚えてもらった言葉をいってみてください。後でまた聞きますのでよく覚えておいてください （自発的に回答があれば各2点、もし回答がない場合、以下のヒントを与え正解であれば1点。a 植物、b 動物、c 乗り物）	a b c	0 0 0	1 1 1	2 2 2		
8	これから5つの品物をみせます。それを隠しますのでなにがあったかいってください （時計、鍵、ペン、タバコ、硬貨など必ず相互に無関係なもの）	0	1	2	3	4	5
9	知っている野菜の名前をできるだけ多くいってください （答えた野菜の名前を右欄に記入する。途中でつまり、約10秒待っても出ない場合にはそこで打ち切る） 0〜5＝0点、6＝1点、7＝2点、8＝3点、9＝4点、10＝5点	0	1	2	3	4	5

満点 30
カットオフ値：20/21（20点以下は認知症疑いあり）
（文献4を引用）

grading the cognitive state of patients for the clinician. J Psychiatr Res 12：189-198, 1975
4）加藤伸司ほか：改訂長谷川式簡易知能評価スケール．老年精神医学 2：1339-1347，1991

3　検査所見の見方

臨床検査の考え方

20世紀の後半以降，生命科学，医学は爆発的に進歩し，その成果は日常診療にも反映されている．治療医学とともに，診断医学は格段に進歩し，その進歩の主体は臨床検査である．昔からの病歴と診療所見に加え，これらと相補的かつさらなる客観的な情報を提供してくれる臨床検査の存在はきわめて大きい．医学の進歩とともに，新しい有用な臨床検査がどんどん診療現場に導入されており，これらを適切に利用・解釈することの重要性は強調しすぎることはない．

本来，臨床検査は，病歴聴取と診察の情報を得た時点で，それらの情報の評価をふまえオーダーすべきものである．しかし，一部の基本的な検査に関しては，最初の段階で診察と同レベルで行うことも多い．日本臨床検査医学会では，診察の一部として利用する「基本的検査」を提案している（表3-1）．

病歴情報と診察所見に加え，これらの基本的検査所見を総合的に評価し，まず最初に，どの系統の疾患ないし病態かを推定することが大切である．次に患者の問題点を明確化し，問題解決に必要な臓器系統別検査を施行し診断に迫る．必要ならば診断確定のための検査を追加する一方，この検査で陽性所見が得られなければ，次の可能性を考えてそれに必要な検査を選択する．このような，直列的検査選択が効果的，経済的で診断能力の向上にもつながると考えられている．また表3-1の検査は，いかなる専門であろうと，臨床医，特に内科医であれば，的確に理解・解釈できないといけない検査ともいえる．

ここでは，検査所見をみるうえでの留意点を，検体検査を中心に記述する．なお，臨床検査を論ずる際にきわめて重要である精度管理に関しては，検査に携わる人間が特に関与することであるので，ここでは特に記述しないが，検査室での測定の前後段階の管理を含めた総合的な精度保証である「総合精度管理」に関しては臨床医も関係する．診療医が検査をオーダーしてから結果を判読するまでのすべての過程において，つまり検査室の外においても，検査誤差が生じる可能性がある．たとえば，検体の取り違え，検体の不適切な扱いなどにより，検査データの信頼性は大きく損なわれてしまう．検体採取のときから，検査ははじまっていると理解すべきである．

検査所見の見方のポイント

サンプリングの重要性

血液・尿などの検体検査においては，的確な検体採取がなされないと，その後にどんなに正しい検査がなされても，得られた検査結果は信頼できない．正しい検体採取（サンプリング）は，正しい検査の基本である．逆に，検査結果をみる際に，予想外の結果が得られた場合に，サンプリングが的確になされたかを確認する必要がある．

表3-1 基本的検査

いつでもどこでも必要な検査
1) 尿検査：蛋白，糖，潜血
2) 血液検査：白血球数，ヘモグロビン，ヘマトクリット，赤血球数，赤血球恒数（指数）
3) CRP
4) 血液生化学検査：血清総蛋白濃度，アルブミン（アルブミン/グロブリン（A/G）比

入院時あるいは外来初診時でも必要のあるとき行う
1) 尿検査：色調，混濁，pH，比重，蛋白，糖，潜血，尿沈渣
2) 血液検査：白血球数，ヘモグロビン，ヘマトクリット，赤血球数，赤血球恒数（指数），血小板数，末梢血液像
3) 血液生化学検査：血清総蛋白濃度，血清蛋白分画，随時血糖（またはHbA1c），総コレステロール，中性脂肪，AST，ALT，LDH，ALP，γ-GTP，コリンエステラーゼ，BUN，クレアチニン，尿酸
4) 糞便検査：潜血反応
5) 血清検査：CRP，HBs抗原・抗体検査，HCV抗体，梅毒血清反応
6) 胸部単純X線撮影
7) 腹部超音波検査
8) 心電図検査

CRP：C反応性蛋白，AST：アスパラギン酸アミノトランスフェラーゼ，ALT：アラニンアミノトランスフェラーゼ，LDH：乳酸脱水素酵素，ALP：アルカリホスファターゼ，γ-GTP：γ-グルタミルトランスペプチダーゼ，BUN：血液尿素窒素，HCV：C型肝炎ウイルス

一般的注意として，検体を採取してから，できるだけ早く検査を施行することが重要である．やむをえず保存する場合は，その条件を守ることが必要である（以下，重要なポイントを記述するが，詳細については文献1参照）．

血液を採取する場合には，通常採血行為が必要となる．採血は，昔からあたりまえのように施行されているが，いまでも重要な知見が蓄積されている．現時点で，従うべきベストのガイドラインは「標準採血法ガイドライン」（日本臨床検査標準協議会）[2]と考えられる（必要に応じ，参照されたい）．以下，検査値に影響を与える不適切サンプリングの代表例を中心に記述する．

輸液や輸血を施行している場合の採血には注意が必要である．終了後ある程度時間をおいてから採血するか，やむをえない場合は輸液している腕と反対側の腕から採血するようにする．また，スムーズに採血できないと凝固しやすくなり，特に血小板数・凝固検査の結果に影響する．さらには，採血時のクレンチング操作（手を開いて再度強く握る）により偽高カリウム血症が起きうるので注意が必要である．

また，正しい採血管に，的確な量の血液を採取することも重要である．特にプロトロンビン時間（PT）や活性化部分トロンボプラスチン時間（APTT）などの凝固スクリーニング検査では，クエン酸液との量的比を厳格に守る必要があるし，採血管に血液が注入された後，すみやかに混和することが大切である．血漿検体を採取する場合は，抗凝固薬と血液をよく混和する必要があるので当然であるが，血清検体を採取する場合も，最近では凝固促進のためにトロンビンが採血管に含まれている場合が多く，やはりすみやかな血餅形成のため十分な混和が必要である．

採取血液中の血液細胞は，生細胞として代謝を営むため，できるだけ早く血清（漿）を分離することが重要である．分離後は必要に応じ，温度管理（4℃，-20℃，-70℃）を厳重に行う．長時間の保管では，蒸発乾燥を防ぐため，密閉する必要がある．なお，カリウム（K），ナトリウム（Na）測定用全血は冷所に保存しない．逆に，アンモニア測定の際は，全血採取後，ただちに氷冷する必要がある．また，グルコースは解糖系酵素阻害薬（NaF）入りの試験管に入れなければ，すみやかに測定する必要がある．末梢血球の形態観察においても，採取後約3時間以内に塗抹標本を作製しないと，形態変化が起きうる．

採血・血液分注時の不適切な操作（強い吸引，細い注射針，手荒な操作など）で溶血が起きうる．これに関しては2つの注意点がある．まず，測定項目によっては，検査結果の偽高値で起きうることである．赤血球内濃度/血漿中濃度の比が高い物質が影響を受ける．乳酸脱水素酵素（LDH），アルドラーゼ，鉄（Fe），K，アスパラギン酸アミノトランスフェラーゼ（AST）がその代表である．さらには，ヘモグロビン（Hb）による測定系への影響も重要である．これには，Hbの色調の影響とHbと試薬との反応がある．

尿検査は，鮮度管理が特に重要である．採取後3〜4時間以内に施設内で測定することが原則である．尿検体採取においては，中間尿採取が基本である．また早朝尿が検体として最もふさわしいが，外来では随時尿で検査される場合が多い．

検査値に変動をもたらす要因

臨床検査値は種々の生理的因子や他の要因の影響を受けるが，このことを考慮して結果を解釈しないと，誤った判断を下すこともある．たとえば，食事の情報を考慮せず血糖値を評価することは論外であるが，それ以外にも考慮すべき要因は多々ある．表3-2に具体的な代表例をあげる．

検査結果の判断のポイント

最終的に得られた検査結果を評価する際，いわゆる「基準値」に照らしあわせて判断されるが，この語は，その指す意味が正確に認識されておらず，誤用されていることも多い．現在，（広義の）基準値は，基準範囲（とそのもとになる個々のデータである基準値）とともに臨床判断値をさす場合も多い．しかし，基準範囲と臨床判断値はまったく概念が違っており，この両者の区別・理解は，検査所見を読むうえで必須である．

基準範囲

基準範囲は，基準個体（一般には健康個体）から得られた測定値（基準値）を多数集めて，基準個体が属する母集団の測定値分布を統計的に推計し，その分布の中央95%を含む数値範囲を算出したものである．基準値が正規分布を示す場合は，ほぼ平均値±2標準偏差である．イメージ的には，かつての「正常範囲」にあたりそうであるが，この言葉は従来多くの混乱や誤解があり，最近では使用されない（基準個体の選び方，基準範囲の求め方を含め，詳細については日本臨床検査医学会からの提言[3]参照）．

また基準範囲は，臨床検査値の変動域を知る一つの物差しとして設定されたものであり，正常・異常を区別したり，特定の疾患の有無を判断したりするためのものではないこ

表 3-2 臨床検査値に変動をもたらす要因

変動要因		代表例
年齢	新生児で高値	RBC・Hb・Ht, ビリルビン
	小児で高値	ALP(骨型)
	高齢者で低値	RBC・Hb・Ht
	高齢者で高値	コレステロール
性差(性ホルモンなど種々の項目に性差あり)	男性>女性	RBC・Hb・Ht, CK, クレアチニン, 尿酸, BUN, γ-GTP, 血清鉄(65歳以上になると性差がなくなる)
	女性>男性	HDL コレステロール, 赤沈, プロラクチン
妊娠(血漿量が増加する)	上昇	ALP(胎盤型), 各種凝固因子, 甲状腺ホルモン, 赤沈, CRP, 妊娠後期において糸球体濾過量(尿酸)
	低下	総蛋白, アルブミン, RBC・Hb・Ht, 血清鉄, フェリチン
食事	食後上昇	血糖, インスリン, 中性脂肪, 胆汁酸, 白血球数 (高蛋白・核酸食で)BUN・尿酸・アンモニア
	食後低下	遊離脂肪酸, 無機リン
喫煙	上昇	白血球数, Lp(a)
長期飲酒	上昇	γ-GTP, 中性脂肪, MCV
長期間の絶食	低下	総蛋白・アルブミン, コレステロール, 中性脂肪, アポリポ蛋白, 尿素, 甲状腺ホルモン
	上昇	クレアチニン, 尿酸
激しい運動	生体反応	血糖, WBC, 総蛋白, 乳酸
	筋肉損傷	CK, AST, LDH, アルドラーゼ, ミオグロビン
高地居住	上昇	RBC・Hb・Ht, CRP, 中性脂肪, 尿酸
血液型	ALP	B型とO型の分泌型では, 特に高脂肪食の摂取後に小腸型 ALP が上昇する
	VWF	O型では, 他の血液型に比し, 約20%低い
日内変動	朝>夕	血清鉄, 尿酸, BUN, ACTH, コルチゾール
	朝<夕	WBC, TSH
体位	座位・立位>臥位	総蛋白, アルブミン, 免疫グロブリン, RBC・Hb・Ht, 血漿レニン活性

RBC：赤血球, Hb：ヘモグロビン, Ht：ヘマトクリット, ALP：アルカリホスファターゼ, BUN：血液尿素窒素, γ-GTP：γ-グルタミルトランスペプチダーゼ, CRP：C反応性蛋白, Lp(a)：リポ蛋白(a), MCV：平均赤血球容積, WBC：白血球, CK：クレアチンキナーゼ, AST：アスパラギン酸アミノトランスフェラーゼ, LDH：乳酸脱水素酵素, VWF：von Willebrand 因子, ACTH：副腎皮質刺激ホルモン, TSH：甲状腺刺激ホルモン

とに注意が必要である。

さらに基準範囲は, 個体間での測定値のばらつき(個体間変動), 個体内における生理的な変動幅(個体内変動), 測定技術上の誤差(技術的変動)があわさったものと考えられる。近年では, 検査技術の進歩により, 技術的変動が基準範囲幅の主成分であるような項目はほとんどないと考えてよいが, 個体間変動と個体内変動の比率は検査項目によってかなり変わる。

血清電解質類のように個体内変動/個体間変動が大きい項目は, 基準範囲は主として個体内変動を反映している。基準範囲は個々の個体が健康状態で示しうる生理的変動幅とほぼ一致することになり, ここからはずれることは比較的「異常」としやすい。

血球類・酵素類を含め, 多くの項目では, 個体間変動/個体内変動が大きい。この場合, 基準範囲の幅は主として個体間変動を反映して決定される。基準範囲は各個体の異常を判定する指標としては検出感度が低く, このタイプの項目では, 各個体が健康なときに検査を繰り返して変動幅(個人の基準範囲)を求めておき, それを測定値の判定指標とするのが理想的だが, 現実には難しく, やむをえず集団の基準範囲を物差しとしていることの限界を意識することが重要である。検査結果のデータが(集団の)基準範囲内であっても, (特定の個人においては)異常と判定しないといけない場合は, 日常臨床で多々ある。たとえば, 血小板数の(集団の)基準範囲は13万〜36万/μL程度であるが, 普段, 血小板数が35万/μLである人が15万/μLの血小板数を示した場合は異常と判断すべきである。

臨床判断値

前述した基準範囲は, 健常者から測定された検査値の分布の95%信頼区間を示すものであり, 特定の疾病の有無を区別する値ではない。臨床判断値は, 概念自体が基準範囲とまったく異なり, 特定の疾病の診断, さらには治療の目標に用いられるものである。その代表は, 診断閾値(カットオフ値), 予防医学的閾値などである。

診断閾値(カットオフ値)： 特定の疾患を診断する検査閾値であり, 通常は疾患特異的な検査に対して設定される。対象疾患が決まっているので, 症例対照研究により, 疾患群と非疾患群の検査値の分布を調べ, 両者を判別するために最適なカットオフ値を設定する。この値は, 検査実施の目的, 対象疾患の有病率, 偽陰性・偽陽性のコストなどにより変化する。腫瘍マーカー, 自己抗体, 感染症マーカーなどの検査結果の判定に用いられるのは診断閾値であり, この場合には, 基準範囲は大きな意義は有さない。

予防医学的閾値： 疫学的調査研究に基づいて将来の発症が予測され, 予防医学的な見地から一定の対応が要求される検査の閾値である。個々の疾患の診断, 治療目標設定のために, 学会などにより提唱されている臨床検査に関する診断基準がこれにあてはまる。診断「基準」となっているが, 基準範囲とは関係ない。虚血性心疾患の発症リスクが増加することに基づく日本動脈硬化学会の脂質異常症の診断基準などがその代表である。

以上のように，基準範囲と臨床判断値はまったく異なる概念から生まれた数値であり，基準範囲(の上限値・下限値)と臨床判断値は異なるのが当然である。たとえば，高LDLコレステロール血症，低HDLコレステロール血症，高トリグリセリド血症の定義は，それぞれ，LDLコレステロール 140 md/dL 以上，HDLコレステロール 40 md/dL 未満，トリグリセリド 150 md/dL 以上であるが，これらの数値は，基準範囲の上限・下限ではない。

また，腫瘍マーカーの検査値の判定は，症例対照研究に基づく最適のカットオフ値に照らしてなされるべきであるが，この値も基準範囲の上限ではない。

おわりに

以上，検査の施行・解釈のポイントを記述したが，いずれにしても，当該検査の意義などを深く考えず，最初の段階で多くの検査を施行して，検査結果の数字を数多く並べて先端医療と勘違いするような態度は厳に慎まなくてはいけない。一方，最近では包括医療が進み，逆の意味での粗悪診療，つまり必要な検査が行われないという心配もある。このような状況の下，日本臨床検査医学会では，2009年9月に「臨床検査のガイドライン JSLM2009」[4]を刊行してたので，必要に応じ利用されたい。

【矢冨 裕】

 参考文献
1) 金井正光監修：臨床検査法提要 改訂第33版，金原出版，2010
2) JCCLS 標準採血法検討委員会：標準採血法ガイドライン，日本臨床検査標準協議会，2011
3) 日本臨床検査医学会標準委員会基準値・基準範囲特別委員会：「基準値」，「基準範囲」について，臨床病理 45:1154-1159，2002
4) 日本臨床検査医学会ガイドライン作成委員会：臨床検査のガイドライン JSLM2009，日本臨床検査医学会，2009

4 鑑別診断の方法

はじめに

患者の訴えやその状況から，診断にいたるまでの思考は，探偵が犯人を追い詰める思考過程に類似しており，内科医の醍醐味であるといっても過言ではない。診断にいたるまでのこの過程を鑑別診断(differential diagnosis)と呼んでいる。最近では，より広義に患者の訴えから問題点を表象化し，診断や治療法などを含めた問題解決(problem resolving)に導くことを，臨床推論(clinical reasoning)と呼んでいる。内科医の中心的精神活動が臨床推論であるといってもよい。

図 4-1 に国際医学連盟の定めた医学教育の7つのアウトカム(目標とする臨床能力)を示す。医学的知識，臨床技能，公衆衛生の知識に加えて，情報管理，コミュニケーション能力，プロフェッショナリズムに加え，批判的思考(critical thinking)というのがある。これが，医師として身につけるべき思考能力，すなわち臨床推論の中心的な方法である。これに，コミュニケーション能力，プロフェッショナリズム，情報管理などがあいまって複雑で高度な能力を形成している。すなわち，鑑別診断の能力は医師の能力そのものであり，その向上はたやすくはない。

ここでは鑑別診断の思考方法の概略を示し，特に仮説演

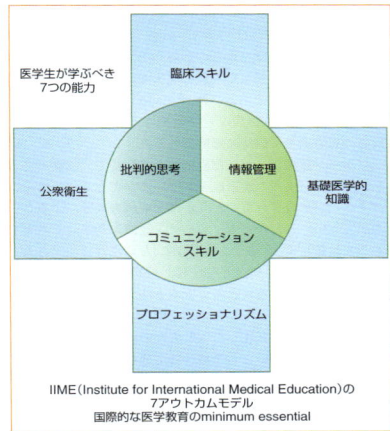

図 4-1 学部教育のアウトカム[1]

繹法について紹介する。さらに，学生・研修医諸君を対象にいくつかの簡単な TIPS を紹介する。

鑑別診断の思考方法

鑑別診断の思考方法，あるいは診断推論の方法にはいくつかの異なるものがある。

パターン認識：典型的な症状と所見による一発診断。スナップショット診断とも，ひらめき・直感診断ともいう。多忙な臨床現場では，経験豊かな医師が最も多く使っているといわれる。

アルゴリズム法：あらかじめ診断手順をアルゴリズム(枝分かれ分岐図)で決めておき，症状や検査所見の有無でアルゴリズムを辿って診断まで行き着く方法。診断指針などがこの方法で書かれていることが多い。

徹底的検討法：病歴を網羅的に聴取し，身体所見や検査を網羅的に行い，さらに考えられる鑑別診断を系統的・網羅的にあげて検証していく方法。成書の鑑別診断一覧表などがこれにあたり，従来の教育方法での学生や研修医の診断方法といわれる(注：近年の課題解決法による教育ではこの方法をとらない)。

仮説演繹法：症状，所見からいつくかのもっともらしい鑑別診断を思い浮かべ，それらの各々を肯定したり否定したりするための検査をして，次第に診断を絞っていく方法。優れた臨床医の思考法といわれる。

実際の臨床現場では，パターン認識や仮説演繹法を中心にすべての方法が混合して行われているが，思考過程を振り返ってみること(省察(reflection)と呼ばれるが)が，診断過程の検証と教育には最も有用である。症例カンファランスはいわば集団で行う省察であり，症例サマリーの記載は個人レベルの省察である。したがってみずからの思考過程を類別化して理解することは重要である。そして，この類別化をもとに思考過程の省察を繰り返すことで臨床推論能力が向上する。

パターン認識

パターン認識とは、患者の愁訴や所見などの特徴を、いままでに経験・学習した臨床像に対応させて、瞬間的に認識する方法である。Parkinson（パーキンソン）病やBasedow（バセドウ）病など特徴的な所見の多い疾患などはこの思考過程で瞬時に診断される。

パターン認識は、いわば直感的な診断法で、診断できるかどうかはパターンが形成されているかどうかで決まる。パターンが形成されるかどうかは、症例の経験によるところが大きい。したがって、パターン認識を効率よく教育することは難しく、「習うより慣れよ」という習得法である。

パターン認識の利点としては、経験を積んだ臨床医にとっては正確、迅速に診断できる方法であり、患者にとってもありがたい。

一方、短所は、経験したことのない疾患は自分のなかにパターンができていないため診断できないことである。また、診断した本人でも思考プロセスを説明できないことが多く、教育しにくい。ひらめき診断といわれるゆえんである。さらに、大きな短所は、強烈な印象を受けた症例や最近経験した症例に引きずられやすいことである。また、いわゆる早合点に近い思考である早期閉鎖（early closure）という現象も起こる。もっともらしい診断がつくとその先の思考が進まないことである。後述する仮説演繹法の最初のステップとしてパターン認識が重要な働きを果たすが、その直感に依存しすぎることは危険であり、検証なき直感は危険でさえある。このことは2章5「診断推論を意識したアプローチ」のなかでヒューリスティックバイアスとして解説されている。

アルゴリズム法

特定の臨床問題（診断・治療いずれもある）に対する分岐図（アルゴリズム）をあらかじめ作成しておき、それに則り診断・治療する方法である。図4-2に下痢の診断に関するアルゴリズム（フローチャート）を示した。

この方法は、限定された状況で限定された疾患に対応するには非常に有用である。そのため学会などが主体となって提唱する診断基準や治療指針などのガイドラインに多用されている。また、短時間で診断にたどり着けるので、ゆっくり考えている時間のない救急現場などで有用である（大きな間違いはしない）。

短所として、最初のアルゴリズムの選択が誤っていれば、的はずれの診断手順をたどることになる。また、個別性を考慮に入れずに網羅的に記載するため、無駄が結構多いことも短所となる。

徹底的検討法

ある一定の分類基準に従って、網羅的に鑑別診断のリストを作成する方法である。分類基準としてはby systemという方法などがある（後述）。表4-1に胸痛の鑑別診断の網羅的リストを示す。このような網羅的なリストを作成した後は、それぞれの可能性について吟味していくのは仮説演繹法と同じである。すべての疾患を吟味するためには、網羅的に医療面接で情報を得る必要があり、また、身体診察でも網羅的な診察が必要になる。

この方法は、医学生が勉強のために行うにはよいが、リストの作成に手間がかかり、さらに鑑別診断の数が大きすぎて、除外していくのに時間と手間がかかる。また、発生頻度を考慮したリストは臨床現場では使いにくく、またクリティカルな疾患とそうでない疾患の混在も臨床現場では使いにくくしている。

この方法は一般には臨床現場では使いにくい。一通りの検証が済んだうえで、まだある疾患を考えなければならない場合や、一見無関係な愁訴・所見をあわせ持っている場合などで複数のリストの重なりを探す場合などに使われる。

ここに、学生・研修医諸君に便利なTIPSを紹介する。

鑑別診断リストの分類基準（表4-2）

網羅的な鑑別診断の表であっても、なんらかの基準によってつくられなければならない。ここにあげたのは解剖学的（by system）、病理学的、発生頻度、発症様式などである。主訴や所見によって使い分けなければならない。繰り返しになるが、学生の学習には一度は網羅的な鑑別診断のリストを学ぶべきと思うが、実際の臨床現場でリストを記憶したり、すべての疾患を吟味したりすることは一般的には不要である。

頻度の少ない珍しい疾患を鑑別診断の対象として吟味することを、「シマウマ探し（looking for zebra）」という。家の外で蹄の音がしたら、もしかしてシマウマが家の前を歩いているのではないかと考えることから来ている。本来、蹄の音がしたら馬が歩いていると思い、シマウマとは思わないようにしようという警句である。

しかし、「シマウマ探し」は大学病院のカンファランスではごく普通に行われている。この徹底的検討法による鑑別診断がその一因かもしれない。大学病院はそもそも難病、奇病の確率が高いため、大学病院のみで教育を行うと陥りやすい陥穽であろう。網羅的診療は、患者にとっても非常に不幸なことだし、医療経済的にも明らかに問題がある。

仮説演繹法

仮説演繹法（hypothetico-deductive method）は、可能性の高い観划診断を重点的に考え、吟味する方法である。思考のステップに分けてみると以下のようになる。

- 患者の主訴から臨床問題を抽出する。
- 臨床問題に対応する鑑別候補を、可能性の高そうなものから順に3～5個あげる。
- 鑑別疾患（診断仮説）の事前確率（検査前確率）を推定する。
- 検査結果と検査特性から、事後確率（検査後確率）を判定する。
- 事後確率（検査後確率）から除外（rule out）か、診断確定（rule in）か、あるいはさらなる検査を必要とするかを決定する。

このステップを繰り返すのが仮説演繹法で、EBMの提唱者のSacketの命名による。経験を積んだ医師の思考過程は仮説演繹法に類似しているといわれる。

仮説演繹法では、鑑別診断のリストはあまり大きくない。可能性の高いものを3～5個に絞り込むことに特徴がある。この方法の長所は、簡便かつ実際的であり、論理的なプロセスを踏んでいるので後で検証が可能（検証可能性）であることなどがあげられる。短所は、まれな疾患の診断には向いていないことである。大学病院など、事前確率に大きなバイアスがかかっている状況では、common diseaseだけでは対応できないかもしれない。徹底検法などと

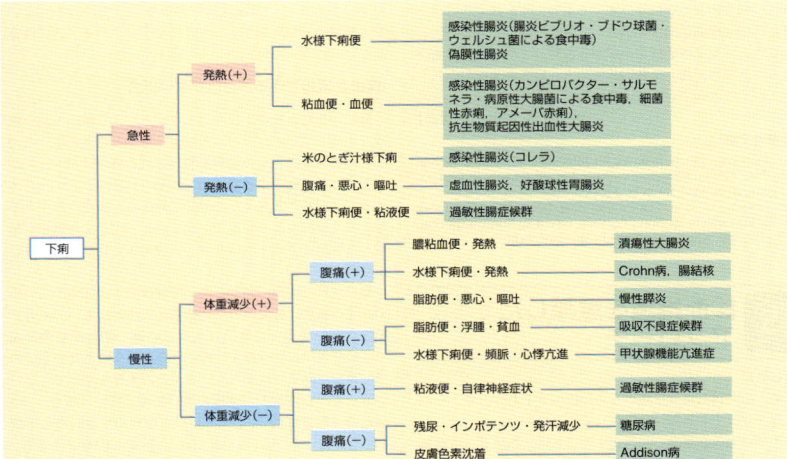

図 4-2　下痢の診断フローチャート

表 4-1　急性の胸痛をきたす疾患

1) 心疾患
急性心筋梗塞, 狭心症, 心膜炎
2) 脈管系疾患
胸部大動脈瘤, 急性大動脈解離, 肺塞栓, 肺高血圧
3) 呼吸器疾患
気管支炎, 肺炎, 胸膜炎, 気胸, 膿胸, 縦隔炎
4) 消化器疾患
逆流性食道炎, 食道痙攣, アカラシア, 胃・十二指腸潰瘍, Mallory-Weiss 症候群, 胆石症, 胆嚢炎, 膵炎
5) 整形外科疾患
肋骨骨折, 脊椎腫瘍, 肋軟骨炎, 脊椎圧迫骨折, 頸椎ヘルニア, 脊椎症, 肋間筋痙攣
6) 胸壁疾患
乳腺炎, 帯状疱疹, Tietze 症候群
7) 心因性
パニック障害 (心臓神経症), 過換気症候群

表 4-2　鑑別診断のための分類基準

1. 解剖学的基準でリストをつくるもの (by system といわれる)
頭部・顔面・頸部・胸部・腹部・四肢など
神経・筋肉・循環器・消化器・呼吸器・内分泌・泌尿器など
2. 病理学的基準でリストをつくるもの
血管系・炎症・新生物など
VINDICATE +P などといわれる (2 章 5 節参照)
3. 頻度を考慮してつくるもの (common)
発生頻度の高いものからリストをつくる
4. 緊急度を考慮してつくるもの (critical)
すぐに処置しないと生命にかかわるようなものからリストをつくる
5. 発症の状況を基準でつくるもの
発症状況による分類
突然・急性・亜急性・慢性・再発性

を併用していく必要がある。

臨床推論の統合モデル (図 4-3)

おわりに臨床推論の統合モデルを掲げる。鑑別診断の方法, 臨床推論の方法や思考過程はそれぞれの医師の経験や背景によって異なっている。もちろん, 患者の状態や特性によっても異なる。これらの影響の下, 医師はまず臨床問題を表象する。表象は英語で representation で, 心に思い浮かぶ状態が近いと思う。この初期の問題表象に基づいて, 仮説を評価し, 患者情報をさらに収集し, その結果次の段階の問題表象につながり, それから次の仮説を評価し, ついには診断や治療の臨床判断を決定する。

コンテクストと書かれたものは, 医師が臨床推論を進めるうえでの状況・環境といったもので, たとえば大学病院であるとか田舎の診療所であるといった物理的状況や, 月

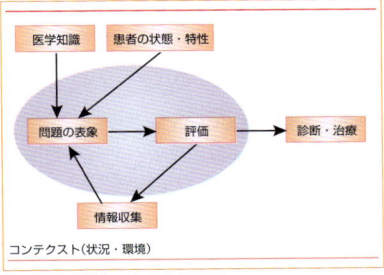

図 4-3　臨床推論のプロセスのモデル
(文献 2 を改変)

曜日の朝であるとか救急外来であるといった社会的状況、さらには心理的状況などを含んだ概念である。

このような思考過程をみずから理解し、そのうえで省察することが臨床能力や鑑別診断能力、臨床推論能力の向上に欠かすことができないと理解してほしい。

【北村 聖・大西 弘高】

参考文献
1) Core Committee, Institute for International Medical Education : Global minimum essential requirements in medical education. Med Teach 24 : 130-135, 2002
2) Gruppen LD et al : Clinical reasoning. International Handbook of Research in Medical Education, edited by Norman GR et al, p205-230, Kluwer Academic Publishers, 2002

5 診断推論を意識したアプローチ

はじめに

多くの熟練医は無意識のうちに診断を下しており、それを逐一分析する必要性に迫られることは少ない。しかし、このプロセスを意識し言語化することは、初学者への診断教育を容易にするだけでなく、熟練医自身のさらなる診断能力の向上や誤診のメカニズム究明にも有用と考えられる。

診断推論は、前半の疾患仮説を生成するパートと、後半の生成された仮説の妥当性を検証する2つのパートに分けられる[1]。後半のプロセスはBayes（ベイズ）の定理により、事前確率と得られた情報の尤度比から事後確率を算出しながら疾患を絞り込む作業となる。事前確率の見積りには疾患頻度を含めた臨床経験を要するが、追加すべき情報の選択とその尤度比については、教科書やデータベースの利用が可能であり、精度の問題は残るものの疾患さえ生成されれば、初学者でもなんとか推論を進めることができる。

初学者にとって難しいのは前半の疾患仮説の生成である。ここで疾患や病態を生成できないと、推論を進めることはできない。疾患生成のプロセスは、症例そのものの難易度に加え、医療者の有する経験と上記の知識体系により大きく異なるが、実際には以下のように大別できる。すなわち、①確信のある疾患を即座に思いつく、②自信はないが疾患名を想起できる、③なにも浮かばない、の3つである[2]。

診断推論の前半 —疾患仮説生成の3つのパターン

確信のある疾患を即座に思いつく場合

いわゆる snap diagnosis といわれるもので、過去に経験した症例や学習したばかりのケースに遭遇すると、パターン認識により瞬間的に診断名が想起される。デルマトームに沿った皮疹をみて即座に帯状疱疹を想起するような例である。パターン認識には、このように一度みたら忘れないきわめて疾患特異性の高い単一の情報で想起する場合と、個々の特異性は低くとも、複数の情報の特徴的な組み合わせによって診断する場合がある。後者の例として、発熱、扁桃の白苔、圧痛を伴う前頸部リンパ節腫脹、咳嗽なしの情報から溶連菌性咽頭炎と診断するなどがあげられる。このようなパターン認識は効率的な外来診療に欠かせないが、推論の早期閉鎖やヒューリスティックバイアスに注意しなければならない。

疾患を想起できるが自信がない場合

仮説の想起と検証を繰り返しながら、より確率の高い仮説を生成していくプロセスで仮説演繹法と称される。ただしこの場合は、正しい疾患が想起される確率はパターン認識で得られる確率よりも低い。しかも後述するヒューリスティックバイアスにより、最初に想起した疾患の確率を不等に高く見積もる心理規制が働くので、照合する情報が想起した疾患と矛盾する場合は、仮説全体を棄却する冷静さが必要となる。

想起された疾患の頻度が高い場合は、事前確率が高いので、その疾患に特異度の高い情報を集めればよい。一方、頻度の低い疾患の診断には尤度比の高い情報が必要となり、最終的には特殊検査に頼らざるをえないことが多いので、費用対効果の点からも、まずその疾患を除外できるか考える。このとき、「感度の高い情報が陰性の場合、その疾患の可能性は低い」というルールを利用する。たとえば心不全に対する「労作時の息切れ」の感度を0.99とすると、階段を駆け上がることができる患者が心不全である確率はかぎりなくゼロに近づく。

病歴情報は特異度という点で身体診察や検査に及ばないが、除外診断に有用な感度にはすぐれているものが多い。たとえば悪性腫瘍の場合、進行性の経過はその病態を反映して感度の高い情報となるため、長期間まったく症状に変化がないという病歴は悪性腫瘍の可能性を低くする。その他、筋骨格系の痛みは動作で悪化するなど、病態を考えると感度の高い病歴情報を探すのは難しくない。

疾患をまったく想起できない場合

病態想起のためのコンピュータソフトがすぐに利用できる現在、患者情報さえあれば列記する疾患名数に不足することはないが、鑑別すべき疾患数が多すぎる状態は、推論の困難さという点でなにも想起できない状態と大差ない。このような場合は、適切な疾患仮説想起のためになんらかの方略が必要となる。

前述したように疾患仮説の検証に関しては、有病率に基づく事前確率、Bayesの定理から導かれる事後確率、これらの演算に用いる症候の感度・特異度から導き出される尤度比（後述）など、臨床の現場で利用できるリソースが年々豊富になっているが、残念なことに、これらの情報も疾患を想起できなければ役に立たない。一方、疾患仮説想起に関しての研究は少なく、いまだ暗黙知やセンスと称される領域にとどまっている。ここでは経験的に有用だと感じている疾患仮説想起のストラテジーを紹介する。

キーワードやキーフレーズを選ぶ：情報に乏しい場合の推論は困難であるが、皆目検討がつかないようなケースではむしろ情報過多に陥っていることが多い。その場合、まず推論の起点をつくるためのキーワードやキーフレーズを病歴から2～3個選んでみる。診断推論中、最も難しいステップなので一概にはいえないが、臨床経過や uncommon な情報はキーワードの有力候補である。一方、全身倦怠感など、ほとんどすべての疾患にみられうる症状は絞り込み効

果が低いので, キーワード候補としては下位に置いたほうがよい.

semantic qualifier に置き換えてみる：診断推論過程では病歴からのキーワードの選択が重要であるが, 通常これらは具体的に病状や経過を説明する患者の発する言葉となっている. この具体的な言葉を医学的に分類し, より上位の概念に置き換え, 普遍化した用語を semantic qualifier (SQ) と呼ぶ. この作業により, 病態のより客観的な把握が可能となり, またキーワードをデータベースで利用しやすくなる. たとえば,「3日前からの右膝の痛み」というキーフレーズを抽出したならば,「3日前」は急性 (acute),「右膝痛」は単関節 (mono-arthritis) と変換できる. これをデータベースに投入すると, 外傷性, 感染性または結晶性関節炎と返されるので, さらに年齢や発熱の有無などで絞り込めば暫定診断は容易である.

SQ に合致する病態を VINDICATE＋P から考える：VINDICATE＋P とは, 病因を網羅するための頭字語である (図5-1). たとえば SQ に発作性 (paroxysmal) が含まれていれば, 再発性の性質を有する疾患ということになり, そのような病態を VINDICATE＋P から選ぶと, Vascular (例：一過性脳虚血発作, 不整脈), Allergy (例：気管支喘息), Endocrine/Epileptic (例：褐色細胞腫, 低血糖, てんかん), Psychiatric (例：パニック障害) に限定されてくる.

ただし病態からのアプローチは, その後の絞り込み作業にかなりの時間が必要となるので, もし SQ に局所症状が含まれていれば, まず解剖学的アプローチを試み, 必要に応じて VINDICATE＋P で病態を加味しながら疾患を絞り込むほうが効率的である. たとえば胸痛であれば, 病態よりも解剖学的に胸部の痛みを生じる構造や臓器を考えたほうが早い. すなわち, 皮膚, 神経, 筋, 骨格, 肺 (胸膜), 心臓 (心膜), 大動脈, 食道などの疾患を想起し, これが突然発症であれば, 炎症よりも血管性や外傷性を考える, という具合である.

診断推論の後半―臨床判断学

事前確率に, 尤度比 (likelihood ratio)(ある情報が診断へ与える影響の強さの指標で, 感度と特異度から決定される) を演算することにより事後確率が導き出される論理を, Bayes の定理と呼ぶ. 臨床判断学 (clinical decision making) における定量的評価の基礎となる考え方である.

この定理は, 確率 (P) をオッズ {(P)/(1−P)} に変換すると, 単純な掛け算になる. すなわち, (事前オッズ)×(尤度比) = (事後オッズ) なので, 事後オッズを確率に戻せば事後確率を容易に算出できる. 乗じる尤度比が1を越えると高いほど事後確率が上がり, 尤度比が1以下で0に近いほど疾患除外へ傾く. 尤度比1の情報は事後確率を変えないので, 臨床判断学の観点からは価値がない. また独立した情報であれば, 各々の尤度比を連続的に乗じることができる.

たとえば, ある救急外来における突発頭痛患者のくも膜下出血 (SAH) の事前確率を 60% とし, その患者が女性 (尤度比1.1) で, 高血圧の既往 (尤度比1.4) があると, 事後オッズは {0.6/(1−0.6)}×1.1×2.5＝4.1 であり, これを確率に戻すと約80%となる. ちなみに, この患者の頭部 CT スキャンに異常がない場合の尤度比 (陰性尤度比) は 0.1 なので, 上記の事後オッズにこれを乗じると 0.41 となり, 事後

V	Vascular (血管性)
I	Infection (感染)
N	Neoplasm (新生物)
D	Degenerative (変性)
I	Intoxication (中毒)
C	Congenital (先天性)
A	Allergy/Autoimmune (アレルギー・自己免疫)
T	Trauma (外傷)
E	Endocrine/Metabolic (代謝・内分泌)
	Epileptic (てんかん性)
	Electrolyte (電解質)
	Environment (環境)
＋	
P	Psychiatric/Psychogenic (精神・心因疾患)

図 5-1　VINDICATE＋P

確率はなお約30%である. すなわち, 事前確率の高い疾患の除外は難しいということが Bayes の定理からわかる. この例では, Bayes の定理により確率30%という臨床判断における定量的評価を得たが, この数値の高低の評価やさらに診断を詰めるべきかの判断は, 病態の重症度, 治癒, 改善の可能性, 追加検査の危険性, 治療の危険性を質的に評価する必要がある. SAH は見逃してはならない疾患なので, 30%という事後確率では除外したことにならない. 比較的安全・安価な髄液検査を追加して, さらに確率を下げる検査計画に多くの臨床医が同意するであろう.

- 陽性検査の尤度比 (陽性尤度比)
  = true positive rate (真の陽性率)/false positive rate (偽陽性率)
  = 感度/(1−特異度)
- 陰性検査の尤度比 (陰性尤度比)
  = false negative rate (偽陰性率)/true negative rate (真の陰性率)
  = (1−感度)/特異度

ヒューリスティックバイアス

ヒューリスティックとは経験的に解決への確率が高いほうを選択する判断法であり, 経験則, 早道思考, 直感などとほぼ同義である. 少ない努力で問題を解決できるので, 日常的な判断は通常この思考プロセスをもとに行われる. 迅速な判断が求められる外来診療での熟練者と初学者の正診率の差は, まさにこのヒューリスティックのレパートリーの広さの差といえる. しかしヒューリスティックバイアス (heuristic bias) といわれるいくつかの心理規制が知られており, その思考パターンに陥ると判断を誤ってしまう. 熟練はヒューリスティックバイアスと表裏関係にあるので完全な排除は困難であるが, その心理規制を意識することにより, 誤判断を最小限にとどめたい.

代表性ヒューリスティック

代表性ヒューリスティック (representative heuristic)

とは、対象がある集団の特徴を代表しているので、その対象もその集団に属するであろうという判断法である。適切に用いれば教科書の知識で診断できるので、初学者の推論過程に頻出するヒューリスティックである。たとえば、経験したことのない左側腹部痛を訴える尿潜血反応陽性患者は尿管結石の特徴を代表しているので、その診断に間違いないだろうという思考プロセスである。ただし、これも中年までの患者であれば適切な判断といえるが、尿管結石が高齢で初発することはまれであり、その年齢層では大動脈解離などのより重篤な疾患の確率を無視できなくなってくる。このように、対象となる患者の臨床的特徴に目を奪われ、年齢などの疫学的パラメータや診療の場の設定による疾患頻度の違いなどを考慮しないと、バイアスのかかった判断となってしまう。

利用しやすさのヒューリスティック

利用しやすさのヒューリスティック(availability heuristic)とは、実際にそれが多いかどうかではなく、思い出しやすさで決定する判断法である。頻回に遭遇する疾患ほど思い出しやすいので、実地医家は主としてこのヒューリスティックを用いて、高頻度疾患を効率的に診断していると考えられる。しかし、数は少なくても印象に残っている疾患は想起されやすいので、誤判断が発生する。したがって経験が浅く、疾患頻度を体得していない初学者がこれを用いると誤診が多くなる。

たとえば「ペットから感染するQ熱」というテレビ特集をみて、ペットを飼っている発熱患者全員にテトラサイクリンを処方しようとする判断である。ペットを飼っている人は多く、その集団の発熱の原因がQ熱である確率はきわめて小さい。

係留と調整のヒューリスティック

係留と調整のヒューリスティック(anchoring and adjustment heuristic)とは、経験や知見をもとにとりあえず仮説を立て、追加情報で修正していく判断法で、パターン認識ですぐに診断できないような症例の解決に用いられる。たとえば、40歳女性の長引く下痢で過敏性腸症候群を考え、やせと手のふるえの追加情報から甲状腺機能亢進症に診断を調整していくという仮説演繹法のような思考プロセスである。

このヒューリスティックのピットフォールは、最初に係留する対象の確率を実態とは無関係に高く見積もりがちで、その仮説に合致しない情報を不当に排除してしまう点である。第一印象は修正しがたいという心理規制を認識し、仮説に合致しない情報が得られたら、診断を根本から見直す客観性が必要である。

おわりに

診断推論を適切に遂行するためには次の2つのことが鍵となる。一つは解剖学、生理学、生化学、免疫学などの基礎医学に裏打ちされた病態生理への深い洞察であり、もう一つは診断にかける情熱である。重篤化する疾患さえ除外できれば自然治癒する良性疾患の診断にまでこだわる必要はないという考え方もあるが、良性疾患をきちんと診断することは、他の危険な疾患の確率を相対的に低下させている事実を忘れてはならない。

【生坂 政臣】

参考文献

1) Elstein AS et al : Clinical problem solving and diagnostic decision making : selective review of the cognitive literature. BMJ 324:729-732, 2002
2) 生坂政臣編：めざせ！外来診療の達人―外来カンファレンスで学ぶ診断推論 第3版, 日本医事新報社, 2010

6 救急疾患の対応

救急患者の評価

急性の症状や徴候を主訴とした救急患者の診療の際には、診療開始の時点で、鑑別すべき見落としてはならない緊急度の高い致命的疾患を列挙するとともに、まず全身状態の安定化を最優先しなければならない。血液検査や画像診断などによる確定診断を行う前に、バイタルサインの評価(一次評価(重症度判定))と安定化治療(初期治療(気道確保・酸素投与・輸液療法など))を開始し、鑑別疾患を念頭においての適切な身体診察と病歴聴取(二次評価(緊急度判定))による初期評価を行い、根本治療導入につなげる必要がある。

重症度とは、患者が現時点で致命的な状態であるかどうかであり、「バイタルサイン」が判定の指標となる。緊急度とは、患者が今後急変して致命的な状態となりうるかどうかであり、「病歴と身体所見」、すなわち「症状と徴候」が判定の指標となる。鑑別すべき見落としてはならない致命的疾患の存在が否定できていない際には、緊急度は高いと判定する。重症度と緊急度は解離している場合があり、無症・軽症・中等症の救急患者における緊急度判定のミスは、患者が死んで戻ってくることにつながるため、特に注意が必要である。緊急度が高い場合には、無症・軽症であっても入院として精査加療を継続すべきである。救急疾患の対応の際には、的確な初期評価(重症度・緊急度判定)が診療の要となり、以下の考慮が必要である。

> #### 救急隊からの報告
> 現場での患者の状況、現着時のバイタルサイン、呼吸停止・循環停止・意識障害の有無、現場での外傷の形跡の有無、現場での薬物過量服用の形跡の有無、出血・嘔吐の有無と量およびその性状、痙攣の有無、院前処置など、病着後の診療の流れを変えうる症状と徴候に関しての情報確認を行う。

一次評価(重症度判定)

一次評価は、外観(A〈Appearance〉)、気道(A〈Airway〉)、呼吸(B〈Breathing〉)、循環(C〈Circulation〉)、神経(D〈Disability〉)、体表(E〈Exposure〉)、それぞれのシステムに関連する臨床徴候とバイタルサインの評価を行う。生命を脅かしうる徴候やバイタルサインの異常を認めた際には、モニタ装着・気道確保・酸素投与・静脈路確保・輸液療法・復温などの支持療法によるバイタルサイン・全身状態の安定化、すなわち蘇生をただちに開始すべきである。

一般的に重症度は、重篤(気道・呼吸・循環・神経・体表

のうち2システム以上に非代償性機能不全徴候あり)・重症(1システムに非代償性機能不全徴候あり,2システム以上に代償性機能不全徴候あり)・中等症(1システムに代償性機能不全徴候あり,2システム以上にバイタルサインの異常あるも不全徴候なし)・軽症(1システムにバイタルサインの異常あるも不全徴候なし,有症状かつバイタルサインに異常なし)・無症(無症状かつバイタルサインに異常なし)の5段階に判定可能である。

根本治療が開始され全身状態の安定化が得られるまでの間,重篤:継続診療・蘇生が必要,重症:15分ごとの再評価・蘇生が必要,中等症:30分ごとの再評価・支持療法が必要,軽症:60分ごとの再評価・支持療法が必要,無症:120分ごとの再評価が必要である。重症度は「バイタルサイン」が判定の指標となる。

外観(A)

総論的一次評価にあたり,患者の見た目(体格・姿勢・呼吸様式・顔色・反応など)より,ADL(日常生活動作)・換気・酸素化・循環動態・中枢神経機能の安定性のおおまかな評価を行う。具体的には,悪液質・廃用性四肢萎縮・起座呼吸・努力様呼吸・顔面蒼白・チアノーゼ・冷汗著明・傾眠などの視診上の臨床徴候の有無を確認し,第一印象からの重症度判定を行う。

このことによって,個々の救急患者の診療に必要な人的物的医療資源(いつどこで診療を行うべきか)と治療方針(集中治療の適応があるか,入院加療が必要であるかなど)の判定が可能となり,かぎられた人的物的医療資源を最大限に生かすという救急医療の目的の達成につながる。

一般的に,重篤:蘇生室(モニタ装着・リザーバマスク酸素10L以上投与・静脈路確保・輸液療法・挿管準備・蘇生薬準備が必要),重症:蘇生室もしくは観察室(モニタ装着・リザーバマスク酸素10L投与・静脈路確保・輸液療法・挿管準備・蘇生薬準備が必要),中等症:観察室(モニタ装着・マスク酸素6L投与・静脈路確保が必要),軽症:診察室もしくは観察室,無症:診察室での診療開始が適切である。中等症以上の症例では,バイタルサインモニタ装着・酸素投与・静脈路確保が初期診療開始の時点で必要となる。

気道(A)

解剖学的評価として気道閉塞・気道狭窄の徴候(三脚位・奇異呼吸・吸気性喘鳴(stridor)・嗄声・鼾様呼吸・気道内異物)の有無,生理学的評価として気道確保がなされていない徴候(咽頭反射・咳反射消失,構音障害)の有無の確認を行う。解剖学的もしくは生理学的に気道に異常が認められる場合には,気道確保を行う。気道確保には,用手気道確保,経鼻エアウェイ挿入,経口エアウェイ挿入,ラリンジアルマスクエアウェイ挿入,気管内挿管などの方法がある。

明らかに気道が確保されていない場合,気道閉塞,気道狭窄,マスクPEEP(呼気終末陽圧)不応の呼吸不全,遷延性ショック状態,可逆的原因のない意識障害(JCS(Japan Coma Scale)30以下,GCS(Grasgow Coma Scale)8未満,GCS2以上の急激な意識レベル低下)の際には,気管内挿管を考慮すべきである。

呼吸(B)

呼吸数,経皮的動脈血酸素飽和度(SpO_2),呼吸様式,胸郭の挙上,両肺の呼吸音で換気が適切に行われているか,異常呼吸音(crackles/wheezes/rhonchi/stridor)の有無を評価する。呼吸数20回/分以上の頻呼吸は全身性炎症(反応症候群)の存在が示唆される。SpO_2の値にかかわらず(SpO_2 100%であっても,慢性閉塞性肺疾患(COPD)の患者であっても),呼吸数30回/分以上で努力様呼吸・起座呼吸を伴う場合,もしくは8回/分未満の場合には,呼吸不全として蘇生を開始する。ちなみに,SpO_2が正常な呼吸不全を代償性呼吸不全という。

呼吸(B)になんらかの異常が認められる場合には,酸素投与を開始する。初期治療の際の酸素療法には,マスク酸素6L投与(吸入気酸素濃度(F_1O_2)0.4ほど),リザーバマスク酸素10L投与(F_1O_2 0.8~1.0),マスクPEEP換気(F_1O_2 1.0+PEEP)などの方法がある。呼吸停止・徐呼吸・換気不全の徴候がある場合には,酸素療法と併用して,バッグバルブマスクによる補助換気を行う。マスクPEEP換気や補助換気などの陽圧換気を開始する際には,気胸の臨床徴候(片側の呼吸音低下および打診上鼓音,皮下気腫,気管変位,頸静脈怒張など)がないことの確認が必要である。呼吸不全の蘇生の際には,モニタ装着下にリザーバマスク酸素10L投与を開始し,静脈路確保を行い,補助換気・マスクPEEP換気・気管内挿管の準備を行っておく。

循環(C)

脈拍数,血圧(頸動脈触知:SBP(最大収縮期血圧)80以上,大腿動脈触知:SBP70以上,橈骨動脈触知:SBP60以上),末梢冷感・温感の有無,頸静脈怒張の有無,下腿浮腫の有無,モニタ波形,起立性バイタルサイン(起立時・座位時に浮遊性めまい出現,もしくは10回/分以上の脈拍数増加,20mmHg以上のSBP低下,10mmHg以上のDBP(拡張期血圧)低下は,血管内循環血液量減少を示唆する)を評価する。脈拍数90回/分以上の頻脈は全身性炎症(反応症候群)の存在が示唆される。血圧の値にかかわらず(SBP 90mmHg以上であっても),脈拍数120回/分以上もしくは50回/分未満で重要臓器の灌流不全の症状や徴候(呼吸苦,胸痛,前失神,意識障害,末梢冷汗など)を伴う場合には,循環不全(ショック)として蘇生を開始する。ちなみに,血圧が正常な循環不全を代償性循環不全という。

循環(C)になんらかの異常が認められる場合には,静脈路確保(循環不全の際には大径の末梢静脈ルート2本が必要)を行い,血管内循環血液量の正常化を目的とした輸液療法を開始する。初期治療の際の輸液療法は,生理的食塩水や乳酸リンゲル液などの晶質液を用い,脱水時には体重kg×10mL/kg,循環不全の蘇生時には体重kg×20~40mL/kgの急速輸液をモニタ装着下に行う。心不全による循環不全を疑われる際には,非代償性心不全の臨床徴候(両心不全徴候:両肺野crackles/wheezes・頸静脈怒張・下腿浮腫)がないかぎり,体重kg×5mL/kgの初期輸液をモニタ装着下に行い,その後の血管拡張薬投与などの薬物療法につなげる。

循環不全(ショック)は,臨床徴候により,循環血液量減少性ショック(循環血液量減少所見著明),心原性ショック

（心電図変化あり，左心不全・右心不全所見あり），再分配性ショック（末梢温感著明），閉塞性ショック（頸静脈怒張著明）の4つに分類されるが，いずれも初期輸液が蘇生の要となる．輸液蘇生にもかかわらず，循環不全が遷延する際には，臨床診断による根本治療導入（輸血開始，敗血症治療開始，緊張性気胸・心タンポナーデ解除など）を行い，循環作動薬の開始を考慮（一般的にはドパミンを開始するが，末梢温感を伴う循環不全にはノルアドレナリンを考慮）すべきである．

神経（D）

JCS，GCSによる意識レベル確認，瞳孔所見・対光反射・偏視の有無，四肢筋力の左右差，姿勢異常の有無を評価する．

神経（D）になんらかの異常が認められる場合には，静脈血ガス分析などの迅速血液電解質検査を行い，Na・K・Cl・HCO₃・Mg・P・Ca・Hb（ヘモグロビン）・Glu（血糖値）の9項目に，可逆的な意識障害・神経学的異常所見の原因となりうる異常値がないかどうかの評価を行う．異常値が存在する場合には，ただちに補正を行う．異常値がない場合や，意識障害・神経所見に改善が認められない場合には，気道（A）・呼吸（B）・循環（C）の支持療法を継続する．

体表（E）

体温，発疹の有無，感染創の有無，脱水所見の有無，外傷痕の有無を評価する．体温38.0℃以上の発熱，もしくは36.0℃以下の低体温は，全身性炎症（反応症候群）の存在が示唆される．低体温・高体温の際には，室温調整やブランケットなどによる復温を行う．

一次評価と同時に，中等症以上の患者では，心電図モニタとSpO₂モニタ装着，酸素投与，静脈路確保がなされるべきである．軽症・無症の患者では，二次評価の結果により，モニタ装着，酸素投与，静脈路確保の必要性の有無が決定する．

蘇生

気道確保・酸素投与・輸液蘇生は初期治療であり，それぞれの緊急疾患の病態に応じた根本治療開始までのつなぎでしかないことを認識しておく必要がある．初期輸液は細胞外液（生理食塩水またはリンゲル液）で行い，初期輸液の速度は通常全開とする．初期輸液後も依然として患者が不安定である場合は，循環作動薬の開始を考慮すべきであり，消化管出血などの活動性出血がある場合には，O型Rh（-）の輸血（男性，閉経後女性であればO型Rh（+）でも可）を行うべきである．

二次評価（緊急度判定）

二次評価は，患者の主訴から見落としてはならない緊急度の高い鑑別疾患を列挙し，病歴聴取と全身の身体診察によって得られる症状と徴候をもとに，鑑別疾患の絞り込みと臨床診断を行う．これは，初期蘇生導入後に行うものであり，緊急度の高い致命的疾患と生命危機の認識が優先される．一次評価ではいくつかの致命的疾患が見逃されている場合がある．特に患者に意識障害がある場合や，他に重要な緊急疾患があってそれに気をとられてしまう場合（例：消化管出血や心筋梗塞や熱傷を伴ったくも膜下出血，肺炎を伴った髄膜炎）など，重症の患者に起こることが多い．二次評価の最中にもバイタルサインの変化を見落としてはならず，定期的に一次評価を繰り返すべきである．緊急度は「病歴と身体所見」すなわち「症状と徴候」が判定の指標となる．

- **全身** 悪液質，消耗様，廃用性四肢萎縮，肥満様，起座呼吸，努力様呼吸，不安様，苦悶様，脱水様，防御姿勢，歩行様式，跛行．
- **頭部** 頭部外傷痕，瞳孔所見，共同偏視，眼振，眼球結膜黄染，貧血所見，顔面（蒼白，発赤，腫脹，副鼻腔圧痛），鼻（出血），口腔（粘膜乾燥，口腔内挫傷，歯牙膿瘍，咽頭発赤，滲出物，口腔内吐物），耳（鼓膜発赤腫脹・乳突起部腫脹圧痛）．
- **頸部** 頸部硬直，リンパ節腫脹圧痛，甲状腺腫大，気管変位，頸静脈怒張．
- **胸部** 皮下気腫，胸郭挙上，呼吸音減弱，異常呼吸音（crackle/wheeze/rhonchi/stridor）．
- **心血管** 心音不整，心雑音，Ⅲ音，Ⅳ音，橈骨動脈・大腿動脈・頸動脈触知．
- **腹部** 腹部膨隆，鼓音，濁音，圧痛，反跳痛，筋性防御，右上腹部圧痛，肝腫大，脾腫大，腸雑音，血管雑音，食静脈発達．
- **骨盤** 鼠径部腫瘤，肉眼的血便，肛門括約筋緊張，前立腺圧痛，尿道分泌物．
- **背部** 打撲痕，褥創，CVA（助骨脊柱角部）圧痛，後背正中圧痛．
- **四肢** 下腿浮腫，蜂巣炎，脈拍触知，毛細血管再充満時間．
- **神経** 意識障害，見当識障害，不穏，筋緊張，感覚障害，小脳失調，構音障害，視力障害，視野障害，12脳神経障害．
- **皮膚** 打撲痕，点状出血斑，発疹，くも状血管腫，手掌紅斑，末梢冷感・温感，冷汗，脱水様，黄染，色素沈着，蒼白，チアノーゼ．

三次評価（ベッドサイド検査・画像診断），四次評価（ベッド外検査・画像診断）

三次評価（血液検査・尿検査・心電図検査・超音波エコー・ベッドサイドX線）・四次評価（CT検査・MRI検査）は，初期評価（重症度・緊急度判定）によって絞り込まれた鑑別疾患それぞれの有病確率を考えながら，検査の選択と結果の解釈を行い，最終的な確定診断と根本治療導入を行う．

三次評価は，初期治療導入後，二次評価の直後に行わなければならない．くれぐれも患者の初期治療と蘇生が，検査と画像診断によって遅れることがあってはならない．特に，四次評価はベッド外の検査であり，三次評価の後，蘇生が十分に行われ，全身状態の安定化が図られていることが施行の前提となる．この前提や評価の順番を誤ると，診断はついたが患者は死亡という状況に陥ることとなる．全身状態の安定化が困難な場合には四次評価は行わず，三次評価による臨床診断をもとに根本治療を導入し，蘇生を継続すべきである．

【軍神 正隆・矢作 直樹】

参考文献

1) AMLS Advanced Medical Life Support : An Assessment-Based Approach, the National Association of Emergency Medical Technicians (NAEMT), Mosby/JEMS, 2011
2) Field JM : ACLS Resource Text for Instructors and Experienced Providers, American Heart Association, 2008
3) Revisions to the Canadian Emergency Department Triage and Acuity Scale (CTAS) adult guidelines CJEM 10 : 136-142, 2008
4) Votey SR et al : Signs and Symptoms in Emergency Medicine, 2nd edition, Mosby, 2006

3章 疾患の疫学

1. 臨床のための EBM …………………………………… 92
2. 疫学研究の倫理指針 …………………………………… 96
3. コホート研究—久山町研究 …………………………… 100
4. ゲノム疫学 ……………………………………………… 104
5. 癌の疫学 ………………………………………………… 109
6. 生活習慣病の疫学 ……………………………………… 118
7. 疾患の自然歴 …………………………………………… 123

1 臨床のためのEBM

EBMと臨床疫学の定義

EBM(evidence-based medicine〈根拠に基づいた医療〉)という考え方は、ここ数年で日本の医療現場でも広く知られるようになった。しかしいまだに一部で、「EBM＝大規模臨床試験、特に大規模のものほどレベルが高い」との誤解があるように思う。EBMの定義は、「個々の患者の治療をするにあたっての意思決定を、その時点での最良の根拠(エビデンス)に基づいて行うこと」で、ここで重要なのは、個々の患者に対する治療における意思決定や日々の実践行動そのものがEBMであるということである。大規模臨床試験の結果を考慮することは大事だが、それをやみくもに使うことを推奨しているのではないか。

一方疫学は、「人間集団の健康と疾病とにかかわる諸々の要因、諸々の条件の相互関係を頻度と分布によって明らかにする医学の一方法論」と定義される。国際疫学会(International Epidemiological Association)では、「特定の集団における健康に関連する状況あるいは事象の分布あるいは規定因子に関する研究。また、健康問題を制御するために疫学を応用すること(The study of the distribution and determination of health-related status or events in specified populations, and the application of this study to control of health problems)」と述べている。そしてこの疫学に含まれる臨床疫学は、「明確に規定された人間集団のなかで出現する健康に関するさまざまな事象の頻度および分布ならびにそれらに影響を与える要因を明らかにする科学研究」であり、診断と治療のあらゆる場面で、適切な診断プロセスへの取り組みや治療効果の科学的な評価を行うにあたっての必須の方法論である。

この臨床疫学研究には図1-1に示すいくつかの手法がある。研究対象の集団を原則として2群以上のグループに分け、それぞれに異なる治療法、予防法など健康に影響を与えると考えられる割り付けを行って、結果を比較する手法である介入研究と、介入という手段をとらず診療情報を収集し解析する観察研究がある。以下、介入研究と観察研究の一つ、前向きコホート研究について述べる。

前向きコホート研究

前向きコホート研究の概要

観察研究の一つである前向きコホート研究の例をあげる。これはたとえば、アンジオテンシン変換酵素(ACE)阻害薬を服用している高血圧患者およびCa拮抗薬を服用している高血圧患者を登録し、何年間かのフォローアップ期間中の心筋梗塞などの発症を調査し、両薬の違いを明らかにする研究である。試験に参加することに了解した患者をくじ引きなどで2つのグループに振り分けるといった「ランダム割り付け」をしないため、ACE阻害薬グループとCa拮抗薬グループの患者背景は同等ではない。いずれかのグループが高齢だったり、糖尿病患者の割合が多かったりといったことが起こりうるため、ACE阻害薬とCa拮抗薬の臨床効果を正確に比較できないのがこの研究の問題点である。ただしこういった研究は、「ランダム割り付け」という一種の「人体での実験」を行わずにすむので、インフォームドコンセントを取得しやすく、EBMを実践する患者と比較的同質の患者集団で研究を行うことができる。その点

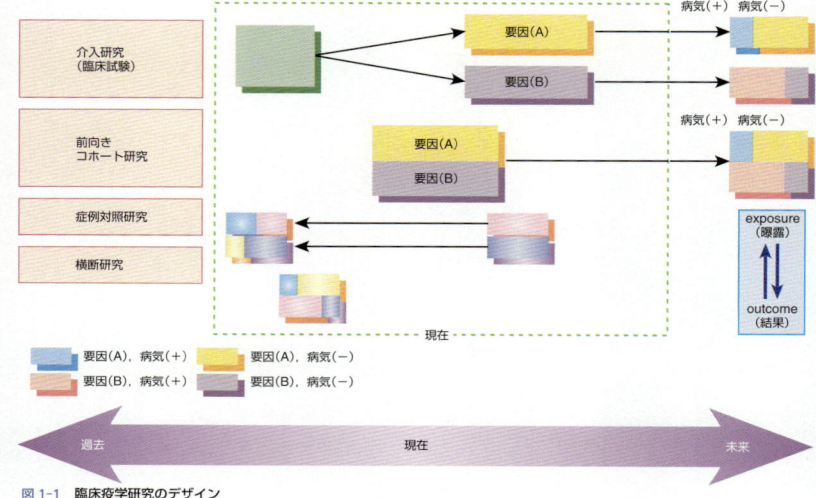

図1-1 臨床疫学研究のデザイン

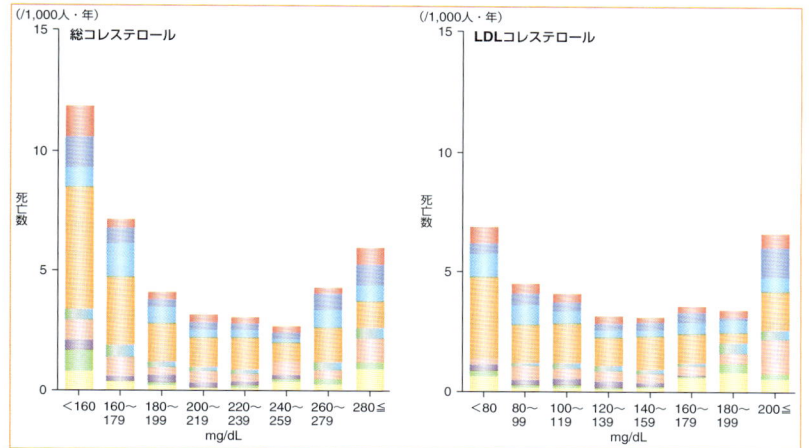

図 1-2　J-LIT における血清脂質別死因
■：心筋梗塞，■：他心疾患，■：突然死，■：脳血管疾患，■：他血管系，■：悪性新生物，■：その他，■：原因不明，■：事故・自殺
性，登録時年齢，高血圧症，糖尿病，喫煙習慣で補正
（文献1を改変）

で，後述の介入研究が「virtual world」の研究，前向きコホート研究が「real world」の研究ということができる。

前向きコホート研究の解釈

前向きコホート研究と後述の介入研究とでは目的が違う。介入研究は薬の予防効果，治療効果の検証を主たる目的として行うが，前向きコホート研究は本来，その対象集団の病気の発症率や予後などをみるものであり，治療効果を比較することが主たる目的ではない。このことを実例をあげて説明する。

「J-LIT（Japan Lipid Intervention Trial〈日本脂質介入試験〉）」という研究は，1990年代に日本の実地医家の先生方が中心になって，約6万人の高脂血症患者を集めて行った前向きコホート研究である。J-LITのI（intervention）は介入という意味だが，J-LITはランダム割り付けの介入研究ではない。「シンバスタチン」を服用した高脂血症患者の経過観察を行うというスタイルの前向きコホート研究である。結果をみると（図1-2），血清コレステロール値が高い患者の死亡率は高いものの，低い患者の死亡率も高くなっている。この結果から，「コレステロールは下げすぎると癌が増えて死亡率が高くなる」といった解釈をすることは間違いである。ここでは，なんらかの理由があってコレステロール値が下がった人と，下がらなかった人を比較しているにすぎない。こういった研究では因果の逆転，すなわち原因と結果の逆転が起こりうる。すなわち，コレステロール値を下げたら癌になるのではなくて，「癌の人がスタチンに過剰反応してコレステロール値が下がりやすかったのではないか」と理解するのが自然であろう。

介入研究

介入研究とは何か

介入研究の本来の目的は，薬（または医療器具）に関するヒトでの有効性や安全性について調べることにある。この介入研究がどのような手順で行われるかを簡単に説明する。

たとえば，糖尿病を合併している高血圧患者の降圧療法としてCa拮抗薬とアンジオテンシンⅡ受容体拮抗薬（ARB）のいずれかがよりよいかを証明するための介入研究を計画するとする。いくつかの病院，クリニックで患者スクリーニングを行って，登録基準に合致する糖尿病合併高血圧患者を抽出し，インフォームドコンセントを取得した後，患者はCa拮抗薬群，ARB群にくじ引きでランダムに割り付けられる。そしてそれぞれの群で定められた薬剤による治療という介入が開始され，数カ月ないし数年間にわたって経時的な情報収集を続け，両群の心血管イベントの発症率，副作用の発生率などを比較検討することになる。最初にランダムに2つの群に分けることによって，両群の患者の平均年齢，性，糖尿病の重症度といった背景因子をほぼ均等にそろえることができると考えられる。このことを，『比較可能性あるいは内的妥当性が保証されている』といい，これが介入研究を行う最大の利点となる。すなわちCa拮抗薬，ARBによる治療以外のすべての要素が両群で同じになることではじめて，両薬の効果の違いを正確に評価することが可能となる。

ところが，この介入研究には弱点がある。それは，この治療対象となった患者集団と，将来この結果をもとに医療が行われる患者集団との間で，大きく背景因子が異なって

しまう可能性が高いということである．介入研究という一種の「人体での実験」に参加していただく患者を選択するにあたって，それをすすめる医師は，比較的軽症で他に合併症を持たない患者への声かけを優先させがちである．また，インフォームドコンセントに応諾される患者の年齢，性，職業などが一般患者に比べて多少偏りが生じてしまうこともよく知られている．国民皆保険の日本ではボランティア精神の強い方，一方で米国では健康保険を加入していない方々が参加するともいわれている．ある研究の結果をすべての該当患者に適用できることを示す用語として，「一般化可能性もしくは外的妥当性」という表現があるが，この外的妥当性を保つことが難しいのが介入研究の最大の欠点である．これについては，「相対リスク，絶対リスク，NNT について」で再度触れる．

介入研究の目的

90 年代以降，特に生活習慣病や循環器疾患領域で大規模介入研究が広く行われるようになってきたが，高齢化社会に伴う生活習慣病や慢性疾患の増加がその要因としてあげられる．個々の患者のコレステロールや血圧を下げると，最終的にどれだけ心筋梗塞や脳卒中が減少するかということは，1 人の医師がどんなに多くても数百人規模の患者を対象としている日常診療のなかでは実感できないのではないだろうか．年率数 % 以下といった発症頻度の少ない現象を観察，比較しなければならない．このことも理由の一つとして，生活習慣病に対しては大規模な介入研究が行われ，治療効果を厳密に検証するようになったとも考えられる．

A 治療と B 治療のランダム割り付けを行う介入研究を行うには，以下の 2 つの前提が成り立たなければならない．
1. A と B の治療のどちらがより適切なのかが不明である．
2. 得られた試験結果が，その領域の未来の患者になんらかの利益をもたらす．

この前提が成立する治療法をインフォームドコンセントを取得した患者にランダム割り付けし，その効果を比較するのが介入研究である．ある要因（exposure＝曝露）に対して，患者が将来，心筋梗塞になるかならないか，という結果（outcome）との因果関係を明らかにするために介入研究が行われる．

PROBE 法とは何か

介入研究によって複数の薬剤の比較を厳格に行うにあたっては，医師も患者もどの薬を飲んでいるのかわからなくする「二重遮蔽」を行うのが理想だが，実際にそれを遂行するには多額の費用と手間が必要である．そこで，すでに市販されている薬剤を用いて，どちらの治療に割り付けられたか，医療従事者，患者いずれも知ることのできる「オープン」で行おうというのが，約 20 年前にヨーロッパではじまった「PROBE（Prospective Randomized Open Blinded-Endpoint）」と呼ばれるデザインの介入研究である．前向きに（prospective），ランダム化された（randomized），割り付け状況をオープンにして（open），エンドポイント評価をブラインドで行う（blinded endpoint），という意味である．医療従事者も患者本人も ACE 阻害薬と Ca 拮抗薬のどちらを服用しているのかはわかっているけれども，心筋梗塞を発症したか否か，といったエンドポイントの判定はいずれの群に割り付けられているかを知ることのできない第三者が行うというものである．ただしこれは，患者をランダム割り付けする際に，ある患者を意図的に割り付けるようなことを決して行わない医療従事者のみが参加してはじめて成立する試験である．言い換えれば性善説を基盤とする試験であって，ランダム化に対する認識の低い医療従事者が参加し，医療従事者や患者の思惑が加わった割り付けを一部の症例で行ってしまうと，真実を知ることが難しくなってしまう．

さらにもう一点気をつけなければならないこととして，医師の専門技術と試験薬に対する「思い入れ」の問題があると考える．医師はその専門分野で患者を重症化させにくくする（イベントを起こしにくくする）術を獲得している．臨床試験においては，その特殊技術を両群の患者に等しく提供するよう注意しているはずである．また，労働者の作業成果は（労働時間や賃金のみでなく）まわりの関心と上司の注目にも左右されるという「Hawthorne（ホーソン）効果」が，診療においても認められる．すなわち，目標意識や医師-患者の信頼関係が治療効果に影響を及ぼすことが知られている．したがって，万一これらにバイアスが生じてしまうと研究の質低下は免れない．

二重遮蔽試験より実臨床に近い PROBE デザイン試験の利点の一つは「real world」での結果が得られることであるが，A 治療か B 治療への思い入れが強いことが想定される医師集団で臨床試験が行われる際には，よほど心してかからないと得られた結果の「一般化可能性」が低くなってしまう．

エンドポイントの種類とその評価

エンドポイント（endpoint）は「評価項目」と訳される．試験で最終的に目標となる結果のことをさす．これには「代用エンドポイント」と「真のエンドポイント」がある．たとえば，「真のエンドポイント」は医療の目標そのものであり，その例としては死亡や心筋梗塞，脳卒中などの発症があげられる．しかし，この「真のエンドポイント」を臨床試験で追求するとなれば，かなりの時間が必要である．そこで考案されたのが，この真のエンドポイントに代わる「代用エンドポイント」である．医療における中間目標といった意味あいである．

ただし，「代用エンドポイント」は，「真のエンドポイント」と強く相関するものでなければならない．たとえば循環器疾患領域で「代用エンドポイント」としてよく用いられる不整脈，左室肥大，蛋白尿や腎機能障害が，「真のエンドポイント」である心筋梗塞，心不全，腎不全発症と連続していることが大前提である．不整脈は減ったが死亡率が高くなったというのでは，不整脈は代用エンドポイントとしては成立しない．

また，複数のエンドポイントがある場合には，一次エンドポイント（主要評価項目）と二次エンドポイント（副次評価項目）を事前に明確にしておく必要がある．一次エンドポイントとは，実施した大規模臨床試験の目的に基づいた評価項目であり，この結果は「真実に近いもの」として認知される．一方，二次エンドポイントは，副次的な検証項目であり，得られたことは事実としての認識にいたらず，「示唆された程度」にしかすぎない．すなわち，一次エンドポイ

1 臨床のための EBM | 95

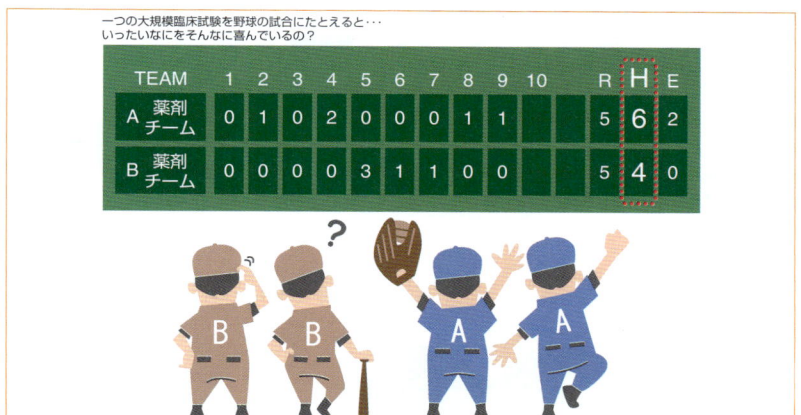

図 1-3 エンドポイントと野球のスコア

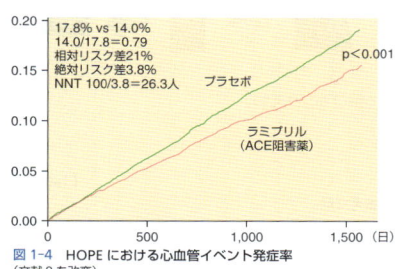

図 1-4 HOPE における心血管イベント発症率
(文献 2 を改変)

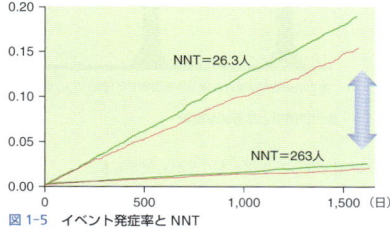

図 1-5 イベント発症率と NNT

ントの比較のみが「検証的(definitive)」であって，他はすべて「探索的(speculative)」なものである。これを野球のスコアにたとえると，一次エンドポイントが 1〜9 回の点数の総和，二次エンドポイントがヒット数，フォアボール数，エラー数といったところであろうか(図 1-3)。

相対リスク，絶対リスク，NNT について

介入研究の結果を評価する際に，「相対リスク(relative risk：RR)」，「絶対リスク(absolute risk：AR)」，「NNT(number needed to treat(治療効果発現必要症例数))」が使われることが多い。これらについて，実際の臨床試験結果を例にとって説明する。

ヨーロッパを中心に行われた「HOPE」という介入研究は，心血管疾患高リスク患者(高血圧，心筋梗塞など，心臓の負担を持つ人)約 9,000 人を，ACE 阻害薬(ラミプリル〈ramipril〉)群またはプラセボ群にランダム割り付けし，心血管イベントの発症を約 4 年間追跡した大規模介入研究である。最終的な死亡，心血管イベント発症率は，プラセボ群で 17.8%，ACE 阻害薬群では 14.0% であった(図 1-4)。これをリスク変化でみると，高リスクの人に ACE 阻害薬を使うと相対リスクが 21% 減った，ということになる〔相対リスク(RR)減少：(1−RR＝1−14.0/17.8＝0.21)〕。厳格に薬の効果を評価するという観点からはこの相対リスクが一般的に使われるが，臨床的な視点からはより有用な指標がある。すなわち，この薬を服用することでどれだけ余分に患者が助かったかということが臨床的には重要で，それは絶対リスク差，つまり引き算をした 17.8%−14.0%＝3.8% で得られる。この逆数が NNT で，「患者を 1 人救うためにその治療法を何人の患者に実施しなくてはならないか」を示す指標となる。この試験の場合には，100/3.8＝26.3 となり，26.3 人が ACE 阻害薬ラミプリルを 4 年間服用すれば，1 人余分に心筋梗塞，脳梗塞などから救われる，ということを意味する。ところがこの NNT には問題がある。4 年間で心筋梗塞になる確率が約 18% の人を対象に行って得られた NNT が 26.3 人ということであり，もし 4 年間で心筋梗塞を発症する人が 1.8% しかいないような対象集団に ACE 阻害薬を使うと，この薬剤に同等の効果があったとしても，NNT が 10 倍になってしまい(図 1-5)，10 倍の人に服用してもらわないと同様のメリットが得られないことになってしまう。したがって，介入研究で得られた NNT を EBM の実践で活用するときには，眼前の患

	表1-1　AHCPRによるエビデンス評価の分類
Ⅰa	無作為化比較試験のメタ解析による
Ⅰb	少なくとも1つの無作為化比較試験による
Ⅱa	少なくとも1つのよくデザインされた非無作為化比較試験による
Ⅱb	少なくとも1つの他のタイプのよくデザインされた準実験的研究による
Ⅲ	比較研究や相関研究、症例対照研究など、よくデザインされた非実験的記述的研究による
Ⅳ	専門委員会の報告や意見、あるいは権威者の臨床経験

AHCPR：米国保険政策研究局（Agency for Health Care Policy and Research）

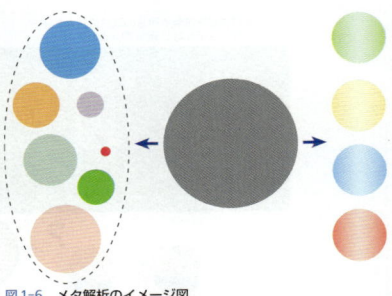

図1-6　メタ解析のイメージ図

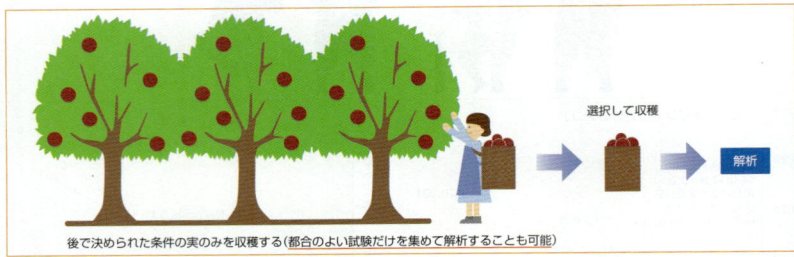

後で決められた条件の実のみを収穫する（都合のよい試験だけを集めて解析することも可能）

図1-7　後付け解析となるメタ解析

者の絶対リスクを考慮することが必須である。

メタ解析の限界

複数の介入研究を統合して行うメタ解析（メタアナリシス）は、エビデンスのレベルが一番高いとされる（表1-1）。たとえば高血圧患者に対する介入研究では、いろいろな人種、年齢、そして合併症を持った患者を対象にした試験が多数あり、それらを検証しようというのがメタ解析である。さらに、まとめてできるだけ多くの患者データで糖尿病を合併している高血圧患者ではどうか、女性や高齢者ではどうか、といったサブグループでの解析も可能になるのが利点の一つでもある（図1-6）。

ただしメタ解析の結果を適用するには「それぞれの介入研究の結果が一様」ということが必要である。つまり一つひとつの試験の結果がだいたい同じであればメタ解析で得られた結果の信頼価値は高いけれども、結果のまったく違う試験を一緒にして結論を出しても、信頼性が高くなるとはいえない。最も症例数の多い試験で得られた結果に過剰に引っ張られる可能性が高い。どの試験を解析対象とするかということを十分吟味してメタ解析を行うことも大切である。

また、メタ解析というのは、結局、個々の試験が終わった時点で過去を振り返って行う後付け（post hoc）研究となることが多く、都合のよい結果を導き出すために作為的に都合のよい試験のみを選ぶということができることにも注意すべきである（図1-7）。

【山崎　力】

参考文献
1) Matsuzaki M et al : Large scale cohort study of the relationship between serum cholesterol concentration and coronary events with low-dose simvastatin therapy in Japanese patients with hypercholesterolemia. Circ J 66:1087-1095, 2002
2) Yusuf S et al : Effects of an angiotensin-converting-enzyme inhibitor, ramipril, on cardiovascular events in high-risk patients. The Heart Outcomes Prevention Evaluation Study Investigators. N Engl J Med 342:145-153, 2000

2　疫学研究の倫理指針

はじめに

疫学研究は健康・疾病に対する研究手法として広く用いられ、健康や公衆衛生の向上に大きく貢献してきたものである。疫学研究は、ゲノム・遺伝子研究など近年の生命科学の発展を受けて、ますますその重要性が増している研究分野であるが、人権意識の高まりや生命科学の急速な発展に対して、危惧も指摘されるようになり、社会的な利益と被験者や協力者など個人の権利の侵害についての問題意識も広がるようになった。21世紀に入り、問題意識の広がりを受け、疫学研究にも関係のあるゲノム・遺伝子解析研究につき、2001年には省庁を越えて「ゲノム・遺伝子解析研究に関する倫理指針」（文部科学省・厚生労働省・経済産業省）が策定され、その後、「疫学研究に関する倫理指針」（文

部科学省・厚生労働省)」と「遺伝子治療臨床研究に関する指針」(文部科学省・厚生労働省)が2002年に、「臨床研究に関する倫理指針」(厚生労働省)が2003年に策定された。いずれの指針も個人情報保護法の制定などを受け、これまでに複数回の改正が実施されている。ここでは、疫学研究とこれらの指針の関係、指針の考え方を示す。

疫学研究指針策定までの経緯
―医学研究と生命倫理

医学研究で研究者・医学者が知っておくべき倫理規範といえば、まず、「ヒポクラテスの誓い」や「ヘルシンキ宣言」(1964年世界医師会、2008年ソウル改訂)があげられよう。後者は「世界人権宣言」(1948年国際連合)の内容に沿った倫理規範である。国際連合教育科学文化機関(ユネスコ〈UNESCO〉)では、「ヒトゲノムと人権に関する世界宣言」(1997年)が採択され、わが国もこれに呼応し、2000年に「ヒトゲノム研究に関する基本原則」(科学技術庁)が発表され、2001年に「ゲノム・遺伝子解析研究に関する倫理指針」(以下、ゲノム指針)が関係3省(文部科学省・厚生労働省・経済産業省)合同で策定された。そのうえで、翌2002年に「疫学研究に関する倫理指針」(以下、疫学研究指針)が文部科学省・厚生労働省合同で策定された。こうした経緯から、疫学研究指針は先行して策定されたゲノム指針を意識した指針となっている。

疫学研究と疫学研究指針

疫学研究指針では、指針の適用範囲が記述されている。すなわち、疫学研究は「人の疾病の成因および病態の解明ならびに予防および治療の方法の確立を目的とする疫学研究」として記述され、適用範囲が明示されている。しかし、①法律の規定に基づき実施される調査、②ヒトゲノム・遺伝子解析研究に関する倫理指針に基づき実施される研究、③資料としてすでに連結不可能匿名化されている情報のみを用いる研究、④手術、投薬などの医療行為を伴う介入研究、のいずれかに該当する場合にはこの指針の対象とならないとされている。さらに、先行して策定されたゲノム指針に基づき実施される疫学研究については、この疫学研究指針の対象とならないとされており、この点に注意を要する。

疫学研究は学問・研究の自由をふまえて推進されるべきものであるが、研究に用いる資料が保護すべき個人情報を含むことがあるので、倫理面に配慮して行うことが必要となる。そこで、疫学研究指針は、疫学研究の倫理審査にあたって拠るべき倫理指針と位置づけられる。また、疫学研究指針の策定に際して、はじめは医学研究一般を対象とすべきとの議論があったものの、非常に範囲が広くまとまらないと考えられたため、疫学研究に絞られ、臨床研究指針が翌年に策定された経緯がある。そのため、疫学研究指針が対象とする研究のなかには臨床研究と考えられる研究の一部を含んでいると考えることができる。一方、疫学的な研究手法は、心理学など医療以外の分野の研究でも用いられることがあり、そのような研究に対して厳格に倫理審査委員会で審査することは難しいと考えられるため、疫学研究指針はこうした医療以外の疫学研究については適用対象外としている。どのような研究が疫学指針の対象となるかについて**表2-1**に示す。

臨床医が、自分が主治医を勤める患者を念頭におき、あるいは所属する医療機関に将来来院する患者を念頭において、過去のデータを整理する行為は診療でなく診療に区分される。ただし、診療において幅広く共有されるべき知見が得られ、これが論文とされたり、医学書に取り入れられるなどの場合も考えられる。このような場合には、知見が得られた後、学会で発表するための準備や発表するなどの行為は疫学研究に該当する。なお、改めて疫学研究に該当する行為を行うのでなければ疫学研究指針は適用されない。

産業医や学校医が、保健データを本来の役割により使用する行為、たとえば、産業医が、社員の健康診断の結果血圧が高い者が多かった場合に、作業過程や環境との関係を調べる行為については、逐一倫理審査委員会に付議する必要はなく、疫学研究指針は適用されない。

また、いわゆる癌登録事業には本指針は適用されないが、本指針の全部または一部を準用することが望ましく、その場合の基本的考え方も疫学研究指針のなかで別に示されている。

さらに、検診の精度管理のための事業は、検診事業に含まれるものであり、疫学研究指針の対象とはならない。

疫学研究指針の骨子

指針は「基本的考え方」「倫理審査委員会等」「インフォームドコンセント等」「個人情報保護」の4項目について規定しており、「基本的考え方」には前述した目的と適用範囲が含まれている。各項目の骨子は以下のとおりである。

基本的考え方―研究者と機関の責務

研究者の責務

研究者は科学的合理性および倫理的妥当性を持って疫学研究を行う必要がある。したがって、①研究者等は、研究対象者の個人の尊厳および人権を尊重して疫学研究を実施しなければならない。②研究者等は、科学的合理性および倫理的妥当性が認められない疫学研究を実施してはならず、疫学研究の実施にあたっては、この点をふまえた明確かつ具体的な研究計画書を作成しなければならない。さらに、③研究者等は、疫学研究を実施しようとするときは、研究計画について、研究機関の長の許可を受けなければならない(変更も同様)。また、④研究者等は、法令、この指針および研究計画に従って適切に疫学研究を実施しなければならず、⑤研究者等は、研究対象者を不合理または不当な方法で選んではならない。

以上を踏まえ、研究者等は、研究対象者にかかわる情報を適切に取り扱い、その個人情報を保護しなければならないとされている。また研究者等は、原則として、疫学研究を実施する場合には、事前に研究対象者からインフォームドコンセントを受けることとされ、その手続き事項は研究計画書に記載することとされている。さらに研究責任者は、研究対象者の個人情報の保護のために必要な措置を講じたうえで、疫学研究の成果を公表しなければならないとしている。

研究機関の責務

疫学研究指針でもゲノム指針と同様に、研究機関の長は、当該研究施設で行われる研究に責任を負う。また、研

表 2-1 指針対象の分類

研究事例	
指針の対象	指針の対象外
【診療と研究】 ● ある疾病の患者数等を検討するため、複数の医療機関に依頼し、当該疾病の患者の診療情報を収集・集計し、解析して新たな知見を得たり、治療法などを調べる行為 ※なお、既存資料などから抽出加工した資料の提供のみについては、指針に別規定あり。	【診療と研究】 ● 特定の患者の疾病について治療法を検討するため、当該疾病を有する患者の診療録など診療情報を調べる行為。これをふまえ、当該患者の治療が行われる
【医薬品と食品】 ● 被験者(患者または健常者)を2群に分け、一方の群は特定の食品(健康食品、特定保健用食品などを含む)を摂取し、他方の群は通常の食事をすることにより、当該食品の健康に与える影響を調べる行為	【医薬品と食品】 ● 被験者(患者または健常者)を2群に分け、一方の群は、特定の医薬品を投与し、他方の群には、偽薬(プラセボ)を投与することにより、当該医薬品の健康に与える影響を調べる行為 【連結不可能匿名化されている情報】 ● 患者調査と国民栄養調査を組み合わせて、地域別の生活習慣病の受療率とエネルギー摂取量から、両者の関係を調べる行為
【保健事業との関係】 ● 保健事業(脳卒中情報システム事業やいわゆる癌登録事業を含む。以下本表において同じ)により得られた検診データまたは生体試料などを用いて、特定の疾病の予防法、疾病の地域特性などを調査する研究	【保健事業の関係】 ● 市町村、都道府県、保健所などが地域において行う保健事業(精度管理を含む)や、産業保健または学校保健の分野において産業医または学校医が法令に基づくその業務の範囲内で行う調査(脳卒中情報システム事業やいわゆる癌として行われるものを除く)、登録事業など
【臨床の場における疫学研究】 ● 診断・治療などの医療行為について、当該方法の有効性・安全性を評価するため、診療録など診療情報を収集・集計して行う観察研究	【臨床の場における疫学研究】 ● 新たな治療法の有効性・安全性を調べる目的で、被験者に対して行う介入研究
	【実習】 ● 一定のカリキュラムの下で行われ、結果にいたるまでの過程を習得することを目的とした実習

究機関が小規模であることなどにより倫理審査委員会を設置できない場合には、ゲノム指針と同様に、他の機関の倫理審査委員会に審査を依頼できる。そのうえで疫学研究指針では、研究に特化していない機関が共同して疫学研究を実施する場合や研究機関に所属しない研究者について、倫理審査委員会に関する規定がある。

倫理審査委員会など

倫理審査委員会の意見は、研究機関の長に正確に伝えられる必要があることから、文書で示される必要があるとしている。また、倫理審査委員会は機関に設置するだけでなく、学会が倫理審査委員会を設置した場合にこれを積極的に活用することも一つの方法と考えられ、事前に包括的に他の倫理審査委員会に付議できる旨を定めることも認めている。疫学研究指針では、軽微な事項の審査について、迅速審査に付すこと、その他必要な事項を定めることができるとしている。研究責任者は、研究期間が数年にわたる場合には、研究機関の長を通じて、研究実施状況報告書を定期的に倫理審査委員会に提出することとされ、研究対象者に危険または不利益が生じたときは、研究責任者はただちに研究機関の長を通じ倫理審査委員会に報告することとなっている。

インフォームドコンセントなど

疫学研究指針ではインフォームドコンセントを緩和できる条件について原則的な方法を規定しており、疫学研究でもゲノム研究などと同様にインフォームドコンセントを受けることが原則である。しかし、内容によっては、これを受けられなかったり、受けることが適切でない場合がありうるため、インフォームドコンセントを受ける方法について、緩和や免除なども認められることが次のように示されている。

介入研究

- **人体から採取された試料を用いる場合** インフォームドコンセントを受ける手続きを要する。(採血など)試料の提供が侵襲性を有する場合には、文書により説明し文書によりインフォームドコンセントを受けることを原則とする。一方、試料の提供が侵襲性を有しない場合には、文書によらなくともよいとしている。この場合、同意に関する記録は、必ずしも研究対象者ごとである必要はないが、具体的に記述される必要があるとしている。
- **人体から採取された試料を用いない場合** インフォームドコンセントを受けることを原則とするが、文書によらなくともよい。ただし、説明の内容および受けた同意に関する記録は作成しなければならない。また、地域全体に保健指導を行う場合のように、集団単位で行う介入研究については、そもそも研究者等が研究対象者と接触しないことも多いため、インフォームドコンセントを受けることを必ずしも要しない。しかしこの場合でも、研究実施についての情報公開を行い、研究対象となることを拒否できるようにしなければならない。

観察研究

観察研究であっても、人体から採取された試料を用いる場合で、試料の採取が侵襲性を有する場合には、文書により説明し文書により同意を受ける方法により、研究対象者からインフォームドコンセントを受けることを原則とする。試料の採取が侵襲性を有しない場合にも、研究対象者からインフォームドコンセントを受けることを原則とする

が，この場合，文書により説明し文書により同意を受ける必要はない。ただし，研究者等は，説明の内容および受けた同意に関する記録を作成しなければならない。

一方，人体から採取された試料を用いない観察研究では，研究対象者からインフォームドコンセントを受けることを必ずしも要しないが，研究者等は，当該研究の目的を含む研究の実施についての情報を公開し，および研究対象者となる者が研究対象者となることを拒否できるようにしなければならない。観察研究のうち，既存資料などのみを用いる場合には，情報公開を条件に研究に利用することは可能としている。

代諾については，疫学研究指針では，公衆衛生の向上のために特に必要がある場合であって，当該研究対象者について疫学研究を実施することが必要不可欠である場合に，倫理審査委員会の承認を得て，研究機関の長の許可を受けたときにかぎり，代諾者等からインフォームドコンセントを受けることができるとしている。

個人情報の保護

個人情報の保護措置

個人情報の保護措置については研究を行う機関の長の責務とされている。そのうえで，「利用目的の特定」（できるかぎり特定すること，相当の関連性を有すると合理的に認められる範囲を越えた変更の禁止），「利用目的による制限」（別段の同意なければ特定された利用目的の達成に必要な範囲に限定）が個人情報取得の条件とされており，その「適正な取得」が求められている。さらに，「取得に際しての利用目的の通知等」「内容の正確性の確保」と「安全管理措置」（死者に関する情報も含む）が必要とされている。また，個人情報の「第三者提供の制限」が規定され，「保有する個人情報に関する事項の公表等」が求められている。

さらに，求めに応じた「個人情報の開示」が示され，研究対象者等から，個人情報の開示を求められたときは，研究対象者等に対し書面の交付による方法で開示しなければならないとされている。ただし，研究対象者などの生命，身体，財産その他の権利利益を害するおそれがある場合，研究を行う機関の業務の適正な実施に著しい支障を及ぼすおそれがある場合，法令に違反する場合は除外とされている。

その他，個人情報の「訂正等」「利用停止等」の求めに対する対応や，対応の「理由の説明」「開示等の求めに応じる手続き」「手数料」「苦情の対応」についても規定されている。

資料の保存など

疫学研究のうち，観察研究では，長期にわたり蓄積した資料が大きな意味を持つことがある。また，資料を廃棄すると，再度提供を求めなければならないことも生じ，かえって資料を尊重していないことになると考えられる。したがって，疫学研究では，研究終了後には廃棄することを原則とするのではなく，保存する場合は適切な管理が求められる。

既存の人体由来試料の利用について

既存の人体由来試料を研究に利用する場合，原則として研究対象者の同意を受け，記録を作成することが必要である。一方，同意を受ける時点ではその後の研究が必ずしも特定できないため，包括的な同意とならざるをえない場合もある。こうした場合，試料がどのように研究に利用されるのかが理解されるように説明することが望ましいとされる。

他の機関などへの資料提供

既存の人体由来試料の他の研究機関への提供については，原則として研究対象者の同意を受け，記録を作成することが必要とされるが，匿名化されている資料の提供については，倫理審査委員会に付議を要せずに可能としている。匿名化されていない資料の提供については，倫理審査委員会に付議することが求められている。

国際的動向

以上が国内での疫学研究指針の定めであるが，国際連合教育科学文化機関（ユネスコ）では2005年に医療医学を含む広い領域に関する生命倫理的諸問題に関して，28章からなる「生命倫理と人権に関する世界宣言」を採択している。そのなかにある，疫学研究指針に関連する条文，特に国際協同研究を含めて関係する部分の一部を，以下に抜粋する。

第3条─人間の尊厳および人権
a) 人間の尊厳，人権および基本的自由は十分に尊重される。
b) 個人の利益および福祉は科学または社会のみの利益に優越すべきである。

第21条─国境を越える実施
a) 国境を越える活動に従事する国家，私的または公的機関および専門家は，異なる国において全部または一部が実施される活動も，継続されるにせよこの宣言の適用範囲内のいかなる活動も，この宣言に定める原則に適合することを確保するために努力すべきである。

第24条─国際協力
a) 各国は科学情報の国際的な普及を促進し，科学技術の知識の自由な流通および共有を奨励すべきである。

以上のように，ユネスコでは「人間の尊厳および人権」を最も高い価値に位置づけながら，世界規模で健康問題の解決をめざし，協調と連帯の必要性を説いている。

さらに，ユネスコはこの「生命倫理と人権に関する世界宣言」の条文にある「同意」を取り上げて，総会で報告を行っているが，疫学研究に関しては次のように記述されている。

● 疫学研究において同意手続きには例外があるか？

既取得の情報や試料をその後の研究に利用する機会が生じた状況での同意の問題は微妙な問題である。このような状況では国の倫理審査委員会あるいは専門家団体が精通した専門家による確認など特段の規制を確立すべきである。加えて，（協力者）個人は研究プロジェクトへの参加を撤回し，資金が提供され，また継続されるこの宣言の権利を有するべきである。研究プロジェクト参加者に対して提供した情報や試料を行われるいかなる研究にも用いることができるよう同意することにつながる包括事前同意（いわゆる白紙同意）を与えるよう求めることは，情報や試料が参加者と再連結不可能な状況になっていないかぎり，受け入れられない。

● 個人の同意を受けずに実施される公衆衛生介入にはどのようなものがあるか？

公衆衛生介入とは社会全体あるいはそのなかの集団に重要な問題を予防し，撲滅し，あるいは軽減することを目的とする。ある個人の疾患や行動が公衆の健康に重要な影響をもたらす状況にあっては，公衆衛生の保護のためあるい

は他の人々の権利や自由を保護するために，個々人の自己決定権を妨げることは正当化されよう。こうした状況の例として，有害な地方病（例：ペスト）の蔓延を制限するための強制的検疫，伝染病の蔓延防止のための住民全体あるいはある部分（例：医療従事者）の強制予防接種，重大な危険性に関係する職業の専門家の定期的健康管理，ある種類の伝染病や精神疾患の入院措置や治療があげられる。

今後のあり方

以上，示した国際的な宣言，報告でも，研究の進展に呼応した適切な取り扱いは明示されているとはいいがたい。しかしながら，疫学研究では国境を越えた研究の実施は必須であり，各国の動向の理解，国際的な規範作成とそれに向けての共同作業はきわめて重要であり，そのうえで，国際規範を見据えてよりよい国内規範が整い，研究者などの理解が進めば，よいかたちでの研究発展が期待される。

これまでのところ，国内では疫学研究，ゲノム研究，臨床研究と別々の倫理指針が策定され，それに沿って研究が実施されている。研究内容からすると複数の指針の趣旨をふまえるべき研究も少なくなく，今後，包括的なガイドラインが示されることが望まれる。また，研究と医療との線引きも必ずしも明瞭でないことも多い。研究のみならず医療をも含めて全体をカバーする倫理指針（倫理原則）が明示され，それについて研究者，医療者とも理解して実践することをめざすべきと思われる。

【森崎 隆幸】

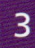参考文献

1) ヘルシンキ宣言ソウル改訂（世界医師会）：http://www.wma.net/e/policy/b3.htm
2) ヒトゲノムと人権に関する世界宣言（国際連合教育科学文化機関〈ユネスコ〉，文部科学省仮訳）：http://www.mext.go.jp/unesco/009/005/001.pdf
3) ヒトゲノム・遺伝子解析研究に関する倫理指針（厚生労働省・文部科学省・経済産業省）：http://www2.ncc.go.jp/elsi/index.htm
4) 疫学研究に関する倫理指針（文部科学省・厚生労働省）：http://www.lifescience.mext.go.jp/files/pdf/37_139.pdf
5) 生命倫理と人権に関する世界宣言（国際連合教育科学文化機関〈ユネスコ〉，上智大学IBC事務局仮訳）：http://www.mext.go.jp/unesco/009/005/005.pdf

3 コホート研究—久山町研究

久山町研究とは

久山町研究（Hisayama study）は，1961年に，福岡県久山町の地域住民における脳卒中の実態調査としてはじまった疫学調査である。その後の50年間に，研究テーマが生活習慣病全体に広がった。久山町は福岡市の東に隣接する人口約8,000人の比較的小さな町で，この町の年齢・職業構成は日本の平均レベルにあり，栄養摂取状況も国民健康・栄養調査とほとんど変わりない。つまり，町住民は典型的な日本人のサンプル集団といえる。

この町では1961年，1974年，1988年，2002年に行われた循環器健診を受診した40歳以上の住民より，それぞれ第1集団（1,618人），第2集団（2,038人），第3集団（2,637人），第4集団（3,123人）を設定し，ほぼ同じ方法で追跡している。いずれの集団も健診受診率が高く（78～90%），各集団の脱落例が2人以下と徹底した追跡調査がなされている。また死亡者を原則として剖検し，その死因とともに隠れた疾病の有無を詳細に検討している（通常剖検率80%）。さらに1976年より頭部CTや画像診断を導入し，全研究期間を通じて脳卒中発症例の90%以上について脳病変を形態学的（剖検・画像診断）に調べている。

つまり，各集団の健診・追跡調査の成績はバイアスがほとんどなく，この地域における各時代の心血管病の実態やその動向を正確に反映していると考えられる。

心血管病発症率の時代的推移

久山町研究の長期にわたる疫学調査から，日本人の心血管病の時代的変化を検証した。

脳梗塞・心筋梗塞発症率の時代的推移

久山町の第1，第2，第3集団を各々12年間追跡した成績より，脳梗塞および心筋梗塞の発症率の時代的変化を年齢調整して検討した。

その成績によれば，脳梗塞発症率（対1,000人・年）は，男性では第1集団の8.0から第3集団の3.6へ着実に低下傾向を示し，女性でも第1集団の4.5から第2集団の3.0に有意に減少したが，その後第3集団では2.6と減少率が鈍化した（図3-1）[1]。

一方，心筋梗塞発症率は男性では第1集団の2.2から第3集団の1.5に，女性ではそれぞれ0.7から0.9に明らかな時代的変化は認めず，横ばい状態であった。

タイプ別脳梗塞の時代的推移

脳梗塞は責任血管の大きさ・部位および発生機序の違いにより，直径$200\mu m$以下の穿通枝系の細動脈病変によって発生するラクナ梗塞，比較的太い動脈の粥状硬化に起因するアテローム血栓性脳梗塞，心腔内で形成された血栓が脳に飛来して起こる心原性脳塞栓の3病型に分けられる。

上記の久山町3集団の脳梗塞発症例を病型別に分けて，その内訳の推移をみると，第1集団ではラクナ梗塞の割合が男女で最も高かった（図3-2）[2]。男性では，その割合が時代とともに減少し，逆にアテローム血栓性脳梗塞と心原性脳塞栓の割合が増えた。一方，女性では，心原性脳塞栓症の割合が第1集団の12%から第3集団の21%に漸増したが，ラクナ梗塞とアテローム血栓性脳梗塞の割合については男性のような明らかな時代的変化は認めなかった。

これは，脳梗塞のなかでラクナ梗塞発症率のみが時代とともに減少し，他の病型の発症率はほとんど減少しなかったことに起因する。従来，日本人はラクナ梗塞の頻度が高いのに対し，欧米白人は心原性脳塞栓症とともにアテローム血栓性脳梗塞が多いことが人種的特徴とされてきた。久山町で認められる脳梗塞病型の時代的推移は，日本人の脳梗塞パターンが欧米型に移行しつつあることを物語っている。

心血管病危険因子の時代的推移

このような心血管病の時代的変化をもたらした要因を探るために，久山町第1～第4集団の追跡開始時に測定した危険因子レベルを比較した。

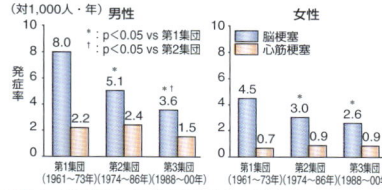

図 3-1 脳梗塞および心筋梗塞発症率の時代的推移
久山町 3 集団, 40 歳以上, 追跡各 12 年, 年齢調整

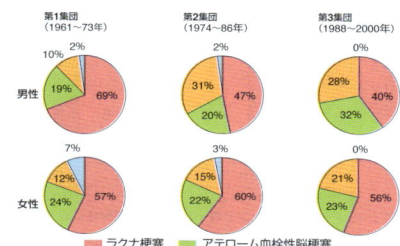

図 3-2 脳梗塞発症例のタイプ別内訳の時代的推移
久山町 3 集団, 40 歳以上, 追跡各 12 年

表 3-1 心血管病危険因子の時代的推移

	男性					女性				
	1961 年	1974 年	1988 年	2002 年	傾向性 p 値	1961 年	1974 年	1988 年	2002 年	傾向性 p 値
高血圧(%)	38.4	43.1	44.1	42.0	<0.01	35.9	40.1	35.1	31.3	<0.01
降圧薬服用(%)	2.0	8.4	13.2	18.2	0.25	2.1	7.4	13.4	16.6	<0.01
高血圧者の血圧値(mmHg)	162/91	157/90	151/87	148/89	<0.05	163/88	161/87	154/83	149/86	<0.01
肥満(%)	7.0	11.6	24.1	29.3	<0.01	12.9	21.5	23.8	24.0	<0.01
耐糖能低下(%)	11.6	14.1	39.3	54.5	<0.01	4.8	9.9	30.0	35.5	<0.01
高コレステロール血症(%)	2.8	12.2	26.9	25.8	<0.01	6.6	19.9	41.6	41.6	<0.01
喫煙(%)	75.0	73.3	50.4	46.9	<0.01	16.6	10.2	6.9	8.5	<0.01
飲酒(%)	69.6	63.8	61.5	71.7	0.04	8.7	9.9	9.5	29.1	<0.01

久山町 4 集団, 40 歳以上, 年齢調整
高血圧:血圧値≧140/90 mmHg または降圧薬服用, 肥満:BMI≧25.0 kg/m², 高コレステロール血症:血清コレステロール値≧220 mg/dL

高血圧

 心血管病の強力な危険因子である高血圧を血圧値≧140/90 mmHg または降圧薬服用と定義してその頻度(年齢調整)の時代的変化をみると, 男性では 1961~2002 年にかけておよそ 40%前後でほとんど変化なく, 女性の頻度もこの間 36%から 31%に若干減少傾向を示したのみであった(表 3-1)。
 一方, 降圧薬服用者の割合は 1961 年では男女ともに約 2%と低かったが, 2002 年にはそれぞれ男性 18%, 女性 17%まで着実に増加した。その結果, 高血圧者の血圧平均値は, 時代とともに男女で有意に低下した[3]。
 つまり, 1960 年代から 2000 年代にかけて, 高血圧の頻度そのものに大きな変化はなかったが, 高血圧治療の普及によって高血圧者の血圧レベルが大きく低下したことがうかがえる。

代謝性疾患

 これに対して, 男性の肥満(BMI〈body mass index〉≧25.0 kg/m²)は, 1961 年の 7%から 2002 年の 29%まで約 4 倍に増加した(表 3-1)。糖尿病と空腹時血糖異常(impaired fasting glycemia : IFG)および耐糖能異常(impaired glucose tolerance : IGT)にほぼ対応する耐糖能低下の頻度は, 1961 年の 12%から 2002 年には 55%まで著しく上昇した。
 同様に, 高コレステロール血症(≧220 mg/dL)も 1961 年の 3%から 1988 年の 27%へ 9 倍に増え, その後の 2002 年には 26%と横ばい状態となった。女性でもほぼ同様の変化が認められ, 1961 年から 2002 年にかけて肥満の頻度は 13%から 24%に, 耐糖能低下は 5%から 36%に, 高コレステロール血症は 7%から 42%に大幅に増えた。
 すなわち現代では, 中高年の 3~4 人のうち 1 人は肥満あるいは脂質異常症を, 約半数はなんらかの耐糖能低下を有すると考えられる。

喫煙・飲酒

 喫煙頻度は, 男性では 1961 年の 75%から 2002 年の 47%に, 女性ではそれぞれ 17%から 9%に, いずれも有意に低下した(表 3-1)。男性の飲酒頻度は 1961 年の 70%から 1988 年の 62%まで減少傾向を示したが, 2002 年には 71%まで再び上昇した。この間, 女性の飲酒頻度は 8%から 29%に有意に増加した。
 久山町において, 1960 年代(第 1 集団)から 1990 年代(第 3 集団)にかけて脳梗塞, 特にラクナ梗塞の割合が着実に減少したのは, 主に高血圧管理と禁煙が普及したことによると考えられる。一方, この間, アテローム血栓性脳梗塞, 心原性脳塞栓症, 心筋梗塞の発症率がほとんど減少せず, 心血管病に占める割合が相対的に増えた大きな原因の一つに, 糖尿病をはじめとする代謝性疾患の増加があげられる。

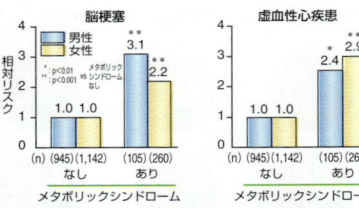

図 3-3 メタボリックシンドロームの心血管病発症に対する相対リスク
久山町第3集団 2,452人, 40歳以上, 1988〜2002年, 多変量調整
調整因子：年齢, 血清総コレステロール, 心電図異常, 蛋白尿, 喫煙, 飲酒, 運動
メタボリックシンドロームの定義：アジア人の腹囲基準（男性≧90 cm, 女性≧80 cm）で修正した日本の診断基準

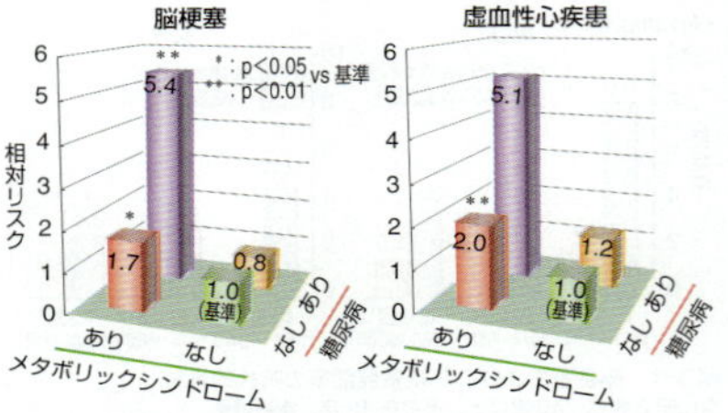

図 3-4 糖尿病とメタボリックシンドロームの有無別にみた心血管病発症の相対リスク
久山町第3集団 2,452人, 40歳以上, 1988〜2002年, 多変量調整
調整因子：性・年齢, 血清総コレステロール, 心電図異常, 蛋白尿, 飲酒, 喫煙, 運動

最近の集団における心血管病の危険因子

糖尿病

最近の地域住民において, 耐糖能低下が心血管病発症に及ぼす影響を把握するために, 1988年の第3集団のうち75g経口ブドウ糖負荷試験（75g OGTT）で耐糖能レベルを正確に調べた40〜79歳の住民2,421人を14年間追跡した成績より, 耐糖能レベル（WHO〈世界保健機関〉基準）と心血管病発症率との関係を検討した。

その結果, 多変量解析で年齢, BMI, 収縮期血圧, 心電図異常（左室肥大, ST低下）, 血清総コレステロール, HDL（高比重リポ蛋白〈high-density lipoprotein〉）コレステロール, 喫煙, 飲酒, 運動習慣を調整すると, 糖尿病は脳梗塞発症のリスクを男性では2.5倍, 女性では2.0倍, 女性の虚血性心疾患発症のリスクを3.5倍有意に増加させた。

メタボリックシンドローム

久山町のみならずわが国で急増している肥満, 脂質異常症, 耐糖能低下は, 現在注目されているメタボリックシンドローム（metabolic syndrome）の構成因子である。そこで, 最近の久山町第3集団のうち心血管病の既往がなく, 腹囲測定と空腹時採血が可能であった2,452人を14年間追跡した調査成績より, メタボリックシンドロームが心血管病に与える影響を検討した。

ここでは, わが国のメタボリックシンドロームの診断基準のうち, 腹囲基準を国際糖尿病連合（IDF）が日本人を含むアジア人向けに提唱している男性90 cm以上, 女性80 cm以上で置き換えた修正診断基準を用いた。その成績によれば, 年齢, 血清総コレステロール, 心電図異常, 蛋白尿, 喫煙, 飲酒, 運動を調整した多変量解析において, 脳梗塞発症に対するメタボリックシンドロームの相対リスクは男性3.1, 女性2.2, 虚血性心疾患発症に対する相対リスクはそれぞれ2.4, 2.9といずれも有意に高かった（図3-3）[3]。すなわち現代人では, メタボリックシンドロームは虚血性心疾患のみならず, 脳梗塞の有意な危険因子といえる。

メタボリックシンドロームと糖尿病の相乗効果

さらに, 久山町第3集団を, メタボリックシンドロームと糖尿病の有無で4群に分け, 心血管病発症の相対リスクを他の危険因子を調整した多変量解析で求めた。その結果, メタボリックシンドロームも糖尿病もない群を基準にすると, 脳梗塞発症の相対リスクはメタボリックシンドロームを合併していない糖尿病単独群では0.8と有意ではなかったが, 糖尿病を合併していないメタボリックシンドローム単独群では1.7と有意に高かった（図3-4）[3]。さらに, 両者の合併群ではその相対リスクは5.4と相乗的に上昇した。虚血性心疾患についても同様の成績が認められた。

つまり, 糖尿病にメタボリックシンドロームを合併すると心血管病の発症リスクが相乗的に上昇することがうかがえる。心血管病を予防するうえで, 糖尿病の管理を行うことは不可欠であるが, 特にメタボリックシンドロームを合併する糖尿病患者は心血管病のリスクがきわめて高く, 厳重な管理下におく必要があると考えられる。

LDLコレステロール

これまで報告されている追跡研究では, 血清総コレステロールと虚血性心疾患の間には有意な関連が普遍的に認められるが, 血清総コレステロールと脳卒中（脳梗塞）との関係は一定していない。そこで, 脂質代謝異常の治療薬がほとんど使用されていなかった1983年に久山町の循環器健診を受診した40歳以上の住民のうち, 心血管病の既往者, 食後採血者, 中性脂肪値≧400 mg/dLの者を除いた2,351人を19年間追跡し, LDL（低比重リポ蛋白〈low-density lipoprotein〉）コレステロールレベルと心血管病発症の関連を検討した。

その結果, 対象者をFriedewaldの式で算出したLDLコレステロールレベルの4分位で4群に分けると, LDLコレステロールレベルの上昇とともに虚血性心疾患発症率は有意に上昇した。一方, LDLコレステロールと脳梗塞および出血性脳卒中（脳出血とくも膜下出血）発症の間に有意な関連は認められなかった（表3-2）[4]。

そこで, 脳梗塞を3つの臨床病型に分けて検討すると, LDLコレステロールレベルとともにアテローム血栓性脳梗塞の性・年齢調整後の相対リスクは有意に上昇し, LDLコレステロールの第1分位と第4分位の間に有意差が認められた。この関係は, 性・年齢, 収縮期血圧, 心電図異常, HDLコレステロール, 中性脂肪, 空腹時血糖値, BMI,

表 3-2 LDL コレステロールの 4 分位別にみた脳卒中発症の相対リスク

	LDL コレステロール(mg/dL)				傾向性 p値
	≦102.7 (n=586)	102.8〜125.5 (n=591)	125.6〜150.3 (n=585)	≧150.4 (n=589)	
脳卒中					
イベント数	56	62	74	79	
性・年齢調整 RR	1.0	1.0	1.1	1.2	0.13
多変量調整 RR	1.0	0.9	1.2	1.2	0.16
脳梗塞					
イベント数	37	47	47	60	
性・年齢調整 RR	1.0	1.1	1.2	1.5	0.07
多変量調整 RR	1.0	1.1	1.1	1.4	1.19
アテローム血栓性脳梗塞					
イベント数	9	12	9	21	
性・年齢調整 RR	1.0	1.1	1.0	2.3*	0.03
多変量調整 RR	1.0	1.4	1.2	2.8*	0.002
ラクナ梗塞					
イベント数	14	21	25	33	
性・年齢調整 RR	1.0	1.3	1.6	2.0*	0.02
多変量調整 RR	1.0	1.2	1.4	1.7	0.11
心原性脳塞栓症					
イベント数	14	14	12	6	
性・年齢調整 RR	1.0	0.8	0.8	0.4	0.07
多変量調整 RR	1.0	0.8	0.8	0.3*	0.03
出血性脳卒中					
イベント数	19	15	27	19	
性・年齢調整 RR	1.0	0.7	1.2	0.8	0.95
多変量調整 RR	1.0	0.7	1.4	1.0	0.53

久山町住民 2,351 人,40 歳以上,1983〜2002 年
RR：相対リスク,＊：p＜0.05 vs 第 1 分位
多変量調整の調整因子：性・年齢,収縮期血圧,心電図異常,HDL コレステロール,中性脂肪,空腹時血糖,BMI,飲酒,喫煙,運動

飲酒,喫煙で調整しても有意であった。
ラクナ梗塞発症の性・年齢調整後の相対リスクは LDL コレステロールレベルに比例して有意に上昇したが,この関連は他の危険因子を調整すると消失した。一方,心原性脳塞栓症発症の性・年齢調整後の相対リスクは LDL コレステロールレベルの上昇とともに低下する傾向が認められ,多変量調整を行うと両者の関係は有意となった。

以上より,LDL コレステロールはアテローム血栓性脳梗塞とは強い正の関連を,ラクナ梗塞とは弱い正の関連を,そして心原性脳塞栓症とは有意な負の関連を示し,脳梗塞のタイプによってその影響がまったく異なることが明らかとなった。このことが,全脳梗塞を解析対象としてきたこれまでの追跡研究において,結果が一定しなかった大きな理由であることがうかがえる。

糖尿病と悪性腫瘍の関係

糖尿病と悪性腫瘍はともに頻度の高い疾患であり,欧米の疫学調査で両者の間に明らかな関連があることを示す報告が散見されているが,一定の結論は得られていない。1988 年の久山町第 3 集団のうち,75 g OGTT によって糖尿病のスクリーニング調査を受けた集団の追跡調査でも,糖尿病は悪性腫瘍死のリスクを有意に増大させた。そこで,この第 3 集団を 14 年間追跡した成績より,HbA1c レベルと胃癌発症率の関係を性・年齢調整をして検討した。その結果,胃癌発症率(対 1,000 人・年)は HbA1c 6.0〜6.9％群では 5.1,7％以上群では 5.5 で,いずれも 5.0〜5.9％群の 2.5 に比べ有意に高かった(図 3-5)[5]。

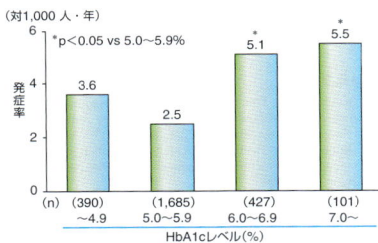

図 3-5 HbA1c レベル別にみた胃癌発症率
久山町第 3 集団 2,603 人,40 歳以上,1988〜2002 年,性・年齢調整

この関係は,性・年齢,*Helicobacter pylori* 菌感染や食餌性因子など他の危険因子を調整しても変わりなかった。つまり,わが国の一般住民において,糖尿病/高血糖は悪性腫瘍の重要な危険因子の一つといえる。

耐糖能異常と老年期認知症発症の関係

超高齢化社会を迎えたわが国では,認知症を有する高齢者が急増している。近年,糖尿病と認知症の関係が注目されるようになった。そこで,この問題を 1988 年の第 3 集団のうち 75 g OGTT を受けた 60 歳以上の高齢者 1,017 人を 15 年間追跡した成績で検証した。その結果,性・年齢調整後の Alzheimer(アルツハイマー)病(AD)および脳血管性認知症(VaD)の発症率は耐糖能レベルの悪化とともに

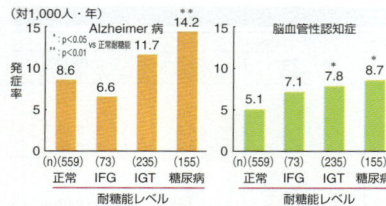

図3-6 耐糖能レベル別(WHO基準)にみた病型別認知症発症率
久山町男女1,017人，60歳以上，1988～2003年，性・年齢調整
IFG：空腹時血糖異常，IGT：耐糖能異常

上昇し，AD発症率は糖尿病レベルで，VaD発症率はIGTのレベルから有意に上昇した(図3-6)[8]。

多変量解析で性・年齢，学歴，高血圧，脳卒中既往歴，心電図異常，腹囲/腰囲比，BMI，血清総コレステロール，喫煙，飲酒，身体活動度を調整すると，糖尿病は特にADの有意な危険因子であった(相対リスク2.1)。したがって，糖尿病/高血糖は認知症の重要な危険因子と考えられる。

おわりに

久山町研究の成績によれば，わが国の地域住民では，近年，肥満・糖尿病・脂質異常症・メタボリックシンドロームなど代謝性疾患が大幅に増え，心血管病の新たな危険因子として台頭している。また，急増している糖尿病/耐糖能低下は，悪性腫瘍(胃癌)とともに高齢者認知症の2大病型であるADおよびVaDに密接に関連していた。超高齢化社会を迎えたわが国では，糖尿病をはじめとする代謝性疾患の予防・管理が国民の健康を守るうえで最も重要な課題の一つになったといえよう。

【清原 裕】

参考文献
1) Kubo M et al：Trends in the incidence, mortality, and survival rate of cardiovascular disease in a Japanese community: the Hisayama Study. Stroke 34: 2349-2354, 2003
2) Kubo M et al：Decreasing incidence of lacunar vs other types of cerebral infarction in a Japanese population. Neurology 66: 1539-1544, 2006
3) Doi Y et al：Proposed criteria for metabolic syndrome in Japanese based on prospective evidence: the Hisayama Study. Stroke 40: 1187-1194, 2009
4) Imamura T et al：Low-density lipoprotein cholesterol and the development of stroke subtypes and coronary heart disease in a general Japanese population: the Hisayama Study. Stroke 40: 382-388, 2009
5) Ikeda F et al：Hyperglycemia increases risk of gastric cancer posed by Helicobacter pylori infection: a population-based cohort study. Gastroenterology 136: 1234-1241, 2009

4 ゲノム疫学

新たな疫学研究分野の幕開け

疫学は19世紀に感染症の予防を目的として誕生した。1854年のロンドンのコレラ流行の状態を記述し，感染源と考えられる井戸を突き止め，また水道水の水源とコレラ死亡との関連を明らかにしたJohn Snowの業績はよく知られている。この疫学研究はKoch(コッホ)によるコレラ菌発見(1884年)の前であり，疾病の原因の詳細が明らかでなくとも，疫学研究は予防対策に有用であることをよく示している。

20世紀に入り，脳血管疾患，心疾患，癌などの多要因疾患を対象に多くの疫学研究が実施された。相対危険度(相対リスク)は，検討している発生要因に曝露されていない人でも疾病発生があることを前提とした概念で，多要因による疾病発生の個々の要因の寄与の検討を可能とした。ロジスティックモデルおよび比例ハザードモデルは，他の要因の影響を補正したうえでの相対危険度を推定する多変量解析モデルとして考案された。相対危険度を測定するための疫学手法として，症例対照研究およびコホート研究の理論が整理され，多くの疫学研究から喫煙，飲酒，食事内容，運動などの生活習慣と疾病発生リスクとの関連が明らかとなった。これらの疫学デザインと解析手法における発展は，多要因疾患に対する疫学への進化を特徴づけるものであった。

近年の遺伝子型検査技術の急速な発展により，疫学はさらに新たな段階に入りつつある。集団での平均的な相対危険度の測定から，特定の遺伝的背景を持つ人の相対危険度測定と，これに基づいた遺伝子環境交互作用の測定へと，疫学研究の方向を変化させつつある。また，大量に産出される遺伝子型などの情報から，いかに有益な情報を効果的に取り出すかという技術が発展してきており，これまでの疫学研究手法とは異なる次元の展開をみせてきている。表題として使われているゲノム疫学(genomic epidemiology)は，この新たな疫学研究分野の幕開けを代表する用語ともいうことができる[1]。ここでは，従来の疫学の基礎概念からゲノム疫学の概要，さらに予防への遺伝子型情報の利用について解説をする。

疫学指標

疫学で用いられる指標を図4-1に示す。

相対危険度(相対リスク)(relative risk：RR)：曝露者(要因を持っている人)での疾病発生頻度(I_e)を，非曝露者(要因を持っていない人)での疾病発生頻度(I_0)で割った値である。これは，曝露者での疾病発生頻度が非曝露者に比べ何倍高いかを示す指標となる。たとえば，非喫煙者を基準として喫煙者の肺癌罹患率が何倍高いという説明がよくされるが，この何倍というのが相対危険度である。相対危険度は，疾病発生頻度として累積発生率を用いる場合にはリスク比(risk ratio)と呼ばれ，期間あたりの発生率(人年法で計算した発生率)を用いる場合にはレイト比(rate ratio)と呼ばれる。新発生患者を用いて行われた症例対照研究から計算されるオッズ比はレイト比である。この場合，疾病発生頻度が低いという前提は必要とはならない。疾病発生頻度が低いという前提が必要なのは，リスク比の近似値としてレイト比を用いる場合である。

寄与危険度(attributable risk：AR)：曝露者での疾病発生頻度から非曝露者での疾病発生頻度を引いた値である。この指標は，曝露者のなかでの曝露により上昇している疾病発生頻度を示す。

寄与危険度割合(attributable risk percent：AR%)：曝露者のなかでの曝露により上昇している疾病発生頻度の割合

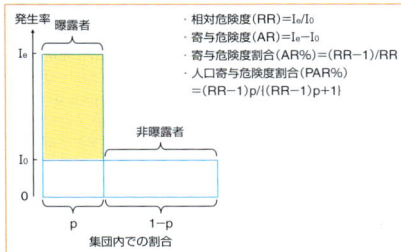

図 4-1 疫学で用いられる指標

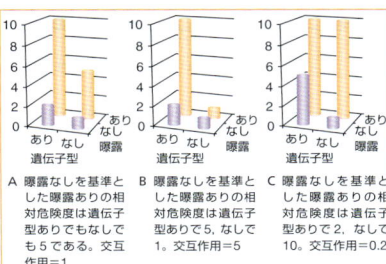

図 4-2 遺伝子環境交互作用

を示す。

人口寄与危険度割合(population attributable risk percent：PAR%)(etiological fraction とも呼ばれる)：その地域のなかで発生している疾病のなかでの曝露が原因であるものの割合を示す。相対危険度が大きな値であっても、曝露者の割合(図 4-1 の p)が小さければ PAR% は小さくなる。

疫学研究の手法

疫学の研究方法は，記述疫学(descriptive epidemiology)，分析疫学(analytic epidemiology)，介入研究(intervention study)に分類される。また，記述疫学と分析疫学は観察研究(observational study)に分類され，研究実施者の介入による実験研究(experimental study)と区分される。

記述疫学：疾病の発生状況および要因の分布を記述する手法である。疾病に関連する要因について仮説を組み立てる場合や，各発生要因が集団全体に対してどの程度の影響力を持つか検証するために行われる。

分析疫学：横断研究(cross-sectional study)，症例対照研究(case-control study)，コホート研究(cohort study)(コーホート研究とも表記される)がある。

- **横断研究**　対象者を 1 群として募集し，そのなかで病態の有無と要因の有無との関連を検討する。病態を持つ者(有病者)が研究対象のなかに一定以上いる場合でないとこの手法は使えない。
- **症例対照研究**　症例と対照を別々に募集し，要因を持つ者の頻度について症例と対照との間で比較する。症例として新規発生患者を用いる場合(incident case-control study)と有病者を用いる場合(prevalent case-control study)とがある。関連の指標としてオッズ比を症例対照研究では計算するが，このオッズ比がレイト比の推計値となるのは新規発生患者を症例として用いた場合である。
- **コホート研究**　健常者を登録し，追跡することにより把握された疾病発生と登録時に把握された要因有無との間の関連を検討する。コホート研究では累積発生率および寄与危険度を計算することができる。

介入研究：研究者が研究参加者の生活習慣等に介入し，その後の疾病予防効果を追跡して検討する。介入群だけを登録する方法，介入を行わない者(対照群)も同時に登録し追跡する方法，介入群と対照群を無作為に割り付ける方法がある。

遺伝子環境交互作用

「interaction」は相互作用と訳されることがあるが，相互作用は相互に影響を与えあうという一般用語としても用いられているため，疫学で定義される専門用語であることを明確にするために，ここでは交互作用という用語を用いる。

遺伝子環境交互作用(gene-environment interaction)は，ある遺伝子型を持つ人での環境曝露の相対危険度を，その遺伝子型を持たない人での環境曝露の相対危険度で割った値である。発癌物質の解毒酵素活性のない遺伝子型を持つ人での喫煙の相対危険度が 10 で，持たない人での喫煙の相対危険度が 2 の場合，交互作用は 5(10÷2)となる。交互作用が 1 ということは交互作用がないことを意味する。

ここで特定の遺伝子型を持たない人と持つ人，要因曝露のない人とある人の組み合わせの 4 群を考えてみる。図 4-2A は，曝露なし遺伝子型なしを 1 としたときに，相対危険度が曝露なし遺伝子型ありで 2，曝露あり遺伝子型なしで 5，曝露あり遺伝子型ありで 10 だった場合を示す。遺伝子型なしの人でも(5÷1)，遺伝子型ありの人でも(10÷2)，曝露があることの相対危険度は 5 となることから，交互作用は 1 で，交互作用はないことになる。B は交互作用が 5，C は交互作用が 0.2 と計算され，ともに交互作用があることを示す。なお，ここでは 2 つの要素が重なったときの相対危険度が各要素の相対危険度の積になるというモデル(multiplicative model)を前提として交互作用を計算している。

交互作用の値は，症例対照研究およびコホート研究で推計することができるが，case-only study と呼ばれる研究手法でも求めることができる。ただし，それには要因曝露と遺伝子型の間に関連がないという前提が必要となる。遺伝子型と要因曝露は独立した事象で，特定の人が特定の要因に曝露しやすいということは通常考えられない。たとえば，特定の遺伝子型を持つために職場や生活環境のなかでアスベストや殺虫剤に曝露が多くなるということは考えにくい。もちろん，次に述べるアルデヒド脱水素酵素 2(ALDH2)の酵素活性低下は飲酒習慣を持たないことが多いし，喫煙者にはニコチン依存症になりやすい遺伝子型

表4-1 case-only study の計算方法

	遺伝子型あり		遺伝子型なし	
	曝露あり	曝露なし	曝露あり	曝露なし
症例	a_1	b_1	a_2	b_2
対照	c_1	d_1	c_2	d_2
オッズ比	$a_1 d_1 / b_1 c_1$		$a_2 d_2 / b_2 c_2$	

交互作用: $(a_1 d_1 / b_1 c_1) \div (a_2 d_2 / b_2 c_2) = (a_1 b_2 / a_2 b_1) \div (c_1 d_2 / c_2 d_1)$
遺伝子型と曝露の有無に関連がなければ $c_1 d_2 / c_2 d_1 = 1$ となり,交互作用は $a_1 b_2 / a_2 b_1$ から計算できる

があるので,例外的には遺伝子型と要因曝露が関連することはありうる。遺伝子型と要因曝露の間に関連がない場合には,**表4-1**で示されるように,対照群のなかでの遺伝子型と要因曝露との関連をあらわすオッズ比は1となり,症例から得た情報だけから交互作用が推計できる。

交互作用の例には,食道癌に対するALDH2のGlu-487Lysの遺伝子多型と飲酒習慣がある。アルコール飲料に含まれるエタノールはアセトアルデヒドに代謝され,さらにALDH2にて酢酸に解毒される。アセトアルデヒドは悪心・嘔吐など不快な症状を引き起こす発癌物質である。ALDH2 487Lysアレルをもつ者(487GluLys型もしくは498LysLys型)では,酵素活性が低いことから,同量のエタノールを摂取しても487GluGlu型の者よりも体内のアセトアルデヒド濃度の上昇が大きい。500 mLのビールを飲んだ後の血中アセトアルデヒド濃度は,487GluGlu型の人に比べ487GluLys型の人では20倍も高く,唾液中のアセトアルデヒド濃度は2~3倍も高いと報告されている。このアルデヒド濃度の違いに一致して,同量の飲酒での飲酒の相対危険度は,487GluGlu型の者に比べ487Lysアレルを持つ者では数倍高いことが疫学研究により報告されている。もちろんLysアレルを持つ者は少量の飲酒で気分が悪くなることが多く,平均的には飲酒量は少ない。

喫煙により癌,動脈硬化,肺気腫などの疾病リスクが特に上昇する遺伝子型,塩分摂取により血圧が特に上昇する遺伝子型,脂肪摂取により脂質異常症に特になりやすい遺伝子型など,交互作用を起こす遺伝子型の探索は重要であり,多くの研究が実施されている。

薬剤の効果や有害作用の出現が遺伝子型に影響を受ける現象も,遺伝子環境交互作用に含まれる。抗がん剤であるイリノテカンはUGT1A1によりグルクロン酸抱合されて排泄されるため,UGT1A1の活性を持たない遺伝子型の者では有害作用が強く出る。このため,イリノテカン投与を受ける患者のUGT1A1遺伝子型検査(*6型と*28型)は保険医療として認められている。乳癌の再発予防や発生予防に使用するタモキシフェンはCYP2D6により薬効を持つエンドキシフェンに代謝される。CYP2D6の活性を持たない遺伝子型(*5型と*10型)を持つ者では有効成分が体内で産生されないため,タモキシフェンを服用する意味がない。止血作用を持つワルファリンは,納豆などのビタミンKを多く含む食品でその効果が減少することが知られていたが,人により必要投与量が大きく異なることもよく知られていた。近年CYP2C9およびVKORC2の遺伝子型が必要投与量に影響を与えることがわかってきた。これらのように薬剤に関する遺伝子環境交互作用の情報は一般医療のなかでも非常に重要となってきている。

epistasis

交互作用は環境要因と環境要因との間(environment-environment interaction)にも,遺伝子型と遺伝子型との間にも(gene-gene interaction)存在する。epistasisは遺伝子遺伝子交互作用の特殊な例で,特定の遺伝子型が別の遺伝子型の影響を制御する現象をさす。ラブラドールレトリバー犬の毛は黒色,茶色,黄色に分かれ,これはメラノコルチン1受容体(melanocortin receptor:MC1R)遺伝子とtyrosinase related protein 1(TYRP1)により決定されている。MC1Rがee型では黄色となり,TYRP1の影響を受けない。EeもしくはEE型の場合には,TYRP1の影響を受けbb型で茶色に,Bb型もしくはBB型で黒色となる。

ヒトの唾液にはABO赤血球型の抗原が分泌されるが,これは分泌型遺伝子(Se)の活性に影響される。A型抗原とB型抗原はO型抗原から,それぞれA酵素とB酵素により合成されるが,これが唾液に分泌されるには分泌型遺伝子が酵素活性を持つものでなければならない。日本人では活性のないアレル型としてsejとse5とがあり,これをホモ接合で持つ者では唾液中にA型抗原,B型抗原は検出されない。この代謝経路は腫瘍マーカー CA19-9の合成にも関与している。Lewis(ルイス)酵素の活性のある人では分泌型遺伝子の活性のないホモ接合の人でCA19-9は血中濃度が高くなる傾向がある。Lewis酵素の活性のない遺伝子型を持つ人ではそもそもCA19-9が体内で合成されないので,分泌型遺伝子の遺伝子型がCA19-9の濃度に影響を与えることはない。

アレル頻度

対応する位置の塩基配列に違いがある場合,各配列の型をアレル(allele)と呼ぶ。塩基配列の異なる型には,一つの塩基が置き換わる型(一塩基多型〈single nucleotide polymorphism:SNP〉),塩基が挿入欠失する型(insertion/deletion),塩基配列の繰り返し数の異なる型(short tandem repeat〈STR〉や variable number of tandem repeat〈VNTR〉),遺伝子の個数が異なる型(copy number variant)がある。

アレルの頻度は民族によってほとんど同じものもあれば,大きく異なるものもある。前述した飲酒量に大きく関与するALDH2 Glu487Lys遺伝子多型のLysアレルは日本人では30%程度みられ,韓国人,中国人,モンゴル人までみられるものの,欧米人,アフリカ人ではみられない。葉酸代謝に関しては,メチレンヒドロ葉酸還元酵素(methylenetetrahydrofolate reductase)にあるC677T遺伝子多型は,Tアレルで酵素活性が低く,葉酸欠乏の場合にその影響力が強く現れる。このTアレルは日本人で0.36,白人で0.24,アフリカ人で0.11程度と報告されている。各遺伝子多型のアレル頻度は,多数例での推定値については論文で調べる必要があるが,少数例での頻度であれば遺伝子多型のデータベースにより知ることができる。

集団の階層化

民族間でアレル頻度に差がある場合には,症例対照研究において症例群と対照群で民族の分布の違いがあれば,そ

のアレルが疾病発生に関連していなくとも症例群と対照群で頻度の差が生じる。これは集団の階層化(population stratification)と呼ばれる交絡(confounding)(バイアスの一種類。バイアスは選択バイアス、情報バイアス、交絡の3つに分類される)である。

このような状況は、疾病発生と民族の間に関連があり、調べている遺伝子型が民族間で差がるという2つの条件がそろっている場合に生じる。多民族が共存する地域では無視できないが、単一民族がほとんどを占める地域ではほとんど問題とならない。わが国では、沖縄などの地域では本州での遺伝子型分布とやや異なる遺伝子多型があるが[2]、アジア人、白人、アフリカ人の間の差ほどアレル頻度に差があるわけではない。この交絡を補正するには対象者を選ぶ場合に、民族を症例と対照でマッチさせる方法と、解析時に多変量解析モデルで補正する方法とがある。

症例対照研究における対照群の設定

前述したように症例対照研究は、同一母集団内で特定の疾患を持った者(症例)とその疾患を持たない者(対照)を抽出し、その抽出された研究対象者について生活習慣、有害物曝露、感染既往、体質などを調べ、症例群と対照群でその頻度を比較する疫学研究手法である。発生要因を調査することが目的であるので、調べる要因は罹患前の状態のものでなければならないが、遺伝子型など罹患によって変化しない要因については罹患後に採取した検体からの情報でもよい。

遺伝子型に対する相対危険度を症例対照研究で推定する場合、どのような対照群を選ばなければならないであろうか。生活習慣などは性・年齢により違いがあるし、同一地域内での居住区によっても違うことがある。そのため、症例が抽出された母集団からできるかぎり無作為に近い状況で選ばれた人を対照者としたい。また、うまく対照集団をリストできたとしても、ボランティア精神のある人や健康意識の高い人が多く研究に参加するなど、選択バイアスが入り込みやすい。さらに曝露についての思い出しが症例群に比べ対照群では少ないなど、情報を得るときにもバイアス(情報バイアス)が入りやすく、できるかぎりそれらのバイアスを少なくする工夫が必要となる。

一方、アレル頻度は一般的には性・年齢とは関連しない。また、長年人の移動がないままで子孫が生まれているという特殊な地域を除いては、日本国内でアレル頻度に偏りがあるとは思えない。実際、多数例での症例対照研究においては、そこで用いられた対照群でのアレル頻度は確率的な変動内であって、少なくとも本州においては日本中同じであると考えてもさしつかえないと思われる。そうであれば、特殊な集団からの症例でなければ、大規模な既存の健常者集団での遺伝子型頻度との比較により、遺伝子型をスクリーニングすることが可能となる。

遺伝子型に関する統計解析モデル

アレルがAとaの2種類である場合、遺伝子型はAA、Aa、aaの3種類となる。Aaの表現型がAAと同じ(近い)場合はAはaに対して優性であるといい、aはAに対して劣性であるという。疾病発生リスクと遺伝子型との関連を解析する際に、3つの遺伝子型を3群として解析する方法と、2群に区分して解析する方法とがある。

3群として解析する方法：3×2のχ^2検定を用いる方法(3つの遺伝子型間で疾病発生リスクに差があるかどうかを検討する方法)と疾病発生リスクが注目しているアレルの数に応じて段階的に変化するとして解析する方法(additive model〈3つの遺伝子型について0、1、2という数値などをあてはめた変数をつくり、その変数を解析に使用する〉)とがある。

2群に区分して解析する方法：注目しているアレルを優性であるとみなすモデル(dominant model〈xアレルについて注目している場合にはXx型とxx型を1群としてXX型と比較する〉)と、劣性であるとみなすモデル(recessive model〈xアレルに注目している場合にはxx型をXx型とXX型をあわせた群と比較する〉)とがある。

ゲノムワイド関連解析

疫学では発生要因と疾病発生の関連(association)の強さを測定することが主要な研究目的となる。関連は、関連の構造を含む関係(relation)(生物学的機序を想定して用いる場合や、因果のつながりを想定して用いる場合)や相関(correlation)(関連の強さを相関係数などの指標を用いて相関分析で解析した場合)よりも広い概念として用いられる。

ゲノムワイド関連解析(genome-wide association study : GWAS)は、ゲノム全領域にわたって遺伝子多型と疾病リスクとの関連を測定する研究で、症例対照研究で収集された検体に対して実施されることがほとんどである。遺伝子多型は全ゲノム領域30億塩基対のなかに数百万箇所あると推計されている。GWASで選択される遺伝子多型は多数ではあるが全数ではない。よくみられる疾患について、まれではない遺伝子配列変化が関与するのであれば(common disease-common variant仮説)、症例対照研究でのGWASで、関連する遺伝子多型が見つかってくるはずである。

これまでの研究で関連する遺伝子多型がいくつか見つかった疾患病態もあるが、ほとんど関連する遺伝子多型が見つからない疾患もあれば、また1つの研究で関連があっても、他の研究では再現されなかった遺伝子多型も多く報告されている。

これまでには、50万個のSNPを測定するDNAアレイがよく使用されてきた。10万個以上のSNPを調べたGWASのデータベースによれば[3]、2005年にはじめてのGWASが掲載された後、2010年12月16日時点で727研究が掲載されて、3,612のSNPが疾患に関連すると報告された。

これまでに多くの有用な情報を提供してきているが、多くの問題点も見つかってきている。

症例対照研究の一つ

一つのGWASからの結果は一つの症例対照研究からの結果であって、一症例対照研究であることの限界を超えることはできない。遺伝子多型と疾病リスクの関連を一度に多数の遺伝子多型で実施したということにすぎず、結果の不一致性については従来の症例対照研究同様に逃れることはできない。そのため、民族ごとにまた地域ごとに繰り

返し検証される必要がある。

対照数と検出力

検定における多重比較を考慮するため p 値が通常低く設定されるので，これを考慮に入れたサンプルサイズが必要である。50 万個の遺伝子多型を測定する場合，Bonferroni 補正をすれば，1 回の検定の場合に用いる 0.05 の有意水準は，10^{-7} に設定される[4]。実際には，50 万個の遺伝子多型には連鎖があるし，その民族には存在しない遺伝子多型やうまく測定できない遺伝子多型も含まれるため，10^{-6}，10^{-5}，10^{-4} という選択肢もありえる。

いま，症例 1,000 例と対照 1,000 例で，有意水準は 10^{-6}，遺伝子型が 0.2 と 0.8 の 2 群に分かれる場合，1.5 の相対危険度を検出できる統計学的検出力は 0.131 と計算される。統計学的検出力は各 2,000 例の場合には 0.687 となり，各 3,000 例の場合には 0.957 となる。また，同じ条件で有意水準を 10^{-7} に設定すると，各 1,000 例で 0.060，各 2,000 例で 0.520，各 3,000 例で 0.899 となる。これらの検出力の数値は，サンプルサイズが大きくなければ GWAS は実施する意味がないことを示している。

交互作用

GWAS では多数の遺伝子多型が検討されるため，現在のコンピュータの能力でも計算時間を多く必要とする。50 万個の遺伝子多型から 2 つを取り出す交互作用の検討は 2,500 億とおりとなり，この組み合わせの数を計算することは容易ではない。このためには，優先順位をつけた交互作用の選択をするアルゴリズムの開発が必要となる。

発生機序の多様性

多くの場合，疾病発生の生物学的な機序は複雑であり，関与する要因曝露も遺伝子も多数である。疫学では，生物学的な因果関係について立ち入ることをせず，発生要因と疾病発生リスクとの関連の強さを調べることにより発生要因を探索するという手法で主要な曝露要因を特定してきた。GWAS という研究手法も利用できるようになった現在，さらに詳細に発生要因を特定するためにどのような考慮が必要であろうか。

相対危険度は多要因疾患を対象とすることができる指標である。図 4-3 に多要因モデルを示す。①まったく異なった経路（要因 A を介する経路と要因 C を介する経路）により同一として認識されている疾患が発生する。②同一経路のなかに直列でつながる要因（要因 A に対する要因 B）があり，両者を経なければ疾病は発生しない。③しかも，一つの経路のなかにも並列につながる要因がある場合（要因 D に対する要因 E），一方があれば他方は関係のないように認識される。このような複雑な因果の構造を持っている場合に，関連研究が一貫性を持って関連を検出するためには，以下のような考慮が必要となろう。

特定の要因が関与する症例が占める割合

対象とする疾病のなかでその要因が関与する症例の占める割合が小さい場合には，その要因を検出することができない。図 4-4 はある遺伝子型が関与する症例と関与しない症例が症例群に混在する場合の，症例群全体での遺伝子型

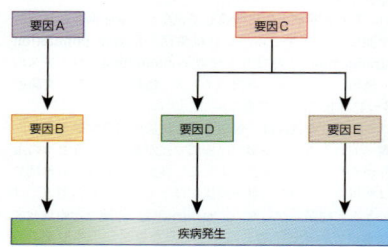

多要因とは
1 複数の経路がある（A からはじまる経路と C からはじまる経路）
2 1 つの経路に複数の要因が必要（A と B，C と D もしくは C と E）
3 1 つの経路のなかでも，代替しうる要因がある（D と E）
図 4-3 多要因疾患の因果に関する仮想モデル

頻度を示す。遺伝子型が関与する症例の割合（図 4-4 の S）が小さい場合，症例群全体での遺伝子型頻度には強く影響を与えない。

例として大腸癌の症例対照研究の場合を考えよう。大腸癌全体では家族性大腸腺腫症や遺伝性非腺腫症性大腸癌の占める割合は小さく，そのためそれぞれの原因遺伝子は大腸癌全体の症例対照研究では見つからない。その理由は，大腸癌全体を症例群とすると，その遺伝子型の影響は薄められてしまい統計学的検出力が低くなるからである。実際，これら単一遺伝子病の遺伝子は，症例対照研究やコホート研究などの関連研究ではなく，家系を用いた研究で特定されてきた。

すなわち，多要因を扱いうる疫学研究手法であっても，一つの疾病単位として分類されている疾病のなかに，発生要因の異なる疾病が多数集まっているような場合には，1 群として関連研究をしても，その発生要因を特定することは理論上できないのである。

発生機序が同じ症例を特定できる病型分類

研究対象となった症例のなかで，同一発生要因による症例を多く含む病型分類があれば，検出力を高めることができる。非小細胞肺癌に対する *EGFR* 突然変異検査はよい例である。突然変異のある非小細胞肺癌は女性に多く喫煙とは関連せず，突然変異のない非小細胞肺癌は喫煙との関連が強いことがわかった[5]。この分類により，さらに他の環境要因や遺伝子多型についての探索が可能となる。また，日本人肺癌での喫煙の相対危険度は欧米に比べ低い値であることが指摘されていたが，それは突然変異のある非小細胞肺癌の割合が大きかったことで説明することができた。

交互作用する要因

遺伝子多型と交互作用を有する環境要因は，図 4-3 の要因 A と要因 B の関係となるため，その要因がない状況での遺伝子多型の特定は困難となる。たとえば，葉酸摂取が十分な対象者では，MTHFR C677T の酵素活性は血中総ホモシステイン値に影響を与えない。葉酸の摂取が少なく，血中の葉酸値が低くなっているときに TT 型の人では，総ホモシステイン値が CC 型よりも高値になり動脈硬化を促進

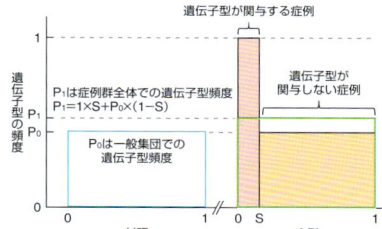

図4-4 特定の遺伝子型が疾病発生に関与する症例と関与しない症例が混在する場合における症例群全体での遺伝子型頻度

する．したがって，MTHFR C677Tと疾病発生リスクとの関連は葉酸摂取の少ない集団で検出できるのであって，葉酸強化食品が流通する米国などでは，MTHFR C677Tと疾患発生リスクとの関連を見出すのは困難となる．

遺伝子型情報の予防への利用

疾病予防の戦略には，ハイリスクストラテジー（high risk strategy）とポピュレーションストラテジー（population strategy）とがある．前者は疾病に罹患しやすい者（高リスク者）を特定し，その者に集中して対策を行う方法で，後者は高リスク者を特定せず集団全体に同様に対応する方法である．高リスク者を特定するには調査や検査が必要となり，そのための費用が必要となるが，対象者を絞り込むことができるため，その後は無駄が少ない対応が検討できる．

ゲノム疫学は，高リスク者の特定，特に遺伝子環境交互作用により生活環境にある発生要因に反応する者の特定を目的として発展してきているので，ハイリスクストラテジーへの活用を前提としている．遺伝子型情報を用いた高リスク者の特定は社会的な差別につながる可能性があることから否定的な考えもあるが，かなりその危惧は小さくなっているように思われる．

まず，遺伝子型情報にかぎらず，感染症の診断など社会生活に大きな影響を与える検査は多く存在し，遺伝子型情報に限定する理由はない．家族への影響も同様で，遺伝子型情報であるから影響が強いとはいえない．また，遺伝子型情報には，重篤な疾患に関与する単一遺伝子病遺伝子の遺伝子型情報から表現型にまったく影響しない遺伝子型情報まで多様であり，すべての遺伝子型情報を一つのグループとして考えるには無理がある．さらに，個人情報を特定する場合においても，遺伝情報がすぐれているとは必ずしもいえない．顔は人を認識するのに多く使われており，試験などでは個人特定に実際顔写真が用いられる．災害時の死亡者特定には遺伝子検査よりも簡便な歯形による特定が多く用いられている．これまでに遺伝情報は究極の個人情報といわれていたが，ほとんどの場合において，個人特定や社会生活への影響の観点からは特別視する根拠があるとは思えない．

ハイリスクストラテジーにおける遺伝子型情報の利用は，他の検査からの情報と同様に考えることができる．遺伝子環境交互作用により特定の要因曝露で疾病リスクが上昇する者については，その要因に曝露しない対策が必要となる．リスク上昇が予防法が明らかでないい場合には，検診間隔を短くし早期発見に努めることになる．予防的な治療を行うかどうかについては個人の考えによるが，乳癌発生のリスクを上昇させる*BRCA1*異常では，予防的乳房切除術，卵巣切除術，化学予防などを選択する女性が米国ではまれではない．

疫学研究は疾病予防のためにこれまで多くの成果を生み出してきた．遺伝子型情報を含め，生体指標についての多くの情報が疫学研究で検討され，疾病予防に役立つ発見に結びつくことが期待される．

【浜島 信之】

参考文献
1) Traynor BJ : The era of genomic epidemiology. Neuroepidemiology 42 : 371–376, 2009
2) Yamaguchi-Kabata Y et al : Japanese population structure, based on SNP genotypes from 7003 individuals compared to other ethnic groups: effects on population-based association studies. Am J Hum Genet 83 : 445–456, 2008
3) A catalog of published genome-wide association studies (National Human Genome Research Institute) : http://www.genome.gov/gwastudies/
4) Ziegler A et al : Biostatistical aspects of genome-wide association studies. Biom J 50 : 8–28, 2008
5) Matsuo K et al : Risk factors differ for non-small-cell lung cancers with and without EGFR mutation: assessment of smoking and sex by a case-control study in Japanese. Cancer Sci 98 : 96–101 2007

5 癌の疫学

癌の実態と動向

近年の実態

戦前，わが国の主要な死因は，結核や肺炎などの感染症であったが，1954年に脳血管疾患が死因の第1位となった．そして，戦後，感染症や脳卒中による死亡率が急激に下がり，その結果，1981年から現在まで，癌が最大の死因となっている．

国立がん研究センターがん対策情報センターのがん情報サービス（http://ganjoho.ncc.go.jp/public/statistics/index.html）によると，2009年に癌で死亡した人は34万人（男性21万人，女性14万人）で，総死亡の約30％を占めた．部位別では，男性では肺，胃，大腸，肝臓，膵臓，女性では大腸，肺，胃，膵臓，乳房の順であった．そして，地域がん登録研究班による2005年の推計値では，新たに診断された癌は68万例（男性39万例，女性29万例）とされる．罹患数が多い部位は順に，男性では胃，大腸，肺，前立腺，肝臓，女性では乳房，大腸，胃，肺，子宮となっている．

年齢階級別癌罹患率（2005年地域がん登録研究班推計）および死亡率（2009年人口動態統計）に基づいて，現在0歳の男女が，当該年齢までに癌に罹患する確率（ある年齢までに癌に罹患するおおよその確率）・癌で死亡する確率（あ

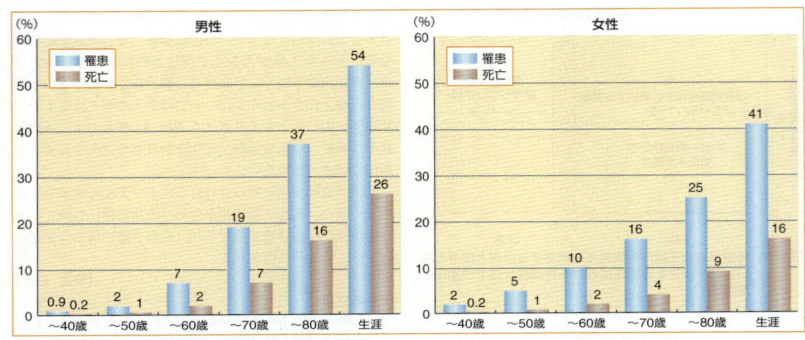

図 5-1 各年齢までの累積癌罹患率・死亡率
年齢階級別癌罹患率（2005年地域がん登録研究班推計）・死亡率（2009年人口動態統計）に基づいて，当該年齢までに癌に罹患・死亡する確率
（国立がん研究センターがん対策情報センター）

る年齢までに癌で死亡するおおよその確率）を図5-1に示す。

　ある人が癌になる確率は，40歳までには男性1％，女性2％程度だが，その後加齢とともに高くなり，60歳までは男性7％，女性10％程度である。それ以降は男性で女性よりも高くなり，70歳までに男性19％，女性16％，そして生涯では男性54％，女性41％がなんらかの癌に罹るという計算になる。また，癌で死亡する確率は，男女ともに40歳までには0.2％程度，60歳までは2％程度である。それ以降は男性で女性よりも高くなり，70歳までに男性7％，女性4％，そして生涯では男性26％，女性16％がなんらかの癌で死亡するという計算になる。すなわち，男女ともに2人に1人は，一生のうちになんらかの癌になり，男性では4人に1人，女性では6人に1人は癌で死亡するということになる。したがって，癌になるということは，歳をとるにつれて，誰にでも起こりうる身近なことという認識が必要である。

　また，部位別に癌の累積罹患率と累積死亡率を，75歳までと生涯との各々について表5-1に示す。男性で生涯罹患率が高いのは胃癌の11％，肺癌の9％，大腸癌の8％の順で，生涯累積死亡率については肺癌の6％，胃癌の4％，大腸癌の3％の順である。前立腺癌については6％の確率で罹患するが，死亡原因となるのは1％程度となる。75歳までの累積率は部位にもよるが，生涯累積率の約1/2程度となる。一方，女性では，生涯罹患率が高いのは大腸癌の7％，乳癌の6％，胃癌の5.5％の順で，累積死亡率は，大腸癌の2.3％，肺癌の2.1％，胃癌の2.0％の順となる。75歳までの累積率は，女性特有の乳癌や子宮癌は80％程度を占める。このような確率は，予防や検診の優先度を考える際に，重要なデータとなる。

年次推移

　現在，日本では人口あたりの癌死亡率や死亡人数は，男女ともに戦後から一貫して増加傾向にある。しかしながら，これは日本人が癌になりやすくなったからではない。平均寿命の延びと出生率の低下に伴い，癌になる確率の高い高齢者の人口比率が増加していることが最大の原因である。したがって，年齢による人口構成の影響を取り除いた年齢調整死亡率（昭和60年モデル人口）（図5-2）では，男性では戦後上昇した後，横ばい傾向にあったものが，1990年代後半から減少傾向にある。女性では，1960年代前半をピークに，その後一貫して減少傾向にある。特に75歳未満に限定すると減少傾向がよりいっそう顕著になる。なお，1995年に新たな死因分類規則（ICD-10）の適用や死亡診断書の改正があったために，癌を原因とする死亡が増加した（一方，心疾患が大幅に減少した）ので注意を要する。

　癌全体の年齢調整死亡率は，男女ともに減少傾向にあるものの，癌の部位別に推移をみると，大きく変化しているのがわかる（図5-3）。男性では，1960年代に最も多かった胃癌死亡率が最近まで一定の減少傾向にある。一方，1990年代半ばまで増加傾向にあった肺，肝臓，結腸，前立腺癌が近年では横ばいから減少傾向に転じている。女性では胃癌が一貫して減少しているのに加えて，子宮，肝臓，直腸の癌の死亡率が1980年代まで減少している。一方で，乳癌が戦後一貫して増加している。

　罹患率の推移については，わが国のがん登録は発展途上にあり，年々精度が向上していることの影響があるために，年次推移をみるのには必ずしも適当ではない。特に，近年においては，がん診療連携拠点病院の院内がん登録の整備などで登録精度が向上したことによる罹患率の増加傾向が観察されている。致死率の高い癌については，死亡率の推移と同様と推定されるが，胃・大腸・乳房・子宮などの生存率の高い部位については，罹患率との比較が必須である。図5-4に男性の胃と結腸，図5-5に女性の乳房と子宮の各々について，粗率と年齢調整率，および罹患率と死亡率を示す。男性の胃癌と結腸癌は，年齢依存性に罹患率・死亡率が高くなるために，粗率と年齢調整率の推移との間に乖離がみられるが，年齢調整率では罹患率と死亡率がほぼ平行に推移しており，死亡率の増減は主に罹患率の増減によるものと推測される。一方，女性の乳癌と子宮癌は，閉経後の罹患率が低くなる傾向になるために，粗率と年齢調整率は，人口比率の高齢化の影響を受けず，ほぼ平行に推移し

5 癌の疫学

表 5-1 部位別癌の累積罹患率（2005 年推計）・累積死亡率（2009 年）

男性

部位	罹患(%) 75歳	罹患(%) 生涯	死亡(%) 75歳	死亡(%) 生涯
全部位	28	54	11	26
食道	1.2	1.9	0.7	1.2
胃	6.0	11	1.8	4.1
大腸	4.5	8.1	1.3	2.9
肝臓	2.3	3.8	1.3	2.7
胆嚢・胆管	0.5	1.5	0.4	1.1
膵臓	0.9	1.9	0.9	1.7
肺	3.6	8.6	2.4	6.3
悪性リンパ腫	0.7	1.3	0.3	0.7
白血病	0.4	0.7	0.3	0.6
前立腺	2.9	6.2	0.3	1.4

（国立がん研究センターがん対策情報センター）

女性

部位	罹患(%) 75歳	罹患(%) 生涯	死亡(%) 75歳	死亡(%) 生涯
全部位	20	41	6.2	16
食道	0.2	0.4	0.1	0.2
胃	2.3	5.5	0.7	2.0
大腸	2.9	6.7	0.8	2.3
肝臓	0.8	2.0	0.4	1.3
胆嚢・胆管	0.4	1.6	0.3	1.0
膵臓	0.6	1.9	0.5	1.5
肺	1.5	3.9	0.8	2.1
悪性リンパ腫	0.5	1.1	0.2	0.5
白血病	0.3	0.5	0.2	0.4
乳房	4.9	6.2	1.0	1.4
子宮頸部	0.8	1.1	0.2	0.3
子宮体部	0.8	1.0	0.1	0.2
卵巣	0.7	1.1	0.3	0.5

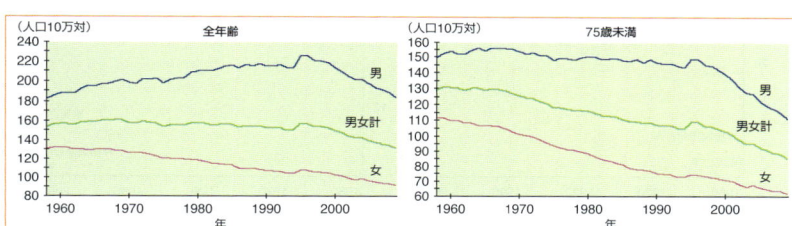

図 5-2 癌年齢調整死亡率の年次推移
（国立がん研究センターがん対策情報センター）

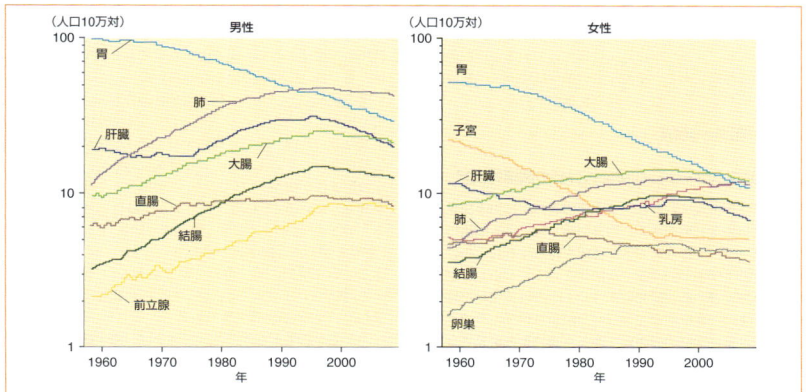

図 5-3 部位別癌年齢調整死亡率の年次推移
子宮は，子宮頸部および子宮体部のほかに「子宮部位不明」を含む
（国立がん研究センターがん対策情報センター）

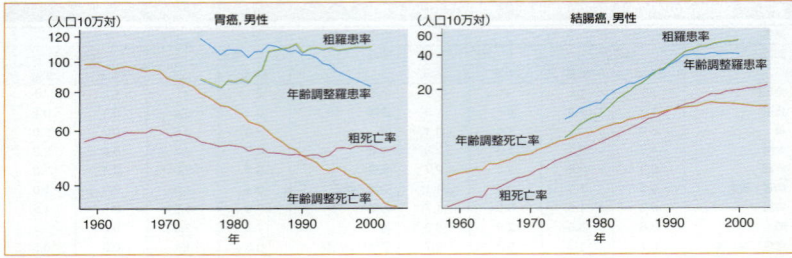

図 5-4 癌死亡率・罹患率の年次推移
(国立がん研究センターがん対策情報センター)

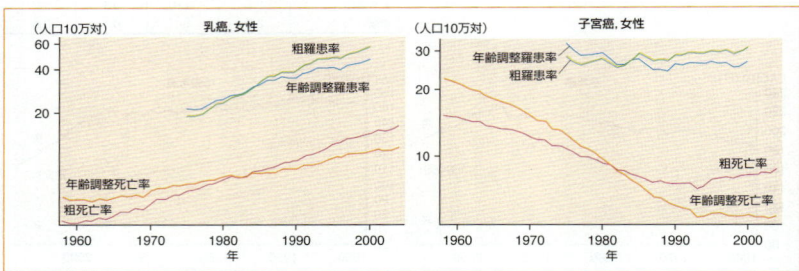

図 5-5 癌死亡率・罹患率の年次推移
(国立がん研究センターがん対策情報センター)

ている。また，年齢調整率は，乳癌については，平行に推移しているが，子宮癌については，罹患率が減少傾向にあるのに反して，死亡率は近年は鈍化しているが，戦後一貫して減少傾向にある。治療などの進歩により，子宮癌に罹患しても死亡しなくなった動向が推測される。

癌の原因—総論

ヒト発癌ハザード—因果関係評価の国際的現状

癌予防を実現するには，まず要因との間に因果関係の有無を見極める必要がある。因果関係とは，ある危険因子を取り除けば，またはある予防要因を付加すれば，癌になる確率が低下するという確かな関係をさす。しかしながら，動物実験で得られた研究結果はヒトへの外挿性が不確かであり，また，疫学研究で得られた結果は偶然・バイアス・交絡によるみかけ上の関係である可能性を否定できないという限界がある。したがって，そのことを前提としたうえで，不完全な実証研究のデータに基づいて，できるだけ誤りの少ないかたちで因果関係の確からしさを評価し，具体的な対策に結びつけるために，さまざまな試みがなされている。

国際がん研究機関(IARC)(http://www.iarc.fr/)は，生活習慣を含むさまざまな因子の発癌性や予防効果について，科学論文を系統的にレビューすることにより因果関係の確からしさを段階的に評価している。具体的には，①ヒトを対象とした疫学研究および動物モデルにおける科学的証拠の程度，そして，②そのメカニズムを示すデータの有無に基づき，③総合評価を行っている。

疫学研究(ヒトのデータ)を評価する際には，4段階の判定を用いている。このうち最上位の「発癌性に関する十分な知見」という判定は，「偶然・バイアス・交絡が，相応の信頼性をもって排除されている研究において，曝露と癌の正の関連性が観察」されており，「要因とヒト癌の因果関係が確立している」と判断されるような場合に適用されている。第2の「発癌性に関する限定的な知見」という判定は，「要因と癌の正の関連性が観察されており，因果性が存在するという解釈にも一定の信頼性がある」と判断されるものの「偶然・バイアス・交絡が，相応の信頼性をもって排除されていない」場合に適用される。

①と②を踏まえた③の総合評価では，疫学研究と動物実験における知見の程度を組み合わせて，グループ1〜4の4段階の判定を行っている。このうち，グループ1の「ヒトに対する発癌性がある」という判定は，動物実験の知見の程度にかかわらず「ヒトにおける発癌性に関して，十分な知見が存在する」場合に適用される。また，グループ2Aの「おそらくヒトに対する発癌性がある」という判定は，「ヒトにおける発癌性に関して，限定的な知見が存在し，しかも，実験動物における発癌性に関して，十分な知見が存在

表 5-2 ヒトへの発癌性が確実な因子（グループ 1）[*]

要因	物質, 混合物, 曝露環境	部位
医薬品・ホルモン剤	フェナセチン	腎臓, 尿管
	メルファランなどのアルキル化剤	急性骨髄性白血病
	シクロスポリン	非 Hodgkin リンパ腫, 皮膚, その他複数の部位
	閉経後エストロゲン療法	子宮体部, 卵巣
	閉経後ホルモン療法（混合）	乳房, 子宮体部。プロゲストーゲンの服用期間が長くなると予防的
	経口避妊薬（混合）	乳房, 子宮頸部, 肝臓。卵巣と子宮体部には予防的
	タモキシフェン	子宮体部。乳房には予防的
細菌・ウイルス	HBV, HCV	肝臓, 非 Hodgkin リンパ腫（HCV）
	HTLV-1	白血病・リンパ腫
	HPV16	子宮頸部（18, 31, 33 ほか）, 外陰, 腟, ペニス, 肛門, 口腔・咽頭・扁桃
	Helicobacter pylori 菌	胃
金属, ヒ素, 繊維, ダスト	ヒ素, 無機ヒ素化合物	肺, 皮膚, 膀胱
	カドミウム, カドミウム化合物	肺
	クロム（6 価）化合物	肺
	アスベスト	肺, 中皮腫, 喉頭, 卵巣
	皮革・木材のダスト	鼻腔・副鼻腔, 鼻咽頭（木材）
放射線	X 線, γ線	甲状腺, 乳房, 皮膚, 白血病, その他複数の部位
	太陽光線	皮膚（基底細胞, 扁平上皮, メラノーマ）
	日焼けマシン	皮膚（メラノーマ）, 眼（メラノーマ）
	ラドンおよびその崩壊生成物	肺
タバコ, アルコール, 食品	タバコ喫煙	口腔・咽頭, 食道, 胃, 大腸, 喉頭, 肺, 膵臓, 肝臓, 腎臓, 尿路, 膀胱, 子宮頸部, 骨髄性白血病
	両親の喫煙	子どもの肝芽腫
	環境タバコ煙	肺
	アルコール飲用	口腔, 咽頭, 喉頭, 食道, 大腸, 肝臓, 乳房
	中国式の塩蔵魚	鼻咽頭
化学物質, 関連する職業	ベンジジン, 2-ナフチルアミン	膀胱
	多環芳香族炭化水素関連	石炭ガス, コークス製造, コールタールピッチ：肺, アルミ精錬：肺, 膀胱など
	アフラトキシン	肝臓
	ホルムアルデヒド	鼻咽頭, 白血病
	ダイオキシン（2,3,7,8-TCDD）	複数の臓器

[*]：IARC（IARC monograph on the Evaluation of Carcinogenic Risks to Humans Volume 100〈http//monographs.iarc.fr/index.php〉）
HBV：B 型肝炎ウイルス, HCV：C 型肝炎ウイルス, HTLV-1：ヒト T リンパ球向性ウイルス 1 型, HPV16：ヒトパピローマウイルス 16 型

する」場合に適用される。②の関連するデータについては，グループ 2 以下の判定結果を上位にアップグレードする際に用いられる。他に，グループ 2B「発癌性の可能性あり」，グループ 3「発癌性を分類できない」，グループ 4「おそらく発癌性なし」の判定がある。

これまで 900 以上の因子を評価した結果，107 をグループ 1，58 をグループ 2A，249 をグループ 2B と判定している（Volume 1～100）(http://monographs.iarc.fr/)。なお，グループ 4 と判定された因子は，これまでに Caprolactam 一つしかない。ここでヒト癌の原因として確実（グループ 1）と判定された主な要因と癌の部位の組み合わせを表 5-2 に示す。

食物や食品成分の発癌性や癌予防効果については，世界がん研究基金（WCRF）と米国がん研究協会（AICR）が，科学論文を系統的にレビューすることによりその因果関係評価を実施している。2007 年に「食物・栄養・身体活動とがん予防」という評価報告書が，10 年ぶりに改訂され出版される（http://www.dietandcancerreport.org/）。ここで「確実」「可能性大」と判定された関係について表 5-3 に示す。ここでの評価において，「確実」であると判定するための定義として，「2 つ以上のタイプの疫学研究からのエビデンスがある，少なくとも 2 つのコホート研究からのエビデンスがある，相反する研究結果がない，偶然・偏り・交絡の可能性を否定できる質の高い研究により支持されている，生物学的に説明できる用量反応関係がある（必ずしも直線的ではない），動物やバイオマーカーを用いた実験からヒトで癌予防効果があることを支持するデータがある」などを基準としている。また，「可能性大」の判定には，コホート研究からのエビデンスの代わりに，少なくとも 5 つの症例対照研究からのエビデンスがあることを基準としているなど，ややゆるい基準が使われている。

発癌リスク評価

国際的な因果関係評価において注意しなければならないのは，前提として「人類が遭遇することが知られている全範囲の曝露・摂取レベル」におけるヒト発癌性（あるいは，癌予防効果）を評価している点にある。すなわち，ハザード（有害性）の有無に関する評価であり，それゆえ多くの有害性は，事故や職業などによる高濃度の曝露がある際に，多くのヒトのデータが報告される。したがって，現実社会において曝露するレベルにおいて，ヒトへの発癌性が起こりうるか否かについては，用量反応関係と当該集団における

表5-3 食物関連要因と癌との関連(まとめ)*

関連の強さ	リスクを下げるもの	リスクを上げるもの
確実 (convincing)	● 運動(結腸) ● 授乳(乳房)	● 肥満(食道腺、大腸、乳房〈閉経後〉、子宮体部、腎臓、膵臓) ● 内臓脂肪(大腸) ● 高身長(大腸、乳房〈閉経後〉) ● 赤肉・加工肉(大腸) ● アルコール(口腔・咽頭・喉頭、食道、大腸〈男性〉、乳房) ● アフラトキシン(肝臓) ● 飲料水中のヒ素(肺) ● βカロテンのサプリメント(肺)
可能性大 (probable)	● 肥満(閉経前乳癌) ● 運動(閉経後乳癌、子宮体部) ● 果物(口腔・咽頭・喉頭、食道、胃、肺) ● 非でんぷん野菜(口腔・咽頭・喉頭、食道、胃) ● アリウム野菜(胃) ● ニンニク(大腸) ● 食物繊維(大腸) ● 牛乳(大腸) ● 食物に含まれる葉酸(膵臓) ● 食物に含まれるカロテノイド(口腔・咽頭・喉頭、肺) ● 食物に含まれるβカロテン(食道) ● 食物に含まれるビタミンC(食道) ● 食物に含まれるリコピン(前立腺) ● 食物に含まれるセレン(前立腺) ● カルシウムのサプリメント(大腸) ● セレニウムのサプリメント(前立腺)	● 肥満(胆嚢) ● 内臓脂肪(乳房〈閉経後〉、子宮体部) ● 成人期の体重増加(乳房〈閉経後〉) ● 出生時過体重(閉経前乳癌) ● 高身長(膵臓、乳房〈閉経前〉、卵巣) ● アルコール(肝臓、大腸〈女性〉) ● 塩蔵食品・塩分(胃) ● 中国式の塩蔵魚(鼻咽頭) ● 飲料水中のヒ素(皮膚) ● マテ茶(食道) ● 食事からのカルシウム(前立腺)

*: WCRF/AICR 2007(World Cancer Research Fund/American Institute for Cancer Research. Food, Nutrition, Physical Activity, and the Prevention of Cancer : a Global Perspective. AICR, Washington DC〈2007〉)

曝露レベルの統合によるリスク描写とあわせた、リスク評価が必要になる。たとえハザードであっても曝露レベルが低ければ現実のリスクにならない、あるいはきわめてリスクが小さいという場合もある。また、リスク評価は純粋に科学に基づいて実施されるべきであるが、実際のリスク管理には、政治的、経済的、社会的、技術的なさまざまな要素が入り運用されることになる。

表5-1に記された発癌要因のなかでも、「タバコ」「環境タバコ煙」「アルコール」などは、日本人の多くが曝露されている現状があり、かつ、日本人を対象とした疫学研究においてもリスクとなることが示されている。「アスベスト」についても、職業的な曝露レベルのみならず、労働者の家族や工場周辺住民においてもリスクとなることが示されている。一方、「ダイオキシン」「アフラトキシン」「飲料水中のヒ素」「ラドン」のような要因は、日本人が日常的に曝露するレベルはないか、あってもかなり低いため、発癌リスクがそれほど高まるとは考えにくいと思われる。また、医薬品や医療における放射線被曝などについては、それによる利益と発癌リスクとのバランスに基づいた総合的な評価が必要である。

寄与リスク

リスク評価に基づいたリスク管理を行ううえで考慮しなければならないことは、何倍なりやすいという相対リスクに加えて、発癌リスク要因への曝露が与える影響の絶対的な大きさをあらわす指標である寄与リスクも重要な指標となる。曝露寄与リスク割合は、曝露グループに発生した癌のうち、曝露によって過剰に発生した癌の割合を示す。相対リスクが大きいほど、その割合は大きくなる。一方、人口寄与リスク割合は、その集団全体で起こった癌のうち、曝露によって過剰に発生した癌の割合を示す。たとえ相対リスクが大きくなくても曝露している割合が多ければ、社会全体には、大きなインパクトを持つ。たとえば、「環境タバコ煙」と「アスベスト」による肺癌の相対リスクが、各々1.2倍と5倍であっても、日本においては、前者のほうが曝露している人口が圧倒的に多いので、被害者の数も圧倒的に多いことが推察される。

米国ハーバード大学のがん予防センターでは、米国人の癌死亡の原因として、どの要因がどれくらいの割合を占めているかという人口寄与リスク割合を推定している[1]。それによると、喫煙、成人期の食事・肥満が各々30%、産業の生活様式、職業要因、癌の家族歴、ウイルス・他の生物因子、周産期要因・成長が各々5%、生殖要因、飲酒、社会経済的状況が各々3%、環境汚染、電離放射線・紫外線が各々2%、医薬品・医療行為、塩蔵品・他の食品添加物が各々1%と推計している。

喫煙対策と食生活の改善・肥満の防止が、優先度の高い癌予防対策であることがわかる。ただし、いわゆる欧米型の食生活と肥満が深刻な社会問題になっている米国での推計値であることに留意する必要がある。

癌の原因—各論

主なヒト癌の原因について記す。

タバコ喫煙・環境タバコ煙

喫煙は肺癌の原因の一つであることは広く知られている。非喫煙者と比較して、喫煙者が肺癌になるリスクが高いこと、喫煙量、喫煙期間、喫煙開始年齢などのタバコへの曝露度合いとの間に明白な用量反応関係があること、禁煙期間が長ければ長いほどリスクが低下することなどが、

さまざまな地域や人種を含む疫学研究で繰り返し示されてきた。IARCによる評価においては、タバコ喫煙は、口腔・咽頭、食道、胃、大腸、喉頭、肺、膵臓、肝臓、腎臓、尿路、膀胱、子宮頸部の癌、そして骨髄性白血病のリスクを上げる。また、環境タバコ煙は、非喫煙者の肺癌リスクを上げ、おそらく、喉頭・咽頭の癌のリスクを上げるとされている。

非喫煙者に対する喫煙者の癌全体の死亡あるいは罹患のリスクは、日本人を対象とした5つのコホート研究のメタ解析では、1.5倍（男性で1.6倍、女性で1.3倍）と推定されている[2]。また、日本人を対象とした複数のコホート研究を統合したデータに基づくと、癌死亡のリスクは男性2倍、女性1.6倍ほどと推計されている[3]。前述した相対リスクと喫煙者の割合などから推計すると、日本人の癌死亡の約20〜27%（男性では30〜40%程度、女性では3〜5%程度）は喫煙が原因であり、すなわち喫煙していなければ予防可能であったと推定できる。ただし、この推定では受動喫煙の影響は考慮されていない。

受動喫煙については、約3万人の日本人非喫煙女性を対象としたコホート研究で、肺腺癌のリスクは、夫が喫煙者である場合に、非喫煙者である場合と比べて、約2倍高いことが示されている。また、非喫煙女性の肺腺癌の約37%は夫の喫煙によるものと推定している[4]。

食物・栄養および身体活動

癌の発生に食習慣が密接にかかわっていることを間接的に示す知見として、癌の発生率についての、①地域・民族による差異、②時代的変化、③移民における変化などをあげることができる。すなわち、欧米では大腸・乳房・前立腺の癌が多く、アジアではこれらの部位の癌が少なく、食道・胃などの癌が多いこと、わが国においては近年、大腸・乳房・前立腺の癌が増えてきていること、そして米国やブラジルに移住した日系人の癌が、移住先国のパターンに近似してくることなど、これらの知見の一部は、食習慣の差異や変化によりもたらされているものと考えることができる。

野菜・果物と癌との関連については、症例対照研究からの知見が大半を占めていた1990年代に行われた系統的レビューに基づく評価では、多くの部位の癌に対して確実に予防の効果があるとされていた。しかしながら、コホート研究からの知見が多く示されるようになった2000年代の評価では、確実とされる癌の部位はなくなった。WCRF/AICRによる評価でも、果物は口腔・咽頭・喉頭、食道、胃、肺において、非でんぷん野菜は口腔・咽頭・喉頭、食道、胃において「可能性大」と判定されているが、「確実」と判定されている関連はない。

野菜・果物には、カロテン、葉酸、ビタミン、イソチオシアネートなどさまざまな成分が含まれているが、これらの成分が、生体内で発癌物質を解毒する酵素の活性を高める、あるいは生体内で発生した活性酸素などを消去するなどのメカニズムが考えられている。

塩蔵食品には、食塩、亜硝酸塩、ニトロソ化合物などを多く含む。高濃度の塩分は、胃粘膜を保護する粘液の性状を変え、胃酸による胃粘膜の炎症を惹起したり、*Helicobacter pylori* (*H. pylori*) 菌の持続感染を引き起こしたりすることにより、胃癌リスクを高めることが想定される。また、塩蔵食品の保存過程では、ニトロソ化合物などの発癌物質が多く産生されることによる関与も考えられている。

肉類については、ハム・サラミ・ベーコンなど貯蔵肉やウシ・ヒツジ・ブタなどの赤肉と大腸癌との関連が比較的一致して報告されている。ヘム鉄の関与、貯蔵や加熱などの調理によって生じるニトロソ化合物、ヘテロサイクリックアミン、多環芳香族炭化水素などの発癌物質の関与や、肉や脂肪による腸内細菌叢の変化によって生じる胆汁酸などの関与が考えられている。

肥満は、複数の部位の癌のリスクであるが、そのメカニズムは多様であるものと考えられている。脂肪組織中に多く含まれるアロマターゼがエストロゲンを産生し、子宮体癌や閉経後女性の乳癌リスクを上げる。また、インスリン抵抗性による高インスリン血症や遊離型インスリン様増殖因子の持続的増加が、結腸癌などのリスクになると考えられている。さらに、肥満に起因する胃酸の胃食道逆流が、食道腺癌のリスクとなるが、日本人ではまれである。また、日本人などのアジアのコホート研究では、やせによる癌発生リスクの増加が観察されている。これは、栄養不足に伴う免疫機能の低下や抗酸化物質の不足などによるものと推察される。

運動による結腸癌リスクの低下については、肥満の解消、インスリン抵抗性の改善、免疫機能の増強、腸内通過時間の短縮、胆汁酸代謝への影響などによるものと考えられている。閉経後の乳癌や子宮体癌に対する予防効果も可能性は高いとされている。

飲酒は、口腔、咽頭、喉頭、食道、大腸、肝臓、乳房の癌のリスクを上げる。飲酒頻度や飲料の種類よりも、エタノール摂取量との間との関連が強い。発癌物質の溶剤としての役割、動物での発癌性が示されているアセトアルデヒドによる影響、薬物代謝酵素（シトクロムP450など）への影響、エストロゲン代謝への影響、免疫抑制、葉酸などの栄養不足を引き起こすなどによるものと考えられている。喫煙者において、特に発癌リスクが高くなるという交互作用が、食道癌や癌全体の発生リスクの関連において示唆されている。

食品は、動物実験で発癌性が示される物質に自然あるいは人工的に汚染される場合がある。一部の食品に自然発生するアフラトキシンなどのカビ毒は、アジアやアフリカにおいて肝癌の確実な原因であるとWCRF/AICRでは評価している。また、食品には残留農薬が含まれていたり、調理の過程において、動物実験で発癌性が示されているヘテロサイクリックアミンが生成されたりする。しかしながら、これらの原因がヒトの癌の発生にどの程度の影響を与えているのかを明らかにするのは、アフラトキシンなどの一部の例外を除き、摂取量を正確に把握することの限界や、リスクが必ずしも大きくないことなどにより困難である。基本的には、予防原則に従い、ヒトの発癌の可能性が排除できない汚染物質については、低減あるいは排除に向けた規制や適切な食品の保存が重要である。

慢性感染

癌の主要な原因の一つで、IARCによる推計では、世界の癌の原因の18%程度を占めると推計されている[5]。その

割合は，米国人の癌の原因における推計値よりも高めであるが，先進国全体で9％程度に対し，発展途上国では23％程度，また，日本についても20％程度と推計されている。B型やC型の肝炎ウイルスによる肝癌，ヒトパピローマウイルスによる子宮頸癌，H. pyloriによる胃癌などがその大半を占める。推計には，肝癌の81％，胃癌の55％，子宮頸癌の89％が，慢性感染に寄与することを前提としている。他には，EB（Epstein-Barr）ウイルスによる悪性リンパ腫や鼻咽頭癌，ビルハルツ住血吸虫による膀胱癌，ヒトTリンパ球向性ウイルスによる白血病・悪性リンパ腫などがある。

その機序は感染体がつくり出す癌原性蛋白による直接的な作用（例：ヒトパピローマウイルス），慢性の炎症に伴う細胞の壊死と再生による間接的な作用などがあげられる。予防のための戦略としては，ワクチン（例：B型肝炎ウイルスやヒトパピローマウイルス），検診による早期病変の検出（例：子宮頸癌），感染体の駆逐（例：C型肝炎ウイルスやH. pylori），あるいは抗炎症薬などが候補となる。特に，発展途上国においては，癌の1/4程度が，感染対策により予防可能であることは重要な意義を持つ。

生殖要因とホルモン

エストロゲン，プロゲストーゲン，アンドロゲンなどの性ステロイドホルモンが，乳房，子宮体癌，卵巣，あるいは前立腺の癌の発生に重要な役割を果たしていると考えられている。たとえば，乳癌罹患率は，閉経までは年齢とともに一定の増加傾向にあるが，閉経とともにいったん減少傾向となる。また，初経年齢が早い，閉経年齢が遅い，出産歴がない，初産年齢が遅いことなどが確実な危険因子であり，女性ホルモンとの密接な関係にある。卵巣癌も出産歴がないことが危険因子であり，子宮体癌も生殖要因との関係ははっきりしない面があるものの体内ホルモンレベルを修飾する肥満との関連が確立している。

ホルモン剤や抗ホルモン剤は，一部のホルモン関連癌のリスクを上げる一方，他の部位の癌のリスクを下げる。エストロゲンとプロゲストーゲンの併用による経口避妊薬と閉経期ホルモン補充療法の発癌性評価では，経口避妊薬を使用したグループで，乳癌，子宮頸癌，肝癌のリスクがやや高くなる一方，これらのリスクは，使用中止後10年で，使用しなかったグループと同じくらいになることが示された。逆に，子宮体癌と卵巣癌のリスクは，経口避妊薬の使用期間が長いほど低くなる。また，ホルモン補充療法は，使用期間が長いほど乳癌と子宮体癌のリスクが高くなるが，子宮体癌のリスクはプロゲストーゲンを併用する日数が増えるほど低下し，毎日併用では発癌リスクはないと評価されている。また，抗エストロゲン剤として乳癌の治療に用いられているタモキシフェンは，その予防的投与により乳癌のリスクが低下する一方，子宮体癌のリスクが上昇することが，大規模な無作為化比較試験において示されている。

植物由来のリグナンやイソフラボンなどは，化学構造がエストロゲンに類似している。そのためエストロゲンの受容体に結合し，拮抗的あるいは類似の作用により発癌を予防したり促進したりする可能性が指摘されている。イソフラボンの多い大豆製品を習慣的に食べる日本人は，その拮抗作用により乳癌が少ないのではないかとの仮説も議論されている。近年のメタ解析では，イソフラボン摂取量の少ない欧米で行われた11の研究では，最も低いグループ（1日0.15 mg以下）と最も高いグループ（1日0.8 mg以上）で乳癌リスクの差が認められないのに対し，アジアや欧米在住アジア人を対象とした8つの研究では，1日5 mg以下の最も低いグループと比較して，20 mg以上の最も高いグループのオッズ比は0.71（95％信頼区間：0.61〜0.85）と推計されている[6]。

また，エネルギーバランスの不均衡（摂取が消費を上回る状態）によって生じる生体内の高インスリンや高インスリン様増殖因子Ⅰ（IGF-Ⅰ）の状態は，細胞増殖やアポトーシスの抑制などの作用により，肝癌や結腸癌などの危険因子として注目されている。

職業要因

ある種の職業や職業的に多く曝露する化学物質は，ヒトの発癌リスクを上げることが知られている。標的臓器は，肺が最も多いが，化学物質が直接接触する皮膚，吸入の経路である鼻腔・喉頭・肺・胸膜，そして排泄される尿路などが多いのが特徴である。先進国では職場環境が改善され，発癌の可能性のある化学物質は禁止されていたり曝露が制限されていたりといった対応がとられているが，そのような対応が十分でない発展途上国においては今後問題になる可能性がある。

また，職業癌の発生には曝露から一定の潜伏期間を要するので，過去の曝露が現在・未来の癌を生み出すことになる。たとえばアスベストは，対応が最も早かった米国では現在，それより遅れたヨーロッパでは2020年頃，さらに遅れたわが国では2030年頃に，胸膜中皮腫のピークを迎えることが予想されている。

放射線

自然発生や職場・医療などでの人為発生の電離放射線被曝は，白血病，乳癌，甲状腺癌をはじめとしたさまざまな癌のリスクを高めることが知られている。広島・長崎の被爆者約5万人を対象とした追跡調査（1950〜1990年）により観察された癌死亡4,863人のうち，5 mSv（ミリシーベルト）以上（2.5 km以内で被爆した場合とほぼ同等の線量）の被爆が原因と考えられる割合は9％程度（うち，白血病死亡176人については51％），また，爆心地からの距離ごとに2.5 kmより遠方における被爆者に対する白血病以外の癌死亡の相対リスクは，1 km以内：1.7，1〜1.5 km：1.2，1.5〜2 km：1.04，2〜2.5 km：1.005程度と推計されている（放射線影響研究所〈http://www.rerf.or.jp/top/healthj.htm〉）。5 mSvは，宇宙放射線および地上からの自然発生放射線に数年間曝露する線量，あるいは，放射線作業従事者に許容されている年間平均被曝線量（20 mSv）の約1/4にあたる。

また米国では，喫煙の85％に続く肺癌の重要な原因として，地下室などで曝露する屋内ラドンによる影響が10％程度を占めるものと推定されている。さらに，オーストラリアなど紫外線の強い地域に居住する白人の間では，皮膚癌リスクの増加が大きな問題となっている。

遺伝素因

　血縁者に同じ癌が集積する場合でも、その要因として遺伝子の類似性が考えられるのと同時に、生活習慣の類似性についても考慮する必要がある。また、飲酒行動のように遺伝素因が生活習慣を規定する場合も想定される。さらに、発癌化学物質の代謝酵素の遺伝子多型のように、遺伝素因が環境要因の影響を修飾することも知られている。

　スウェーデン・デンマーク・フィンランドの同性の双子4万5,000組をがん登録と照合しながら追跡し、一卵性と二卵性での同一部位の癌に罹る率などを考慮した数理モデルにより、遺伝素因の影響の大きさを推定した研究によると[7]、検討した11部位の癌のうち、遺伝素因の寄与が統計的有意に検出された大腸癌、乳癌、前立腺癌については、その割合は各々35%、27%、42%と推計されている。残りは環境要因の影響となるが、遺伝素因のなかにも、環境要因の影響を修飾する部分も存在するので、大部分は環境要因により制御可能であることを意味すると思われる。また、双子の片方がこれら3部位の癌に罹った場合のもう片方が75歳までに同一の癌に罹るリスクも推計されているが、一卵性と二卵性のそれぞれの場合、大腸癌が11%と5%、乳癌が13%と9%、前立腺癌が18%と3%となっており、遺伝素因の影響の強いこれらの癌においても、たとえ遺伝子が100%一致していても、同じ癌になる確率は10〜20%程度にしかすぎないことが示されている。米国人の癌の原因においても、家族性、すなわち生まれながらの遺伝素因が寄与している割合は5%程度と推定されている。

　家族性大腸癌の原因の一つに家族性大腸ポリポーシスがある。すべての大腸癌の約1%と推測されているが、原因となる遺伝子変異は常染色体上にあり優性遺伝をする。この遺伝子を持っている場合、生涯を通じて大腸癌が発症する確率は90%以上といわれている。また、乳癌や卵巣癌にも家族性のものが知られているが、乳癌の一部にすぎない。若いうちに発症しやすく、しかも両方の乳房に癌が発生する可能性が高い。*BRCA1*, *BRCA2* という原因遺伝子が同定され、やはり常染色体優性遺伝をする。保有者の生涯に乳癌を発症するリスクは50〜80%程度と推計される。これらの遺伝子変異が検出された場合は、遺伝カウンセリングに加え、早期発見のための臨床的フォローアップ、極端には、予防的切除の検討が必要となる。

　環境要因による発癌リスクを修飾する遺伝素因に関する知見も集積されつつある。たとえば、タバコ煙中には、ベンツピレンなどの多環芳香族炭化水素、芳香族アミン、ニトロソ化合物など約60種類の発癌物質が存在し、そうした発癌物質の多くは、体内で活性型に変化したのち、細胞内のDNAと共有結合をしてDNA付加体を形成する。このDNA付加体がDNA複製の際に、遺伝子の変異を引き起こすものと考えられている。体内で発癌物質が活性化したり、解毒されたり、あるいは付加体などのついたDNAを修復するためには、いろいろな酵素がかかわっており、その酵素の働きが強かったり弱かったりするのには、遺伝素因が関連していることが知られている。たとえば多環芳香族炭化水素は、肝臓でシトクロムP450（CYP）により活性化され、グルタチオン *S*-トランスフェラーゼ（GST）により解毒される。

表5-4　日本人のためのがん予防法

喫煙	タバコは吸わない。他人のタバコの煙をできるだけ避ける
飲酒	飲むなら、節度のある飲酒をする
食事	食事は偏らずバランスよくとる ・塩蔵食品、食塩の摂取は最小限にする ・野菜や果物不足にならない ・飲食物を熱い状態でとらない
身体活動	日常生活を活動的に過ごす
体型	成人期での体重を適正な範囲に維持する（太りすぎない、やせすぎない）
感染	肝炎ウイルス感染の有無を知り、感染している場合はその治療の措置をとる

これらの酵素をつくる遺伝子には多型があることや、またその活性化や解毒に対する能力が異なることが知られており、喫煙による発癌リスクの大きさが遺伝的に規定されていることが示唆されている。環境要因に加えて、遺伝素因に関するゲノム情報を取り入れた疫学研究による遺伝子-環境相互作用の理解が、今後の課題である。

癌の予防

　日常生活のなかで、ヒト癌の原因として確かな危険因子を避けたり、予防要因を取り入れたりすることが、癌予防の原則である。しかしながら、ヒト癌の確かな原因でも、曝露が想定されない場合やリスクを上げない範囲の曝露しかない（例：アフラトキシン曝露を抑えるためにナッツを避ける）場合は、あえて気にかける必要はない。また予防要因であっても、日常生活のなかですでに取り入れられている場合は、さらに取り入れたとしても効果がなかったり、逆にリスクになったりすする可能性も想定される（例：野菜・果物を適度に食べている人が、高用量のβカロテンのサプリメントを摂取する。適正体重の人が、さらにやせようとする）。さらには、予防しようとする癌に罹る確率が小さかったり（例：肝炎ウィルス非感染者における肝癌予防）、予防のための行動によるリスク低減効果が小さかったり（例：相対リスクとして5%しか下がらない）などの場合は効率が悪い。そして、予防のための行動が、他の病気のリスクを上げたりする場合もある（例：タモキシフェンにより乳癌リスクが半減する一方、子宮体癌や血栓性疾患のリスクが上昇する）。国民にとって、予防法を実践してもらうためには、人口寄与リスク割合の高い要因が優先される（例：タバコ対策）。

　国際的な因果関係評価を基本として、日本人において想定される曝露レベルにおいてリスク（予防的）になっているか、すなわち日本人を対象とした疫学研究でリスク（予防的）であるという一定のエビデンスがある、さらには一定の人口寄与リスクが想定されるかという観点を取り入れながら、日本人のためのがん予防法を、筆者を主任研究者とする厚生労働省研究班で策定したので**表5-4**に示す（詳細については国立がん研究センターがん情報サービス〈http://ganjoho.ncc.go.jp/public/pre_scr/prevention/evidence_based.html〉を根拠とした文献などについては研究班のサイト〈http://epi.ncc.go.jp/can_prev/preventive_measures.html〉参照）。

　この予防法は、今後新しい研究の成果が積み重なること

により，内容が修正されたり，項目が追加あるいは削除されたりする可能性があることが前提である。

癌予防は，疾病予防・健康増進の大きな部分を占めるが，そのすべてではない。他の病気予防を基盤としながら，偏らずバランスのよい生活を楽しむのが基本と考える。

〔津金 昌一郎〕

参考文献
1) Harvard Report on Cancer Prevention. Volume 1: Causes of human cancer. Cancer Causes Control 7(Suppl 1) : S3-S59, 1996
2) Inoue M et al : Evaluation based on systematic review of epidemiological evidence among Japanese populations: tobacco smoking and total cancer risk. Jpn J Clin Oncol 35 : 404-411, 2005
3) Katanoda K et al : Population attributable fraction of mortality associated with tobacco smoking in Japan : a pooled analysis of three large-scale cohort studies. J Epidemiol 18 : 251-264, 2008
4) Kurahashi N et al : Passive smoking and lung cancer in Japanese non-smoking women : a prospective study. Int J Cancer 122 : 653-657, 2008
5) Stewart BW et al : World cancer report, p57, IARC Press, 2003
6) Wu AH et al : Epidemiology of soy exposures and breast cancer risk. Br J Cancer 98 : 9-14, 2008
7) Lichtenstein P et al : Environmental and heritable factors in the causation of cancer : analyses of cohorts from twins from Sweden, Denmark, and Finland. N Engl J Med 343 : 78-85, 2000

6 生活習慣病の疫学

● **定義・概念**　わが国において生活習慣病という用語が公的に使われはじめたのは，1996年下厚生省(現厚生労働省)による「生活習慣に着目した疾病対策の基本的方向性について(意見具申)」からである。これは，従来から使われていた「成人病」を生活習慣という要素に着目してとらえなおして，今後の疾病対策の基本的方向性について検討を行い，新たに「生活習慣病(life-style related diseases)」という概念を導入するものであった。そのなかで生活習慣病は「食習慣，運動習慣，休養，喫煙，飲酒等の生活習慣が，その発症・進行に関与する疾患群」とされている。表 6-1 に意見具申に示された生活習慣病をあげた。

生活習慣が健康を規定する重要な要因として認識されることになったのは，1974年のカナダのMarc Lalonde(マルク・ロロンド)保健大臣による報告書に遡る。ロロンド報告は，公衆衛生活動をそれまでの疾病予防から健康増進へ重点をより移行し，宿主と病因という病気の決定要因を，単一特定病因論から長期にわたる多数の要因に基づく原因論に再構築するものである。さらに，米国の「Healthy People」(1979年)では，早死の原因の50%が日常的な健康関連行動によるものとされ，個人の生活習慣を対象とした生活習慣病対策が全世界的に展開されるにいたった。

表 6-1 の生活習慣病は，当時の研究結果に基づき列挙されたものである。多くの疾病に個人の生活習慣がかかわるため，概念をより拡大し，腰痛，骨粗鬆症，さらにはうつなどの精神疾患なども含むこともできる。遺伝などの個人要因，労働(および労働環境)を含む環境要因との関係で，どの程度の生活習慣の寄与を持って生活習慣病とするかに

表 6-1 「生活習慣病」の範囲—生活習慣と疾病

食習慣	インスリン非依存糖尿病，肥満，高脂血症(家族性のものを除く)，高尿酸血症，循環器病(先天性のものを除く)，大腸癌(家族性のものを除く)，歯周病など
運動習慣	インスリン非依存糖尿病，肥満，高脂血症(家族性のものを除く)，高血圧症など
喫煙	肺扁平上皮癌，循環器病(先天性のものを除く)，慢性気管支炎，肺気腫，歯周病など
飲酒	アルコール性肝疾患など

(厚生省意見具申，1996)

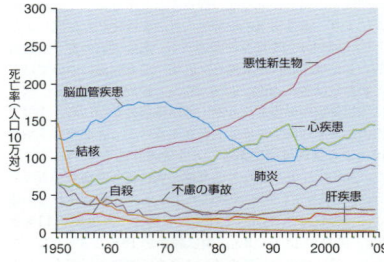

図 6-1　主要死因別にみた死亡率の推移
● 平成6年までの死亡は旧分類によるものである
● 平成21年度は概数である
(厚生労働省：人口動態統計，平成21年度)

より，生活習慣病の範疇は異なるといえよう。

ここでは，糖尿病，脂質異常症，高血圧症，脳血管疾患，虚血性心疾患などの代謝・循環器疾患について解説する(癌については3章5「癌の疫学」参照)。

生活習慣病の推移と現状

総論

厚生労働省の人口動態統計による主要死因別死亡率の年次推移では，1950年代初期に死亡率が高かった結核が減少し，代わりに脳血管疾患，悪性新生物，心疾患などが上位を占めるようになった。1970年代以降には脳血管疾患が減少しはじめ，現在では脳血管の悪性新生物，心疾患，脳血管疾患のいわゆる3大死因が上位を占めた(図 6-1)。年齢構成の影響を取り除いた死亡の状況をみるために主要死因別の年齢調整死亡率の推移をみると死亡率は年々低下しているが，死因の順位は同じく生活習慣病が高くなっている(図 6-2)。

人口動態統計の平成21年度版による死因別死亡数では，悪性新生物を含めた生活習慣病は現在死因の60%程度(図 6-3)，また医療費は一般診療医療費の30%程度を占めている。このように生活習慣病は，現代の医療において非常に大きな存在になっている。

各論

糖尿病

図 6-4 に示すように，平成19年度の国民健康・栄養調査によると「糖尿病が強く疑われる人」(HbA1c 6.1%以上，

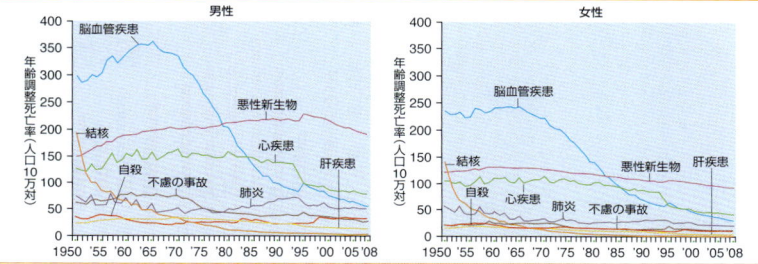

図 6-2　性・主要死因別にみた年齢調整死亡率の推移
年齢調整死亡率の基準人口は「昭和60年モデル人口」である。また平成6年までは旧分類によるものである
(厚生労働省：人口動態統計, 平成21年度)

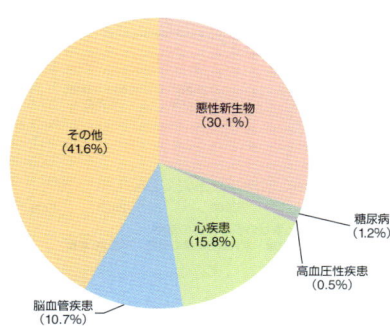

図 6-3　死因別死亡数の現状 (2009年)
生活習慣病 (58.3%)
(厚生労働省：人口動態統計, 平成21年度)

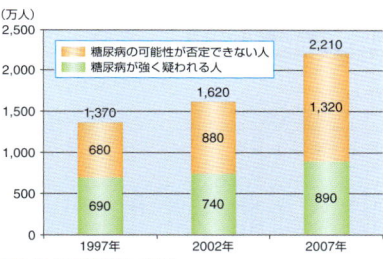

図 6-4　糖尿病患者数の増加
(厚生労働省：国民健康・栄養調査結果の概要, 平成19年度)

または質問票で「現在糖尿病の治療を受けている」と答えた人)は約890万人,「糖尿病の可能性が否定できない人」は約1,320万人で, 合計2,210万人と推定された。平成9年度では前者が約690万人, 後者が約680万人で合計1,370万人, 平成14年度ではそれぞれ約740万人と約880万人で合計1,620万人であった。したがって, 糖尿病が強く疑われるおよび可能性が否定できない人は, この10年間の増分は840万人にもなり, 急速に増加してきている。

糖尿病の主要な合併症である腎障害, 視覚障害, 神経障害は深刻な状況にある。糖尿病性腎症は, 1983年には年次別透析導入の原因疾患, すなわち透析を開始する原因となった疾患のなかで第3位に位置し2,000人を下回っていたが, 1998年以降は第1位になりそれ以降も増加している。2009年では人工透析の原因疾患の44.5%を占める1万6,414人になり, 前年より1.3%増加した(日本透析医学会調査報告)。また「社会福祉行政業務報告書」によると2008年には糖尿病を主原因として約2,200人が視覚障害と新規に認定され, 失明原因の第2位になっている。「日本臨床内科医会会誌」(2001年)の報告によると糖尿病患者(1万2,821例)のうち, 神経障害ありと診断されたのは36.6%を

占め, 加齢に伴って高率になる傾向を示し, 20歳代では14%であったが, 70歳代では42%であった。

高血圧症

わが国の高血圧者の総数は男女合計で約4,000万人と推計されている。これは2000年に実施された第5次循環器疾患基礎調査結果から推計したもので, 30歳以上の男性の47.5%, 女性の43.8%が収縮期血圧140 mmHg以上, または拡張期血圧90 mmHg以上, あるいは降圧薬服用者として割り出した値である。

国民の血圧水準を概観すると, 性・年齢別にみた収縮期血圧の平均値は, 測定値がある1956年からの推移をみると男女ともに1960年代半ばまで上昇した後に1990年にかけて低下した。特に, 男性の50歳代, 60歳代, 70歳以上および女性の30歳以上のすべての年齢層で明らかな低下を示し, たとえば男性の60歳代はピークだった1965～1990年の間に15 mmHg程度低下した。近年では大きな変化はなく推移している。血圧水準が高いほど脳卒中の罹患率および死亡率は高く, 1965年以降の血圧低下と脳卒中の減少はほとんど軌を一にしている。

脳血管疾患

わが国の脳血管疾患は, 1960年代には年齢調整死亡率で男女ともに第1位を占め, 国際比較でも欧米諸国の2倍以上であったが, 1965年をピークに以後低下し続け, 現在は第3位まで減少している。脳血管疾患の内訳の脳出血, 脳

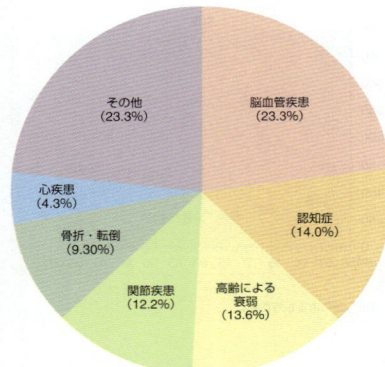

図 6-5　介護が必要となった原因
(厚生労働省：国民生活基礎調査の概況，平成 19 年)

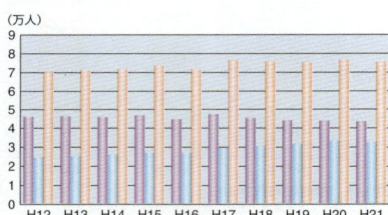

図 6-6　虚血性心疾患の死亡総数の推移
■ 急性心筋梗塞，■ その他の虚血性心疾患，■ 合計
(政府統計の総合窓口)

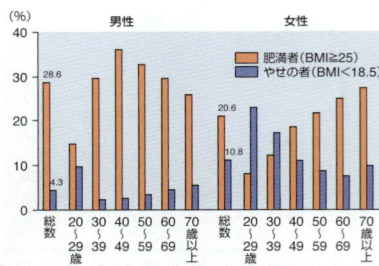

図 6-7　性・年齢階級別にみた肥満者とやせの者の割合
(厚生労働省：国民健康・栄養調査結果の概要，平成 20 年度)

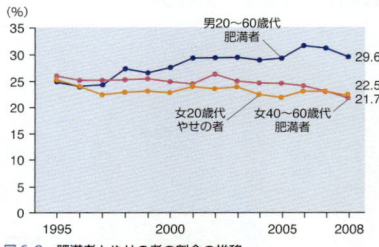

図 6-8　肥満者とやせの者の割合の推移
(厚生労働省：国民健康・栄養調査結果の概要，平成 20 年度)

梗塞，くも膜下出血の推移をみると，脳出血の死亡率の低下が最も大きく，1960 年代半ばから急速に低下しはじめ 1990 年代から横ばいになった。脳梗塞の死亡率は一時横ばいであったが，1970 年代半ばから減少していった。くも膜下出血の死亡率はもともと低率であったが 1980 年代以降増加傾向を示したが，近年は減少している。2004 年の人口動態統計特殊報告では，粗死亡率は脳梗塞が最も高く，次いで脳内出血，くも膜下出血となり，男女別では脳出血では男性のほうが多く，脳梗塞，くも膜下出血では女性のほうが多い。

総患者数は生存率の向上に伴い 1987 年の 114 万 4,000 人に対し，2008 年は 133 万 9,000 人と増加している。脳血管疾患は致死率が低くなっているが，死亡を免れても障害が残ってしまう場合が多く，図 6-5 に示すように介護が必要になった原因の 1/4 を占める。

虚血性心疾患

平成 20 年度の患者調査によると，虚血性心疾患の総患者数は，80 万 8,000 人(男性 46 万 4,000 人，女性 34 万 8,000 人)と推計された。また人口動態統計の概況による と，平成 20 年度における 1 年間の死亡総数のうち，心疾患(高血圧性を除く)は 18 万 1,928 人で 15.9%を占め，第 2 位であった。このうち急性心筋梗塞が 4 万 3,580 人で心疾患全体の 24.0%，その他の虚血性心疾患が 3 万 3,002 人で 18.1%であった。図 6-6 は，虚血性心疾患の最近 10 年間の死亡数の推移を示したものである。後半 5 年間は，前半 5 年間に比較して増加している。その内訳をみると，急性心筋梗塞がこの 10 年間では若干減少している。

肥満

日本肥満学会による定義では，BMI(body mass index)(体重 kg/身長 m²)が 25 以上を肥満，18.5 未満をやせと判定している。わが国ではこの判定基準が一般に使用されている。平成 20 年度国民健康・栄養調査では，肥満者(BMI≧25)の割合は，男性 28.6%，女性 20.6%であった。性・年齢階級別にみると(図 6-7)，男性では 40 歳代(35.9%)が最も多く，次いで 50 歳代(32.4%)，女性では 70 歳以上(26.8%)が最も多く，次いで 60 歳代(24.4%)であった。

30 年近い観察における 199 カ国の 910 万人の BMI を分析した最新のデータからは，世界的に BMI は上昇傾向を示していた。2008 年ではオセアニアの国々が最も大きい値であった。米国は高所得諸国のなかで最高位であった。最近の米国医師会雑誌掲載の報告では，米国の BMI≧25 の肥満の割合は 68%(20歳以上，男性 72.3%，女性 64.1%)であるので，わが国の肥満の割合は米国の半分以下である。しかしながら，現在のわが国のそれは，以下で示すように男性で増加傾向を示しており，生活習慣病の基礎疾患として懸念されている。

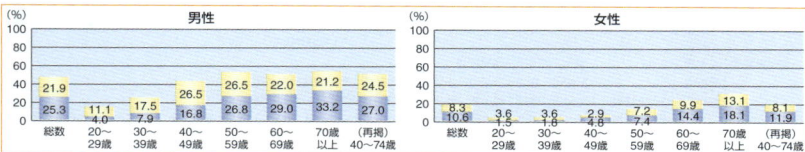

図6-9 メタボリックシンドローム(内臓脂肪症候群)の状況(20歳以上)
- メタボリックシンドロームの予備軍と考えられる者(腹囲≧85 cm+項目1つ該当)
- メタボリックシンドロームが強く疑われる者(腹囲≧85 cm+項目2つ該当)

(厚生労働省:国民健康・栄養調査結果の概要,平成20年度)

表6-2 高血圧患者における生活習慣の修正項目

項目	目安
1)減塩	6 g/日未満
2)食塩以外の栄養素	野菜・果実の積極的摂取 コレステロールや飽和脂肪酸の摂取を控える 魚(魚油)の積極的摂取
3)減量	BMI(体重(kg)÷身長(m)²)が25未満
4)運動	心血管病のない高血圧患者が対象で、中等度の強度の有酸素運動を中心に定期的に(毎日30分以上を目標に)行う
5)節酒	エタノールで男性20~30 mL/日以下、10~20 mL/日以下
6)禁煙	

(文献6を引用)

表6-3 脂質異常症における食事療法と運動療法の指針

総エネルギーの適正化
- 適正エネルギー摂取量=標準体重×20~30 kcal

栄養素配分の適正化
- 炭水化物:60%
- 蛋白:15~20%(獣鳥肉より魚肉、大豆蛋白を多くする)
- 脂肪:20~25%(獣鳥性脂肪を少なくし、植物性・魚肉性脂肪を多くする)
- コレステロール:1日300 g以下
- 食物繊維:25 g以上
- アルコール:25 g以下(他の合併症を考慮して指導する)
- その他:ビタミン(C, E, B₆, B₁₂, 葉酸など)やポリフェノールの含量が多い野菜、果物などを多くとる(ただし、果物は単糖類の含量も多いので摂取量は1日80~100 kcal以内が望ましい)

運動指針
- 運動強度:最大酸素摂取量の約50%
- 量・頻度:1日30分以上(できれば毎日)、週180分以上
- 種類:速歩、社交ダンス、水泳、サイクリングなど

(文献7を引用)

図6-8は、肥満者およびやせの者の割合について1995~2008年までの年次推移をあらわしたものである。この13年間の推移をみると、20~60歳代の男性では肥満の割合が増加傾向であったが、40~60歳代の女性では減少傾向であった。また、20歳代の女性ではやせの割合がおおむね横ばいの推移であった。

肥満、特に内臓脂肪型肥満に高血糖・高血圧・脂質異常症のうち2つ以上を合併した状態はメタボリックシンドローム(内臓脂肪症候群)であるが、これに焦点をあてた生活習慣病予防の特定健診・保健指導制度が平成20年度から開始された。図6-9に示したように、男性においては30~40歳代にかけて急にメタボリックシンドロームの予備群および強く疑われる者が増加している。40歳代においてメタボリックシンドロームの予備群の割合が最も多い。したがって、壮年期に効果的な保健指導介入が実施されて、肥満に陥りやすい生活習慣が改善されることが期待されている。

生活習慣病の要因

これまでの疫学研究から、生活習慣の危険因子と予防因子についてさまざまなものが明らかになっている。以下、主な疾患とその生活習慣要因について解説する。

高血圧と生活習慣

高血圧は、脳卒中、虚血性心疾患などの危険因子であり、わが国での有病率が非常に高いことから、その対策が重要である。高血圧の発症には遺伝素因と環境要因(生活習慣を含む)が関与している。「高血圧治療ガイドライン(2009)」(日本高血圧学会)では、表6-2に示す高血圧治療における生活習慣の修正項目が示されている。高血圧の発症と悪化には、食生活(塩分、野菜・果実、脂質など)、体重、運動、飲酒、喫煙などが関連している。また、防寒や情動ストレスの管理も必要である。

脂質異常症と生活習慣

生活習慣の改善が動脈硬化性疾患予防の基本であるように、脂質異常症に生活習慣は深くかかわっている。表6-3に、「動脈硬化性疾患予防ガイドライン(2007年版)」(日本動脈硬化学会)における脂質異常症の食事療法と運動療法の指針を示した。多くは高血圧と共通し、食事や運動以外にも喫煙も強く関連する。動脈硬化の発症には酸化ストレスの関与が指摘されており、抗酸化ビタミン(ビタミンC、Eなど)の摂取の動脈硬化抑制作用を示す研究もある。これらは、日本茶や赤ワインに含まれるポリフェノールなどを含めて、今後の検討が必要とされている。

脳血管疾患・虚血性心疾患と生活習慣

上記の高血圧、脂質異常症、糖尿病は、最終的に脳血管疾患や虚血性心疾患による死亡や障害などに帰結する。表6-4にこれらの疾患の危険因子を示した。病型などにより異なるが、生活習慣としては、喫煙、高度飲酒、魚(n-3系多価不飽和脂肪酸)摂取不足などが共通する。

表 6-4　脳血管疾患および虚血性心疾患の主な危険因子(環境要因)

疾患		主な危険因子
脳血管疾患	くも膜下出血	喫煙,高血圧,高度飲酒
	脳出血	高血圧,総コレステロール低値,高度飲酒,飽和脂肪酸摂取不足
	脳梗塞　ラクナ梗塞	高血圧,喫煙,糖尿病,魚(n-3系多価不飽和脂肪酸)摂取不足
	皮質枝系血栓	高血圧,喫煙,糖尿病,高コレステロール血症,HDLコレステロール低値,魚(n-3系多価不飽和脂肪酸)摂取不足
	脳塞栓	高血圧,心房細動,心筋梗塞の手術,心臓弁膜症
虚血性心疾患		高血圧,喫煙,高コレステロール血症,HDLコレステロール低値,高トリグリセリド血症,糖尿病,魚(n-3系多価不飽和脂肪酸)摂取不足,植物油(n-6系多価不飽和脂肪酸,リノール酸)摂取不足

(文献8を引用)

生活習慣病と喫煙

喫煙は「病気の原因のなかで予防できる最大にして単一の原因」であり,高血圧,糖尿病,脂質異常症,虚血性心疾患,脳血管疾患などの主要な危険因子である。喫煙によりリスクが高まる癌は,咽頭・喉頭癌,肺癌,食道癌などがある。また,慢性閉塞性肺疾患(COPD)などの呼吸器疾患,妊娠出産にかかわるもの(低出生体重,ある種の奇形,不妊など)のリスクも高める。受動喫煙についても,肺癌や虚血性心疾患のリスクを高めることが明らかになっている。わが国においては,喫煙に関連した年間の死亡者は約13万人(男性11.3万人,女性1.9万人)と推計されている。また,受動喫煙による死亡は年間6,803人(肺癌2,120人,虚血性心疾患4,683人)とされている。

生活習慣病対策

わが国における健康増進の施策として生活習慣病対策が本格化したのは,昭和53年の「第1次国民健康づくり運動」からである。その主な項目は,①妊産婦,乳幼児等を対象にした健康診査に加え,老人保健事業の総合的な実施を行い,乳幼児期から老人期までの生涯を通じた健診体制の整備,②市町村保健センターの設置および保健師などの人材を十分に確保することによる健康づくりの基盤整備,③健康・体力づくり事業団などによる活動を推進し,健康づくりの啓発活動を活発化することなどであった。

その後,昭和63年からは「第2次国民健康づくり運動(アクティブ80ヘルスプラン)」にこうした内容は引き継がれ,これまでの施策を拡充するとともに,「運動」「栄養」「休養」を柱に,自治体において健康づくりの基盤整備(健康増進施設,保健師・栄養士等のマンパワーなど),健康診査・保健指導体制の確立,バランスのとれた健康的な生活習慣の確立をめざした。

「第3次国民健康づくり対策」として位置づけられ,平成12年度から開始された「21世紀における国民健康づくり運動(健康日本21)」では,一次予防の重視,健康づくり支援のための環境整備,健康づくり運動の目標設定とその評価,多様な健康増進運動実施主体間の連携が基本方針として掲げられ,以後10年間をこの国民健康づくりの運動期間と設定された。この「健康日本21」は,生活習慣や生活習慣病について主要な9つの分野(①栄養・食生活,②身体活動,③休養・こころの健康づくり,④たばこ,⑤アルコール,⑥歯の健康,⑦糖尿病,⑧循環器病,⑨がん)を選定し,それぞれの取り組みの内容や平成22年までに達成すべき数値目標が示された。また,国民にわかりやすい指針として,「食事バランスガイド」や「健康づくりのための運動指針2006(エクササイズガイド)」も作成された。

その後,中間の評価として平成19年4月に中間評価報告書が取りまとめられた。この評価で示された中間実績値では,脳卒中,虚血性心疾患の年齢調整死亡率の改善傾向がみられ,脂肪エネルギー比率や女性の肥満者の増加が抑制されたとしている。しかしながら,高血圧症,糖尿病などの生活習慣病の有病率は特に中高年で改善せず,男性の肥満者の割合や日常生活における歩数のように,改善がみられない項目や悪化している項目もみられた。平成22年度に最終評価を出し,その後の国民健康づくり運動の推進に反映させることとなっている。

新たな生活習慣病対策として,平成20年度より特定健診・保健指導制度が開始された。これは医療保険者が40~74歳の被保険者に対して,メタボリックシンドロームに焦点をあてた保健指導を実施するものである。従来の老人保健事業では,個別疾患の早期発見・治療が主な目的であったが,この新しい制度では,健康査によって生活習慣の改善が必要な者を抽出し,保健指導介入を行い,国民の生活習慣病を予防することを目的としている。平成22年度には制度初年度の結果が明らかにされ,保健指導介入により体重では平均2kg近い減少,血圧値では1~3mmHg程度の減少など,多くの健診項目で予想以上の改善が得られたことが報告された。今後は中長期にわたる詳細な評価が必要である。

【今井　博久・中尾　裕之・福田　吉治】

参考文献

1) 循環器病予防研究会監修:完全収録第5次循環器疾患基礎調査結果　循環器疾患の実態を数字で見る.中央法規,2003
2) Ueshima H: Explanation for the Japanese paradox: prevention of increase in coronary heart disease and reduction in stroke. J Atheroscler Thromb 14: 278-286, 2007
3) Finucane M et al: National, regional, and global trends in body-mass index since 1980: systematic analysis of health examination surveys and epidemiological studies with 960 country-years and 9.1 million participants. Lancet 377: 557-567, 2011
4) Flegal KM et al: Prevalence and trends in obesity among US adults, 1999-2008. JAMA 303: 235-241, 2010
5) Katanoda K et al: Population attributable fraction of mortality associated with tobacco smoking in Japan: A pooled analysis of three large-scale cohort studies. J Epidemiol 18: 251-264, 2008
6) 日本高血圧学会高血圧治療ガイドライン作成委員会:高血圧治療ガイドライン2009.日本高血圧学会,2009
7) 日本動脈硬化学会編:動脈硬化性疾患予防ガイドライン2007年版,日本動脈硬化学会,協和企画,2007
8) 青山英康監修,川上憲人ほか編:今日の疫学　第2版,医学書院,2005

7 疾患の自然歴

疾患の自然歴・縦断像をふまえた診療

疾患の自然歴とは治療介入を行わない状態での疾患の自然経過を意味する。治療介入をされた場合も含む疾患の経過を，疾患の縦断像という用語で示すことにする。

医学生や研修医の諸君が新たに疾患の勉強をする際には，患者にはどのような症状，所見が現れるのか，検査所見はなにが陽性となるのかといった病像の広がりをまず頭に入れるであろう。それらに加えて，疾患の縦断像，すなわち時間軸に沿って病像がどのように変化するのかを理解することがとても重要である。

まず，患者の診断においては，診察室での症状，所見，検査結果から現在の病変の広がり（横断像）を把握し，慎重な病歴聴取によって，どのような経過でそこにいたったか，すなわち縦断像を把握する。座標軸の横軸と縦軸の値を定めて位置を同定していくように，横断像と縦断像を組み合わせて鑑別診断を絞り込んでいく作業が必要である。

診断にいたったら，患者への説明，インフォームドコンセントに基づいた治療法の選択，社会・福祉面を含むマネジメントを円滑に進めていくためには，疾患の縦断像に対する十分な理解，見通しを持つ必要がある。特に患者や家族へ説明する際には，縦断的な見通しやそのバリエーションについて，なるべく具体的な情報をふまえて行うかどうかで，説得力が大きく異なってくる。

治療法を選択するにあたっては，現在の状態からのみ判断するのではなく，長期的な見通しをふまえて検討することが重要である。たとえば，糖尿病患者に対する血糖コントロールや高血圧症患者の降圧治療は，現在の自覚症状に必ずしも影響しない。放置した場合と治療を行った場合の5年先，10年先を見据えた確かな縦断的見通し，知識を持っていてはじめて適切な治療方針が立てられ，患者のインフォームドコンセントも得ることができる。

神経疾患を例にあげて一般的な自然歴・縦断像のパターンを図7-1に示す。図7-1のAは緩徐進行性であり，Alzheimer（アルツハイマー）型認知症，脊髄小脳変性症などの神経変性疾患が代表的である。Bは再発寛解を繰り返しつつ次第に病状が悪化していくパターンで，多発性硬化症患者などで認められる。Cは突然発症し，急性期に症状が最大になり，その後ゆるやかに改善が認められるパターンで，脳血管障害が代表的である。Dは発症後，治療などにより症状の改善が得られるが，長期の経過を経て再燃の可能性があるパターンである。重症筋無力症，血管炎症候群，慢性炎症性脱髄性多発神経炎（CIDP）などがこのパターンをとることがある。

ある一つの病ম名が常に同じ縦断像をとるわけではなく，たとえば多発性硬化症患者はAのような経過を示す場合がある。危険因子が多く，再発を繰り返す脳梗塞患者はBのパターンになる。

これらの自然歴，縦断像の情報を得て，適切に活用することは決して容易なことではない。

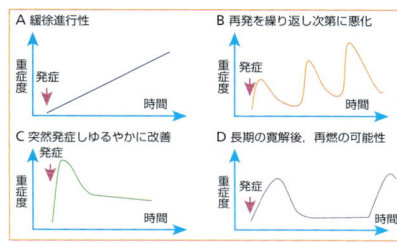

図7-1　神経疾患の自然歴・縦断像の例

疾患の縦断像の例—Parkinson病

神経疾患で比較的頻度が高いものとしてParkinson（パーキンソン）病がある（詳細については22章9「錐体外路性疾患」参照）。動作緩慢（無動），安静時振戦，筋固縮を主な症状とする神経変性疾患である。通常は一側上肢の振戦など片側の症状からはじまり，やがて対側にも症状が出現し，全身の動作緩慢，歩行障害，姿勢反射障害などが出現，進行する。

Parkinson病の重症度をあらわす最も一般的な指標としてHoehn & Yahrの重症度分類が用いられ，わが国の厚生労働省特定疾患認定においても活用されている。その内容は以下のとおりである。

- 1度：一側性パーキンソニズム。
- 2度：両側性パーキンソニズム。
- 3度：軽～中等度パーキンソニズム。姿勢反射障害あり。日常生活に介助不要。
- 4度：高度障害を示すが，歩行は介助なしにどうにか可能。
- 5度：介助なしにはベッドまたは車椅子生活。

発症してどのくらいの年数を経ると，これらの重症度に移行していくのかを示した研究は複数ある。その報告のまとめを表7-1に示す。ここで，Lückingらの極端に他と違う報告はParkin遺伝子変異陽性の若年性Parkinson病を対象にしたものである。しかし，そのほかの報告も結果にかなりばらつきがあることがわかる。ばらつきの原因としては，対象集団の違い，調査手法の違い，治療介入の行われ方の違いなど多くの要因が考えられる。同じ病名の患者を対象にした調査結果であっても，これらの要因によって相当な違いが生じることはよく理解しておく必要がある。

したがって，実際の診療や治験計画立案にあたっては，なるべく患者集団，医療介入の行われ方などが近い調査結果を参考にする必要がある。わが国で行う診療や治験ならば，わが国における，なるべく新しい縦断像情報を参考に行えることが理想的である。

Parkinson病は1960年代後半にL-ドパ治療が行えるようになって，運動機能をある程度長く維持できるようになった。しかしながら，L-ドパ治療を開始して数年経つとwearing-offといわれる治療効果が不安定になる現象や，ジスキネジアといわれる不随意運動がまれならず認められることが知られるようになった。このwearing-off現象はL-ドパ治療開始後4年で15～52％，ジスキネジアは20～

表 7-1 Parkinson病患者がHoehn & Yahr重症度分類の各重症度にいたるまでの年数

study	HY1	HY2	HY3	HY4	HY5
Hoehn+Yahr, 1967	3.0	6.0	7.0	9.0	14.0
Marttila+Rinne, 1977	—	2.9	5.5	7.5	9.7
Hoehn, 1983	—	9.0	12.0	12.0	18.0
Hely et al, 1999	—	—	4.0	7.0	6.0
Müller et al, 2000	—	3.0	5.5	14.0	15.0
Lücking et al, 2000	—	11.0	19.0	26.0	40

(文献1を引用)

44%に認められると報告されている。L-ドパを初期から大量に投与していると、これらが起こりやすくなることも示されてきた。したがって、wearing-offやジスキネジアの出現をなるべく起こりにくくしつつ、現在の症状改善も十分に行うという舵取りが、投薬にあたって求められている。

もともとParkinson病においては動作緩慢や歩行障害など運動症状が主に注目されていた。しかし、認知機能低下、うつ症状、睡眠障害、排尿障害、起立性低血圧など非運動症状が特に長期経過例においてまれならず認められ、大きな問題となることが示されてきた。これはたとえばオーストラリアのシドニーにおける多施設共同Parkinson病コホートで15年以上経過を確認した研究などで明確に示されている。

すなわち、治療介入がなされるようになれば、特有の新たな問題が生じる可能性があり、長期経過例が多くなれば、それまで認識されていなかった多くの問題が浮かびあがってくることがわかる。

疾患の縦断像・自然歴情報は先を見据えた診療を行うにも、治療介入研究を計画するにも、きわめて重要であるが、常にアップデートしていく必要があり、かつ長期的な展望に立って研究、情報の蓄積を継続しなければならない。

疾患の縦断像をどうやって明らかにするか

疾患の縦断像を明らかにするためには大きく分けて後向き研究(retrospective study)と前向き研究(prospective study)がある。後向き研究では、ある疾患群について過去に遡って経過を調査する。前向き研究では、ある疾患群の患者を連続的に登録し、将来にわたって追跡調査を行い、経過を調査する。

後向き研究では、経過不良で早期に寝たきりになったり亡くなったりする例が調査の対象になりにくくなるなど、調査対象集団の偏りが生じる可能性がある。また、過去に遡っての調査では、以前の情報が不確かになったり、情報そのものがなかったりといった不備が生じやすい。情報が得られやすい例は都市部の主要施設に継続通院が可能であった例であったりすると、そこから得られた情報は、必ずしも全体像を反映していない可能性が危惧される。このように多くのバイアスが想定されることが問題となる。一方では、経過が長期にわたる神経変性疾患などの自然歴を明らかにしようとしたとき、前向き研究では結果が出るのが20年先という状況もありうる。その場合、手法を工夫しながら、適切な後向き研究を行い、その情報を活用しながら、後日前向き研究で検証していくという戦略が必要となる。

図7-2は球脊髄性筋萎縮症について行われた後方視的自然歴研究の例である。この疾患はアンドロゲン受容体遺伝子のCAGリピート数伸長により引き起こされる緩徐進行性の運動ニューロン疾患であり、筋力低下出現年齢の中央値が44歳、死亡年齢の中央値が65歳となっている。この疾患の場合、自然歴を前向きに把握するためには10～20年以上の追跡が必要となる。この研究では223例の連続した遺伝子診断例を調査対象とすることで、患者選択のバイアスが少なくなるように工夫している。

前述した調査に伴うバイアスや不備をなるべく排除し、疾患の縦断像・自然歴を明らかにするためには、前向き研究を行うことが理想的である。その際には対象患者の登録基準が明確で、偏りなく登録すること、登録症例数を十分に確保すること、登録した患者の経過観察において脱落が少ないことが求められる。

たとえば前述したParkinson病の縦断像の場合、特定の遺伝的背景を持つ若年性Parkinson病患者の経過はそれ以外と比べて大きく異なる。一般に同じ診断名の患者群であっても、遺伝的因子、発症年齢、性別などさまざまな要素が縦断像を変えている可能性がある。したがって、同じ疾患を対象とする調査Aでは高齢発症の患者を多く登録し、調査Bの登録患者は若年発症者の割合が高かったとすると、AとBではかなり結果が異なってくることがありうる。真の患者群からなるべく偏り少なく登録することが重要である。前向き研究の追跡調査では、追跡率100%を実現することは困難であり、患者や介護者の転居、追跡調査の拒否などさまざまなことが追跡打ち切りの要因となる。

しかしながら、追跡率が低くなってしまうと追跡できたかできなかったかが大きなバイアスの要因となる。たとえば追跡打ち切り要因は早期に症状が悪化し、通院が困難になったことが大きいのかもしれない。もしそうであれば、追跡できた例のみを解析して縦断像を描出することは、実態よりもよい経過を示してしまうことになる。

神経変性疾患などの前向き自然歴・縦断像を大規模に把握する研究は決して容易なものではなく、わが国でこれまで十分には行われてこなかったことは否めない。しかし、現在は筋萎縮性側索硬化症(ALS)に対する前向き研究であるJaCALS(Japanese Consortium for Amyotrophic Lateral Sclerosis research)や多系統萎縮症に対する前向き研究であるJAMSAC(JApan Multiple System Atrophy Research Consortium)などが進行中である。

また、Alzheimer病に対しては、米国を中心とするグループと共同でJ-ADNI(Japanese Alzheimer's Disease Neuroimaging Initiative)が進められており、病気の進行過程を忠実に示す客観的評価法の確立をめざし、被験者に対してMRI、PET、血液・髄液検査などの検査が前向きに

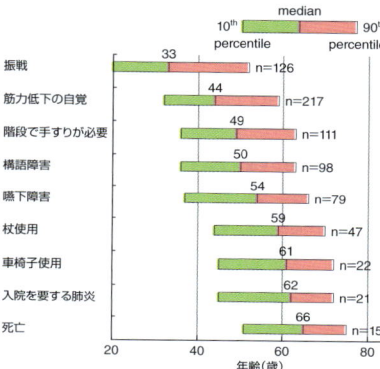

図 7-2 球脊髄性筋萎縮症後方視的自然歴研究の例[2]
球脊髄性筋萎縮症患者の症状出現時期，日常生活活動度の変化時期を示す

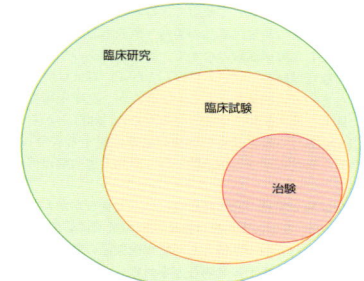

図 7-3 臨床研究・臨床試験・治験
臨床研究：ヒトを対象とした研究のすべて
臨床試験：治療法の効果判定のための前向き研究
治験：治療法の承認申請のための臨床試験

行われている。

治療開発研究と自然歴・縦断像情報

神経疾患には根本的な治療法が，確立されていないものが多いが，その代表が神経変性疾患である。神経変性疾患 (neurodegenerative diseases) とは，特定の神経細胞群が選択的に障害され，変性する疾患群である。成人発症の神経変性疾患としては，Alzheimer病やALSが代表的なものとして知られている。いずれの疾患も難治性疾患であり，いまだ根治療法は確立されておらず，患者およびその介護者である家族の苦痛はきわめて大きい。

しかし，近年の分子生物学的研究の進展により，これらの疾患の神経変性の病態が少しずつ解明されてきており，病態を抑止する分子標的治療法の開発がみえつつある。基礎研究で得られた成果を臨床の場に応用し，有効性と安全性を検証して日常診療につなげていく一連の研究活動をトランスレーショナルリサーチというが，これをいかに効率的に推進できるかが問われている。

神経変性疾患の分子標的治療法の開発を進めるには，疾患の自然歴データが必須である。候補薬剤・治療法のヒトへの有効性を検証するには，分子生物学的，臨床的，生物統計学的に多方面からの検討を加えてデザインされた臨床試験を遂行しなければならない。

現在研究・開発されている神経変性疾患に対する治療法の多くは，分子病態を抑える，いわゆる病態抑止治療 (disease-modifying therapy) である。これらの治療法では，Parkinson病に対するL-ドパのように短期間で症状を改善することはできなくても，長期的に症状の悪化を抑える効果が期待される。

こうした病態抑止治療法の効果を検証するためには，どの程度の患者数を，どのような因子で治療薬群と偽薬群に割り付け，どのような臨床評価項目を，どのくらいの期間観察すればよいのか，緻密なデザインが必要である。このデザインが不十分であると，本来は治療効果がある薬剤が

効果なしと判断される，いわゆるβエラーが起きるなど，多大なコストと手間をかけて行ったはずの臨床試験が無に帰してしまうような事態が起きる。その必要症例数算定，割り付け因子の選定，臨床評価項目選択，観察期間の設定のいずれにも，自然歴データを含む良質の臨床観察研究によるデータが必要である。

臨床試験とバイオマーカー

臨床試験とは治療法の効果判定のための前向き研究である。臨床試験は臨床研究のなかに含まれる (図 7-3)。新医薬品の臨床試験は第I相試験，第II相試験，第III相試験，第IV相試験と進捗状況によって区分される。

- **第I相試験** 臨床安全用量・最大安全量を推定し，薬物動態学的検討を行うための臨床試験である。医薬品投与の対象は主に健常者ボランティアである。
- **第II相試験** 有効性・安全性を瀬踏み的に検討し (第II相前期)，用法・用量を設定する (第II相後期) ための試験である。医薬品投与の対象は効能が期待される患者群であり，探索的な意味を持つ臨床試験 (探索的試験) であることが多い。
- **第III相試験** 適応症に対する有効性・安全性の確認を行うための試験である。検証的な意味を持つ臨床試験 (検証的試験) であることが多い。
- **第IV相試験** 市販後臨床試験とも呼ばれ，新規医薬品の承認，発売後に行われる。適応症に対する有効性・安全性の確認を行うための試験である (表 7-2)。

なお，わが国において新規医薬品が市販され，一般の臨

臨床試験の相	特徴
第I相試験	臨床安全用量・最大安全量の推定 薬物動態学的検討 多くの場合健常志願者で実施
第II相試験	(前期) 有効性・安全性の瀬踏み的検討 (後期) 用法・用量の設定
第III相試験	適応症に対する有効性・安全性の検証
第IV相試験	市販後における，適応症に対する有効性・安全性の検証

表 7-2 臨床試験の相とその特徴

床現場で保険診療として使用できるようになるには，厚生労働大臣による新規医薬品の製造・販売承認が必要であるが，前述した臨床試験のなかで，新規医薬品の承認申請のための臨床試験は「治験(ちけん)」と呼ぶ．以前は製薬会社によってのみ治験を行うことができたが，医療現場のニーズに即した臨床試験を増加させるために，2003年から改正GCP(医薬品の臨床試験の実施の基準に関する省令)が施行され，医師みずからが治験を行う医師主導治験が可能になった．

臨床試験の実施と自然歴研究には，大きなかかわりがある．第一に，疾患の自然歴は臨床試験の計画に必須である．臨床試験を行う前の準備として新規医薬品の動物における薬理学的解析，モデル動物などを対象とした有効性試験，安全性試験などが行われるが，医薬品の臨床的な応用をめざさずに，自然歴臨床データを十分吟味し，適切な試験デザインで臨床試験を行う必要がある．

また，自然歴研究の結果は第Ⅲ相試験に進むべき薬剤を抽出する基準になることがある．すなわち，第Ⅱ相試験で多種の薬剤候補がある状況下において，各薬剤の有効性と自然歴との比較を行うことで最も有効と考えられる薬剤を抽出するのである．特に緩徐進行性の疾患が多い神経疾患の治療においては，感染症に対する抗生物質や皮膚病に対するステロイド治療などと比較すると薬効が劇的ではないことが多い．そのため，自然歴研究の結果得られた臨床症候の進行と，医薬品による介入を行った結果との比較によってのみ有効性を確認することができる場合がある．

ただし自然歴研究でのデータと薬剤介入試験でのデータとは，試験に参加する被験者の意識，データ測定者側の意識，データの質など試験内容が多少なりとも異なることが多く，自然歴と介入データとの直接比較を行うことで決定的な結果を導き出すことはできない．そのため，最終的に薬剤の効果を検証するためにはプラセボ対照の二重盲検試験を行うことが必要となる．

自然歴研究は薬効評価に用いるためのバイオマーカーの探索にも利用できる．疾患のバイオマーカーとは客観的に測定され評価される指標であり，生物学的プロセスや病態，薬物の効果などをあらわす．自然歴研究において，対象となる疾患の症状が無治療の場合どのような経時的変化をたどるのかを追っていくなかで，病態や重症度を反映する客観的指標(バイオマーカー)はなにかについて探索することができる．

今後の治療法開発に向けて

これまでの50年で，神経疾患に対してCT・MRIによる画像診断の技術が開発され，さらに1990年代には数多くの原因遺伝子が同定され，疾患原因遺伝子を組み込んだトランスジェニックマウス(transgenic mouse)をはじめとするモデル動物の開発と解析が非常な勢いで進められた．しかし，これまでに神経変性疾患に臨床応用されてきた薬剤はわずかであり，そのほとんどはParkinson病に対するL-ドパ療法に代表される，神経脱落による足りない物質，特に神経伝達物質を補う「補充療法」であって，神経変性そのものを確実に抑える根本治療法ではない．

基礎研究から臨床研究への展開を血液悪性腫瘍における分子標的治療の開発を例に考えてみると，1976年に癌遺伝子 *src*(サーク)が発見され，1980年代からは癌抑制遺伝子発見などに代表される病態解明と標的分子の開発が進んだ．しかし，基礎研究成果の臨床応用にはしばらく時間が必要であった．1995年以降になってようやくレチノイン酸，イマチニブ(c-Ablキナーゼ阻害薬)などの分子標的治療が臨床現場で使用されるようになり，現在，生存率・寛解率の大幅な改善につながっている．標的分子の解明から実用化まで約20年が必要であったとの計算になるが，逆にとらえると現在は治療法の確立されていない神経疾患においても，基礎研究での成果が10年以上を経て実用化される可能性を持つとも考えられる．おそらく，これから10〜20年が臨床応用への大きな進展の時期であり，わが国もその進歩に深くかかわっていかなければならない．

神経変性疾患は緩徐進行性のことが多く，病態抑止治療法の有効性を評価するには長期間の観察期間が必要である．このため，臨床像を長期間観察し，客観的指標を用いて自然歴を明らかにすることや，薬効評価に用いるためのバイオマーカーを確立することが課題となっている．また，研究推進に向けて，国内外の共同研究によりデータを蓄積し，バイオリソースとして活用することも必要である．

急性発症の神経疾患の場合でも，脳梗塞における長期的な日常生活動作(ADL)の改善など，長期の経過を見据えた治療戦略が求められている．さらには，多発性硬化症のように数年後の再発の可能性を減らす治療薬が実用化されている疾患もある．今後の神経疾患の治療法開発のためには信頼できる疾患の縦断像，自然歴研究を積み重ね，治療研究を推し進める必要があるといえる．

【熱田 直樹・坂野 晴彦・祖父江 元】

参考文献

1) Poewe W : The natural history of Parkinson's disease. J Neurol 253(Suppl 7) : Ⅶ2-Ⅶ6, 2006
2) Atsuta N et al : Natural history of spinal and bulbar muscular atrophy (SBMA) : a study of 223 Japanese patients. Brain 129 : 1446-1455, 2006

4章 遺伝学と疾患の分子メカニズム

1. 遺伝学の基礎 ………………………………………… 128
2. ゲノムと疾患 ………………………………………… 130
3. 多因子疾患の分子遺伝学 …………………………… 132
4. 癌の分子遺伝学 ……………………………………… 134
5. エピゲノムと疾患 …………………………………… 135
6. 遺伝子診断 …………………………………………… 138
7. 遺伝カウンセリング ………………………………… 141
8. 心血管疾患 …………………………………………… 143
9. 呼吸器疾患 …………………………………………… 146
10. 1型糖尿病 …………………………………………… 148
11. 2型糖尿病 …………………………………………… 151
12. 肥満 …………………………………………………… 154
13. 脂質異常症 …………………………………………… 160
14. 内分泌疾患 …………………………………………… 162
15. アレルギー・リウマチ性疾患,自己免疫疾患 …… 165
16. 腎疾患 ………………………………………………… 168
17. 高血圧 ………………………………………………… 169
18. 神経疾患 ……………………………………………… 170
19. 骨粗鬆症 ……………………………………………… 174
20. 老化 …………………………………………………… 176

1 遺伝学の基礎

DNA・遺伝子・染色体

身体の形態や機能などの生物学的な形質(trait)を次世代へ伝えていく遺伝子(gene)の本体が、細胞の核内に存在するDNA(デオキシリボ核酸〈deoxyribonucleic acid〉)である。DNAには約2万数千の遺伝子がコードされている。遺伝子全体を総称してゲノム(genome)と呼ぶ。

30億塩基対からなるDNAは二重らせん構造をとり、ヒストンなどの核塩白質と結合してクロマチンと呼ばれる複合体を形成している。このクロマチンは細胞分裂中期になると凝集して46本の染色体(22対44本の常染色体とX、Yの性染色体2本)を形成し、顕微鏡下で観察することができる。

ゲノムの多様性

ヒトゲノムには個々人によって異なる部分(遺伝子多型)が存在し、その多様性が遺伝的な個人差を規定している。遺伝子多型には、一塩基多型(single nucleotide polymorphism:SNP)、マイクロサテライトなど反復配列多型、遺伝子のコピー数多型(copy number variation:CNV)などがある。遺伝子多型の多くは個体の形態や機能に影響を及ぼさない中立的なものと考えられているが、その一部には遺伝的な個性・体質を形成するものがあり、さらに遺伝子機能が大きく損なわれる場合には遺伝性疾患や疾患への易罹患性を引き起こす。

染色体異常

染色体の異常は、数的異常と構造異常に分類される。
数的異常：相同染色体が1本過剰に存在するトリソミー、1本欠失するモノソミーがある。出生・生存が可能な常染色体トリソミーは、21トリソミー(21番染色体の過剰)(Down〈ダウン〉症候群)、18トリソミー(18番染色体の過剰)、13トリソミー(13番染色体の過剰)である。
構造異常：転座(非相同染色体間の染色体断片の交換)、逆位、挿入、重複欠失環状染色体、イソ染色体(同腕染色体)がある。構造異常の結果、染色体が部分的にモノソミーあるいはトリソミーとなり、その結果として多彩な臨床症状を呈する。また染色体の切断点に遺伝子がある場合には、その部分の遺伝子情報の不足が生じる。転座のうち、遺伝子情報の過不足がない均衡型相互転座は約400人に1人の割合で認められる。均衡型相互転座を持つ本人自身は無症状であるが、不妊症、習慣性流産、染色体異常児の出生の原因となりうる。

染色体検査は、通常、末梢血リンパ球を用いて行われる。各染色体の判別と構造異常検出のために、分染法(一般的にはG分染法)を用いて染色体の縞模様を染め出して、顕微鏡下に観察を行う。分染法による解像度では検出できない染色体微細構造異常の診断や間期の細胞核診断には、蛍光標識したDNAプローブをハイブリダイズさせるFISH(蛍光 in situ ハイブリダイゼーション〈fluorescence in situ hybridization〉)法が用いられる。より微細な遺伝子コ

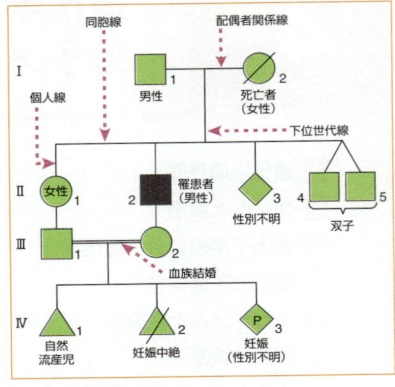

図1-1 家系図の記載法

ピー数の変化を検出するためには、マイクロアレイ法(ゲノムアレイ)も用いられる。

遺伝子異常と遺伝性疾患

遺伝子異常には、欠失、挿入、置換、再編成、反復配列数の増加、遺伝子コピー数異常などがある。欠失、挿入の大きさは、1塩基単位から複数の遺伝子を含む大きな部位のものまでさまざまである。遺伝子異常が蛋白翻訳領域に生じた場合は、コードするアミノ酸のミスセンス変異(別のアミノ酸に変化)、ナンセンス変異(終止コドンによる、短く不完全な蛋白分子の生成)、フレームシフト変異(アミノ酸への読み取り枠がずれる)などを起こす。塩基置換がエクソン/イントロン境界付近で生じた場合には、mRNAのスプライシングの異常を起こすことがある。遺伝子の異常が発現調節領域に生じた場合には、遺伝子発現量が変化して疾患を引き起こすこともある。

遺伝子検査では、通常、末梢血から抽出したゲノムDNAを用いる。該当する病因遺伝子の蛋白翻訳領域にある各エクソンとそのエクソン/イントロン境界をポリメラーゼ連鎖反応(polymerase chain reaction:PCR)法で増幅し、キャピラリーシークエンサーで塩基配列を決定する。さらに、遺伝子の大きな異常を検出するためにサザンブロット法、遺伝子コピー数変化を検出するためにMLPA®(Multiplex Ligation-dependent Probe Amplification®)法やマイクロアレイ法などが用いられる。次世代高速シークエンサーを用いると、全ゲノムや全エクソンの塩基配列をすべて読みとることも可能である。

家系図の記載

国際的に用いられている家系図の記載法を**図1-1**に示す。世代の番号をローマ数字で、各世代の個人の番号をアラビア数字で記載する。なお、わが国では婚姻関係を示すために二重線が用いられる場合があるが、国際的には血族結婚を示すことになるので注意が必要である。

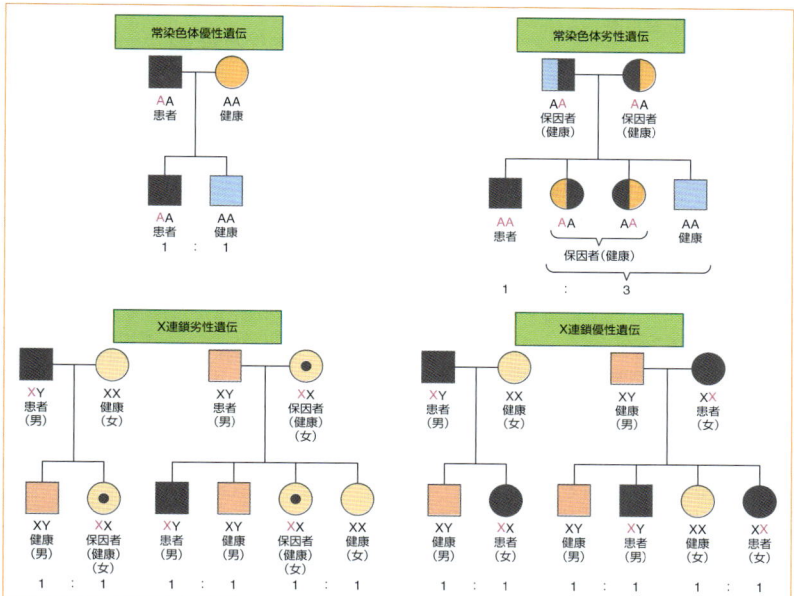

図 1-2 メンデル遺伝形式
赤字：遺伝子変異を持つアレル

メンデル遺伝性疾患

メンデルの法則に従って次世代に遺伝する疾患は、少なくとも7,000種類知られている。その遺伝形式によって、常染色体優性遺伝病、常染色体劣性遺伝病、X連鎖優性遺伝病、X連鎖劣性遺伝病に分類される。各遺伝形式を図1-2に示す。

常染色体優性遺伝病

2つのペアの遺伝子のうち一つに変異があると発症する。通常、親のどちらかが罹患者であるが、突然変異で生じることもある。性別に関係なく発症し、再発率（次児の罹患率）は50％である。代表的な疾患として、多発性内分泌腺腫症、骨形成不全症などがある。

常染色体劣性遺伝病

2つのペアの遺伝子の両方ともに変異がある場合にのみ発症する。通常、両親ともにその疾患の保因者（＝健康）である。したがって、血族結婚が発症率を増加させる。性別に関係なく発症し、再発率（次児の罹患率）は25％である。代表的な疾患として、フェニルケトン尿症、Gaucher（ゴーシェ）病などがある。

X連鎖劣性遺伝病

病因となる遺伝子がX染色体上にあり、男性のみ発症する。母が保因者であるか、または突然変異による。父が患者の場合、その息子は非罹患で、娘は100％保因者となる。母が保因者の場合、その息子は50％の確率で罹患し、娘は50％の確率で保因者となる。代表的な疾患として、血友病、Duchenne（デュシェンヌ）型進行性筋ジストロフィーなどがある。

X連鎖優性遺伝病

病因となる遺伝子がX染色体上にあるが、男性のみならず女性も発症する。女性はX染色体を2本持つため、X染色体不活化のパターンによって重症度が異なるが、一般に男性よりも軽症である。父が患者の場合、その息子は非罹患で娘は100％罹患。母が患者の場合、その息子・娘はともに50％の確率で罹患する。代表的な疾患としてFabry（ファブリー）病などがある。

なお、メンデル遺伝病においては、発症するような病因遺伝子を有していても実際には発病しないことがある。遺伝子異常を持っている場合に実際に発病する率のことを浸透率（penetrance）と呼び、疾患によって浸透率は異なる。

非メンデル遺伝性疾患

メンデルの法則に従わない遺伝形式をとる疾患が存在する。

ミトコンドリア遺伝

ミトコンドリア遺伝子は，核内ではなく細胞内小器官のミトコンドリアに存在する環状DNAで1万6,569塩基よりなる。また，一つの細胞のなかには多数のミトコンドリアが存在し，しばしば遺伝子変異を持つものと正常なものが混在している（ヘテロプラスミー〈heteroplasmy〉）。しかもこのヘテロプラスミーの割合は個体や臓器によって異なるため，複雑な病態を引き起こす。MELAS（ミトコンドリア脳筋症・乳酸アシドーシス・脳卒中様発作）症候群やLeigh（リー）脳症が知られている。

ゲノム刷り込み（genomic imprinting）

父母双方から受け継いだアレル（対立遺伝子）のなかには，父由来（あるいは母由来）の遺伝子だけが発現するものが知られている。発現して機能すべきアレルのほうに変異が生じたり，あるいは片親だけから発現しないアレルのみを受け継いだ場合，疾患を発症する。代表的な疾患として，Prader-Willi（プラダー-ウィリー）症候群やAngelman（アンジェルマン）症候群がある。

トリプレットリピート（triplet repeat）病の表現促進現象

3塩基単位の反復塩基配列を有する遺伝子部位の反復回数が過剰に増えることによって生じる疾患が知られている。優性遺伝形式をとるが，世代を経るごとに反復回数が増え，それに伴って重症化するという表現促進現象（anticipation）が認められる。代表的な疾患として，CAG反復配列の増加によるHuntington（ハンチントン）病やCTG反復配列の増加による筋強直性ジストロフィーがある。

多因子遺伝

数多くの遺伝子の複合的影響に環境要因が加わって発症すると考えられる疾患が多因子遺伝病である。代表的なものとして，口唇・口蓋裂，先天性股関節脱臼，統合失調症などがあげられる。それぞれの疾患について経験的な再発率が知られており，たとえば口唇・口蓋裂を持つ患者の同胞における経験的再発率は4.0%と一般新生児中の頻度0.14%よりも高い。

【松原 洋一】

参考文献
1) Online Mendelian Inheritance in Man（OMIM）：http://www.ncbi.nlm.nih.gov/omim（メンデル遺伝性疾患を網羅し整理したサイト。あらゆる遺伝性疾患について網羅的かつ最新の情報を得ることができる。各疾患にはOMIM番号が付され，国際的にこの番号が用いられている）
2) ナスバウムほか，福嶋義光監訳：トンプソン＆トンプソン 遺伝医学，p1–614，メディカル・サイエンス・インターナショナル，2009

2 ゲノムと疾患

ゲノムとは

ゲノムはもともと，遺伝子をあらわすgeneと染色体をあらわすchromosomeを合成したWinkler（ウィンクラー）の造語である。多数の遺伝子が染色体上に並んでいることをイメージした用語であった。現在では多少その意味が変化し，一つの種の，世代を越えて伝わる情報の全体（ワンセット）のことをいう。ゲノム情報は人間では約30億個の4種類のヌクレオチド（TCAG）の配列としてあらわされる。遺伝子はゲノム上の一単位であり，mRNAの転写に用いられ，多くは翻訳された蛋白質を通じて機能を果たす部分をいうので，遺伝子といえる部分は全ゲノムの一部でしかない。蛋白質をコードする部分は全ゲノムの約1～2%である。

高等生物においては受精卵のなかに，世代を越えて伝えられる情報が含まれており，そのほとんどはゲノム配列に記載されていると考えられる。いま，多くの種の全ゲノム配列が明らかになりつつあり，それによって医学生物学研究は大きく変わろうとしている。

ゲノム配列の変異

個人は父由来と母由来の2セットのゲノム配列を持っており，片親由来のゲノムをハプロイドゲノムという。ハプロイドゲノムの長さは約30億塩基であり，異なったハプロイドゲノム間の配列の違いはおおよそ1,000ヌクレオチドに1つである。したがって全ハプロイドゲノムでは300万もの違いがある（ゲノム配列の多様性）。厳密には集団で1%以上の頻度のゲノム配列の違いで，メンデルの分離の法則，独立の法則に従い継承されるものを多型（polymorphism）という。

ゲノム多様性（genomic variation）の起源はまれに起きる変異（mutation）である。変異が起きるゲノムが生殖細胞系列の細胞のなかに存在するか，体細胞のなかに存在するかにより影響は大きく異なる。体細胞に変異が起きる場合，癌の原因になる。生殖細胞系列の細胞に変異が起きると，次世代に伝わるので遺伝病や進化の原因となる。生殖細胞系列に起きた変異は体細胞にも反映されるが，逆の反映はない。したがって，体細胞には生殖細胞系列の多様性と体細胞変異の両方が存在する。

変異には染色体レベルの変化（数の変化，構造の変化），ゲノム配列の大きな変化（欠失，挿入，組換え，逆位など），2～数十ヌクレオチドの短い配列（short tandem repeat）の繰り返し数の変化，一塩基置換などがある（ただし，染色体の数の変化は変異に含めないこともある）。変異が遺伝子上に起きると機能的変化が起き（機能の消失，低下，増強，異常），疾患の原因となることがある。

メンデル型遺伝病とゲノムの変異

メンデル型遺伝病は1つの遺伝子の生殖細胞系列変異により，強い機能的変化が起きることで発生する。メンデルの劣性遺伝形式の遺伝病では，父母由来の2つのアレルの

うち1つに変異が起き機能低下や消失などが起きても，変異のないアレルが補完して疾患にいたらない．そして，2つのアレルともに変異がある場合，疾患にいたる．逆に，優性遺伝形式の遺伝病では，機能異常や増強などで1つのアレルの変異が疾患の原因となる．機能低下や消失などで，細胞全体の遺伝子の働きが約半分になって疾患をきたす場合も優性遺伝形式をとる．

メンデル型の遺伝病の変異には染色体の構造の変化，ゲノム配列の大きな変化（欠失，挿入，組換え，逆位など），2～数十ヌクレオチドの短い配列（short tandem repeat）の繰り返し数の変化，一塩基置換などがみられる．一塩基置換でもプロモーター領域，開始コドン，終始コドン，エクソン-イントロン接合部位や，ナンセンス変異，異なった性質のアミノ酸置換を伴うミスセンス変異などが多くみられる．同義置換のすべてや，ミスセンス置換の一部は遺伝病の原因とはならないが，分子進化に寄与する．

メンデル型遺伝病の原因検索

初期の遺伝病の原因遺伝子の検索は候補遺伝子アプローチによりなされた．すなわち，代謝的変化などから酵素欠損などの蛋白質の異常が発見され，それをコードする遺伝子がクローニングにより同定された（Lesch-Nyhan（レッシュ-ナイハン）症候群など）．しかし，トランスポーターや候補の遺伝子を特定することが困難な場合はこのような方法で同定することは難しく，メンデルの法則を数式化し，それを用いた最尤法によるパラメトリック連鎖解析が大きな役割を演じた．パラメトリック連鎖解析では候補遺伝子アプローチと異なり，特定の遺伝子を候補としない．比較的大きな家系の家系データと，全ゲノム上に配置された300以上の多型マーカーをもとに，統計的手法により原因座位を検索する[1]．このように，候補遺伝子を設けず，ゲノム全体から遺伝子を検索する手法を「ゲノムワイドアプローチ」という．

最近では，候補遺伝子アプローチにより原因座位がわからず，染色体上にも明らかな変化がない場合でも，パラメトリック連鎖解析によりおおよその場所が確定し，その後の配列決定などによりメンデル型遺伝病の原因座位が明らかになるようになった．これによりメンデル型遺伝病のゲノム変異の研究は急速に進み，比較的大きな家系が得られる多くの遺伝病の原因が明らかになった．

原因座位がわかれば，その部位のゲノム配列情報をもとに患者や家族のDNAを検索することにより遺伝子診断を行うことも，多くの疾患で可能になっている．それにより，発症前診断，保因者診断，確定診断などが可能になっている遺伝病も多い．一部ではそのような情報に基づいて薬物や栄養素などにより病気の発症を予防したり治療することが可能である．

多因子疾患に関連するゲノム多様性の検索

生殖細胞系列に変異が起きたとき，機能変化が弱い場合はメンデル型遺伝病の原因にはならない．しかし，機能変化が弱いため集団内で増幅していく可能性があり，比較的頻度の高い多様性（common variant）を形成することがある．

比較的頻度の高い，ありふれた病気（common disease）は，このような遺伝的多様性が集まり環境要因も影響して発症するという考えがある（common disease-common variant仮説）．このような疾患には多数の遺伝子と環境要因が関連し（多因子疾患），メンデル型遺伝病のような単純な遺伝形式はとらない（complex disease）．

多因子疾患に関連する遺伝要因も初期は候補遺伝子アプローチにより検索されたが，限界があった．またメンデル型遺伝病の座位の解明で大きな役割を果たした連鎖解析も多因子疾患に対し用いられた．すなわち，同胞の2人以上が同じに疾患に罹患した多数の家系を集め解析を行う罹患同胞対解析という手法である．これは連鎖解析の一種であり，ノンパラメトリック連鎖解析という．ノンパラメトリック連鎖解析では，パラメトリック連鎖解析と異なって遺伝型ごとに浸透率を仮定しない[1]．しかし，メンデル型の遺伝病の遺伝子検索に大きな威力を発揮したパラメトリック連鎖解析と異なり，ノンパラメトリック連鎖解析の威力は限定的であった．

連鎖解析には300～500のゲノム上のマーカーが用いられたが，2002年よりきわめて多数の一塩基多型（single nucleotide polymorphism：SNP）を用いたゲノムワイドアプローチが行われるようになった．前述したcommon disease-common variant仮説が正しければ，ゲノム上に置いた多数（通常10万以上）のマーカーを用いて多因子疾患に関連する遺伝子を検索することが可能である．その理由は，ヒトゲノム配列には連鎖不平衡という現象が認められ，そのため近傍のSNP間に強い関連があるからである．

ゲノム全体に配置された膨大な数のSNPと形質との関連を検索する研究をゲノムワイド関連解析（genome-wide association study：GWAS）という．初期のGWASは理化学研究所ゲノム医科学研究センターで行われたが[2]，2007年になりHapMap計画によりSNPマーカーがより整備されたことで世界中で行われるようになった[3]．ほとんどのGWASはケースコントロール研究（case-control study）の形式をとり，患者群と対照群の違いとゲノム多様性の関連を検索するが，最近は同一集団内での量的形質とゲノム多様性の関連を検索するQTL（quantitative trait locus）解析も行われるようになった[4]．

GWASはきわめて多くの疾患や検査値などにも応用され，人類遺伝学研究の主要な手段となった（2010年のNature Genetics誌の全論文のうち55％がGWASを用いている）．糖尿病などの疾患，血清尿酸値などの血液学的検査所見，身長などの身体所見，心電図などの検査所見もGWASの対象となり，多くの関連遺伝子が明らかになっている．

しかし，GWASで発見される多因子疾患に関連したゲノム多様性の効果は比較的小さく，疾患の理解には大きく貢献したものの，それぞれの関連遺伝子の有用性についてはこれからの研究にかかっている．また，GWASで発見されたすべての遺伝子の効果を合計しても，双子研究などで推定された遺伝力（heritability）を十分説明できないことが問題となっており，さらに多くの効果の小さい，高頻度のゲノム多様性が存在する，まれな中程度の効果のゲノム変異，あるいは多様性が存在する，双子研究による遺伝力推定に問題がある，などの可能性が指摘されている．

ゲノム薬理学

 薬による効果や副作用の個人差は以前から知られており、その一部に遺伝的要因があることは明らかである。しかし、近年、GWASなどの最新のゲノム解析手法が応用された結果、多くのゲノム薬理学的研究結果が得られるようになった。しかも、ゲノム薬理学の場合、多因子病の関連遺伝子と異なり、個々の遺伝子の効果が大きい場合が多い。たとえば、*HLA-B*座位の特定のアレルとカルバマゼピン、アロプリノール、アバカビルなどによるStevens-Johnson(スティーヴンス-ジョンソン)症候群を含む重症皮膚副作用との関連、*IL28B*座位とC型肝炎のインターフェロン療法の効果との関連、*SLCO1B1*座位とスタチンによる重症筋副作用との関連はきわめて強い。その理由は、人類が薬物に曝露された期間が短いこと、特定の薬物を服用しない場合は表現型が発現しないことが関連していると思われる。これらのゲノム薬理学(薬理遺伝学、ファーマコゲノミクス(pharmacogenomics))分野はこれからも進歩し、新薬開発や個別化医療に応用が進むと期待されている。

体細胞ゲノム変異と悪性腫瘍

 体細胞のゲノムに起きた変異は悪性腫瘍の原因となる。細胞の分裂や増殖を抑制する遺伝子に変異が起き機能低下や消失が起きると発癌の原因になることがあり、このような遺伝子を癌抑制遺伝子という。逆に変異により分裂や増殖が盛んになる場合もあり、変異が起きた後の遺伝子を癌遺伝子(oncogene)という。
 癌抑制遺伝子の多くは同一細胞内の2つのアレルの変異が必要なことが多く、その場合、片方の変異は生殖細胞系列に由来することもある。このような癌に関連する遺伝子変異を標的とした抗がん剤の開発も進められるようになった。一般の悪性腫瘍では生殖細胞からのゲノム要因にさまざまな体細胞変異を加えることで腫瘍の発生や増殖が起きると考えられる。発癌に関連する体細胞変異をゲノムワイドアプローチにより解明する国際プロジェクトがはじまった。それぞれの癌患者において、生殖細胞系列と体細胞の全ゲノム配列を比較する国際がんゲノムコンソーシアムによる共同研究である[5]。このプロジェクトには後述する大規模並列DNA配列決定装置が用いられている。

ゲノム医学研究の展望

 ヒトゲノム配列以降のゲノム医学研究の進展はめざましい。HapMap計画では3人種(ヨーロッパ系、アジア系、アフリカ系)の比較的頻度の高いSNPを決めることが目的であった。比較的頻度の高いSNPを用いたGWASは、多因子疾患や薬物の効果、副作用の遺伝的要因の解明に大きな貢献をした。しかし、遺伝病の多くはまれな変異が原因であり、多因子疾患や薬や効果、副作用に関連する変異もまれな場合があるかもしれない。
 最近になって次世代シークエンサーと呼ばれる機種が使用されるようになった。DNA配列決定を大規模に並列で行う。それにより個人の全ゲノム配列の解析も可能になり、日本人を含め発表されている。しかし、それらの大規模並列シークエンサーの配列の精度は、それまでのDNA配列決定装置に及ばず、確認のために以前の機械を用いざるをえないことも多い。
 今後はGWASで発見された多因子疾患や薬物反応性に関連する遺伝子の臨床応用が最大の課題である。また、GWASや大規模並列DNA配列決定装置で得られた膨大な情報をどのように遺伝学に基づいて処理するかという遺伝統計学や生命情報学が重要になると考えられる。

〔鎌谷 直之〕

参考文献
1) 鎌谷直之:遺伝統計学入門、岩波書店、2007
2) Ozaki K et al : Functional SNPs in the lymphotoxin-alpha gene that are associated with susceptibility to myocardial infarction. Nat Genet 32 : 650-654, 2002
3) The Wellcome Trust Case Control Consortium : Genome-wide association study of 14,000 cases of seven common diseases and 3,000 shared controls. Nature 447 : 661-678, 2007
4) Kamatani Y et al : Genome-wide association study of hematological and biochemical traits in a Japanese population. Nat Genet 42 : 210-215, 2010
5) International Cancer Genome Consortium International network of cancer genome projects. Nature 464 : 993-998, 2010

3 多因子疾患の分子遺伝学

■**定義・概念** 有病率の高いありふれた疾患(common disease)や生活習慣病に代表される疾患のほとんどは、遺伝学的に多因子疾患(multifactorial disease)に分類され、その発症には多数の遺伝要因とさまざまな環境要因が関与する。多因子疾患には、高血圧、糖尿病、多くの癌、各種アレルギー、関節リウマチなどの自己免疫疾患、統合失調症などの精神疾患、口唇・口蓋裂、結核などの感染症が含まれる。多因子疾患の発症に関与する個々の遺伝子は、発症の危険因子または抵抗因子、いいかえれば「かかりやすさ」または「かかりにくさ」の要因の一つにすぎないことから、「感受性遺伝子(susceptibility gene)(易罹患性遺伝子とも呼ぶ)」または「抵抗性遺伝子(resistance gene)」と呼ばれる。
 図3-1は多因子疾患の感受性(易罹患性)を説明する概念図である。集団中では、さまざまな感受性・抵抗性要因の総合値が低い個体から高い個体まで連続的に分布し、この値がある閾値以上に達する個体が発症にいたると考える。もし感受性要因の効果が相加的であるなら、患者の第一度近親者が示す分布の中央値は、一般集団における中央値と患者集団における中央値との中央値となるので、一般集団より多くの割合が閾値を超えて発症することとなる。ただし、現実には多様な感受性遺伝子および環境要因の寄与率は同等とはかぎらず、また相互効果は必ずしも相加的ではなく、相乗的な効果がみられる場合もある。さらには、感受性遺伝子頻度の集団差や環境要因の地域差があるうえに、一人ひとりの患者が持つ感受性遺伝子の組み合わせにも違いがある。

遺伝要因の探索・同定法

 疾患発症や薬剤応答性に関与する遺伝子を探索・同定する研究戦略は、候補遺伝子アプローチとゲノム全域アプローチに大別される。前者は、推定される病態の分子機序

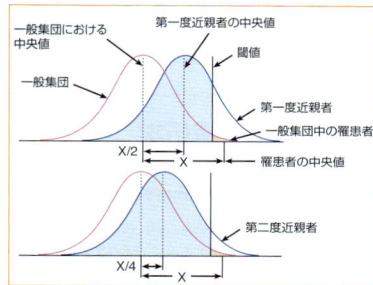

図 3-1 疾患感受性（易罹患性）の閾値モデル

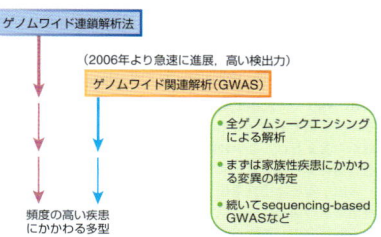

図 3-2 ゲノム全域を対象とする疾患関連遺伝子の探索法の進展

や動物モデルの解析などに基づいて選択された遺伝子について，その変異・多型の頻度が患者群と健常者群で異なるかどうか検討する。従来盛んに用いられてきた戦略であり，近年は遺伝子アノテーションやパスウェイネットワーク情報の集積も進んでいることから，ある程度の成功率で疾患関連遺伝子を同定している。一方後者は，ゲノム全域をカバーする多数の多型マーカーについて網羅的に解析することにより，疾患関連遺伝子が存在するゲノム領域を検出する。この戦略の最大の魅力は，われわれの知識・情報にはなかった新たな遺伝子の関与が発見される可能性である。

このような戦略のなかで用いられる統計遺伝学的方法には，大別して連鎖解析法（linkage analysis）と関連解析法（association analysis）がある。候補遺伝子アプローチにおいては，症例・対照関連解析法（case-control association analysis）や伝達不平衡検定（transmission disequilibrium test：TDT）などの関連解析法が用いられる。一方，ゲノム全域アプローチにおいては，罹患同胞対法（affected sib-pair method）と呼ばれる連鎖解析法が多用されたが，多数の罹患同胞対試料を収集することの難しさ，検出力の低さなどから成果はかぎられていた。

近年，ヒトゲノム全域にわたる膨大な多様性情報の集積と，数十万種類以上の一塩基多型（single nucleotide polymorphism：SNP）を多数の試料について解析できる技術の発展が状況を大きく変えた（図3-2）。ゲノム全域を対象とする症例・対照関連解析法であるゲノムワイド関連解析（genome-wide association study：GWAS）が現実的な戦略となり，現在では200種類を超える疾患について1,000を超えるGWASの成果が報告されている（http://www.genome.gov/gwastudies/）。また最近，いわゆる次世代シークエンサーを用いた個人ごとのゲノム配列決定が急速な進展をみせている。現在は主として遺伝病の家系試料を対象とした原因遺伝子の同定や，癌組織と非癌組織の配列比較による体細胞突然変異の同定に利用されているが，近い将来多因子疾患感受性遺伝子の同定にも活用されるであろう。

疾患感受性遺伝子と薬剤応答性遺伝子

GWASによる多因子疾患感受性遺伝子の探索成果が顕著な疾患の一つが2型糖尿病である。2007年，複数の欧米グループによる10個あまりの感受性遺伝子の同定，2008年，日本のグループによるKCNQ1などの新規遺伝子の同定をはじめ，現在までに30個以上の感受性遺伝子が見出されている。そのおよそ半数がヨーロッパ系集団と東アジア集団に共通する感受性遺伝子と考えられ，残り半数は集団差を示すと考えられる。ただし，集団間で共通する感受性遺伝子といえども，しばしばその頻度には違いがみられることから，各々の集団における個々の感受性遺伝子の寄与度には違いがあることに注意したい。このような集団間の共通性と異質性は多因子疾患全般にみられる傾向である。また，さまざまな多因子疾患について多数の感受性遺伝子が同定されたことにより，特定の遺伝子多型が複数の疾患に共通した感受性要因である例や，疾患の特定の臨床亜型に関連する遺伝子多型の存在も明らかとなっている。

有病率の高い疾患にかかわる遺伝子変異の頻度に関して2つの仮説，common disease-common variant仮説，common disease-rare variant仮説がある。これに関して，GWASで発見された感受性遺伝子は疾患の遺伝要因のたかだか5～10％しか説明できない，したがってrare variantsが重要であるという議論があるが，全遺伝要因の20～50％程度説明できるとする報告もある。すなわち未発見の比較的弱い感受性common variantsが多数あるかもしれない。このほかに，遺伝子間の相互作用，CNV（copy number variation）などSNP以外の多型，そしてrare variantsなどがそれぞれ遺伝要因のどの程度を占めるのか明らかにするためには，今後の研究を待たねばならない。

疾患感受性遺伝子のみならず，各種薬剤に対する応答性（効果，副作用など）の個人差にかかわる遺伝子も多数報告されている。また薬剤過敏性にかかわる遺伝子の探索も進展している。一般に薬剤応答性遺伝子は相対危険率が高い傾向にあるため，臨床上の意義も大きい。C型慢性肝炎のインターフェロンα・リバビリン併用療法に強くかかわるIL28B遺伝子多型の同定はその一例であり，論文報告から1年もたたず医療の場に導入されている。

遺伝子検査，病態の分子メカニズム解明

薬剤応答性遺伝子については，一般に個々の遺伝子の相対危険率が高いため，すでに医療の場で用いられている例も多い。一方，多因子疾患の感受性遺伝子の探索研究はまだ途上にあり，これまでに同定された遺伝子では全遺伝要因の一部しか説明できない。したがって，個人個人の発症

のリスク予測のための遺伝子検査には時期尚早である。しかしながら，疾患の臨床的亜型や遺伝的背景を考慮して解析することにより新たな感受性遺伝子が見出されていることが注目されている。日本で見出された2型糖尿病感受性遺伝子 *KCNQ1* や非肥満2型糖尿病の感受性遺伝子 *KCNJ15* はその典型例であるといえる。common disease を遺伝的見地から考えれば，互いに類似するが異質性もある多くの疾患の集合体とみることもできる。

多因子疾患感受性遺伝子の同定は，発症機序の解明や新規治療法の開発にも貢献する。見出された複数の感受性遺伝子が特定のパスウェイあるいはネットワークに帰属することがわかれば，疾患の発症や病態形成に重要な役割を果たす分子群が同定され，新たな治療法を開発するための有用な情報になる。前述したC型慢性肝炎の治療薬への応答性にかかわる *IL28B* 遺伝子の発見は新たな治療法の開発にも貢献している。これらは遺伝要因の全容が明らかになる以前に期待できる成果であるといえる。

最después に，各種疾患関連遺伝子の探索研究の現状を知るためのデータベースを紹介する。米国 NCBI (National Center for Biotechnology Information) の OMIM (Online Mendelian Inheritance in Man) (http://www.ncbi.nlm.nih.gov/omim)はこれまでの成果を要約したものである。GWASを中心としたゲノム全域探索の成果は NCBI の dbGAP (http://www.ncbi.nlm.nih.gov/gap)，ヨーロッパ EBI (European Bioinformatics Institute) の EGA (http://www.ebi.ac.uk/ega/page.php)，日本の統合データベースプロジェクトによるヒトゲノムバリエーションデータベース (https://gwas.lifesciencedb.jp/index.Japanese.html) などでみられる。これらは疾患関連遺伝子の研究成果を広く公開するとともに，研究者の申請に応じてより詳細な情報を提供することによって，さらに多数の疾患関連遺伝子が特定され，発症・病態機序の理解が進むことをめざすものである。

【徳永 勝士】

参考文献
1) 永井良三監修，徳永勝士ほか編：臨床ゲノム科学入門，杏林書院，2007
2) Yasuda K et al: Variants in KCNQ1 are associated with susceptibility to type 2 diabetes mellitus. Nat Genet 40: 1092-1097, 2008
3) Okamoto K et al: Identification of KCNJ15 as a susceptibility gene in Asian patients with type 2 diabetes mellitus. Am J Hum Genet 86: 54-64, 2010
4) Tanaka Y et al: Genome-wide association of IL28B with response to pegylated interferon-alpha and ribavirin therapy for chronic hepatitis C. Nat Genet 41: 1105-1109, 2009

4 癌の分子遺伝学

多段階発癌―癌は遺伝子の病気である

細胞の癌化とはゲノム複製あるいは修復時のエラー，発癌物質への曝露などによりゲノムに一連のゲノム・エピゲノム変異が蓄積することによって細胞増殖が制御できなくなった状態である。多くの腫瘍には前癌病変から転移癌までさまざまな悪性度の腫瘍が存在する。1980年代はじめからヒト癌遺伝子や癌抑制遺伝子が次々に同定され，多段階に発癌が進展することが認められるようになった（図4-1）。これらの変異の多くは体細胞に生じる変異であるが，生殖細胞系列に生じた変異が遺伝素因として発癌をもたらす場合には後述する家族性腫瘍として観察される。

癌細胞は単一の細胞に由来し，増殖上の優位性を付与するような変異が生じた細胞が細胞集団の大半を占めるようになる。本来備わっている細胞老化やアポトーシスなど癌細胞の増殖を抑える機構が不活性化される。大きな細胞集団となるにはより多くの酸素や栄養を必要とするため，血管新生を誘導したり，嫌気性環境下でも生存可能な遺伝子変異を獲得する。

近年，特定の分子を標的とする治療薬が開発されているが，治療中に耐性を獲得する症例では標的分子に新たな遺伝子変異が生じることがしばしば認められる。

癌に関連する遺伝子

癌に関連する遺伝子は大きく2つに分類される。第一は細胞の増殖の制御にかかわるもので癌遺伝子や癌抑制遺伝子である（図4-2）。第二は，細胞増殖制御には直接関与せず，ゲノムの秩序を維持する役割を担う DNA 修復酵素などが含まれる。これらの遺伝子に変異が生じると，ゲノム全体の変異発生頻度が増加する。

癌遺伝子 (oncogene) とは，変異によって機能が活性化され，細胞を癌化させる遺伝子群の総称である。当初は動

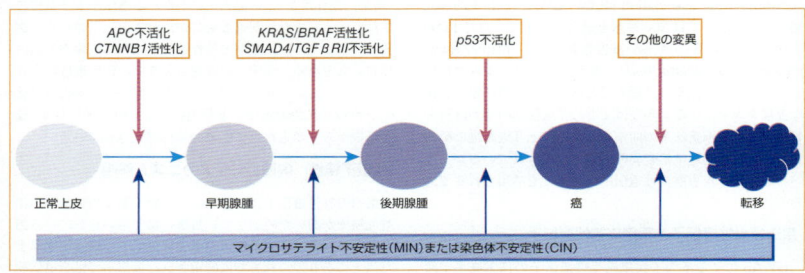

図4-1 大腸癌における多段階発癌モデル

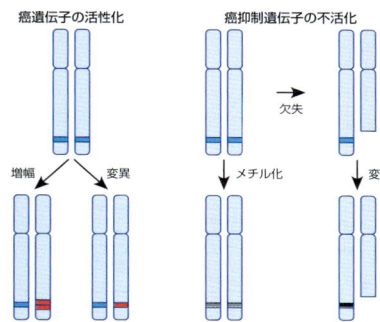

図 4-2 癌における癌遺伝子と癌抑制遺伝子の異常

物に癌を引き起こすウイルスが保有する遺伝子として同定されたが、その後体細胞変異により活性化された遺伝子は癌化を引き起こすことが知られ、多くのoncogeneが同定された。生理的な機能としては転写因子やキナーゼなどのシグナル伝達分子として正常細胞では厳密に制御されている。活性化変異であるので、通常は相同遺伝子のいずれか一方に生じる。

癌抑制遺伝子の不活性化が癌化をもたらす場合には、いわゆるKnudsonの「2ヒット理論」として知られるように、両方のコピーが不活性化される必要がある。網膜芽細胞腫の原因遺伝子である*RB1*、Li-Fraumeni（リ-フラウメニ）症候群の*p53*変異など、癌抑制遺伝子は当初は家族性腫瘍の原因遺伝子として同定された。二段階変異による癌抑制遺伝子の不活性化は多くの孤発性の腫瘍にも見出され、発癌過程に共通してみられる変異として認識されている。なかでも*p53*遺伝子の変異は癌全体の半数以上に存在し、「ゲノムの守護神」としての役割を有すると考えられている。また、孤発性腫瘍においては塩基配列の変化を伴わないDNAメチル化による遺伝子発現抑制も不活性化メカニズムとして知られる。

家族性腫瘍の原因の多くは癌抑制遺伝子あるいはDNA修復酵素遺伝子の生殖細胞系列における異常である。遺伝性腫瘍の保因者においては全身の細胞の片側アレルに遺伝子異常が存在し、発生した癌細胞には正常アレルにも新たな体細胞変異（第2のヒット）が生じており、Knudsonの理論に合致する。家族性腫瘍は細胞レベルでは劣性遺伝であるが、個体レベルでは優性遺伝形式を示すことになる。

【油谷 浩幸】

5 エピゲノムと疾患

エピゲノムの基礎

エピゲノムとは遺伝子の後天的修飾

われわれ人間の体は約200種類の細胞から構成され、全細胞数は60兆個にも及ぶ。そしてヒトの細胞は30億塩基対からなるゲノムDNAを有し、このゲノムに基本的な遺伝情報が書き込まれている。しかしなぜ、1個の受精卵、同じゲノムから200種類もの細胞に分化するのであろうか？ 分化した細胞はどのようにしてその形質を記憶しているのであろうか？ 21世紀に入りゲノムが解読されると、ゲノムは新たに外界からの刺激で修飾を後天的に受け、個体において一代の間複製されているという驚くべき発見がなされた（図5-1）。

このゲノムの後天的修飾はエピゲノムと呼ばれる。エピゲノム（epigenome）の"epi"はギリシャ語で「の上に」を意味する。エピゲノムは、DNA塩基配列以外のDNAのメチル化とヒストン修飾で維持・伝達される遺伝情報である。

精子と卵子から受精卵がつくられる過程でエピゲノムは一度リセットされる。そこから細胞が分化する際に、エピゲノムが変化して形質が細胞に記憶され、修飾の違いにより、同一のゲノムを有しながらも異なった細胞に分化する（図5-2）。細胞外の環境変化は細胞内シグナル伝達系によりゲノムに伝えられてゲノムが修飾され、エピゲノムが変化していく。細胞分裂とともにエピゲノム修飾も複製され、いわば細胞に記憶される。エピゲノムの変化は遺伝子の発現、RNAの合成を制御しており、これにより細胞の機能と形態が変化する。

DNAとクロマチン・染色体

ヒトのDNAは2mあまりあるといわれ、これはヒストンをはじめとした蛋白と複合体を形成しクロマチンとして核に収納される。クロマチンはゲノムDNAの貯蔵庫的役割が強調されてきたが、近年、クロマチンの構造はダイナミックスに変化し、遺伝子の発現、複製、分離、修復などDNAのかかわるあらゆる機能制御にかかわることが明らかにされた。エピゲノム変化は、DNA修復酵素によるマーキング（印づけ）、マークされた遺伝子領域への特異的な蛋白質の結合、蛋白質複合体のリクルートによるクロマチン形成というメカニズムで機能している[1]。

エピゲノム変化とクロマチン構造

クロマチンはヒストン八量体にDNA分子が巻きついたヌクレオソーム構造をとり、これがさらに折りたたまれて染色体のかたちにまとめられる。ヒトのDNAは30億塩基あまりからなり、3万の遺伝子がコードされているが、すべての遺伝子が各組織・分化のステージ、組織で均一に発現しているわけではない。DNAとヒストンは細胞外刺激によって後天的に化学修飾を受け、クロマチン・染色体構造はダイナミックに変化し、これによって発現する遺伝子は時間・空間的に決定され、これによってフェノタイプが

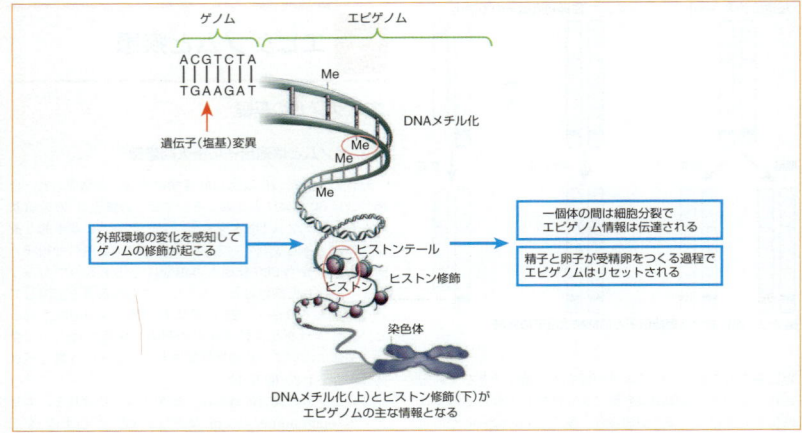

図 5-1 エピゲノムとはなにか[5]
ゲノム情報を進化の過程を反映する種の記憶とすれば、エピゲノム情報は個体の成長と環境の応答を反映する細胞の記憶である。
環境の変化により修飾される遺伝情報がエピゲノムであり、癌や生活習慣病の鍵となる

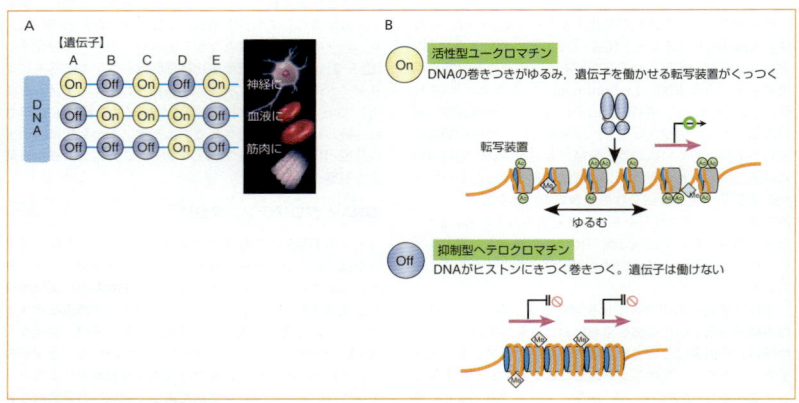

図 5-2 エピゲノムによる遺伝子制御
A：役割の違う細胞ができる仕組み。すべての細胞の DNA 配列は同じだが働く遺伝子の組み合わせにより異なる役割の細胞になる
B：遺伝子のスイッチの概念—閉じたヘテロクロマチンと開いたユークロマチン構造 DNA やヒストン蛋白質に分子が付いたり離れたりして遺伝子のスイッチが切り替わる

決定される（**図 5-2A**）。
　クロマチンはその凝集の度合いによりヘテロクロマチンとユークロマチンに分類される（**図 5-2B**）。セントロメアやテロメアに代表される遺伝子のほとんど存在しない DNA 領域はさらに強くたたまれ、ヘテロクロマチンを形成する。一方、遺伝子の転写を除く、遺伝子の転写が活発な領域のクロマチンはユークロマチンと呼ばれる。この後天的化学修飾には、①DNA のメチル化、そして②ヒストン修飾がある。

DNA のメチル化

　メチル化された DNA 領域は染色体が不活化されている。この DNA のメチル化（シトシンのメチル化あるいは CpG メチル化とも呼ぶ）は転写因子の競合的阻害や転写不活性なクロマチンの形成を通して、遺伝子発現を安定かつ可逆的に調節している。遺伝子発現はプロモーターと呼ば

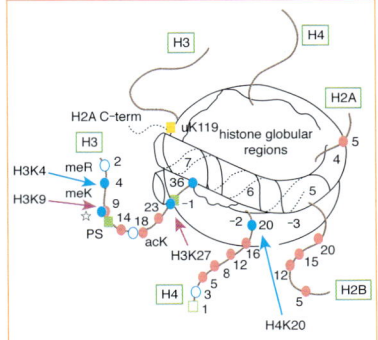

図 5-3　ヌクレオソーム構造とヒストン修飾
ヒストン H3 の 9 番目のリジン (H3K9) がメチル化されるとサイレンシングに働き，ヒストン H4 の 20 番目のリジン (H4K20) のメチル化は，活性化にもサイレンシングにも働く．トライソラックス複合体は H3K4 をメチル化して活性化する．ポリコーム複合体は H3K27 をメチル化してサイレンスする

れる近傍の DNA 配列によって制御されるが，非メチル化 CpG は遺伝子のプロモーター領域にある CpG island に集積しており，この領域がメチル化されると遺伝子発現は強く抑制される．

エピゲノムが制御する生命現象として興味深い報告が 2008 年になされた．働きバチと女王バチはともにメスで，同じゲノム情報を持つが，DNA のメチル化を触媒する酵素の一つ (DNMT3) を人工的に欠損させると，働きバチに必要な遺伝子が不活性化し，卵巣が大きくなり女王バチの形質を示す．ロイヤルゼリーを与えられた働きバチは，DNA のメチル化を妨げられ女王バチになると考えられた．

DNA のメチル化に関するヒトの病気としては，DNA のメチル化が集積した部分には MeCP2(methyl CpG binding protein 2) という蛋白が結合して転写が抑制される． MeCP2 の遺伝的異常は Rett(レット)症候群という，そのほとんどが女児に起こる進行性神経疾患で，知能や言語・運動能力の遅れ，常に手を揉むようなしぐさや，手を叩いたり口に入れたりの動作を繰り返す疾患を引き起こす．

DNA のメチル化は受精卵でリセットされ，発生初期に再びメチル化が起こる．このとき，一部の遺伝子では父方由来の DNA か，母方由来の DNA の一方だけにメチル化が起こる (遺伝子刷り込み)．たとえば Prader-Willi(プラダー-ウィリー)症候群の原因となる 15 番染色体遺伝子のメチル化は母親由来の DNA にのみ起こり，父親由来の DNA 配列のみが発現する．したがって，父親の遺伝子に欠陥があった場合に正常な個体発生ができなくなり，発生異常などの障害を起こす．

第 2 の遺伝暗号「ヒストンコード」─ヒストン蛋白質への修飾，クロマチン構造を変化させ発現を制御

クロマチンの構成蛋白であるヒストンに 147 塩基対の DNA が巻きついて図のようなヌクレオソーム構造を形成する (図 5-3)．ヒストン八量体とそれに巻きつく DNA との結晶解析から，ヒストン蛋白質の N 末端は巻きついている DNA の外側に突き出していることが明らかにされた．そしてこの飛び出しているヒストン蛋白質の N 末端(ヒストンテール)には，アセチル化，メチル化，ユビキチン化，SUMO(small ubiquitin-related modifier)化，リン酸化など種々の蛋白質翻訳後修飾を受け，このヒストンに巻きつく領域の遺伝子の活性化を制御することが明らかとなった．

このヒストン蛋白質修飾の組み合わせは一種の遺伝暗号と考えられ，現在「ヒストンコード」仮説としてその実証が進みつつある．ヒストンコードは複雑な染色体活性化機構を説明しうる DNA 配列情報に次ぐ第 2 の遺伝暗号としてとらえられ，エピゲノム制御の基盤となっている．たとえば，ヒストン H3 の 4 番目あるいは 36 番目のメチル化修飾 (H3K4, H3K36)は周辺の遺伝子発現を活性化(ユークロマチン化)し，9 番目あるいは 27 番目のメチル化修飾(H3K9, H3K27)は逆に不活性化(ヘテロクロマチン化)する (図 5-2B，図 5-3)．このような同一のリジンに対するメチル化修飾は 1 残基のメチル基だけではなく，最大 3 つのメチル基が導入され，多くの組み合わせが起こりうる．一方，脱メチル化反応については 2004 年に脱メチル化酵素の存在が明らかになってから，次々と脱メチル化酵素が見出され，30 種類以上もの存在が推定されている．最近では，1 つの標的アミノ酸残基に数種類の酵素がメチル化・脱メチル化反応を行うことが明らかとなってきている．

生活習慣病とエピゲノム

環境と遺伝子をつなぐエピゲノム

さて，外界の環境変化・刺激は細胞内シグナルを介して，エピゲノムとして修飾が記憶される．近年，生活習慣・環境はエピゲノムに記憶され，生活習慣病・脂質代謝異常症発症の鍵となることが示唆されつつある．

糖尿病・肥満をはじめとする生活習慣病は多因子疾患であり，環境因子とのかかわりもまた大きな要因である．一

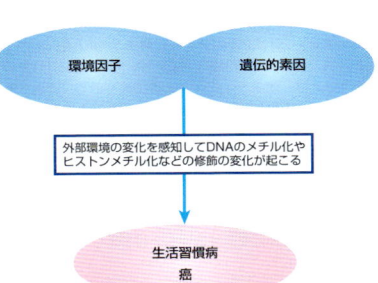

図 5-4　生活習慣病の発症における遺伝的素因と環境因子の相互作用 (仮説)
癌や生活習慣病は，遺伝的素因と環境因子との相互作用が重要である．胎児期の栄養環境や摂取する食物成分，化学物質などにより DNA のメチル化やヒストンのメチル化などが起こると成人期の肥満や生活習慣病発症にかかわってくる可能性が考えられる

卵性双生児の追跡研究では肥満発症における遺伝的素因は最高でも70％の寄与率しかないといわれている。これらのことは，遺伝的素因と環境因子は必ずしも独立しておらず，遺伝的素因と環境因子の相互作用が肥満発症に重要と考えられる。事実，肥満の家系が肥満しやすい環境におかれると，相乗的に肥満症が高まる[2]。肥満症の遺伝的素因と環境因子の相互作用の解析は，肥満発症のメカニズムを解明するうえで重要なことと考えられる（図5-4）。

肥満・糖尿病におけるエピゲノムの関与

Barker仮説と胎児プログラミング仮説：胎児期の環境がその後の障害における健康状態や疾患リスクにつながるというヒトでの概念がある。英国のBarkerによって1989年に提唱されたBarker仮説や胎児プログラミング仮説で，胎児期や乳児期の栄養環境ストレスが成長後の疾患発症頻度に影響するという説である。この説をサポートするデータとしてよく指摘されるのがオランダ飢饉で，第二次世界大戦末期にドイツ軍がオランダ港を封鎖したためオランダの人たちは深刻な飢餓に陥った。ちょうどこの時期に妊娠していた母親から生まれた子どもは成人になってから生活習慣病の頻度が高いことが，疫学調査から判明している。これらの報告は環境が体質を変えるということを示し，母体内での環境が肥満しやすい体質を形成することを示している。このモデルは胎児期の飢餓状態に適応するようにエピゲノム状態が変化したのではないかと解釈することができる。

ヒストン脱メチル化と肥満・糖尿病：ヒストンはメチル化とともに，一方で脱メチル化が起こることが2004年のLSD1の発見とともに明らかにされた。その後次々と脱メチル化酵素の存在が明らかにされてこれまで30種類以上もの存在が推定されている。そのなかでJMJD1Aはヒストン H3K9 の脱メチル化酵素であるが，低酸素，絶食，飢餓で誘導され，癌細胞で誘導されると，その薬剤耐性などにかかわることが知られ，治療標的として注目されている。このヒストン H3 の9番目のリジンのメチル化は酸素や栄養への反応性を決めるマークと考えられる。脂肪細胞の分化のときには核内受容体 PPARγ（ペルオキシソーム増殖因子活性化受容体γ）（peroxisome proliferator-activated receptor γ））が H3K9 のメチル化酵素 *Setdb1* 遺伝子の発現を抑制し，そして H3K9 の脱メチル化酵素 JMJD1A の欠損マウスは，肥満とインスリン抵抗性を示し，肥満，糖尿病，脂質異常症など生活習慣病のモデルとなることが示された[3),4)]。肥満，脂質異常症，糖尿病などの生活習慣病では血糖，コレステロールの値を正すのだけでは十分でなく，それまでの生活習慣の蓄積がヒストンに記録され，脂肪組織などの感受性を決めてくる可能性も考えられ，ヒストンコードを書き換えることが肥満・糖尿病などの生活習慣病の治療目標となる可能性も今後考えられるも。

【酒井 寿郎】

参考文献
1) Goldberg AD et al : Epigenetics: a landscape takes shape. Cell 128:635-638, 2007
2) Barsh GS et al : Genetics of body-weight regulation. Nature 404:644-651, 2000
3) Inagaki T et al : Obesity and metabolic syndrome in histone demethylase JHDM2a-deficient mice. Genes Cells 14:991-1001, 2009
4) Tateishi K et al : Role of Jhdm2a in regulating metabolic gene expression and obesity resistance. Nature 458:757-761, 2009
5) Qiu J : Epigenetics: unfinished symphony. Nature 441:143-145, 2006

6 遺伝子診断

■**定義・概念** 遺伝子診断は，ゲノムの突然変異を同定し，遺伝子型により診断するものである。ほぼ同義的に，遺伝子検査，DNA診断・検査も使われる。遺伝学的検査・診断法全般を表6-1に示した。さまざまなものが示されているが，ここでは，ヒトの遺伝子・DNAあるいはゲノムの突然変異を原因とする疾患の診断を主に対象とする。狭義には，遺伝子診断ないしDNA診断は，分子遺伝学的解析技術による検査法に基づく診断を想定するが，遺伝学的な異常の原因には，一塩基の突然変異によるものから染色体レベルの異常まであり，後者は染色体分析によって明らかにされる。遺伝学的異常の一次的原因である突然変異を同定する検査およびそれの検査に基づく診断，すなわち遺伝子診断（DNA診断）と染色体検査とは，概念的には連続的に捉えるべきで，ゲノム検査あるいはゲノム診断を包括できよう。広義には，遺伝子診断と包括されていることもある。方法論的ないし技術的な相違および対象疾患の違いから，診療においては区別しておくことで，問題なく便宜的でもある。

突然変異，すなわちゲノムの数的変化，構造的変化，塩基配列の変化を同定することが，遺伝学的診断・検査において絶対的かというと必ずしもそういうわけではなく，たとえば先天代謝異常症では，酵素活性の低下，代謝産物の異常などの生化学的表現型の異常の同定が遺伝学的異常の診断にとって重要な根拠を提供する。遺伝性疾患の遺伝学的検査として，染色体検査（細胞遺伝学的検査），遺伝子検査（DNA検査），生化学的検査（リソソーム酵素などの酵素活性，アミノ酸分析，ポルフィリン体分析，有機酸分析，脂質分析など）が一般に含まれる。遺伝子検査（DNA検査）は飛躍的に進歩し，遺伝学的検査においてきわめて大きな部分を占めるが，すべてでは必ずしもないことを認識しておくべきである。

血液型や組織適合抗原型（HLA〈ヒト白血球抗原〉）は，ヒトの遺伝形質（メンデル形質）として古くより知られ，輸血や移植医療において重要であることはいうまでもないが，疾患の遺伝子診断ないし遺伝学的検査とは異なった位置づけになっている。

近年，薬理遺伝学的検査・pharmacogenomics（ファーマコゲノミクス）の導入が進んでいる。遺伝性疾患の遺伝子診断とは異なり，血液型などと同様な位置づけとして捉えられる。

遺伝情報の特徴

遺伝子診断に際しては，診断結果で得られる情報，すなわち遺伝情報についての基本的な特徴をよく理解しておく必要がある。その特徴として，不変性，共有性，予測性がある。

表6-1 遺伝子診断ないし遺伝学的検査・診断法

ヒト以外の生物のゲノム解析
1) 病原微生物 (細菌,ウイルスなど) の DNA 診断 (RNA ウイルスでは RNA):感染症の診断
2) メタゲノム解析 (腸内細菌叢の網羅的ゲノム解析):基礎的研究

ヒトの遺伝学的検査

遺伝性疾患の遺伝学的検査
 i) 細胞遺伝学的検査:染色体異常,多発奇形症候群など
  ● 分染法 (G バンディング法)
  ● 蛍光 in situ ハイブリダイゼーション (FISH) (表6-2)
  ● 比較ゲノムハイブリダイゼーション (CGH) (表6-2)
 ii) 分子遺伝学的検査 (表6-2):単一遺伝子病 (メンデル性遺伝,母系遺伝)
 iii) 生化学遺伝学的検査:先天代謝異常症
  ● 酵素活性
  ● 代謝産物分析 (アミノ酸,有機酸,ポルフィリン体,脂質など)

悪性腫瘍の遺伝学的検査
 i) 家族性腫瘍の遺伝子検査
 ii) 腫瘍組織 (体細胞突然変異) の遺伝学的検査
  a) ゲノム解析 (細胞遺伝学的検査,分子遺伝学的検査)
  b) 発現プロファイリング
  c) エピゲノム解析

多因子疾患の疾患感受性・易罹患性検査
 いわゆる「体質」に相当。臨床ないし予防医学への応用,有用性は未確立

薬理遺伝学的検査 (PGx 検査)
 薬物代謝,薬物動態に関与する遺伝子検査。薬物療法の至適化,副作用回避のため臨床現場への導入が進行中。個別化医療の先駆け

血液型,組織適合性抗原型 (HLA) 検査
 輸血,移植医療
 i) 血清学 (免疫遺伝学) の検査:血液型,HLA
 ii) DNA 検査:HLA

個人識別のための遺伝学的検査
 親子鑑定,法医学領域など

DTC (direct to consumer) 検査
 一般消費者 (市民) が直接,インターネットなどを通じて受けられる遺伝子検査。いわゆる「体質検査」などを提供。議論の多い問題

PGx:pharmacogenomics,HLA:ヒト白血球抗原

不変性:原則的に,遺伝情報は受精卵の時点から個体の死にいたるまで不変で,体を構成するすべての細胞は同一の遺伝情報を持っている。例外として,モザイクや形質細胞における免疫グロブリン遺伝子の改変,悪性腫瘍組織における体細胞突然変異,非自己からの臓器または組織の移植がある。

共有性:遺伝情報は,相同な2セットから構成されるが,それぞれのセットを両親から受け継いでいる (すなわち,「遺伝」または「継承」している)。2セット間で組換えられた新たな1セットが子に伝えられる。親子では遺伝情報の1/2を,同胞 (兄弟姉妹) では両親の遺伝情報の平均1/2を,いとこでは祖父母の遺伝情報の平均1/4を共有している。

予測性:遺伝情報を明らかにすることによって,遺伝情報によって規定される形質が,一生涯のいつの時点でも予測される。たとえば,成人発症の常染色体優性遺伝性の神経変性疾患 (例:Huntington〈ハンチントン〉病) や家族性腫瘍 (例:家族性大腸癌) では,未発症者において,当該の原因遺伝子の突然変異を有することが判明すれば,いずれ当該疾患を発症する。

遺伝子診断の適応

遺伝子診断の適応が考慮されるのは以下のような場合である。

1. **発症者の確定診断**:臨床症状,家族歴から発症が疑われ,その確定診断を目的とした場合である。診断を目的とした一般的な検査と同様に位置づけられる。鑑別診断,除外診断が目的である場合もある。

2. **未発症者の発症前診断**:臨床症状などはないが,家族歴より疾患遺伝子を有している可能性がある場合 (at risk) に,その有無を診断する目的の場合である。

3. **保因者診断**:常染色体劣性遺伝および X 連鎖劣性遺伝の疾患の家系において,みずからは発症しないが,疾患遺伝子をヘテロ (異型) 接合で有していて,次世代に疾患遺伝子を伝える可能性があるかどうかを診断する目的の場合である。X 連鎖劣性遺伝の疾患の保因者 (女性) の場合,次世代の男児は1/2の確率で発症する。

4. **出生前診断**:妊娠中の胎児が遺伝性疾患に罹患する,またはしている可能性のある場合に,確定診断の目的で行われる場合である。絨毛穿刺や羊水穿刺にて採取された胎児由来の細胞・組織について遺伝子診断を行う。なお出生前診断は,一般に遺伝子診断のみを指すものではなく,超音波診断その他を含む。

5. **受精卵 (着床前) 診断**:遺伝性疾患を罹患する児を出生する可能性のある夫婦が,体外受精によって得られた受精卵について,当該疾患の遺伝子異常の有無を診断する場合である。当該疾患の遺伝子異常を有さない受精卵 (初期胚) について,人工的に着床,妊娠,分娩を行う。

一般的な診療科の医師は ① の場合について,対応に責任を果たせるようにしておく必要がある。② 以下については,臨床遺伝専門医あるいは臨床遺伝診療部門で対応すべきもので,一般的な診療科の医師は,そのような相談を受けた場合,すみやかに適切な紹介を行うべきである。④ および ⑤ には産婦人科の役割が大きいので,⑤ については,わが国では一般的な診療としてではなく,研究として位置づけられ,日本産婦人科学会の審査承認のもとで行われている。

遺伝子解析

検体・解析試料

一般には,末梢血より分離した白血球が用いられることが多い。抗凝固薬 (チトラートまたはエチレンジアミン四酢酸〈EDTA〉二ナトリウム〈エデト酸ナトリウム〉) の入った採血管で採血する。全血で5~10 mL 程度 (成人) あれば,十分な検査が可能である。白血球より DNA を抽出し,検査する。

末梢血以外の組織でも検査は可能である。ただし,ミトコンドリア脳筋症では,検査する組織の選択が問題となることがあり,注意が必要である。

検査法 (解析法)

表6-2 に検査法 (解析法) について代表的なものをいくつか列挙した。遺伝子ないしゲノム解析技術の進歩は速く,新たな解析技術による検査法が変化していくことも予想される。個々の検査法の理解には,DNA の物理化学的性質

表6-2 分子遺伝学的手法による検査法

細胞遺伝学的検査
- 蛍光 in situ ハイブリダイゼーション (fluorescent in situ hybridization : FISH)
  - 分裂期/間期
  - 線維
  - マルチカラー
  - SKY
- 比較ゲノムハイブリダイゼーション (comparative genome hybridization : CGH)
  - 分裂期
  - アレイ

分子遺伝学的検査
- サザンハイブリダイゼーション/制限酵素断片長多型 (restriction fragment length polymorphism : RFLP)
- 対立遺伝子特異的オリゴヌクレオチド (allele specific oligonucleotide : ASO)
- ポリメラーゼ連鎖反応 (polymerase chain reaction : PCR)-RFLP
- 一本鎖コンフォーメーション多型 (single strand conformation polymorphism : SSCP)
- 変性高速液体クロマトグラフィ (denaturing high performance liquid chromatography : DHPLC)
- 断片長解析 (fragment analysis)
- 一塩基置換多型アレイ解析
- 塩基配列決定アレイ
- 定量 PCR
- Multiplex Ligation-dependent Probe Amplification® (MLPA)
- ジデオキシヌクレオチド塩基配列決定法

表6-3 単一遺伝子疾患の遺伝子診断施行にあたっての国内ガイドライン

医療全般
- 2004 医療・介護関係事業者における個人情報の適切な取り扱いのためのガイドライン(厚生労働省)(2006一部改正)[1]

遺伝子診断

全般
- 2003 遺伝学的検査に関するガイドライン(遺伝医学関連10学会)[2]
- 2011 医療における遺伝学的検査・診断に関するガイドライン(日本医学会)[3]

疾患群別
- 2000 家族性腫瘍における遺伝子診断の研究とこれを応用した診療に関するガイドライン(日本家族性腫瘍研究会)[4]
- 2006 心臓血管疾患における遺伝学的検査と遺伝カウンセリングに関するガイドライン(日本循環器学会)[5]
- 2009 保険収載されたライソゾーム病5疾患の遺伝病学的検査および遺伝カウンセリングの実施に関するガイドライン(日本先天代謝異常学会)[6]
- 2009 神経疾患の遺伝子診断ガイドライン(日本神経学会)[7]
- 2010 稀少遺伝性疾患の分子遺伝学的検査を実施する際のベストプラクティス・ガイドライン(日本人類遺伝学会)[8]

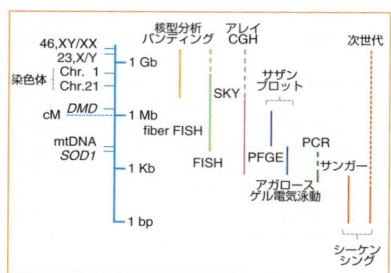

図6-1 ゲノム解析法と解析対象レンジ

および分子生物学の基本を踏まえておくことが必要である。

遺伝子ないしゲノム解析法は、いずれもすべてを明らかにするものではなく、それぞれの解析法で明らかにできることが異なっている。検査によって明らかにすべき異常も、一塩基レベルから染色体レベルまで規模はさまざまであり、また数(コピー数、遺伝子量)の異常、構造異常(欠失、挿入、重複、逆位、転座)、配列変化(一塩基置換)など、特徴の異なったものがあり、それぞれに異なった解析法が検査に用いられる。いくつかの解析法について、どのくらいの規模(範囲)を対象としているかを図6-1に示した。

結果の解釈

遺伝子検査の目的は、対象とする遺伝子についての遺伝子型を明らかにすることである。遺伝子型が疑われている疾患の原因となっているかどうかを診断するのが遺伝子診断である。検査結果の解釈においては、検査法によってすべての遺伝子型の有無について判定可能か、すべての突然変異の有無を検出可能か、あるいは一部なのかを理解しておく必要がある。そのためには、検査法にて何が明らかにでき、明らかにできないことは何であるのか、疑われている疾患の原因として、突然変異としてどのようなものがあるのかを理解しておくことが重要である。

遺伝子検査の結果の解釈において、注意すべきは正常対照と異なるということのみでは必ずしも病因的意義づけを持たないことがあることである。これは一塩基置換においてもあるし、構造変異においてもあり、留意しておく必要がある。

結果の解釈には、書誌情報やデータベースの活用が有益である。必要な場合には、専門家の助言を求めるべきである。

倫理的法律的社会的関連問題およびガイドライン

遺伝子診断を行うにあたっては、十分なインフォームドコンセントを得て、同意文書への患者自身の署名を残す。遺伝子診断の適応は、患者が常に責任能力を果たせる成人とはかぎらない。その場合には、適切と一般に判断される代諾者のインフォームドコンセントを得る。代諾者を要する場合とは、未成年の場合および成人で、意識障害、精神障害、精神運動発達遅滞、認知症にて同意能力が十分でないと判断される場合である。未成年にあっては、代諾者の同意とともに、未成年の能力に応じて、可能なかぎり賛同(インフォームドアセント)を得るようにすべきである。

遺伝性疾患の診療、遺伝子診断に伴って、倫理的法律的社会的関連問題に対して配慮しておく必要がある。国際機関および各国でガイドラインが発行されている。表6-3に単一遺伝子疾患の遺伝子診断に関連するわが国のガイドラインを一覧として示した。必要に応じて、個々のガイドラインを参照すべきである。遺伝子診断に関して、全診療科を対象として日本医学会より「医療における遺伝学的検査・

診断に関するガイドライン」[3]が発行されている。

【後藤 順】

参考文献
1) 厚生労働省：医療・介護関係事業者における個人情報の適切な取り扱いのためのガイドライン，2004 (http://www.mhlw.go.jp/houdou/2004/12/h1227-6.html, http://www.mhlw.go.jp/houdou/2004/12/dl/h1227-6a.pdf)
2) 日本人類遺伝学会，日本遺伝子診療学会，日本遺伝カウンセリング学会，日本先天異常学会，日本先天代謝異常学会，日本小児遺伝学会，日本産科婦人科学会，日本マススクリーニング学会，日本臨床検査医学会，家族性腫瘍研究会（遺伝医学関連10学会）：遺伝学的検査に関するガイドライン，2003 (http://www.congre.co.jp/gene/guideline.html)
3) 日本医学会：医療における遺伝学的検査・診断に関するガイドライン，2011 (http://jams.med.or.jp/guideline/genetics-diagnosis.pdf)
4) 日本家族性腫瘍学会：家族性腫瘍における遺伝子診断の研究とそれを応用した診療に関するガイドライン，2000 (http://jsft.umin.jp/)
5) 中澤誠ほか：循環器病の診断と治療に関するガイドライン(2004-2005年度合同研究班報告)：心臓血管疾患における遺伝学的検査と遺伝カウンセリングに関するガイドライン．Circ J 70(SupplⅣ)：1329-1375, 2006 (http://www.j-circ.or.jp/guideline/pdf/JCS2006_nakazawa_h.pdf)
6) 日本先天代謝異常学会：保険収載されたライソゾーム病5疾患の遺伝学的検査および遺伝カウンセリングの実施に関するガイドライン．日小児会誌 113：789-790，2009
7) 日本神経学会：神経疾患遺伝子診断ガイドライン2009，医学書院，2009 (http://www.neurology-jp.org/guidelinem/sinkei_gl.html)
8) 日本人類遺伝学会：稀少遺伝性疾患の分子遺伝学的検査を実施する際のベストプラクティス・ガイドライン，2010 (http://jshg.jp/news/data/news_101001.doc)

7 遺伝カウンセリング

はじめに

遺伝医学の進歩により，さまざまな遺伝学的検査・診断法が開発され，各種疾患の治療・予防に幅広く利用される時代を迎えている．しかし，遺伝学的検査・診断は生涯変化せず，血縁者にも影響を与えうる個人の遺伝情報を扱うため，その特性に十分配慮して対応する必要がある．したがって，遺伝学的検査・診断を担当する医師は遺伝カウンセリングについての基本的知識・技能を習得し，必要に応じて，専門家による遺伝カウンセリングを提供できる体制を整えておくことが求められている．ここでは，2011年に日本医学会が公表した「医療における遺伝学的検査・診断に関するガイドライン」[1]に記載されている遺伝カウンセリングに関連した項目を中心に紹介する．

■ **定義・概念** 日本医学会が，2011年に公表した「医療における遺伝学的検査・診断に関するガイドライン」では，遺伝カウンセリングを次のように定義している．

「遺伝カウンセリングは，疾患の遺伝学的関与について，その医学的影響，心理学的影響および家族への影響を人々が理解し，それに適応していくことを助けるプロセスである．このプロセスには，1)疾患の発生および再発の可能性を評価するための家族歴および病歴の解釈，2)遺伝現象，検査，マネージメント，予防，資源および研究についての教育，3)インフォームドチョイス(十分な情報を得た上での自律的選択)，およびリスクや状況への適応を促進するためのカウンセリング，などが含まれる」

遺伝カウンセリングの診療体制

一口に遺伝カウンセリングといっても扱われる内容は多様であり，要求される診療体制もさまざまである．次に示すように，遺伝相談，および一次～三次遺伝カウンセリングとして類型化すると理解しやすい．

遺伝相談―医療としての位置づけが不明瞭なもの

保健所における相談窓口や医療施設の一般外来などで担当医に寄せられる遺伝に関する質問への対応などがこれに含まれる．遺伝相談の最も重要な役割は，質問の内容を吟味し，本格的な遺伝カウンセリングが必要かどうかを判断することである．すべての医療関係者は，意識する，しないにかかわらず，この遺伝相談に遭遇する可能性があり，最低限の遺伝学的知識を有している必要がある．

一次遺伝カウンセリング―通常の診療のなかで行われるもの

通常の診療行為のなかで，確定診断や鑑別診断を目的として，遺伝学的検査が行われる機会が増加してきている．このような場合，当然のことながら，検査前のインフォームドコンセントにおいて，遺伝学的検査の目的・意義や検査結果が及ぼす本人および家族・血縁者への影響についての説明なども行われる必要がある．すでになんらかの疾患を発症している患者の診断のために，その主治医が遺伝学的検査を実施する場合に要求される遺伝カウンセリングが一次遺伝カウンセリングである．

診療の一環として診断を確定するために遺伝学的検査を行う場合であっても，遺伝学的に診断をすることは家系全体を診断するという意味を含んでいるので，遺伝学的検査を実施する医師は，十分に遺伝カウンセリングの要点を理解しておくことが望まれる．

発症者(発端者)の遺伝情報が明らかになったことにより考慮される他の血縁者を対象とした，発症前検査，保因者検査，出生前検査などについては，次項の二次あるいは三次遺伝カウンセリングとして対応すべきである．

二次遺伝カウンセリング―専門家による遺伝カウンセリング

二次遺伝カウンセリングにおいては，遺伝カウンセリングのトレーニングを受けた専門家(臨床遺伝専門医，認定遺伝カウンセラーなど)が，クライエントとの良好な信頼関係に基づいたさまざまなコミュニケーションを通じ，遺伝カウンセリングの定義に記載したように，直面している遺伝学的問題の解釈，それを理解するための教育，および自律的選択ができるようにする援助などを行う．多くの遺伝カウンセリングはこれに属する．

三次遺伝カウンセリング―臨床遺伝部門で行われる遺伝カウンセリング

遺伝カウンセリング担当者の個人的努力では対応困難な事例の遺伝カウンセリングが，三次遺伝カウンセリングである．現在，大学病院を中心に，遺伝子医療部門(遺伝子診療部など)の組織的体制の整備が進められている．全国遺

伝子医療部門連絡会議は，遺伝子医療部門の存在する高度医療機関（大学病院，臨床遺伝専門医研修施設など）の代表者により構成され，わが国の遺伝子医療（遺伝学的検査および遺伝カウンセリングなど）の充実・発展のための活動を行っている。2010年度現在，大学病院を中心に89の医療機関（そのうち75は大学病院）が加盟し，遺伝子医療が抱える種々の問題解決のための活動を行い，その成果を報告書，および本ホームページ上で公表している[2]。

倫理的問題に対応する必要がある場合や，自分自身が直接，遺伝性疾患とは関係がないような場合（遠縁にあたる人が遺伝性疾患といわれて悩んでいるような場合）には，全国各地に設立されている遺伝子医療部門と連携をとって対応することが望まれる。

三次遺伝カウンセリングの体制の要件としては次のようなものがある。

1. 出生前，小児期，成人期のあらゆる遺伝的問題に対応できる臨床遺伝専門医が複数勤務しており，必要な場合には発症前診断，保因者診断，出生前診断などの遺伝学的検査にも対応できる。
2. 看護職や心理職も関与するチーム医療の体制がとられている。
3. 種々の倫理的問題に対応するため，スタッフカンファレンスが持たれ，必要な場合は倫理委員会に諮問する体制がとられている。
4. 臨床遺伝専門医をめざす研修医や学生に対する教育，研修活動が行われている。

上記の分類はあくまでも便宜的なものであり，遺伝カウンセリングの診療体制を明確に分類することはできない。各診療科において行われる遺伝学的検査・結果説明（一次遺伝カウンセリング）と遺伝子診療部・遺伝カウンセリング部門において行われる二次，三次の遺伝カウンセリングとは連続したものであり，それぞれの医療環境に応じて適宜役割を果たしていくことが望まれる。両者の役割を図7-1に示した。

日本の遺伝カウンセリングの発展のためには，その重要性を認識する人々が個々に臨床遺伝学についての資質を高めるとともに，それぞれの立場で，可能なかぎり充実した診療体制を構築していくことが必要である。

遺伝カウンセリングの対象

遺伝カウンセリングが必要とされる状況はさまざまである。発端者（患者）とクライアントとの関係，および心配している対象とクライアントとの関係に注目することにより，単一遺伝子疾患における遺伝カウンセリングは，①出生前（prenatal），②小児期（pediatric），③成人期（adult），および④予期的遺伝カウンセリングの4群に分類される。

出生前遺伝カウンセリング（prenatal genetic counseling）：妊娠中の胎児あるいはこれから妊娠を考える際のリスクについての遺伝カウンセリングである。高齢妊娠，近親婚，母体血清マーカーテスト陽性，超音波検査で胎児の形態異常が発見された場合，習慣流産，妊娠中の薬剤の服用，出生前診断の希望など産科診療と密接な関係のある問題を扱う。

小児期遺伝カウンセリング（pediatric genetic counseling）：先天異常など小児期発症の疾患に罹患している患者

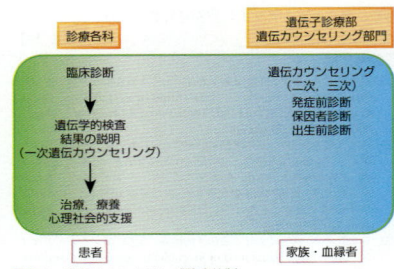

図7-1 遺伝カウンセリング診療体制
一次〜三次の遺伝カウンセリングは連続している

についての正確な診断と情報提供，その患者の両親から生まれる次子，あるいは両親の兄弟から生まれる子のリスクについての遺伝カウンセリングである。小児期遺伝カウンセリングでは，発端者の診断を正確に行うことが最も重要である。そのことにより，適切な治療の提供が可能となるだけではなく，正確な再発率を明らかにすることができ，出生前診断が可能かどうかの情報も得られる。両親が次子を希望する場合には出生前遺伝カウンセリングが必要になる。

成人期遺伝カウンセリング（adult genetic counseling）：発端者は家族性腫瘍や神経変性疾患など，成人期発症の単一遺伝子疾患で，通常は発端者の子どもあるいは血縁者がクライアントとなる。すなわち，現在は健康なクライアント自身が将来発症するかどうかについて遺伝カウンセリングに訪れることになり，これまでの医療の枠組みになかったものである。この場合も発端者の正確な遺伝医学的診断が最も重要である。発症前診断が可能かどうか，また可能な場合にこれを行うかどうかがポイントとなる。

予期的遺伝カウンセリング（anticipatory genetic counseling）：上記は主に，浸透率の高い単一遺伝子疾患や染色体異常症を対象に行われる遺伝カウンセリングである。今後，薬理遺伝学検査の結果解釈や，生活習慣病などの発症リスクを扱う予期的遺伝カウンセリング（anticipatory genetic counseling）のニーズが急速に高まると考えられる。予期的遺伝カウンセリングにおいては，薬理遺伝学検査の結果解釈や生活習慣病などの発症リスクなど，遺伝学的検査の結果明らかにされる確率情報をどのように当事者（クライアント）の健康管理，疾病予防，適切な医療に役立てていくかについて，当事者（クライアント）とともに考えていくことが目的となる。

遺伝カウンセリング担当者

遺伝学的検査・診断を実施する医師：「一次遺伝カウンセリング」の項で述べたように，遺伝学的検査・診断は，すべての診療科の医師にとって重要な医療行為になりつつあることから，どのような診療科の医師であっても，遺伝医学に関する十分な理解と知識および経験を持ち，遺伝カウンセリングの必要性を理解しておく必要がある。遺伝医学の生涯研修の方法としては，全国遺伝子医療部門連絡会議と日

本人類遺伝学会が協同で開始した，遺伝医学系統講義 e ラーニング[2]）がある．欧米に比べ，わが国の卒前医学教育における遺伝医学教育は十分ではないという指摘もなされているので，このような教育ツールを利用し，一度は遺伝医学を系統的に学んでおくことが推奨される．

臨床遺伝専門医（Japanese Board of Medical Genetics, Clinical Geneticist）[3]）：臨床遺伝専門医はすべての診療科からのコンサルテーションに応じ，適切な遺伝医療を実行するとともに，各医療機関において発生することが予想される遺伝・ゲノムに関係した問題の解決を担う医師である．原則として，内科，小児科，産婦人科，外科などの基本領域の学会の認定医・専門医となった後，臨床遺伝専門医制度研修施設において3年間の研修を行い，筆記試験と面接試験に合格してはじめて認定される．日本人類遺伝学会と日本遺伝カウンセリング学会が協同で運営しており，2011年3月現在，625人が認定されている．

認定遺伝カウンセラー（Japanese Board of Medical Genetics, Certified Genetic Counselor）[4]）：遺伝医療を必要としている患者や家族に適切な遺伝情報や社会の支援体制などを含むさまざまな情報提供を行い，心理的，社会的サポートを通して当事者の自律的な意思決定を支援する保健医療専門職である．日本人類遺伝学会と日本遺伝カウンセリング学会が合同で制度を立ち上げ，2005年から認定試験を開始し，2010年度までに102人が認定されている．認定遺伝カウンセラーを養成するための大学院修士課程のコースが9つの大学（信州大学，北里大学，お茶の水女子大学，川崎医療福祉大学，千葉大学，京都大学，近畿大学，東京女子医科大学，長崎大学）に設置されている．

おわりに

遺伝子解析研究の成果が幅広い医療の分野で活かされようとしている．その際，個人の遺伝情報が適切に扱われるためには，すべての医師には，遺伝医学の基本的知識を持ち，遺伝カウンセリングの必要性を理解しておくことが求められている．eラーニングなどを利用し，日進月歩の遺伝医学について自己研鑽に努めるとともに，必要に応じて，遺伝子医療部門などと連携をはかり，質の高い遺伝医療を実践することが望まれる．

【福嶋 義光】

参考文献
1) 医療における遺伝学的検査・診断に関するガイドライン（日本医学会）：http://jams.med.or.jp/guideline/index.html
2) 全国遺伝子医療部門連絡会議：http://www.idenshiiryoubumon.org/
3) 臨床遺伝専門医制度委員会：http://jbmg.org/
4) 認定遺伝カウンセラー制度委員会：http://plaza.umin.ac.jp/~GC/

8 心血管疾患

はじめに

心筋梗塞（MI）をはじめとする虚血性心疾患（coronary artery disease：CAD）の発症には環境因子と遺伝的要因が複雑に関係していると考えられる．われわれが世界ではじめて一塩基多型（single nucleotide polymorphism：SNP）を用いた心筋梗塞の全ゲノム関連解析（genome-wide association study：GWAS）を報告[1]）して以来，国際ハップマッププロジェクト（http://hapmap.org/）などによるSNP情報の整備や高速，大量SNPタイピング法の開発に伴って，全世界で生活習慣病のGWASが行われ，ゴールドラッシュといわれるほど多くの疾患感受性遺伝子が同定されてきている．

CADにおいても例外ではなく，数千人単位で数十万個のSNPを用いたGWASが進められた結果，これまでには予想できなかった分子群が浮上してきている．疾患の遺伝的要因がわかれば，根本的な疾患発症のメカニズムの解明，また新薬開発や遺伝的要因と環境要因を組み合わせることによる疾患の発症，再発の予知・予防に貢献することが期待できる．

世界初のGWASによる心筋梗塞感受性遺伝子の同定

2002年，著者らはJSNPデータベース（http://snp.ims.u-tokyo.ac.jp）よりランダムに抽出した92,788 SNPsおよび独自に開発した高速，多重PCRインベーダー法を用いて大阪急性冠症候群研究会（OACIS）により収集されたMI患者由来のDNAを解析するGWASを全世界に先駆けて施行し，炎症性サイトカインであるリンホトキシンα遺伝子（*LTA*）内イントロン1（intron-1）SNP（252A→G）がMIと強い関連を示すことを発見した．

また，このイントロン1のSNPと連鎖不平衡（それぞれのSNP間の物理的距離が近いため組換えが少なく集団間でSNPが連動して世代を超える，すなわち一方のSNPがリスクアレルのとき，もう片方のSNPも必ずリスクアレルにある現象）にある*LTA*エクソン3 SNP（804C→A：T26N）も機能的に関連することを実証し，2つのSNPが量的，質的にLTAの機能を増加させることがMIに関連することも見出している[1]）．

諸外国におけるGWASによる虚血性心疾患感受性分子の同定

冒頭に記載したように，近年におけるチップやビーズを用いたタイピング技術の進展，国際ハップマッププロジェクトによるSNPやその連鎖不平衡地図の情報整備によって数十万個以上のSNPの解析を比較的低コスト（とはいえ一般的には高額と考えられるが）で迅速に行えるようになった．2007年にはウェルカムトラスト・ケースコントロールコンソーシアム（WTCCC）[2]）やデコード社などが大規模集団を用いたGWASを発表して以来，現在では全世界からGWASの結果が報告されるようになった．諸外国におけるMIを含む虚血性心疾患のGWASの結果を**表8-1**にまとめた．機能的には細胞増殖，接着，ホモシステイン，炎症，血栓といったCADに関連しそうなものがあがってきているが，SNPの存在する領域の遺伝子としては簡単に予想できるものではないことがわかり，今後の機能的な解析による疾患発症，進展メカニズムの解明が期待される．

また，これらのなかで共通して強い関連がみられるのは9p21のSNPであり，日本人サンプルを用いた関連解析においてもほぼ同様のオッズ比でその結果は再確認できる．

表8-1 欧米グループの GWAS により同定された虚血性心疾患関連多型

遺伝子	遺伝子の機能	染色体座位	GWAS サンプル数 (case vs control)	おおよその SNP 数	オッズ比	総合 p 値	報告年	雑誌	発表グループ
CDKN2A, B	細胞増殖・分化調節	9p21	1,926 vs 2,938	500K	1.37	1.8×10^{-14}	2007	Nature	The Wellcome Trust Case Control Consortium(WTCCC)
CDKN2A, B		9p21	332 vs 312	7.5K	1.68	6.7×10^{-6}	2007	Science	University of Otawa, University of Texas
CDKN2A, B		9p21	1,607 vs 6,728	300K	1.22	1.0×10^{-6}	2007	Science	deCODE(Iceland)
CDKN2A, B		9p21	875 vs 1,644 に 1,926 vs 2,938 (WTCCC のデータ)を加えた	500K	1.33	2.9×10^{-19}	2007	New England Journal of Medicine	University of Leeds, WTCCC
MTHFD1L	ホモシステイン関連	6q25.1	同上	500K	1.23	2.9×10^{-8}	2007	同上	同上
なし		2q36.3	同上	500K	1.21	1.6×10^{-7}	2007	同上	同上
MRAS	細胞増殖・接着調節	3q22.3	1,222 vs 1,298	870K	1.15	7.4×10^{-13}	2009	Nature Genetics	Universität zu Lübeck
CDKN2A, B		9p21	2,967 vs 3,075	730K	1.29	7.4×10^{-44}	2009	Nature Genetics	Myocardial Infarction Genetics Consortium
CELSR2-PSRC1-SORT1	?	1p13	同上		1.19	7.9×10^{-12}	2009	同上	同上
MIA3	メラノーマ増殖抑制	1q41	同上		1.14	1.4×10^{-9}	2009	同上	同上
CXCL12	ケモカインリガンド(炎症)	10q11	同上		1.17	7.4×10^{-9}	2009	同上	同上
SLC5A3-MRPS6-KCNE2	?	21q22	同上		1.2	6.4×10^{-11}	2009	同上	同上
PHACTR1	ホスファターゼ、アクチン調節	6q24	同上		1.12	1.3×10^{-9}	2009	同上	同上
WDR12		2q33	同上		1.17	1.3×10^{-8}	2009	同上	同上
LDLR	LDL受容体	19p13	同上		1.15	1.9×10^{-9}	2009	同上	同上
PCSK9	蛋白分解(血栓)	1p32	同上		1.15	9.6×10^{-9}	2009	同上	同上
SH2B3	サイトカインシグナル調節(炎症)	12q24	9,392(好中球の数との関連)		1.13	8.6×10^{-8}	2009	Nature Genetics	deCODE(Iceland)
SLC22A-LPAL2-LPA SNP haplotypes	蛋白分解(血栓)	6q26-q27	1,926 vs 2,938		1.2	1.2×10^{-9}	2009	Nature Genetics	Université Pierre et Marie Curie, WTCCC

この SNP 領域に存在する遺伝子は *CDKN2A, B*(cycline dependent kinase inhibitor)(p16)であり,多くの癌細胞で変異が報告されている癌抑制遺伝子である.CAD に関連した SNP(あるいはハプロタイプ)のどれが機能的な役割を持って疾患と関連しているかということやこの分子の機能的変化がどのようにして MI に関連してくるかなどの詳細は不明であるが,CDKN2 蛋白は p53 や MDM1 といった分子群と結合して細胞増殖に直接関係する分子であることが知られており,この分子の機能的異常は冠動脈プラークなどにおけるマクロファージや血管平滑筋細胞などの炎症性細胞の増殖異常を介して疾患の発症,進展に関与していることが示唆される.

LTA 結合,関連分子の解析に基づく心筋梗塞感受性分子の同定

LTA の機能を調節する分子の関連解析についても網羅的に進めてきた.その一つが LTA に結合する分子の同定およびその分子をコードする遺伝子の関連解析であり,これによって同定したのがガレクチン 2(*LGALS2*)である.MI との関連解析の結果はイントロン 1 の SNP がプロテクティブに強い関連を示し,ルシフェラーゼアッセイの結果より,このプロテクティブアレルではガレクチン 2 の発現が減少していることが示唆された.低分子干渉 RNA(siRNA),強制発現系を用いた機能解析の結果およびガレクチン 2 がチューブリンと結合することから,ガレクチン 2 は LTA の細胞内輸送を調節する分子として心筋梗塞に関連しているものと考えられる[3]。

また,既存の LTA 関連カスケード分子群をコードする遺伝子についても網羅的関連解析を進めている.この過程で 26S プロテアソーム系遺伝子群の関連解析を通して染色体 14q13 上の proteasome subunit alpha type 6 遺伝子(*PSMA6*)が MI 感受性であることを突き止めている[4]。プロテアソームはユビキチン依存性の蛋白分解酵素であり,LTA カスケードではリン酸化 IκB の分解を介して LTA シ

グナルの調節を行うことが知られている分子であり，SNPによる遺伝子発現の増加が炎症の度合を増加させることによってMIに関係すると考えられる。

さらに，ガレクチン2に結合する新たな分子の探索も行い，BRCA1 associated protein（BRAP）がその結合分子の一つであることを同定した（図8-1）[5]。この分子をコードする遺伝子の全ゲノム領域についてSNPを新たに探索したところ，イントロン3の270A->G SNP（dbSNP番号：rs11066001）が機能的かつ最もMIと関連の強いSNPであることが判明した（表8-2）。

この結果を日本人以外の人種で検証するために台湾人におけるMIの関連解析も進めた。表8-2に示したように台湾人においてもMIとの有意な関連が認められ，そのオッズ比も日本人と大きく異なるものではなかった。興味深いことに，これらのSNPはHapMapにおけるCEPH，Yorubaおよびわれわれが独自に調べたHapMapとは別の50 CEPHサンプルにおいては認められないことから，アジア人特有の疾患を規定しているSNPであると考えられる。

もちろんこれら以外の，あるいは人種特異的なBRAP多型がアジア人以外の人種で疾患に関連する可能性は十分にある。BRAPは当初，癌抑制遺伝子産物BRCA1の核移行シグナルを介して結合する分子として同定されたが，その後，p21蛋白にも同様に核移行シグナルを介して結合することが知られており，核蛋白の輸送に関連していることが示唆されている。

一方でRAS蛋白と直接結合することによりMAPキナーゼカスケードを調節していることも示されている。MAP（分裂促進因子活性化蛋白）キナーゼは炎症性のシグナル

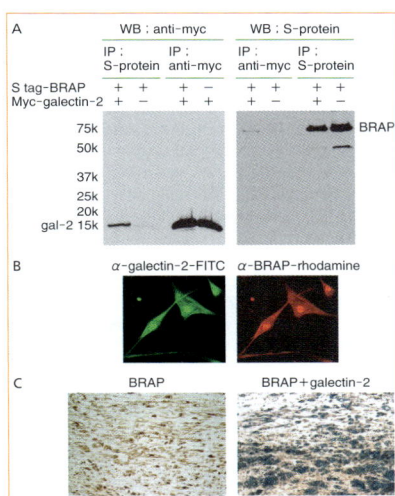

図8-1 ガレクチン2とBRAPの相互作用および冠動脈硬化病変での発見
A：COS7細胞での共沈降法による結合の確認
B：特異的抗体による培養冠動脈血管平滑筋細胞でのガレクチン2，BRAPの発現および共局在の確認
C：心筋梗塞患者プラークにおけるBRAPの発現とガレクチン2との共局在

表8-2 BRAPイントロン3 SNP（rs11066001）と心筋梗塞（MI）の関連解析

サンプル		多型					アレル頻度比較		
		AA	AG	GG	計	χ^2	p値*	オッズ比	95%信頼区間
日本人									
【一次パネル】									
MI	カウント数	1,056	1,139	280	2,475	83.6	3.0×10^{-18}	1.48	1.36～1.61
	%	42.7	46.0	11.3					
コントロール	カウント数	1,518	1,068	192	2,778				
	%	54.6	38.4	6.9					
【二次パネル】									
MI	カウント数	364	416	82	862	28.7	4.4×10^{-6}	1.46	1.27～1.67
	%	42.2	48.3	9.5					
コントロール	カウント数	608	435	70	1,113				
	%	54.6	39.1	6.3					
【合計】									
MI	カウント数	1,420	1,555	362	3,337	112.7	1.3×10^{-24}	1.47	1.37～1.58
	%	42.6	46.6	10.8					
コントロール	カウント数	2,126	1,503	262	3,891				
	%	54.6	38.6	6.7					
台湾人									
MI	カウント数	155	158	36	349	8.0	0.0047	1.31	1.09～1.58
	%	44.4	45.3	10.3					
コントロール	カウント数	520	405	69	994				
	%	52.3	40.7	6.9					

*：日本人データについてはマルチプルテストを考慮してボンフェローニ補正したp値

中心的なメディエーターであり、ガレクチン2と結合することを考えあわせると、BRAPは炎症反応のシグナルを調節する一分子であると考えられる。実際にBRAPのsiRNAを用いて冠動脈血管内皮細胞でこの分子をノックダウンすると、nuclear factor κB (NF-κB) の活性化の状態が顕著に低下することが判明した[5]。BRAPの発現状態の変化が炎症の度合を変えることによりMIに関係することが示唆される。しかしながら、BRAPの機能は多岐にわたることから、他の機能変化もMIの発症、進展に関与している可能性が十分に考えられる。

おわりに

MIなどの生活習慣病は多数の遺伝的背景と環境因子が相互作用して発症するため、個々の危険因子の影響はオッズ比1.1〜1.5であり非常に少ない。しかし、ここでわれわれがこれまでに同定した6個の遺伝的危険因子および9p21 SNPを組み合わせると、そのオッズ比は11程度まで上昇することから(未発表)、より多くの確実な遺伝的危険因子を同定し、環境因子の情報も組み入れることにより、疾患の正確な予知・予防法の確立が期待できる。

また、MIは生活習慣病でありながらも罹患すると再発、重症化する可能性も考えると、疾患感受性分子の詳細な機能解析を通して創薬関連分子を探索し、エビデンスに基づいた革新的な治療薬の開発も同時に期待したい。

【尾崎 浩一・田中 敏博】

参考文献
1) Ozaki K et al : Functional SNPs in the lymphotoxin-α gene that are associated with susceptibility to myocardial infarction. Nat Genet 32: 650-654, 2002
2) The Wellcome Trust Case Control Consortium : Genome-wide association study of 14,000 cases of seven common diseases and 3,000 shared controls. Nature 447: 661-678, 2007
3) Ozaki K et al : Functional variation in LGALS2 confers risk of myocardial infarction and regulates lymphotoxin-alpha secretion in vitro. Nature 429: 72-75, 2004
4) Ozaki K et al : A functional SNP in PSMA6 confers risk of myocardial infarction in the Japanese population. Nat Genet 38: 921-225, 2006
5) Ozaki K et al : SNPs in BRAP associated with risk of myocardial infarction in Asian populations. Nat Genet 41: 329-333, 2009

9 呼吸器疾患

はじめに

ヒトの遺伝子数は約2万2,000種類とされる。一つの遺伝子が他の遺伝子では補いきれない重要な機能を有する蛋白をコードしている場合、複数の遺伝子が類似の機能を有する蛋白をコードしている場合など、さまざまな場合がある。前者の場合、その遺伝子の異常は大きな効果をもたらす。遺伝子異常により個体の生存が発生段階で不可能なら、患児は子宮内で死亡する。出産までの生存が可能なら、単一遺伝子疾患としてわれわれの目に触れることになる。このような疾患は、明確なメンデル遺伝形式をとる。後者の場合は多因子遺伝の形式をとりやすく、遺伝形式は明確でなくなる。呼吸器疾患との関連が明確な遺伝子は前者のものが多い。ここでは、単一遺伝子疾患を中心に記載する。

$α_1$アンチトリプシン欠損症, 嚢胞性線維症

呼吸器疾患には、$α_1$アンチトリプシン欠損症($α_1$ antitrypsin deficiency)、嚢胞性線維症(cystic fibrosis)という、罹患数、保因者数が非常に多い疾患がある。両者とも常染色体劣性遺伝疾患である。現代人類がアフリカを出発し世界に広がっていく過程において、ヨーロッパへ向かった集団に出現した遺伝子異常が原因となっているため、西欧人に出現する。機能喪失性変異による単一遺伝子疾患であり、疾患遺伝子は強い遺伝学的効果を有する。メンデル遺伝形式が明確にみられる疾患であるにもかかわらず、集団内の異常遺伝子頻度が高い。両疾患とも白人の数%が保因者とされる[1,2]。

$α_1$アンチトリプシン欠損症の原因遺伝子は$α_1$アンチトリプシン(SERPINA1)、嚢胞性線維症は塩素イオンチャネル(CFTR)である。

$α_1$アンチトリプシン:肝臓で産生され、流血中に放出されるセリンプロテアーゼインヒビターである。炎症部位において好中球から分泌されるエラスターゼやカテプシンG活性を強く阻害する。特にエラスターゼは、肺に豊富に存在するエラスチンを分解し、肺の結合組織骨格を破壊するため、肺気腫と深い関連があるプロテアーゼである。$α_1$アンチトリプシン欠損症では若年性肺気腫がみられる。現在、肺気腫と明確に関連していることが示されている遺伝子は$α_1$アンチトリプシンのみである。しかしながら、$α_1$アンチトリプシン欠損症における経験より、肺内のプロテアーゼ・アンチプロテアーゼバランスに関連していると考えられる遺伝子を検索することが、肺気腫遺伝子研究の大きな流れとなっている。欧米では、S型、Z型の2つの異なった先祖由来の異常遺伝子がみられる。わが国では、欧米の$α_1$アンチトリプシン欠損症とはまったく独立して生じたSiiyama型機能欠損遺伝子を原因とした十数家系が報告されている[3]。

嚢胞性線維症:CFTRの機能欠損により、気道分泌物のイオン・水輸送が障害される。その結果、気道分泌物の粘度の増加、管腔の閉塞、慢性の気道感染症、気管支拡張性変化をきたす。CFTRの508番目のアミノ酸であるフェニルアラニンを欠損した異常遺伝子が、欧米の嚢胞性線維症の大多数の原因である。

肺胞微石症

肺胞微石症(pulmonary alveolar microlithiasis)は肺胞内にリン酸カルシウムを主成分とする微石が蓄積する疾患である(図9-1)。肺胞微石症は全世界でみられる。わが国では大阪大学の立花暉夫らを中心として、1954年の日本第1例発見以来積極的に症例収集が行われ、近親婚家系での発症、健康な両親からの同胞発生より、1978年に日本胸部疾患学会において常染色体劣性遺伝疾患との推定が発表されている。さらに2000年までに100例を超す世界最多の症例が集積された。

IIb型ナトリウム依存性リン運搬遺伝子をコードするSLC34A2遺伝子が責任遺伝子で、常染色体劣性遺伝形式をとる[4]。ヒトには3種類のナトリウム依存性リン運搬遺伝子があるが、SLC34A2遺伝子はII型肺胞上皮細胞に強

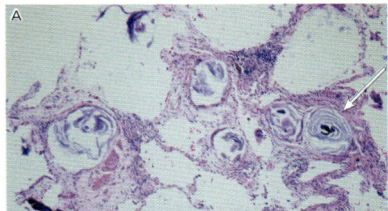
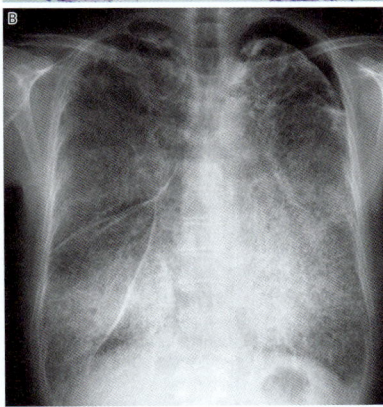
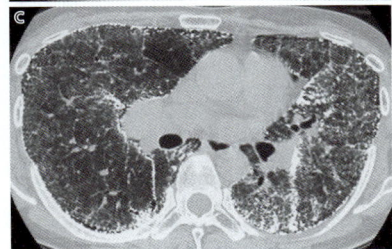

図 9-1　肺胞微石症
A：病理組織像。微石は肺胞腔を埋め尽くす（⇒）。微石は明確な層状構造を示す。肺胞壁には炎症，線維化がみられる
B：胸部 X 線像。小粒状陰影は多数の微石の陰影の合成像である。本例では肺尖部の気胸も伴っている
C：胸部 CT 像。微石の大きさは胸部 CT の分解能を下回るため，胸部 CT では微石個々の陰影ではなく，微石集積像としての石灰化，および肺野濃度の上昇が観察される。石灰化は胸膜下，小葉間隔壁，気管支血管束に沿ってみられることが多い。一部濃厚な融合性石灰化も認められる。これらは病理所見によく一致する。

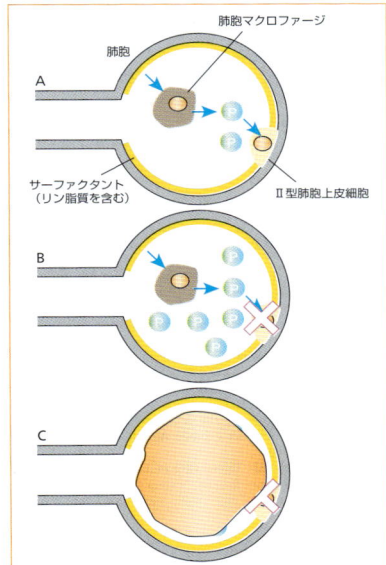

図 9-2　肺胞微石症患者で推定される微石生成機構
A：古くなった表面活性物質は肺胞マクロファージによって貪食，分解される
B：分解産物としてリンが放出されるが，*SLC34A2* 異常により II 型肺胞上皮細胞はそれを吸収できない
C：肺胞中のカルシウムとリンが結合して微石を生じる

現する唯一の運搬遺伝子である。*SLC34A2* の機能欠損により肺胞腔内からのリンイオン除去が障害される。肺表面活性物質は多量のリン脂質を含み，古くなった表面活性物質は肺胞マクロファージによって摂取，消化されることが知られている。そこで生成されたリンイオンの除去が障害された結果，局所でカルシウムイオンと反応し，不溶性のリン酸カルシウムが出現。同心円状層状構造をとる肺胞内微石を形成すると考えられている（図 9-2）。

特発性肺線維症

特発性肺線維症（idiopathic pulmonary fibrosis）は，呼吸器領域において，また医学領域全体からみても，非常に奇妙な疾患である。現在，特発性肺線維症と呼ばれている疾患は，以前は特発性間質性肺炎と呼ばれていたという歴史的経緯があるため，特発性肺線維症の原因はなんらかの炎症ではないか，と考えている医療者が多いようだ。しかしながら，特発性肺線維症の原因が炎症であるか否かは明確ではない。ステロイドが特発性肺線維症の慢性経過を改善しないことはよく知られているが，これはむしろ疾患の根本原因が炎症でないことを示唆している。

家族内に複数内の肺線維症患者がみられた場合，これらの疾患を家族性肺線維症という。家族性肺線維症の数％にテロメラーゼを構成する 2 つの遺伝子 *TERT*（telomerase reverse transcriptase）または *TR*（telomerase RNA component）のいずれかの遺伝子変異がみられたと報告されている[5]。テロメラーゼ遺伝子変異が原因となって生じる先天性角化異常症（dyskeratosis congenita）は常染色体優性遺伝疾患だが，この不全型（一部の症状のみがみられる型）

で線維症のみを示す症例が家族性肺線維症になる。

これらの症例でみられる肺線維症は，特発性肺線維症の典型的病理所見である病変の時間的不均一性を示す病変分布，fibroblastic foci の形成を示す。*TERT* または *TR* のヘテロ接合の異常により特発性肺線維症が起こる，という結果は，特発性肺線維症の臨床所見を説明しやすい。特発性肺線維症とテロメラーゼ異常は，今後積極的に追求すべき問題である。

【萩原 弘一】

参考文献

1) Janciauskiene SM et al : The discovery of α1-antitrypsin and its role in health and disease. Respir Med 105 : 1129-1139, 2011
2) Salvatore D et al : An overview of international literature from cystic fibrosis registries. Part 3. Disease incidence, genotype/phenotype correlation, microbiology, pregnancy, clinical complications, lung transplantation, and miscellanea. J Cyst Fibros 10 : 71-85, 2011
3) Seyama K et al : Alpha 1-antitrypsin-deficient variant Siiyama (Ser53[TCC] to Phe53[TTC]) is prevalent in japan. Status of alpha 1-antitrypsin deficiency in Japan. Am J Respir Crit Care Med 152 : 2119-2126, 1995
4) Huqun et al : Mutations in the slc34a2 gene are associated with pulmonary alveolar microlithiasis. Am J Respir Crit Care Med 175 : 263-268, 2007
5) Armanios MY et al : Telomerase mutations in families with idiopathic pulmonary fibrosis. N Engl J Med 356 : 1317-1326, 2007

10 1型糖尿病

はじめに

1型糖尿病は膵β細胞の破壊により，通常は絶対的インスリン欠乏にいたる疾患である。自己免疫的機序により発症する「自己免疫性」と成因がいまだ明らかではない「特発性」とに分類されるが，大部分は自己免疫性と考えられている。1型糖尿病は遺伝因子と環境因子の相互作用によって発症し，しかも遺伝因子が複数の遺伝子によって構成されている多因子疾患であり，疾患に関与する遺伝子は「疾患感受性遺伝子」と呼ばれている。現在までにヒトにおいて40以上の1型糖尿病疾患感受性遺伝子座が報告されているが，その多くは疾患感受性遺伝子が存在する染色体上の位置「遺伝子座」であり，遺伝子そのものまで同定されているのは一部のみである。

1つの遺伝子の変化が疾患発症に直結する単一遺伝子疾患と比べると，多因子疾患の疾患感受性遺伝子を同定するには多くの困難が伴うが，最近のゲノム情報の整備や遺伝子解析法のめざましい進歩によって1型糖尿病疾患感受性遺伝子の解明が進んでいる。1型糖尿病発症のリスクに関与する遺伝子を明らかにすることにより，疾患発症のメカニズムに関する洞察が深まるとともに，新たな治療介入の可能性がうまれる。

1型糖尿病の遺伝

日本人1型糖尿病患者の大部分は1型糖尿病の第一度近親者を有していないので，一見1型糖尿病の発症に遺伝素因が関与していないかのようにみえる。しかし，わが国に比べて発症頻度の高い欧米においては1型糖尿病同胞発症家系が多数集積されている。1型糖尿病のように複数の遺伝子が関与している疾患において，疾患リスクに対する遺伝因子の寄与率の指標として，「λs」（罹患者の同胞における発症率/一般人口における発症率）が用いられているが，欧米白人におけるλsは15倍と高率であることが報告されている。日本人でも，一般集団における1型糖尿病の有病率は0.01～0.02%であるのに対し，罹患者の同胞の有病率は1～4%と高率であり，λsは100以上と高値を示す。

このことから，発症頻度は欧米と比べて低率であるが，日本人においても1型糖尿病は家族内集積することが明らかである。また，日本人の一卵性双生児における疾患一致率は47.3%であり，二卵性双生児の7.6%と比較してきわめて高率である。この一卵性双生児と二卵性双生児における発症率の差は，共通に有している遺伝子の差を反映しているものと考えられる。

1型糖尿病疾患感受性遺伝子と疾患発症のメカニズム

自己免疫疾患である1型糖尿病の候補遺伝子として，ヒトの主要組織適合性複合体（major histocompatibility complex : MHC）である HLA（ヒト白血球抗原（human leukocyte antigen））と1型糖尿病との関連が，1970年代に最初の報告がなされ，その後の追試により疾患に最も強く関与する遺伝子であることが明らかになっている。一方，1990年代半ばから罹患同胞対法によるゲノム遺伝子解析が行われ，HLA以外で1型糖尿病との連鎖が示唆された遺伝子座が20以上報告されている。さらに近年，1型糖尿病疾患感受性遺伝子の同定をめざしたゲノムワイド関連解析（GWAS）の報告が複数の施設からなされ，40以上の遺伝子座の報告されている。候補遺伝子解析で見出された疾患感受性遺伝子座のいくつかは，GWASにおいても疾患への関与が証明されている。

疾患への関与が確認され，遺伝子の本体まで明らかになっている遺伝子が少なくとも5つある。すなわち，①最も関与の大きい主要遺伝子の *HLA*，②膵β細胞特異的に関与するインスリン遺伝子（*INS*），③免疫修飾遺伝子の *CTLA4*（cytotoxic T lymphocyte antigen 4 gene），④ *PTPN22*（protein tyrosine phosphatase non-receptor 22 gene），⑤ *IL2RA*（interleukin-2 receptor alpha-chain gene），である。

これらの遺伝子領域のリスクアレルのオッズ比（OR）から明らかなように（図10-1），最も強く疾患に関与するのは *HLA* である[1]。*HLA* により糖尿病発症の遺伝因子の30～50%が説明できると考えられている。*HLA* 以外の1型糖尿病疾患感受性遺伝子はいずれも疾患への寄与率が軽微であることから，疾患との関連を証明するには多数のサンプルを用いた大規模研究が不可欠である。以下にこれら遺伝子本体が同定されたものについて解説する。

HLA 遺伝子

自己免疫疾患である1型糖尿病の候補遺伝子として，HLA 上にマップされた遺伝子座は，*IDDM1* と命名されているが，その本体は class II の DR および DQ 遺伝子であると考えられている。1型糖尿病モデル動物 NOD マウス

を用いた研究においても，MHCのなかでもclass IIが発症に特に重要であることが明らかとなっており，*Idd1*と命名されている．

HLA分子は個人差がきわめて大きく，HLA遺伝子の塩基配列の違いがそれを決定している．日本人で1型糖尿病に疾患感受性，抵抗性を示すHLAをまとめると表10-1のようになる[2]．日本人における1型糖尿病感受性HLAを欧米白人のそれと比較するとまったく異なっているが，これはそれぞれの民族にもともと存在するHLAが異なることに起因している．欧米白人で疾患感受性を示すHLA-DR3（*DRB1*03：01-DQB1*02：01*）とDR4（*DRB1*04：01-DQB1*03：02*）は，日本人にはほとんど存在しない．このため，これらの日本人における1型糖尿病への関与は明らかでない．一方，日本人で疾患感受性を示すDR4（欧米のDR4とは異なり *DRB1*04：05-DQB1*04：01*）とDR9（*DRB1*09：01-DQB1*03：03*）は欧米白人にはほとんど存在しないために欧米白人における1型糖尿病への関与は不明である．一方，日本人にも欧米白人にも存在する *DRB1*1501-DQB1*0602* はいずれの民族においても同様に1型糖尿病抵抗性を示す．つまり，日本人と欧米白人における1型糖尿病とHLAの関係が一見異なるようにみえるのは，それぞれの民族にもともと存在するHLAが異なるからであると理解できる．

さらに，HLA領域にはclass II以外に複数の疾患感受性コンポーネントが存在することが明らかになっている．そのうちの少なくとも1つはclass I領域に存在することが示唆されている．

HLA領域がコードするHLA分子は免疫応答の有無や強さに関与する重要な分子である．細胞表面に存在する細胞膜貫通糖蛋白分子であり，細胞内のペプチドを細胞表面に提示する働きを持っている．細胞に感染したウイルスなどの外来抗原は抗原提示細胞により貪食処理された後，その断片がHLA分子に結合して細胞表面に提示され，T細胞に抗原として認識され，免疫反応が引き起こされる．

class II分子は，抗原提示細胞であるマクロファージや樹状細胞，活性化T細胞，B細胞などのかぎられた細胞にのみ発現しており，エンドサイトーシスで細胞内に取り込まれて処理された外来性抗原を結合して細胞膜上に提示する．CD4陽性T細胞（ヘルパーT細胞）は，この抗原提示により活性化され，活性化されたヘルパーT細胞は細胞傷害性T細胞やB細胞，その他の免疫細胞を活性化して異物を攻撃させる．

class I分子はほとんどすべての体細胞表面に存在し，内因性抗原を細胞膜上に提示する働きを持つ．細胞傷害性T細胞は，細胞膜上に発現したclass I分子と抗原を認識することにより活性化され，抗原を発現している細胞のみを正常細胞と区別して特異的に攻撃することによりウイルスなどの感染細胞を破壊，駆除するようになる．

このようにHLA分子は外来抗原に対する特異的免疫応答に必須の拘束分子であるが，自己抗原が誤って提示された場合，自己の細胞が攻撃され，自己免疫疾患を発症する．膵β細胞が攻撃されると1型糖尿病を発症する（図10-2）．

インスリン遺伝子

1型糖尿病では膵β細胞だけが臓器特異的に破壊される．その原因を明らかにする目的で膵β細胞破壊の際に標的となる自己抗原の探索が精力的に進められてきたが，現在ではインスリンが標的抗原と考えられている．

インスリン遺伝子領域の多型と1型糖尿病の疾患感受性の間に関連が存在することが以前から見出されており，*IDDM2*と命名されている[3]．その本体はインスリン遺伝子（*INS*）の5'上流にあるVNTR(variable number of tandem repeat)と呼ばれる繰返し配列であると考えられている．VNTRには個人差があり，繰返し回数の少ないclass

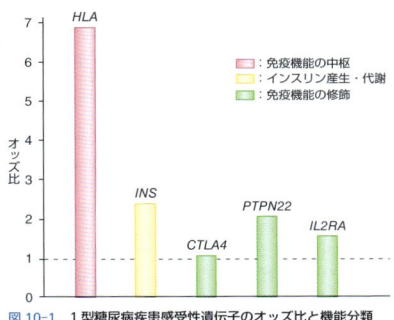

図10-1　1型糖尿病疾患感受性遺伝子のオッズ比と機能分類

凡例：
- 免疫機能の中枢
- インスリン産生・代謝
- 免疫機能の修飾

表10-1　日本人の1型糖尿病に関連するHLA

		疾患感受性	疾患抵抗性
血清学的タイピング	DR	DR4, DR9	DR2(DR15)[*1]
DNAタイピング	DRB1	*04：05 *09：01	*15：01 *15：02
	DQB1	*03：03	*06：01 *06：02
	ハプロタイプ	DRB1*04：05-DQB1*04：01 DRB1*08：02-DQB1*03：02 DRB1*09：01-DQB1*03：03	DRB1*15：01-DQB1*06：02 DRB1*15：02-DQB1*06：01

[*1]：DR2にはDR15とDR16のサブタイプがあり，そのうちDR15が1型糖尿病疾患抵抗性を示す
[*2]：DNAタイピングによるHLA検査のアレル番号は，WHOに設置されているHLA命名委員会により承認管理されているが，近年HLAのアレル数が急激に増加し，委員会の想定をはるかに越える状態を招いたためアレル表記の変更が行われた．日本においても，組織適合性学会より2010年7月から新表記法に移行する指針が発表された(http://jshi.umin.ac.jp/standarization/index.html)．新表記法では，DRB1*などの遺伝子座に続き，対立遺伝子を規定する表記区域を"："（コロン）により区切ることになっている（例：旧表記法の *DRB1*0405* は，新表記法では *DRB1*04：05* となる）

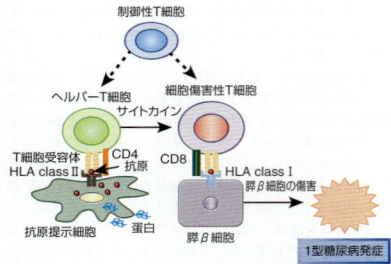

図 10-2 自己免疫応答による膵β細胞の傷害

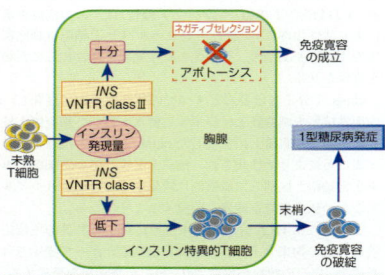

図 10-3 胸腺におけるインスリン発現レベルと1型糖尿病発症
VNTR：variable number of tandem repeat

Ⅰ，多い class Ⅲ，中間の class Ⅱ という3つの class に大別されるが，このなかで class Ⅰ が1型糖尿病に感受性，class Ⅲ が抵抗性を示すことが欧米白人で報告されている．一方，日本人で同様の解析を行うと，一般集団の大部分（90％以上）が欧米で疾患感受性を示すとされる class Ⅰ を有しているために疾患との関連を証明することが困難であった．しかし，1,000 例規模の症例を用いた大規模研究の結果，日本人でも欧米と同様にインスリン遺伝子多型は1型糖尿病と関連を示すことが証明された．

元来，膵β細胞に発現が限局されているインスリンではあるが，唯一の例外として胸腺にも発現している．胸腺にはインスリンにかぎらず多くの臓器特異的抗原が発現している．これは，自己抗原と反応する自己反応性 T 細胞を淘汰（ネガティブセレクション）して，自己に対する免疫が起こらないようにするためと考えられている．インスリン遺伝子上流の VNTR は胸腺におけるインスリン遺伝子の発現量に関与しており，疾患感受性の class Ⅰ を有する人では胸腺におけるインスリンの発現量が低い．このため，インスリン反応性 T 細胞が十分に淘汰されずに末梢へ出ていき，膵β細胞に対する自己免疫・1型糖尿病の疾患感受性を高めるものと考えられる（図 10-3）．

CTLA4 遺伝子

免疫応答が開始されるためには，まず成熟 T 細胞が抗原提示細胞の表面に提示された抗原に出会わなければならない．成熟 T 細胞は抗原を確認し，増殖，分化誘導を受けることにより，病原体などを排除する能力を持つエフェクター細胞へと分化する．

この過程は多くのシグナルによって制御されているが，①抗原提示細胞が class Ⅱ HLA 分子に結合した抗原断片を成熟 T 細胞に提示するシグナル（シグナル1），②T 細胞の生存と増殖を促進する（または抑制する）補助刺激シグナル（シグナル2），③T 細胞を異なったサブセットのエフェクター細胞に分化させるシグナルの3種に分類される．

CTLA4 はこのなかの補助刺激シグナルに関与している．すなわち，抗原提示細胞表面の B7 という分子を T 細胞表面の CD28 という分子が認識すると正の共刺激となるが，B7 を CTLA4 が認識すると負の共刺激となる．つまり，CTLA4 はシグナル1に対してブレーキのような役割を担っている．したがって，CTLA4 をコードする遺伝子 *CTLA4* は自己免疫疾患の重要な候補遺伝子である．

CTLA4 と自己免疫疾患との関連を詳細に解析した英国のグループの報告によると *CTLA4* 多型は Graves（グレーヴス）病（Basedow（バセドウ）病）や橋本病といった自己免疫性甲状腺疾患ならびに1型糖尿病と有意の関連を示している[4]．日本人においては，*CTLA4* は1型糖尿病単独とは明らかな関連を示さず，甲状腺自己免疫を合併した1型糖尿病と強い関連を示すことが明らかとなった．この結果を受けて，前述した英国のグループが1型糖尿病症例を甲状腺自己抗体の有無で分けて層別解析したところ，*CTLA4* との関連は甲状腺自己抗体を有する症例で特に顕著であることが判明し，日本人における結果が裏づけられた．*CTLA4* が複数の臓器に対する自己免疫と関連を示すことは，免疫応答におけるブレーキ役という CTLA4 の機能とも一致する結果と考えられる．

PTPN22 遺伝子

PTPN22 がコードする LYP（lymphoid protein tyrosine phosphatase）はリン酸化チロシンを脱リン酸化することにより T 細胞内のシグナル伝達系を負に制御している．*PTPN22* は1番染色体短腕上に存在し，620番目のアミノ酸がアルギニンからトリプトファンへ置換する多型（R620W）が1型糖尿病と関連することが欧米白人において報告された[5]．このアミノ酸変異は機能獲得型変異であり，Src ファミリーチロシンキナーゼである Lck や Fyn などの脱リン酸化が促進され T 細胞の細胞内シグナルが抑制されることにより，胸腺における自己反応性 T 細胞が淘汰されにくくなることや制御性 T 細胞の機能変化を介して自己免疫を促進する可能性が考えられている．

しかしながら，日本人においては，前述したアミノ酸変異を伴う多型が存在しないことが明らかとなっている．韓国人，中国人など他のアジア系人種でも同様であり，欧米白人には存在するがアジア系人種には存在しない多型といえる．一方，日本人ではプロモーター領域に存在する多型と1型糖尿病との間に関連が認められ，多型は異なるが *PTPN22* そのものと1型糖尿病との関連は存在する可能性が示唆されている．

IL2RA 遺伝子

IL2RA は免疫調節において重要な役割を担うサイトカ

インであるインターロイキン2(IL-2)の高親和性受容体αサブユニット(IL-2Rα)をコードする遺伝子である。IL-2Rαは、制御性T細胞などに発現し、免疫反応の制御に重要な役割を担っている。*IL2RA*多型が欧米白人において1型糖尿病と関連することが報告された。また、自己免疫性甲状腺炎や関節リウマチ、多発性硬化症といった他の自己免疫疾患との関連も認められている。そのメカニズムとしては、制御性T細胞の発育や機能における変化が考えられる。

おわりに

これまでに同定された1型糖尿病疾患感受性遺伝子を機能面から分類すると、①免疫調節において中枢的な役割を担う*HLA*、②膵β細胞特異性に関与するもの(*INS*)、③免疫調節に関与するもの(*CTLA4*, *PTPN22*, *IL2RA*)に大別される(図10-1)。

主要遺伝子である*HLA*は、抗原結合部位の構造を介して結合抗原の特異性という点で特異性にも関与する可能性があり、②③両面でも疾患に関与する遺伝子と考えられる。これらの遺伝子ならびにそれがコードする分子に関する情報は1型糖尿病の発症メカニズムを分子レベルで解明し、有効な予防法や治療法を構築するためにきわめて重要である。

【川畑 由美子・池上 博司】

参考文献

1) Eisenbarth GS : Banting Lecture 2009: An Unfinished Journey: Molecular Pathogenesis to Prevention of Type 1A Diabetes. Diabetes 59:759-774, 2010
2) Ikegami H et al : Genetics of type 1 diabetes in Asian and Caucasian populations. Diab Res Clin Prac 77S:S116-S121, 2007
3) Bennett ST et al : Human type 1 diabetes and the insulin gene: principles of mapping polygenes. Annu Rev Genet 30:343-370, 1996
4) Ueda H et al : Association of the T-cell regulatory gene CTLA4 with susceptibility to autoimmune disease. Nature 423:506-511, 2003
5) Bottini N et al : Role of PTPN22 in type 1 diabetes and other autoimmune diseases. Semin Immunol 18:207-213, 2006

11 2型糖尿病

▶**定義・概念** 疾患の発症進展には、遺伝子因子と環境因子の両者がさまざまなかたちで関与する。糖尿病には、一つの遺伝子異常により生じ、環境因子の寄与がほとんどない「単一遺伝子疾患タイプ」と、1人の患者に複数の遺伝子と環境因子が関与する「多因子疾患タイプ」がある。両者は臨床的に区別にしにくい場合もあるが、2型糖尿病は、一般に前者は含まない。

多因子疾患タイプでは、個々の遺伝子因子の効果は弱く、「疾患感受性遺伝子」と呼ばれる。その本体は、ヒトゲノムの個人差(多様性)のうち、多くの人が共有する多型、特にSNPと呼ばれる一塩基多型(single nucleotide polymorphism)が主と考えられており、遺伝子機能や発現調節機構に軽度に影響するのだと予想される。

▶**疫学** 2型糖尿病は、家族集積性、人種による発症率の違い、などから、遺伝の寄与が強いことが想定されている。疫学的に最も確実な証拠は、双生児を用いた研究であり、2型糖尿病の一致率は、二卵性(遺伝的にはきょうだいと同じ)で10〜40%に対し、一卵性(遺伝因子は完全一致)で60〜80%に達するほど高い。

世界の糖尿病人口の急激な増加の原因として、ライフスタイルの西洋化、具体的には運動不足、高脂肪食、ストレスなどの環境因子の寄与は確実であるが、遺伝的背景については、「倹約遺伝子説」が注目される。ヒトは進化の過程で長く飢餓の時代を経ており、エネルギーを蓄積しやすく血糖を下げにくいゲノム多様性が生存競争に有利であったが、これらは、飽食の時代になると、肥満、インスリン抵抗性、糖尿病などの生活習慣病の遺伝的背景となるという考え方である。農耕民族であったアジア人では、こうした遺伝的背景がより蓄積されたために、欧米白人に比べてより糖尿病を生じやすい、という考え方もある。また多因子疾患としての生活習慣病の遺伝子は、このように保存されてきたので、現在集団内で頻度の高いゲノム多様性であるという「common disease-common variant(CD-CV)仮説」も提唱されている。

▶**病因・病態生理と分子メカニズム** 2型糖尿病は、膵β細胞からのインスリン分泌低下と、肝、筋、脂肪組織などでのインスリン作用減弱(インスリン抵抗性)とにより、個体レベルでインスリン作用が相対的に不足し、高血糖を中心としたさまざまな代謝異常を呈する病態である。

欧米白人では、インスリン抵抗性(あるいは、引き起こしやすい肥満)が遺伝的な背景となり、インスリン分泌は代償的に亢進するが、なんらかの局面で代償が破綻すると、糖尿病が発症する、というモデルが提唱された。一方、日本人を含む東アジア人では、糖尿病発症前から、特にグルコース反応性のインスリン分泌が障害されており、インスリン分泌障害が遺伝的に規定されている可能性が高い。現在では、遺伝学的には、インスリン分泌低下とインスリン抵抗性の両者が規定されているが、糖尿病の発症にはどちらかというと前者のほうがより重要であり、一方西洋式ライフスタイルなどの環境因子は、インスリン抵抗性をより増悪させる、と考えられている。

2型糖尿病の遺伝因子の特徴

従来の糖尿病の遺伝因子研究の中心は、糖・エネルギー代謝に大切そうな遺伝子に「あたり」をつけて変異・多型を調べる、「候補遺伝子アプローチ」であった。たとえば、チアゾリジン系薬剤の標的でもあるペルオキシソーム増殖因子活性化受容体γ(PPARγ)をコードする*PPARG*遺伝子について、Pro12Ala(12番目のプロリンがアラニンに置換する)多型があり、肥満にくく、糖尿病になりにくい効果が、日本人も含めて多くの民族で確かめられている。そのほか多くの遺伝子の報告があるが、研究により結果が一致しないことも多く、糖尿病の遺伝の全体像を説明するにはほど遠かった。

ところがここ数年、10万〜100万程度のSNPを用いてゲノム全体を網羅的に解析する、「ゲノムワイド関連解析(GWAS)」の登場により、新たに約30〜40程度の2型糖尿病関連遺伝因子が報告されている(図11-1)。その特徴を表11-1に示すが、糖尿病の少なくとも主要な遺伝因子は、複数の研究で再現するだけでなく、民族を越えて糖尿病と相関がみられ普遍性があった。これはGWASの有用性を

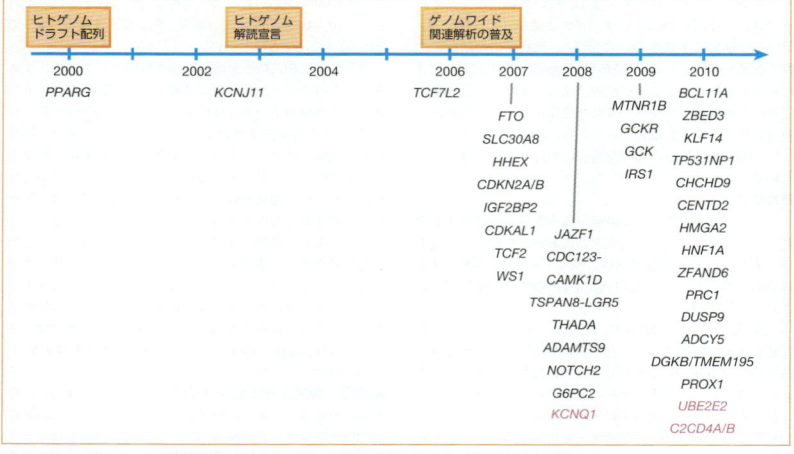

図11-1 主にゲノムワイド関連解析（GWAS）による2型糖尿病感受性遺伝子（領域）同定の歴史
赤字：日本人の研究ではじめて同定されたもの

表11-1 ゲノムワイド関連解析（GWAS）で得られる遺伝因子の特徴
● 疾患との関連が非常によく再現される
● 単独の遺伝因子では，疾患を起こしやすくするリスクは低い（一般に1.1〜1.5倍）
● 主にcommon SNP（頻度の高いSNP）であるが，人種によりアレル頻度が異なることは多い
● 病態面からはそれまでまったく予想されていなかった遺伝子のことが多い
● アミノ酸を変化させるものもみられるが，一般にはイントロンや遺伝子間領域に存在することが多い
● 解析する人数を増やすほど，解析力は増し，多くの遺伝因子が得られる
● 得られた遺伝因子をすべてあわせても，発症の予測力は必ずしも強くなく，これらだけでは，疾患の遺伝的背景をすべて説明することはできない

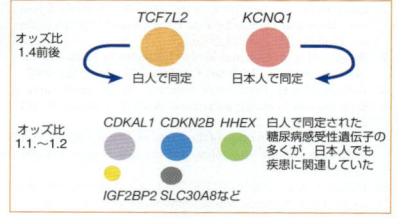

図11-2 ゲノムワイド関連解析（GWAS）で得られた2型糖尿病感受性遺伝子
● GWASで同定された感受性遺伝子の多くは普遍的であるが，人種により頻度や貢献度は異なる
● KCNQ1は，オッズ比でみるかぎり，TCF7L2と並び，現時点で世界で最も重要な2型糖尿病感受性遺伝子といえる

示すが，同じSNPであっても，人種によりそれぞれのアレル頻度（一方のタイプの塩基の，集団での頻度）は大きく異なり，病態の解明には，それぞれの人種でのGWASが必要であることも明らかになった．一方，同定された遺伝因子の単独での効果は弱く，糖尿病の危険度の増加は，最も代表的な*TCF7L2*と*KCNQ1*という遺伝因子でも1.4〜1.5倍程度で，他の遺伝因子はだいたい1.1〜1.2程度である（図11-2）．

遺伝因子の分子メカニズム

これまで得られた遺伝因子は，ほとんどがインスリン分泌低下に関連するものである．しかしGWASで得られた遺伝因子は，それまで病態への寄与が知られていなかった遺伝子が多く，糖尿病を生じやすくする分子メカニズムは不明のものが多い．ここでは，前述した代表的な遺伝因子

2つのみを解説する．

TCF7L2：現在，最も再現性の高い糖尿病感受性遺伝子であり，イントロン3のSNPが，インスリン分泌低下を介して糖尿病リスクを高める．TCF7L2蛋白は転写因子であり，成体の膵β細胞の分化・増殖・アポトーシス・インスリン分泌などを直接制御していると考えられる．インクレチンの一つであるグルカゴン様ペプチド1（GLP-1）の膵β細胞の細胞増殖・保護作用にかかわる可能性や，酸化ストレスに対する防御に影響する可能性も指摘され，さらに小腸の内分泌細胞L細胞においては，GLP-1の発現を調節するとされている．ただし，ヒトにおける*TCF7L2*のSNPとインスリン分泌不全の因果関係については，まだ不明な点が多い．最近*TCF7L2*のSNPを含むゲノム領域がヒト膵島において，遺伝子発現領域によくみられる「オープンクロマチン」と呼ばれる構造をとっており，SNPのタイプ

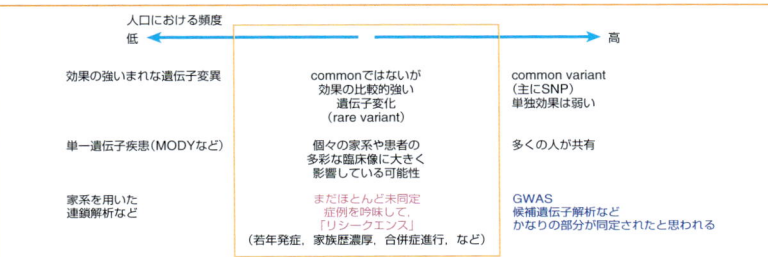

図11-3 ゲノムワイド関連解析(GWAS)でとらえきれない2型糖尿病の遺伝因子
MODY:若年発症成人型糖尿病,SNP:一塩基多型

によりその状態が変化することが示され注目されている。
KCNQ1:日本人のGWASにより同定され,現時点で,東アジア人で最も重要な2型糖尿病遺伝因子であり,やはりイントロンのSNPが糖尿病と強く関連する。この遺伝子は,細胞膜上に存在して心筋の活動電位の再分極などに関与する「電位依存性K$^+$チャネル」をコードするが,このSNPがなぜインスリン分泌低下を生じさせるのかは今後の課題である。ごく最近,どちらの親から伝わるかにより,疾患感受性が変わるSNPが大規模に探索され,KCNQ1領域のSNPと糖尿病との関係がこれに該当することがわかり,DNAメチル化を介した「エピゲノム制御」との関連が注目されている。

診断・治療への応用

まず,遺伝因子(SNP)により,糖尿病発症高リスクの人を特定できれば,予防や早期発見,早期治療につながるのではないかと期待される。しかし,GWASで同定された遺伝因子を用いた糖尿病の発症予測モデルは,肥満や環境因子,家族歴など「従来の危険因子」に比べ,それに上乗せできる有用性はごくわずかであるという報告が,日本人でのわれわれの検討を含め相次いでいる。すなわち現時点で得られた遺伝因子だけでは発症予測には十分でない。この理由としては,まだ同定されていない遺伝因子の存在と,環境因子の重要性とが考えられる。

発症予測とは別に,遺伝因子の情報に基づく治療介入に有用である可能性もある。米国の前向きコホート研究であるDiabetes Prevention Program(DPP)において,TCF7L2のSNPによる高リスク群では,糖尿病を発症する率が高いが,生活習慣の介入により,低リスク群と差がほとんどなくなった。また,すでに発症した患者に対し,最も効果がありかつ最も安全な薬剤を用いる,という治療方針の決定に役立つ可能性がある。糖尿病発症の遺伝因子として同定されたTCF7L2がスルホニル尿素(SU)薬の反応性の低下と関連したという報告があり,日本人でもKCNQ1をはじめとしてこうした検討が待たれる。

最後に遺伝因子は,薬剤開発の標的となりうる。すなわち,GWASにより新たな(予想外の)遺伝因子が同定されるということは,新たな創薬標的が得られたとはいえ,この点の発展も期待される。

遺伝因子研究の将来の見通し

糖尿病にかぎらず,疾患の遺伝的背景のうち,GWASにより得られた遺伝因子で説明できる割合は,数%〜20%程度とされている。まだとらえられていない遺伝因子に対して,GWASの検出力をさらに上げる試みと,GWASと異なる方法で遺伝因子を同定する試みが行われている。

前者については,より大規模な集団を用いたり,複数の研究をあわせたメタ解析を行ったりする。ごく最近,日本人2型糖尿病約4,000人を対象とした大規模なGWASの結果が発表され,UBE2E2,C2CD4A-C2CD4Bという新たな遺伝因子が得られている。解析するSNP数をさらに増やして,より網羅的にゲノムをカバーする方法も検討されている。また表現型の面から,より均一度が高いサブグループを解析するという方也も期待され,たとえば,FTOは肥満2型糖尿病を対象としたGWASでしか同定されないことが知られている。

後者について,GWASが対象とする「頻度の高い(common)SNP」以外の遺伝因子として,より効果は強いが集団における頻度の低い「rare variant」が最近注目されている(図11-3)。こうした新たな遺伝因子の同定のために,いわゆる次世代シークエンサーを用いた「リシークエンス」(個人の塩基配列を広範に決定すること)が開始されている。

KCNQ1をはじめ,同定された遺伝因子の臨床的意義の確立が必要だが,そのためには,発症の分子メカニズムの解明とともに,発症や薬剤反応性などに関する検証やエビデンスづくりを各民族で行うことが必要である。薬物反応性については,遺伝因子を直接GWASで同定する試みもはじまっており,最近メトホルミン反応性と関連する遺伝因子(ATM)の報告もなされている。

今後は,遺伝因子同士の相互作用,遺伝因子と環境因子の相互関係,などの研究が期待される。またゲノム多様性だけでなく,ゲノム配列の変化を伴わない,いわゆる「エピゲノム」変化を介して環境因子が遺伝子発現を調節するメカニズムも研究されている。

かつては「遺伝学者の悪夢」と呼ばれた2型糖尿病は,最近のGWASでは最も成功した疾患の一つである。前述した研究が発展すれば,将来,個別化医療・予防への応用についても,糖尿病が生活習慣病のモデルケースとなると期

【安田 和基】

参考文献
1) McCarthy MI : Genetics, type 2 diabetes, and obesity. N Engl J Med 363 : 2339-2350, 2010
2) Yasuda K et al : Variants in KCNQ1 are associated with susceptibility to type 2 diabetes mellitus. Nat Genet 40 : 1029-1097, 2008
3) Unoki H et al : SNPs in KCNQ1 are associated with susceptibility to type 2 diabetes in East Asian and European populations. Nat Genet 40 : 1098-1102, 2008
4) Miyake K et al : Construction of a prediction model for type 2 diabetes mellitus in the Japanese population based on 11 genes with strong evidence of the association. J Hum Genet 54 : 236-241, 2009
5) Yamauchi T et al : A genome-wide association study in the Japanese population identifies susceptibility loci for type 2 diabetes at UBE2E2 and C2CD4A-C2CD4B. Nat Genet 42 : 864-868, 2010

12 肥満

肥満症の成り立ち

わが国では近年,加齢に伴う基礎代謝量の減少,過食(美食),運動不足,過剰ストレスがあいまって若年期と比較して相当な体重増加をきたす症例が増えている.肥満症診療の基本は肥満に伴う健康障害の蓄積が後の致死的血管イベント発生のリスクを高めることを無症状の段階から認識し,病気の複合化・重症化を未然に防ぐことに集約される.現在の肥満状態もわずかな過食習慣を3年,5年,10年と積み重ねた結果であるという気づきを促し,血管病の進展・悪化を阻止すべく,まず5%(3～5kg相当)の減量とインスリン抵抗性(高インスリン血症)の軽減を企図した食事療法(具体的には単純糖質の制限,血糖上昇係数(glycemic index: GI)の低い食物の摂取,水溶性食物繊維や難消化性多糖類の摂取,高脂肪食の制限,一価不飽和脂肪酸の適切な摂取,保存食やインスタント食品,外食過多に伴う食塩過剰摂取の防止など),有酸素運動,不規則な生活リズムの是正(夜食・間食習慣など)を指導する.

野生動物の体重はエネルギー摂取,消化管からのエネルギー吸収,基礎代謝や運動,作業に伴うエネルギー消費のバランスによって精妙にコントロールされている.特定の栄養素(オレイン酸,ロイシンなどの分枝鎖アミノ酸(BCAA),ブドウ糖など)や脂肪細胞ホルモンのレプチン,インスリン,消化管ホルモンのインクレチンなどは視床下部に作用して摂食抑制に働く(図12-1).一方,大脳皮質から視床下部への投射が大きいヒトでは甘味成分や脂質の旨味成分などが辺縁系や前頭前皮質判断系を活性化し,視覚情報や雰囲気,過去の快楽体験や記憶が過食を誘導する.人工的につくり出された高脂肪食の旨味と高塩分の食感,「脂と塩」の共存は食欲調節に異常をもたらす.

適正摂取カロリーからわずか1%オーバーした過食を30年間続けた場合,平均で約27kgの体重増加をもたらすと試算されている.1日必要エネルギー2,000 kcalの男性の場合,わずか2.5%増の2,050 kcalの食事を毎日継続すると1年で約1万8,000 kcalの余剰,体脂肪1 g=7.2 kcal相当から試算すると1年で約2.5 kgの体重増加,10年間で約25 kgの体重増加,55 kgの体重のヒトなら10年後には80 kgに達する計算になる.50 kcalの差はソフトドリンクわずか100 cc相当である.

肥満症の診療にあたっては生体リズムの乱れの是正,食習慣・食行動の見直しが鍵を握る.早食い,まとめ食い,高フルクトース・高スクロース・高脂肪含有の菓子類や清涼飲料水の間食習慣,ナイトイーター習慣(夜食習慣,就寝前3時間以内の食事習慣など)の状況を把握する.近年,夜勤労働者や生活リズムが不規則なヒトにメタボリックシン

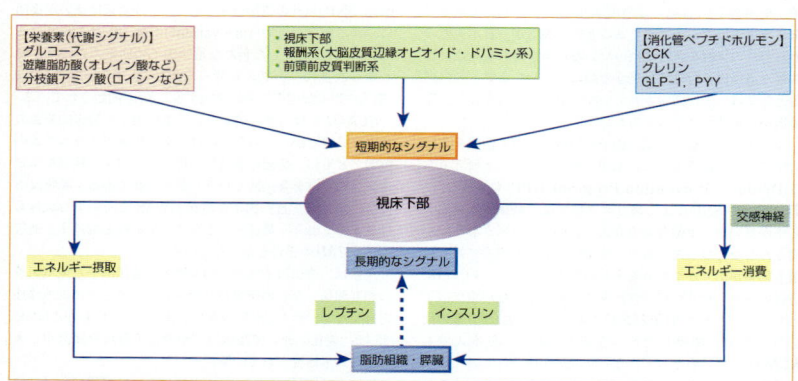

図12-1 食欲調節機構
高次脳機能:報酬系・前頭前皮質判断系
視床下部:栄養素・ホルモン・インクレチンを含む消化管ペプチド
CCK:コレシストキニン,GLP-1:グルカゴン様ペプチド,PYY:ペプチドYY

表 12-1　肥満症の 11 種類の病態
脂肪組織の機能異常による肥満症
糖代謝異常，脂質異常症，高血圧症，冠動脈疾患，脳血管障害，脂肪肝，高尿酸血症，肥満関連腎臓病
脂肪組織の量的異常による肥満症
骨・関節疾患，睡眠時無呼吸症候群，月経異常

ドロームの頻度が高いことが注目されており，体内の日内リズムを形成する種々の時計遺伝子群を欠失させた遺伝子操作マウスが肥満や食塩感受性高血圧，糖尿病（インスリン分泌不全）などを発症することも注目に値する。

● **定義・概念**　わが国では body mass index（BMI）（体重〈kg〉/身長〈m〉×身長〈m〉）の値が 25 以上を肥満とする日本肥満学会の基準が広く用いられており，この基準をあてはめると 20 歳以上の肥満者は男性で約 29％，女性で 21％を占める。肥満は体脂肪量の過剰による体重増加であり，スポーツ選手にみられるような骨格筋重量の増加，腎不全・心不全などに伴う浮腫，妊娠による体重増加などは BMI が 25 を超えても肥満ではない。

近年，わが国の肥満者は男性において増加の一途を辿っており，大きな地域差も認められる（BMI が 25 以上の肥満は沖縄県で約 47％に達しており，新潟県の 25％の 2 倍近くに上っている〈2004 年度政府管掌健康保険データ〉）が，女性における 20〜60 歳の肥満者の割合は 2001 年をピークに低下に転じており，肥満における男女差が際立ってきている。

身体現象としての「健康的な肥満」と種々の健康障害を伴い，医学的立場から減量が必要と判断される「肥満症」を区別し，肥満症を疾患単位としてとらえることが診療の基本となる。また，肥満に伴う健康障害の内容では，脂肪細胞（脂肪組織）の質的異常に起因する肥満症に該当するものとして糖代謝異常，脂質異常症，高血圧症，冠動脈疾患，脳血管障害，脂肪肝，高尿酸血症，肥満関連腎臓病の 8 疾患が，また，脂肪細胞（脂肪組織）の量的異常に起因する肥満症に該当するものとして骨・関節疾患，睡眠時無呼吸症候群，月経異常の 3 疾患があげられている（**表 12-1**）。もちろん，病態によっては脂肪細胞（脂肪組織）の質的異常と量的異常が複合する症例も少なくない。わが国では 2011 年に日本肥満学会が「肥満症診断基準 2011」を策定し，広く用いられている。

日本肥満学会が定めたわが国の肥満基準と世界保健機関（WHO）の肥満基準の共通点は BMI が 18.5 未満を低体重（underweight），BMI が 18.5 以上 25 未満を普通体重（normal range）としたところである。一方，わが国では BMI が 25 以上 30 未満の群を肥満 1 度として扱うが，WHO では pre-obese（前肥満状態）と定義し，肥満と扱わない。わが国を含むアジア地域の肥満では欧米人（Caucasian）と比較して体質的に皮下脂肪組織の蓄積能力が弱く，摂取カロリー過剰・運動不足・過剰ストレス，生体リズム障害に代表される「生活習慣の乱れ 4 大因子」に曝されると結果的に内臓脂肪組織や肝臓，骨格筋，膵臓，血管壁などに「異所性脂質」が早期から蓄積し，1 度肥満の段階からすでに耐糖能異常や高血圧症，脂質異常症などの発症危険率が普通体重と比べて 2 倍以上に膨れ上がることが注目されている。

日本人を対象とした種々の研究から，軽度肥満（1 度肥

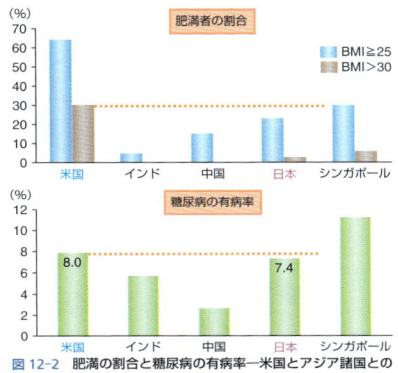

図 12-2　肥満の割合と糖尿病の有病率─米国とアジア諸国との比較

満）の段階から内臓脂肪組織の過剰蓄積に伴って種々の健康障害が重積する場合，たとえ個々の健康障害の程度は軽度であっても致死的な心血管・脳血管イベントのリスクが著しく高まることが明らかとなり，メタボリックシンドロームという予防医学的概念の提唱につながった。実際，日本人で BMI が 30 以上（2 度肥満以上）の割合は 3％に満たないが，米国では BMI30 以上の割合が 30％を超えている。しかし，日本人と米国の糖尿病の有病率はほぼ同程度である（**図 12-2**）。皮下脂肪を十分量，蓄える能力に乏しい日本人は，軽度肥満の段階から内臓脂肪組織の量的軽減と質的改善，「異所性脂質」の軽減をめざした生活習慣の是正と予防医学的介入が重要となる（**図 12-3**）。

病態分類

BMI25 以上の肥満者に対して，まず，病態・病因が明らかな肥満（症候性肥満）かどうかを判別する。頻度的にはまれな遺伝性肥満や視床下部性肥満，あるいは，Cushing（クッシング）症候群（副腎性，下垂体性）や原発性アルドステロン症，甲状腺機能低下症，成人成長ホルモン分泌不全症などの内分泌性肥満は高頻度な疾患も含まれ，時にメタボリックシンドローム類似の症候を示すことに留意する。疑わしい場合には内分泌学的精査（視床下部・下垂体・副腎軸の日内変動，上位ホルモンによる負荷試験あるいは抑制試験，画像診断）を施行し，該当する場合は原疾患の治療を優先する。

肥満に伴う脂肪肝は肝線維化と炎症を伴う非アルコール性脂肪肝炎（NASH）に進展する危険性が高いことが注目されており，GPT（グルタミン酸ピルビン酸トランスアミナーゼ）優位の肝酵素異常が遷延する場合は超音波検査，CT 検査などの画像診断に加え，肝生検によって病理学的診断を確定しリスク評価を行うことが望ましい。NASH は肝硬変・肝臓癌への進展リスクが高く，きめ細やかな経過観察が重要である。

肥満に伴う不妊症・月経異常では多嚢胞性卵巣症候群（polycystic ovary syndrome：PCOS）の除外診断を行う。アンドロゲン高値は必須でなく，男性化徴候（約 2％）や多

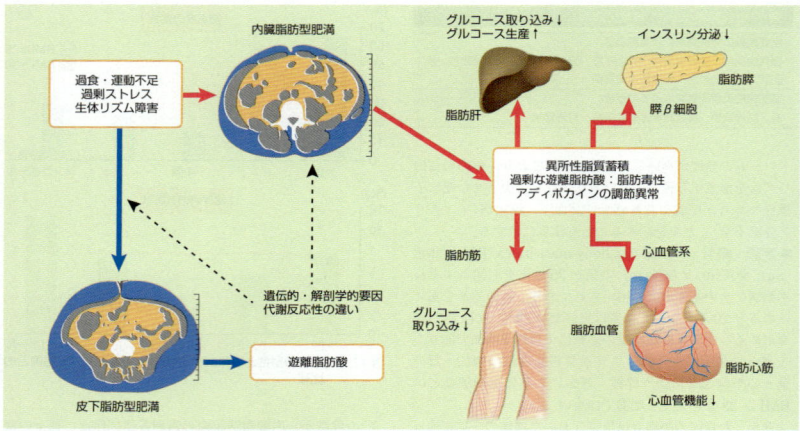

図 12-3　内臓脂肪型肥満は異所性脂質蓄積を伴っている

毛（約 23％）を伴わないものが大部分であり，PCOS の主要徴候は圧倒的に不妊（99％）や月経異常（92％）である。インスリン抵抗性が基盤病態とされるが，高インスリン血症は診断基準には入っておらず，LH（黄体形成ホルモン）基礎値の高値と FSH（卵胞刺激ホルモン）基礎値が正常域であることが参考所見となる。インスリン抵抗性の改善にはビグアナイドやチアゾリジン誘導体が有効であり，妊孕性回復にも効果が上がる例が報告されている。PCOS ではない肥満女性の場合も一定の減量によって月経周期が再開・正常化することがしばしば観察される。

肥満に伴う睡眠時無呼吸症候群は交感神経の過緊張による二次性高血圧症の主要原因の一つとして注目されており，糖・脂質代謝異常，心血管イベントリスクとの関連性も深い。自覚がない場合でも 24 時間連続血圧モニタリングや動脈酸素飽和度モニタリングにより治療が必要な無呼吸が発見されることが少なくなく，口腔外科的な装具装着や経鼻持続的気道陽圧（nasal CPAP）の治療適応を検討する。肥満と癌との関連性についても十分な注意が必要である。BMI の増加と相関する悪性腫瘍として乳癌，子宮体癌，大腸癌，甲状腺癌，腎臓癌，食道腺癌，多発性骨髄腫，白血病，非 Hodgkin（ホジキン）リンパ腫などが報告されている。

体脂肪量や体脂肪分布を簡便に評価するマーカーとして脂肪組織由来ホルモンであるレプチンやアディポネクチンの血中濃度測定も有用である。レプチンは脂肪細胞が肥大化すると産生量（分泌量）が増加し，その血中濃度は体脂肪量を鋭敏に反映するため，二重エネルギー X 線吸収法（DXA）やバイオインピーダンス法を用いなくても患者の体脂肪量をある程度正確に把握することが可能である。アディポネクチン濃度は内臓脂肪量，特に内臓脂肪組織の機能異常を反映するマーカーと考えられており，低アディポネクチン血症と内臓脂肪面積が逆相関すること，低アディポネクチン血症と心血管イベントのリスクが有意に関連す

ることが明らかになっている。

内臓脂肪型肥満と皮下脂肪型肥満

脂肪組織は皮下，腹腔内（内臓脂肪，後腹膜脂肪，傍生殖器脂肪など），心臓周囲，動脈血管周囲，関節周囲，骨髄腔など全身に広く分布している。ヒトの場合，脂肪組織の大部分は白色脂肪組織からなるが，褐色脂肪組織も発達の段階によって肩甲骨周囲や腎臓の周囲に観察される。皮下脂肪組織はエネルギーを中性脂肪として備蓄し，遊離脂肪酸として放出するエネルギー貯蔵庫として重要であり，体脂肪量の 80〜90％ 前後を占める。したがって体脂肪率は皮下脂肪量が全身に占める割合を反映するが，体脂肪率には明確な男女差が存在し，体重や BMI で補正しても女性のほうが男性よりも数％ 高い数値を示す男性型肥満（android obesity）はウエスト/ヒップ比が上昇するリンゴ型体型を示し，内臓脂肪組織の過剰蓄積を伴うことが多く，種々の代謝異常と関連する。一方，女性型肥満（gynoid obesity）は殿部から大腿部の皮下脂肪が蓄積し，洋ナシ型体型を示し，代謝異常から免れることが多い。

内臓脂肪は腹腔内脂肪組織のなかでも特に門脈の還流域に分布する腸間膜脂肪（mesenteric fat depot）と大網・小網脂肪（greater and lesser omental fat depot）の総称であり，全身の脂肪組織重量に占めるその割合は成人男性で 10〜20％，女性では数％ 前後といわれている（図 12-4）。肥満患者に対するわずか数 kg の減量が代謝パラメータを劇的に改善する場合が少なくなく，急激な代謝改善の理由の一つとして減量初期における内臓脂肪量の急速かつ選択的な減少（同時に機能改善）が関与する。逆に，数 kg の減量による代謝改善効果に乏しい場合には減量困難性を惹起する基礎疾患の存在を除外する必要がある。

内臓脂肪は皮下脂肪組織と比較して交感神経刺激に対する脂肪分解反応が強く，グルココルチコイドに対する反応性が高いことなど，ストレスやカロリー制限に対する

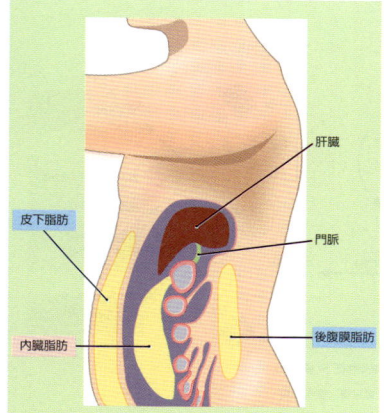

図 12-4　**内臓脂肪**
消化管由来の栄養素，代謝産物，エンドトキシンが肝臓に流れ込む門脈還流領域に分布

反応性が大きく異なっており，皮下脂肪組織とは異なる生化学的特性を有している（図 12-5）。

内臓脂肪肥満が代謝異常の集積を引き起こすメカニズムの一つとして，門脈を経由して肝臓に流れ込む内臓脂肪由来の代謝産物の重要性が指摘されている。肝臓における糖新生や超低比重リポ蛋白（VLDL）（中性脂肪）の合成速度は門脈から流入する遊離脂肪酸（free fatty acid：FFA），グリセロール（glycerol），乳酸（lactate）などの合成基質の濃度に依存しているため，過剰に蓄積された内臓脂肪はこれら基質の供給源として肝臓の代謝に直接にかかわる。肥満ラットの内臓脂肪のみを外科的に除去すると，些少な体重減少にもかかわらず肝臓のインスリン抵抗性や全身の糖代謝が顕著に改善する。加えて，アンジオテンシノーゲン（angiotensinogen），プラスミノーゲン活性化因子インヒビター1（PAI-1），インターロイキン6（IL-6），FFAなど，皮下脂肪に比べて内臓脂肪組織でより多く産生される生理活性物質（アディポカイン）が血圧上昇や血栓形成，脂質代謝異常，インスリン抵抗性など，肥満に伴う種々の病態形成に関与していることも明らかになっている。

体脂肪分布における性差とホルモン作用

体脂肪分布における個体差や性差には脂肪組織の解剖学的部位，脂肪組織の可塑性，ホルモン作用，食環境や運動環境の違い，遺伝的背景（人種差，民族差）など多彩な要因がかかわっている。エストロゲンが女性の体脂肪分布に大きな影響を及ぼしていることは疑いがない。閉経後の女性でしばしば殿部〜大腿部優位の皮下脂肪蓄積体型が失われて内臓脂肪量が増加することや「脂肪分布における男性化現象」が女性ホルモン補償療法で防御できること，一方，子宮癌や乳癌の後療法として用いるアロマターゼ阻害薬がメタボリックシンドロームを誘発することが知られている。

一方，コルチゾールの作用過剰はCushing症候群で観察されるように内臓脂肪の蓄積や野牛肩などの特徴的な体脂肪分布をもたらす。皮下脂肪組織に比べて内臓脂肪組織ではグルココルチコイド受容体の発現濃度や細胞内グルココルチコイド活性化酵素，11β-水酸化ステロイド脱水素酵素1（11β-HSD1）の活性が高く，コルチゾールの作用が強調されやすい脂肪組織である。プロゲステロンはコルチゾールのグルココルチコイド受容体への結合を拮抗阻害し，コルチゾールの作用過剰がもたらす体脂肪分布の変化に防御的に作用する。

成長ホルモンは本来，内臓脂肪を減少させる作用を有しており，成長ホルモン過剰症である先端巨大症における内臓脂肪の減少，成人成長ホルモン減少（欠乏）症における内臓脂肪の増加は際立った徴候である。成人成長ホルモン分泌不全症に対する成長ホルモンの補充が劇的に内臓脂肪を減少させることが注目されている。さらに，男性におけるテストステロン血中濃度は内臓脂肪量と逆相関することが知られており，テストステロンは内臓脂肪の蓄積に防御的に働くと考えられる。前立腺癌の治療のためにテストステロンを抑制するとメタボリックシンドロームが高頻度に誘発されることも注目されている。皮下脂肪組織に比べて内臓脂肪組織にはアンドロゲン受容体が高発現しており，テストステロンはアンドロゲン受容体を増加させる。加齢に

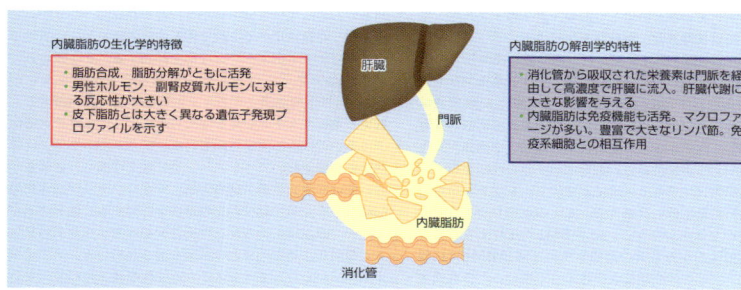

図 12-5　**内臓脂肪の特性とメタボリックシンドローム**

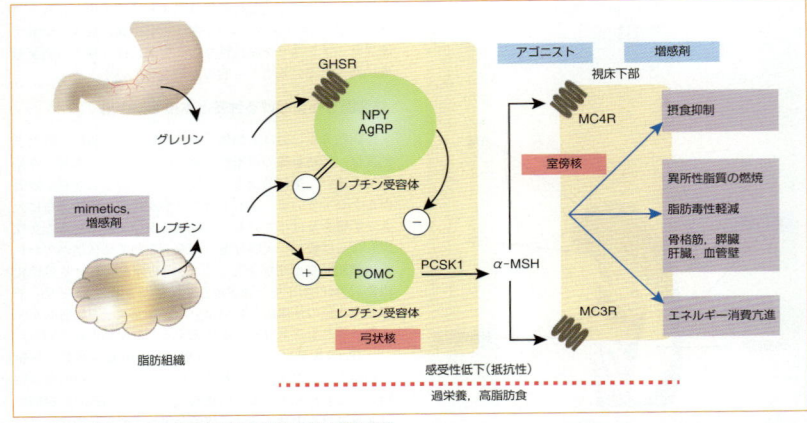

図12-6　レプチン・メラノコルチン系を標的とする肥満症制御
GHSR：成長ホルモン分泌促進因子受容体，NPY：ニューロペプチドY，AgRP：アグーチ関連蛋白，POMC：プロオピオメラノコルチン，PCSK1：プロホルモン変換酵素1，α-MSH：α-メラニン細胞刺激ホルモン，MC4R：メラノコルチン4型受容体，MC3R：メラノコルチン3型受容体

伴ってテストステロン血中濃度が低下し，作用が減弱すると内臓脂肪の蓄積が起こりやすくなるとともに，意欲の低下や気分障害など，男性における遅発性の性腺機能低下症（LOH）（男性更年期）を引き起こすことが注目されている。

アディポカインという言葉は脂肪細胞（広義には脂肪細胞を含めた脂肪組織）から分泌されるホルモン，サイトカイン，ケモカイン，脂肪酸などの栄養素など，多様な液性生理活性物質を総括する概念であり，その分泌異常・作用異常は肥満症の種々の病態と深くかかわっている。

全身の糖・脂質代謝制御における脂肪組織の重要性が認識されるようになった契機の一つが遺伝子操作によって全身の脂肪組織を欠損させた「脂肪萎縮性糖尿病モデル」の開発であった。トランスジェニック遺伝子操作により脂肪細胞分化に必須の役割を果たす転写因子，C/EBPαの働きを阻害したり，活性型SREBP-1cを脂肪組織で過剰に産生させることによって正常な脂肪細胞の分化が滞ると全身性の脂肪萎縮状態となる。これらのマウスの代謝表現型はヒトの全身性脂肪萎縮症と酷似しており，重症のインスリン抵抗性と糖質代謝異常，脂肪肝を発症する。

レプチンは1995年に発見された脂肪細胞由来ホルモンであり，「脂肪細胞が脳と会話する」という斬新なコンセプトは脂肪細胞科学（adiposcience）という新しい研究領域を開拓した。レプチンは末梢の栄養状態を視床下部の受容体に伝達し，食欲とエネルギー代謝の調節，下垂体ホルモンの調節や交感神経活動の制御などの多彩な役割を担う。脂肪細胞が肥大化すると分泌量が増加し，レプチン血中濃度は体脂肪量を鋭敏に反映する。ヒトの血中レプチン濃度には明らかな性差が存在し，同じBMIで比較すると男性より女性のほうが約2倍の高値をとる。同じBMIで比較した場合，女性の体脂肪量が男性よりも多いことや女性ホルモンによる分泌促進が関与する。レプチンが正常に機能

するかぎり，日単位のゆるやかなリズムで体重・食欲は一定に保たれるが，肥満者では視床下部レベルでレプチンの作用不全が生じ，血中レプチン濃度の上昇にもかかわらず，その濃度に見合ったレプチンの摂食抑制作用が発揮されない「レプチン抵抗性」の状態にある。視床下部でレプチンがレプチン受容体に結合したのち，STAT3（signal transducer and activator of transduction 3），PI3K（ホスファチジルイノシトール3-キナーゼ），AMP（アデノシン一リン酸）キナーゼなどを介した複雑な経路でシグナルが伝達されるが，肥満・高脂肪食は受容体以降のシグナル伝達経路を可逆的に障害する（図12-6）。

アディポネクチンは発見当初，アディプシンのような脂肪細胞由来の補体関連分子として認識されていたが，今日では炎症の鎮静化やエネルギー代謝に関与するメタボリックシンドローム病態の鍵分子の一つと位置づけられている。アディポネクチンはレプチンとは対照的に肥満に伴って血中濃度が減少し，この現象は女性よりも男性において顕著である。血中には明らかな性差が存在し，レプチンとは逆で，女性に比べて男性で相対的に低値を示す。男性ホルモンはアディポネクチン分泌を抑制することが知られている。血中アディポネクチン濃度は古典的ホルモンの1,000倍以上の高濃度であり，内臓脂肪量と逆相関する。低アディポネクチン血症をもたらすアディポネクチン遺伝子多型が数力所，同定されている。アディポネクチンは骨格筋や肝臓においてインスリン感受性を増強し，血管壁においては接着分子群の誘導抑制，マクロファージ泡沫化の抑制などを介して動脈硬化の進展を防御する。低アディポネクチン血症はインスリン抵抗性や心血管イベントのリスクと相関し，高血圧症との相関も示されている。アディポネクチンがもたらすインスリン感受性増強メカニズムとして骨格筋における脂肪酸β酸化の亢進や肝臓における糖新

生の抑制などが知られており、脂肪肝炎の線維化抑制効果、特定の癌の発生抑止効果など、新規の治療応用の可能性も注目されている。

アディポカインネットワークを考えるうえで、アディポネクチンがペルオキシソーム増殖因子活性化受容体γ（PPARγ）の標的遺伝子である点は重要である。PPARγアゴニストによる血中アディポネクチン濃度の上昇効果はチアゾリジン誘導体が有する抗動脈硬化作用、抗炎症作用に寄与している。PPARγの働きが十分に発揮されない場合、全身レベルで種々の代謝異常が重積する病態として、PPARγ遺伝子の変異に起因するPPARγリガンド抵抗性症候群（PLRS）が知られており、やせ型体型で高度の動脈硬化、強いインスリン抵抗性、部分性脂肪萎縮、高血圧、脂質代謝異常、脂肪肝が重積し、女性の場合にはPCOSを合併することが多い。PPARγは脂肪組織の機能調節にかかわる重要な遺伝子群を協調的に制御しており、適切な強度のPPARγ活性化は脂肪組織の機能改善（アディポカイン分泌制御異常の是正、抗炎症、抗酸化ストレス）、肝臓や骨格筋、膵臓、血管等などの非脂肪組織に過剰蓄積している脂質（ectopic lipid）の引き抜きと皮下脂肪組織の代償的増加、それに伴う脂肪毒性の解除とインスリン抵抗性改善効果をもたらす。

遺伝子の異常による肥満

肥満は行動、環境、遺伝の多様な因子の複合効果で生じるが、双子や養子の研究などから特に遺伝的背景の寄与率は50〜90%に達すると試算されている。マウスの解析から肥満感受性を規定するのは大部分が遺伝的背景であり、一方、表現型を規定するのは主に環境要因であるという考え方が有力である。候補遺伝子解析やゲノムワイド関連解析（GAWS）の成果から大部分の肥満が多数の肥満感受性遺伝子の相互作用の影響を受けて成立していること、また、単一遺伝子異常によるヒトの肥満は非常にまれであることが示されている。

マウスにおける単一遺伝子異常による肥満の研究はヒトにおける相同遺伝子の発見につながり、大きな進展をもたらした。現在までに同定されているヒトの単一遺伝子肥満（monogenic obesity）の責任遺伝子としてレプチン、レプチン受容体、POMC（プロオピオメラノコルチン）、プロホルモン変換酵素1（proprotein convertase subtilisin/kexin type 1：PCSK1）、メラノコルチン4型受容体（MC4R）、メラノコルチン3型受容体（MC3R）、PPARγ、single-minded homolog 1（SIM1）などが知られている。なかでも最も高頻度な変異はMC4Rであり、独立した数カ所の研究から小児肥満の7%程度を占める寄与度を持つと考えられている。

これまでに発見されているヒトのmonogenic obesityの責任遺伝子のほとんどがレプチン・メラノコルチン系の構成分子であることは注目に値する。脂肪細胞から分泌されたレプチンは視床下部弓状核などに発現するレプチン受容体に結合してPOMCの産生を高め、他方、ニューロペプチドY（NPY）やAgRP（アグーチ関連蛋白）の産生を低下させる。POMCはPCSK1によって切断され、MC4RやMC3Rのリガンドとして作用するα-MSH（α-メラニン細胞刺激ホルモン〈α-melanocyte-stimulating hormone〉）が産み出される。視床下部室傍核に発現するMC4RやMC3Rシグナルは摂食抑制、エネルギー消費の亢進をもたらし、肥満の進展を防御する。胃から分泌されるグレリンは成長ホルモン分泌促進因子受容体（growth hormone secretagogue receptor：GHSR）に作用してNPYやAgRPの産生を高め、多面的にレプチン作用と拮抗する（図12-6）。

レプチン遺伝子異常症やレプチン受容体遺伝子異常症は近親婚家系から見出されており、いずれも劣性ホモで表現型を発症する。一方、POMC遺伝子異常症には点突然変異のホモ接合体あるいは複合ヘテロ接合体が報告されている。MC1R、MC2R、MC4Rのリガンドがすべて欠落することから、それぞれに対応した表現型が重積する（赤毛：MC1Rシグナル欠損、副腎皮質機能不全：MC2Rシグナル欠損、晩発性肥満：MC4Rシグナル欠損に起因する）。

MC4R遺伝子異常症は単一遺伝子異常に起因するヒト肥満で最も高頻度のものであり、ヨーロッパでは全肥満者の数%を占めると報告されている。MC4R遺伝子変異は全コード領域にわたって報告されている。MC4R遺伝子異常による肥満の特徴として、ヘテロ接合体変異でも肥満や過食を引き起こすこと（優性遺伝）、晩発性の肥満、比較的高身長、著しい高インスリン血症などがあげられる。

遺伝子の相互作用によるヒトの肥満

GWASによる肥満感受性遺伝子の探索により、200以上の肥満感受性遺伝子座が明らかになってきており、特に2、5、10、11、20染色体に肥満と強く相関する遺伝子座が見つかっている。β3アドレナリン受容体、アディポネクチン、PPARγの多型のなかにそれぞれ内臓脂肪蓄積やエネルギー消費能の低下、BMIと相関するものが見出されている。IRS-1やcalpain 10、tubby-like protein 4、acetyl-CoA acetyltransferase 2（ACAT2）、TNFα-induced protein 3、グルコキナーゼ（glucokinase）、NPY、アポリポ蛋白A-Ⅳ（apolipoprotein A-Ⅳ：apo A-Ⅳ）、ドパミンD₂受容体などの遺伝子多型に肥満との関連を示唆するものが見つかっている。近年、見出されたfat mass and obesity-associated gene（FTO）と肥満の関連が多くの地域、民族で確認され、大きな注目を集めた。

肥満の遺伝学が進展する以前に遺伝性症候性肥満として分類された一連の症候群においても遺伝子レベルでの解明が急速に進んでいる。遺伝性症候性肥満として現在までに25疾患以上が同定されている。従来はカロリー制限療法や対症療法にとどまっていた治療法も病因遺伝子の解明に伴って特異的な薬剤介入の道が開かれる可能性が期待される。

Prader-Willi（プラダー-ウィリー）**症候群（PWS）**：最も頻度の高い遺伝性症候性肥満であり、1万5,000〜2万人の出生あたり1人の割合で出現する。15染色体長腕（q11-13）の父系遺伝子群の欠失とインプリンティング機構の障害によって生じる。遺伝学的には病因に区分されるが、全体のおよそ75%は15番染色体長腕（q11-13）の父系遺伝子群の欠失により、22%を母系片親性ダイソミーが占める。乳幼児期からの筋緊張の低下、高度肥満、DQまたはIQの低下、性腺発育不全を伴うことが多い。診断基準の参考事項として、アーモンド様瞼裂、魚様口唇、歯の

異常, 低身長, 短頸, 手足の短小化があげられている。PWSにおける成長ホルモン分泌不全はlean body massの低下と肥満を助長しており, グレリン血中濃度の上昇によるGHSR脱感作との関連性が注目されている。

Bardet-Biedl(バルデー・ビードル)**症候群**(BBS):15万人の出生に1人の割合で常染色体劣性遺伝形式によって発生するまれな遺伝性症候性肥満であり, 網膜色素変性症, 多指症, 腎囊胞, 進行性の腎機能障害, 学習障害, 性腺機能低下, 低身長を伴う。詳細な遺伝学的解析が行われるまで, BBSは古典的な常染色体劣性遺伝形式と考えられてきたが, 現在では染色体上, 異なる座位の8つの遺伝子座の関与が示唆されており(BBS1〜8), このうちBBS1, 2, 4, 6, 7, 8に遺伝子変異が同定されている。近年, BBSのなかに3つ, あるいは4つの変異アレルが関与するケース(tri-or tetra-alleric inheritance)も報告されている。BBS8がコードする遺伝子産物は基底小体と繊毛の機能にかかわることがわかってきている。BBSの例にみられるような, 同一のシグナル経路における多数の遺伝子間の関与, 遺伝子間の相互作用は一般の肥満の成因や病態を考察するうえで貴重なモデルと考えられ, 多遺伝子性肥満のメカニズム解明に多くのヒントを与えている。

Alström(アルストレーム)**症候群**:常染色体劣性遺伝で発生するまれな遺伝性症候性肥満であり, 低身長, 高インスリン血症と黒色表皮腫, 糖尿病, 網膜色素変性症, 眼振, 神経性難聴, 進行性腎機能障害, 拡張型心筋症を伴う。BBSと異なり多指症はない。ノバスコシアなどカナダ南東部のフランス系住民に多くみられる。

Cohen(コーエン)**症候群**:常染色体劣性遺伝で発生するまれな遺伝性症候性肥満であり, 低身長, 筋緊張低下, 精神遅滞, 性腺発育障害, 小頭症, 白血球減少症, 進行性の視力障害などが特徴である。フィンランド人に多くみられる。Cohen症候群の責任遺伝子*VPS13B*はユビキタスに発現し, 遺伝子産物は機能不明の膜蛋白をコードしている。ベジクルによる蛋白のソーティングと輸送に関与している可能性が示唆されている。

Börjeson-Forssman-Lehmann(ベージェソン・フォルスマン・レーマン)**症候群**:X連鎖劣性遺伝で発生するまれな遺伝性症候性肥満であり, 低身長, 女性化乳房, 精神遅滞, 性腺発育障害, 大きな耳, てんかん, 小頭症などを特徴とする。保因者の女性は臨床症状を示さないことが多い。Borjeson-Forssman-Lehmann症候群の責任遺伝子*PHF6*(plant homeodomein-like finger)の遺伝子産物は転写因子をコードしていると想定されているが, 標的分子群は明らかになっていない。

【益崎 裕章・池間 朋己・島袋 充生】

参考文献
1) 吉池信男ほか:Body Mass Indexに基づく肥満の程度と糖尿病, 高血圧, 高脂血症の危険因子との関連―多施設共同研究による疫学的検討―. 肥満研究 6:4-17, 2000
2) 日本肥満学会肥満症診断基準検討委員会編:肥満症診断基準 2011. 肥満研究 17(臨時増刊号):i-iv, 2011
3) 益崎裕章ほか:肥満を鑑別する検査 Life Style Medicine 4:67-71, 2010
4) The Examination Committee of Criteria for Obesity Disease in Japan Japan Society for the Study of Obesity : New Criteria for Obesity Disease in Japan. Circ J 66:987, 2002
5) Masuzaki H et al : Hypothalamic Melanocortin Signaling and Leptin Resistance—Perspective of Therapeutic Application for Obesity-Diabetes Syndrome—. Peptides 30:1383-1386, 2009
6) 益崎裕章:肥満症の外来診療ガイドライン. ガイドライン外来診療 2011, p211-215, 日経メディカル開発, 2011
7) 益崎裕章ほか:レプチンとアディポステロイド:肥満における臨床的意義. 肥満研究 15:250-259, 2009

13 脂質異常症

はじめに

脂質異常症(dyslipidemia)は他の代謝性疾患と同様に遺伝因子と環境因子によって発症する。脂質異常症では遺伝因子の影響が比較的強い傾向がある。ほとんどの場合, 多遺伝子性(polygenic)に血清脂質値が規定されるが, 単一遺伝子(monogenic)疾患も少なくない。脂質異常症の遺伝学も, 単一遺伝子性の脂質異常症の研究からはじまった。

単一遺伝子性脂質異常症

家族性高コレステロール血症とその類似疾患

血清リポ蛋白代謝を研究する過程で, その制御因子である蛋白や遺伝子が最初に同定され, そのその異常が具体的症例で確認された例が多い。このなかで, 家族性高コレステロール血症(familial hypercholesterolemia:FH)におけるLDL(低比重リポ蛋白)受容体発見は, その代表例である[1]。

その後, FHに類似した臨床像を呈する遺伝性の高LDLコレステロール血症において, 4種類の異なる遺伝子異常が発見された。LDL受容体に結合するリガンド側であるapoB-100の異常やLDL受容体の分解活性を持つ*PCSK9*の機能獲得型変異でもFH同様の病態を呈する。シトステロール症は, コレステロールを小腸や胆汁に排泄する働きを持つ*ABCG5/8*の異常に起因する。常染色体劣性の遺伝形式をとる高コレステロール血症の家系から*LDLRAP1(ARH)*の異常が同定された。この蛋白は肝臓のLDL受容体のシャペロンとして機能している。

これらの5つの遺伝子のなかで*APOB*と*PCSK9*については, それらの機能欠失(LOF)変異が家族性低βリポ蛋白血症の原因ともなっており, LDLコレステロールの高値から低値まで広い範囲の遺伝的決定因子になっていることがわかる。より重症の無βリポ蛋白血症はマイクロソームトリグリセリド転送蛋白(MTTP)の欠損に起因する。

HDL代謝異常症

HDL(高比重リポ蛋白)コレステロール代謝に影響する単一遺伝子疾患も複数知られている。*ABCA1*の機能異常に起因するTangier(タンジール)病, apoA-Ⅰ異常症, LCAT(レシチンコレステロールアシルトランスフェラーゼ)欠損症などである。一方, 高HDLコレステロール血症の原因としてはCETP, 肝性リパーゼ(HL)(*LIPC*), 内皮リパーゼ(EL)(*LIPG*)が知られている。わが国では特にCETP(コレステロールエステル転送蛋白)欠損症が多い。

TG代謝異常症

血清TG(トリグリセリド)値に影響する単一遺伝子疾患

も複数知られている[2]。LPL欠損症，apoC-Ⅱ欠損症，apoA-Ⅴ欠損症，GPIHBP1欠損症である。*GPIHBP1*は血管内皮細胞上でカイロミクロンのTGがリポ蛋白リパーゼ(LPL)による水解を受ける際に重要な役割を果たしている。これらの比較的まれな疾患は高カイロミクロン血症(Ⅰ型，Ⅴ型)のような重篤な高TG血症を呈し，急性膵炎を合併しやすい。小腸でカイロミクロンが形成されないカイロミクロン貯留病(Anderson〈アンダーソン〉病)は血清TG値が低値となり，その原因遺伝子は*SAR1B*である。

Ⅲ型高脂血症

Ⅲ型高脂血症では，中間比重リポ(IDL)またはカイロミクロンレムナントと呼ばれるコレステロールとTG含量が多いリポ蛋白が増加する結果，血清総コレステロールとTGの両者が増加する。この疾患はLDL受容体への結合活性の低いapoE(apoE2)しか持たないグループのなかから発症する。肥満，糖尿病，甲状腺機能低下症などの随伴する病態の存在が発症には必要で，浸透度は高くない。apoE欠損や特殊なapoE変異はⅢ型高脂血症発症の浸透度が高い。

上記のすべてが，疾患ごとに想定された候補蛋白から原因遺伝子が特定されたわけではない。たとえば，疾患の遺伝性を利用して原因遺伝子を特定する方法がある。メンデルの法則に従う単一遺伝子疾患にはポジショナルクローニングが用いられる。この方法によって，常染色体劣性高コレステロール血症(ARH)やシトステロール血症の原因遺伝子として，それぞれ*LDLRAP1*と*ABCG5/8*が同定された。

多遺伝子性脂質異常症

候補遺伝子の連鎖解析

しかし，メンデルの法則に従う遺伝性を示す脂質異常症はまれであり，多くは多遺伝子性(polygenic)である。そこで，脂質異常を有する群と有さない群における候補遺伝子の遺伝子多型の頻度を比較する症例対象研究や，血清脂質値やリポ蛋白値などの量的変数との関連あるいは連鎖を調べたコホート研究が数多く報告されてきた。そのなかでメタ解析やゲノムワイド関連解析(GWAS)で追認された遺伝子もある。たとえば，LDLコレステロール値と*APOE*，HDLコレステロール値と*CETP*，TG値と11番染色体上の*APOA1-C3-A4-A5*遺伝子クラスターとの関連である。

候補遺伝子の全塩基配列決定

DNA塩基配列決定の方法が高速化した結果，極端な脂質値を呈する多数例において候補遺伝子の塩基配列決定が可能となった。たとえば，HDLコレステロールが5パーセンタイル以下の者では，*ABCA1*，*APOA1*，*LCAT*のLOF変異が対照の8倍の頻度で見出される(16% vs 2%)。同様に，低LDLコレステロール値では*PCSK9*のLOF変異が高LDLコレステロール値の20倍の頻度に上る(2% vs 0.1%)。重症高TG血症には*LPL*，*APOC2*，*APOA5*のLOF変異が50倍の頻度で見出される(10% vs 0.2%)。*ANGPTL4*の変異も低TG血症の患者に高頻度に存在する。複合型高脂血症における*ANGPTL3*の場合のように全

エクソンの塩基配列決定によって原因を特定された例もある[3]。

ゲノムワイドの遺伝子解析(GWAS)

近年では，多数例を対象に全ゲノムにわたって一塩基多型(SNP)と脂質値との連鎖を解析する方法(GWAS)が登場し，脂質異常症の領域でも，新規の遺伝子あるいは遺伝子座が血清脂質の決定因子として注目されている[4]。2008年以降に報告されたGWASの結果を以下に紹介する。

LDLコレステロールに関連する遺伝子：*APOE*，*LDLR*，*APOB*，*PCSK9*，*HMGCR*，*ABCG5/8*，*NPC1L1*，*HNF1A*，*LPA*などの既知の遺伝子に加えて，*SORT1*，*CILIP2*，*BCAM*，*TOMM40*，*IRF2BP2*，*TIMD4*，*MYLIP*，*HFE*，*FRK*，*DNAH11*，*PLEC1*，*ABO*，*GPAM*，*ST3GAL4*，*BRAP*，*NYNRIN*，*OSBPL7*，*TOP1*，*MOSC1*が新規の遺伝子(座)として同定された。

HDLコレステロールに関連する遺伝子：*CETP*，*LIPC*，*LPL*，*ABCA1*，*LIPG*，*LCAT*，*ANGPTL4*，*PLTP*などの既知の遺伝子に加えて，*GALNT2*，*MVK-MMAB*，*PABPC4*，*ZNF648*，*SLC38A8*，*ARL15*，*C6orf106*，*CITED2*，*KLF14*，*PPP1R3B*，*TRPS1*，*TTC398*，*AMPD3*，*LRP4*，*IRS1*，*PDE3A*，*SBNO1*，*ZNF664*，*SCARB1*，*LACTB*，*CMIP*，*STARD3*，*ABCA8*，*PGS1*，*MC4R*，*LOC55908*，*LILRA3*，*HNF4AUBE2L3*などが新規の遺伝子(座)として同定された。

TG値に関連する遺伝子：*APOA5*，*LPL*，*LIPC*，*APOB*，*ANGPTL2*，*ANGPTL3*などの既知の遺伝子に加えて，*GCKR*，*CHREBP(MLXIPL)*，*GAINT2*，*COBLL1*，*MSL2L1*，*KLHL8*，*MAP3K1*，*TYW1B*，*PINX1*，*NAT2*，*TRIB1*，*JMJDIC*，*CYP26A1*，*FADS1-2-3*，*APOA1*，*LRP1*，*CAPN3*，*FRMD5*，*CTF1*，*PLA2G6*などが新規に遺伝子(座)として同定された。

新規に同定された遺伝子のいくつかにおいては，リポ蛋白代謝の調節機序について検討されている。たとえば，*SORT1*はsortilinをコードし，肝臓におけるVLDL(超低比重リポ蛋白)分泌を正に制御している。*MYLIP(IDOL)*もLDL受容体の蛋白分解の制御を介してLDLコレステロールを増加させる。*TRIB1*は肝臓のlipogenesisにかかわる遺伝子を負に制御し，その過剰発現は血清TG値を低下させ，ノックアウトマウスでは，VLDL産生が亢進し，血清TG値と総コレステロール値が増加した。

詳細な機序は不明だが，以下の遺伝子に関しては，マウスの肝臓においてGOFまたはLOFモデルで血清脂質への影響が確認されている。

たとえば，*GALNT2*はO型糖鎖修飾の初期段階において，セリン/スレオニンの水酸基にN-アセチルガラクトサミンを転移するGalNAcトランスフェラーゼ酵素群の一員であるUDP-*N*-acetyl-alpha-D-galactosamine：polypeptide *N*-acetylgalactosaminyl transferase 2をコードしている。この遺伝子をマウスの肝臓に過剰発現するとHDLコレステロール値が低下し，逆に肝臓でノックダウンすると，HDLコレステロールが増加した[4]。*PPP1R3B*はprotein phosphatase 1, regulatory (inhibitory) subunit 3Bをコードしている。この遺伝子の肝臓での発現が高いほど，血清脂質が低下する。この遺伝子をマウスの肝

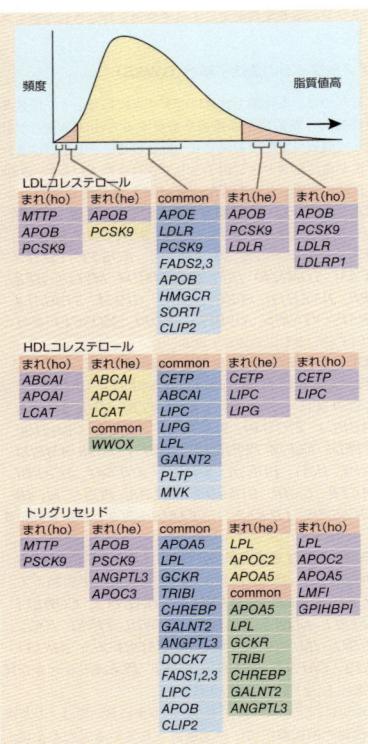

図 13-1 血清リポ蛋白値分布の遺伝因子
- 上段のグラフのピンク色の部分は下位または上位5パーセンタイルを示す
- 下段の紫色は古典的あるいは生化学的方法によって決定された遺伝子，黄色は再シーケンシングによって決定された遺伝子，青色はゲノムワイド関連解析（GWAS）によって決定された遺伝子を示す。緑色は重度高トリグリセリド血症（V型高脂血症）患者に同定された小〜中等度の影響力の遺伝子である

ho : homozygous, he : heterozygous

臓で過剰発現させると HDL コレステロールが低下した[4]。TTC39B は tetratricopeptide repeat domain 39B をコードしている。この遺伝子は肝臓での発現が低いほど，HDL コレステロールが増加した。この遺伝子をマウスの肝臓でノックダウンすると，HDL コレステロールが増加した[4]。

GWAS 解析結果をみると，一つの遺伝子座が複数の脂質値と関連する場合が少なくないことがわかる。たとえば，PCSK9 は LDL コレステロールと TG とに関連し，GALNT2，IRS1，MLXIPL は TG と HDL コレステロールとに関連し，APOB，APOA1，FADS1-2-3，CETP，APOE，TRIB1 は LDL コレステロール，TG，HDL コレステロールのすべてに関連を示している。さらに，糖代謝における重要な機能が知られている遺伝子が血清脂質に対しても影響していることがわかる。たとえば，GCKR，IRS1，MLXIPL(CHREBP)，HNF1A，HNF4A は糖代謝に直接関与する遺伝子であり，MC4R は肥満に関連する遺伝子である。

動物での研究が先行した例

動物の遺伝子研究の成果がヒトに応用されるかたちで，原因遺伝子が解明された例もある。たとえば，LPL と HL の 2 種類のリパーゼが欠損する combined lipase deficiency と呼ばれる遺伝性高脂血症マウスがあり，その原因遺伝子として LMF1 が発見された。その後，ヒトにも同様の疾患が見出された。apoA-V 欠損症もマウスでの解析が先行した事例である。種を越えてアポ蛋白類似の遺伝子配列が保存されている場所があり，新規のアポ蛋白の存在を予測して，apoA-V と命名された。apoA-V を過剰発現するトランスジェニックマウスでは血清 TG 値は低下し，ノックアウトマウスでは TG 値が増加した。その後，同様の病態を呈した臨床例に apoA-V 欠損症が見出された。

おわりに

多数の遺伝子の脂質異常症の発症への関与が明らかになってきた。変異がまれではあるが重度の脂質異常を呈する場合と，common であるが脂質値への影響が小さい場合とがある。図 13-1 にそれらの関係を示した[5]。

これらの多くの遺伝子は創薬の対象となる。特に HMGCR の阻害薬である HMG–CoA 還元酵素阻害薬（スタチン）はすでに広く臨床に用いられている。

【石橋 俊】

参考文献

1) Goldstein J et al : Joseph Goldstein and Michael Brown : demoting egos, promoting success. Interview by Ruth Williams. Circ Res 106 : 1006-1010, 2010
2) Havel RJ : Triglyceride-rich lipoproteins and plasma lipid transport. Arterioscler Thromb Vasc Biol 30 : 9-19, 2010
3) Musunuru K et al : Exome sequencing, ANGPTL3 mutations, and familial combined hypolipidemia. N Engl J Med 363 : 2220-2227, 2010
4) Teslovich TM et al : Biological, clinical and population relevance of 95 loci for blood lipids. Nature 466 : 707-713, 2010
5) Hegele RA : Plasma lipoproteins : genetic influences and clinical implications. Nat Rev Genet 10 : 109-121, 2009

14 内分泌疾患

ジェネティクスとエピジェネティクス

内分泌系の異常を基盤とした複合要因が成因を構成していると広く理解されている。高血圧，糖尿病，動脈硬化のような common disease のうちで，

1. 11β-水酸化ステロイド脱水素酵素 2 型（11β-HSD2）や上皮型 Na^+ チャネル（ENaC）と，高血圧
2. インスリン受容体やレプチンと，肥満/糖尿病
3. LDL（低比重リポ蛋白）受容体と，動脈硬化

などは，遺伝子異常でそのコードされる蛋白の機能が著減（または著増）する場合には，病態とそれらの遺伝子に 1 対 1 の因果関係がある。

しかし，これらの単一の遺伝子異常で説明できるものはそれぞれのcommon diseaseからみれば数％以下を占めるにすぎない．そこでいわゆるpolygene異常に基づく上記の病態の全容の解明のために，ゲノムワイド関連解析（GWAS）の，一塩基多型(single nucleotide polymorphism：SNP)で代表されるcommon variantを用いた手法が隆盛をきわめている．しかし，そのほとんどの結果が罹患群と正常群のオッズ比1.3程度でしかなく，これのみの解析でも限界があると考えられるようになってきている．次世代シークエンシング技術を駆使したいわゆるrare variantの遺伝子変異の多面的解析との併用が今後の10年で飛躍的な進歩をもたらす可能性は十分にある．さらに，このアプローチで得られたオッズ比の大きいいくつかの候補遺伝子の変異による機能解析をしても当然のことながら個々の変異と正常との違いは大きくないはずであり，いくつかの組み合わせで病態形成における遺伝子変異の役割がはじめて証明される（例：0.8の4乗といった具合に，4つの別々の遺伝子変異に基づく蛋白機能の低下度が重なってはじめて，病態にかかわる生理的機能の低下度が50%を割るなど）．

こういった観点からも，現在，原因に対してではなく最終的なアウトカムを抑え込む治療（例：種々の原因による高コレステロール血症に対する「HMG-CoA還元酵素の阻害に基づくLDL受容体の活性化」や，なんらかの複数要因で形成されるレニン・アンジオテンシン系の活性亢進による高血圧に対する「持続的なその情報伝達の遮断」など)が，今後も薬剤開発の中心にならざるをえないだろう．患者に一生薬をのみ続けてくださいと10年後の臨床医もいい続けているはずである．

しかし，疾患に罹患する可能性が発症前にかなりの確度で予想でき，またその疾患に罹患した後の薬剤効果およびその副作用の現れ方の推定に確実性が増すことは，上記のアプローチとDNAマイクロアレイの併用がルーティンになるであろう10年後の臨床医学を一変させるであろう．

さらにこの「遺伝子」と並んで疾患に強く関与しているとされている「環境」もまた遺伝子発現異常の占める割合が実に大きいことがわかってきている．放射線や活性酸素種が遺伝子そのものに損傷を与えることばかりでなく，遺伝子やヒストンに代表されるクロマチン蛋白に，食事や運動，さらに対人関係などの「環境」が化学反応をもたらし，その結果，遺伝子の発現量に明らかに変化を与えることが，「環境」によって疾患が惹起され，または増悪する主因なのである．いわゆるエピジェネティクスにこの「環境」が直接にかかわっているのである．エピジェネティクスの概念は，蛋白をコードするしないにかかわらずDNAの塩基配列には変化を与えずに，DNAのメチル化やヒストンのメチル化，アセチル化などの可逆的な化学修飾の動的な変化に基づいて蛋白の発現量に影響を与えることとされる．従来から，女性のX染色体のランダムな不活化に，細胞または組織ごとに，そのどちらかの全X染色体に及ぶDNAのメチル化が起こることや，内分泌系領域においても偽性副甲状腺機能低下症や下垂体腫瘍にみられるGs(刺激性G蛋白)関連遺伝子のメチル化が，責任遺伝子が一方の親にある場合のみにその疾患が子に現れる（インプリンティング）事象の原因であることは知られていた．また，生理的に認められるIGF-II（インスリン様増殖因子II）遺伝子のインプリンティングもかなり以前から議論されてきた．

一方，少なくともマウスでは，母親の食事の内容（糖質，脂肪，ある種のアミノ酸，そして蛋白質全般の絶対および相対的含有量）や出生後の仔に対する愛情のかけ方が胎児または出生後の仔の遺伝子のメチル化状態を変化させ，前者ではインスリン発現量や抵抗性，後者ではグルココルチコイド受容体の発現量とヒストンアセチル化の変化を介するストレス反応に，多大な変化を与えることがこの数年で知られるようになった[1]．しかもこのエピジェネティクスの変化は一個体のなかの細胞分裂ばかりでなく，減数分裂を経て次の世代，さらにはその次の世代にも同様に伝わることが非常に重要である．ごく最近では父親の食事内容もまた仔（この場合は仔のうちなぜかメスのみ）の，代謝に重要なある種の遺伝子群のメチル化状態を変え，それらの発現する蛋白量に有意な差を生じさせることがわかった[2]．精子のクロマチンやDNAは，胎生のある時期にグローバルに脱メチル化が起こり，また前述した女性のX染色体の不活化もまた胎生の早い時期に起こるにもかかわらず，このエピジェネティクスの遺伝（transgenerational inheritance)が進行しているわけで，ここにどのようなメカニズムがこの「遺伝性」をもたらしているのかは，人工多能性幹細胞（iPS細胞）や胚性幹細胞（ES細胞）のクロマチン構造の変化とも絡めて猛烈な勢いで世界中の研究が進んでいるが，まだ全貌はみえていない．non-coding RNA，そのなかでもMi-RNAによる，複数のmRNAや蛋白合成の阻害もまたこのエピジェネティクスの概念に含まれるが，これまでのところ内分泌領域では，癌や心血管障害ほどにはトピックは多くないようだ．

核内受容体

次にやや各論めいた記述をする．DNAチップ(マイクロアレイ）法が隆盛をきわめているが，ここで主役を演じる転写因子が分子生物学的手法を用いて臨床医学のレベルで研究されるようになった嚆矢は，たかだか25年前の，ステロイド・甲状腺ホルモンの核内受容体（NR）遺伝子の単離である．nuclear factor κB（NF-κB)やAP1の登場はさらにその後である．以来，NRの機能解析は，

1. ヒトにおける全NRの同定（数百以上あるG蛋白共役型受容体に対してNRの数はたかだか50である）
2. DNAとの結合様式（DNA配列と，結晶解析を含むNRドメインの解析）
3. 内因性脂質や薬剤がかつての多くのオーファンNRの生理的リガンドになりうること，なかでもペルオキシソーム増殖因子活性化受容体(PPAR)α, γや肝臓X受容体（LXR）はいまや代謝疾患の病態の中心的プレーヤーであること
4. NRと結合または複合体を形成して転写促進および抑制を惹起する転写共役因子(cofactor)群の同定と機能解析
5. 組織および年齢特異的なNRおよび転写共役因子のノックアウトモデルの作製によるNR-ホルモンの発揮するfine-tuningによる遺伝子発現機構の解明
6. クロマチンレベルでのNR-cofactor-DNA結合様式の動的な概観

7. NR-cofactor 複合体が，細胞のなかで RNA ポリメラーゼ II を中心とする basic transcriptional machinery と協調的に機能する機構（ループ形成など）の可視化
8. 全ゲノム中の NR 結合部位とその部の クロマチン構造の網羅的解析（この結合部位には NR が DNA とではなく他の転写因子と結合する場合も含み，さらにこれらの部位はプロモーター部分から 10〜20 kb も離れていることが非常に多い）
9. 癌およびその転移に対するホルモン依存性および抵抗性の分子機構
10. ホルモン投与後早期における核以外に存在する NR の機能解析
11. NR の未知の標的部位，特に免疫系や神経系

といった具合に進められてきた．

遺伝学と内分泌疾患

こう書いてみてくると，これらの近年の研究の流れはなにも NR にかぎった話ではなく，特に 2, 4〜8 については他の転写因子についても NR を追いかけるように進み続けていることが改めて実感できる．特に，癌，老化，発生と再生の本態をこのアプローチから進めていくことは，10〜20年先の医療を根本から一新させる可能性がある．一方，10年以内には，人が体外から摂取する食事，塩をはじめとするミネラル，そして薬物を，いくつかの NR が他のホルモンやサイトカインと協調して処理する機構の統合的理解が深化することで，冒頭に述べたいくつかの代謝内分泌における common disease への戦闘態勢が整いはじめているのではないだろうか．

少し話題が偏ったので以下にいくつかの最近の内分泌学のトピックを，遺伝学と疾患のメカニズムに直結した内容を中心に3分野に絞って述べる．

時計（Clock）遺伝子[3]

光刺激が網膜から視床上核に伝わりそこで *Clock–Bmal*（ともに転写因子）遺伝子複合体が，やはり転写因子である *per*（*period*）と *cry*（*cryptome*）遺伝子の発現を誘導し，その発現支配下にある種々の蛋白の発現を結局，光依存的に促進させる．約12時間後からは今度は発現の亢進した *per* と *cry* 遺伝子が *Clock–Bmal* にフィードバックによる発現抑制をかけ，約24時間で種々の遺伝子の日内変動が規定されているのである．

また，有名なグルココルチコイドの日内変動は，この光→Clock の共通経路から，一部は交感神経→副腎髄質，一部は視床下部副腎皮質刺激ホルモン放出ホルモン（CRH）→副腎皮質刺激ホルモン（ACTH）の2つの経路を介して副腎皮質に刺激が届くことで生じるが，一方で肝臓や副腎の末梢臓器も一部中枢の Clock の影響を受けながらも各臓器固有のやはり約24時間周期の clock 系遺伝子群を備えている．また食事摂取の時間が遅れたり，日勤・夜勤のシフト労働者ではこの24時間の周期が夜のほうにずれていったりすることを契機に肥満・インスリン抵抗性が生じるという．

また *cry* 遺伝子を全欠損させたマウスでは，朝にピーク値をとりその後減少していく，アルドステロン合成のマスターレギュレーターである 3β-水酸化ステロイド脱水素酵素の日内変動が失われ，1日を通じてこの酵素が分泌され続けるため，持続的アルドステロン高値による原発性アルドステロン症に類似した高血圧を生じる．

食欲関連遺伝子と骨量感知因子[4]

視床下部の弓状核を中心とした食欲抑制系の POMC（プロオピオメラノコルチン〈proopiomelanocortin〉）/CART（caffeine amphetamine regulatory transcript）およびレプチン・メラノコルチン受容体と，食欲促進系の NPY（ニューロペプチド Y〈neuropeptide Y〉）/AgRP（アグーチ関連ペプチド〈Agouti-related peptide〉）（Agouti〈マウスの体毛の色を規定する蛋白〉）およびオレキシン，グレリン系の役割が急速に進み，一昔前は原因不明だった視床下部を含む広範囲の脳損傷の際の過食などもこれらのいずれかの異常で説明できる．

不思議なことにこの近傍領域には，骨量を中枢性に感知して全身の骨芽細胞/破骨細胞の機能を調節するニューロンが存在しており，レプチンが，やはり類似の部位から分泌される neuromedin-U 依存的に β アドレナリン作動性ニューロンを介して骨量を減少させるらしい．脳外傷時には骨形成が高まることが知られていたが，これには骨芽細胞にある cannnabinoid 受容体が，脳からの大麻に類似する cannnabinoid 様物質の刺激に反応するためらしい．またセロトニンの取り込みを抑えることで抗うつ作用を持つ選択的セロトニン再取り込み阻害薬（selective serotonin reuptake inhibitor：SSRI）による骨量の減少が起こることには，脳ではなく十二指腸からできるセロトニンが骨芽細胞に直接促進的に働くことが観察されたことがその理論的裏づけになっている．さらに骨細胞生物学は骨芽細胞活性マーカーのオステオカルシン（生物学活性が不明な非 γ-カルボキシル化型である）がインスリン分泌作用と膵 β 細胞増殖作用があることを提唱してきている．

FGF ファミリー[5]

FGF（線維芽細胞増殖因子〈fibroblast growth factor〉）ファミリーに属するが細胞増殖作用や癌にほぼ無関係な3つの FGF が，その実態はフィードバック機構を備え，血流を介して作用するホルモンではないかという点で注目を集めている．しかも，いずれもみずからの受容体（FGFR）と Klotho という共受容体の両方の存在下でその機能を発揮している．さらにいずれも核内受容体（NR）のシグナル伝達系の下流にあって NR に結合するリガンドの過剰状態を正常化するために機能する．

1. コレステロールの排泄に必須の役割を持つ胆汁酸（BA）の産生が過剰になると，BA（リガンド）に結合する核内受容体 FXR（farnesoid X receptor）（腸に存在）が，FGF15（マウス，ヒトでは FGF19 と呼ばれる）の発現促進を介して BA 合成の律速段階の，シトクロム 450 に属する CYP7A1 の発現を抑制して BA の過剰を防ぐ．
2. 脂肪酸（FA）が過剰になると FA（リガンド）に結合する核内受容体 PPARα（肝臓に存在）が，FGF21 の発現促進を介し FA の β 酸化およびケトン体産生を通じて FA の有効利用をもたらし，高 FA 状態を持続させない．
3. 活性型ビタミン D（vit. D）が過剰になると vit. D（リガンド）に結合する核内受容体 VDR（ビタミン D 受容体）

（腎臓と骨に存在）がFGF23の発現促進を介して活性型ビタミンD合成の律速段階のCYP27B1（ビタミンD-1α-水酸化酵素）の発現を抑制するといった共通性がある。さらに骨細胞から分泌されるこのFGF23は強力なリン利尿ホルモンとしてもビタミンD作用と拮抗している。

おわりに

内分泌の疾患はcommon disease以外はそれほど多くはない。しかし細胞のシグナル伝達系といった生物学の基本をなす概念がこの疾患の病態生理の解明から次々と生まれてきて今日の科学があるのである。とはいえ、筆者には多少の危惧がある。それは、内分泌疾患を対象としてきた自分自身が、往々にして診断までの思考プロセスを重視し、その診断が確実になった時点で大きな充実感を覚え、患者のために十分なことができたとその時点で立ち止まってしまうことがないかということにある。

具体的にいえば、たとえば下垂体腫瘍の確定診断がついて脳外科に転科が決まったその時点で患者の感じる不安を一部なりでも共有できているのかと筆者自身は思ってしまう。良性で死亡することはまずないといっても、患者にとっては脳腫瘍の手術を受けるという医師の判断に同意せざるをえないだろう。手術、それもいくらHardy手術とはいえ、脳の一部を切除されるのである。筆者は決して脳外科医や内分泌外科医の存在価値を貶める気持ちなどない。彼らとわれわれ内分泌内科の医師との緊密な提携がなによりも重要であることは言を俟たない。ただ、良性で増殖も軽微で転移もほとんどないのであれば、薬剤で治療するためのトランスレーショナルリサーチがもっともっと進んでいってもよいのではないか？　かなりの数のプロラクチノーマをドパミンアゴニストで一生手術をせずに天寿を全うさせることができる（最近異論も出ているが）のだから、末端肥大症に対しても、ソマトスタチンの編も改良したり、成長ホルモン（GH）やその受容体のアンタゴニスト（現行ではいずれも限界のある仕様にとどまっている）、そして成長ホルモン放出ホルモン（GHRH）やグレリンの薬理から新しい薬剤が開発されてほしい。副甲状腺腫や原発性アルドステロン症をはじめとする副腎腫瘍に対しても、手術をしなくとも天寿を全うすなまで安全に効果的に使い続ける薬剤があってもいいのではないか。もちろん、これらの薬剤の使用中に病態に変化が生じれば手術を考慮するのにやぶさかではない立場で筆者はこの文章を書いている。

最後にもう一つ。アイソトープで焼け野原にして終生甲状腺ホルモンを補い続ける、またはいつ断薬できるかの確たるエビデンスが乏しく、時には致死的な副作用をもたらす抗甲状腺薬をその簡便さのために使い続けざるをえない、そんなBasedow（バセドウ）病の治療の現状に世界中の医師たちは本当に満足しているのだろうか？　せめて抗甲状腺薬の副作用くらいはその投与前にDNAマイクロアレイで予測できるようにしたいものである。

【岡崎 具樹】

参考文献

1) Meany MJ et al: Epigenetic mechanisms of perinatal programming of hypothalamic-pituitary-adrenal function and health. Trends Mol Med 13: 269-277, 2007
2) Ng S-F et al: Chronic high-fat diet in fathers programs b-cell dysfunction in female rat offspring. Nature 467: 963-967, 2010
3) Teboul M et al: The nuclear hormone receptor family round the clock. Mol Endocrinol 22: 2573-2582, 2008
4) Karsenty G et al: Regulation of bone mass by serotonin: molecular biology and therapeutic implications. Ann Rev Med 62: 323-331, 2011
5) Kuro-o M: Endocrine FGFs and Klothos: emerging concepts. Trends Endocrinol Metab 19: 239-245, 2008

15 アレルギー・リウマチ性疾患，自己免疫疾患

はじめに

アレルギー性疾患，リウマチ性疾患，自己免疫疾患など免疫が関与する疾患は，一部はまれな遺伝子変異によるものもあるが，多くは遺伝因子，エピゲノム，環境因子など複数の要因が働いて発症すると考えられている。また，複数の自己免疫疾患を合併することも多く，共通の要因が存在する可能性が考えられている。

以前より，主要組織適合性複合体（major histocompatibility complex：MHC）（ヒトではヒト白血球抗原〈human leukocyte antigen：HLA〉）をはじめいくつかの疾患関連遺伝子が報告されていたが，現在ゲノムワイド関連解析（genome-wide association study：GWAS）を用いて自己免疫疾患の疾患関連解析が進められている。これらの対象となる疾患として，1型糖尿病，Crohn（クローン）病，多発性硬化症，自己免疫性甲状腺炎などがまず先行しているが，次々に多くの疾患が解析されていくと期待されている。リウマチ，膠原病の領域では，特に関節リウマチ（rheumatoid arthritis：RA）と全身性エリテマトーデス（systemic lupus erythematosus：SLE）の解析が進んでいる。特にRAは代表的な自己免疫疾患，膠原病であり，ここではRAを中心に最近のゲノム解析について概説する。

免疫が関与する疾患の場合，ヒトの免疫学の解析方法が十分でなく，病因，病態の解析は容易ではない。モデル動物からの情報と実際のヒトの疾患との乖離も少なからずある。この点で疾患関連遺伝子の情報はヒトの疾患からの直接の情報であり，病気の病態と今後のオーダーメイド医療に非常に有用である。ただし後述するように，疾患感受性遺伝子には民族差があり，報告されている遺伝子は多くが欧米人を対象とした研究で見出されたものであり，必ずしも他の民族にそのままあてはまるものではない。

自己免疫疾患と遺伝要因

RAを含めた自己免疫疾患の発症には，遺伝的な背景があることが知られている。すなわち，疾患の多発家系が存在すること，一卵性双生児における発症の一致率が二卵性双生児のそれと比べて高いこと，特定の標識遺伝子陽性者の頻度が健康対照集団と比較して患者集団で増加していること，遺伝的に規定された動物モデルの存在などが遺伝要因の関与を示唆する要素である。

RAの一卵性双生児の疾患一致率は12～15％とされている。これに対して50％の遺伝子を共有する二卵性双生児や兄弟での一致率は2～4％とされている。家族集積性に関与する因子には，感染の要素，貧窮，環境要因などの影響もありうるが，これらを考慮に入れても遺伝的要因の関与は

確実であると考えられている。実際に一卵性双生児の一致率が12.3%のフィンランドのデータと15.4%の英国のデータを用いて、RAに対する遺伝的寄与を計算したところ約60%が遺伝要因であった。

主要組織適合性複合体

免疫応答における*HLA*の重要性はすでに多くの報告があり、*HLA*の遺伝子多型と自己免疫疾患との関連は、RAだけでなくSLE、強直性脊椎炎、Behçet(ベーチェット)病、Graves(グレーヴズ)病(Basedow(バセドウ)病)、1型糖尿病、多発硬化症、Crohn病など多くの疾患で報告されている。*HLA*のclass I分子、class II分子がT細胞に対して抗原を提示する機能を有することから、これらの関連は理解しやすい。

RAに関して強い関連を示すのはclass II分子の*HLA-DR1*, *DR4*である。さらに、DR抗原のβ鎖をコードする*HLA-DRB1*の対立遺伝子*0101, 0401, 0404, 0405などが関連していることが明らかになっている。詳細な解析の結果、これらの対立遺伝子において超可変領域に相当する第70〜第74残基が共通のQ/KRRAAというアミノ酸配列(shared epitope)であることが判明し、SE(shared epitope)仮説が提唱された。これは抗原提示という面から、SEを持つclass II分子が、RAの特異抗原を提示するのではないかという可能性を示している。

GWASなどによるHLA以外の遺伝要因

2007年以降、ゲノムワイド関連解析(genome-wide assosiation study:GWAS)が多く報告され、RAを含めた自己免疫疾患の疾患関連遺伝子として報告される数が急増している。なかでも一塩基多型(single nucleotide polymorphism:SNP)が解析多型の中心になっている。これらのSNPの多くは遺伝子機能に影響を与えない(中立)ものであるが、一部のSNPはアミノ酸置換を介して蛋白質の機能を変化させたり、遺伝子転写制御領域で転写因子の結合に影響をもたらすものもある。後者は、発現に関する量的形質遺伝子座(expression quantitative trait locus:eQTL)と呼ばれている。いわゆるメンデル型の遺伝病では遺伝子機能の欠失などの劇的な変化が起こっていることが多いが、多因子疾患である自己免疫疾患の場合、その遺伝子多型の多くは一般集団のなかで頻度多く存在するcommon variantであり、遺伝子機能に関して弱い影響を与えるものが多いと考えられている。たとえば、Celiac(セリアック)病のGWASで明らかとなった疾患と関連する染色体領域の53%が遺伝子の発現量に影響を与えるeQTLであることが判明した。すなわち、これらの遺伝子の発現量の積み重なりが疾患の発症に関連していると考えられている。

遺伝子機能の変化としての例では、*PTPN22*(protein tyrosin phosphatase, nonreceptor-type 22)がよく知られている。*PTPN22*はlymphoid tyrosine phosphatase(LYP)をコードする遺伝子で、この分子はT細胞受容体やB細胞受容体からのシグナルを抑制的に制御する。アミノ酸置換を伴うSNP(R620W)が、欧米人において1型糖尿病、SLE、RA、Graves病などの関連遺伝子として知られ、追認もされている。ただし同じ遺伝子多型はアジア人では見出されていない。シグナル伝達に際しては、チロシンキナーゼにより種々の分子のチロシン残基がリン酸化されるが、*PTPN22*などのチロシンホスファターゼはそれを脱リン酸化することで抑制的に働く。すなわち*PTPN22*は抗原受容体からのシグナルの負の制御因子と考えられる。疾患と関連するR620W多型は*PTPN22*の酵素活性を亢進させるgain-of-function(機能獲得)多型である。

GWASで明らかにされる頻度の高い遺伝子変異で説明できない遺伝子変異

GWASはcommon disease-common variant仮説、すなわち「頻度の高い疾患は、頻度の高い遺伝子変異によって引き起こされる」という考えのもとで行われてきた。実際にたとえばRAという一つの疾患でも30以上の疾患感受性遺伝子が明らかにされている。しかし、それらを合計しても十分に疾患の遺伝的寄与を説明できないことも推定され、より多くのcommon variantや集団での頻度のより少ないrare variantが疾患に寄与する可能性が考えられている。

実際に自己免疫疾患では、マウスのデータをもとに推定したsialic acid acetylesterase(SIAE)のエクソン領域を多くの患者と健常者でシークエンシングすることで、複数の自己免疫疾患で遺伝子機能を欠失するrare variantがより高い頻度で検出された。自己免疫疾患関連遺伝子の多くのcommon variantのオッズ比が1.1〜1.5であるのに比べて、このSIAEのオッズ比は約8であり、この変異を持つ個人への疾患発症の寄与は高い(effect sizeが大きい)。ただしこのようなrare variantは頻度が低いことから集団への寄与は低いことになる。おそらく、このような寄与度の高いrare variantと寄与度の低いcommon variantの組み合わせで、個人の自己免疫疾患に罹患する感受性が規定されているものと考えられている。

複数の自己免疫疾患に共通の遺伝因子

前述した*PTPN22*の例でもわかるように、複数の自己免疫疾患に共通の関連遺伝子が存在することが判明しつつある。実際に、複数の自己免疫疾患が同一家系に多くみられたり、一人が複数の自己免疫疾患に罹患することもまれではない。すなわち、自己免疫疾患になりやすい基本的なメカニズムが共通している可能性を示している。ただし、複数の疾患に共通の遺伝因子であっても、すべての自己免疫疾患に共通というものでないことが多い。転写因子の*STAT4*はRAやSLEで共通であるが、*STAT3*はCrohn病や多発性硬化症での関連が報告されている。

一方、RAの疾患感受性遺伝子が関係する経路をみてみると、*CD40*, *TRAF1*, *TNFAIP3*, *PRKCQ*, *TNFRSF14*などNF-κB(nuclear factor κB)シグナルに関与する遺伝子が多く見つかっており、この経路がRAの病態形成に深くかかわっていることが示唆されている。

以下に複数の自己免疫疾患に共通の関連遺伝子を紹介する。

CTLA4

CTLA4(cytotoxic T lymphocyte-associated protein 4)は、RA、SLE、1型糖尿病、Graves病などの自己免疫

疾患の疾患感受性遺伝子である．CTLA4はT細胞の細胞膜上に発現し，T細胞に抑制性のシグナルを伝達し，制御性T細胞でも重要な働きをしている．CTLA4にはスプライシングバリアントとして，分泌型分子が存在し，疾患感受性アレルでは，この分泌型CTLA4の発現が減少する．分泌型CTLA4が免疫寛容の維持に重要な働きをしていると考えられている．

FCRL3

FCRL3（Fc receptor-like 3）は，RA，SLE，Graves病で明らかにされた遺伝因子で，プロモーター領域のSNPが疾患感受性アレルでは転写因子のNF-κBと強く結合し遺伝子発現が高まる．成熟B細胞で特に強い発現があり，B細胞受容体と強架橋されたときに，そのシグナルを抑制する働きがあることが明らかになっている．これがB細胞の免疫寛容とその破綻に関係があると考えられている．

IL23R

IL23R（interleukin 23 receptor）は，Crohn病，乾癬，強直性脊髄炎などで明らかにされた疾患感受性遺伝子で，アミノ酸変化（R381Q）を伴っている．この変異による効果は明らかではないが，インターロイキン23（IL-23）はTh17の分化，維持に必須のサイトカインであることから，これらの疾患においてTh17が重要な働きをしていることが想定される．一方，RAやSLEではこの遺伝子多型の関連は明らかではない．

CCR6

CCR6（chemokine（C-C motif）receptor 6）は，RA，Graves病，Crohn病などの疾患感受性遺伝子である．疾患感受性アレルでは遺伝子発現が高く，おそらく転写因子との結合の違いを介して発現量が変わると考えられている．CCR6はT細胞，B細胞，樹状細胞などで発現しているが，特にT細胞ではTh17で高発現することが知られており，Th17の炎症局所への移動に重要な働きをしている可能性がある．

TNFAIP3

TNFAIP3（tumor necrosis factor alpha-induced protein）は，欧米でのRAとSLEにおけるGWASで見出された遺伝因子である．その後，Crohn病，乾癬でも関連が明らかになっている．アミノ酸置換を伴ったSNP（F127C）が原因多型の候補である．TNFAIP3はA20と呼ばれる蛋白をコードする．このA20は腫瘍壊死因子α（TNFα），CD40，Toll様受容体（TLR）などのシグナルを抑制することが考えられている．疾患感受性アレルでは，この抑制が弱くなるとされており，これによりTNFαなどのシグナルが増強されることで疾患と関係すると考えられている．最近，この遺伝子のrare variantもRAに関連することが報告された．

STAT4

STAT4（signal transducer and activator of transcription 4）は，RA，SLEの共通の疾患感受性遺伝子であり，疾患感受性アレルでは発現が高いと報告されている．STAT4はIL-12，IL-23やⅠ型インターフェロンなど重要なサイトカインのシグナルにかかわる転写因子で，特にTh1タイプのCD4陽性（CD4$^+$）T細胞の分化にかかわっていると考えられている．

IRF5

IRF5（interferon regulatory factor 5）は，SLE，RA，Sjögren（シェーグレン）症候群，強皮症などの疾患感受性遺伝子である．炎症性サイトカインやⅠ型インターフェロンの発現を制御する転写因子である．RAでは抗CCP抗体陰性の患者でより強く関連していることから，このような患者での炎症性サイトカインの相対的な役割の重要性が考えられている．

1つの疾患に特徴的な関連遺伝子

PADI4遺伝子とRA

ペプチジルアルギニンデイミナーゼ（peptidylarginine deiminase）（遺伝子はPADI，蛋白はPADと略される）という酵素をコードする遺伝子のタイプ4（PADI4）がRAと関連することが日本人の研究で明らかにされている．日本人での大規模追認解析や韓国人，中国人での追認解析により，アジア人では確実視されている疾患感受性遺伝子であるが，欧米人では追認不成功の報告が多い．

大きく2つのPADI4遺伝子ハプロタイプがあり，RA感受性のハプロタイプから転写されるmRNAは，非感受性型からのそれに比べ安定性が高い．PADは蛋白質の翻訳後修飾酵素の一つで，蛋白質中のアルギニン残基をシトルリンというアミノ酸に置換する働きを持つ．このシトルリン化反応により，蛋白質は1陽電荷を失うことから，分子の立体構造に大きな影響を持ち，抗原性や機能が変化する可能性がある．

一方，RA患者血清中には，さまざまな自己抗体が検出されているが，最近になり，生体内のシトルリン化したペプチドを認識している抗体（現在抗CCP抗体として測定されている）が非常に特異性が高いことが判明した．抗CCP抗体の特異度は89～98%とかなり高い．疾患の重症度との関係でも抗CCP抗体陽性の患者ではより骨・軟骨破壊が進行する．これらのことから，PADI4とRAの関連は，遺伝学的だけでなく生物学的にも理解可能な関連があると考えられている．

疾患関連遺伝子の民族での違いと臨床上の重要性

アジア人のRAに強く関連が認められたPADI4は，欧米人ではRAとの関連を見出すことが難しい．一方，欧米人でのPTPN22における遺伝子多型と自己免疫疾患との関連は確実であるが，日本人では多型が存在しない．これらはそれぞれの民族に特有の病態の存在を示している可能性はある．

しかし，ある民族において疾患関連遺伝子と同定された遺伝子の多くは，民族を超えて疾患の成立に一義的に関与することが多く，民族によってその遺伝子に多型変異が存在しなかったり，背景因子の違いで遺伝子変異が疾患と関連することが簡単には検出できない場合があるのではない

【山本 一彦】

16 腎疾患

遺伝性尿細管疾患

腎疾患のなかで責任遺伝子と疾患発症メカニズムが一番詳細に明らかにされているのが遺伝性の尿細管疾患である。その礎となっているのが何十年にもわたる腎生理学的研究であり，膨大な研究成果により各ネフロンセグメントにおける主要な輸送体の輸送特性，調節機構などに関する詳細な知見が蓄積されていた。その後，分子生物学的手法の飛躍的な進歩により，まず各輸送体の遺伝子クローニングが次々となされ，その後症例の遺伝子検索により各疾患の責任遺伝子同定へとつながっていった。

たとえば低カリウム血症，代謝性アルカローシスなどを主体とするNa^+喪失性尿細管疾患であるBartter（バーター）症候群について簡単に説明してみよう。この疾患の本態は太いHenle（ヘンレ）ループの上行脚におけるNaCl再吸収機構の破綻であるが，この部位のNa^+輸送機構については1980年代のGregerらの研究に遡る。彼らはBurgらが開発した尿細管微小灌流法に改良を加え，Henleループ上行脚細胞の電気特性を詳細に検討した。その結果，このセグメントにおける管腔側のNa^+流入機構の主体が電気的に中性なNa^+-K^+-$2Cl^-$共輸送体であることがはじめて明らかにされた[1),2)]。その後さらなる電気生理学的研究により，このセグメントの管腔側にはK^+のリサイクリングを司るK^+チャネルが存在し，また基底側にはCl^-再吸収を司るCl^-チャネルが存在することなども明らかにされた。10年以上の後，これらの輸送特性を指標としてNa^+-K^+-$2Cl^-$共輸送体（NKCC2）およびK^+チャネル（ROMK）などの遺伝子がついにクローニングされた[3),4)]。さらにその後，Bartter症候群の症例からNKCC2やROMKなどの機能低下型変異が次々と同定された[5),6)]。これらの結果は図16-1に示すように，生理学的手法により明らかにされたHenleループ上行脚におけるNa^+輸送の特性を完全に裏づけするものであった。同様にGitelman（ギテルマン）症候群やLiddle（リドル）症候群，尿細管性アシドーシス，さらにはWNKキナーゼ変異による偽性低アルドステロン症Ⅱ型などの発症メカニズムも解明され，体液恒常性および酸塩基平衡の維持や血圧調節機構における腎の役割についての理解が進んでいる。

多発性囊胞腎

常染色体優性遺伝形式の多発性囊胞腎（autosomal dominant polycystic kidney disease：ADPKD）は500〜1,000人に1人程度の発症率であり，腎不全にいたる遺伝性疾患のなかで最も頻度が高い疾患である。この疾患についても責任遺伝子の同定により，発症メカニズムの解明が進んでいる[7)]。すなわち同定された責任遺伝子$PKD1$，$PKD2$はそれぞれpolycystin-1，polycystin-2という蛋白をコードしていた。これらの蛋白は一次繊毛に発現しており，また

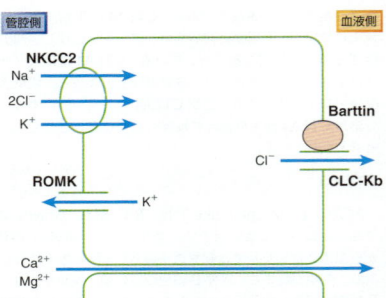

図16-1 Henleループ上行脚におけるイオン輸送機構
管腔側にはNa^+-K^+-$2Cl^-$共輸送体（NKCC2）およびK^+チャネル（ROMK）が存在し，基底側にはCl^-チャネル（CLC-Kb）およびそのサブユニットであるBarttinが存在する。表現型に差はあるもののこれらの変異はすべてBartter症候群を呈する

他の囊胞形成疾患の原因遺伝子も同様に一次繊毛に発現する蛋白に対応していることともあわせ，現在では一次繊毛の機能不全がADPKDの発症の基盤として考えられている。$PKD1/PKD2$変異がなぜ囊胞形成につながるのか，そのメカニズムにはいまだ不明の点が多く残っている。しかしADPKDの囊胞上皮においてはCa^{2+}，環状アデノシン一リン酸（cAMP）などの細胞内シグナリングが変調をきたしていることも明らかにされ，これらの細胞内シグナル異常をターゲットとする治療もはじまっている。

先天性ネフローゼ

一方，糸球体腎炎・ネフローゼについては先天性ネフローゼの責任遺伝子として同定された複数の蛋白が糸球体上皮（足細胞）スリット膜に発現しており，糸球体バリアー機構のなかで足細胞がきわめて重要な役割を担っていることが明らかになった[8)]。すなわち初期に先天性ネフローゼ症例から同定された蛋白がnephrinとpodocinであり，これらはスリット膜に発現し分子ふるいとして機能すると考えられた。その後，α-アクチニン-4，CD2AP，TRPC6など先天性のネフローゼや巣状糸球体硬化症から次々と足細胞関連蛋白の遺伝子が同定された。その後の研究により，現在ではこれらの蛋白が足細胞の形態や機能を調節するシグナル伝達に重要な役割を果たしているのではと想定されている。こうした一連の蛋白は非遺伝性のネフローゼ症候群発症においても重要な役割を果たしている可能性が提唱されているが，その詳細はいまだ不明である。また難聴，進行性腎不全を呈するAlport（アルポート）症候群についてはⅣ型コラーゲン関連の遺伝子異常であることが明らかにされており，類似の遺伝性糸球体基底膜疾患の病態解明も進んでいる[9)]。

【関 常司】

参考文献

1) Greger R : Chloride reabsorption in the rabbit cortical thick ascending limb of the loop of Henle. A sodium dependent process. Pflugers Arch 390 : 38-43, 1981
2) Simon DB et al : Bartter's syndrome, hypokalaemic alkalosis with hypercalciuria, is caused by mutations in the Na-K-2Cl

cotransporter NKCC2. Nat Genet 13:183-188, 1996
3) Simon DB et al: Genetic heterogeneity of Bartter's syndrome revealed by mutations in the K$^+$ channel, ROMK. Nat Genet 14:152-156, 1996
4) Patel V et al: Advances in the pathogenesis and treatment of polycystic kidney disease. Curr Opin Nephrol Hypertens 18:99-106, 2009
5) Zenker M et al: Genetics of nephrotic syndrome: new insights into molecules acting at the glomerular filtration barrier. J Mol Med 87:849-857, 2009
6) Kashtan CE et al: Genetic disorders of glomerular basement membranes. Nephron Clin Pract 118:c9-c18, 2011

17 高血圧

高血圧の遺伝因子

本態性高血圧における遺伝因子の寄与度は30〜70%程度と推定されている。同胞対における高血圧罹患率は、一般集団におけるそれの約3.5倍である[1]。一方、頻度はきわめて低いものの単一遺伝子の変異により発症する高血圧あるいは低血圧があり、その成因について遺伝子異常が多数同定されている。

遺伝性血圧異常症

表 17-1 に遺伝性高血圧と遺伝性低血圧の原因遺伝子と臨床的特徴を一覧にして示す[1]。尿細管レベルにおける水・電解質の輸送を司るチャネルや共輸送体遺伝子の異常によるものが多い。成人の高血圧の鑑別疾患となるものはまれであるが、電解質異常を伴うような血圧異常症、治療抵抗性の場合にレニン活性やアルドステロン濃度の測定などを行う。遺伝子診断が行える環境にない場合も多く、成人の場合にアルドステロン拮抗薬やトリアムテレンの反応性を先に検討する場合もある。ただし、長期に高血圧が続いていた場合、血管リモデリングなどにより原因病態に対応した降圧反応が認められないこともありうる。

本態性高血圧と遺伝性血圧異常症の関連

遺伝性低血圧である Bartter（バーター）症候群や Gitelman（ギテルマン）症候群の原因遺伝子についてアミノ酸変異を伴う遺伝子変異を検索し、ヘテロ接合体で変異を有する群と有しない群での血圧値を比較したところ、ヘテロ接合体保有群で年齢を考慮しても血圧値が低いこと、経年的な高血圧発症頻度が低いことが報告されている[2]。このようなきわめてまれな疾患であっても、一般集団においてヘテロで遺伝子変異を有する確率は1%程度となる場合もあり、本態性高血圧を修飾する因子として遺伝性血圧異常症の検索は今後も重要である。

本態性高血圧の遺伝因子の解析

候補遺伝子解析とゲノムワイド関連解析 (genome wide association study：GWAS) による検討がなされている。
候補遺伝子解析は、食塩感受性と関連する遺伝子やレニ

表 17-1 遺伝性血圧異常症の原因遺伝子と臨床的特徴

遺伝性高血圧	原因遺伝子	特徴
妊娠時増悪早期発症高血圧	ミネラルコルチコイド受容体(MR)(NR3C2)、常優	20歳未満発症、子癇発症、プロゲステロンが変異MRに作用し昇圧
グルココルチコイド奏効性アルドステロン症(GRA)(FH-Ⅰ)	11β-水酸化酵素(CYP11B1)とアルドステロン合成酵素(CYP11B2)のキメラ、常優	低 PRA、高 PAC、低 K は少ない、グルココルチコイド、スピロノラクトン反応性
11β-水酸化酵素欠損症(11β-OHD)	11β-水酸化酵素(CYP11B1)、常劣	先天性副腎過形成、低 PRA、高 DOC、高 ACTH、低コルチゾール、男性化
17α-水酸化酵素欠損症(17α-OHD)	17α-水酸化酵素(CYP17)、常劣	先天性副腎過形成、低 PRA、高 DOC、高 ACTH、低コルチゾール、女性化
Liddle 症候群	上皮型 Na$^+$チャネル β、γ サブユニット(SCNN1B, SCNN1G)、常優	低 PRA、低 PAC、代謝性アルカローシス、Na 貯留、低 K、トリアムテレン反応性
Gordon 症候群(PHAⅡC, ⅡB)	セリン／スレオニンキナーゼ(ⅡC：WNK1, ⅡB：WNK4)、常優	高 K、低 PRA、代謝性アシドーシス、PAC 正常、サイアザイド反応性
ミネラルコルチコイド過剰症候群(AME)(New 症候群)	11β-水酸化ステロイド脱水素酵素(HSD11B2)、常劣	低 PRA、低 PAC、低 K、発育遅延、代謝性アルカローシス、スピロノラクトン反応性
代謝異常クラスター(高血圧、高コレステロール血症、低マグネシウム血症)	ミトコンドリア tRNA、イソロイシン(MTTI)、母系遺伝	低 Mg、低 K、浸透率50%、50歳未満発症
遺伝性低血圧	原因遺伝子	特徴
Bartter 症候群 1, 2 型	1型：Na$^+$-K$^+$-2Cl$^-$共輸送体(SLC12A1)、常劣　2型：ATP 感受性 K$^+$チャネル(KCNJ1)、常劣	重症、低 K、低 Mg、代謝性アルカローシス、高プロスタグランジン E$_2$血症の別名あり、高 PRA、高 PAC
Bartter 症候群 3, 4 型	3型：腎 Cl$^-$チャネル(CLCNKB)、常劣　4型：Barttin(BSND)、常劣	小児発症、多尿、テタニーは少ない、低 K、高 PRA、高 PAC、高カルシウム尿症
Gitelman 症候群	サイアザイド感受性 Na$^+$-Cl$^-$共輸送体(SLC12A3)、常劣	思春期発症、Bartter 症候群より軽症、低カルシウム尿症、高 PRA、高 PAC、低 Mg
PHAⅠ	ミネラルコルチコイド受容体(NR3C2)、常優　上皮型 Na$^+$チャネル α/β/γ サブユニット(SCNN1A/B/G)、常劣	新生児〜乳幼児期発症、高 PRA、低 Na、低 K、年齢とともに症状改善

常優：常染色体優性、常劣：常染色体劣性、FH：家族性高コレステロール血症、PHA：偽性低アルドステロン症、PRA：血漿レニン活性、PAC：血漿アルドステロン濃度、DOC：デオキシコルチコステロン、ACTH：副腎皮質刺激ホルモン
(文献1を引用)

表17-2 ゲノムワイド関連解析（GWAS）で示唆されている高血圧関連遺伝子座位

1）GWAS in Korea（n=8,842）：p=1.3×10⁻⁷

高血圧	ATP2B1

2）Global BPgen Consortium（n=34,433）：p<10⁻⁸

収縮期・拡張期血圧	CYP17A1, CYP17A2, c10orf107, FGF5, MTHFR, PLCD3, SH2B3, ZNF652

3）CHARGE Consortium（n=29,136）：p<5×10⁻⁸

収縮期血圧	ATP2B1, CYP17A1, PLEKHA7, SH2B3
拡張期血圧	ATP2B1, CACNB2, CSK-ULK3, SH2B3, TBX3-TBX5, ULK4
高血圧	ATP2B1

4）Japanese Millennium Genome Project（n=23,401）：p=1.4×10⁻¹⁴〜0.05

収縮期血圧	ATP2B1, CASZ1, CSK-ULK3, CYP17A1-CNNM2, FGF5, ITGA9, MTHFR

（文献5〜7を引用）

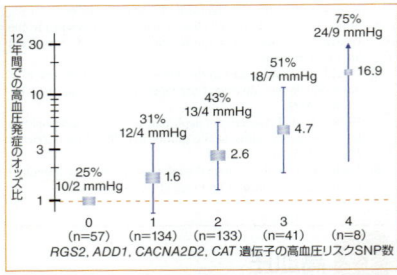

図17-1 高血圧と関連する4つのSNPの高血圧関連アレル数と地域住民での家庭血圧に基づいた高血圧発症との関連
上段：12年間での高血圧発症頻度
下段：12年後の血圧上昇（収縮期，拡張期）
わが国のミレニアム・ゲノム・プロジェクトで明らかにされた高血圧関連一塩基多型（SNP）のなかから本集団において有意かつ独立して高血圧発症にかかわる4つのSNP（RGS2, ADD1, CACNA2D2, CAT）を決定し，遺伝学的リスクの重積が高血圧症に及ぼす影響を検討した。12年間での高血圧発症のオッズ比は，登録時血圧，年齢，性，肥満，喫煙，糖尿病，高コレステロール血症，心血管疾患既往の因子を補正している
（文献4を改変）

ン・アンジオテンシン・アルドステロン（RAA）系遺伝子の多型に関する報告が多い．ただし，個々の遺伝子多型の寄与度は相対的に小さく，遺伝子多型情報のみによる本態性高血圧の診断は困難と考えられる．その一方で，日本人においては複数の食塩感受性遺伝子多型頻度が高いことが報告[3]されており，減塩をはじめとする生活習慣の修正方針や降圧薬の選択に遺伝子多型情報が役立つ可能性がある．

GWASについて2009年以降に高血圧との関連遺伝子座位の報告が相次いでいる（表17-2）．わが国において実施されたミレニアム・ゲノム・プロジェクトにおけるゲノム網羅的解析でも複数の一塩基多型（SNP）と候補座位が明らかになっている．しかしながら，個々の遺伝子座位に関係する明確な機能はまだ明らかでない．このようなSNPは一つの多型による血圧への影響はせいぜい1 mmHgであるが，複数の多型の組み合わせによる血圧上昇効果が複数の研究で示されている．

わが国の岩手県で行われている大迫研究での12年間にわたる家庭血圧の推移とGWASなどで候補とされた高血圧関連SNPとの関係を図17-1に示す．個々のSNPの血圧上昇への影響は小さいが，明らかに累積効果が認められる．家庭血圧のような精度の高い表現型を用い，縦断研究と関連させた解析によりさらに有用性の高い情報が得られる可能性がある．

環境因子の影響が大きい疾患である高血圧に関してどこまで遺伝学的なアプローチが可能であるか，GWASで明らかにされた高血圧関連SNPについて機能解析をどのように包括的に実施するのか，GWASに続くエピジェネティクスのような遺伝子解析の可能性など，未解決の問題にアプローチすることで高血圧遺伝子解析の臨床的有用性が確立することを期待する．

【楽木 宏実】

参考文献

1) 日本高血圧学会高血圧治療ガイドライン作成委員会編：高血圧治療ガイドライン2009, ライフサイエンス出版, 2009
2) Ji W et al：Rare independent mutations in renal salt handling genes contribute to blood pressure variation. Nat Genet 40：592-599, 2008
3) Katsuya T et al：Salt sensitivity of Japanese from the viewpoint of gene polymorphism. Hypertens Res 26：521-525, 2003
4) Watanabe Y et al：Accumulation of common polymorphisms is associated with development of hypertension：a 12-year follow-up from the Ohasama study. Hypertens Res 33, 129-134, 2010
5) Cho YS et al：A large-scale genome-wide association study of Asian populations uncovers genetic factors influencing eight quantitative traits. Nat Genet 41：527-534, 2009
6) Newton-Cheh C et al：Genome-wide association study identifies eight loci associated with blood pressure. Nat Genet 41：666-676, 2009
7) Takeuchi F et al：Blood pressure and hypertension are associated with 7 loci in the Japanese population. Circulation 121：2302-2309, 2010

18 神経疾患

■**定義・概念** 神経疾患の分子メカニズムの解明には，さまざまなアプローチがあり，さまざまな成果が上げられてきた．疾患の分子メカニズムということでは，先天代謝異常症が歴史的に最も古いものであるが，遺伝性疾患の原因遺伝子の同定は，以下にあげるような注目すべき分子メカニズムを次々に明らかにし，個々の疾患および関連する病態の解明に大きな飛躍をもたらした．

1. 異常沈着物，封入体と疾患
2. 反復配列の異常伸長
3. 構造蛋白質の異常
4. チャネル異常
5. RNAと疾患

異常沈着物，封入体と疾患

異常沈着物や封入体が，さまざまな疾患の病理学的診断

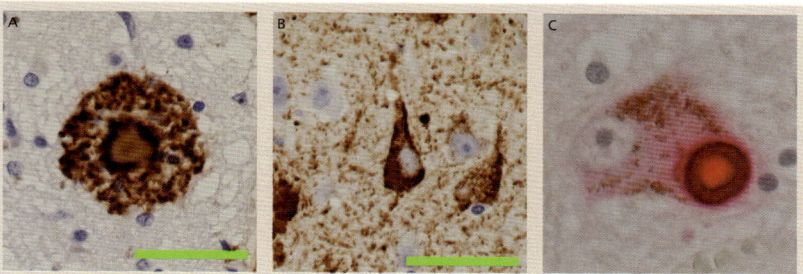

図 18-1　中枢神経系の変性疾患にみられる異常構造物
A：老人斑。抗アミロイドβ蛋白抗体免疫染色。 ── ：20μ
B：神経原線維変化。抗リン酸化タウ免疫染色。右はゴーストタングル。 ── ：20μ
C：Lewy小体。抗リン酸化α-シヌクレイン抗体免疫染色
（齊藤祐子博士〈国立精神・神経医療研究センター臨床検査部〉提供）

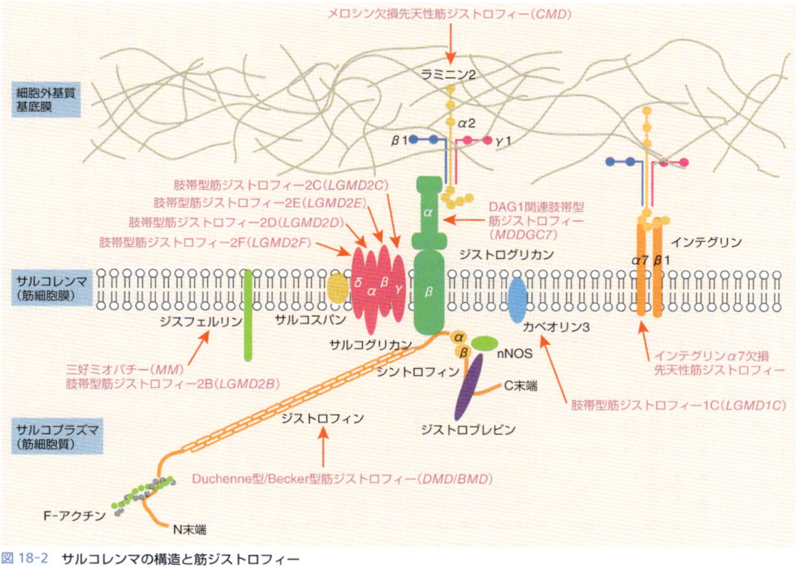

図 18-2　サルコレンマの構造と筋ジストロフィー

のよい指標である（図18-1）。さらに，沈着物あるいは封入体の構成成分が，病態ないし病因に直接関連する重要な分子である疾患も少なくない。しかしながら沈着ないし封入体の構成成分の分析，同定は必ずしも容易ではなく，また病態に一次的な役割を果たしているものばかりでなく，二次的に巻き込まれてくるものも存在する。構成成分に対応する遺伝子の突然変異による疾患が存在すれば，そのものは一次的な役割を果たしていると考えられる。

たとえば，Alzheimer（アルツハイマー）病においては，老人斑や原線維変化といった異常構造物が病理学的に観察される。老人斑の構成成分であるβアミロイドは，アミロイド前駆蛋白質（APP）に由来するが，APPの突然変異は家族性Alzheimer病の原因となっている。さらにAPPのプロセッシングに関与するプレセニリン1（PS1）およびプレセニリン2（PS2）も家族性Alzheimer病の原因である。また原線維変化は微小管関連蛋白質タウ（MAPT）より形成されるが，MAPTの突然変異は17番染色体連鎖前頭側頭葉型認知症FTD-17の原因となっている。Parkinson

表18-1 チャネル病

遺伝子[*3]			疾患		遺伝形式[*2]
遺伝子記号[*3]	MIM[*1]	染色体座位	疾患名[*1]	MIM[*1]	
Voltage-Gated/Dependent Ion Channels					
SCN1A	*182389	2q24	Generalized epilepsy with febrile seizures plus, type 2 (GEFSP2)	#604233	AD
			Familial hemiplegic migraine 3	#609634	AD
SCN1B	*600235	19q13	Generalized epilepsy with febrile seizure plus (GEFS+)	#604233	AD
SCN2A1	*182390	2q22-q23	Febrile seizures associated with afebrile seizures	#607745	AD
SCN4A	+603967	17q23.1-q25.3	Paramyotonia congenita of von Eulenburg (PMC)	#168300	AD
			Periodic paralysis Ⅱ (Hyperkalemic periodic paralysis, HYPP, Gamstorp disease)	#170500	AD
			Hypokalemic periodic paralysis, type 2		AD
			Congenital myasthenic syndrome caused by sodium channel SCN4A		
SCN8A	*600702	12q13	Cerebellar atrophy, ataxia, and mental retardation	*600702	AD
SCN9A	*603415	2q24	Indifference to pain, congenital, autosomal recessive	#243000	AR
			Paroxysmal extreme pain disorder	#167400	AR
CACNA1A	*601011	19p13	Familial hemiplegic migraine 1 (FHM1, MHP1)	#141500	AD
			Episodic ataxia, type 2 (EA2)	#108500	AD
			Spinocerebellar ataxia 6 (SCA6)	#183086	AD
CACNA1C	*114205	12p13.3	Timothy syndrome	#601005	AD
CACNA1S	*114208	1q32	Periodic paralysis Ⅰ (Hypokalemic periodic paralysis, HOKPP)	#170400	AD
			Malignant hyperthermia susceptibility 5 (MHS5)	#601887	AD
CACNB4	+601949	2q22-q23	Juvenile myoclonic epilepsy	#606904	AD
KCNA1	*176260	12p13	Myokymia with periodic ataxia (Episodic ataxia, type 1, EA1)	#160120	AD
KCNC3	*176264	19q13.3-q13.4	Spinocerebellar ataxia 13 (SCA13)	#605259	AD
KCNE3	*604433	11q13-q14	Hypokalemic periodic paralysis (HOKPP)	#170400	AD
KCNJ2	*600681	17q23	Andersen's syndrome	#170390	AD
KCNMA1	*600150	10q22.3	Generalized epilepsy and paroxysmal dyskinesia	#609446	AD
KCNQ2	*602235	20q13.3	Benign neonatal epilepsy 1 (EBN1)	#121200	AD
			Myokymia and neonatal epilepsy	#606437	AD
KCNQ3	*602232	8q24	Benign neonatal epilepsy 2 (EBN2)	#121201	AD
CLCN1	*118425	7q35	Autosomal recessive myotonia congenita (MCR, Becker disease, Generalized myotonia)	#255700	AR
			Autosomal dominant myotonia congenita (Thomsen's disease)	#160800	AD
Ligand-Gated/Dependent Ion Channels (Ionotropic Receptors)					
CHRNA1	*100690	2q24-q32	Slow-channel congenital myasthenic syndrome (SCCMG, Cingenital myasthenic syndrome, type Ⅱ)	#601462	AD
CHRNB1	*100710	17p12-p11	Slow-channel congenital myasthenic syndrome (SCCMG, Cingenital myasthenic syndrome, type Ⅱ)	#601462	AD
CHRND	*100720	2q33-q34	Slow-channel congenital myasthenic syndrome (SCCMS)	#601462	AR
CHRND	*100720	2q33-q34	Fast-channel myasthenic syndrome and arthrogryposis multiplex congenita		AR
CHRNE	*100725	17p13-p12	Slow-channel congenital myasthenic syndrome (SCCMG, Cingenital myasthenic syndrome, type Ⅱ)	#601462	AD
CHRNG	*100730	2q33-q34	Multiple pterygium syndrome, Escobar variant	#265000	AR
CHRNA4	*118504	20q13.2-q13.3	Nocturnal frontal lobe epilepsy, type 1 (ENFL1)	#600513	AD
CHRNB2	*118507	1p21	Autosomal dominant nocturnal frontal lobe epilepsy, type 3 (ENFL3)	#605375	AD
GLRA1	*138491	5q32	Kok disease (Hyperekplexia; Startle disease)	#149400	AD
GLRB	*138492	4q31.3	Hyperekplexia	#149400	AD
GABRA1	*137160	5q34-q35	Juvenile myoclonic epilepsy	#606904	AD
GABRG2	*137164	5q34	Generalized epilepsy with febrile seizures plus (GEFS+, type 3)/Childhood absence epilepsy and febrile seizures	#604233	AD
GRIK2	*138244	6q21	Mental retardation, autosomal reseccive 6	#611092	AR
Gap Junction Proteins					
GJA1	*121014	6q21-q23.2	Oculodentodigital dysplasia (ODDD)	#164200	AD
GJB1	*304040	Xq13.1	Charcot-Marie-Tooth disease, X-linked 1 (CMTX1)	#302800	XR
GJB3	+603324	1p35.1	Peripheral neuropathy and sensorineural hearing impairment		AD

表 18-1 つづき

遺伝子[*3]			疾患		
遺伝子記号[*3]	MIM[*1]	染色体座位	疾患名[*1]	MIM[*1]	遺伝形式[*2]
Calcium-Releasing Calcium Channels					
RYR1	*180901	19q13.1	Malignant hyperthermia susceptibility 1(MHS1)	#145600	AD
			Central core disease of muscle(CCD)	#117000	AD
ITPR1	*147265	3p26-p25	Spinocerebellar ataxia 15(SCA15)	#606658	AD
Cation Transporting ATPases					
ATP1A2	*182340	1q21-q23	Familial hemiplegic migraine 2(FHM2)	#602481	AD
			Alternating hemiplegia of childhood	#104290	AD
ATP1A3	*182350	19q12-q13.2	Dystonia 12(DYT12)	#128235	AD
ATP2A1	*108730	16p12.1	Brody myopathy	#601003	AR
ATP7A	*300011	Xq12-q13	Menkes syndrome	#309400	XR
			Occipital horn syndrome	#304150	XR
ATP7B	*606882	13q14.3-q21.1	Wilson disease	#277900	AR
ATP13A2	*610513	1p36	Kufor-Rakeb syndrome(PARK9)	*606693	AR
ABC(ATP-binding cassette) Transporters					
ABCA1	*600046	9q22-q31	Tangier disease(HDLDT1, High density lipoprotein deficiency, Tangier, type 1)	#205400	AR
ABCB7	*300135	Xq13	Sideroblastic anemia and spinocerebellar ataxia(ASAT, XLSA/A)	#301310	XR
ABCD1	*300371	Xq28	Adrenoleukodystrophy(ALD)	#300100	XR
Solute Carrier Families					
SLC2A1	*138140	1p35-p31.3	Glucose transport defect, blood-brain barrier	#606777	AD
			Dystonia 18(DYT18)	#612126	AD
SLC2A2	*138160	3q36.1-q26.3	Fanconii-Bickel syndrome(FBK)	#227810	AR
SLC6A5	*604159	11p15.2-p15.1	Hyperekplexia, hereditary	#149400	AD
SLC6A8	*300036	Xq28	X-linked creatine deficiency	#300352	XR
			X-linked mental retardation with seizures	#300352	XR
SLC6A19	*608893	5p15	Hartnup disorder	#234500	AR
SLC7A7	*603593	14q11.2	Lysinuric protein intolerance(LPI)	#222700	AR
SLC12A6	*604878	15q13-q14	Agenesis of corpus callosum with neuropathy(ACCPN, Charlevoix disease)	#218000	AR
SLC16A2	*300095	Xq13.2	Allan-Herndon-Dudley syndrome(Spastic paraplegia 22, X-linked; SPG22)	#300523	XD
SLC17A5	*604322	6q14-q15	Sialic acid storage diseases(SASD)		AR
			Infantile sialic acid storage disease(ISSD)	#269920	
			Salla disease(sialuria, Finish type)	#604369	
SLC19A3	*606152	2q36.3	Basal ganglia disease, biotin-responsive	#607483	AR
SLC22A5	*603377	5q31	Primary systemic carnitine deficiency(SCD/CDSP)	#212140	AR
SLC25A13	*603859	7q21.3	Adult-onset type II citrullinemia(CTLN2)	#603471	AR
SLC25A15	*603861	13q14	Hyperornithinaemia-hyperammonaemia-homocitrullinuria(HHH) syndrome	#238970	AR
SLC25A19	*606521	17q25.3	Amish type microcephaly(MCPHA)	#607196	AR
SLC25A20	+212138	3p21.31	Carnitine-acylcarnitine translocase(CACT) deficiency	+212138	AR
SLC33A1	*603690	3q25.31	Spastic paraplegia 42, autosomal dominant(SPG42)	#612539	AD

[*1]: 疾患名。疾患名は原則として "Mendelian Inheritance in Man" に準拠。"Mendelian Inheritance in Man" は Online Mendelian Inheritance in Man™ (OMIM™) として公開されている(http://www.ncbi.nlm.nih.gov/omim; http://omim.org/)。MIM は "Mendelian Inheritance in Man" での登録番号

[*2]: 遺伝形式。AD: 常染色体優性, AR: 常染色体劣性, XD: X連鎖優性, XR: X連鎖劣性, de novo: 新生突然変異

[*3]: 遺伝子。遺伝子記号は, HUGO Gene Nomenclature Committee(http://www.genenames.org/)に準拠。ヒトの遺伝子は大文字イタリックで記載するのが正規の記載法

(パーキンソン)病にみられる Lewy(レヴィ)小体の構成成分である α-シヌクレインの突然変異は, 家族性 Parkinson 病の原因の一つとなっている。

反復配列の異常伸長

ゲノムには, 種々の反復配列が存在する。それらのうちで, 縦列反復配列(tandem repeat)では, 反復長の異常伸長によって疾患をきたすものがある。このような突然変異はヒトの疾患においてはじめて明らかにされたものである。

代表的なものとしては, CAG リピートの異常伸長による Huntington(ハンチントン)病や CTG リピートの異常伸長による筋強直性ジストロフィー1型などがあげられる。Huntington 病では, 遺伝子産物中のポリグルタミン鎖が異常伸長しており, ポリグルタミン鎖を含む核内封入体が形成される。筋強直性ジストロフィー1型では, CTG リピートは 3' 非翻訳領域に存在し, RNA レベルでの異常が生じている(反復配列の異常伸長については 22 章 6「神経

構造蛋白質の異常

相互に関連する構造において、その構成要素の異常がある場合、異なる構成要素の異常であっても全体として類似の異常を呈することが予想される。逆に類似の異常の原因が相互に関連している可能性が考えられる。こうしたものの一例として、Duchenne（デュシャンヌ）型筋ジストロフィー（Duchenne muscular dystrophy：DMD）と一群の肢帯型筋ジストロフィー（limb girdle type muscular dystrophy：LGMD）などとの関係があげられる。

図18-2は、骨格筋におけるジストロフィンおよび関連する蛋白質ならびにそれぞれの遺伝的異常（突然変異）によってもたらされる疾患を模式的に示した。歴史的には、まずDMDの原因遺伝子ジストロフィンが同定され、その後ジストロフィンに関連する構造ならびに各疾患が明らかにされてきた。

チャネル病

てんかん、片頭痛、周期性四肢麻痺など、発作性で、素朴にイオンチャネルが原因として想定されるが、実際遺伝性の疾患として原因遺伝子が同定されている。さらにチャネルには、電位依存性イオンチャネル、リガンド依存性イオンチャネル、カチオンポンプ、トランスポーターなどさまざまな機能のものがあり、表18-1に示すようにチャネル病としてとらえられる疾患が明らかにされている。病態から想定されていたものもあるが、遺伝子が同定されて明らかにされた疾患も少なくない。

RNAと疾患

遺伝性疾患の病態において中心的な分子は、蛋白質や酵素によって代謝されるさまざまな代謝産物（アミノ酸、糖、脂質その他）、トランスポーターによって輸送される金属などの分子であることが大方であるが、遺伝性疾患の解明が進むに従って、RNA分子が病態の中心となっている場合が明らかにされてきた。

代表的な疾患は、筋強直性ジストロフィー1型（dystrophia myotonica, type 1：DM1）である。DM1は、*DMPK*遺伝子の3'非翻訳領域のCTGリピートの異常伸長による疾患で、全身のさまざまは障害をきたす疾患である。本症の病名ともなっているミオトニアは、骨格筋のクロライドチャネルの機能異常（クロライドチャネルの遺伝的異常では先天性ミオトニア〈Thomsen病〉を起こす）によるが、DM1におけるクロライドチャネルの異常は、*DMPK*遺伝子mRNAの異常伸長CUG反復配列にRNA結合蛋白質がトラップされて、クロライドチャネル遺伝子mRNAのスプライシングが異常となることによることが明らかにされている。またRNAの代謝・プロセッシングに関係すると考えられるいくつかの遺伝子の異常による遺伝性疾患も明らかにされている。それらのものとして、*SMN1*による脊髄性筋萎縮症、*TARDBP*による筋萎縮性側索硬化症10型、*FUS*による筋萎縮性側索硬化症6型が明らかにされている。

孤発性疾患の分子メカニズム

単一遺伝子疾患においては、その原因遺伝子が原因であるので病態の分子メカニズムは自明のことではあるが、原因遺伝子を手掛かりに明らかになる。さらに重要なことは、遺伝性疾患と孤発性疾患で類似の場合には、病態が共通していることがある。実際、Alzheimer病やParkinson病、プリオン病などの例があげられる。また筋萎縮性側索硬化症および前頭側頭葉型認知症においても共通する病態・分子が注目されている。

しかしながら、孤発性疾患と共通する単一遺伝子疾患がすべて存在するかというとそういうことではない。疾患の成り立ちには、単独では必ずしも発症するわけではないが、他の要因（他の遺伝的要因あるいは環境要因など）とあいまって発症にかかわるような感受性遺伝子が想定される。そうした遺伝子の同定が大規模な関連解析によって同定されるようになった。このような解析によってすべての遺伝的要因が明らかにできるわけでは必ずしもなく、また個々の感受性遺伝子の病態機序にどのようにかかわっているかは、今後解明されるべき課題として残っている。少なくともあらゆる疾患における遺伝的要因を具体的に解明することが可能になりつつある。

【後藤 順・辻 省次】

19 骨粗鬆症

骨粗鬆症と骨強度

骨粗鬆症（osteoporosis）は、骨強度の低下によって骨が脆弱となり、骨折のリスクが高くなる骨の障害である。骨強度は、骨密度だけでなく、微細構造や基質蛋白によって影響を受ける骨質の両方によって決定される。他の疾患や薬剤投与に伴って発症する続発性骨粗鬆症に対し、原発性骨粗鬆症は、閉経後骨粗鬆症や老人性骨粗鬆症等の退行期骨粗鬆症など、他の原因疾患がない骨粗鬆症をさす。

骨は、力学的負荷に応じて強度が決定されるが、骨はカルシウムを貯蔵する器官でもあるため、カルシウム平衡を維持するホルモンなどによる制御下にある（図19-1）。

骨リモデリングと骨代謝細胞

骨は、いったん形成された後も常に古い骨が吸収され、新しい骨に置き換わる骨リモデリング（再構築）という過程を経て正常な強度が維持されている。健常成人でも年に約10%ほどの骨基質は入れ換わることが知られている。骨基質は、I型コラーゲンを中心とした骨基質蛋白に、ハイドロキシアパタイトと呼ばれるリン酸カルシウム塩が沈着したものである。骨基質を形成、分解する骨代謝細胞には、骨形成を担う骨芽細胞と骨吸収を担う破骨細胞、骨基質に埋まった骨細胞がある。

破骨細胞は骨基質に強く接着し、酸とカテプシンKなどの蛋白分解酵素を産生してリン酸カルシウム塩の脱灰と基質蛋白の分解を行う。骨芽細胞は骨基質蛋白とアルカリホスファターゼ（ALP）を産生し、石灰化を促進する。破骨細

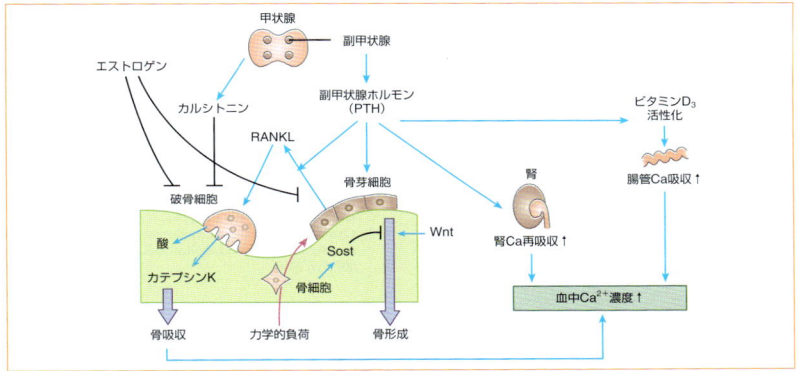

図 19-1 カルシウム代謝と骨リモデリング
副甲状腺ホルモン(PTH), カルシトニン, 活性型ビタミンD_3などのカルシウム代謝を制御するホルモンなどにより, カルシウムの腎臓や腸管での吸収が調節されると同時に, 破骨細胞や骨芽細胞が制御される. 骨芽細胞による骨形成は力学的負荷やWntなどのシグナルにより促進され, 骨細胞が産生するスクレロスチン(Sost)が抑制する. 破骨細胞による骨吸収は, 破骨細胞分化因子(RANKL〈NF-κB活性化受容体リガンド〉)により促進され, エストロゲンなどに抑制される

胞による骨吸収に引き続き, 骨芽細胞が適切な量の骨形成を行い, 動的平衡を保つ共役(カップリング(coupling))メカニズムが存在するが, この平衡が破綻することで骨密度が低下することが骨粗鬆症の原因となる. また, 骨細胞は力学的負荷を感知し, 破骨細胞と骨芽細胞を調整する役割を担うと考えられている.

破骨細胞と骨芽細胞の制御機構

破骨細胞の制御

破骨細胞は, 造血幹細胞由来の単球マクロファージ系の細胞であり, マクロファージコロニー刺激因子(M-CSF)によって生存が維持され, 破骨細胞分化因子(RANKL〈NF-κB活性化受容体リガンド〉)によって分化誘導され活性化する. この際, 転写因子NFATc1がマスター遺伝子として運命決定を行う. RANKLは, 骨芽ストローマ細胞や骨芽細胞から骨髄の間葉系細胞が産生し, 主に膜型として作用する. RANKLの作用は可溶性受容体である破骨細胞分化抑制因子(OPG)により抑制される. 血中Ca^{2+}濃度が低下すると, 副甲状腺ホルモン(PTH)の産生が亢進し, RANKLを誘導することで, 破骨細胞による骨吸収が活性化し, 骨から血中へのCa^{2+}が動員される. また, 甲状腺から産生されるカルシトニンは, 破骨細胞の機能を抑制し, 血中Ca^{2+}濃度を低下させる.

炎症性サイトカインであるインターロイキン1(IL-1), 腫瘍壊死因子α(TNFα), IL-6は, RANKLを誘導し骨吸収性サイトカインとして働くが, インターフェロンγ(IFN-γ)やIFN-βはRANKLの作用を抑制する. 活性化ビタミンD_3は主に腸管でのカルシウム吸収を促進して骨吸収を抑制することで骨密度を上昇させる.

骨芽細胞の制御

骨芽細胞による骨形成は, 力学的負荷で促進されるほか, 種々の因子により調節を受ける. PTHは, 腎臓でのカルシウム再吸収とビタミンD_3活性化を促進するうえ, 骨芽細胞にも直接作用して骨形成を促進する. 骨髄の間葉系幹細胞から骨芽細胞への分化は成長ホルモンにより制御を受けるインスリン様増殖因子Ⅰ(IGF-Ⅰ)や異所性骨化を誘導する作用を持つ骨形成因子2(BMP-2)などの成長因子により促進される.

また, Wntは骨芽細胞上のflizzledとLRP5で構成される受容体複合体に結合し, 骨形成を促進する. Dkk1/2, スクレロスチン(Sost)などはWntの受容体への結合を抑制することで骨形成を抑制する. また, 骨芽細胞の運命は, 転写因子であるRunx2やOsterixなどによって決定される.

骨粗鬆症のメカニズムと治療薬

閉経後骨粗鬆症

エストロゲン欠乏により, 破骨細胞による骨吸収が促進し, 骨形成を上回るために骨密度が減少する. 骨吸収も骨形成も亢進した高回転型骨粗鬆症とされる. RANKLが増え, OPGが減る原因として, IL-1, TNFα, IL-6などの産生が単球や骨芽細胞で増加することなどがあげられている.

また, 破骨細胞にもエストロゲン受容体が存在し, そのアポトーシス誘導作用が減弱することも一因とされる. エストロゲンは骨芽細胞や骨細胞へはアポトーシス抑制作用を持ち, その作用が減弱して骨形成が減少することも寄与する.

老人性骨粗鬆症

老人性骨粗鬆症では、骨芽細胞機能の低下により骨吸収に相当する骨形成ができないため、骨密度が減少する。骨形成が低下するが骨吸収も低下する低回転型骨粗鬆症が多い。カルシウムやビタミン D_3 の欠乏、成長ホルモン・IGF-Ⅰ・BMP-2 などの骨芽細胞分化促進因子の発現が低下し、骨芽細胞分化や機能が抑制され、骨密度低下や骨質の低下が進行する。

加齢により、骨髄における間葉系幹細胞の骨芽細胞・脂肪細胞の分化振り分けを担う因子の発現に変化が生じ、骨芽細胞が減少し脂肪細胞が増加するが、この原因として活性酸素の影響などが指摘されている。

続発性骨粗鬆症

慢性腎不全、内分泌疾患(Cushing〈クッシング〉症候群、副甲状腺機能亢進、甲状腺機能亢進、性腺機能低下、糖尿病など)、不動、関節リウマチなどが原因となる。また、コルチコステロイド薬、バルビツール酸、抗痙攣薬、糖尿病薬による薬剤性骨粗鬆症もある。

治療薬

主に破骨細胞抑制に作用する薬剤として、ビスホスホネート、カルシトニン、抗RANKL抗体、開発中のカテプシンK阻害薬などがある。エストロゲンによるホルモン補充療法は子宮癌や乳癌のリスクを高めるため、骨選択的に作用する選択的エストロゲン受容体調節薬が開発された。

PTHは、副甲状腺機能亢進症のように持続高値の場合には骨密度を減少させるが、間欠的に投与した場合には骨形成を促進する。このような骨形成促進剤は数が少ないが、そのほか開発中の抗Sost抗体がある。経口カルシウム剤、活性化ビタミン D_3 製剤も広く用いられる。

遺伝子の異常と骨粗鬆症

骨粗鬆症の発症は多くの遺伝性要因と環境要因によって規定され、単一遺伝子の異常による場合は非常に少ない。しかし、骨粗鬆症性大腿骨頚部骨折の家族歴が、骨折リスクと高い相関を持つことから、遺伝性要因の関与は疑いがない。

近年は、古典的な連鎖解析に代わり、ゲノムワイドな一塩基多型(SNP)によるゲノムワイド関連解析(GWAS)で多くの遺伝子との関連が示されている。単一遺伝子に起因する骨粗鬆症を呈する疾患としては、骨粗鬆症-偽神経膠腫症候群(osteoporosis-pseudoglioma syndrome)があげられる。ポジショナルクローニングで同定された原因遺伝子はWnt受容体を構成する *LRP5* であった。

GWASにより骨密度との関連が示された遺伝子は、カルシウム代謝に重要なビタミンD受容体、骨基質蛋白質であるⅠ型コラーゲン、破骨細胞分化シグナルを制御する *RANKL* とその受容体 *RANK*、デコイ受容体 *OPG* などがある。骨芽細胞による骨形成を制御するWntシグナル経路にかかわる遺伝子 *LRP5/4*、β-カテニン、スクレロスチン(*Sost*)やエストロゲン受容体のSNPも骨密度と相関が報告されている。そのほか、adenomatous polyposis coli(*APC*)、dentin matrix protein-1(*DMP-1*)、線維芽細胞増殖因子受容体2(*FGFR2*)なども関連が示されている。

【高柳 広】

参考文献
1) Seeman E et al : Bone quality –the material and structural basis of bone strength and fragility. N Engl J Med 354:2250-2261, 2006
2) Harada S et al : Control of osteoblast function and regulation of bone mass. Nature 423:349-355, 2003
3) Takayanagi H : Osteoimmunology: shared mechanisms and crosstalk between the immune and bone systems. Nat Rev Immunol 7:292-304, 2007
4) Kawai M et al : Emerging therapeutic opportunities for skeletal restoration. Nat Rev Drug Discov 10:141-156, 2011
5) Cheung CL et al : Genetic epidemiology of age-related osteoporosis and its clinical applications. Nat Rev Rheumatol 6:507-517, 2010

20 老化

ヒトにおける老化遺伝子

ヒトにおける加齢や老化の機構は、遺伝因子と環境因子の2つの因子が関連しており、両因子が複雑に関連しながら進行しているものと考える。ここでは遺伝因子(=遺伝学)に焦点をあて、ヒトにおける老化の遺伝学と疾患の分子メカニズムについて概説する。

寿命が遺伝因子によって支配されているという証拠は、個体レベルと細胞レベルの研究によって確認されている。個体レベルでの研究では、酵母からヒトまでを対象とした個体寿命と個体老化の解析があり、細胞レベルでの研究では、細胞の分裂寿命(細胞分裂限界)、細胞老化(細胞周期を制御している因子)の研究などがある。

広義の老化は、図20-1に示すように誕生・発育した後、性成熟期以後に進行し、衰退・死亡するまでの全経過を含み、徐々に進行する生体の変化である。英語におけるaging(加齢)に相当する。狭義の老化とは、50歳頃から、細胞や組織・臓器の機能が衰退し個体の恒常性が失われる過程で、最終の出来事は死であり、英語ではsenescence(老衰、老化)と表現される。ヒトの発生・発育・性成熟期までの全過程はゲノム上の遺伝子の配列(遺伝因子)によってプログラムされており、子どもの養育期間が終了する50歳頃からは、環境因子であるフリーラジカルなどによる生体構成成分への障害、老廃物の蓄積などによって老化はネガティブな要素として進行すると考えられる。すなわち50歳頃からは、遺伝子の修復や制御など機構が破綻しはじめ、恒常性が低下し、環境の影響を大きく受けて老化は進行する。したがって、老化遺伝子とは、大きく分けて加齢に関する遺伝子群と、減衰していく老衰に関与する遺伝子群の二通りがあり、前者を加齢遺伝子(aging gene)、後者を寿命遺伝子(longevity gene)と呼ぶことができるが、お互いに関連するため両者を統合して老化(関連)遺伝子(age〈related〉gene)と命名できる。

加齢遺伝子と寿命遺伝子

加齢遺伝子と寿命遺伝子の情報を得るためのデータベースがある。最も客観的で最新の情報が得られるのは、

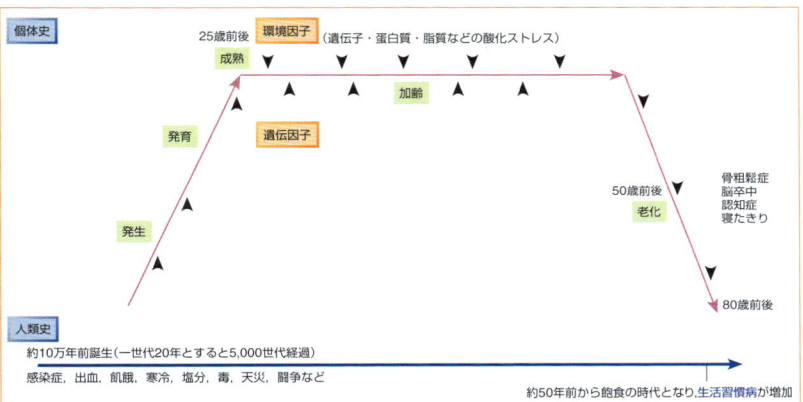

図 20-1　環境因子と遺伝因子から検討した個体史と人類史

表 20-1　ヒトにおける老化遺伝子の特徴

1) 老化遺伝子は 2 種類
   - 長寿遺伝子，ストレスに強い遺伝子
   - 致命的な疾患に罹患しない遺伝子
2) 寿命決定に能動的にかかわる遺伝的形質は親から子に受け継がれない
   - 理由は，老化（関連）遺伝子は，生殖期以降に効果を示すため
3) ヒトやモデル動物の短命・長寿形質は，単一遺伝子の変異によるものがあるが，生理的老化には複数の遺伝子と，環境因子やライフスタイルが影響している
   - たとえば，家族性 Alzheimer 病，家族性 Parkinson 病，家族性筋萎縮性側索硬化症（ALS）の原因遺伝子は，多因子疾患である孤発性疾患の原因遺伝子とはならない

表 20-2　ヒトの老化・寿命を決定する遺伝子を調べる方法

1) 早老症や長寿家系の遺伝子を解析
   例：Werner 症候群，Hutchinson-Gilford プロジェリア症候群（プロジェリア）
2) 長寿集団（家系）と若年集団の間で遺伝子多型の頻度を比較
   例：百寿者研究，地域高齢集団
3) 老年病罹患者と対照者の遺伝子多型の頻度を比較
   例：老年病 SNP やミトコンドリア多型のデータベース
4) 若年から超高齢者まで世代ごとの遺伝子多型の頻度を比較
   例：長期縦断疫学研究
5) モデル動物で寿命に関連のある遺伝子からヒト相同遺伝子を類推
   例：クロトーマウスの原因遺伝子の相同遺伝子の解析
   線虫，ショウジョウバエ，ラット，マウス

SNP：一塩基多型

OMIM（Online Mendelian Inheritance in Man）[1] である。OMIM には，2011 年 8 月までに 20,746 遺伝子（ある種の表現型も含む）の登録がある。aging gene（加齢遺伝子）で検索すると，266 種類の登録がある。longevity gene（寿命遺伝子）では 120 種類の登録があり，細胞老化，個体老化，早老症などに関連する遺伝子が登録されている。

2003 年にヒトの全ゲノム構造が判明し，ゲノム配列から類推される蛋白質の機能解明の研究が進行しているが，老化の分野にも遺伝学のデジタル的な思考が及んでいる。表 20-1 に示すように，ヒトにおける老化遺伝子は，実験動物で観察されたようなストレスに強い遺伝子であるか，癌や重篤な動脈硬化疾患などに罹患しない遺伝子である可能性がある。また老化遺伝子は，生殖期以降にその影響力を発揮するために，老化に能動的にかかわる遺伝的形質は親から子に受け継がれない。老化に約 25％ の遺伝因子が関与すると報告されている[2]が，いくつかの方法を組み合わせることによって，老化遺伝子の同定に連結するものと考えられる。

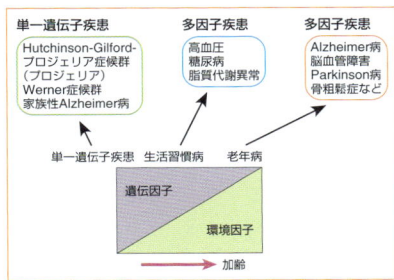

図 20-2　遺伝因子・環境因子，さらに加齢によって影響される疾患

ヒトにおける短命・長寿遺伝子の存在（表 20-2）

ヒトゲノム中には，老化を制御している遺伝子や，病的

な老化を引き起こす疾病遺伝子が含まれていると考えられる。これらの遺伝子を同定する方法として、図20-2 に示すように寿命が短縮している早老症を対象とした研究、逆に寿命が延長している長寿のヒトを対象とした研究がある。

Martin(1978)[3]は、暦年齢に比べ老化が促進する遺伝病に注目し、『老化に関する病理生理学及び細胞性基準』の21項目に従って遺伝性早老症を選び出した。たとえば、Werner(ウェルナー)症候群の場合は、21項目中12項目の老化基準を満たしたことになる。遺伝性早老症は、部分的な臓器の老化の症状を呈するため、segmental progeroid syndrome(部分的早老症)と呼ばれている。これに対して、単一臓器だけが早期より老化症状を呈する unimodal progeroid(単一臓器早老症)も存在する。家族性 Alzheimer(アルツハイマー)病の一部は、45歳頃より老人斑の沈着を伴った認知症状が進行し、脳組織だけの老化が進行することになる。染色体異常を除いた早老症は、原因遺伝子が単一であるため、逆行遺伝学(reverse genetics)、あるいは位置クローニング(positional cloning)と呼ばれる分子遺伝学的手法を用いて、原因遺伝子そのものが相次いで単離同定された。

100歳以上の長寿者(百寿者)は、1975年には全国で約500人であったが、2010年には約4.4万人となり、指数関数的に増加している。わずか30年の間に約90倍に増加しているが、この理由は環境因子によるものである。なぜなら35年の間に遺伝子配列は変化していないし、百寿者に関係の深い長寿遺伝子は、生殖期以降に効果を発現するため、長寿や寿命決定に能動的にかかわる遺伝的形質は親から子に受け継がれない。環境と遺伝の両面から長寿を支える因子があると考えられる。

わが国で行われている百寿者研究(JCS〈the Japanese Centenarian Study〉)は、以前より組織化された研究であるが、そのなかでも105歳以上の百寿者を対象とした「semi-supercentenerian〈超百寿者〉」についても、身体所見、認知機能、日常生活動作(ADL)、心理学的検査、血液検査、遺伝子検査が行われている。日本人の超百寿者と米国のボストン周辺のニューイングランド百寿者などの百寿者の間での共同遺伝子解析研究で見出された遺伝子は、RNA の editing(編集〈遺伝子から mRNA が形成される過程で、遺伝情報が書き換えられること〉)に関与する遺伝子であった[4]。さらに、この遺伝子の活性をなくした線虫(C. elegance)は寿命が短かった。これらの事実は、ヒトゲノム上に、寿命を制御している遺伝子が存在することを証明するものであり、さらなる研究の展開が望まれる。

また、わが国においてトランスジェニックマウスを作製する過程で偶然発見された老化促進マウス由来のクロートー蛋白[5]は、その機能が解析され、カルシウムのホメオスターシスの制御を行っていることが証明されつつある。マウスにおけるこのような生体統合システムが破綻することで、ヒトの老化症状が出現することは興味深い。

【三木 哲郎】

参考文献

1) OMIM : http://www.ncbi.nlm.nih.gov/omim
2) Herskind AM et al : The heritability of human longevity: a population-based study of 2872 Danish twin pairs born 1870-1900. Hum Genet 97:319-323, 1996
3) Martin GM : Genetic syndromes in man with potential relevance to the pathophysiology of aging. Orignal Article Series 14:5-39, 1978
4) Sebastiani P et al : RNA editing genes associated with extreme old age in humans and with lifespan in C. elegans. PLoS One 4:e8210, 2009
5) Kuro-o M et al : Mutation of the mouse klotho gene leads to a syndrome resembling ageing. Nature 390:45-51, 1997

5章 薬物治療と薬理メカニズム

1. pharmacokinetics と pharmacodynamics ……… 180
2. pharmacogenomics ……… 182
3. 抗菌薬 ……… 185
4. 抗ウイルス薬, 抗レトロウイルス薬 ……… 189
5. 抗腫瘍薬 ……… 192
6. 免疫抑制剤 ……… 196
7. 造血薬 ……… 198
8. 消炎鎮痛薬 ……… 200
9. 抗血小板薬, 抗凝固薬, 血栓溶解薬 ……… 204
10. 降圧薬 ……… 207
11. 心不全の治療薬 ……… 211
12. 抗不整脈薬 ……… 215
13. スタチンなど脂質異常症治療薬 ……… 219
14. 喘息治療薬 ……… 222
15. 甲状腺疾患治療薬 ……… 227
16. 副腎皮質ステロイド ……… 229
17. 経口糖尿病薬, GLP-1 受容体作動薬, インスリン ……… 232
18. エストロゲン, アンドロゲン ……… 239
19. 骨代謝関連薬 ……… 241
20. 尿酸代謝改善薬 ……… 244
21. ウイルス肝炎治療薬 ……… 246
22. 消化性潰瘍治療薬 ……… 249
23. 内科で用いる主な神経疾患治療薬 ……… 252
24. 自律神経作用薬 ……… 256
25. 薬剤の副作用 ……… 260

1 pharmacokinetics と pharmacodynamics

臨床的意義

生体に投与された薬物が作用を発現するまでに，投与経路や剤形によってさまざまな過程を経るが，最終的には循環血液中に移行し，血液の流れに従って体内各組織に運ばれ分布する．一方，肝臓をはじめとした各組織で薬物代謝を受けたり，腎臓，肝臓などから排泄されたりして，体内から消失する．その間に一部の薬物は作用部位に到達し，薬効や副作用を発現する．こうした薬物の体内での動きを扱う学問領域を薬物動態学（pharmacokinetics：PK）という．

また，薬力学（pharmacodynamics：PD）とは，体内での薬物の作用を定量的にあらわすための学問領域で，投与量あるいは作用部位における薬物濃度（多くの場合は血中濃度で代用する）と，薬効や副作用強度との関係を取り扱う．処方の決定にあたっては，患者の状態や処方の簡便性，コンプライアンス，経済性といった因子とともに，薬物ごとの pharmacokinetics と pharmacodynamics を考慮する必要がある．

薬物血中濃度モニタリング

図 1-1 は，薬物を経口投与後の血中濃度推移ならびに血中濃度と作用強度の関係を示す．同一投与量を服用しても血中濃度には個体差があり，血中濃度は投与量と投与後の時間および個々の患者の吸収（absorption），分布（distribution），代謝（metabolism），排泄（excretion）の各過程（それぞれの過程の頭文字をとって ADME）の関数となる．したがって，pharmacokinetics の個体差の大きい薬物に対する pharmacodynamics 解析では，投与量ではなく血中濃度を用いて，作用強度との関係を扱う．

薬物動態パラメータは，投与した薬物のうち，体内に移行した活性な薬物の割合を示すバイオアベイラビリティ（F），薬物を体内から除去する能力を示す全身クリアランス（mL/分），薬物の体内での分布の程度を示す分布容積（L）が処方設計上，重要となる．全身クリアランスは，一般には腎臓からの消失を示す腎クリアランスと肝臓からの消失を示す肝クリアランスの和であらわされる．これらの寄与の大きさによって，薬物は腎排泄型，肝代謝型，あるいは混合型に分類できる．また，血中濃度は多くの場合一次消失を示すため，血中濃度が半分になる時間を半減期（half-life）と呼び，薬物の体内滞留性をあらわす．

一般に，投与量を増加させると血中濃度は上昇し薬効は増強するが，次第に毒性も強くなる．血中濃度（対数）と作用強度との関係は多くの場合シグモイド曲線で示され，最大反応（efficacy）（Emax）および最大反応の 50％ を示す薬物濃度（potency）（EC50）の 2 つのパラメータが重要である．

さらに患者集団として，ある薬物の血中濃度に対して反応した人の割合をみていくと，多くの患者で毒性は軽微であるが，薬効を十分発揮する至適な血中濃度の幅が存在する．この幅を治療域（therapeutic range）と呼び，治療域が

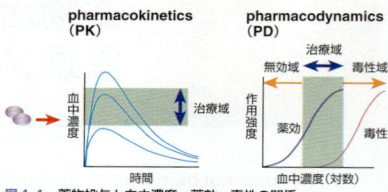

図 1-1 薬物投与と血中濃度，薬効・毒性の関係

狭い薬物では薬物血中濃度モニタリング（therapeutic drug monitoring：TDM）に基づき投与設計を行う必要がある．表 1-1 に特定薬剤治療管理料の算定が認められている主な薬物と，その治療域および消失経路を示す．

pharmacokinetics と pharmacodynamics の個体差

pharmacokinetics の個体差の原因としては，年齢，性別，体重などの生理的因子や，肝疾患，腎疾患，代謝異常，心不全，胃腸疾患などの病態的因子とともに，薬物代謝酵素や薬物トランスポーターなど薬物の活性変動にかかわる遺伝子多型や，薬物相互作用があげられる．

また，薬物動態を規定する ADME のうち，個体差を生じる原因として最もよく知られているものは初回通過効果を含めた代謝であり，肝代謝型薬物の体内動態には大きな個体差が認められる．一方，腎排泄型薬物では，一般に全身クリアランスが腎機能の指標とよい相関を示すことから，腎機能低下時にはクレアチニンクリアランス（Ccr）などを目安とした投与設計が行われる[1]．

年齢に伴うクリアランスの変動は，代謝にかかわる酵素の種類によっても異なるが，一般に幼児・小児期では成人よりも代謝が早くなるため，体重あたりの投与量は多くなる[2]．たとえば，喘息治療薬テオフィリンの代謝にはシトクロム P4501A2（CYP1A2）が関与しているが，新生児期には臓器機能が未熟であるため，体重あたりのクリアランスは低い．その後，クリアランスは乳児期に急激に上昇し，幼児期では成人よりも高くなる．学童・思春期では体重あたりの肝重量が幼児期に比べて小さくなることから，クリアランスは減少し成人のレベルに近づく．さらに，高齢者では肝細胞の代謝活性の低下や加齢に伴う肝重量の低下，肝血流量の低下などの影響によってクリアランスは低下を示す．

近年，遺伝子多型と薬物動態や薬効・毒性の関係が次第に明らかとなってきた．経口抗凝固薬ワルファリンは，適正な抗凝固作用を発揮するのに必要な投与量に大きな幅があることが知られている．その原因として，ワルファリンの代謝にかかわる CYP2C9 の遺伝子多型とワルファリンの作用点であるビタミン K エポキシド還元酵素（VKORC1）の遺伝子多型があげられる．患者の年齢や体表面積などに加えて，これらの遺伝子多型に関する情報を知ることで，ワルファリン投与量の個体差の 50％ 以上が説明できるとされている．また，VKORC1 の遺伝子多型には人種差があり，アジア人では酵素発現量が低くなる VKORC1 の遺伝子型を約 90％ の確率で有するため，必要とされるワル

表 1-1 主な TDM 対象薬物の治療域と消失経路

薬効分類	薬物名	治療域(μg/mL)	消失経路[*1]
抗てんかん薬	フェニトイン	10～20μg/mL	肝
	カルバマゼピン	4～12μg/mL	肝
	バルプロ酸	50～100μg/mL	肝
	フェノバルビタール	10～30μg/mL	肝
	ゾニサミド	10～30μg/mL	腎, 肝
ジギタリス製剤	ジゴキシン	0.5～1.5 ng/mL	腎
	ジギトキシン	15～25 ng/mL	肝
テオフィリン製剤	テオフィリン	5～15μg/mL	肝
抗不整脈薬	リドカイン	1.2～5μg/mL	肝
	ジソピラミド	2～5μg/mL	腎, 肝
	プロカインアミド	4～10μg/mL	腎, 肝
	(N-アセチルプロカインアミド)	(6～20μg/mL)	(腎)
精神神経薬	ハロペリドール	3～17 ng/mL	肝
	リチウム	0.6～1.2 mEq/L	腎
アミノグリコシド系抗生物質[*2]	ゲンタマイシン	peak 5～10(16～24)μg/mL	腎
		trough<2(1)μg/mL	
	トブラマイシン	peak 5～10(16～24)μg/mL	腎
		trough<2(1)μg/mL	
	アミカシン	peak 20～30(35～50)μg/mL	腎
		trough<4～8(1)μg/mL	
	アルベカシン	peak 5～10(16～24)μg/mL	腎
		trough<2(1)μg/mL	
グリコペプチド系抗生物質	バンコマイシン	トラフ 10～15μg/mL	腎
	テイコプラニン	トラフ 15～25μg/mL	腎
免疫抑制剤	シクロスポリン	トラフ 50～300 ng/mL	肝
	タクロリムス	5～20 ng/mL	肝
抗悪性腫瘍薬	メトトレキサート(大量療法)	48 時間後<10^{-6} mol/L	腎
		72 時間後<10^{-7} mol/L	

[*1]:肝は肝代謝を受ける, 腎は腎排泄を受ける
[*2]:分割投与法と1日1回投与法で治療域は異なる. ( )内は1日1回投与法を示す
TDM:薬物血中濃度モニタリング

ファリン投与量は欧米人に比べ少なくなる.

抗がん剤のイリノテカンは, 添付文書に遺伝子多型と薬物動態や治療成績の関係が記載され, 遺伝子診断を保険診療下で行うことができるようになった最初の薬物である. そのほかに, 日本人で遺伝子多型頻度の高い代謝酵素として CYP2C19(poor metabolizer として 20%)などがあり, 今後遺伝子診断を用いた個別化医療(テーラーメイド医療)を必要とする薬物が増加すると予想される.

薬物相互作用の分類

生体内における薬物相互作用は, 薬物動態学的相互作用 (pharmacokinetic interaction)と, 薬力学的相互作用 (pharmacodynamic interaction)に分類できる(図 1-2). 薬物動態学的相互作用では, 薬物 A 単独投与時に比べ, 薬物 B の併用時に血中濃度の上昇あるいは低下が生じる. その結果, 薬物 A の効果増強や副作用発現, あるいは薬効の減弱・消失が起こる. この際, 薬物 A の血中濃度と薬効の関係は変化しない. 一方, 薬力学的相互作用では, 薬物 A の血中濃度は単独投与時と薬物 B の併用時において変化が認められない. しかし, 薬物 B の併用によって薬物 A の感受性が変化し, 効果増強や副作用発現, あるいは薬効の減弱や消失が起こる.

薬物間以外の相互作用として, 飲食物との相互作用にも注意が必要である. 例として, ワルファリンとビタミン K

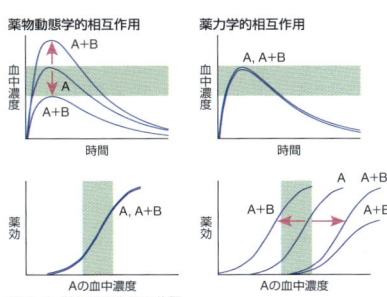

図 1-2 薬物相互作用の分類

による薬力学的相互作用や, グレープフルーツジュースによる小腸 CYP3A4 の代謝阻害, セイヨウオトギリソウ(セントジョーンズワート)による肝や小腸の CYP3A4 や小腸の P 糖蛋白質の誘導などがあげられる.

薬物動態学的相互作用

消化管吸収における相互作用機構としては, ①複合体の形成・吸着(キノロン系抗菌薬と金属カチオン含有制酸薬など), ②消化管 pH の変化(イトラコナゾールとプロトン

ポンプ阻害薬など), ③消化管運動の変化(抗コリン薬による胃内容排出速度の抑制など), ④薬物トランスポーター介在性(P糖蛋白質を介したジゴキシンとリファンピシンなど), などがある。

分布過程における相互作用としては,血漿蛋白結合の置換が古くから知られていた。たとえば,蛋白結合率の強いフェニルブタゾンの併用によって,ワルファリンのアルブミンへの結合が置換されワルファリンの薬効が増強するなどである。しかし,近年ではアルブミンとの結合置換によって遊離した薬物は生体内ではすみやかに代謝・排泄されるため,血漿中遊離型薬物濃度は併用によってほとんど変化せず,薬効増強の原因とはならないとされている[3]。

代謝における薬物相互作用が最も多く,特にCYPを介した相互作用は重要である。CYPを介した相互作用が多い理由は,CYP分子種の基質認識性が低く,一つの分子種が複数薬物の代謝にかかわるためである。臨床使用される多くの薬物の代謝にかかわるCYP3A4を阻害する薬物として,アゾール系抗真菌薬であるイトラコナゾールやボリコナゾール,マクロライド系抗生物質であるクラリスロマイシンはその阻害が強力であるため,併用時には特に注意が必要である。CYPを誘導する薬物としては,フェノバルビタール,フェニトイン,カルバマゼピンなどの抗てんかん薬や抗結核薬のリファンピシンがあげられる。

排泄過程における薬物相互作用としては,トランスポーターの寄与が大きい。尿細管分泌にかかわるトランスポーターとしては,有機アニオントランスポーターと有機カチオントランスポーターが重要である。メトトレキサート大量投与時に非ステロイド性抗炎症薬(NSAIDs)やペニシリンを併用すると,有機アニオントランスポーターを介したメトトレキサートの腎排泄が遅延し,副作用が増強することが知られている。また,HMG-CoA還元酵素阻害薬(スタチン)は,シクロスポリンの併用によって血中濃度が上昇し,横紋筋融解症などの重篤な有害事象が発現しやすいため,併用禁忌となっている。この機構として,肝移行を媒介する有機アニオントランスポーターが関与していることが明らかにされている。

【矢野 育子・乾 賢一】

参考文献
1) 乾賢一ほか編著:改訂3版腎機能別薬剤使用マニュアル,じほう,2010
2) 加藤隆一ほか編:薬物代謝学 第3版, 東京化学同人, 2010
3) Rowland M et al eds : Clinical Pharmacokinetics and Pharmacodynamics, 4th edition, Lippincott Williams & Wilkins, 2011

2 pharmacogenomics

はじめに

臨床上標準的な量の薬物投与であっても,その薬効が個人によって大きく異なることがしばしばある。ある薬物に対して著効を示す集団(レスポンダー〈responder〉)がある一方,ほとんど効果を示さない集団(ノンレスポンダー〈non-responder〉)も存在する。さらに,薬物投与において,軽微なものから重篤なものまで程度の差はあれ,薬物有害作用(副作用)の発現の可能性を常に念頭においておかなければならない。

医薬品による副作用の影響を調べた米国の統計では,1994年の1年間に深刻な薬物の副作用を被った人は221.6万人,薬による副作用で死亡した人は10.6万人で,死因統計の第4位に相当し,その治療に使われた医療費は700億ドルに達すると試算されている[1]。こうした医療における有害事象を低減させることは,これからの医療や医薬品開発にとって重要な課題である。

pharmacogenomics(PGx〈わが国では薬理ゲノミクス,ファーマコゲノミクス,ゲノム薬理学とも訳されている〉)は,ゲノムの個人差を考慮し医療を個別至適化することにより,各個人にあわせた低リスク高効果の医療を実現する有力な手法として期待されている。

▶ **定義・概念**[2)~4)] 2003年にヒトゲノムの全解読が完成した。それに先行する各種ゲノム解読プロジェクトと連動して,ゲノム情報,ゲノム技術などのゲノム関連科学を医療に積極的に応用することが現実的になってきた。ゲノム科学に基づく医療は,これまでの集団疫学から演繹する医療から個別化医療(**personalized medicine**〈わが国ではテーラーメイド医療,オーダーメイド医療ともいわれる〉)へと変貌し,21世紀医療は「個の医療」といわれるにいたっている。個別化医療を行うための診断,治療が求められ,特にこれまでの治療をより個別至適化する方策としてゲノム情報,ゲノムテクノロジーを活用する pharmacogenomics が登場した。用語から明らかなように,pharmacogenomics とは薬理学(**pharmacology**)とゲノム科学(**genomics**)の融合であり,医薬品とゲノムの相互作用,すなわち個々の人の遺伝的背景(ゲノム)が薬物に対する生体応答に影響するかを研究するものである。

適切な薬物治療,投与法を設計するうえで,薬の体内動態と薬理効果,それぞれを定量的に評価する学問領域がすでにある。すなわち,投与された薬物がどのように吸収され,組織に分布し,小腸や肝臓中の酵素により代謝され,排泄されるのかを調べ(吸収〈absorption〉, 分布〈distribution〉, 代謝〈metabolism〉, 排泄〈excretion〉を総称してADMEと呼ぶ),これらの速度過程を記述する領域は薬物動態学(**pharmacokinetics**:PK)といわれ,一方,薬物の作用部位における薬物濃度と薬理効果を定量的に扱う領域は,薬力学(**pharmacodynamics**:PD)と呼ばれる。薬物動態学(PK)が主に薬物の用法・用量と血中濃度の関係を定量的かつ理論的に取り扱うのに対し,薬力学(PD)は主に血中濃度と薬効の関係を扱う。たとえば,受容体を介して薬効を発現する薬物であれば,受容体周囲の濃度はPKで予測することができ,受容体に結合してからの薬効発現はPDにより解析することができる。薬物動態試験と薬力学試験の手法を組み合わせたPK/PD試験では,血中濃度と薬力学的作用の程度および発現の時間との関係を特徴づけることができる。

これらのプロセスを担う機能分子の実態としては,PKでは薬物代謝酵素,トランスポーターなどが,またPDでは受容体,イオンチャネル,トランスポーター,シグナル分子,酵素などがある。それぞれが遺伝子によりコードされている蛋白質であることから,その(遺伝子)構造や発現量によりその機能が変化しうる。これまで薬物の投与設計は,患者の年齢,性別,体重(体表面積),生活習慣(喫煙,

食事)や病態, 他の投与されている薬物, といった各種のPK, PDに影響する因子を考慮することにより個別至適化をはかってきたが, さらにこれらPK, PDの分子実態である各種機能分子の遺伝情報(遺伝子多型)が薬物作用を考えるうえできわめて重要な因子であることが明らかとなってきた(図2-1)。

したがって, ゲノム情報を活用して, 個々の患者において副作用を回避し, 最適な薬物を選択し, 最適の投与量をデザインする「治療の個別至適化」として一部の薬物治療では臨床で実施されるにいたっている。特定の薬物代謝酵素の遺伝子判定により副作用を防ぐ可能性も示されている。以下に詳述するように, 抗凝固薬ワルファリンや *Helicobacter pylori* 除菌(プロトンポンプ阻害薬と抗菌薬アモキシシリンとクラリスロマイシンの3剤併用療法)でも, 薬物の標的分子や薬物の代謝酵素の遺伝子判定によりその投与量などを決定する。また特定の遺伝子の発現状態により患者を選ぶようにと添付文書に記載されている抗がん剤なども登場してきている。トラスツズマブ(ハーセプチン®)/転移性乳癌, ゲフィチニブ(イレッサ®)/肺癌, インフリキシマブ(レミケード®)/関節リウマチ, ターセバ/塩酸イリノテカン抵抗性のEGFR(上皮増殖因子受容体®)発現転移性大腸癌, イマチニブメシル酸塩(グリベック®)/慢性骨髄性白血病などの分子標的医薬品である。今後各種の既存の医薬品, またさらに新たに開発されている分子標的医薬品では, PK, PD両相に関連する分子の遺伝情報がそれらの医薬品の至適個別化医療に大いに資すると期待される。

pharmacogenomicsの方法論

遺伝子多型解析

表現型としての個人の「体質」はゲノム上でどのような違いとして現われているのだろうか。ゲノムは生物を構成するために必要な遺伝情報の総体であるから, そのほとんどは人種や血縁関係の有無にかかわらず, すべての人類が共有している。しかしそのごく一部(0.1%程度と考えられている)は個人によって差異が存在しており, 遺伝的に決まる個人差は機能分子やその調節領域の変異としてこの部分にあると考えられている。

これまで, こうした変異は特定の遺伝子や遺伝子間領域の欠失や繰り返し回数の増加として多くの遺伝性疾患で発見され, 分子機能の解明に貢献してきた。一般に遺伝子の塩基の配列において, 個体間に1%以上存在する変異のことを遺伝子多型(genetic polymorphism)と呼ぶ。特に, 1塩基について存在する多型を一塩基多型(single nucleotide polymorphism : SNP)と呼び, 遺伝子多型のなかでも頻度が高いことから特に着目されている。

SNPsはヒトゲノム中に数百から1kbあたりに一つとゲノム全域にわたって高頻度に存在し, 遺伝的多型の85%はSNPsであると想定されている。その頻度の高さと, 他のDNAマーカーに比べ遺伝子型判定の自動化・高速化が容易であることから, 多様な遺伝子発現における個人の違いを識別するためのマーカーとして注目されている。また, 同一染色体上で統計学的にみて関連のある, つまり遺伝的に連鎖している多型(SNPなど)の組み合わせ(ハプロタイプ〈haplotype〉という)がある。その組み合わせがわかればある範囲内について, 少数の対立遺伝子を同定することで他の多型座位も決めることができることから, このような情報は pharmacogenomics に特に有用である。

全ゲノムにおけるハプロタイプ情報を収集, 解析する国際的なプロジェクト International HapMap Project(国際HapMap計画〈http://www.hapmap.org/〉)が行われ, 地図が作成されている。現在, さまざまな遺伝子型タイピング法の開発が進められ, より迅速で正確, 安価に遺伝子型判定を行う技術開発が進んでおり, これら技術開発により遺伝子多型に基づく個別化医療が進むことが期待される。具体的な例を後述する。

遺伝子発現解析

1990年代後半に微量検体で発現変動している遺伝子群を解析する革新的な技術としてDNAチップ(マイクロアレイ)が登場した(図2-2, 図2-3)。DNAチップを利用した遺伝子発現情報は遺伝子発現プロファイリング(gene expression profiling)と呼ばれ, トランスクリプトーム(遺伝子転写物総体)を記述する手法として注目されている。その応用は特に癌や白血病の分子診断(molecular diagnosis), 薬物や放射線治療の反応性, さらには癌の易転移性や予後予測などに広く臨床応用されつつある。

たとえば, Golubらは急性骨髄性白血病(AML)と急性リンパ性白血病(ALL)に対してDNAチップによる遺伝子発現プロファイルの解析を行い, これらの鑑別および診断に有益な情報が得られることを報告している[5]。また Alizadehらは不均一な臨床経過をとることで知られていたびまん性大細胞性B細胞性リンパ腫(DLBCL)に対してDNAチップを用いた遺伝子発現プロファイルに基づき, この疾患が予後の大きく異なる2群に分類されること, また化学療法をそれぞれの群で至適化する必要性を示唆している[6]。

pharmacogenomicsの臨床応用[7)~8)]

pharmacogenomicsの基本的概念や方法について概略したが, pharmacogenomicsを用いることにより, 有効性を向上し副作用を低減することにより, その薬物治療のbenefit/risk比を大幅に改善しうると考えられ, すでにいくつかの薬物で現実に臨床現場でpharmacogenomicsが薬物投与設計に活用されている。

1 ワルファリンは, わが国のみならず国際的にも広く, 古くから血栓塞栓症の治療および予防に使用されている経口抗凝固薬である。投与量には大きな個人差があり, 従来から初期投与量の推測が困難な薬物の一つとされてきた。ワルファリンの標的分子はビタミンK依存性凝固因子の生成に関与するビタミンKエポキシド還元酵素(VKORC1)であり, 薬理作用を示すS体ワルファリンの主な代謝酵素はシトクロムP4502C9(CYP2C9)である。近年, VKORC1とCYP2C9の遺伝子多型が報告され, この遺伝子多型がワルファリンの治療効果に影響を及ぼすことが明らかになりつつある。VKORC1のtype H1とH2を有する患者では治療に必要なワルファリンの投与量は少なく, type H7, H8, H9を有する患者では多くなる傾向にある。一方, CYP2C9の変異型を有する患者ではワルファリンの代謝能が低いた

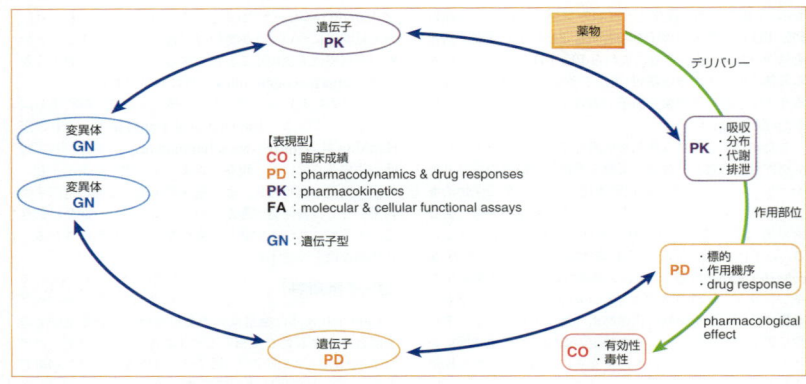

図 2-1 Pharmacogenomics の概念

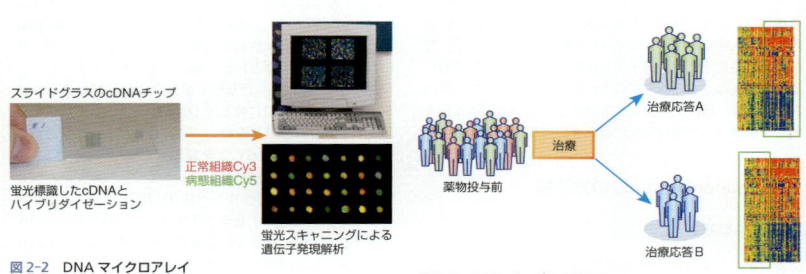

図 2-2 DNA マイクロアレイ

図 2-3 DNA チップによる PGx

めに治療に必要なワルファリンの投与量は少なくてすむが、副作用としての出血のリスクも高いのに対し、野生型を有する患者ではワルファリンの投与量は多くなる傾向にある。

2 抗腫瘍薬塩酸イリノテカンは、その活性体の SN-38 が UDP グルクロン酸転移酵素 (uridine diphosphate glucuronosyltransferase：UGT1A1) により代謝され、グルクロン酸抱合を受けて生理活性が減弱する。この UGT1A1 に*28 の変異がある場合には UGT1A1 の活性が低下し、高い血中 SN-38 濃度が遷延するため、重篤な副作用が発現しやすい。したがって、そのような多型の場合には投与量を減ずる必要がある。このための診断法もすでに市販されている。

3 胃酸分泌抑制治療薬プロトンポンプ阻害薬 (例：メプラゾール、ランソプラゾール、ラベプラゾールなど) は、逆流性食道炎や H. pylori の除菌などで頻用されている。これらのプロトンポンプ阻害薬の代謝には CYP2C19 が関与している。この CYP2C19 には遺伝的な多型性があり、日本人ではエクソン 5 の*2 とエクソン 4 の*3 の 2 カ所を調べれば、rapid metabolizer (RM)、intermediate metabolizer (IM)、poor metabolizer (PM) に分類可能である。また、プロトンポンプ阻害薬の血中濃度は CYP2C19 の遺伝子多型で異なり、RM で低く、PM で高く、数倍の違いがある。そして、胃酸分泌抑制効果も CYP2C19 の遺伝子多型で異なり、RM では弱く臨床的に不十分である場合が多い。RM で胃酸分泌抑制効果が不十分であると、逆流性食道炎や H. pylori の除菌療法においても治癒率が低くなることが報告されている。H. pylori の除菌の失敗の場合には H. pylori に抗生物質耐性を獲得させやすいため、以降の再除菌を困難にすると考えられる。したがって、CYP2C19 の遺伝子多型に応じてプロトンポンプ阻害薬の用量調整を考慮すべきであり、特に RM では用量・投与回数の増加などの工夫が必要である。

4 乳癌ホルモン療法薬であるタモキシフェンの効果は CYP2D6 の活性に依存することから、CYP2D6 の PM では、extensive metabolizer (EM) に比較して乳癌の再発までの期間が有意に短く、さらに無再発生存期間も有意に短いことが認められている。したがって、CYP2D6 の PM ではタモキシフェンの適応ではなく、他の治療法の選択を考慮すべきと考えられる。

5 ヒト癌遺伝子 HER2/neu (c-erbB-2) の遺伝子産物である HER2 蛋白に特異的に結合することで、抗腫瘍効果

を発揮する抗がん剤トラスツズマブは，HER2過剰発現例に有効であることから，通常のホルモン療法または化学療法では効果不十分で，HER2過剰発現が確認された転移性乳癌に対してのみ使用されている。

6 抗がん剤ゲフィチニブはEGFRチロシンキナーゼ阻害により抗腫瘍活性を発揮する。手術不能あるいは再発性の非小細胞肺癌に対して使用されるが，EGFRの遺伝子変異がゲフィチニブの感受性予測因子であること，およびEGFRの遺伝子変異が臨床的にこれまで重要と考えられてきた薬剤感受性予測因子（女性，東洋人，腺癌など）とも相関することが報告されている。

また，以上の薬物だけではなく複数の薬物が投与される場合，薬物相互作用とそれに伴う副作用の発現予測にもpharmacogenomicsは重要であり，現在CYP3A4やCYP2D6など既存薬の代謝経路として頻度の高い代謝経路を有する新薬開発においては，すでに開発段階でその可能性を検討する場合も多い。さらに，薬物代謝酵素の遺伝子多型には人種差があり，たとえば白人ではCYP2D6の活性が減少しているPMが3.2〜10.0％であるのに対し，日本人では0.7％程度であり国際ハーモナイゼーションの点からも重要である。

以上，すべての薬物はそのPK, PDにおいて遺伝的多型はなんらかの影響があるといっても過言ではないが，pharmacogenomicsに立脚する臨床薬物療法は真に臨床的に意味のある事例を中心に考えるべきであろう。また，pharmacogenomicsはこれからの安全効果的な臨床試験，治療などについても積極的に活用されると期待される。

【辻本 豪三】

参考文献

1) Lazarou J et al：Incidence of adverse drug reactions in hospitalized patients: a meta-analysis of prospective studies. JAMA 279：1200-1205, 1998
2) Lander ES et al：Initial sequencing and analysis of the human genome. Nature 409：860-921, 2001
3) Venter JC et al：The sequence of the human genome. Science 291：1304-1351, 2001
4) Meyer UA：Pharmacogenetics and adverse drug reactions. Lancet 356：1667-1671, 2000
5) Golub TR et al：Molecular classification of cancer: class discovery and class prediction by gene expression monitoring. Science 286：531-537, 1999
6) Alizadeh AA et al：Distinct types of diffuse large B-cell lymphoma identified by gene expression profiling. Nature 403：503-511, 2000
7) 医薬品評価におけるファーマコゲノミクスの利用に関する現状と課題に関する報告書（日本臨床薬理学会ゲノム委員会）：http://www.pmda.go.jp/topics/file/h191113kohyo.pdf

3 抗菌薬

抗菌薬の考え方

抗菌薬の選択

患者の年齢，重症度，基礎疾患，臨床像，バイタルサインの安定度，免疫状態，喀痰・尿・髄液・組織滲出液などのGram染色結果のほか，以下の点も考慮に入れて投与すべき抗菌薬を決定する。

- 可能性のある原因微生物をカバーする，より狭い抗菌スペクトラムの抗菌薬。
- 抗菌薬の組織移行性を考慮する。抗菌薬を感染部位に十分な濃度で到達させる。
- 地域および施設における起因菌・薬剤感受性の特徴をふまえる。
- 副作用。
- 殺菌性抗菌薬か静菌性抗菌薬か。特に免疫不全状態の感染症治療においては殺菌性抗菌薬を選択するのが合理的である。
- 抗菌薬の価格。
- その他，投与経路と経口吸収率，患者の肝・腎機能，妊娠授乳の有無，など考慮すべき事項は多い。

抗菌薬の投与方法

抗菌薬は，必要十分な投与量を，十分な期間投与するのが原則である。

投与量：各病態に応じ適切な容量を投与する。

投与間隔：抗菌薬には，時間依存性の薬剤（有効血中濃度〈time above MIC〉を長時間維持すべき薬剤）と濃度依存性の薬剤（最高血中濃度をできるだけ高くすることが有効な薬剤）がある。前者の代表は，ペニシリン系やセフェム系であり，このクラスの薬剤の多くは血清濃度半減期が1〜2時間程度と短いため，本来の薬効を期待するためには1日3〜6回の投与間隔を設定する。後者の代表はアミノグリコシド系やニューキノロン系の薬剤である。グラム陰性桿菌に対してPAE（post-antibiotic effect）が期待できるのも後者のクラスの薬剤である。

抗菌薬が臨床的に有効でないと判断する際に，投与量や投与回数が不十分であった場合には，その抗菌薬が微生物に対して有効でないのか，有効であるはずだが不適切な投与方法のために本来の効果を得られていないのかが不明瞭となるので，適切な投与量と投与回数を遵守するように心掛ける。

投与期間：抗菌薬の投与期間は，よく確立されたものと，比較的経験則に基づくものとがある。個々の症例において検討されるべきものであるが，不必要に長期間の投与を避け，しかし十分な治療期間を設けることが肝要である。抗菌薬を中止する目安が解熱やC反応性蛋白（CRP）などの検査所見の改善にあるのでなく，その感染症が確実に治癒し合併症や再燃の危険性が低下するのに必要な投与期間を検討する。

抗菌薬の併用療法

抗菌薬は単剤使用が原則である。相乗効果を期待する場合，その臨床的有効性が証明されているものはかぎられている点に注意したい。

> **抗菌薬の併用療法の適応**
> - 相乗効果（synergic effect）が期待できる場合
>   - 緑色レンサ球菌や腸球菌に対するアミノグリコシドとペニシリン系薬剤の併用。
>   - 緑膿菌に対するアミノグリコシドとβ-ラクタム系薬剤の併用。
>   - 両薬剤に感受性を有する場合のアムホテリシンBとフル

シトシンの併用。
・好中球減少時の発熱では,エンピリックにアミノグリコシドを併用してしまう。
- 複数の起因菌が推測される場合:膿瘍の治療など。
- 耐性微生物誘導の防止:結核症(あるいはHIV-1感染症)に代表される。

エンピリックセラピー

培養結果から起因菌が同定されるまでには24～48時間以上を要するため,罹患臓器と原因微生物を推定し,前述した思考過程を経て,それらをもとに決定した抗菌薬を培養結果を待たずに投与開始することが通常である。この場合,抗菌薬投与前に採取された検体の培養・感受性検査の結果に応じ,投薬内容を適切に修正する。したがって,抗菌薬投与がなされる前の原因微生物を知るための努力および検体採取を怠ってはならない。

なお,エンピリックセラピー(empiric therapy)を避けるべき疾患の一つは,亜急性心内膜炎である。亜急性心内膜炎は,循環動態が安定しているかぎりは血液培養の結果を待ち,定められた治療法に従って治療を開始するのが原則である。循環動態が不安定で急性心不全のおそれがある急性心内膜炎は緊急治療が必要である。

耐性菌出現抑止

メチシリン耐性黄色ブドウ球菌(MRSA),バンコマイシン耐性腸球菌(VRE),多剤耐性緑膿菌,セラチアなど耐性菌の出現による弊害がクローズアップされる現代の医療現場では,抗菌薬の適正使用が各医師に求められる。

適正使用とは,副作用と耐性菌発現を最小限に抑えつつ最大の治療効果を得ることをいう。実際的には,患者にとって必要なときにだけ,特定の微生物を標的として適切な薬剤・容量・期間をもって治療することである。

わが国で分離される黄色ブドウ球菌のうち60～70%がMRSAであり,肺炎球菌のうちペニシリン低感受性菌(PISP)は約30～40%,ペニシリン耐性菌(PRSP)は5～10%である。欧米ではVREが台頭し,わが国でも散見されつつある。バンコマイシン低感受性MRSA(GISA)は2002年6月までに米国では8例確認されているが,そもそも1996年にわが国の臨床検体から分離されたことは注目すべきで,十分な警戒を要する。インフルエンザ菌では,β-ラクタマーゼ産生菌は20～30%で推移しているが,新たな耐性機序を獲得した多剤耐性BLNAR(β-lactamase-negative ampicillin-resistant Haemophilus influenzae)が急激に増加している。

抗菌薬各論

臨床的に使用される抗生物質はきわめて多岐にわたるが,その薬理特徴からある程度のクラスに分類できる。それぞれのクラスにおいて,その抗菌スペクトラム,特徴,副作用まで十分理解したうえで適確に使用することのできる代表薬剤を各医師が確立しておくことが望ましい。

個々の抗生物質の適応,投与方法,副作用などについては薬剤添付文書,発売元製薬会社にあたるべきである。また,微生物の薬剤感受性は地域や施設による差異があり,それぞれの検査機関での確認が必要である。

抗菌薬の作用機序

細胞壁合成阻害薬:β-ラクタム系,バンコマイシン。
蛋白合成阻害薬:
- リボソーム30Sサブユニット:テトラサイクリン系,アミノグリコシド系。
- リボソーム50Sサブユニット:クリンダマイシン,マクロライド系,クロラムフェニコール,リネゾリド。

DNA・RNA合成阻害薬:
- DNA合成。メトロニダゾール,DNA gyrase:ニューキノロン系。
- RNA合成。DNA-dependent RNA polymerase:リファンピシン。
- 核酸合成。葉酸代謝阻害:ST合剤。

組織移行性(特に髄液移行性および前立腺移行性)・消化管吸収

髄液移行性:
- 髄液移行がよい抗菌薬:クロラムフェニコール,ST合剤,メトロニダゾール。
- 炎症がある場合に髄液移行する抗菌薬:ペニシリンG,アンピシリン,第3世代セフェム系,バンコマイシン。

前立腺移行性:
- 前立腺移行がよい抗菌薬:ST合剤,ニューキノロン系,マクロライド,クリンダマイシン。
- 炎症がある場合に前立腺移行する抗菌薬:ペニシリン系,セフェム系,モノバクタム系,カルバペネム系,アミノグリコシド系。
- 消化管からの吸収がよい抗菌薬:アモキシシリン,ニューキノロン系,リファンピシン,ドキシサイクリン,ミノサイクリン,クリンダマイシン,メトロニダゾール,ST合剤,クロラムフェニコール,リネゾリド。

「時間依存性」と「濃度依存性」:
- 時間依存性(time above MIC):β-ラクタム系,バンコマイシン,クリンダマイシン,マクロライド系。
- 濃度依存性(Cmax/MIC):アミノグリコシド系,キノロン系,メトロニダゾール,クロラムフェニコール。

細胞内寄生体に効果のある抗菌薬:テトラサイクリン系,クロラムフェニコール,ST合剤,ニューキノロン系,マクロライド系,クリンダマイシン,リファンピシン。

抗菌薬の特徴

抗菌薬は,ヒトの細胞を傷つけずに細菌だけを選択的に攻撃する選択毒性に基づき,細菌感染症の根本的治療として投与される。抗菌薬の標的としては,細菌に特徴的な細胞壁,リボソーム,核酸合成などがあり,その合成や機能を阻害することによって殺菌的または静菌的な抗菌作用を生じる(表3-1)。

細胞壁合成阻害薬
- 代表的な細胞壁合成阻害薬にβ-ラクタム系とグリコペプチド系がある。細菌が増殖する際に細胞壁の構成成分であるペプチドグリカンが合成されるが,その架橋形成反応を抑制することによって,殺菌的な作用を呈する。
- 最も頻用される抗菌薬はペニシリン系とセフェム系からなるβ-ラクタム系である。

表 3-1 抗菌薬の代表的な薬物の適応と注意すべき有害反応

分類	一般名	主要商品名	一般的な適応	注意すべき有害反応
ペニシリン系				アレルギー反応
●ペニシリンG	ベンジルペニシリンカリウム	注射用ペニシリンGカリウム	レンサ球菌，肺炎球菌	カリウム塩のため静脈炎 伝染性単核球症で薬疹
●広域ペニシリン	アンピシリン アモキシシリン	ビクシリン サワシリン	陽性球菌に加えて，グラム陰性桿菌にも活性がある	
●抗緑膿菌活性ペニシリン	ピペラシリンナトリウム	ペントシリン	緑膿菌などにも有効	
●β-ラクタマーゼ阻害薬合剤	アンピシリン・スルバクタム アモキシシリン・クラブラン酸 ピペラシリン・タゾバクタム	ユナシン オーグメンチン ゾシン	黄色ブドウ球菌，β-ラクタマーゼ産生菌にも有効 カルバペネムとほぼ同等	
セフェム系				アレルギー反応
●第1世代	セファゾリン セファクロル	セファメジン ケフラール	感受性があれば黄色ブドウ球菌の第一選択	
●第2世代	セフォチアム セフメタゾール	パンスポリン セフメタゾン	陰性桿菌への活性が強化 第1世代，第2世代は髄液移行性が不良	
●第3世代(抗緑膿菌活性なし) ●第3世代(抗緑膿菌活性あり)	セフトリアキソン セフカペンピボキシル セフタジジム	ロセフィン フロモックス モダシン	陰性桿菌への活性が強く，髄液移行性も良好	スペクトラムが広く，耐性菌を誘導する可能性に注意しなければならない
●第4世代	セフェピム	マキシピーム	広範囲スペクトラム	
オキサセフェム系	フロモキセフナトリウム	フルマリン	第2世代セフェムと同等	NMTT 側鎖があり，セフメタゾールなどとともに，低プロトロンビン血症，飲酒禁
モノバクタム系	アズトレオナム	アザクタム	グラム陰性菌にのみ有効	他のβ-ラクタムアレルギーがあっても使用できる可能性がある
カルバペネム系	メロペネム水和物 ドリペネム	メロペン フィニバックス	嫌気性菌を含む超広範囲のスペクトラムで有効	
ペネム系	ファロペネムナトリウム	ファロム	ペニシリン耐性肺炎球菌に有効，緑膿菌には無効	
アミノグリコシド系	ゲンタマイシン アミカシン トブラマイシン アルベカシン	ゲンタシン 硫酸アミカシン トブラシン ハベカシン	広域スペクトラム 1日1回投与の有効性が広く認められる アルベカシンは MRSA に有効	いずれも聴神経毒性と腎機能低下があり，薬物血中濃度モニタリング(TDM)の適応となる
ホスホマイシン系	ホスホマイシンカルシウム ホスホマイシンナトリウム	ホスミン ホスミンS	広域スペクトラムであるが，一般的に抗菌力は弱い	アレルギーが少ない Na 含有量が多い (14.5 mEq/g)
テトラサイクリン系	ミノサイクリン塩酸塩 ドキシサイクリン塩酸塩水和物	ミノマイシン ビブラマイシン	広域スペクトラム，マイコプラズマやクラミジアにも有効	骨発達障害，歯牙色素沈着のため妊婦と8歳以下小児で禁忌
クロラムフェニコール	クロラムフェニコール	クロロマイセチン，クロマイ	髄液移行性	数万例に1件の頻度ながら再生不良性貧血が出現
マクロライド系	クラリスロマイシン エリスロマイシン アジスロマイシン	クラリス クラリシッド エリスロシン ジスロマック	マイコプラズマ，レジオネラなどにも有効．わが国では肺炎球菌の耐性がきわめて多い アジスロマイシンは半減期がきわめて長く，1日1回3日間投与のみでよい	他薬剤との相互作用に注意 （アジスロマイシンは比較的相互作用が少ない）
オキサゾリジノン系	リネゾリド	ザイボックス	グリコペプチド耐性菌を含むグラム陽性菌に有効	2週間以上の投与で血小板数減少や貧血など
リンコマイシン系	クリンダマイシン	ダラシン	グラム陽性菌，嫌気性菌に有効であるが，バクテロイデス属に耐性株が増加	Clostridium difficile 関連感染症との関連が重要
キノロン系	シプロフロキサシン レボフロキサシン モキシフロキサシン	シプロキサン クラビット アベロックス	尿路感染症に有効，前立腺への移行性もよい 広域スペクトラム，緑膿菌やマイコプラズマにも有効．嫌気性菌にも活性あり．レボフロキサシンなどの呼吸器キノロンは肺炎球菌にも有効	非ステロイド性抗炎症薬(NSAIDs)やテオフィリンとの相互作用．腱断裂．高齢者や心疾患例で QT 延長
グリコペプチド系	バンコマイシン テイコプラニン	塩酸バンコマイシン タゴシッド	MRSA をはじめとするグラム陽性菌に有効	薬物血中濃度モニタリング(TDM)の適応．最低血中濃度(トラフ値)が低すぎると耐性菌の危険性
ST 合剤	トリメトプリム・スルファメトキサゾール	バクタ バクトラミン	尿路感染症に有効，前立腺への移行性が非常によい．ニューモシスチス肺炎やノカルジア症にも有効	アレルギー反応・アナフィラキシー．高カリウム血症や骨髄抑制がみられることがある．

- ペニシリンアレルギー，すなわちペニシリン系抗菌薬を投与された際にアナフィラキシー（即時型アレルギー）を生じた場合，他のβ-ラクタム系の投与も危険である（アレルギーの病歴はアナフィラキシーと薬疹などをきちんと区別しておくことが重要である）。
- ペニシリンGは最も基本的な抗菌薬であるが，特にレンサ球菌による心内膜炎や神経梅毒などでは引き続いて第一選択である。血中半減期が短く，4時間または6時間ごとの投与，あるいは24時間持続点滴などが必要である。カリウム塩であることから静脈痛，静脈炎に注意する。
- 広域ペニシリンに静注できるアンピシリン，経口投与のアモキシシリンなどがあり，陽性球菌に加えてグラム陰性桿菌にも活性があるが，医療関連感染症の起因菌となる緑膿菌などには無効である。なお，伝染性単核球症に投与すると高頻度で薬疹を生じる。
- β-ラクタマーゼ阻害薬を配合したペニシリンは，静注できるアンピシリン・スルバクタム，経口投与のアモキシシリン・クラブラン酸などがあり，β-ラクタマーゼを産生する嫌気性菌などにも有効であることから，嚥下性肺炎や腹腔内感染症などに対しても広く有効である。しかし，やはり医療関連感染症の起因菌となる緑膿菌などには無効である。
- ピペラシリン・タゾバクタムは抗緑膿菌活性を有するピペラシリンにβ-ラクタマーゼ阻害薬を配合した静注薬であり，後述するカルバペネム系と同等のきわめて抗粋な抗菌活性を有する。8時間ごとまたは6時間ごとに投与する。
- セフェム系はその抗菌活性によって第1〜第4世代に分類される。
- 第1世代セフェム系には静注できるセファゾリン，経口投与のセファクロルなどがあって，わが国では感受性があれば黄色ブドウ球菌の第一選択である。大腸菌などの腸内桿菌属にも有効である。
- 第2世代セフェム系は第1世代に比較すると陰性桿菌に対する抗菌力が強化されており，セフォチアムやより抗嫌気性菌作用が強いセフメタゾール静注などがある。化学構造からオキシセフェムに分類されるフロモキセフ静注もほぼ同様の抗菌活性である。なお，構造的にNMTT側鎖を有するセフメタゾールやフロモキセフは低プロトロンビン血症から出血傾向を示したり，飲酒するとアルコールへのアンタビューズ作用から気分不快などの症状が強いことがあるので注意が必要である。
- 第3世代セフェム系は，第2世代セフェム系よりもさらに活性が陰性桿菌に特化した性格があり，抗緑膿菌活性のないセフトリアキソン静注やセフォタキシム静注，抗緑膿菌活性のあるセフタジジム静注などがある。一般的には血中半減期が短く8時間ごと投与などが必要であるが，セフトリアキソンは1日1回投与でも有効性が維持できる。
- 第1・第2世代セフェム系は，第3世代セフェム系と異なり，髄液移行性に乏しい。
- 第3世代セフェム系まで分解して無効にする基質特異性拡張型β-ラクタマーゼ（ESBL）が増加傾向にあり，ESBL産生菌に対しては感染対策に特に配慮する必要がある。
- 第4世代セフェム系にはセフピロム静注などがあり，抗緑膿菌活性を含め第3世代に陽性球菌への活性を強化した広域スペクトラムを呈する。
- カルバペネム系には，メロペネム静注やドリペネム静注などがあり，これらは嫌気性菌を含む超広範囲のスペクトラムに有効であるが，最近では耐性緑膿菌が増加している。血中半減期は短く，8時間ごとまたは6時間ごとの投与が必要である。なお，当然ながらMRSAには無効である。
- モノバクタム系にはアズトレオナム静注があるが，グラム陰性菌にのみ有効であり，他のβ-ラクタムアレルギーにも投与できる可能性がある，などのユニークな特徴がある。なお，諸外国と比較してわが国では抗緑膿菌活性が弱い。
- グリコペプチド系には，バンコマイシン静注，テイコプラニン静注がある。いずれもMRSAを含むグラム陽性球菌に有効であるが，最近はわが国も耐性腸球菌が増加傾向にある。グリコペプチド系は薬物血中濃度モニタリング（TDM）のよい適応であるが，最低血中濃度（トラフ値）が低すぎると耐性を誘導する可能性があり注意が必要である。

蛋白合成阻害薬

- アミノグリコシド系として，ゲンタマイシン静注，アミカシン静注，トブラマイシン静注，アルベカシン静注などがあり，緑膿菌を含む広域に有効であるが，いずれも聴神経毒性と腎毒性がありTDMの適応となる。
- アミノグリコシド系は1日1回投与による有効性が広く認められつつある。
- アルベカシン静注はMRSAにも有効であり，アンピシリン・スルバクタムとの併用などで使用される。
- テトラサイクリン系薬には，静注および経口投与がともに可能なミノサイクリンや経口投与のビブラマイシンがある。広域スペクトラムであり，一般細菌だけではなくマイコプラズマやクラミジアにも有効である。
- マクロライド系抗菌薬として，クラリスロマイシン，エリスロマイシン，アジスロマイシンなどがあり，わが国においてはエリスロマイシンに静注できる製剤もあることを除いていずれも経口投与となる。レジオネラ属やマイコプラズマにも有効であることから，海外では市中肺炎に第一選択とされるが，わが国では耐性肺炎菌がきわめて多いことから事情が異なっている。なお，マクロライドは他の薬剤との相互作用に注意しなければならない。
- リネゾリドは，オキサゾリジノン系に分類される抗菌薬であり，静注および経口投与が可能である。グリコペプチド耐性菌を含むグラム陽性球菌に有効である。2週間以上の投与で血小板数減少や貧血などの副作用があり，海外からは耐性菌も報告されている。きわめて高価である。

DNA-RNA合成阻害薬

- キノロン系には，シプロフロキサシン，レボフロキサシン，モキシフロキサシンなどがある。尿路感染症の治療に優れており，特に前立腺移行性がよい。広域スペクトラムで緑膿菌やレジオネラ属に対しても有効である。特

表3-2	感染制御の立場からみた外科的手術の分類	
	内容	例
清潔手術	粘膜の切離を伴わない手術	心臓外科手術,脳外科手術,ヘルニア縫合術
準清潔手術	粘膜の切離を伴う待機的手術	待機的消化管手術,肺手術,帝王切開手術
汚染手術	感染症の局所を対象とする手術	急性虫垂炎に対する虫垂切除術,ほとんどの胆道系手術
感染下手術	手術前に感染症が成立している場合	消化管穿孔に対する手術,開放性骨折(複雑骨折)の手術

- 抗菌薬の予防的投与は手術直前の1回投与で十分であるとする報告が多い
- 抗菌薬の予防的投与は原則として術後48時間以内にかぎる

に肺炎球菌活性にも優れたレボフロキサシンやモキシフロキサシンは肺炎の治療にも有用である。
- キノロン系は結核菌にも有効性があり,不注意な投与は結核の診断の遅れにつながる。
- キノロン系のまれな副作用として,腱断裂や高齢者心疾患でQT延長などが報告されている。
- トリメトプリム・スルファメトキサゾール(一般にST合剤と呼ばれる)は,葉酸代謝を抑制する抗菌薬で尿路感染症の治療に有用であるが,大量投与によりニューモシスチス肺炎やカルシウム欠乏症の治療にも有効である。副作用としてはアレルギーが多く,投与量と投与期間に応じて高カリウム血症や骨髄抑制などがみられる。

その他
- メトロニダゾールは抗菌療法に伴う下痢症の代表格である *Clostridium difficile* 関連疾患に有効である。嫌気性菌にも幅広く活性を示すが,わが国では保険適用がかぎられており,静注製剤もないため海外のように使用することができない。

抗菌薬の予防的投与

入院患者の約1/3には抗菌薬が投与されて,その約1/2は予防的投与であるとされる。予防的投与に際しても耐性菌の増加や重篤な副作用を生じる可能性があるために慎重な考慮が必要となる。また,当然ではあるが清潔操作などの基本的な感染防御は忠実に行うべきで,予防的投与について誤った安心感を持ってはならない。

外科的手術に対する抗生物質の予防的投与

術創感染症の発症頻度は手術の内容によって大きく異なるが,清潔手術では1%程度,準清潔手術で10%程度,汚染手術で15%程度,感染下手術で40%程度とされる(表3-2)。

感染性心内膜炎の予防

心疾患を有する患者に外科的手術や歯科的処置を施行する場合には,感染性心内膜炎に対する予防として抗生物質が投与されることが多い。

その他の抗生物質の予防的投与

いくつかの感染症では高リスク症例における発症の防止を目的とした一次予防,既往歴を有する症例を対象に再発防止を目的とした二次予防を行う場合がある。

抗寄生虫薬
- 抗原虫薬:抗マラリア薬(クロロキン,ファンシダール,アーテスネートなど),抗トリパノソーマ薬(スラミン,ベンズニダゾールなど)など。
- 抗蠕虫薬:回虫・蟯虫駆除薬(ピランテルなど),鞭虫駆除薬(アルベンダゾール,メベンダゾールなど),糸状虫症治療薬(ジエチルカルバマゼピンなど),条虫症・吸虫症治療薬(プラジカンテルなど)。

寄生虫症治療に用いる稀用薬剤(orphan drugs)は,創薬等ヒューマンサイエンス振興財団・政策創薬総合研究事業・熱帯病治療薬研究班が保管体制を確立している(http://www.med.miyazaki-u.ac.jp/parasitology/orphan/index.html)。

【森澤 雄司】

4 抗ウイルス薬,抗レトロウイルス薬

はじめに

抗ウイルス薬の開発には,ウイルス増殖過程の解明が大きな役割を果たしている。ウイルスが吸着する受容体の発見やウイルスゲノムの複製ステップの解明などは,いずれも有力な抗ウイルス薬の開発につながる可能性を秘めている。ウイルスの増殖過程の模式図を示す(図4-1)。

現在使用されている抗ウイルス薬には,ウイルスゲノムの複製にかかわる「DNA(またはRNA)ポリメラーゼ」や「逆転写酵素」を阻害するものが多い。抗ヘルペスウイルス薬のアシクロビル(DNAポリメラーゼを阻害),抗HIV(免疫不全ウイルス)薬のテノホビル(逆転写酵素を阻害),抗HBV(B型肝炎ウイルス)薬のエンテカビル(DNAポリメラーゼを阻害)などである。

これらの薬剤は,核酸(ヌクレオチド(nucleotide))のアナログ,あるいは核酸を構成するヌクレオシド(nucleoside)のアナログとして,本来の基質と競合的に作用してウイルスゲノムの複製を阻害する(アナログとは,類似体という意味である)。

さらに,ウイルス粒子の成熟に必要な酵素である「プロテアーゼ」を阻害する薬剤も開発され,代表的なものは抗HIV薬のロピナビル,ダルナビルなどがある。そのほか,インフルエンザウイルスの感染細胞からの遊離に必要な酵素「ノイラミニダーゼ」も抗ウイルス薬の標的酵素であり,オセルタミビル,ザナミビルは代表的なノイラミニダーゼ阻害薬である。

ウイルス特異的に抗ウイルス作用を発揮する薬剤が開発される一方で,非特異的に抗ウイルス作用を示す薬剤もウイルス感染症治療の大きな役割を担っている。代表的な薬剤はインターフェロンα(INF-α)である。遺伝子組換え型INF-αがHBV,HCV(C型肝炎ウイルス)治療に用いられている。グアノシン類似のヌクレオシドアナログであるリバビリンは,多くのRNA,DNAウイルスを抑制する。細胞内のグアノシン三リン酸(GTP)を減少させてウイルスRNA合成を阻害することが抗ウイルス効果を示す一因と考えられているが,詳細な作用機序はわかっていない。リバビリンは慢性C型肝炎に対してINF-αと併用されるほか,重症のRSウイルス感染者の治療に吸入薬として使

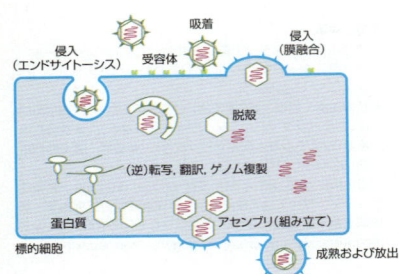

図 4-1 ウイルス増殖過程の模式図

用されることがある。

代表的な抗ウイルス薬と抗レトロウイルス薬(抗HIV薬)を表4-1, 表4-2に示す(抗肝炎ウイルス薬については5章21「ウイルス性肝炎治療薬」参照)。

抗インフルエンザウイルス薬

インフルエンザウイルスはオルトミクソウイルス科に属し、マイナス一本鎖の分節状ゲノムを持つRNAウイルスである。ウイルス内部の核蛋白質(nucleoprotein:NP)とマトリックス1蛋白質(matrix protein 1:M1)の抗原性の違いにより、A型、B型、C型の3つに分類される。

A型インフルエンザウイルスは異なる株間でのRNA分節の組換え(genetic reassortment〈遺伝子再集合〉)により性状が変わることがあるため、世界的な大流行(パンデミック〈pandemic〉)を起こす。B型インフルエンザウイルスでは遺伝子再集合は起こらない。A型インフルエンザウイルスは、ウイルス表面蛋白質であるヘマグルチニン(hemagglutinin:HA)とノイラミニダーゼ(neuraminidase:NA)の抗原性により亜型(サブタイプ〈subtype〉)に分類され、HAには16種(H1〜H16)、NAには9種(N1〜N9)の抗原亜型がある。つまり、$16×9=144$種類のA型インフルエンザウイルスが存在し、H1N1などと表記する。

これまでA型インフルエンザウイルスの世界的な大流行(パンデミック)は4回あり、1918年のスペイン風邪(H1N1)、1957年のアジア風邪(H2N2)、1968年の香港風邪(H3N2)、そして2009年にメキシコ・米国南部ではじまったパンデミック(H1N1)2009(H1N1 pdm)である。抗インフルエンザウイルス薬には、ノイラミニダーゼ阻害薬とM2(マトリックス2)阻害薬、そして開発中のRNAポリメラーゼ阻害薬がある。

ノイラミニダーゼ阻害薬:ノイラミニダーゼは、インフルエンザウイルス粒子が細胞から遊離する際に作用する酵素で、細胞表面のシアル酸とヘマグルチニンの結合を切断する。ノイラミニダーゼ阻害薬は、この酵素を選択的に阻害してウイルスの増殖を抑制する。2011年9月時点で、わが国で使用可能な薬剤はオセルタミビル(oseltamivir)(経口)、ザナミビル(zanamivir)(吸入)、ペラミビル(peramivir)(単回の点滴静注)、ラニナミビル(laninamivir)(単回の吸入)の4種類である。A型、B型いずれのインフルエンザウイルスにも効果がある。

M2阻害薬:M2(マトリックス2)はプロトンチャネルであり、細胞内に取り込まれたウイルス粒子内部を酸性にし、脱殻を促す。このM2を阻害するのがアマンタジン(amantadine)である。M2阻害薬はA型インフルエンザに対してしか効果がない。さらに耐性ウイルスの問題があり、現在ではインフルエンザウイルス感染症の第一選択としては用いられていない。

RNAポリメラーゼ阻害薬:RNAポリメラーゼを阻害することでウイルスの複製を抑制する薬剤で、ファビピラビル(favipiravir)が臨床試験中である。これまでの薬剤と作用機序がまったく異なることから、既存の抗インフルエンザ薬に対する耐性ウイルスへの効果も期待されている。

抗ヘルペスウイルス薬

ヘルペスウイルス科のウイルスは、二本鎖の線状DNAを有する。ヒトの疾病の原因になるヘルペスウイルスは、現在までに表4-3のように8種類が知られている。現在使用できる抗ヘルペスウイルス薬はすべて、ウイルスのDNAの合成を阻害することで効果を発揮する。ヒトの細胞のDNAポリメラーゼよりも、ウイルスのDNAポリメラーゼに対する親和性が高いことが選択毒性を発揮する一因である。8種類のヘルペスウイルスのうち、特異的な抗ウイルス薬が実用化されているのは、単純ヘルペスウイルス(HSV)、水痘・帯状疱疹ウイルス(VZV)とサイトメガロウイルス(CMV)である。

抗HSV薬、抗VZV薬:HSVとVZVの治療に用いられている薬剤はイドクスウリジン(idoxuridine:IDU)、ビダラビン(vidarabine:Ara-A)、アシクロビル(acyclovir)、バラシクロビル(valacyclovir)(アシクロビルのバリンエステル)、ファムシクロビル(famciclovir)などである。アシクロビルは、1977年に単純ヘルペスウイルスに対して選択毒性の高い薬剤として報告され、ウイルスのみを標的とする真の抗ウイルス治療はこの薬剤からはじまったといっても過言ではない。グアノシンの誘導体で、デオキシリボースの2′と3′位の炭素を欠失させた合成薬である。acyclovirという名称は、デオキシリボース環がないことから「cycle(環)がない」という意味で、ないという意味の接頭語(a-)をつけたa-cyclo-virに由来する。アシクロビルはウイルスが増殖する過程で発現するチミジンキナーゼ(thymidine kinase:TK)によってリン酸化されてアシクロビル一リン酸となった後、ヒトの細胞の酵素によって二リン酸、三リン酸となり、正常基質であるデオキシグアノシン三リン酸(dGTP)と競合してウイルスDNA鎖に取り込まれる。取り込まれたアシクロビルには3′位の炭素がないので次に結合すべきヌクレオチドの5′端が結合できず、DNA鎖の伸長が停止する。ヒトの細胞にはアシクロビルを効率よくアシクロビル一リン酸化する酵素がないため、ヒトの細胞にはほとんど影響がない。ゆえにアシクロビルは選択毒性が高いすぐれた薬であるが、腸管からの吸収が悪いことが欠点であった。これを補うために開発されたのがバラシクロビルである。アシクロビルにバリン(valine)を結合させた薬剤であるため、val-acyclovirと名づけられた。腸管から吸収された後、肝臓でバリンとアシクロビルに分解される。

抗CMV薬:アシクロビルはCMVに対しては抑制効果を示さない。CMVはウイルス固有のチミジンキナーゼを持

表4-1 主な抗ウイルス薬

阻害するウイルス	一般名	抗ウイルス機序
インフルエンザウイルス	オセルタミビル	ノイラミニダーゼを阻害し, 感染細胞からのウイルスの遊離を抑制する
	ザナミビル	
	ペラミビル	
	ラニナビル	
	アマンタジン	M2(マトリックス2)を阻害し, 細胞内へのウイルスの侵入を抑制する
単純ヘルペスウイルス 水痘・帯状疱疹ウイルス	アシクロビル	ヌクレオシド類似体として, ウイルスのDNA合成を阻害する(バラシクロビルはアシクロビルのプロドラッグ)
	バラシクロビル	
	ファムシクロビル	
	ビダラビン	
	イドクスウリジン	
サイトメガロウイルス	ガンシクロビル	ヌクレオシド類似体として, ウイルスのDNA合成を阻害する(バルガンシクロビルはガンシクロビルのプロドラッグ)
	バルガンシクロビル	
	ホスカルネット	ピロリン酸類似体として, ウイルスのDNA合成を阻害する
	シドホビル(日本未承認)	ヌクレオチド類似体として, ウイルスのDNA合成を阻害する

表4-2 主な抗レトロウイルス薬(抗HIV薬)

分類[*1]	一般名	アルファベット表記	抗ウイルス機序
バックボーン	ジドブジン	AZT	逆転写酵素(RT)を阻害する(ヌクレオシド系)[*2]
	ラミブジン	3TC	
	アバカビル	ABC	
	テノホビル	TDF	
	エムトリシタビン	FTC	
キードラッグ	エファビレンツ	EFV	逆転写酵素(RT)を阻害する(非ヌクレオシド系)
	ロピナビル	LPV	プロテアーゼを阻害する[*3]
	アタザナビル	ATV	
	ホスアンプレナビル	FPV	
	ダルナビル	DRV	
	ラルテグラビル	RAL	インテグラーゼを阻害する

[*1]: 抗HIV薬のなかでHIVを抑制する効果がより強力な薬剤を「キードラッグ」, キードラッグを補足し, ウイルス抑制効果を高める薬剤を「バックボーン」と呼ぶ
[*2]: AZTと3TC, ABCと3TC, TDFとFTCにはそれぞれ合剤が存在する
[*3]: プロテアーゼ阻害薬には, リトナビルというブースターを加えて血中濃度を高める投与法が一般的である. ロピナビルには, すでにリトナビルを合剤化した製剤が存在する

表4-3 ヒトに病原性を持つ8種類のヘルペスウイルス

名称	略称	国際委員会提唱名	疾病(主なもの)
単純ヘルペスウイルス1	HSV-1	HHV-1	口唇ヘルペス, 脳炎, Kaposi水痘様発疹症
単純ヘルペスウイルス2	HSV-2	HHV-2	性器ヘルペス, 脳炎
水痘・帯状疱疹ウイルス	VZV	HHV-3	水痘, 帯状疱疹, 脳炎
EBウイルス	EBV	HHV-4	伝染性単核球症, 慢性活動性EBV感染症, Burkittリンパ腫
サイトメガロウイルス	CMV	HHV-5	先天性CMV感染症, 伝染性単核球症, CMV肺炎, CMV網膜炎
ヒトヘルペスウイルス6		HHV-6	突発性発疹症, 脳炎
ヒトヘルペスウイルス7		HHV-7	突発性発疹症
Kaposi肉腫関連ヘルペスウイルス	KSHV	HHV-8	Kaposi肉腫, 多発性Castleman病, 原発性滲出性リンパ腫

たないためである. ガンシクロビル(ganciclovir)は, アシクロビルを参考に合成された薬剤で, 2'位の炭素のみを欠失させたものである. アシクロビルよりも自然のヌクレオシド, デオキシグアノシンに構造がより近いのでヒトの細胞でもリン酸化されやすい. そのため, 副作用はアシクロビルよりも強く, 骨髄抑制などを生じやすい. アシクロビル同様に, バリンを結合させたバルガンシクロビル(valganciclovir)も使用されている. ホスカルネット(foscarnet)もDNAポリメラーゼを阻害する薬剤であり, ピロリン酸結合部位に直接作用してDNAの複製を阻害する.

抗レトロウイルス薬(抗HIV薬)

レトロウイルスとは, ウイルス内に逆転写酵素を持ち遺伝情報がRNAからDNAへ転写する過程を経て伝達される, 特徴的なRNAウイルスの総称である. ヒトに病原性を持つレトロウイルスの代表的なものは, ヒト免疫不全ウイルス(human immunodeficiency virus:HIV), ヒトTリンパ球向性ウイルス1型(human T-cell lymphotropic virus type 1):HTLV-1)がある. 一般にはHTLV-1感染症に対しては抗ウイルス薬は用いられないので, 臨床の場面で「抗レトロウイルス薬」といえば, 「抗HIV薬」と考えて

よい。

HIVの増殖過程：HIVはリンパ球表面のCD4を主な受容体として細胞内に侵入する(①)。細胞内に侵入したHIVのRNAは逆転写酵素を用いてDNAに変換され(②)，核内に移動してインテグラーゼによりに宿主細胞のDNAに組み込まれる(③)。産生された各種の蛋白はプロテアーゼにより感染性ウイルスとなり(④)細胞外へ出ていく。上記の過程①～④を阻害する薬剤が臨床的に用いられている。

抗HIV薬：核酸系逆転写酵素阻害薬(nucleoside/nucleotide reverse transcriptase inhibitor：NRTI)，非核酸系逆転写酵素阻害薬(non-nucleoside reverse transcriptase inhibitor：NNRTI)，プロテアーゼ阻害薬(protease inhibitor：PI)，インテグラーゼ阻害薬(integrase strand transfer inhibitor：INSTI)，受容体阻害薬(侵入阻害薬)のいずれかを組み合わせて治療する。単剤で使用すると耐性ウイルスが容易に出現するため，原則として行ってはいけない。2011年現在，初回治療の標準的な組み合わせは以下の3つのいずれかである。①NRTI 2剤+NNRTI 1剤，②NRTI 2剤+INSTI 1剤，③NRTI 2剤+リトナビル(rtv)を併用したPI 1剤(注：リトナビルもPIの1種だが抗HIV作用は弱く，併用するPIの濃度を上昇させるためのブースターとして用いられる)。抗HIV薬のなかでHIVを抑制する効果がより強力な薬剤を「キードラッグ」，キードラッグを補足しウイルス抑制効果を高める薬剤を「バックボーン」呼ぶが(表4-2)，その分類に関して明確な定義はない。現在は，NRTI 2剤をバックボーンとし，キードラッグとしてPI，NNRTI，INSTIのいずれか1剤を加える3剤併用療法が標準的な治療である。しかし，今後新たな作用機序を有する薬剤が開発されたり，既存薬剤の新たな効果が認められたりすれば，このような分類や治療法そのものが変わる可能性がある。抗HIV治療の最適な組み合わせは変化している可能性があるので，常に最新の情報を入手する必要がある。日本国内のガイドラインも随時改訂されている[1]。

薬剤耐性ウイルスの問題

インフルエンザウイルスのオセルタミビル耐性株は急速に広がりつつある。ノイラミニダーゼへの耐性化は，特定の1アミノ酸変異による。H1N1ウイルスでは，ノイラミニダーゼの275番目のアミノ酸がヒスチジン(H)からチロシン(Y)へ変異するH275Y変異が知られている。アマンタジンへの耐性化は，M2チャネル内面の5つのアミノ酸(26, 27, 30, 31, 34位)のなかの1つのアミノ酸が変異することで生じる。2009年に世界的に流行したインフルエンザH1N1 pdmは，発生当初からすべてアマンタジン耐性であった。

HSVの薬剤耐性株の大半はチミジンキナーゼ欠損株で，アシクロビルがリン酸化されないため耐性を示す。VZVの耐性株も同様である。ガンシクロビルが抗CMV作用を示すにはCMVのUL97プロテインキナーゼによって一リン酸化されることが必要だが，この遺伝子に変異を持つCMVでは，ガンシクロビルに耐性となる。ガンシクロビル耐性のCMVに対しては，ホスカルネットが有効である。

HIVの耐性株は，それぞれ作用する酵素のアミノ酸変異によってもたらされる。逆転写酵素を例にとると，HIVの逆転写酵素は転写の精度が低いことが知られている。他のレトロウイルスのエラー発生率よりも10～100倍以上も高い。現在の抗HIV薬をきちんと内服すればウイルス増殖はほぼ完全に抑制できるが，内服忘れなどにより薬剤の血中濃度が十分に上昇しなければ，耐性ウイルスが容易に出現する。

薬剤耐性HIVの広がりは世界的な問題である。日本国内のデータでは，未治療のHIV感染者における耐性ウイルスの検出率は，2003年の5.9%から2008年には8.3%へ増加している[2]。

【鯉渕 智彦・岩本 愛吉】

参考文献
1) 厚生労働省科学研究費補助金エイズ対策研究事業「HIV感染症及びその合併症の課題を克服する研究」班による抗HIV治療ガイドライン, 2011：http://www.haart-support.jp/
2) Hattori J et al：Trends in transmitted drug-resistant HIV-1 and demographic characteristics of newly diagnosed patients：Nationwide surveillance from 2003 to 2008 in Japan. Antiviral Res 88：72-79, 2010

5 抗腫瘍薬

抗腫瘍薬の分類と作用機序

抗腫瘍薬は，非特異的に殺細胞効果を示す従来の抗がん剤のほか，癌の分子異常の解明に伴い，その分子を特異的に阻害する化合物や抗体が開発されたことにより，分子標的治療薬が多数加わった。

抗腫瘍薬の作用機序は多岐にわたり作用機序のみの分類は困難であることから，一般的な分類は作用機序に基づくものと由来物質によるものとが混在している(表5-1)。従来の殺細胞作用薬は細胞のDNA合成や細胞分裂を阻害することにより効果を示し，その作用部位により細胞周期特異的なものと非特異的なものに分かれる(図5-1)。分子標的治療薬は小分子と抗体医薬に分かれ，小分子は細胞内のシグナル伝達におけるチロシンキナーゼ阻害によるものが多いが，他の経路を阻害するものも多く開発されている。一方抗体医薬は細胞表面にある分子や増殖因子受容体に結合することにより，抗腫瘍効果を示す(表5-2)。

ホルモン類は直接の殺細胞効果はないが，特異的なホルモンにより細胞増殖が亢進する腫瘍に使用される。その他生物製剤としてサイトカインがあり，直接細胞増殖を抑制するものと免疫細胞を活性化させることによる間接的な効果を利用するものがある。

多剤併用療法

癌の薬物療法では多剤併用療法が一般的に行われる。これは抗腫瘍効果の増強，薬剤耐性の克服および副作用の軽減を目的として行われる。癌は病初期より抗がん剤に対する耐性細胞が存在すると考えられており，さらに治療中にも抗がん剤に対する新たな耐性細胞が出現する。

したがって，併用の場合は作用機序の異なる非交差耐性薬剤を組み合わせて抗腫瘍効果の増強をはかるとともに，副作用が重複しない組み合わせにより副作用の軽減をはか

表5-1 抗腫瘍薬の分類

殺細胞作用薬

- アルキル化薬
  - シクロホスファミド(CPA)
  - メルファラン(L-PAM)
  - ラニムスチン(MCNU)
  - ブスルファン(BUS)
  - ダカルバジン(DTIC)
- 白金系抗がん剤
  - シスプラチン(CDDP)
  - カルボプラチン(CBDCA)
  - オキサリプラチン
- 代謝拮抗薬
  - 葉酸代謝拮抗薬
    - メトトレキサート(MTX)
    - ペメトレキセド
  - ピリミジン代謝拮抗薬
    - フルオロウラシル(5-FU)
    - カペシタビン
    - TS-1
  - シチジン代謝拮抗薬
    - シタラビン(Ara-C)
    - ゲムシタビン(GEM)
  - プリン代謝拮抗薬
    - メルカプトプリン(6-MP)
    - フルダラビン(FLU)
    - クラドリビン(2-CdA)
- 抗がん抗生物質
  - アントラサイクリン系
    - ダウノルビシン(DNR)
    - ドキソルビシン(DXR)
    - イダルビシン(IDR)
  - その他
    - ミトキサントロン(MIT)
    - ブレオマイシン(BLM)
- トポイソメラーゼ阻害薬
  - エトポシド(VP-16)
  - イリノテカン(CPT-11)
- 有糸分裂阻害薬
  - ビンカアルカロイド
    - ビンクリスチン(VCR)
    - ビンブラスチン(VLB)
    - ビンデシン(VDS)
  - タキサン類
    - パクリタキセル(TXL)
    - ドセタキセル(TXT)
- その他
  - ヒドロキシウレア(HU)

ホルモン医薬

- グルココルチコイド: プレドニゾロン(PSL)
- 抗エストロゲン薬: タモキシフェン(TAM), アナストロゾール
- 抗アンドロゲン薬: クロルマジノン
- エストロゲン剤: ホスフェストロール
- GnRH受容体刺激薬: 酢酸ゴセレリン, 酢酸リュープロレリン

生物学的応答調節薬

- インターフェロン: インターフェロンα(IFN-α), インターフェロンβ(IFN-β)

GnRH:性腺刺激ホルモン放出ホルモン

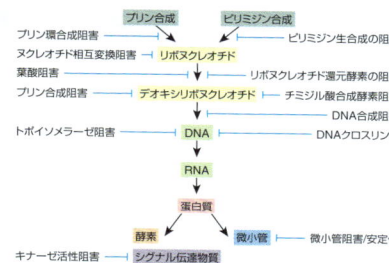

図5-1 抗腫瘍薬の作用機序
(文献1を改変)

クロスリンクを形成し、殺細胞効果をもたらす。シクロホスファミドはプロドラッグであり、シトクロムP450 (CYP2B)により代謝され活性体となる。

細胞周期非依存性である。白血病、リンパ腫、乳癌などの固形腫瘍を適用として広く用いられる。副作用は骨髄抑制、粘膜障害、脱毛、生殖障害が主であり、晩期毒性として白血病誘発がある。特徴的な副作用としてはシクロホスファミドでは代謝産物のアクロレインによる出血性膀胱炎がある。

白金系抗がん剤

シスプラチン、カルボプラチン、オキサリプラチンは塩素が水と置換わりDNAのグアニン間、グアニン-アデニン間で架橋を形成する。その結果、DNAの複製、転写が阻害されアポトーシスが誘導される。

シスプラチンは固形腫瘍に対するキードラッグとして多くの腫瘍に使用される。細胞周期非依存性である。カルボプラチンも多くの固形腫瘍に、オキサリプラチンは大腸癌に使用される。副作用は腎障害が強く、シスプラチンでは予防的に投与前に生理食塩水により塩素利尿を行う必要がある。また聴力障害、嘔吐、神経障害がある。カルボプラチンは腎毒性は少ないもののクレアチニンクリアランス(Ccr)を用いて用量調節を行う。骨髄抑制はやや強い。オキサリプラチンでは末梢神経障害が特徴である。

代謝拮抗薬

核酸の生合成や分解時に競合的阻害により正常な核酸合成を阻害することにより抗腫瘍効果を示す。葉酸代謝拮抗薬、ピリミジン代謝拮抗薬、シチジン代謝拮抗薬、プリン代謝拮抗薬がある。細胞周期では主としてS期に作用する。

葉酸代謝拮抗薬:メトトレキサートは、ジヒドロ葉酸還元酵素を阻害し、チミジル酸プリンの合成を減少させる。メトトレキサートの作用は還元型葉酸補酵素であるロイコボリンにより解除されるので、作用時間を調整することができる。またメトトレキサートは高用量では髄液に移行し、髄液腔内にも直接投与できる。急性リンパ性白血病、リンパ腫、骨肉腫に有効性が高い。骨髄抑制と消化管粘膜障害が主である。腎障害にも注意を要する。

ピリミジン代謝拮抗薬:フルオロウラシル(5-FU)、カペシタビン、TS-1がある。5-FUは、チミジル酸合成酵素

る。また、一定期間内の抗がん剤の投与量(dose intensity)を高めることで治療効果が高まる場合もある。

癌の種類、時期により多剤併用療法、交替療法、薬剤強度を高める治療法それぞれの有効性は異なるため、臨床試験のエビデンスに従い選択する。

殺細胞作用薬

アルキル化薬

nitrogen mustard(ナイトロジェンマスタード)は最初に開発された抗がん剤であり、アルキル基がDNAと結合し、DNA合成と細胞分裂を阻害し、殺細胞効果を示す。反応基を2つ持つアルキル化薬ではDNAの鎖間、鎖内に

表5-2 分子標的治療薬

標的	標的分子	一般名	適用
細胞表面分子	CD20	リツキシマブ(抗体)	B細胞リンパ腫
増殖因子受容体	EGFR	セツキシマブ(抗体)	大腸癌
		パニツムマブ(抗体)	転移性大腸癌
		エルロチニブ	肺癌
		ゲフィチニブ	肺癌
	HER2	トラスツズマブ(抗体)	乳癌
		ラパチニブ	乳癌
細胞内シグナル伝達系	BCR-ABL, PDGFR, c-Kit	イマチニブ	慢性骨髄性白血病, GIST
		ニロチニブ	慢性骨髄性白血病
	BCR-ABL, PDGFR, c-Kit, SRC	ダサチニブ	慢性骨髄性白血病
	mTOR	テムシロリムス	転移性腎癌
プロテアソーム	プロテアソーム	ボルテゾミブ	多発性骨髄腫
血管新生	VEGF	ベバシズマブ(抗体)	大腸癌, 肺癌, 乳癌
多標的分子	VEGFR, FGFR 1, PDFRβ など	ソラフェニブ	転移性腎癌
		スニチニブ	転移性腎癌, 肝細胞癌
		サリドマイド	多発性骨髄腫
		レナリドミド	多発性骨髄腫
免疫抑制剤			
クロマチン, DNA修飾	HDAC	ボリノスタット	皮膚T細胞リンパ腫

EGFR：上皮増殖因子受容体, HER：ヒト上皮増殖因子受容体, PDGFR：血小板由来増殖因子受容体, mTOR：mammalian targets of rapamycin, VEGF：血管内皮増殖因子, HDAC：histone deacetylase, GIST：消化管間質腫瘍

(TS)を阻害し, DNA合成を阻害する。ロイコボリンは5-FUの抗腫瘍効果を高めることが知られており, 併用して使用される場合もある。TS-1は5-FUのプロドラッグ(テガフール)と5-FUの分解酵素阻害薬および消化器毒性防止のための5-FUリン酸化阻害薬の配合薬である。消化器癌に使用され, 大腸癌においても併用レジメンは標準とされる。TS-1は胃癌において有意に術後の生存を延ばす。副作用は消化器症状と骨髄抑制が主である。

シチジン代謝拮抗薬：シタラビンはその活性化代謝産物がDNA取り込み時にデオキシシチジン三リン酸に拮抗し, さらにDNAポリメラーゼを阻害する。急性骨髄性白血病の治療に必須の薬剤であり, 骨髄抑制は強い。アザシチジンとデシタビンは, DNA脱メチル化薬として骨髄異形成症候群に有効性を示し, エピジェネティック治療薬として知られる。ゲムシタビンは膵臓癌, 非小細胞肺癌に重要な薬剤である。副作用は骨髄抑制である。

プリン代謝拮抗薬：フルダラビン, クラドリビンはその活性代謝産物がDNAまたはRNA合成・機能を阻害する。低悪性度リンパ腫に使用され骨髄抑制がある。

抗がん抗生物質

アントラサイクリン系抗生物質：4員環と糖を持った化学構造をアントラサイクリンと称し, ダウノルビシン, ドキソルビシン, イダルビシン, ミトキサントロンがある。いずれも真菌由来またはその誘導体である。これらはDNAの塩基対間に挿入し, DNA合成を阻害する。さらにトポイソメラーゼⅡとDNAとの複合体を生じ, DNAの再結合を阻害しアポトーシスを誘導する。またキノン基によってフリーラジカルを生じ, DNAを阻害する。ダウノルビシン, イダルビシンは急性白血病, ドキソルビシンは白血病, 悪性リンパ腫, 乳癌などの固形腫瘍の主要薬である。副作用は骨髄抑制が強いことである。アントラサイクリン系薬剤の重大な副作用は心筋障害で 総投与量は制限される。

トポイソメラーゼ阻害薬

トポイソメラーゼはDNA鎖の切断と再結合の触媒反応を行う。Ⅰ型は短鎖切断と再結合を行い, Ⅱ型は二重鎖切断と再結合を行う。

エトポシド：エトポシドは, トポイソメラーゼⅡとDNAとの三者複合体を形成し, DNA再結合を阻害する。白血病, リンパ腫, 肺癌に使用される。白血球減少は強く脱毛を生ずる。使用後早期に現れる二次性白血病にも注意を要する。

カンプトテシン類：イリノテカン, トポテカンはトポイソメラーゼⅠを阻害し, DNA再結合を阻害し, 殺細胞効果を示す。S期に特異的な薬剤である。イリノテカンの代謝はグルクロン酸結合に関連する酵素の遺伝子多型により異なり, 激しい下痢を生ずる。肺癌, 卵巣癌, 胃癌, 大腸癌などに使用される。イリノテカンの副作用は遅延性下痢である。

有系分裂阻害薬

ビンカアルカロイド類：ニチニチソウ(植物)の抽出物由来の薬剤としてビンクリスチン, ビンブラスチン, ビノレルビンなどがあり, 有系分裂の際にチューブリンの重合を妨げ微小管形成を阻害する。ビンクリスチンは白血病, リンパ腫, ビノレルビンは肺癌, 乳癌に適応がある。主としてM期に作用する。ビンクリスチンは末梢神経障害, 腸管麻痺が強く, ビンブラスチンは骨髄抑制がやや強い。抗利尿ホルモン分泌異常症候群(SIADH)も時に生ずる。

タキサン類：パクリタキセルは西洋イチイの樹皮の抽出物でドセタキセルはその半合成物質である。作用機序はβチューブリンに結合し微小管の脱重合を阻害することによる。卵巣癌, 乳癌, 肺癌, 食道癌, 頭頸部癌などの固形腫瘍に対する中心的薬剤である。パクリタキセルの副作用は骨髄抑制と末梢神経障害である。ドセタキセルでは末梢神経障害はやや軽い。

ホルモン医薬

ホルモン医薬は,ホルモンに対する受容体を持ち,それにより増殖,機能が依存している前立腺,乳腺などの臓器の癌に有効である。前立腺癌に対しては,抗アンドロゲン療法が,乳癌に対しては抗エストロゲン療法が実施される。抗エストロゲン薬としてはタモキシフェンが従来より使用されている。閉経後の女性は末梢でエストロゲンが産生されるが,エストロゲンの変換酵素であるアロマターゼの阻害薬によりほぼ完全にエストロゲンを枯渇できる。現在では第3世代のアナストロゾール,レトロゾールなどが乳癌治療に用いられる。副作用は弱い。グルココルチコイドはリンパ球の溶解作用,分裂を阻害する作用があり,その殺細胞効果によりリンパ性白血病,リンパ腫の治療に用いられる。

生物学的応答調節薬

生物製剤としては生体に作用して間接的に抗腫瘍効果を発揮するものと直接腫瘍細胞に作用するものがある。インターフェロン(IFN)はα, β, γ型があり,腫瘍細胞に対する直接の増殖抑制と生体の免疫細胞を介するBRM(生体応答修飾物質(biological response modifier))作用により抗腫瘍効果を示す。IFN-αは腎癌,慢性骨髄性白血病,多発性骨髄腫に,IFN-βはメラノーマ,グリオーマに適用がある。副作用としてインフルエンザ様症状のほか,うつ,間質性肺炎に注意が必要である。

分子標的治療薬

分子標的治療薬の標的としては,①細胞表面抗原,②増殖因子,増殖因子受容体,シグナル伝達系,③細胞周期,④アポトーシス誘導,⑤転移・血管新生,⑥多標的分子があり,小分子化合物と抗体製剤とがある(表5-2)。

小分子化合物ではチロシンキナーゼのATP(アデノシン三リン酸)結合部位を競合阻害するものが多く,抗体製剤は表面抗原を標的とする。分子標的治療においては,薬剤の効果予測判定に必要なバイオマーカーの探索が今後必要である。

小分子化合物

蛋白チロシンキナーゼ阻害薬:受容体型チロシンキナーゼ阻害薬には,上皮増殖因子受容体(EGFR)のATP結合部位と競合阻害するゲフィチニブ,エルロチニブがある。非小細胞肺癌に用いられる。ゲフィチニブはEGFRに点突然変異のある場合に有効である。特に日本人では間質性肺炎に注意が必要である。

メシル酸イマチニブはABL,血小板由来増殖因子受容体(PDGFR),c-Kitを選択的に抑制するチロシンキナーゼ阻害薬で,BCR-ABLのチロシンキナーゼのATP結合部位と競合阻害し,慢性骨髄性白血病細胞の増殖を抑制しアポトーシスを誘導する。イマチニブは分子標的の治療薬として最も成功した薬剤であり,現在慢性骨髄性白血病治療の標準療法とされる。副作用は多彩であるが,軽度なものが多い。イマチニブ耐性機序としてはABLチロシンキナーゼドメインの点突然変異が主であり,現在第2世代薬剤(ニロチニブ,ダサチニブ)により点突然変異による多くの耐性は克服されている。副作用は体表面浮腫が特徴的である。c-Kitに対する抑制効果から消化管間質腫瘍(GIST)にも有効性がある。

プロテアソーム阻害薬:ボルテゾミブは細胞内蛋白を分解するプロテアソームを阻害し,nuclear factorκB(NF-κB)の活性化を抑え,細胞死に導く。多発性骨髄腫に適用があり,末梢神経障害がある。

多標的分子標的薬:スニチニブ,ソラフェニブは血管内皮増殖因子受容体(VEGFR),PDGFR, MAP(分裂促進因子活性化蛋白)キナーゼ(MAPK)などに対するチロシンキナーゼ阻害薬である。腫瘍の増殖抑制とともに血管新生抑制作用をあわせ持つ。ともに進行性腎細胞癌に適用がある。

サリドマイドは,多発性骨髄腫に対し有効性があり,作用点は骨髄支持細胞との細胞間相互作用の阻害や血管新生の阻害など多岐にわたる。レナリドミドはサリドマイドの作用を強めるとともに催奇形性などの毒性を軽減したものである。副作用は末梢神経障害がある。

抗体医薬

抗体医薬は細胞表面の抗原,受容体を認識するモノクローナル抗体であり,マウスモノクローナル抗体をヒト化したものが使用される。ヒト化の程度によりキメラ抗体(-ximab),ヒト型化抗体(-zumab),完全ヒト型化抗体(-mumab)に分かれる。抗体医薬の作用機序は腫瘍細胞に結合した抗体を介する補体依存性細胞傷害効果(CDC),抗体依存性細胞傷害効果(ADCC)などの免疫学的機序のほか,直接アポトーシスを誘導する場合もある。また,受容体に対する抗体は受容体からのシグナル伝達を阻害する。

リツキシマブは抗CD20キメラ型モノクローナル抗体であり,B細胞腫瘍に対し有効性を示す。作用機序はADCC,CDCが主と考えられるが,直接のアポトーシス誘導効果もあるとされている。B細胞性の悪性リンパ腫では従来の化学療法との併用により有意に生存率の改善が得られている。副作用は投与時のインフュージョンリアクションとB細胞減少による感染症であるが,重篤なものは少ない。トラスツズマブはヒトEGFR2(HER2)に対するヒト型化抗体である。HER2阻害によりそれ以降のシグナルが伝達されず,抗腫瘍効果をもたらす。HER2陽性の転移・再発乳癌に使用される。

ベバシズマブは血管内皮増殖因子(VEGF)に対するキメラ型ヒト化抗体であり,血管新生を阻害する。大腸癌,肺癌に適用がある。セツキシマブはEGFRに対するキメラ抗体で進行性大腸癌,直腸癌に適用がある。*KRAS*変異を有する症例では有効性が低い。セツキシマブの副作用は座瘡様皮疹などの皮膚障害が大半の患者に認められる。

【大西 一功】

参考文献
1) 高折修二ほか監訳:グッドマン・ギルマン 薬理書 薬物治療の基礎と臨床 第11版, 廣川書店, 2007
2) 日本臨床腫瘍学会編:新臨床腫瘍学 第2版, 南江堂, 2006

6 免疫抑制剤

● 定義・概念／分類
免疫抑制剤とは体内に生じている不必要な（望ましくない）免疫応答を抑制する薬剤の総称であり，その作用機序は多様である．自己免疫疾患の治療，固形臓器移植後の拒絶反応の抑制，造血幹細胞移植後の移植片対宿主病の抑制などに用いられる．

免疫抑制剤は作用機序から大きく表6-1のように分類される．図6-1にT細胞の抑制における各免疫抑制剤の主な作用点を示す．免疫抑制作用を有する薬剤は急速に増加しており，表6-1に記載されている以外にも免疫抑制作用を有する薬剤は（国内未承認のものも含めて）多数存在するが，ここでは日本国内で幅広く用いられているものを抜粋して紹介する（「副腎皮質ステロイド」については5章16参照）．

表6-1 免疫抑制剤の分類
1）副腎皮質ステロイド
2）細胞内シグナル伝達阻害薬
 a）カルシニューリン阻害薬（シクロスポリン，タクロリムス）
 b）その他（シロリムス，エベロリムス）
3）代謝拮抗薬
 a）葉酸拮抗薬（メトトレキサート）
 b）プリン拮抗薬（アザチオプリン，ミコフェノール酸モフェチル，ミゾリビン）
 c）レフルノミド
4）アルキル化薬（シクロホスファミド）
5）副シグナル阻害薬
6）ポリクローナル抗体（抗ヒト胸腺細胞抗体）
7）モノクローナル抗体
 a）抗CD3モノクローナル抗体
 b）抗IL-2受容体モノクローナル抗体
 c）抗CD20モノクローナル抗体
 d）抗CD52モノクローナル抗体
 e）抗TNFモノクローナル抗体
 f）抗IL-6モノクローナル抗体
 g）抗IL-1モノクローナル抗体

カルシニューリン阻害薬

シクロスポリンとタクロリムスはカルシニューリン阻害薬に属する免疫抑制剤であり，T細胞に特異的に作用する．T細胞活性化のシグナル伝達において細胞質蛋白質であるカルシニューリンが重要な役割を果たしているが，シクロスポリンは細胞内でシクロフィリンと複合体を形成し，カルシニューリンの活性化を阻害する（図6-2）．すると，転写因子である活性化T細胞核内因子（NF-AT）の細胞質成分の脱リン酸化が生じないために核内へと移行することができなくなり，インターロイキン2（IL-2）などのサイトカインの産生が抑制される．したがって，シクロスポリンの作用はT細胞に特異的であり，かつ可逆的である．タクロリムス（FK506）も細胞内でFK結合蛋白（FKBP）と結合し，カルシニューリンの活性化を阻害する．シクロスポリンよりも免疫抑制作用が10〜100倍強い．

固形臓器移植後の拒絶および造血幹細胞移植後の移植片対宿主病予防や，Behçet（ベーチェット）病，乾癬，重症筋無力症，関節リウマチ，ループス腎炎，ネフローゼ症候群，再生不良性貧血，赤芽球癆などの自己免疫疾患の治療に用いられている．いずれも腎障害，高血圧などの副作用があり，投与する際には血中濃度の管理が必要である．また，CYP3A4の阻害を介してさまざまな薬剤との相互作用を生じることにも注意が必要である．

その他のT細胞阻害薬

シロリムス（ラパマイシン）はタクロリムスと類似した構造を有するが，免疫抑制剤としての作用機序は異なる．タクロリムスと同様にFKBPと結合するが，この複合体はカルシニューリンではなくmammalian target of rapamycin（mTOR）を阻害し，細胞増殖を抑制する（特にG_1期からS期への移行を阻害する）．サイトカイン刺激による血液細胞の増殖が抑制されることも特徴的である．カルシニューリン阻害薬とは作用点が異なるため，併用による免疫抑制効果の相乗作用が期待されている．また，mTORはヒトのさまざまな組織に発現している．種々の腫瘍細胞株においてシロリムスによる増殖抑制作用が報告されており，抗がん剤としての開発も進んでいる．また，冠動脈疾患に対する治療として平滑筋増殖の抑制の目的でシロリムス溶出ステントが臨床応用されている．腎障害は少ないが，骨髄抑制，脂質異常症などの副作用が知られており，重篤な間質性肺炎も報告されている．

テムシロリムスやエベロリムスはシロリムスの誘導体であり，エベロリムスは心臓移植の拒絶反応の抑制薬として国内でも承認が得られている．

葉酸拮抗薬

メトトレキサートは葉酸の類似体で，葉酸代謝酵素の律速酵素であるdihydrofolate reductase（DHFR）の阻害を介して，細胞内での葉酸の活性型への変換を阻害し，葉酸依存性のプリン，ピリミジン合成を阻害する．免疫抑制剤としての適応は関節リウマチなどに限定されているが，造血幹細胞移植後の移植片対宿主病予防としても標準的に用いられている．肝障害，骨髄抑制，消化管粘膜障害，腎障害，間質性肺炎などの副作用がみられる．

プリン拮抗薬

アザチオプリンはプリンアナログの前駆物質であり，生体内で6-メルカプトプリン（6-MP）に分解される．細胞内に取り込まれた6-MPはチオイノシン酸となり，核酸合成を阻害することによって免疫抑制作用をあらわす．固形臓器移植後の拒絶反応の抑制やCrohn（クローン）病，潰瘍性大腸炎の寛解維持に用いられている．全身性エリテマトーデス，血管炎などの維持療法として適応外使用されることもある．副作用としては白血球減少，消化器障害，肝障害がしばしば問題となる．

ミコフェノール酸モフェチル（mycophenolate mofetil：MMF）は体内で加水分解されてミコフェノール酸となり，プリン代謝拮抗薬として働く．細胞は*de novo*（新規）とsalvage（再利用）の2つの経路でプリンを合成するが，活性化されたリンパ球はプリン合成のsalvage合成経路が働きにくく，*de novo*の合成経路に強く依存している．ミコフェノール酸はこの*de novo*合成経路の律速酵素であるイ

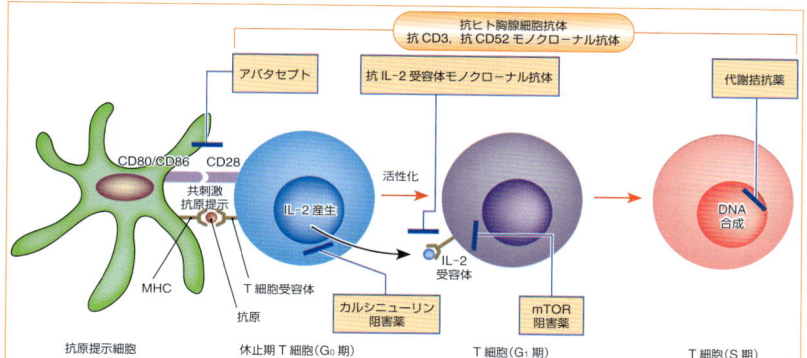

図 6-1 T 細胞の抑制における各免疫抑制剤の主な作用点
IL-2：インターロイキン 2，MHC：主要組織適合性複合体，mTOR：mammalian target of rapamycin

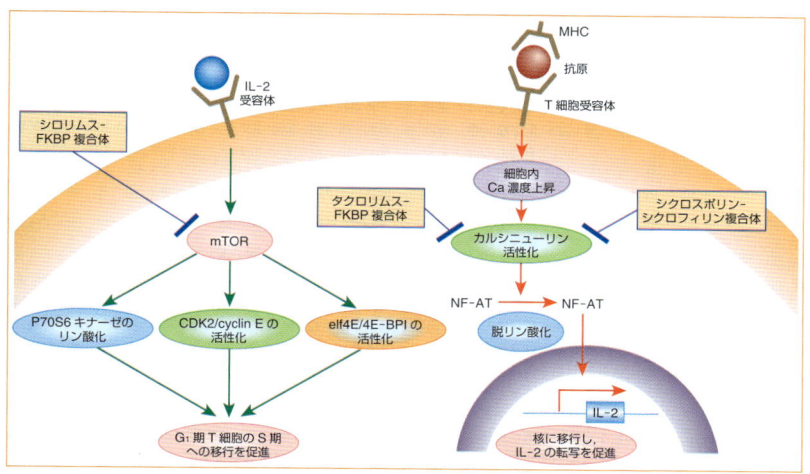

図 6-2 カルシニューリン阻害薬と mTOR 阻害薬の作用機序
IL-2：インターロイキン 2，MHC：主要組織適合性複合体，mTOR：mammalian target of rapamycin，NF-AT：活性化 T 細胞核内因子

ノシン一リン酸脱水素酵素（IMPDH）を不競合的に阻害するため，MMF は活性化されたリンパ球に強く働く。特に MMF はリンパ球に強く発現している II 型の IMPDH に対する選択性が高いので，他の細胞への毒性が低い。国内での適応症は固形臓器移植後の拒絶予防に限定されているが，海外では移植片対宿主病の治療と予防，自己免疫疾患の治療などに幅広く用いられている。血球減少や消化器症状などが副作用として知られている。

ミゾリビンも MMF と同様にプリン合成系のイノシン酸からグアニル酸にいたる経路を拮抗阻害することによって核酸合成を抑制し，免疫抑制作用を発揮する。ミゾリビンは競合的に IMPDH を抑制し，増殖しているリンパ球に強く働く。腎移植後の拒絶予防，ネフローゼ症候群，ループス腎炎，関節リウマチの治療に用いられている。血球減少や消化管障害がみられることがある。

レフルノミド

レフルノミドの活性代謝物はジヒドロオロテートデヒドロゲナーゼ（DHODH）の酵素活性を阻害する。これは *de novo* のピリミジン生合成に関与する酵素であり，*de novo*

経路からのピリミジン供給に依存している活性化リンパ球の増殖が抑制される。関節リウマチの治療薬として承認されている。副作用として肝障害，下痢，脱毛の頻度が高い。重篤な副作用が出現した場合には，血漿中の活性代謝物の除去効率を高めるためにコレスチラミンを投与する。

アルキル化薬

シクロホスファミドは細胞内で水酸化され，さらに活性化産物であるphosphoramide mustardなどに変化し，DNAをアルキル化して核酸合成を阻害する。抗がん剤として投与されることが多いが，リンパ球抑制作用を有することから免疫抑制効果を期待して用いられることもある。全身性エリテマトーデス，全身性血管炎，多発性筋炎/皮膚筋炎，強皮症，混合性結合組織病などの自己免疫疾患の治療に用いられている。血球減少，出血性膀胱炎などの副作用が知られている。

共刺激阻害薬

T細胞が抗原を認識して抗原特異的免疫が誘導されるためには，T細胞と抗原提示細胞との接着，T細胞受容体による抗原の認識（第一シグナル），そしてCD80，CD86などの共刺激分子と呼ばれる分子による第二シグナル（共刺激）が必要であることが知られている（図6-1）。

これら3つの段階を経てはじめてT細胞は活性化される。接着，抗原認識の後に共刺激が与えられなかった場合には，T細胞は逆にその抗原に対して無反応な状態，免疫学的寛容が誘導される。そこで，共刺激を伝える分子を阻害することによって免疫を抑制しようという試みが行われている。アバタセプトは抗原提示細胞表面のCD80/CD86に結合することでCD28を介した重要な共刺激シグナルを阻害し，T細胞の活性化やサイトカイン産生を抑制する。関節リウマチの治療での承認が得られている。

ポリクローナル抗体（抗ヒト胸腺細胞抗体）

免疫抑制作用を有するポリクローナル抗体としては，小児胸腺細胞や培養ヒトTリンパ芽球細胞株を動物に免疫して，得られた血清から生成された薬剤が診療に用いられている。以前はウマに小児胸腺細胞を免疫することによって精製されたポリクローナル抗体も使用されていたが，現在は製造中止となり，ウサギに小児胸腺細胞を免疫して精製した製剤とウサギに培養ヒトTリンパ芽球細胞株を免疫して精製した製剤が用いられている。

再生不良性貧血の治療や造血幹細胞移植後の急性移植片対宿主病の予防および治療などに適応されている。異種蛋白の注入によるアナフィラキシーや血清病，免疫抑制に伴う感染症などが問題となり，入念な予防対策が必須である。

モノクローナル抗体

モノクローナル抗体に属する免疫抑制剤は，免疫系に関与するならかの分子を標的とすることによって，特異的な免疫抑制効果を発揮する。必ずしも免疫抑制剤として開発されたものは多くはないが，T細胞を抑制するものとしては抗CD3モノクローナル抗体や抗CD25（IL-2受容体）モノクローナル抗体が，B細胞を抑制するものとしては抗CD20モノクローナル抗体が，両者を抑制するものとしては抗CD52モノクローナル抗体などがあげられる。

国内では抗CD3モノクローナル抗体ムロモナブおよび抗CD25モノクローナル抗体バシリキシマブが腎移植後の拒絶予防の承認を受けている。腫瘍壊死因子α（TNFα），IL-6，IL-1などの炎症性サイトカインに対するモノクローナル抗体も自己免疫疾患や移植片対宿主病の治療（適応外使用）に用いられることがある。モノクローナル抗体の共通の副作用として輸注時の急性過敏反応が認められる。

【神田 善伸】

7 造血薬

はじめに

血液中には赤血球，白血球，それに血小板という3系統の血球が存在する。赤血球は無核の細胞であり，細胞質にヘモグロビンを含有しており組織に酸素を運搬する。白血球のうち好中球は一般細菌を，また単球は一般細菌の一部（リステリア菌）・結核菌・真菌などを貪食殺菌することによって生体を感染症から守っている。血小板は細胞ではなく血液有形成分であり，血管が破綻したときすぐさまそこに集まり，破綻した血管壁をおおうことにより一次止血を行う。

各系統の血球は骨髄において，多能性造血幹細胞（どの系統の血球にも分化できる多分化能を持った細胞）が増殖・分化しながら各系統の造血前駆細胞（1系統の血球にのみ分化できる細胞）を経て産生されるが，その過程には各系統特有の造血因子の存在が必須である。

赤血球系造血薬（図7-1）

造血因子のなかで最も早く存在が確認されたのはエリスロポエチン（EPO）である。EPOは赤芽球系前駆細胞である赤芽球バースト形成細胞や赤芽球コロニー形成細胞の増殖・分化を刺激して成熟赤血球を産生させる。EPOの純化は再生不良性貧血患者の尿を出発材料として，多血症ラットを用いたin vivo測定法やin vitroコロニー形成法を用いて行われ，1980年代はじめ頃には純化と遺伝子クローニングが完了した。EPOは腎臓で産生されるので，慢性腎不全ではEPO産生が低下し，次第に赤血球産生が低下して貧血となる。この慢性貧血はEPO投与がきわめて有効であり，患者の活動性がおおいに高まる。最近EPOのアミノ酸配列を一部改変しEPOに新たな糖鎖を付加した血中半減期の長いダルベポエチン（darbepoetin）が発売された。

赤血球は鉄含有蛋白質であるヘモグロビンを大量に含有している。食物中の鉄は体内に吸収されると血中トランスフェリンと結合して赤芽球表面のトランスフェリン受容体を介して細胞内に取り込まれ，一部はフェリチン顆粒内に取り込まれて貯蔵鉄となり，一部はミトコンドリア内で種々の酵素反応を経てつくられるヘムのなかに取り込まれる。したがって鉄はヘモグロビンの重要な構成分子であり，鉄が欠乏すると鉄欠乏性貧血となる。鉄欠乏の原因としては摂取不足，需要増大，排泄増大などがあり，成人において鉄欠乏性貧血が発症した場合は，悪性腫瘍からの出血による鉄排泄の増大を念頭において，鉄欠乏の原因を積

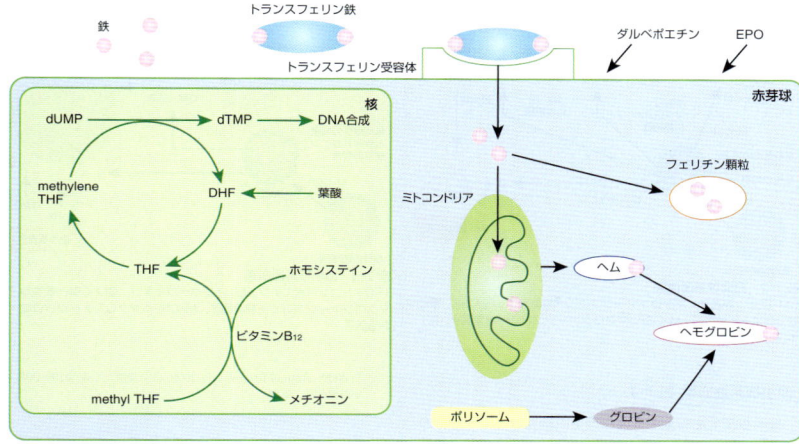

図7-1 赤血球系造血薬
EPO：エリスロポエチン，DNA：デオキシリボ核酸，dUMP：デオキシウリジン一リン酸，dTMP：デオキシチミジン一リン酸，THF：テトラヒドロ葉酸，DHF：ジヒドロ葉酸

極的に精査するとともに，鉄剤を補充する。

赤血球の核内では活発に DNA が合成されている。DNA 合成にはデオキシチミジン一リン酸（dTMP）が必須であるが，デオキシウリジン一リン酸（dUMP）から dTMP が産生されるためには補酵素として methylene THF（テトラヒドロ葉酸）が必要であり，葉酸やビタミン B_{12} 欠乏ではこの反応が進まず DNA 合成障害が起こる。慢性萎縮性胃炎に伴って内因子の分泌低下が起こり，ビタミン B_{12} 吸収が不良となると悪性貧血となる。悪性貧血では抗内因子抗体や抗胃壁細胞抗体が検出されることから，自己免疫機序が考えられる。ビタミン B_{12} が不足すると DNA 合成障害を起こして巨赤芽球性貧血となる。ビタミン B_{12} は皮下，筋注または静注で投与する。

葉酸の欠乏は摂取不足，需要増大，体内での利用障害などにより起こる。葉酸が欠乏しても，やはり DNA 合成障害が起こり，ビタミン B_{12} 欠乏による場合と同様の巨赤芽球性貧血を呈する。葉酸は経口投与でもすみやかに吸収されるので，欠乏の原因を精査するとともに，葉酸の経口投与を行う。

白血球系造血薬（図7-2）

1960 年代の中頃，骨髄細胞の *in vitro* 培養法が開発され，その培養法において白血球コロニーの形成を刺激する液性因子としてコロニー刺激因子（CSF）の存在が推定されていた。1970 年代に入り骨髄細胞の軟寒天１層培養法が開発されてからは，多くの研究者がさまざまな出発材料から CSF の純化を試みた。1980 年代に入り，CSF の臨床応用の可能性が注目されはじめると多くのベンチャー企業が参入して激烈な CSF 開発競争が展開された。そして 1980 年代の中頃には顆粒球マクロファージコロニー刺激因子（GM-CSF），顆粒球コロニー刺激因子（G-CSF），それにマクロファージコロニー刺激因子（M-CSF）の純化と遺伝子クローニングが完了した。

GM-CSF は顆粒球・マクロファージ前駆細胞を顆粒球前駆細胞へと分化させ，G-CSF は顆粒球前駆細胞を好中球へと分化させる。M-CSF は単球前駆細胞を単球へと分化させる。M-CSF は単球を産生するだけでなく，成熟単球の GM-CSF や G-CSF 産生を刺激することによって好中球産生も刺激する。

妊娠女性は感染症がなくても白血球増加症となることが知られているが，それが妊娠に伴う母体の高 M-CSF 血症によって起こることが明らかとなった。M-CSF は造血因子であると同時に絨毛細胞分化誘導因子として，胎盤維持と妊娠継続に必須の因子である。妊娠すると胎盤脱落膜で大量の M-CSF が産生され，母体血中に逸脱して母体を高 M-CSF 血症にし，それが母体骨髄で単球や好中球を増産させるために白血球増加症となる。妊娠性白血球増加症は好中球増加症と単球増加症からなり，高 M-CSF 血症によって単球だけでなく好中球も産生されることを示している。

M-CSF はマクロファージの殺菌能を亢進するとともに，単球の IL-8（インターロイキン8）産生を刺激することによって好中球の殺菌能も亢進する。

現在，わが国において臨床使用可能な CSF は G-CSF と M-CSF の２種類である。G-CSF は骨髄移植後や癌化学療法後の好中球減少症からの回復を著しく促進するとともに，感染症による発熱の日数を短縮させることが大規模二重盲検比較臨床試験で証明されている。一方 M-CSF は骨髄移植後や急性骨髄性白血病や卵巣癌の化学療法後の顆粒球減少症からの回復を促進し，感染症による発熱の日数を短縮させることが大規模二重盲検比較臨床試験で証明されている。

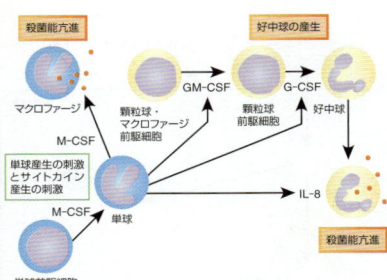
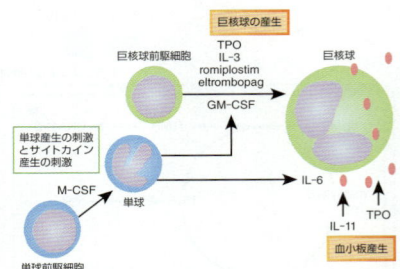

図 7-2 白血球系造血薬
GM-CSF：顆粒球・マクロファージコロニー刺激因子，G-CSF：顆粒球コロニー刺激因子，M-CSF：マクロファージコロニー刺激因子，IL：インターロイキン

図 7-3 血小板系造血薬
TPO：トロンボポエチン，IL：インターロイキン，GM-CSF：顆粒球・マクロファージコロニー刺激因子，M-CSF：マクロファージコロニー刺激因子

血小板系造血薬（図 7-3）

血小板産生を刺激する液性因子の研究は古くから行われ，1950年代には血小板の増減に応じて産生を調節する液性因子としてトロンボポエチン（TPO）の概念が提唱されていた。TPOは血小板減少動物やヒトの血漿や尿に存在すると考えられ，多くの研究者が純化を試みたがなかなか成功せず，TPOの存在そのものが疑問視される時期もあったが，1994年に遺伝子クローニングが成功した。

TPOは *in vitro* コロニー形成法において巨核球コロニー形成を刺激するとともに，巨核球の多倍体化および成熟を刺激する活性（巨核球増幅因子活性）も持っている。TPOの臨床応用はおおいに期待されたが，製剤の投与によって内因性TPOに対する抗体が産生され血小板減少症となる場合があることから，臨床開発が中止されている。

TPO以外で *in vitro* コロニー形成法において巨核球コロニー形成を刺激する因子としてIL-3やGM-CSFがあり，巨核球増幅因子活性を持つものとしてIL-6やIL-11などがある。M-CSFは単球のGM-CSFやIL-6産生を刺激することによって，巨核球や血小板産生を刺激すると考えられる。事実M-CSFは急性骨髄性白血病の化学療法後の血小板減少症からの回復を促進し，血小板輸血の頻度と総量を減少させる効果があることが大規模二重盲検比較臨床試験で証明されている。

最近，TPO受容体の細胞外部分に結合するロミプロスチム（romiplostim）と呼ばれるTPOペプチド類似体や，TPO受容体の細胞膜貫通部分に結合するエルトロンボパグ（eltrombopag）と呼ばれる低分子化合物が開発されている。両者ともTPOと同様の仕組みで受容体を活性化し，血小板産生を刺激すると考えられており，米国やわが国で承認され，特発性血小板減少性紫斑病に対して有効であることが示されている。

【元吉 和夫】

参考文献
1) 元吉和夫編：造血サイトカイン―研究の進歩と臨床応用，メディカルレビュー社，2001
2) 元吉和夫，浦部晶夫編：コロニー刺激因子（CSF）の臨床，日本医学館，2001
3) 宮川義隆：ITPに対するトロンボポエチン受容体作動薬の臨床開発 2009．Annual Review 血液 2009，高久史麿ほか編，p199-208，中外医学社，2009

8 消炎鎮痛薬

はじめに

消炎鎮痛薬，すなわち非ステロイド性抗炎症薬（nonsteroidal anti-inflammatory drugs：NSAIDs）はステロイド以外で，鎮痛，解熱，消炎作用を有し，非特異的に炎症を抑制する薬物群の総称である。

その主な作用機序はCOX（シクロオキシゲナーゼ〈cyclooxygenase〉）活性阻害によるPG（プロスタグランジン〈prostaglandin〉）産生阻害であり，日常診療で最も使用される薬剤の一つである。また，いずれの薬剤を処方すべきか困惑するほど多種類のものが上市されている。以前は安全な薬剤とのイメージがあったが，現在では消化管障害，腎障害，心血管障害など重篤な副作用もあることが明らかになった。ドラッグデリバリーシステム（DDS）の進歩により，プロドラッグ，徐放剤，座薬，経皮吸収薬，貼付薬などさまざまなNSAIDsが副作用軽減をめざして開発されている。COX-2選択的阻害薬（COX-2阻害薬）は従来のNSAIDsと比較して，胃潰瘍，小腸病変などの消化器系合併症が有意に少ないことが示されている。一部のCOX-2阻害薬は長期投与において，心血管合併症リスクの上昇がみられることが指摘されたが，その後の多数の疫学調査の結果，心血管合併症リスクは従来のNSAIDsにも同様に認められ，COX-2阻害作用を有するすべての薬剤の共通の副作用と結論づけられた。NSAIDsを使用する場合，個々のNSAIDsの特徴を理解し適切なNSAIDsを選択する必要がある。

NSAIDs の歴史，作用機序

NSAIDsの歴史は古く，紀元前にさかのぼる。古代アッシリアやエジプトではヤナギの葉や樹皮などの煎じ薬を鎮痛に使っていたとの記録がある。19世紀初頭までヤナギの樹皮の粉末やそれらの抽出物であるサリチンが発熱，関節

炎に使われていた。1889年ドイツのBayer社はアセチルサリチル酸にアスピリンという商標をつけて発売した。その後、インドメタシン、メフェナム酸、ジクロフェナクナトリウムなど次々に新しいNSAIDsが開発された。しかしながら、その作用機序は長い間不明であった。1971年になって、Vane博士によってNSAIDsはCOX活性を阻害してその薬理作用を発揮することが提唱され、証明された。その後、このCOX理論に基づき新規のNSAIDsが開発された。コンプライアンスの向上のため半減期の長いもの、さらに座薬、プロドラッグなどが副作用軽減のために登場した。

COXはアラキドン酸カスケードの最初に働く律速酵素である。さまざまな刺激により、特異的なホスホリパーゼにより細胞膜リン脂質からアラキドン酸が切り出され、COXにより酸化(シクロオキシゲナーゼ活性)され、PGG$_2$、さらに過酸化反応(ペルオキシゲナーゼ活性)によりPGH$_2$へと変換される。COXはこのように2つの酵素活性を持つ。PGH$_2$はその後それぞれの合成酵素によりPGE$_2$、PGI$_2$、PGF$_{2\alpha}$、PGD$_2$、トロンボキサンA$_2$(TXA$_2$)などに変換する。PGの生理作用は細胞膜受容体、すなわちPGE$_2$受容体(EP1、EP2、EP3、EP4)、PGD$_2$受容体(DP)、PGI$_2$受容体(IP)、PGF$_{2\alpha}$受容体(IF)、TXA$_2$受容体(TP)などを介して生体局所で発揮される。

COXには2つのアイソザイムが存在する[1]。COX-1はすべての細胞に恒常的に発現する構成型酵素であり、胃粘膜保護作用や正常な腎機能など生体保護に働くPGを産生する。一方、COX-2は1991年に発見された誘導型酵素であり、通常は細胞内にはほとんど存在せず、サイトカイン(腫瘍壊死因子α(TNFα)、インターロイキン1(IL-1))、増殖因子、ホルモン、発癌プロモーターなどの刺激により発現誘導され、炎症に関与するPGであるPGE$_2$やPGI$_2$などを合成する[1]。当初、COX-1は善玉、COX-2は悪玉と考えられた。その後、腎臓、骨芽細胞、血管内皮、中枢神経系、女性生殖器など、COX-2が恒常的に発現し、生理的に重要な役割をしていることも示された。

従来のNSAIDsはCOX-1、COX-2活性ともに阻害する。そのため、COX-1由来の生体保護に働くPGを阻害するため、胃粘膜障害などの副作用が出現する。その問題を解決すべくCOX-2を選択的に阻害するNSAIDs(COX-2阻害薬)が理想的なNSAIDsとして開発された。1998年にセレコキシブ、1999年にロフェコキシブなどのコキシブ系薬剤が最初に承認され、さらに第二世代のCOX-2阻害薬も開発された。

COX-2と病態

COX-2は発熱、発痛などの炎症反応とともに、さまざまな病態との関連も知られている。関節リウマチ(rheumatoid arthritis:RA)は原因不明の進行性炎症性疾患であり、関節の破壊と変形をきたす。関節滑膜炎に伴い、血管新生、炎症細胞浸潤、それらの相互反応により、炎症性サイトカインの過剰産生がみられる。TNFαやIL-1などのサイトカインが滑膜細胞に働き、COX-2発現を誘導する。

その結果、産生されたPGE$_2$は骨芽細胞やリンパ球に働き、破骨細胞分化因子〔RANKL(NF-κB活性化受容体リガンド〈receptor activator of NF-κB ligand〉)〕を誘導し、破骨細胞前駆細胞の細胞膜上のRANK(NF-κB活性化受容体)と結合、破骨細胞へと分化、さらに、活性化させ、成熟破骨細胞の形成、骨関節破壊という機序が考えられている。

NSAIDs服用者は大腸癌の発症率が50%以上少ないことや、COX-2が大腸癌をはじめ、さまざまな癌細胞・組織で高発現しており、発癌、癌の転移、浸潤などに関与していることが明らかにされている。COX-2の過剰発現は血管新生、アポトーシスの抑制、増殖因子の産生促進、マトリックスメタロプロテアーゼ(MMP)の産生や活性化、腫瘍免疫の抑制にも関与していることが知られている。COX-2阻害薬の抗腫瘍効果は大腸癌、大腸腺腫、膵癌、肺癌、乳癌、肝細胞癌などで単独使用、化学療法薬や放射線療法との併用での有効性が報告されている。さらに、NSAIDsの使用はAlzheimer(アルツハイマー)病の発症リスクの減少が知られている。このように、さまざまな病態におけるCOX-2発現の関与が示されている。

NSAIDsの適応症と種類

NSAIDsには抗炎症・鎮痛作用があることから、さまざまな適応症がある[2]。すなわち、リウマチ性疾患、運動器疾患、各種の疼痛性疾患などに有用である。低用量アスピリンはCOX-1阻害によるTX合成阻害作用を利用して、脳および心臓の虚血性疾患の予防に使用される。NSAIDsを化学構造と持続時間によって分類する(表8-1)。各群の薬理作用と副作用はある程度類似しているので、使い分けや切り替えの参考になる。

なお、塩基性の薬剤にはCOX阻害作用がなく、臨床効果が弱い。血中半減期により長時間、中間時間、短時間持続型に分類できる。一般に、半減期の短い薬物は速効性で、薬効はやや弱いが副作用も少ない。それに対して、半減期の長い薬物はやや遅効性であるが薬効は強く副作用は多い傾向がある。徐放剤は消化管内で徐々に溶出吸収され、長時間血中濃度が維持されるため、薬効が持続し、血中濃度の急激な上昇がない。プロドラッグは吸収前には活性がなく、吸収されてから活性型になる薬剤で、吸収時の直接的なPG合成阻害作用がなく、胃腸障害が少ない。座薬は直腸粘膜を通して薬物の吸収を狙った薬剤で直接的な胃腸障害が少なく、一般に速効性がある。経皮吸収型薬剤には、パップ剤、軟膏、液剤などがある。局所作用のみで全身作用がほとんどない。ケトプロフェンテープはRAにおける関節局所の鎮痛効果が認められている。

COX-2/COX-1活性比の検討からセレコキシブ、エトドラク、メロキシカム、ナブメトンなどがCOX-2の選択性が高いことが報告されている[3]。COX-2阻害薬の代表であるコキシブ骨格を持つコキシブ系薬剤(セレコキシブ、ロフェコキシブ)の有効性を検討した成績では、RA患者を対象としたCLASS(Celecoxib Long-Term Arthritis Safety Study)試験[4]やVIGOR(Vioxx Gastrointestinal Outcomes Research)試験が有名である。その結果、セレコキシブはナプロキセンと同等の抗炎症および鎮痛効果が示された。ロフェコキシブも従来のNSAIDsと同等の有効性を認めていた。

わが国での臨床試験ではセレコキシブはロキソプロフェンと同等の臨床効果と、RA患者に対して24.1%に抗リウ

表8-1 NSAIDsの分類

分類		持続時間型	薬剤名	商品名
酸性	サリチル酸系	短時間型	アスピリン製剤	アスピリン81、バイアスピリン
	アントラニル酸系	中間持続型	メフェナム酸	ポンタール
	アリール酢酸系	短時間型	ジクロフェナクナトリウム	ボルタレン、ボルタレンSR
			インドメタシン	インダシン、インテバン
			インドメタシンファルネシル	インフリー[*1]
		中間持続型	スリンダク	クリノリル[*1]
			エトドラク	ハイペン[*2]、オステオラック[*2]
			ナブメトン	レリフェン[*2]
	プロピオン酸系	短時間型	ロキソプロフェン	ロキソニン[*1]
			アルミノプロフェン	ミナルフェン
			イブプロフェン	ブルフェン
		中間持続型	ザルトプロフェン	ペオン、ソレトン
			ナプロキセン	ナイキサン
		長時間型	オキサプロジン	アルボ
	イソキサゾール酢酸系	短時間型	モフェゾラク	ジソペイン
	オキシカム系	短時間型	ロルノキシカム	ロルカム[*1]
		中間持続型	メロキシカム	モービック[*2]
		長時間型	ピロキシカム	フェルデン、バキソ
			アンピロキシカム	フルカム[*1]
中性	コキシブ系	中間持続型	セレコキシブ(COX-2選択的阻害薬)	セレコックス
塩基性		短時間型	チアラミド塩酸塩	ソランタール
			エモルファゾン	ペントイル

[*1]: プロドラッグ
[*2]: COX-2選択性が比較的高い薬剤
NSAIDs: 非ステロイド性抗炎症薬、COX-2: シクロオキシゲナーゼ2

表8-2 NSAIDsの主な副作用

- 悪気・嘔吐、下痢、口内炎、消化性潰瘍・穿孔、胃腸出血、直腸・肛門出血(座薬)
- 浮腫、尿量減少、高血圧、腎障害、心障害
- 過敏症、発疹、ショック、虚脱、過度の体温下降、四肢冷却
- 肝障害、膵炎
- 出血傾向、骨髄障害(再生不良性貧血、血小板減少症、白血球減少症)、溶血性貧血
- 眠気、めまい、耳鳴り、中毒症状(大量)、無菌性髄膜炎、インフルエンザ脳症増悪
- 動脈管閉鎖による胎児死亡
- アスピリン喘息(アスピリンにかぎらず)
- 心筋梗塞・狭心症、脳血管障害(いずれもアスピリンを除く)

ともに服用させるか座薬を使用することもある。

NSAIDsの副作用(表8-2)

最も頻度の高いものは胃腸障害である。1991年に行われた日本リウマチ財団によるNSAIDsの上部消化管障害に関する大規模疫学調査において、NSAIDsを3カ月以上服用したRA患者では内視鏡検査で胃炎38.5%、胃潰瘍15.5%、胃潰瘍瘢痕8%、十二指腸潰瘍1.9%が認められた。一般均集団の胃潰瘍有病率は4.1%(消化器集団検診学会の調査、1988年)であり、NSAIDs誘発性胃潰瘍はその約3.8倍に相当する高いものであった。NSAIDs潰瘍の発生部位は幽門部-前庭部が72.4%、小弯側が66.7%と多く、多発性(42.3%)で、小さな潰瘍がその特徴である。さらに、約41.3%が無症状の胃潰瘍であった。

一般に、通常量のヒスタミンH_2受容体拮抗薬の併用ではNSAIDsによる胃腸症状のコントロールはできるが、胃腸管出血のリスクは減らさないことが知られている。PGE_1製剤のミソプロストールはNSAIDsによる上部消化管障害のリスクを低下(約40%)させる。プロトンポンプ阻害薬(PPI)もNSAIDs潰瘍の予防効果が認められている。最近、わが国ではランソプラゾールが胃潰瘍の既往のある患者において、NSAIDs潰瘍の予防投与が承認された。韓国、中国、タイの国際共同研究によるRA患者を対象に短期間のNSAIDs投与による消化性潰瘍の発症予防効果の検討では、粘膜防御因子増強薬(レバミピド)もミソプロストールと同等の予防効果があると報告された。ステロイドとNSAIDsを併用すると胃潰瘍の発生頻度は1.83倍になるといわれている。NSAIDs潰瘍が発見された場合は、まずNSAIDsを中止する。中止できない場合はPPI、ヒスタミンH_2受容体拮抗薬、ミソプロストールによる治療が推奨されている。

NSAIDs誘発胃・十二指腸潰瘍の危険因子には、①潰瘍や上部消化管障害の既往歴がある、②高齢者、③抗凝固薬服用者、④ステロイド服用者、⑤NSAIDsが高用量あるいはNSAIDsの併用、⑥重篤な疾患(RA、心疾患など)などがあげられている。*Helicobacter pylori*菌の除菌はNSAIDs潰瘍の発生を抑えることも知られている。

SinghらはCOX-2選択性の高いNSAIDsほど消化管障害の相対リスクが低いことを統計学的に示した。コキシブ系薬剤は大規模無作為化臨床試験において、消化性潰瘍が有意に少ないことが報告されている。CLASS試験では胃・十二指腸潰瘍の発生率の検討ではセレコキシブはナブ

マチ効果が示された。変形性膝関節症(OA)患者でも約70%に有効性が認められた。COX-2選択性の高いNSAIDsは胃腸障害の発生頻度が明らかに低いことが知られている。

NSAIDsの使い方

NSAIDsには疾患により投与量が異なるものがある。アスピリンがその代表で、1日量で抗血小板作用は40~80mg、鎮痛作用は1.5gが必要である。

急性炎症にNSAIDsを使用する場合、効果不十分の場合は常用量の1.5倍使用することもあるが、副作用の増加に十分注意が必要である。逆に、高齢者の場合は1/2~1/3くらいの投与量とする。NSAIDsは速効性であり、数時間で効果発現するが、十分な血中濃度を得るのに数日を要するものもある。NSAIDsの効果判定は急性疾患の場合は2~3日、慢性疾患の場合は自然経過も考えて2~4週後に行うべきである。服用は食直後が最もよい。急性の炎症や痛みに対して速効性を期待する場合は座薬、注射薬などを使用する。夜間または早朝の痛みには就寝前にミルクか軽食と

ロキセンに比べ，明らかな有意差で潰瘍が少なかった[4]．

近年，カプセル内視鏡やバルーン内視鏡の普及により，NSAIDs 起因性小腸病変が注目されている．Goldstein らはカプセル内視鏡を用いた検査で，ナプロキセン群がコントロール群に比べ小腸潰瘍・びらん発生率が 7% vs 55% と有意に高いこと，松本らはバルーン内視鏡を用いて，5% vs 51%と NSAIDs 群がコントロール群より小腸病変合併症が多いことを示している．発生機序として，NSAIDs の直接作用，COX 阻害による PG 合成障害が原因と考えられているが，腸管内は胆汁や腸内細菌叢の存在もあり，これらが複雑に作用して腸管障害が発症すると考えられる．治療としては NSAIDs の中止が最も有効である．また，COX-2 阻害薬は小腸病変が少なく，レバミピドやミソプロストールの併用で NSAIDs 起因性小腸病変の発生率が有意に減少することも知られている．

NSAIDs による腎障害もよくみられる．糸球体濾過量（GFR）および腎血流量の低下，ナトリウム（Na）・水貯留，浮腫，高血圧，腎乳頭壊死，腎不全，間質性腎炎，ネフローゼ症候群などが起こる．腎臓には COX-1 も COX-2 も常時発現している．NSAIDs はこの両者を抑制する．PGE$_2$ は Na の再吸収を抑制し，PGI$_2$ はレニンの遊離を促進し，アルドステロンの分泌促進，遠位尿細管からのカリウム（K）の排泄を促進するなどの生理作用を行う．コキシブ系薬剤と従来 NSAIDs における腎臓の副作用頻度に有意差は認めていない．一般に半減期の長い NSAIDs は腎障害が強いため，高齢者や腎障害患者には活性体の腎集中が少ないスリンダクや半減期の短いものを使用するのがよい．クレアチニンクリアランス（Ccr）が 30 mL/分未満の患者では NSAIDs 使用は控えるほうがよい．

NSAIDs による肝障害がしばしばみられる．軽度のトランスアミナーゼ上昇から劇症型まで，種々の程度の肝障害がみられる．多くは可逆性である．しかし，ジクロフェナクナトリウム，フルルビプロフェン，スリンダクなどによる肝不全の報告もある．肝障害を起こす NSAIDs はヘテロ環を有するなど複雑な化学構造を持つ薬剤が多い．また，薬剤投与後 2 週間～3 カ月ぐらいで起きやすい．定期的に肝機能検査を行うなど観察を十分に行い，異常が認められた場合は投与を中止するなど適切な処置を行う必要がある．肝障害患者ではプロドラッグは活性体になりにくいため，用いないほうがよい．

NSAIDs の抗血小板作用に基づく出血傾向にも注意が必要である．アレルギー反応としての発疹やショックも知られている．

NSAIDs 投与による喘息が増悪することがある．アスピリン喘息は有名であるが，アスピリン以外の酸性 NSAIDs でも喘息の誘発が起こりうる．

血液障害では，貧血，白血球減少，血小板減少が起こる．フェニルブタゾンの無顆粒球症や再生不良性貧血なども知られている．COX-2 阻害薬では貧血の合併症は少なく，出血傾向も少ないといわれている．

COX-2 阻害薬と心血管合併症リスクの関連性が最初に指摘されたのは 2000 年の VIGOR 試験である．この試験において，ロフェコキシブは 12 カ月投与後，ナプロキセンに比べて重症消化管障害合併率は半分以下まで有意に減少していたが，心筋梗塞合併率が対照薬のナプロキセンの 4 倍と有意に増加していた．この時点では，ナプロキセンは抗血小板作用が強いことから問題とならなかった．しかし，大腸ポリープ予防試験である APPROVe（Adenomatous Polyp Prevention on Vioxx）試験[5]において，ロフェコキシブ服用開始 18 カ月を超えるとプラセボ群と比較して有意に高い心血管合併症リスクの上昇がみられた．その結果，2004 年 9 月に米国メルク社はロフェコキシブの世界市場からの自主撤収を決定した．一方，セレコキシブに関しても，2005 年の大腸ポリープ予防試験である APC（Adenoma Prevention with Celecoxib）試験において，重大な心血管合併症発生率の上昇がみられた．また，第 2 世代の COX-2 阻害薬であるバルデコキシブとその静脈注射用プロドラッグであるパレコキシブにおいても，冠動脈バイパス術後の安全性に関する試験において，短期間投与でも心血管合併症のリスク増加が認められた．また，バルデコキシブは心血管合併症に加えて重篤な皮膚疾患のリスクが高まることもあり，ファイザー社はただちに販売を中止した．

COX-2 阻害薬による心血管合併症の起こる機序として，血管拡張と血小板凝集抑制作用のある血管内皮 PGI$_2$ と血小板凝集作用のある血小板 TXA$_2$の比（バランス）が血栓傾向になることが原因であるとの説（FitzGerald 仮説）もあるが，その真偽は明らかになっていない．

COX-2 阻害薬の心血管合併症リスクに関する再評価の結果，2005 年 2 月の米国食品医薬品局（FDA）の諮問委員会では，セレコキシブ，バルデコキシブおよびロフェコキシブはいずれも心血管合併症リスクを高める可能性があるものの，ベネフィットが患者へのリスクを上回るものとして米国での販売継続を勧告した．その後，多数の疫学調査の検討から FDA では心血管合併症リスクは COX-2 阻害作用のある薬剤に共通するリスクであると判断し，すべての NSAIDs に消化管障害とともに心血管リスクの警告を添付文書に加えるよう義務づけた．現在，わが国で使用可能なコキシブ系薬剤はセレコキシブのみである．

その他の副作用には頭痛，めまい，憂うつ，耳鳴り，精神病，認知障害などの脳神経障害がある．さらに，幻覚や意識障害にいたることもある．イブプロフェンによる無菌性髄膜炎の報告もある．ニューキノロン系抗菌薬との併用で中枢性痙攣発作が増強することがある．インフルエンザウイルス感染により発熱した小児にアスピリンを使用すると，急性脳症（Reye〈ライ〉症候群）が引き起こされることがある．

副作用の早期発見には，自覚・他覚症状のチェック，尿，便（潜血反応），血液検査（肝機能，腎機能，末梢血）を定期的に施行することが大切である．異常が認められた場合はただちに NSAIDs を中止し，適切な処置を行うことが大切である．

妊娠時の投与

妊婦に対してはいずれの NSAIDs も使用を避けたほうが無難である．胎児への催奇形性の指摘は特にないが，妊娠後期に使用すると胎児動脈管の早期閉鎖を促すことがある．アセチルサリチル酸は新生児の体重減少や紫斑を発現させることが知られている．妊娠中の RA などの強い炎症・疼痛のコントロールには低用量のステロイドが安全である．

相互作用

NSAIDsは他薬と相互作用示すことが知られている。トルブタミドやワルファリンはそれらの作用を増強させるので併用の際は注意が必要である。循環器系用薬とNSAIDsの併用で降圧作用減弱の報告がある。メトトレキサート（MTX）との併用はMTXの毒性が増強されるといわれている。NSAIDsどうしの併用では効果は増すが, 出血, 腎障害, 消化管障害などの副作用が増すので避けるべきである。

今後のNSAIDs

副作用のないNSAIDsは存在しない。消化管障害や心血管障害などの副作用のない理想的なNSAIDsの出現が待たれる。胃粘膜保護作用を有する一酸化窒素（NO）を結合させたNO-NSAIDsは胃粘膜障害が少ないとの報告もあり, 開発が進んでいる。さらに, ホスホリパーゼA_2阻害薬, PG合成酵素阻害薬, PG受容体阻害薬などはより特異的にPGを阻害することにより, 有効性の増強と副作用の軽減がはかれる次世代NSAIDsとなるかもしれない。また, NSAIDsには抗腫瘍効果, 抗Alzheimer効果などさまざまな興味深い薬理作用も報告されており, その使用用途は広いと考えられる。

【佐野 統】

参考文献

1) FitzGerald GA : COX-2 and beyond: approaches to prostaglandin inhibition in human disease. Nat Rev Drug Discov 2 : 879-890, 2003
2) 川合眞一：非ステロイド抗炎症薬, 鎮痛・解熱薬, 総合感冒薬, 今日の治療薬, 浦部晶夫ほか編, p263-293, 南江堂, 2010
3) Warner TD et al : Nonsteroid drug selectivities for cyclo-oxygenase-1 rather than cyclo-oxygenase-2 are associated with human gastrointestinal toxicity: a full in vitro analysis. Proc Natl Acad Sci U S A 96 : 7563-7568, 1999
4) Silverstein FE et al : Gastrointestinal toxicity with celecoxib vs nonsteroidal anti-inflammatory drugs for osteoarthritis and rheumatoid arthritis. The CLASS study: a randomized controlled trial. JAMA 284 : 1247-1255, 2000
5) Bresalier RS et al : Cardiovascular events associated with rofecoxib in a colorectal adenoma chemoprevention trial. N Engl J Med 352 : 1092-1102, 2005

9 抗血小板薬, 抗凝固薬, 血栓溶解薬

■ **定義・概念** 血栓症は動脈血栓と静脈血栓, あるいは塞栓に大別される。このうち塞栓はさらに心臓の弁や下肢の静脈にできた血栓（栓子）が剥離して下流に運ばれて血栓となる場合や, 冠動脈, 頸動脈のアテロームの破綻やびらん部位で生成された（動脈）血栓が剥離して末梢に運ばれ, 血栓となる動脈塞栓に分類される。

一方, 動脈血栓と静脈血栓はそれぞれ発症のメカニズムが異なっている。動脈血栓は動脈硬化のアテロームや血流の速いところにできやすく, 血小板の凝集を主体としている（白色血栓）。これに対して静脈の血栓は流れの遅いところにできやすく, 凝固カスケードの活性化に伴いフィブリンが形成され, その網のなかに赤血球がたくさん巻き込まれているので, 赤色血栓とも呼ばれる（図9-1）。これらの

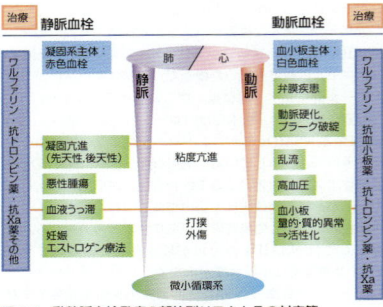

図9-1 動静脈血栓発症の部位別リスクとその対応策

分類と発症機序の違いを理解することは, 診断・予防・治療のうえからも重要である。

抗血小板薬

血小板活性化による動脈血栓発症の仕組み

血管内皮細胞は一酸化窒素（NO）やプロスタグランジンI_2（PGI_2）を産生・放出して血小板の粘着, 凝集を抑制している。しかし内皮細胞が剥離脱落, あるいはプラーク（粥腫）が破綻すると, 剥離・脱落した血管内皮細胞に隣接する活性化血管内皮細胞からvon Willebrand因子（VWF）が放出され, VWFは皮下組織のコラーゲンに粘着する。このVWFは血小板の分子糊として作用し, コラーゲン上のVWFに血小板が粘着する。

これにより血小板は活性化され, 血小板どうしが凝集する。このステップで活性化血小板はアデノシン二リン酸（ADP）を放出する。これと並行して血小板膜のアラキドン酸カスケードが活性化され, トロンボキサンA_2（TXA_2）を産生・放出する。ADPは受容体$P2Y_1$, $P2Y_{12}$を介してさらなる血小板の活性化を, TXA_2も受容体を介して強力な血小板凝集と血管収縮を引き起こす。その結果, 血小板血栓が発生する（図9-2）。また動脈硬化の血管狭窄部位では, 血小板は活性化（高ずり血小板凝集）され, 血小板血栓が生じる（図9-3）。

いずれも動脈血栓症となる（脳梗塞, 心筋梗塞など）。特にプラーク破綻（プラークラプチャー）に伴う血栓症はアテローム血栓症（atherothrombosis）と呼ばれ[1], 頸動脈プラーク破綻に伴う脳塞栓[2]や急性冠症候群[3]の病態の基盤となっていることが判明してきた。

抗血小板薬

血小板活性化から凝集のステップを抑制するのが抗血小板薬である。現在のところ表9-1にあげたような抗血小板薬が使用されている（図9-2）。代表的な抗血小板薬としてながらくアスピリンが使用されてきた。

本剤はアラキドン酸代謝を抑制し, TXA_2の合成を阻害して抗血小板作用を発揮する。ただし大量であると血管内皮細胞, 血管平滑筋細胞におけるPGI_2合成をも阻害しより逆に血栓傾向となるので注意を要する（これをアスピリンジ

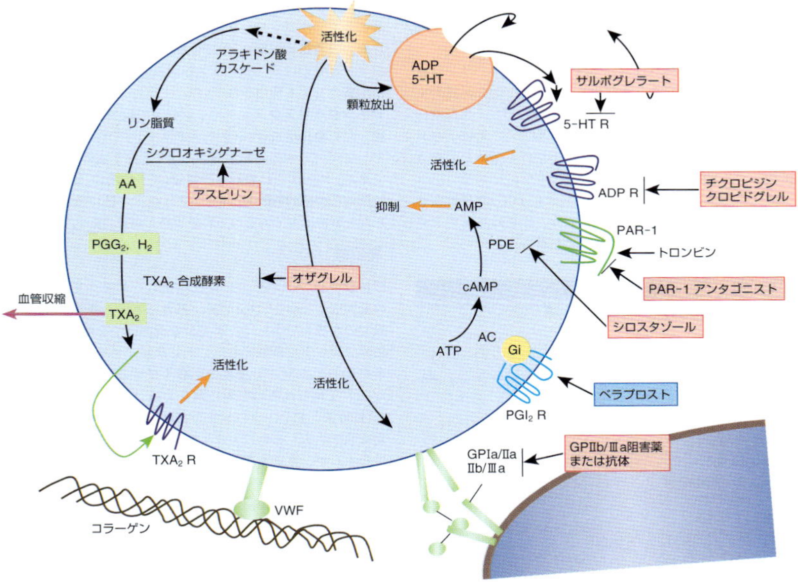

図9-2 血小板活性化と作用機序からみた抗血小板薬
AA：アラキドン酸，PG：プロスタグランジン，TXA₂：トロンボキサンA₂，PAR-1：トロンビン受容体（protease-activated receptor-1），5-HT：セロトニン，PDE：ホスホジエステラーゼ，ADP：アデノシンニリン酸，ATP：アデノシン三リン酸，AC：アデニル酸シクラーゼ，cAMP：環状アデノシン一リン酸，AMP：アデノシン一リン酸，VWF：von Willebrand因子．R：受容体，■：阻害薬，■：アゴニスト

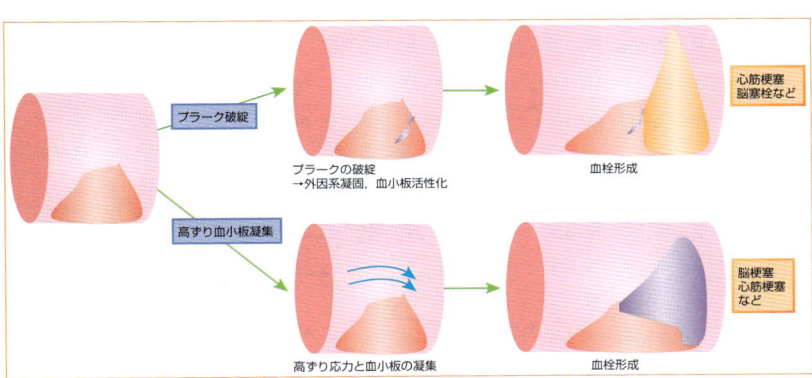

図9-3 プラーク破綻による血栓形成と高ずり下での血小板血栓

レンマという）。PGI₂が血小板活性化抑制，血管弛緩作用などを有しているからである。

現在は**表9-1**にあげたようにアスピリンに代わる抗血小板薬が次々に開発されている。

抗凝固薬

血液凝固カスケードの活性化を抑制し，血栓症（主として静脈血栓症，心原性の脳塞栓など）を防ぐのが抗凝固薬

である(図9-4)。抗凝固薬は注射薬と経口薬に分けられる。

注射薬

ヘパリン，分画化ヘパリン，ヘパラン硫酸：ヘパリンは血中のアンチトロンビンを活性化し，トロンビン，活性型第Xa因子(FXa)を阻害する。半減期が短いのと，出血副作用が強いという欠点がある。それを克服するためにトロンビン阻害作用を弱め，よりFXa阻害活性を強めたのが分画化ヘパリンである。

他にヘパラン硫酸があり，本剤は特にDIC(播種性血管内凝固)治療薬として使用されている。作用はアンチトロンビンを介した抗Xa活性でメインである。

表9-1 抗血小板薬

プロスタグランジンカスケード作動薬
1) アスピリン
2) オザグレル(トロンボキサン合成阻害薬)
3) PGE₁製剤

cAMP代謝系作動薬
1) PGI₂製剤
2) ホスホジエステラーゼ阻害薬(シロスタゾール)
3) ジピリダモール

受容体作動薬
1) GPⅡb/Ⅲa阻害薬
　アブシキシマブ
2) P2Y₁₂阻害薬
　チクロピジン
　クロピドグレル
　プラスグレル

図9-2参照

アルガトロバン：わが国で開発された合成トロンビン阻害薬としてアルガトロバンがある。本剤は注射薬で脳虚血急性期，慢性動脈閉塞症(閉塞性動脈硬化症，Buerger〈バージャー〉病)のほか，ヘパリン起因性血小板減少症(HIT)の治療薬としても使用されている。

フォンダパリヌクス：ヘパリン分子の抗Xa活性部位を合成した五糖鎖構造(ペンタサッカライド)である。皮下注射として用いるが半減期が長いので，1日1回の投与で十分である。わが国では整形外科領域(人工膝関節，および人工股関節置換術)術後の深部静脈血栓症の予防に使用される。ただし腎排泄型であるので腎障害時には注意が必要である。

経口薬

ワルファリン：ビタミンKと拮抗し，ビタミンK依存性の凝固因子(プロトロンビン，第Ⅶ，第Ⅸ，第Ⅹ因子)の肝臓での合成を阻害して，不完全な凝固因子を産生させ，凝固カスケードを抑制する。しかしワルファリンの効果は食事や血清アルブミン濃度の影響を受けるという欠点がある。すなわち食物の影響に関してはビタミンK含有食物(黄緑野菜，納豆，クロレラなど)摂取でワルファリンの薬効は低下する。またワルファリンは血中ではアルブミンと結合するが，薬効を発揮するのはフリー体のものであるので，血清アルブミン濃度が低下すると急に抗凝固活性が増強する。これらの理由で，ワルファリン療法にあっては，常にプロトロンビン時間(PT)で抗凝固活性をモニタリングする必要がある。方法としてはプロトロンビン時間国際標準比(prothrombin time international normalized ratio：PT-INR)が用いられる。各種学会が病型，危険因

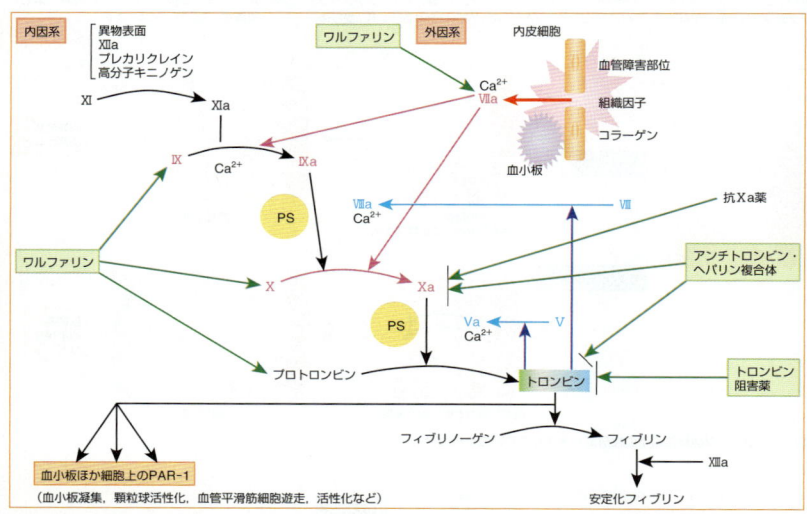

図9-4 抗凝固薬の作用点
PAR-1：トロンビン受容体(protease-activated receptor-1)，PS：活性化血小板膜上のホスファチジルセリン，赤は外因系，青はポジティブフィードバック系

子，年齢ごとに目標PT-INRを推奨しているのでこれらに準拠するのがよい。

上記のワルファリンの欠点を克服するために創薬されたのが経口抗凝固薬である。

経口トロンビン阻害薬（ダビガトラン）：現在（2011年春）臨床で使用しうる唯一の合成のトロンビン阻害薬である（経口）。本剤を服用すると血中で活性化されて，トロンビンと直接結合して凝固系を阻害する。現在わが国では心房細動からの脳塞栓予防薬として認可されている。ワルファリンを対照としたわが国を含む世界的治験では，ワルファリンより出血副作用が少なく，かつ有効性でまさっていた。本剤の特徴は，食物の影響を受けないこと，PTなどでモニタリングする必要がないことである。ただし腎障害排泄型であるので，腎障害患者では注意を要する。

Xa阻害薬：凝固カスケードにおいてFXaはプロトロンビンより上流にあり，活性化血小板膜上でプロトロンビンをトロンビンに活性化する。したがって，よりカスケードの上流を抑制するほうが効率がよいということと，トロンビン阻害に比較して出血副作用が軽いというコンセプトに従って経口Xa阻害薬が開発された。

- **リバロキサバン** 本剤は合成経口Xa阻害薬である。心房細動における脳梗塞予防，股関節，膝関節置換術後の深部静脈血栓症（deep venous thrombosis：DVT）の予防に対し，大規模臨床試験で有効性が検証されている。本剤も食事の影響を受けず，凝固検査で逐次モニタリングする必要がないというと特徴を持っている。

上記のほかにも合成の抗トロンビン薬，抗Xa薬が開発中である。

血栓溶解薬

生体内で生じた血栓を薬剤で溶解する方法で，線溶療法とも呼ばれる。基本はプラスミノーゲン活性化因子（plasminogen activator）を投与し，プラスミノーゲンをプラスミンに活性化し，フィブリン塊を分解産物（fibrin degradation products）に分解して，血液の再環流をはかることである。このプラスミノーゲン活性化因子には組織型プラスミノーゲン活性化因子（tissue plasminogen activator：t-PA）とウロキナーゼ型プラスミノーゲン活性化因子（u-PA）がある。

t-PA

t-PAは主として血管内皮細胞で産生されるが，臨床では遺伝子組換え体のt-PAが使用されている。フィブリン塊上や内部にはプラスミノーゲンが存在するので，t-PAを投与するとフィブリン塊上でプラスミンが生成されて血栓を効率よく分解する。しかしFXIIIaによりフィブリンが安定化（フィブリンのγ鎖が架橋形成される）するとプラスミンによって溶解されにくくなるので，t-PAの適応は新鮮な血栓にかぎられる。

現在は発症3時間以内の脳血栓塞栓症，肺梗塞，心筋梗塞，深部静脈血栓症などに使用されている。t-PAは血中にt-PAインヒビターのPAI-1（プラスミノーゲン活性化因子インヒビター）が存在するので，末梢に投与するとPAI-1による阻害を受けるため，カテーテルでt-PA，u-PAを血栓の局所に投与する方法もとられている（図9-5）。

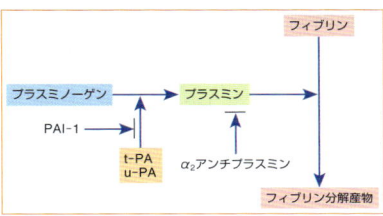

図9-5　線溶の仕組み
t-PA：組織型プラスミノーゲン活性化因子，PAI-1：プラスミノーゲン活性化因子インヒビター1，u-PA：ウロキナーゼ型プラスミノーゲン活性化因子．━━┤：阻害

【丸山 征郎】

参考文献

1) Piazza G et al: Venous thromboembolism and atherothrombosis: an integrated approach. Circulation 121: 2146-2150, 2010
2) Sanz J et al: The year in atherothrombosis. J Am Coll Cardiol 55: 1487-1498, 2010
3) Shattil SJ et al: The final steps of integrin activation: the end game. Nat Rev Mol Cell Biol 11: 288-300, 2010
4) 肺塞栓症研究会監修：静脈血栓塞栓症の予防および妊娠中の抗血栓薬の使用 第7回ACCPガイドライン，メディカルフロントインターナショナルリミッテッド，2006

10 降圧薬

降圧薬治療

わが国の高血圧患者（血圧140/90 mmHg以上）（表10-1）は約4,000万人にのぼる。血圧水準が高いほど，脳卒中，心筋梗塞，心疾患，慢性腎臓病などの罹患率および死亡率は高い。

治療の目的

高血圧患者の治療の目的は，高血圧による心血管病の発症・進展，再発を抑制して死亡を減少させ，高血圧患者が充実した日常を送れるように支援することである。

これまで海外で行われた臨床試験をまとめて解析した成績によると，収縮期血圧10〜20 mmHg，拡張期血圧5〜10 mmHgの低下により相対リスクは脳卒中で30〜40%，虚血性心疾患で15〜20%それぞれ減少することが明らかにされている。これらの試験では，血圧レベルが高いほど，また高齢者ほど降圧薬治療による絶対リスクの減少が大きいことが示されている。

治療対象と降圧目標

高血圧治療の対象はすべての年代の高血圧患者である。血圧が115/75 mmHg以上の場合には，血圧の上昇とともに心血管死亡が増加してくることが示されており，またFramingham Heart Studyにおける長期間の観察では，正常高値血圧にある人は至適血圧値を示す人と比較して心血管病のリスクが倍増することを認めている。

糖尿病や慢性腎臓病（CKD）合併例，あるいは心筋梗塞

表10-1 成人における血圧値の分類(mmHg)

分類	収縮期血圧		拡張期血圧
至適血圧	<120	かつ	<80
正常血圧	<130	かつ	<85
正常高値血圧	130〜139	または	85〜89
Ⅰ度高血圧	140〜159	または	90〜99
Ⅱ度高血圧	160〜179	または	100〜109
Ⅲ度高血圧	≧180	または	≧110
(孤立性)収縮期高血圧	≧140	かつ	<90

表10-2 降圧目標

	診察室血圧	家庭血圧
若年者・中年者	130/85 mmHg 未満	125/80 mmHg 未満
高齢者	140/90 mmHg 未満	135/85 mmHg 未満
糖尿病患者 CKD 患者 心筋梗塞後患者	130/80 mmHg 未満	125/75 mmHg 未満
脳血管障害患者	140/90 mmHg 未満	135/85 mmHg 未満

[注]
診察室血圧と家庭血圧の目標値の差は,診察室血圧 140/90 mmHg,家庭血圧 135/85 mmHg が,高血圧の診断基準であることから,この二者の差を単純にあてはめたものである
CKD:慢性腎臓病

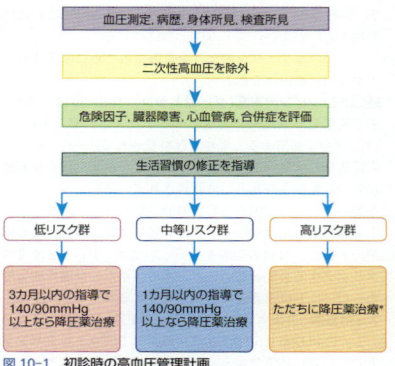

図10-1 初診時の高血圧管理計画
*:正常高値血圧の高リスク群では生活習慣の修正から開始し,目標血圧に達しない場合に降圧薬治療を考慮する

後患者では,130/80 mmHg 以上が治療対象になると考えられる。

降圧目標は,表10-2 のとおりである。脳血管障害患者は 140/90 mmHg 未満とし,高齢者においても最終降圧目標は 140/90 mmHg 未満とするが,75歳以上の後期高齢者では臓器障害を伴っていることが多く,降圧薬治療が重要臓器の循環障害をもたらす可能性があるので,症状や検査所見の変化に注意して慎重な降圧治療を行うことが必要である。

初診時の高血圧管理計画と降圧薬治療(図10-1)

初診の高血圧患者の管理計画を図10-1 に示す。血圧測定,病歴聴取,身体所見,検査所見から,まず二次性高血圧を除外する。同時に,心血管病の危険因子,臓器障害,心血管病,合併症を把握し,その患者のリスクの程度を評価する。

初診時の血圧が 140〜150/90〜99 mmHg のⅠ度で,かつ,他に危険因子,臓器障害や心血管病を認めない低リスク患者の場合は,生活習慣の修正を行い,一定期間(3カ月以内)に血圧を再度測定する。再検した血圧値のレベルによりリスクの層別を行い,図10-1 に準拠して治療計画を決定する。

一方,初診時の血圧がⅠ度であっても,血圧以外の心血管病の危険因子数,糖尿病や CKD を含めた臓器障害や確立された心血管病の有無により中等リスクあるいは高リスクと評価された場合には図10-1 に従い,それぞれのリスクに準拠した治療計画を策定,実施する。

初診時の血圧が 160〜170/100〜109 mmHg のⅡ度で,家庭血圧の測定により白衣高血圧や白衣現象の存在が除外され,他の危険因子を加味したリスク評価にて中等リスクの場合には,一定期間(1カ月以内)の生活習慣の修正の指導後に降圧薬治療を開始する。血圧がⅡ度であってもリスク評価で高リスクに該当する場合には,ただちに降圧薬治療を開始する(図10-1)。初診時の血圧が 180/110 mmHg 以上のⅢ度では高リスクと評価され,ただちに(数日以内に)降圧薬治療を開始する。高血圧緊急症ではただちに薬物治療を必要とする。

糖尿病,CKD,脳血管障害,心疾患などの臓器障害や他疾患を合併する患者については,たとえ血圧が 140/90 mmHg 未満の正常高値血圧であっても高リスクと評価される。強力な生活習慣の修正の指導とともに,目標血圧に達しない場合には,それぞれの病態に適合した降圧薬による厳格な降圧治療を考慮する。高齢者でも 140/90 mmHg 以上であれば,薬物治療の対象となるが,80歳以上では薬物治療を開始する血圧値は明確ではない。

治療法の選択

生活習慣の修正:高血圧は生活習慣病の一つであり,生活習慣の修正によって高血圧を予防できる可能性が示されているだけでなく,降圧効果も証明されている。正常高値血圧以上の血圧はすべて生活習慣の修正の対象となる。高血圧に脂質異常症,糖尿病など心血管病の危険因子が加わっている場合には,生活習慣の修正は特に重要な治療法であり,生活習慣の修正のみでは多くの高血圧患者は目標とする降圧は得られないが,降圧薬の種類と用量を減らすことはできる。降圧薬治療を開始しても生活習慣の修正は継続する。生活習慣の修正項目は,食塩摂取量の制限,野菜・果物の積極的摂取とコレステロール・飽和脂肪酸の摂取制限,適正体重の維持,アルコール摂取量の制限,運動,禁煙などである。

降圧薬治療の原則:わが国の多くの高血圧患者には薬物治療が必要である。わが国で現在降圧薬として使用されている主な薬物は,Ca 拮抗薬(ジヒドロピリジン(DHP)系とジルチアゼム),レニン・アンジオテンシン(RA)系阻害薬であるアンジオテンシン変換酵素(ACE)阻害薬とアンジオテンシンⅡ受容体拮抗薬(ARB),利尿薬(サイアザイド系および類似薬,K保持性利尿薬,ループ利尿薬),β遮断薬

表10-3 主要降圧薬の積極的適応

	Ca拮抗薬	ARB/ACE阻害薬	利尿薬	β遮断薬
左室肥大	●	●		
心不全		●*1	●	●*1
心房細動(予防)		●		
頻脈	●*2			●
狭心症	●			●*3
心筋梗塞後		●		●
蛋白尿		●		
腎不全		●	●*4	
脳血管障害慢性期	●	●	●	
糖尿病/MetS*5		●		
高齢者	●*6	●	●	

*1:少量から開始し,注意深く漸増する
*2:非ジヒドロピリジン系 Ca 拮抗薬
*3:冠攣縮性狭心症には注意
*4:ループ利尿薬
*5:メタボリックシンドローム
*6:ジヒドロピリジン系 Ca 拮抗薬
ARB:アンジオテンシンⅡ受容体拮抗薬,ACE:アンジオテンシン変換酵素

表10-4 主要降圧薬の禁忌もしくは慎重使用例

	禁忌	慎重使用例
Ca拮抗薬	徐脈(非DHP系)	心不全
ARB	妊娠 高カリウム血症	腎動脈狭窄症*
ACE阻害薬	妊娠 血管神経性浮腫 高カリウム血症	腎動脈狭窄症*
利尿薬 (サイアザイド系)	痛風 低カリウム血症	妊娠 耐糖能異常
β遮断薬	喘息 高度徐脈	耐糖能異常 閉塞性肺疾患 末梢動脈疾患

*:両側性腎動脈狭窄の場合は禁忌
ARB:アンジオテンシンⅡ受容体拮抗薬,ACE:アンジオテンシン変換酵素,DHP:ジヒドロピリジン

($αβ$ 遮断薬を含む),$α$ 遮断薬,中枢性交感神経抑制薬(メチルドパ,クロニジンなど)である.

一部の心血管病の抑制には特定の降圧薬がより有効である可能性が示唆されているが,一般的には降圧薬治療による心血管病の抑制は特定の降圧薬の効果によるものではなく,降圧薬自体が重要であることが示されている.

どの降圧薬を選択するにしても使用上の原則がある.

1. 降圧薬としては原則として,1日1回投与のものを選ぶ.
2. 降圧薬の投与量は低用量からはじめる.
3. Ⅱ度以上の高血圧(≧160/100 mmHg)では初期から併用療法を考慮するが,副作用の発現を抑え,降圧効果を増強するためには,適切な降圧薬を組み合わせる.
4. 最初に投与した降圧薬でほとんど降圧効果を認めなかった場合や忍容性が悪い場合は,作用機序の異なる別の降圧薬に変更する.少量の利尿薬は副作用の頻度が低く他の降圧薬と併用することにより,降圧効果が相乗的に増大するために,併用療法において積極的に使用すべきである.
5. 他の疾患を合併している場合は,適応と禁忌に注意して降圧薬を選択し投与する.また,降圧薬と他の疾患に投与されている薬物との相互作用を必ず確かめる.
血圧の評価にあたっては,白衣高血圧や仮面高血圧の有無も考慮する.

降圧薬治療の留意点:目標降圧レベルを長期間にわたり維持し,アドヒアランス(治療継続)をよくするためにもコンコーダンス(疾病について十分な知識を持った患者が自己の疾病管理にパートナーとして参加し,医師と患者が合意に達した治療を行うこと)が必要である.

降圧薬の副作用による生活の質(QOL)の障害についても十分に配慮する必要がある.また,降圧薬どうしの相互作用にも注意すべきである.

特に注意すべきものは,$β$ 遮断薬と非 DHP 系 Ca 拮抗薬の併用による心臓抑制増強作用,RA系阻害薬とアルドステロン拮抗薬の高カリウム血症増強作用,中枢性交感神経抑制薬と $β$ 遮断薬の離脱症候群の易発現性などがある.他疾患の治療薬と降圧薬の薬物相互作用では,非ステロイド性抗炎症薬(NSAIDs)による利尿薬,$β$ 遮断薬,ACE 阻害薬の降圧効果減弱作用などがある.ARB や ACE 阻害薬と NSAIDs あるいは利尿薬の併用は,特に高齢者で脱水や塩分摂取制限があると,急性腎不全や過度な降圧をきたすことがある.グレープフルーツあるいはそのジュースを摂取した後に DHP 系 Ca 拮抗薬を服用すると,その血中濃度が上昇することがよく知られている.

各種降圧薬の作用メカニズムと特徴
(表10-3,表10-4)

Ca拮抗薬

細胞外 Ca^{2+} の流入にかかわる膜電位依存性 L 型 Ca^{2+} チャネルを阻害することにより,血管平滑筋を弛緩し,末梢血管抵抗を減じて降圧作用を発揮する.主に DHP 系とベンゾジアゼピン(BTZ)系に分類されるが,主な薬理作用は,①冠動脈および末梢血管拡張作用,②心収縮力の抑制,③刺激伝導系の抑制である.

DHP 系製剤は急速・強力降圧型で,心抑制作用は臨床用量域ではほとんどみられない.むしろ,反射性交感神経緊張による頻脈を伴う.非 DHP 系 Ca 拮抗薬は降圧作用はより緩徐で弱く,心抑制作用を伴う.DHP 系 Ca 拮抗薬は現降圧薬のなかで降圧の有効性が最も高く,かつ臓器血流が保たれるので,臓器障害合併例や高齢者でもよい適応となり,多くの症例で第一選択薬として用いられる.

Ca 拮抗薬の副作用としては,動悸,頭痛,ほてり感,浮腫,歯肉増生や便秘などがあげられる.非 DHP 系 Ca 拮抗薬は,心抑制のために心不全や高度徐脈例には禁忌である.

ARB

わが国では Ca 拮抗薬に次いで最もよく使用されている.アンジオテンシンⅡ(AⅡ)1型(AT1)受容体に特異的に結合し,AⅡを介する強力な血管収縮,体液貯留,交感神経活性亢進作用を抑制することによって降圧作用を発揮する.したがって,その降圧度は患者ごとのレニン活性レベルとある程度相関する.単独もしくは利尿薬,Ca 拮抗薬と併用され,Ⅰ~Ⅲ度の高血圧に用いられる.心保護作用

として心肥大を抑制し，心不全の予後を改善する。

腎においては，輸出細動脈を拡張して糸球体内圧を低下させ，蛋白尿を減少させ，長期的には腎機能の悪化を抑制する。その他，インスリン感受性改善作用をもち，糖尿病の新規発症を抑制する。そのため，心，腎，脳の臓器合併症や糖尿病などを有する症例で第一選択薬として用いられる。利尿薬との併用は，降圧効果の相乗作用のみならず，電解質，糖代謝に対する副作用を相殺できる利点がある。

用量にかかわらず，副作用は低頻度である。ただし，妊婦や授乳婦への投与は禁忌で，重症肝障害患者には慎重投与，クレアチニン(Cr)が 2.0 mg/dL 以上の場合は投与量を減らすなどの配慮が必要である。両側性腎動脈狭窄例または単腎で一側性腎動脈狭窄例では急速な腎機能の低下をきたすことがあるため，原則使用しない。体液量減少や，高度の Na 欠乏例なども準禁忌である。K 保持性利尿薬との併用では高カリウム血症に注意する。

ACE 阻害薬

ACE を阻害し，強力な昇圧系である血中および組織中の RA 系の抑制作用および降圧系のカリクレイン・キニン・プロスタグランジン系の増強作用をあわせ持つ。副作用で最も多いのはブラジキニンの作用増強による空咳で，20〜30％に投与 1 週間から数カ月以内に出現するが，中止によりすみやかに消失する。まれに血管神経性浮腫による呼吸障害が出現する。腎排泄性であり，腎障害時は少量から投与，肝腎代謝のものが使用しやすい。他の副作用，注意は ARB と同様である。

利尿薬

降圧薬としては，サイアザイド系利尿薬が主に用いられる。遠位尿細管での Na⁺ 吸収を抑制することにより，短期的には循環血液量を減少させながら，長期的には末梢神経抵抗を低下させることにより降圧する。利尿薬は低カリウム血症や耐糖能低下，高尿酸血症など代謝への影響がある。しかし少量使用することにより，降圧効果の大きな減弱を伴わずにこれらの欠点を最小化することができる。他のクラスの降圧薬との併用によって降圧効果が増大するが，糖・脂質代謝に悪影響を与えるために β 遮断薬との併用はすすめられない。血清 Cr 2.0 mg/dL 以上では無効であり，使用を避ける。

ループ利尿薬は Henle（ヘンレ）上行脚での NaCl の再吸収を抑制して利尿効果を発揮する。サイアザイド系利尿薬に比し，利尿作用は強いが，降圧効果は弱く，持続も短い。腎機能低下例でも有効なので腎機能障害，特に Cr 2.0 mg/dL 以上を呈する高血圧，うっ血性心不全に用いる。

β 遮断薬（含 αβ 遮断薬）

心拍出量の低下，レニン産生の抑制，中枢での交感神経抑制作用などによって降圧する。初期には末梢血管抵抗は上昇するが長期的には元に戻る。交感神経活性の亢進が認められる若年者の高血圧や労作性狭心症，心筋梗塞後，頻脈合併例，甲状腺機能亢進症などを含む高心拍出型症例，高レニン性高血圧，大動脈解離などに適応がある。β 遮断薬は，単独または利尿薬との併用によって糖・脂質代謝に悪影響を及ぼす。したがって高齢者や糖尿病，耐糖能異常などの病態を合併する場合は，第一選択薬とはならない。

β 遮断薬は気管支喘息などの閉塞性肺疾患，徐脈，II 度以上の房室ブロック，Raynaud（レイノー）症状，褐色細胞腫に対しては禁忌ないし慎重投与となる。攣縮性狭心症例に用いる場合は Ca 拮抗薬と併用する。突然中止すると離脱症候群として，狭心症あるいは高血圧発作が生ずることがあるので，徐々に減量して中止する。

以下に述べる降圧薬は，降圧効果自体が限定的であるばかりでなく，心血管予後の改善を証明した臨床試験がない。したがって，それぞれの薬剤に適応となる病態にかぎって主要降圧薬に併用する薬剤として位置づけられる。

α 遮断薬

交感神経末端の平滑筋 $α_1$ 受容体を選択的に遮断する。交感神経末端側の抑制系 $α_2$ 受容体は阻害せず，特に長時間作用型では頻脈が少ない。前立腺肥大症に伴う，排尿障害に特に適応がある。褐色細胞腫の手術前の血圧のコントロールに使用され，早朝の高血圧に対して眠前投与などの投与法が用いられている。脂質代謝に対し好影響を有する。初回投与現象（first dose phenomenon）として起立性低血圧によるめまい，動悸，失神がある。したがって，少量よりはじめ漸増する。

その他の交感神経抑制薬

中枢性交感神経抑制薬は，血管運動中枢の $α_2$ 受容体を刺激することによって，交感神経活動を抑制し，降圧する。眠気，口渇，倦怠感，Raynaud 様症状，陰萎など副作用が多く，通常他剤を用いることができない場合に使用される。腎機能障害時にも使用可能である。メチルドパは妊娠高血圧に使用される。クロニジンを突然中止すると離脱症状が出現することがある。単独では Na および水分貯留がみられ，利尿薬の併用が有用である。

古典的な血管拡張薬

直接的に血管平滑筋に作用して血管を拡張させるヒドラジンは，即効性があるので高血圧緊急症にも用いることが可能である。副作用としては狭心症を誘発することがある。頭痛，動悸，頻脈，浮腫がみられるほか，劇症肝炎の報告もあり，肝障害者への投与は禁忌である。連用で全身性エリテマトーデス様の症状が発現することがある。

アルドステロン拮抗薬，K 保持性利尿薬

遠位尿細管および接合集合管に作用して K⁺ の喪失なく Na⁺ 排泄を促進する。トリアムテレンは，アミロライド感受性の上皮型 Na⁺ チャネルを抑制して同様な効果を示す。また，アルドステロンは心血管系に障害作用を及ぼすため，アルドステロン拮抗薬は臓器保護作用がある。心不全や心筋梗塞後に投与し，予後を改善したとの臨床試験結果がある。スピロノラクトンは勃起不全，女性化乳房，月経痛などの副作用があるが，選択的アルドステロン拮抗薬（エプレレノン）は副作用が少ない。RA 系阻害薬との併用や腎障害例では高カリウム血症を生ずることがある。

併用療法

一剤で降圧不十分な場合やⅡ度やⅢ度あるいは高リスク高血圧では初期から異なったクラスの降圧薬の併用療法を考慮する。

併用薬としては RA 系阻害薬と, 利尿薬あるいは Ca 拮抗薬, Ca 拮抗薬(DHP 系)と β 遮断薬が好ましい組み合わせである。

利尿薬と ACE 阻害薬(あるいは ARB)のように副作用を打ち消しあう薬剤の併用の有用性については薬理作用のうえからも支持される。さらに2種の降圧薬の合剤はアドヒアランス, 価格の面でメリットが大きい。

【梅村 敏】

参考文献
1) 日本高血圧学会高血圧治療ガイドライン作成委員会編: 高血圧治療ガイドライン2009, 日本高血圧学会, 2009

11 心不全の治療薬

はじめに

心機能の障害により絶対的あるいは相対的な心拍出量の低下が生じた場合, 生体ではこれを代償するために Frank-Starling 機序, 心筋リモデリングや神経体液性因子などいくつかの機序が働く。心不全とは, この代償機序の破綻により心拍出量の低下や静脈系のうっ血などによる症状をきたした症候群である。また, これらの代償が慢性的に持続することで臓器障害を助長し, 生命予後を大きく左右することが明らかとなった。

心不全の病態においてレニン・アンジオテンシン・アルドステロン(renin-angiotensin-aldosterone: RAA)系をはじめとする神経体液性因子の寄与するところは大きく, これを調節することが最近の心不全治療の中心となっている。慢性心不全の治療においては, 主に静脈系のうっ血の改善に対して利尿薬を, また長期予後改善を目的として RAA 系阻害薬が使用されている(図 11-1)[1]。

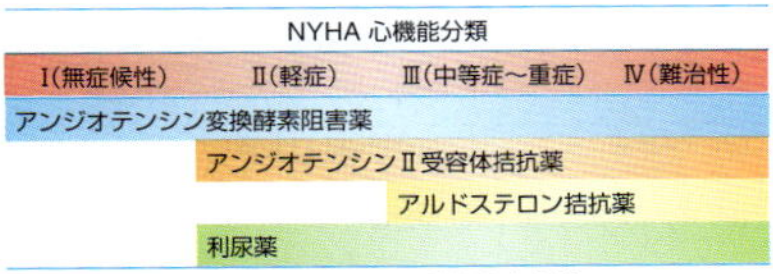

利尿薬

利尿薬は腸管吸収あるいは静脈内投与により血液中に入ると, その 90% 以上が主にアルブミンに結合する。腎臓に到達した利尿薬は, 近位尿細管でアルブミンからはずれて尿細管腔に分泌され, それぞれの標的トランスポーターを阻害することにより利尿効果を発揮する。

利尿薬の効果は, 吸収・分布から作用部位である腎臓までのさまざまな因子により規定されている。たとえば利尿薬の経口投与における腸管からの吸収は, 心不全の際の腸管浮腫により影響を受ける。また, 肝硬変やネフローゼ症候群のように血清アルブミンが低下している病態では, 利尿薬が間質液に分布するために作用が低下する。利尿薬には主に以下の 3 種類があり, 作用部位により利尿効果に相違はあるが, いずれの利尿薬も腎臓での Na^+ 排泄量を増やすことにより浸透圧利尿の作用を示す(表 11-1, 図 11-2)。

NYHA 心機能分類			
Ⅰ(無症候性)	Ⅱ(軽症)	Ⅲ(中等症〜重症)	Ⅳ(難治性)
アンジオテンシン変換酵素阻害薬			
	アンジオテンシンⅡ受容体拮抗薬		
		アルドステロン拮抗薬	
利尿薬			

図 11-1 心不全の重症度からみた薬物治療方針

ループ利尿薬(図 11-3)

ループ利尿薬は Henle(ヘンレ)係蹄(太い上行脚)の尿細管上皮細胞管腔側にある Na^+-K^+-$2Cl^-$ 共輸送体を阻害する。そのためこの部位での Na^+ 再吸収が阻害され, この結果利尿効果を発揮する。利尿効果は最も強力で, 尿中 Na^+ 排泄率(FE_{Na})は通常状態では 1% 未満であるが, ループ利尿薬は FE_{Na} を 20〜25% 程度亢進させる[2]。上行脚より下流になるに従い Na^+ の再吸収率は低下していく。上行脚より下流に作用するサイアザイド系利尿薬の FE_{Na} は 5〜8%, K 保持性利尿薬では 2〜3% であり, その分利尿効果は弱いことになる。

Henle 係蹄(太い上行脚)にある Na^+-K^+-$2Cl^-$ 共輸送体では, 尿細管細胞内に 1 つの Na^+, K^+ と 2 つの Cl^- が取り込まれるため, 電気的には中性の再吸収を行っている。しかし, 再吸収された K^+ のうち一部が管腔側の K^+ チャネルにより分泌されるため, 尿細管側はプラスに荷電する。この電気勾配にしたがって Ca^{2+} と Mg^{2+} が細胞間隙を通り再吸収される。したがって, ループ利尿薬を使用する際には Ca^{2+} と Mg^{2+} の再吸収が抑制されるので, 低カルシウム血症や低マグネシウム血症に注意が必要である。特に低マグネシウム血症に伴う低カリウム血症や低カルシウム血症の際には, K や Ca を多量に補充しても無効であり, Mg の補充のみが有効である。その他, ループ利尿薬を使用する際に注意すべき副作用として, 代謝性アルカローシスや聴神経障害などがあげられる。この聴神経障害は, Na^+-K^+-$2Cl^-$ 共輸送体が内耳にも存在し, リンパ液中の電解質組成が変化するためと考えられている。

臨床においてループ利尿薬は, 心不全の際の浮腫やうっ血の改善を目的に使用される頻度が高いが, 特にフロセミドにおいては臨床試験で生命予後改善のエビデンスはなく, また副作用も比較的強いため, 最近では不用意な長期投与はすべきではないとの意見もある。

サイアザイド系利尿薬(図 11-4)

サイアザイド系利尿薬の作用は, 主として遠位尿細管の上皮細胞管腔側に存在する Na^+-Cl^- 共輸送体を阻害し, Na^+ の再吸収を抑制することによる。前述したとおりサイアザイド系利尿薬では FE_{Na} は 5〜8% と, ループ利尿薬に比べ利尿作用は弱い。そのため, 腎機能が低下している場合には効果がなく, 腎機能の悪化を促す場合があるため注意を要する。一方, 他の利尿薬とは異なり, 長期間投与により末梢血管抵抗を低下させるため, 降圧作用を有していることが特徴的である。

サイアザイド系利尿薬は遠位尿細管にある Na^+-Cl^- 共輸送体を阻害するため, 細胞内 Na^+ 濃度が低下する。その

表11-1 主な利尿薬

	作用部位	作用機序	濾過Naの最大再吸収抑制率	主な副作用
ループ利尿薬	Henle係蹄（太い上行脚）	Na^+-K^+-$2Cl^-$共輸送体阻害	20～25%	低カリウム血症，代謝性アルカローシス，高尿酸血症，聴力障害
サイアザイド系利尿薬	遠位尿細管	Na^+-Cl^-共輸送体阻害	5～8%	低カリウム血症，高カルシウム血症，高尿酸血症，耐糖能障害
K保持性利尿薬	遠位尿細管，皮質集合管	アルドステロン感受性Na^+チャネル阻害	2～3%	高カリウム血症，女性化乳房，月経異常

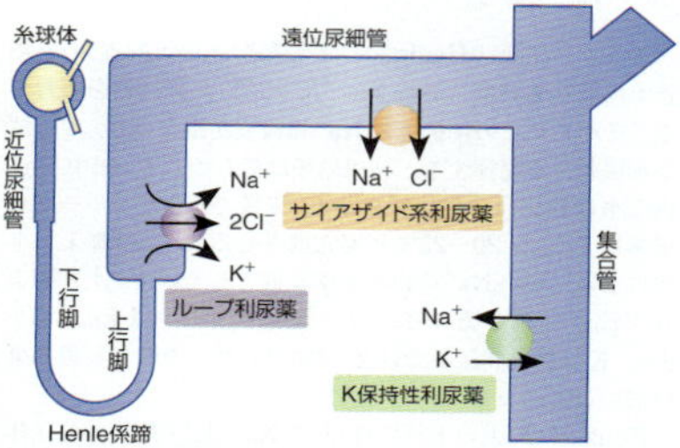

図11-2 利尿薬の作用部位

ため，基底膜側にある$3Na^+$-Ca^{2+}交換輸送体による細胞内へのNa^+輸送が亢進し，これに伴いCa^{2+}の再吸収も促進される。通常ではCa^{2+}の再吸収が亢進しても，副甲状腺ホルモンなどによる調節が働くため，高カルシウム血症は起こりにくい。しかし，甲状腺摘出後や骨粗鬆症のためにビタミンDやCa製剤が使用されている場合には高カルシウム血症をきたすことがあるため注意が必要である。その他，ループ利尿薬と同様の低カリウム血症，代謝性アルカローシスや高尿酸血症，耐糖能障害などの副作用がある。

臨床においてサイアザイド系利尿薬は，利尿作用が緩徐であるため軽症の心不全症例に用いられている。またループ利尿薬で十分な利尿が得られない場合にサイアザイド系利尿薬の併用が有効な場合がある。ただしその際には電解質異常などの副作用に注意しなければならない。

K保持性利尿薬（図11-5）

K保持性利尿薬は，スピロノラクトンやエプレレノンのようなアルドステロン拮抗薬とトリアムテレンのようなアルドステロンに関与しない上皮細胞Na^+チャネル阻害薬とに分けられる。両者とも遠位尿細管と皮質集合管でのNa^+再吸収とK$^+$排泄を阻害し，利尿効果を発揮する。

トリアムテレンはプロドラッグであり，肝で代謝された後に近位尿細管に分泌され，遠位尿細管のNa^+チャネルに直接作用し，Na^+再吸収を抑制する。一方，アルドステロン拮抗薬は，尿細管上皮細胞の細胞質内に存在するミネラルコルチコイド受容体（mineralocorticoid receptor：MR）にアルドステロンと競合的に結合することで，Na^+再吸収を抑制する。利尿作用は弱いが，K保持性があるため他の利尿薬で生じる電解質代謝異常の補正に適している。心不全の臨床においては，利尿薬というよりもアルドステロン拮抗薬としての観点からスピロノラクトンのようなRAA系を阻害する作用を有するものが使用されることが多い。

主な副作用は高カリウム血症であり，特にRAA系阻害薬との併用時には注意が必要である。またスピロノラクトンは受容体に対する選択性が低く，MR以外の受容体にも結合親和性を示し，抗アンドロゲン作用やプロゲステロン作用により男性での女性化乳房，女性での月経異常が問題となる。これに対してエプレレノンはMRへの結合選択性が高いことから，アンドロゲンやプロゲステロン受容体を介した副作用が少ないとされる。

RAA系阻害薬

レニン・アンジオテンシン・アルドステロン（RAA）系は前駆体であるアンジオテンシノーゲンから，昇圧を中心とした強力な生理活性を持つアンジオテンシンIIが産生される経路であり，アンジオテンシンIIはさらに副腎皮質の球状層からのアルドステロン分泌を刺激する。また心臓や血管などの局所組織にもRAA系は存在し，オートクリン・パラクリン作用を介して，心血管系のリモデリングを引き起こすことが知られている。心不全の発症・進展に関与するさまざまな神経体液性因子のなかでも，RAA系カスケードは大きな役割を演じており，RAA系阻害薬は心不全の中心的治療薬の一つとして重症度に応じた使用が推奨されている[1,3,4]。

現在，心不全に使用されるRAA系阻害薬としてRAA系カスケードの阻害部位により，①アンジオテンシン変換酵素（angiotensin converting enzyme：ACE）阻害薬，②アンジオテンシンII受容体拮抗薬（angiotensin II receptor blocker：ARB），③アルドステロン受容体拮抗薬，④レニン阻害薬の4つがあげられる（図11-6）。

ACE阻害薬

ACE阻害薬は，アンジオテンシンIからアンジオテンシンIIへの変換を触媒するアンジオテンシン変換酵素（ACE）を阻害するとともに，アルドステロンの産生分泌を抑制する。ACEはキニン分解酵素であるキニナーゼIIと同一酵素であるため，ACE阻害薬はキニナーゼIIの作用も抑制し，ブラジキニンを増加させる。ブラジキニンは血管内皮からの一酸化窒素の産生・遊離促進，血管拡張作用，PGI_2（プロスタグランジンI_2）産生促進，あるいは臓器リモデリング抑制作用を持つことが知られており，ACE阻害薬の降圧や心保護作用にはアンジオテンシンII産生抑制だけではなく，ブラジキニンも関与している。

臨床においては，CONSENSUS，SOLVD，ATLASな

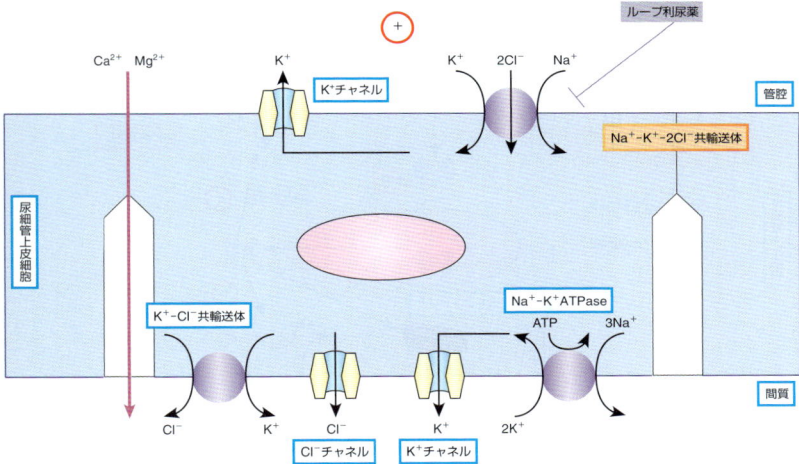

図 11-3　ループ利尿薬の作用部位 (Henle 係蹄〈太い上行脚〉)

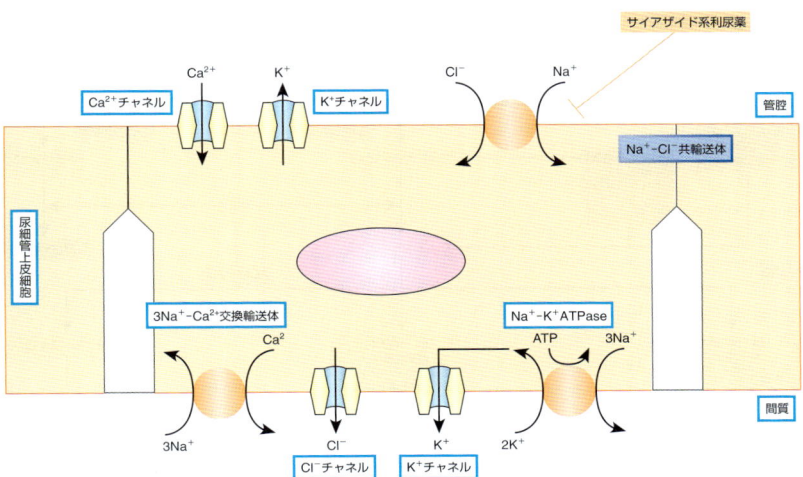

図 11-4　サイアザイド系利尿薬の作用部位 (遠位尿細管)

ど多くの大規模臨床試験により，NYHA Ⅰ度 (無症候性)〜NYHA Ⅳ度 (難治性) まで，ACE 阻害薬がファーストラインの薬剤として推奨されている。

ACE 阻害薬の副作用としては，空咳，催奇形性，腎不全，高カリウム血症，血管浮腫などがあげられる。空咳は最も頻度の高い副作用であり，5〜40% に認められる。気管支におけるキニンやサブスタンス P などの蓄積が原因とされており，ACE 阻害薬の減量・中止で軽快・消失する。また血清 Cr (クレアチニン) が 3 mg/dL 以上の腎機能障害患者では，腎灌流圧や糸球体濾過量 (GFR) の低下により腎機能の急激な悪化，高カリウム血症を生じることがあり注意が必要である。

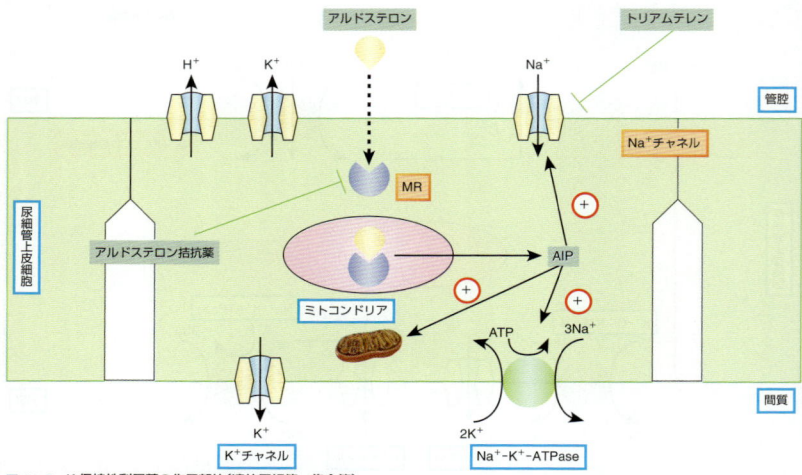

図 11-5　K保持性利尿薬の作用部位(遠位尿細管・集合管)
アルドステロンは遠位尿細管・集合管の上皮細胞細胞質内に存在するミネラルコルチコイド受容体(mineralocorticoid receptor:MR)と結合する。その後アルドステロン-MR複合体は核内に移行してアルドステロン誘導蛋白質(aldosterone induced protein:AIP)を発現させる。AIPは尿細管腔側のNa^+チャネルと基底膜側のNa^+-K^+-ATPaseを活性化させたり、ミトコンドリアからのATP(アデノシン三リン酸)供給を増加させる。その結果遠位尿細管と集合管でのNa^+の再吸収を促進させる。アルドステロン拮抗薬はアルドステロンと競合的にMRに結合することにより、遠位尿細管と集合管でのNa^+再吸収を抑制する

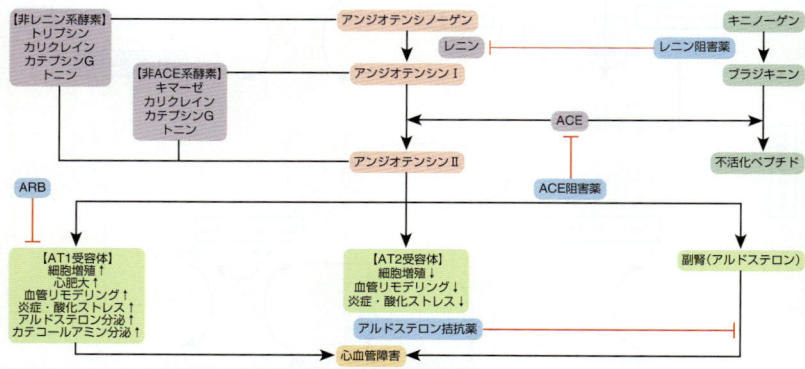

図 11-6　レニン-アンジオテンシン-アルドステロン(RAA)系阻害薬の作用部位
ACE:アンジオテンシン変換酵素、ARB:アンジオテンシンⅡ受容体拮抗薬、AT1受容体:アンジオテンシンⅡ1型受容体、AT2受容体:アンジオテンシンⅡ2型受容体

ARB

　アンジオテンシンⅡはRAA系における最も強力な生理活性を持つペプチドで、心腎における受容体としては1型(angiotensin Ⅱ type 1:AT1)と2型(angiotensin Ⅱ type 2:AT2)が存在する。AT1受容体を介したシグナルは血圧上昇や心血管リモデリング、アルドステロン産生分泌亢進、体液貯留、交感神経活性などの作用を誘導するが、AT2受容体を介したシグナルはAT1受容体に拮抗する作用を持つ。ARBはAT1受容体を選択的に拮抗することで心保護的に作用するが、ACE阻害薬に比べAT1受容体抑制効果が強く、AT2受容体刺激作用による効果も期待される。また、ARBはACE阻害薬とは異なる薬理作用を持ち、キマーゼなどACE以外の酵素により産生されるアンジオテ

表11-2 レニン-アンジオテンシン-アルドステロン(RAA)系阻害薬の各種血中指標に対する影響

	レニン阻害薬	ACE阻害薬	ARB
血中レニン活性	↓	↑	↑
血中レニン濃度	↑	↑	↑
アンジオテンシンI	↓	↓	↑
アンジオテンシンII	↓	↓	↑
ACE非依存性アンジオテンシンII	↓	+	↓
ブラジキニン量	→	↑	→
AT1受容体刺激	−	−	−
AT2受容体刺激	−	−	+

ACE:アンジオテンシン変換酵素, ARB:アンジオテンシンII受容体拮抗薬, AT1受容体:アンジオテンシンII1型受容体, AT2受容体:アンジオテンシンII2型受容体

ンシンIIも受容体レベルで阻害するため,より確実にRAA系を抑制すると考えられている。

臨床においては,Val-HeFT,CHARM,VALIANTなど多くの大規模臨床試験により,NYHA II度(軽症)～NYHA IV度(難治性)まで,ARBがファーストラインの薬剤として位置づけられている。

ARBの副作用としては,ACE阻害薬で認められる空咳が少ないことが特徴で,ACE阻害薬に忍容性のない症例にも使用しやすい。その他,ACE阻害薬と同様に催奇形性,腎不全,高カリウム血症,血管浮腫などがあげられるが,一般的にACE阻害薬と比較してその頻度は少ないとされる。

アルドステロン受容体拮抗薬

アルドステロンの作用は主に腎尿細管におけるNa⁺の再吸収であるが,近年では腎外作用として,心血管系組織に作用し臓器障害を促進するリスクホルモンとしても認識されるようになってきている。また,心血管系組織など局所におけるアルドステロン合成系の存在が明らかとなり,アルドステロン拮抗薬の臓器保護作用が注目されている。現在,わが国で使用されているアルドステロン拮抗薬は,前述したスピロノラクトンとエプレレノンの2剤であるが,いずれもアルドステロンに競合的に拮抗し,MRを阻害することで効果を示す。

臨床においては,RALES,EPHESUS,EMPHASIS-HFなどの大規模臨床試験により心不全に対するアルドステロン拮抗薬の有効性が証明され,NYHA III度以上の重症心不全に対するファーストラインの薬剤として位置づけられている。軽症心不全においても現在臨床試験が進行中である。

ACE阻害薬やARBの長期投与により,初期に抑制されていたアルドステロンの血中濃度が再上昇することがあり,アルドステロンブレークスルー現象として知られている。この現象が生じる機序はいまだ明確ではないが,ACE阻害効果の低下,AT1受容体抑制による血中アンジオテンシンII濃度の上昇やAT2受容体刺激,エンドセリンやアルドステロン合成酵素などアルドステロン刺激因子の賦活化,ACE遺伝子多型などの関与が考えられている。一度の現象が生じるとACE阻害薬やARBの臨床効果が減弱するため,アルドステロン拮抗薬への変更や併用が望ましい

と考えられるが,併用する際には高カリウム血症に注意しなければならない。

レニン阻害薬

レニン阻害薬はレニンの活性部位に直接結合することで酵素活性を阻害し,アンジオテンシノーゲンからアンジオテンシンIへの変換を阻害する。RAA系カスケードの最も上流を阻害するため,血中アンジオテンシンI,II濃度をともに低下させる点が他のRAA系阻害薬と異なっている(表11-2)。降圧効果に関しては単独投与でもACE阻害薬やARBと同等の効果があるとされている。レニン阻害薬は近年登場した薬剤であり,心不全に対する臨床効果に関してエビデンスがまだ十分とはいえないが,ALOFTやALLAYなどの臨床試験の成績から心不全治療薬の可能性を持つ薬剤であると考えられ,今後のエビデンスの蓄積が期待されている。

【大島 弘世・茂木 正樹・堀内 正嗣】

参考文献

1) 松崎益徳ほか:循環器病の診断と治療に関するガイドライン(2009年度合同研究班報告);慢性心不全治療ガイドライン(2010年改訂版)
2) Rose BD:Diuretics. Kidney Int 39:336-352, 1991
3) Hunt SA et al:ACC/AHA 2005 Guideline Update for the Diagnosis and Management of Chronic Heart Failure in the Adult. Circulation 112:e154-e235, 2005
4) Task Force for Diagnosis and Treatment of Acute and Chronic Heart Failure 2008 of European Society of Cardiology et al. ESC Guidelines for the diagnosis and treatment of acute and chronic heart failure 2008. Eur Heart J 29:2388-2442, 2008

12 抗不整脈薬

はじめに

不整脈の治療に使用される薬剤は広い意味では「抗不整脈薬」であるが,ここでは期外収縮を含む頻脈性不整脈の抑制に使用される狭義の「抗不整脈薬」を扱う。

つまり,Vaughan Williams分類で括られる薬剤を対象とし,ATP製剤やジギタリスは上室頻拍の停止や心房細動・心房粗動の心拍数コントロールに使用されるが,ここでは省略する。

抗不整脈作用の基本

頻脈性不整脈の発生機序には,局所での興奮生成(自動能亢進,撃発活動)と興奮旋回(ミクロリエントリ,マクロリエントリ)がある。代表的な例として,前者にはジギタリス中毒の際の不整脈やQT延長症候群のtorsade de pointes,右室流出路起源心室頻拍があり,後者には発作性上室頻拍の大部分,心房粗動,ベラパミル感受性心室頻拍がある。期外収縮については確実な発生機序を明らかにしえないことも多い。

したがって,頻脈性不整脈を停止させ,その後の再発を抑制するには,自動能亢進の抑制,興奮伝導の抑制,不応期の延長により,局所での興奮生成を抑制するか興奮旋回が生じないようにすればよい。頻脈性不整脈の治療に使用される狭義の抗不整脈薬は,主として興奮伝導の抑制,不

応期の延長により抗不整脈作用を発揮する。ただし、興奮旋回の新しい機序として注目されるようになってきたスパイラルリエントリ(spiral wave reentry)の停止については、これらの古典的な解釈では説明が難しい。

興奮伝導の抑制

興奮がそれ以上伝導しないようにすれば、興奮旋回による不整脈の発生・持続は困難になる。通常の固有心筋、His（ヒス）束の細胞はNa^+電流が活動電位の立ち上がり部分で活性化され、興奮の発生、ひいては伝導に関与している。したがってNa^+チャネル遮断作用がこれらの組織の伝導を抑制する。しかし、洞結節細胞、房室結節細胞では静止膜電位が浅く、Na^+電流ではなくCa^{2+}電流の流入が活動電位の発生、興奮の伝導に関与している。これらの組織ではCa^{2+}チャネル遮断作用が興奮伝導を抑制する。

Ca拮抗薬が房室結節での興奮伝導を抑制し、房室結節リエントリや房室回帰(WPW(Wolff-Parkinson-White)症候群)による発作性上室頻拍の停止に有効であるのは、この理由による。

不応期の延長

不応期が短い心筋組織では、連結期の短い期外収縮が発生しうる。連結期が短い興奮は、局所の伝導が遅れたり不均一になったりするために、興奮旋回を発生しやすい。したがって不応期を延長すれば、興奮旋回を生じうるような短い連結期の興奮が不可能になるため頻脈性不整脈の発生が抑制される。また、興奮旋回路上の組織の不応期を延長すれば、興奮旋回路を廻ってきた興奮が不応期にあたり、それ以上先に興奮が伝導できなくなり、興奮旋回は停止する。

K^+電流抑制：心筋の活動電位持続時間(action potential duration：APD)に主として影響するのがCa^{2+}電流とK^+電流（なかでも遅延整流K^+電流）である。活動電位の再分極過程(第2〜第3相)で、K^+が細胞内から細胞外に移動（つまり心筋細胞内の陽イオンが減少）するため、膜電位がより一側に移動する(APDが短くなる)。したがってK^+電流をブロックする薬剤はAPDを延長し、ひいては不応期を延長することになる。Vaughan Williams分類のⅢ群薬の薬理作用はこれによる。

Na^+電流抑制：Na^+電流は活動電位の立ち上がりの部分を構成する電流で、興奮伝導に関係する。このほかにNa^+電流の不活性化過程は細胞の反応性に影響を及ぼし、不活性化過程が遅れると反応性の回復が遅れ、活動電位の再分極終了後に不応期を残すことになる。これを再分極後不応期(postrepolarization refractoriness)と呼び、Ⅰ群薬の薬理作用の一部を担っている。

自動能抑制：活動電位の第4相にみられる緩徐脱分極の勾配が急峻になると、自動能が亢進する。この勾配をゆるやかにしたり、APDを延長したりすれば、自動能の興奮頻度が減少する。たとえばⅠ群薬は緩徐脱分極を抑制し、異常自動能亢進による不整脈を抑制する。

Vaughan Williams分類

抗不整脈薬の古典的な分類で、同一群内の薬剤は薬効、副作用がある程度共通しており、抗不整脈薬の分類として簡便なものである(表12-1)。

Ⅰ〜Ⅳ群に分け、Ⅰ群はNa^+チャネル遮断薬、Ⅱ群はβ遮断薬、Ⅲ群はAPDを延長するもの、Ⅳ群はCa拮抗薬として考案された。Ⅰ群はAPDに対する影響から、Ⅰa群（延長するもの）、Ⅰb群（短縮するもの）、Ⅰc群薬（ほとんど変化しないもの）に細分される。

この分類は簡便であり、現在でもその臨床的意義は失われていない。ただし、下記のような限界がある。

1. 分類が一定の基準によるものではないこと。
   Ⅰ、Ⅳ群薬はチャネルに対する遮断作用、Ⅱ群薬は受容体、Ⅲ群薬はAPDの変化でまとめられている。
2. 複数の作用機序を持つ薬剤の分類が困難であること。
   たとえば、ベプリジルはNa^+、K^+、Ca^{2+}電流遮断作用を有し、APDを大きく延長し薬効・副作用はⅢ群薬に似るが、Ⅳ群薬に分類されることが多い。
3. 新しい作用機序の薬剤に対応できないこと。
   まったく新しい薬効の薬剤が開発された場合、分類不能になるおそれがある。
4. 既存の薬剤が漏れてしまう。
   ATP(アデノシン三リン酸)製剤やジギタリスは頻脈性不整脈の治療に使用されるが、この分類には含まれていない。

Ⅰ群薬

活動電位の立ち上がり部分(0相)はNa^+の急速な細胞内流入により形成され、興奮の伝導を司っている。これを抑制すると興奮伝導が抑制される以外に、再分極後に不応期を残すことも抗不整脈作用に関係する。抗不整脈薬の代表で、心房性、心室性いずれの不整脈にも有効であるが、リドカイン、メキシレチンは心房性不整脈には効果がない。
Na^+の細胞内流入が抑制されるため、Na^+-Ca^{2+}交換系を介する代償機転が働き細胞内Na^+濃度を増加させる代わりに、細胞内Ca^{2+}濃度が減少して心筋収縮力の低下（陰性変力作用）がみられる。Ⅰa群、Ⅰc群薬は陰性変力作用が強く、Ⅰb群薬は弱い。

細分類

- **Ⅰa群薬** Na^+電流以外にもK^+電流（薬剤によって影響するK^+電流の種類が異なる）を抑制し、APDを延長する。このため、QT延長からtorsade de pointesを起こす可能性がある（シベンゾリンはⅠc群に似た催不整脈作用を持つ）。心房性、心室性不整脈のいずれにも有効である。

- **Ⅰb群薬** APDを短縮する。陰性変力作用は弱く、心室性不整脈に有効である（アプリンジンは心房性にも有効）。催不整脈作用として頻脈性心室性不整脈を引き起こすことはまれである。

- **Ⅰc群薬** APDに影響しない。抗不整脈作用がⅠ群薬のなかで最も強力で、陰性変力作用が強い。心房性、心室性不整脈のいずれにも効果がある。抗不整脈作用は主として伝導抑制により、副作用としてQRS幅の延長から正弦波様の心室頻拍を起こす。

Na^+チャネルとの結合・解離速度の意義

Ⅰ群薬はNa^+チャネル蛋白に結合してNa^+の細胞内流入を抑制するが、この作用はチャネルの状態によって影響され、薬剤によって結合するチャネルの状態が異なる。

表12-1 Vaughan Williams分類

class	作用		薬剤	
I群	Naチャネル遮断	Ia群	APD延長	キニジン, ジソピラミド, シベンゾリン, プロカインアミド, ピルメノール
		Ib群	APD短縮	リドカイン, メキシレチン, アプリンジン
		Ic群	APD不変	フレカイニド, プロパフェノン, ピルジカイニド
II群	β遮断薬		プロプラノロールなど	
III群	APD延長		アミオダロン, ソタロール, ニフェカラント	
IV群	Ca拮抗薬		ベラパミル, ジルチアゼム, ベプリジル	

APD：活動電位持続時間

Na^+チャネルには，①活性化状態（活動電位の立ち上がりの部分），②不活性化状態（活動電位のプラトー部分），③静止状態（活動電位が発生していない状態）の3つの状態がある。

I群薬のNa^+チャネルへの結合は，活性化状態でのみ生じるもの（活性化チャネルブロッカー，Ia，Ic群薬）と活性化＋不活性化状態で生じるもの（不活性化チャネルブロッカー，Ib群薬）がある。心房筋の活動電位はプラトー相が心室筋に比べて持続が短いため，Ib群は心房性不整脈に効果が乏しい（アプリンジンは例外）。静止状態では薬物はチャネルから解離する。

Na^+チャネルに結合し，これから解離する速度は薬剤によって異なる。解離速度の速いリドカイン，メキシレチン（fast drug）は，正常洞調律では静止状態でNa^+チャネルからほとんど解離してしまうため，洞調律時にはQRS幅の延長はみられず，レートの遅い心室頻拍には効果が弱い。一方，解離速度の遅いフレカイニド，ピルジカイニド，ジソピラミド，シベンゾリン（slow drug）は，洞調律時にもNa^+チャネルへの結合が残るため伝導抑制作用（QRS幅延長）がみられる。このためレートの遅い頻拍にも効果が期待できる。解離速度が中間のキニジン，プロカインアミド，アプリンジン，プロパフェノンは，fast drugとslow drugの中間の性質を持つ（intermediate drug）。

使用依存性ブロック：Na^+チャネルに結合した薬物が次の興奮までの間に完全にチャネルから解離できない場合には，活動電位が発生するたびに薬物が結合したチャネルの割合が増えていく（抗不整脈作用が増強していく）。これを使用依存性ブロック（use-dependent block）と呼び，この性質は頻拍を停止するのに有用な現象である。

II群薬

交感神経β受容体遮断薬で，交感神経緊張で誘発される不整脈に効果が期待される。右室流出路起源の特発性心室頻拍，カテコールアミン感受性多形性心室頻拍のほか，QT延長症候群（特にLQT1）に効果がある。心房細動の心拍数コントロールにも使用される。一般的な抗不整脈作用は期待されないが，併用療法として他の群の抗不整脈薬に併用される。

III群薬

APD延長作用のある薬剤として分類され，K^+チャネル遮断作用がその機序である。K^+チャネルにはさまざまな種類があり，薬剤によって抑制するK^+チャネルが異なる。アミオダロン，ソタロール（dl体，β遮断作用も持つ），ニフェカラントがこの群に属し，ソタロールとニフェカラントは遅延整流K^+電流のうち活性化の速い成分（I_{Kr}）のみを遮断する。アミオダロンはI，II，IV群の作用も持ち，I_{Kr}以外にも遅延整流K^+電流の活性化の遅い成分（I_{Ks}）やその他のK^+電流を抑制する。心室性不整脈（特に致死性のもの）に主に使用されるが，アミオダロン，ソタロールは心房性不整脈にも有効である。陰性変力作用は弱く，心機能低下例にも使用可能である（ソタロールはβ遮断作用を有するため除く）。APD延長によりQT時間を延長し，torsade de pointesを起こしうる（アミオダロンではまれ）。

IV群薬

Ca拮抗薬で，ベラパミル，ジルチアゼム，ベプリジルが属する。前二者はCa拮抗作用を薬効の機序とし，発作性上室頻拍や右脚ブロック＋左軸偏位型の特発性心室頻拍（ベラパミル感受性心室頻拍）の停止，心房細動の心拍数コントロールに使用される。ベプリジルはK^+チャネル遮断作用もあり，これが薬効の主たる機序とされる。心室性不整脈のほか心房細動に効果がある。ベプリジルはK^+チャネル遮断作用のためにQT時間を延長し，torsade de pointesを起こしうる。

Sicilian Gambitの提唱する抗不整脈薬分類

古典的なVaughan Williams分類には前述したような問題点がある。この問題点を解決するために，スプレッド・シート式に個々の薬剤の持つ作用を，イオンチャネルや受容体，臨床効果，心電図所見について細かく記載したのがSicilian Gambitの薬剤分類の枠組みである（表12-2）。Vaughan Williams分類では取り上げられていない薬剤も記載され，薬理作用を俯瞰するには便利である。

抗不整脈薬使用にあたっての注意点

抗不整脈薬使用にあたっては特に催不整脈作用，陰性変力作用に注意し，代謝・排泄機能によって使用する薬剤・用量を適宜選択する。

催不整脈作用

徐脈性不整脈と頻脈性不整脈ともに発生する。徐脈性不整脈としては洞機能抑制，房室ブロックが誘発されうる。

頻脈性不整脈としてはQT延長からのtorsade de pointes（Ia群薬，III群薬，ベプリジル）と，心室内伝導抑制からの正弦波様の心室頻拍（Ic群薬）が重要である。前者は，女性，低カリウム血症，徐脈などで生じやすいが，一部の例にはQT延長症候群の遺伝子異常が認められる。後者は大量投与で生じやすい。これらの催不整脈作用は常用量の投与でも起こりうるので，抗不整脈薬の投与中は定

表 12-2 Sicilian Gambit の提唱する薬剤分類

薬剤	Na fast	Na med	Na slow	Ca	K	If	α	β	M2	A1	Na+-K+ ATPase	左室機能	洞調律	心外性	PR	QRS	JT
リドカイン	●											→	→	●			↓
メキシレチン	●											→	→	●			↓
プロカインアミド		A			●							↓	→	●	↑	↑	↑
ジソピラミド			A		●				●			↓	→	●	↑↓	↑	↑
キニジン		A			●		●					→	↑	●	↑↓	↑	↑
プロパフェノン		A						●				↓	↓	●	↑	↑	
アプリンジン		I		●	●	●						↓	→	●	↑	↑	→
シベンゾリン			A		●				●			↓	→	●	↑	↑	→
ピルメノール			A		●				●			↓	→	●	↑	↑	↑→
フレカイニド			A		●							↓	↑	●	↑	↑	↑
ピルジカイニド			A									↓→	→		↑	↑	
ベプリジル	●			●	●							?	↓	●		↑	
ベラパミル	●			●			●					↓	↓	●	↑		
ジルチアゼム				●								↓	↓	●	↑		
ソタロール					●			●				↓	↓	●			↑
アミオダロン	●			●	●		●	●				→	↓	●	↑		↑
ニフェカラント					●							→	→	●			↑
ナドロール								●				↓	↓	●	↑		
プロプラノロール	●							●				↓	↓	●	↑		
アトロピン									●			→	↑	●	↓		
ATP										■		?	↓	●	↑		
ジゴキシン									●		■	↑	↓	●	↑		↓

遮断作用の相対的強さ：●低　●中等　●高
Ⓐ＝活性化チャネルブロッカー　Ⓘ＝不活性化チャネルブロッカー
■＝作動薬
Vaughan Williams 分類には含まれない薬剤（アトロピン，ATP，ジゴキシン）も記載されている
（文献 1 を引用）

表 12-3 抗不整脈薬の排泄経路，副作用

抗不整脈薬	排泄経路（％）	催不整脈要因	心臓外の副作用
リドカイン	肝	（QRS 幅拡大）	ショック，嘔吐，痙攣，興奮
メキシレチン	肝	（QRS 幅拡大）	消化器症状，幻覚，紅皮症
プロカインアミド	腎(60)，肝(40)	QT 延長，QRS 幅拡大	SLE 様症状，顆粒球減少，肝障害，血圧低下*
ジソピラミド	腎(70)	QT 延長，QRS 幅拡大	口渇，尿閉，排尿困難，低血糖
キニジン	肝(80)，腎(20)	QT 延長，QRS 幅拡大	Cinchonism（めまいなど），消化器症状
プロパフェノン	肝	QRS 幅拡大	筋肉痛，熱感，頭痛，悪心，肝障害
アプリンジン	肝	QRS 幅拡大（QT 延長）	しびれ，振戦，肝障害，白血球減少
シベンゾリン	腎(80)	QRS 幅拡大	頭痛，めまい，口渇，尿閉，低血糖
ピルメノール	腎(70)	QT 延長，QRS 幅拡大	頭痛，口渇，尿閉
フレカイニド	腎(85)	QRS 幅拡大	めまい，耳鳴，着明，霧視，下痢
ピルジカイニド	腎	QRS 幅拡大	消化器症状，神経症状（ともに少ない）
ベプリジル	肝	QT 延長，徐脈	めまい，頭痛，便秘，肝障害，倦怠感，肺線維症
ベラパミル	肝(80)，腎(20)	徐脈	便秘，頭痛，顔面のほてり
ジルチアゼム	肝(60)，腎(35)	徐脈	消化器症状，ほてり
ソタロール	腎(75)	QT 延長，徐脈	気管支喘息，頭痛，倦怠感
アミオダロン	肝	QT 延長，徐脈	肺線維症，甲状腺機能異常，角膜色素沈着，血圧低下*
ニフェカラント	腎(50)，肝(50)	QT 延長	口渇，ほてり，頭重感
β遮断薬	肝，腎	徐脈	気管支喘息，血糖低下，脱力感，Raynaud 現象
アトロピン	腎	頻脈	口渇，排尿障害，緑内障悪化
ATP	腎	徐脈	頭痛，顔面紅潮，悪心・嘔吐，気管支攣縮
ジゴキシン	腎	ジギタリス中毒	食欲不振，嘔吐

催不整脈要因の（　）は過量投与時にみられる
*：静注
SLE：全身性エリテマトーデス
Vaughan Williams 分類には含まれない薬剤（アトロピン，ATP，ジゴキシン）も記載されている
（文献 2 を改変）

期的に心電図を記録し，QT延長やQRS幅延長の有無に注意する．多くの場合は血中濃度の過度の上昇によって起こるが，時に治療域の血中濃度でも起こりうる．

陰性変力作用

Ⅲ群薬（ソタロールを除く），Ⅰb群薬以外の薬剤は陰性変力作用があるので，心機能低下例に使用する場合は慎重に行う（ベプリジルとキニジンは例外）．Ⅰ群薬のなかでもslow drugに分類されるフレカイニド，ジソピラミドは陰性変力作用が強い．

代謝・排泄経路

血中濃度が過度に上昇すると致死的な催不整脈作用が発生しうるので，代謝・排泄機能に応じて薬剤・用量を選択する（表12-3）．主に肝臓で代謝される薬剤はⅠb群薬，Ⅳ群薬，アミオダロンであり，腎臓から排泄される薬剤はⅠa，Ⅰc群に多い（例外があることに注意）．

肝臓で代謝される薬剤の代謝は，併用される他の薬剤の代謝を阻害し，これらの薬剤の作用が増強されることがある．たとえばアミオダロンはワルファリンの代謝を阻害する結果，ワルファリンの抗凝固作用が強まる．

その他

アミオダロンは心臓外臓器の副作用の多い薬剤で，肺線維症，間質性肺炎，甲状腺機能異常（亢進，低下），角膜色素沈着などを起こし，肺合併症は致命的となりうる．ATP感受性K$^+$（K$_{ATP}$）チャネルを遮断する薬剤（ジソピラミド，シベンゾリン）は膵臓からのインスリン分泌を促し，低血糖をきたすことがある．特に腎機能低下例で血中濃度が高くなった際に起こりやすい．

【井上 博】

参考文献
1) 小川聡ほか：循環器病の診断と治療に関するガイドライン（2006-2007年度合同研究班報告）：心房細動治療（薬物）ガイドライン（2008年改訂版）．Circ J 72(Suppl-Ⅳ)：1581-1638，2008
2) 児玉逸雄ほか：循環器病の診断と治療に関するガイドライン（2008年度合同研究班報告）：不整脈薬物治療に関するガイドライン（2009年改訂版）

13 スタチンなど脂質異常症治療薬

はじめに

脂質異常症の存在は動脈硬化疾患の基盤となり，冠動脈疾患や脳血管障害の重要な危険因子である．冠動脈疾患においてはHMG-CoA還元酵素阻害薬（スタチン）を用いたLDL低下療法により心血管イベントは33％低下するといわれ，一次予防はもちろん，二次予防においても脂質のコントロールは重要な治療ターゲットとされている．さらにスタチンは，LDL低下作用に依存しない細胞への直接作用を持ち，脂質異常症のみならず，動脈硬化を基盤としたさまざまな病態の改善効果を目的として投与されている．スタチン以外の脂質異常症の治療薬においても，近年抗動脈硬化性の効果について報告がなされている．

ここではスタチンを主とする脂質異常症治療薬の薬理メカニズムとその効果を述べる（脂質異常症の診断や治療については17章3参照）．

脂質代謝のメカニズム

低比重リポ蛋白（low density lipoprotein：LDL）は，肝臓から放出される超低比重リポ蛋白（very low density lipoprotein：VLDL）より合成され，血中のコレステロールを末梢組織へと輸送する．LDLは全身のLDL受容体により細胞内へ取り込まれ，コレステロールの供給を行っているが，血中に過剰となったLDLは肝臓のLDL受容体で再吸収される．LDLコレステロールはVLDLにはじまる生成とLDL受容体による取り込み，つまり異化によってバランスよく規定される．

また，末梢組織からコレステロールを引き抜く作用を持つものが高比重リポ蛋白（high density lipoprotein：HDL）である．比重が重く小型の粒子であり，血管内皮下へも容易に浸潤することができる．細胞内に過剰となった遊離コレステロール（FC）を細胞膜より引き抜き，レシチンコレステロールアシルトランスフェラーゼ（lecithin cholesterol acyltransferase：LCAT）によってコレステロールエステル（CE）へ変換し肝へ運び，リポ蛋白の合成や胆汁酸の生成を担っており，この働きはコレステロール逆転送系とも呼ばれる（図13-1）．

LDL受容体は細胞内コレステロール量により厳密なフィードバックを受けている．

細胞内コレステロールが上昇すると，コレステロール生合成の律速酵素であるHMG-CoA（3-ヒドロキシ-3-メチルグルタリルコエンザイムA〈3-hydroxy-3-methylglutaryl coenzyme A〉）還元酵素とLDL受容体自身の転写が抑制され，細胞内コレステロールプールが調節される．

動脈硬化性プラークの形成と脂質のかかわり

動脈硬化は危険因子や遺伝的要因を背景に多段階に進行し，血管内皮細胞は動脈硬化の最も早期から障害の標的となることが知られている．

血管内皮細胞はさまざまな血管作動性物質を産生することによって，ホメオスターシスを保ち血管の機能を維持している．しかし，末梢組織においてLDLが過剰に存在し，酸化ストレス，高血糖，高インスリン血症などの因子が加わると，動脈硬化形成性に活性化し，レニン・アンジオテンシン系の活性化，腫瘍壊死因子α（TNFα）やインターロイキン1（IL-1）などの炎症性サイトカインの放出が起こる．酸化ストレス状態ではLDLが酸化され，容易に内皮下に取り込まれマクロファージに貪食されやすい酸化LDLへと変化する．これは内皮型一酸化窒素合成酵素（eNOS）のmRNAを分解し，血管拡張物質であるNO（一酸化窒素）産生の低下を介してさらに血管内皮機能を低下させ，血管内皮への接着分子の発現が亢進し，単球が内皮下にもぐりこみ，マクロファージへと変化し，また，酸化LDLは傷害内皮下へ浸潤し，マクロファージに取り込まれ泡沫化しプラークを形成する（図13-2）．またプラーク局所においても，炎症性サイトカインやリンパ球からのシグナルにより，マクロファージや血管平滑筋において蛋白分解酵素であるマトリックスメタロプロテアーゼ（MMP）の産生が促され，プラーク被膜を形成しているコラーゲン・

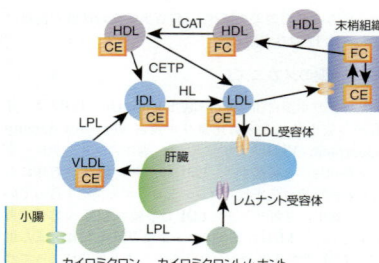

図 13-1　脂質代謝のメカニズム
HDL：高比重リポ蛋白，LCAT：レシチンコレステロールアシルトランスフェラーゼ，CETP：コレステロールエステル輸送蛋白，CE：コレステロールエステル，FC：遊離コレステロール，IDL：中比重リポ蛋白，LDL：低比重リポ蛋白，VLDL：超低比重リポ蛋白，LPL：リポ蛋白リパーゼ

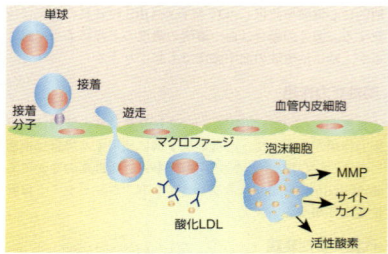

図 13-2　動脈硬化性プラークの形成過程
LDL：低比重リポ蛋白，MMP：マトリックスメタロプロテアーゼ
(文献6を改変)

エラスチンの分解が起こり，プラークの不安定化，破綻へ影響を及ぼしている[1]。

スタチン

HMG-CoA 還元酵素阻害薬（スタチン）はコレステロール生合成酵素の律速段階を阻害する高コレステロール血症治療薬として登場して以来，多くの大規模臨床試験において心血管保護作用を有することが明らかにされてきた。スタチンは血管内皮・平滑筋細胞・外膜細胞といった血管壁構成細胞のみならず心筋細胞や血球細胞にも直接作用し，LDL 低下作用に依存しない細胞への直接作用はプレイオトロピック効果として注目され，脂質異常症治療の範疇を越えて，さまざまな病態への有用性が報告されている。高リスク症例へのスタチン投与においては，ガイドラインの推奨レベルよりもさらなる積極的な LDL 低下療法により，プラークの退縮と心血管イベントの抑制が明らかになっている。

スタチンの作用機序（図13-1）

スタチンはコレステロール合成経路であるメバロン酸カスケードにおいて HMG-CoA 還元酵素を拮抗的に阻害し，メバロン酸の生成を抑制してコレステロール生合成を低下させる。肝細胞内コレステロールプールが減少することにより，代償的に LDL 受容体を介して血中から肝細胞内への LDL 取り込みが促進することで，血中 LDL 低下作用を持つ。LDL 受容体欠損マウスにおいてもスタチン投与による LDL の低下が認められることより，LDL 受容体を介さない LDL 産生抑制経路が存在することも示唆される。

プレイオトロピック効果とそのメカニズム

スタチンの心血管保護作用の一部はコレステロール低下作用に依存しない可能性が指摘され，多くの実験研究によりスタチンがメバロン酸カスケードの中間代謝物であるイソプレノイドを抑制することで細胞内シグナルに直接作用し，多彩な細胞機能を修飾することが示されている（図13-3）。これをスタチンのプレイオトロピック効果（表13-1）と称し，その作用は血管内皮・平滑筋細胞・外膜細胞といった血管壁構成細胞のみならず，心筋細胞や血球細胞にも及んでいる。

- **血管内皮機能改善**　血管のホメオスターシスを維持するために，血管内皮細胞からは収縮弛緩を調節する血管作動性物質が分泌されているが，なかでも血管拡張性である NO の産生は重要な役割を担っている。スタチンは直接的 LDL 低下作用と，メバロン酸を抑制し PI3K-Akt 活性化を介して eNOS 発現を亢進させ，NO 産生を増大することによって内皮機能を改善すると報告されている[2]。またスタチンによる低分子量 G 蛋白 Rho の不活性化も eNOS 発現を抑制するとともに，エンドセリン1（ET-1），組織型プラスミノーゲン活性化因子（t-PA）の発現抑制，プラスミン活性化因子インヒビター1（PAI-1）の発現亢進など抗血栓作用を呈し，血管透過性亢進を抑制することもわかっている[3]。
- **血管平滑筋増殖抑制作用**　スタチンのなかでもアトルバスタチンなどの脂溶性スタチンは，培養平滑筋細胞においてアポトーシスを誘導し，増殖・遊走を抑制する。また MMP-9 活性を抑制することにより新生内膜の増殖を抑制する。
- **抗炎症作用**　スタチンは心筋，マクロファージ，血管平滑筋における NF-κB 活性低下を介した TNFα や IL-6 などのサイトカインの産生を抑制し，血中高感度 CRP（C 反応性蛋白）を低下させる。血管内皮接着分子である細胞間接着分子1（ICAM-1），血管細胞接着分子1（VCAM-1）や，単球に発現する接着分子である単球走化性蛋白1（MCP-1）の発現を抑制し，プラーク形成の初期段階である白血球やマクロファージの血管内皮への接着を阻害することも報告されている。
- **抗酸化作用**　イソプレノイドにより活性化された低分子量 G 蛋白 Rac は NAD(P)H 酸化酵素を活性化し，スーパーオキシド産生を促す。スタチンはイソプレノイドの産生を阻害することで Rac，RhoA を不活性化し，eNOS，NO の産生亢進とともに NAD(P)H 酸化酵素の活性化や活性酸素種（ROS）の産生を抑制し酸化ストレスを低下させる。また，抗酸化酵素であるカタラーゼ活性を増加させることも明らかになっている。
- **プラーク安定化作用**　プラーク被膜の不安定化には MMP の活性化が関与しているが，スタチンは MMP-1, 3, 9 の発現を抑制し，加えて抗炎症作用によりプラークへの LDL 取り込み低下，マクロファージの泡沫化を抑制することでプラークを安定化させる。TWINS

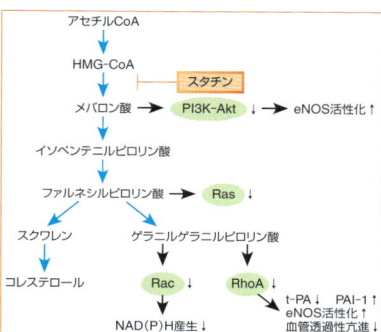

図 13-3 メバロン酸カスケードとプレイオトロピック効果のメカニズム
アセチル CoA：アセチルコエンザイム A，HMG-CoA：3-ヒドロキシ-3-メチルグルタリルコエンザイム A，eNOS：内皮型一酸化窒素合成酵素，t-PA：組織型プラスミノーゲン活性化因子，PAI-1：プラスミノーゲン活性化因子インヒビター 1

study では急性冠症候群へのアトルバスタチンの投与下で血管内エコー法（IVUS）と血管内視鏡によってプラークの色調変化とプラーク容積を経時的に観察しているが，プラーク容積の退縮とともに安定プラークへの質的変化も検証されている[4]。

- **血管新生作用** スタチンは eNOS を活性化し，NO の産生を亢進すること，また PI3K-Akt 依存性に血中の単核球から内皮前駆細胞（EPC）の分化を調節し，アポトーシスを抑制することで血管新生に貢献する。

このようなプレイオトロピック効果はさまざまな大規模臨床試験においても証明されている。HPS 試験では冠動脈疾患，閉塞性動脈疾患，糖尿病などの高リスク患者群においてスタチンによる心血管イベント，総死亡率の低下が証明された。

糖尿病合併症例，冠動脈二次予防を目的とした症例へのスタチン投与においては，ガイドライン上は LDL100 以下の積極的脂質低下療法が推奨されているが[5]，LDL を 70 以下へ低下させることにより有意なプラークの退縮が観察されている。

急性冠症候群においては，MIRACL，PROVE IT-TIMI22 試験により，発症早期よりスタチンを投与することにより LDL 低下作用に独立して心血管イベントが抑制されることが示された。JAPAN-ACS 試験では IVUS を用いてプラークを観察しており，スタチンの投与によって LDL 値に依存しないプラークの安定化，退縮を認めている。

スタチン投与においてアセチルコリン負荷による冠動脈攣縮の抑制が認められ，また，末梢血管においてもプレスチモグラフィを用いた血管拡張促進効果が報告されている。

WOSCOPS のサブ解析研究において，プラバスタチンは糖尿病新規発症を抑制することが報告された。

陰イオン交換樹脂（レジン）

コレステロールを原料として分泌される胆汁酸を腸管内において吸着することで，胆汁酸の再吸収（腸肝循環）を抑制する。肝臓内のコレステロールプールを減少させることで肝臓の LDL 受容体の活性化を促進させ LDL を低下させる。同時に肝臓での HMG-CoA 還元酵素の活性化をもたらし，コレステロール合成亢進をもたらすこともあるため，スタチンとの併用が合理的である。

プロブコール

細胞表面に存在するコレステロールトランスポーターである ATP 結合輸送膜蛋白 A1（ABCA1）の抑制やコレステロールエステル輸送蛋白（CETP）の活性亢進により LDL 低下作用を持つと考えられている。プロブコール自体が，抗酸化物質 BHT（ブチル水酸化トルエン）が 2 つ結合した構造をしており，リポ蛋白内での抗酸化作用を介した抗動脈硬化作用が報告されている。

ニコチン誘導体

ホルモン感受性リパーゼの活性化を抑制することにより，末梢組織での脂肪分解を抑止し，遊離脂肪酸の肝臓への取り込みを抑制する結果，肝臓での apoA-Ⅰの異化を抑制することによって HDL 上昇作用を示す。また，LP(a) 低下作用もあわせ持つ。

エゼチミブ

小腸上部の刷子縁膜上に存在するコレステロールトランスポーター（NPC1L1，Niemann-Pick C1-like1）に結合し，小腸壊細胞での食事性および胆汁性コレステロールおよび植物ステロールの吸収を選択的に阻害する。よってカイロミクロン内のコレステロールの含有量も低下し腸管内吸収を介したコレステロール輸送を直接阻害する。小腸から肝臓へのコレステロール取り込みが減少することにより肝臓内のコレステロール含有量は低下し，肝臓の LDL 受容体発現が増加し，肝臓内へのコレステロールの取り込みが促進され血中コレステロールは低下する。カイロミクロン内のコレステロール含有量を低下させることによりレムナントリポ蛋白コレステロール（RLP-C）の低下作用もあわせ持ち，トリグリセリド（TG）の低下やより動脈硬化進展に関与する small dence LDL の減少にも効果を発揮する。

このような脂質プロファイルの改善より，エゼチミブ単独投与においてもマウスモデルでは eNOS の発現増加や炎症性サイトカインの抑制も報告されている。血管内皮機能の改善の報告があり，抗動脈硬化作用についても注目されている。

表 13-1 スタチンのプレイオトロピック効果

- 血管内皮機能改善
- 血管平滑筋細胞増殖抑制
- 抗炎症作用
- 抗酸化作用
- プラーク安定化
- 抗血栓作用
- 血管新生
- 心筋保護・心筋肥大抑制

フィブラート系

　フィブラートは代謝を制御する核内受容体ペルオキシソーム増殖因子活性化受容体α（PPARα）のアゴニストである。PPARαは肝臓、腎臓、筋肉（骨格筋、心筋）に存在しており、脂肪酸をリガンドとして脂肪酸の細胞内取り込みを促進する。フィブラートは肝細胞内の核内受容体PPARαに結合することで、脂肪酸のβ酸化を亢進し、肝臓でのTG産生を低下させる働きを持つ。さらにapoA-Ⅰ、A-Ⅱの産生増加を促し、HDLを増加させる。レムナント様粒子（RLP）の異化を促進するLPL（リポ蛋白リパーゼ）発現を亢進し、VLDLやカイロミクロン、RLPを低下させる。コレステロールの引き抜きに関与するABCA1の遺伝子発現を増強するとの報告もあり、HDL増加と独立した抗動脈硬化作用の報告もなされている。

エイコサペンタエン酸

　エイコサペンタエン酸（eicosapentaenoic acid：EPA）は魚類、海藻類、プランクトンなどに多く含まれる不飽和脂肪酸であり、末端のメチル基より3番目の炭素に二重結合があることから、n-3系多価不飽和脂肪酸と呼ばれる。EPAはミトコンドリアでの脂肪酸のβ酸化亢進によってTGの合成を抑制する。肝臓でのVLDL合成を抑制し、HDL上昇作用もあわせ持つ。
　血液中の脂肪酸のなかで、EPAは転写因子 NF-κBの活性化を抑制しTNFαやIL-1などの発現を抑制し抗炎症作用を持つと報告されている。アラキドン酸（AA）は炎症を引き起こし、動脈硬化を促進するように働くが、EPAやAAはリン脂質として体内の細胞膜に取り込まれる。EPAを多く摂取すると細胞膜に取り込まれていたAAと置換され、EPAを豊富に含む細胞膜の構成に変わることで、抗炎症作用を発揮する。動脈硬化性疾患の患者において、このEPA/AA比が低い（血中AA/EPA比が高い）ことが報告されている。血管内皮においてプロスタサイクリン（PGI$_2$）と同様の生理活性を持つプロスタグランジン I$_3$（PGI$_3$）を生成することによって抗血栓作用を持つ。

おわりに

　スタチンのプレイオトロピック効果が立証され、脂質異常症のみならず、動脈硬化を基盤としたさまざまな病態への改善効果を目的として使用されている。国内、海外での大規模臨床試験により、心血管疾患においては血清コレステロールの値に依存しない一次予防、二次予防効果を持つことは証明されており、今後も心疾患の治療において重要な位置を占めていくと思われる。またスタチン以外の脂質異常症治療薬におけるプレイオトロピック効果も報告されつつあり、併用療法による相乗的効果も大いに期待される。今後も多くの研究を重ね、適応を明確にしていくことが期待される。

【浅香 真知子・野出 孝一】

参考文献

1) Shepherd J : Intensive lipid lowering with atorvastatin in patients with coronary heart disease and chronic kidney disease: the TNT（Treating to New Targets）study. JACC 51: 1448-1454, 2008
2) Laufs U et al : Upregulation of endothelial nitric oxide synthase by HMG CoA reductase inhibitors. Circulation 97 : 1129-1135, 1998
3) Inoue T et al : Statin Therapy for Vascular Failure. Cardiovasc Drugs Ther 21 : 281-295, 2007
4) Hirayama A et al : Qualitative and quantitative changes in coronary plaque associated with atorvastatin therapy. Circ J 73 : 718-725, 2009
5) 日本動脈硬化学会編：動脈硬化性疾患予防ガイドライン2007年版，日本動脈硬化学会，協和企画，2007
6) Libby P : Inflammation in atherosclerosis. Nature 420 : 868-874, 2002

14 喘息治療薬

はじめに

　気管支喘息（以下、喘息）の根本的な病態は好酸球性気道炎症、気道過敏性の亢進であるため、成人喘息では強力な抗炎症作用を有する吸入ステロイド薬（ICS）が治療の中心的な役割を果たしている。ICS、ロイコトリエン受容体拮抗薬（leukotriene receptor antagonist : LTRA）、テオフィリン薬などの抗炎症薬は、症状の安定化、気道炎症や気道過敏性の亢進の改善、気道リモデリングの抑制を目的として連日投与される（長期管理薬）。
　一方、気道平滑筋の収縮、気道分泌物の貯留に由来する胸苦しさ、喘鳴などの症状を早急に緩和する目的で、吸入の気管支拡張薬が頓用で用いられる（発作治療薬）。β$_2$アドレナリン受容体刺激薬（β$_2$刺激薬）が最も強力な気管支拡張作用を有するため、速効性短時間作用性β$_2$刺激薬（short-acting β$_2$-agonist : SABA）は発作治療薬の第一選択薬に位置づけられている。長時間作用性β$_2$刺激薬（long-acting β$_2$-agonist : LABA）は、ICSに付加するかたちで連日投与され、有効性が示されている。最近では、抗IgE抗体の投与が可能となり、ICS、LABAの併用においてもコントロール不良な場合にある程度の追加効果が確かめられている。ここでは、現在、臨床で使用されている主要な喘息治療薬の作用とその機序について概略を述べる。

ステロイド薬

抗喘息作用（表14-1）

　生理活性を有するステロイドホルモンの大部分は副腎皮質や生殖腺から分泌される。そのなかで、副腎皮質の束状層から分泌されるグルココルチコイド（glucocorticoid : GC）は抗炎症作用を持つためステロイド系抗炎症薬として臨床使用されている。ステロイド薬は、喘息の病態にかかわる種々の細胞に作用してその効果を現わす。好酸球などの炎症細胞の減少、気道周囲への浸潤の抑制、この疾患にかかわるサイトカイン（インターロイキン 2〈IL-2〉、IL-4、IL-5、IL-6、IL-13、顆粒球・コロニー刺激因子〈GM-CSF〉、腫瘍壊死因子α〈TNFα〉）、ケモカイン（IL-8、RANTESなど）の産生抑制、接着分子（細胞間接着分子1〈ICAM-1〉、血管細胞接着分子1〈VCAM-1〉）や誘導型一酸化窒素合成酵素（iNOS）などの発現抑制、ヒスタミンの遊離抑制、マスト細胞以外の細胞においてプロスタグランジン（prostaglandin : PG）、ロイコトリエン（leukotriene : LT）などのエイコサノイドの産生抑制、血管透過性

表 14-1 臨床使用されている主要な抗喘息薬の作用機序と臨床効果

薬物	抗炎症作用	気管支拡張作用	作用機序	臨床効果	副作用
ステロイド薬	+++		GC-GR複合体による転写活性の抑制	好酸球の数、集積の抑制 サイトカイン産生の抑制 エイコサノイド産生の抑制 血管透過性亢進の抑制 気管支腺分泌亢進の抑制 気道上皮細胞剝離の抑制	感染、糖尿病、消化性潰瘍、骨粗鬆症、副腎機能不全、嗄声、口腔カンジダ
ロイコトリエン受容体拮抗薬	++	+	$CysLT_1$阻害 Ca^{2+}動態の抑制 Ca^{2+}感受性の抑制	好酸球の数、集積の抑制 気道上皮細胞剝離の抑制 気管支腺分泌亢進の抑制 気道平滑筋増殖の抑制 血管透過性亢進の抑制 気道平滑筋収縮の抑制	特徴的なものはない。一般的な薬物アレルギーに注意
$β_2$刺激薬	−	+++	PKA活性化 Ca^{2+}動態の抑制 Ca^{2+}感受性の抑制	気道平滑筋収縮の抑制 気道上皮線毛運動の亢進 血管透過性亢進の抑制	動悸、不整脈、振戦、頭痛、低カリウム血症、嗄声
テオフィリン薬	+	++	PDE阻害 HDAC活性化	気道平滑筋収縮の抑制 横隔膜収縮力の増強 呼吸促進作用	悪心・嘔吐、頭痛、興奮、不整脈、頻脈、痙攣、昏睡
抗コリン薬		++	M_3阻害 Ca^{2+}動態の抑制 Ca^{2+}感受性の抑制	気道平滑筋収縮の抑制	口喝、排尿障害、眼圧上昇
抗IgE抗体	++		FcεRI阻害	好酸球の数、集積の減少 サイトカイン産生の抑制	注射部位の疼痛、腫脹

GC：グルココルチコイド，GR：グルココルチコイド受容体，CysL：システィニルロイコトリエン，PKA：プロテインキナーゼA，PDE：ホスホジエステラーゼ，HDAC：ヒストン脱アセチル化酵素，M_3：ムスカリン受容体M_3，IgE：免疫グロブリンE

亢進の抑制，気道分泌の抑制，$β_2$アドレナリン受容体（$β_2$受容体）の増加などがあげられている。喘息の長期管理には吸入ステロイド薬が第一選択薬として用いられているが，その効果の発現には患者の吸入操作，グルココルチコイド受容体（GR）との親和性のほか，粒子径（遠位気道までの到達性），親水性（組織への移行性），エステル化（組織での滞留性）などにより違いが生じる。

作用機序（図 14-1）

GCは細胞膜を通過し，細胞質内に存在するGRと結合する。GRにはGRα，GRβの2つの型があるが，GRαがステロイド作用の発現にかかわっている。通常，GRは細胞質内で熱ショック蛋白90（HSP90）と結合し，不活性な状態になっている。GCが結合するとHSP90を解離し，活性化したGC-GR複合体はホモ二量体を形成し，核内へ移行する。

核内に移行したGC-GR複合体は，種々の遺伝子のプロモーターやエンハンサー上のGC応答配列（glucocorticoid responsive element：GRE）と呼ばれる部位でDNAと結合し，標的遺伝子の転写を調節する。GC-GR複合体が蛋白誘導の抑制に関連する応答配列 negative GRE（nGRE）と結合すれば遺伝子の発現は抑制される。GC-GR複合体は，他の転写や転写調節因子と直接相互作用し，遺伝子の発現を調節する。

activator protein-1（AP-1）は，サイトカインが受容体に結合すると活性化され，遺伝子上流の制御部位にある標的配列（AP-1配列）に結合して遺伝子転写を促進するが，GC-GR複合体は，AP-1と相互に作用し，AP-1による蛋白誘導を抑制する。

転写調節因子である nuclear factor κB（NF-κB）は，種々のサイトカイン，ケモカイン，接着分子の遺伝子発現にかかわっているため，免疫，および炎症に重要な役割を果たしている。NF-κBは，活性抑制蛋白IκBと複合体を形成しているが，サイトカインなどの活性化刺激によりIκBはリン酸化され，さらにユビキチン化されて分解されると，IκBから解放されNF-κBは核内に移行し，標的遺伝子の発現を誘導する。GRは，IκBの産生を促進するので，GC-GR複合体はNF-κBの活性化と核内への移行を抑制して遺伝子発現を制御する。

核内には，転写因子と相互作用して転写を促進的に調節するコアクベベーターと，抑制的に調節するコリプレッサーが存在する。cAMP responsive element binding protein（CREB）binding protein（CBP）は，リン酸化されたCREBと相互作用し転写活性を亢進させるコアクチベーターである。GR，AP-1，NF-κBなどは，CRBEをコアクチベーターとして利用する転写調節因子であるが，核内のCBP量には制限があるため，ステロイド薬の投与によりGRの量が増加するとCBPの競合が起こるためAP-1，NF-κBの転写活性は低下する。

GC-GR複合体はホスホリパーゼA_2（phospholipaseA_2）を抑制するため，アラキドン酸カスケードを介するPG，LTの産生を低下させる。さらに，炎症部位で誘導されるシクロオキシゲナーゼ2（cyclooxygenase-2：COX-2）を抑制するためPGに由来した血管拡張，血管透過性亢進を抑制させる。

以上より，ステロイド薬は，GRを活性化させることによりDNA上の標的配列に結合して遺伝子発現を調節するだけでなく，蛋白誘導にかかわる核内の種々の転写調節因子に影響を及ぼすことで遺伝子発現を調節する。この薬物の抗炎症作用は，主に他の転写調節因子との相互作用によ

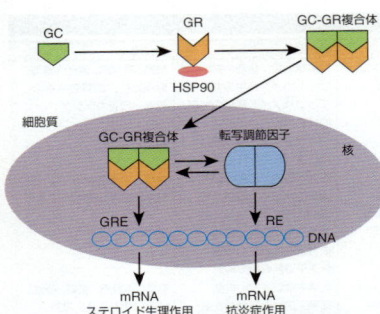

図14-1 ステロイド薬における抗炎症作用発現の機序
グルココルチコイド(GC)がグルココルチコイド受容体(GR)に結合すると熱ショック蛋白90(HSP90)が解離し、活性化した GC-GR 複合体は二量体を形成し核内に移行する。GC-GR 複合体は、DNA の応答配列(GRE)に結合して遺伝子発現を調節するだけでなく、他の転写調節因子が特異的な応答配列(RE)を介して行う遺伝子発現を制御する。抗炎症作用は主に後者の機序により現れる

り発揮される。
　上記とは異なり遺伝子を介さない作用が認識されている。ステロイド薬の大量療法やパルス療法などの際にはその効果の発現が比較的速くみられるため遺伝子を介した経路では説明できない。しかし、その機序の詳細はいまだ不明である。

副作用：全身性に投与された場合、大量、長期に投与すると、感染、糖尿病、消化性潰瘍、筋力低下、骨粗鬆症、副腎機能低下など生じる。一方、吸入薬ではこれらの副作用を生じる可能は低いが、嗄声、口腔カンジダ症、咽頭刺激症状に注意をはらう必要がある。

ロイコトリエン受容体拮抗薬

抗喘息作用（表14-1）

　LT はアラキドン酸の代謝産物で 5-リポキシゲナーゼ (5-lipoxygenase) により誘導される。分子内にシステインを含むペプチドを有するものがシスティニルロイコトリエン (CysLT) で、LTC_4、LTD_4、LTE_4 が同定されている。マスト細胞、好酸球、マクロファージ、好塩基球などで産生された CysLT は、脂質メディエーターとして喘息の病態に重用な役割を果たしている。CysLT の生理作用は、2種類の特異的受容体 ($CysLT_1$、$CysLT_2$ 受容体) を介して現われる。

　$CysLT_1$ 受容体は、気道平滑筋、マクロファージ、好酸球の細胞表面に分布し、気道平滑筋の収縮、増殖、気管支腺分泌亢進、血管透過性亢進、好酸球走化などの作用を生じる。$CysLT_2$ 受容体は、血管収縮作用を有することが知られているが、詳細はいまだ不明な点が多い。LTRA は、気道炎症の局所において産生される CysLTs の作用を受容体のレベルで阻害し、喘息の病態を緩和する薬物である。

作用機序（図14-2）

　CysLT 受容体はアセチルコリン、PG などと同様に七回膜貫通型、G 蛋白質連結型受容体 (G protein-coupled receptor : GPCR) の構造である。GPCR の活性化は細胞内 Ca^{2+} 濃度を上昇させるので、Ca^{2+} 動態が作用の発現にかかわっている。リガンドである CysLT が受容体に結合すると、受容体作動型 Ca^{2+} 流入 (receptor-operated Ca^{2+} influx : ROC) が促進される。さらに、GPCR の刺激はホスホリパーゼ C の活性化を介して IP_3 (イノシトール三リン酸) 産生を引き起こす。IP_3 が筋小胞体 (SR) の表面に存在する IP_3 受容体 (IP_3R) を刺激すると SR から Ca^{2+} が放出される。細胞内 Ca^{2+} ストアからの Ca^{2+} 放出により容量作動型 Ca^{2+} 流入 (store-operated Ca^{2+} influx : SOC) が活性化される。このように、Ca^{2+} 動態が促進されるとミオシン軽鎖キナーゼ (myosin light chain kinase : MLCK) が活性化され、ミオシン軽鎖 (myosin light chain : MLC) のリン酸化が生じることで気道平滑筋が収縮する。これらの Ca^{2+} 流入にかかわるイオンチャネルは TRP (transient receptor potential) チャネルファミリーに属する可能性がある。

　GPCR 刺激は三量体 G 蛋白 (G_q、$G_{12/13}$) を介してグアノシン二リン酸 (GDP) と結合している非活性化型 RhoA (低分子量 G 蛋白質) を GTP (グアノシン三リン酸) 結合型の活性化型 RhoA (GTP-RhoA) に変換し、標的蛋白である Rho キナーゼを活性化する。気道平滑筋において、Rho キナーゼはミオシンホスファターゼ (myosin phosphatase : MP) の myosin binding subunit をリン酸化することでホスファターゼ活性を抑制するため、MLC の脱リン酸化が起こらなくなり、細胞内 Ca^{2+} 濃度を変化させることなく収縮が維持される (Ca^{2+} 感受性)。このように、RhoA-Rho キナーゼ系は Ca^{2+} 感受性を亢進させて気道平滑筋の張力を高めるだけでなく、細胞の遊走、増殖を亢進させる作用を有する。このため、気道平滑筋収縮、気道過敏性の亢進、炎症細胞の気道周囲への集積などにかかわっている。CysLTs は、これらの機序に基づいて喘息の基本的な病態を導き出していることが推察される。

副作用：この薬物に特徴的な副作用はない。発症の頻度は低いが、一般的な薬物と同様に、消化器症状、薬物アレルギー (アナフィラキシー様症状、血管浮腫)、肝障害などが生じる。

$β_2$ アドレナリン受容体刺激薬

抗喘息作用（表14-1）

　$β_2$ 刺激薬は、アドレナリンに気管支拡張作用があることが発見されて以来、医薬品として使用されている。$β_2$ 刺激薬は最も強力な気道平滑筋弛緩作用を有するため、気管支拡張薬の第一選択薬として用いられる。その他、気道粘膜線毛運動亢進、透過性亢進による浮腫の抑制などが認められる。臨床投与では喘息における抗炎症作用は明らかではないので、抗炎症薬として単独投与はなされていない。吸入薬が主に用いられているので、効果発現には吸入ステロイド薬と同様に吸入操作、粒子径などが影響を与える。

　$β_2$ 刺激薬は、受容体に対するアプローチの経路により、親水性、親脂性、その両者に分類され、効果発現までの時間、効果持続時間に影響を与える。すなわち、親水性の場合は速効性で短時間作用性、親脂性の場合は遅発性で長時間作用性、両者を有する場合は速効性で長時間作用性とな

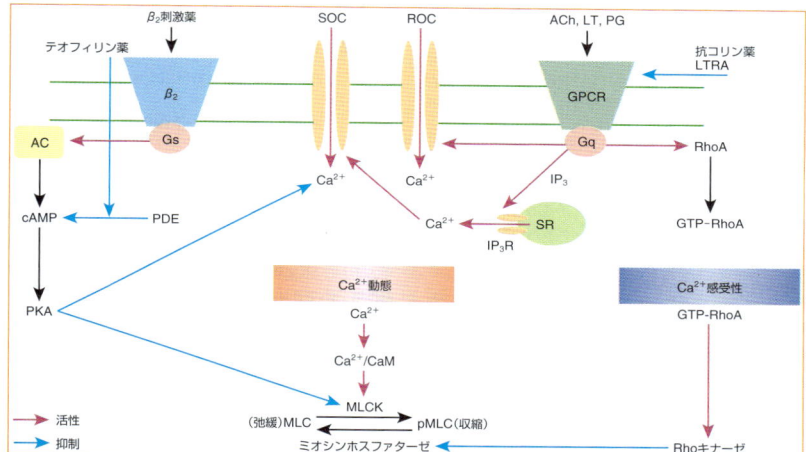

図 14-2 気道平滑筋収縮の機序と各種気管支拡張薬の作用点
$β_2$アドレナリン受容体刺激薬($β_2$刺激薬),アセチルコリン(ACh),プロスタグランジン(PG),ロイコトリエン(LT)などの収縮性アゴニストは,受容体作動型 Ca^{2+} 流入(ROC)や容量作動型 Ca^{2+} 流入(SOC)による細胞内 Ca^{2+} 動態の増強,および RhoA/Rho キナーゼ系による細胞内 Ca^{2+} に対する感受性の亢進を生じる。このためミオシン軽鎖(MLC)がリン酸化され気道平滑筋が収縮する。気管支拡張薬はそれぞれの作用点に働き,Ca^{2+} 動態,Ca^{2+} 感受性を抑制するため MLC の脱リン酸化を生じる。これにより気道平滑筋の収縮は解除され弛緩に導かれる
LTRA:ロイコトリエン受容体拮抗薬,cAMP:環状アデノシン一リン酸,PDE:ホスホジエステラーゼ,PKA:プロテインキナーゼA,MLCK:ミオシン軽鎖キナーゼ,IP_3:イノシトール三リン酸,SR:筋小胞体,GTP:グアノシン三リン酸,AC:アデニル酸シクラーゼ,Gs:刺激性G蛋白

る。さらに効果発現は,$β_2$受容体に対する親和性(affinity),一定の収縮を 50%減少させるのに要する濃度〈効力〈potency〉)により影響を受けるため,これまでの薬物の臨床開発の指標に用いられてきた。

一方,薬物の濃度に関係しない最大効果発現能力(固有活性〈intrinsic efficacy〉)は,親和性,効力と同様に古典的な薬理学的特性であるが,今日までこの薬物の臨床開発には用いられなかった。固有活性は,受容体の数や機能,機能的拮抗状態(収縮)により影響を受けるので臨床投与時の効果発現に寄与している可能性が高い。

作用機序(図 14-2)

$β_2$受容体は七回膜貫通型の GPCR である。リガンドである $β_2$刺激薬が受容体に結合すると,受容体に連結している三量体 G 蛋白である刺激性 G 蛋白(Gs)の活性化を介してアデニル酸シクラーゼ(adenylate cyclase:AC)の活性化,環状アデノシン一リン酸(cAMP)の上昇,そして cAMP-dependent protein kinase(プロテインキナーゼA(protein kinase A:PKA))の活性化の順に細胞内シグナル伝達が進み,標的蛋白のリン酸化が起こり生理作用を発揮する。

気道平滑筋収縮に対する $β_2$刺激薬の拮抗作用は,細胞内 Ca^{2+} 濃度の低下(Ca^{2+} 動態への影響)と PKA の活性化を介した MLCK の不活性化(リン酸化反応)がその主因と考えられている。細胞内 Ca^{2+} 濃度の低下の機序として,ROC や SOC の不活性化,$Ca^{2+}-Na^+$ 交換の促進,Ca^{2+}-activated K^+(K_{Ca})チャネルの活性化などが報告されている

が,詳細は不明である。$β_2$刺激薬の作用機序には cAMP 依存性で PKA によるリン酸化のほかに,cAMP 非依存性で Gs から直接活性化される経路も存在することが証明された。さらに,最近では上記の細胞内の Ca^{2+} 動態に対する効果のほかに,細胞内 Ca^{2+} に対する感受性を低下させることで弛緩作用を導く機序が発見された。この効果の機序も同様に,cAMP 依存性と,cAMP 非依存性の 2 つの経路が関与し,MP を活性化するものと考えられる。

副作用:最近の $β_2$刺激薬は $β_2$選択性が高くなっているが,完全に $β_1$と分離することは不可能であるため,心血管系に作用し動悸,頻脈,不整脈,顔のほてり,頭痛,めまいなどが起こる。骨格筋に作用し振戦が起こることがある。Na^+-K^+ ポンプに直接作用し細胞内への K^+ の移行を促進するので低カリウム血症を生じる。過剰投与後に気道過敏性の亢進,$β_2$受容体の耐性化が生じることが報告されているが,詳細は不明である。

テオフィリン薬

抗喘息作用(表 14-1)

テオフィリンは茶葉より抽出されたアルカロイドで,カフェインとともにキサンチン誘導体に分類される。テオフィリンの構造(1,3-dimethylxanthine)が決定され,キサンチン誘導体のなかで平滑筋弛緩作用が最も強いため喘息の治療薬として用いられるようになった。しかし,テオフィリンの有効域である 5〜15 μg/mL では,著明な気道平滑

筋弛緩作用を現わすことができない。アミノフィリン(無水テオフィリン80%, ethylendiamine 20%)の静注がこの疾患の急性期の治療に用いられてきたが, β_2刺激薬に比べ明確な優越性がないため, 今日では発作治療薬の第一選択薬にあげられていない。平滑筋弛緩作用のほかに中枢神経刺激作用, 心臓刺激作用, 利尿作用, 延髄-呼吸促進作用, 気道クリアランスの促進, 横隔膜収縮力の増強作用がある。

テオフィリンは, $10\ \mu g/mL$以下の低濃度において気管支拡張作用よりも抗炎症作用を現わすため, リンパ球や好酸球の活性化を減弱させ, ステロイド薬の効果を増強させることを目的として, テオフィリン徐放剤の内服薬が比較的低用量で連日投与される。

作用機序(図14-2)

テオフィリンの気道平滑筋に対する弛緩作用については多くの機序があげられているが, 正確には解明されていない。非特異的なホスホジエステラーゼ(phosphodiesterase: PDE)阻害薬として作用し, 細胞内cAMP濃度を上昇させ, PKAの活性を高めることで平滑筋の弛緩を生じるという経路が有力である。PDEのサブタイプでは, PDE$_3$, PDE$_4$, PDE$_5$の阻害は気管支拡張作用, PED$_4$の阻害は抗炎症作用を発揮する。しかし, 臨床投与量ではPDE阻害作用は必ずしも強くないので, 横隔膜を含む呼吸筋収縮力の増強作用, 呼吸中枢刺激作用などの複合作用により効果が現われる可能性がある。

テオフィリンの抗炎症作用には, ヒストン脱アセチル化酵素(histone deacetylase: HDAC)を介する経路が証明されている。ヒストンのアセチル化により, クロマチン構造を開いて遺伝子の転写が促進される。HDACは過剰にアセチル化されたヒストンからアセチル基を除去する酵素で, 遺伝子転写を抑制することで抗炎症作用を誘導する。**副作用**: 有効域と中毒域との間の濃度差が狭いので血中濃度のモニタリングが必要である。$20\ \mu g/mL$以上は中毒域のため悪心・嘔吐, 頭痛, 動悸, 興奮, 不眠, 下痢などの症状が出現する。血中濃度がさらに上昇すると頻脈, 不整脈, 痙攣, 昏睡にいたる。

テオフィリンはシトクロムP450により代謝を受けるので, この代謝酵素が阻害されるとクリアランスが低下し, テオフィリンの血中濃度が上昇し, 逆に誘導されるとクリアランスが増加し血中濃度が低下する。その他, この薬物の相互作用に関係する種々の因子に注意が必要である。

抗コリン薬

抗喘息作用(表14-1)

気道粘液の粘稠度を増加させることなく副交感神経を遮断する吸入抗コリン薬である臭化イプラトロピウム, 臭化フルトロピウムが開発されてから気管支拡張薬として広く用いられるようになった。最近では, ムスカリン受容体(M)のうちのM$_3$受容体の遮断が長時間続く臭化チオトロピウムが開発され, 臨床的な有益性が確かめられている。抗コリン薬は, 喘息に対し気管支拡張薬として単剤で用いられることはないが, 急性増悪時にβ_2刺激薬に抗コリン薬を加えると, β_2刺激薬による気管支拡張効果が増強し, 症状, 肺機能の改善が高まることが示唆されている。

作用機序(図14-2)

気道平滑筋細胞の表面にはGPCRであるM$_3$が分布している。リガンドであるアセチルコリンがM$_3$受容体に結合すると, 上記のような機序で, 細胞内Ca^{2+}動態, およびCa^{2+}感受性に影響を与え収縮を生じる。抗コリン薬は副交感神経遮断薬として作用し, 神経末端から放出されたアセチルコリンがM$_3$受容体に結合することを競合的に阻害し, 気道平滑筋の収縮を抑制する。長時間作用性抗コリン薬である臭化チオトロピウムはM$_1$, M$_2$, M$_3$受容体に対して同程度の親和性であるが, M$_3$受容体からの解離を遅延させることでM$_3$選択性を高め, 効果持続時間を延長させる。
副作用: M$_3$受容体は気道平滑筋以外にも気道上皮細胞, 粘膜下分泌腺など気道構成細胞に作用し, 線毛運動や気道分泌を亢進させるだけでなく, 広く全身に分布しているので気管支拡張作用以外の作用が出現することがある。その結果, 口渇, 排尿障害, 眼圧の上昇などが起こる。

抗IgE抗体

抗喘息作用(表14-1)

ヒト化抗IgE(免疫グロブリンE)モノクローナル抗体は, 注射剤で皮下に投与する。血中遊離IgE濃度を10 IU/mL以下に抑制できるように投与量, 投与頻度を体重と血中IgE濃度に従って設定する。組織マスト細胞の高親和性IgE受容体の発現の低下, 喀痰中および気道組織中の好酸球, T細胞, B細胞数の減少, 血中IL-5, IL-13濃度低下が生じる。高用量吸入ステロイド薬でもコントロール不十分な場合に投与すると, ステロイド薬の減量が可能となる。

作用機序

IgE抗体のCε3(受容体結合部位)が, マスト細胞表面に存在する高親和性受容体(FcεRI)に結合し, そこに抗原が架橋結合すると炎症性メディエーターが放出される。ヒト化IgEモノクローナル抗体は, 遊離IgE抗体のCε3に結合することで, IgE抗体とFcεRIとの結合を阻害し, 抗炎症作用を現す。

副作用: 注射局所の疼痛, 腫脹。まれにアナフィラキシー様反応が報告される。

その他

クロモグリク酸ナトリウム(DSCG): マスト細胞の細胞膜を安定させるためメディエーター遊離が抑制され, 喘息の気道炎症の制御に効果を現わす。

トシル酸スプラタスト: Th2細胞からのサイトカイン(IL-4, IL-5)の産生を抑制するため, 好酸球の気道への浸潤が軽減される。

【久米 裕昭・東田 有智】

参考文献
1) Umland SP et al: Review of the molecular and cellular mechanisms of action of glucocorticoids for use in asthma. Pulm Pharmacol Ther 15:35-50, 2002
2) Hay DW et al: Cysteinyl leukotrienes in asthma: old mediators up to new tricks. Trends Pharmacol Sci 16:304-309, 1995
3) Kume H: RhoA/Rho-kinase as a therapeutic target in asthma.

Curr Med Chem 15:2876-2885, 2008
4) Ito K et al : A molecular mechanism of action of theophylline : Induction of histone deacetylase activity to decrease inflammatory gene expression. Proc Natl Acad Sci U S A 99:8921-8926, 2002
5) Djukanović R et al : Effects of treatment with anti-immunoglobulin E antibody omalizumab on airway inflammation in allergic asthma. Am J Respir Crit Care Med 170:583-593, 2004

15 甲状腺疾患治療薬

はじめに

甲状腺疾患治療薬は甲状腺ホルモン薬と抗甲状腺薬に大別される。甲状腺ホルモン薬は甲状腺機能低下症の治療および甲状腺分化癌に対する TSH 抑制療法に用いられる。抗甲状腺薬は主に Basedow（バセドウ）病による甲状腺機能亢進症の治療に用いられる。

甲状腺ホルモン薬

作用・薬物動態

甲状腺ホルモンは、身体・精神の成長・発達・機能維持に不可欠である。甲状腺は甲状腺刺激ホルモン（TSH）の制御のもとにサイロキシン（thyroxine : T_4）および 3,5,3'-トリヨードサイロニン（3,5,3'-triiodothyronine : T_3）を合成・分泌する。甲状腺ホルモンの主な作用は核内 T_3 受容体を介する標的遺伝子の発現調節であり、T_4 は受容体結合親和性が T_3 の 1/10 以下でプロホルモンと考えられている。また、3,3',5'-トリヨードサイロニン（3,3',5'-triiodothyronine〈リバース T_3 : rT_3〉）は T_3 受容体に結合せず、ホルモン活性がないと考えられている（図 15-1）。

T_4、T_3 の成人での 1 日産生量はそれぞれ、70～90 μg、15～30 μg である。T_4 の全量が甲状腺から分泌されるのに対して、T_4 の 80％ は甲状腺外（主に肝臓）での 5'-脱ヨード反応により生成する。したがって、T_4 単独投与により T_3 も供給される。一方、5-脱ヨード反応により rT_3 が生成する（図 15-1）。低栄養・急性疾患などでは 5-脱ヨード反応が優位となり「低 T_3 症候群（euthyroid sick 症候群）」を呈するが、これはエネルギー消費を抑制する生理的適応反応と考えられている。脱ヨード酵素はさまざまな因子による制御を受けており、甲状腺外での T_3 産生段階においてホルモン作用をコントロールしている。

血中では T_4 の 99.97％、T_3 の 99.7％ は甲状腺ホルモン結合グロブリン（TBG）などの蛋白と結合しているが、細胞内に移行して代謝され作用を発揮するのは遊離ホルモンである。遊離ホルモン濃度は結合ホルモン濃度と平衡関係にあり、下垂体-甲状腺系の調節機能により一定に維持される。

経口投与により、T_4 の 80％、T_3 のほぼ 100％ が主に小腸で吸収される。T_4 の吸収は食前投与により増加する。スクラルファート、水酸化アルミニウム、硫酸鉄、コレスチラミン、カルシウム製剤などは吸収を阻害するので、これらとの長期の併用には注意が必要である。血中半減期は T_4 が 7 日、T_3 が 1 日である。T_4 は経口投与後 6～10 時間で血中濃度が最高となるが、1 日 1 回投与で基準範囲を超える変

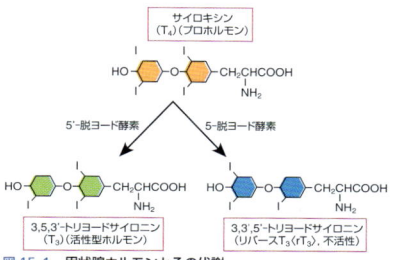

図 15-1　甲状腺ホルモンとその代謝

動を示すことはない。一方、T_3 は経口投与約 2 時間で最大濃度となった後急速に低下し基準範囲を超えて大きく変動する。T_4 と T_3 の併用がより生理的であるとの主張もあるが、①脱ヨード反応により適量の T_3 が産生されること、②経口投与により血中 T_3 濃度が大きく変動すること、から通常行われない。

投与法

甲状腺ホルモン製剤としては、レボチロキシンナトリウム（T_4）（チラーヂン $S^®$、レボチロキシン $Na^®$）、リオチロニンナトリウム（T_3）（チロナミン®）、乾燥甲状腺（チラーヂン®）がある。T_4・T_3 含有量は T_4・T_3 製剤では安定しているが、乾燥甲状腺では一定しない。成人に対する補充療法は T_4 の 1 日 1 回経口投与で行う。甲状腺機能が廃絶している場合、体重 1 kg あたり 1.6 μg が目安となる。残存甲状腺機能・吸収・代謝に個人差があるので、TSH が基準範囲内となるように用量を調節する。投与量の変更に対応して T_4 動態・TSH 値が新たな定常状態になるまで 6～8 週かかるため、変更の評価検査を行うには適切な間隔が必要である。手術などで一時的に経口投与不能の場合、T_4 の半減期および術後発生する低 T_3 状態などから 1 週間程度は投与を中止しても大きな問題は生じない。経口投与不能期間がさらに長期となる場合は、経口投与量の 80％ を経静脈投与する。

投与量の変更が必要となるのは、①妊娠、②加齢、③残存甲状腺機能の低下である。①妊娠時には TBG の結合容量が増加するため、遊離 T_4（FT_4）が低下傾向を示す。下垂体-甲状腺系が正常であればサイロキシン分泌量が増加してフィードバック制御により T_4 分泌量が増加して FT_4 濃度は保たれるが、甲状腺機能低下状態では投与量の増量（～1.5 倍）が必要となる。②高齢者では甲状腺ホルモンの代謝が低下するため、投与量の減量が必要となる。③慢性甲状腺炎の進行とともに残存甲状腺機能は低下する。特に、full dose を投与していない場合は年 1 回程度の定期的な検査と投与量の調整が必要である。

副作用

T_4、T_3 とも生体由来のものと同一であり、異物としての副作用はないが、基剤に対する特異反応は起こりうる。その場合は T_4 の散剤を用いる。投与量の過不足は補充療法中の患者で高率に認められている。特に高齢者での過剰投与は骨粗鬆症、心房細動のリスクとなる。

抗甲状腺薬

抗甲状腺薬には，チオナミド系薬と無機ヨードがあり，主にBasedow病による甲状腺機能亢進症の治療に用いられる。これらの薬剤は，無痛性甲状腺炎・亜急性甲状腺炎・甲状腺ホルモン誤用などの合成亢進によらないホルモン過剰には無効である。甲状腺ホルモン作用の特異的阻害薬はないが，β遮断薬が頻脈などのコントロールに用いられる。

チオナミド系薬

作用・薬物動態

甲状腺腫誘発物質であるフェニルチオ尿素の誘導体として開発された。国内ではチアマゾール (MMI) (メルカゾール®) とプロピルチオウラシル (PTU) (プロパジール®, チウラジール®) が用いられている。

甲状腺ホルモンは，甲状腺濾胞上皮細胞によるヨードの取り込み，サイログロブリン分子のチロシン残基のヨード化(ヨードの有機化)，ヨード化チロシン残基の縮合，濾胞内サイログロブリンの取り込みと分解によるT_4・T_3の遊離，の各段階を経て分泌される。MMI・PTUは甲状腺ペルオキシダーゼに作用し，ヨードの有機化と縮合反応を阻害するが，ホルモン分泌過程には作用しない。甲状腺濾胞内には多量のサイログロブリンが存在するため，両剤による血中ホルモン減少効果は即効性ではない。両剤の投与に伴いTSH受容体抗体の低下を示す症例が多く，Basedow病の基本病態である免疫異常に対する薬効も考えられているが，その機序は不明である。

MMI・PTUともに経口投与による吸収は良好で，血中ではPTUは75%以上が蛋白と結合しているが，MMIはほとんど蛋白と結合しない。単回投与によるヨード有機化抑制はMMI 10 mgでは24時間，PTU 100 mgでは数時間持続する。重量あたりの薬効はMMIがPTUの10倍以上である。胎盤通過性は両剤でほぼ同程度であり，母乳への移行はPTUはMMIの1/10程度である。

投与法

初期投与量は重症度に応じてMMI 15～30 mg/日，PTU 150～300 mg/日を用い，FT_4，遊離T_3 (FT_3)，TSHが正常化するよう投与量を調整する。作用時間の違いからMMIは単回投与が可能だが，PTUは分割投与とする。1.5～2年を目処に寛解をめざすが，寛解率は30～50%程度である。

妊婦への投与は，両剤とも胎盤通過性があり胎児の甲状腺機能を抑制すること，TSH受容体抗体が胎盤を通過すること，T_4・T_3は胎盤をほとんど通過しないこと，両剤の副作用・胎児への影響に違いのあること，を考慮して使用する。授乳婦への投与は，PTU 1日300 mg以下，MMI 1日10 mg以下では乳児甲状腺機能に影響しないとされている。

副作用

MMI・PTUに共通する副作用としては，皮疹，関節痛，肝障害，ANCA(抗好中球細胞質抗体)関連血管炎症候群，無顆粒球症などがある。最も重篤な副作用である無顆粒球症は~0.5%程度の頻度である。投与開始3カ月以内の発症がほとんどであるが，中止後の再投与の際にも発症しうる。肝障害はMMIでは胆汁うっ滞型が多いが，PTUでは肝細胞障害型が多い。PTUによる肝不全は肝臓移植・死亡の原因として近年問題となっており，特に小児では成人より発症率が10倍高いとの報告もある。米国食品医薬品局 (FDA) は，PTUを第一選択薬としないこと，小児では他の治療選択肢のない場合のみ使用すること，という警告を発している (FDA Drug Safety Communication (2010-4-21): New Boxed Warning on severe liver injury with propylthiouracil)。

ANCA関連血管炎症候群もPTUで多く報告されている。MPO-ANCAはPTU投与例で高率に陽性となり，特に小児では半数近い陽性率が報告されている。MMI投与例ではインスリン自己抗体症候群が発症しうる。MMIとPTUでは50%に交差反応が出現するため，重篤な副作用発症例では他の治療法への変更が必要である。

胎児への影響は，妊娠初期のMMI投与と後鼻孔閉鎖・食道閉鎖などのまれな重度奇形 (MMI embryopathy) との関連が注目されている。因果関係は未確定だが，PTUでは同様の奇形の報告はほとんどなく，妊娠初期のMMI投与は避けることが望ましい。

無機ヨード

作用・薬物動態

無機ヨードは，ヨード有機化阻害，甲状腺ホルモン分泌抑制，甲状腺内血流減少，血管脆弱性是正などの作用を示す。チオナミド系薬と異なり，ホルモン分泌も抑制するた

表15-1 抗甲状腺薬の比較

	MMI	PTU	無機ヨード
作用			
●ホルモン合成阻害	+	+	+
●ホルモン分泌阻害	−	−	+
●免疫調節作用	+?	+?	−
代表的副作用	無顆粒球症 肝障害	無顆粒球症 重症肝障害 ANCA関連血管炎	iodism
投与法	経口 1日1回投与可 注射製剤あり	経口 分割投与	経口 分割投与 注腸可能
使用上の注意点	胎児への影響 (MMI embryopathy)	重症肝障害の危険性あり 小児：原則使用しない 成人：第一選択としない	即効性だが エスケープあり

め作用発現が早く,血中ホルモンは24時間以内に低下しはじめる。ホルモン合成に対する効果は2週間程度で最高となるが,それ以降急速に抗甲状腺作用が失われ,甲状腺機能亢進が増悪することがある(エスケープ現象)。ヨードは胎盤を通過し,胎児甲状腺機能に影響する。

投与法

国内で使用可能な製剤はヨウ化カリウム丸(ヨード38.5 mg含有),ヨウ化カリウム末である。ヨードの最少有効量は1日6 mgとされているが,経験的には40〜80 mgがより有効とされている。迅速なホルモン分泌抑制作用,血流・血管に対する作用から,甲状腺クリーゼ・甲状腺摘除術の術前処置として有用性が高い。チオナミド系薬との併用では,ヨードを先行投与するとチオナミド系薬の薬効が低下する可能性がある。

重症Basedow病に対する単独投与の適応はないが,チオナミド系薬にみられる重篤な副作用がないので,軽症Basedow病,妊娠時一過性甲状腺中毒症,無痛性甲状腺炎との鑑別が困難な症例などが適応となりうる。しかし,エスケープ現象があり,また,Basedow病の難治化などが懸念されており,日本甲状腺学会の「Basedow病治療ガイドライン」においても「症例を選んで慎重に使用されるべき」とされている。

副作用

長期経口投与による無機ヨードの副作用(慢性ヨード中毒(iodism))はまれなもので用量依存性である。金属味,口腔違和感で発症し,感冒様症状,喀痰増加,皮疹,唾液腺腫脹,粘膜潰瘍,結膜炎,発熱,出血傾向などを伴うが,多くは可逆的であり,投与中止により数日で消退する。まれにアナフィラキシー様反応が起こる。

MMI, PTU, 無機ヨードの比較を**表15-1**に示す。

【三橋 知明】

参考文献
1) 日本甲状腺学会編:バセドウ病治療ガイドライン2011,南江堂,2011
2) 高折修二ほか監訳:甲状腺および抗甲状腺薬.グッドマン・ギルマン薬理書 第11版,p1928-1967,廣川書店,2007
3) Cooper DS : Antithyroid drugs. N Engl J Med 352:905-917, 2005

16 副腎皮質ステロイド

■ **定義・概念** 治療に用いる「副腎皮質ステロイド」(以下ステロイド)は,生理的に副腎皮質から分泌されるグルココルチコイドの製剤を治療に使用する際に用いる言葉である。臨床の現場ではステロイドと呼ばれることが多い。

Hench が関節リウマチにステロイドを用いたのが最初の臨床使用であり,劇的な効果をあげた。そのため Hench はノーベル生理学医学賞を受賞したが,その後60年あまり効果と副作用を分離する試みがなされているがいまだ成功していない。しかし代替薬がないため広く臨床に使用され続けている。

ステロイドには,他剤にない強力な抗炎症作用と免疫抑制作用がある。対象疾患には基礎的病態として炎症が存在し,自己免疫機序による炎症病態に対しては主要治療薬剤として用いられ,時には感染による炎症にも補助的に用いられる。

ステロイドの種類と代謝(表16-1)

ステロイドには,経口薬のほか,注射薬,吸入薬,皮膚外用薬,点鼻薬,点眼薬・眼軟膏がある。

このうちいくつかのステロイドは使用する場面がかぎられている。すなわち,吸入ステロイドは喘息・肺気腫など一部の呼吸器疾患に対して使用される。また,点鼻薬,点眼薬・眼軟膏,皮膚外用薬はそれぞれ耳鼻科,眼科,皮膚科領域において使用され,経口や注射ステロイドと併用されることもある。

ステロイドを用いる場合の多くは経口あるいは注射薬としてである。ステロイド自体は脂溶性であり,注射薬では水溶性にするために種々の側鎖が加わっているが,体内でただちに代謝されて側鎖が外れる。薬剤による違いは膠質コルチコイド作用の有無と半減期であり,抗炎症効果を元に各薬剤使用量を換算して使用するが,通常はプレドニゾロンを用いている。

ステロイドの体内代謝のほとんどは肝臓で起こる。しかし,各臓器の細胞内には,コルチゾールをその不活性体であるコルチゾンに代謝する11β-水酸化ステロイド脱水素酵素(11β-hydroxysteroid dehydrogenase : 11β-HSD)がある。11β-HSDのtype 1が活性型への転換を担っているが,ステロイド治療での役割は明らかでない。

ステロイドの作用

ステロイドは生命の維持に必須のホルモンであり,副腎皮質から分泌された生理的ステロイドは広範囲の領域でのホルモン作用がある。一方,薬剤として用いる場合には強力な抗炎症作用と免疫抑制作用が応用されている。ステロイドの特徴の一つは,この生理作用と薬理作用がステロイドの中間量で重複することである。すなわち,ストレス下での大量の副腎からの生理的ステロイド分泌と中等量以下の治療量でのステロイドの作用は重なるところがある。ここではステロイドの薬理作用を中心として述べる。

ステロイドの薬理作用としての抗炎症作用,免疫抑制作用は多くの炎症性サイトカインならびに免疫活性化機構の直接的および間接的抑制によってもたらされている。実際の臨床では,これら複数の作用機序が同時に働くことにより他剤にはみられない広範囲で確実な抗炎症ならびに免疫抑制効果が得られている。近年の研究では炎症と免疫はサイトカインを中心として重複した分子が関与していることが知られてきている。

抗炎症・免疫抑制作用の概略(図16-1, 図16-2)

ステロイドのこれらの作用には,大きく分けて4つの経路が知られている。

NF-κBの抑制

通常, nuclear factor κB(NF-κB)はIκBと複合体を形成することにより非活性型で存在する。微生物,炎症性サイトカインなどの刺激はIKK(IκBキナーゼ)活性を上げ,IκBの分解を促進することによりNF-κB活性を亢進させ,他のサイトカイン(腫瘍壊死因子α⟨TNFα⟩, インターロイキン1β⟨IL-1β⟩, 顆粒球マクロファージコロニー刺激因

表 16-1　ステロイドの種類とその特徴

ステロイド （化学構造）	抗炎症作用	Na 貯留効果	対応量 (mg)	1 錠中の含有量 (mg)	血中半減期 （時間）	生物学的半減期 （時間）
短時間作用型						
コルチゾール	1	1	20	10	1.5	8〜12
コルチゾン	0.8	0.7	25	25	1.5	8〜12
中間作用型						
プレドニゾロン	4	0.8	5	1 と 5	3〜4	12〜36
メチルプレドニゾロン	5	0	4	4	3〜4	12〜36
長時間作用型						
デキサメタゾン	25	0	0.75	0.5	5〜6	36〜54
ベタメタゾン	25	0	0.75	0.5	5〜6	36〜54

子（GM-CSF）など），サイトカイン受容体，接着因子，シクロオキシゲナーゼ 2（cyclooxygenase-2：COX-2）などの作用を増強して炎症を惹起し，免疫応答を亢進させる。ステロイドは，IKK の産生亢進，NF-κB への直接抑制で NF-κB の活性を抑制することにより，NF-κB 依存性の炎症反応，免疫応答を低下させる。

AP-1 の抑制

activator protein-1（AP-1）は cJun と Fos 分子から構成され，cJun NH2-terminal kinase（JNK）が炎症・免疫刺激により活性化されて cJun も活性化され，AP-1 として炎症反応・免疫応答を惹起する。ステロイドは JNK の活性を抑制する MAPK（分裂促進因子活性化蛋白キナーゼ（mitogen activated protein kinase））脱リン酸酵素 I の産生を亢進させることにより AP-1 活性を抑制し，AP-1 依存性の炎症反応，免疫応答を低下させる。

プロスタグランジンとロイコトリエン産生抑制

プロスタグランジン（prostaglandin：PG）は膜のリン脂質（phospholipid：PL）から細胞質ホスホリパーゼ $A_2\alpha$（cytosolic phospholipase $A_2\alpha$：$cPLA_2\alpha$）によりアラキドン酸（arachidonic acid：AA）が生成された後，COX-2 により PG，5-リポキシゲナーゼ（5-lipoxygenase：5-LOX）によりロイコトリエン（leukotriene：LT）が産生されて各々炎症反応を惹起する。ステロイドは，$cPLA_2\alpha$ を抑制するアネキシン I（annexin I）（リポコルチン I とも呼ばれる）の産生亢進とともに，上記の MAPK 脱リン酸酵素 I 産生亢進による MAPK 活性抑制が $cPLA_2\alpha$ 抑制につながり，さらに NF-κB の抑制から COX-2 の抑制も働き，PG・LT により惹起される炎症を多方面から強力に抑制する。

その他

内皮型一酸化窒素合成酵素（endothelial nitric oxide synthetase：eNOS）は NO（一酸化窒素）産生を亢進させる。ステロイドは，ホスファチジルイノシトール 3-キナーゼ（phosphatidylinositol 3-kinase：PI3K）の活性を亢進させることにより Akt のリン酸化を促進し，eNOS の活性を増加させて NO 産生を亢進させる。このステロイドを介した NO 産生は血管内皮細胞の修復に働くとされている。

ステロイドは炎症性サイトカイン（TNFαなど），COX-2，血管内皮細胞増殖因子（vascular endothelial growth factor：VEGF）の mRNA の安定性を低下させることにより産生量を低下させ，抗炎症・免疫抑制作用を呈することも知られている。

T 細胞受容体（T cell receptor：TCR）は T 細胞に対して免疫応答惹起のシグナルを伝達するが，ステロイド投与下

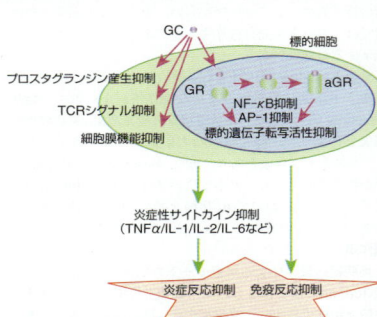

図 16-1　ステロイドによる抗炎症・免疫抑制作用の概略
GC：グルココルチコイド，GR：グルココルチコイド受容体，TCR：T 細胞受容体，NF-κB：nuclear factor κB，AP-1：activator protein-1, TNFα：腫瘍壊死因子α，IL：インターロイキン

では付随する分子の離脱により機能低下が起こる。

ステロイドの分子作用機構

ステロイドには上記のような多経路の抗炎症・免疫抑制作用が解明されている。これらの経路の分子作用機構には，さらにさまざまな様式が明らかとなってきている。

ステロイドは細胞質に存在するグルココルチコイド受容体（glucocorticoid receptor：GR）に結合し，転写因子として標的遺伝子の転写活性調節を介して作用することが古典的な作用機序として知られ，これをゲノム機序（genomic action）と呼ぶ。ゲノム機序は作用発現に時間の単位を必要とするが，このうちステロイドの生理的作用は主に転写亢進機構が働き，抗炎症・免疫抑制作用は転写亢進機構と転写抑制機構の両者が働いていると考えられている。一方，GR を介さない非ゲノム機序（nongenomic action）による作用も解明されつつある。

GR

GR はヒトでは 777 個のアミノ酸からなる GRα が主な活性を担っている（図 16-2）。中央部には標的遺伝子近傍の特異的塩基配列（glucocorticoid responsive element：GRE）に結合する DNA 結合部位（DNA binding domain：DBD）があり，亜鉛分子（Zn）を取り込んだ亜鉛の指構造（zinc finger motif）が 2 つある。

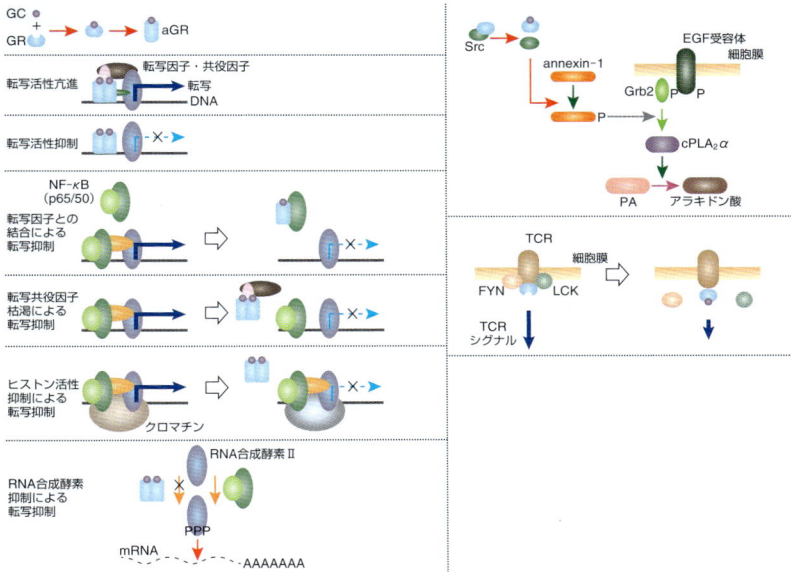

図 16-2 ステロイドの分子作用機構（ゲノム機序と非ゲノム機序）
GC：グルココルチコイド，GR：グルココルチコイド受容体，NF-κB：核内因子 κB，cPLA$_2$α：細胞質ホスホリパーゼ A$_2$α，TCR：T 細胞受容体

ゲノム機序（図 16-2）

古典的遺伝子転写活性亢進：ステロイドは脂溶性であり，血中から細胞膜を自由に通過し細胞質に存在する GR に結合する。ステロイド結合前の GR は，hsp90, hsp56, hsp40, p23, Src とゆるやかに結合している。ステロイド結合後 GR は活性化（結合している他の分子が離れ，核移行シグナルが有効となる）され，核内に移行して二量体として標的遺伝子近傍の特異的塩基配列（GRE）に結合して標的遺伝子の転写を亢進させる。この機序による標的遺伝子は，IKK，annexin-1，MAPK 脱リン酸酵素 I がある。これらは上記のように抗炎症と免疫抑制に関与する分子である。その他，肝臓における糖代謝に関連するチロシンアミノ転移酵素，アラニンアミノ転移酵素などがあり，これらはステロイドの副作用としての糖代謝異常に関与している。

その他の転写活性亢進：活性化されて核に移行した GR は，転写因子として直接 DNA に結合するのではなく，他の転写因子に結合してその転写因子活性を亢進させることが知られている。この標的遺伝子には IL-4，インスリン様増殖因子 I（IGF-I）があり，GR は signal transducer and activator of transcription 3（STAT3），STAT5 に結合してその転写因子活性を亢進させる。

直接的転写活性抑制：活性化ステロイド GR 複合体が直接標的遺伝子近傍の抑制型 GRE（negative GRE：nGRE）に結合し，転写に必要な他の転写因子結合を阻害することにより標的遺伝子の転写を抑制して作用するものである。これには，FasL，オステオカルシンがある。FasL はアポトーシスを引き起こすとともに GILZ 分子を阻害して AP-1 活性を阻害する。オステオカルシンの転写抑制は，骨芽細胞の機能抑制をもたらし，ステロイド性骨粗鬆症の発症に関与する。

間接的転写活性抑制：

- **転写因子と GR の直接的結合** GR は NF-κB の構成成分である p65 蛋白と結合することにより NF-κB 分子を減少させて NF-κB の転写活性を抑制する。AP-1 とも結合することによりその転写活性を抑える。

  トランスフォーミング増殖因子 β（transforming growth factor-β：TGF-β）は，TGF 受容体に結合した後に Smad3 をリン酸化して活性化し，Smad4 と結合する。Smad3-4 複合体は核に移行し転写因子として細胞分化し，マトリックス蛋白，サイトカインなどの発現を亢進させている。GR は Smad3-4 に結合してその転写因子活性を抑制することにより TGF-β の作用を低下させる。

- **転写共役因子の枯渇** 遺伝子の転写活性亢進には，転写因子と RNA 合成酵素のほかに基礎転写因子と転写共役因子が必要である。AP-1 の転写因子活性には転写共役因子のうち CBP/p300 が必要であるが，GR は CBP/p300 と結合して CBP/p300 の活性を低下させることにより AP-1 の作用を抑制する。

- **ヒストン活性調整** ヒストンからなるクロマチン構造は，遺伝子転写活性を調節している。GR は，NF-κB に

表16-2 ステロイドの副作用と対処法

重篤なもの	モニタリングの仕方	対処法
感染症誘発・増悪	予防投与、早期発見	適正な抗菌薬の使用
骨粗鬆症	骨塩量測定、骨代謝マーカー	ビスホスホネート製剤、副甲状腺ホルモン製剤、ビタミンK、ビタミンD
糖尿病	血糖、尿糖、HbA1c(JDS値)	食事療法、経口糖尿病薬、インスリン
脂質代謝異常・動脈硬化	血中脂質測定、頸動脈エコー	食事療法、HMG-CoA還元酵素阻害薬(スタチン)
無菌性骨壊死	MRI、単純X線	安静、免荷、外科的治療
精神障害	日常観察	抗精神病薬、抗不安薬、抗うつ薬
消化性潰瘍	便潜血、抗潰瘍薬予防投与	胃粘膜保護薬、抗潰瘍薬
高血圧	血圧測定	塩分制限、降圧薬
下垂体・副腎不全	身体所見、好酸球増加	ステロイド補充、服薬指導
緑内障・白内障	定期的眼圧測定・眼科診察	点眼薬、手術
ステロイド筋症	筋力テスト、尿中クレアチン/クレアチニン比増加	ステロイド減量
軽症なもの		
ニキビ様発疹、多毛症、満月様顔貌、食欲亢進、体重増加、月経異常、皮下出血、紫斑、多尿、多汗、不眠、浮腫、低カリウム血症		

よるヒストンアセチル転移酵素(histone acetyltransferase:HAT)を低下させることにより転写活性を亢進させているが,GRはヒストン脱アセチル化酵素2(histone deacetylase-2:HDAC-2)を誘導することによりNF-κBの活性を抑制している.

- **RNA合成酵素活性抑制** NF-κBはRNA合成酵素ⅡのC末端をリン酸化することによりRNA合成を亢進させている.GRはこのリン酸化を抑制する.

非ゲノム機序

ステロイドは,核内の遺伝子発現に直結した作用以外にも非ゲノム機序として抗炎症・免疫抑制の薬理作用が知られている.この作用機序の特徴は,ごく短時間(分の単位)に作用が発現されることである.それらには,ステロイドが結合したGRを介する作用とGRを必要としない非特異的作用がある.

細胞質GRを介した作用:EGF(上皮増殖因子〈epidermal growth factor〉)受容体は細胞膜に存在するが,アダプタ蛋白としてGrb2が付随しており,EGFのシグナル伝達に寄与している.GRはステロイドが結合すると活性化されるが,そのときにhspとともにSrcが遊離される.このSrcはキナーゼとしてannexin-1をリン酸化し,Grb2蛋白をEGF受容体から遊離させることによりEGFの作用を抑制する.PI3Kに対しては,その活性部分であるp85αがGRが結合することによりPI3Kの活性を亢進させる.

膜結合型GRを介した作用:TCRにはリンパ球特異的なキナーゼであるFYNとLCKが結合し,TCRの刺激伝達を担うことによりT細胞の分化と増殖をきたしている.GRも膜に結合しているが,ステロイドがGRに結合するとFYNとLCKをTCRから遊離させ,その結果TCRへの刺激がきても細胞内に伝達できなくなる.

非特異的作用:ステロイドパルス療法に匹敵する高濃度のステロイドは,主に膜に作用する非特異的作用が確認されている.それらには,マクロファージにおける食食作用抑制や活性酸素産生抑制や,細胞膜カルシウム流入抑制などがある.

ステロイドの副作用(表16-2)

元来ステロイドには多彩な生理作用があり,低濃度の生理的分泌は生体の恒常性維持に必須である.しかし,治療量では糖代謝,骨代謝,脂質代謝,蛋白・アミノ酸代謝における生理作用を越えた作用が副作用として現れる.これらは他の薬剤の副作用と異なり,ステロイド投与量により若干の差異はあるがほとんど全例で現れるのが特徴である.さらに,治療目的である抗炎症作用と免疫抑制作用も,易感染性として対処が必要な項目となる.

副作用への対処の基本は,予防と早期発見・早期対処である.近年はステロイド性骨粗鬆症の予防と治療が確立しつつあるのをはじめ,ステロイドの副作用に対する対処がより重要となってきている.

おわりに

ステロイドの抗炎症作用・免疫抑制作用は,多彩な経路でもたらされている.これがステロイドの確実な臨床効果の源といえる.実際の臨床の場では常に治療効果と副作用のモニタリングが必要であるが,作用機構の理解はそれらの判定に役立つ.

【大島 久二・牛窪 真理・秋谷 久美子】

参考文献

1) 大島久二ほか:副作用―いかに対応すべきか.改訂版 ステロイド薬の選び方・使い方ハンドブック,山本一彦編,p35-44,羊土社,2011
2) 大島久二ほか:ステロイドをいかに使うか.日本内科学会雑誌 98:2486-2492, 2009
3) 大島久二ほか:ステロイドの抗炎症作用.日本臨床 66:77-82, 2008
4) Revollo JR et al:Mechanisms generating diversity in glucocorticoid receptor signaling. Ann N Y Acad Sci 1179:167-178, 2009
5) Buttgereit F et al:Exogenous and endogenous glucocorticoids in rheumatic diseases. Arthritis Rheum 63:1-9, 2011

17 経口糖尿病薬,GLP-1受容体作動薬,インスリン

はじめに

糖尿病は絶対的あるいは相対的なインスリン作用不足に由来する慢性高血糖を主徴とする代謝症候群である.糖尿病では,膵β細胞からのインスリン分泌不全と,肝臓や筋肉,脂肪組織などのインスリン感受性臓器でのインスリン作用の障害(インスリン抵抗性)の両者がさまざまな程度に関与し,高血糖がもたらされる.

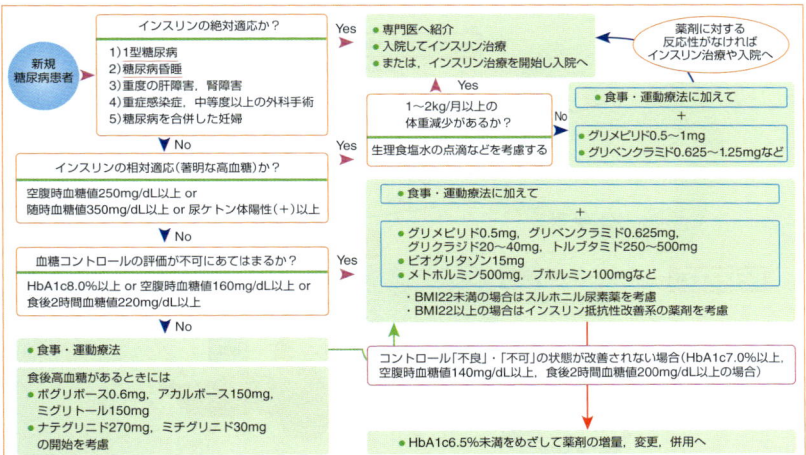

図 17-1　糖尿病の初期治療フローチャート[1]
HbA1c は JDS 値

1 型糖尿病では通常，生命の維持にインスリンが不可欠な「インスリン依存状態」を呈する。一方，2 型糖尿病の多くは，生命の維持のためにはインスリンを必要としない「インスリン非依存状態」であるが，インスリン作用障害の程度が強ければ，「インスリン非依存状態」であっても「高血糖の是正のためにインスリン治療が必要な病態」を呈する。まれではあるが，2 型糖尿病でも「インスリン依存状態」を呈することもある。

糖尿病の治療方針の決定には，1 型，2 型といった糖尿病の成因のみならず，このような病態を適切に把握することが重要である。「インスリン依存状態」の場合には，インスリン治療が必須である。一方，「インスリン非依存状態」で，食事療法や運動療法により良好な血糖コントロールが達成できれば薬物療法は不要である。食事療法や運動療法でも血糖コントロールが不十分であれば，薬物療法を追加する。一般的には後述の経口糖尿病薬が選択されるが，場合によっては経口糖尿病薬に GLP-1 受容体作動薬が追加されることがある。また，「高血糖の是正のためにインスリン治療が必要な病態」となれば，経口糖尿病薬とインスリン注射の併用や，経口糖尿病薬からインスリン療法への変更が行われる（17 章 1-16「経口糖尿病薬」参照）。

糖尿病治療の流れ

糖尿病の成因や病態は患者個々でさまざまであり，また治療などによっても病態は変化しうる。糖尿病の治療方針決定には，個々の患者における成因と病態の把握が必須である。わが国において日本医師会・日本糖尿病学会・日本糖尿病協会で構成された糖尿病対策推進会議が推奨する糖尿病初期治療時の手順を図 17-1 に示す[1]。

わが国では，たとえば「インスリンの適応ではなく HbA1c(JDS) 8.0% 以上または空腹時血糖 160 mg/dL 以上または食後 2 時間血糖値 220 mg/dL 以上の症例」に経口糖尿病薬を使用する場合でも，ビグアナイド薬，チアゾリジン誘導薬，スルホニル (SU) 尿素薬のいずれを第一選択とするかは明示していない。これは，わが国においては個々の患者の病態を判断し，病態にあわせて最適の経口糖尿病薬を選択することが望ましい (best choice) という考えに基づく。したがって，種々の経口糖尿病薬の特徴を熟知して使用することが求められている。

経口糖尿病薬の作用機序

現在わが国で使用できる経口糖尿病薬は，SU 薬，速効型インスリン分泌促進薬（グリニド薬），ビグアナイド薬，チアゾリジン誘導体薬，α-グルコシダーゼ阻害薬，DPP-4 阻害薬の 6 種類がある。各経口糖尿病薬の主な標的臓器と作用機序を示す（図 17-2）。これらの経口糖尿病薬はその作用特性から，インスリン分泌促進薬，インスリン抵抗性改善薬，食後高血糖改善薬に大きく分類されている（17 章 1-16 参照）[2]。これらの薬剤の作用機序を以下に示す[3]。

インスリン分泌促進薬

SU 薬

SU 薬は 1956 年に臨床導入されたトルブタミドをはじめとして古くから糖尿病治療に使用されている。現在わが国にて使用されている SU 薬は第 1 世代のトルブタミド，アセトヘキサミド，第 2 世代のグリベンクラミド，グリクラジド，第 3 世代のグリメピリドである。第 1 世代と比較して第 2 世代は数十〜数百倍の力価を有する。わが国の糖尿病患者はインスリン分泌が低下していることが多く，SU 薬は糖尿病治療において中心的位置を占めてきた。

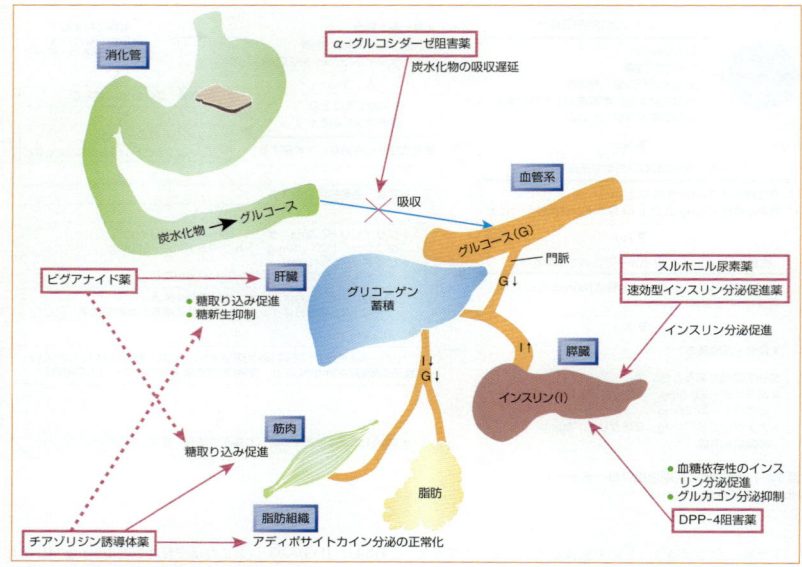

図17-2 経口糖尿病薬の主な標的臓器と作用機序

インスリン分泌機構において，ATP感受性K^+（K_{ATP}）チャネルはグルコースの代謝シグナルを電気的シグナルへと変換する重要な役割を担っていると同時に，SU薬の作用点である。グルコースが代謝されて生じたアデノシン三リン酸（ATP）は細胞内よりK_{ATP}チャネルに結合してチャネルを閉鎖させるが，SU薬もK_{ATP}チャネルを閉鎖し，細胞膜の脱分極を介して電位依存性Ca^{2+}チャネルを活性化し，細胞内Ca^{2+}の増加をもたらしインスリン分泌を促進する（図17-3）。

SU受容体（SUR1）は，ATPやアデノシン二リン酸（ADP）の結合部位であるヌクレオチド結合ドメインを2カ所有するATP結合カセット蛋白スーパーファミリーに属する。SUR1単独ではK^+チャネル活性を再構成することはできないが，膵β細胞の内向き整流性K^+チャネル（Kir6.2）と共発現させるとK_{ATP}チャネルとして機能する。K_{ATP}チャネルは中央に4分子のKir6.2が存在してポアを構成し，その周囲を4分子のSUR1が取り巻く構造であると考えられている。

速効型インスリン分泌促進薬（グリニド薬）

速効型インスリン分泌促進薬はSU骨格を持たないものの類似の立体構造を有するため，SU薬と同様に膵β細胞のSUR1に選択的に結合し，K_{ATP}チャネルの閉鎖を介してインスリン分泌を促進する（図17-3）。SU薬に比してSUR1との結合力が弱く，解離が早いことからインスリン分泌は速効性であり，短時間でその作用は低下・消失する。

速効型インスリン分泌促進薬は，作用機序からインスリン分泌促進薬に分類されるが，主に食後の高血糖を低下させる臨床効果を持つため，食後高血糖改善薬にも含まれる（17章1-16参照）。

DPP-4阻害薬

DPP-4（dipeptidyl peptidase-4）は，セリンプロテアーゼの一つであり，ペプチドのN末端に存在する2つのアミノ酸を切断する。この酵素が認識して切断する配列は，N末端から2番目のアミノ酸がAla（アラニン）またはPro（プロリン）の場合である。766アミノ酸からなり，分子量110 kDaの糖蛋白として肝臓，腸管，腎臓，内皮細胞，リンパ球などの細胞表面に広く分布する。その構造は，N末端より細胞内ドメイン，膜貫通ドメイン，システインリッチドメイン，および触媒ドメインを有しており，ホモダイマーを形成する（図17-4）。このほか，血中には約100 kDaの可溶性DPP-4が存在する。

インクレチンとは，摂食時に分泌されインスリン分泌促進作用を持つ腸管ホルモンの総称である。代表的なインクレチンであるGLP-1（グルカゴン様ペプチド1〈glucagon-like peptide-1〉）やGIP（胃酸分泌抑制ポリペプチド〈gastric inhibitory polypeptide〉，またはグルコース依存性インスリン分泌刺激ポリペプチド〈glucose-dependent insulinotropic polypeptide〉）は，食物摂取によってそれぞれ小腸のL細胞とK細胞から分泌され，膵β細胞に存在する七回膜貫通型G蛋白共役受容体であるGLP-1受容体やGIP受容体と結合し，アデニル酸シクラーゼ活性化を介して環状アデノシン一リン酸（cAMP）を増加させ，グルコー

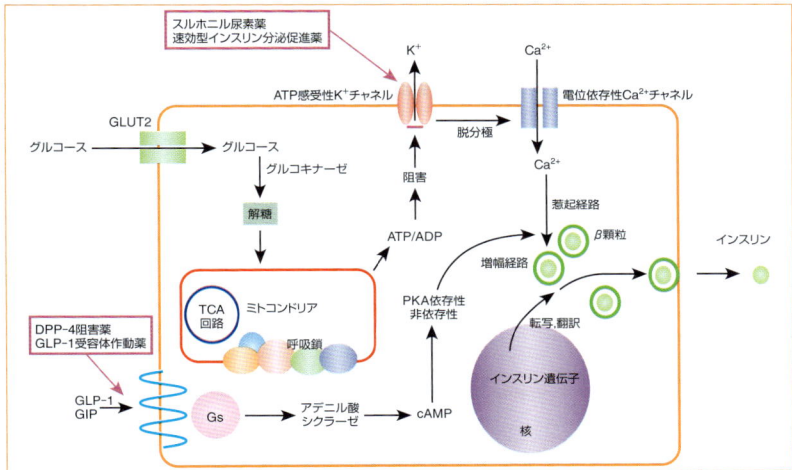

図 17-3　インスリン分泌機構とインスリン分泌促進薬/GLP-1 の作用
GLP-1：グルカゴン様ペプチド，DPP-4：dipeptidyl peptidase-4，GLUT2：糖輸送担体 2，GIP：胃酸分泌抑制ポリペプチド（グルコース依存性インスリン分泌刺激ポリペプチド），ATP：アデノシン三リン酸，ADP：アデノシン二リン酸，PKA：プロテインキナーゼ A，cAMP：環状アデノシン一リン酸，Gs：刺激性 G 蛋白

ス反応性のインスリン分泌を増強する（図 17-3，増幅経路）。GLP-1 と GIP はともに DPP-4 によって切断されるアミノ酸配列を有しており，実際に食物摂取によって分泌された GLP-1 や GIP は数分以内に DPP-4 により切断され，その活性が消失する。

DPP-4 阻害薬は，小腸から分泌された内因性の GLP-1 や GIP の DPP-4 による切断を阻害することによって，食後の血糖上昇に伴うインスリン分泌効果を増強させ，糖尿病における高血糖改善効果を持つ[4]。また，糖尿病においては，通常認められるインスリンによるグルカゴン分泌抑制が障害されていることが知られているが，GLP-1 は糖尿病状態におけるグルカゴン分泌増加を抑制することも報告されており，このグルカゴン分泌抑制作用も糖尿病における血糖上昇を抑制する機序と考えられる。

インスリン抵抗性改善薬

ビグアナイド薬

ビグアナイド薬（メトホルミン，ブホルミン，フェンホルミン）は古くから使用されてきた糖尿病治療薬である。フェンホルミンによる乳酸アシドーシスの副作用が問題となり使用は一時averageされていたが，大規模臨床試験によって肥満糖尿病患者における血糖低下作用や他薬との併用療法の有用性が再確認されたことに加え，UKPDS（United Kingdom Prospective Diabetes Study）においてビグアナイド薬治療群では糖尿病関連の合併症（心筋梗塞，虚血性疾患，脳血管障害など）の発症率，および死亡率が他の治療法（SU 薬やインスリン療法）群より有意に低率であることが示されたため，その有用性が見直された。

ビグアナイド薬にはインスリン分泌増強作用はなく，末梢のインスリン標的臓器に作用し血糖低下をもたらす。すなわち，ビグアナイド薬は肝臓からのグルコース放出を抑制し，また末梢臓器，特に筋肉組織でのグルコースの取り込みを増加させることで血糖値を低下させる。これに加えて血清脂質改善作用（総コレステロール，LDL（低比重リポ蛋白）コレステロール，中性脂肪（トリグリセリド）の低下と，HDL（高比重リポ蛋白）コレステロールの増加），脂肪肝改善作用など多彩な薬理作用を発現する。

メトホルミン作用の分子メカニズムについても，肝細胞および骨格筋の AMP キナーゼの活性化を介していることが明らかになった。AMP キナーゼはセリン/スレオニンリン酸化酵素の一種で，細胞内アデノシン一リン酸（AMP）の増加（ATP の消費）により活性化され，ATP 産生系や消費系の各種酵素活性を制御する fuel gauge（燃料センサー）として働く。

骨格筋において活性化された AMP キナーゼは糖輸送担体（GLUT）の発現を増加させ，また細胞膜上への移行を促進し筋肉内へのグルコース取り込みを増加させる。一方肝臓においては糖新生系酵素の発現を抑制することで肝臓からのグルコース放出を低下させ，またアセチル CoA（コエンザイム A）カルボキシラーゼ（acetyl CoA carboxylase：ACC）の活性や，脂肪酸合成酵素（fatty acid synthase：FAS）の発現を抑制することで肝臓での脂肪合成の減少と脂肪酸酸化をもたらし，脂質改善作用を示すと考えられる（図 17-5）。

メトホルミンによる肝 ACC 活性抑制や糖産生抑制効果は AMP キナーゼ阻害薬添加によりほぼ完全に消失するこ

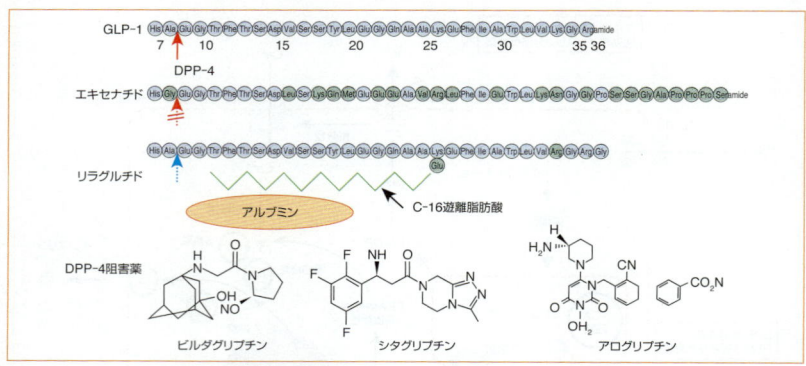

図 17-4 GLP-1 と GLP-1 受容体作動薬, DPP-4 阻害薬[6]
GLP-1：グルカゴン様ペプチド 1, DPP-4：dipeptidyl peptidase-4

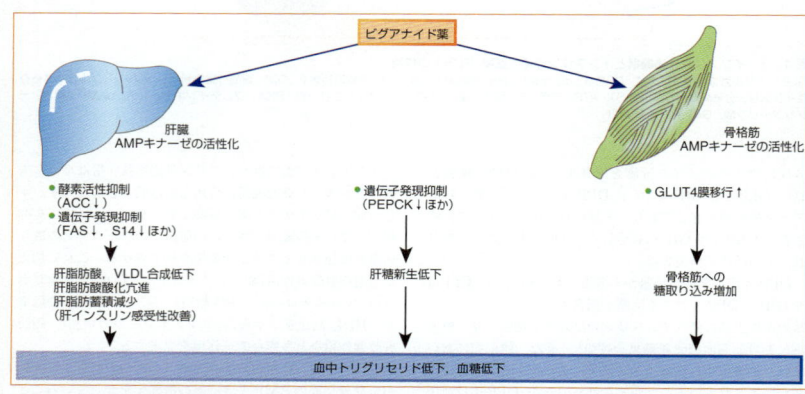

図 17-5 ビグアナイド薬の作用機序
AMP：アデノシン一リン酸, ACC：アセチル CoA カルボキシラーゼ, FAS：脂肪酸合成酵素, S14：Spot 14, VLDL：超低比重リポ蛋白, PEPCK：ホスホエノールピルビン酸カルボキシキナーゼ, GLUT4：糖輸送担体 4

とから，メトホルミンによるこれらの薬理作用は AMP キナーゼを介する作用であることが強く示唆される。一方，メトホルミンが AMP キナーゼを活性化する機序についてはいまだ不明確である。通常 AMP キナーゼは AMP によって活性化されるが，メトホルミンは細胞内 AMP 濃度（AMP/ATP 比）を増加させることなく AMP キナーゼを活性化するとされる。この活性化の機序や，またビグアナイド薬の薬理作用がすべて AMP キナーゼで説明可能かどうかは，さらなる解析が望まれる。

チアゾリジン誘導体

チアゾリジン誘導体（TZD）は，核内受容体である PPARγ（ペルオキシソーム増殖因子活性化受容体γ〈peroxisome proliferator activated receptor γ〉）の強力なアゴニストで，主に PPARγ に作用することでインスリン抵抗性を改善すると考えられる。PPARγ は 9-*cis*-レチノイン酸をリガンドとする核内受容体型転写因子であるレチノイド X 受容体（RXR）とヘテロダイマーを形成し，特異的な遺伝子配列 PPRE（peroxisome proliferator response element）を認識結合することにより PPARγ の標的遺伝子群の転写を制御することが知られている。PPARγ はリガンド未結合状態ではコリプレッサー（共役転写抑制因子）が結合していて，PPARγ にリガンドが結合することでこのコリプレッサーが解離する。逆にコアクチベーター（共役転写活性化因子）が入れ替わるように結合し，転写活性能が促進する（**図 17-6A**）。また，種々のサイトカインや炎症シグナルによって活性化される cdk5 は，PPARγ の Ser^{273} をリン酸化し，アディポネクチン遺伝子の発現低下など肥満の際に発現が変化する多数の遺伝子の発現異常を引き起こす。TZD

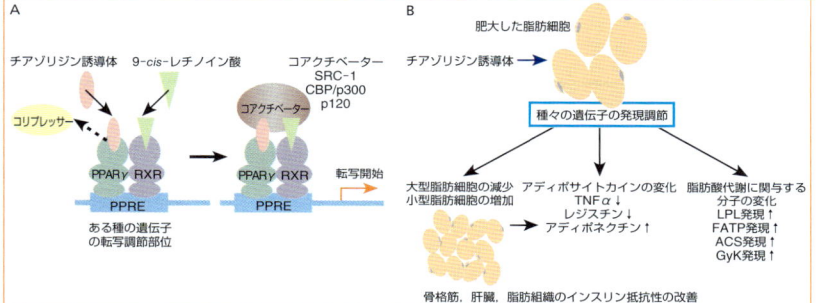

図 17-6　チアゾリジン誘導体薬の作用機序
PPARγ：ペルオキシソーム増殖因子活性化受容体γ，RXR：レチノイドX受容体，PPRE：peroxisome proliferator response element，TNFα：腫瘍壊死因子α，LPL：リポ蛋白リパーゼ，FATP：fatty acid transport protein，ACS：アシルCoAシンテターゼ，GyK：グリセロールキナーゼ

は，このPPARγのリン酸化を抑制することで，受容体転写活性化とは独立した機序で肥満におけるインスリン抵抗性を改善することが最近報告された。

PPARγは特に脂肪細胞に多く発現し，脂肪細胞の分化誘導を促進することから，脂肪細胞がTZDの主要な標的細胞と考えられるが，直接骨格筋や肝臓に作用しインスリン抵抗性を改善させるという報告もある。

脂肪組織はエネルギー貯蔵臓器として機能するのみならず，生理活性を持つ種々の液性因子（アディポサイトカイン）を分泌し，積極的に代謝調節に関与している。TZDは，サイズの小さい脂肪細胞の数を増加させ，肥大した脂肪細胞の数を減少させることでインスリン感受性を改善している可能性がある。サイズの小さい脂肪細胞ではインスリン感受性を高めるアディポネクチンが多く分泌され，またグルコースの取り込みも亢進する。大きな脂肪細胞から分泌されていた腫瘍壊死因子（TNFα）などインスリン抵抗性惹起性のアディポサイトカインは減少する。そのほかTZDは，脂肪組織中のLPL（リポ蛋白リパーゼ），FATP（fatty acid transport protein），ACS（アシルCoAシンテターゼ）などの脂肪酸トランスポートに関連する酵素群の発現を上昇させる。また，グリセロールキナーゼは脂肪細胞内の中性脂肪合成を促進するが，TZDはグリセロールキナーゼの発現を上昇させることにより血中の遊離脂肪酸を減少させ，インスリン抵抗性を改善させる。

食後高血糖改善薬

α-グルコシダーゼ阻害薬

一般的に摂取する糖質の構成は，約55%がデンプン，約35%が蔗糖，約5%が乳糖，約3%が果糖である。摂取されたデンプンは唾液中のα-アミラーゼで加水分解を受け，次いで膵液中のα-アミラーゼによってα-1,4 グルコシド結合部位が切断され，α-リミットデキストリン，マルトトリオース，マルトースなどのオリゴ糖に分解される。オリゴ糖は十二指腸，小腸粘膜の刷子縁に局在するマルターゼ，スクラーゼなどの二糖類水解酵素やα-デキストリナーゼによってグルコースや果糖などの単糖類になり，消化吸収され肝臓に達する。

α-グルコシダーゼとはα-グルコシド結合を加水分解する酵素の総称であり，蔗糖，マルトース，マルトトリオース，α-リミットデキストリンの消化の役割を果たしている。

α-グルコシダーゼ阻害薬（α-GI）は，オリゴ糖や単糖類類似の構造を持つ（17章1-16参照）。これらの薬剤は十二指腸，小腸粘膜の刷子縁に局在するマルターゼ，スクラーゼなどの二糖類水解酵素を競合的かつ拮抗的に阻害する（17章1-16参照）。その結果，摂取した炭水化物のグルコースや果糖への分解が徐々に起こるようになるため，十二指腸・空腸上部での吸収は少なくなり，小腸中部・下部で消化吸収するようになる。したがって，小腸全体で単糖の吸収が行われるため急峻な血糖上昇が穏やかになり，食後の高血糖を抑制し，インスリン分泌も抑えられ，過剰なインスリン反応が改善され，血糖状態が良好になる。

GLP-1受容体作動薬の作用機序

前述したように，インクレチンの一つであるGLP-1は，グルコース反応性のインスリン分泌増強効果や，糖尿病状態におけるグルカゴン分泌増加の抑制効果を持つ。GLP-1は分泌後，DPP-4によって数分で活性が消失してしまうが，GLP-1受容体作動薬は，GLP-1と類似の構造を持ちGLP-1受容体と結合する，遺伝子工学的方法で合成されたペプチドであり，DPP-4により切断されない構造を有している（図17-4）。インスリンと同様に皮下注射によって投与し，1日1回か2回の注射で効果を発現する。直接GLP-1受容体と結合して作用を発現し，その血中濃度はDPP-4阻害薬投与時のGLP-1濃度よりも高値となるため，DPP-4阻害薬のようなインスリン分泌促進作用やグルカゴン分泌抑制作用以外に，中枢における食欲抑制作用や胃の食物排泄遅延作用などを発現する。

インスリン製剤の作用機序

インスリン製剤の詳細については17章1-17を参照されたい。インスリンは最も生理的な糖尿病治療薬であり，イ

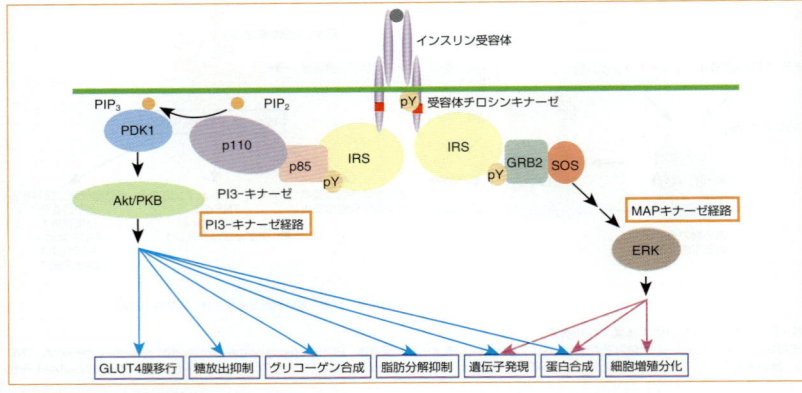

図17-7 インスリンの作用機序
IRS：インスリン受容体基質，PIP_2：ホスファチジルイノシトール二リン酸，PKB：プロテインキナーゼB，GLUT4：糖輸送担体4，PI3：ホスファチジルイノシトール3，MAP：分裂促進因子活性化蛋白

ンスリン受容体と結合してその作用を発現する。インスリン受容体は2つのαサブユニットと2つのβサブユニットからなる四量体から構成されており，インスリンがインスリン受容体αサブユニットと結合すると，βサブユニットの細胞内部位に存在するチロシンキナーゼが活性化され，インスリンのシグナルが細胞内へと伝達される。

インスリン受容体によってリン酸化を受け，インスリンシグナルを伝達する蛋白はいくつか同定されているが，その代表的なものはIRS（インスリン受容体基質〈insulin receptor substrate〉）蛋白である。IRS蛋白はファミリーを構成しているが，インスリン作用伝達に重要なものはIRS-1とIRS-2であると考えられている。IRS蛋白はインスリン受容体チロシンキナーゼによってリン酸化され，リン酸化されたチロシン残基とその周囲のアミノ酸配列を認識してSH2（src homology 2）部位を持ついくつかの蛋白がIRS蛋白に結合し，インスリン作用を分岐伝達する。

グルコースの取り込みやグリコーゲンの合成，糖新生の抑制といったインスリンの主な代謝作用を伝達する蛋白は，PI3（ホスファチジルイノシトール3）-キナーゼ（PI3K）であり，PI3Kは細胞膜に存在するリン脂質ホスファチジルイノシトールをリン酸化し，このリン酸化されたホスファチジルイノシトールと結合してPDK1が結合する。ホスファチジルイノシトールと結合して活性化されたPDK1は，Akt/PKBというセリン/スレオニンキナーゼを活性化する。Akt/PKBはさらにその下流に存在するいくつかの基質をリン酸化し，その結果グルコースの取り込みやグリコーゲンの合成促進，糖新生の抑制などのインスリン作用をもたらす（図17-7）。

糖尿病治療薬の選択

典型的な1型糖尿病のように，著しい高血糖や脱水，ケトーシスをきたすような病態ではインスリンの絶対適応となる。2型糖尿病はインスリン抵抗性とインスリン分泌障害を基盤として発症し，さらに高血糖が病態の悪循環を形成している。この悪循環を断つ目的においても，単純糖質の摂取制限による必要インスリン量の減量と，脂質摂取制限，運動療法などによるインスリン抵抗性改善は有効である。

食事療法と運動療法で十分な効果が得られないとき，あるいは緊急に血糖値をコントロールする必要があるときには薬物療法を行う。薬物療法においては，個々の病態に応じた治療薬の選択が望まれる。すなわちインスリン抵抗性優位の者でインスリン分泌能が保たれている場合にはインスリン抵抗性改善作用を有する薬剤を，またインスリン分泌障害が主たる患者にはインスリン分泌促進薬をまず選択すべきである。

このようなインスリン抵抗性やインスリン分泌障害の評価には，空腹時血糖値やインスリン値，24時間尿中Cペプチド排泄量などが参考となる。単剤で効果が不十分の場合には薬効などを考慮しながら併用療法を行う[5]。さらに糖毒性改善や膵β細胞機能保護を目的とした短期間のインスリン療法も有効な治療手段となる。

経口薬では良好な血糖コントロールが得られない場合や，併発症を有する場合などには2型糖尿病であっても，インスリン療法に切り替える。通常は強化インスリン療法を行うが，患者の生活の質（QOL）を考慮して1日1～2回の中間型か混合型インスリン注射といった従来型のインスリン療法を行うこともある。インスリン療法でいわゆる糖毒性が解除されると，再び経口薬に戻すことができる場合がある。

実臨床での糖尿病治療薬の選択には，このような糖尿病の病態や血糖コントロール状態に加えて，基礎疾患，合併症の程度，年齢，社会的背景，アドヒアランスなどさまざまな点を考慮する必要がある。

【荒木 栄一・石井 規夫・河島 淳司】

参考文献

1) 日本病態対策推進会議（日本医師会・日本糖尿病学会・日本糖尿病協会）編：糖尿病治療のエッセンス 2010-2011年版, p8-13, 文光堂, 2010
2) 日本糖尿病学会編：糖尿病治療ガイド 2010, p27-32, 文光堂, 2010
3) 荒木栄一ほか：糖尿病治療薬の分子医学. 糖尿病 病態の分子生物学. p121-134, 南山堂, 2004
4) 荒木栄一：インクレチンエンハンサー DPP-4阻害薬. 医学のあゆみ 231(別冊)：773-780, 2009
5) 荒木栄一ほか：経口糖尿病薬の選択と使い方. Medical Practice 28：125-131, 2011
6) Drucker DJ et al：The incretin system：glucagon-like peptide-1 receptor agonists and dipeptidyl peptidase-4 inhibitors in type 2 diabetes. Lancet 368：1696-1705, 2006

18 エストロゲン，アンドロゲン

はじめに

性ホルモンは第二次性徴発現，生殖機能の発達と維持などにかかわるホルモンで，その分子構造からステロイドホルモンに分類される．血中では主に蛋白質（アルブミンや性ホルモン結合グロブリン〈sex hormone binding globulin：SHBG〉）と結合しており，標的臓器では主に核内受容体を介し作用する．その標的の多彩さから，性ホルモンおよびその関連薬は，性腺・乳腺疾患，更年期障害のみならず，全身のさまざまな疾患（骨疾患や循環器疾患など）に応用できる．ここでは女性ホルモンの一つであるエストロゲンと，男性ホルモンであるアンドロゲンに焦点を絞り，概説する．

エストロゲン

生体での合成・代謝と生理作用

エストロゲンはA環が芳香化されたC18ステロイドであり，エストロン（E_1），エストラジオール（E_2），エストリオール（E_3）の3つが主たる天然エストロゲンである．エストロゲンとしての生物学的活性はE_2が最も高く，E_1の約8倍，E_3の約100倍である．

女性の場合，E_2のほとんどは卵巣顆粒膜細胞由来である．卵巣莢膜細胞でコレステロールから産生されたアンドロゲンが，顆粒膜細胞でアロマターゼの芳香化を受け，E_1やE_2へと合成される．これらは肝臓で代謝されE_3となり，主に尿中に排泄される（図18-1）．男性でも脂肪組織や肝臓のアロマターゼにより，テストステロンからわずかにE_2が合成される．

エストロゲンには女性の内・外生殖器や乳腺の発育促進，皮下脂肪沈着，成長後の骨端線閉鎖などの作用があり，第二次性徴発現に重要な役割を担う．また成熟期の女性では，子宮粘膜増殖・肥厚，子宮頸管分泌増加，腟上皮細胞増殖，腟内容酸性化，卵管粘膜増殖，黄体化ホルモン（LH）／卵胞刺激ホルモン（FSH）への負・正のフィードバック（月経周期形成に寄与），プロゲステロン作用の補助などに働き，生殖能力を維持する．そのほか，骨密度維持，LDL（低比重リポ蛋白）コレステロール減少作用，HDL（高比重リポ蛋白）コレステロール増加作用など，さまざまな代謝作用も有している．またエストロゲンの持つ中枢神経作用は，女性らしい行動をもたらす．近年では閉経後早期のエストロゲン補充がその後のAlzheimer（アルツハイマー）病予防に効果があると報告され[1]，認知機能への関与も考えられている．

これらの作用の多くは，核内受容体であるエストロゲン受容体（$ER\alpha$，$ER\beta$）を介して発揮される．細胞内で結合したエストロゲンと受容体の複合体は核内へ移動し，標的遺伝子近傍のエストロゲン応答配列に結合し，遺伝子発現を調節する．しかし近年，核内受容体以外にG蛋白と共役する七回膜貫通型受容体「GPR30」もエストラジオールの受容体である可能性が指摘されている．マウスでの検討では，GPR30を介したエストロゲン作用には，血管内皮細胞でのNO（一酸化窒素）産生・降圧作用があるとわかってきた[2]．今後詳細な検討が進めば，エストロゲンの生理・薬理作用の理解がますます深まるだろう．

薬剤としての効能・適応症

エストロゲンはその多彩な作用のため，さまざまな疾患に治療応用できる一方，目的の効果以外に有害事象をきたす可能性もある．このため組織選択性を持った薬剤（選択的エストロゲン受容体修飾薬〈SERM〉）も開発され，閉経後骨粗鬆症などに応用されている（SERMについては5章19「骨代謝関連薬」参照．ここでは純粋なエストロゲン製剤について解説する）．

エストロゲン製剤は，性腺機能低下症への補充，更年期障害の治療，排卵抑制（避妊）などに使用される．また月経困難症や機能性子宮出血の改善，子宮発育不全への治療，男性前立腺癌の治療（抗アンドロゲン作用）にも投与される．製剤にはさまざまあり，E_2系，E_3系，結合型（E_1とエクイリン）がある．結合型エストロゲン経口製剤は古くから使用されている．活性の高いE_2製剤は肝臓初回通過効果で失活するうえ，代謝産物が凝固・線溶系亢進や中性脂肪増加を招くため，経皮薬や注射薬を中心に開発されてきたが，わが国でも2008年からE_2の経口薬が使用可能となった．他にプロゲステロン製剤との合剤もある．

更年期障害へのホルモン投与方法にはさまざまあるが，エストロゲン製剤（E剤）単独での長期投与は子宮体癌（内膜癌）発症を増加させるので，プロゲステロン製剤（P剤）の併用が原則となる．併用療法にも周期的投与法と持続的併用投与法がある．周期的投与法ではP剤終了後に消退出血を生じるが，持続的併用投与法では初期に不正性器出血が起きるものの以後は減少していく．

表18-1に更年期症状と女性ホルモン補充療法（HRT）の注意点を示した．更年期症状のうち，血管運動神経症状や泌尿・生殖器症状に対してはエストロゲンが有効である．しかし米国での臨床試験 Women's Health Initiative（WHI）Randomized Controlled Trial では，E剤/P剤併用HRTにおいて，大腸癌や骨折のリスクは低下したが，乳癌は設定基準を超える増加をみせ，心血管イベントの予防効果も確認できなかった．本試験への登録患者には更年期とはいえない高齢層も含まれており，この結果のみでHRTを否定するものではないが，症例の適切な選別，利益・不利益の評価とインフォームドコンセント，投与期間には留意が必要である．

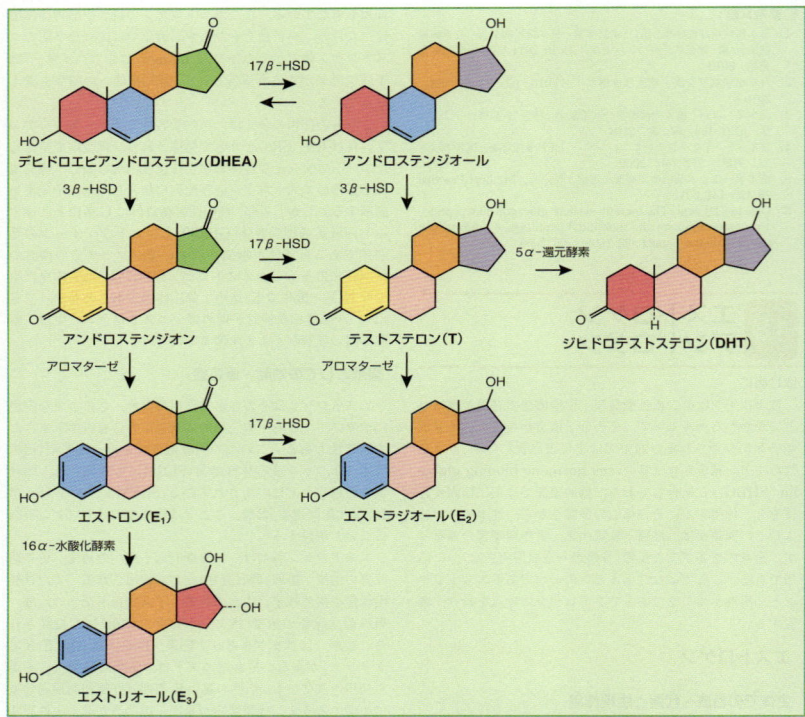

図 18-1 エストロゲン(E_1, E_2, E_3)とアンドロゲン(T, DHT, DHEA)の構造式と主な合成・代謝経路
3β-HSD：3β-水酸化ステロイド脱水素酵素，17β-HSD：17β-水酸化ステロイド脱水素酵素

アンドロゲン

生体での合成・代謝と生理作用

アンドロゲンはC19ステロイドであり，テストステロン(T)，ジヒドロテストステロン(DHT)，デヒドロエピアンドロステロン(DHEA)，デヒドロエピアンドロステロンサルフェート(DHEA-S)などがある（図18-1）。特に強力なアンドロゲン作用を示すものは，DHTとテストステロンである。

男性の場合，テストステロンのほとんどは精巣Leydig（ライディッヒ）細胞で合成される。一部の組織（皮膚，前立腺，陰茎，陰嚢など）では5α-還元酵素によりテストステロンがDHTに変換され，より強力なアンドロゲン作用を示す。一方，DHEAとDHEA-Sは男性・女性ともほとんどが副腎で合成される。アンドロゲンは主に肝臓で不活性化され，DHEAやDHEA-Sとともに17-ケトステロイド(17-KS)として尿中に排泄される。

アンドロゲンには男性の外生殖器・副生殖器（前立腺や精嚢）の発達，精子形成作用，発毛，声の変化，リビドーの発現，成長後の骨端線閉鎖などの作用があり，第二次性徴発現に重要な役割を担う。また蛋白同化作用を有し，骨格・筋肉の発達，骨密度維持や造血に働く。またテストステロンは皮膚で毛髪を太くする作用を有するのに対し，DHTは毛髪の発育を阻害し，薄毛の原因となる。

アンドロゲン作用を考えるうえで，疾患頻度の男女差がよく取り上げられる。このため男性に多い動脈硬化症には，アンドロゲンが悪玉に働くと解釈されてきた。ところが最近，生理的血中濃度内でのテストステロンは，脂肪分化抑制，脂肪分解促進による抗肥満作用を有し，動脈硬化や肥満，糖尿病といった生活習慣病の発症・進展に抑制的に働くことがわかってきた[3]。

以上のさまざまな作用は，核内受容体であるアンドロゲン受容体(AR)を介し発揮される。

薬剤としての効能・適応症

アンドロゲン製剤は男性の性腺機能低下症への補充療法に使用される。また末期女性性器癌の疼痛緩和，手術不能

表 18-1 女性の更年期障害と女性ホルモン補充療法(HRT)

更年期症状と HRT の適応

血管運動神経症状・ホットフラッシュ(ほてり、のぼせ)・動悸・発汗・手足の冷え、精神神経症状(抑うつ、気分変動、睡眠障害など)、運動器症状(肩こり、手足のしびれ)、皮膚症状(老化、かゆみ)、消化器症状(吐き気、食欲不振)、泌尿・生殖器症状(乾燥感、かゆみ、不正性器出血、性交時の痛み)
→これらの更年期症状が強く、生活の質(QOL)が損なわれる場合が治療適応となる

HRT で期待される効果と生じうる有害事象

● 効果
更年期症状緩和、骨吸収抑制・骨折予防、脂質代謝改善、血管機能改善、血圧低下、中枢神経機能維持、皮膚萎縮予防、泌尿・生殖器症状改善、大腸癌予防
● 有害事象
不正性器出血(最も高頻度)、乳房痛、偏頭痛、悪性腫瘍(乳癌、子宮内膜癌)、動脈硬化・冠動脈疾患、脳卒中、血栓塞栓症

HRT 適応上の注意点

● 投与禁忌
重度の活動性肝疾患、乳癌(既往も含む)、子宮内膜癌・低悪性度子宮内膜間質肉腫、原因不明の不正性器出血、妊娠が疑われる場合、急性血栓性静脈炎・血栓塞栓症(既往含む)、冠動脈疾患既往者、脳卒中既往者
● 慎重投与
子宮内膜癌の既往、卵巣癌の既往、肥満者、60 歳以上の新規投与、血栓症のリスクがあるもの、慢性肝疾患、胆囊炎・胆石症の既往、重度の家族性高トリグリセリド血症、コントロール不良な糖尿病、コントロール不良な高血圧、子宮筋腫・子宮内膜症・子宮腺筋症の既往、片頭痛、てんかん、急性ポルフィリン血症

表 18-2 LOH 症候群とアンドロゲン補充療法(ART)

ホルモン値による ART の適応

LOH 症候群および徴候を有する 40 歳以上の男性で、血清遊離型テストステロン(FT)低値例が適応(朝高く夜低い日内変動:午前中採血)
・FT<8.5 pg/mL(20 歳代男性の mean-2 SD 相当)→補充適応
・FT 8.5~11.8 pg/mL→患者の症状・利益・不利益を加味し補充考慮
・FT≧11.8 pg/mL(20 歳代男性の YAM 70%値)→補充適応外(別治療考慮)

ART で期待される効果と生じうる有害事象

● 効果
性機能改善、内臓脂肪量減少、脂質代謝改善、認知機能維持、骨塩量増加
● 有害事象
多血症、体液貯留、前立腺肥大症進展や前立腺癌発症、肝障害(注射剤ではまれ)、睡眠時無呼吸症候群の悪化、女性化乳房、精巣萎縮、行動・気分の変化、心血管系疾患(長期補充の影響は未検証)、脂質代謝異常(高用量では HDL コレステロール低下)

ART 適応上の注意点

● 投与禁忌
前立腺癌、治療前 PSA が 2.0 ng/mL 以上は禁忌(2.0~4.0 ng/mL は慎重に検討)、中等度以上の前立腺肥大症、乳癌、多血症、重度の肝機能障害、重度の腎機能障害、うっ血性心不全、重度の高血圧、夜間睡眠時無呼吸症候群
● 投与中止
ART 開始後 PSA が 6 カ月で 0.5 ng/mL、または 1 年で 1.0 ng/mL 以上の上昇を認めた場合は中止し、泌尿器科へ相談する

YAM:若年成人平均値、PSA:前立腺特異抗原

乳癌に使用されることもある。アンドロゲンの蛋白同化作用を強めた蛋白同化ステロイドは、再生不良性貧血などの血液疾患にも使用される。

男性ホルモン製剤(T 剤)には内服薬もあるが、一般的には安全性を考慮したデポ製剤(筋注)が使用される。欧米ではゲル剤も使用される。また、軟膏(1 日 1~2 回陰嚢に塗布)は OTC 薬として市販されている。

加齢男性におけるテストステロンの低下は、内臓脂肪増加(メタボリックシンドローム)、心血管疾患、認知機能低下、うつ病、骨粗鬆症などの危険因子であり、近年 LOH(late onset hypogonadism)症候群という概念が登場してきた。ただ、本症候群への T 剤補充の治療効果や有害事象に関するエビデンスはまだ不足している。わが国では 2007 年に日本泌尿器科学会、日本 Men's Health 医学会が「LOH 症候群―加齢男性性腺機能低下症候群診療の手引き」を作成、一定の指針のもとでエビデンスの創出をめざしている。

LOH 症候群に対するアンドロゲン補充療法(ART)の適応、効果や有害事象、禁忌、中止基準については表 18-2 に示す。特にアンドロゲン依存性である前立腺疾患には注意が必要で、補充前・補充中の定期的な PSA(前立腺特異抗原)測定が必要とされる。

【濱田 耕司・盛田 幸司】

参考文献

1) Craig MC et al : Estrogen therapy and Alzheimer's dementia. Ann N Y Acad Sci 1205 : 245-253, 2010
2) Mizukami Y : In vivo functions of GPR30/GPER-1, a membrane receptor for estrogen : from discoveries to functions in vivo. Endocr J 57 : 101-107, 2010
3) Ding EL et al : Sex differences of endogenous sex hormones and risk of type 2 diabetes: a systematic review and meta-analysis. JAMA 295 : 1288-1299, 2006

19 骨代謝関連薬

■ **定義・概念** 骨には、身体を支える支持組織としての役割と、カルシウム(Ca)やリン(P)の貯蔵庫としての役割がある。その役割を果たすために、骨は、骨リモデリングと呼ばれる活発な代謝活動を営んでいる。骨リモデリングは、骨吸収と骨形成のサイクルからなる。骨リモデリングは、ホルモン(副甲状腺ホルモン〈PTH〉、女性ホルモンなど)やサイトカインなどの液性因子、さらに神経系によって調節される。

定常状態では、骨吸収と骨形成は平衡しており、成人の骨量は一定に保たれている。しかし、たとえば血中 Ca 濃度が低下した状態では、低カルシウム血症に反応して分泌亢進した PTH などの作用により骨吸収が相対的に亢進する。その結果、骨からの Ca 動員が増大し、血中 Ca 濃度はやがて上昇、定常状態に復する。やがて、骨においても、骨形成が亢進し、骨量は定常状態に復する。

種々の病態で、骨リモデリングの均衡は破綻する。顕著な例が、癌の骨転移である。この場合、癌細胞自身、あるいは癌細胞が産生する種々のサイトカインにより誘導された破骨細胞が、骨吸収を著しく亢進させる。骨形成は、病的に亢進した骨吸収に追いつかない。その結果、骨量は減少し、増大した骨からの Ca 動員を処理しきれなくなれば、高カルシウム血症がもたらされる。

表19-1 骨・ミネラル代謝関連薬

一般名	主作用	主な対象疾患、病態
ビタミンD代謝物	腸管からのCaおよびP吸収促進 PTH分泌抑制	
アルファカルシドール*		*低カルシウム血症性疾患（副甲状腺機能低下症）
カルシトリオール*		*ビタミンD代謝異常症
マキサカルシトール#		*,#CKD-MBD
ファレカルシトリオール#		*くる病/骨軟化症
エルデカルシトール§		*,§骨粗鬆症
副甲状腺ホルモン	骨形成促進	
テリパラチド		骨粗鬆症、PTH不足性副甲状腺機能低下症
カルシトニン製剤	骨吸収抑制	
エルカトニン		骨粗鬆症による疼痛
サケカルシトニン		高カルシウム血症
ビスホスホネート	骨吸収抑制	
エチドロン酸*		骨粗鬆症
アレンドロン酸		高カルシウム血症
リセドロン酸		癌の骨転移
ミノドロン酸		骨形成不全症
パミドロン酸		骨Paget病
インカドロン酸		*異所性石灰化
ゾレドロン酸		
選択的エストロゲン受容体修飾薬（SERM）	骨には女性ホルモン様作用（骨吸収抑制）	
ラロキシフェン		骨粗鬆症
バゼドキシフェン		乳癌
抗RANKL抗体	骨吸収抑制	
デノスマブ		高カルシウム血症、骨粗鬆症
ビタミンK	蛋白γ化促進	
メナテトレノン		骨粗鬆症

PTH：副甲状腺ホルモン、CKD-MBD：慢性腎臓病に伴う骨・ミネラル代謝異常、RANKL：receptor activator of NF-κB ligand

骨・ミネラル代謝関連薬は、直接・間接に骨リモデリングを調節する一群の薬剤である（表19-1、図19-1）。これらの薬剤には、ビスホスホネートのように、直接、骨（破骨細胞）に作用するものもあれば、腸管あるいは他の骨代謝制御因子などに作用して間接的に骨代謝を調節するもの（ビタミンD代謝物など）もある。

骨代謝関連薬は、しばしば、その主作用により骨吸収抑制薬（ビスホスホネートなど）、骨形成促進薬（PTHなど）と分類されるが、骨自身に内在すると想定される調節機構により、骨吸収抑制薬は骨形成も抑制するし、骨形成促進薬は骨吸収も促進する。

骨代謝関連薬が適応となる疾患は、骨粗鬆症をはじめとする代謝性骨疾患と、骨リモデリングの異常により生ずる血液のミネラル異常（高カルシウム血症など）が主である。

ビスホスホネート

ビスホスホネート（bisphosphonate：BP）は、破骨細胞に直接作用し、アポトーシスを誘導することにより、骨吸収を強力に抑制する。骨吸収が亢進した病態すべてに有効である。経口薬、および低用量は、閉経後骨粗鬆症のみならず、男性骨粗鬆症、ステロイド骨粗鬆症など広く骨粗鬆症の治療に用いられ、大腿骨近位部骨折を含めたすべての骨粗鬆症性骨折に抑制効果があることが臨床的に確認されている。高用量、静注薬は、骨Paget（パジェット）病、悪性腫瘍による高カルシウム血症、癌の骨転移などの治療に用いられる。

BPには、骨吸収抑制作用とともに石灰化抑制作用がある。第1世代BPであるエチドロン酸は、骨粗鬆症に加えて、異所性石灰化抑制に対しても適応がある。石灰化抑制作用を分離しつつ骨吸収抑制作用を強化することに開発の主眼がおかれたため、第2世代以降のBPは、骨吸収抑制薬剤として用いられている。

骨吸収が抑制されると骨形成も抑制され、骨代謝回転が低下する。近年、長期・大量のBPを用いた症例に、顎骨壊死や非定型骨折の発生が報告されており、骨代謝回転の過度の抑制との関係が懸念されている。

選択的エストロゲン受容体修飾薬

閉経後骨粗鬆症の最大の原因は、閉経に伴う女性ホルモン欠乏による骨吸収の亢進である。女性ホルモン補充によりこの病態は完全に是正できる。事実、女性ホルモン補充が大腿骨近位部骨折を含めたあらゆる骨粗鬆症性骨折を抑制することが、大規模臨床試験で確認されている。しかし、女性ホルモン補充は、乳癌を増加させるなど、骨外作用が有益とはいいがたいため、骨粗鬆症に対しては次第に用いられなくなっている。

選択的エストロゲン受容体修飾薬（selective estrogen receptor modulator：SERM）は、女性ホルモン受容体に結合し、組織特異的に女性ホルモン作用と抗女性ホルモン作用を示す薬剤である。現在、骨粗鬆症に対して2種類のSERMが臨床で用いられている。いずれも、骨に対しては女性ホルモン様作用を有し、骨吸収を抑制する。一方、乳腺に対しては抗女性ホルモン作用を示し、乳癌を減少させる。ただし、現在の臨床用量での作用は比較的弱く、臨

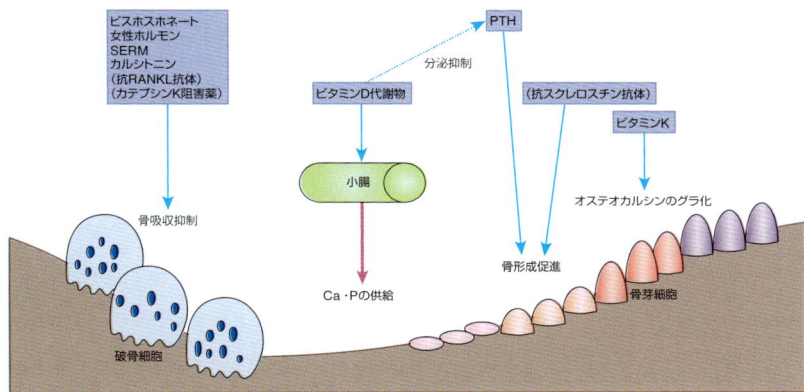

図 19-1 骨リモデリングと骨代謝関連薬の作用点・主作用
SERM：選択的エストロゲン受容体修飾薬，RANKL：receptor activator of NF-κB ligand，PTH：副甲状腺ホルモン

床的に骨粗鬆症患者の椎体骨折抑制作用は確認されているが，大腿骨近位部骨折など非椎体骨折抑制作用は確立されていない。

PTH 製剤

PTH は，BP や SERM と異なり，骨形成促進薬に分類されている。PTH は，骨吸収と骨形成の双方を刺激し，骨代謝回転を亢進させる。原発性副甲状腺機能亢進症でみられるように PTH 作用が慢性的に亢進すると，骨形成促進以上に骨吸収が亢進するため，骨量が低下する。一方，間欠的な PTH 投与では，骨形成亢進が骨吸収亢進を凌駕し，骨量が増加する。このように，持続投与と間欠投与で，骨吸収と骨形成のバランスが逆転する機序の詳細は不明である。

現在 PTH 注射薬の間欠投与が，骨粗鬆症に対して用いられている。骨形成促進により強力な骨密度増加作用を有し，閉経後骨粗鬆症およびステロイド骨粗鬆症において，あらゆる種類の骨粗鬆症性骨折を抑制することが示されている。なお，骨吸収抑制薬である BP と骨形成促進薬 PTH を同時投与すると，両者の効果が相殺され，いずれの単独投与よりも骨密度増加が減弱することが知られている。

ビタミン D 誘導体

ビタミン D の主作用は，小腸における Ca および P 吸収の促進と，副甲状腺からの PTH 分泌抑制である。ビタミン D 受容体は，破骨細胞と骨芽細胞両者に存在するが，骨に対する直接作用の詳細は，臨床的には不明である。

活性型ビタミン D である，アルファカルシドールとカルシトリオールは，Ca・P 吸収促進作用と PTH 分泌抑制作用の両者を利用して，CKD-MBD(慢性腎臓病に伴う骨・ミネラル代謝異常)における PTH 分泌抑制，骨軟化症，骨粗鬆症，種々のビタミン D 代謝異常症および副甲状腺機能低下症の治療に用いられている。一方，PTH 分泌抑制作用を強化した化合物が CKD-MBD に，逆に PTH 分泌抑制の弱い代謝物が骨粗鬆症に用いられている。

現在，わが国には医家薬として，天然型ビタミン D は存在しないが，頻度の高い病態であるビタミン D 欠乏・不足に対しては，本来，天然型ビタミン D が用いられるべきである。

カルシトニン製剤

カルシトニン受容体は破骨細胞に発現しており，カルシトニンは破骨細胞に作用し，直接骨吸収を抑制する。BP 登場以前は，悪性腫瘍による高カルシウム血症治療に頻用されたが，BP と比べ骨吸収抑制効果が弱く，連続投与により効果が減弱するため，単独で，悪性腫瘍における高カルシウム血症をコントロールすることは困難である。しかし，カルシトニンは BP と比べて骨吸収抑制効果発現が早いため，悪性腫瘍による高カルシウム血症の初期治療として用いられる。

また，骨粗鬆症に対しても広く用いられていたが，現在わが国で認可されている低用量のカルシトニンの骨折抑制効果は明らかでない。一方，機序の詳細は明らかでないが骨粗鬆症における疼痛の緩和作用が認められる。

ビタミン K 製剤

ビタミン K は，骨基質蛋白オステオカルシン(OC)のγ-カルボキシル化に必須のビタミンである。OC は，骨の石灰化制御を担っていると考えられているが，その機能の詳細は不明である。疫学的に，血中の低γ-カルボキシル化 OC(ucOC)濃度が高いと，骨折リスクが高いことが示されている。ビタミン K 製剤の投与により，ucOC 濃度の低下とともに椎体骨折が抑制されることが示されている。

その他

抗 RANKL 抗体：破骨細胞の形成および活性化には，破骨細胞(および前駆細胞)表面に発現する RANK(receptor activator of NF-κB)と骨芽細胞系細胞に発現する RANKL

(RANK ligand)の結合が必要である。抗RANKL抗体であるデノシマブは、RANK-RANKL結合を阻害することにより、骨吸収を抑制する。癌の骨転移、悪性腫瘍による高カルシウム血症、骨粗鬆症に対する臨床試験が進行中である。

カテプシンK阻害薬：カテプシンKは、破骨細胞特異的なシステインプロテアーゼで、骨吸収に際してコラーゲン分解にかかわっている。現在カテプシンK阻害薬オダナチブが臨床開発中で、骨吸収抑制効果と骨密度増加効果がヒトで確認されている。

抗スクレロスチン抗体：スクレロスチンは、骨細胞から分泌されWntシグナルの阻害を介して骨形成を抑制する蛋白質である。PTHの骨形成促進作用にはスクレロスチン分泌の抑制が関与していると考えられている。現在、抗スクレロスチン抗体の臨床治験が進行中であり、強力な骨形成促進作用と骨密度増加効果がヒトで確認されている。

【岡崎 亮】

20 尿酸代謝改善薬

はじめに

尿酸代謝改善薬には尿酸排泄促進薬と尿酸生成抑制薬の2つがある。

現在、わが国で用いられている尿酸代謝改善薬には、尿酸排泄促進薬としてプロベネシドおよびベンズブロマロンなど、尿酸生成抑制薬としてアロプリノールがある。そのほか2009年に欧米で承認されたフェブキソスタットやFYX-051など、わが国でいくつかの強力なキサンチン酸化還元酵素（XOR）阻害薬が開発されている。

尿酸生成抑制薬

アロプリノール

前述したとおり、現在国内で発売されている尿酸生成抑制薬はこのアロプリノールのみである。アロプリノールは1964年に臨床的に使用が開始された。アロプリノールはドラッグデザインに基づき開発された薬剤であり、プリン塩基の一種であるヒポキサンチンの8位の炭素と7位の窒素を入れ替えたものである（図20-1）。XORにより水酸化され、オキシプリノールとなることで活性中心のモリブデンが基質によって還元されたモリブデン（Mo^{4+}）と共有結合により結合し、反応中間体アナログを形成する[1]。XORとの共有結合の形成がオキシプリノールの阻害作用の実態である。

アロプリノールの副作用として、Stevens-Johnson（スティーヴンス-ジョンソン）症候群などの重篤な皮膚障害、劇症肝炎や血小板減少症などがある。これらはオキシプリノールの血中濃度の増加と関係するとされており、これを防ぐには、オキシプリノールが腎排泄であることから、アロプリノールは患者の腎機能に応じて投与量を調節する必要性がある。さらにアロプリノールがプリン塩基構造を有していることが核酸代謝に影響を及ぼし、これが副作用発現の一部に関与している可能性が指摘されている。

フェブキソスタット

アロプリノールの問題点を踏まえて、プリン骨格を有しない強力なXOR阻害薬を求めて多くの化合物が合成されてきたが、アロプリノール以上の効果、安全性を有する化合物がなかなか合成されなかった。その後わが国でフェブキソスタットが開発された。フェブキソスタットは5員環（チアゾール環）と6員環を持ち、その骨格にCN基とメチル基を追加したものである（図20-1）。

酵素-フェブキソスタット複合体のX線結晶構造解析の結果、酵素分子表面と活性中心のモリブデン原子をつなぐ溶媒チャネル内に結合しており、アロプリノールと同じく、キサンチン結合部位に競合して酵素反応を阻害している[2]。結晶構造においてフェブキソスタットは2個の環の間にねじれをつくることで、酵素の溶媒チャネル内を隙間なく結合している。オキシプリノールと異なり、フェブキソスタットとXOR分子との間に共有結合はないが、イオン結合、水素結合、π-π相互作用（チアゾール環とフェニルアラニン残基間の相互作用）、van der Waals（ファンデル・ワールス）相互作用、疎水相互作用などここでは弱い結合が多数あって、結果的に強い阻害を生み出している。

また前述したとおり、アロプリノールのXOR阻害作用が短時間で減少するのに対し、フェブキソスタットではXORが生合成されてから分解されるまで（およそ36時間）安定して結合し、より少ない投与回数、投与量でXOR阻害作用を維持できると想定される。また、アロプリノールおよびオキシプリノールが腎排泄であるのに対し、フェブキソスタットは肝代謝の寄与が大きく、軽度から中等度の腎機能低下患者において用量調節することなく使用できる可能性が高い[3]。また、フェブキソスタットは主要な核酸代謝酵素に影響を及ぼさず、プリン骨格を有するアロプリノールよりXOR選択性が高いと考えられる[4]。

なお前述したとおり、フェブキソスタットは欧米、韓国で承認され、わが国でも2011年1月に承認された。

FYX-051（トピロキソスタット）

FYX-051もわが国で開発されたXOR阻害薬で、アロプリノールとフェブキソスタット両者の特徴をあわせ持っている。FYX-051はプリン骨格を有していないものの、XORの基質であるアミノ酸残基により水酸化を受ける。この反応速度がキサンチンに比べて遅く、安定した反応中間体を形成するため、XORの尿酸生成をアロプリノールより強く阻害する[5],[6]。FYX-051は還元型モリブデンと安定した反応中間体を形成し、水酸基として基質に導入される酸素原子を介してモリブデンと共有結合をしている。アロプリノールと同様にモリブデンの酸化に伴って反応中間体は解離するが、アロプリノールより安定している（結合の半減期は25℃で約22時間）[7]。さらに、FYX-051は共有結合の形成に加えて、周囲のアミノ酸残基との相互作用（非共有結合）を多数有するため、活性中心付近を立体的に阻害できる、いわばハイブリッド型阻害薬である。

また、薬物動体的特性もアロプリノールとは異なり、グルクロン酸抱合され、尿中に約60%が排泄される。したがって、腎機能が低下した患者に対しても使用しやすいことが期待されている。

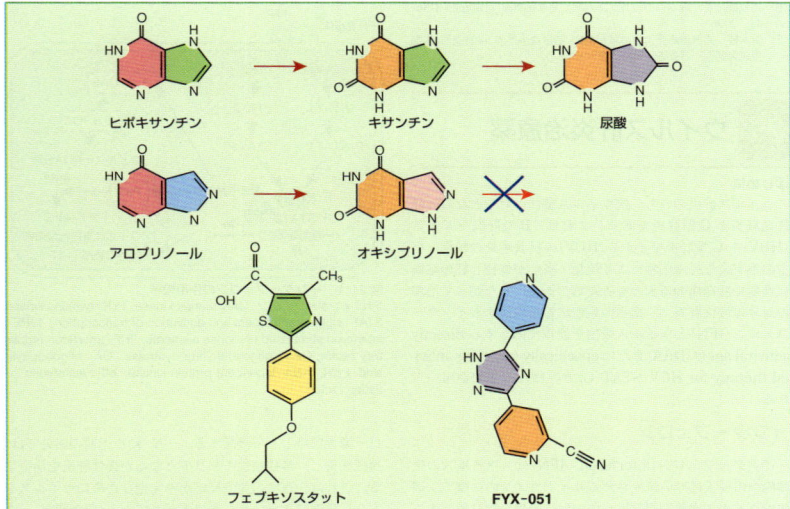

図 20-1 キサンチン酸化還元酵素(XOR)阻害薬の化学構造

このように,構造,体内動態,阻害機序において FYX-051 は,他の薬剤と異なることから,臨床現場において,痛風・高尿酸血症の薬物療法の選択肢を広げる薬剤となることが期待されている。

なお,現在 FYX-051 はわが国および英国で治験中である。

尿酸排泄促進薬

ベンズブロマロン

ベンズブロマロンは尿細管において尿酸トランスポーターである URAT-1 を阻害し,分泌後再吸収を抑えることにより尿酸排泄を促進している。尿酸排泄促進薬のなかでは最も強力な尿酸降下作用があり,最も多く使用されている薬剤である。CYP2C9 により主な活性代謝物である 6-ヒドロキシベンズブロマロンに代謝され,生物学的半減期も 18 時間と長いため,1 日 1 回投与にて良好な尿酸降下作用が維持される。しかし,CYP2C9 の阻害薬ともなるため,同酵素にて代謝される薬剤(ワルファリンナトリウムなど)の血中濃度を上昇させ,併用には注意を要する。また,特異体質の患者に投与することでごくまれに重篤な肝障害を起こすことがあり,少なくとも 6 カ月間は定期的な肝機能検査を行うことが必要である。

プロベネシド

以前は尿酸降下療法の中心として用いられていた薬剤である。ベンズブロマロン同様,尿細管において URAT-1 を阻害し,分泌後再吸収を抑えることにより尿酸排泄を促進している。元来ペニシリンの血中濃度維持のため開発されたため,抗生剤や非ステロイド性抗炎症薬(NSAIDs),スルホニル尿素(SU)薬,ワルファリンナトリウムなどさまざまな薬剤との間に相互作用がある。これに注意すれば大部分の患者に長期連用投与は可能である。

ブコローム

本来塩基性 NSAIDs として開発された薬剤であり,尿酸排泄促進作用も有する。URAT-1 に対する阻害作用に対しては検討されていない。副作用として胃腸障害があるが,その頻度は低い。ベンズブロマロン同様,CYP2C9 阻害作用があり,CYP2C9 により代謝される薬剤の血中濃度を増加させる。逆にワルファリンナトリウムの作用増強目的にて併用されているケースもみられる。

【山口 雄一郎・大野 岩男・細谷 龍男】

参考文献

1) Massey V et al : On the mechanism of inactivation of xanthine oxidase by allopurinol and other pyrazolo[3,4-d]pyrimidines. J Biol Chem 245:2837-2844, 1970
2) Okamoto K et al : An extremely potent inhibitor of xanthine oxidoreductase. Crystal structure of the enzyme-inhibitor complex and mechanism of inhibition. J Biol Chem 278:1848-1855, 2003
3) Hoshide S et al : PK/PD and safety of a single dose of TMX-67 (febuxostat) in subjects with mild and moderate renal impairment. Nucleosides Nucleotides Nucleic Acids 23:1117-1118, 2004
4) Takano Y et al : Selectivity of febuxostat, a novel non-purine inhibitor of xanthine oxidase/xanthine dehydrogenase. Life Sci 76:1835-1847, 2005
5) Okamoto K et al : The crystal structure of xanthine oxidoreductase during catalysis: implications for reaction mechanism and enzyme inhibition. Proc Natl Acad Sci USA 101:7931-7936, 2004

6) 岡本研ほか：酵素のかたちにあわせた痛風治療薬. Bionics 3:36-41, 2006
7) 岡本研：高尿酸血症治療の最新動向 治療法の進歩 薬物療法 尿酸生成抑制薬. 日медиа 66:748-753, 2008

21 ウイルス肝炎治療薬

はじめに

ウイルス肝炎のうち，抗ウイルス療法の対象となるのはB型肝炎とC型肝炎である．これは，B型肝炎ウイルス（HBV）やC型肝炎ウイルス（HCV）の持続感染の結果，宿主の不完全な免疫応答により壊死・炎症が持続し肝の線維化進展や肝発癌の原因となるためである．したがって治療の対象は慢性肝炎で，宿主の免疫応答を調節するインターフェロン（IFN）とウイルス蛋白を直接標的とする directly antiviral agent（DAA）または specifically targeting antiviral therapy for HCV（STAT-C）と呼ばれる薬剤が用いられる．

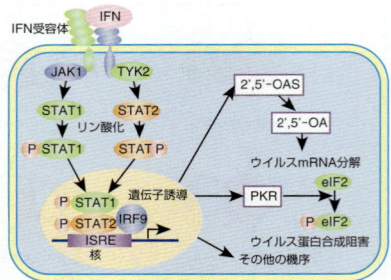

図21-1 インターフェロンの作用機序
IFN：インターフェロン，JAK：Janus kinase, TYK：tyrosine kinase, STAT：signal transducers and activation of transcription, ISRE：interferon stimulated response elements, IRF：interferon regulatory factor, OAS：oligoadenylate synthase, OA：oligoadenylic acid, PKR：RNA dependent protein kinase, eIF：eukaryotic initiation factor

インターフェロン

インターフェロン（interferon：IFN）は，ウイルスの生体内への侵入に伴い産生されるサイトカインの一種で，細胞内ウイルス増殖抑制作用や免疫増強効果をはじめとする多彩な生物学的作用を有している．ヒトのIFNは，遺伝子構造や受容体によりⅠ型（α, β, κ, ω, ε），Ⅱ型（γ）とⅢ型（λ）に分類される．このうち，Ⅰ型IFNはウイルス成分が自然免疫系により認識されることにより白血球などから産生され，多くの細胞表面に発現しているIFN受容体に結合し作用を発現する．

すなわち，IFN受容体にIFNが結合すると細胞内のチロシンキナーゼが活性化され，STAT（signal transducers and activation of transcription）蛋白のリン酸化が起こることで活性化型の複合体を形成する．これが核内の interferon stimulated response elements（ISRE）に結合し，種々の遺伝子群 ISG（interferon stimulated gene）の発現を促進し，抗ウイルス蛋白の産生を誘導する．代表的なものは，2',5'-oligoadenylate synthase（OAS），RNA dependent protein kinase（PKR）であり，いずれもウイルス由来の高分子二重鎖RNA（dsRNA）の存在下で活性化され，前者はウイルスmRNAを分解し，後者はウイルス蛋白合成開始因子である真核細胞開始因子2（eukaryotic initiation factor 2：eIF2）をリン酸化させることで抗ウイルス効果を発揮する（図21-1）[1]．

一方，IFN製剤には，天然型のα製剤，β製剤に加え遺伝子組換え型のαcon-1, α2a, α2b製剤があり，α2aとα2b製剤には，ポリエチレングリコール（PEG）を結合させ，血中半減期を延長させ，週1回の投与による治療を可能とした，ペグインターフェロンアルファ-2a およびペグインターフェロンアルファ-2b 製剤がある．

B型肝炎に対するIFN療法

B型肝炎はHBVの感染により発症するが，感染時期により病態が異なる．すなわち，成人期の感染では，急性肝炎あるいはごくまれには劇症肝炎を発症するものの，多く

は一過性感染として終焉する．一方，幼小児期の感染では，持続感染し，無症候性キャリアとなるか慢性肝炎を発症する．これは，宿主の免疫反応が不完全なためにウイルスを完全に排除できないからと考えられている（免疫寛容）．またHBVはいったん感染すると，肝細胞の核内に，きわめて安定な環状の不完全二重鎖DNA（covalently closed circular DNA：cccDNA）を形成し，年余にわたり残存しウイルス複製の起点となる．したがって，持続感染の場合，ウイルスを完全に排除することは困難で，ウイルス増殖の抑制と，これに伴う肝炎の沈静化が治療の目的となる[2]．

現在，治療には抗ウイルス薬が第一選択となる場合が多いが，通常，数年にわたる長期の使用が原則であることや，妊娠・出産に及ぼす影響があることから，35歳未満の若年者やウイルス量の比較的少ない症例ではIFNが適応となる．IFNの抗ウイルス作用は弱いが，免疫賦活作用があることから，治療終了後に，長期にわたるウイルス抑制作用が期待できる場合があるからである．実際には通常24週間投与を基本とし，有効症例（HBV-DNA低下，ALT（アラニンアミノトランスフェラーゼ）正常化）は48週間投与が望ましいが，これによりHBe抗原の陰性化やHBs抗原の消失が得られる場合がある．また，核酸アナログの使用の後，IFNを連続して用いる sequential 療法（エンテカビル＋IFN 連続療法）も厚生労働省の治療ガイドラインに記載されている．

C型肝炎に対するIFN療法

HCVは感染時期によらず多くは持続感染する．しかしHBVと異なり，宿主ゲノムに組み込まれることがないため，IFN治療によりウイルスを完全に排除することが可能である．しかし，IFNに対する感受性は，HCVの遺伝子型（genotype）やウイルス量，あるいはウイルス変異の有無により異なり，これらに応じて治療法を選択することが必要である．すなわち，初回治療の場合は genotype 1型または高ウイルス量症例では，IFNに加え後述するリバビリン（RBV）の併用療法が第一選択となり，治療期間も1型

では48週間，これ以外では24週間が標準である。また，C型肝炎の場合IFN製剤はペグインターフェロン（PEG-IFN）製剤を用いることが標準的である。

また，テラプレビル（TVR）承認後は1型・高ウイルス量症例では，ペグインターフェロン，RBV，TVRの3剤併用療法（24週間）が標準となる。

B型肝炎治療薬（核酸アナログ）

HBVは不完全二重鎖のRNAウイルスであり，ウイルス増殖の過程にprogenome RNAを介したRNAからDNAへの逆転写の過程を有している。現在使用可能な，ラミブジン（LAM），アデホビル（ADV），エンテカビル（ETV）のいずれもが，逆転写を特異的に阻害する核酸誘導体（アナログ）である。いずれも細胞内でリン酸化され，活性化体であるラミブジン三リン酸，アデホビルニリン酸，エンテカビル三リン酸となり，それぞれ，デオキシシチジン三リン酸（dCTP），デオキシアデノシン三リン酸（dATP），デオキシグアノシン三リン酸（dGTP）の取り込みを競合的に阻害し酵素活性を選択的に阻害するとともに，基質としてDNAに取り込まれることでDNA鎖の伸長をも阻害する。

HBVに最初に用いられたLAMはHBVと同様逆転写過程を有するHIVの治療薬として開発され，HBVに対する有効性も明らかになったことから，わが国では2006年までHBVに対する唯一の抗ウイルス薬として使用された。強い抗ウイルス活性を有し，副作用も少なかったが，長期にわたる使用による高率な耐性出現が明らかになり，1年で約20%，3年で約60%の耐性ウイルスが出現し，breakthrough hepatitisを引き起こす可能性があることが明らかになった。このため，現在は第一選択薬として使用されることはなくなったが，すでに耐性ウイルスが出現し，viral breakthrough（VBT）のある症例ではADVを併用することが推奨されている。

また，現在はLAVよりも高い抗ウイルス効果を有し，核酸アナログ製剤未使用（naïve）例では耐性ウイルス変異を生じることがきわめて少ないETVが第一選択となっている。しかもLAMの耐性ウイルスはETVに対する耐性も生じやすいため，LAM投与例では，LAMに対する耐性が出現する前にETVに切り替えることがガイドラインに示されている。すなわちHBV-DNAが検出感度に抑制されている場合やVBTがみられない症例では，LAMに対する耐性を獲得していない可能性が高くETVへの切り替えが推奨される[3]。

また，ETVはHIVに対しては抗ウイルス効果が低く，HIV耐性ウイルスを出現させるリスクが高いことから，HIV合併症例には用いられない。一方，最近，免疫抑制・化学療法に伴い，肝細胞内に存在するcccDNAが増殖の起点となりHBVが再活性化することが報告され，このような場合には肝臓専門医にコンサルトし，核酸アナログ製剤の投与を考慮することが求められている。

C型肝炎治療薬

リバビリン

リバビリン（RBV）の作用機序は不明な点も多いが，細胞内でリン酸化され，リバビリン三リン酸（RTP）に変化し，プリン生合成のイノシン一リン酸脱水素酵素（IMPDH）を阻害することで，細胞内のグアノシン三リン酸（GTP）を減少させウイルスRNAの複製を抑制することが知られている。また，HCV-RNAのRNA依存性RNAポリメラーゼ（RNA dependent RNA polymerase）との結合を阻害し，さらにHCVゲノムに取り込まれることで抗HCV効果を発揮する。

わが国では，ペグインターフェロンアルファ-2a，ペグインターフェロンアルファ-2b，IFN-α-2b，IFN-βと併用することが認められており，IFN効果を増強する。特に難治の1型または高ウイルス量症例ではペグインターフェロン＋RBV療法が標準療法である。

テラプレビル

HCVは一本鎖RNAウイルスで，長いopen reading flameからポリ蛋白前駆体を合成する。このポリ蛋白前駆体はウイルスと宿主の酵素により少なくとも10個の蛋白へ切断される。このうち非構造蛋白であるNS3はセリンプロテアーゼ（serin protease）活性を有し，HCV増殖に重要な役割を担っている。

テラプレビル（TVR）はこのNS3-4セリンプロテアーゼに対する阻害薬で，プロテアーゼ活性部位に結合し酵素活性を阻害することでHCV増殖を抑制する。実験的にも臨床的にも高い抗ウイルス活性を示すが早期に薬剤耐性変異が生じることが報告され，単独で使用されることはなく，ペグインターフェロン，RBVと両者との3剤併用が行われる。

その他の新規治療薬

TVRと同様なプロテアーゼ阻害薬として，boceprevir，BMS650032，TMC435，MK7009などの開発が行われている。これらは第2世代のプロテアーゼ阻害薬とされ，テラプレビルにまさる臨床効果と，テラプレビルにみられる貧血・皮疹などの副作用が軽減されることが期待されている。また，これ以外にHCVのNS5B RNA dependent RNA polymeraseを標的としたDAAや，細胞内でHCV-RNA複製複合体の一つとしてRNAと結合しHCV増殖を調節するNS5A阻害薬の開発が進んでいる（図21-2）。

B型肝炎の治療の実際

B型肝炎に対する治療は，HBVを完全に排除することが困難であるため，HBV量を抑制し肝炎を沈静化することにより肝線維化進展・肝発癌抑止をはかることが目標となる。具体的には，HBe抗原陽性者ではHBV-DNAを5 log copies/mL未満，HBe抗原陰性者では4 log copies/mL未満，肝硬変患者では3 log copies/mL未満に持続的に抑制することが推奨されている。

HBVキャリアは多くの場合自然経過でHBe抗原のセロコンバージョン（seroconversion：SC）が起こり肝炎も沈静化するが，35歳以上でも自然経過で，SCが起こりにくく肝病態が進行する可能性の高い症例が治療適応になる。すなわちALTが31 IU/L以上で，HBe抗原陽性者ではHBV-DNAを5 log copies/mL以上，HBe抗原陰性者では4 log copies/mL以上が治療対象である。しかし，この年齢以下でも，肝病変進展例や自然経過でSCが見込めな

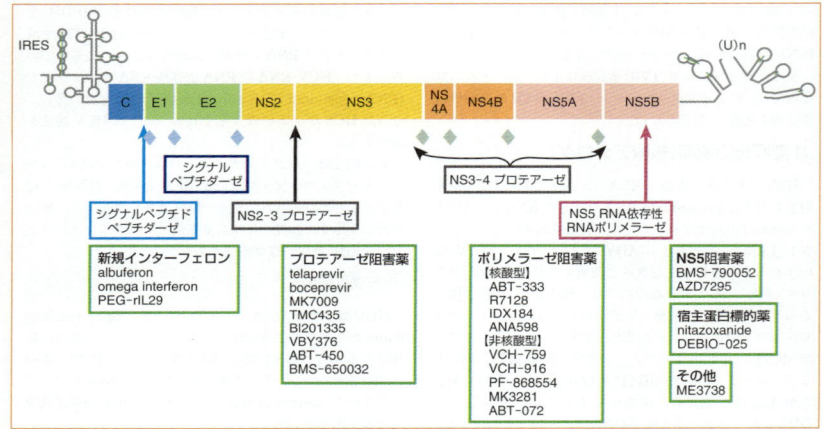

図 21-2 C型肝炎ウイルスの遺伝子構造と開発中の薬剤

表 21-1 B型慢性肝炎の治療ガイドライン

HBe 抗原		HBV-DNA 量	
		≧7 log copies/mL	<7 log copies/mL
35 歳未満	HBe 抗原陽性	①IFN 長期投与（24～48 週） ②エンテカビル	①IFN 長期投与（24～48 週） ②エンテカビル
	HBe 抗原陰性	①sequential 療法* （エンテカビル＋IFN 連続療法） ②エンテカビル	①経過観察またはエンテカビル ②IFN 長期投与（24～48 週）
		血小板 15 万未満または F2 以上の進行例には最初からエンテカビル	
35 歳以上	HBe 抗原陽性	①エンテカビル ②sequential 療法* （エンテカビル＋IFN 連続療法）	①エンテカビル ②IFN 長期投与（24～48 週）
	HBe 抗原陰性	エンテカビル	①エンテカビル ②IFN 長期投与（24～48 週）

治療対象はアラニンアミノトランスフェラーゼ（ALT）≧31 IU/Lで，
- HBe 抗原陽性者：HBV-DNA 5 log copies/mL 以上
- HBe 抗原陰性者：HBV-DNA 4 log copies/mL 以上
- 肝硬変患者：HBV-DNA 3 log copies/mL 以上

*：エンテカビルを使用し，HBe 抗原が陰性化し HBV-DNA が陰性化した症例は sequential 療法に切り替え，drug free をめざす
IFN：インターフェロン

表 21-2 2011 年のC型慢性肝炎に対する初回治療ガイドライン（プロテアーゼ阻害薬使用可能後のガイドライン）

	genotype 1	genotype 2
高ウイルス量 5.0 log IU/mL 300 fmol/L 1 Meq/mL 以上	ペグインターフェロンアルファ-2b：ペグイントロン® ＋リバビリン（レベトール®）＋テラプレビル（24 週間）	ペグインターフェロンアルファ-2b：ペグイントロン® ＋リバビリン（レベトール®）（24 週間） IFN-β：フェロン® ＋リバビリン（レベトール®）（24 週間）
低ウイルス量 5.0 log IU/mL 300 fmol/L 1 Meq/mL 未満	IFN（24 週間） ペグインターフェロンアルファ-2a：ペガシス®（24～48 週間）	IFN（8～24 週間） ペグインターフェロンアルファ-2a：ペガシス® （24～48 週間）

- Hb（ヘモグロビン）値を考慮して，プロテアーゼ阻害薬を含む 3 者併用療法を行うことが困難と予測される場合は，IFN＋リバビリン併用療法を選択する
- genotype 1, 2 ともにうつ病・うつ状態などの副作用の出現が予測される症例に対しては IFN-β＋リバビリン併用療法を選択する

い症例は治療適応になる．この場合若年者では IFN が，35 歳以上では核酸アナログが第一選択となるが，genotype A，B は 35 歳以上でも IFN 感受性が高いため，可能なかぎり IFN 治療を第一選択にすることが望ましい（**表21-1**）．

C型肝炎の治療の実際

HCVはウイルス排除が可能であるため、特に禁忌がないかぎり抗ウイルス療法の適応となる。しかし、genotypeやウイルス量によりIFN効果が異なるため、ガイドラインに従い治療法を決定する（表21-2）[3]。

特に、1型では治療効果が著しく劣り、治療効果予測因子についてはさまざまな検討がなされている。このうち重要なものは、宿主因子では、性・年齢、肝線維化と、IFN-λ近傍のIL-28B SNP[4]であり、ウイルス因子ではIFN感受性領域（interferon sensitivity determining region：ISDR）[5]やIFN/RBV耐性決定領域（interferon/ribavirin resistance-determining region：IRRDR）のアミノ酸変異数やコア領域のアミノ酸置換である。

すなわち、女性、高齢者、肝線維化進展例では治療効果が劣り、IL-28B SNPのうちrs8099917では、minor alleleであるT/GないしG/GであるとIFN感受性が低いことが報告されている。また、ISDRの2個以上ないしIRRDRの4個以上の変異があるHCVではペグインターフェロン+RBV療法の治療効果が高く、コア70番アミノ酸がアルギニン（R）からグルタミン（Q）ないしはヒスチジン（H）への置換があるHCVはIFN抵抗性であることが示されている。これらは独立因子であり、宿主因子とウイルス因子の両者を検討することで、ペグインターフェロン+RBV療法の治療効果を詳細に予測することが可能である。

【坂本 穣・榎本 信幸】

参考文献

1) O'Brien TR：Interferon-alfa, interferon-lambda and hepatitis C. Nat Genet 41：1049, 2010
2) Ghany M et al：Drug targets and molecular mechanisms of drug resistance in chronic hepatitis B. Gastroenterology 132：1574-1585, 2007
3) 熊田博光：平成22年度厚生労働科学研究費補助金肝炎等克服緊急対策研究事業（肝炎分野）肝硬変を含めたウイルス性肝疾患の治療の標準化に関する研究平成22年度総括・分担研究報告書, 2011
4) Tanaka Y et al：Genome-wide association of IL28B with response to pegylated interferon-α and ribavirin therapy for chronic hepatitis C. Nat Genet 41：1105-1109, 2009
5) Enomoto N et al：Mutations in the nonstructural protein 5A gene and response to interferon in patients with chronic hepatitis C virus 1b infection. N Engl J Med 334：77-81, 1996

22 消化性潰瘍治療薬

消化性潰瘍の病態、病因

消化性潰瘍は、胃潰瘍、十二指腸潰瘍の総称であり、胃および十二指腸の粘膜下層より深く粘膜欠損を生じた病態である。病因は、胃酸やペプシンの消化作用による粘膜攻撃因子とその作用から粘膜を防御する粘膜防御因子のバランスの破綻である（図22-1）。

代表的な攻撃因子として胃酸やペプシン、ヘリコバクター・ピロリ（Helicobacter pylori：H. pylori）、非ステロイド性抗炎症薬（nonsteroidal anti-inflammatory drugs：NSAIDs）、ストレスなどがある。最近では、H. pylori感染による防御機構の低下とNSAIDsが消化性潰瘍の2大要因であり、胃酸は、共通の増悪因子として考えられている。日本人はH. pylori陽性率が高く、酸分泌は欧米人に比べて少ないといわれる。

防御因子には粘液・重炭酸、プロスタグランジン（prostaglandin：PG）など、攻撃因子から胃粘膜を保護する作用を有するものと、増殖因子や粘膜血流など損傷した胃粘膜の修復・治癒促進、進展抑制作用を有するものがある。

分類

攻撃因子抑制薬、防御因子増強薬、H. pylori除菌療法薬に大別され、さらに作用機序の相違で細分類される（図22-1）。わが国で承認されている薬剤に関して概説する。

攻撃因子抑制薬

酸分泌抑制薬と制酸薬酸中和薬に分類される。

酸分泌抑制薬

プロトンポンプ阻害薬（proton pump inhibitor：PPI）、ヒスタミンH_2受容体拮抗薬（histamine H_2 receptor antagonist：H_2RA）、選択的ムスカリン受容体拮抗薬、抗ガストリン薬、抗コリン薬（非選択的ムスカリン受容体拮抗薬）がある。

● PPI　胃壁細胞のH^+分泌の最終段階であるプロトンポンプ（$H^+-K^+-ATPase$）を特異的、濃度依存的に阻害し、酸分泌を強力に、また日中を含め持続的に抑制する。最終段階を阻害するため、壁細胞へのすべての酸分泌刺激（ヒスタミン、ガストリン、アセチルコリン）による酸分泌を強力に抑制できる。オメプラゾール、ランソプラゾール、ラベプラゾールナトリウムの3成分がある。酸性で不安定な化合物であり、胃酸で失活するため、前二者は腸溶錠、後者は腸溶性顆粒充填カプセルとなっている。いずれも肝臓で代謝され、肝障害のある患者では慎重に投与する必要があるが、腎機能障害のある患者では、投与量調節の必要がない。薬物代謝に関して、オメプラゾールは、主として薬物代謝酵素（シトクロムP450）のCYP2C19、ランソプラゾールは、主としてCYP2C19、CYP3A4により代謝されるが、ラベプラゾールナトリウムは非酵素的に代謝され、CYP2C19、CYP3A4Cの寄与は他の2成分よりも少ない。したがって、CYP遺伝子多型による個人差がある。

分泌細管の強酸環境下で活性化されるため、古い壁細胞では効果が弱く、最大効果の発現にはH_2RAより時間がかかり、作用発現時間は6時間と遅い。プロトンポンプとの結合が非可逆的であるため、長時間（24時間以上）作用が持続する。

3成分ともに90%以上の高い内視鏡判定潰瘍治癒率が得られており、臨床成績に有意差は認められない。一般に、胃潰瘍よりも十二指腸潰瘍の内視鏡判定治癒率が高い。胃潰瘍には8週間、十二指腸潰瘍には6週間の投与制限がある。内視鏡判定治癒率は、4週ではPPIがH_2RAよりすぐれ、8週では同等とされる。

薬物相互作用に関して、PPIにより酸分泌が抑制され、胃内pHが中性化することによるもの、代謝酵素に起因するものがある。後者では、ラベプラゾールナトリウムを除き、同じCYP2C19で代謝される併用薬剤の代謝・排泄遅延、作用増強をもたらす可能性がある。特に抗凝

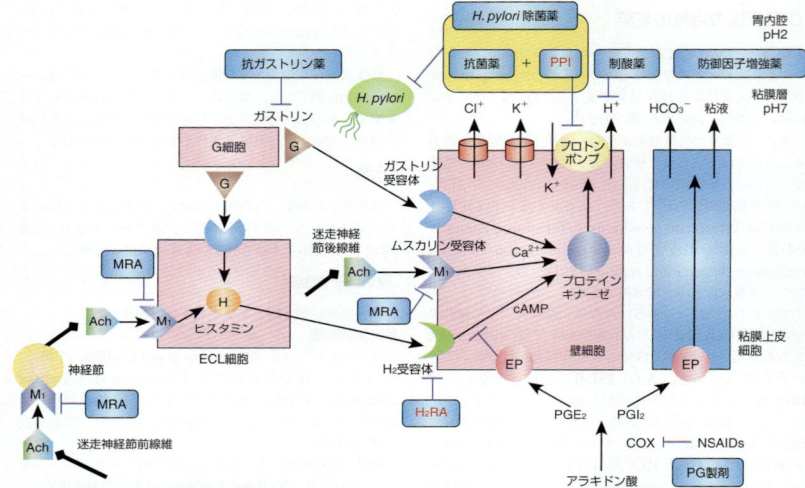

図 22-1　胃酸分泌の調節と抗潰瘍治療薬
Ach：アセチルコリン，MRA：ムスカリン受容体拮抗薬，EP：プロスタグランジン受容体，PPI：プロトンポンプ阻害薬，H_2RA：ヒスタミン H_2 受容体拮抗薬，cAMP：環状アデノシンーリン酸，PGE_2：プロスタグランジン E_2，COX：シクロオキシゲナーゼ，NSAIDs：非ステロイド性抗炎症薬

固薬のワルファリンは効果増強による影響が大きく，注意が必要である。

PPI と CYP2C19 遺伝子多型
代謝が正常な homozygous extensive metabolizer(homo-EM)，やや代謝が遅れる heterozygous extensive metabolizer(hetero-EM)，CYP2C19 が欠損し代謝が遅延する poor metabolizer(PM) の 3 タイプが存在する。CYP2C19 の欠損は白人で約 5%，日本人を含むアジア人で約 20% といわれている。PM では，最終的には CYP3A4 で代謝される。
PM では EM に比べ半減期が延長し，最高血中濃度や薬物血中濃度-時間曲線下面積(area under curve：AUC)が増大し，クリアランスは低下することがあり，注意が必要である。

- H_2RA　胃粘膜上皮の壁細胞に存在するヒスタミン H_2 受容体に可逆的に結合，拮抗し，酸分泌を抑制する。その作用は PPI に次いで強力である。主としてヒスタミンは夜間の基礎酸分泌，ガストリンは食後の酸分泌にかかわる。したがって，H_2RA の酸分泌抑制は，夜間に強く，食後の酸分泌には効果が少ない。作用発現時間が 2〜3 時間と早いが，作用持続性は数時間と短い。シメチジン，塩酸ラニチジン，ファモチジン，塩酸ロキサチジンアセタート，ニザチジン，ラフチジンの 6 成分がある。ラフチジンには胃粘膜血流増加作用や被蓋上皮細胞の再構築などの防御因子増強作用もある。肝代謝型のラフチジン以外は腎排泄であり，高齢者や腎機能障害患者では投与量または投与間隔の調節が必要である。連続投与による効果減弱反応(tachyphylaxis)がみられることがある。すべての薬剤で 80% 以上の内視鏡判定潰瘍治癒率が得られており，有意差はない。内視鏡判定潰瘍治癒率は，

4 週では PPI が H_2RA より優れ，8 週では同等とされる。薬物相互作用に関して，胃酸分泌抑制作用による胃内 pH の上昇により，胃内 pH が吸収に影響する併用薬剤のバイオアベイラビリティが変化するため，注意する。シメチジンや塩酸ラニチジンには薬物代謝酵素阻害作用があるため，これによる相互作用に注意する。

- 選択的ムスカリン受容体拮抗薬　ピレンゼピン塩酸塩水和物は，胃壁細胞および ECL 細胞のムスカリン M_1 受容体に選択的に拮抗し，迷走神経刺激による酸分泌を抑制する。酸分泌抑制作用は H_2RA と同等である。非 NSAIDs 潰瘍の除菌によらない治療で用いられる。他臓器のムスカリン受容体に対する作用は少ない。

- 抗ガストリン薬　プログルミドは，胃壁細胞のガストリン受容体に拮抗し，酸分泌を抑制する。効果は H_2RA より弱い。

- 抗コリン薬(非選択的ムスカリン受容体拮抗薬)　酸分泌抑制効果は弱いが，胃排出能も抑制するため，制酸薬との併用では制酸効果を持続させるなどの効果がある。主として鎮痙薬として用いられる。四級アンモニウム塩合成抗コリン薬の抗コリン作用は強力である。
胃腸平滑筋(M_2 受容体)，心臓(M_2 受容体)，唾液腺(M_3 受容体)など，他臓器のムスカリン受容体も同時に抑制するため，便秘，頻脈，口渇，排尿障害，散瞳などの副作用が認められる。

制酸薬，酸中和薬
胃酸と反応して塩と水を生成することによって塩酸を中和し，胃内腔の pH を上昇させる。主として対症療法として用いられる。水酸化アルミニウムゲル・水酸化マグネシ

ウム配合剤などがある。吸収性のものは胃酸中和後, 吸収され血液のアルカリ予備を増大する。即効性があるが, 効果持続時間が短い。局所性のものは消化管から吸収されにくく, 血液の酸塩基平衡にほとんど影響なく, 強い制酸効果を有する。

ニューキノロン系などの抗菌薬の吸収を阻害するため, 併用を避けるか併用が必要な際は, 内服時間や内服順序の調節が必要である。マグネシウム製剤では下痢, アルミニウム製剤では便秘をきたしやすい。マグネシウム製剤は腎障害患者における高マグネシウム血症, アルミニウム製剤ではアルミニウム脳症などに注意する。

防御因子増強薬

胃粘膜防御を増強させるさまざまな作用, つまり内因性PG増加, 粘液分泌増加, 粘膜被覆, 粘膜血流増加, 組織修復, 抗酸化作用など薬剤により有する作用は異なる。一部(スクラルファート, ミソプロストール, エンプロスチル)は, 単剤でH2RAあるいは選択的ムスカリン受容体拮抗薬と同等の潰瘍治癒率を有するといわれる。

粘膜抵抗性強化薬のスクラルファートは, 単独投与でH2RAと同等の潰瘍治癒効果が認められている。副作用などにより酸分泌抑制薬が使用できない患者に対して, 第一選択薬の一つとして単独投与される。アルミニウムを含有しており, 制酸薬と同様の注意が必要である。粘液産生・分泌促進薬にはテプレノン, レバミピドなど, 胃粘膜微小循環改善薬にはスルピリドなどがある。

PG製剤は, 低用量で防御因子増強, 高用量で胃酸分泌抑制作用を発揮する。PGE1誘導体(ミソプロストール), PGE2誘導体(エンプロスチル)は, 4種のサブタイプ(EP1, EP2, EP3, EP4)からなるPGE受容体を介して作用を発揮する。NSAIDs起因性潰瘍の予防および治癒促進に有効である。小腸の蠕動運動亢進, 小腸からの水, ナトリウムの吸収阻害により, 下痢・軟便が発生しやすい。

H. pylori 除菌療法薬

一次除菌では, アモキシシリン水和物およびクラリスロマイシンの抗菌薬2剤とPPIの3剤が用いられる。二次除菌では3剤のうち, クラリスロマイシンの代わりにメトロニダゾールを用いる。

治療の実際

本来, 胃酸は生体にとって有益なものであり, 攻撃因子と防御因子のバランスを是正することを目標として治療を行う。ガイドラインが一つの指針となるが, あくまでも個々の病態や全身状態, 副作用, 併存疾患などを考慮し, 最適な薬剤, 投与量, 投与方法, 投与期間などを選択する。

出血性潰瘍では, 内視鏡的止血処置後, 抗潰瘍療法を開始する。止血や再出血に対する胃酸の影響を考慮し, pHは5.4以上であることが望ましく, PPIの注射薬(その後経口に移行)が選択されることが多いが, H2RA(同様に, 注射薬から経口薬に移行)も有効である。止血確認後に*H. pylori*感染診断を行い, 陽性であれば除菌療法を行う。除菌が成功すれば, その後, 酸分泌抑制薬による維持療法の必要は原則ない。一部の粘膜防御因子増強薬が補助療法として用いられることもある。

NSAIDs潰瘍では, NSAIDsの中止と通常の潰瘍療法が推奨される。中止困難例も多く, PPIやPG製剤の併用が考慮される。NSAIDs潰瘍予防にCOX-2(シクロオキシゲナーゼ2)選択的阻害薬は有用である。グルココルチコイド投与は, 消化性潰瘍発症(再発)の有意な危険因子とはいえない。

NSAIDs未投与もしくはNSAIDs投与中止後の*H. pylori*陽性胃潰瘍, 十二指腸潰瘍に対して, あるいは*H. pylori*陽性胃潰瘍, 十二指腸潰瘍で除菌適応のない場合や除菌不成功で潰瘍未治癒の場合に, *H. pylori*除菌療法によらない胃潰瘍, 十二指腸潰瘍療法が行われる。PPI, H2RA, スクラルファートなどの一部の防御系薬剤などを用いる。初期治療で潰瘍治癒例は引き続き維持療法を行うが, 未治癒例には治癒をめざした治療を継続する。

H. pylori 除菌療法

胃潰瘍の80~90%, 十二指腸潰瘍の90%以上が*H. pylori*陽性であり, 除菌に成功した際は維持療法なしでも年間再発率は10%以下と低く, 十二指腸潰瘍ではほとんどない。わが国でも, 除菌成功後の消化性潰瘍の再発率は年1~2%とされており低いことが報告されている。除菌成功後の潰瘍再発の原因として, 組織学的胃炎が終息する前に, 壁細胞の回復により胃酸分泌が増加し, これに他の外的要因が加わることが考えられる。除菌成功後に再陽性化した患者のほとんどは, 再燃(除菌判定時の偽陰性)ではなく, 再感染であり, 再陽性化率は年0~2%ほどといわれている。

活動性出血がなく, かつNSAIDs使用と関連がない胃潰瘍, 十二指腸潰瘍患者では*H. pylori*の感染診断を行い, 陽性患者に対しては除菌療法を行う。*H. pylori*除菌効果は胃潰瘍, 十二指腸潰瘍の治癒を促進し, 疼痛緩和効果が期待できる。3種のPPIで除菌率に有意差はない。オメプラゾール, ランソプラゾールの代謝にかかわるCYP2C19遺伝子多型と除菌率の関連では, RMとPMで有意な差は報告されていない。IL-1β(インターロイキン1β)遺伝子多型と組み合わせた検討においては, 正常酸分泌群では, RMに比べてPMの除菌率が高かったとの報告がある。

- **一次除菌** アモキシシリン水和物およびクラリスロマイシンの抗菌薬2剤とPPIの3剤7日間併用療法が行われる。PPIは, 酸に不安定で最小発育阻止濃度がpH依存性である抗菌薬の効果を高めるとともに, 抗菌薬の胃粘液層への移行を促進する。また, PPIは単独で*H. pylori*に対する静菌作用を持っている。したがって, PPIによって*H. pylori*の菌量が低下し, 除菌判定における偽陰性の原因となりうることから, 感染診断は, 除菌療法終了後, 4週以上かつPPI中止または終了後2週以上経過してから行う。一次除菌の除菌率は70~80%程度である。高度の腎機能障害がある患者では, 抗菌薬の減量を考慮する。副作用は下痢, 軟便が10~20%と多く, 次いで味覚異常や肝機能障害などである。

- **二次除菌** 一次除菌不成功例に対して, 耐性菌に対処するように薬剤の種類を変えて行う第二次の除菌療法をいう。再除菌とは, 同じレジメンの治療を再度行う場合を含むため, 二次除菌とは異なる。一次除菌の不成功は主としてクラリスロマイシン耐性によるため, 二次除菌で

は3剤のうち，クラリスロマイシンの代わりにメトロニダゾールを用いる．二次除菌の除菌率は90%前後である．メトロニダゾールにはCYP2C9阻害作用があり，飲酒によるアンタビュース様反応(ほてり，嘔吐，腹痛など)やワルファリンの作用増強を起こすことがある．

保険適用外では，一次から二次，さらに三次除菌までさまざまなレジメンが報告されている．

【山本 博幸・篠村 恭久】

参考文献
1) 日本消化器病学会編：消化性潰瘍診療ガイドライン，南江堂，2009
2) 胃潰瘍ガイドラインの適用と評価に関する研究班編：EBMに基づく胃潰瘍診療ガイドライン 第2版，じほう，2007
3) 胃潰瘍ガイドラインの適用と評価に関する研究班編：EBMに基づく胃潰瘍診療ガイドラインQ&A，じほう，2008
4) 日本ヘリコバクター学会編：H. pylori 感染の診断と治療のガイドライン2009改訂版，Helicobacter Research 12:436-460, 2009
5) 浅井美由紀ほか：消化性潰瘍治療薬，違いがわかる！同種・同効薬，黒山政一ほか編，p69-94，南江堂，2010

23 内科で用いる主な神経疾患治療薬

はじめに

内科疾患における薬物治療において神経疾患に用いられる頻度の高い治療薬を取り上げる．抗うつ薬，抗不安薬，睡眠薬，抗てんかん薬，Parkinson(パーキンソン)病治療薬，認知症治療薬，抗精神病薬について，作用機序を含めて概説する．

抗うつ薬

うつは，大うつ病とともに症候的なうつ状態に対しても薬物治療が有効で，対象となる症例の多い領域である．近代的なうつの治療薬は三環系抗うつ薬にはじまる．その後，ドパミンアンタゴニストの構造を参考にしてセロトニン 5-HT$_{1A}$作動薬が開発された．さらに選択的セロトニン再取り込み阻害薬(selective serotonin reuptake inhibitor：SSRI)が開発され，セロトニン・ノルアドレナリン再取り込み阻害薬(serotonin norepinephrine reuptake inhibitor：SNRI)が開発されている．うつ病の機序は不明であったが，臨床試験中に発見されたイミプラミンの薬理効果がセロトニンの取り込み阻害であったことから，うつ病の発症にセロトニンが関与することが明らかになった．当初はセロトニン減少がうつの原因と考えられたが，薬物により脳内セロトニンは数時間で上昇するが，うつの改善には2週間を要することから，セロトニン受容体が注目され，5-HT$_{2A}$受容体をdown-regulationさせることが治療効果に関与することが指摘された．

現在，ノルアドレナリン受容体取り込み阻害でも症状の改善が得られ，またセロトニン 5-HT$_{1A}$受容体作動薬でも効果がみられる．効果の機序については自己受容体として作用し，セロトニンの放出を抑制して後シナプスのセロトニン受容体のdown-regulationを起こすことや，後シナプスに分布する5-HT$_{1A}$受容体が5-HT$_{2A}$受容体に作用し，5-HT$_{2A}$受容体のdown-regulationを起こすと考えられる．

三環系抗うつ薬

三環系は名前のとおり六角形のリングが3つつながっていることから名づけられている．1950年にパリの外科医のアンリ・ラボリは，麻酔前の恐怖感緩和薬として検討していたクロルプロマジン(コントミン®)の鎮静作用に感激し，同僚の精神科医に使用をすすめた．1951年，精神科医のジーン・デレーとピエール・ドニケールは，特効薬のなかった統合失調症に対して劇的な効果を確認し，特効薬として用いられるようになった．クロルプロマジンの構造(図23-1)を参考にして多くの新たな統合失調症治療薬が研究された．そのなかにイミプラミン(図23-2)があった．

イミプラミンは統合失調症に対して500例以上で用いられたが，効果は得られなかった．しかし，この臨床試験の過程でローランド・クーンはうつの症状がイミプラミン(トフラニール®)で改善することを見出し，うつ病患者の臨床試験で効果を確認し，1958年抗うつ薬として市販された．この構造が3つのリング状構造であることから，この一群の治療薬を三環系抗うつ薬と呼んでいる．この後，抗うつ薬の研究では2つの大きな発展がみられた．

うつ病はヒトの脳内で起こることから，機序についての基礎的検討はできなかった．イミプラミンをはじめとする三環系抗うつ薬がうつに有効なことから，抗うつ薬の薬理作用が研究されセロトニンの取り込み阻害であることが明らかにされ，うつ病とセロトニンの研究が開始された．当初はセロトニン減少がうつの原因と考えられたが，服用して数時間でセロトニンは増加するが，うつへの効果は2週間程度を必要とすることから，セロトニン受容体のdown-regulationが抗うつ薬の効果に関与すると考えられている．今後，うつ病患者における血小板など脳以外の部位でのセロトニンの研究やセロトニンの受容体や合成にかかわる遺伝子の研究など，三環系抗うつ薬の発見はうつの病態解明の大きな手掛かりとなっている．

もう一つの発展は，うつ病治療薬開発のモデル動物の研究である．イミプラミンが有効なため多くの薬物が候補として合成されたが，その作用を動物でスクリーニングするため，強制水泳法が発見された．壁の高い容器に水を張り，ラットあるいはマウスを入れると泳ぎ続けるが，時間が経つと泳ぐことをやめる(図23-3)．三環系抗うつ薬は水泳時間を延長することが発見され，強制水泳法は抗うつ薬のスクリーニング法として確立された．なお，セロトニン 5-HT$_{1A}$作動薬では強制水泳法における延長作用はみられず，電気ショック法による作用が確認されている．

選択的セロトニン再取り込み阻害薬

三環系抗うつ薬はショック予防のために開発されたクロルプロマジンの構造がモデルであった．このため三環系抗うつ薬にはセロトニン神経に対する作用とともに，ヒスタミン受容体，アセチルコリン受容体に対する作用がみられ，眠気，倦怠感，口渇，便秘などの副作用が起こりやすい．このことからセロトニン神経に分布しセロトニンを取り込むトランスポーターをブロックし，シナプス間のセロトニンを増加させる薬物(SSRI)が研究された．選択的にセロトニンの取り込みを阻害しシナプス間のセロトニンを増加させて受容体に対する刺激を高める．抗コリン作用や

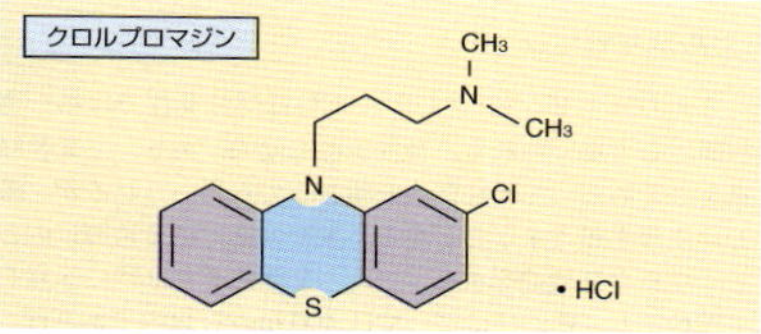

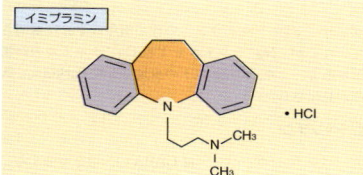

図 23-1　クロルプロマジン

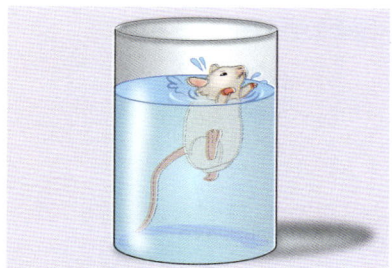

図 23-3　強制水泳法

図 23-2　イミプラミン

抗ヒスタミン作用はなく，眠気や口渇，便秘はみられない。消化管のセロトニン受容体にも作用するため，下痢や腹痛などの消化器症状が主要な副作用としてあげられる。

フルボキサミン(デプロメール®)，パロキセチン(パキシル®)，セルトラリン(ジェイゾロフト®)などが市販されている。フルボキサミンは代謝酵素のCYP1A2を阻害し，この酵素で代謝される薬物の血中濃度を上昇させて薬物相互作用がみられる。特に抗痙縮薬のチザニジン(テルネリン®)との併用では血中濃度が常用量で30倍程度まで上昇するため，併用は禁忌とされている。ただ，併用による重篤な有害事象は報告されていない。

セロトニン・ノルアドレナリン再取り込み阻害薬

三環系抗うつ薬の研究から，セロトニンの取り込み阻害薬とともに，ノルアドレナリンの取り込み阻害薬でも抗うつ作用のあることが明らかにされた。このことからセロトニンとノルアドレナリンの双方の取り込み阻害薬(SNRI)が開発されている。ミルナシプラン(トレドミン®)，デュロキセチン(サインバルタ®)が市販されている。

その他

抗うつ薬として5-HT$_{1A}$受容体はセロトニン神経の自己受容体であるとともに，後シナプスにも分布し，うつに関与する5-HT$_{2A}$受容体との相互作用により受容体のdown-regulationを起こし，抗うつ作用を現すことが報告されている。世界的にはブシピロンが用いられ，わが国ではタンドスピロン(セディール®)が用いられている。また，ドパミン受容体拮抗薬のスルピリド(ドグマチール®)もうつに対して承認されている。うつ症状を軽減させ，食欲を増強させることから日常診療で汎用されているが，パーキンソニズムを起こしやすく，神経内外来を受診する薬物性パーキンソニズムで最も多い原因薬物となっている。服薬期間を3カ月間程度に限定して処方し，必要に応じて再度開始することをすすめている。

また新しい治療薬としてアセチルコリン受容体モジュレーターが開発中である。

抗不安薬

抗不安薬はベンゾジアゼピン系薬物のクロルジアゼポキシド(図23-4)の開発で大きな進歩を開始している。ポーランド系ユダヤ人であるレオ・スターンバックは会社の研究所で尿酸の構造に抗不安薬の作用があると考え動物を用いてスクリーニングを行っていたが，偶然にその構造とは異なる薬物に鎮静作用を見出した。それがクロルジアゼポキシド(コントール®，バランス®)で，抗不安薬の大きな一歩となった。GABA(γ-アミノ酪酸)受容体コンプレックスに存在するベンゾジアゼピン結合部位に作用し，GABAの作用を強めて，鎮静作用を示す。

ジアゼパム(セルシン®，ホリゾン®)，エチゾラム(デパス®)，アルプラゾラム(コンスタン®，ソラナックス®)など多くの治療薬が開発された。内科系疾患にも広く用いられており，胃潰瘍，高血圧，肩こりなども適応となっている。連用により精神的依存や中止によるリバウンドが起こりうるが，一般に10日間程度中止できれば回復する。

睡眠薬

ベンゾジアゼピン系薬物のうち，持続時間の短いものは睡眠薬(催眠薬，睡眠導入薬)として用いられている。トリアゾラム(ハルシオン®)のほか，非ベンゾジアゼピン系睡眠薬としてゾピクロン(アモバン®)，ゾルピデム(マイスリー®)が特に作用時間が短い(超短時間作用型)。ω1受容体に作用する。効果の立ち上がりが早く半減期も短い。服薬して30分以内に効果がみられ，持続が短く持ち越し作用は少なく目覚めがよいが，午後からはリバウンドによる不安感や頭痛などが起こりやすい。また，多量の服用者では翌日の午後からてんかんのことが起こることがある。治療薬の手に入りやすい医療関係者に多い。機序はアルコールてんかんと類似しており，脳波の異常はない。減量が原則であるが，困難な場合には持続の長いベンゾジアゼピン系薬物と併用するとよい。短時間作用型としてブロチゾラム(レンドルミン®)，エチゾラム(デパス®)，リルマザホン(リスミー®)などがある。

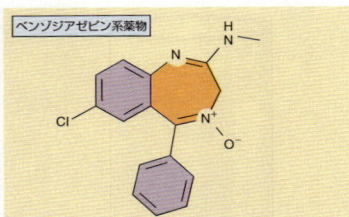

図23-4 ベンゾジアゼピン系薬物

抗てんかん薬

てんかんは古くから記載されており、しばしば悪霊によるものとされていた。医療機関で疾患として対応できるようになったのは、フェニトイン(アレビアチン®)が開発されてからである。脳神経細胞の異常興奮によるもので、興奮が脳全体に広がると意識消失を伴う。発作の開始時から大脳皮質全域に起こるものは全般発作と呼び、強直間代性発作や小発作がこれにあたる。脳の一部の発作によってはじまるものは部分発作と呼ぶ。意識消失を伴わないものは単純部分発作、伴うものは複雑部分発作と呼ぶ。側頭葉てんかんや精神運動発作(psychomotor seizure)は複雑部分発作にあたる。

抗てんかん薬は神経の興奮性を低下させる作用を持つ。このために多少の眠気を誘発する。てんかんのタイプにより有効な薬物が異なるため、問診や脳波による診断が重要である。

フェニトイン

フェニトインはフェノバルビタールに構造が似ていることから抗てんかん薬として臨床試験が行われた。フェノバルビタールは眠気が強く、増量により呼吸麻痺などを起こすことがあり使用しにくかった。1950年代にフェニトインが承認されてんかんの治療が広がった。血中濃度の上昇によりアステリキシス(羽ばたき振戦)、ふらつき(小脳失調症)、意識障害が起こるため、血中濃度を測定して用いる。CYP2C9、一部CYP2C19で代謝されることからシメチジン、非ステロイド性抗炎症薬(NSAIDs)、イソニアジドとの併用では血中濃度が上昇する。またCYP3A4を誘導して、他薬の血中濃度を低下させる。

バルプロ酸

バルプロ酸(デパケン®)は併用薬として開発されたが、各種のてんかんに対して効果のスペクトラムが広い。現在は全般発作に対しては第一選択薬として用いられ、国内外で最もよく用いられている抗てんかん薬である。主な副作用は眠気であり安全に使用できる。ただ、催奇性が高いため、妊娠の可能性がある女性では使用を避けるべきである。一般に大奇形は1〜1.5%程度みられるが、抗てんかん薬の1剤服用時には3%となる。バルプロ酸では6〜9%と他剤に比べて高い。

カルバマゼピン

カルバマゼピン(テグレトール®)は部分発作では第一選択薬として用いられる。神経痛にも効果があり、三叉神経痛をはじめとして神経痛治療薬としても用いられるが、激しい皮疹を起こすことがある。最初の処方は2週間以内とし、皮疹や肝機能をチェックし、1カ月までは特に注意して開始する。催奇性については400 mg/日以内であれば、非服薬時と差のない調査も示されている。

ゾニサミド

ゾニサミド(エクセグラン®)の作用機序は十分に解明されていないが、Na^+チャネルやT型Ca^{2+}チャネルの抑制作用がある。また、50 mg以下の少量でも抗Parkinson病作用が見出された。

ガバペンチン

ガバペンチン(ガバペン®)はGABAの作用を増強する。作用、副作用とも温和である。併用で用いる抗てんかん薬として承認されている。神経痛にも有効である(保険適応外)。

トピラマート

トピラマート(トピナ®)は部分発作に対して併用薬として用いる。腎排泄のため、クレアチニンクリアランス70 mL/分以下の中等度腎障害患者では、投与量を半分とする。

レベチラセタム

レベチラセタム(イーケプラ®)は部分発作に対して併用薬として用いる。開始時から治療量の1,000 mg/日を用いることが特徴としてあげられている。カルバマゼピンと同様に、投与開始時には特に皮疹に注意して用いる。

ラモトリギン

ラモトリギン(ラミクタール®)は強直間代性痙攣、部分発作、Lennox-Gastaut(レンノックス-ガストー)症候群における全般発作に対して併用薬として用いる。グルクロン酸抱合を受けるが、バルプロ酸と競合して代謝半減期が2倍に延長する。このため、バルプロ酸との併用では投与量を半分として用いる。

Parkinson病治療薬

Parkinson病では黒質のドパミン神経が変性し、線条体のドパミン(図23-5)が減少する。健常対照の20%以下に減少すると動作緩慢や筋強剛などの症状が出現する。ドパミンの減少を補うドパミン補充療法が基本となる。

レボドパ, MAO阻害薬, COMT阻害薬

ドパミン補充療法の基本であるが、レボドパはアミノ酸のチロシンが水酸化したもので、アミノ酸と同様の代謝を受ける。吸収もすみやかで血中最高濃度到達時間(Tmax)は45分程度であり、半減期も1時間程度と早い。このために効果の持続が短くウェアリングオフが発現する。

これに対してドパミンの分解を防ぎ効果を高めるものにMAO(モノアミン酸化酵素)阻害薬のセレギリン(エフ

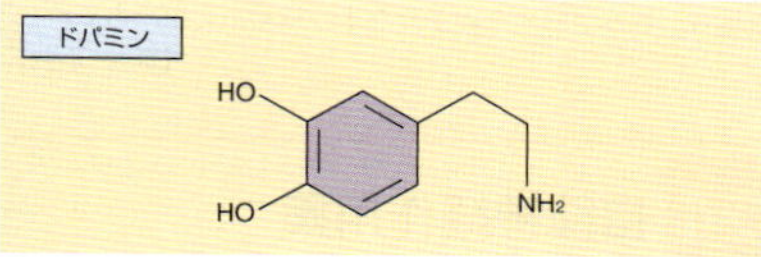

図 23-5　ドパミン

ピー®)が用いられる。またレボドパの代謝を防ぎ脳内へのレボドパ移行を増やすためにCOMT(カテコール-*O*-メチルトランスフェラーゼ)阻害薬のエンタカポン(コムタン®)が併用される。

なお，レボドパは腸管や肝臓でドパミンに代謝され，脳内へ移行するレボドパは1～3%にすぎない。これに対してレボドパの末梢での代謝を抑制するドパ脱炭酸阻害薬(カルビドパ，ベンセラジド)の合剤が用いられている。合剤により脳内へ移行するレボドパは10%程度となり，嘔気などの消化器症状を大幅に軽減できる。現在，レボドパ，カルビドパ，エンタカポンの3者の合剤が検討中である。

ドパミンアゴニスト

レボドパは代謝が早く持続の短いことから，ドパミン受容体に対するアゴニストが開発されている。最も早く合成されたドパミンアゴニストはアポモルヒネである。経口投与では吸収されないため開発されなかったが，最近ウェアリングオフ時のレスキュー薬として皮下注射で用いられている(アポカイン®)。最初に臨床開発されたドパミンアゴニストは麦角アルカロイドの構造を基に合成されたブロモクリプチン(パーロデル®)(図 23-6)であった。

麦角アルカロイドはライ麦などの穂に付く麦角菌で，生体内で種々の受容体に対して結合し活性を持つ。水に溶かすとアルカリ性を示すことから麦角アルカロイドと呼ばれている。ブロモクリプチンとともにペルゴリド(ペルマックス®)，カベルゴリン(カバサール®)が用いられている。しかし，麦角アルカロイドはセロトニン受容体に対しても作用し，5-HT$_{2B}$に対する作用から血管内皮の増殖を起こし心臓弁膜症を起こすことがある。このためにドパミンアゴニストの使用ではドパミンの構造をモデルにして合成された非麦角アルカロイドのプラミペキソール(ビ・シフロール®)，ロピニロール(レキップ®)が第一選択薬となっている(図 23-7)。

非麦角アルカロイドは弁膜症を誘発することはないが，眠気を起こし突発性睡眠を誘発することがあるために，自動車の運転には特に注意を要する。この作用はドパミンD$_3$受容体が関与すると考えられ，うつに対する効果や強迫性行動など精神機能に対する作用がみられやすい。

アマンタジン

アマンタジン(シンメトレル®)はA型インフルエンザに対する予防薬として開発された。インフルエンザの予防にParkinson病患者に投与したところ，症状が改善しParkinson病治療効果が発見された。アマンタジンにはNMDA(*N*-メチル-D-アスパラギン酸)受容体拮抗作用があり，この作用によるParkinson病を改善する。嘔気がな

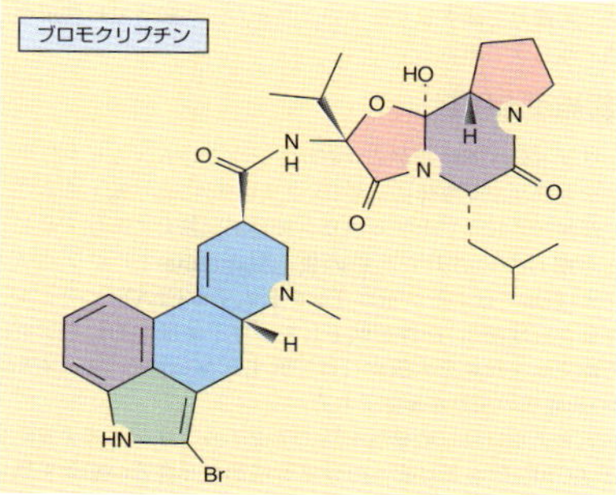

図 23-6　ブロモクリプチン

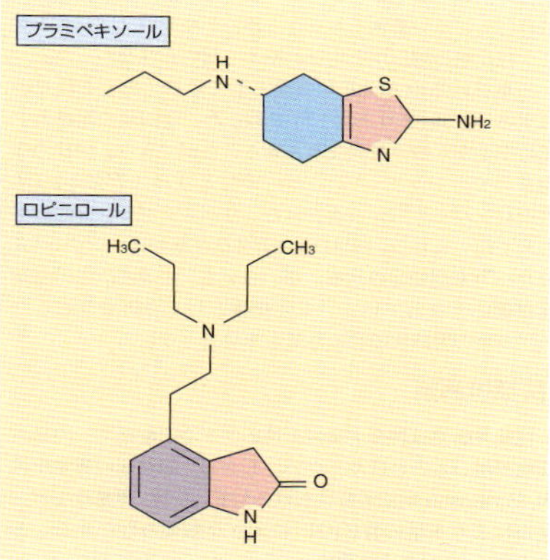

図 23-7　非麦角アルカロイド(プラミペキソール，ロピニロール)

く服用しやすいため治療開始時には特に使いやすい。また，抗Parkinson病作用がありながら，ジスキネジア抑制作用を認める。他の治療薬に比べて異なる効果であるが，NMDA受容体の分布によるものと推測される。

抗コリン薬

Parkinson病治療薬として最初に開発された治療薬である。歴史的には植物のベラドンナやハシリドコロはヒヨスチン，アトロピン，スコポラミンなどの抗コリン作用物質を含んでおり，Parkinson病の治療にも用いられていたと考えられる。1945年頃からトリヘキシフェニジル(アーテン®)，ビペリデン(アキネトン®)など中枢移行のよい抗コリン薬が開発されている。口渇，便秘などの自律神経抑制作用が副作用となるが，頻尿の抑制やよだれの減少など，治療となることもある。ムスカリン性アセチルコリン神経は記銘力に関与し，コリン作用薬は認知症の治療薬として用いられている。抗コリン薬はこの受容体の拮抗薬であ

り，記銘力を低下させやすいことから，高齢者では使用を控えるべきである。

認知症治療薬

ラットの迷路学習がスコポラミンなどのムスカリン性アセチルコリン受容体拮抗薬(抗コリン薬)により低下することが報告され，アセチルコリン神経が記銘力に関与することが明らかにされた。その後，Alzheimer(アルツハイマー)病脳ではアセチルコリンを合成するChAT(アセチルコリン合成酵素)活性が低下しており，病理学的にもアセチルコリン神経を大脳皮質に投射するMeynert(マイネルト)基底核の変性が確認された。

アセチルコリンの分解を防ぐアセチルコリンエステラーゼ(AChE)阻害薬は唾液の分泌を増加させ腸管の蠕動や膀胱筋の収縮を高める自律神経作用薬として，また神経筋接合部のアセチルコリンを増加させて筋力を回復させる重症筋無力症の治療薬として用いられてきたが，中枢神経系へは移行しにくい薬物であった。移行しやすいフィゾスチグミンは痙攣の副作用を起こしやすく用いられなかった。

中枢神経系のAChE阻害薬として最初に開発されたのはドネペジル(アリセプト®)であった。認知症の記銘力を治療開始から数カ月間改善させることができる。同様の作用薬のガランタミン(レミニール®)とリバスチグミン(イクセロンパッチ®)が市販された。リバスチグミンは貼付薬として用いられる。NMDA受容体拮抗薬のメマンチン(メマリー®)も認知症の治療に用いられる。中等度以上の認知症が適応となっている。未変化体として腎排泄されるため，高度の腎障害では投与量を半分量とする。

抗精神病薬

抗精神病薬は統合失調症を適応とする治療薬で，内科系疾患で用いることは多くない。しかし，認知症の興奮や徘徊，Parkinson病治療時における幻覚，妄想，興奮時など，使用により生活の質(QOL)に大きな効果の得られることも少なくない(適応外使用)。

最初の抗精神病薬はクロルプロマジン(コントミン®)であった。ショックの予防薬として手術時に用いていた薬物であったが，鎮静作用から統合失調症に用いられ効果が発見された。その後の研究でドパミン受容体の拮抗薬であることが明らかにされている。ドパミン受容体拮抗作用により薬物性Parkinson病を起こしやすい。

これに対してセロトニン・ドパミン拮抗薬(serotonin-dopamine antagonist：SDA)が開発された。ドパミンD_2受容体とともにセロトニン$5-HT_{2A}$受容体拮抗作用によりパーキンソニズムの発現は軽減されている。リスペリドン(リスパダール®)，オランザピン(ジプレキサ®)，ペロスピロン(ルーラン®)，クエチアピン(セロクエル®)，アリピプラゾール(エビリファイ®)など，多数の治療薬が開発されている。認知症による物盗られ妄想や激しい徘徊や興奮時には有効である。少量を短期間用いる。長期の投与では薬物性Parkinson病や血糖の上昇などにより生命予後が短くなることが指摘されている。Parkinson病治療時における激しい興奮・幻覚に対しては治療薬の減量が原則であるが，不十分なときには抗精神病薬のスルピリド(ドグマチール®)の2～3日間の短期投与が有効である。このような場合，脱水予防のため十分な水分補給が必須である。

【野元 正弘】

24 自律神経作用薬

はじめに

自律神経系(autonomic nervous system)は遠心性神経と求心性神経で構成されているが，一般には自律神経というと遠心性神経をさし，求心性神経は内臓知覚神経と呼ばれている。また，自律神経系は交感神経系(sympathetic nervous system)と副交感神経系(parasympathetic nervous system)に分けられる。解剖学的には交感神経系と副交感神経系の両系とも中枢神経系から神経節までの節前神経(preganglionic neuron)と神経節細胞から神経終末までの節後神経(postganglionic neuron)の2つのニューロンから構成されている。

交感神経，副交感神経ともに節前神経終末からはアセチルコリン(ACh)が放出され，神経節細胞を刺激する。節後神経終末からは交感神経系ではノルアドレナリン(NA)，副交感神経系ではAChがそれぞれ放出され効果器への刺激伝達を担っている(図24-1)。神経伝達物質の違いにより交感神経をアドレナリン作動性神経(adrenergic nerve)，副交感神経をコリン作動性神経(cholinergic nerve)と機能的に分類することもできる。

自律神経が作用する効果器はアドレナリン作動性神経とコリン作動性神経に拮抗的に支配されている。アドレナリン作動性神経が興奮すると散瞳，心拍数増加，末梢血管収縮，気管支拡張，消化管運動抑制などの変化がみられる(表24-1)。動物が獲物を捕獲するときや逃走するときなどの状況においての体内変化であると考えれば理解しやすい。一方，コリン作動性神経の興奮は縮瞳，心拍数低下，末梢血管弛緩，気管支収縮，消化管運動亢進をきたす(表24-1)。すなわち，消化活動や睡眠時などにおいては副交感神経系優位な状態となる。

これらの点を理解していれば，自律神経作用薬の薬理作用(主作用，副作用)の理解も容易となる。一般に自律神経作用薬は作用様式によりアドレナリン作用薬(交感神経刺激薬)，抗アドレナリン作用薬(交感神経遮断薬)，コリン作用薬(副交感神経刺激薬)，抗コリン作用薬(副交感神経遮断薬)，神経節刺激薬，神経節遮断薬に分類されており，アドレナリン作用薬と抗コリン作用薬，抗アドレナリン作用薬とコリン作用薬は類似した効果を示す。

自律神経作用薬の受容体選択性の違いにより薬理作用にも違いが生じる。ACh受容体はニコチン受容体とムスカリン受容体に分けられ，神経節にはニコチン受容体が，効果器にはムスカリン受容体(ただし骨格筋細胞にはニコチン受容体)が存在する。またアドレナリン受容体はα_1，α_2，β_1，β_2，β_3のサブタイプに大別される。たとえばACh受容体遮断薬の場合，ニコチン受容体の選択的遮断薬は神経節遮断薬，ムスカリン受容体遮断薬は副交感神経遮断薬として働き，薬理作用も異なる。

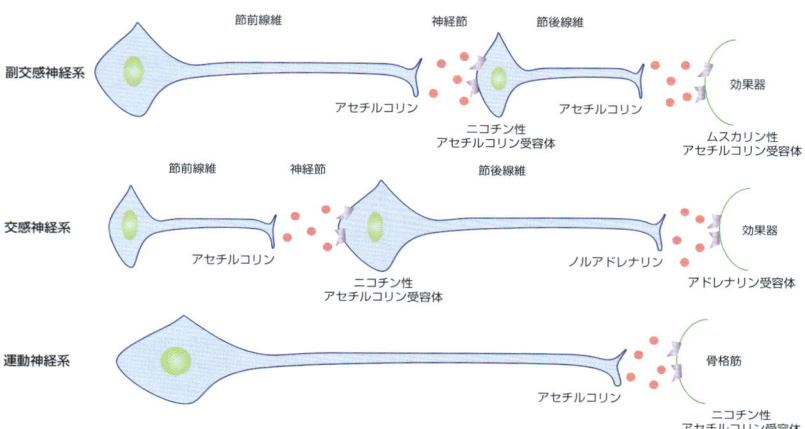

図 24-1 遠心性神経の神経伝達物質と受容体

表 24-1 自律神経系の拮抗作用

	交感神経興奮	副交感神経興奮
瞳孔	散大	縮小
腺分泌	低下	亢進
心拍数	増加	減少
末梢血管	収縮	拡張
気管支	拡張	収縮
消化管運動	低下	亢進
膀胱排尿筋	弛緩	収縮
膀胱括約筋	収縮	弛緩

コリン作用薬

全身投与された ACh は臓器選択性を有さず,アセチルコリンエステラーゼ(AChE)や血中の偽性コリンエステラーゼによりすみやかに分解される。このため ACh の全身投与が臨床で使用されることはまれである。また,ACh は血液脳関門を通過しないため,中枢神経作用薬として用いることはできない。

臨床で使用されるコリン作用薬はムスカリン受容体に直接的に結合して作用するムスカリン受容体作用薬とシナプス間隙での ACh 濃度を間接的に高めるコリンエステラーゼ阻害薬の2種類である。

ムスカリン受容体作用薬

ムスカリンは毒キノコに含まれるアルカロイドでムスカリン受容体に結合し,ムスカリン作用(副交感神経興奮様作用)を惹起する。ACh 誘導体のベタネコールは AChE や偽性コリンエステラーゼによる分解を受けず,ACh より強いムスカリン様作用を示す。しかし,ニコチン受容体に対する作用はない。消化管,膀胱に選択的に作用し,消化管蠕動運動を亢進させ,膀胱平滑筋を収縮させる。このため腸管麻痺,排尿困難などに使用される。

ピロカルピンは植物の葉から得られたアルカロイドで,選択的にムスカリン受容体に作用する。縮瞳,眼圧低下作用を有し,点眼薬は緑内障治療薬として用いられる。セビメリンは唾液腺細胞のムスカリン受容体に作用することにより唾液分泌を亢進させるので,口腔乾燥症状の治療薬として用いられている。

気管支喘息,消化性潰瘍,高度徐脈などに対してはムスカリン受容体作用薬の使用は禁忌となっている。

コリンエステラーゼ阻害薬

コリンエステラーゼには ACh を特異的に分解する AChE と血液,肝臓に存在し非特異的に作用する偽性コリンエステラーゼ(ブチリルコリンエステラーゼ)の2種類がある。神経終末から放出された ACh は,シナプス前,後膜に存在する AChE によりすみやかに分解され活性を失う。コリンエステラーゼ阻害薬はシナプス間隙での ACh の分解を阻害することにより ACh 濃度を高め,ムスカリン様作用とニコチン様作用の両作用を延長,増強させる。コリンエステラーゼ阻害薬には可逆的阻害薬と不可逆的阻害薬があり,可逆的阻害薬が医薬品として用いられている。一方,不可逆的阻害薬として有機リン系殺虫剤とサリンがあげられる。

コリンエステラーゼ阻害薬の持つムスカリン様作用は腸管麻痺,排尿困難などに対して効果を有する。また,神経筋接合部の ACh 受容体がニコチン受容体であるため(図24-1),コリンエステラーゼ阻害薬は重症筋無力症の診断,治療にも用いられる。近年,Alzheimer(アルツハイマー)病患者の脳内で低下している ACh 系を賦活させる目的で新規のコリンエステラーゼ阻害薬が開発,使用されている。

ネオスチグミン,ジスチグミン,アンベノニウム,ピリドスチグミンは第四級アンモニウムコリンエステラーゼ阻害薬に分類される。血液脳関門を通過しにくく,中枢神経

作用を有さない。重症筋無力症，腸管麻痺，弛緩性便秘，排尿困難などの治療に用いられる。エドロフォニウムは作用持続時間が短く，重症筋無力症の診断に用いられている（海外での商品名がテンシロンのためテンシロンテストと呼ばれている）。

ドネペジル，ガランタミン，リバスチグミンなど脳内移行のよいコリンエステラーゼ阻害薬は脳内でのACh系を賦活することによりAlzheimer病の症状を改善させる。ドネペジルは末梢に存在する偽性コリンエステラーゼへの阻害作用が小さいためコリン性副作用が比較的少ない。ガランタミンはAChE阻害作用に加えて，脳内ニコチン受容体にアロステリック活性化リガンドとして結合し，受容体のAChに対する感受性を高める作用をあわせ持つ。リバスチグミンは貼付製剤（パッチ製剤）として用いられる。

コリンエステラーゼ阻害薬の副作用としてムスカリン様作用（縮瞳，流涙，唾液分泌，発汗，気管支収縮，徐脈，頻尿，腸管運動亢進など）とニコチン様作用（骨格筋攣縮，筋力低下）などがみられる。これらは有機リン中毒と同様な症状である。ムスカリン様副作用に対してムスカリン受容体遮断薬であるアトロピンが治療に用いられる。

抗コリン作用薬

広義の抗コリン作用薬は，ムスカリン受容体遮断薬（副交感神経遮断薬）とニコチン受容体遮断薬（神経節遮断薬と神経筋接合部遮断薬）を含むが，ここではムスカリン受容体遮断薬として扱う。ムスカリン受容体はM_1〜M_5と5種類のサブタイプに分けられる。近年開発された抗コリン作用薬は受容体選択性，臓器選択性を高めることにより副作用の発現が抑えられている。

アトロピンはチョウセンアサガオに含まれるベラドンナアルカロイドの一種である。アトロピンは心臓に作用しやすく脈拍数を増加させる。このため徐脈，房室伝導障害などに用いられる。また，胃酸分泌抑制，胆嚢，胆管，尿管平滑筋収縮抑制，消化管運動抑制などの作用があり，消化性潰瘍，胆道・腸管・尿管の疝痛などにも用いられる。眼への作用として瞳孔括約筋と毛様体筋を麻痺させ，その結果散瞳と調節麻痺を引き起こす。アトロピン点眼薬が検査のための散瞳薬として用いられてはいるが，一般に眼に対する作用は副作用としての側面が大きく，また，緑内障患者への使用は禁忌である。その他の副作用として唾液分泌抑制作用による口渇，膀胱平滑筋弛緩作用による尿閉，消化管運動抑制作用による便秘などがある。アトロピンは通常量では中枢神経作用をほとんど有さないが，中毒量では興奮，幻覚，譫妄などの興奮作用を引き起こす。同じベラドンナアルカロイドであるスコポラミンは血液脳関門を通過しやすく中枢神経に作用しやすい。

アトロピンはムスカリン受容体遮断薬の基本薬であるが長時間作用型で臓器選択性に乏しく種々の副作用があることが欠点である。このため，選択的効果を有する合成ムスカリン受容体遮断薬が開発された。プロパンテリン，チメピジウム，ブチルスコポラミン，プリフィニウム，ブトロピウムは第四級アンモニウム合成抗コリン作用薬に分類され，中枢作用は弱く，主に鎮痙薬として用いられている。

ピレンゼピンは第三級アンモニウム合成抗コリン作用薬に分類される選択的M_1受容体遮断薬でM_2受容体への作用が少ない。胃酸分泌抑制作用が強く，胃・十二指腸潰瘍に用いられ，緑内障，前立腺肥大患者にも使用できる。

慢性閉塞性肺疾患（COPD）の気管支収縮は主に迷走神経刺激により引き起こされているので抗コリン作用薬ですぐれた気管支拡張作用を示す。第四級アンモニウム合成抗コリン作用薬であるチオトロピウムは吸入でCOPDに用いられ，M_3受容体を介する気管支収縮に拮抗する。イプラトロピウム，オキシトロピウムは噴霧薬として気管支喘息，慢性気管支炎などに用いられているが，気管支喘息治療においては吸入$β_2$アドレナリン受容体刺激薬に比べて気管支拡張作用に劣り，効果発現も遅いため，第一選択薬としては用いられない。

抗コリン作用薬は過活動膀胱における頻尿，尿意切迫感の治療にも用いられている。膀胱体部平滑筋にはムスカリン受容体が存在し，アセチルコリンの刺激により排尿筋が収縮する。膀胱収縮に主に関与しているムスカリン受容体はM_3受容体であると考えられており，同受容体を遮断することにより排尿筋の収縮を抑制する。フラボキサート，オキシブチニン，イミダフェナシン，ソリフェナシン，プロピベリン，トルテロジンが用いられており，ムスカリン受容体遮断作用に加え，プロピベリンには膀胱平滑筋直接作用，オキシブチニンにはCa拮抗作用を有する。現在使用されている過活動膀胱治療薬はアトロピンと比較して臓器特異性が高く副作用の発現が少なくなっているものの，副作用として口内乾燥感，便秘などがあり，尿閉，緑内障，麻痺性イレウスなどに対しての使用は禁忌となっている。

抗コリン作用薬はレボドパが使用される以前からParkinson（パーキンソン）病治療に用いられてきた。Parkinson病では，ドパミン欠乏により，線条体内で相対的にAChの働きが強くなっており，抗コリン作用薬はAChの作用を弱めることでParkinson病症状を改善する。トリヘキシフェニジル，ビペリデン，プロフェナミンなど血液脳関門を通過しやすい第三級アミン抗コリン作用薬が主に早期Parkinson病，薬剤性Parkinson症候群に対して用いられている。しかし，抗コリン作用薬は認知機能を低下させる可能性があり，近年，高齢Parkinson病患者に対しての抗コリン作用薬の使用は減少してきている。また，高齢者では幻覚，譫妄などの中枢神経系副作用が出現しやすく注意を要する。

抗コリン作用薬以外にも口渇，視調節障害，尿閉，便秘など副作用として抗コリン作用を有する薬剤がある。アミトリプチリン，イミプラミン，クロミプラミンなどの三環系抗うつ薬は抗コリン作用が強いため，近年，選択的セロトニン再取り込み阻害薬（SSRI）やセロトニン・ノルアドレナリン再取り込み阻害薬（SNRI）など抗コリン作用の弱い抗うつ薬が開発された。抗ヒスタミン薬もジフェンドラミン，プロメタジンなどの第一世代は強い抗コリン作用を有するが，第2世代抗ヒスタミン薬（ヒスタミンH_1受容体拮抗薬）では抗コリン作用は減弱している。

アドレナリン作用薬

アドレナリン作用薬は交感神経に作用するため交感神経刺激薬ともいわれる。アドレナリン作用薬には直接アドレナリン受容体に作用する薬と内因性のノルアドレナリンを介して間接的に作用する薬がある。

表24-2 アドレナリン受容体サブタイプの機能とカテコールアミン受容体親和性

受容体サブタイプ	主な機能	受容体親和性
α_1（シナプス後興奮性）	血管収縮，散瞳 括約筋収縮 グリコーゲン分解，糖新生	$A \geq N \gg I$
α_2（シナプス前抑制性）	ノルアドレナリン遊離抑制 血小板凝集 インスリン分泌抑制	$A \geq N \gg I$
β_1（シナプス後興奮性）	心拍数増加 心収縮力増加 レニン分泌増加	$I > A = N$
β_2（シナプス後抑制性）	平滑筋（気管支，血管，腸管，膀胱壁）弛緩 グリコーゲン分解	$I > A \gg N$

I：イソプロテレノール，A：アドレナリン，N：ノルアドレナリン

カテコールアミン

交感神経の節後線維終末から放出されるノルアドレナリン，副腎髄質より分泌されるアドレナリン，これらの前駆物質であるドパミンはカテコール骨格を持つ生体アミンでありカテコールアミンと総称される。イソプロテレノールはノルアドレナリンにイソプロピル基が結合した合成化合物で，カテコールアミンに分類される。カテコールアミンはアドレナリン受容体に直接作用する薬として広く用いられており，アドレナリン受容体のサブタイプに対する親和性の違いにより薬理作用にも違いがみられる。

アドレナリン受容体サブタイプはα_1，α_2，β_1，β_2，β_3に分類され機能が異なる（表24-2）。ノルアドレナリンはα_1，α_2，β_1受容体に作用するがβ_2受容体への作用は非常に弱い。末梢血管抵抗を高め収縮期血圧，拡張期血圧を上昇させるため，急激な血圧低下時などに用いられる。アドレナリンはα，β受容体親和性ともにノルアドレナリンと同等かそれ以上であり，心停止時，アナフィラキシーショック，気管支喘息発作時などに用いられる。

ドパミンはD$_1$受容体に作用して腎血管，内臓血管を拡張する。また，交感神経や副交感神経の前シナプスに存在するD$_2$受容体に作用して，ノルアドレナリン，アセチルコリンの遊離を抑制する。ドパミンは低用量（$5\mu g/kg/分$以下）でD$_1$受容体作用により腎血流量を増加させ利尿作用をきたす。中用量（$5 \sim 10\mu g/kg/分$）ではβ_1，β_2受容体作用により心拍数増加，心収縮力増大がみられ，高用量（$10\mu g/kg/分$以上）ではα_1受容体刺激作用により血管収縮をきたす。

これらカテコールアミンは経口投与しても胃腸，肝臓ですみやかに分解されるため，薬理作用を示さない。このため静脈内投与など非経口投与で用いられる。イソプロテレノールはβ受容体に強く作用し，β_1とβ_2への作用はほぼ同等である。気管支拡張，収縮期血圧上昇，拡張期血圧低下がある。気管支拡張作用はアドレナリンの約10倍と強力だが，β_1受容体刺激による頻脈，血圧上昇の副作用があり，現在はβ_2受容体選択性の高い薬が気管支拡張薬として用いられている。ドブタミンは合成カテコールアミンで主にβ_1受容体に作用する。心収縮力増強作用はドパミンの4倍だが，ドパミンと比べ心拍数増加作用が弱く，血管収縮作用はほとんどない。このため，心筋での酸素消費量の増加は少ない。心不全の治療にドパミンと併用されることが多い。

非カテコールアミンアドレナリン作用薬

非カテコールアミンアドレナリン作用薬には，アドレナリン受容体に直接作用する薬と，ノルアドレナリンの生成，遊離を促進し間接的に作用する薬がある。

選択的α_1受容体刺激薬であるフェニレフリン，ミドドリンは末梢血管を収縮させ収縮期，拡張期血圧とも上昇させる。カテコールアミンに比べアドレナリン受容体選択性が高く，また体内で分解されにくいため作用時間が長いのが特徴である。エチレフリンも低血圧症に用いられるアドレナリン作用薬だが，α作用に加えβ作用もあり心筋収縮力を増加させる。アメジニウムは交感神経終末でのノルアドレナリン再取り込み抑制，MAO（モノアミン酸化酵素）阻害により，間接的に交感神経機能を亢進させ血圧を上昇させる。ドロキシドパはノルアドレナリンの合成前駆物質であり，生体内で芳香族L-アミノ酸脱炭酸酵素によりノルアドレナリンに変換される。末梢でノルアドレナリンに変換されることで血圧を上昇させる。また，血液脳関門を通過したドロキシドパは脳内でノルアドレナリンに変換され，Parkinson病のすくみ足の治療にも用いられている。これらのアドレナリン作用薬は主に低血圧症に対して用いられているが，起立性低血圧症に用いるときは臥位での血圧上昇に注意する必要がある。

エフェドリンは麻黄に含まれるアルカロイドで交感神経終末に作用してノルアドレナリンを遊離させると同時にβ受容体に直接作用する。しかし血圧上昇，心悸亢進などの副作用が問題となり，使用頻度は少なくなっている。メチルエフェドリンは，エフェドリンに比べ気管支拡張作用が強く，血管，心臓への作用は弱いため総合感冒薬の成分としても用いられている。デノパミンは選択的β_1アドレナリン受容体刺激薬で心収縮力増強作用に比べ，催不整脈作用が少ない。部分作用薬（partial agonist）のため耐性を生じにくく，経口投与で慢性心不全に用いられる。β_2アドレナリン受容体刺激薬は主に気管支喘息治療薬として用いられ，内服製剤，注射製剤，吸入液，エアロゾル製剤，ディスカス製剤，貼付製剤と種々の投与経路がある。トリメトキノール，サルブタモール，テルブタリン，ツロブテロール，プロカテロール，フェノテロール，ホルモテロール，クレンブテロール，マブテロール，サルメテロールはβ_2作用の選択性を高めることにより，β_1作用を介した心悸亢進などの心臓刺激副作用は少なくなっている。しかし，振戦などβ_2作用を介した副作用が問題となる。リトドリンは子宮収縮抑制作用を持つ選択的β_2アドレナリン受容体刺激薬で切迫流・早産に用いられる。

抗アドレナリン作用薬

アドレナリン受容体と結合して交感神経興奮作用を遮断する薬で，α，β，α/β遮断薬に分類される。α，β遮断薬はさらに，α_1，α_2，β_1受容体選択性，非選択性遮断薬に分けられる。

フェントラミン，トラゾリンは非選択的α遮断薬で，α_1受容体遮断作用により血管拡張作用を示す。また，交感神

経前シナプスに存在する抑制性のα_2受容体を遮断することによりノルアドレナリン遊離を促進しβ作用を示す。フェントラミンは褐色細胞腫に伴う高血圧の管理に用いられる。プラゾシン、ブナゾシン、ドキサゾシン、テラゾシン、ウラピジルは選択的α_1遮断薬で、血管平滑筋上のα_1受容体を遮断し血管を弛緩させる。降圧薬として用いられているが、前立腺平滑筋弛緩作用も有するためプラゾシン、ウラピジルは前立腺肥大症に伴う排尿困難にも用いられる。α_1遮断薬は投与初期に起立性低血圧、めまい、動悸、失神、頭痛などの副作用を伴いやすく注意を要する。現在、前立腺肥大症に伴う排尿障害にはα_1受容体サブタイプ選択性の高い薬が用いられている。α_1受容体サブタイプのうちα_{1A}受容体は前立腺、α_{1D}受容体は血管、α_{1D}受容体は膀胱に多く存在する。タムスロシン、シロドシンはα_{1A}受容体、ナフトピジルはα_{1D}受容体に高い親和性を示す。これらの薬はプラゾシン、ウラピジルと比べて血圧降下作用が弱く、心血管系副作用が少ないが、白内障手術での術中虹彩緊張低下症候群との関連性が報告されている。

β遮断薬はβ_1受容体阻害が主目的であり高血圧、狭心症、不整脈などの治療薬として用いられている。β受容体選択性の違いから非選択的β遮断薬と選択的β_1遮断薬に大別される。また、部分アゴニスト活性(内因性交感神経刺激作用〈intrinsic sympathomimetic action:ISA〉)、膜安定化作用、脂溶性の違いなどにより分類することができる。プロプラノロールはβ_1、β_2受容体に同等の親和性を持つ非選択的β遮断薬である。β_1遮断作用による心拍数減少、房室伝導抑制、心収縮力低下、心拍出量減少、心筋酸素需要減少がみられる。プロプラノロールのほか、ニプラジロール、チリソロール、ナドロールがISA(−)非選択的β遮断薬であり、カルテオロール、ピンドロール、ペンブトロール、ボピンドロールはISA(+)非選択的β遮断薬に分類される。非選択的β遮断薬は気管支喘息、糖尿病性ケトアシドーシス、代謝性アシドーシス、高度徐脈、房室・洞房ブロックなどへの投与は禁忌である。糖尿病患者ではβ遮断薬使用により低血糖症状が顕在化されにくくなるので注意を要する。選択的β_1遮断薬はβ_2受容体を介した気管支平滑筋への影響が少ないため気管支喘息患者にも使用できる。選択的β_1遮断薬のなかでアセブトロール、セリプロロールはISAを有するが、アテノロール、ビソプロロール、ベタキソロール、メトプロロールはISAを欠く。

$\alpha\beta$遮断薬は主に降圧薬として用いられる。$\alpha\beta$受容体遮断作用比は薬剤により異なりアロチノロール、カルベジロール、ラベタロールはβ受容体遮断作用がα受容体遮断作用より強いが、アモスラロールはほぼ同等である。

β遮断薬は毛様体からの房水産生を抑制して眼内圧を減少させる。このためチモロール、ベタキソロール、カルテオロールの点眼液が緑内障治療薬として用いられる。プロプラノロール、アロチノロールなどISAを持たない非選択的β遮断薬は筋紡錘に分布しているβ_2受容体を遮断することにより抗振戦効果を示し、本態性振戦の治療にも用いられる。

【永井 将弘】

25 薬剤の副作用

▶定義・概念

薬物を投与した際に主目的となっている薬理作用を主作用といい、主作用以外の薬理作用を副作用(side effect)と呼ぶ。しかし、一般に副作用は主作用に比べ、望ましくない反応が多いので、副作用は薬物有害反応(adverse drug reaction)の同義語として用いられることが多い。世界保健機関(WHO)は、薬物有害反応を「疾病の予防、診断、治療、または生理機能を正常にする目的で薬剤を投与したとき、人体に通常投与される量によって発現する有害かつ意図しない反応」と定義している。したがって、薬物療法上での過誤、薬物乱用、および薬物中毒による有害事象は薬物有害反応には分類されない。

薬物の副作用は、薬理学的な作用に関連するものと、特異体質や過敏症などの体質が影響するものに大別できる。副作用を評価するうえでは、その発現機構がどれに分類されるかを判断し、薬物の用量に依存して起こるのか、用量に依存しないで起こるのかを評価することが重要である。

薬理学的作用に基づく副作用

薬物の効果は、その薬理学的作用によるものが一般的だが、これは適応疾患に対して適正な用量を投与したときに発揮されるものである。不適当な疾患に対してや不適正な使用をしたときには、治療効果が現れないか、過剰な薬効が発現することがある。また、多くの薬物は単一の薬理作用のみを有しているわけではなく、多様な薬理作用を示すために、治療効果とは異なる有害反応がみられることがある。さらに、薬物の代謝物が種々の薬理作用を有しており、副作用の原因となる場合もある。薬理学的作用に基づく副作用は、一般に用量依存的な反応であり、薬剤の投与中止あるいは減量で回避・軽減できる場合が多い。表25-1には薬理学的作用に基づく副作用が発現する主な要因を示した。肝・腎機能障害や薬物代謝酵素の遺伝的活性低下や欠損による薬物動態の変化、受容体や酵素などの活性および量的変化、投与上の不適正、薬物相互作用などがあげられる。

体質が影響する副作用

体質が影響するものとしては、不耐症、特異体質、過敏症がある。これらの副作用は、一般に用量に依存しないで起こる。したがって、特定の個人に常用量以下の用量を用いても同様の副作用が起こりうるものである。特異体質は、通常とは異なる薬物代謝によってできた代謝物が直接あるいはハプテンとなって細胞傷害などを引き起こす。また、過敏症には免疫が関与した薬物アレルギーがある。薬物アレルギーの分類は、免疫反応による組織障害の機序から類似した Gell-Coombs 分類[1]がよく用いられる(表25-2)。ただし、薬物アレルギーの多彩な症状をこれらの4つに分類することは、アナフィラキシーなどの典型例を除くと難しい。

pharmacogenomics と副作用

薬剤の有効性や副作用に個人差や人種差が生じる要因として，生活習慣や気候などの環境要因のほかに，遺伝的要因がある。pharmacogenomics は，薬物応答に関連する DNA および RNA の特性の変異に関する研究であり，近年副作用リスクと遺伝的要因の関連が多数報告されている。

薬物代謝酵素の遺伝子多型により，投与した薬物の解毒代謝能が低下し，副作用のリスクが高くなる例として，抗がん剤のイリノテカンがあげられる。イリノテカンの活性代謝物である SN-38 の主な代謝酵素であるビリルビン UDP-グルクロン酸転移酵素（UGT1A1）には UGT1A1*6，UGT1A1*28 などの遺伝子多型が存在し，UGT1A1*6，もしくは UGT1A1*28 においては，これらの遺伝多型を持たない患者に比べてヘテロ接合体，ホモ接合体として持つ患者の順に SN-38 のグルクロン酸抱合体（SN-38 G）の生成能力は低下し，重篤な副作用（特に好中球減少症）のリスクが高くなることが知られており[2]，薬剤の添付文書においても注意喚起されている。

アレルギー性の副作用においても，遺伝子多型との関連性が知られている。Stevens-Johnson（スティーヴンス-ジョンソン）症候群（SJS）や中毒性表皮壊死融解症（TEN）などの重症薬疹のリスクが HLA（ヒト白血球抗原）遺伝子との関連が報告されており，カルバマゼピンとアロプリノールによる SJS/TEN を発症した例では，それぞれ HLA-B*1502 と HLA-B*5801 を一般集団に比較して高頻度に保有していたことが報告されている[3]。なお，これらの対立遺伝子の保有率は漢民族で 10～20％程度に対して，日本人では 1～2％（HLA-B*1502 は 1％未満）である[3]。HLA の対立遺伝子頻度には人種差（地域差）が存在することや，バイオマーカーとしての予測性に関する報告がかぎられることから，今後のさらなる研究の進展が望まれる。

薬物相互作用

薬物相互作用が要因となり重大な副作用が生じることが少なくない。近年，医療の高度化と多様化，高齢化社会の進展などに伴い，複数科受診による重複投与および多剤併用投与による薬物相互作用のリスクが増加している。相互作用の発現機序には，薬物動態学（pharmacokinetics）的相互作用と薬力学（pharmacodynamics）的相互作用がある（図 25-1）。

薬物動態学的相互作用は，薬物の吸収，分布，代謝，排泄が他の薬物により影響を受け，薬物濃度が変動することによって過剰な効果の発現（中毒）や効果の減弱が起こる場合をいう。代表的なものには，肝臓での薬物代謝酵素活性の阻害などがある。薬力学的相互作用は，薬物の体内動態（薬物濃度）には変化がないが，受容体などの作用部位での相互作用によって，効果の増強や減弱が起こる場合をいう。ニューキノロン系抗菌薬と非ステロイド性抗炎症薬（NSAIDs）の併用による痙攣誘発などがあげられる。また，物理療法，飲食物などとの相互作用についても重要なものは記載されている。患者の食生活，嗜好品なども十分考慮する必要がある。薬物相互作用の約 40％が代謝部位での薬物動態学的相互作用であることが報告されており，その相互作用のほとんどがシトクロム P450（CYP）を介した機序である。医薬品のなかには，このような CYP に関連した相互作用が原因で市場撤退した薬剤も多数ある。

医薬品添付文書では，相互作用の注意喚起は「併用禁忌（併用しないこと）」と「併用注意（併用に注意すること）」に分けて記載されている。併用注意に関しては，実際には必要上併用することも少なくなく，相互作用のメカニズムや危険性（程度），適切な代替薬の有無なども把握したうえで，患者個別に対応を判断する必要がある。

副作用のモニタリングと鑑別

副作用のモニタリングは，安全性の確保のために必須である。特に新規薬剤においては副作用のエビデンスが乏しく，市販後に報告された重篤な副作用や未知な副作用に対するモニタリングが重要である。副作用モニタリングに関しては，その薬剤の副作用発現パターン（副作用の発現しやすい投与期間や投与量との関係など），危険因子（副作用の発現しやすい疾患，年齢，併用薬など）や初期症状などの情報を把握しておくことが必要である。

しかし，臨床の場において薬剤が投与されている患者に，あるイベントが起こったとき，それと薬剤の間に因果関係があるか否かの鑑別は必ずしも容易ではない。臨床経

表 25-1　薬理学的作用に基づく副作用が発現する主な要因

薬物動態の変化
加齢，肝障害，腎障害，遺伝子多型など
薬力学の変化
受容体や酵素の活性および量的変化
投与上の問題点
適応疾患，用法用量の不適正
相互作用
薬物-薬物間，薬物-飲食物間，薬物-嗜好品間

表 25-2　薬物アレルギーの分類

	反応	抗体	主な関与細胞	補体関与	主な標的組織	疾患例
I型	アナフィラキシー反応	IgE	肥満細胞	なし	皮膚，肺，腸管	アナフィラキシー，アレルギー性鼻炎，蕁麻疹，喘息
II型	細胞傷害反応（細胞融解反応）	IgG，IgM	細胞傷害性 T 細胞	あり	皮膚，赤血球，白血球，血小板	溶血性貧血，血小板減少性紫斑病
III型	免疫複合体反応	IgG，IgM	多核白血球，マクロファージ	あり	皮膚，血管，関節，腎，肺	皮膚小血管性血管炎，血清病，糸球体腎炎，ループス腎炎
IV型	細胞性免疫反応（遅延型過敏症）	—	感作 T 細胞	なし	皮膚，肺，甲状腺，中枢神経など	アレルギー性接触性皮膚炎，硬結性紅斑，移植片対宿主病

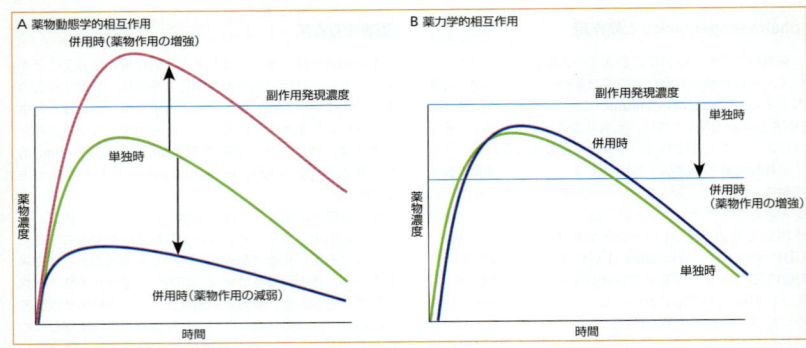

図25-1　薬物相互作用の発現機構
例1）イトラコナゾールの併用によるトリアゾラムの代謝阻害による血中濃度増大
例2）金属カチオン含有制酸薬の併用によるニューキノロン系抗菌薬の吸収低下による血中濃度低下
例3）トリアゾラムとエチゾラムの併用による中枢抑制作用の増強
Aに示す薬物動態学的相互作用は、薬物の吸収、分布、代謝、排泄が他の薬物の影響を受け、薬物濃度が変動することによる毒性発現あるいは効果減弱が起こることである。一方、Bに示した薬力学的相互作用は、薬剤の体内動態には影響がないが（薬物濃度に変化がない）、作用部位においてなんらかの相互作用が起こり、作用の増強あるいは減弱が起こっているものである。このような場合は、効果発現部位と毒性発現部位が異なっているときに起こりうると考えられる

緯から薬剤との因果関係を評価する種々のアルゴリズムが報告されており[4]）、これらのアルゴリズムはスクリーニングとして役立つが、原疾患、合併症、併用薬、投与時期、投与量、臨床検査値などの個々の患者情報に基づいて、因果関係がどの程度あるのかを検討することが必要となる。また、副作用と薬剤の因果関係が強くても、投与薬の減量、中止の基準をどこにおくかという問題についても、患者の状態、副作用の重篤性、薬剤の蓄積性、副作用の経過などを総合的に考慮して決定するべきである。

副作用の報告制度と資料

現在、副作用報告の収集は、主に企業報告と医師、薬剤師などの医療従事者からの直接報告（医薬品等安全性情報報告制度）によりなされている。また、薬事法改正により2003年7月から、医療機関等は、副作用等の発生を知った場合において、必要があると認めるときは、厚生労働大臣に対し直接報告することが義務づけられた。この報告用紙は各医療関係団体が発行する定期刊行物や医薬系雑誌への綴じ込み、医薬品医療機器情報提供ホームページ（http://www.info.pmda.go.jp/）などにより容易に入手できる。

このシステムにより厚生労働省に集積された報告は、中央薬事審議会で検討し、添付文書の改訂、安全性情報の作成などが行われ、医療現場に伝達される。

医薬品添付文書：医薬品の適正使用のための医師・薬剤師などへの情報伝達媒体として繁用されている。これは、薬事法第52条の規定により医薬品に必ず添付することが義務づけられている法定文書である。医薬品製造販売業者が薬事法に基づき作成し、医療関係者が適正な薬物療法を行う際に必要な、唯一公的な医薬品情報源となる。したがって、医療保険や医療訴訟などでの「医療水準の根拠」などとしても用いられる重要なものである。副作用の項目は、前段に副作用発生状況の概要として、承認時や市販後調査で頻度が高かった主な副作用が記載されている。次いで医薬品の使用に伴って報告されている副作用等が「重大な副作用」と「その他の副作用」に区分して記載されている。重大な副作用は、主に厚生労働省の副作用重篤度分類のgrade 3に相当するものが記載され、その判明している発現機序、発生するまでの期間、具体的防止策、処置方法、初期症状などが、必要に応じて記載されている。これらの重大な副作用を防止する観点からの注意が警告や重要な基本的注意などの項目でも注意喚起される。添付文書の副作用情報等は、上記の副作用の報告制度に基づいて、随時改訂されるため、最新の添付文書を確認しなくてはならない。最新の添付文書情報は、医薬品医療機器情報提供ホームページでも確認・入手できる。

緊急安全性情報（イエローレター）：医薬品・医療機器について、国民（患者）、医療関係者に対して緊急かつ重大な注意喚起や使用制限にかかわる対策が必要な状況にある場合に、厚生労働省の指示などにしたがって製造企業から提供される黄色地のA4サイズの印刷物。また、2011（平成23）年10月からは原則として患者向け情報もあわせて作成されることとなった。製造販売業者は、直接配布を原則として、医療機関の適切な部署、薬局等に厚生労働省の指示などから1カ月以内に情報が到着していることを確認することが義務づけられている。

安全性速報（ブルーレター）：保険衛生上の危害発生・拡大防止のため、緊急安全性情報に準じ、医薬関係者に対して一般的な使用上の注意の改訂情報よりも迅速な注意喚起が必要な状況にある場合に、厚生労働省の指示などにしたがって製造企業から提供される青色地のA4サイズの印刷物。製造販売業者は、直接配布などにより、医療機関の適切な部署、薬局等に厚生労働省の指示などから1カ月以内に情報が到着していることを確認することが義務づけられている。

医薬品・医療機器等安全性情報：製薬企業から副作用症例報告と研究報告，医薬品等安全性情報報告制度により収集された情報のうち，注目すべき副作用についての解説と「使用上の注意」の改訂情報をまとめた資料である。

おわりに

薬剤の副作用を未然に防止あるいは早期に発見し適切な対応をするためには，薬剤に関する最新の適正使用情報の把握に努めることが必須である。また，薬剤の最終使用者である患者自身に適正な使用法や副作用の初期症状・対処などの情報を提供することが，副作用の回避や早期発見のために重要となる。

【大野 能之・鈴木 洋史】

参考文献

1) 村中正治ほか：薬物アレルギー．臨床アレルギー学 改訂第3版，宮本昭正監，p410-423，南江堂，2007
2) Minami H et al：Irinotecan pharmacokinetics/pharmacodynamics and UGT1A1 genetic polymorphisms in Japanese roles of UGT1A1*6 and*28. Pharmacogenet Genomics 17：497-504, 2007
3) Aihara M et al：Pharmacogenetics of cutaneous adverse drug reactions. J dermatol 38：246-254, 2011
4) Naranjo CA et al：A method for estimating the probability of adverse drug reactions. Clin Pharmacol Ther 30：239-245, 1981

6章 内科疾患と腫瘍学

1. 癌検診と癌予防の取り組み ……………………………… 266
2. 癌幹細胞 ……………………………………………………… 267
3. 癌遺伝子，癌抑制遺伝子 …………………………………… 269
4. ゲノム・エピゲノムと発癌 ………………………………… 274
5. 炎症と発癌 …………………………………………………… 276
6. 感染と発癌 …………………………………………………… 279
7. 血管新生と腫瘍 ……………………………………………… 281
8. 浸潤と転移のメカニズム …………………………………… 283
9. 腫瘍マーカー ………………………………………………… 285
10. 腫瘍治療の目的と役割 …………………………………… 289
11. 抗腫瘍薬の理論 …………………………………………… 293
12. 放射線治療 ………………………………………………… 296
13. 集学的治療 ………………………………………………… 299
14. 分子標的療法 ……………………………………………… 301
15. 遺伝子治療・免疫療法 …………………………………… 304
16. 抗腫瘍薬の毒性評価と対策 ……………………………… 308
17. 腫瘍に対する支持療法 …………………………………… 311
18. 腫瘍性疾患の救急治療 …………………………………… 313
19. 高齢者に対する化学療法 ………………………………… 316
20. 癌性疼痛の治療 …………………………………………… 318
21. 在宅治療 …………………………………………………… 319
22. 癌患者の心理学的側面 …………………………………… 321
23. 癌患者のコンサルテーション・リエゾン精神医学 ……… 322
24. 腫瘍を対象とした臨床試験 ……………………………… 324

1 癌検診と癌予防の取り組み

はじめに

わが国における癌の死亡数は1981(昭和56)年より死因の第1位であり、現在は年間約35万人を数え、今後の国民の老齢化に伴いこの数値はさらに増加する傾向にある(図1-1)。35万人という死亡者数は、交通事故死亡者数の約60年分に相当し、いかに癌による死亡者数が大きな社会問題となっているかを物語っている。癌による死亡者数は、国民の全死亡原因の1/3を占めている。厚生労働省の調査研究班の推計によれば、癌に罹患する確率は一生のうち男性では約2人に1人、女性では約3人に1人となっている。これらの癌罹患者数はこのままでは今後も減ずることはなく、引き続き増加することが予想されている。

今後、これらの癌による死亡者数を減らすためには、癌の発生そのものを予防するとともに癌の早期発見を行い早期に治療を開始することが重要な課題であると考えられている。2006年6月に成立、2007年4月に施行がはじまった「がん対策基本法」においても「癌医療の均てん化の促進」「癌研究の推進」とともに「癌予防の推進」「癌検診の質の向上」が重要課題として取りあげられている。

このなかで、癌検診については癌の早期発見、早期治療をめざして癌検診の受診率を50%に向上させることを目標としている(図1-2)。

癌予防

癌予防では癌発生そのものを減らすことを目的としている。癌を発生させる原因にはウイルス、発癌物質などいろいろなものが存在するが、癌の発生を防ぐ最も大きな要素は生活習慣によるものと考えられている。

このなかでも、喫煙は最も大きな癌発生の原因であり、タバコは少なくとも60種類の発癌物質を含んでおり、ほとんどすべての癌で喫煙者の癌による死亡率は非喫煙者の死亡率を大きく上回っている。このため、世界規模での禁煙対策がとられており、欧米の一部の国では、すでに癌の死亡率の減少がみられている。わが国においても近年公共の場での禁煙が定着しつつある。

食物についても、日本人と欧米その他の国外に移住した日本人との食生活の比較により、塩分の摂取過剰による胃癌の発生、食事の欧米化による乳癌、大腸癌の増加などが問題となっている。

わが国において推奨できる癌の主な予防法としては、アスベスト、排気ガス、カビなどの発癌性のある物質に気をつけることは当然のことであるが、生活習慣と関連するものとしては、禁煙、節度ある飲酒と飲めない人は無理に飲まない、偏りのないバランスのとれた食事、定期的な適度な運動、適切な体重維持、肝炎ウイルスの有無を知り、適切な処置をとるなどがあげられている。現在これらを含めた生活習慣と発癌に関する数万人規模のコホート研究が進行中である。

癌検診

癌検診の目的は、癌を早期に発見し、早期に治療を行うことによって癌の死亡者数を減らすことを目的としてい

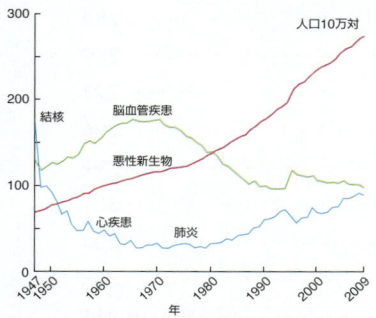

図1-1 主要死因別粗死亡率年次推移(1947～2009年)[1]

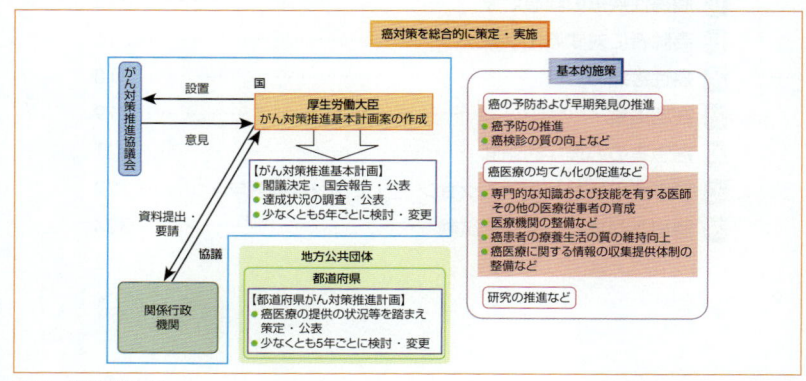

図1-2 がん対策基本法[1]

表 1-1 癌検診

	死亡率が下がる十分な根拠がある	死亡率が下がる相応の根拠がある	死亡率が下がらないという相応の根拠がある	死亡率が下がるかどうか根拠になる研究や報告がまだない(進行中)
子宮頸癌	細胞診	—	—	—
子宮体癌	—	—	—	細胞診 超音波経腟法
卵巣癌	—	—	—	超音波単独 超音波と腫瘍マーカー併用 MRI
乳癌	視触診とマンモグラフィ 50歳以上	視触診とマンモグラフィ 40歳代	視触診単独	視触診と超音波
胃癌	—	胃X線検査	Helicobacter pylori 抗体	血清ペプシノーゲン検査
肺癌	—	胸部X線撮影と喀痰細胞診の併用	—	ヘリカルCTと喀痰細胞診の併用 (米国では有効)
大腸癌	便潜血検査	—	—	注腸 内視鏡
肝癌	—	肝炎ウイルス検査	—	超音波
前立腺癌	—	—	直腸診	PSA 測定

PSA:前立腺特異抗原

る。癌検診には大きく分けて2つのタイプの検診が存在しており,集団の癌による死亡者数を減らすことを目的とした対策型検診と,個人が自分の意志で自分が癌によって自分自身が死亡することを防ぐために検診を受ける任意型検診が存在する。

対策型検診:市区町村が中心となり,その財源が税金を主な財源としていることで,検診により死亡率減少効果が明らかとされている検診方法が主体となって行われている。検診による有効性とは,疫学的には癌の死亡者数減少のみを有効としており,早期に癌を発見することや早期発見により低い侵襲で癌が治ることなどは検診の有効性とはみなされていない。このため,疫学的有効性と臨床における有効性に解釈の相違点が存在しており,調整が進められている。

任意型検診:個人が自己の判断で検診を受けるものであり,費用は自己負担または雇用先などからの負担となり,保険は適用されない(表 1-1)。

癌検診受診率に関しては,乳癌を例にとると,欧米における癌検診受診率は70〜80%であり,韓国においても50%の受診率であるのに対し,わが国ではせいぜい20〜30%にとどまっており,国際的にみても先進国のなかでは受診率は低い位置づけとなっている。しかしながら,わが国は乳癌以外に便潜血による大腸癌,X線撮影と喀痰細胞診による肺癌,X線バリウム検査による胃癌,細胞診による子宮癌,肝炎ウイルス検査による肝癌検診など多くの種類の癌検診を行っている数少ない国でもある。

いずれにしても,今後,これらの癌検診受診率を向上させることが最も重要なことであり,このことは前述したように「がん対策基本法」のなかでも重要な課題として取りあげられており,国の対策として癌検診の受診率を50%まで高めることが求められている。

【森山 紀之】

参考文献
1) がんの統計'10. p6〜24, 財団法人がん研究振興財団, 2010

2 癌幹細胞

はじめに

癌幹細胞(cancer stem cells)とは,正常組織幹細胞と同じように自己複製能を保持した癌細胞で,癌組織の源となる細胞である。それゆえ,癌始原細胞(cancer initiating cells)と呼ばれることもある。「癌組織にはごく少数の腫瘍性幹細胞が存在し,自己複製と限定された分化を行いながら癌細胞を供給して腫瘍を構築する」という概念は,歴史的には19世紀に提唱されていたが,長らくその実体は不明であった。

いま,癌克服へのパラダイムシフトと呼ぶものとして,この概念が注目を集めている。癌化とは,細胞が癌幹細胞化した時点で成立し,癌幹細胞は腫瘍組織全体を供給しながら拡大・浸潤し,宿主を滅ぼす。治療抵抗性が高い癌幹細胞を根絶することが「治癒」を意味し,一方で,残存癌幹細胞の再活性化は「再発」,癌幹細胞の移動と局所への生着は「転移」を意味する。すなわち,癌幹細胞は治癒をめざした治療の標的である。また癌幹細胞は正常幹細胞と同様に,腫瘍微小環境(癌幹細胞ニッチ)によって維持されており,癌克服のためには,種(たね)としての癌幹細胞と,それに対応する土壌としてのニッチの両方が治療標的となりうる。

ヒトにおいて癌幹細胞がはじめて同定されたのは急性骨髄性白血病(acute myeloid leukemia:AML)においてであり,その後,固形腫瘍においても,癌幹細胞の存在がその特異的な細胞表面マーカーとともに相次いで報告されるようになった。

白血病の癌幹細胞

白血病幹細胞の存在をはじめて証明したのは,カナダ・トロント大学のDick JEらのグループである。彼らは,ヒトAML細胞において,CD34陽性(CD34$^+$)CD38陰性(CD38$^-$)の細胞集団だけが免疫不全マウスへの異種移植によってヒト白血病を再構築する能力を有していることを

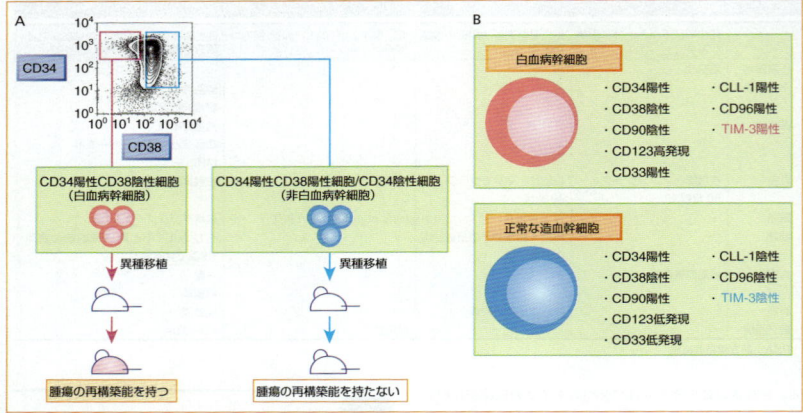

図 2-1 白血病幹細胞の証明法と白血病幹細胞特異的な表面抗原
(© 2011 菊繁吉謙・赤司浩一 Licensed under CC 表示 2.1 日本)

示した[1]。この結果から、AML の芽球は少数の CD34$^+$CD38$^-$ の AML 幹細胞に由来していることが明らかとなった。

このように、ヒト癌幹細胞の特性である自己複製能と腫瘍形成能を検証するためには、通常免疫不全マウスへの異種移植により腫瘍再構築能の有無を判定する方法が用いられている。急性白血病においては、①マルチカラーフローサイトメトリー技術の発展によりごく少数の細胞集団の濃縮・純化が可能となったこと、②ごく少数の腫瘍細胞を移植して白血病を再現可能なヒト AML 発症免疫不全マウスが開発されたこと、③正常の造血幹細胞の純化・濃縮とその下流への分化様式が解明されつつあること、などの進歩を背景に白血病幹細胞および正常造血幹細胞の同定が進んでいる。これら純化した幹細胞を用いて、自己複製能や増殖能などの白血病幹細胞の細胞特性を解明することにより、白血病幹細胞を標的とした有効な治療法の開発が行われている（図 2-1A）。

たとえば AML においては、AML 幹細胞と正常幹細胞の遺伝子発現プロファイルをゲノムワイドで比較し、AML 幹細胞特異的な抗原や機能蛋白を見つける試みがなされてきた。現在までに、正常の造血幹細胞と AML 幹細胞の表面マーカーは、CD34$^+$CD38$^-$HLA-DR$^-$CD71$^-$ に関しては同一であることが示されている。CD90(Thy1) はヒト正常造血幹細胞の表面マーカーとして広く知られているが、AML の CD34$^+$CD38$^-$ 細胞には発現していない。逆に、正常造血幹細胞において陰性（または低発現）で、白血病幹細胞で特異的に陽性（または高発現）な表面抗原として、CD33, CD96, IL-3 receptor α chain(CD123), C-type lectin-like molecule-1(CLL-1), T-cell immunoglobulin mucin-3(TIM-3) などが報告されている（図 2-1B）。このなかで、TIM-3 は急性前骨髄球性白血病(APL)を除くほぼすべての AML 白血病幹細胞に高発現しており、マウス抗ヒト TIM-3 モノクローナル抗体をヒト AML 発症免疫不全マウスに投与することにより、マウス中でヒト AML を根絶できることが報告された[2]。

固形腫瘍の癌幹細胞

白血病幹細胞についての第1報から遅れること9年、固形腫瘍における癌幹細胞の存在が報告された。まずミシガン大学の Clarke M（現在はスタンフォード大学）らのグループが、乳癌幹細胞が CD44$^+$CD24$^-$（または低発現）の分画に存在することを報告し[3]、時を同じくしてトロント大学の Dirks P らが、脳腫瘍において CD133$^+$ の分画に癌幹細胞が存在することを報告した[4]。

この2つの研究が契機となって、一般の癌研究者の間に癌幹細胞に対する認識が広まり、その研究が拡大・展開している。現時点で、新鮮手術標本を用いて癌幹細胞の存在が報告されている固形腫瘍の臓器とその特異的表面抗原を表2-1に示す。この表に示したとおり、臓器によって報告されている抗原とその発現パターンが異なる。特に、大腸癌や膵癌においては、CD44$^+$ と CD133$^+$ の両方の報告が混在している。今後、これが癌組織の種類の違いによるのか、あるいは実験手法、たとえば使用する免疫不全マウスの種類や抗体などの試薬の違いなのかを明らかにする必要がある。

癌幹細胞と腫瘍微小環境（癌幹細胞ニッチ）の相互作用

さらに、癌幹細胞とそれを支える周辺の間質成分との相互作用に関しても研究が進んでいる。この間質成分は一般的に、腫瘍微小環境(tumor microenvironment)あるいは癌幹細胞ニッチと呼ばれている。

ヒト AML を移植した免疫不全マウスの解析によって、AML 幹細胞は、骨髄と骨の境界（内骨膜ニッチ）において長期生存していることが報告された。この内骨膜ニッチは、正常造血幹細胞のニッチでもある。すなわち、白血病

表2-1 新鮮手術標本から同定された,固形腫瘍の癌幹細胞表面マーカー

臓器別癌	癌幹細胞マーカー	マーカー陽性細胞の割合(%)	腫瘍形成最小細胞数	マウスへの移植部位	マウスの種類
乳癌	$CD44^+/CD24^{-/low}$	11〜35	200	乳腺脂肪帯, 皮下	NOD-SCID
脳腫瘍(膠芽腫・髄芽腫)	$CD13\ 3^+$	6〜29	100	脳内, 皮下	NOD-SCID
大腸癌[5]	$CD133^+$	1.8〜25	200	腎臓皮膜下, 皮下	NOD-SCID
大腸癌[6]	$CD133^+$	0.7〜6	3,000	皮下	SCID
大腸癌[7]	$EpCAM^{hi}/CD44^+$	0.03〜38	200	皮下	NOD-SCID
頭頸部癌	$CD44^+$	0.1〜42	5,000	皮下	Rag2-gC-DKO, NOD-SCID
膵臓癌	$CD44^+/CD24^+/ESA^+$	0.2〜0.8	100	膵臓, 皮下	NOD-SCID
膵臓癌	$CD133^+$	1〜3	500	膵臓, 皮下	NMRI-nu/nu
肺癌	$CD133^+$	0.32〜22	104	皮下	SCID
肝臓癌	$CD90^+(CD44^+)$	0.74〜6.2	5,000	肝臓, 皮下	BALB/c-nu/nu, SCID/Beige
肝臓癌	$CD133^+CD13^+$ (or $CD133^+CD90^+$)	2.0〜15.4	100	皮下	NOD-SCID
腎臓癌	$CD105^+$	4.8〜11.3	100	皮下	SCID
悪性黒色腫	$ABCB5^+$	1.6〜20	100	皮下	NOD-SCID
悪性黒色腫	$CD271^+$	2.5〜41	10	皮下	Rag2-gC-DKO
子宮内膜癌	$CD133^+$	1.3〜62.6	900,000	皮下	NOD-SCID
卵巣癌	$CD44^+CD117^+$	0.14〜0.2	100	皮下	BALB/c-nu/nu
卵巣癌	$CD133^+$	0.3〜35	100	皮下	NOD-SCID
膀胱癌	$CD44^+(CK5^+CK20^-)$	6.0〜34.5	100	皮下	Rag2-gC-DKO

による汎血球減少は,AML幹細胞が正常造血幹細胞のニッチを占拠することにより正常造血を阻害した結果,生じていることが示唆された.また,ニッチに存在するAML幹細胞は細胞周期を停止しており,抗がん剤に耐性を示した[5].現在,AML幹細胞と正常造血幹細胞のニッチにおける維持機構の差異を明らかにする研究が進められている.

固形腫瘍においては,大腸癌幹細胞周辺の筋線維芽細胞が産生する肝細胞増殖因子(HGF)が,Wntシグナルを活性化することで大腸癌幹細胞の腫瘍原性の維持や獲得に関与していること[6],また,*Helicobacter pylori*感染胃癌マウスにおいて炎症から発癌に変化する際に,骨髄中の間質幹細胞が癌関連線維芽細胞へと分化して腫瘍微小環境を構築し,腫瘍の増大・浸潤に寄与していることなどが示されている[7].これらの結果は,癌治療の対象として癌幹細胞そのものだけではなく,癌幹細胞と間質成分との相互作用が標的となりうることを示唆している.

おわりに

癌幹細胞がいかにして生成・維持され,治療抵抗性を獲得するのか,という研究課題は,癌の臨床において最も重要な命題の一つである.これらの分子機構を明らかにすることにより,癌幹細胞を根絶する新たな治療法の発見に結びつく可能性が高く,今後の研究の進展が期待される.

〔高石 繁生・赤司 浩一〕

参考文献

1) Lapidot T et al : A cell initiating human acute myeloid leukaemia after transplantation into SCID mice. Nature 367:645-648, 1994
2) Kikushige Y et al : TIM-3 is a promising target to selectively kill acute myeloid leukemia stem cells. Cell Stem Cell 7:708-717, 2010
3) Al-Hajj M et al : Prospective identification of tumorigenic breast cancer cells. Proc Natl Acad Sci U S A 100:3983-3988, 2003
4) Singh SK et al : Identification of human brain tumour initiating cells. Nature 432:396-401, 2004
5) Saito Y et al : Induction of cell cycle entry eliminates human leukemia stem cells in a mouse model of AML. Nat Biotechnol 28:275-280, 2010
6) Vermeulen L et al : Wnt activity defines colon cancer stem cells and is regulated by the microenvironment. Nat Cell Biol 12:468-476, 2010
7) Quante M et al : Bone marrow-derived myofibroblasts contribute to the mesenchymal stem cell niche and promote tumor growth. Cancer Cell 19:257-272, 2011

3 癌遺伝子,癌抑制遺伝子

DNA,遺伝子の疾患としての癌

内科の診療において遭遇する大部分の癌は,多段階を経て発生,進展する比較的高齢者の疾患である.実際,成人の大部分の癌の発生は年齢の6乗に比例して増加する.このことは,癌の発生に6個程度の独立した要因が必要であることを示唆している.

一方,癌の研究からは,DNAに傷をつける変異原物質の大部分が,実験動物に腫瘍をつくる癌原物質であること,癌細胞の90%以上で染色体異常がみられること,ごくまれであるが家族性腫瘍が存在することなどが古くから知られていた.これらの事実は,癌の第一義的な原因がDNAの異常にあると考えれば説明がつく.この場合,癌の発生に必要な独立の要因とは,DNAの異常(ヒット)に相当する.1980年代以降,ヒトの癌の発生,進展の鍵となる癌遺伝子,癌抑制遺伝子が次々と単離,同定され,癌の多段階の発生,進展の各過程に対応するヒットに相当する遺伝子異常が明らかにされてきた[1〜4].

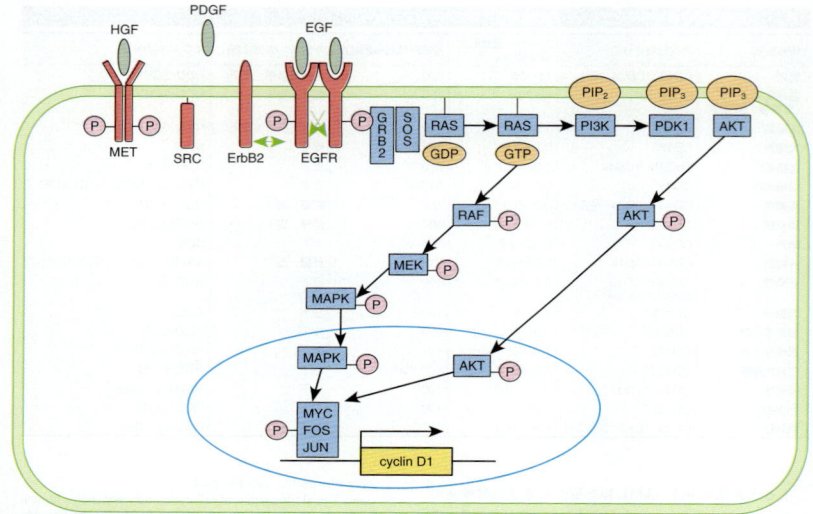

図 3-1　癌遺伝子産物の経路
癌遺伝子産物には，細胞増殖因子，増殖因子受容体，細胞質から核にいたる増殖促進シグナル伝達物質，核内転写因子などが含まれる．ここでは，EGFR（上皮増殖因子受容体）分子経路を中心に示した．大部分の増殖因子は，RAS を活性化して核へとシグナルを伝達する．HGF：肝細胞増殖因子，PDGF：血小板由来増殖因子，EGF：上皮増殖因子，PIP₂：ホスファチジルイノシトール二リン酸，PIP₃：ホスファチジルイノシトール三リン酸，PI3K：ホスファチジルイノシトール 3-キナーゼ，GDP：グアノシン二リン酸，GTP：グアノシン三リン酸，MEK：MAP-ERK キナーゼ，MAPK：分裂促進因子活性化蛋白キナーゼ，⟶：活性化，P：リン酸基
（文献 2 を改変）

癌遺伝子

　癌遺伝子は当初，げっ歯類やトリなどの実験動物に接種すると短期間に腫瘍をつくる RNA 腫瘍ウイルスから単離された．ところが，その構造に類似した分子（癌原遺伝子）が正常ヒト細胞のゲノム DNA 中にも存在し，種々の要因により活性化される（癌遺伝子）と，癌化を促進することが示された．このように癌遺伝子は細胞癌化に対して優性に働く．そして癌細胞では，点突然変異による蛋白質の新たな悪可能の獲得や，遺伝子増幅による量的増加，染色体転座，遺伝子再編成による新規蛋白質の生成，発現制御の異常などの活性化が認められる．これらの変化が DNA のヒットに相当し，喫煙や加齢，また細胞分裂時に一定の割合で生じる不可避的な変異によって引き起こされる．

　癌遺伝子の産物は，細胞増殖を促進する機能を持つ．具体的には細胞増殖因子，増殖因子受容体，細胞内シグナル伝達物質，核内転写因子などが含まれる．上皮増殖因子（epidermal growth factor：EGF）とその受容体の経路は，癌遺伝子産物の代表的な分子経路である（図 3-1）．まず，細胞外の EGF が細胞膜上の上皮増殖因子受容体（EGFR）に結合すると，構造が変化して EGFR の二量体が形成され，接近した互いの分子の細胞内チロシン残基が，そのチロシンキナーゼ活性によって，自己リン酸化される．すると，細胞内の GRB2，SOS などの分子が結合して細胞膜へ

と移動し，癌原遺伝子産物である RAS が GDP（グアノシン二リン酸）結合型から GTP（グアノシン三リン酸）結合型に活性化される．

　活性化 RAS は，Raf，MEK（MAP-ERK キナーゼ），MAPK（分裂促進因子活性化キナーゼ）という 3 段階の連続リン酸化反応を進め，最終的に活性化された MAPK が核内に移動し，細胞増殖にかかわる転写因子群を活性化する．たとえば，癌原遺伝子産物 fos と jun の二量体である転写因子 AP-1 はこの経路で活性化され，細胞周期調節因子 cyclin D を活性化する．癌原遺伝子産物 MYC も MAPK の標的分子の一つで，他の転写因子との二量体形成を介して DNA に結合し，さまざまな遺伝子の発現を調節して細胞分裂を促進する．なお，EGFR の二量体化は，EGFR と ErbB2/HER2 などその構造類似体との間でも生じる．

　RAS はまた，細胞膜の脂質キナーゼである PI3K（ホスファチジルイノシトール 3-キナーゼ）経路上のセリン/スレオニンキナーゼである PDK1，AKT を連続的にリン酸化し，活性化 AKT は核内に移行して，細胞の生存やアポトーシスを制御する転写因子活性を制御する．また EGFR 経路上以外にも，HGF（肝細胞増殖因子）受容体の *MET*，SCF（幹細胞因子）受容体の *KIT* などの癌遺伝子が見出されている．

　これらの経路のなかで，EGFR の遺伝子増幅や，点突然変異は肺癌など，ErbB2/HER2 の遺伝子増幅は乳癌など

表 3-1 ヒトの代表的癌遺伝子

遺伝子	ウイルス性癌遺伝子	活性化が認められる癌	分子標的治療薬
増殖因子			
PDGFβ	v-sis	膵癌, 神経膠腫など(過剰発現)	
受容体チロシンキナーゼ			
EGFR	v-erbB	非小細胞肺癌(遺伝子変異, 遺伝子増幅)	ゲフィチニブ, エルロチニブ, セツキシマブ
ErbB2/HER2	v-erbB	乳癌(遺伝子変異, 過剰発現)	トラスツズマブ
PDGFR		消化管間質腫瘍(遺伝子変異)	ソラフェニブ
VEGFR		腎細胞癌(過剰発現)	ソラフェニブ
RET		家族性内分泌腫瘍症2型, 甲状腺癌(点突然変異)	
MET		遺伝性乳頭状癌(点突然変異)	ARQ197 など
		非小細胞肺癌(過剰発現)	
KIT	v-kit	消化管間質腫瘍(遺伝子変異)	イマチニブ, ソラフェニブ
非受容体チロシンキナーゼ			
SRC	v-src	大腸癌(過剰発現)	
ABL	v-abl	慢性骨髄性白血病(BCR-ABL 融合遺伝子)	イマチニブ, ダサチニブ(BCR-ABL に対して)
ALK		非小細胞肺癌(EML4-ALK 融合遺伝子), 神経芽細胞腫(点突然変異)	PF-02341066, クリゾチニブなど
GTP 結合蛋白質			
HRAS	v-H-ras	非小細胞肺癌など(点突然変異)	
KRAS	v-K-ras	膵癌, 大腸癌, 非小細胞肺癌など多数(点突然変異)	
NRAS		非小細胞肺癌など(点突然変異)	
セリン/スレオニンキナーゼ			
RAF1	v-raf		
BRAF	v-raf	大腸癌など(点突然変異)	ソラフェニブ
転写因子			
MYC	v-myc	大腸癌など(遺伝子増幅)	
MYCN	v-myc	神経芽細胞腫(遺伝子増幅)	
FOS	v-fos		
細胞周期制御			
cyclin D1		食道癌, 肝臓癌(遺伝子増幅)	
CDK4			

で認められ, 後述するように分子標的療法の標的分子となっている。また, *KRAS* の点突然変異による活性化は膵癌, 大腸癌など多くの癌で認められる。増殖因子受容体はチロシンキナーゼ活性を持つものが多いことが特徴であるが, 細胞内伝達には主にセリン/スレオニンキナーゼ分子群がかかわる。

一方, 核内癌遺伝子としては, 前述した転写因子 MYC, FOS, JUN 以外に, ステロイド・サイロイドホルモン受容体である ErbA, 細胞周期制御にかかわるサイクリン, サイクリン依存性キナーゼ (CDK) などが代表的である。*MYC* 遺伝子の染色体転座による発現異常は Burkitt (バーキット) リンパ腫で, 遺伝子増幅による過剰発現は肺癌の一部などで認められる。細胞周期制御にかかわる癌遺伝子については後述する。このように, 合計 100 種を超える癌遺伝子が同定されている。代表的な癌遺伝子を表 3-1 にまとめた。

なお, 動物に腫瘍をつくる第 2 のグループの癌ウイルスとして, 腫瘍性パピローマウイルス, アデノウイルス, SV40 ウイルスなどの DNA 腫瘍ウイルスが知られ, それぞれ E7, E6 (パピローマウイルス), E1A, E1B (アデノウイルス), large T (SV40) という癌遺伝子を持つ。これらウイルス性癌遺伝子の相同体は, 動物細胞には存在しないが, その癌遺伝子産物 (腫瘍性抗原) である E7, E1A, SV40 large T は後述する癌抑制蛋白質 RB と, また E6, E1B, SV40 large T は癌抑制蛋白質 p53 と, それぞれ細胞内で結合し, これらを分解することにより不活化する作用を示す。

癌抑制遺伝子

細胞には, 癌遺伝子と対照的に癌を抑制する作用を持つ一連の分子群も存在する。これら癌抑制遺伝子の多くは, 家族性腫瘍の原因遺伝子として, 連鎖する染色体領域の構造解析や候補遺伝子の変異解析によって同定された。父母由来の染色体に存在する癌抑制遺伝子の 2 つの対立遺伝子 (アレル) のどちらかが正常に機能する場合は, 癌化につながることはないが, 2 つのアレルがともに不活化された (2 ヒット) ときに, 細胞癌化を促進する。つまり, 癌抑制遺伝子は, 細胞癌化に対して劣性に作用する特徴を持つ[5]。そして, 家族性腫瘍において原因となる生殖細胞系列変異を有することが, 癌抑制遺伝子の狭義の定義となっている (表 3-2)。癌抑制遺伝子は, 染色体欠損や遺伝子欠失などの大規模な DNA 異常, 終止コドンやフレームシフトなどの微細な塩基配列変異, さらには遺伝子上流の発現制御領域を含む CpG アイランド領域におけるシトシン残基のメチル化など, エピジェネティックな変化などの分子機構により不活化する。

癌抑制遺伝子の産物は, 細胞増殖を抑制する機能を持つ。具体的には, 増殖抑制因子, その受容体, 細胞内抑制シグナル伝達分子, 細胞周期の停止や細胞死誘導にかかわる核内蛋白質が含まれる。細胞周期の負の制御の中心となるのは RB 蛋白質であり, 遺伝性網膜芽細胞腫の原因遺伝

表 3-2 主な家族性腫瘍の原因遺伝子

原因遺伝子	染色体局在	遺伝性腫瘍	非遺伝性腫瘍	遺伝子産物の機能
癌抑制遺伝子				
RB1	13q14	網膜芽細胞腫	骨肉腫、肺癌など多数	転写制御、細胞周期制御
TP53	17p13	Li-Fraumemi 症候群	ほとんどすべての腫瘍	細胞周期、細胞死制御
WT1	11p13	Wilms 腫瘍	腎芽腫	転写制御
NF1	17q11	多発性神経線維腫症Ⅰ型	神経芽腫、悪性黒色腫など	シグナル伝達
APC	5q21	家族性大腸ポリポーシス	大腸癌、胃癌、膵癌	細胞骨格
NF2	22q12	多発性神経線維腫症Ⅱ型	髄膜腫、神経芽腫	細胞骨格
VHL	3p25	von Hippel-Lindau 病	腎癌、血管芽細胞腫など	転写制御（抑制）
TSC2	16p13	神経膠腫		シグナル伝達
INK4A	9p21	家族性悪性黒色腫	悪性黒色腫、腎癌	細胞周期制御
BRCA1	17q21	家族性乳癌、卵巣癌	卵巣癌	DNA 修復
BRCA2	13q12-13	家族性乳癌、膵癌	肝細胞癌	DNA 修復
PTC	9q22	基底細胞癌	基底細胞癌	シグナル伝達
SMAD4	18q21	若年性ポリポーシス	大腸癌、膵癌	シグナル伝達
PTEN	10q23	Cowden 病	神経膠腫、前立腺癌など	シグナル伝達
MEN1	11q13	多発性内分泌腫瘍症 1 型	副甲状腺腫瘍	シグナル伝達
CADH1	16q22	家族性胃癌	スキルス胃癌	細胞接着
TGFBR1		Lynch 症候群	大腸癌	シグナル伝達
STK11	19p13.3	Peutz-Jegher 症候群	大腸癌、胃癌	シグナル伝達
TSC1	9q34	過誤腫、腎血管筋脂肪腫		シグナル伝達
DNA 修復酵素遺伝子				
MSH2	2p21-p22	Lynch 症候群	大腸癌、子宮体癌	DNA ミスマッチ修復
MLH1	3p21	Lynch 症候群	大腸癌、子宮体癌	DNA ミスマッチ修復
PMS1	2q31-33	Lynch 症候群	大腸癌、子宮体癌	DNA ミスマッチ修復
PMS2	7p22	Lynch 症候群	大腸癌、子宮体癌	DNA ミスマッチ修復
MSH3	5q11-q12	Lynch 症候群	大腸癌、子宮体癌	DNA ミスマッチ修復
MSH6	2p16	Lynch 症候群	大腸癌、子宮体癌	DNA ミスマッチ修復
癌遺伝子				
RET	10q11	多発性内分泌腫瘍症 2 型	甲状腺髄様癌	シグナル伝達
MET	7q31	遺伝性乳頭状腎細胞癌	乳頭状腎細胞癌	シグナル伝達
KIT	4q11-q12	遺伝性消化管間質腫瘍	消化管間質腫瘍	シグナル伝達
常染色体劣性遺伝病の原因遺伝子				
XP	(8 遺伝子)	色素性乾皮症、皮膚癌	不明	DNA 修復
ATM	11q23	毛細血管拡張性運動失調症、白血病、リンパ腫	不明	DNA 障害シグナル伝達
FA	(5 遺伝子)	Fanconi 貧血、白血病	不明	DNA 修復
BLM	15q21	Bloom 症候群、リンパ腫	不明	DNA 修復
WRN	8p12	Werner 症候群、肉腫、白血病	不明	DNA 修復
NBN	8q21	Nijimegen 症候群、リンパ腫	不明	二本鎖切断修復

子として 1986 年に最初に単離された癌抑制遺伝子 *RB1* の産物である。非増殖期の細胞では、RB 蛋白質は非リン酸化状態にあり、転写因子 E2F と結合して、その転写活性を抑えている。しかし、CDK4, 6 により RB がリン酸化されると、E2F との結合能が失われ、遊離 E2F が DNA 合成を促進する遺伝子群の転写を活性化し、細胞周期が S 期へと進行する。一方、CDK4, 6 による RB のリン酸化は、CDK 阻害蛋白質 p16/INK4A により阻害される。

このように RB 経路は、細胞周期の G_1 期から S 期への進行を制御する。そして、RB, p16/INK4A は癌抑制遺伝子、CDK4, 6 と cyclin D1 は癌遺伝子として作用する（図 3-2）。実際、*RB1* 遺伝子の両アレルの不活化は網膜芽細胞腫など、p16/INK4A の不活化は肺癌、膵癌、悪性黒色腫など多くの腫瘍で、また cyclin D1 や CDK4, 6 の遺伝子増幅による活性化は神経膠腫などで見出されている。ヒトの癌の約 80％で RB 経路の異常が報告されている。

一方、癌抑制遺伝子産物 p53 は、放射線、抗がん剤などによる DNA の損傷や癌遺伝子の活性化、低酸素などのストレスを受けた場合に、下流の p21 蛋白質の発現を誘導し、複数のサイクリン-CDK 複合体を阻害することにより細胞周期の進行を停止させ、DNA 修復を促す。一方、細胞の DNA 損傷が高度の場合は、Bax, NOXA, PUMA, p53AIP などのアポトーシス促進蛋白質の発現誘導や、BCL-2 などのアポトーシス抵抗性蛋白質の発現抑制を介して、障害細胞にアポトーシスを誘導し生体を護るという働きを示す。ストレスに対する細胞周期の停止と、アポトーシスの誘導という細胞の異なる応答は、p53 により複雑に制御されており、変異細胞の生体への蓄積を防ぐ重要な機構であることから、p53 はゲノムの守護神とも呼ばれる。p53 の変異はすべてのヒトの癌の約 50％で認められる。

これに対し、E カドヘリンは、上皮細胞間のアドヘレンスジャンクション形成を介して、細胞間接着の形成と維持にかかわる癌抑制遺伝子産物である。細胞内では β-カテニン、α-カテニンと直接、間接に結合し、さらに β-カテニンは APC 蛋白質と結合して、細胞接着と細胞骨格を連結する。β-カテニンはまた、形態形成に重要な Wnt シグナル

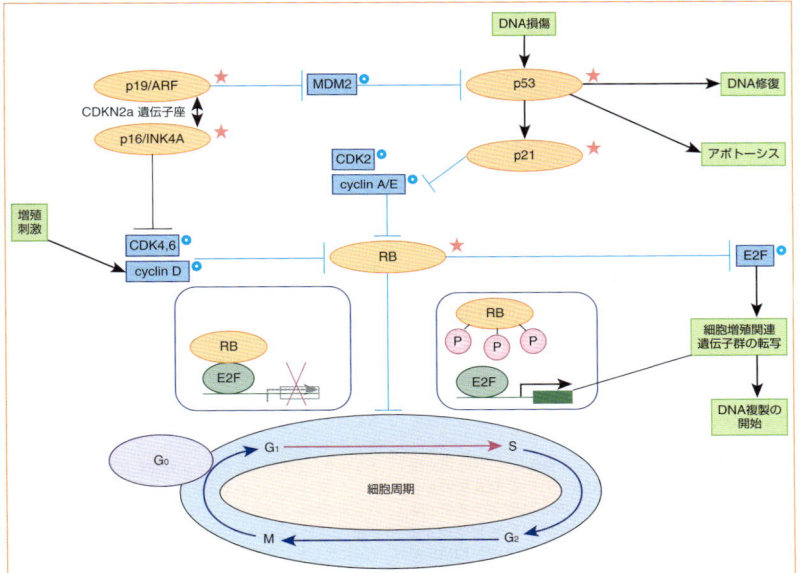

図 3-2　細胞周期制御にかかわる RB, p53 分子経路
細胞周期の抑制には RB, p53 などの癌抑制遺伝子産物, 細胞周期の促進にはサイクリン-サイクリン依存性キナーゼ(CDK)などの癌遺伝子産物がかかわっている。●：癌遺伝子産物, ★：癌抑制遺伝子産物

伝達を共有する。一方, E カドヘリンを介した細胞接着が癌化により破綻すると, 細胞膜直下で E カドヘリンと結合していた β-カテニンは遊離し, 核に入って細胞増殖に関与する遺伝子群の転写を活性化する。一方, APC, AXIN などは協調して β-カテニンの分解を促進し, 細胞増殖を抑制する。E カドヘリンは遺伝性びまん性胃癌・小葉内乳癌の, また APC は家族性ポリポーシスの原因となる癌抑制遺伝子である。

また, 増殖抑制因子であるトランスフォーミング増殖因子 β (TGF-β) とその受容体や下流のシグナル伝達物質 Smad2, 4, DNA 二重鎖切断の修復にかかわる BRCA1, 2, DNA ミスマッチ修復酵素をコードする MSH2, MLH1 なども癌抑制遺伝子産物である。これに対し, まれではあるが, 常染色体劣性遺伝病で高率に腫瘍を生じる疾患が知られ, DNA ヘリカーゼなど, DNA 修復にかかわる遺伝子の異常が原因として同定されている。家族性腫瘍の原因遺伝子を表 3-2 にまとめた。

遺伝子異常の蓄積とゲノム不安定性

成人の癌発生の律速段階は 6 個程度のヒットであるが, 臨床的に問題となる癌では, 多数の癌遺伝子, 癌抑制遺伝子の異常の蓄積がみられる。これらの分子群はまた癌化における意義の観点から, ゲートキーパー (gate keeper), ケアテイカー (care taker) という 2 群に分けて理解される。

ゲートキーパー：その異常が, 個々の癌細胞に増殖や癌細胞形態の異常などの悪性形質を直接賦与する分子群である。前述した増殖因子や受容体, シグナル伝達分子や核内転写因子, 細胞接着分子などが含まれる。

ケアテイカー：細胞分裂の際のゲノム安定性を維持する分子群で, その機能の破綻により変異細胞の出現頻度が増し, 細胞集団としての癌の悪性化に寄与する分子群である。BRCA1, 2 や MSH2, MLH1 などが含まれ, 対応する遺伝性乳癌・卵巣癌, Lynch(リンチ)症候群が, 家族性腫瘍のなかで最も高頻度に認められることは注意を要する。癌細胞のゲノム不安定性には, 細胞分裂時の DNA 修復の異常による塩基配列不安定性と, 染色体分配機構の不全による染色体不安定性が知られている。さらに, 細胞分裂時に, DNA メチル化の異常を高率に伴うメチル化表現型は, メチル化の不安定性と理解することもできる。

癌の分子標的療法

臨床的に問題となるほど成長した癌組織では, 癌遺伝子, 癌抑制遺伝子をはじめ, 非常に数多くの遺伝子の構造, 発現異常の蓄積が認められる。これらのなかには, 癌化と進展の鍵を握る遺伝子変化が含まれるが, そのほか多数の変化も含まれ, これらの総和が, 癌の治療反応性や予後などの性質, つまり癌の個性を規定していると考えられる。

それでは, これら多数の遺伝子異常をすべて正常化しな

ければ,癌は治療できないのだろうか.答えは否である.癌細胞はしばしば,その増殖を特定の単一分子経路にほぼ全面的に依存している.この中毒状態を,癌遺伝子依存性(oncogene addiction)と呼ぶ.そして,この単一経路が阻害されると,高い確率で癌細胞のアポトーシスが誘導されることが見出されている.そこで,癌細胞が依存性を示す経路を同定し,その阻害薬を開発して治療に用いる,癌の分子標的療法が開発されている.

現在,肺腺癌に発現する変異EGFRを標的としたゲフィチニブ,エルロチニブ慢性骨髄性白血病の転座により生じる融合チロシンキナーゼBCR-ABLやKITを標的としたイマチニブ,BRAF,血小板由来増殖因子受容体(PDGFR),血管内皮増殖因子受容体(VEGFR)など複数のチロシンキナーゼを阻害し,腎細胞癌,肝細胞癌で効果を示すソラフェニブなどの低分子化合物や,乳癌やHodgkin(ホジキン)リンパ腫,進行,再発大腸癌で発現するHER2,CD20,EGFRをそれぞれ標的とするトラスツズマブ,リツキシマブ,セツキシマブ,また血管内皮増殖因子(VEGF)を阻害するベバシズマブなどのモノクローナル抗体をはじめ,多数の癌の分子標的治療薬が開発されて臨床に用いられ,高い効果を示している.

さらに,自治医科大学の間野らが発見した,非小細胞肺癌の融合遺伝子産物EML4-ALKに対するALK阻害薬も臨床試験が行われている.特に,*BCR-ABL*融合遺伝子陽性の慢性骨髄性白血病に対するイマチニブ,特定のEGFR変異を持つ非小細胞肺癌に有効なゲフィチニブ,KRAS変異陰性の大腸癌に有効なEGFR阻害薬セツキシマブなど,あらかじめ癌の遺伝子変異を検出することにより,最適の薬剤の選択が可能となりつつあることは,癌医療の大きな進歩である.

しかし,標的分子のチロシンキナーゼを阻害する低分子化合物を用いた治療では,1〜2年の経過で高率に耐性腫瘍を生じること,さらに耐性腫瘍では標的キナーゼの低分子化合物作用部位を破壊する変異が生じていることが,イマチニブ,ゲフィチニブなどで最近明らかになり,さらなる治療薬の開発が望まれる.

家族性腫瘍

癌抑制遺伝子は2つのアレルのどちらか一方が正常であれば,ただちに細胞の機能異常をきたすことはない.したがって,まれではあるが,生殖系列の細胞に片側アレルの変異を受け継いだ個体が生まれ,癌抑制遺伝子変異の保因者となる.この場合,理論的には癌化の律速段階が6ヒットから5ヒットに減じること,残存アレルの不活化も,個体の発生や生後の個体維持のための多数の細胞分裂の過程で不可避的に生じることから,変異保因者の腫瘍発生の頻度が増し,発症年齢が早まり,重複・多重癌も増えて,優性遺伝性疾患としての家族性腫瘍を生じる.

家族性腫瘍の原因遺伝子の大部分は,癌抑制遺伝子とDNA修復酵素遺伝子であるが,発癌が多段階を必要とすることから,*RET*, *MET*, *KIT*など一部の癌遺伝子も,家族性腫瘍の原因遺伝子となることは注意を要する.これらの原因遺伝子に対しては,その変異の保因の有無を高い確率で検出できることから,家族性腫瘍の遺伝子検査が実用化し,一部の癌で早期診断,早期治療に活かされつつある.

【村上 善則】

参考文献

1) Weinberg RA : The biology of cancer. Garland Science, Taylor & Francis Group, 2007
2) Pecorino L : Molecular biology of cancer, Oxford University Press, 2008
3) Hanahan D et al : The hallmarks of cancer. Cell 100:57-70, 2000
4) 村上善則:がんのゲノム医科学,臨床ゲノム科学入門,永井良三監修,杏林双書,2006
5) Knudson A : Two genetic hits(more or less)to cancer. Nat Rev Cancer 1 : 157-162, 2001

4 ゲノム・エピゲノムと発癌

ゲノム病・エピゲノム病としての「癌」

細胞の増殖・分化の設計情報は核内のゲノムDNAに塩基配列として格納されているが,その発現は染色体内のさまざまなレベルで調整されており,ゲノムDNA自体のメチル化や,さまざまなヒストン修飾など複雑な制御を受けている(図4-1).このようなゲノムDNAの染色体内における発現制御メカニズム一般(あるいは制御を受けている状態)をエピゲノムと呼ぶ.癌は,こうしたゲノム・エピゲノムに生じた異常の一部が無限の細胞増殖や細胞の分化ブロック,さらには血管新生・浸潤・転移などを引き起こして生じたものであり,癌とはゲノム病・エピゲノム病にほかならない.

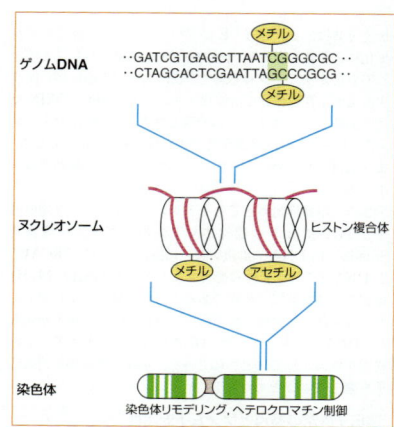

図4-1 染色体の構造
ヒトゲノムは約30億塩基対のDNAからなるが,DNAはヒストン複合体に結合して折りたたまれ,さらにさまざまな蛋白と相互作用することで高度に整列されてコンパクトな46本の染色体を形成する.なおゲノムDNA中に存在するCpG配列の一部はメチル基が共有結合されており,またヒストン蛋白自体も一部がメチル化・アセチル化・リン酸化などさまざまな修飾を受けている

表4-1 癌細胞におけるゲノム・エピゲノム異常
ゲノム異常
1）微小変異
● 点突然変異
● 挿入・欠失
● 遺伝子増幅・欠失
● マイクロサテライト不安定性
2）大規模変異
● 染色体異数性
● 染色体の部分的な増幅・欠失
● ヘテロ接合性消失（LOH）
● 染色体再構成（転座・逆位）
エピゲノム異常
1）ゲノムメチル化異常
2）ヒストン修飾異常
● アセチル化異常
● メチル化異常
3）リモデリング異常
4）マイクロRNA異常

発癌の最初のステップはおそらく「細胞増殖の誘導因子である癌遺伝子の産生」「癌抑制遺伝子の破綻」，あるいは「ゲノム不安定性の獲得」などを誘引する変異・エピゲノム異常によって生じており，やがて次々と付加変異を加えながら体内の環境下に適した細胞クローンが適者生存原則によって選別され進化して，最終的に臨床の場で観察される腫瘍になると考えられる．発癌に寄与することがわかっているゲノム・エピゲノム異常のリストを**表4-1**に示すが，癌細胞内で観察されるゲノム・エピゲノム異常のうち，実際に癌の発生・進展に寄与している変異はごくわずかであり，それ以外の多くの異常は，染色体の不安定性の結果としてランダムに生じたものだと予想される．

ゲノム異常―微小変異

癌細胞内で観察されるゲノム・エピゲノム異常のうち最も数が多いものは，ゲノム配列中の点突然変異である．おそらく数万～10万種類ほどの点突然変異が1種類の癌ゲノム上に生じており，その変異のなかでごく一部がエクソン配列上に生じ，さらにその一部のみがアミノ酸置換をもたらす．点突然変異によるアミノ酸置換は産生蛋白の機能を変化させることがあり，その発癌を誘導する可能性がある．たとえば点突然変異によって活性化される癌遺伝子としては*RAS*遺伝子群，*EGFR*（上皮増殖因子受容体）遺伝子，*PI3K*（ホスファチジルイノシトール3-キナーゼ）遺伝子群などが知られる．また癌抑制遺伝子としては*TP53*や*BRCA1/2*などが点突然変異によって不活化される．

一方，数塩基の挿入・欠失もしばしば癌ゲノムにおいて認められる．挿入・欠失する塩基数が3の倍数であれば，蛋白の翻訳読み取り枠（フレーム）がずれないため数アミノ酸残基の挿入・欠失をもたらすだけであるが，3の倍数以外の塩基数の導入・欠失があると翻訳読み取り枠が変化し，ほとんどの例においてすぐ下流に終止コドンが生じてしまい，不完全な蛋白が産生されることになる．したがって数塩基の挿入・欠失は，多くの場合癌抑制遺伝子の不活化において認められる．しかしたとえば*EGFR*遺伝子内に15塩基の欠失が生じた結果，産生蛋白が活性型となって肺腺癌を生じるように，塩基の挿入・欠失が癌遺伝子の産生

に寄与する場合もある．

ゲノム内の一部が増幅することもしばしば認められるが，その増幅する領域は単一の遺伝子のみの場合から染色体数自体の変化まで多岐にわたる．単一遺伝子（あるいはそれを含む領域）の増幅が発癌に寄与する例としては，神経芽細胞腫における*MYCN*遺伝子あるいは乳癌における*ERBB2*（*HER2*）遺伝子の例が知られる．一方ゲノムの部分欠失が癌抑制遺伝子領域に生じることも癌細胞でしばしば認められ，たとえば*TP53*遺伝子や*CDKN2A/B*遺伝子が欠失して不活化されることが知られる．

正常ゲノム内には1～数塩基の繰り返し配列が多数存在しており，これらをマイクロサテライトと総称する．マイクロサテライトはゲノムの複製時にエラーが生じやすく個人ごとに繰り返し数の多型があるが，一部の癌においてはこのマイクロサテライトのコピー数が後天的に異常となる（マイクロサテライト不安定性）．ゲノムのミスマッチ修復機構の破綻はマイクロサテライト不安定性を誘導するが，実際ミスマッチ修復機構の遺伝子である*MLH1*や*MSH2*の先天異常は，マイクロサテライト不安定性を有する遺伝性非ポリポーシス大腸癌を生じる．

ゲノム異常―大規模変異

ゲノムDNAの大規模な増幅・欠失は染色体数あるいは染色体構造の変化として観察され，特に染色体の短腕あるいは長腕全体のコピー数異常がよく認められる．このような染色体異常はしばしば特定の疾患にリンクしたかたちで観察され，たとえば骨髄異形成症候群において5番染色体長腕の部分欠失が特定のサブグループを形成することが知られ，また7番染色体が1本しかない（モノソミー7）急性骨髄性白血病は予後不良である．

一方ゲノムDNAの部分欠失はヘテロ接合性消失（loss of heterozygosity：LOH）を生じる．正常細胞において常染色体は2セットあり，それぞれの常染色体は異なった親由来である．しかしたとえば一方の相同染色体上の一部が欠失すると，その領域については残った側の相同染色体上の部分しか細胞内に存在しなくなり，この状態をLOHと呼ぶ．癌細胞内で癌抑制遺伝子はしばしば片方の対立遺伝子に配列変異が生じて不活化され，さらに残りの対立遺伝子上にLOHが生じて上記となって癌抑制遺伝子の機能が完全に失われる．なお以前は，LOHは癌抑制遺伝子に特徴的なゲノム異常と考えられていたが，変異*JAK2*のように活性化された癌遺伝子が両方の対立遺伝子上に存在して細胞増殖を増強する例が明らかになり，癌遺伝子においてもLOHが生じると考えられるようになった．なお，変異*JAK2*のように活性型癌遺伝子が正常の対立遺伝子を置き換えてしまい，LOHでありながらもゲノムコピー数が正常の2となっている状態（つまり片親由来の染色体が二倍体となっている状態）を片親性ダイソミー（uniparental disomy：UPD）と呼ぶ．

染色体の一部が切断されて別の部位に融合することを染色体転座と呼ぶ．異なった染色体間で染色体の一部を交換することを相互転座と呼び，慢性骨髄性白血病における9番染色体と22番染色体間での長腕の一部交換t(9；22)(q34；q11)が有名である．この転座の結果，両染色体の切断点上に存在する*BCR*遺伝子と*ABL1*遺伝子が融合し，

強い発癌能を持った融合型チロシンキナーゼが産生される。また相互転座は遺伝子内部の融合をもたらすのみならず、たとえばBurkitt（バーキット）リンパ腫において好発するt(8；14)(q23；q32)においては免疫グロブリン重鎖遺伝子のプロモーター領域が*MYC*遺伝子に融合するかたちになり、*MYC*遺伝子の過剰発現がもたらされる。なお単一染色体内の一部が逆転することを逆位と呼び、これも相互転座と同様な遺伝子変化をもたらす。たとえば肺腺癌の一部で2番染色体短腕内の逆位inv(2)(p21p23)が生じ、*EML4*と*ALK*遺伝子が融合して発癌原因となることが知られる。大規模な染色体異常（異数性や染色体転座）は染色体のGバンド分染法によって検出することが可能であり、こうした異常を一般に核型異常と呼ぶ。

エピゲノム異常

エピゲノムとは細胞分裂を越えて受け継がれる染色体内の遺伝子発現制御機構と考えてよいが、その代表的なものはゲノムDNAのメチル化である。ヒトゲノムには、遺伝子のプロモーター領域を中心としてシトシンとグアニンが並ぶCpG配列が密集する領域があり、CpGアイランドと呼ばれるが、これらシトシンの一部は癌細胞においてメチル化されている（図4-1）。CpGアイランドがメチル化されるとその下流の遺伝子発現が抑制され、このことをゲノムのメチル化によるサイレンシングと呼ぶ。癌細胞においては*TP53*、*CDKN2A/B*などさまざまな癌抑制遺伝子がCpGアイランドのメチル化によりサイレンシングされ、発癌に寄与する。なお興味深いことに、*MLH1*などのDNAミスマッチ修復にかかわる遺伝子は、一部の孤発性大腸癌においてメチル化によるサイレンシングを受けており、その結果マイクロサテライト不安定性が誘導される。つまりゲノムDNAのメチル化は、遺伝子の配列異常・欠失に次ぐ第3の機能失活法であるといえる。

ゲノムDNAはヒストン複合体に結合して核内に存在するが、ヒストン蛋白がアセチル化、メチル化、リン酸化などさまざまな修飾を受けることにより、ゲノムの遺伝子発現は精妙に調節されている。一般にヒストン蛋白のアセチル化は遺伝子発現を正に誘導するが、メチル化はその部位により作用が大きく異なり、H3ヒストンの4番目、36番目、79番目のリジン残基のメチル化は同部位の遺伝子発現を誘導し、逆にH3ヒストンの9番目や27番目のリジン残基のメチル化は発現抑制に働く。興味深いことにH3ヒストンの4番目のリジン残基をメチル化する酵素であるMLLは白血病において最も高頻度に染色体転座を起こすことが知られる。*MLL*融合遺伝子の多くにおいて発癌能が確認されており、しかも融合MLL陽性白血病患者の長期予後は不良である。

一方27番目のリジン残基をメチル化する酵素であるEZH2およびそのメチル化リジンに結合するポリコーム蛋白群は細胞の未分化性維持あるいは発癌に関与することが知られる。実際EZH2やBMI1は多くの癌腫で高発現することが確認されている。またATP（アデノシン三リン酸）依存性に、能動的に染色体の構造を再構築する蛋白群をクロマチンリモデリング因子と呼ぶが、その代表的なファミリーであるSWI/SNF複合体は癌抑制遺伝子の作用があると考えられている。実際SWI/SNF複合体の主要蛋白であるSNF5はラブドイド腫瘍において、対立遺伝子の両者とも不活化されていることが報告された。

マイクロRNA（microRNA：miRNA）は22～24塩基長ほどの短い RNAであり、主に標的メッセンジャーRNA（mRNA）の非翻訳領域に結合することで蛋白産生を負に制御する。ヒトゲノム中には1,000種類を超えるmiRNAが存在すると考えられており、その一部は発癌に寄与することが明らかになっている。たとえばlet-7 miRNAはRASを標的とするが、多くの肺癌においてlet-7の発現低下が確認され、RASの蛋白誘導がもたらされている。同様にmiR-15/16は慢性リンパ性白血病芽球において遺伝子欠失・発現低下・配列異常などが生じることが報告されており、癌抑制遺伝子として働くべくと考えられる。また悪性リンパ腫でしばしば増幅されている染色体領域にはmiR-17-92クラスターがあり、これらmiRNAが癌遺伝子として働くことも確認されている。

【間野 博行】

参考文献

1) Stratton MR et al：The cancer genome. Nature 458：719-724, 2009
2) Lengauer C et al：Genetic instabilities in human cancers. Nature 396：643-649, 1998
3) Esteller M：Epigenetics in cancer. N Engl J Med 358：1148-1159, 2008

5 炎症と発癌

はじめに

臓器・組織における炎症の持続（慢性炎症）は、将来癌になるために形質を獲得した細胞（癌前駆細胞）の発生、より悪性度の高い癌細胞への進展、さらには転移能の獲得にいたる多段階発癌プロセスを促す場を供すると考えられている。たとえば、微生物感染を基盤とする癌（感染癌）では、各々の感染微生物に固有の癌遺伝子/癌蛋白質が示す発癌促進活性に加え、微生物感染が誘発する局所の慢性炎症が癌の発症に重要な役割を担う。

全癌死亡の10％を占める胃癌は*Helicobacter pylori*菌による慢性胃炎、6％を占める肝細胞癌はB型/C型肝炎ウイルスによる慢性肝炎、また5％を占める子宮頸癌はヒトパピローマウイルス（HPV）による子宮頸管炎を背景に発症する。他にも肝吸虫感染と胆管癌、ヒトTリンパ球向性ウイルス1型（HTLV-1）と成人T細胞白血病、EB（Epstein-Barr）ウイルス（EBV）とBurkitt（バーキット）リンパ腫/鼻咽頭癌、ヒトヘルペスウイルス8型（HHV-8）とKaposi（カポジ）肉腫など、多くの感染癌が知られている。感染癌は原因となる微生物の感染予防・駆除により発癌を確実に阻止することができる。こうした感染癌は全癌死亡者の20％以上を占め、その根絶はヒト癌制圧に向けての大きなステップとなる。

感染癌以外の癌においても炎症の果たす役割は決して少なくないと考えられる。炎症性腸疾患（潰瘍性大腸炎、Crohn（クローン）病）と大腸癌、慢性前立腺炎と前立腺癌、慢性膵炎と膵癌、さらには喫煙と肺癌、塵肺と肺癌、アスベストと胸膜中皮腫など、多くのヒト癌発症の背景には慢

性炎症が随伴する。さらに、アスピリンに代表される非ステロイド性抗炎症薬（NSAIDs）の持続投与が消化器癌の発症を有意に抑制するという事実は、発癌に慢性炎症が深く関与していることを明確に示している。

本来ならば感染のクリアや創傷治癒を担うべき炎症が発癌を促進してしまうという皮肉な事実は、「近代病理学の父」Rudolf Ludwig Karl Virchow（ルドルフ・ルートヴィヒ・カール・ウィルヒョウ）により200年余も前に看破されていた。しかるに、炎症と癌をつなぐ分子機構の詳細はいまもって十分な解明がなされていない。炎症反応を担う細胞は起炎物質を駆逐・破壊するための反応性の高いさまざまな化学物質（生体内ラジカルなど）を放出するとともに、宿主応答としての自然免疫・適応免疫を賦活するための多様な液性因子群（サイトカイン）を産生する。こうした炎症が持続する環境下に癌駆細胞がおかれた場合、生体内ラジカルはゲノムへのさらなる変異導入を促し、サイトカインは異常細胞のクローン拡大をもたらすことになろう。この意味で、局所における慢性炎症は、発癌を促進する微小環境（癌微小環境）を生み出すと考えられる。自然免疫ならびに適応免疫研究の著しい進展を基盤に、発癌を促す炎症の本態が近年ようやく明らかにされつつある。

発癌を促す炎症性因子

酸化ストレス（oxidative stress）

炎症刺激により活性化されたマクロファージや好中球は、スーパーオキシド（O_2^-）、過酸化水素（H_2O_2）、ヒドロキシラジカル（OH）といった活性酸素種（reactive oxygen species：ROS）、ならびに一酸化窒素（NO）、パーオキシナイトライト（$ONOO^-$）といった活性窒素種（reactive nitrogen species：RNS）を産生する。こうしたラジカル分子は呼吸バースト（respiratory burst）を起こすことにより、細菌やウイルスなど起炎因子の破壊や駆逐・不活化に寄与する。

一方、慢性炎症下では、炎症細胞から持続的かつ過剰に産生されるこうした活性分子はゲノムDNA上の塩基修飾やDNA切断を起こし、細胞癌化に必要な遺伝子の変異蓄積を促す。

サイトカイン

炎症の場で産生される各種のサイトカイン（cytokine）（リンホカイン、ケモカインなど）は、炎症と発癌をつなぐうえで鍵を担う分子群と考えられている。これらのサイトカインは炎症反応を演出する各種の免疫細胞や癌前駆細胞を含む上皮細胞、間質細胞から産生され、局所での慢性炎症を持続させるとともに、発癌プロセスを促進する癌微小環境の形成、さらには抗腫瘍免疫からの癌細胞・癌前駆細胞の逃避に深くかかわる。

炎症応答により産生されるサイトカインは2つのカテゴリーに大別される。腫瘍壊死因子α（TNFα）、インターフェロンγ（IFN-γ）、インターロイキン1β（IL-1β）、IL-6、IL-8、IL-11、IL-12、IL-18、IL-23などは炎症を促進するサイトカイン（炎症性サイトカイン〈pro-inflammatory cytokine〉）として分類され、一方、IFN-α、IFN-β、トランスフォーミング増殖因子β（TGF-β）、IL-4、IL-10などは炎症を抑制するサイトカイン（抗炎症性サイトカイン〈anti-inflammatory cytokine〉）に分類される。しかしながら、個々のサイトカインの生物活性は、多くの場合、文脈依存的（cell context-dependent）であり、前述したような機能的分類が常に成り立つというわけではない。TNFαとIL-1βは慢性炎症の成立・持続ならびに細胞癌化の促進にとりわけ重要な役割を担うサイトカインと考えられ、その産生を支配する転写因子NF-κBの活性化状態が炎症と発癌をつなぐ中心的な役割を演じると推察されている。

NF-κB標的の一つであるIL-6もTNFαやIL-1βと同様に慢性炎症と癌化を促す能力を兼ね備えている。この活性は主にIL-6の下流標的転写因子STAT1ならびにSTAT3の持続的かつ高レベルでの活性化に起因する。慢性炎症下におけるNF-κBやSTAT3の強い活性化は、炎症のさらなる持続と細胞悪性化の両面を支える多様な炎症性サイトカインの産生を促す。一方、炎症発癌におけるTGF-βの役割はより複雑である。TGF-β欠損マウスでは腫瘍発生が抑制されるのに対し、TGF-βの存在は転移能を持つ癌細胞の出現を促す。

宿主遺伝的素因

癌とサイトカイン産生との密接な関係は、発癌感受性にかかわる遺伝子多型研究からも支持されている。IL-1β産生能の個体差を規定する*IL-1β*遺伝子プロモーターの一塩基多型（SNP）は胃癌発症とリンクし、より強いIL-1産生能を示す*IL-1β*多型の保有者は胃癌発症リスクが有意に高まる。同様の遺伝子多型と発癌リスクの関連は、胃癌や大腸癌と*IL-1RN*（*IL-1*受容体内因性アンタゴニスト）、*TNFα*、*IFNγ*、さらには*TLR4*といった炎症・免疫関連遺伝子が保有するSNPにおいても報告されている。個体レベルでの炎症応答能の差異が消化管腫瘍発症の素因となることが示唆される。

癌関連遺伝子による炎症の誘導

微生物のような炎症惹起物質が明らかではない多くの癌においても、癌組織周辺に持続的な炎症応答が認められる。このような炎症は発癌に関係する遺伝子異常が直接もたらす内因性の炎症反応と考えられる。たとえば、キメラ型RET受容体チロシンキナーゼの活性化が原因となる甲状腺乳頭癌では、炎症に特徴的なマクロファージや樹状細胞の腫瘍組織浸潤を認めるが、これは脱制御されたRETシグナルによるさまざまな炎症性サイトカインの産生誘導の結果と考えられている。*VHL*癌抑制遺伝子、*NF-κB*遺伝子、さらには*RAS*癌遺伝子、*MYC*癌遺伝子といった遺伝子も炎症を惹起する能力を有する。たとえば、VHLの不活化は、HIFの構成的活性化を介して炎症性サイトカインTNFαを誘導する。よって、外因性刺激ばかりでなく、発症に直接かかわる癌関連遺伝子の変異もまた炎症ならびに自然免疫系を賦活し、癌微小環境の形成を促す。

発癌を促進する免疫細胞群

マクロファージは慢性炎症に伴う癌微小環境の形成・維持を通して、癌前駆細胞の生成・悪性化に中心的な役割を担う免疫細胞と考えられている。マクロファージは機能的にM1型とM2型に分類される。

M1マクロファージは細菌やウイルス感染時に活性化され、病原体の排除に重要なTNFαやNOを産生する。一方、M2マクロファージは寄生虫感染、アレルギー応答、脂肪代謝、創傷治癒などに重要な役割を担っている。癌微小環境ならびにそこから進展した腫瘍組織にリクルートされる腫瘍関連マクロファージ（tumor-associated macrophage：TAM）はM2マクロファージに属すると考えられ、低酸素下で血管内皮増殖因子（VEGF）やTNFα、さらにはケモカインCCL2、CXCL8などを産生し、血管・リンパ管新生を促進するとともに、癌（前駆）細胞の増殖促進、間質マトリックスの再構築、抗腫瘍免疫の抑制など、多段階発癌プロセスを進めるさまざまな機能を発揮する。

TAMから放出される上皮増殖因子（EGF）、線維芽細胞増殖因子（FGF）、VEGF、TGF-βなどの増殖因子は直接腫瘍細胞の増殖を促進し、IL-1α、IL-1βならびにTNFαは癌細胞の浸潤・転移を促す。TAMはマトリックスメタロプロテアーゼ2（MMP-2）やMMP-9を分泌するとともに癌細胞に働きかけ、MMP産生を誘導するケモカインを産生する。これらMMPは細胞外マトリックスを分解・再構築することにより、癌細胞の運動性亢進、浸潤・転移を促すと推察される。

TAMは低IL-12産生能、高IL-10産生能で特徴づけられ、プロスタグランジンやTGF-βも産生する。これらのサイトカインは抗腫瘍免疫活性を著しく抑制する。加えて、癌微小環境内で免疫細胞や癌前駆細胞から産生されるマクロファージコロニー刺激因子（M-CSF）、IL-6、IL-10などは樹上細胞の成熟をブロックする。慢性炎症の持続は免疫抑制に働く未分化骨髄細胞の増大も引き起こす。TAMから産生されるCCL18などのケモカインは細胞傷害性T細胞以外のT細胞を癌微小環境内に誘導する。同様に、CCL17やCCL22は制御性T細胞（Treg細胞）を活性化し、腫瘍細胞に対する特異的な免疫寛容を誘導する。

炎症によるゲノム・エピゲノム異常の加速

遺伝子変異の蓄積

多くの癌は複数の癌遺伝子、癌抑制遺伝子への変異ならびにエピジェネティック変化が蓄積することにより引き起こされる。慢性炎症に曝されている細胞では、遺伝子変異が積極的に蓄積する可能性が示唆されている。activation-induced cytidine deaminase（AID）はシトシンを脱アミノ化しウラシルに変換する酵素として知られ、生理的にはBリンパ球特異的に発現し、免疫グロブリン遺伝子のクラススイッチを担う。AID遺伝子はNF-κBの転写標的遺伝子の一つであり、炎症局所の細胞（例：上皮細胞）におけるNF-κBの持続的活性化はAIDの異所性発現を引き起こす。上皮細胞などに発現したAIDは、p53やp16/INK4Aといった癌抑制遺伝子に変異を積極的に導入することにより、細胞の癌化を促進する可能性が考えられている。

エピジェネティック変化

ゲノム機能のエピジェネティック制御は、主としてDNAのメチル化とヒストン修飾の変化により担われる。慢性炎症に伴う酸化ストレスの増大はDNAメチル化の促進を介してゲノムのエピジェネティック修飾を引き起こす。このため、炎症を基盤とする発癌プロセスの進行に伴い、上皮細胞、間質細胞ともにさまざまなエピジェネティック変化がゲノム内に蓄積していく。エピジェネティックな発現抑制を受ける遺伝子として種々の癌抑制遺伝子が知られており、遺伝子変異を伴わない癌抑制遺伝子不活化機構と考えられている。慢性炎症に伴うメチル化異常には、細胞増殖異常につながるサイトカイン遺伝子やその受容体遺伝子のメチル化といった変化も含まれる。

炎症と上皮細胞発癌をつなぐシグナル経路

前述したように、慢性炎症はさまざまな局面で細胞（とりわけ上皮細胞）の癌化を促進するが、炎症の場に組み込まれた細胞はいかにして癌化のプロセスを促進するのであろうか？ 遺伝子改変マウスなどを用いた個体レベルでの解析から、その謎が少しずつながら明らかにされてきている。

さまざまな炎症惹起シグナルは局所に自然免疫細胞や血管内皮細胞を動員する。炎症局所に集積したこれらの細胞はTNFαに代表されるサイトカインを産生する。これら炎症性サイトカインは免疫細胞に作用し、さらなる炎症性サイトカインの産生（ポジティブフィードバック制御）を引き起こす。一方、TNFαは、炎症局所に存在する上皮細胞表面のTNF受容体と結合することによりIκBキナーゼ（IKK）を活性化し、細胞質にてNF-κBと複合体をつくって存在するNF-κBのインヒビターIκB（inhibitor of NF-κB）をリン酸化する。IκBの拘束から逃れたNF-κBは核内に移行し、転写因子として200以上と考えられる標的遺伝子を転写誘導する。これらNF-κBの標的遺伝子産物のなかには細胞周期進行に直接かかわるcyclin D1やc-Myc、抗アポトーシス分子として知られるBCL-2、BCL-XやIAP-1が含まれる。さらに、NF-κBはTNFα自身も転写誘導し、TNFα産生のオートクラインループが形成される（図5-1）。

こうしたNF-κB標的分子群が細胞の癌化プロセスを促進する一方、この機構だけではアスピリンに代表されるNSAIDsが炎症性発癌を抑えるという事実を説明できない。NSAIDsはアラキドン酸からプロスタグランジンを生合成するシクロオキシゲナーゼ2（COX-2）を抑制して抗炎症作用を発揮する。このCOX-2もまたNF-κBの標的因子の一つであることが明らかにされている（図5-1）。NF-κB依存的に誘導されたCOX-2が生合成するプロスタグランジンは、上皮細胞を直接増殖させる能力を有するとともにEカドヘリンの発現を抑えて上皮細胞間相互作用を減弱させる。プロスタグランジンが示すこうした生物活性もまた炎症発癌に本質的に重要な役割を担っているといえよう。

炎症発癌における骨髄由来細胞の役割

最近の研究から、慢性炎症の持続は局所における組織・臓器幹細胞の質的・量的機能低下をもたらし、その代償として夜間局所に骨髄由来の未熟な細胞がリクルートされることが示されている。骨髄由来の未分化細胞は定着した炎症部位において、上皮系細胞、間質系細胞を含むさまざまな細胞に分化する能力を有していると考えられており、こうした非生理的なルートで生成された細胞の存在も癌微小環境を構築するうえで重要な役割を担う可能性が推察され

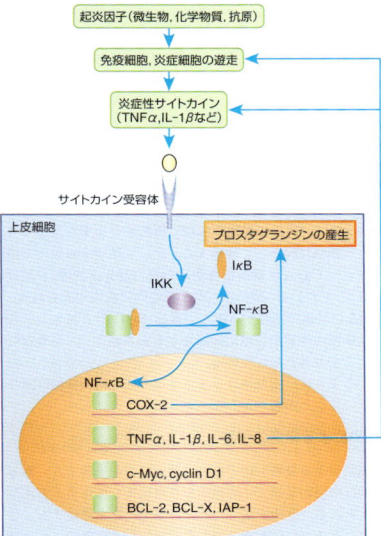

図 5-1　NF-κB
TNFα：腫瘍壊死因子α，IL-1β：インターロイキン1β，IκB：inhibitor of NF-κB，IKK：IκBキナーゼ，COX-2：シクロオキシゲナーゼ2

ている。未熟な骨髄細胞に由来する上皮細胞は発癌シグナルに対してより脆弱で癌化しやすいという細胞特性を有する可能性も示されており，細胞が示す分化の可塑性は癌幹細胞研究とともに今後の炎症-発癌分野の重要なテーマとなろう。

おわりに

発赤，腫脹，発熱，疼痛といった一見単純な生体応答として認識される炎症は，自然免疫・適応免疫系が絡む時間的・空間的にきわめて複雑な生物応答であることが明らかとなってきた。この複雑な炎症応答が持続するなかで，癌前駆細胞が生まれ・育まれる。炎症が発癌に深くかかわるという認識は，多くのヒト癌発症の理解のみならず，効果的な癌の治療という観点からも大きな意義を有する。事実，NSAIDsに代表される抗炎症薬の明確な発癌抑制効果は，慢性炎症の阻止が多くの癌の発症予防にきわめて有効であることを示している。発癌抑制をめざした副作用のより少ない抗炎症薬の開発は，これからの癌予防・治療に大きな可能性を拓くものと期待される。

【畠山 昌則】

参考文献

1) Allavena P et al : Pathways connecting inflammation and cancer. Curr Opin Genet Dev 18 : 3-10, 2008
2) Baud V et al : Is NF-κB a good target for cancer therapy? Hopes and pitfalls. Nat Rev Drug Discov 8 : 33-40, 2009
3) Cuzick J et al : Aspirin and non-steroidal anti-inflammatory drugs for cancer prevention : an international consensus statement. Lancet Oncol 10 : 501-507, 2009
4) Grrrenhough A et al : The COX-2/PGE2 pathway : key role in the hallmarks of cancer and adaptation to the tumour microenvironment. Carcinogenesis 30 : 377-386, 2009
5) Iacobuzio-Donahue CA : Epigenetic changes in cancer. Annu Rev Pathol 4 : 229-249, 2009

6　感染と発癌

はじめに

感染と発癌の関連は，疫学的研究により特定の癌患者に特定の病原体感染者が非感染者と比較し多いことから研究がはじまる。さらに分子学的研究から病原体による発癌のメカニズムの解明が進み，より感染と発癌の関連が証明される。近年，このような疫学的および分子学的研究から，いくつかの病原体と癌との関連が**表6-1**に示すように明らかになった。

たとえば，肝細胞癌の発癌に関連するHBV（B型肝炎ウイルス）感染者は全世界で約4億人，HCV（C型肝炎ウイルス）感染者は全世界で約2億人存在するといわれ，本感染症による発癌の世界的な影響は大きいことがわかる。これらの病原体は感染すれば必ず発癌を引き起こすわけではないが，癌の発生頻度を上昇させるため，感染と発癌のメカニズムを解明することは重要である。

感染と発癌のメカニズム

感染による発癌のメカニズムとして，慢性炎症による持続的な細胞傷害が遺伝子変異を引き起こし，さらに細胞を癌化させる場合や，病原体の蛋白が細胞の増殖や分裂を制御し癌化させる場合が知られている。

生体は感染症が起こると，感染部位においてマクロファージや好中球などの免疫細胞から腫瘍壊死因子α（TNFα）などの炎症性サイトカインやケモカイン，インターフェロン（IFN）が分泌され，免疫応答が活性化され，病原体を排除および組織を修復しようと炎症が起こる。多くの感染症では免疫応答により，数日から数週間の経過で急性感染症として治癒することが多い。しかし，病原体によっては免疫応答を阻害あるいは抗原性を変化させるなどし，免疫応答から逃れ，生体から排除されることなく長期間にわたり潜伏し，増殖を繰り返すことがある。

これに対し生体は，病原体を排除しようと持続的に免疫応答を活性化させるが排除できず，長期間にわたって炎症が続く。この慢性的な炎症反応は，細胞のミトコンドリア障害，さらには活性酸素/窒素種による酸化ストレスを増大させ，遺伝子変異を引き起こす率を増大させ，発癌に関与する。このような炎症によって引き起こされる発癌メカニズムは*Helicobacter pylori*（ヘリコバクターピロリ）菌による胃癌や，肝炎ウイルスによって引き起こされる肝細胞癌の発癌の一因となっていることが知られている。

病原体の蛋白が癌化を誘導する場合は，病原体によってその蛋白の発現方法が異なる。DNAウイルスではウイルス固有の遺伝子を有し，生体の細胞を利用して蛋白の複製を行う。RNAウイルスではDNAに逆転写された後にプロウイルスDNAとなり，細胞の遺伝子に組み込まれ，ウイ

表6-1 発癌に関与する病原体

病原体	癌の種類
EBウイルス(EBV)	非Hodgkinリンパ腫, Hodgkinリンパ腫, Burkittリンパ腫
ヒトヘルペスウイルス8型(HHV-8)	Kaposi肉腫, 多発性骨髄腫
ヒトTリンパ球向性ウイルス1型(HTLV-1)	成人T細胞白血病/リンパ腫
B型肝炎ウイルス(HBV)	肝細胞癌
C型肝炎ウイルス(HCV)	肝細胞癌
ヒトパピローマウイルス(HPV)	子宮頸癌
Helicobacter pylori	胃癌

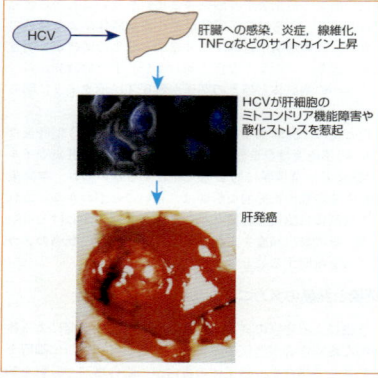

図6-1 HCV(C型肝炎ウイルス)感染と肝癌
TNFα:腫瘍壊死因子α

ルス複製に必要な蛋白の複製が行われる。そして、産生されたウイルス蛋白が本来の正常な細胞シグナルに影響し、細胞の増殖や細胞死を制御することなどにより癌化させることがある。

たとえば、DNAウイルスであるHBVでは、ウイルス蛋白の一つであるHBx抗原が肝癌に関与することが報告されている。このHBx抗原は肝細胞に発現しウイルスの感染や増殖に関連するとともに、感染した細胞内のさまざまな情報シグナル経路を活性化することにより、癌原遺伝子を活性化させ細胞を癌化させると考えられている。近年、わが国においてもワクチン接種が可能となった子宮頸癌に関連するDNAウイルスのヒトパピローマウイルス(human papillomavirus:HPV)は、ウイルスの遺伝子産物E6がユビキチンリガーゼと複合体を形成し、癌抑制蛋白であるp53に会合し、分解を引き起こす。さらにウイルス遺伝子産物のE7は癌抑制蛋白であるRb蛋白と会合し分解する。これらE6とE7が癌抑制蛋白を分解することにより細胞を癌化させる。

RNAウイルスであるHCVは、ウイルスの構造蛋白であるHCVコア蛋白が増殖シグナル、ミトコンドリアへの作用、脂質代謝および糖代謝の変化、および鉄、ミトコンドリアを中心とした活性酸素と発癌の密接な関連が指摘さ

れ、代謝の中心作用を持つ肝臓としての発癌機構の特性が注目されている(図6-1)。ヒトTリンパ球向性ウイルス1型(HTLV-1)ではTax蛋白が転写因子を活性化あるいは癌抑制蛋白を阻害しT細胞を白血病化させる要因となっている。

細菌の場合、H. pyloriでは感染による胃内での慢性炎症が一つの発癌の要因となるが、胃癌を起こしやすい高リスクなH. pylori菌株はCagA蛋白という菌毒素関連抗原を分泌することが報告されて、細胞を癌化させる重要な病原因子と考えられている。経口的に体内に侵入したH. pylori菌は、胃内で胃酸を中和し胃酸からみずからを守り胃上皮細胞に付着して増殖する。そしてH. pylori菌で産生されたCagAは細菌自身が持つ蛋白質分泌装置(IV型分泌装置)を介して、菌体から宿主細胞内に直接注入される。CagAは発癌に関与する宿主の蛋白(SHP-2)と結合し、胃上皮細胞の増殖や細胞死抑制などを引き起こし、発癌を引き起こすと考えられている。

このように、病原体はさまざまな方法を用い発癌に関与していることが明らかとなってきた。

感染による発癌の予防

感染による発癌を防ぐためには、感染を予防する、あるいは抗微生物薬によって感染した病原体を排除する方法が考えられる。感染を防ぐためには感染経路を遮断する、またはワクチン接種が有効である。たとえばHTLV-1では母乳を介した母子感染を防ぐために母乳を避けることや、HBVではワクチン接種や血液を介した感染を防ぐため血液曝露を避けるなどの感染予防策が有効である。HPVに対しては、子宮頸癌を引き起こしやすい16型と18型に対するワクチンが使用可能である。またHPVは性感染症として広がるため、感染前の時期である若年からのワクチン接種が子宮頸癌の予防につながる。

感染がすでに成立している場合は、HBVあるいはHCVでは抗ウイルス薬やインターフェロン投与によるウイルスの排除、H. pyloriでは抗菌薬による除菌などの治療を行い、病原体を排除することが治療の選択肢となる。H. pylori菌の除菌療法を前癌性病変のない患者に行うと、胃癌の発生率が有意に減少することが報告されている。

おわりに

表6-1にあげた感染症以外にも、Sallmonella typhiと胆嚢癌、Streptococcus bovisと大腸癌など因果関係が明確に証明されていないが、疫学的に感染と発癌の関連が指摘されている。これまでに言及されていない病原体であっても今後の研究で発癌との関連が報告される可能性もあり、今後も注目される分野である。

また、感染による発癌のメカニズム解明もトランスジェニックマウスを用いた研究などで精力的に行われており、発癌メカニズムに応じた新たな治療薬の開発やワクチンの開発も今後期待される。

【奥川 周・森屋 恭爾】

参考文献

1) Kim CM et al : HBx gene of hepatitis B virus induces liver cancer in transgenic mice. Nature 351:317-320, 1991
2) Moriya K et al : The core protein of hepatitis C virus induces hepatocellular carcinoma in transgenic mice. Nat Med 4:1065-1067, 1998

3) Parsonnet J et al : *Helicobacter pylori* infection and the risk of gastric carcinoma. N Engl J Med 325：1127-1131, 1991
4) Nomura A et al : Helicobacter pylori infection and gastric carcinoma among Japanese American in Hawaii. N Engl J Med 325：1132-1136, 1991
5) Higashi H et al : SHP-2 tyrosine phosphatase as an intracellular target of Helicobacter pylori CagA protein. Science 295：683-686, 2001

7 血管新生と腫瘍

はじめに

組織の生存および成長に必要な養分酸素は，そのほとんどが血管のなかでも毛細血管から組織内に供給され，腫瘍もその例外ではない．1971年，Folkmanの研究グループは，「固形腫瘍の増大は血管依存的である」と提唱した[1]．もちろん100年以上も前から，腫瘍の増大には血管の増生が伴うことは報告されてきたが，多くの生物学者の目を引くことはなかった．しかし，Folkmanは成長因子（growth factor：GF）に着目し，いわゆる血管新生因子が腫瘍内に新しい血管を誘導するという概念を提唱した．これは従来からの，既存の血管を利用して腫瘍が増大するという定説とは異なる概念であった．そしてその後，実際に血管形成に機能する成長因子の単離が次々に報告され，発生学的に，また生理的な血管形成におけるこれらの分子の役割の解明とともに，これらの因子の抑制が担癌動物モデルでの血管形成と腫瘍増大の抑制につながることが判明し，2000年前半から血管新生阻害薬が臨床現場で用いられるようになってきた．

しかし，マウスなど動物モデルでは血管新生抑制薬単独で抗腫瘍効果が顕著でも，臨床的には腫瘍増大を単独で抑制できる治療薬は少ないことが判明してきている．一方で，抗がん剤との併用により，抗がん剤単独よりも腫瘍縮小効果や生存率に改善がみられることが判明してきており，このことから血管新生抑制薬は血管正常化をもたらして，抗がん剤の腫瘍内移行を増強するのではないかという新しい概念が創出してきている[2]．

そこで，ここでは血管形成の分子機序についての特に基礎医学から明らかになってきたこと，血管新生抑制薬による血管正常化，そして現在実際に臨床で利用されている血管新生抑制薬についての概略を記載する．

正常血管と腫瘍内血管の構造

正常血管：正常血管の管腔は主に2種類の細胞で構築されている．内腔は血管内皮細胞であり，それを外側から血管壁細胞と総称される血管平滑筋細胞あるいはペリサイト（周皮細胞）がおおい，血管構造を安定化している．内皮細胞間は種々の接着因子により密着しており，血管内から容易には分子や細胞が血管外に漏出しないようにしている．また内皮細胞と壁細胞の間には接着帯が形成され，内皮細胞と壁細胞の間の分子交換を介して，血管透過性を制御している．

腫瘍内血管：腫瘍の血管にはさまざまな異常が観察される．腫瘍内血管は透過性が亢進し，蛇行や拡張が観察され，一部嚢状を呈し，血管分岐も無秩序である．血管内皮細胞そのものも異常な形態を呈し，裏打ちする壁細胞も腫瘍中心部では非常にまばらで内皮細胞との接着も弱く，多くの領域で壁細胞の裏打ちが欠損している．

脈管形成の分子機序

血管形成は脈管形成（vasculogenesis）という過程にはじまる．この過程では，まず中胚葉細胞からの分化により，血管内皮細胞が発生し管腔を呈する．中胚葉からの血管内皮細胞の発生では，血管内皮増殖因子（vascular endothelial growth factor：VEGF）とその受容体のなかでもVEGFR2（Flk1）が最も重要であり，VEGFは脈管形成期の内皮細胞の発生だけでなく，その後の内皮細胞の増殖や移動，そして管腔形成にも関連する[3]．

内皮細胞だけで形成された管腔では構造的に不安定であり，高い内圧に耐えるためにも，前述したように血管は外側に壁細胞の裏打ちを伴う必要がある．壁細胞を伴わない原始血管叢では一様に拡張した血管が形成されるが，壁細胞化を伴うにつれ，大中小の血管径の階層性が生じる．この際，壁細胞の内皮細胞への動員には，主に内皮細胞から分泌される血小板由来増殖因子（platelet-derived growth factor：PDGF）のなかでも主にPDGF-BBが，壁細胞に発現するその受容体PDGFRβを活性化し誘導する．内皮細胞近傍に集合してきた壁細胞は，アンジオポエチン1（angiopoietin 1：Ang1）を分泌し，内皮細胞に発現するTie2受容体に結合して活性化し，内皮細胞と壁細胞の直接的あるいはマトリックスを介した接着を誘導し，血管構造は安定化する．

血管形成過程においては，動脈と静脈の区別的発生と，これらのパラレルな並走性が誘導される．内皮細胞が，どのように動脈，静脈に分化するのかについては，VEGFR2やNotchなどの活性化による動脈化や，COUP-TFIIによる静脈化が解明されてきている．また最終的に動脈に特異的に発現したephrinB2は，静脈に特異的に発現したその受容体EphB4との間で反発する運動性（repulsion）を持たせることで，パラレルな走行性を誘導することが示されてきた．しかし，このシステムでは，動脈と静脈が融合しない（体温調節にかかわる動静脈吻合血管を除く）ことを説明することはできるが，まだなぜ動脈と静脈が並走するのかは不明である．

血管新生の分子機序

既存の血管は，内皮細胞と壁細胞が密接に接着しており，内皮細胞の無血管野への移動からはじまる血管新生が開始されるためには，壁細胞が内皮細胞から離脱すること が必要である．この際に，前述したAng1のアンタゴニストであるAng2が内皮細胞から放出されて，Tie2を一過性に不活性化させて内皮細胞と壁細胞の接着を弱める．また，壁細胞と内皮細胞の接着だけではなく，内皮細胞どうしの接着もゆるめる必要がある．VEカドヘリン（VE-cadherin）は内皮細胞同士の接着にかかわり，管腔維持に必須の接着因子である．一時的にVEカドヘリンの機能抑制機構が働いて，血管同士の縛りがゆるみ，血管新生が開始される．

血管新生が生じている際に，少なくとも複数の内皮細胞が血管形成にかかわっている．そのうちの2つは，Tip細

胞とStalk細胞である。Tip細胞は，分岐した血管分枝の最も先頭を移動する細胞であり，この細胞には増殖活性はないが，血管がどの方向に移動するかを決定するガイドとして機能する。そして，その後方から増殖活性のあるStalk細胞が続いて伸長して新しい血管を形成する。

このTip細胞とStalk細胞の振り分けであるが，まず，内皮細胞がVEGFなどのサイトカイン刺激を受けると，Notch受容体の結合因子であるDll4の分泌が高まる。VEGFの影響を受けた部分の内皮細胞でも特にDll4の分泌の高まった細胞がTip細胞となり，その近傍の内皮細胞のNotchを活性化して，VEGFR2, Flt4やニューロピリン1(neuropilin-1)の発現を減弱させる(側方抑制)。そのことで，Tip細胞とは異なる表現型のStalk細胞が生じ，Stalk細胞ではVEGF-Aに対する応答性が減弱して，Dll4の発現が減少する。そして，Tip(候補)細胞ではNotchの活性化が生じず，Stalk細胞はならずにTip細胞に表現型を変える。最初にこのTip細胞とStalk細胞の振り分けを行った後に，Tip細胞はfilopodiaという突起を発現して，無血管領域から分泌されるVEGFの豊富な領域をめざして移動する。そしてその後方から管腔を形成することのできるStalk細胞が血管を形成していると考えられている。

一方，これらの細胞とは異なり，血管安定化にかかわり，phalanx細胞と呼ばれる内皮細胞が血管新生過程で存在する。まだ詳細な表現型の解析は進んでいないが，Tie2と相同性を有して，内皮細胞間接着に関係するといわれているTie1が発現し，さらにVEカドヘリンの発現も亢進しているといわれている。そして，血管新生の際にどのように発生して，どのように機能制御するのかはまだ不明であるが，Tip細胞を休眠させる機能を有し，この細胞によって誘導された新規血管は，内皮細胞がどの細胞も形態が単一であり，細胞同士は隙間なくなめらかに接着して，凹凸もない。軍隊の兵士が前線で縫い目なく一列に並ぶフォーメーションをphalanxと呼ぶことから，この内皮細胞はphalanx細胞と命名された。そして，このphalanx細胞により形成された血管は壁細胞化を十分に伴い，血管透過性が制御された安定した血管であることが見出されている。

このように新たに血管新生における内皮細胞の機能的な差異が明確になってきたことで，血管新生の制御法の開発にも影響を与えることが予想される。たとえば，Dll4/Notchシステムの破綻により，腫瘍血管においてはTip細胞数が増加して，腫瘍内では血管密度が増加する。しかし，このようにむやみに増加したTip細胞によって誘導された血管は管腔をほとんど有しない無機能な血管であり，腫瘍の増大が抑制されることから，Dll4/Notchは腫瘍血管新生抑制の一つのターゲットとなりうる。ただし，このシステムの継続的な抑制で，種々の臓器の機能破綻や血管腫瘍発生の危険も報告されており，その開発には腫瘍特異的な薬剤デリバリーが不可欠である。

腫瘍血管の特性と血管正常化

従来より，腫瘍血管新生を抑制するために，血管内皮細胞の細胞死を誘導する治療法の開発が精力的に進められてきており，前述したように現在VEGFの中和抗体による抗腫瘍効果が確認されるにいたっている[4]。もちろん血管新生抑制薬の効果は，腫瘍を休眠化させることに期待されて

きたが，このVEGF中和抗体のみでは抗腫瘍効果がさほど認められず，抗がん剤との併用で腫瘍縮小効果が大きいとされている。このことから，最近では腫瘍に対する抗血管新生療法による血管正常化というパラダイムシフトが生じてきている[2]。

腫瘍内では腫瘍細胞や腫瘍ストロマ細胞，あるいは浸潤してきた血液細胞が分泌する血管新生促進因子が過剰な状態であり，抑制因子が欠如している。そのために，前述したように壁細胞を伴わない血管により無秩序な血管が構築されている。正常な血管では壁細胞の内皮細胞への接着部位がある一定の間隔で保たれており，血管はパラレルな走行性を示す。一方，癌における異常な血管は壁細胞の内皮細胞への接着が多くの領域で欠失しており，そのために血管の走行性は乱れ，大中小血管の階層性も失われ，無秩序な血管構造を示すようになる。このような状況では抗がん剤などの組織内への浸透がうまくコントロールされていない。そこで，いったん血管新生抑制因子を投与することで，血管新生促進因子と抑制因子のバランスを平衡にし，血管構造を正常化させ，血管透過性の制御をコントロールできるような血管に誘導する。引き続き，抗がん剤を投与して，腫瘍細胞を死滅させ血管新生促進因子を減少させる。さらに血管新生抑制因子を投与して血管の退縮を完全に誘導する。

あるいは血管を正常化すると低酸素状態が回復するために，低酸素状態では効果が十分でなかった放射線治療の効果が高まり，癌細胞の細胞死を誘導する。腫瘍のなかの血管を正常化させるという概念は，腫瘍に酸素や栄養を供給してしまうのではないかということが懸念されるという見方もある。しかし，確かに腫瘍内では透過性が抑制された状況が続くために，低酸素状態が遷延し，血管新生も持続すると考えると，腫瘍内の血管を正常化して透過性を制御するという考え方は，腫瘍増大−低酸素−血管新生−腫瘍増大……という悪のサイクルに歯止めをかけるという観点においては，腫瘍血管制御の新しい治療手段として注目されるところである。

臨床的に応用されている血管新生抑制薬

臨床開発が進められている血管新生抑制薬は大きく分けて，VEGFを中和させる抗体と可溶性受容体のグループと，マルチターゲットチロシンキナーゼ阻害薬のグループの2つに分けられる[5]。

前者では，VEGF-Aの中和抗体であるベバシズマブ(bevacizumab)が広く臨床現場で使用されてきており，次いでVEGFRの可溶性受容体であるアフリベルセプト(aflibercept)(VEGF-trap)も徐々にさまざまな癌種の患者に使用されつつある。前者がVEGF-Aに特異的に結合して中和するのに対して，後者はVEGF-Aとさらに胎盤増殖因子(PlGF)とも結合するのが特徴である。一方でVEGFの受容体(VEGFR2)のVEGF結合領域に対するモノクローナル抗体(ramucirumab)も臨床開発されてきており，これはVEGF-AのみならずすべてのアイソフォームのVEGFの機能を阻害できることから，強い血管新生抑制効果が期待されている。

また，マルチターゲットチロシンキナーゼ阻害薬も現在多く開発されているが，主なものとしては，スニチニブ

(sunitinib)とソラフェニブ(sorafenib)などがある。スニチニブはVEGFの受容体(VEGFR1,2)，PDGFRα，β，c-Kit，FLT3，RETなど，さまざまな受容体型チロシンキナーゼを阻害する作用を有し，ソラフェニブはB-raf，VEGFR2，PDGFR，FLT3，c-Kitなどの阻害効果を有する。これらは単剤でも癌に対する効果はあるが，マルチキナーゼ阻害ということで，さまざまな作用点があり，副作用も多様である。

【高倉 伸幸】

参考文献
1) Folkman J et al : Isolation of a tumor factor responsible for angiogenesis. J Exp Med 133:275-288, 1971
2) Jain RK : Normalization of tumor vasculature: An emerging concept in antiangiogenic therapy. Science 307:58-62, 2005
3) Carmeliet P et al : Angiogenesis in cancer and other diseases. Nature 407:249-257, 2000
4) Ferrara N et al : Angiogenesis as a therapeutic target. Nature 438:967-974, 2005
5) Markland FS et al ed : Tumor Angiogenesis, Wiley-Blackwell, 2010

8 浸潤と転移のメカニズム

▶定義・概念
浸潤と転移は癌細胞の持つ特徴的な性質であり，どちらも癌の悪性度に関する重要な指標である。

浸潤：癌細胞自身が癌細胞や間質細胞の構成する腫瘍塊から分離し，宿主の正常間質や組織内を移動し，広がることをいう。また，単に拡散するのみならず，他の組織やリンパ節に転移する結果となることも多い。

転移：血行性転移とリンパ行性転移に分けられる。血行性転移は血管内に癌細胞が侵入し，血流に乗って他の組織に移動して再び増殖し腫瘤を形成することをいう。リンパ行性転移は，癌細胞がリンパ管内に侵入し，遠隔のリンパ節に到達してそのなかで増殖し腫瘤をつくる，いわゆる「リンパ節転移」を生じることをいう。

浸潤と転移のどちらも癌の範囲を拡大するため，手術による全摘出や放射線治療による完治を困難にし，癌再発の基点となる。したがって，浸潤能や転移能の高い癌は，臨床上非常に悪性である。癌患者の死亡原因の90％は転移によるものといわれている。

浸潤の分子メカニズム

癌細胞が浸潤するには，癌細胞どうしの細胞間接着，あるいは癌細胞・正常間質細胞間の接着，癌細胞と間質との接着が低下し，癌細胞1個または数個が腫瘍塊から離れて移動することが重要な過程となる。その際には，癌組織を取り巻くコラーゲン線維などで構成された間質を部分的に消化し，ある程度方向性を持って移動するルートを広げることも重要である。それには蛋白分解酵素の発現と活性化が必須である。多くの癌細胞は上皮細胞特有の細胞間接着分子を発現しているが，さまざまな機構でその発現が低下する。この状態では，癌細胞は腫瘍塊から容易に離れ，移動することが可能となる。

細胞間接着分子および細胞・間質接着分子
細胞間接着分子(intercellular adhesion molecule：ICAM)の主なものは，Ca^{2+}依存性接着分子カドヘリン，免疫グロブリンスーパーファミリー接着分子などがある。細胞・間質接着分子の主なものはインテグリンファミリーである。多くの癌は上皮細胞由来であり，上皮細胞特有のEカドヘリン(E-cadherin)を発現している。しかし，癌化によりその発現は不安定となる。多くの癌ではEカドヘリンや，それに対する細胞内結合因子β-カテニン(β-cathenin)の発現量は低下する。Eカドヘリンを人為的に癌細胞に発現させると，その浸潤・転移能は抑制されることから，Eカドヘリン機能の低下や失活は，癌の浸潤能・転移能促進と密接に関係していると考えられる。この状態では癌細胞は容易に癌組織から離れ，遊走を開始する。

ICAMも癌細胞を腫瘍塊にとどめる役割を果たしており，その発現低下や機能異常は細胞の遊走開始と浸潤のきっかけとなる。インテグリンファミリーは種類が多く，α鎖，β鎖のヘテロ二量体で働くことから，さまざまな組み合わせがある。間質線維の部分分解した構造に親和性のある$αvβ3$，$αvβ1$などのインテグリンは癌細胞によく発現しており，浸潤を促進すると考えられる。

癌細胞の運動能と遊走能
癌の浸潤・転移の分子メカニズムは非常に複雑であり，多くの分子が関与する。また，その機構は組織ごと，あるいはおなじ組織由来であっても，個別の癌においてさまざまな分子が興味される。細胞には，本来，細胞内アクチン線維の解離と再構成を介して，細胞全体を移動させる機構が備わっている。そのシグナルには，細胞内の低分子GTP(グアノシン三リン酸)結合蛋白Rac，Cdc42，Rho，その下流のRhoキナーゼ，などが関与する。また，細胞膜近傍の受容体からは，Rasファミリー，ホスファチジルイノシトール3-キナーゼ(PI3K)，AktなどがRac，Rhoなどにシグナルを送る。癌細胞は一般にこれらのシグナル分子が活性化，あるいはそれに近い状態となっており，細胞運動能は高い。

細胞の遊走は増殖因子やサイトカイン，ケモカインの濃度に従って細胞が運動する現象であり，多くの場合，それらの因子の濃度勾配に従って高濃度をめざして移動する。したがって，癌細胞はそれらの因子を強く発現する組織や細胞へ向かって，受容体の受けるシグナルを識別しながら移動する。このような系をパラクリン刺激という。一方，癌細胞はみずから遊走因子・増殖因子を産生・分泌することもしばしば認められる。この場合にはオートクリン刺激となるため濃度勾配は発生しないが，細胞の運動能や増殖能は増大する。

具体的な遊走・増殖因子としては，上皮増殖因子(EGF)，線維芽細胞増殖因子(FGF)，血小板由来増殖因子(PDGF)，肝細胞増殖因子(HGF)のファミリー，サイトカインIL-4(インターロイキン4)，IL-6，ケモカインSDF-1(stromal cell-derived factor-1)，S100Aなどが利用される。HGFは肝細胞増殖因子の性質を持つが，細胞の移動を強く刺激する作用を持つため細胞拡散因子(scatter factor)とも呼ばれる。

癌細胞の間質消化能
癌の浸潤・転移には，癌細胞による間質(細胞外マトリッ

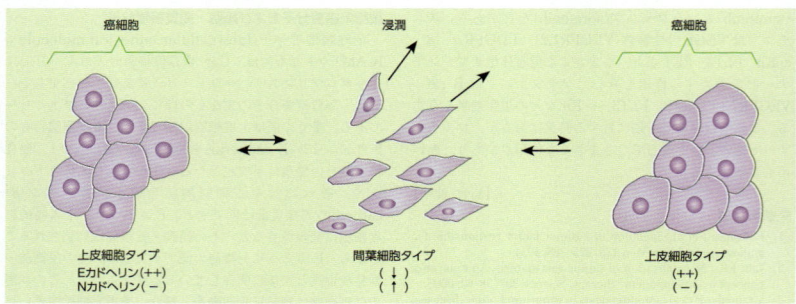

図 8-1　上皮間葉変換
多くの癌細胞は上皮由来であり、細胞間接着分子としてEカドヘリンを発現している。しかし、癌細胞は可逆的に細胞の性質を変化させ、間葉系細胞に近い性質へ変化する。その結果、Eカドヘリンは低下し、Nカドヘリンが増加して細胞間接着能が低下し、癌細胞は周囲へ浸潤する

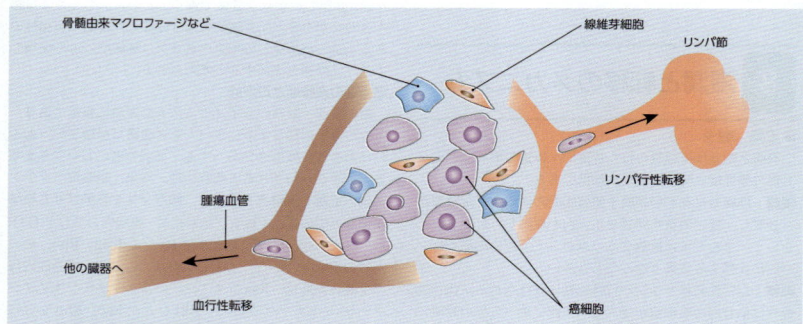

図 8-2　血行性転移とリンパ行性転移
癌組織には、癌細胞のみならず特有の線維芽細胞(CAF)や骨髄由来のマクロファージ系細胞(TAM)などが存在し、血管新生因子やリンパ管新生因子を発現する。血管新生により腫瘍は増大するが、それとともに血流に乗って他の臓器へ血行性転移を起こす。また、癌組織周囲に新生したリンパ管を介して、癌細胞はリンパ節転移を起こす

クス〈extracellular matrix:ECM〉)の分解が重要である。その過程には、マトリックスメタロプロテアーゼ(matrix metalloprotease:MMP)が主要な役割を果たす。MMPは亜鉛などの金属を必要とする蛋白分解酵素で、20種類以上存在する。

分泌型と細胞膜上に発現する膜型とがあり、多くは分解酵素活性を持たない前駆体として合成される。そのため、活性化にはフリン、PC-1〜PC-8、S1Pなどのプロエンザイム変換酵素の働きが重要である。一方、MMP阻害蛋白質としてメタロプロテアーゼ組織阻害物質(tissue inhibitor of metalloprotease:TIMP)があり、これらのMMP活性化、不活性化因子群が複雑に作用してMMPを制御する。分泌型MMPとしてはMMP-2,MMP-9、膜型MMPとしてはMMP-14(MT1-MMP)などが代表的なものである。

MMPは、癌細胞のみならず癌組織の線維芽細胞などの間質細胞、骨髄由来の単球・マクロファージ系細胞や骨髄球系細胞などから分泌される。MMP前駆体の活性化には、前述した蛋白に加えてプラスミノーゲンから活性化されたプラスミンも関与する。

上皮間葉変換(図8-1)

上皮細胞は特有の細胞間接着分子としてEカドヘリンを発現している。これはかなり強力な細胞間接着を生じるが、上皮由来癌細胞は時に細胞の性質を変化させ、上皮細胞としての性質から、線維芽細胞などの間葉系細胞に近い性質へ変化することが知られている。これを上皮間葉変換(epithelial mesenchymal transition:EMT)と称している。この過程は可逆的であるが、EMTとなった癌細胞はEカドヘリンの発現を低下させ、Nカドヘリンなどの他のインテグリンを発現させる。この結果、癌細胞は集団から容易に離れ、浸潤を開始する。

転移の分子メカニズム (図 8-2)

転移には血管新生とリンパ管新生が密接に関与する。1990年以降、これらの生物現象に対する分子生物学的な理解が飛躍的に進み、関与する蛋白分子や受容体が明らか

となってきた。VEGF-VEGFR(血管内皮増殖因子〈vascular endothelial growth factor〉-血管内皮増殖因子受容体)、アンジオポエチン-Tie受容体、エフリン-Eph、Delta-Notchなどのシグナルシステムが見出されたが、なかでもVEGFファミリーとその受容体VEGFRsは中心的な役割を果たす。

VEGFによる腫瘍血管新生の機構

VEGF(あるいはVEGF-Aともいう)は、血管内皮細胞の増殖活性、個体レベルの血管新生活性、血管透過性亢進活性などを持つ分子量約4万の二量体蛋白質である。癌細胞のみならず、ほとんどの正常細胞がVEGFを発現するが、癌細胞においては、①低酸素刺激による転写因子HIFの活性化を介した発現誘導、および②細胞増殖シグナルを介した発現誘導により、VEGF産生は正常細胞よりも増大することが多い。また腎細胞癌においては、しばしばHIF分解系にかかわる癌抑制遺伝子VHL遺伝子が破壊されており、その結果VEGFの発現が亢進する。

VEGFはチロシンキナーゼ型受容体VEGFR1(Flt1)、およびVEGFR2(KDR)に結合し、血管新生シグナルを発信する。特に、VEGFR2はキナーゼ活性が強く、直接強い血管新生シグナルを内皮細胞内に伝える。一方、VEGFR1のキナーゼ活性は弱いが、内皮細胞のみならず単球・マクロファージにも発現し、これらの細胞の遊走や血管新生因子の発現を介して腫瘍血管新生を刺激する。

直径数mm以上の腫瘍がさらに増殖するためには、酸素と栄養の供給ルートとして腫瘍血管新生を必要とする。癌悪性化の段階で血管新生が強く起こる時期を血管新生スイッチ(angiogenic switch)と呼ぶ。このようにして形成された腫瘍血管網は、血行性転移の非常に重要なルート(道筋)となる。

VEGF以外にも、FGF、HGFなど多数の因子が腫瘍血管新生を刺激する。また、トロンボスポンジン1など血管新生抑制因子の発現低下も血管新生に重要である。

リンパ管新生の機構

リンパ管新生の主なシグナル系は、VEGFファミリーのVEGF-C、VEGF-D と、それらに対する受容体VEGFR3(Flt4)のシステムである。VEGFR3はリンパ管内皮細胞に強く発現しており、癌細胞や癌間質細胞が産生するVEGF-C/-Dに反応してリンパ管新生を引き起こす。腫瘍組織の周囲に形成されたこれらのリンパ管は、癌のリンパ節転移の主要なルートとなる。一般にリンパ節転移能の強い癌細胞では、VEGF-C/-Dの発現レベルが高い。また、Ang-1やHGFなどもリンパ管新生を促進させる。

血管新生因子やリンパ管新生因子は癌細胞のみならず、癌組織内の宿主側細胞、特に線維芽細胞(cancer-associated fibroblast: CAF)や、骨髄由来マクロファージ(tumor-associated macrophage: TAM)などが産生している。したがって、これらの宿主側細胞は癌の転移に重要な役割を果たしている。

転移発症以前の組織反応

近年、癌細胞が転移する以前から肺などの組織にMMP-9発現やVEGFR1陽性骨髄由来細胞の遊走が生じ、転移の場をつくることが明らかとなった。特に、転移前の骨髄由来細胞の集積を「転移前のニッチ形成(premetastatic niche)」と呼ぶ。これらの反応により癌細胞が転移し、増殖しやすい環境(あるいは「場」)が臓器に形成されることから、転移促進の重要な機構の一つと考えられている。

臨床上の問題点と治療法

浸潤能、転移能の高い癌としては、膵癌やスキルス胃癌、グリオブラストーマ(脳内浸潤)などが知られている。しかし、基本的にはすべての悪性腫瘍はこれらの能力を持ち、多段階発癌過程の後期においてはそれらの性質が増大する。また癌の種類によって、転移しやすい臓器に一定の傾向が認められる。たとえば、大腸癌では肝転移が、前立腺癌や肺癌では骨転移が比較的多い。その臓器親和性については、宿主側細胞・間質と癌細胞との親和性や、原発巣と転移巣の解剖学的関係などが報告されているが、今後多くの研究が必要である。

浸潤、転移に対する直接的な治療法としては、手術による除去や、放射線照射が行われる。また、薬剤についても分子標的治療薬が開発されつつある。MMPは重要な分子標的と考えられているが、MMP阻害薬は臨床試験で副作用が認められたため、現在再検討の段階である。一方、血管新生阻害薬については開発が進んでいる。VEGF中和抗体(ベバシズマブ〈bevacizumab〉)や、VEGFRその他のキナーゼを標的とするマルチターゲットチロシンキナーゼ阻害薬(ソラフェニブ〈sorafenib〉、スニチニブ〈sunitinib〉)は、大腸癌や乳癌、肝癌、腎癌、肺癌(上皮癌を除く)、グリオブラストーマなどに臨床応用され、生存期間や無病期間の延長に効果をあげている。これらは、腫瘍血管の抑制や制癌剤の効果促進により癌の増殖を抑えるが、それと同時に血行性転移やリンパ節転移も抑制していると理解される。

【渋谷 正史】

参考文献

1) Hanahan D et al : The hallmarks of cancer. Cell 100:57-70, 2000
2) Hanahan D et al : Patterns and emerging mechanisms of the angiogenic switch during tumorigenesis. Cell 86:353-364, 1996
3) Ferrara N : Vascular endothelial growth factor: basic science and clinical progress. Endocr Rev 25:581-611, 2004
4) Shibuya M et al : Signal transduction by VEGF receptors in regulation of angiogenesis and lymphangiogenesis. Exp Cell Res 312:549-560, 2006
5) Alitalo K et al : Molecular mechanisms of lymphangiogenesis in health and disease. Cancer Cell 1:219-227, 2002

9 腫瘍マーカー

■ **定義・概念** 腫瘍マーカーは、「癌に由来する物質」と定義され、①癌細胞がつくる物質、または、②癌細胞に対する反応として他の細胞がつくる物質、である。

臨床的には、主に血液中のそれらの物質を抗体を利用して検出することにより、癌の存在、程度、進展度、性質を知る検査の一つであり、癌の治療効果の判定、術後経過、再発のチェック、癌の予後予測に有効である。

しかし、その利用上、①健常者や癌以外の病態においても検出される、②感度・特異度の面での限界が存在する、③臓器特異性が高くはない、という点に注意が必要である。

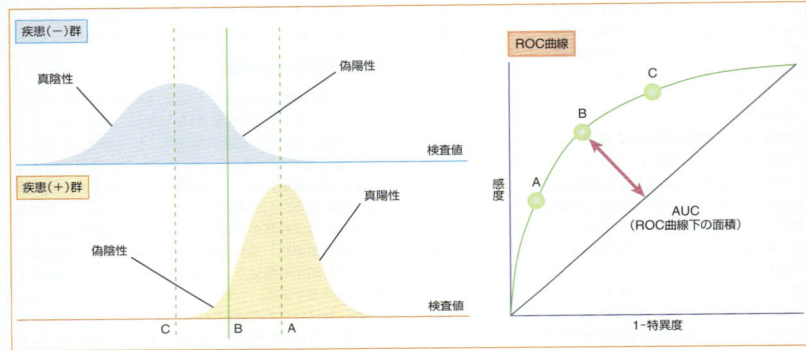

図 9-1 ROC 曲線と基準値（カットオフ値）
疾患の有無を 2 群に分けて、横軸を検査値、縦軸を人数としてプロットする。ある検査値における基準値（カットオフ値）を設定し（B 線）、感度と特異度を求めそれをプロットすると、ROC 曲線ができる。曲線のふくらみが大きいほど（AUC が大きいほど）臨床的に有用な検査法である

有用性の評価と測定の意義

腫瘍マーカーの有用性の評価、および臨床現場での使用にあたって重要となる事項を理解することは、正しい腫瘍マーカーの利用という観点から重要であり、以下に記載する。

感度

感度は、「病気である場合に検査が陽性と出る確率」であり、（真陽性数）/（真陽性数＋偽陰性数）×100（％）であらわされる。真陽性とは陽性を示した癌症例、偽陰性とは陰性を示した癌症例である。

特異度

特異度は、「病気でない場合に検査が陰性と出る確率」であり、（真陰性数）/（真陰性数＋偽陽性数）×100（％）であらわされる。真陰性とは陰性を示した非癌症例、偽陽性とは陽性を示した非癌症例である。

基準値（カットオフ値）

腫瘍マーカーに関しては、ROC 曲線を用いた分析により基準値を設定する。ROC 曲線は、基準値を変化させたときの感度と偽陽性度（1−特異度）との関係を図にしたもので、感度、特異度ともに 1 に近い基準値（診断効率の最大値）の設定に有用である（図 9-1）。

腫瘍マーカーの測定意義

腫瘍マーカー単独による癌の存在診断は、感度、特異度が十分になく推奨されない。そこで、感度を上げる目的で、複数の腫瘍マーカーを併用するが、同時に特異度の低下を招くため、適切な組み合わせを検討する必要がある。

腫瘍マーカーが陰性であった場合の判定であるが、必ずしも癌の存在は否定できない。特に、早期癌で腫瘍マーカーの陽性率が低いことを念頭におく。

また、臓器特異性と腫瘍マーカーの相関性は高くない。たとえば、胆道系・膵腫瘍に臓器特異性が高い CA19-9 は、大腸癌、胃癌などで陽性となりうる。

したがって、腫瘍マーカーは単独の使用でなく、その他の検査も併用して、総合的に癌の存在診断を行うことが前提であり、癌の補助診断として利用する。その一環として、癌の存在診断以外に、①化学療法・放射線治療の効果判定、②術後経過、③再発チェック、④予後予測、に有効である。

代表的な腫瘍マーカーの特徴

臨床使用する代表的な腫瘍マーカーを臓器別に図 9-2 に示す。その一部に関して、解説を加える。

悪性腫瘍全般

CEA（carcinoembryonic antigen）
- 基準値 5 ng/mL。
- 上昇が認められる腫瘍 大腸癌、胃癌、肺癌、乳癌、胆道癌、膵癌、甲状腺髄様癌、腎細胞癌、子宮内膜癌、卵巣癌。
- 特徴 進行期に陽性になる。術後経過、化学療法の効果判定に有効である。腹水、胸水でも測定可能であり、血清値の 2 倍以上で癌の存在を疑う。
- 良性疾患などで上昇するもの 肺炎、気管支炎、結核、肝硬変、胆石症、潰瘍性大腸炎、糖尿病、腎不全、喫煙。

BFP（basic fetoprotein）
- 基準値 血清 75 ng/mL、尿中 10 ng/mL。
- 上昇が認められる腫瘍
  ・血清 BFP：消化器癌、腎癌、肺癌、前立腺癌、睾丸腫瘍、卵巣癌、子宮癌、白血病。
  ・尿中 BFP：膀胱癌。
- 特徴 ヒト胎児の腸、血清、脳組織に存在する塩基性の胎児性蛋白質である。CEA より臓器特異性が低いが、泌尿・生殖器領域の腫瘍で陽性率が高い。
- 良性疾患などで上昇するもの 肝炎、肝硬変、胆石症、良性前立腺疾患、良性子宮疾患。

肝癌

AFP（α-fetoprotein）
- 基準値 10 ng/mL。
- 上昇が認められる腫瘍 原発性肝細胞癌、肝芽腫、卵黄

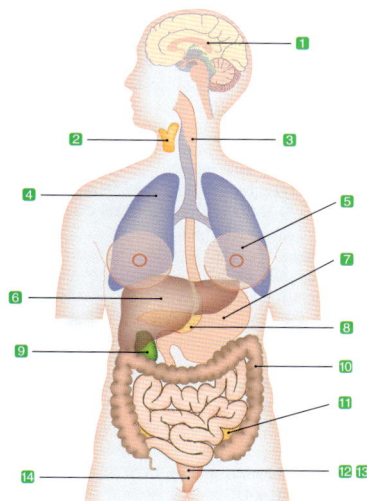

	癌種	腫瘍マーカー
1	神経芽細胞腫	NSE
2	甲状腺髄様癌	NSE
3	食道癌	SCC
4	肺癌	CA-125,CEA,SLX
	扁平上皮癌	CYFRA,SCC
	小細胞癌	NSE,ProGRP
5	乳癌	CA-125,CA15-3,CEA,NCC-ST-439
6	肝細胞癌	AFP,PIVKA-Ⅱ
7	胃癌	CEA,STN
8	膵癌	CA-125,CA19-9,CEA,Elastase 1 NCC-ST-439,SLX,STN
9	胆道癌	CA19-9,CEA
10	大腸癌	CEA,NCC-ST-439,STN
11	卵巣癌	hCG-β,CA-125,STN,SLX
12	子宮頸部癌	hCG-β,SCC,STN
13	子宮体部癌	hCG-β,SCC,STN
14	前立腺癌	PSA

図 9-2 臨床で使用される代表的な臓器別腫瘍マーカー
腫瘍マーカーには、臓器特異性が高いマーカーと低いマーカーが存在し、高いマーカーとしては、前立腺癌のPSAや、肝癌のAFP、PIVKA-Ⅱがある。一方、現在用いられている腫瘍マーカーのほとんどは、臓器特異性が低いマーカーであることに留意が必要である
（©2010 独立行政法人国立がん研究センターがん対策情報センター、©2011 META Corporation Japan）

嚢(yolk sac)腫瘍。
- **特徴** 胎児の肝細胞、卵黄嚢で産生される糖蛋白質である。成人で200～1,000 ng/mL以上では、肝細胞癌、卵黄嚢腫瘍である精巣腫瘍が強く疑われる。まれに胃癌などでの異所性産生腫瘍でも高値を示す。レンズ豆レクチンに親和性の高いAFP-L3分画が肝細胞癌に特異性が高く、臨床現場で利用される。
- **良性疾患などで上昇するもの** 肝炎、肝硬変症、先天性胆道閉鎖症、乳児肝炎、妊娠。

PIVKA-Ⅱ(protein induced by vitamin K absence or antagonist-Ⅱ)
- **基準値** 40 mAU/mL。
- **上昇が認められる腫瘍** 原発性肝細胞癌。
- **特徴** 正常なプロトロンビンは肝臓で生合成されるが、ビタミンK不足により、プロトロンビン前駆体のグルタミン酸(Glu)残基がγ-カルボキシグルタミン酸(Gla)残基に変換される反応が不十分となり、凝固活性のない異常プロトロンビン(PIVKA-Ⅱ)が血中で検出される。腫瘍径、腫瘍の個数、低分化度、門脈浸潤と相関性がある。
- **良性疾患などで上昇するもの** アルコール性肝障害、肝硬変症、肝炎、胆汁うっ滞、ビタミンK拮抗薬(ワルファリン)、セフェム系抗菌薬、抗結核薬の投与。

膵癌、胆嚢・胆管癌

CA19-9(carbohydrate antigen 19-9)
- **基準値** 37 U/mL。
- **上昇が認められる腫瘍** 膵癌、胆道系腫瘍、胃癌、大腸癌、卵巣癌。
- **特徴** 大腸癌培養株を免疫原として作製されたモノクローナル抗体で測定する。ルイス陰性者の場合は上昇しない。進行癌で陽性率が高く、術後の腫瘍残存、再発、切除不能癌の化学療法のモニタリングに有効である。
- **良性疾患などで上昇するもの** 閉塞性黄疸、膵管閉塞、胆管炎、子宮内膜症、卵巣嚢胞、肝硬変、肝炎、若年女性、妊娠。

CA50(carbohydrate antigen 50)
- **基準値** 35 U/mL。
- **上昇が認められる腫瘍** 膵癌、胆道系腫瘍、肝細胞癌、胃癌、大腸癌、卵巣癌。
- **特徴** 結腸癌由来培養細胞を免疫原として作製されたモノクローナル抗体で測定する。同抗原は膵管、胆管、卵胞で産生されるため偽陽性が多い。
- **良性疾患などで上昇するもの** 良性肝疾患、胆石症、膵炎、卵巣嚢胞、子宮内膜症。

SPan-1
- **基準値** 30 U/mL。
- **上昇が認められる腫瘍** 膵癌、胆道系腫瘍、肝細胞癌。
- **特徴** 粘液産生性膵癌細胞株を免疫原として作製されたモノクローナル抗体に反応する糖鎖抗原である。消化器癌、肺癌、乳癌、悪性リンパ腫で陽性となることがある。
- **良性疾患などで上昇するもの** 肝硬変、慢性肝炎、急性膵炎、慢性膵炎、膵良性腫瘍、胆石症。

Elastase 1
- **基準値** 100～400 ng/dL(放射免疫測定法(RIA))、40～240 ng/dL(ラテックス凝集法)。
- **上昇が認められる腫瘍** 膵癌。
- **特徴** 主に膵臓に存在する蛋白分解酵素の一つであり、エラスチンを分解する。小膵癌径でも上昇する特徴があり、膵頭部癌で高値例が多い。CA19-9、SPan-1との併用が膵癌の検出に有用である。
- **良性疾患などで上昇するもの** 急性膵炎、慢性膵炎、肝硬変、腎不全、アルコール多飲者。

DUPAN-2
- **基準値** 400 U/mL。

- **上昇が認められる腫瘍**　膵癌，胆道系腫瘍。
- **特徴**　ヒト膵癌細胞株を免疫原として作製されたモノクローナル抗体に反応する糖鎖抗原である。
- **良性疾患などで上昇するもの**　膵炎，胆石症，肝硬変，肝炎。

肺癌

CYFRA
- **基準値**　2.0 ng/mL。
- **上昇が認められる腫瘍**　扁平上皮癌(肺癌，食道癌)。
- **特徴**　細胞骨格を担う蛋白質であるサイトケラチン19フラグメントを特異的に認識するモノクローナル抗体を利用して測定している。
- **良性疾患などで上昇するもの**　良性肺疾患，肝硬変，肝炎。

SCC (squamous cell carcinoma antigen)
- **基準値**　1.5 ng/mL。
- **上昇が認められる腫瘍**　口腔癌，肺扁平上皮癌，食道癌，子宮頸癌，外陰・膣癌，肛門癌，皮膚癌。
- **特徴**　SCC抗原は子宮頸癌(扁平上皮癌)から精製された蛋白質である。扁平上皮に由来する各種臓器の癌で上昇する。
- **良性疾患などで上昇するもの**　良性皮膚疾患(乾癬，紅斑)，重症呼吸器疾患，長期透析患者，肝硬変，肝炎。

NSE (neuron-specific enolase)
- **基準値**　10 ng/mL。
- **上昇が認められる腫瘍**　小細胞肺癌，神経芽細胞腫。
- **特徴**　中枢・末梢神経組織，神経内分泌細胞に存在する。さらに，小細胞癌の組織型や髄様癌の組織型を示す腫瘍，甲状腺髄様癌で進行期に陽性となる。
- **良性疾患などで上昇するもの**　溶血(赤血球内にNSEが存在)。

ProGRP (pro-gastrin-releasing peptide)
- **基準値**　46.0 pg/mL。
- **上昇が認められる腫瘍**　小細胞肺癌，甲状腺髄様癌，カルチノイド腫瘍。
- **特徴**　ガストリン放出ペプチドの前駆体である。小細胞肺癌では，早期から上昇する。また，治療効果に相関し，再発・増悪のモニタリングに有効性が高い。
- **良性疾患などで上昇するもの**　新生児・乳児，腎機能障害，良性肺疾患。

胃癌・大腸癌

STN (sialyl Tn antigen)
- **基準値**　45 U/mL。
- **上昇が認められる腫瘍**　卵巣癌，胃癌，大腸癌，膵癌。
- **特徴**　ムチン型糖鎖の合成にかかわる分子の異常により生じる。ABO血液型により影響を受ける。良性疾患の偽陽性率が低い。
- **良性疾患などで上昇するもの**　良性卵巣腫瘍，子宮内膜症，良性呼吸器疾患。

NCC-ST-439
- **基準値**　4.5 U/mL。
- **上昇が認められる腫瘍**　胃癌，大腸癌，膵癌，胆道系腫瘍，肺腺癌，乳癌。
- **特徴**　低分化型胃腺癌由来細胞株を免疫原として作製されたモノクローナル抗体によって認識される糖鎖抗原で，良性疾患における偽陽性率がきわめて低い。
- **良性疾患などで上昇するもの**　良性乳腺疾患，良性胆道疾患，良性膵疾患。

前立腺癌

PSA (prostate-specific antigen)
- **基準値**　加齢で上昇するため，年齢階層別の基準値が推奨され，〜64歳で3.0 ng/mL，65〜69歳で3.5 ng/mL，70歳〜で4.0 ng/mLである。
- **上昇が認められる腫瘍**　前立腺癌。
- **特徴**　前立腺で産生されるセリンプロテアーゼである。一部が血中に漏出し，プロテアーゼインヒビターと複合体を形成するが，一部は結合せずに存在する(free PSA)。前立腺癌においては，free PSA/total PSA比が低下する。
- **良性疾患などで上昇するもの**　前立腺肥大症，膀胱頸部硬化症，前立腺炎。

乳癌

CA15-3 (carbohydrate antigen 15-3)
- **基準値**　28 U/mL。
- **上昇が認められる腫瘍**　乳癌，卵巣癌，肺癌，肝臓癌，大腸癌。
- **特徴**　ヒト乳汁脂肪球膜に対するモノクローナル抗体，および乳癌肝転移巣に対するモノクローナル抗体により認識される糖鎖抗原である。乳癌特異性は低いが，乳癌の再発・転移の有用なマーカーである。
- **良性疾患などで上昇するもの**　肝炎，肝硬変，自己免疫疾患，卵巣良性腫瘍。

BCA225 (breast cancer antigen 225)
- **基準値**　160 U/mL。
- **上昇が認められる腫瘍**　乳癌。
- **特徴**　乳癌細胞株培養株を免疫原として作製された2種のモノクローナル抗体によって認識される抗原である。早期に上昇しないが，乳癌術後のモニタリングや再発乳癌に対する治療効果判定に有効である。CA15-3，CEAと組み合わせることで陽性率が上昇する。
- **良性疾患などで上昇するもの**　良性子宮疾患，妊娠。

卵巣癌

CA125 (carbohydrate antigen 125)
- **基準値**　35 U/mL。
- **上昇が認められる腫瘍**　卵巣癌，卵管癌。
- **特徴**　卵巣漿液性嚢胞腺癌培養細胞を免疫原として作製されたモノクローナル抗体によって認識される抗原である。卵管，卵巣，子宮，腹膜，胸膜に存在し，これら組織の腫瘍，炎症で産生増加が認められる。膵癌，胆道系腫瘍，肝細胞癌，胃癌，大腸癌，子宮頸癌，子宮体癌で高値となることがある。
- **良性疾患などで上昇するもの**　胸膜炎，腹膜炎，妊娠早期，子宮内膜症，良性卵巣疾患。

腺癌

SLX(sialyl Lewis X antigen)
- **基準値** 38 U/mL
- **上昇が認められる腫瘍** 肺癌(肺腺癌, 大細胞癌), 卵巣癌.
- **特徴** 胎児性の糖鎖抗原 SSEA-1 がシアル酸修飾を受けた物質を免疫原として作製したモノクローナル抗体により認識される. 良性疾患における偽陽性率は低い. 膵癌, 肝細胞癌, 胆道系腫瘍, 大腸癌で陽性となることがある. 血行性転移の危険度と相関する.
- **良性疾患などで上昇するもの** びまん性汎細気管支炎, 肝炎, 肝硬変, 良性膵疾患.

【今井 浩三・谷口 博昭】

参考文献
1) 石井勝編:腫瘍マーカーハンドブック 改訂版, 医薬ジャーナル社, 2009
2) Bigbee W et al : Tumor markers and immunodiagnosis. Holland-Frei Cancer Medicine, 6th edition, edited by Kufe DW et al, BC Decker Inc, 2003

10 腫瘍治療の目的と役割

はじめに

わが国の粗死亡率年次推移において[1], 悪性新生物は, 1980年より, 脳血管疾患, 心疾患を抑えて, 死因の第1位を続け, 現在では死因の約30%を占めるといわれている. 悪性新生物は, いわゆる「国民病」であり, 国を挙げての対策が求められている. そのなかで, 平成19年に「がん対策基本法」が議員立法として施行され, わが国の癌診療の中心的指針となっている. ここでは, 現在の癌診療を取り巻く問題点, 腫瘍治療の目的(方向性)として「がん対策基本法」「がん対策推進基本計画」「がん診療連携拠点病院」を概説し, 今後の癌対策について, さらに腫瘍治療にかかわる医療者の共通認識について述べる.

癌診療を取り巻く問題点

癌は, 高齢化社会の進行とともに, いっそう多くの患者が発症し, 治療対象になると予測される. 癌の5年生存率は全体で50%を超えるようになったが, 治療が期待できる多くは早期癌として手術や局所放射線治療が可能な場合と, 造血器腫瘍, 小児癌, 胚細胞腫瘍といった一部の癌種にかぎられている.

すなわち, 化学療法, 薬物療法が進歩してきているが, 一部の癌種を除くとその効果は治癒というより生存期間の延長にとどまる. このことから, 癌の予防や検診による早期発見の重要性があるとともに, 新たな治療方法・治療薬の研究開発が求められている.

癌診療の地域格差の問題は, 大都市集中と地域過疎化を反映するかたちで進んでおり, 癌専門医療施設, 癌専門医療者が不足するとともに, その偏在が起きている. わが国においては, 手術療法は世界的にも高い水準である一方で, 放射線治療医, 化学療法医の育成が遅れている. 標準的治療の実施が推進されるなか, 各ガイドラインに基づく治療が位置づきつつある一方で, 再発, 難治例などの標準的治療が確定していない病態における集学的治療の治療選択については, 各専門診療科を越えた十分な検討がされているとはいえない. さらに, 癌診療における緩和医療の認識が遅れるとともに, 癌疼痛, 不安・うつ病といった精神学的治療が遅れている.

海外で承認された癌治療薬の国内承認(導入)までの時間的遅れ(ドラッグ・ラグ)については, 患者の強い改善要求がなされているとともに, 国際的にみると国内臨床試験実施のやりにくさが指摘されている. また患者の家族は,「第2の患者」と呼ばれることもあり, その精神的, 社会的, 経済的な負担は, 医療者の認識を越えている. 分子標的治療薬をはじめとする新薬, 高度化する放射線治療, ロボット手術など, より高い医療レベルを求める社会的気運が高まっているとともに, そこにかかわる医療費の高額化, 就業の困難化など, あらたな社会的問題が進みつつある. また, 核家族化, 共働きの社会状況からも, 高齢患者が安心して療養できる支援体制が不足している. また, 高度先進医療やその他の自費診療による医療費負担, 医療格差の問題も徐々に進んでいる.

自由意思を尊重する医療としては, 国民の「癌」に対する理解は不十分な状況にあり, 癌と向きあう環境が足りないとともに, 医療従事者の数の不足, 多忙, コミュニケーションスキルの問題から, 一般患者が十分理解可能な説明と十分納得した同意については, 特に, 再発, 難治例において十分とはいえず, 医療への不満・不信の一因をなしている.

がん対策基本法

がん対策基本法は, 日本人の死因で最も多い癌の対策のために, 国, 地方公共団体等の責務を明確にし, 基本対策の推進に関する計画と厚生労働省にがん対策推進協議会を置くことを定めた法律である. この法律は, 平成19年4月1日から施行された(6章1「癌検診と癌予防の取り組み」参照)[2].

この法律の目的としては, わが国の癌対策がこれまでの取り組みにより進展し, 成果を収めてきたものの, なお, 癌が国民の疾病による死亡の最大の原因となっているなど, 癌が国民の生命および健康にとって重大な問題となっている現状にかんがみ, 癌対策のいっそうの充実をはかるものである. また, 癌対策に関し, 基本理念を定め, 国, 地方公共団体, 医療保険者, 国民および医師等のそれぞれの責務を明らかにして, 癌対策の推進に関する計画の策定について定め, 癌対策の基本となる事項を定めることにより, 癌対策を総合的かつ計画的に推進することを目的とする(第1条).

基本理念(第2条)は, ①癌の克服をめざし, 癌に関する専門的, 学際的または総合的な研究を推進するとともに, 癌の予防, 診断, 治療等に係る技術の向上その他の研究等の成果を普及し, 活用し, および発展させること(癌の予防および早期発見, 癌研究の推進), ②癌患者がその居住する地域にかかわらず等しく科学的知見に基づく適切な癌に係る医療(癌医療)を受けることができるようにすること(癌医療の均てん化の促進), ③癌患者の置かれている状況に応じ, 本人の意向を十分尊重して癌の治療方法等が選択さ

れるよう(患者の自由意思の尊重),癌医療を提供する体制の整備がなされること,である。

政府は,癌対策の総合的かつ計画的な推進を図るため,癌対策の推進に関する基本的な計画(がん対策推進基本計画)を策定する(第9条)。

厚生労働大臣は,がん対策推進基本計画の案を作成し,また,がん対策推進基本計画の案を作成しようとするときは,関係行政機関の長と協議するとともに,がん対策推進協議会の意見を聴く。少なくとも5年ごとに,がん対策推進基本計画に検討を加え,必要があると認めるときには変更する。さらに,厚生労働省には,がん対策推進協議会を置く(第19条)。がん対策推進協議会は,委員20人以内で組織し,同協議会の委員は,癌患者およびその家族または遺族を代表する者,癌医療に従事する者ならびに学識経験のある者のうちから,厚生労働大臣が任命する。

都道府県は,がん対策推進基本計画を基本とし,当該都道府県における癌患者に対する癌医療の提供の状況等を踏まえ,各都道府県における癌対策の推進に関する計画(都道府県がん対策推進計画)を策定する(第11条)。

また,国および地方公共団体は,基本理念にのっとり,癌対策を総合的に策定,実施する責務があり,具体的には,癌予防・癌検診の質の向上の推進,癌の専門的医療従事者の育成,医療機関等の連携協力体制の整備,癌患者の療養生活の質の維持向上,癌に関する情報の収集提供体制の整備,癌の罹患,転帰その他の状況を把握,製造販売の承認の迅速化,臨床研究の円滑化を図る(第12条〜第18条)。

なお,医療保険者は,国および地方公共団体が講ずる癌の予防に関する啓発および知識の普及,癌検診に関する普及啓発等の施策に協力するよう努める(第5条)。国民は,喫煙,食生活,運動その他の生活習慣が健康に及ぼす影響等癌に関する正しい知識を持ち,癌の予防に必要な注意をはらうよう努めるとともに,必要に応じ,癌検診を受けるよう努める(第6条)。医師その他の医療関係者は,国および地方公共団体が講ずる癌対策に協力し,癌の予防に寄与するよう努めるとともに,癌患者の置かれている状況を深く認識し,良質かつ適切な癌医療を行うよう努める(第7条)。

以上のように,現在のわが国の癌対策の基本的方向性を示す「がん対策基本法」は,国と地方の連携に基づき,また,癌患者または患者団体の意向も取り入れるがん対策推進協議会が重要な機能を果たしている。

その対策の基本骨子の特徴としては,癌予防・早期発見,癌研究推進とともに,癌医療の均てん化(「てん(霑)」とは,「うるおう」の意で,平等に恩恵や利益を受けること),すなわち,「国民だれでも,いつでも,全国どこでも,最良の癌医療を受けられる」体制を整備することをめざしていることにある。

がん対策推進基本計画

がん対策基本法に基づき政府が策定するがん対策推進基本計画の趣旨は[3)],長期的視点に立ちつつ,平成19〜平成23年度までの5年間を対象として,癌対策の総合的かつ計画的な推進を図るため,癌対策の基本的方向について定めるとともに,都道府県がん対策推進計画の基本となるものである(図10-1)。「癌患者を含めた国民が,癌を知り,癌と向き合い,癌に負けることのない社会」の実現をめざしている。

本計画の基本方針としては,①「癌患者を含めた国民」の視点に立った癌対策を実施すること,②全体目標の達成に向け,重点的に取り組むべき課題を定め,分野別施策を総合的かつ計画的に実施することにある。

重点的に取り組む課題としては,①放射線療法および化学療法の推進,ならびにこれらを専門的に行う医師等の育成:放射線療法および化学療法の提供体制等が不十分であることから,その推進を図り,手術,放射線療法および化学療法を効果的に組み合わせた集学的治療を実現する。②治療の初期段階からの緩和ケアの実施:癌患者の多くは,癌と診断されたときから身体的な苦痛や精神心理的な苦痛を抱えており,また,その家族もさまざまな苦痛を抱えていることから,治療の初期段階から緩和ケアが実施されるようにする。③がん登録の推進:がん登録は,癌対策の企画立案や評価に際しての基礎となるデータを把握・提供するために必要不可欠なものであるが,わが国では,諸外国と比較してもその整備が遅れていることから,がん登録を円滑に行うための体制を整備する。

本計画の全体目標(10年以内)として,①癌による死亡者の減少(75歳未満の年齢調整死亡率の20%減少),②すべての癌患者およびその家族の苦痛の軽減ならびに療養生活の質の維持向上,を掲げている。分野別施策およびその成果や達成度を計るための主な個別目標として,以下の項目が具体的に提示されている。

癌医療:①放射線療法および化学療法の推進ならびに医療従事者の育成:すべての拠点病院(後述)において放射線療法および外来化学療法を実施(5年以内),少なくとも都道府県がん拠点病院および特定機能病院において放射線療法部門および化学療法部門を設置(5年以内),②緩和ケア:すべての癌診療に携わる医師が研修等により基本的な知識を習得(10年以内),③在宅医療:癌患者の意向を踏まえ,住み慣れた家庭や地域での療養を選択できる患者数の増加,④診療ガイドラインの作成:科学的根拠に基づいて作成可能なすべての癌の種類についての診療ガイドラインの作成・更新。

医療機関の整備等(セカンドオピニオンの推進も含む):原則すべての2次医療圏に概ね1カ所程度拠点病院を整備(3年以内),すべての拠点病院において5大癌に関する地域連携クリティカルパス(地域内で各医療機関が共有する,各患者に対する治療開始から終了までの全体的な治療計画)を整備(5年以内)。

癌医療に関する相談支援および情報提供:原則すべての2次医療圏に概ね1カ所程度相談支援センターを整備(3年以内),すべての相談支援センターにがん対策情報センターによる研修を修了した相談員を配置(5年以内)。

がん登録:院内がん登録を実施している医療機関数の増加。

癌予防:すべての国民が喫煙の及ぼす健康影響について十分に認識すること(3年以内),未成年者の喫煙率を0%とすること(3年以内),禁煙支援プログラムのさらなる普及(3年以内)。

癌の早期発見:癌検診の受診率を50%以上とすること(5年以内)。

10 腫瘍治療の目的と役割

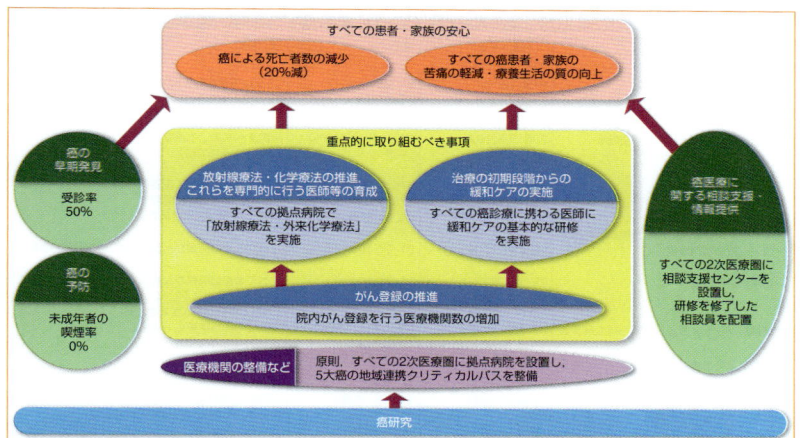

図10-1 がん対策推進基本計画[3]

癌研究：癌対策に資する研究をより一層推進する。

このがん対策推進基本計画に基づいて，平成20年3月に，47都道府県それぞれにおいて，都道府県がん対策推進計画が施行され，現在まで実施されている。

がん対策推進基本計画進捗状況（中間報告）

平成19年度より施行されたがん対策推進基本計画について，がん対策推進協議会による検討に基づいて，平成22年6月に厚生労働省よりその中間報告書が発表された[4]。がん対策推進基本計画が5年ごとに見直される計画のなかでの中間報告である。

本中間報告書の内容については表10-1を参照いただきたいが，まとめてみると，がん診療連携拠点病院制度のもとに，拠点病院，放射線治療設備，外来化学療法室といったハード面の設置は進んだ。また，緩和ケアも，緩和ケアチームの設置等からある一定の認知と臨床現場での前進を示した。一方，放射線治療専門医，化学療法専門医の養成という点では，特に後者にとっては萌芽的な状況であろう。地域連携クリティカルパスは，パス自体の作成ができつつある段階で実際的運用はこれからであろう。癌相談・情報提供は，インターネット環境等，がん対策情報センター等からの情報提供が進み，がん相談センターの設置，患者会の盛りあがりとあいまって進んだ分野である。がん登録については，部門，研修者配置ががん拠点病院を中心に着実に進んでいる。癌予防・検診については，未成年の禁煙ゼロ目標にほど遠く，癌検診50％も具体的な推進施策が進まないかぎり難題である。ドラッグ・ラグでは，コンパッショネートユース（人道的使用）の制度化が進めば期待がもてる。平成24年度には次期がん対策推進基本計画がスタートする予定があり，現状分析，課題，計画について注視することになる。

がん診療連携拠点病院の整備

がん診療連携拠点病院については，全国どこでも質の高い癌医療を提供することができるよう，癌医療の均てん化を戦略目標とする「第3次対がん10か年総合戦略」等に基づき，その整備が進められてきた。全国のなかで，国立がんセンター中央病院および東病院は，がん診療連携拠点病院として，他のがん診療連携拠点病院への診療に関する支援および癌医療に携わる専門的な知識および技能を有する医師その他の医療従事者の育成等の責務を担う。特に，各都道府県における癌医療の中心的な役割を担う病院を「都道府県がん診療連携拠点病院」，さらに各地域を担う病院を「地域がん診療連携拠点病院」としている。都道府県がん診療連携拠点病院は，都道府県に1カ所，地域がん診療連携拠点病院にあっては，2次医療圏（都道府県がん診療連携拠点病院が整備されている2次医療圏を除く）に1カ所程度整備する（連携体制によって整備される数は変わりうる）。すなわち，国立がんセンター中央病院および東病院を頂点とし，各都道府県がん診療連携拠点病院が，地域がん診療連携拠点病院を取りまとめる構図をなしている。がん診療連携拠点病院は，都道府県知事が推薦し，厚生労働大臣が指定する。平成23年4月の時点で都道府県がん診療連携拠点病院は51施設，地域がん診療連携拠点病院は335施設において指定されている。

平成19年施行された「がん対策推進基本計画」において，さらなる機能強化に向けた検討を進めていくなどとされていることから，がん診療連携拠点病院の指定要件の見直し等について検討された。平成20年3月1日に，厚生労働省より各都道府県あてに，がん診療連携拠点病院の指定要件等の見直しについて，「がん診療連携拠点病院の整備に関する指針」が通知，同年4月施行された[5]。この指針と整合性を持つかたちでがん対策推進基本計画は推進されている。

表 10-1 がん対策推進基本計画の目標と進捗状況 平成22年中間報告書

分野別施策	ベースライン	進捗状況	個別目標
癌による死亡者の減少			
75歳未満の年齢調整死亡率	92.4 (100%) (平成17年)	87.2 (94.4%) (平成20年)	73.9以下 (80%以下) (平成27年までに)
医療機関の整備			
二次医療圏に対する拠点病院整備数	286/358 (79.9%) (平成19年)	377/349 (108.0%) (平成22年)	全国すべての2次医療圏に1カ所程度設置 (平成21年までに)
がん診療連携拠点病院に 　リニアック設置 　外来化学療法室設置	249/267 (93.2%) 252/267 (94.4%) (以上、平成19年)	375/375 (100%) 375/375 (100%) (以上、平成22年)	すべての拠点病院に設置 すべての拠点病院に設置 (以上、平成23年度までに)
都道府県がん拠点病院と特定機能病院に 　放射線療法部門設置	29/59 (49.2%)	91/91 (100%)	すべての都道府県がん拠点病院と特定機能病院に設置
化学療法部門設置	29/59 (49.2%) (以上、平成19年)	91/91 (100%) (以上、平成22年)	すべての都道府県がん拠点病院と特定機能病院に設置 (以上、平成23年度までに)
地域連携クリティカルパス策定拠点病院数	39/358 (13.6%) (平成19年)	99/375 (26.4%) (平成21年)	すべての拠点病院に5大癌について整備 (平成23年度までに)
癌緩和ケアの推進			
緩和ケア研修会修了者	0 (平成19年度)	11,254 (平成22年度)	すべての癌診療に関わる医師が習得 (平成27年までに)
緩和ケアチーム設置機関数	326 (平成19年)	612 (平成20年)	全国すべての2次医療圏に複数設置 (平成23年度までに)
癌在宅医療の推進			
癌患者の在宅での死亡割合 (%)	5.7 (平成17年)	7.3 (平成20年)	(目標の数値化なし)
癌医療相談・情報提供の推進			
2次医療圏に対する相談支援センターの整備率 (%)	281/358 (78.5%) (平成19年)	377/349 (108.0%) (平成22年)	全国すべての2次医療圏に設置 (平成21年度までに)
診療ガイドラインの作成			
診療ガイドライン数	15 (平成19年)	25 (平成22年)	すべての癌種にガイドライン作成
がん登録の推進			
がん対策情報センターの研修修了相談員配置率 (%)	0 (平成19年)	100 (平成22年)	すべての相談支援センターに研修修了相談員を配置 (平成23年までに)
がん対策情報センター研修修了の がん登録実務者配置施設数	148/267 (55.4%) (平成20年)	377/377 (100%) (平成22年)	すべての拠点病院に実務担当者が研修受講 (平成23年までに)
院内がん登録を実施している医療機関	242 (平成19年)	366 (平成21年)	(目標の数値化なし)
癌予防の推進			
未成年の喫煙率 　男性 (中学1年) (%) 　男性 (高校3年) (%) 　女性 (中学1年) (%) 　女性 (高校3年) (%)	3.2 21.7 2.4 9.7 (以上、平成16年度)	1.5 12.8 1.1 5.3 (以上、平成20年度)	0 0 0 0 (以上、平成21年度までに)
癌の早期発見の推進			
癌検診受診率 　胃癌　(男性) (%) 　　　　(女性) (%) 　肺癌　(男性) (%) 　　　　(女性) (%) 　大腸癌 (男性) (%) 　　　　(女性) (%) 　子宮癌　　　 (%) 　乳癌　　　　 (%)	27.6 22.4 16.7 13.5 22.2 18.5 20.8 19.8 (以上、平成16年)	32.5 25.3 13.5 21.1 27.5 22.7 21.3 20.3 (以上、平成19年)	50%以上 50%以上 50%以上 50%以上 50%以上 50%以上 50%以上 50%以上 (以上、平成23年度までに)
ドラッグ・ラグの解消			
ドラッグ・ラグ	2.4年 (平成18年度)	2.2年 (平成20年度)	2.5年短縮 (平成23年度までに)
癌研究の推進			
癌研究予算額 (億円) 　厚生労働省 　文部科学省 　経済産業省	83 151 98 (平成18年度)	61 152 71 (平成22年度)	(目標の数値化なし) (参考値) (参考値)

本指針をまとめてみると，がん診療連携拠点病院におけるめざすべき役割は，①専門的な癌医療の提供を，集学的治療（外科療法，化学療法，放射線療法，緩和療法），標準的治療（診療ガイドラインに基づく）において実施する，②地域癌医療連携体制の構築をめざし，医師相互の症例相談・診断依頼・紹介・逆紹介，地域連携クリティカルパス，地域医療者への研修，公開カンファランスを推進する，③癌にかかわる情報提供，相談支援の実施のため，相談支援センター設置，個別のわかりやすい患者への情報提供，院内がん登録を実施する，という内容である。

なお，都道府県がん診療連携拠点病院として指定する場合には，地域がん診療連携拠点病院の指定要件に加え，地域医療者の研修，情報提供，相談支援とともに，都道府県がん診療連携協議会を設置し，①当該都道府県における癌医療の連携協力体制および相談支援の提供体制その他の癌医療に関する情報交換を行う，②当該都道府県内の院内がん登録のデータの分析，評価等を行う，③癌の種類ごとに，当該都道府県においてセカンドオピニオンを提示する体制を有するがん診療連携拠点病院を含む医療機関の一覧を作成・共有し，広報する，④当該都道府県におけるがん診療連携拠点病院への診療支援を行う医師の派遣に係る調整を行う，⑤当該都道府県おけるがん診療連携拠点病院が作成している地域連携クリティカルパスの一覧を作成・共有する，⑥都道府県におけるがん診療連携拠点病院が実施する癌医療に携わる医師を対象とした緩和ケアに関する研修その他各種研修に関する計画を作成する，といった要件を担う。

今後のわが国の癌対策

次期がん対策推進基本計画は平成24年度より開始される。厚生労働省およびがん対策推進協議会での次期癌対策の議論として，新たに注目される骨子内容が案として発表されている[6]。現行計画の「重点的に取り組むべき課題」に，「働く世代への癌対策の充実」の項目追加が検討されている。全体目標には，「癌になっても安心して暮らせる社会の構築」が，また「個別目標」には，放射線治療と化学療法だけでなく手術療法もさらに充実させるため，「小児癌」「癌の教育・普及啓発」「癌患者の就労を含む社会的な問題」などが検討されている。「癌医療」の分野では，特に「医薬品・医療機器の早期開発・承認などに向けた取り組み」（いわゆるドラッグ・ラグ）の解消が，癌患者会からの強い要望であることから推進の強化が予測される。また，適切なセカンドオピニオンの普及啓発，癌医療の質と安全確保のための取り組みの推進，精神的，社会的な苦痛を含めた「全人的」な緩和ケア，チーム医療の推進，地域における医療・介護サービス提供体制の構築が唱えられている。

以上，次期基本計画では，癌がまさに国民，社会と「共存」する時代になったことへの対応策が意識される。なお，がん・健康対策課が，平成24年度に厚生労働省内に新設され，現在のがん対策推進協議会，生活習慣病対策室，地域保健室，保健指導室などが統合される方針にある。

腫瘍治療にかかわる医療者の共通認識

癌診療にかぎらず，医療は，患者と医療者が，その病状と治療方針について双方が共通に理解していることから出発する。癌医療における治療目標としては，①治癒，②癌との共存（生存期間改善），③症状緩和に大別され，その目標を患者と医療者が共有することが重要である。患者の自由意思による重要視されている現在において，説明と同意（インフォームドコンセント）の重要性が唱えられている。癌医療の専門化と集学的治療・チーム医療により最良の医療を提供するには，患者と主治医だけでなく，看護師，薬剤師などの医療スタッフと，個々の患者の治療目的を共有することが必要である。そのなかで医師はそのチームのまとめ・推進役として医療スタッフとの情報共有，チームの強化といった視点を持ち，その実践をする立場にある。同時に，医療者からの説明がわかりにくかったり，つらい表現に傷ついたといった患者からの意見があり，医療者はコミュニケーションスキルを磨いていくことが必要である。

チーム医療を発展させるには，常に医療者一人ひとりがその発展の重要性のみならず，育成する立場でみずからの行動様式を決定していく必要がある。なぜならばチーム医療では，他者との良好な相互関係の維持を必要とするものであり，しばしばそのためには多くの労を伴うことも多く，また医療者は，みずからの専門領域で治療を決定しがちであるからである。癌診療に携わる医療者としての医療行為の普遍的な共通ゴールは，「一人ひとりの患者に最良の医療を提供する」ことにあろう。そこには，治癒，生存期間の延長といった臨床科学的側面にとどまらず，救命が困難な患者に対していかに納得の得られる医療を提供できるかという側面を有している。その共通認識をそれぞれの医療者みずからがその行動規範の根幹に常に据えていれば，現在の癌医療がめざしている方向性，すなわち専門医療，集学的治療，チーム医療，均てん化，といったキーワードの重要性を理解するのは困難でないだろう。

〔小松 弘和・上田 龍三〕

参考文献

1) 主要死因別粗死亡率年次推移（1947年〜2009年），がんの統計'10，財団法人がん研究振興財団（http://www.fpcr.or.jp/publication/statistics.html）
2) がん対策基本法：http://law.e-gov.go.jp/announce/H18HO098.html
3) がん対策推進基本計画の策定について（厚生労働省）：http://www.mhlw.go.jp/shingi/2007/06/s0615-1.html
4) がん対策推進基本計画 中間報告書（厚生労働省）：http://www.mhlw.go.jp/bunya/kenkou/gan_keikaku.html
5) がん診療連携拠点病院の整備に関する指針（厚生労働省）：http://www.mhlw.go.jp/topics/2006/02/tp0201-2.html
6) 第30回がん対策推進協議会資料（厚生労働省）：http://www.mhlw.go.jp/stf/shingi/2r9852000001z8kd.html

11 抗腫瘍薬の理論

抗腫瘍薬の分類

抗悪性腫瘍薬による治療は，手術や放射線治療などの局所療法とは異なり，全身療法である。遠隔転移を伴う癌には第一の選択肢となる。抗悪性腫瘍薬には，内分泌薬，分子標的薬および殺細胞性抗がん薬がある。内分泌療法は，腫瘍細胞の増殖および生存が女性ホルモンに依存している

子宮内膜癌やエストロゲン受容体陽性の乳癌，アンドロゲンに依存している前立腺癌に対して行われる。内分泌療法は殺細胞性抗がん薬と比べて軽微の副作用で同等あるいはそれ以上の効果が得られるため，再発腫瘍に対しては殺細胞性抗がん薬を使用する前に内分泌療法を考慮すべきである。ここでは殺細胞性の抗がん薬を中心に薬物療法の理論を解説する（分子標的療法については 6 章 14 参照）。

殺細胞性抗がん薬の特徴

分子標的薬と殺細胞性薬物の最も大きな違いはその開発の考え方の違いにある。

分子標的薬：腫瘍細胞で重要な機能を果たしている分子をあらかじめ標的として定め，その標的の機能を抑制する化合物を探索する。正常細胞では発現していない分子を標的にすることにより，毒性の少ない薬物を開発することも理論的には可能である。また抗腫瘍効果の特長は殺細胞性よりも増殖抑制であることが多く，臨床でも腫瘍縮小はみられなくても腫瘍増大の抑制や生存期間の延長が観察されることも多い。

殺細胞性薬物：主として天然界からの抽出物などを腫瘍細胞株に曝露し腫瘍細胞を殺すかどうかを指標に化合物を探索する。そのため臨床でも腫瘍縮小が観察される。このように探索される殺細胞性薬物は，一般に細胞増殖の速い細胞を傷害する薬物が選択される。したがって正常細胞でも増殖の速い細胞は傷害され，脱毛，骨髄抑制，口内炎や下痢などの粘膜障害が生じる。骨髄抑制や下痢などは生命にかかわることもあり，注意を要する。これらは投与後 1〜2 週間目に出現し，1〜2 週間で回復する。したがって治療は 3〜4 週を 1 コースとして間欠投与を行うことになる。

内分泌療法以外の抗悪性腫瘍薬は，一部の分子標的薬を除いて効果が期待できる用量と毒性が出現する用量が近接した治療域が狭い薬物であり，効果を得るためには最大耐用量で用いる必要がある。したがって過量投与は毒性が致命的となるため絶対に避けなければならないし，過少投与は治療効果の減弱をきたし，患者に重大な不利益をもたらす。また，薬物動態の個体差が重篤な毒性の原因となるため，殺細胞性の抗腫瘍薬を使用する際には各薬物の臨床薬理学的特徴を熟知したうえで，個体差の要因を知ってそれに応じた治療戦略を立てる必要がある。

一般的に抗悪性腫瘍薬は体表面積に応じて投与量を決定する。これはマウスなどの前臨床試験のデータに基づいてヒトで開始する臨床試験の用量を決定する際に，用量を体表面積で補正することにより種差を最も小さくできることに基づいている。その後の臨床試験も体表面積あたりの用量を用いて実施されるため，実地医療でも体表面積に基づいて投与が行われる。ところが，体表面積による補正はマウスとヒトなど種を越えて用量を外挿する場合には有用でも，患者間の個体差を十分に説明できることは少なく，多くの薬物では体表面積と薬物の生体への曝露は相関しない。しかし，有効性や安全性を確認した臨床試験は体表面積で補正した用量を用いて実施されているため，実地医療でも体表面積に基づいて用量を計算すべきである。体表面積を無視した用量計算やバイアル単位の投与など安易な投与設計は厳に慎まなければならない。一方，最近開発されている分子標的薬では，経口薬が多いこともあり，開発段階から剤型単位の用量設定を用いて臨床試験が行われ，その結果に基づいて実地医療でも体表面積で補正せずに投与量を決定する場合も多い。

がん薬物療法の臨床的位置づけと目的

最近のがん薬物療法の進歩はめざましく，ほとんどの腫瘍に対し一定の効果を示し実地医療に取り入れられている。がん薬物療法の目的は疾患，臨床状況により異なり，それにより治療の考え方も違うことに注意を要する（表 11-1）。

薬物療法で治癒をめざす根治的治療の対象となるのは，急性白血病，悪性リンパ腫，精巣外胚細胞腫などである。また，小細胞肺癌や胎児型の横紋筋肉腫でも薬物療法が根治療法の中核をなし，卵巣癌では可能なかぎり腫瘍を切除した後に化学療法で治癒をめざす。治療に失敗すれば致死的な結果を招くだけに，ある程度の毒性を許容して強度が高い治療を行う。顆粒球コロニー刺激因子（G-CSF）を併用して dose-intensity を高めたり，化学療法に感受性を示す再発悪性リンパ腫では自己造血幹細胞移植を併用した大量化学療法も実施される。

放射線と同時併用することにより根治をめざす化学放射線療法の対象となるのは，頭頸部扁平上皮癌，肺癌，食道癌，子宮頸癌などである。根治をめざす以上，すべての病変を照射野に入れる必要がある。抗がん薬には放射線の増感作用を有するものが多く，特にシスプラチンは同時照射が行われるほとんどの癌で用いられる。抗がん薬を併用することにより放射線治療の効果増強も期待できるが，粘膜炎や肺障害や骨髄抑制を増強するため，治療に精通した腫瘍内科医と放射線治療医の協力のもとで支持療法により毒性をコントロールしながら治療を行う必要がある。

外科的切除後に根治性を高めるために行う術後補助療法が行われるのは，乳癌，大腸癌，胃癌，膵癌，非小細胞肺癌，骨肉腫などである。個々の症例における病期や再発の危険性と治療による再発抑制効果を総合的に判断して適応が決められる。術後補助化学療法は画像検査では検出できない微小遠隔転移を根絶することを目的とする。根治度を上げるための治療であるが，手術だけでも治癒が得られている場合もあるので，毒性をしっかり管理しながら治療を行う必要がある。抗腫瘍効果を評価する病変がないので，癌種および治療ごとに決められたコース数を投与する。

機能温存や根治性向上を目的に外科的切除や放射線治療などの局所療法の前に行う導入（あるいは術前）化学療法の利点としては，手術などで全身状態が悪化する前に化学療法を十分施行できる，腫瘍を縮小することで切除範囲を縮小し機能温存ができる，腫瘍縮小効果を確認しながら施行できるので効果がなかった場合はただちに他の治療に変更できる，などがあげられる。一方で，化学療法で全身状態

表 11-1 がん薬物療法の目的別分類

1) 薬物療法のみで治療をめざす根治的治療
2) 放射線と同時併用により根治をめざす化学放射線療法
3) 外科的切除後に根治性を高めるために行う術後補助療法
4) 機能温存や根治性向上を目的に局所療法の前に行う導入（あるいは術前）化学療法
5) 症状緩和や延命を目的とした進行癌に対する化学療法

が悪化した場合は局所療法の合併症が増大する．化学療法で修飾されるため正確な病理病期が診断できず予後の予測が不正確になる．化学療法が無効であった場合に局所療法が施行できなくなる，などの不利益も考えられる．しかし臨床試験により有用性が証明されている，乳癌，頭頸部癌，食道癌，膀胱癌，直腸癌，骨肉腫などでは標準的に術前化学療法が行われる．

症状緩和や延命を目的とした進行癌に対する化学療法は，近年のがん薬物療法の進歩により，ほとんどの固形癌になんらかの効果が証明され，実地医療で広く行われている．生活の質（QOL）を可能なかぎり損なわないように配慮しながら実施する．治療中に腫瘍が増大するか効果を認めなかった場合には，耐性となっているので同一の薬剤はその後は使用しない．別の薬剤を追加したり併用薬剤を変更して効かなくなった薬剤を継続使用することは，毒性のために併用薬剤のdose-intensityを落とすことになるので避ける．治療の適応は期待できる効果と起こりうる毒性のバランスで決定する．十分な効果が期待できる薬剤がなくなったときや，全身状態が悪化したり前治療のために骨髄の予備能力が低下したりして毒性が増強することが懸念されるときは，抗がん療法を終了する．

がん薬物療法の効果判定は，症状の強さや腫瘍の大きさを治療開始前後で比較することにより行う．抗がん治療を開発するための臨床試験ではResponse Evaluation Criteria in Solid Tumors（RECIST）などの一定の基準に従って効果判定を行う．RECISTではすべての病変が消失した場合を完全奏効（complete response：CR），腫瘍の長径の合計が30％以上縮小し4週以上維持できた場合を部分奏効（partial response：PR），腫瘍の長径の合計が治療開始後の最小値から20％以上増大した場合あるいは新病変が出現した場合を進行（progressive disease：PD），それ以外を安定（stable disease：SD）と判定し，CRとPRを奏効例として治療効果を評価する．RECISTは臨床試験で用いられる効果判定基準であり，実地医療では症状の改善やPRまでいかなくても腫瘍が縮小している場合は治療効果が期待できるため，毒性が許容範囲であれば治療を継続する．

治療理論と効果増強

殺細胞性薬物の投与により増殖している腫瘍細胞のうち一定の割合が死滅する．治療は骨髄抑制などの副作用からの回復を待って間欠的に繰り返すが，この骨髄の回復を待っている間に腫瘍細胞も再増殖する．死滅する腫瘍細胞の割合が小さかったり，再増殖が速かったりすると，腫瘍は増大し治療効果は認められない．

抗腫瘍効果を高めるためには，高用量を用いて死滅する細胞を増やすか治療間隔を短くする必要がある．つまり，抗腫瘍効果は単位時間あたりに投与する薬物量（dose-intensity）に依存する．悪性リンパ腫，卵巣癌，乳癌，肺癌，大腸癌など多くの癌でdose-intensityと治療効果の間には相関関係が認められているため，不用意な減量や治療延期をすべきでなくdose-intensityを保って治療しなければならない．適切な支持療法を併用することによりdose-intensityは通常1週あたりの平均投与量（mg/m^2/週）であらわされ，dose-intensityを高める方法として，1回あたりの投与量を高める方法（dose-escalation）と，1回あたり

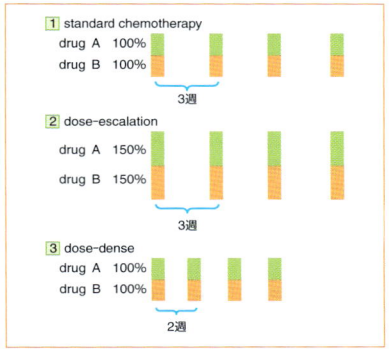

図11-1 dose-intensityを高める治療戦略

の投与量を変えずに投与間隔を短縮し頻回に投与する方法（dose-dense）がある（図11-1）．

これらの治療戦略は好中球減少が用量制限毒性となる治療においてG-CSFを用いて好中球の回復を促進することにより可能となった．また，自己造血幹細胞移植を併用して通常では致死的な大量投与を行う方法も，化学療法に感受性を示す再発中等度悪性群非Hodgkin（ホジキン）リンパ腫に行われる．

併用化学療法

治療を継続しているうちに腫瘍細胞が耐性を獲得する場合が多い．また，もともと腫瘍細胞には多様性があるために薬物に対する感受性に差があり，治療を継続しているうちに感受性がある細胞が死滅し耐性細胞の割合が増大し，次第に抗悪性腫瘍薬が効かなくなることも多い．複数の薬物で耐性の機序が共通のことがあり，一つの薬物に耐性化すると別の薬物にも耐性となるcross resistanceを示し，多剤耐性を獲得することもある．

耐性化を克服するために複数の薬物を同時に併用する併用化学療法を行う．併用化学療法の利点は，作用機序が異なる薬物を併用することによりある薬物が効かない腫瘍細胞を別の薬物で死滅させることができ，そのため耐性細胞の出現を抑制できる点である．

抗悪性腫瘍薬を併用する際の留意点として，①単独で有効性を示す薬物を併用する，②異なった作用機序の薬物を併用する，③cross resistanceを示す薬物の併用は避ける，④異なった毒性の薬物を併用しdose-intensityを落とさない，⑤各薬物をそれぞれの最適なスケジュールで投与する，⑥薬物相互作用に注意する，などがある．

腫瘍内科の重要性

がん薬物療法の毒性は強く，好中球減少に伴う感染，血小板減少などは時に致命的となり，悪心・嘔吐などは患者のQOLを落とす．毒性を恐れるあまり安易に減量すると治療効果を損ね，治療成績を低下させる．現在では制吐薬などの支持療法も進歩し，これらを過不足なく適切に使用

し，毒性を十分コントロールしながら治療強度を落とさずに治療を行う必要がある。

がん薬物療法の進歩により，現在ではほとんどの癌に化学療法が適応となる。新しい抗がん薬の登場によりがん薬物療法の治療効果は向上したが，毒性も増強し多彩となった。かつてのわが国の癌化学療法はもっぱら呼吸器や消化器などの臓器別診療体系のなかで行われてきた。内科医が画像診断や内視鏡検査・治療を行いながら，あるいは外科系医師が手術をしながら化学療法に携わってきた。

しかし，すでに画像診断，内視鏡検査，外科療法に携わりながら実施できるレベルを超えて，がん薬物療法は高度に専門化し毒性管理の重要性も増した。また，1つの抗がん薬が複数の臓器の癌に有効性を示すことが多いため，単一の臓器の癌治療に携わるより，複数の臓器の癌治療を行うほうが合理的である。たとえば，ドセタキセルは頭頸部癌，食道癌，非小細胞肺癌，乳癌，前立腺癌，胃癌，卵巣癌，子宮体癌などに有効である。ドセタキセルの使用に習熟すれば，これらの癌種の治療にあたれるが，画像診断，内視鏡検査，手術は別に習得しなければならない。複数の癌種の薬物療法を行う腫瘍内科医ががん薬物療法を行うほうが合理的である。実際に，外科系の医師が治療を行って悪心・嘔吐などを十分にコントロールできない患者でも，腫瘍内科医が治療を行うと治療強度を落とさずに治療を継続できる場合も多い。また，海外では腫瘍内科医が中心となって第Ⅲ相試験を実施し有効性を証明した分子標的薬でも，臓器別診療を行っている医師が中心であったわが国では，毒性の管理が十分にできず早期に治療を中止してしまったために，同じ臨床試験でありながら有効性を示せなかった薬剤もある。

専門のトレーニングを積んだ腫瘍内科医ががん薬物療法を担当しないとわが国の癌患者に大きな不利益となる。腫瘍内科医の育成が急務である。日本臨床腫瘍学会では，このような腫瘍内科医をがん薬物療法専門医として認定している。すべてのがん薬物療法を専門医が行う体制を整備する必要がある。

【南 博信】

参考文献

1) DeVita VT Jr et al : Principles of Medical Oncology. Cancer : Principles & practice of oncology, 8th edition, Vol 1, p337-349, edited by DeVita VT et al, Lippincott Williams & Wilkins, 2008
2) Verweij J et al : Principles of Chemotherapy. Oxford text book of oncology, 2nd edition, Vol 1, edited by Souhami RL et al, p563-573, Oxford University Press, 2002
3) 藤原豊：薬物療法総論，新臨床腫瘍学 改訂第2版，日本臨床腫瘍学会編，p250-257，南江堂，2009
4) 谷岡真樹ほか：がん薬物療法の基本的考え方，抗悪性腫瘍薬コンサルトブック，南博信編，p2-7，南江堂，2010

12 放射線治療

はじめに

放射線治療は主に癌治療において用いられ，手術，化学療法と並び癌治療の三本柱の一つにあげられる。また手術や化学療法との組み合わせによる集学的治療の一環としても広く利用され，治療成績の向上に寄与している。放射線治療の適応は主なものとして脳腫瘍から，頭頸部癌，肺癌，乳癌，消化器癌(食道癌，直腸癌，膵癌，肝癌)，子宮頸癌，前立腺癌，皮膚癌，悪性リンパ腫や骨軟部組織肉腫と，悪性腫瘍のほとんどが治療対象となる。一般的に利用されるのは直線加速器を用いた高エネルギーのX線または電子線であるが，大型の加速器を必要とする陽子線，炭素線などといった粒子線治療や，組織への線量集中性にすぐれた小線源治療も用いられる。

放射線治療の特徴は切らずに治すという臓器の機能と形態を温存しながら治癒をめざすことが可能である点にある。また，低侵襲治療であるということから，癌による疼痛などの改善をめざす緩和的放射線治療にも有効であり，具体的には骨転移による疼痛の緩和や脊髄圧迫，骨折の予防，脳転移による神経症状の緩和，縦隔腫瘍による上大静脈症候群の症状緩和などに用いられている。

近年のCTやMRI画像の進歩やFDG-PETなどの機能性画像の発展は，放射線治療計画においてより正確な腫瘍同定を可能としてきている。また，照射装置や治療計画装置の進歩は定位放射線治療や強度変調放射線治療といった高精度放射線治療を可能とし，放射線治療をより病巣に集中し，周囲の正常組織への被曝を低減することによって副作用を低減しつつ，治療成績の向上させることが期待されている。また，粒子線治療もBragg(ブラッグ)ピークを持つというビーム特性を利用し，病巣への放射線の集中がはかられるだけでなく，生物学的効果も高いというビームの特性から放射線抵抗性腫瘍の克服も期待されている。

放射線治療は使用する放射線の種類や照射方法にいろいろな特徴があり，疾患や病期に応じて使い分けする必要があるが，学会を通して治療の標準化について努力がされており，放射線治療計画ガイドラインが策定され，2008年にも更新されている。一方で，新しい技術の進展は放射線治療を大きく変化させてきており，放射線治療の現状について概説する。

放射線治療の生物学的基礎

放射線のターゲットはDNAであり，癌細胞，正常細胞を問わず放射線によりDNA損傷が起きるが，DNA損傷の修復が正確に行われない癌細胞のほうが，正常細胞より放射線感受性が一般に高い。細胞レベルで放射線感受性を規定する因子として細胞周期や酸素濃度がある。すなわちM期(細胞分裂期)の細胞は放射線感受性が高く，S期後半の細胞は感受性が低いため，細胞増殖の活発な癌細胞の放射線感受性が高くなる。また通常の放射線療法に用いられるX線，γ線，電子線では，酸素濃度の影響が大きく，酸素濃度が少ないとフリーラジカルの不安定性から放射線感受性が著しく低下する。酸素の少ない低酸素細胞と酸素に富んだ細胞では，同じ生物学的効果を得るに必要な線量に2〜2.5倍の差がある。

一方，炭素線などの重粒子線は高LET(線エネルギー付与)であり生物学的効果が高く，また細胞周期や酸素濃度に感受性が影響されない特徴があり，X線に抵抗性を示す腫瘍にも高い効果が期待される。

分割照射

照射体積が小さく正常組織への影響が少ない定位放射線治療(STI)を除くと，一般に分割照射が行われるが，照射と照射の間に正常組織の放射線による障害の回復がみられるため，特に晩期有害事象の低減につながる。

一般的に1日1回1.8〜2 Gyを，週4〜5回の分割にて総線量60 Gy程度の分割照射が用いられるが，頭頸部癌や小細胞肺癌では1日2〜3回の照射を行い，総治療期間の短縮によって治療成績の向上をめざす照射方法(加速多分割照射)も用いられる。ただし，急性期反応が強く出る傾向があるため注意が必要である。

化学放射線療法

化学療法と放射線治療を併用することで放射線の治療効果の増憲をめざすものである。多くの抗がん剤に放射線の増感作用が知られている。また，抗がん剤は全身療法であり，局所療法の放射線治療の弱点を補強する役割もある。併用の仕方には同時併用する方法と連続して交代で使用する方法があり，同時併用のほうが有害事象も強くなるが治療効果が高い。

現在，頭頸部癌，肺癌，食道癌，子宮頸癌などで広く化学放射線療法が使われており，放射線単独治療より治療成績の向上が認められている。また，前立腺癌ではホルモン療法との併用が用いられる。分子標的治療薬と放射線治療の併用は頭頸部癌においてセツキシマブ(cetuximab)との同時併用が有効であることが明らかになっているが，わが国ではまだ放射線治療とセツキシマブの同時併用は承認されていない。

有害事象

放射線による有害事象は早期と晩期に分けられる。主な早期有害事象には宿酔症状や皮膚，粘膜炎などがあげられるが，放射線治療終了に伴いすみやかに症状の改善が認められる。

一方，晩期有害事象は放射線治療終了後3カ月以後に出現するものをさすが，血管障害や線維化などの不可逆的な変化を伴い，一般に難治性である。照射部位や範囲および線量分割によって，出現する有害事象の種類やリスクは変わる。

小線源治療

小線源治療はγ線やβ線を放出する放射性同位元素を放射線源として用いる治療で，密封小線源治療と非密封小線源治療に分けられる。密封小線源とは放射性同位元素を小さなカプセルや針といった容器に密封した線源で，容器外部への汚染がないようにしている。線源そのものが小さいため癌病巣内に刺入したり(組織内照射)，あるいは近傍の体腔内に挿入する(腔内照射)ことで治療する。一方非密封小線源は放射性同位元素そのものあるいは放射性同位元素にて標識した薬剤を全身投与し，選択的に治療標的に集積させることによって治療効果を発揮する標的治療の一種である。小線源治療の利点として線源の周囲に限局した線量分布となり，高い局所効果を発揮しつつ周囲の正常組織への線量を抑えることが可能なことにある。

密封小線源治療：腔内照射では多くの国内の施設で術者の被曝がない高線量率照射の遠隔後充填法(remote after loading system：RALS)が用いられている。子宮頸癌に対する外照射と腔内照射の併用は早期癌では手術成績とほぼ同等であり，局所進行例でも良好な成績を示している。また子宮体癌や早期食道癌，胆管癌，気管支癌，腟癌などにも用いられる。組織内照射は舌癌や前立腺癌が主な対象である。前立腺癌の組織内照射には低線量率の^{125}I(ヨウ素125)シード(50〜100個程度)を永久的に留置する治療と高線量率の放射線源を一時的に刺入し照射する高線量率一時刺入法の両方が用いられる。

非密封放射線治療：分化型甲状腺癌やBasedow(バセドウ)病に対する^{131}I内用療法だけが長らく日本で可能であったが，多発骨転移の疼痛緩和治療である^{89}Sr や，CD20陽性のindolent B細胞リンパ腫に対する^{90}Yイブリツモマブ チウキセタンが承認され，この領域への注目度もあがっている。

定位放射線治療

定位放射線治療(stereotactic irradiation：STI)とは小さな病巣に多方向から放射線を集中する方法であり，ピンポイント照射という呼称も使用される。1回大線量で行う場合stereotactic radiosurgery(SRS)，分割照射の場合stereotactic radiotherapy(SRT)と呼ばれる。定位放射線治療は1960年代に開発された201個の^{60}Co線源がヘルメット状に配置されたガンマナイフからはじまる。ガンマナイフは非常に線量の集中性にすぐれているが，頭部以外への応用は難しく，現在では直線加速器(リニアック)を用いた定位照射装置も開発されている。

リニアックを用いた定位放射線治療の登場で，脳腫瘍だけでなく，肺腫瘍や肝腫瘍などにも定位放射線治療が用いられるようになった(図12-1)。小さい腫瘍で，かつ個数も多くないものが定位照射のよい適応であり，ピンポイント照射のメリットである正常組織の障害の軽減にもつながる。肺腫瘍や肝腫瘍などの体幹部定位放射線治療では呼吸性移動が技術的課題となり，固定法により呼吸運動を小さくしたり，呼吸同期システムや動体追跡照射システムなどの照射技術が研究開発されている。

強度変調放射線治療

強度変調放射線治療(intensity modulated radiation therapy：IMRT)は腫瘍への線量増加と正常臓器の線量を可能なかぎり抑えることができる照射技術である。通常の放射線治療では照射野内の放射線強度は均一であるが，強度変調放射線治療では各照射野内の放射線強度を不均一な分布とし，複数組み合わせることで目標の複雑な線量分布が達成できるようにする(図12-2)。

そのため通常とは逆に線量分布の目標から，それを満たすような治療計画をコンピュータによって算出するという逆方向治療計画を行う。強度変調放射線治療では腫瘍内に意図的な線量勾配(dose painting)をつくる標的体積内同時ブースト(simultaneous integrated boost：SIB)も可能であり，予防照射領域と腫瘍領域に線量格差をつけたり，腫瘍内でも特に増殖が多い部分や低酸素領域など悪性度の高いと予想される部位が同定できれば，生物学的標的体積

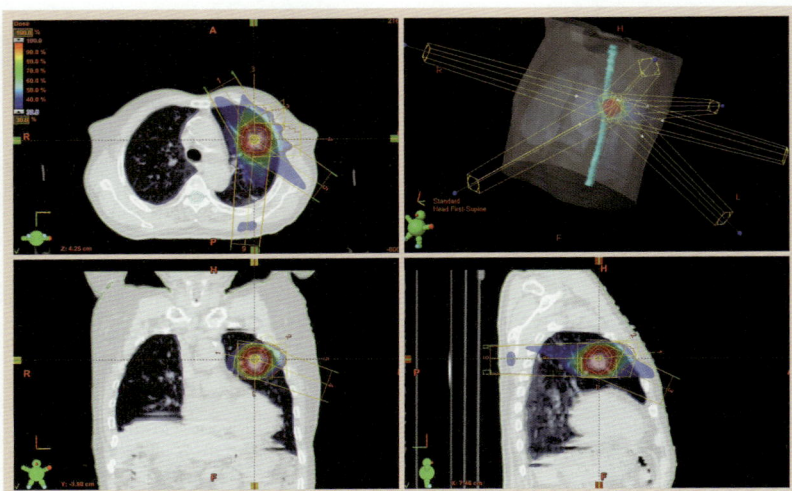

図 12-1　左上葉 stage Ⅰ肺癌に対する定位放射線治療(SRT)
6方向からの照射で腫瘍に線量を集中している。周囲の正常組織の照射線量が低減するため、大線量の小分割照射が可能であり、従来の放射線治療よりも著明な治療成績向上がみられる

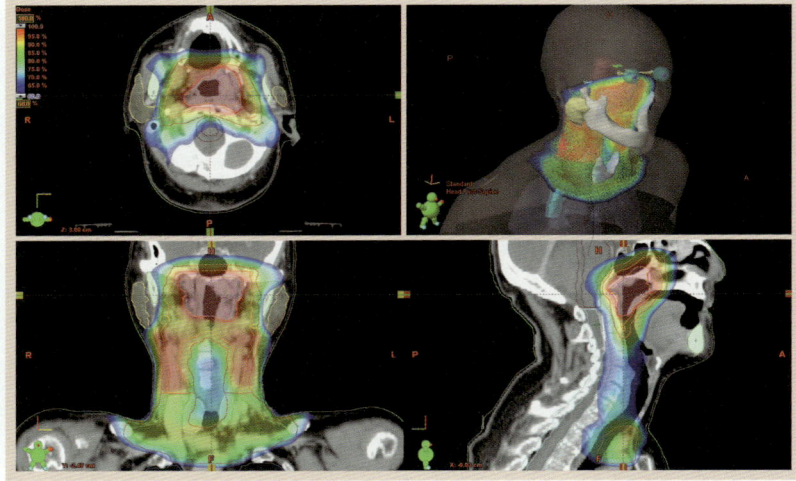

図 12-2　上咽頭癌に対する強度変調放射線治療(IMRT)
脳や脊髄線量を下げながら、原発巣、および両側頸部のリンパ節領域への照射を行っている。また耳下腺の線量も下げることで、これまでの放射線治療で問題であった口腔内乾燥の軽減を可能としている

(biological target volume：BTV)として線量増加も可能となる．機能性画像を用い，BTVを決定し，線量増加を試みる研究もはじめられている．

強度変調放射線治療は先進医療を経て2008年4月から前立腺癌，頭頸部癌，中枢神経癌での保険診療が認められ，現在は限局性の固形悪性腫瘍とすべての癌腫に対して保険適用となっている．前立腺癌では直腸線量を低下させることで直腸出血という晩期有害事象の出現を抑えながら，高線量の放射線治療が可能となり治療成績の向上につながっている．また，頭頸部癌では唾液腺照射による口腔内乾燥が放射線治療後の患者の生活の質(QOL)を下げているが，強度変調放射線治療では唾液腺への線量を低減することで，口腔内乾燥の軽減が可能である．それ以外にも骨盤照射では腸管線量や骨盤骨の線量低減による腸管毒性や骨髄抑制の低減が試みられている．

画像誘導放射線治療

定位放射線治療や強度変調放射線治療ではミリ単位の照射体位の再現が求められる．通常の放射線治療では皮膚マークでの位置あわせが行われるが，呼吸運動などの動きや治療に伴う腫瘍や体型の変化には十分な対応ができない．毎回の照射ごとに透視やCTの画像を用い，骨やマーカーの位置情報を得，治療計画時と合致するよう位置補正を行い照射することを画像誘導放射線治療(image guided radiation therapy：IGRT)という．高精度の放射線治療を行ううえでは欠かせない技術である．

粒子線治療

粒子線とは陽子や重粒子(重イオン)などの粒子放射線を使った治療で，主に陽子と炭素イオンが治療に用いられている．X線と異なり，粒子線は体内に入射されると入射エネルギーに対応した飛程(体内距離)で停止し，停止する直前に大きなエネルギーを周囲に放出して線量のピーク(Braggピーク)をつくる．このBraggピークを利用することで腫瘍への線量集中性を高めることが可能となる．また，陽子線の生物学的効果はX線と大きく変わらないが，炭素イオンは生物学的効果が高く，X線抵抗性腫瘍への治療効果が期待されている．

眼の悪性黒色腫や脊索腫，肉腫といった手術が難しい部位に発生し，かつ通常のX線では治療成績が不良な腫瘍に対して良好な成績が報告されている．また，前立腺癌や肺癌，手術不能な肝細胞癌に対しても有効である．課題点として，大型の加速器が必要であり，大きな設備投資と維持費が必要となるため普及が進んでいないことがあげられるが，複数の粒子線治療施設が新たに新設，および計画中である．

おわりに

根治をめざした治療から緩和治療まで癌治療において，放射線治療はさまざまな場面で有効な治療である．高齢化社会のなかで癌患者の増加が予想されているが，放射線治療の役割はますます重要になってきていると考えられる．そのなかでも，高精度放射線治療は低侵襲と高い治療成績の両面をめざす治療であり，放射線治療のなかで果たす役割はますます大きくなってきている．

現在，さらなる治療成績の向上と有害事象の低減をめざして，FDG-PETやその他の機能画像，分子イメージングを用い病変の浸潤範囲や腫瘍内の情報も組み込んだ放射線治療にのみならず，臓器の呼吸移動や腫瘍のサイズ変化への対応までをめざす画像誘導放射線治療の研究，開発が行われている．その他の治療成績向上の取り組みとして分子標的治療薬など新規薬剤と放射線の併用治療についても種々の臨床試験が行われている．

【板坂 聡・平岡 眞寛】

参考文献

1) 日本放射線科専門医会・医会，日本放射線腫瘍学会，日本医学放射線学会編：放射線治療計画ガイドライン2008．メディカル教育研究社，2008
2) 平岡眞寛ほか編著：放射線治療マニュアル 改訂第2版，中外医学社，2006
3) 大西洋ほか編著：がん・放射線療法2010，篠原出版，2010

13 集学的治療

● **定義・概念** 集学的治療とはmultidisciplinary treatment(therapy)の訳であり，「2種類以上の治療法を組み合わせた治療のこと」と説明されている．multimodality treatment，interdisciplinary treatment(学際的治療)も同種の概念であるが，multidisciplinary treatmentが最もよく用いられている．

2種類以上の治療法であるから，当然のことながら違う種類の薬剤を用いても集学的治療とは呼ばない．薬剤と放射線，手術と薬剤，手術と放射線のような異なる種類の治療法の組み合わせが行われて，はじめて集学的治療と呼ばれる．したがって，集学的治療とはほとんど癌治療にかぎって用いられると考えてよい．文献を調べても癌に関する以外のものは認められないので，ここでも癌にかぎって話を進めることにする．

最近頻用されるadjuvant therapy，neo-adjustment therapyも当然集学的治療に含まれるし，手術+化学療法+分子標的療法……も集学的治療である．新しい治療法の開発に伴って，集学的治療の内容もどんどん拡大していくに違いない．

欧米における集学的治療

集学的治療は欧米から輸入された概念であり，文献上は1980年代から報告がある[1]．しかし，その概念の内容は必ずしも日本のそれと同一のものではない．前述したように，行っていることは「2種類以上の治療法を組み合わせた治療」で同じであるが，実態は少々違うのである．ここではその違いを説明したいと思う．

PubMedでmultidisciplinary(MD)を検索すると，日本ではMD treatment，therapyがほとんどであるのに，米国ではMD approach，MD management，MD conference，MD tumor boardなどが，英国ではMD team，MD education，MD national committee，MD weekly team meeting[2]などが出てきて，treatment，therapyという言葉はほとんど出てこない．ここに掲げた言葉の使い方の違いからも，わが国では2種類以上の治療法が組み合わされれば単純に集学的治療と呼ぶのに対して，欧米では関

表13-1 multidisciplinary team meeting(集学的治療)

- 腫瘍外科医
- 腫瘍内科医(化学療法専門医)
- 放射線治療医
- 看護師
- 病理医
- 薬剤師
- 栄養士 など

係する各科が協同してチーム医療を行うことをMDの主眼としており、治療法を決定する際のプロセスに重点が置かれている。最終的には手術＋化学療法＋放射線治療が行われるにしても、それぞれの科の専門家が意見を出しあって、最終的な結論を導き出していく経過を重視しているのだ。その討議を行う組織がcancer board, あるいはtumor boardと呼ばれるもので、この board には治療に直接関係する科の医師のみならず看護師、病理医、精神科医なども参加することが求められる (表13-1)。特筆すべきことはboardで決められた結論は原則としてすべてに優先されることであり、主治医もその決定には従わなければならない点が、単なるカンファレンスとは性格を異にしている。

英国の名称からはMDがさらに教育的、全国レベルでの委員会的性格を有していることがうかがわれる。事実、英国の医師に尋ねてみると、MD meetingは毎週全例に行うことが義務づけられているとのことで、その徹底ぶりには驚かされる[2]。全例にMD meetingを行うことは時間的に必ずしも妥当とは考えられないが、少なくとも再発例や高度進行癌などの問題症例(いわゆる難治癌)に関しては、cancer boardにおいてMD teamによる十分な検討が行われるべきであろう。わが国の集学的治療の決め方は、このプロセスにおいて必要十分な要件を満たすほどには成熟していないのが現状である。PubMedで調査したかぎりでは、ドイツ、フランス、カナダ、オーストリアの状況も英米に類似したものであった。

わが国の集学的治療はどうあるべきか
──がん研有明病院の取り組み

がん研有明病院が採用している集学的治療の実態は、日本型のそれではなく米国型・英国型のMD cancer boardあるいはMD conferenceなので、ここに紹介して参考に供したいと思う。

病院が有明に移転する際にMD Anderson Cancer Centerのいろいろなすぐれた機構を導入したが、その一つがcancer boardの機構であり、MD teamの概念であった。その機構が動き出したのは有明に移転する以前からであったが、以来、がん研有明病院ではこの機構は全科において有効に機能している。参考のためにこの機構を少し詳しく説明しよう (図13-1)。

がん研有明病院のMD conferenceはtumor boardとcancer boardの2階建てになっている。臨床各科にはそれぞれのcancer boardがあり、毎週ないしは2週に1回MD meetingが開かれる。関連する外科系各科の医師のほかに、腫瘍内科医(化学療法専門医)、放射線治療医、画像診断医、病理医、看護師などが出席してその時点での最適な治療法が選ばれる。セカンドオピニオンを求めてきた例をcancer boardにかけてその決定を患者およびその家族に伝えると、たとえその結論がネガティブなものであっても患者は納得して大変感謝してもらえる。癌医療が複雑多岐にわたるようになり、1人の主治医の知識のみですべてをカバーすることは不可能になってきたので、MD approachが定着することは当然の帰結といえる。

臨床試験を行う場合、自主研究を行う場合、治験を依頼された場合などには、当該科のcancer boardの承認をとったうえでtumor boardにプロトコルを提出する。このプロトコルは、化学療法グループ(SRB)で科学的な審査を、治験審査委員会(IRB)で倫理的な審査を受けて院長の承認を受けた後に、tumor board議長から研究実施が許可され公開される。この機構の存在のおかげで、個人の医師の勝手な意志による医療行為が行われなくなり、医療の透明性が確保されることになり、医療安全にも貢献することになった。

発足以来現在までに約900件がtumor boardで審査され、そのほとんどが許可されている。このcancer boardの機構は文部科学省の癌プロフェッショナル養成プランのなかにも導入され、癌専門医を養成する病院にはcancer boardの機構を設置することが義務づけられている。実際にcancer boardをルーティンに活用している立場からみれば、これは当然の条件であると思う。大学病院にcancer boardがあっても、それが確実にMD cancer boardとして活用されているかは知るよしもないが、従来のカンファレンスの範囲を少し広げた程度のものであってはならないと思う。英国ほど徹底して全例に適用する必要はないと思うが、せめて米国なみのMD cancer boardをわが国にも定着させる必要がある。これはすぐれたoncologistと彼らを支えるサポートチームの質を向上させ、良質のチーム医療が行われるために必須の条件であり、この点で大学病院の責務は重いと思う。MD Anderson Cancer CenterからMD teamのメンバーが来日して、実際のtumor board(がん研有明病院のcancer board)の実態を紹介する機会が何度かあったが、単なるカンファレンスとの違いがよくわかる企画であった[3,4]。

MD approachの問題点

MD approachを支えるcancer boardは各科の事情に応じて毎週あるいは2週に1回開催される。しかし、多忙な医師、看護師、その他の医療関係者にとってcancer boardに出席することは容易ではない。特に多数科に横断的に関与する放射線治療医、腫瘍内科医、病理医などの出席要請頻度は高くなり、ただでさえ少ないスタッフに多大な負担がかかることになる。このシステムがルーティン化している欧米においても出席率が問題になっており、明確な解決策は見出されてはいない[5]。また、MD conferenceで決定されたことが患者の希望、その後の情報などの理由で変更されることがあることも問題になっている。なにより大切なことは、すべての医療関係者がよりよい医療のためにcancer boardが必要であることを強く認識し、積極的にcancer boardを育てていくことであろう。集学的治療といるりは、多種専門職によるチーム医療と呼んだほうが実状にあっているように思う。この観点からは大学病院よりはそれ以外のがん診療連携拠点病院において、より適正な

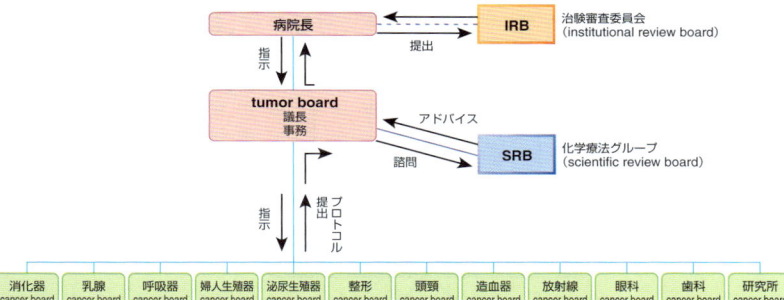

図13-1 tumor boardとcancer boardの組織図

cancer boardが定着し，MD approachが日常化することが期待できるであろう。

集学的癌治療病棟を設置したり，集学的癌診療学講座を開設してこの問題に正面から取り組んでいる大学(京都大学)もあり，今後の大学病院の方向性を示すよい実例といえよう。

【武藤　徹一郎】

参考文献

1) Littbrand B : Quality assurance in radiation therapy: multidisciplinary considerations—European experience. Int J Radiat Oncol Biol Phys 10(Suppl 1) : 67-68, 1984
2) Whelan JM et al : Breast cancer multi-disciplinary teams in England : much achieved but still more to be done. Breast 15 : 119-22, 2006
3) Ueno NT et al : ABC conceptual model of effective multidisciplinary cancer care. Nat Rev Clin Oncol 7 : 544-7, 2010
4) Sugiyama N et al : Introducing multidisciplinary team practice—through our experience gainded from visiting MD Anderson Cancer Center. Gan To Kagaku Ryoho 37 : 753-757, 2010
5) Fleissing A et al : Multidisciplinary teams in cancer care: are they effective in the UK? Lancet Oncol 7 : 935-943, 2006

14 分子標的療法

背景

分子標的療法は2000年以降に急速にがん薬物療法の一角を占めるようになった。分子標的療法はこの10年間に多くの癌種で標準的治療の一つとして組み込まれ，現在ではがん薬物療法の新規に開発される薬剤のうち70%を占めている。薬剤開発のコンセプトの面からは，従来の抗がん剤は癌細胞への殺細胞性効果を指標に開発されていたのに対して，分子標的治療薬は「癌特異的な標的分子に対する特異的な作用」を指標に開発されている。

したがって薬剤のコンセプトが分子標的治療薬は抗がん剤と大きく異なる。その結果，消化管間質腫瘍(GIST)のように抗がん剤が有効でないがん薬物療法が期待できなかった悪性腫瘍に対しても，標的分子を有している腫瘍には分子標的の治療薬は有効性を示す。また，分子標的療法は癌細胞に対する直接的な抗腫瘍効果以外に，間接的に腫瘍に作用する血管新生阻害薬のような新しい作用機序の薬剤の臨床応用が進んでいる。

標的分子

現在までに分子標的療法が臨床的有用性を示した標的分子は大きく2つに分けられる。一つ目の標的分子は，遺伝子変異や遺伝子増幅やエピジェネティック変化などの癌細胞に特異的なゲノム異常により修飾される異常な標的分子である。癌遺伝子のゲノム異常は蛋白レベルでの過剰発現や機能異常を介して恒常的なシグナル異常をきたし，癌細胞の増殖・生存・分化などに対して有利に働いている。多くの癌細胞では複数の癌遺伝子のゲノム異常が機能的に組み合わさって悪性形質を獲得していると考えられているが，一部の癌細胞では単一のゲノム異常に機能的に大きく依存している(例: 上皮増殖因子受容体(epidermal growth factor receptor : EGFR)の非小細胞肺癌における遺伝子変異)。このように癌細胞が単一のゲノム異常に依存することは「癌遺伝子依存性(oncogene addiction)」と呼ばれるが，その恒常的なシグナル活性化を阻害するような分子標的治療薬は強力な抗腫瘍効果を示す(図14-1)。

二つ目の標的分子は，腫瘍血管新生にかかわる分子である。腫瘍径が2 mm³を超えると拡散による酸素や栄養供給に限界が訪れ血管新生が必要になることが1970年代にFolkmanにより報告された。成人においては，血管新生が必要のない正常組織では血管内皮細胞のターンオーバーが年単位と考えられており，血管新生亢進因子と血管新生抑制因子のバランスが厳密にコントロールされている。腫瘍血管新生では，必要な血管新生量を達成後も静止期になることができず，常に血管新生が亢進状態にある点が正常組織と異なる。VEGF-VEGFR(血管内皮増殖因子〈vascular endothelial growth factor〉-血管内皮増殖因子受容体〈vascular endothelial growth factor receptor〉)システムは血管新生に対して特異的かつ最も重要なシグナル伝達経路として認識されており，臨床的に成功した血管新生阻害薬の多くはこのシグナル経路を標的としている(図14-2)。

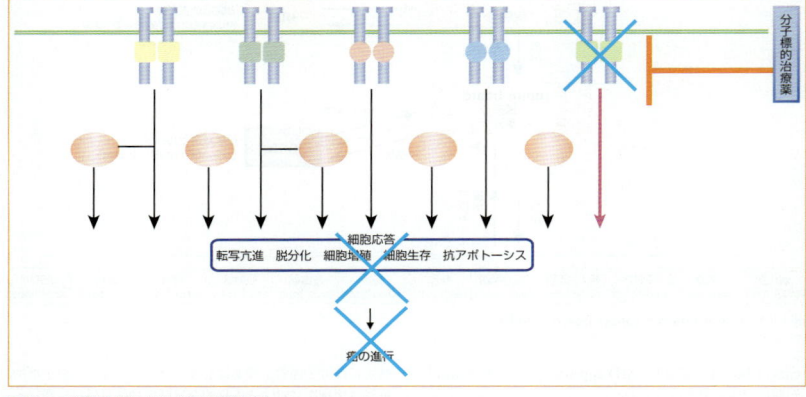

図 14-1 癌遺伝子依存性と分子標的治療薬
単一のゲノム異常に細胞応答が依存している癌細胞は，それを分子標的治療薬で阻害すると癌細胞の増殖・進展が著明に阻害される．この現象を「癌遺伝子依存性」という

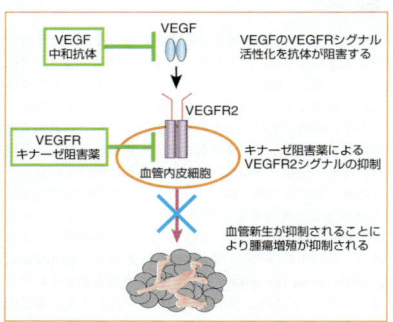

図 14-2 血管新生阻害薬の作用機序
多くの血管新生阻害薬は，腫瘍組織の血管内皮細胞の VEGF-VEGFR2 シグナルを阻害することにより間接的に抗腫瘍効果をもたらす
VEGF：血管内皮増殖因子

表 14-1 分子標的治療薬の作用機序からの分類

分類	標的分子
シグナル伝達阻害薬	EGFR
	HER2
	KIT
	BCR-ABL
	EML-ALK
	mTOR
	Raf
	FLT3
細胞表面抗原への抗体治療	CD20
	CD33
	CD52
血管新生阻害薬	VEGF
	VEGFRs/PDGFRs/FGFRs
プロテアソーム阻害薬	プロテアソーム
DNA メチル化阻害薬	DNA メチルトランスフェラーゼ
HDAC 阻害薬	HDAC

分子標的療法の特徴

抗がん剤では DNA 合成に対するプラチナ化合物，微小管に対するタキサン，RNA 合成に対する代謝拮抗薬のように，正常細胞も癌細胞も同じように標的分子を有しているため，毒性が出現しやすい．一方，分子標的治療薬は癌特異的なゲノム異常や腫瘍血管を特異的な薬物で標的とするため，理論的には正常組織への毒性が少ないと考えられている．しかしながら EGFR チロシンキナーゼ阻害薬治療における間質性肺炎のように，重篤な毒性が出現することがあり，分子標的治療薬は毒性がないという認識は誤りである．

また分子標的療法の抗腫瘍効果についても，当初は腫瘍増殖を抑制するだけで腫瘍は縮小しないために分子標的治療薬の臨床試験においては新しい評価基準が必要であるという議論がなされたが，腫瘍縮小は普通に観察され，抗がん剤と同じ RECIST で評価されている．

分子標的治療薬の分類

癌に対する基礎研究の進歩により，癌細胞のさまざまなゲノム異常およびシグナル伝達異常が標的分子として分子生物学レベルで明らかになってきた．その結果現在では数多くの種類の分子標的治療薬が開発されている（表 14-1）．薬物の作用機序から分類すると，①シグナル伝達阻害薬，②細胞表面抗原への抗体治療，③血管新生阻害薬，④プロテアソーム阻害薬，⑤DNA メチル化阻害薬および HDAC 阻害薬などに分類できる．

シグナル伝達阻害薬の多くは，癌細胞特異的な異常活性化キナーゼを標的としている．多くの分子標的治療薬がこれに属し，癌遺伝子に依存している癌細胞へは当該分子

表14-2 わが国で承認されている主な分子標的治療薬

標的分子	分類	一般名
小分子化合物		
EGFR	チロシンキナーゼ阻害薬	ゲフィチニブ
EGFR	チロシンキナーゼ阻害薬	エルロチニブ
KIT, BCR-ABL, PDGFRs など	マルチターゲットチロシンキナーゼ阻害薬	ダサチニブ
KIT, BCR-ABL, PDGFRs など	マルチターゲットチロシンキナーゼ阻害薬	イマチニブ
VEGFRs, FGFRs など	マルチターゲットチロシンキナーゼ阻害薬	スニチニブ
VEGFRs, RAF など	マルチターゲットチロシンキナーゼ阻害薬	ソラフェニブ
プロテアソーム	プロテアソーム阻害薬	ボルテゾミブ
mTOR	mTOR 阻害薬	エベロリムス
mTOR	mTOR 阻害薬	テムシロリムス
抗体		
VEGF	ヒト化モノクローナル抗体	ベバシズマブ
EGFR	キメラ型モノクローナル抗体	セツキシマブ
EGFR	ヒト化モノクローナル抗体	パニツムマブ
HER2	ヒト化モノクローナル抗体	トラスツズマブ
CD33	ヒト化モノクローナル抗体	ゲムツズマブ
CD20	キメラ型モノクローナル抗体	リツキシマブ
CD20	マウス型モノクローナル抗体	イブリツモマブ

EGFR：上皮増殖因子受容体, PDGFR：血小板由来増殖因子, VEGFRs：血管内皮増殖因子受容体, FGFRs：線維芽細胞増殖因子受容体, mTOR：mammalian target of rapamycin, VEGF：血管内皮増殖因子

的治療薬が著効し, 癌遺伝子に依存していない癌細胞にはまったく効果がないことが多い. 薬剤としては小分子化合物が多くを占めるが, EGFR および HER2 に対する抗体も含まれる.

細胞表面抗原への抗体治療は, 主に細胞表面抗原を発現する造血器腫瘍に対する抗体治療である. 血管新生阻害薬は増殖因子の VEGF に対する抗体と, VEGFR2 への阻害薬である小分子化合物に大別される.

血管新生阻害薬は, 遺伝学的に異常の少ない正常細胞由来の腫瘍血管内皮細胞を標的にしており, 従来の抗がん剤や癌細胞を標的とした分子標的治療薬とは薬剤のコンセプトが異なる点には注意が必要である.

プロテアソーム阻害薬は蛋白分解を司るプロテアソームへの阻害薬であるが, 現在多発性骨髄腫に対する小分子化合物が承認されている.

DNA メチル化やアセチル化を標的とするエピジェネティクス薬は, DNA メチル化阻害薬および HDAC 阻害薬などが造血器腫瘍に対して海外にて承認されている.

現在承認されている分子標的治療薬の分類では, 小分子化合物と抗体がそれぞれ約半数を占める(表14-2). 標的分子としては膜貫通型チロシンキナーゼが多い. このなかでスニチニブやソラフェニブなどの血管新生阻害薬に分類されるマルチターゲットチロシンキナーゼ阻害薬は, VEGFR 以外にも VEGFR に相同性が高い膜貫通型チロシンキナーゼの FGFR, 血小板由来増殖因子受容体(platelet-derived growth factor receptor: PDGFR), KIT などへの阻害活性を同時に有し, そのため「マルチターゲット」と呼ばれている.

分子標的療法の治療層別化と POP 研究

従来の抗がん剤治療と異なる点として, 分子標的療法は治療層別化が重要である. 具体的には治療層別化とは遺伝子変異などの治療層別化因子を利用して, 高確率で有効と予測される患者層の層別化と治療実施, 効果が期待できない

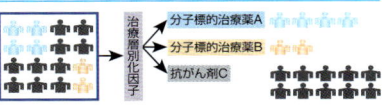

図 14-3 分子標的療法と治療層別化
分子標的療法においては, 同一癌種の集団を標的分子の異常により層別化し, 治療法の選択および層別化治療を行うことが増えてきた. 乳癌や肺癌などが該当する

患者層への治療を避けることである. これらの治療層別化によって癌治療成績の向上が期待できる(図14-3).

分子標的治療層別化の成功例として, 非小細胞肺癌における EGFR 遺伝子変異が例としてあげられる. 活性型 EGFR 遺伝子変異を有する集団を治療前に層別化できれば, EGFR チロシンキナーゼ阻害薬による治療によって遺伝子変異群へは 80% 近い高い奏効率が期待でき, EGFR 遺伝子変異のない群には抗がん剤を優先する治療選択が可能となっている. 治療層別化の重要性から分子標的療法の治療層別化因子の探索は臨床開発の早期から行われるようになっている.

一方, 分子標的療法の特徴として POP(Proof of Principle)研究の必要性があげられる. POP 研究とは, 抗悪性腫瘍薬として創出された薬剤が in vivo で抗腫瘍活性を示し, その活性が標的分子の修飾によって起こっていることを証明する研究のことである[1]. 言い換えると, 分子標的治療薬が予定どおりの薬理作用をヒト体内で発揮して抗腫瘍効果に結びついているかを確認することである. 分子標的療法においては臨床開発の早期に POP 研究を行うことが重要と認識されている. 具体的には, ボルテゾミブと末梢血単核球のプロテアソーム 20S 阻害効果, トラスツズマブと HER2 発現細胞への有効性, セツキシマブと EGFR 発現細胞への有効性, EGFR チロシンキナーゼ阻害薬と活性型

*EGFR*遺伝子変異細胞への有効性などが該当する。

標的分子と主な分子標的療法

EGFR：EGFRは膜貫通型チロシンキナーゼで，固形癌において最も科学的背景のある癌遺伝子の一つである。小分子化合物のゲフィチニブとエルロチニブは，非小細胞肺癌に使用され，*EGFR*遺伝子変異例には第一選択となる。癌細胞のEGFRチロシンキナーゼ活性を阻害することにより抗腫瘍効果が得られる。モノクローナル抗体のセツキシマブとパニツムマブはEGFRシグナルを阻害し，大腸癌で適応となっている。*KRAS*遺伝子変異例には効果がないことから，KRAS野生型例への使用が推奨されている。

HER2：HER2はEGFRファミリーの膜貫通型チロシンキナーゼで，主要な癌遺伝子の一つである。ヒト化モノクローナル抗体のトラスツズマブは，HER2陽性乳癌へ使用される。最近HER2陽性胃癌に対しても承認された。HER2陽性の層別化は，免疫染色によって行われる。ラパチニブは小分子化合物で，HER2陽性が確認された手術不能乳癌，またはHER2陽性が確認された再発乳癌が適応である。乳癌ではカペシタビンとの併用療法を行う。

VEGFRs, FGFRs（線維芽細胞増殖因子受容体（fibroblast growth factor receptor）），**PDGFRsなど**：ソラフェニブは，血管新生シグナル伝達（VEGFR, PDGFR）を阻害するマルチターゲットチロシンキナーゼ阻害薬である。その主作用から一般的には血管新生阻害薬に属するが，本薬剤に特徴的なRAF阻害活性もあわせ持っており，癌細胞に対する腫瘍増殖シグナル伝達系に対しても阻害活性を示す。根治切除不能または転移性の腎細胞癌，切除不能な肝細胞癌が適応である。スニチニブはマルチターゲットチロシンキナーゼ阻害薬に分類され，腎癌とイマチニブ抵抗性のGISTに承認されている。

mTOR：mTOR（mammalian target of rapamycin）阻害薬であるエベロリムスおよびテムシロリムスは，根治切除不能または転移性の腎細胞癌への治療薬として承認された。

KIT, BCR-ABL, PDGFRなど：イマチニブは，BCR-ABL, KIT, PDGFRなどのキナーゼに対して阻害活性を示す。慢性骨髄性白血病とGISTに対して承認されている。ダサチニブはイマチニブと比較してBCR-ABLに対するキナーゼ阻害活性が高い。慢性骨髄性白血病，および再発または難治性のフィラデルフィア（Ph）染色体陽性急性リンパ性白血病に承認されている。

プロテアソーム：ボルテゾミブは癌細胞のプロテアソームを阻害することにより，その増殖を抑制し，アポトーシスを誘導する。また，転写因子であるnuclear factor κB（NF-κB）の活性化阻害およびインターロイキン6（IL-6）などのサイトカインの分泌を抑制し，骨髄腫細胞の増殖を抑制する。多発性骨髄腫に適応がある。

VEGF：ベバシズマブは，VEGFに対するモノクローナル中和抗体で血管新生阻害効果を示す。治療切除が不可能な進行・再発の大腸癌および非小細胞肺癌が適応で，大腸癌ではFOLFOX療法やFOLFIRI療法などの3剤併用療法に上乗せすることで有用性が示されている。

CD20：リツキシマブは，細胞表面抗原のCD20に対するキメラ型モノクローナル抗体で，CD20陽性のB細胞性非Hodgkin（ホジキン）リンパ腫に対して承認されている。

CD33：ゲムツズマブは，再発または難治性のCD33陽性急性骨髄性白血病に対して承認されている。

【荒尾 德三・西尾 和人】

■参考文献
1) 西尾和人ほか編：がんの分子標的と治療薬事典, p234-241, 羊土社, 2010

15 遺伝子治療・免疫療法

遺伝子治療・免疫療法の位置づけ

腫瘍に対する治療法として，現在その有効性が確立されたものには手術療法，化学療法，放射線療法がある。これらは近年さらに発展を続けているが，いまだ予後不良の腫瘍疾患も多く，また副作用をはじめとする生活の質（QOL）の問題も残っている。

そこで，新規治療法として大きく期待されるもののなかに遺伝子治療・免疫療法がある。その多くがいまだ開発の段階にあり，臨床効果の確立には今後の開発経過を待たねばならないが，2010年3月に米国初の治療用癌ワクチンProvenge®が前立腺癌治療薬として，2011年3月には抗CTLA4抗体Yelvoy®が転移性メラノーマの治療薬として米国食品医薬品局（FDA）に承認された。癌の免疫的治療薬，続いて遺伝子治療が今後さらに医療の現場に登場すると期待される。

遺伝子治療の動向

現在までの遺伝子治療はすべて試験的医療の段階である。1990年9月にADA（アデノシンデアミナーゼ〈adenosine deaminase〉）欠損症の患者に対する*ADA*遺伝子の補充療法が世界初の遺伝子治療として実施された。2011年11月時点の全世界における遺伝子治療プロトコルは1,714件を数え[1]，そのなかで1,107件が腫瘍を対象としている。

遺伝子治療全体のなかで米国が65%を，ヨーロッパが29%，日本は1.1%を占める。第Ⅰ相試験が60.7%，第Ⅱ相試験が34.8%であり，第Ⅲ相試験に達するものが4.3%ある。米国では*p53*遺伝子のアデノウイルスベクターが，またEUでは*HSV-tk*遺伝子を持つアデノウイルスベクターが腫瘍の遺伝子治療用医薬品として申請中である。中国では*p53*遺伝子を持つアデノウイルスベクター，腫瘍溶解性アデノウイルスが中国国内のみで承認されているが，その有効性に関するデータの公開はかぎられている。

わが国においてはまだ承認にいたったものはない。表15-1にわが国における腫瘍の遺伝子治療臨床研究を示す。

腫瘍に対する遺伝子治療戦略

癌抑制遺伝子導入

代表的なものに*p53*癌抑制遺伝子があげられる。*p53*癌抑制遺伝子は約50%のヒト悪性腫瘍において機能喪失が認められる。米国テキサス州立大学MDアンダーソンがんセンターでは非小細胞肺癌を対象に1998年4月からヒト正常*p53*発現アデノウイルスベクター（Ad5CMV-p53,

表15-1 日本における腫瘍に対する遺伝子治療臨床研究

疾患	遺伝子	ベクター	投与方法	承認年	施設
腎細胞癌	GM-CSF	レトロウイルス	X線照射腎癌細胞(体外)	1998	東京大学
非小細胞性肺癌	p53	レトロウイルス	腫瘍内	1998	岡山大学
乳癌	多剤耐性遺伝子(MDR1)	レトロウイルス	骨髄幹細胞(体外)	2000	癌研究会付属病院
食道癌	p53	アデノウイルス	腫瘍内	2000	千葉大学
悪性グリオーマ	IFN-β	リポソーム	腫瘍内	2000	名古屋大学
非小細胞性肺癌	p53	アデノウイルス	腫瘍内	2000	東京慈恵会医科大学
非小細胞性肺癌	p53	アデノウイルス	腫瘍内	2000	東北大学
非小細胞性肺癌	p53	アデノウイルス	腫瘍内	2000	東京医科大学
前立腺癌	HSV-tk	アデノウイルス	腫瘍内	2000	岡山大学
白血病	HSV-tk	レトロウイルス	末梢性T細胞(体外)	2002	筑波大学
神経芽腫	IL-2, リンホトキシン	アデノウイルス	腫瘍内	2002	東京大学
前立腺癌	HSV-tk	アデノウイルス	腫瘍内	2003	神戸大学
進行期悪性黒色腫	IFN-β	リポソーム	腫瘍内	2003	信州大学
前立腺癌	HSV-tk	アデノウイルス	腫瘍内	2007	北里大学
再発性白血病(GVHD防止)	HSV-tk/deltaLNGFR	レトロウイルス	ドナー末梢血単核球(体外)	2007	国立がんセンター
前立腺癌	IL-12	アデノウイルス	腫瘍内	2008	岡山大学
造血器悪性腫瘍	HSV-tk	レトロウイルス	末梢性T細胞(体外)	2009	国立がんセンター
進行性膠芽腫	腫瘍溶解性ヘルペスウイルスG47Δ		腫瘍内	2009	東京大学
腎細胞癌	IFN-β	リポソーム	腫瘍内	2009	京都府立医科大学
食道癌	腫瘍抗原特異的TCR	レトロウイルス	末梢性T細胞(体外)	2009	三重大学

GVHD：移植片対宿主病

アドベキシン〈Advexin®〉)の局所投与と局所放射線療法の併用治療の第II相試験を開始し、63％の患者に50％以上の腫瘍縮小がみられた。岡山大学医学部附属病院(現岡山大学病院)を中心とした多施設共同研究として1999年からAdvexin®の第I相試験が行われた。Advexin®は頭頸部癌に対しても米国で第II相試験が終了し、2000年には米国、カナダ、およびヨーロッパにおいて第III相試験が行われている。

自殺遺伝子導入

代表的なものに単純ヘルペスウイルス由来のチミジンキナーゼ(*HSV-tk*)遺伝子を腫瘍細胞に導入し、ヘルペス治療薬ガンシクロビル(GCV)をプロドラッグとして投与する方法がある。*HSV-tk*発現腫瘍細胞ではGCVがリン酸化され、その代謝産物のDNAポリメラーゼ阻害活性により腫瘍細胞が死滅する。悪性グリオーマ、前立腺癌、悪性胸膜腫、白血病などの治療が試みられており、わが国では前立腺癌と白血病に対する第I相試験が行われている。

腫瘍溶解性ウイルス

感染細胞を破壊して増殖するウイルスの性質を利用する試みである。腫瘍細胞に選択的なウイルス感染を起こし、正常細胞への傷害性を最小限に抑える工夫が必要である。いくつかの遺伝子を欠損したヘルペスウイルス、アデノウイルス、ポリオウイルスなどが腫瘍選択的な増殖を示し、これらを用いた方法が試みられている。

腫瘍選択性の機序として、腫瘍のINF(インターフェロン)感受性低下、細胞増殖亢進、*p53*欠損などとの関連が示唆されているが、正確な機序の解明は今後の検討が必要である。また、腫瘍細胞で強く発現しているテロメラーゼなどの遺伝子のプロモーターによりウイルスの増殖に必要な遺伝子の発現を制御する腫瘍溶解性ウイルスの開発も試みられている。わが国では東京大学において脳腫瘍に対する変異型ヘルペスウイルスを用いた臨床試験が行われている。

遺伝子免疫療法

腫瘍に対する免疫療法の一法として、遺伝子治療の形態をとるものもさまざまに試みられている。これらは生体内の抗腫瘍免疫応答を誘導/強化することをめざすものであるが、その際の標的候補として種々のサイトカイン(インターロイキン2(IL-2)、IL-4、IL-12、INF、顆粒球マクロファージコロニー刺激因子(GM-CSF)、腫瘍壊死因子(TNF)など)、共刺激分子(CD80、CD86、CD40、4-1BBなど)やそのリガンド(CD28、CD40L)、抑制性刺激受容体(PD-1、PD-L1など)、接着分子(細胞間接着分子1(ICAM-1)、リンパ球機能関連抗原1(LFA-1)、CD2)などが検討されている。これらの遺伝子を生体内に直接投与する方法や、腫瘍への遺伝子発現をめざす方法、遺伝子導入樹状細胞や遺伝子導入腫瘍細胞をワクチンとして接種する方法などが考案されている。また、近年免疫療法の一つとして細胞療法が注目されているが、輸注する免疫担当細胞を遺伝子改変してより有効性を高める方法も試みられている。

これまで精力的に臨床研究が行われたものとして、GM-CSF遺伝子を導入した前立腺癌細胞株を用いた腫瘍ワクチン(GVAX)があるが、第III相試験で有意な効果を示せていない。サイトカイン遺伝子の直接投与法としては、TNFαを発現する非増殖型アデノウイルスベクター(TNFerade)の局所投与を用いた膵癌、直腸癌、転移性メラノーマ、頭頸部癌などに対する各種臨床試験や、INF-β遺伝子をリポソームに封入し脳腫瘍やメラノーマに投与する臨床試験などが国内外で行われている。腫瘍に特異的に反応する受容体遺伝子を導入して腫瘍反応性を付与した自己T細胞を輸注する治療法も試みられている。

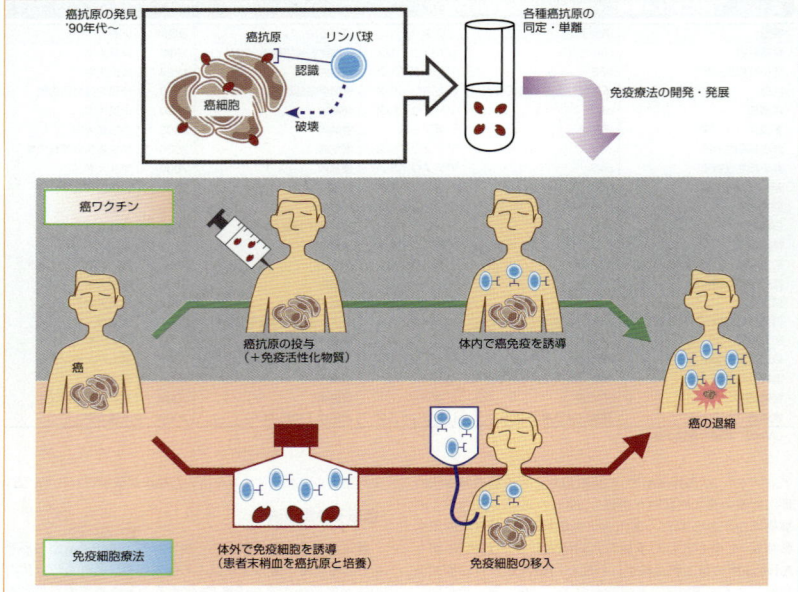

図15-1 癌抗原の同定を利用した癌免疫療法

免疫療法の動向

腫瘍免疫学の歴史を考えるとき，画期的な一道標として1990年代のBoonら[2]の仕事にはじまる，CD8陽性（CD8$^+$）T細胞が認識する腫瘍抗原の同定があげられる．以降，同定された腫瘍抗原を用いた免疫療法の開発が続けられている（図15-1）．

一つのアプローチは，同定された抗原を生体にワクチンとして投与する癌ワクチン療法である．腫瘍抗原の同定を利用したいま一つのアプローチとして，特異的免疫細胞の輸注療法が開発されている．腫瘍抗原反応性の免疫細胞を体外で大量に誘導，調整した後に癌患者に輸注する方法である．図15-2に示すように，癌抗原発見以前の免疫療法はいわゆる非特異的な免疫の活性化に焦点がおかれていた．現在ではこれらの活性化物質はTLR（Toll様受容体）リガンドに代表される病原体関連分子パターン（pathogen-associated molecular patterns：PAMP）を刺激する物質としてアジュバントとして見直されつつあるものを含む．

腫瘍抗原の発見以降，特異的免疫療法の開発が加速化している．前述したようにサイトカインや共刺激分子などを用いた免疫増強をめざす方法や，免疫抑制性シグナルをブロックする抗体療法（抗CTLA4抗体Yelvoy®）など全身性の免疫応答を操作する方法も同時に開発されているが，腫瘍抗原の発見はこれらの効果を腫瘍特異的免疫応答により評価することを可能にしつつある．

腫瘍に対する免疫療法戦略

癌ワクチン

ワクチンに用いる抗原として，8～15個のアミノ酸から成り立つ抗原ペプチド，それら抗原ペプチドを多数含む抗原蛋白質，支配遺伝子DNAやmRNAなどが試みられている．

実用化という観点では，Provenge®が前立腺癌を対象として2010年にFDAに承認された．このワクチンは前立腺癌抗原PAP（前立腺性酸性ホスファターゼ）とGM-CSFの融合蛋白質を，ex vivoで患者末梢血から調整した樹状細胞を含む細胞群に取り込ませてワクチンとして投与するものである．DCVax-Brain®は，患者の腫瘍溶解物で感作した樹状細胞をワクチンとして用い，脳腫瘍を対象に2007年にスイスで承認された．Oncophage®は，患者腫瘍組織より熱ショック蛋白（HSP）を精製し，ワクチンとして投与するものである．HSPはシャペロンとして腫瘍細胞に由来する多種類のペプチドを結合している．2008年に腎臓癌を対象にロシアで承認され，その後EUでも承認された．このほかにも国際的にはMAGE-A3抗原蛋白質を構成成分とするものなどいくつかの癌ワクチンが後期臨床試験に入っている．

治療用ワクチンとは別に予防的癌ワクチンも開発されている．多くのウイルスや細菌などのヒト発癌への関与が指

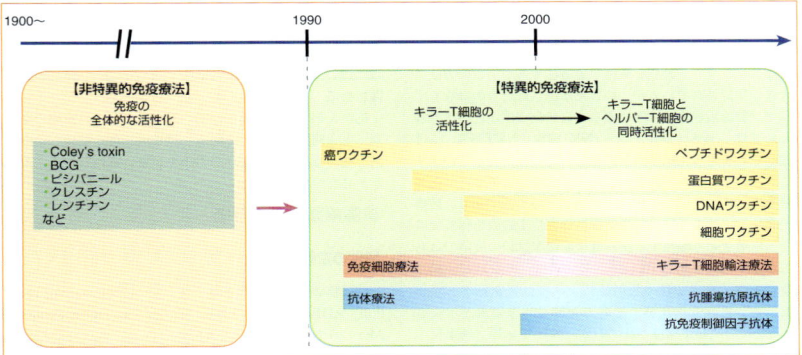

図 15-2 癌免疫療法の歴史

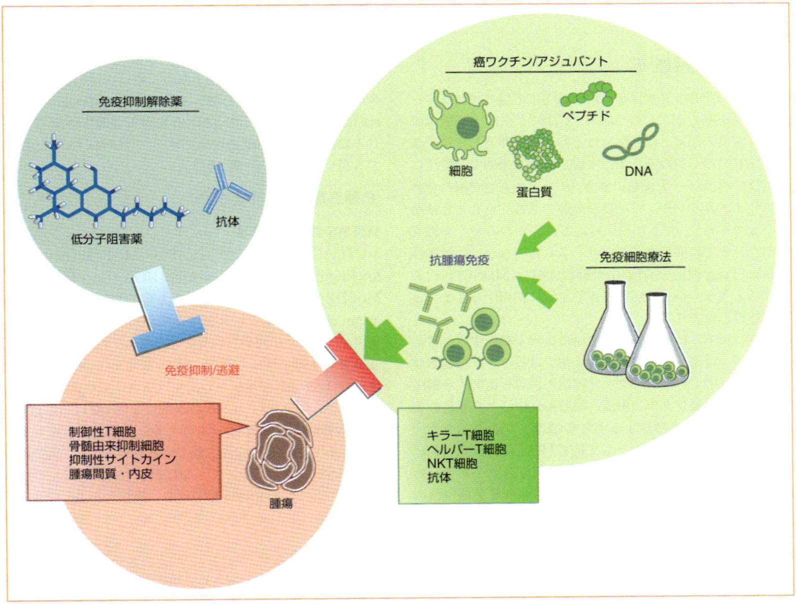

図 15-3 複合的癌免疫療法

摘されている。代表的なものに子宮頸癌などの発症にかかわるヒトパピローマウイルス（HPV）があげられる。HPV由来蛋白質を用いたワクチン（Gardasil®〈ガーダシル〉およびCervarix®〈サーバリックス〉）が開発され，子宮頸癌予防用にすでに臨床利用されている。

細胞療法

腫瘍の細胞療法は大きく2つの異なったアプローチの開発が試みられてきた。一つ目は，腫瘍抗原をさまざまなかたちで樹状細胞をはじめとする抗原提示細胞に提示させワクチンとして用いる方法である。前述したように癌ワクチ

ンの範疇にも入るものであり，一部承認されたものも含め幅広い開発が続いている。

二つ目のアプローチは，腫瘍免疫応答にかかわるさまざまなエフェクター細胞を輸注する方法である。この方法は大きく期待されているが，いまだ承認されたものはなくすべて試験的治療法の段階である。自然免疫系に近い細胞群としては，ナチュラルキラー（NK）細胞，NKT細胞，γδT細胞などを患者末梢血から調整し，培養後に大量に輸注する方法が試みられている。獲得免疫に関する細胞群である腫瘍反応性のT細胞を輸注する方法は魅力的である。腫瘍浸潤リンパ球より腫瘍特異的細胞傷害性T細胞を体外で調整・増殖させて輸注する試みは早期臨床試験の段階ではあるが臨床効果を示している[3]。特に最近，リンパ球の輸注前に患者に化学療法や放射線による前処置を行う方法では，進行性悪性黒色腫の患者で著明な臨床効果が示唆され，今後の開発が期待されている。輸注T細胞に腫瘍反応性のT細胞受容体遺伝子や，抗体とCD3分子細胞内シグナルドメインの融合受容体（キメラ抗原受容体）遺伝子を導入する方法は，短期間に大量の腫瘍反応性T細胞を調整可能とし，T細胞輸注療法の適応疾患を拡大する方法として期待される。

複合的癌免疫療法

免疫学の急速な発展は癌に対する免疫応答の複雑なネットワークを明らかにしつつある。CD8[+]キラーT細胞は直接的な腫瘍の認識と細胞傷害性を持つ細胞群として抗腫瘍免疫応答の中心的役割を果たすが，その効果的な活性化にはCD4[+]ヘルパーT細胞の働き，すなわち適切な組み合わせのサイトカインや，抗原提示細胞の活性化を介した補助が必要である[4]。さらに癌免疫応答にかかわる多くの細胞群が今日までに同定されている。これらのなかには制御性T細胞（Treg細胞）や骨髄由来抑制性細胞（MDSC）に代表されるような，むしろ癌免疫応答を負に制御するさまざまな細胞群も含まれる[5]。

腫瘍ワクチンは今後医療の現場に次々と登場すると考えられるが，前述したように担癌生体では投与された腫瘍ワクチンに反応するエフェクター細胞の誘導を阻害する機序が存在する。癌ワクチン療法，細胞輸注療法と，腫瘍の免疫抑制/逃避機構を解除する手立て（抗体，低分子阻害薬，サイトカインなど。一例として抗CTLA4抗体は免疫抑制機構を解除することが期待される）を組み合わせる複合的癌免疫療法の戦略（図15-3）が今後の有効な癌免疫療法の開発には不可欠であると考えられる。

【池田 裕明・珠玖 洋】

参考文献
1) Gene Therapy Clinical Trials Worldwide (WILEY): http://www.wiley.com/legacy/wileychi/genmed/clinical/
2) Boon T et al: Human T cell responses against melanoma. Annu Rev Immunol 24: 175-208, 2006
3) Rosenberg SA et al: Adoptive cell therapy for the treatment of patients with metastatic melanoma. Curr Opin Immunol 2: 233-240, 2009
4) Williams MA et al: Effector and memory CTL differentiation. Annu Rev Immunol 25: 171-192, 2007
5) Schreiber RD et al: Cancer immunoediting: integrating immunity's role in cancer suppression and promotion. Science 331: 1565-1570, 2011

16 抗腫瘍薬の毒性評価と対策

はじめに

抗がん剤，分子標的治療薬の進歩により，癌治療の奏効率，生存期間は向上している。標準的治療を継続し治療効果を高めるためにも薬物の毒性を正確に評価し対処することが必要である。

抗腫瘍薬の毒性評価

毒性の定義

抗腫瘍薬の毒性は，薬物有害反応（adverse drug reaction：ADR）と同義語であり，有害反応（adverse events：AE）のうち医薬品との因果関係が否定できないものを示す。一般用語として薬物の主作用に対する副作用の意味で，患者に副作用という用語で説明されることもある（図16-1）。

抗腫瘍薬の毒性評価の必要性

抗腫瘍薬の毒性の程度（grade）は次回の抗腫瘍薬を減量，中止するかを判断する指標となる。また毒性対策が有効かどうかの評価にも使用される。癌臨床試験での有害事象の評価方法であるCTCAE（common terminology criteria for adverse events）v4.0（有害事象共通用語規準 v4.0 日本語訳 日本臨床腫瘍研究グループ（JCOG）版）が，臨床でも用いられている（表16-1）。

抗腫瘍薬の毒性評価方法

有害事象共通用語規準

CTCAEはv4.0への改訂に伴い，Medical Dictionary for Regulatory Activities（MedDRA）へ完全準拠した。MedDRAの最上位の階層である器官別大分類（system organ class：SOC）は，解剖や生理学に基づく臓器・器官，病因，目的ごとに定義されている。それぞれのSOC内で，有害事象は列記されている。AEの重症度はgrade 1〜5に分けられ，各AEの重症度の説明は個別に記載されている。一部のAEでは高いgradeが該当しない。CTCAE grade 1〜5の原則定義を表16-1に示した。治療的介入を要するかどうかでgradeが定義されている有害事象は，実際になにが行われたかではなくて，なにがなされるべきかの医学的判断に基づいてgradeをつける。抜粋したAEを表16-2に示す。

QOL

抗腫瘍薬の毒性が患者の生活の質（quality of life：QOL）にどのような影響を与えているのか，治癒しない癌患者にとっては治療を継続するかどうか重要な評価項目となる。しかし，ほとんどの抗腫瘍薬の開発過程ではQOLは毒性指標となっていない。QOLに関する質問票はいくつかあるが，抗腫瘍薬との関係を客観的に評価することは困難である。

抗がん剤副作用とその対策

骨髄毒性

多くの抗腫瘍薬は骨髄毒性を有し、用量規制因子となっている。骨髄毒性の支持療法である、G-CSF（顆粒球コロニー刺激因子）製剤、抗生剤、輸血などは、検査数値だけで判断するべきではなく、癌腫、治療目的、化学療法レジメン、治療経過、合併症を含めて投与を決定すべきである。

好中球減少症

- 発熱性好中球減少症（febrile neutropenia：FN）「好中球数が500/μL未満、あるいは1,000/μL未満で近日中に500/μL未満に減少する可能性がある状況下で、①腋窩検温37.5℃以上、または口腔内検温38℃以上の発熱、②薬剤熱、腫瘍熱、膠原病、アレルギーなどの発熱の原因が除外できる」と定義される。敗血症ショックなど重篤な転帰をたどることもあるため、感染症予防対策とともに迅速かつ適切な抗生剤、G-CSF投与が要求される。血液検査、画像検査、培養など治療前評価を行うと同時に、重症化する可能性を、スコアリングインデックスで判定する。抗生剤の初期治療として、高リスク群はカルバペネム系抗菌薬、第3・第4世代セフェム系薬単独か、アミノグリコシドとの併用を行う。ガンマグロブリン投与は重症感染症の際に投与する。
- 顆粒球コロニー刺激因子（granulocyte colony stimulating factor：G-CSF）　わが国のG-CSF適正使用ガイドライン[1]、2006年米国臨床腫瘍学会（ASCO）のガイドライン[2]がある。好中球減少を起こす前からの一次的予防投与はFNの可能性20%以上の場合、化学療法レジメンだけではなく、患者の危険因子や治癒、延命、症状コントロールにより判断する。好中球減少症発症歴を持つ患者の二次予防投与は、前サイクルに好中球減少に伴う合併症を併発し、抗がん剤の減量、遅延が治療効果に影響を及ぼす場合には推奨される。好中球減少症時の治療的投与は、感染症を合併、好中球減少症の長期化と100/μL未満の重症化が予測される、原疾患のコントロール不能、65歳以上、肺炎、低血圧、多臓器不全、侵襲性の真菌感染症などが合併する場合に検討される。

貧血

- 赤血球輸血治療　赤血球輸血は急速にヘマトクリット（Ht）やヘモグロビン（Hb）を上昇させ、全身倦怠感の改善もすみやかである。合併症としては輸注症候群や容量負荷による心不全、ウイルス感染、バッグ内の細菌混入、鉄負荷がある。わが国での血液製剤の使用指針ではHb 7 g/dLが赤血球輸血を行う一つの目安とされている[3]。
- 赤血球造血刺激因子（erythropoiesis-stimulating agents：ESAs）　2007年ASCO/ASH（米国血液学会）の癌患者ESAs使用ガイドラインでは抗がん剤、放射線治療の癌患者に投与すること、11 g/dLを超えないようにESAsを減量するよう記載されている。わが国ではESAsは未認可である（2011年10月現在）。

血小板減少症

血小板減少が用量規制因子となっている抗がん剤は、カルボプラチン、ネダプラチン、ゲムシタビンなどがあげられる。血小板減少症時は出血の予防を行い、観血的検査や手技をできるだけ避ける。わが国での血小板濃厚液適正使

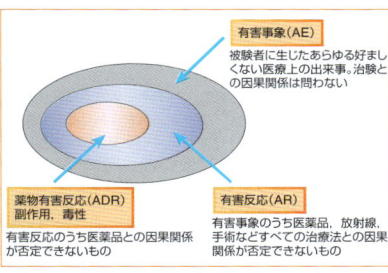

図16-1　毒性（薬物有害反応）の定義
AE：adverse event(or experience)，ADR：adverse drug reaction，AR：adverse reaction

有害事象（AE）：被験者に生じたあらゆる好ましくない医療上の出来事。治療との因果関係は問わない

薬物有害反応（ADR）副作用、毒性：有害反応のうち医薬品との因果関係が否定できないもの

有害反応（AR）：有害事象のうち医薬品、放射線、手術などすべての治療行為との因果関係が否定できないもの

表16-1　CTCAE v4.0のgrade（重症度）の原則定義

grade 1	grade 2	grade 3	grade 4	grade 5
・軽症 ・治療を要さない	・中等症 ・最小限/局所的/非侵襲的治療を要する ・身のまわり以外の日常生活動作の制限	・重症または医学的に重大であるが、ただちに生命を脅かすものではない ・入院期間の延長 ・身のまわりの日常生活動作の制限	・生命を脅かす ・緊急処置を要する	・有害事象による死亡

（文献5を引用）

表16-2　有害事象共通用語規準 v4.0 日本語訳 JCOG版

器官別大分類	有害事象	grade 1	grade 2	grade 3	grade 4	grade 5	注釈
血液およびリンパ球障害	好中球数減少	<LLN～1,500/mm³	<1,500～1,000/mm³	<1,000～500/mm³	<500/mm³	―	臨床検査で血中好中球数が減少
胃腸障害	嘔吐	24時間に1～2エピソードの嘔吐（5分以上間隔が開いたものをそれぞれ1エピソードとする）	24時間に3～5エピソードの嘔吐（5分以上間隔が開いたものをそれぞれ1エピソードとする）	24時間に6エピソード以上の嘔吐（5分以上間隔が開いたものをそれぞれ1エピソードとする）。TPNまたは入院を要する	生命を脅かす。緊急処置を要する	死亡	胃の内容物が口から逆流性に排出されること

TPN：高カロリー輸液（total parenteral nutrition），LLN：正常値下限
（文献5を引用）

表16-3 制吐薬の適正使用ガイドライン

催吐リスク	急性期（1日目）	遅発期（2日目以降）
高度 [*1] （>90%）	● 5-HT₃受容体拮抗薬 ● デキサメタゾン ● アプレピタント	● デキサメタゾン ● アプレピタント
中等度 （30〜90%）	● 5-HT₃受容体拮抗薬 ● デキサメタゾン 　＋アプレピタント [*2]	● デキサメタゾン ● アプレピタント±デキサメタゾン [*2] ● 5-HT₃受容体拮抗薬 　（デキサメタゾン使用不可時）

[*1]：シスプラチンは投与量にかかわらず高度に分類。AC/EC療法は高度に分類。A：アントラサイクリン、C：シクロホスファミド、E：エピルビシン
[*2]：カルボプラチン、イホスファミド、イリノテカン、メトトレキサートなど使用時
（文献4を引用）

用の指針では、血小板数1万〜2万/μLは重篤な出血の可能性があるため、血小板輸血が必要と記載されている[3]。

消化器毒性

悪心・嘔吐

発現時期から3つに分類できる。

- **急性悪心・嘔吐** 抗がん剤投与後24時間以内に出現し、5-HT₃受容体拮抗薬に感受性が高い時期。
- **遅延性悪心・嘔吐** 抗がん剤投与後24時間以降に出現。
- **予測性悪心・嘔吐** 抗がん剤投与前から出現し、過去の化学療法時に経験した悪心・嘔吐に対する心因性反応。

予測性悪心・嘔吐を予防するためにも、初回治療から急性、遅延性悪心・嘔吐を確実に予防することが大切である。

嘔吐は延髄の嘔吐中枢が刺激されることで引き起こされる。嘔吐中枢への刺激経路としては、①化学受容体引き金帯を介するもの、②消化管-自律神経を介するもの、③大脳皮質を介するものに分類できる。

抗がん剤による催吐頻度による分類をもとに制吐薬を選択する。制吐薬使用ガイドライン（日本癌治療学会、2010年）を表16-3にまとめた[4]。欧米でのガイドラインとほぼ同様である。アプレピタントはサブスタンスP/ニューロキニン1(NK1)受容体拮抗薬であり、中枢神経系のNK1受容体とサブスタンスPの結合を選択的に遮断する。予測性嘔吐に対しては、抗不安薬で不安や緊張に由来する身体症状を取り除き、必要があれば精神療法を併用する。

粘膜障害

口腔を含めた消化管、気管に認められることがあり、患者のQOLを低下させ、癌治療継続が困難となるとともに、重症感染の要因にもなりうる。

口内粘膜炎

抗がん剤投与後2〜10日目に出現する粘膜上皮基底細胞の直接障害と投与後10〜14日目に出現する口腔内感染の間接作用が影響していると考えられる。治療前は口腔内領域の感染源の除去、口腔内衛生管理指導、発症後は食事の工夫、含嗽薬、鎮痛薬の使用が必要になる。予防法としては、フルオロウラシル静脈注射時のクライオテラピー、メトトレキサート投与時のロイコボリンレスキューがあげられる。

下痢は、抗がん剤投与直後に出現するコリン作動性による早期性下痢と、抗がん剤投与後24時間以上経過し出現する腸管の粘膜障害による遅発性下痢に分類される。下痢を起こしやすい抗がん剤は塩酸イリノテカン(CPT-11)、フルオロウラシルである。CPT-11の毒性予測のためUGT1A1(UDPグルクロン酸転移酵素)遺伝子多型解析が行われている。治療は食事療法止痢薬、整腸薬などの薬物療法、水分や電解質補正のための輸液療法、感染予防のため肛門周囲の清潔化を行う。

肺毒性

早期には炎症性間質性肺炎、肺浮腫、気管攣縮、胸水が認められ、慢性期では肺線維症が主たる病態である。

ブレオマイシン、マイトマイシン、メトトレキサート、ブスルファン、シクロホスファミド、ゲムシタビン、ゲフィチニブなど特に注意を要する。①肺毒性の起こる頻度と時期、②危険因子（年齢、総投与量、併用薬との相乗作用、間質性肺炎、肺線維症などの呼吸器基礎疾患の存在、喫煙歴、放射線治療歴など）を把握しておく。発熱、咳嗽、呼吸困難など非特異的臨床症状からの早期診断が大切である。薬物投与中止とステロイド投与などの治療について検討が必要になるが、ステロイド投与が常に有効であるとはかぎらず、致死的な場合もある。

心毒性

左室駆出率(LVEF)の低下、心不全症状、不整脈などで評価される。アントラサイクリン系抗がん剤は心筋に対して蓄積毒性がある。ドキソルビシンの心不全発症頻度は総投与量550 mg/m²以上で7.5%であり、総投与量が増加すると心不全発症頻度も増加する。

治療は一般的な心不全の対応となる。デクスラゾキサン(dexrazoxane)は抗腫瘍効果に影響をあたえない心筋保護薬であり、フリーラジカルスカベンジャー作用がある（わが国では未認可）。

腎毒性と肝毒性

抗腫瘍薬は肝代謝、腎代謝されるため、腎肝障害時は抗腫瘍薬の減量を考慮するとともに、毒性の予防を行う。シスプラチンの尿細管壊死、シクロホスファミドの出血性膀胱炎を予防するためには補液を行い、排尿を心掛けて十分量の尿量を確保することが大切である。大量のメトトレキサート投与時はロイコボリンレスキューを行う。B型肝炎キャリアでは移植治療やリツキシマブなど免疫力を低下させる治療を施行することで、劇症肝炎発症の可能性がある。キャリア、既感染例のウイルス量増加時はエンテカビルの予防内服が必要になる。

末梢神経障害

ビンカアルカロイド、ボルテゾミブ、パクリタキセル、寒冷曝露により急性期発症のオキサリプラチンなどがある。有効な治療法はなく末梢神経障害が悪化すると日常生活が困難となるため、毒性評価による減量、中止が必要である。

晩期障害

癌化学療法の治療成績向上により，長期生存に伴う晩期障害が重要視されるようになった。

心筋障害：Hodgkin（ホジキン）リンパ腫と術後乳癌患者のアントラサイクリン投与の有無による比較試験では，アントラサイクリン投与歴が5〜20年後の心関連死亡に大きく関与していることが判明した。

生殖器障害：放射線治療を含めた癌治療は，一過性，あるいは永久的妊孕能の低下を起こすが，その程度は癌種，治療時年齢，性腺機能，抗がん剤の種類，治療プロトコルに左右される。妊孕能温存療法として，男性の精子凍結法，女性の配偶者との体外受精で得られた受精卵凍結法が可能である。

二次発癌：化学療法に伴う二次発癌はシクロホスファミドを代表とするアルキル化剤やエトポシドの総投与量が多い長期生存者に認められる。Hodgkinリンパ腫や乳癌術後補助化学療法後に急性骨髄性白血病の発症が報告されている。初回癌治癒後も二次発癌の危険性について説明し，禁煙が推奨される。

分子標的治療薬の特異的な毒性

血管新生阻害薬ベバシズマブによる血栓症，消化管穿孔は早期発見，高血圧，蛋白尿に対する定期的な検査が必要である。EGFR（上皮増殖因子受容体）チロシンキナーゼ阻害薬セツキシマブ，エルロチニブなどの皮膚障害に対してはステロイドを含む外用薬，抗生剤内服で対処する。リツキシマブなど抗体療法の輸注症候群には解熱薬と抗アレルギー薬の予防投与対策が必要である。

【岡元 るみ子・佐々木 常雄】

参考文献

1) 佐々木常雄ほか，日本癌治療学会：G-CSF 適正使用ガイドライン．Int J Clin Oncol 6：1-24，2001
2) Smith TJ et al：2006 Update of recommendations for the Use of white blood cell growth factors: An Evidence-based, Clinical Practice Guideline. J Clin Oncol 24：3187-3206, 2006
3) 厚生労働省医薬食品局血液対策課：血液製剤の使用指針 改定版，2009
4) 日本癌治療学会編：制吐薬適正使用ガイドライン 2010年5月 第1版，金原出版，2010
5) 有害事象共通用語規準 v4.0 日本語訳 JCOG 版（JCOG）：http://www.jcog.jp/doctor/tool/ctcaev4.html

17 腫瘍に対する支持療法

■ **定義・概念** 腫瘍に対する支持療法とは，腫瘍患者を治療あるいはケアする際に生じる困難を除去あるいはコントロールしてより良好な状態を保つための治療や対処法をいう。支持療法の内容は，腫瘍自体に伴う種々の症状のコントロールと，治療に伴う副作用・合併症のコントロールに大別されるが，原因別の対処法があるわけではなく，病態に応じた対処が求められる。

抗腫瘍薬の血液毒性

抗腫瘍薬の投与によって骨髄の造血細胞が抑制され，白血球，赤血球，血小板が減少する。血球減少の速度，程度は使用される抗腫瘍薬と患者の状態（年齢，腫瘍の骨髄浸潤の有無，先行治療の有無など）によって異なる。

白血球減少への対処

抗腫瘍薬による白血球減少の主体は好中球の減少である。好中球減少は抗腫瘍薬の用量規定因子であり，その程度が強いほど感染症のリスクが増大するため，治療および予防の目的として顆粒球コロニー刺激因子（granulocyte colony-stimulating factor：G-CSF）が投与される。米国臨床腫瘍学会のガイドラインでは，治療目的のG-CSF投与は10日以上遷延する好中球数100/µL未満の好中球減少，基礎疾患である悪性腫瘍がコントロール不良，肺炎，血圧低下，多臓器不全，深在性真菌症，入院患者であるなどのリスクを有する患者には投与を考慮し，上記リスクのない場合はルーティンに投与すべきではないとしている[1]。

また，発熱性好中球減少症（febrile neutropenia：FN）のリスクが20%以上の化学療法レジメンの採用，65歳を超える年齢，PS（performance status）不良，重篤な合併症の存在が認められる場合などはG-CSFの予防投与を推奨している（表17-1）。

貧血への対処

腫瘍患者における貧血は，化学療法や放射線療法による骨髄抑制以外に，腫瘍の骨髄浸潤，出血，溶血，低栄養，鉄欠乏，腎不全などが原因となる。貧血は全身倦怠感や息切れを起こすとともに活動性を低下させるため，生活の質（quality of life：QOL）を損なう要因となる。腫瘍患者における貧血への対処に関する考え方はわが国と欧米では異なっている。わが国では赤血球輸血のみが行われ，赤血球造血刺激因子（erythropoiesis-stimulating agents：ESAs）は保険適用されていない。

厚生労働省の薬事・食品衛生審議会による血液製剤の使用指針によれば，慢性貧血の場合にはHb（ヘモグロビン）値7g/dLが輸血を行う一つの目安であり，貧血の進行度，罹病期間等により必要量を考えるべきであるとしている[2]。欧米では腫瘍患者がめざすべきHb値が10g/dLに設定され，輸血とともにESAsが使用可能である。米国臨床腫瘍学会／米国血液学会のガイドラインでは，化学療法に伴うHb値10g/dL未満の貧血に対しては，輸血とともにESAsの投与が推奨されている[3]。ただし，必ずしも生存率の向上に寄与せず，静脈血栓塞栓症のリスクがあることに注意すべきことが明記されている。

血小板減少への対処

化学療法による血小板減少が高度の場合には血小板輸血が必要になる。わが国の血液製剤の使用指針によれば，血小板数1万〜2万/µL以下では時に重篤な出血をみることがあり，血小板輸血が必要になることがあると記載されている[2]。米国臨床腫瘍学会／米国血液学会のガイドラインでは，血小板数1万/µL以下が予防的血小板輸血の基準とされている[4]。

腫瘍患者の感染症対策

腫瘍患者の易感染性は，化学療法や放射線療法による骨

表17-1 コロニー刺激因子(CSF)の使用に関する米国臨床腫瘍学会ガイドラインの概要(抜粋)

一次予防	年齢,治療歴,疾患の性質,化学療法の骨髄毒性の度合いからFNのリスクが高いと考えられる場合,FNのリスクが20%以上の化学療法にはCSFの一次予防投与が推奨される。年齢65歳を超える場合,不良な全身状態,濃厚な前治療歴,多剤併用性療法,腫瘍の骨髄浸潤による血球減少,術前不良,開放創や活動性感染症の存在,進行癌などの因子がある場合は,FNのリスクが20%以下の化学療法であってもCSFの一次予防投与は適正である
二次予防	CSFの一次予防投与がなされなかった前回の化学療法でFNを起こし,減量が治療結果を悪化させる可能性がある場合はCSFの二次予防投与が推奨される
無熱の好中球減少	無熱の好中球減少患者に対してCSFをルーティンに使用すべきではない
発熱性好中球減少症	FN患者に対して抗生物質に加えてCSFをルーティンに使用すべきではない。しかし,感染症関連合併症の高リスク,予後不良因子を持つ患者にはCSFの投与が検討される。高リスクとは,血球減少が10日を超えて遷延する場合,好中球減少が$0.1×10^9$/L未満となる場合,年齢が65歳を超える場合,原病が制御不能,肺炎,低血圧,多臓器不全,侵襲性真菌症,発熱時に入院中である場合などをさす
強力な化学療法	強力な化学療法は適正に計画され,有効な臨床評価の裏づけがある場合にのみ認められる
前駆細胞移植	化学療法後などにCSFを投与して末梢血前駆細胞を動員し,自家移植することは標準的治療である
AMLの治療	寛解導入療法にCSFを使用することは認められる。プライミング効果を狙ったCSF投与は推奨されない。地固め療法後のCSF投与は推奨される
MDSの治療	好中球減少が重篤で感染症を反復する患者にはCSFの間欠投与が考慮される
ALLの治療	寛解導入療法あるいは寛解後第一コースの治療の最初の数日を過ぎてCSFの投与が推奨される
再発した急性白血病	好中球減少期間が数日短縮することが期待されるのみであり,有効性のうえで使用するか無使用にとどめる
放射線±化学療法	化学療法と放射線療法を並行して受ける患者にCSF投与は避けるべきである。放射線療法単独で,好中球減少が遷延すると考えられる場合にはCSFの投与を検討する
高齢患者	65歳以上のリンパ腫患者で根治的化学療法を受けている場合は予防的CSF投与を行うべきである
小児患者	一次予防および二次予防は成人と同様である。しかし,ALLへのCSF投与は潜在的なリスク,MDSへの進展のリスクをふまえ,慎重に検討する
G-CSFとGM-CSF	G-CSFとGM-CSFが同等であるかガイドラインでは決定しかねる
放射線障害の治療	致死量の放射線被曝を受け,骨髄以外の臓器障害が致死的でない場合,早期にCSFあるいはPEG化G-CSFを投与することが推奨される

FN:発熱性好中球減少症,AML:急性骨髄性白血病,MDS:骨髄異形成症候群,ALL:急性リンパ性白血病,G-CSF:顆粒球コロニー刺激因子,GM-CSF:顆粒球マクロファージコロニー刺激因子

髄抑制のみならず,腫瘍による気道や胆道などの管腔構造の閉塞,腫瘍あるいは治療による皮膚や粘膜バリアーの破綻,免疫力の低下,悪液質など種々の原因によって惹起される。このうち,好中球減少による発熱に対しては治療のガイドラインが発表されている[5]。

好中球減少症における発熱に対しては緊急に治療に着手する必要があるが,感染源や起因菌の同定には時間がかかり,同定されないことも多い。そこで,好中球が$1,000/\mu L$未満で$500/\mu L$未満になる可能性がある場合で,腋窩温で37.5℃以上(口腔温で38℃以上)の発熱が生じ,薬剤熱,腫瘍熱,膠原病,アレルギーなどの原因が除外できるものを発熱性好中球減少症と定義し,リスクに応じた推奨される抗菌薬などが設定されている(図17-1)。抗生物質は抗菌スペクトルが広く,十分な抗緑膿菌活性を持つものが推奨されている。

化学療法に伴う消化器症状

腫瘍に対する化学療法によって口内炎,悪心・嘔吐,下痢,便秘などの消化器症状を呈する頻度は非常に高く,化学療法の延期や減量,ひいては感染症の合併などが治療への悪影響があるため,マネジメントが重要である。口内炎は有効性が確立した治療法はなく,化学療法を行う前に口腔内の衛生状態をできるだけ清浄に保つことが重要である。ブラッシングの励行を指導し,可能なかぎりう歯の治療を行う。

悪心・嘔吐への対処

従来は5-HT$_3$受容体拮抗薬とデキサメタゾンにメトクロプラミドやドンペリドンを組み合わせて投与することが多かったが,2010年にニューロキニン1(NK1)受容体拮抗薬であるアプレピタントがわが国でも使用可能となり,これに伴って日本癌治療学会が制吐薬適正使用ガイドラインを作成した[6]。

これによれば,高度の催吐性リスクのある抗がん剤治療に対してはアプレピタント,5-HT$_3$受容体拮抗薬,デキサメタゾンの3剤併用を推奨し,中等度リスクの場合には5-HT$_3$受容体拮抗薬とデキサメタゾンの2剤併用を主体とすることになっている。いずれの場合も補助薬としてロラゼパムやヒスタミンH$_2$受容体拮抗薬またはプロトンポンプ阻害薬を必要に応じて併用する。

下痢・便秘への対処

イリノテカン(CPT-11),フルオロウラシル(5-FU),エトポシド,ドキソルビシン,シタラビン,メトトレキサート,ドセタキセル,ゲフィチニブは下痢を生じやすい。特にイリノテカンはgrade 3以上の重症下痢発症の頻度が高く,ロペラミドの投与が必要になることがある。乳酸菌製剤などの整腸薬のほかに,タンニン酸アルブミン,天然ケイ酸アルミニウムなどを必要に応じて投与する。

一方,ビンカアルカロイドおよびタキサン系抗腫瘍薬は便秘を起こしやすい。特に全身状態が不良で臥床時間が長い患者,高齢者,オピオイド使用者では高度の便秘を呈し,麻痺性イレウスにいたる場合があるので,注意が必要である。便秘傾向が認められたら,まず酸化マグネシウムなどの増量下剤の定時内服を行い,必要に応じて刺激性下剤(センノシド,ピコスルファートナトリウムなど)を併用す

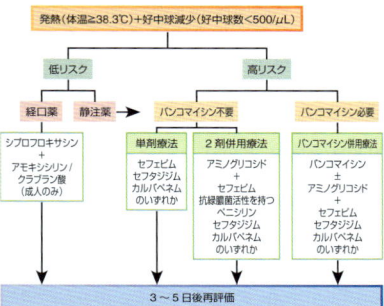

図 17-1 米国感染症学会が推奨する発熱性好中球減少症患者の初期治療[5]

る。重症化した場合や麻痺性イレウスにいたった場合は絶食とし、パントテン酸やプロスタグランジンF2αを点滴静注する。

【脇本 直樹・別所 正美】

参考文献

1) Smith TJ et al : 2006 update of recommendations for the use of white blood cell growth factors: an evidence-based clinical practice guideline. J Clin Oncol 24:3187-3205, 2006
2) 厚生労働省薬事・食品衛生審議会:血液製剤の使用指針 改訂版, じほう, 2009
3) Rizzo JD et al : American society of hematology/American society of clinical oncology clinical practice guideline update on the use of epoetin and darbepoetin in adult patients with cancer. Blood 116:4045-4059, 2010
4) Schiffer CA et al : Platelet transfusion for patients with cancer: clinical practice guidelines of the American society of clinical oncology and the American society of hematology. J Clin Oncol 19:1519-1538, 2001
5) Hughes WT et al : 2002 guidelines for the use of antimicrobial agents in neutropenic patients with cancer. Clin Infect Dis 34: 730-751, 2002
6) 日本癌治療学会編:制吐薬適正使用ガイドライン 第1版, 金原出版, 2010

18 腫瘍性疾患の救急治療

はじめに

癌をはじめとする腫瘍性疾患は時に著しい疼痛や発熱、あるいは全身状態の異常をきたすことがあり、救急医療の対象となることがある。また、腫瘍性疾患に対する治療、すなわち外科的手術や化学療法および放射線治療に伴う合併症や副作用によってもたらされる緊急的な症状の増悪もこの対象となるのかもしれない。ここでは、主として腫瘍性疾患自体の病態や症状発現に関する救急治療について概説する。

救急対象となる腫瘍性疾患

癌をはじめとする各種腫瘍性疾患のうちで救急治療の対象となる疾患の頻度は明確な報告がない。しかし、臨床の現場で遭遇する救急救命の対象となる病態や症状を有する腫瘍性疾患は決して少なくない。

まずはその対象となる可能性を持つ疾患をあげてみると、①脳腫瘍、②頸部腫瘍、③肺癌、④食道癌、⑤胃・十二指腸癌、⑥空・回腸腫瘍、⑦大腸癌（結腸癌、直腸癌）、⑧肝臓癌、⑨胆道癌（胆囊癌、胆管癌、乳頭部癌）、⑩膵癌、⑪腎・尿管・膀胱癌、⑫卵巣・子宮癌、⑬骨腫瘍などほとんどの腫瘍性疾患が含まれる。腫瘍のなかには、癌や肉腫、およびこれらからの転移性腫瘍があるが、発生するあるいは転移する臓器や組織によって救急発症の頻度は異なる。

腫瘍性疾患の救急症状とその対策

脳腫瘍

脳腫瘍とは頭蓋内に発生する新生物であるが、脳、くも膜、硬膜などの頭蓋内の組織から発生するものを原発性脳腫瘍、他の臓器の悪性腫瘍が転移したものを転移性脳腫瘍という。脳腫瘍の各種症状は頭蓋内圧亢進と発生部位に対応する局所症状に大別される。一般にこれらの臨床症状は数週間から数年間にわたり徐々に増悪するが、組織学的に悪性度が高いものでは、急速に進行する。特に腫瘍内出血を伴う場合には脳血管障害を思わせるような急性増悪を示すことがあり、救急治療の対象となる。

治療としては呼吸・循環動態の安定をはかりつつ、血圧を180 mmHg以下または平均血圧の80％以下を目標に降圧を行う。また、頭蓋内圧亢進症状が高度であればグリセオールやマンニトールなどの急速静注を行う。

頸部腫瘍

頸部腫瘍には、咽頭・喉頭癌のほか、転移を含むリンパ節その他の軟部組織の腫瘍、唾液腺癌や甲状腺癌、副甲状腺癌ならびに頸部食道癌などがある。頸部領域には多数の筋、血管、リンパ管、神経、さらに気管や食道などの重要臓器や組織が狭い範囲に集まっている。したがって、頸部癌の進行や浸潤の程度によっては、重要臓器への遠隔転移などがなくとも命に直結する場合がある。また、腫瘍の大きさは比較的小さい状態でも発生部位から他の組織や外部表層までの距離が短く、皮膚表面や食道および気管腔内への浸潤を起こしやすく、突然の出血をきたすことも少なくない。

治療法としてはまずは呼吸・循環状態の確保と、出血に対しては状況に応じて内視鏡などを用いた止血術が必要である。

肺癌

呼吸器に発生する腫瘍の95～98％は悪性で、そのほとんどが肺癌である。主要組織型には、腺癌、扁平上皮癌、小細胞癌、大細胞癌の4型があり、進展形式やそれに伴う症状の発現はこの組織型と発生部位によって特徴づけられる。肺門部に発現する中心型肺癌は、肺野に発生する末梢型に比べて、喀痰、咳嗽のほか喀血などの症状が早期より出現する。進行すると胸水の貯留や気管閉塞、癌性リンパ管症による呼吸困難や胸壁浸潤による胸痛が出現し、喀血とともに救急診療の対象となることがある。まずは呼吸状態を確保し、呼吸障害の原因を追究して胸水除去や止血などを行って改善につとめる。また、気道閉塞による閉塞性

肺炎などは大細胞癌に，異所性ホルモン産生による高カルシウム血症は小細胞癌に多く認められる。

気道の確保と排痰を促すとともに，高カルシウム血症に対しては生理食塩水の負荷およびループ利尿薬の投与，ビスホスホネート製剤，カルシトニンによる骨吸収抑制のほか，緊急時には血液透析が行われることもある。

食道癌

食道に癌腫の認められるものを食道癌として取り扱い，原発性食道癌と転移性食道癌とに大別される。原発性食道癌は胸部中部食道に好発し，次いで胸部下部食道に多い。臨床症状としては，初期には嚥下時痛や灼熱感などが認められるが，進行するまで自覚症状が現れにくいことが多い。進行すると嚥下障害や反回神経麻痺による嗄声が出現する。そのために嚥下性肺炎や呼吸困難感などで緊急医療の対象となることがある。また，癌が肺，大動脈や胸椎を圧迫，時に穿通して突発的な胸痛，咳，発熱や血痰などとともにショック状態で救急対応を迫られることもある。

胃・十二指腸癌

胃癌は胃粘膜から発生する上皮性悪性腫瘍であるが，胃の上部，中部，下部のうち中部と下部に発生するものが多く，全体の80%を占めている。胃癌に特有の臨床症状はなく，進行すると出血，狭窄・閉塞症状，食欲低下，体重減少あるいは腹水貯留による腹部膨満などを呈する。胃癌の高度進行による消化管出血や，狭窄・閉塞による突然の悪心・嘔吐をきたすと，緊急医療の対象となることがある。その際には根治的な治療ではなく，まず全身状態を維持する目的で輸液管理と内視鏡下での止血術，および胃内容のドレナージあるいは内視鏡下ステント留置などが行われる。また，まれに腹腔内穿孔による腹膜炎を発症する場合もあり，緊急腹腔内ドレナージあるいは緊急手術が適応となる。

十二指腸癌は十二指腸粘膜から発現する上皮性悪性腫瘍であるが，臨床症状としては，特徴的なものはなく，主に腹痛や体重減少などがある。しかし，腫瘍が増大すると十二指腸の閉塞症状をきたし，胃癌と異なり胆管に浸潤しやすく閉塞性黄疸を発現することもある。閉塞性黄疸に対しては可能であれば内視鏡的胆道ステント留置術あるいは内視鏡的経鼻胆道ドレナージ（ENBD），経皮経肝胆道ドレナージ（PTCD）などが適応となる。

空・回腸腫瘍

小腸は解剖学的に幽門輪から回盲弁までの消化管であり，十二指腸，空腸，回腸に分けられる。小腸全般での腫瘍の発生頻度は低いが，他の部の消化管と異なり，悪性リンパ腫や消化管間質腫瘍（gastrointestinal stromal tumor：GIST）などの非上皮性腫瘍の占める割合が多い。癌やGISTは空腸に多く，逆に悪性リンパ腫は回盲部近位に発生することが多い。これらの臨床症状としては，下血，腹痛，腸閉塞による閉塞症状，腸重積による間欠的腹痛と嘔吐などであり，いずれも突発的に発症することがあり，救急治療の対象となりうる。

また，他の臓器癌からの転移性あるいは播種性腫瘍も少なくなく，腸管外部からの腸閉塞や高度浸潤による穿通や穿孔をきたして腹腔内出血や腹膜炎を発症することもある。消化管出血に対しては出血の程度に応じて，止血剤の投与から血管撮影下での選択的動脈塞栓術あるいは緊急開腹手術が必要となる。一方，腸閉塞に対しては経鼻的消化管ドレナージあるいは緊急手術が，また消化管穿孔に際しては腹腔内ドレナージあるいは開腹手術が適応となる。

大腸癌（結腸癌・直腸癌）

大腸癌は大腸（結腸・直腸）粘膜上皮から発生した上皮性悪性腫瘍であり，大腸悪性腫瘍の99%を占める。好発部位は直腸が最も多く，次いでS状結腸，上行結腸，横行結腸，下行結腸の順である。早期には無症状のことが多く，進行とともに発症する。右側結腸は腸内容が液状であり，腸管腔も広いために症状の発現は遅延し，腹部不定愁訴，軽度の腹痛，貧血や腫瘤触知などが認められ，緊急対応となることは少ない。

一方，左側結腸は腸内容が固形化して腸管腔も比較的狭いため，腹痛を伴うイレウス症状をきたすことが多く，大腸ファイバーを用いた内視鏡下ステントや経肛門的減圧チューブ挿入などの救急治療の対象となることも少なくない。また，浸潤が高度な場合には，腹腔内への穿通による腹膜炎や大量の下血をきたし，腹腔内ドレナージ術および人工肛門造設術などの緊急手術が必要となることもある。

また，直腸癌は肛門に近いために血便，便通異常（裏急後重など）や貧血などが出現する。さらに進行すると周囲の臓器への浸潤が進み血尿や性器出血，仙骨部疼痛，穿通や穿破による種々の感染症や膿瘍形成あるいは瘻孔形成などが出現する。なかには全身状態が急に増悪し，循環動態の安定につとめながら感染巣に対する緊急ドレナージ術や腹腔内ドレナージ術および人工肛門造設術などの実施を要する場合もある。

肝腫瘍

肝腫瘍とは肝に発生する細胞の異常増殖の総称であり，良性悪性を含めて，①上皮性腫瘍，②非上皮性腫瘍，③種々混成の腫瘍，④分類不能腫瘍，⑤造血およびリンパ性腫瘍，⑥転移性腫瘍，⑦上皮性異常の大きく7つに分類されている。

そのうち，頻度が高く，臨床的に重要なのは肝細胞癌を含む上皮性腫瘍と転移性肝腫瘍である。肝細胞癌は肝細胞由来の上皮性悪性腫瘍であり，B型あるいはC型慢性肝炎が肝細胞癌の最大の病因である。肝細胞癌の初期はまったくの無症状であるが，随伴する肝硬変などの肝障害に伴うくも状血管腫，手掌紅斑，黄疸，腹水，肝性脳症などの症状が出現する。進行すると腫瘍の増大によって門脈閉塞をきたして腹水貯留の増悪や食道・胃静脈瘤破裂をきたすことがある。また，肝表面に近い位置で発育した腫瘍では，時に腹腔内へ破裂をきたして，激しい腹痛と出血性ショックで緊急搬送されてくることもある。肝細胞癌では腫瘍自体が比較的その発育や進行が制御されていても，随伴する肝硬変などによって肝不全をきたして高度の黄疸，腹水貯留および肝性脳症などを発症して緊急対応を余儀なくされることがある。一方，転移性肝腫瘍では救急治療の対象となるものは少ないが，転移の部位によっては閉塞性黄疸を，また転移が広範囲になると肝不全兆候を示すこともある。

表 18-1　日本救急医学会の終末期医療に関する提言(ガイドライン)

終末期の定義とその判断

救急医療における「終末期」とは，突然発症した重篤な疾病や不慮の事故などに対して適切な医療の継続にもかかわらず死が間近に迫っている状態で，救急医療の現場で以下の1)〜4)のいずれかのような状況をさす
1) 不可逆的な全脳機能不全(脳死診断後や脳血流停止の確認後なども含む)と診断された場合
2) 生命が新たに開始された人工的な装置に依存し，生命維持に必須な臓器の機能が不可逆的であり，移植などの代替手段がない
3) その時点で行われている治療に加えて，さらに行うべき治療方法がなく，現状の治療を継続しても数日以内に死亡することが予測される場合
4) 悪性疾患や回復不可能な疾病の末期であることが，積極的な治療の開始後に判明した場合
なお，上記の「終末期」の判断については，主治医と主治医以外の複数の医師により客観的になされる必要がある

延命措置への対応

終末期と判断した後の対応

主治医は家族や関係者に対して患者が上記1)〜4)に該当した状態で病状が絶対的に予後不良であり，治療を続けても救命の見込みがまったくない状態であることを説明し，理解を得る．その後，本人のリビングウィルなど有効的な advance directives(事前指示)を確認する．次いで，主治医は家族らの医師やその有無について以下のいずれかであるか判断する
1) 家族らが積極的な対応を希望している場合
2) 家族らが延命措置中止に対して「受容する意思」がある場合
3) 家族らの意思が明らかでない，あるいは家族らでは判断できない場合
4) 本人の意思が不明で，身元不詳などが理由により家族らと接触できない場合
医療チームによっても判断がつかないケースにおいては，院内の倫理委員会等において検討する．このような一連の過程については，後述する診療記載指針に基づき，診療録に説明内容や同意の過程を正確に記載し保管する

延命措置を中止する方法についての選択肢

一連の過程において，すでに装着した生命維持装置や投薬中の薬剤などを中止する方法(withdrawal)，またはそれ以上の積極的な対応をしない方法(withholding)について，以下1)〜4)などを選択する
1) 人工呼吸器，ペースメーカ，人工心肺などを中止，または取り外す
2) 人工透析，血液浄化などを行わない
3) 人工呼吸器設定や昇圧薬投与量など，呼吸管理・循環管理の方法を変更する
4) 水分や栄養の補給を制限するか，中止する
ただし，以上のいずれにおいても，薬物の過量投与や筋弛緩薬などの医療行為により死期を早めることは行わない

(文献2を引用)

緊急治療としては，食道静脈瘤の破裂に際しては原則として内視鏡的治療(硬化療法や結紮術)が選択される．止血が困難な場合には部分的脾動脈塞栓術によって門脈圧を一時的に低下させるなどの方法や SB チューブでの圧迫止血を試みることもある．肝破裂に際しては，肝動脈塞栓術による止血が原則であるが，緊急手術を実施せざるをえない場合もある．腹水貯留に関しては，腹腔穿刺による排液が基本であるが，最近では腹水濾過濃縮再静注法(cell-free and concentrated ascites reinfusion：CART)を用いて，排液を濃縮して再度生体内へ返還する方法が有効との報告がある．

胆道癌(胆嚢癌，胆管癌，乳頭部癌)

胆道とは肝細胞から分泌された胆汁が十二指腸に流出するまでの全排出経路をさし，肝内胆道と肝外胆道に区分される．この肝外胆道に発生した上皮性腫瘍を胆道癌といい，肝外胆道の区分に応じて胆嚢癌，胆管癌，乳頭部癌などに分類される．胆嚢癌の臨床症状は，無症候性のことが多く，進行すると胆管閉塞に伴う黄疸や腹痛，発熱などをきたす．胆管癌は無症候性の黄疸で発症することが多く，下部の胆管閉塞では胆嚢が Courvoisier(クールヴォアジエ)徴候として触知されることがある．一方，乳頭部癌は時に消長が認められる特徴的な黄疸で発症することが多く，時に腹痛や背部痛あるいは発熱を伴っていることがある．これら胆道癌に共通する症状は閉塞性黄疸であり，時に皮膚の搔痒感や全身倦怠感などを伴っている．緊急の対象となることは多くないが，急激に増悪する黄疸や全身症状の悪化などで緊急対応が必要となることもある．

緊急時の治療法は，全身状態の安定化をはかるとともに，必要に応じて，①ENBD，②PTCD，③内視鏡的胆道内痩術などの胆道ドレナージによる減黄が実施される．また，胆管炎などの感染症を併発している場合には，全身状態の改善をはかりつつ抗生剤の投与を同時に行うことが大切である．

膵癌

膵癌は膵臓の上皮細胞から発生する悪性腫瘍であり，発生する解剖学的部位によって膵頭部癌，膵体尾部癌および膵全体癌に分けられる．発生頻度は膵頭部癌が全体の60%，膵体尾部癌および膵全体癌がそれぞれ20%である．臨床症状も発生する部位によって異なり，膵頭部癌では腹痛，黄疸，食欲不振などであるが，膵体尾部癌では腹痛，腰背部痛，糖尿病の増悪，体重減少などがある．進行症例では癌性疼痛のほか，腹膜播種による消化管通過障害，肝転移・胆管閉塞による黄疸，腹水貯留などによる食欲不振・腹部膨満などが出現する．

特に，腹痛，背部痛および黄疸は緊急治療の対象となることがあり，腹痛に対しては腹水の排液や消化管ドレナージなどによる原因の除去，背部痛などでは薬剤投与による疼痛緩和，黄疸に対しては胆道ドレナージあるいはステントによる内瘻化術が行われる．

腎・尿管・膀胱癌

腎腫瘍の80%以上は近位尿細管由来の腎細胞癌である．臨床症状としては血尿，疼痛，腫瘤が三主徴であるが，これらが救急医療で対象となることは多くない．尿管癌や膀胱癌は，90%以上が移行上皮癌である．症状としては肉眼的血尿が多いが，尿路閉塞が生じると腰背部痛や側腹部痛

も起こる。尿管癌では尿路閉塞に伴う疼痛や腎障害、膀胱癌では排尿時痛などの膀胱刺激症状が時に緊急対象症例となる。

緊急治療としてはまずは症状緩和をはかり、尿管切除や膀胱切除などの外科的治療を行う。

卵巣・子宮癌

卵巣腫瘍は、起源により表層上皮性・間質性腫瘍、性索間質性腫瘍、胚細胞腫瘍の3群に大きく分類され、卵巣癌は表層上皮性・間質性腫瘍に含まれる。また、胃癌、結腸癌、乳癌、子宮体癌は卵巣に転移しやすく、前二者ではKrukenberg(クルーケンベルク)腫瘍とも呼ばれる。臨床症状では、早期には無症状のことが多く、進行すると腹水貯留や、茎捻転による著しい腹痛をきたし急性腹症として発現することがある。腹水の治療としてはしかし、腹水穿刺による症状緩和であるが、茎捻転では緊急手術の適応となる。

子宮癌には、子宮頸癌と子宮体癌がある。子宮頸癌の臨床症状は、主に接触出血などの不正性器出血であることから、緊急治療の対象となることはまれである。一方、子宮体癌では不正性器出血のほか、下腹部疼痛をきたすことがあり、特に進行癌では骨盤内浸潤に伴う疼痛が高度にて緊急緩和ケアの対象となることがある。

骨腫瘍

骨腫瘍には原発性と転移性腫瘍があり、いずれも骨膜への浸潤による疼痛と突然の病的骨折をきたすことがある。特に病的骨折は転倒に伴って容易に惹起され、著しい痛みと可動制限をもたらし、緊急治療の対象となることが多い。

神経原性疼痛のため、医療用麻薬よりもまずは非ステロイド性抗炎症薬(NSAIDs)などの消炎鎮痛薬の投与が有効である。また、骨の転位が高度なものでは牽引・固定あるいは手術が必要な場合もある。

【東口 髙志・二村 昭彦】

参考文献
1) 瀧本禎之:終末期医療領域のわが国のガイドラインのレビュー. 緩和医療学 11:3-11, 2009
2) 救急医療おける終末期医療に関する提言(ガイドライン)(日本救急医学会):http://www.jaam.jp/html/info/info-20071116.pdf

---

> **救急医療における終末期医療に関する提言(ガイドライン)**
>
> 腫瘍性疾患の救急医療について述べてきたが、救急医療学会はガイドラインのなかで、救急医療における「終末期」は、癌患者の「終末期」とは状況が大きく異なることを宣言している。癌患者における「終末期」では、患者本人と家族には準備期間があり、延命治療をどうするかなどの医療行為に対する決定も熟慮のうえで行うことができる。しかし、救急現場に起こる「終末期」は、本人は意思表明ができる状態ではなく、家族にとってもパニック状態である。加えて、救命に全力を傾けた結果、実施されるにいたった生命維持装置をはじめとする医療行為は、治療としてではなく延命処置となってしまうという、より複雑な状況となる可能性が高い。
>
> そのような状況をふまえて、日本救急医学会では「終末期」を「突然発症した重篤な疾病や不慮の事故などに対して適切な医療の継続にもかかわらず死が間近に迫っている状態」と定義し、表18-1に示すようなガイドラインを設けている。

19 高齢者に対する化学療法

はじめに

人口の高齢化:厚生労働省の最新の統計によれば、2015年には65歳以上の高齢者人口が全人口の25%を超えると推定され、ますます高齢化社会の到来が加速すると考えられる。人口の長寿化、高齢化に伴い、悪性新生物の罹患率、死亡率も増加していくことから、高齢者の腫瘍疾患の増加は確実であり、生活の質(quality of life:QOL)を考慮しつつ最適な治療法を実施することが必要である。

高齢者のQOLとインフォームドコンセント:「老いの人生こそQOLが高められねばならず、社会はそのための環境を提供すべきである」ことを肝に銘じ、各種の腫瘍に罹患した高齢者においてもいかにQOLを保ちつつケアしていくかが大切である。理解力のある高齢者に対しては成人同様、悪性腫瘍疾患に関する診断、治療、予後に関して十分説明するよう心掛ける。この場合でも家族(家族も高齢である場合が多い)に対しても繰り返しわかりやすく説明し、質問にも十分答えていく必要がある。しかしながら高齢者ではさまざまな原因による認知症を合併していることがしばしば経験される。Mini-Mental State examination(MMSE)(30点満点)で23点以下の認知機能低下が認められる症例では、ほとんど病気に対する理解が得られない。このような患者でも家族としては高齢者に対し元気になってほしいという思いがあり、患者本人の理解力の程度、家族が患者自身のQOLをどう考えているかなどを十分に検討したうえで化学療法などの治療法の選択、治療のゴールをどこに設定していくかを決めていくことが重要である。

高齢者腫瘍疾患の治療対象症例の選択の難しさ

各疾患の予後因子を考慮した治療選択はもちろんのことであるが、QOLを保ちつつ治療効果をあげるには、年齢、performance status(PS)を考慮した症例の選択がしばしば行われている。一般に75歳未満でPS0~2、PS3でも寝たきりでない場合には化学療法を選択する傾向にある。75~80歳以上の症例では、患者のQOLを考慮し、支持療法を含め最適な治療法を選択していく。今後生物学的年齢のみならず「見た目の元気さ(生理学的年齢)」を評価する尺度の開発が必要である。

化学療法薬の投与量の問題:骨髄を含む臓器予備能の低下に対して、薬物代謝の面から化学療法薬の投与量の調整が必要である。できるだけdose-intensityを高めながら高齢者においても有効でかつ安全に投与できる薬用量の設定が重要である。

高齢者の薬物動態と薬力学

加齢による生理的変化により、腎、肝、骨髄など全身臓器の予備能が低下している場合が多い。薬物代謝についてに常に考慮が必要である。また高齢者では血清アルブミンが低下するため、蛋白結合率の高い薬剤では非結合型が増加し、組織移行率が高くなることがあるので注意が必要

表19-1　高齢者の薬物動態の特徴
1) 高齢者では薬物動態の個体差が大きくなる
2) 薬物相互作用のために，薬の併用により血中濃度が変化する
3) 高齢者では腎排泄の薬物の血中濃度が上がりやすい
4) 忍容性の低下のために，低い用量でも副作用が生じることがある

(文献2を引用)

ある。高齢者における薬物動態の特徴を表19-1に示す。

臓器予備能の問題

腎機能：腎血流量は年に1～2%の割合で低下し，65歳では若年成人の約50%に低下する。クレアチニンクリアランス(Ccr)は加齢に伴い減少し，糸球体濾過量(GFR)も低下する。メトトレキサート(MTX)，ブレオマイシン(BLM)などではCcr 10～50 mL/分で75%量，10 mL/分未満では50%量に減量する。

肝機能：肝血流量は65歳で25歳成人の約40～45%となる。ダウノルビシン(DNR)，ドキソルビシン(ADM)，シクロホスファミド(CPA)，MTX，ビンクリスチン(VCR)，ビンブラスチン(VBL)，L-アスパラギナーゼ(L-ASP)，メルカプトプリン(6-MP)などの使用にあたっては注意が必要である。ビリルビン値あるいはAST(アスパラギン酸アミノトランスフェラーゼ)値によって投与量の減量が必要である。

心筋毒性：高齢者においては心予備能も低下していることが多く，初診時に貧血の合併や発熱のため心機能が低下している症例も多くみられる。特にアントラサイクリン系薬剤使用による心筋障害に注意する。投与にあたっては総投与量(上限値)を把握し(DNR 25 mg/kg, ADM 500 mg/m^2, ピラルビシン〈THP〉950 mg/m^2, ミトキサントロン〈MIT〉100 mg/m^2)，心機能の評価を行う。①心エコー検査で左室駆出率(LVEF)が50%以下あるいは治療前に比べ10～20%以上の減少の場合，減量あるいは中止を考慮，②経時的にナトリウム利尿ペプチド(natriuretic peptide)(ヒト心房性ナトリウム利尿ペプチド〈hANP〉，脳性ナトリウム利尿ペプチド〈BNP〉)を測定し，心機能の低下を予知する。臨床的心機能障害の発現に先行してBNPの上昇がみられ，心機能障害を予知するうえで重要な指標になる，③実際の投与では30～60分かけて点滴静注するなどの注意が必要である。

肺障害：BLMによる肺毒性が有名である。危険因子としては高齢者，胸部照射の併用，高濃度酸素吸入，腎機能障害，などがあげられている。慢性肺炎/肺線維症型では数週間から数カ月にわたり進行し，労作性呼吸困難，乾性咳嗽などの症状が特徴で，ステロイド投与による反応は乏しく予後不良とされる。過敏性肺炎型では数時間から数週間の間に急速に進行し，発熱，呼吸困難，乾性咳嗽が特徴で，ステロイドが奏効する。BLM以外の薬剤としてブスルファン，CPA，MTX，マイトマイシン(MMC)などがあげられる。

神経毒性：末梢神経障害(多発ニューロパチー)としてはビンカアルカロイドによるものがあげられ，VCRが代表的薬剤である。VBL，ビンデシン(VDS)でも起こすが，VCRより低頻度で軽度といわれている。シスプラチン(CDDP)，ドセタキセル(TXT)でも起こる。自律神経ニューロパチーとしてはビンカアルカロイド(特にVCR)による便秘，麻痺性イレウスがあげられる。便通を整える工夫(酸化マグネシウム製剤の投与など)が必要である。そのほかシタラビン(Ara-C)，MTX，エトポシド(VP-16)大量投与による白質脳症，CDDP，L-ASP，ビンカアルカロイドによる脳症，インターフェロン(IFN)による幻覚，不安感，性格変化，痙攣などに注意する。

その他の注意すべき副作用

消化器症状の副作用：シスプラチンをはじめとする抗がん剤による嘔気・嘔吐に対しては，5-HT$_3$(5-hydroxytryta-nine)受容体拮抗薬を積極的に使用する。最近遅延性嘔吐の抑制作用のあるパロノセトロンの使用が推奨されている。また経口薬であるニューロキニン1(NK1)受容体拮抗薬も遅延性嘔吐に有効で，他の制吐薬と併用される。悪心・嘔吐を適切にコントロールできないと，化学療法の継続に大きな支障を生じることになる。

副腎皮質ホルモン・免疫抑制剤：副腎皮質ホルモン投与による糖尿病，骨粗鬆症の悪化，精神症状の出現などがあげられる。また肝炎ウイルスのキャリア，特にHBV(B型肝炎ウイルス)キャリアに副腎皮質ステロイドやリツキシマブなど強力な免疫抑制剤を使用することにより，HBVの再活性化を引き起こし致死的な重症肝炎が発症することがあり，化学療法時にはラミブジンなどの核酸アナログを予防投与することが推奨されている。

分子標的治療薬(抗体医薬，低分子阻害薬)：最近登場した分子標的治療法は，抗体療法には長期使用による副作用が明確でなく情報収集に努める必要がある。抗体医薬ではアナフィラキシーなどの副作用が発現することが多い，抗腫瘍効果が期待できる薬物濃度(biological optimal dose)の設定が難しい，などの問題点がある。また低分子阻害薬では目的とした分子以外に作用し，思わぬ副作用(off target effect)が発現することがあること，標的とした遺伝子に変異が生じると，(構造が変化して)効果がなくなる場合がある(耐性化の問題)，などの問題点がある。高齢者での長期投与の安全性には留意すべきである。

皮膚障害：抗がん剤の漏出性皮膚障害に注意が必要である。頻回の抗がん剤投与で静脈が脆くなっており，特に高齢者では血管の脆弱性，血流量の低下も加わり，抗がん剤投与時に血管外漏出をきたし，難治性皮膚潰瘍を生じることがある。

支持療法の重要性

高齢者においても強力な化学療法で治療成績は向上しているものの，治療関連死が問題となっている。原因としては感染症が最も多い。高血圧，糖尿病などの慢性疾患の合併が多く，感染，出血，多臓器不全の危険因子となる。こうした観点から高齢者においても支持療法が重要である。

無菌空気層流装置の使用，予防的抗菌薬の内服はいうまでもないが，高齢者では特に う歯，歯周炎の合併が多く，治療開始前から口腔内のケアが，また痔核，痔瘻など肛門部のケアも大切である。好中球減少に伴う発熱時の経験的抗菌薬使用ガイドラインの運用は成人症例の場合と同様である。また経過中，結核症を発症することもあり注意する。化学療法による骨髄抑制に伴う好中球減少に対しては積極

的に顆粒球コロニー刺激因子(G-CSF)を使用する。血球減少に対しては，貧血の程度，出血傾向をみながら赤血球，血小板の成分輸血を適宜行う。

【大田 雅嗣】

参考文献
1) 日野原重明：高齢者の生きる力．Geriat Med 44：9-13, 2006
2) 野元正弘：高齢者薬物療法．高齢者の薬物動態と薬力学，老年医学テキスト 改訂第3版，日本老年医学会編，p174-178, メジカルビュー社，2008
3) Montamat SC et al：Management of drug therapy in the elderly. J Engl J Med 321：303-309, 1989
4) Lichtman SM：Chemotherapy in the elderly. Semin Oncol 31：160-174, 2004
5) Lichtman SM et al：International Society of Geiratric Oncology Chemiotherapy Taskforce：Evaluation of chemotherapy in older patients-An analysis of the medical literature. J Clin Oncol 25：1832-1843, 2007

20 癌性疼痛の治療

■**定義・概念** 国際疼痛学会(IASP)は，疼痛をなんらかの組織損傷が起こったときの，あるいは組織損傷の起こりそうなときの「不快な感覚体験および情動体験」と定義している。つまり，疼痛は主観的な症状であり，客観的に定量することが難しい。近年，visual analogue scale (VAS)，numeric rating scale (NRS)，faces pain scale (FPS)など，疼痛の強度を定量化して評価することがすすめられているが，疼痛のコントロールには「包括的な評価」と「診断的な治療」が常に必要となる。

発症率

癌治療を受けている患者の30%，進行癌の患者の60~90%に中等度~高度の疼痛が発症すると考えられている。また，癌の進行に伴い，癌性疼痛の発症率は増加していくとされる[1]。Twycrossら(1982)は，癌患者に認められる疼痛の原因を表20-1のように分類し，その比率を報告している[2]。

癌性疼痛のタイプとその特徴

疼痛は神経学的に侵害受容性疼痛(nociceptive pain)と神経障害性疼痛(neuropathic pain)に大別され，侵害受容性疼痛は，さらに体性痛(somatic pain)と内臓痛(visceral pain)に分類される(図20-1，図20-2)。

体性痛：体性痛(体性組織の痛み)はAσ線維，C線維の2種類の感覚神経で脊髄に伝えられると考えられており，脊椎転移の際に発生する「うずくような持続痛」はC線維に，体動時に出現する「突出痛(incident pain)」はAσ線維が関係していると推測される。前者は鎮痛薬の定時服用により良好に除痛され，後者は安定した除痛が困難であり，癌患者の生活の質(quality of life：QOL)を低下させる。

内臓痛：内臓は体性組織と異なり，「切る」「刺す」というような刺激では痛みを起こさない。内臓には体性組織よりも線維が少なく，C線維の割合が多いという特徴がある。内臓痛は，管腔臓器の炎症や閉塞，肝臓や膵臓の炎症や圧迫，臓器皮膜の伸展などが原因で起こる。内臓痛も感覚神経で脊髄に伝えられるが，内臓痛は複数の脊髄レベルに分散し

表20-1 癌性疼痛の原因

「癌」が直接原因のもの：61%	
「癌」に伴うもの(例：便秘)：12%	
「癌治療」によるもの：5%	
「癌」には関連がないもの(例：慢性関節痛)：22%	

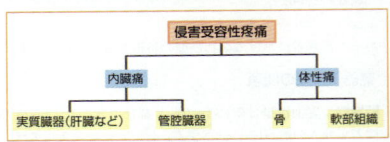

図20-1 侵害受容性疼痛の分類と障害部位

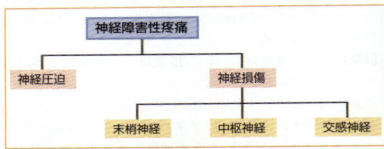

図20-2 神経障害性疼痛の原因と障害部位

て入力されることから，局在不明瞭な漠然と感じる痛みとして表現されることが多い。

神経障害性疼痛：末梢・中枢神経の損傷によって起こる痛み。随伴症状として，知覚低下，知覚異常，運動障害を伴うことが多い。

治療

癌性疼痛の治療は，「障害部位」や「疼痛の特徴」「随伴症状」などから，疼痛の原因を正しく理解していないと有効な治療は選択できない。ただし，疼痛の原因となる障害部位は多岐にわたって存在することがあり，侵害受容性疼痛(体性痛，内臓痛)と神経障害性疼痛が混在することも多く，疼痛のタイプを特定できないこともある。

体性痛：骨，皮膚，結合組織，筋肉などの体性組織が障害されて起こる痛みが体性痛である。局在が明瞭で，体動により増悪する。軽度の痛みでは非ステロイド性抗炎症薬(NSAIDs)やアセトアミノフェン，中等度以上の痛みではオピオイドを検討する。しかしながら，これらの鎮痛薬単独では疼痛コントロールが難しいことが多く，予後の改善を目的に施行される標準治療(抗がん剤，分子標的療法，ホルモン療法など)に疼痛の改善を期待する。放射線治療の除痛効果も期待できる。

内臓痛：体性痛と同じように，軽度の痛みではNSAIDsやアセトアミノフェン，中等度以上の痛みではオピオイドを検討する。一般的にオピオイドが効きやすいとされる。

神経障害性疼痛：侵害受容器が刺激されていない状況で痛みが発生するので，体性痛や内臓痛のようにNSAIDsが効かない。また，オピオイドも効きにくいとされ，鎮痛補助薬(抗うつ薬，抗痙攣薬，ステロイドなど)の併用が有効である。神経ブロックも検討される。

実際の処方例
● **NSAIDs** 処方例：セレコキシブ 200 mg/日。

- アセトアミノフェン　処方例：アセトアミノフェン 3,000 mg/日。
- オピオイド　処方例1：オキシコドン徐放剤 10 mg/日より開始。処方例2：硫酸モルヒネ徐放剤 20 mg/日より開始。処方例3：フェンタニル・パッチ。

疼痛治療の目標

疼痛は苦痛であり，完全に消失することが望まれる。しかしながら，疼痛から完全に解放されることが困難な場合が多く，下記のように現実的な目標を設定しなければ医療者と患者の信頼関係は得られないと考える。

- 第一目標：疼痛で睡眠が妨害されない。
- 第二目標：安静時の疼痛がない。
- 第三目標：体動時の疼痛がない。

おわりに

癌性疼痛の治療はWHO（世界保健機関）方式など標準治療が確立しているが，満足のいく除痛を達成するためには，正確な原因検索（診断）が必要となる。疼痛の概念を正しく理解し，「包括的な評価」と「診断的な治療」によって現実的な目標を達成し，良好な疼痛コントロールを維持することが望まれる。

【岩瀨　哲・中川　恵一】

参考文献

1) Alexander W et al：Handbook of Palliative Care in Cancer, Butterworth-Heinemann, 1995
2) Twycross RG et al：Pain in far advanced cancer. Pain 14：303, 1982

21 在宅治療

はじめに

1994年に医療法が改正され居宅が医療提供の場として位置づけられ，医療費の適正化と患者の生活の質（QOL）の向上などの観点から在宅医療が政策的に推進されるようになった。

このような医療環境の変化もあり，最近では急性期病院の癌治療が入院治療のほか外来治療，在宅治療へと広がりつつある。

癌治療における地域連携

医療依存度の高い癌患者の在宅治療を実現するためには，癌治療を担当した病院の退院支援部門の役割が重要である。この部門が病院スタッフと在宅かかりつけ医や訪問看護師など多職種により連携をコーディネートすることで，患者のQOLに配慮した在宅癌治療が可能となる。在宅での癌治療を継続するために多くの専門職による役割分担とその治療プランの作成が必要となる。図21-1[1]は癌治療にかかわる在宅医療の連携の仕組みを示している。癌治療の成績の向上により長期にわたりそれぞれの病態に応じた在宅医療が求められる。

在宅治療の実際

癌患者に対する在宅治療の治療手段として，①在宅栄養療法，②在宅緩和ケアがあげられる。病態によっては在宅酸素療法や輸血，感染管理などを実施するが，在宅緩和化

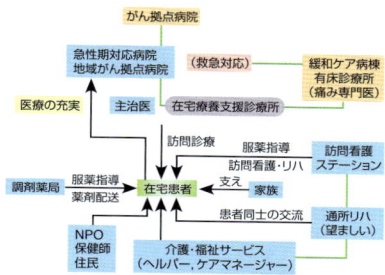

図21-1　個別疾患にかかわる在宅医療—4疾患の1つ，癌[1]

1 癌など，疾患特性に応じて在宅医療が個別化して発展
2 治療過程の向上により慢性疾患の様相を呈してきた癌，癌患者に対してはstageに応じた在宅医療を
3 拠点病院・薬局重視など癌特有の医療連携により除痛，治療の充実をはかり，高い生活状態で看取るまでの在宅医療を

学療法については現時点で標準的治療が確立されておらず，その実施には賛否両論がある。

ここでは，在宅医療の現場で行われている非治癒癌患者に対する栄養療法と緩和ケアに絞り記述する。

在宅栄養療法

在宅栄養療法としては，①在宅中心静脈栄養法（home parenteral nutrition：HPN）と，②在宅経腸栄養法（home enteral nutrition：HEN）があげられる。非治癒癌患者，特に消化器系悪性腫瘍で消化管通過障害を伴っている病態ではHPNを行うのが一般的であるが，頭頸部や食道癌などで小腸の消化吸収機能が保たれている場合はHENも行われる。

非治癒癌患者における栄養管理

2009年の米国静脈経腸栄養学会（American Society for Parenteral and Enteral Nutrition：ASPEN）による「成人および小児での静脈・経腸栄養利用の施行に関するガイドライン」では以下のように記載されている[2)]。

癌患者に対する栄養療法の姑息的な施行が適切であることは少ないが，この問題には依然として議論があり，感情的な問題も絡んでくる。しかし，慎重に選択された患者では，HPNが生存期間を延ばし，QOLを改善すると考えられる。もし患者がこの複雑で強制的かつ費用のかかる治療法によって利益を得たいのであれば，以下の条件が必要であるとしている。患者が①自分の受ける治療を受容する身体的，精神的な能力を有すること，②40〜60日以上の推定余命を有すること，③家庭での強力な社会的，財政的支援が受けられること，④より侵襲の少ない医学的治療を受けることができないことなどである。余命が40日未満の患者は，姑息的な在宅輸液療法を受けることになると考えられるが，この点に関しても議論があるとしている。

わが国における在宅中心静脈栄養法マニュアル等作成委員会による「在宅中心静脈栄養法ガイドライン」では，進行癌患者に対するHPNの適応について以下のように述べている[3)]。進行癌患者でも，栄養が維持されるかぎり performance status（PS）がよい場合は問題ないが，鎮痛・鎮静薬

を用いて意識も清明でない末期状態で積極的に中心静脈栄養法(TPN)を実施すべきか否かに関しては問題が多いとしている。①TPNをいったん開始すると、やがて諸般の事情が生じても、倫理的に中止できなくなる現実がある、②末期に近づき、循環動態が不安定になり呼吸不全状態になると、高血糖や体液失調を起こしやすく、精神的にも不穏になりやすい、③一般の維持液を最低維持量投与してやや脱水気味に維持するほうが、心身ともに安定した経過をとる例をしばしば経験するなどと述べ、末期状態になっても積極的な栄養法を実施するか否かは、患者自身の意志、家族の希望、PS、医師の哲学、医の倫理などを総合して決定すべきであるとしている。

在宅中心静脈栄養法

HPNとは、中心静脈カテーテル(CVC)の先端を上大静脈に留置して行う中心静脈栄養法(total parenteral nutrition:TPN)を医療施設外の家庭やそれに準じる場所で行う場合をいう。在宅癌治療におけるHPNは、癌により消化管が閉塞した病態に対して行われることが多い。中心静脈カテーテルは主に次の3種類が使用される。

①完全皮下埋め込み式カテーテル(ポート)を使用して前胸部皮下にアクセス部を留置するタイプ、②体外式カテーテル(Broviac-Hickmanカテーテル)を使用して前胸部に10〜20cm程度の皮下トンネルを作製しカテーテルを前胸壁から体外に出すタイプ、③上腕の静脈からカテーテルを挿入する末梢挿入中心静脈カテーテルタイプなどである。輸液注入ルートは、病院などの医療施設で行われている方法と原則は同じであるが、輸液を持ち運ぶため携帯用バッグなどの器材を用いることがある。輸液注入方法は、24時間持続投与と患者のQOLに配慮した間欠投与とがある。

訪問時のアセスメント事項

実施状況の確認:

- **HPNの手技や清潔操作の確認** 入院中に指導された方法が確実に実施されているかどうかを患者・介護者に確認する。入院中に指導された方法どおりでなくても、安全に確実に行われているようであればその方法でもよい。
- **自己管理ノートの確認** 患者・介護者が自己管理するうえで、また医療者が在宅栄養療法の患者の状態を把握するうえからも自己管理ノートを指導する。ノート内容は、体温、尿回数、便回数、体重、水分摂取量、食事摂取量、食欲など、それぞれの病態にあった項目を記載させる。

トラブル時の対応:緊急時の医療機関への連絡先の確認を行う。平日の昼間と夜間、休日・祭日それぞれに分けて緊急時の連絡先を確認する。

全身状態の観察:訪問時には理学的所見(体重、血圧、脈拍、体温、浮腫など)を診るとともに、在宅での表情、活気、精神状態なども観察する。

日常生活のQOLの把握と評価:1日のうちどの程度ベッドより起きることができるのかなどの行動制限、家事はできるのか、社会生活はできるのかなどの具体的な評価項目をつくり評価する。要介護者であれば日常生活、介護方法などを含めた指導を行う。

本人・家族(介護者)の評価:

- **本人の理解力・自己管理能力・意欲** 本人の年齢、行動能力、輸液療法の受容、理解力などについて把握する。
- **家族の介護力の把握** 家族・介護者の理解力と管理・介護力が重要である。この評価によっては訪問診療、訪問看護などの支援体制の計画を組む。
- **社会資源・福祉サービスの利用状況** 医療ソーシャルワーカー(MSW)などと相談して、必要なサービスが受けられるように調整をする。

在宅における緩和ケア

癌終末期患者の在宅療養生活において緩和ケアが行われる場合、「在宅ホスピスケア」「在宅緩和ケア」などと一般的に称される。

「緩和ケア」と「ホスピスケア」の違いは、「緩和ケア」が「ホスピスケア」から発展してきたもので理念はほぼ重複する。世界保健機関(WHO)が2002年に改定した定義は次のとおりである。

「緩和ケア」とは、生命を脅かす疾患による問題に直面している患者とその家族に対して、疾患の早期より、痛み、身体的問題、心理・社会的問題、スピリチュアルな問題に関して、きちんとした評価を行い、それが障害とならないように予防し対応することでQOLを改善するためのアプローチである。「ホスピスケア」と異なる点は、対象となる疾患が「生命を脅かす疾患」に、導入時期が「疾患の早期から」とされているところである[4]。

わが国では2007年4月に施行された「がん対策基本法」において、この「緩和ケア」が導入され、癌治療医や癌治療にかかわる医療スタッフに対して「緩和ケア」の知識を持つことを必須として求めている。進行した癌患者でも、在宅医療で緩和ケアを受けながら自宅で最後まで家族と一緒に過ごすことを可能にする。

厚生労働省は、具体的に癌終末期患者の在宅療養を推進するために在宅療養支援診療所を指定して、24時間の在宅医療の提供や訪問看護との連携により在宅医療における緩和ケアの体制づくりを進めている。癌終末期患者の場合は、疼痛などの身体的苦痛症状が出現することが多いので、癌終末期の緩和ケアの知識と技術を持つ在宅かかりつけ医と訪問看護師が必要とされる。

在宅医療導入の過程

癌患者は在宅医療に移行するまでに癌治療を受けている場合がほとんどである。治療を受けている病院から在宅に移行するには、それまでの医学的情報を病院スタッフと在宅スタッフで共有する必要がある。

癌患者が在宅治療を行うためには、原疾患とそれに対して行われた治療(手術、化学療法、放射線治療など)および疼痛コントロールに関する治療の内容についての情報が必要である。それに加えて、癌告知の有無や病状に関してどのような説明が患者や家族に行われてきたか、またそれに対して患者側の理解や反応がどうであったかを把握しておくことも重要である。

癌終末期においては患者の病状は進行するため、病状の説明や今後の病状について患者が理解していることが在宅医療を円滑に行ううえで大切である。

在宅医療を導入するための条件

1. 患者や家族が病状を理解しており、在宅での治療を希望している。
2. 適切な介護者や介護サービスが受けられる。

3 症状をコントロールするための家庭環境が整備されている。
4 在宅かかりつけ医や訪問看護サービスがチーム医療として提供できる。
5 必要時に入院が可能な体制である。
 以上のような条件が整備される必要がある。

在宅での薬物療法[5]
症状コントロール：癌終末期には，痛み，倦怠感，呼吸困難など多彩な身体症状のほか，うつ状態などの精神症状が出現し，さらにスピリチュアルペインについての配慮も必要である。これらの症状コントロールには在宅かかりつけ医，訪問看護師など多職種の連携による対応が必要である。在宅医療であっても基本的には入院医療との違いはなく，症状コントロールのための薬物療法を行う。

疼痛コントロール：鎮痛薬の基本はWHO方式による除痛ラダーであり，消炎鎮痛薬から弱麻薬性鎮痛薬，強麻薬性鎮痛薬と段階的に移行させ，必要に応じて鎮痛補助薬を併用する。

患者・家族・医療従事者への指導：
- **鎮痛薬の使用方法** 鎮痛薬の投与経路は，経口薬または座薬，モルヒネの持続皮下注，持続静注，持続硬膜外注入などがある。在宅ではできるだけ簡便な方法からはじめる必要があり，経口から座薬，皮下注，静脈内投与の順に選択する。痛みの強さに応じた適切な薬物投与（by the ladder）と，痛みを出さないようにする薬物の定時投与（by the clock）が原則であり，およそ90%以上の患者で鎮痛できる。弱い痛みに対しては非ステロイド性抗炎症薬（NSAIDs），強い痛みにはモルヒネを用いる。モルヒネ投与量の基本的な調節方法は，①眠れるようにする，②安静時の痛みがなくなる，③体動時の痛みがなくなる，の順に目標を設定する。
- **生活指導** 癌終末期の患者の疼痛管理に生活指導は重要である。疼痛の原因となる病態は多様であり，鎮痛薬の使用をきちんと行うこと以外の指導が大切である。疼痛が増強しないような環境（室温など），寝具，体位，運動などを指導する。
- **モルヒネの副作用対策** 嘔気・嘔吐，眠気など次第に耐性が生じて回復する副作用と，便秘のようなモルヒネ投与中に持続する副作用がある。副作用が起こるとモルヒネの使用に難色を示す患者がいるため，副作用についての十分な説明とモルヒネ使用開始時から副作用対策を行う。

【城谷 典保】

参考文献
1) 林泰史：連携システム図．在宅医療一午後から地域へ．日本医師会雑誌 139（特別号）：S16，2010
2) August DA et al：American Society for Parenteral and Enteral Nutrition（A.S.P.E.N.）Board of Directors：A.S.P.E.N. clinical guidelines：nutrition support therapy during adult anticancer treatment and in hematopoietic cell transplantation. J Parenter Enteral Nutr 33：472-500，2009
3) 総合健康推進財団編，在宅中心静脈栄養法マニュアル等作成委員会：医療者用 在宅中心静脈栄養法ガイドライン．文光堂，1995
4) 蘆野吉和：がんの患者さんをささえる人のために．在宅療養をささえるすべての人へ一わが家がいちばん，財団法人在宅医療助成勇美記念財団「在宅療養」編集委員会監修，p38-47，健康と良い友だち，2009
5) 高橋秀則：在宅患者における疼痛コントロール．疼痛コントロールのABC．日本医師会雑誌（特別号）119：S338-S341，1998

22 癌患者の心理学的側面

癌患者の心理面における通常反応

2007年4月に「がん対策基本法」が施行され，同年6月に政府から「がん対策推進基本計画」が発表された。このような状況のなかで，癌患者の治療の初期段階からの緩和ケアの実施が推奨されており，身体的な苦痛に対する緩和ケアだけではなく，治療の初期からの「心のケア」の重要性が認識されている。

「心のケア」を実践していくうえで，癌患者に生じる通常の心理的反応を把握しておくことはとても重要である。癌患者においては，癌の精査・診断，初期治療，治療終了，再発・進行，治療中止，終末期，死を迎えるとり，各局面において，悪い知らせ（患者の将来への見通しを根底から否定的に変えてしまうもの）が開示され，これまでとは違った経験をすることが多く，心理的に適応していくことが求められる（図22-1）。

癌の精査の時期には，癌に対する不安が大きく，医療者側の言動に敏感になっており，配慮が必要である。癌の診断に際しては，死の恐怖のほかに，他人に依存してしまう状態になるかもしれないこと，容姿の変化，疼痛，身体的障害，人間関係の破綻，社会的役割の障害，経済状態の破綻，などの心配が生じる。

そして，初期には典型的な反応として，心理的な「衝撃」と「否認」が生じる。否認とは，心理的防衛機制（心理面の安定を保つために生じる無意識的な反応）の一つで，なにかの間違いではないか，と信じないことで，心理的に距離を保つことによって心理面の危機的状況から自分を守ろうとする合目的的な反応である。初期反応がどのくらい続くかは，患者自身や予後，治療開始までの期間，治療内容などによって変わる。次に，絶望感，怒り（「なぜ自分が癌にならなければならないのか」という思い），混乱，不安とうつの混じった状態，いらいら感，不眠，集中力の低下などにより，日常生活への支障も生じることがあるが，通常1～2週間で改善する。

そして次に，初期治療の場面においては，癌の治療に対する患者のイメージに関してはネガティブなものが多く，不安も強い点に留意する。また，無事に治療が終了しても，常に再発への不安がつきまとう。さらに，再発・進行・終末期へと進むにつれて，否認，絶望，怒りなどの心理反応や，不安や抑うつなどの症状を伴いやすくなる。

癌に対する心理面における反応に影響する心理・社会的要因

癌に対する心理面における反応は，社会的な要因と個人的な要因と癌そのものに関する要因によって影響を受ける。社会的な要因としては，癌や癌の治療に対する社会全体のとらえ方が影響を与えることが知られており，十分なインフォームドコンセントが必要とされる社会ほど医師－患者間のコミュニケーションが良好となり，心理面におけ

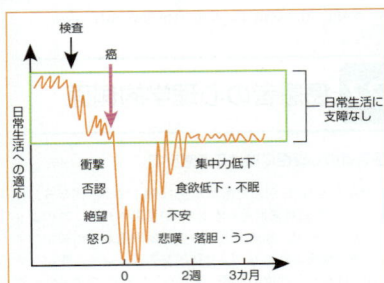

図22-1 癌に対する心の反応
(文献1を改変)

表22-1 英国NHS-NICEによるすべての医療者に必要な心のケアの目標
1) 癌を抱えた患者・家族に対して誠実に温かく接することができる
2) 人として親切に，尊厳，尊敬の念を持って接することができる
3) 支持的な人間関係を構築し，維持できる
4) 利用可能な情緒面やサポートに関するサービスに関するさまざまな情報の提供ができる

るネガティブな反応も弱くなる。

癌への心理面における反応に影響を与える個人的な要因としては，パーソナリティやストレス対処能力，近親者から得られるサポート(ソーシャルサポート)，経済状態などがある。

癌そのものの要因としては，癌の種類，stage，部位，予後，疼痛を含む症状，治療の種類，癌および治療が与える生活機能への支障度などが知られている。

心理面の反応に影響を与えるこれらの心理・社会的因子を理解することによって，反応を予測し，早期に介入することが可能となる。

対応法

英国 NHS-NICE(国民医療サービス-国立医療技術評価機構〈National Health Services-National Institute for Clinical Excellence〉)で作成された，癌患者の支持・緩和ケアマニュアルに記載されている，すべての医療者が行うべきこととしては，まず患者の心理的ニードを認識することである。悪い知らせに伴う心配や不安をただ誰かに話をして整理をみずからつけていく者も多いが，それ以外の場合には，気がかり，いらだち，落ち込み，怒り，悲しみ，疎外感，不確実感，絶望感，無力感，人生の意味や自律性の喪失などの評価を行うことによって，心理的ニードの評価を行う。また，すべての医療者が目標とする心のケアとして，表22-1 に示すようなことが掲げられている。

具体的な対応法としては，話を聞くスキル(目線は同じ高さに保つ，相づちをうつ，患者の目や顔をみる，など)，質問するスキル(「はい」や「いいえ」で答えられない開かれた質問を用いる，など)，共感するスキル(患者の気持ちを繰り返す，沈黙を積極的に使う，患者の気持ちを探索し理解する，など)，応答するスキル(患者の言葉を言い換えて理解したことを伝える，など)，などの基本的な医療面接技術を中心に対応を心掛ける。

また，適切な情報提供および理解の程度の確認により，不確実な知識や知識の欠如に起因して生じている不安感や絶望感を改善することが可能となる場合も少なくない。ただし，患者の誤解であることがわかっても即座に指摘するのではなく，そのような状況にいたった経緯を理解しながら，丁寧に患者の誤った思い込みを訂正していく必要がある。

【吉内 一浩】

参考文献
1) 山脇成人監修，内富庸介編：サイコオンコロジー，がん医療における心の医学，診療新社，1997
2) 医療研修推進財団監修，小川朝生ほか編：精神腫瘍学クイックリファレンス，創造出版，2009
3) 小川朝生ほか編：緩和ケアチームのための精神腫瘍学入門，医薬ジャーナル社，2009

23 癌患者のコンサルテーション・リエゾン精神医学

はじめに

現在，癌の情報(検査結果，診断，再発，抗癌治療の中止など)開示により，患者・家族はまさに Life(生命，生活，人生)の危機に直面化させられる。癌診療医は悪い知らせを伝えた後に生じる落胆，孤立感，疎外感，絶望，再発不安などの通常の心理学的反応への対応から，急性ストレス反応，適応障害，外傷後ストレス障害(PTSD)やうつ病，譫妄や依存症などへの精神医学的対応まで，幅広く積極的に対応することが必要とされている。

癌患者・家族の心の側面を扱う精神腫瘍学(psycho-oncology)の目的は，癌が心に与える影響と心や行動が癌に与える影響を調べ，生活の質(QOL)の向上，癌罹患の減少，生存期間の延長をはかることにある。癌診療に携わる医師にとっては，患者の臨床経過と同時進行させながら心の軌跡をイメージしてもらい，身体および心の治療法を組み立てること，患者・家族の意向をふまえた最適な治療を提供することなどを支援することにある。癌患者のコンサルテーション・リエゾン精神医学について概説する。

コンサルテーションとリエゾン

コンサルテーション型

コンサルテーション(consultation〈相談〉)型は，精神科医が依頼を受けた癌患者・家族の評価を行い，助言や治療を行う。問題が顕在化し，癌治療医が精神科医に依頼しないとはじまらないので，精神科治療の開始が遅くなるという問題がついてまわる。たとえば，術後や終末期譫妄，癌告知後のうつ病などである。

リエゾン型

リエゾン(liaison〈連携〉)型は，精神医学的問題が高頻度に起こると予想される場合(癌や再発の告知直後，終末期)，連携して定期的にカンファレンスに参加したりして，

表23-1 癌患者の心理学的評価とサポートの4段階—癌患者の支持・緩和ケアマニュアル

【第四段階】精神保健専門家（精神科医など）
評価：精神疾患の診断（譫妄・認知症，中〜重度の気分障害，人格障害，薬物乱用，精神病性障害を含む，複雑な精神医学的問題）
介入：薬物療法と心理療法（認知行動療法）

【第三段階】訓練と認定を受けた専門家（心理職など）
評価：心理的苦痛の評価と精神疾患の診断（怒り，拒絶，引きこもり，否認など困難な心理症状や軽度の気分障害など）
介入：カウンセリングと心理療法（不安マネジメント，解決志向的アプローチ）

【第二段階】心理的知識を有する医療者（医師，精神専門看護師，ソーシャルワーカーなど）
評価：心理的苦痛のスクリーニング（癌の診断時，再発時，治療中止時などストレス時）
介入：訓練が必要な心理技法（例：危機介入，コミュニケーション技術，問題解決法など）

【第一段階】すべての医療者
評価：心理的ニードの認識（必要に応じて精神保健の専門家に紹介）
介入：基本的なコミュニケーション（適切な情報提供，理解の確認，共感，敬意）

（英国 NHS-NICE, 2004）

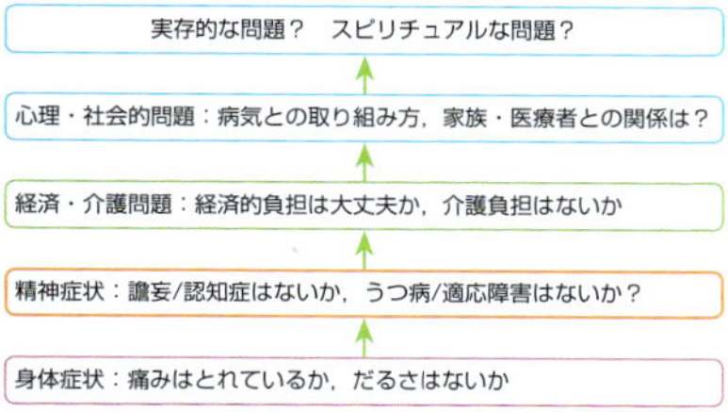

表23-2 リエゾン精神医学の対象精神疾患

1) 譫妄*
2) 認知症*
3) アルコール，ニコチンなど物質依存
4) 睡眠障害
5) うつ病*
6) 自殺企図/念慮*
7) 不安・パニック障害・PTSD
8) 解離障害
9) 身体表現性障害（慢性疼痛）
10) 適応障害*
11) 虚偽性障害：Münchausen（ミュンヒハウゼン）症候群

*：癌患者に高頻度
PTSD：外傷後ストレス障害

実存的な問題？ スピリチュアルな問題？

↑

心理・社会的問題：病気との取り組み方，家族・医療者との関係は？

↑

経済・介護問題：経済的負担は大丈夫か，介護負担はないか

↑

精神症状：譫妄/認知症はないか，うつ病/適応障害はないか？

↑

身体症状：痛みはとれているか，だるさはないか

図23-1 癌患者の評価

予防や早期発見につながるようプライマリチーム（担当医と看護師）をサポートする。最近ではさらに進めて，積極的な緩和ケアチームでは身体医療と並行して行われる活動もある。精神疾患を未然に，もしくは軽症のうちにきめ細かい治療とケアを提供できる。たとえば，譫妄やうつ病の予防的多職種協働ケアプログラムなどがある。

病院全体という視点から癌患者の心の状態の評価と支援の体制構築を担う際，英国NHS-NICE（国民医療サービス-国立医療技術評価機構）で作成された癌患者の支持・緩和ケアマニュアルは参考になる（表23-1）。心の負担を通常レベルから重度の精神疾患までおおまかに4つの段階に分類し，各段階における医療提供者，評価方法とケアの内容を記している。担当医・看護師などが危機介入やコミュニケーション技術の訓練を受けてプライマリに心のケアを担当する第一・第二段階と，心理職や精神科医が担当する第三・第四段階に大別される。

精神医学的コンサルテーションの実際

患者の評価と対応

身体医学の問題，神経学の問題，精神医学の問題，経済・介護の問題，心理・社会的問題，スピリチュアルな問題の観点から順番に整理して診察を行う（図23-1）。

1. 身体的負担の少ない短時間の診察を心掛ける。
   A：主訴。
   B：疾患への適応，治療アドヒアランス，医師-患者関係，治療意欲など。
   C：疾患の経過，予後，自立度。
   D：精神状態（精神症状として譫妄，認知症，うつ病，自殺，適応障害，心理・社会的問題としては再発不安，怒り，疎外感，終末期患者のQOL，治療場所の意向，家族の悲嘆プロセス，スタッフの燃え尽き）（表23-2）。
   E：薬剤の中毒，離脱，相互作用，過量など。
   F：身体状態（特に痛みの評価は重要）。
   G：意思決定能力（治療，ケアの目標，生活の場）。
   H：虐待。
   I：家族や担当医・スタッフの精神状態（適切な支援を患者に提供できる状態か）。

2. 検査，頭部CT・MRI，脳波検査の必要性や精神科診断を含む治療目標，内容，見通しの説明を行う。多職種チームの目標を示して包括的治療を担当医に提案し，チーム医療を実践する。

3. 診察後の定期的フォロー：入院中は定期的に（可能なら入院中は毎日）患者・家族・医療スタッフを含めコミュニケーションをはかりながら，治療目標の達成度を確認する。

4. 延命治療が尽きた途端に医師のみならず，患者・家族も目標を見失う場合がしばしばある。見捨てられたと感じる場合も少なくない。コミュニケーションをはかって，患者・家族と癌の治療経過を振り返りながら闘病の努力を労い，Life（生活，人生）の意向を尋ね，患者の思い描くQOLに沿って目標を再設定するとよい（図23-2）。可能であれば，治癒が望めない時点で治療のゴールやQOLについて話しあわれるのが望ましい。

5. 緩和ケアの場面で死にたいという患者の依頼には，うつ病による希死念慮に次いで，譫妄（低活動型）による精神機能の脱抑制から生じている場合があるので鑑別を行う。

【内富 庸介】

参考文献
1) Chochinov HM ほか編，内富庸介監訳：緩和医療における精神医学ハンドブック．星和書店，2001

【対象】4都道府県の無作為抽出した一般人口2,548人，12緩和ケア病棟の遺族513人

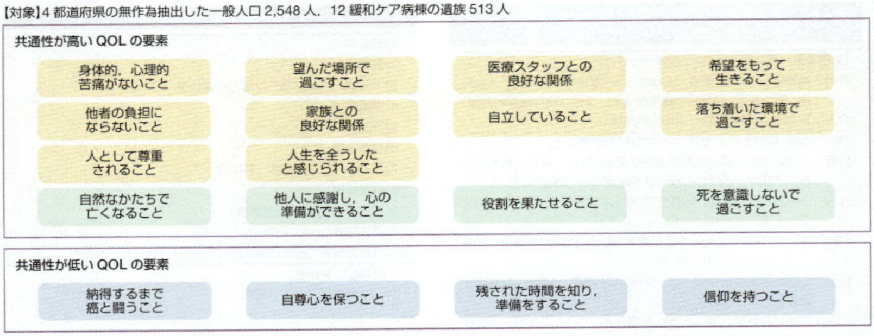

共通性が高いQOLの要素
- 身体的，心理的苦痛がないこと
- 望んだ場所で過ごすこと
- 医療スタッフとの良好な関係
- 希望をもって生きること
- 他者の負担にならないこと
- 家族との良好な関係
- 自立していること
- 落ち着いた環境で過ごすこと
- 人として尊重されること
- 人生を全うしたと感じられること
- 自然なかたちで亡くなること
- 他人に感謝し，心の準備ができること
- 役割を果たせること
- 死を意識しないで過ごすこと

共通性が低いQOLの要素
- 納得するまで癌と闘うこと
- 自尊心を保つこと
- 残された時間を知り，準備をすること
- 信仰を持つこと

図23-2 わが国における終末期のQOL[4]

2) 小川朝生ほか編：緩和ケアチームのための精神腫瘍学入門，医学ジャーナル社，2009
3) 大西秀樹編：サイコオンコロジー 専門医のための精神科臨床リュミエール，中山書店，2009
4) Miyashita M et al : Good death in cancer care: a nationwide quantitative study. Ann Oncol 18:1090-1097, 2007

24 腫瘍を対象とした臨床試験

臨床研究・臨床試験とは

臨床研究とは，「医療における疾病の予防方法，診断方法および治療方法の改善，疾病原因および病態の理解ならびに患者の生活の質の向上を目的として実施される医学系研究(医学のみならず，歯学，薬学，看護学，リハビリテーション学，予防医学，健康科学に関する研究も含まれる)であって，人を対象とするもの」をいう。医療の進歩は臨床研究に依存している。一方，臨床研究の実施に際しては，被験者の人間としての尊厳および人権を守ることを忘れてはならない。この倫理規範は世界医師会によるヘルシンキ宣言を基本として，わが国では「臨床研究に関する倫理指針」あるいは「医薬品の臨床試験の実施の基準に関する省令」(省令GCP)に規定されている。

臨床研究のうち，介入を伴うものを臨床試験と呼ぶ。わが国においては，厚生労働省による製造販売承認審査における資料とするために，省令GCPを含む薬事法令に従って実施される臨床試験を特に「治験」と呼んでいる。また，承認後に薬事法に基づく再審査制度のなかで実施される臨床試験を特に「製造販売後臨床試験」と呼び，この試験も省令GCPに従って実施される。治験，製造販売後臨床試験以外の臨床試験については，臨床研究に関する倫理指針に従うことが研究者や医療機関(臨床研究機関)には求められている(図24-1)。

この倫理指針では，研究者が臨床研究の倫理や方法論に関する教育の受講を義務づけるとともに，臨床試験の実施にあたっては臨床研究機関の長の許可をあらかじめ得ること，また決められたデータベース上であらかじめ臨床試験登録を行ってから試験を開始すること，試験実施中に生じた重篤な有害事象(「有害事象」は研究における介入(医薬品投与，医療機器使用，手術，放射線照射など)との因果関係を問わない，あらゆる好ましくないまた意図しない症状，疾病，障害またはその徴候と定義される。介入との因果関係が否定できない有害事象を「副作用」と呼ぶが，臨床試験では有害事象としての把握が重要である)や機器の不具合を臨床研究機関の長にリアルタイムに報告すること，年1回は研究の進捗などを臨床研究機関の長に報告すること，さらには体外診断を目的とした研究を除いて，被験者に生じた健康被害の補償のために，保険その他の必要な措置を講じておくことなどが規定されている。

臨床試験の実施にあたっては，利益相反(conflict of interest：COI)(「シーオーアイ」と呼び，具体的には，外部との経済的あるいは利益関係等によって，公的研究で必要とされる公正かつ適正な判断が損なわれる，または損なわれるのではないかと第三者から懸念が表明されかねない事態をいう)への配慮も重要である。

臨床試験の流れと種類

臨床試験は，まず解決したい臨床的課題を目的として明確にしたうえで，研究計画書(プロトコル)や同意説明文書，収集するデータと収集方法，まとめ方を生物統計家，データマネージャー(DM)，臨床研究コーディネーター(CRC)と相談しながらデザイン・作成することからはじまる。さらに，準備段階では，実施体制(研究協力者，検査手順や外部委員会(効果・安全性評価委員会，病理中央判定委員会など))の整備も必要となる。準備の最終段階で，臨床試験登録と倫理審査委員会での審査・承認を経て，実施の段階に移る。実施段階では，インフォームドコンセント，被験者登録，診療のみならず，発生する有害事象への対応，得られる各種データ(画像診断，臨床検査値)の品質チェック(症例報告書やデータベースに正確にカルテの内容が集積されているかを確認する作業(モニタリングと呼ばれる))をDM，CRCの協力のもとでリアルタイムに行うことが必要である。そして，臨床試験の最終段階は，解析と結果の公表である。つまり収集したデータのクリーニングを行ったうえで解析を行い，結果の総括をしたうえで学会や学術論文として公表することで一連の流れは終了する。

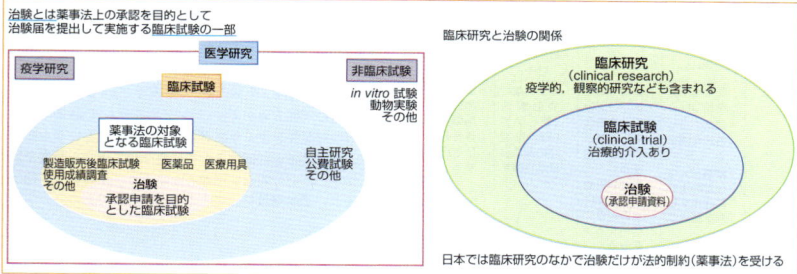

図 24-1 臨床研究と臨床試験と治験の関係
(薬事法 第 2 条の 7「治験」、第 80 条の 2「GCP の適用範囲」)

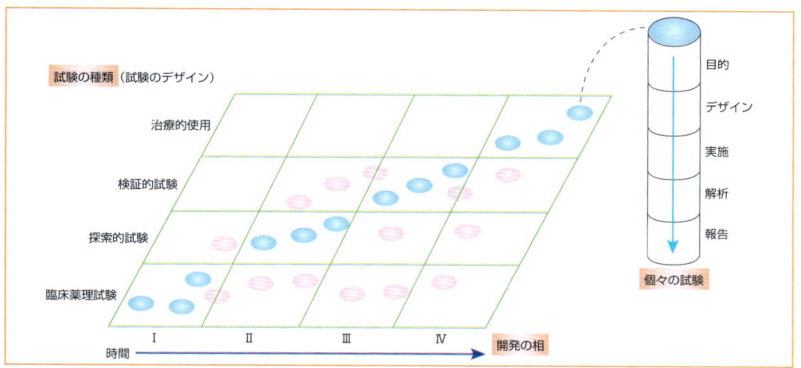

図 24-2 開発の相 (phase) と臨床試験の種類 (type)[2]

臨床試験は目的・実施時期により臨床薬理試験、探索的試験、検証的試験、治療的使用と大きく区分される。一方、医薬品の臨床開発は 4 つの逐次的な相(第Ⅰ相からはじまり第Ⅳ相まで)を経て進んでいくと考えると理解しやすいため、第Ⅰ相試験、第Ⅱ相試験、第Ⅲ相試験などと大別されることが多い。しかし、相という概念は一種の記述表現であり、この開発の相と臨床試験の種類との関係は図 24-2 のような関係にあると理解すべきである。

腫瘍を対象とする臨床試験は、抗腫瘍薬の製造販売承認取得のために実施される治験のみならず、前述した「治療的使用」に分類される種類の研究者主導の臨床試験(医薬品、医療機器を各々単独で用いるのみならず、手術や放射線照射、免疫療法とのさまざまな組み合わせがある)が広範に実施され、エビデンスが積み重なり、診療内容が進化していく。日々の診療は、過去幾多の治療と臨床試験の積み重ねによって成り立っていることを強く認識しておかねばならない。

抗腫瘍薬の臨床試験

表 24-1 は一般的な臨床試験の種類を示したものであるが、抗腫瘍薬を用いた臨床試験は、ローマ数字の大文字でⅠ、Ⅱ、Ⅲ(Ⅳは製造販売承認後の企業主導の臨床試験を意味すること)の 3 段階で開発の相(「フェーズ(phase)」と呼ぶことも多い)が進んでいくと考えると理解しやすい。

第Ⅰ相試験では主として安全性を、第Ⅱ相試験では安全性に加えて腫瘍縮小効果などの有効性を、第Ⅲ相試験では延命効果などを中心とした臨床的有用性が検討される。

安全性と腫瘍縮小効果については世界共通の評価指標が用いられている。安全性に関しては、米国立がん研究所 (NCI) が作成した CTCAE (Common Terminology Criteria for Adverse Events) に従い、被験薬との因果関係を問わず発生した好ましくないイベントや臨床検査値異常(「有害事象」と呼ばれる)の内容および重症度が評価される。有害事象のうち、被験薬との因果関係がある、または否定できないものを副作用(薬物有害反応)と呼ぶ。固形癌の腫瘍縮小効果判定には RECIST (Response Evaluation Criteria in Solid Tumors) の使用が一般的である。一方、白血病などの血液腫瘍においては RECIST 以外の判定規準も用いられ、CR (complete remission) のみを有効とすることがある。

表24-1 一般的な臨床試験

	phase I	phase II	phase III	phase IV
患者数	15〜30人	100人未満	一般的に100人〜数千人	数百人〜数千人
目的	・安全な用量を見つける ・薬剤の投与方法を決める ・薬剤が人体にどのように作用するかを観察する	・薬剤や治療法が特定の癌に有効性を持つかどうかを判定する ・薬剤や治療が人体にどのように作用するかをみる	・新しい薬剤や治療法（新しい使い方）を現在の標準治療と比較する	・新しい治療法の長期の安全性と有効性を評価する

phaseの段階ごとに患者数および目的が異なる
（文献6を引用）

臨床試験では年齢や臓器機能，全身状態（ECOG〈「イーコグ」と呼ぶ〉）のPS（performance status）について症例選択基準や除外規準で制限を設けて実施するため，試験結果を日常診療に応用するに際しては，一般化可能性に注意をはらう必要がある．すなわち全身状態の悪い患者（PS 3, 4），高齢者や合併症のある患者，併用薬の多い患者などへの試験結果の応用は慎重になる必要がある．

第I相試験

製剤の安定性や品質が担保され，非臨床試験成績（薬効薬理試験，毒性試験，動物での薬物動態試験など）が終了してはじめてヒトに試験薬が投与される段階となる．非臨床試験で観察された事象に基づき，用量に依存した試験薬の安全性を検討するのが第I相試験の主な目的である．

高血圧や糖尿病などの薬剤の第I相試験では健常ボランティアが被験者になるが，抗腫瘍薬の第I相試験では標準的治療が無効となった，あるいは標準的治療の存在しない癌患者が対象となる．初回投与量は，マウスに対する10％致死量（LD_{10}）の1/10量が一般的に使用される．第I相試験では薬物動態学的検討（試験薬の体内での吸収，分布，代謝，排泄に関する諸性質）ならびに薬力学的検討（薬物動態パラメータと毒性出現との関係）を行い，適切な投与量および投与間隔を決めるための参考とする．

第II相試験

主たる目的は特定の癌腫に対する抗腫瘍効果の有無の評価である．第I相試験により決定された用法・用量に従って，対象とする癌腫における臨床的意義のある治療効果（腫瘍縮小効果〈RECIST規準に基づく奏効割合または奏効率〉や生存率の上昇，臨床的意義が公知である腫瘍マーカーの変化，QOL〈生活の質〉の改善など）と安全性について，比較対照群を置かずに（シングルアームで）評価する．例外的に対照群を置くランダム化第II相試験というものもある．治療効果を評価するために科学的に十分な精度で評価を行うことが可能な症例数となるよう，生物統計学的手法に基づいて症例数を設定することが肝要である．

第III相試験

その時点で標準と考えられる治療法と新治療法とを比較することで，よりすぐれた治療法を確立するために行われる臨床試験である．通常は2群比較で行われ，各群に被験者はランダムに割り付けられる．主な評価指標（エンドポイント）は，OS（全生存期間〈overall survival〉），PFS（無増悪生存期間〈progression free survival〉）などである．QOLも評価使用として用いられる場合もあるが，解釈や解析が難しくなることが多く，主要な評価指標とされることは少ない．第II相試験同様，症例数や試験期間の設定には生物統計家の参画が必須であり，試験データの品質管理・品質保証を担うデータセンターを設けるとともに，試験の安全かつ倫理的な進捗に試験実施に直接関与しない第三者の専門家によって構成される効果安全性評価委員会（独立データモニタリング委員会とも呼ばれる）による監視も重要である．

【藤原　康弘】

参考文献

1) 臨床研究に関する倫理指針（厚生労働省）：http://www.mhlw.go.jp/general/seido/kousei/i-kenkyu/index.html#4
2) 臨床試験の一般指針（ICH E8），厚生省医薬安全局審査管理課長通知 医薬審発第380号，平成10年4月21日：http://www.pmda.go.jp/ich/e/e8_98_4_21.pdf
3) Eisenhauer EA et al : Phase I cancer clinical trials : A Practical Guide, Oxford University Press, 2006
4) 抗悪性腫瘍薬の非臨床評価に関するガイドラインについて，厚生労働省医薬食品局審査管理課長通知 0604第1号，平成22年6月4日：http://www.pmda.go.jp/ich/s/S9_10_6_4.pdf
5) 福田治彦ほか訳：米国SWOGに学ぶ がん臨床試験の実践—臨床医と統計家の協調をめざして 第2版，医学書院，2004
6) Cancer Clinical Trials : The Basic Workbook（National Cancer Institute）：http://www.cancer.gov/clinicaltrials/resources/basicworkbook

7章 内科疾患と栄養学

1. 栄養管理が必要な内科疾患 ………………………………… 328
2. ビタミンと微量ミネラルの欠乏症と過剰症 ………………… 332
3. カロリーの多寡と内科疾患 ………………………………… 337
4. 栄養素の吸収・代謝異常と内科疾患 ……………………… 341
5. 経腸栄養法と経静脈栄養法 ………………………………… 343
6. 栄養と糖質代謝 ……………………………………………… 346
7. 栄養と脂質代謝 ……………………………………………… 350
8. 栄養とエネルギー代謝 ……………………………………… 354
9. 栄養素による代謝調節の臓器連関とその破綻 …………… 358
10. 過剰エネルギーの貯蔵機構とその病態的意義 …………… 361
11. 栄養素による細胞内シグナル伝達とその異常 …………… 364

1 栄養管理が必要な内科疾患

はじめに

内科疾患と栄養学は，古来より言い伝えられている「医食同源」との言葉が示すように，切っても切れない関係にある。しかしながら日常の診療のなかで内科疾患を管理し治療する際に，とくに薬物療法に対しては常に留意がなされるものの，その栄養管理面については治療上の重要性が必ずしも理解されないまま，ただ漫然と画一的な診療が進められている例が少なくない。これではいかに作用がすぐれた薬物であっても，それらの効果はうまく発揮されないことになる。また本来は必要でない薬物の投与がなされ，無意味でかつ医療経済的にも無駄な治療に終わる可能性も生じてくる。したがってすべての内科医にとって，一般的な内科疾患に必要な栄養管理の知識を十分に有し，かつ的確に実行することが総合的に効率よく治療を進めるためにきわめて重要である。

特に栄養管理を一般診療において確実に推進するためには，管理栄養士を中心としたコメディカルスタッフとのチーム医療の実践が不可欠であり，内科医としても栄養指導の実際を熟知しておく必要がある。今後の内科診療のなかで栄養管理の奥義をきわめることは，多くの内科疾患を有する症例の生活の質(QOL)の改善に直接的に結びつくのみならず，21世紀に入ってもなお高騰し続けている医療費の抑制に対して，その治療の効率化を通じて確実に貢献するものと思われる。

ここでは，内科医として栄養管理が必要となる多くの疾患について，臓器別に整理してポイントを述べるとともに，なかでも糖尿病についてはその実践につき，日本糖尿病学会の科学的根拠に基づいた「糖尿病診療ガイドライン」に準拠して総論的に解説する。

表1-1に栄養管理が必要な内科疾患を示す。また内科疾患の範疇には必ずしも入らないものの，内科的な治療が重要かつ可能となってきている骨粗鬆症についても触れる。

栄養・代謝系の内科疾患

代表的な疾患である糖尿病の治療手段として，食事療法下での栄養管理が「基本的」であることが広く受け入れられている。日本糖尿病学会の「科学的根拠に基づく糖尿病診

表1-1 栄養管理が必要な内科疾患

栄養・代謝系
糖尿病，糖尿病性腎症，肥満症，脂肪肝，脂質異常症，高尿酸血症・痛風
消化器系
消化性潰瘍，炎症性腸疾患(特にCrohn病)，急性・慢性肝炎，急性・慢性膵炎
循環器・呼吸器系
動脈硬化症，慢性心不全，慢性呼吸不全
腎臓系
急性・慢性腎不全，ネフローゼ症候群，血液透析
血管・アレルギー系
栄養性貧血(鉄欠乏性貧血)，アレルギー疾患(食物アレルギー)
骨粗鬆症

療ガイドライン2010」[1]のなかでも，食事療法は，[グレードA](行うように強くすすめられる)として，最重要の項目に分類されている。さらに「個人個人のライフスタイルを尊重する」個別対応の必要性が，同様に[グレードA]にあげられている。

まず適正な摂取エネルギー量を算出する([グレードA])。

グレードA

実際の症例ごとに，
1. 標準体重：(身長(m))^2 × 22

を求め，

2. 身体活動量(kcal/kg 標準体重)
  - 25～30：軽い労作(デスクワークなど)
  - 30～35：普通の労作(立ち仕事が多い職業)
  - 35以上：重い労作(力仕事の多い職業)

を判断のうえ，
  摂取エネルギー量＝ 1 × 2
として求める。ただし，肥満例や高齢者では，2 のなかの少ない数値を採用する。

次いで栄養素のバランスのよさについても，炭水化物と蛋白質の比率については最重要の[グレードA]として，そして脂質やカルシウム，食塩，食物繊維については[グレードB](行うようにすすめられる)として，ともにあげられている。

具体的には指示エネルギー量の55～60％を糖質とし，蛋白質は15～20％(標準体重1 kgあたり1.0～1.2 g)，残りの20～25％を脂質で，ただし飽和ならびに多価不飽和脂肪酸については各々10％以内としている。

しかしながら一方で，炭水化物の摂取下限のコンセンサスはいまだ得られていない。最近の動物実験において，極端な糖質制限食(炭水化物12％，蛋白質45％，脂質43％)の長期摂取は，「いわゆる西洋食」(炭水化物43％，蛋白質15％，脂質42％——興味深いことに脂質の比率は両者間に差なし)と比較して，前者では後者より血糖コントロールは一見改善するものの，大動脈の動脈硬化をさらに促進することが示されている[2]。さらに虚血時の血管新生が抑制され，たとえば心筋梗塞後の予後悪化の可能性が指摘されている。実際に肥満2型糖尿病症例を対象とした無作為化臨床試験(RCT)でも極端な低炭水化物食(炭水化物20％，脂質60％)と通常食に近い低脂肪食(炭水化物60％，脂質20％)を比較すると，やはり前者で全身の動脈硬化度の悪化が認められている[3]。すなわち従来からの日本食の基本となる低脂肪食が，長期にわたる心血管系の保護に大きく寄与している事実を改めて明らかにするとともに，一方で糖尿病症例への極端な糖質制限に対し強い警鐘を鳴らしている。

その他の栄養素についても，食塩は過剰摂取で血圧上昇や食欲亢進を生じることから，多くても10 g/日以内，高血圧合併例で6 g/日未満が推奨されている。食物繊維は血糖値の改善に有効で，血中脂質も低下させることから，たとえば野菜は300 g/日以上の摂取を心掛ける。日本は火山国であることから，土壌中のカルシウム含量が相対的に低く，日本人は600 mg/日とされるカルシウム摂取量が不足がちになることが指摘されている。

表 1-2 糖尿病性腎症の食事療法

病期	総エネルギー (kcal/kg*/日)	蛋白質 (g/kg*/日)	食塩 (g/日)	カリウム (g/日)
第1期(腎症前期)	25〜30		制限せず**	制限せず
第2期(早期腎症)	25〜30	1.0〜1.2	制限せず**	制限せず
第3期A(顕性腎症前期)	25〜30	0.8〜1.0	7〜8	制限せず
第3期B(顕性腎症後期)	25〜30	0.8〜1.0	7〜8	軽度制限
第4期(腎不全期)	30〜35	0.6〜0.8	5〜7	1.5
第5期(透析療法期) 血液透析: 25〜30		1.0〜1.2	7〜8	1.5
CAPD: 30〜35		1.1〜1.3	8〜10	軽度制限

*: 標準体重, **: 高血圧合併例では 7〜8 g 以下に制限する
第1期: 糖尿病食を基本とし, 血糖コントロールに努める。蛋白の過剰摂取は不可
第3期B, 第4期: 浮腫の程度, 心不全の有無から水分を適宜制限する
CAPD: 連続携行式腹膜透析

糖尿病性腎症

各病期ごとに摂取エネルギー, 蛋白質, 食塩, カリウムの基準が示されている(表1-2)。たとえ第1期といえども, 蛋白質の過剰摂取(極端な糖質制限に伴うことが多い)は不可である。

肥満症

カロリー制限を中心とした食事療法が最も重要である。脂肪組織 1 kg は約 7,200 kcal に相当するので, 1 カ月に 1 kg 減量するには 1 日あたり約 240 kcal の負のエネルギー状態が必要となる。しかし並行して体蛋白の崩壊も生じるので, 糖尿病の食事療法と同様に 1.0〜1.2 g/kg 標準体重の蛋白摂取を守る必要がある。

脂質異常症

高コレステロール血症(IIa型): 肥満がない場合でも摂取エネルギーの制限は必要であり, 一般的に 25〜30 kcal/kg を標準体重とし, 栄養素の配分も糖尿病の場合と同様にする。コレステロールの摂取量は 1 日 300 mg 以下とする。
高トリグリセリド血症(IV型): さらに高血圧, 高尿酸血症, あるいは肥満を伴っていることが多いので, 厳しいエネルギー制限が重要である。この場合の糖質は総カロリーの 50 % までとし, アルコールも 1 日 25 g 以下とする。それでもよくならなければ糖質を全体の 40 %(それ以下とはしない)とし, 禁酒をすすめる。

高尿酸血症・痛風

肥満やインスリン抵抗性との関連が強いので, その解消が重要である。摂取エネルギー量を糖尿病の場合と同様に適正なものとし, アルコール摂取の制限(週2回の断酒日), そして積極的な水分摂取をすすめ, 1 日尿量として 2,000 mL 以上を確保して尿中の尿酸濃度を低下させる。このことにより尿中での尿酸の析出を防ぎ, 腎障害や尿路結石の予防が可能となる。

消化器系の内科疾患

消化性潰瘍

日常のストレスに暴飲暴食, 不規則な食事, 喫煙, アルコールやコーヒーなどの嗜好品が加わり, 発症の誘因となる。また損傷した粘膜の修復あるいは潰瘍再発の予防のために栄養管理が重要である。出血性潰瘍を認めた場合には, 止血処置を行い, 絶飲食として静脈栄養などを行う。再出血のないことが確認された後に流動→3分→5分→7分→全粥へと徐々に移行し, 高蛋白・高エネルギー食とする。脂肪分の多いもの, かたいもの, 酸性の強いものは避ける。塩分過多にも注意が必要である。

ここから治癒期に入るまで, 胃粘膜に対し物理的, 化学的刺激を与えない。そして消化吸収しやすい高蛋白・高エネルギー食を規則正しく摂取させる。蛋白質は胃内の酸性化をゆるやかにする。一方で脂肪は胃酸分泌を抑制するものの, 胃の蠕動運動を抑制し, 胃内停滞時間を長くするといわれている。糖質はこれらに影響を与えない。治癒期に入れば厳密な食事制限は必要ないものの, 喫煙や嗜好品に関しては再発防止の意味からも考慮が必要である。

消化性潰瘍は治癒と再発を繰り返すことから, 日頃の栄養管理が依然として重要であり, この点からも生活習慣病的な要素を含んでいる。

炎症性腸疾患

潰瘍性大腸炎と Crohn(クローン)病の総称である。興味深いことにその病因論や治療法が共通する点が少なくないものの, 栄養管理に関しては明らかな差異が存在する。

潰瘍性大腸炎は多くの場合, 病変は大腸に限局しているため食事の構成成分に注意をはらう必要はない。一方で Crohn 病は内科医が最も栄養療法を意識すべき疾患である。なかでも特に臨床上問題とされるのは小腸病変である。小腸は消化・吸収のみならず免疫やインクレチンなどの内分泌機構上でも重要な器官であり, 安易に外科的に切除することは回避されなければならない。その病変の活動期には基本的に絶食とし, 腸管の安静をはかりつつ完全静脈栄養か完全経腸栄養とする(それらの詳細については他稿参照)。また栄養療法は活動期のみならず, 寛解期においても病勢コントロールの維持に大きな意味を有している。

食事は症状の推移に応じて経口摂取の割合を増加させるスライド方式が推奨されている。食事が可能となっても低脂肪食とし, 許可するとしても $n-3$ 系脂肪酸を含むシソ油, 魚油などの摂取にとどめ, 同時に低残渣食とする。水溶性食物繊維については, 腸管において有益とされる短鎖脂肪酸の産生を増加させることから, 特に制限する必要はないと考えられている。

急性肝炎

一般的に栄養管理にあたって注意することは少ない。しかし劇症肝炎は急性肝炎とはまったく異なり、急速に高度の肝不全を生じる予後不良の疾患である。原則として完全静脈栄養とし、投与カロリーとして25〜30 kcal/kg 標準体重/日とするのが一般的である。脂肪乳剤はKupffer(クッパー)細胞などの網内系で処理されるため、原則的に禁忌である。高度の肝機能障害のため尿素サイクルが障害され、分枝鎖アミノ酸(BCAA)の投与でも血中アンモニア濃度が上昇することがある。

したがって急性期にはブドウ糖を中心とした(これで血糖値が上昇する場合にはインスリンを併用)完全静脈栄養を行い、水分、電解質、ビタミン、微量元素を調節する。

慢性肝炎

通常は外来通院であり三食とも規則正しくとるように指導する。摂取蛋白源は必須アミノ酸に富んだ食事を選ぶようにし、1日50g程度の脂肪摂取とする。

すでに肝硬変へと移行した症例では、体蛋白の異化を防ぎ同化を促進するため、エネルギーは必要量を供給する。特に非代償期では一般的に30〜35 kcal/kg 標準体重/日が必要とされる。蛋白質については正の窒素出納を維持するため、1.2〜1.3 g/kg 標準体重/日に設定する。しかしながら、高アンモニア血症や肝性脳症を伴う場合には制限(0.6〜1.0 g)を加える。このような場合においてBCAAを豊富に含んだ経口栄養剤は、安全に投与できる蛋白源となる。

急性膵炎

重症例で蛋白や脂肪の異化が亢進し、基礎代謝が増加するhyperdynamic stateの状態にある。膵Langerhans(ランゲルハンス)島の障害によるインスリン分泌不全、さらにはストレス状態に基づくコルチゾールやカテコールアミン産生の増加により耐糖能障害が生じる。脂質代謝では脂質の異化や酸化が亢進し、脂肪酸の血中クリアランスが減少して脂質異常症をきたすことがある。一方で壊死性膵炎では肝臓での蛋白合成能が低下するとともに、骨格筋における蛋白異化が亢進して筋量が減少し、さらにBCAAの血中濃度、Fischer(フィッシャー)比(分枝鎖アミノ酸/芳香族アミノ酸)も低下する。加えてアルコール常習者の場合には、微量栄養素の欠乏にも留意する必要がある。

したがって、急性期には軽症あるいは中等症までであっても膵庇護のため絶飲食とし、最近では bacterial translocation の点から経腸栄養(膵外分泌刺激を避けるためTreiz(トライツ)靭帯より肛門側にチューブ先端を留置)による十分な糖質と蛋白質・アミノ酸の補給がすすめられている。

慢性膵炎

代償期では、急性発症時には急性膵炎に準じた管理を行い、発作時以外は原則としてアルコールの禁止や脂質制限などが重要になる。しかしながら非代償期に入ると膵外分泌不全となるため各種栄養素の吸収障害が生じる。膵酵素の補充療法を並行して行う。また糖尿病合併率は80%にも

及び、インスリン療法の導入が不可欠となる。ただし夜間〜早朝低血糖を生じる頻度が高いため、肝硬変症と同様に late evening snack などで対処する。

循環器・呼吸器系の内科疾患

動脈硬化症の危険因子が集積した状態はメタボリックシンドロームとして認識されている。その成因の基盤は生活習慣の偏りであり、その徹底した改善(7%の体重減少と維持、週150分の運動療法)により耐糖能異常から糖尿病への発症の予防が可能と報告した糖尿病予防プログラム(DPP)研究のサブ解析[4]において、メタボリックシンドロームにつれても徹底的な生活習慣への介入でその発症率が約40%減少することが示されている。詳細については他稿に譲るが、動脈硬化症の予防のためには、血清脂質を中心とし高血圧、耐糖能異常、内臓脂質蓄積にも対応した栄養管理の併用が推奨される。

慢性心不全

心拍出量や血圧の低下に伴う生体の代謝機序により、水、ナトリウムの貯留が増悪する。栄養管理をはじめとする一般的な生活指導と薬物療法はいずれも重要であるが、やはり心不全増悪の予防には患者自身の摂生が必須である。

なかでも食事指導が非常に重要であり、塩分・水分の摂取制限——特に塩分を軽症の心不全で1日6〜9g、中等度で5〜6g、重症で5g以下に制限する。水分については入院や重症例で1日700〜1,000 mLに制限するのが望ましいが、外来で中等症まではさほど制限する必要はない。嗜好品、食事では、一般に禁酒をすすめ、多くともビールなら中瓶1本、日本酒なら1合を上限とし毎日の飲酒は避けるようにする。喫煙は禁忌とし、食事も血清脂質はもとより高血圧、耐糖能異常、肥満に対応した指導を行う。禁煙すると味覚に対し敏感になり、減塩も苦にならないことが多い。

慢性呼吸不全

経過中に体重減少が高率に出現することが観察されていた。なかでも慢性閉塞性肺疾患(chronic obstructive pulmonary disease:COPD)では、BMI(body mass index)が呼吸機能とは独立した予後因子であることが示されている。特に rapid turnover protein(RTP)のプレアルブミン、レチノール結合蛋白の有意な低下、BCAAの有意な低下とそのためのFischer比の低下が認められる。RTPは栄養改善・悪化の指標として敏感である。

栄養管理としては、理想体重(BMIで22 kg/m²)の80%未満の症例が栄養治療の対象となり、80〜90%でも治療が望ましい。通常は安静時エネルギー消費量(resting energy expenditure:REE)の1.5倍程度を目標にして、摂取エネルギー量を設定することが多い。

腎臓系の内科疾患

急性腎不全

経口摂取不良と代謝異常があいまって急速に低栄養状態が進行する。なかでもショック・敗血症、横紋筋融解症などが併存する場合には、エネルギー消費量が増大して高度

な異化亢進状態となり，体蛋白の崩壊から血清カリウム・リン・血液尿素窒素（BUN）の上昇，代謝性アシドーシスの進展を生じる．尿毒症状態に低栄養が加わると創傷治癒の遅延，免疫能の低下などが増強することから，体液量調節と同様に栄養管理はきわめて重要である．

まず発症期および乏尿期では蛋白異化を防ぐため，35〜50 kcal/kg/日程度の十分なエネルギーを投与する．エネルギーとして利用しやすい糖質や脂質を中心として補給し，腎臓からの排泄が必要となる窒素を含む蛋白質は0.6 g/kg/日程度に制限するとともに，厳格なカリウム制限を行う．

乏尿期が持続すると体液過剰や尿毒症物質の貯留が生じるので，必要な栄養管理を継続する目的で透析療法を施行する．これによりアミノ酸やアルブミンが体内から除去されることから，蛋白摂取量は1.0 g/kg/日程度とし，エネルギーは十分に補給する．一方で利尿期には大量の水や電解質の喪失が生じるため，出納を調節し補給する必要がある．

慢性腎不全

管理する際に重要なことは，腎機能障害の進展を抑制し，透析療法への導入をできるだけ回避し，尿毒症症状を軽減させることにある．慢性腎不全では，アシドーシスや尿毒症物質の蓄積により細胞でのインスリン感受性が低下し糖利用の障害が生じる．これに食思不振も加わりエネルギー不足となりやすく，体蛋白の崩壊から異化亢進状態となる．BCAAは他のアミノ酸に比しエネルギー効率がよいため利用され常に不足がちとなる．したがって蛋白異化の防止のため，糖質と脂質を中心として十分なカロリーが必要とされ，35 kcal/kg/日前後とする場合が多い．

糖尿病症例では血糖コントロールが悪化することがあり，インスリン療法を導入する．蛋白質については，その制限食が基本となるが，しかし有用性のエビデンスについてはいまだ明確にはされていない．一般的には低栄養を惹起しない範囲で蛋白制限食を施行し，0.6〜0.7 g/kg/日程度とする．腎不全が高度で蛋白制限を強化する場合には必須アミノ酸（分岐鎖）製剤の併用が必要となる．その他腎不全の病期に応じた水分，塩分（通常は7 g/日，浮腫・高血圧・心不全などがみられる際には5 g/日以下とする）ならびにカリウムの制限を加える．

ネフローゼ症候群

蛋白異化が亢進し，十分なエネルギー補給が必要となる．一律に35 kcal/kg/日が推奨されているが，高齢者や女性では低いカロリーでも十分なこともあり，一方糖尿病，脂質異常症，肥満の症例ではカロリー過剰を避ける必要がある．

血液透析

血液透析新規導入症例の約40％が糖尿病性腎症を原因とすると推定されているが，非糖尿病の透析症例と比較して，蛋白・エネルギー栄養障害（PEM）が高頻度に併発する．これにはインスリン作用不足による蛋白の異化亢進を背景として存在するが，合併する自律神経障害による胃排泄能低下に起因した食事摂取量の低下も関与すると考えら

れる．またインスリン療法が中心となるが，透析日と非透析日で食事時刻に差異が生じたり，透析液中のブドウ糖濃度により血糖値に変動が生じることも念頭において，食事量とインスリン投与量を指導する．

血液・アレルギー系の内科疾患

鉄欠乏性貧血

栄養性貧血の代表例である鉄欠乏性貧血は，①鉄摂取量の不足，②鉄需要の増加，③鉄排泄の増加のいずれかの原因で起こる．

これらの症例では，鉄も含めたすべての栄養素について，食事摂取基準に沿ったバランスのよい食物摂取を心掛けるように指導すべきである．このことは再発予防にも役立つが，食事療法のみでの治癒は一般的には望めないので，原則として治療は鉄剤の内服となる．巨赤芽球性貧血の症例については，欠乏しているビタミンB_{12}を原則として非経口的（筋注が一般的）に，一方で葉酸の場合には内服で投与する．

食物アレルギー

食物摂取に起因する生体には不利益な反応の一つで，免疫学的機序を介するものである．乳児期に最も高頻度にみられ，特に乳児のアトピー性皮膚炎患者では高率にみられる．その原因は頻度の高い順に，鶏卵，牛乳，小麦，大豆である．

一方でこの食物アレルギーは成長とともに治癒することが多い．成人では，原因が小児の場合とは若干異なり，甲殻類（エビ，カニ），魚介類，そば，小麦，フルーツ（キウイなど）が多い．治療は原因となる食物の摂取を中止することが基本となる．

骨粗鬆症

わが国では一般的に骨粗鬆症は整形外科の疾患と考えられる傾向にあるが，内科医がいままで以上に関与すべき疾患である．すなわち「骨量の低下と，骨の微細構造の劣化を特徴とし，骨折の危険が増した状態」と定義され，骨折を防ぐための内科的な治療が主体となる．基本的には無症状のことが多く，同じく症状に乏しい糖尿病，高血圧，脂質異常症を治療することと同じ考え方であり，この意味からも生活習慣病としての一面を有している．

骨折のなかでも特に大きな問題となるのは大腿骨頭部骨折であり，受傷後1年以内の死亡率が高いうえに，かなりの症例が介護を要するようになってくる．前述したように，わが国は火山国であり，その土壌でつくられる野菜のカルシウム含量が低いこともあり，日本人は必要な摂取量を満たすことが難しいとの指摘もなされている．また骨粗鬆症を有する症例は，他の慢性疾患が併存している場合も多い．骨形成にかかわるビタミンDやKなどの欠乏状態をはじめ，低栄養もまた明らかに骨折の重要な危険因子として知られている．したがって栄養をはじめとする全身管理に果たす内科医の役割は，今後ますます大きくなるものと思われる．

【石田 均】

参考文献
1) 日本糖尿病学会編:科学的根拠に基づく糖尿病診療ガイドライン 2010, p31-39, 南江堂, 2010
2) Foo SY et al : Vascular effects of a low-carbohydrate high-protein diet. Proc Natl Acad Sci U S A 105 : 15418-15423, 2009
3) Bradley U et al : Low-fat versus low-carbohydrate weight reduction diets-effects on weight loss, insulin resistance, and cardiovascular risk : a randomized control trial. Diabetes 58 : 2741-2748, 2009
4) Orchard TJ et al : The effect of metformin and intensive lifestyle intervention on the metabolic syndrome : The Diabetes Prevention Program Randomized Trial. Ann Intern Med 142 : 611-619, 2005

2 ビタミンと微量ミネラルの欠乏症と過剰症

はじめに

ビタミン(vitamin)は,「微量で体内の代謝に重要な働きをしているにもかかわらず自分でつくることができない化合物」と定義される。ビタミンは13種類あり,生物の生存・生育に必要な栄養素のうち,炭水化物や蛋白質,脂質,ミネラル以外の栄養素であり,微量ではあるが生理作用を円滑に行うために必須な有機化合物の総称である。

微量ミネラルは体内での含有量が10g以下で,1日の摂取量が100 mg以下の元素をいう。そのうち生命活動に必要不可欠な必須微量元素は27種とされており,鉄,亜鉛,銅,イオウ,クロム,コバルト,セレン,マンガン,モリブデン,ケイ素,フッ素,バナジウム,ニッケル,錫,ヨウ素などがある。

水溶性ビタミン異常症

水溶性ビタミン異常症の大部分は欠乏症であり,身体所見および血中ビタミン濃度に注意して,早急に治療を行うことが必要である(表2-1)。

ビタミンB_1

ビタミンB_1の作用:ビタミンB_1は生体内ではチアミン,チアミン一リン酸,チアミンピロリン酸(チアミン二リン酸)およびチアミン三リン酸として存在して相互に変換されるが,活性型ビタミンB_1はチアミンピロリン酸とチアミン三リン酸である。ビタミンB_1は骨格筋,心筋,肝臓,腎臓,脳に多く,約50%は筋肉に存在する。生物学的半減期は9~18日と短く,持続的な補給が必要である。チアミンは小腸上部で吸収された後,リン酸化されてコエンザイムA,リポ酸,ニコチンアミドアデニンジヌクレオチド(NAD)などとともに酸化的脱炭酸反応の補酵素として作用する。チアミン酵素にはピルビン酸脱水素酵素,$α$-ケトグルタル酸脱水素酵素,トランスケトラーゼの糖・エネルギー代謝酵素および$α$-ケトカプロン酸,$α$-ケト-$β$-メチル吉草酸,$α$-ケトイソ吉草酸をそれぞれイソバレリルCoA,$α$-メチルブチリルCoA,イソブチリルCoAに変換する分枝鎖ケト酸脱水素酵素がある。このように,ビタミンB_1はエネルギー産生および神経活動電位の発生や神経伝導に関与する。

ビタミンB_1異常症:ビタミンB_1が欠乏する原因として食事や成長のほか,ストレス,透析,静脈栄養,アルコール依存症がある。特に大量の糖質はビタミンB_1の消費を亢進させる。ビタミンB_1欠乏が長期になると多発性神経炎や徐脈,健忘,不安,うつ状態,など精神知能の変化がみられる。さらに進行し,筋力の減弱,知覚異常,麻痺などを呈すると脚気である。湿性脚気は浮腫を特徴とし,蛋白摂取不足によると思われる。慢性アルコール中毒ではアンバランスな食事によるB_1不足,すなわちアルコール性心筋症による心

表2-1 ビタミン異常症

ビタミン	作用	欠乏症	過剰症
水溶性ビタミン			
ビタミンB_1	酸化的脱炭酸反応の補酵素 エネルギー生成,神経活動	脚気,乳酸アシドーシス Wernicke脳症,心不全など	なし
ビタミンB_2	電子伝達系酵素の補酵素	舌炎,口角炎,皮膚炎など	なし
ビタミンB_6	糖新生,ナイアシン生成 赤血球機能改善,神経機能調節	ペラグラ様皮膚炎,多発性神経炎 貧血,痙攣	なし
ビタミンB_{12}	DNA合成,葉酸蓄積 ミエリン合成	悪性貧血,舌炎 進行性麻痺	なし
ビタミンC	酸化・還元反応 コラーゲン合成,コレステロール代謝	壊血病,Möller-Barlow病 Sjögren症候群,出血,結膜炎	なし
葉酸	ヌクレオチド合成,メチル基生成転換 ホモシステインのメチル化	巨赤芽球性貧血 低出生体重児,神経管欠損症	なし
ビオチン	脂肪酸合成,$β$酸化 TCA回路,カルボキシラーゼの補酵素	皮膚炎,貧血	なし
ナイアシン	ピリジンヌクレオチド補酵素 NAD, NADPの成分,酸化還元反応の補酵素	ペラグラ(皮膚炎,下痢,認知症)	なし
脂溶性ビタミン			
ビタミンA	成長,視覚,生殖,皮膚粘膜保持	夜盲症,角膜乾燥 易感染,吸収障害	頭蓋内圧上昇,頭痛 皮膚の脱落
ビタミンD	カルシウム吸収,骨リモデリング	くる病,骨軟化症	嘔吐,不機嫌,石灰沈着
ビタミンE	膜脂質酸化抑制 抗酸化作用による発癌,老化の抑制	歩行障害,振動感覚消失 眼球運動麻痺,網膜炎	なし
ビタミンK	$γ$-カルボキシグルタミン酸残基(Gla)補足	出血,骨粗鬆症	なし

NAD:ニコチンアミドアデニンジヌクレオチド,NADP:ニコチンアミドアデニンジヌクレオチドリン酸

不全になる。高カロリー輸液に伴う乳酸アシドーシスでは，ピルビン酸脱水素酵素活性の低下によってWernicke（ウェルニッケ）脳症，脚気心といわれる心不全を呈する。さらにメープルシロップ尿症，ピルビン酸脱水素酵素欠損症，ピルビン酸カルボキシラーゼ欠損症，巨赤芽球性貧血などのビタミンB_1反応性遺伝性疾患が知られている。

治療法：ビタミンB_1の必要量は1日1～2mg, 1,000kcalに0.5mgである。高カロリー輸液施行中にはビタミンB_1必要量として成人で1日3mgをすすめている。アルコール中毒者における脚気，Wernicke脳症では非経口的に1日最低50～100mg, 重症例で150～400mgの投与を開始し，次いで重篤な吸収障害がなければ1日100～300mgの経口投与に切り替える。

ビタミンB_2

ビタミンB_2の作用：小腸上部より吸収された遊離型ビタミンB_2の大部分はフラビンアデニンジヌクレオチド（FAD）に，また一部はフラビンモノヌクレオチド（FMN）に合成される。FADおよびFMNはエネルギー産生に関与する電子伝達系酵素の補酵素として重要な役割を果たす。

ビタミンB_2異常症：ビタミンB_2欠乏の典型的な症状は舌炎，口角炎，口角炎，鼻・唇溝・陰嚢・外陰部における皮膚炎，眼症状（羞明，異物感，角膜血管新生，硝子体の混濁）などである。

治療法：ビタミンB_2の必要量は成人で1日1.0～1.4mgである。治療には1日10mgの経口投与であらゆる症状が完全に治癒する。

ビタミンB_6

ビタミンB_6の作用：ビタミンB_6はピリドキシンと呼ばれ，肝臓でリン酸化されて活性型ピリドキサールリン酸（PALP）かピリドキサミンリン酸となる。これらは筋肉のグリコーゲンホスホリラーゼに結合して存在し，主として蛋白質代謝に関する酵素の補酵素となる。ビタミンB_6酵素にはトランスアミナーゼ，アミノ酸脱水素酵素，キヌレニナーゼ，デアミナーゼ，デスルヒドラーゼ，δ-アミノレブリン酸合成酵素などがある。したがって，ビタミンB_6は糖新生，ナイアシン産生，酸素結合能を上げて赤血球機能改善およびセロトニン，ドパミン，ヒスタミン，ノルエピネフリン，ヒスタミン，γ-アミノ酪酸（GABA）などの神経伝達物質の産生に関与して神経機能を調節する。また，ヒドラジン，ペニシラミン，テオフィリンなどの薬剤との相互作用も示す。

ビタミンB_6異常症：ビタミンB_6が欠乏すると食欲不振，全身倦怠感，悪心・嘔吐，下痢，口唇炎，口角炎，ペラグラ様皮膚炎，多発性神経炎，貧血，痙攣などを示す。また，ビタミンB_6依存症として，痙攣，シスタチオニン尿症，ホモシスチン尿症，キサンツレン酸尿症，貧血などが知られている。

治療法：ビタミンB_6の必要量は成人男子で1日1.4～2mgである。妊婦の50％は欠乏状態にある。イソニアジド，ペニシラミン，サイクロセリンはビタミンB_6拮抗薬が含まれているので，1日に30～100mg投与によって予防する。ビタミンB_6依存性痙攣は大量（1日500mgまで）の塩酸ピリドキシンによってのみ治療できる。

ビタミンB_{12}

ビタミンB_{12}の作用：ビタミンB_{12}は胃液中の内因子と結合して吸収される。ビタミンB_{12}の50～90％は肝臓に存在するが，トランスコバラミンIIによって細胞に輸送されてアデノシルコバラミンおよびメチルコバラミンに変換されてはじめて，前者はメチルマロニルCoAムターゼの，後者は5-メチルテトラヒドロ葉酸メチルトランスフェラーゼの補酵素として作用する。したがって，ビタミンB_{12}にはDNA合成，細胞への葉酸蓄積，ミエリン合成などの作用を有する。

ビタミンB_{12}異常症：ビタミンB_{12}が欠乏するとB_{12}欠乏はまず悪性貧血として発症する。症状は巨赤芽球の出現，白血球および血小板の形成障害がみられる。さらに，舌炎，発育不良を示す。また脊髄軸索の進行性変性により進行性麻痺症状を呈する。血中ビタミンB_{12}濃度低下，LDH（乳酸脱水素酵素）増加，尿中メチルマロン酸排泄量増加を示す。B_{12}の吸収障害は胃切除術や胃腸管吻合術後，自己免疫性抗体の存在によって起こる。ビタミンB_{12}依存症としてトランスコバラミンII欠損症やメチルマロン酸血症がある。

治療法：ビタミンB_{12}の必要量は1日1.5～5μgである。欠乏症に対してはビタミンB_{12}を10～20μg, 1日1～4回，非経口的に投与する。

ビタミンC

ビタミンCの作用：ビタミンCは下垂体，副腎，白血球，水晶体，脳に多く存在し，生体内の酸化・還元反応に関与している。特に，コラーゲン合成におけるプロリンおよびリジンのヒドロキシプロリンやヒドロキシリジンへの水酸化，コレステロール代謝におけるステロイド核の7α位の水酸化反応，シトクロムP450による薬物の水酸化反応，ドパミンのドパミンβ-水酸化酵素（DBH）によるノルアドレナリンへの酸化，カルニチン合成，非ヘム鉄の腸管吸収，環状アデノシンーリン酸（cAMP）合成および環状グアノシンーリン酸（cGMP）合成に必要である。

ビタミンC異常症：ビタミンCはアルコール常用者や薬物服用者で欠乏しやすい。ビタミンC欠乏により壊血病，小児ではMöller-Barlow（メラー-バーロー）病になり，症状は全身の点状・斑状出血，歯肉の腫脹・出血，乾燥性角質増殖性結膜炎，唾液腺腫脹，Sjögren（シェーグレン）症候群（口腔内乾燥，乾燥性角結膜炎，唾液腺腫脹），時に消化管出血，骨膜下出血がみられる。またコラーゲンや類骨質，象牙質など細胞間質の形成不全も特徴的である。強いストレス，特に感染などで症状は助長される。小児では骨や歯の発育が遅延する。ヒステリー，心身症，抑うつ症などの精神症状もみられるようになる。

治療法：新生児，小児，青年の必要量は1日体重1kgあたり6mgである。成人では欠乏や必要量が増大する妊娠，授乳，抗生物質投与，血液透析などでは1日100～200mg必要である。さらに1日500～1,000mg投与すると，創傷治癒の促進，腸管吸収障害や鉄吸収障害の改善がみられる。手術のショック予防には1～2gの静注が，激しい労作時の運動能力向上に1日1gの経口摂取が有用である。

ナイアシン

ナイアシンの作用：ナイアシン(niacin)はニコチン酸およびニコチンアミドの総称名で，植物性食品ではニコチン酸のかたちで，動物性食品ではニコチンアミドのかたちで存在している。ニコチンアミドはピリジンヌクレオチド補酵素，NAD あるいはニコチンアミドアデニンジヌクレオチドリン酸(NADP)の成分である。NAD および NADP は解糖系，脂肪酸代謝，組織内呼吸，解毒に関与する非常に多くの酸化還元反応の補酵素として作用し，生細胞中のニコチンアミドの多くは酵素蛋白質に結合している。

ナイアシン異常症：ナイアシン欠乏症としては，低栄養のアルコール常用者にペラグラが認められる。ペラグラの症状は皮膚炎，下痢，認知症である。皮膚炎は常に日光にさらされている部位に左右対称にみられ，かゆくかつ刺激性である。胃腸症状は，食欲不振，胸焼け，口・胃・直腸の痛み，下痢，便秘である。性格の変貌，混乱・記憶障害・見当識障害もよくみられる。トリプトファンの吸収障害である Hartnup(ハルトナップ)病，トリプトファンからセロトニンが大量に合成されるため，ナイアシンの生合成が抑制されているカルシノイド症候群にもペラグラが認められる。

治療法：ペラグラに対して 100～300 mg/日のニコチンアミドあるいはニコチン酸を 1 日あたり 3 回に分けて投与すると劇的に治癒する。動物性蛋白質を摂取するとゆっくり治癒する。精神神経障害は 24～48 時間で消失するが，皮膚炎の完治には 3～4 週間を要する。

葉酸

葉酸の作用：葉酸(folic acid)は 2 つの芳香環のプテリジン環とパラアミノ安息香酸とグルタミン酸が結合したものである。葉酸は絶えずテトラヒドロ葉酸に再生産されプリン *de novo* 合成に作用する。葉酸はメチル化サイクルにも作用している。メチルトランスフェラーゼはほとんどすべての組織に存在し，DNA，ドパ，蛋白質分子にメチル基を転移させる。さらに，ミエリン，リン脂質のホスファチジルエタノールアミンにメチル基を転移させ，ホスファチジルコリンを生成する。これらすべての反応のメチル基は，メチオニンから S-アデノシルメチオニン(SAM)に代謝された後にメチル基を転移する。SAM はメチル基を放すと S-アデノシルホモシステイン(SAH)となる。SAH はホモシステインに代謝されるが，ホモシステインはメチオニン合成酵素によりメチル基が付加される。

葉酸異常症：葉酸が欠乏すると軽度であっても，二分脊椎のような神経管欠損症(NTD)や虚血性心疾患や卒中の危険性が高まることが明らかになっている。葉酸バランスが負になると，まず血中葉酸濃度が低下し，次に赤血球などの組織中の葉酸濃度の低下，血中ホモシステイン濃度の上昇が認められる。これにより DNA 合成障害，骨髄の形態学的変化，末梢血にも同様の変化がみられるようになる。最も典型的な所見としては，異常に大きな核を有する巨大赤芽球である。葉酸欠乏は潜在的なものを含めると人口の 5～10% に認められる。妊婦は妊娠による葉酸代謝の亢進のために葉酸欠乏になりやすく，溶血性貧血，細胞分裂が亢進している悪性腫瘍，抗痙攣薬服用，慢性的アルコール摂取でも葉酸欠乏を起こす。葉酸は食品中に広範囲に含まれており，新鮮な野菜は良好な葉酸の給源となる。しかし，多くの場合はレバーが最もすぐれた食品である。通常の食事ではしばしば十分な葉酸を摂取することは困難である。

治療法：葉酸欠乏の治療に，通常数日間あるいは数週間にわたって 5 mg/日の合成葉酸のサプリメントを投与する。妊婦では 10 倍以上も葉酸欠乏の危険が高いので，妊婦に対して神経管欠損症を予防するため 400μg/日の葉酸摂取が推奨される。多くの女性は胎児の神経管が形成された受胎後 1 カ月くらいに妊娠に気づくので，妊娠する前からサプリメントを含めて葉酸を十分に摂取する必要がある。

ビオチン

ビオチン(biotin)は脂肪酸生合成系，β 酸化系，TCA 回路，分岐鎖アミノ酸の代謝にかかわる種々のカルボキシラーゼ反応の補酵素である。ヒトではビオチン欠乏はめったにないが，非常に偏った食習慣や不適切な経腸栄養療法で認められる。欠乏症状は倦怠感，吐き気，食欲不振，筋肉痛，感覚異常，乾燥鱗皮膚炎，脱毛，貧血，血清コレステロール濃度の上昇がある。乾燥鱗皮膚炎は本質的に必須脂肪酸欠乏と同じであり，血液中の脂肪酸組成の異常が特徴的である。ビオチンの給源としては，肝臓，卵黄，きなこ，穀類，酵母などがある。

パントテン酸

パントテン酸(pantothenic acid)は β-アラニンと酪酸のジメチルエステルである。このビタミンはリン酸を介して結合し，4'-ホスホパンテテインや主な活性型である CoA に生合成される。CoA やそのエステルは，脂肪酸の合成や分解を含む脂質代謝，糖質の代謝，ステロイドホルモンの合成，糖新生に関与している。パントテン酸の欠乏症状についてはまだ不明な点が多い。パントテン酸は多くの食品に含まれ，動物性食品や全穀類，豆類には多く含まれている。

脂溶性ビタミン異常症

脂溶性ビタミン異常症では欠乏症および過剰症に注意して，身体所見および血中ビタミン濃度を検討しなければならない(表 2-1)。

ビタミン A

ビタミン A の作用：ビタミン A は緑黄色野菜から β カロテン，α カロテンなどプロビタミン A，または動物性食品からビタミン A エステルとして摂取している。小腸粘膜細胞内で，ビタミン A エステルはレチノールに水解され，カロテン類はまずレチナールに酸化分解され，次いで還元されてレチノールに転換される。生成されたレチノールは脂肪酸とエステル化されてカイロミクロンに取り込まれ，リンパ管を経て肝臓で貯蔵される。レチノールは必要に応じて，肝臓で合成されるレチノール結合蛋白(RBP)と結合し，血中に放出，輸送される。ビタミン A 活性を示す化合物の総称であるが，一般的にはレチノールのみをさしている。生体内のビタミン A は主として摂取した食物中のレチノール，レチノールエステルに由来するものが 1/3，プロビタミン A(β カロテン)に由来するものが 2/3 を占めると

いわれている。ビタミンA(レチノール)は酸化されてレチナールとなり，さらに酸化されてレチノイン酸になる。レチノイン酸は核内で特異的なレチノイン酸受容体(レセプター)と結合することによって，ある特定の遺伝子の発現を制御している。ビタミンAの生理作用は成長，視覚，生殖，皮膚および粘膜上皮の正常保持，粘膜分泌機能の維持，分化，発生，ならびに形態形成への関与であるとされている。多彩な生理活性のうち，視覚サイクルに特異的な機能への関与はレチナールに特異的であるが，より一般的な成長や細胞分化の調節などはレチノールとレチノイン酸に共通の作用である。

ビタミンA異常症：ビタミンA欠乏症によってレチナールが関係する夜盲症，さらに皮膚の粗ぞう化，角膜の乾燥，気道の易感染，消化管の吸収障害，尿路系の結石形成，胎児の奇形などが発生する。東南アジアではビタミンA欠乏による角膜軟化症および失明の問題は重要である。わが国ではビタミンA欠乏症はほとんどみられない。最近，ヒトの前骨髄球性白血病にレチノイン酸の細胞分化誘導作用を利用した治療が行われている。ビタミンAは過剰障害も起こし，小児では特に敏感である。症状は嘔吐を伴う頭蓋内圧の上昇，頭痛，意識混濁，時にうっ血乳頭として現れる。また，成人では頭痛，嘔吐，めまい，かすみ目，皮膚の脱落などの症状がみられる。実際にはビタミンA含有量の多い内臓などを食したときに経験されている。これらの症状は摂取停止ですみやかにおさまる。

治療法：ビタミンAの必要量は成人で1日1,800〜2,000 IUである。夜盲症の治療には1日5万IUを約14日間投与することが必要で，重症であれば増量が必要である。

ビタミンD

ビタミンDの作用：ビタミンDは食物中のプロビタミンD(エルゴステロール，7-デヒドロコレステロール)として摂取され，小腸下部から吸収される。7-デヒドロコレステロールは紫外線によりビタミンDに変換される。ビタミンDは肝ミクロソームの25-ヒドロキシラーゼによりすみやかに25-ヒドロキシビタミンD〔25(OH)D〕に代謝される。25(OH)Dは血漿中のビタミンD結合蛋白質と結合して15〜40 ng/mLとD関連化合物のなかでは一番高い濃度で，ビタミンDの栄養診断に適している。次いで25(OH)Dは近位尿細管細胞のミトコンドリアで1α-水酸化酵素により活性型の1,25-ジヒドロキシビタミンD〔1,25(OH)$_2$D〕になる。1,25(OH)$_2$Dは小腸でのカルシウム吸収の促進，骨リモデリングの促進，腎尿細管でのカルシウムおよびリン再吸収の促進，PTH(副甲状腺ホルモン)産生抑制などカルシウム・リン代謝および骨代謝の調節に重要な役割を果たしている。また，1,25(OH)$_2$Dによる細胞分化誘導作用も見出されている。

ビタミンD異常症：乳幼児，小児のビタミンD欠乏症はくる病，成人の場合は骨軟化症になる。くる病では関節部が肥大して二重関節を呈する。さらに，体重負荷にてO脚やX脚となり，重症になると痛くて立つことができなくなる。ビタミンD不足は不適当な食事摂取でみられ，ビタミンDの補給で容易に治癒する。さらに，ビタミンD代謝障害もみられるので正しい診断が必要である。

ビタミンD過剰症はビタミンDを1〜2カ月間，成人で1日10万IU，乳児および小児で1日2万〜4万IU連続投与したときに生じ，食欲不振，体重減少，尿意頻繁，嘔吐，不機嫌などとして現れる。ひどくなると，各組織，特に腎臓や動脈にカルシウムが沈着して異常石灰化を起こして死亡することもある。

治療法：ビタミンDの必要量は5歳までが1日400 IUで，6歳以上が1日100 IUである。ビタミンD欠乏症に対しては1αOHD$_3$製剤を1日0.01〜0.05μg/kg，あるいは1,25(OH)$_2$D$_3$製剤を1日0.02〜0.1μg/kg投与することが必要である。過剰症の治療はビタミンD投与の中止，低カルシウム食，大量の水分摂取などが必要である。これらにより血中カルシウム濃度は数カ月の間に徐々に正常まで低下する。

ビタミンE

ビタミンEの作用：食事中のビタミンEは小腸上部から中部にかけて吸収され，カイロミクロンに取り込まれる。腸管リンパ管，静脈を経て，肝臓で超低比重リポ蛋白(VLDL)から各リポ蛋白生成に伴って，それぞれのリポ蛋白質に受動的に拡散して運搬される。血液から組織細胞内への移行はLDL(低比重リポ蛋白)受容体を介して副腎，下垂体，肝臓および脾臓などに取り込まれて貯蔵される。細胞内輸送にはα-トコフェロール結合蛋白が存在し，ビタミンEの大部分はミトコンドリアやミクロソームに局在する。ビタミンEは生体内のほぼ全組織の生体膜機能調節作用を示す。膜脂質が過酸化されると膜機能は低下するだけでなく，生成した過酸化脂質は動脈硬化促進作用などの二次的な障害を示す。ビタミンEはこの膜脂質の過酸化を防止して血管障害を予防する。また，ビタミンEはプロスタグランジン代謝にも影響し，血管壁での血小板凝集抑制作用や血管拡張作用を低下させる。さらにビタミンEの抗酸化作用，すなわちフリーラジカル捕捉作用は，活性酸素や脂質過酸化による発癌，老化，虚血性心疾患および多数の退行性疾患を予防して，ヒトの健康を維持する作用があると考えられている。食事中の不飽和脂肪酸量が増加すると，血中のビタミンEは低下する。ビタミンE欠乏状態で不飽和脂肪酸を摂取すると，赤血球の酸化剤(H_2O_2)に対する抵抗性が低下して溶血が亢進する。

ビタミンE異常症：ビタミンE欠乏症は，歩行障害，腱反射，振動覚消失，眼球運動麻痺，網膜症を発現する。フリーラジカル捕捉障害と考えられる溶血性貧血，乳児皮膚硬化症および血小板凝集能の異常などもある。無βリポ蛋白血症の患者ではビタミンEの運搬が障害されるため，網膜症，小脳性運動失調，腱反射の消失，筋力の低下を呈する。

治療法：ビタミンEの目標摂取量は成人で7〜8 mgである。大量の多価不飽和脂肪酸エステルを含む食事を摂取しているときは1日100〜200 mg高単位が必要である。未熟児や新生児では1日10〜50 mgで，無βリポ蛋白血症には100 mg/kgの連続投与が必要である。静脈栄養剤には多価不飽和脂肪酸エステルが含まれるので十分量の投与が必要である。

ビタミンK

ビタミンKの作用：ビタミンKはヒトの細胞内で合成され

ないので、食事摂取か腸内細菌で合成される必要がある。ビタミンKは小腸からの胆汁の存在のもとに吸収される。ビタミンK_1は緑色植物や種々の植物油に含まれる。ビタミンK_2は腐敗植物や肝、魚粉、納豆などに含まれ、腸内細菌によっても産生される。ビタミンK_2は側鎖のプレニル基の数(n)によりMK-nと略される。一般にビタミンKはK_1またはK_2のうちのMK-4をさすことが多い。ビタミンKは肝臓でのトロンビンの前駆物質であるプロトロンビンの合成に関与するカルボキシラーゼの補助分子として作用する。すなわち、ビタミンKはγ-カルボキシグルタミン酸残基(Gla)を有する凝固因子Ⅱ、Ⅶ、Ⅸ、Ⅹの生成に関与している。したがって、ビタミンKが欠乏すると、異常プロトロンビンであるPIVKA-Ⅱ (proteins induced by vitamin K absence or antagonist)が血液中に増加して出血傾向がみられる。特に新生児では出生数日間は腸内細菌が少ないためにビタミンK欠乏状態になるので、出血に注意すべきである。骨のオステオカルシンやマトリックスGla蛋白質もGla蛋白質であり、ビタミンKが骨粗鬆症の予防や治療を目的として投与されている。

ビタミンK異常症：ビタミンK欠乏は肝疾患やクマリン誘導体療法、胆道閉塞、膵臓疾患による吸収不全により起こる。欠乏により出血傾向を示す。

治療法：治療としては分娩直後にK_1を1 mg筋肉注射するか、分娩直前の母体に2〜3 mg筋注し新生児の出血を防ぐ。プロトロンビンの合成が障害されている肝疾患で、特に吸収障害を伴うときはビタミンK_1投与により肝機能代償をはかることが必要である。一般に新生児期および乳児期を除いてビタミンK欠乏はないと考えられている。しかし、ビタミンKは骨粗鬆症を予防すると考えられているので、十分摂取することが必要である。

微量ミネラルの異常症

鉄：成人の体内には3〜4 gの鉄がある。その64%はヘモグロビン鉄として赤血球に含まれ、残りの29%はフェリチンやヘモジデリンなどの貯蔵鉄、4%程度がミオグロビンとして筋肉内にある。血清鉄はトランスフェリンと結合して移送されている。食物中に含まれる10〜15 mgの鉄は胃の塩酸でFe^{3+}にイオン化され、次に腸内細菌やビタミンCで還元されてFe^{2+}になり、約10%に相当する1〜1.5 mgが十二指腸を中心とした上部腸管から吸収される。鉄の吸収は鉄欠乏、肉食やビタミンCにより増加する。吸収されたFe^{2+}は腸上皮細胞内でFe^{3+}になりフェリチンと結合して、肝臓、脾臓、腸粘膜で貯蔵される。また、トランスフェリンと結合して骨髄に運ばれて赤血球の生成に利用される。鉄は赤血球の破壊により1日約20 mgが放出されるが、そのほとんどは再利用される。体内から失われる鉄は汗、尿、便を通して、1日1〜1.5 mg排泄される。大部分の鉄はヘモグロビン、シトクロム、カタラーゼ、ペルオキシダーゼ、スーパーオキシドジスムターゼ(SOD)などの蛋白と結合しており、エネルギー代謝や活性酵素の処理に関与している。鉄欠乏によって貧血のほか、運動能力の低下、体温調節不全、知能発育障害、行動の変化、免疫力の低下をきたす。鉄が大量に失われる原因としては、胃潰瘍や月経などの慢性出血が多い。反対に鉄過剰状態になるとヘモジデローシスやヘモクロマトーシスを起こし、肝不全、心不全、糖尿病が発生する。

亜鉛：成人では約2 gの亜鉛を含有し、鉄に次いで多い必須微量元素である。眼の脈絡膜、精子に多いが、骨格筋と骨で85%以上を含有している。血漿中亜鉛の2/3はアルブミン、残りは$α_2$-マクログロブリンと結合している。亜鉛は炭酸脱水素酵素、SOD、アルコール脱水素酵素、アルカリホスファターゼなどの亜鉛酵素およびインスリン、黄体形成ホルモン、卵胞刺激ホルモンの活性発現に密接に関与している。すなわち、酸塩基平衡調節、活性酸素処理、性腺機能の発達および性腺成熟後の機能に深くかかわっている。さらに、亜鉛はDNAポリメラーゼ、RNAポリメラーゼあるいはチミジンキナーゼなどの核酸関連酵素を介してRNA、DNA、蛋白合成などに密接に関与しているので、組織の増殖、形態形成、組織の再生などに特に重要である。

- **亜鉛欠乏症**：亜鉛の不足によって発育障害、性腺機能発育遅延、皮膚炎、精神神経症、免疫不全、味覚不全などをもたらすことが知られている。発育期、輸液管理下の患者や新生児・幼児などでは欠乏しやすく、人工乳には亜鉛が添加されている。先天性亜鉛欠乏症候群として腸性肢端皮膚炎が、後天性としては高カロリー輸液施行患者、低出生体重児、神経性食思不振者、肝硬変を伴った慢性アルコール中毒患者、消化管切除患者、ペニシラミンなど亜鉛キレート服用患者でみられる。

銅：シトクロムC酸化酵素、SOD、セルロプラスミンなどの酸化酵素に存在して、過酸化脂質の増加を防止する。また、貯蔵鉄を骨髄に運ぶためのトランスフェリンに移すために、2価の鉄を3価に酸化する。不足すると、貧血やコラーゲンの生成が障害されるため、血管障害や骨の異常をきたす。

マンガン：脂肪酸合成、コレステロール合成、糖代謝、酸化的リン酸化、生殖機能、結合組織、骨形成の調節作用がある。マンガン欠乏により成長障害、骨格異常、生殖機能障害、脂質・糖質代謝障害などを起こす。

ヨウ素：70〜80%は甲状腺に存在し、甲状腺機能および基礎代謝を調節している。ヨウ素欠乏により酸素消費や代謝能が低下することから、ミトコンドリアの酸化的リン酸化に関与しているものと推察される。すなわち、ヨウ素欠乏では甲状腺機能低下症をきたし、成長障害や精神運動発達の遅延を呈する。一方、ヨウ素過剰では酸素消費が上がり、エネルギー消費は上がるので、ATP(アデノシン三リン酸)生成は低下する。したがって、体蛋白は分解してやせる。

コバルト：ビタミンB_{12}の補助分子で、ビタミンB_{12}が作用するためには必須である。したがって、コバルトが欠乏すると、メチオニンシンテターゼやメチルマロニルCoAムターゼの触媒機能が障害され、悪性貧血やメチルマロン酸尿を呈する。

クロム：グルコース代謝および脂質代謝に関与しており、欠乏による耐糖能低下には3価のクロム含有耐糖因子が関与していると考えられている。したがって、クロム含有耐糖因子はインスリン感受性を改善している可能性があり、耐糖能の低下する高齢者にとってはクロムの栄養状態は重要な意味を持つ。事実、クロムの欠乏によって末梢神経障害と体重減少が起こり、耐糖能低下、血中遊離脂肪酸の上昇、呼気ガス分析において呼吸商の低下、窒素平衡の異常がみられることが報告されている。

セレン：グルタチオンペルオキシダーゼの活性発現に必須の微量元素である。本酵素は過酸化水素や脂質を含む過酸化物を分解して，細胞膜をはじめとする生体に対する過酸化物による損傷を防止する。すなわち，セレンはビタミンEと同様に，あるいは相互作用によってスーパーオキシドやフリーラジカルを処理する。セレン摂取量が低下すると，生体内の過酸化物の生成が増加し，発癌や老化が促進することが考えられる。セレン欠乏によって心筋症である克山病（中国），皮膚赤色化，クワシオールや乳幼児突然死症候群（SIDS）が起こることが知られている。

【武田 英二・山本 浩範】

参考文献
1) 日本ビタミン学会編：ビタミン総合事典，朝倉書店，2010
2) Shils ME et al eds：Modern Nutrition in Health and Disease, 10th edition, Lippincott Williams & Wilkins, 2006

3 カロリーの多寡と内科疾患

●定義・概念　カロリーの多寡はその絶対値だけでなく，摂取および消費エネルギーのバランス異常として生体に影響する。過食や間食などによる摂取エネルギーの増加，運動不足などによる消費エネルギーの低下はエネルギーバランスを破綻させ，余分なエネルギーが脂肪として貯蔵される。過剰な脂肪蓄積は肥満症を生じ，内臓脂肪蓄積を基盤として糖尿病や高血圧など種々の合併症を誘発する。一方，絶食などのエネルギー欠乏時には時間経過とともに生体内のグルコース，脂肪，蛋白質がエネルギー源として利用され，過度のエネルギー欠乏はいるいそうを生じる。内科疾患に伴うエネルギーバランス異常は，摂取エネルギーの増減，エネルギーの吸収不良および喪失，エネルギー利用障害，代謝亢進によるエネルギー消費の増大などで生じる。

エネルギーバランス

生理的あるいは病的条件下で生じた摂取および消費エネルギーの増減は，エネルギーバランス異常として生体に影響する。エネルギー過剰はエネルギー摂取の増加あるいはエネルギー消費の低下によって生じる。エネルギー摂取過多の要因としては，過食や間食など食物摂取の過剰がある。エネルギー消費系としては，基礎代謝，運動（身体活動），食事誘発性熱産生（DIT）によるものが，それぞれ60～75％，15～30％，10％の割合で関与している。エネルギー消費における基礎代謝の割合は大きいが，基礎代謝や熱産生による消費系はホルモンや自律神経系によって自動的に調節されている。これに比べ，運動がエネルギー消費系に占める割合はそれほどでもないが，運動量には患者の意志や生活習慣が反映されるため量的変動や個人差が大きい。エネルギーバランス異常として生じた余分なエネルギーは脂肪として貯蔵される。過剰な脂肪蓄積は肥満症を生じ，内臓脂肪蓄積を基盤として糖尿病や高血圧など種々の合併症を誘発する。

脳では1日約100g，他の組織では約50gのグルコースを必要としている。絶食などのエネルギー欠乏状態ではこのグルコースを補うため，短期的（12～24時間のレベル）には，肝臓のグリコーゲン分解が起こり，その後にアミノ酸などによる糖新生，脂肪分解を生じる。長期的エネルギー欠乏時には筋肉蛋白質が利用されるようになる。過度のエネルギー欠乏はいるいそうを生じる。この過程で生体は代謝を低下させるなど，エネルギー消費を抑制する方向で適応しようとする。このように，エネルギー欠乏時の生体反応もエネルギー過剰時と同様，摂取エネルギーと消費エネルギーのバランスおよび生体内のエネルギー代謝動態が問題となる。具体的には，疾患に伴う食物摂取の減少や消化管の栄養吸収障害など摂取エネルギーの減少，エネルギー利用障害，代謝亢進によるエネルギー消費の増大が影響する。

エネルギー摂取にかかわる食行動調節系

肥満遺伝子（ob gene）は脂肪蓄積に伴って脂肪組織で特異的に発現が亢進し，レプチンを産生する。レプチンは食行動調節中枢が存在する視床下部に運ばれ，同部のレプチン受容体と結合し，食行動を抑制するとともに，自律神経系を介し，末梢でのエネルギー消費を亢進させる。以上の作用によりレプチンは過剰な脂肪蓄積を防止し，肥満発症に抑制的に働いている。通常の肥満症患者では脂肪蓄積増加を反映して血中レプチン値が増加している。レプチン値が高いにもかかわらず肥満が是正されていないため，肥満症患者にはレプチン抵抗性があると考えられる。

食行動は，摂食中枢である視床下部外側野（lateral hypothalamic area：LHA），満腹中枢である視床下部腹内側核（ventromedial hypothalamic nucleus：VMH）および室傍核（paraventricular nucleus：PVN），レプチン受容体を豊富に有する弓状核（arcuate nucleus：ARC）などによって構成される神経ネットワークによって調節されている。この神経ネットワークにはグルコース，インスリン，レプチンなどが食行動を調節する液性情報として入力する。また長鎖脂肪酸がエネルギー過剰信号として食行動抑制や肝の糖産生抑制に関与する。視床下部に存在するATP（アデノシン三リン酸）感受性K$^+$（K$_{ATP}$）チャネル，AMP（アデノシン一リン酸）キナーゼ（AMP-activated protein kinase：AMPK），mammalian target of rapamycin（mTOR）などはグルコース，脂肪酸，アミノ酸などの栄養素をモニタリングしており，それらの情報を食行動やエネルギー代謝調節系に反映させる。

LHAには摂食促進系であるオレキシン，PVNには摂食抑制系の副腎皮質刺激ホルモン放出ホルモン（corticotropine-releasing hormone：CRH）が存在する。ARCには摂食促進物質であるニューロペプチドY（neuropeptide Y：NPY）やアグーチ関連ペプチド（Agouti-related peptide：AgRP），摂食抑制系であるPOMC（プロオピオメラノコルチン〈proopiomelanocortine〉）系ニューロンが存在し，レプチンによりそれぞれ抑制性と促進性の調節を受けている。AgRPやPOMC系のメラニン細胞刺激ホルモン（α-melanocyte-stimulating hormone：α-MSH）は視床下部に存在するメラノコルチン4受容体（MC4R）に作用して食行動を調節している。またカンナビノイド系は視床下部とともに報酬系である大脳辺縁系に作用して食物の嗜好性など食行動の快楽的要素に関与している。その他ノルエピネフリン，セロトニン，ヒスタミンなどのモノアミン類も食

行動およびエネルギー代謝調節物質として作動している。

食事による胃壁の伸展などの機械的信号，消化管より分泌されるコレシストキニン（cholecystokinin：CCK）やグレリンなどの摂食調節物質の情報，肝臓で検出される代謝情報などは求心性迷走神経を介して運ばれ，味覚情報などとともに最終的に視床下部へ入力される。環境温度など食欲に影響する体性感覚情報も視床下部に入力しており，視床下部はそれらの情報を統合的に処理することによって，動物の行動をより適切なものへと導いている。

視床下部には食物の認知，食行動の動機づけ，報酬などに関連した高次中枢からの情報も入力される。大脳皮質連合野や扁桃体などの大脳辺縁系，記憶中枢がある海馬からの情報入力がそれにあたる。ヒトの食行動を大きく支配する調節系である。またいらいら食いなどのストレス誘発性の過食や神経性食欲不振症などヒトの食行動異常は，この情報連絡システムの破綻により発現してくると考えられる。

エネルギー消費系

エネルギー消費は基礎代謝が占める割合が大きく，短期的には変動が小さい。除脂肪体重（lean body mass）は基礎代謝の決定因子であり，年齢による変化などその増減はエネルギー消費に影響する。

げっ歯類動物の褐色脂肪組織に存在する脱共役蛋白1（uncoupling protein-1：UCP-1）は，ATP生成と脱共役してエネルギーを熱として放出する。β受容体を介する交感神経系の支配を受けており，食事誘発性熱産生を行うことでエネルギー消費系として機能している。しかし，ヒトでは新生児期を除き褐色脂肪組織が少ないことから，ヒトにおける役割は不明な点が多かった。その後，ヒトにおいても，白色脂肪組織など各臓器に発現するUCP-2や，骨格筋に発現するUCP-3がUCP-1の相同蛋白として同定された。これらのUCPのエネルギー消費機能が注目されたが，実際には酸化ストレスの制御など，エネルギー消費以外の調節機能への関与が大きいことが示された。しかし，最近，ヒト成人においても褐色脂肪組織およびUCP-1が存在することが明らかになり，肥満症など代謝疾患への関与が示唆されている。

日常生活における動作や姿勢の維持など，意識的な運動ではない身体活動による熱産生を非運動性活動性熱産生（nonexercise activity thermogenesis：NEAT）と呼ぶ。消費エネルギーに占める割合は10～15%であるが，ライフスタイルにより増加させることが可能で，運動療法とは別の意味で肥満症の改善に寄与することが考えられる。

カロリー過剰と肥満症

肥満と肥満症

過剰なエネルギーは脂肪として貯蔵され肥満を生じる。肥満の指標として，〔体重（kg）〕÷〔身長（m）〕^{2}で求めるBMI（body mass index）が用いられ，BMI 25以上を肥満とする。肥満による合併症がすでに存在するか，またその発症が予想され，医学的管理の必要性があるものを肥満症（obesity）と定義する。肥満をもたらす基礎疾患の有無によって，明らかな原因がない原発性肥満と二次性肥満に分けられる。

原発性肥満：肥満の多くは原発性肥満である。過食や間食などエネルギー摂取の過剰，運動不足などのエネルギー消費の不均衡が基本的要因となる。これに遺伝的要因や環境要因が重なることで肥満を発症する。

二次性肥満：ホルモン作用の亢進や低下によってエネルギー摂取や消費のバランスが障害されて生じる肥満を内分泌性肥満と呼ぶ。Cushing（クッシング）症候群，甲状腺機能低下症などである。遺伝的要因の異常によりエネルギー代謝調節系が破綻する遺伝性肥満には，Prader-Willi（プラダー-ウィリー）症候群，Bardet-Biedl（バルデ-ビードル）症候群などがある。食行動調節機能を有する視床下部の器質的および機能的異常に基づく肥満を視床下部肥満と呼び，視床下部下垂体腫瘍，脳血管障害などによる視床下部の破壊，empty sella症候群などがある。薬物性肥満はグルココルチコイドや向精神薬などの薬物の副作用として生じる。主な疾患を表3-1に示す。

カロリー過剰による内科疾患

カロリー過剰によって直接影響を受ける病態は肥満症である。したがってカロリー過剰が関与する内科疾患としては，主に肥満に伴う合併症が対象となる。肥満症の多くは無症状で慢性的に経過するが，肥満の程度の増悪，肥満状態の長期化とともに種々の合併症を生じる。その結果BMIの増加につれて死亡率が増加する。特に内臓脂肪蓄積が合併症の発症，進展に大きく関与している。

耐糖能障害（2型糖尿病，耐糖能異常など）

2型糖尿病の発症と進展には遺伝，年齢などに加え，肥満が重要な因子として関与している。特に肥満度の高いもの，家族歴を有するものは糖尿病発症頻度が高い。内臓脂肪蓄積に伴って生じるインスリン抵抗性がその発症に関与している。しかし，肥満症患者の多くは高インスリン血症（インスリン抵抗性）を有するが，必ずしも糖尿病を合併しているわけではない。すなわち，肥満症に伴う糖尿病の発症にはインスリン抵抗性に加え，インスリン分泌不全など，他の要因が関与することが示唆される。

肥満に伴うインスリン抵抗性には，脂肪組織より分泌される腫瘍壊死因子α（TNFα）やレジスチンなどのアディポサイトカインが関与している。肥満症で増加する遊離脂肪酸（FFA）も，肝臓などの脂肪毒性を介してインスリン作用を抑制する。インスリンの作用低下は，やがて耐糖能異常，糖尿病の発症へと結びつくことになる。アディポネクチンは脂肪組織特異的に発現する蛋白で，抗動脈硬化作用や抗糖尿病作用を有する。肥満に伴ってアディポネクチンが減少することも，インスリン抵抗性や動脈硬化の増悪につながる。

メタボリックシンドローム

内臓脂肪蓄積はインスリン抵抗性を背景に耐糖能異常，脂質異常症，高血圧の発症につながる。これらのリスクの重積によって相乗的に動脈硬化性疾患の発生を助長する病態をメタボリックシンドロームと呼ぶ。内臓脂肪蓄積の判定には，CTによって測定した内臓脂肪面積≧100 cm^{2}に相当する臍位ウエスト周囲長，男性85 cm以上，女性90 cm以上を用いる。これを必須条件とし，かつ血圧130/85

表3-1 主な二次性肥満症

肥満の分類と鑑別診断	主要徴候
原発性肥満	
二次性肥満	
内分泌性肥満	
・Cushing症候群	中心性肥満、満月様顔貌、水牛肩、赤色皮膚線条、多毛、痤瘡、高血圧、糖尿病
・甲状腺機能低下症	浮腫様顔貌、皮膚乾燥
・多嚢胞性卵巣症候群 (Stein-Leventhal症候群)	多毛、無月経、不妊、男性化、両側性多嚢胞性卵巣腫大
・インスリノーマ	低血糖、Whippleの三徴
遺伝性肥満(先天異常)	
・Prader-Willi症候群	知能障害、性器発育不全、筋緊張低下、特徴的顔貌
・Bardet-Biedl症候群	肥満、網膜色素変性、知能低下、性器発育不全、多指症
・Alström症候群	肥満、網膜色素変性、難聴、糖尿病、腎症
・Klinefelter症候群	男性:性染色体異常(XXY)、時に肥満、性発育遅延
視床下部性肥満	
●視床下部の器質的破壊	
・視床下部・下垂体腫瘍 (craniophringiomaなど)	視床下部・下垂体機能低下症状、脳腫瘍症状
・Fröhlich症候群	下垂体腫瘍、性腺機能低下
・視床下部炎症性疾患	視床下部・下垂体機能低下症状、サルコイドーシス、脳炎、結核などによる症状
・頭部外傷・放射線治療後遺症	視床下部・下垂体機能低下症状
・脳血管障害	視床下部・下垂体機能低下症状、脳血管障害による症状
・外科手術	
・empty sella症候群	中年以上の経産婦、頭痛、視力障害、髄液漏、無月経、乳汁分泌
●視床下部の機能障害	
・Kleine-Levin症候群	嗜眠発作、多食、若年男子、急性熱性疾患直後に発症
・レプチン遺伝子異常	出生直後からの食欲過剰、異常な体重増加。小児期からの易感染性、二次性徴低下
・レプチン受容体遺伝子異常	出生直後からの食欲過剰、異常な体重増加。軽度の低身長、情動不安定、社会性の低下。小児期からの易感染性、二次性徴低下
・POMC遺伝子異常	若年発症の高度肥満、副腎不全、赤毛
・MC4受容体遺伝子異常	出生直後からの食欲過剰、異常な体重増加
・PC1遺伝子異常	若年発症の高度肥満、性腺機能低下、食後低血糖、副腎皮質機能低下
薬物性肥満	
ステロイド	
向精神薬	
糖尿病治療薬	

POMC:プロオピオメラノコルチン、MC4:メラノコルチン4

mmHg以上、中性脂肪150 mg/dL以上またはHDL(高比重リポ蛋白)コレステロール40 mg/dL未満、血糖110 mg/dL以上の3項目中2項目以上を満たすものをメタボリックシンドロームとして診断する。

脂質異常症

脂質では、血清コレステロール、中性脂肪、FFAの上昇、HDLコレステロールの低下などの脂質異常症を認め、それに伴い動脈硬化指数が増加している。しかし、中性脂肪とHDLコレステロールがBMIとの相関が強いのに対し、総コレステロールとLDL(低比重リポ蛋白)コレステロールはその相関が弱い。脂質異常症表現型としては、LDLとVLDL(超低比重リポ蛋白)が増加するⅡb型が多い。過食、肝臓での合成亢進、インスリン抵抗性による中性脂肪の異化障害が関与している。

高尿酸血症・痛風

過食に伴うプリン体過剰摂取、de novo合成系による尿酸産生亢進、腎尿細管における排泄障害などにより、高尿酸血症および痛風を認める。

高血圧

体重の増加に伴って高血圧の頻度が上昇する。エネルギー摂取過剰に伴う塩分の過剰摂取、肥満症における循環血液量、心拍出量の増加、交感神経系の活動亢進、糖・脂質代謝異常に基づく動脈硬化の進展が成因である。インスリンによる腎尿細管でのNa再吸収増加や交感神経亢進作用など、高インスリン血症やインスリン抵抗性の関与も示唆されている。

冠動脈疾患

狭心症や心筋梗塞などである。肥満はFramingham研究で、年齢、喫煙、総コレステロール、収縮期血圧、耐糖能低下、心肥大などとは独立した危険因子であることが報告されている。冠動脈疾患は、肥満に伴う糖・脂質代謝異常、動脈硬化の進展とともに増加するが、内臓脂肪蓄積の関与が大きい。

脳梗塞・一過性脳虚血発作

脳梗塞はBMIとの相関は不明な点も多いが、内臓脂肪蓄積との相関が強い。肥満は、内臓脂肪蓄積による高血圧や糖尿病など他の危険因子の進展を介して、脳梗塞の発症

呼吸器系

横隔膜，肋骨，肋間筋周囲への脂肪沈着により機能的残気量および呼気予備量が減少し，胸郭コンプライアンスの低下とともに呼吸筋の換気仕事効率が低下する．代謝亢進に伴って増大した末梢の酸素消費量を補うため，呼吸数が増加する．1回換気量は減少し，肺胞低換気(alveolar hypoventilation)につながっていく．低酸素血症，高二酸化炭素血症を合併し，肺高血圧，二次性多血症，右心不全に進展していく．

Pickwick症候群，睡眠時無呼吸症候群

肥満に伴う心肺機能障害について，高度肥満，傾眠，夜間周期性呼吸，筋攣縮，チアノーゼ，二次性多血症，右室肥大，右心不全の8つの特徴をもった病態をPickwick(ピックウィック)症候群と呼ぶ．呼吸障害は肺胞低換気によるものであり，肥満，傾眠，周期性呼吸が基本症状で，その他は低換気による二次的症状である．

睡眠時無呼吸症候群(sleep apnea syndrome)は睡眠時に無呼吸発作を繰り返す病態の総称で，10秒以上の口と鼻における気流が停止する無呼吸の回数(apnea index)が睡眠1時間あたり5以上のものをいう．成因としては，上気道の閉塞や睡眠中の筋緊張などによる閉塞型無呼吸が主体で，中枢型無呼吸は少ない．肥満に睡眠時無呼吸を伴うものには，Pickwick症候群の名称が使われることも多い．確定診断にはアプノモニタなどが使用される．

脂肪肝(非アルコール性脂肪性肝疾患)

脂肪肝を高頻度に認める．肝でのVLDL-中性脂肪合成が血中への放出を上回り，肝内に蓄積するためである．脂質異常症を伴う場合が多いが，脂肪肝だけがみられることもある．アスパラギン酸アミノトランスフェラーゼ(AST)，アラニンアミノトランスフェラーゼ(ALT)の軽度上昇，コリンエステラーゼ高値，γ-グルタミルトランスペプチダーゼ(γ-GTP)の上昇を認める．腹部超音波で肝臓が高エコーを示し，肝腎コントラストの増大を認める．明らかな飲酒歴がない症例においては，非アルコール性脂肪性肝疾患(nonalcoholic fatty liver disease：NAFLD)と呼ばれる．さらに脂肪沈着に加え，炎症や線維化を伴うものを非アルコール性脂肪肝炎(nonalcoholic steatohepatitis：NASH)と呼ぶ．

悪性腫瘍

胆道癌，大腸癌，子宮体癌，乳癌などの発症率が肥満で高いことが報告されている．

その他

糖尿病非合併例で，糸球体濾過量(GFR)や糸球体内圧上昇に伴う蛋白尿を認める．胆石症の合併も多く，コレステロール系石の形成が多い．静脈血栓症，気管支喘息などと肥満の関係も報告されている．

表3-2 エネルギー低下をきたす疾患

摂取エネルギー減少
- 食欲低下
  中枢神経疾患：うつ病，神経性食欲不振症，統合失調症，脳腫瘍など
  消化器疾患：口腔内疾患，食道・胃・小腸・大腸などの消化管の炎症や潰瘍，悪性腫瘍などの疾患，慢性膵炎，膵臓癌，肝硬変など
  全身性疾患：感染症，悪性腫瘍，消耗性疾患
- 消化吸収障害
  消化酵素分泌低下(肝・胆道・膵疾患)，慢性下痢(腸結核などの腸管感染症，Crohn病，AIDSなど)，蛋白漏出性胃腸症，膵腫瘍(Zollinger-Ellison症候群，WDHA症候群)

エネルギー代謝・利用障害
糖尿病

エネルギー消費亢進
甲状腺機能亢進症，褐色細胞腫，発熱性疾患(肺結核，AIDSなど)

その他
神経性過食症，アルコール中毒，筋委縮性疾患など

AIDS：後天性免疫不全症候群

カロリー不足と内科疾患(表3-2)

摂取エネルギー減少

食欲低下：うつ病や神経性食欲不振症などの食事摂取量の低下は，中枢神経系の摂食行動調節系の機能異常に基づく．視床下部だけでなく大脳皮質連合野など高次中枢の関与があると考えられる．脳腫瘍など中枢神経系の器質的疾患による食欲低下もあるが，機能異常に比べ，頻度としては少ない．

口腔を含めた消化器系の疾患に伴う食欲低下は最も頻繁に観察される．胃潰瘍や炎症性大腸疾患などにおいて，悪心・嘔吐，腹痛などの消化器症状とともに食欲低下を認める．しかし，求心性迷走神経系を介する食欲抑制信号など，疾患ごとの摂食抑制メカニズムは不明な点も多い．

全身性のものとしては，悪性腫瘍や炎症性疾患など消耗性疾患と呼ばれるものの多くに食欲低下を認める．これらの疾患では血液中に増加するインターロイキン1β(IL-1β)やTNFαなどの免疫サイトカインが視床下部に作用し，食欲を抑制する．

消化吸収障害：消化酵素の機能低下や慢性の下痢を伴う疾患で認められ，結果的にエネルギー摂取の低下を起こす．消化性潰瘍，慢性膵炎，膵腫瘍(WDHA症候群やZollinger-Ellison(ゾリンジャー-エリソン)症候群)，蛋白漏出性胃腸症，吸収不良症候群などがある．

エネルギー代謝，利用障害

糖尿病が代表的疾患である．インスリン作用が低下し，筋肉や脂肪組織でのグルコースの利用が低下する．また肝臓からのグルコース放出が促進され高血糖を生じる．尿糖排泄が亢進し，エネルギー欠乏につながる．グルコースが利用できないため，脂肪酸やアミノ酸をエネルギー源として用いるようになる．その結果，筋肉の蛋白質合成が低下する．インスリンの脂肪合成作用，脂肪分解抑制作用も低下する．ホルモン感受性リパーゼの活性亢進により脂肪組織で中性脂肪が分解され，FFAとグリセロールが血中に遊

離され体重が減少する。

エネルギー消費亢進

甲状腺機能亢進症や褐色細胞腫で認められる。甲状腺ホルモンやカテコールアミンによる代謝亢進作用によってエネルギー消費が増加する。また体温1℃の増加に伴ってエネルギー消費が10〜15％亢進するため、感染症など発熱を伴う多くの疾患ではエネルギーバランスが破綻する。

【吉松 博信】

4 栄養素の吸収・代謝異常と内科疾患

はじめに

栄養素の吸収はもっぱら消化器系臓器で行われる。摂取された食物は消化され、効率的に消化管より吸収されるが、消化・吸収の過程は栄養素によって異なっており、その障害はさまざまな病態・臨床症状を引き起こす。ここでは主な栄養素である糖質・蛋白質・脂質・ビタミン類、これに加えて水分・電解質・無機物について、消化と吸収のメカニズムを概説する。

栄養素の吸収障害に起因する症候群は「吸収不良症候群」と呼ばれ、さまざまな原因によって引き起こされるが、その病態の把握には消化・吸収のメカニズムの理解が必須である。吸収不良症候群は主に管腔内消化障害型・腸粘膜消化吸収障害型・輸送経路障害型に分類されるが、いずれも15章8-4参照〈各栄養素の代謝異常に伴う諸疾患・諸症状については17章参照〉。

糖質

食物中の糖質は多糖類（デンプン）・二糖類（蔗糖・乳糖）・単糖類に分類されるが、主なものは多糖類と二糖類である。デンプンは唾液・膵液に含まれるα-アミラーゼの分解を受け、主に空腸までにマルトース、マルトトリオース、α-デキストリンに分解される。これらの糖類は小腸吸収上皮細胞の刷子縁膜酵素によって、さらに単糖類（グルコース、フルクトース、ガラクトース）にまで分解される。腸管内における糖質の主な消化のメカニズムを図4-1に示す。

分解された単糖は、小腸刷子縁のトランスポーターを介して吸収される。ナトリウム依存性輸送体（SGLT1）はグルコース・ガラクトースの吸収に働き、Na^+・水分の共輸送を伴って能動輸送を行う。一方、フルクトースでは、Na^+を必要としないシンポーター（GLUT5）による促進拡散が主なメカニズムである。細胞内に吸収された単糖類はさらに基底側壁膜のユニポーター（GLUT2）を介して毛細血管に送り出され、いずれも門脈を介して肝臓に輸送される。

蛋白質

食物中の蛋白質は胃内のペプシンによってある程度の消化を受けた後、膵消化酵素（トリプシン、キモトリプシン、カルボキシペプチターゼA、カルボキシペプチターゼB、エラスターゼなど）によってアミノ酸・オリゴペプチドに分解される。オリゴペプチドの一部は小腸吸収上皮細胞刷子縁のオリゴペプチターゼによりアミノ酸にまで分解される。これらの分解により、蛋白質は腸管内では最終的にアミノ酸・ジペプチド・トリペプチドとなる。腸管内における蛋白質の主な消化のメカニズムを図4-2に示す。

アミノ酸は刷子縁に存在する多種類のアミノ酸トランスポーターによって、ジペプチド・トリペプチドは1種類のペプチドトランスポーター（PEPT1）によって、それぞれ能動輸送され、小腸吸収上皮細胞へと吸収される。吸収されたジペプチド・トリペプチドは細胞内ペプチターゼによって、さらに図4-2のようにアミノ酸まで分解される。細胞内の遊離アミノ酸は、基底側壁膜のさまざまなアミノ酸トランスポーターを介して毛細血管に運ばれ、門脈に移送される。

蛋白質分解酵素の特徴として、いずれもが酵素前駆体として分泌され、腸管内で活性化されることがあげられる。胃酵素のペプシノーゲンⅠ（胃底腺主細胞より分泌）・ペプシノーゲンⅡ（主細胞、副細胞、噴門腺、幽門腺、十二指腸Brunner（ブルンネル）腺より分泌）、膵酵素のトリプシノーゲン・キモトリプシノーゲン・プロカルボキシペプチターゼ・プロエラスターゼは、いずれも腸管内に分泌された後、図4-3のような刺激によって活性化される。

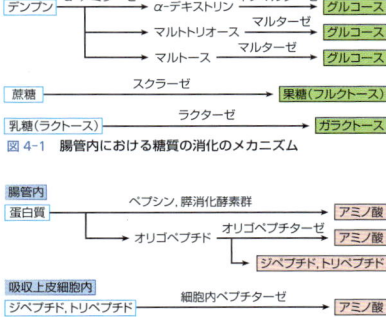

図4-1 腸管内における糖質の消化のメカニズム

図4-2 腸管内・吸収上皮細胞内における蛋白質の消化のメカニズム

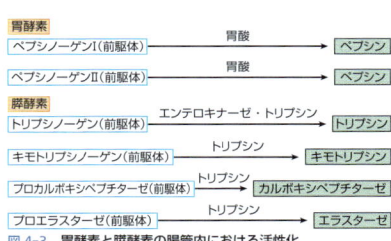

図4-3 胃酵素と膵酵素の腸管内における活性化

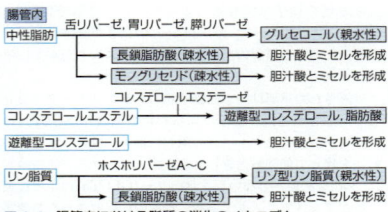

図 4-4　腸管内における脂質の消化のメカニズム

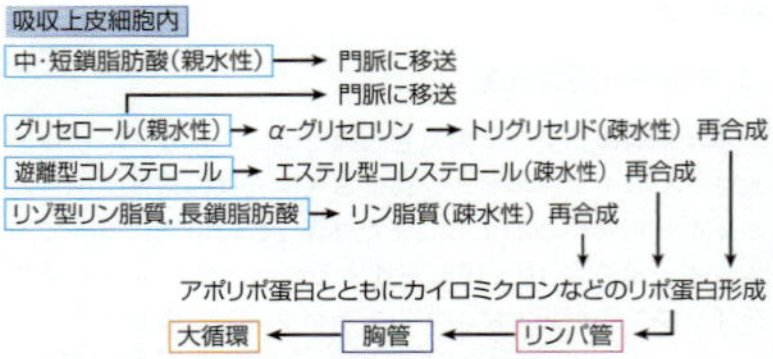

図 4-5　吸収上皮細胞内における脂質の消化のメカニズム

脂質

脂質には中性脂肪（トリグリセリド）・コレステロール・リン脂質・脂肪酸などが含まれるが、食物中の主な脂質は動植物に蓄積されている中性脂肪である。グリセロールや中・短鎖脂肪酸など親水性のものもあるが、脂質の大半は疎水性であり、これらは胆汁酸によるミセル形成が行われた後、小腸吸収上皮細胞に吸収される。摂取した脂肪が腸管内で受ける消化は、おおよそ図 4-4 のようになる。

吸収された脂質のうち、中・短鎖脂肪酸やグリセロールの一部は、他の多くの栄養素と同様に門脈を介して肝臓に移送されるが、大半の脂質は再合成を受けて疎水性のトリグリセリド・コレステロールエステル・リン脂質となった後、アポリポ蛋白とともにカイロミクロンなどのリポ蛋白を形成する。吸収上皮細胞内ではおおよそ図 4-5 のような再合成と移送が行われ、形成されたリポ蛋白はリンパ管内に移送された後、胸管から静脈角（左鎖骨下静脈・左内頸静脈の合流部）を介して大循環に入る。

ビタミン類

ビタミンは「微量の摂取で十分な、体内で合成できない有機物の総称」であり、水溶性ビタミン 9 種類（ビタミン B_1・B_2・B_6・B_{12}・C、ナイアシン、パントテン酸、ビオチン、葉酸）と脂溶性ビタミン 4 種類（ビタミン A・D・E・K）が存在する。ビタミンの多くは生体内において補酵素として機能し、その不足はさまざまな症状のビタミン欠乏症を引き起こす（7 章 2、17 章 13 参照）。

水溶性ビタミンは受動拡散によって吸収されると考えられてきたが、その多くがトランスポーターによる輸送により吸収されることが近年わかってきた。ビタミン B_{12} 以外の水溶性ビタミンは、特有の（または共通の）トランスポーターを介して小腸吸収上皮細胞の刷子縁から吸収され、さらに基底側壁膜を横切って血液中に流入する。ビタミン B_{12} の吸収には胃の壁細胞から分泌される内因子が必要であり、内因子と複合体を形成したうえで、回腸の吸収上皮細胞刷子縁にある特異的な受容体を介して吸収される。

一方、脂溶性ビタミンの消化吸収は脂質と同様であり、胆汁酸ミセルとして吸収された後、大半はカイロミクロンとしてリンパ管内に移送される。

水分

腸管内に供給される水分は、1 日あたり約 10 L に及ぶ（食物・飲水 1.5～2 L、唾液 1～1.5 L、胃液 2.0～2.5 L、胆汁 0.5～1 L、膵液 1.5～2.0 L、腸液 1.0～2.0 L）。このうち約 85％は小腸、約 15％は大腸で吸収され、糞便中の水分量は全水分量の約 1％（100 mL 程度）にすぎない。

消化管での水吸収の駆動力は、能動的な Na^+ の吸収によって生じる浸透圧差であり、水チャネルを介して小腸・大腸上皮より効率よく吸収される。腸管内に上皮細胞を通過しにくい $MgSO_4$ のような電解質や吸収の悪い非電解質（乳糖不耐症における乳糖など）が存在すると、水吸収が阻害されて浸透圧性下痢が生じる。

電解質、無機物

腸管内の浸透圧は血漿浸透圧とほぼ同じに保たれており、ポンプによる能動輸送・イオンチャネルを介した輸送・トランスポーターによる輸送・浸透圧勾配による受動輸送がさまざまに組み合わさって、電解質・無機物を吸収している。主な電解質・無機物の吸収のメカニズム表 4-1

表 4-1　主な電解質・無機物の吸収のメカニズム

Na	Na^+-H^+ アンチポーター（小腸～大腸に存在、Na^+ と H^+ を 1：1 で逆輸送する）による輸送、Na^+-栄養素（単糖、アミノ酸など）シンポーターによる輸送、上皮型 Na^+ チャネルによる輸送、のいずれかによって、Na^+ として吸収される。いずれの場合も Cl^-・水の吸収が同時に生じる。腸管上皮細胞内に吸収された Na^+ は、基底側壁膜の Na^+ ポンプで体内に移送される
K	主に小腸から、傍細胞経路での受動輸送により、K^+ として吸収される
Ca	食品中の Ca 塩が腸管内で溶解して Ca^{2+} となった後、傍細胞経路での受動輸送を介して、または細胞経路での Ca^{2+} チャネルを介して吸収される。1,25-ジヒドロキシビタミン D_3（1,25(OH)$_2D_3$）の作用により、細胞経路を介した Ca^{2+} 吸収が増加する
Cl	主に上皮細胞刷子縁の Cl^--HCO_3^- アンチポーター（Cl^- と HCO_3^- を 1：1 で逆輸送する）を介して輸送されるが、傍細胞経路を介する受動輸送も存在する
Mg	食品中の Mg 塩が腸管内で溶解して Mg^{2+} となった後、主として傍細胞経路での受動輸送により吸収される（細胞経路での輸送も存在する）
P	食品中のリンは、リン酸塩、有機物質に結合したリン酸（リン脂質など）のいずれかのかたちで存在する。後者はさまざまなホスファターゼにより加水分解され、いずれも遊離のリン酸イオンとなって、主に傍細胞経路から受動輸送される。1,25-ジヒドロキシビタミン D_3（1,25(OH)$_2D_3$）の作用により刺激される細胞経路を介した吸収も存在する
Fe	ヘモグロビン、ミオグロビンに含まれるヘム鉄としても吸収されるが、大部分は食品中の非ヘム鉄の吸収である。主として上部小腸で吸収され、非ヘム鉄は腸管内で溶解して鉄イオンとして吸収されるが、Fe^{2+}（還元型）が Fe^{3+}（酸化型）よりも吸収されやすい。ビタミン C（アスコルビン酸）や胃酸は Fe^{3+} への酸化を抑制することにより、吸収を増加させる

【山道 信毅・小池 和彦】

5 経腸栄養法と経静脈栄養法

経口摂取不足に対する強制的栄養補給の必要性

ここ数十年,入院患者における低栄養の合併率は,低栄養の判定レベルにもよるが30～50%に及ぶと報告されており,最近の報告でもその率に大きな変化はない。消化器疾患の併存,脳神経系疾患による嚥下困難,高齢に伴う社会活動の低下など,多くの要因によって食事の摂取量不足が長期間にわたると低栄養が生じる。また,急性疾患では高度の炎症反応・代謝の亢進を伴っている場合が多く,同時に生じる食欲不振の要因も加わり急速に栄養不良を呈するケースがある。栄養は,臓器機能の維持・免疫系の活性化・創傷の治癒のために必須であるため,低栄養患者では,合併症発生率が高まり,入院期間の延長・医療費の増加,ひいては死亡率の増加にいたる[1]。

これらの患者の栄養状態改善には,まず経口的な栄養摂取の量と質の改善をはかる必要があり,食種の変更や半消化態栄養剤を含む栄養補給食の投与が考慮される。しかし,経口的な栄養投与で必要な栄養量を投与できない場合には,経鼻的に胃や小腸内に栄養チューブを挿入,あるいは胃瘻や小腸瘻を造設して栄養投与を行う経腸栄養,末梢静脈カテーテルや中心静脈カテーテルを挿入して栄養投与を行う経静脈栄養,あるいはその両者の併用が必要となる。

経静脈栄養法の乱用から適正利用へ

1960年代末に中心静脈カテーテルからの中心静脈栄養法が開発され,腸管を使用できない患者の進行性栄養不良を防ぐ治療法として確立し,わが国にも導入された。この画期的な栄養投与法は,生体が必要とする糖質・アミノ酸・脂質・電解質・ビタミン・微量元素などすべての栄養素を経静脈的に投与することによって,栄養状態を維持・改善するもので,完全静脈栄養法とも呼ばれる。

その後,完全静脈栄養法は,腸管使用の禁忌以外の患者にも頻繁に用いられるようになり,患者管理の問題はすべて解決されるのではと期待された。実際,経静脈栄養では,経腸栄養で時に生じる腹部膨満・嘔吐・嘔気・下痢などの消化器症状は生じにくく,予定した栄養投与量をすべて確実に投与できるという利点がある。完全静脈栄養が患者の消化器症状出現によって投与量を減少する必要に迫られる可能性が高いのに対し,経静脈栄養は厳密な栄養管理に適すると考えられた。しかし,経静脈投与は非生理的な栄養投与ルートであり,高血糖や代謝性アシドーシスの合併症頻度が高いこと,肝障害を招くことが指摘されている。また,経静脈栄養時に腸管を使用しないと腸管機能が低下しさまざまな生体反応の異常をきたす。

このため現在では,栄養管理の基本は「腸管が使用可能な場合は腸管を使用する」ことであり,腸管を使用できない場合に経静脈栄養を選択するよう推奨されている[2,3]。

腸管の非使用に伴う生体反応の異常

侵襲時の生体反応に関与していないと考えられていた腸管が,実はその中心的な役割を果たしていることが明らかになってきた。健常時には,腸管の物理的なバリアー機能・腸管リンパ装置とそこで産生される免疫グロブリンA(IgA)を中心とする免疫学的バリアー機能によって,腸管内に存在する大量の細菌・毒素の腸管外への侵入が防がれている。しかし,さまざまな侵襲は腸管のバリアー機能を低下させるため,細菌・毒素が腸管内腔から体内に侵入し感染症や全身性の炎症反応が生じる可能性がある。血中や腸間膜リンパ節に細菌や毒素が到達しなくても,腸管壁に侵入した細菌や毒素が炎症性メディエーターの産生を高め,全身性の炎症反応を引き起こすとも考えられており,これらの現象をbacterial translocationと呼ぶ(図5-1)[4]。

腸管のバリアー機能低下は,腸管への栄養非投与によって増悪する。経静脈栄養によって十分な栄養を投与されていても経口摂取・経腸栄養が行われないと,腸管の絨毛高・陰窩深が減少し物理的なバリアーが低下する。さらに,腸管リンパ装置の萎縮と機能低下が生じ,IgAの腸管内への分泌も低下し,免疫学的バリアーも破綻する。したがって,bacterial translocationの予防には,侵襲後早期の経口摂取・経腸栄養が推奨されている。

腸管リンパ装置は,腸管のみならず全身の粘膜免疫の中心を担っているため,腸管非使用に伴う腸管免疫低下は,呼吸器などの腸管外の粘膜バリアー低下にもつながり,全身粘膜の感染防御能が低下してしまう。腸管の非使用に伴って,肝臓の単核球(Kupffer(クッパー)細胞やリンパ球など)数減少とその機能低下(サイトカイン産生能低下など),腹腔内白血球数の減少と機能低下が生じることも動物実験で明らかになっている[5]。肝臓の単核球は血中の細菌・毒素の処理によって全身性の感染の制御,腹腔内白血球は腹腔内に汚染した細菌・毒素の処理によって腹膜炎・腹腔内膿瘍の予防に役立っている。したがって,これらの研究成果は,経口摂取・経腸栄養が腸管外の感染防御能維持にもきわめて重要であることを示している(表5-1)。

さらに,腸管リンパ装置のリンパ球や肝単核球の数は,経腸的な栄養投与の再開,中止に伴ってわずか1～3日間で増減することが基礎実験で報告されている。経腸的な栄養投与が可能になり次第,腸を使った栄養管理を早期に行う必要がある。実際,経腸栄養は経静脈栄養に比べ,肺炎やカテーテル敗血症などの感染性合併症の発生頻度が低く,特に外傷患者では腹腔内膿瘍の発生頻度も低いことが多くの臨床試験で示されている。

感染防御能以外の点でも,栄養投与ルートは生体反応に大きな影響を及ぼしている。侵襲時の代謝の亢進は早期経腸栄養で抑制されるし,経静脈栄養時にみられる血管内皮の異常活性化(細胞間接着分子1〈ICAM1〉やPセレクチン,Eセレクチンの発現レベル増加)も経腸栄養によって改善される(表5-1)。

栄養投与ルートの選択

前述したように栄養投与ルートとしての経腸栄養の経静脈栄養に対する優位性が明らかになったため,栄養投与ルートの選択は経腸栄養を第一選択として進めていくこと

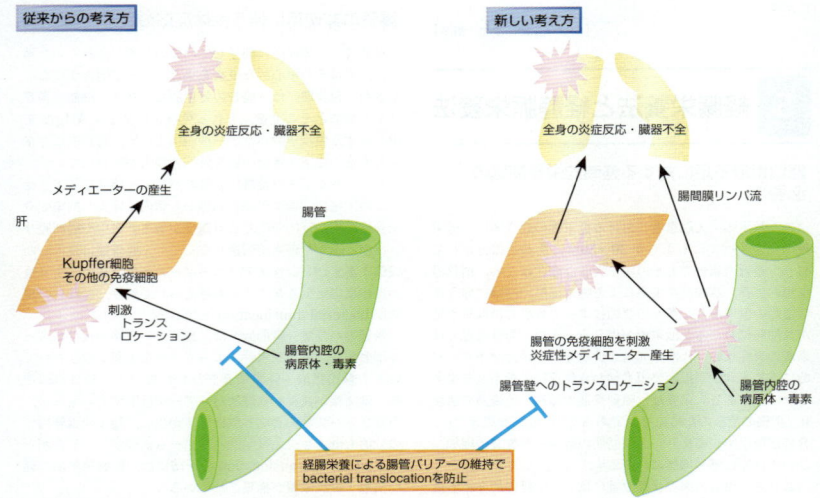

図 5-1 bacterial translocation と経腸栄養の効果

表 5-1 　経腸栄養と経静脈栄養の比較		
	経腸栄養	経静脈栄養
消化管の消化吸収能	必要	不要
生体反応への影響		
腸管バリアーの維持	有利	不利
感染防御能の維持	有利	不利
炎症反応の制御	有利	不利
代謝亢進の抑制	有利	不利
合併症		
挿入時の気胸・神経損傷	なし	注意が必要
消化器症状	しばしば生じる	少ない
感染性合併症	少ない	多い
代謝性合併症(高血糖など)	少ない	多い
誤嚥	注意が必要	少ない
投与スピード	目標に到達しにくい	目標スピードで正確に投与できる
循環動態不安定時	投与を控える	投与を控える

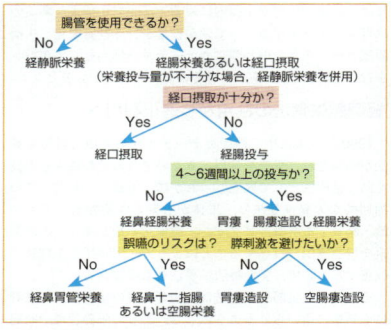

図 5-2 栄養投与ルートの決定

になる。図5-2に栄養投与ルート決定のためのフローチャートを示す。

経腸栄養法

適応

経腸栄養は、腸管の消化吸収能がある程度保たれており、腸管への栄養投与が可能であるにもかかわらず、経口的な栄養摂取が不可能な場合、栄養摂取量が不十分な場合に行われる。

以前は、腸雑音を聴取できない場合は腸管が麻痺しており、経腸栄養の適応とならないと考えられていたが、腸雑音は腸管運動の指標とはならないことが判明している。欧州臨床代謝栄養学会のガイドラインでは、3日以内に必要十分な栄養を経口的に摂取できるように回復しないと推測される場合は、経腸栄養を開始するよう推奨している[3]。特に重症患者では、入院後24〜48時間以内の早期経腸栄養開始が推奨されており、血行動態が安定し腸管を使用可能な状況での早期経腸栄養は感染性合併症の減少や在院日数の短縮に寄与すると報告されている[2]。

一方、腸管の完全閉塞、高度の吸収障害、短腸症候群、イレウスなどの腸管を使えない病態では絶対的禁忌に、経腸栄養に伴い激しい下痢・嘔吐・痛みが生じコントロール不可能な場合、癌の末期など積極的栄養療法の適応外では

表 5-2 経腸栄養剤の分類と特徴

	自然食品流動食	半消化態栄養剤	消化態栄養剤	成分栄養剤
三大栄養素				
窒素源	蛋白質	蛋白質(部分消化)	ペプチド・アミノ酸	結晶アミノ酸
糖質	多糖類	デキストリン・二糖類	デキストリン	デキストリン
脂質	多い	多い	少ない	ほとんどなし
繊維成分	あり	あり または なし	なし	なし
味・香り	良好	良好	やや不良	不良
消化の必要性	必要	やや必要	ほぼ不要	不要
栄養チューブの先端位置	胃	胃・小腸	胃・小腸	胃・小腸
溶解性	不良	比較的良好	良好	良好
残渣	多い	少ない	きわめて少ない	なし
浸透圧	低い	低い	高い	きわめて高い

相対的禁忌になる。また,ショック状態など全身の循環動態が不安定な場合,腸管血流が著しく低下しているため,無理に経腸栄養を行うと腸管壊死をきたす危険性がある。循環動態の安定を待って経腸栄養を開始する必要がある。

経腸栄養で必要な栄養量をすべて投与できる場合は経静脈栄養を併用しない。しかし,消化器症状の出現などさまざまな要因で必要量を投与しきれない場合は,経静脈栄養を併用すべきである。

栄養チューブ先端の留置部位

留置先は胃内が一般的である。それは,より生理的であること,胃内の酸により細菌感染が起きにくいこと,胃のリザーバーとしての働きによりボーラス投与が可能であること,ある程度高浸透圧の栄養製剤でも投与が可能であることによる。一方,誤嚥のリスクが高い場合や胃内容の排出遅延がある場合は,チューブ先端を幽門後の小腸内に留置する。小腸栄養チューブからの栄養投与は,ボーラス投与が不可能で投与スピードを遅く設定しなければならない。確実な投与には,経腸栄養専用ポンプの使用が望まれる。上部消化管皮膚瘻では瘻孔からの排液を減少させるため,急性膵炎では膵液分泌を可及的に抑えるため,先端の空腸内留置が効果的である。

栄養チューブの留置法

経腸栄養管理が4~6週間以内と短い場合には,経鼻的にチューブを挿入する。挿入はブラインドあるいはX線透視下で行うが,先端を幽門後(小腸内)に留置する場合はX線透視や内視鏡の補助を要する。挿入・留置時の鼻咽頭損傷に注意が必要である。胃内容の吸引用の口径の大きな胃管を栄養チューブの代用として使っているケースがあるが,違和感が強く,鼻咽頭の潰瘍・胃内容の逆流をきたしやすいためすすめられない。経腸栄養専用の8~12Frの細いチューブを使用する。

経腸栄養が4~6週間以上の長期にわたる場合は胃瘻または空腸瘻を造設する。近年は経皮的内視鏡的胃瘻造設術(PEG)が一般的な手技として普及し,低侵襲かつ安全に胃瘻を造設できるようになった。しかし内視鏡を挿入できない,安全な留置ルートを確定できない,または腹水や高度肥満を合併している症例ではPEGの適応外となり,手術での胃瘻造設が必要となる。空腸瘻は,術後の長期経腸栄養を必要とする患者に腹部手術の際に挿入される場合が多い。

栄養剤の種類と特徴

経腸栄養に用いられる栄養剤は自然食品流動食,半消化態栄養剤,消化態栄養剤,成分栄養剤に分けられる。半消化態・消化態・成分栄養剤はいずれも細径の栄養チューブで投与が可能だが,栄養成分の分解程度に差異があり,消化管の消化吸収能に応じて使い分けられる。

半消化態栄養剤は栄養的には経口摂取に近く,味も良好なものが多いが,消化管の消化吸収能が保たれている必要がある。分解が進んだ消化態・成分栄養剤は,腸管の消化吸収能が低下した状態(短腸症候群や膵機能不全など)でも投与可能であり,炎症性腸疾患の治療にも用いられるが,分子数が多くなるため浸透圧が高くなり,投与スピードを上げると下痢を招きやすい。各栄養剤はそれだけで,必要な炭水化物・蛋白質・脂質・電解質・ビタミン・微量元素をバランスよく補給できるような組成になっているものが多い。しかし,成分栄養剤は脂質をほとんど含有していないため,必須脂肪酸の補給には経静脈的な脂肪乳剤の投与が必要となる。それぞれの栄養剤の特徴を表5-2に示す。

今日,多種多様の経腸栄養剤が,薬品ではなく食品として販売されるようになっている。標準的な製剤から,各種病態に応じた特殊組成の製剤まで,特に半消化態栄養剤でラインアップが整えられている。具体的には,アルギニンやグルタミン・核酸などを強化・添加した免疫能増強製剤,抗炎症作用を有するω-3脂肪酸や各種抗酸化物質を強化しALI(急性肺損傷)予防に有効な免疫能調整製剤,分枝鎖アミノ酸(BCAA)を強化した肝不全用製剤,蛋白質の量を制限しつつその利用を高めるアミノ酸組成の腎不全用製剤,脂質の含有量を多くして糖質の量を減らした耐糖能障害用製剤・慢性閉塞性肺疾患(COPD)用製剤,などが利用できる。

これらの経腸栄養剤は1mLあたり1kcalに調整されているものが多いが,投与水分量制限が必要な病態・少量の投与で多量のエネルギー投与が必要な病態用に,1mLあたり1.5~2kcalに調整された製剤も用意されている。

栄養投与法

栄養チューブの先端を胃内に置いた場合は,全身状態が良好で嘔吐・誤嚥がなければ間欠投与が可能である。1回あたり250~500mLの栄養剤を30~60分かけて投与する。全身状態不良な患者,誤嚥の危険性が高い患者,

チューブ先端を小腸内に留置した患者では，24時間あるいは日中・夜間のみの持続投与を行う。

正確な投与かつ閉塞予防のためには持続投与時に経腸栄養専用ポンプの使用が望まれる。重症患者での早期経腸栄養開始時には25mL/時間以下で投与し，開始後48〜72時間かけて投与スピードを徐々にあげ目標量まで増量する。

合併症

経腸栄養の合併症として，誤嚥による肺炎，消化器症状，高血糖・脱水・血清電解質異常などの代謝性合併症が重要である。誤嚥予防には，栄養チューブとして細径のものを選択し，投与時の頭部挙上（30〜45度），胃内残留量のモニタリングによって胃食道逆流を防ぐ。

消化器症状（特に下痢）の軽減には，投与中の栄養剤の腐敗防止・投与スピードの調節・高浸透圧栄養剤の不使用・食物繊維含有製剤の使用を検討する。消化管機能低下が下痢の原因になっている場合には，より分解の進んだ消化態・成分栄養剤への変更を考慮する。

経静脈栄養法

適応

消化吸収能の著しい低下や腸管運動の麻痺のような消化管の機能不全，腸閉塞，排液量の多い腸管皮膚瘻，難治性嘔吐，重症の下痢など，腸管を利用できない患者においては経静脈栄養の適応となる。

経口摂取や経腸栄養が可能である場合（腸管を利用できる場合）は適応とならない。さらに，経腸栄養同様，血行動態が不安定な状態では積極的な経静脈栄養の適応にならない。

カテーテルのアクセスルート

経静脈栄養は投与ルートによって2つに分類される。末梢静脈利用の末梢静脈栄養，中心静脈栄養利用の中心静脈栄養（完全静脈栄養）である。末梢静脈からは高浸透圧栄養剤を投与できないため，栄養投与量に制限がある。しかし，アミノ酸添加の末梢静脈栄養製剤と脂肪乳剤の利用によって，アミノ酸60g/日，総熱量1,000 kcal/日を超える栄養投与も可能である。

中心静脈は高浸透圧栄養剤投与に適しており，患者が必要とする栄養量すべての投与が可能である。中心静脈カテーテルのアクセスは，鎖骨下静脈・内頸静脈・外頸静脈・大腿静脈が使用されるが，末梢静脈である橈側皮静脈や尺側皮静脈から挿入しカテーテルを上大静脈に留置する場合もある。長期間の中心静脈栄養が必要となる場合は，皮下埋め込みポートや皮下トンネルカテーテルの留置を行う。

栄養剤の種類と特徴

末梢静脈栄養で使用される糖電解質輸液はブドウ糖を主体とし糖濃度10%程度まで，糖アミノ酸電解質輸液はブドウ糖7.5%，アミノ酸3%，脂肪乳剤は大豆油由来の脂質10〜20%を含有する。脂肪乳剤は必須脂肪酸の補給の意義に加え，効率のよいエネルギー源としても期待できる。

中心静脈栄養で使用する輸液は，米国では各施設の薬剤部で個々に調合される場合が多いが，わが国では既製の製剤が利用されることが多い。糖質，アミノ酸の基本製剤を組み合わせるものやmulti bagシステムで糖質液とアミノ酸液間の隔壁を開通させて利用するものがある。脂肪剤，総合ビタミン剤，微量元素の投与が必要になる。

病態別の栄養剤としては，腎不全用には糖濃度が高くカリウムを含有していない基本輸液が用いられ，肝不全用に分枝鎖アミノ酸を多量に含有したアミノ酸製剤が用いられる。欧州では，抗炎症作用を有するω-3脂肪酸を含有する脂肪乳剤，腸管機能を高めるグルタミンをジペプチドのかたちで含有するアミノ酸製剤の臨床応用がはじまっているが，わが国ではいまだ利用できない。

栄養投与法

24時間持続投与が基本であるが，夜間のみなどの間欠投与も社会的適応で行われる場合がある。高濃度の中心静脈栄養製剤が急速に輸液されると危険なので，経静脈栄養専用の輸液ポンプの使用が安全管理上有用である。

脂肪乳剤の投与にあたっては人工脂肪粒子が血中でリポ蛋白化する必要があるので，0.1g/kg/時間を上限としたスピードでゆっくり投与する。欧州臨床代謝栄養学会のガイドラインでは12〜24時間かけての0.7〜1.5g/kgまでの投与について安全性が示されている。

合併症

経静脈栄養は経腸栄養に比べ，危険な合併症を生じやすい。カテーテル挿入にあたっての気胸・血胸・乳び胸・動脈穿刺・神経損傷・空気塞栓，留置後の先端位置異常・静脈炎・血栓症・カテーテルの損傷があげられる。特に，中心静脈栄養に関連したカテーテル敗血症には注意が必要である。また，高血糖・低血糖・電解質異常などの重篤な代謝性合併症を生じやすく，厳重なモニタリングが不可欠である。

【深柄 和彦・安原 洋・瀬戸 泰之】

参考文献
1) Cederholm T et al：Outcome of protein-energy malnutrition in elderly medical patients. Am J Med 98：67-74, 1995
2) McClave SA et al：Guidelines for the Provision and Assessment of Nutrition Support Therapy in the Adult Critically Ill Patient：Society of Critical Care Medicine（SCCM）and American Society for Parenteral and Enteral Nutrition（A. S. P. E. N.）. JPEN J Parenter Enteral Nutr 33：277-316, 2009
3) Singer P et al：ESPEN Guidelines on Parenteral Nutrition：intensive care. Clin Nutr 28：387-400, 2009
4) 深柄和彦：Bacterial translocationの病態. 日本外科学会雑誌 108：138-142, 2007
5) 深柄和彦ほか：栄養とサイトカイン. 新臨床栄養学，岡田正ほか編, p163-169. 医学書院, 2007

6 栄養と糖質代謝

はじめに

ヒトは身体構成成分の維持，更新およびエネルギーの材料を食物から得ている。蛋白質，脂質，糖質の三大栄養素のうち，エネルギー比で最も多くを占めるのは糖質である。日本では1960年代までは糖質のエネルギー比は70%

を超えていた。現在では脂質の摂取量が増え，穀物摂取量が減ったため，糖質のエネルギー比は56～57%に減少したが，それでもなお半分以上を占めている。

食事中の糖質と脂質の比率は，時代による変化，民族差が大きい。両者の比率が変わっても健康にそれほど問題はないようで，かなり融通がきくもののようである。糖質はエネルギー源としてそのまま利用したり，グリコーゲンとして貯蔵されるだけではなく，生体構成成分の素材として，核酸中のリボース，糖蛋白や糖脂質，トリグリセリド中のグリセロール，脂肪酸の合成などに利用される。

糖質に関しては必須アミノ酸，必須脂肪酸のような不可欠の栄養成分に相当するものはない。また糖質を制限しても，他の栄養素からの糖新生があるので生体機能を維持するための糖質の最小必要量というべきものもない。通常は中枢神経系が1日の消費する量，グルコースとして約120g以上の摂取がすすめられている。

糖代謝の調節はミクロ的にみれば，細胞内への糖の取り込み，基質自身の濃度，アロステリック調節，鍵酵素のリン酸化と脱リン酸化，酵素蛋白の量の変化などいろいろの調節がある。生体全体としてのマクロの糖代謝調節にはインスリンやグルカゴンをはじめとする内分泌系の影響が大きく，自律神経系の関与もある。

食品中の糖質

糖質は別名炭水化物とも呼ばれ，$C_n(H_2O)_m$ の一般構造を有する。そのなかにはセルロースのようにヒトが消化吸収できない物質もあり，それを除いた分だけを狭義の糖質と呼ぶこともある。吸収利用できないものは食物繊維と呼ばれ，そのなかにはセルロース，ペクチン，グアガムなどがあり，それ自体は代謝されなくても，他の栄養素の吸収を遅らせたり吸着したりすることによって，生理的な影響を及ぼす可能性がある。食物繊維には水溶性のものと非水溶性のものがある。

食品中の糖質には単糖類，二糖類，多糖類などがある。日常摂取する糖質の半分以上は多糖類（デンプン）で，蔗糖は約35%，乳糖は約5%，果糖（フルクトース）は約3%である。その大部分は炭素6個の単糖類にまで分解されてから吸収される。

デンプンはアミロースとアミロペクチンからなる。アミロースはグルコースが α-1,4結合した多糖類でデンプンの約20%を占め，アミロペクチンはグルコースが α-1,4結合した鎖から α-1,6結合が数%の比率で枝分かれしたものでデンプンの約80%を占める。蔗糖はグルコースとフルクトースが，乳糖はグルコースとガラクトースが結合した二糖類である（図6-1）。

糖の消化と吸収

食事中のデンプンはまず唾液中の α-アミラーゼによって加水分解される。胃酸によってこの α-アミラーゼは不活性化されるが，食物塊の内部はすぐに胃酸と接触しないため加水分解が進む。十二指腸では膵液中の α-アミラーゼによって α-1,4結合が切断され，デンプンはリミットデキストリン，マルトース，マルトトリオースなどのオリゴ糖にまで分解される（図6-1）。

小腸上皮細胞表面の微絨毛とその基部までを刷子縁（brush border）と呼ぶ。刷子縁には多くの二糖類分解酵素（disaccharidase）が局在し，デンプンの分解産物のオリゴ糖はそこでグルコースに分解される。乳糖や蔗糖もそれぞれの酵素によって六炭糖に分解される。乳糖を分解するラクターゼは人種，年齢，個人による活性の差が大きい。

六炭糖にまで消化された糖は小腸上皮から吸収されるが，それには濃度勾配による拡散と移送担体を介する能動輸送とがある。能動輸送を行う担体はナトリウム-グルコース共輸送体（SGLT1）と呼ばれ，細胞膜を12回貫通する蛋白で，Na^+ 2個とグルコース1個がともに担体に結合して細胞内に運ばれる。取り込まれた Na^+ は側底膜の Na^+-K^+-ATPase によって汲み出され，グルコースは側底膜の糖輸送担体2（GLUT2）を介して細胞外液へ移送される。通常はガラクトースもグルコースと同一の担体によって運ばれると考えられている。一方，フルクトースの小腸上皮への吸収は主にGLUT5によって，細胞外液への移送はGLUT2によって行われる。

糖代謝の主要経路とその意義

血中のグルコースは細胞膜の移送蛋白（グルコーストランスポーター（glucose transporter））によって細胞内に運ばれる。グルコーストランスポーターには組織によって異なる数種類が知られ，筋肉や脂肪組織ではインスリンの作用を受けるGLUT4がその役割を担っており，グルコースの膜移送がグルコース利用の一つの律速段階となる。インスリンは細胞内部のふだん眠っているGLUT4を細胞膜に移動させることによってグルコースの細胞内取り込みを促進する。細胞内に入ったグルコースはヘキソキナーゼあるいはグルコキナーゼ（肝，膵 β 細胞）の作用でリン酸化を受けてグルコース-6-リン酸（glucose-6-phosphate）となり，ここから代謝経路が分かれる。筋や脂肪細胞のヘキソキナーゼはKmが $10^{-5}M$ 程度と小さく，リン酸化は律速段階にはならない。肝ではグルコースの膜移送は律速段階ではなく，リン酸化にかかわるグルコキナーゼのKmが5～10mMと大きいため，グルコキナーゼ活性の変化がグルコース利用の最初の調節ステップとなる。

糖代謝の主な経路は解糖系，クエン酸回路（TCA回路），五炭糖リン酸回路，ウロン酸回路，グリコーゲン回路，糖新生系，脂肪の合成系である（図6-2）（詳細については成書参照）。

解糖系

グルコース→グルコース-6-リン酸→フルクトース6-リン酸（fructose 6-phosphate），フルクトース1,6-ビスリン酸（フルクトース1,6-二リン酸）（fructose 1,6-bisphosphate）を経てから，三炭糖2個に分かれてピルビン酸にいたる代謝経路で，これらの反応は細胞質内で行われ酸素を必要としない。嫌気性条件下ではピルビン酸は乳酸に還元され，その過程で1個のグルコース分子から差し引き2個（2個消費，4個生成）のATP（アデノシン三リン酸）分子がつくられる。ATPの生産効率はTCA回路よりも低いが，酸素なしでATPをつくり出せる点が重要で，脳，赤血球，運動時の筋肉などでその役割は大きい。

グルコースからピルビン酸にいたる途中には3カ所の不

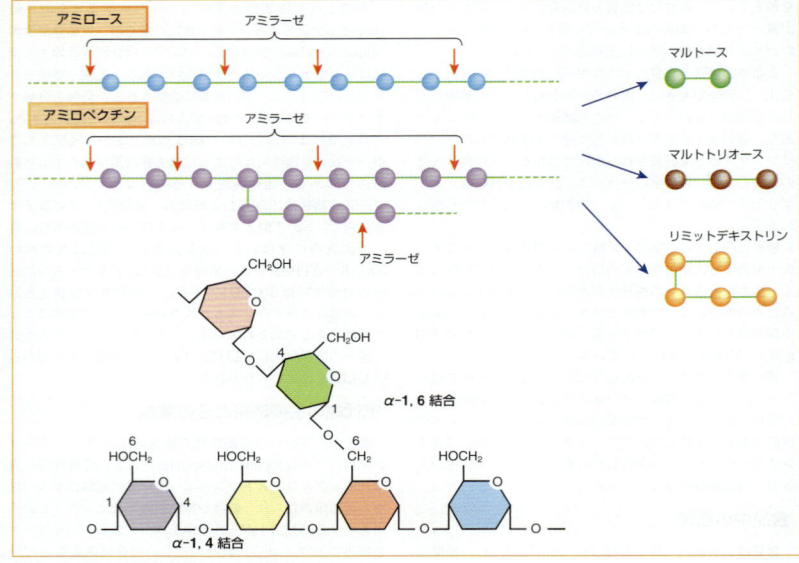

図6-1 デンプンの構造とアミラーゼによる分解
●：グルコース分子
(文献1, 3を改変)

可逆過程があり，代謝の流れを調節するステップとなっている。ヘキソキナーゼ(hexokinase)(グルコキナーゼ〈glucokinase〉)，ホスホフルクトキナーゼ1(phosphofructokinase1：PFK1)，ピルビン酸キナーゼ(pyruvate kinase：PK)の関与する過程である。

このなかで特にフルクトース 6-リン酸からフルクトース 1,6-ビスリン酸を生じる PFK1 の反応は律速段階として重要で，PFK1 活性が高まると解糖系は促進される。PFK1 活性はいろいろの要素で調節されている。フルクトース 6-リン酸から別の酵素 PFK2 によって生じるフルクトース 2,6-ビスリン酸は PFK1 の活性を高める。PFK2 は脱リン酸化によって活性が高まり，リン酸化によって逆にフルクトース 2,6-ビスリン酸を分解するホスファターゼ(phosphatase)活性を示すようになる。グルカゴンは PFK2 のリン酸化を促進して解糖系を阻害する。PFK1 は他にクエン酸や ATP によってその活性を抑制される。

糖新生系

糖質以外の基質からグルコースをつくる経路で，その材料としては乳酸，ピルビン酸，アラニンなどのアミノ酸，グリセロールが使われる。絶食時には糖新生系は血糖を維持するうえで重要な役割を果たす。糖新生を行う主要臓器は肝臓であるが，絶食期間が長引けば腎臓でも糖新生が行われる。糖新生系は大筋では解糖系を逆行する経路であるが，解糖系の前記 3 ヵ所の不可逆過程は別の酵素による反応を必要としている。

ピルビン酸はピルビン酸カルボキシラーゼ(pyruvate carboxylase)とホスホエノールピルビン酸カルボキシキナーゼ(phosphoenolpyruvate carboxykinase：PEPCK)によってオキサロ酢酸を経てホスホエノールピルビン酸(phophoenolpyruvate)に，フルクトース 1,6-ビスリン酸はフルクトースビスホスファターゼ(fructose 1,6-bisphosphatase)によってフルクトース 6-リン酸になる。グルコース-6-リン酸はグルコース-6-ホスファターゼ(グルコース-6-リン酸分解酵素)(glucose-6-phosphatase：G-6-Pase)によってグルコースを生じる。フルクトース 2,6-ビスリン酸はフルクトースビスホスファターゼを抑制して糖新生を抑える。

TCA 回路（クエン酸回路）

解糖系で生じたピルビン酸がピルビン酸脱水素酵素(PDH)によってアセチル CoA となり，これがオキサロ酢酸と結合してクエン酸を生成し，一連のステップを経て再びオキサロ酢酸を生成する回路をつくる。この代謝回路はミトコンドリアで行われる。この回路を 1 回まわるとグルコース分子 1 個あたり還元型ニコチンアミドアデニンジヌクレオチド(NADH)を 8 個，還元型フラビンアデニンジヌクレオチド($FADH_2$)を 2 個生じ，それらは同じくミトコンドリアに局在する電子伝達系によって酸化され，酸化的リン酸化によりアデノシン二リン酸(ADP)から ATP を生成

五炭糖回路

解糖系のバイパスで，グルコース-6-リン酸が2回の脱水素反応を受けることによって2個の還元型ニコチンアミドアデニンジヌクレオチドリン酸（NADPH）を生成する。鍵となる酵素はこの経路の最初の反応にかかわるグルコース-6-リン酸脱水素酵素（glucose-6-phosphate dehydrogenase）である。NADPHはNADHと異なり電子伝達系によってATPをつくり出すことはないが，脂肪酸ほか種々の生合成系における還元剤として利用される。五炭糖回路のもう一つの重要な役割はヌクレオチドの合成に必要なリボースがこの回路でつくられることである。

グリコーゲン合成・分解系

グリコーゲンは糖質の貯蔵型としてグルコースが多数連なった巨大分子であり，グルコースの1,4結合による鎖が所々で1,6結合で枝分かれして樹枝状のかたちとなっている。その合成と分解は別の経路を経て行われる。グルコース-6-リン酸はホスホグルコムターゼ（phosphoglucomutase）によってグルコース-1-リン酸（glucose-1-phosphate）となり，これはUDPGピロホスホリラーゼ（pyrophosphorylase）の作用でウリジン5'-三リン酸（UTP）と結合してUDP-グルコース（UDPG）を生じ，このUDPGのグルコース基がグリコーゲン合成酵素によって次々に供与されて，α-1,4結合を生じて延長して糖鎖がつくられてグリコーゲンとなる。α-1,6結合は別の分枝酵素によって形成される。グリコーゲン合成酵素は脱リン酸化によって活性型に，リン酸化によって不活性型に変わる。リン酸化にはcAMP（環状アデノシン一リン酸）依存性キナーゼが，脱リン酸化にはホスファターゼが関与する。

一方グリコーゲンの分解はα-1,4結合がホスホリラーゼによって切断されてグルコース-1-リン酸を生じグルコース-6-リン酸を経てグルコース-6-ホスファターゼの作用を受けてグルコースとなる。この反応にもcAMPが関与しており，cAMP依存性キナーゼによってホスホリラーゼキナーゼ（phosphorylase kinase）が活性化され，それがホスホリラーゼをリン酸化して活性化することにより，グリコーゲンが分解されることになる。グリコーゲンの糖鎖の分岐点では別の脱分枝酵素によってα-1,6結合が切断されてグルコースを生じる。アデニル酸シクラーゼ（adenylate cyclase）を活性化してcAMPを増加させるホルモン（グルカゴン，アドレナリン）はグリコーゲン分解を促進する。

グリコーゲン合成過程で生じるUDPGは脱水素を受けてUDPグルクロン酸を形成し，これは解毒機構や，種々の多糖類，糖脂質，糖蛋白生成に利用される。UDPグルクロン酸の経路はウロン酸経路とも呼ばれ，D-キシルロース5（D-xylulose 5）を介して五炭糖回路ともつながる。

血糖と食後および絶食時の代謝の変化

エネルギー需要は24時間絶えることがないが，その摂取は1日数回の食事にかぎられる。したがって生体は食事から得た栄養素をなんらかのかたちで一時的に貯蔵しておいて，空腹時に少しずつ放出する必要がある。摂取した栄養素を体内にたくわえる過程を同化，逆に貯蔵物質を動員して利用する過程を異化という。

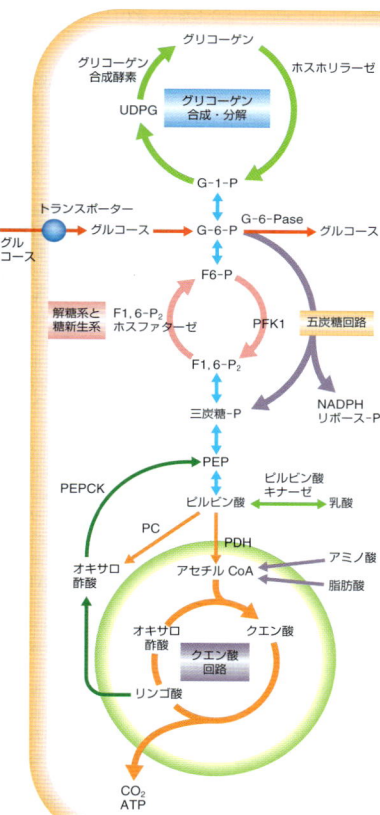

図6-2 グルコース代謝の主要経路
G-1-P：グルコース-1-リン酸，G-6-P：グルコース-6-リン酸，G-6-Pase：グルコース-6-リン酸ホスファターゼ，F6-P：フルクトース6-リン酸，PFK1：ホスホフルクトキナーゼ1，F1,6-P$_2$：フルクトース1,6-ビスリン酸，PEP：ホスホエノールピルビン酸，PDH：ピルビン酸脱水素酵素，PC：ピルビン酸カルボキシラーゼ，PEPCK：ホスホエノールピルビン酸カルボキシキナーゼ

する。グルコース1個から解糖系も含めて38個のATPが合成され，嫌気性条件の解糖系に比してはるかに多くのATPがつくられることになる。この回路はATPをつくり出す重要な経路であり，ここで代謝されるアセチルCoAはピルビン酸からのほか，脂肪酸のβ酸化や脱アミノされたアミノ酸からも生成され，TCA回路は糖質，脂質，蛋白代謝における最終的な共通の酸化過程であり，体内のエネルギー生産で重要な役割を果たす。この回路はまた糖新生や脂肪酸合成の出発点でもある。

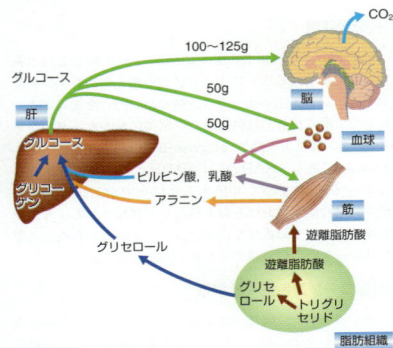

図 6-3　空腹時の糖の流れ[4]

摂食時には同化過程が盛んになり，絶食時には異化過程が盛んになる。この切り替えに最も重要な役割を果たしているのが血中インスリン濃度の変動である。糖質の場合の同化過程は，まずグルコースは肝臓や筋肉にグリコーゲンのかたちでたくわえられる。肝臓では70～100 g，筋肉は300～500 g程度のグリコーゲンをたくわえることができる。エネルギー摂取がさらに余剰の場合は糖質，脂質からトリグリセリドが合成されて脂肪組織にたくわえられる。

血糖(血中グルコース)濃度は健常者では4～7mMの範囲に保たれ，他の代謝物質に比して狭い幅に調節されている。ちなみに他のエネルギー源である脂肪酸やケトン体の血中濃度はそれぞれ10倍以上，100倍以上変動する。血糖値が狭い範囲に保たれる理由として，脳は通常はグルコースを唯一のエネルギー源として利用し，かつグリコーゲンとして貯蔵しないのでグルコースの絶えざる補給を必要とし，血糖値が下がると機能低下をきたすこと，一方で血糖値が上昇すると尿に排泄される無駄を生じ，高血糖が慢性的に続くとグリケーションなどの不都合が起こる可能性があることが考えられる。

健常者の血糖値が4～7mMの領域にあるのは，おそらく肝臓や膵β細胞のグルコース利用の最初の律速段階であるグルコキナーゼのKm値が5～10mMであることとも関係がある。それにより生理的範囲での血糖値変動により肝やβ細胞での代謝の大幅な調節が可能となることが推測される。

血糖値の調節には，糖質や糖新生素材の供給，インスリンをはじめとするホルモン，自律神経が関与している。糖質摂取後に血糖値は一時的に上昇し，それに伴ってインスリン分泌が増加して筋肉のグルコース取り込み，肝や筋のグリコーゲン合成が促進され，逆に絶食時には血中インスリン濃度は低下し，グルカゴン分泌が増加することによって筋の糖利用は減少し，脂肪組織のトリグリセリドが分解されて血中FFA(遊離脂肪酸)濃度が上昇してこれがエネルギー源として利用され，かつ肝の糖新生が高まることになる。

グリコーゲン蓄積量は肝臓と筋肉をあわせても500 g程度(2,000 kcal)しかないので，エネルギー源としてはせいぜい1日分くらいにしかならない。それ以上の長時間の絶食が可能なのは糖質以外からの糖新生があるからである。一晩絶食後，肝臓からのグルコースの放出の1/3～1/2は糖新生によるものであり，さらに数日間の絶食では97%が糖新生によってまかなわれる。糖新生の素材としては解糖系でつくられる乳酸やピルビン酸，筋肉から供給されるアラニンが重要で，さらにトリグリセリドの分解によって生じるグリセロールも使われる(図6-3)。長期の絶食では腎臓でも糖新生が行われる。

筋肉が急激な活動をするとき，エネルギー供給源はまずクレアチンリン酸から，次いで解糖系から生じるATPが使われるが，持続的な運動ではTCA回路から生じるATPが利用される。空腹時には筋肉はFFAおよび肝臓で脂肪酸の酸化によってつくられるケトン体を主なエネルギー源として利用する。飢餓時のグルコース供給が乏しいときには，糖新生によってつくられる貴重なグルコースは，脳や赤血球などのかぎられた組織にまわされる。脳は通常はグルコースだけをエネルギー源として1日に100～125 gを消費するが，絶食期間が数日以上に及ぶときにはケトン体も利用できるようになる。

その他

以上グルコースの代謝を中心に記してきたが，ヒトはグルコースのほかフルクトースや蔗糖も摂取している。フルクトースは多量摂取を続けると肝障害や高トリグリセリド血症を招くことがある。フルクトースはリン酸化されてフルクトース1-リン酸(fructose-1-phosphate)になるが，このリン酸化が非常に起こりやすいため一時的にATP不足をきたすことがあること，フルクトース1-リン酸はPFK1のステップの調節を受けないでそのままアルドラーゼの作用を受けて三炭糖となり，トリグリセリド合成にいたりやすいことなどが考えられている。

糖代謝が問題となる疾患の代表は糖尿病である。糖尿病では，糖代謝にかかわる酵素の異常やインスリンの生産，分泌，作用にかかわるいろいろな異常が明らかにされてきた。グリコーゲン代謝にかかわる酵素の異常で肝や筋にグリコーゲンが蓄積する一連の疾患があり，糖原病としてまとめられている。フルクトースやガラクトース代謝についてもそれぞれ酵素異常が知られている。

【葛谷　健】

参考文献

1) 上代淑人監訳：ハーパー生化学 第25版，丸善，2001
2) 金澤康徳ほか監訳：ジョスリン糖尿病学 第2版，メディカルサイエンス・インターナショナル，2007
3) 日本臨牀(増刊号7 新時代の糖尿病学 病因・診断・治療研究の進歩1)，2002
4) 岡芳知ほか：糖質代謝異常．内科学書 改訂第7版，Vol. 5，小川聡ほか編，p260-264，中山書店，2009

7　栄養と脂質代謝

はじめに

栄養過剰はしばしば身体内に脂肪の過剰蓄積をもたらし，肥満や脂肪肝を引き起こす。腹腔内脂肪組織に脂肪が過剰に蓄積した病態は内臓肥満であり，これを基盤とし

て，心血管疾患の高リスク状態が招来されることはよく知られている．栄養過剰はまた，しばしば血液中の脂質にも変化を引き起こして血液脂質異常症をもたらす．

食事の量や質が脂質代謝に及ぼす影響については，これまで主として血液中の脂質を対象として研究がなされてきた．それは，食事の影響が血清脂質に反映されやすいこと，血清脂質の変化は他臓器の脂質蓄積と比べて定量的にとらえることが比較的容易であること，血清脂質は冠動脈をはじめとする動脈硬化性疾患の惹起因子として臨床的にきわめて重要であること，などによる．

本稿では，各種栄養素の血清脂質に対する影響を中心として，栄養と脂質の問題について解説する．

栄養と脂質代謝の基礎

ここでは，主な栄養素として，①炭水化物，②蛋白質，③脂質，④アルコールについて，それぞれリポ蛋白に対する作用を概観してみよう．

炭水化物

過剰に摂取された炭水化物は，肝細胞で中性脂肪(トリアシルグリセロール〈triacylglycerol〉，ないしはトリグリセリド〈triglyceride〉)へと変換される．中性脂肪はアセチルCoA(acetyl CoA)から脂肪酸が生成されるステップと，これがさらにエステル化されるステップを経て生成される．この過程は lipogenesis(脂質合成)と呼ばれている．

こうして肝で *de novo* 合成された中性脂肪はコレステロール，リン脂質やアポ蛋白と呼ばれる特殊な蛋白などと一つに梱包されてリポ蛋白と呼ばれる複合体を形成し，血液中へと分泌される(このリポ蛋白は超低比重リポ蛋白〈VLDL〉である)．後述するが，高中性脂肪血症は脂質の摂取過剰によって起こると思われがちであるが，中程度の高中性脂肪血症(おおむね 1,000 mg/dL 以下)の場合には，炭水化物の摂取過剰がもとになって，肝における lipogenesis が亢進して発症する場合が多い．

炭水化物の lipogenesis に及ぼす作用は糖質の種類によって差がある．果糖(fructose)や蔗糖(sucrose)はブドウ糖(glucose)よりもその作用が強いことが知られている．詳細な機序については不明であるが，lipogenesis に関与する酵素の活性化や抑制作用，sterol regulatory element-binding protein-1 (SREBP-1)を介した酵素の発現調節への関与など，いくつかの可能性が推定されている．果糖は，高中性脂肪血症を誘発するだけでなく，内臓脂肪の増加やインスリン抵抗性を高める作用があることも示唆されている[1]．

蛋白質

蛋白質は，摂取量が多すぎる場合には体内で糖質や脂質に変換されてたくわえられ，病気や長期にわたる飢餓状態などで栄養状態が著しく悪化した状況のもとではエネルギーとして使われる．蛋白質は脂質代謝に影響を及ぼす栄養因子(nutritional factors)という点からはさほど重要な役割を果たしてはなさそうであり，脂質代謝に対する直接的な作用についてもそれほど明確にはされていない．

脂質

脂質については，後述する「栄養と脂質代謝の臨床」を理解するうえで必要な事項について簡単にまとめておく．

食事脂肪(dietary fat)の主なものは，①中性脂肪，②コレステロール，③リン脂質である．このなかで，リン脂質は細胞膜の構成要素として欠かすことのできない物質であるし，血液中のリポ蛋白を構成する一員としては疎水性のコレステロールエステルや中性脂肪が血中に存在するための界面活性剤的な役割を果たしている重要な物質であるが，脂質代謝という面からは従来よりさほど重要視されてはいない．

中性脂肪

トリグリセリド(triglyceride：TG)あるいはトリアシルグリセロール(triacylglycerol)とも呼ばれている(以後の記述は，脂質代謝の研究で最もよく使用されている専門用語，トリグリセリド〈TG〉に統一する)．

トリグリセリドは代謝エネルギーを濃縮したかたちでたくわえている貯蔵ศである．容積も小さく，軽くて水を含まず，炭水化物や蛋白質などと比較して単位重量あたりのエネルギー産生量がはるかに高い(この物質が完全に燃焼すると1gあたり9kcalの熱量が産生される)．

トリグリセリドは，前述したように lipogenesis によっても生成されるが，食物からも取り込まれる．食事として摂取されたトリグリセリドは，腸管内で消化酵素(膵リパーゼ)の作用を受けて脂肪酸(fatty acid：FA)とモノグリセリドとに分解されて小腸粘膜から吸収され，その後再び，粘膜細胞内でトリグリセリドに再合成されて，コレステロールやアポ蛋白とともにカイロミクロンと呼ばれる複合体を形成してリンパ管，胸管を経て血液中に入る．

内因性のトリグリセリドと食事性(外因性)のそれとでは脂肪酸構成が異なる．この脂肪酸の種類の違いは脂質代謝の面からみて大変重要であるので，少し解説を加えておく．

- **長鎖脂肪酸(long-chain fatty acid)** 炭素数10〜19の脂肪酸は炭素数および不飽和結合の有無によって分類される．生体内には，$C_{16:0}$のパルミチン酸(炭素数16，二重結合がない飽和脂肪酸)，$C_{18:1}$のオレイン酸(炭素数18，一価不飽和脂肪酸)と$C_{18:0}$のステアリン酸が最も多い．これらの飽和脂肪酸や一価不飽和脂肪酸は生体内で合成することが可能であるが，リノール酸($C_{18:2}$)，リノレン酸($C_{18:3}$)などの多価不飽和脂肪酸は生合成ができず，食事として経口的に摂る必要がある脂肪酸で，必須脂肪酸と呼ばれる．

- **中鎖脂肪酸(medium-chain fatty acid)** 炭素数6〜10以下の脂肪酸は代謝の面で長鎖脂肪酸とはかなり異なった態度をとる．中鎖脂肪酸よりなるトリグリセリドは腸管でよりはやく分解・吸収され，門脈を経て直接肝臓に入り，ミトコンドリアへ輸送されてエネルギー源となる．脂肪よりも炭水化物に類似した性質を持っている．

- **極長鎖脂肪酸** 炭素数20以上の脂肪酸でアラキドン酸($C_{20:4}$)，エイコサペンタエン酸(EPA)($C_{20:5}$)，ドコサヘキサエン酸(DHA)($C_{20:6}$)などがある．これらの脂肪酸は炎症，免疫，血栓などとの関係が深く，長鎖脂肪酸とは異なった生理機能を持っている．

コレステロール

コレステロールは細胞膜の構成要素として欠かすことのできない物質であり、またステロイドホルモンや胆汁酸合成の原料としても利用されている。コレステロールには遊離型とエステル型(脂肪酸とエステル結合したもの)の2つの型があるが、血中コレステロールの大半(71〜76%)はエステル型である。コレステロールの大部分は体内(主として肝臓)で生合成され(約1g/日)、食事に由来する量は0.3〜0.5 g/日程度であると考えられている。

肝臓ではコレステロールはアセチルCoAから出発して、25の反応段階を経て生合成されるが、この合成経路で3-ヒドロキシ-3-メチルグルタリルコエンザイムA(3-hyroxy-3-methylglutaryl coenzyme A：HMG-CoA)からメバロン酸が生成されるステップを触媒しているHMG-CoA還元酵素はコレステロール生合成の律速酵素となっている(治療薬として使用されているスタチン系薬剤はこの酵素の阻害薬で、肝臓におけるコレステロール生合成を抑制する)。コレステロール生成量は体内コレステロール量が調節していて、食事性コレステロールの摂取量が増加すると*de novo*合成は抑制され、低コレステロール食にすると肝臓での合成は高まる。

アルコール

アルコール(エタノール)は大部分が肝臓で代謝される。その主な代謝経路はアルコール脱水素酵素(ADH)を介し、アセトアルデヒド、酢酸を経てアセチルCoAとなり、TCA回路に入ってエネルギーとして利用される(アルコール1gの熱エネルギー量は、およそ7 kcalである)。しかし、大量に飲酒した場合にはlipogenesisが亢進してトリグリセリドが産生され、また習慣性の飲酒によってしばしば脂肪肝や高トリグリセリド血症が起こる。

栄養と脂質代謝の臨床

栄養と脂質代謝に関する臨床は、食事の血清脂質、とりわけ血清コレステロール、トリグリセリドおよびHDL(高比重リポ蛋白)コレステロールに対する影響に焦点をあてて研究されてきた。これらの脂質が冠動脈をはじめとする動脈硬化性疾患と関係が深いからである。しかし近年では、血清脂質の質が問われるようになり、リポ蛋白の変化としてとらえられるようになってきた。動脈硬化惹起性リポ蛋白としてはLDL(低比重リポ蛋白)コレステロール、VLDLトリグリセリド、また抗動脈硬化性リポ蛋白としてはHDLコレステロールなどがある。

LDLコレステロールを増加させる主な食事因子としては、コレステロール、飽和脂肪酸、摂取カロリーの過剰などがよく知られている。これに対して、多価不飽和脂肪酸にはこのような作用は少ないか、むしろLDLコレステロールの増加に抑制的に作用することが示唆されている。炭水化物を多量に摂取するとVLDLトリグリセリドの増加やHDLコレステロールの低下を引き起こす(ここでは、これら栄養・食事と脂質代謝に関する問題について解説するが、以後では血中脂質値ないしはリポ蛋白-脂質値などの用語を適宜使用することをお断りしておく)。

栄養過剰・肥満と脂質代謝

今日では、よほどの偏食をしないかぎり、栄養失調やビタミン不足に陥るようなことはなく、臨床的に問題となるのはむしろ食物の摂取過剰によって引き起こされる栄養過剰や肥満である。

肥満は慢性的栄養過剰の反映であって、身体に脂肪が過剰に蓄積した状態である。総エネルギー摂取が消費を上回ると、余分なエネルギーは脂肪(主としてトリグリセリド)として脂肪細胞に蓄積されて脂肪組織重量が増す。

脂肪組織における脂質代謝についてみると、脂肪組織の分布や重量は脂肪分解(lipolysis)とリポ蛋白代謝とに関連している。脂肪細胞の代謝機能は、①エネルギー源として蓄積したトリグリセリドを分解して脂肪酸として放出する。②血液中のVLDLのようなトリグリセリドに富んだリポ蛋白を異化する。③レプチン、アディポネクチン、腫瘍壊死因子α(TNFα)などの種々の生理活性物質を生成・分泌する。栄養は脂肪細胞のこのような機能を修飾することを介して、組織ならびに血液脂質の変化を引き起こす。

栄養過剰・肥満に伴う血液中の脂質異常としては、高トリグリセリド血症と低HDLコレステロール血症の頻度が最も高い。必要以上のカロリー摂取は肝臓におけるVLDLトリグリセリドの合成促進、血中への分泌亢進を招来し、脂肪組織のトリグリセリド蓄積を増加させる。肝臓におけるトリグリセリドの過剰産生には高インスリン血症が関与していると考えられるが、内臓肥満のある場合には内臓脂肪細胞から放出される遊離脂肪酸(FFA)の増加もまた肝臓におけるトリグリセリドの産生をさらに増強させていると考えられる。低HDLコレステロール血症の頻度が高いことについては、血清HDLコレステロール値を決める主たる要因が「体質」やライフスタイルであるとしても、VLDLトリグリセリド値とHDLコレステロール値との間には負の相関があって両者の間に代謝連結が認められることから、VLDLトリグリセリドの増加もその一因であると考えられる。

一方、血清コレステロール値については、肥満者でも正常値のことが多い。しかし、節食して体重を減らすことによって血清コレステロール値、あるいはLDLコレステロール値が低下することを考えると、肥満者では体内コレステロールプールが増大していることがうかがわれる。図7-1は40〜60歳の男性2,403人を対象として、肥満度別にみた高トリグリセリド血症と高コレステロール血症の合併頻度をまとめた成績である。肥満度の増加とともに高トリグリセリド血症の合併は急激に、また高コレステロール血症も増加していることが理解される。この統計は、まだスタチン(statin)製剤もフィブラート(fibrate)製剤も使用されていなかった頃(1986年)の統計資料であり、薬剤による治療介入が普及している現在では、おそらくこのような統計をまとめることは困難であろう。

炭水化物と脂質代謝

炭水化物の摂取過剰による影響はトリグリセリドに顕著にあらわれ、VLDLトリグリセリドが上昇する。コレステロールレベルはそれほど影響を受けない。

血清トリグリセリド値が空腹時に正常である場合には、炭水化物を過剰に摂取しても、食後の上昇はほとんどみられないか、あっても軽微である。これに対して、高トリグリセリド血症患者の場合には、高炭水化物食に対する反応

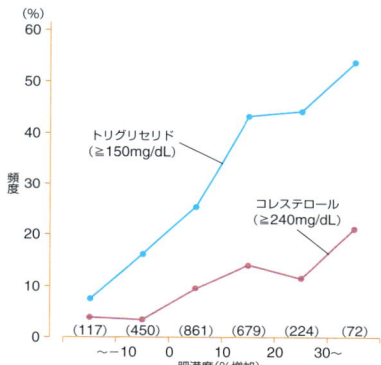

図 7-1 肥満度別にみた高トリグリセリド血症と高コレステロール血症の合併頻度
対象は 40～60 歳の男性 2,403 人。( )内は症例数

はかなり個体差があり，著しい場合には食後トリグリセリド値は 1,000 mg/dL 程度にまで上昇する。

炭水化物の摂取過剰によって誘発される高トリグリセリド血症(carbohydrate-induced hypertriglyceridemia)の VLDL 組成について，トリグリセリド値が上昇するのに対してアポ B 濃度はそれほど変わらないことから，VLDL の粒子数は変わらないこと，したがって血清トリグリセリド値の上昇は VLDL 粒子サイズの増大によると考えられる。高トリグリセリド血症では，HDL コレステロールの低下のほかに，VLDL レムナント，中間比重リポ蛋白(IDL)，さらには小型で比重の重い LDL(small dense LDL)が増加することが知られている。

炭水化物の摂取過剰による高トリグリセリド血症は，おそらく肝臓における lipogenesis の過剰に起因していると考えられていて，リポ蛋白リパーゼ(LPL)などの VLDL 加水分解酵素系の異常は実証されていない。

前述したように，炭水化物の lipogenesis に及ぼす作用は糖質の種類によって差があり，果糖や蔗糖はブドウ糖よりもその作用が強いことが知られている。果糖は果物や蜂蜜に多く，蔗糖は和菓子・洋菓子，ジュース・炭酸飲料水などの清涼飲料水に多く含まれている。

食事コレステロールと脂質代謝

食事コレステロールの摂取過剰は血清コレステロール値の上昇，リポ蛋白としては LDL コレステロールの増加をきたす。上昇の機序については，過剰のコレステロール摂取によって，まず肝臓の LDL 受容体活性が低下し(down regulation)，その結果 LDL の肝臓への取り込みが減少して，血中コレステロール濃度が上昇する。

食事コレステロールが LDL コレステロール値を上昇させる程度は，個体差が著しい。過剰に摂取されたコレステロールに敏感に反応して血清コレステロール値が上昇する人(responders)もあれば，ほとんど反応しない人(non-responders)もあってさまざまである。総じて，LDL コレステロール値の高い人は食事コレステロールに反応しやすい。

卵はコレステロール含量が多い食品である(鶏卵 1 個は約 210 mg のコレステロールを含む)。以前の「(糖尿病食事療法のための)食品交換表」では，卵は安価で理想的な蛋白源であることから，朝食の代表的なメニューとして推奨されていた(第 4 版まで掲載，第 5 版(1993 年の改訂)で削除された)ことがあって常食者が非常に多かった。筆者らは毎朝卵を食べる習慣のある糖尿病患者を対象に，摂取制限を指導して，その前後の血清コレステロール値を比較したことがあるが，糖尿病患者の 2/3 は血清コレステロール値が著明に(>25 mg/dL)低下する responders であった。

食事脂肪，脂肪酸と脂質代謝

高脂肪食の脂質代謝に対する影響について，最近の報告によると，比較的短期間(3 週間)の高脂肪食(脂肪エネルギー比 55%)負荷は体内の脂肪蓄積を明らかに増加させたものの，体重や肝酵素には変化は起こらず，またインスリン抵抗性にも変化は認められなかったという[2]。長期にわたる高脂肪食の影響についてはまだ報告はない。

食事脂肪の脂肪酸組成と脂質代謝との関係については 1950, 1960 年代からかなり検討されている。大ցmany(大雑把にいうと)，飽和脂肪酸は LDL コレステロールを増加させ，多価不飽和脂肪酸はこれを低下させる。しかし，脂肪酸のこれらの作用は炭素数によって異なるので，一概に結論づけることはできない。以下，主な脂肪酸について少し詳しく述べることにする。

飽和脂肪酸

- **パルミチン酸**(palmitic acid)($C_{16:0}$)　食品中にある主要な飽和脂肪酸(saturated fatty acids)であり，動物性脂肪にも，植物油にも豊富に含まれる。炭水化物の代替に摂取した場合には，LDL コレステロールを増加させる。
- **ステアリン酸**(stearic acid)($C_{18:0}$)　飽和脂肪酸ではあるが，食事として摂取した場合，パルミチン酸とは異なり，LDL コレステロールをほとんど増加させないようである。その理由として，ステアリン酸は体内ですみやかに elongation と desaturation を受けてオレイン酸へ変換されるからと説明されている。牛肉や豚肉などの獣肉にはステアリン酸がかなり多いが，それ以上にパルミチン酸含有量が多い(25～30%)ので，獣肉はコレステロールを増加させる脂肪(cholesterol-rising fats)に類別される。

一価不飽和脂肪酸

- **オレイン酸**(oleic acid)($C_{18:1}$)　食品中にはもちろんのこと，生体内・血清リポ蛋白中にも最も広く分布している不飽和脂肪酸(一価不飽和脂肪酸(monounsaturated fatty acids))であり，血清コレステロールレベルへの影響という面からみれば，炭水化物と同等で，中立的(neutral)な脂肪酸である。

多価不飽和脂肪酸

食品中の多価不飽和脂肪酸(polyunsaturated fatty acids)には，二重結合の位置の違いによって，(n-6)と(n-3)の 2 つのタイプがある。(n-3)の脂肪酸は，二重結合が脂肪酸のメチル末端から 3 番目に，(n-6)は 6 番目に C =

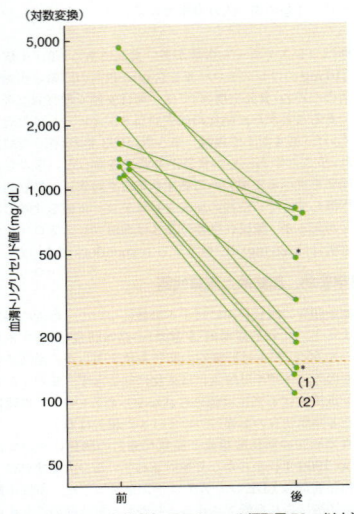

図 7-2 アルコール多飲者（1日アルコール摂取量 70 g 以上）にみられた高度の高トリグリセリド血症（高カイロミクロン血症）に対する禁酒，ないしは節飲・節食（5日間以上）の効果（男性 10 人）
*：急性膵炎合併例．(1)と(2)は節飲・節食例．縦軸スケールは対数目盛り

C 二重結合を持っている．
- リノール酸（linoleic acid）〔$C_{18:2}(n-6)$〕 主として植物油，γ-リノレン酸（γ-linolenic acid）〔$C_{18:3}(n-6)$〕もまた大豆油や菜種油などの野菜油に由来し，いずれも血清コレステロール，LDL コレステロール値を低下させるので cholesterol-lowering fatty acids として類別されている．これら多価不飽和脂肪酸の LDL コレステロール低下作用については，飽和脂肪酸との置換により LDL 受容体との結合能が増強し，それに伴って LDL の取り込みが促進される，といった機序が有力である．
- (n-3) 系脂肪酸 α-リノレン酸（α-linolenic acid）〔$C_{18:3}(n-3)$〕，エイコサペンタエン酸（EPA），ドコサヘキサエン酸（DHA）などがある（これらの脂肪酸については「栄養と脂肪代謝の基礎」の項参照）．

アルコールと脂質代謝

アルコール多飲者（heavy drinker）に特徴的な脂質代謝として，脂肪肝（steatosis）と白濁血清を呈するようなきわめて高度な高トリグリセリド血症の発現について言及しておく．

脂肪肝

Sozio & Crabb ら[3]は，多量の飲酒が脂質代謝に与える作用について，アルコール性脂肪肝の発症に焦点を絞って review を著しているので，その要点を以下にまとめておく．

- 脂肪酸酸化系への作用について 多量のエタノールはペルオキシソーム増殖因子活性化受容体 α（peroxisome proliferator-activated receptor α：PPARα）を抑制して，脂肪酸の酸化をブロックする．
- 脂肪酸合成への影響 エタノールは脂肪酸の *de novo* 合成を促進させるが，おそらくは転写因子 SREBP-1（sterol regulatory element-binding protein-1）を介して作用し，脂肪肝を惹起させるのであろう．
- その他の影響として メチオニン代謝の異常や Kupper（クッパー）細胞の活性化，といった問題についても考察している．

高カイロミクロン症

アルコールはしばしば高トリグリセリド血症を誘発するが，通常は血清トリグリセリド値が 1,000 mg/dL 以下で高脂血症 IV 型の表現型を呈する．原因については，アルコールによる脂肪酸合成の亢進と飲酒に伴う摂取エネルギーの過剰が加わって起こると考えられている．

酒量が多いアルコール常用者では，しばしば VLDL の増加に加えてカイロミクロンの増加も起こり，高脂血症 V 型の表現型をとる．これは「alcohol-induced chylomicronemia」と呼ばれているが，発生機序については不明である．カイロミクロンが増加していることから，異化過程になんらかの障害があることがうかがわれるが，証明はされていない．禁酒によって血清トリグリセリド値がすみやかに正常域にまで低下する症例もあるが，改善されてもなお高トリグリセリド血症が持続する患者も多い（図 7-2）．後者は基礎に高脂血症 IV 型があって，それが飲酒によって増悪し，高カイロミクロン血症の発症にいたったケースであろう．

【村勢 敏郎】

参考文献
1) Stanhope KL et al：Consuming fructose-sweetened, not glucose-sweetened, beverages increases visceral adiposity and lipids and decreases insulin sensitivity in overweight/obese humans. J Clin Invest 119：1322-1334, 2009
2) Van Herpen NA et al：Three weeks on a high fat diet increases intrahepatic lipid accumulation and decreases metabolic flexibility in healthy overweight men. J Clin Endocrinol Metab 96：E691-E695, 2011
3) Sozio M et al：Alcohol and lipid metabolism. Am J Physiol Endocrinol Metab 295：E10-E16, 2008
4) Grundy SM et al：Dietary influences on serum lipids and lipoproteins. J Lipid Res 31：1149-1172, 1990
5) 村勢敏郎：高脂血症診療ガイド，文光堂，2005

8 栄養とエネルギー代謝

はじめに

エネルギー代謝は人体活動の基本であり，その基礎知識は肥満・糖尿病の制御，甲状腺疾患や経管栄養などの日常診療に必要であるため栄養，エネルギー関連項目は医師国家試験出題基準にも詳しく取り上げられている．すでに「カロリーの多寡と内科疾患」については詳しい解説がある（7章 3）ので，ここでは栄養とエネルギー代謝の基本について述べ，医学生，研修医が必要としている個体のエネルギー必要量の評価法を解説する．

人体の活動を駆動するアデノシン三リン酸（ATP）は，1日にほぼ体重と等しい重量が合成され消費されている。したがって，個体，細胞の生死は ATP 合成の停止で決定され，生命の基本と信じられている DNA 構造は生死の境では変化しない。ATP の大部分は栄養素の好気的代謝で合成される[1]。呼吸・循環系の停止や激しい運動による低酸素時には，嫌気的代謝である解糖系によって ATP が合成される。しかし，解糖系は乳酸の発生による pH 低下を伴い，いずれ代謝が停止する，緊急手段にすぎない。その結果，バイタルサインの低下によって，細胞内 ATP の喪失が細胞死を引き起こし，神経・筋肉の活動電位の消失から個体死にいたる。短期的なエネルギー代謝制御機構は時計遺伝子であり，睡眠・覚醒・運動と大きな変動がある。慢性的な内科疾患である肥満/糖尿病は摂取エネルギーと活動エネルギーの長期の正のエネルギーバランスの結果である。内臓脂肪から分泌されるアディポサイトカインを介して高血圧，高血糖，脂質代謝異常が発生して内科医はメタボリックシンドロームを診断するが，長期の時間栄養学の決定的な機構は寿命の回数券といわれるテロメアの短縮が諸臓器の老化の真の原因である。

人体エネルギー学

心身の活動の源泉である ATP は ATP 合成酵素で産生され，脳，筋肉はじめ全臓器で消費されている（図 8-1）[1]。熱量源となる糖質・脂質・蛋白質は好気的代謝の最終段階の TCA 回路による脱水素で還元型ニコチンアミドアデニンジヌクレオチド（NADH）を生じる一方，蛋白質に由来するアミノ酸は絶えず人体成分を更新する（図 8-1 左）。

NADH は電子伝達系によって酸化され，そのエネルギーによってミトコンドリア内膜に電気化学的ポテンシャル差（$\Delta \mu H^+$）を形成する（図 8-1 下）。$\Delta \mu H^+$ によってミトコンドリア外から内へ流入する H^+ は水車のように ATP 合成酵素の F_0 部分を回転させて ATP を合成する（図 8-1 右下）。時計遺伝子の支配下に激しく変動する活動に応じて ATP 合成酵素が制御される。

ATP は活動で消費されて ADP（アデノシン二リン酸）を生じるが，2ADP→ATP＋AMP（アデノシン一リン酸）の反応で生じた AMP は鋭敏に ATP の過不足で変動する（図 8-1 右上）。その AMP は細胞の燃料計 AMPK（AMP キナーゼ）を活性化し，図 8-2 のように異化作用（解糖系，β酸化系）を促進して ATP 合成を増し，同化作用を抑制する。AMPK の活性化はミトコンドリア増殖を通して生体エネルギー補給を増加させる。運動，節食，アディポネクチンなどによる AMPK の活性化が長期的に肥満/循環器疾患を予防する。

再び図 8-1 に戻ってエネルギー代謝の長期的な変化をみると，細胞寿命を決定しているのはテロメアである。運動と減食によって，AMP とニコチンアミドアデニンジヌクレオチド（NAD）が増加する。NAD は長寿遺伝子産物 SIRT1 のアセチル基受容体として標的蛋白質の脱アセチル化により細胞死を防ぐため，補充分裂によるテロメア短縮を遅延させる（図 8-1 左下）[2]。テロメア長は細胞寿命の総合的指標であって，出生時 1 万塩基対が終末期には 5,000 塩基対の寿命限界に達する。白血球のテロメア長 1 kbp 短縮ごとに致命的な心筋梗塞や脳卒中の発症の相対リスクが 3 倍に増加する。時計遺伝子とテロメアは現代の人

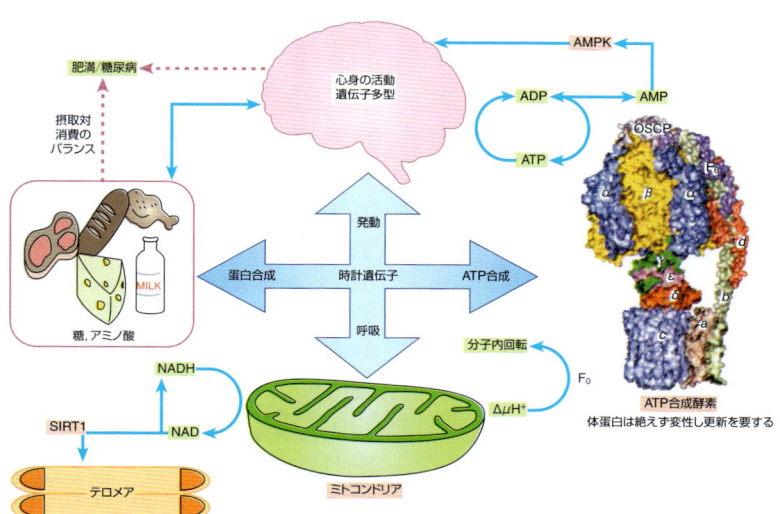

図 8-1　エネルギー代謝は心身活動と寿命の核心
AMP：アデノシン一リン酸，ADP：アデノシン二リン酸，ATP：アデノシン三リン酸，AMPK：AMP キナーゼ，NAD：ニコチンアミドアデニンジヌクレオチド，NADH：還元型ニコチンアミドアデニンジヌクレオチド，OSCP：オリゴマイシン感受性付与因子

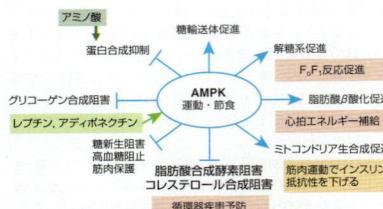

図 8-2 細胞の燃料計 AMP キナーゼ（AMPK）の作用
アデノシン一リン酸（AMP）の増加でアデノシン三リン酸（ATP）合成のための異化を促進，ATP を消費する同化を抑制する

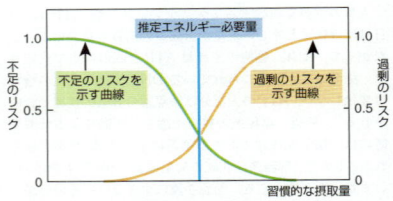

図 8-3 推定エネルギー必要量を理解するための概念図[5]

体エネルギー学（human bioenergetics）に大きな変革を与えた時間栄養学の基本的な制御機構である（さらに詳しい細胞内シグナル伝達とその異常については 7 章 11 参照）[3],[4]。

エネルギー必要量の概略
― 基礎代謝は約 1 kcal/kg/分

「日本人の食事摂取基準 2010 年版」[5]には基準の活用順位の第 1 位にエネルギー，第 2 位に蛋白質が重視されている。エネルギー量はカロリー単位で表示されることが多いが，国際誌ではジュール単位で表示される（1 kcal＝4.18kJ）。

安静時の代謝量が体重 60 kg の青年男子では 1 時間あたり 1 kcal であり，普通の活動量はその 1.5 倍と覚えるとよい。女性では男性の 0.8 倍である。18〜29 歳の基礎代謝基準値は約 24.0（kcal/kg 体重/日）であるから，目安として 1 時間あたり 1 kcal/kg 体重，体重 60 kg の男性では 1 分あたり 1 kcal となる[5]。50〜69 歳の中高年者では基礎代謝基準値は 21.5 に減るが，基準体重（64 kg）の男性はやはり 1 kcal/kg/分程度となる。

エネルギーの食事摂取基準には他の栄養素の推奨量のように安全率を乗じることができない。過剰エネルギー摂取で肥満となるからである。エネルギー摂取量の過不足は体重の増減で知ることができて，成人では体重に変化がない状態を最も望ましいエネルギー摂取状態として，推定エネルギー必要量（estimated energy requirement：EER）を定める（図 8-3）[5]。

EER は成人の場合，BMI（body mass index）が 18.5〜25 kg/m²），エネルギー出納（エネルギー摂取量とエネルギー消費量の差）が 0 となる確率が最も高いと推定される 1 日のエネルギー摂取量である。エネルギー必要量は性および生活活動レベル（physical activity level：PAL）によって異なるために，原則として推定エネルギー必要量は，

基礎代謝量（kcal/日）×身体活動レベル

として算出する。成長を伴う小児の場合はエネルギー蓄積量を追加し，妊婦や授乳婦でもそれぞれ胎児と母体，あるいは泌乳に必要なエネルギーを追加する。基礎代謝量は早朝空腹時に快適な室内において安静仰臥位で測定する。基礎代謝量は，

基礎代謝基準値（kcal/kg 体重/日）×基準体重（kg）

として算出する。年齢別基準体重表は食事摂取基準に記載されている[5]。

運動指導のときには活動の強度を基礎代謝の倍数で示した動作強度 Af（activity factor）が古くから用いられてきたが，新基準では座位安静時代謝の倍数で活動強度を示す METs（metabolic equivalents）が用いられる。METs は Af×1.1 となる[5]。消費エネルギーを計算するには METs を用い，睡眠 0.9，自転車で 4，ジョギングで 7，歩行で 4，平泳ぎで 15 程度である。METs に運動時間（単位 1 時間）を掛けた数値が Ex（exercise）であり，厚生労働省の「健康づくりのための運動基準 2006」では 1 週間に 23Ex を推奨しており，そのうち 4Ex は意識的な運動を必要としている。Ex×体重が運動によるエネルギー消費量を示すので，便利である。

以上を考慮したうえで，後述する二重標識水法を用いて実際の身体活動時のエネルギー代謝をはかり，身体活動レベル（PAL）によって，「低い」（1.40〜1.60），「ふつう」（1.60〜1.90），「高い」（1.90〜2.20）の三段階に分ける。また，過去には食事によって亢進するエネルギー量（旧称は特異動的作用，現代では食事誘発性熱産生（diet-induced thermogenesis：DIT））を基礎代謝量に加えていたが，これは総エネルギー消費量と比例関係にあるため，活動時のエネルギー消費量に含める。1 日平均の身体活動レベルは「低い」座位が中心の人で 1.50，「高い」職場内で作業が多い人で 2.0 程度なので，50 歳代で，それぞれ男性では 2,050〜2,750 kcal 程度，女性では 1,650〜2,200 kcal の幅がある[5]。

エネルギー代謝指導の目安

2008 年の国民の平均エネルギー摂取量は 1,867 kcal と 1970 年代の 2,200 kcal より減り，食糧難のときより少ない。境界領域も含め肥満は中高年男性の半数にのぼり，糖尿病は 2,210 万人に達した。この事実は，肥満/糖尿病の増加の原因が広く信じられている飽食のためではなく，時間栄養学が明らかにしたように，実質的な朝食欠食と夜型変動による活動低下が大きな原因である[3],[4]。現在の食事摂取基準には時間栄養学の視点が欠落しており，同一エネルギー，同一献立であれば栄養学的効果は等しいと仮定する[5]。しかし，一例を図 8-4 に示すと，同一の献立の食事を摂取しても朝食は夜食の 4 倍もの DIT があり，朝食は心身の活動のエネルギーに使われるが，就寝前の夜食は同じエネルギーが脂肪として貯えられる[6]。

減量にはさまざまな方法があるが，時間栄養学を無視した

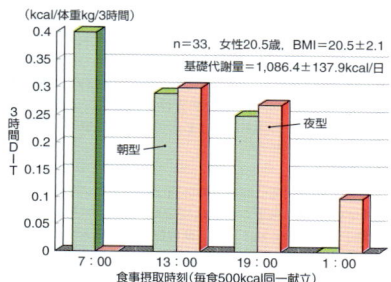

図8-4 生活の型の違いにおける食事誘発性熱産生(DIT)[6]

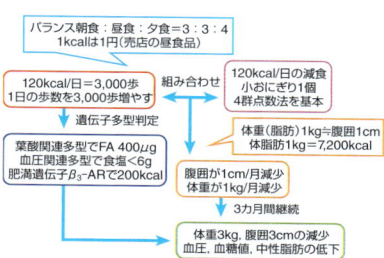

図8-5 メタボリックシンドローム治療の概要
メタボリックシンドロームの改善は腹囲1cm=1kg/月
運動と食事を各120kcalで補正
FA：葉酸，β_3-AR：β_3アドレナリン受容体

な急激な減量で筋肉萎縮，骨粗鬆症を伴う有害な方法が多い(糖新生による筋肉萎縮)。内科医の日常の指導指針の参考に，女子栄養大学の栄養クリニックにおけるメタボリックシンドローム治療の概要を図8-5に示す。四群点数法という適正バランスの栄養摂取に基づき，運動を伴った1カ月1kg(=腹囲1cm)の減量のペースが筋肉，骨格の減少を伴わず安全である。脂肪組織は1kgが7,200kcalであるから，1日240kcalの減量が推奨される(120kcalを減食，120kcalを運動(歩行数3,000歩相当))。

栄養クリニックにおける指導の特徴は時間栄養学に基づいてエネルギー摂取の配分を朝3昼3夜4程度とし，21時以降の夕食はできるだけ軽くし朝食にまわすことなどである。また，一般人にカロリー計算は困難なので，一般的な昼食は1kcalがほぼ1円であることを覚えてから調理済み食品のエネルギー表示を購入時にみることをすすめている。女子栄養大学の栄養クリニックのもう一つの特徴は肥満と循環器疾患のリスクによる遺伝子多型検査に基づく指導を加えている点である(図8-5左)。急速な減量を行う場合は十分な管理が必要である。

エネルギー代謝の測定

直接法

人体から発散する熱エネルギーを直接的に測定してエネルギー消費量(energy expenditure：EE)を求める方法である。エネルギー代謝は熱量素，すなわち炭水化物，脂質，蛋白質を体内で分解してATPとなり，さまざまな生体活動に利用し，正味の物質合成や外部への仕事がないかぎり，最後はすべて熱に変えられる。したがって人体を熱や気体を逃さない密閉した箱(アトウォーター・ベネディクトの呼吸熱量計)に入れて，箱内に出入する流水の温度上昇と流量の積から人体で発生した熱量を実測する。同時に箱内で消費する酸素をボンベから供給し，発生した二酸化炭素をソーダライム，水蒸気を濃硫酸で吸収して，定量する。消費蛋白質量は尿素で補正する。

間接法

人体が排出する二酸化炭素，吸入する酸素，それに尿中の窒素量から，発生したエネルギーを間接的に算出する方法である。臨床におけるエネルギー代謝実測値はこの方法を用いる。被験者の口，鼻に気体を捕集するマスクをあてて酸素と二酸化炭素を，それぞれ磁気式酸素計と赤外線吸収で測定する。作業中はDouglas(ダグラス)バッグを背負い，外気を吸入して，呼気をバッグに集めて測定する。

計算は次のように行う。炭水化物だけが代謝された場合は，酸素消費容積1Lで燃焼する炭水化物量は1.232g，その発生エネルギーは5.047kcalである。このとき，酸素消費容積と二酸化炭素の発生容積が等しいので，両気体容積の比率(呼吸比〈respiratory quotient：RQ〉)は1.0となる。もしも脂質だけが代謝されるならば，酸素消費容積1Lで燃焼する脂質量が0.502gで，発生エネルギーは4.686kcalであり，呼吸比は0.707となる。

体内で糖質と脂質が混合して代謝されるときには，呼吸比から消費された糖質と脂質の比率，その発生エネルギーが算出できる。さらに蛋白質が同時に分解されたときには，尿中の窒素1gあたり6.25g(窒素係数)の蛋白質が代謝されたことになる。これに4.1kcalを掛ければ蛋白質に由来するエネルギーが算出できる。6.25gの蛋白質を燃焼するのに必要な酸素容積は5.92Lで，二酸化炭素容積は4.75Lであるので呼吸比は0.80である。しかし，実際には蛋白質に由来する呼吸比の変化は微量なので無視して，燃焼した糖質と脂質の量からエネルギー消費量を計算する。

二重標識水法

二重標識水法(doubly labeled water method：DLW)とは酸素の安定同位体^{18}O(重酸素)と水素の安定同位体^{2}H(重水素)を自然界より多く含む二重標識水($^{2}H_{2}{}^{18}O$)を飲む食事摂取基準で身体活動レベルの算定のゴールドスタンダードとして用いられている(図8-6)[5]。

DLWの最大の利点は呼気捕集バッグの装着なしに自由

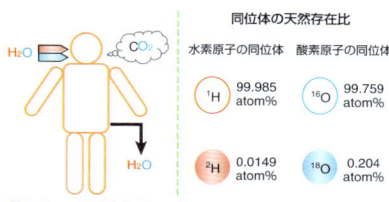

図8-6 二重標識水法(DLW)の原理

な日常活動のエネルギー代謝を長期にわたって測定できる点である。人体に流入する飲料水，食物，それに酸素は，人体から水は呼気，尿などとして排出される。自然界の酸素は大部分が^{16}Oであるが，^{18}Oを0.2%含み，また自然界の水素も大部分が^{1}Hであるが，0.015%の^{2}Hを含む。^{2}Hが50 ppmで^{18}Oが250 ppm程度の二重標識水を飲用すると，約6時間で体内の水と完全に混合する。その後，体内の^{2}Hと^{18}Oが減少していくが，^{2}Hの減少量（F_{H2O}）は水分排出で失われるだけであるのに反して，^{18}Oは水分排出で失われるほかに呼気の二酸化炭素としても失われるので，$^{2}H/^{1}H$比よりも$^{18}O/^{16}O$比の減少が速い。

そこでエネルギー消費量の計算に必要な二酸化炭素の産生量を次式で求める。$^{2}H/^{1}H$比の減少率をK_H，$^{18}O/^{16}O$比の減少率をK_O，体内水分量を TBW（total body water）とすると，

- $F_{H2O} = TBW \cdot K_H$
  （体内水分量に減少率を乗じた量が減少量）
- $F_{H2O} + 2F_{CO_2} = TBW \cdot K_O$
  （二酸化炭素には2個のOがあるので2倍）

の2式の両辺を引き算して，二酸化炭素の産生量F_{CO_2}を求めると，

- $F_{CO_2} = TBW(K_O - K_H)/2$

という簡単な式になる。TBW は初期に二重標識水が全身の水分に拡散して薄まるので容易に計算できる。こうして体内の同位体の減少速度を尿中の同位体比率で約2週間にわたって計測する。二酸化炭素産生量から酸素消費量を求めるには，摂取した食物の炭水化物，脂質，蛋白質の比率から呼吸比（RQ）を逆算して，熱当量，エネルギー消費量を求める。DLW はルームカロリーメータの測定値と±2%以内の精度でエネルギー消費量がわかる。

予測式による算出法

臨床の場では身長・体重から簡易に基礎代謝量（basal energy expenditure：BEE）を予測するのが実用的である。Harris-Benedict の予測式を示す。

- 男性：BEE（kcal/日）＝
  66.47＋13.57×体重（kg）＋5.00×身長（cm）－6.76×年齢
- 女性：BEE（kcal/日）＝
  655.10＋9.56×体重（kg）＋1.85×身長（cm）－4.68×年齢

さらに簡単に，体重だけを用いた基礎代謝の推定式が栄養所要量で用いられた。

- 男性（50〜69歳）：BEE（kcal/日）＝
  16.7×体重（kg）＋301
- 女性（50〜69歳）：BEE（kcal/日）＝
  16.0×体重（kg）＋247

栄養摂取量調査法

最も正確な食事摂取量は，食事摂取なしの中心静脈栄養の注入量で，経皮的内視鏡的胃瘻造設術（PEG）で経管栄養を受けた場合（吸収率補正後）がこれに次ぐ[7]。

しかし栄養指導などでは「想い出し法」や「食物秤量記録法」による栄養摂取量から，分析表にある各食物の100 gあたりのエネルギー量を各食物の摂取量に掛けて合計する。国民栄養調査のエネルギー摂取量＝EI（energy intake）値も管理栄養士の指導下での食物秤量記録法による。しかし，過小申告や日間誤差がきわめて多く，習慣的摂取量の把握の困難さが伴う[5]。

おわりに

エネルギー代謝における時計遺伝子とテロメアの発見は画期的であり，後者の研究には2009年のノーベル医学・生理学賞が授与されている。研修医は入院患者にまず食事箋を作成し，生活習慣病の外来患者には管理栄養士に対しエネルギー摂取量などの指示を与えなければならない。

厚生労働省の定める食事摂取基準[5]は健常者の基準であり，また患者数の多い80歳，90歳の基準は存在しない。なぜなら高齢者は個体差が著しいので平均値は使用できず，各患者について栄養アセスメントを行って摂取エネルギーを決める規則である。したがって健常男性の身体活動レベルIの推定エネルギー必要量が70歳以上では1,850 kcalと定めてあっても[5]，摂取量が厳密に定められたPEG施行患者（平均74.7歳）を間接法で著者らが実測すると，平均わずか900 kcalと半分以下となる（各種の病態や経腸栄養については他稿参照）[7]。

【香川 靖雄】

参考文献

1) Kagawa Y : ATP synthase : from molecule to human bioenergetics. Proc Japan Acad Ser B 86 : 667-693, 2010
2) Cohen HY et al : Calorie restriction promotes mammalian cell survival by inducing the SIRT1 deacetylase. Science 305 : 390-392, 2004
3) 香川靖雄編，日本栄養・食糧学会監修：時間栄養学 第2版，女子栄養大学出版部，2009
4) 香川靖雄：時間栄養学と生活習慣病―時計遺伝子からテロメアへ，医のあゆみ 236 : 30-36, 2011
5) 日本人の食事摂取基準 2010年版 厚生労働省「日本人の食事摂取基準」策定検討会報告書，第一出版，2010
6) 関野由香ほか：食事時刻の変化が若年女子の食事誘発性熱産生に及ぼす影響．日本栄養・食糧学会誌 63 : 101-106, 2010
7) 佐々木素execこか：経皮内視鏡的胃瘻造設術（PEG）施行患者におけるREE実測値とBEE計算値の検討．日本臨床生理学会雑誌 37 : 93-104, 2007

9 栄養素による代謝調節の臓器連関とその破綻

栄養素による代謝調節

生体はエネルギー供給を常に必要とするが食事は間欠的にしか摂取されない。そのため，必要量以上のカロリーを摂取し余剰のカロリーを肝臓や筋肉内のグリコーゲン，脂肪組織内のトリグリセリド，組織内の蛋白質として貯蔵し飢餓時にそれらを分解して利用する。

このようなエネルギーのホメオスターシスは，ホルモンと栄養素，特にインスリン，ブドウ糖（グルコース），遊離脂肪酸により調節されている。食物より摂取された種々の栄養素は消化管にて消化・吸収され，門脈を通って肝臓に達する。摂取したブドウ糖量と血糖値に対応した膵島（膵Langerhans〈ランゲルハンス〉島）からのインスリン分泌，

そして各臓器におけるインスリンに対する感受性が食前・食後の血糖値の維持に重要な役割を果たしている。

肝臓における代謝調節と臓器連関

栄養素による代謝調節の中心は肝臓であり，代謝調節にかかわる栄養素の代表はブドウ糖である。まず，肝臓における糖代謝調節機構について述べる。

空腹時に肝臓は貯蔵グリコーゲンを分解し糖新生を行う。また，筋肉に生成された乳酸やアミノ酸であるアラニンが肝臓に輸送され，Cori(コリ)回路やグルコース-アラニン回路によりピルビン酸・ブドウ糖に変換される。さらに，脂肪組織から放出された遊離脂肪酸を材料に肝臓は糖新生を行う。空腹時には，肝臓は糖新生を亢進し血中にブドウ糖を放出し，中枢神経系がエネルギー源として利用する(図9-1)。

これらの反応には，抗インスリンホルモンであるグルカゴンが関与している。一方，食事摂取時には，経口摂取された糖質がブドウ糖に分解され，門脈血から肝臓に取り込まれる。膵臓のインスリン分泌は刺激され，肝臓の糖新生は抑制される。その結果，肝静脈血へのブドウ糖供給が停止し，血糖値は一定に維持される。このように血中ブドウ糖濃度は厳密に制御されている。

ブドウ糖が十分に存在する摂食時には，解糖系で生成されるピルビン酸はピルビン酸脱水素酵素(pyruvate dehydrogenase：PDH)によりアセチルCoAに変換され，脂質合成やアミノ酸生成(アラニン，セリン，グリシンなど)あるいはTCA回路で代謝される。ブドウ糖が十分に存在しない絶食時には，ピルビン酸はピルビン酸カルボキシラーゼによりオキサロ酢酸に変換され，糖新生やアミノ酸(アスパラギン酸)の生成に利用される。

肝臓は，脂肪酸，トリグリセリド，コレステロール合成に重要な役割を果たしている。絶食時に肝臓はトリグリセリド合成を停止し，糖新生へと代謝を変換する。脂肪組織内のトリグリセリドはホルモン感受性リパーゼにより遊離脂肪酸とグリセロールに分解される。血中に増加した遊離脂肪酸は肝細胞に取り込まれ，ミトコンドリア内でβ酸化される。遊離脂肪酸のβ酸化によりアセチルCoAが増加するとケトン体生成が増加する。また，遊離脂肪酸のβ酸化により糖新生が行われる。このように，肝臓では遊離脂肪酸のβ酸化に伴い，糖新生，ケトン体の産生が増加するが，TCA回路は作動しない。

エネルギーのホメオスターシス維持はホルモンによる調節のみでなく，エネルギー源である栄養素の血中濃度の変化自体も直接的な役割を果たしている。ブドウ糖の上昇は，ホルモン作用とは別に，肝臓の糖新生，グリコーゲン分解を抑制し，グリコーゲン合成を促進する。また，遊離脂肪酸は直接肝臓の糖新生を促進する。インスリンによる肝臓の糖新生抑制作用は，脂肪組織における脂肪分解抑制作用によることが知られている。

食事摂取時に肝臓はトリグリセリドを超低比重リポ蛋白(very low density lipoprotein：VLDL)として分泌し，脂肪組織に貯蔵させる。インスリンは，肝細胞において，脂肪酸(アシルCoA)やグルコース-6-リン酸(G-6-P)の合成を促進させ，トリグリセリドやコレステロール生成を促進し，VLDLの合成・分泌を増加させる。絶食時や運動時には，肝臓は脂肪組織から放出される遊離脂肪酸やグリセロールをトリグリセリドやブドウ糖に変換し，脂肪組織に戻す。

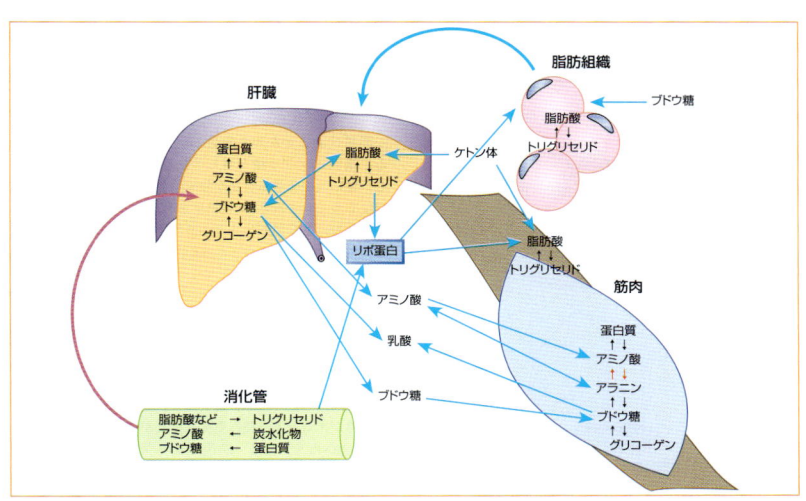

図9-1 糖・脂質代謝の臓器相関

栄養素による代謝調節の破綻,インスリン欠乏・高血糖状態

糖尿病では膵臓からの基礎インスリン分泌が低下している。インスリンはグリコーゲン分解や糖新生を抑制しているため,インスリンが欠乏すると肝臓でのグリコーゲン分解や糖新生が亢進し,空腹時に著明な高血糖をきたす。インスリン欠乏状態では,食後の肝臓での糖新生が抑制されず,糖放出を抑制できない。さらに,肝臓,骨格筋および脂肪組織における糖取り込みが低下している。糖尿病状態では,肝臓での乳酸産生の亢進,骨格筋での乳酸利用の低下,肝臓での糖新生系の亢進(肝臓でのアラニン取り込みの増加),ミトコンドリア内でのピルビン酸脱水素酵素活性の低下のため,ピルビン酸や乳酸がアセチル CoA に変換されないため,血中に乳酸が増加しやすい。ピルビン酸脱水素酵素はインスリンにより活性化されるが,インスリン欠乏状態(糖尿病)では,この酵素の活性化が抑制され,糖新生の原料となるピルビン酸が増加する。そのため,インスリンが欠乏した糖尿病では血糖値が高いにもかかわらず,肝臓における糖新生が亢進している。

細胞内に取り込まれたブドウ糖は通常,G–6–P,フルクトース 6–リン酸(F6–P)となり,解糖系やグリコーゲン合成経路へと代謝される。ヘキソサミン経路は,この F6–P にグルタミンが付加され,グルコサミン 6–リン酸(GlcN6P)となる以降の代謝経路のことをさし,最終産物は UDP–N–アセチルグルコサミン(UDP–GlcNAc)である。ヘキソサミン経路への糖の流れは全体の 2〜3%とわずかであるが,高血糖状態では,この経路の亢進が推測される。F6–P から GlcN6P へのステップがこの経路の律速反応であり,グルタミンフルクトース 6–リン酸アミドトランスフェラーゼ(GFAT)が制御する。ヘキソサミン経路の産物である GlcNAc は,O–GlcNAc トランスフェラーゼ(OGT)という酵素の働きで,核や細胞質蛋白のセリン/スレオニン残基の水酸基に結合(グリコシル化,O–グリケーション)し,O 結合型 $β$–N–アセチルグルコサミン(O–GlcNAc)と呼ばれる糖化蛋白となる。

この O–GlcNAc 修飾は蛋白質の翻訳後修飾の一つであり,蛋白質の機能制御を介して重要な働きをしていることが明らかとなってきた。O–GlcNAc 修飾は,蛋白のリン酸化部位かその近傍で起こり,リン酸化を抑制すると考えられる。また,この反応は非常にダイナミックな反応であり,たとえば食後高血糖によってもこの修飾反応が起こることが推測されている。最近,インスリンシグナル蛋白の O–グリケーションがシグナル伝達を抑制し,抵抗性に関与することが明らかとなってきた。

栄養素による代謝調節の破綻,脂肪肝・インスリン抵抗性

肝臓にトリグリセリドが蓄積すると(脂肪肝),グリコーゲン貯蔵や糖新生が阻害され,血中へのブドウ糖供給能が低下する。また,食後の肝臓での糖取り込み率が低下し,食後高血糖になる。さらに,夜間の肝臓での糖放出率が増加する。したがって脂肪肝では,過剰な糖の流入→インスリン分泌の増加→肝臓でのトリグリセリド合成の促進→脂肪肝→食後高血糖や夜間(空腹時)高血糖→インスリン分泌の増加という悪循環が形成される。血中遊離脂肪酸濃度が上昇するとブドウ糖酸化が抑制される。遊離脂肪酸濃度の上昇が,PKC(プロテインキナーゼC)活性化,ヘキソサミン経路の活性化,セラミド合成亢進などを介して,インスリン抵抗性発症に寄与していると考えられている(図9-2)。

セラミドは,スフィンゴ脂質の一つで,スフィンゴミエリンシグナルの重要なセカンドメッセンジャーである。セラミドは遊離脂肪酸の一つであるパルミチン酸から細胞内で生成される。このことから,高遊離脂肪酸血症によるインスリン抵抗性の原因が細胞内セラミドの蓄積によるものであるという説が提唱されている。

栄養素による代謝調節の破綻,果糖摂取過剰による代謝調節異常

脂質代謝にかかわる栄養素として果糖が注目されている。果糖はブドウ糖と同じ単糖類で蔗糖の構成成分である。糖のなかで最も甘味が強く,自然界では果物やハチミツにも多く含まれる。「血糖値を上げにくい」などといわれているが,多量摂取により中性脂肪の増加を招く。最近ではソフトドリンクに含まれる「果糖ブドウ糖液糖」として摂取されており,米国人で実に1日75gの果糖を摂取しているといわれる。

果糖が lipogenesis(脂肪合成)を促進する糖(lipogenic)であることは以前から知られており,食事誘導性の *de novo* の lipogenesis 亢進によるメタボリックシンドロームモデルとして,種々の動物実験の報告がある。ヒトにおいても果糖摂取量の増加が肥満および 2 型糖尿病発症リスクと関連があるとする報告や高果糖食が肝臓での *de novo* の lipogenesis を促進し,食後の血清中性脂肪濃度を上昇させ,インスリン抵抗性を生ずることが示されている。

食事で摂取された果糖はその 50%以上が肝臓で取り込まれるが,そのほか腎や脂肪組織にも取り込まれる。果糖

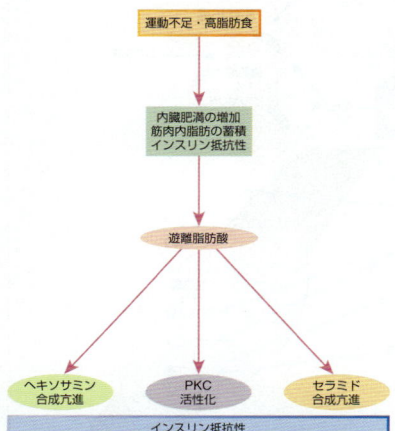

図 9-2　遊離脂肪酸によるインスリン抵抗性の分子機構
PKC:プロテインキナーゼC

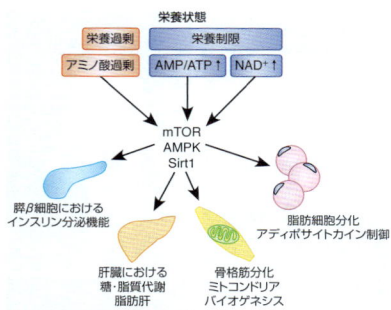

図 9-3　生体エネルギーセンサー
AMP：アデノシン一リン酸，ATP：アデノシン三リン酸，NAD：ニコチンアミドアデニンジヌクレオチド，mTOR：mammalian target of rapamycin，AMPK：AMP キナーゼ

は小腸，肝臓，腎臓に存在する糖輸送担体5(GLUT5)により吸収され，細胞内に取り込まれた果糖はフルクトキナーゼによりすみやかにフルクトース1-リン酸(F1-P)となり，その後アルドラーゼにより三炭糖に分解されて解糖系に入る。

このように果糖はブドウ糖代謝系に入るが，ブドウ糖と異なり，解糖系の律速酵素であるホスホフルクトキナーゼを経ずに急速に代謝される。慢性の高果糖負荷が脂肪酸および中性脂肪合成を高める機構として，肝において果糖が脂肪酸，中性脂肪合成を担う酵素群の転写を制御する転写因子，sterol regulatory element-binding protein-1 (SREBP-1)を発現上昇させることが重要であることが判明している。

栄養素による代謝調節の破綻，エネルギーセンサーの異常(図 9-3)

絶食や摂食に伴う代謝変化のエネルギーセンサーとしてAMP(アデノシン一リン酸)キナーゼ(AMPK)が知られている。AMP キナーゼは，細胞内のエネルギー状態をあらわすcAMP/ATP(環状アデノシン一リン酸/アデノシン三リン酸)比を感知して活性化，糖新生を抑制する。また，NAD/NADH(ニコチンアミドアデニンジヌクレオチド/還元型ニコチンアミドアデニンジヌクレオチド)比を感知して，長寿遺伝子である NAD 依存性ヒストン脱アセチル化酵素 Sirt1 が活性化し，糖新生にかかわる転写共役因子(PGC-1α や Foxo)のアセチル化状態を制御することで，糖新生の酵素発現を調節し，糖代謝調整をしていることが明らかになってきた。

一方，TOR(target of rapamycin)はアミノ酸センサーとして働き，蛋白合成を制御することが知られている。高脂肪食や老化などの病態において，これらの栄養・エネルギーセンサーのシグナルが障害され，代謝状態が変化することが報告され，その詳細な分子機構の解明が待たれる。

【前田 聡・柏木 厚則】

参考文献
1) Bender DA: Overview of metabolism & the provision of metabolic fuels. Harper's Illustrated Biochemistry, 28th edition, p131-142, McGraw-Hill Medical, 2009
2) Love DC et al: O-GlcNAc cycling: emerging roles in development and epigenetics. Semin Cell Dev Biol 21: 646-654, 2010
3) Sengupta S et al: Regulation of the mTOR complex 1 pathway by nutrients, growth factors, and stress. Mol Cell 40: 310-322, 2010
4) Steinberg GR et al: AMPK in health and disease. Physiol Rev 89: 1025-1078, 2009
5) Imai S et al: Ten years of NAD-dependent SIR2 family deacetylases: implications for metabolic diseases. Trends Pharmacol Sci 31: 212-220, 2010

10 過剰エネルギーの貯蔵機構とその病態的意義

はじめに

動物は過剰に摂取したエネルギーを中性脂肪のかたちで脂肪組織に蓄積する。通常の状態では摂食行動やエネルギー代謝は精巧な調節を受けており，個体の脂肪組織量は一定に保たれているが，ひとたびこの調節系が破綻すると，現代のような飽食の時代では，脂肪組織が過剰に蓄積した状態，すなわち肥満が引き起こされる。

脂肪組織は従来，過剰エネルギーを蓄積するだけの単なるエネルギー貯蔵組織と考えられてきたが，近年，脂肪組織からはアディポサイトカインと総称される多彩なホルモンやサイトカインが分泌されていることが報告され，体内最大の内分泌臓器として注目されている。肥満における脂肪組織の過剰蓄積はインスリン抵抗性やアディポサイトカインの分泌異常などをもたらし，糖尿病や脂質異常症，高血圧などの原因となる。一方，脂肪組織が消失する脂肪萎縮症においても，肥満者と同様に，糖尿病や脂質異常症などの糖脂質代謝異常が高頻度に認められることから，個体のエネルギー恒常性の維持には適度な脂肪組織が必要であることがわかる。

そこでここではレプチンを中心としたエネルギー代謝調節機構およびその破綻により引き起こされる代謝異常のメカニズムについて脂肪組織を中心に述べる。

脂肪組織量を一定に保つ機構

体重の変動，すなわち脂肪組織蓄積量の変動はエネルギー摂取と消費のバランス破綻によってもたらされる。エネルギーバランスは多数の遺伝因子と環境因子により規定されるが，一般に個体の体重は長期間にわたり驚異的な精巧さで一定に保たれている。高度肥満者の体重が脂肪組織除去術後，短期間に術前状態に戻ることや，さまざまなダイエット療法がしばしば不十分な結果に終わることなどから，体内には個体の脂肪組織重量を一定に保とうとする機構が存在すると考えられてきた。

摂食行動およびエネルギー代謝の調節中枢が視床下部に存在することが古くから知られている。視床下部腹内側核は満腹中枢と考えられ，ここが障害されると満腹感が生じなくなり，視床下部外側野は摂食中枢と考えられ，ここが障害されると食欲が低下する。しかしながら視床下部が体重を一定に保つためのエネルギー代謝調節機構として働くためには末梢のエネルギー状態，すなわち脂肪組織蓄積量の情報が視床下部になんらかのかたちで伝えられる必要が

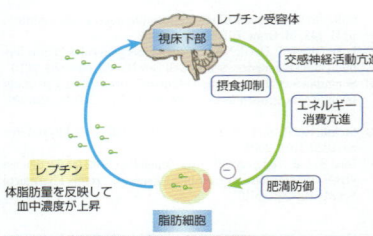

図 10-1 脂肪組織-レプチン-視床下部系
レプチンは脂肪組織におけるエネルギー貯蔵量のセンサーとしてその情報を視床下部に伝達し、体脂肪量を一定に保つフィードバックを形成する

ある。この役割を担っているのが脂肪細胞由来生理活性物質（アディポサイトカイン）の一つのレプチン（leptin）である[1]。

脂肪組織から分泌されたレプチンは視床下部に発現するレプチン受容体に作用することにより強力な摂食抑制とエネルギー消費亢進をもたらすことが知られている。さらに体脂肪率と血中レプチン濃度は良好な正の相関を示すことから、視床下部と脂肪組織はレプチンを介して体重を一定に保つフィードバックループを形成していると考えられている（図 10-1）。

レプチンは遺伝性肥満 ob/ob マウスの原因遺伝子産物として同定されたが、ヒトの体脂肪量調節におけるレプチンの重要性については不明であった。ヒトにおけるレプチン遺伝子異常は 1997 年に、同族婚を高頻度に認めるパキスタン人家系出身の 2 例の小児例（2 歳児および 8 歳児）において、はじめて報告された。これらの症例では、レプチン遺伝子にフレームシフトをきたし終止コドンが通常より上流に出現することによりレプチン蛋白質は不完全長となる変異が認められ、2 例いずれにおいても著しい低レプチン血症とともに重度の肥満が認められた。またこれらの症例ではレプチン補充治療により過食や体重増加が抑制されることも示された（図 10-2）[2]。

このレプチン遺伝子異常症の発見によりヒトの体重調節においてもレプチンは重要であることが明らかとなった。また、ヒトの肥満発症における遺伝性因子の重要性が指摘される一方で、これまで単一遺伝子の異常による肥満症の存在は確認されていなかったが、この発見によりレプチン遺伝子異常症が肥満をもたらす初の単一遺伝子異常症となった。

レプチン抵抗性と肥満

血中レプチン濃度は体脂肪蓄積量の指標である体格指数（BMI）や体脂肪率と良好な正の相関を示し、肥満者で血中レプチン濃度が著しく上昇していることが知られている。しかしながら肥満者では血中レプチン濃度が高値であるにもかかわらず肥満が是正されないことから、「レプチン抵抗性」の状態にあると考えられている。実際、正常体重者と肥満者を対象にレプチンの皮下注射による連日投与を施行したところ、対照群と有意差を持ってレプチンの減量効果が認められたのは血中濃度を正常の 20〜30 倍に上昇さ

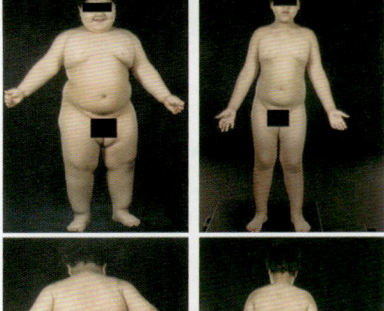

図 10-2 ヒトにおけるレプチン遺伝子異常症
過食を伴う高度肥満が認められたが、レプチン補充治療により体重は正常化した
A：レプチン治療前。5 歳時。身長 107 cm。体重 40 kg。BMI 35.0
B：レプチン治療後。7 歳時。身長 124 cm。体重 35 kg。BMI 22.8
（文献 2 を改変）

せる高用量のレプチンを投与した群においてのみであったとするレプチンの臨床試験の結果が報告されている[3]。すなわち肥満者では生理的濃度の範囲で血中レプチン濃度を上昇させても減量効果が得られないことが示されている。

レプチンは脂肪組織より循環血液中に分泌され、血液脳関門を通過して視床下部に到達し、視床下部で発現するレプチン受容体に結合することによりプロオピオメラノコルチン（proopiomelanocortin：POMC）やニューロペプチドY（neuropeptide Y：NPY）などのエネルギー代謝調節因子を制御し、抗肥満作用をもたらすと考えられている。したがってレプチン抵抗性の原因としては、①レプチンの脳脊髄液への移行性の問題、②レプチン受容体の細胞内シグナルの障害、③レプチン受容体発現ニューロン以降の中枢神経系の問題などが想定されているが、現在のところ明確な答えは得られていない。

脂肪細胞機能と肥満

従来、脂肪組織は過剰エネルギーを貯蔵するだけの受動的臓器としてとらえられてきたが、最近の分子生物学の進歩によりホルモン、サイトカインをはじめとする種々の生理活性物質が脂肪組織より分泌されていることが明らかとなり、脂肪組織は体内最大の内分泌臓器として注目されるようになった。脂肪組織より分泌される生理活性物質はアディポサイトカイン（adipocytokine）と呼ばれ、近年、肥

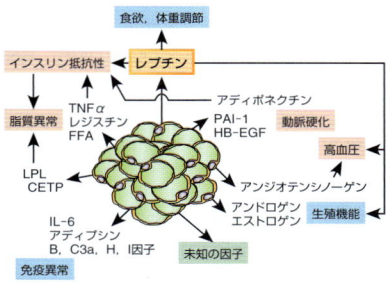

図 10-3 **アディポサイトカインと肥満関連疾患**
TNFα：腫瘍壊死因子α，FFA：遊離脂肪酸，LPL：リポ蛋白リパーゼ，IL-6：インターロイキン6，PAI-1：プラスミノーゲン活性化因子インヒビター1，HB-EGF：ヘパリン結合性上皮増殖因子，CETP：コレステロールエステル転送蛋白

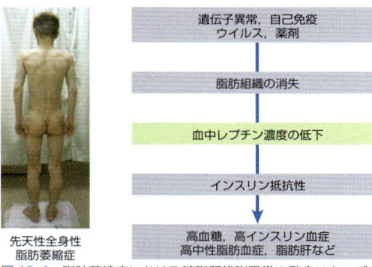

先天性全身性
脂肪萎縮症

図 10-4 **脂肪萎縮症における糖脂質代謝異常の発症メカニズム**
脂肪萎縮症における代謝異常の主な原因はレプチン欠乏であり，レプチン補充治療により著明な改善が認められる

満と他の生活習慣病を密接に結びつけるものとしてその重要性が注目されている（図10-3）。

肥満に伴うメタボリックシンドロームの分子基盤として全身の慢性炎症が注目されている。炎症はインスリン抵抗性をもたらし，糖尿病や脂質異常症，脂肪肝などの糖脂質代謝異常をもたらす。肥満の脂肪組織においては炎症性サイトカインの産生亢進と抗炎症性サイトカインの産生低下が認められ，これらアディポサイトカインの産生調節機構の破綻がメタボリックシンドロームの病態形成に深く関与すると考えられている。脂肪組織は成熟脂肪細胞以外にも脂肪滴が蓄積される前の前駆脂肪細胞や血管構成細胞，マクロファージなどの非成熟脂肪細胞分画が含まれており，肥満度により脂肪組織の細胞構成が大きく変化することが知られている。

実際，脂肪組織の増大に伴い脂肪組織より腫瘍壊死因子α（TNFα）やインターロイキン6（IL-6）などの炎症性サイトカインや単球走化性蛋白1（MCP-1）などのケモカインが過剰に産生され，アディポネクチンなどの抗炎症性サイトカインの産生が減少し，脂肪組織へのマクロファージの浸潤が増加することが報告されている。

脂肪萎縮症と代謝異常

肥満は糖尿病や脂質異常症をはじめとする代謝疾患の重要な危険因子であるが，脂肪組織が欠如する脂肪萎縮症においても肥満者と同様に糖脂質代謝異常が認められる。一般に脂肪組織の存在は糖脂質代謝に悪影響を及ぼすものと考えられがちであるが，適度な脂肪組織の存在は生体の恒常性を保つために不可欠である。しかしながら個体における脂肪組織の生理的意義についてはいまだ不明な点も多く，事実上の脂肪組織ノックアウト状態である脂肪萎縮症の病態生理を理解することは脂肪組織の機能や役割を考えるうえできわめて有益である。

脂肪萎縮症には遺伝子異常による先天性のものや，自己免疫やウイルス，薬剤による後天性のものが知られている。脂肪萎縮の発症形態についても，全身性のものと部分性のものがあり，一様ではない。しかし，いずれの場合においても脂肪組織量の減少によりインスリン抵抗性がもたらされることは共通しており，これに引き続き糖尿病や高中性脂肪血症，脂肪肝を発症する。脂肪萎縮によるインスリン抵抗性発症メカニズムはこれまで不明な点が多く，有効な治療法も確立されていなかった。

一方，レプチンは体重調節作用以外にもインスリン感受性亢進作用など糖脂質代謝調節に重要なアディポサイトカインであることが示されているが，脂肪萎縮症では脂肪組織の消失に伴い，著しい低レプチン血症となることが知られている。脂肪萎縮症モデルマウスに野生型マウスから脂肪組織を移植すると糖脂質代謝異常が改善するが，レプチンが欠損している *ob/ob* マウスから脂肪組織を移植しても改善が認められない。このことは脂肪組織が有する生理作用のなかでも，糖脂質代謝に関しては，レプチンによる作用が必要不可欠であることを示している（図10-4）。実際，不足したレプチンを補うレプチン補充治療により脂肪萎縮症モデルマウスにおいてもヒト症例においても，著しい糖脂質代謝の改善が得られることが証明されている[4),5)]。

おわりに

摂取エネルギーと消費エネルギーのアンバランスにより生じた過剰エネルギーは一般に中性脂肪のかたちで脂肪組織に貯蔵される。脂肪組織へのエネルギー蓄積量は，正常な状態ではレプチンを中心とした調節機構により摂取エネルギーと消費エネルギーのバランスをコントロールすることにより一定に保たれている。

しかしこの調節機構の異常によりレプチン抵抗性が生じると，現代のような飽食の時代では，脂肪組織が過剰に蓄積した状態である肥満となる。脂肪組織の過剰蓄積は，アディポサイトカインの分泌異常や慢性炎症などの脂肪細胞機能異常をもたらし，インスリン抵抗性をはじめとする糖脂質代謝異常の原因となる。したがって，生活習慣病や動脈硬化性疾患の予防にはエネルギーバランスの維持が重要であり，レプチンや脂肪細胞機能を標的とした新しい予防・治療法の開発が期待される。

【海老原　健・山本　祐二・中尾　一和】

参考文献

1) Zhang Y et al: Positional cloning of the mouse obese gene and its human homologue. Nature 372: 425-432, 1994
2) Farooqi IS et al: Beneficial effects of leptin on obesity, T cell

hyporesponsiveness, and neuroendocrine/metabolic dysfunction of human congenital leptin deficiency. J Clin Invest 110:1093-1103, 2002
3) Heymsfield SB et al : Recombinant leptin for weight loss in obese and lean adults : a randomized, controlled, dose-escalation trial. JAMA 282:1568-1575, 1999
4) Ebihara K et al : Transgenic overexpression of leptin rescues insulin resistance and diabetes in a mouse model of lipoatrophic diabetes. Diabetes 50:1440-1448, 2001
5) Ebihara K et al : Long-term leptin-replacement therapy for lipoatrophic diabetes. N Engl J Med 351:615-616, 2004

11 栄養素による細胞内シグナル伝達とその異常

はじめに

栄養素は体の構成成分であるだけでなく，能動的に細胞機能を調節する生理活性物質としても機能することが明らかになってきた。ここでは，脂質・糖質・蛋白質（アミノ酸）のいわゆる三大栄養素に焦点をあて，そのセンシング機構と細胞内シグナル経路を概説し，病態生理学的意義についても言及する。

脂質による細胞内シグナル伝達

生体の最も効率のよいエネルギー源である脂質は，細胞膜の主要な構成成分であるとともに，脂溶性シグナル伝達分子として生理活性を有する。脂肪酸は細胞内に取り込まれて代謝産物が種々のシグナル伝達に関与するほか，核内受容体や細胞膜受容体のリガンドとしても作用する。コレステロールは，核内受容体を含む種々の転写因子を介して作用する。

脂肪酸のセンシング機構と病態生理学的意義（図11-1）

血中の遊離脂肪酸（FFA）は脂肪酸輸送蛋白（fatty acid transport protein：FATP）により細胞内に取り込まれ，代謝されて生じるセラミド，ジアシルグリセロール，イノシトールリン脂質誘導体などがセカンドメッセンジャーとして多彩な細胞機能調節に関与する。たとえば，肥満において肥大化した脂肪細胞から放出された飽和脂肪酸が，骨格筋や肝臓において輸送蛋白CD36により細胞内へ運ばれ，プロテインキナーゼC（PKC），さらにはIκBキナーゼ（IKK）を活性化し，インスリン受容体基質1（IRS-1）のセリン残基をリン酸化する。このためインスリンにより誘導されるチロシン残基のリン酸化が阻害され，肥満に合併す

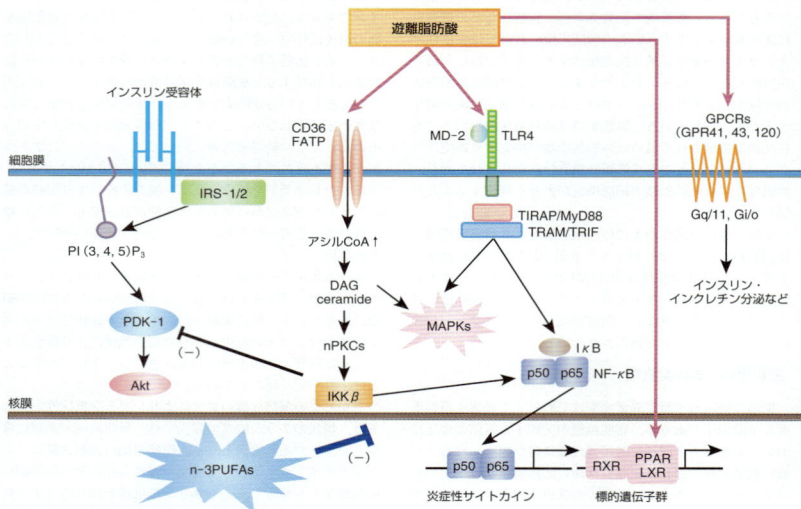

図11-1 遊離脂肪酸に応答する細胞内シグナル
遊離脂肪酸は細胞膜型受容体GPCRsやTLR4を活性化するのみならず，FATPやCD36を介して細胞内に取り込まれてセラミドなどに代謝されたり，PPARファミリーのような核内受容体を活性化して転写調節にも関与する。飽和脂肪酸が伝達する細胞内シグナルは炎症反応を促進したり，インスリンシグナルを抑制するが，n-3PUFAsはこれに拮抗する

DAG：ジアシルグリセロール（diacylglycerol），FATP：脂肪酸輸送蛋白（fatty acid transport protein），GPCR：G蛋白共役型受容体（G protein-coupled receptor），NF-κB：核内因子κB（nuclear factor-κB），IRS-1：インスリン受容体基質1（insulin receptor substrate-1），LXR：liver X receptor，MAPKs：分裂促進因子活性化蛋白キナーゼ（mitogen-activated protein kinases）（MAPキナーゼ），n-3PUFAs：n-3多価不飽和脂肪酸（n-3 polyunsaturated fatty acids），PDK1：phosphoinositide-dependent kinase-1，PI(3,4,5)P₃：イノシトール-3,4,5-トリスリン酸（イノシトール三リン酸）（inositol-3,4,5-trisphosphate），PKC：プロテインキナーゼC（protein kinase C），PPAR：ペルオキシソーム増殖因子活性化受容体（peroxisome proliferator-activated receptor），RXR：レチノイドX受容体（retinoid X receptor），TLR4：Toll様受容体4（Toll-like receptor 4），IKKβ：IκBキナーゼβ

るインスリン抵抗性を引き起こす。

また、多くの不飽和脂肪酸や一部の飽和脂肪酸が、脂肪組織、肝臓、骨格筋にて発現する核内受容体PPAR（ペルオキシソーム増殖因子活性化受容体〈peroxisome proliferator-activated receptor〉）ファミリー（PPARα、PPARγ、PPARδ）のリガンドとして作用する。フィブラート系薬剤の標的であるPPARαは主に肝臓に発現しており、脂肪酸酸化にかかわる遺伝子やリポ蛋白リパーゼの発現を誘導する。チアゾリジン系薬剤の標的であるPPARγは脂肪細胞分化にかかわり、腫瘍壊死因子α（tumor necrosis factor α：TNFα）などの発現を抑制し、アディポネクチン発現を高めてインスリン感受性を高める作用がある。また PPARγは単球でも発現しており、炎症抑制性のM2マクロファージ分化への関与などが示唆されている。

一部の脂肪酸の生理作用は、細胞膜表面に発現するG蛋白質共役型受容体（GPCR）を介する。炭素数5以下の短鎖脂肪酸はGPR41とGPR43を活性化する。腎臓髄に発現するGPR41は、エンドセリンなどの産生調節に関連する。腸管内分泌細胞に発現するGPR43は、腸内細菌が産生する短鎖脂肪酸により活性化されてペプチドYYの産生などに関与することが報告されている。

一方、GPR40やGPR120は中・長鎖の飽和あるいは不飽和脂肪酸により活性化される。膵β細胞に発現するGPR40はインスリン分泌を促進する。GPR120は腸管のL細胞で分泌されるインクレチンであるGLP-1（グルカゴン様ペプチド1）分泌にかかわることや、マクロファージでn-3系多価不飽和脂肪酸の受容体として機能し、抗炎症作用を有することが報告されている。

また飽和脂肪酸のGPCR以外の細胞膜型受容体として、Toll様受容体4（Toll-like receptor 4：TLR4）があげられる。TLR4は外来性リガンドであるグラム陰性菌の細胞壁成分リポ多糖（lipopolysaccharide：LPS）を認識する自然免疫系のpattern recognition receptorとして知られていた。栄養素である飽和脂肪酸もLPSと同様にTLR4の内因性リガンドとして作用し、転写因子NF-κB（nuclear factor κB）を介してTNFαなどの炎症性サイトカインの発現を誘導する。

複数の二重結合を有する多価不飽和脂肪酸は、二重結合の位置が異なるn-3系列とn-6系列に大別される。n-6系多価不飽和脂肪酸であるアラキドン酸からはエイコサノイドとしてプロスタグランジン（PG）など多様な脂質メディエーターが産生され、炎症反応を促進することが多い。非ステロイド性抗炎症薬（NSAIDs）はシクロオキシゲナーゼ（COX）を阻害してエイコサノイドの合成を抑制する。

一方、エイコサペンタエン酸（eicosapentaenoic acid：EPA）やドコサヘキサエン酸（docosahexaenoic acid：DHA）に代表されるn-3系多価不飽和脂肪酸は、核内受容体や一部の転写因子あるいは前述したGPR120を活性化するほか、それぞれがレゾルビンやプロテクチンと呼ばれる活性代謝物に変換されて抗炎症作用を有することが知られている。n-3系多価不飽和脂肪酸は、魚油に豊富に含まれる必須脂肪酸で、臨床応用されている高純度EPA製剤は抗動脈硬化作用が臨床試験で示唆されている。

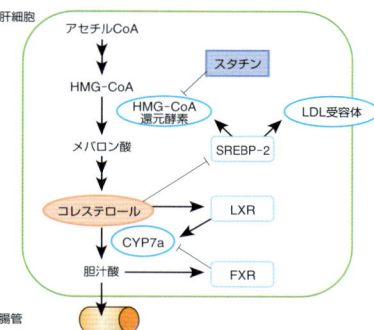

図11-2 **コレステロールの感知とそれによる転写制御**
細胞内コレステロールが減少すると、小胞体膜上のSREBP-2が転写因子としてLDL受容体やHMG-CoA還元酵素などの転写を誘導する。コレステロールの一部は細胞内で酸化されてオキシステロールとなり、LXRを活性化して胆汁酸異化と腸管からの排出を促進する。胆汁酸はFXRを活性化し、胆汁酸合成を抑制する
CYP7a：cytochrome P4507a、FXR：farnesoid X receptor、HMG-CoA：3-ヒドロキシ-3-メチルグルタリルコエンザイムA（3-hydroxy-3-methylglutaryl coenzyme A）、LXR：liver X receptor、SREBP-2：sterol regulatory element-binding protein-2

コレステロールのセンシング機構と病態生理学的意義（図11-2）

コレステロールはLDL（低比重リポ蛋白〈low-density lipoprotein〉）受容体を介してエンドサイトーシスにより細胞内に取り込まれ、エンドソームにおいてNiemann-Pick（ニーマン-ピック）病の原因遺伝子（*NPC1*）により細胞内オルガネラに輸送される。小胞体に運ばれたコレステロールは、小胞体膜に発現している転写因子 sterol regulatory element-binding protein-2（SREBP-2）により検出される。細胞内コレステロールが十分な場合、SREBP-2は小胞体膜上にとどまるが、細胞内コレステロールが減少するとSREBP-2はGolgi（ゴルジ）体に輸送されプロテアーゼにより切断される。これにより生じたNH2末端SREBP-2が核内に移行して、転写因子として標的遺伝子の sterol regulatory element（SRE）に結合し、LDL受容体やコレステロール生合成の律速酵素であるHMG-CoA（3-ヒドロキシ-3-メチルグルタリルコエンザイムA〈3-hydroxy-3-methylglutaryl coenzyme A〉）還元酵素などのコレステロール代謝関連遺伝子の転写を誘導する。

このように、細胞内コレステロール濃度はLDL受容体を介する細胞内への取り込みとコレステロール生合成により厳密に制御されている。スタチン系の薬剤は、HMG-CoA還元酵素を阻害することでコレステロール生合成を抑制し、その結果SREBP-2が核内に移行し、LDL受容体遺伝子の発現を誘導することで血中LDLの取り込みを促進する。

コレステロールの一部は細胞内で酸化されてオキシステロールとなり、これが核内受容体 liver X receptor（LXR）を活性化する。LXRは肝細胞でCYP7aの発現を誘導して胆汁酸異化を促進する。またLXRは、小腸とマクロファー

ジにおいてコレステロールトランスポーター ABCA1 の発現を誘導することにより，腸管からのコレステロール吸収を減少させ，マクロファージからのコレステロール排出を促進して高比重リポ蛋白（HDL）を増加させるなど，抗動脈硬化作用が示唆されている。一方コレステロールの異化で生じる胆汁酸は，farnesoid X receptor（FXR）を活性化し，CYP7a の発現を低下させて胆汁酸合成を抑制する。

糖質による細胞内シグナル伝達

哺乳類においてグルコースを直接感知する機構の詳細は明らかでないが，グルコースの代謝産物を介するセンシング機構の存在が報告されている。さらに，細胞内のエネルギー状態を感知して間接的にグルコースなどの栄養素の充足をモニタリングする機構も明らかにされている（図11-3）。

グルコース代謝産物のセンシング機構と病態生理学的意義

グルコースの代謝産物を感知するシグナル伝達機構の1つが，ペントースリン酸経路で生成するD-キシルロース5-リン酸をメディエーターとする carbohydrate response element-binding protein（ChREBP）を介する転写制御である。ChREBP は肝や脂肪組織の解糖系や脂肪酸合成遺伝子のグルコース依存的な発現誘導に関与する。

もう一つが，O結合型$β$-N-アセチルグルコサミン（O-GlcNAc）による蛋白質の翻訳後修飾である。この修飾は，解糖系の中間体であるフルクトース6-リン酸からヘキソサミン経路でO-GlcNAc が生成し，ウリジン5'-二リン酸（UDP）と結合して UDP-GlcNAc となり，O-GlcNAc トランスフェラーゼ（OGT）の触媒下で蛋白質のセリン/スレオニン残基にリン酸化と競合するかたちで結合するものである。
すなわちこの糖鎖修飾（glycosylation）は酵素反応であり，グリコヘモグロビン（HbA1c）や AGEs（終末糖化産物〈advanced glycation end products〉）生成のような非酵素的な糖化（glycation）とは異なる反応である。OGT はインスリン刺激により細胞膜に移動し，IRS-1 などインスリンシグナル伝達経路の蛋白質をO-GlcNAc 化する。この異常修飾が，インスリン抵抗性に関与している可能性が示唆されている。

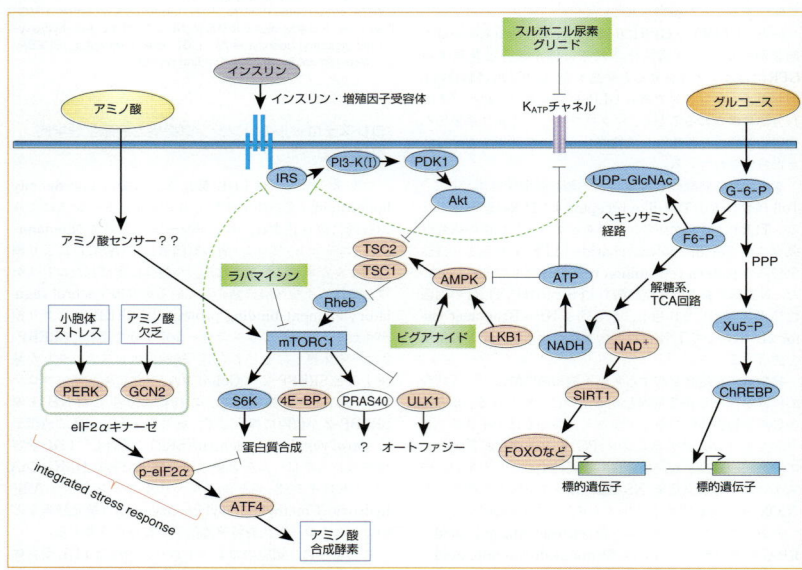

図11-3 アミノ酸と糖の感知と増殖因子—mTOR シグナル
▨：栄養シグナルを正に伝達する因子，▨：負に伝達する因子。PRAS40 は Akt の直接基質としても知られており，図とは反対に PRAS40 が mTOR を制御するという報告もある

AMPK：AMP キナーゼ，ATF4：activating transcription factor 4，4E-BP1：eukaryotic initiation factor 4E-binding protein 1，ChREBP：carbohydrate response element-binding protein，p-eIF2α：phosphorylated eukaryotic initiation factor 2α，F6-P：フルクトース6-リン酸（fructose 6-phosphate），FOXO：forkhead box-containing protein, O subfamily，G-6-P：グルコース-6-リン酸（glucose-6-phosphate），GCN2：general control nonrepressed 2，IRS：インスリン受容体基質（insulin receptor substrate），PDK1：phosphoinositide-dependent kinase 1，PERK：PKR-like endoplasmic reticulum kinase，PI3-K（Ⅰ）：class Ⅰ ホスファチジルイノシトール3-キナーゼ（class Ⅰ phosphatidylinositol 3-kinase），PPP：pentose phosphate pathway，PRAS40：praline rich PKB/AKT substrate of 40 kDa，S6K：S6 protein kinase，SIRT1：silent information regulator 1，TSC：tuberous sclerosis complex，UDP-GlcNAc：ウリジン5'-二リン酸-N-アセチルグルコサミン（uridine diphosphate-N-acetylglucosamine），Xu5-P：キシルロース5-リン酸（xylulose 5-phosphate）

エネルギー状態のセンシング機構と病態生理学的意義

グルコース分解により生じるエネルギーは、解糖系の基質レベルのリン酸化、あるいは還元型ニコチンアミドアデニンジヌクレオチド(NADH)を介する電子伝達系での酸化的リン酸化により、アデノシン三リン酸(ATP)の形に変換される。すなわち細胞内のATPやアデノシン一リン酸(AMP)の濃度、あるいはNAD$^+$/NADH比は細胞のエネルギー状態を反映しており、これらを感知することで栄養素の充足状態をモニタリングする機構が存在する。

AMPを感知する分子として、AMPキナーゼ(AMPK)が知られる。AMPKは細胞内のAMP/ATP比上昇、すなわちエネルギー欠乏状態で活性化されるセリン/スレオニンキナーゼで、「fuel gauge」と呼ばれる。AMPによるアロステリックな活性化に加え、AMPKはLKB1やCaMKKα/β、TAK1といった上流のキナーゼによるリン酸化でも活性化される。AMPKは肝細胞で糖新生抑制や脂肪酸酸化亢進に、また骨格筋で糖取り込みの促進に寄与する。一方、視床下部では飢餓や摂食促進因子により活性化し、摂食行動とかかわる。AMPKは代謝疾患における重要な治療標的で、ビグアナイド薬はAMPKを活性化し、インスリン抵抗性を改善する。一方でAMPKは、mTOR(mammalian target of rapamycin)経路の抑制など細胞増殖を負に制御する。腸管の過誤腫性ポリポーシスを特徴とするPeutz-Jeghers(ポイツ・ジェガース)症候群では、LKB1の変異によりAMPKの活性が低下している。

ATPを感知する分子として、ATP結合領域であるATP結合カセット(ATP-binding cassette：ABC)を有するABC蛋白質ファミリーがあり、種々のトランスポーターやチャネルが含まれる。なかでもスルホニル尿素受容体(SUR)はグルコース応答性の反応にかかわっており、SURが内向き整流K$^+$チャネルKir6.2と結合し、ATP感受性K$^+$(K$_{ATP}$)チャネルを構成する。膵β細胞ではSUR1とKir6.2が複合体を形成しており、グルコース流入後の細胞内ATP濃度上昇によりK$_{ATP}$チャネルが閉鎖し、脱分極とインスリンの開口分泌を引き起こす。スルホニル尿素(SU)薬および速効型インスリン分泌促進(グリニド)薬はSUR1に結合してK$_{ATP}$チャネルを閉じる。K$_{ATP}$チャネルは心筋細胞にも発現しており、特にミトコンドリア内膜に発現するタイプは虚血プレコンディショニングへの関与が示唆されている。K$_{ATP}$チャネル開口薬のニコランジルには心筋保護効果が示唆され、狭心症を有し急性化不全の治療薬として用いられている。さらにK$_{ATP}$チャネルは視床下部にも発現しており、グルコース感受性ニューロンにおけるグルコース感知に関与していると考えられている。

NAD$^+$/NADH比を感知する蛋白質としてSirtuin familyがある。哺乳類ではSirt1〜Sirt7の7種類が含まれ、その多くはNAD$^+$依存性脱アセチル化酵素である。特にSirt1はカロリー制限により活性化され、転写因子FOXO1(forkhead box O1)やPGC-1α(PPARγ coactivator-1α)など種々の標的蛋白を脱アセチル化して、肝での糖新生亢進や骨格筋でのミトコンドリア増加をもたらす。ヒトのSIRT1遺伝子の一塩基多型(SNP)と肥満、インスリン感受性との関連が報告されているほか、動物実験では寿命とのかかわりが示唆されている。Sirt1は赤ワインに含まれるレスベラトロールなど多数の化合物で活性化され、治療標的としても注目されている。

アミノ酸による細胞内シグナル伝達

哺乳類におけるアミノ酸センサーは明らかでないが、下流のシグナル伝達経路は部分的に解明されている。mTORを中心とする経路、およびその下流で影響を受けるリボソームにおける蛋白質合成機構についての知見が集積している(図11-3)。

アミノ酸シグナルとmTOR経路の病態生理学的意義

アミノ酸シグナルは、未同定のセンサーを介してセリン/スレオニンキナーゼであるmTORに伝えられる。mTORを含む2種類の蛋白複合体のうち、mTOR complex 1(mTORC1)がアミノ酸シグナルの下流にある。mTORC1にはさらにインスリンや種々の増殖因子シグナルも伝わることから、栄養シグナルにおいて重要な役割を果たすと考えられている。活性化したmTORC1は、下流のS6キナーゼやeIF4E binding protein(4E-BP)をリン酸化して蛋白質合成を促進し、またUnc-51-like kinase 1(ULK1)を活性化して蛋白質分解オートファジーを抑制するなど、細胞増殖を正に制御する。病態生理学的にも、結節性硬化症の原因遺伝子TSC1/2(tuberous sclerosis complex 1/2)が低分子量G蛋白質Rhebによる mTORC1活性化を抑制しているなど、種々の母斑症や癌でmTOR経路の活性化が認められている。mTORC1活性を抑制するラパマイシンやその誘導体は、免疫抑制剤あるいは腎細胞癌などの分子標的治療薬として近年相次いで臨床応用されている。

アミノ酸シグナルとmRNA翻訳の調節機構

リボソームにおけるmRNAの翻訳は、アミノ酸およびmTORシグナルの影響を受ける。特に、多くの真核細胞開始因子(eukaryotic initiation factor：eIF)により複合体が形成される翻訳開始機構は、栄養シグナルに影響されることが知られている。

eIF4Eを含む蛋白質複合体はmRNA 5′キャップ構造を認識して結合し、翻訳開始を促進する。eIF4Eには4E-BPが結合し翻訳開始を抑制しているが、アミノ酸シグナルなどによりmTORが活性化すると、4E-BPはリン酸化されて解離し、翻訳が促進される。またmTORの下流にあるS6キナーゼにより40Sリボソーム蛋白S6がリン酸化されると、5′非翻訳領域にoligopyrimidine tractを持つmRNAの翻訳が促進される。

反対にアミノ酸欠乏時には、eIF2のαサブユニット(eIF2α)がeIF2αキナーゼによりリン酸化され、mRNAの翻訳が全般的に抑制されて細胞周期進行の停止などが起こる。一方で転写因子ATF4など一部の蛋白をコードするmRNAの翻訳は抑制されず、これらを介してアミノ酸合成酵素の発現が上昇し、細胞内アミノ酸量を増加させることでストレスに適応すると考えられる。この翻訳調節機構は、アミノ酸欠乏以外にもER(小胞体)ストレスや低酸素ストレスなど種々のストレスシグナルにより活性化し、

integrated stress response(ISR)と呼ばれる。eIF2αキナーゼはこれまでに4種類報告されており,そのうちアミノ酸欠乏時に応答するのはGCN2(EIF2AK4)である。

【岩崎 順博・小川 佳宏】

参考文献
1) Hotamisligil GS et al：Nutrient sensing and inflammation in metabolic diseases. Nat Rev Immunol 12：923-934, 2008
2) Desvergne B et al：Transcriptional regulation of metabolism. Physiol Rev 86：465-514, 2006
3) Herman MA et al：Glucose transport and sensing in the maintenance of glucose homeostasis and metabolic harmony. J Clin Invest 116：1767-1775, 2006
4) Ma XM et al：Molecular mechanisms of mTOR-mediated translational control. Nat Rev Mol Cell Biol 10：307-318, 2009
5) Marciniak SJ et al：Endoplasmic reticulum stress signaling in disease. Physiol Rev 86：1133-1149, 2006

8章 内科疾患と免疫学・炎症

1 免疫学 …………………………………………………… 370
2 炎症—内科疾患に共通する病態 …………………………… 396

1 免疫学

1 臨床免疫学総論

免疫学の3つの謎

免疫学の起源は,ワクチンの作用メカニズムを知りたいという欲求である。ワクチン接種をするとなぜ,接種した病原微生物だけに,長期にわたる防御機能が付与されるのか,という自然な疑問が免疫学という学問に昇華した。

その成立過程をたどれば,臨床免疫学は免疫学から派生したのではなく,本来の免疫学そのものであることがわかる。

ワクチンの作用メカニズム解明のために人類に立ちはだかったのは,以下にあげる免疫の「3つの謎」である。

1. なぜ,自己を攻撃せず,病原体だけを攻撃するのか(自己寛容)
2. なぜ,多様な病原体に対処できるのか(抗原識別多様性)
3. なぜ,1度遭遇した病原体に2度目は強く反応するのか(免疫記憶)

自己寛容

免疫担当細胞で,抗原が自己由来か非自己由来かを最もうまく識別できるのはリンパ球である。なかでも,T細胞は,B細胞の分化も補助するので,自己寛容(self tolerance)(トレランス)を成立させる要の細胞である。識別力を養うために,T細胞は発生の場である胸腺で教育を受ける(胸腺選択)。胸腺内未熟T細胞のうち,自己の主要組織適合性複合体(MHC)に結合した抗原を認識する細胞が成熟するものの(正の選択),そのなかで自己抗原と強く反応する細胞は,アポトーシス細胞死で除去される(負の選択)。こうして,自己MHCに結合した外来抗原に強く反応するT細胞が末梢血に現れる。

だが,胸腺選択がすべてではない。末梢血に出てきたT細胞が活性化するには,T細胞受容体(TCR)からの刺激とともに,同じく細胞膜のCD28などの補助刺激分子を介した第二の刺激が必要である。通常,この第二刺激は,病原微生物などが侵入した際に活性化される。一方,自己抗原は,普段からT細胞に抗原提示されていても,第二刺激がないためT細胞を活性化しない。むしろその細胞を以降の刺激に対する無反応性(アナジー)に陥らせる。

さらに,近年,他のT細胞の活性化を抑制する制御性T細胞の存在も明らかにされてきた。代表例が,胸腺で誕生し,CD25とCD4を表出する制御性T細胞である。

これらの自己寛容にかかわるどの過程が破綻しても,自己免疫疾患が発症しうる(図1-1-1)。

抗原識別多様性

B細胞の抗原認識分子である免疫グロブリン(Ig)は100万種類以上あるのに,ヒトの遺伝子は3万程度しかない。T細胞も同様である。全リンパ球が同一遺伝子セットをオン・オフにしてやりくりしていたら,到底達しえない謎の多様性である。実は,B,T細胞は,それぞれIgとTCRの遺伝子を再構成するという離れ業を成し遂げている。

具体例を,軽鎖と結合してIg分子を形成するIg重鎖の遺伝子にみてみよう。重鎖遺伝子は,遺伝子内に,V,D,Jと呼ばれる小遺伝子を多数抱えており,成熟の過程でそれぞれから一つずつを選択し,切り貼りして結合させる(遺伝子再構成)。再構成によってつながったVDJ遺伝子は,C遺伝子とともに転写され,スプライシングを経て,IgのmRNAとなる。このうちVDJ遺伝子の産物は,受容体の抗原結合部位である可変領域を形成する。この再構成は,Ig軽鎖遺伝子,TCR遺伝子によっても遂行されるので,個々のB,T細胞が独自のVDJ組み合わせを持つにいたる。さらにVDJ遺伝子の接合部にランダムに塩基が挿入される。その結果,免疫系はきわめて多様な抗原結合性を持つのである。

免疫記憶

感染初期には,マクロファージ,樹状細胞,ナチュラルキラー(NK)細胞,顆粒球などが病原体を処理する。宿主への病原体の侵入を察知するために,これらの細胞は,病原体が共通して持つ分子構造を認識する受容体(パターン認識受容体)を持ち,これを介した刺激により活性化して病原体を排除しようとする(自然免疫)。この反応は,病原体に特異的ではないが,速い。次いで,樹状細胞は,病原体を取り込んで,抗原としてT細胞に提示,抗原特異的T,B細胞を活性化して,強力な抗原特異的免疫反応を始動させる(獲得免疫)。

個体が遭遇する主な病原体は,一般細菌のような細胞外細菌,結核菌のような細胞内寄生細菌およびウイルスの3つである。一方,T細胞には,ヘルパーと細胞傷害性(キラー)細胞があり,前者は,主にTh1とTh2細胞とに分けられる。Th1細胞は,主にインターフェロンγ(IFN-γ)を産生してマクロファージを活性化し,細胞内寄生細菌の処理にあたらせる。Th2細胞は,インターロイキン4(IL-4)などを産生して,B細胞を刺激して抗体を産生させる。抗体は,循環血液中をまわることができるので,細胞外細菌の処理に威力を発揮する。残る細胞傷害性T細胞(Tc)は,ウイルス感染細胞をウイルスごと死滅させてウイルスの処理にあたる(図1-1-2)。

この強力な獲得免疫は,T,B細胞が一度は対応抗原を

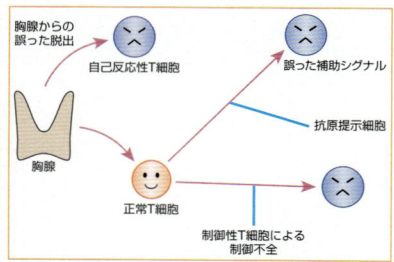

図1-1-1　自己寛容破綻のメカニズム

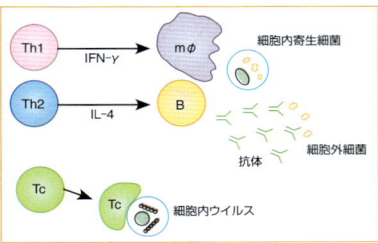

図1-1-2 免疫による病原微生物の排除
mφ：マクロファージ，B：B細胞，Th：ヘルパーT細胞，Tc：細胞傷害性T細胞（キラーT細胞），IFN-γ：インターフェロンγ，IL-4：インターロイキン4

認識して活性化し，増殖して数が増えている場合のみすみやかに発動される．このプライミング機構とその後のすみやかな反応が，免疫には「記憶」があると思わせるのである．

おわりに

免疫学は複雑である．しかし，次々に明らかとなってきた上記以外の現象は，「3つの謎」を巧妙に仕立て上げる仕組みと考えれば理解しやすい．ただし，基礎免疫学はマウスで研究される場合が多く，マウスの知見のすべてがヒトにあてはまるわけではないことにも注意すべきだろう．

【上阪 等】

2 自然免疫

■ **定義・概念** 脊椎動物では非自己の分子（抗原）を特異的に認識する抗原受容体をテーラーメイドでつくり出す「獲得免疫」を有している．獲得免疫は未知の抗原に対しても対応できるシステムであるが，遺伝子組換えを伴うため稼働するまで一週間ほど必要である．これに対して無脊椎動物では細菌などの病原体成分を認識する既成の受容体を進化の過程で獲得し，それによって感染防御を行っている．哺乳類でも類似の免疫応答は保持されており，「自然免疫（innate immunity）」と定義されている．受容体が常に発現しているため，感染などに対して迅速に応答することができる．自然免疫の活性化はサイトカインの産生，炎症反応を誘導し，獲得免疫活性化を引き起こすために重要である．

受容体によるパターン認識

自然免疫の受容体はパターン認識受容体（pattern recognition receptors：PRRs）と呼ばれ，抗原に対して1対1の認識をするのではなく，一群の分子を認識することが特徴である．病原体由来分子パターン（pathogen associated molecular patterns：PAMPs）と呼ばれる分子群は細（真）菌細胞壁成分，寄生虫由来成分，細菌，ウイルス由来の核酸などを含み，これらの病原体の侵入を感知する．また，病原体以外の分子も危険分子パターン（danger associated molecular patterns：DAMPs）として認識される．DAMPsには尿酸結晶，アスベスト，壊死細胞由来成分な

表1-2-1 PRRsとその認識する分子パターン

PRRs（細胞内局在）	PAMPs/DAMPs
TLR（細胞膜，エンドソーム）	
TLR1-TLR2	トリアシルリポペプチド
TLR2-TLR6	ジアシルリポペプチド
TLR4	リポ多糖（LPS）
TLR3	二重鎖RNA，ポリI・C
TLR7	一重鎖RNA，ポリU
TLR9	CpG DNA
RLR（細胞質）	
RIG-I	5'三リン酸構造を有する二重鎖RNA（<50 bp），ポリI・C（<300 bp）
MDA5	二重鎖RNA，ポリI・C（>1,000 bp）
LPG2	不明
NLR（細胞質）	
NOD2	細菌細胞壁成分，トキソプラズマ成分
NALP3（インフラマソーム構成成分）	尿酸結晶，シリカ，アスベスト，ヘモジン（マラリア），ザイモサン（真菌），インフルエンザウイルス由来成分
IPAF（インフラマソーム構成成分）	フラジェリン（細菌鞭毛）
HIN200ファミリー（細胞質）	
AIM2（インフラマソーム構成成分）	二重鎖DNA
CLR（細胞膜）	
Mincle	障害を受けた細胞由来成分
Clec9a（DNGR-1）	障害を受けた細胞由来成分
Dectin-1/-2	真菌由来糖鎖成分

PRRs：パターン認識受容体，TLR：Toll様受容体，RLR：RIG-I様受容体，RIG-I：retinoic acid inducible gene-I，MDA5：melanoma differentiation associated gene 5，LGP2：laboratory of genetics and physiology 2，NLR：NOD様受容体，NOD：nucleotide-binding oligomerization domain，CLR：C-type lectin receptor，PAMPs：病原体由来分子パターン，DAMPs：危険分子パターン

どが含まれ，個体における危険シグナルを感知してそれに応答して炎症反応を引き起こす役割を果たしている．PRRsとその認識するPAMPs/DAMPsを**表1-2-1**にまとめた．

Toll様受容体

ショウジョウバエにおいて発見された膜貫通型の受容体であるTollは真菌感染からハエを守る機能を果たしているが，哺乳類では複数のToll様受容体（Toll-like receptor：TLR）が存在しており，それぞれが異なるPAMPsの認識を行っている．TLRは免疫担当細胞を中心に発現していて，細胞膜，エンドソームで細胞外のPAMPsを認識する（**図1-2-1**）．

TLRは共通してロイシンリッチリピート（leucine rich repeat：LRR）と呼ばれる構造を持つ細胞外ドメインを有し，LRRによってPAMPsを認識する．リポ多糖（LPS）を認識するTLR4は細胞膜を貫通するかたちで発現しており，LPSを認識すると，細胞内ドメインに存在するToll-interleukin（IL）-1 receptor（TIR）ドメインと会合するアダプター分子myeloid differention factor 88（MyD88）を経由してシグナルを伝達し，炎症性サイトカインの産生を

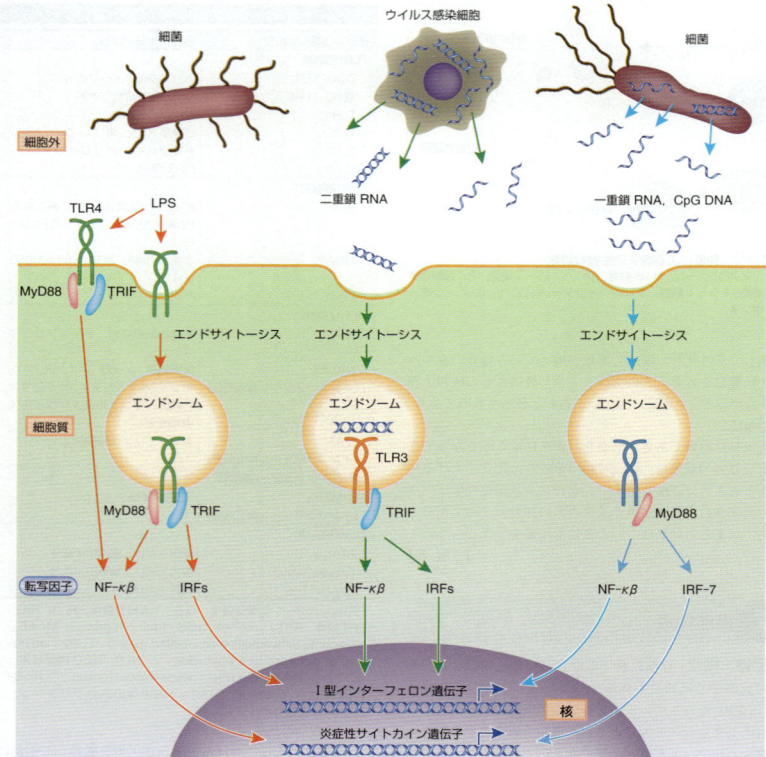

図 1-2-1　TLR による PAMPs 認識と遺伝子発現誘導
TLR：Toll 様受容体，PAMPs：病原体由来分子パターン，LPS：リポ多糖，MyD88：myeloid differention factor 88, TRIF：TIR-domain-containing adapter-inducing interferon-β, NF-κB：nuclear factor κB, IRFs：interferon regulatory factors

誘導する。

また，TLR4 はエンドソームに取り込まれ，その場合はアダプター，TIR-domain-containing adapter-inducing interferon-β（TRIF）経由のシグナルを伝えることによりⅠ型インターフェロン産生を誘導する。TLR3 はエンドソームに取り込まれた二重鎖 RNA を認識し，TRIF 経由で炎症性サイトカインとⅠ型インターフェロン産生を誘導する。形質細胞様樹状細胞（plamacytoid dendritic cell：pDC）ではエンドソームに取り込まれた一重鎖 RNA，非メチル化 CpG DNA がそれぞれ TLR7/8，TLR9 によって認識され，Ⅰ型インターフェロン産生を誘導する。サイトカイン遺伝子の活性化のほか，抗原提示細胞ではその成熟化，活性化が誘導される。

RIG-I 様受容体

ウイルスは細胞内にその遺伝子を注入し，細胞の機能をハイジャックして複製，増殖を行うため，細胞質内の受容体がその感染を感知する。retinoic acid inducible gene-I（RIG-I），melanoma differentiation associated gene 5（MDA5），laboratory of genetics and physiology 2（LGP2）の 3 種の受容体が細胞内のウイルス由来 RNA を感知しており，総称して RIG-I 様受容体（RIG-I-like receptor：RLR）と呼ばれる。

RIG-I と MDA5 は caspase activation and recruitment domain（CARD），DExD/H ボックスを有する RNA ヘリカーゼドメイン，カルボキシル末端ドメイン（CTD）を有する。LGP は CARD を欠いている。RLR はさまざまな組織に発現していて，ウイルス感染した細胞において抗ウイルス応答を誘導する。RIG-I と MDA5 は異なる種類のウイルスの感染にそれぞれ重要であり，たとえばインフルエンザウイルスや日本脳炎ウイルスは RIG-I に，ピコルナウイルスやワクシニアウイルスは MDA5 によって感知され

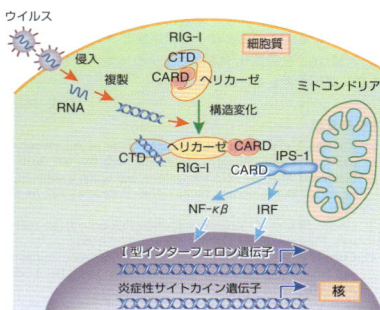

図 1-2-2 RIG-IによるウイルスRNA認識と遺伝子発現誘導
RIG-I：retinoic acid inducible gene-I, CTD：カルボキシル末端ドメイン, CARD：caspase activation and recruitment domain, NF-κB：nuclear factor κB, IPS-1：interferon promoter stimulator-1, IRF：interferon regulatory factor

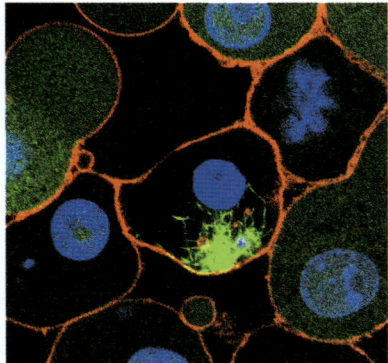

図 1-2-3 インフラマソーム
マウスマクロファージに蛍光標識（緑色）したadaptor protein apoptosis speck protein with caspase recruitment（ASC）を発現して可視化されたインフラマソーム（中央の細胞のなかに形成された凝集体）。細胞膜を赤色，細胞核を青色で示す
（Eicke Latz 教授〈ボン大学〉提供）

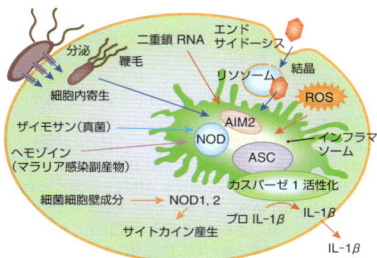

図 1-2-4 NLRによるインフラマソーム活性化とIL-1β分泌
NLR：NOD様受容体, IL-1β：インターロイキン1β, NOD：nucleotide-binding oligomerization domain, ASC：adaptor protein apoptosis speck protein with caspase recruitment, ROS：活性酸素

分子である interferon promoter stimulator-1（IPS-1）（MAVS, VISA, Cardifとも称される）と相互作用してシグナルを伝達する。IPS-1はミトコンドリアの外膜上に発現しており，この局在がシグナル伝達に重要である。ミトコンドリア上でIPS-1の分子会合が制御されていることが示されている。IPS-1からのシグナルは転写因子 NF-κB（nuclear factor κB）や interferon regulatory factor（IRF）の活性化を誘導し，I型インターフェロン遺伝子，炎症性サイトカイン遺伝子が活性化される。

NOD様受容体とインフラマソーム

主に免疫担当細胞の細胞質に発現する受容体としてNOD様受容体（NOD-like receptors：NLR）がある。NLRの共通の特徴は nucleotide-binding oligomerization domain（NOD）（あるいは NACHTドメインと称される）とLRRドメインを持つことであり（NLRP10は例外的にLRRを持たない），そのほかにPyrin domain（Pyrin），CARDなどを有している。

細胞内に寄生する細菌の細胞壁成分，細菌の有する注入装置によって宿主細胞に導入された細菌成分，あるいは貪食によってリソソームに取り込まれながら，そこから細胞質に漏れ出した成分などが細胞質でNLRによって感知されると考えられている。NOD1, NOD2はアミノ末端側にCARDドメインを有しており，主にPAMPsを認識して転写因子 NF-κB, MAPK（分裂促進因子活性化蛋白（MAP）キナーゼ）経路を活性化して炎症性サイトカインの産生を誘導する。一方，NLRP1, NLRP3, NLRC4などによって細胞質でPAMPs, DAMPsが感知されると，インフラマソーム（inflamasome）と呼ばれる光学顕微鏡で観察可能な分子会合体が形成される（図1-2-3）。

インフラマソームの構成は刺激によって異なり，共通してNLR, adaptor protein apoptosis speck protein with caspase recruitment（ASC），プロカスパーゼ1が含まれる（図1-2-4）。NLRがPAMP/DAMPを認識すると，Pyrinを介してASCと相互作用し，さらにASCのCARDを介してプロカスパーゼ1と相互作用してインフラマソームが形成されると考えられている。インフラマソームを誘導するPAMPs, DAMPsには細菌の鞭毛，真菌成分（ザイ

る。LGP2はシグナル伝達に必要なCARDドメインを欠くが，RIG-I, MDA5と協調的に機能してウイルスの感知に関与している。RLRはウイルスRNAに特徴的な構造，すなわち二重鎖RNA構造，5'三リン酸構造（宿主のRNAの場合，転写直後には5'三リン酸を有するが，核内で切除，あるいは修飾される）を認識するため，宿主のRNAでは活性化されない。ウイルス感染によるRIG-Iの活性化と遺伝子発現誘導を図1-2-2に示す。

RIG-Iは通常分子内相互作用によって閉じた，不活性型であるが，CTDがウイルスRNAと結合して引き起こされるATP（アデノシン三リン酸）依存的な構造変化によって活性型になる。活性型ではCARDドメインが露出して下流

モサン), マラリア感染の結果形成される分子(ヘモゾイン), 尿酸結晶, シリカ, アスベスト, 活性酸素(ROS)などがある。

インフラマソーム形成によってプロカスパーゼ1が自己消化によって活性型のカスパーゼ1に転換され, カスパーゼ1がプロIL-1β(インターロイキン1β)を限定分解によって活性型のIL-1βを産生し, 分泌されたIL-1βがさまざまな炎症を誘導する。細胞質の二重鎖DNAはNODではなく, HIN200ファミリーに属するAIM2が感知してPyrin domainを介してASCを会合させることにより, カスパーゼ1の活性化, IL-1βの産生を行う。TLRシグナルはプロIL-1βの合成を誘導するため, TLR, NLRの活性化は相乗的にIL-1βの産生を誘導する。そのほか約20のNLR分子が知られているが, それらの詳細な機能には未知な点が多く残されている。

Cタイプレクチン受容体

Cタイプレクチン受容体(C-type lectin receptor:CLR)は細胞膜貫通型の受容体分子であり, 共通して細胞外に糖鎖認識ドメインを有する。免疫細胞に主として発現しており, 特に樹状細胞やLangerhans(ランゲルハンス)細胞での機能が注目されている。多くのCLRは免疫細胞間のシグナル伝達に重要であるが, いくつかのものはPRRsとして機能していることが明らかとなった。

MincleとClec9a(DNGR-1)は障害を受けた細胞から由来する成分を認識し, Dectin-1/-2はそれぞれ真菌由来の(1→3)-β-D-グルカンとα-マンナン(α-mannnan)のPAMPs受容体として機能している。いずれも, 自身あるいはコファクターの細胞内ドメインに存在するimmuno-receptor tyrosine–based activation motif(ITAM)を介して, Sykキナーゼを介したシグナルにより, 種々の炎症性サイトカイン産生を誘導すると考えられているが, その詳細はいまだ不明である。

その他のPRRs:補体のレクチン経路はマンノース結合レクチンが病原体表面のマンノース残基に結合することによって活性化されるため, 病原体受容体としての機能を有している(8章1-5「補体系」参照)。

PRRsの遺伝子多型と疾患

LPSがTLR4を刺激することがエンドトキシンショックを引き起こすことから明らかなように, PRRsの機能喪失, あるいは機能亢進は病的な表現型を呈することが予想される。多くのヒトでのTLR多型と疾患の関連が近年報告されているが, 確定されたものは少ない。

これに対してNLRは特にインフラマソームの誘導に関連してIL-1βによる炎症反応による疾患の原因となっていることが示唆されている。機能亢進ではcryopynopathies(*NLRP3*の変異), Blau(ブラウ)症候群(*NOD2*の変異)があり, 機能喪失では喘息(*NOD1*の変異), サルコイドーシス(*NOD1*の変異), 不全リンパ球症候群(bare lympho-cyte syndrome)(*CTIIA*の変異), 炎症性腸疾患(inflammatory bowel disease:IBD)(Crohn病を含む(*NOD1, NOD2*の変異))への関与が示されている。また尋常性白斑(vitiligo)への*NLRP1*の関与が示唆されている。RLRの明らかな機能亢進の多型は知られていないが, MDA5のいくつかの機能喪失の多型は1型糖尿病への抵抗性が疫学的に示されている。このことは1型糖尿病とコクサッキーウイルス(MDA5を活性化するピコルナウイルスに属する)の疫学的関係を考えるうえで興味深い。

【藤田 尚志】

参考文献
1) Kumagai Y et al:Identification and functions of pattern-recognition receptors. J Allergy Clin Immunol 125:985-992, 2010
2) Yoneyama M et al:RNA recognition and signal transduction by RIG-I-like receptors. Immunological Reviews 227:54-65, 2009
3) Onoguchi K et al:Retinoic acid-inducible gene-I-like receptors. J Interferon and Cytokine Res 31:27-31, 2011
4) Chen G et al:NOD-like receptors:role in innate immunity and inflammatory disease. Annu Rev Pathol Mech Dis 4:365-398, 2009
5) Graham LM et al:The Dectin-2 family of C-type lectins in immunity and homeostasis. Cytokine 48:148-155, 2009

3 獲得免疫

■ **概念・定義** 自然免疫系が微生物に共通するかぎられた分子パターンを感知することによる即効性の高い反応をもたらすのに対し, 獲得免疫系は, あらゆる種類の異物に対する特異的で持続的な生体防御機構である。獲得免疫系の主役であるリンパ球は, 表面に発現した抗原受容体を介して, 自己の身体を構成する成分(自己)とそうでないもの(非自己)とを識別し, 非自己成分に対してのみ応答する。

リンパ球は, ゲノム上の抗原受容体遺伝子座を再構成することで, 多様な抗原受容体をランダムにつくり出し, そのなかから生体に有用な受容体を持つ細胞のみが選び出される。個々のリンパ球は1種類の抗原受容体しか発現せず, 異なる抗原特異性を持ったリンパ球が数多く集まることによって, あらゆる非自己成分に対して特異的に反応するという性質が生まれる。

特異抗原を認識した成熟リンパ球は爆発的に増殖し, 細胞傷害や抗体による中和作用によって抗原の排除を促す。このときサイトカインを中心とするメディエーターを介して, さまざまな細胞が相互に作用しあう複雑な免疫応答が起きる。

さらに, 抗原に反応したリンパ球の一部が, 異物の排除後も体内に維持されることで免疫記憶が形成され, 同じ異物の再侵入に対して, よりすみやかで強力な免疫応答が惹起される。特定の抗原を標的として人為的に免疫記憶を誘導するのがワクチン療法である。

抗原受容体の特異性と多様性

獲得免疫系の主役であるリンパ球は, 抗体産生を担うB細胞と, 免疫応答全体を統制するT細胞に大別される。いずれのリンパ球も骨髄中の血液幹細胞に由来し, B細胞は骨髄で, T細胞は胸腺で分化する。この過程で, さまざまな抗原に対応できる多様な抗原受容体が形成される。

遺伝子再構成

抗原受容体は2本のポリペプチド鎖からなり, そのうち抗原認識特異性を規定する可変部位はV, D, JまたはV, Jの各領域に分けられる。発生初期のリンパ球前駆細胞の

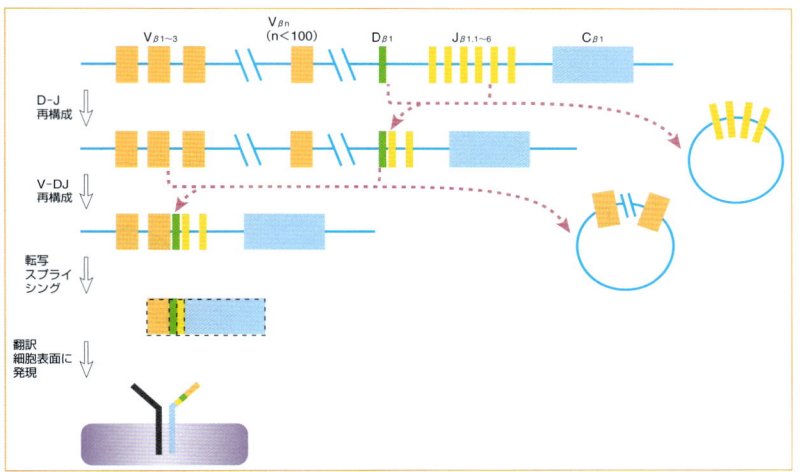

図 1-3-1　ヒトのTCRβ1遺伝子座を例にとった抗原受容体遺伝子再構成

ゲノム上には，V, D, J各領域をコードする複数の遺伝子断片が連なってそれぞれクラスターを形成している。分化の過程で，RAG（recombination activating gene）蛋白質複合体の働きにより，この部分のDNAが切断され，各領域をコードする遺伝子断片クラスターのなかからそれぞれ1種類が選びとられ，つなぎあわされる。これを遺伝子再構成と呼ぶ（図 1-3-1）。

抗原受容体の遺伝子再構成は細胞ごとに個別に起きるため，個々の細胞で異なる断片の組み合わせが生じ，膨大な数の細胞によって膨大な種類の受容体構造の多様性がつくり出される。

抗原受容体のレパトア選択

一方，こうして再構成された抗原受容体遺伝子のなかには，機能的な蛋白質をコードしないものも多く含まれ，そのような遺伝子を持つ前駆細胞は分化の途中で死滅する。また，遺伝子再構成の結果，リンパ球前駆細胞のなかには，自己分子に反応性を示す受容体を発現した細胞が含まれている。これらの細胞は自己免疫反応を引き起こしてしまう危険性があるため，未熟なリンパ球が分化の途中で自己抗原と強く反応した場合には，細胞死が誘導される。この過程を「負の選択」と呼ぶ。

このように多様な抗原受容体のレパートリーのなかから，生体にとって有用な受容体を発現するリンパ球が選び出される機構をレパトア選択と呼ぶ。T細胞の分化では，負の選択に加え，次項に記す「正の選択」が重要なステップとなる。

MHCによる抗原提示

MHCとレパトア選択

B細胞の抗原受容体が直接，抗原を認識するのに対し，T細胞は蛋白質抗原が分解されてできるペプチドと主要組織適合性複合体（major histocompatibility complex：MHC）が会合した複合体を認識する。T前駆細胞は胸腺での分化過程において，MHC上に提示された自己成分由来のペプチドを弱く認識できるものが生き残るという「正の選択」を受ける（図 1-3-2）。

その結果，T細胞は正の選択の際に認識したMHC（すなわち自己のMHC）に提示されたペプチドにのみ反応する性質を獲得する（自己MHC拘束性）。自己ペプチド-MHC複合体をまったく認識できない細胞は生存シグナルを得られずに死滅する（無視による細胞死）。一方，MHC上の自己ペプチドと強く反応する細胞は「負の選択」を受け，細胞死が誘導されるか，一部は免疫反応を抑える機能を持った制御性T細胞に分化する（図 1-3-2）。

ある種の抗原は特定の臓器に限局して存在するが，胸腺では臓器特異的抗原を発現する特殊な上皮細胞の働きによって，これらの抗原を持つ自己の臓器に対して反応するT細胞が生まれるのを防いでいる（8章 1-7「トレランスとその破綻」参照）。このようにして成熟T細胞は自己のMHCと非自己のペプチドの複合体に対してのみ反応する性質を持つ。

抗原提示細胞

MHCには主としてclass I分子とclass II分子が存在する（図 1-3-3）。T細胞の抗原認識には，ペプチドとMHCを会合させて表面に提示する細胞が必要であり，これらを

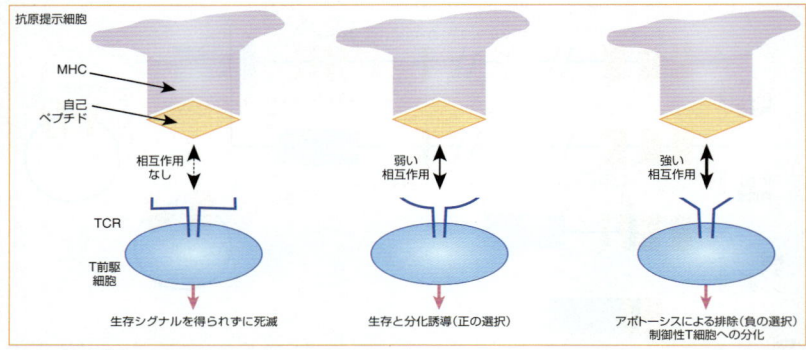

図 1-3-2 T前駆細胞の正の選択と負の選択
MHC：主要組織適合性複合体，TCR：T細胞受容体

抗原提示細胞と呼ぶ。

MHC class I：全身の全ての細胞に発現されている。細胞質中の自己やウイルス由来の蛋白質がプロテアソームで分解されたときにできるペプチド断片は，transporter associated with antigen processing（TAP）を介して粗面小胞体内腔に移動した後に，MHC class I と結合して細胞表面へ提示される。すなわち，細胞質内の抗原を提示するのが class I 分子である。

MHC class II：樹状細胞やマクロファージ，B細胞など一部の細胞にのみ存在し，原則的に細胞外の抗原の提示にあずかる。これらの細胞に取り込まれた病原体や死細胞は，抗原提示細胞内にエンドソームを形成し，エンドソームが蛋白質分解酵素を豊富に含むリソソームと融合することで，抗原はペプチドへと分解される。粗面小胞体で合成された MHC class II 分子のペプチド収容溝は Ii 鎖（invariant chain）によってブロックされ，ペプチドと結合できないようになっている。エンドソームへ輸送された後に Ii 鎖が分解されることで，MHC class II は抗原由来のペプチドと結合し，細胞表面に提示される。

MHCの多型

MHCの構造は個体間での差異（多型性）が大きい。ヒトの MHC は6番染色体短腕上の遺伝子領域にコードされた HLA（ヒト白血球抗原〈human leukocyte antigen〉）と呼ばれる分子群である。多型に富む古典的 *HLA* 遺伝子は，class I をコードする *HLA-A*，*B*，*C* および class II をコードする *HLA-DP*，*DQ*，*DR* に大別される。さらに，class II の遺伝子には α 鎖をコードする遺伝子と β 鎖をコードする遺伝子が存在する。これらの遺伝子の多型の種類はそれぞれ数十から数百以上にも及び，さらにそれぞれのヒトは，これらの遺伝子について両親に由来する2種類の対立遺伝子を持つことから，異なる個人で HLA の型が完全に一致することはきわめてまれである。

このことは臓器移植の際，異なる型の MHC が免疫系によって非自己とみなされ，拒絶反応を引き起こす原因となる。また，どのような HLA の型を持っているかで，提示されるペプチドの種類に違いが生じ，それぞれの抗原に対する応答性の個人差として特定の自己免疫疾患や感染症への感受性あるいは抵抗性を左右する遺伝的素因となりうる（表 1-3-1）。

獲得免疫反応

T細胞の活性化

リンパ球の分化を担う一次リンパ組織（胸腺と骨髄）に対し，成熟リンパ球が抗原と出会い，反応するリンパ節や脾臓などの免疫器官を二次リンパ組織と呼ぶ。抗原と接触する前の成熟リンパ球は血液およびリンパ液を介して二次リンパ組織の間を常に循環している。一方，各組織で抗原を取り込んだ樹状細胞はリンパ管を経由して二次リンパ組織に移動し，抗原由来のペプチド断片を自身の MHC 上に提示する。このようにリンパ組織を場とすることによって，リンパ球は特異抗原の侵入を効率的に感知することができる。

成熟T細胞は CD4 か CD8 いずれかの共受容体を発現している。CD4 は MHC class II，CD8 は class I にそれぞれ結合し，抗原受容体による抗原認識を補助する役割を担う（図 1-3-3）。また，T細胞の活性化には，抗原刺激のみならず，抗原提示細胞上の副刺激分子（CD80 など）からのシグナルが必要である。適切な刺激を受けたT細胞はその後，急激に増殖するとともに，炎症局所への移動性を獲得する。

T細胞の機能分化

CD8 陽性（CD8$^+$）T細胞は抗原刺激によって活性化されて，アポトーシス誘導因子や蛋白質分解酵素を産生するキラーT細胞へと分化し，細胞傷害を引き起こす。一方，活性化された CD4$^+$ T細胞は，特定のサイトカインを多量に産生して他のリンパ球の機能を助けるヘルパーT細胞に分化する。代表的な例として，インターフェロンγ（IFN-γ）やインターロイキン2（IL-2）を産生し，キラーT細胞やマクロファージによる細胞傷害を促進させる Th1 細胞，なら

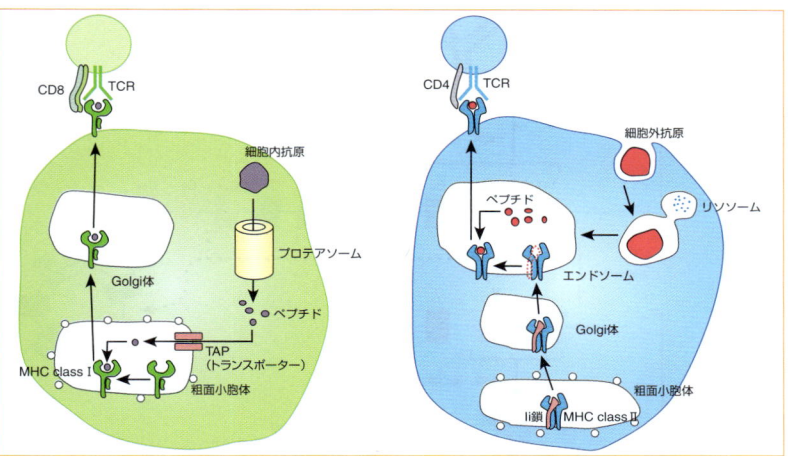

図 1-3-3 抗原の提示と T 細胞による認識
TAP：transporter associated with antigen processing, MHC：主要組織適合性複合体, TCR：T 細胞受容体

表 1-3-1 日本人における主な HLA と疾病の相関

疾患名	HLA
硬直性脊椎炎	B27
Behçet 病	B51
尋常性乾癬	Cw6
ナルコレプシー	DR2(DRB1*1501)
関節リウマチ	DR4(DRB1*0405)
インスリン依存型糖尿病	DR4(DRB1*0405)
	DQA1*0301
全身性エリテマトーデス	DR2(DRB1*1501)
多発性硬化症	DR2(DRB1*1501)
	DP5(DRB1*0501)
重症筋無力症	DR9(DRB1*0901)
Vogt-小柳-原田症候群	DR4(DRB1*0405)
	DQ4(DQA1*0301-DQB1*0401)

HLA：ヒト白血球抗原

びに IL-4 や IL-5 を産生して B 細胞の増殖と抗体産生細胞への分化を誘導する Th2 細胞がある。

どのタイプのヘルパー T 細胞に分化するかは、活性化時の周辺のサイトカイン環境によって決定される。たとえば、Th1 細胞の分化には IL-12、Th2 細胞の分化には IL-4 といったサイトカインが必要とされる。最近では、Th9、Th17 などの亜集団が発見されてヘルパー T 細胞の分類が細分化されているほか、制御性 T 細胞の一部も活性化した CD4⁺ T 細胞から分化することが示されている（8 章 1-4「サイトカイン」参照）。

B 細胞の応答

通常、B 細胞は、抗原刺激のみ供給された場合には細胞死にいたるが、活性化 T 細胞からの副刺激（CD40L）を同時に受けると、活性化する。その後、短期生存形質細胞として抗体を産生するものと、さらにリンパ濾胞に移動して胚中心を形成するものとに分かれる。多糖類や糖脂質など、非蛋白質抗原の一部は、B 細胞を活性化する作用を有するため、それらに対する抗体産生は T 細胞非依存的に起こる。

B 細胞の抗原受容体は免疫グロブリン（immunoglobulin：Ig）と呼ばれ、不変領域（C 領域）の構造の違いからいくつかの種類に分けられる。抗原と反応する前の成熟 B 細胞は抗原受容体として IgM と IgD を発現している。抗原刺激を受けた B 細胞では、activation-induced deaminase（AID）と呼ばれる分子の働きによって、C 領域をコードする遺伝子の再構成が起こり、V(D)J 組換えの完了している V 領域はそのままで C 領域の異なる Ig が産生される（図 1-3-4）。この現象は class スイッチと呼ばれる。Ig は class によって機能が異なり、IgG が単核球や好中球、ナチュラルキラー（NK）細胞の活性化を誘導する一方、IgE は肥満細胞の活性化、IgA は粘液に分泌されて粘膜免疫に関与する。

抗原を認識した B 細胞は二次リンパ組織の胚中心と呼ばれる領域で盛んに増殖する。この場所では AID 依存的に V 領域の体細胞突然変異が高頻度で起こり、より高親和性の受容体を持った B 細胞が選択的に生存し、濃縮される。この過程を親和性成熟と呼ぶ。生存した B 細胞はその後、長期生存の形質細胞や記憶 B 細胞へと分化する。B 細胞が形質細胞に分化すると、細胞表面上の Ig は抗体として分泌されるようになり、生理機能を発揮する。

免疫記憶

免疫記憶の原理

生体が新たな病原体に感染すると、最終的に獲得免疫系が活性化されて病原体の排除にいたる（一次応答）。このと

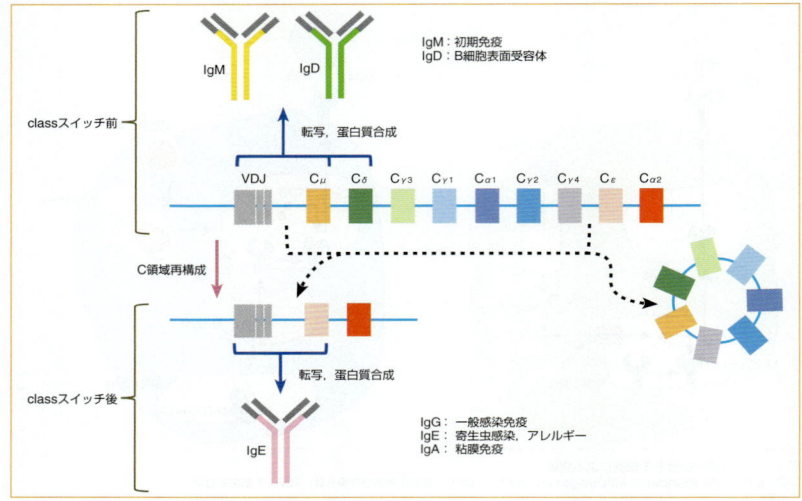

図1-3-4 抗体のclassスイッチ

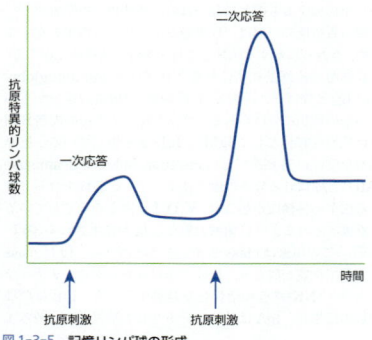

図1-3-5 記憶リンパ球の形成

き,反応したリンパ球の一部や抗体が体内に残存し,同じ病原体が再び侵入した場合には,より効率的に病原体を排除することができる(二次応答)。

この現象を免疫記憶という。記憶反応がこのように効率的である理由として,記憶リンパ球と抗体の数的,質的向上があげられる。骨髄には,classスイッチと親和性成熟を経て分化した長期生存形質細胞が存在し,高い親和性を持った抗体を恒常的に産生している。また,抗原特異的な記憶B細胞やT細胞は,一次応答前の非感作リンパ球と比べ,高い頻度で存在するため,侵入してきた抗原と出会う確率が高まる。さらに,抗原刺激に対しての増殖反応が大きいこと,またそれぞれの細胞が細胞傷害やサイトカイン産生,高親和性抗体の産生などのエフェクター機能を短時間で発揮できることから,抗原の再来に迅速な対応が可能となる(図1-3-5)。

また,各組織への遊走能にも変化がみられるようになり,一部の記憶細胞は感染局所にとどまって,迅速に反応することが知られている。免疫記憶はヒトの場合,数十年にもわたり持続することが知られているが,記憶リンパ球の長期維持にはIL-7,IL-15,B-cell-activating factor(BAFF)などのサイトカインが重要な役割を果たす。

免疫記憶の臨床応用

抗原を投与することで特異的な免疫記憶を人為的に成立させ,病原体や腫瘍に対する生体防御を期待するものがワクチンである。弱毒化した病原体を接種する生ワクチン,ホルムアルデヒド処理などで増殖能力をなくした不活化ワクチン,病原体が持つ物質の一部のみを投与するコンポーネントワクチンなどが実用化されている。不活化ワクチンやコンポーネントワクチンは安全性が高い反面,免疫原性が弱く,特に細胞性免疫を誘導する力が弱い。そこで,自然免疫反応を賦活化する作用を持ったアジュバントを混合することによって抗原特異的反応を増強させる試みがなされている。

また,病原体の感染経路をふまえ,感染局所における免疫応答を誘導することの重要性が指摘され,従来の投与法に加えて,インフルエンザウイルスに対する経鼻粘膜ワクチンなどが実用化されている。

【髙田 健介・髙濱 洋介】

参考文献
1) Murphy KM et al : Janeway's Immunobiology, 7th edition, Garland Science Publishing, 2008
2) 小安重夫編:免疫学最新イラストレイテッド 第2版,羊土社,

2009
3) Sallusto F et al : From vaccines to memory and back. Immunity 33 : 451-463, 2010
4) 谷口維紹ほか編：免疫応答と免疫病態の統合的分子理解 第 1 版，南山堂，2007

4 サイトカイン

●**定義・概念** 免疫系におけるサイトカイン（cytokine）とは免疫担当細胞同士，あるいは免疫担当細胞と周辺細胞とのコミュニケーションを司る可溶性分子である．分子量がおおむね 1 万～数万程度の蛋白質であり，比較的局所でパラクライン的に作用する場合が多い．免疫応答に関与するサイトカインは 50 個程度である．おおまかにはマクロファージなどの自然免疫系細胞より産生されるサイトカインとヘルパー T 細胞などの獲得免疫系細胞より産生されるサイトカインに分かれる．またエリスロポエチン（EPO）や顆粒球コロニー刺激因子（G-CSF）など上皮細胞や骨髄ストローマ細胞より産生されて造血に関係するサイトカイン（造血因子）も存在する．

免疫系サイトカインの産生細胞と標的細胞

自然免疫で活躍する細胞は主に好中球，好酸球，マクロファージ，ナチュラルキラー（NK）細胞，マスト細胞などである．自然免疫細胞は Toll 様受容体（Toll-like receptor：TLR）や RIG-I（retinoic acid inducible gene-I）ファミリーなどの異物認識機構を介して即応性の応答を引き起こし，サイトカインを産生して炎症を促進し，獲得免疫系のリンパ球の活性化，動員を行う（図 1-4-1）．

獲得免疫は T 細胞と B 細胞が主役であり，抗原特異的で通常は侵入した異物にしか反応しない．T 細胞は自然免疫系の細胞から抗原を受け取り，抗原に特異性のある細胞だけが増える．

T 細胞にはヘルパー T 細胞（Th）（CD4 陽性（CD4$^+$））と細胞傷害性 T 細胞（キラー T 細胞）（Tc）（CD8$^+$）に分かれる．ヘルパー T 細胞は免疫の司令塔といわれ，各種サイトカインを放出して，実行部隊である B 細胞，Tc，自然免疫系の細胞群に指令を出す（増員，活性化する）（図 1-4-1）．

たとえば B 細胞から抗体産生を促進したり，Tc やマクロファージの活性を増強する．よって獲得免疫系のヘルパー T 細胞は免疫応答や免疫疾患で重要な位置を占める．しかしサイトカインを受容して異物排除や炎症，組織傷害にかかわるのは自然免疫系細胞と Tc，B 細胞，および上皮細胞など組織の細胞である．

炎症を促進するサイトカインとその作用

自然免疫系のサイトカイン

感染や外傷によって活性化された自然免疫系細胞（主にマクロファージ）からは腫瘍壊死因子 α（TNFα），インターロイキン 1（IL-1），IL-12，IL-6，IL-23 などの炎症性サイトカインが産生される．

IL-1 や TNFα は初期の炎症反応に重要なサイトカインであり，活性化されたマクロファージから早期に産生される．低濃度の IL-1 や TNFα は感染局所において好中球などの白血球を感染部位に集積させる．しかし重度の感染症などで全身性に放出されると，視床下部において PG（プロスタグランジン）産生を誘導し発熱を引き起こす．

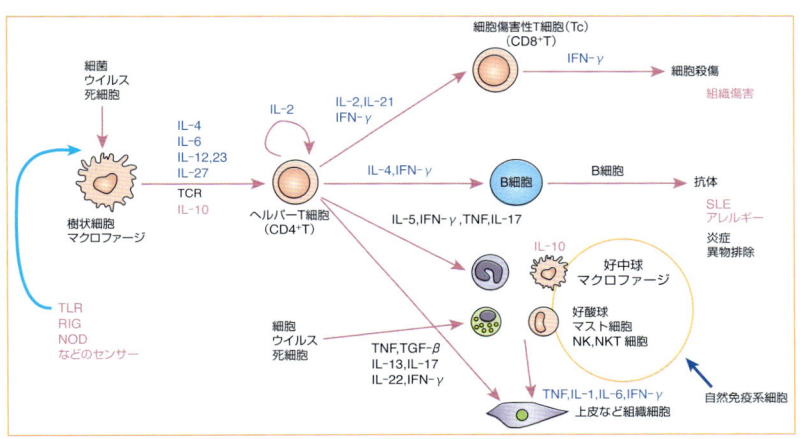

図 1-4-1　サイトカインからみた免疫応答
免疫応答に関与する細胞群とそれぞれから産生されるサイトカインを示した
IL-2：インターロイキン 2，INF-γ：インターフェロンγ，TNF：腫瘍壊死因子，NK：ナチュラルキラー，TGF-β：トランスフォーミング増殖因子β，TLR：Toll 様受容体，RIG：retinoic acid inducible gene，NOD：nucleotide-binding oligomerization domain，SLE：全身性エリテマトーデス

- TNFα 長期間にわたってTNFαが存在すると脂肪の代謝障害と食欲減退が起き，悪液質(cachexia)と呼ばれる症状を引き起こす。さらにTNFが高濃度になると，血圧低下，血栓症，低血糖症を起こし，いわゆるseptic shock(endotoxin shock あるいは敗血症)を呈する。またTNFαは慢性の炎症でも重要な役割を果たしている。たとえば関節リウマチやCrohn(クローン)病において抗TNF抗体療法が奏効する。
- IL-1 TNFαと似た作用があるが，IL-1が細胞外に放出されるためにはインフラマソーム(inflamasome)と呼ばれるプロテアーゼ複合体が活性化されなければならない。痛風は尿酸結晶がインフラマソームを活性化してIL-1を大量に産生することで起こる。よって痛風にはIL-1アンタゴニストが奏効する。家族性寒冷蕁麻疹などでインフラマソームの構成分子の活性化型変異が知られている。
- IL-12 Th1細胞やNK細胞からインターフェロンγ(IFN-γ)の産生を誘導する。またIL-23はTh17やγδ型T細胞からIL-17産生を促進する。樹状細胞から産生されるIL-1とIL-6，IL-23はナイーブCD4$^+$T細胞に作用して，それぞれTh1やTh17への分化を誘導する。Th2を誘導するIL-4は主に好塩基球やメモリーT細胞から産生される。
- IL-6 多彩な生物作用を有した炎症の重要なメディエーターである。マクロファージ，樹状細胞，T細胞，マスト細胞のほか線維芽細胞など多彩な細胞から分泌される。マクロファージではTLR刺激でTNFαより遅れて産生される。また線維芽細胞などではTNFαやIL-1の刺激で産生される。重要な作用として肝臓からC反応性蛋白(CRP)などの急性期蛋白の誘導，T細胞やB細胞の生存促進，抗体産生促進，発熱，血小板増加などがある。また骨髄ストローマ細胞や関節滑膜細胞に作用してRANKL(NF-κB活性化受容体リガンド)の発現を誘導し破骨細胞分化を誘導，骨吸収を促進する。IL-6はCastleman(キャッスルマン)病の原因(IL-6産生増加)であるほか，関節リウマチや全身性エリテマトーデス(SLE)など多くの慢性炎症性疾患で高値を示し，病態の進展に重要な役割を果たす。
- IFN-α/β 抗ウイルス性サイトカインである。ウイルス感染や細菌感染によって，様々な感染細胞や樹状細胞(IFN-αは形質樹状細胞pDCから大量に産生される)から産生され，多くの細胞に作用して抗ウイルス状態を誘導する。またIFN-αはSLEなどの自己免疫疾患とも関連する。
- IFN-γ 抗ウイルス作用のある分子として有名だが，抗ウイルス作用のほか，Th1細胞やNK細胞から産生されるエフェクター分子として作用する重要な免疫賦活化サイトカインである。マクロファージを活性化し細胞内寄生細菌の殺菌に必須の役割を果たすほか，主要組織適合性複合体(MHC)などの抗原提示に関与する分子の誘導，Fc受容体の発現上昇を誘導する。IL-12とともにTh1への分化に必須である。ただIFN-γはIL-4の作用と拮抗し，Th2/IgE(免疫グロブリンE)を介したアレルギー反応を抑制する。

獲得免疫系のサイトカイン

自然免疫に引き続き抗原提示細胞は，抗原依存的にT細胞を活性化し獲得免疫を惹起する。T細胞はサイトカインによってTh1/2/17に分化し，さらにエフェクターサイトカインを産生して機能を発揮する(図1-4-2)。

Th1細胞：主にIFN-γを産生し，マクロファージなど単核細胞中心の炎症反応が起こる。感染においてTh1細胞が優位に働くと肉芽腫が形成され，感染が局所に封じ込められる。

Th2細胞：IL-3，IL-4，IL-5，IL-13などのTh2サイトカインを産生し，主に好酸球，マスト細胞を中心とした寄生虫感染防御にかかわる。しかし，IL-4によってB細胞から産生されるIgEはマスト細胞を介してアレルギー反応を起こす。IL-5は好酸球を誘導し，皮膚炎や喘息に関与する造血因子でもある。このためTh2は好酸球を主体とした炎症にかかわる。IL-3はマスト細胞の増殖因子としても働く。IL-13は粘膜上皮細胞の分化を促進し粘液の産生を促し病原体の排除に寄与するが，慢性過剰な応答は気道過敏や腸炎に関与する。

Th17細胞：近年IL-17を産生するTh17細胞が発見された。IL-17は多くの細胞に作用し，TNFα，G-CSFやCXCL1/2，IL-8などの好中球遊走ケモカインなどの産生を誘導する。G-CSFは好中球産生を促す造血因子である。よってTh17は好中球を主体とした強力な炎症を惹起する。またIL-17はβディフェンシンなどの抗菌ペプチドを誘導するほか，真菌感染の防御にも重要な役割を果たす(図1-4-2)。

Th17はトランスフォーミング増殖因子β(TGF-β)とIL-6の組み合わせによって，ナイーブT細胞から初期分化が誘導される。IL-6+TGF-βはIL-23受容体を誘導し，IL-23は分化したTh17を増幅，活性化および維持するのに必要である。さらにTh17はIL-21を分泌し，オートクライン作用でTh17自身の増殖を促進する。またIL-6とTGF-βで誘導されるTh17のマスター転写因子として，RORγtも発見されている。Th1においてはT-betがIFN-γやIL-12受容体の発現に重要であり，またTh2においてはGATA3がIL-4やその受容体の発現に重要な役割を果たすように，Th17ではRORγtがIL-17やIL-23受容体の発現誘導に必須の役割を果たしている。

また最近IL-21を分泌しB細胞の産生をサポートするヘルパーT細胞として，follicular helper T cell(Tfh)が同定され，Bcl6がマスター遺伝子として認識されつつある(図1-4-2)。

抗炎症性に作用するサイトカイン

抗炎症に働く分子も炎症性サイトカインと同じく重要である。

- IL-10 主にTh2細胞，もしくは末梢での制御性T細胞(Treg細胞)Tr1から産生される。マクロファージなどの自然免疫系の細胞も産生する。抗炎症性サイトカインとして有名であり，主に活性化されたマクロファージや樹状細胞からのTNFやIL-12，IL-6などのサイトカイン産生を抑制する。IL-10で刺激された樹状細胞はT細胞の活性化も抑制し，副刺激分子の発現が抑制されるほ

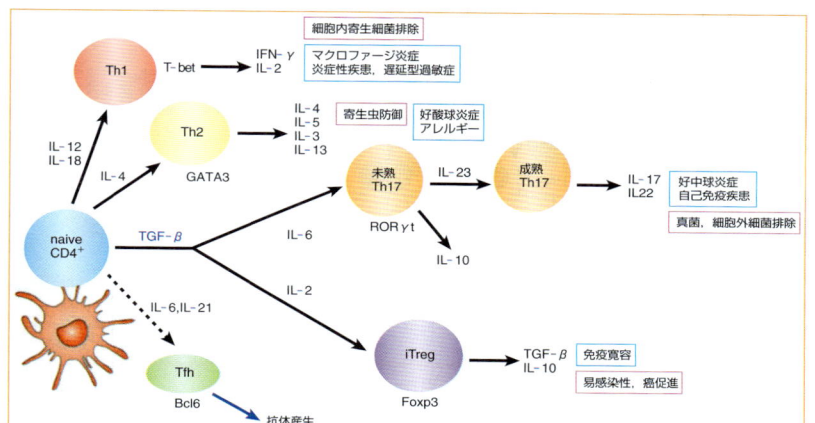

図 1-4-2 ヘルパー T 細胞(Th)の分化と生体防御および関連免疫疾患
- Th1 はインターロイキン 12(IL-12)によって分化誘導され，主にインターフェロン γ(IFN-γ)を産生する。マクロファージを活性化し，細胞内寄生性細菌の排除のほか，炎症性疾患に関与する。Th2 は IL-4 によって分化し，IL-4，IL-13 などを産生する。好酸球や免疫グロブリン E(IgE)を介して寄生虫感染防御に働くほかアレルギー性疾患に関与する。Th17 はトランスフォーミング増殖因子 β(TGF-β)+IL-6 によって誘導され，IL-23 はさらに Th17 の増幅と維持，活性化に寄与する。IL-23 は Th17 の炎症反応に重要である。Th17 は自己免疫疾患，好中球炎症，細胞外細菌排除などに寄与する。抑制性 T 細胞としては胸腺由来の nTreg と TGF-β によって誘導される iTreg が知られる。nTreg, iTreg ともに増幅に IL-2 を必要とする。
- ヘルパー T 細胞の分化を規定するマスター転写因子として Th1 においては T-bet が，Th2 では GATA3, Th17 では RORγt, Treg では Foxp3 が知られている。Th17 分化は他の Th によって抑制される。IL-2, IL-4, IFN-γ, IL-27 は Th17 分化を抑制する方向に働く。そのほか IL-1, プロスタグランジン E_2(PGE$_2$)など，さまざまな因子が Th17 分化を促進する

か，IL-10 産生性の Tr1 を誘導する。マクロファージからもネガティブフィードバック的に IL-10 が産生されるが，全身性の免疫抑制には T 細胞からの IL-10 のほうが重要のようである。IL-10 は STAT3(signal transducer and activator of transcription 3)を介して，TLR 経路による nuclear factor κB(NF-κB)の活性化や IFN-γ による STAT1 の活性化を抑制する。

- **TGF-β** IL-10 と同様に免疫抑制性サイトカインとして知られる。しかしその作用機構はまったく異なる。TGF-β は全身の多くの細胞で産生される。T 細胞では主に Treg 細胞から分泌され末梢の免疫寛容，経口免疫寛容(食物に対して免疫反応を起こさないこと)に必須の役割を果たす。TGF-β の重要な免疫抑制作用は，IL-2 や IFN-γ などのサイトカインの産生抑制と Foxp3 の誘導(iTreg)(図 1-4-2)である。これには活性化された Smad 転写因子が関与する。

そのほか最近 IL-27 と IL-35 も免疫や炎症を抑制するサイトカインとして注目されている。また抗炎症性サイトカイン以外にも多くの物質がサイトカインの産生を抑えて抗炎症に作用する。たとえば副腎皮質ホルモンやプロスタグランジン E_2(PGE$_2$)はマクロファージや樹状細胞からのサイトカイン産生を抑制する作用がある。

サイトカイン受容体とシグナル

サイトカイン受容体はシグナル伝達の観点から 4 つに分類することができる(図 1-4-3)。

1 古典的な受容体型チロシンキナーゼ(増殖因子型受容体)：幹細胞因子(SCF)，マクロファージーコロニー刺激因子(M-CSF)，血管内皮増殖因子(VEGF)などの受容体で細胞内にチロシンキナーゼドメインを持つもの。シグナルとしては，Ras-MAP(分裂促進因子-活性化蛋白)キナーゼ経路，PI3(ホスファチジルイノシトール 3)-キナーゼ経路，PLCγ(ホスホリパーゼ Cγ)経路など広範なシグナル伝達系路が活性化される。

2 IL や IFN などの免疫制御因子，G-CSF，EPO などの造血因子，その他成長ホルモン，レプチンなどの狭義のサイトカインの受容体で，JAK(ヤヌスキナーゼ)型チロシンキナーゼが非共有結合で会合する(図 1-4-3)。この場合の JAK は転写因子 STAT および Ras-ERK(細胞外シグナル制御キナーゼ)経路や Akt 経路を活性化する。STAT はサイトカインによって活性化される主要な転写因子であり，その標的遺伝子はそれぞれのサイトカインの生理機能を反映するものである(図 1-4-4)。たとえば IFN-γ によって活性化される STAT1 は免疫系に関与する分子(Fc 受容体など)や抗ウイルス分子を誘導し，ヘルパー T 細胞では Th1 の誘導に必須である。STAT3 は肝臓での急性蛋白を誘導し，ヘルパー T 細胞においては Th17 の誘導に必須である。STAT5 は乳腺でカゼインなどのミルク蛋白を誘導するが T 細胞では IL-2 や IL-7 のシグナルを伝達し，T 細胞の増殖に必須である。また Treg 細胞においてはその維持に必要とされる。STAT4 は IL-12 によって活性化され Th1 分化

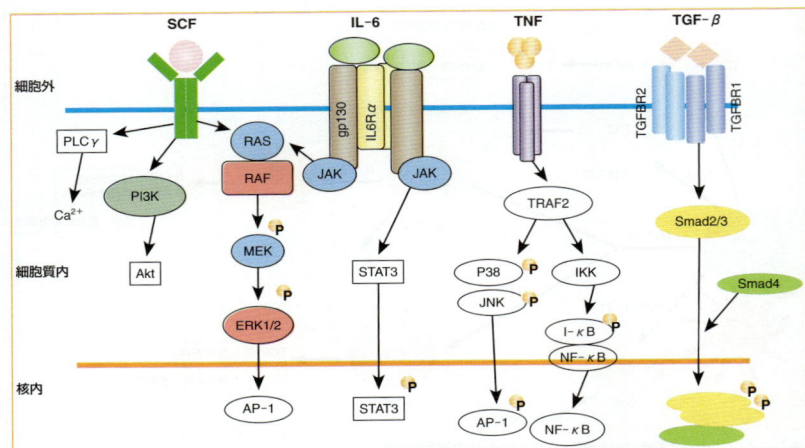

図 1-4-3 サイトカイン,増殖因子の代表的な受容体とシグナル伝達機構および標的転写因子
SCF:幹細胞因子,IL-6:インターロイキン6,TNF:腫瘍壊死因子,TGF-β:トランスフォーミング増殖因子β,PLCγ:ホスホリパーゼCγ,PI3K:PI3-キナーゼ,JAK:ヤヌスキナーゼ,MEK:MAP-ERKキナーゼ,STAT:signal transducer and activator of transcription,IKK:IκBキナーゼ,NF-κB:nuclear factor κB

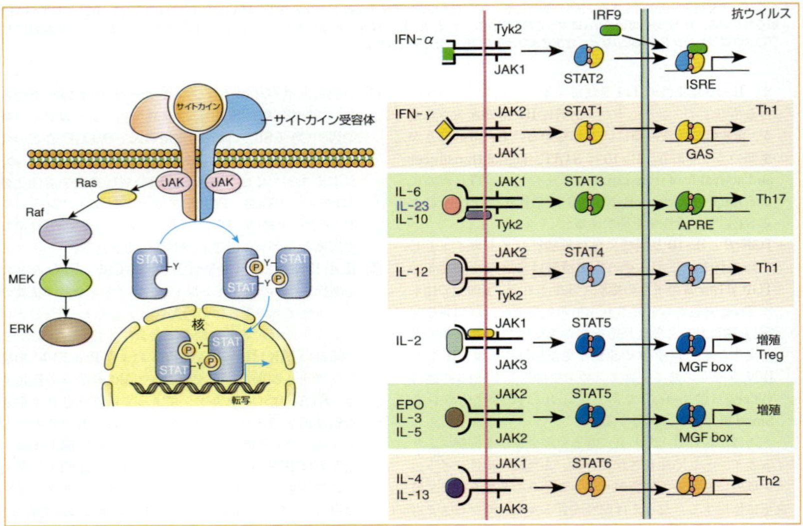

図 1-4-4 JAK-STAT経路
サイトカイン受容体にはJAK(ヤヌスキナーゼ)型チロシンキナーゼが会合しサイトカインによって活性化され,その結果Ras-ERK経路と転写因子STAT(signal transducer and activator of transcription)が活性化される(左).STATは6種類,JAKは4種類知られており,サイトカインによってどのJAK,どのSTATを使うかはある程度決まっており,どのSTATが活性化されるかでサイトカインの生理機能が決まる(右).ここではT細胞分化に関する機能を示した
MEK:MAP-ERKキナーゼ,IFN-α:インターフェロンα,IL-6:インターロイキン6,EPO:エリスロポエチン

に，STAT6 は IL-4 や IL-13 で活性化され Th2 分化に必須な役割を果たす。

3. IL-1 や TNF の受容体のように TRAF などのアダプター群を介して IκB キナーゼ (IKK) や JNK, p38 を活性化し，転写因子 NF-κB を活性化するタイプ (IL-1/TNF 受容体) である。サイトカインではないが TLR もそのシグナル経路は似ている。また IL-17, IL-18, IL-25, IL-33 あるいは破骨細胞分化に必須の RANKL も同様のシグナルを発生する。また Fas や TNF では，FADD を介してアポトーシスを誘導するカスパーゼ経路も活性化される。

4. 免疫抑制性サイトカイン TGF-β の受容体はセリン/スレオニンキナーゼドメインを有し，Smad 転写因子を活性化する[4]。

JAK-STAT 経路と疾患

JAK の活性型変異 *JAK2*V617F が多くの骨髄腫で見つかっている。JAK3 の機能欠失変異は IL-7 や IL-2 受容体共通 γ 鎖の変異と同様に重症免疫不全症となる。

Tyk2 の変異はⅡ型の高 IgE 症候群でアトピー性皮膚炎を持ち，抗酸菌やサルモネラのような細胞内寄生細菌やウイルスによる感染症を繰り返す患者に見つかっている。IL-6, IL-10, IL-12, IL-23 と IFN-α からのシグナル伝達が障害されている。これらのサイトカインの受容体には Tyk2 が結合し，シグナル伝達に必須である。同様の症状は IL-12 受容体 β₂ 欠損や IFN-γ 受容体欠損でも認められる。IL-12 や IFN-γ のシグナルが働かないことから，Th1 の誘導が阻害され Th2 優位になるものと考えられる。

またⅠ型高 IgE 症候群患者に STAT3 の変異も発見されている。この場合は Th17 の誘導に必要な IL-6, IL-21, IL-23 のシグナルが減弱する。実際に STAT3 欠損の患者 T 細胞からの IL-17 の産生は激減しており，これが黄色ブドウ球菌や真菌感染を起こしやすい原因と考えられている。

Kostmann (コストマン) 症候群では G-CSF 受容体に変異があり，先天的な好中球の欠損症や慢性肉芽腫症，白血球接着異常症 (leukocyte adhesion deficiecy：LAD) などの好中球機能異常症などが認められる。ブドウ球菌などの一般細菌や真菌による重症感染症を繰り返す。

【吉村　昭彦】

参考文献
1) 吉村昭彦：サイトカインと受容体，シグナル伝達．戸田新細菌学 改訂 33 版，吉田眞一ほか編，p374-389，南山堂，2007
2) O'Shea JJ et al : Cytokine signaling in 2002 : new surprises in the Jak/Stat pathway. Cell 109 (Suppl) : S121-S131, 2002
3) Yoshimura A et al : SOCS proteins, cytokine signalling and immune regulation. Nat Rev Immunol 7 : 454-465, 2007
4) Yoshimura A et al : Cellular and molecular basis for the regulation of inflammation by TGF-|beta|. J Biochem 147 : 781-792, 2010

5 補体系

● 定義・概念　補体 (complement) とは，19 世紀末に抗体を補う殺菌因子として発見され，その後，約 30 種以上の血清蛋白質と膜蛋白質によって構成され，補体系を形成

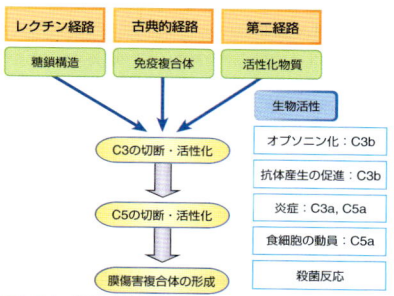

図 1-5-1　補体活性化経路と生体内での働き
補体経路の活性化により C3 の切断が起こると種々の生物活性が現れ，炎症を引き起こし，生体を病原体から防御する

していることが判明した。補体系は，生体に病原体が侵入すると，それを認識し，一連の連鎖的な活性化反応の結果，病原体を処理し，最終的に破壊する。補体系は，第 3 成分 (C3) および制御因子と補体受容体から構成される。補体活性化経路は，古典的経路，レクチン経路，第二経路が知られている。

補体系は，免疫系のなかで生体に侵入した病原体を排除するのに最も重要な働きをする。感染初期においては，パターン認識分子として補体系蛋白のマンノース結合レクチン (MBL) とフィコリンが，微生物上の糖鎖を認識してレクチン経路を活性化する。また，侵入した病原体に対する自然抗体が存在すると，自然抗体は IgM (免疫グロブリン M) 抗体なので古典的経路を活性化する。微生物上の特有の構造によって第二経路が活性化される場合もある。いずれの経路が活性化されても，活性化された補体第 3 成分 (C3b) が，侵入した病原微生物上に結合する (オプソニン化)。この補体活性化に伴い，アナフィラトキシンと呼ばれる補体フラグメントができ，炎症を引き起こす (炎症のメディエーターの放出)。アナフィラトキシンのなかで C5a は，走化性因子としての活性を持ち，食細胞を平時のリザーバーである血管から感染局所に動員させる。動員された食細胞は，補体受容体を介して微生物を貪食し (オプソニン反応)，食細胞に処理される。さらに，補体後半成分の C5b-C9 は，MAC として，生体内に侵入した微生物を殺すことができる (殺菌作用)。

このように生体に侵入した病原体は処理されるが，その後に C3 フラグメント (C3d) の結合した抗原に対する抗体産生が促進されることが明らかになり，補体系はアジュバントとしても機能する。IgG 抗体が産生されると古典的経路が活性化され，IgG 抗体と C3 によってオプソニン化された病原体は，食細胞上の Fc 受容体と補体受容体の共同作用により，すみやかに処理される (図 1-5-1)。また，補体系は，種々の制御因子によって，補体の活性化と無駄な消費をコントロールされており，細胞膜上には強力な補体制御因子が存在し，自己補体による傷害から自己細胞を保護している。

C3 の中心的役割

これから述べる補体活性化経路は、C3 の段階で合流するので、C3 は補体のなかで最も重要な位置を占めている。生体内では酵素前駆体、チモーゲン(zymogen)として血中・組織液中に存在する。C3 の活性化は C3 転換酵素が C3 分子を C3a と C3b に分解することによって起こる。

C3a はアナフィラトキシンで炎症のメディエーターとして機能し、C3b はオプソニンとして機能する。C3 は分子内チオエステルを持っており、C3 から C3a が切り取られると、C3b 分子全体の立体構造変化が起こり、チオエステルが分子表面に露出する。このチオエステル基はきわめて反応性が高く、水分子や細胞膜上に存在する水酸基やアミノ基と求核置換反応を起こす。細胞膜上には水酸基が豊富に存在するので、生体に侵入した微生物上に、C3b とのエステル結合が形成される。この C3b 分子が結合した異物は、C3 受容体を介して貪食される。基本的にはどんな生物学的な表面にも結合できるが、自己細胞に結合した C3b は補体制御因子の作用を受け、すみやかに不活化にされる。

このような分子内チオエステルは、C4 にも存在し、C3 と同じように機能している。さらに引き続き C5 の活性化が起こり、最も強いアナフィラトキシンであり、食細胞に対する走化性因子としても働く C5a が生成され、炎症が引き起こされる。また、大きな C5b 断片は MAC を形成する。

補体系の活性化経路

古典的経路

補体系は、抗体を認識分子として機能する古典的経路が先に発見されたため、抗体を補うという意味で補体と名づけられた。補体蛋白は主として肝臓で産生分泌される血清蛋白で、生体内では酵素前駆体、チモーゲンとして存在する。補体活性化に伴い、活性型の酵素となる。古典的経路と MAC の場合、補体成分と呼び、C1q、C1r、C1s(C1 の場合は亜成分と呼ぶ)、C4、C2、C3、C5、C6、C7、C8、C9 の順序で反応するが、酵素反応は C5 までである。

活性化:古典的経路の活性化は、抗体が認識分子として機能し、抗原に結合しその形状が変化した抗体分子に C1 が結合することによってはじまる。ヒトにおいては、C1 は IgM、IgG1 と IgG3 に強く結合し、IgG2 とは弱く、他の免疫グロブリンには結合できない。C1 分子は、C1q1 分子と C1r と C1s が 2 分子ずつ結合した複合体で、C1q 分子は免疫グロブリンの Fc 部分に結合する。C1 の酵素活性は、酵素前駆体として存在する C1r と C1s の活性化によって生じ、C1s は C4 を C4b と C4a に限定分解する。C2 を結合し、C1s によって分解された C2a と新たな分子集合体 C4b2a を形成する。この複合体は C3 転換酵素と呼ばれ、C3 を C3b と C3a に分解する(図 1-5-2)。

前述したように、食細胞上の補体受容体は C3b 分子が結合した微生物を認識し貪食する。C3b 分子の一部は、近傍に存在する C4b 分子にも共有結合し、C5 転換酵素を形成する。C3 と C5 を限定分解する酵素活性は C2a に存在する。

制御:C1 インヒビター(C1INH)は、活性化した C1r、C1s に非可逆的に共有結合することにより、そのエステラーゼ活性を阻害している。C1INH の欠損は、遺伝性血管性浮腫(hereditary angioedema:HAE)という病気を起こす。C4 結合蛋白(C4-binding protein:C4bp)は C4b2a 複合体から C2a の解離失活を促進させる。一方、I 因子が C4b を分解するとき、コファクターとして働き、C4b を分解し、C3 転換酵素の活性を制御している。

レクチン経路

レクチン経路は、自然免疫に働く新たに発見された活性化経路で、多くの微生物を認識し、獲得免疫が働くまでの感染初期に重要な役割を果たす。自然免疫において生体に侵入した病原体を非自己と認識する機構は、パターン認識と呼ばれ、微生物上に保存されている pathogen-associated molecular patterns(PAMPs)に対する認識機構であると考えられている。レクチン経路の認識分子として、マンノース結合レクチン(mannose-binding lectin:MBL)とフィコリンが知られており、いずれもパターン認識分子として働く。

活性化:レクチン経路の活性化は、C1r/C1s 様のセリンプロテアーゼ、MBL-associated serine protease(MASP)を介して活性化されると考えられている。MASP は、血清中では一本鎖の未活性型の形態をして C1s と結合しており、MBL やフィコリンがリガンドに結合すると、二本鎖の活性型に変換する。MASP は 3 種類知られており、MASP-2 が古典的経路と同様に C4 と C2 を分解し、C3 転換酵素、C4b2a を形成する(図 1-5-2)。最近、MASP-1 と MASP-3 は第二経路の D 因子を活性化することが報告され、レクチン経路は、第二経路とは密接に関連していることが示された。

制御:MASP-2 の活性は、古典的経路と同様に C1INH で制御され、その後の C4 の活性は、C4 結合蛋白によって制御されている。

第二経路と増幅経路

第二経路の活性化機構は、古典的経路やレクチン経路と異なり、認識機構を持たず、C3 分子の特有な性質が関与している。レクチン経路が発見されるまでは、自然免疫に働くと考えられていたが、現在では、増幅経路としての働きが大きいと考えられている。

活性化:第二経路は C3、B 因子(B)、D 因子(D)、P 因子(プロパジン)、H 因子(H)および I 因子(I)によって構成されている。生体内では C3 分子は、少しずつ C3a と C3b に分解され、エステル結合活性を持つ C3b が、微生物膜上に結合することができる。生成した C3b は、通常、血中の制御因子、H 因子と I 因子により不活性化されるが、第二経路の活性化物質である微生物の細胞表層の多糖類などに結合すると、これら制御因子の反応を受けず、さらに B 因子と D 因子が反応して、細胞膜上に第二経路の C3 転換酵素、C3bBb 複合体が形成される。C3bBb 複合体は、活性化された C3b を結合し、C5 転換酵素 C3bBb3b を形成する。C3 と C5 を限定分解する酵素活性は Bb に存在する。このように第二経路の C3 転換酵素は、細胞膜上に結合した C3b によって形成されるので、古典的経路とレクチン経路が活性化されても同様の反応が起こり、増幅経路として

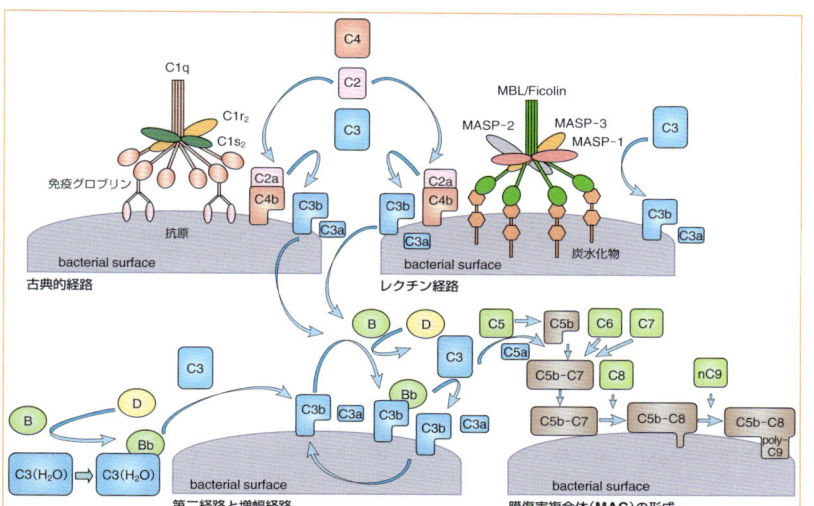

図 1-5-2 補体活性化経路の分子機構
補体蛋白は主として肝臓で産生分泌される血清蛋白で、生体内では酵素前駆体、チモーゲン（zymogen）として存在する。補体活性化に伴い、活性型の酵素となり、順次反応を起こす。このようなカスケード反応は、補体系に特有であり、遺伝子重複とエクソンシャフリングの結果生じたと考えられている。補体活性化経路と膜傷害複合体（MAC）の分子機構を示す

機能する（図 1-5-2）。

制御：H因子は第二経路のC3転換酵素C3bBbからBbの解離失活を促進させ、I因子によるC3b分解のコファクターとして働く。逆に第二経路に働くP因子（プロパジン）は、第二経路のC3転換酵素C3bBbからのBbの解離失活を抑制し、C3転換酵素を安定化させている唯一ポジティブに働く制御因子である。

C5の活性化とMACの形成

C5は、C4、C3と同族の分子であるが、分子内にチオエステル基を持たない。C3転換酵素によって活性化されたC3bが、古典的経路では、C4b2a複合体にさらにエステル結合し、C4b2a3b複合体となる。第二経路の場合には、C3b上にさらにC3bが結合し、C3bBbC3b複合体ができる。これらの3分子複合体が、C5転換酵素でC5を活性化する。酵素活性はC2aとBbに存在し、小さなC5aフラグメントと大きなC5bに切断する。C5aは最も強いアナフィラトキシンであり、食細胞に対する走化性因子としても働き、炎症を引き起こす。大きなC5b断片はMACを形成する。

補体活性化の最終段階はMACの形成で、補体のC5~C9までの反応は、前半の活性化経路の酵素学的な反応と異なり、物理的な分子の集合反応である。大きなC5b断片は、C6と結合し、C5b6複合体となる。次にC7と反応性を獲得し、C5b67複合体となる。この複合体は疎水的な構造を持ち、両親媒性となりはじめて膜に結合することができる。液相中のC5b67複合体は、血清中のS-蛋白（ビトロネクチン）、またはSP40と呼ばれるクラスタリンと結合し、活性を失う。膜に結合したC5b67複合体は次いでC8を結合すると、細胞膜に陥入し、C9分子の重合を促進し、MACと呼ばれる円筒状構造体を形成して細胞膜を傷害する（殺菌作用）（図 1-5-2）。

補体の殺菌作用は、このようにMACで行われる。MACは一部のグラム陰性菌を殺菌することができるが、厚いペプチドグリカン層を持つグラム陽性菌には接近できず、グラム陽性菌はすべて補体抵抗性である。

補体系の制御

血清中の補体系制御因子については、活性化経路とともに記載し、表 1-5-1 に示した。細胞膜上の制御因子としては、C3およびC5転換酵素に働く、CR1、MCP（membrane cofactor protein）（CD46）、DAF（decay-accelerating factor）（CD55）と、C8、C9に働くCD59が存在する。

補体受容体のCR1は、両経路のC3転換酵素の解離失活を促進するとともに、I因子のコファクターとしてC4b、C3bの分解に作用する。DAFは、C3転換酵素の解離失活を促進する活性のみを保有しており、逆にMCPはI因子のコファクターとしての活性のみを持つ。CD59は、C5b-C9複合体による膜傷害機構を阻害する。

DAF、MCP、CD59などの細胞膜上の制御因子は、自己補体による細胞傷害から自己の細胞を保護するという重要な機能を持ち、さらに侵入した異物上には存在せず、異物識別に際しても重要な働きをしている（表 1-5-1）。

表1-5-1 補体制御蛋白

種類		特徴
血漿蛋白	プロパジン	C3/C5分解酵素の安定化
	C1インヒビター	C1r, C1s, MASP-1, MASP-2の阻害
	C4bp	C4b2aの解離, I因子コファクター
	H因子	C3bBbの解離, I因子コファクター
	I因子	C4b, C3bの分解
	S蛋白	C5b-7の細胞膜結合阻止, ビトロネクチン
	SP40	C5b-7の細胞膜結合阻止
膜蛋白	DAF(CD55)	C3/C5分解酵素の解離, I因子のコファクター
	MCP(CD46)	C3b分解
	CR1(CD35)	C3分解酵素の解離, I因子のコファクター
	CD59	MAC形成阻害, GP1蛋白

MASP：MBL-associated serine protease, MAC：膜傷害複合体

表1-5-2 補体欠損症

成分	特徴, 症状
C1, C4, C2	免疫複合体病
C3	免疫複合体病・化膿症
MBL	易感染性
B	正常
D, P	ナイセリア感染症
MAC	ナイセリア感染症 日本人C9欠損の多くは無症状
C1インヒビター	遺伝性血管性浮腫(HAE)
I因子	免疫複合体病・化膿症
H因子	溶血性尿毒症症候群(HUS)
CR3, CR4	白血球機能異常(LAD)
CD59, DAF	発作性夜間ヘモグロビン尿症(PNH)

MBL：マンノース結合レクチン, MAC：膜傷害複合体, DAF：decay accelerating factor

補体受容体

補体受容体には，CR1, CR2, CR3, CR4などが同定されている(表1-5-2)。主としてCR1はC3bを，CR2はC3dを，CR3とCR4はiC3bを認識すると考えられている。

赤血球上のCR1は，免疫複合体の輸送に関与している。食細胞上のCR1とCR3，CR4は，食作用に関与しており，微生物に結合したC3bは，CR1に認識されるが，血清中の補体制御因子H因子とI因子の作用を受けiC3bに分解され，多くはCR3とCR4に認識され貪食される。CR3とCR4はLFA-1と共通のβ鎖(CD18)を持っており，接着因子のβ2インテグリンに属する。iC3bが結合した抗原は，さらに酵素的な分解を受け，C3dgとC3dに変化する。抗原に結合したC3dと抗原は，CR2と膜型IgM(BCR)を介してB細胞を活性化すると思われる。CR2はCD19とCD81と会合し，その下流にシグナルを伝達する。

これらの結果は，C3とCR2のノックアウトマウスを用いて得られたものであり，補体系が自然免疫で機能するとともに，獲得免疫と連携していることを示す。

補体欠損症

先天性の補体欠損症は，先天的免疫不全症の一つとされ，その頻度は先天的免疫不全症の1%前後である。MBL欠損症やC9欠損症の発生頻度は高いが，欠損者の多くは健常者となんら変わりなく生活している。これは他の生体防御系が補っているためと考えられている。補体欠損症患者は，一般的に易感染性を示すが，古典的経路の補体成分の欠損症は，SLE(全身性エリテマトーデス)様の免疫複合体病を発症する。種々の欠損症と関連する疾患を表1-5-2に示す。

補体系とアレルギー

補体系は生体防御に機能するだけでなく，さらにアレルギーにも深く関係している。ヒトのI型アレルギーには，補体系は関与しないと考えられていたが，喘息やアナフィラキシーに補体フラグメントの関与が明らかになり，注目を浴びている。

II型アレルギーによる自己免疫疾患は，細胞表面の自己抗原に対して抗体が結合し，補体の活性化により細胞傷害を起こすものが大半である。自己免疫性溶血性貧血，異型輸血，超急性移植片拒絶反応が代表例である。重症筋無力症は，抗アセチルコリン受容体自己抗体と補体によりアセチルコリン受容体が破壊され，その数が減少したために発症すると考えられている。これらの反応には，MACがエフェクターとして関与する。

III型アレルギーの代表的な疾患は，血清病である。異種血清を注射するとその1〜2週間後に発熱，関節痛，蛋白尿などの症状がみられる。可溶性の免疫複合体が形成され，補体系が活性化され，血清補体価(CH_{50})，C4，C3ともに低下する。II型アレルギーと異なり，C3aやC5aが関与すると考えられている。

免疫複合体の形成がみられるIII型アレルギーの代表的な自己免疫疾患は，SLEである。可溶性の免疫複合体が形成され，補体系が活性化され，血清補体価，C4，C3がともに低下する。これらの定量値は治療の効果判定に用いられている。他に急性腎炎，膜性増殖性糸球体腎炎や悪性関節リウマチで補体系は低値を示す。関節リウマチでは，補体系は炎症性蛋白として増加し，血清補体価は高値を示すが，関節液中では，補体は消費される。

おわりに

補体は，抗体のエフェクター分子として発見されてから100年以上を経過しており，侵入した病原微生物に対して炎症を引き起こし，その排除に働く。最近レクチン経路が発見され，自然免疫における補体の役割が明らかになるとともに，さらに治療薬としての抗体医療の開発により，補体による細胞傷害性が重要視され，補体の重要性が再認識されている。

【関根 英治・藤田 禎三】

参考文献

1) Walport MJ：Complement. First of two parts. N Engl J Med 344：1058-1066, 2001, Second of two parts. N Engl J Med 344：1140-1144, 2001
2) Fujita T：Evolution of the lectin-complement pathway and its role in innate immunity. Nature Rev Immunol 2：346-353, 2002

6 免疫遺伝学

免疫系の遺伝学を理解するための基礎事項

本稿は，免疫系の遺伝学を扱う。本書では，免疫系と遺伝学について，それぞれ項が割かれているが，免疫系の遺伝学に関して改めてまとめるのである。免疫系の遺伝学には他とは異なる特徴があるためである。この免疫系の遺伝学に特徴的な点について遺伝学・臨床内科学の観点から概説する。

遺伝子は情報を塩基配列としてコードしている。その塩基配列には多様性があり，それを遺伝子多型と呼ぶ。また，遺伝子多型が持つ，異なる個々の配列をアレルと呼ぶ。ヒトの遺伝子の多くは常染色体にコードされているが，常染色体上の遺伝子の場合，個人は2つのアレルを持つ。2つのアレルの組み合わせをジェノタイプ（遺伝子型）と呼ぶ。アレルをペアで持つことによって，ジェノタイプはアレルよりもさらに多彩な多様性を持つ。

また，遺伝子が働くときには，複数の遺伝子がパスウェイを構成して協働する。したがって，複数の遺伝子のそれぞれのジェノタイプが組み合わされることによって，いっそう多彩な遺伝的な多様性が生み出され，この遺伝的多様性が免疫系の機能や免疫系に関係する疾患の発症・病態に影響を与えていることとなる。

ここでは，免疫系の遺伝学の特徴について，前述した遺伝的多様性の構成の各段階である，

1 アレルの多様性
2 ジェノタイプの多様性
3 複数の遺伝子のジェノタイプを組み合わせてできる遺伝的多様性

について，順を追って説明し，最後に，

4 免疫系のパスウェイ

に即して概説する。

このような免疫系の遺伝学の特徴は，免疫系疾患のみならず，内科系疾患を理解するにも重要である。なぜなら，免疫系は特定の臓器・組織に限定せず，全身で機能しており，全身の臓器・組織に免疫異常による疾患があることと，また，感染症・外来抗原への反応（アレルギー性疾患・薬物反応）・癌・移植医療など，臓器・組織横断的な疾病とかかわりがあるからである。

免疫系遺伝子のアレルの多様性

一般に，遺伝子の機能に影響を与える遺伝子配列の多様性（多型）では，アミノ酸配列を変えるもの，アミノ酸配列を変えずにその発現に影響を与えるものに大別される。このような多型はその構造（置換型，挿入・欠失型，リピート型など）と大きさ（1塩基単位，数塩基単位，1,000塩基を超える単位など）で分類され，免疫系の遺伝子にもその他の遺伝子と同様，機能性多型が知られている。

免疫系は大きく先天免疫と適応免疫に二分できる。適応免疫はリンパ球が中心となって担う免疫で，非常に広範な抗原の多様性に特異的に対応するための仕組みを持つ。そのような仕組みの一つが，抗原認識分子の遺伝子のアレルの数の多さである。この適応免疫は，ほぼ無限ともいえる

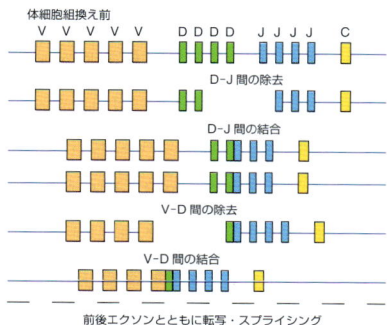

図 1-6-1　BCR 遺伝子の体細胞組換え
上から下へと組換えが進む。最上段は，体細胞組換え前の DNA 配列を示す。V, D, J と呼ばれる領域に対応して，複数のエクソンがある。B 細胞が成熟する過程で DNA が除去されることによって，V, D, J のエクソンが1つずつ連結する。このときどのエクソンが選ばれるかが細胞によって異なるため，B 細胞ごとに異なる DNA 配列を持つことになる。B 細胞受容体（BCR）の mRNA が転写されるときには，C 領域のエクソンと連結し，膜蛋白質へと翻訳される

表 1-6-1　HLA 遺伝子アレル数

class	遺伝子座	遺伝子	アレル数（塩基配列）	アミノ酸配列数
I	A		1,381	1,024
	B		1,927	1,505
	C		960	709
II	DP	DPA	28	16
		DPB	142	124
	DQ	DQA	35	26
		DQB	127	89
	DR	DRA	3	2
		DRB1	831	639
		DRB3	52	42
		DRB4	14	8
		DRB5	19	16

(2010年11月現在 IMGT/HLA Database 登録数)

抗原多様性に対応することを可能にしたことと引き換えに，自己抗原に対する攻撃の可能性を発生させ，それを発揮させない仕組み（免疫寛容・トランス）を不可欠にした。自己免疫疾患は，このトレランスの破綻と関連があり，またアレルギー反応は外来抗原に対する過剰な適応免疫反応にかかわるものである。

このような適応免疫系に特有なアレルを多様化する仕組みは，2つの機構から構成されている。一つは，B 細胞受容体（B cell receptor：BCR）（免疫グロブリン）と T 細胞受容体（T cell receptor：TCR）に認められる体細胞組換えである。もう一つは，HLA 遺伝子群にみられる高度な多様性である。

BCR と TCR の体細胞組換え：ヒト DNA 分子は受精卵ができるときに，その構成が確定し，すべての体細胞の DNA は受精卵の DNA の複製であることを原則とする。し

かしながら、この原則の唯一ともいえる例外がB細胞、T細胞のBCRとTCRの遺伝子に起きるDNA配列の再構成である。図1-6-1に示すように、BCR、TCRの遺伝子はリンパ球の成熟につれて、もとのDNA配列の一部が取り除かれ、細胞ごとに多様なDNA配列を持つにいたる。

HLA遺伝子群の多型性：HLA分子はTCRが抗原を認識するときに協働する分子で、classⅠとclassⅡに分けられる。classⅠ分子はすべての細胞に発現し、classⅡ分子は免疫系細胞に発現する。このヒト白血球抗原(HLA)の遺伝子多型は抗原の認識特性に個人差をもたらす。実際、HLA遺伝子は表1-6-1に示すように非常に多くのアレルを持っている。適応免疫がさまざまな外来抗原に対処するための仕組みであるという視点からこの多型性をみれば、HLA遺伝子が高度の多型性を持っているのは、外来抗原に対する多彩な反応性を持つ個人によってヒト集団を構成するという生物戦略の結果であると考えることができる。またこのHLA遺伝子の多様性は、移植におけるドナー‐レシピエント適合関係や、移植後の拒絶・移植片対宿主病(GVHD)の中核をなす機構でもある。図1-6-2にHLA分子とその遺伝子をまとめた。

免疫系遺伝子のジェノタイプの多様性に関する特徴 ―ホモ接合体とヘテロ接合体

ある遺伝子が2種類のアレルを持つとき、ヘテロ接合体における遺伝子機能は、2種類のホモ接合体の機能の間にあると考えることが多い。これは、免疫系の多くの遺伝子においてもあてはまるものと考えられる。

一方、HLA分子の場合には、機能の多寡を単純に大小で比較することができない点が特徴的である。HLA分子は、抗原認識特異性を定めているが、ある抗原についての特異性が高いときには、別の抗原に関して低いというように、抗原ごとに大小を比較する尺度が異なるからである。HLA遺伝子は前述したように多数のアレルを有するため、ジェノタイプの種類が多いとともにヘテロ接合体の割合が高い。これらのHLAジェノタイプはさまざまな抗原に対する認識特性の違いから、優劣で比較できるものではなく、むしろ個性的な特徴を持つと考えられる。

複数の遺伝子のジェノタイプを組み合わせてできる遺伝的多様性に関する特徴

免疫系遺伝子の多い領域―HLA領域とその関連領域：ゲノム上には、免疫系の遺伝子が比較的集中してコードされている領域が複数ある。免疫系遺伝子群の系統発生研究によれば、現在のHLA領域の原型となる領域が、進化の途上で配列重複を起こし、それがゲノムのあちこちに分散したからと考えられている。極端に高度なアレル多型性を有しているのは6番染色体にあるHLA領域のみであるが、複数の免疫系遺伝子が近接している点でこれらの領域は共通である。複数の遺伝子が相互に近い位置に存在する場合は、それらの発現が共通する機構によって制御される可能性が高くなり、複数遺伝子が協調して機能を発揮する分子遺伝学的な基盤を提供する。また、ゲノム上で近くに存在する遺伝子の場合には、ある遺伝子の特定のアレルが近傍の別の遺伝子の特定のアレルと同じ染色体上にコードされやすくなる(連鎖不平衡)。このように同一DNA分子に乗っているアレルの組み合わせをハプロタイプと呼ぶが、HLA領域では、複数のHLA遺伝子のアレルの組み合わせハプロタイプが多数あることが知られており、それらが免疫機能の個性を複合的に寄与していると考えられている。

HLAと疾患感受性・薬剤副作用感受性：HLA領域は、非

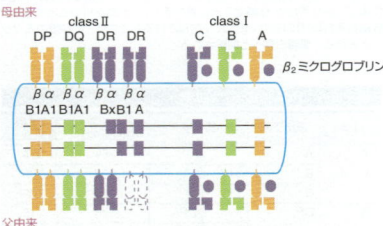

図1-6-2 HLA分子の遺伝子とその発現

- HLAのアレルは、classⅠに3つのメジャー遺伝子A、B、Cと3つのマイナー遺伝子E、F、Gの6個の遺伝子がある。これらclassⅠ遺伝子は、膜蛋白遺伝子として発現し、β_2ミクログロブリンとヘテロダイマーを形成して機能する
- classⅡは5分子ある。こちらは、3つのメジャー分子HLA-DP、HLA-DQ、HLA-DRと2つのマイナー分子HLA-DM、HLA-DOとからなる。classⅡの分子もヘテロダイマーのかたちで機能を発揮する。ヘテロダイマーを構成する2種類の分子は分子α、分子βと呼ばれ、それぞれをコードする遺伝子はA、Bと呼ばれる。AとBの遺伝子は近接して存在し、相互に近接して存在している。HLA-DQの場合には、HLA-DQα分子とHLA-DQβ分子と、それらをコードするHLA-DQA、HLA-DQB遺伝子とがある。HLA-DRの場合には、さらに事情が複雑である。なぜなら、HLA-DRβ分子をコードする遺伝子が、1つではなく複数あるからである。HLA-DRβ分子をコードする遺伝子は HLA-DRB1、HLA-DRB3、HLA-DRB4、HLA-DRB5 の4つある。染色体によって、DRB1のみを持つもの、DRB1とDRB3、4、5のうちのいずれか1つの、あわせて2つを持つものがある。DRB1を持ち、DRB3、4、5を持たないハプロタイプ、DRB1とDRB3のみを持つハプロタイプ、DRB1とDRB4のみを持つハプロタイプ、DRB1とDRB5のみを持つハプロタイプとがあるとも言い換えられる(したがって、すべての個人はDRB1遺伝子を2コピー持つが、DRB3、4、5遺伝子の所有数は0、1、2のいずれかとなる)。DRB遺伝子が複数あるハプロタイプを持つ場合には、どちらのDRB遺伝子由来のDRβ分子も発現し、DRα分子とヘテロダイマーを形成するが、DRB1遺伝子のほうがそれ以外のDRB遺伝子よりも、発現量が数倍多い
- HLA遺伝子は両親由来の2コピーがある。すべて6番染色体のHLA領域にコードされており、細胞たちの片側のなかにDNAと遺伝子の配置を示してある。母由来の染色体にはHLA-DRB1とDRBx(xは3、4、5のいずれか)がコードされ、父由来の染色体にはDRB1のみがコードされている例を示してある

表1-6-2 HLA領域と関連の認められる主な疾患と薬物

疾患	遺伝子
強直性脊椎炎	HLA-B27
関節リウマチ	HLA-DRB1
1型糖尿病	HLA-DR3, -DR4
自己免疫性甲状腺疾患(Basedow病・橋本病)	HLA-DR
多発性硬化症	HLA-A, -DRB1, -DQB1, -DRA
全身性エリテマトーデス	HLA-DR, HLA-DRB1

薬物	遺伝子
アロプリノール	HLA-B
カルバマゼピン	HLA-A, HLA-B
クロザピン	HLA-DRB5
フェニトイン	HLA-B

表 1-6-3 複数の免疫系疾患に共通して関係する非 HLA 遺伝子

遺伝子	機能分類	強直性脊椎炎	Crohn病	潰瘍性大腸炎	乾癬	多発性硬化症	1型糖尿病	自己免疫性甲状腺疾患	関節リウマチ	全身性エリテマトーデス
IRF5	先天免疫		●						●	
CTLA4	免疫細胞活性化・シグナリング						●	●		
PTPN22			●				●		●	●
IL23R	T細胞分化	●	●		●					
IL2RA						●	●			
STAT4									●	●

HLA 分子の型(タイピング)

HLA 遺伝子の DNA 配列が知られる以前から，HLA は血清型として知られていた。これは被験者の細胞膜表面に発現している HLA 分子が反応する抗体によって細胞をタイピングするものである。血清型の名前は「HLA-DR4」のように，アルファベットと数字でつくられれいた。血清型で抗体を用いる代わりに，培養リンパ球が被験者の細胞に対する反応性を用いたタイピングが細胞型である。これは「HLA-Dw4」のように，アルファベットの小文字の w が含まれている。

これら免疫学的反応性に代わって，主流となっているのが，DNA 配列(アレル)型に基づく分類である。こちらは「HLA-DRB1*0401」のように，遺伝子名(「HLA-DRB1」)と「*」と数字でつくられている。

一つの血清型には複数の DNA 配列型が対応することから，血清型分類は細かすぎない分類である。また，免疫反応に直結していること，DNA 配列型が知られる以前に得られた移植や疾患感受性解析に関する知見が血清型に基づいていることなどから，血清型には一定の役割があるが，DNA 配列型の決定が容易となり，また確実な型決めができることから，血清型・細胞型と DNA 配列型との対応関係の整備が進められ，DNA 配列型が主流となっている。

常に多くの疾患の遺伝的リスクと関係があることが知られている。また，最近では薬剤副作用と HLA 領域とが関係する例が明らかになってきている。HLA 領域には，class I, class II の遺伝子のほか，多数の免疫系・非免疫系の遺伝子がある。疾患・薬剤副作用感受性との関連は，特定の HLA 遺伝子の DNA 配列型との間に認められていることもあれば，血清型・細胞型との間に報告されている場合もある。また，HLA 領域内の非 HLA 遺伝子の多型と関連が強い場合もある。さらに，HLA 領域に長く広がるハプロタイプとの関連が示唆されている場合や，HLA 領域の複数の遺伝子に関連が認められて，定見にいたっていない疾患もある。これらの関連の多くは，分子生物学的な理由はいまだ不明なものが多く，今後の解明が待たれている。表 1-6-2 は，HLA 領域と関連する疾患・薬剤副作用の例である。

非 HLA 遺伝子と免疫系疾患
— 複合遺伝性疾患と免疫系遺伝子の相互作用

免疫系疾患には単一遺伝子疾患と複合遺伝性疾患とが知られている。単一遺伝子疾患では，小児期発症の免疫不全症候群や遺伝性自己免疫疾患などがある。他方，複合遺伝性疾患としての免疫系疾患の場合には，多くの場合，HLA 遺伝子もしくは HLA 領域と，非 HLA 領域遺伝子とが複合して疾患リスクをもたらすと考えられており，実際，多数の免疫系疾患に複数のリスク遺伝子が認められつつある。また，ある遺伝子が複数の自己免疫疾患に共通して関連することも認められている。このことは，複数の自己免疫疾患が同一家系内に発症する(強直性脊椎炎・乾癬・炎症性腸疾患の家系内発症や，1 型糖尿病・自己免疫性甲状腺疾患・関節リウマチ・全身性エリテマトーデス〈SLE〉の家系内発症など)こととあわせ，発症の機序が複数の疾患に共通することを示唆している。表 1-6-3 に免疫系疾患とその関連遺伝子との関係を示す。

【山田 亮】

参考文献
1) Zhernakova A et al : Detecting shared pathogenesis from the shared genetics of immune-related diseases. Nat Rev Genet 10:43-55, 2009
2) Barreiro LB et al : From evolutionary genetics to human immunology: how selection shapes host defence genes. Nat Rev Genet 11:17-30, 2010
3) Flajnik MF et al : Origin and evolution of the adaptive immune system : genetic events and selective pressures. Nat Rev Genet 11:47-59, 2010
4) Becquemont L et al : HLA: a pharmacogenomics success story. Pharmacogenomics 11:277-281, 2010
5) IMGT/HLA Database(EMBL-EBI): http://www.ebi.ac.uk/imgt/hla/nomenclature/index.html

7 トレランスとその破綻

■ **定義・概念** われわれの身体には細菌やウイルスといった病原微生物の侵入から身を守る手段として免疫システムが備わっている。免疫システムが対応すべき病原微生物の種類は多数にわたり，このような多様な抗原に応答できる B 細胞や T 細胞の総体(レパトア〈repertoire〉)は抗原受容体遺伝子に膨大な数の組み合わせを可能にする遺伝子再構成(gene rearrangement)によってつくられる。リンパ球産生の初期にみられる遺伝子再構成は対応抗原の存在とは無関係に起こるため，その段階では自己の組織(自己抗原)に反応する抗原受容体を持ったリンパ球も存在する。そのため自己反応性リンパ球をレパトアから取り除いたり，あるいは自己反応性リンパ球の活性を抑える必要がある。そのようなメカニズムによって免疫系は自己の組織を攻撃しないトレランス(自己寛容〈self tolerance〉)という状態を獲得する。すなわち，免疫システムはリンパ球を主体とした免疫担当細胞による自己・非自己の識別を作動原理として機能し，その破綻は自己免疫疾患という難治性の病態をもたらす。

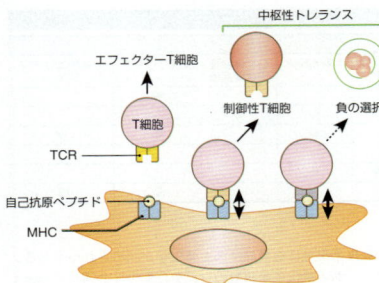

図 1-7-1　中枢性トレランスの成立機構
抗原提示細胞 (antigen presenting cell) である胸腺髄質上皮細胞や胸腺内の樹状細胞は主要組織適合性複合体 (major histocompatibility complex: MHC) と結合した自己抗原ペプチドをT細胞に対して提示する。自己抗原と反応しないT細胞はエフェクターT細胞 (effecter T cell) として胸腺から末梢へと移動し、生体防御に働く(左端)。これに対してT細胞に対して自己抗原と強い反応親和性を持つT細胞はアポトーシスによって胸腺内で死滅する(負の選択: 右端)。制御性T細胞へは、負の選択を受けるほどではない強さで自己抗原に反応親和性を示す細胞が分化する。このように自己抗原に対する反応親和性の違いによってT細胞の運命が決まる。胸腺において負の選択と制御性T細胞の産生によってT細胞レパトアが形成される過程を中枢性トレランスと呼ぶ。AIREは自己抗原を提示する胸腺髄質上皮細胞が発現するのに対して、FOXP3は自己抗原の提示を受けて制御性T細胞に分化するT細胞が発現する(図 1-7-2 参照)。TCR: T細胞受容体

トレランスの分類

T細胞とB細胞とではその産生と成熟の場が異なるため、トレランスを獲得するプロセスやメカニズムも両者で異なる。T細胞のトレランスはT細胞産生の場である胸腺で最初に確立する。T細胞の前駆細胞は胸腺皮質 (cortex) で、初期の成熟過程を経て胸腺髄質 (medulla) に移行し、最終的にCD4陽性 (CD4$^+$) あるいはCD8$^+$ T細胞となる。T細胞受容体 (T cell receptor: TCR) の多様性を生み出すためのランダムな遺伝子再構成はT細胞が皮質に存在する未熟な段階で起こり、この段階では自己の組織に反応性を持つT細胞も存在する。しかしながら自己反応性T細胞には最終成熟段階で胸腺髄質上皮細胞 (medullary thymic epithelial cell) や胸腺内の樹状細胞 (dendritic cell) が提示する対応自己抗原との反応によってアポトーシス (apoptosis) が誘導され、T細胞レパトアから取り除かれる。このプロセスを負の選択 (negative selection) と呼ぶ。

すなわち、胸腺は多様な外来抗原に対応できる膨大な種類のTCRを持ったT細胞を分化・成熟させるが、負の選択機構の存在によって自己の組織を攻撃しない成熟T細胞だけを末梢に送り出す。しかしながら、この負の選択機構は必ずしも完全ではなく、一部の自己反応性T細胞は負の選択を逃れて末梢に出ることがある。このような細胞が末梢において当該自己抗原に出会うと活性化され、自己免疫病態を引き起こす。こうした負の選択機構の不完全さを補うためのセーフガードとして制御性T細胞 (regulatory T cell: Treg細胞) の働きが重要である。

胸腺における負の選択機構と制御性T細胞の産生とをあわせて中枢性トレランス (central tolerance) と呼ぶ (図 1-7-1)。これに対して、末梢に存在する自己反応性T細胞が対応自己抗原の存在下でも自己反応性を発揮しない状態が保たれていることをアナジー (anergy) (クローン麻痺) と呼び、それには制御性T細胞の免疫抑制作用によるところが大きい。当初、制御性T細胞は胸腺で産生される特殊な系列 (lineage) のT細胞と考えられていたが、最近になって末梢でも産生されることが判明した (後述)。末梢における自己反応性T細胞のアナジーを保つために存在する種々のメカニズムを総称して末梢性トレランス (peripheral tolerance) と呼ぶ。

しかしながら、中枢性トレランスと末梢性トレランスの区別については、制御性T細胞の産生は中枢性トレランスの重要な役割であっても実際にその機能が発揮されるのは末梢であること、さらに制御性T細胞の産生が末梢でも起こることなどから、両者の区別は必ずしも明確ではない。事実、自己反応性T細胞に対する負の選択がリンパ節や脾臓の間質細胞 (stromal cell) の発現する自己抗原によっても誘導されることが示され、負の選択機構には中枢性トレランスのみならず末梢性トレランスもかかわっていると考えられる。

胸腺において過剰な自己反応性T細胞が産生されたり十分な数の制御性T細胞が産生されないことによる中枢性トレランスの破綻の場合と同様、末梢性トレランスの破綻によって自己反応性T細胞のアナジーが維持できなくなった場合にも自己免疫疾患を発症する。たとえば、種々のウイルス感染に続いてしばしば自己免疫疾患の発症がみられるが、その場合にはウイルス感染に伴いなんらかの原因によってアナジーの状態にあった自己反応性T細胞が活性化され、自己組織を攻撃するようになると考えられている。このように種々の原因によってトレランスが破綻し、自己免疫疾患を発症する。

B細胞についても骨髄における自己反応性B細胞の除去や末梢におけるアナジーを誘導するメカニズムが存在するが、その詳細については不明な点が多い。自己反応性B細胞による自己抗体の産生には自己反応性T細胞によるヘルパー機能が必要なため、B細胞トレランスにもT細胞トレランスが深くかかわる。

トレランスの破綻による自己免疫疾患

負の選択機構あるいは制御性T細胞の異常が実際にヒトに自己免疫疾患をもたらすことは、それぞれのプロセスに必須の役割を担う遺伝子が同定されたことによって、より明確になった。その代表的な例として以下の3疾患が重要である。

これらはいずれもまれな疾患であるが、関節リウマチや全身性エリテマトーデスなどと異なり単一遺伝子の変異が病気の原因であること、またそれらの遺伝子の機能がトレランス成立の鍵を握ることなどから、自己免疫疾患の病態理解に大きく貢献している (表 1-7-1)。

APECED

APECED (自己免疫性多腺性内分泌不全症-カンジダ症-外胚葉性ジストロフィー〈autoimmune polyendocrinopathy-candidiasis-ectodermal dystrophy〉) は、多腺性自己

表 1-7-1 トレランスの破綻と自己免疫疾患

	遺伝性疾患	原因遺伝子	病態の鍵となる細胞
中枢性トレランスの破綻			
自己反応性T細胞の過剰産生	APECED	AIRE	胸腺髄質上皮細胞
制御性T細胞の産生障害	IPEX	FOXP3	制御性T細胞
末梢性トレランスの破綻			
自己応答性T細胞の異常活性化	ALPS	FAS, FASLG, CASP10 など	活性化リンパ球
制御性T細胞の産生・機能障害	IPEX	FOXP3	制御性T細胞

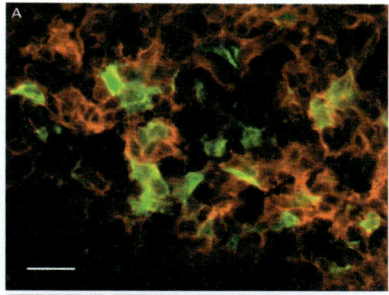

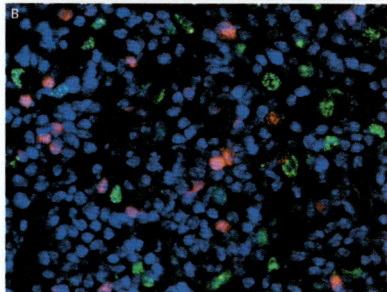

図 1-7-2 マウス胸腺髄質における AIRE と FOXP3 の発現
A：遺伝子改変技術を用いて蛍光蛋白 GFP で可視化させた AIRE 発現細胞。AIRE 発現細胞(緑色〜黄色)は胸腺髄質上皮細胞のマーカーを持つ細胞(赤色)の一部を構成する。AIRE 発現細胞は細胞質に樹状突起を持った形態を示す。スケールバー：20μm
B：胸腺髄質における AIRE 蛋白と FOXP3 蛋白の局在。AIRE 蛋白(緑色)と FOXP3 蛋白(赤色)は、それぞれ胸腺髄質上皮細胞の一部(A 参照)と制御性 T 細胞の核に存在する。AIRE 蛋白は核内で speckle を形成する。胸腺髄質上皮細胞と T 細胞の核を DAPI (青色)により染色。A と同一スケールでの観察

免疫症候群 1 型(autoimmune polyglandular syndrome type1：APS1)とも呼ばれる。本症はメンデル型遺伝(常染色体劣性)を示し、その原因遺伝子として *AIRE* が同定された。わが国ではきわめてまれな疾患であるが、フィンランドを中心に北欧に多数の疾患家系が存在する。小児期から思春期にかけて副甲状腺や副腎皮質などの内分泌組織を標的とする自己免疫によって副甲状腺機能低下症や副腎皮質機能不全(Addison(アジソン)病)を呈する。また、本症では *Candida albicans* に対する生体防御に働くインターロイキン 17 (IL-17) や IL-22 に対する中和性自己抗体の産生もみられるため、生下時より表在性の真菌症(candidiasis)を高頻度に発症する。他方、爪や歯芽エナメル質の形成不全を示す外胚葉性ジストロフィー(ectodermal dystrophy)がどのようなメカニズムによって生ずるかについては明らかではない。

AIRE は胸腺髄質上皮細胞に発現する転写因子であるが(図 1-7-2A, B)、AIRE 欠損マウスを用いた研究から AIRE が負の選択機構に働いていることが示された。さらに、AIRE 欠損マウスの胸腺髄質上皮細胞では多数の組織特異的自己抗原(後述)の発現低下が観察され、負の選択機構の障害の主因と考えられている。APECED 症例の解析から、AIRE が制御性 T 細胞の産生や機能にも重要な役割を果たしている可能性が示唆されている。

IPEX 症候群

制御性 T 細胞の産生と機能に中心的な役割を果たす転写因子 *FOXP3* 遺伝子の機能喪失性変異によって生後早期から激しい自己免疫が発生する。*FOXP3* 遺伝子は X 染色体上に存在し、男児に発症する。IPEX (immune dysregulation, polyendocrinopathy, enteropathy, X-linked) 症候群では消化管、皮膚、膵 Langerhans (ランゲルハンス)島、甲状腺などが標的組織となり、感染や栄養障害によって患者の多くが小児期に致死的となる。

制御性 T 細胞は当初、胸腺における産生時から FOXP3 を発現する特殊な系列の T 細胞と考えられていたが(図 1-7-2B)、最近になり FOXP3 を発現していない末梢 T 細胞も、ある種のサイトカイン刺激によって FOXP3 を発現し免疫抑制作用を発揮するようになることが明らかとなった。したがって胸腺で産生される制御性 T 細胞のみならず、末梢で産生された制御性 T 細胞も末梢性トレランスに重要な役割を果たしている可能性がある。

ALPS

抗原刺激を受けた T 細胞は活性化に伴いアポトーシスを誘導する Fas 受容体や Fas リガンド(Fas ligand：FASLG)を発現する。この機構の存在により、多くの活性化 T 細胞はまもなく死滅する。このプロセスは T 細胞の活性化状態を終息させるために重要で、活性化誘導性細胞死(activation induced cell death：AICD)と呼ばれる。アポトーシスの一連の経路にかかわる遺伝子の変異によって細胞死が適切に誘導されずリンパ球の増殖状態が長期化することによって自己免疫病態が発生する。この病態は長期に増殖するリンパ球のなかに自己反応性を持った細胞が含まれる場合に加え、当該リンパ球から分泌される大量のサイトカインが自己反応性リンパ球の増殖や活性を増強することによっても起こると考えられる。

ALPS(autoimmune lymphoproliferative syndrome)の原因遺伝子には FAS, FASLG に加え，アポトーシス経路に働くカスパーゼ10(Caspase 10：CASP10)などがある．本症には生殖細胞の遺伝子変異により遺伝性を示すタイプと体細胞のみの遺伝子変異であるため遺伝性を持たないタイプなど，さまざまな種類がある．いずれの場合にも小児期から慢性に経過するリンパ節腫大や脾腫が存在し，末梢血中には CD4-CD8-のマーカーを持ついわゆるダブルネガティブT細胞(double-negative T cell)の増加がみられる．こうしたリンパ球の持続的活性化によりさまざまな自己抗体の産生がみられ，自己免疫性の血球減少症を高頻度に認める．さらに持続的なリンパ球増殖に関連して，B細胞性リンパ腫(B-cell lymphoma)を併発する症例もある．

トレランスと自己反応性

体内の細胞は細胞の種類によらない共通の蛋白に加え(例：アクチン)，構成する臓器や組織の機能に関連する組織特異的な蛋白を持つ(例：膵 Langerhans 島のインスリンや肝臓のC反応性蛋白〈CRP〉など)．負の選択のためには胸腺髄質上皮細胞はさまざまな種類の蛋白を発現する必要があるが，実際に健常者や正常マウスの胸腺髄質上皮細胞にはきわめて多種類の組織特異的自己抗原が発現している．

胸腺で制御性T細胞に分化するためには，そのTCRが自己抗原に対して一定の親和性を持つ必要があることがわかっている．このことは，制御性T細胞が自己反応性T細胞に対して抑制作用を発揮するためには末梢自己抗原との反応によって活性化される必要があることと関連する．すなわち，抗原特異性の観点からみると，制御性T細胞も一種の自己反応性T細胞と考えることができる．その際，負の選択を受けるよりも弱いTCRと自己抗原との反応親和性が制御性T細胞への分化を誘導する．

このように胸腺では負の選択と制御性T細胞への分化という異なる運命決定が，TCRの自己抗原との反応親和性の違いによって生ずる．自己免疫病態を抑制する制御性T細胞が胸腺内では自己抗原との反応，すなわち自己反応性(self reactivity)に基づいて産生されることを考えると，自己反応性は必ずしも病的状態を意味するのではなく，むしろ積極的自己免疫を回避するための生理的な反応ととらえることもできる．こうした理由から，胸腺髄質上皮細胞がどのような仕組みによって多様な自己抗原を発現し，それによって負の選択や制御性T細胞の産生をコントロールするかを理解することは，トレランスの全貌解明と自己免疫疾患の原因究明に必須の課題である．

【松本 満】

参考文献
1) Kyewski B et al：A central role for central tolerance. Annu Rev Immunol 24：571-606, 2006
2) Sakaguchi S et al：Regulatory T cells and immune tolerance. Cell 133：775-787, 2008
3) Mathis D et al：Aire. Annu Rev Immunol 27：287-312, 2009
4) Matsumoto M：Contrasting models for the roles of Aire in the differentiation program of epithelial cells in the thymic medulla. Eur J Immunol 41：12-17, 2011
5) Oliveira JB et al：Revised diagnostic criteria and classification for the autoimmune lymphoproliferative syndrome (ALPS)：report from the 2009 NIH International Workshop. Blood 116：e35-e40, 2010

8 自己免疫疾患の概念とその病態

自己免疫疾患の概念

生体の免疫系は自己成分に対する免疫応答が起こらないよう，自己と非自己を厳格に識別する機構が備わっており，免疫学的トレランスと呼ばれる．しかし，なんらかの原因によりこのトレランス機構が破綻して自己構成成分(自己抗原)に対する免疫応答が生じると，自己反応性リンパ球や自己抗体が出現し，自己の臓器・組織に対する有害な反応が生じて病気となる．このように，自己に対する異常な免疫反応(自己免疫)によって引き起こされる疾患を自己免疫疾患(autoimmune disease)と呼ぶが，必ずしも直接の病原性が証明されなくても種々の自己抗体出現を認める疾患も自己免疫疾患と呼ばれる．

自己免疫疾患は，特定の臓器・組織を標的とした免疫反応によって起きる臓器特異的自己免疫疾患(organ-specific autoimmune disease)と，全身のさまざまな臓器を同時に障害する全身性自己免疫疾患(systemic autoimmune disease)(膠原病とその類縁疾患)に大別される(表1-8-1)．

自己免疫疾患の病態

自己免疫疾患の病因はなお不明であるが，その発症には遺伝的素因，環境要因，免疫学的要因が複雑に関与していることが推測される．これらの要因をトリガーとしてトレランスの破綻が起きると種々の免疫調節異常をきたし，自己抗体の産生や自己傷害性T細胞の活性化により，組織障害へと発展すると考えられる．

免疫学的トレランスの異常

免疫担当細胞であるT細胞とB細胞は，その分化の過程で，10^9種類以上の抗原に対応しうる抗原受容体のレパトアを形成する．この過程で自己抗原と結合する受容体を持つT細胞やB細胞も出現するが，未成熟な自己反応性リンパ球の大多数は胸腺(T細胞の場合)または骨髄中(B細胞の場合)でアポトーシスを起こして死滅し除去される(中枢性トレランス)．また，中枢性トレランスを逃れて末梢組織に移行した少数の自己反応性リンパ球も，通常の状態ではクローン麻痺(アナジー)，クローン無視(非寛容無応答)，クローン排除(アポトーシス)，制御性細胞などの働きによって活性化が抑えられている(末梢性トレランス)．

このようなトレランス機構が破綻して自己免疫疾患を発症する機序としては，遺伝的素因および環境因子(ウイルス感染，薬剤，紫外線，性ホルモンなど)によるポリクローナルB細胞活性化，隔絶抗原の免疫系への提示，外来微生物と自己抗原の交差反応，ウイルスや化学物質などによる自己抗原の修飾，潜在エピトープの発現，制御性T細胞の機能低下など，さまざまな原因が想定されている(トレランスとその破綻のメカニズムについては8章1-7「トレランスとその破綻」参照)．

表1-8-1 自己免疫疾患の分類

臓器特異的自己免疫疾患
- 神経筋疾患：重症筋無力症, 多発性硬化症, 自己免疫性ニューロパチー, 腫瘍随伴性神経疾患（Lambert-Eaton 症候群, 腫瘍随伴性小脳変性症）
- 眼疾患：原田病, 交感性眼炎
- 内分泌疾患：Basedow 病, 慢性甲状腺炎（橋本病）, 特発性粘液水腫, Addison 病, 1型糖尿病, 多腺性自己免疫症候群（Schmidt 症候群）
- 消化器疾患：潰瘍性大腸炎, Crohn 病, 自己免疫性肝炎, 原発性胆汁性肝硬変
- 腎疾患：特発性半月体形成性糸球体腎炎, Goodpasture 病
- 心肺疾患：間質性肺炎, 原発性肺高血圧症, 心臓傷害後症候群（Dressler 症候群）
- 血液疾患：自己免疫性溶血性貧血, 悪性貧血, 赤芽球癆, 特発性血小板減少性紫斑病
- 皮膚疾患：自己免疫性水疱疾患（尋常性天疱瘡など）

全身性自己免疫疾患
- 古典的膠原病：全身性エリテマトーデス, 強皮症（全身性硬化症）, 多発性筋炎・皮膚筋炎, 結節性多発動脈炎, 関節リウマチ
- 膠原病近縁疾患および類似疾患：Sjögren 症候群, 混合性結合組織病, 血管炎症候群（高安動脈炎, 側頭動脈炎, Wegener 肉芽腫症, アレルギー性肉芽腫性血管炎）

免疫細胞異常

自己免疫疾患にはさまざまな免疫細胞の異常が認められ, 自己反応性 T 細胞や B 細胞が存在する. 一般に, 自己免疫疾患患者では免疫応答を抑制する制御性 T 細胞の減少や機能低下が認められている. B 細胞の活性化されている. また種々のサイトカインや細胞接着分子の異常, T 細胞のシグナル伝達異常などが指摘されている. しかし, いずれの異常が第一義的な原因であるかについては明確な成績はない.

ヘルパー T 細胞（Th）は, インターフェロン γ（interferon-γ：IFN-γ）を産生して細胞性免疫にかかわる Th1 細胞と, インターロイキン 4（interleukin-4：IL-4）, IL-6, IL-10 を産生して自己抗体産生に関与する Th2 細胞に機能的に分類される. これらの Th バランスの偏りによって, 自己免疫疾患が起こることが報告されている. また近年, IL-17 を産生して炎症惹起に強く関与する Th17 細胞の存在が確認され, 関節炎マウスモデルでは Th17 細胞の関与が強く示唆されるが, ヒト疾患での Th17 細胞の関与はまだ明らかではない.

近年, 全身性エリテマトーデス（systemic lupus erythematosus：SLE）における IFN-α と, その産生細胞である形質細胞様樹状細胞（plasmacytoid dendritic cell：pDC）の関与が注目されている. SLE では pDC から産生される IFN-α が単球からミエロイド系 DC への分化を促進し, 自己抗原の呈示に関与する一方で, INF-α は細胞傷害性 T 細胞や形質細胞の増加にも関与すると考えられる.

自己抗体

自己に対する免疫学的トレランスが破綻した結果として, 自己免疫疾患患者血清中にさまざまな自己細胞成分に対する多種類の抗体（自己抗体）が検出される. 自己抗体の産生は自己免疫疾患の発症機序と深く関与していると考えられ, 少なくとも一部の自己抗体は病態形成に重要な役割を果たす.

自己抗体は, 対応抗原の分布により臓器特異的自己抗体と臓器非特異的自己抗体に大別される（表1-8-2）.

臓器特異的自己抗体

臓器特異的自己免疫疾患では, 各臓器・組織に特異的に発現される自己抗原を認識する自己抗体（臓器特異的自己抗体）が検出される. これらの対応抗原は細胞表面に表出するものが多いため, 自己抗体の多くはターゲットの抗原に結合して細胞や組織障害を引き起こしたり, あるいは抗原分子の生理活性に影響を与えることにより, 疾患の発症に関与する病原性自己抗体である.

臓器非特異的自己抗体

全身性自己免疫疾患である膠原病・リウマチ性疾患に出現する自己抗体は, 臓器・組織を問わずほぼすべての細胞に普遍的に分布する細胞内・核内構成成分を対応抗原とする臓器非特異的自己抗体である. これらの多くは特定の臨床像と密接に関連することから, 疾患標識自己抗体と呼ばれ, 補助診断, 病型分類, 治療方針の決定, 予後の推定など臨床的に有用なものが多い.

表1-8-2 自己免疫疾患と関連する自己抗体

疾患	自己抗体
臓器特異的自己免疫疾患	
自己免疫性溶血性貧血	抗赤血球抗体
特発性血小板減少性紫斑病	抗血小板抗体
悪性貧血	抗内因子抗体
重症筋無力症	抗筋アセチルコリン受容体抗体
Basedow 病	抗 TSH 受容体抗体
慢性甲状腺炎（橋本病）	抗サイログロブリン抗体, 抗甲状腺ペルオキシダーゼ抗体
1型糖尿病	抗膵島細胞抗体, 抗インスリン受容体抗体
Goodpasture 症候群	抗 GBM（IV 型コラーゲン α3 鎖）抗体
天疱瘡	抗デスモグレイン 1, 3抗体
全身性自己免疫疾患	
全身性エリテマトーデス	抗ヌクレオソーム抗体, 抗 dsDNA 抗体, 抗 Sm 抗体, 抗リン脂質抗体
強皮症	抗 Scl-70（トポイソメラーゼ I）抗体, 抗セントロメア抗体
多発性筋炎・皮膚筋炎	抗 Jo-1（ヒスチジル-tRNA 合成酵素）抗体
混合性結合組織病	抗 U1-RNP 抗体
Sjögren 症候群	抗 SS-A/Ro 抗体, 抗 SS-B/La 抗体
Wegener 肉芽腫症	c-ANCA（抗好中球細胞質プロテイナーゼ 3 抗体（PR3-ANCA））
顕微鏡的多発血管炎	p-ANCA（抗好中球細胞質ミエロペルオキシダーゼ抗体（MPO-ANCA））
関節リウマチ	リウマトイド因子, 抗シトルリン化蛋白抗体

TSH：甲状腺刺激ホルモン, GBM：糸球体基底膜

これら自己抗体が認識する対応抗原（自己抗原）の多くは，DNAまたはRNAと蛋白の複合体であり，遺伝子の複製や転写，修復・組換え，RNAプロセッシング，蛋白の合成といった細胞の生命活動に不可欠な酵素または調節因子である．これら多くの自己抗体は *in vitro* で抗原の生物活性を阻害するが，患者体内で自己抗体が生きた細胞内に侵入して抗原活性を阻害し，直接細胞を障害するという証拠はなく，大多数の抗体では組織障害における役割が証明されていない．しかし，ある種の抗体は免疫複合体形成によって病原性を発揮しうると考えられる．抗DNA抗体はDNAと免疫複合体を形成し，ループス腎炎の発症にかかわる代表的な病原性臓器非特異的自己抗体である．

【三森 経世】

9 免疫に作用する薬剤

はじめに

免疫に作用する薬剤として，現在，ステロイド，免疫抑制剤，生物学的製剤など種々の薬剤が用いられているが，今後もさらに小分子化合物が加わり，治療の選択肢が増えるものと考えられる．膠原病治療において，免疫抑制剤はオーバーラップした役割もある一方で独自の役割もあり，主に以下の使用に大別できる．

- 膠原病の寛解導入にはステロイドが基本である．また，これまでのエビデンスや臨床的経験より，当初より免疫抑制剤を併用する病態もあり，IV型ループス腎炎や全身型Wegener（ウェゲナー）肉芽腫症ではシクロホスファミドが用いられることが多い．限局型Wegener肉芽腫症にはメトトレキサート，V型ループス腎炎・筋炎における間質性肺炎などではカルシニューリン阻害薬も用いられる．シクロホスファミドは維持療法ではアザチオプリンなど他の免疫抑制剤に変更することが多いが，他の薬剤ではそのまま維持療法に移行する場合が多い．
- ステロイド単剤で寛解導入困難な場合に免疫抑制剤を併用する．
- ステロイド単剤では維持できない，もしくはステロイドを減量できない場合には免疫抑制剤を併用する．

また，免疫に作用する薬剤共通の注意事項は，以下のとおりである．

- スクリーニングとしてB型肝炎ウイルスや結核などを含めた感染症や腫瘍のチェック．
- ステロイドの使用や呼吸器合併症，糖尿病などの感染症リスクの評価．
- 腎障害，肝障害などの合併症の評価．
- リスクによっては潜在性結核の治療やニューモシスチス肺炎の予防．
- （生ワクチンを除く）ワクチン接種や歯科治療などの感染症予防．
- 患者と，悪化時の対応や副作用，妊娠への影響などの情報の共有．

ステロイド

膠原病治療において現在も主要な薬剤はステロイドである．そのはじまりは，Mayo ClinicのHenchやKendallらにより50年以上も前に開発されたコルチゾン（cortisone）だが，その後1955年ミネラルコルチコイド作用の低いプレドニゾロン（prednisolone：PSL）が開発され，現在の主要なステロイドとなっている．

ステロイドの薬理学的な作用

ステロイドが細胞内受容体に結合後，NF-κB抑制を介した作用を中心に投与後20分以上を経て出現するgenomic effectと，細胞質・表面分子に作用し秒単位で発現するnon-genomic effectが存在すると考えられている．その結果，抗炎症作用・免疫抑制作用などのグルココルチコイド（glucocorticoid）作用と，水・電解質作用のミネラルコルチコイド（mineralocorticoid）作用が生じる．これらの作用は，ステロイドの用量（少量〈PSL＜7.5 mg，受容体飽和度＜50%〉，中等量〈0.5 mg/kg/日程度，受容体飽和度50〜100%〉，高用量〈1 mg/kg/日程度，受容体飽和度ほぼ100%でnon-genomic effectが出てくる〉），パルス療法〈15 mg/kg/日程度，受容体飽和度100%でnon-genomic effectも強い〉，種類（グルココルチコイド作用：ミネラルコルチコイド作用は，コルチゾールを1：1とすると，PSLでは4：0.8，メチルプレドニゾロンでは5：0，デキサメタゾンでは25：0）によって異なる．

さらに，ステロイドには，用途に応じて内服，点滴，筋注，関節内注射，塗布など種々の剤形がある．体内への分布も種類によって異なり，中枢への移行はデカドロンが，呼吸器への移行はメチルプレドニゾロンが良好なことが示されている．

ステロイドの副作用

心血管系（脂質異常症，電解質異常，浮腫，高血圧，動脈硬化），感染症，消化器系（胃潰瘍〈特にNSAIDsと併用時〉，膵炎〈関連については不明な点も多い〉，精神（気分障害，サイコーシス），内分泌（耐糖能異常，体重増加・脂肪の再分布），皮膚（アクネ，皮膚萎縮），筋骨格系（骨粗鬆症，骨壊死，筋症），眼（白内障，緑内障）など多岐にわたる．

このなかでも，少量ステロイド投与時にも注意すべき副作用として知られているものは，感染症，消化器系，気分障害，耐糖能異常，体重増加・脂肪の再分布，骨粗鬆症，緑内障である．副作用は，一般的に用量や投与期間，ステロイドの種類によっても異なり，適切なモニタリングを心掛ける．

併用薬との相互作用にもステロイドの種類ごとに注意が必要であり，たとえばイトラコナゾールはPSLの半減期は変えないものの，メチルプレドニゾロンでは170%，デキサメタゾンでは300%に延長させ，クラリスロマイシンもPSLの半減期は変えないものの，メチルプレドニゾロンでは230%に延長させる．一方，フェニトインではPSLの半減期は70%に，メチルプレドニゾロンでは30%に短縮させることが知られている．

ステロイドの選択

疾患評価，患者背景とリスク評価に基づき，上記のステロイドの種類，剤形，用量，治療期間，減量を選択し，治療期間を考えていく．原則的に必要最低量の投与と減量の可能性を考えるが，膠原病の寛解導入に際して少しずつの増量で効果をみることは一般的ではない．患者とのリスクを含めた治療設定の情報共有が重要であり，ステロイド内服情報やカードの持参もすすめられる．

骨粗鬆症の予防

各国でガイドラインが作成されており、参考にしてほしい。たとえば、閉経後女性や50歳以上の男性では、骨折リスク評価ツール(FRAX)などのリスク評価を行いつつ、リスクが中等度以上ある人にはPSL量にかかわらず、リスクが低くてもPSL 7.5 mg以上3カ月以上内服時には、また閉経前女性(妊娠を考えない場合)や50歳未満の男性でも、長期間もしくは5 mg 1カ月以上内服時には、ビスホスホネートを含めた十分な予防策を考慮するなどが推奨されている。1カ月以内内服の際には、手術時にはステロイドカバーを行う。ステロイド中等量以上を1カ月以上使用する際や、他の免疫抑制剤併用時にはニューモシスチス肺炎の予防を考慮する。

シクロホスファミド

全身性エリテマトーデスや血管炎治療で、特に寛解導入時に用いられるシクロホスファミド(cyclophosphamide: CPA)は、アルキル化剤の一つとして知られる薬剤であり、抗がん剤としての使用が従来よりなされてきた。このアルキル化剤は、DNA塩基と共有結合できるアルキル基部位を複数持ち、2本のDNA鎖を結びつけDNA複製を妨げる働きがある薬剤である。アルキル化剤のリウマチ性疾患に対する効果は、1951年 nitrogen mustard(ナイトロジェンマスタード)の当時治療抵抗性の関節リウマチへの有効性が報告されたのが最初とされる。シクロホスファミドは nitrogen mustard の誘導体であり1950年代終わりから臨床応用の報告がなされている。

シクロホスファミドは膠原病における難治性病態に広く用いられており、特に全身性エリテマトーデスにおける腎炎や中枢神経病変、Wegener 肉芽腫症をはじめとする血管炎では、ステロイド単独では予後不良な病態に対する寛解導入療法として重要な位置を占めている。経口では1~2 mg/kg/日を朝に連日内服することが一般的だが、その副作用から現在では、間欠静注療法が広く用いられている。寛解導入には、4週間ごと、場合によっては2~3週間ごとに0.5~0.75 g/m²を十分な輸液とともに投与する。寛解維持には、3カ月に1度程度の点滴として行う方法もあるが、現在ではアザチオプリンなど他の免疫抑制剤への変更を行うことが多い。寛解導入のためには6カ月程度行うことが多いが、短期間に導入できた場合は地固めを入れることもある。投与量は、年齢、腎機能を考慮して決めなければならない。副作用では、特に骨髄抑制と、誘導体であるアクロレインによる膀胱障害(出血性膀胱炎・膀胱癌)、悪性腫瘍、感染症、男女ともに不妊に注意が必要である。感染症や悪性腫瘍の発生には、シクロホスファミド中止後も注意しなければならない。

アザチオプリン

全身性エリテマトーデスや血管炎の維持療法でしばしば用いられるアザチオプリン(azathioprine)は、6-メルカプトプリン(6-MP)の免疫抑制作用が確認され、その後有効血中濃度の持続などの改善をはかるなどの目的でつくられた6-MPの誘導体である。1950年代に入り、腎移植の拒絶反応を抑制するために放射線照射療法が試みられていたが、副作用や調節が困難であり、ステロイドが免疫系に作用するという報告もされるなか、薬剤による拒絶反応抑制が模索されていた。1958年 Schwartz, Stack, Dameshek らにより、プリン代謝拮抗薬である6-MPによる抗体反応抑制作用の報告がなされた。1960年には、彼らにより自己免疫疾患の治療が報告されている。

通常1~2 mg/kg/日を連日内服することが一般的である。副作用では、骨髄抑制、肝障害に注意が必要である。アロプリノールとの併用は原則禁忌である。

シクロスポリン、タクロリムス

移植領域では不可欠な治療薬であるカルシニューリン阻害薬は、自己免疫疾患治療においても徐々にその使用が広がりつつある。メトトレキサートやアザチオプリンなどの古典的免疫抑制剤の出現から約20年を経て開発された薬剤であり、シクロスポリン(ciclosporin)およびタクロリムス(tacrolimus)が知られている。

シクロスポリンは1972年 Hartmann F. Stähelin らにより tolypocladium inflatum の培養液中から発見された11個のアミノ酸からなる環状ポリペプチドであり、強力な免疫抑制作用が確認されたことより、移植領域でまず用いられるようになった。関節リウマチに対する作用も1979年にはすでに報告されているが開発は進まなかった。タクロリムス(FK506)は、1984年に藤沢薬品工業(現アステラス製薬)が筑波山麓の土壌から分離した放線菌 *Streptomyces tsukubaensis* の代謝産物として発見した強力な免疫抑制剤である。12員環以上の大きなラクトン環を有する物質をマクロライドと呼び、エリスロマイシンやアムホテリシンなど強い生理活性を有するものが知られているが、このタクロリムスも23員環のマクロライド構造を有する薬剤である。

両薬剤とも主に肝臓の CYP3A4 により代謝されることから、他の CYP3A4 で代謝される薬物との併用には注意が必要な場合がある。T 細胞は抗原刺激などにより活性化すると、細胞内カルシウムの上昇により脱リン酸化酵素であるカルシニューリンが活性化し、細胞質内に存在する転写因子 NF-AT(活性化 T 細胞核内因子)の脱リン酸化が生じることにより核移行が生じ、IL-2(インターロイキン2)産生などの種々の活性化に伴う現象が生じる。シクロスポリンは細胞内のシクロフィリン A(cyclophilin A)と複合体を形成して、タクロリムスは細胞内の FKBP12(FK506 結合蛋白質)と複合体を形成して、各カルシニューリンの活性化を抑制することにより NF-AT 脱リン酸化反応を阻害し、結果として T 細胞の活性化を強く抑制する。同様のマクロライド系薬剤で類似の作用機序を有するシクロスポリンと比較し、*in vitro* で 30~100 倍、*in vivo* で 10~20 倍強力な免疫抑制作用を有する。

タクロリムスは肝・腎移植における拒絶反応の抑制や骨髄移植における移植片対宿主病(GVHD)、重症筋無力症、関節リウマチ、ループス腎炎の治療、軟膏はアトピー皮膚炎の治療に適応が認められている。シクロスポリンも全身性エリテマトーデスや血管炎、筋炎などで維持療法時に、場合によっては寛解導入時にも用いられることがある。

消化管障害、腎機能障害、耐糖能異常、感染症が副作用のなかで頻度の高いものとなっている。特に重篤な副作用としては、肺炎、ニューモシスチス肺炎、間質性肺炎の悪

化があげられる。肺炎に関してはやはり高齢者，糖尿病，肺合併症例では十分な注意が必要である。薬剤相互作用に関しても注意が必要な薬剤である。禁忌は上記薬剤のほか，生ワクチンがあげられている。併用注意となる薬剤・食品としては，CYP3A4で代謝される抗生物質（マクロライド系），抗真菌薬（アゾール系），Ca拮抗薬，オメプラゾール，ランソプラゾール，グレープフルーツジュースなどがあり，これらの併用時にはカルシニューリン阻害薬の血中濃度が上昇しうる。一方薬物代謝酵素誘導により血中濃度を低下させる可能性があるものとして，抗てんかん薬（カルバマゼピン，フェノバルビタール，フェニトイン），抗生物質（リファンピシン）などがあげられる。また腎毒性のある薬剤との併用や免疫抑制剤との併用は，各副作用増強の可能性があり，注意が必要である。

メトトレキサート

メトトレキサート（methotrexate：MTX）は葉酸代謝拮抗薬であり，細胞内で葉酸のジヒドロ葉酸からテトラヒドロ葉酸に還元する酵素であるジヒドロ葉酸還元酵素を強く阻害し，核酸のプリン塩基合成の補酵素であるテトラヒドロ葉酸の合成を阻害することで，核酸合成を抑制するという作用機序を有する。葉酸代謝阻害薬であり，悪性腫瘍治療薬として用いられていたが，膠原病に関しては，1951年Gubnerがメトトレキサートのもととなったアミノプテリン（aminopterin）を関節リウマチおよび乾癬性関節炎に対して投与したのが最初である。顕著な有効性が報告されたが，折悪しくコルチゾンのリウマチ対する有効性がセンセーションを巻き起こしていた時期であり，大きな注目を集めることはなかった。そして，1980年代にいたってようやく関節リウマチに対する臨床試験が行われ，現在の評価を得ることになったのである。関節リウマチでは治療の中心的な薬剤であり，筋炎，限局型Wegener肉芽腫症などの治療でも重要な位置づけとなっている。

葉酸製剤の併用投与は，消化器症状（口内炎，下痢，食思不振），肝酵素上昇，血球減少，脱毛などの用量依存性副作用の予防・治療に有効であり，必要に応じて考慮する。

副作用では，上記副作用のほか間質性肺炎にも注意が必要である。高度の腎障害時には禁忌であり，軽中等度であっても十分注意して投与量を設定しなければならない。

ミゾリビン

ミゾリビン（mizoribine）は糸状菌の一種の培養上清から単離されたイミダゾール化合物である。プリン*de novo*合成系を阻害し，リンパ球増殖を抑える。副作用では，骨髄抑制や高尿酸血症などがあるが，比較的安全性が高い。関節リウマチ治療のほか，全身性エリテマトーデスなどでステロイド減量時，寛解維持期などで用いられる。

ミコフェノール酸モフェチル

ミコフェノール酸はペニシリウム属（*Penicillium*）の生産物から単離された物質であり，抗真菌作用，抗腫瘍作用，免疫抑制作用を有する物質である。ミコフェノール酸モフェチル（mycophenolate mofetil：MMF）は，ミコフェノール酸の体内動態を改善するために製剤化されたプロドラッグである。従来の免疫抑制剤と比較しその薬効に遜色なく，下痢の頻度はやや高いものの骨髄抑制や肝障害，腎機能障害が比較的少ないとの評価のもと，移植領域ではすでに広く用いられている。

ミコフェノール酸モフェチルの作用は，生体内でのプリン合成経路阻害である。プリン代謝は*de novo*と salvage（サルベージ）の二系統が存在しているが，ミコフェノール酸は*de novo*系律速酵素であるイノシン—リン酸脱水素酵素（inosine monophosphate dehydrogenases：IMPDH）を非競合的，可逆的かつ特異的に阻害する。リンパ球でのプリン代謝は*de novo*系に強く依存しているために，ミコフェノール酸モフェチルはリンパ球の増殖・活性を選択的に抑制する薬剤と考えられている。全身性エリテマトーデスや血管炎における使用を中心に臨床的な報告がなされてきたが，膠原病治療における位置づけには今後のさらなる検討が必要である。

分子標的薬

一方で新たな発想による治療薬の開発が近年めざましく進んだ。標的分子や細胞を特定しそれに対する創薬を行うという点では従来にもあったが，創薬の設計段階から分子レベルで標的を特定するという点が大きな特徴である。特に，標的が分泌蛋白や細胞表面分子であればモノクローナル抗体療法もしくは受容体製剤からなる生物学的製剤が，細胞内分子であれば小分子化合物が選択されている。

マウス由来抗体では，中和抗体の産生やアレルギー反応の出現，生体内半減期の低下などの問題点があるため，モノクローナル抗体療法に用いられている抗体は，マウスに免疫して得られた抗ヒト分子抗体の可変領域を残し，他をヒトIgG（免疫グロブリンG）に置換したキメラ抗体（約75%ヒト）や，相補性決定領域のみマウス由来とし，他はヒトIgGからなるヒト型化抗体（約95%ヒト），ヒトIgG遺伝子に置換されたマウスに免疫して得られたヒト抗体（100%ヒト）などであり，遺伝子工学の進歩により達成できた治療である。生物学的製剤には，現在腫瘍壊死因子α（TNFα）やインターロイキン6（IL-6）などのサイトカインを標的とした治療，B細胞表面分子を標的とした治療やT細胞活性化を調節するCTLA-4Igなどがある。これらの免疫系に作用する生物学的製剤における副作用で注意すべきものは，結核やニューモシスチス肺炎を含めた感染症があり，基礎疾患，年齢，併用薬剤などを考慮して治療を行うことが必要になる。

【川畑 仁人】

2 炎症—内科疾患に共通する病態

内科疾患と炎症

炎症（inflammation）という言葉は，紀元前3000年頃のエジプトですでに使われていた。後1世紀にはローマでAulus Cornelius Celsus（アウルス・コルネリウス・ケルスス）が『De Medicina（医学論）』に炎症の四主徴（発赤・発熱・疼痛・腫脹）を記載している。18世紀末にはJohn Hunter（ジョン・ハンター）が，炎症は病気ではなく，保護

的な機能を持つ反応と考えた。その後，Julius Friedrich Cohnheim（ユリウス・フリードリッヒ・コーンハイム）による血管反応，Ilya Mechnikov（イリヤ・メチニコフ）による貪食細胞，Thomas Lewis（トーマス・ルイス）によるヒスタミン（ケミカルメディエーター）の発見などにより近代的な炎症概念が確立していった。

このような長い炎症研究の歴史で中心に取り上げられてきたものは，感染や創傷に対する急性炎症であり，そのプロセスを制御する細胞・分子機能の詳細について多くのことが明らかとなっている。これに対して，急性炎症の特徴を示さないまま緩徐に進む慢性炎症については，その特徴を明確に定義づけることが難しく，制御機構についても不明な点が多く残されている。一方で，慢性炎症が関節リウマチをはじめとする自己免疫疾患だけでなく，動脈硬化や糖尿病などの生活習慣病，さらには癌やAlzheimer（アルツハイマー）病の発症・進展に深く寄与していることが急速に明らかになってきている。

急性炎症

急性炎症は傷害に対する急速なホストの反応であり，血管の反応により，白血球や抗体などの血漿蛋白を感染・組織傷害部位へ運び，傷害原因を排除するように働く。急性炎症は，本質的に保護的・適応的な応答であり，誘因によりプロセスにある程度の差異を生じるものの，基本的な特徴は共通している。ホストの貪食細胞を中心とする自然免疫系の応答によって傷害要因を排除しようとする。サイトカインや脂質メディエーターが放出され，血管の応答と白血球の集積が誘導され，さらに炎症反応が活性化される。傷害要因が排除され，収束メカニズムが活性化されると，炎症プロセスは消退し，組織は恒常状態を回復する（図2-1）。

急性炎症では血管と白血球が主要な役割を果たすプロセスがみられる。血管は拡張し，透過性亢進により血漿蛋白が漏出・集積する。白血球と内皮細胞の相互作用が亢進し，白血球が血管外に出ていく。さらに，治癒・慢性期には血管新生も生じる。白血球は傷害原因となる微生物や死細胞の処理を進める。

これらのプロセスは多様なケミカルメディエーターによって制御されている。たとえば，ヒスタミンやセロトニンは血管に作用する。炎症性サイトカインやケモカインは白血球の遊走や活性化を制御する。脂質メディエーターは炎症の促進だけでなく，収束にも寄与することが知られている。

動脈硬化は慢性炎症性疾患である

慢性炎症には，急性炎症が収束しないで慢性化する場合と，明確な急性炎症の特徴を示さないまま，低レベルでくすぶるようなかたちで慢性炎症プロセスが誘導・進行する場合がある。前者では，急性炎症の特徴を示してから炎症が慢性化するため，傷害要因や慢性化のメカニズムも比較的明確である。これに対して後者では，炎症を惹起する要因は必ずしも明らかではなく，組織学的な変化にも多様性が大きい。特に慢性炎症の早期には著明な組織学的変化を伴わないことも多い。生活習慣病や癌に寄与する慢性炎症の多くは後者のタイプである。ここでは，動脈硬化を例にあげて，慢性炎症プロセスをみたい。

動脈硬化の病因についてはいろいろな仮説が提唱されてきた。すでに19世紀にRudolf Ludwig Karl Virchow（ルドルフ・ルートヴィヒ・カール・ウィルヒョー）が内膜の炎症反応とする説を唱えている。1970年代までは脂質の蓄積が重視されてきたが，その後増殖因子の寄与や平滑筋細胞増殖のメカニズムが明らかになり，1980年代には傷害（内皮機能障害）に対する反応としての内膜平滑筋細胞の増殖（傷害反応仮説）が提唱された。その後，他の慢性炎症性疾患と共通した免疫細胞や分子機構の寄与が明確となり，現在では慢性炎症性疾患ととらえられるようになっている[1]。臨床的にも炎症機序が動脈硬化の進展やプラークの不安定化に寄与することが強く示唆されており，たとえば血中炎症マーカーであるC反応性蛋白（CRP）が心血管リスクの指標となることが知られている。

動脈硬化では，血管壁に対して物理化学的，あるいは増殖因子などの外的刺激が与えられ，内皮細胞や平滑筋細胞の機能が変化する[1]。内皮細胞の機能障害は，脂質などの血管壁への蓄積，微小血栓の形成，内皮細胞-白血球相互作

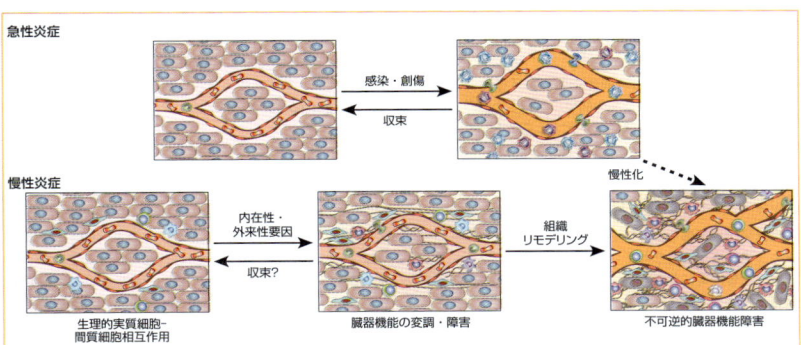

図2-1 急性炎症と慢性炎症

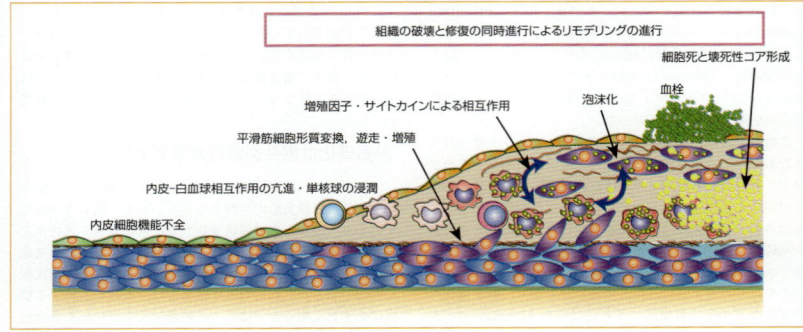

図 2-2 動脈硬化における炎症プロセス

用を介した血管壁内への白血球の侵入を引き起こす(図2-2)。酸化 LDL(低比重リポ蛋白)の蓄積,血小板からの増殖因子の放出,マクロファージや T 細胞からの炎症性サイトカインの分泌は,さらに多様な細胞応答を引き起こす。平滑筋細胞もその性質を大きく変え,病変形成に働く[2]。マクロファージは泡沫化し,進行病変ではその細胞死により壊死性コア(necrotic core)を形成する。血管壁では,細胞死,組織破壊と,血管新生や平滑筋細胞の増殖,細胞外基質の産生などによる破壊された組織を修復しようとするプロセスが同時進行することになり,血管壁の組織構築が改変(リモデリング)される。

動脈硬化の進展過程でみられるような,内皮細胞との相互作用を介した単核球(マクロファージ,リンパ球)主体の細胞浸潤,炎症細胞による組織傷害・破壊,線維化や血管新生などは非感染性慢性炎症性疾患に比較的共通して認められるプロセスである。慢性炎症では,長期にわたって,このような組織の傷害と修復のプロセスが併存して進む。そのため,動脈硬化に典型的なように,長期的には不可逆的な組織リモデリングを生じる。一方,くすぶった状態で続いている時期には,急性炎症のような著明な変化はないまま,免疫細胞等の間質に存在する細胞と実質細胞が,種々のメディエーターなどを介して相互作用することによって,組織機能は変調していく。

このように慢性炎症は時間的空間的に多様性が大きいが,一方で,各種の慢性炎症の間で,共通した分子・シグナルパスウェイ・細胞の機能が存在することも強く示唆される。一部のメカニズムは急性炎症とも共通していると考えられる。

生活習慣病と慢性炎症

動脈硬化は明確な組織学的変化によって進行するものであり,慢性炎症性疾患ととらえることは難しくない。しかし,生活習慣病における慢性炎症プロセスは,このような明確な変化を生じないまま,低レベルで進行することも多い。ここでは,いくつかの生活習慣病における慢性炎症プロセスを検討する。

肥満,メタボリックシンドローム,2型糖尿病

メタボリックシンドロームでは複数のリスク病態(高血圧,耐糖能異常,脂質異常)が一個人に集積するが,その背景に内臓脂肪肥満が重要な役割を果たしていることが想定されている。内臓脂肪組織の肥満では,血管-白血球相互作用の活性化,脂肪組織の新生と細胞死,マクロファージや T リンパ球の浸潤,血管新生,間質細胞の活動と組織構築のリモデリングや線維化が認められる(図 2-3)[3]。

このように,肥満内臓脂肪では明確に慢性炎症ととらえられるダイナミックな組織学的変化が生じる。脂肪組織における慢性炎症は,脂肪組織の機能を障害するだけでなく,インスリン抵抗性など全身的な影響をもたらす。また,肥満内臓脂肪はアディポサイトカインや遊離脂肪酸などを介して遠隔臓器に炎症を波及させる可能性がある。

肥満・2型糖尿病患者においては CRP や血中炎症性サイトカインの上昇が認められ,血中 IL-1β(インターロイキン 1β),IL-6 および CRP の上昇は,2型糖尿病発症と関連する[4]。さらに,CRP 高値は心血管疾患と強く関連する。肥満・2型糖尿病では内臓脂肪組織に炎症が認められるとともに,インスリン感受性臓器(主に肝臓)に加えて,膵 Langerhans(ランゲルハンス)島においても炎症の所見がみられる。腫瘍壊死因子α(TNFα)や IL-1β,IL-6 などの炎症性サイトカインはインスリンシグナル経路を阻害する。Langerhans 島での炎症は,β 細胞機能障害を惹起する可能性がある[4]。

このように炎症は,2型糖尿病の背景にある2つの大きな異常であるインスリン抵抗性とβ細胞機能障害の両方に重要な役割を果たしている可能性が高い。さらに,肥満ラットでは視床下部でも炎症シグナルが活性化していることが報告されている。視床下部は摂食や末梢代謝を調節するが,炎症は中枢を介して全身の代謝異常に寄与している可能性もある。肝臓における炎症の持続は非アルコール性脂肪性肝炎(non-alcoholic steatohepatitis:NASH)を惹起する。

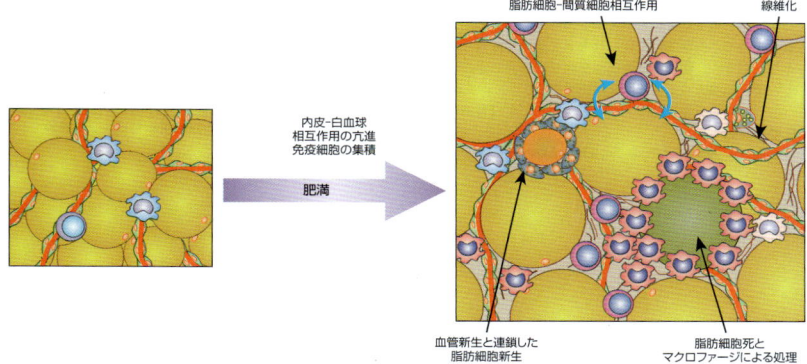

図 2-3 脂肪組織肥満における炎症プロセス

心不全

慢性心不全では TNFα, IL-6, IL-1, IL-18 などの血中炎症性サイトカインレベルが上昇し, 重症度と関連する[5]。心筋梗塞では心筋壊死が炎症の引き金になる。しかし, 慢性期には非心筋梗塞部位においても炎症が認められる。また, 圧負荷による心肥大においても, 明確な心筋細胞死を伴わずに, 炎症性サイトカインの発現や免疫細胞の集積, 線維化が認められる。さらに, 糖尿病に伴う心不全においても炎症の寄与が示唆されている。このように, なんらかの内因性の要因によって炎症プロセスが誘導・活性化され, 慢性心不全の発症・進展に寄与している可能性が高い。

CKD

CKD(慢性腎臓病)患者では CRP の上昇がみられ, 易炎症状態との関連が示唆されている。実験的にも, 炎症が腎疾患の進行に寄与していることが明らかとなっている。たとえば, 尿細管間質領域へのマクロファージ浸潤は, 尿細管障害に加えて線維化にも重要なことが知られている。尿細管間質領域の障害は, 腎疾患の如何にかかわらずに生じる末期腎臓病への final common pathway であり, 腎疾患の予後と強く関連することからも, 炎症は CKD の進展機構を理解するうえで重要である。

癌と慢性炎症

癌化と進展, 転移に炎症が重要な役割を果たしていることが強く示唆されている(6章5「炎症と発癌」参照)。マクロファージの浸潤, 炎症性サイトカインの発現などの炎症プロセスは, ほとんどの癌に認められる。癌化は, 炎症に関連するプログラムを活性化して, 炎症性微小環境をつくり, 一方で, 炎症は癌の成長を促進する。このように炎症は癌の主要な特徴の一つともいえるだろう。

慢性疾患における炎症

成人の慢性疾患のほとんどで, 慢性炎症が共通した基盤病態になっているといっても過言ではないだろう。炎症プロセス, 関与する分子・シグナル経路, メディエーターが共通していることから推測されるように, 複数の疾患において, 原因あるいは促進因子が共通している可能性がある。また, 臓器が相互に連関しながら, 炎症プロセスと病態を複数臓器に拡大していることも考えられる。

たとえば, メタボリックシンドロームに典型的なように, 肥満は複数臓器の機能異常を一個人に引き起こし, 動脈硬化性疾患, 肝疾患, 腎疾患のリスクとなる。肥満内臓脂肪組織は炎症性サイトカインを含む多様な生理活性物質(アディポサイトカイン)や, 炎症を誘導する可能性のある遊離脂肪酸の放出を増加させる。これらの分子が, 遠隔臓器での炎症の誘導・促進に寄与するのかもしれない。臓器連関による炎症波及の分子機序の解明が望まれる。

重要な未解決問題の一つは, 非感染性の慢性炎症がどのように惹起されるのか, その誘因とセンサーとなる細胞はなにか, である。さまざまな臓器における慢性炎症の, 最初の引き金がなにかは必ずしも明らかではない。特に, 肥満において, なにが炎症を引き起こすのかを同定することは, 肥満に伴う疾患の発症メカニズムの理解と新規治療法開発のために重要な課題であろう。

診断・治療標的としての炎症

慢性炎症が多様な疾患の基盤病態になっていることから, 炎症を標的とした治療法が検討されている。たとえば, 2型糖尿病に対して, IL-1β シグナルの阻害薬, NF-κB(核内因子 κB)阻害作用を持つ薬剤が検討されている[4]。またチアゾリジン薬のインスリン抵抗性改善作用に, 炎症抑制作用が寄与している可能性も示唆されている。

このように, 既存薬剤の作用メカニズムに, 炎症プロセスへの作用が含まれる可能性も高い。今後, さらに慢性炎症プロセスを制御する分子・パスウェイが同定されると, 治療標的も拡大するだろう。また, CRP は多様な生活習慣病のバイオマーカーとなることが報告されているが, 疾患や病勢に対する特異性がない。特有の炎症プロセスを評価

するバイオマーカーの同定によって，この点を克服することが期待される．加えて，分子プローブなどを応用することによって，直接的に炎症プロセスを診断することも可能となるだろう．慢性炎症の疾患生物学的研究と密接に連動した新たな診断・治療法開発が望まれる．

【真鍋 一郎】

参考文献
1) Ross R : Atherosclerosis—an inflammatory disease. N Engl J Med 340:115-126, 1999
2) Manabe I et al : Regulation of smooth muscle phenotype. Curr Atheroscler Rep 5:214-222, 2003
3) Nishimura S et al : Adipose tissue inflammation in obesity and metabolic syndrome. Discov Med 8:55-60, 2009
4) Donath MY et al : Type 2 diabetes as an inflammatory disease. Nat Rev Immunol 11:98-107, 2011
5) Hedayat M et al : Proinflammatory cytokines in heart failure : double-edged swords. Heart Fail Rev 15:543-562, 2010

9章 内科疾患と感染症学

1. 感染症へのアプローチ …………………………………… 402
2. 病原微生物の分類 ………………………………………… 403
3. 敗血症，菌血症 …………………………………………… 409
4. 免疫不全者と感染症 ……………………………………… 411
5. 微生物検査・血清診断 …………………………………… 417
6. 抗菌薬耐性菌の考え方 …………………………………… 420
7. 医療関連感染症と感染対策 ……………………………… 423
8. 医療従事者の感染症予防 ………………………………… 427
9. 感染症に関連する法律 …………………………………… 429
10. 予防接種 …………………………………………………… 429
11. 旅行医学と感染症 ………………………………………… 433
12. 新興・再興感染症，人獣共通感染症 …………………… 435
13. バイオテロリズム ………………………………………… 438

1 感染症へのアプローチ

感染症領域の歴史的背景

人類が誕生した時代から感染症は存在したと考えられるが、微生物やそれによる感染症の存在が示唆されたのは19世紀後半である。1876年にKochが炭疽菌を分離培養してから、細菌、真菌、原虫、ウイルスが次々と発見された。21世紀に入ってからも、2001年のヒトメタニューモウイルス、2003年のSARSコロナウイルス、2009年のインフルエンザ(H1N1)2009など、ヒトに病原性があるウイルスが発見されており、今後もヒトに病原性がある未知の病原体が発見されると予想される(表 1-1)。

1940年代にペニシリンが登場してから感染症の治療は飛躍的に進歩したが、全世界でけいまでも、癌、心疾患と並んで死因の上位に入る。このことから欧米では感染症学が内科学のなかで大きな比重を占めている。わが国では抗菌化学療法の進歩とともに、感染症は制圧できるとの安堵感が広がり、感染症学の研究が停滞し、抗菌薬が多用される時代があった。その結果、メチシリン耐性黄色ブドウ球菌(MRSA)などの薬剤耐性菌が増加し、社会問題に発展した。この反省から、最近は感染症学の重要性が再認識され、抗菌薬の適正使用がめざされることとなった。

また、病原体には国境はなく、世界中でヒトと物の行き来が活発となった20世紀後半以降では、わが国においても海外における感染症の発生動向や輸入感染症が問題となってきている。21世紀においても、感染症とその関連疾患は医学のなかで重要な分野と考えられる。

感染症学の特徴

人体に発生するさまざまな疾患のなかで、脳卒中、心筋梗塞、癌などは、細胞や代謝などが変化することが病態の主体であり、体外からの誘因がなくても発症することがある。一方で感染症は、病原体の存在なくしては起こりえず、外から人体に侵入する病原体の増殖が、病態の大きな要素である。

通常、ヒトは出生時には無菌状態であるが、出生後数日で皮膚や腸管に正常細菌叢が形成される。感染後に症状を起こさずに潜伏するウイルスなどの病原体も存在する。感染症は、すでに体内に存在する病原体が感染症を引き起こす場合(内因性感染症)と、新たにヒトが病原体と接触し、病原体が体内に侵入することによって発症する場合(外因性感染症)がある。これらの感染から発症にいたる病態の違いは、ヒトが病原体と接したときの人体(宿主)の免疫能と、病原体の病原性とのバランスによって決まる。したがって、感染症を理解するうえでは、人体(宿主)と病原体の両方の要素とその関係性を知る必要がある(host-pathogen relationship)。

感染症にかかわるその他の要因として、病原体の宿主となる動物、病原体の感染を媒介する生物、病原体が生存する環境や季節、人口密度やヒトの往来などの社会的な要因、集団免疫などがあげられる。さらに、今日では高度に発達した医療による宿主の特殊な免疫抑制状態や病院感染もある。以上のように、宿主と病原体以外にも、多くの要素がかかわることが感染症学の特徴である。

表 1-1 代表的な病原体の発見と抗菌薬開発

1876年	炭疽菌
1882年	結核菌
1898年	マラリア、赤痢菌
1928年	ペニシリンの発見
1933年	インフルエンザ
1941年	ペニシリンの生産開始
1944年	ストレプトマイシン
1940年代	セファロスポリン系抗菌薬
1950年代	マクロライド系抗菌薬
1960年代	リファンピシン
1963年	B型肝炎ウイルス
1974年	アシクロビル(抗ウイルス薬)
1970年代	カルバペネム系抗菌薬
1980年代	フルオロキノロン系抗菌薬
1983年	ヒト免疫不全ウイルス
1983年	*Helicobacter pylori*
1987年	ジドブジン(抗レトロウイルス薬)
1989年	C型肝炎ウイルス
1997年	高病原性鳥インフルエンザウイルス A(H5N1)
2001年	ヒトメタニューモウイルス
2003年	SARSコロナウイルス
2009年	インフルエンザ(H1N1)2009

病原体の要因

自然界における分布、人体の正常細菌叢を形成する細菌の種類と臓器別の分布、潜伏感染する病原体、病原体の臓器指向性、病原性を考える。特に薬剤耐性菌においては、国ごと、地域ごと、病院ごとの耐性化傾向を知る必要がある。

微生物には宿主の生体防御機構に対抗し莢膜により貪食抵抗性を示したり、シアル酸により免疫寛容を誘導したり、抗原を変異させたり、IgA(免疫グロブリンA)プロテアーゼなどにより抗体を分解するなどの性質を保有するものもある。抗体や細胞性免疫から逃れるために細胞内に寄生したり、バイオフィルムを形成するものもある。感染症を治療するには、これらの特性も理解する必要がある。

宿主の要因

宿主の生体防御機構には非特異的なものとして皮膚や粘膜による物理的防御機構、その表面に存在する正常細菌叢による生物学的防御機構、好中球やマクロファージなどの貪食機構、補体などによるオプソニン機構があり、特異的なものとしては、液性免疫、細胞性免疫がある。さらに、この両者を結びつける機構として自然免疫が存在する。これらの生体防御能は、基礎疾患、性別、年齢、人種、遺伝的素因、免疫抑制剤などによって影響される。基礎疾患には、癌、糖尿病、肝硬変、腎不全、血液疾患、HIV(ヒト免疫不全ウイルス)感染などのような直接に免疫を低下させるものから、固形癌やその術後などによる解剖学的変化も含まれる。人種や遺伝的素因と感染症の関連は研究段階であり、感染症学の今後のテーマの一つと思われる。

環境の要因

特に外因性感染では病原体との接触なくしては感染症が

成立しないので，それにかかわる生活習慣，場合によっては居住する地域までも問診する必要があり，時にはこれらが診断の手がかりになることがある．出身地，ペットや家畜の飼育歴，釣りや山登りなどの動植物との接触歴，虫刺されの可能性，旅行歴，居住地域の流行疾患などがそうである．

感染症と関連疾患

病原体が感染症以外の疾患の病態にかかわることが次々と明らかになっている．たとえば，EB（Epstein-Barr）ウイルスと悪性リンパ腫，パピローマウイルスと子宮頸癌である．また，アレルギー，サルコイドーシス，動脈硬化，潰瘍性大腸炎，間質性肺炎に病原体が関与している可能性も示唆されており，今後も感染症と他の分野との関連が明らかにされるであろう．

【糸山　智・木村　哲】

2 病原微生物の分類

発熱と感染症

不明熱

発熱は多くの場合，医療機関を受診する契機にならないほど短時間しか続かない．急速に進行する致命的な疾患に伴う発熱も不明熱にならない．局所所見を有する急性の感染症，たとえば発熱，黄色痰，吸気時胸痛で発症した肺炎球菌性肺炎は容易に診断，治療される．これらのいずれにも入らない場合，つまり長く続く発熱だが，局所所見も明らかでなく，すぐには致死的でもないという状況は，臨床家の間で不明熱（fever of unknown origin：FUO）として議論されてきた．感染症では結核，感染性心内膜炎，腸チフス，マラリア，EB（Epstein-Barr〈エプスタイン-バー〉）ウイルス（EBV），サイトメガロウイルス（CMV）感染，悪性腫瘍では悪性リンパ腫，白血病，腎細胞癌，肝細胞癌，自己免疫疾患では側頭動脈炎，成人発症 Still（スティル）病などが典型的な原因である．

以前は 38.3℃ 以上の発熱が 3 週間以上続き，1 週間の入院でも原因が不明なもの，と定義に入院が必要条件として入っていたが，最近では種々のワークアップを外来で行うことが多くなってきたので，入院を必須条件とはせず，外来での 3 回のワークアップで可としている（表 2-1）ほか，入院中の FUO，好中球減少症時の FUO，HIV（ヒト免疫不全ウイルス）患者の FUO など，細分化された定義もあるが，最もよく研究されてきたのは古典的 FUO である．

以前は感染症，悪性腫瘍が多かったが，画像検査などの進歩，細菌検査の洗練などにより，感染症，悪性腫瘍の割合が減少し，非感染性炎症疾患や診断のつかない例が増加してきている．また，たとえば，内臓リーシュマニア症がスペインで多く，菊池病が日本で多い，など地域による多様性もある．わが国の大学病院の報告では膠原病/血管炎 29.4％，感染症 28.8％，悪性腫瘍 14.4％，その他 15.7％，診断不明 11.8％とある．年齢による差異もあり，全身性エ

表 2-1　不明熱の定義

古典的不明熱
1. 38.3℃ 以上の熱が何回か記録される
2. 上記の発熱が 3 週間以上続く
3. 1 週間の入院で原因不明
   →3 回の外来診療あるいは 3 日以上ワークアップしても原因不明

院内 FUO
1. 急性期ケアを受けている入院患者に 38.3℃ 以上の発熱が認められる
2. 入院の時点で院外で感染した感染症が発症していた，あるいは潜伏期にあったとは考えられない
3. 2 日以上培養検査が陰性，3 日以上ワークアップしても原因不明
- 手術，尿路/呼吸器などの異物，血管内デバイス，薬物，寝たきり，などと関連があることが多い
- 薬剤熱，デバイス関連感染，肺塞栓，血栓性静脈炎，*Clostridium difficile* 感染症など

好中球減少症に伴う FUO
1. 好中球数 500/μL 以下の患者で 38.3℃ 以上の発熱が複数回認められる
2. 2 日以上培養検査が陰性，3 日以上ワークアップしても原因不明
- 敗血症は短時間で致命的となりうるので，緑膿菌を含めたグラム陰性桿菌をターゲットにした抗菌薬を開始すべきである
- これに反応しない場合の熱の原因は真菌（45％），細菌（耐性菌，バイオフィルム関連など：10％），細胞内微生物（抗酸菌，トキソプラズマ，レジオネラ，バルトネラ，クラミジア，マイコプラズマなど：5％），ウイルス感染（HSV，CMV，VZV，HHV-6，RSV，インフルエンザウイルスなど：5％），GVHD 10％，その他（薬剤熱，化学療法，その他：25％）などがあげられる

HIV 感染に伴う FUO
1. HIV 陽性患者で，外来で 4 週間以上，入院で 3 日以上，38.3℃ 以上の発熱が複数回認められる
2. 2 日以上培養検査が陰性，3 日以上ワークアップしても原因不明
- 抗 HIV 療法を開始していない状態では FUO が 3％，治療していれば 0.6％になるという報告がある
- 原因が複数あることがしばしばある
- 播種性 MAC 症，ニューモシスチス肺炎，CMV 感染症，結核，リンパ腫，Kaposi 肉腫，薬剤熱，Castleman 病などが原因として考えられる

CMV：サイトメガロウイルス，HSV：単純ヘルペスウイルス，VZV：水痘・帯状疱疹ウイルス，HHV：ヒトヘルペスウイルス，MAC：マイコバクテリウム-アビウム-イントラセルラーレ複合体，RSV：respiratory syncytial virus，GVHD：移植片対宿主病
（文献 2 を改変）

リテマトーデスや成人発症 Still 病は若年者に多く，側頭動脈炎やリウマチ性多発筋痛症は主に高齢者に起こる．

重要なのは画像や特殊検査を大量に行うことではなく，病歴と身体所見を丁寧にとり，手掛かりを探すことである．中年男性で白血球減少と脾腫があればリンパ腫か結核を疑う，出血/血腫があれば熱のみならず悪寒も起こる，肝膿瘍は肝機能が正常でも否定できない，などのパールも役に立つ．よくある病気がまれなプレゼンテーションで発症することが，まれな病気がよくある症状で発症することよりも多い．

病歴聴取のうえで留意するべきは，最近の旅行歴，ペットなど動物への曝露歴，職場の環境，同様の症状を示すヒトとの接触歴などである．以前罹患した病気の合併症や再発にも注意する．漢方薬やサプリメントも含めて，すべて

の服薬歴を把握する。熱型に関してはHodgkin（ホジキン）病でのPel-Ebstein（ペル-エブスタイン）熱など例外を除き，原因を推定するには不十分であると考えられているが，有用と考える専門家もいる。たとえば1日2回熱のピークが現れるdouble quotidian feverは粟粒結核，リーシュマニア症，複数のマラリア感染，成人発症Still病などで認められる。比較的徐脈はマラリア，腸チフス，レプトスピラ症，バベシア症，中枢神経系疾患，薬剤熱などで起こる。反対に比較的頻脈は肺塞栓で認められる。

● **臨床症状** 身体所見についてFUO患者の診療中は些細な所見を見落とさないように細心の注意をはらう。側頭動脈が数珠状に触れるか，まったく触れないか（側頭動脈炎），心雑音（心内膜炎），甲状腺腫大/圧痛（甲状腺炎），歯の圧痛（歯垢膿瘍），脾腫（リンパ腫，心内膜炎，全身性肉芽腫），肛門周囲の圧痛（肛門周囲膿瘍），睾丸の結節（結節性動脈周囲炎），紫斑/線状出血/皮下結節/ばち指（血管炎，心内膜炎）など。

● **検査成績** 末梢血液のスメアがマラリア，エーリッキア症，アナプラズマ症などの診断に有用である。乳酸脱水素酵素（LDH），アルカリホスファターゼ（ALP）の上昇がリンパ腫を示唆することがある。血液培養の感度が以前と比べると格段に上がっているが，FUOの定義を満たす前に診断されてしまうため，FUOの診断率の向上には寄与しない可能性がある。

- **画像検査** 主に病変の局在を明らかにし，生検など診断的検査につなげるために行う（図2-1）。特に腹部骨盤CTは有用である。核医学検査ではFUOの診断において，ガリウムシンチグラフィ（感度67%，特異度78%）よりもPET（感度81%，特異度86%）がすぐれているという報告もあり，今後の研究が待たれる。
- **生検** 不明熱の診断において，重要な位置を占める検査である。肝生検は粟粒結核，肉芽腫性疾患，リンパ腫などの診断に有用である。リンパ節生検はリンパ腫，結核，トキソプラズマ，菊池病などの診断に有用で，後頭部，鎖骨上，肘リンパ節などが部位として好まれる。骨髄生検はリンパ腫，骨髄腫，結核，播種性真菌症などの診断に有用であるが，特に血小板減少，貧血などの血球異常がある場合に行うことで診断率が上がる。

ICU患者と発熱

病院に入院した患者の1/3は熱が出るが，さらに集中治療室（ICU）に入室した患者では，90%ものケースが発熱する。感染性の原因として頻度の高いものは血流感染/カテーテル関連血流感染，手術創感染，人工呼吸器関連肺炎であり，頻度の比較的低いものとしては尿路感染，蜂窩織炎，胆管炎，憩室炎，膿胸，心内膜炎，腹腔内感染，髄膜炎，壊死性筋膜炎，偽膜性腸炎，化膿性関節炎などがあげられる。48時間以上中心静脈カテーテルが入っている発熱患者で特にショックを伴う場合には，カテーテル挿入部に所見がなくても，カテーテル関連血流感染，敗血症を疑う必要がある。

非感染性のもので重要なのは無石性胆嚢炎，副腎不全，手術後熱，薬剤熱，膵炎，甲状腺機能亢進症，痛風などがある。発熱が敗血症によると思われる場合は1時間以内に必要な培養を提出した後にエンピリックに抗菌薬を開始す

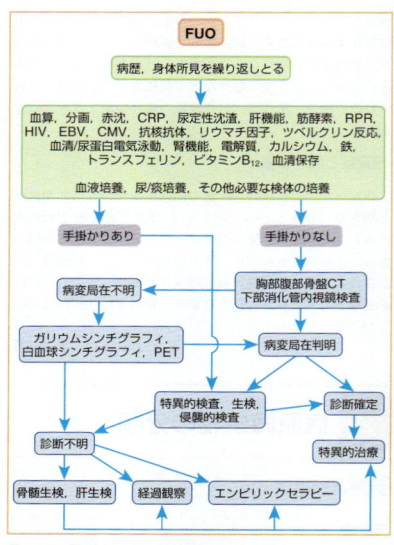

図2-1 不明熱（FUO）の診断フローチャート
CRP：C反応性蛋白，RPR：急速血漿レアギン試験，HIV：ヒト免疫不全ウイルス，EBV：EBウイルス，CMV：サイトメガロウイルス

るべきである。

リンパ節腫大と感染症

リンパ節は炎症の場からドレナージされるリンパ液中から感染性微生物や腫瘍細胞を取り除くフィルターの役目を果たしており，感染，腫瘍，炎症などによって腫大をきたす。成人の場合，1 cm以上（鼠径部では2 cm以上）のリンパ節腫大は異常と考えられる。一般外来ではリンパ節腫大を訴えて来院する患者の2/3は非特異的上気道炎によるものであり，病歴，身体所見からほぼ明らかである。悪性腫瘍や肉芽腫性疾患を含め深刻な原因が見つかるわけではあるが，原因疾患は多岐にわたる。頸部リンパ節腫大では，悪性腫瘍の場合，悪性リンパ腫のほか，頭頸部癌，乳癌，肺癌，甲状腺癌からの転移性腺癌が多い。良性疾患で診断がつくものは感染症，特に伝染性単核球症，トキソプラズマ，結核などが多い。

リンパ節腫大の部位

隣接しないリンパ節腫大（脾腫大も含め）が3つ以上の部位で認められれば全身性リンパ節腫大と考える。ただし，局所性，全身性リンパ節腫大のいずれも生じる疾患もあり，必ずしも明確に分かれるわけではない。局所性の場合，リンパ節の部位が鑑別に役立つ。後頭部リンパ節腫大では頭皮の感染症が，また耳介前部リンパ節腫大では結膜炎やネコひっかき病が示唆される。鎖骨上窩リンパ節や斜角筋リンパ節の腫大は常に異常であり，それぞれ肺や腹腔内のリンパ腫，癌，炎症性疾患などが示唆される。特に左側の

鎖骨上窩リンパ節腫大はVirchow(ウィルヒョウ)結節(Virchow node)といわれ，消化器系癌からの転移を示すとされるが，肺癌，乳癌，睾丸癌，卵巣癌からも転移しうるし，結核，サルコイドーシス，トキソプラズマ症でもありうる．腋窩リンパ節で多いのは同側上肢の外傷や感染であるが，リンパ腫や悪性黒色腫，乳癌などの悪性疾患でも起こる．鼠径リンパ節腫大は同様に同側下肢の外傷や感染が原因であることが多く，骨盤内や下肢の黒色腫，性感染症(梅毒，性器ヘルペスなど)による可能性もある．

● **臨床症状** ほとんどの場合は病歴，身体所見をとった時点で原因が明らかになる．鼻汁，咳，咽頭痛があれば急性上気道炎が原因であろう．局所的に感染や腫瘍を示唆する所見の有無，発熱，体重減少，喫煙歴，腫大したリンパ節の痛み(悪性腫瘍は痛みがないことが多いが，急速に大きくなる場合は痛みがある)，性行動様式(パートナーの数，性別，コンドームの使用など)，ペット/動物/生肉への曝露歴，職業などについて情報を収集する必要がある．フェニトイン，ピリメタミン，アロプリノール，β-ラクタム系抗生物質など，薬剤性のリンパ節腫大に関する病歴も重要である．年齢も重要な因子である．若年者では悪性疾患が少ないが，50歳以上では悪性腫瘍の比率が増加する．

もし喫煙者で，身体所見として岩のようにかたく，固定したリンパ節腫大を認めれば特に頭頸部を中心とした癌からの転移が疑わしく，耳鼻科にコンサルテーションする必要がある．リンパ節の大きさは重要な因子であり，1 cm以下のものはほとんどが良性の非特異的な反応性リンパ節腫大であるが，2 cm以上のものは悪性腫瘍や肉芽腫性疾患の確率が増加する．リンパ節の触診所見については，リンパ腫ではゴムのようにかたく(rubbery firm)，大きく，固定されておらず(movable)，圧痛がない(nontender)が，癌の転移では岩のようにかたく(stony hard)，周囲組織に固定しており(fixed)，圧痛がない．非特異的，反応性の場合は扁平でやわらかい．

● **検査成績** 全身性リンパ節腫大のケースではEBV，HIV，結核，梅毒，膠原病などについて検討しつつ，血算，胸部X線，ツベルクリン反応，HIV抗体/RNA，RPR(rapid plasma antigen)，ANA(抗核抗体)，EBV抗体などのチェックを考慮する．局所リンパ節腫大では局所の感染，悪性腫瘍を示唆する所見がなければ3週間程度経過をみるのもよく，この間に改善するか，原因が明らかになることが多い．またリンパ腫，癌，結核など見逃しが許されない疾患でもこの期間で手遅れになることは通常ないとされる．胸部X線は通常正常であるが，肺野の陰影や縦隔リンパ節腫大があれば，結核，サルコイドーシス，肺癌，転移性肺腫瘍などを示唆するかもしれない．頸部リンパ節に対する超音波検査では長径と短径の比が2以下(扁平でなく，円形に近い)の場合には頭頸部癌に関して感度，特異度ともに95％程度とされる．抗菌薬による治療的診断は一般にすすめられない．

リンパ節生検：上記のような検討を行っても原因が明らかでないか，悪性腫瘍や肉芽腫性疾患などが疑われる場合にはリンパ節生検を行う．高次医療施設ではリンパ節生検の結果悪性腫瘍が認められる確率が高い(60％程度)が，プライマリケアクリニックでは低い(1.1％程度)．

針による吸引生検よりもリンパ節全体を摘出する開放生検のほうが，微生物や癌細胞の有無だけでなく，組織構造までわかるので，有用性が高い．複数のリンパ節が腫大している場合は最大のものを選択する．部位としては鎖骨上窩，頸部，腋窩，鼠径の順で考える．鼠径は非特異的な所見が出て，診断に寄与しないことが多い．病理部には前もってリンパ節生検のあることを連絡して，免疫染色，細胞遺伝学的検査，分子遺伝学的検査などの準備をしてもらう．検体のすべてをホルマリンで固定せずに一部を塗抹，培養，免疫染色などに供することを忘れないようにする．

感染症によるリンパ節腫大

急性化膿性リンパ節炎は小児に多い．頸部リンパ節炎では黄色ブドウ球菌とA群溶血性レンサ球菌(溶連菌)が主な起因菌であるが，嫌気性菌も嫌気培養を行えばしばしば分離される．急性斜頸が初発症状のことがある．両側頸部リンパ節炎の場合は伝染性単核球症，ウイルス性咽頭炎などが多い．急性の腋窩リンパ節炎は上肢の外傷や感染などによる．時に同側の胸水を認める．胸筋下リンパ節炎は第1，2指間の感染の結果，この部位のリンパは滑車上リンパ節を通らずに腋窩から胸筋下リンパ節に直接注ぐために起こる．急性滑車上リンパ節炎はまれな病態であるが，手の第3，第4，第5指および内側部，前腕尺側の感染，炎症などに続発する．肘関節を動かした際の疼痛は著明であり，周囲の腫大や浮腫を伴う場合は化膿性関節炎との鑑別が問題となりうる．A群溶連菌，黄色ブドウ球菌による場合は急性経過をたどるが，ネコひっかき病や結核ではゆっくりとした経過となる．腸骨リンパ節は後腹膜の総腸骨動脈に沿って存在し，その炎症は骨盤内や下肢の感染などに二次的に起こる．同側の跛行を認めることがあり，骨盤内虫垂炎，腸腰筋膿瘍を伴う骨盤炎症症候群，大腿膿瘍などと鑑別を要することがある．CTやMRIなどの画像が診断に有用である．

以上の主に黄色ブドウ球菌やA群溶連菌を中心とするリンパ節炎のほかに，より緩徐な経過をとるものとしては抗酸菌(結核，非定型抗酸菌症)，真菌(カンジダ，アスペルギルス)，ネコひっかき病などがある．HIV感染症に伴うものとしては，クリプトコックス，ニューモシスチス，バルトネラ，結核などが原因となりうる．

皮膚病変と感染症

皮疹を伴う発熱は内科的あるいは感染対策的に緊急事態でありうる．一方で，病歴，身体所見をきちんととることで，皮疹自体が迅速に診断にいたる手掛かりともなりうる．皮疹を伴う発熱の診療では初期に以下の3つのことに気をつける必要がある．

1 治療のうえで緊急性があるか？
2 隔離する必要があるか？
3 バイオテロや国外からの輸入感染の可能性があるか？

敗血症性ショックやトキシックショックの場合は血行動態を改善させるべく，輸液や血管作動薬，人工呼吸などにより生理学的異常をすみやかに是正することが必要である．敗血症性ショックであれば抗菌薬を1時間以内に開始することが推奨される．

隔離を必要とするのは通常は飛沫感染や空気感染する微生物である．また，標準予防策は常にとられるべきである

が、皮疹を伴う発熱患者の診察の際、診断がついていない段階では、梅毒や単純ヘルペスウイルスなど、経皮的に感染する微生物の可能性も考え、手袋を常につけるべきである。

バイオテロに用いられる可能性が高い微生物として炭疽菌、ペスト菌、野兎病菌、ボツリヌス菌、天然痘ウイルス、出血熱ウイルスなどがあげられるが、多くは皮疹を伴う発熱として発症する。これらは核兵器を保有するよりもずっと簡単かつ安価に兵器として開発、保持されうる。特に天然痘ウイルス、炭疽菌、ペスト菌の順に兵器としての有用性が高いと考えられており、水疱性病変、黒色潰瘍性病変、リンパ節腫大などをみたら、鑑別診断として考えておく必要がある。

発熱、皮疹患者へのアプローチ

緊急性のないケースでは病歴を順序立てて経時的にとっていけばよいが、特に過去30日以内の服薬歴、旅行歴、職業上の曝露歴、日光への曝露、ワクチン接種歴、HIVを含めた性感染症歴、免疫能(化学療法やステロイド、免疫抑制剤、血液腫瘍、移植、脾機能低下など)、心臓弁膜症、既往歴(薬剤、抗菌薬へのアレルギーを含む)、具合の悪い患者への曝露歴、ペットなど動物への曝露歴、などに注意するべきである。

● **臨床症状** 身体所見ではバイタルサインが最重要であり、全身状態が悪いかどうか、などの見た目の印象も重要である。また、リンパ節腫大、粘膜、結膜、性器病変の有無、肝脾腫、関節の炎症の有無、項部硬直/神経学的所見の有無などに注意して所見をとる。鑑別診断を考えるうえで、肝要なのは皮疹のタイプであり、紅斑、紫斑、点状出血、水疱、膿疱、蕁麻疹、丘疹、などのいずれなのかを明らかにし、分布や進行の仕方、皮疹と全身症状の時間的関係を明確にするべく病歴をとること、である。触知可能な紫斑は血管炎の所見だが、感染症では典型的には髄膜炎菌血症で認められる。この感染症では皮疹の進行する方向が特徴的であり、下肢にはじまり中心に向かって(centripetal)上行する。反対にほとんどのウイルス(エコー、コクサッキーを除く)や薬剤性では顔や体幹にはじまり、周辺部へ(centrifugal)広がる。

薬剤性の皮疹はしばしば発熱を伴うので、必ず鑑別に入れる必要がある。全入院患者の2〜3%に、薬疹が起こるとされている。特に全身性の斑状丘疹性発疹で手掌や足底も含まれる場合、常に薬疹を考えておくべきである。

● **診断** 発疹のタイプから、斑状丘疹性発疹、水疱、紫斑、紅斑+落屑、蕁麻疹、結節、潰瘍に分類すると理解しやすい(**表2-2**)。

斑状丘疹性発疹(maculopapular rash): 原因で多いのは薬疹、ウイルス性疾患、免疫複合体によるものなど、である。ウイルス性では麻疹、風疹、伝染性紅斑、突発性発疹、などの小児期に多い疾患のほか、エコー、コクサッキー、サイトメガロ、B型肝炎、ウエストナイルなどのウイルス感染症が鑑別診断としてあげられる。斑状丘疹性紅斑をきたす疾患のなかでも特徴的とされる多形性紅斑は通常ウイルスか薬剤を抗原としており、標的病変(target lesion)と病理所見上の衛星細胞(satellite-cell)壊死を特徴とする。多形紅斑は大きく軽症と重症に分けられ、後者はStevens-Johnson(スティーヴンス-ジョンソン)症候群(SJS)-中毒

表2-2 発疹の分類

中心性斑状丘疹
- 麻疹
- 風疹
- 伝染性紅斑
- 突発性発疹
- 急性HIV感染症
- 伝染性単核球症
- エコーウイルス、コクサッキーウイルス感染症
- 薬剤性
- リケッチア症
- レプトスピラ症
- エーリッキア症
- Lyme病
- 腸チフス
- デング熱
- 鼠毒
- 回帰熱
- リウマチ熱
- 全身性エリテマトーデス
- 成人発症Still病

末梢性発疹
- 髄膜炎菌血症
- 淋菌血症
- パルボウイルスB19感染症
- リケッチア症
- 二期梅毒
- 修飾麻疹
- 手足口病
- 多形紅斑
- 感染性心内膜炎

落屑を伴う紅斑
- 猩紅熱
- 川崎病
- 毒素性ショック症候群
- Stevens-Johnson症候群-中毒性表皮壊死融解症(TEN)
- ブドウ球菌性熱傷様皮膚症候群
- 剥脱性紅斑症候群

水疱性発疹
- 手足口病
- 水痘
- 緑膿菌性毛包炎
- 天然痘
- 単純ヘルペスウイルス感染症
- 播種性ヘルペスウイルス(HSV、VZV)感染症
- *Rickettsia akari* 感染症
- 播種性 *Vibrio vulnificus* 感染症
- 壊疽性膿皮症

蕁麻疹
- 蕁麻疹様血管炎

結節性発疹
- 播種性感染(真菌、抗酸菌)
- Sweet症候群
- 結節性紅斑
- 細菌性血管腫瘍

紫斑性発疹
- 急性髄膜炎菌血症
- 電撃性紫斑病(重症のDIC:敗血症、悪性腫瘍、外傷)
- 播種性淋閉感染症
- エンテロウイルス感染症
- ウイルス性出血熱
- 血栓性血小板減少性紫斑病、溶血性尿毒症症候群
- 皮膚小血管血管炎

潰瘍
- 野兎病
- 炭疽

HIV:ヒト免疫不全ウイルス、HSV:単純ヘルペスウイルス、VZV:水痘・帯状疱疹ウイルス、DIC:播種性血管内凝固

性皮壊死融解症（TEN）である。軽症のタイプは単純ヘルペスウイルス（HSV1，HSV2ともに），B型肝炎ウイルス，C型肝炎ウイルスなどのウイルスやその他プロゲステロンなどの薬剤との関連が指摘されている。鑑別診断には二期梅毒，川崎病，毒素性ショック症候群，リケッチア症，膠原病などがあがるが，target lesion の有無が鑑別点となる。重症型の SJS-TEN ではほとんどが薬剤性である。薬剤のなかでは抗菌薬の割合が高く，アミノペニシリン，キノロン，セファロスポリン，サルファなどでのリスクが高い。

髄膜炎菌血症やウイルス性出血熱，ロッキー山紅斑熱（RMSF）などの初期に紫斑ではなく，紅斑で発症することもある。腸チフスの発疹はバラ疹と呼ばれる円形あるいは卵円形で，圧迫により完全に消退する。0.5〜1.0 cm 程度の大きさの淡いピンク色の斑である。梅毒は時期により多彩な皮疹を呈する。一期梅毒では陰部の潰瘍が曝露後3週間程度で認められ，二期梅毒では多彩な形態の発疹がみられる。斑，丘疹，膿疱などが同時期に現れることがある。

結節性発疹（nodular lesion）：真皮，皮下組織の病変によって生じる円形または楕円形の病変である。結節を形成するものは炎症細胞，微生物，腫瘍細胞などさまざまである。非定型抗酸菌，ノカルジア，真菌，リーシュマニアなどがそれぞれの臨床状況下で結節性病変を呈する。結節性紅斑は通常下腿前面に複数個の病変を生じるが，他の部位に単発で認められることもありうる。原因疾患としては感染症が多くを占める。一方，硬結性紅斑（erythema induratum）は下腿後面や足首に認められる有痛性の結節で結核に対する反応によって生じる。結節性紅斑との鑑別は部位のほか，硬結性紅斑では化膿すること，病理組織で皮下脂肪組織内に炎症が認められることなどから可能である。

水疱性発疹（vesiculobullous eruptions）：0.5 cm 以下を vesicle，以上を bulla と呼ぶ。多くは免疫学的反応によるものであるが，感染性では水痘，播種性単純ヘルペス感染症，ヘルペス性湿疹，エコーウイルス症，コクサッキーウイルス症のほか，天然痘，播種性ワクシニア，サル痘なども考慮する。貯留している液体が膿の場合は膿疱と呼ばれるが，時間の経った水疱にすぎないことがある。全身性の膿疱は通常は膿疱性乾癬などの皮膚科疾患か感染症（緑膿菌や黄色ブドウ球菌による毛包炎など）である。関節炎を伴う場合は淋菌血症，髄膜炎菌血症，モラクセラ菌血症，感染性心内膜炎，コクサッキーウイルス感染症などを考える。敗血症で水疱性病変を伴う場合はA群溶連菌による壊死性筋膜炎，緑膿菌やエロモナスによる壊疽性膿皮症，ビブリオ・ブルニフィカス（*Vibrio vulnificus*）感染などが鑑別になる。

紫斑（petechiae, purpuric eruption）：0.3 mm 以下の小さいものを petechiae，大きいものを purpura あるいは ecchymoses と呼ぶ。全身性の紫斑で血行動態が不良の場合の多くはグラム陰性菌（特に髄膜炎菌）による敗血症，リケッチア症であり，リステリア，黄色ブドウ球菌などの菌血症も考える。脾臓摘出後の患者では莢膜を有する細菌（髄膜炎菌，肺炎球菌，インフルエンザ菌，カプノサイトファガなど）による敗血症のリスクが高い。ウイルスでも紫斑を起こすことがあり，EBV，CMV，エコー，コクサッキー，ウイルス性出血熱などが鑑別にあがる。リケッチアについてはわが国ではツツガムシ病か日本紅斑熱をみることがあり，発熱＋全身の紫斑では必ず考慮する。マラリアも紫斑を起こすことを渡航後のケースでは留意しておく。

緊急を要する感染症

急性かつ状態の悪い発熱患者をみる医師はどのような場合に緊急の対処を要するかを知っておく必要がある。詳しい病歴，身体所見をとる前から，患者が sick かどうかを一目みて感じとることは重要であり，経験ある医師のこのような直感はしばしば正しい。敗血症，細菌性髄膜炎，発熱性好中球減少症，脾摘患者での発熱，壊死性筋膜炎，などは緊急性の高い感染症である。

患者側の因子として脾摘後，アルコール肝機能障害，HIV 感染症，糖尿病，悪性腫瘍，化学療法，免疫抑制療法などが重症感染症を起こしやすくする要因としてあげられる。病歴上，最近の上気道炎，インフルエンザ，水痘，外傷/熱傷などによる皮膚の破綻，異物の存在（人工関節，動静脈シャント，タンポンの使用）などにつき特に留意すべきである。旅行歴，動物/病人への曝露歴，アウトドア歴，ワクチン接種歴，性交渉歴，月経歴なども十分に聴取する。

●**臨床症状** 身体所見としては全身をみるが，意識状態，バイタルサイン，皮膚の所見などが特に重要である（皮疹については［皮膚病変と感染症］の項参照）。

●**検査成績** 一般に血算，分画，肝機能，腎機能，血糖，凝固，血液培養は全例でとる。脾摘後患者では末梢血のスメアで Howell-Jolly（ハウエル-ジョリー）小体の有無や buffy coat をチェックする。またマラリアの存在する地域への渡航後の患者ではマラリア原虫のチェックが3回必要である。髄膜炎を疑う場合は腰椎穿刺により髄液を採取するが，意識障害，乳頭浮腫，免疫不全，局所神経所見などがある場合は中枢神経系の画像診断を先に行う。この場合には血液培養を先に採取して，抗菌薬をはじめてから画像検査に進む。

敗血症

敗血症（sepsis）はなんらかの感染症がある場合に，生体に全身性炎症反応症候群（systemic inflammatory response syndrome：SIRS）が認められる状態である。敗血症性ショックが最も緊急性の高い状況であり（表 2-3），認識すれば1時間以内に血液培養を中心とする必要な培養を提出した後に抗菌薬を投与すること，6時間以内に early goal directed therapy（EGDT）を達成すること，が推奨される。敗血症の場合，適切な抗菌薬の開始が遅れれば，遅れた分だけ生存率が確実に下がる（1時間遅れるごとに 8% 低下する）ために，急ぐ必要がある（図 2-2，図 2-3）。

一般に感染症診療では感染臓器，起因菌，患者の重症度，免疫能などを明らかにする（＝診断）ことにより，治療が決まってくる。培養が戻ってくる前に可能なかぎり起因菌を推測して治療を開始し（empiric therapy），培養が戻ってきたら最適な特異的治療（definitive therapy）に変更して必要な期間投与継続する。

敗血症のように時間の制限がある場合に，どこまで診断を詰めてから治療を開始するかは難しいこともあるが，なるべくすみやかに判断する。ICU や病棟に上げてから抗菌薬を開始するのではなく，救急室に抗菌薬を取り寄せて開始するべきである。

一方，敗血症のようにみえて実はそうではない疾患とし

表2-3 菌血症，SIRS，敗血症，重症敗血症，敗血症性ショック，不応性敗血症性ショックの定義

- 菌血症(bacteremia)：血液中に培養が可能な細菌が存在する
- 全身性炎症反応候群(SIRS)：以下の条件を満たす状態
  1. 体温＞38℃あるいは＜36℃
  2. 心拍数＞90/分
  3. 呼吸数＞20/分あるいは二酸化炭素分圧＜32 mmHg
  4. 白血球数＞1万2,000/mm³あるいは＜4,000/mm³もしくは桿状核球＞10%
- 敗血症(sepsis)：培養で確認された感染症，あるいは臨床所見から推定される感染症があり，SIRSがあるもの
- 重症敗血症(severe sepsis)：敗血症のなかでさらに以下の臓器低灌流あるいは臓器障害を示すもの
  ・毛細血管リフィル3秒以上
  ・尿量 0.5 mL/kg 以下が1時間以上続くか，腎代替療法を要する
  ・乳酸 2 mmol/L 以上(18 mg/dL)
  ・意識状態の突然の変化あるいは脳症異常
  ・血小板減少 10万/mm³ 以下あるいは DIC
  ・急性肺障害あるいは急性呼吸促迫症候群
  ・心機能障害
- 敗血症性ショック(septic shock)：重症敗血症で，かつ以下の条件のいずれかを満たす
  ・十分に輸液をしても平均血圧＜60 mmHg(もともと高血圧がある場合は＜80 mmHg)
  ・ドパミン5μg/kg/分以上か，ノルエピネフリンもしくはエピネフリン 0.25μg/kg/分以下の血管収縮薬を血圧維持のために必要とする
- 不応性敗血症性ショック(refractory septic shock)：敗血症性ショックで，以下の条件を満たす
  ・十分に輸液をしてもドパミン15μg/kg/分以上か，ノルエピネフリンもしくはエピネフリン 0.25μg/kg/分以上の血管収縮薬を必要とする

敗血症を疑う所見
- ショック
- 体温＞38℃，＜36℃
- 頻脈
- 頻呼吸
- 意識障害
- 白血球＞1万2,000/mm³，＜4000/mm³
- CRP，プロカルシトニン上昇
- 低血糖，高血糖
- 代謝性アシドーシス
- 呼吸性アルカローシス
- 血小板減少
- 急性腎障害
- DIC
- 肝機能障害

CRP：C反応性蛋白，DIC：播種性血管内凝固

ては消化管出血，肺血栓塞栓症，心筋梗塞，急性膵炎，利尿薬などによる脱水，糖尿病性ケトアシドーシス，全身性エリテマトーデス増悪，副腎不全や，血球貪食症候群，悪性リンパ腫などがあげられるが，特に初期の段階では抗菌薬を控えるという判断は困難なことも多い。

- **適切な抗菌薬の選択** 感染臓器，起因菌，患者の免疫状態を把握できれば，エンピリックセラピーは多くの場合に決まってくる(表2-4)。Gram 染色，Ziehl-Neelsen 染色など，塗抹検査を行うことで起因菌をさらに絞り込むことができる。エンピリックセラピーの選択は施設ごとのローカルファクターによるところが大きいことに留意する。

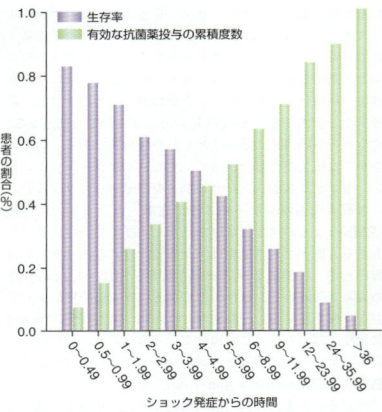

図2-2 有効な抗菌薬が開始されるまでの時間と生存率の関係

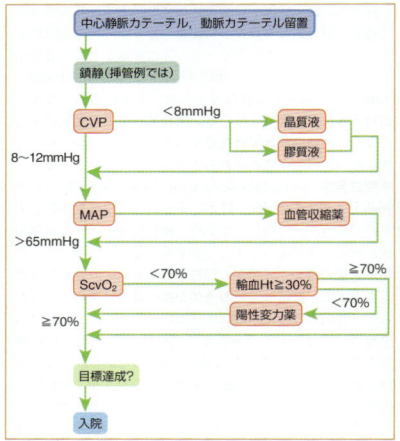

図2-3 EGDT
血管収縮薬：通常ノルアドレナリン，陽性変力薬：通常ドブタミン
CVP：中心静脈圧，MAP：平均動脈圧，ScvO₂：中心静脈血酸素飽和度，Ht：ヘマトクリット

- **ドレナージ，デブリードマンをすみやかに行う** 壊死性筋膜炎では即座にデブリードマンを，水腎症を伴う複雑性尿路感染症ではドレナージを，カテーテル血流感染に伴う敗血症性ショックではカテーテル抜去を行う。ドレナージは境界明瞭な感染性の液体貯留がある場合に有用であり，腹腔内膿瘍，膿胸，化膿性関節炎などがよい例である。デブリードマンは壊死組織など，ドレナージチューブを通過しないものを物理的に除去する必要がある場合に用いる。緊急性が高いものは壊死性筋膜炎と，

表 2-4　代表的な敗血症治療をきたす感染症の起因菌とエンピリックセラピー
市中肺炎
● 肺炎球菌，インフルエンザ菌，レジオネラを目標に シプロフロキサシン/アジスロマイシン＋セフトリアキソン/セフォタキシム
院内肺炎，人工呼吸器関連肺炎
● グラム陰性桿菌を目標に メロペネム/セフェピム±アミノグリコシド/シプロフロキサシン ・院内発症のレジオネラの疑いがあればシプロフロキサシン ・MRSAの疑いがあれば(グラム染色でグラム陽性球菌クラスター＋など)バンコマイシンかリネゾリド
市中腹腔内感染症
● 大腸菌，バクテロイデス・フラジリスを目標に メロペネム/ピペラシリン・タゾバクタム＋アミノグリコシド
院内腹腔内感染症
● 緑膿菌を含むグラム陰性桿菌，嫌気性菌，カンジダを目標に メロペネム±アミノグリコシド，アムホテリシンBを考慮
市中皮膚軟部組織感染症
● レンサ球菌，黄色ブドウ球菌，多菌種(polymicrobial)を目標に ピペラシリン・タゾバクタム or アンピシリン・スルバクタム±バンコマイシン±クリンダマイシン＋免疫グロブリン
院内皮膚軟部組織感染症
● MRSA，好気性グラム陰性桿菌を目標に バンコマイシン＋メロペネム/セフェピム/ピペラシリン・タゾバクタム
市中尿路感染症
● 大腸菌，クレブシエラ，プロテウス，腸球菌を目標に シプロフロキサシン/レボフロキサシン，またはアンピシリン＋ゲンタマイシン
院内尿路感染症
● 好気性グラム陰性桿菌，腸球菌を目標に バンコマイシン＋メロペネム/セフェピム
市中髄膜炎
● 肺炎球菌，髄膜炎菌，インフルエンザ菌，リステリアを目標に バンコマイシン＋アンピシリン＋セフトリアキソン/セフェピム(高用量)
院内髄膜炎
● 好気性グラム陰性桿菌，ブドウ球菌を目標に バンコマイシン＋セフェピム(高用量)
各病院のローカルファクターを必ず考慮に入れる MRSA：メチシリン耐性黄色ブドウ球菌

腸管壊死穿孔である。デバイスの除去についてはその種類によって難しさが異なる。おおまかに容易なものから並べると，尿道カテーテル，血管カテーテル，気管チューブ，腹膜透析チューブ，人工関節，血管グラフト，人工弁，左室補助デバイスとなる。

【柳　秀高】

参考文献

1) Mackowiak PA et al : Fever on Unknown Origin. Mandell, Douglas, and Bennett's Principles and Practice of Infectious Diseases, 7th edition, Churchill Livingstone, 2009
2) Iikuni Y et al : Current Fever of Unknown Origin 1982-1992. Internal Medicine 33:67-73, 1994
3) Pasternack MS et al : Lymphadenitis and Lymphangitis. Mandell, Douglas and Bennett's Principles and Practice of Infectious Diseases, 7th edition, Churchill Livingstone, 2009
4) Weber DJ et al : The acutely ill patient with fever and rash. Mandell, Douglas, and Benett's Principles and Practice of Infectious Diseases, 7th edition, Churchill Livingstone, 2009
5) Dellinger RP et al : Surviving Sepsis Campaign: International guidelines for management of severe sepsis and septic shock. Crit Care Med 36:296-327, 2008
6) Bioterrorism: Guidelines for Medical and Public Health Management. American Medical Association, 2002

3 敗血症，菌血症

■ **定義・概念**　敗血症とは感染症が原因による全身性炎症反応症候群(systemic inflammatory response syndrome：SIRS)を意味する。菌血症(bacteremia)は，単に細菌が血液中から検出される病態であり，敗血症とは異なる概念である。ただ菌血症の多くは，SIRSを呈することが多い。なおSIRSは，表 3-1 のように定義されている[1]。

敗血症は，敗血症(sepsis)，重症敗血症(severe sepsis)，敗血症性ショック(septic shock)に分類される。重症敗血症は，臓器障害，臓器灌流低下を呈する状態をいう。臓器灌流低下には，乳酸アシドーシス，乏尿，意識混濁などが含まれる。敗血症性ショックは，十分な輸液負荷を行っても低血圧が持続する重症敗血症と定義される。低血圧とは，収縮期圧 90 mmHg 未満またはベースラインの血圧から 40 mmHg を超える血圧低下が認められる場合を意味する。

2002 年に米国集中治療学会，欧州集中治療学会を中心とする合同カンファランスで，重症敗血症の死亡率を 5 年間で 25％低下させるという国際キャンペーン(Surviving Sepsis Campaign)を開始することが合意された。このキャンペーンの一環として，2004 年にエビデンスに基づいた「重症敗血症治療ガイドライン(Surviving Sepsis Campaign Guideline：SSCG)」が発表された。その後に行われた研究成果をふまえ，2008 年に SSCG は改訂されたが[2]，本ガイドラインは国際的な標準ガイドラインとして位置づけられている。

■ **疫学**　1979～2000 年の 22 年間にわたる米国での解析によると，敗血症は女性よりも男性に多く(平均の年間相対リスク 1.2)，この間に年率 8.7％の発生率の増加が認められた[3]。わが国における大規模な疫学データはないが，敗血症は増加していると考えられている。敗血症患者の平均年齢は 60 歳前後で高齢者に多く，罹患率，死亡率ともに，年齢が増加するに従い増加する。悪性腫瘍，心疾患，呼吸器疾患，糖尿病などを背景に持つ症例が多い。高齢者の増加，糖尿病，悪性新生物合併患者の増加，侵襲性の高い検査，治療手技の増加，耐性菌の増加などが敗血症の増加の原因と推定される。

■ **病因・病態生理と分子メカニズム**　以前は大腸菌，クレブシエラ，緑膿菌などのグラム陰性桿菌が主な起因菌であったが，現在ではブドウ球菌(コアグラーゼ陰性ブドウ球菌，黄色ブドウ球菌)，腸球菌などのグラム陽性菌が過半数を占めている。また真菌(カンジダ)が原因の敗血症が近年増加している。

病原微生物感染が成立すると，宿主の単球・マクロファージ，血管内皮細胞，好中球などの免疫担当細胞が，病原微生物の構成成分，たとえばグラム陰性桿菌のエンドトキシン(LPS)などを認識，活性化し，サイトカイン，エイコサノイド，血小板活性化因子(PAF)，活性酸素，エラ

表3-1 全身炎症反応症候群(SIRS)の定義

1991年に米国胸部疾患学会および米国集中治療学会の合同カンファランスで提唱された。以下の4項目中2項目以上を満たす場合をSIRSとする

1) 体温：>38℃ or <36℃
2) 脈拍数：>90/分
3) 呼吸数：>20/分または $PaCO_2$ <32 Torr
4) 白血球数：>12,000/mm³または<4,000/mm³または>10%未熟型(band)

$PaCO_2$：動脈血二酸化炭素分圧

スターゼ、一酸化窒素(NO)などの血管作動性メディエーターを産生し、全身的な過剰炎症反応が惹起される。その後、微小循環障害、血管内皮細胞障害を引き起こし、最終的に臓器障害が引き起こされる。敗血症の病初期には、動脈および細動脈が拡張し、末梢動脈抵抗が減少し、心拍出量が典型的な病態では増加し、いわゆるwarm shockと呼ばれる病態を示す。その後、心拍出量が減少し、末梢抵抗の増加により血圧が低下することが多い。血管作動性メディエーターにより、血液の分布異常、シャントが生じ、これによって減少した毛細血管流量は酸素運搬量を減少させ、CO_2 や老廃物の除去を障害する。

また持続性の凝固活性化をきたして血管内に微小血栓が多発し、凝固因子の消費による出血傾向と微小循環障害(播種性血管内凝固(DIC))を引き起こす。血液灌流の減少および微小循環障害により、心臓、肺、肝臓、腎臓、脳などの主要臓器不全にいたる。敗血症におけるDICは、出血症状は軽微である半面、臓器障害が重篤になりやすい特徴がある。

● **臨床症状** 悪寒戦慄を伴う高熱、発汗、頻脈、呼吸促迫、関節痛、筋肉痛などが認められることが多い。意識障害、低血圧(時にショック)、乏尿を呈することもある。またこれらの症状に加えて、原発感染巣に関連した症状を呈することが多い。

● **検査成績** 白血球数の増加または減少、C反応性蛋白(CRP)などの炎症マーカーの亢進が共通してみられる。また血液生化学検査、尿検査、およびX線、CT、超音波検査などの画像検査から、原発感染巣を正確に同定することが重要である。治療開始前に必ず微生物検査(培養)を行う。2セット以上の血液培養に加えて、原発感染巣に関連する検体を提出する。

● **診断** 臨床経過、症状、検査所見から、まず総合的に感染症の存在を確認する。CTなどの画像所見を行って原発感染巣を特定することが必要である。感染症の存在が確認され、SIRSであれば敗血症と診断される。重症敗血症の診断には、意識レベル、血圧を含むバイタルサインを正確に評価し、血液生化学検査での肝機能、腎機能、動脈血ガス、乳酸値などから臓器障害の有無を判断する。また心機能の評価には、心エコー検査を行う。また十分な輸液負荷を行っても低血圧が持続する場合、敗血症性ショックと診断される。

血液培養および原発感染巣に関連する検体を用いた培養検査から原因微生物を同定する。この場合、Gram染色などの塗抹検査を行うことがきわめて重要である。また培養検査で同定された微生物が、真の起因菌かどうかの判断を正確に行うことが必要となる。

血液培養の解釈

血液は元来無菌的な検体であるため、検出された菌は原則的にすべて起因菌と考える。ただし、血液を採取する際の消毒が不十分な場合、皮膚の常在菌が混入し、培養されることがある。特にコアグラーゼ陰性ブドウ球菌やセレウス菌などが検出された場合は、コンタミネーションの可能性を考慮する必要がある。したがって、コンタミネーションか否かの判断を行うため、2セット以上(複数回)の血液培養を採取することが重要である。複数回の検体で検出された場合は、真の起因菌である可能性が高い。また菌量が多い場合、すなわち血液培養採取から菌が同定される時間が短い場合も、真の起因菌である可能性が高い。

■ 治療と薬理メカニズム

適切な抗菌薬投与と原発感染巣のコントロール

敗血症の治療で重要な点は、すみやかに適切な抗菌薬を投与すること、および原発感染症のコントロールを行うことである。抗菌薬はまずエンピリカルに広域抗菌薬を使用し、培養結果が判明したらde-escalationを行い、起因菌を標的とした最適の抗菌薬に変更することが望ましい。原発感染巣のコントロールとしては、解剖学的欠陥(破綻)の修復、汚染されたカテーテルなどの人工物の除去、壊死組織の除去、ドレナージなどを意味する。

輸液

重症敗血症や敗血症性ショックでは、治療開始6時間以内に中心静脈圧(CVP)、平均動脈圧(MAP)、時間尿、中心静脈血酸素飽和度($ScvO_2$)あるいは混合静脈血酸素飽和度(SvO_2)を、設定された目標値に到達することを目標とした治療を行う。

- CVP：8～12 mmHg(人工呼吸器管理の場合12～15 mmHg)
- MAP≧65 mmHg
- 時間尿≧0.5 mL/kg/時間
- $ScvO_2$≧70%またはSvO_2>65%

相対的に循環血液量が大きく低下していることから、組織への酸素供給を改善するため、通常急速かつ十分な輸液療法を行う必要がある。敗血症性ショックであれば、晶質液で1～2 L/時間、膠質液であれば0.5～1 L/時間で輸液を開始する。通常は最初の6時間で6～10 Lの輸液が必要となることが多い。晶質液投与と膠質液投与の間で、死亡率や合併症(肺水腫など)の相違は認められていない。

血管収縮薬、強心薬

CVPを保っても平均血圧が65 mmHgを下回るのならば昇圧薬の投与を開始する。第一には、ノルエピネフリンやドパミンを用いる。ノルエピネフリンはドパミンに比べて1回心拍出量増加作用は弱いが、血管収縮作用は強力である。濃度依存性に腎血流量や糸球体濾過量(GFR)を増加させ、血管抵抗を減弱させる[4]。ドパミンは、投与量により交感神経受容体への親和性が異なる。低用量のドパミンは腎血管を拡張させ、腎血流の増加作用を示すため、腎保護作用を期待して従来使用されてきたが、大規模無作為化比較試験やメタ解析で有効性は示されず、腎保護目的の低用量ドパミン使用に関しては推奨されていない。

バゾプレシンの血中濃度は、敗血症性ショックが持続すると低下する。低用量のバゾプレシン補充療法は、副作用があまり認められず、敗血症性ショックの昇圧に効果的と

の報告があり，ノルエピネフリンの効果が十分でない場合にかぎって，低用量バゾプレシン(0.03 units/分)の追加投与を行ってもよい。また適切な輸液後に心拍出量の低下が疑われる場合には，ドブタミン投与が推奨されている。ただし，十分な輸液が行われていない状態でドブタミンを投与すると，低血圧や頻脈が助長されるので注意が必要である。

輸血

輸血により免疫抑制や急性呼吸障害などの副作用をきたすため，不必要な輸血は避けることが重要である。心筋梗塞や出血などが存在しないかぎり，赤血球輸血は，ヘモグロビン濃度が7.0 g/dL以下となった場合に，7.0〜9.0 g/dLを目標に行う。

血糖値のコントロール

血糖値のコントロールはきわめて重要であり，インスリンの持続静注(あるいは間欠投与)を行うことが推奨されている。ただ血糖値をどの程度にコントロールすれば理想的かという結論は得られていない。現時点では，目標血糖値は150 mg/dL未満と考えられている。

ステロイド

高用量のステロイド投与は，重複感染により生存率を悪化させるリスクが高く，敗血症性ショック症例のみに限定した研究でも有効性は見出されていない。その後，少量のステロイド投与が有効であるという報告がなされたが，それを否定する研究もあり，現時点では十分な輸液と昇圧薬・血管作動薬を使用してもショックが遷延する場合にかぎり，低用量のステロイド補充療法が推奨されている。ヒドロコルチゾンで1日300 mg未満の投与が推奨されている。

人工呼吸器管理

1回換気量の達成目標を(予測)体重あたり6 mL/kgとし，さらにプラトー圧を30 cmH$_2$O以下にすることが推奨されている。1回換気量とプラトー圧を肺保護戦略として減少させなければならない場合，結果的に生じる高二酸化炭素血症は許容する。ただし，代謝性アシドーシスを合併している患者や頭蓋内圧が上昇している患者はこのかぎりではない。また呼気終末の肺胞虚脱を防ぐため呼気終末陽圧(PEEP)を設定する。肺コンプライアンスあるいは酸素供給を最大にする観点からPEEPの設定を行う。通常5 cmH$_2$Oを超えるPEEPが必要とされる。

腎補助療法

持続的腎補助療法(持続的血液濾過)は，循環動態の不安定な重症患者に対する腎補助療法として，24時間緩徐に持続的に施行される。間欠的腎補助療法(血液透析)は，短時間に効率よく血液浄化を行うことが可能である。敗血症に合併した急性腎不全では，持続的腎補助療法と間欠的腎補助療法の効果は同等と考えられているが，血行動態が不安定な場合は，前者が推奨されている。

その他

APACHEIIスコアが25以上あるいは多臓器不全がある重症敗血症例では，リコンビナント活性化プロテインC投与が，SSCG2008では推奨されている[2]。ただし，リコンビナント活性化プロテインCはわが国において2011年1月現在未承認である。

リスクに応じた深部静脈血栓予防が必要である。予防法は，未分画ヘパリンあるいは低分子ヘパリンを用いる。ストレス性潰瘍の予防として，ヒスタミンH$_2$受容体拮抗薬やプロトンポンプ阻害薬の使用が推奨されている。ただしその使用に関しては，胃内pHの上昇が人工呼吸器関連肺炎の発症に関与していることに留意する必要がある。

選択的消化管除菌(SDD)の予防的使用に関する多くの研究がなされており，肺炎などの感染症を有意に減少するという報告がある。ただ現時点においては，その使用の是非に関して賛否が分かれており，一定の見解が得られていない。

エンドトキシン吸着療法の早期使用が，重症敗血症および敗血症性ショック患者において，死亡率を改善したという報告がされている[4]。グラム陰性桿菌の重症敗血症や敗血症性ショック患者における治療法として今後期待される。

■ **経過・予後** 米国での解析によると，1979〜1984年の敗血症患者の死亡率が28%であったのに対し，1995〜2000年は18%となっており，減少傾向が認められる[3]。ただ臓器障害を認めない敗血症の死亡率が15%なのに対し，3臓器以上の障害を合併した場合は70%となり，予後はきわめて悪い。

【太田 康男・北沢 貴利】

参考文献

1) Bone RC et al : Definitions for sepsis and organ failure and guidelines for the use of innovative therapies in sepsis. Chest 101 : 1644-1655, 1992
2) Dellinger RP et al; International Surviving Sepsis Campaign Guidelines Committee et al : Surviving Sepsis Campaign: international guidelines for management of severe sepsis and septic shock: 2008. Crit Care Med 36 : 296-327, 2008
3) Greg S et al : The epidemiology of sepsis in the United States from 1979 through 2000. N Engl J Med 348 : 1546-1554, 2003
4) Cruz DN et al : Early use of polymyxin B hemoperfusion in abdominal septic shock : the EUPHAS randomized controlled trial. JAMA 301 : 2445-2452, 2009

4 免疫不全者と感染症

免疫不全の種類と感染症

免疫不全者は感染症に罹患しやすい。なぜだろうか？このことを考えることから感染症のマネジメントがはじまる。易感染状態にある患者のあり方は人それぞれ，さまざまであるので，具体的にどのような感染症を発症するのかは，各患者で異なってくる。そこでまずは患者の情報を得て易感染状態の詳細を知る必要がある。

易感染状態には，**表4-1**のような構成要素がある。易感染状態を適切に把握するためには，その構成要素に分けることが必要である。なぜなら易感染状態を構成している各要素ごとに感染症の原因微生物の傾向があるからだ。よって，患者が具体的に易感染性のどの要素を有しているかがわかれば，逆に患者にどの微生物が感染症を起こすかを知ることができる。以下では，易感染状態の各構成要素を個別にみていく。

バリアー障害

バリアーとは人体への微生物の侵入を防ぐ最初の関門である。具体的には皮膚や粘膜などである。皮膚・粘膜は人体を包んでいて、外界(あるいは腸管内などの体腔)からの微生物の侵入を防いでいる。しかし、皮膚や粘膜に傷がついて破綻すると、微生物がいとも簡単に人体内に侵入してしまう。

バリアー障害には、①皮膚バリアー障害、②粘膜バリアー障害が存在する。皮膚バリアー障害とは外科的な術創、熱傷などによる皮膚の直接の障害、中心静脈ラインの刺入部位などをさす。癌診療では頻用される中心静脈カテーテルであるが、実はこれは皮膚バリアーの破綻をきたすデバイスである。つまり、中心静脈カテーテルの入っている患者は皮膚バリアー障害による易感染状態にあるわけで、これは十分に注意しておく必要がある。

バリアーの障害状態で感染症の原因となるのは、その部位に存在する常在菌である。皮膚のバリアー障害で問題になるのは、多くの場合皮膚の常在菌である。しかしそれのみならず、黄色ブドウ球菌(*Staphylococcus aureus*)などのグラム陽性球菌、そして緑膿菌(*Pseudomonas aeruginosa*)などの医療施設内の環境を汚染している菌群が問題となる。粘膜バリアー障害は、たとえば抗がん剤や放射線治療などによる口腔粘膜障害がよい例である。粘膜が荒ればそこを侵入門戸に細菌感染が起こる。加えて、粘膜障害に伴う痛みのために嚥下障害が起こって誤嚥し、肺炎などの呼吸器感染を引き起こす。主に問題となる微生物は緑色レンサ球菌群(Viridans streptococci)をはじめとした口腔内に常在する溶連菌や嫌気性菌群である。

生体機能の異常(通過障害・誤嚥など)

癌などの器質的疾患が存在すると、その臓器の機能は著しく落ちる。特に腸管・気管・尿管・胆管などの管腔に癌などで通過障害が起これば、途端に感染症が起こりやすくなる。また癌の場合、治療の影響などで癌そのものが壊死する場合がある。壊死した組織において微生物は増殖しやすい。つまり感染が起こる。中枢神経疾患・意識障害・筋力低下などで嚥下機能に障害が出れば、当然誤嚥が起こる。

このように各臓器系統の機能の低下は、直接感染のリスクを上げている。主に問題となる微生物は、各臓器に定着する常在菌叢であることが多い。

好中球減少状態、および好中球の機能の異常

好中球減少症

末梢血中の好中球数が減少すれば感染症のリスクが高まることは、1960年代に米国の Gerald Bodey が見出した[1]。この状況で発熱したのがいわゆる発熱性好中球減少症である。頻度が高いのは抗がん剤治療に伴う好中球減少である。

発熱性好中球減少状態が5日以内の場合:問題となるのは緑膿菌をはじめとしたグラム陰性桿菌である。グラム陰性桿菌感染症は死亡率が高く、治療開始が遅れると、患者は高率に死亡する。よって好中球減少状態で患者が発熱した場合には、緑膿菌をカバーする抗菌薬がすみやかに投与開始される。ただし1990年代以降は多剤耐性のグラム陽性球菌、すなわちメチシリン耐性黄色ブドウ球菌(MRSA)やメチシリン耐性表皮ブドウ球菌(MRSE)が大きな問題となってきている。患者の臨床検体(血液培養など)からグラム陽性球菌が検出されている場合や、患者背景から多剤耐性グラム陽性球菌感染が疑わしい場合には、バンコマイシンなどで治療を行う。

発熱性好中球減少状態が5日を超えて続く場合:発熱性好中球減少状態が長引けば、前述した微生物に加えて真菌を考慮する。具体的にはカンジダ属(*Candida*)などの酵母様真菌や、アスペルギルス属(*Aspergillus*)などの真菌が問題となる。好中球減少期間が長い血液疾患の場合などはこの点に注意しておく必要がある。逆にいえば、発熱性好中球減少状態が5日以内で収束することの多い固形癌の場合は、真菌のことを意識する必要はまずない。現場ではよく固形癌患者においても真菌感染を過剰に心配してしまう向きがあるので、注意を喚起しておく(表4-2)。

末梢血中の好中球数の異常は遺伝性疾患でもみられる。小児が感染を繰り返す場合には、好中球の機能的欠陥を示唆する。周期性好中球減少症は常染色体優性遺伝疾患で、好中球減少症が周期的に繰り返される。好中球エラスターゼ遺伝子の変異が発見されている。末梢血中の好中球低下状態が3〜6日持続し、これが21日周期で繰り返される。口腔内のアフタ、歯肉炎、粘膜炎、蜂窩織炎などが起こり、時に重篤な感染によって死亡することもある。重症遺伝性好中球減少症は、ミエロイド細胞の前骨髄球から骨髄球への分化不全であると定義されている。患者は生後まもなくから髄膜炎、蜂窩織炎、腹膜炎、口腔粘膜炎、肛門周囲膿瘍、などを発症する。主な原因微生物は *S. aureus* などである。フィルグラスチム(filgrastim)(遺伝子組換え顆粒球コロニー刺激因子〈recombinant granulocyte colony-stimulating factor〉)投与で感染率は下がり、死亡率も減少する[2]。

表4-1 易感染性の構成要素

バリアー障害
- 皮膚バリアーの障害
- 粘膜バリアーの障害

その他の生体機能の異常
- 生体内の通過障害によるもの
- 嚥下障害・誤嚥など

免疫系の異常
- 好中球の数・機能の異常
- 細胞性免疫の異常
- 液性免疫の異常

表4-2 好中球減少と微生物との関係

期間	病原体	
5日未満⇒細菌感染	*Pseudomonas aeruginosa* *Klebsiella pneumoniae* *Enterobacter* & *Citrobacter* spp.	今も、昔も
	Staphylococcus aureus Coagulase-negative staphylococci Viridans streptococci *Enterococcus* spp.	device mucositis
5日以上⇒真菌感染	*Candida* spp. *Aspergillus* spp.	かぎられた集団

好中球機能異常

好中球顆粒の生成および機能の欠損としてミエロペルオキシダーゼ欠損がある。これは遺伝性の好中球疾患としては頻度が最も高い。単独では感染性疾患との関連は強くないが、糖尿病を併発すると、播種性カンジダ症に罹患しやすくなる。Chédiak-Higashi(チェディアック-東)症候群は常染色体劣性遺伝で、リソソーム顆粒を持つ細胞の疾患であり、血液系と神経系の異常を呈し、S. aureus および A 群 β 溶血性レンサ球菌などによる細菌感染を反復する。好中球特異性顆粒欠損では好中球の遊走不全が起こり、S. aureus、表皮ブドウ球菌 (Staphylococcus epidermidis)、腸内細菌科のグラム陰性桿菌の感染を皮膚や肺に反復する。

IFN-γ(インターフェロン)受容体のリガンド結合鎖の欠損、IFN-γ 受容体のシグナル鎖の欠損、IL-12(インターロイキン 12)受容体の欠損、IL-12 そのものの欠損は、抗酸菌感染症へのリスクを上げる。リガンド結合鎖の欠損を起こすような遺伝子変異を有する小児では、生後すぐに非結核性抗酸菌症および BCG 感染症などの重篤な感染症を発症する。IFN-γ 受容体のシグナル鎖の欠損でシグナル伝達機構が障害されている場合も、非結核性抗酸菌による易感染性が生じる。IL-12 制御の異常によって IFN-γ の産生が低下している場合にも易感染性が生じる。IL-12 受容体は β1 と β2 の 2 つの受容体を有しているが、β1 鎖の欠損によって非結核性抗酸菌症やサルモネラ感染症に罹患しやすくなる。

食食細胞による微生物の攻撃には、食食細胞による食食、細胞内顆粒による蛋白融解、食食、蛋白融解性の顆粒、水素ラジカルによる細胞傷害、活性酸素、過酸化水素などが関与している。これら細胞内殺菌過程の異常は易感染状態を引き起こす。

Janway らが、感染を繰り返し、しかも γ グロブリンが上昇している小児の例を記載した。これが後に慢性肉芽腫症であるとわかった[3]。慢性肉芽腫症患者の好中球は過酸化水素と NADPH (還元型ニコチンアミドアデニンジヌクレオチドリン酸) 産生の活性が欠損しており、過酸化水素を破壊するカタラーゼ陽性の微生物、すなわち S. aureus、Burkholderia cepacia、アスペルギルス属、ノカルジア属 (Nocardia)、Serratia marcescens などの反復性の感染を引き起こす。カタラーゼ陰性の微生物、たとえば Streptococcus pneumoniae などによる感染はまれである。皮膚軟部組織感染、肺感染症などの遷延性、再発性の感染症を引き起こす。

好中球の血管内皮への付着と凝集は、接着分子インテグリン (integrin) やセレクチン (selectin) が関与しており、これらの接着分子は正常な炎症反応の惹起にはきわめて重要である。好中球が血管内皮の細胞間接着分子に吸着できない場合、炎症部位に移行できず、結果として重篤な感染症が起こる。臨床的徴候としては、重篤な歯肉炎、反復する口腔・生殖器粘膜の感染、皮膚感染、消化管感染、そして呼吸器感染などである。原因微生物としては、グラム陰性桿菌、S. aureus、カンジダ属、アスペルギルス属などが多い。

細胞性免疫不全(表 4-3)

T 細胞受容体が抗原に付着すると、細胞表面の CD3 複

表 4-3 細胞性免疫の異常と微生物との関係

	病原体
ウイルス	HSV, VZV, EBV, CMV アデノウイルス、RS ウイルス、インフルエンザ、パラインフルエンザウイルス
細菌	Nocardia spp. Listeria monocytogenes
抗酸菌	Mycobacterium tuberculosis 非結核性抗酸菌
真菌	Pneumocystis carinii Aspergillus spp. Cryptococcus neoformans endemic fungi
原虫	Toxoplasma gondii

HSV：単純ヘルペスウイルス、VZV：水痘・帯状疱疹ウイルス、EBV：EB (Epstein-Barr) ウイルス、CMV：サイトメガロウイルス

合体が細胞内にシグナルを伝達し、T 細胞を活性化する。CD4 は Th1 と Th2 に分かれている。Th1 応答は細胞性免疫およびマクロファージを活性化させ、Th2 は B 細胞が抗体を産生するのに重要な役割を果たす。ウイルス感染細胞は CD8 陽性 (CD8$^+$) 細胞傷害性 T 細胞によって破壊される。具体的には、感染細胞は MHC (主要組織適合性複合体) class I 分子とともにウイルス抗原を表面に提示し、ここに CD8$^+$ 細胞傷害性 T 細胞が結合して細胞を破壊する。また CD8 は腫瘍壊死因子 α (TNFα)、リンフォトキシン、IFN-γ などのサイトカインを産生し、標的細胞の内因性抵抗性を高める。CD4$^+$T 細胞が、標的細胞表面に MHC class II 分子とともに提示された抗原を標的に、細胞傷害を起こすこともある。多くのナチュラルキラー (NK) 細胞では T 細胞受容体が発現されないので、さらに特異性の低い受容体を用いて標的細胞を認識するが、NK T 細胞は CD4 を持っており、T 細胞受容体を発現する。この細胞は IFN-γ を認識する。

細胞性免疫の低下は、先天性疾患、悪性リンパ腫・急性リンパ性白血病・HIV (ヒト免疫不全ウイルス) 感染症などの後天的に発症する疾患などでみられる。また重要なのは、本来明らかな細胞性免疫不全を有さない患者においても、ステロイドなどの免疫抑制剤を使うことによって、医原性に細胞性免疫が低下することである。たとえば移植医療 (造血幹細胞移植、固形臓器移植) においては原疾患および薬剤の影響で細胞性免疫不全状態となる。細胞性免疫不全は、好中球減少と異なり定量化しての評価が難しく、原疾患や使用薬剤の種類・投与量を把握して免疫不全の程度を推測する必要がある。たとえば、ステロイドについてはプレドニゾロン換算で投与総量 700 mg 以上、1 日投与量 10 mg 以上で日和見感染症のリスクが上がるとの報告がある[4]。HIV 感染症では CD4$^+$T 細胞数を用いて免疫状態を評価できるが、これはむしろ例外的であり、HIV 感染症に伴う日和見感染症は他の細胞性免疫不全に伴うそれとはやや様相が異なることが知られている。

細胞性免疫不全状態で感染を起こす原因微生物は、その幅が広いことが特徴である。細菌 (リステリア属 《Listeria》、ノカルジア属、レジオネラ属 《Legionella》 など)、好酸菌 (Mycobacterium tuberculosis や非結核性抗酸菌 《non-tuberculous mycobacteria》)、真菌 (クリプトコックス属

(*Cryptococcus*)，アスペルギルス属，*Pneumocystis jirovecii* など），ウイルス（ヘルペスウイルス群やインフルエンザ・RS〈respiratory syncytial〉ウイルスなどの呼吸器感染ウイルス）などのさまざまな微生物が問題となる。

液性免疫不全

免疫グロブリンや補体の量や質の異常，および脾臓機能の低下・脾臓摘出などはすべて易感染症をきたす。抗体や補体を中心とした免疫系のことを，機能的分類として液性免疫と呼ぶ。多発性骨髄腫や造血幹細胞移植後には液性免疫不全の状態となる。また，脾臓摘出や自己免疫性疾患，肝硬変などに伴う脾機能不全も液性免疫不全をきたす。

脾臓摘出状態および脾機能低下症は液性免疫不全の代表的な病態である。脾臓摘出後には，人体に侵入する新規抗原（特に多糖体抗原）に対する抗体産生反応低下，細菌や細胞に対する貪食細胞による貪食の障害，タフトシン（tuftsin）（免疫グロブリン由来のペプチドでマクロファージ機能を増強する）およびプロパジン（properdin）（補体活性化に関与する血清グロブリン）の減少などの障害が起こる。末梢血赤血球に Howell-Jolly（ハウエル-ジョリー）小体が認められたら脾機能不全を疑って検索することがすすめられる。脾摘後，および脾臓機能の低下している患者では，莢膜を持つ細菌が問題を起こしうる。具体的には *S. pneumoniae* や *Haemophilus influenzae* による激烈な敗血症をきたすことが知られている。このように，脾摘後の患者に重篤な敗血症が起こる状態を総称して，overwhelming post-splenectomy infection（OPSI）と呼ぶ。出血傾向や皮疹を伴い急速に発症・進行する敗血症を認めた場合は OPSI を疑って治療を進める必要がある。

補体は，①人体の感染からの防御，②自然免疫と獲得免疫系の媒介，③人体内の廃棄物の廃棄といった作用を有する。感染防御の観点からは，①オプソニン化，②走化性と好中球の活性化，③細菌および人体細胞の融解の3つの作用を有する。補体の先天的な欠損は，ナイセリア，特に *Neisseria meningitidis* への易感染性をもたらすことが知られている。17人の髄膜炎菌感染症のなかで，8人が補体の欠損を有しており（C7欠損4人，C9欠損4人），1人は全身性エリテマトーデス（SLE）の影響で補体が後天的に欠損していたとの報告がある[5]。

免疫グロブリンの欠損も易感染状態を引き起こす。多発性骨髄腫，慢性リンパ性白血病[6]，同種造血幹細胞移植の患者においては B 細胞系の異常が原因で低γグロブリン血症を発症し，液性免疫不全の状態となる。この状態では，*S. pneumoniae*, *H. influenzae*, *N. meningitidis* などによる感染症のリスクが高くなる。膠原病特に SLE の患者においては一般に多クローン性高γグロブリン血症が認められることが多いが，SLE 患者は後天性・遺伝性のものを含むさまざまな発症形式の低γグロブリン血症を発症しうる。

具体的には選択的 IgA（免疫グロブリン A）欠損症，分類不能型免疫不全症[7,8]，免疫抑制剤などによる薬剤誘発性低γグロブリン血症，ネフローゼ症候群による二次性低γグロブリン血症などである。先天性免疫グロブリン欠損も存在する。最もよくみられる遺伝性欠損は選択性 IgA 欠乏である。本疾患の罹患者は多くの場合無症候性である。な

ぜならば IgA の代わりに IgM が分泌物に排出されるからである。まれに副鼻腔や呼吸器の感染，アトピー，自己免疫疾患を繰り返し，膠原病に罹患する。無γグロブリン症も重要である。遺伝性の抗体欠乏を持っている子どもであっても，胎盤を通過した母胎の IgG 抗体を有しているので，人生の最初の6～9カ月は重篤な感染を起こさない。その後，母胎由来の IgG レベルが下がるに従って，腹腔炎や中耳炎や肺炎などに罹患しはじめる。*S. pneumoniae*, *H. influenzae*, 髄膜炎菌，およびマイコプラズマ属（*Mycoplasma*）などの感染がよくみられる。また，サルモネラ属（*Salmonella*），シゲラ属（*Shigella*），カンピロバクター属，ジアルジア属，およびロタウイルスなどの感染も頻度が高い。これらの患者は慢性エンテロウイルス髄膜炎に罹患しやすいが，本疾患はしばしば致命的である。高 IgM 症候群を伴う患者は，ニューモシスチス肺炎に罹患しやすい。本症患者は正常な数の B 細胞を持っているが，IgA および IgG のレベルは標準よりかなり低く，一方で IgM のレベルはきわめて高い。T 細胞のなかに欠陥があり，活性化 T 細胞の表面で通常表現される CD40 配位子（CD154）を欠くことが原因であると考えられている。分類不能型低γグロブリン血症の徴候は通常15～25歳の間に現れる。多くの場合に，微量の循環免疫グロブリンしか生産しない。

免疫グロブリンのサブクラス欠損は易感染性のまれな原因である。IgG1 の単独欠乏は重要な病的状態につながるが，きわめてまれである。IgG2 サブクラス欠損症は IgG4, IgE, または IgA の欠陥と組み合わせてしばしばみられる。IgG2, IgG3, または IgG4 が不十分な患者は細菌感染を繰り返すこともある。

癌患者と感染症

癌患者はきわめて特徴的な背景を持っており，これによりさまざまな感染症に罹患しやすくなる。第一に癌患者は，癌治療（例：抗がん剤，放射線治療，血管内カテーテル留置など）の影響で皮膚・粘膜のバリアーの破綻を抱えていることが多い。第二には癌の原発巣・転移巣の影響でさまざまな臓器の解剖学的な異常を有しており，これにより感染症に罹患しやすい。最後に，原疾患の影響や抗がん剤治療や放射線治療による免疫不全を有しており，感染症を発症しやすい。

癌の原発巣・転移巣の影響でさまざまな臓器の解剖学的な異常を有しており，これにより感染症に罹患しやすい。たとえば原発性肺癌や他臓器の癌の肺転移が起こると，気管の閉塞が起こる場合がある。末梢の含気は悪くなり，この結果肺膿瘍が起こる。よって初診の肺膿瘍の患者においては肺腫瘍の検索が必要となる。癌による気管支閉塞ばかりでなく，壊死した肺癌の内部に膿瘍を形成する場合もある。無治療の肺癌患者が，癌の初発の所見として肺膿瘍として来院する場合があるが，この場合は市中感染の様相を呈しており，抗菌薬耐性菌が関与していることは頻度として低い。しかし肺癌治療の最中に発症した場合には，医療関連感染症の様相を呈しており，*P. aeruginosa* をはじめとしたブドウ糖非発酵グラム陰性桿菌，偏性嫌気性菌，MRSA などによる感染が起こりうる。この場合問題となるのは，細菌感染ばかりでなく，腫瘍内部へのアスペルギ

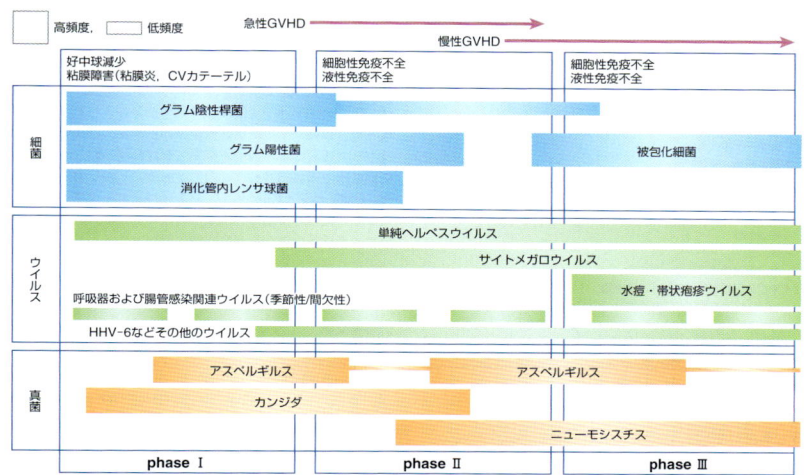

図 4-1 同種造血幹細胞移植治療後の各 phase における日和見感染症
- phase I：大量抗がん剤治療・全身放射線治療などの移植前処置による好中球減少，消化管粘膜障害，CV カテーテルの存在による皮膚のバリアー障害が原因となり，細菌感染，カンジダ症，単純ヘルペスウイルスの再活性化などが起こる
- phase II：急性 GVHD (移植片対宿主病) そのもの，およびその予防・治療目的の免疫抑制剤による免疫抑制が原因となる。サイトメガロウイルスなどのウイルス感染やアスペルギルス，ニューモシスチスなどの真菌感染症が特に問題となる
- phase III：慢性 GVHD そのものや，その治療目的の免疫抑制剤の使用で細胞性免疫不全が遷延し，さらに液性免疫の回復が遅れにより，phase II の病原体に加えて肺炎球菌やインフルエンザ菌感染，水痘・帯状疱疹ウイルス感染症などのリスクが高い

(文献 10 を改変)

ス属などの糸状菌による感染の報告がある[9]。なかでも接合菌による感染症は重篤な肺感染症をきたし，予後も不良である。

また，癌治療に伴って生じる免疫不全が呼吸器感染症のリスクを高くする。免疫不全は臨床的には，①好中球減少，②細胞性免疫不全，③液性免疫不全に分類可能であるが，このそれぞれにおいて特徴的な感染症が存在する。しかも現実には，患者が前記①〜③の免疫不全の要素をあわせ持っている場合がある。

造血幹細胞移植と感染症

造血幹細胞移植後の患者の免疫状態は，免疫の各構成要素ごとに異なった回復過程を示す。末梢血好中球数は週単位で回復する。しかしリンパ球数の回復には月から年単位での日数を要する。好中球数，単球数がまず回復し，続いて NK 細胞，CD8$^+$T 細胞，B 細胞，最後に CD4$^+$T 細胞数が回復する。しかし，B 細胞が機能上有効な抗体を産生するようになるには，抗原への曝露や，CD4$^+$T 細胞の関与が不可欠であり，本来の機能回復には 24 カ月以上が必要であると考えられている。

このように，造血幹細胞移植を受けた患者では易感染状態が時間とともに変化していく。具体的には，①phase I：移植後から移植片 (graft) の生着までの好中球減少時 (15〜45 日頃まで)，②phase II：生着から 100 日前後までの急性 GVHD (移植片対宿主病) の起こる時期，③phase III：100 日以降の慢性期，のそれぞれにおいて易感染状態が異なっており，したがって問題を起こす原因微生物の種類も違ってくる。よって phase I〜III のそれぞれの時期でどのような微生物が問題になるかを知っておけば，造血幹細胞移植後患者の感染症診療上，有用である (図 4-1)。

臓器移植と感染症

臓器移植患者における感染症への対応は移植医療において重要な位置を占める。なぜなら臓器移植患者に起こる感染症は，移植の成否のみならず，患者の予後をも規定しうるからである。この過程は具体的には臓器移植前後の患者の感染に対するリスクの把握，移植前感染症スクリーニング，抗菌薬投与より構成されている。

臓器移植患者の感染症に対するリスクは，移植前後の病原体への曝露と，移植医療による免疫抑制の度合の 2 因子によって決まる。病原因子に対する曝露は市中での曝露と院内曝露に分けられる。市中での曝露はサルモネラ，マイコプラズマ，レジオネラ，インフルエンザウイルス，RS (respiratory syncytial) ウイルスおよびリステリアなどへの短期的な曝露と，風土病的真菌症・結核・糞線虫などへの長期間の曝露に分けられる。院内曝露には具体的には医療関連感染の主たる病原体 (レジオネラ，グラム陰性桿菌〈緑膿菌など〉，バンコマイシン耐性腸球菌 (VRE)，MRSA，*Clostridium difficile* など) への曝露が含まれる。患者の免疫抑制の度合いは，①免疫抑制剤の影響，②原疾患や併存疾患および既知の感染症などの因子が影響しあって形成される。具体的には表 4-4 のようである。

表 4-4 患者の免疫状態を規定する因子

- 免疫抑制療法
  投与量, 期間, 現在の治療内容
- 併存する免疫疾患
  自己免疫疾患, 機能的な免疫不全
- 皮膚バリアー, 粘膜バリアーの清潔度
  カテーテル, 上皮の表面
- 壊死組織, 液体貯留
- 好中球減少症, リンパ球減少症
- 代謝因子
  尿毒症
  栄養失調
  糖尿病
  肝硬変を伴うアルコール中毒
- 免疫に影響を及ぼすウイルス感染
  サイトメガロウイルス(CMV)
  EBウイルス(EBV)
  B型肝炎ウイルス(HBV), C型肝炎ウイルス(HCV)
  ヒト免疫不全ウイルス(HIV)

臓器移植患者においては, 造血幹細胞移植後の患者と同様に移植後にその免疫状態が徐々に変化していく。そしてその各段階ごとに, リスクの高い感染症は異なってくる。よって, 臓器移植患者においても易感染状態が時間とともにどのように変化していくのかを知ることがきわめて重要である。これにより移植後経過した時間をもとに鑑別診断を絞ることが可能となり, また感染症の予見が可能となり, それに基づく予防的な抗菌薬治療計画を立てることが可能となる。

具体的には移植後経過した時間を1カ月以内, 1カ月以上6カ月まで, そして6カ月以上の3つに区切ることで, 各時期に起こりうる感染症の種類を分類できる。移植後1カ月以内に最も多いのは術後院内感染(主に細菌感染)である。移植後1~6カ月までは主として日和見感染症が起こる。サイトメガロウイルス(CMV), EB(Epstein-Barr)ウイルス(EBV), 単純ヘルペスウイルス(herpes simplex virus : HSV), B・C型肝炎などのウイルス感染, *P. jirovecii* やアスペルギルス症, リステリア感染症がみられる。移植後6カ月以降は, 拒絶反応や慢性のウイルス感染などの免疫不全を遷延させる因子が存在しなければ, 起こりうる感染症は市中の健常者とほぼ同じである。しかしB・C型肝炎, CMV感染, EBV感染, およびパピローマウイルス感染などの慢性・持続性の感染がある場合には, 感染臓器の障害や悪性腫瘍の発症が臨床的に問題となる。また拒絶反応のため強度の高い免疫抑制療法が必要な患者は引き続き日和見感染症のリスクを負う(図4-2)。

〔大曲 貴夫〕

参考文献

1) Bodey GP et al : Quantitative relationships between circulating leukocytes and infection in patients with acute leukemia. Ann Intern Med 64 : 328-340, 1966
2) Freedman MH : Safety of long-term administration of granulocyte colony-stimulating factor for severe chronic neutropenia. Curr Opin Hematol 4 : 217-224, 1997
3) Quie PG et al : *In vitro* bactericidal capacity of human polymorphonuclear leukocytes : diminished activity in chronic granulomatous disease of childhood. J Clin Invest 46 : 668-679, 1967
4) Stuck AE et al : Risk of infectious complications in patients taking glucocorticosteroids. Rev Infect Dis 11 : 954-963, 1989
5) Nagata M et al : Inherited deficiency of ninth component of complement : an increased risk of meningococcal meningitis. J Pediatr 114 : 260-264, 1989
6) Tsiodras S et al : Infection and immunity in chronic lymphocytic leukemia. Mayo Clin Proc 75 : 1039-1054, 2000
7) Fernandez-Castro M et al : Common variable immunodeficiency in systemic lupus erythematosus. Semin Arthritis Rheum 36 : 238-245, 2007
8) Cunningham-Rundles C et al : Common variable immunodefi-

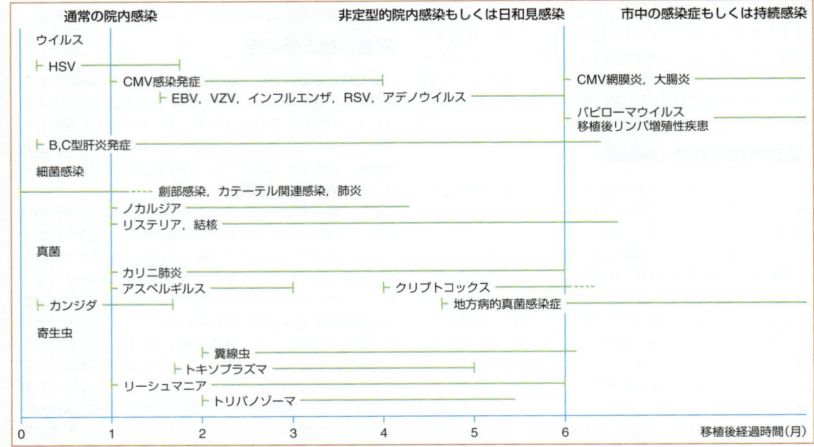

図 4-2 臓器移植患者[11]
HSV : 単純ヘルペスウイルス, CMV : サイトメガロウイルス, EBV : EB(Epstein-Barr)ウイルス, VZV : 水痘・帯状疱疹ウイルス, RSV : RS(respiratory syncytial)ウイルス

ciency: clinical and immunological features of 248 patients. Clin Immunol 92:34-48, 1999
9) 田中真人ほか：腫瘍壊死内にアスペルギルス感染を認めた肺癌の1手術例．肺癌 36:139-145, 1996
10) Center for International Blood and Marrow Transplant Research et al: Guidelines for preventing infectious complications among hematopoietic cell transplant recipients: a global perspective. Bone Marrow Transplant 44:453-558, 2009
11) Fishman JA et al: Infection in organ-transplant recipients. N Engl J Med 338:1741-1751, 1998

5 微生物検査・血清診断

検体の採取と取り扱い

微生物検査のための検体採取

　検体採取時の一般的な注意事項として，検体採取のタイミング，部位，方法，容器，搬送，保存などがあげられる．検体採取に関して，部位別に網羅的に書かれている教科書はすでにあるので[1]，ここでは無菌的な部位からの検体採取法として血液，常在菌の混入が避けられない部位からの検体採取法として喀痰の採取とその取り扱いについて述べる．

血液培養のための検体採取[1]〜[3]

- **タイミング**　抗菌薬投与前に採血するのが原則であるが，抗菌薬投与中ならば抗菌薬の血中濃度が最も低い次の投与直前に採血する．
- **採取量とセット数**　血流感染を起こしている場合，血液1 mL 中の菌数は少ない．心血管系感染症の場合，菌は絶えず血液中を循環しているが，膿瘍などの場合，菌は断続的に血液中を循環している．菌の検出率を高めるために，成人は2セット（好気培養と嫌気培養で1セット），40 mL（≧20 mL/セット）の血液を採取する．皮膚の常在菌が起因菌になることがあり，採血時の汚染菌混入か感染症の起因菌かの判断をしなければならないので，異なる時期または異なる部位から2セット採取しておくと判断に役立つ．皮膚の常在菌で，グラム陽性球菌のコアグラーゼ陰性ブドウ球菌（coagulase-negative staphylococci：CNS）と *Micrococcus* spp.，グラム陽性桿菌の *Corynebacterium* spp.，*Bacillus* spp.，*Propionibacterium* spp. などがあげられる．菌血症起因菌のほとんどは通性嫌気性菌と好気性菌（酵母，*Pseudomonas*，*Stenotrophomonas* など）であり，これらの菌は好気性ボトルに発育するので，採取量が少量である場合は好気性ボトルのほうを優先させる．
- **部位**　静脈を穿刺して採血する．血管留置カテーテルから採血すると，血流感染の起因菌ではなく，カテーテルに定着している細菌やカテーテル周辺に限局している感染症の起因菌を検出する可能性があるので，血管留置カテーテルから採血してはいけないとされているが，カテーテル関連血流感染を疑う場合は静脈とカテーテルの両方をセットで血液培養を行う．静脈よりもカテーテルから採取したサンプルのほうが2時間以上早く培養陽性となるとカテーテル関連血流感染とする．
- **容器**　血液培養ボトル（血液培養用の液体培地が無菌的に瓶に充填されており，好気培養用1本と嫌気培養用1本で1セットとなっている）．
- **方法**　採血部位の消毒はポビドンヨードよりもアルコール，ヨードチンキ，クロールヘキシジンアルコール（＞0.5％）がよいとされている．しかし，グルコン酸クロールヘキシジンアルコール（＞0.5％）の入手が困難なので，採血部位を70％アルコールで清拭し，アルコールを乾燥させてからヨードチンキを中心から外側に向けて同心円状に塗布し，1分間作用させて乾燥させる．これ以降，採血部位を触ってはいけない．血液を採取する前に，ボトルの中蓋（針を刺す部位）を70％アルコールで消毒して1分間待って乾燥させる．採血したら針を交換することなく，ただちに消毒した中蓋に刺して血液をボトルに注入する．
- **搬送**　血液をボトルに注入したらただちに検査室に持っていく．通常，検査室では，血液培養ボトルは24時間受け付けており，ただちに自動血液培養装置に入れて培養をする．
- **保存**　室温で2時間以内．
- **その他の注意事項**　培養陽性の信号が出ない場合は5〜7日間培養を続けた後に陰性の報告が出されるが，心内膜炎や原因不明で長期間熱があるなどの特別な情報があるときは2〜4週間培養を続けるので，これらの情報を微生物検査室に伝える必要がある．

喀痰培養のための検体採取[1]

- **タイミング**　抗菌薬投与前．
- **方法**　細菌の診断効率を高めるために，口腔や咽頭の常在菌汚染が少ない質の高い喀痰を採取する．良質な喀痰を得るためには，看護師または医師の直接監督下で採取する．義歯を装着している場合は外し，水で口腔内をすすがせるか，うがいをさせる．深い咳をした後に痰を出すように指導する．
- **容器**　滅菌容器に採取する．
- **搬送**　容器の蓋がしっかり閉められていることを確認して搬送する．
- **保存**　喀痰培養検査を有益なものにするために，迅速に培養を開始することが重要である．室温で放置すると，肺炎の起因菌として重要な肺炎球菌（*Streptococcus pneumoniae*）が死滅して常在菌が増殖するので，*S. pneumoniae* の検出率が低くなる．2時間以内に検査室に届けられないときは冷蔵保存する．
- **その他の注意事項**　喀痰の性状（色・粘度・臭い）と量を観察して，性状と量に前回検査時と変化がないかを記録する．膿性部分を採って塗抹標本を作製して Gram 染色する．Gram 染色は起因菌の推定に有用であるほか，喀痰の質を評価できるので，培養に先立って必ず実施したい．100倍で鏡検したときに1視野に上皮細胞が10以下で白血球が25以上観察される場合は培養検査に値する良質な痰である．しかし，1視野に上皮細胞が11以上で，白血球がほとんどない場合は培養検査に不適切な検体であると判断し，培養検査は実施されない．良質な喀痰であるにもかかわらず優勢な細菌が観察されない場

合，これは有意な情報であるので必ずその結果を記録する。

感受性試験の解釈

臨床微生物検査室で実施される抗菌薬感受性検査は感染症の治療に有効な抗菌薬を選択するために実施されるので，抗菌薬の最小発育阻止濃度(minimum inhibitory concentration：MIC)のみが報告されることはなく，起因菌の菌種や感染部位などを考慮に入れて感性(susceptible：S)，中間(intermediate：I)，耐性(resistant：R)と解釈して報告される。常用投与量・投与スケジュールで適切な臨床効果が期待できる場合をS，常用投与量・投与スケジュールで適切な臨床効果が期待できない場合をRとして報告する。Iの意味するところはさまざまであるが，SをR，RをSと誤って報告しないためのバッファーゾーンとしての役割が大きい。Clinical and Laboratory Standards Institute(CLSI)のガイドラインに従って，感受性試験結果の解釈の仕方や考え方を解説したい[4),5)]。

報告されない薬剤

治療に使用される可能性がない薬剤

報告される薬剤は治療に使用される可能性のある薬剤に限定される。MICが小さくても治療に使用される可能性がない薬剤(その菌種に対して有効性が確認されていない薬剤)はSと報告してはならない。たとえば，サルモネラ属(Salmonella)が血液から分離された場合，第1世代セフェム薬のMICが小さくて腸内細菌の抗菌薬感受性判定基準にあてはめて解釈するとSのカテゴリーに入る場合であっても，Sと報告してはならない。サルモネラ感染症に第1世代セフェム薬の臨床効果は確認されていないからである。

他の抗菌薬の感受性結果から感受性を予測できる薬剤

ある薬剤にSであればS，RであればRであることが予測できる薬剤については，代表的な薬剤の感受性結果のみが報告され，感受性を予測できる薬剤の結果は報告されない。

たとえば，ブドウ球菌はペンジルペニシリン(ペニシリンG)とoxacillinの抗菌薬感受性結果からほとんどすべてのβ-ラクタム薬(ペニシリン系，セフェム系，カルバペネム系，β-ラクタマーゼ阻害薬との合剤)に対する感受性を予測する。

ブドウ球菌がペニシリンGにSであれば，ブドウ球菌感染症に使用されるすべてのβ-ラクタム薬にSであると予測できる。ペニシリンGにR でoxacillinにSであれば，その菌株はβ-ラクタマーゼを産生しているのでβ-ラクタマーゼで加水分解されるペニシリン系薬剤(アンピシリン〈ampicillin〉，アモキシシリン〈amoxicillin〉，ピペラシリン〈piperacillin〉)にはRである。しかし，β-ラクタマーゼで加水分解されないペニシリン系薬剤(methicillin, oxacillinなど)，β-ラクタマーゼ阻害薬との合剤，ブドウ球菌に有効なセフェム系薬剤，カルバペネム系薬剤にはSであると予測される。oxacillinにRであれば，Staphylococcus aureusはメチシリン耐性黄色ブドウ球菌(methicillin resistant Staphylococcus aureus：MRSA)，S. aureus以外のブドウ球菌はメチシリン耐性ブドウ球菌(methicillin resistant Staphylococcus：MRS)と考えて，ブドウ球菌感染症に使用されるすべてのβ-ラクタム薬にRであると考える。なぜならば，MRSAやMRS感染症の多くが，これらの薬剤による治療に対して反応が乏しく，臨床効果が証明されていないからである。

細菌が分離された検査材料によって
感受性試験結果の解釈や報告の仕方が異なる

S. pneumonia

髄液から分離された場合は，ペニシリンG，セフォタキシム(cefotaxime)，セフトリアキソン(ceftriaxone)は髄膜炎の判定基準でのみ判定して報告する。しかし，髄液以外の検体から分離された場合は髄膜炎と非髄膜炎の両方の判定基準で判定して報告する。たとえば，血液からS. pneumoniaが検出された場合，その感染症が髄膜炎であっても肺炎であっても対応できるように2つの判定基準で判定して報告する。

Salmonella

便から分離された場合は，アンピシリン，フルオロキノロン系薬剤，ST合剤のみを報告し，血液から分離された場合は第3世代セフェム系薬剤を追加して報告する。

判定基準が再評価された薬剤

基質拡張型β-ラクタマーゼ産生のKlebsiella spp., Escherichia coli, Proteus mirabilis

ESBL(基質拡張型β-ラクタマーゼ〈extended-spectrum β-lactamase〉)産生株であることが確認されたKlebsiella spp., E. coli, P. mirabilisは，CLSIの2009年のガイドラインまでは「in vitroでペニシリン系，セファロスポリン系，アズトレオナム(aztreonam)に感性を示すかもしれないが，臨床効果がないので耐性と報告する」とされていた。

しかし，判定基準の再評価がなされ，2010年にセファゾリン(cefazolin)，セフォタキシム，セフタジジム(ceftazidime)，セフチゾキシム(ceftizoxime)，セフトリアキソン，アズトレオナムに新しい判定基準が設定された。セフェピム(cefepime)，セフロキシム(cefuroxime)(注射薬)は検討したが判定基準の変更はなかった。再評価がなされたこれらの薬剤の判定基準を使用すれば，ペニシリン系，セファロスポリン系，アズトレオナムのSをRに書き直して報告する必要がないので，ESBL確認試験は報告のためには不要となった。しかし，疫学や感染管理上，ESBLの確認は有用である。

また，判定基準の再評価がなされていないmoxalactam, cefonicid, cefamandole, セフォペラゾン(cefoperazone)を使用する場合はESBLの確認試験を実施し，ESBL産生の場合はこれらの薬剤をRとして報告する。

カルバペネマーゼ産生腸内細菌

2010年のCLSIのガイドラインまでは，次のようになっていた。つまり，カルバペネム系抗菌薬を加水分解するβ-ラクタマーゼ(カルバペネマーゼ)を産生する腸内細菌(Proteus spp., Providencia spp., Morganella spp.は除く)は，カルバペネム系抗菌薬にSと判定されてもMICが高くなっており，第3世代セフェム系抗菌薬に1剤以上がRとなっているので，modified Hodge test

表 5-1 主な抗体検査法

検査法	測定原理	特徴
EIA(酵素免疫測定法〈enzyme immunoassay〉)	抗体と抗原が結合し,それに酵素標識抗体を反応させることで基質が発色し,その吸光度により抗体価を測定する	● 高感度 ● グロブリンクラス別に定量できる
CF(補体結合法〈complement fixation test〉)	抗原抗体複合体と結合した補体を感作用血球の不溶血を指標として間接的に抗体価を測定する	● 簡便 ● 感染スクリーニング用
HI(赤血球凝集阻止法〈hemagglutination inhibition test〉)	動物の赤血球を凝集する能力を持ったウイルスの抗体が存在すると,赤血球凝集が抑制されることを利用して抗体価を測定する	● 抗体価が早く上昇して長期間持続する ● 型特異性が高い
NT(中和法〈neutralization test〉)	抗体がウイルスの活性を中和して細胞変性効果が起こらないことを利用して,抗体価を測定する	● ウイルス特異性,型特異性が高い

表 5-2 イムノクロマト法による抗原検出

病原体	検査材料	感度*(%)	特異度*(%)
インフルエンザウイルスA型,B型	鼻腔(吸引/拭い液)	87~94	98~100
RSウイルス	鼻腔(吸引/洗浄液,スワブ)		
	鼻咽頭拭いスワブ	72	98
アデノウイルス	咽頭粘膜上皮擦過液	73	100
	角結膜上皮擦過液	96	92
ロタウイルス	糞便	99~100	89~100
アデノウイルス	糞便	94~96	93~96
A群溶血レンサ球菌	咽頭拭い液	100	100
肺炎球菌(莢膜多糖体)	尿	61~90	72~76
レジオネラニューモフィラ血清型1	尿	89	96

*:感度と特異度は試薬の添付文書より引用

(MHT)で確認試験をする。MIC からSと判定されるカルバペネマーゼ産生腸内細菌感染症に対するカルバペネム系抗菌薬の有効性は確認されていないので,MHT が陽性であれば判定をせずに MIC のみを報告することになっていた。

しかし,2011年1月に腸内細菌のカルバペネム系抗菌薬の新しい判定基準が発表され,この新しい判定基準を使用すれば報告のために MHT は不要となった。しかし,MHT でカルバペネマーゼ産生を確認することは疫学や感染管理上有益であるとされている。

感染症の血清診断

梅毒,肝炎,ヒトTリンパ球向性ウイルス(human T-lymphotropic virus:HTLV),HIV(ヒト免疫不全ウイルス〈human immunodeficiency virus〉)検査については他稿で詳細に述べるので,ここでは感染症の血清診断の基本について述べる。

抗体検査:感染症患者の血清中に特異的な抗体が上昇することを利用して感染症の診断がなされている。主な検査法を表5-1に示す。抗体の上昇は感染の既往をあらわし,1回の検査だけでは近い過去に感染があったのかどうかの判断ができない場合が多いので,急性期(発病初期)と回復期(発病2~3週間後)に採取した検体(ペア血清)の抗体価を測定し,抗体価が4倍以上上昇していると感染と推定する。

グロブリンクラス別抗体価:感染初期に応答する免疫グロブリンM(IgM)は短期間で消失する。IgA は IgM より少し遅れて出現するが IgM より長期間検出可能である。IgG は IgM に遅れて出現し,漸減しながら長期間検出可能である。IgM が高ければ,感染後あまり時間が経過していないと推定される。IgM が低くて IgG が高い場合は,過去に感染があったが,最近の感染ではないと考えられる。既往の有無やワクチンの効果判定には IgG 抗体の検査が有用である。目的にあった検査の選択が必要である。グロブリンクラス別抗体価の測定は,ウイルスでは麻疹,風疹,水痘・帯状疱疹,ヒトパルボ,ムンプス,EB,サイトメガロ,ヘルペス1型などがあり,ウイルス以外ではツツガムシ,クラミジア,トキソプラズマなどがある。

抗原検査:酵素免疫測定法(enzyme immunoassay:EIA),蛍光抗体法(fluorescent-antibody technique:FA),ラテックス凝集法などが抗原検査として実施されている。しかし,特別な機器を必要とせず,診療所やベッドサイドで実施できるイムノクロマト法が,現在汎用されている(表5-2)。

核酸検査:微生物の DNA を検出するハイブリダイゼーション法やポリメラーゼ連鎖反応(polymerase chain reaction:PCR)法,DNA を定量する real time PCR,RNA を検出するハイブリダイゼーション法や RT-PCR(逆転写 PCR〈reverse transcriptase-PCR〉)などが使用されている。

【佐竹 幸子】

参考文献

1) Murray PR et al : Specimen collection and transport. Pocket Guide to Clinical Microbiology, 3rd edition, p87-128, ASM Press, 2004
2) Wilson Ml et al : Principles and procedures for blood cultures: approved guideline M47-A, Clinical and Laboratory Standards Institute, 2007
3) Leonard A et al : Clinical practice guidelines for the diagnosis and management of intravascular catheter-related infection: 2009 update by the Infectious Diseases Society of America. Clin Infect Dis 49:1-45, 2009
4) Wikler MA et al : Performance standards for antimicrobial susceptibility testing: nineteenth informational supplement M100-S19, Clinical Standards Institute, 2009
5) Cockerill FR et al : Performance standards for antimicrobial susceptibility testing: twenty-first informational supplement M100-S21, Clinical Standards Institute, 2011

6 抗菌薬耐性菌の考え方

抗菌薬耐性機序

自然耐性と獲得耐性

抗菌薬の発端となったペニシリンはカビから発見されたものであり，抗菌薬自体は自然界における細菌同士の争いのなかで微生物がもともとつくり出していたものである。そのため抗菌薬への耐性は，他の細菌がつくり出した抗菌薬に対抗する手段として本来備わっている性質と考えられる。細菌の薬剤耐性にはその菌が本来有している自然耐性と，抗菌薬に曝されたために起こる獲得耐性の2つのタイプがある。

自然耐性：自然界における細菌の長い歴史のなかで備えられた性質であり，人類が抗菌薬を開発する以前から菌が保有していたと考えられる。自然耐性の例としては，たとえば肺炎桿菌のペニシリン耐性があり，本菌が有する染色体性のβ-ラクタマーゼ遺伝子の発現によってその耐性がもたらされる。

獲得耐性：抗菌薬に曝露された細菌が生き延びるために，新たに対抗手段を獲得したものである。キノロン系抗菌薬に曝露された大腸菌が標的酵素であるDNAジャイレースやトポイソメラーゼⅣの遺伝子に変異が起きた結果，キノロン耐性菌が出現することが獲得耐性の例としてあげられる。

耐性機序の分類

実際に細菌がどのような機序で耐性を発揮するかについては，大きく分けて，①薬剤の分解や修飾，②透過性の低下，③薬剤の排出，④作用点の変異，の4つに分類される（表6-1）。

薬剤の分解と修飾：薬剤の分解については，菌が産生する酵素によって薬剤を不活化する仕組みであり，β-ラクタマーゼによるペニシリン系やセフェム系などの抗菌薬の分解が代表的である。さらに薬剤の修飾としては，アミノグリコシド修飾酵素によって薬剤を修飾し，その活性を発揮させなくする仕組みである。

透過性の低下：薬剤が通過する穴（ポーリン）が変異や減少を起こして，薬剤を菌体内に入れなくして作用を無効にする。

薬剤の排出：efflux pumpと呼ばれる排出ポンプによっていったん菌体内に入った薬剤を菌体外に排出して作用させなくさせる。

作用点の変異：抗菌薬が結合する部位に変異を起こして親和性を低下させ，無効にする。

上記のような薬剤耐性の機序は基本的には個別に発揮されるものであるが，緑膿菌のように耐性度の高い菌は複数の耐性機序を同時に発揮して，さらに高度および多剤の薬剤に耐性を発揮する場合がある。

薬剤耐性の伝播

薬剤の耐性は菌が他の菌からその性質を受け渡されることによって伝播することが可能である。具体的には耐性遺伝子の受け渡しによって，耐性の性質が伝播される。その代表的な方法として，耐性遺伝子をコードしたプラスミドを菌から菌に伝播することによって薬剤耐性を獲得する「接合伝達(conjugation)」という仕組みがある。さらに細菌に感染するウイルスであるバクテリオファージを介して，細菌由来の耐性遺伝子が他の細菌に移動する「形質導入(tansduction)」や，細菌が外来の遺伝子を取り込んで耐性の性質を獲得する「形質転換(transformation)」という仕組みもある。

代表的な耐性菌の特徴

耐性菌は多くの種類があり，問題となっている耐性菌の種類や広がり方には国によって大きな違いが認められる。日本においては，市中感染および院内感染のそれぞれの感染形態で表6-2に示すような耐性菌が問題となっている。そのなかで代表的な耐性菌に焦点をあてて以下に解説する。

MRSA

黄色ブドウ球菌は抗菌薬に感受性を示すメチシリン感受性黄色ブドウ球菌(methicillin-sensitive *Staphylococcus aureus*：MSSA)と耐性を示すメチシリン耐性黄色ブドウ球菌(methicillin-resistant *Staphylococcus aureus*：MRSA)に分けられる。MRSAは薬剤耐性をコードするSCC*mec*(staphylococcal cassette chromosome *mec*)遺伝子を保有し，薬剤感受性検査によってオキサシリン(MPIPC)の最小発育阻止濃度(MIC)が4μg/mL以上の菌がMRSAと判断される。MRSAは院内感染対策上，最も重要な菌であり，国内では1980年代以降分離頻度が増加し，現在でも国内の医療施設で分離される黄色ブドウ球菌の60〜70％を占めている。

黄色ブドウ球菌は皮膚，口腔や鼻腔，腸管など体の各部

表6-1 抗菌薬に対する耐性メカニズム

薬剤の分解や修飾	● β-ラクタム環の加水分解酵素 　→ β-ラクタマーゼによるβ-ラクタムの分解 ● アミノグリコシド修飾酵素 　→ リボソームとの結合親和性が低下
透過性の低下	● ポーリンの変異・減少 　→ 抗菌薬の菌体内への侵入抑制
薬剤の排出	● efflux pump(排出ポンプ) 　→ 薬剤の菌体外への排出
作用点の変異	● 抗菌薬結合部位の変異 　→ 作用部位への結合親和性の低下

表6-2 国内における代表的な耐性菌

市中感染	院内感染
● ペニシリン耐性肺炎球菌(PRSP) ● インフルエンザ菌(BLNARほか) ● 市中感染型MRSA(CA-MRSA)	● 院内感染型MRSA(HA-MRSA) ● 緑膿菌およびMDRP ● VRE ● ESBL産生菌(大腸菌，肺炎桿菌ほか) ● メタロ-β-ラクタマーゼ産生菌(緑膿菌，セラチア，アシネトバクター)

BLNAR：β-ラクタマーゼ非産生アンピシリン耐性インフルエンザ菌，MRSA：メチシリン耐性黄色ブドウ球菌，MDRP：多剤耐性緑膿菌，VRE：バンコマイシン耐性腸球菌，ESBL：extended spectrum β-lactamase

位に常在しており、通常は病原性を示すことはない。しかし皮膚の損傷や各種カテーテルの留置など体内異物の存在、さらに体内深部への菌の侵入などに伴って、皮膚感染症、肺炎、髄膜炎、骨髄炎、その他の深部臓器の感染症、菌血症、敗血症、毒素性ショック症候群、熱傷様皮膚症候群など各種の感染症を起こしやすくなる。また本菌は食中毒の原因にもなりうる。黄色ブドウ球菌が多彩な感染症を起こしうるのは、本菌が各種の病原因子を保有しており、条件が整えば感染を成立させる能力を有しているからである。

MRSAは基本的な病原性はMSSAと同一であるが、臨床的には治療に有効な抗菌薬が限定されるという意味において異なっている。すなわち、現在わが国でMRSA感染症に適用がとれている抗菌薬は、バンコマイシン(VCM)、テイコプラニン(TEIC)、アルベカシン(ABK)、リネゾリド(LZD)、ダプトマイシン(DAP)の5剤である。これらの抗菌薬以外でも保険の適用はとれていないが、ST合剤やミノサイクリン(MINO)、リファンピシン(RFP)などの抗菌薬もMRSAに対して有効性が認められる場合があるが、いずれにしてもMRSAに使用可能な抗菌薬は限定されており、そのため難治性感染の原因となりうる。

MRSAは院内感染の主要な起因菌であり、一般的に、①過去1年以内の入院歴、②長期療養施設への入所歴、③透析、④各種カテーテルなどの留置、⑤抗菌薬による最近の治療、などのリスクを有する例が保菌している可能性が高い。院内で伝播しやすく、このタイプのMRSAを院内感染型MRSA(hospital-acquired MRSA:HA-MRSA)と呼んでいる。一方、上記のリスクのない一般の健常者からも別のタイプのMRSAが分離されるようになっており、市中感染型MRSA(community-acquired MRSA:CA-MRSA)と呼んでいる。院内感染型と市中感染型は細菌学的に異なる特徴を有しており、感染症を起こしやすい年齢層も異なっている。また、市中感染型MRSAは、皮膚・軟部組織感染症が主体であるが、時に壊死性肺炎、敗血症などの感染を起こし重篤な状態になることがある。また市中感染型MRSAは、多くのβ-ラクタム系抗菌薬には耐性を示すものの、カルバペネム系、マクロライド系、フルオロキノロン系の各種抗菌薬、およびクリンダマイシンなどにも比較的良好な感受性を示す。なお市中感型といっても明確に市中感染のみを起こすとはかぎらず、米国では院内感染の起因菌として分離されることも少なくない。

MRSAの治療についてはVCMが標準的な治療薬として位置づけられているが、分離頻度は少ないもののVISA(vancomycin-intermediate *S. aureus*)やVRSA(vancomycin-resistant *S. aureus*)といった感受性が低下あるいは耐性の菌が報告されている。また、米国臨床検査標準委員会(CLSI)の基準ではVCMに対するMICが$2\mu g/mL$以下であればすべて感性(S)の範疇に入るが、臨床的にはMICが$2\mu g/mL$を示す菌に対してはVCMの十分な治療効果は望めない可能性が指摘されている。また最近では「MIC creep」と呼ばれ、徐々にVCMなど抗MRSA薬に対するMICが高い値にシフトしている傾向が報告されている。

緑膿菌

緑膿菌(*Pseudomonas aeruginosa*)は、ブドウ糖非発酵グラム陰性桿菌属に属し、院内感染の起因菌として、MRSAに次いで高い頻度で分離されている。緑膿菌は自然環境に広く存在し、健常者も腸管内などに保菌している。本菌は日和見感染症の代表的な菌であり、防御能が障害された宿主において各種の感染症を起こす。

本菌による代表的な感染症としては、呼吸器感染症、尿路感染症、菌血症・敗血症などがあるが、実際にはその他の臓器を含めて各種の感染症の原因となる。

- **呼吸器感染症** 院内肺炎や慢性閉塞性肺疾患(COPD)の急性増悪などを起こしうる。院内肺炎では特に人工呼吸器の装着例に起こる人工呼吸器関連肺炎(VAP)などが難治性の感染を起こし問題となっている。
- **尿路感染症** 尿路系の基礎疾患を有する患者や尿路カテーテルが挿入されている患者などで複雑性尿路感染症を起こしやすい。
- **菌血症・敗血症** 免疫不全患者、特に好中球が減少した患者に起こりやすいが、明らかな感染巣を認めない例では腸管内に定着していた緑膿菌がbacterial translocationによって深部に侵入している可能性がある。
- **その他の感染症** 熱傷、外傷、褥瘡あるいは手術部位などの皮膚・軟部組織感染症や外耳道炎などの耳鼻科領域感染症、角膜炎などの眼科領域感染症、骨髄炎や関節炎などの整形外科領域の感染症が起こることがある。

緑膿菌の中で、耐性度の高い菌であるが、さらに高度の耐性を有する多剤耐性緑膿菌(multiple-drug-resistant *Pseudomonas aeruginosa*:MDRP)も感染対策上、重要な耐性菌である。MDRPは本来、緑膿菌に有効なカルバペネム系、フルオロキノロン系、およびアミノグリコシド系の3系統の抗菌薬すべてに耐性を示し、単独で有効性が証明されている薬剤はポリミキシンBあるいはコリスチンのみである。もしこれらの薬剤が使用できない場合は、アミカシン(AMK)などのアミノグリコシド系抗菌薬とアズトレオナム(AZT)などの併用療法も選択肢の一つである。なお、MDRPの基準は満たさないが、2系統の抗菌薬に耐性を示す緑膿菌も分離されており、MDRPの予備軍として重要である。

緑膿菌感染症を診断するには、各種臨床検体から本菌を分離・同定する必要がある。ただし他の耐性菌の場合も同様であるが、単に患者から菌が検出されても保菌なのか真の起因菌なのか判別が難しい場合もある。血液培養で緑膿菌が分離されれば菌血症の診断とともに起因菌と判断される。しかし、喀痰や尿などから分離された場合は、患者背景や症状、さらに血液検査所見や画像所見などをもとに総合的に判断される。単に便だけから菌が分離されて症状を伴わない場合は保菌と考えられる。

ESBL産生菌

グラム陰性桿菌が産生するβ-ラクタマーゼのなかでclass Aあるいはclass Dに属するペニシリン分解酵素が、さらに第3あるいは第4世代のセファロスポリン系抗菌薬まで分解できるようになったものをextended spectrum β-lactamase(ESBL)と呼んでいる。ESBLの耐性はプラス

ミドによって他の菌に伝達され，大腸菌や肺炎桿菌，プロテウス属の菌など腸内細菌科の菌を中心に検出される。ESBLはさらに多くのタイプに分類され，国内では1995年の最初の報告以降，Toho型，TEM型，SHV型といったタイプの菌が主に分離されている。

ESBL産生菌は諸外国においても分離頻度が上昇する傾向にあるが，特にアジア各国では急な増加が認められる。また，国内においても他の耐性菌と異なり，入院歴や抗菌薬治療歴のない一般の健常者からも分離される例が増えてきている。

ESBL産生菌は各種の感染症を起こすが，膀胱炎や腎盂腎炎などの尿路感染症が多く，さらに菌血症・敗血症，腹腔内膿瘍，術後の創部感染や肺炎などの起因菌として分離される場合もある。

本菌による感染症の治療にはカルバペネム系およびオキサセフェム系の抗菌薬が有効であり，ホスホマイシンも有効とされる。重症感染例ではカルバペネム系抗菌薬が使用される頻度が高いが，軽症，あるいは中等症の感染症例ではそれ以外の抗菌薬の使用も考慮される。

AmpC型β-ラクタマーゼ産生菌

AmpC型β-ラクタマーゼ産生菌はESBL産生菌と類似した薬剤感受性を示し，ペニシリン系，第1～第3世代のセファロスポリン系抗菌薬に耐性を示し，カルバペネム系抗菌薬には感受性を示す。ただしESBL産生菌と異なり，第4世代セフェム系抗菌薬には感受性を示す。エンテロバクター属(*Enterobacter*)やシトロバクター属(*Citrobacter*)の細菌は染色体上にAmpC型β-ラクタマーゼ遺伝子が存在しているが，大腸菌や肺炎桿菌などにおいてはプラスミドによって伝達される。

検査上，ESBL産生菌との鑑別において，AmpC型β-ラクタマーゼはクラブラン酸では阻害されないが，スルバクタムで阻害される点が重要である。またAmpC型β-ラクタマーゼはセファマイシン系，オキサセフェム系抗菌薬には耐性を示す。

VRE

バンコマイシン耐性腸球菌(vancomycin-resistant enterococci：VRE)はバンコマイシン(VCM)に耐性を示す腸球菌であり，院内感染の重要な起因菌である。本来，*Enterococcus faecalis*や*Enterococcus faecium*に代表される腸球菌はヒトの腸管内に常在しており，病原性は低く，健常者において感染症を発症することはまれである。ただし，免疫不全患者などでは菌血症・敗血症，心内膜炎，髄膜炎，骨髄炎，腹腔内感染症，創部感染症，尿路感染症などを起こすことがある。

VCM耐性遺伝子はvanA, vanB, vanC, vanD, vanE, vanG, VanLの7つのタイプがあるが，vanAまたはvanBタイプの遺伝子はプラスミドにより伝播され，臨床的にVREとして問題となっている。

VRE感染症の診断には，分離された腸球菌のVCMに対する最小発育阻止濃度(MIC)が16μg/mL以上であればVREと判定する。ただしこれは日本の感染症法で定めた五類感染症としてのVREの届出の基準であり，CLSIではVCMのMICが32μg/mL以上を耐性の基準と定めている。

国内でVREが検出されている例の大半は保菌としての分離であり，実際に感染症を発症している例は多くない。特にVREが便からのみ分離されている状態では起因菌とは考えにくい。しかしオムツの交換などを介して院内で本菌が広がる例が多く，感染対策上，注意すべき菌である。

VRE感染症の治療にあたっては，*E. faecalis*の場合はアンピシリン(ABPC)に感受性を示すため，アンピシリンが用いられる。一方，*E. faecium*はアンピシリンに耐性を示し，リネゾリド(LZD)あるいはキヌプリスチン/ダルホプリスチン(QPR/DPR)が有効である。テイコプラニン(TEIC)はVanB, VanCタイプのVREには有効であるが，VanAタイプのVREには無効である。

メタロ-β-ラクタマーゼ産生菌

メタロ-β-ラクタマーゼは酵素の活性部位に亜鉛を要するため，その名前で呼ばれている。この酵素はペニシリンからセフェム，さらにはカルバペネムといったβ-ラクタム環構造を有するほとんどすべてのβ-ラクタム系抗菌薬を分解し不活化できる。メタロ-β-ラクタマーゼの種類としては，国内ではIMP-1型あるいはVIM-2型のものが多く分離されている。

本酵素は緑膿菌で産生する菌株が認められるが，大腸菌や肺炎桿菌，セラチアなど腸内細菌科の一部の菌も産生する場合がある。

メタロ-β-ラクタマーゼ産生菌による治療は，一般的なβ-ラクタム系抗菌薬は無効であるが，アズトレオナムはこの酵素に安定なため治療に用いることが可能である。さらに分離された菌の薬剤感受性結果をもとに，キノロン系抗菌薬やアミノグリコシド系抗菌薬が用いられる場合がある。

New Delhi metallo-β-lactamase-1(NDM-1)もメタロ-β-ラクタマーゼに属しており，本酵素の産生菌はインドやパキスタンでまず流行が起こり，その後英国などに広がり，日本国内でも分離例の報告がある。NDM-1遺伝子は伝達性プラスミドにより媒介され，大腸菌や肺炎桿菌などの腸内細菌科の菌で確認されている。NDM-1産生菌はほとんどの抗菌薬に耐性を示し，治療にはチゲサイクリンやコリスチンが用いられる。

KPC産生菌

Klebsiella pneumoniae Carbapenemase(KPC)はカルバペネム分解酵素であり，class Aのβ-ラクタマーゼに分類されている。最初に肺炎桿菌でKPC産生菌の分離例が報告されたが，大腸菌などの腸内細菌科の菌の報告も認められる。

KPC産生菌は米国などでまず流行が認められ，その後世界各地で分離例が報告され，国内でも報告が認められる。KPC産生菌もコリスチンやチゲサイクリンなど限定された抗菌薬のみが有効である。

ブドウ糖非発酵グラム陰性桿菌

ブドウ糖非発酵グラム陰性桿菌(non-fermenting gram-negative rod：NF-GNR)は，ブドウ糖の嫌気的な分解(発酵)を行わないグラム陰性桿菌の総称である。緑膿菌が代表的な菌であるが，さらにステノトロフォモナス属

(*Stenotrophomonas*)，ブルクホルデリア属(*Burkholderia*)，アシネトバクター属(*Acinetobacter*)などの菌が含まれる。このグループに属する菌は抗菌薬に耐性を示しやすく，院内感染対策上も重要な菌となっている。ただし，これらの菌はいずれも弱毒の菌であり，健常者において感染症を起こすことはまれである。

多剤耐性アシネトバクターは欧米で増加傾向にあり，国内でも院内感染の事例によって注目を集め，現在は五類感染症に加えられている。本菌はほとんどの抗菌薬が無効であり，コリスチンやポリミキシンBが使用される。

肺炎球菌

肺炎球菌は市中肺炎の代表的な起因菌である。耐性菌としては，ペニシリン耐性肺炎球菌(penicillin-resistant *Streptococcus pneumoniae*：PRSP)が有名であるが，さらにマクロライド耐性も高い比率で認められる。肺炎球菌による主な感染症には，肺炎や中耳炎，副鼻腔炎，菌血症・敗血症，髄膜炎などがあるが，髄膜炎の場合は薬剤の移行性が他の疾患と大きく異なるため，現在，肺炎球菌のペニシリンのブレイクポイントは髄膜炎とその他の疾患で分けて定められている。

国内で分離される肺炎球菌のなかでマクロライド耐性菌は70〜80％を占めているが，マクロライド系抗菌薬は好中球などの細胞内への移行性が非常に高いため，検査上，耐性と判定されても，臨床的には有効な症例も認められる。

インフルエンザ菌

インフルエンザ菌も肺炎球菌と同様に呼吸器感染症の主要な菌であり，また髄膜炎も起こす。本菌の耐性については，以前はβ-ラクタマーゼ産生によるものが多かったが，近年，β-ラクタマーゼ非産生アンピシリン耐性インフルエンザ菌(β-lactamase-negative, ampicillin-resistant *Haemophilus influenzae*：BLNAR)の増加が顕著である。BLNAR株に対しては，セフトリアキソンやセフォタキシムなどのセフェム系薬抗菌薬，およびレスピラトリーキノロンが有効である。

【松本 哲哉】

7 医療関連感染症と感染対策

はじめに

従来，病院内において感染症を新たに発症した場合には，院内感染(nosocomial infection)あるいは病院感染(hospital infection)と呼んでいた。しかし，医療現場が急性期医療から慢性期医療や在宅医療へ拡大し，病原体に曝露し感染が成立した場所を確定することが困難になってきたため，最近では院内感染(病院感染)という用語は医療関連感染症(healthcare-associated infection)に取って代わられている。

医療技術の進歩により多大な恩恵がもたらされた一方で，医療現場では感染防御能が低下するさまざまな要因が認められるようになった(表7-1)[1]。そのなかには，局所的な感染防御能の低下をきたす要因として，血管内留置カ

表7-1 さまざまな感染防御能低下の要因

全身的感染防御能低下
非医原的
1) 高齢，糖尿病，腎不全，アルコール過飲，低栄養など
2) HIV/AIDS
医原的
1) 大手術，脾摘
2) ステロイド療法
3) 白血病や腫瘍に対する化学療法
4) 臓器移植
など

局所的感染防御能低下
非医原的
1) 寝たきり患者などの褥瘡，嚥下障害，排尿障害
2) COPD
3) 胆道，尿路などの腫瘍・結石による管腔狭窄・閉塞
4) 外傷，熱傷
など
医原的
1) 手術部位
2) 皮膚・粘膜の器具による挿入・刺入部位(異物感染)
　血管内留置カテーテル，気管内挿管・人工呼吸器，尿道留置カテーテルなど
3) 体内埋没異物
　人工弁，人工関節など
4) 放射線療法
など

HIV：ヒト免疫不全ウイルス，AIDS：後天性免疫不全症候群，COPD：慢性閉塞性肺疾患
(文献1を引用)

テーテル，気管内挿管・人工呼吸器，尿道留置カテーテルなどの医療デバイスや手術部位など，医療関連感染症と関連した重要な危険因子が含まれている。特に前述した医療デバイスは日常の医療現場において利用される機会が多く，いまや現代医療に欠かせないものであるが，局所的な感染防御能の低下が重篤な医療関連感染につながる可能性をはらんでいる点を，医療従事者は常に認識しなければならない。

特に，主要な医療関連感染症としてカテーテル由来血流感染症，カテーテル関連尿路感染症，院内肺炎・人工呼吸器関連肺炎，手術部位感染症は重要性を増しており，死亡率が高いだけでなく，医療費や在院日数の増加につながることから，その適切な対策はきわめて重要である。

カテーテル由来血流感染症

カテーテル由来血流感染症(catheter-related blood stream infection：CRBSI)は中心静脈カテーテル留置に伴う重篤な合併症であり，カテーテルを介して物理的な皮膚のバリアーを乗り越えて直接血管内へ病原体が侵入するため，容易に重篤な血流感染症をきたす。

原因微生物の多くは皮膚に常在する微生物であり，コアグラーゼ陰性ブドウ球菌が最も多い。そのほか，黄色ブドウ球菌や腸内細菌，真菌(カンジダ属(*Candida*))なども起因菌として重要である。これらの原因微生物がCRBSIを起こす経路としては，①皮膚表面からカテーテルに沿った移行，②ポート部位やカテーテル接続部からの注射など直接的な微生物の注入，③遠隔感染部位からの血行性感染，の大きく3つがある。カテーテル挿入部位によっても感染

のリスクは異なり，大腿静脈＞内頸静脈＞鎖骨下静脈の順に感染リスクは高い．

CRBSIの症状は非特異的であり，発熱や悪寒，倦怠感などを伴う．カテーテル刺入部位の発赤や圧痛，膿性分泌物などの炎症所見の存在があれば診断に有用であるが，必ずしも認められるわけではなく，カテーテル刺入部位の炎症所見が認められなくてもCRBSIを否定することはできない．血管内カテーテルが留置された患者が発熱した場合，常に鑑別疾患の一つとしてCRBSIの可能性を考えなくてはならない．

CRBSIが疑われるときは，疑われた血管内カテーテルを無菌的に抜去し，カテーテル先端部の培養を行う．カテーテル先端部培養と併せて，末梢血から2セット血液培養を採取し，末梢血からの血液培養とカテーテル先端の培養から一致した微生物が検出された場合はCRBSIと診断する．カテーテルをすぐに抜去できない場合は，カテーテルから採血した血液培養を1セット採取し，同時にもう1セット血液培養を末梢血から採血する．カテーテルからの血液培養が末梢血からの血液培養と比較して，菌コロニー数が3倍以上多いまたは2時間以上早く陽性化した場合にもCRBSIと診断される[2]．いずれにせよ，血液培養を提出せずにカテーテル先端部培養のみ提出してもCRBSIと診断することはできないことに留意する．

CRBSIの初期治療としては，コアグラーゼ陰性ブドウ球菌や黄色ブドウ球菌が起因菌として多数を占めるため，バンコマイシンなどグリコペプチド薬が推奨される．ただし，重症の敗血症や好中球減少，透析，大腿静脈にカテーテルが留置されている患者などに対してはグラム陰性桿菌をカバーし，抗緑膿菌活性を有する抗菌薬の追加投与も推奨されるが，その場合は自施設の抗菌薬感受性パターン（アンチバイオグラム）に基づいて抗菌薬を選択する．また，広域抗菌薬の使用歴や中心静脈栄養を行っている場合，血液悪性腫瘍や臓器移植患者，鼠径部留置カテーテル，複数部位からカンジダ属が検出されている場合（尿，皮膚，喀痰など）にはカンジダ属をカバーするために抗真菌薬の併用が必要である．培養結果から起因菌および薬剤感受性が判明した後は起因菌に的を絞った抗菌薬に変更する（de-escalation）．

CRBSIが疑われるカテーテルは抜去することが原則であるが，コアグラーゼ陰性ブドウ球菌が起因菌の場合（Staphylococcus lugdunensisを除く）には，カテーテル抜去を行わずに抗菌薬の全身投与と併用して，抗菌薬をカテーテル内に充填する抗菌薬ロック療法も行われる[2]．CRBSIでは，治療開始後72時間以内に血液培養を再度採取し，血液培養の陰性化を確認することが大切である．適切な治療開始後も3日以上発熱が続いたり，血液培養が持続して陽性になる場合には，化膿性血栓性静脈炎，感染性心内膜炎，膿瘍や椎体炎などの合併症の有無を検索する必要がある．また，カンジダ属が起因菌の場合には，合併症として真菌性眼内炎に注意する．CRBSIの推奨される治療期間は起因菌により異なるが，CRBSIに関連した合併症がない場合には，血液培養が陰性化した日を投与初日として，コアグラーゼ陰性ブドウ球菌であれば5〜7日，腸球菌やグラム陰性桿菌では7〜14日，黄色ブドウ球菌やカンジダ属では14日間が一般的な目安である[2]．

院内肺炎・人工呼吸器関連肺炎

院内肺炎（hospital-acquired pneumonia：HAP）は，入院48時間以降に新しく出現した肺炎と定義される．医療関連感染のなかでも頻度が高く，入院患者は基礎疾患を有し，免疫能低下や全身状態が不良であることが多いため重篤化しやすい．また，HAPのなかで，人工呼吸器が装着されている患者において気管内挿管から48〜72時間以降に発症した肺炎を特に人工呼吸器関連肺炎（ventilator-associated pneumonia：VAP）と呼ぶ．

HAPやVAPの起因菌としては，黄色ブドウ球菌や緑膿菌，また大腸菌，クレブシエラ，セラチア，エンテロバクター，アシネトバクターなどが多い．これらのなかには抗菌薬に耐性を示す菌も含まれ，患者背景や施設・地域ごとにそのリスクは異なる（**表7-2**）[3]．VAPは気管内挿管後4〜5日以内に発症するものを早期型，それ以降の発症のものを晩期型と分類する．VAP発生率は，人工呼吸器管理期間と密接な関係があり，VAPの約半数は人工呼吸器管理の最初の4日間に発生するとされている．

臨床症状は咳嗽や喀痰の増加，呼吸数増加などの呼吸器症状や発熱のほかに，食欲低下や体動困難，腹痛や失禁など肺炎としては非典型的な症状の場合も多く，注意が必要である．特にVAPの場合には吸引痰の増量や性状の変化が唯一の症状となることもある．また，胸部診察では背側の聴診を忘れてはならない．

胸部画像検査（X線またはCT）は必須であり，新たな異常陰影の有無を確認する．特に発症早期や脱水を合併している場合には浸潤影がはっきりしない場合もあるため，以前の画像所見との比較を含め経時的な変化にも注意する．一般採血では白血球数やC反応性蛋白（CRP）などの炎症反応の増加がみられるが，必ずしも重症度を反映しないこともある．動脈血ガス分析は呼吸状態の評価に非常に重要である．また微生物学的検査として，喀痰培養および喀痰Gram染色，血液培養（2セット採取）などを行う．結核が否定できない場合には抗酸菌塗抹・培養検査もあわせて提出する．HAPやVAPと類似した症状を示す疾患は多く，心不全や急性呼吸促迫症候群（ARDS），肺血栓塞栓症などの鑑別も重要であるが，喀痰Gram染色はそれらの鑑別に

表7-2 医療関連肺炎（HAP），人工呼吸器関連肺炎（VAP）における多剤耐性菌の危険因子

- 過去90日以内に抗菌薬投与を受けた
- 入院期間が5日間以上ある
- 地域や病院内での抗菌薬耐性菌の頻度が高い
- 医療関連肺炎*の危険因子がある
  90日以内に2日以上の入院歴がある
  老人ホームや介護施設に居住している
  在宅での点滴療法（抗菌薬を含む）を受けている
  過去30日以内に血液透析を受けた
  在宅での創傷処置を受けている
  家族内に多剤耐性菌の保有者がいる
- 免疫が抑制される疾患あるいは加療歴がある

＊：①90日以内に2日以上の入院歴，②老人ホームや介護施設居住，③過去30日以内に抗菌薬静注・化学療法・創傷治癒，④人工透析中などの患者において発生した肺炎を医療関連肺炎（healthcare associated pneumonia：HAP）と呼ぶ
（文献3を改変）

役立ち，またおおまかな起因菌の推定・治療効果の判定にも有用である。ただし，唾液成分が少なく膿性部分を多く含んだ良質の痰で検査を行うことが重要である。

培養検体（喀痰，血液）提出後は，すみやかに初期抗菌薬治療を開始する必要があるが，複数の菌種を念頭において広域スペクトラムの抗菌薬が選択されることが多い。国内の成人院内肺炎診療ガイドラインにおいて推奨されている主な抗菌薬としては，第3世代セファロスポリン薬（セフトリアキソン，セフォタキシム，セフタジジム），第4世代セファロスポリン薬（セフェピムなど），タゾバクタム・ピペラシリン，カルバペネム薬などのβ-ラクタム薬やフルオロキノロン薬などがある。重症の場合にはβ-ラクタム薬に加えてアミノグリコシド薬またはフルオロキノロン薬の併用も考慮する。黄色ブドウ球菌が疑われ，施設内でメチシリン耐性黄色ブドウ球菌（methicillin resistant *Staphylococcus aureus*：MRSA）の頻度が高い場合にはバンコマイシンなどのグリコペプチド薬も追加する。また，緑膿菌や腸内細菌などのグラム陰性桿菌の抗菌薬感受性は施設ごとに異なるため，初期治療薬選択の際には自施設の抗菌薬感受性パターン（アンチバイオグラム）も十分考慮する必要がある。培養結果から起因菌および薬剤感受性が判明した後は起因菌に的を絞った抗菌薬に変更する（de-escalation）が，症例ごとの患者背景も考慮に入れる（誤嚥による嫌気性菌の関与の可能性など）。

カテーテル関連尿路感染症

尿道カテーテル留置はしばしば行われるが，留置カテーテルは慢性複雑性尿路感染症の重要なリスクとなる。長期の留置カテーテルを行えば，カテーテル関連尿路感染症（catheter-associated urinary tract infection：CA-UTI）は必発である。カテーテルの留置期間が最大の危険因子であり，そのほかのリスクとして，女性，糖尿病，尿バッグ中の微生物の定着，不適切なカテーテルの扱い，開放式の尿道カテーテルシステムなどがあげられる。

CA-UTIの起因菌は尿道カテーテルの留置期間により異なる。短期のカテーテル使用の場合（＜30日）は，ほとんど単一菌種で，腸球菌や大腸菌，クレブシエラ，セラチア，シトロバクター，エンテロバクターなどの腸内細菌群が原因として多い。30日以上の長期留置の場合は，複数菌が関与し，前述した菌に加えて，緑膿菌やプロテウス，モルガネラなども原因となる。

尿培養および血液培養（2セット）は抗菌薬投与を開始する前に提出する。長期留置のカテーテルにはバイオフィルムとともに菌が定着しており，尿培養で検出された菌が必ずしも原因微生物を反映しているとはかぎらない。そのため，同じ尿道カテーテルが2週間以上留置されている場合には，カテーテルを交換し新たに挿入したカテーテルを通じて尿培養検体を採取することが推奨される[4]。

健常者での尿路感染症と比較してCA-UTIの診断は一般的に困難である。高齢であることや基礎疾患のためにしばしば症状や身体所見がはっきりせず目立たないことも多い。発熱以外に，意識状態の変化や全身倦怠感，活動性の低下，呼吸数・脈拍数の変化なども非典型的な全身症状にも注意をはらう必要がある。また尿中白血球（膿尿）や細菌尿自体はカテーテルが留置されている患者であれば尿路感染症を起こしていなくても認められる。そのため，単純に症状や尿検査所見のみでCA-UTIと診断することはできない。診察や検査などで尿路感染以外の感染症が考えにくく，尿路感染症に矛盾しない症状・所見があり，かつ10^3CFU/mL以上の菌が，カテーテル採尿または尿道カテーテル抜去後48時間以内の中間尿から検出された場合にはCA-UTIを考える[4]。

初期治療薬の選択は，Gram染色の所見や患者背景（過去の尿培養情報など），自施設の抗菌薬感受性パターン（アンチバイオグラム）を参考に決定する。一般的には，比較的軽症から中等症の場合はフルオロキノロン薬または第3・4世代セファロスポリン薬にて治療を開始する。重症の場合は，初期治療としてタゾバクタム・ピペラシリンまたはカルバペネム薬単剤，またはβ-ラクタム薬にアミノグリコシド薬やフルオロキノロン薬などを併用して治療を開始することもある。またESBL（基質拡張型β-ラクタマーゼ〈extended-spectrum β-lactamases〉）産生菌に関して，自施設内での検出頻度が高い場合や，以前にその患者で検出歴がある場合など，ESBL産生菌の関与が考えられる場合には，カルバペネム薬も選択肢となりうる。そのほか，Gram染色にてグラム陽性球菌が観察されたときには，腸球菌などを考えてグリコペプチド薬の投与も考慮する。培養結果から起因菌および薬剤感受性が判明した後は，起因菌に的を絞った抗菌薬に変更する（de-escalation）。治療期間は一般的に7〜14日間が推奨されているが，耐性獲得の懸念から必要最低限の治療期間も検討されており，レボフロキサシンであれば治療期間を5日間，65歳以下の女性で腎盂腎炎ではなくカテーテルも抜去された場合には3日間の治療も考慮される[4]。72時間以内に解熱しない場合には，治療期間の延長および泌尿器科的精査（結石や尿路閉塞，膿瘍の有無）が必要である。

手術部位感染症

米国疾病管理予防センター（CDC）が定めた定義では，手術部位感染症（surgical site infection：SSI）は手術後30日以内に発生した創部感染症と定義され，移植人工物（人工弁や人工感染）がある場合は術後1年以内に発生したものと定義される。深達度によって表層切開部位，深部切開部位，臓器・体腔の大きく3つに分類され（図7-1），深達

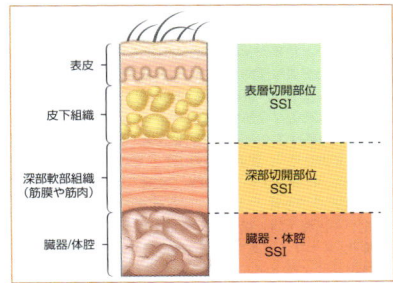

図7-1 手術部位感染症（SSI）の分類
（文献5を改変）

表7-3 各医療関連感染症の感染対策上の主なポイント

カテーテル由来血流感染症(CRBSI)
- 中心静脈カテーテル刺入時の手指衛生を遵守する
- 刺入部位は汚染される可能性の高い部位を避ける(大腿静脈など)
- 挿入時のマキシマルバリアプリコーションを遵守する
- 皮膚の消毒を適切に行う*
- 刺入部位は透明なフィルムドレッシング材を用いて毎日観察する
- 必要がなくなったカテーテルは抜去する
- CRBSI予防を目的として、カテーテルの定期的な交換や抗菌薬の予防投与は必要ない

*:消毒は米国では2%クロルヘキシジンが推奨されているが、日本では10%ポビドンヨードが用いられることが多い。ポビドンヨードを用いる場合は、十分乾燥させてから手技に移ることが重要である

カテーテル関連尿路感染症(CA-UTI)
- 尿道カテーテルが本当に必要な場合のみに留置し、必要最低限の留置期間にとどめる
- 尿道カテーテルは無菌的に挿入する
- 閉鎖式カテーテルシステムを使用する
- カテーテル挿入前後、およびカテーテルや挿入部位に触れる前後には手指衛生を行う
- カテーテルの操作や尿の回収時には手袋、ガウンを適切に使用する
- カテーテル留置後の定期的な外尿道口の消毒は必要ない。また回路の閉塞が予想される場合を除き膀胱洗浄は行わない
- カテーテルの定期的な交換は必要なく、尿路感染症を生じたときや閉塞したとき、尿道カテーテルシステムの閉鎖性が損なわれたときに交換する
- カテーテルチューブが折れ曲がらないようにする
- 蓄尿バッグの位置は膀胱よりも上にせず、また床にも接触させない
- CA-UTI予防を目的とした抗菌薬の予防投与は特殊な場合を除いては行わない

注)蓄尿バッグから尿を廃棄する場合には、尿の回収容器は患者別にし、蓄尿バッグの排液口を容器に付けないことが推奨されている

院内肺炎・人工呼吸器関連肺炎(HAP・VAP)
- 半座位30~45度を保つ
- 気管内挿管を避け、可能ならば非侵襲的人工換気(NIPPV)を考慮する
- 経口気管内挿管、経口胃管が経鼻気管内挿管、経鼻胃管よりすすめられる
- カフ上部吸引ポートつきの気管チューブを使用する
- 鎮静薬の適切使用およびウィーニング推奨のプロトコルにより挿管および人工呼吸器管理の期間を短くする
- 気管チューブのカフ圧は、カフ周囲の病原体の下気道への落下予防のため20 cmH$_2$O以上に維持する
- ヒスタミンH$_2$受容体拮抗薬、プロトンポンプ阻害薬よりも、胃内酸性pH維持のためスクラルファートを使用
- 経腸栄養が静脈栄養よりすすめられる
- 可能であれば声門下分泌物の持続的吸引を行う
- 鎮静を1日1回止めて、意識状態を確認する
- 口腔内殺菌によるクロルヘキシジン、腸管内殺菌、予防的抗菌薬は一般的に推奨されない
- 人工呼吸器回路の定期的な交換は不要であり、肉眼的に汚染が確認された場合に回路を交換する

手術部位感染症(SSI)
- 手術の妨げにならなければ除毛処置は行わない。もし除毛を行う場合はバリカンで行う
- 患者の全身状態の周術期管理(禁煙、血糖コントロール、体温など)を行う
- 適切なタイミングでの適切な抗菌薬投与(周術期予防的抗菌薬)を行う
- 十分な止血、死腔や組織損傷を避ける、注意深い手術手技、手術時間の短縮に留意する
- 一期的に閉鎖した創は術後24~48時間は滅菌ドレッシングで保護する
- ドレッシング交換や手術部位に触れる前後には手洗いを行う
- ドレーンが必要な場合は閉鎖式吸引ドレーンを用いるが、ドレーンはできるだけ早期に抜去する

(文献2~5を改変)

度が深いほど治療が複雑になる[5]。たとえば、筋肉・筋膜にいたる深部切開部位SSIでは創部離開や治癒後の瘢痕ヘルニアにつながり、臓器・体腔SSIでは、腹腔内膿瘍、縦隔炎など致死的な合併症につながる。

SSIの発症リスクとしては、患者側の因子と手術に関連した因子がある[5]。患者側の因子としては、年齢(高齢者や未熟児)、低栄養状態、糖尿病、喫煙、肥満(理想体重の20%以上)、手術部位以外の体内遠隔部位での感染の存在、特定の原因微生物の保菌(鼻腔のMRSAなど)、免疫反応の変化(ステロイド薬など)、術前入院期間(入院期間が長いほどリスクが上がる)がある。手術に関連した因子としては、手術時の手洗い時間、術前剃毛、術前の皮膚処置、皮膚消毒法、手術時間、予防的抗菌薬投与、器具の滅菌不十分、手術部位の異物、ドレーン、外科手術手技(止血不十分、死腔の残存、組織損傷)がある。

一般に、予定手術で術中のトラブルがなくすんだ場合、術後48時間までの発熱は手術侵襲によるものの可能性が高く、感染の可能性は低いといわれている。しかし、術後48時間を超えて全身性炎症反応症候群(systemic inflammatory response syndrome:SIRS)の基準を満たす場合にはSSIを疑う契機となる。具体的には、SIRSとは、①体温の変動(38℃以上または36℃以下)、②脈拍数増加(90回/分以上)、③呼吸数増加(20回/分以上)または動脈血二酸化炭素分圧(PaCO$_2$)が32 Torr以下、④白血球数1万2,000/μL以上または4,000/μL以下あるいは未熟顆粒球が10%以上、の4項目のうち2項目以上該当する場合をい

う．そのほか，創部の発赤，熱感，腫脹，疼痛，膿の貯留，ドレーンからの排液の変化（排液量の増加，漿液性から膿性への変化）などの所見も認められることがあるが，臓器・体腔部位は体外からの視診のみでは診断が困難であるため，超音波検査やCT，MRIなど画像検査も実施する．

診断のために培養検査を提出する際に注意しなければならないことは，開放創表面の培養や留置されたドレーン排液の培養は，表面に定着した菌のみを検出してしまう可能性が高いため，それらを培養に提出してはならない点である．創部に感染所見があれば，深い所の壊死組織を切除して検体とする．皮下もしくは深部に膿が貯留している場合は，穿刺・吸引した膿を検体とする．

感染部位や術前の入院期間から原因微生物を想定して初期抗菌薬治療を開始する．多くの場合は黄色ブドウ球菌やコアグラーゼ陰性ブドウ球菌が原因となるが，消化管や肝胆道系，婦人科系の操作を伴う手術では，腸管内グラム陰性菌や腸球菌，嫌気性菌が原因となりうる[5]．術前入院期間が長ければ，病院内感染の要素が強いと判断し，グラム陽性球菌についてはMRSAなども想定してグリコペプチド薬の使用を考慮する．グラム陰性桿菌については自施設の抗菌薬感受性パターン（アンチバイオグラム）を考慮して抗菌薬を選択する．

医療関連感染の予防

入院患者は免疫力が低下している場合も多く，また近年の薬剤耐性菌の増加や医療関連感染症そのものの疾患の重篤性などから，医療関連感染症を起こした場合には，患者本人および医療施設に与える影響はきわめて大きい．医療関連感染症は予防が第一であり，標準予防策を基本とした感染予防策が重要である．特に最近では，より効果的な感染対策を行うために，いくつかの方策をまとめて実施する複合的な対策（care bundle）を行うことが推奨されている（表7-3）．また，医師や看護師，検査技師，薬剤師など各専門職が感染制御チーム（infection control team）を構成し，医療施設内の医療関連感染の発生動向についての疫学調査（サーベイランス）や教育活動，標準予防策を基本とした感染制御のための介入なども行われている．これらの感染対策は，医師，看護師をはじめ，医療に関連するすべてのスタッフの協力，理解，実践が必要である．

【八田 益之・賀来 満夫】

参考文献
1) 喜舎場朝和：コンプロマイズドホストの病変に対するアプローチ．1．発熱・菌血症・敗血症．日本内科学会雑誌 83: 1097-1101, 1994
2) Mermel LA et al：Clinical practice guidelines for the diagnosis and management of intravascular catheter-related infection: 2009 Update by the Infectious Diseases Society of America. Clin Infect Dis 49: 1-45, 2009
3) ATS/IDSA：Guidelines for the management of adults with hospital-acquired, ventilator-associated, and healthcare-associated pneumonia. Am J Respir Crit Care Med 171: 388-416, 2005
4) Hooton TM et al：Diagnosis, prevention, and treatment of catheter-associated urinary tract infection in adults: 2009 International Clinical Practice Guidelines from the Infectious Diseases Society of America. Clin Infect Dis 50: 625-663, 2010
5) Mangram AJ et al：Guideline for prevention of surgical site infection, 1999. Infect Control Hosp Epidemiol 20: 247-278, 1999

8 医療従事者の感染症予防

▶定義・概念 医療従事者は，伝染力の強い病原微生物に曝露する機会が多く，また，自身が発症した場合には患者に対して感染源となるおそれも高い．医療従事者が感染を受けたり，医療機関内で感染症が伝播したりすることを防ぐには，標準予防策や感染経路別予防策を順守することが基本である．加えて，ワクチンで予防可能な疾患（vaccine preventable diseases）に対して，医療従事者自身がきちんと免疫を保有しておくことも重要である．

就業時の基本評価とワクチン接種

就業時には，麻疹，風疹，水痘，流行性耳下腺炎（ムンプス），B型肝炎に対する免疫が正しく付与されているかどうかを確認し，もし免疫を持たなければ，ワクチン接種を考慮する必要がある．

麻疹，風疹，水痘，ムンプス

麻疹，風疹，水痘，ムンプスに対する免疫を有すると考えられる基準を表8-1に示す[1]．これらの基準に該当せず，十分な免疫を持たない可能性のある医療従事者は，ワクチンを適切に接種することが望ましい．諸外国ではワクチン接種前の抗体スクリーニングは，水痘を除き，コストの面から推奨されていないが，日本では罹患率が高いうえ，ワクチン接種歴や罹患の既往に関する証明が曖昧であることも多く，ワクチン接種前に抗体検査を行うこともしばしば検討される．これらに対するワクチンはいずれも生ワクチンであり，妊娠中の女性，免疫不全者，ワクチン成分に対する重篤なアレルギーを持つ者などには禁忌である．2種類以上の生ワクチンを注射する場合は，同時に接種するか，別々に接種する場合は4週間以上の間隔をあける．

B型肝炎

B型肝炎ウイルス（HBV）は感染性が非常に高い（後述）．体液に触れる可能性のある医療従事者は，B型肝炎ワクチ

表8-1 医療従事者に対する麻疹・風疹・ムンプス・水痘のワクチン接種

	免疫を有すると考えられる状況	免疫が付与されていない医療従事者に対するワクチン接種法（禁忌がない場合）
麻疹	2回のワクチン接種証明があるか，麻疹の既往を証明できる場合．抗体検査で陽性の場合	少なくとも1カ月の間隔をあけて2回接種
風疹	ワクチン接種証明がある場合．抗体検査で陽性の場合	1回接種
ムンプス	2回のワクチン接種証明がある場合．抗体検査で陽性の場合	少なくとも1カ月の間隔をあけて2回接種
水痘	2回のワクチン接種証明があるか，水痘や帯状疱疹の既往を証明できる場合．抗体検査で陽性の場合	少なくとも1カ月の間隔をあけて2回接種（以前1度接種してあれば，追加で1回接種）

（文献1を改変）

ンを接種することが推奨される。ワクチンは0, 1, 6カ月で計3回接種する。最終接種終了1〜2カ月後に抗HBs抗体価を測定し、防御レベルとされる10 mIU/mLを上回っていることを確認する。もし抗体を獲得していなければ、さらにもう1クールの追加接種を行う。

医療従事者に必要なその他のワクチン接種

インフルエンザ

インフルエンザは毎年流行し、病院感染対策においても重要な疾患である。医療従事者は、毎年11月はじめまでにインフルエンザワクチンを接種することが推奨される。卵に対して重篤なアレルギーのある者などには禁忌である。現行の不活化ワクチンの予防効果は確実ではない(ワクチンを接種してもインフルエンザに罹患することがある)ため、ワクチンを接種したとしても、感染対策は十分に講ずるべきである。医療従事者がインフルエンザに罹患した場合、就業制限が必要となる。

就業停止の必要な疾患

医療従事者が発症したり、免疫を持たない状態で曝露を受けた場合に、就業制限や就業停止が必要になる感染性疾患がある。感染症の伝播のリスクに応じて、特別な予防策を講じたり高リスク者との接触を避けるなどの制限を要するものと、就業停止が推奨されるものがある。表8-2に就業停止の必要となる疾患の例をあげた[2]。

曝露後予防

医療従事者が特定の感染症に職業上曝露した場合、曝露後予防が必要となることがある。特に血液媒介ウイルス(HBV、C型肝炎ウイルス〈HCV〉、ヒト免疫不全ウイルス〈HIV〉)への対応は重要である。世界中では、職業的に曝露(針刺し)することによってB型肝炎やC型肝炎を発症した医療従事者は、2000年だけでそれぞれ6万6,000人、1万6,000人程度いたと推定されている。

HBsAgとHBeAgの両者が陽性の血液が付着した針により医療従事者が受傷した場合、臨床的にB型肝炎を発症

する割合は20〜30%である。同じくHCVではおよそ2%の割合で、受傷した医療従事者に感染が成立すると考えられている[3]。B型肝炎ワクチンを接種していない医療従事者がHBVに汚染された血液に曝露した場合、適切な曝露後予防をすみやか(できれば24時間以内)に行う必要がある(表8-3)。現時点では、HCVに対して有効な曝露後予防はなく、定期的な経過観察を受ける[3]。

HIVで汚染された血液に、針刺しなど経皮的に曝露した場合はおよそ0.3%、粘膜に付着するなどして曝露した場合はおよそ0.09%の割合で感染が成立する[3]。曝露した皮

表8-2 医療従事者の就業停止が推奨される感染性疾患の例

感染症	就業停止の期間
麻疹	
● 発病した場合	発疹が出現してから7日間[*1]
● 曝露後(免疫がない場合)	最初の曝露5日後から、最後の曝露21日後[*2]まで
風疹	
● 発病した場合	発疹が出現してから5日
● 曝露後(免疫がない場合)	最初の曝露7日後から、最後の曝露21日後まで
水痘	
● 発病した場合	すべての皮疹が痂皮化するまで
● 曝露後(免疫がない場合)	最初の曝露10日後から、最後の曝露21日後[*2]まで
ムンプス	
● 発病した場合	耳下腺炎が出現してから5日間[4]
● 曝露後(免疫がない場合)	最初の曝露12日後から、最後の曝露26日後まで
百日咳	カタル期から、咳発作がはじまって3週間まで
	有効な抗菌薬治療が開始されてから5日
肺結核	感染性がないと判断されるまで
髄膜炎菌感染症	有効な抗菌薬治療が開始されてから24時間

[*1]:医療従事者に対しては、現時点では7日間とされている(患者の場合、免疫健常者では4日間)
[*2]:曝露後予防に免疫グロブリンを用いた場合は、28日まで
(文献2を改変)

表8-3 B型肝炎ウイルスに対する曝露後予防

医療従事者[*1]のB型肝炎ワクチン接種歴と抗体獲得状況	予防法		
	HBsAg陽性の血液に曝露した場合	HBsAg陰性の血液に曝露した場合	曝露した血液の状況が不明の場合
【ワクチン未接種】	HBIG(1回)と、ワクチン1コース[*2]の接種を開始	ワクチン1コース[*2]の接種を開始	ワクチン1コース[*2]の接種を開始
【ワクチン接種歴あり】			
抗体獲得者[*3]	予防不要	予防不要	予防不要
抗体非獲得者[*4]	HBIG(1回)と、ワクチン1コース[*2]の接種を開始。またはHBIG(2回)	予防不要	その血液がHBVで汚染されている可能性が高ければ、HBsAg陽性と同様の対応
抗体が不明	HBs抗体を確認する。抗体価が十分[*3]なら予防不要。不十分[*4]ならHBIG(1回)とワクチン(1回)	予防不要	HBs抗体を確認する。抗体価が十分[*3]なら予防不要。不十分[*4]ならワクチンを1回接種し、1〜2カ月後にHBs抗体価測定

HBIG:抗HBsヒト免疫グロブリン、HBV:B型肝炎ウイルス
[*1]:B型肝炎の既往のある者を除く
[*2]:1コース3回接種
[*3]:ワクチン接種後にHBs抗体価が10 mIU/mL以上となった者
[*4]:ワクチン接種後にHBs抗体価が10 mIU/mL以上にならなかった者
(文献3を引用)

膚や粘膜を石鹸と流水で十分に洗浄した後,曝露状況を加味し,抗HIV薬による曝露後予防を行うことを考慮する。その場合,服薬は可及的すみやか(理想的には2時間以内)に開始することが望ましい。

その他,髄膜炎菌,ジフテリア,百日咳,水痘などに適切な感染予防策を講じずに曝露した場合には,状況によって曝露後予防が考慮されることがある。

【畠山 修司】

■参考文献
1) Centers for Disease Control and Prevention(CDC):Recommended adult immunization schedule—United States, 2011. MMWR Morb Mortal Wkly Rep 60:1-4, 2011
2) Centers for Disease Control and Prevention(CDC):Guidelines for infection control in dental health-care settings—2003. MMWR Recomm Rep 52(RR-17):1-61, 2003
3) U. S. Public Health Service et al:Updated U. S. Public Health Service Guidelines for the Management of Occupational Exposures to HBV, HCV, and HIV and Recommendations for Postexposure Prophylaxis. MMWR Recomm Rep 50(RR-11):1-52, 2001
4) Centers for Disease Control and Prevention(CDC):Updated Recommendations for Isolation of Persons with Mumps. MMWR Morb Mortal Wkly Rep 57:1103-1105, 2008

9 感染症に関連する法律

感染症法

感染症の予防及び感染症の患者に対する医療に関する法律(感染症法)では,感染症の予防および感染症の患者に対する医療に関する措置が定められている。1998年に伝染病予防法,性病予防法,後天性免疫不全症候群の予防に関する法律の3つを廃統合して感染症法が制定され,さらに2007年に結核予防法が感染症法に統合されている。

感染症法の対象となる感染症の類型・定義

感染症法の対象となる感染症は,その感染力や罹患した場合の重篤性等に基づいて,一類〜五類感染症,新型インフルエンザ等感染症,指定感染症,新感染症に類型化されており,それぞれに対して必要な対応,措置が定められている。感染症の類型,定義,主な措置,対象疾患を表9-1に示す。

感染症法に基づく医師の届出

感染症法で定められている感染症の患者または感染が疑われる者などを診断した医師等は,定められた期間内に,管轄保健所を経由して都道府県知事に届け出なければならない。一類〜四類感染症は診断後ただちに,五類感染症(全数把握疾患)は診断後7日以内に,診断した医師が届け出る。

感染症法に基づく届出をしなかった医師は50万円以下の罰金,感染症の患者(疑似症患者および無症状病原体保有者並びに新感染症の所見がある者を含む)であるかどうかに関する健康診断または当該感染症の治療に際して知りえた人の秘密を正当な理由なく漏らした医師は1年以下の懲役または100万円以下の罰金,などの罰則も定められている。

感染症指定医療機関の分類

感染症法では,各感染症に応じて良質で適切な医療を提供する観点から,感染症指定医療機関を法定化している。特定感染症指定医療機関(新感染症の所見がある者および,一類感染症,二類感染症,新型インフルエンザ等感染症の患者の入院を担当する医療機関),第一種感染症指定医療機関(一類,二類感染症,新型インフルエンザ等感染症の患者の入院を担当する医療機関),第二種感染症指定医療機関(二類感染症,新型インフルエンザ等感染症の患者の入院を担当する医療機関)が指定されている。

特定病原体等の管理規制

感染症法では,バイオテロに使用されるおそれのある病原体等(病原体や毒素)で,国民の生命および健康に影響を与えるおそれがある感染症の病原体等の管理に関して規制を定めている。特定の病原体等は一種〜四種病原体等に分類され,病原体等の類型ごとにその所持,輸入,譲り渡しおよび譲り受け,運搬,帳簿管理などに関する規制が細かく定められている。

なお,この病原体等の類型(一種〜四種病原体等)と,前述した感染症類型(一類〜五類感染症)や感染症指定医療機関の分類(第一種,第二種感染症指定医療機関)とは,それぞれ別の分類であるため,混同しないようにする。

予防接種法

予防接種法は,伝染のおそれがある疾病の発生および蔓延を予防するために,予防接種を行い,公衆衛生の向上および増進に寄与するとともに,予防接種による健康被害の迅速な救済をはかることを目的として定められている。予防接種には,予防接種法に基づき市町村が実施する定期の予防接種と,法律に基づかない任意の予防接種がある。

定期予防接種は,一類疾病(発生およびまん延を予防することを目的として予防接種を行う疾病)と二類疾病(個人の発病またはその重症化を防止し,あわせてこれによりその蔓延の予防に資することを目的として予防接種を行う疾病)に分類されている。現在のところ,一類疾病にはジフテリア,百日咳,ポリオ,麻疹,風疹,日本脳炎,破傷風,BCGが,二類疾病にはインフルエンザが該当する。

【畠山 修司・四柳 宏】

10 予防接種

ワクチンの分類

ワクチンは,抗原物質により生ワクチンと不活化ワクチンに分類される。生ワクチンの抗原物質は,弱毒化した生きた微生物(ワクチン株)であるのに対し,不活化ワクチンの抗原物質は,病原体またはその一部を処理することで不活化したものである。毒素を無毒化したものはトキソイドと呼ばれ,広義の不活化ワクチンに含まれる(表10-1)。

表 9-1 感染症の類型，定義，主な措置，対象疾患（平成 23 年 2 月 1 日施行）

感染症の類型	定義，主な措置，対象疾患
一類感染症（7疾患）	感染力，罹患した場合の重篤性等からみて危険性がきわめて高い感染症。患者，擬似症患者および無症状病原体保有者について入院などの措置が必要である ●対象疾患：エボラ出血熱，クリミア・コンゴ出血熱，痘瘡（天然痘），南米出血熱，ペスト，マールブルグ病，ラッサ熱
二類感染症（5疾患）	感染力，罹患した場合の重篤性等からみて危険性が高い感染症。患者，擬似症患者および無症状病原体保有者について入院などの措置が必要である ●対象疾患：急性灰白髄炎（ポリオ），結核，ジフテリア，重症急性呼吸器症候群（病原体がコロナウイルス属SARSコロナウイルスであるものにかぎる），鳥インフルエンザ（H5N1）
三類感染症（5疾患）	感染力，罹患した場合の重篤性等からみて危険性は高くないが，特定の職業への就業によって感染症の集団発生を起こしうる感染症。患者および無症状病原体保有者について，就業制限などの措置が必要である ●対象疾患：コレラ，細菌性赤痢，腸管出血性大腸菌感染症，腸チフス，パラチフス
四類感染症（42疾患）	動物，飲食物等を介して人に感染し，国民の健康に影響を与えるおそれのある感染症（人から人への感染はない）。媒介動物の輸入規制，消毒，物件の廃棄などの措置を講ずることが必要である ●対象疾患：E型肝炎，ウエストナイル熱（ウエストナイル脳炎を含む），A型肝炎，エキノコックス症，黄熱，オウム病，オムスク出血熱，回帰熱，キャサヌル森林病，Q熱，狂犬病，コクシジオイデス症，サル痘，腎症候性出血熱，西部ウマ脳炎，ダニ媒介脳炎，炭疽，チクングニア熱，つつが虫病，デング熱，東部ウマ脳炎，鳥インフルエンザ（H5N1を除く），ニパウイルス感染症，日本紅斑熱，日本脳炎，ハンタウイルス肺症候群，Bウイルス病，鼻疽，ブルセラ症，ベネズエラウマ脳炎，ヘンドラウイルス感染症，発疹チフス，ボツリヌス症，マラリア，野兎病，ライム病，リッサウイルス感染症，リフトバレー熱，類鼻疽，レジオネラ症，レプトスピラ症，ロッキー山紅斑熱
五類感染症（42疾患）	国が感染症発生動向調査を行い，その結果等に基づいて必要な情報を国民や医療関係者に情報提供・公開していくことによって，発生・蔓延を防止する感染症 ●対象疾患： 全数把握疾患（16疾患） アメーバ赤痢，ウイルス性肝炎（E型肝炎およびA型肝炎を除く），急性脳炎（ウエストナイル脳炎，西部ウマ脳炎，ダニ媒介脳炎，東部ウマ脳炎，日本脳炎，ベネズエラウマ脳炎およびリフトバレー熱を除く），クリプトスポリジウム症，クロイツフェルト・ヤコブ病，劇症型溶血性レンサ球菌感染症，後天性免疫不全症候群，ジアルジア症，髄膜炎菌性髄膜炎，先天性風疹症候群，梅毒，破傷風，バンコマイシン耐性黄色ブドウ球菌感染症，バンコマイシン耐性腸球菌感染症，風疹，麻疹 定点把握疾患（26疾患） ・小児科定点（11疾患）：RSウイルス感染症，咽頭結膜熱，A群溶血性レンサ球菌咽頭炎，感染性胃腸炎，水痘，手足口病，伝染性紅斑，突発性発疹，百日咳，ヘルパンギーナ，流行性耳下腺炎 ・インフルエンザ定点（1疾患）：インフルエンザ（鳥インフルエンザおよび新型インフルエンザ等感染症を除く） ・眼科定点（2疾患）：急性出血性結膜炎，流行性角結膜炎 ・STD定点（4疾患）：性器クラミジア感染症，性器ヘルペスウイルス感染症，尖圭コンジローマ，淋菌感染症 ・基幹定点（8疾患）：クラミジア肺炎（オウム病を除く），細菌性髄膜炎，ペニシリン耐性肺炎球菌感染症，マイコプラズマ肺炎，無菌性髄膜炎，メチシリン耐性黄色ブドウ球菌感染症，薬剤耐性アシネトバクター感染症，薬剤耐性緑膿菌感染症
新型インフルエンザ等感染症	●対象疾患：新型インフルエンザ，再興型インフルエンザ
指定感染症	既知の感染症のうち，一類～三類感染症に分類されていない感染症で，一類～三類に準じた対応が必要となる感染症として政令で定めるもの。必要な措置は，政令で指定する ●対象疾患：現在指定なし
新感染症	人から人に伝染すると認められる疾病であって，既知の感染症と症状等が明らかに異なり，その伝染力および罹患した場合の病状が重篤であり，蔓延により国民の生命や健康に重大な影響を与えるおそれがあると認められ政令で定めるもの。必要な措置は，政令で指定する ●対象疾患：現在指定なし

ワクチンの成分・保存

ワクチンは，抗原成分，アジュバント，安定剤，保存剤，抗生剤などを含んでいる。アジュバントは，免疫反応を強化する物質であり，アルミニウム塩などが用いられる。安定剤は，製造過程での凍結乾燥からワクチンを保護するなどの目的で使用される。保存剤は，微生物の増殖を阻害するために添加され，チメロサールなどが用いられている。抗生剤は，製造過程のなかで痕跡程度に残留したものである。

ワクチンの保存には，温度管理が重要となる。多くのワクチンは，4度前後での保存を指示されている。生ワクチンが高温下で著しく効果を失うのに対し，不活化ワクチンは冷凍により失活する。ポリオ生ワクチンは，冷凍保存が指示されている。

接種の原則

投与経路

投与経路は，ワクチンにより，皮下注射，筋肉注射（あるいは両者），経口が指示されている。通常，成人への筋肉注射は上腕三角筋が選択される。皮下注射は前腕伸側が第一に選択される。殿部への接種は，効果を低下させる可能性があり行われない。

経口ワクチンは，国内ではポリオ生ワクチンにかぎられ

表10-1 現在使用されているワクチン

不活化ワクチン	ウイルス	日本脳炎, インフルエンザ, 狂犬病, A型肝炎, B型肝炎, HPV
	細菌	DPT, 23価肺炎球菌, 7価肺炎球菌, インフルエンザ菌b型(Hib)
	毒素(トキソイド)	ジフテリア, 破傷風, DT
生ワクチン	ウイルス	ポリオ, 麻疹, 風疹, おたふくかぜ, 水痘, MR, 黄熱*
	細菌	BCG

HPV:ヒトパピローマウイルスワクチン, DPT:ジフテリア・百日咳・破傷風3種混合ワクチン, DT:ジフテリア・破傷風2種混合ワクチン, MR:麻疹・風疹2種混合ワクチン
*:検疫所のみで取り扱われている

ている。BCGは日本独特の接種法である管注法で実施されている。

接種間隔

複数回の接種を要するワクチンでは，それぞれのワクチンごとに定められている接種間隔を遵守する。

他のワクチンとの接種間隔は，生ワクチン接種後27日間以上，不活化ワクチン接種後6日間以上と定められている。これは，他のワクチンが干渉して効果が減弱する可能性や，副作用の出現時期を重複させないなどの理由による。

複数のワクチンの同時接種は，医師がその必要性を認めた場合に可能となる。同時接種は，生ワクチン，不活化ワクチンのいずれの組み合わせも可能であり，接種本数の制限もない。ただし，異なる製剤を同じシリンジに混ぜて接種してはならない。

接種年齢

生ワクチンを1歳未満の小児に接種すると，抗体の持続期間が短期間にとどまる。このため，生ワクチンは通常1歳以上に接種される(経口ポリオ生ワクチン，BCGを除く)。疾患の流行などにより，1歳未満の小児に生ワクチンを接種した場合は，1歳以降に再接種を要する。

不活化ワクチンには，接種年齢により異なる投与量が定められているものがある。例として，日本脳炎ワクチンは3歳未満，B型肝炎ワクチンは10歳未満で投与量を半量に減ずるよう指示されている。

23価肺炎球菌ワクチンに代表される莢膜多糖体ワクチンは，T細胞非依存性に抗体を産生するが，2歳未満では十分な効果が得られないため，接種対象とならない。

禁忌

接種の禁忌として，発熱(37.5度以上)，重篤な急性疾患への罹患，ワクチンの成分に対する重篤なアレルギー反応の既往に加え，妊婦や免疫不全者への生ワクチン接種などがあげられる。

ワクチンの副反応

ワクチンの副反応は，局所性と全身性とに大別される。

局所性の副反応：接種部位の発赤，疼痛，圧痛などがあげられる。特に，破傷風トキソイドなどのアジュバンドを含むワクチンでは，長期に硬結が残ることがある。実際に，ワクチンに生じる副反応の大半は局所性である。

全身性の副反応：発熱，倦怠感，頭痛，筋肉痛などが含まれる。全身性副反応の出現時期は，生ワクチンでは数日経過した後であることが多いのに対して，不活化ワクチンでは接種後早期に出現する傾向がある。軽度の局所性および全身性の副反応はワクチン再接種の禁忌にはならない。

重篤な全身性副反応：アナフィラキシーや中枢神経系の合併症などがあるが，その頻度はきわめて低い。以前，アナフィラキシーの原因として，ワクチンに含まれるゼラチンが報告されたが，現在は多くのワクチンからゼラチンが除去されている。ワクチンに，痕跡程度に抗生剤が残存するが，マクロライド系またはアミノグリコシド系であり，アレルギー反応の可能性はきわめて低い。インフルエンザワクチンでは，製造過程に鶏卵が用いられており，重度の卵アレルギーを有する場合には接種は禁忌とされている。日本脳炎ワクチンは，脳炎(ADEM)との関連が否定できず，2005年より定期接種が控えられていたが，2009年に新たに組織培養ワクチンが市販され，定期接種が再開された。ポリオ生ワクチン(OPV)の副反応に神経障害が報告されているが，その頻度は初回接種者で200万〜300万接種に1回，2回接種者で1,000万以上接種に1例とされる。このため，ポリオが根絶された先進国の多くは，神経障害の懸念がない不活化ポリオワクチン(IPV)を導入している。OPVは免疫不全者や免疫不全者を有する家族への接種も禁忌である。国内でもIPV導入が検討されているが，現状ではその見通しは立っていない。

予防接種により発生した重篤な副反応に対して，法に則って補償が行われる。定期接種では予防接種法が，任意接種では独立行政法人医薬品医療機器総合機構法が適応される。

定期予防接種

定期予防接種の要件として，①定期予防接種に含まれるワクチンを規定の接種方法，接種回数で接種する，②指示された年齢で実施，③指定された医療機関にて実施，を満たす必要がある。予防接種法は，対象疾患を一類疾病，二類疾病として定めている。一類疾病は，小児の定期接種の対象疾患であり，BCG，ジフテリア，百日咳，破傷風，ポリオ，麻疹，風疹，日本脳炎の各ワクチンが含まれる。1994年に定期接種は義務接種から勧奨接種に変更され，原則として保護者同伴のもとに医療機関において個別に接種される。

2008〜2012年の5年間にかぎって，麻疹の根絶を目的として，麻疹風疹2種混合ワクチンの3期(中学1年相当)および4期(高校3年相当)接種が実施されている。

二類疾病にはインフルエンザが該当し，高齢者，障害者が接種の対象となっている。

海外において定期接種であっても，国内では任意接種であるワクチンも少なくない。

ムンプスおよび水痘は，代表的なウイルス感染症であり，多くの国が定期接種としているが，国内では任意接種であり，その接種率は低迷している。Hib(インフルエンザ

菌b型)ワクチン、7価肺炎球菌ワクチンを定期接種としている国も多い。

B型肝炎ワクチンは、国内ではHBs抗原(B型肝炎表面抗原)陽性の妊婦より生まれた児に対し、B型肝炎母子感染防止事業の適応を受け、ワクチン接種、グロブリン投与が行われているが、多くの国では、定期接種としてすべての児に接種が行われている。

特殊な状況における予防接種

基礎疾患

基礎疾患を有する患者に対して、予防接種が考慮される状況は多い。特にインフルエンザワクチン、肺炎球菌ワクチンは、基礎疾患を有する者に対して広く推奨されている。
- 無脾症では、肺炎球菌、髄膜炎菌、ヘモフィルス菌などの莢膜を有する細菌感染のリスクが高い。特に肺炎球菌の頻度が格段に高く、感染後に急速な病状の進行および致死的な経過をとりうる。このため、無脾症患者には、肺炎球菌ワクチンの接種が必須である。

血液透析患者は、頻回に観血的処置を受けることから、血液曝露の危険性が高い。このため、透析室内では、B型肝炎への感染予防が重要となる。この対策の一つに、B型肝炎ワクチンの接種があげられる。しかし、透析患者は一種の免疫不全状態と考えられ、一般にB型肝炎ワクチン接種の効果が得られにくい。海外では、抗原の増量、皮内接種が試みられているが、国内ではこれらの方法は承認されていない。
- HIV(ヒト免疫不全ウイルス)感染者は、性感染症として感染するA型肝炎およびB型肝炎を合併する頻度が高く、肝炎ワクチンの接種が推奨されている。HIV感染者は、非HIV感染者と比較してB型慢性肝炎に移行しやすく、HIV感染者の免疫予後に影響を与える。HIV感染者における各種のワクチンの有効性に、CD4陽性リンパ球数およびHIV-RNAコピー数が影響する。

妊婦

妊婦への生ワクチンの接種は、胎児への影響が懸念されることから禁忌である。また、生ワクチン接種後は2カ月の避妊が求められる。不活化ワクチンは、各ワクチンにより接種の推奨度が異なる。近年、インフルエンザワクチンは、妊娠週数にかかわらず接種が推奨されている。

生ワクチンおよび不活化ワクチンとの因果関係が明らかな母体および胎児への影響は、これまで報告されていない。風疹ワクチンを接種された妊婦を対象とした調査からは、先天性風疹症候群の出現は皆無であることが示されていることから、実際には生ワクチンの胎児への影響は少ないと推定されている。

医療従事者

各医療機関は、院内感染対策の観点より、職員の抗体検査、ワクチン接種などのワクチンプログラムを作成する必要がある。

医療従事者では、麻疹、風疹、水痘、ムンプスへの抗体検査によるスクリーニングがすすめられている。抗体検査を実施する理由として、医療従事者に抗体陰性者が少なくない、既往の自己申告に信頼性が乏しいことがあげられる。抗体検査の結果から、十分な免疫を有さないと判断された者には、ワクチンの接種が考慮される。

医療従事者は、血液曝露の可能性が高いことから、B型肝炎ワクチンの接種がすすめられている。効果判定には、ワクチン接種3回目終了後1〜2カ月の時期にHBs抗体を測定する。インフルエンザは、しばしば院内感染を引き起こすことから、病院職員にはインフルエンザワクチンの接種が強く推奨される。

海外渡航

渡航に際して実施するワクチンの選択には、渡航の目的および期間、現地での活動内容、滞在地の医療および感染症の流行状況、これまでのワクチン接種歴などが考慮される。

ワクチン接種にて予防可能な疾患(vaccine preventable disease:VPD)として、多くの途上国ではA型肝炎、B型肝炎、狂犬病が流行している。東南アジアでは日本脳炎、西アフリカ・インド北部ではポリオの流行も認める。特にA型肝炎は、VPDのなかで最も罹患する可能性が高く、接種の優先度が高い。また海外では、破傷風トキソイドは10年ごとの追加接種が推奨されており、必要性の高いワクチンと認識されている。

海外留学に際しては、定期接種制度の違いから、日本国内では定期接種となっていないワクチン接種を要することがある。

入国に際して、義務的なワクチン接種を求められることがあり、一部の南米、アフリカ諸国での黄熱ワクチン、サウジアラビアのメッカ巡礼の際に必要となる髄膜炎菌ワクチンが該当する。

曝露後免疫

感染症に感受性を有する者が、病原体に曝露した場合、あるいは曝露した可能性が高い場合に、発症予防としてワクチン接種を実施することがある。
- 麻疹、水痘への曝露があった場合、曝露後72時間以内のワクチン接種がすすめられ、発症予防または症状軽減が期待できる。免疫グロブリンも予防効果が期待できるが、血液製剤であるため、免疫不全などでワクチンの適応がない場合を除き、ワクチン接種を第一に考慮すべきである。ムンプス、風疹については、曝露後のワクチンおよび免疫グロブリンの効果は確立されていない。
- 破傷風トキソイドは、外傷時に接種が考慮されるが、基礎免疫の有無により対応が異なる。接種基礎免疫を有するもの(破傷風トキソイドを含むワクチンを3回以上接種)は、最終接種より5〜10年経過している場合に受傷後に破傷風トキソイドの追加接種(1回のみ)が推奨される。基礎免疫を有しない、あるいは接種歴が不明のものは、破傷風トキソイド接種の開始と受傷時の抗破傷風トキソイドの投与が考慮される。
- 狂犬病清浄国は日本などかぎられており、多くの途上国では依然として流行が持続し、年間数万人以上の死亡者が発生している。狂犬病常在地域において、イヌ、ネコ、キツネ、コウモリなどの哺乳動物により受傷した者には、発症予防のために、狂犬病ワクチンの接種が必要となる。狂犬病に感染するリスクが高いと考えられる場合には、事前に曝露前免疫としての狂犬病ワクチン接種がすすめられる。

表 10-2 免疫の確認に用いられる抗体検査	
麻疹	EIA(IgG), HI法, NT, PA法
風疹	EIA(IgG), HI法
ムンプス	EIA(IgG)
水痘	EIA(IgG), IAHA

EIA：酵素免疫測定法，IgG：免疫グロブリンG，HI法：赤血球凝集阻止法，NT：中和試験，PA法：粒子凝集法，IAHA：免疫粘着血液凝集法

抗体検査

免疫の有無およびワクチン接種の効果を評価するために，抗体検査が実施される場合がある．抗体検査は，検査法の選択が重要である．免疫を確認する適切な検査法はかぎられており，対象疾患によっても異なってくる(表 10-2)．

抗体検査の実施に際しては，感染防御に必要とされる基準値が必ずしも明らかでない，抗体検査間の相関が一定しない，検査により費用が異なる，などに留意する必要がある．このため，検査の特性や費用などを理解したうえで，抗体検査を選択する必要がある．

【菅沼 明彦】

参考文献
1) 木村三生男ほか：予防接種の手びき 第12版，近代出版，2009
2) American Academy of Pediatrics：Red Book：2009 Report of the Committee on Infectious Diseases, American Academy of Pediatrics, 2009
3) Plotkin SA et al：Vaccines：Expert Consult, 5th edition, Saunders, 2008
4) World Health Organization：International Travel and Health, World Health Organization, 2010
5) Brunette GW et al eds：CDC Health Information for Internationa Travel 2010. Mosby, 2009

11 旅行医学と感染症

●**定義・概念** 旅行医学における「旅行」とは，観光やビジネスのほか，学術調査，移住，途上国支援などすべての「人の移動」を意味し，「旅行医学」とは人の移動の安全と快適性を高める医学と定義される．

日本人の年間海外渡航者数(出国者数)は1996年頃まで漸増し，現在はおおむね毎年1,500万人で推移している．旅行医学は，この多くの人を対象とした領域であるといえるが，特に感染症は重要な位置を占める．海外には，わが国では平素みられない感染症の発生地域があるため，渡航地域に応じた診療が必要となる．また，航空網の発達により短時間で世界各地に渡航することが可能となったため，海外で感染した渡航者が潜伏期間中に帰国し，国内で発症することもまれではない．このような特殊な事情をふまえて感染症診療を行う必要がある．

海外渡航者にみられる代表的感染症

渡航先，渡航経路，滞在期間，活動内容，予防接種および予防内服の有無により，渡航者にとって罹患リスクの高い感染症は異なるため，これらに関する問診が重要であ

表 11-1 渡航者にみられる疾患の潜伏期間		
短期 (＜10日)	中期 (10～21日)	長期 (＞21日)
インフルエンザ	マラリア	マラリア
デング熱	ウイルス性出血熱	ウイルス性肝炎
黄熱	腸チフス	(A, B, C, E)
ペスト	つつが虫病	狂犬病
パラチフス	(恙虫病)	住血吸虫症
アフリカダニ咬傷熱	Q熱	リーシュマニア症
ロッキー山紅斑熱	回帰熱	アメーバ性肝膿瘍
	アフリカトリパノソーマ	結核
		フィラリア症
		ブルセラ症

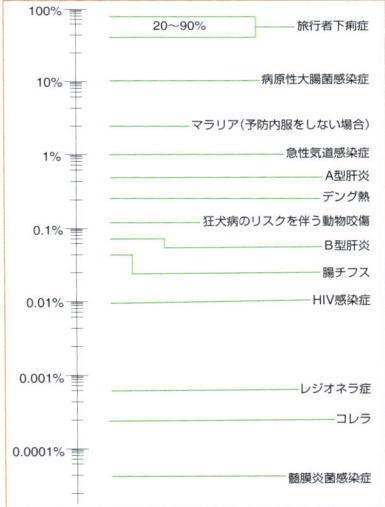

図 11-1 健康成人が途上国に1カ月間滞在した場合の疾患罹患率

る．また，帰国後に発症する例もあるため，潜伏期間と疾患との関係を知っておく必要もある(表 11-1)．図 11-1 には健康成人が途上国に1カ月間滞在した場合の一般的な疾患罹患率を示すが，渡航先の感染症の流行状況を考慮することが重要である．

発熱や下痢をきたす急性疾患のみならず，HIV(ヒト免疫不全ウイルス)感染症，結核，性感染症，住血吸虫症，エキノコックス症，Chagas(シャーガス)病などの潜在性の慢性感染症に罹患するケースもあり，帰国後の一般検診で異常のない無症状の帰国者についても，リスクがあれば個別に検索をすすめる必要がある．

旅行者下痢症

●**定義・概念** 種々の微生物による渡航に関連した感染性腸炎であり，24時間以内に3回以上の腹症状を伴う下痢症と定義される．熱帯・亜熱帯地域への渡航に限定すれ

表 11-2　旅行者下痢症の原因となりうる病原体	
細菌性（＞80％）	**ウイルス性（0〜36％）**
Salmonella spp.	Rotavirus
Campylobacter spp.	Adenovirus
Shigella spp.	Caliciviruses
Aeromonas spp.	Astroviruses
Plesiomonas spp.	Norovirus
Yersinia spp.	**原虫性（0〜20％）**
Vibrio cholerae	Giardia lamblia
Vibrio parahaemolyticus and other non-cholera vibrios	Cryptosporidium parvum
	Cyclospora cayetanensis
Escherichia coli (eg, enterotoxigenic strains)	Entamoeba histolytica
	Isospora belli
Clostridium perfringens	Microsporidia
Clostridium difficile	
Edwardsiella tarda	

ば，旅行者下痢症（traveler's diarrhea）の罹患率は80％に達するといわれており，発展途上国を渡航した際に，最も罹患する頻度の高い疾患である。

■**原因**　大半は細菌感染によるものであり，特に毒素原性大腸菌（enterotoxigenic *Escherichia coli*：ETEC）が原因となることが多く（30〜70％），このほか，細菌性赤痢，サルモネラ属（*Salmonella*），カンピロバクター属（*Campylobacter*），腸管凝集性大腸菌（enteroaggregative *E. coli*：EAEC）なども原因となる。旅行者下痢症の原因となりうる病原体を**表11-2**にまとめた。ウイルス性のものとしてはロタやノロなどの頻度が高い。2週間以上にわたり症状が持続する際にはランブル鞭毛虫や赤痢アメーバなどの原虫も考慮する必要がある。

■**診断**　便細菌培養が基本である。途上国からの帰国者には複数の病原体による混合感染例も多く，診断には便細菌培養とあわせて，原虫性下痢の鑑別にヨード・ヨードカリ染色による糞便の観察，MGL法（ホルマリン-エーテル法）および蔗糖浮遊法による集卵後の観察も実施する。

旅行者下痢症は，感染性下痢のほかにもストレスやミネラル分の多い硬水，香辛料などの刺激物などが原因となる場合も多い。

マラリア

海外渡航後の急性熱性疾患のうち，最も迅速な診断と治療が求められるのはマラリア（malaria）である。特に熱帯熱マラリアは1日の診断の遅れが死に直結する疾患であり，①マラリア流行地への渡航歴がある，②発熱の原因が特定できない，③血小板減少を認める場合には，熱帯熱マラリアの可能性も考慮してすみやかに専門医に相談する必要がある。教科書的にマラリアの三主徴として有名な周期的発熱，貧血，脾腫はみられないこともあるので，上記の所見を認めないからといってマラリアを否定してはならない。

診断には末梢血塗抹標本の観察が重要である（詳細は各論参照）。近年，諸外国で発売されているマラリアの迅速診断キットがわが国でも研究用試薬として使用可能であるが，感染原虫数が低い場合には偽陰性となりうることから，あくまで補助診断法として使用する。

デング熱

デング熱（dengue fever）は，媒介蚊の虫刺により感染し，4〜7日の潜伏期間の後に発熱で発症する。おおよそ1週間の発熱期間で自然軽快することから「7 days fever」ともいわれ，血小板減少を伴い，腸チフスとともにマラリアとの鑑別が求められる疾患である。発熱，関節痛，眼後部痛ではじまり，発熱3〜4日後には体幹からはじまる皮疹の出現が特徴であるが，発熱のみで軽快する場合もある。一部の症例で発熱2〜5日後に血漿漏出と出血傾向を主体とするデング出血熱（dengue hemorrhagic fever）といわれる重篤な病態を呈する。

デング熱では白血球減少と血小板減少がみられるが，疾患特異的でなく，確定診断には血清診断もしくはウイルスゲノムの検出が必要となる。デング出血熱では血漿漏出を反映してヘマトクリット値の上昇が顕著である。なお，マラリアと同様に，迅速簡易抗体（免疫グロブリンM〈IgM〉，IgG）検査キットもわが国で研究用に市販されており，補助診断法として利用できる。

その他

その他，頻度の高い急性熱性疾患には腸チフス，A型肝炎などがある。

また，途上国への渡航者では高頻度に皮膚疾患がみられる。蜂窩織炎，フルンケル，毛包炎，膿皮症，そして皮膚糸状菌症などの感染症は頻繁にみられる。渡航先によっては幼虫移行症，接触性皮膚炎，蝿蛆症，スナノミ症，皮膚リーシュマニア症などがあり，難治性の皮膚疾患をみた際には鑑別疾患にあげる必要がある。

以上，鑑別すべき疾患が多岐にわたるため，帰国後の発熱患者に対しては必ず血液培養を実施するほか，初診時の血清を凍結保存して後の血清診断に応えられるよう配慮する。

なお，患者を診察する際には，標準予防策をはじめ適切な感染対策を行う。

健康上の管理と予防

海外渡航に伴う健康管理と感染症予防には，①渡航前，②渡航中，③渡航後のそれぞれにおいて留意すべきものがある。

渡航前

主に渡航先の感染症情報の収集と，ワクチン接種および予防内服などの感染予防対策があげられる。厚生労働省検疫所のサイト（http://www.forth.go.jp）などインターネット上には数多くの情報源があり，感染症情報収集のツールとなる。また，一部の医療機関が開設する旅行者外来は，感染症情報の提供，必要な予防対策の提案，予防接種の実施など，個別の渡航計画に基づく健康管理を立案・実施しており，渡航者にとって有益である。

渡航前診療では以下の点に留意して個別の指導を行う。
既存の疾病の評価：糖尿病，心疾患，妊娠，免疫不全など，既存の疾病などについて事前に評価し，旅行中の食事指導や生活指導，服薬指導を行う。内服時間やインスリンの自己注射時刻については，現地の時刻および食事時刻にあわ

表 11-3 渡航地域ごとの推奨される予防接種項目

渡航地域	A型肝炎	B型肝炎	狂犬病	破傷風	日本脳炎	ジフテリア	黄熱
東南アジア	◎	○	○	◎	○		
中東	◎	○	○	○			
太平洋地域	○	○	○	○			
アフリカ	◎	○	○	◎			△
西ヨーロッパ				○			
東ヨーロッパ	○	○	○	○		○	
北米				○			
中南米	◎	○	○	○			△
オセアニア				○			

◎：強く接種を推奨，○：リスクがある場合に接種を推奨，△：黄熱予防接種証明書が国際的に求められる地域
(文献5を改変)

せるように指導する。渡航先での治療を要する可能性が高いと判断した場合には，あらかじめ英文などで現在の治療内容を記載した診断書などを発行する。

定期ワクチン接種の接種履歴の調査と実施：可能であれば母子手帳を持参させ，ワクチンの接種履歴を調査する。未完了の定期予防接種(麻疹，風疹，ジフテリア，破傷風，百日咳，ポリオ，日本脳炎)および任意接種であるインフルエンザについては優先的に接種を促す。

リスク評価と個別の予防接種の実施：渡航先，活動内容，渡航時期(季節)および渡航期間により推奨されるワクチンは異なる(**表11-3**)。任意接種の①おたふくかぜ，②水痘，③A型肝炎，④狂犬病，⑤破傷風(追加)，⑥B型肝炎，⑦日本脳炎(追加)，⑧ジフテリア(追加)の接種を考慮する。中央アフリカや南アメリカの熱帯地域に旅行する場合，黄熱ワクチンの接種済み証明書を入国時に要求する国や帰国時の乗り換えのときに求める国もあるので，渡航前に必ず検疫で接種の必要性を確認する。このほか，腸チフスワクチン，髄膜炎菌ワクチン，経口コレラワクチン，ダニ脳炎ワクチンなど，国内未承認ワクチン(輸入ワクチン)が接種可能であるが，いずれも感染リスク，ワクチンの有効性と安全性，副反応発生時の補償の有無，接種費用，そして渡航までの時間的猶予についてよく考慮し，接種するべきかどうか個別に検討する。

マラリア予防内服：マラリアに対してはわが国の承認医薬品であるメフロキン(メファキン®)による予防内服が可能である。現在のところメフロキンによる予防内服の問題点としては，①健康保険は適用されない，②めまい，嘔気などの副作用により，内服を完遂できないことが多い，③妊婦，てんかんおよび精神疾患の既往がある場合には投与禁忌となる，④メフロキン耐性マラリアの存在，⑤マラリア流行地滞在の2週間前から内服を開始する必要があることなどがあげられる。

感染予防についての指導：旅行者下痢症，虫媒症(マラリア，フィラリア症など)，動物咬傷(狂犬病，破傷風など)，性感染症(HIV感染症，梅毒，クラミジアなど)，湖沼水を介した感染症(住血吸虫症，レプトスピラ症)などについての情報提供と予防法を十分に指導する。

旅行保険制度の周知：渡航先での医療体制や緊急帰国時の費用・保険制度などについても事前に周知させ，必要に応じて加入をすすめることは，スムーズな救護を実現するためにも重要である。

渡航中

渡航中は渡航者個人が感染を防ぐことが重要であり，特に以下の点については指導する。食品の生食(魚介類，肉類だけではなく，氷，カットフルーツや生野菜なども)や生水(氷も含め)の摂取を避ける。環境(土壌，水系)からの感染を防ぐため，裸足やサンダルなどでの歩行を避け，不用意に湖沼に入らない。蚊などの節足動物からの感染リスクを軽減するため，不用意に皮膚を露出せず，地域によっては防虫スプレーや蚊帳を使用する。動物咬傷による健康被害も多くみられるため，野良犬のほか，コウモリやげっ歯類，スカンクなども含めた動物との不用意な接触は避ける。また，無防備な性行動を避ける。

渡航後

発熱，下痢などの症状は，たとえ帰国後の発病であっても渡航者にとってみれば日常みられる症状の一つであり，地域の一次医療機関を受診することが多い。そのため，医師はあらゆる急性症状の問診の際には，積極的に渡航歴を聞き出す姿勢が重要である。また渡航者が医療機関を受診する際には，海外渡航歴について受診医療機関の医師に申告するよう指導しておく。

その他の注意

渡航中の死亡の最大の原因は循環器疾患であり，次いで外傷および不慮の事故と続く。ここでは感染症に焦点をあてて述べたが，旅行医学においては渡航者の慢性疾患管理，潜水医学や高地医学などの辺境地医学，緊急帰国支援や海外での医療保険など，総合的な見地に立った患者管理が必要である。

【前田 卓哉／川名 明彦】

参考文献
1) Keystone JS et al：Travel Medicine, 2nd edition, Mosby, 2008
2) Steffen R et al：Health problems after travel to developing countries. J Infect Dis 156：84-91, 1987
3) Maeda T et al：Exotic imported travel- related infections in Japan. Travel Med Infect Dis 9：106-108, 2011
4) マラリア予防専門家会議編：日本の旅行者のためのマラリア予防ガイドライン，2005
5) 厚生労働省検疫所FORTH (For Traveler's Health)：http://www.forth.go.jp/index.html

12 新興・再興感染症，人獣共通感染症

■ **定義・概念** 新興・再興感染症(emerging and re-emerging infectious diseases)という言葉は1992年に米国医学研究所が「Emerging Infections：Microbial Threats to Health in the United States」にて最初に使用した言葉である。その後，1996年に世界保健機関(World Health Organization：WHO)が世界規模での感染症の危機を警告して以来，新興・再興感染症の重要性が高まっている。

新興感染症：最近の20年間において罹患率，あるいは地

理的分布が急速に増加・拡大した疾患,あるいは近い将来に増加するおそれのある疾患であり,これらのなかには新しく発見された病原体,以前より存在していたがそれまで認識されていなかった病原体,あるいは既知の疾患が新たに感染症であると判明したものなどが含まれる(表12-1)。
再興感染症:すでに知られていた感染症のなかで,公衆衛生上問題とならない程度まで制圧できていたにもかかわらず,再び患者数の増加が確認された感染症をさす。
人獣共通感染症:ヒトとヒト以外の脊椎動物の両方に感染または寄生する病原体により生じる感染症をさし,特に動物からヒトに感染する感染症を動物由来感染症という。現在,ヒトの病原体であると考えられているおよそ1,400種の病原体のなかで,約60%が人獣共通感染症であり,そのうち20%がヒトの新興感染症であるといわれている。このように人獣共通感染症は新興・再興感染症のなかでも非常に重要な位置を占めている。

新興・再興感染症の歴史的背景

人類の歴史は数々の感染症との闘いの歴史であり,ペスト,天然痘,インフルエンザなどの感染症で多くの人命が失われてきた。一方,1929年のペニシリン発見以降,すぐれた抗菌薬,抗結核薬,抗ウイルス薬,ワクチンの開発が進み,1960年代の終わりには感染症はほぼ制圧できたとの楽観的な観測も認められるようになった。しかし,感染症の専門家からは,歴史は繰り返し,再び感染症の重要性が増すであろうという声も多くあがっていた。

実際,1980年代後半より,ヒト免疫不全ウイルス(human immunodeficiency virus:HIV),エボラウイルス,病原性大腸菌O157など人類がいままで遭遇したことのない新たな病原体による感染症が次々と出現し,またデング熱やコレラ,黄熱病などのようにかぎられた地域にのみ存在していた感染症が全世界的に拡大・伝播するようになった。さらに化膿性レンサ球菌のように古典的には猩紅熱や産褥熱を引き起こしていた微生物が,近年では劇症型レンサ球菌感染症や壊死性筋膜炎,そして再興感染症としてのリウマチ熱など新たな病態を引き起こすようになり,重要性が高まっているものもある。

毎年多くの新興・再興感染症が世界各地で報告され,公衆衛生学的にも重要な問題となっている。WHOの統計では,全世界で年間5,900万人が死亡し,その16%以上にあたる952万人が感染症により死亡している。それらの感染症のなかに多くの新興・再興感染症が含まれていることを忘れてはならない(図12-1)。

新興・再興感染症増加の要因

このように,いったんは制圧できるのではないかと思われた感染症が,次々と新興,再興する背景にはなにがあるのだろうか? 米国医学研究所の報告書では,①微生物の適応と変化,②ヒトの感受性,③気候と天候,④生態系の変化,⑤開発と土地利用,⑥人口動態と行動,⑦技術と産

表12-1 主な新興感染症

病原体	発見年	症状名,疾患名
Cryptosporidium(クリプトスポリジウム)	1976	下痢
エボラウイルス	1977	エボラ(Ebola)出血熱
Legionella(レジオネラ)	1977	肺炎など
ハンタウイルス	1977	腎症候性出血熱
ヒトTリンパ球向性ウイルス1型(HTLV-1)	1980	成人T細胞白血病
プリオン	1982	Creutzfeldt-Jakob病
病原性大腸菌O157	1982	出血性大腸炎
Borrelia(ボレリア)	1982	ライム(Lyme)病
Rickettsia japonica	1982	日本紅斑熱
ヒト免疫不全ウイルス1型(HIV-1)	1983	AIDS
ヒトTリンパ球向性ウイルス2型(HTLV-2)	1983	白血病
Helicobacter pylori(ヘリコバクターピロリ)	1983	消化性潰瘍,胃癌
ヒト免疫不全ウイルス2型(HIV-2)	1986	AIDS
Cyclospora(サイクロスポーラ)	1986	下痢
ヒトヘルペスウイルス6(HHV-6)	1988	突発性発疹
E型肝炎ウイルス	1989	E型肝炎
C型肝炎ウイルス	1989	C型肝炎
コレラ菌O139	1992	新型コレラ
Bartonella(バルトネラ)	1992	猫ひっかき病
サビアウイルス	1994	ブラジル出血熱
ヘンドラウイルス	1994	肺炎,脳炎
ヒトヘルペスウイルス8(HHV-8)	1995	AIDSにおけるKaposi肉腫
牛海綿状脳症プリオン	1996	変異型Creutzfeldt-Jakob病
鳥インフルエンザウイルス(A/H5N1)	1997	インフルエンザ
ニパウイルス	1998	脳炎
ホワイトウォーターアロヨウイルス	1999	出血熱
鳥インフルエンザウイルス(A/H7N7)	2003	インフルエンザ
SARSコロナウイルス	2003	肺炎
パンデミックインフルエンザウイルス(A/H1N1)	2009	インフルエンザ

AIDS:後天性免疫不全症候群

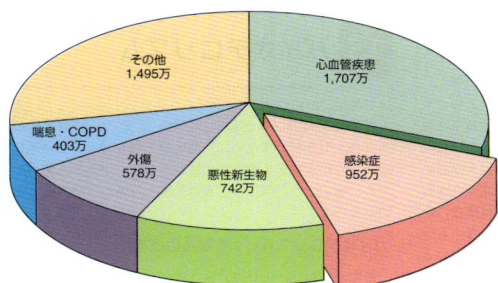

感染症	年間死亡者数
呼吸器感染症	426万
腸管感染症	216万
HIV/AIDS	204万
結核	146万
マラリア	89万
ワクチンで予防可能な小児疾患	84万
髄膜炎	34万
B型, C型肝炎	16万
熱帯寄生虫疾患	15万
HIV以外の性行為感染症	13万
デング熱	1.8万
その他の感染症	55万

図12-1 死亡原因の内訳
HIV：ヒト免疫不全ウイルス，AIDS：後天性免疫不全症候群，COPD：慢性閉塞性肺疾患

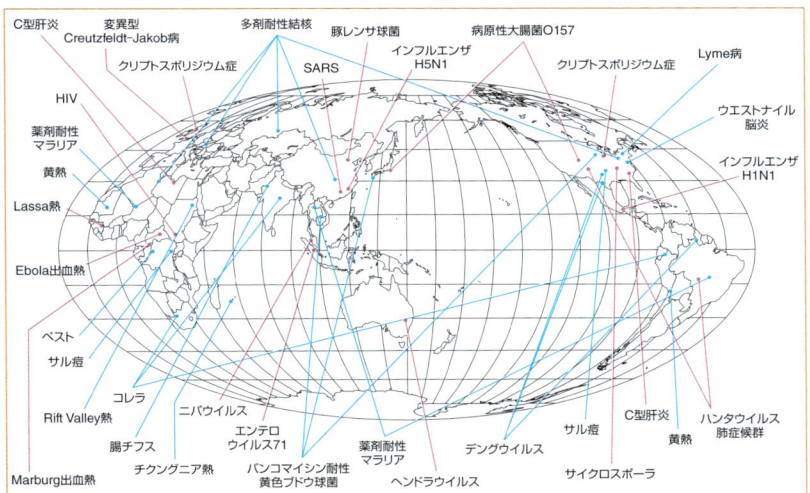

図12-2 新興・再興感染症の世界的な広がり
―――：新興感染症，―――：再興感染症
HIV：ヒト免疫不全ウイルス

業，⑧国際的な旅行と流通，⑨公衆衛生対策の破綻，⑩貧困と社会的不平等，⑪戦争と飢饉，⑫政治的意思の欠如，⑬危害を加える意図，が要因としてあげられている。

これらの要因が相互に関与することにより，感染症が新興・再興しやすい土壌が提供される。すなわち人口の増加と都市への移住・密集化により感染症が発生・伝播しやすい環境が整ったこと，都市開発や森林の減少に伴い，感染病原体の宿主となりうる動物がヒトと接触する機会が増加したこと，飛行機の発達による世界的な交通環境の確立，地球温暖化による感染症媒介昆虫の生息域の変化などが大きな要因と考えられる。

新興・再興感染症の例

1980年代以降確認された主要な新興・再興感染症を図12-2に示す。このなかでも近年の新興感染症を語る際にHIV感染による後天性免疫不全症候群（acquired immunodeficiency syndrome：AIDS）の問題は避けて通ることはできない。2009年度の統計では世界中でおよそ3,330万人がHIVに感染している。HIV-1, HIV-2は遺伝学的にヒトに近縁の哺乳類（チンパンジーなど）にも感染するが，およそ60〜70年前にヒトへの感染が成立したと推測されている。従来HIV/AIDSはサハラ以南のアフリカに限局した疾患であった。近年の国際的な旅行の増加，農村部の住民

の大都市への移動,貧困,性行為感染症に対する教育の欠如などのHIV伝播を促進する因子により全世界に拡大したと考えられている。

薬剤耐性マラリアの出現と拡散は再興感染症の一例として重要である。クロロキンは1945年よりマラリアの治療薬として世界的に使用されはじめたが,1950年代後半になり,同薬に対する耐性がタイおよびコロンビアからほぼ同時に報告され,その後世界中に耐性マラリアの拡大が認められた。血液中のマラリア原虫がクロロキンに高度に曝露されることで,原虫の薬剤標的部位の機能または構造にかかわる分子,あるいは薬剤の取り込みや排出に関与する分子に突然変異が起き,原虫が一定の耐性を獲得したものと考えられている。さらにファンシダールやメフロキンに対する耐性の出現も次々と報告され,現在ではカンボジアとミャンマーのタイ国境付近,さらに南米アマゾン川流域に多剤耐性マラリアの発生が報告されている。また,マラリアを媒介するハマダラ蚊の駆除に使用される虫よけ剤に対して抵抗性が増加した蚊も確認されている。これらも疾患再興の重要な役割を果たしている。

人獣共通感染症,ベクター媒介性感染症の一例としてはアレナウイルス出血熱(アルゼンチン,ボリビア,ベネズエラ,Lassa〈ラッサ〉出血熱)やハンタウイルス肺症候群などがあげられる。環境やヒトの行動の変化に伴い,ウイルスを媒介するげっ歯類とヒトが接触する機会が増加したことが流行拡大をもたらした。また,1999年に発生したマレーシアのニパウイルスによる脳炎の流行は森林の伐採で生息地が減少したオオコウモリの糞に含まれるニパウイルスが豚に感染し,さらに豚の飼育者へ感染することにより流行が拡大した。また,毎年多くの感染者がみられるデング熱は蚊媒介性のウイルス疾患であるが,地球温暖化の影響によりこれまで蚊が生息していなかった地域へ感染が広がっている。デング熱の再興により,異なる血清型のデングウイルスに再感染した結果,重症化(デング出血熱・デングショック症候群)する例も多く報告されている。

新興・再興感染症に対する対応

これからもいつ新たな新興・再興感染症に出会うかは予測不能である。新興・再興感染症への適切な対応として求められることは,国際的かつ迅速な情報共有とすみやかな協力体制により,病原体を特定し,臨床的特徴,疫学的特徴を十分に検討し,発症メカニズム,治療法,予防法を研究し,アウトブレイクを封じ込める対策に結びつけることである。WHOはすでにGrobal Outbreak Alert and Response Network(GOARN)を構築し,世界各地で生じているアウトブレイクへの対応を行っている。いまや感染症は世界を視野に入れ対応し,危機管理を行う必要のある疾患である。

【貫井 陽子・森屋 恭爾】

参考文献
1) Morens DM et al : The challenge of emerging and re-emerging infectious diseases. Nature 430:242-249, 2004
2) Feldman H et al : Emerging and re-emerging infectious diseases. Med Microbiol Immunol 191:63-74, 2002
3) Snowden FM et al : Emerging and reemerging diseases: a historical perspective. Immunol Rev 225:9-20, 2008

13 バイオテロリズム

はじめに

バイオテロリズムとは,政治的,宗教的,経済的にパニックを引き起こすために,微生物そのもの,またはそれがつくり出す毒素を意図的に散布することである。使用のために加工された微生物,毒素粉末,溶液,培地などを生物剤という。

バイオテロリズムによる被害の様相

被害の様相は,テロの目的,標的,生物剤,散布法などによってさまざまであり,

1. 致死的なアウトブレイクとなるもの(大量・殺傷型)
2. 要人等を殺傷するもの(暗殺型)
3. 致死的ではないが多くの患者が発生するもの(非殺傷型)
4. 悪質ないたずらにより医療資源が疲弊するもの(Hoax型)

に分類できる。

バイオテロによる被害は,自然流行との区別が困難,散布場所と患者発生場所とが異なる,曝露の程度や免疫力によって潜伏期や病態が異なる,環境から剤の同定が困難などの点で,化学テロとは異なる。

生物剤としての条件

テロ実行の面からみて最適な条件とは,環境中で物理化学的に安定である,エアロゾル化が可能で散布しやすい,保存運搬が容易,自身を守るためのワクチンや予防薬があるなどがあげられる。環境中で安定して存在すれば,犯行時期を秘匿しやすくなる。

効果の面からみた場合は,少量でも感染が成立し発症する,致死率が高い,ヒトからヒトへ伝染する,があげられる。症状が非特異的なもの,特殊な検査が必要となるものは,診断が困難である。媒介動物・昆虫の放出や食材や飲料水の汚染は,感染経路や症状が自然流行と同じとなり,両者を区別することが困難となる。過去に開発・使用されたもの,その効果が予測しやすいために使用される可能性が高い。

使用される可能性の高い生物剤

世界保健機関(WHO)は,1970年に29の微生物と2つの毒素を生物剤として掲げた[1]。その後さまざまな機関が,過去の研究・開発状況や使用状況などを分析し,注目すべきリストを作成している。米国疾病管理予防センター(CDC)は,2000年に30の生物剤を「バイオテロ対処の準備が必要となるもの」とし,優先度からカテゴリーA(10),カテゴリーB(18),カテゴリーC(2)に分類した[2]。WHOは,2004年に30年ぶりにガイドラインを改正し,17の生物剤が特に代表的なものであるとした(表13-1)[3]。

わが国では,米国炭疽菌テロ後の2003年に感染症法を見直して,天然痘を一類感染症に規定した。2006年の改正時には,各種バイオテロ関連疾患の類型化,天然痘を疑わせる皮膚粘膜症状患者の症候群サーベイランス,病原体等

表 13-1 バイオテロに使用される可能性の高い感染症・毒素症

細菌感染症(6)	リケッチア症(2)
・炭疽	・Q熱
・野兎病	・発疹チフス
・ペスト	**真菌感染症(1)**
・ブルセラ	・コクシジオイデス症
・鼻疽	**毒素症(6)**
・類鼻疽(メリオイドーシス)	・ボツリヌス症
ウイルス感染症(2)	・リシン中毒
・天然痘	・黄色ブドウ球菌エンテロトキシンB中毒
・ベネズエラウマ脳炎	・アフラトキシン中毒
	・T-2マイコトキシン中毒
	・サキシトキシン中毒

(文献3を引用)

表 13-2 感染症法に基づく病原体等の規制

一種病原体等
- 何人も,所持できない
  エボラ出血熱ウイルス*,Marburg病ウイルス*,クリミア・コンゴ出血熱ウイルス*,南米出血熱ウイルス*,痘瘡ウイルス

二種病原体等
- 所持には,厚生労働大臣の許可が必要
  ペスト菌,ボツリヌス菌・毒素,SARSウイルス,炭疽菌,野兎病菌

三種病原体等
- 所持には,届出が必要
  Q熱リケッチア,狂犬病ウイルス,多剤耐性結核菌,その他

四種病原体等
- 所持には,基準の遵守
  黄熱ウイルス,クリプトスポリジウム,結核菌,コレラ菌,新型インフルエンザ,その他

*:特定一種病原体等,厚生労働大臣が指定する者にかぎって所持できる

の所持の規定が盛り込まれた(表 13-2)。

【加來 浩器】

参考文献

1) WHO：Health aspects of chemical and biological weapons, 1st edition, Global Alert and Response(GAR), 1970(http://www.who.int/csr/delibepidemics/biochem1stenglish/en/index.html)
2) CDC：Strategic plan for preparedness and response, Biological and chemical terrorism. MMWR 49：1-14, 2000
3) WHO：Public health response to biological and weapons, WHO guidance, 2nd edition, 2004(http://www.who.int/csr/delibepidemics/biochemguide/en/)

10章 内科疾患と再生医学

1. 多能性幹細胞の生物学 ………………………………………… 442
2. 組織幹細胞の生物学 …………………………………………… 445
3. 幹細胞増幅 ……………………………………………………… 447
4. 人工多能性幹細胞(iPS細胞)の樹立とその臨床応用 ……… 450
5. 幹細胞を用いた薬効評価 ……………………………………… 453
6. 造血幹細胞とその臨床応用 …………………………………… 456
7. 間葉系幹細胞を用いた細胞治療 ……………………………… 459
8. 再生医療の現状と未来 ………………………………………… 462

1 多能性幹細胞の生物学

はじめに

多能性幹細胞（pluripotent stem cell）には，全能性（totipotenntial）と多能性（pluripotential）の両方の意味が含まれていると考えてよい。全能性と多能性の違いは，定義的には生殖細胞にも分化できるかどうかの違いである。

ここでは，全能性幹細胞である胚性幹細胞（embryonic stem cell：ES 細胞）に焦点をあてる。幹細胞研究はいまや花盛りであるが，時代をさかのぼれば teratoma（奇形腫）の研究が一度隆盛をきわめた。その後の ES 細胞の華々しい研究は地道な基礎研究の積み重ねの結果であることを認識しておきたい。

ES 細胞に関する研究を要約すれば，3 段階に分けて進められてきた。第 1 は，129 マウス系に発生する奇形腫の研究であり，第 2 は，その奇形腫から単離した奇形癌腫細胞の研究で，第 3 が胚盤胞から樹立した ES 細胞の研究である。最後の第 3 段階だけに注目が集まりがちであるが，初期の研究が現在の理解につながっている部分も多く，学問の歴史を知る研究者も少なくなった現在において，第 1 段階と第 2 段階についてもまとめておきたい。

マウスの奇形腫の研究

奇形腫（teratoma）あるいは奇形癌腫（teratocarcinoma）は，もともとヒトの精巣や卵巣において発見された悪性腫瘍であるが，3 胚葉由来の種々の分化した細胞，たとえば神経，筋，腺細胞などがみられることから興味が持たれていた。研究が広がるきっかけは，1954 年に Stevens and Little により雄マウスの約 1％の精巣に奇形腫が自然発生することが発見されたことに端を発する。この系統が 129 であり，後の ES 細胞の樹立が 129 系統からであることとも関連している。発生頻度の低さから研究が広がるための突破口は，Stevens により見出された。すなわち，129 系統の生殖隆起（11〜13.5 日胚）を，他のマウスの精巣に移植することにより，実験的に奇形腫を誘発できることである。その後，2 細胞期胚から円筒胚のいずれの胚を移植しても奇形腫ができることが明らかにされた。この奇形腫は悪性であり，移植可能であるが，そのなかの胚性癌腫細胞（embryonal carcinoma cell：EC 細胞）が必要なことがわかった。この EC 細胞が多分化能を持つことは，1 個の EC 細胞を移植することによっても奇形腫ができることによって示された。

奇形腫の起源についての研究も行われたので，紹介しておきたい。この問題は，どの細胞から全能性を持つ幹細胞が樹立できるのかということと関連しており興味深いからである。生殖隆起の移植の場合，奇形腫ができるのが 11〜13.5 日胚と限定されていることから，始原生殖細胞がその起源ではないかと考えられた。これを証明するために，Stevens は，steel 変異マウス（Sl/Sl）の生殖隆起を用いることを考えた。すなわち，Sl/Sl マウスは生殖隆起を欠損しているので，もし始原生殖細胞が奇形腫の起源であるならば，Sl/Sl の生殖隆起を移植したのでは，奇形腫ができないはずである。実際，Sl/Sl マウスの生殖隆起の移植で

表 1-1 EC 細胞の研究の進展

年	研究者	内容
1974	Brinster Evans ら	EC 細胞によるキメラ作製
1975	Mintz & Illmensee	EC 細胞による生殖キメラ作製
1976	Illmensee & Mintz	1 個の EC 細胞によるキメラ作製
1977	Dewey ら	HPRT 欠損 EC 細胞によるキメラ作製
1978	Illmensee	ヒト 17 番染色体を持つ EC 細胞によるキメラ作製
1978	Watanabe ら	メラノーマの細胞質と EC 細胞との cybrid によるキメラ作製
1979	Illmensee & Croce	ラット肝癌細胞と EC 細胞の融合細胞によるキメラ作製

は，奇形腫ができないことが証明された。一方，胚細胞そのものが起源であるとの考えは古くからあり，前述したように 2 細胞期胚から円筒胚のいずれの胚を移植しても奇形腫ができるところから，多能性を持つ胚細胞も奇形腫の起源になると考えられた。これがのちの胚盤胞からの ES 細胞の樹立につながっている。ともあれ，いずれの説も正しかったことになる。

奇形癌腫細胞の研究

次の進歩は，奇形癌腫からの cell line の樹立である。最初の報告は，自然発生した奇形癌腫からの cell line であり，Finch and Ephrussi により 1967 年に樹立された。さらに，胚の移植によって得られた奇形癌腫からも多数樹立された。これらの EC 細胞は，未分化なまま培養可能で，かつ移植により奇形癌腫を形成する。

奇形癌腫細胞を腹腔内に注入すれば EC 細胞だけが増殖するのではないかとの考えからその実験が行われたが，意外にも胚発生の初期にみられる形態を持つ細胞の塊が出現することを見出し，胚様体と名づけられた（Stevens, 1959 年）。

この胚様体には，内部が EC 細胞で外側を一層の内胚性の細胞でできている単純胚様体（simple embryoid body）と，それからさらに内部が液で満たされた嚢胞性胚様体（cystic embryoid body）が形成されることが発見された。この胚様体が初期胚に類似していることから，これをモデル系として，胚発生を理解できるかもしれないとの考えが起こり，さまざまな分化誘導実験が行われた。後述するように，この系が現在 ES 細胞を用いての初期発生研究のツールとして使われていることは感慨深い。

培養が可能となった EC 細胞を用いて 1970 年代には驚きの報告が相次いだ（表 1-1）。

上記のように奇形癌腫由来の OTT6050 細胞を用いて，毎年のように華々しい報告がなされ，思いのままに変異マウスを作製できるのではないかとの夢もあったが，OTT6050 細胞が途絶えたという噂が流れてきた。その後，奇形癌腫から新たな cell line の樹立もなされ，キメラマウスが生殖系列に伝わることが報告されたが，ES 細胞の登場によってこれらの研究は終結した。

ES 細胞の研究

ES 細胞の樹立に関する研究

奇形腫を経ずに,胚から直接多能性を有する幹細胞の樹立は試みられていたが不成功に終わっていた.しかし,1981年の7月にEvansとKaufmanが,いまでいうES細胞の樹立に成功したという報告をし[1]),EC細胞からES細胞に移った記念すべき年となった.彼らは,用いる胚の発生時期,十分量の細胞数,増殖は誘導するが分化は阻止する培養液が重要ではないかと考えた.時期というのは,着床直後の胚がよいと推察されたので,交尾後2.5日後に卵巣摘出し,ホルモンを投与することにより,着床を遅らせた胚盤胞を取り出す工夫を行った.

このようにして作製した細胞をEK(EvansとKaufmanの頭文字をとった)細胞と名づけた.なお用いたマウスはEC細胞で実績のある129 SvE系統である.一方,米国のGail Martinも同様の報告をした.方法が若干異なっており,ICRxSWR/Jの交配で得られた胚を用い,体外に取り出した胚盤胞を1日培養することにより後期にずらしたこと,EC細胞のconditioned mediumを用いて培養したことである.これらをembryonic stem cell(ES細胞)と呼び,embryonal carcinoma cell(EC細胞)と区別した.

マウス以外のES細胞の樹立は多くの研究者によって試みられているが,なぜか不成功に終わっていた.しかし,Thomsonらにより,1995年にはrhesus monkeyの胚盤胞から,1998年にはヒト胚盤胞から[2])それぞれES細胞が樹立された.ヒトの場合は,キメラ作製などはできないので,あくまでES細胞としてのその他の基準が満たされているかどうかで判断されている.

これらの基準には,ES細胞の培養時の形態,テロメラーゼ活性,SSEA-3やSSEA-4などの細胞表面マーカー(マウスではSSEA-1が発現しており,種の違いとみなされている),奇形腫の形成による3胚葉性細胞への分化能などが含まれる.これらの論文で示されたもう一つの重要なポイントは,幹細胞性を維持するために,マウスES細胞とは異なって白血病抑制因子(LIF)が有効ではなく,MEF (mouse embryonic fibroblast)上での培養が有効であった.

樹立されたES細胞を用いた研究は,大きく4つに分けることができる.第1は,ES細胞を用いた相同組換えとノックアウトマウスの作製であり,これを用いた遺伝子機能の解析やヒトの疾患モデル作製である.第2は,ES細胞の幹細胞の状態(多能性)を維持する機構の研究である.第3は,ES細胞をモデルとした発生過程の解明に関する研究である.第4は,ES細胞から種々の細胞の分化誘導とそれを用いた臨床応用の研究である.

ES細胞を用いた相同組換えとノックアウトマウスの作製

1984年に,Bradleyらは,このES細胞を用いて,50%を超える率でキメラマウスを作製できること,そして生殖系列に伝達することを示した.1986年にGosslerらは,ES細胞にあらかじめリン酸カルシウム法で遺伝子を導入し,それを用いてキメラマウスを作製することで,トランスジェニックマウスを作製できることを報告した.

ES細胞が,広く使われるようになるためには,分化をさせずに増殖させることのできる培養条件が必要である.この点に関し,知られていた事実はfeeder cellがあると,多分化能を維持できるということであった.これをもとにSmithとHooperは,feeder cellのconditioned mediumを用いれば,ある程度feeder cellがなくても分化させずに増殖させることを1983年に見出した.しかし,分化を阻止する能力は十分とはいえないので,種々の細胞のconditioned mediumを探し,ついにbaffalo rat liver細胞のconditioned mediumを用いれば,ほぼ完全に分化を阻止できることを1987年に発見し,このファクターをdifferentiation inhibitory activity(DIA)と名づけた.そして,翌1988年に3つのグループにより,DIAがマウスのL1 myeloid leukemia cellをマクロファージに分化誘導する白血病抑制因子(leukemia inhibitory factor:LIF)と同じものであることが明らかにされた.

これ以降多能性を保ったままES細胞の培養をすることが格段に容易になった.そして,1989年にES細胞を用いた最初のノックアウトマウスの報告がなされ,それ以降ノックアウトマウスは遺伝子機能の解析,ヒト疾患モデルの作製などで多くのすぐれた研究がなされている.

ES細胞の幹細胞の状態(多能性)を維持する機構の研究

ES細胞の幹細胞性や自己増殖能を維持するため,WntシグナルBMPシグナル,STAT3シグナルなどをはじめとするさまざまなシグナルが必要と考えられてきた.しかし,ES細胞の増殖と多能性維持において,細胞内部の分化シグナルを抑制すれば,外部からのシグナルは不要であることをYingらは明らかにした(図1-1)[3]).

すなわち,分化抑制シグナルとして重要なのは,LIFからSTAT3にいたるシグナル,BMPからId(inhibitor-of-differentiation)のシグナルであり,これらはいずれも線維芽細胞増殖因子4(FGF4)から,FGF受容体(FGFR)を介する分化に働くシグナルと関連し,リン酸化した細胞外シグナル制御キナーゼ(ERK)の下流でこのシグナルを抑制する.また,glycogen synthase kinase 3(GSK3)はβ-カテニンをリン酸化することでWntシグナルを刺激し,分化を誘導するが,そのインヒビターである6-bromoindirubin-3'-oxime(BIO)を用いることで,ヒトおよびマウスのES細胞の多能性を維持できることが明らかにされている.したがって,FGFRのインヒビターであるSU5402,その下流のMEK(MAP-ERKキナーゼ)インヒビターであるPD184352,そしてGSK3の特異的インヒビターであるCHIR99021の3つのインヒビター(3i)を用いることで,自己再生が可能で,分化を抑制することが示された.

この3iを用いて,ラットの胚盤胞から生殖キメラが効率よくできるES細胞の単離に成功している.さらにもっと強力なMEKインヒビターであるPD0325901とGSK3インヒビターの2つのインヒビター(2i)でのラットESも試みられ,同様に生殖キメラが効率よくできるES細胞の単離に成功している.そして,Tongらはこの方法論を用い,p53ノックアウトラットの作製に成功した.

多能性の維持や自己再生能に働いている分子についても

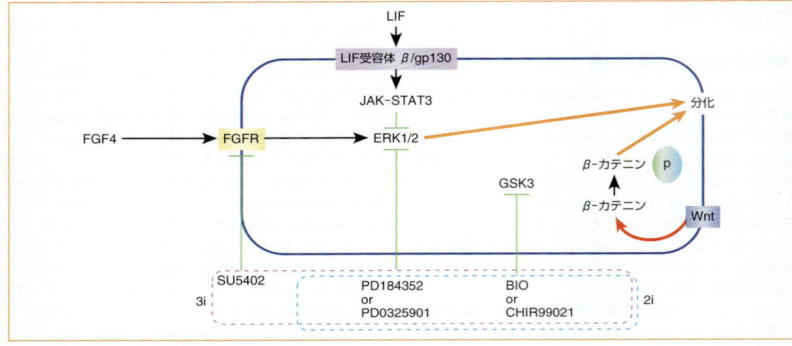

図 1-1　インヒビターによる細胞分化の抑制
SU5402 は線維芽細胞増殖因子受容体（FGFR）のインヒビター，PD184352 または PD0325901 は細胞外シグナル制御キナーゼ（ERK）のインヒビター，BIO または CHIR99021 は GSK3（glycogen synthase kinase 3）のインヒビターである
LIF：白血病抑制因子，FGF4：線維芽細胞増殖因子 4

研究が行われている．丹羽の総説[4]に詳しく述べられているが，要約すれば，①分化の抑制にかかわる分子，②細胞増殖にかかわる分子，③必要な分子の発現を正確に制御するための転写因子のネットワーク，④エピジェネティックな修飾による発現制御に関するものである．

①については，（ⅰ）LIF から JAK-STAT の経路で，多分化能を維持するのに必要な STAT3 の活性化，（ⅱ）OCT3/4 が CDX2 に結合することによる栄養外胚葉への分化の抑制，（ⅲ）NANOG が GATA6 と結合することによる原始内胚葉への分化の抑制などの研究が行われている．

②については，（ⅰ）PI3K（ホスファチジルイノシトール 3-キナーゼ）/Akt を介した増殖，（ⅱ）b-Myb による G_1 から S 期への移行の亢進，（ⅲ）c-Myc による G_1 から S 期への移行の亢進，（ⅳ）Utf1（undifferentiated embryonic cell transcription factor 1）による細胞増殖の亢進などが研究されている．

③については，OCT3/4，SOX2，NANOG などが，自分自身も含めてお互いに転写を制御しあうことによって，多能性の維持や自己再生に必要な分子を厳密に制御しているメカニズムが次第に明らかにされつつある．

④についても，ヒストン H3 のメチル化されるアミノ酸によって転写が活性化されたり不活性化されたりすること，これらの部位が共存すること，この部位には OCT3/4，SOX2，NANOG の結合部位も含まれていることなどが明らかにされ，エピジェネティックな修飾が多能性の維持や自己再生に関与することが示唆されている．

ES 細胞をモデルとした初期発生過程の解明に関する研究

ES 細胞の分化は正常な着床前の胚の分化と類似性があること，ES 細胞は相同組換えなど容易に遺伝子操作が可能であること，培養および解析のための多量の検体を得られること，ES 細胞が栄養外胚葉にも分化が可能であることが示されており，初期発生過程のメカニズムの解明のためのモデルとして用いられるようになった．

主に，①胚体外内胚葉，②栄養外胚葉，③エピブラスト・原始外胚葉の分化に関する研究が行われている[5]．

①については，ES 細胞をゼラチンでコートした培養ディッシュ上で，LIF 抜きで培養することにより *in vitro* で Gata4 や Gata6 が発現している胚体外内胚葉細胞を誘導できる．逆に，Gata4 や Gata6 の強制発現により，胚体外内胚葉細胞を誘導できる．

②については，Oct3/4 欠損 ES 細胞が栄養外胚葉細胞に分化することが見出されている．逆に，栄養外胚葉では Cdx2 が発現していること，Cdx2 欠損胚では栄養外胚葉の形成不全で胚盤胞の時期に発生異常が起こること，Oct3/4 と Cdx2 は相互に発現すること，すなわち Oct3/4 は内部細胞塊で，Cdx2 は栄養外胚葉で発現することなどが明らかにされている．

③については，ES 細胞を培養し胚様体（embryoid body）を形成させることで原始外胚葉を誘導できること，このとき原始外胚葉のマーカーである Fgf5 が発現することが明らかにされている．

ES 細胞からの種々の細胞の分化誘導と臨床応用

ES 細胞から種々の細胞を分化誘導し，それを用いて再生医療を行えるのではないかというのが強い動機となって研究が広範囲で行われている．しかしながら，ES 細胞は受精卵が発生した胚盤胞の培養により得られるため，受精卵という生命を人為的に殺していいのかという，倫理的な問題がネックとなっていた．この問題をスキップできると期待されたのが，人工多能性幹細胞（iPS 細胞）である．現在は，ES 細胞だけでなく，iPS 細胞を用いて種々の細胞の分化誘導とそれらを用いた治療実験が進められている．これらについてはそれぞれの細胞系譜ごとに非常に多数の研究が行われており，ここでは割愛したい．

おわりに

マウスに発生する奇形腫，それも頻度が 1％ というきわ

めて低いものを研究対象にすることは驚異に値する。129系に行きあたるのに、他の系も解析したはずであるが、そのことはStevensの1954年の論文には記載されていない。ただ、129系統だけについても3,557匹を調べて30匹に奇形腫が見つかったと記載されており、膨大な解析のうえに成り立っていることが窺える。

このような研究が発端となって現在のES細胞研究が成り立っていることを思うと、流行に媚びない、普段の地道な研究がいかに重要であるかを思い知らされる。興味があれば、労多くして益少なしといえども、やり遂げることがいかに大切かを示す見本のような歴史といえる。

【山村 研一】

参考文献
1) Evans MJ et al : Establishment in culture of pluripotential cells from mouse embryos. Nature 292 : 154-156, 1981
2) Thomson JA et al : Embryonic stem cell lines derived from human blastocysts. Science 282 : 1145-1147, 1998
3) Ying QL et al : The ground state of embryonic stem cell self-renewal. Nature 453 : 519-523, 2008
4) Niwa H : How is pluripotency determined and maintained? Development 134 : 635-646, 2007
5) Niwa H : Mouse ES cell culture system as a model of development. Dev Growth Differ 52 : 275-283, 2010

2 組織幹細胞の生物学

組織幹細胞

すべての組織に分化可能でほぼ無限の増殖能を持つ胚性幹細胞に対する期待が高まる一方で、すでに臨床応用にいたっている再生医療はすべて組織幹細胞を利用するものである。ここでは組織幹細胞の基本的性質を解説し、近年飛躍的に理解が進んだいくつかの組織幹細胞について取り上げる（なお、最も研究と応用の進んでいる造血幹細胞と間葉系幹細胞については別稿参照）。

● 定義・概念

「長期にわたる自己複製能」と「多系列細胞への分化能」を幹細胞の必須要件とした場合、胚性幹細胞とは異なる階層においてもこれらを満たす細胞群が存在する。各々の臓器に組織特異的に存在し、自己複製を繰り返し、かつ分化された系列ではあるものの個々の組織の維持に必要な複数の分化細胞を生み出す細胞群であり、これらを組織幹細胞と呼ぶ。最も研究の進んでいるのは造血幹細胞であるが、いまや成体のさまざまな組織でその存在が確認されている。

組織幹細胞の同定

組織幹細胞は通常組織内にごくわずかしか存在しない。古くはその細胞周期の特性により、実験的に導入したDNA標識が長期にわたり残存する細胞（label retaining cell : LRC）として同定されてきた。こうした方法に加え、近年では細胞表面の特異的分子マーカーを利用し、組織幹細胞を同定できる例も多い。これら細胞表面マーカーを利用し単離した細胞が培養可能な場合、*in vitro* において長期自己複製能と多分化能を示すことが、これら細胞が組織幹細胞であるとの有力な根拠となる。さらに、動物個体への単離細胞を移植することで元の組織が再構築可能であることも、これらが組織幹細胞であることを示す強い根拠となる。

近年ではこれらに加え、遺伝子操作技術を用いて動物個体内の特定の細胞とこれに由来する細胞群を標識するジェネティックリニエージトレーシング法により、組織幹細胞の存在や局在が明らかになる例もある。どのような手法を用い、どの程度の根拠をもって組織幹細胞が真の幹細胞として同定されているかは、個々の組織で異なっており、個別に理解する必要がある。

組織幹細胞の細胞周期と複製

一般的には組織幹細胞は細胞周期の観点では静止期にあるが、ひとたび組織が傷害を受けると活発な細胞増殖を開始し、損傷組織の構造的・機能的修復に中心的な役割を担うと考えられている。実際正常時における造血幹細胞は、より分化を遂げた前駆細胞と比べ細胞周期がゆっくり回転することが知られ、このことは幹細胞レベルでの複製異常やDNA傷害を低く保つ点で有利に働く機構であると考えられている。一方たとえば腸管上皮幹細胞は、正常においても約12時間ごとに絶えず分裂増殖を繰り返すきわめて細胞周期回転の速い細胞として知られるように、幹細胞の細胞周期調節にも各々の組織特異的機構がかかわっている。

幹細胞が分裂し自己複製する様式も、組織幹細胞の理解に重要である。すなわち幹細胞が一定数に保たれる機構には、自己と同じ1個の幹細胞と分化を運命づけられた別の1個の娘細胞を生み出す非対称分裂がかかわると考えられている。この場合、分裂時に細胞内の運命決定を担う分子が非対称に分配される機構により2つの娘細胞に不均等が生じる結果、片方のみに幹細胞性が賦与され、その数が維持される。しかしながら、細胞運命の非対称性が後述するような周囲環境、すなわち幹細胞ニッチに制御を受ける例もある。たとえば細胞分裂はまったく均等なかたちで起こるものの、各々の娘細胞がその後ニッチにとどまるかニッチ外へ出ていくかの選択の結果、幹細胞として残るか否かの運命決定がなされる場合である。

これら非対称性幹細胞複製の仕組みは、神経幹細胞などいくつかの領域で研究が進んではいるものの、実際にこれが個々の組織幹細胞数の維持にどのようにかかわるかについては今後明らかにされるべき課題である。

幹細胞ニッチ

組織傷害後に幹細胞が機能を高めることで迅速な組織修復に寄与することからも、組織幹細胞が外的環境を感知し、これに応答しながら機能することは容易に理解できる。また、組織幹細胞がその未分化性を維持する機構にも外的環境が重要であることが知られている。このように、幹細胞のふるまいは周囲環境に強く影響を受けるものであり、幹細胞に作用するこれら局所的な外的環境を幹細胞ニッチと呼ぶ。したがって各々の組織幹細胞は、組織特異的ニッチとの絶え間ない相互作用を介して自身の幹細胞性、あるいは複製と静止のバランスを維持しているということができる。

三次元構造をとる細胞に外因性に作用しうるあらゆる因子がニッチの構成要素としてかかわる可能性がある。物理

化学因子もその一つであり，実際にある種の幹細胞では酸素分圧の制御が幹細胞性の維持に重要である．また，表皮や消化管上皮など体表に配列する上皮組織では，光刺激・食餌成分・腸内細菌などの外的因子も幹細胞ニッチへ作用する可能性がある．これらに加え多くの場合，ニッチは生体細胞が産生する液性因子，細胞外マトリックス，あるいは隣接細胞そのもので形成され，これらが幹細胞に必須なシグナルを供給する．

WntやBMP(骨形成因子)ファミリー分子は多くの組織幹細胞システムで重要な働きを持つ分泌蛋白として知られ，特異的な細胞表面受容体分子との結合を介して幹細胞内にシグナル応答を誘導する．Notchファミリー分子は，隣接細胞との情報伝達にかかわり，幹細胞の増殖・分化を広く調節する分子群である．また細胞表面に発現する幹細胞接着分子は，細胞をニッチにとどめる，あるいは幹細胞がニッチへ移動するために重要な役割を果たすのみならず，たとえばインテグリンやカドヘリン分子は細胞–マトリックスまた細胞–細胞間接着によるシグナルを細胞内へと伝達する役割も担っている．

幹細胞機能がニッチを構成する外因性因子により制御されることは，幹細胞が自律的に異常増殖するのを防ぐ機構として重要であるのみならず，臨床医学の観点からは，ニッチの人為的制御により幹細胞機能をコントロールし，組織再生医療に応用できる可能性を示す点においても重要である．

幹細胞性維持の細胞内機構

個体発生時あるいは生後のある時期に組織幹細胞がその性質を獲得する機構，あるいはニッチから供給されるシグナルで幹細胞性が維持される機構が，いかなる細胞内分子機構を介して具現化されるかについても研究が進みつつある．

すなわち前述したWnt，BMP，Notchをはじめとするさまざまな分子群がいかなる機構を介し細胞内シグナル伝達を誘導し，いかにして細胞の増殖・分化を制御するかについて，分子レベルでの理解が進んでいる．また10章4「人工多能性幹細胞(iPS細胞)の樹立とその臨床応用」にあるとおり，人工多能性幹細胞(iPS細胞)の樹立がさまざまな細胞へ特定の転写因子を導入することで可能であったように，組織幹細胞においても同様の組織特異的転写因子が存在し，これらの組み合わせで得られる遺伝子発現パターンが各々の組織幹細胞を規定すると考えることができる．実際，複数の転写因子を組み合せ繊維芽細胞に導入することで，心筋細胞が作製可能であることがすでに報告された．また，DNAのメチル化，ヒストン分子修飾，クロマチン構造調節などを含むエピジェネティックな調節と幹細胞性維持機構の関係についても研究が進んでいる．

今後は，人為的に特定のシグナル伝達経路を活性化・不活化したり，特定の転写因子の発現・機能を調節したり，エピジェネティックな状態を操作したりすることで，幹細胞の未分化性や分化方向性を自在にコントロールし，ひいては幹細胞増幅や特定の細胞分化を誘導できる可能性があり，再生医療の新しいアプローチとして注目されている．

組織幹細胞の可塑性

組織幹細胞が発見・同定された当初は，これらの自己複製能は臓器特異的であると考えられてきた．しかし1990年代後半から，ある種の組織幹細胞が別の組織の細胞へ，しかも時には胚葉を越えて分化するという報告が相次いだ．たとえば中胚葉由来の造血幹細胞が，血球細胞だけでなく同じ中胚葉由来の骨格筋などへ，さらには外胚葉由来の神経細胞や内胚葉由来の腸管上皮細胞などへも分化する可能性が示された．これらは，たとえば造血幹細胞を用いた他の臓器の再生医療が理論的に可能であることを示す画期的な知見として大きな注目を集めることとなった．

しかしながら，これらの結果の解釈には注意も必要である．組織幹細胞に真の可塑性があると示すには，初発材料とする細胞群に間違いなく着目する組織幹細胞が含まれ他種の幹細胞が含まれていないこと，そしてある種の環境において，着目する幹細胞自身が間違いなく他種の組織を構成する細胞へ分化したことを明確に示す必要がある．これまでに組織幹細胞の可塑性を示した報告がこれらの条件をすべて満たすとはいえないこと，また移植細胞と臓器細胞の細胞融合が移植細胞の可塑性と認識されていた例もあることがわかり，現在では組織幹細胞の可塑性は一部にかぎられた現象と考えられている．

とはいうものの，なんらかの条件において組織幹細胞が可塑性を持ちうるという考えは，比較的採取が容易な組織幹細胞を用い他臓器の修復のための再生治療が展開できる可能性を示すものであり，今後のより詳細な研究が望まれている．

さまざまな組織幹細胞

ここでは，組織幹細胞のなかでも最近急速に研究が進んでいる神経幹細胞・表皮幹細胞・腸管上皮幹細胞を取り上げ解説する(前述したように造血幹細胞と間葉系幹細胞については他稿参照)．

神経幹細胞

発生を終えた成体の脳においても神経幹細胞が存在し，生涯を通じ神経細胞，グリア細胞の産生にかかわることが明らかとなりつつある．これら神経幹細胞は，側脳室に面した脳室下帯や海馬歯状回など特定の領域に存在し，神経新生にかかわっている．神経幹細胞のマーカー分子として，Nestin，Musashi1，Sox2などを含む種々のものが報告されている．1992年にReynoldsとWeissが報告したニューロスフェア法と呼ばれる浮遊培養は神経幹細胞研究に大きく貢献した．

この方法では，成体マウスの側脳室壁より単離した細胞を上皮増殖因子(EGF)と線維芽細胞増殖因子(FGF)存在下で培養すると，一部の細胞が未分化な細胞塊を形成しながら増殖を続ける．これら培養細胞はニューロン，アストロサイト，オリゴデンドロサイトへ分化可能で，かつ長期にわたる継代培養が可能であることから，真の神経幹細胞を含むと考えられている．ヒト成体神経組織からもニューロスフェア法を用いて神経幹細胞の培養が可能であり，傷害により失われた神経機能の回復をめざす新しい治療法の有用な生物材料となることが期待されている．

皮膚（表皮幹細胞）

表皮は脂腺，汗腺，毛包など複数の付属器を伴う上皮組織であり，2種類の異なる幹細胞が存在すると考えられている。すなわち毛包と毛包の間に位置する表皮や手掌足底など無毛部で機能する毛包間表皮幹細胞と，毛包形成に必須の役割を持つ毛包幹細胞である。

前者は毛包間表皮の基底層内に，後者は毛包中部のバルジ領域に存在することが知られ，いずれの細胞も古典的DNA標識実験でLRCとして知られてきた。毛包間表皮細胞は，表面へ移動しつつ，最終的に脱落する分化細胞を恒常的に産生する。毛包幹細胞は，その子孫細胞の再生を介して周期的な再生と退縮の繰り返し，すなわち毛周期を形成し組織恒常維持に寄与する。表皮損傷時には，一方の幹細胞が他方の機能をカバーしてまで組織再生を担いうるとの報告があるものの，通常毛包間表皮幹細胞と毛包幹細胞は独立して機能すると考えられている。各々について特異的マーカー分子を提示する報告が多数あるものの，現時点で確固としたものはない。

特筆すべきは，表皮組織が造血幹細胞などと並び再生医療が現実となっている数少ない組織であることにある。わずかな面積の自己皮膚組織を採取し，これより得られる表皮細胞を大量培養する画期的な技術開発の結果，培養表皮を医用器材として供給する治療がすでにわが国においてもはじまっている。個体に移植可能な細胞が長期維持できることから，この培養表皮に幹細胞が含まれることは明白である。今後は表皮幹細胞の単離からはじまり，より安全でより効率的に機能的表皮細胞を増やす技術の進展が見込まれている。

腸管上皮幹細胞

小腸・大腸の上皮組織は，生涯にわたり組織再生を繰り返す生体で最も細胞回転の速い組織の一つにあげられる。この組織が際立つ特徴は，増殖・分化が構造的に明瞭な一つの単位，すなわち陰窩-絨毛内で調節されることにある。陰窩底部の幹細胞を由来とする下降細胞は，上方へ移動し，終末分化を経た後，絨毛先端から腸管腔へ排出される。陰窩-絨毛単位におけるこの調節にはWnt・BMP・Notchなどのシグナルが重要である。

幹細胞の同定については，まず陰窩底部のPaneth（パネート）細胞に挟まれる細胞がWnt標的遺伝子*Lgr5*で特異的に標識されること，かつジェネティックリニエージレーシング法でこのLgr5陽性細胞が多分化能と長期自己複製能を持つ幹細胞であることが示された。これに引き続き，同様の手法でポリコーム遺伝子*Bmi1*がPaneth細胞直上に位置する幹細胞マーカーであると示された。これらの事実は，細胞回転の速いPaneth間細胞と通常は静止状態にあるPaneth細胞上の別の細胞の存在を示唆するが，この二者の異同については分明でない点も多い。注目すべきことに，腸管上皮幹細胞は均等分裂を介して同等な幹細胞を生じ，その後かぎられたニッチに対する競合の結果として幹細胞として残るか否かの決定がなされるとの機構が提唱され，不均等分裂により複製する他の組織幹細胞と異なる点でも注目を集めている。

幹細胞ニッチとしては，Lgr5陽性幹細胞を挟むように存在するPaneth細胞が特定の蛋白分泌などを介して重要な役割を担っている。また前述した幹細胞マーカーの同定により，Lgr5陽性細胞を体外に取り出し，幹細胞性を有したまま大量に増やすことがすでに可能となっている。今後はこれらの技術を応用し，ヒト消化管疾患に対する再生医療の研究が進むことが期待されている。

【中村 哲也】

参考文献

1) Stillman B et al : Control and Regulation of Stem Cells (Cold Spring Harbor Symposia On Quantitative Biology), Cold Spring Harbor Laboratory Press, 2008
2) Lanza R et al eds : Essentials of Stem Cell Biology, 2nd edition, Academic Press, 2009

3 幹細胞増幅

はじめに

造血幹細胞は自己複製能とすべての血球への分化能をあわせ持つ細胞であり，骨髄移植，末梢血幹細胞移植，臍帯血移植としてさまざまな難治性疾患に応用されている。造血幹細胞移植では患者の造血系は完全にドナーの造血幹細胞により置き換えられ，ドナー造血幹細胞由来の血球が一生の間レシピエントに供給され続けることから，まさに再生医療の先駆けと位置づけることができる。最近，造血幹細胞を体外で増幅する研究が盛んに行われ，増幅した細胞を用いた実際の臨床応用も開始されている。ここでは，造血幹細胞の性状を概説するとともに，造血幹細胞の体外増幅の現状と今後の展望について述べてみたい。

造血幹細胞

造血幹細胞とは自己複製能とすべての血球への分化能を有し，文字どおり木の幹から枝が伸びるように，体内のあらゆる血球の元となる細胞である。これまで造血分化についてさまざまなモデルが提唱されているが，いずれにおいても造血幹細胞はその頂点に位置づけられており，この多分化能こそ「幹細胞」たるゆえんの一つである。しかし，造血幹細胞にはもう一つ，きわめて重要な性質がある。それは，体内での幹細胞自身のプール維持能である。その詳細な分子機構についてはいまだ不明な点も多いが，これまでの知見によると造血幹細胞は通常，生体内にごく少量しか存在しない。そしてその多くは骨髄の特殊な微小環境（niche〈ニッチ〉）[1]に存在すると考えられている（図3-1）。

ニッチにおいて造血幹細胞は普段は休止期の状態にあり，必要に応じて細胞周期を回転させている[1,2]。しかもその際，自己複製（対称分裂）と分化（対称・非対称分裂）を精巧に使い分けることで，終生にわたり一定の幹細胞数が保たれるような調節機構が存在すると考えられている（図3-2）。

すなわち，造血幹細胞は単に「すべての血球の元」というだけでなく，「休止と回転，自己複製と分化を適切に使い分ける能力を持った細胞」である，ととらえなければならない。臨床現場における「骨髄再構築」とは，移植細胞の少なくとも一部が患者体内で上記の機構に取り込まれたとき，はじめて達成されるのである。

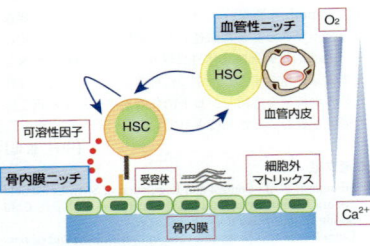

図 3-1 骨髄の造血幹細胞ニッチ
HSC：造血幹細胞

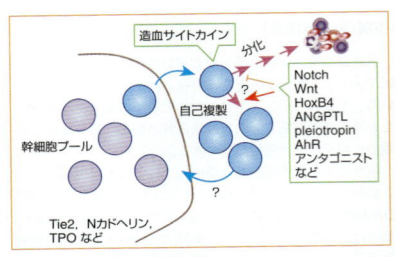

図 3-2 造血幹細胞の刺激因子

ヒト造血幹細胞とその測定法

 ヒト造血幹細胞の体外増幅について研究するためには、ヒト造血幹細胞を測定することができるモデル動物を作製する必要がある。近年、NOD/SCID (nonobese diabetic/scid) マウスにヒト造血幹細胞が生着することが明らかにされ、ヒト造血幹細胞のアッセイ法として広く使用されている。このマウスを用いて測定される造血幹細胞は SCID-repopulating cells (SRC) と呼ばれ、現時点で測定可能な、最もヒト造血幹細胞に近い細胞と考えられている。しかしこのマウスにヒト造血幹細胞を移植してもキメラ率はきわめて低く、また分化増殖してくるヒト細胞は B 細胞系と骨髄球系に偏っており、T 細胞系列への分化はまったくみられない。このような欠点を改善するため、われわれはインターロイキン 2 (IL-2) などの共通の受容体である common γ 鎖をノックアウトした NOD/SCID/$\gamma_c^{-/-}$ (NOG) マウスを開発した[3]。このマウスは従来のマウスに比べヒト造血幹細胞の生着率が著しく高く、再移植しても T 細胞を含むすべての血球分化がみられることから、ヒト造血幹細胞の測定系としては画期的なマウスと考えられる。

 移植細胞数と生着率から 1 個の SRC が存在する割合を限界希釈法により算出し、移植細胞の骨髄再構築能を比較することが可能で、ごく最近もヒト臍帯血中の $CD34^+$ $CD38^-CD45RA^-CD49f^+$ 分画に SRC 活性のきわめて高い細胞が含まれるとの報告が注目を浴びている。現在、NOG マウスはヒト細胞を最も受け入れやすいマウスと考えられており、ヒト造血幹細胞だけでなく、他の多くのヒト体性幹細胞の測定系に利用されはじめている。

幹細胞体外増幅の現状

 造血幹細胞の体外増幅法としてあげられるのは、①造血サイトカインを組み合わせて添加する方法、②細胞内の増殖シグナル因子を刺激する方法、③骨髄微小環境をつくる支持細胞と共培養、の 3 つが主である。

 ヒト臍帯血造血幹細胞を中心に、これまで多くの研究者によって体外増幅が試みられてきた。残念ながら移植医療としていまだ臨床的に成功したとはいいがたいが、現在までの試みについていくつか紹介する。

サイトカイン・化合物による造血幹細胞の体外増幅

 欧米では Shpall らが、造血期悪性腫瘍の患者に対し臍帯血造血幹細胞の一部をそのまま移植すると同時に、残りを SCF + TPO + G-CSF のサイトカインカクテルで体外増幅させ、10 日後に追加移植する臨床研究を行った。結果的に血球回復、骨髄再構築ともに明らかな臨床効果は得られなかったものの、この研究は体外増幅の安全性の観点からある程度の成果が得られたといえる。現在は 2 ユニットの臍帯血を用い、あらかじめ体外増幅した 1 ユニットと新鮮な 1 ユニットを組み合わせて移植するという新たな臨床研究が進行中である[4]。

 一方、わが国ではヒト造血幹細胞上に発現しているサイトカイン受容体の解析から、可溶性 IL-6 受容体 (sIL-6R) / IL-6 複合体 + SCF + FL + TPO を組み合わせた新しい増幅法が開発された[5]。この方法を用いると臍帯血造血幹細胞の SRC 活性が約 4.3 倍に上がり、従来に比べ格段に未分化なヒト細胞を増幅できることが明らかになった。そこで GTP (Good Tissue Practice) 基準に沿った培養法を確立し、前臨床試験を経て実際の白血病患者に対する臨床研究が計画実施された。しかし、1 例目となった移植後再発白血病症例が感染症を契機に死亡し、体外増幅した幹細胞についての正確な評価を行うにいたらなかった。

 こうした知見に加え、最近新たに IGFBP2 や angiopoietin-like protein family、pleiotrophin[6] などの増殖因子について、その幹細胞増幅活性が報告されている。いまのところ、SRC 活性については従来に比べ格段に改善したとまではいえそうにないが、臨床効果や安全面から今後の評価が待たれる。

シグナル刺激による増幅

 上記のように、サイトカインを用いた造血幹細胞の体外増幅はまだ十分な臨床的成果をあげるにいたっていない。しかし、この間の研究を通じ、幹細胞の増殖にかかわるさまざまな遺伝子についての知見が蓄積されることとなった (図 3-2)。しかし、遺伝子治療ではない通常の造血幹細胞移植において移植細胞そのものに遺伝子操作を加えることは臨床的見地から非現実的である。そこで、受容体に対するリガンド刺激を加えたり、合成蛋白質そのものを取り込ませたり、あるいは化合物を投与したりする手法が試みられている。ここでは、すでに臨床試験が開始されている Notch 受容体に対するリガンド刺激と、最近報告のあった AhR (aryl hydrocarbon 受容体) 阻害の例を紹介する。

 Notch は膜受容体蛋白であり、ヒトでも 4 種のファミ

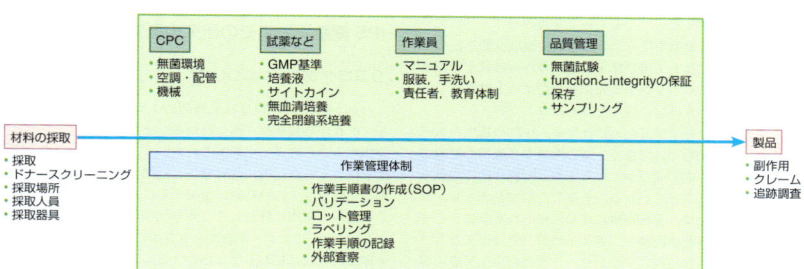

図 3-3 再生医療において求められる GTP
GTP : Good Tissue Practice

リーが知られ，一部は造血幹・前駆細胞にも発現している。各受容体はそれぞれ固有の機能を担っており，たとえばNotch1はT細胞分化に関与する一方，Notch2は造血幹細胞の分化を抑制し増殖を刺激することが明らかにされている。そこで，これに対するリガンド蛋白を用いて造血幹細胞を刺激し，増幅したCD34陽性（CD34$^+$）細胞を移植に用いる臨床試験がすでにはじまっている。

一方，aryl hydrocarbon 受容体アンタゴニストとして作用する化合物 SR1(StemRegenin1)[7]の発見は，昨今発展の著しいハイスループットスクリーニング法がもたらした果実の一つである。Boitanoらは，CD34$^+$細胞の増幅を指標に10万種類の化合物ライブラリーをスクリーニングし，SR1がCD34$^+$細胞を3週間で500倍以上に増幅することを見出した。報告によると，増幅培養後の細胞の一部はマウスで二次移植まで可能なようである。現時点ではAhRが造血幹細胞で果たす役割について十分に解明されておらず，さらなる研究の進捗が待たれるが，今後こうした網羅的手法により有望な化合物が新たに見つかる可能性も大いに考えられる。

支持細胞を利用した造血幹細胞の増幅

造血幹細胞は骨髄中のニッチと呼ばれる特殊な場所に存在し，幹細胞としての性質を維持していると考えられている。したがって，ニッチを構成しているストローマ細胞は造血幹細胞の生存や自己複製に必要な分子を発現している可能性が高いことから，このような分子の同定をめざした研究が世界的に行われている。

造血幹細胞は，胎生期のAGM(aorta-gonad-mesonephros)領域に出現し，最終的に骨髄中のニッチと呼ばれる特殊な場所に局在すると考えられている。われわれは造血幹細胞が発生する胎生10.5日のマウス胚のAGM領域から造血幹細胞の増幅を支持するストローマ細胞株AGM-S3を樹立し，サイトカインの添加なしにこのストローマ上で培養したヒト造血幹細胞はSRC活性を持つことを報告した[8]。このストローマ細胞株は種を超えて働く造血幹細胞の自己複製因子を発現している可能性もあり，さまざまな分子生物学的手法を用いた遺伝子クローニングが試みられたが，単一の分子として同定されるにはいたっていない。

ヒト由来のストローマ細胞を用いた研究としては，骨髄間葉系幹細胞との共培養により臍帯血CD34$^+$細胞を40倍程度まで増幅可能なことがShpallらによって報告されている。ただし，これらの細胞は厳密には造血幹細胞というより前駆細胞に近いと考えられ，現在は新鮮な臍帯血造血幹細胞と組み合わせて移植する臨床研究がはじまっている。造血幹細胞とストローマ細胞（ニッチ）のかかわりについての研究は近年，急速な深まりをみせており，幹細胞維持にかかわる新たな細胞や因子に関する報告も相次いでいる。そうした知見の臨床還元が期待される。

増幅幹細胞を用いた医療のための基盤整備

生体外で培養したり，加工した細胞を用いた臨床応用を行うためには，まずは安全性と細胞の機能，品質が保証されなければならない。最近，再生医療の普及に伴い，米国食品医薬品局（FDA）からGTPガイドラインが施行された。GTPとはGood Tissue Practiceの略で，ヒト細胞/組織に由来する製品の製造工程において伝染病物質の混入を防ぐとともに製造工程と品質管理の基準を示すことで，安全の細胞機能を保証するものである。われわれが体外増幅した造血幹細胞を用いた臨床研究を行う場合，これらの基準に合致した方法で細胞を加工することが必要な時代となってきた。具体的には伝染物質の混入や細胞の取り違えなどを防ぐため，完全閉鎖系培養法および無血清培養法の確立，細胞操作をする部屋全体が無菌な環境であるCPC(cell processing center)の整備，標準作業手順書(SOP)の作成，厳格な品質管理体制の確立などの整備を行う必要がある（図3-3）。

わが国では再生医療が急速な広がりをみせているが，指針がなかったために医療現場では大きな混乱が起こっていた。このような現状を鑑み，厚生科学審議会科学技術部会では，「ヒト幹細胞を用いる臨床研究に対する指針」が作成された。この指針には幹細胞を用いた新しい臨床研究を進めるための6大原則――科学性，安全性，有効性，倫理性，社会性，公開性を担保する内容が含まれている。

おわりに

造血幹細胞の体外増幅はゴールにほど遠いといわざるをえない。それは一つには「体外増幅」の概念そのものが抱える，根源的なジレンマとも無関係でなかろう。造血幹細胞

はむやみに増殖しないことをもって定義の一部とされている。そのような細胞を取り出したうえで細胞周期を回し、なおかつ生体に戻して再び休止期に入りうる特質を維持するという、アンビバレントな要求を満たすことは果たして可能なのかという問いに答えなければならない。

この問題をクリアするためには今後、生体の造血システムを単に血球細胞だけでなく、微小環境や多臓器の細胞までを含めた、幅広い観点からとらえ直し、統合的に知見を深める必要があると思われる。そうした研究がチャレンジングである理由は、それが単に移植医療への貢献にとどまらず、献血なき輸血医療や、遺伝子治療、免疫療法などさまざまな分野への応用につながり、次世代の再生医療の扉を開くからである。今後も引き続き、息の長い研究が求められる。

【中畑 龍俊・丹羽 明】

参考文献

1) Zhang J et al : Identification of the haematopoietic stem cell niche and control of the niche size. Nature 425:836-841, 2003
2) Arai F et al : Tie2/angiopoietin-1 signaling regulates hematopoietic stem cell quiescence in the bone marrow niche. Cell 118:149-161, 2004
3) Hiramatsu H et al : Complete reconstitution of human lymphocytes from cord blood CD34$^+$ cells using the NOD/SCID/gammacnull mice model. Blood 102:873-880, 2003
4) Brunstein CG et al : Extending cord blood transplant to adults: dealing with problems and results overall. Semin Hematol 47:86-96, 2010
5) Ueda T et al : Expansion of human NOD/SCID-repopulating cells by stem cell factor, Flk2/Flt3 ligand, thrombopoietin, IL-6, and soluble IL-6 receptor. J Clin Invest 105:1013-1021, 2000
6) Himburg HA et al : Pleiotrophin regulates the expansion and regeneration of hematopoietic stem cells. Nat Med 16:475-482, 2010
7) Boitano AE et al : Aryl hydrocarbon receptor antagonists promote the expansion of human hematopoietic stem cells. Science 329:1345-1348, 2010
8) Xu MJ et al : Stimulation of mouse and human primitive hematopoiesis by murine embryonic aorta-gonad-mesonephros-derived stromal cell lines. Blood 92:2032-2040, 1998

4 人工多能性幹細胞(iPS細胞)の樹立とその臨床応用

はじめに

理論上、全身のすべての細胞に分化しうる多能性幹細胞である胚性幹細胞（embryonic stem cell：ES細胞）とほぼ同等の性質を有する人工多能性幹細胞（induced pluripotent stem cell：iPS細胞）が、マウスに続いてヒトにおいて作製可能となった（図4-1）。iPS細胞は、個々の患者由来の体細胞から樹立できるため、それから作製された臓器細胞を患者本人に移植した際に拒絶反応が生じない。またヒトES細胞と異なり、その樹立にヒト胚を必要としないため倫理的な問題が少ない。これらの利点により、iPS細胞を起点とした細胞移植療法をはじめとする再生医療の実現化への期待が高まっている。

本稿においては、iPS細胞誕生までの研究の歴史、iPS細胞樹立についての知見の要約、およびiPS細胞技術を用いた臨床応用研究について概説する。

iPS細胞誕生までの研究の歴史

リプログラミングについて

われわれ生物の個体は受精卵の1つの細胞からはじまり、それが分裂を繰り返しながらさまざまな細胞系譜へと分化することによって形成されていく。そして、全身の臓器を構成する機能的に最終分化した細胞は、全身の細胞への分化性を有する受精卵に由来するにもかかわらず、もはや多種類の細胞に分化しうる多分化能(多能性)を発揮することはない。これは、多能性を本質的に失ったためなのか、生体に内在性に備わるなにかのメカニズムによって抑制されているためなのか、大きな疑問であった。

ところが、1958年に英国のGurdonらが紫外線照射で除核したアフリカツメガエルの未受精卵に、オタマジャクシの腸由来の体細胞核を移植すること(体細胞核移植〈somatic cell nuclear transfer：SCNT〉)によって受精卵を作製し、それからクローンガエルの作製に成功した。これは、最終分化した体細胞の核のプログラムが未分化状態に戻り、多能性が再獲得されたことを意味し、この現象は「リプログラミング(再プログラム化)」あるいは「初期化」とも呼ばれている。さらに、その約40年後に、ヒツジやマウスでも体細胞由来の核移植によって作製された受精卵からクローン動物が誕生し、哺乳類でもリプログラミングが起こりうることが明らかにされた。また、体細胞とES細胞を細胞融合(cell fusion)しても、体細胞核のリプログラミングが生じることがわかった。

これらの結果から、前述したような疑問に対しては、体細胞では多能性を喪失したのではなく、潜在的にその能力を保持しているということが正解であることがわかった。さらに、その多能性を誘導できるリプログラミング誘導因子が、受精卵あるいはES細胞の細胞質に存在することが示唆された。

iPS細胞の誕生

山中らは、前述した受精卵やES細胞に存在する核のリプログラミング誘導因子を探索し、それらを体細胞に導入することでES細胞のような多能性幹細胞を誘導することができるのではないかと考え、研究を開始した。

まず、マウス線維芽細胞に、レトロウイルスベクターを用いた多能性誘導因子の候補遺伝子の導入によりES細胞の性質を獲得するかどうかを検出するアッセイ系を構築した。山中らが以前より解析を進めてきた遺伝子の一つであるFbx15はES細胞で特異的に発現しているが、線維芽細胞では発現していない。この遺伝子座にG418(アミノグリコシド系抗生物質の1種)という薬剤に対する耐性遺伝子を組み込んだ遺伝子改変マウス由来の線維芽細胞をアッセイ系として用いた。候補遺伝子の導入によって線維芽細胞がES細胞の性質を獲得するとG418耐性遺伝子を発現するため、G418による薬剤選択を行えばES細胞の性質を再獲得できた細胞のみが生き残り、導入された遺伝子がリプログラミング誘導因子であることがわかるのである。データベース解析により24の候補遺伝子を選出し、1因子ずつ線維芽細胞に導入したが、リプログラミングを起こすことはできなかった。

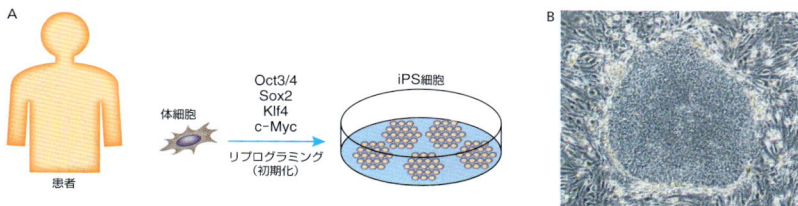

図 4-1 iPS 細胞
A：iPS 細胞は，患者由来の体細胞に Oct3/4，Sox2，Klf4，c-Myc の 4 つの遺伝子を導入することによって作製される
B：樹立されたヒト iPS 細胞のコロニー

ところが，24 遺伝子のすべてを同時に導入するという大胆な発想の実験を行ったところ，形態的に ES 細胞に似たコロニーを得ることができた。さらに，リプログラミング誘導候補遺伝子の絞り込みを行ったところ，Oct3/4，Sox2，Klf4，c-Myc の 4 因子の組み合わせで十分であることがわかった。この 4 因子導入によって得られた細胞は，形態的にも増殖特性においても ES 細胞に酷似していた。こうして人工的に作製された ES 細胞に似た性質を持つ細胞を，山中らは iPS 細胞（induced pluripotent stem cell）と名づけた。

しかし，この Fbx15 の発現を指標に作製された iPS 細胞（Fbx15-iPS 細胞）は，遺伝子発現は ES 細胞に似ているものの一部が異なっていた。また，マウス iPS 細胞を別のマウスの受精卵に移植を行うと，移植された ES 細胞が生まれてくるホストのマウスのなかのさまざまな臓器の一部となるキメラマウスを形成するのであるが，Fbx15-iPS 細胞は受精卵に移植を行ってもキメラマウスをつくることができなかった。

そこで，ES 細胞により近似した iPS 細胞を作製するために，山中らは Fbx15 と比較して ES 細胞でより特異的に発現している Nanog の遺伝子座に緑色蛍光蛋白質 GFP とピューロマイシン耐性遺伝子が導入された遺伝子改変マウス由来の線維芽細胞を用いた。この系を用いて作製された iPS 細胞（Nanog-iPS 細胞）の遺伝子発現は，Fbx15-iPS 細胞に比べて ES 細胞により近いことが示された。また，Nanog-iPS 細胞はキメラマウスを形成することができ，さらにホストの体内で分化するのが最も難しい臓器である精子や卵などの生殖細胞への分化（germline transmission という）も示し，ES 細胞とほぼ同等の多分化能を有することが実証された。

ヒト iPS 細胞の樹立

マウス iPS 細胞が樹立された後，細胞移植療法や創薬・薬剤の毒性評価系開発などの臨床応用に向けて，ヒト iPS 細胞の樹立研究が世界中で競争されることとなった。マウスとヒトの ES 細胞では，形態，培養条件，多能性の維持に必要な因子も異なる。しかし，マウス iPS 細胞の樹立の約 1 年後に，山中らは，レトロウイルスを用いた 4 因子の導入効率を改善する工夫を行い，ヒト線維芽細胞からヒト ES 細胞と同じ形態，遺伝子発現，多能性を有するコロニーを得ることができた（図 4-1）。

また，山中らとまったく同時に，米国の Thomson らが，異なる 4 因子の組み合わせ（Oct3/4，Sox2，Nanog，Lin28）をヒト線維芽細胞に導入し，ヒト iPS 細胞の作製に成功したことも発表された。

iPS 細胞の樹立法

iPS 細胞の樹立可能な細胞種および動物種

これまでの多くの報告では，iPS 細胞は，マウスやヒトの成体あるいは胎児の線維芽細胞から作製されているが，成体由来の神経幹細胞，皮膚の角化細胞，血液細胞をはじめとするさまざまな体細胞，そして出生前診断時に採取される羊水中および絨毛の細胞や臍帯血からも樹立が報告された。よってリプログラミングは，樹立効率が細胞種で異なる可能性があるが，生体内のほとんどの細胞種で可能であることが予想されている。

最近，福田らによって 1 mL の末梢血から完全に最終分化した T 細胞を分離し試験管内で増殖させた後に，山中 4 因子の遺伝子導入にて，1 カ月以内で迅速に iPS 細胞を樹立できる方法が開発された。これまでのヒト iPS 細胞の樹立では，皮膚生検にて得られた皮膚組織から，そのなかに含まれる線維芽細胞を増やした後に，山中 4 因子の遺伝子導入にて樹立されることがほとんどであった。ところが，今回の樹立技術開発により，病院や診療所で行われる通常の採血から 1 mL の血液を確保するのみで iPS 細胞が作製可能となり皮膚生検の処置が不要となったことで，とりわけ難治性疾患の患者からの iPS 細胞樹立における患者の負担が軽減された。

現在の医学研究で使用される疾患に対する動物モデルのほとんどはマウスであるが，マウスとヒトではゲノムの数，体の大きさ，寿命などが大いに異なるため，マウスの疾患モデルで見出された知見がヒトに応用できないこともある。この問題を克服するために，マウス以外のより大型で寿命が長いヒトに近い動物種からの iPS 細胞の樹立が研究されている。iPS 細胞は，培養中に遺伝子改変ができるため，疾患を発症するように遺伝子改変を施した iPS 細胞を前述したようにキメラ動物のなかで精子と卵に分化させて，それらを交配させることにより疾患に対する新しい動物モデルを作製することができる。この目的のために，現在までのところ，マウスとヒトの iPS 細胞と比べて培養条件の確立が十分ではない可能性もあるが，サル（アカゲザルとマーモセット），ラット，ブタ，イヌ，ウサギ，ヒツジからの iPS 細胞樹立が報告されている。

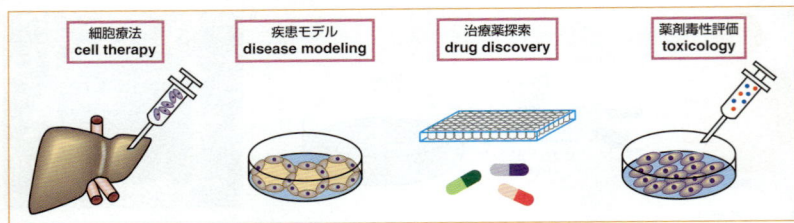

図 4-2 iPS 細胞技術を用い臨床応用をめざした研究

安全な iPS 細胞を樹立する方法の開発

iPS 細胞樹立の最初の報告では，レトロウイルスベクターを用いた山中 4 因子の遺伝子導入が行われた。かつて，免疫不全症の患者に対して，レトロウイルスベクターを用いた遺伝子治療が施行されたが，ゲノムへのベクターの挿入による癌原遺伝子の過剰発現に起因する白血病発症という深刻な合併症が生じ，死亡例も報告された。同様に，iPS 細胞においてもゲノムに組み込まれたベクターの影響により，それから作製された臓器細胞を移植に用いた場合，将来的にその細胞が悪性化する危険性が懸念される。

この問題の解決をめざして，ゲノムへの遺伝子の組み込みを必要としない新しい iPS 細胞樹立方法が次々と報告されている。ゲノムへの組み込みの危険性の少ないアデノウイルスベクター，プラスミドベクター，エピゾーマルベクター，そしてセンダイウイルスベクターを用いた山中 4 因子の遺伝子導入を用いた iPS 細胞の樹立が報告された。

そのほかにも，piggyBac トランスポゾンや Cre-loxP システムと呼ばれる遺伝子組換え法にて，iPS 細胞樹立のためにいったんゲノムに導入された遺伝子を再度切り出す方法も報告された。また，山中 4 因子のリコンビナント蛋白や合成 RNA を細胞内に導入することによってゲノムを傷つけないで iPS 細胞が樹立できることも示された。さらに，化合物の投与によって遺伝子導入を置き換える研究も行われている。てんかんの治療薬として日常臨床でも用いられているヒストン脱アセチル化酵素阻害薬であるバルプロ酸や BIX-01294/BayK8644 という化合物を添加することによって，それぞれ Oct3/4 と Sox2，そして Oct3/4 と Klf4 の 2 因子の導入にて iPS 細胞が誘導できることが報告された。また，さまざまな組織の発生や分化に関与するシグナルである TGF-β（トランスフォーミング増殖因子 β）経路の阻害薬や kenpaullone という化合物がそれぞれ Sox2 と Klf4 の代わりとなることが示されている。

以上，さまざまな樹立法が報告されているが，多くの方法で共通していることは，オリジナルのレトロウイルスベクターと比べて樹立効率が低い点である。また，アデノウイルスやプラスミドでも低い確率でゲノムに組み込まれる可能性があることや，リプログラミング誘導因子として依然として癌関連の遺伝子である c-Myc/Klf4 を用いていることが今後の改善点としてあげられる。

iPS 細胞誘導効率の改善

体細胞をリプログラムして iPS 細胞を誘導する効率は，報告によってばらつきがあるが 0.1% 程度（1,000 個の細胞にリプログラミング誘導因子を遺伝子導入して 1 クローンの iPS 細胞が出現する）と依然として高くはない。これは，リプログラミング誘導因子発現のタイミング，バランス，発現量などが正確に調節されることが必要であるのが必然性，あるいは稀少なゲノム・エピゲノム状態の変化を起こした細胞集団のみが選択される可能性などが考えられるが，機序は不明のままである。

前述したバルプロ酸，BIX-01294，そして 5-aza-cytidine などの化合物が iPS 細胞誘導効率を高めることが報告されている。また，山中らを含む複数のグループより癌抑制遺伝子である p53 を取り囲む分子ネットワークがリプログラミングを阻害し，このネットワークの破綻が iPS 細胞誘導効率を高めることが示されている。

iPS 細胞技術を用いた臨床応用研究（図 4-2）

特定細胞種への分化誘導と細胞療法

冒頭でも述べたとおり iPS 細胞は，患者本人の細胞から樹立可能であるため，それから作製された臓器や組織を移植しても，拒絶反応が起こらない。その利点のため，Parkinson（パーキンソン）病や心不全，糖尿病をはじめとする難治性疾患によって機能不全になった臓器に iPS 細胞由来の特定細胞種を移植することで臓器機能の回復をはかる細胞療法（cell therapy）が実現化に向けて，ますます盛んに研究されている。

1981 年のマウス ES 細胞の樹立以降，ES 細胞からさまざまな特定細胞種への分化誘導の研究が積み重ねられた。それらの知見をもとに，iPS 細胞からすでに複数の細胞種への分化誘導が行われている。これまでのところ，ES 細胞で開発された分化誘導法は，基本的に iPS 細胞にも適用可能であることがほとんどである。iPS 細胞から，ドパミン作動性神経や運動神経，グリア細胞，網膜細胞などの神経系および皮膚を加えた外胚葉性器官，心血管系細胞（動脈内皮，静脈内皮，リンパ内皮，心筋），血液細胞，骨格筋，脂肪，骨・軟骨などの中胚葉性器官，膵インスリン産生細胞，肝細胞様細胞，腸組織などの内胚葉性器官への分化誘導がすでに報告されている。しかし多くの細胞種において，移植療法に使用可能な生体内と同様の生理機能を有

する細胞を作製することは困難であることが多く，今後の研究の進展が期待される。

疾患特異的 iPS 細胞を用いた疾患モデル作製研究と治療薬探索

ヒト iPS 細胞の登場により，さまざまな難治性疾患の患者体細胞から疾患を発症させる遺伝情報を有する iPS 細胞が簡便に作製可能となった。そして，その疾患特異的 iPS 細胞を罹患臓器に分化誘導することにより試験管内で病態の形成を模倣する系を作製し，詳しい病態解析や治療薬探索（drug discovery）を行う疾患モデル作製研究（disease modeling）が盛んに行われている。筋萎縮性側索硬化症（ALS）にはじまり，現在まで 20 種以上の難治性疾患からの iPS 細胞樹立が報告されている。

そのうち，脊髄性筋萎縮症，家族性自律神経失調症，母斑症の一つである LEOPARD 症候群などにおいて，患者の体内で実際に起こっている神経や心筋細胞の病理学的な変化を試験管内で iPS 細胞から作製した同細胞種で模倣でき，疾患特異的 iPS 細胞を用いた病態解析や治療薬探索の可能性が実際に示された。

また，骨髄不全の一種である Fanconi（ファンコーニ）貧血の患者由来の培養皮膚細胞において疾患を引き起こす遺伝子異常を修復した後に作製された iPS 細胞が，正常な造血能を有する骨髄前駆細胞に分化する（つまり，病態を治癒した）ことが報告された。この遺伝子修復された骨髄細胞を患者に移植することが可能となれば，この疾患の根治につながる。よって，iPS 細胞技術を用いた遺伝子治療の可能性が示されたのである。今後もますます多くの難治性疾患から疾患特異的 iPS 細胞が樹立され，新規の疾患モデル作製により創薬や発症要因の解析，遺伝子治療の開発研究の進展が期待される。

薬剤毒性評価

また別の iPS 細胞技術の臨床応用例として，薬剤の毒性評価系（toxicology）の開発が期待されている。新薬の開発において最も重要な点の一つとして，薬剤の致死性副作用を実際に人体に投与する前に未然に検証できることがあげられる。近年，ヒト ES 細胞や iPS 細胞から試験管内で分化誘導した心筋の電位を測定することにより，突然死にいたる不整脈である QT 延長症候群を引き起こす薬剤のスクリーニングが可能となっている。同様のストラテジーで，日常臨床上しばしば生じる薬剤の肝毒性や腎毒性の有無を，ヒト iPS 細胞から作製した肝あるいは腎細胞を用いて試験管内で検証することも可能である。また，神経，心筋，膵臓，骨格筋，骨など薬剤の毒性の標的となるすべての臓器にも適用可能である。

さらに，遺伝的素因の違いなどにより，同じ種類と用量の薬剤を投与しても，副作用を生じる患者と生じない患者，有効な患者と効果のない患者が存在する。個々の患者由来の iPS 細胞から分化誘導した特定細胞種に薬剤を投与し，副作用が引き起こされるかどうか，あるいは有効な薬剤の濃度を，人体に投与する前に試験管内で検証することも今後可能となる日が来ると期待される。

iPS 細胞研究の課題と展望

iPS 細胞は，再生医療の開発など医学面での注目が高い一方で，生物学的にも大変興味深い疑問を提示している。特にリプログラミング機構の解明ははじまったばかりであり，この機構の解明がゲノムへの遺伝子の組み込みがないため安全で，かつ効率の高い iPS 細胞樹立方法の開発および普及に貢献すると期待される。また現在までのところ，ES 細胞と同じマーカー遺伝子を発現し，三胚葉への分化を示すことのみによって「iPS 細胞」が定義されているが，iPS 細胞を分子的に定義するより明確で客観的な基準の決定，すなわち「iPS 細胞の標準化」にも貢献するものと期待される。

iPS 細胞からさまざまな臓器の細胞種への分化誘導法も開発・改良の余地が多く残されている。また，分化誘導法に加えて，それらを用いた細胞療法を施行するための移植法開発も必要である。サルやブタなどよりヒトに近い動物種の iPS 細胞を用いた疾患動物モデルの開発や，難治性疾患に対する疾患特異的 iPS 細胞を用いた試験管内疾患モデルの研究の進展により，新しい診断・治療法の開発が期待される。

おわりに

2006 年のマウス iPS 細胞の最初の樹立から約 5 年が経過した。この間，本稿で概説した安全な iPS 細胞の樹立方法の開発や疾患特異的 iPS 細胞を用いた疾患モデルの可能性が示された。今後，この 5 年間の研究成果をもとに，次の段階として iPS 細胞由来の臓器細胞や組織を用いた移植療法の実施や iPS 細胞を用いた疾患モデルから新規の診断法や治療薬の開発など臨床応用の実現が期待される。

しかしながら，iPS 細胞研究はまだはじまったばかりであり，臨床応用に向けて数々の解決すべき問題点が残されていることも事実である。一人でも多くの若者や他領域の研究者が iPS 細胞研究に参入し，このわが国から誕生した技術を起点とした医学と生物学のいっそうの進展を願ってやまない。

〔長船 健二・山中 伸弥〕

参考文献

1) Takahashi K et al : Induction of pluripotent stem cells from embryonic and adult fibroblast cultures by defined factors. Cell 126 : 663-676, 2006
2) Takahashi K et al : Induction of pluripotent stem cells from adult human fibroblasts by defined factors. Cell 131 : 861-872, 2007
3) Yu J et al : Induced pluripotent stem cell lines derived from human somatic cells. Science 318 : 1917-1920, 2007
4) Saha K : Technical challenges in using human induced pluripotent stem cells to model disease. Cell Stem Cell 5 : 584-595, 2009
5) Lau F et al : Induced pluripotent stem (iPS) cells : an up-to-the-minute review. F1000 Biology Reports 1 : 84, 2009

5 幹細胞を用いた薬効評価

はじめに

多能性幹細胞は，無限の増殖能とあらゆる細胞に分化できる分化多能性を持つ細胞である。これには発生初期の胚

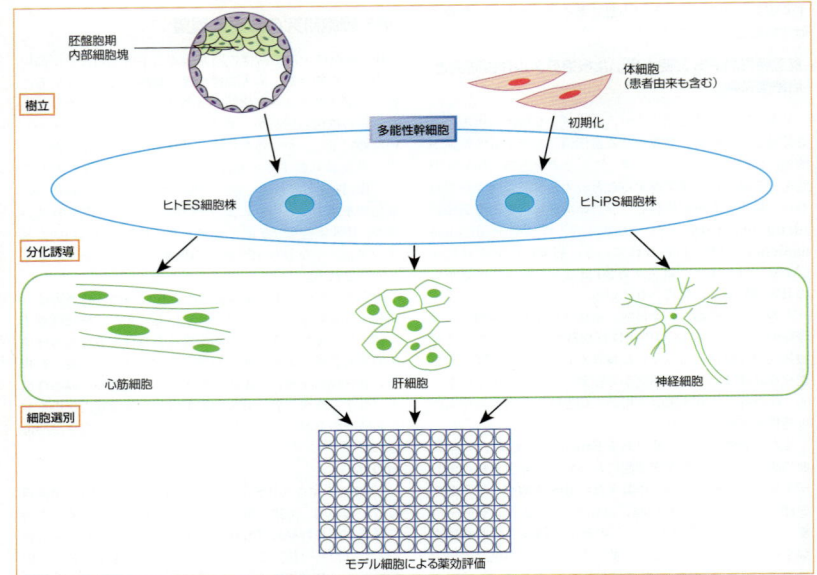

図5-1 創薬研究における多能性幹細胞の利用
多能性幹細胞由来のモデル細胞を用いた薬剤スクリーニングの概略を示す。心臓,肝臓モデル細胞は主に安全性評価,神経疾患モデル細胞は探索系での利用が考えられる。多能性幹細胞を用いた薬剤スクリーニング系の構築には,分化誘導法と細胞選別法の確立が不可欠である

盤胞期内部細胞塊から得られる胚性幹細胞(embryonic stem cell:ES細胞)と,体細胞に初期化遺伝子を導入することで得られる人工多能性幹細胞(induced pluripotent stem cell:iPS細胞)があり,いずれも再生医療の研究対象であると同時に薬効評価のツールとしても応用が期待されている[1]。ここでは薬効評価試験の背景を述べたうえで,ヒト多能性幹細胞由来の分化細胞・疾患特異的細胞を用いた薬効評価の現状と今後の可能性について論じる。図5-1にヒトES・iPS細胞由来のモデル細胞を用いて現在行われている薬剤スクリーニング研究の概略を示す。

薬効評価ツールとしての多能性幹細胞

創薬研究において候補薬剤を絞り込む基礎研究には,多大な時間とコストを要する。しかし,非臨床試験を経て最終的に臨床試験(治験)へ進む薬剤のなかで,承認される新薬は10%以下にすぎない。この主な原因として,臨床試験以前にヒトに対する有効性や副作用が正確に評価できていないことがあげられる。そこで近年,極微量・多種類の化合物から簡便・迅速に薬効を評価する手段として,薬剤ハイスループットスクリーニング(high-throughput screening:HTS)が開発されている。HTSは主に細胞機能試験に用いられ,①HeLa細胞などのヒト由来の腫瘍細胞や不死化細胞,②生体組織から単離した初代培養細胞,そして③多能性幹細胞由来の分化細胞が利用されている。

表5-1に細胞機能性試験に用いられる各種ヒト細胞の特徴を示す。腫瘍細胞や不死化細胞は増殖性にすぐれ培養は容易であるが,細胞機能の異常,核型変化や異常増殖がみられる。また初代培養細胞に関しては,組織の特性を保持する点ではすぐれるが,ロット間のばらつきが大きく,血球細胞など一部の種類を除いて安定供給に問題があるとされている。一方でヒト多能性幹細胞から分化誘導させた細胞は,ヒト組織細胞に相当する機能を保持し,大規模実験に使用する細胞量を確保することができる。さらに必要に応じて疾患特異的遺伝子を組み込むことや患者由来の疾患特異的細胞株の樹立が可能である。つまり多能性幹細胞由来細胞は,均一で大量の細胞を確保できるためHTSに理想的な細胞であり,生体細胞機能だけではなく疾患特異的な病態を再現した,より効率的な薬効評価手段となりうる。

心筋細胞を用いた心電図QT延長の評価

薬剤の重篤な副作用として心不全や心停止など心臓に対する影響があり,その安全性の確認は創薬開発において必須である。薬剤誘発性の心電図QT延長は心停止を伴う重篤な副作用の一つであるため,この副作用により市場撤退につながることが少なくない。心電図上のQT時間は,心室筋の活動電位持続時間(APD)をあらわしている。QT間隔が延長した場合には,少なからず早期後脱分極と呼ばれ

表 5-1 細胞機能性試験に用いられるヒト由来細胞の特徴

	腫瘍細胞 不死化細胞	初代培養 細胞	ES・iPS 細胞
増殖性、細胞量、長期培養	◎	△	◎
入手・使用コスト	◎	△	○
試験の再現性	◎	△〜○	○〜◎
生体細胞機能との類似性	△	◎	○
複数ヒトサンプルの利用	△	○	◎
疾患モデル細胞の作製	△	△	◎

各細胞種の有用性を相対的に評価した

る再分極期の異常興奮を認め，この興奮が心臓全体に伝わることで torsade de pointes と呼ばれる多形性心室期外をきたし，心室細動など致死性不整脈に移行することが知られている．薬剤誘因性の QT 延長の原因として，遅延整流 K^+ チャネルの速い成分（急速活性化遅延整流 K^+ 電流〈I_{Kr}〉）を形成するサブユニット因子である HERG（human ether-a-go-go related gene）チャネルの阻害が最も多いとされる[2]．

現在，ヒト ES・iPS 細胞株から分化させた心筋細胞を用いて細胞外活動電位を測定することにより，薬剤応答性 QT 延長を評価することが可能となった．細胞外活動電位は細胞内活動電位の構成要素を反映し，Na^+ チャネルの鋭い波形や，再分極を示す T 波様の波形が観察され，心電図波形とよく似ている（図 5-2）．

また，細胞外活動電位を測定する多電極ディッシュを用いると，従来のパッチクランプ法のように細胞や電極の細かい位置設定や細胞膜を破る操作を必要とせず，多種類の薬剤応答や長期観察が可能である．これまでの方法では QT 延長を検出しえなかったソタロールなどについても，多能性幹細胞由来の心筋細胞による細胞外活動電位により正確に QT 間隔を測定することが可能となり，世界に先駆けて実用化されている[3]．

肝細胞を用いた肝毒性評価

薬剤誘発性の肝機能障害（肝毒性）は主要な薬物関連有害事象の一つであり，薬物およびその代謝産物の肝毒性をヒト早期に予測する必要がある．現在，医薬品開発の初期段階ではヒト肝細胞・肝組織を用いて肝毒性と薬物応答性が評価され，代謝パターンや，肝薬物輸送能，および薬物相互作用の予測にすぐれ有用である．しかし，表 5-1 の初代培養細胞に示したようにヒト肝細胞・肝組織にも標本ロット差や入手の難しさなどの問題があり，またヒト肝細胞は初代培養して増殖させても徐々に生理機能が減弱するため，細胞機能維持の技術開発も必要である．

一方で，多能性幹細胞株から分化させた肝細胞を用いて薬物毒性を評価すると，一定の品質で安定的かつ大量に肝細胞を供給することが可能となる．また，ヒト iPS 細胞由来の肝細胞を用いればドナー情報を確保しやすいことから，肝毒性・薬剤応答性の個人差の詳細なメカニズム解析にも応用することが期待できる．現在，多能性幹細胞からの成熟肝細胞に近い性質を持つ肝細胞の効率的な分化誘導法の確立をめざした研究が進んでいる．

神経変性疾患特異的遺伝子導入による病態モデル

脳神経系に対する薬効性の評価は動物実験では予見が困

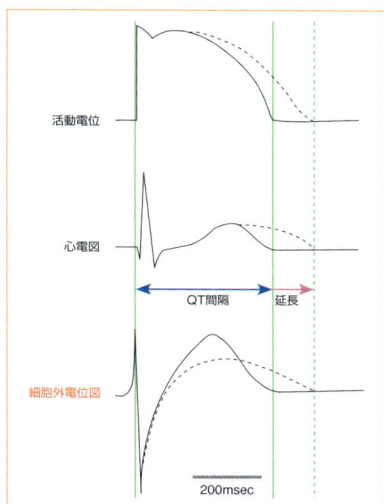

図 5-2 多能性幹細胞由来心筋細胞の細胞外電位図での QT 延長波形

点線部分が薬剤誘発性に QT 間隔が延長した状態を示す．心室筋の活動電位における再分極期と心電図 T 波には相関があることが知られており，多電極ディッシュによって測定された多能性幹細胞由来心筋細胞の細胞外電位図でもよく似た T 波様の波形が確認される．実際には細胞だけで心電図を測定できないため模式的に対比させている

難であり，ヒト由来細胞，特に病態を再現した細胞を用いた試験が望ましい．最も簡単な疾患モデル細胞の作製法として遺伝子過剰発現法があるが，導入遺伝子の発現抑制（サイレンシング）や挿入突然変異などの予期できない問題が生じる可能性がある．それらを解決するため，常に遺伝子が発現している既知の部位に疾患遺伝子を挿入する，部位特異的遺伝子導入法が開発されている．

この遺伝子加工技術により，①同じ遺伝子背景を持った正常細胞と疾患モデル細胞の厳密な比較，②投薬誘導プロモーターシステムを用いた疾患原因遺伝子の発現 on-off などのコントロール，そして③遅発性疾患における異常蛋白質の過剰発現による細胞表現型の早期発現（早期発症），の 3 項目が可能となった（図 5-3）．

著者らはヒト ES 細胞の HPRT（hypoxanthine phosphoribosyltransferase）遺伝子座に任意の遺伝子を高効率に挿入するシステムを確立し[4]，これまでに筋萎縮性側索硬化症（ALS），家族性 Alzheimer（アルツハイマー）病，Huntington（ハンチントン）病の原因遺伝子の変異型を挿入した．これらの神経変性疾患原因遺伝子を発現したヒト ES 細胞株は，形態的にも遺伝子発現でも未分化状態を維持しており，また神経細胞へ分化する能力も保持していた．分化した神経細胞は疾患症状を示し，病態モデル細胞として有望であるため，薬効評価に向けた研究が進行中である．

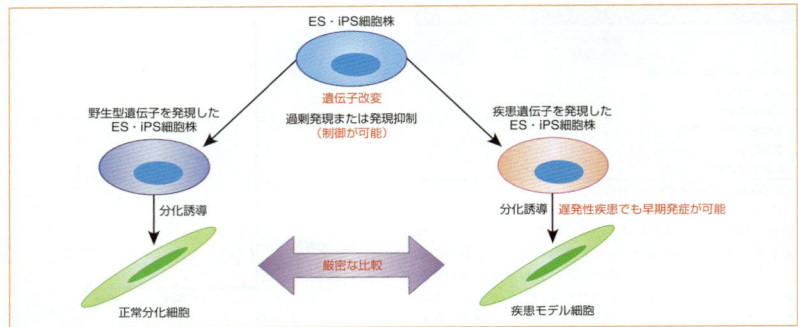

図 5-3 ヒト ES・iPS 細胞株の遺伝子改変による疾患モデル細胞の作製と利点
ヒト ES・iPS 細胞株の部位特異的遺伝子導入法による疾患モデル細胞作製の概略を示す。この方法の利点は、遺伝子背景が同じ親株由来の正常細胞との厳密な比較や、遺伝子発現のコントロール、そして強制発現による疾患表現型の早期発現が可能となることである

患者由来 iPS 細胞を用いた薬効評価

ヒト iPS 細胞株は成人体細胞に遺伝子導入して樹立するため、さまざまな遺伝的要因のある疾患を持った患者由来の細胞から iPS 細胞株を作製し病因となる細胞を分化誘導すれば、疾患に応じた薬効評価が可能となると考えられる。たとえば、遺伝性 QT 延長症候群患者より樹立した iPS 細胞株から分化させた心筋細胞では、イソプロテレノールによる早期後脱分極の誘発が認められ、正常細胞には認められない疾患状態が再現できた[5]。また、脊髄性筋萎縮症患者由来の神経細胞では、トブラマイシンやバルプロ酸により運動ニューロンの生存を示す SMN（survival of motor neuron）蛋白質の発現を認め、治療開発にも応用できることが示された[1]。

このように患者由来の疾患特異的 iPS 細胞株からの分化細胞は、疾患モデル細胞として新たな薬効評価の手段として利用可能である。特に希少な遺伝性疾患などは大規模試験を行うことが困難であることから薬効評価が難しく、患者由来 iPS 細胞は創薬の可能性を広げる画期的なツールであると期待される。

問題点

前述したように、多能性幹細胞には創薬研究、薬効評価において大きな期待がもたれるが、依然として多くの問題点も存在する。まずヒト ES・iPS 細胞株の未分化状態の維持には大変な手間と労力を必要とする。また、分化誘導効率や分化後の細胞性質の再現性には変動があり、多くの場合、目的の細胞を得るまでに数週間以上の長期培養を要する。そして、ヒト ES 細胞株とヒト iPS 細胞株の間にも、それぞれの細胞株間にも未分化状態や分化効率に差異が存在し、一定の機能を持つ細胞に分化誘導し、さらに純化する方法の確立には解決すべき問題が多い。

ゆえに、現時点で多能性幹細胞が動物試験や細胞機能性試験など、これまでの薬効評価方法にすぐに置き換わるとは言いがたい。まずは現行の薬効評価試験を補完するかたちで開発が進行し、それら多段階での薬効評価により迅速で効率的な薬効評価が可能になると考えられる。

おわりに

多能性幹細胞を用いた薬効評価の現状と将来的な展望について述べた。現在、多能性幹細胞を用いた再生医学、治療法開発研究が急速に進んでおり、薬剤開発分野においてもパラダイムシフトともいえる新たな評価手段となりうると考えられる。

【門田　真・饗庭　一博・中辻　憲夫】

参考文献
1) Ebert AD et al: Human stem cells and drug screening: opportunities and challenges. Nat Rev Drug Discov 9:367-372, 2010
2) Roden DM: Drug-induced prolongation of the QT interval. N Engl J Med 350:1013-1022, 2004
3) 淺井康行：幹細胞由来心筋細胞を用いた創薬研究における心毒性試験. 日本薬理学雑誌 134:320-324, 2009
4) Sakurai K et al: Efficient integration of transgenes into a defined locus in human embryonic stem cells. Nucleic Acids Res 38:e96, 2010
5) Moretti A et al: Patient-specific induced pluripotent stem-cell models for long-QT syndrome. N Engl J Med 363:1397-1409, 2010

6 造血幹細胞とその臨床応用

造血幹細胞

● 定義・概念

成熟した血液細胞にはそれぞれの寿命があり、たとえば赤血球は約 120 日、血小板は約 7 日である。好中球は 8 時間ほど血液中に存在したのち、全身の各組織へと移行して免疫防御を司りつつ寿命をまっとうする。このような造血系を維持するために、体重 70 kg の人では 1 日に 2,000 億個の赤血球と 700 億個の好中球を含む、1 兆個の血液細胞が骨髄でつくられていると概算される。そして、このようなおびただしい数の血液細胞を日々生み出しているのが、造血幹細胞（hematopoietic stem cell）である。

造血幹細胞は、すべての種類の血液細胞をつくり出す能力（多分化能（multipotentiality））と、自己複製能（自己再生能ともいう）（self-renewal capacity）とをあわせ持ち、個体の生涯を通じて造血系を維持する。

造血幹細胞の多分化能

造血幹細胞の概念は、1961年にTillとMcCullochによって提唱された。彼らは、致死量の放射線を照射したマウスへ同系マウスの骨髄細胞を静注すると、マウスにおいては骨髄とともに造血の場である脾臓に造血細胞のコロニー（細胞の集まり）が形成されているのを8～14日後に見つけた。移植された細胞数と脾臓で形成されたコロニー（脾コロニー形成単位〈colony-forming unit in spleen：CFU-S〉）の数とをグラフ上にプロットすると、原点を通る直線を描くことや、個々がそれぞれ異なった染色体異常を有する細胞をまとめて1個体へ移植すると、各CFU-Sを構成する細胞集団がそれぞれ同じ染色体異常を有していたことなどから、一つひとつのCFU-Sは、それぞれ元々は1個の造血幹細胞に由来すると考えられた。その後、このことはレトロウイルスを感染させて遺伝子にマーキングした1個の未熟な造血幹細胞からさまざまな種類の血液細胞が産生されることを観察した研究で裏づけられた。また、須田、小川らは、1個1個の未熟な造血幹細胞を分離し、これらにコロニーを形成させて観察した結果、造血幹細胞から派生した細胞は細胞分裂を繰り返しながら徐々に分化して多分化能を失いつつ、さまざまな系列の血液細胞へと分化していくことを示した。さらに小川らは、造血幹細胞からの分化パターンは元から一定方向へと決定づけられているものではなく、分化の過程で刺激を受けるサイトカインの種類や組み合わせによって決定づけられること（stochastic model）を提唱した。現在でも、さまざまなサイトカイン刺激やシグナル伝達が造血幹細胞の分化の方向性に最も大きな影響を与えると考えられている。

現在、造血幹細胞の分離・同定は、細胞表面抗原の発現パターンや色素排泄能などの細胞機能を利用して行われている。ヒト造血幹細胞の表面抗原発現パターンはCD34$^+$CD38$^-$CD90$^+$CD45RA$^-$で、さらに各種の血球系列（lineage）マーカーが陰性であるとされている。ヒト成体骨髄中の造血幹細胞含有率は大変低く、0.1%にも満たない。

造血幹細胞から成熟したすべての血液細胞にいたる分化経路については、従来一定の道筋があり、まず細胞分裂を経て顆粒球や赤血球、血小板などをつくり出す骨髄系共通前駆細胞（common myeloid progenitor）と、T細胞ならびにB細胞などをつくり出すリンパ系共通前駆細胞（common lymphoid progenitor）とに分化し、さらにそこから徐々に個々の細胞系列へと分化していくと考えられていた。しかし近年のマウス造血幹細胞の分化過程を検討した一連の研究から、造血細胞の分化経路は一様ではない可能性が示唆されている。

造血幹細胞の自己複製能

致死量の放射線を照射して造血能を根絶させたマウスに、同系マウスの骨髄から分離した、たった1個の造血幹細胞を移植すると、各種の血液細胞がつくり出されるだけでなく、長期にわたって造血が維持される。また、マウスの継代移植研究から、造血幹細胞が個体寿命の何倍もの期間にわたって体内で造血を継続できることもわかっている。これらの知見は、造血幹細胞が多分化能とともに、自己複製能を発揮して新たな造血幹細胞をつくり続けていることを示している。

ただし、1個体中に存在する個々の造血幹細胞のポテンシャルは同等ではない。長期間にわたって造血を支持できる幹細胞（long-term hematopoietic stem cell）から、比較的短期間のみ造血を支持する幹細胞（short-term hematopoietic stem cell）まで、さまざまなレベルのポテンシャルを有する幹細胞が混在している。造血支持期間の短い造血幹細胞は、造血支持期間のより長い幹細胞に由来していて、細胞分裂を繰り返す過程で生じるものと考えられている。

また、個体の諸臓器の機能が加齢（aging）に伴って徐々に低下していくように、造血幹細胞の自己複製能も加齢によって低下する。さらに、加齢に伴う造血細胞分化のシフトがマウスにおいて観察され、徐々にリンパ系よりも骨髄系の細胞へと分化する造血細胞が相対的に増加する傾向がある。ただし、これらの現象が、幹細胞に元々内在する性質によるものか、幹細胞を取り巻くまわりの環境の影響によるものかは明確になっていない。

定常状態では、多くの造血幹細胞は骨髄内で分裂せずに細胞周期上G$_0$期にあり、ごく一部の造血幹細胞のみが分裂・分化して造血を維持しているが、これは造血幹細胞が細胞分裂や加齢などの影響による各種ポテンシャルの低下を極力回避するための機構である可能性が示唆されている。

骨髄の造血幹細胞支持機構

造血幹細胞は、骨髄内において造血幹細胞ニッチ（hematopoietic stem cell niche）と呼ばれる支持機構のなかに存在することで、そのポテンシャルが維持されている。造血幹細胞ニッチは、1978年にSchofieldらによって提唱された。彼らは、CFU-Sを構成する細胞の造血ポテンシャルが、骨髄間質細胞（ストローマ細胞〈stromal cell〉）の存在下では維持される現象があることなどから、骨髄には造血幹細胞を支持する機構があり、そこに存在することで幹細胞としての能力を維持していると推察した。

今日では、骨髄組織内の酸素濃度は1～6%と比較的低い状態に維持されていて、これが幹細胞機能の維持に大変重要であることがわかっている。さらに濃度勾配が存在していて、骨の近くが最も低酸素となっており、造血幹細胞はそこで骨芽細胞が分泌するアンジオポエチン1（angiopoietin 1：Ang1）の刺激を受容体型チロシンキナーゼのTie2で受けることでニッチを構成する細胞や結合組織に強固に接着して存在している。低酸素は、造血幹細胞を酸化ストレスによる細胞損傷から回避させるとともに、細胞周期をG$_0$に静止させる作用がある。骨髄内において、骨の内側から血管のほうへと向かうに従って、酸素濃度が上昇していくとともに、より分化した造血細胞が存在している。そして、成熟した血液細胞は血管内へと移行していく。

造血幹細胞の臨床応用

造血幹細胞を用いる細胞移植療法

現在，造血幹細胞を用いる細胞移植療法が，造血器疾患を中心に世界中で行われている（表6-1）。自己の細胞を使用する場合（自家移植〈autologous transplantation〉）と，血縁者ないしは非血縁者から採取したものを使用する場合（同種移植〈allogeneic transplantation〉）とがある。自家移植は，世界で年間3万件以上行われていて，多発性骨髄腫と非Hodgkin（ホジキン）リンパ腫の治療を目的とするケースが約2/3を占めている。このような腫瘍症例では，骨髄内に腫瘍細胞が混在していないことと考えられる場合において，正常自己造血幹細胞を大量化学療法や放射線療法の影響から回避させ，治療後に体内へ戻して骨髄造血を再構築（reconstitution）させる目的で自家移植が行われている。自己免疫疾患では，移植した造血幹細胞から新たにつくり出された自己寛容性を有するリンパ球で免疫系を再構築させることを目的として，一部の症例において移植療法が試みられている。同種移植は，世界で年間1万5,000件以上行われていて，大部分は血液悪性腫瘍の治療を目的とするものであり，約1/2は急性白血病症例に行われている。

近年，表6-1にあげた疾患以外にも，損傷や障害の生じたさまざまな臓器・組織を再生するために造血幹細胞移植が試みられている。特に，心血管疾患に対する臨床研究は比較的多く，それらの研究のメタ解析からは，自家造血幹細胞移植が病態を改善させる効果のある可能性も示唆されている。そのほか，造血幹細胞を用いた肝臓，腎臓，脳・脊髄，皮膚など全身のさまざまな臓器・組織の再生療法なども検討されている。ただし，造血幹細胞がこれらの臓器・組織を再生させるメカニズムについては十分わかっていない。造血幹細胞が分化転換（transdifferentiation）して血液細胞以外の細胞をつくり出す可能性や，障害のある他臓器・組織の細胞と細胞融合（cell fusion）して細胞機能を補助する可能性，さらには移植した細胞やその産生物質による抗炎症作用や臓器・組織構成細胞のアポトーシス抑制・増殖促進作用などが示唆されている。また，血管の再生や，障害部位の血流改善には，造血幹細胞移植サンプルに混入している血管内皮前駆細胞（endothelial progenitor cell）が寄与している可能性もある。

造血幹細胞移植は，通常，静脈内へ点滴静注することによって行われる。血管内に入った造血幹細胞は骨髄内へ入り込んで（homing），骨髄再構築を担う。造血幹細胞を骨髄へ直接移植する方法もあり，生着率の向上が期待できる可能性もあるが，まだ検討段階であり一般的ではない。また，骨髄以外の臓器・組織の再生を目的とする場合には，病変局所へ造血幹細胞を直接移植することがある。

造血幹細胞の採取

造血幹細胞は，骨髄だけでなく，末梢血や臍帯血からも採取可能である。大部分の造血幹細胞は骨髄内にとどまっているが，一部の幹細胞は成熟した血液細胞に混じって末梢血中にも存在している。ただし，末梢血中にとどまっている時間はかなり短いと考えられ，マウスを用いた検討によると数時間以内（T1/2＝1～2h）と，白血球よりも短い。

表6-1 造血幹細胞移植の適応となりうる疾患

自家移植	同種移植
悪性腫瘍	
多発性骨髄腫	急性骨髄性白血病
非 Hodgkin リンパ腫	急性リンパ性白血病
急性骨髄性白血病	慢性骨髄性白血病
神経芽腫	骨髄異形成症候群
卵巣癌	骨髄増殖性疾患
胚細胞腫瘍	非 Hodgkin リンパ腫
	Hodgkin 病
	慢性リンパ性白血病
	多発性骨髄腫
非腫瘍性疾患	
自己免疫疾患	再生不良性貧血
アミロイドーシス	発作性夜間血色素尿症
	Fanconi 貧血
	Blackfan-Diamond 貧血
	サラセミア
	鎌状赤血球貧血
	重症複合免疫不全
	Wiskott-Aldrich 症候群
	先天性代謝異常

臍帯血は，出生児の末梢血に由来しており，ポテンシャルの高い造血幹細胞が多く含まれている。成人の末梢血中における造血幹細胞の含有率は，臍帯血に比べ低い。このため，末梢血から造血幹細胞を採取する場合には，骨髄内に存在している造血幹細胞を末梢血中へ動員（mobilization）して採取する。

動員する方法としては，抗腫瘍薬の投与，顆粒球コロニー刺激因子（granulocyte-colony stimulating factor：G-CSF）の投与，および両者の併用のいずれかを用いるのが一般的である。これらの刺激によって，骨髄間質細胞と結合している造血幹細胞が遊離し，末梢血中へと動員される。

G-CSFは，骨髄間質細胞に発現しているSDF-1（CXCL12）というケモカインと，造血幹細胞の細胞表面に発現しているCXCR4というケモカイン受容体との結合に影響を与えて造血幹細胞を末梢血中に動員すると考えられている。米国では，G-CSFだけでは十分末梢血中へ幹細胞を動員できないケースにおいて，plerixaforが併用されている。これは，CXCR4に結合することで幹細胞の骨髄間質細胞との結合を阻害する。

移植する造血幹細胞の数が少ないと，移植後に生着不全をきたす可能性がある。このため事前に十分な数の造血幹細胞を確保することが望ましいが，さまざまな方法を講じても目標とする細胞数を採取できないことがある。このような臨床上の問題を回避するために，現在，造血幹細胞を体外増幅させる試みが世界中で行われている。これには，体内で造血幹細胞が存在しているニッチの条件をもとに，造血幹細胞に作用するサイトカインの使用や骨髄間質細胞との共培養システム，あるいは低酸素下での増幅などが試みられている。

近年，骨髄異形成症候群や骨髄増殖性疾患などの病態に，造血幹細胞側だけでなく造血を支持する骨髄間質細胞側の異常も関与していることが示唆されており，造血幹細胞の臨床応用をより発展させるためには，造血幹細胞ニッ

チャ，臓器組織再生の足場（scaffold）の条件をも含めた検討が重要である．

【川田 浩志】

参考文献
1) Ogawa M : Differentiation and proliferation of hematopoietic stem cells. Blood 81:2844-2853, 1993
2) Arai F et al : Maintenance of quiescent hematopoietic stem cells in the osteoblastic niche. Ann N Y Acad Sci 1106:41-53, 2007
3) Iwasaki H et al : Myeloid lineage commitment from the hematopoietic stem cell. Immunity 26:726-740, 2007
4) Copelan EA : Hematopoietic stem-cell transplantation. N Engl J Med 354:1813-1826, 2006
5) Burt BK et al : Clinical applications of blood-derived and marrow-derived stem cells for nonmalignant diseases. JAMA 299:925-936, 2008

7 間葉系幹細胞を用いた細胞治療

● **定義・概念** 間葉系細胞は骨，軟骨，脂肪，骨格筋，真皮，靱帯，腱などの結合組織の総称であり，これらの中胚葉系に起源を持つ細胞に分化する多能性幹細胞を間葉系幹細胞（mesenchymal stem cell : MSC）と呼称している[1]．MSC は神経細胞などの外胚葉系細胞や肝細胞などの内胚葉系細胞へ分化する分化可塑性を有している．しかし，いまだ MSC の定義は曖昧であるため，Tissue Stem Cell Committee of the International Society for Cellular Therapy（ISCT）は，暫定的な MSC の定義を行っている（表 7-1）[2]．すなわち，通常培養条件でプラスチック培養皿に付着し，細胞表面マーカーのうち，CD105，CD73，CD90 が陽性，CD45，CD34，CD14，CD11b，CD19，HLA-DR が陰性であり，*in vitro* で骨，軟骨，脂肪に分化することの 3 条件である．

間葉系幹細胞の起源

発生学的には，MSC は中胚葉，神経堤細胞を起源とする[3]．中胚葉の発生は，内部細胞塊から胚盤葉上層の細胞が内側に陥入するところからはじまり，このうち間葉系細胞は正中軸となる脊索の左右に位置し，分節化し，体節が形成される沿軸中胚葉から分化する．これより種々の組織へ分化し，脊柱骨，軟骨，靱帯，頭蓋骨の一部，皮膚の真皮と皮下組織，骨格筋を形成する．側板中胚葉のうち，腹側からも間葉系細胞が分化し，内臓，血管結合組織，平滑筋，心臓，脾臓，血管内皮を形成する．

また，神経堤細胞は胎生初期に神経管癒合部より発生する[3]．背側神経管上皮細胞が神経堤の上皮・間葉転換により生じ，遊走により胚に広く分布し，神経細胞，グリア細胞，皮膚色素細胞，血管平滑筋細胞，骨・軟骨細胞などの細胞に分化する．

細胞分化は，発生領域の位置情報と細胞外環境により決定される．中胚葉由来であれ神経堤細胞由来であれ，間葉系細胞の特徴は動くことにほかならず，初期発生の原動力として重要な役割を担っている．

間葉系幹細胞の供給源

MSC は，体全体に分布しており，骨髄，臍帯血，臍帯，

表 7-1 間葉系幹細胞の定義

1）通常培養条件でプラスチック培養皿に付着する
2）細胞表面マーカーのうち，CD105，CD73，CD90 陽性，CD45，CD34，CD14，CD11b，CD19，HLA-DR 陰性である
3）*in vitro* において，骨，軟骨，脂肪に分化すること

（文献 2 を引用）

胎盤，子宮内膜，真皮，脂肪，末梢血，歯周靱帯，滑膜などが供給源となる[3]．すべての組織から分離可能といわれている．それぞれの臓器・組織由来の MSC は形態学的に似ていても性格は異なり，網羅的な遺伝子解析により元の組織の形質を維持しており，分化能力も異なる．たとえば，胎盤由来の MSC は骨格筋や心筋へ分化するが，脂肪や骨への分化は示さないと報告されている．

間葉系幹細胞の分化多能性

受精卵および受精卵から作製される胚性幹細胞（ES 細胞）は，神経幹細胞，造血幹細胞，間葉系幹細胞，肝幹細胞などの組織幹細胞へ分化する（図 7-1）．

神経幹細胞からニューロンとグリアが，造血幹細胞から赤血球，白血球，血小板，マクロファージが，間葉系幹細胞から骨細胞，軟骨細胞，脂肪細胞，筋肉細胞が，肝幹細胞から肝細胞，胆管細胞が分化する．外胚葉系組織は外胚葉系幹細胞から，中胚葉組織は中胚葉系幹細胞から，内胚葉組織は内胚葉系幹細胞から分化すると考えられてきたが，内胚葉組織や外胚葉組織が間葉系幹細胞や造血幹細胞から分化する．いわゆる胚葉を越えて分化する「分化可塑性」が存在することが明瞭化した．

肝再生医療では，肝幹細胞を用いるのが自然であるが，肝幹細胞は劇症肝炎などの重症肝障害時にしか出現しないことは，多能性分化能を持つ幹細胞を肝再生医療のセルソースとして用いらざるをえないことを意味する．近年，間葉系幹細胞は *in vitro* の条件下で，ある程度の肝機能を持つ細胞に分化しうることが報告された．間葉系幹細胞は骨髄，臍帯血などに存在し，比較的採取が容易である．また，臍帯血は通常廃棄されるため，倫理的問題が少ないというメリットがある．さらに骨髄は自己細胞を用いることで免疫拒絶反応を回避できる利点を考慮すると，間葉系幹細胞は肝再生医療の有望なセルソースといえる．

間葉系幹細胞を用いた細胞治療

肝臓領域での間葉系幹細胞の応用

肝再生医療の必要性：臓器移植は，臓器不全に対して最も効果的な治療法である．わが国では 1992 年に登録が開始され，2005 年までに 3,816 例に肝移植がなされた．うち，脳死肝移植は 30 例，心停止移植が 3 例，生体肝移植が 3,710 例である．生体肝移植の主な対象疾患は，胆道閉鎖症 1,164 例，原発性胆汁性肝硬変 350 例，原発性硬化性胆管炎 97 例，Alagille（アラジール）症候群 46 例，肝細胞癌 652 例，急性肝不全 406 例，Wilson（ウィルソン）病 84 例，家族性アミロイドニューロパチー 49 例，高シトルリン血症 35 例である．生体肝移植後の累積生存率は，3 年後，5 年後，10 年後，15 年後で，それぞれ 77.9％，76.1％，72.3％，72.3％であり，良好である．しかし，最近の移植

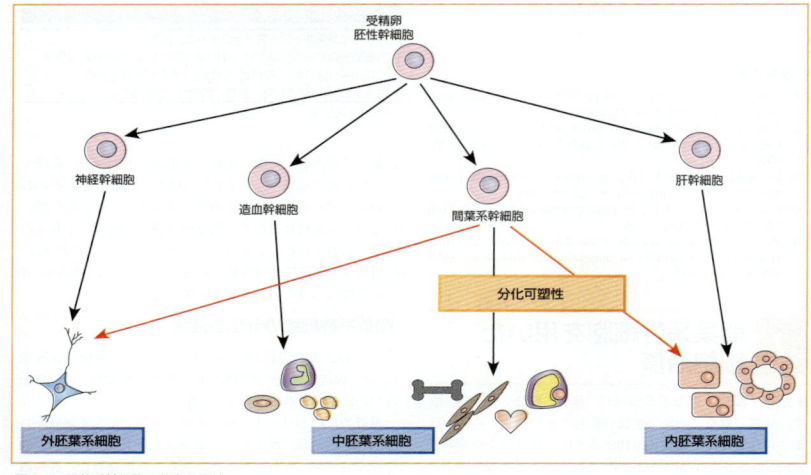

図 7-1 間葉系幹細胞の分化多能性

施行例数はほぼ横ばいである.肝硬変,肝細胞癌はともに年間2万例の発生があり,そのうち肝移植適応者数はともに 1,000 例と推定されているが,実際の施行例は年間約 500 例にすぎない.肝移植後の累積生存率は非常に良好であり,移植医療は現時点で最もすぐれた治療法といえる.

しかし,実際の移植例数は適応症例数を大きく下回る.その理由は,ドナーの不足が第一にあげられる.脳死後移植はもちろん生体臓器の移植についてもドナー不足は深刻である.ドナー不足が解消できれば移植医療は非常に期待できる医療であるが,残念ながら移植医療は一般的な治療法とはなっていないのが現状であり,幹細胞を用いた肝再生医療の創生が待望される.

肝再生時に出現する幹細胞:通常の肝障害時には,成熟肝細胞が分裂し,肝再生が行われる.しかし,劇症肝炎などの重症肝障害時には,成熟肝細胞の増殖は抑制され,幹細胞が出現し,肝再生を担っていると報告されている.肝幹細胞には,肝臓由来の幹細胞と肝臓以外の臓器由来の幹細胞が存在する.肝臓由来の幹細胞としては,主としてラットを用いた動物実験より,いわゆるオーバル細胞が研究されてきた.オーバル細胞は門脈領域の Hering(ヘーリング)管から発生した胆管系細胞である.オーバル細胞は肝細胞と胆管細胞へ分化する bipotent な細胞である.また,オーバル細胞は骨髄由来という報告もある.しかし,肝幹細胞に関するヒトでの報告はあまりなく,肝幹細胞がどのようにヒトの肝再生を担っているのか,明らかではない.

間葉系幹細胞による肝疾患の細胞治療へのストラテジー:山中らはマウス線維芽細胞およびヒト線維芽細胞を ES 細胞様に変化させることが可能であることを報告した[4].山中らの人工多能性幹細胞(iPS 細胞)の報告は,科学的事実の報告にとどまらず,幹細胞を移植医療に用いる方向性を示した.現在著者らは,再生医療実現化のためのストラテ

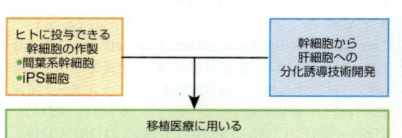

図 7-2 再生医療実現化のストラテジー

ジーを図 7-2 のように考えている.すなわち,再生医療実現のための研究のゴールは,以下の2つに絞られたと考えている.

第一には,ヒトに投与できる安全で安定した幹細胞の創出である.iPS 細胞と間葉系幹細胞は最も有力な候補である.第二に,幹細胞から肝細胞への分化誘導法を確立することである.現在の方法はいずれも不十分で不確実である.また,遺伝子導入はできるだけ少なく幹細胞を得ることが最も望ましく,遺伝子に代わる低分子化合物,蛋白質などでの分化方法が必要である.すなわち,「ヒトに使用できる安全な幹細胞の作製」と,「確実に肝細胞へ分化させる技術」を融合させた移植医療へ応用できる新規の技術開発が,今後求められる再生医療実現化への方向性である.

間葉系幹細胞から機能性肝細胞への分化誘導:MSC は一般にライフスパンが短く,in vitro での長期培養は必ずしも容易ではない.梅澤らは hTERT 遺伝子などを導入し,安定に増殖しうる[5],ヒト骨髄由来,ヒト臍帯血由来間葉系幹細胞株を樹立した.本細胞株は,安定に増殖するが,染色体異常がなく,コンタクトインヒビションが機能し,免疫抑制動物に移植しても腫瘍形成しない.また,細胞分化に影響しないことから,MSC の肝細胞分化研究に有用な細胞である.

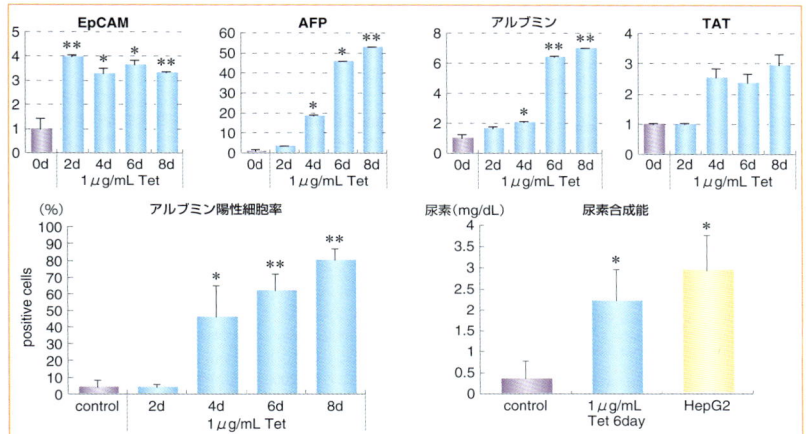

図7-3 HNF3β発現はヒト間葉系幹細胞の肝細胞分化を誘導した
AFP：α-フェトプロテイン，Tet：テトラサイクリン，TAT：チロシンアミノトランスフェラーゼ

　胎生8〜9日に肝原基で発現する肝初期発生に重要であるHNF3βをテトラサイクリン誘導により発現するUE7T-13細胞を樹立し，肝細胞への分化を検討した[6]。これらの細胞は1μg/mLテトラサイクリンでHNF3β発現が強く誘導され，投与2日後には細胞形態が線維芽細胞様からやや幅の広い細胞に変貌した。肝細胞への分化能を検討すると，テトラサイクリン投与2日後より肝細胞初期マーカーであるEpCAMが発現増加し，4日後にはα-フェトプロテイン（AFP）が増加し，中後期マーカーであるアルブミンは6日後，チロシンアミノトランスフェラーゼ（TAT）は4日後から発現増加した（図7-3）。免疫細胞染色では，アルブミン陽性細胞は8日後には80％に達した。PAS陽性細胞も同様に増加し，尿素合成能は6日後にはHepG2細胞に近い値を示した。これは6〜8日という短い期間にあるの程度の肝機能を持つ細胞に分化したことを示唆している。発生初期において肝原基は心臓中胚葉からFGF（線維芽細胞増殖因子）シグナルを受けることが知られており，これらの肝細胞分化過程ではFGF受容体発現量が増加しており，FGFへの応答性が亢進していることが示唆された。テトラサイクリンと同時にFGF2を添加すると肝細胞への分化は促進され，この分化誘導系は肝臓の初期発生をミミックした系であるといえる。非常に興味深いことには，この細胞も肝細胞分化誘導過程でWnt/β-カテニンシグナルが抑制されていることをレポーターアッセイで確認した。しかし，Wnt/β-カテニン量，リン酸化β-カテニン量，GSK3β（glycogen synthase kinase 3β）量は不変であったが，β-カテニンが細胞質や核から細胞膜周辺に移動していることを認め，β-カテニンの細胞内局在の変化がWnt/β-カテニンシグナルの低下につながったと推定される。
　今後は，遺伝子を用いずに，低分子化合物などでの分化誘導技術の開発や細胞シート技術の融合などにより，より高効率な分化誘導と移植へつながることが期待される。

間葉系幹細胞の免疫抑制作用に着目した応用

　MSCは組織障害部位や炎症部位に集積する性質を有する[7]。そして，MSCは免疫抑制作用を持つことが知られている。MSC由来細胞の免疫抑制作用に着目した造血幹細胞移植では，急性GVHD（移植片対宿主病）に対する効果が期待されている。通常の造血幹細胞移植時に投与する場合と，既存の治療法で対処できない重症GVHDに対して治療目的に投与する場合がある。前者ではMSCの有効性は確認されていないが，後者ではヨーロッパの多施設非無作為化第II相臨床試験が実施され，55人のステロイド不応性重症急性GVHD患者がMSC治療（中央値1.4×10^6/kgのMSCの静脈注射）を受け，30人（55％）が完全なレスポンスを示し，3人が軽快した。合計71％が有効であったと報告されている。特に副作用も認められていない。米国ではOsiris社による第III相臨床試験が実施されている。

間葉系幹細胞の癌治療への応用

　MSCは組織障害部位や炎症部位のみでなく，癌病巣へも集積する性質を有する[7]。MSCを癌に対する遺伝子治療のツールに利用しようとする試みがある。インターフェロンβ（INF-β）を発現するよう遺伝子改変したMSCを担癌ヌードマウスに投与し，抗腫瘍効果を狙った種々の研究が報告されている。MSCを利用して腫瘍ターゲティングを行った場合，抗腫瘍性サイトカインが腫瘍局所で発現するため，全身的副作用が少ないことが期待される。今後，このような治療ストラテジーを癌治療に活かすべく研究がなされている。

【汐田 剛史】

参考文献

1) 青山朋樹ほか：間葉系幹細胞．幹細胞の分化誘導と応用，中辻憲夫編，p55-61，NTS，2009
2) Domonoco M et al : Minimal criteria for defining multipotent mesenchymal stromal cells. The International Society for Cellular Therapy position statement. Cytotherapy 8:315-317, 2006
3) 豊田雅士ほか：骨髄由来間葉系幹細胞 ―ルーツから探る細胞治療への道―．遺伝子医学MOOK別冊（進みつづける細胞移植治療の実際―再生医療の実現に向けた科学・技術と周辺要素の理解― 上巻．細胞移植治療に用いる細胞とその周辺科学・技術），田畑泰彦編，p55-59，2008
4) Takahashi K et al : Induction of pluripotent stem cells from adult human fibroblasts by defined factors. Cell 131:861-872, 2007
5) Takeda Y et al : Can the life span of humn marrow stromal cells be prolonged by bmi-1, E6, E7, and/or telomerase without affecting cardiomyogenic differentiation? J Gene Med 8:833-885, 2004
6) Ishii K et al : Hepatic differentiation of human bone marrow-derived mesenchymal stem cells by tetracycline-regulated hepatocyte nuclear factor 3 beta. Hepatology 48:597-606, 2008
7) 小澤敬也：間葉系幹細胞の分化誘導と移植技術．幹細胞の分化誘導と応用，中辻憲夫編，p198-205，NTS，2008

8 再生医療の現状と未来

再生医療の背景

傷害を受けた器官の再生治療，再生メカニズムを応用した人工臓器の開発など，「再生医学」が注目を浴びるようになってきて10年以上が経過する．その背景に，発生医学の発展が貢献していることはいうまでもない．発生段階での，細胞，器官，そして個体の形成過程が，再生の基盤をなしている．そこに，再生医学の発展にさらに拍車をかけた格好になったのが，ヒトES細胞（胚性幹細胞）の樹立と，ヒト成体内に存在するさまざまな種類の幹細胞（stem cell）の発見だ．幹細胞を平たくいうと，自己複製能（self-renewality）があり，器官細胞に分化する能力を有する細胞のことである．

再生医学に関連する幹細胞は，大きく分けて2つの幹細胞が存在する．一つは万能（多能性）幹細胞であり，もう一つは成体幹（前駆）細胞である．多能性幹細胞は，ヒトES細胞として脚光を浴び，いまiPS細胞（人工多能性幹細胞）としてわが国が総力をあげ開発しており，夢多き幹細胞である．それに対して，成体幹（前駆）細胞は自分の体から採取して治療に用いるのには大変現実的で効果的な幹細胞である．それぞれの再生医学としての可能性について簡単に紹介し，現時点で進んでいる幹細胞治療の例として，血管再生治療について具体的に説明する（図8-1）．

万能（多能性）幹細胞

1981年Martin EvansらとMatthew Kaufmanらの2グループによって，マウスのES細胞が発見・作製された．面白いことに，このマウスES細胞の出現によって先に発展したのは再生医学研究ではなく，8年後にはじめて作製されたノックアウトマウスにはじまる，遺伝子工学的アプローチによる分子生物学研究であった．マウスES細胞は，胚盤内胞期の内部細胞塊から樹立される細胞群で，すべての細胞系列に分化する能力を有し，胚胞内に導入されると胎児形成細胞になることから，これを応用した遺伝子工学的研究が大ブレークしたわけである．

このマウスES細胞作製から17年を経て，1998年にJames Thomsonらによってヒト ES細胞が作製され，はじめてES細胞が再生医学研究に火をつけることになる．皮肉なことに，ヒトES細胞では遺伝子工学的な発生研究は倫理学的な問題点から進められようがなかったが，人間の治療に応用できるという夢はまたたく間に広がり，大きな注目を集めることになる．わが国では，京都大学再生研究所の中辻憲夫教授を中心にヒト ES細胞研究が集中的に進められた．ただし，ヒト ES細胞の採取が倫理学的問題点をクリアしなければならず，しかも臨床的な観点から免疫学的な問題点のクリアも要求されることになる．そういった状況のなか，米国では幹細胞研究に対するネガティブな反応がはびこり，わが国でも足踏みを余儀なくされているところに，2006年，山中伸弥教授の研究室からiPS細胞（人工多能性幹細胞（induced pluripotent stem cell））が発表された．最初のiPS細胞は，マウス皮膚線維芽細胞に4つの遺伝子を導入することで樹立され，科学的な注目を集めたが，続けてヒトiPS細胞が2007年に発表されるにいたり[1]，再生医療応用が現実的になり大ブレークする．

万能（多能性）幹細胞（ES細胞，iPS細胞）の最大のメリットは，増殖性に富み，あらゆる細胞に分化できる可能性を有する万能細胞である点にある．神経細胞，心筋細胞，血管細胞，肝細胞などあらゆる臓器に必要な細胞を供給できる可能性があり，しかも豊富に細胞を手に入れられる可能性も有している．さらにiPS細胞であれば，自分の細胞に遺伝子導入すれば，自分自身の万能細胞が得られるという夢が広がる．

ただし，この多能性幹細胞は，強力で自動的な増殖性と分化能を有するがゆえに，技術的なコントロールが複雑で，まだまだ未知な領域である．分化のコントロールによる目的細胞だけを臨床的に用いるのに十分な数と質を獲得するためには，今後大いなる研究発展が望まれる．また，iPS細胞の技術確立と安全性といった基盤ができあがってはじめて臨床応用を語れるようになるが，まだその目処が立っていないのが現状である．

成体幹（前駆）細胞

万能（多能性）幹細胞がヒトES細胞樹立で注目を浴びる数年前より，再生医学研究が大きな発展をはじめていた．さまざまな成体幹（前駆）細胞の発見である．

成体幹細胞とは，ヒトの成体内に存在する未分化細胞のことで，臓器・組織のメンテナンスおよび再生時に活躍する細胞である．現在では，血液幹細胞，神経幹細胞，心筋幹細胞，肝膵幹細胞，間葉系幹細胞などほとんどの臓器のための幹細胞が発見されている．成体幹細胞のメリットは，元々再生機能のために存在している細胞であるので，それぞれの臓器再生に調節利用ができる細胞群であること，自分の体内から採取できるので，倫理学的および免疫学的問題点を有しないことである．

多能性幹細胞に比べると，技術開発もより現実的で，すでに臨床応用がはじまっている成体幹（前駆）細胞も多い．

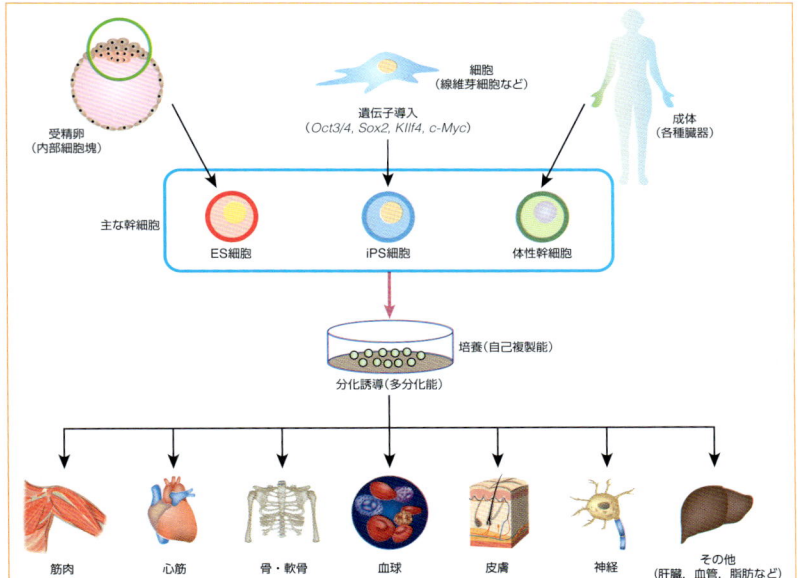

図 8-1 幹細胞を用いた再生医療の可能性

以下に，その循環器領域の実例として血管再生治療に用いられている血管内皮前駆細胞の実像とその臨床応用に関して簡単に紹介する．

血管再生細胞

神経幹細胞，造血幹細胞，間葉系幹細胞などの発見，研究が進むなか，再生医学になくてはならないものが同定されないままであった．すべての器官形成は初期段階において血管の形成に依存している．器官再生は血管形成が引き金となり，血管内皮細胞分化とともに器官細胞の分化，組織形態の完成を営むものと考えられている．

ここに登場したのが「血管内皮前駆細胞（endothelial progenitor cell：EPC）」である．「既存血管内皮細胞の再形成」ではなく，「血管内皮前駆細胞（EPC）からの発生」のメカニズムで血管形成が成り立つことが判明したのだ．

1997 年，EPC が成体の血液中に存在し，重症虚血部位の血管形成に関与することが発見された[2]．この機序は，胎児期のみに存在するとされた vasculogenesis（血管発生），つまり EPC が未分化のままその場所に辿り着き，増殖・分化することで血管を構築する過程に一致し，これまで考えられてきた成体の血管形成，既存隣接血管の血管内皮細胞による増殖・遊走により成立する angiogenesis（血管新生）とは異なる概念が生まれた（図 8-2）．

成体における血管発生

胎児の血管形成には vasculogenesis と angiogenesis の 2 つの段階があるとされている（図 8-2）．vasculogenesis は EPC が目的部位（in situ）で分化しつつ血管を形成する過程とされる．分化したあるいは分化しつつある血管内皮細胞は血管腔を形成し，互いに融合され血管叢を形成する．これに対し angiogenesis は，既成の血管が刺激を受け細胞の増殖・遊走を経て新たな血管をつくり出す過程をいう．つまり胎児血管形成は vasculogenesis ではじまり，のちに angiogenesis が加わり完成されることになる．

しかし成体の場合，創傷治癒，癌，などの病的血管形成あるいは子宮卵巣などでの生理的血管形成は，既存血管から新たな血管をつくり出す angiogenesis の機序だけが存在すると考えられてきた．ところが EPC が成体血液中で発見され，この考えは覆された．

たとえば，血管内皮系細胞に特異的に発現される遺伝子（Flk-1，Tie-2）のプロモーターによる α-ガラクトシダーゼ（α-galactosidase）を発現するトランスジェニックマウスからの骨髄移植マウスモデルを作製し，これに癌，創傷治癒，虚血あるいは子宮，卵巣の血管形成を誘発させたところ，それぞれの組織にて骨髄由来の Flk-1 あるいは Tie-2 を発現している骨髄由来の細胞が新たな血管を構成していることが示された．つまり，骨髄由来の幹細胞が血管形成部位に集積して血管再生あるいは発生するメカニズムが

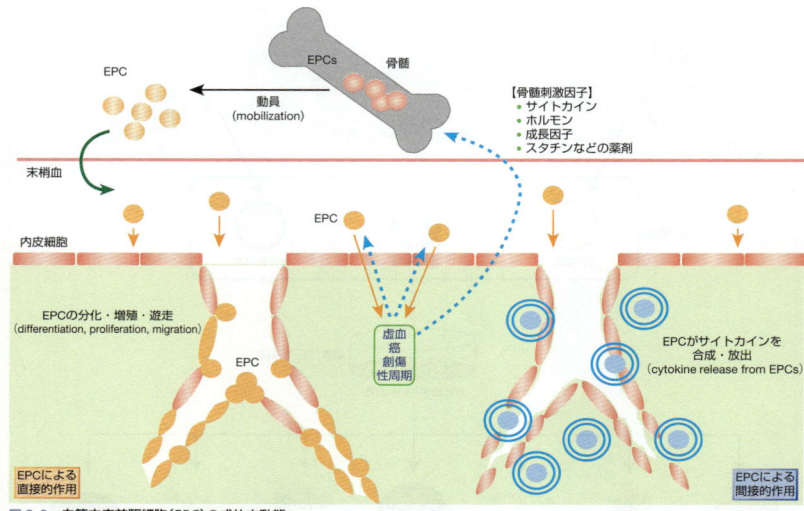

図8-2 血管内皮前駆細胞（EPC）の成体内動態
生体中におけるEPC動態および虚血組織での役割。虚血などによる組織由来内因性因子または薬剤などの外因性因子により骨髄が刺激され、EPCは末梢血中へと動員される。動員されたEPCは血液中を循環し、刺激因子の発生源である標的組織へ集積する。集積したEPCは直接または間接作用により血管新生を引き起こす

表8-1 虚血性心疾患患者に対するEPC（血管内皮前駆細胞）移植臨床試験

研究者	細胞種	患者	移植法	主要成績
Stamm	骨髄AC133⁺細胞	慢性心筋虚血（n=6）	外科的筋注（CABG併用）	LVEF↑、灌流↑
Stamm	骨髄AC133⁺細胞	慢性心筋虚血（n=40）	外科的筋注（CABG併用）（vs CABG単独）	LVEF↑、灌流↑
Klein	骨髄AC133⁺細胞	慢性心筋虚血（n=10）	外科的筋注	LVEF↑、NYHA class↓
Losordo	GCSF動員CD34⁺細胞	慢性心筋虚血（n=24）	経カテーテル筋注（vs プラセボ）	CCS class↓、灌流↑
Assmus	培養CPCs	急性心筋梗塞（n=20）	冠動脈内注入（vs 骨髄単核球）	LVEF↑、生存心筋↑
Bartunek	骨髄AC133⁺細胞	亜急性心筋梗塞（n=35）	冠動脈内注入（vs 標準治療）	LVEF↑、灌流↑

CABG：冠動脈バイパス術、LVEF：左室駆出率、NYHA：ニューヨーク心臓協会、G-CSF：顆粒球コロニー刺激因子、CCS：カナダ心血管協会、CPCs：循環前駆細胞

あることを示し、胎児内だけでなく成体においてもangiogenesisとvasculogenesisの両方の機序で血管形成が成立していることが判明した。

重症虚血のマウスモデルの血液からより多量のEPCの分化を確認できることから、虚血状態を有する動物の血液中のEPC動態を調べてみたところ、重症虚血あるいはサイトカインの顆粒球マクロファージコロニー（GM-CSF）、あるいは血管形成に最も重要とされる血管内皮増殖因子（VEGF）などの刺激で、EPCの分画が骨髄より強制的に動員されることも判明した[3]。

つまり、血管形成を招くような病理学的状態の場合、EPCの分画は骨髄より強制動員（mobilization）され、このEPCの活性化が血管形成の発達に寄与しているものと考えられている（図8-2）。この事象は女性性周期における子宮内膜形成でも確認される。性周期にあわせたエストロゲン（estrogen）およびプロゲステロン（progesterone）がEPC動態を調節し、子宮内膜の血管形成に貢献していることも突きとめられている。

EPC研究の医療応用

虚血性疾患に対するEPC移植に関する基礎研究、前臨床研究に引き続いて、同細胞移植の臨床適用も開始されている。その代表的なものを表8-1に示す。

Stammらは、心筋梗塞患者に対するCABG（冠動脈バイパス術）中に自家骨髄AC133陽性細胞の心筋内移植を併用し、術後に左室機能と心筋灌流が改善したという。Assmusらは、心筋梗塞患者への急性期血行再建の後、11例に自家末梢血培養EPC、9例に自家骨髄単核球を移植した

ところ両移植群で左室収縮能および左室viabilityが同等に改善したという。

これらの成績は，虚血性疾患に対するEPC移植の臨床的有用性を示唆しているが，現時点ではパイロットスタディのレベルにとどまっている。今後，細胞培養法の改善，治療群・対照群の設定，治療効果の評価システムなどについて，さらに科学的な検証が必要である。最近になって，米国St. Elizabeth's Medical CenterのLosordoら[4]により慢性重症虚血性心疾患患者24例に対するG-CSF（顆粒球コロニー刺激因子）動員自家CD34陽性（CD34$^+$）細胞の経カテーテル的心筋内移植臨床試験（二重盲検プラセボ対照用量漸増試験）が行われた。同細胞移植による重篤な有害事象は発生せず，各群の症例数が少なかったため治療効果を統計学的には解析していないが，心筋虚血に関する自他覚所見（狭心発作頻度，負荷心筋シンチグラフィ所見など）はプラセボ群に比してCD34$^+$細胞移植群で改善度の大きい傾向が認められているという。この結果をふまえて，さらに大規模な多施設共同研究が開始されており，その成果が注目されている。

前述したように欧米でEPC移植による血管再生治療の臨床試験が開始されているが，そのほとんどが虚血性心疾患を対象としており，著者らが調査したかぎりでは下肢虚血性疾患を対象とした系統的な臨床試験成績は報告されていない。

当研究室では，2003年11月から慢性重症下肢虚血に対する自家CD34$^+$細胞移植による血管再生治療に関する第Ⅰ相／第Ⅱ相臨床試験を開始している[5]。試験デザインは単盲検下での用量漸増試験である。対象はFontaine分類Ⅲ度，Ⅳ度の慢性重症下肢虚血症患者（閉塞性動脈硬化症，Buerger〈バージャー〉病）で，血管形成術やバイパス術の適応にならない重症例である。EPCの採取・分離法は，G-CSFの皮下投与（基本用量 $10\mu g/kg/$日，5日間）により骨髄から末梢血へ動員された単核球をアフェレーシスで採取した後に，磁気細胞分離法により単核球中のCD34$^+$細胞をEPC分画として分離している。CD34$^+$細胞の投与は腰椎麻酔下に行い，治療効率を高めるため虚血下肢筋肉内への局所投与としている（図8-3）。CD34$^+$細胞の移植用量は，低用量（10^5個/kg）群から開始し，順次中用量（5×10^5個/kg）・高用量（10^6個/kg）群へと移行した。

本臨床試験の成果であるが，第17例目を最終エントリー症例として2007年1月に登録・治療し，1年後に全例の経過観察を終了した。本臨床試験にエントリーした症例のうち12例がBuerger病患者であったが，Buerger病患者では閉塞性動脈硬化症患者に比して，より多数のCD34$^+$細胞の採取・分離が可能であった。また，Buerger病患者は比較的若年例が多く，治療がよりスムースに進められた印象がある。なお，全例で細胞の採取・移植に関連した重篤な有害事象は発生しておらず，下肢虚血性疼痛，足趾血圧，経皮的酸素分圧（tcPO$_2$），最大步行距離などの有意の改善が認められた。特筆すべき成果は，全例で下肢大切断を回避し，步行機能を温存しえた点と，慢性重症下肢虚血状態から高頻度に（治療4週後で47％，1年後で88％）離脱しえた点である。

以上の良好な初期成績を受けて，先端医療センターでは慢性重症下肢虚血症患者を対象にしたCD34$^+$細胞移植治療

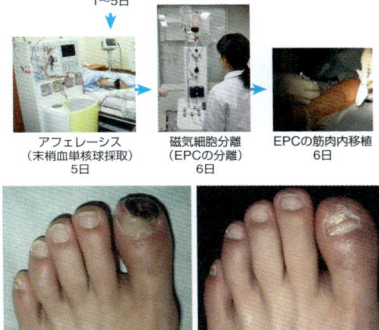

図8-3 下肢血管再生治療における血管内皮前駆細胞（EPC）の採取・分離・移植法とその効果
G-CSF：顆粒球コロニー刺激因子

の薬事承認・保険収載をめざして，同治療の医師主導医療機器治験を2008年8月から開始した。これは，医療機器治験あるいは再生医療治験を医師主導で実施するわが国初の試みであり，諸方面からの注目を集めている（治験の概要については日本医師会治験促進センターのサイト〈http://www.jmacct.med.or.jp/〉参照）。

再生医学の可能性

幹細胞による治療の可能性は無限に広がる。将来的には，疾患で機能を失った臓器を体外で新しくつくり直して移植することも可能になるだろうと考えられる。しかし，まだ現時点では臓器作製は現実的ではなく，現在臨床研究がはじまっている，あるいは近い将来に可能になる再生治療はかぎられている。現在治療がはじまっている再生医療，および将来可能になる再生医療はいろいろあげられる。

心血管領域では，幹細胞による血管再生・心筋再生を中心とした心筋梗塞・狭心症・慢性重症心不全および末梢性血管疾患への再生治療が大いに期待されている（図8-4）。さらに大きな期待は神経疾患，特に脳梗塞・Parkinson（パーキンソン）病・脳手術後障害に対する神経再生・血管再生治療である。あるいは，皮膚の火傷・熱傷疾患に対する皮膚再生治療，骨・軟骨欠損・機能障害・腫瘍・骨折などに対する，骨・軟骨再生，血管再生療法も臨床が進みつつある。患者数が多く厚生医療で重大である糖尿病の治療にはβ細胞再生が検討されている。その他，網膜性疾患，角膜損傷・機能障害・Behçet（ベーチェット）病などに対する網膜・角膜再生治療，肝機能障害・機能欠落に対する肝細胞再生など，その対象領域は多岐にわたり，精力的な基礎・トランスレーショナル研究あるいは臨床研究が進められている。

おわりに

この再生医学研究はまだ開始されたばかりで，幹細胞を

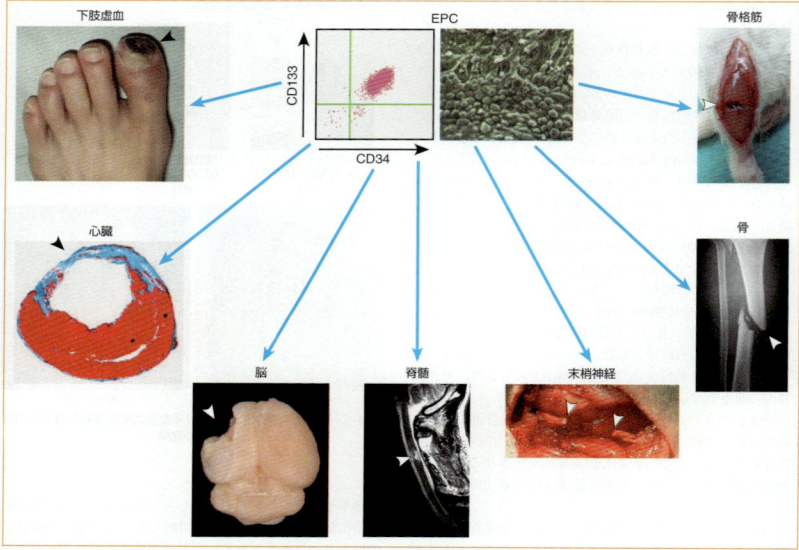

図8-4 血管内皮前駆細胞（EPC）を用いたさまざまな臓器における血管再生療法の応用

どうやって採取し，培養し，治療に使えるような細胞として用意するか，まだまだ開発・改良を重ねている段階である．しかし，現実に臨床医学として確立されつつある治療もあり，最先端の医学科学技術が総力をあげてこの領域に取り組んでいるといえよう．疾患を有した患者の臓器が，自分のなかに眠っていた，あるいは作製された万能性を有する幹細胞で再生し，健康な体を取り戻すまで回復する治療が普通に行われる日も，そう遠い将来ではないかもしれない．

【浅原 孝之】

参考文献

1) Takahashi K et al : Induction of pluripotent stem cells from adult human fibroblasts by defined factors. Cell 131 : 861-872, 2007
2) Asahara T et al : Isolation of putative progenitor endothelial cells for angiogenesis. Science 275 : 964-967, 1997
3) Takahashi T et al : Ischemia- and cytokine-induced mobilization of bone marrow-derived endothelial progenitor cells for neovascularization. Nature Med 4 : 434-438, 1999
4) Losordo DW et al : Intramyocardial transplantation of autologous CD34⁺ stem cells for intractable angina. A phase I/IIa double-blind, randomized controlled trial. Circulation 115 : 3165-3172, 2007
5) Kawamoto A et al : Intramuscular Transplantation of G-GSF-mobilized CD34(+)cells in patients with critical limb ischemia: a phase I/IIa, multicenter, single-blinded, dose-escalation clinical trial. Stem Cells 27 : 2857-2864, 2009

11章 高齢者のアプローチと老年疾患の考え方

1. 老化の概念と機序 …………………………………… 468
2. 加齢による身体機能低下と老年疾患の特徴 ………… 473
3. 身体各臓器の加齢変化と老年疾患の成り立ち ……… 475
4. 老年疾患の臨床 ……………………………………… 486
5. 高齢者の救急疾患とその対策 ……………………… 495
6. 退院支援とチーム医療 ……………………………… 496
7. 老年学の概念 ………………………………………… 498
8. 高齢者医療と介護 …………………………………… 499
9. 高齢者の終末期医療 ………………………………… 502

1 老化の概念と機序

1 老化の定義と老化学説

老化の定義

老化(senescence)とは,成熟期以後,加齢とともに各臓器の機能,あるいはそれらの統合する神経系や内分泌系などの機能が低下し,個体の恒常性を維持することが不可能となり,最終的に死にいたる過程と定義される。すなわち,老化とは成熟期以降の現象で,過程とは個体に有害な作用を及ぼす現象であることがわかる。老化の特徴としては,①普遍性(universality;誰にでも例外なく起こる),②内在性(intrinsicality;原因の少なくとも一部は体内にある),③進行性(progressiveness;その過程は進行性で不可逆である),④有害性(deleteriousness;身体に有害な働きをする)の4点があげられる。

これに対し加齢(aging)とは,生後から時間経過とともに暦年齢を重ねることを意味する。すなわち,生後から時間経過とともに個体に起こるすべての過程をいい,老化とは異なる概念となっている。

年齢には,暦年齢(chronological age)と生物学的年齢(biological age)の2種類がある。暦年齢は生年月日がわかれば一義的に決まるものであるが,生物学的年齢は,老化がその個体レベルでどの程度進んでいるか,ということと同意であり,いわゆる「老化度」にほかならない。従来から,老化度を求めようとする試みは多く,たとえば,高血圧患者は正常血圧者に比べて老化の進行が早い,日常生活での活動性が高い者,スポーツの習慣のある者は老化の進行が遅い,などの報告がなされているが,どのような指標に着目するかによって結果が異なるため,現在までに生物学的年齢を求める決定的な方法は知られていない。

老化学説

従来,老化の本態とその原因に関する学説が,いくつか提唱されてきた。これを老化学説という。20世紀になって提出された主な老化学説には,次のようなものがある。

プログラム説:寿命は遺伝子によって制御されており,老化は遺伝子にプログラムされているという説。

エラー説:DNA-RNA-蛋白合成系が突然変異,化学修飾により変異し,この集積によって細胞の機能障害,老化をもたらすという説。

クロスリンキング説:複数の反応基を持つ物質が架橋となり,相異なる複数の高分子と結合して新しい高分子をつくることを cross-linking というが,こうした物質は分解されにくく細胞傷害を起こす可能性があり,このような物質の組織への沈着が老化の原因であるという説。

フリーラジカル説:スーパーオキシド,過酸化脂質などの遊離電子を持つ分子(フリーラジカル)が蛋白,核酸,脂肪などの生体構成成分に障害を与え,細胞機能を低下させ老化を引き起こすという説。

免疫異常説:加齢に伴い免疫担当細胞の機能低下により自己抗体が増加し,自己免疫反応が惹起されて老化がもたらされるという説。

代謝調節説:細胞の代謝回転が細胞分裂速度に影響して,老化や寿命を支配するという説。

これらの学説は,それぞれ老化の本質の一面をとらえてはいるが,老化の機序を一元的に説明しうるものではない。現在では,老化の過程は生活習慣病と同じように,遺伝素因(老化遺伝子,抗老化遺伝子)と環境要因(食事,運動,ストレスなど)によって決定されると考えられているが,ヒトにおいて,老化あるいは抗老化遺伝子として確定的なものは報告されていないし,また環境要因と老化の関係も必ずしも明らかではない。しかし,老化の機序を解明しようとする基礎老化学は,分子生物学,細胞生物学のめざましい進歩を背景に,近年,著しく進展している。

生物が誕生して死ぬまでの期間がいわゆる寿命(life expectancy)であるが,寿命の延長が老化を遅延させることと同義で用いられることが多い。しかし,寿命と老化の関係は必ずしも明らかではない。確かに,老化の速度を遅くすると,その個体が長生きするであろうことは直感的に理解できるが,老化の速度を客観的に測定する指標がない以上,老化の遅延と寿命の長短がパラレルに相関するかどうかはわからないのである。老化は最終的に個体の死にいたる過程であり,また30歳以降,死の確率は時間とともに指数関数的に増加する(Gompertzの法則)が,老化と死の関係は必ずしも明らかでなく,両者は無関係であると考える研究者も多い。

細胞老化

個体全体の老化が個体老化であるが,細胞レベルでの老化を細胞老化と呼ぶ。単純化した系である,細胞レベルでの老化の機序に関する研究の端緒になったのが Hayflick の限界[1]の発見である。Hayflick の限界とは,細胞を培養していくと,ある回数までは分裂できるがそれ以上は分裂できない状態になることをいう。この機序として考えられているのがテロメア(telomere)である。

染色体末端の核酸構造をテロメアと呼び,染色体を保護する役目を果たしているが,細胞が分裂を繰り返すたびにこのテロメアの長さは短縮する。テロメラーゼ(telomerase)はテロメアを修復する酵素であるが,通常の細胞には基本的にテロメラーゼ活性はなく,いったん短くなったテロメアが再び伸長することはない。DNAのテロメア長が短くなりすぎると細胞分裂は鈍化し,最終的には分裂寿命を迎える。これが細胞老化の機序であるとする説を老化のテロメア説という。なお,癌細胞のなかには高いテロメラーゼ活性のあるものがあり,これが癌細胞の無限増殖能の主要な原因と考えられており,したがって,テロメラーゼの働きを調節することが,老化の制御とともに癌細胞の増殖抑制への治療戦略の一つになる可能性がある。

前述したように,ある一定の回数分裂増殖を繰り返した後に不可逆的な増殖停止状態に入り,それに伴い細胞老化形質を示すようになるが,これを replicative senescence という。一方,酸化ストレスや放射線刺激,培養条件による細胞過labor状態などで,細胞老化が促進される premature senescence という現象もある。このように,細胞老化の機序は,テロメア短縮に起因するものと,テロメアに依存

表 1-1-1 遺伝性早老症と原因遺伝子

遺伝性	遺伝形式	原因遺伝子
Werner 症候群	常染色体劣性遺伝	RECQ 型 DNA ヘリカーゼ(WRN ヘリカーゼ)遺伝子のホモ接合体変異
Hutchinson-Gilford progeria 症候群	当初は常染色体劣性遺伝と考えられていたが, 現在明確にされていない	Lamin A 遺伝子の変異
Rothmund-Thomson 症候群	常染色体劣性遺伝	ヘリカーゼ遺伝子 *RECQL4* の変異
Bloom 症候群	常染色体劣性遺伝	ヘリカーゼ蛋白 BLM をコードする blm 遺伝子
Cockayne 症候群	常染色体劣性遺伝	CSA(Ⅰ型:*ERCC8*)10%, CSB(Ⅱ型:*ERCC6*)
血管拡張性運動失調症 (ataxia telangiectasia)	常染色体劣性遺伝	ATM 遺伝子の変異

しないものが知られている。

老化は遺伝子により規定されるという老化の遺伝子支配説として、遺伝性早老症の研究も進んでいる。代表的な遺伝性早老症が Werner(ウェルナー)症候群であり、原因遺伝子(WRN と表現される)として REC Q タイプの DNA ヘリカーゼ(helicase)(*RECQ3*)が同定されており、遺伝子変異により遺伝子産物が核に移行しないためにゲノムの不安定化が生ずることが原因と考えられている。その他の遺伝性早老症と原因遺伝子を表 1-1-1 にまとめた。

抗老化研究の進歩

老化の遅延や寿命延長を可能にするための抗老化に関する分子生物学的研究も進んでいる。その代表的なものにカロリー制限(caloric restriction)がある。カロリー制限により、最大寿命の延長や老化現象の抑制が起こることが酵母や線虫などの下等生物からサルまで報告されている。

この機序として注目されているのが NAD⁺ 依存性脱アセチル化酵素であり、酵母、線虫、ショウジョウバエなどにおいて Sir 2 (silent information regulator 2) が発見された。Sirtuin family は Sir 2 の哺乳類ホモログであり、Sirt 1~Sirt 7 までの 7 種類が同定されている。

このうち Sirt 1 は機能的に Sir 2 に最も相同性が高いが、この Sirt 1 は高等動物におけるカロリー制限による寿命延長に深く関与することが最近の研究でわかってきており[2]、Sirtuin family は長寿遺伝子 (longevity gene) として位置づけられている。Sirt 1 は生体内のさまざまな蛋白質や分子 (例: p53, FOXOs〈forkhead box O〉, 核内因子 κB〈NF-κB〉, PGC-1α〈PPARγ coactivator-1α〉など) と相互作用し、細胞周期、アポトーシス、糖新生などを調節し、ストレス耐性・細胞老化抑制に働いている。Sirt 1 を活性化する物質としてポリフェノールの一種である resveratrol が同定されている。実際、動脈硬化現象において、血管内皮細胞や血管平滑筋細胞の老化形質 (senescence-associated β-gal 活性の上昇) が認められるが、resveratrol の投与や Sirt 1 遺伝子の過剰発現によって、細胞老化形質も抑制し、最終的に抗動脈硬化に働くことも報告されている[4]。今後、Sirt 1 調節による抗老化研究がさらに進むことが期待されている。

〔大内 尉義・飯島 勝矢〕

参考文献
1) Hayflick L et al : The serial cultivation of human diploid cell strains. Exp Cell Res 25 : 585-621, 1961
2) Cohen HY et al : Calorie restriction promotes mammalian cell survival by inducing the SIRT1 deacetylase. Science 305 : 390-392, 2004
3) Tsukamoto Y et al : Silencing factors participate in DNA repair and recombination in Saccharomyces cerevisiae. Nature 388 : 900-903, 1997
4) Ota H et al : SIRT1/eNOS axis as a potential target against vascular senescence, dysfunction and atherosclerosis. J Atheroscler Thromb 17 : 431-435, 2010

2 生理的老化と病的老化

老化の過程は概念的に生理的老化(physiological aging)と病的老化(pathological aging)に大別される。表 1-2-1 に示すように、生理的老化とは、加齢に伴う生理的な機能低下をさし、病的老化とはその生理的老化の過程が著しく加速され、病的状態を引き起こすものをいう。生理的老化は多かれ少なかれすべてのヒトに非可逆的に起こるが、病的老化は一部のヒトにしか起こらず、また治療により可逆的である。

加齢に伴う骨量の変化を例にとると(図 1-2-1)、一般に骨量は男女とも成熟期に増加し、20~40 歳代前半で最大骨量(peak bone mass)に達するが、その後は直線的に低下する。骨量が若年成人平均値の 70% を下回ると骨粗鬆症と診断される域に達する。成熟期以降の骨量の低下のスピードには個人差が大きいが、骨量の低下速度の速いヒトは当然、骨粗鬆症に罹患しやすい。骨粗鬆症は加齢に伴う生理的な骨量低下(骨の生理的老化)が、閉経や遺伝因子、環境因子が関与する病的原因で加速された病的状態(骨の病的老化)と考えることができ、骨粗鬆症の治療を行うことにより可逆的である。

脳の老化を例にとると、ほとんどのヒトが加齢とともに記憶力の低下を訴えるが、その進行は緩徐で、日常生活の遂行に大きく差し支えることはない。これを「年齢相応の記憶障害」という。これに対し、やはり脳の高次機能の低下を主徴とする Alzheimer(アルツハイマー)型認知症の場合、記憶力低下の進行は比較的急速で、早期に正常な日常生活をおくれない状態となる(図 1-2-2)。すなわち、原因

表 1-2-1 生理的老化と病的老化の特徴

	生理的老化	病的老化
発生頻度	すべての人に	一部他(患者)に
発生時期	20~30 歳から	発症とともに
進行様式	不可逆的, 不可避的	加療により可逆的
進行速度	遅い	早い
臨床的には	健康人, 健康老人	患者
対応	?	老人疾患の治療

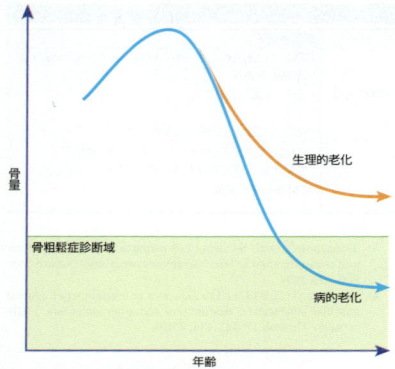

図 1-2-1 骨の生理的老化と病的老化
骨の生理的老化では加齢に伴う骨量の低下は緩徐で生きている間に骨粗鬆症診断域に達することはない。しかし，病的老化では骨量低下は加速されて起こり，比較的早期に骨粗鬆症診断域に達する

初期	記憶障害 失計算，失行
中期	失語，失見当，徘徊 幻覚～妄想状態
末期	高度の認知障害，失禁

図 1-2-2 脳の生理的老化と病的老化
良性健忘では加齢により知的機能は低下するが，その過程は緩徐で日常生活への影響は少ない。しかし，Alzheimer型認知症では知的機能の低下は速く，比較的短期間に自立した日常生活がおくれなくなる

が同じかどうかは別として，少なくとも症状の経過からみると Alzheimer 型認知症は，年齢相応の記憶障害が加速された状態と考えられるのである。

しかし，生理的老化と病的老化の境界は曖昧であり，その区別は必ずしも明確ではない。そこで，臨床的には，顕著な臨床症状を呈さない場合を生理的老化，病的臨床症状を呈するものを病的老化とするのが現実的な対応である。

【大内 尉義】

3 老化の指標と評価

■ **定義・概念** 人間の老化において，生理機能，知的機能，運動機能，外見上の変化など，さまざまな側面の加齢変化は非常に大きな個人差がある。老化は多因子性であり，単一のパラメータでは説明できない。よって，人間の老化の進行状態を総合的に評価するためには，さまざまな機能面からみた数多くの老化の指標が必要となる。老化度はさまざまな因子を総合的に判断することが必要であり，臨床においても筋年齢，血管年齢，神経年齢，ホルモン年齢，骨年齢など幅広い観点から評価する必要がある。

こうした老化の進行を「客観的」に評価するための老化の指標を確立するためには，いくつかの理想的条件が存在する。

1. 健常者では加齢とともに有意に変化する。
2. 理想的にはその変動が直線的であること。
3. その変動には性差がないこと。
4. その独立した指標が他の老化指標とは相関が弱いこと。

老化の測定（老化のパラメータ）

老化指標としてのホルモン

加齢に伴う軽微なホルモンの漸減は種々の加齢変化現象を規定する重要な要因である。加齢とともに変化するホルモン・血中物質として，メラトニン，デヒドロエピアンドロステロン（DHEA），エストロゲン，プロゲステロン，テストステロン，甲状腺ホルモン，コルチゾール，インスリン，ホモシステインなどがある。

そのなかでも男性の場合，成長ホルモン（growth hormone：GH），デヒドロエピアンドロステロンサルフェート（dehydroepiandrosterone sulfate：DHEA-S），テストステロン（testosterone）の3種類は加齢変化により漸減するマーカーである（図1-3-1）。それに対してソマトポーズ，アドレノポーズ，アンドロポーズと呼ばれている。また，それぞれに対するホルモン補充療法はアンチエイジングとして期待されている。

副腎で産生される DHEA-S は副腎皮質ホルモンであり，血中 DHEA-S は男女とも思春期から20～25歳頃まででピークを迎え，以後，加齢とともに直線的に分泌量が減少する。よって，この加齢による推移は代表的な老化指標として有用である。

Rothらの研究において[1]，長寿の代謝マーカーとして，①高 DHEA-S 血症，②低体温，③低インスリン血症をあげている。また，2つの調査（米国バルチモア住民を対象とした調査研究と福岡県田主丸町の住民研究）により，男性において長寿グループには DHEA-S が有意に高値であった[2,3]。動物実験を中心とした基礎研究から，DHEA には肥満，糖尿病，発癌，動脈硬化，骨粗鬆症，自己免疫疾患などに対して改善効果を持ちあわせることが数多く報告されている。ヒトにおいては，高齢女性への骨密度増加作用が報告されている。DHEA は閉経後女性においては，末梢組織のアロマターゼ活性によりエストロゲンへと変化し，骨量維持に貢献することが示唆されている。

老化指標となりうる生化学的な変化

非酵素的な蛋白質間の架橋反応や蛋白質カルボニル化：
- 老化で増加する変異蛋白質の原因とされている。
- 蓄積するカルボニル蛋白質の量は寿命と逆相関する（線虫）。
- 架橋結合：皮膚の弾力性などが失われる状態などに起こっている。

過酸化脂質の増加：過酸化脂質（LPO〈生体膜成分のリン脂質が過酸化〉）の増加は細胞や遺伝子への障害の原因につながる。

リポフスチンの沈着：リポフスチン（lipofuscin）は老化色素（加齢性色素）あるいは消耗性色素（水に溶けない黄褐色

顆粒状物質)とも呼ばれる。細胞質内の不飽和脂肪酸の過酸化によりリソソーム内に形成される不溶性色素であり，リソソームによって細胞内消化された異物の残余物質(蛋白質と脂質の複合体)である。老齢個体の神経細胞，心筋細胞，肝細胞などに多く蓄積し，リポフスチンが組織内で増加するとその細胞は機能不全に陥ることから，老化臓器の指標となりうる。Schmorl(シュモール)反応陽性であり，青緑色を呈する。萎縮した肝臓あるいは心臓にリポフスチンが認められる場合は，褐色萎縮(brown atrophy)と呼ばれる。

SMP30(加齢指標蛋白質)：肺や肝臓，腎臓など多くの臓器に存在し，加齢に伴い減少する蛋白質として発見された。SMP30の減少は生体機能の低下をもたらし，老年病，生活習慣病の発症リスクを高める。

酸化ストレスの診断

老化仮説のなかのフリーラジカル説に基づくもので，好気的代謝の宿命による。加齢に伴う防御系の低下により影響を受け，代表的なものには8-ヒドロキシデオキシグアノシン(8-OHdG)がある。これはDNAを構成する4種類の塩基の一つであるグアニンが酸化されてできた物質である(図1-3-2)。

老化による遺伝子の変化

若年で発現上昇せず高齢者で上昇するものは，以下のとおりである。

- 炎症反応やストレス反応，アポトーシス抑制，コラーゲン分解酵素などに関与する遺伝子。
- テロメアの短縮：染色体末端のTTAGGGの繰り返しが加齢とともに失われ短縮する。

最大酸素摂取量($\dot{V}O_2$ max)

1分間に人間が摂取できる酸素の最大量。全身の筋肉量が推計できる。

老化とエピジェネティクス研究

ヌクレオチド配列の変化を伴わず長期にわたり遺伝子発現に変化をもたらすことをエピジェネティクス(epigenetics)という。具体的には，DNA塩基のシトシンの修飾(メチル化)，ヒストンの修飾(メチル化・アセチル化・リン酸化)などによる遺伝子発現の変化にある。塩基性蛋白質であるヒストンはDNAと複合体を形成しているため，DNAあるいはヒストンの修飾によって長期にわたり遺伝子発現が変化したり，変化した遺伝子発現が細胞分裂により受け継がれたりする。現在，このエピジェネティック機構を中心に細胞老化研究が進んでいる。

【飯島 勝矢】

参考文献

1) Roth GS et al：Biomarkers of caloric restriction may predict longevity in humans. Science 297：811, 2002
2) Roth GS et al：Effects of reduced energy intake on the biology of aging：the primate model. Eur J Clin Nutr 54(Suppl 3)：S15-S20, 2000
3) Enomoto M et al：Serum dehydroepiandrosterone sulfate levels predict longevity in men：27-year follow-up study in a community-based cohort(Tanushimaru study). J Am Geriatr Soc 56：994-998, 2008

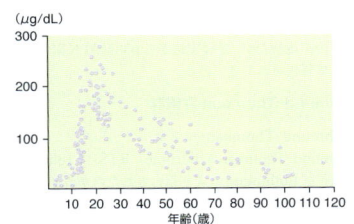

図1-3-1　血中DHEA-S(デヒドロエピアンドロステロンサルフェート)の加齢変化

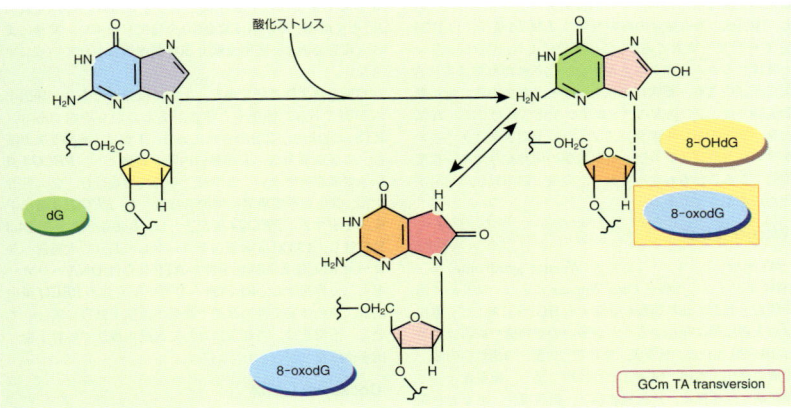

図1-3-2　8-OHdGの化学構造

4 遺伝性早老症

■ 定義・概念　加齢に伴い生じる生理的な老化現象のほかに、病的に老化現象が亢進してしまう早老症（premature senility）という病気が存在する。早老症の多くは遺伝性があり、老化の症状が普通の人より早く現れる病気である。表1-4-1に代表的な疾患を示す。各疾患とも原因遺伝子が徐々にわかってきており、症状としては皮膚、目、髪の毛、筋肉、内臓といった広範な組織・器官に現れる。各疾患とも有効な治療法が存在しない難病であるにもかかわらず、大半は国の難病指定もなされていない。早急な対応、治療法の研究、開発が望まれる。紙幅の都合上、狭義の早老症について述べる。

Hutchinson-Gilford プロジェリア症候群（プロジェリア）

Hutchinsonがはじめて臨床報告し、その後Gilfordによりギリシャ語の「早すぎる老化」を意味する「プロジェリア（progeria）」と命名された。Hutchinson-Gilford（ハッチンソン-ギルフォード）プロジェリア症候群（Hutchinson-Gilford progeria syndrome：HGPS）（プロジェリア〈progeria〉）は、新生児では約400万人に1人、幼児期では約900万人に1人の頻度で発症する。生後6カ月～2歳に発症することが多く、常染色体劣性遺伝によらない疾患とも考えられていたが、疫学上ほとんどの症例は散発的であり、突然変異による染色体異常とも考えられている。

臨床症状では、頭頂部の大泉門の閉鎖不全や鎖骨形成不全などを起こし、成長障害を示す。皮膚萎縮、皮下脂肪減少、骨粗鬆症、白内障、白髪などが特徴となる。脂質代謝異常、糖尿病、動脈硬化も起こし、平均寿命は約13.5歳であり、大半は心筋梗塞で亡くなる。

HGPSの原因は、核の内膜ラミナの構成蛋白ラミンA/C遺伝子*LMNA*の突然変異である。ラミンは核高次構造を維持するために必要な線維介在蛋白であり、さまざまな核蛋白の足場として働き、その活性制御に不可欠なものである。HGPSの最も頻度の高い変異は、*LMNA*遺伝子の1824番（C→T）単一変異である。この変異により、プロジェリンと呼ばれるカルボキシファルネシル化された異常ラミンA蛋白が産生され、細胞に毒性を有するとされている。近年動物実験では、この異常にファルネシル化されたラミンA蛋白を、ファルネシルトランスフェラーゼ阻害薬とゲラニルゲラニルトランスフェラーゼ阻害薬の同時投与である程度抑制できることもわかっており、今後の臨床試験の結果が待たれるところである。

Werner 症候群

Werner（ウェルナー）症候群（Werner syndrome）は、1904年ドイツの内科医Otto Wernerにより、はじめて臨床報告された。幼年期から好発するHGPSに対して、本症は成人期以降に発症することが多いのが特徴である。患者は10～20歳代に、低身長、低体重、白髪、両側性白内障、皮膚の硬化・萎縮、嗄声などの外観を呈し、加齢に伴って糖尿病、骨粗鬆症、性腺機能低下、動脈硬化、癌などを発症する。尿中ヒアルロン酸量の増加が顕著である。平均約

表1-4-1　遺伝性早老症

狭義の早老症	原因遺伝子
● Werner 症候群	WRN (*RECQ3*)
● Hutchinson-Gilford プロジェリア症候群（プロジェリア）	*LMNA*
● Cockayne 症候群	*ERCC6, 8*
● Rothmund-Thomson 症候群	RTSⅡ (*RECQL4*)
広義の早老症	**原因遺伝子**
● Down（ダウン）症候群	21番染色体トリソミー
● Louis-Bar（ルイ・バール）症候群（血管拡張性運動失調症）	11q23
● Bloom（ブルーム）症候群	BLM (*RECQ2*)

54歳で動脈硬化による心筋梗塞、もしくは悪性腫瘍によって死亡することが多い。

本疾患は常染色体劣性遺伝病であり、ヒト8番染色体短腕上にあるATP（アデノシン三リン酸）依存性ヘリカーゼ（*WRN*）と呼ばれる遺伝子変異が原因であり、世界中で約60カ所の変異が報告されている。この遺伝子はRECQ蛋白に属し、エキソヌクレアーゼとDNAヘリカーゼと呼ばれる酵素活性を有しており、染色体安定性の維持や複製、遺伝子修復に関与していることが報告されている。またWRN蛋白は、テロメアの安定性維持にも重要な働きをしている。遺伝子変異によりWRN蛋白は切断、核への移行ができず機能不全になると考えられている。有効な治療薬がないのが現状だが、基礎実験からp38MAPK阻害薬が候補として報告されてきている。

Rothmund-Thomson 症候群

Rothmund-Thomson（ロスムンド-トムソン）症候群（Rothmund-Thomson syndrome：RTS）は1868年ドイツの眼科医Rothmundにより報告されたのが最初であり、その後1936年に英国の皮膚科医Thomsonにより先天性多型皮膚萎縮症の症例として報告された。本症は、生後3～6カ月に顔面紅斑浮腫、水疱で発症し、その後四肢に広がっていく。歯形成異常、低身長、低体重、薄毛、白内障、骨形成不全などの早老症状を呈し、骨肉腫（平均14歳発症）や皮膚癌（平均34.4歳発症）を発生しやすい。非常にまれな疾患であり、医学文献上300程度報告されているにすぎない。

常染色体劣性遺伝であり、大半は孤発例であり、保因率も不明である。性差や人種差があるのかも不明である。RTSは臨床的に2分類されており、Ⅰ型は、多型皮膚萎縮症、外胚葉異形成、若年性白内障を特徴とし、*RECQ4*遺伝子変異をもたない。Ⅱ型は、多型皮膚萎縮症、先天性骨欠損、骨肉腫や皮膚癌の増加を特徴とし、*RECQL4*遺伝子変異を有する。*RECQ4*遺伝子とは、8番染色体長腕24.3に位置し、133 kDaの蛋白をコードしており、大腸菌ヘリカーゼRECQと相同性を持つATP依存性DNAヘリカーゼとして作用する。RECQ4ヘリカーゼも他のRECQ蛋白同様、染色体安定性の維持や複製、遺伝子修復に関与している。治療法は、各症状に対して光凝固療法や外科手術、抗癌治療などが行われている。

Cockayne 症候群

Cockayne（コケイン）症候群（Cockayne syndrome：

CS）は1936年英国のCockayneにより報告された。Ⅰ型，Ⅱ型，Ⅲ型，色素性乾皮症-Cockayne症候群（XP-CS）に分類される。CSⅠ型は胎生期および出生直後の成長は正常で，2歳までに成長障害が出現する。視力・聴力障害，中枢および末梢神経障害が進行し，重度の身体障害をきたす。CSⅡ型は，出生時からの成長障害を特徴とし，ほとんど神経学的な発達を伴わない。先天性眼球異常を認め，出生早期から脊柱の側弯，後弯，関節の拘縮を伴う。CSⅢ型は，遅い時期の発症を特徴とする。

XP-CSは顔面の雀斑，皮膚癌などのXPの特徴と，知的障害，筋緊張の亢進，低身長，性腺機能低下症といったCSの特徴をあわせ持つが，CSに特異的な骨格異常や特徴的な顔貌，中枢神経系の脱髄や石灰化はみられない。

CSは常染色体劣性遺伝性疾患である。CSの頻度は明らかではない。除去修復蛋白をコードする*ERCC6*（75%〈Cockayne症候群B〉）とWDリピート蛋白をコードする*ERCC8*（25%〈Cockayne症候群A〉）の2つが責任遺伝子である。これらの変異により紫外線（UV）や酸化ストレスに対して易感受性を示すと考えられている。治療法としては各症状に対して対症療法が行われているが，新規治療薬としてProdarsan®が臨床治験に入っている。

【大田 秀隆】

参考文献
1) Varela I et al : Combined treatment with statins and aminobisphosphonates extends longevity in a mouse model of human premature aging. Nat Med 14 : 767-772, 2008
2) Goto M : Inflammaging (inflammation + aging) : A driving force for human aging based on an evolutionarily antagonistic pleiotropy theory? Biosci Trends 2 : 218-230, 2008
3) Larizza L et al : Rothmund-Thomson syndrome. Orphanet J Rare Dis 5 : 2, 2010
4) Neilan EG : Cockayne Syndrome. GeneReviews Seattle (WA) : University of Washington, Seattle : 1993-2000

2 加齢による身体機能低下と老年疾患の特徴

加齢による身体機能の低下

加齢に伴い，身体各臓器，およびそれらの各臓器機能を統合する役割を有する系（神経系，内分泌系など）に種々の形態的，機能的変化が生ずる。加齢に伴って，ヒトの生理機能は一般に加齢とともに直線的に低下していく。この生理機能の加齢による低下の速度は臓器によっても異なるし，また個人差も大きいが，低下は生理機能の加齢による低下だけでなんらかの疾病が起こるというわけではなく，生体にさらに病的要因が加わったときにはじめて疾病が発症する。すなわち，各臓器の加齢変化は加齢による疾病発症の「閾値」を低下させる。この意味で，各臓器の加齢変化は老年疾患の基盤をつくるといえる。加齢による身体機能低下と疾病の発症に関してもう一つの重要な点は，加齢に伴い負荷に対する抵抗力（予備力）が低下することである。体の機能は負荷がかかったときにその負荷に耐えるようにて必ず予備力を持っている。心機能を例にとると，運動負荷時の心拍出量は安静時の数倍に増加し，運動負荷時に必要な酸素を末梢組織に供給している。しかし，運動負荷時の心拍出量の増加は加齢とともに確実に低下する。このような加齢による安静時および負荷時の臓器機能の低下が老化現象の発現と老年病発症の基盤をなしていると考えられる。

65〜74歳の前期高齢者では個体の老化の徴候が明瞭になってきており，いわゆる老年疾患に罹患する人の数も増えてくるが，日常生活に大きく差し支える機能障害を有する率はまだ低く，元気で活動的な人が多い。もちろん個人差があるので個々に全身機能をよくチェックする必要があるが，臨床的な対処も若・中年者と同様な考え方で臨んで誤ることは少ない。また，社会的にもまだまだ活躍を続けることが可能な年代である。

これに対し，75〜89歳の後期高齢者，90歳以上の超高齢者では高齢者特有の対処の仕方が必要となってくることが多い。すなわち，これらの年代の高齢者では老化の徴候はさらに明瞭となり，複数の疾病を抱える人が著しく増加する。日常生活に関連した機能が低下し，虚弱高齢者（frail elderly）が増加するのも後期高齢者の特徴である。したがって，後期高齢者では，個々の疾病に対する診断と治療と同様に，あるいはそれ以上に全身の身体機能の保持に対する注意が必要となる。この意味では高齢者医療の主なターゲットは後期高齢者以降の年代の高齢者であり，「全人的医療」と呼ばれる総合的な視点が必要となる。

すなわち，高齢者医療においては臓器だけをみる診療では十分であり，全身の臓器機能，また日常生活動作（activities of daily living : ADL）などの身体機能，心のケア，さらに社会環境の整備にまで及ぶ広い視点が必要である。これが全人的医療の意味である。全人的医療の視点は非高齢者の診療においても必要であることはもちろんであるが，高齢者，特に後期高齢者を診る場合には特に重要となり，これがなければ高齢者医療は成り立たないといっても過言ではない。

老年疾患の成り立ち

高齢者の疾病は，若い頃からの病気が加齢に伴う臓器機能の変化による修飾を受けて病態が変化するものと，加齢とともに著しく増加し高齢者に比較的特有なものに大別されるが，後者の疾患を一般に「老年病」または「老年疾患」と呼ぶ。「老年疾患」とは高齢者に多い，あるいは高齢者に特徴的な疾患と定義される。もちろん若くして老年疾患に罹患する人もいるわけで，「老年疾患＝高齢者が罹患する疾患」というわけではない。

表2-1に高齢者に多い疾患をあげるが，このなかで骨粗鬆症，認知症，動脈硬化性疾患（特に脳血管障害），誤嚥性肺炎などが代表的な老年疾患である。種々の臓器の悪性腫瘍も高齢者に多い疾患であるが，必ずしも高齢者に特有とはいえず，この意味で典型的な老年疾患といいがたい。老年疾患は，高齢者の生命予後を規定するというだけでな

表2-1 高齢者で問題となる主要疾患
1) 動脈硬化性疾患
2) 悪性腫瘍
3) 感染症（特に肺炎）
4) 認知症
5) 骨関節疾患（骨粗鬆症，変形性関節症など）

く，身体の機能障害（impairment）を起こして生活機能障害（disability）あるいは要介護状態をつくり，本人および家族の生活の質（quality of life：QOL）を著しく障害する点が重要である．骨粗鬆症，認知症がその典型である．

すなわち，これらの疾患は動脈硬化性疾患，悪性腫瘍，感染症などに比較して，それ自体で致命的になることは少ないが，骨粗鬆症では腰痛，体の変形，歩行障害，易骨折性などにより，本人のQOLが障害される．認知症は記憶障害，見当識障害，判断力低下（中核症状）と徘徊，妄想，幻覚など（周辺症状）の症状を呈するが，これらが本人および周囲の人間のQOLを著しく障害することはいうまでもない．また高齢者は加齢に伴う生理機能の変化を基盤に機能障害を起こしやすい点が若年者と異なる点であり，残存した身体機能を保持し，社会復帰をはかることを主眼に置いた医療が特に必要となる．

老年疾患の特徴

高齢者の疾病には若年者と異なるいくつかの特徴があり（表2-2），これらの高齢者の特徴をよく理解したうえで診療に臨むことが重要である．

1 個人差が大きい

高齢者は活動性，個々の臓器の機能など，すべての面において個人差が大きく，このため，個々の症例に即した慎重な治療ときめ細かい観察が必要である．

2 1人で多くの疾患を有する

このため，高齢者の疾患の病態は複雑となりやすく，また解析もそれだけ困難となる．このような背景から，高齢者では必ずしも一つの診断や一つの治療法に固執する必要はない．また，高齢者の治療にあたっては，一つの疾患の治療が他の疾患に悪影響を与えることがしばしば経験されるため，薬剤の選択など若年者よりもさらに注意が必要となる．

3 疾病構造，疾病の病態が若年者と異なる

弁膜症を例にとると，高齢者でリウマチ性弁膜症をみることはほとんどなく，大動脈弁石灰化，僧帽弁輪石灰化など心組織の石灰化による弁膜症が主体となる．また，高齢者でみる先天性心疾患のほとんどは心房中隔欠損症であり，そのほか，軽症の心室中隔欠損症，動脈管開存症をみる程度で，疾病構造，病態は若年者と大きく異なっている．高齢者の肺炎もその例である．すなわち，高齢者では若年者と同様な細菌性肺炎，ウイルス性肺炎に加え誤嚥性肺炎が増加することが大きな特徴であり，しかも誤嚥のエピソードが明らかでなく，微小な誤嚥（micro-aspiration）による肺炎が多い．

4 症状が欠如したり非定型的であることが多い

重篤な疾患があるのに明瞭な臨床症状を欠くことが多く，診断の遅れを招くことがある．たとえば，急性心筋梗塞で典型的な胸痛を呈するものは，50歳代以下75％，60歳代50％，70歳代26％，80歳代9％と加齢とともに急速に減少し，呼吸困難，ショック，なんとなく元気がない，食欲が低下したなどの非定型的な症状を呈する症例が著しく増加してくる．また，肺炎の初発症状が意識障害であることもしばしば経験される．非定型的な症状はともすれば年のせいだと片づけられやすいので注意が必要である．

表2-2 高齢者における疾患の特徴

1 個人差が大きい
2 1人で多くの疾患を有する
3 疾病構造，疾患の病態が若年者と異なる
4 症状が欠如したり非定型的であることが多い
5 治療に対する反応が若年者と異なる
6 本来の疾患と関係ない合併症を起こしやすい
7 各種の検査成績の判定基準が若年者と異なる場合がある
8 認知機能が低下していることが多く，服薬，治療方針の決定など，診療にあたり配慮が必要となる
9 治療にあたり身体機能の保持，QOLに対する配慮がきわめて重要である
10 疾患の完全な治療は望めないことが多く，いかに社会復帰させるかが問題となることが多い
11 予後が医学的な面とともに，社会，環境的な要素により支配されやすい

5 治療に対する反応が若年者と異なる

高齢者では薬物代謝が若年者と異なっており，特に腎機能が低下しているため，ジギタリス製剤など腎排泄性の薬剤の投与量の決定に注意が必要である．また，薬剤分布容量の低下のため，若年者と同量を投与すると過剰になる可能性があることにも注意を要する．

6 本来の疾患と関係ない合併症を起こしやすい

たとえば，急性心筋梗塞で入院中に肺炎を起こし，それが死因になることなどであり，高齢者ではしばしば経験する．したがって，高齢者ではある臓器だけでなく全身に常に目をくばる必要がある．全人的医療が必要な所以である．

7 各種の検査成績の判定基準が若年者と異なる場合がある

検査値が加齢変化を呈し，したがって年齢により正常値が異なることがある．このような場合，その解釈に注意を要する．たとえば血漿副甲状腺ホルモン濃度は加齢とともに直線的に増加し，80歳代では20歳代の約2倍となる．また，空腹時血糖値は加齢とともに変化しないが，食後2時間値は加齢とともに0.6 mg/mL/年の割合で上昇する．すべての検査値の加齢変化が求められているわけではないが，血中のホルモン値など代表的な項目については理解しておく必要がある．

また，侵襲的な検査を行いがたく，診断と治療方針の決定に必要な情報が得にくい場合があることもよく理解しておくことが必要である．

8 認知機能が低下していることが多く，服薬，治療方針の決定など，診療にあたり配慮が必要となる

認知症の有病率は加齢とともに増加するが，特に75歳以降，指数関数的に増加し80歳代後半では30％にものぼる．一見認知症にはみえなくても，認知機能検査の得点が著しく悪い場合があり要注意である．認知機能障害の存在は服薬アドヒアランスにも大きく影響し，場合により禁忌となる薬剤もあり，治療方針の決定自体にも影響するため，認知機能の評価は高齢者では必須である．

9 治療にあたり身体機能の保持，QOLに対する配慮がきわめて重要である

高齢者だからといっていたずらに安静臥床を強いることは誤りである．高齢者を1日寝たきりにすればその回復には若年者の数倍かかることを念頭におく．この意味で，点

滴，尿道カテーテルなど身体活動を制限するものはできるだけ早期に抜去するなど，なるべく早期の離床，自立をはかるように配慮する

10 疾患の完全な治療は望めないことが多く，いかに社会復帰させるかが問題となることが多い

11 予後が医学的な面とともに，社会，環境的な要素により支配されやすい

10，11にあげたことから，高齢者医療の体制づくりがいかに重要な問題であるか理解できる．

【大内 尉義】

3 身体各臓器の加齢変化と老年疾患の成り立ち

1 循環器系の加齢変化と疾患

心臓の形態の変化

心疾患がないかぎり心臓の重量は加齢によって大きく変化しない．左室壁厚は加齢に伴いわずかに増加する．左室容積，右室容積は加齢とともに低下する傾向があるが，心房容積は加齢とともに著しく増加し，弁輪径も加齢とともに増加する．心筋細胞は加齢とともにその数が減少する．心筋細胞自体の大きさは増大（肥大）する．加齢とともに心筋の間質には線維化が起こるとともに，リポフスチン（過酸化脂質が重合したもの）やアミロイドなどの物質が沈着する．

大動脈弁膜，僧帽弁輪は加齢とともに石灰化の頻度が増加し，程度が著しいと弁狭窄，閉鎖不全などの弁膜症を起こす．高齢者に認められる弁膜症は，リウマチ性のものは少なく，このような弁の石灰化が主である．大動脈二尖弁は先天的に大動脈弁が二尖である先天性心疾患であるが，中年から高齢になり弁に高度の石灰化が起こり症状を起こしてくる．

骨量が加齢とともに減少することはよく知られているが，心血管組織の石灰化の程度は加齢に伴う骨量の低下が著しいほど強い[1]．これは単に年齢を介した見かけ上の相関ではなく，加齢とともにCaが骨から軟部組織に移動するためと考えられている．このような考え方をCa移動説という．

心機能の加齢変化

心筋の収縮機能自体は加齢による変化を受けない．また安静時の心拍出量，左室駆出率も加齢により変化しない．ただ，心拍数は加齢とともに減少するので1回拍出量は加齢とともに増加する．左室駆出率をRI angiographyで測定した成績[2]によれば，エルゴメータによる運動負荷時の左室駆出率は加齢とともに低下するが，これは運動負荷時の左室壁運動の増加が加齢とともに低下することによると考えられる．このような加齢による心機能の変化は，冠動脈の加齢による血液供給の低下，カテコールアミンに対する心拍数，心筋収縮力の反応の低下などで説明される．したがって，高齢者の心臓は負荷に対する予備能が低下して

おり，心不全になりやすいといえる．

心筋壁の肥厚，間質の線維化に伴い，心筋拡張能は加齢とともに低下する．このため，左室拡張末期圧は加齢とともに上昇し，左房，右房が加齢とともに拡張する原因の一つとなっている．さらに，心房細動などの不整脈の多い原因ともなっている．最近，左室収縮能が必ずしも低下していない心不全例が全体の40％にのぼることが報告されている[3,4]が，これは心筋拡張能の障害が原因となっており，高齢者に多いとされる．

刺激伝導系の加齢変化と不整脈

加齢とともに刺激伝導系は線維化し，伝導系を構成する細胞数は減少する．これらの変化は洞結節，房室結節，右脚，左脚に著しく，このような変化が高度になると洞不全症候群，房室ブロック，脚ブロックなどの不整脈を起こしてくる．上室性期外収縮や心房細動の頻度は加齢とともに著しく増加するが，これも洞結節における加齢変化が関係する．心室性期外収縮の頻度には明らかな加齢変化は認められない．

血管の形態，機能の変化

加齢に伴う動脈の形態的変化として，周径の拡大，長軸方向への伸展，動脈壁の肥厚が出現することがあげられる．動脈壁の肥厚は特に内膜に著しい．このような加齢による動脈壁の肥厚は間質成分の増加によるものであり，細胞成分はむしろ減少している．また，血管壁の間質成分であるコラーゲン分子の架橋結合は加齢とともに増加する．中膜の弾性板には，加齢とともに断裂，走行の乱れが出現する．このような血管壁における変化は血管のかたさ（stiffness）を増加させるが，これは血管壁の硬化が加齢に伴う血管系の最も重要な特徴であり，次に述べるように，高齢者において収縮期高血圧の頻度が高いこと，また，圧受容器反射が低下することにより血圧日内変動が加齢とともに増加することの主因となっている．

血管機能の加齢変化では，一般的にβ受容体を介する血管拡張反応は加齢とともに低下し，α受容体を介する血管収縮反応は加齢とともに亢進するとされる．また，内皮依存性血管拡張反応は加齢とともに低下する．

血圧の加齢変化と高血圧

収縮期血圧は加齢とともに上昇し，拡張期血圧は後期高齢期以降では逆に低下し，その結果，脈圧は加齢とともに増大する．このため，加齢とともに収縮期高血圧の頻度が増大する．このような血圧値の加齢による変化は主として大動脈の伸展性の低下により，大動脈のふいご機能（Windkessel（ウィンドケッセル）機能）が低下するために起こる[4]．すなわち，心臓からの血液の駆出が0になる拡張期の血圧は，収縮期に大動脈が拡張することによって一時的にたくわえられた血液が，大動脈の弾性により末梢に送られることにより発生する．大動脈が，加齢変化によりそのコンプライアンスが低下すると，収縮期にたくわえられる血液量は低下するため，拡張期における末梢への血液の送り出しが少なくなるために拡張期血圧が低下する．収縮期に血液がたくわえられることは収縮期血圧の上昇を防ぐ役割も果たしているが，加齢により大動脈の伸展性が低

下することで収縮期血圧は加齢とともに上昇する。

加齢に伴う大動脈の伸展性の低下は血圧の変動性の増加をもたらす。すなわち、神経性の血圧調節は大動脈弓部位の大動脈޸、頸動脈洞に存在している圧受容器が司る神経反射によって行われているが、加齢により大動脈の伸展性が低下するために、伸展受容器である圧受容器の興奮が低下し、結果として圧受容器反射が低下する。このことが血圧の神経性調節機能の低下をもたらし、高齢者において血圧の日内変動が大きいことの原因となっている。

【大内 尉義】

参考文献
1) Ouchi Y et al: Age-related loss of bone mass and aortic/aortic valve calcification--reevaluation of recommended dietary allowance of calcium in the elderly. Ann NY Acad Sci 676: 297-307, 1993
2) Port S et al: Effect of age on the response of the left ventricular ejection fraction to exercise. N Engl J Med 303:1133-1137, 1980
3) Vasan RS et al : Prevalence, clinical features and prognosis of diastolic heart failure: an epidemiologic perspective. J Am Coll Cardiol 26: 1565-1574, 1995
4) Cheitlin MD : Cardiovascular physiology – changes with aging. Am J Geriatr Cardiol 12:9-13, 2003

2 呼吸器系の加齢変化と疾患

「老人肺」

ヒトは陸生の生物であり、外気に直接開放された肺に酸素を取り込み、老廃物である二酸化炭素を排出している。長い年月にわたり休むことなく働き続ける肺は、当然のことながら外界のさまざまな因子、たとえば細菌やウイルスによる感染、タバコやディーゼル排気、アスベストなどの吸入粉塵により病的な修飾を受ける。全身性疾患によっても内的な修飾を受ける。呼吸器系の加齢変化を論じる場合、本来はこうした外的、内的因子によらない「生理的老化」の観点から論じるべきであるが、実際にはなんら修飾を受けずに生理的な老化を果たした肺は存在しえず、目下のところ、極力修飾を受けずに老化した肺が示す病理学的、生理学的変化を「老人肺」ととらえることになる。

呼吸器系の形態学的加齢変化

形態学的には、「高齢者において肺胞壁の破壊を伴わない末梢気腔・呼吸細気管支の拡大」がみられる肺を老人肺(senile lung, aging lung)と呼ぶ。この定義は、原澤、福島らにより提唱された[1),2)]もので、米国国立心肺血液研究所(National Heart, Lung, and Blood Institute：NHLBI)による肺気腫の定義[3)]、すなわち「異常で永続的な気腔の拡張であり、肺胞壁の破壊を伴い、明らかな線維化は伴わないもの」と似ている。しかし、肺気腫では肺胞壁の破壊が認められるのに対し、「老人肺」では呼吸細気管支から肺胞道の拡張が認められ、肺胞壁の破壊は伴わない。

呼吸器系の呼吸生理学的加齢変化

生理学的にみた、呼吸器系の老化の特徴は、以下の3つに集約される。

1 肺弾性収縮力の低下。
2 胸郭コンプライアンスの低下。
3 横隔膜筋力の低下。

肺弾性収縮力の低下：加齢により、肺の圧量曲線は若干左に移動する。すなわち、肺の弾性収縮力は低下する(図3-2-1)。機能的残気量は安静呼吸位、つまり、胸郭と肺の弾性収縮力が釣りあうときの肺気量であり、加齢によりわずかに増加する。また、残気量も増加する(図3-2-2)。肺の弾性収縮力が低下すると、より高肺気量位で末梢気道の虚脱が生じやすくなる。つまり、closing volume は増加、closing capacity も増加する。closing capacity は、20歳前後で全肺気量の10%弱程度であるが、70歳では全肺気量の30%程度にまで増加している。努力肺活量(FVC)、1秒量(FEV₁)は加齢により低下する(図3-2-3)。低肺気量位における肺の弾性収縮力に差はないが、末梢気道抵抗が上昇するため、最大呼気速度が低下する(V_{50}, V_{25}の低下)。フローボリューム曲線はやや下に凸に変わってくる。末梢気道抵抗が上昇しても、それが総肺抵抗に占める割合はごくわずかであるため、総肺抵抗自体は加齢により変化しない。加齢により肺胞道は拡張し、肺胞は扁平化する。する

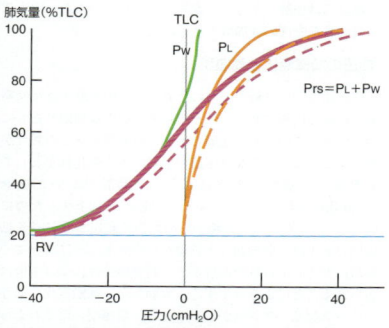

図 3-2-1 加齢による圧量曲線の変化
呼吸器系全体の弾性収縮圧(Prs)は、肺の弾性収縮圧(PL)と、胸壁の弾性収縮圧(Pw)の和として求められる。加齢によりPLは低下し(━)、圧量曲線は左に偏位する。これにより、Prsも左上方に偏位する(━)。機能的残気量は増加する。TLC：全肺気量，RV：残気量

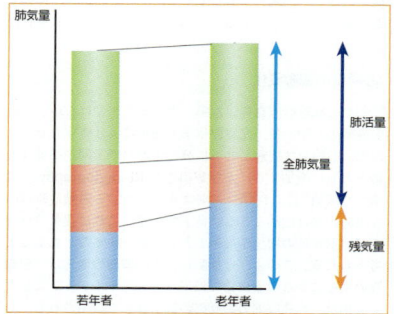

図 3-2-2 加齢による肺気量分画の変化

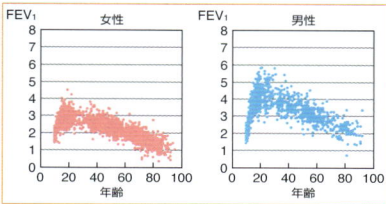

図 3-2-3 加齢による1秒量（FEV₁）の変化
（文献4を改変）

と，肺胞表面積は減少するので，膜拡散能は低下することになる。

胸郭コンプライアンスの低下：加齢により，胸壁はかたくなり，胸郭のコンプライアンスは低下する。したがって，胸郭の圧量曲線は右へ移動して傾きは低下，肺活量は減少する（図 3-2-2）。胸壁がかたくなるのは，肋骨の脱灰，肋軟骨の石灰化，脊椎間の狭小化，胸郭の変形などが原因になる。肺活量の減少の程度は円背の程度，胸椎圧迫骨折の罹患椎の数と相関がある[5]。

横隔膜筋力の低下：食道内圧は食道内にバルーンカテーテルを挿入し，口腔内圧と食道内圧との差圧から測定する。これを横隔膜上下でそれぞれ測定し，この差圧を経横隔膜圧（Pdi）と定義，横隔膜筋力の指標とする。実際上は，簡便のために，最大吸気圧（P_{Imax}）がよく用いられる。加齢により，残気量が増えるので，横隔膜は低位になる。このとき，横隔膜は収縮している，つまり筋長が短縮しているため，length-tension 関係に則って，横隔膜は発生圧を十分出せなくなる。また，横隔膜筋力そのものも加齢により低下する。

高齢者に多くみられる呼吸器疾患―COPD

加齢により増加する呼吸器疾患の代表は，慢性閉塞性肺疾患（chronic obstructive pulmonary disease：COPD）である。わが国における COPD の発症年齢は海外と比べて高く，多くは 65 歳以上である。このことは，わが国における COPD の成因に，喫煙や粉塵などの外的要因による肺胞構造の破壊や炎症による気道のリモデリングといった病的変化のみならず，加齢による形態学的・生理学的変化が無視できないことを示している。呼吸器系の加齢変化を理解することは，COPD の成因や病態を理解するうえで大変役立つ（疾患の詳細については他稿参照）。

【山本 寛】

参考文献
1) 原澤道美：老年者の呼吸器系．日本老年医学会雑誌 16：142-147，1979
2) 福島保喜ほか：老人肺と呼吸器疾患．日本胸部疾患学会雑誌 12：741-745，1974
3) The definition of emphysema. Report of a National Heart, Lung, and Blood Institute, Division of Lung Diseases workshop. Am Rev Respir Dis 132：182-185, 1985
4) 田村弦ほか：日本人における小児と成人共通の呼吸機能検査予測式．日本呼吸器学会雑誌 45：526-542，2007
5) Harrison RA et al：Osteoporosis-related kyphosis and impairments in pulmonary function：a systematic review. J Bone Miner Res 22：447-457, 2007

3 消化器系の加齢変化と疾患

はじめに

消化器系の加齢変化は多岐にわたり，その結果としてさまざまな疾患を引き起こすが，その特徴は以下のとおりである。すなわち，①老化に伴う内・外分泌機能や運動機能低下に伴う疾患の出現，②全身性血管障害（動脈硬化）に伴う消化管循環障害あるいは血管性疾患の出現，③悪性腫瘍の発生頻度の上昇（図 3-3-1）。特に③については，高齢者の消化器疾患においては，絶えず念頭において診療を行うことが重要である。ここでは，各臓器別に加齢変化とそれに伴う疾患について述べる。

消化管

消化管は，加齢に伴い粘膜萎縮，結合織変性，神経変性，動脈硬化をきたす。

上部消化管：亀背による食道裂孔ヘルニアおよび逆流性食道炎の増悪を呈する場合がある。胃潰瘍の主要原因は *Helicobacter pylori* 感染と非ステロイド性抗炎症薬（NSAIDs）の使用であるが，いずれも高齢者においてその頻度は高く，胃潰瘍を発症する症例も多い。一般的に胃潰瘍は胃粘膜萎縮腺境界付近に発生するため，加齢により萎縮腺境界が上昇する結果，胃体上部に潰瘍ができやすくなる（高位潰瘍）。

下部消化管：粘膜萎縮による腸液分泌の低下および神経変性による腸管蠕動機能の低下により，便秘となる場合が多い。また，大腸壁の結合織変性により，壁の脆弱化をきたし，大腸憩室が形成されることも多い。大腸憩室は，中年においては右側結腸に多く，加齢に伴い左側結腸にも認めるようになる。大腸憩室は多くの場合無症状であるが，時に憩室炎や憩室出血（図 3-3-2）をきたす。高齢化に伴い，虚血性心疾患や脳血管障害が増加し，それに対する抗凝固薬の投与機会も増加しているが，抗凝固薬は大腸憩室出血の危険因子であり，注意が必要である。大腸壁および支持組織（腸間膜）の結合織変性により腸管が伸展し，S状結腸軸捻転や直腸肛門脱を時に認める。結腸動脈の動脈硬化により，上腸間膜動脈血栓症や虚血性大腸炎を発生する症例もある。

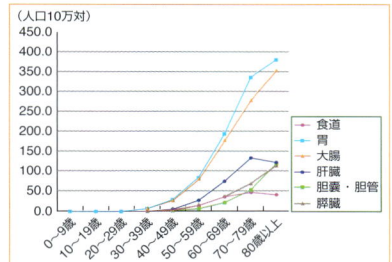

図 3-3-1 消化器癌の年齢別罹患率
（国立がん研究センターがん対策情報センター）

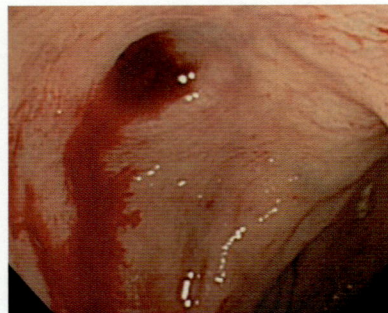

図 3-3-2 大腸憩室出血

肝臓

一般的に肝臓は他臓器と比較して予備能が高く、加齢による影響は少ないが、高齢者においては、薬剤内服頻度が高く、薬剤性肝障害に注意が必要である。近年、肝細胞癌の主要危険因子である肝炎ウイルス感染やアルコール多飲歴を有していない肝癌症例(非B非C非アルコール肝癌)が話題となっているが、その多くは高齢者に発生することが知られている。

胆道

加齢により肝臓での胆汁酸分泌が低下し、コレステロール濃度が上昇する結果、コレステロール系胆石の頻度が増加する。また、乳頭括約筋機能が低下し、十二指腸液が逆流し感染をきたし、ビリルビン系胆石の頻度も増加する。

膵臓

加齢により膵実質の萎縮や脂肪変性をきたすが、内・外分泌機能は比較的保たれる場合が多い。胆管結石が乳頭部に嵌頓し、時に胆石膵炎を発症する。

【深井 志保】

4 神経系の加齢変化と疾患

はじめに

かつては加齢により脳機能は低下し、神経細胞数の減少とともに知能は低下するとされてきたが、最近の研究ではこのような理解は必ずしも正しくないことが明らかとなっている。神経細胞数の減少は以前考えられていたほど多いものではなく、加齢による脳萎縮の大部分は神経突起の変性によるものであると考えられるようになった。また、高齢者脳においても、分裂再生可能な神経細胞が残存していることも示されている。知能の低下についても、単純な記憶を基盤とする流動性知能は 30 歳をピークとして低下するものの、知識の蓄積と総合判断を基盤とする結晶性知能は、80 歳にいたるまで加齢に伴い上昇し続けられることが示されている。

表 3-4-1 病理学的にみた脳実質の加齢変化

↑ より生理的	神経細胞の減少
	リポフスチン沈着
	アミロイド小体
	トルペード(軸索ジストロフィー)
	平野小体
	顆粒空胞変性
	老人斑
	神経原線維性変化
	血管系の変化=動脈硬化
より病的 ↓	嗜銀性グレイン
	Lewy 小体
	Pick 小体

脳の病理学的変化

脳の萎縮：肉眼的には、脳回の萎縮、脳溝の開大がみられ、脳軟膜はやや混濁する。側脳室は加齢とともに拡大する。生理的な萎縮では脳はびまん性に萎縮するとされ、灰白質と白質の比率、各脳葉間の比率などはほぼ一定に保たれる。また、大脳皮質の表面積と容積は加齢とともに減少するが、皮質の厚さは減少しないことが報告されている。

血管系の変化=動脈硬化：中小動脈は径が不均一で凹凸がみられるようになり、その割面の内壁にはアテロームが沈着し黄色化する。大脳割面では高齢になるほど大脳皮質や大脳白質の萎縮がみられ、大脳基底核や大脳白質を中心に小梗塞が散見される。

組織学的に観察される老化性変化：加齢に伴ってさまざまな病変の出現が観察される(表 3-4-1)。比較的生理的な変化は層構造を保った萎縮による神経細胞の減少やリポフスチンの沈着であり、老人斑や神経原線維変化は Alzheimer(アルツハイマー)病でも生理的な変化でもみられるが、量やパターンが異なる。Lewy(レヴィ)小体や Pick(ピック)小体では生理的な加齢ではほとんど認められない。

脳の生化学的変化

アセチルコリン系：死後急速に分解されるため剖検脳での検討は難しく、合成酵素であるコリンアセチルトランスフェラーゼ活性と分解酵素であるアセチルコリンエステラーゼ活性で検討されているが、健常者では加齢の影響は報告がさまざまで一致した結果は得られていない。

ドパミン系：神経伝達物質のなかでは加齢による減少が最も顕著である。大脳皮質のドパミンの低下、黒質においてドパミン神経細胞の減少とドパミンおよび代謝産物、ドパミン D_2 受容体の減少など、さまざまな変化が報告されている。

ノルアドレナリン系：加齢により青斑核の神経細胞数、ノルアドレナリンレベル、受容体数ともに減少する

セロトニン系：セロトニンの代謝産物である 5-HIAA(5-ヒドロキシインドール酢酸)レベルは加齢とともに増加するが、セロトニンそのものについては一定の見解はない。

脳の生理学的変化

加齢による睡眠・覚醒の変化：加齢とともに、深い REM 睡眠である段階 3 と 4 の割合は著明に低下し、実際に寝ている時間も短縮する。概日リズムの位相が前進することにより寝床に入る時間と起床時間がともに早くなる。また、

概日リズムの振幅が低下することにより，睡眠が夜間に集中せず，昼間に居眠りや強い眠気が生じる．

脳波：健常高齢者の脳波は，自立した生活を行っている高齢者では成人の正常脳波系と大差がないとの報告があるなど，個体差が大きいことが特徴の一つである．事象関連電位のP300は加齢とともに潜時が延長するといわれている．

脳血流・酸素代謝（SPECT）：前大脳および中大脳領域を含む前頭葉や側頭葉では，広い範囲で加齢に伴う血流・酸素消費量の低下がみられる．その一方，脳幹，小脳では加齢に伴う優位な低下はない．また健常高齢者でも，無症候性ラクナ梗塞や白質病変を有する群では，有しない群と比較して脳血流は低下しており，血流低下は病的変化であるとする立場もある．

糖代謝（FDG-PET）：側頭葉，頭頂葉，運動感覚野，そして特に前頭葉で低下が報告されており，おおむね血流の加齢変化と同様である．

運動機能の加齢変化

骨格筋の筋線維数や筋量は減少し，筋は萎縮する．これを筋減少（sarcopenia）と呼ぶ．加齢に伴う筋萎縮は主として神経原性と考えられているが，運動負荷の減少，蛋白合成能の低下，酸化ストレス，血流低下，栄養因子や性ホルモンの減少などさまざまな因子の関与が考えられている．

末梢神経では線維密度が加齢とともに低下する．線維密度の低下は直径5μm以上の大径有髄線維に著しく，逆に再生無髄線維と考えられる直径5μm以下の細い線維の割合が増加する．

脊髄前角内の運動ニューロン数および実際に機能している運動単位（motor unit）数は，加齢に伴い減少する．運動単位数の減少は，特に微細な運動を行ううえで不利に働くと考えられる．脳では，運動にかかわりの深い黒質線条体系のドパミン含有量やその合成酵素であるチロシン水酸化酵素活性が加齢に伴って低下する．

以上の知見から，高齢者では，筋力，筋収縮力の増大速度，歩行速度などが低下する．最大筋収縮力のピークは25歳前後にあり，以後ゆっくりと低下し65歳時にピークの約2/3になるといわれている．ある縦断研究では，65～84歳の20年間に，筋収縮力は毎年1～2％ずつ低下したのに対し，筋仕事量は3～4％ずつ低下したと報告された．筋収縮を開始しようとしてから最大筋収縮力に達するまでの時間は，加齢に伴い長くなる．

歩行では60歳くらいまでは日常の歩行速度の低下はほとんどないが，その後80歳までに年1～2％ずつ低下するとされる．80歳の健常者の歩行速度は秒速1.0～1.2 mである．

高齢者が椅子やベットから起立するのに要する時間は若年者と大きく違わず，その差は2秒かそれ以下である．しかし，床やたたみから立ち上がるときには，高齢者は若年者の2倍の時間を必要とする．

立位での重心の動揺は加齢に伴って増大するが，開眼したまま両脚で立っているような安定した姿勢ではその変化はわずかである．しかし，片脚立ちを維持できる時間となると，高齢者は若年者の半分くらいに短縮する．さらに閉眼すると約1/7まで短縮する．

精神機能の加齢変化

知能は結晶性知能と流動性知能に分けられる．

結晶性知能は，常識や判断力，理解力といったこれまでに習得した知識や経験の積み重ねをもとにして日常生活の状況に対処する能力をさす．一方，流動性知能は，新しいものを学習したり覚えたりする，つまり新しい状況や環境に適応したりするのに必要な能力を指す．結晶性知能は20歳代～60歳まで徐々に上昇し，その後ゆるやかに低下しているが，80歳代においても25歳と同じレベルの知能を維持している．流動性知能は30歳代でピークに達したあと，60歳境まで維持され，その後，急激に低下している．流動性知能は脳の器質的障害に影響される．

記憶は短期記憶と長期記憶に分けられる．短期記憶は中年から高齢にかけてゆるやかな低下がみられるが，低下率は問題になるほどのものではない．長期記憶はエピソード記憶と意味記憶に分けられ，エピソード記憶は年齢が上がるにつれて著しい低下がみられるのに対して，意味記憶はほとんど低下しない．

健康な高齢者では，加齢によって人格面の変化はみられない．高齢になって頑固などの特徴が目立ってきた場合は，もともとそのような人格特徴の人が，高齢による身体・精神機能の老化により，体の自由がきかなくなったり自分を抑える能力が弱まった結果，あるいは定年や配偶者の死などの環境変化による対人関係や行動範囲の狭小化により，もともとの人格特徴が際立ったものと考えられる．

高齢者の神経疾患

神経系の原発性老化性疾患：神経変性疾患は老化と関係するものが多く，Alzheimer病，Parkinson（パーキンソン）病，Pick病，進行性核上性麻痺，皮質基底核変性症などは特にその傾向がみられる．脊髄小脳変性症のなかで，多系統萎縮症，晩発性小脳皮質萎縮症などは高齢者に起こりやすく，筋萎縮性側索硬化症も中年以降に発症しやすい．

他の器官の老化による続発性（二次性）神経疾患：代表的疾患としては，血管の病的老化ともいえる動脈硬化によることの多い脳血管疾患と，頸椎の老化性変化に起因する変形性頸椎症がある．

その他の原因による神経疾患：これらは老化と直接的な関係はないが，それでも老化の影響を受けるものが多い．たとえば糖尿病性ニューロパチーや帯状疱疹後神経痛は高齢になるほど増加する．脳腫瘍は若年からみられるが，高齢者ではその種類が異なる．

高齢者の精神疾患

高齢者における代表的な精神疾患は，抑うつ（depression），認知症（dementia），譫妄（delirium）であり，これらが単独でみられることも，同時に重なって現れることもある．老年期精神疾患の特徴を**表 3-4-2**にまとめる．

【山口 潔】

参考文献

1) 武田雅俊編：現代 老年精神医療，永井書店，2005
2) 大内尉義編：標準理学療法学・作業療法学 専門基礎分野 老年学 第2版，医学書院，2005
3) 武田雅俊：老年病各論1 精神疾患．老年医学テキスト 改訂第3版，日本老年医学会編，p348-349，メジカルビュー社，2008

表 3-4-2　老年期精神疾患の特徴

1) 症状の不明確さ：症状の訴えが曖昧であり，患者がなにをどのように困っているのかがわかりにくい場合が多い
2) 症状の多彩さ：身体症状にかぎらず多彩な精神症状を訴えるが，どれが重要な症状であるかを見極めることが困難な場合が多い
3) 身体的要因の関与：多くの精神疾患が身体症状により修飾されている
4) 複数の疾患の合併

4) 平井俊策：老年病各論2 神経疾患．老年医学テキスト 改訂第3版，日本老年医学会編，p357-359，メジカルビュー社，2008

5 内分泌・代謝系の加齢変化と疾患

内分泌の加齢変化の特徴

加齢に伴うホルモン分泌の変化を表3-5-1に示す。生命維持に必要なホルモンである副腎皮質刺激ホルモン(ACTH)，コルチゾールや甲状腺刺激ホルモン(TSH)，サイロキシン(T_4)は加齢によって大きな変化は認められないが，成長ホルモン(GH)やテストステロン，エストロゲン，副腎性アンドロゲン(デヒドロエピアンドロステロン〈DHEA〉，デヒドロエピアンドロステロンサルフェート〈DHEA-S〉)は，加齢に伴って著明に低下し，筋肉量減少，体脂肪増加などの体型変化や糖代謝異常，骨代謝障害などの高齢者の特徴を形成する大きな要因の一つとなる。このような加齢現象の一部はこれらの加齢に関連したホルモンの補充を行うことにより，ある程度抑制できることが報告されている。しかし安全性などの面も高齢者における各ホルモンのおおよその基準値はあるものの，補充に際しての，各年代での各ホルモンの最適な目標値に関してはわかっておらず，現在，一般的な治療法とはいえない。

その他のホルモンに関しても，高齢者では，一般的に分泌刺激に対する分泌増加反応が低下していることが多いが，肝臓や腎臓などでのホルモンの代謝・分解・排泄も同時に低下していることが多く，ホルモンの基礎分泌量は，一見正常にみえることが多い。しかし，ストレスなどの外的要因が加わるとホルモンの反応性分泌および予備能が低下しているため，高齢者では容易に相対的なホルモン欠乏状態となりやすいといった特徴がある。さらに，各標的臓器におけるホルモン受容体数の低下やホルモンそのものの作用の低下などの変化もあり，高齢者における内分泌系はさまざまな因子が複雑に絡みあい，一般成人と比べてその恒常性が破綻しやすい環境にあるといえる。本項では，主に内分泌と加齢変化および高齢者の内分泌疾患で注意すべきものについて解説していく(骨疾患および糖尿病・脂質異常症については23章6「高齢者の糖尿病，メタボリックシンドローム」，23章7「高齢者の脂質異常症」，23章9「骨粗鬆症―転倒・骨折と転倒リスク評価」参照)。

各ホルモンと加齢変化

成長ホルモン系

加齢に伴い成長ホルモン放出ホルモン(GHRH)の分泌低下およびソマトスタチンの分泌亢進などにより，血中GHおよびIGF-Ⅰ(インスリン様増殖因子Ⅰ)濃度は低下する。さらに高齢者では睡眠中のGH分泌増加やGHRHに対するGHの分泌反応も低下しているのが特徴である。GHは加齢による筋肉量減少や体脂肪増加に関与していると考え，高齢者へのGHホルモンの補充療法は，これらを改善させることが知られているが，現在安全性の面か

表 3-5-1　加齢によるホルモン分泌の変化

	血中濃度(基礎分泌)	生理的，薬理学的刺激後の分泌反応	標的器官細胞の反応性
成長ホルモン	→or↓	↓	
インスリン様増殖因子Ⅰ	↓	↓	
性腺刺激ホルモン (黄体形成ホルモン，卵胞刺激ホルモン)	↑	↑	↓
プロラクチン	↑		
副腎皮質刺激ホルモン	→	→or↑	→
甲状腺刺激ホルモン	→	→or↑	→
メラトニン	↓		
抗利尿ホルモン	→	↑	
サイロキシン(T_4)	→		→
トリヨードサイロニン(T_3)	→		→
副甲状腺ホルモン	↑		
カルシトニン	↓		
インスリン	↓or→	↓	↓
グルカゴン	→		
コルチゾール	→	→	→or↓
アルドステロン	↓	↓	
副腎性アンドロゲン	↓	↓	
1,25(OH)₂D	↓		
テストステロン	↓		
エストロゲン　男性	↓		
女性	↓		

1,25(OH)₂D：1,25-ジヒドロキシビタミンD

ら，一般的な治療としては確立されていない．

甲状腺ホルモン系

加齢による大きな変化は認められないが，高齢者では末梢組織におけるT_4から血中トリヨードサイロニン(T_3)への変換が低下しており，血中T_3は遊離トリヨードサイロニン(FT_3)とともに加齢により低下し，代わりに非活性のリバーストリヨードサイロニン(rT_3)が増加している．また，高齢者では急性疾患などの合併などの際，しばしばT_3が低下する低T_3症候群を呈するが，治療の必要はない．

副腎皮質ホルモン系

ACTH，コルチゾールの基礎分泌・日内変動では，加齢による変化はほとんど認めない．一方，アルドステロンの分泌は，血中レニン活性とともに加齢により著明に低下し，さらに食塩制限や立位負荷などの刺激に対するレニンおよびアルドステロンの分泌反応も著明に低下しており，後述するようなミネラルコルチコイド反応性低ナトリウム血症などを引き起こす原因となる．

副腎性アンドロゲン(DHEA，DHEA-S)の血中濃度は，20歳代をピークに加齢とともに直線的に低下し，老化現象との関連が注目されている．現在，副腎性アンドロゲンは抗糖尿病作用，抗肥満作用，抗動脈硬化作用などの効果があるとされているが，アンドロゲンとしての活性はテストステロンの約5%程度であり，ホルモンの低下そのものによる加齢への影響に関してははっきりしていないことも多い．

性腺ホルモン系

男性において，テストステロンの血中濃度は加齢とともに減少し，反対に性ホルモン結合グロブリン(SHBG)が増加するため，結果として遊離テストステロンの低下が著明となる．また，黄体形成ホルモン(LH)と卵胞刺激ホルモン(FSH)の血中濃度は加齢とともにやや上昇し，黄体形成ホルモン放出ホルモン(LHRH)などの性腺刺激ホルモン放出ホルモン刺激に対しては反応となる．また，近年男性においても，加齢に伴うテストステロン値の低下により，うつや不眠などが出現する男性更年期障害が知られるようになった．テストステロンの補充療法では，これらの症状の改善に加えて，筋肉量増加，体脂肪減少などの効果があり，加齢変化を改善させる可能性があるが，その効果は一定でなく，今後さらなる検討が期待される．

エストロゲン値は男性では加齢による変化はないが，女性では閉経を契機に血中エストロゲン値は劇的に低下し，LHおよびFSHは著明に高値となる．女性の更年期障害や骨粗鬆症治療で行われるエストロゲンの補充療法は，これまで抗動脈硬化作用があると考えられてきたが，最近の大規模臨床試験の結果では，その効果は認められず，その解釈に関しては現在も議論となっている．

その他のホルモン

下垂体後葉から分泌される抗利尿ホルモン(ADH)の基礎値は加齢による変化を認めない．各種刺激に対するADHの分泌反応は増大しているが，腎での反応性は低下しているため，結果として尿が濃縮されにくくなり，高齢者が脱水に陥りやすい原因の一つとなっている．さらに高齢者では，睡眠中のADH分泌増加が認められなくなることから，夜間頻尿の原因にもなっている．

脳の松果体から分泌される血中メラトニン濃度は加齢により低下し，高齢者の不眠の原因となることが知られている．

高齢者で注意すべき内分泌疾患

一般に高齢者の内分泌疾患の場合，症状がはっきりしなかったり，老化に伴う症状と類似していたりするため，見逃されてしまうことも多く，疑われる所見があれば，積極的に検査を行ったり，注意深い経過観察が必要となる．

甲状腺機能低下症は高齢者に多く認められ，高齢女性の約10%に存在するといわれている．が，高齢者では甲状腺腫大を伴わないことが多く，さらにその症状は老年症候群に非常に似かよっており，認知症やうつ，加齢変化と誤診されることも多いため，これらの疾患が疑われたり，非特異的な症状の進行があれば，一度は甲状腺機能を確認し，これを除外しておく必要がある．

一方，甲状腺機能亢進症も高齢者で少なくない疾患であるが，高齢者でははっきりとした自覚症状に欠けることが多く，重症化してから発見されることも多いため，注意が必要である．

ミネラルコルチコイド反応性低ナトリウム血症は高齢者でしばしば認められ，加齢に伴う腎でのNa保持能の低下，Na排泄の増加に対するレニン・アンジオテンシン・アルドステロン(RAA)系の活性が加齢により低下しているため起こる．これに循環血漿量の低下によるADHの分泌が促進されるため，低ナトリウム血症がさらに助長されて悪化する．一見抗利尿ホルモン分泌異常症候群(SIADH)の診断基準と合致するが，脱水状態であることが多いため，SIADHと誤診し，水制限を行うと，全身状態が悪化することがあるため注意を要する．本症の場合には，まずミネラルコルチコイドの補充を行う必要がある．

【野村 和至】

参考文献
1) 高柳涼一：加齢変化と内分泌・代謝疾患．老年医学テキスト 改訂第3版，日本老年医学会編，p472-474，メジカルビュー社，2009
2) Harman SM：Endocrine changes with aging. UpToDate, edited by Basow DS, Waltham, 2011
3) 板東浩：加齢に伴うホルモン分泌の変化．Geriat Med 42：1109-1114，2004
4) 野村和至ほか：性差・加齢からみたメタボリックシンドローム．産婦人科治療 102：15-21，2011

6 腎・泌尿器系の加齢変化と疾患

はじめに

加齢に伴い生体全体の老化過程と並行して腎・泌尿器系においても老化が進行し，さまざまな加齢変化が認められるようになる．腎・泌尿器系の加齢変化と高齢者の腎・泌尿器系疾患の特徴について説明する．

腎・泌尿器系の加齢変化

腎(腎機能)の加齢変化

腎臓は，ネフロンとそれを支える血管系および結合組織から構成される．ネフロンとは，腎臓の機能単位であり，腎小体(糸球体，Bowman〈ボーマン〉嚢)，尿細管，集合管からなる．

ネフロンは，加齢により，糸球体の硝子化，基底膜肥厚，メサンギウムの拡大，尿細管の萎縮と基底膜の不規則な肥厚などの変化が生じ，ネフロン数も減少する．

血管系では，動脈の粥状硬化などによる動脈硬化と，細動脈の硝子様変化を主とする細動脈硬化性腎硬化を呈する．

これら腎の組織的な加齢変化に伴い，腎機能にも変化が起こる．腎皮質では，糸球体濾過量(GFR)や腎血流量(RBF)，腎血漿流量(RPF)が低下し，濾過率(FF)が上昇する．腎髄質では，尿の濃縮能や希釈能が低下する．尿細管機能でもナトリウム保持機能が低下し，Na排泄量が増加する．ホルモンではレニン分泌能，エリスロポエチン産生能なども低下してくる(表3-6-1)．

膀胱・尿道の加齢変化

膀胱壁は，平滑筋と横紋筋で構成されており，加齢とともに筋成分が膠原線維を主とした結合組織に置き換わる．また膀胱や尿道の末梢支配神経の萎縮が生じる．そのために，膀胱容量の減少，膀胱の伸展減少，排尿筋の無抑制収縮，尿道閉鎖圧，尿流量率の低下などが起こる．

前立腺の加齢変化

間質の結合組織と平滑筋が膠原線維に置き換わり，腺組織の基底膜が増加して，腺の退縮と硝子化結合組織の構成へと変化する．また前立腺は，性ホルモンと深く関係があり，加齢などによる性ホルモンの環境変化が，前立腺の肥大に関与している．

高齢者の腎・泌尿器系疾患の特徴

高齢者では，腎臓の生理的加齢変化や，筋肉量の減少に伴い，急激な変化に対する緩衝能力が低下し，腎臓に負担がかかりやすい

高齢者では，前述したような生理的加齢変化に伴う腎機能の低下や，筋肉量の減少より，筋肉に多く含まれる，カリウム(K)，マグネシウム(Mg)，リン(P)が欠乏し，細胞内液量が減少する．さらに，急激な変化に対する緩衝能力が低下し，腎臓に負担がかかりやすい．そのため，循環障害や薬剤などによる影響を受けやすく，腎不全に陥りやすい．

これらの要因により，高齢者の急性腎不全では，原発性腎疾患の割合が少なくなり，脱水や電解質異常，血圧低下，薬剤性，尿路閉塞などによるものが多く，原因が複合的になりやすい特徴がある．

また，他臓器の障害，糖尿病や痛風などの代謝異常，膠原病などの腎臓以外の疾患に伴う影響を長期間に受けるため，これらに随伴する腎疾患の発症率が高くなる．

生理的加齢変化の影に潜む疾患に注意する

高齢者の生理的加齢変化として，尿濃縮力の低下が

表3-6-1 主な腎機能の加齢変化

腎皮質	髄質
GFRの低下	尿濃縮能の低下
RBFの低下	尿希釈能の低下
RPFの低下	
FFの上昇	
近位尿細管	**遠位尿細管**
グルコース再吸収極量の低下	ナトリウム保持機能の低下
パラアミノ馬尿酸排泄極量の低下	酸排泄能の低下
	自由水再吸収極量の低下
ホルモン産生能	
レニン分泌能の低下	
エリスロポエチン産生能の低下	
1,25(OH)$_2$D産生能の低下	

GFR：糸球体濾過量，RBF：腎血流量，RPF：腎血漿流量，FF：濾過率，1,25(OH)$_2$D：1,25ジヒドロキシビタミンD

認められるが，極端な等張尿(比重1.010)では，糖尿病，慢性腎盂腎炎，低カリウム血症，高カルシウム血症などを考慮する必要がある．特に，低アルブミン血症の場合の高カルシウム血症は見落とされることが多いので注意する．

高齢者への投薬の際は，腎臓への影響を考慮する必要がある

薬剤は，腎排泄のものが多く，高齢者では薬剤に伴う腎障害が生じやすい．

たとえば，非ステロイド性抗炎症薬(NSAIDs)の副作用による腎障害は，70%以上は高齢者に生じている．また，薬剤の腎臓への影響が出現しやすく，ループ利尿薬，降圧利尿薬，甘草を含む漢方薬による低カリウム血症や多尿，抗コリン薬による尿閉，抗不安薬や抗Parkinson薬による排尿障害，抗生物質による腎障害や間質性腎炎なども高齢者では出現しやすく，注意が必要である．

高齢者の頻尿では，腎・泌尿器系疾患以外の疾患を考慮する

高齢者の夜間頻尿では，無症候性脳梗塞や，正常圧水頭症などの腎・泌尿器系疾患以外の原因によることがあり，CTやMRIなどで頭蓋内疾患の可能性も考慮する．

高齢者では無症候性細菌尿の頻度が高い

高齢者では，約1/3で無症候性細菌尿が認められる．検尿で細菌尿が認められても，発熱，C反応性蛋白(CRP)の上昇，頻尿や排尿症状が認められてから治療を開始する．

【望月 諭】

参考文献
1) Zhou XJ et al：The aging kidney. Kidney Int 74：710-720, 2008
2) 大内尉義ほか編：新老年学 第3版, 東京大学出版会, 2010
3) 日本老年医学会編：老年医学テキスト 第3版, メジカルビュー社, 2008

7 血液・免疫機能の加齢変化と疾患

高齢者の免疫機能

加齢に伴う免疫能の低下は免疫老化と呼ばれる．高齢者ではサイトカインバランスが，ストレスホルモンなどの環境要因や内因性要因の影響により，抗炎症性サイトカイン

よりも前炎症性サイトカイン優位となり、感染症に罹患しやすい前炎症性状態を呈している[1]。事実、高齢者では、ワクチン接種による抗体産生能は低下し、感染症や悪性腫瘍、自己免疫疾患への罹患率は増加している。

さらに、蛋白質摂取は免疫能保持に重要な因子であるが、高齢者が呈する蛋白質・エネルギー低栄養状態は、免疫低下の重要な危険因子となる。以下に、免疫臓器の加齢変化に伴う免疫系への影響について述べる。

骨髄の加齢変化：骨髄中の造血細胞数は加齢とともに減少し、脂肪組織が増加する。生下時の造血は全身の骨で行われるが、20歳以降は脊椎骨、胸骨、肋骨などの扁平骨での造血が中心になり、四肢の長管骨での造血は減少する[1]。腸骨稜では、骨髄細胞数は30歳までに生下時の50%になり、その後維持されるものの、65歳以降には約30%に減少する。

胸腺の加齢変化：胸腺は細胞性免疫の主体であるT細胞の中枢機関であり、免疫系の老化や癌細胞の蔓延から生体を守るために行う自己と非自己の区別は主に胸腺で行われるが、免疫系の老化はまず胸腺の萎縮という形態的変化として現れる。胸腺は思春期〜成長期に最大となり、その後加齢とともに萎縮する。胸腺萎縮の原因の一つとして、生体内で生じたフリーラジカルによる酸化ストレスに対する、生体内抗酸化力の低下が考えられる。酸化ストレスに最も感受性の高い細胞は胸腺の未成熟T細胞で、これにより成熟T細胞の減少が惹起され、細胞性免疫の減弱が著明になると推測される[1]。

獲得免疫系

- **T細胞系** 胸腺機能低下に伴い、T細胞数の減少、T細胞機能の低下、ナイーブT細胞数の減少とメモリーT細胞数の増加、細胞レパトアの減少、エフェクターT細胞数の減少およびサイトカイン産生能の低下をきたす。さらに、Th1細胞からTh2細胞優位への偏位が認められる。
- **B細胞系** pro-B細胞、pre-B細胞の減少とそれらのRAG (recombination activating gene) 発現の減少および転写因子活性の低下により、B細胞数の減少、B細胞活性の低下をきたす。免疫グロブリン (immunoglobulin：Ig) は、加齢とともに、T細胞非依存性の免疫グロブリンの産生や高親和性特異抗体産生能の低下と低親和性抗体の産生を認め、IgMは減少、IgGとIgAは増加し、自己抗体産生は増加する[1]。

自然免疫系

- **好中球** 細胞数の減少はなく、貪食能の低下は認めないが、遊走能の低下や活性酸素種 (reactive oxygen species：ROS) 産生の低下をきたす。
- **マクロファージ** 細胞数の減少はなく、貪食能・遊走能の低下、ROS産生の低下をきたしし、抗原提示能の低下を認める。また、TLR (Toll様受容体) 発現は低下を認める。
- **樹状細胞** 細胞数は減少し、貪食能・遊走能の低下を認める。また、IL-12 (インターロイキン12) 産生の低下を認め、DC1細胞からDC2細胞優位への偏位を認め、Th2細胞優位な状態への関与が示唆される。TLR発現は低下を認めない。

表3-7-1 原因不明の貧血 (unexplained anemia) の要因

1) 加齢による腎機能低下に伴う、エリスロポエチン分泌能の低下
2) 造血幹細胞の老化
3) アンドロゲン低下による造血能の低下
4) 慢性炎症による造血能の低下
5) 骨髄異形成症候群 (MDS) の初期状態

- **ナチュラルキラー (NK) 細胞** 細胞数の増加と、サイトカインやケモカインの産生低下による細胞傷害能の低下を認める[1]。

腸管免疫：腸管は免疫臓器としても重要で、免疫学的バリアーとしての腸管粘膜免疫の主役は、Peyer (パイエル) 板、粘膜固有層、粘膜上皮間などからなる腸管関連リンパ組織 (gut-associated lymphoid tissue：GALT) である。GALTは、IgAの産生・分泌に関与するB細胞や、マクロファージ、樹状細胞の抗原提示細胞、粘膜上皮細胞間リンパ球や粘膜固有層内リンパ球を含むT細胞などを構成細胞群とし、液性免疫および細胞性免疫を担っている。

加齢により、蠕動運動の全般的低下と、胃粘膜、小腸粘膜、大腸粘膜の萎縮による解剖学的腸管粘膜バリアーの破綻をきたす[1]。また栄養不良は、腸管でのIgA分泌の低下、腸管上皮の脱落、GALTの萎縮をきたし、免疫学的バリアーの低下を惹起するため、低栄養をきたしやすい高齢者では、腸内細菌の生体内への侵入 (bacterial translocation：BT) を起こしやすい。

高齢者の貧血

高齢者ではしばしば貧血を認め、世界保健機関 (WHO) による成人の貧血の定義 (ヘモグロビン値が男性13 g/dL以下、女性12 g/dL以下) にあわせると、通常の生活を送っている65歳以上の年齢層の約10%が貧血状態にあり、85歳を超えると約20%に上昇するといわれている[2]。貧血の鑑別診断については他稿に譲るが、高齢者では原因不明の貧血 (unexplained anemia) も認められ、表3-7-1にあげたようなさまざまな要因が絡みあって生じるものと考えられている[3]。一方で、高齢者の貧血では悪性腫瘍などの基礎疾患が隠れていることも多く[2]、注意を要する。

高齢者の造血器腫瘍

高齢になるほど造血器腫瘍の罹患率、死亡率が増加する。急性骨髄性白血病 (AML) に対しては多剤併用化学療法が行われるが、年齢が高いほど寛解率が不良である。非Hodgkinリンパ腫では中・高悪性度群の割合が83%と高値であり、なかでもびまん性大細胞型B細胞リンパ腫 (diffuse large B-cell lymphoma：DLBCL) の割合が高い[4]。多発骨髄腫は高齢者の疾患といっても過言ではなく、65歳を超えると死亡率が急激に増加する。また、不顕性感染していたEBウイルス (EBV) が、加齢による免疫低下に伴って再活性化することで発症する。老人性EBV陽性大細胞型B細胞リンパ腫という概念が提唱され、2008年新たにWHO分類に加えられた[5]。

これらの疾患に対して化学療法やミニ移植が行われるが、年齢、performance status (PS)、認知機能、臓器予備能などを総合的に判断したうえで治療を選択しなければならない。

【矢可部 満隆】

参考文献
1) 安田尚史ほか：高齢者と免疫機能．Surgery Frontier 15：67-75, 2008
2) 大田雅嗣：高齢者の貧血．綜合臨床 58：1785-1789, 2009
3) Makipour S et al：Unexplained anemia in the elderly. Semin Hematol 45：250-254, 2008
4) 大田雅嗣：加齢に伴う高齢者造血期腫瘍の特徴．臨床血液 49：382-389, 2008
5) 福田哲也：高齢者悪性リンパ腫の発生機序．日本老年医学会雑誌 47：276-280, 2010

8 骨関節の加齢変化と疾患

加齢に伴う関節の変化

一般に，関節周辺組織や周囲筋群の加齢変化は 70 歳代を境に急速に進行するといわれている。関節軟骨では，基質中のコラーゲン線維は増加し，軟骨プロテオグリカンの構成分であるコンドロイチン硫酸の含有は低下し，ケラタン硫酸およびヒアルロン酸の含量は増加し，軟骨基質の水分量は減少する。さらに，関節軟骨に加わる運動負荷が生理的域を越えて層部に集中すると，コラーゲンの損傷，水分量の増加，プロテオグリカンの変化などが起こり，関節軟骨の変性が惹起され，弾力性が喪失する。変性した軟骨基質は次第に磨耗し，ついには骨が露出し関節が変形すると，関節の運動制限と疼痛が出現するようになる[1]。これが変形性関節症と呼ばれる病態である。以下，膝関節と腰椎を例として述べる。

膝関節：十字靱帯と側副靱帯は，関節の回転軸を形成して，大腿骨頭部の前後の滑り転がり運動を調節している。また，内外旋運動における回転中心の形成にも，十字靱帯と側副靱帯が重要な役割を有している。加齢により靱帯の力学的強度や靱帯の緊張が低下し，脛骨と大腿骨の相対的位置関係にずれが生じると，靱帯の緊張バランスが変化するため，屈伸，回旋運動の中心軸が偏位してしまう。また，関節内部および周囲の骨膜，関節包，靱帯，筋，腱および皮膚には，関節固有感覚を司る多くの固有受容器が存在しており，関節の位置覚や運動覚の形成に関与しているが，関節固有感覚も加齢変化とともに低下し，関節周囲筋による関節の安定化ができにくくなる。さらに，加齢に伴う歩行姿勢の前屈傾向のため，大殿筋や大腿広筋群の活動が減弱し，代わってハムストリングスと大腿直筋が持続的に活動するなど，筋の活動性に変化がみられ，膝関節は不安定な状態になる。これらの膝関節自体の機能低下と，そのほかの身体部位に起こった加齢変化による影響とが膝関節への力学的ストレスを増大させ，変形性膝関節症へ進行しやすくなる可能性が考えられる[2]。

腰椎：腰椎では加齢に伴い，椎間板変性，椎間板高の狭小化，黄色靱帯肥厚，椎間関節症などが生じるが，黄色靱帯の肥厚が最も年齢と相関したという報告がある[3]。

加齢に伴う骨の変化

骨量は 20 歳前後で最大となり，45 歳以降は加齢とともに減少する。皮質骨と海綿骨では加齢変化が異なる。皮質骨は 50 歳以降加齢に伴いほぼ直線的に減少する。海綿骨は 50～60 歳にかけていったん急激に減少し，60 歳以降は緩徐に減少する。

骨量は，女性では 50 歳以降，年齢とともに二相性に減少するが，男性では一相性に減少する。女性では閉経以降，1 年間に 2～3％ずつ骨量が低下し，10～15 年で 20～30％低下する。60～65 歳以上では減少率は 0.5～1.0％と穏やかになる。男性では 65 歳頃から女性と同じく年間 0.5～1.0％の骨ミネラル量が減少していく。

骨代謝系においては，加齢に伴い副甲状腺ホルモン（PTH）が上昇，1,25-ジヒドロキシビタミン D_3〔1,25(OH)$_2D_3$〕産生は低下し，腸管からのカルシウム吸収も低下する。女性では，閉経後 10～15 年間に急激に骨代謝が亢進するが，これはエストロゲンの欠乏による。骨芽細胞，破骨細胞にはエストロゲン受容体が発現しており，エストロゲンによるシグナルは骨受容体を抑制的に調節している。65 歳を超えると PTH が増加するが，これはエストロゲン欠乏による二次的なものと考えられている。これに伴い骨吸収が亢進し，骨ミネラルの緩徐な減少期に入る（図 3-8-1）。男性でも 60 歳頃から PTH が高値となり，骨吸収マーカーも増加している。これはテストステロン減少に伴い，二次的にエストロゲンが欠乏し，その結果生じたものと考えられる[4]。

現在，骨粗鬆症は，閉経後骨粗鬆症，男性骨粗鬆症，若年性骨粗鬆症，続発性骨粗鬆症の 4 つに分けられるが，前述した骨量減少により，高齢者では閉経後骨粗鬆症，男性骨粗鬆症発症リスクが高くなる（骨粗鬆症については 23 章 9 参照）。

胸・腰椎圧迫骨折

最後に，椎体圧迫骨折についても概説する。高齢化社会の到来とともに，骨粗鬆症に伴う脊椎圧迫骨折は日常診療でよくみられる疾患となっている。骨粗鬆症を有する高齢者では外傷歴がないことも少なくない。腰痛を主訴に受診することがほとんどであるが，骨折の部位と疼痛の部位は必ずしも一致しない。多くは体動痛であり，通常 1～2 カ月で症状は軽減する。急性期治療として安静，外固定，消炎鎮痛薬による薬物治療を行う。慢性期では骨折予防を目的に，骨粗鬆症治療薬の投与と運動療法，生活指導を行う。

既存骨折のない骨粗鬆症の場合，欧米人では年間 1～5％，日本人では 5～15％の危険で新たな骨折が生じる。す

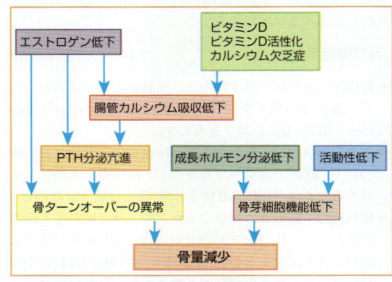

図 3-8-1 エストロゲンと骨量低下の関連
（文献 4 を改変）

でに椎体骨折がある場合はない場合と比べて骨折の危険性は3〜5倍高くなる。また骨粗鬆症性椎体骨折で急性の強い疼痛を自覚するのは約1/3であり、残りの2/3には急性疼痛がないとされている[5]。疼痛が遷延する場合、圧潰の進行や新たな圧追骨折の発生、偽関節の移行も考えられ、神経障害を発症することもある。これらを回避するための新たな治療法が待たれる。

【矢可部 満隆】

参考文献

1) 鈴木隆雄：骨・関節の老化．臨床と研究 82：909-914, 2005
2) 石井慎一郎ほか：高齢者の活動と膝関節機能．理学療法 20：830-837, 2003
3) 藤田勝ほか：加齢変化を反映する腰椎変性所見について．中部日本整形外科災害外科学雑誌 45：135-136, 2002
4) 中村利孝：骨粗鬆症の治療と対策．臨床と研究 82：921-925, 2005
5) 佐藤公昭ほか：胸・腰椎圧迫骨折．臨床と研究 82：926-930, 2005

9 感覚器の加齢変化と疾患

はじめに

視覚、聴覚といった感覚器の機能は、加齢とともに変化が生じてくる。各器官の生理的な加齢性変化・変性に伴う機能低下以外にも、加齢に伴い頻度が上昇する内科疾患（糖尿病、高血圧症など）、薬剤性、腫瘍性病変などの合併症として、感覚器の機能が低下する場合もある。このような感覚機能の低下は、高齢者の生活の質（QOL）に大きく影響を与え、コミュニケーションが困難になることで社会的な交流からも疎遠となり、ひきこもりや老人性うつ、認知症の進行などの原因ともなっている。高齢者特有のこうした感覚機能低下を周囲がしっかりと認識し、適切なサポートを行っていくことが求められている。

視覚

眼組織の加齢による変化としては、まず調節力の低下があげられる。水晶体の厚みを調節する機能が低下するいわゆる老視といわれる現象は、一般的に40歳代よりはじまるといわれており、近見が困難となる。また、コントラスト感度の低下も加齢により顕著となることが多い。高齢者では、暗い場所においては白色灯よりも赤色灯を点けておくほうがみえやすいといわれているのはそのためである。そのほか、網膜感度の低下、明暗順応の低下、角膜感度の低下、涙液機能の低下なども加齢とともに認められる。視神経細胞や角膜内皮細胞の減少などが原因と考えられている。

また、加齢に伴いその頻度が高くなる疾患としては、主なものとして白内障、緑内障、加齢黄斑変性症、糖尿病性網膜症などがある。

白内障：水晶体の混濁によって視力低下をきたす疾患である。視力低下のほか、羞明（グレア難視）、霧視を認めることもある。糖尿病やアトピー、ステロイド使用などに併発することもあるが、白内障全体の90％以上は加齢に伴うものである。

緑内障：急激な視力低下・視野欠損を伴う急性緑内障発作と、緩徐に視野欠損が進行していく慢性型に分けられる。急性緑内障発作は、加齢に伴う水晶体の肥厚などにより隅角が狭小化・閉塞して急激に眼圧が高くなる病型で、閉塞隅角緑内障と呼ばれるが、その頻度は低い。一方、慢性型の緑内障には器質的な房水流出経路の閉塞を伴わず緩徐に進行していく開放隅角緑内障や、眼圧は正常であるにもかかわらず視野障害が進行する正常眼圧緑内障がある。2006年の厚生労働省の統計では、失明の原因の第1位となっている。

加齢黄斑変性症：加齢により黄斑に障害が生じ、視力低下、中心暗点、変視症などの症状を呈する。網膜色素上皮が緩徐に萎縮していく萎縮型と、脈絡膜新生血管が網膜色素上皮下、網膜下に侵入して網膜を障害する滲出型がある。従来、欧米に多い疾患とされてきたが、最近ではわが国での発症も増えてきている。

糖尿病性網膜症：内科疾患に合併する代表的な眼科疾患として、糖尿病性網膜症がある。糖尿病自体が加齢に伴い罹患率が上昇することに加えて、網膜症の発症が糖尿病の罹患期間にも影響を受けるため、高齢者の有病率は高い。失明の原因としても上位を占めているが、適切な時期に適切な治療を行えば失明を防ぐことが可能な疾患であるため、定期的な受診が望まれる。

聴覚

高齢者では加齢とともに聴力が低下する。この変化を加齢性難聴と呼んでいる。加齢性難聴は30歳代からはじまるといわれているが、進行は緩徐であり、最初は日常生活には影響の少ない高音領域から聴力の低下が生じるため、実際に聴力低下を自覚するのは50〜60歳代であることが多い。聴力低下が進行すると、コミュニケーション障害をきたし、高齢者の社会的孤立が生じやすくなるが、いまのところ有効な治療法もないため、高齢化社会を迎えている現代においては大きな問題となっている。

原因：聴覚伝導路全体の生理的な老化であり、感音性難聴と伝音性難聴の混合性難聴である。これらの経路のなかで、特に聴力低下と関係が深いのが、蝸牛に存在する有毛細胞の脱落・機能低下であり、これに聴覚中枢の障害が加わることで、感音性難聴が緩徐に進行する。

特徴：一般的には両側性に発症し、緩徐に進行する。そして、高音領域から障害がはじまり、次第に低音領域にまで聴覚障害が及ぶ高音漸失型難聴が特徴的である。また、語音明瞭度が低下するため、会話の声は聞こえていても、言葉として聞きとりにくいという症状が認められる。特に「カ行、サ行」を含む音で聞き間違いが多いとされている。

対策：加齢性難聴は、加齢に伴う生理的な変化であり、根本的な治療や予防法は確立されていない。しかし、動脈硬化など生活習慣病との関連も示唆されており、生活習慣の改善や、騒音曝露からの回避などにより、ある程度の進行を遅らせることは可能であると考えられている。また、加齢性難聴により日常生活に支障をきたす場合は、一定期間のトレーニングが必要であるが、補聴器が有用である。一方で、話し相手としても、高齢者と会話するときは、特有の語音明瞭度の低下を補うために、音を大きくするだけでなく、ゆっくりはっきりと会話をする、テレビなどの環境雑音が混在しないようにする、口の動きや表情を伝えるために対面で会話をする、などといった配慮も必要である。

味覚

加齢に伴う味覚の低下は，視覚や聴覚に比べると頻度としては低い．しかし一般的には，味覚の閾値は加齢とともに上昇するといわれており，高齢者では味覚機能は衰えていることが多い．基本5味（甘味・塩味・酸味・苦味・旨味）のうち，特に塩味の閾値に差が大きいとする報告もある．高齢者の味覚障害は，食生活の偏りによる亜鉛摂取量の低下，唾液分泌量の低下，併存する全身疾患，薬剤投与など，さまざまな要因が考えられている．

亜鉛欠乏性：味覚障害の半数以上を占めるといわれている．味蕾のなかにある味細胞は，味を受容する細胞であり，約30日周期で入れ替わるが，亜鉛が欠乏するとその新陳代謝が滞るため，味覚障害が生じる．高齢者では食事内容に偏りが生じやすく，注意が必要である．

薬剤性：薬剤が亜鉛とキレート化合物を形成し，亜鉛の吸収が阻害されるためと考えられている．高齢者は，他の合併する疾患の治療で薬剤を多く内服している場合があるため，高齢者に味覚障害を認めた場合は，薬剤の影響を鑑別する必要がある．

神経性：脳腫瘍や脳血管障害などにより中枢神経が障害を受けると，味覚障害が生じることがある．また，末梢神経である顔面神経や舌咽神経の障害においても味覚障害が生じる．

口腔疾患性：唾液の量は味覚の認知に関与しているため，加齢に伴う唾液分泌の低下やSjögren（シェーグレン）症候群などで唾液分泌が低下する病態においては，味覚障害が生じやすい．また，口内炎や舌炎，口腔カンジダ症，腫瘍性病変などでは，味蕾が直接障害を受けるため，やはり味覚障害を生じる．

【日比 慎一郎】

4 老年疾患の臨床

1 高齢者の病態と疾患の特徴

1人で多くの疾患を有している

高齢者では1人で複数の疾患を同時に有していることが多く，これを多発性病理（multiple pathology）と呼ぶ．そのため，多彩な症状を一つの疾患で説明するという診断学の常道からはずれていることも多く，見逃されている疾患がないかに留意を要する．また，複数の科や医師の介入や多剤併用（polypharmacy）を招くことにより，医原性合併症（iatrogenic complication）の誘因にもなる．

症状が非典型的である

高齢者ではその疾患の典型的な症状を示さないことが多い．たとえば，心筋梗塞の急性期において典型的な胸痛をまったく欠くことが少なくない．胸痛の代わりに認められる非典型的な症状としては，精神症状や意識障害が重要である．意識障害を示す高齢者のうち，実際に中枢神経系疾患によるもの以外にも，肝疾患や糖尿病性疾患などの代謝性疾患，心筋梗塞や不整脈などの循環器疾患，呼吸器疾患，感染症，電解質異常，薬剤によるものなど，広く全身疾患に目を向ける必要がある．そのため，疑ってかからないと診断が困難であることが多い．

また，高齢者は健康不安や喪失体験をきっかけとしてうつ病性障害を伴いやすい．しかし，若年者に比べてこれも気分や感情の落ち込みが顕著ではなく，不眠・易疲労感・食欲不振・体重減少などの身体症状の訴えが多い．判断力や記憶力の低下を訴えることも多く，認知症疾患との鑑別がしばしば問題となる．高齢者におけるうつ病性疾患は生命予後を悪化させる独立した危険因子でもあり，寝たきりや閉じこもりの誘因にもなる．

個人差が大きい

高齢になるほどさまざまな面で年齢の差以上に個人差が大きくなる．すなわち，ある個人の年齢（暦年齢）とその人の心身の機能から推定される年齢（生物学的年齢）との差が大きくなる．生理的な老化に加えて生活習慣などによる病的な老化が加わることがその一因となる．生理的な老化として，各生理的諸指標は加齢とともに低下していく．臨床検査項目として加齢とともに低下を示すものは，ヘモグロビン（Hb），ヘマトクリット（Ht），総蛋白（TP），アルブミン/グロブリン（A/G）比，ナトリウム（Na），カルシウム（Ca）などがあり，上昇するものとしては血液尿素窒素（BUN），クレアチニン（Cr）など，加齢により上昇するが高齢になると低下するものに総コレステロール（TCH），尿酸（UA）などがある．

予備能力が低下している

加齢に伴い多くの重要臓器の機能が低下するが，もともと人間の臓器は大きな予備能力を有しているので，普段の生活にはほとんど影響を及ぼさない．たとえば，80歳の人の肺活量は30歳の時の約1/2にまで低下するといわれているが[1]，それだけでは日常生活で呼吸困難をきたすことはない．ところが，この状態で少し負荷の大きい運動を行うとただちに息切れを生じ，さらに肺炎をきたせば重度の低酸素状態となって簡単に意識障害をきたすことになる．したがって，高齢者では臓器の潜在的な機能障害があることを常に忘れずに治療を進めていく必要がある．

薬剤の有害事象が出現しやすい

薬物動態は薬物の吸収，体内分布，代謝，排泄により規定されるが，このいずれも高齢者では肝での代謝の低下，腎からの排泄遅延，脂肪組織への蓄積，遊離薬物の割合の増加などによる，薬物の血中濃度の上昇，半減期の延長，薬物濃度曲線下面積（AUC）増大の方向に変化し，若年者と同量の薬剤投与では副作用，中毒の危険が増大する．

また，高齢者では多病による複数診療科受診に伴い，服用薬剤数が増加するが，服薬数が増加するに従い，薬物有害作用は階段状に増加することが報告されている[2]．服薬数が増えることによる有害作用の増加の原因として，薬物の相互作用や服薬過誤の発生確率増加，薬剤服用率（コンプライアンス）の低下などがある．また，うつ状態や意欲の低下など高齢者に特有の症状も有害作用に関連することが

報告されている[2]。

水・電解質異常を起こしやすい

高齢者では、細胞内水分が減少しており、さらに水分を欠乏しても渇きを訴えることが少ないので脱水を起こしやすい。感染症による発熱、嘔吐、下痢、水分嚥下性障害などが誘因となる。脱水は循環血液量の減少、Ht値の増加をきたし、脳循環障害による意識障害や非ケトン性高浸透圧性糖尿病性昏睡を惹起する。

また、腎機能障害によるBUN, Crの増加をきたす。腎不全、心不全、肝硬変による水分貯留時、利尿薬の投与などでは低ナトリウム血症を起こしやすく、意識障害や譫妄などで見つかることが多い。さらに、高齢者では体内総カリウム量が減少しており、嘔吐、下痢、利尿薬およびステロイド投与などにより低カリウム血症を起こしやすい。血清カリウムが2 mEq/L以下の高度の低カリウム血症をきたすこともまれではないが、通常四肢麻痺は認められない。高カルシウム血症を認めることもしばしばあるが、その原因としては、肺癌、胃癌、骨髄腫などの悪性腫瘍によるものが多い。

ADLの障害を招きやすい

高齢者では、各疾患特有の症候のほかに、日常生活動作(activities of daily living：ADL)の障害を伴う場合が多い。これは、脳卒中や神経変性疾患のような中枢神経系の疾患のみならず、肺炎や心不全などの内科的疾患の場合でも生じる。また、同じ疾患でも高齢で発症するとより大きな障害を残す結果である。

内科疾患による障害は、安静や活動性低下に伴う廃用症候群を介していることが多い。いったん廃用症候群をきたすと、それがまた活動性の低下を招き、さらに廃用が進行するという悪循環に陥る。したがって、廃用症候群をきたさないためにも、高齢者の治療においては身体機能障害のみではなく、漫然と治療を長期化させないよう早期の離床、リハビリへの移行が望ましい。

疾患が治りにくく、慢性化しやすい

高齢者では、免疫能の低下や前述したように予備能力が低下していること、ADLの低下をきたしやすいことに加えて、蛋白・エネルギー栄養障害(protein-energy malnutrition：PEM)が認められる。疾患の治療には栄養状態が重要であるが、高齢者ではサルコペニアなど、低栄養状態が生命予後や機能予後の悪化要因として問題となる。

予後が社会的環境により左右される

一般に疾患の予後は、疾患の種類や重症度、診断や治療の確かさなどによって規定されるはずであるが、これらに加えて高齢者では社会的環境にも大きく影響される。社会的環境としては、居住環境や経済状態、介護者の有無、介護サービスの利用状況などが含まれる。高齢者においては、こうした環境への働きかけを含めた包括的な支援やリハビリテーションが必要である。

【山田 容子】

参考文献
1) 藤原美定：老化とは何か．新老年学，折茂肇編，p3-14, 東京大学出版会，1999
2) 秋下雅弘：高齢者薬物療法の問題点．大学病院老年科における薬物有害作用の実態調査．日本老年医学会雑誌 41：306-306, 2004
3) 飯島節：老年病の特徴．老年学テキスト，飯島節ほか編，p5-6, 南江堂，2006

2 高齢者における包括的機能評価

CGAとは何か

高齢者では多臓器に疾患が併発する。個々の疾患に対してはそれぞれの臓器別の専門医が診断、治療にあたる。しかし高齢者では慢性疾患が多く、生活機能の自立が障害される場合も多い。さらに高齢であるがゆえに死亡率は高く、終末期にどう対応するかも考えなくてはならない。

高齢者の医療では、各臓器の診断・治療学の寄せ集めでは対応できず、生活機能障害、終末期医療も含めた高齢者個人の全体像を評価するための新しい診断学の枠組みが必要となる。CGAとは、comprehensive geriatric assessmentの略で、高齢者の総合的機能評価のことである。疾患や障害のある高齢者に対して、医療、社会、精神・心理、機能的観点から、その高齢者個人の持つ生活機能障害を総合的に評価する老年医学の手法である。

CGAの構成成分

CGAの構成成分を表4-2-1にまとめる。

ADLの評価法

日常生活動作(activity of daily living：ADL)は、基本的日常生活動作(basic activity of daily living：BADL)と手段的日常生活動作(instrumental activities of daily living：IADL)に大別される。

BADL：要素を次のように分類することも可能である。①上肢機能と巧緻性に依存する項目(食事、整容、更衣)、②下肢機能に依存する項目(起立、室内歩行、屋外歩行、階段昇降)、③上下肢体幹機能の協力運動能力に関する項目(入浴、排泄動作)、④膀胱直腸機能、上下肢機能、認知機能に関連する項目(排尿、排便機能)。一般的に多くの要素に依存する機能は、最も回復に時間を要する。BADLを評価するために、わが国で最も普及している方法はBarthel Index(バーセルインデックス)(表4-2-2)である。

IADL：Lawton & Brody の IADL 尺度(表4-2-3)の利用が推奨されている。電話、買い物、食事の準備、家事、洗濯、輸送機関の利用、服薬管理、金銭管理の8項目からなっている。男性は食事の準備、家事、洗濯は判定項目から除外される。

表4-2-1　高齢者における機能評価項目
1)基本的日常生活動作(BADL)
2)手段的日常生活動作(IADL)
3)認知機能(cognitive function)
4)情緒傾向(mood)
5)コミュニケーション
6)社会的環境

表 4-2-2 Barthel Index

項目	点数・内容
1) 食事	10：自立，自助具などの装着可，標準的時間内に食べ終える 5：部分介助（例：おかずを切って細かくしてもらう） 0：全介助
2) 車椅子からベッドへの移動	15：自立，ブレーキ，フットレストの操作も含む（非行自立も含む） 10：軽度の部分介助または監視を要する 5：座ることは可能であるがほぼ全介助 0：全介助または不可能
3) 整容	5：自立（洗面，整髪，歯磨き，ひげ剃り） 0：部分介助または不可能
4) トイレ動作	10：自立，衣服の操作，後始末を含む，ポータブル便器などを使用している場合はその洗浄も含む 5：部分介助，体を支える，衣服，後始末に介助を要する 0：全介助または不可能
5) 入浴	5：自立 0：部分介助または不可能
6) 歩行	15：45m以上の歩行，補装具（車椅子，歩行器を除く）の使用の有無は問わない 10：45m以上の介助歩行，歩行器の使用を含む 5：歩行不能の場合，車椅子にて45m以上の操作 0：上記以外
7) 階段昇降	10：自立，手すりなどの使用の有無は問わない 5：介助または監視を要する 0：不能
8) 着替え	10：自立，靴，ファスナー，装具の着脱を含む 5：部分介助，標準的な時間内，半分以上は自分で行える 0：上記以外
9) 排便コントロール	10：失禁なし，浣腸，座薬の取り扱いも可能 5：時に失禁あり，浣腸，座薬の取り扱いに介助を要する者も含む 0：上記以外
10) 排尿コントロール	10：失禁なし，収尿器の取り扱いも可能 5：時に失禁あり，収尿器の取り扱いに介助を要する者も含む 0：上記以外

［注］
代表的なADL（日常生活動作）評価法である．100点満点だからといって独居可能というわけではない
（文献4を引用）

精神・心理機能の評価法

認知機能の評価では，改定長谷川式簡易知能評価スケール（HDS-R）やMini Mental State examination（MMSE）が，気分の評価ではGeriatric Depression Scale（GDS）15（表4-2-4）が行われる．GDS15では，5点以上がうつ傾向，10点以上がうつ状態とされている．また，GDS15の1，4，8，9，12項目目を抜粋した5項目短縮版（GDS5）が開発され，CGAガイドラインでは利用が推奨されている．コミュニケーションの評価では，視力，聴力，構音障害，失語症のスクリーニング評価が行われる．

社会的背景の評価法

社会的背景の評価は，現時点では標準化はされていない．しかし，疾病の安定性や生活の活動性が，個人を取り巻く環境や生活状況によって大きく左右されることは疑いがない．

問診により，①家族・交流，②役割・職業，③経済的側面（収入，資産，年金，援助者・管理者の有無など），④家庭環境（自宅の種類，寝室・トイレ・浴室の位置，冷暖房，段差，照明など），⑤介護者とその健康度，負担感，⑥交通手段（通院手段も含む），⑦栄養管理，服薬管理の状況，⑧社会資源の利用状況（公的保険の種類，公的介護サービスの利用状況，障害者手帳の有無，ケアマネージャー，かかりつけ医など）．

実際には，これらに加えて，患者・家族が医師や医療スタッフからどのような説明を受け，それをどのように理解しているか，さらにそれをふまえて，療養においてどのような希望を持っているのかという点が重要になる．

評価の際には，ネガティブな側面に目が行きがちであるが，常に患者や介護者の「強み（strength）」に注目することが対応を考えるうえで必要である．

その他の評価すべき項目

身体的機能に関連する項目として，①栄養状態，②運動機能と転倒危険度，③嚥下・咀嚼・口腔ケア，④排尿障害（頻尿・尿失禁）の評価が重要である．栄養については，身長・体重（BMI）や，体重変化，食物摂取変化，代謝ストレス状態の病歴を調べる．歩行動作と姿勢反射の安定度，俊敏性を評価する指標としてTimed "Up and Go" testがある．これは，肘掛けのない椅子に座った状態から，起立し，通常歩行する速度で3mの距離を往復し，再び椅子に座るまでに要する時間を測定するものである．転倒リスクの評価には，さらに開眼片脚立ち時間測定が推奨されている．

特に認知機能障害を認める患者においては，意欲（Vitality Index），問題行動（Dementia Behavior Disturbance〈DBD〉Scale）の評価が追加されるべきである．

さらに，生活の質（QOL）の評価では5項目visual analogue scale（表4-2-5）が推奨されている．

CGAの効果

CGAの標的は，個々の高齢患者の障害の問題点を検出し，その改善をはかることにある．その結果は，入院日数と入院回数の減少，ADL・認知機能の改善，ケアの効率化，薬剤の適正化，栄養状態の改善，隠蔽されている認知症やうつ病の早期発見など，さまざまな障害の早期発見と改善にある．それは究極的には患者のQOLを向上し，介護者の支えとなるものである．

高齢者においてCGAは年1回など定期的に行われることが重要であり，さらに入院したときなど急性期医療において行われ，患者の合併症を削減し，将来の長期ケアの指針を与えることが重要となる．

【山口 潔】

参考文献

1) 鳥羽研二編：高齢者の生活機能の総合的評価，新興医学出版社，2010
2) 鳥羽研二編：高齢者への包括的アプローチとリハビリテーション 日常診療に活かす老年病ガイドブック7，メジカルビュー社，2006
3) 鳥羽研二監修：高齢者総合的機能評価ガイドライン，厚生科学研究所，2003

表 4-2-3　IADL 尺度

項目	採点 男性	採点 女性
A　電話を使用する能力		
1) 自分から電話をかける（電話帳を調べたり，ダイアル番号を回すなど）	1	1
2) 2～3のよく知っている番号をかける	1	1
3) 電話に出るが自分からかけることはない	1	1
4) まったく電話を使用しない	0	0
B　買い物		
1) すべての買い物は自分で行う	1	1
2) 少額の買い物は自分で行える	0	0
3) 買い物に行くときはいつも付き添いが必要	0	0
4) まったく買い物はできない	0	0
C　食事の準備		
1) 適切な食事を自分で計画し準備し給仕する		1
2) 材料が供与されれば適切な食事を準備する		0
3) 準備された食事を温めて給仕する，あるいは食事を準備するが適切な食事内容を維持しない		0
4) 食事の準備と給仕をしてもらう必要がある		0
D　家事		
1) 家事を1人でこなす，あるいは時に手助けを要する（例：重労働など）		1
2) 皿洗いやベッドの支度などの日常的仕事はできる		1
3) 簡単な日常的仕事はできるが，妥当な清潔さの基準を保てない		1
4) すべての家事に手助けを必要とする		1
5) すべての家事にかかわらない		0
E　洗濯		
1) 自分の洗濯は完全に行う		1
2) ソックス，靴下のゆすぎなど簡単な洗濯をする		1
3) すべて他人にしてもらわなければならない		0
F　移送の形式		
1) 自分で公的輸送機関を利用して旅行したり自家用車を運転する	1	1
2) タクシーを利用して旅行するが，その他の公的輸送機関は利用しない	1	1
3) 付き添いがいたり皆と一緒なら公的輸送機関で旅行する	1	1
4) 付き添いか皆と一緒で，タクシーか自家用車にかぎり旅行する	0	0
5) まったく旅行しない	0	0
G　自分の服薬管理		
1) 正しいときに正しい量の薬を飲むことに責任が持てる	1	1
2) あらかじめ薬が分けて準備されていれば飲むことができる	0	0
3) 自分の薬を管理できない	0	0
H　財産取り扱い能力		
1) 経済的問題を自分で管理して（予算，小切手書き，掛金支払い，銀行へ行く），一連の収入を得て，維持する	1	1
2) 日々の小銭は管理するが，預金や大金などでは手助けを必要とする	1	1
3) 金銭の取り扱いができない	0	0

採点法は各項目ごとに該当する右端の数値を合計する（男性 0～5点，女性 0～8点）（文献5を引用）

表 4-2-4　GDS（簡易版）

	項目	1	0	1か0を記入
1	毎日の生活に満足していますか	いいえ	はい	
2	毎日の活動力や周囲に対する興味が低下したと思いますか	はい	いいえ	
3	生活が空虚だと思いますか	はい	いいえ	
4	毎日が退屈だと思うことが多いですか	はい	いいえ	
5	たいていは機嫌よく過ごすことが多いですか	いいえ	はい	
6	将来の漠然とした不安に駆られることが多いですか	はい	いいえ	
7	多くの場合は自分が幸福だと思いますか	いいえ	はい	
8	自分が無力だなあと思うことが多いですか	はい	いいえ	
9	外出したりなにか新しいことをするよりも家にいたいと思いますか	はい	いいえ	
10	なによりもまず，物忘れが気になりますか	はい	いいえ	
11	いま生きていることがすばらしいと思いますか	いいえ	はい	
12	生きていても仕方がないと思う気持ちになることがありますか	はい	いいえ	
13	自分が活気にあふれていると思いますか	いいえ	はい	
14	希望がないと思うことがありますか	はい	いいえ	
15	まわりの人があなたより幸せそうにみえますか	はい	いいえ	

1, 5, 7, 11, 13には「はい」に0点，「いいえ」に1点を，2, 3, 4, 6, 8, 9, 10, 12, 14, 15にはその逆を配点し合計する。5点以上がうつ傾向，10点以上がうつ状態とされている

表 4-2-5 5項目 visual analogue scale

1) 自分の健康状態をどのへんだと思いますか（主観的健康度）
2) 夫婦や家族，子ども，孫との仲はうまくいっていますか（家族関係満足度）
3) 友人との人間関係には満足されていますか（友人関係満足度）
4) ご自分の経済状態はいまの収入で十分ですか（経済的満足度）
5) すべてを総合して，いま自分がどのくらい幸福だと思いますか（主観的幸福度）

4) Mahoney FL et al : Functional evaluation : The Barthel Index. Md State Med J 14 : 61-65, 1965
5) Lawton MP et al : Assessment of older people : Self-Maintaining and instrumental activeties of daily living. Geroulologist 9 : 179-186, 1969

3 老年病の臓器相関（複合性疾患）と多臓器不全

多臓器不全とは

多臓器不全（multiple organ failure : MOF）は，心臓・肺・腎臓・肝臓・消化管・凝固線溶系・脳機能のうち2臓器以上の臓器障害や機能不全が疾患に引き続いて発生する病態と定義されている。

多臓器不全は，一般には手術後あるいは敗血症に引き続いて発症し，老年病学以外では集中治療室における救命救急の分野において扱われる病態である。高齢者は，臓器予備能が低下しており，些細な外的な侵襲や感染症および既存疾患の進行で容易に多臓器に及ぶ病態を発症しうる。すでに単一臓器における疾患を有している患者の率も高く，そのような患者では別の臓器に病気を発症した時点で多臓器不全の基準を満たす。このような意味で，老年病学における多臓器不全は，認知症患者の誤嚥性肺炎といった日常的に接する機会の多い状態から，重症肺炎から菌血症，心不全，腎不全を併発したような生命にかかわる重症例まで広いスペクトラムを有する。

老年病学における多臓器不全

高齢者においては，加齢による臓器自体の変性に伴う予備能の低下が起こりうる。これは，心臓においては，心筋のリモデリングに伴う収縮力の低下であり，脳においては神経細胞の脱落による脳萎縮，肺においては弾性線維の減少によるコンプライアンスの低下，腎臓においては糸球体濾過量（GFR）の低下である。動脈硬化性の疾患がこれらの機能低下の背後で悪影響を及ぼしていることもしばしばあり，またロコモティブシンドロームのような運動器の障害による身体活動性の低下も，臓器の予備能の低下を加速させている。

このような予備能の低下を背景として体になんらかの異常が起こった際には，最も予備能の低い臓器の恒常性の破綻が他の臓器の悪化を誘発し，容易に多臓器不全の状態となる。感染症や薬剤の副作用など，若年者では些細な体調不良ですむ事態も，高齢者では重症な多臓器不全を起こす原因となりうる。また，敗血症からの播種性血管内凝固（DIC）といった若年者においても多臓器不全を引き起こす病態が予備能の低下した高齢者に発症した際には，若年者より死亡率が高くなる。高齢者において各臓器の異常が他の臓器の異常を引き起こす臓器障害の連鎖のうち，実際の診療において頻度の高い関連を示す（図 4-3-1）。この臓器相関の連鎖に早い段階で気づき，単一臓器の障害の時点で食い止めることが，高齢者の救命率をあげるために大切である。

多臓器不全の予防

高齢者の診療において気をつけるべきことは，高齢者の症状の訴えが非典型的である点である。なんとなく具合が悪い，食欲がない，といった状態の患者を検査してみると，

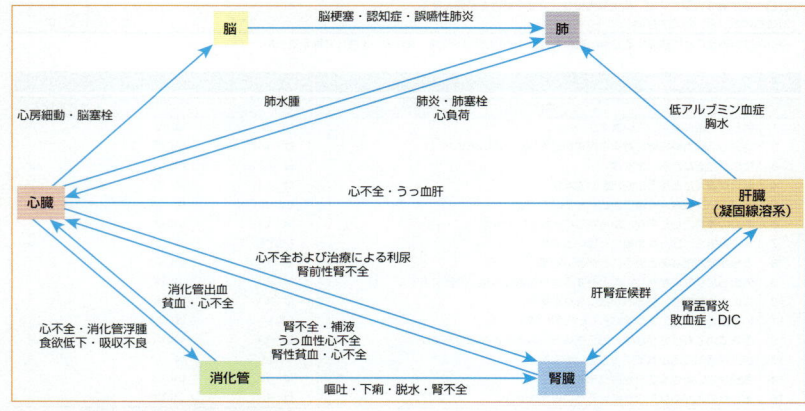

図 4-3-1 老年疾患における多臓器障害の連鎖
DIC：播種性血管内凝固

肺炎や心不全であったということをしばしば経験する。無症状の低血糖や，腹痛のない消化管穿孔も存在し，少しでも異常を感じたら，採血や画像診断といった客観的な検査を行うことが重要である。やみくもに行うと過剰診療となるため，どのレベルで介入するかについては議論のあるところである。

また，高齢者では臓器予備能が低下しているという前提のもとに，通院患者においては普段より全身を視野に入れた総合的な医療を心がけることが大切である。主要臓器の異常を継続的に把握することにより，多臓器不全にいたる道筋をある程度予測し，診療に生かすことができる。

高齢者多臓器不全の治療の留意点

不幸にも実際に重症の多臓器不全に陥った患者においては，治療によりさらに他の臓器に障害を起こさないように慎重な治療が要求される。心不全患者における過剰な利尿による腎前性腎不全や脱水に対する過剰な補液による肺水腫は比較的陥りやすい医原性の病態である。若年者に比べて，より安全域の狭い調節が治療において要求される。また，どこまで積極治療を行うかについても，高齢者の診療ではしばしば問題となる。積極治療を検討する際には，発症前の生活機能および回復可能性を考慮する必要がある。特に，担癌状態の患者，認知症の患者において，難しい判断が要求される症例がある。これには，高度な倫理的判断が要求され，本人，家族，医療スタッフとの十分なコミュニケーションおよび同意の形成のもと，症例ごとに判断していく必要がある。

【東 浩太郎】

4 栄養，サルコペニア

高齢者の体型の特徴

わが国の平成17年度の国民健康・栄養調査の結果から，加齢に伴い肥満者(BMI〈body mass index〉≧25)の割合は男性では40～50歳代，女性では60歳代頃にピークとなり，それ以降の年代では低下してくるのに対し，やせ(BMI＜18.5)の割合は，男女ともに加齢に伴って増加することが示されており，この増加は主に加齢に伴う全身筋肉量の減少を反映しているものと考えられる。

一般的な高齢者の体組成では，若年者と比較して，全身筋肉量および骨量，細胞内液量が低下するのに対し，脂肪，特に内臓脂肪の割合が増加することが知られており，事実，同調査においても，BMIによる肥満率が低下しはじめる年代を過ぎても，ウエスト周囲径が過剰である内臓脂肪型肥満の割合は男女ともに増加し，特にBMI＜25であるにもかかわらず，内臓脂肪型肥満を持つ者の割合は，加齢とともに著明に上昇してくる。そのため，高齢者の栄養評価においては，BMIなどの体重による評価のみでは，筋肉量が低下し，内臓脂肪が増加しているといったような体組成のバランスが崩れているものをうまく評価できないため，筋肉量や内臓脂肪量のそれぞれを評価し，総合的に判断することが重要である。

高齢者の低栄養・やせの危険

若年者では，低栄養状態時には，安静時エネルギー消費量(resting energy expenditure：REE)が低下し，体重減少を抑制し，また栄養過剰状態時には，REEが上昇するといった，体重を一定に保持しようとする機構が働く。しかし高齢者ではこのような機構がうまく働かなくなっていることが多く，急な栄養状態の変化が体に対してそのまま大きく影響を及ぼすため，容易に栄養欠乏状態となりやすく，急激な筋肉量の減少を起こすことが少なくない。

高齢者のBMIによる長期的な観察研究では，標準体重群と比較して，ADL(日常生活動作)低下のリスクにおいては，やせおよび肥満がともに危険因子となるのに対して，死亡率においては，やせが圧倒的に予後の悪いことが知られている[2)]。

これは高齢肥満者では，関節疾患や運動機能低下などでADLが低下するリスクはあっても，生命の危機となりうるような疾患の合併は少ないのに対し，やせでは筋肉量低下による運動機能低下や転倒による骨折，また低栄養による骨密度の低下からの圧迫骨折などによるADL低下が起こり，いったんADLが低下すると肺炎などの感染症や褥瘡などの合併症を引き起こし，死亡率が上昇すると考えられる。実際，血清アルブミン値と体重から算出される高齢者の栄養評価の指標の一つであるgeriatric nutritional risk index(GNRI)による評価において，入院時の栄養状態が悪いものほど，入院中の死亡率，感染症，褥瘡の発症リスクが上昇することがわかっている[3)]。

以上のように，高齢者の日常的なやせは，予後不良因子であるばかりでなく，健康寿命を著しく低下させる要因ともなるため，栄養摂取状況の評価，やせをきたす疾患の原因検索を行いつつ，より早期からの適切な蛋白および総エネルギー量の介入および積極的な運動療法の介入を行っていくことが重要であり，さらには骨折予防としての骨粗鬆症の評価・治療に加え，感染予防のための各種ワクチンの接種なども積極的に行っておくべきである(低栄養に対する栄養評価および栄養介入方法の詳細については23章15「低栄養と栄養管理」参照)。

サルコペニア

一般的に，加齢に伴い全身の筋肉量は徐々に減少し，20～80歳までに約20～30%が減少する。1989年，Rosenbergらは，この加齢に伴う筋肉量減少および筋力低下の現象をサルコペニア(sarcopenia)と名づけた。現在，サルコペニアは表4-4-1に示すような，加齢に伴う体での変化が，相互に複雑に関係しあって起こると考えられている。いったんこのような筋肉量の減少が起こると，身体活動量が低下し，食事摂取量が低下，そしてさらなる筋肉量の低下といった悪循環に陥りやすく，さらに低栄養に伴う骨折や感染を合併することにより，急激に進行すると考えられている。

最近サルコペニアは，高齢者の転倒や骨折，ひいては寝たきりなどのADL障害を引き起こす大きな原因の一つと考えられるようになり，これらに対して，適切な食事療法や運動療法による介入を行うことで，高齢者であっても筋力や筋肉量が改善し，ADLの維持や生活の質(QOL)の向

表4-4-1 サルコペニアの主な原因

1) 食事摂取量の低下
　残存歯↓, 唾下機能↓, 味覚↓
2) 身体活動性の低下
3) 食物の消化機能の低下
　消化酵素↓, 蠕動機能↓, 消化吸収能↓
4) 筋蛋白合成能の低下
5) 末梢神経支配の減退
6) ホルモンバランスの変化
　テストステロン↓, DHEA↓, GH↓, IGF-Ⅰ↓
7) 炎症性サイトカインの上昇
　IL-1↑, IL-6↑, TNFα↑
8) 酸化ストレス

DHEA：デヒドロエピアンドロステロン, GH：成長ホルモン, IGF-Ⅰ：インスリン様増殖因子Ⅰ, IL-1：インターロイキン1, TNFα：腫瘍壊死因子α

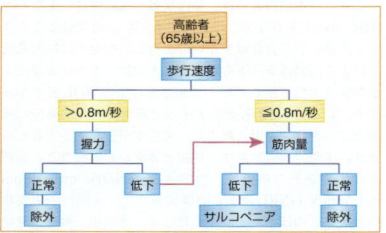

図4-4-1 EWGSOPによるサルコペニアのスクリーニングアルゴリズム
EWGSOP：European Working Group on Sarcopenia in Older People
(文献5を改変)

上が十分期待できることがわかり, 注目されるようになっている.

サルコペニアとする筋肉量低下の基準に関して明確なものはないが, 二重エネルギーX線吸収法(dual energy X-ray absorption：DEXA)から求めた四肢筋肉量の合計値(appendicular skeletal muscle mass)を身長(m)の2乗で除したskeletal muscle mass index(SMI)を用いて, 健康な一般成人におけるSMI値の平均から標準偏差の2倍(2 SD)未満のものをサルコペニアとすることが多く, わが国の報告では, 男性で6.87 kg/m², 女性で5.46 kg/m²未満が示されている[4]. このほかにも, 生体電気インピーダンス法(bioelectrical impedance analysis：BIA)から除脂肪体重を推定し, 基準とする方法などがあるが, いずれの方法においても簡便性, 正確性などに問題があり, スクリーニング検査としては適切ではなく, 今後バイオマーカーや四肢の身体計測値などの新たな指標の確立が期待される.

また, これまでサルコペニアの診断基準も明確なものはなかったが, 最近, European Working Group on Sarcopenia in Older People(EWGSOP)から, 筋肉量低下を必須項目として, 筋力低下, 身体機能低下のいずれかを認めた場合にサルコペニアと診断することや, 新たなスクリーニング方法として図4-4-1に示すようなアルゴリズムが提唱された. さらに, これまでは加齢のみによる筋肉量の低下をサルコペニアとすることが多かったが, これを原発性とし, その他の悪液質(cachexia)を含む疾患や廃用性, 低栄養などによる筋肉量低下を二次性としてサルコペニアに含めることも提唱されている.

しかし, 診断基準に関しては, 同時期に, European Society for Clinical Nutrition and Metabolism(ESPEN)のSpecial Interest Groupから, 成人平均の2 SD未満の筋肉量に加え4 m歩行で0.8 m/秒未満の歩行速度低下の両方を満たすものをサルコペニアとする基準も発表されており, 今後わが国における基準の作成が待たれるところである.

【野村 和至】

参考文献
1) 厚生労働省健康局総務課生活習慣病対策室：平成17年国民健康・栄養調査結果の概要, 2006
2) Al Snih S et al：The effect of obesity on disability vs mortality in older Americans. Arch Intern Med 167：774-780, 2007
3) Bouillanne O et al：Geriatric Nutritional Risk Index：a new index for evaluating at-risk elderly medical patients. Am J Clin Nutr 82：777-783, 2005
4) Sanada K et al：A cross-sectional study of sarcopenia in Japanese men and women：reference values and association with cardiovascular risk factors. Eur J Appl Physiol 110：57-65, 2010
5) Cruz-Jentoft AJ et al：Sarcopenia：European consensus on definition and diagnosis：Report of the European Working Group on Sarcopenia in Older People. Age Ageing 39：412-423, 2010

5 薬物療法

薬物有害事象の頻度と要因

高齢者では, 若年者に比べて薬物有害事象(adverse drug events)(広義の副作用)の発生が多い. 実際, 急性期病院の入院症例では, 高齢者の6～15%に薬物有害事象を認めており[1,2], 60歳未満に比べて70歳以上では1.5～2倍の出現率を示す. 外来患者でも高齢者には1年あたり10%以上の薬物有害事象が出現するとされる[1]. 高齢者の薬物有害事象は重症例の多いことが特徴である. その結果, 高齢入院患者の3～6%は, 薬物を原因としたいわゆる薬剤起因性疾患である[3].

さまざまな因子が高齢者の薬物有害事象増加に関連するが, そのうち最も重要なのは, 薬物動態および薬力学の加齢変化に基づく薬物感受性の増大と服用薬剤数の増加である. 特に薬物の代謝・排泄能低下を背景として, 成人の通常投与量であっても過量投与と判断されるものが多い[2].

高齢者の薬物動態と薬力学

薬物動態(pharmacokinetics)は, 吸収, 分布, 代謝, 排泄というステップにより規定され, それに加えて組織レベルでの反応性(薬力学〈pharmacodynamics〉)が薬効を左右する. 薬物動態の加齢変化の結果, 高齢者では半減期($t_{1/2}$)の延長や最大血中濃度(C_{max})の増大が起こりやすく, 総じて薬効が強く出ることが問題となる場合が多い.

投薬に際しては, このような高齢者の特性を理解して処方量を調節する必要がある. 具体的には, 少量投与(成人量の1/2程度)から開始する心掛けが重要である. さらに,

薬物の代謝・排泄にかかわる腎機能や肝機能は加齢や疾患の影響で低下してくるので、長期的には投与量を減らすことも考慮する必要がある。また、薬物同士の相互作用により、薬物動態や反応性が変化することにも注意が必要である。使い慣れない薬物の処方に際しては、必ず添付文書で注意事項を確認する。

多剤服用の対策

多剤服用（polypharmacy）にはいくつかの問題点がある。まず明らかなのは薬剤費の増大であり、医療経済的にも、患者個人にとっても重要である。同時に、服用する手間も無視できない。高齢者でより問題が大きいのは、薬物相互作用および処方・調剤の誤りや飲み忘れ・飲み間違いの発生確率増加に関連した薬物有害事象の増加である。入院患者調査[2]では、薬物有害事象の頻度は薬剤数に比例して増加した。多剤服用に起因する処方過誤や服薬過誤は、有害事象に直接つながらなくてもリスクマネジメント上問題で、対策が講じられるべきである。退院後の誤処方も多剤服用と関連するとされる。

多病が高齢者の多剤服用の主因なので、特別な配慮をしなければ多剤服用を回避することは難しい。たとえば、若年成人や前期高齢者で示されたエビデンスを目の前の後期高齢者や要介護高齢者にあてはめることは妥当か？　他によい薬がないという理由で、症状の改善がみられないのに漫然と継続していないか？　患者の訴えに耳を傾けるのではなく、それほど効果が期待できない薬を処方することに対処していないか？　など処方に際して見直す点はいくつかある。特に、個々の病態や日常生活機能に基づいて処方薬の優先順位を決めることが重要である。

有害事象が出やすく、効果に比べて安全性が劣るといった理由で、一般に高齢者にふさわしくないとされる薬物もあり、米国Beersのリスト[4]や日本老年医学会による「高齢者に対して特に慎重な投与を要する薬物のリスト」[5]に掲載されている。薬剤起因性老年症候群らしいが原因薬剤の特定が困難な場合や、服薬管理能力に問題で現状ではアドヒアランスに障害が出ている（あるいは出そうな）場合など、とにかく薬剤数を減らしたいときには、まず症例に基づき、次にこれらのリストを参考にして適応を判断することが望ましい。

服薬管理

高齢者で必ずしも服薬アドヒアランスが低下するわけではないが、用法や薬効の理解度、認知機能、薬剤容器の開封能力、処方薬剤数、最近の処方変更と関係することが報告されている[6]。いくらよい薬を使っても、十分なアドヒアランスが保てなければ効果が出る保証はないし、むしろ有害でさえあるかもしれない。逆に、きちんとした服薬指導により死亡率が低下したとの報告もある。したがって、高齢者総合的機能評価を用いて、服薬管理能力と関連因子を評価することが大切である。特に認知症や白内障など服用に問題があると予想される症例では、服用状況を確認しながら薬剤と服用法を決定していく慎重な態度が要求される。

具体的には、

1 服薬数を少なく：薬効が似た薬剤が2〜3剤処方される

表4-5-1　高齢者薬物療法の原則
1) 処方薬剤の数を最小限にする
2) 服用方法を簡便にする
3) なるべく一包化管理する
4) 明確な目標とエンドポイントに留意して処方する
5) 生理機能に留意して用量を調節する（少量で開始し、ゆっくりと増量する）
6) 必要に応じて臨床検査を行う
7) 定期的に処方内容を見直す
8) 新規症状出現の際はまず有害事象を疑う

場合は、力価の強い1剤あるいは合剤にまとめることを考慮する。

2 服用回数を少なく：1日3回あるいは2回服用から1回への切り替えを考慮。食前、食直後、食後30分など服薬法の混在をなるべく避け、介護者が管理しやすい服用法・時間を選択する。

3 一包化調剤の指示：服薬管理能力に問題がある場合に有効である。長期保存できない、途中で用量調節できないといった欠点がある。また、緩下剤や睡眠薬など症状によって飲み分ける薬剤は別にする。

その他、服薬カレンダーや服薬ケースを利用して飲み忘れを極力防ぐよう努める。

以上に述べた高齢者薬物療法の原則を表4-5-1にまとめた。老年科医が行う最も重要な介入方法の一つは、薬物を中止することである。包括的い制度など経済的理由による薬剤削減では過少医療の危険を伴うが、適切に実施されればメリットが大きい。いずれにしても、高齢者医療の従事者は、加齢に伴う生理変化と薬物療法の原則、常識を身につけ、高齢患者に対して安全で有効な方法で薬物療法を行うことができなければならない。

【秋下　雅弘】

参考文献
1) Rothschild JM et al : Preventable medical injuries in older patients. Arch Intern Med 160：2717-2728, 2000
2) 鳥羽研二ほか：薬剤起因性疾患. 日本老年医学会雑誌 36：181-185, 1999
3) Pouyanne P et al : Admissions to hospital caused by adverse drug reactions : cross sectional incidence study. French Pharmacovigilance Centres. BMJ 320：1036, 2000
4) Fick DM et al : Updating the Beers criteria for potentially inappropriate medication use in older adults: results of a US consensus panel of experts. Arch Intern Med 163：2716-2724, 2003
5) 日本老年医学会編：高齢者の安全な薬物療法ガイドライン 2005, メジカルビュー社, 2005
6) 葛谷雅文ほか：高齢者服薬コンプライアンスに影響を及ぼす諸因子に関する研究. 日本老年医学会雑誌 37：363-370, 2000

6　リハビリテーション

高齢者リハビリテーションとは

リハビリテーションとは、病気、ケガ、老化現象などさまざまな原因によって生じた心身の障害に対して、その障害が元の状態に戻るような訓練を行うことだと考えられがちであったが、現在では、障害を治すだけでなく、障害を

表4-6-1 長期臥床により引き起こされる病的状態の原因とその対策

症状	原因	予防・対策
骨格筋の萎縮（筋力低下）	運動不足	自発的運動、早期離床
関節拘縮	関節運動の欠如	自発的あるいは他動的なROM訓練
骨粗鬆症	体重負荷と筋収縮の欠如	早期離床、起立訓練
尿路結石	尿路感染、骨の脱灰	体動、膀胱留置カテーテルの使用中止
起立性低血圧	長期臥床	早期離床、起立訓練
静脈血栓症	静脈血流のうっ滞	体位変換、自発・他動運動、フットポンプ使用
嚥下性肺炎	胸郭拡張の欠如、体位不良	体位変換、嚥下訓練
褥瘡	長時間の圧迫	体位変換
尿失禁	排尿機会の欠如	膀胱留置カテーテルの中止
便秘	排便機会の欠如、運動不足	早期離床、適切な食事内容、水分摂取、簡易便器使用
心理的荒廃、認知機能低下	単調な生活、活動低下、孤立、慣れた環境からの隔離	面会や社会接触、作業、レクリエーション療法、心理療法など

ROM：関節可動域（range of motion）

持った人が障害を持ったままでも、よりよい人生を送ることができるよう支援を行っていくことが重要であると考えられている。

従来の医療は、臓器疾患の治療を第一義的に考えた延命のための医療が中心で、急性期疾患の治療や救命に多大な貢献を果たしてきたが、高齢者医療ではこの先進的臓器別診療では高齢者の尊厳を損なう場合もある。日常診療では、臓器別治療で単一の疾患の治療に専念するばかりに、関節拘縮や筋力低下を引き起こし、かえって生活機能低下をもたらし、疾患は治っても自宅での自立した生活ができなくなるという高齢者にとって不幸な事態を生じることがよく起こる。よって、現在では高齢者の生活の質（QOL）の向上をめざし、自立した生活を送ることを目標とする医療の必要性が問われるようになっている。

心身の機能が低下しやすい高齢者のリハビリテーションの目的は、身体的および精神的な機能の回復を最大限にはかり、可能であれば自立して生活しうる能力を取り戻すことである。そのためには、疾患の治療とともに日常生活での活動度を維持または向上させることが重要である。さらに、予防の観点から、日頃から生活に運動を取り入れることも重要なリハビリテーションの一つであると考えられる。医療とその関係分野の専門職が行うリハビリテーションを「医学的リハビリテーション」と呼び、リハビリテーション専門医、リハビリテーション看護師、理学療法士、作業療法士、言語聴覚士、臨床心理士、義肢装具士、ソーシャルワーカーなど多数の専門職が関与するが、ボランティアや家族の支えも大切である。

高齢者リハビリテーションの実際

高齢者リハビリテーションでは、第一に寝たきりや要介護状態を予防する予防的リハビリテーション、第二に疾病の治療とともに早期に開始される急性期リハビリテーション、第三に急性期から機能回復をめざした回復期リハビリテーションへのスムーズな移行、第四に地域との連携が重要で、維持期リハビリテーションが必要となる。

高齢者の特性をふまえたリハビリテーションの必要性

高齢者では、多臓器にわたる疾患が認められ、症状が非定型的であり、慢性化しやすく、機能障害につながりやすく、合併症を併発しやすい。そして社会的要因や環境により症状が変動しやすい。また高齢者は、複数の慢性疾患をかかえている可能性がある。

医療技術の進歩により、数々の病気を早期に発見、治療できるようになったが、すべての疾患を完全治癒に持っていくことは困難な場合が多い。疾病を根治するのではなく、慢性疾患を持ちながら、自立した生活を維持することが重要である。

高齢者リハビリテーションの対象疾患

老化により、骨関節・筋などの運動器、呼吸・循環器系、神経系、精神機能、代謝機能など多くの臓器に形態的変化と機能的変化が起こる。これらの変化が、高齢者に特有の疾病を発症させることになる。

具体的には、脳血管障害、認知症、Parkinson（パーキンソン）症候群を中心とした中枢神経障害、転倒による大腿骨頭部骨折、脊椎圧迫骨折、変形性関節症、変形性脊椎症、骨粗鬆症などの整形外科疾患、肺炎や慢性呼吸不全などの呼吸器疾患、心筋梗塞や胸部手術後、血管手術、悪性腫瘍などの腹部手術後、糖尿病による神経障害もリハビリテーション対象疾患として多くみられる。

Hirschbergは廃用症候群を、「長期臥床により心身の活動性が低下することによって引き起こされる病的状態の総称」と定義した[1]。病的状態の具体例を表4-6-1に示す。これらの多くは予防可能であるとし、その対策についても表4-6-1にあげる。廃用症候群は、日常的活動の低下や活動が禁忌あるいは危険を伴うような状況から生じる体力の低下や身体的、精神的諸症状を総称した概念である。特に障害を持った高齢者において、廃用症候群は避けることができない重要な問題であり、高齢者リハビリテーションで大切なのは、廃用症候群対策である（詳細については23章3「廃用症候群」参照）。

【深井 志保】

参考文献

1) Hirschberg GG et al eds: Rehabilitation, p12-23, Lippincott, 1964

5 高齢者の救急疾患とその対策

はじめに

高齢化社会に伴い,救急搬送される高齢者は増加傾向にある。救急搬送される高齢者は入院が必要とされる中等症以上の患者の割合が多い。高齢者は,もともと複数の基礎疾患を有することが多く,免疫能や各臓器予備能なども低下している。さらに,典型的な臨床症状に乏しく,訴えが困難な場合も多く,病態が急激に変化することも多い。また,独居や老老介護などの生活環境から発見が遅れやすいなど環境要因も影響する。

高齢者救急の特徴

1. 十分な病歴聴取ができないことが多い。
2. 症状・検査所見が典型的でないことがある。
3. 臓器予備能が低く,短期間で重症化しやすい。
4. 複数の疾患を有していることが多く,病態が複雑である。
5. わずかな外力で大きな外傷になりやすい。

以上の特徴を念頭において,高齢者が救急外来を受診した際には慎重にかつ迅速に対応しなければならない。

高齢者救急疾患の特徴

脳疾患,心疾患:動脈硬化性疾患がもともと高齢者の基礎疾患に多いことも影響して,救急搬送される疾病の分類では脳疾患・心疾患の割合が高い(図5-1)。急性冠症候群の高齢患者は典型的な胸痛の自覚症状が出にくいうえ,自覚症状の出現までの時間が遅い。呼吸困難,発汗,嘔気,嘔吐,意識消失などが初回症状として多くみられる。

呼吸器疾患:免疫力低下のため,易感染性から肺炎に罹患しやすい。気道症状や呼吸困難感を訴えないケースや発熱や白血球増加を認めないケースをしばしば経験する。気道症状や胸部X線にて肺炎像を認めた場合,高齢者では肺結核を念頭にして対応する必要がある。また嚥下機能の低下は,顕性または不顕性の誤嚥を生じ,誤嚥性肺炎や窒息の危険因子として重要である。誤嚥は気道内に異物が入ることであるが,異物の性状によっては窒息が引き起こされる。窒息は処置を誤れば致命的となるため,応急処置ができる必要がある。窒息時の処置法を図5-2に示す。

消化器疾患:高齢者の場合,腸閉塞,急性虫垂炎,穿孔性腹膜炎,胆道系疾患,ヘルニア嵌頓の頻度が高い。大腸癌による腸閉塞や腸間膜動脈血栓症は高齢者に多い疾患とされている。高齢者にとっては緊急手術の危険性や術後の合併症も高率のため,診断や治療の遅れが致命的になる。そのため,緊急手術が必要な疾患か,待機的に手術が必要な疾患か,保存的治療で改善が可能かを迅速に判定する必要がある。

転倒,骨折:高齢者は,加齢に伴う骨密度の低下から易骨折性である。転倒は,若年成人にとっては軽微な外力であるが,高齢者の転倒は約半数が治療を要するといわれている。そのうち重症で頻度の高いものが骨折である。また,高齢者はバランスが悪く易転倒性であるため,より骨折のリスクが高くなる。脊椎圧迫骨折や大腿骨骨折,上腕骨,

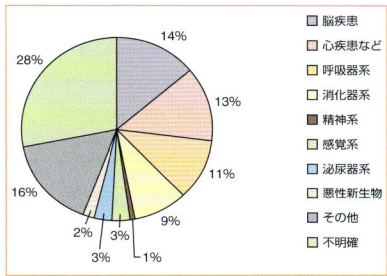

図5-1 救急自動車による急病高齢者の疾病分類搬送人員の状況(平成19年度)[4]

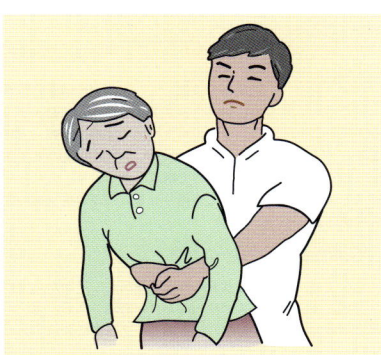

図5-2 Heimlich法
1. 患者の背部にまわり両腕で上体を抱える
2. 一方の手で拳を握り剣状突起と臍の間に置き,もう一方の手をその上にかぶせて組む
3. 患者の腹部に食い込ませるように瞬間的に引き上げ,上方に締めつけるように圧迫する

橈骨骨折などが多くみられる。しりもちから,骨盤骨折を起こしていることもある。慢性硬膜下血腫を気づかないうちに起こしていることもある。受傷部位が1カ所とはかぎらないため,目立つ部分以外の全身の視診・触診を行う。大腿骨骨折は,その後の日常生活動作(ADL)にも影響する。また,脊椎圧迫骨折は円背を引き起こし,呼吸器や消化器機能の低下にもつながる。日頃からの骨折予防対策(骨粗鬆症の治療,転倒予防対策)をはかることが重要である。

誤飲:義歯や薬物の包装などの誤飲のケースが報告される。PTP(press through package)包装シートの誤飲が大きな問題となっている。食道穿孔や縦隔炎,腸管損傷の可能性もあり,迅速な処置が必要である。日頃から,薬剤包装を工夫したり,介護者が義歯を確認するよう指導する必要がある。

【花岡 陽子】

参考文献

1) 林泰史ほか編：高齢者診療マニュアル，日本医師会，2009
2) 江﨑卓弘ほか：高齢者の救急医療—最近の動向．臨と研 82：571-573，2005
3) 安藤大樹：高齢者救急の現状．Modern Physician 29：1375-1378，2009
4) 総務省消防庁：平成20年版 救急・救助の現況，2009

6 退院支援とチーム医療

退院支援の背景と目的

高齢者の入院では，多くの場合，入院のみでは医療は完結せず，退院後も在宅や施設において医療，看護，介護による総合的なケアが必要である。入院患者とその家族に，退院後の医療，保健，福祉にかかわる環境を整えることにより，安心して退院を迎えられるよう，退院の支援が必要である。

退院支援は，①退院先を確保して，②療養生活を安定させるための，③病院においてシステム化された活動・プログラムとされている。また退院支援は，①退院困難・支援必要患者の抽出，②退院の支援介入，③退院後の追跡調査・追加支援，の3つの過程で構成されており，これらすべてを病院システムとして機能させることが退院支援の要件である。

要支援患者のスクリーニング

退院支援が必要な患者をもれなく抽出し，早期から支援を開始するために，スクリーニングが有用である。退院困難に陥る危険因子を総合的に考慮し，支援の必要性を検討する。

退院困難の危険因子

1. 医療的要因：疾患，病態，医療処置（注射点滴，経管栄養，呼吸器，気切吸引，酸素，尿道カテーテル，ストーマ，創処置，疼痛管理，透析など）。
2. 身体機能：日常生活動作（ADL）の低下（原リ疾患：脳血管障害，骨折，脳・神経疾患，癌ターミナルなど）。
3. 精神機能：認知機能障害，うつ，意欲低下，周辺症状（特に暴力行為，不潔行為，徘徊，火の不始末など）。
4. 社会的要因：住居の有無・居住地，経済的問題。
5. 医療福祉制度要因：介護保険，難病認定，身体障害者などの状況。
6. 家族環境要因：キーパーソン，同居家族，介護者と介護力。

スクリーニング表は，どのような機能の医療機関で，いつ開発されたものかを把握して使用すべきである。危険因子は，医療制度や医療機関により異なるものであり，抽出ツールは医療機関ごとに作成されるべきだからである。また，スクリーニング表は運用すると同時に，データの分析が継続的に行われ，リニューアルされ続けるものでなければならない。

東京大学医学部附属病院において開発されたスクリーニングシート「退院支援スコア」を図6-1に示す。

退院支援の進め方—チームによる退院支援

支援介入は，①患者・家族の医療社会環境・情報の収集，②退院先（在宅，転院，施設入所）や退院支援の目的（終末期，医療，療養，リハビリテーション）などの支援方針の決定，③方針に基づく交渉，調整，の順に進められる。

退院支援を進めるうえで重要なことは，患者を医療，看護，介護，福祉などすべての視点から総合的にとらえることである。医師，看護師，ソーシャルワーカーがチームとなり，全症例に対し，それぞれの立場からアプローチすることで最適な支援を実現することができる。その際，職種の違いはあっても患者の基本的機能を共通のスケールで評価する総合的機能評価の有用性が高く，実施することが望まれる。

必要十分な退院支援を行った場合であっても，重症，難病患者では，退院後，病状悪化に陥ることもあり，患者と家族に対する十分な説明と同意を得ることが大切である。また，支援記録の充実も重要である。

退院医療

退院先となるさまざまな医療環境において，医療・看護・介護の実情は大きく異なり，実施できる医療や介護に大きなギャップが存在する。そのギャップは医療機関の機能（一般病床，療養病床，介護老人保健施設，在宅医療など）の違いによるところが大きい。ギャップが存在するまま退院すると，退院後に医療の変更を余儀なくされ，病状悪化をきたすことになりかねない。

退院支援において最も重要なことは，患者の退院先に応じて実施できる医療内容を把握し，入院中からそれに則した医療に軌道修正することである。この退院先の医療事情に応じた退院をめざす，退院のための医療を「退院医療（discharge medicine）」と呼ぶ（図6-2）。

●年齢	1	75歳以上
	0	75歳未満
●入院のきっかけとなった主疾患	1	脳梗塞・脳出血・大腿骨頸部骨折
	1	癌のターミナル・神経難病
	0	上記以外
●入院時ADL（歩行）	4	全介助（移動不能）
	2	一部介助（車椅子にて自立，介助歩行など）
	0	自立（杖，装具などの補助具の使用を含む）
●入院時ADL（排泄）	4	全介助（失禁，カテーテルを含む）
	1	一部介助（ときどき失禁）
	0	自立
●認知症	4	問題行動あり（譫妄・暴力行為・不潔行為・徘徊など）
	0	認知症なし，認知症ありでも問題行動なし
●介護力	2	介護力なし（独居・日中独居・老老介護など）
	0	介護力あり（同居家族の有無は問わない）
●介護保険	2	対象者であり，必要であるが未申請
	1	認定済・申請中
	0	対象外，または対象者であるが必要なし
●退院後に予測される医療処置	2	在宅IVH・点滴・腹膜透析・人工呼吸器
	1	在宅酸素・経管栄養・血液透析・気切など上記以外の処置
	0	医療処置なし

合計スコア .... 点 → □ リスクなし（0点～4点）
□ リスクあり（5点～）

図6-1 退院支援スコア
ADL：日常生活動作，IVH：中心静脈栄養法

転院・施設入所に向けての退院支援

転院または施設入所では，その目的を明確にして適応や，受け入れ条件を考慮して医療機関（一般病床，緩和ケア病床，回復期リハビリテーション病床，療養病床，介護療養型医療施設，介護老人保健施設など）を選定する（表6-1）。

転院先の選定に考慮すべき条件

- 薬剤（内服薬，注射薬など）。
- 検査（X線，超音波，内視鏡など）。
- 医療処置。
- 年齢（壮年者）。
- 意識障害，認知症，精神疾患。
- 実質的な入院可能期間（長期入院患者）。
- 空床待機期間。
- 入院費用，個室差額費用。
- メチシリン耐性黄色ブドウ球菌（MRSA）や耐性菌の受け入れ（大部屋，個室）。
- その後の療養の場とその確保。

慢性期病院には，療養病床，介護療養型医療施設があり，前者は2011年現在，医療区分による入院受け入れが規定されている。診療報酬の観点から区分2，3の患者が受け入れられやすく，逆に，医療処置のない軽症の区分1は敬遠されがちである。区分1に該当する患者では，施設入所か，在宅での療養を検討する。

介護老人保健施設，グループホームは，実施できる医療，看護，介護に制限があり，退院医療を念頭において加療する。介護老人福祉施設は，病院から直接入所することは少ないが，患者，家族にその存在と手続きについて伝えておくことが望ましい。有料ホームは，サービス提供や機能，条件などさまざまであるが，費用が高額であるところが多

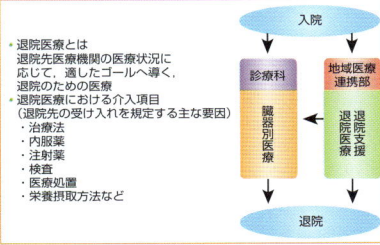

図6-2 退院医療

表6-1 退院先分類

	目的	機関種別		適応・条件	退院支援
転院・施設入所	終末期	ホスピス・緩和ケア病床（一般病床）		悪性疾患・AIDS，余命6カ月以内，抗癌治療をしないこと，告知済（絶対条件ではない）	家族受診して入院予約
	医療	一般病床		検査・治療・医療処置が必要な医療依存度の高い患者	疾患・医療処置・地域・介護状態・感染などを考慮した病院選択・転院交渉・一般病床を退院した後の療養の場の確保
	療養	病院	療養病床	医療区分（受け入れやすさ：3>2>1）	医療区分・入院費用・地域・介護状態・感染などを考慮した病院選択・転院交渉/医療処置・薬剤などに制限が多く退院医療が重要
			介護療養型医療施設	要介護度1～5（要介護度が高いほど受け入れやすい）	要介護度・入院費用・地域・介護状態・感染などを考慮した病院選択・転院交渉/医療処置・薬剤などに制限が多く退院医療が重要
		施設	介護老人保健施設	要介護度1～5 リハビリテーションによる在宅復帰を目的（入所期間：原則3カ月）	疾患・入院費用・地域・介護状態などを考慮した選択・交渉/医療処置・薬剤などに制限が多く退院医療が重要
			介護老人福祉施設	要介護度1～5（介護の必要性が高い人を優先）（終身利用も可）	疾患・病態・地域・介護状態などを考慮した選択・交渉/待機期間が長く，他施設に入所しながら待機
			グループホーム	要支援2～要介護5（自立支援と共同生活の充実〈医療処置の制限あり・個室〉）	疾患・病態・地域・介護状態などを考慮した選択・交渉（在宅扱い）
			有料ホーム	おおむね自立～要介護5（食事・介護サービスがついた高齢者向け有料のホーム）	疾患・病態（医療処置：受け入れやすい）・入所費用（高額）・地域・介護状態などを考慮した選択・交渉（訪問介護サービス可）
	リハビリテーション	回復期リハビリテーション病床		疾患限定（脳血管障害，骨折など）で発症後2カ月以内	発症早期の交渉開始/回復期リハ病床を退院した後の療養の場の確保

	目的	概念	適応・条件	退院支援
在宅	終末期	家で最期を迎える	医療依存度が高く医療処置が多い，疼痛緩和	地域の病院，訪問医，訪問看護/介護/介護者への教育・訓練
	医療	医療が必要な在宅療養	医療依存度が高く医療処置が多い	地域の病院，訪問医，訪問看護/介護/介護者への教育・訓練
	介護	介護が必要な在宅療養	医療処置がないまたは少ない	訪問看護，訪問介護，デイサービス
	リハビリテーション	在宅におけるリハビリテーション	脳血管障害，骨折，廃用などのリハ（厳密な適応条件はない）	訪問看護師／理学療法士による訪問リハ／通所リハ／外来通院リハ

AIDS：後天性免疫不全症候群

い。また、療養目的の転院、施設入所では、空床待機期間が長いことも考慮しなければならない。

在宅に向けての退院支援

退院先を検討する際、まず自宅への退院が可能かどうかを評価し、可能であれば在宅に導く。在宅におけるサービスは、家族介護で賄えない部分を補うために利用する。目的を明確にし、適したサービスの導入をはかる。介護保険サービスのほか、配食サービス、緊急警報システム、ボランティアによるサービスなども利用する。また、患者や家族への看護・介護手技の教育、トレーニングは特に重要である。

追跡調査・追加支援

退院を支援した患者の退院後の療養生活を見守るために、追跡調査を行う。支援内容の検証と、よりよい支援方法の構築のためにも重要である。実際には、退院後数日、数週間、数カ月における療養生活の経過を確認することが望まれる。特に、在宅の重症例または介護度の重い患者では、外来において医療的評価のみならず、総合的機能評価を確認すべきである。療養生活に問題があれば追加支援として、地域の医療介護機関と連携し、医療と介護サービスの再調整をはかる。

【長野 宏一朗】

参考文献
1) 長野宏一朗ほか:日常診療に活かす老年病ガイドブック8 高齢者の退院支援と在宅医療、大内尉義監修、p54～63、メジカルビュー社、2006
2) 長野宏一朗:退院支援におけるCGA 高齢者総合的機能評価ガイドライン、鳥羽研二監修、p63～70、厚生科学研究所、2003

7 老年学の概念

「老年学(gerontology)」というわが国ではまだ馴染みの薄い学問が学際的科学として確立したのはさほど遠い過去のことではない。長年、高齢者研究は医学や生物学など生命科学の分野において、加齢に伴う生理的機能の変化や生活習慣病の研究を中心として発達した。生理的老化の原因の解明や生活習慣病の克服をめざす研究者の間では、人間の寿命をどこまで延ばすことができるかという共通の関心があった。この目標はある程度達成され、20世紀後半に平均寿命は30年以上延伸した。しかし、人は長く生きるようになったが、病院や施設で寝たきりの高齢者や退職後することもなく無為に生きながらえる人も多くなった。そこで高齢者研究の課題は寿命を延ばすこと、すなわち量から生活の質(quality of life:QOL)を高めることへ移行していった。それは同時に、従来の高齢者研究が疾病や障害など高齢期のnegativeな側面に注目したのとは対照的に、高齢期における可能性、つまりpositiveな側面に光をあてることでもあった。

1987年から二十数年にわたり6,000人弱の高齢者の生活を3年ごとに追跡してきた全国高齢者調査の結果(図7-1)をみると、約80%の高齢者(男性の70%、女性の90%)が70歳代半ば頃から生活自立度(指標は日常生活動作〈ADL〉と手段的日常生活動作〈IADL〉)の低下を経験していることがわかる。わずかな恵まれた例外を除いて、ほとんどの後期高齢者はたとえこれといった病気はなくても身体機能の低下を経験する。虚弱化である。人生90年時代に生きる私たちは、かなり長い年数にわたって心身が徐々に虚弱化していくなかで、いかにしてQOLを維持していくかという課題を投げかけられている。

また、同じ調査から高齢者の生活の異なる領域(健康、経済状態、人間関係など)が実に密接に関連していることが明らかになった。健康の変化(例:脳梗塞)はただちに経済状態と家族関係に影響する。また、逆に人間関係の変化(例:配偶者の死)は健康と経済状態に変化をもたらす。家族のサポート体制によって、健康の回復度は顕著に異なる。したがって、医療を含む高齢者ケアには、生活者としての個人を心の状態も生活環境も含めて全人的に理解し、かかわることが求められる。そうした高齢者の医療ニーズに応えるためには、医療従事者の教育プログラムの抜本的な見直しと有機的なチームケア体制の構築が求められる。

筆者は、上記の全国調査に加えて、数多くの80歳、90

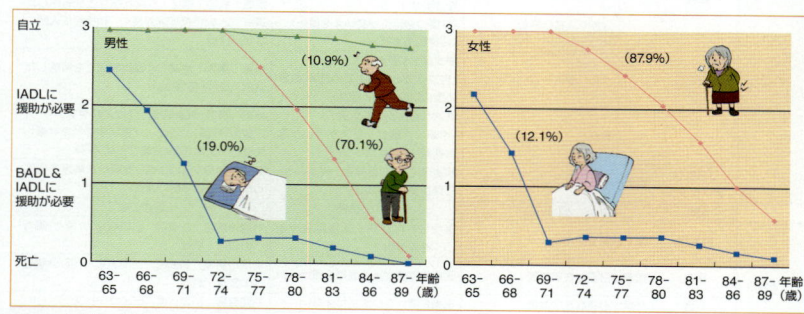

図7-1 自立度の変化パターン[1]
全国高齢者20年の追跡調査(n=5,715)
IADL:手段的日常生活動作、BADL:基本的日常生活動作

歳代の高齢者を訪問して日頃の生活，期待や不安について聞き取り調査を行ってきた。個々人で健康状態や暮らし向きは異なるが，誰もが口にする願いがある。それは「いままでのような生活を，明日も来年も続けたい」ということである。普通の生活の継続が日々の目標となっている。後期高齢者の多くは複数の疾患を抱えており，往々にして完治は難しいことを本人も自覚している。彼らが望む医療は，普通の生活の継続を可能にする生活支援の医療である。病院で急性期医療を受けたら，できるだけ早くうちに帰って普通の生活に戻ることを望んでいる。身体にあちこち悪いところはあっても，それとうまく付きあいながら，住み慣れたところで顔馴染みの人たちに囲まれて生活したい。医療機関に行けなくなったら，うちにいて診てもらうことができればどんなに安心かと思っている。長寿社会では在宅医療を含む包括的な地域医療体制の整備が求められている。

100年前には大方の人は高齢で身体機能や認知機能が衰えても家族と暮らし，自分の家で亡くなった。その後，都市化，少子化，女性の労働市場参加，人々の個人主義，自立志向などの社会変化に伴って，虚弱期を住み慣れた地域で安心して住み続けることが難しくなった。しかし，多少の手助けがあれば，これまでの日常生活を持続できる人は多い。長寿社会で重要なもう一つの要件は，生活機能が減退しても住み慣れた場所で安心して自分らしく生きること（Aging in Place）を可能にする生活環境の整備である。バリアフリーの住宅や介護サービスは必須要件である。

長寿社会のインフラ整備は待ったなしの時期にきている。人生90年時代に求められる医療は，病院と在宅医療，生活支援サービスが円滑に連携している地域包括医療である。年をとっても安心して生活できる，本人も家族も社会も長寿を心から喜べる社会の実現を切に望む。

【秋山 弘子】

■参考文献
1) 秋山弘子: 長寿時代の科学と社会の構想. 科学 80:59-64, 2010

8 高齢者医療と介護

1 医療福祉サービス

医療福祉サービスに関する法

これまで，高齢者の医療サービスは老人保健法で，福祉サービスは老人福祉法によってそれぞれ別々に提供されてきたが，2000年度から介護保険制度がはじまり，医療と福祉サービスの統合が行われ，さらに老人保健法は「高齢者の医療の確保に関する法律」と改められ，75歳以上の高齢者に対する後期高齢者医療制度（長寿医療制度）が創設された。

また，社会福祉法が2000年度から旧社会福祉事業法より改正され成立し，行政が行政処分によってサービス内容を決定する措置制度から，利用者が事業者からサービスを選択する利用制度へと転換され，利用契約の説明と書面交付が利用者保護の観点から義務づけられた。

医療福祉サービスにかかわる職種

社会福祉士：専門的知識および技術を持って，身体上もしくは精神上の障害がある，または環境上の理由により日常生活を営むのに支障がある者の福祉に関する相談に応じ，助言，指導，その他の援助を行うとされている。医療機関においては，医療ソーシャルワーカー（medical social worker：MSW）の職を担っていることが多い。

介護福祉士：専門的知識および技術を持って，身体上もしくは精神上の障害がある，または環境上の理由により日常生活を営むのに支障がある者に対して，入浴，排泄，食事，その他の介護を行い，その者およびその介護者に，介護に関する指導を行うとされる。施設においては，介護職員や寮母（父），在宅ではホームヘルパーとして働いていることが多い。

精神保健福祉士：精神科専門の医療ソーシャルワーカーということができる。

医療職としては，「訪問看護師」が「訪問看護」を行い，「理学療法士」や「作業療法士」が「訪問リハビリテーション」を行っている。さらに，「保健師」は地域保健の要として地域の中心的役割を担っている。「介護支援専門員」は介護保険制度の根幹にあり，医療と福祉をつなぐコーディネーターとして重要な役割を担っており，医療職や福祉職などさまざまな職種を背景に持つ。

高齢化が急激に進展している現在，介護保険サービス利用者の医療依存度が確実に増加している。そのため，在宅や介護保険施設における終末期を含めた医療体制の整備が急がれている。生活の場とされていた福祉施設における看取りも現実の問題となっており，その対応も進んでいる。

【西永 正典】

2 施設ケア

■ **定義・概念** 施設ケアとは，利用者の療養の場である「施設」を基盤として展開される援助やサービスの総称である。施設の種類は児童施設，高齢者施設，あるいは医療施設や福祉施設など利用者や機能によって多岐にわたる。治療（cure）機関である医療施設（病院，診療所など）に対し，保健施設や福祉施設はケア（care）を主目的とすることから，「施設ケア」における施設とは非医療系施設をさすことが多い。非医療系施設には福祉六法などで規定される障害，母子，老人，生活保護に関する施設があるが，ここでは高齢者施設の中核をなし，かつ介護保険制度で施設サービスに位置づけられている介護保険施設について解説する。

介護保険施設の種類と機能

介護保険施設には以下の3種類があり，設置目的に対応した人員が配置されている（表8-2-1）。

介護老人福祉施設：老人福祉法に規定された特別養護老人ホームのうち，介護保険制度の指定を受けたものである。医療依存度が低く，常時介護が必要な高齢者に対し，排泄や食事などの日常生活介護や生活相談などを行う。

介護老人保健施設：昭和62(1987)年の老人保健法改正に

表 8-2-1　介護保険施設の人員配置

	介護老人福祉施設	介護老人保健施設	介護療養型医療施設[*4]
医師	1人(非常勤可)	1人	3人
看護師[*1]	3人	9人	17人
介護職員等[*2]	31人	25人	17人
薬剤師	—	実状に応じた適当数	1人
栄養士	1人	1人	1人
生活相談員	1人	—	—
介護支援専門員	1人	1人	1人
機能訓練等職種	機能訓練指導員[*3] 1人	PT, OT, または ST のいずれか1人	PT および OT を実状に応じた適当数

(利用者100人換算した場合の最小人数)
[*1]：看護師または准看護師
[*2]：介護療養型医療施設での職名は看護補助者
[*3]：PT(理学療法士)，OT(作業療法士)，ST(言語聴覚士)，看護師，柔道整復師，あん摩マッサージ指圧師のいずれかの資格を有し，機能訓練にあたる者
[*4]：病院の場合の基準を提示

より新設され，介護保険法の制定に伴い同法に規定された。病状が安定している利用者に対し，介護や看護，および機能訓練を行い，居宅生活への復帰をめざす。

介護療養型医療施設：医療法に規定された療養病床のうち，介護療養型医療施設の指定を受けた病院，診療所である。病状は安定しているが，常時医学的管理を必要とする要介護者に対し，介護，看護，機能訓練，医療などを提供する。

介護保険施設の実態

平成20年介護保険サービス施設・事業所調査(厚生労働省)によれば，介護老人福祉施設の数は6,015ヵ所，定員42.3万人，介護老人保健施設3,500ヵ所，定員31.9万人，介護療養型医療施設2,525ヵ所，定員9.9万人である。3施設とも定員の充足率は90%を超え，あわせて約80万人の要介護者が施設での療養生活をおくっている。

さらに，同調査から要介護4以上の者の割合をみると，介護老人保健施設が最も少なく44.9%，介護老人福祉施設が最も多い82.8%，介護療養型医療施設はその中間の65.1%である。各施設とも医療依存度は高くないが，障害程度の重い高齢者が多数を占めている。

施設ケアの課題

施設の多機能化と個別ケア：歴史的に，施設ケアには個別性より効率性を優先する集団処遇のイメージがあった。しかし，施設ケアにおける個別ケアの推進が重視されるに従い，ユニットケアやグループホーム(認知症対応型共同生活介護)，通所と短期入所の機能を持つ小規模多機能施設などが増え，利用者個々の多様なニーズに応える施設の多様化・多機能化が進んでいる。

多職種連携・施設間連携：近年，介護保険施設では看取りや経口摂取の推進に対する加算が新設され，重症度の高い高齢者へのケアに対する期待が増している。しかしながら，表8-2-1のように介護保険施設に働く職種にはかぎりがあり，歯科医師や言語聴覚士などの専門職が配置されているところは少ない。

利用者のより高度なニーズに応えるには，施設内でともに働く職種の専門性を知り，それぞれの専門性を尊重し，補いあう多職種連携が基本といえる。それに加え，施設内で不足する機能をどのように組み合わせ，手に入れるのか

という戦略を持ち，施設の壁を越えて，施設間連携を推進するネットワークの構築が求められる。

【北川 公子・荒木 亜紀】

参考文献
1) 浅野仁ほか編：明日の高齢者ケア5 日本の施設ケア，中央法規出版，1993
2) 介護保険六法編集委員会編：平成22年版介護保険六法，中央法規出版，2010

3　法制

後期高齢者医療制度

2008(平成20)年4月より，75歳以上の高齢者に対し，独立した後期高齢者医療制度(長寿医療制度)が創設されスタートした。都道府県単位ですべての市町村が加入する「後期高齢者医療広域連合」が運営主体となる。

被保険者は75歳以上，あるいは65歳以上74歳以下の一定の障害の認定を受けた高齢者である。後期高齢者医療広域連合から被保険者一人ひとりに被保険者証が交付される。

医療機関の窓口負担は，かかった費用の1割(現役なみの所得者は3割)である(図8-3-1)。

また，医療機関の窓口での自己負担額は，月ごとに入院と外来をあわせた上限額と外来のみの上限額がそれぞれ設けられている。また，年間を通じた医療と介護の自己負担の合算額が高額になる場合に，軽減する高額医療・高額介護合算制度がある。

介護保険制度

介護保険制度は2000(平成12)年に導入された。それまでの福祉中心の介護を，自己責任，相互扶助の保険制度に変え，サービスの選択が可能となり，公平な制度にすることを目的とした。介護保険料と国，地方自治体からの公費で賄われている(図8-3-1)。

40歳以上のすべての国民が保険料納付の義務を負い，65歳以上で介護を要する高齢者(一号被保険者)と，40~64歳で特定疾患(表8-3-1)により介護を要する高齢者(二号被保険者)に原則，現物支給され，利用者は一定の自己負担金を

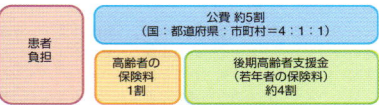

若い世代が今後減少することを考慮し、負担割合は2年ごとに見直し
図 8-3-1　後期高齢者医療制度における医療費の負担割合

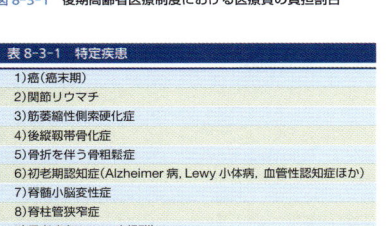

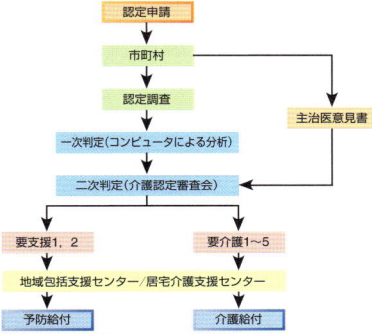

図 8-3-2　要介護認定の流れ

を支払わなければならない。

介護保険申請から給付までは、まず介護を必要とする被保険者の申請を受け、市区町村は調査員を派遣して一次判定がなされる。その後、介護認定審査会で主治医意見書を参考に予防給付の要支援1、2と介護給付の要介護1～5の7段階で給付の上限が決められている介護度が決定される。介護度は定期的に更新され、また状態の変化により区分変更の申請も可能である。

介護度をもとに地域包括支援センターなどの介護支援専門員（ケアマネージャー）が申請者の状態や希望に沿ってケアプランを作成し、申請者は予防給付や介護給付が受けられる（図 8-3-2）。

介護認定審査会

介護認定の公正さ、客観性、専門性を保つため、保健・医療・福祉に関する学識経験者より介護認定審査会が市区町村ごとに設置されている。委員は市区町村の長が任命する。2名以上の医療従事者（医師、看護師、理学療法士、作業療法士など）が通常、任命される。

主治医意見書

市区町村から派遣される調査員による認定調査による一次判定とともに、主治医意見書による医学的意見に沿って介護認定審査会で検討され介護度が決定される。主治医は被保険者の申請等により、市区町村から主治医意見書の作成を依頼される。作成にあたっては外観から判定できない事項、今後の見通しなど、医師でなければ記載できない事項を優先し、特に介護の必要性について具体的に記載されるべきである。

成年後見制度

「精神上の障害により判断能力が不十分な者について、契約の締結等を代わって行う代理人など本人を援助するものを選任、本人が誤った判断に基づいて契約を締結した場合にそれを取り消すことができるようにすることなどにより、これらの者を保護する制度」として制定された。高齢者の財産管理について、判断能力が低下した後に裁判所が財産管理を行う代理人を選任する法定後見制度と、判断能力が低下する前に高齢者本人が第三者と契約を締結する任意後見制度の2つからなる。

法定後見制度

本人の判断能力に応じて、後見、保佐、補助の3種類がある。

後見：自分の財産管理、処分がまったくできない程度に判断能力が低下、日常の買物も自分でできず、代わりにやってもらう必要がある状態のものを対象とする。本人に代わって法律行為を行うことで選任された者を成年後見人という。

保佐：自分の財産管理、処分に常に援助が必要な程度に判断能力が低下、日常の買物は単独でできるが、不動産、自動車売買、自宅の増改築、金銭の貸し借りの行為は単独ではできない状態のものを対象とする。保佐の事務を行うことで選任された者を保佐人という。

補助：自分の財産管理、処分に援助が必要な場合がある状態のものを対象とする。不動産、自動車売買、自宅の増改築、金銭の貸し借りなどの行為は、自分でできるかもしれないができるかどうか心配なので、本人の利益のために誰かに代わってやってもらうほうがよいとする状態のものを対象とする。本人の行う法律行為を補助するものとして選任された者を補助人という。

任意後見制度

将来の後見人となる人を，判断能力が低下する前に本人があらかじめ選任する制度である。法定後見が裁判所の審判であるのに対し，本人と話しあいにより契約内容を定めるため，本人の意向を反映しやすい。

【西永 正典】

9 高齢者の終末期医療

はじめに

わが国において，1970年に高齢化率が7％を超えた。以後，高齢者が急増して，2010年には23％を超え，世界一の超高齢国となり，今後もこの傾向は続いていくと予想されている。1975年までは，高齢者の死亡場所として病院と自宅が50％ずつであったが，それ以後病院死の高齢者が多くなり，2002年には82％となった。2000年以前のわが国では，高齢者の介護は家族が中心になって行われてきたが，核家族化，高齢者夫婦世帯の増加とともに，家族介護が困難になるなかで，2000年に介護保険制度が開始され，以後，公的介護サービスを受ける高齢者が急増してきた。

以前の医療現場では終末期にできるだけ長く延命をはかる治療が行われてきたが，最近は延命治療に大きな変化が起こってきている。

終末期

終末期は，癌患者に関しては，おおむね数日から3カ月以内と考えられているが，癌患者以外では統一されたものは現在ない。

2001年，日本老年医学会では，「病状が不可逆的かつ進行性で，そのときに可能な最善の治療により，病状の好転や進行の阻止が期待できなくなり，近い将来の死が不可逆となった状態」であると発表した。

2007年，厚生労働省のガイドラインでは，「終末期には癌の末期のように，予後が数日から長くとも2～3カ月と予測ができる場合，慢性疾患の急性増悪を繰り返し，予後不良に陥る場合，脳血管障害の後遺症や老衰など数カ月から数年にかけ死を迎える場合がある。どのような状態が終末期かは，患者の状態を踏まえて，医療・ケアチームの適切かつ妥当な判断によるべき事柄」としている。

同年の日本救急医学会では，「妥当な医療の継続にもかかわらず，死が間近に迫っているような状態で，救急医療の現場で以下の(1)～(4)のいずれかのような状態をさす。以下の(1)～(4)の判断については，主治医と主治医以外の複数の医師により，客観的になされる必要がある。(1)法的脳死判定基準または他の妥当な基準で脳死（臨床的脳死診断を含む）と診断された場合，(2)生命が新たに開始された人工的な装置に依存し，生命維持に必要な臓器の機能不全が不可逆的であり，移植などの代替手段もない場合，(3)その時点で行われている治療に加えて，さらに行うべき治療法がなく，現状の治療を維持しても数時間ないし数日以内に死亡することが予想される場合，(4)悪性疾患や回復不可能な病気の末期であることが，積極的な治療の開始後に判明した場合」としている。

全国老人保健施設協会の指針では，「医師により心身機能の障害や老弱が著明で，回復困難な状態にあり，近い将来死にいたることが予見されると診断される」としている。

以上のように終末期の期間は定義されたものはなく，数日から数年に及ぶと考えられている。高齢者の終末期に関して，医療の現場では，癌，認知症，重症肺炎などの疾患に応じた診療を行っている。

安楽死と尊厳死

安楽死とは，末期癌をはじめとする治療不可能かつ苦痛の強い疾患の患者を救済するために医師などが積極的あるいは消極的手段によって死にいたらしめることである。安楽死は，積極的安楽死と消極的安楽死に分けられる。積極的安楽死は，薬物を投与するなどの積極的方法で死期を早めることであり，わが国では刑法上認められていない。

消極的安楽死：死苦を長引かせないために延命治療措置をとらず，患者を死にいたらしめることであり，違法ではないとされている。医療現場では，重症肺炎で呼吸困難状態になったとき，人工呼吸器の導入を行わないことおよび経口摂取が不能となったとき，経鼻栄養や胃瘻造設，輸液療法などの処置を行わないで最期を迎えることが選択肢の一つとして行われている。

尊厳死：終末期の患者が事前に延命治療を拒否する意思を文書などで示し，医師側がそれを尊重して延命措置を行わないことにより，人間としての尊厳を保って死に臨むことである。1976年，日本尊厳死協会が設立された。

最近になって，「事前指示書」を提案する病院が徐々に増えてきている。その内容としては，①人工呼吸器，心臓マッサージなどの生命維持のために最大限の治療を希望する，②人工呼吸器は希望しないが，高カロリー輸液や胃瘻などによる継続的な栄養補給を希望する，③継続的な栄養補給は希望しないが，点滴などの水分補給は希望する，④水分補給も行わず，最期を迎えたい，などがある。

高齢者医療を行っている国立長寿医療研究センターでは，2007年より「事前指示書」への取り組みを開始した。その内容は，①終末期の痛みのコントロールや最期を迎える場所の希望，②延命のための各治療実施に関する希望，③本人の判断が難しいときに主治医が相談すべき「任意代理人」の記載，である。

終末期医療

終末期医療に関するガイドラインが，厚生労働省，日本救急医学会，全国老人保健施設協会などで発表されているが，紙面の関係で割愛する。

認知症

認知症は，Alzheimer（アルツハイマー）病（Alzheimer disease：AD），血管性認知症，Lewy（レヴィ）小体病が主たる原因疾患である。そのうち，ADが約50％近くを占める。ここでは，認知症としてADの終末期医療について述べる。

ADの終末期として，ReisbergはFASTの第7段階（非常に高度の認知機能低下）の昏迷および昏睡状態時としている[1]。この時期には，経口摂取が困難となり，死因の第

1位は誤嚥性肺炎である[2]。

このような終末期を迎え、ADの高齢者の療養場所、誤嚥性肺炎の治療および栄養についてどのような選択を行っていくかが重要である。当院では、表9-1に示した手順に従ってインフォームドコンセントを行っている。インフォームドコンセントは、高齢者本人への説明と高齢者の自己決定のための話しあいである。しかし、高齢者自身、認知症、不安、うつ病などを合併しているため、疾患についての説明を行っても、一般の癌患者のように熟慮したうえで、自己決定を行うことは困難である。そこで、高齢者本人の介護者と家族の方々に、病状、治療法および治療場所について説明を行う。

誤嚥性肺炎に関しては、その疾患と治療法として、点滴、抗生物質の投与、酸素吸入などについて説明をする。重症肺炎のときには、気管内挿管、気管切開、人工呼吸器の装着について説明する。人工呼吸器については、いったん装着した後、肺炎が治癒したときには外すことが可能であるが、肺炎と呼吸障害が長期化した場合、家族が希望しても外すことが困難であることも伝える。逆に、重症肺炎による呼吸障害が重度で、人工呼吸器装着を行っても改善が困難と思われる場合、家族が呼吸器装着を望まなければ、主治医および病院側より呼吸器を装着しない選択は可能であると伝える。

次に治療する場所として、救急病院、当院、有料老人ホーム、在宅について説明を行う。人工呼吸器装着を含めた高度医療を希望する場合は、救急病院での入院治療となる。積極的な治療を希望せず、往診、訪問看護による対症療法を希望した場合には、在宅で看る。点滴、抗生物質投与、酸素吸入による治療を希望する場合は、当院および有料老人ホームなどになると伝える。このような説明を行った後、家族で相談して、後日、治療場所と治療法についての意思を主治医に伝えてもらう。患者の肺炎が初回発症で重症肺炎の場合、家族は救急病院での治療を望むことが多いが、人工呼吸器の装着を望むことは少ない。肺炎を繰り返して併発するようになると、救急病院での治療を望むことが少なくなり、人工呼吸器、気管切開、気管内挿管も望まず、当院および有料老人ホームでの治療を希望するようになる。在宅での対応療法のみを希望する家族もある。

次に栄養補給に関するインフォームドコンセントについて述べる。終末期に嚥下障害が進行して経口摂取が困難になったときに、介護者に説明を行う。栄養補給として、経鼻栄養、胃瘻造設による経管栄養、中心静脈栄養および点滴（1日 1,000〜1,500 mL）などについての説明を行う。経口摂取困難になってきた場合、嚥下可能な栄養物摂取のみ行い、さらに経口摂取不能になった場合、家族と医師の間で同意が得られれば経口摂取を中止することもありうることを伝える。

認知症の終末期ケア

認知症高齢者の終末期ケアは、家族介護者にとってきわめて大きな負担であり、介入や支援が必要である。認知症高齢者を看取った217人の家族介護者についての調査では、半数の介護者は週に46時間以上、日常生活動作（ADL）や手段的日常生活動作（IADL）の介助を行っていた。家族介護者の過半数が24時間勤務をしているような

表9-1 当院における終末期のインフォームドコンセント

1）本人の自己決定は認知症、不安、うつ状態などのため困難
2）介護者へのインフォームドコンセント
　①肺炎の症状と治療についての説明
　　ⅰ）発熱、誤嚥、喀痰、呼吸困難
　　ⅱ）抗生物質（点滴、内服薬）、酸素吸入、気管内挿管、気管切開、人工呼吸器
　②栄養補給
　　点滴、中心静脈栄養、経管栄養、胃瘻、経口摂取
　③治療の場所の選択
　④治療法の選択
　⑤介護者が代行して意思決定
　　ⅰ）本人の生活歴
　　ⅱ）介護者との生活歴
　　ⅲ）発病前の本人の意志
　　ⅳ）延命処置、苦痛の除去
　⑥意志決定期間（数日〜2週間）
　　ⅰ）家族、友人と相談
　　ⅱ）終末期までの本人、介護者にとって悔いの少ない過ごし方
　　ⅲ）治療ケア、療養場所の選択
　⑦病院の場合
　　ⅰ）主治医への治療についての意思表示
　　ⅱ）入院中、できるだけ寄り添う介護
　⑧自宅の場合
　　ⅰ）往診、訪問看護
　　ⅱ）訪問リハビリ・ヘルパー
　　ⅲ）ケアマネージャー（介護支援専門員）
　　ⅳ）短期入所、短期入院

気分であり、患者の頻回の訴えなどにより、退職や就業時間の短縮をせざるをえず、高度のうつ状態を経験していた。

日本老年医学会倫理委員会は、「高齢者の終末期の医療およびケア」に関して以下のような立場を表明している。すなわち、「適切な医療およびケアを受ける権利は侵すことのできない基本的人権であり、この権利は、重度認知症高齢者であっても保障されるべきものである。終末期医療では、高齢者の生活の質（QOL）の維持・向上に最大限の配慮がなされるべきであると同時に、終末期医療およびケアにおいて試行される医療処置は、高齢者への利益が医学的に保証されるものであるべきである。さらに、終末期における医療やケア行為の是非を検証できるような第三者を入れた『倫理委員会』を各医療機関に設置し、議論を行うと同時に、そこでの議論を広く公開し、国民の意見にも耳を傾けるシステムをつくるべきである」としている。

癌

癌は、日本人の死因の第1位で、現在毎年増加しつつある。癌では疼痛を訴える患者が多いので、その治療は重要である。癌性疼痛に対しては、WHO（世界保健機関）方式がん性疼痛治療法の5原則がある。

1 経口投与を基本とする。
2 時間を決めて定期的に投与する。
3 WHOラダーに沿って、痛みの強さに応じた薬剤を選択する。第1段階では非オピオイド鎮痛薬（非ステロイド性抗炎症薬（NSAIDs）、またはアセトアミノフェン）と鎮痛補助薬を投与して、効果が不十分な場合、第2段階として弱オピオイド±非オピオイド鎮痛薬±鎮痛補助薬を追加する。それでも効果が不十分な場合、第3段

階で強オピオイド±非オピオイド鎮痛薬±鎮痛補助薬を追加する。

4 患者に見合った個別的な量を投与する。適切な量は、鎮痛効果と副作用のバランスが最もとれている量であり、「常用量」や「投与量の上限」があるわけではない。

5 患者に見合った細かい配慮をする。オピオイドについての誤解をとく。定期投与のほかに頓用薬を指示し、説明する。副作用について説明し、適切な予防および対処を行う。

このような手順に沿って疼痛の治療を行っていけば、疼痛は大幅に軽減すると思われる。しかし日本のオピオイドの消費量は、欧米と比較しても1/10以下で、痛みが十分にやわらげられていないことが推定される。

癌の緩和医療には疼痛の治療と同時にWHOの定義にもある心理社会的およびスピリチュアルな心の問題にも焦点をあてることが重要である。最近、「緩和ケア病棟」を有する病院や在宅で緩和ケアに取り組む地域も徐々に増加してきた。その現場では、医師、看護師、臨床心理士などが役割分担をして、チームで患者・家族を支援している。

終末期リハビリテーション

大田は、「終末期リハビリテーションとは、終末期に疾病のために自立が期待できず、自分の力で身の保全をなしえない人に対して、最後まで人間らしくあるように医療・看護・介護とともに行うリハビリテーション活動である」としている。具体的なリハビリテーション活動としては、①不動による苦痛の解除、②関節の変形・拘縮の予防、③経口摂取の確保、④呼吸の安楽、⑤尊厳ある排泄の確保、⑥家族へのケア、などである。

障害に対する国際的な分類として、これまで、1980年にWHOが国際疾病分類(ICD)の補助として発表した国際障害分類(ICIDH)が用いられてきたが、2001年には国際生活機能分類(ICF)に改訂された。ICIDHは、身体機能障害による生活機能障害とマイナス面を分類する考え方が中心であったが、ICFでは、人間の生活機能を障害について「心身機能・身体構造」「活動」「参加」というプラス面からみていく視点に転換した。

癌や認知症で終末期を迎えた高齢者に対してICFでは、心身機能が衰えつつある状態で、終末期リハビリを受けながら、最期まで「どのように生きるか」について考えながらケアしていく視点が必要である。

おわりに

筆者は、終末期を「終末前期」「終末期」「介護者の再出発期」に分けて対応している。当院の外来受診をしている患者を対象に「終末前期」の準備支援を行っている。主として、終末期に肺炎を繰り返すときおよび経口摂取困難になったときの当院での取り組みを説明した後、患者自身の事前指示をすすめている。

次に、「終末期」に遭遇したときの高齢者と介護者への対応である。高齢者に対しては、最期を迎えるまで悔いの残らない治療・ケアと安らかな最期の迎え方について説明する。そして、介護者へは高齢者が亡くなるまで後悔の残らない介護方法についての説明を行う。その後、介護者の意思に沿った治療・ケアの方針を立てて対応している。

最後の「介護者の再出発期」とは、高齢者を見送った後の介護者に対応する時期である。介護者は、高齢者の最期を見送った後に悲嘆に暮れる。さらに、終末期を迎えたときに、介護者としての心の準備ができていなかったり、予期せぬ終末期を迎えたときには、悩み、うつ状態から抜け出せないことがある。そのようなとき当院では、主治医、訪問看護師が、介護者に電話で連絡をとり、介護者の生活状況、心理面での苦悩についての傾聴と支援を数カ月間行っている。しかし、独り暮らしの高齢の介護者は、再出発が困難でうつ病になる場合もある。その場合、当院で行っている通所リハビリをすすめたり、外来で心理療法、薬物療法を行うことで徐々に改善して、介護者は高齢者の死を乗り越えて再出発することが可能となる。このように高齢者の終末期は、高齢者とその家族・介護者の再出発期まで念頭において対応していくべきだと考えている。

世界で最長寿国になった日本において、人々はただ長く生きればよいといえないことに気づきはじめている。各人がどのように生き、どのように死ぬのが最良なのか、考えようとする人々も多くなりつつある。終末期を後ろ向きに考えるのではなく、前向きに考えていくような啓蒙活動が高齢者終末診療にかかわる医師の役割であろう。

【旭 俊臣】

参考文献

1) Reisberg B et al : Functional staging of dementia of the Alzheimer's type. Ann N Y Acad Sci 435:481-483, 1984
2) 宮岸隆司ほか：高齢者終末期における人工栄養に関する調査. 日本老年医学会雑誌 44:219-223, 2007
3) Schulz R et al : End-of-life care and the effects of bereavement on family caregivers of persons with dementia. N Engl J Med 349:1936-1942, 2003
4) 日本老年医学会倫理委員会：「高齢者の終末期の医療およびケア」に関する日本老年医学会の「立場表明」. 日本老年医学会雑誌 38:582-586, 2001
5) 世界保健機構編, 武田文和訳：がんの痛みからの解放 WHO方式がん疼痛治療法 第2版, 金原出版, 1996
6) 大田仁史：終末期リハビリテーション, 荘道社, 2002
7) WHO国際障害分類日本協力センター訳：WHO国際障害分類 第2版「生活機能と障害の国際分類」ベータ2案完全版, WHO国際障害分類日本協力センター, 2000

12章 中毒・環境要因による疾患

1. toxicology ………………………………………… 506
2. 金属 ………………………………………………… 515
3. 一酸化炭素中毒 …………………………………… 518
4. 農薬中毒 …………………………………………… 521
5. 食中毒 ……………………………………………… 524
6. 薬物依存 …………………………………………… 527
7. 麻薬 ………………………………………………… 532
8. 高山病，熱中症，潜函病 ………………………… 536

1 toxicology

中毒の原因となる毒・薬物の特定

臨床の現場では、原因不明の意識障害または臓器障害などで、最終的には中毒と診断されることがしばしばある。したがって、診断に迷ったら中毒も疑ってみることが重要である。中毒を疑ったら、治療戦略を立てるうえで原因となる毒・薬物を特定、または推定することは非常に重要である。ほとんどの場合は、本人からの聴取や現場の状況などから特定、または推定できる。しかしながら、意識障害があると、原因となる毒・薬物を特定、または推定が困難であることがしばしばある。

薬物投与による原因となる毒・薬物の特定、または推定

中毒による意識障害を疑い、ナロキソン、またはフルマゼニルを投与して意識障害がすみやかに改善すれば、原因となる毒・薬物はそれぞれベンゾジアゼピン系薬物、またはオピオイド類と特定、または推定される。また、高流量かつ高濃度の酸素を投与して意識障害が改善すれば、原因となる毒・薬物は一酸化炭素である可能性がある。

フルマゼニル(flumazenil)：ベンゾジアゼピン受容体の競合的拮抗薬である。フルマゼニルは、アゴニストとしての作用はないため、大量に投与しても中枢神経抑制作用を発揮せずに安全に投与できる。ただし、痙攣発作や頭部外傷の既往のある患者や、第2世代三環系抗うつ薬であるアモキサピンや四環系抗うつ薬であるマプロチリンなどの痙攣発作を生じる可能性のある薬物との複合中毒では、フルマゼニルの投与は禁忌である。効果の発現は早く、ベンゾジアゼピン系薬物の単独中毒では、静注後1~2分で覚醒するが、半減期が53分程度と短いため、効果の持続時間は15分程度と短い。また複合中毒では効果は減弱する。

● **投与法** フルマゼニル注(アネキセート注®)0.2~0.3mgの静注を反応が得られるまで繰り返す。総投与量が3mgに達しても反応がなければ、別の原因毒・薬物による中毒、または原因疾患を考える。

ナロキソン(naloxone)：オピオイド受容体の競合的拮抗薬である。効果の発現は早く、静注後1~2分で覚醒し、呼吸抑制・停止や縮瞳などの症状は改善するが、半減期は60~90分と短いため効果の持続時間は20~40分程度と短い。

● **投与法** ナロキソン塩酸塩注(ナロキソン注®)0.4~2.0mgの静注を反応が得られるまで2~3分ごとに繰り返す。総投与量が10mgに達しても反応がなければ、別の原因毒・薬物による中毒、または原因疾患を考える。

酸素(oxygen)：CO(一酸化炭素)中毒によりCOHb(一酸化炭素ヘモグロビン)濃度が高くなると血液の酸素運搬能は低下し、ヘモグロビン(Hb)の酸素解離曲線は左方移動するため、組織への酸素供給は減少して低酸素ストレスが生じる。酸素投与によって血中の溶存酸素含量が増加するとHbからのCOの解離が促されるため、COHbの半減期が短縮される。その結果、酸素は空いたHbの結合部位に

表1-1 アニオンギャップ開大性代謝性アシドーシスの原因となる毒・薬物

主に乳酸イオンの蓄積によるもの
carbon monoxide (一酸化炭素)
cyanide (青酸化物)
hydrogen sulfide (硫化水素)
aspirin (アスピリン)
theophylline (テオフィリン)
ethanol (エタノール)
isoniazide (イソニアジド)
主に代謝の結果生じた酸性陰イオンの蓄積によるもの
methanol (メタノール)
ethylene glycol (エチレングリコール)
その他
iron (鉄)

結合できるため、組織の低酸素ストレスは改善する。

● **投与法** リザーバーつき非再呼吸式フェイスマスクによって高流量の100%酸素を投与する。この方法によって、COHbの半減期は、室内気の平均5時間(2~7時間)から平均1時間(40~80分)に短縮される。

アニオンギャップによる原因となる毒・薬物の推定

アニオンギャップは、$[Na^+ - (Cl^- + HCO_3^-)]$(mEq/L)の計算式で算出される。正常値は$10±2$ mEq/Lで、この値は血漿中のリン酸イオンや硫酸イオンなどの陰イオンに相当する。表1-1にアニオンギャップ開大性代謝性アシドーシスを生じる可能性のある代表的な毒・薬物を示す。

主として乳酸イオンの蓄積によるものが最も多い。一酸化炭素中毒では酸素運搬能の低下や酸素解離曲線の左方移動によって組織での低酸素ストレスが生じて、シアン/シアン化合物中毒または硫化水素中毒ではシトクロムC酸化酵素が活性中心にあるヘム鉄(Fe^{3+})とCN^-またはHS^-が結合することによって失活して、アスピリン中毒では代謝産物のサリチル酸が細胞内のミトコンドリアにおける酸化的リン酸化を脱共役(uncoupling)して、いずれも好気性代謝が阻害されるが、その一方で、嫌気性代謝が促進されて乳酸イオンが蓄積する。テオフィリン中毒では骨格筋興奮作用によって乳酸イオンが蓄積する。エタノール中毒では、重症になると糖新生の阻害によって乳酸イオンが蓄積する。イソニアジド中毒ではTCA回路における乳酸からピルビン酸への変換の阻害、および難治性痙攣発作によって乳酸イオンが蓄積する。

主として毒・薬物の代謝の結果生じた有機酸イオンの蓄積によるものもある。メタノール中毒では主として蟻酸イオンが蓄積するが、循環不全、低酸素症、蟻酸によるシトクロムC酸化酵素阻害作用などによって乳酸イオンも蓄積する。エチレングリコール中毒では主としてグリコール酸イオンが蓄積するが、グリオキシル酸イオンや、循環不全、低酸素症、グリコール酸およびグリオキシル酸によるTCA回路の抑制などによって乳酸イオンも蓄積する。

その他、鉄中毒では肝臓やその他の組織でTCA回路の酵素が干渉されて、乳酸イオンやクエン酸イオンなどの有機酸イオンが蓄積する。

表1-2 浸透圧ギャップ開大の原因となる毒・薬物

アルコール類
methanol(メタノール)
ethanol(エタノール)
isopropanol(イソプロパノール)など

グリコール類
ethylene glycol(エチレングリコール)
propyrene glycol(プロピレングリコール)など

糖類
glycerol(グリセロール)
mannitol(マンニトール)

その他
aceton(アセトン)
ethyl ether(エチルエーテル)
magnesium(マグネシウム)など

表1-3 浸透圧ギャップによる血中濃度の推定に用いる変換係数

毒・薬物	分子量 (g/mol, mg/mmol)	変換係数
アルコール類		
メタノール	32	3.2
エタノール	46	4.6
イソプロパノール	60	6.0
グリコール類		
エチレングリコール	62	6.2
プロピレングリコール	72	7.2
その他		
アセトン	58	5.8

表1-4 横紋筋融解症の原因

毒・薬物
amphetamines(アンフェタミン類)
cocaine(コカイン)
caffeine(カフェイン)
carbon monoxide(一酸化炭素)

合併症
atraumatic crush syndrome/compartment syndrome
(非外傷性挫滅症候群/コンパートメント症候群)
seizure(痙攣発作)
hyperthermia(高体温)

表1-5 毒・薬物に特徴的な臭い

- ガーリック臭:ヒ素,有機リン
- アセトン臭:アセトン,エタノール,イソプロパノール
- 苦いアーモンド臭:シアン,シアン化合物
- 焦げたロープ臭:大麻
- 靴墨臭:ニトロベンゼン
- 防虫剤臭:ナフタレン,パラジクロロベンゼン
- 洋ナシ臭:抱水クロラール
- 腐敗卵臭:硫化水素

浸透圧ギャップによる原因となる毒・薬物の推定

血漿浸透圧は,血漿1kg中の溶質粒子の数によって決まるため,蛋白と結合しない低分子物質が主に寄与する。通常の場合,血漿浸透圧は,血清ナトリウム値(Na⁺〈mEq/L〉),血糖値(glucose〈mg/dL〉),および血液尿素窒素値(BUN〈mg/dL〉)を用いた計算値,すなわち,「(2Na⁺ + glucose/18 + BUN/2.8) 〈mOsmol/kg〉」で近似できる。ところが,蛋白と結合しない低分子物質である毒・薬物を摂取すると,血漿浸透圧の実測値は計算値を上回るため,「実測値−計算値」の計算式で算出される浸透圧ギャップは開大する。表1-2に浸透圧ギャップ開大を生じる可能性のある代表的な毒・薬物を示す。なかでも中毒の原因毒・薬物として重要なのは,アルコール類,およびグリコール類である。

ところで,これらの毒・薬物による中毒が疑われれば,浸透圧ギャップと分子量から血中濃度を推定することができる。たとえば,エタノールの血中濃度を ethanol(mg/dL)とすれば,(ethanol×10)(mg/kg)と近似できるので,分子量46のエタノールによる浸透圧ギャップは(ethanol×10/46)(mOsmol/kg),すなわち,(ethanol/4.6)(mOsmol/kg)と近似できる。したがって,浸透圧ギャップに4.6を掛けた値がエタノールの血中濃度の推定値となる。同様に,浸透圧ギャップに表1-3に示した分子量の1/10である変換係数を掛けた値が,それぞれの毒・薬物の血中濃度の推定値となる。

横紋筋融解症による原因となる毒・薬物の推定

横紋筋融解症(rhabdomyolysis)とは,筋細胞の崩壊によってクレアチンキナーゼ(CK)などの筋原性の酵素やミオグロビンが漏出する現象である。赤褐色尿,または尿潜血が陽性なのに尿沈渣で赤血球を認めないというミオグロビン尿を示唆する尿所見,高クレアチンキナーゼ血症,高ミオグロビン血症などによって診断される。

表1-4に横紋筋融解症の代表的な原因を示す。カフェインなどの毒・薬物の直接的な筋細胞障害によるもののほかに,非外傷性挫滅症候群/コンパートメント(compartment)症候群,筋肉の過剰運動を生じる痙攣発作,高体温などの合併症によるものがある。

特徴的な臭いによる原因となる毒・薬物の推定

表1-5に特徴的な臭いのある毒・薬物を示す。ただし,シアンまたはシアン化合物中毒では,呼気の「苦いアーモンド臭」を知覚するために必要な遺伝子の欠損のために,最大50%のヒトは,この臭いを知覚できないなど,嗅ぎ分けられる能力に個人差があることに注意が必要である。また臭いは,吐物の臭い,周囲の臭い,主観などによって影響を受けるので,臭いを過度に信頼しない,または臭いがしないからといって否定しないことが重要である。

Triage DOA® による原因となる毒・薬物の推定

乱用薬物のスクリーニング検査キットである Triage DOA® は,比較的低侵襲で得られ,かつ色の変化の観察が容易な尿を生体試料として用い,誰もが施行できる簡便な操作によって,乱用薬物やその代謝物を11分という短い時間で定性的に検出することができる。競合的結合免疫学的測定により,尿中に一定以上の濃度で薬物やその代謝物が存在すれば赤紫色のバンドが出現する(陽性)ので,判定が簡便である。

このキットにより,フェンシクリジン類(PCP),コカイ

ン系麻薬（COC），アンフェタミン類（AMP），大麻（THC），オピオイド類（OPI），バルビツール酸類（BAR），ベンゾジアゼピン類（BZO），三環系抗うつ薬類（TCA）を一斉に簡易分析することができる。ただし，検出限界以下の濃度であれば検出できない。BZOではベンゾジアゼピン受容体アゴニストのなかでベンゾジアゼピン誘導体とは構造の異なる薬物は検出できない。TCAでは構造の異なる第2世代三環系抗うつ薬であるアモキサピンは検出できないことに注意が必要である。一方で，感冒薬などにしばしば配合されているdl-メチルエフェドリンおよびリン酸ジヒドロコデインは，それぞれ，AMPおよびOPIとして検出されることに注意が必要である。

急性中毒の治療

急性中毒の治療は，「全身管理」「吸収の阻害」「排泄の促進」「解毒薬・拮抗薬」の4大原則からなる。後述するように，「吸収の阻害」および「排泄の促進」が有効だとするエビデンスは乏しく，「解毒薬・拮抗薬」のある毒・薬物はほんの一部であることを考えると，急性中毒の治療においては「全身管理」が最も重要である（表1-6）。

全身管理

全身管理は，気道（airway）の管理，呼吸（breathing）の管理，循環（circulation）の管理，中枢神経系（CNS）の管理などが中心となる。これは急性中毒にかぎったことではないので，ここでは割愛する。ただし急性中毒においては，頻度が高いばかりでなく，時に生命を脅かす，または重篤な後遺症が生じることのある合併症の予防および管理が重要となるので解説する。

合併症のなかでは，誤嚥性肺炎（aspiration pneumonitis），異常体温（abnormal body temperature），非外傷性挫滅症候群/コンパートメント症候群（atraumatic crush syndrome/compartment syndrome）の3大合併症（3As）が重要である。

誤嚥性肺炎

急性中毒では，意識障害のために気道保護反射である咽頭反射が減弱，または消失している状態で，胃内容物の逆流や嘔吐が生じた際に，誤って気道から吸引された胃内容物による急性化学性肺炎であることがほとんどである。無症状のもの，症状があっても自然軽快するもの，二次的な細菌感染が生じるもの，急速に急性呼吸促迫症候群（ARDS）に進行するものがある。受診時にすでに生じていることもあれば，受診後に気道確保や消化管除染法の合併症として生じることもある。

急性化学性肺炎である誤嚥性肺炎の治療として，抗菌薬は無効である。ただし，二次的な細菌感染の予防のために抗菌薬を投与するかは議論が分かれている。抗菌薬の予防投与は行わず，C反応性蛋白（CRP）の再上昇など細菌感染を疑う所見があれば，咳痰の塗抹・培養を施行したうえで抗菌薬を投与し，培養の結果により感受性のある抗菌薬に変更するという方法が推奨されている。

異常体温

高体温：アンフェタミン類やコカインなどの交感神経興奮作用のある毒・薬物，抗コリン薬や抗ヒスタミン薬などの副交感神経抑制作用のある毒・薬物，アスピリンなどによ

表1-6 急性中毒の治療

全身管理
- 気道（airway）の管理
- 呼吸（breathing）の管理
- 循環（circulation）の管理
- 中枢神経系（CNS）の管理
- 合併症の予防および管理
  - 誤嚥性肺炎
    異常体温
  - 非外傷性挫滅症候群/コンパートメント症候群

吸収の阻害
- 活性炭の投与：第一選択
- 腸洗浄：徐放剤，腸溶剤，鉄，違法薬物の包みや詰め物

排泄の促進
- 尿のアルカリ化：アスピリン/サリチル酸塩など
- 活性炭の繰り返し投与：カルバマゼピン，フェノバルビタールなど
- 血液灌流法：カルバマゼピン，フェノバルビタール，フェニトイン，テオフィリンなど
- 血液透析法：メタノール，エチレングリコール，アスピリン/サリチル酸塩，リチウム

解毒薬・拮抗薬
- フルマゼニル：ベンゾジアゼピン系薬物
- ナロキソン塩酸塩：オピオイド類
- アトロピン硫酸塩：有機リン，カーバメート
- プラリドキシム：有機リン
- 亜硝酸塩：シアンまたはシアン化合物，硫化水素
- チオ硫酸ナトリウム，ヒドロキソコバラミン：シアンまたはシアン化合物
- ジメルカプロール：ヒ素，水銀
- デフェロキサミンメシル酸塩：鉄
- エデト酸カルシウムニナトリウム水和物：鉛
- アセチルシステイン：アセトアミノフェン
- エタノール：エタノール，エチレングリコール
- 炭酸水素ナトリウム：三環系抗うつ薬
など

る急性中毒では高体温が生じることがある。

高体温の治療として，脳障害や多臓器不全を防ぐために，ただちに急速冷却して体温を39℃以下にすることがなによりも重要である。冷却法としては，室温または冷却した乳酸加リンゲル液の急速輸液，体幹にエタノールを塗布し扇風機を用いて送風することによる気化熱の奪取，氷水による胃洗浄または大腸洗浄，クーリングマットなどがある。ミダゾラム，またはプロポフォールの持続静注により鎮静と筋弛緩が促されると冷却は容易になる。

低体温：抗精神病薬，ベンゾジアゼピン系薬物，バルビツール酸，アルコールなどによる急性中毒では低体温を合併していることがある。抗精神病薬は常用量でも低体温を生じることが知られているが，このメカニズムとしては，末梢性アドレナリンα_1遮断作用による悪寒（shivering）の阻害，中枢性ドパミンD_2受容体遮断作用や中枢性セロトニン（5-HT_2）受容体阻害作用による中枢性体温調節機能への影響などが考えられている。またベンゾジアゼピン系薬物，バルビツール酸，アルコールなど中枢神経抑制作用のある毒・薬物により寒冷な環境からの避難が妨げられることも関与していると考えられている。

治療戦略を重視した低体温の重症度分類は，深部体温が>34℃を軽症，30～34℃を中等症，<30℃は重症と定義している。重症になると，徐呼吸または呼吸停止，昏睡およ

び腱反射の消失ばかりでなく心筋収縮不全，心室頻拍(VT)，心室細動(VF)による心停止が生じることがあるので注意が必要である。

低体温の治療としては，循環が保たれていれば，重症度に応じて保温(passive rewarming)，表面加温(active external rewarming)および中心加温(active core rewarming)より選択して，深部体温が35℃以上に回復して循環動態が安定することを目標として復温する。

- **軽症** 暖かい毛布などで体をおおい，部屋を暖かくするなどして保温を施行する。
- **中等症** 加温マットや湯たんぽなどによる表面加温，および加温・加湿酸素(42〜46℃)の投与や加温輸液(43℃の生理食塩水)などによる侵襲の少ない中心加温を施行する。ただし，表面加温では，末梢の冷たい血液が中心循環に移動することによって深部体温が低下するafter drop現象や末梢の血管が拡張することによる加温ショック(rewarming shock)に注意する。
- **重症** 加温・加湿酸素の投与や加温輸液に加えて，加温透析液による腹腔内洗浄，加温生理食塩水による胸腔内洗浄，経皮的心肺補助装置(PCPS)などの体外循環式復温法による中心加温を施行する。

心停止であれば，気道挿管などで気道を確保し，加温・加湿酸素を投与し，加温輸液をしながら呼吸回数8〜12/分で換気し，40〜50回/分で閉胸式心マッサージを施行する。重症では，心臓は循環器用薬の静注に反応しないだけでなく，薬物代謝の減弱により薬物の静注を繰り返すと蓄積して中毒レベルに達することがあるので，薬物の静注は施行しない。また，たいていは除細動にも反応しないので，VTまたはVFであれば除細動を1度だけ試みて，反応しなければ，その後の除細動および薬物の静注は深部体温が>30℃になるまで待つ。施行していればすみやかな中心加温を行うが，酸素化された血液をすべての臓器に灌流しながら，すみやかに(3〜5分で1〜2℃上昇)復温できるPCPSなどの体外循環式復温法が第一選択となる。ただし，施行できなければ，加温透析液による腹腔内洗浄，加温生理食塩水による胸腔内洗浄などを施行する。

非外傷性挫滅症候群/コンパートメント症候群

昏睡状態のために寝返りせずに同じ姿勢のままで放置されて，みずからの体重で四肢を長時間圧迫されると，非外傷性挫滅症候群/コンパートメント症候群を合併することがある。すみやかに診断・治療されれば，予後は良好であるが，受診までに長時間が経過していたり，受診時に意識障害があるために見落とされて診断・治療が遅れると，生命を脅かしたり，重篤な後遺症が生じる。

非外傷性挫滅症候群：昏睡状態によって同じ体位で長時間放置され，みずからの体重で長時間の圧迫を受けた部位の筋肉が挫滅すると，カリウムやミオグロビンが漏出する。カリウムやミオグロビンが大量に漏出して高カリウム血症や高ミオグロビン血症が生じると，血圧低下，不整脈，急性尿細管壊死，急性腎不全が生じる。

- **治療** 輸液療法およびカリウムなどの電解質の補正を施行する。高カリウム血症により血圧低下や不整脈が生じる，または高ミオグロビン血症により急性腎不全が生じれば血液透析法を施行する。

非外傷性コンパートメント症候群：昏睡状態によって同じ体位で長時間放置され，みずからの体重で長時間の圧迫を受けた部位の筋肉が挫滅すると，挫滅した筋肉が筋膜，骨間膜，骨などで囲まれたコンパートメント(筋区画)内で腫脹して，コンパートメント内圧の上昇から血行障害が生じる。虚血による神経・筋障害が生じ，さらに虚血による軟組織の浮腫が生じて虚血が増悪するといった悪循環によって，最悪の場合は非可逆的な神経・筋壊死が生じる。圧迫を受けていた部分を重点的に検索し，変色や水疱形成などの圧迫痕，軟部組織の腫脹や硬化の有無を確認する。意識が回復していれば，障害部位の疼痛，運動障害，異常感覚，他動的なコンパートメント内の筋肉の伸展(passive stretch test)による疼痛の増強(陽性)の有無も確認する。コンパートメント症候群が疑われれば，コンパートメント内圧を測定する。

- **治療** 拡張期血圧とコンパートメント内圧の差が30 mm Hg以下，または，(意識が回復していれば)passive stretch testによる激痛を認めれば，緊急筋膜切開術(減張切開術)を施行してコンパートメント内圧を下げて，虚血の進行を妨げる。

吸収の阻害

経口摂取された毒・薬物の消化管での吸収を阻害すれば，全身毒性は減弱して，患者の症状は軽減し，予後は改善するはずだと直感的に信じられていたため，以前は催吐や胃洗浄などの消化管除染(gastrointestinal decontamination：GID)法は慣例的に施行されていた。ところが，1980年代の半ば頃から，GID法の有効性を科学的に検証しようとする動きが現れて次々と論文が発表された。

世界で最も権威のある米国とヨーロッパの2つの臨床中毒学の学術団体であるAmerican Academy of Clinical Toxicology(AACT)およびEuropean Association of Poisons Centres and Clinical Toxicologists(EAPCCT)は，これらの論文を共同でレビューして，1997年にGID法のガイドラインを発表した。このガイドラインではGID法について，「活性炭の投与を第一選択とし，いくつかの適応のあるものには胃洗浄を施行するが，吐根シロップによる催吐，胃洗浄，下剤の投与は推奨されない」としている。ここではAACT/EAPCCTによるGID法のガイドラインにしたがって解説する。

胃洗浄

- **適応** 「胃洗浄は，生命を脅かす可能性のある量の毒・薬物を服用してから1時間以内に施行することができなければ考慮すべきではない」。GID法として，胃洗浄を慣例的に施行してはならない。活性炭に吸着される毒・薬物であれば，たとえ生命を脅かす可能性のある量を服用していても，安全性の高い活性炭の投与だけで十分である。ただし，表1-7に示すような鉄やリチウムなどの活性炭に吸着されにくい毒・薬物による致死的な中毒では胃洗浄は有効である可能性がある。
- **禁忌** 意識状態が不安定な患者や咽頭反射の消失している患者に気管挿管などの確実な気道確保が施行されていない場合，灯油などの炭化水素のように粘度が低く揮発性があるため気道に入りやすいうえに粘膜刺激作用が強く化学性肺炎を生じる可能性がある毒・薬物を服用した場合，酸・アルカリのように腐食作用が強く胃内容物の

表1-7 活性炭に吸着されにくい毒・薬物

alcohols(アルコール類)
ethylene glycol(エチレングリコール)
alkalis(アルカリ類)
inorganic acids(無機酸類)
fluorides(フッ化物)
iodide(ヨウ化物)
iron(鉄)
kalium(カリウム)
lithium(リチウム)

逆流や嘔吐によって喉・咽頭，食道粘膜が再度曝露されると腐食性病変が進行する可能性がある毒・薬物を服用した場合，基礎疾患や最近の手術などによって消化管出血や穿孔のリスクがある場合である。

- **合併症** 胃内容物の逆流や嘔吐の際などに生じる誤嚥の頻度が最も高い。誤嚥は，気管挿管により気道確保されている患者や，意識の清明な患者でも生じる。咽頭攣縮やそれに続発する低酸素血症や喉・咽頭，食道，胃粘膜の機械的損傷が生じることもある。食道穿孔，小児の低ナトリウム血症や水中毒，胃管の機械的刺激や自律神経反射などによって誘発された不整脈，低血圧，心停止，気管内に迷入した胃管で洗浄したことによる死亡などの報告がある。
- **方法** まずは，誤嚥のリスクを減らし，かつ胃内容物の幽門より先への流出を妨げるために，患者を左側臥位にして頭部の位置を高くし，気管挿管されていない患者では頭部を20度程度下げる。錠剤や錠剤の破片，毒・薬物の粒子を効率よく除去するために，成人では内径が36～40Fの太い経口胃管を用いるが，小児では内径が24F以上の経口胃管を用いる。ただし，液剤では経鼻胃管でも有用な可能性がある。胃管の位置は，空気を胃に送り込んで聴診するか，吸引物のpHを調べるか，X線で確認する。洗浄液としては，冷たいと胃壁の収縮が誘発されて胃洗浄の効率が下がるだけでなく，低体温症を合併している場合は低体温が遷延することから，成人では38℃程度に加温した水または生理食塩水を用いるが，小児では水による低ナトリウム血症や水中毒の報告があるので38℃程度に加温した生理食塩水を用いる。
胃内容物をできるだけ吸引してから胃洗浄を開始するが，1回あたり，成人では200～300 mL，小児では10 mL/kgの洗浄液を注入し，洗浄液を排液する。この操作を，排液がきれいになるまで繰り返す。洗浄液の総量は成人では2～4 L，小児では1～2 L程度が目安である。胃洗浄が終了したら，誤嚥のリスクを減らすために，胃管を鉗子でクランプして胃管の先から液体がしたたらないようにしながら胃管を抜去する。最近では，洗浄液の排液による医療従事者の二次被害を防止するために，図1-1に示すような閉鎖回路による胃洗浄キット(イージー・ラボ®)も市販されている。

活性炭の投与

- **適応** 「活性炭の投与は，中毒をきたしうる量の(活性炭に吸着される)毒・薬物を服用し，服用後1時間以内に施行することができれば考慮する」。活性炭は，不活性物質で，吸収されずに消化管内にとどまる。また，非常に吸

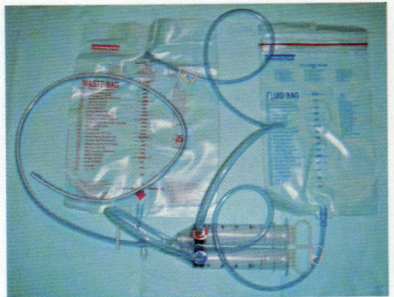

図1-1 胃洗浄キット

着力が強く表面積が大きいため，ほとんどの毒・薬物を高率に吸着することができる。ただし表1-7に示した活性炭に吸着されにくい毒・薬物には，活性炭の投与は無効である。活性炭に吸着される毒・薬物の服用による急性中毒では胃洗浄は施行せず，活性炭の投与のみでよい。実際には，活性炭の投与による重篤な合併症の報告が少ないうえに，受診時には服用時間が曖昧であることもあって，服用後1時間以上経過していても活性炭の投与を施行している施設は多い。

- **禁忌** 意識状態が不安定な患者や咽頭反射の消失している患者に気管挿管などの確実な気道確保が施行されていない場合や，イレウスや消化管の通過障害のある場合である。
- **方法** まずは，18F程度の太さの経鼻胃管を挿入して十分に胃内容物を吸引する。嘔吐や誤嚥のリスクを減らすために患者を45度にベッドアップする。1 g/kg(または服用量の10倍)の活性炭を300 mL程度(200～400 mL)の微温湯に懸濁して，経鼻胃管より注入する。意識がよければ経口投与してもよい。実際には，成人では500 mLのポリ容器にあらかじめ50 gの活性炭を入れたものを用いている施設が多い。

腸洗浄

- **適応** 「中毒をきたしうる量の徐放剤，腸溶剤，鉄，(ボディパッカーまたはボディスタファーによる)違法薬物の包みや詰め物を服用した場合であれば考慮する」。腸洗浄(whole bowel irrigation：WBI)は，徐放剤や腸溶剤のように胃洗浄では除去できないもの，鉄やリチウムなどの活性炭にあまり吸着されないもの，違法薬物の包みや詰め物のように本来は腸管からは吸収されないが破れると危険なものを腸管から除去するのに有効な可能性がある。
- **禁忌** 意識状態が不安定な患者や咽頭反射の消失している患者に気管挿管などの確実な気道確保が施行されていない場合や，イレウス，消化管の通過障害，消化管穿孔，消化管出血，不安定な循環動態，難治性の嘔吐のある場合である。
- **方法** まずは，18F程度の太さの経鼻胃管を挿入して十分に胃内容物を吸引する。嘔吐や誤嚥のリスクを減らすために患者を45度にベッドアップする。直腸チューブ

を挿入する。消化管より吸収されず、著しい電解質異常や体液の喪失を生じないポリエチレングリコール電解質液を、大人では1〜2L/時間の速度で、小児では25〜40mL/kg/時間の速度で、直腸からの廃液がきれいになるか、違法薬物の包みや詰め物などの排出が確認されるまで投与する。意識がよければ、経口投与してもよい。実際には、有効に投与するために経鼻胃管が必要となることがほとんどである。

その他（吐根シロップの投与、下剤の投与）

吐根シロップの投与による催吐は、現場で、毒・薬物の服用直後であれば有効な可能性があるが、医療施設では無効である。また下剤としてはMg製剤やポリエチレングリコール製剤があるが、単回のみの投与は無効である。下剤を活性炭と懸濁して投与している施設もあるが、活性炭のみに比べて有効であるエビデンスはない。

排泄の促進

肝臓や腎臓の機能を利用する、または人工臓器によって毒・薬物の排泄を促進する方法である。尿のアルカリ化、活性炭の繰り返し投与、および急性血液浄化療法があるが、薬物動態などによって有効である毒・薬物はかぎられている。表1-8に排泄の促進の適応のある毒・薬物を示す。

尿のアルカリ化は、弱酸性の毒・薬物はアルカリ性の尿中では尿細管細胞を通過しにくい陰イオン型の割合が増加するために尿細管から再吸収されずに尿細管管腔内にとどまるというイオントラッピング(ion trapping)のメカニズムを利用して弱酸性の毒・薬物の排泄を促進する方法である。以前は、尿のアルカリ化に、時間あたり2L以上の等張液の輸液を組み合わせたアルカリ強制利尿が施行されていたが、尿のアルカリ化のみに比べて、クリアランスを有意に増加させない一方で、肺水腫や電解質異常などの合併症のリスクを有意に増加させるので施行しない。同様に、アンフェタミンなどの弱塩基性の毒・薬物は、酸性の尿中では陽イオン型の割合が増加して排泄が促進されるが、尿は本来酸性であるので、あえて酸性化する必要はない場合がほとんどである。

表1-8 「排泄の促進」の適応のある毒・薬物

尿のアルカリ化
aspirin/salicylate(アスピリン/サリチル酸塩)
phenobarbital/primidon(フェノバルビタール/プリミドン)

活性炭の繰り返し投与
dapson(ダプソン)
carbamazepine(カルバマゼピン)
phenobarbital(フェノバルビタール)
quinine(キニーネ)
theophylline(テオフィリン)

血液灌流法
carbamazepine(カルバマゼピン)
phenobarbital(フェノバルビタール)
phenytoin(フェニトイン)
theophylline(テオフィリン)

血液透析法
methanol(メタノール)
ehylene glycol(エチレングリコール)
aspirin/salicylate(アスピリン/サリチル酸塩)
lithium(リチウム)

活性炭の繰り返し投与(MDAC)とは、肝臓で代謝されて腸管内に分泌される毒・薬物や代謝物を活性炭に吸着させる、または血中の毒・薬物や代謝物を、腸管粘膜を介した拡散のメカニズムによって腸管内の活性炭に吸着させることによって（腸管透析）、排泄を促す方法である。特に、腸肝循環する毒・薬物や分布容積の小さい毒・薬物には活性炭の繰り返し投与が有効な可能性がある。

急性血液浄化療法は、バスキュラーアクセスとしてFDL (flexible double lumen)カテーテルを太い静脈内に挿入し、ポンプによって血液を体外循環させて、薬・毒物を除去し、血液を再び体内に戻す方法である。急性血液浄化療法は数時間を要するので、半減期がある程度は長く、組織内よ血液内または細胞外液中に、分布している分布容積の小さい毒・薬物でなくても有効ではない。血液灌流法（血液吸着法）は、吸着剤としてビーズ状の活性炭の詰まったカートリッジに血液を灌流させて、毒・薬物を吸着剤と直接に接触・吸着させて除去する方法であるので、分子量や蛋白結合率にはあまり影響を受けない。血液透析法は、中空子となっている透析膜のなかに血液を、外に透析液を灌流させることによって透析膜を介して血液と透析液を接触させて、両者の濃度勾配に従った拡散のメカニズムによって毒・薬物を血液の側に排泄させる方法である。毒・薬物の分子量が小さく(通常は＜500 Da)、透析膜を通過でき、かつ蛋白結合率が低く遊離型の割合が多い毒・薬物には有効な可能性がある。

ここではAACT/EAPCCTによるガイドラインに従って解説する。

尿のアルカリ化
- **適応** 「血液透析法の適応のない中等症〜重症のアスピリン/サリチル酸塩の中毒では第一選択の治療として考慮する」。臨床研究では、アスピリン/サリチル酸塩およびフェノバルビタール/プリミドンの中毒に尿のアルカリ化が有効な可能性があるが、予後を改善するエビデンスは乏しい。フェノバルビタール/プリミドン中毒では活性炭の繰り返し投与のほうが有効であるので、第一選択とはならない。
- **方法** 炭酸水素ナトリウム200 mEq(メイロン84®200 mL)を1時間以上かけて静注する。先行する代謝性アシドーシスがあれば投与時間を短縮するか投与量を増やす。その後に、炭酸水素ナトリウムを必要に応じて静注して、尿のpHを7.5〜8.5に維持する。低カリウム血症を認めたらただちに補正する。

活性炭の繰り返し投与
- **適応** 「生命を脅かす量のダプソン、カルバマゼピン、フェノバルビタール、キニーネ、テオフィリンの服用であれば考慮する」。臨床研究では、腸肝循環するダプソン、カルバマゼピン、フェノバルビタール、キニーネ、および分布容積の小さいテオフィリンには活性炭の繰り返し投与(multiple-dose activated charcoal：MDAC)が有効な可能性があるが、無作為化臨床試験(RCT)では、これらの毒・薬物による中毒の臨床症状、または予後を改善しなかった。
- **禁忌** 意識状態が不安定な患者や咽頭反射の消失している患者に気管挿管などの確実な気道確保が施行されていない場合、イレウスや消化管の通過障害のある場合であ

る。

- **方法** まずは，18F程度の太さの経鼻胃管を挿入して十分に胃内容物を吸引する。嘔吐や誤嚥のリスクを減らすために患者を45度にベッドアップする。1 g/kg(または服用量の10倍)の活性炭を300 mL程度(200～400 mL)の微温湯に懸濁して，経鼻胃管より注入する。意識がよければ経口投与してもよい。その後4時間ごとに0.5～1 g/kgの活性炭と微温湯との懸濁液を胃管より注入するか，経口投与する。または12.5 g/時間以上の速度で持続投与する。

血液灌流法
- **適応**「カルバマゼピン，フェノバルビタール，フェニトイン，テオフィリンによる中毒では考慮する」。臨床研究では，カルバマゼピン，フェノバルビタール，フェニトイン，およびテオフィリンは血液灌流法が有効な可能性があるが，無作為化臨床試験はなく，予後を改善するエビデンスは乏しい。

血液透析法
- **適応**「メタノール，エチレングリコール，アスピリン/サリチル酸塩，リチウムによる中毒では考慮する」。臨床研究では，メタノール，エチレングリコール，アスピリン/サリチル酸塩，およびリチウムは血液透析法が有効な可能性があるが，無作為化臨床試験はなく，予後を改善するエビデンスは乏しい。ただし，循環動態が不安定な患者に施行するのは困難である。

解毒薬・拮抗薬

解毒薬・拮抗薬とは，毒・薬物または毒性代謝物の毒性を減弱させる薬物である。解毒薬・拮抗薬のメカニズムとしては，受容体で毒・薬物などと競合的に拮抗する薬物，毒・薬物または毒性代謝物により失活した酵素を再活性化する薬物，毒・薬物または毒性代謝物と結合して毒性を弱めて排泄を促す薬物，毒性代謝物の産生を抑える薬物，毒・薬物または毒性代謝物との化学反応により毒性の低い化学物質へ変化させる薬物，補因子として，毒・薬物または毒性代謝物の代謝を促す薬物，毒・薬物または毒性代謝物の排泄を促す薬物などがある。

受容体で毒・薬物または毒性代謝物と競合的に拮抗する薬物

フルマゼニル注(アネキセート注®)：フルマゼニルは，GABA_A受容体・複合体にあるベンゾジアゼピン受容体でベンゾジアゼピン系薬物と競合的に拮抗する。ただし，半減期が50分前後と短く，作用時間が短いため，ジアゼパム，フルニトラゼパム，ミダゾラムの急速静注の際に生じる呼吸抑制・呼吸停止や循環抑制の解除の目的で投与されることがあるが，単独中毒の治療で用いられることはほとんどない。ベンゾジアゼピン系薬物中毒の鑑別に用いられることがあるが，頭部外傷や痙攣発作の既往がある場合や抗うつ薬のアモキサピンやマプロチリンなどのように痙攣発作を生じる可能性のある薬物との複合中毒では，フルマゼニルの投与は禁忌である。

- **投与法** ベンゾジアゼピン系薬物中毒では，フルマゼニル注(アネキセート注®)0.2～0.3 mgの静注を覚醒が得られるまで繰り返す。鑑別に用いられる場合は，総投与量が3 mgに達しても反応が得られなければ，他の薬物による中毒や他の意識障害の原因を考える。

ナロキソン塩酸塩注(塩酸ナロキソン注®)：ナロキソンは，オピオイド受容体でモルヒネやヘロインなどのオピオイド類と競合的に拮抗する。ナロキソンの作用の発現は早く，静注後1～2分で発現し20～40分持続する。ナロキソンは脂溶性が高いため，中枢神経にすみやかに移行し，静注後15分以内に脳中濃度はピークに達する。

- **投与法** オピオイド類中毒では，ナロキソン塩酸塩(塩酸ナロキソン注®)0.4～2.0 mgを静注する。同量を2～3分ごとに中毒症状が消失するまで繰り返す。総投与量が10 mgに達しても反応が得られなければ，他の薬物による中毒や他の意識障害の原因を考える。

アトロピン硫酸塩注(硫酸アトロピン注®)：アセチルコリンエステラーゼ(AchE)阻害薬である有機リンやカーバメートによる中毒では，神経終末で過剰になったアセチルコリン(Ach)が毒性を発揮するが，アトロピンは，ムスカリン受容体でアセチルコリンと競合的に拮抗する。特に，有機リン系農薬やサリン，タブン，ソマン，VXガスなどの有機リン系化学兵器の中毒ではアトロピンの大量投与が必要となる。

- **投与法** 気管支分泌物の増加や気管支攣縮による喘鳴を認めたら，有機リン中毒では，重症度に応じてアトロピン硫酸塩注(硫酸アトロピン注®)1～3 mgを静注する。その後は気管支分泌物量や喘鳴が改善するまで2～5分ごとに繰り返し投与する。または，アトロピン硫酸塩注(硫酸アトロピン注®)の持続静注を0.05 mg/kg/時間で開始し，適宜増減する。症状が安定したら，気管支分泌物量を厳重にモニタしながら漸減する。カーバメート中毒では，重症度に応じてアトロピン硫酸塩注(硫酸アトロピン注®)2～4 mg(小児では0.05～0.10 mg/kg)を静注する。その後は気管支分泌物量や喘鳴が改善するまで15分ごとに繰り返し投与する。

毒・薬物または毒性代謝物により失活した酵素を再活性化する薬物

亜硝酸塩(亜硝酸ナトリウム注・亜硝酸アミル)：シアンまたはシアン化合物中毒ではCN^-が，あるいは硫化水素中毒ではHS^-が，細胞内ミトコンドリアにあるシトクロムC酸化酵素の活性中心にあるヘム鉄(Fe^{3+})と結合することによって，この酵素を失活させて好気性代謝を阻害する。亜硝酸塩を投与すると，赤血球のヘモグロビンの2価の鉄イオン(Fe^{2+})は酸化されて3価の鉄イオン(Fe^{3+})となり，メトヘモグロビンが生成される。するとシトクロムC酸化酵素と結合していたCN^-またはHS^-は，解離して，より親和性の高いメトヘモグロビンとすみやかに結合してシアノメトヘモグロビン，またはスルフメトヘモグロビンが生成される。この結果，シトクロムC酸化酵素は再活性化される。

- **投与法** シアンまたはシアン化合物中毒，または，硫化水素中毒では，亜硝酸アンプルは，亜硝酸ナトリウムが静注できるまでの間，アンプルの内容物を専用の布に湿らせて，マスクのなか，または鼻や口の前において15秒間吸入させて，15秒間中断して酸素を投与する。この操作を繰り返し，3分ごとに新しいアンプルを用いる。亜硝酸ナトリウムは，3％亜硝酸ナトリウム注(院内調整)を成人では300 mg(10 mL)，小児では6 mg/kg(0.2

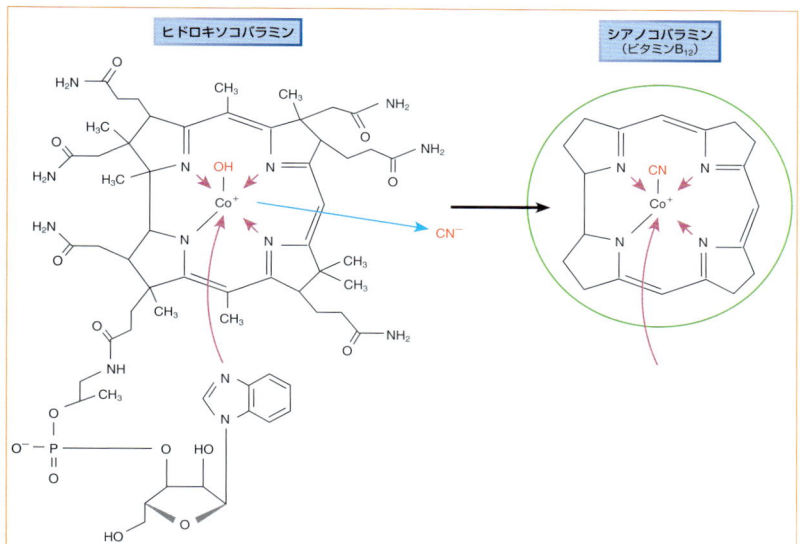

図1-2 ヒドロキソコバラミンの構造

mL/kg)(ただし10 mLを超えない)を5分かけて静注する。メトヘモグロビン濃度を測定して、効果が十分でなければ、30分ごとに半量ずつ追加投与する。

ヒドロキソコバラミン注(シアノキット注射用セット®)：現在は、シアンまたはシアン化合物中毒の拮抗薬としては、より安全に投与できるヒドロキソコバラミンが第一選択である。ヒドロキソコバラミン分子中のコバルトイオン(Co^+)は、ヘム鉄(Fe^{3+})よりもCN^-に対する親和性が高い。図1-2に示すように、ヒドロキソコバラミンは、ヘム鉄(Fe^{3+})と結合しているCN^-と、Co^+と結合している水酸イオン(OH^-)を置換して結合し、無毒なシアノコバラミン(ビタミンB_{12})となって尿中に排泄される。この結果、シトクロム C 酸化酵素は再活性化される。

- **投与法** シアンまたはシアン化合物中毒では、シアノキット注射用セット®を利用して、ヒドロキソコバラミン・バイアル(2.5 g)2バイアルを生理食塩水200 mLに溶解して、15分以上かけて点滴静注する。

プラリドキシム注(パム注®)：有機リン中毒では、有機リンはAChEをリン酸化して失活させるが、プラリドキシムは、リン酸化AChEからリン酸基を奪い、みずからがリン酸化される。この結果、AChEは再活性化される。

- **投与法** 有機リン中毒では、無効、または有害であったとする研究がある一方で、大量投与がアトロピンの投与量を減少させ、呼吸器管理の時間を短縮したとする研究がある。投与するのであればプラリドキシム注(パム注®)2 gを10〜20分かけて静注し、1 g/時間の速度で48時間持続静注する。

毒・薬物または毒性代謝物と結合して毒性を弱め、排泄を促す薬物

ジメルカプロール注(バル注®)：キレート剤であるジメルカプロールは、隣接する2つのスルフヒドリル基(SH-基)を持ち、3価のヒ素(As^{3+})や2価の水銀(Hg^{2+})と共有結合して、安定した5員環を形成する。この複合体は毒性が低く尿中に排泄される。

- **投与法** ヒ素中毒では、重症度に応じてジメルカプロール注(バル注®)150〜250 mgを4〜12時間ごとに筋注する。水銀中毒では、最初の48時間はジメルカプロール注(バル注®)3〜5 mg/kgを4時間ごとに筋注し、次の48時間は2.5〜3 mg/kgを6時間ごとに筋注し、次の7日間は2.5〜3 mg/kgを12時間ごとに筋注する。

デフェロキサミンメシル酸塩注(デスフェラール注®)：キレート剤であるデフェロキサミンは、鉄と強固に結合して尿中排泄を促す。

- **投与法** 鉄中毒では、デフェロキサミンメシル酸塩(デスフェラール注®)を10〜15 mg/kg/時間で持続静注する。尿が、デフェロキサミン・鉄複合体による特徴的なオレンジ色または紅赤色になることを確認し、尿の色が正常に戻るか、血清鉄濃度が正常値まで減少したら投与を中止する。

エデト酸カルシウム二ナトリウム水和物注(ブライアン注®)：キレート剤であるEDTA2Na・Ca(エデト酸カルシウム二ナトリウム水和物)は、二価の鉛(Pb^{2+})を捕集して錯体(Pb^{2+}-EDTAキレート錯体)を形成し、尿中に排泄される。

- **投与法** 鉛中毒では，鉛脳症などの重篤な症状がある，または無症状であっても成人では血中鉛濃度が80〜100μg/dL以上，小児では45μg/dL以上であれば，エデト酸カルシウム二ナトリウム水和物注（ブライアン注®）を投与する．成人では，1回1A（1g）を250〜500mLの5％グルコース溶液または生理食塩水で希釈して，1時間かけて点滴静注する．最初の5日間は1日2回，必要であれば2日間休薬した後に，さらに5日間点滴静注する．小児では，体重15 kgあたり1/2A（0.5 g）以下を1日2回点滴静注する．ただし，体重15 kgあたり1日1A（1 g）以下であること．

アセチルシステイン内用液（アセチルシステイン内用液17.6％「ショーワ」®）

アセトアミノフェンは，一部はCYP（シトクロム P450）2E1などによって酸化されて，反応性の非常に高い中間代謝物であるN-アセチル-p-ベンゾキノンイミン（N-acetyl-p-benzoquinone imine：NAPQI）となるが，すみやかに肝細胞内のグルタチオンと結合して無毒化される．しかし，アセトアミノフェンを大量に摂取すると，グルタチオンが涸渇して，処理しきれなくなったNAPQIが細胞蛋白のSH−基などに結合して肝細胞や腎細胞を壊死させる．N-アセチル-L-システイン（NAC）は肝臓で代謝されてシステインとなり，細胞内に取り込まれて，グルタチオンの代わりに，肝毒性のあるNAPQIと結合して，これを無毒化する．またNACは，グルタチオンの前駆物質としてグルタチオンの貯蔵を増加させる．

- **投与法** アセトアミノフェン中毒では，初回はアセチルシステイン内用液（アセチルシステイン内用液17.6％「ショーワ」®）140 mg/kgを，以後は70 mg/kgを4時間ごとに72時間経口投与する．ただし，特異な臭いがあり悪心・嘔吐が生じることがあるので，ジュース類またはに水で初回は200 mL程度，以後は100 mL程度に希釈して経口投与する．ちなみに体重50 kgであれば初回はアセチルシステイン内用液17.6％「ショーワ」®40 mL（2A）を，以後は20 mL（1A）を4時間ごとに17回経口投与する．

毒・薬物の代謝酵素を阻害し，毒性代謝物の産生を抑える薬物

エタノール：メタノールは，毒性代謝物である蟻酸に変換されて，視神経，中枢神経系，心血管系に毒性を発揮する．また，エチレングリコールは，毒性代謝物であるグリコールデヒド，グリコール酸，グリオキシル酸，シュウ酸に変換されて，中枢神経系，心血管系，腎臓などに毒性を発揮する．エタノール，エチレングリコール，メタノールは，アルコール脱水素酵素である．が，エタノールに対するアルコール脱水素酵素の親和性は，エチレングリコールやメタノールに対する親和性に比べてはるかに高いため，エタノールを投与するとエチレングリコールやメタノールの代謝は抑制されて，半減期は延長する．

- **投与法** メタノール中毒またはエチレングリコール中毒では，血中エタノール濃度100〜150 mg/dLに維持することが目標となる．経口投与では50％液で1.5 mL/kgを初期投与し，0.2〜0.4 mL/kg/時間で維持する．ただし，血液透析中は0.4〜0.7 mL/kg/時間に増量する．静注では5または10％エタノール注（院内調整）で750 mg/kgを初期投与し，100〜200 mg/kg/時間で維持する．

ただし，血液透析中は200〜350 mg/kg/時間に増量する．

毒・薬物またはその毒性代謝物との化学反応により毒性の低い化学物質へ変化させる薬物

10％チオ硫酸ナトリウム注（デトキソール注®）：シアンまたはシアン化合物中毒で，亜硝酸塩を投与した後にチオ硫酸ナトリウムを投与すると，メトヘモグロビンから解離した CN^- はローダネーゼ（rhodanese）の作用で，ほとんど毒性のないチオシアン酸イオン（SCN^-）に変換され，すみやかに尿中に排泄される．

- **投与法** シアンまたはシアン化合物中毒では，亜硝酸ナトリウムの静注後に，ただちに10％チオ硫酸ナトリウム注（デトキソール注®）125 mL（12.5 g）を静注する．効果がみられなければ30分ごとに半量ずつ追加投与する．

補因子として毒・薬物または毒性代謝物の代謝を促す薬物

メチレンブルー注：生体内では，ヘモグロビンの Fe^{2+} が自己酸化（auto-oxidation）して Fe^{3+} になることによって，常にヘモグロビンからメトヘモグロビンが産生されているが，NADH（還元型ニコチンアミドアデニンジヌクレオチド）-メトヘモグロビン還元酵素やNADPH（還元型ニコチンアミドアデニンジヌクレオチドリン酸）-メトヘモグロビン還元酵素などが触媒して，メトヘモグロビン濃度を1％未満に維持している．酸化作用のある毒・薬物中毒によってメトヘモグロビン血症を生じている患者にメチレンブルー（還元型）を投与すると，メトヘモグロビンからヘモグロビンへの変換を促進してメチレンブルー（酸化型）となるが，NADPH-メトヘモグロビン還元酵素はメチレンブルー（酸化型）からメチレンブルー（還元型）を再び産生する．

- **投与法** メトヘモグロビン血症では，メトヘモグロビン濃度＞30％であれば，1％メチレンブルー溶液（院内調整）0.1〜0.2 mL/kg（1〜2 mg/kg）を5分以上かけて静注する．

毒・薬物または毒性代謝物の排泄を促す薬物

酸素：一酸化炭素中毒では，HbのCOに対する親和性は酸素の200〜250倍であるため，Hbに結合している酸素はCOと容易に置換してCOHbを生成する．酸素投与によって血中の溶解酸素含量が増加すると，HbからのCOの解離が促されるためCOHbの半減期が短縮される．その結果，酸素は空いたHbの結合部位に結合できる．

- **投与法** 一酸化炭素中毒では，常気圧酸素（normobaric oxygen：NBO）は，高流量の100％酸素を非再呼吸式リザーバーつきフェイスマスクより投与すると，COHbの半減期は，室内気の平均5時間（2〜7時間）から平均1時間（40〜80分）に短縮される．高気圧酸素（hyperbaric oxygen：HBO）は，3 ATAで高気圧酸素（HBO）療法を施行すると，COHbの半減期は平均20分（15〜30分）に短縮される．

その他

炭酸水素ナトリウム溶液（メイロン84注®）：三環系抗うつ薬中毒では，心筋の速いナトリウムチャネル（cardiac fast Na^+ channel）阻害作用による心毒性が増強されて心室性不整脈，心室内伝導障害，低血圧などが生じる．動物モデルの研究では血液のアルカリ化およびナトリウム負荷がそれぞれ心毒性を減弱に有効であった．そこで，pHの

変化のみならずナトリウム負荷によって心毒性を減弱する可能性のある薬物として炭酸水素ナトリウムが注目された。臨床研究では，中等症から重症の三環系抗うつ薬中毒の患者に炭酸水素ナトリウムを投与して血液のアルカリ化およびナトリウム負荷を行うと，心室性不整脈，QRS時間の延長，低血圧が改善した。

- **投与法** 三環系抗うつ薬中毒では，VTなどの心室性不整脈，QRS時間>0.12秒の延長，低血圧があれば，炭酸水素ナトリウム50〜100 mEq（1〜2 mEq/kg）の静注を適宜繰り返し，血液をアルカリ化してpHを7.45〜7.55とする。その後は，4〜6時間持続静注し，漸減する。

【上條 吉人】

参考文献
1) Seger D : Single-dose activated charcoal-backup and reassess. J Toxicol Clin Toxicol 42:101-110, 2004
2) Eddleston M et al : Multiple-dose activated charcoal in acute self-poisoning: a randomized controlled trial. Lancet 371: 579-587, 2008
3) Satar S et al : Emergency hemodialysis in the management of intoxication. Am J Ther 13:404-410, 2006
4) Zimmerman JL : Poisonings and overdoses in the intensive care unit : general and specific management issues. Crit Care Med 31:2794-2801, 2003
5) 上條吉人：臨床中毒学，医学書院，2009

2 金属

- **定義・概念** 環境中に存在する金属は，さまざまな形態をとりながら循環している。古来からヒトは金属を利用し続け，その結果，自然環境中に存在する金属に加えて，人為的に合成された金属化合物に曝露されるようになっている。ヒトは金属に曝露され，吸収，排泄，蓄積を介して，健康障害が発生する。

金属とは何か，という定義については曖昧な点も含まれるが，金属性を持つもの，と定義される。金属性とは，電気と熱の良導性を持ち，表面には金属光沢があり，延性，展性に富むもの，とされている。周期律表では族Ⅰaから右に移動して族の番号が増えると金属性が増大する。Ⅰbにいたると，そこからは右に行くに従って金属性が減少する。21番のスカンジウム以降の金属で比重4以上のものを重金属という。

金属の生体に与える影響による分類

生体内には20種類の金属が含まれている。その生体に与える影響により，必須金属群，随伴金属群，汚染金属群の3つに分類できる。

必須金属群：生体にとって必要欠くべからざる金属で，発育に関与したり，酵素の構成成分だったり，補酵素としての作用を持つなどして，生体機能に関与する。これらの金属が欠乏すると健康障害が起こる。コバルト，銅，クロム，鉄，マンガン，モリブデン，ニッケル，スズ，亜鉛などが含まれる。なお，必須金属群でも，量が過剰であれば，深刻な生体影響を起こしうる。

随伴金属群：生体の生理作用や代謝機構に関与しているかどうかがはっきりしないが，生体内に広く分布している金属をさし，アルミニウムなどが含まれる。

汚染金属群：出生時には痕跡しか生体内には含まれていず，生理作用にも関与しないが，環境中で曝露され，加齢とともに体内に蓄積する金属をさす。カドミウムや水銀，鉛などが含まれる。

金属の生体内の動態

環境（大気，土壌，水）中に存在する金属は，金属そのものとしてか，またはさまざまな化合物となって循環し，植物，魚類，動物など生物は，環境中で生育するなかで金属を取り込んでいる。

金属は生体へ取り込まれ，吸収，分布，代謝，蓄積，排泄を介して，生体に作用する。環境からの金属の生体への取り込み経路は，経気道，経口，経皮に大別される。一般の環境からは，飲料水や食物を介して経口で取り込まれることが多いが，産業職場においては，粉塵（固体の粒子や繊維が空気中に飛散し，浮遊・拡散する状態のもの），フューム（一般に溶解した金属が蒸発する際に生じるもので，蒸発した，元は固体である物質が空気中で凝縮され再び粒子になったもの），ミスト（液体の物質が空気中に飛散し，浮遊・拡散する状態のもの，液体に金属が含まれることあり）として，気道を介して取り込まれることが多い。

経気道からの取り込みの注意点は，一般に，肺において血流と接するために，吸収性が消化管を介する経口より高いことである。なお経口による摂取では，一般にいうと，吸収性は高くはないが，年齢に関連しており，乳児では吸収が増加することがあることに注意を要する。吸収後，血流によって各臓器に分布する。妊娠している場合には，胎盤を通して胎児にも分布し，これが健康障害の原因となることがある（有機水銀が典型的な例である）。ストロンチウムや鉛などは骨に蓄積する。

生体内で金属は生体内の構成成分と結合して存在するのが普通である。金属と配位結合により結合する化合物を配位子といい，多くの金属が配位結合によって配位子と結合し錯体を形成している。金属は生体成分と結合することにより，生体内の代謝と関連しさまざまな作用を示す。また生体成分との結合は，金属の移送機構，解毒機構とも関連する。生体内で金属と結合する蛋白に，メタロチオネイン（カドミウムと結合），トランスフェリン，フェリチン（鉄と結合），膜キャリア蛋白などがある。

金属の毒性と影響する要素

体内に分布した金属が，ある一定の臨界濃度に達すると臓器によっては有害作用が起こる。臨界濃度に達すると有害作用が起こる臓器を標的臓器といい，金属の生体作用の指標として，その臓器障害による症状が代表的なものとなる。金属では鉛なら造血系と神経系，カドミウムなら腎臓，メチル水銀なら中枢神経系と標的臓器は金属によって特異的である。

金属は，そのものの毒性のほかに，さまざまな要素によって影響される。金属の化合物の毒性について，溶解度によって毒性が異なり，一般に溶解度が高いと毒性が高い。アルミニウムを例にすると，酸化アルミニウム Al_2O_3 や水酸化アルミニウム $Al(OH)_3$ は溶解度が低く経口による毒性は低く，一方，硫酸アルミニウム $Al(SO_4)_3$ は水に溶解し，動物実験で経口投与によって毒性があるとする報告

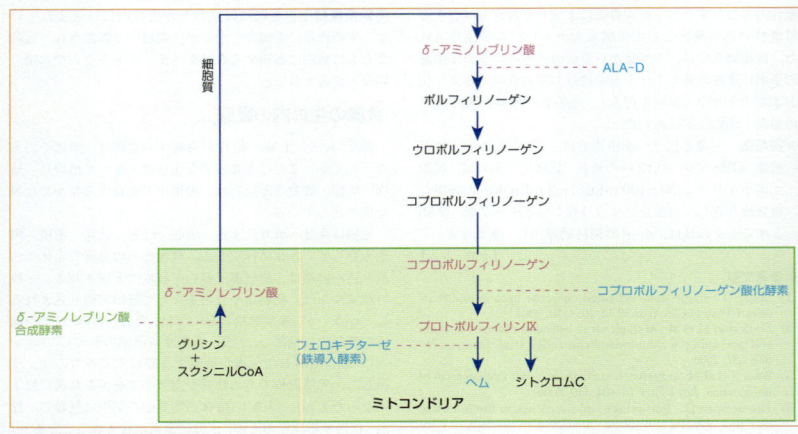

図 2-1　ヘムの合成経路
青字：鉛により活性低下が起こる酵素または合成低下産物，赤字：鉛曝露により増加，緑字：鉛曝露により活性亢進
ALA-D：δ-アミノレブリン酸脱水素酵素

がある。また化合物のなかの金属の荷電が毒性に大きく影響することがあり，クロムは 3～6 価の荷電をとるが，6 価クロムが特に毒性が強いことが知られている。金属化合物の化学形態が有機化合物か無機化合物かで大きく毒性が異なる例も多く，たとえば水銀は，メチル水銀やエチル水銀のような有機水銀と無機水銀で消化管吸収率が大きく異なることもあり，毒性が異なる。

その他，金属の毒性に影響する因子に，必須金属の相互作用，金属-蛋白複合体の形成があり，さらにヒトの側の要因として，年齢および発達段階，生活様式などがあげられている。

金属による生体影響の診断にかかわる曝露の評価

生体影響が金属によって起こっているかどうかを診断するには，その金属にどの程度曝露されているかを評価することが必要である。評価方法はさまざまであるが，一つは血中鉛やマンガンのように生物学的モニタリングの手法を用い，直接に生体試料中の濃度を測定する方法がある。また，金属の曝露によって鋭敏に変化する生体内物質について測定する方法(鉛曝露に対する赤血球中 δ-アミノレブリン酸脱水素酵素〈δ-amino levulinic acid dehydrogenase：ALA-D〉の活性低下，カドミウム曝露者の尿中 β₂ミクログロブリンの検出)がある。さらに曝露源となっている飲料水や食品中の金属濃度を測定し，陰膳などの方法による食品などの摂取量の推定から，金属の曝露量を推定する方法もある。

主要金属の毒性

鉛

鉛(Pb)は用途の広い金属で古来より使用され，現代では鉛管，バッテリー，合金，ガラスなどさまざまな用途があり，使用する産業職場で鉛中毒の発生をみる。先進諸国では，鉛中毒の発生は減少しているが，決してまれではない。産業職場では鉛の粉塵またはフュームとして主に経気道により体内に侵入する。

鉛の中毒症状の代表的なものは貧血であり，症状のなかでは最も低濃度で現れ，血中鉛濃度 60μg/dL 以上で出現するとされる。鉛による貧血の機序はヘモグロビン合成にかかわる酵素の阻害である。図 2-1 にヘムの合成経路を示すが，各段階の酵素活性を鉛が低下させることにより合成阻害を起こす。中毒初期の鋭敏な指標として代表的なのが，前述した鉛による赤血球中 ALA-D の活性低下で，血中鉛濃度が 10～20μg/dL で起こる。また，コプロポルフィリノーゲン酸化酵素，フェロキラターゼ(鉄導入酵素，プロトポルフィリン IX からヘムを合成する際にポルフィリン環のなかに 2 価の鉄イオンを導入する酵素)を阻害する。フェロキラターゼ活性低下は，ALA-D 活性低下に次いで鋭敏な指標とされる。鉛による貧血はヘム合成阻害であるために，血中ヘモグロビン濃度が低下し，低色素性小球性貧血を呈する。高濃度の鉛曝露になると，ミトコンドリアが赤血球の段階にいたっても残存し，細胞質のリボソームと凝集して好塩基性斑点を形成する。このような好塩基性斑点を持つ好塩基性斑点赤血球が増加する。

血中鉛濃度が 80～150μg/dL に上昇すると，消化器症状や神経症状が出現する。消化器症状には鉛疝痛と呼ばれる腹疝痛，便秘，下痢などがみられ，神経症状としては末梢

神経症状である橈骨神経麻痺による伸筋麻痺によるwrist dropが有名である。鉛のように血中濃度の上昇に伴い，出現する臨床症状が変化するのは，用量反応関係の代表的な例といえる。なお，鉛には他に中枢神経症状である鉛脳症が知られている。米国では鉛を含んだペンキ片（甘味がするとされる）を日常生活で摂取した子どもの鉛中毒が知られ，小児で重症化し鉛脳症となり，軽症例でも行動異常や知能発育の遅延がみられた。

鉛中毒はさまざまな検査で診断される。血中鉛濃度の測定は基本的な検査である。ALA-Dの活性測定も前述したようにきわめて鋭敏な指標である。またヘムの合成阻害により，ヘムの合成系でネガティブフィードバックが起こり，δ-アミノレブリン酸合成酵素の活性が上昇するために，尿中δ-アミノレブリン酸の上昇が起こる。これは，ALA-D活性低下に引き続き，血中濃度 $40\mu g/dL$ 程度で起こるとされる。コプロポルフィリノーゲン酸化酵素の阻害により，コプロポルフィリノーゲリン上昇となり，一部が尿中に排泄されて，酸化されてコプロポルフィリンとなり，結果として尿中コプロポルフィリンの上昇をみる。また，フェロキラターゼ阻害によりプロトポルフィリンIXからヘムへの合成が阻害されることにより，赤血球中のプロトポルフィリンが増加する。血中鉛濃度が $80～150\mu g/dL$ に上昇したレベルでは，神経学的検査が必要となる。

なお，以前ガソリンに混入していた四エチル鉛に代表される有機鉛は，経気道または経皮的に人体に取り込まれ，主に精神症状を起こすことが知られている。

カドミウム

カドミウム（Cd）は環境中に存在し，鉱山排水中や周辺土壌などに多量に含まれる。また合金，蓄電池など広い用途に用いられており，産業職場での曝露もある。

わが国ではカドミウムによる公害としてイタイイタイ病が知られている。富山県神通川流域にて，鉱山排水中に含まれていたカドミウムが土壌，水質を汚染し，米に蓄積した。汚染米の摂取を長期間続けることにより，特に女性や妊婦に多発骨折による激痛を主訴とするイタイイタイ病が発生した。最初の学会報告は1955年である。認定患者は186人にのぼった。その機序はカドミウムによって腎臓の近位尿細管の再吸収障害が起こり，骨にカドミウムが蓄積，カルシウムが脱失し，骨軟化症から多発骨折が起こったと考えられている。図2-2にイタイイタイ病患者に観察された骨折X線像を示した。イタイイタイ病の厚生省の1968年に発表した見解は，「イタイイタイ病の本態は，カドミウムの慢性中毒によりまず腎臓障害を生じ，次いで骨軟化症をきたし，これに妊娠，授乳，内分泌の変調，老化および栄養としてのカルシウムの不足などが誘引となって，イタイイタイ病を形成したものである」としている。疫学研究により，腎皮質におけるカドミウム濃度と尿細管再吸収障害の発生率を検討したところ，$200\mu g/g$ で10%，$300\mu g/g$ で50%と用量反応関係がある。

産業職場におけるカドミウムの人体への侵入経路は主にカドミウムフュームの吸入による経気道である。症状は急性の場合には，肺水腫から間質性増殖性肺炎をきたす。慢性の場合は，呼吸器症状として気管支炎から肺気腫をきたす。また歯への色素沈着によるカドミウム黄色環がみられ

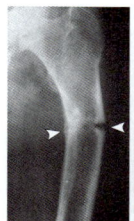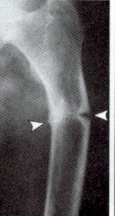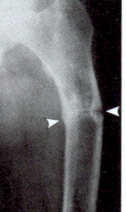

治療前　　治療3カ月　　治療6カ月

図2-2　イタイイタイ病患者に観察された大腿骨の骨X線像
▷：骨折箇所

ることがある。腎障害を呈し，その障害箇所は近位尿細管で再吸収障害をきたす。

カドミウムの健康障害のための検査は，尿中β_2ミクログロブリンの測定が一般に行われる。近位尿細管再吸収障害により，尿中に低分子蛋白，主にβ_2ミクログロブリンが排出される。カドミウムの健康障害に対する治療法は知られていない。

水銀

水銀（Hg）は，無機水銀と有機水銀では前述したように消化管の吸収率が大きく異なることもあり，毒性がまったく異なる。以下，両者を分けて記述する。

無機水銀

無機水銀は環境中に存在し魚類などから検出され，また水銀体温計などに使われて，かつては各産業で使用量が多かった。職業性曝露は水銀体温計製造職場での発生が報告され，水銀は常温で液体であり気化しやすく，主に経気道曝露による健康障害が起こった。典型的な慢性中毒症状として，精神不安定，手指振戦（企図振戦）といった神経症状がみられ，局所では口内炎，歯肉炎がみられる。神経毒性が起きる機序は，水銀は2価の水銀化合物となって毒性を発揮するが，体内で酸化が進行し2価となるまで脳に多く，腎臓に少なく配分されるため，脳に配分されたことにより神経症状が起きる。

金属水銀以外で使用されている無機水銀には，消毒用の昇汞（塩化第二水銀）があり，主に自殺目的や誤飲によって経口的に人体に取り込まれ，最初から2価の化合物であるために腎臓に多く配分されて腎障害をきたす。

有機水銀

中毒を起こす有機水銀としては主にメチル水銀とエチル水銀があり，メチル水銀が特によく知られている。1950年代まで有機水銀製造職場や種子消毒の場でメチル水銀による職業病が知られ，Hunter-Russel（ハンター-ラッセル）症候群と名づけられた。Hunter-Russel症候群の症状には，四肢末端や口唇周囲の知覚障害，求心性視野狭窄，小脳性運動失調，構音障害，錐体外路徴候などがある。摂取量が水銀換算で200 mgを超えると死にいたる。

1953年より九州の水俣湾沿岸の熊本県，鹿児島県において，メチル水銀による水俣病の発生が報告された。その原因は，アセトアルデヒド工場で使用されていた水銀触媒から微量のメチル水銀が生成されたことに起因する。触媒

として使われた水銀を含んだ工業排水が環境中に放出された。生成されたメチル水銀は、プランクトンから魚類に取り込まれ、そこで生物濃縮が起こる。このメチル水銀を高濃度含有する魚を、長期間大量に摂取することによって、水俣病が発生した。水俣病とHunter-Russel症候群は症状が一致していたため、水俣病の原因がメチル水銀であると早い段階から指摘されながら、対策が後手に回ってしまい、1964年から新潟の阿賀野川流域でも水俣病が発生した。認定患者数(2010年3月末現在)は熊本県1,780人、鹿児島県491人、新潟県696人に及んでいる。

水俣病で注目すべきは、有機水銀は胎盤を介して胎児に移行するため、胎児性水俣病が起こったことである。一般に母体より胎児側により重篤な影響が起こり、母体には必ずしも健康異常は認められない。胎児性水俣病の症状には言語知能発達障害を含む精神神経症状、咀嚼・嚥下障害、運動機能障害、流涎などがみられ、重症例では重篤な発達障害を起こし、死亡にいたった。

その他の金属

その他の金属でもさまざまな健康障害が知られている。
クロム(Cr):メッキなどに使用され、産業職場における曝露が懸念されているほかに、クロムを使用した工場付近の土壌汚染、水質汚染が問題になったこともあった。クロムは6価の化合物が毒性が特に強いとされ、それは6価が3価に還元される過程で、フリーラジカルが産生されるからとされている。6価クロムは生体侵襲性がきわめて強いことも問題になる。産業職場におけるクロムの健康障害については、皮膚潰瘍、鼻中隔穿孔、鼻腔癌、肺癌、アレルギー性接触皮膚炎がある。

マンガン(Mn):電池や特殊鋼に使用される用途の広い金属である。マンガンにより引き起こされる症状としてParkinson(パーキンソン)様症状がある。診断には血中マンガンの測定が必要である。

ニッケル(Ni):金属として広い用途があり、ニッケル精錬工場にて職業性健康障害の報告がある。ニッケルが原因となる疾患には、アレルギー性接触皮膚炎、肺癌がある。

タリウム(Ta):かつて脱毛剤(現在では使用禁止)として使用され、また殺鼠剤、医薬品としての使用もあった。また近年産業使用も増えている。かつての中毒の多くは誤飲、自殺や他殺に関するものであった。タリウムにより生じる症状には、毛根部の色素沈着や腹部疝痛、摂取2週間以後の頭髪脱毛などがある。今後、使用が広がるにつれ、健康障害の発生が懸念される。

ベリリウム(Be):宇宙航空材料としての限られた用途から、今日ではコンピュータの基板など、多方面で使用されるようになった。人体の侵入経路は、経気道、経口曝露によるほかに、可溶性ベリリウムは皮膚から容易に吸収されるために経皮曝露もある。急性症状として接触性皮膚炎があるが、慢性・大量に曝露されると、慢性ベリリウム肺を呈する。慢性ベリリウム肺の特徴は、肺に生じる肉芽腫性病変で、肉芽腫周辺に線維化をみるものの、一般の塵肺とは区別される。肺癌を引き起こすかどうかは現在のところは不明である。

アルミニウム(Al):地殻に多く存在する代表的な軽金属である。アルミニウム粉塵によるアルミニウム肺、酸化アルミニウム粉塵によるアルミナ肺が塵肺として知られていたが、近年、酸性雨により地下水におけるアルミニウム濃度が上昇しており、健康影響が懸念されている。アルミニウムによって汚染された水を透析に使った場合、透析脳症が発生したことが報告されており、また動物実験で脳をアルミニウムに曝露させると中枢神経障害を起こすことが知られている。

酸化物の金属フュームを吸入すると39℃以上の発熱が起こることがあり、金属熱という。亜鉛による場合が多い。

【角田 正史】

参考文献

1) 中央労働災害防止協会:金属およびその化合物による健康障害,目で見る職業病と労働環境,「目で見る職業病と労働環境」編集委員会(櫻井治彦ほか)編,p70-77,中央労働災害防止協会,2011
2) 和田攻:金属とヒト エコトキシコロジー入門,朝倉書店,1985
3) 佐野晴洋ほか:金属における職業病.総合衛生公衆衛生学 改訂第2版,藤原元典ほか監修,p924-982,南江堂,1985
4) Liu J et al: Toxic effects of metals. Casarett & Doull's Toxicology: The Basic Science of Poisons, 7th edition, edited by Klaassen CD, p931-980, McGraw-Hill Professional, 2007

3 一酸化炭素中毒

■ **定義・概念** 一酸化炭素(carbon monoxide:CO)は、自然大気に0.001%程度存在する気体である。COの毒性は強く、吸入気のCO濃度が0.04%なら1時間の吸入で頭重感を生じ、CO濃度が0.3%なら2時間の吸入で死亡する。COは、石油や木材など炭素を含む素材が不完全燃焼する際に発生するので、自動車の排気ガスや暖房機の換気不十分などで危険な濃度に達する。そのため日常生活の思いもかけない場面でCO中毒が発生する。

CO中毒は、主に大脳と心臓を障害するが、軽症の場合は頭痛や嘔気・嘔吐などCO中毒に特異的な症状がないので診断には細心の注意が必要である。重症化すると傾眠から昏睡まで、さまざまな程度の意識障害を呈し、心筋障害による循環不全や不整脈を合併する。

CO中毒は救急疾患である。迅速に診断し、ただちに酸素投与を行う。迅速に診断するには発症時の状況を発見者や救急隊員から聴取することも重要である。救急治療後は、CO中毒発症より数日〜数週間後に発症する遅発性神経障害について注意が必要である。

■ **疫学** CO中毒による国内の年間死亡者(事故、火災および自殺の総数)は、人口動態統計(厚生労働省)によると、2007年に3,745人、2008年に4,107人で、男性が女性の約5倍多い。CO中毒の原因として、①産業現場でのCO中毒、②自動車の排気ガス充満による事故、③家庭内での暖房器具やガス器具の故障(寒冷地では冬季に多い)、④自殺、がある。事故に比して自殺企図が圧倒的に多い。現在は、炭鉱内の爆発事故のような大規模災害はないが、一方でインターネット情報のなかにCO中毒を教唆するものがあり、深刻な社会問題となっている。特に2003年から、自動車車内で練炭を使う自殺企図が増加した。この傾向は2003年からインターネット上に練炭を使うCO中毒自殺情報が現れたことと関連している。

■ **病因・病態生理と分子メカニズム** COは無色無臭で

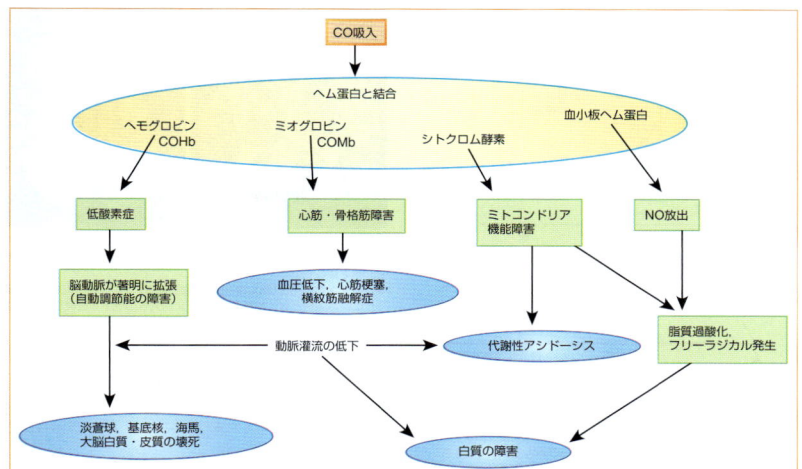

図 3-1　一酸化炭素中毒の病態
一酸化炭素（CO）はヘム蛋白と結合して，その生理的機能を阻害する。ヘモグロビン（Hb）と結合すると組織の低酸素症（hypoxia）を生じる。ミオグロビン（Mb）と結合すると心筋収縮力が低下するので，血圧低下～ショックにいたる。細胞内ではミトコンドリア酵素（シトクロム C など）の活性が阻害されるので，細胞内呼吸が障害される。血小板にもヘム蛋白が存在するが，CO と結合すると一酸化窒素（NO）を非生理的に放出するので，脂質過酸化を生じる。COHb：一酸化炭素ヘモグロビン，COMb：一酸化炭素ミオグロビン

気道刺激性がないので，CO を吸入しても気がつかない。CO は肺胞から，すみやかに血中に拡散する。

ヘム蛋白の生理活性の阻害（図 3-1）

CO はヘム蛋白と親和性が高く，ヘモグロビン（hemoglobin：Hb），ミオグロビン（myoglobin：Mb），シトクロム酵素などと結合し，それぞれの生理活性を阻害する。

- **ヘモグロビン**　CO は Hb と結合し，一酸化炭素ヘモグロビン（carboxyhemoglobin：COHb）を形成する。COHb の存在下で，Hb が示す酸素解離曲線は，異常に左方移動する。そのため，酸素分圧の低い末梢組織では，酸素ヘモグロビン（O₂Hb）から組織への酸素供給（Hb からの酸素の解離）が減少する。そのため組織は，低酸素状態になる。さらに，CO の Hb 親和性は，酸素に比して約 240 倍高いため，CO を吸入すると動脈血中の COHb が急激に増加し，O₂Hb が著しく減少する。大気中（酸素が約 20%）に，CO が 0.09% 混入すると，動脈血の O₂Hb は半減する（CO 濃度 0.09% × 240 ＝ 21.6% で酸素 20% とほぼ同じ Hb 結合能を持つので，動脈血 O₂Hb と COHb がほぼ同量となる）。O₂Hb の減少のため，組織への酸素運搬量が減少する。組織への酸素供給と運搬量の両者が低下するため，低酸素症（hypoxia）をきたす。その結果，酸素要求性の高い大脳と心臓が主に障害される。
- **ミオグロビン**　CO は Mb と結合し，一酸化炭素ミオグロビン（COMb）を形成する。心筋障害を生じ，血圧低下から重症例ではショックにいたる。さらに COHb の形成による低酸素症が加わり，心筋虚血や不整脈が続発する。心筋虚血から心内膜下梗塞を呈することがある。重症の CO 中毒例では骨格筋の Mb が障害され，横紋筋融解症とそれに続発する急性腎不全が生じうる。
- **シトクロム酵素**　ミトコンドリアに局在するシトクロム C や P450 の酵素活性が阻害される。細胞内呼吸が障害され，代謝性アシドーシスが進行する。さらに細胞内でフリーラジカルが増加し，酸化ストレスが生じる。
- **血小板ヘム蛋白**　CO が血小板ヘム蛋白と結合すると非生理的な血小板活性化を生じ，血小板から一酸化窒素（nitrite monoxide：NO）が放出される。NO は脂質酸化能を持つので，中枢神経のミエリンを過酸化して大脳白質を障害する。

大脳障害の病態生理（図 3-1）

CO 中毒の神経障害は淡蒼球と大脳白質に強い。選択的な病変分布は，低酸素症に血圧低下が重畳した病態で生じる低酸素性脳障害の一型である。貧血性低酸素症（anemic hypoxia）あるいは低酸素性虚血性脳症（hypoxic-ischemic encephalopathy）に分類されることもある。

- **低酸素症下での脳循環**　COHb 形成による低酸素症が生じると，脳動脈は反応性に拡張する。CO 吸入が続くと低酸素症が進行し，脳動脈は生理的自動調節脳の限界を超えて拡張する。この状態では血圧の変動に対して，脳動脈は収縮も拡張もできない。

上記の病態下に，COMb 形成による心筋障害が加わると，血圧低下のために脳動脈末梢に強い虚血が生じる。特に淡蒼球と大脳白質は口径の大きい動脈から細い動脈が直接分枝する特異な血管構築をとるので，軽度の血圧低下に対して血流が著しく低下する。その結果，脳病変は淡蒼球

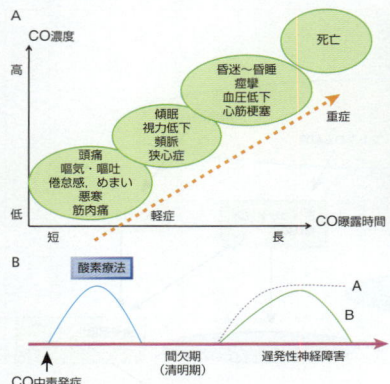

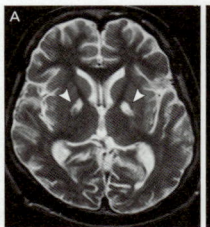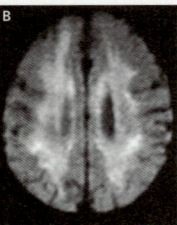

図 3-3 一酸化炭素中毒の MRI 像
A：急性期の T2 強調画像。発症 3 日後に撮影。両側淡蒼球（▷）が高信号を呈している
B：遅発性神経障害（間欠型）の拡散強調画像。高圧酸素（HBO）療法後に意識清明となったが、1 カ月後に自発性の低下が出現した。大脳白質がびまん性に高信号を呈している

図 3-2 一酸化炭素の臨床症状
A：急性期。一酸化炭素（CO）の濃度と曝露時間の両者が重症度に相関する。CO が高濃度であるほど、あるいは曝露時間が長いほど重症化する。発症者の 25～50％はなんらかの神経症状が遷延する
B：遅発性神経障害（間欠型）。急性期に酸素療法を受けて症状が消失した症例の 10～30％は、清明期を経て再び神経症状を呈することがある。50～75％は 1 年以内に神経症状が改善する（B）。高圧酸素（HBO）療法で劇的に改善したという報告がある一方で、神経学的後遺症が固定する場合もある（A）

と大脳白質に選択性が高くなる。そのほか、基底核または海馬の一部、および大脳皮質に病変を生じうるが、これらの病変部位も脳動脈の末梢灌流領域である。

- **臨床症状** 吸入した CO 濃度と CO 曝露時間の両者が、症状の重症度に関与する。乳幼児、妊婦と高齢者は重症化しやすい。また呼吸器疾患、虚血性心疾患、貧血があると容易に重症化する。

  - **急性期（図 3-2A）** CO を吸入して血中 COHb 濃度が 10％以上になると低酸素症に反応して脳動脈が拡張する。脳動脈拡張により頭蓋内圧が亢進すると頭痛、嘔気・嘔吐、めまいなどの非特異的症状が出現する。COHb 濃度が 20～25％になると低酸素症が増悪して大脳皮質機能が抑制されるので、傾眠から昏睡にいたるさまざまな重症度の意識障害が出現する。COHb 濃度が 40％以上になると著しい低酸素症のため、痙攣や昏睡を呈する。
  循環器症状として頻脈、狭心症、時には心筋梗塞を呈する。低酸素症と心筋ミオグロビン機能障害のため、血圧低下や不整脈を高率に生じる。呼吸器症状として頻呼吸、呼吸困難感を認めることがある。

  - **遅発性神経障害（間欠型 CO 中毒）（図 3-2B）** 急性期からいったん回復して、再び神経症状が出現することがある。通常、数日～4 週間くらいの症状軽快期（清明期）があり、その後徐々に性格変化（無気力になる、だらしなくなる）、認知機能低下または Parkinson（パーキンソン）症候群を呈する。遅発性神経障害の可能性は症状軽快期に予想できない。ただし、高齢者と急性期に意識障害が遷延した患者に発症しやすい。病理学的には斑状の

大脳白質病変（Grinker〈グリンカー〉の髄鞘病変〈Grinker's myelinopathy〉という）を呈し、急性期に脂質過酸化により生じた変性ミエリンを抗原とする自己免疫性脱髄とする報告がある。

- **慢性期** 治療により意識清明となっても、CO 中毒の重症者は神経学的後遺症を残すことがある。認知機能の低下、失認、失語、失行などの大脳高次機能障害を呈する。Parkinson 症候群を合併した場合は、無動と突進現象が主体で振戦がないのが特徴である。

検査成績

血液ガス分析：CO 中毒の主要な検査所見は、血中 COHb の異常高値である。検体は動脈血でも静脈血でもよい。動脈血ガス分析器に付属している co-oximetry 機能を使って COHb が測定できる。汎用されている機器では、COHb のみでなく O_2Hb やメトヘモグロビン（MetHb）も同時に測定される。しかし経皮的パルスオキシメータは COHb が高値でも酸素飽和度が正常値を示すので、CO 中毒の検査には使えない。動脈血酸素分圧（PaO_2）は低下するとはかぎらないので注意が必要である。重症例では代謝性アシドーシスを認める。

血液生化学検査：CO 中毒に特異な検査所見はない。ただし、COMb 形成による心筋障害が生じると、血清 CK（クレアチンキナーゼ）（MB 分画）をはじめトロポニン I などの心筋障害のマーカーが異常高値になる。COMb 形成により横紋筋融解症が生じると、血清 CK が数万～数十万 IU にいたる著明な上昇を認め、ミオグロビン尿症に伴う急性腎不全の合併を生じうる。

画像検査（図 3-3A、B）：救急診察に際しての頭部 CT または MRI 検査は、脳梗塞やくも膜下出血など他の神経疾患との除外診断に有用である。超急性期（発症時）の CO 中毒に特異的な画像所見はないが、大脳のびまん性浮腫を認めることがある。急性期（発症 1～3 日）および遅発性神経障害（間欠型 CO 中毒）の場合、CO 中毒に特徴的な画像所見がある。

- **急性期** 頭部 MRI 検査で、両側淡蒼球の病変を認める。拡散強調画像（DWI）、T2 強調画像および FLAIR 法で境界が明瞭な高信号域を呈する。CT 検査では、淡蒼球病変は低吸収域を示す。大脳の他の部位にも病変を認める

ことがあり，淡蒼球と黒質網状帯が同時に障害されると，pallido-reticular pattern（injury）と呼ばれる。そのほか，線条体，海馬，大脳皮質にも病変を認めることがある。画像所見は虚血性壊死に対応している。
- **遅発性神経障害（間欠型 CO 中毒）** 頭部 MRI 検査で，大脳白質にびまん性に病変が出現する。DWI，T2 強調画像および FLAIR 法で高信号となる。病変部の ADC（apparent diffusion coefficient）値は低値で，病理学的には細胞性浮腫と推定されている。
- **慢性期** CO 中毒から数年後に，大脳萎縮を認めることがある。急性期に重症で，なんらかの神経障害がある場合に認める。

■ 診断　CO 中毒の診断は，発症状況と臨床症状から疑いを持ち，血中 COHb 異常高値があれば診断が確定する。発症状況については，火災現場なら CO 中毒の疑いが強い。しかし，暖房器具の故障や自動車の排気ガスの充満，自殺企図などでは，発見者や救急隊員からの情報収集が重要になる。同じ場所にいた人が類似の症状を呈していたら，頭痛，嘔気・嘔吐のような非特異的な症状でも CO 中毒を疑うべきである。CO 中毒の疑いがある状況下で，血中 COHb≧5％（喫煙者では 10％）なら CO 中毒と診断する。

診断に際して注意すべきなのは血中 COHb の解釈である。救急搬送中に新鮮な大気を呼吸する，あるいは救急車内で酸素投与を受けた場合，血中 COHb は低下している。発症状況と臨床症状が一致しているなら，血中 COHb が正常値でも CO 中毒として治療する。また COHb が低値なのに臨床症状が重症の場合は，救急搬送中の酸素投与で COHb が低下したと考えられる。したがって，COHb の値のみから重症度の判断はできないし，治療方針の決定もできない。また，数日前の感冒様の頭痛や嘔気など不定の主訴でも，CO 中毒を疑わせる発症状況であれば，積極的に CO の異常発生の有無を確かめる必要がある。この場合，血中 COHb は正常値である。

皮膚粘膜の鮮紅色（cherry-red color）は，CO 中毒の特徴とされるが，実際にはまれな徴候である。ただし，CO 中毒による死亡者の法医学的所見として重要である。

■ 治療と薬理メカニズム　CO 中毒の疑いがあれば，可能なかぎりすみやかに酸素投与を開始する。酸素療法は，一般的に行われる酸素投与法（NBO（normobaric oxygen））と高気圧酸素（hyperbaric oxygen：HBO）療法の 2 つの方法がある。

初期治療：発症状況から CO 中毒の可能性があれば，ただちに発症現場から新鮮な大気の吸入できる場所に搬送する。救急隊が到着したら，酸素投与を行いながら救急室へ搬送する。リザーバーつきマスクで酸素を 10 L/分以上投与が望ましいが，設備が不十分なら可能なかぎり高流量で酸素投与を続ける。救急室に到着したら，酸素投与を続けながら全身状態を把握する。火災現場からの搬入なら気道熱傷の有無，自殺企図歴ならアルコール大量摂取や睡眠薬などの大量服薬の有無を診断する。意識障害が軽度ならリザーバーつきマスクで酸素を 10 L/分以上投与し，COHb が 5％以下になるまで治療を継続する。意識障害が重度なら，呼吸器装着とし純酸素で換気する。全身状態に応じて，ショックに対する昇圧や脳浮腫に対する浸透圧療法などを追加する。代謝性アシドーシスは酸素投与により改善してくるので，アシドーシスの補正は推奨されない。

HBO 療法：HBO は強力に COHb を低下させるので，重症 CO 中毒患者の治療に有効である。Weaver らは，前向き研究を行い，HBO 療法により CO 中毒後の高次脳機能障害が減少したことを報告した。しかし，すべての CO 中毒患者に必要か否かは結論が出ていない。現時点では，確立された HBO 療法の適応基準はないが，一般的に，①意識障害または痙攣を呈した重症の神経症状がある，② COHb≧25〜40％ の場合は HBO 療法の適応と考えられている。また，妊婦と高齢者については HBO 療法がすすめられる。HBO 療法が遅発性神経障害を予防するか否かは結論が出ていない。

遅発性神経障害（間欠型 CO 中毒）：有効性が証明された治療法はない。経験的に HBO 療法を行うことがある。HBO 療法を繰り返して劇的に回復したとする症例報告があるが，現時点では治療有効性の証明はなされていない。

自殺企図者：酸素療法で意識が清明となった時点から精神科医の診療を開始すべきである。HBO 療法をしても意識レベルの改善がない場合は，薬物の大量服薬を疑って検査を進める。

【川並　透】

■ 参考文献
1) 伊東剛はか：日本における一酸化炭素中毒による死亡 1968-2007 年：人口動態統計をもとに．日本臨床救急医学会雑誌 13：275-282, 2010
2) Weaver LK：Carbon monoxide poisoning. N Eng J Med 360：1217-1225, 2009
3) 桶田理恵：急性一酸化炭素中毒．病理学から見たヒト脳の宿命．p14-37, シュプリンガージャパン, 2003
4) Kawanami T et al：The pallidoreticular pattern of brain damage on MRI in a patient with carbon monoxide poisoning. J Neurol Neurosurg Psychiatry 64：282, 1998
5) Smollin C et al：Carbon monoxide poisoning（acute）. Clin Evid（Online）, 2010 (http://clinicalevidence.bmj.com)

農薬中毒

農薬中毒の現状

わが国での農作業に関連した農薬中毒は，農林水産省によると 2009 年には 35 人で死亡例はない。また，厚生労働省人口動態統計によると，農薬による自殺者も 1995 年は 835 名であったが 2009 年には 406 人と，年間自殺者数自体の増加（1995 年 2 万 1,420 人，2009 年 3 万 707 人）にもかかわらず減少している。このように農薬中毒の事案自体は減少しているが，1994 年には松本および地下鉄サリン事件，1998 年には和歌山毒物カレー事件，2008 年には輸入食品に混入した有機リン農薬による中毒事件があり，臨床医がこれらの中毒について知っておくことの重要性には変わりない。

農薬中毒診療の原則と注意点

農薬には数種類の有効成分が混合されていることが多い。また，溶剤に強い毒性があることも多い。有機リン系殺虫剤，カーバメイト系殺虫剤，パラコート，ジクワット，天然殺虫剤など多種類が市販されているほか，すでに販売

表 4-1 農薬中毒診療の原則と注意点

物質	治療薬	致命的合併症	診療のポイント
石油系溶剤（多くの農薬の溶剤）	なし	出血性肺炎、心室性不整脈	多くの農薬に溶剤として使用されている。少量でも誤嚥は致命的である。カテコールアミン投与により心室性不整脈を生じやすい
界面活性剤（展着剤）	なし	誤飲：全消化管性出血、誤嚥：化学性肺炎	多くの除草剤などに配合されて主成分以上に危険。接触面の高度なびらんが生じる。牛乳（蛋白）で拮抗・希釈する
有機リン農薬	パム®	呼吸筋麻痺	縮瞳、コリンエステラーゼ低下が特徴的。パム®の投与と同時に徐脈に対するアトロピン、痙攣に対するジアゼパムなど対症療法が重要
パラコート、ジクワット	なし	肺線維症	経皮吸収でも致死的全身中毒を生じる。摂取量が予後を決定する
アニリン系除草剤	なし	中枢抑制	合剤中の他成分による中毒症状のほうが重篤となりやすい。メトヘモグロビン血症は遅発性に生じる場合もある
アミノ酸系除草剤（グルホシネート、グリホサート）	なし	痙攣	合剤中の他成分による中毒症状のほうが重篤となりやすい。急性期には消化器症状が強い。グルホシネートでは急性期に中枢神経刺激症状が強く、脳高次機能障害が後遺障害となる
石灰・硫黄合剤	なし	硫化水素中毒	酸と反応すると（誤飲した場合、酸性肥料と同時に使用した場合など胃内で）硫化水素が発生する。呼気による二次被災の防御が必要
銅	パル®、ペニシラミン	肝不全	急性期には嘔吐など消化器症状が主体。局所の腐食作用が強い。メトヘモグロビン血症を合併する場合がある
ニトロフェノール剤	なし	不整脈、肺水腫	発熱、頻脈を生じる。冷却が重要。アスピリン、アトロピンは禁忌
ヒ素	パル®	痙攣、呼吸筋麻痺	急性期には下痢・嘔吐など消化器症状が目立つ。遅発性に腎障害、末梢神経障害が生じる
ピレスロイド	なし	痙攣、肺水腫	蚊取り線香は比較的安全だが、農薬では意識障害、痙攣を生じることがある
フェノキシ剤	なし	横紋筋融解、腎不全	尿のアルカリ化が排泄に有効。蛋白結合率が高く血液透析が有効
ホウ酸	なし	腎不全、脱水	ホウ酸団子は1個でも幼児には致命的となりうる。猩紅熱様発疹、青緑便が特徴的。血液透析が有効
有機塩素系殺虫剤（DDT類縁物質）	なし	呼吸麻痺、不整脈	呼吸管理と痙攣の抑制が重要。カテコールアミン、アトロピン投与は致死的不整脈を生じやすい
有機スズ剤	パル®	脳浮腫	アデノシン三リン酸（ATP）の生産が抑制される。1～2日の潜伏期の後症状を呈する

が中止・禁止されたものによる中毒事例も少なくない。それぞれの農薬により臨床症状は異なるが、飲用の場合には急性期に嘔吐・下痢・咽頭痛など、皮膚付着の場合は局所の炎症・びらんなどがみられ、重症例では早期から意識障害がみられることが多い（表4-1）。

中毒者の治療に際しては二次被災を防御することが大変重要であり、患者に接触する医療者に危害が生じないよう防御して治療にあたらなければならない。毒物の皮膚への接触でもパラコートなどでは致死的となる場合もあり、二次被災の防止のためにも毒物の付着した着衣を脱がせよく洗浄する。患者の呼気を吸引することで二次被災が生じる場合もあり、屋外で治療を開始することも考慮しなければならない。

これらのリスクを事前に判断するためには原因毒物を特定することが重要であり、そのためには中毒の発生した原因・状況を詳しく把握し、故意・事故・事件の可能性を念頭において対処する。原因物質の特定のために瓶や包装紙、残りを持参してもらうことは大変重要である。一般的な血液検査、コリンエステラーゼを含めた生化学検査、尿検査は必須であるが、原因物質同定のために検体は必ず保存する。

急性農薬中毒の治療

特異的な治療薬のあるのは一部の有機リン系農薬などにかぎられている。いずれの物質にも共通した農薬中毒治療の基本は、全身状態の管理と毒物の体外への排泄である。

全身状態の管理としては呼吸の維持、電解質平衡の維持、循環血液量の確保、循環動態の維持が重要である。特に誤飲の場合、消化管の損傷に伴う体液の喪失を生じることが多く、電解質・水分バランス・腎機能に注意しなければならない。重症例では痙攣を生じることもあり、対症的にジアゼパムを投与する。多くの中毒でステロイドの投与が有効である可能性がある。一部の農薬ではカテコールアミン、アスピリン、アトロピンが禁忌であり（表4-1）、原因毒物の同定が大変重要である。

体外への排泄のために胃洗浄、下剤・薬用炭投与、強制利尿、血液透析などが行われる。

気道確保：酸・アルカリなど腐食力の強い物質や石油系溶剤・ガソリンなどが肺へ混入すると、微量でも致死的化学性肺炎を生じる。これらの毒物の誤嚥の危険が高い場合や、意識障害のある場合には早期の気管挿管が必要である。また、口腔、上気道の損傷・浮腫を伴う場合には、さらに早期の気管切開を検討する。

胃洗浄、催吐：最近の農薬には催吐薬が含有されていることが多いが、未吸収の毒物が胃内に残存していることが疑われる場合には胃洗浄、催吐を行う。しかし、前述したように誤嚥による致死的な肺損傷を生じる危険のある場合には禁忌であり、催吐・胃洗浄を行う際には必ず原因毒物の同定が前提となる。また、無意識下の胃洗浄は誤嚥のリスクが高いため必ず気管挿管を行った状態で実施し、毒物が腸管へ流出するのを防ぐため、左側臥位で実施する。

腸洗浄、吸着：腸管へすでに移行している場合には、毒物の吸収を阻害するために吸着剤の投与と、腸洗浄のための下剤投与が行われる。吸着剤としては活性炭（薬用炭）が使

用される。ヒ素・フッ素化合物などを除く多くの農薬が吸着され，血中に移行した毒物の吸着も期待できる。陽イオン交換樹脂はパラコートに対する吸着力が活性炭よりも高い。吸着剤はイレウスの原因となる場合があり，下剤(腸洗浄)を併用する。腸洗浄に従来は塩類下剤が使用されてきたが，電解質異常を生じにくい大腸検査の前処置薬(ポリエチレングリコール電解質液など)が有用である。

強制利尿：腎からの排泄を促すために強制利尿が有効な場合もある。乳酸加リンゲル液や，生理食塩水と 5% ブドウ糖液の等量配合液を補液し，利尿を維持する。尿のアルカリ化のためには重曹酸ナトリウム液を加え，利尿を促進するために利尿薬，ドパミンを投与する。

血液浄化療法：血中からの毒物をより早急に除去するためには吸着型浄化器を用いた血液灌流，血液透析，血漿交換，交換輸血が行われる。血液灌流は多くの農薬中毒に有効である。血液透析は腎障害を伴う場合には必須であるが，薬物の除去効率は高くない。血漿交換は吸着や透析で除去できない物質に有効である。交換輸血はメチレンブルーが無効な重症メトヘモグロビン血症など溶血が生じた際に行われる。

農薬の解毒薬

パム®

有機リン農薬はアセチルコリンエステラーゼと結合し酵素活性を喪失させ，アセチルコリンが神経終末，神経筋接合部に蓄積して中毒症状を起こす。有機リン剤とコリンエステラーゼの結合物は，その後結合が解離し生理活性を自然回復するが，その期間は数十分～数日以上と薬剤により異なっている。また，有機リンと結合しリン酸化され生理活性を失ったコリンエステラーゼとリン酸基は，経時的にアルキル基を離してイオン化(老化)する。ジメチル基型のリン酸基を持つ農薬では解離が生じやすく，老化も数時間のうちに生じる。これに対してジエチル基を有するものでは解離，老化ともゆっくりと進行し，数日以上にわたる。

プラリドキシムヨウ化メチル(PAM，パム®)は，この有機リン農薬とコリンエステラーゼの結合を解離させ酵素活性を回復させる薬剤である。しかし，すべての有機リン中毒にパム®が有効なわけではない。パム®は老化した後には無効であり，カーバメイト系薬剤にも無効である。また，パム®には中枢移行性はない。

老化，自然回復が遅くパム®の効果がより期待できるものには，ダイアジノン，イソキサチオン(カルホス®など)がある。逆に老化が早く，ごく早期でなければパム®が有効でない有機リン農薬にはMEP(スミチオン®など)，マラソン，CYAP(サイアノックス®など)，アセフェート(オルトラン®など)，DDVP(ホスビット®，バポナ®など)がある。

バル®

ジメルカプロール(バル®)は金属キレート剤でヒ素・水銀・鉛・銅・クロムなどの排泄が期待される薬剤であり，カルタップ剤・チオシクラム剤・ベンスルタップ剤，臭化メチル剤・無機銅塩剤・有機ヒ素剤などの中毒に際して筋注を繰り返す。腎障害を合併した場合やキレートされた物質の体外への排泄を促すためには，血液透析を併用する。

メチレンブルー

アニリン系除草剤，ニトロフェノール剤，銅殺菌剤などではメトヘモグロビン血症を生じることがある。重症例では交換輸血が必要となるが，メチレンブルーが有効である。しかし，本剤自体によって溶血が生じるため，軽症例に投与すべきではない。チアノーゼがあり，メトヘモグロビン濃度が30%以上の際に，1～2 mg/kgを5分以上かけて静注する。中毒によるメトヘモグロビン血症にもアスコルビン酸が有効な可能性がある。

有機リン農薬中毒

症状

有機リン農薬(有機リン系殺虫剤)，カーバメイト系殺虫剤は広く使用されている農薬で，ヒトに対しても強い毒性を持っている。有機リン剤はコリンエステラーゼと結合し，生理活性を消失させるためアセチルコリンの過剰蓄積を引き起こす。そのために副交感神経，神経筋接合部，副腎髄質，中枢神経などアセチルコリンを神経伝達物質とする神経系すべての異常を生じる。アセチルコリンはその受容体と作用部位によってムスカリン様作用，ニコチン様作用，中枢神経刺激作用を生じる。

ムスカリン様作用は副交感神経刺激であり，縮瞳・徐脈・唾液や気道分泌亢進が生じ，これらが有機リン中毒の中核症状となる。さらに重度の中毒では，ニコチン様作用である副腎髄質刺激症状(頻脈，高血圧)と，神経筋接合部の障害(筋線維性収縮，筋力低下，呼吸筋麻痺)と，中枢神経刺激症状(痙攣，意識障害)を合併する(表4-2)。重症例や慢性中毒では遅発性末梢神経障害を生じることがある。

血液検査では血清コリンエステラーゼ(偽性(ブチル)コリンエステラーゼ)の低下が特徴的である。赤血球中真性コリンエステラーゼ(アセチルコリンエステラーゼ)は半減期が長く，中毒後2～3カ月低下が持続する。

治療

治療はパム®の投与によりコリンエステラーゼ機能の回復をはかるが，パム®の効果は限定的で無効な場合も多く，過信すべきでない。一般的な農薬中毒の治療の原則である対症療法を十分に行うことが重要である。

徐脈が強い場合には繰り返し硫酸アトロピンを投与する。0.5 mgを緩徐に静注するが，反応がない場合は増量追加投与を繰り返す。過剰投与はアトロピン中毒を引き起こす可能性もあるが，重症の中毒の場合には24時間で50 mg以上の投与を必要とする場合もある。

パラコート中毒の症状と治療

パラコート(paraquat)は大変毒性の高い農薬で，かつて

表4-2 有機リン農薬中毒

中枢神経系	意識障害，痙攣(重積)，呼吸抑制，発熱
末梢神経系	
ムスカリン様作用	
副交感神経終末	縮瞳，徐脈，気道・口腔からの分泌亢進，消化管蠕動の亢進・下痢
ニコチン様作用	
副腎髄質前終末	血圧上昇，頻脈，高血糖
交感神経節後終末	発汗
神経筋接合部	筋線維性収縮，筋力低下・弛緩性麻痺

は農薬中毒の多くを占めていた。しかし、1986年夏以降は、濃度が5%以下に抑えられ、催吐薬・臭気性物質・苦み物質が添加された製剤のみが販売されている。

パラコートはフリーラジカルを産生し、多臓器に障害を生じる。粘膜、皮膚から吸収され48時間以内にほとんどは腎より排泄されるが、その間に接触した局所の高度のびらん・壊死を生じ、代謝性アシドーシス、低カリウム血症を生じる。また、一部は肺組織に蓄積され、排泄されない。そのため遅発性に肺線維症を生じ、急性期に救命できても致死的な慢性呼吸不全を生じる。予後は吸収された用量と相関するため、きわめて早期に毒物を排出することが最も重要であり、前述した排出法のすべてを同時に行う。ステロイドパルス療法やビタミンCなどの抗酸化薬投与も試みられるが、有効性が確立している治療法はない。また、活性酸素の発生が組織障害を生じるため、酸素投与は必要最小限とし動脈血酸素分圧(PaO_2)は50 mmHg程度にとどめるべきである。

アミノ酸系除草剤

アミノ酸系除草剤にはグルホシネート、グリホサート、ビアラホスがある。グリホサートは現在最も汎用されている除草剤である。

グルホシネートは急性期には消化器症状が主体であるが、重症中毒では摂取数日後に意識障害、痙攣などの中枢神経障害が出現し、高度の健忘が回復後も永続的に残存することがある。

グリホサートはヒトへの毒性の低い農薬である。しかし、本剤に界面活性剤が配合された製品が多数市販されており(ラウンドアップ®など)、界面活性剤による重度の中毒症状が問題となる。農薬に使用されている界面活性剤は大変に強力であり、皮膚粘膜を破壊し、高度のびらん、壊死、浮腫を生じる。これによる咽頭浮腫、消化管出血などは致命的である。

本中毒には特異的治療はないが、電解質異常、ショック、呼吸不全を生じやすいため、厳重な対症療法が必要である。体外への排泄には強制利尿(アルカリ利尿)が有効である。

【森田 洋】

参考文献
1) 農林水産省消費・安全局農産安全管理課監修:農薬中毒の症状と治療法 第13版, 農薬工業会, 2010 (http://www.midori-kyokai.com/yorozu/tyuudoku.html)
2) 内藤裕史:中毒百科 事例・病態・治療 改訂第2版, 南江堂, 2001

5 食中毒

● **定義・概念** 食中毒(food poisoning)とは、原因となる細菌やウイルスなどが付着した食品や、有毒・有害な物質が含まれた食品を食べることによって、腹痛・下痢などの主に胃腸炎様な症状を持つ健康被害が起こることである。また、ヒトからヒトへ感染するコレラ、赤痢などの感染症であっても、食品を介して腹痛・下痢などが発生すれば食中毒として扱う。

分類

食中毒は、その原因になった因子・物質によって、細菌性食中毒、ウイルス性食中毒、寄生虫性食中毒、真菌・カビ毒性食中毒、化学物質性食中毒、自然毒中毒、その他(アレルギー様食中毒など)に大別される(表5-1)。

細菌性食中毒

急性腸炎を起こすものは、以下の3種類に分けられる。

1. 細菌が産生する毒素で汚染された食品を摂取した結果、腸炎が起こる生体外毒素産生型。
2. 腸内に達した細菌自身が、腸管内で定着・増殖後、その結果産生された毒素によって腸炎が発症する生体内毒素産生型。
3. 腸管内に入り込んだ細菌が腸管上皮細胞内およびさらに組織内に侵入後そこで増殖し、毒素あるいはエフェクター分子などを産生し腸炎を起こす細胞侵入型。

生体外毒素産生型細菌:食品などを汚染した細菌が増殖する過程で、毒素を産生する。その毒素は、耐熱性または耐酸性である。そのため、たとえ加熱により細菌自身が死んでも、産生された毒素の活性が残存したり、または、耐酸性であるため経口的に摂取された毒素は、胃酸により不活化されないままであったりして、腸内に到達後、毒素の作用で腸炎を起こす。摂取された毒素自身が腸管に作用するため、臨床症状が出現するまでのいわゆる潜伏時間が3〜5時間と短いのが特徴である。それゆえ、ヒ素などの化学毒やフグ毒などの動物性自然毒による中毒との鑑別が必要になる。この型の代表的な菌は、黄色ブドウ球菌、セレウス菌(嘔吐型)、ボツリヌス菌である。

生体内毒素産生型細菌:摂取された生きた細菌は胃を通過後、腸内に到達する。鞭毛により運動し、線毛などを介し

表5-1 食中毒の種類
細菌性食中毒
●生体外毒素産生型:黄色ブドウ球菌、ボツリヌス菌、セレウス菌(嘔吐型)など
●生体内毒素産生型:コレラ菌、腸炎ビブリオ、腸管毒素原性大腸菌、腸管出血性大腸菌、セレウス菌(エンテロトキシン型)、ウェルシュ菌など
●細胞侵入型:赤痢菌、腸管組織侵入性大腸菌、サルモネラ属菌、エルシニア、カンピロバクターなど
ウイルス性食中毒
ノロウイルス、ロタウイルス、A型肝炎ウイルス、E型肝炎ウイルスなど
寄生虫性食中毒
クリプトスポリジウム、アニサキス、顎口虫、トキソプラズマなど
真菌・カビ毒性食中毒
アフラトキシン、デオキシニバレノール、オクラトキシン、シトリニンなど
化学物質性食中毒
エチルアルコール、有機水銀、カドミウム、ヒ素、PCB、鉛農薬、殺鼠剤、洗浄剤など
自然毒中毒
●植物性:ジャガイモの芽、毒キノコ、トリカブトなど
●動物性:フグ毒、貝毒、毒カマスなど
その他(アレルギー様食中毒など)
ヒスタミン、アミンなど

て腸管上皮細胞に定着後増殖する。そこで産生された菌特有の毒素が腸管細胞に作用し，疾患特有の臨床症状を呈する。その代表的なものは，コレラ菌，腸炎ビブリオ，腸管毒素原性大腸菌，腸管出血性大腸菌，セレウス菌（エンテロトキシン型）などである。酸性の胃液によりほとんどの菌が死滅するため，一般的には多量の菌（10^6以上）を摂取した場合に一部の菌が腸管に到達し，腸炎を発症するといわれているが，腸管出血性大腸菌は他の菌より耐酸性を示すため，少量の菌（10^2程度）を摂取した場合にも腸炎を起こす。発症には，菌が腸管内で相当の数まで増殖する必要があるので，潜伏期間は一般的には生体外毒素産生型のものよりも長く，12時間以上である。

菌の定着と産生される毒素が各々の菌種により異なる。コレラ菌はTcp線毛を介して定着し，コレラ毒素（CT）を産生する。腸管毒素原性大腸菌は，CFA（colonization factor antigen）線毛を介して定着後，コレラ毒素と作用が類似な易熱性毒素（LT）を分泌し，下痢を起こす。腸管出血性大腸菌は，Ⅲ型分泌装置といわれる針のような構造体を介して上皮細胞内に定着のための受容体分子Tirを入れ込む。菌の外膜蛋白質Eae分子は宿主細胞表面に移動したTirと結合し，菌の定着を引き起こす。そこで産生されたベロ毒素（志賀毒素とも呼ばれる）が，宿主細胞の蛋白質合成を阻害し，細胞破壊を起こす。そのことが，続発症としての溶血性尿毒症症候群（hemolytic uremic syndrome：HUS）の形成にも関与している。

細胞侵入型細菌：腸管内に到達した後，腸管上皮細胞あるいはM細胞内に侵入し，そこで増殖あるいは通過し，さらに深部まで侵入する。代表的なものとして，赤痢菌，腸管細胞侵入性大腸菌，サルモネラ属菌，カンピロバクター，リステリア，エルシニアがある。

赤痢菌は大腸上皮細胞に侵入後，細胞質内で増殖し，隣接細胞への伝播を繰り返し，上皮細胞の壊死，脱落を引き起こす。その結果，粘液および血液の混じった便となる。腸管細胞侵入性大腸菌も赤痢菌と似た機構で臨床症状を引き起こす。サルモネラ属菌は腸管上皮細胞間にあるM細胞を通過して粘膜細胞下に侵入後，マクロファージに貪食されるが，そのなかで生存する。カンピロバクターも腸管上皮細胞に侵入後，腸管リンパ節内で増殖し，それが病原性と関連している。特定の血清型のカンピロバクターに感染後，Guillain-Barré（ギラン・バレー）症候群（GBS）を起こすことが知られている。

ウイルス性食中毒

ウイルスは生きた細胞内で増殖するので，汚染食品中では増殖しない。食中毒の原因となるウイルスとしては，ノロウイルス，ロタウイルス，A型肝炎ウイルス，E型肝炎ウイルス，アデノウイルス，アストロウイルス，カリシウイルス，コロナウイルス，アイチウイルスなどがある。

- **ノロウイルス** 冬季に発生が多いウイルス性の感染性胃腸炎のなかで，ウイルス性食中毒として重要な病原体は，ノロウイルスである。冬季に発生する食中毒のほとんどは，ウイルスが原因と考えられるが，そのなかでも90％以上がノロウイルスによって起こっているとされている。ヒト検体由来ウイルスが下水または生活排水から海に流れ，二枚貝が大量の海水を濾過することによって，ウイルスが二枚貝の中腸腺内で濃縮され，その貝を生で食べた人が感染する。10～100個のウイルスで感染が成立するほど伝染性の強いウイルスであるため，患者の吐物，便が直接の感染源となることも多く（人の嘔吐物のなかには約1万～10万個/g，糞便のなかには約10億個/gのウイルスが含まれている），空気中に浮遊する乾燥したウイルス含有汚物を吸い込んで，ウイルスが口から腸管に入り，感染を起こすこともある。そのため汚物の処理が適切に行われないと，老健施設や病院などで集団発生を起こしやすい。アルコールなどの消毒薬に抵抗性を持ち，感染力が強いので，十分な衛生管理が必要なウイルスの一つである。

- **A型肝炎** 国内感染例の推定感染源はカキを含む海産物で約65％を占めており，原因食品の特定あるいは推定された食中毒事例では，にぎりずしおよびウチムラサキ貝が原因とされてあげられていることから，ノロウイルスと同様に二枚貝が主な感染原因と考えられる。海外において感染源として推定された魚介類としては，カキ，トリガイおよびハマグリなどがある。また，ウイルスに汚染された青ネギ，レタス，冷凍イチゴ，冷凍ラズベリーなどが報告されている。

- **E型肝炎** 感染経路（推定または確定）としては不明のものが最も多いが，飲食物が関与するものが次に多い。豚肉，猪肉および鹿肉を生や加熱不十分の状態で喫食している例が多い。

寄生虫性食中毒

原虫類として，クリプトスポリジウム，ジアルジア，赤痢アメーバー，トキソプラズマなど，蠕虫類としてはアニサキス幼虫，顎口虫，肝吸虫，旋毛虫，肺吸虫，回虫などが原因となる。

クリプトスポリジウムは糞口感染症を起こし，オーシストに汚染された食品（生乳，未殺菌自家製リンゴジュース）や水道水の摂取が原因となる。オーシストは熱処理で不活化されるが，消毒薬には抵抗性であることが問題となっている。ジアルジアや赤痢アメーバーも糞口感染症を起こし，患者便のシストに汚染された食材や水が原因となる。トキソプラズマは，オーシストを排出するネコ科動物の糞便で汚染された水や食品，シストに汚染された食肉の摂取や生肉の調理中の手指の傷口などからの感染を起こす。アニサキス症は海産魚介類（サバ，アジ，イカ，イワシなど）の生食によるものが最も多い。顎口虫感染は魚類（ドジョウ，コイ，フナなど）の生食による例が多い。旋毛虫は，幼虫が潜む動物（クマなど）の肉を生や不完全加熱の状態で摂取した場合に感染する。肺吸虫は幼虫で汚染された肉（イノシシなど）や淡水カニの摂取で感染する。回虫は，虫卵で汚染された野菜などを加熱不十分な状態で摂取した場合に感染する。上記のように寄生虫は，その種類により，感染形態が異なるので注意が必要である。

真菌・カビ毒性食中毒

カビ（真菌）の代謝産物のなかで，ヒトや動物に毒性を示す物質をカビ毒と呼び，現在300種類以上のカビ毒が報告されている。すべてのカビがカビ毒を産生するとはかぎらないが，カビが生えた食品は食べないようにするのが，カ

ビ毒による食中毒の予防法としては重要である。

カビ毒のなかでも *Aspergillus flavus*（アスペルギルス・フラブス）が産生するアフラトキシンは強い急性毒性（脳、肝臓、腎臓などに強い変性作用を呈する）を示すとともに、慢性毒性（強い発癌性）を有している。アフラトキシンはピーナッツとその加工品、ピスタチオナッツ、トウモロコシ、穀類、ナチュラルチーズなど多くの食品から検出されている。

フザリウム属（*Fusarium*）のカビは、麦やトウモロコシおよびその加工品でカビ毒を産生する。日本では昔から俗に赤カビと呼んでおり、麦に大被害を与えてきており、このカビ毒はデオキシニバレノール、ニバレノール、ゼアラレノンなどで、嘔吐、腹痛、下痢の中毒症状や造血機能障害、免疫機能抑制作用がある。

その他のカビ毒として重要なものは、*Aspergillus ochraceus*（アスペルギルス・オクラセウス）などが産生するオクラトキシンAで腎毒性、肝毒性、発癌性が報告されている。*Penicillium citrinum*（ペニシリウム・シトリナム）などが産生するシトリニンは腎尿細管上皮変性を起こすカビ毒である。米に寄生して黄変させることから、俗に黄変米といわれていた。

化学物質性食中毒

化学物質が原因となって起こる食中毒は有害な化学物質が食品加工中に、無知、不注意、または人為的意図で毒物を食物のなかに混入させて被害者が出る場合と、食品をつくる過程において、不必要にそれらの物質を使用する場合などで起こる。

人為的意図でのものは食中毒とは一線を画し、明瞭に区別する必要がある。たとえば、有害物質の摂取の例としてはエチルアルコールの飲用があげられる。食品の製造加工の過程で有害物質が混入した例としては、森永乳業徳島工場の粉ミルクの製造過程で猛毒のヒ素が混入した森永ヒ素ミルク事件（認定患者1万3,400人以上）、また1968年、北九州市のカネミ倉庫がつくった食用油にPCBが混入して起きた事件（認定患者1,870人以上）があげられる。

環境汚染物質による食品、食物の汚染としては、有機水銀中毒である水俣病が有名である。また、缶詰製造用の硝酸イオンとジュースの有機酸によって缶のなかのスズメッキが溶出した例、ゆで麺の機械でうどんにカドミウムが流出した例がある。その他には、有害甘味料、人工着色料、保存料、農薬、酸敗油脂、ダイオキシン類、有害性金属（水銀、鉛など）が原因となった例がある。

化学物質性食中毒の発生件数は非常にまれだが、発生すると大規模な事件となり、多数の患者が出る傾向にある。最近の日本ではこの化学物質性食中毒はほとんど発生していない。

自然毒食中毒

植物性自然毒と動物性自然毒がある。

● **植物性自然毒** 最も多い事例が毒キノコによる。2004年秋、新潟、秋田など数県で50件あまりのスギヒラタケによる事件が発生し、腎機能障害などで16人が亡くなった事件がある。そのほかにジャガイモのポテトグリコアルカロイド（ソラニン）、チョウセンアサガオなどに含まれるトロパンアルカロイド、トリカブトなどに含まれるアコニチン系アルカロイドがある。

● **動物性自然毒** 魚が原因としては、フグのテトロドトキシン、シガテラ毒魚（ドクウツボ、ドクカマス、バラフエダイなど）のシガトキシン類やマイトトキシン、ニシン類やイワシ類が持つパリトキシン、ウナギ目魚類が血清中に持つ血清毒、ハタ科のイシナギの肝臓に含まれる高濃度ビタミンA、バラムツなどに含まれる脂質成分がある。二枚貝が有毒プランクトンをエラでこし集めた結果蓄積した貝毒としては、麻痺性貝毒として、サキシトキシン、ゴニオトキシンなど30種近くある。

アレルギー様食中毒

アレルギーを起こすヒスタミンやアミンは、鮮度の落ちたマグロ、カジキ、サバ、チーズ、発酵食品、腐敗した食品などに含まれることがある。また、キノコなどの食材自体の腐敗により生成される場合もある。ヒスタミン生産菌の *Proteus morganii*（プロテウス・モルガニ）などにより汚染された魚（鮮度の落ちた魚）には多量のヒスチジンが存在し、このヒスチジンが脱炭酸化によりヒスタミンに変化することが原因とされている。

予防

細菌による食中毒を予防する三大原則といわれているのは、

1. 菌を付けない（清潔）
2. 菌を増やさない（迅速、冷却、乾燥）
3. 菌を殺す（加熱など）

である。多くの細菌では、原因細菌が増殖し食中毒を発症しうる状態となっていても味や臭いを変えないため、飲食の直前に安全を確認するのは困難であり、これらの予防策を守ることが重要である。ウイルス、寄生虫も食中毒の予防原則の「付けない」と「殺す」を守ることで予防できる。それ以外の食中毒の予防は、どのようなものを食べてはいけないか、ということについて注意することが重要である。

細菌がすでに毒素をつくり出している可能性がある場合には、加熱は食中毒の防止手段にならないことがある。たとえば、黄色ブドウ球菌がつくり出すエンテロトキシンは通常の加熱調理ではほとんど失活しないし、E型をはじめボツリヌス毒素の一部は100℃で10分以上、あるいは80℃で30分以上加熱しないと失活しないものもある。また、ボツリヌス菌、ウェルシュ菌、セレウス菌など耐熱性の高い芽胞をつくる細菌があり、これらの芽胞は100℃でも完全に不活化させることができない。細菌・毒素のタイプによる違いがある。

食中毒原因病原体のトレンド（図5-1）

2009年度の厚生労働省「食中毒統計」（食品衛生法に基づいて届けられた集計）によると、報告された食中毒事件総数は1,048件（細菌性536件、ウイルス性290件、化学物質13件、自然毒92件、その他17件、不明100件）、患者総数は2万249人（細菌性6,700人、ウイルス性1万953人、化学物質552人、自然毒290人、その他19人、不明1,735人）である。

原因病原体として多いものは以下のとおりである（事件

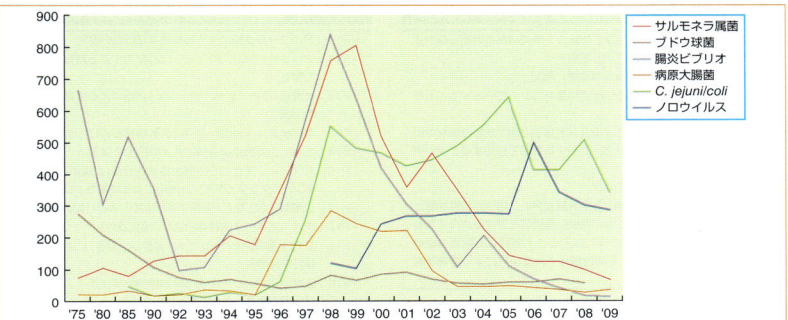

図 5-1 食中毒の原因病原体による年間事件数推移[1]

数の多い順に示す。カッコ内の数字は年間の事件数と患者数)。*Campylobacter jejuni/coli*(カンピロバクター・ジェジュニ/コリ)(345件, 2,206人), ノロウイルス(288件, 1万874人), サルモネラ属菌(67件, 1,518人), ブドウ球菌(41件, 690人), 腸炎ビブリオ(14件, 280人), ウェルシュ菌(20件, 1,566人), 腸管出血性大腸菌(26件, 181人), その他の病原大腸菌(10件, 160人), セレウス菌(13件, 99人)。

食中毒の発生報告は, 1998年の事件総数2,743件(細菌性が2,620件, ウイルス性が123件), 患者総数4万1,550人(細菌性は3万6,337人, ウイルス性が5,213人)をピークに, 以降2009年まで減少傾向が続いている(図5-1)。特に腸炎ビブリオおよびサルモネラ属菌による食中毒の減少傾向が顕著である。

これに対し, *C. jejuni/coli*による食中毒事件数は1997年以降1人事例の届出増加により大きく増加しているが, 患者数の大きな増加はみられていない。腸管出血性大腸菌に関しては, 感染症法に基づく感染者数(約4,000人)が食中毒患者数(181人)を大きく上回っている。その原因としては, 原因食品の特定が困難な事例が多く, 特に患者1人の場合, 食中毒としての届出がされず, 感染症として感染症法による届出がされているためと考えられる。

【渡邉 治雄】

参考文献
1) 厚生労働省:食中毒統計資料, 2009
2) 食中毒予防必携 第2版, 日本食品衛生協会, 2007
3) 食品の安全に関するQ&A(厚生労働省):http://www.mhlw.go.jp/topics/bukyoku/iyaku/syoku-anzen/qa/index.html
4) 腸管出血性大腸菌感染症. 病原微生物検出情報 Vol. 30, p119-120, 2009(http://idsc.nih.go.jp/iasr/index-cj.html)

6 薬物依存

●**定義・概念** 薬物依存とは, 簡単にいうと「精神的・身体的に薬物がやめられなくなる状態」である。大半は好奇心からはじまり, 初期には快感や陶酔感を求めて使用するが, 次第に離脱期の不快や修復困難な社会生活上の破綻から逃避するために乱用するようになり, さらに強い渇望が加わってやめられなくなっていく。

世界保健機関(WHO)によるICD-10によると[1],「依存症」とは,「精神に作用する化学物質の摂取や, ある種の快感や高揚感を伴う特定の行為を繰り返し行った結果, それらの刺激を求める抑えがたい欲求が生じ, その刺激を追い求める行動が優位となり, その刺激がないと不快な精神的・身体的症状を生じる疾患」と定義されている。ICD-10による物質依存症の診断基準を表6-1に示す。

ちなみに, 世間一般ではアルコール依存症を「アルコール中毒(アル中)」と呼ぶが, ここで「中毒」とは, 本来医学的には「毒に中(あた)る(intoxication)」という意味であり,「依存症」とは病態を異にするものであり, 用語の混乱をきたしている。

表6-2にICD-10のF1に「精神作用物質使用による精神および行動の異常」として列挙されている薬物を示す。

依存には, 精神依存と身体依存の2種類がある。精神依存とは, 心が薬物を欲する状態をさし, 使用せずにはいられなくなった精神状態をいう。身体依存とは, 体が薬物を欲する状態をさし, 薬物を使用することで誤った生理的平衡を保っている状態をいう。身体依存が形成されると, 薬物の中止時に離脱症状を呈するようになる。依存物質の定義として精神依存が必須であるが, 表6-3に示したように身体依存はあるものとないものとがあり, 身体依存を形成するものが離脱や退薬症状をきたす。

アルコールは精神および身体依存を呈する, 代表的な依存性薬物の一つである。しかし, ここでは, アルコール以外の依存性薬物を中心に, それらの精神症状とわが国における薬物乱用・依存の傾向と特徴, そして家族の対応を含めた薬物依存症者の診断および治療について述べる。

●**疫学** 従来, わが国においては,「依存症」といえば, アルコール, 覚醒剤, 有機溶剤といったものが主流であった。しかし90年代あたりから国際化の影響もあって, 覚醒剤をはじめ各種依存性薬物が大量に密輸され, 依存性薬物の種類も, 大麻, コカイン, LSDやMDMAなど多様化してきた。また, 急速に薬物汚染のすそのも広がり, 中・高校

表6-1 ICD-10による精神作用物質依存症候群の診断基準

以下の6項目のうち、3項目以上が過去1年間のある時期に繰り返し認められるとき、物質依存症と診断する

1) 物質を摂取したいという強烈な欲求、渇望
2) 物質使用の開始、終了あるいは使用量をコントロールすることが困難
3) 物質の中断あるいは減少による身体的離脱状態。離脱症候群の出現、あるいは離脱症状を軽減、回避する意図で使用することが明らかである
4) 耐性の出現による使用量の増大
5) 物質使用のために、他の楽しみや興味が薄れ、物質の摂取時間が長くなり、またその効果からの回復に長時間を要するようになる
6) 明らかに有害な結果がわかっていても無視して物質の使用を続ける(過度の使用による臓器障害や大量使用による精神障害など)(負の強化への抵抗)

(文献1を引用)

表6-2 F1 精神作用物質使用による精神および行動の異常

- F10: アルコール使用による精神および行動の障害
- F11: アヘン類(モルヒネ、ヘロイン)使用による精神および行動の障害
- F12: 大麻類(マリファナ、ハシシュ)使用による精神および行動の障害
- F13: 鎮静薬または睡眠薬使用による精神および行動の障害
- F14: コカイン使用による精神および行動の障害
- F15: カフェインを含むその他の精神刺激薬(覚醒剤(アンフェタミン、メタンフェタミン))使用による精神および行動の障害
- F16: 幻覚薬(LSDなど)使用による精神および行動の障害
- F17: タバコ使用による精神および行動の障害
- F18: 揮発性溶剤使用(トルエン、キシレンなど)による精神および行動の障害
- F19: 多剤使用およびその他の精神作用物質による精神および行動の障害

(文献1を改変)

表6-3 依存性薬物の特徴

	中枢神経作用	精神依存	耐性	身体依存 (退薬症候)	精神毒性 急性	精神毒性 慢性
モルヒネ型	抑制	+++	+++	+++	+	+?
バルビタール・アルコール型	抑制	++	++	++	++	++
アンフェタミン型	興奮	++	+	0	++	+++
コカイン型	興奮	+++	0	0	++	+++
大麻型	抑制	+	0	0	+	+?
幻覚薬型	興奮	+	+	0	+++	+?
有機溶剤型	抑制	+	+?	+?	++	+?

0: なし、+: あり、++: 著明、+++: 最大(厳密なものではないが、特徴を比較するためこのように表記)
(文献5を引用)

生にまでいたる低年齢層にも乱用が広がってきており、その低年齢化が大きな社会問題となっている。また、依存性薬物の多くは、その摂取により意識の変容や幻覚・妄想症状などの種々の精神症状を惹起するため、使用時の事故・犯罪も多く、司法精神医学とも密接な関連がある。

図6-1に、わが国における薬物乱用・依存状況を年表にまとめた。

わが国の社会がはじめて経験した深刻な薬物乱用は、戦後の覚醒剤乱用であった。その後、1957年頃よりヘロインが、1960年頃より抗不安薬、睡眠薬や鎮痛薬が、1967年頃より有機溶剤(シンナー)乱用が青少年の間に爆発的に流行しはじめ、全国的に蔓延し、そして定着した。さらに1975年頃からの第二次覚醒剤乱用とあいまって、次第に有機溶剤と覚醒剤あるいはアルコール・睡眠導入剤などの多剤乱用の事例が増加していった。

1995年にはじまった第三次覚醒剤乱用期は、15年経った現在にまでいたっており、覚醒剤に関連する事件が日常茶飯事となりマスコミを賑わせている。90年代の終わり頃から表面化したマジックマッシュルーム(2002年に麻薬原料植物に指定)をはじめとする違法ドラッグ(麻薬と同様の向精神作用を持ちながらも、規制する法律がないために、所持や摂取、売買等が野放しになっている薬物)やデザイナードラッグ(規制薬物は化学構造式で定義されているために、規制逃れのため、規制薬物(違法薬物)の分子構造の一部を組み替えただけの類似薬物のこと)と呼ばれる合成麻薬であるMDMAなどの押収量も増加している。

これらの薬物は、社会的にも精神科医療的にも多大な悪影響と被害を与えており、すなわち、薬物乱用の問題は医学モデルのみにとどまらず、社会経済や政策などの領域とも広くかかわりが認められるものである。

図6-2に、わが国における不正薬物事犯数の動向を示す。覚醒剤および有機溶剤は近年減少傾向にあるが、大麻は年々増加していることがわかる。2006年には、長年覚醒剤に次ぐ第2位であった有機溶剤を抜いて大麻が第2位となっている。

嶋根ら[2]が行った、全国14施設のダルク利用者164人を対象とした薬物使用歴や心理的・社会的回復状況に関する調査によると、利用者の多くは10代前半から後半にかけて薬物を開始しており、主な薬物の開始年齢は、有機溶剤15.2歳、大麻19.8歳、注射による覚醒剤20.0歳、加熱吸煙(あぶり)による覚醒剤22.8歳、医療用医薬品(向精神薬など)24.5歳、鎮咳薬(咳止めシロップ)24.6歳であったという(図6-3)。

大麻や覚醒剤、コカインといった、いわゆる違法ドラッグ以外にも、医療従事者としては、市販薬(鎮咳薬のブロン®が有名)や医療機関から処方される向精神薬の乱用にも注意しておく必要がある。ベンゾジアゼピン系の睡眠薬や抗不安薬は、それ以前に主流であったバルビツール系の睡眠薬に比べると安全域が広くすみやかな緊張緩和作用があるがゆえに、病的とはいえない日常の不安に対しても頻用されるようになり、嗜癖や乱用・依存(常用量でも起こりうる)の問題も生じるようになった。そのためにも、症状が

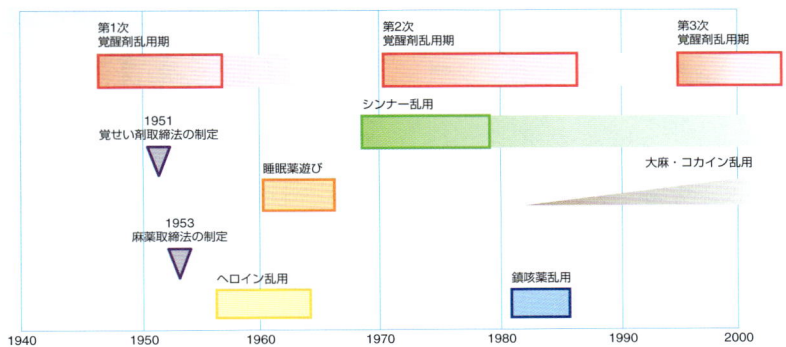

図6-1 わが国における薬物乱用・薬物依存の年表

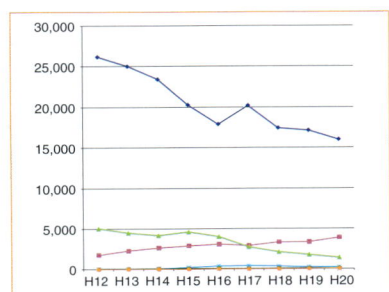

図6-2 わが国における薬物事犯数の推移（平成12〜20年）
―◆―：覚醒剤, ―■―：大麻, ―▲―：有機溶剤, ―●―：合成麻薬（MDMAなど）, ―＊―：向精神薬

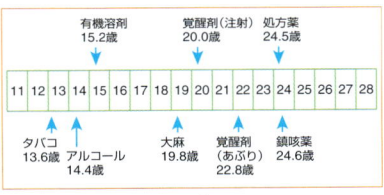

図6-3 各依存性薬物の開始年齢[2]

改善すればすみやかに減量・中止すべきである。

また、2003年頃から、難治性・遷延性うつ病に適応のあった中枢神経刺激薬であるリタリン®（メチルフェニデート）の乱用が社会問題となり、2007年からはメチルフェニデートの適応症がナルコレプシー（リタリン®）と注意欠陥多動性障害（ADHD）（コンサータ®）のみとなった。また、処方できる医師と調剤できる薬局を登録制にして流通管理が徹底されている。

● 病因・病態生理と分子メカニズム

薬物による幻覚・妄想と統合失調症

覚醒剤（アンフェタミンおよびメタンフェタミン〈ヒロポン〉）の主たる薬理作用は神経終末部においてドパミンの放出を促進し、コカインの主たる薬理作用は神経終末部でドパミンの再取り込みを阻害することで、ともにシナプス間隙にドパミンを蓄積させることで幻覚・妄想を呈すると考えられている。特に覚醒剤を摂取したときにみられる幻覚・妄想といった精神症状は統合失調症の陽性症状に酷似し、同疾患モデルとして解析が続けられている。

統合失調症の病因の一つにドパミン仮説というものがある。ドパミン仮説とは、①覚醒剤やコカインのように脳内ドパミン伝達を増強する薬物が統合失調症様の幻覚妄想状態を引き起こすこと、②抗精神病薬の臨床力価がドパミンD_2受容体遮断作用と正の相関を示すことから脳内ドパミンの伝達の過剰が統合失調症症状の発現に関与する、と考えられるようになったものである。

そのほか、フェンサイクリジン（PCP）は、興奮性アミノ酸であるグルタミン酸のNMDA（N-メチル-D-アスパラギン酸）受容体の拮抗作用を有し、幻覚・妄想といった陽性症状のみならず自閉や感情の平板化といった陰性症状もみられることから、より包括的な統合失調症モデルと考えられている。

統合失調症類似の病態を示す薬物は覚醒剤やPCPばかりではない。マリファナの長期摂取や有機溶剤乱用により生じる動因喪失症候群は、脳器質性障害の後遺障害や統合失調症の陰性症状に類似しており、これらの病態にある共通した責任部位ないしメカニズムが考えられる。

ちなみに、LSDやマジックマッシュルームの主成分であるシロシンは、強力なセロトニン拮抗作用により幻覚を呈するとされるが、その精神症状は統合失調症とは異質であることから、躁うつ病との関連が注目されている。

依存形成における脳内報酬系の関与

薬物依存の形成に関する神経生物学的基盤は、まだ不明の点も多いが、依存性薬物に共通の精神依存のメカニズムや、依存性薬物の長期使用によって脳内に器質的変化をもたらす神経毒性のメカニズムも検索されている。種々の依存性薬物は、それぞれの物質によって脳内における作用部

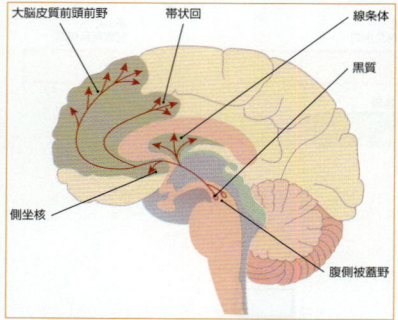

図 6-4 脳内報酬系—中脳の腹側被蓋野から側坐核、大脳皮質に投射するドパミン神経系回路[3]

| 表 6-4 各依存性薬物による物質誘発性障害 |
中毒譫妄	離脱譫妄	認知症	健忘	精神病性障害	気分障害	不安障害	性機能不全	睡眠障害
アルコール	I	W	P	P	I/W	I/W	I/W	I	I/W
覚醒剤	I				I	I/W	I	I	I/W
大麻	I				I	I	I		
コカイン	I				I	I/W	I/W	I	I/W
アヘン類	I				I	I		I	I/W
PCP	I				I	I	I		
鎮静薬、催眠薬、または抗不安薬	I	W	P	P	I/W	I/W	I/W	I	I/W

I：中毒中の発症、W：離脱中の発症、I/W：中毒中または離脱中の発症、P：その疾患が持続性である
PCP：フェンサイクリジン
(文献 4 を引用)

位や作用機序を異にするが、共通している点がある。薬物依存は、その報酬効果に伴う強い動機づけとともに反復摂取することによって形成されていくが、それにはいずれも「脳内報酬系」が重要な役割を担っているということである(図 6-4)[3]。

そして近年、神経画像研究やモデル動物を用いた行動薬理学的研究や分子生物学的研究によって、薬物依存に共通する神経生物学的基盤が、徐々に明らかになってきており、アルコールや薬物依存のみならず、病的賭博や過食などの嗜癖行動も脳内報酬系がかかわっている可能性が示唆されている。

依存性の薬物は、いずれも依存症者に「快感」をもたらすという共通の特徴を持つ。脳内報酬系とは、欲求が満たされたときに活性化し、その個体に快の感覚(「快感」)を与える神経系のことである。

アルコールや薬物は、脳内報酬系に対して直接的あるいは間接的に作用することで、短絡的にアルコールや薬物によってもたらされる高揚感や恍惚感といった「快感」をもたらす。これらの「快感」が条件づけ刺激となり、再び「同様の快感」を得たいという欲求が生じる。そして、「さらなる快感」を得るために同じ行為を繰り返し、ついには自己制御不可能な状態、すなわち依存症に陥ると考えられる。そしてこの快感を引き出すメカニズムが、「脳内報酬系」である。

脳内報酬系は、はじめ Olds らにより側坐核や腹側被蓋野が快情動を司る中枢(脳内報酬系)であることが明らかにされ、その後、中脳の腹側被蓋野から内側前脳束を中心に、扁桃体、側坐核、大脳皮質前頭前野に投射するドパミン神経系(別名：A-10 神経)であることが同定された。脳内報酬系が活性化するのは、必ずしも欲求が満たされた場合のみならず、報酬を得ることを期待して行動をしているときにも活性化する。たとえば、薬物依存症では注射器をみただけで、脳内報酬系が活性化し「快」の感覚が生じる。

以上、脳内報酬系について述べた。薬物依存に関する神経画像研究やモデル動物を用いた研究は盛んに行われてきているが、遺伝子レベル・分子レベルでの研究はまだ十分とはいいがたい。今後さらなる分子レベルに及ぶ薬物依存のメカニズムの研究が、単に依存性薬物の脳内作用機序を解析するにとどまらず、器質性・内因性疾患の生物学的病態を探る一助となる可能性が期待される。

● 臨床症状・検査成績 依存性薬物の多くは、その摂取により意識の変容や幻覚・妄想などの種々の精神症状を惹起するため、使用時の事故・犯罪も多く、司法精神医学とも密接な関連がある。

米国精神医学会(APA)による分類である DSM-Ⅳ[4]における各依存性薬物に関連する精神障害を示す(表 6-4)。

一般に、薬物を慢性的に使用すると抑うつや不安を訴えることが多く、薬物の使用が明らかでない時点では「うつ病」や「不安障害」の診断がつけられるかもしれない。また、単に不眠を主訴として来院した患者がアルコールの乱用を隠していることも少なくない。薬物の使用歴を確認したうえで、さらにそれが薬物による症状かどうかを慎重に判断する必要がある。

● 診断 臨床場面において、アルコール依存症をはじめとする薬物依存症患者がその治療を求めて自発的に受診することはまれである。一般的に、医療機関へは、身体の不調から内科などを受診するか、問題行動による社会的・経済的破綻、あるいは抑うつや幻覚妄想状態といった精神症状により、家族などに連れられて受診にいたるケースが多い。患者の訴える精神症状の背景には、常に薬物による可能性が潜んでいるといえる。そこでまず、その精神症状が薬物によりもたらされている可能性を念頭においたうえで、詳細な問診により、本人はもとより家族・友人からも情報を得ることが重要となる。

薬物使用の事実と使用開始年齢および使用動機、使用様態(薬物の種類、使用期間、使用量、最近の使用頻度とその方法)などを聴取し、また、同時に他の薬剤に依存している場合も少なくないため、その薬剤を特定する必要がある。

知的障害の有無とその程度や精神科的既往歴の有無を聴取し、人格的に問題がある可能性が疑われる場合には、使用前からの本来の人格なのか依存症にいたった結果としての人格変化なのかを評価する必要がある。乱用者の性格として、わがまま・依存的、非社交的、自己不全感の強い強迫的性格などが指摘されているが、これが依存にいたる前のいわゆる病前性格なのか、依存により形成された結果なのかについては断定するのは困難である。さらに、知的検

査(Wechsler〈ウェクスラー〉成人知能検査〈WAIS-R〉),神経心理学的検査(Bender〈ベンダー〉ゲシュタルトテストなど)などの心理テストにより,性格変化や知的機能の低下の程度,大麻(マリファナ)や有機溶剤の場合は,無気力・無関心,認知機能低下などをきたす「動因喪失症候群」といわれる状態にあるかどうかなどを判断の参考とする。

また,幻覚妄想などの精神病性症状が,依存性薬物によるものなのか統合失調症によるものなのかを鑑別すること精神科臨床においては不可欠である。一般に薬物による急性中毒症状の場合は一過性であるため,仮に統合失調症と誤診した場合にはその後の長きにわたって医療サービスと患者の双方に苦痛と高い代償をもたらすことがある。前述したように,覚醒剤摂取時にみられる幻覚や妄想は統合失調症の陽性症状と酷似し,基礎研究の立場からも,統合失調症モデルとして解析されている。覚醒剤は長期使用により,次第にその使用量が少量で同等の精神症状をもたらす,いわゆる逆耐性現象がみられ,これにより覚醒剤を使用せずとも些細なストレスで幻覚妄想などの精神病性症状が賦活される「覚醒剤精神病」と呼ばれる状態になる(これは,長年にわたって統合失調症との相違の有無が論議されてきたが,ICD-10では「残遺性および遅発性の精神病性障害」としている)。

そして覚醒剤精神病を経過した後に,無為・自閉や無気力といった統合失調症の陰性症状に似た症状を呈する者もある。また,有機溶剤の長期乱用摂取にみられる,記銘力を含む認知機能の低下・無気力・集中力の低下・情動面での障害をきたす「動因喪失症候群」は元来マリファナ(大麻)の長期摂取者においてみられたものであるが,統合失調症の陰性症状に類似しており,作用機序の異なった依存性薬物が類似の症状を呈することは,ある共通した責任部位ないしメカニズムが推察される。有機溶剤においても覚醒剤と同様に「有機溶剤精神病」の存在を示唆するものもあるが,これはまだ意見が分かれるところである。

■ 治療と薬理メカニズム
身体症状の管理と薬物療法

薬物依存症の治療は,原則として入院加療が必要であり,基本的には,急性・慢性の精神症状の身体的および精神科的治療と,離脱期の対処,そして依存症からの脱慣・断薬の継続が重要となる。

依存症者は些細な葛藤や漠然としたフラストレーションがあると,なんらかの薬物の投与を希望しやすく,同時に不定愁訴も多くなりがちである。対症的に抗うつ薬や抗不安薬を使用するが,幻覚や被害妄想を主体とする精神病症状に対しては原則的に入院による治療が必要であり,抗精神病薬を使用する。

一般的に薬物依存症者は他の薬物にも依存しやすい傾向があるため,依存形成のリスクの高い抗不安薬や睡眠薬の投与量は必要最小限にとどめ,対象となる症状が消失すれば漸減・中止する,などの対応が重要となる。

社会心理的アプローチ

一般に,薬物依存症者への対応としては,まず依存とそれに関連して生じているさまざまな問題を認め,これを解決しようという患者の動機づけを行うこと,さらに断薬への意志を失わせることなく継続的に支えることが重要である。薬物依存症には,対人関係や経済的問題などをはじめ,依存薬物の摂取に関連したさまざまな心理社会的・身体的障害が随伴しており,個人,家族を含めた社会背景や関連障害の広がりへのアプローチが不可欠なものとなる。

こうした問題に対処するためには,精神科医のみならず内科医,ソーシャルワーカー,臨床心理士,公的機関,自助グループ,家族,職場などの多職種の人々の協力を得ながら,個人精神療法,集団精神療法,認知行動療法,内観療法,家族療法,患者の状態に応じた環境調整などを組み合わせた「多面的」アプローチが重要となる。

そして,特に若年の依存症者へは,家族の対応と治療者側からの家族への働きかけが特に重要なポイントとなってくる[5]。前述したように,有機溶剤の乱用や依存は,使用開始年齢が10代前半からみられるなどの社会的な特殊性もあり,他の薬物依存症治療とは異なる若干の注意が必要となる。覚醒剤など他の薬物依存症よりも若年者が多いということは,社会経験がほとんどなく,心身ともに成長過程にある依存症者が多いことを意味しており,その点において有機溶剤依存症の治療は,「社会復帰」よりも新たに「社会参加」をめざして回復に取り組んでいかねばならないという難しさがある。

まず家族全員が歩調をあわせ,お互いの信頼関係を再構築していくことを推進していく。そして,早めに少年センターや精神保健福祉センター,専門の医療機関などに相談し,協力を求めることがすすめられる。性急な問題解決をはからず,若年の依存症者に対しては,長期的な教育的視点に立って,種々の社会資源を利用しながら社会参加を促していく必要がある。家族に対して,家族教室などへの参加をすすめることも重要と思われる。

以上をふまえたうえで,若年者の持つ回復力と向上心に期待しながら,薬物教育,精神療法,集団精神療法を通して,上記の行動パターンが薬物への依存に深く関係していることを自覚させ,ありのままの自分を客観的に見つめられるよう促していく。

多くの未来ある若者が薬物汚染によって,その人生を奪われている。若者の薬物汚染を未然に防ぐために,薬物の危険性について繰り返し彼らに啓発していくことが今後も重要である。

● 経過・予後　覚醒剤依存症を例にとると,覚醒剤事犯の再犯率は長年50%前後で推移しており,かなり高い数字となっている。これは,覚醒剤の精神病の強さをあらわしていると同時に,薬物事犯者の就職がきわめて困難なことから経済的困窮に陥り,生活の不安定から再犯にいたるケースが少なくないことをあらわしている。

薬物乱用・依存症の治療においては,前述した人間関係の躓きに本質があることを考慮に入れて,身体・精神症状の管理のみならず,家族を中心とする心理社会的アプローチの重要性を再認識する必要がある。薬物の使用を単に個人のモラルの破綻や犯罪としてのみとらえるのではなく,本人とその家族,さらには地域社会が一体となって協力しながら,一人の人間としての社会参加や社会復帰を促していこうとする姿勢が大切である。

【土田 英人】

■ 参考文献
1) World Health Organization : The ICD-10 Classification of Mental and Behavioural Disorders. Clinical Descriptions and

Diagnostic Guidelines, 1992（融道男ら監訳：ICD-10 精神および行動の障害．臨床記述と診断ガイドライン，医学書院，1993）
2) 嶋根卓也ほか：青少年と薬物乱用・依存．保健医療科 54：119-126，2005
3) 土田英人：薬物依存の神経生物学的基盤．日本生物学的精神医学会誌 21：33-38，2010
4) American Psychiatric Association：Diagnostic and Statistical Manual of Mental Disorders, 4th edition, APA, 1994
5) 土田英人：若者の薬物乱用・依存．京都府立医科大学雑誌 119：1-7，2010

7 麻薬

■**定義・概念** 乱用して陶酔感を一度覚えると、再び摂取したいという欲求が生じる精神依存、および中断によって離脱症状を生じる身体依存があるために、耽溺性および習慣性を生じる一連の薬物のうち、覚醒剤などを除いて、麻薬及び向精神薬取締法で麻薬に指定された薬物および植物をいう。表 7-1 に代表的な麻薬を示す。薬理学的には、中枢神経抑制作用のあるもの、中枢神経興奮作用のあるもの、中枢神経興奮作用および催幻覚作用のあるもの、催幻覚作用のあるものなどがある。

■**疫学**

オピオイド類：図 7-1 にオピオイド類の化学構造を示す。モルヒネは、アヘン中に含有されている天然アルカロイドで、主に鎮痛薬として用いられている。ヘロイン（3,6-ジアセチルモルヒネ）は、モルヒネをアセチル化して製造される半合成麻薬である。コデイン（メチルモルヒネ）はアヘン中に含有されている天然アルカロイドであるが、モルヒネを O-メチル化して製造されることもある。局所麻酔作用、鎮咳作用、止痢作用を持ち、鎮痛薬や鎮咳薬として用いられている。ジヒドロコデインは、コデインの二重結合の一つを解いて水素化して製造されたもので、感冒薬、消炎鎮痛薬、鎮咳薬などの OTC 薬に配合されている。コデインおよびジヒドロコデインの力価はモルヒネのおよそ 0.2 倍である。

オピオイド類は、精神依存のみならず身体依存も強く、繰り返し摂取すると自律神経症状を中心とした離脱症状が生じる。また、耐性も生じやすい。オピオイド類の依存症患者はさまざまな「痛み」を訴えて投与を受けようとする。

GHB：図 7-2 に示すように、γ-ヒドロキシ酪酸（γ-hydroxybutyric acid：GHB）は、神経伝達物質である γ-アミノ酪酸（GABA）やグルタミン酸と化学構造が類似している。脳内に存在する内因性物質であるが、1964 年以降は合成品が用いられている。

1980 年代の米国では筋肉増強作用や脂肪燃焼作用があるサプリメントとして、ボディビルダーを中心に急速に広まった。1990 年代の米国では、摂取するとすみやかに多幸感を生じるうえに、社交性や性感が増すとされて「liquid ecstasy（liquid X）」などの俗名で若者に乱用されるようになった。また、持続時間の短い昏睡や健忘を生じるためレイプなどの犯罪にも利用された。わが国では、インターネットなどを通じて購入し、レクリエーションドラッグとして乱用されて社会問題となった。GHB は、身体依存が強く、繰り返し摂取すると離脱症状が生じる。また、耐

表 7-1 代表的な麻薬

中枢神経抑制作用のあるもの
オピオイド類：モルヒネ，ヘロイン，コデイン，ジヒドロコデインなど
GHB
中枢神経興奮作用のあるもの
コカイン
中枢神経興奮作用および催幻覚作用のあるもの
MDMA
催幻覚作用のあるもの
LSD
5-MeO-DIPT
マジックマッシュルーム（シロシン，シロシビン含有）

GHB：γ-ヒドロキシ酪酸

性も生じやすい。

コカイン：図 7-3 に示すコカインは、西インド諸島および中南米を産地とするエリスロキシロン・コカなどの灌木の葉から抽出される天然アルカロイドである。コカインは、唯一の天然局所麻酔薬である。

コカインは、米国では、中毒死の主要な原因薬物であり深刻な社会問題となっているが、日本では流行の歴史はない。コカインは、中枢神経興奮作用があり強い多幸感を生じるため、主として精神依存により薬物依存症の原因となる。また耐性も生じやすい。

MDMA：図 7-4 に示すように、3,4-メチレンジオキシメタンフェタミン（3,4-methylenedioxymethamphetamine：MDMA）は、中枢神経興奮薬であるメタンフェタミンの芳香環の 3 と 4 の位置にメチレンジオキシ基（-O-CH$_2$-O-）が結合したもので、催幻覚薬であるメスカリンに類似した化学構造を持つ。すなわち、MDMA はメタンフェタミンの作用と、メスカリンの作用をあわせ持つ薬物を手に入れる目的で合成されたデザイナードラッグである。

MDMA は、1914 年に食欲抑制薬として開発されたが実用にはいたらなかった。その後、1970 年代の終わり頃より米国では、エクスタシー®の名称の錠剤でレクリエーションドラッグとして爆発的に流行した。日本では、当初は「脱法（合法）ドラッグ」として出回っていた。主として精神依存により薬物依存症の原因となるが、メタンフェタミンに比べて精神依存は弱い。

LSD：図 7-5 に示すように d-lysergic acid diethylamide（LSD）をはじめとする催幻覚薬はいずれもセロトニンの類似物質である。LSD は、1938 年に Albert Hoffmann（アルバート・ホフマン）博士によって麦角アルカロイドからはじめて半合成され、1943 年に同博士によって催幻覚作用が発見された。現在用いられているものは合成品で、水に溶けやすい酒石酸塩であることが多い。LSD の催幻覚作用の力価は非常に高く、少量で作用を発揮する。

LSD は、1960 年代に米国ではヒッピーと呼ばれた人々を中心に乱用され大きな社会問題となった。精神依存は弱く、身体依存はなく繰り返し摂取による離脱症状の報告もない。

5-MeO-DIPT：5-メトキシ N, N-ジイソプロピルトリプタミン（5-methoxy-N, N-diisopropyltryptamine：5-MeO-DIPT）（図 7-5）は、トリプタミンから誘導されたデザイナードラッグで、セロトニン（serotonine）（5-ヒドロ

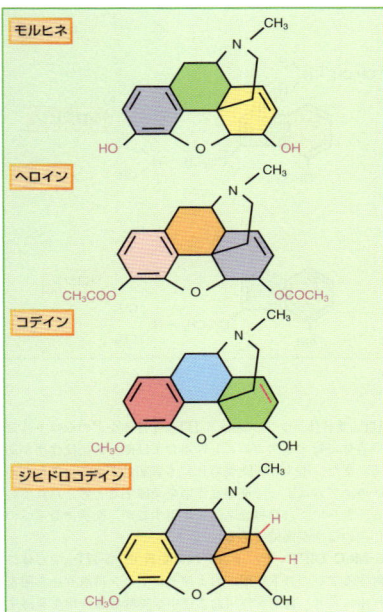

図7-1 オピオイド類の化学構造

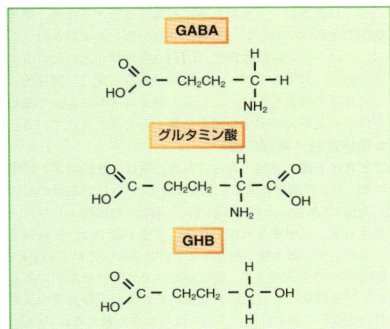

図7-2 GHBの化学構造

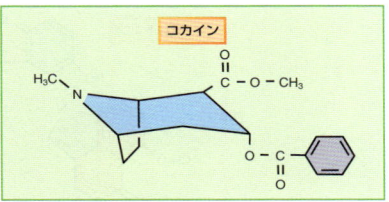

図7-3 コカインの化学構造

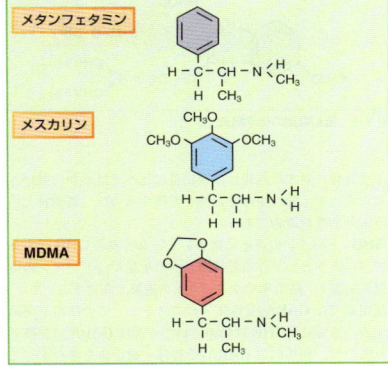

図7-4 MDMAの化学構造

キシトリプタミン〈5-hydroxytryptamine:5-HT〉の類似物質である。催幻覚作用がある薬物の一つである。

5-MeO-DIPTは,1999年に「フォクシー(foxy)」という俗名で登場し,性感の高まりなどの効果がある眉薬として,インターネットなどを通じて「脱法(合法)ドラッグ」として入手されて,レクリエーションドラッグとして乱用され,社会問題となった。精神依存も身体依存も弱いが耐性が生じやすい。

マジックマッシュルーム:1958年にHoffmann博士は,中央アメリカおよびメキシコでインディオが使用していた*Psilocybe mexicana*(シロシベ・メキシカナ)をみずから摂取して催幻覚作用を発見し,2種類の毒成分を分離・抽出してシロシビン(psilocybin)およびシロシン(psilocin)(図7-5)と命名した。シロシビン(4-ホスホリルオキシ-N,N-ジメチルトリプタミン)およびシロシン(4-ヒドロキシ-N,N-ジメチルトリプタミン)はいずれもセロトニン類似物質である。シロシビンおよびシロシンを含有している幻覚性キノコには,シビレタケ属やヒカゲタケ属のキノコなどがある。これらの幻覚性キノコは生または乾燥キノコとして経口摂取される。

幻覚性キノコの乱用は欧米を中心に社会問題となっている。日本でも,当初はインターネットなどを通じて「脱法(合法)ドラッグ」として入手されて,レクリエーションドラッグとして乱用されるようになった。大麻と同程度の精神依存があるが,身体依存はほとんどない。

● 病因・病態生理と分子メカニズム

オピオイド類:中枢神経系にあるμ-,κ-,σ-,δ-オピオイド受容体のアゴニストとして作用して,縮瞳,多幸感,鎮痛作用,鎮咳作用,中枢神経抑制作用,呼吸抑制作用,催吐作用,腸管蠕動運動の遅延,身体依存などを発現する。

コデインやジヒドロコデインでは,O-脱メチル化された活性代謝物であるモルヒネやジヒドロモルヒネのオピオイ

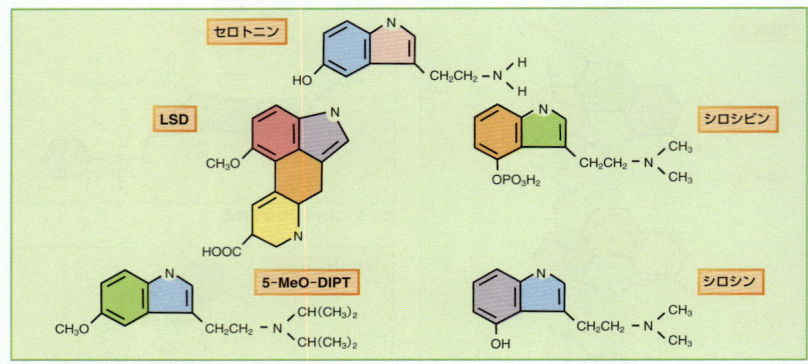

図 7-5 催幻覚薬の化学構造

ド受容体に対する親和性は親物質に比べてはるかに強い。したがって、急性中毒で毒性を発揮するのは、親物質というより活性代謝物である。

GHB：ドパミンの遊離に関与している特異的 GHB 受容体アゴニストとして作用を発揮し、低用量ではドパミンの遊離を阻害し、高用量ではドパミンの遊離を促進する。また、高用量では $GABA_B$ 受容体アゴニストとしての作用も発揮する。さらに、GHB は代謝されて一部は GABA に変換されるので、間接的に $GABA_A$ 受容体・複合体を含むすべての GABA 受容体サブタイプに作用を発揮する。これらの結果として GHB は、中枢神経抑制作用を発揮すると考えられている。レクリエーション量と中毒量の幅が狭いので、少々の過量摂取でも中毒症状を生じる。

コカイン：中枢神経系では、神経終末のノルエピネフリン、セロトニン、ドパミンなどのモノアミンの再取り込みを阻害することによって、シナプス間隙でこれらのモノアミンを増加させて中枢神経興奮作用を発揮する。シナプス間隙でセロトニンが増加すると、痙攣発作が生じる。また、シナプス間隙でドパミンが増加すると強い多幸感が生じ、精神依存をもたらす。一方、末梢神経では、神経終末のノルエピネフリンなどのカテコールアミンの再取り込みを阻害することによって、シナプス間隙でカテコールアミンを増加させて交感神経興奮作用を発揮する。

MDMA：中枢神経では、神経終末のセロトニン、ドパミン、ノルアドレナリンなどのモノアミンの遊離を促進し、再取り込みを阻害し、モノアミン酸化酵素による分解を阻害することによって、シナプス間隙のこれらのモノアミンを増加させて中枢神経興奮作用のみならず催幻覚作用も発揮する。一方、末梢神経では、神経終末のカテコールアミンの遊離を促進し、再取り込みを阻害し、モノアミン酸化酵素による分解を阻害することによって、シナプス間隙のカテコールアミンを増加させて交感神経興奮作用を発揮する。また、MDMA は、抗利尿ホルモンの遊離を促す。メタンフェタミンに比べて中枢神経興奮作用は弱く、LSD などの催幻覚薬に比べて催幻覚作用は弱い。

LSD：セロトニンの類似物質で、シナプス前 $5\text{-}HT_{1A}$、$5\text{-}HT_{1B}$ 受容体、シナプス後 $5\text{-}HT_{2A}$ 受容体などのセロトニン受容体に対するアゴニスト作用および部分的拮抗作用がある。また、ドパミン D_2 受容体にも親和性がある。これらのメカニズムによって催幻覚作用を発揮すると考えられている。さらに、自律神経系にも作用するが、交感神経系への作用のほうが優位である。

5-MeO-DIPT：セロトニン類似物質で、$5\text{-}HT_{2A}$ 受容体に対するアゴニスト作用、およびセロトニン再取り込み阻害作用により、催幻覚作用および中枢神経興奮作用を発揮すると考えられている。

マジックマッシュルーム：シロシビンは水溶性であるがシロシンは脂溶性で中枢神経系に容易に移行するため、薬理作用の主体はシロシンである。シロシビンおよびシロシンは、セロトニン類似物質で、$5\text{-}HT_{2A}$ 受容体などのセロトニン受容体に対するアゴニスト作用がある。また、間接的にドパミンの分泌も促す。これらのメカニズムによって催幻覚作用や交感神経興奮作用を発揮すると考えられている。

● **臨床症状・検査成績**

オピオイド類：急性中毒の古典的三徴は、意識障害、呼吸抑制、および縮瞳である。縮瞳は典型的には「対称性の針の目縮瞳」である。そのほかに悪心・嘔吐、麻痺性イレウス、血圧低下、痙攣能などが生じる。重症中毒では、摂取後まもなくして、肺水腫を生じることがあるが、たいてい 24～36 時間で自然回復する。肺水腫のメカニズムは不明であるが、呼吸抑制による低酸素血症に続いて肺毛細血管の透過性の亢進が二次的に生じるのではないかと考えられている。

GHB：GHB の経口摂取後 15 分以内に症状が発現し、持続時間は昏睡であっても 1～2 時間と短く、通常 2～4 時間で回復がはじまり、6 時間以内に症状は消失する。主症状は中枢神経抑制作用および呼吸抑制作用による。中枢神経抑制作用により判断能力の障害、健忘、傾眠、昏睡などの症状が生じるが、中枢神経抑制作用からの離脱はすみやかで、深昏睡から短時間の経過で不穏で好戦的な状態となる。呼吸抑制の程度は軽度の呼吸性アシドーシスから呼吸停止までさまざまである。呼吸停止と不穏を伴う過換気を繰り返すこともある。また、意識障害のある状態での嘔吐

により誤嚥をきたす頻度が高い。また，常用者が使用を中断してから数時間以内に，振戦，不安，譫妄，精神病症状などの離脱症状が生じることがある。たいていは5～15日以内に後遺症なく消失する。

コカイン：喫煙による吸入，鼻腔粘膜からの吸収，経口摂取，静注，筋注のいずれの経路でも同様な中毒症状が生じる。急性中毒による臨床症状は持続時間が短いのが特徴である。ただし，コカインを包装のしっかりしたものに包んだものを飲み込んで密輸を企てる「ボディパッカー」や，警察に見つからないようにあわててコカインをコンドームなどに詰めたものを飲み込む「ボディスタッファー」では，消化管内でコカインが漏出して，中毒症状が遷延した報告がある。

急性中毒では，強い中枢神経系興奮症状および交感神経系興奮症状（興奮相）に引き続いて抑制症状（抑制相）が生じるという二相性のパターンをとる。興奮相では，多幸感，多弁・多動，不穏・興奮，錯乱，幻覚・妄想，Magnan（マグナン）徴候（皮下に虫が這っていると感じる異常感覚），舞踏様状，ジストニア，痙攣発作などの中枢神経興奮症状が生じる。また，高体温，散瞳，洞頻脈，心室性不整脈，高血圧などの交感神経系興奮症状が生じる。そのほかに，急性大動脈解離，冠動脈攣縮，心筋梗塞，心停止，脳血管炎，頭蓋内出血，肺水腫，呼吸不全，呼吸停止，多臓器不全，横紋筋融解症，急性腎不全などが生じる。抑制相では，昏睡，低血圧，心原性ショックなどが生じる。

MDMA：MDMAの作用は経口摂取後30～60分で生じて，最長8時間持続する。MDMAを摂取すると，まずは空腹，口渇，いらいら，時間感覚の歪みなどが生じ，続いて多幸感，高揚気分，自尊心の高まり，他人に対する親密感の高まりなどが生じる。一方で，不安，パニック発作，被害関係念慮，歯ぎしり（bruxism），顎硬直（jaw clenching），開口障害（trismus），筋痛などの不快な反応が生じることがある。ダンスなどの労作や高体温による過度の水分摂取，および抗利尿ホルモンの遊離の結果として低ナトリウム血症が生じることがある。また，劇症肝不全を含むさまざまな程度の肝障害が生じる。

急性中毒では，眼振，頭痛，不穏・興奮，錯乱，幻覚・妄想，譫妄，無食欲，うつ状態，不眠などの中枢神経興奮症状が生じる。また，高体温，散瞳，発汗，高血圧，頻脈，不整脈，振戦，Parkinson（パーキンソン）症候群，（眼球の）内斜位（esophoria），尿閉などの交感神経興奮症状が生じる。セロトニン症候群が生じるが，重症になると横紋筋融解，急性腎不全，肝不全，ALI/ARDS（急性肺障害／急性呼吸促迫症候群），播種性血管内凝固（DIC），多臓器不全などを合併することがある。

LSD：LSDの経口摂取後20分～1時間で症状が生じ，1～6時間でピークに達し，8～12時間持続する。交感神経興奮症状を中心とした身体症状が出現してまもなく，精神症状が出現することが特徴である。交感神経興奮症状としては，散瞳，高血圧，頻脈などの症状が生じる。精神症状としては，色彩に富んだ錯視や幻視，静物の波動や流動感，距離や時間感覚の乱れ，神秘感，集中力の低下，注意力の低下，判断力の低下，自我障害，離人感，不安，恐怖，うつ状態，高揚気分，陶酔感などが生じる。

急性中毒では強い不安，過活動，攻撃性，不穏・興奮，昏迷，譫妄，昏睡などが生じる。また，高体温が生じることがある。

5-MeO-DIPT：経口摂取後20～30分で症状が現われて，3～6時間持続する。精神症状としては，幻視，幻聴，（蟻走感などの）幻触，感覚の歪み，高揚感，多幸感，脱抑制，感情移入，連帯感などが生じる。聴覚や触覚が鋭敏になり性感が高まる。また，不眠，いらいら，不安，錯乱などが生じる。身体症状としては，悪心・嘔吐，下痢などの消化器症状，高血圧，頻脈，散瞳などの交感神経症状，筋緊張，顎硬直，横紋筋融解症，急性腎不全などが生じる。

マジックマッシュルーム：幻覚性キノコの経口摂取後30分～1時間以内，長くて3時間以内に，紅茶やスープなどの摂取後には5～10分で症状が生じる。症状の持続時間は短く4～8時間である。精神症状としては，叫声，高笑い，不安，恐怖，パニック状態，不穏・興奮，錯乱，過剰運動，気分の変動，多幸感，内省状態，瞑想状態，関係念慮，物が小さくみえる小視症，物が大きくみえる大視症，（鮮明な，または極彩色の）幻視，空間や時間の感覚の歪み，などが生じる。交感神経症状としては，散瞳，頻脈，高血圧などが生じる。そのほかに，口渇，悪心・嘔吐，高体温などが生じる。また，数日～3カ月後に飲酒や疲労などによって幻視などが再燃するフラッシュバックが生じることがある。

▶診断

オピオイド類：鑑別診断には，尿を生体試料としている乱用薬物のスクリーニング検査キットであるTriage DOA®が役立ち，OPI（オピオイド類）が陽性となる。また，オピオイド受容体の競合的拮抗薬であるナロキソンの静注によりすみやかな臨床症状の改善を認める。

コカイン：「Coke burn」と呼ばれる瘢痕を伴う注射痕や慢性吸入者の「鼻中隔穿孔」などのコカインの摂取を疑わせる所見を認めることがある。鑑別診断にはTriage DOA®が役立ち，COC（コカイン系麻薬）が陽性となる。ボディーパッカーやボディスタッファーでは，腹部X線で腸管内に異常陰影を認めることがある。

MDMA：歯ぎしり，顎硬直，開口障害などMDMAの摂取を疑わせる所見を認めることがある。鑑別診断にはTriage DOA®が役立ち，AMP（アンフェタミン類）が陽性となる。

LSD：Triage DOA®で検出することはできない。LSDは暗所で紫外線を照射すると青白色の蛍光を発するという性質が検出の際に利用されている。

GHB：Triage DOA®で検出することはできない。GHBまたはその代謝物の血中または尿中濃度の測定が診断に有用であるが，死亡例では，死後分解の際にGHBが産生されるので，GHBの摂取歴がなくても血中で検出されることがあるので注意が必要である。

5-MeO-DIPT：Triage DOA®で検出することはできない。
マジックマッシュルーム：シロシビンおよびシロシンはTriage DOA®で検出することはできない。

■治療と薬理メカニズム

オピオイド類：呼吸抑制や呼吸停止を認めたら，気道の確保および補助換気を施行して，オピオイド受容体の競合的拮抗薬であるナロキソン塩酸塩（ナロキソン注®）0.4～2.0 mgを静注する。同量を2～3分ごとに中毒症状が消失するまで繰り返す。5～10分以内に呼吸状態が改善しなけれ

ば，気管挿管および人工呼吸器管理を施行する．その後は，必要に応じて繰り返し静注するか，持続静注する．すでに気管挿管および人工呼吸器管理が施行されていれば，ナロキソン塩酸塩の投与は不要である．

コカイン：高体温にはベンゾジアゼピン系薬物により鎮静しつつ冷却マットなどによりすみやかに冷却する．不穏・興奮，錯乱などの中枢神経興奮症状，高血圧，頻脈などの交感神経興奮症状，高体温に対してはミダゾラムなどのベンゾジアゼピン系薬物を投与する．幻覚・妄想を伴う不穏・興奮にはドパミン D_2 受容体遮断作用のあるハロペリドールを投与する．痙攣発作が持続していたらジアゼパムの静注，またはミダゾラムの静注または筋注によって痙攣を止める．ボディパッカーやボディスタッファーでは腸洗浄を考慮する．

MDMA：高体温にはベンゾジアゼピン系薬物により鎮静しつつ冷却マットなどによりすみやかに冷却する．不穏・興奮，錯乱などの中枢神経興奮症状，高血圧，頻脈などの交感神経興奮症状，高体温に対してはミダゾラムなどのベンゾジアゼピン系薬物を投与する．幻覚・妄想を伴う不穏・興奮にはドパミン D_2 受容体遮断作用のあるハロペリドールを投与する．セロトニン症候群には，非特異的セロトニン受容体拮抗薬であるシプロヘプタジン(cyproheptadine)(ペリアクチン®)を投与する．

LSD：治療の主体は保存療法で，薬物療法は不要なことが多い．不穏が著明であればジアゼパムを投与する．幻覚が著明であればセロトニン-ドパミン拮抗薬であるリスペリドンを投与する．

GHB：嘔吐による誤嚥性肺炎の頻度が高いので気道の確保は重要である．呼吸抑制や呼吸停止があれば，すみやかに気管挿管および人工呼吸器管理を施行する．離脱症状に対してはGHBと交差耐性のあるミダゾラムなどのベンゾジアゼピン系薬物を投与するが，大量を要することが多い．

5-MeO-DIPT：治療の主体は保存療法で，薬物療法は不要なことが多い．ただし，不穏が著明であればジアゼパムを投与する．幻覚が著明であればリスペリドンを投与する．

マジックマッシュルーム：刺激の少ない静かで薄暗い病室で治療する．穏やかにやさしく語りかける．興奮に対してはジアゼパムを投与する．幻視に対してはリスペリドンを投与する．

● **経過・予後**
オピオイド類：モルヒネまたはヘロインの急性中毒の死亡例のほとんどは静注によるが，アルコールやベンゾジアゼピン系薬物などとの複合中毒であることが多い．コデインやジヒドロコデインの単独の服用による死亡はまれであるが，消炎鎮痛薬，抗ヒスタミン薬，鎮静薬などとの複合摂取による死亡例の報告は散見される．呼吸抑制，呼吸停止，肺水腫が主な死因である．

コカイン：たいていは自然治癒するか，全身管理により回復する．死亡のほとんどは静注により，摂取後2〜3分で死亡することが多い．スピードボールと呼ばれているコカインとヘロインの混合物の静注やアルコールとの複合中毒による死亡がある．高体温，痙攣発作，頭蓋内出血，脳梗塞，不整脈，呼吸不全などが主な死因である．

MDMA：まれに致死的となることがあるが，高体温，致死的不整脈，肝不全，DIC，薬物に関連した事故や自殺などが主な死因である．

LSD：毒性が非常に弱く，大量摂取が直接の死因となった報告はない．しかし，異常行動による外傷が死因となった報告はある．

GHB：死亡例の報告も散見される．呼吸停止が主な死因で，救出される前に現場で心肺機能停止，もしくは死亡していることが多い．一方で，医療現場を受診した患者の予後は良好で，昏睡や呼吸抑制で気管挿管を要しても，適切に身体管理すればほとんどが2〜6時間で完全回復する．

5-MeO-DIPT：一般には安全な薬物と考えられているが，死亡例の報告は散見される．剖検では心筋虚血や肺出血が認められたとする報告もある．

マジックマッシュルーム：重症例はきわめてまれで，死亡例の報告はほとんどないが，幻覚によって空を飛べると思い込み，高所から空中遊泳を試みて，墜落して重傷を負ったとする報告がある．

【上條 吉人】

参考文献

1) Shanti CM et al: Cocaine and the critical care challenge. Crit Care Med 31: 1851-1859, 2003
2) Gahlinger PM: Club drugs: MDMA, Gamma-hydroxybutyrate (GHB), Rohypnol, and Ketamine. Am Fam Physician 69: 2619-2626, 2004
3) Nakagawa T et al: Neuropsychotoxicity of abused drugs: molecular and neuronal mechanisms of neuropsychotoxicity induced by methamphetamine, 3,4-methylenedioxymethamphetamine (ecstasy), and 5-methoxy-N, N-diisopropyltryptamine (foxy). J Pharmacol Sci 106: 2-8, 2008
4) Reingardiene D et al: Hallucinogenic mushrooms. Medicina 41: 1067-1070, 2005
5) 上條吉人：臨床中毒学，医学書院，2009

8 高山病，熱中症，潜函病

高山病

● **定義・概念** 高度が上昇すると気圧の低下と大気中の酸素分圧が低下するために低酸素血症になる．実際，世界最高峰エベレスト峰(8,848 m)登頂者4人の8,400 mでの測定では，動脈血酸素分圧(PaO_2)24.6 mmHg，動脈血二酸化炭素分圧($PaCO_2$)13.3 mmHgとなることが実測されている．高山病は2,500 mを超える高所登山に際して，低圧・低酸素環境への順応不全により生じる疾患である．寒冷のほか登高速度および在住高度，低圧・低酸素環境に対する感受性の個体差などが発症に関与する．

● **疫学** 富士山5合目や米国コロラド州アスペンのスキー場など標高2,400 mレベルでは登山者の25%，ヒマラヤトレッキングなど4,000 mレベルで50%，飛行機などで直接5,000 mに達した場合に急性高山病の症状がみられる．一方，重症型である高地脳浮腫や高地肺水腫の頻度は0.1〜0.4%と急性高山病より低いが，発症した場合の生命予後は不良である．高山病発症の危険因子は急速登高，高い運動強度，若年者，高山病の既往などであるが，特に登高速度は重要である．

● **分類** 高山病(mountain sickness)は病態により，急性高山病(AMS)，高地肺水腫(HAPE)，高地脳浮腫(HACE)，

慢性高山病(CMS)に分類される。慢性高山病は2,500 m以上の長期間居住者にみられる適応不全である。

■病因・病態生理と分子メカニズム
高所移動に伴い、ヒトは低圧低酸素環境に順応するため、肺胞換気量や心拍出量の増加、肺動脈圧の上昇、赤血球数の増加などさまざまな生理的反応を起こす。高山病はその順応過程や順応不能により生じる疾患である。高山病における浮腫の成因には、心房性ナトリウム利尿ペプチド(ANP)など水・電解質代謝にかかわるホルモン以外に多数の因子が関与する。ナトリウムはNa^+-K^+-ATPaseにより細胞内に移行するが、急性低酸素は直接Na輸送を障害し浮腫をきたしうる。また、低酸素環境下での血管拡張ならびに血流増加に伴う血管静水圧の上昇による血管透過性亢進も浮腫に寄与する。アンジオテンシンⅡや一酸化窒素(NO)のほか、転写因子である低酸素誘導因子(hypoxia inducible factor:HIF)による遺伝子制御を介した血管内皮増殖因子(vascular endothelial growth factor:VEGF)や炎症性サイトカインなどの発現亢進によっても血管透過性は亢進する。高山病の発症には個体差があり、高地順応に適した遺伝子多型がその発症に関与する可能性も指摘されている。

■臨床症状・検査成績

急性高山病
Lake Louise 診断基準として疾患概念が統一された。急性高山病(acute mountain sickness:AMS)は頭痛を必発とし、①疲労または脱力、②めまいまたはふらつき感、③消化器症状(悪心または嘔吐、食欲不振)、④睡眠障害のうち少なくとも一つを伴う場合に、急性高山病と診断する。高所到達後、数時間ないし十数時間内に出現し、重症化したものが高地脳浮腫、高地肺水腫である。

- **高地脳浮腫** 急性高山病の状態に、①精神状態の変化、または、②運動失調のどちらかを認める。精神状態変化および運動失調の両者を認める場合は、急性高山病の症状がなくとも高地脳浮腫(high altitude cerebral edema:HACE)と分類する。
- **高地肺水腫** 四症状(①安静時呼吸困難、②咳、③脱力感または運動能力低下、④胸部圧迫感または充満感)および四徴候(①少なくとも一肺野でのラ音または笛声音、②中心性チアノーゼ、③頻呼吸、④頻脈)のうち、それぞれ少なくとも2項目以上を満たす場合に高地肺水腫(high altitude pulmonary edema:HAPE)と分類する。

慢性高山病
慢性高山病(chronic mountain sickness:CMS)(あるいはMonge〈モンゲ〉病)は2,500 m以上の高地の長期間居住者にみられるまれな適応不全症である。低地へ下れば軽快するが高所に戻ると再発する。多血症、高度な低酸素血症、中等度以上の肺高血圧を伴い、肺性心へと進展する。

- **診断** 急性高山病についてはLake Louise 診断基準により診断する。ウイルス感染症などと鑑別が困難なことがあるが、高所到達数時間後から症状が出現し、高度が3,500 m以下であれば自然に改善することが特徴である。
- **高地脳浮腫** 急性高山病が重症化した病型で、頭蓋内圧亢進症状、特に激しい頭痛をきたし、悪心・嘔吐、複視が出現する。運動失調や理不尽な行動、易怒性などの精神状態の変化、傾眠などの意識障害が出現すれば高地脳浮腫と診断する。同時に高地肺水腫を合併しうることが

表8-1 高山病の予防のためのキーポイント

推奨	エビデンスレベル
高山病の予防にはゆっくりと登山することが最も有効である	エキスパートの見解
アセタゾラミドおよびデキサメタゾンは高山病や高地肺水腫の予防や治療に有効である	小規模RCTおよびメタ解析
高地脳浮腫あるいは肺水腫をきたした登山者は下山が必須である。高度を下げることが無理な場合は酸素投与、安静、Gamow bag(携帯型の加圧パック)により症状が安定化することがある	エキスパートの見解
サルメテロール吸入やニフェジピン、デキサメタゾン、ホスホジエステラーゼ(PDE)5阻害薬(タダラフィル、シルデナフィル)の内服が高地肺水腫の予防に有用な可能性がある	小規模RCT

RCT:無作為化臨床試験

念頭におく必要がある。頭部CT所見では脳浮腫による脳溝の狭小化、脳室圧排を認める。脳MRI検査では白質の浮腫、特に脳梁のT2高信号領域が特徴である。意識障害がある場合、低血糖、糖尿病性ケトアシドーシス、低ナトリウム血症、脳静脈血栓症を含めた脳血管障害、脱水、てんかんなどが鑑別診断として重要である。

- **高地肺水腫** 夜間に進行する。Lake Louise 診断基準項目のほかに、泡沫状の痰、起座呼吸がみられ、酸素飽和度は低下する。聴診上Ⅱ音を聴取し心電図上の右室負荷所見、胸部X線上の肺水腫像を認める。高熱を伴う場合、肺炎との鑑別が重要である。

■治療と薬理メカニズム
急性高山病については高度を上げることを中止し休養させる。呼吸を刺激する目的でアセタゾラミド(500 mg/日)を投与し、頭痛には消炎鎮痛薬を投与する。自然に治療することもあるが、進行する際は500 m以上高度を下げる。また、水分を十分摂取させ、酸素を投与する。

高地脳浮腫や高地肺水腫の徴候が認められた場合には、ただちに高度を下げるのが原則である。並行して酸素投与を行い座位にして安静と保温に努める。

悪天候により高度を下げることができない場合、加圧治療バッグを使用する。高地脳浮腫の場合は脳浮腫改善に副腎皮質ステロイド(デキサメタゾン)を投与する。

高地肺水腫は高所疾患のなかで最も死亡率の高い病型であるが、注意深い登高により予防可能であり、また早期に発見し適切な対応を開始することで救命可能である。高地肺水腫治療の原則は高度を下げることであるが、すみやかな下山が難しいときは、酸素投与やアセタゾラミド(500 mg/日)、肺動脈圧の改善にニフェジピンやシルデナフィルの投与の有効性が報告されている(表8-1)。

■経過・予後
高地脳浮腫や高地肺水腫であれ、下山と適切な応急処置により臨床症状の改善がみられることが多いが、診断の遅れや、下山が困難な場所での発症により対処が遅れると、治療にかかわらず死亡にいたることもある。

熱中症

■定義・概念
熱中症(heat illness)は、高温(暑熱)・多湿環境下における身体適応障害によって起こる状態の総称である。近年の地球温暖化や都市部のヒートアイランド現象などの影響により、熱中症患者数が増加している。高温

表8-2 熱中症の分類

分類	症状	旧分類	重症度
I度	● めまい・失神 ● 筋肉痛・筋肉の硬直 　発汗に伴う塩分(ナトリウムなど)欠乏により生じる ● 大量の発汗	熱失神(heat syncope) 熱痙攣(heat cramp)	軽症
II度	● 頭痛・気分の不快・嘔吐・倦怠感・虚脱感	熱疲弊(heat exhaustion)	中等症
III度	● 意識障害・痙攣・運動障害 ● 高体温	熱射病(heat stroke)	重症

多湿環境下でのスポーツや労働作業中の発症のほか,高齢者が真夏日に室温の高い自宅で熱中症を発症することもある。

■ **分類** 熱中症は短時間に進行しうる疾患であり,その危険性を十分に認識することが必要である。従来の分類では,軽症の熱中症を熱失神(heat syncope)や熱痙攣(heat cramp),中等症を熱疲労(heat exhaustion),重症を熱射病(heat stroke)と分類してきた。

- **熱失神** 発汗による脱水および末梢血管拡張により,軽度の循環不全をきたし,低血圧や一過性意識消失を認めるが,体温の上昇はない。
- **熱痙攣** 多量発汗にもかかわらず,水分のみを補給した場合に生じる塩分(NaCl)喪失性の脱水により生じる。頭痛,悪心,口渇感,有痛性痙攣をきたすが,発汗はあるため皮膚は湿潤し,体温上昇も軽度である。
- **熱疲労** 大量の発汗に伴い,全身倦怠感や頭痛,嘔吐とともに循環不全症状(血圧低下,頻脈,尿量減少)をきたす。熱射病の前段階と考えられ,体温調節機能不全により体温は上昇し,放置すれば熱射病に移行する。
- **熱射病** 高温環境下での異常高体温(40℃以上)により,体温調節機能が破綻し,発汗停止(皮膚は乾燥)とともに中枢神経系(意識障害),循環器系,呼吸器系,腎臓,血液凝固系などの多臓器不全にいたる最も重篤な病型である。

最近では熱中症を総称として用いる新しい分類基準が用いられる(表8-2)。この分類では,その重症度がI~IIIの3段階に分けられる。

- **I度** 軽症で,めまいや立ちくらみ,筋肉の痙攣(こむら返り)を呈するが,意識障害は認めない。
- **II度以上** 強い全身倦怠感や頭痛,悪心・嘔吐,腹痛,意識障害など全身症状を伴う場合。
- **III度** ①精神・神経症状,②肝・腎機能障害,③血液凝固障害(播種性血管内凝固(DIC))のうち一つを伴う最重症型である。

■ **病因・病態生理と分子メカニズム** ヒトの体温調節中枢は視床下部にある。高温の環境では,視床下部から自律神経系を介した中枢性の体温維持機構により,蒸散(発汗)や伝導(皮膚血管拡張)により体温調節が行われる。しかし,高温,多湿,無風環境が限度を越えて持続すると体温調節機構は破綻し,高体温をきたす。体温が42℃を超えると,高体温により細胞機能や体内の多くの酵素機能が損なわれ,多臓器不全が引き起こされる。

■ **診断** 暑熱環境への曝露という病歴と発熱,意識障害,痙攣などの臨床経過から熱中症を疑う。発熱や意識障害を呈する場合には,脳血管障害や脳髄膜炎,悪性症候群など他疾患との鑑別を要する。

熱中症が想定される場合は身体冷却を開始するとともに,重症度分類を行うために血液検査,凝固線溶系検査,肝機能検査,腎機能検査,電解質検査,筋逸脱酵素やミオグロビン尿,血液ガス検査,神経学的検査を行う。

■ **治療と薬理メカニズム** I度は応急処置(冷所への移送,安静臥床,水と電解質の補給)で対処可能であるが,II度は中等度以上の脱水と電解質喪失があり,入院加療を行う。III度は集中治療を要する症例であり,高次医療機関への移送を考慮する。

治療の中心は身体冷却であり,直腸温をすみやかに39℃未満にまで下げる。同時に,高体温,脱水,電解質異常,痙攣,循環障害(血圧低下),血液凝固障害(DIC)などに対する処置を行う。熱中症I~II度の予後は良好であるが,III度の予後は不良であり,深部体温高値,循環不全,高LDH(乳酸脱水素酵素)血症,遷延する意識障害の予後は不良である。

潜函病

■ **定義・概念** 潜函病(dysbarism)はスクーバダイビングや潜水作業,潜函工事(ケーソン工法)をはじめとする高圧環境下で体内に多量に溶存した不活性ガス(主に窒素ガス)が,減圧時に気泡化することにより生じる疾患である。最近では潜函病の発症率は職業ダイバーよりもレジャーダイバーのほうが圧倒的に多い。潜函病には減圧症と動脈ガス塞栓が含まれる。

- **減圧症** 気泡の形成される部位により多彩な臨床症状を呈する。関節痛や筋痛(bends)のみのI型減圧症と,呼吸循環系障害(chokes)や中枢神経障害を呈するII型減圧症に分類される。
- **動脈ガス塞栓** 肺の気圧外傷による肺破裂,あるいは静脈内に生じた気泡が心臓内シャントまたは肺血管を介して動脈系にもたらされることにより発症する。

■ **病因・病態生理と分子メカニズム** 体内に溶存する窒素ガス量は潜水の深度が深く,潜水時間が長いほど増加する。一般にはゲージ圧 $1\,kg/cm^2$(水深10m相当)以上の圧力曝露で潜函病を発症しうる。また,減圧速度は重要であり,過剰溶存ガスを体外に排出させるには減圧のための浮上速度を緩徐にする必要がある。不適切な減圧は潜函病のリスクを上昇させる。さらに,潜函病発症には個体差があり,年齢,体調,潜水の活動度,温度なども影響する。潜函病の臨床症状は気泡形成の部位と量による。減圧に伴い体内で形成された気泡は血管内では塞栓となり血行を阻害し,虚血性障害を発現させる。また,血管内の気泡は血小板機能や血液凝固系を亢進させる。一方,血管外気泡は組織の圧迫症状をもたらす。

● **臨床症状・検査成績** 急性期に皮膚症状(四肢や体幹部の搔痒感や大理石斑)や関節や筋肉の痛み(bends)のみを呈する軽症潜函病をⅠ型減圧症と称する。潜水パターンにより筋骨格系症状のパターンが異なり,レジャーダイバーでは肩,肘を中心とした上肢関節,潜函工事など,職業ダイバーでは下肢,特に膝関節部がbendsの好発部位となる傾向がある。皮膚症状や激しい四肢の疼痛により,中枢神経障害(しびれ感など)が不明瞭になることがあり,注意が必要である。

Ⅱ型は多彩であり,中枢神経障害型(脳型または脊髄型),前庭末梢障害(Ménière〈メニエール〉)型,呼吸循環系障害型(chokes)などが含まれ,これらの症状とⅠ型減圧症状との合併症もⅡ型減圧症に含める。呼吸循環系障害型(chokes)や中枢神経脳型は生命予後に影響する重篤な病型であり,すみやかに再圧治療を開始する。脊髄型では脊髄内に発生した気泡による脊髄圧迫症状(対麻痺,脊髄横断麻痺,感覚障害,膀胱直腸障害)をきたす。脊髄型は難治性であり不可逆的な障害を残す可能性が高い。動脈ガス塞栓は急性潜函病のなかで最も重症で,息をこらえた状況での急浮上に伴う気圧外傷により肺損傷をきたし,中枢神経を含む全身に空気塞栓を生じる。慢性減圧症として無菌性骨壊死(aseptic bone necrosis)を大腿骨や上腕骨,脛骨などに生じることがある。

● **診断** 潜水を開始してから症状が発現するまでの経過を聴取することにより潜函病を疑う。潜水と潜函病発症時期には時間差がある。通常,潜水終了の数時間以内に発症するが,24時間以上経過して発症することもあり,注意が必要である。

■ **治療と薬理メカニズム** 体内に溶存する気泡の縮小化,再溶解と呼気への排泄を促進するために,高気圧酸素(HBO)療法(再圧治療)が行われる。再圧酸素治療装置を用いた治療が可能な施設はかぎられるので,初期治療として十分な流量の酸素吸入(10 L/分以上)を開始して,再圧酸素療法が可能な施設へ移送する。酸素投与は組織低酸素の改善のみならず,不活性ガスの排泄促進にも有用である。

HBO療法のプロトコルはⅠ型とⅡ型で異なり,米国海軍ダイビングマニュアル(US Navy Diving manual)を参考に行われる。適切な再圧治療がなされれば,脊髄型を除きおおむね予後は良好である。

潜函病患者の多くは脱水状態にある。脱水に伴う循環不全は不活性ガス排泄を遅延させるので,水分の経口補給や補液を行うが,高血糖は中枢神経障害を助長する可能性があり,ブドウ糖を含む輸液は避ける。そのほか,必要に応じて中枢神経障害に対するステロイド投与など適宜実施する。

【橋本 しをり・沢田 哲治】

参考文献

1) Grocott MP et al: Caudwell Xtreme Everest Research Group: Arterial blood gases and oxygen content in climbers on Mount Everest. N Engl J Med 360: 140-149, 2009
2) Fiore DC et al: Altitude illness: risk factors, prevention, presentation, and treatment. Am Fam Physician 82: 1103-1110, 2010
3) 環境省環境保健部環境安全課: 熱中症環境保健マニュアル 2011年5月改訂版, 2011
4) Vann RD et al: Decompression illness. Lancet 377: 153-164, 2011
5) 山形宗久: 減圧症. 治療 83: 138-143, 2001

13章 循環器疾患

1. 循環器系の正常構造と制御機構 ………………………… 542
2. 循環器疾患の疫学・危険因子 …………………………… 547
3. 循環器疾患の診察 ………………………………………… 550
4. 循環器疾患の検査法 ……………………………………… 556
5. 心不全 ……………………………………………………… 592
6. ショック …………………………………………………… 605
7. 虚血性心疾患 ……………………………………………… 607
8. 心臓弁膜症 ………………………………………………… 621
9. 心筋疾患 …………………………………………………… 630
10. 心膜疾患 …………………………………………………… 642
11. 感染性心内膜炎 …………………………………………… 647
12. 不整脈 ……………………………………………………… 651
13. 先天性心疾患 ……………………………………………… 665
14. 肺血栓塞栓症 ……………………………………………… 673
15. 肺高血圧症，肺性心 ……………………………………… 676
16. 心臓腫瘍 …………………………………………………… 679
17. 心臓神経症（パニック障害） …………………………… 681
18. 大動脈疾患 ………………………………………………… 683
19. 末梢動脈疾患 ……………………………………………… 689
20. 静脈疾患，リンパ系疾患 ………………………………… 693
21. 全身性疾患と心血管病変 ………………………………… 697
22. 高血圧症 …………………………………………………… 700

1 循環器系の正常構造と制御機構

1 心臓

心筋細胞の構造

心筋の主な機能は，収縮と弛緩の周期を遂行することである。収縮蛋白は，心筋細胞の容積の75％を占める。心室筋細胞の構成と機能を表1-1-1に示す。

興奮-収縮連関

心筋細胞の脱分極が，形質膜（sarcolemma）に存在する電位依存性イオンチャネル（voltage-gated ion channel）であるL型Ca^{2+}チャネルを活性化すると，解剖学的に近接するT管系のL型Ca^{2+}チャネルが開口し，細胞質へCa^{2+}が流入する。続いて筋小胞体（SR）のCa^{2+}放出チャネルであるリアノジン受容体（ryanodine receptor：RyR）（心筋アイソフォームはRyR2）が開口し，大量のCa^{2+}が細胞質に放出される。リアノジン受容体には，チャネル構造を安定化させるFKBP12.6が結合しており，FKBP12.6はリン酸化の有無によって，Ca^{2+}の出入り（Flux）を調節している。SRから細胞質中に流入したCa^{2+}はトロポニンCに結合し，トロポニンIによる抑制を解除する。それによってアクチン-ミオシンのクロスブリッジサイクリングが起こり，心筋は収縮する。

また，SR中へのCa^{2+}の取り込みポンプ（sarcoendoplasmic reticulum Ca^{2+} ATPase：SERCA）の活性化およびNa^+-Ca^{2+}交換体（NCX）によるCa^{2+}のSRあるいは細胞外への汲み出しによって心筋は弛緩する。収縮と弛緩に必要なエネルギーは，主にミトコンドリアで産生されるアデノシン三リン酸（ATP）が分解される際に生じるエネルギーである。

また，SERCAの活性を調節している蛋白としてホスホランバン（phospholamban：PLN, phosphate receiver）が重要である。ホスホランバンはリン酸化されていないと五量体を形成し，SERCAの活性化を抑制している。一方，ホスホランバンは，β交感神経受容体の活性化に引き続いて起こるcAMP（環状アデノシン一リン酸）依存性蛋白キナーゼ（プロテインキナーゼA（PKA））系の活性化によって

リン酸化を受けると，SERCAのポンプ機能を抑制できなくなり，より多くのCa^{2+}が取り込まれる。タイチン（titin）は生体で最大の蛋白で，ミオシン端をZ帯に固定させ，伸展刺激のセンサーの役目を持つ。

アクチン-ミオシンの相互作用に影響を与える因子

心筋収縮の基本メカニズムである細い線維を構成するアクチンと太い線維を構成するミオシンとの相互作用は以下の因子の影響を受ける。

1. 細胞質へのCa^{2+}の流入量。
2. 筋線維の長さ：筋線維長に依存して収縮力は増強する（Starlingの効果）。
3. 収縮蛋白のリン酸化：トロポニンIのリン酸化によってCa^{2+}に対する筋線維の感受性が減弱して，心筋は弛緩する。
4. 力の伝達（force transmission）：圧負荷（拡張期の力）と容量負荷（収縮期の力）とでは，タイチンやZ帯への力のかかり方が異なる。
5. 収縮蛋白の変異：肥大型心筋症は主に力を作り出す収縮蛋白をコードする遺伝子の異常（ミオシン重鎖，ミオシン軽鎖，トロポニンI，トロポニンC，太いミオシン結合蛋白など），拡張型心筋症は細胞骨格の異常（ジストロフィン，ラミン，タイチン，アクチンなど）によって起こることが多い。こうした異常が心筋の収縮性やエネルギー需要にどの程度影響を与えているかは不明である。

心筋における細胞内シグナル伝達

交感神経系

交感神経受容体が活性化すると，神経終末からシナプス間隙にノルエピネフリンが放出される。ノルエピネフリンは循環血液中のチロシンから生成されるドパおよびドパミンが前駆体である。交感神経の活性が亢進すると，生成されたノルエピネフリンが心筋膜$β_1$受容体に結合し，刺激性G蛋白（Gs）を介して，エフェクターであるアデニル酸シクラーゼを活性化して，ATPをcAMPに変換する。cAMPはセカンドメッセンジャーとして機能して一連の細胞内シグナルを活性化する。特にA-kinase anchoring protein（AKAP）に結合しているPKAを活性化する。PKAは形質膜に存在するL型Ca^{2+}チャネル，SRのCa^{2+}チャネル，SRのホスホランバン，リアノジン受容体，トロポニンIなどをリン酸化し，心筋の収縮能，弛緩能を増強する（図1-1-1）。

$β_1$受容体刺激が持続すると，強力なフィードバック機構が働いて，$β_1$受容体以降のシグナル伝達が減弱する。$β_1$受容体が長時間刺激されると，急速にβ-agonist receptor kinase（β-ARK）（または，G protein-coupled receptor kinase 2（GRK2）とも呼ばれる）がリン酸化され，$β_1$受容体のC末端をリン酸化する。また，β-ARKはアレスチン（arrestin）をリン酸化することによって，$β_1$受容体とGsとの共役が阻害され，アデニル酸シクラーゼの活性化が低下する。アレスチンによるアデニル酸シクラーゼの活性化阻害は，心不全時にみられる心筋収縮力低下に原因になる。このほか，アデニル酸シクラーゼを抑制するものとして迷走神経刺激が重要である。また，アデノシンはA1受容体

表1-1-1 心室筋細胞の構成と機能

オルガネラ	細胞中の容積（％）	機能
筋原線維	50〜60％	収縮と弛緩
ミトコンドリア	16％（新生児）23％（成人）	ATP産生
T管系	1％	電気的シグナルを細胞内に伝達
SR	33％	Ca^{2+}の貯蔵と放出
形質膜	わずか	イオンの勾配 イオンチャネル受容体
核	5％	蛋白合成
リソソーム	わずか	細胞内消化と蛋白分解

SR：筋小胞体，ATP：アデノシン三リン酸

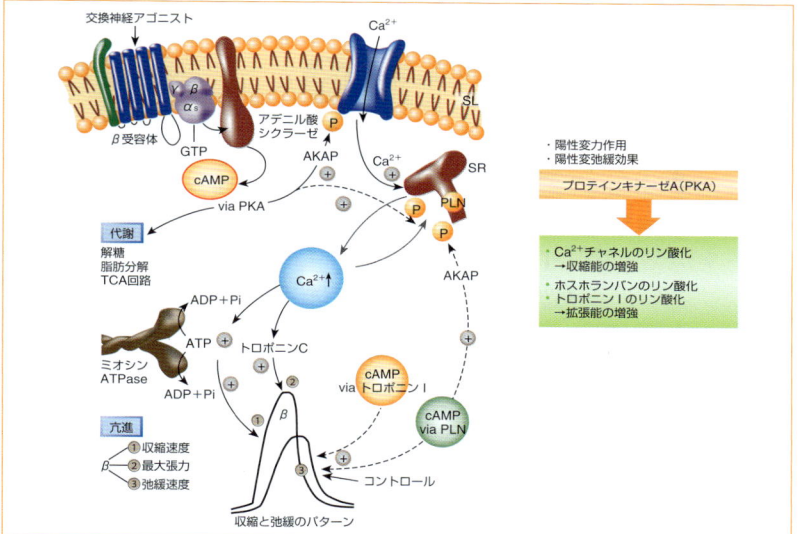

図 1-1-1　β_1アゴニストによる収縮と弛緩の増強
心筋細胞のβ_1受容体の刺激によって、刺激性G蛋白(Gs)、アデニル酸シクラーゼの活性化を介して心筋細胞内にセカンドメッセンジャーの環状アデノシン一リン酸(cAMP)が産生され、PKA(cAMP依存性蛋白キナーゼ)の活性化を介して電位依存性のL型Ca^{2+}チャネル、筋小胞体(SR)のCa^{2+}ポンプ、トロポニンIがリン酸化され、収縮能、拡張能の増強が起こる
GTP：グアノシン三リン酸、AKAP：A-kinase anchoring protein、SL：形質膜、SR：筋小胞体、P：リン、Pi：無機リン、PLN：ホスホランバン、ADP：アデノシン二リン酸、ATP：アデノシン三リン酸
(文献 1 を改変)

を介してアデニル酸シクラーゼを抑制し、心拍数と収縮力を抑制する。アデノシンは血管平滑筋細胞においては、A2受容体を介してアデニル酸シクラーゼを活性化し、血管を拡張する。

神経終末からのノルエピネフリンの放出を促進する刺激として最も重要なのは、アンジオテンシンIIであり、逆に、ノルエピネフリンの放出を抑制する刺激として最も重要なのは、一酸化窒素および迷走神経(コリン作動性神経)である。また、ノルエピネフリンは、α受容体の活性化に続いて、Gq/ホスホリパーゼC(phospholipase C：PLC)の活性化を介してイノシトール三リン酸(IP_3)とジアシルグリセロールの産生を促進する。前者は、SRのIP_3受容体を介してCa^{2+}を細胞質内に流入させる。後者は、プロテインキナーゼC(PKC)を活性化し、心肥大を誘導する。心筋におけるIP_3受容体の活性化の意義については不明であるが、血管においては血管平滑筋の収縮、増殖および肥大に関与する。

迷走神経系

迷走神経が興奮すると、神経末端から放出されるアセチルコリンが、心筋細胞膜のムスカリン(M_2)受容体を介して抑制性G蛋白(Gi⟨$G_i\beta\gamma$⟩)を刺激し、アデニル酸シクラーゼを抑制し、cAMP産生減少、収縮抑制と心拍数減少を起こす。また、グアニル酸シクラーゼ(GC)を活性化し、

cGMP(環状グアノシン一リン酸)産生増加→収縮抑制と心拍数減少を起こす(図 1-1-2)。洞房結節において、迷走神経活性が亢進時に$Gi\beta\gamma$がATP感受性K^+(K_{ATP})チャネルを活性化し、徐脈を引き起こす。また心不全時にはGiを介する経路が活性化する。

一酸化窒素

一酸化窒素(NO)は可溶性グアニル酸シクラーゼ(sGC)を活性化し、cGMPの産生を促進する。一酸化窒素合成酵素(nitric oxide synthase：NOS)には、神経型一酸化窒素合成酵素(nNOS⟨NOS-1⟩)、誘導型一酸化窒素合成酵素(iNOS⟨NOS-2⟩)、内皮型一酸化窒素合成酵素(eNOS⟨NOS-3⟩)の3つのアイソザイムがある。

心臓ではこの3種類のNOSからNOが産生される。血管拡張性NOは、血管内皮細胞においてはeNOSによって産生される。eNOSは血流、心臓負荷の増加、ブラジキニンによって活性化する。過剰なNOは心筋細胞にてiNOSによって産生される。nNOSは迷走神経末端に存在し、nNOSが産生するNOはアセチルコリンの放出を促進する。運動によって亢進する迷走神経の活性は、nNOSの発現亢進による。また、運動は冠動脈疾患患者におけるeNOS発現を増加させる。nNOSやeNOSによるNOの産生およびそれによるGCの活性化は、交感神経刺激による悪影響を抑制し、心筋保護的に働く。

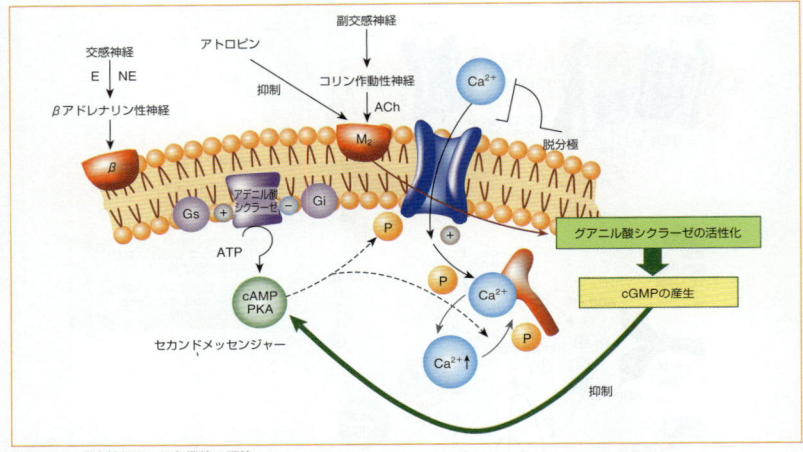

図 1-1-2　迷走神経による心機能の調節
迷走神経はムスカリン(M_2)受容体を活性化し,環状グアノシンーリン酸(cGMP)の産生を高める。cGMP はアデニル酸シクラーゼを抑制する。心房筋のほうが心室筋よりも迷走神経刺激の効果が出やすい
E：エピネフリン,NE：ノルエピネフリン,Gs：刺激性 G 蛋白,AC：アデニル酸シクラーゼ,Gi：抑制性 G 蛋白,ACh：アセチルコリン,ATP：アデノシミリン酸,cAMP：環状アデノシンーリン酸,PKA：プロテインキナーゼ A,P：リン
(文献 1 を改変)

Gq

α_1受容体,エンドセリン受容体,アンジオテンシンⅡ受容体は Gq に共役している。Gq が活性化されると,ジアシルグリセロールがセカンドメッセンジャーとなって PKC の活性化を起こし,心肥大が起こる。また,PLC が活性化されると IP_3 がセカンドメッセンジャーとなって,SR の IP_3 受容体(リアノジン受容体と相同性あり)を活性化し,SR から細胞質へ Ca^{2+} が流入する。

アデノシン

アデノシンは ATP の分解によって生じる。心負荷や虚血によって心筋内で生じたアデノシンは細胞外に拡散し,冠動脈の血管平滑筋の A2 受容体の活性化を引き起こし,cAMP 産生を亢進し,血管を拡張する。心筋では A1 受容体の活性化を介してアセチルコリン感受性 K^+ チャネル(K_{ACh})を活性化し,開口させる。それにより,洞結節や房室結節の伝導を阻害する(房室結節リエントリー性頻脈〈AVNRT〉の治療にアデノシンを用いることがある)。

Frank-Starling の法則
―静脈充満圧と心拍出量との関係

1895 年 Frank は,最初の左室容量が大きいほど,収縮速度と拡張速度が大きくなることを報告,1918 年 Starling は,生理的な範囲内において心室容積が大きくなればなるほど心拍出量は大きくなること,言い換えれば,拡張末期圧が高くなると心拍出量は増加すると報告した。両者の発見はあわせて Frank-Starling の法則と呼ばれる。

この現象は,サルコメアが伸展されると Ca^{2+} 感受性が亢進し,発生張力(tension)が増加する(長さ依存性の活性化)ことから生じていると考えられる。心筋サルコメアは収縮末期でも拡張末期の 15% 短縮するのみであり,タイチン分子の伸展と関係すると考えられている。

心拍数と力―心拍数関係

正常心筋では,心拍数が増加するとそれにしたがって心室の収縮力が増加する。この力―心拍数関係(force-frequency relation)を treppe 現象(treppe はドイツ語で「階段」)または Bowditch 階段現象(Bowditch staircase phenomenon)という。ただし,心拍数が増加しすぎると,収縮力は減弱する。この現象の例として,心房細動で頻拍になると心室充満の時間が短くなり,収縮力が低下することがあげられる。また心肥大がある場合,心拍数が増加すると心機能は低下しやすくなる。

心筋の収縮と弛緩に影響を与える因子

心筋の収縮性は,心筋酸素摂取量が関係する。そして心筋酸素摂取量の規定要素は心拍数,収縮力,前負荷,後負荷である。特に,心拍数×収縮期血圧は double product と呼ばれ,心筋酸素摂取量を推定する簡便な指標である。収縮力(contractility)の指標として,圧-容量ループから求められる Es がある。また,心筋の弛緩性に影響を与える因子として,Ca^{2+} の取り込み速度と心筋のスティフネス(線維化の程度)が重要である。Ca^{2+} の取り込み速度は主に SR における SERCA の発現量によって規定される。肥大心や虚血心では,SERCA の発現は減少していることから,心室の拡張障害がある。

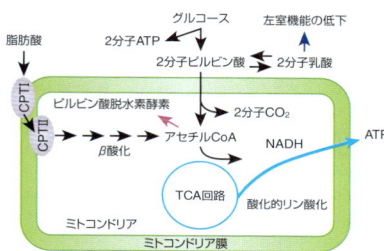

図 1-1-3　心筋細胞のエネルギー代謝
脂肪酸のβ酸化によって多くのアデノシン三リン酸(ATP)が産生されるが，糖の酸化に比較してより多くの酸素分子を必要とする．また，脂肪酸の酸化はピルビン酸脱水素酵素を阻害するため，ピルビン酸から乳酸への変換が亢進し，心筋組織が酸性になり，心機能低下が起こる
CPT：carnitine palmitonyltransferase，NADH：還元型ニコチンアミドアデニンジヌクレオチド

後負荷に対する適応

高血圧性の心肥大でみられるように，心筋は，後負荷(afterload)(左室が収縮を開始した後に左室にかかる圧)が増加すると肥大する．後負荷が増加すると，壁応力(wall stress)(横断面に張力がかかったときに発生する力で，wall stress = pressure×radius/2 × wall thicknessとあらわされる)が増加することから，心肥大は，この壁応力を軽減し，圧負荷の存在下でも単位心筋あたりの負荷が一定になる．これをLaplaceの法則という．Laplaceの法則があてはまる範囲では，心肥大は負荷に対する代償機構と考えられる．

心筋のエネルギー代謝

正常の心臓では，遊離脂肪酸のほうが糖よりも優先的にエネルギー基質になる．糖1molに比較して，遊離脂肪酸1molのほうが約4倍ほどのATPを産生する．しかし，脂肪酸の酸化は糖の酸化よりも，同じ量のATPを産生するのに酸素を10〜12%も多く必要とする．さらに，脂肪酸の酸化は，酸化的リン酸化の解離(uncoupling)を起こし，よりたくさんの酸素を必要とする．心不全など，酸素の利用が限定されている状況では，解糖系のほうが酸素の必要性が少なく，より効率のよい経路である．脂肪酸酸化は生理的には，血液中の脂肪酸濃度，ミトコンドリアへのエントリ，β酸化に関与するミトコンドリアマトリックスの酵素などいくつかの段階で調節されている．また，脂肪酸酸化が亢進していると，ピルビン酸脱水素酵素(pyruvate dehydrogenase：PDH)を抑制し，ピルビン酸から乳酸への変換が亢進し，心臓組織がアシドーシスとなり，心機能が低下する(図1-1-3)．理論的には，脂肪酸から糖へエネルギー利用がシフトすると，代謝効率が改善し心機能は改善する．

【倉林　正彦】

参考文献
1) Opie LH：Heart Physiology：From Cell to Circulation. Lippincott Williams & Wilkins, 2004

2　血管系

血管の正常構造と特徴

血管系は動脈・静脈・毛細血管よりなる(図1-2-1)．動脈は心臓が駆出した血液を全身の臓器および組織に送り分配する血管である．静脈は全身の毛細血管床より血液を集め合流を繰り返し，最終的に上・下大静脈となり心臓に灌流する血管である．毛細血管は網目状の毛細血管床を形成し，動脈系と静脈系を連結し，毛細血管壁を介して血管・組織間で栄養分やガス交換を行う役割を担っている．

動脈と静脈の壁はいずれも内膜(intima)，中膜(media)，外膜(adventitia)の3層から構成されている．動脈や静脈の走行は樹木のように枝分かれしているが，場所により血管どうしを横につなぐ血管吻合が存在する．そのため，ある血管が閉塞しても血液は迂回して流れることができ，このような迂回ルートを側副循環路と呼ぶ．しかし細動脈のなかには血管吻合がない終動脈も存在する．終動脈は脳，肺，肝臓，腎臓，脾臓，心臓などにみられ，ある血管が閉塞するとその先に酸素や栄養素が供給されず支配領域が虚血に陥る．

動脈

動脈壁は中膜平滑筋が厚く弾力性に富み，体血圧にも耐えられる構造になっている．左室に直結する大動脈が最も太く，枝分かれしながら細くなり直径30μm程度となった動脈を細動脈という．細動脈の先はさらに細くなり直径5〜10μm程度の毛細血管となる．毛細血管は組織細胞との物質交換のため壁は薄く，内皮細胞1層で構成されており，平滑筋は存在しない．大動脈や動脈の壁内には弾性線維が豊富に存在し，弾性血管と呼ばれる．

一方，細動脈は平滑筋が豊富で，神経性あるいは液性因子により血管平滑筋の収縮が調節されており，血管抵抗を

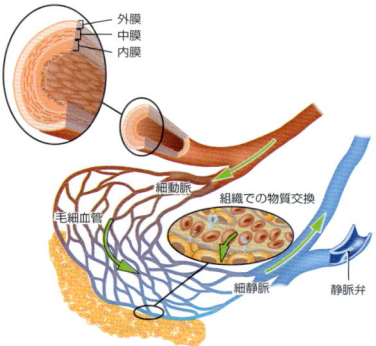

図 1-2-1　血管の構造
(LifeART (and/or) MediClip image copyright (appropriate year) Wolters Kluwer Health, Inc. - Lippincott Williams & Wilkins. All rights reserved.)

形成しているため抵抗血管と呼ばれる。
内膜：1層の内皮細胞と内膜下結合組織層からなり，内弾性板が中膜との境界をなす。内皮細胞層はなめらかで血管内側で血流と接し，多くの機能を担っている。
中膜：内弾性板と外弾性板を境界とした層で，平滑筋細胞・コラーゲンなどの結合組織と多重層の弾性線維とからなる。大動脈などの大型動脈は中膜に層状の弾性板がみられ弾性型動脈を形成し，中型・小動脈の多くは中膜の層状の弾性板が消失し平滑筋細胞が主な要素となり，筋型動脈を形成する。
外膜：コラーゲン，エラスチンを主体とする結合組織と線維芽細胞からなる線維性の膜で，血管を保護する役割がある。栄養血管が存在する。

静脈

心臓に戻る血管で，動脈と比較して静脈の中膜は薄く，内腔が広い。伸展性（コンプライアンス）が高く循環血液量の70〜80％をおさめており，容量血管とも呼ばれる。血流がゆるやかなため逆流を防止する目的で弁（静脈弁）が存在する。低圧系で下肢では周囲の筋肉収縮により血流が押し出され（筋ポンプ），吸気による胸腔内圧低下により心臓への灌流が増加する。

血管系の循環生理

血液が動脈→細動脈→毛細血管→細静脈→静脈の順に流れる過程で，血管系の断面積，血流速度，血管内圧は変動を示す（表1-2-1）。

大動脈から次第に中小の動脈に枝分かれしていく過程で血管の総断面積は増加し，したがって流速は遅くなる。細動脈レベルで血管抵抗が極端に大きくなり（抵抗血管），毛細血管レベルになると血管の総断面積が最大に広がり血流速度も最小になる。これは組織での物質交換に最適な条件といえる。細静脈から静脈を介して心房に血液が戻ってくる過程で，血管内圧は下がり続けるが，血流速度は回復する。

末梢組織まで血液を送る駆動圧，すなわち血圧の発生には，心筋の力以外に弾性血管と抵抗血管の機能が重要な役割を演ずる。血管平滑筋の収縮は自律神経，ホルモン，代謝産物，二酸化炭素や酸素によって調節されている。

血管内皮機能

血管内皮細胞は止血機構，血管損傷の修復，血管の弛緩収縮，リポ蛋白代謝に重要な働きをしていることが近年明らかにされてきた。内皮細胞は血流によるずり応力（shear

表1-2-1 血管系の正常構造と特徴

セグメント	機能的名称	直径	総断面積(cm²)	含有血液量(%)[*1]		内圧(mmHg)
大動脈	弾性血管	2.5 cm	5	8		100(120/80)
中動脈	筋性血管	4 mm	20	5	15	95(110/85)
細動脈	抵抗血管	30 μm	40	2		50[*2]
毛細血管	交換血管	8 μm	2,500	5		20
細静脈と小静脈	容量血管	40 μm	250	25		15
中静脈		5 mm	80		60	10
大静脈		3 cm	8	35		5

値は成人男性における代表値であり，また各セグメントの中間付近で計測されるものを用いた
*1：表で示されたもの以外に血液は，心臓に7％，肺血管に9％分布する
*2：細動脈起始部では85 mmHg，毛細血管の入口に近い部位では30 mmHgとなる
（文献1を改変）

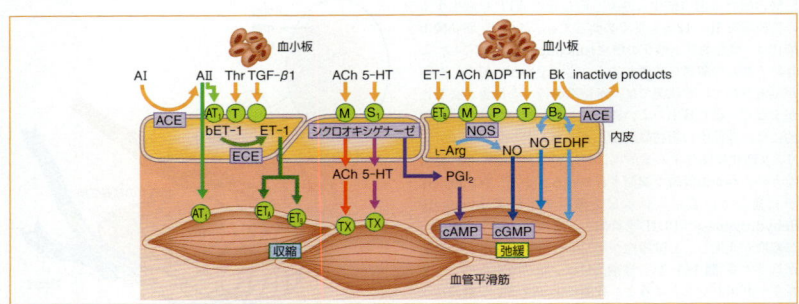

図1-2-2　内皮細胞由来弛緩因子（右）と収縮因子（左）
A：アンジオテンシン，ACE：アンジオテンシン変換酵素，ACh：アセチルコリン，ADP：アデノシンニリン酸，Bk：ブラジキニン，ECE：エンドセリン変換酵素，EDHF：内皮由来過分極因子，ET：エンドセリン，5-HT：セロトニン，L-Arg：L-アルギニン，NO：一酸化窒素，NOS：一酸化窒素合成酵素，PGI₂：プロスタサイクリン，TGF-β1：トランスフォーミング増殖因子β1，Thr：トロンビン，TXA₂：トロンボキサンA₂，●：受容体
（文献2を改変）

stressなどの刺激に反応して，さまざまな弛緩収縮物質，生理活性物質を産生する。

これらの弛緩収縮物質は血管平滑筋細胞においてのアクチン−ミオシンの興奮収縮連関制御や Rho を介する Ca^{2+} 感受性調節機構などにより血管弛緩収縮が精密に制御される。ここでは主に内皮細胞による血管の弛緩収縮制御について概説する。

血管内皮細胞由来弛緩因子ならびに収縮因子

血流による shear stress，神経伝達物質，ホルモン，血小板から産生される因子や凝固因子などによって内皮細胞から弛緩因子（一酸化窒素（NO），プロスタサイクリン，過分極因子など）が産生され，血管拡張が生じる（図 1-2-2）。内皮由来弛緩因子の主体は NO である。内皮型一酸化窒素合成酵素（eNOS）は内皮細胞に常時発現しており，NO 産生により血管トーヌスを制御している。また正常の血管内皮細胞表面では血小板凝集や凝固亢進が生じた場合，内皮細胞由来 NO により血管拡張や血小板凝集抑制を起こし，過剰収縮や血栓形成を防止する。

一方，内皮由来収縮因子としてはエンドセリン，トロンボキサン，プロスタグランジン H_2 やアンジオテンシン II などがある。内皮細胞に存在するエンドセリン変換酵素によってエンドセリン 1 が産生され，エンドセリン 1 産生はトロンビンやトランスフォーミング増殖因子 β1（TGF-β1），インターロイキン 1（IL-1），エピネフリンやアンジオテンシン II によって促進される。

内皮細胞は局所レニン・アンジオテンシン（RA）系の活性調節にも関与している。アンジオテンシン変換酵素（ACE）は内皮細胞表面に存在する。この酵素はアンジオテンシン I からアンジオテンシン II への変換を促進するだけでなく，キニナーゼ II としてブラジキニンの失活を促進する。したがって内皮細胞の ACE 活性はブラジキニンの局所濃度を調整し，局所 NO 活性に影響を与える。また ACE によって産生されたアンジオテンシン II は血管平滑筋に作用して血管収縮や増殖を起こし，内皮細胞に作用してエンドセリンやプラスミノーゲン活性化因子インヒビター（PAI）の産生を引き起こす。

血管内皮細胞を損傷すると血小板凝集と白血球の接着が起こり，血管病変が生じるので，内皮細胞は血管壁の構築変化に関与すると考えられる。内皮細胞由来 NO やプロスタサイクリンは内皮損傷後に生じる血小板凝集，白血球接着だけでなく増殖反応も抑制する。内皮細胞機能異常部位あるいは損傷部位に血小板凝集が生じると，血小板から放出される収縮因子による血管収縮，内皮細胞・平滑筋からの増殖，走化因子の産生増加が生じる。

このように血管内皮細胞は血管の恒常性を維持するため，弛緩因子や収縮因子の分泌によって血管壁の弛緩収縮，血小板凝集・血栓性，増殖・炎症反応を制御する重要な臓器ととらえられている。

【井上 修二朗・江頭 健輔】

参考文献
1) 豊田順一ほか：標準生理学 第 5 版，医学書院，2000
2) Lüscher TF et al：Endothelial control of vascular tone in large and small coronary arteries. J Am Coll Cardiol 15:519-527, 1990

2 循環器疾患の疫学・危険因子

はじめに

厚生労働省の 2009 年人口動態統計の死因の疾患別統計では，第 1 位悪性新生物 30.1%，第 2 位心疾患 15.8%，第 3 位脳血管疾患 10.7% であり，心疾患と脳血管疾患をあわせると約 1/4 を占めている。わが国において，以前は脳血管疾患が死因の第 1 位であったが，1970 年を境にして脳血管疾患は減少に転じている一方，心疾患による死亡はいまだ増加している（図 2-1）。なお 1995 年以降の一時的な心疾患の減少には ICD-10 に準拠した「疾病，傷害及び死因分類」への移行の影響もあると考えられる。

脳血管疾患では，降圧薬治療や減塩指導による高血圧管理により脳出血は減少したが，脳梗塞はむしろ増加している。また，脳梗塞をさらに細分化してみてみると，わが国で最も多かったラクナ梗塞は減少傾向にあるものの，アテローム血栓性脳梗塞や心原性脳梗塞が増加している。その背景には，人口構成の高齢化に加えて，食生活の欧米化，血中脂質値の異常や糖尿病の増加などが関与していると考えられる。

動脈硬化性疾患の危険因子のうち，どれが重要であるかは，人種や居住地のみならず，有病率や時代背景も影響する。諸外国で行われている疫学的な検討や，大規模臨床試験結果はもちろん大いに参考にすべきデータではあるが，わが国の現状についてもこれらのデータと相互に比較しながら検討していかなくては，その判断は不十分にならざるをえない。その意味では，近年わが国においても動脈硬化性疾患をターゲットにした，よくデザインされた疫学研究や臨床研究が行われてきたことは，大変意義深いといえる。ここでは，わが国における研究も含めて，動脈硬化性疾患，その危険因子に関する疫学について概説する。

動脈硬化性疾患の諸外国との頻度比較

わが国は欧米諸国と比較すると，脳卒中の頻度が高く虚血性心疾患が少ないという特徴がある。ことに，人口比でみると，脳卒中の頻度は米国の 1.5 倍以上であり，大きな問題であることが理解される。脳血管疾患をカテゴリー別にみてみると，欧米諸国と比較して脳出血の占める割合

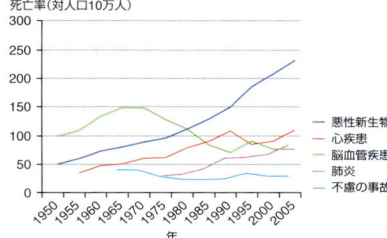

図 2-1 日本における死因順位（第 5 位まで）別にみた死亡率（人口 10 万対）の年次推移
（厚生労働省：人口動態統計を改変）

が，また皮質下梗塞よりもラクナ梗塞の比率が高い。食生活の欧米化により，確かにわが国の血中コレステロール値の平均値はここ数十年で大きく上昇したが，それでもわが国は先進工業国のなかでは心筋梗塞死亡率が最も低い国に位置している。これには，総コレステロール値は上昇したものの，血圧水準，高血圧者の頻度や喫煙率が低下したことが関与している可能性がある。また，欧米に比較して肥満者が少ないことも心筋梗塞の発症に対して有利に働いていると考えられるが，ハワイ在住日系アメリカ人のBMI（body mass index）が欧米人のそれと大差ないことから，日本人が人種として遺伝的に肥満しにくい素因を持っているのではないと考えられる。欧米における疫学研究や臨床試験の結果について考えていく場合には，これらの点について十分に留意する必要がある。

動脈硬化の成因と危険因子

1976年にRossは，動脈硬化の発症機序として，血管内皮の損傷に対する不適切な修復反応であるという「傷害反応仮説」を提唱した。血管内皮に傷害が生じると，内皮細胞表面への単球の接着が生じ，単球は内皮下に侵入し，酸化LDL（低比重リポ蛋白）などを取り込むことにより泡沫細胞化し，動脈硬化病変が形成されていくと考えられる。また，動脈硬化の発生・進展の過程においては，動脈硬化巣局所で産生される「炎症性」のサイトカインが深く関与していると考えられている。疫学的な検討から明らかになった「危険因子」も，このような動脈硬化の発生機序を支持するものである。

高血圧

高血圧では，「ずり応力」や伸展張力の増加により血管内皮傷害が生じると考えられている。また，高血圧症の背景に存在するレニン・アンジオテンシン（RA）系や交感神経系の活性化も動脈硬化進展に関与すると考えられている。

- **Framingham Heart Study** 半世紀以上前の1948年から米国国立衛生研究所（NIH）がマサチューセッツ州にあるフラミンガムにおいて，心血管疾患に関連する因子と自然歴を検討するために行っている前向き研究である。この研究では肥満，喫煙や高血圧が冠動脈疾患，脳卒中の危険因子であることが明らかにされている。本研究における20年の追跡調査で，男女ともに，50～70歳代のいずれの年齢層においても，収縮期血圧が高いほど心血管疾患の発症頻度が増加することが明瞭にみてとれる（図2-2）[1]。

- **久山町研究** 久山町研究は，1961年から継続している福岡県久山町における40歳以上の一般住民を対象とした大規模疫学調査で，参加率，追跡率ともに非常に高く，わが国における貴重な疫学的データを多数発信している。本研究においても，60歳以上の年齢層において，血圧が上昇するに従って脳卒中のリスクが増加することが示されている（図2-3）[2]。また，Arimaらは，1962～2001年までの剖検例1,614例のうち，24時間以内の突然死165例について1960年代以降10年ごとの年代別分析を行った。その結果，脳卒中による突然死は1960年代には剖検例の6.8%を占めていたが，1990年代には1.0%と40年間に約1/7に減少した。一方，心疾患による突然死は1960年代には剖検例の3.0%だったが，1990年代には7.6%に増加しており，脳卒中とは逆のトレンドを示している。

- **端野・壮瞥町研究** 1976年から健康診断データに基づいて行われているコホートである。ここでも血圧値が高ければ高いほど，総死亡率や心血管死亡率が高く，収縮期血圧130 mmHg未満に対して，収縮期血圧が140～159 mmHg，160～179 mmHg，180 mmHg以上の群において，心血管死のリスクが，3.82倍，3.80倍，4.86倍に増加することが示されている。

- **NIPPON DATA80** NIPPON DATAは厚生労働省の循環器疾患基礎調査1980年と1990年の2つのコホートを追跡した疫学研究である。ランダムサンプルの男女30歳以上を対象とし，日本人の代表集団の死亡と死因を調査している。1980年に開始され，血圧，総コレステロール，血糖，喫煙習慣，飲酒習慣，BMI（body mass index）のデータと，心筋梗塞死や脳梗塞などの心血管疾患リスクについて評価している。本研究においても，収縮期血圧が高ければ高いほど冠動脈疾患や脳卒中の10年間死亡率が上昇することが示されている。また，コレステロール値が高いことは，脳卒中より冠動脈疾患のリスク上昇に強く関係していることがわかる。この研究では，年齢，随時血糖値，喫煙習慣，血圧値，総コレステロール値による冠動脈疾患と脳卒中のリスク（10年間死亡率）について，男女別のチャートが作成されており[3]，個々の症例で危険因子の保有状況による心血管疾患のリスクを可視化することができ，患者指導の補助教材として有用である。

血圧と食塩摂取量の間には密接な関係がある。INTER-

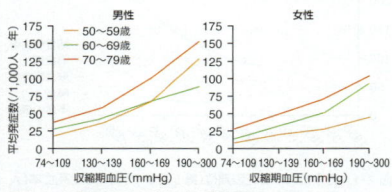

図2-2 収縮期血圧と心血管疾患発症リスク
（文献1を改変）

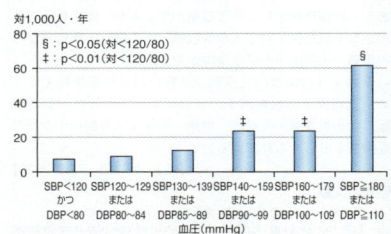

図2-3 血圧値別にみた脳卒中発症率（久山町第1集団，60歳以上）
SBP：収縮期血圧，DBP：拡張期血圧
（文献2を改変）

SALT研究では食塩摂取が多い地域ほど高血圧の有病率が高いことが知られており、また血圧コントロールの非薬物療法として、減塩は重要な位置づけにある。1950年代の東北地方の食塩摂取量は1日25gにも達していた。食塩摂取過剰は血圧上昇や降圧薬の効果減弱につながることが知られている。2008年の国民健康・栄養調査では、わが国の20歳以上の食塩摂取量は平均10.9 g/日であり、食塩摂取量の目標値は1日9 g未満(男性)/7.5 g未満(女性)となっている。しかしこれらの目標値は、高血圧症例ではまだ高く、国際高血圧学会や日本高血圧学会のガイドラインでは6 g/日未満を推奨しており、達成にはさらに一段の努力が必要な状況である。

高コレステロール血症

脂質異常症においては、酸化LDLの増加がマクロファージの泡沫細胞化にかかわるだけでなく、酸化LDLは直接的な内皮細胞傷害作用を有すると考えられている。Framingham Heart Studyでは、血清総コレステロール値が220 mg/mL以上で虚血性心疾患の発症が飛躍的に増加することが明らかとなった。

- **七カ国研究(Seven Countries Study)** 国際共同研究の先駆け的存在であり、50年以上前に開始された。1957年には、冠動脈疾患の発症率と生活習慣の関連を明らかにするための研究が開始された。この研究には7カ国が参加し、米国から1つ、オランダから1つ、フィンランドから2つ、ギリシャから2つ、イタリアから3つ、旧ユーゴスラビアから5つ、日本からも熊本県牛深と福岡県田主丸の2つの、合計16コホートが参加している。この研究では、冠動脈疾患の発症が血清総コレステロール値と密接に関連することが明らかになった。なお、当時のわが国の総コレステロール値は、160 mg/dL程度と現在よりかなり低い。飽和脂肪酸の摂取量が多い地域で冠動脈疾患が多く、不飽和脂肪酸の摂取量が多いわが国やギリシャで冠動脈疾患の発症は少ない、という結果であった。

前述したように、総コレステロール値と心血管疾患の関連についても、NIPPON DATA80で解析されており、総コレステロール値160〜179 mg/dLの群に対して、総コレステロール値200〜219 mg/dL、220〜239 mg/dL、240〜259 mg/dL、260 mg/dL以上の群では冠動脈疾患死亡率が、それぞれ1.4倍、1.7倍、1.8倍、3.8倍に上昇することが明らかになっている(図2-4)[4]。なお、NIPPON DATA80において、コレステロール値の低い集団は総死亡率が高いことが明らかとなったが、この原因は癌による死亡が低コレステロール群に多いためと考えられる。低コレステロール群には肝臓疾患による死亡が多く、肝臓疾患による死亡を除くと低コレステロール値と癌の関連性は消失する。低コレステロール値では栄養状況の点検とともに、癌の存在についても留意する必要があるだろう。

- **J-LIT(Japan Lipid Intervention Trial〈日本脂質介入試験〉)** 約5万人の日本人、高コレステロール血症患者にスタチン投与を行い、冠動脈疾患の一次および二次予防効果を6年間観察した前向き試験であり、コレステロール低下療法として、シンバスタチンが使用されている。LDLコレステロール値が120〜139 mg/dLの群に比較すると、冠動脈イベントの相対リスクは160〜179 mg/dL群で2.59、180 mg/dL以上群で5.71と上昇していた。ただし、発症率や、どのレベルから急激にイベントが増加するか、という点については、かなり男女差がある。また冠動脈疾患の相対リスクは、総コレステロール値240 mg/dL以上、LDLコレステロール値160 mg/dL以上、トリグリセリド値300 mg/dL以上、HDL(高比重リポ蛋白)コレステロール値40 mg/dL未満において有意に高くなっており、HDLコレステロール低値もイベント発症に重要な意味を持つ。

なお、七カ国研究の研究開始当初は、わが国の総コレステロール値は160 mg/dL程度であったが、フィンランドや米国ではすでに240 mg/dLといったレベルであった。しかし、年度別のコレステロール値の推移をみると、米国では食生活の改善などにより総コレステロール値は年々低下しており、これと並行して心血管死亡もほぼ半減している。一方、わが国では総コレステロール値は年々増加し、40歳前後ではほぼ米国と同レベルとなっていることは(図2-5)[5]、総コレステロール高値の影響が現れるのには20〜30年を要することを考えると、今後さらに大きな問題になると考えられる。

糖尿病

高血圧治療の普及により脳卒中発症率が著明に減少した一方で、虚血性心疾患がそれほど減少しなかったことの背景として、糖尿病をはじめとする代謝異常の大幅な増加が考えられる。フィンランドで行われたFinnish Studyでは、7年間の追跡期間中、心筋梗塞既往のない糖尿病患者と心筋梗塞既往のある非糖尿病者の心筋梗塞発症率は、それぞれ20.2%および18.8%であり、糖尿病は心筋梗塞の既往とほぼ同程度の冠動脈疾患のリスクであることが示されている。

厚生労働省の2007年国民健康・栄養調査では、「糖尿病

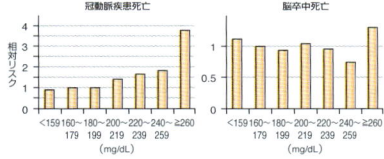

図2-4 総コレステロール値と冠動脈疾患死亡、脳卒中死亡の相対リスク
(文献4を改変)

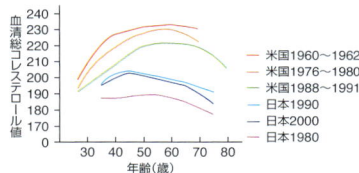

図2-5 日米男性の年齢別血清総コレステロール値の推移
(文献5を改変)

が強く疑われる人」は約890万人,「糖尿病の可能性が否定できない人」は約1,320万人で,あわせると約2,210万人となり,1997年に比べ約1.6倍に増加している。食生活の欧米化による脂肪摂取量の増加や身体活動量の低下といった生活習慣の変化が影響を与えている。わが国の糖尿病者の90%以上を占める2型糖尿病の発症にはインスリン分泌低下とインスリン抵抗性増大の両者が関与している。糖尿病は網膜症,腎症などの細小血管合併症のみでなく,脳血管・冠動脈疾患などの大血管障害の危険因子でもある。また,食前血糖が正常域にあっても,食後高血糖やインスリン抵抗性増大も大血管障害の危険因子と考えられている。

- **久山町研究** 1988年から5年間の観察期間で認められた脳卒中発症は,正常耐糖能者で1.9/1,000人・年,2型糖尿病患者で6.5/1,000人・年,虚血性心疾患発症率は,正常耐糖能者で1.6/1,000人・年,2型糖尿病患者で5.0/1,000人・年といずれも糖尿病の症例で高率であった。
- **JDCS(Japan Diabetes Complication Study)** 1996年から行われている日本人2型糖尿病患者を対象として生活指導の効果を検討する前向き研究である。7年次の中間解析結果では,脳血管疾患の発症率は7.4人/1,000人・年,虚血性心疾患は8.0人/1,000人・年と約10年前の久山町研究の成績と比べて,虚血性心疾患の発症率が明らかに増加していることが示されている。

このように高血糖の症例で冠動脈疾患や脳卒中のリスクが高いことは,多くの疫学研究により示されている。一方,合併症予防のために,どの程度厳格な血糖コントロールをめざして薬物療法を施行するかについては議論の余地がある。2型糖尿病患者にスルホニル尿素(SU)薬あるいはインスリンによる強化療法を行う群と,食事療法中心の通常療法を行う群に分け10年間の追跡を行ったUKPDS(United Kingdom Prospective Diabetes Study)では,厳格な血糖コントロールは,網膜症や腎症といった細小血管障害の発症を抑制するが,それだけでは心筋梗塞や脳卒中といった大血管障害は予防できない可能性が報告されている。これらのことは,糖尿病における心血管イベントの抑制には,血糖コントロールのみならず,インスリン抵抗性を是正やLDLコレステロール,あるいはnon-HDLコレステロールを低下させることが重要であることを意味している。

喫煙

タバコ煙中には血管内皮障害作用を有する物質や活性酸素種が多種類含まれている。NIPPON DATA80では,1日20本吸う人では心筋梗塞で死亡するリスクが約1.7倍,脳卒中で死亡するリスクも約1.7倍高くなることが示されており,また40歳時における平均余命は非喫煙者,過去喫煙者,現喫煙者で,男性においてそれぞれ42.1年,40.4年,38.6年,女性において45.6年,45.9年,43.4年と報告されている。さらに,本人の喫煙のみならず,周囲の喫煙者のタバコ煙による受動喫煙も危険因子となる。禁煙は,喫煙を継続した場合に比べて心血管リスクを減少させるが,その効果は2~3年で現れるという報告もある。

その他の危険因子

高血圧・脂質異常症・喫煙・糖尿病・加齢・家族歴など古典的危険因子とされているもののほかに,考慮すべき危険因子としていくつかのものが「動脈硬化性疾患予防ガイドライン」にもリストアップされており,それらには,リポ蛋白(a)(Lp(a)),レムナントリポ蛋白,ホモステイン,small dense LDL,C反応性蛋白(CRP)などの急性期反応蛋白,組織型プラスミノーゲン活性化因子(t-PA)などの線溶因子などが含まれている。

Lp(a)はLDLを構成するアポ蛋白B-100にアポ蛋白(a)がジスルフィド結合したもので,動脈硬化性疾患や血栓性疾患との関連が報告されている。また,Lp(a)は血管壁への侵入や血管壁細胞の増殖や血液凝固線溶系への影響を介して,動脈硬化や血栓症のリスク増加に関与すると考えられている。レムナントリポ蛋白は食後高脂血症による冠動脈疾患促進への関与が考えられている。ホモステインはメチオニンの代謝過程で生成され,加齢とともに増加するが,代謝過程で必要なビタミンB_6,ビタミンB_{12},葉酸などの不足によってもホモステインは増加する。ホモステインにより冠動脈疾患のみならず,脳動脈や末梢動脈の動脈硬化のリスクも上昇することが知られている。

尿酸も動脈硬化の危険因子であることがいくつかの疫学研究で示されてきたが,尿酸が高値の症例においては,高血圧のみならずインスリン抵抗性が増大しているケースが少なくなく,尿酸の直接作用なのか,あるいは酸化ストレスやこれらの危険因子を介して間接的に作用しているのかについては,今後さらなる検討が必要である。

【宗宮 浩一・石坂 信和】

参考文献

1) Kannel WB : Historic perspectives on the relative contributions of diastolic and systolic blood pressure elevation to cardiovascular risk profile. Am Heart J 138 : 205-210, 1999
2) Arima H et al : Validity of the JNC Ⅵ recommendations for the management of hypertension in a general population of Japanese elderly : the Hisayama study. Arch Intern Med 163 : 361-366, 2003
3) NIPPON DATA80 Research Group : Risk assessment chart for death from cardiovascular disease based on a 19-year follow-up study of a Japanese representative population. Circ J 70 : 1249-1255, 2006
4) Okamura T et al : The relationship between serum total cholesterol and all-cause or cause-specific mortality in a 17.3-year study of a Japanese cohort. Atherosclerosis 190 : 216-223, 2007
5) 上島弘嗣編 : NIPPON DATAからみた循環器疾患のエビデンス,日本医事新報社, 2008

3 循環器疾患の診察

問診法(病歴聴取)

循環器疾患の診断の第一歩は病歴聴取である。家族歴,既往歴,現病歴と系統だった十分な病歴をとることが必要であるが,問診は診断へのプロセスであると同時に医師-患者コミュニケーションの第一歩であり,患者の人物像や職業,社会歴,心理社会的情報,家庭環境,さらには嗜好品などの情報を確認する。一方で,救急疾患も多く,その際には的を射た要領のよい病歴聴取が大切である。

病歴聴取でまず大切なことは,「患者の言葉」を「診断に役立つ生きた情報」に変換することである。患者の属性(年

齢,性など),受診の状況,患者の状態などを観察しながら病歴を聴取し,活発な情報処理を行う。problem based learning(PBL)におけるfacts(事実)-hypothesis(診断仮説)-need to know(必要な情報)というステップの繰り返しと同じである。情報処理の過程では,診断仮説の頻度/確率を考えながら診断仮説を絞り込んでいくことが重要である。情報収集にあたっては,ニューヨーク心臓協会(NYHA)が示す心臓病診断のための4つの要素,すなわち,①基礎疾患の同定,②解剖学的異常,③生理的異常,④機能障害の程度を考えながら進める。

受診の状況

第一に重要な情報である。①救急車による来院患者は重症と心得て対応する。病歴と身体診察,検査,治療を同時進行で行う。②時間外に受診する場合も同様である。たとえ来院時の所見が軽くても,きっかけとなった発症時の症状は重篤な可能性があり,甘くみてはならない。③一般外来に徒歩で来院する患者の多くは軽症であるが,疾患によっては重篤なものもあり,重要な症状を見落としてはならない。

主訴・現病歴の問診

受診した動機となったものが主訴であり,その後の診療を進めるうえで重要である。特に重要な症状は,胸痛,呼吸困難,動悸,失神である。

胸痛,胸部圧迫感

さまざまな病態および疾患によって生ずる。胸壁由来の体性痛であれば痛みと感じられ,深部臓器由来の内臓痛は圧迫感や不快として感じられる。前者は胸壁の外傷,炎症,筋肉痛,神経痛などによるもので,痛みの部位も神経分布で説明され限定された場所で訴えられるのに対し,後者は心大血管,肺および胸膜,縦隔,食道などの内臓由来のものであり,場所を一点で示されることはなく漠然としている。圧迫感,絞扼感,違和感などと表現され,しばしば放散痛を伴う。胆嚢,胃などの腹腔内臓器によっても胸痛として訴えられることがある。

● **アプローチ** 胸痛・胸部不快感を訴える患者は多彩であり,しかも急性心筋梗塞,急性大動脈解離,肺塞栓症,緊張性気胸などを致死的疾患も含まれるため,下記のことを念頭におき,迅速かつ要領のよい病歴聴取を行う。

1. バイタルサインの異常,呼吸困難,冷汗,吐き気などの随伴症状を伴うときは緊急を要する重篤な病態である。
2. 胸痛に関する症状を系統的に聴取する。
   A) タイミング(いつから,持続的か間欠的か,持続時間,突然か徐々か,頻度,回数)
   B) 性状(鈍痛,ちくちく,鋭い,圧迫される,深い,浅い)
   C) 強さの程度(10/10スケールで表現する)
   D) 誘因(労作,自発的,ストレス,食後など)
   E) どうすれば悪くなるか(深呼吸,体動など)
   F) どうすればよくなるか(体位,安静,ニトログリセリン)
   G) 随伴症状(めまい,嚥下痛,貧血,呼吸困難など)
3. 虚血性心疾患の既往,心血管危険因子も診断に重要である。年齢,男性,糖尿病,高血圧,脂質異常症,喫

表 3-1 心不全の NYHA 心機能分類

I 度	心疾患はあるが身体活動の制限がない。日常生活の範囲では過度の症状(疲労感,動悸,息切れ,狭心症発作)は起こらない
II 度	心疾患患者で日常生活が軽度から中等度に制限されるもの。安静時は無症状だが,普通の行動で疲労・動悸・呼吸困難・狭心症が起こる
III 度	心疾患患者で日常生活が高度に制限される。安静時は無症状だが通常以下の身体活動以下で疲労・動悸・呼吸困難・狭心症が生じる
IV 度	心疾患患者でいかなる身体活動(非常に軽度の活動)でもなんらかの症状を生じる。安静時にも心不全や狭心症があり,身体活動をしようとすると胸部不快感が増悪する

NYHA:ニューヨーク心臓協会

煙,家族歴が重要で,数が増すほど虚血性心疾患の可能性が高くなる。

4. 狭心症を疑う場合には,症状から重症度のランクづけを行う。カナダ心臓血管協会(CCS)による狭心症の重症度分類がよく用いられるが,心不全のNYHA心機能分類とほぼ同様であり,代用できる(表 3-1)。

● **急性発症の場合** 緊急を要する疾患(急性冠症候群,急性大動脈解離,肺塞栓症,緊張性気胸など)を鑑別する。全身状態,バイタルサイン(血圧,脈拍,呼吸,体温,意識)を確認しながら病歴(情報)を集める。

・急性冠症候群(ACS)を疑うとき:ACSは病歴で判断されるので,新たに出現した胸部症状が,いつ,どう変化したか(持続時間,痛みの強さ,誘因,ニトログリセリンの効きなど)を確認する。胸痛とともに出現する冷汗やめまい,気分不快,呼吸困難,嘔気などは重症狭心症あるいは心筋梗塞の徴候である。急性冠症状所見を素早くとりながら,経皮酸素飽和度,心電図をとり,酸素投与,静脈ライン確保などの処置を行い,緊急血液検査,胸部X線,などと診断を進める。重症患者では,来院後すぐに意識レベルの低下や苦痛によって病歴がとれなくなることもあり,初期の要領のよい病歴聴取が重要となる。

● **急性発症でない場合** 虚血性心疾患らしいかどうかを病歴から判断する。指先で示せるほどの狭い範囲の痛み,呼吸や咳で出現する鋭い痛み,体動や上肢の動きに伴って変化する痛み,数日にわたって続く痛み,数秒程度の瞬間的な痛み,押すと痛むなどの場合は,虚血性心疾患の可能性は著しく低い。

呼吸困難

「息苦しい」「息が切れる」「呼吸ができない」「酸素(空気)が足りない」,と訴える。呼吸困難をきたす疾患や病態は多岐にわたるが,心疾患と呼吸器疾患が85%を占める。発現様式,経過,状況によって,急性と慢性,発作性と反復性,安静時と労作性に分ける。心疾患や呼吸器疾患の既往歴や服薬歴,誘因,時間帯,起こりやすい状況,あるいは,胸痛,動悸,咳,痰,喘鳴などの胸部随伴症状,発熱,全身倦怠感などの全身随伴症状を含めて詳細に情報収集すれば,鑑別診断あるいは重症度も判断できる。

労作性狭心症も労作時の息苦しさとして訴えられることがあり,その場合は重症虚血のことが多い。

心不全が進行すると安静時にも呼吸困難を自覚し(安静

時呼吸困難)、さらに進行すると上半身を起こして寝るようになる。上体を起こすことにより静脈還流が減少し、肺うっ血がとれるからである。さらに重篤になると、起座呼吸(orthopnea)となる。また、就寝後数時間で突然に呼吸困難発作を生じる発作性夜間呼吸困難(paroxysmal nocturnal dyspnea)も重症心不全の症状である。呼吸困難の重症度分類にはいくつかあるが、いずれも自覚症状に基づいている。呼吸器疾患ではHugh-Jones分類、循環器疾患ではNYHA心機能分類(**表3-1**)が最も普及している。

動悸、心悸亢進

動悸とは自分の心臓の鼓動を意識するか不快に感ずることと定義されるが、主観的な表現であり、プライマリケアでも循環器専門医でも最も遭遇する訴えの一つである。非心臓性のことも多いが、病歴聴取にあたっては下記の点を漏らさないようにする。

1. 緊急性を要するか:血行動態の異常(気分不快、嘔気、めまい、失神)を伴う。
2. 基礎心疾患があるか:虚血性心疾患(心筋梗塞)、心筋症、心不全、失神の既往。
3. 服薬中の薬剤:しばしば薬剤が原因のことがある。心臓病薬以外の、抗血小板薬、気管支拡張薬、向精神薬、抗うつ薬、抗生物質、抗アレルギー薬、総合感冒薬なども確認しておく。
4. 嗜好品:アルコール、タバコ、コーヒー、ドリンク剤など。
5. 家族歴:突然死、不整脈疾患の有無(Brugada〈ブルガダ〉症候群、肥大型心筋症、など)。
6. 動悸に関連して、
   A) はじめてか、前兆がなかったか
   B) 突然はじまり、突然おさまるか
   C) いつからか、どれくらい続いたか
   D) 繰り返すか
   E) どういうときに起こるのか(労作時か、安静時か、食後か、夜間睡眠中か……)
   F) どうするとおさまるのか(深呼吸、息止め、運動など)
   G) 伴う他の症状
   H) 症状があるとき脈を触れたか(脈拍数、規則的か、不規則か、できるだけ具体的に)

以上がポイントになる。これらを適切に聴取できれば原因がほぼ推定できる。患者自身が脈を触れたことがないときは、症状のあるときに脈を触れて脈拍数やリズムに異常があるかどうか確認できるように指導し、次回受診時に説明できるようにする。

失神

失神(syncope)とは脳の一過性機能障害により一時的に意識が消失することをいう。神経調節障害に次いで心臓性失神が多く、①重症不整脈、②虚血性心疾患、③肺塞栓症、④急性心タンポナーデなど、致命的なことが多い。失神患者のほとんどは受診時にはほぼ正常に回復しており、診断は容易でない。再発率は年間20%と高く、しかも致死的な場合もあり、正確な診断が必要である。

失神の診断には病歴が重要であり、本人だけでなく、家族、特に目撃者から、直前、直後、および意識消失中の様子など、できるかぎりの情報を得る。排便や排尿後の状況性失神も病歴によって診断される。前駆症状では、めまい、動悸、気分不快、冷汗などが重要である。心不全、心筋症などの既往があると不整脈による可能性が高い。うつ、不安障害、パニック障害の可能性も重要な病歴である。薬物ではQT延長をきたす可能性のある薬剤を服用していないか確認しておく。高齢者では降圧薬による起立性低血圧もまれでない。

その他の症状

うっ血性心不全による肺うっ血ではしばしば咳を伴い、咳が初発症状のこともある。喘鳴が聞かれることもあり、喘息と見誤ることもある。左房や肺動脈の拡張、大動脈瘤によって反回神経が圧迫されて声帯麻痺を生じると嗄声を生じる。アンジオテンシン変換酵素(ACE)阻害薬の副作用として咳がみられ、20%以上にみられ、特に女性に多い。不整脈(期外収縮)に伴って咳払いをしたくなる感じを訴えることもある。軽症の心不全では日中の尿量減少と夜間多尿、頻尿になることが多い。発作性の上室頻拍や発作性心房細動ではANP(心房性ナトリウム利尿ペプチド)分泌による一過性の多尿、頻尿がみられることもある。心血管疾患に高率にみられる睡眠時無呼吸でも夜間頻尿が多い。便秘や排尿障害は抗コリン作用のある抗不整脈薬でみられる。

循環器身体所見のとり方

視診、触診、聴診を行って身体所見をとるが、全身所見と局所所見をあわせて把握する。心疾患を評価するときには心周期を理解したうえでの診察が重要である。診察の手順としては、外観および全身状態を把握したうえで、バイタルサインを確認し、次いで頸部および四肢の視診/触診、胸部の視診/触診/聴診、腹部の聴診/触診を行う。緊急時には要領よく病歴聴取をしながら身体所見をとる。

緊急時における診察

まず意識状態、表情(苦悶状でないか)、呼吸状態(努力呼吸、頻呼吸、喘鳴)、顔色(蒼白、チアノーゼ)、発汗、四肢(冷感、湿潤)を確認しながらバイタルサイン、経皮的動脈血酸素飽和度(SpO₂)をチェックする。これらに異常があれば、重症の病態が予想され、緊急対応をする。これらに異常がなければ、比較的安定した状態であり、系統的に身体所見をとっていく。

顔面と頸部の診察

1. 顔色からチアノーゼ、貧血、黄疸を確認する。浮腫状かどうか、眼球突出はないか、角膜輪や眼瞼黄色腫を確認する。甲状腺腫の有無は必ず確認する。頸静脈の視診、頸動脈血管雑音、頸動脈触診も重要である。
2. 頸静脈の視診:頸静脈は通常患者を30～45度起こした状態で右内頸静脈を観察する。ポケットライトで患者の左側から光をあてると観察しやすい。胸鎖乳突筋の走行に沿う拍動として観察できる。静脈波の先端は正常では鎖骨の高さ(正常上限:垂直面で胸骨切痕の4 cm上)であり、右心不全ないし右室のコンプライアンス低下、収縮性心膜炎、心タンポナーデ、体液過剰、三尖弁閉鎖不全、肺高血圧、上大静脈閉塞などにおいて上昇する。静脈柱が顎まで及ぶときは、座位や立位でも認められるときは、右房圧は著しく高いと推定できる。

正常な頸静脈波形（図 3-1）

a波は右房の収縮によって生じ，続く心房の弛緩によってx谷が生じる。x谷を中断するc波は右室収縮による三尖弁閉鎖や併走する頸動脈拍動によって生じるが，視診では識別されない。v波は心室収縮期の右房充満により生じる。y谷は右室拡張による右室への流入により生じる。

頸静脈波の異常所見

a波の増高は右室コンプライアンスの低下（例：肺高血圧，肺動脈弁狭窄）でみられ，巨大a波（キャノン波）は三尖弁が閉じているタイミングで心房が収縮するときにみられ，房室解離の徴候である。完全房室ブロックや心室頻拍などでみられる。a波は心房細動では消失する。v波は三尖弁逆流で顕著となる。心タンポナーデではx谷が急峻となり，右室コンプライアンスが低下するとy谷も急峻となる。

頸静脈観察の重要な所見

肝-頸静脈逆流（hepatojugular reflux）：右心不全の重要な所見であり，患者の心窩部を10秒以上手掌でしっかりと圧迫しながら頸静脈を観察して判断する。正常では短時間は頸静脈が上昇しても数秒で元に戻るが，右室圧が上昇した状態では腹圧を維持している間，頸静脈が怒張している。

Kussmaul徴候：正常では吸気時に胸腔内圧が低下して静脈還流が増加する。右心系のコンプライアンスがよいため静脈柱はわずかに下降するが，慢性収縮性心膜炎，心タンポナーデ，右室梗塞，慢性閉塞性肺疾患（COPD）などは右心系のコンプライアンスが低下しているため吸気時に静脈柱が上昇し，Kussmaul（クスマウル）徴候と呼ばれる。

胸部の視診および触診：

- **胸郭** 胸郭の形，左右対称かをみる。樽状胸および鳩胸などの胸郭変形は，Turner（ターナー）症候群などの先天性心奇形を伴う遺伝性疾患に関連している場合がある。結核後遺症による胸郭変形は肺性心と関連する場合がある。
- **前胸部拍動** 胸骨後方および胸骨左縁前胸壁が挙上する中心性前胸部隆起は，重度の右室肥大を示唆する所見である。胸壁に聴診器のチェストピースを置き，その動きをみると拍動が容易にわかる。重度の右室肥大を引き起こす先天性疾患では，前胸部が胸骨の左方へ非対称性に膨隆する。
- **心尖拍動** 正常の左室心尖拍動は左鎖骨中線よりやや内側で第4ないし第5肋間にある。鎖骨中線より外側への移動，1円玉より大きい場合は左室拡大，心室瘤の徴候であり，異常である。大動脈弁閉鎖不全や拡張型心筋症で著明な心拡大があると心尖拍動は外下方に偏位する。
- **振戦（thrill）** 心雑音に伴う触知できる所見であり，僧帽弁閉鎖不全，大動脈弁閉鎖不全では心尖部，心室中隔欠損では第3ないし4肋間胸骨左縁に触知する。

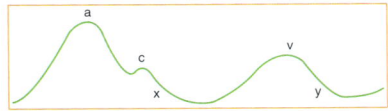

図 3-1　頸静脈波形

胸部の聴診

心臓の聴診には，心周期の理解とタイミングの微妙な相違を識別する能力が必要とされる。高い音は聴診器の膜部で，低い音はベル部で行う。ベル部を使用するときは，押しつけると下にある皮膚が膜状になり低音が聞こえなくなるので，かすかにあてる程度にする。

聴診する部位と体位

基本的には臥位で系統的に聴診する。左側臥位で心尖部からはじめ，仰臥位にして胸骨左縁を下部から頭側へと各肋間の聴診を行う。その後，胸骨右縁上部から尾側へと進め，最後に左腋窩および背部も聴診する。すなわち，心尖部から心基部へ移動しながら左室，右室，肺動脈，大動脈の各領域を聴取する。背部を聴診する場合は，座位になってもらう。大動脈の拡張期雑音または心膜摩擦音は前かがみでよく聴診できる。心雑音がある場合は雑音の最強点を特定する。

左室領域は僧帽弁領域とも呼ばれ心尖部（左鎖骨中線第5肋間近辺）であり，大動脈領域は大動脈弁口（胸骨右縁第2肋間近辺），右室領域は三尖弁口（胸骨左縁第4肋間近辺）であり，肺動脈領域は肺動脈弁口（胸骨左縁第2肋間近辺）である。雑音の放散部位も所見となる。心雑音が頸部に放散すれば大動脈弁由来，背部に放散すれば僧帽弁由来である可能性が高い（図 3-2）。

主な聴診所見

心臓から聴取される音には心音，心雑音および摩擦音がある。心音は弁の開閉によって生じる短い音で，収縮期心音および拡張期心音に分けられる。心雑音は血液の乱流により生じ，心音よりも長く，収縮期雑音，拡張期雑音，または連続性雑音である。心雑音は強度により6段階に分けられる。心周期における雑音のタイミングは血行動態を反映し，聴診所見は特定の心臓弁疾患と相関する。さまざまな手技（例：吸気，Valsalva手技，ハンドグリップ，蹲踞）により心雑音の原因を鑑別できる。

心音（表 3-2）：Ⅰ音は主に房室弁の閉鎖，Ⅱ音は半月弁の閉鎖によって生じる。

- **Ⅰ音** Ⅰ音の大きさは，①心室収縮開始時の僧帽弁尖の

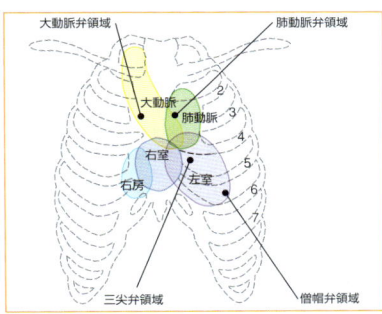

図 3-2　聴診領域と胸郭の関係[1]

表3-2 心音の記載
Ⅰ音
微弱, 強盛, 分裂の有無
Ⅱ音
微弱, 強盛, 分裂の有無
(呼吸性, 固定制, 奇異性)
ⅡAとⅡPの比較
過剰心音
Ⅲ音, 有無, 強度
Ⅳ音, 有無, 強度
奔馬調律
駆出音, 大動脈, 肺動脈

(文献1を引用)

位置と僧帽弁の性状, ②左室内圧の上昇速度, ③心臓と聴診器の間の距離および組織(空気, 液体)によって決まる。完全房室ブロックでPQ時間が短縮すると大砲音としてⅠ音が聞かれる。左室収縮力の低下, PQ時間の延長があるとⅠ音は小さく聞かれる。Ⅰ音の初期成分は僧帽弁閉鎖, 後方成分は三尖弁閉鎖によるものであり, 右脚ブロックがあると三尖弁閉鎖が遅れるためⅠ音が分裂する。

- **Ⅱ音** Ⅱ音の初期成分は大動脈弁閉鎖(ⅡA), 後期成分は肺動脈弁閉鎖(ⅡP)により生じ, 吸気時には右室への血流が増加し, 右室駆出時間が延長するのでⅡPが遅れ, 正常でもⅡ音は生理的に分裂する。左第2肋間ではⅡPはⅡAより通常は小さく, この部位でⅡPがⅡAより大きく聞かれるときはⅡP亢進であり, 肺高血圧の所見である。また, 肺血管抵抗が上昇していると早期に肺動脈弁が閉じるため, Ⅱ音分裂が短くなる。立位では静脈還流量が低下するので, 吸気でもⅡ音は分裂しないが, 分裂するときは, 右脚ブロック, 右室圧負荷や右心不全による収縮延長などが考えられる。心房中隔欠損では, 大静脈から戻る血液量と左房から右房に流入する血液量が吸気と呼気で相反的に変化するため同等量となり, 固定性分裂となる。左脚ブロックなどにより大動脈弁の閉鎖が遅れるとⅡPがⅡAに先行し, 奇異性に分裂する。
- **Ⅰ音とⅡ音の見分け方** 収縮期のほうが拡張期より短いので, 次音との間隔が短いのがⅠ音であり, 次音との間隔が長いのがⅡ音である。心尖部ではⅠ音のほうが大きく, 心基部ではⅡ音のほうが大きく聞こえる。心基部では必ずⅡ音のほうが大きく聞かれるので目安にする。心拍数が100/分を超えると, Ⅰ音とⅡ音の間隔とⅡ音とⅠ音の間隔がほぼ同じになり, 区別しにくくなる。その場合は頚動脈を触診しながら聴診するとよい。Ⅰ音とⅡ音の間に頚動脈の拍動を触れる。
- **収縮期過剰心音** 駆出音と収縮中期クリックがある。
- 駆出音:収縮早期の高調の音で半月弁狭窄や大動脈ないし肺動脈の拡張があると聞かれる。
- 収縮中期クリック:僧帽弁逸脱に伴って聞かれる収縮中期の高調の音で, しばしば収縮後期逆流性雑音を伴う。
- **拡張期過剰心音** 僧帽弁解放音, Ⅲ音とⅣ音がある。
- 僧帽弁解放音(opening snap:OS):僧帽弁狭窄症で拡張早期の高調で胸骨左縁下部で聞かれ, 拡張期ランブルがそれに続く。

- Ⅲ音:低調な音で, 拡張早期の左室急速流入期に心室内で発生する。心室が拡張しコンプライアンスが低下した心臓で聞かれ, 成人では高度の心機能低下を示唆する。小児期には生理的に聞かれるが, 40歳以上で聞かれる場合は病的である。左側臥位で, 心尖部で最もよく聞かれる。右心不全では胸骨左縁ないし心窩部で, 吸気時に目立つ右心系のⅢ音として聞かれる。
- Ⅳ音:前収縮期の低調な音で, 心房収縮により血液が拡張能の低下した心室に流入する際に発生する。心尖部で, オトッツァンのオのタイミングで聞かれる。高血圧, 大動脈弁狭窄, 肥大型心筋症, 虚血性心疾患などで高頻度に聞かれる。

心雑音(表3-3):部位, 時相, 音程(ピッチ)などによって分類される。Ⅰ音とⅡ音の間が収縮期雑音, Ⅱ音とⅠ音の間が拡張期雑音である。ピッチが高いほど病的で, 拡張期雑音も病的である。収縮期雑音は生理的(機能性)に聞かれることもある。機能性心雑音はⅢ/Ⅵ以下であり, 収縮早期に聞かれ, 過剰心音を伴わない。大きな雑音, 過剰心音を伴うもの, 時相が収縮後期になるほど病的心雑音の可能性が高くなる。一般的に雑音の大きさが増減するものは駆出性雑音, 増減しないものは逆流性雑音である。心雑音の大きさはLevine分類(Ⅰ/Ⅵ〜Ⅵ/Ⅵの6段階)で記載する。

> **Levine分類**
> - Levine Ⅰ/Ⅵ:きわめて微弱で注意深い聴診で聴こえる雑音。
> - Levine Ⅱ/Ⅵ:弱いが聴診器をあてるとすぐに聴こえる雑音。
> - Levine Ⅲ/Ⅵ:振戦を伴わない高度の雑音。
> - Levine Ⅳ/Ⅵ:振戦を伴う高度の雑音。
> - Levine Ⅴ/Ⅵ:聴診器の端をあてただけで聴こえる雑音, 振戦を伴う。
> - Levine Ⅵ/Ⅵ:聴診器を胸壁から離しても聴こえる雑音, 振戦を伴う。

収縮期雑音

- 収縮期駆出性雑音:血液が大血管(大動脈・肺動脈)に駆出されるときに生じる雑音である。Ⅰ音から離れてはじまり, crescendo-decrescendo(ダイアモンド型)の雑音でⅡ音の前で終わる。この雑音は重症化すると高調化する傾向がある。心尖部から心基部にかけて聴診することができる。大動脈弁狭窄症, 閉塞性肥大型心筋症, 心房中隔欠損症, 肺動脈弁狭窄症などで聞かれる。血流量の増加する貧血, 大動脈弁閉鎖不全でも聞かれる。機能性心雑音もこれである。
- 収縮期逆流性雑音:血液が心室や心房に逆流するときに生じる雑音で, 大きさが増減せずⅠ音からⅡ音まで連続して聞かれ, Ⅰ音, Ⅱ音とも聞きにくい。主に心尖部で聞かれる。僧帽弁閉鎖不全症, 心室中隔欠損症, 三尖弁閉鎖不全症などで聞かれ, 僧帽弁閉鎖不全では逸脱している向かう方向によって最強点が異なり, 一般的に後尖の逸脱では前胸部に, 前尖の逸脱では左腋窩に放散する。

拡張期雑音

- 拡張期雑音:大動脈弁閉鎖不全症で聞かれる。Ⅱ音に続く漸減する高調性の雑音で, 灌水様雑音とも呼ばれる。
- 拡張期ランブル:僧帽弁狭窄症などで聞かれる低調な雑

表3-3 心雑音の記載

時相	収縮期:早期,中期,末期 拡張期:早期,中期,前収縮期 連続性
最強点	
伝達の方向	
持続時間	長, 短
大きさ(強度)	I/VI〜VI/VI度(Levine 分類)
高さ(周波数)	高音(250Hz以上) 中音(100〜250Hz) 低音(100Hz以下)
音色(周波数分布)	楽音性:カモメのなき声,ハトのなき声,笛の音,弦を弾くような 騒音性:輪転様,遠雷様,灌水様,粗い,ひき臼様
大きさの時間的経過	漸増,漸減,漸増漸減,平坦,不定
体位	座位,臥位,左側臥位
呼吸	呼気に増強,吸気に増強,不変

(文献1を引用)

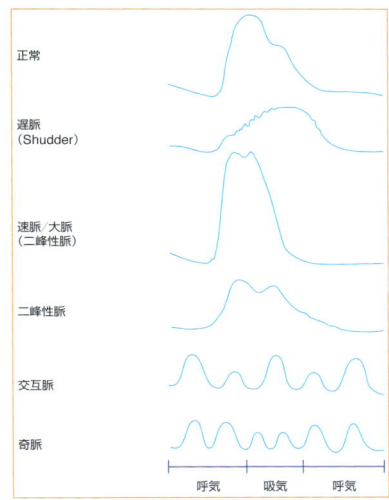

図3-3 動脈波形の模式図

音で,II音から少し離れてはじまりゴロゴロと遠方の雷のように聞こえるので遠雷様雑音と表現される。大動脈弁逆流が僧帽弁前尖の動きをおさえることによって生じる相対的僧帽弁狭窄によるランブルはAustin-Frint(オースチン-フリント)雑音と呼ばれる。左房粘液腫でも僧帽弁口をふさいでランブルが聞かれることがある。

・前収縮期雑音:洞調律が維持されている僧帽弁狭窄で聞かれる雑音で,心房収縮による血液が狭くなった僧帽弁を通過するときに生じ,I音に向かって漸増する。

● **連続性雑音** 収縮期,拡張期を通じて聞かれる雑音で,II音付近に雑音のピークがある。動脈系と静脈系との間で短絡があり,収縮期も拡張期とも圧較差があるために生じる。大動脈-静脈系シャント,冠動脈-静脈系シャントなどで起こる。動脈管開存症,大動脈縮窄症,Valsalva洞瘤破裂,冠動脈肺動脈瘻,肋間動静脈瘻などで聞かれる。

● **心膜摩擦音** 高調のひっかくような音で,雪を握るときのギューッという音のため握雪音とも呼ばれる。心室と心膜が最もこすれる収縮期と拡張期早期ないし前収縮期の,2つまたは3つの成分として聞かれる。刻々と変化するので頻回に聞く必要がある。

● **心音・心雑音の診断に参考となる生理的操作**

・呼吸:吸気時に静脈還流量は増えし右心系の心音・心雑音のほとんどは増大するが,肺から左心への還流量は減少するので左心系の心音・心雑音は減弱する(Rivero Calvallo〈リベロ・カルヴァロ〉徴候)。

・Valsalva〈バルサルバ〉手技:胸腔内圧を上げると右心系,次いで左心系への静脈還流量が低下するためほとんどの心雑音は減弱する。しかし左室内腔が小さくなる閉塞性肥大型心筋症では流出路狭窄が増し雑音は大きくなる。僧帽弁逸脱症でも同様に心雑音は長く,大きくなることがある。

・Valsalva手技の解除:静脈還流が急激に増加し,ほとんどの心雑音は増大するが,胸腔内圧も急激に低下し肺への血流量も増え三尖弁逆流は減弱する。

・体位:立位では下肢静脈に血液がプールし静脈還流量が低下するのでValsalva手技と同様の変化を示す。蹲踞(しゃがみ込み)では静脈還流が増えるので,ほとんどの心雑音は増強するが,閉塞性肥大型心筋症と僧帽弁逸脱症では心雑音は減弱する。仰臥位で下肢を挙上しても同様の所見がみられる。

・期外収縮後および心房細動:RR間隔が延長すると左室拡張が増し,1回心拍出量が増えるため,駆出性雑音では増強する。一方,房室弁逆流では変化しない。

・ハンドグリップ:血圧が上昇し後負荷および末梢血管抵抗は上昇し,後負荷および末梢動脈抵抗を増加させるので,大動脈弁狭窄症および閉塞性肥大型心筋症では心雑音は減弱するが,僧帽弁閉鎖不全症および大動脈弁閉鎖不全症では心雑音は増強する。

動脈の診察

動脈の触診

動脈の拍動を触診することで多くの情報を得ることができる。触診にあたっては脈拍数,リズム,大きさ,遅脈・速脈,左右差,交互脈,奇脈を確認する(図3-3)。脈の大きさは触診している指の持ち上がる大きさであり,脈圧が増大すると大脈となり,逆に脈圧が低下すると小脈になる。脈の立ち上がりがゆっくりと感じる遅脈は,その手前に狭窄があると生じ,左右対称であれば大動脈弁狭窄症が疑われ,左右差があれば一方に大動脈炎症候群や閉塞性動脈硬化症などによる狭窄が疑われる。大動脈弁狭窄症では頸動脈を触知すると遅脈だけでなく,重症だと振戦(shudder)を触知する。逆に,脈の立ち上がりが早く大きく触れる速脈・大脈は大動脈弁閉鎖不全症の特徴である。交互脈とは一拍ごとに脈の大きさが変化する状態をいい,重症の

急性左心不全でみられる。生理的に血圧は吸気時にわずかに低下するが，10 mmHg以上低下する場合を奇脈という。心タンポナーデで特徴的にみられるが，収縮性心膜炎でもみられる。腹部大動脈瘤をスクリーニングするために，上腹部に拍動性の腫瘤がないことを確認する。

閉塞性動脈硬化症をスクリーニングするためには足背動脈ないし後脛骨動脈を必ず触知する。左右差ないし減弱は閉塞性動脈硬化症を示唆する。足の動脈の触知が不良であれば，膝窩動脈および大腿動脈の触知を確認する。

動脈の聴診

動脈の狭窄病変は聴診が最もすぐれている。狭窄度が有意でなくても狭窄病変があると血管雑音(bruit)を聴取する。血管雑音は収縮期に聴取するが，重症だと拡張期にも及ぶ連続性雑音となる。好発部位は，左右頸動脈，腎動脈，腹部動脈であり，触診とあわせて行う。頸動脈は呼吸を止めて行う。大動脈弁狭窄症があると頸部に放散するので，左右差などから判断する。腎動脈は臍の左右数 cm でやや上方に聴取できる。口を伸ばして最も息を吐いた状態で聴診する。感度は高くないが，高血圧患者をみるときには必ず行う。腹部大動脈瘤ではしばしば動脈瘤周辺に血管雑音を聴取する。閉塞性動脈硬化症の好発部位は左右総腸骨動脈より遠位であり，閉塞性動脈硬化症が疑われる場合は下部骨盤部，大腿動脈の聴診が必要である。

血圧測定

血圧はバイタルサインの一つであると同時に最も重要な心血管疾患の危険因子の一つである。したがって，測定は正確でなければならない。水銀血圧計あるいは同程度の精度を有する自動血圧計を用いて測定する。少なくとも5分間の安静後，座位で測定する。快適な環境で，室温は23℃を維持し，30分以内の喫煙およびカフェインは控える。血圧は変動しており，診察室におけるワンポイントの血圧を患者の血圧代表値として判断することはできない。

血圧測定法(上肢)

マンシェットの大きさが適切であることを確認する。ゴム嚢はJIS規格に準拠したもの(幅13 cm，長さ22〜24 cm)を用いる。幅は上腕周囲の40%以上，長さは上腕周囲の80%を取り囲むものを用いる。小児や腕の細い患者では幅の狭いものに，肥満者では幅の広いものにする。枕や支持台を利用して上腕の位置が心臓の高さとなるように調節し，十分に上腕を露出し，肘が曲がらないようにする。上腕動脈を触診して位置を同定したのち，マンシェットのゴム嚢の中央が上腕動脈の真上にくるようにして，マンシェットの下端と肘窩との間隔は約2 cmあけて，指が1〜2本入る程度にぴったりと巻く。

触診法による血圧測定：橈骨動脈を触れ，水銀柱を70 mmHgまですみやかに上昇させ，その後10 mmHgずつ上げていく。橈骨動脈の脈が触れなくなった圧からさらに20〜30 mmHg上まですみやかに上昇させた後，1秒間に2 mmHgずつ圧を下げる。脈が触れはじめた値を収縮期血圧とする。収縮期血圧値を決定した後は急速に圧を下げる。
聴診法による血圧測定：聴診器を肘窩の上腕動脈の上に置き，触診法で決定した収縮期血圧からさらに20〜30 mmHg圧をすみやかに上げた後，1秒間に2 mmHgずつ圧を下げ，Korotkoff〈コロトコフ〉音が聞こえはじめた値を収縮期血圧とする。Korotkoff音が聞こえはじめても，同じスピードで圧を下げ，Korotkoff音が聞こえなくなった値を拡張期血圧とする。ただし，Korotkoff音が聞こえなくなっても10 mmHgはゆっくり圧を下げ，再度聞こえないことを確認する(聴診間隙の確認)。それ以後は急速に圧を下げる。

1〜2分の間隔をあけて少なくとも2回測定する。この2回の測定が大きく異なっている場合には追加測定を行う。安定した2回の平均値を血圧値とする。

初診時には必ず血圧は両上肢で測定する。両上肢間の血圧差は10 mmHg以内であり，これより大きい血圧差は血管の異常(大動脈解離，大動脈炎症候群や上肢の閉塞性動脈硬化症(圧側的に左上肢に多い)であり，両側の血圧測定ではじめて発見されることが多い。

下肢(足首)の血圧

仰臥位で測定する。後脛骨動脈を触診し，上腕用のマンシェットをゴム嚢の中央が後脛骨動脈の真上で，マンシェットの下端が内果の直上にあるように巻いて，上腕での血圧測定と同じ手順で触診法により血圧を測定する。上肢の収縮期血圧の高いほうを分母にして下肢の収縮期血圧を除せば，足関節上腕血圧比(ABPI)を算出できる。一般的に0.9以下を閉塞性動脈硬化症の診断基準としている。

家庭血圧の測定

診察室での血圧は，平常とは異なる状況でのワンポイントの測定であり，それのみを指標に高血圧治療はできない。家庭血圧のほうがより基礎血圧に近いこと，診察室(白衣)高血圧，早朝高血圧，逆白衣高血圧(仮面高血圧)の診断にも有用であること，患者の血圧治療継続率(アドヒアランス)の改善に有用であることから，家庭血圧は広く普及しており，血圧治療の指標とされている。日本高血圧学会高血圧治療ガイドライン2009では，家庭血圧は，上腕カフ・オシロメトリック法を用いて，1〜2分安静後の座位で，朝は起床後1時間以内，排尿後，朝食および服薬前に，晩は就寝前に計測することを推奨している。

【山科 章】

参考文献
1) 山科章：病歴，カラー版 循環器病学 基礎と臨床，川名正敏ほか編，西村書店，2010

4 循環器疾患の検査法

1 心電図

■ **定義・概念** 心電図(electrocardiogram：ECG)は心臓の電気活動をアナログ波形に変換し，心疾患の診断と治療に役立てる検査である。狭義には12誘導心電図をさす。広義にはHolter心電図や運動負荷試験など心電波形を含むもののいずれも該当する。1903年にオランダの生理学者Willem Einthoven(ウィレム・アイントホーフェン)によって検流計で測定された(1章2「医学のあゆみと内科学」参照)。この業績によって1924年，ノーベル生理学・医学賞を授与されている。

12 誘導心電図

前額面の心電図は四肢の電極から構成されるが（図4-1-1）、四肢の1対の組み合わせから誘導される双極肢誘導（Ⅰ、Ⅱ、Ⅲ）と、右左上肢と左下肢の平均電位を基準電位（Wilsonの結合電極）とみなす単極肢誘導（V_R, V_L, V_F）がある。両者の感度には差があり、標準12誘導心電図では双極肢誘導と単極肢誘導がほぼ同じ感度を持つように、後者を1.5倍に増幅した波形を用いている（aV_R, aV_L, aV_F）。

たとえば、aV_Lでは、右手と左下肢の平均電位を基準として、左上肢の電位との差を得ている。増幅されたV_Lという意味で、augmentedの頭文字にあたる「a」を付加して、aV_Lと表記する。胸部誘導（V_1〜V_6）は、水平面上の電位情報を得るための単極誘導である（図4-1-2）。肢誘導と胸部誘導を組み合わせて心臓の興奮伝播を三次元の現象として観察できる。

心電図は感度の異なるいくつかの要素を同時に表現できるが、それらは主に以下の3要素である。
1 不整脈、伝導異常などの電気的情報。
2 肥大や拡張などの形態的な情報。
3 虚血や代謝異常などの心筋の変化についての情報。

調律は電気現象そのものであり、心電図は精度の高い情報をもたらす。一方、肥大や拡張、虚血や代謝については間接的な情報にとどまり、それぞれの感度と特異度に差がある。

心電図は心筋の脱分極と再分極のいずれも描出できる。再分極は脱分極の終息過程にあたる。心電図波形は心筋および興奮伝導にかかわる伝導系の性質を反映するが、波形と電気活動との関係は以下のようになる（図4-1-3）。
- 心房の興奮＝P波
- 心房と心室との間を興奮が通り抜ける時間＝PQ時間（0.12秒以上〜0.2秒未満）
- 心室の興奮＝QRS幅（0.12秒未満）
- 心室全体が興奮している時間帯＝ST部分（正常値はない）

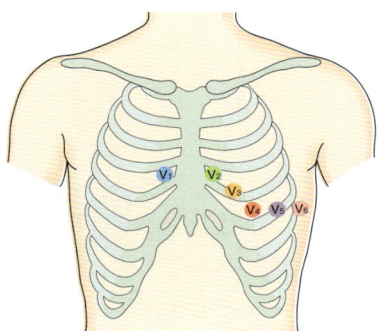

図4-1-2 胸部誘導の位置

- 心室の再分極（興奮の終了）＝T波
- 心室の興奮開始から再分極の終末＝QT時間（心拍数により正常範囲は異なる）
- 心周期＝RR時間

成因については議論があるが、しばしばT波より後ろにU波を認める。陽性U波の臨床的意義は乏しいが、新たに出現した陰性U波には心筋虚血を反映することがある。

心房には伝導路として高度に発達した組織はなく、P波は鈍い振れとなる。一方、心室には発達した伝導路があり、興奮は高速で伝播し、QRSは先鋭な振れを示す。もし活動電位のかたちが心室のどこでも同じなら、R波とT波は反対向きになるが、ヒトでは心室の活動電位持続時間（APD）は心室内膜側が外膜側より長い。このため、R波とT波はほぼ同じ方向を向く。興奮は上から下へ、内膜から外へ進む。心室の興奮ベクトル、興奮の総和は左下方に向かう。心室の再分極の開始と終了には部位により差があり、この時間差がT波の幅に現れる。

判読の基本

不整脈

不整脈の診断にはP波の有無とP波とQRSの関連に留意する。図4-1-4AはST部分やT波に重なる異所性のP波を認める。3個以上の期外収縮が連続しており、心房期外収縮のショートランと呼ばれる。Bは心室期外収縮。Cでは当初あきらかなP波はなく、細かい基線の揺れは心房細動に特徴的な所見である。途中で心房細動が停止して、P波が現れている。洞調律への復帰を認めている。Dは鋸歯状波と呼ばれる粗い規則的な揺れが特徴となる心房粗動。EとFは発作性上室頻拍と心室頻拍。GではP波は規則的に現れているが、QRSも独立した周期で出現している。房室間の連絡が完全に途絶えており、完全房室ブロックと診断できる。多形性心室頻拍のうちQT延長を背景とするものはtorsades de pointesという名称が与えられている（H）。

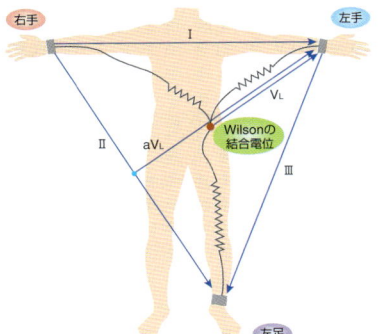

図4-1-1 双極肢誘導と単極肢誘導

Ⅰ、Ⅱ、Ⅲの各誘導は上下肢の2点の差で導出されるので双極肢誘導と呼ぶ。この図ではV_Lのみを取り上げたが、左右上肢と左下肢の平均値を基準として、四肢の電位をあらわせば単極肢誘導が得られる。通常これを1.5倍にしたaV_L誘導が用いられる

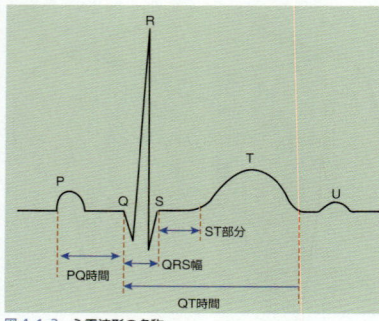

図 4-1-3 心電波形の名称

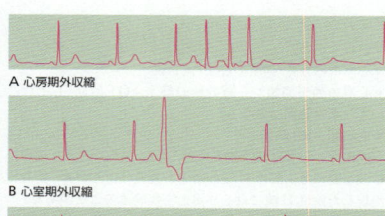

A 心房期外収縮

B 心室期外収縮

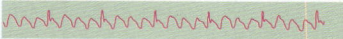

C 心房細動と洞調律への復帰

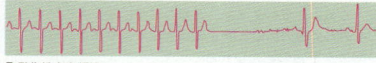

D 心房粗動

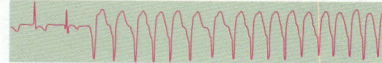

E 発作性上室頻拍

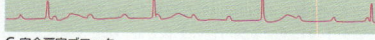

F 心室頻拍

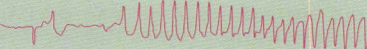

G 完全房室ブロック

H torsades de pointes
図 4-1-4 代表的な不整脈の心電図

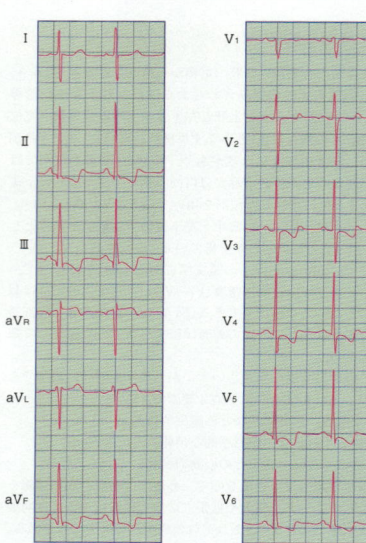

図 4-1-5 down-slope 型の ST 低下
狭心症のST低下。down-slope型でも左室肥大によるものもある。
虚血性か非虚血性かは ST-T 変化のみられる誘導やその深さ、あるいは QRS の形などから判断する

虚血性心疾患

ST低下は胸痛を伴うとき心筋虚血を強く疑わせる。up-slope型、水平型、down-slope型（図4-1-5）に大きく分けたとき、up-slope型は非特異的変化の頻度が高い。冠動脈攣縮（スパズム）による異型狭心症の多くはST上昇を認める。ST-T変化の形態のみでなく、その時間経過も病態を反映する。

心室肥大

左室肥大と右室肥大それぞれに診断基準があるが、いずれも心筋肥大に応じて QRS の増高と ST-T 変化を伴う。左室肥大では V_5、V_6 の R 波の高さが増し、右室肥大では V_1、V_2 の R 波が目立つ。

右室肥大では心室興奮のベクトル（電気軸）が右方向へ偏位するが、左室肥大では電気軸の変化は乏しい。右室に比べて左室の心筋量が多く、もともと左室側に電気軸が偏位している。そのため左室全体が均一に壁厚を増してもベクトルの変化は少ない。大動脈弁狭窄や高血圧による左室肥大は均一な肥大だが、特発性肥大型心筋症では、心室中隔や心尖部など部分的に肥大が目立つ例が多い。ST-T変化は肥大でも心筋虚血でも生じ、心電図のみでは区別できないことがある。

心疾患以外の病態

呼吸器疾患、電解質異常、脳血管障害など心臓疾患がなくても心電図に変化を認めることがある。ことに高カリウム血症や低カリウム血症はリスクが高く、心電図でそれを察知することは臨床的な価値が高い。

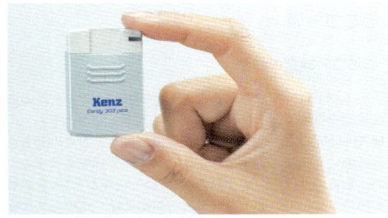

図 4-1-6 超小型 Holter 心電図
Cardy 303 pico®. 本体は 13 g と軽量 (スズケン提供)

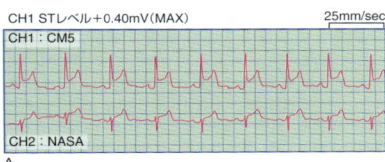

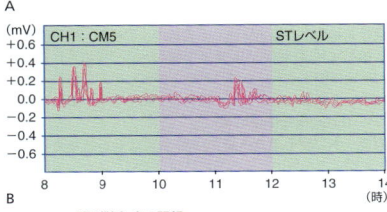

図 4-1-7 異型狭心症の記録
胸痛を自覚したときに ST 上昇がみられ, 診断が確定した(A). ST レベルのトレンドから 8〜9 時にわたって反復して発作を生じていることがわかる(B). 異型狭心症に特徴的な所見である

特殊な心電図検査

Holter 心電図

Holter(ホルター)心電図は携帯型の小型心電計により 24 時間あるいは 48 時間の記録を行う. かつては磁気テープを媒体としてデータの記録が行われたが, 近年はより機器の小型化が可能な IC が用いられている(図 4-1-6). 短時間の記録ではとらえにくい一過性の不整脈や虚血のイベントを検出することにすぐれている.

また, 心電図でとらえられた心臓の病態と症状との関連や, 冠攣縮(図 4-1-7A)の有無など虚血の病態, 心房細動における心拍数のコントロール, ペースメーカ植込み前後の評価など患者ごとに意図を持って検査が行われることが多い. 図 4-1-7B の ST 部分のトレンドは冠動脈攣縮が反復する様子を描出している.

負荷試験

器質的冠動脈狭窄があれば運動負荷によって虚血性変化を誘発できる. 図 4-1-8A の記録解析部分と図 4-1-8B の歩行器によりトレッドミル型の負荷システムが構成され

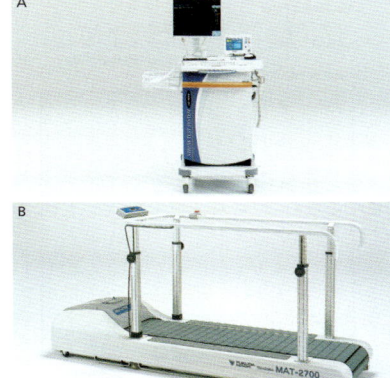

図 4-1-8 トレッドミル運動負荷試験システム
A: ML-9000®(フクダ電子提供)
B: MAT-2700®(フクダ電子提供)

る. 運動負荷による冠動脈疾患の診断では感度と特異度を両立させることに限界があり, 被験者の年齢や冠危険因子の多寡に応じて, その意義は異なる.

冠動脈攣縮による異型狭心症はアセチルコリンやエルゴノビンなど薬物による誘発が行われる. 冠動脈の閉塞やそれに近い狭窄では貫壁性に高度の心筋虚血が生じ, ST 部分は上昇する. 通常は冠動脈造影に伴って行われる.

加算平均心電図

通常は QRS を対象とし, 数百回の心周期のデジタル信号を加算平均する(図 4-1-9). 通常の心電図では可視化できない QRS 終末の低振幅で微弱な高周波成分を検出することにより, 病的心筋に由来する伝導遅延の有無を推測することである. 異常な電位の存在はリエントリー性の心室性不整脈発生のイベントを予測させる. 虚血性心疾患における心筋突然死について研究がなされている. P 波の加算平均心電図も研究されている.

追加誘導

追加胸部誘導は標準 12 誘導以外の体表面心電図をさす. 右室あるいは後壁梗塞の検出に有用である. 右側誘導は標準左側誘導と対称になる部位に電極を装着する. 標準 12 誘導の V_2 と V_1 はそれぞれ V_{1R} と V_{2R} に相当し, これらの右側に V_{3R}〜V_{6R} が連なる.

イベントレコーダー

イベントレコーダーは, 24 時間 Holter 心電図でも検出しにくい頻度の低い不整脈を検出できる. 装着型イベントレコーダーは持続的に作動するものではなく, 症状を自覚した患者の手で操作する. 記憶ループにより, 起動前後の数秒から数分間の情報を保存できる.

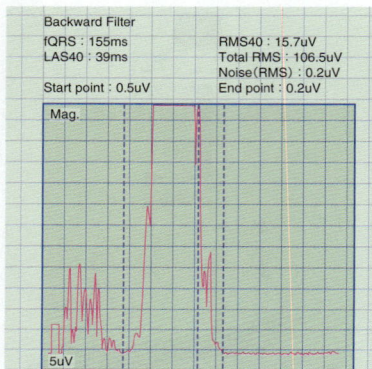

図 4-1-9 加算平均心電図
加算した QRS の幅(fQRSd)，40μV 以下となる微小電位の持続時間(LAS40)，最終 40 ミリ秒の 2 乗平均平方根(RMS40)などのパラメータを測定する

欧米では 10 年以上前から植込み型イベントレコーダーも用いられているが，わが国では近年になって使用可能となった．前胸部に皮膚の小切開を加えて機器を植込む．原因不明の失神の病態の解明にとりわけ有効である．重量は15 g ほどと軽量であり，植込み直後から通常の生活が可能である．

T 波交互現象

T 波交互現象(T-wave alternans：TWA)とは T 波の形(振幅)が 1 拍おきに交互に変化することを意味し，その変化の多寡を定量化して，重篤な不整脈の発生や突然死の予測に用いている．TWA は心室の再分極異常と関連する現象である．従来は，運動負荷試験時に 12 誘導心電図波形の T 波高について解析が行われたが，Holter 心電図でも TWA の計測が可能となっている．

【村川 裕二】

参考文献
1) Santangeli P et al：Ventricular late potentials: a critical overview and current applications. J Electrocardiol 41：318-324, 2008
2) Nieminen T et al：Usefulness of T-wave alternans in sudden death risk stratification and guiding medical therapy. Ann Noninvasive Electrocardiol 15：276-288, 2010
3) Edvardsson N et al：Use of an implantable loop recorder to increase the diagnostic yield in unexplained syncope: results from the PICTURE registry. Europace 13：262-269, 2011

2 心エコー図，心音図

はじめに

心エコーは，あらゆる心血管疾患の診断と心機能評価，そして治療の方針決定と効果判定に欠かせない非観血的検査である．特に近年，形態学的診断はもとより，心血行動態評価にも心エコーの重要さが増している．

心エコー図

心エコー検査の種類

心エコーは，形態や動きをみる(狭義の)心エコー法と血流速度を計測するドプラ法の 2 つに大きく分かれる．
M モード心エコー法：1 本の超音波ビーム上の点の動きを経時的に表示する方法である．高い時間分解能を有するため，主に心筋，弁，異常構造物(血栓や疣腫など)の動態解析に適している．心エコー発展の初期には，この方法が検査の主体をなしていた．実際は拍動に応じて心臓の位置が変化するため，厳密には常にビームが同じ部位を描出し続けてはいない(図 4-2-1)．
断層心エコー法(二次元心エコー法，B モード法)：心臓の一断面を二次元の画像で表示する方法であり，すべての超音波検査の基本である．探触子(プローブ)を操作することによって，任意の断面で心腔・血管を観察することができる．心室の壁運動評価，心嚢液や周辺組織の観察，心腔と大血管のサイズ計測や形態診断に用いられる．また，ドプラ検査においては，異常血流の部位判定や流速計測点を決めるときに地図の役割を果たす．ルーティン検査では，傍胸骨長軸断面と短軸断面，心尖部の二腔断面，四腔断面，長軸断面(三腔断面)が標準的な断面として描出される．描出断面は固定され，心臓は拍動と呼吸に応じて位置がずれるので，厳密には常に同一構造物を描出しているわけではない(through-plane 現象)．
カラードプラ心エコー法：1980 年代にわが国で開発された画期的な技術で，血流速度情報を断層心エコー画像上にカラー階調を使用して表示する方法である．探触子に向かう血流速度が赤色階調，遠ざかる血流速度が青色階調，乱流は緑を混ぜたモザイクで表示される．近年では，カラードプラの空間分解能が飛躍的に向上し，経胸壁心エコーで冠動脈の前下行枝，中隔枝，内胸動脈グラフト，心尖部心筋内冠動脈などの描出とその流速が測れるようになったが，被検者の体型と検者の技術に影響されるため，広く普及するにはいたっていない．
カラー M モード心エコー法：断層エコーのカラードプラ画像のなかから，1 本の超音波ビーム上のすべての点の速度を経時的にカラー表示する方法であり(カラードプラの M モード版)，良好な時間分解能を有し，心内異常血流の時相解析に使われる．
パルス(波)ドプラ心エコー法(pulsed wave Doppler：PW)：断層エコー図上の任意の点にサンプルボリュームをおいて，その速度を測るための方法である．パルス波ドプラを使うため，測れる最大流速に限界があり，通常上限が 2 m/秒くらいである．主に動静脈の血流速度や弁通過血流速度の測定に用いられる(図 4-2-2)．パルス波の繰り返し周波数(pulse repetition frequency：PRF)を高くしていくと，サンプルボリュームの数が自動的に複数個になり，血流速度の測定限界も高くなるが，どこが最速部位かはわからなくなる(連続波ドプラに近づく high PRF パルスドプラ)．
連続波ドプラ心エコー法(continuous wave Doppler：CW)：超音波ビーム上のすべての血流速度を一括して表示・計測する方法である．測定可能な血流速度に限界はな

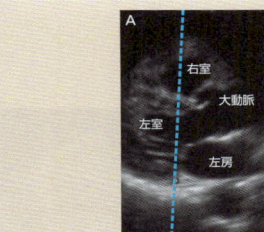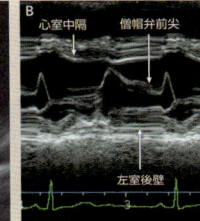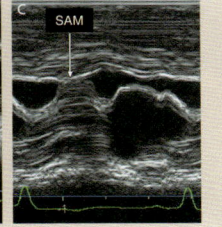

図 4-2-1 Mモードによる僧帽弁前尖の運動解析
A：点線(---)はMモードが描出している部位
B：正常の僧帽弁の動態
C：閉塞性肥大型心筋症の収縮期僧帽弁前方移動(systolic anterior motion：SAM)
収縮期に前尖が心室中隔に接していることがわかる

いが，最速部位がどこなのかはわからない。そのため，測定の前にカラードプラで乱流(高速血流)の位置を確認し，測定ビームが乱流をとらえるようにし，かつできるだけ乱流ジェット方向と平行にする。動・静脈系のシャント血流，置換弁，狭窄と閉鎖不全弁の血流，流出路狭窄などの高速な異常血流速度の測定に用いられる(図 4-2-3)。

組織ドプラ心エコー法(tissue Doppler imaging：TDI)：心筋の動く速度を測定する方法である。血流は流速が速く，ドプラ信号が弱いのに対し，心筋は運動速度が遅く，ドプラ信号が強い。ドプラの原理を利用し，フィルターと速度レンジを調整し，血流信号を排除し，心筋運動速度信号のみを表示するのが組織ドプラ心エコー法である。現在主に使われているのは僧帽弁輪運動速度計測であり，僧帽弁流入血流速度と組み合わせて血行動態の解明に重要な役割を果たす(後述)(図 4-2-4)。

三次元(四次元)心エコー法(real-time 3-dimensional echocardiography：RT3DE)：超音波の送受信素子を均等に matrix 配置し，一斉に送受信を行うように制御し，本来立体である心臓をそのまま「塊」(volume)として描出する方法(volumetric scan)である。三次元心エコーに時間軸を加えると，四次元心エコーと呼ばれる。現在は1心拍で一つの心臓の動きを全部スキャンして保存できる機種が発売されており，実時間の三次元心エコー図も得られるようになっている。ただし，画質は断層心エコーに比べやや劣っており，画像の切り出しにまだ時間がかかるのが欠点である。

経食道心エコー法(transesophageal echocardiography：TEE)：内視鏡のような直径約1cmの細長い探触子を咽頭麻酔下に食道と胃に挿入し，障害物を介さずに心臓や大動脈のエコーを記録する。特に心房内血栓や異常構造物，感染性心内膜炎，心内異常血流，人工弁病変の診断に有力である。経食道心エコーでも実時間三次元心エコーが実用化されており，僧帽弁位病変の診断に特にすぐれている(図 4-2-5)。

コントラスト心エコー法：肺毛細血管を通過可能な微小気泡懸濁液(市販)を静脈に注射し，心腔内腔の造影と，心筋毛細血管床の染影をする方法である。内腔を染めるときと心筋を染めるときに超音波送受信の設定が違うので注意が

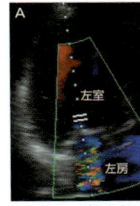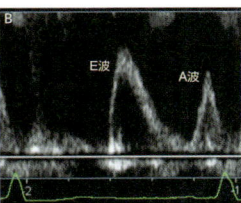

図 4-2-2 パルスドプラの記録
A：パルスドプラのサンプルボリュームの位置
B：そこで記録した僧帽弁流入血流速度の波形

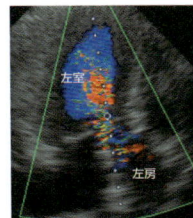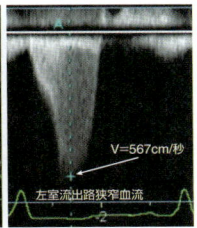

図 4-2-3 閉塞性肥大型心筋症の例
左室流出路の乱流(最大流速)部位に連続波ドプラのサンプルラインが置かれ(図の左)，収縮末期に最大流速 567 cm/秒である

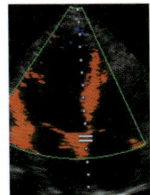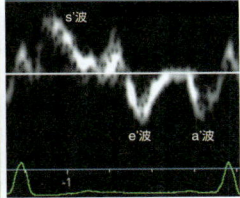

図 4-2-4 心室中隔側の僧帽弁輪運動速度の波形
e'波は左室拡張機能評価，s'波は左室収縮機能評価に使われる

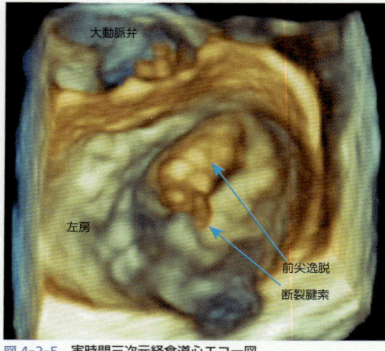
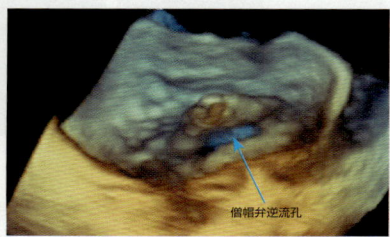

図 4-2-5 実時間三次元経食道心エコー図
左房側から外科医が術中にみえる角度(surgeon's view)で僧帽弁全体を見渡せる。逸脱の円周方向の広がりが一目瞭然であり、逆流孔も描出される

必要である。

一方、撹拌生理食塩水は肺毛細血管を通過しないために、心内シャントなどの診断に使用される。たとえば、卵円孔開存を評価する場合には、生理食塩水に少量の気泡を混ぜて撹拌し、肘正中静脈に注射して左房内に泡のエコーが漏れてくるかどうかをみればよいが、Valsalva 負荷をかけてはじめて右-左シャントが証明できることもある。

speckle tracking 法:「speckle(斑模様)」とは、断層心エコーでみられる心筋の白黒画像で、微小な散乱体からの反射波の干渉の結果生じる。ある関心領域のなかの speckle パターンを認識し、そのパターンと類似のパターンをフレームごとに自動的に探して追跡(tracking)し、関心領域の移動距離と速度を算出する方法である。近年開発された新しい方法であり、組織ドプラよりも角度依存性が少なく、かつ人の目では追えない運動も追跡できるため局所心筋の動きが解析できる。この方法から得られる局所心筋の機能をあらわす strain(変化した長さ÷もとの長さ(%))、strain rate(strain の変化速度(s^{-1}))、rotation(短軸断面の回転角度)などの新しい指標の有用性が報告されている(図 4-2-6)。

心エコー検査に必要な基礎知識

探触子の送信周波数が低いものはより深い部位も描出できるが、解像度は下がる。一般的な心臓検査のとき、成人では 2〜3 MHz、小児では 5 MHz、TEE では 5〜7.5 MHz、末梢血管エコーでは 7〜12 MHz を使用する。きれいな断層エコーを記録するためには、適切な周波数選びに加え、エコーのゲイン、STC(sensitivity time control)とフォーカスの調整も必要である。

ドプラ計測で最も注意すべき点は、血流方向に対するドプラビームの入射角度(θ)をできるだけ小さくすることである($\theta<20$ 度が望ましい)。入射角度が大きいほど最大流速が過小評価される(測定値=実際の流速×$\cos\theta$)。ドプラのゲインはノイズが出現する直前が最適レベルである。パルスドプラとカラードプラで表示できる最大流速が Nyquist limit(折り返し周波数)によって決まり、これより速い血流は折り返して(aliasing)逆方向の血流速度信号として表示される(図 4-2-7)。観察したい血流速度によって最大流速表示を設定する必要があり、心臓では 50〜60 cm/秒、末梢の動脈では 30 cm/秒、静脈では 10 cm/秒程度に設定する。

心機能評価

心臓はポンプであるため、その機能評価は容積、圧、弁機能(後述)の評価に分けられる。

● **容積の評価法** M モードで左室径(D)を測定し、左室を回転楕円体と仮定してその容積(V)を求める。

$$V=(7.0/(2.4+D))D^3 \text{(Teicholz 法)}$$

簡便であるが、心室瘤や左室の局所壁運動異常があるときは実態を反映しなくなる。その場合は断層心エコーで area-length 法により、面積(A)と長軸径(L)から左室容積(V)を求める方法を使う。

single plane 法:$V=0.85 A^2/L$
biplane 法:$V=(8A_2 A_4)/(3\pi L)$

A は single plane の内腔面積、A_2 と A_4 は心尖部 2 腔断面と 4 腔断面の内腔面積、L は 2 断面のうち長いほうの長軸径である。心房容積計測にもこの方法が使える。Modified Simpson 法は、左室を短軸方向に 20 枚のディスクに等分し、ディスクの断面積の総和と長軸径の長さから左室容積を計算する方法である。これらのいずれかの方法で左室拡張末期と収縮末期径の容積(end-diastolic volume:EVD, end-systolic volume:ESV)を算出し、左室の駆出分画(ejection fraction:EF)が求められる〔EF=(EDV−ESV)/EDV〕。近年は機種によって 3D エコーによる容積計算法も実用可能になっている。

● **圧の評価法** エコーでは直接圧が測れないため、ドプラ法で血流速度を測定し、簡易 Bernoulli の式を使って間接的に圧較差を推定する。狭窄部位の両側の圧較差(ΔP)とそこを通過する血流の最大流速(V(通常下流で測

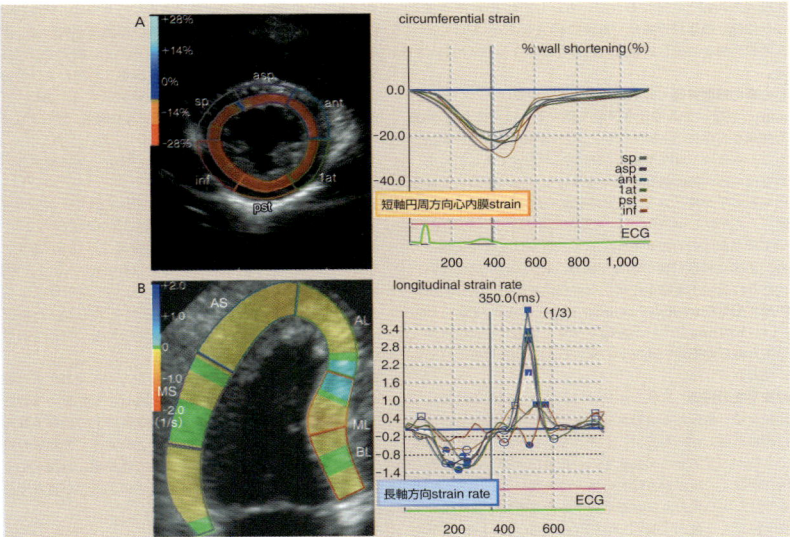

図4-2-6 speckle trackingによる左室strainとstrain rateの計測
A：心内膜側半分の心筋の円周方向strain (circumferential strain)
B：左室長軸方向のstrain rate
心筋をいくつかのsegmentに分けた局所の計測も、全体のglobal strainやstrain rateの計測も可能である

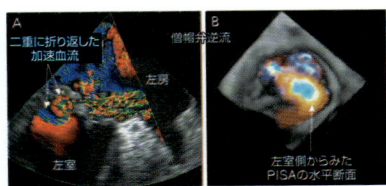

図4-2-7 僧帽弁逆流症例の経食道心エコー図
A：上流(左室側)の速い逆流が青色に表示されるflow convergenceが二重に記録されている
B：三次元心エコーで左室側からみたPISA (proximal isovelocity surface area)が半球面体ではないことがわかる

れる))の間に、以下の関係が成立する。

$$\Delta P \fallingdotseq 4V^2$$
(簡易Bernoulliの式〈P：mmHg，V：m/s〉)

これによって、狭窄部位両側の圧較差がドプラ法で非観血的に推定できる。

左室収縮機能評価：左室収縮機能評価にEFは現在でも最も使われる指標である。正常は55%以上である。EFは左室の収縮を大雑把にみる指標であり、手術適応の判定や予後推定などに有用であるが、感度は低い。EFのほかに1回拍出量(stroke volume：SV=EDV−ESV)と心拍出量(cardiac output：CO=SV×心拍数)も使われる。近年はEFよりも高感度な収縮機能の指標として、組織ドプラで測った僧帽弁輪の最大収縮期運動速度や、speckle-tracking由来のstrainとstrain rateの収縮期指標の有用性が報告されている(図4-2-6)。

左室拡張機能評価：拡張期はまず左室心筋がアデノシン三リン酸(ATP)を消費して能動的に等容弛緩し、左室内圧を下げる等容弛緩期ではじまり、そして僧帽弁が開放し左房から血液が流れ込む流入期が続く。流入期は左室が受動的に血液を受け入れながら拡張する。等容弛緩期に左室内圧が急速に下がるほど左室の弛緩能がよく、また流入期に左室が血液で充満しても圧上昇が少ないほど左室のコンプライアンスがよい(『やわらかい』)。すなわち、「左室拡張機能は左室充満圧で評価する」。等容弛緩時間も拡張機能の重要な一指標であるが、パルスドプラで記録した僧帽弁通過血流速度の拡張早期波のピーク(E)と心房収縮波のピーク(A)の比(E/A)およびE波速度のピークから0まで減速する時間(EDT)が拡張機能の基本的な指標である。健常者ではE>Aであり、加齢や病気でE<Aとなるが、心不全が増悪すれば偽正常化する(E>A)ことが知られている。正常と偽正常化の区別にはValsalva負荷が簡単かつ有効である。E/Aを超える指標として提唱されたのがEと僧帽弁輪速度e'の比E/e'である。E/e'は肺動脈楔入圧(PAWP)と相関することが報告されており、肺血管床に病気がなければPAWP≒左房圧≒左室充満圧が成り立つので、左室拡

張機能の指標として使われている。しかし E/e' も単独では偽陰性と偽陽性があり、現在は E/A と E/e' をはじめ、左室拡張機能評価には複数の指標を組み合わせて用いている。

右心系の機能評価：仰臥位で測る下大静脈径（正常：5～17 mm）の呼吸による変化率〔(最大径－最小径)/最大径〕が最も簡単な右房圧（正常の平均圧は 2～8 mmHg）の評価法である。変化率>50%であれば右房圧が正常である。一方、右室流出路～肺動脈弁に狭窄がなければ、収縮期に肺動脈圧≒右室圧が成り立ち、三尖弁逆流の速度 V を測れば、(右室圧－右房圧)≒4 V²より、肺動脈圧≒右室圧≒右房圧＋4 V²で肺高血圧の有無が推定できる。右室は形状が複雑なため、正確な容積計測が困難であり、EF が実用的でない。代わりに右室の面積変化率、右室自由壁側の三尖弁輪移動距離 TAPSE (tricuspid annular plane systolic excursion 〈正常は 20 mm 以上〉) と組織ドプラによる右室自由壁側の三尖弁輪収縮期最大速度が右室の収縮機能の指標としてよく使われる。

弁狭窄症の評価：弁狭窄症は弁口面積と弁両側の圧較差で評価する。僧帽弁と大動脈弁の弁口面積は、断層心エコーの短軸断面で弁口を描出し、それをトレースして直接算出できるが、三尖弁と肺動脈弁の短軸描出は難しい。弁の石灰化が強く、境界が不鮮明の場合は無理にトレースをすべきではない。代わりに弁を通過する血流速度を連続波ドプラで測定し、最大圧較差（簡易 Bernoulli の式より）と平均圧較差（流速波形をトレース＝面積の時間平均）を求める。僧帽弁口面積は PHT（圧半減時間〈pressure-half time〉）法によって、弁口面積(cm²)＝220/PHT という経験式で求められる（弁口面積>2 cm² では PHT と弁口面積が相関不良）。僧帽弁狭窄症では、重症な狭窄であっても左室が小さい場合や収縮が悪い場合（いずれも1回拍出量が少ない状態）は圧較差が小さくなり、弁狭窄度を過小評価してしまうため、連続の式で弁口面積を算出することが推奨される。

弁逆流症の評価：逆流の病態は容量負荷であるため、僧帽弁と大動脈弁の中等度以上の逆流では左室拡大、三尖弁の中等度以上の逆流では右室拡大があることが参考になる。カラードプラの逆流ジェットの面積はジェットの方向や逆流を受ける心房の大きさなどに影響され、あてにならないことが多い。代わりに弁逆流孔でのジェットの太さ、上流（例：僧帽弁逆流なら左房側）の flow convergence（カラードプラで色が反転した速い血流の面積）の大きさが逆流の程度を反映する。逆流の半定量的な方法である PISA (proximal isovelocity surface area〈Nyquist limit を調整した flow convergence の面積〉) 法（図 4-2-7）は、PISA を一つの半球形と仮定しているため、逆流孔が複数の場合や非円形の場合は実態を反映しなくなる。また、パルスドプラで肺静脈のいずれか1本に全収縮期に逆流がみられたら僧帽弁逆流がⅣ/Ⅳ度と診断し、肝静脈に全収縮期に逆流がみられたら三尖弁逆流がⅣ/Ⅳ度と診断する。腹部大動脈のパルスドプラ波形で全拡張期において逆流が認められたら大動脈弁逆流がⅢ/Ⅳ度以上と診断する。

心音図

心音は、心臓と大血管の振動に伴って発生する可聴域の音であり、心音図はその記録である。心音図は、数種類の周波数フィルターを用いて記録する。心雑音があれば、その最強点での記録が必須である。ルーティン検査での記録部位は、胸骨右縁第2肋間、胸骨左縁第3肋間および心尖部の3カ所である。心電図も必ず同時記録する。また、可能なら2カ所を同時記録する。診断には時相に加え、雑音の最強点と放散方向も参考にする。

Ⅰ音：僧帽弁と三尖弁閉鎖の時相に一致し、主に僧帽弁と三尖弁の振動と緊張に由来する。

Ⅱ音：大動脈弁と肺動脈弁閉鎖の時相に一致し、主に半月弁の緊張に由来し、それぞれⅡAとⅡPの2つの音からなり、その間隔は約 20～40 ms であり、振幅はⅡA＞ⅡPである。Ⅱ音には呼吸性分裂があり、正常では呼気でⅡAとⅡPの間隔が短縮するが、心房中隔欠損症では左-右シャントによってⅡPが大きく遅れて固定性分裂を呈する。左脚ブロック、大動脈弁狭窄、閉塞性肥大型心筋症では逆分裂となる。

Ⅲ音：生理的にも若年者で聴かれるが、心不全のときに聞かれるⅢ音は奔馬調律（gallop rhythm）として肺のラ音とともに重要な所見である。Ⅳ音は 60 歳以上で聴取される低調心音であり、拡張障害の徴候とされるが、大動脈弁狭窄症や肥大心、心不全のない陳旧性心筋梗塞に出現しやすい。時相として、心電図のT波の後ろにあるのがⅢ音で、P波にほぼ一致するのがⅣ音である。

その他の代表的な心雑音

- クリック　僧帽弁逸脱。
- 収縮早期～中期雑音　大動脈弁硬化～狭窄性雑音、高齢者のS字状心室中隔の張り出しによる軽度流出路狭窄雑音、閉塞性肥大型心筋症の左室流出路狭窄雑音、肺動脈漏斗部狭窄や弁狭窄雑音。
- 全収縮期雑音　僧帽弁逆流、心室中隔欠損、三尖弁逆流雑音。
- 拡張期雑音　大動脈弁閉鎖不全、僧帽弁狭窄、肺動脈弁閉鎖不全。
- 連続性雑音　動脈管開存、Valsalva 洞-右房シャント。
- 心膜摩擦音　急性心膜炎。

心エコーが普及した現在では、心音図の役割は聴診の確認である意味が大きい。心雑音聴取をきっかけに、心エコーで診断をつけるのが一般的である。

【宇野 漢成・竹中 克】

参考文献

1) 上田英雄ほか：臨床心音図学 第3版復刻版, メディカルエレクトロタイムス社, 1998
2) 吉川純一：臨床心エコー図学 第3版, 文光堂, 2008
3) Oh JK, et al : The Echo Manual, 3rd edition, Lippincott Williams & Wilkins, 2006
4) Otto CM : Textbook of Clinical Echocardiography, 3rd edition, Saunders Elsevier, 2004

3 胸部 X 線

はじめに

心エコー法、CT、MRI などの画像診断の普及にもかかわらず、胸部 X 線は依然として循環器画像診断として最初に行われるべき検査法であり、特に心肺の病変を同時に短時間で検査できるその診断的価値は高い。通常、立位、深

吸気位で呼吸を軽く止め撮影され，X線管-フィルム距離は2 m，管電圧は120～150 kVp，50 msec以下の撮影時間で行われる．重症患者に対してはポータブル撮影装置を使い，ベッド上仰臥位で撮影されることもある．また，最近ではPACSの普及によりフィルムレスの運用施設が増しており，読影や保存に役立っている．

撮影方向は正面像（背腹像（postero-anterior view：PA）（背側からX線を照射し，フィルムを前胸部に密着させる）が基本であるが，時に左側面像（left lateral view：LL）（右方向からX線を照射し，フィルムを左側面に置く），右前斜位像（right anterior oblique view：RAO）（右前胸部に斜めにフィルムを置く，第1斜位像ともいう），左前斜位像（left anterior oblique view：LAO）（左前胸部に斜めにフィルムを置く，第2斜位像ともいう）も利用される．

これらの像は心血管系を種々の方向から撮影してより正確な診断を行うことにあるが，最近ではCT，心エコー法の普及によりその意義は薄れつつあり，正面像のみのことが多く，他の撮影は側面像を除きほとんど行われなくなった．なお，ポータブル撮影など仰臥位の撮影では，前方より照射し背側にフィルムを置くので，心とフィルムの距離が遠くなり，心陰影は拡大され，心辺縁のぼけが強くなるので注意が必要である．

正常像

正面像（図4-3-1A）：心陰影は右側が2つ，左側が4つの弓からなる．右第1弓は通常上大静脈陰影であるが，高齢者では拡大した上行大動脈のこともある．また，この上方に腕頭静脈や腕頭動脈の陰影をみる．右第2弓は右房陰影であり，この下に直線上の下大静脈の陰影を伴う．左第1弓は大動脈弓，左第2弓は肺動脈幹，左第3弓は左房（左心耳），左第4弓は左室の陰影である．心陰影は体格や横隔膜の高さによって左右され，肥満者では心が横に寝たような水平心となり，やせた人では縦に長い垂直心となる．心の大きさの指標として心胸郭比が使われるが，これは心横径（心の最右縁と最左縁の間隔）と胸郭の最大横径の比であり，正常値は35～50％であるが，肥満者，小児，仰臥位では50％を超すこともある．また，右第1弓と右第2弓の間，左第2弓，第3弓付近には肺動脈，肺静脈，気管支などの重なった肺門陰影が存在する．

側面像（図4-3-1B）：正面像と直角な方向の像で心の前面，後面が観察でき，正面像の心陰影に隠れている構造物の検出に役立つ．心の前縁は上から上行大動脈，肺動脈幹，右室流出路，右室本体の順に連なり，胸骨と心陰影の間には胸骨後腔（retro-sternal space）がある．心後縁は上方が左房，下方が左室からなり，左室と横隔膜の間には直線的に下行する下大静脈をみる．心後方には下行大動脈をみるが，若年者では上方の約1/3を認めるみであり，加齢および動脈硬化が進むにつれ，より下方まで明らかになる．

斜位像は心や大血管の形態把握のため有用であるが，最近は他の画像診断を行うことも多く，その意義も薄れており，ここでは省略する．

心陰影の異常

左室（図4-3-2A）：左室に圧負荷や容量負荷が加わると，主として心陰影の拡大が生じる．高血圧や大動脈弁狭窄症では圧負荷によりまず左室肥大が生ずるが，初期に肥大は内方に向かい，左室腔は狭小化する．この状態は求心性肥大といわれ，心の拡大はごく軽度であり，心長軸の延長のため，心尖部が左下方に突出するのみである．圧負荷が持続すると肥大の増強に左室腔の拡張も加わるため，

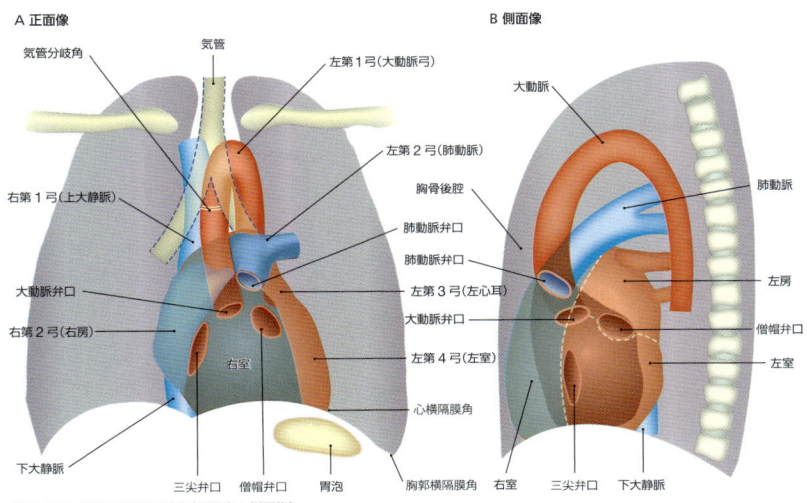

図4-3-1 正常の胸部X線像（正面像と側面像）

正面像では左第4弓の左下方への拡大がみられる。同時に側面像では左室後縁が拡大し、下大静脈を越えて、椎骨に近づき、さらには重なるようになる。このような状態は遠心性肥大といわれ、僧帽弁閉鎖不全や大動脈弁閉鎖不全など左室容量負荷疾患でもみられる。また、心筋症、虚血性心疾患など左室機能が低下した場合も同様の所見がみられる。なお、大動脈疾患、高血圧のように大動脈拡大を伴う場合には左第1弓の突出、拡大も起こり、心陰影は長靴型となり（図4-3-3）、僧帽弁閉鎖不全のように大動脈拡大はなく、左房負荷が強くなる例では左第2弓、第3弓の突出により卵型の心陰影を呈する。

左房（図4-3-2B）：左房の圧負荷のみられる代表的な疾患は僧帽弁狭窄、容量負荷は僧帽弁閉鎖不全であるが、左房は壁厚が薄いため、いずれの場合も初期から左房の拡大が生ずる。すなわち、正面像では左第3弓の突出がみられ、同時に左房の上方拡大のため気管分岐角の拡大（80度以上）、左房の右方拡大による右第2弓の二重陰影（double shadow）が認められる（図4-3-4）。側面像では心後縁上部の拡大がみられる。

右室（図4-3-2C）：右室圧負荷は肺動脈弁狭窄、肺高血圧症で、右室容量負荷は肺動脈弁閉鎖不全、三尖弁閉鎖不全、心房中隔欠損症でみられる。いずれの場合も肥大と拡大が同時に起こることが多い。右室は心の前面のほぼ中央にあるため、初期の変化は正面像では現れにくく、まず側面像における右室流出路の拡大による胸骨後腔の狭小化がみられる。病状が進行すれば、正面像での右第2弓は右室陰影が占め、その拡張がみられ、また右室の左方への拡大は左第4弓を左上方へ押し上げる。このような心陰影は木靴心といわれ、Fallot（ファロー）四徴症で典型的にみられる所見である。右室の変化のほかに肺血流の増加、肺高血圧などによる肺動脈拡張を合併すれば、左第2弓の突出も起こる。

右房（図4-3-2D）：右房圧負荷はうっ血性心不全や右室不全で、容量負荷は三尖弁閉鎖不全でみられるが、左房と同様にいずれの場合も拡張のかたちで反応し、正面像で右第2弓の拡大として示される。拡大がさらに著明になれば右第2弓は上縁がやや丸みを持つ矩形を示し、箱様（box-like）心陰影を呈する。

その他の異常：拡張型心筋症、心膜液貯留では心陰影は全体に拡大するが、心膜液貯留では下方になるほど拡大は強

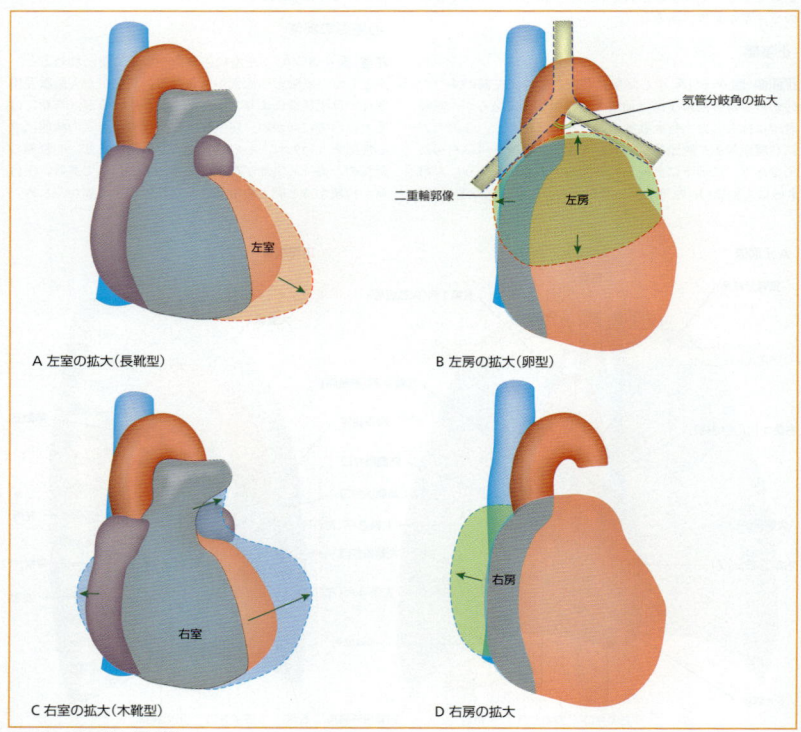

A 左室の拡大（長靴型）

B 左房の拡大（卵型）

C 右室の拡大（木靴型）

D 右房の拡大

図4-3-2 心の拡大（正面像）

く，氷嚢状，または巾着状の形態をとる。心の位置異常による変化も見逃してはならない。右胸心では胃泡より推定される腹部内臓の位置に注意し，内臓正位で右胸心のある場合は修正大血管転位などの先天性心疾患を疑う。ストレートバック(straight back)症候群では直線化した胸椎により心が前後方向に圧迫され，正面像では心陰影の拡大や左方偏位をみるが，側面像では椎骨陰影の直線化とともに胸郭の狭小化と心の扁平化がみられるため，拡大した心との鑑別は容易である。

局所的な心陰影の拡大として心臓瘤がある。心筋梗塞に伴うものが多く，大部分は前壁梗塞に合併するため心尖部または左側方の局所的突出が認められる。心腫瘍，縦隔腫瘍はその種類により好発部位が異なり，心膜嚢腫や脂肪腫では右第2弓下部，胸腺腫，過誤腫，胸内甲状腺腫では心陰影の上部に重なって腫瘍陰影がみられる。心周囲脂肪は肥満者に多く，内臓脂肪の一つと考えられるが，脂肪垂のかたちで出現し，正面像では左右の心横隔膜角に扇状の淡い影として，側面像では心前面下部の三角状の陰影としてみられる。

心陰影内の濃度変化としては石灰化が大事である。収縮性心膜炎の多くの例では房室間溝，心室間溝を中心に石灰沈着が起こり，心腔の充満を制限する。この場合，石灰化は正面像より側面像で検出しやすい。大動脈弁や僧帽弁の石灰化も大切な所見であり，これらの弁膜疾患の診断に役立つ。なお，人工弁，ペースメーカのリード線などの人工物の陰影にも注意する。

大動脈の異常

胸部X線は大動脈疾患の検出にも有用である。高齢者では動脈硬化による大動脈およびその分枝動脈の拡大，延長による蛇行，壁石灰化がみられ，正面像での右第1弓は上行大動脈の右縁が占め，その上部に腕頭動脈が認められる

ようになる。大動脈弓を示す左第1弓は外方に突出し，しばしば石灰化をみる。また，それに続き左側に弯曲または蛇行した下行大動脈が心陰影に重なって検出される。側面像では心陰影の後方を走る下行大動脈病変の検出には有用である。なお，同様の変化は高血圧，大動脈弁狭症でもみられる。

胸部大動脈瘤は大動脈の局所的な拡大であるが，正面像のみでは弯曲と区別しがたいことが多く，側面像の同じレベルでの大動脈の拡大が診断確定に役立つ。大動脈解離は拡大範囲が広く，高度の場合を除き診断にいたることは少ないが，解離前の像があればそれと比較し解離を疑うことが大切である。

心疾患に伴う肺の異常(図 4-3-3, 図 4-3-4)

心不全による肺うっ血，肺水腫(肺浮腫)の診断には胸部X線が必須である。肺うっ血(肺静脈圧>12 mmHg)が起こると肺血流の再分布が起こり，上肺静脈は拡張，下肺静脈はむしろ収縮する(cephalization)。拡大した右上肺静脈と右肺動脈下行枝の角度(肺門角)は大きくなり直線化する。これらの変化は僧帽弁膜症で典型的である。肺水腫がなければ肺門輪郭ははっきりしている。

肺静脈圧がさらに高くなると(>18 mmHg)，体液は血管外に漏出し肺胞間質性浮腫が生じ，Kerley B 線(下肺野側胸部の胸膜面に接し，これから内方に水平に走る長さ0.5~2 cm 前後の毛髪状の線，しばしば複数が階段状に重なる)，肺門輪郭の不鮮明化，肺中枢側を前後方向に走る気管支の輪状および血管の円形陰影の周囲の淡い陰影(bronchial cuffing, vascular cuffing)が認められるようになる。さらに圧が高くなると(>25 mmHg)，肺胞内にも液漏出が起こり，肺水腫(肺胞内浮腫)となる。この状態では肺門部を中心に蝶が羽を広げたような左右ほぼ対称な均一の陰影(butterfly shadow)がみられ，同時に胸水の貯留もみら

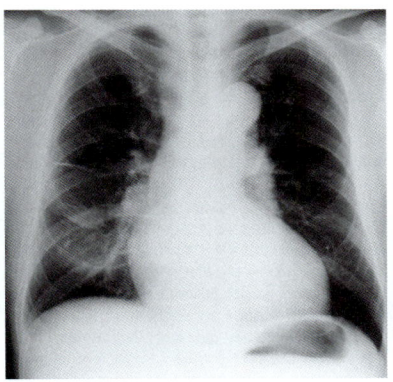

図 4-3-3 心不全を伴った大動脈弁膜症の胸部X線像
左第1弓，左第4弓は著明に拡大，突出し(大動脈および左室の拡大)，右第1弓は拡大した上行大動脈からなり，心陰影は長靴型を示す。肺門輪郭ははっきりせず，肺胞間質性浮腫の状態である。右下肺野には2個の淡い楕円形の陰影があり，この陰影は症状の改善とともに消失した(vanishing tumor)

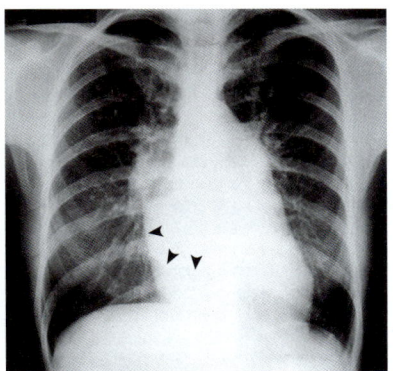

図 4-3-4 僧帽弁狭窄症の胸部X線像
左第2弓，左第3弓の拡大(肺動脈の拡大，左房の拡大)を認め，右第2弓の上方には左房の拡大を示す二重輪郭(▶)がみられ，心は卵型を呈する。また，肺門角は直線化し，右肺動脈は幅約2.5 cm と拡大している

れる。葉間胸水の貯留は卵形の腫瘤陰影を示し，心不全の改善とともに消失するところから一過性腫瘤状陰影(vanishing tumor)と呼ばれる。

シャント性心疾患や慢性化した弁膜症では肺高血圧や肺血流量増加がみられ，これにより肺動脈は拡張する。肺動脈の拡大の初期の所見は，正面像の右肺動脈下行枝の幅が1.5 cm以上となることであり，この際，肺高血圧では肺野末梢1/3の血管陰影は減少し，肺血流増大では逆に末梢の肺血管陰影も明瞭になる。

【増田 善昭】

参考文献
1) 増田善昭編：目でみる循環器病シリーズ9 画像診断—胸部X線・CT・MRI—，メジカルビュー社，1999
2) Braunwald E ed：Heart disease：A Textbook of Cardiovascular Medicine, 5th edition, WB Saunders, 1997

4 心臓核医学検査

■ **定義・概念** 放射性同位元素(ラジオアイソトープ)(radioactive isotope：RI)で標識された微量の薬剤を体内に投与して，臓器のさまざまな機能を映像化する方法が核医学検査である。なかでも心臓を対象とする場合を心臓核医学検査と呼び，主に虚血性心疾患の診断・評価において不可欠な機能画像検査法として広く利用されている。なお検査法のことをシンチグラフィと呼び，多くの場合断層装置(single photon emission computed tomography〈SPECT〉とも称する)で断面表示することが多い。

特徴

表4-4-1に心臓核医学検査の特徴をあげる。本検査の最大の特徴は心筋血流分布そのものを映像化するため，虚血病変を高いコントラストで描出することができる。負荷の検査も容易なので虚血の有無やその重症度判定に最も有力な検査である。また心筋生存能(バイアビリティ〈viability〉)の判定ができる。すなわち障害心筋のなかで治療によって機能回復する虚血心筋を正しく同定できるため，虚血性心疾患の治療方針を決定するうえで役立つ。さらには最適な放射性医薬品を用いて種々の心筋の細胞機能評価を行うことも可能である[1]。

その主要な検査法には心筋血流シンチグラフィによる血流評価，心RI angiographyによる心機能測定などがある。また分子医学の進歩とともに，新しい放射性医薬品が続々登場し，心筋内のエネルギー代謝や神経機能などのさまざまな生化学的情報が映像化できるようになり，核医学検査の持つ多様性がますます明確になってきている[1]。

他方，欠点としては表4-4-1のように解像力が悪く，詳細な形態の評価には向かないこと，用いる薬剤が高価なため検査費用が高いこと，検査は特別な管理区域で行う必要があり，ベッドサイドや冠動脈集中治療室(CCU)などでの利用には制限があることなどがあげられる。

以下に心臓核医学検査で利用されている検査法を解説する。

心筋血流シンチグラフィ(心筋血流SPECT)

この検査では心筋血流製剤を静脈内に投与した後，

表4-4-1 心臓核医学検査の特徴
利点	1)心筋血流評価ができ，虚血病変の同定に役立つ 2)心筋バイアビリティの判定が可能である 3)最適な放射性医薬品を利用してさまざまな心筋細胞機能評価ができる
欠点	1)空間解像力が悪い 2)検査費用が高い 3)特別な検査室での施行が必要である

SPECTを用いて心筋血流分布像を得る方法である。心筋血流製剤には^{201}Tl(塩化タリウム)や^{99m}Tc-MIBI，^{99m}Tc-tetrofosminが用いられる。投与後すみやかに血管外にしみばだし，心筋血流に応じて心筋細胞に摂取される。その分布を映像化するのが心筋血流シンチグラフィである。多くの場合SPECT装置を用いて断層表示する[1]。

検査方法は通常運動負荷や薬剤負荷が用いられる。最大負荷時に心筋血流製剤を静注した後，投与後すみやかに撮像する。薬剤負荷にはアデノシン，アデノシン三リン酸(ATP)，ジピリダモールなど心筋血流を最大に増加させる薬剤を負荷して，最大負荷時に血流製剤を静注する。負荷終了後SPECT装置を用いて負荷時の心筋血流分布像を得る。他方，安静時の血流分布像はタリウムの場合には負荷後3〜4時間後に再度撮影する。他方^{99m}Tc心筋血流製剤は安静時に別に薬剤を投与して血流分布像を撮像する。運動のできる症例は運動負荷を実施することが運動対応能や心電図所見も得られるため，好ましい。ただ負荷のかけにくい症例や禁忌の症例などには薬剤負荷に切り替えてより安全な負荷が実施される[1]。

心筋血流SPECTの断面の表示法と典型的な画像を図4-4-1に示す。心筋のオリエンテーションをつけてどの区域に血流低下があるかを判定する。次いで血流低下のあった区域の分布が安静時(タリウムの場合には後期像)に改善があるかを判定する。すなわち分布の改善(再分布，あるいはfill-in)する領域は虚血心筋であり(図4-4-2A)，逆に分布の改善しない領域は梗塞心筋と判定される(図4-4-3A)。この再分布現象の有無より虚血心筋と梗塞心筋を区別でき，心筋バイアビリティの判定に利用される。

この所見に基づいて血行再建術後の機能回復を予測することはもちろん，危険にさらされている心筋であることも推定される。このような領域がある場合，血行再建術などの積極的治療により機能回復がはかられるだけでなく，生命予後の改善も期待できる。

このような左室心筋の血流分布をより客観的，定量的に表示するため，同心円表示がしばしば用いられる。これは短軸断層像の心尖部スライスを中央にし，心基部に行くほど外側になるように同心円表示をするもので，これにより1枚の表示で左室心筋全体の血流分布を表示でき，かつ負荷時と安静時を対比することで分布の改善を判定できる。図4-4-2B，図4-4-3Bに前述した症例の同心円表示を示す。多数のいろいろな方向からの断面での心筋血流分布を1枚の同心円で表示できるため，客観的な血流分布や分布の改善(再分布)を判定しやすくなる。ただ同心円表示では左室拡大などの形態情報がないこと，心尖部や心基部の設定により表示が左右されることなど限界もあるため，オリジナルの画像とともに利用することが求められる[1]。

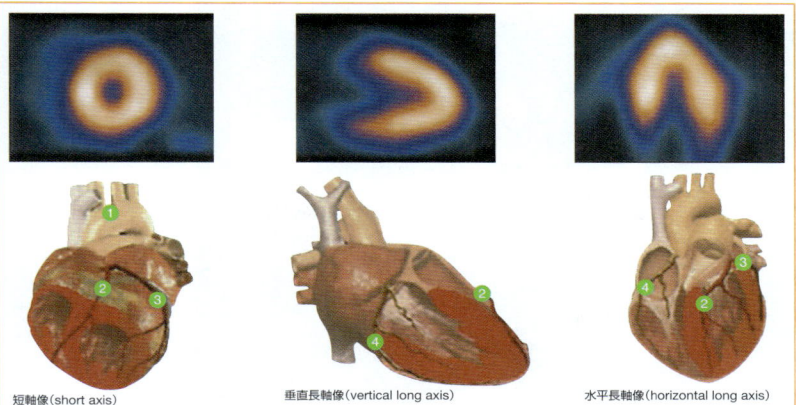

図 4-4-1　心筋 SPECT の断層像の切り方，および得られた代表的な断面
❶：大動脈弓，❷：左前下行枝（LAD），❸：回旋枝（LCX），❹：右冠動脈（RCA）
（文献6を改変）

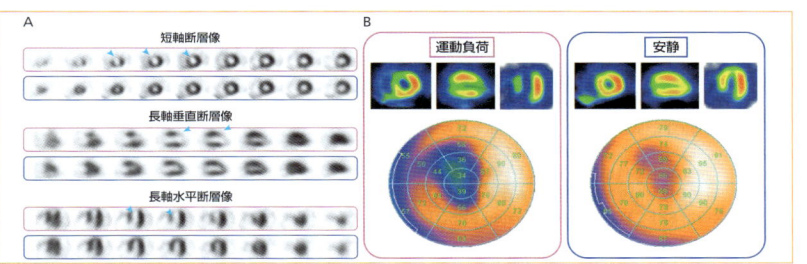

図 4-4-2　狭心症の運動負荷時と安静時の心筋血流 SPECT の短軸断層像
それぞれの断面で負荷が上段（　　），安静が下段（　　）を示す。負荷時に前壁，中隔に血流低下があり（▶），安静時に同部の分布の改善（再分布）が明瞭にみられ，広範囲の虚血病変の存在が示唆される。同心円表示（右）では負荷時の血流低下と安静時の分布の改善が明瞭で，虚血の位置と広がりがよくわかる

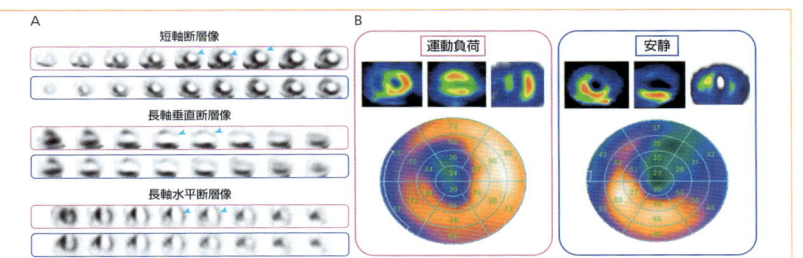

図 4-4-3　心筋梗塞症の薬剤負荷時と安静時の心筋血流 SPECT の短軸断層像
負荷時に前壁，側壁に広範囲の血流低下があり（▶），安静時には分布の改善（再分布）がみられず，広範囲の梗塞病変の存在があり虚血病変の存在はみられない。同心円表示（右）でも負荷時，安静時ともに前壁側壁の広範囲の血流低下があり，虚血の存在を示唆する分布の改善がないことが明瞭となる

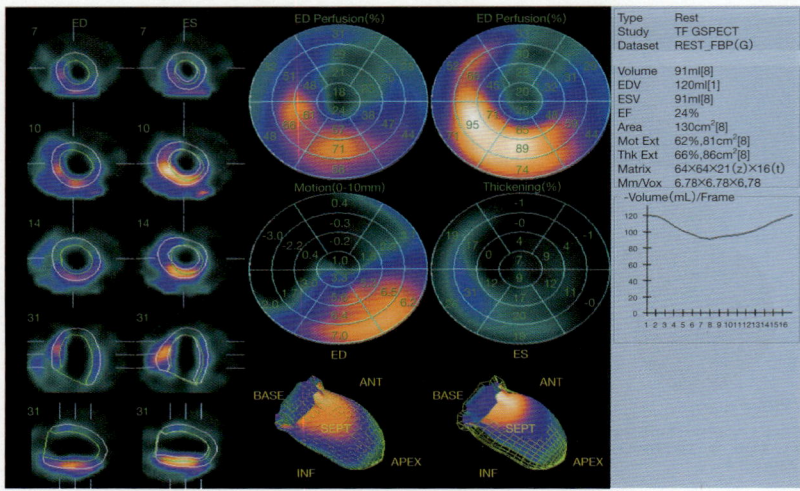

図 4-4-4　安静時心電図同期心筋 SPECT で算出された最終結果（図 4-4-3 と同一症例）
心筋血流分布の拡張末期像（左から 1 列目）と収縮末期像（左から 2 列目）。拡張末期，収縮末期の血流分布の同心円表示（中央上段），壁運動と壁肥厚の同心円表示（中央中段），拡張末期と収縮末期の壁運動の立体表示（中央下段），および右側には左室容量，駆出率などの指標を示す。本症例では血流低下部位に一致した著明な局所心機能の低下と，拡張末期容積（EDV）= 120 mL，収縮末期容積（ESV）= 91 mL，駆出率（EF）= 24%と心機能の高度の低下が示される

　最近では SPECT 収集の際に心電図同期収集を行うことによって，心筋血流とともに心機能の解析を行うことが多くなった。これにより心機能と心筋血流とが同じ断面で解析可能なだけでなく，左室機能の解析も可能となった。定量的心電図同期 SPECT（quantitative gated SPECT：QGS）などのソフトウェアを用いると，心機能や心筋血流などの定量的解析を行い，かつ立体的表示も可能となる（図 4-4-4）。この手法では左室容積や駆出率などの左室機能や局所機能についても客観的・定量的解析が可能である。

　心筋血流検査で重要なことは，虚血性心疾患の診断はもちろん，重症度判定を行うことも可能な点である。特に負荷血流検査で正常な症例の予後はきわめて良好である。それに対して大きな虚血病変を有する症例はそのままの状態では心事故の頻度が高いため，血行再建術で予後を改善せる必要がある。このように心筋血流イメージングは虚血性心疾患のスクリーニング検査から病態解析，さらには治療の適用や効果判定などさまざまな目的に利用することができる。とりわけどのような症例に冠動脈造影検査が必要であり治療を要するのかを判断するうえで，心筋血流シンチグラフィの役割は大きいといえる[1]〜[3]。

心機能解析

　核医学検査は心機能を定量的に高い精度で評価できる手法として活用されている。これまでは心 RI angiography（血管造影）が用いられてきた。最近では心電図同期心筋血流 SPECT が心筋血流分布とともに心機能をあわせて解析できるため，本法が主流となってきている[1]。

分子・細胞機能イメージング

　機能や血流を越えた新しい分子・細胞機能情報を映像化できるのも核医学検査の魅力である。心筋のエネルギー代謝の研究は長年の間冠動静脈の採血により解析が進められてきた。この心筋エネルギー代謝の解析を *in vivo* で非侵襲的に可能にしたのが陽電子放射型断層撮影（positron emission tomography：PET）である。心筋では血液中の遊離脂肪酸とブドウ糖を主なエネルギー源とするが，各々の代謝を ^{11}C 標識パルミチン酸と ^{18}F-FDG（2-[^{18}F]フルオロ-2-デオキシ-D-グルコース）の心筋内挙動より解析することが可能である。臨床では虚血性心疾患で FDG の集積が維持される虚血心筋と FDG の集積が低下する梗塞心筋とを鑑別することができる。この方法は血行再建術で機能回復するかどうかを高い精度で予測することができ，心筋バイアビリティを画像で判定する方法としては最も信頼されている[1]〜[3]。多くの場合，通常の心筋血流 SPECT を用いて心筋バイアビリティの判定は可能であるが，心機能低下症例で再分布が不明瞭な症例では，FDG を用いた検討が役立つことがある（図 4-4-5）。

　近年種々の ^{123}I（ヨウ素）標識脂肪酸製剤を利用した心筋代謝イメージング法も登場した。わが国では ^{123}I-BMIPP が臨床の場で利用できる[3]〜[5]。本剤は貯蔵型脂肪酸であり，投与後心筋細胞に摂取された後，長時間心筋内にとどまり，その心筋集積は ATP の濃度と関係があるとされる。BMIPP の臨床的検討では虚血性心疾患や心筋症などでタリウムの血流分布よりもより高頻度，広範囲にわたり低下

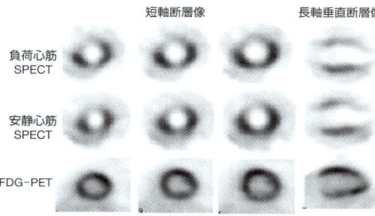

図 4-4-5 前壁梗塞例の負荷および安静時の心筋血流SPECT（上中段），およびFDG-PETの同じ断面（下段）
SPECTでは再分布のない広範囲の前壁の血流低下がみられるが，再分布のない前壁の大部分に糖代謝の亢進があり，虚血心筋の残存が示唆される

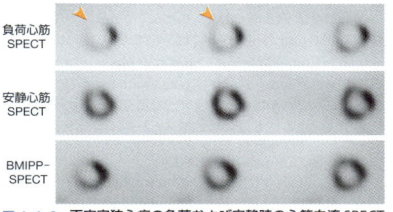

図 4-4-6 不安定狭心症の負荷および安静時の心筋血流SPECTの短軸像（上中段），および安静時のBMIPPの短軸像（下段）
心筋血流SPECTでは前壁，中隔に再分布を伴う虚血病変がみられる（▶）が，同部のBMIPPの集積も低下し，代謝の異常が示唆される

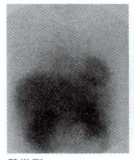 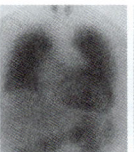 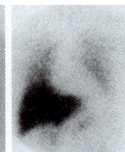

健常例　　　　　中等度心不全例　　　　重症心不全例

図 4-4-7 健常例と心不全例2例のMIBG投与4時間後の正面像
健常例での心筋へのMIBGの集積がみられるが，心不全例では心筋のMIBGの集積が著明に低下しており，特に重症心不全ではその集積はほとんどみられず，交感神経機能の高度低下が示唆される

する解離所見がしばしば認められている。この解離現象は心筋障害の際に脂肪酸代謝はその早期から障害を受けるためと考えられ，障害心筋を早期に検出できる可能性がある。また虚血再灌流後の心筋では血流が改善しても代謝異常が遷延するとされる。したがって高度の虚血病変や繰り返し虚血発作を生じる不安定狭心症では，安静時でも高率にBMIPPの集積低下がみられる（図 4-4-6）[3]〜[5]。

他方，心筋の交感神経機能も映像化できるようになった。現在わが国で臨床応用されているのが^{123}I-MIBGである[3],[5]。本剤はノルエピネフリンの誘導体で，投与後心筋交感神経終末に特異的に取り込まれた後，神経終末から放出され，再吸収されるが，代謝はされないとされる。本剤の心筋への集積程度や洗い出しから生体内の心筋交感神経機能を評価できると考えられている。特に冠攣縮性狭心症などの高度虚血領域病変をMIBGの集積低下した除神経領域として描出できる。また心不全例ではノルエピネフリンのturnoverが増大し，心筋交感神経の障害を伴うため，その集積の低下や洗い出しの亢進を認める（図 4-4-7）。その異常の程度により，心不全の重症度や予後の推定に利用される。このようにMIBGによる交感神経機能異常の定量的評価は，除神経された障害心筋の描出や心不全の重症度や治療効果判定などに役立てられている[3],[5]。

これからは分子生物学の研究の発展を追従するかのように，核医学の分野も細胞情報や遺伝子情報を映像化する分子イメージングが臨床の場で利用されるようになっている。核医学が最も得意とする心筋血流解析とともに，このような最先端分野での臨床応用に期待が高まる。

【玉木 長良・眞鍋 治・吉永 恵一郎】

参考文献

1) 玉木長良編：心臓核医学の基礎と臨床 改訂版，メジカルセンス，p1-190，2003
2) Klocke FJ et al：ACC/AHA/ASNC Guidelines for Clinical Use of Cardiac Radionuclide Imaging-Executive Summary. Circulation 108：1404-1418, 2003
3) 心臓核医学の臨床使用ガイドライン．Circ J 69（Suppl IV）：1125-1207，2005
4) Tamaki N et al：The Japanese experience with metabolic imaging in the clinical setting. J Nuclear Cardiology 14：S145-S152, 2007
5) Tamaki N et al：Novel iodinated tracers, MIBG and BMIPP, for nuclear cardiology. J Nuclear Cardiology 18：135-143, 2011
6) 日本心臓核医学会地域別教育研修会テキスト

5　CT／MRI

心臓画像診断法としての要件

X線CT（コンピュータ断層撮影〈computerized tomography〉）／MRI（磁気共鳴画像〈magnetic resonance imaging〉）は，被写体を介し収集される物理量の二次元matrix／三次元slab構成画素へのgray-scale表示である。X線CTの物理量とは被写体を透過する対向線源からのX線線量であり，MRIのそれは選択励起された被写体からの核磁気共鳴信号強度である。二次元／三次元画素のgray-scaleは，n回の物理量収集により成立する，（n×m）元連立方程式の解であり，X線CTにおける「m」は体軸直交方向配列素子系であるdatum acquisition system（DAS）により，MRIにおけるそれはFourier周波数解析に際しての印加傾斜磁場強度により規定される。

周期的拍動臓器を描出対象とする心臓CT（cardiac CT）／心臓MRI（cardiac MRI）にとっては，第4番目の次元情報としての心周期（cardiac cycle）における心時相（cardiac phase）が同時に収集・格納される必要があり，前向き心電図同期法（prospective ECG triggering）や後向き心電図参照法（retrospective ECG gating）により実現される。さらに，motion artifactsを排除した画質（image quality）と形態診断のみならず機能診断の目的にも叶う循環器学的意義を構成画像へ付与するには，各心時相においてn回の物理量収集作業を一定心時相範囲内で完了させなければならない。高時間分解能（high temporal resolution）を備え

る四次元的情報をとらえうることが心臓CT/心臓MRIに求められる心臓画像診断法としての要件である。

呼吸運動による画質劣化を排除するため、心臓CT/心臓MRIにおいても同一呼吸相下での撮像が原則となる。横隔膜位置をモニタリングするnavigator法の場合は別として、呼吸静止下での情報収集となり、高時間分解能を備えねばならない心臓CT/心臓MRIには、特に情報収集に際しての高速性が求められる。1心拍でのreal time 撮像法は、電子ビームCT(electron beam CT：EBCT)、area detector CT(ADCT)あるいは心臓MR single-shot imagingにおいて採用されているが、なお複数心拍の共通心時相からの画像情報分割収集(segmentation)法が基本である。現在標準仕様のmultidetector computed tomography(MDCT)においては体軸方向検出器の多列化とsegmented helical algorithmが、心臓MRIにおいては選択励起繰り返しパルスの高速性とphase sharingが高時間分解能を可能ならしめている。

心臓CT/心臓MRIにおいては、時間分解能(temporal resolution)とこれと相互影響する空間分解能(spatial resolution)の理解が重要となるため、以下、これらにつき順次記載する。

心臓CT/心臓MRIの時間分解能

前向き心電図同期法では、ある心時相における二次元matrix/三次元slabの構成画素計算に要するn回の物理量収集に要する時間幅(acquisition window)、N心拍segmentationの場合はその1/Nの時間幅が時間分解能に相当する。約100 msec 持続する前駆出時間(pre-ejection period)および約60 msecの等容弛緩期(iso-volumetric relaxation period)をとらえ、それぞれ拡張末期と収縮末期を指定するためには約50 msecの時間分解能が求められ、したがって心室収縮・拡張機能評価には約50 msecの分解能が必要である。

half-reconstruction 採用のADCTではガントリ回転時間(350 msec)の1/2、すなわち350 msec×1/2=175 msec が時間分解能であり、電気的操作による電子銃からの電子線210度走査に要する50 msecがEBCTの時間分解能となる。MDCTでは後ろ向き心電図参照再構成法(retrospective ECG gating reconstruction)を採用し、走査と同時収集する心時相情報より、走査終了後に各心時相の情報から再構成する方法がとられる。ガントリ回転速度350 msec のhalf-reconstruction、3 segment法では、350 msec×1/2×1/3=58 msecが時間分解能となる。

一方、心臓MRIの時間分解能を求めるために、まず、次式が成り立つ。

(phase-encode 方向空間分解能)＝
　FOV/(総 phase-encoding step 数)……①

次に(総 phase-encoding step 数)は、FOVを(field of view)、情報収集心拍数を(segment 数)、TRを(選択励起パルス繰り返し時間)とすると、

(総 phase-encoding step 数)＝
　(時間分解能)×(segment 数)/TR

であるから、①へ代入して、

(phase-encode 方向空間分解能)＝
　(FOV×TR)/(時間分解能)/(segment 数)
∴(時間分解能)＝
　(FOV×TR)/(phase-encode 方向空間分解能)/
　(segment 数)……②

ここで、たとえば、FOV：350 mm、TR：3.6 msec、phase-encode 方向空間分解能：2 mm、8 segmentsの場合の時間分解能は約80 msecとなる。さらに前後の心時相と半数の信号を共有(phase sharing)すれば、信号収集時間は半減し、実質的時間分解能は40 msecとなる。

心臓CT/心臓MRIの空間分解能

X線CT撮影装置の検出器搭載数は体軸方向へMDCTで16～64列、ADCTで320列(＝64列×5)、体軸と直交方向はともに912個のDASである。これにより空間分解能0.5～0.6 mmの当方向性空間分解能が実現される。

心臓MRIの空間分解能は前述したphase-encode 方向の空間分解能とこれに直交するreadout方向の空間分解能とでは成り立ちが異なり、前者と時間分解能との間には、次式が成立することはすでに述べた。

(phase-encode 方向空間分解能)＝
　(FOV×TR)/(時間分解能)/(segment 数)……③

たとえば、FOV：240 mm、時間分解能60 ms、10 segmentsの条件下で、TR：3.6 msの装置では、phase-encode 方向空間分解能は約1.4 mmとなる。

一方、readout方向の空間分解能は、磁場強度と共鳴周波数とが比例関係にあることが利用され、座標方向への傾斜磁場印加により、座標と共鳴周波数との一対一対応が関係づけられ、共鳴起源の座標が同定されることになる。この方向の空間分解能は傾斜磁場の急峻さに依存する。種々さまざまな周波数混在のNMR信号はFourier周波数解析により共鳴起源のNMR信号強度が求められる仕組みである。磁場傾斜が急峻となるほど、識別可能なFourier解析周波数に対応するreadout座標上の2点間距離が短縮され、readout方向の可能識別距離が短く(空間分解能が高く)なる。

心臓CT/心臓MRIの標準仕様

MDCTの標準仕様では、体軸直交方向への912検出素子の配列、40 mm幅体軸方向への64列検出器の配列が基本となり、これにより0.6 mm等方位性空間分解能が得られる。40 mm幅検出器のため心臓全体の走査には、ガントリ回転速度350 msecでのヘリカル走査が必要であり、時間分解能は3～4 segmented half-reconstructionにより44～58 msecとなる。全心周期にわたる情報収集により形態診断のみならず心室収縮機能・拡張機能の評価を可能にするが、重複照射による被曝線量は数10 mSvに及び、catheter coronary angiographyに伴う被曝線量の同量〜倍量に相当するとの報告である。

ADCTにおける検出器配列は、体軸方向への160 mmにわたる320列(＝64列×5)であり、1回転で心臓全長の走査を可能にし、helical algorithmは不要である。ガントリ回転速度350 msecのhalf-reconstructionの時間分解能は

心機能評価には不十分であり，数心拍による segmented datum acquisition により，58～87 msec の時間分解能が達成される．検査目的に応じ，全心周期にわたる一様な曝射は止め，必要な心時相にのみ選択曝射する方法や重要度の低い心時相では低曝射線量とする方法を取り入れ，全被曝線量の低減が工夫される．

EBCTにおいては，陰極電子銃からの電子線が4列210度タングステンターゲットを順次照射し，これよりX線が発生する．発生したX線は被写体を透過後，対向2列の固定検出器へ順次誘導される．ガントリの機械的運動を要せず，電気的操作による高速走査が可能となり，50 msec の時間分解能を達成する．

心臓MRIは放射線被曝と造影剤注入を要せず，低侵襲性において心臓CTより大きくすぐれる．近年，信号収集速度の高速化と傾斜磁場の急峻化も進み，エコー時間(TE)1.2 msec，TR 3.6 msec，最大傾斜磁場強度 45 mT/m が最新標準仕様である．複数心拍からの segment 信号収集法ではあるが，40 msec の時間分解能が得られ，心機能評価において有利である．一方空間分解能においては sub-millimeter レベルには達しておらず，特に時間分解能よりも空間分解能の精度が求められる冠動脈評価においては，技術革新をなした心臓CTと比較し，心臓MRIの役割は相対的に後退した観がある．しかしながら，高空間分解能の実現に向けては，integrated parallel acquisition technique(iPAT) などの新技術が導入され，さらにS/Nの向上とFOVの縮小をめざし，心臓専用 surface coil の開発が望まれる．iPATとは phase encoding 方向へ有効配置された複数コイルによる同時信号収集により，phase encoding を時間短縮する技術であり，呼吸静止時間・時間分解能同一条件下では総 phase-encoding step 数を増やすことが可能となる．surface coil による FOV の縮小とともに次式により空間分解能向上につながることが理解される．

(phase-encode 方向空間分解能)＝
　　　FOV/(総 phase-encoding step 数)……①

心臓CTおよび心臓MRIの標準仕様を表4-5-1，表4-5-2に示す．

おわりに

X線CT/MRIは二次元/三次元画素を連立方程式の解として求める画像診断法である．拍動臓器を対象とする心臓CT/心臓MRIは，心時相をパラメータに加えた四次元画像診断であり，特に物理量収集においては高速性が求められる．心臓CT/心臓MRIの臨床に際しては，時間分解能と空間分解能の理解が重要であり，最新仕様において両分解能の精度向上がいかに実現されているかを概観した．今後，心臓CTにおいてはさらなる低侵襲性が求められ，心臓MRIにおいては sub-millimeter の空間分解能の実現が期待される．

心臓CT/心臓MRIの利点と限界を理解し，それぞれの適応を決定することが重要である．

【鈴木 順一】

参考文献
1) 西川潤一ほか編：心臓MRIテキスト，南江堂，1998
2) 木原康樹ほか編：冠動脈疾患とMDCT，文光堂，2006

6 血管内圧検査

はじめに

最近，心エコードプラ法を中心とする非侵襲的な診断法が進歩し，侵襲的な検査である血管内圧測定の意義が重要視されない傾向にある．しかしながら，心臓カテーテル検査においてはその一部として必ず行われる検査であり，また特定の心疾患の診断に血管内圧測定は不可欠である．さらに血管内圧測定によって得られる情報は血行動態を理解するうえでも重要である．

ここではカテーテルによる血管内圧測定の適応，合併症，さまざまな疾患における血管内圧の特徴などについて解説する（具体的な圧測定の手技については専門書参照）．

カテーテルによる血管内圧測定の適応と合併症

まず血管内圧測定はカテーテルを用いて行われるが，そのアプローチは右心系であれば心臓カテーテル検査室では肘静脈や大腿静脈，ベッドサイドでは内頸静脈，鎖骨下静脈から行われることが多い．左心系の内圧測定は末梢動脈圧を除いてはベッドサイドで行われることはなく，橈骨動脈，大腿動脈，前腕動脈などが使われることが多い．後述する Swan-Ganz（スワン-ガンツ）カテーテル（図4-6-1）を用いた右心系の圧測定，つまり肺動脈カテーテルは心臓カテーテル検査室における心疾患診断あるいは血行動態の評価に，また冠動脈疾患集中治療室（CCU）などにおけるベッドサイドでの血行動態のモニタリングを目的として広く用いられてきた．

しかし，最近，肺動脈カテーテルによる血行動態評価は手技自体が侵襲的で重大合併症の可能性がありうること，心エコーをはじめとする検査の進歩により非侵襲的にかなりの血行動態情報が得られるようになったこと，肺動脈カテーテルによる血行動態評価が臨床的アウトカムの改善に必ずしもつながらないことなどからその適応は限られるようになった．わが国の急性心不全ガイドライン[1]では，Swan-Gantzカテーテルは，①適切な輸液にすみやかに反応しない心原性ショック，②適切な治療手段に反応しない，または低血圧やショック/ニアショックを合併する肺水腫，③肺水腫が心原性か非心原性かが不確かな場合，それを解決する診断法として行うべき検査であるが，むしろ心不全の評価，診断，治療に対するルーティンのアプローチとして行うものではないとされている．

合併症の多くは穿刺の際の技術的な原因による気胸，血

表4-5-1 心臓CT装置標準仕様

	検出器搭載数	ガントリ回転速度	標準時間分解能	標準空間分解能
MDCT	64×912	350 ms	44 ms	0.5～0.6 mm
ADCT	320×912	350 ms	87 ms	0.5～0.6 mm

表4-5-2 心臓MRI装置標準仕様

エコー時間(TE)	繰返し時間(TR)	傾斜磁場	標準時間分解能	標準空間分解能
0.6 ms	1.5 ms	45 mT/m	40～80 ms	0.9～1.8× 1.0 mm

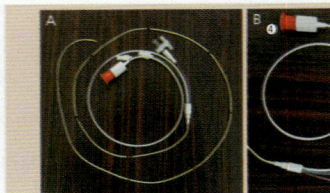
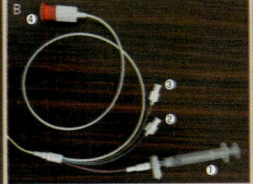
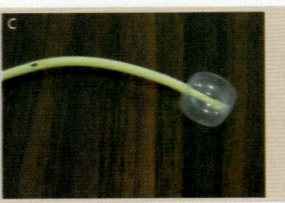

図 4-6-1 Swan-Ganz カテーテル
右心系圧測定（肺動脈カテーテル）に用いられる代表的カテーテルである
A：全体像
B：遠位部拡大図。①バルーンインフレート用ポート，②カテーテル側孔用ポート，③カテーテル先端圧用ポート，④サーミスター接続用コネクター
C：先端部拡大図（バルーンをインフレートしたところ）

腫，血胸，ショック，カテーテルによる心タンポナーデ，重篤な不整脈，肺塞栓症などが起こりうる。また，まれにカテーテルが心臓内で結び目を形成し抜去困難となることもある。

一方，左心系の圧は経動脈的に左心カテーテルを逆行性に進め，大動脈弁を越えて左室内腔に進めることにより行われるが，圧測定のみのために左心カテーテルが行われることはほとんどなく，冠動脈造影や左室造影の際に行われることが多い。しかし閉塞性肥大型心筋症の左室内での流出路圧較差の評価と治療法の判定，僧帽弁狭窄症の診断と評価，収縮性心内膜炎の診断など，一部の病態では左心系の心内圧測定が欠かせない。大動脈弁狭窄症における左心カテーテルによる圧較差の直接的評価は合併症のリスクが高いため，最近のガイドラインでは非侵襲的検査法による評価が困難な場合を除き推奨されない[2]。

左心カテーテルに伴う主な合併症は，死亡，致死性不整脈，心室穿孔，心タンポナーデ，脳卒中，後腹膜血腫，穿刺部血腫などである。

前述した順行性の右心系圧測定，逆行性の左心系圧測定に加え，静脈からアプローチし心房中隔を穿刺し直接左房圧を測定する方法がある。心タンポナーデ，脳血栓塞栓症などの重大な合併症が起こりうるため，バルーンカテーテルによる経皮的経静脈的僧帽弁交連切開術（PTMC）などの特殊な場合にのみ行われる。

圧測定に必要な装備，カテーテル

一般の診断用カテーテルの際に用いられる圧測定装置は，カテーテルを介して伝搬された圧を体外でカテーテルに接続された圧トランスデューサーによって測定する，いわゆる fluid filled 系の測定装置である。したがってカテーテル先端から圧測定センサーまでの過程においてさまざまな要因の影響を受ける。たとえば，カテーテル内に空気や造影剤が存在すると正確な圧を評価できず，正しく測定されたとしても，圧のオーバーシュートやカテーテルの動きによるノイズを避けられない。

これらの問題を回避するために，主に左心系の圧測定の際にカテーテル先端型のマノメータを用いて測定する方法もある。この方法では非常に高品質の圧波形が得られるので，収縮の指標である左室最大陽性 dP/dt，弛緩の指標である左室最大陰性 dP/dt や左室圧減衰の時定数 τ，これら

表 4-6-1 各部位の圧，心拍出量，血管抵抗の正常値

部位	各成分	正常範囲（mmHg）
右房	a 波	2～7
	v 波	2～7
	平均	1～5
右室	収縮期	15～30
	拡張末期	1～7
肺動脈圧	収縮期	15～30
	拡張期	4～12
	平均	9～19
肺動脈楔入圧	a 波	4～12
	v 波	6～12
	平均	2～12
左室圧	収縮期	90～140
	拡張末期	5～12
大動脈圧	収縮期	90～140
	拡張期	60～90
	平均	70～105

から導かれる左心機能に関する指標を求める場合に用いられる。日常のルーティン検査では用いられない。

正常圧波形とその測定（表 4-6-1）

肺動脈カテーテルを末梢静脈から進めていくと，右房，右室，肺動脈，そして肺動脈楔入圧（PAWP）が得られる。まず右房圧は心房収縮に一致する a 波，心房収縮に伴う x 谷，心室収縮に伴う房室弁輪の心房側への圧排によって形成される v 波，房室弁開放後の心房から心室への血液流入に伴う y 谷により形成され三尖弁の閉鎖により a 波の後に生じる c 波もみられる。a 波，v 波および平均圧を計測する。右室圧については収縮期圧および拡張末期圧を計測する。肺動脈圧は収縮期圧および拡張期圧，さらに平均肺動脈圧を計測する。肺動脈楔入圧はカテーテルのバルーンをインフレートした状態で肺動脈末梢に進め「楔入」することにより得られ，肺毛細血管を介して左房圧が反映される。右房圧と同様に a 波，v 波，x 谷，y 谷からなる（図 4-6-2）。

左心系の圧測定はまずカテーテルを大動脈基部まで進め大動脈圧を，さらに左室内にカテーテルを進め左室圧を測定する（図 4-6-3）。左室圧は収縮期および拡張末期圧を，大動脈圧については収縮期，拡張期，平均圧を計測する。

右心系，左心系のいずれも圧測定の最後にカテーテル

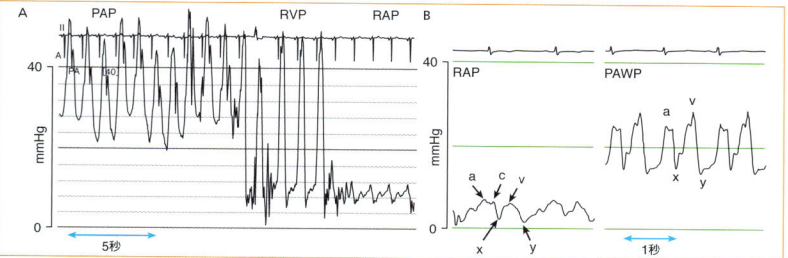

図 4-6-2 右心系の圧
A：Swan-Ganz カテーテルを肺動脈から右房に引き抜きながら圧を記録している。PAP：肺動脈圧，RVP：右室圧，RAP：右房圧
B：右房圧波形（RAP）および肺動脈楔入圧波形（PAWP）。a 波は右房の収縮による，v 波は右室の収縮による，x 谷は心房の弛緩による，y 谷は三尖弁の解放による，c 波は三尖弁の閉鎖による。肺動脈楔入圧も基本的には同様の波形をとる

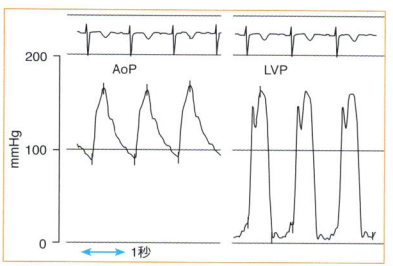

図 4-6-3 左心系の圧
AoP：大動脈圧，LVP：左室圧

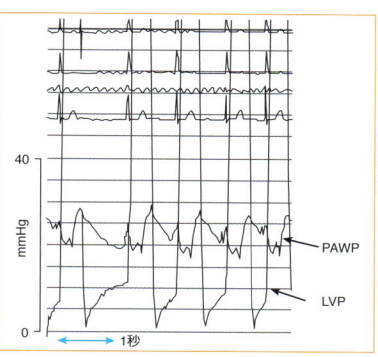

図 4-6-4 僧帽弁狭窄症における左室圧（LVP）と肺動脈楔入圧（PAWP）の同時記録
拡張期の両者の圧較差が明らかである

表 4-6-2 各心疾患における Swan-Ganz カテーテル圧の特徴

	疾患名	血行動態上（圧波形）の特徴
右心系疾患	三尖弁狭窄症	右室，右房間の拡張期圧較差（僧帽弁狭窄ほど著明ではない）。右房圧の a 波の上昇
	三尖弁閉鎖不全	右房圧の v 波の増高。急激に進行した場合には右心系圧の dip and plateau パターン
	右室梗塞	右室拡張期圧上昇。時に dip and plateau パターン。肺動脈楔入圧の増加を伴わない。動脈圧は低下
	肺動脈弁閉鎖不全	肺動脈圧の脈圧の増大，拡張期圧の低下（臨床上問題となることは少ない）
	肺動脈性肺高血圧症	肺動脈圧の上昇（平均肺動脈圧＞25 mmHg），右房圧の上昇，肺動脈楔入圧は正常または軽度上昇
左心系疾患	左室収縮機能低下	左室拡張末期圧の上昇。重症では左室収縮期圧の低下，交互脈（1 拍ごとに収縮期圧が変動）
	左室拡張機能低下	左室拡張末期圧の上昇。左室収縮期圧は正常〜上昇
	僧帽弁狭窄症（図 4-6-4）	肺動脈圧の上昇。洞調律では a 波の増高。肺動脈収縮期および拡張期圧の上昇（左室圧と肺動脈楔入圧の同時記録では両者の拡張期圧較差）
	僧帽弁閉鎖不全症	肺動脈楔入圧の v 波の増高。肺動脈圧の上昇
	閉塞性肥大型心筋症（図 4-6-5）	左室流出路の圧較差。Brockenbrough 現象（期外収縮後の収縮において流出路狭窄が増大するため大動脈圧が低下する）
	拘束型心筋症	両心室拡張期圧，両心房圧の上昇。ただし左室拡張期圧は右室拡張期圧より高い。肺動脈圧の上昇。収縮性心膜炎（図 4-6-6）との鑑別が必要。左室収縮は正常
心膜疾患	収縮性心膜炎（図 4-6-6）	右房圧と肺動脈楔入圧が同程度に上昇し，ともに M あるいは W パターン（x 谷と y 谷が深くなり目立つ）を呈する。右室圧は dip and plateau パターンを呈し，左室圧が同時記録されている場合，右室と左室の拡張期圧は一致する。これらの所見は急速輸液により顕著となる。吸気時の右房圧低下の消失〜むしろ上昇（Kussmaul 徴候）
	心タンポナーデ	右房および肺動脈楔入圧の上昇および x 谷の増強，y 谷の減少

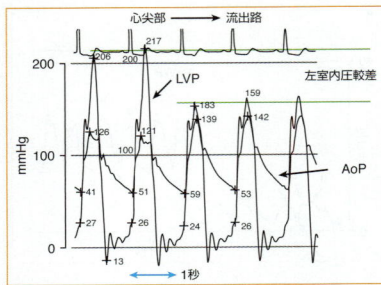

図 4-6-5 閉塞性肥大型心筋症の左室圧(LVP)と大動脈圧(AoP)の同時記録
左室内のカテーテルを心尖部から流出路に引き抜いてくると圧較差は左室内にあることがわかる

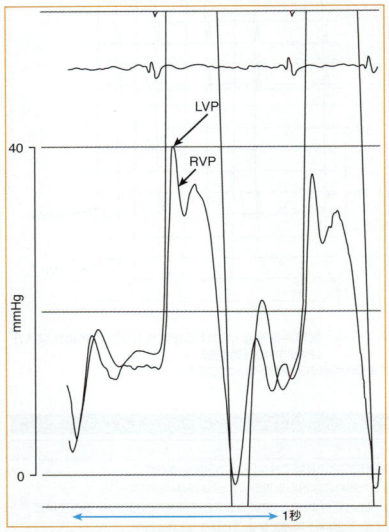

図 4-6-6 収縮性心膜炎患者における左室圧(LVP)および右室圧(RVP)の同時記録
左室および右室の拡張期圧は上昇し、両者はほとんど一致しており、またRR間隔の長い第1拍目では拡張期圧波形がsquare root signを呈する

引き抜きながら圧記録を行い、各心室と動脈の圧較差の有無などを確認する。圧測定は一般に洞調律であれば5拍程度の平均値を用いるが、心房細動では1拍ごとに圧が変動するので、10拍程度の平均値をとることが望ましい。

各疾患における血管内圧の特徴

さまざまな心疾患では特徴的な圧波形や計測値を呈することが知られている。各心疾患における右心系圧の特徴を表 4-6-2 に示した。単一の部位のみではなく、異なる部位の圧を比較することによって診断が得られる場合も多い。たとえば収縮性心膜炎では左室圧と右室圧を同時に測定し、拡張期圧がほぼ一致することを証明する必要がある。また僧帽弁狭窄症では肺動脈楔入圧と左室圧の同時記録による圧較差の証明が必要である。

【百村 伸一】

参考文献
1) Davidson CJ et al: Cardiac catheterization. Braunwald's Heart Disease: A Textbook of Cardiovascular Medicine, Zipes DP et al eds, p395-422, Elsevier Saunders, 2005
2) ACC/AHA 2006 Guidelines for the Management of Patients With Valvular Heart Disease. A Report of the American College of Cardiology/American Heart Association Task Force on Practice Guidelines (Writing Committee to Revise the 1998 Guidelines for the Management of Patients With Valvular Heart Disease). Circulation 114: e84-e231, 2006

7 血管造影

血管造影の適応

心血管疾患の形態学的精密検査である血管造影(angiography)は造影剤を心臓や血管内に急速注入し、その内腔をX線撮影する方法であり、心血管疾患の病型と重症度を確実に診断して治療方針を決定すること、心血管手術後の修復状況を評価することなどを目的として行われる。主な検査として冠動脈造影、心室造影、肺血管造影、大動脈造影などが含まれる。

血管造影はカテーテルを挿入して行う侵襲的検査であり、相対的禁忌としてコントロールできない心室性不整脈、重篤な電解質異常、ジギタリス中毒、コントロールされていない重症高血圧、重篤な熱性疾患、急性肺水腫、重篤な造影剤アレルギー、重篤な腎不全、脳卒中の急性期などがあげられる。ただしこれら相対的禁忌が存在しても、検査の必要性がリスクを上回る場合には、できるかぎりの対策を講じたうえで施行されているのが実情である。今日では心エコー、CT、MRI など非侵襲的検査によりかなり正確な情報が得られるようになったため、検査の適応は慎重に判断されなければならない。

カテーテル挿入法

心血管造影のためのカテーテルは主に大腿動脈、橈骨動脈もしくは上腕動脈のいずれかより挿入される。

- **大腿動脈アプローチ** 上前腸骨棘と恥骨結合を結ぶ鼠径靱帯の走行を確かめ、そこから約2～3cm下を動脈穿刺部位とする。この部位は後方に大腿骨頭が位置する高さであり、検査後の大腿圧迫止血が行いやすい。動脈刺入点がこれより下方(遠位)になると仮性動脈瘤や動静脈瘻などの出血合併症の危険が増加するので、初心者はX線透視で大腿骨頭の位置を確認するとよい。大腿動脈穿刺の場合は動脈壁を串刺しにせずに前壁のみを穿刺することを心掛ける。
- **上腕動脈アプローチ** 内側に正中神経が走行していることに注意する必要があり、適切な穿刺点は内側上顆から2cmの範囲を目安とし、大腿動脈同様、前壁のみ穿刺す

る。
- **橈骨動脈アプローチ** 手の動脈は橈骨動脈と尺骨動脈が掌動脈弓と呼ばれるアーチを形成する二重支配となっているが,橈骨動脈アプローチではカテーテル後に動脈が閉塞することがあるため,術前に Allen 試験を行い尺骨動脈からの血液供給を確認しなければならない。橈骨動脈アプローチは出血合併症が少なく,検査後の絶対安静が不要であるという利点を有する。

冠動脈造影

冠動脈造影 (coronary angiography: CAG) の目的は,冠動脈疾患の診断確定,重症度の把握および治療方針を決定することである。今日では非侵襲的検査により冠動脈硬化性病変の診断がすでについている場合も多く,CAG では病変の性状や側副血行路の有無など,治療にかかわるさらに細かい情報収集が要求される。冠攣縮性狭心症 (coronary spastic angina: CSA) が疑われる場合は,アセチルコリン負荷 CAG により確定診断を得ることができる。また一般に先天性心疾患,弁膜症,大血管疾患などの術前評価としても CAG が行われている。使用頻度の高いカテーテルを図 4-7-1 に示した。

冠動脈造影を理解するための解剖

冠動脈の解剖は左前下行枝,左回旋枝,右冠動脈という主要 3 枝が心室中隔を含む室間面と房室弁を含む房室間面という直交する 2 枚の面上を走行する(図 4-7-2)。

側副血行路の発達などはこの面を思い浮かべると理解しやすい。おおむね右前斜位(RAO30 度)では室間面を正面から,左前斜位(LAO60 度)では房室間面を正面からみて評価することになる。

基本的造影角度

病変を見逃さないようにするだけでなく,狭窄度を正確に判定するためには多方向からの造影が必須で,そのためにはどのような撮影方向でどのような像がみられるのかを理解しておかなければならない。図 4-7-3,図 4-7-4 に代表的な撮影方向による実際の画像を提示した。

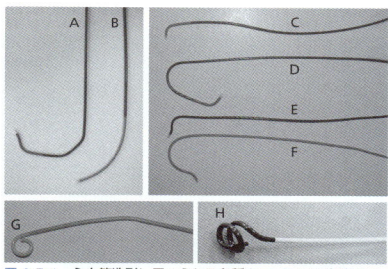

図 4-7-1 心血管造影に用いられる各種カテーテルの先端形状
A:左右冠動脈共用カテーテル。B:多目的カテーテルと呼ばれ,左右冠動脈造影,左室造影,大動脈造影および末梢血管造影などに用いられる
C:右 Judkins カテーテル。D:左 Judkins カテーテル。E:右アンプラッツカテーテル。F:左アンプラッツカテーテル。これらはいずれも冠動脈造影に用いられる
G:ピッグテールカテーテル。左室造影や大動脈造影に用いられる
H:Halo 型カテーテル。ピッグテールカテーテル同様左室造影や大動脈造影に用いられる。ピッグテールカテーテルと Halo 型カテーテルは先端孔近くに複数の側孔があり,高流量の造影が可能である

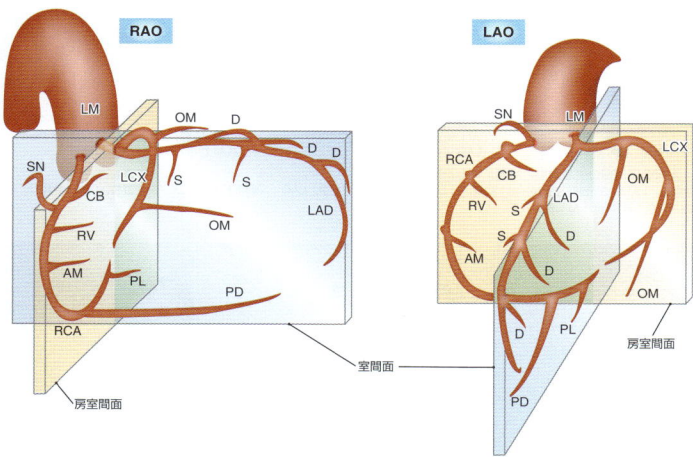

図 4-7-2 冠動脈造影を理解するための解剖
冠動脈の主要な 3 枝は図のように房室間面と室間面の直交する 2 枚の面上を走行すると考えれば理解しやすい。LAD と PD は心室中隔のある室間面上を,RCA と CX の本幹は房室間面上にある
LAD:左前下行枝,LCX:左回旋枝,RCA:右冠動脈,LM:左主幹部,S:中隔枝,D:対角枝,OM:鈍縁枝,SN:洞結節枝,CN:円錐枝,RV:右室枝,AM:鋭縁枝,PD:後下行枝,PL:後側壁枝,RAO:右前斜位,LAO:左前斜位
(文献 1 を改変)

狭窄の評価

CAGを読影する際の注意としては，①狭窄度の評価は硝酸薬冠注もしくは舌下投与により冠動脈が十分拡張された状態で行う，②狭窄病変が真横から描出される画像で評価する，③多方向からの造影で狭窄度が最も強くみえる方向を重視する，④側副血行路の有無と程度に注目し，それを介して描出される閉塞部遠位の血管性状や末梢病変の有無を推測する，⑤石灰化やsqueezingに注意するなどがあげられる。

主な冠動脈の枝はAHA（米国心臓協会〈American Heart Association〉）分類で番号が割りあてられており（図4-7-5），狭窄度は25％以下の狭窄を25％，26〜50％の狭窄を50％，51〜75％の狭窄を75％，76〜90％の狭窄を90％，

RAO 30度（LAD，LCX全体像） RAO 30度，caudal 25度（LAD，LCX近位部，OM近位部） PA，cranial 40度（LAD中間部，遠位部，D近位部）

LAO 60度（LAD，LCX中間部，遠位部） LAO 50度，cranial 25度（LAD近位部，D分岐部） LAO 40度，caudal 30度（spider view）（LMからLAD，LCX分岐部）

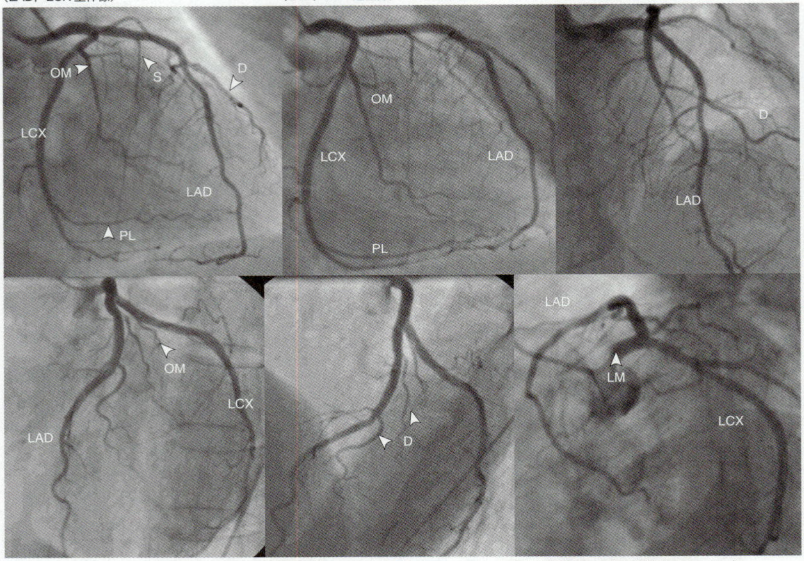

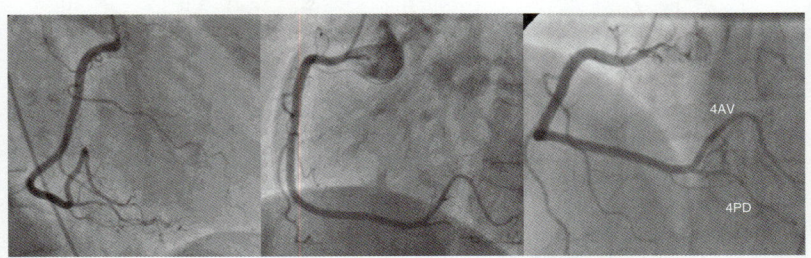

図4-7-3　左冠動脈造影の主な角度と評価に適した部位
RAO：右前斜位，LAO：左前斜位，cranial：頭側，caudal：尾側，PA：正面，LAD：左前下行枝，LCX：左回旋枝，OM：鈍縁枝，PL：後側壁枝，S：中隔枝，D：対角枝，LM：左主幹部

RAO 30度（RV，AM，4PDの中間〜末梢） LAO 60度（RCA全体像） LAO 30度，cranial 25度（RCA全体像および4PD，4AV分岐部）

図4-7-4　右冠動脈造影の主な角度と評価に適した部位
RCA：右冠動脈，RV：右室枝，AM：鋭縁枝，4PD：後下行枝，4AV：房室枝，cranial：頭側

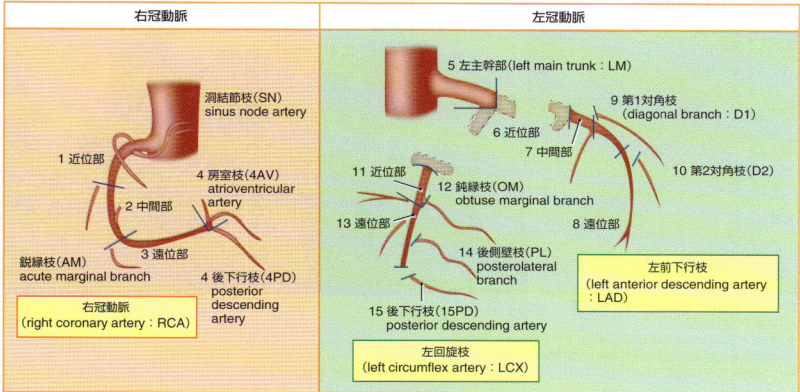

図 4-7-5 冠動脈命名法—AHA 分類
病変部位は米国心臓協会(American Heart Association：AHA)の分類であらわすことが一般的である。狭窄の程度は25%以下を25%，26〜50%を50%，51〜75%を75%，76〜90%を90%，91〜99%を99%とし，完全閉塞を100%と視覚的に評価する

91〜99%の狭窄を99%，完全閉塞を100%と視覚的に評価する。最近ではより客観的に評価できる方法として，コンピュータを用いて造影剤の濃度勾配から血管の辺縁を検出し，狭窄度を決定する定量的冠動脈造影(quantitative coronary angiography：QCA)が確立されており，臨床試験などでは必須のものとなっている。

左室造影

左室造影(left ventriculography：LVG)は冠動脈疾患，弁膜症，心筋症および先天性心疾患における左室とその関連部位の解剖と機能を把握する検査で，通常は先端が丸く側孔を有するピッグテールカテーテルが用いられる(図4-7-1)。

正確なLVG評価のためにはカテーテルの刺激で心室期外収縮を誘発しないように注意し，造影剤が十分に充満していなければならない。

左室機能評価

撮影方向はRAO30度とLAO60度の2方向撮影もしくはRAO30度の1方向撮影が一般的である。左室容量の計算式は複数存在するが，通常は左室を楕円体に近似して求める方法がとられる。拡張末期と収縮末期の左室容量を求め，それを体表面積で除した容量係数と駆出率により心機能を評価することができる。以下にそれらの正常値を示す。

- 左室拡張末期容積係数(end-diastolic volume index：EDVI)：70 ± 20 mL/m^2
- 左室収縮末期容積係数(end-systolic volume index：ESVI)：24 ± 10 mL/m^2
- 左室駆出率(left ventricular ejection fraction：LVEF)：67 ± 8%

また図4-7-6Aのように左室壁を7区分し，それぞれを正常収縮(normokinesis)，収縮低下(hypokinesis)，無収

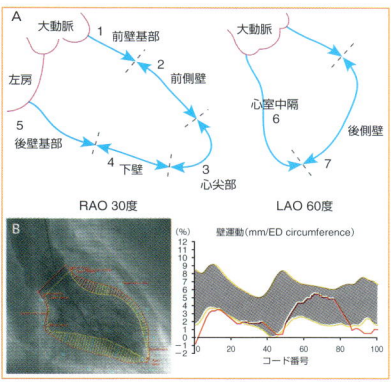

図 4-7-6 左室造影による心機能評価
A：左室造影では左室容積，駆出率(LVEF)，左室局所壁運動などの情報を得ることができる。上記の7つに区分し，各区域の壁運動を視覚的に評価する
B：局所壁運動を定量的に評価するものとしてセンターライン法がある

縮(akinesis)，収縮期膨隆(dyskinesis)，時差収縮(asynchrony)，心室瘤(aneurysm)に分けて視覚的に壁運動を評価する。虚血や梗塞では，障害された冠動脈の支配領域に一致した壁運動異常(asynergy)が認められる。局所壁運動の定量的解析手段としてセンターライン法が普及しており，今日ではほとんどの心血管造影装置のコンピュータシステムに搭載されている(図4-7-6B)。

弁逆流の評価

LVGにより僧帽弁閉鎖不全症患者における逆流の重症

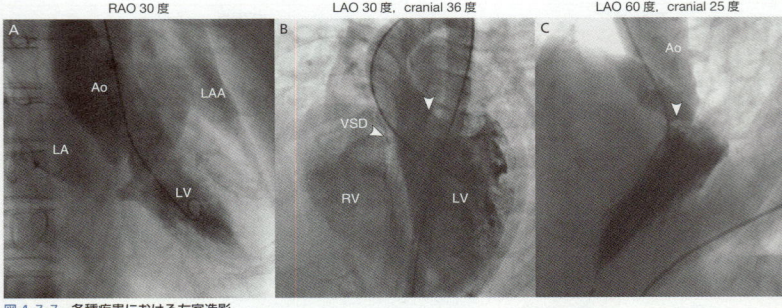

図 4-7-7 各種疾患における左室造影
A：3度の僧帽弁逆流
B：VSDの左右シャントはLAO cranialでよく描出される
C：閉塞性肥大型心筋症における僧帽弁の収縮期前方運動（SAM）を▷で示した
Ao：大動脈，LA：左房，LAA：左心耳，LV：左室，RV：右室，VSD：心室中隔欠損，cranial：頭側

度評価が可能である。僧帽弁逆流の程度を視覚的に評価するSellers分類を以下に示す。

- 1度：左房内へわずかな逆流のジェットがあるが，造影剤はすみやかに消失する。
- 2度：逆流のジェットがあり，左房全体が造影されるが，造影剤はすみやかに消失する。
- 3度：逆流のジェットはなく左房は左室と同等に染まり，造影剤の消失は遅い。
- 4度：左房は左室より濃染し，収縮期には肺静脈も造影される。

左室造影で評価可能なその他の疾患（図4-7-7）

LVGにより先天性の心室中隔欠損や心筋梗塞の機械的合併症としての心室中隔穿孔を評価することができる。心室中隔欠損部位を明確に描出するためには通常LAOで頭側に20～30度程度角度をつけるとよい。また閉塞性肥大型心筋症における僧帽弁収縮期前方運動（systolic anterior motion：SAM）も同様にLAO頭側で明瞭となる。

大動脈造影

大動脈造影（aortography：AOG）の目的は大動脈およびその主要分枝の疾患，大動脈弁ならびにその周辺組織の異常を評価することである。LVG同様複数の側孔を有するピッグテールカテーテルやHalo型カテーテル（図4-7-1）が用いられる。

大動脈弁疾患の評価

大動脈弁狭窄（aortic stenosis：AS）ではAOGにより弁尖の数，可動性，石灰化の程度と局在，狭窄後拡張（post-stenotic dilatation）などを評価することができる。高度のASでは左室から大動脈方向へ造影で染まらないジェット（negative jet）を認める（図4-7-8）。

古典的な撮影方向はRAO30度とLAO60度であるが，経皮的大動脈弁置換術（transcatheter aortic valve replacement：TAVR）といった治療法の発展に伴い，3弁が一直線上に並ぶ角度（perpendicular plane，正面尾側もしくはLAO頭側）による造影も重視されるようになっている。大動脈弁閉鎖不全症（aortic regurgitation：AR）における逆流の重症度はAOGにより以下のように評価される。

- 1度：逆流のジェットを認めるが，左室全体は造影されない。
- 2度：逆流のジェットを認め，左室全体が薄く造影される。
- 3度：逆流のジェットは認められず，左室全体が濃く造影される。
- 4度：逆流のジェットは認められず，左室全体が大動脈よりも濃く造影される。

その他の大動脈疾患

AOGによりValsalva（バルサルバ）洞動脈瘤破裂，大動脈瘤，大動脈解離，大動脈炎症候群，大動脈縮窄症，動脈管開存症，閉塞性動脈硬化症，腎動脈狭窄などを診断することができる。ただし，今日大動脈疾患の多くがマルチスライスCTやMRIなどの非侵襲的画像診断で評価可能となっており，診断目的の大動脈造影は必ずしも必須ではなくなっている。

血管造影の合併症

心血管造影における重篤な合併症の頻度は，死亡0.011％，心筋梗塞0.05％，脳血管障害0.07％，不整脈0.38％，血管損傷0.43％，造影剤アレルギー0.37％，血行動態悪化0.26％，心穿孔0.03％であり，すべての重大合併症発生率は1.7％程度と報告されている。

また心血管造影においてX線ヨード造影剤は不可欠なものであるが，造影剤使用には副作用の発現するリスクがあり，しかも検査前にその副作用を予知することは非常に困難である。ヨードまたはヨード造影剤に過敏症の既往歴がある患者，アレルギーの既往（食物，薬剤）や気管支喘息のある患者では重篤な副作用の発現するリスクが高く，注意を要する。また，副作用には経過観察でよい軽症のものからショックなどの重篤な病態まであり，検査室には各種救急蘇生器具，薬剤，酸素吸入装置などを即時使用可能な状

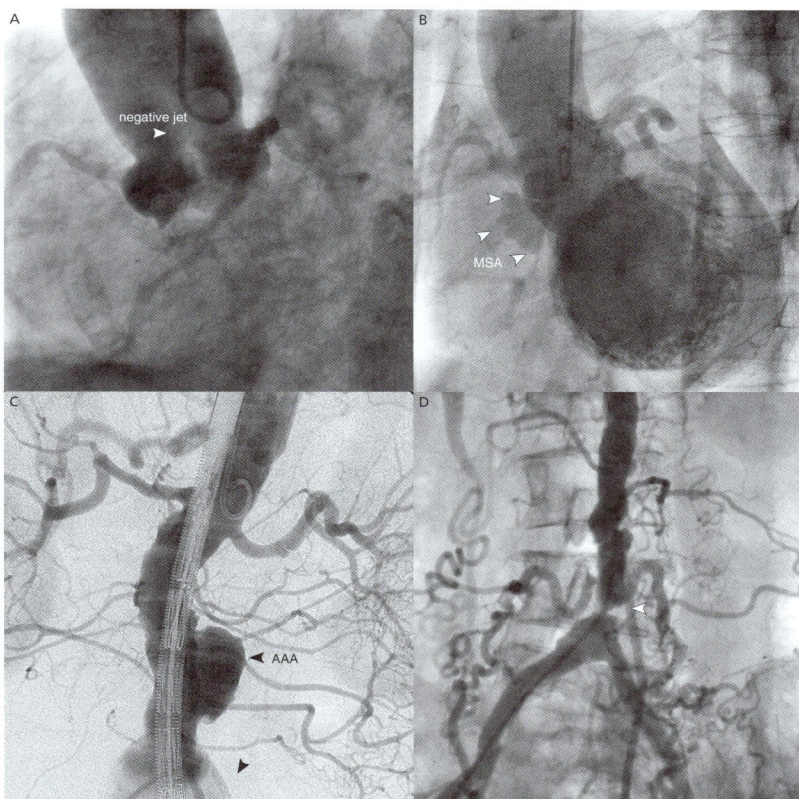

図 4-7-8 各種疾患における大動脈造影
A：大動脈弁狭窄症例で negative jet(▷)を認める
B：大動脈二尖弁に伴う 4 度の逆流と膜性部中隔瘤(membranous septal aneurysm：MSA)を認める
C：腎動脈下腹部大動脈瘤に対するステントグラフト内挿術中のデジタルサブトラクション血管造影(digital subtraction angiography：DSA)。造影剤注入前後の画像を減算処理することにより，骨などが除かれ血管のみを描出している
D：腹部大動脈終末部の動脈硬化性病変(▷)と発達した側副血行路を示す
AAA：腹部大動脈瘤

態に配備しておくことが重要である。

【浅野 竜太・住吉 徹哉】

参考文献
1) 永井良三監訳：グロスマン心臓カテーテル検査・造影・治療法 原著 7 版，南江堂，2009
2) 高橋利之監訳：心臓カテーテルハンドブック 第 2 版，メディカル・サイエンス・インターナショナル，2004
3) 中川義久編：確実に身につく心臓カテーテル検査の基本とコツ，羊土社，2009
4) Scanlon PJ et al：ACC/AHA guidelines for coronary angiography. A report of the American College of Cardiology/American Heart Association Task Force on practice guidelines (Committee on Coronary Angiography). Developed in collaboration with the Society for Cardiac Angiography and Interventions. J Am Coll Cardiol 33：1756-1824, 1999
5) Libby P et al：Braunwald's Heart Disease; A Textbook of Cardiovascular Medicine 8th edition, Saunders Elsevier, 2008

8 血管内エコー法，光干渉断層法，血管内視鏡

■**定義・概念** 虚血性心疾患の最終診断法として冠動脈造影(coronary angiography：CAG)が用いられているが，CAG は内腔のシルエットを描出するために，血管壁の構造までは把握できない。従来から CAG は，冠動脈病変の

重症度を過小評価すると指摘されており、血管内腔に直接カテーテルを挿入する血管内イメージングが進歩してきた。ここでは、血管内エコー法(IVUS)、血管内視鏡および光干渉断層法(OCT)について概説する。

血管内エコー法

血管内エコー法(intravascular ultrasound：IVUS)は、先端に高周波超音波振動子が装着された直径約1mmのカテーテルを直接冠動脈内に挿入し、血管断面像を描出する方法である(図4-8-1)。

IVUSカテーテルは探触子自体が回転する機械走査式と、カテーテル自体は回転しない電子走査式の2種類がある。カテーテルが回転しないために回転ムラがあるため、仮想組織性状評価(Virtual Histology™)が可能である。カテーテル先端径は2.4～2.9Frと細小化されており、多くの症例で治療前の高度狭窄を通過して責任病変部の観察が可能である。超音波の周波数は20～45MHzであり、40MHzの機械走査式カテーテルの距離分解能は約100μm・方位分解能は200μm程度である。このカテーテルを一定の速度(0.5～1.0mm/秒)で引き抜くことにより、冠動脈の長軸像をも描出することができる。

IVUSを用いると、血管の断面積、血管内腔面積、プラークの面積や容積などの定量的な計測のみならず、血管壁を構成する動脈硬化性プラークの性状(線維性、線維脂肪性〈fibrofatty〉、石灰化など)をも評価することができる。1998年にはじめて臨床応用され、その後冠動脈のカテーテル治療(経皮的冠動脈インターベンション(percutaneous coronary intervention：PCI))が爆発的に普及するとともにIVUSの有用性が認識されてきた。最近では、PCIにおける補助診断法のみならず、将来虚血性イベントを起こしうる不安定プラークの評価へと、その臨床応用の範囲が広がっている。

血管内エコー像の定量方法(図4-8-2)：血管内腔面積・全血管面積をトレース法により求め、後者より前者を差し引いたものがプラーク面積となる。血管内エコー上の狭窄率は、同一断面における全血管面積に占めるプラーク面積の割合を示すものである。したがって、病変近位部の正常部位との対比であらわされる血管造影上の狭窄率とは定義が異なることに注意が必要である。

血管リモデリング：動脈硬化の進展過程において、当初は血管自体が外方に拡大することにより血管内腔を保持するが、動脈硬化が血管断面の40～50%以上に進行するに従い血管内腔を狭小化していく現象が認められており、代償性拡大と呼ばれている[1]。この現象は動脈硬化に対する生体の防御反応とみなすこともでき、冠動脈造影上は健常と考えられる部位にもしばしば軽度の動脈硬化性プラークが観察される理由の一つである。これに対し、責任病変部の血管径が近位対照部よりむしろ狭小化している病変も存在し、paradoxical arterial shrinkage または negative remodelingといわれる。

不安定プラークの診断：近年、プラーク破綻を起こす可能性の高い不安定プラーク(unstable plaque もしくは vulnerable plaque)の診断に注目が集まっている。vulnerable plaqueの病理学的特徴は、①プラーク内に大きなlipid coreを有する、②線維性被膜が薄い(65μm未満)、プラークの肩(shoulder)といわれる部位にマクロファージなど炎症細胞浸潤が認められることである。ACS(急性冠症候群(acute coronary syndrome))症例において、責任病変の近傍や他枝の軽度病変を観察すると、vulnerable plaqueと考えられる所見が高頻度に認められる。その特徴として、①低輝度エコー主体のプラーク、②偏心性プラーク(eccentric plaque)、③プラーク内に薄い線維性被膜におおわれたlipid coreを有する、④positive remodelingを伴うなどがあげられる。しかし、従来のgray-scaleの画像では質的な診断には限界があるため、最近では高周波信号(RF〈radio-frequency〉signal)を種々のアルゴリズムで解析することにより、質的診断能力を高める新たな方法が提唱されている。

IB-IVUS(図4-8-3)：観察時に記録された超音波信号を直接IVUS装置から出力し、高速Fourier変換によってIB値が計算される。IB(integrated backscatter)値は、プラークの組織性状により有意に異なることが従来の研究で証明されており、これをカラー表示することが可能となっている[2]。この方法では脂肪分が富む領域が青、石灰化は赤、線維成分は緑と表示され、組織学的にもよい相関を示す。また、非責任病変において、IB-IVUS上vulnerable plaqueと評価された場合、その後のフォローアップにおいて急性冠症候群を発症するリスクが高かったと報告されている。

VH-IVUS(図4-8-4)：VH(virtual histology)-IVUSは、RFを自己相関分析(autocorrelation analysis)することによりスペクトルを求め、そこから得られるパラメータを組み合わせることにより組織性状をカラー表示するものである[3]。現在、Volcano社のphased array式20MHzのIVUSカテーテルを用い、画像の構築が行われている。VH-IVUSでは、プラークの構成成分が①Fibrous(緑色)、②

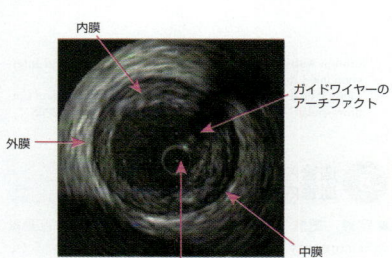

図4-8-1　IVUSで描出した動脈硬化の初期病変

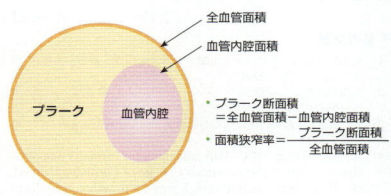

図4-8-2　IVUS断面での計測法

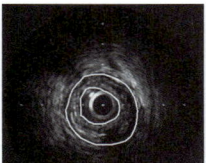 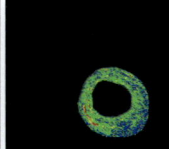

図 4-8-3 IB-IVUS の一例

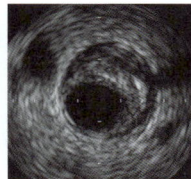 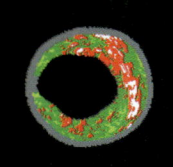

図 4-8-4 VH-IVUS の一例

Fibro-lipidic（黄緑色），③Necrotic core（赤色），④Calcium（白色）で表示され，組織標本と対比したところ正診率は 80〜90% であった。実際の冠動脈プラークは多彩な成分で構成されていることから，4 種類に分類することは限界がある。さらに，血栓を解析するアルゴリズムがないため，血栓を含む病変の評価はできない。Necrotic core がプラーク表層に存在する thin-cap fibroatheroma（TCFA）は ACS に多く認められると報告されており，TCFA が将来的に心血管イベントを起こしうるか否かについては欧米で前向き大規模試験が行われた。TCFA を有するプラークは 3 年後にイベントを発症する頻度が有意に高かったと報告された[4]。

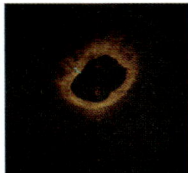 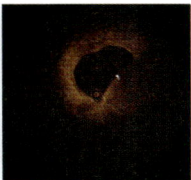

図 4-8-5 OCT の一例
解像度がきわめて高く，線維性被膜の厚さを直接計測することができる

光干渉断層法（図 4-8-5）

光干渉断層法（optical coherence tomography：OCT）は，超音波の代わりに近赤外線を用いた断層装置で，低コヒーレンス光干渉計が基本となっている。1990 年代から主に眼科領域で汎用されていたが，循環器領域では冠動脈内への臨床応用を行うために，細径化されたカテーテルの開発が進められてきた。OCT で観察をする場合には血液を排除する必要があるため，現在用いられているシステムでは，冠動脈の近位部をバルーンカテーテルで閉塞して生理食塩水で置換し，直径 1 mm のシース内に OCT のイメージングワイヤーを挿入して冠動脈の観察を行う。OCT の最大の利点は 10μm という高い分解能であるが，深部到達度が約 2 mm という欠点があり，血管内腔表面に存在する血栓やプラーク表層近くに存在する不安定プラークの評価，さらにはステント留置後における新生内膜の被覆度合いを評価するのに適している。

血管内視鏡

血管内視鏡（angioscopy）は，1990 年代から主として臨床の場で用いられるようになった。現在，血管内腔に挿入する内視鏡カテーテルは 3,000〜6,000 画素のファイバーで構成され，血管内腔の表面を観察するために血液を排除して観察を行う。これには，近位部でバルーンを拡張して血液を遮断し生理食塩水で置換する方法と，バルーンを用いずに用手的にフラッシュを行う方法とがある。いずれも一長一短があり，バルーンで血液を遮断する場合は視野が比較的広くなる反面虚血が生じるし，用手的なフラッシュでは虚血は生じにくいが反面視野が限局される。血管内視鏡は血管表面のカラー画像であるため，血栓や黄色プラークの診断にすぐれている。また，ステント留置後の遠隔期における新生内膜の評価にも使用される。

画像診断から得られた情報を日常臨床に活かす

前述した画像診断法から得られた種々の知見が，日常臨床における薬物療法に応用されている。

ステント留置後における抗血小板療法について：IVUS や血管内視鏡の所見から，ベアメタルステント（bare metal stent）留置後にはアスピリン・チクロピジンを 1 カ月間併用し，その後はアスピリン単独を生涯継続するという薬物療法が行われている。また，留置後 1 カ月以上経過していれば，抜歯や小手術の前に 1 週間程度アスピリンを休薬することが可能である。

薬剤溶出性ステント（drug-eluting stent：DES）は，冠動脈形成術のアキレス腱といわれた再狭窄を激減させると報告され，爆発的に普及した。しかし，留置後 300 日以上経過していたにもかかわらず，大腸癌の手術や内視鏡検査などのために抗血小板療法を中止した 4 症例で遅発性ステント血栓症が発現したという衝撃的な報告が発表された[5]。遅発性血栓症による急性心筋梗塞はしばしば致死的となるため，IVUS や血管内視鏡を用いて原因究明が行われた。その結果，DES では内皮化が遅延することが血管内視鏡による観察から明らかとなり，またステント留置後遠隔期にステントの incomplete apposition が出現する症例が報告された。さらに，血管内視鏡で経時的に留置部位を観察した結果，留置部位に黄色プラークや血栓が存在すると報告された。DES 留置後の抗血小板療法として確立しているガイドラインはないが，アスピリン生涯内服 + チクロピジンまたはクロピドグレルを最低 1 年間投与することが推奨されている。また，抜歯や外科手術前に安易に抗血小板療法を休薬することができず，休薬する間はヘパリン持続投与で活性化部分トロンボプラスチン時間（APTT）を 2 倍程度にコントロールする必要がある。わが国で DES が

使用されるようになった 2004 年 8 月以降にステント留置術を受けた患者では,どの種類のステントが留置されたかを確認する必要がある.

二次予防に関して:急性心筋梗塞や狭心症などの虚血性イベントを経験した症例では,冠危険因子をコントロールすることによる二次予防がきわめて重要である.血管内視鏡による観察では,心筋梗塞の既往を有する患者では責任病変以外にも多数の黄色プラークが存在することから,将来起こりうる虚血性イベントを予防するために早期から脂質低下療法が必要と考えられる.日本動脈硬化学会のガイドラインにも,二次予防においてはLDL(低比重リポ蛋白)コレステロールを 100 mg/dL 以下にコントロールすることが示されている.最近では HMG-CoA 還元酵素阻害薬(スタチン)の投与により,動脈硬化性プラークの安定化と退縮が得られることが明らかとなり,イベント抑制の機序の一つと考えられる.

おわりに

循環器領域では,マルチスライス CT や MRI,心エコーなど非観血的診断法の進歩もめざましい.しかし,PCI 治療の現場では IVUS が冠動脈造影を補完する診断法として重要な役割を果たしている.最近では IVUS を併用して PCI を施行するほうが長期的イベントが抑制されるという報告も散見され,その有用性は折り紙つきである.OCT や血管内視鏡については,PCI を直接ガイドするというより臨床研究としての有用度が高い.いずれにしても,各イメージング方法の利点・弱点をよく把握したうえで,症例に応じて適切な方法を選択することが重要である.

【本江 純子】

参考文献

1) Glagov S et al : Compensatory enlargement of human atherosclerotic coronary arteries. N Engl J Med 316:1371-1375, 1987
2) Kawasaki M et al : In vivo quantitative tissue characterization of human coronary arterial plaques by use of integrated backscatter intravascular ultrasound and comparison with angioscopic findings. Circulation 105:2487-2492, 2002
3) Nair A et al : Coronary plaque classification with intravascular ultrasound radiofrequency data analysis. Circulation 106:2200-2206, 2002
4) Stone GW et al : A prospective natural-history study of coronary atherosclerosis. N Engl J Med 365:226-235, 2011
5) McFadden EP et al : Late thrombosis in drug-eluting coronary stents after discontinuation of antiplatelet therapy. Lancet 364:1519-1521, 2004

9 心内膜心筋生検法

はじめに

1962 年に今野,榊原[1]によって,カテーテル式心内膜心筋生検法(endomyocardial biopsy:EMB)が世界ではじめて開発された.本法は安全で,容易に,かつ心臓カテーテル検査と同時に施行できるなどの利点により,その後,関口ら[2~4]によって臨床応用が進められ,また移植後の拒絶判定には必須とされ,今日では世界各国の心臓専門医の間で広く用いられるようになっている.そこで EMB の適応,実際の手技と心疾患の組織診断について解説する.

適応

EMB の対象疾患と同法の意義を**表 4-9-1**に示した.このうちの心内膜・心筋疾患は,心筋症と特定心筋症に分類される.心筋症は,心機能障害を伴う心筋疾患をさし,一方特定心筋症は特定の心疾患あるいは系統疾患に伴う心筋疾患をさす.EMB によって確定診断が導かれる特定心筋症の心筋疾患全体における割合はむしろ少なく,大部分は特発性の心筋症である.

特発性の心筋症は,心筋病変にいくつかの特徴が見出されるものの,非特異的なことが多く,EMB にてただちに診断が得られるわけではない.一見,非特異的な病変を分析的に読みとり,それによって患者の病態,病因,予後を知る努力をしていないかぎり,採取された心筋標本は「心筋細胞の肥大と間質の線維化」と診断されるのみで,なんらの価値を示さないのである.そこで筆者らの研究室で用いている報告書[2),5)]を**図 4-9-1**に示す.一方筆者らによる調査[6)]では,EMB の合併症による死亡率は 0.05%であった.すなわち通常の心臓カテーテル検査に比べ,合併症による死亡率は高くなく,必ずしも危険な方法であるとはいえないことが理解できる.

そこで EMB は心臓カテーテル法をマスターした専門医によって行われ,心筋症に積極的に取り組んでいる病理医または臨床医によって病変の読みが行われるならば,安全かつ有用な検査であり,心筋症のみならずすべての心内膜または心筋疾患に適応があるといえる.本法を施行するにあたって,急性ウイルス性心筋炎の発症後きわめて早期と不整脈源性右室心筋症(arrhythmogenic right ventricular cardiomyopathy:ARVC)および心室腔に大きな壁在血栓が存在する場合には,十分な経験と慎重さが必要である.

手技

今野式

当初今野は,大型と小型の生検鉗子(それぞれ 9 Fr と 7 Fr に相当)を開発し,成人では右室からの EMB の際に,大型の鉗子(9 Fr)を使用するため,大伏在静脈を切開することが多く,大型のものでも同静脈より容易に挿入することができたが,1980 年以降,大腿静脈を穿刺し,イントロデューサーとしてシースを用いるようになってからは,大型のものを用いることはほとんどなくなった.すなわち小型の鉗子でもシースは 9 Fr が必要となり,大型の鉗子ではシースを用いた挿入は,実際上不可能となったためである.しかし小型といえども,後述するシース法の各社の生検鉗子に比べて今野式のジョーはやや大きい,得られる生検材料も大きいが,扱いづらい面もあり,最近では今野式に取って代わって,後述する長シース法が広く用いられるようになってきた.

長シース法

わが国においてこの方法で使用されている主な生検鉗子には,Cordis 社製,Technowood 社製,Alpha Medical 社製などがあり,それぞれ外径が 5~7 Fr まで用意されている.それぞれの鉗子の比較や使用可能な長シースのサイズがわかるように**表 4-9-2**に示す.

表 4-9-1 心生検の対象疾患と同法の意義

1. 心筋症とその類縁疾患
   1) 肥大型心筋症の診断の裏づけ
   2) 拡張型心筋症の病態の把握と予後の推定
   3) 拡張型心筋症の病因の手がかり
   4) 拘束型心筋症の診断の裏づけ
   5) 心内膜線維弾性症の診断と予後判定
   6) 不整脈源性右室心筋症の診断の裏づけ
2. 特定心筋症の診断あるいは病因の把握
   心筋炎，糖尿病，Fabry 病，アミロイドーシス，サルコイドーシス，ヘモクロマトーシス，Gaucher 病，好酸球増加性心疾患，カルニチン欠損症，クロロキン中毒，Lyme 病などでは，心筋生検にて確定診断が得られることがある
3. 移植心の拒絶反応の評価判定
4. 抗がん剤ドキソルビシンなどによる心筋障害の評価
5. 先天性心疾患あるいは弁膜症など，心臓手術の考慮に際して心筋病変を知る
6. 心臓腫瘍の診断

心内膜心筋生検の病理組織学的診断

患　者：　　　　　　　　　　　　歳，男　女
依頼先：　　　　　　　病院　　　　　　先生
臨床診断名：

右室，左室心筋　　個

心筋肥大
1. 大きさ（　）

心筋配列～構築異常
2. 錯綜配列（　）
3. 渦巻状配列（　）
4. 配列の乱れ（　）
5. 細胞索の断裂（　）
6. 樹枝状分岐（　）

心筋変性
8. 大きさのばらつき（　）
9. 空胞～水腫変性（　）
   グリコーゲン沈着増量（　）
10. 好塩基性変性（　）
11. 均等物質沈着（　）
12. 顆粒状物質沈着（　）
13. 筋細胞融解～消失化（　）
14. 核の変性
    a. 腫大（　）
    b. 変形（　）
    c. 濃縮（　）
    d. 複核（　）
    e. 大型化（　）

15. 筋原線維の粗鬆化（　）
16. 筋形質の腫大（　）
17. リポフスチン沈着増量（　）
18. 間質浮腫（　）
19. 間質大単核細胞増生（　）
20. 脂肪織（　）
21. 間質線維化（　）
    （心内膜下，心筋内，斑状，びまん性，血管周囲性）

心内膜病変
22. 心内膜肥厚（　）
23. 心内膜直下の線維化（　）
24. その他
    a. 細小動脈肥厚（　）
    b. 小円形細胞浸潤（　）
    c. 好酸球浸潤（　）
    d. 好中球浸潤（　）
    e. 巨細胞増生（　）
    f. 心内膜炎性病変（　）
    g. 筋収縮生帯（　）
    h. 出血（　）

《Comment》

図 4-9-1　心内膜心筋生検の病理組織学的診断・依頼報告書
それぞれの病変について，（−）〜（＋＋＋）の4段階で判定する

心生検の実際

右室生検

心筋の採取は，左・右両心室，右房から行われるが，部位としては右室からが容易で一般的である。

経上大静脈右室生検法

本検査は冠動脈造影検査に付随して行われる場合が多い。冠動脈造影検査が橈骨動脈および上腕動脈アプローチ法によって行われることが主流となっている近年において，本検査は右内頸静脈，あるいは右鎖骨下静脈穿刺下に行う施設が多く，以下に当施設で行っている方法を示す。

右内頸静脈に短シース（イントロデューサー 8F，テルモ社製）を留置し，さらにそのなかに8Fr の長シース（バイオプシー用シース，BC8F(J)45C，カテックス社製）を挿入して右室まで進める。この際，冠動脈造影検査で使用したガイドワイヤーを先行させると，長シースを右室に導きやすい（冠静脈洞に入りやすいので注意を要する）。

次に左前斜位（30〜45度）にて，長シースの先端が心室中隔に向いているのを確認し（少量の造影剤で右室造影を行う（図 4-9-2）），さらに心腔の圧を測定し右室であることを確認したうえで（図 4-9-2），心筋生検鉗子（テクノウッドディスポーザブルバイオプシー鉗子，Technowood 社製）を挿入する。長シースの先端より生検鉗子が出たら，すぐに先端のジョーを開く（先端を開いておけば穿孔する心配は少ない（図 4-9-2））。先端のジョーを決して強く押しつけないようにし，組織を採取しないで生検鉗子を引く。生検鉗子はジョーを閉じた状態では構造上かなり先端がシャープになるため，この状態で心室内に留置すると穿孔の原因となる。よって採取した後は，鉗子のみをすばやく引き抜くのがコツである。

長シースは抜かないで右室内に残し，長シースの方向を少しずつ変え，前述した操作を繰り返し3〜5個採取する[5]。採取後は右室，右房の圧を測定し，異常がないことを確認して終了する。

経下大静脈右室生検法

右大腿静脈穿刺法により，下大静脈より右室に長シースおよび生検鉗子を挿入して，採取する。Cordis 社，Mansfield 社ともに，鉗子の先端のジョーはそれぞれ大と小があり，小が多く使用されている。採取する際には穿孔を避けるため，右室内に留置した長シースの先端が心室中隔に向いていることを確認した後に，生検鉗子を挿入し進めて生検材料を3〜5個採取する。しかし，冠動脈造影検査が橈骨動脈および上腕動脈アプローチ法によって行われることが主流となっている近年においては，前述した経上大静脈右室生検法が選択されるケースが多くなってきている。

左室生検

左室からの採取は，大動脈と左室の解剖学的な位置関係のため，左室後側壁より採取することとなる。左室の場合も右室と基本的には同様であり，異なる点のみ述べる。大腿動脈を穿刺して，まず短シースを挿入する。その後，長シースを左室に挿入したところで，少量の造影剤を注入し，カテーテルの先端の位置を確認することが望ましい。

右室生検の合併症として三尖弁の腱索採取による三尖弁逆流があるが，三尖弁逆流は臨床的に致死的合併症になることは少ないと考えられる。しかし左室生検では，僧帽弁の腱索採取により僧帽弁逆流を合併した場合は，その心配不全に陥ることがあり，誤って腱索を採取しないようにカテーテルの先端の位置を十分に確認しておく必要がある。

カテーテルが左室に入ったところで，左前斜位（30〜45度）にして，左室後側壁に向けて生検鉗子を進めて心筋材料を採取する。生検鉗子の使用の注意点に関しては右室と同様である。しかし，筆者らの動物実験による検討では，

表4-9-2 心筋生検鉗子の比較

比較項目/製造販売会社	Technowood トノクラ医科	Technowood トノクラ医科	Technowood トノクラ医科	Technowood トノクラ医科	Technowood トノクラ医科	Technowood トノクラ医科
カタログ番号	TBF-5001	TBF-6001	TBF-6002	TBF-S6001	TBF-7001	TBF-7002
長さ(有効長(cm))	105	105	50	105	105	50
外径(Fr)	5	6	6	6	7	7
組織採集量(ジョー部容積(mm³))	2.02	3.1	3.1	3.1	5.94	5.94
使用可能シース(Fr)	5	6	6	6	7	7
シース and シースの場合(Fr)	7	8	8	8	9	9
その他特徴	心臓用	心臓用	心臓用	心臓用	心臓用	心臓用
カバー	なし	なし	TFE Teflon	TFE Teflon	TFE Teflon	TFE Teflon
形状づけ	flexible	flexible	pre-curved	pre-curved	pre-curved	pre-curved
保険還付	手技料のみ	手技料のみ	手技料のみ	手技料のみ	手技料のみ	手技料のみ

比較項目/製造販売会社	Cordis J&J	Cordis J&J	Cordis J&J	Cordis J&J	Cordis J&J	
カタログ番号	504-300	504-302	504-300L	504-302L	504-400L	
長さ(有効長(cm))	104	50	100	50	104	
外径(Fr)	5.5	5.5	7	7	7.5	
組織採集量(ジョー部容積(mm³))	2.46	2.46	5.2	5.2	5.3	
使用可能シース(Fr)	6	6	7	7	8	
シース and シースの場合(Fr)	8	8	9	9		
その他特徴	心臓用	心臓用	心臓用	心臓用	心臓用	
カバー	なし	なし	なし	なし	TFE Teflon	
形状づけ	flexible	flexible	flexible	flexible	pre-curved	
保険還付	手技料のみ	手技料のみ	手技料のみ	手技料のみ	手技料のみ	

比較項目/製造販売会社	alpha Medical 大正医科	alpha Medical 大正医科	alpha Medical 大正医科	alpha Medical 大正医科		
カタログ番号	18110	18050	23110	23050		
長さ(有効長(cm))	110	50	110	50		
外径(Fr)	5.4	5.4	6.9	6.9		
組織採集量(ジョー部容積(mm³))	2.54	2.54	5.52	5.52		
使用可能シース(Fr)	6	6	7	7		
シース and シースの場合(Fr)	不明(長シース無)	不明(長シース無)	不明(長シース無)	不明(長シース無)		
その他特徴	心臓用	心臓用	心臓用	心臓用		
カバー	なし	なし	なし	なし		
形状づけ	flexible	flexible	flexible	flexible		
保険還付	手技料のみ	手技料のみ	手技料のみ	手技料のみ		

左室は穿孔すると致命的になることがあり,右室生検で十分習熟してから行うのがよいと思われる。

左室,右室のどちらから生検を行うかという問題については,左室からのアプローチでは,一般に心室中隔から採取するのが難しく,病変が心室中隔に多く分布するような疾患,たとえば肥大型心筋症,心サルコイドーシスなどでは,右室から生検を行う。

右房生検

右房からの採取には,今野式生検鉗子を使用する。右房は壁が薄く穿孔した場合,止血機転が働きにくいため,心タンポナーデに陥りやすく危険である。右房にかぎってはかなりの習熟を要し,かぎられた施設でのみ行われている。

合併症

心筋生検の合併症として,心筋穿孔に伴う心タンポナーデ,塞栓症,不整脈,伝導障害,弁膜の損傷,迷走神経反射,気胸などが生じうるが,そのなかで最も危険なのは心筋穿孔である。特に左室穿孔は,突然ショックに陥ることがあり,右室穿孔に比べて死亡率もはるかに高いため注意を要する。

心筋穿孔の頻度としては,わが国から大規模な134施設からの1万9,964例のEMBの報告が出され,それによると右室穿孔が115例(うち6例死亡〈5.2%〉),左室穿孔31例(うち4人死亡〈12.9%〉)で,全死亡例は10例で0.05%であった。筆者らは,この13年間で3例の右室穿孔を経験したが,穿孔時の症状・徴候は,胸痛,徐脈,低血圧などの迷走神経反射による症状が多いように思われる。組織を採取した際に,患者が痛みを訴えたときには,まず穿孔していると考えたほうがよい。また穿孔時には,比較的早期から血圧低下,胸部不快,呼吸困難などの症状が出現する。穿孔が生じた場合にまず行うべきこととして,徐脈が生じた場合は硫酸アトロピン(1 mg)を静脈内注射する。また一般的に検査当日は絶食であり,造影剤の浸透圧利尿も加わり脱水状態になっていることが多いため,血圧低下を余計に助長してしまうために急速輸液を行うことが望ましい。

以上の処置で血圧と心拍数を確保する。その後心タンポ

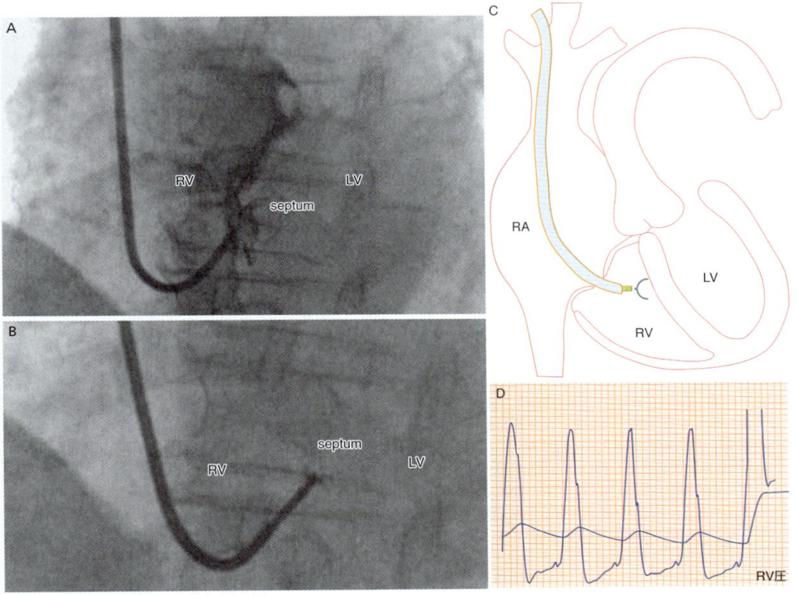

図 4-9-2 経上大静脈右室心内膜心筋生検法

A：上大静脈を経由し，右室に長シースを挿入する．図のように少量の造影剤を用いて，左前斜位 30〜45 度で右室造影を行い，心室中隔の位置を確認する
B：長シースより心筋生検鉗子を出し，心筋を採取する
C：長シース法による経上大静脈右室生検時の生検鉗子の解剖学的位置
D：右室に挿入した長シースを用いて，心腔内圧を測定し右室であることを確認する
RV：右室，LV：左室，septum：中隔，RA：右房

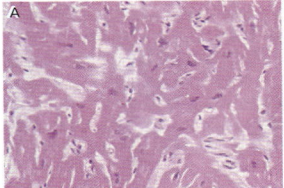
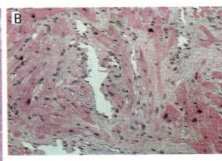
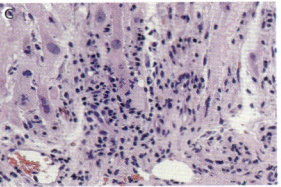

図 4-9-3 心筋疾患の心内膜心筋生検像

A：肥大型心筋症（HE 染色）．錯綜配列を伴う奇妙な心筋肥大像（BMHD）を認める
B：拡張型心筋症（HE 染色）．心筋細胞の融解〜消失化，間質の高度の線維化を認める
C：ウイルス性心筋炎（急性期）（HE 染色）．著しいリンパ球浸潤を認める

ナーデの状態となり血行動態が維持できないようなら，躊躇せず心嚢ドレナージを施行する．筆者らは，pericardiocentesis set（Cook 社製）を用いている．本セットは穿刺針に 22 G の micro puncture を用いているため，局所麻酔をしながら安全に穿刺でき，ドレナージチューブに工夫がされているため閉塞しにくく，持続吸引器への接続も可能である．

心筋疾患の組織診断

EMB で診断が可能，あるいは本法が病態の裏づけなどに有用な心筋疾患について組織診断の実際を述べる．

拡張型心筋症

非特異的な病変が多く，EMB から本症と積極的に診断することは不可能である．しかし，EMB から得られる組

織像と心機能あるいは予後とは，有意に相関しており，病態の裏づけとして十分有用である．

心筋の収縮低下に対応する病理所見としては，①心筋細胞の変性，融解，消失化，②心筋細胞の断裂，③間質の線維化などがある（図4-9-3B）．EMBより得られた以上の3項目の病変を0～3点に評点し，総和した病理組織学的心筋収縮不全度は，心拍出係数や1回心拍出係数と有意に逆相関し，左室駆出率とは指数回帰分析から有意な負の相関を示す．また予後については，このインデックスが4点以下の群と5点以上の群との間では，3年生存率が前者32.1%に対して，後者は0%と著しい差がみられ，予後判定にも有用である．

肥大型心筋症

本症では，錯綜配列を伴う奇妙な心筋肥大（bizarre myocardial hypertrophy with disorganization：BMHD）（図4-9-3A）を認める．

BMHDとは，肥大型心筋症で高頻度にみられる特徴的な所見で，①心筋細胞の肥大，②錯綜配列，③奇妙な核の三者を満たすものを原則的にさす．なお錯綜配列（disorganization）とは，心筋細胞が互いに不規則に直交，斜交し，side by sideの結合やtight connectionをしている状態をさし，心筋細胞の配列の乱れ（disarrangement）と区別する必要がある．BMHDは肥大型心筋症の診断要素となしうるものの，肥大型心筋症のみならず，心筋炎など過去に心筋が破壊された後遺症として，あるいは心筋症の家庭内発症を有する拡張型心筋症などでも観察されることがあり，鑑別の必要がある．

ウイルス性あるいは特発性心筋炎

いわゆる「かぜ症候」の後に，急性心不全あるいはショック，致死性不整脈（房室伝導障害あるいは心室頻拍など）が認められた症例では，発症10日以内の時期に心生検を行うと，心筋細胞の融解・消失化，リンパ球浸潤（図4-9-3C）などの急性心筋炎と診断してよいような病変を見出すことができる．しかし心生検の時期が，発症より遅くなればなるほど，ことに8週間以上経過し，すでに臨床的にも改善がみられるような症例では，生検材料をもってしても心筋炎の確定診断はかなり難しくなる．

【加藤　茂・森本　紳一郎】

参考文献

1) Sakakibara S et al : Endomyocardial biopsy. Jpn Heart J 3：537-543, 1962
2) 関口守彦ほか：心内膜心筋生検による生検心筋の病理組織学的診断の基準とその定量化試案．厚生省特定疾患特発性心筋症調査研究班昭和52年度研究報告書，p75-93，1978
3) 関口守彦ほか：心筋バイオプシーの意義．日本臨牀 42：2781-2790, 1984
4) 広江道昭ほか：心内膜心筋生検の評価．病理と臨床 1：666-679, 1983
5) 神崎万智子ほか：心筋生検の見方．病理と臨床 29：172-175, 2011
6) Hiramitsu S et al : National survey of use of endomyocardial biopsy in Japan. Jpn Circ J 62：909-912, 1998

10 電気生理学的検査

はじめに

電気生理学的検査（electrophysiological study：EPS）は不整脈の診断，重症度の評価，メカニズムの解明および薬物療法・非薬物療法などの各種治療法の適応決定に用いられる．特に，現在においてはカテーテルアブレーションを行う際には不整脈の誘発，メカニズムの確認および治療効果判定など電気生理学的検査は必須である．ここでは個々の不整脈については他稿に譲り，一般的な本検査の方法，適応，意義について概説する．

電気生理学的検査に必要な器具・装置

基本的な器具（造影用カテーテル，ガイドワイヤー，シースイントロデューサーなど），設備（心臓カテーテル室など），装置（X線透視装置，電気刺激装置，記録解析装置など）および急変時に備えて電気的除細動器，救急・蘇生セットなどが必要となる．複雑な機序の不整脈の評価や心房・心室の不整脈源の基質（substrate）を明らかにしたい場合などは，三次元マッピング（CARTO™，EnSite™など）が必要になる場合がある．またカテーテルアブレーションを行う予定の場合にはその準備として高周波刺激装置が必要で，左房，左弁輪部へのアプローチを行う場合，心房中隔を経由していくためのBrockenbrough針，および施設によってはそれをガイドするための心腔内超音波などの準備も必要となる．

方法

電気生理学的検査は穿刺部位に十分な局所麻酔を施した後に大腿静脈など主に静脈系に穿刺を行い，シースと呼ばれる管を血管内に挿入し，それを介して電極カテーテルを心腔内の目的とする部位に留置する．最も基本的な電気生理学的検査では高位右房，His（ヒス）束近傍，右室心尖部に1本ずつ電極カテーテルを留置する．His束電位を得るため，三尖弁上縁中隔側の三尖弁を越えたあたりで心房波A-His波H-心室波Vが良好に得られる位置にカテーテルを置いておく．左心系の電位情報を求めたい場合には左房室弁に沿って走行する冠静脈洞内にカテーテルを留置し，左房・左室の電位を得る．冠静脈洞は内頸静脈，鎖骨下静脈からのアプローチが容易であるが，大腿静脈からも挿入可能である．カテーテルの留置部位およびアプローチを表4-10-1に示す．また心腔内に置かれたカテーテルの概念図および得られる電位の例を図4-10-1に示す．

基本的には穿刺部位近傍の局所麻酔で実施するが，誘発される不整脈の自覚症状が強い場合，血行動態が破綻し電気的除細動器使用が想定される場合などにはプロポフォールなどの静脈麻酔薬などを使用して鎮静を得る場合も少なくない．また一過性に房室伝導を遮断したい場合にはアデノシン三リン酸（ATP）の急速静脈内投与を行う（喘息がないかどうか確認が必要）．そのほか，頻拍発作の誘発性を高めるためにイソプロテレノール持続点滴や，自律神経系遮断を目的に硫酸アトロピン，プロプラノロールなども用いられる．

カテーテルを所定の位置に置き，ベースラインの心腔内電位を記録した後，さまざまな条件で心臓のペーシングを挿入したカテーテルを介して行うが，それをプログラム刺激（programmed stimulation）と呼ぶ（図4-10-2）．プログラム刺激はさまざまな部位で行い，疾患ごとで異なるが基本的には心房（右房または冠静脈洞，または左房），心室（右

室心尖部または流出路,時に左室)のそれぞれに実施する。プログラム刺激の方法は,①連続刺激(高頻度刺激),②早期刺激とに分けられる。連続刺激は,自己の心拍数よりも速い心拍数で一定時間ペーシングを行う(洞機能をみたい場合には30秒間とする)。ペーシングする心拍数を10~20/分ずつ段階的に上昇させる。早期刺激は,自己脈(洞調律)の途中に短い連結期の刺激(期外刺激)を入れる単発(スキャン)刺激(scanning extrastimulation)と呼ばれる方法と,基本刺激(基本周期400 msec,600 msecなど)で6~10回刺激した後に期外刺激を単発,さらに頻拍の誘発などのために必要性があれば2連発,3連発の期外刺激を入れ,その最後の刺激の後の反応を観察する。

これらのプログラム刺激は洞機能,房室伝導能,頻拍の誘発・機序解明に有用である。また頻脈発作が誘発された場合,その発作中にプログラム刺激を入れて機序を究明したり,その刺激により頻拍発作を停止させることもある。迅速な電位の読みとりとプログラム刺激,さらには手技により誘発される種々の不整脈や予期せぬ合併症などに備え,十分な知識・技術をもとに可及的すみやかに対処できるよう心掛ける必要がある。

表4-10-1 カテーテルの穿置部位・留置部位

電極カテーテル留置部位	到達経路	穿置部位
右房	上・下大静脈	すべて
His束(右心側)	上・下大静脈	大腿静脈など
His束(左心側,まれ)	経大動脈弁	大腿動脈など
冠静脈洞	上・下大静脈	前腕静脈 鎖骨下静脈 内頸静脈 大腿静脈など
左房	経心房中隔 経大動脈弁	大腿静脈 大腿動脈
右室	上・下大静脈	大腿静脈
左室	経大動脈弁 経心房中隔	大腿動脈 大腿静脈

適応

心臓電気生理学的検査の適応には大別して3つのカテゴリーがある。

1. カテーテルアブレーション(心筋焼灼術)を前提とした検査
2. 症状との関連や突然死のリスクを評価するための検査
3. 治療・薬物の効果を評価するための検査

カテーテルアブレーションにあわせて実施されることについては論をまたないが,2.に関しては,たとえば失神などの場合においても,不整脈の関連が疑われる場合にのみ施行すべきであり,結果をある程度予想し対処を十分に想定したうえで行うべきである。電気生理学的検査を行っても解釈の余地が残る結果が出ることは往々にしてあり,かえって治療選択に迷う場合がある。侵襲的な検査を行ったが疾患・病態に関しての治療を決定しうる情報が得られないといった事態は可能なかぎり避けるべきである。3.は薬物やカテーテルアブレーションなどの治療介入を行い不整脈の誘発性の変化や心臓の伝導能の変化などを調べる。現在では非侵襲的な検査およびその解釈で多くの不整脈についての評価が可能となっており,2.および3.を目的とした検査は減少しつつある。徐脈・頻脈でそれぞれ適応が異なるため以下,詳述する。

徐脈

対象となる疾患は洞不全症候群と房室ブロックが大部分を占めるが,少数ながら神経調節性失神や閉塞性肥大型心筋症に対するペーシングの有効性を確認するために検査が行われることもある。

検査の適応は,

1. 治療適応を判断するための診断を目的とする場合
2. 治療の効果を判定する場合
   1) 薬剤の効果を判定する場合
   2) ペーシングの効果を判定する場合

の3つとなる。

1.に関して,classⅠの適応は,

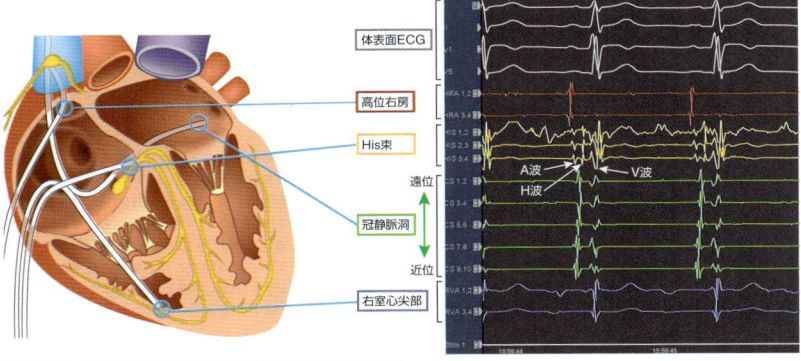

図4-10-1 電極カテーテルの留置部位および得られる心腔内電位
右図電極カテーテルを留置したときのベースラインでの記録を示す。上4列は対表面心電図,続いて2列(赤)高位右房,3列(黄色)His束(心房波A-His束波H-心室波Vの3つの波が観察される),2列(紫)右室心尖部

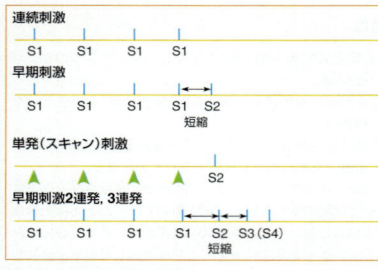

図 4-10-2　プログラム刺激
▶：自己脈

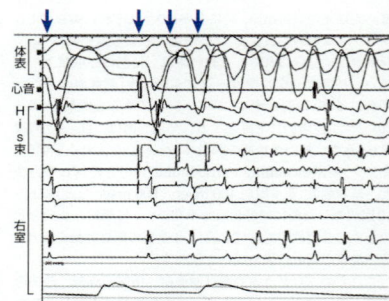

図 4-10-3　心室細動誘発例
基本周期 400 msec による刺激後に 2 連発の期外刺激を導入したところ心室細動が誘発され，電気的除細動を実施した

①徐脈は存在するが，症状との因果関係が不明な場合
②めまい・失神の出現状況や随伴症状などから原因として徐脈が疑われる場合

class Ⅱa の適応は，
①ペースメーカの適応がすでにあるが，機種選択を行うために洞結節機能や房室伝導障害を評価する必要がある場合
②突然死の危険性があるが，症状のない疾患（MobitzⅡ型 2 度房室ブロック，3 度房室ブロックおよび二枝または三枝ブロック）に対するブロック部位の同定および洞機能評価が必要な場合

徐脈性不整脈に対する治療適応は症状の有無（上記 class Ⅰの 2 つ）や突然死の可能性の有無（上記 class Ⅱの②）の 2 点で判断されるが，非侵襲的な検査にて多くの場合が判断可能であるため，電気生理学的検査は補助的な役割を有するにとどまる。

[2] 1）に関しては class Ⅰの適応はなく，class Ⅱa の適応としては，
①洞機能不全の原因がペースメーカを要さないもの（薬剤性や自律神経機能不全など）か，ペースメーカが必要なもの（内因性など）かの判断がつかない場合
②無症状の徐脈で，伝導障害を起こしうる薬剤の投与が必要な場合の試験的な投与および投与に際する安全性の評価を行う場合
の 2 点となる。

[2] 2）に関して，class Ⅰの適応は，
①神経調節性失神や肥大型心筋症におけるペーシング療法の有効性を一時的ペーシングによって確認する場合

class Ⅱa の適応として，
①徐脈性心房細動に対するペーシング療法の有効性を一時的ペーシングによって評価し，ペースメーカの適応を決める場合
②心不全症例における両室ペーシング療法の有効性を一時的ペーシングによって確認する場合
の 2 点となる。

これらの適応に関しては一般的ではなく，個々の症例で検討していくべきである。

頻脈

個々の患者に対する頻脈の意義は基礎心疾患の有無によって大きく異なり，直接生命予後に関与する場合もある。したがって頻脈自体よりも患者の全体像を把握し治療適応および治療効果を判定する一環として電気生理学的検査を位置づける必要がある。

頻脈に対する積極的な加療を行う適応は，①症状を伴う頻脈，②予後にかかわる（致死的な）頻脈（心室頻拍，心室細動）の 2 つになり，①に関してはカテーテル心筋焼灼術や薬物療法が，②に関しては植込み型除細動器（ICD）が主な役割を担う。①に伴う電気生理学的検査は頻拍の誘発，確定診断や機序解明，治療適応の決定，治療効果の判定などの役割を負っており，治療にはほぼ必須の検査といえる。また，②における電気生理学的検査の役割は比較的限定的である。頻拍の誘発可否などにより突然死のリスクを評価することが可能となる場合があり，治療適応の決定に補助的な役割を果たしている。

したがって検査の適応は以下のとおりとなる。

[1] 症状の原因として頻拍が確定しているもしくは疑われる場合，およびその頻拍に対する治療効果判定を行う場合

[2] （基礎心疾患があり）心室細動など突然死の危険性がある頻拍が想定される場合（図 4-10-3）

対象となる疾患を以下に記す。

- [1] に対応する疾患としては発作性上室頻拍，心房細動をはじめとする narrow QRS tachycardia，失神・めまい発作を伴う動悸発作を有する WPW (Wolff-Parkinson-White〈ウォルフ-パーキンソン-ホワイト〉) 症候群，wide QRS tachycardia 全般，失神・めまいのうち頻拍が原因として疑われる場合などがある。

- [2] に対応する疾患としては Brugada（ブルガダ）症候群（ただし，失神の既往などの自覚症状，あるいは突然死の家族歴がある場合），症状のない WPW 症候群（ただし突然死の家族歴があるか危険度の高い職業に従事している場合），失神発作または左室機能低下を伴う非持続性心室頻拍，器質的心疾患を伴う心室期外収縮頻発症例，心肺蘇生後症例などがある。

各々の疾患に対する詳細な電気生理学的検査の意義については他稿参照。

合併症

電気生理学的検査では徐脈・頻脈ともに致死的な不整脈を誘発することが目標となることもあり、必ずしも合併症とはいえないが高率で種々の不整脈が誘発されるため、プログラム刺激による頻拍の停止や房室ブロック発生時のペーシングを含めた徐脈・頻脈へのすばやい対処が必須となる。

実際に起こりうる合併症とその頻度を表4-10-2にまとめた。十分に習熟していれば電気生理学的検査は比較的合併症も少なく、循環器領域で高頻度に行われる冠動脈造影（死亡率0.1～0.3%）と比しても同等もしくはより安全な検査と考えられる。

意義

電気生理学的検査の解釈には疾患ごとにいくつかの大切なポイントが存在する。

1. 徐脈における洞不全症候群に関しては心房頻回刺激後の洞機能の抑制（overdrive suppression）、洞周期の延長を測定した（修正）洞結節回復時間が症状に関連、相関する場合が多い。

2. 徐脈における房室ブロックではブロック部位によりその臨床像が決定するため部位診断が重要となる。そのためにはHis束電位を記録し心房期外刺激および心房頻回刺激に対するHis束電位の反応が重要となり、AHブロック、BHブロック、HVブロックのいずれであるかを判定する。His束以下のブロックでは広範な伝導系の障害を意味し、リスクありと評価される。

3. 心筋焼灼術の対象となる頻脈では頻脈の誘発やその機序同定、焼灼部位の決定が検査の役割となる。頻脈の誘発はプログラム刺激や薬物投与にて行われ、機序同定は電位記録の興奮順序やプログラム刺激への反応、三次元マッピング装置から行われる。焼灼部位は機序に基づき決定される。

4. 突然死のリスク評価を行う場合には頻脈を誘発することが必要となる。主に心室に対する頻回刺激やプログラムされた期外刺激が行われる。頻脈が誘発されるか否か、プログラム刺激や薬物の有無による誘発条件などが問題となり、より軽度の条件で誘発されるものが高リスクと評価される。

遅延電位

現在のわが国では突然死の原因のうち70%以上が心臓突然死とされている。植込み型除細動器の出現により心臓突然死の予防が可能となった現在において、致死的な不整脈に対するリスク評価は大きな意味を持っている。

加算平均心電図より測定される遅延電位は不整脈基質の有無を判定することで不整脈イベントのリスクを推定することが可能である（図4-10-4）。疾患によってはリスク評価が可能となり、かつ非侵襲的な検査であるため有用性が高い。適応となる疾患を表4-10-3にあげた。

遅延電位は加算平均心電図にてQRS後半に認められるlow-amplitude, high-frequencyな波であり、心室頻拍の基質（例：心筋梗塞巣）となりうる遅延伝導部位を反映していると考えられている。傷害された心筋は長く、低い電位

を示すため、不整脈基質が存在することを示す判定基準は、表4-10-4のようになる。

心筋梗塞後の症例ではこの判定基準を用いたデータが集積しつつあり、心機能が低下している症例では予後との相関が知られている。ただし、現在蓄積しているデータでは陰性的中率のみが高く陽性的中率は低い。したがってリスクが不明な患者に対する植込み型除細動器の適応決定では

表4-10-2 電気生理学的検査に伴う合併症

合併症	発生頻度		
	Josephson ME(2002)	Dimarco JP (1982)	Horrowitz LN(1987)
死亡	0.01%	0%	0.10%
完全房室ブロック			0.10%
著明な血腫			0.20%
心臓穿孔	0.08%		0.20%
動脈損傷			0.40%
気胸		0.47%	
局所もしくは全身感染		0.56%	
血栓性静脈炎	0.03%		0.60%
塞栓症	0.05%	0.85%	0.40%
治療が必要な心房細動			1.00%
その他重篤な不整脈		10%	3.00%
低血圧	<2%		2.00%
	(連続12,000回の検査)	(連続1,062回の検査)	(連続1,000症例)

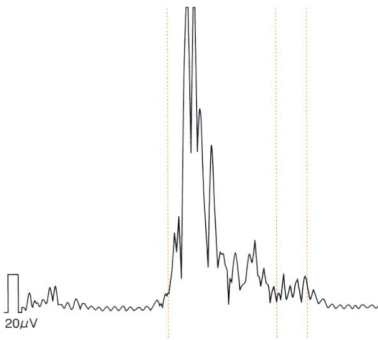

図4-10-4 加算平均心電図の一例
Brugada症候群の患者であるが、filtered QRS 109 msec, RMS40 18μV, HFLA 41 secと2基準陽性であり、LP（遅延電位）陽性と判断された

表4-10-3 LP（遅延電位）の評価 適応となる疾患

1) 心筋梗塞	
2) 心筋症	虚血性
	肥大型
	非虚血性（拡張型など）
3) 不整脈源性右室心筋症	
4) Brugada症候群	
5) その他	筋ジストロフィー
	強皮症
	先天性心疾患など

表 4-10-4 LP（遅延電位）の判定基準

40 Hz フィルター使用時	
HFLA 幅 (high frequency low amplitude 幅)	40 秒以上
RMS 40（root mean square）	20 μV 未満
QRS 幅	120 msec より大きい

HFLA 幅：QRS 電位が 40 μV 以下のポイントから QRS 終末点までの時間
RMS 40：QRS 間隔の終末 40 ms 幅の間の平均電位
QRS 幅：フィルター処理された後の QRS 幅

なく，むしろ相対的低リスク患者に対する植込み回避の根拠として利用するほうが適している点に注意が必要である。

【朝田 一生・今井 靖】

5 心不全

1 心不全の分子メカニズム

心不全の病態生理

心不全（heart failure）は，心機能低下や静脈のうっ滞などの循環動態の異常を呈し，末梢臓器の酸素需要に見合う血流量を絶対的あるいは相対的に拍出できない状態と定義される。また，心不全は多様な心疾患の終末像であり，罹患患者の生活の質（quality of life：QOL）を著しく低下させるとともに，生命予後を大きく脅かす。

心不全の疾患概念はこれまでに大きく変遷してきた[1]。20世紀前半までは，心不全の病態は全身への過剰な水分貯留であるという症候学的概念が主流であったが，1960年代頃より，心臓のポンプ機能低下による心拍出量の低下と末梢血管抵抗の増加による末梢循環不全がかかわっていることが明らかとなった。さらに1980年代になると，慢性心不全が進行性の疾患であることが強く認識され，特に神経・液性因子の関与が注目されるようになった。つまり，血行力学的負荷や虚血などの外的要因により，あるいは遺伝子異常に起因する蛋白質の機能異常という内的要因により心筋障害が生じた場合，交感神経系やレニン・アンジオテンシン・アルドステロン（RAA）系などの液性因子，炎症性サイトカイン，酸化ストレスなどが過剰に活性化され，心筋細胞肥大や間質の線維化，心室内腔の拡大などの心筋の構築変化（リモデリング）が生じ，そのことがさらに心筋障害や心機能低下を悪化させる。このような悪性サイクルを繰り返しながら，心不全は進行性に悪化する（図5-1-1）。

心筋細胞の機能不全

心筋細胞の収縮と弛緩は細胞内カルシウム（Ca^{2+}）によって制御されている。細胞膜の脱分極によって開口するL型 Ca^{2+} チャネルから細胞内に流入する Ca^{2+} が，筋小胞体（SR）に存在するリアノジン受容体（RyR）からの大量の Ca^{2+} 放出を誘導する。このようにして増加した Ca^{2+} によって筋収縮が生じるが，Ca^{2+} はすみやかに sarcoendoplasmic reticulum Ca^{2+} ATPase（SERCA）によって SR に取り込まれるか，細胞膜上の Na^{+}-Ca^{2+} 交換体（NCX）により細胞外に放出されるために，細胞内 Ca^{2+} 濃度は低下して心筋細胞は再び弛緩する。不全心筋では Ca^{2+} 濃度変化のピークの減弱や下降速度の減少といった異常が認められるが，このような Ca^{2+} 動態の変化は RyR や SERCA などの機能異常によって生じる[2]。

心筋細胞に主として存在する RyR2 のチャネルとしての安定性は FKBP12.6（FK506 結合蛋白）との結合により担保される。不全心筋では，交感神経系の持続的な活性化に伴ってプロテインキナーゼA（PKA）による RyR2 リン酸化が過剰に生じ，RyR2 と FKBP12.6 との結合解離が生じる。その結果，拡張期にも SR からの Ca^{2+} 漏出が生じ，Ca^{2+} 濃度変化のピークが減弱する（図5-1-2）。一方，SERCA2 の活性低下が心機能低下の一因となりうることが示唆されている。SERCA2 による Ca^{2+} ATPase 活性は，ホスホランバン（PLN）との結合により抑制性に調節されているが，PLN はリン酸化を受けると，SERCA2 と解離してその抑制作用を失うことが知られている（図5-1-2）。不全心筋ではSERCA2 の発現量や PLN のリン酸化レベルが低下し，

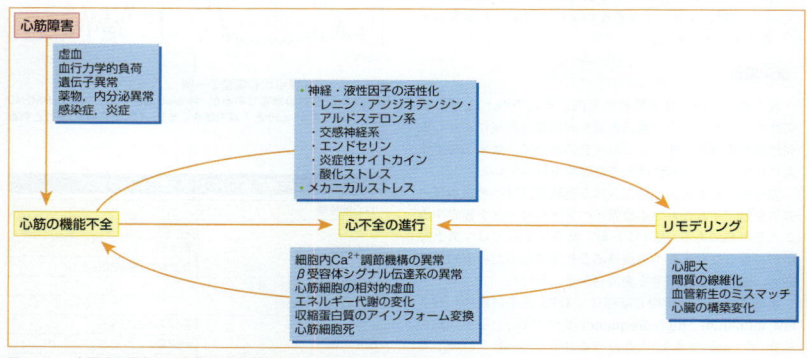

図 5-1-1　心不全の進行における心筋機能不全とリモデリングの悪循環サイクル

SERCA2によるCa^{2+}取り込みが低下する[2]。

心筋・心室のリモデリング

RAA系の亢進は，血管収縮や水分貯留を促進することで心臓への負荷を増大させ，さらに心血管系細胞の増殖や肥大，細胞外マトリックスの産生亢進を引き起こすことで，心不全の病態に悪影響を及ぼす。アンジオテンシン変換酵素（ACE）阻害薬やアンジオテンシンⅡ受容体拮抗薬（ARB）は，心不全の発症予防や予後改善の効果があることが大規模臨床試験によって証明され，心不全治療の第一選択薬として認められている。また，抗アルドステロン薬も心不全治療における有効性が証明されている[3]。

交感神経系はβ受容体を介して心拍数および心収縮能を高め，心拍出量を亢進させる。心不全では，循環動態を維持するための代償機構として交感神経系の活動が亢進するが，持続的な活動亢進は心臓への負荷を増大して心肥大や心筋細胞死を誘発し，前述したようにCa^{2+}動態を変容させて心機能を低下させる。このような交感神経刺激による悪循環をブロックするβ遮断薬は，大規模臨床試験でも心不全の予後改善効果が証明され，現在ではレニン・アンジオテンシン（RA）系阻害薬と同様に心不全治療の第一選択薬としての地位が確立している[3]。

左室の内腔拡大などのマクロレベルでの構築の変化は，心拍出量が心臓の拡張末期容積に比例して増加するというFrank-Starling機構という点からは心機能維持にとって代償的であるが，その効果は十分ではなく，むしろ壁ストレスを増大させて，最終的には神経・液性因子の活性化状態とは無関係に心不全を進行させる。このような構築変化には，細胞外マトリックスの合成低下と分解亢進による量的変化，さらにコラーゲンのサブタイプの変換などの質的変化が深く関与している。

心肥大の形成と心不全への移行

心筋は血行力学的負荷の増大に対応して，求心性肥大により心機能を代償する。しかし，この代償機構も長期的には心筋の酸素需要を増大させ，収縮・拡張能の低下，間質の線維化や心室腔の拡大をきたして心不全を進行させる。心肥大を誘導する主要な刺激には，神経・液性因子とバイオメカニカルな機械的刺激（メカニカルストレス）がある。カテコールアミンや，アンジオテンシンⅡやエンドセリン

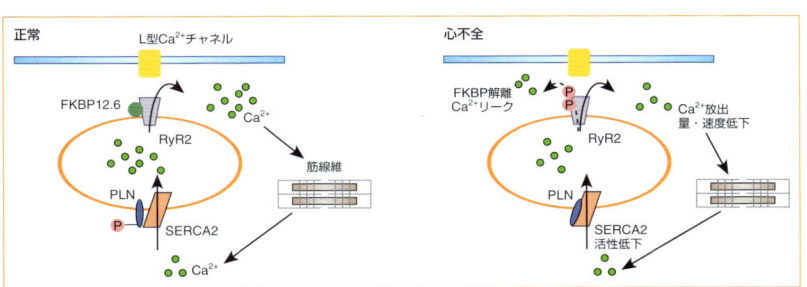

図5-1-2 心不全におけるCa^{2+}動態の異常
RyR2：2型リアノジン受容体，PLN：ホスホランバン，SERCA2：筋小胞体Ca^{2+}ATPase，FKBP：FK506結合蛋白

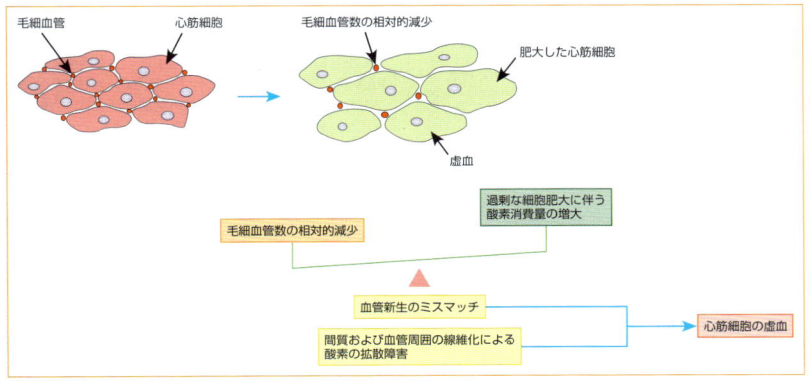

図5-1-3 病的心肥大における血管新生のミスマッチ

などの血管作動性ペプチド，成長因子，サイトカイン，ホルモンなどの神経・液性因子は，心筋細胞に発現するそれぞれの受容体と特異的に結合し，活性化する。これらの多様な受容体の活性化をトリガーとして，複雑な細胞内シグナル伝達系が惹起され，心肥大反応が誘導される。一方，メカニカルストレスを受容する心筋細胞のメカノセンサーとして，細胞と細胞外マトリックスとの接着を担うインテグリンを中心とした分子複合体とサルコメアのZ帯を構成する分子複合体，細胞膜上の伸展感受性イオンチャネルやG蛋白質共役型受容体であるアンジオテンシンⅡ1型（AT1）受容体が知られている[4]。

また，心肥大から心不全へ移行する原因の一つとして，過剰な心筋細胞肥大に伴う酸素消費量の増加と，間質および血管周囲の線維化による酸素の拡散障害によって生じる，心筋細胞の相対的虚血があげられる（図5-1-3）。つまり，生理的心肥大や初期の代償性心肥大では毛細血管の増生を伴うために心筋細胞への酸素供給が保たれているが，非代償期には毛細血管新生が相対的に不十分となるために，心筋虚血がさらに悪化する。代償性心肥大の際には，低酸素誘導因子1（hypoxia inducible factor-1：HIF-1）の活性化と，その標的分子である血管内皮増殖因子（vascular endothelial growth factor：VEGF）などの血管新生因子の誘導によって相対的な血管数が増加しているのに対し，非代償期には癌抑制遺伝子であるp53の発現が亢進し，HIF-1と会合して分解を促進することで血管新生因子の発現誘導を阻害され，血管数が減少することが，動物モデルで示されている[5]。

心不全ではさまざまな分子機能の異常が細胞レベル，組織レベル，臓器レベルあるいは生体レベルで関与している。これら機能異常は単独で関与しているのではなく，互いに複雑に作用しあうことで心不全を発症あるいは進展させている。心不全の病態は複雑であるが，心不全の発症や進展の分子メカニズムを解明することが有効な心不全治療法の確立のために重要である。

【赤澤 宏・小室 一成】

参考文献
1) Mann DL et al：Mechanisms and models in heart failure: the biomechanical model and beyond. Circulation 111：2837-2849, 2005
2) Yano M et al：Altered intracellular Ca^{2+} handling in heart failure. J Clin Invest 115：556-564, 2005
3) McMurray JJ et al：Heart failure. Lancet 365：1877-1889, 2005
4) Zou Y et al：Mechanical stress activates angiotensin Ⅱ type 1 receptor without the involvement of angiotensin Ⅱ. Nat Cell Biol 6：499-506, 2004
5) Sano M et al：p53-induced inhibition of Hif-1 causes cardiac dysfunction during pressure overload. Nature 446：444-448, 2007

2 急性心不全の診断と治療

■ 定義・概念　急性心不全（acute heart failure）とは，「心臓に器質的および/あるいは機能的異常が生じて急速に心ポンプ機能の代償機転が破綻し，心室充満圧の上昇や主要臓器への灌流不全をきたし，それに基づく症状や徴候が急性に出現した状態」と定義され[1]，軽症のものから致死的な重症例まで多彩である。

日本循環器学会が2000年に急性重症心不全治療ガイドラインを発表後，2006年には急性心不全治療ガイドライン[1]として新しい知見が盛り込まれ改訂された。

■ 疫学　わが国における心不全罹患者数は100万人以上と推定されているが，高齢化現象に伴い患者数は増加し，厚生労働省統計による直接死因における循環器疾患の内訳でも，各年度とも第1位となっている。急性心不全の死亡率はその重症度により極端に異なるものと推察できる。

■ 病因・病態生理と分子メカニズム

急性心不全の病態

急性心不全の分類は種々あるがその一つの例をあげると，以下の6病態に分けられる[1],[2]。

- **急性非代償性心不全**　心不全症状が軽度で心原性ショック，肺水腫などの診断基準を満たさない新規急性心不全や増悪した慢性心不全である。
- **高血圧性急性心不全**　高血圧が原因で肺うっ血や肺水腫などの心不全症状を認めるものである。
- **急性心原性肺水腫**　呼吸困難や起座呼吸を認め，湿性ラ音を聴取する最も典型的な病態である。
- **心原性ショック**　ポンプ失調を主体とし，全身の主要臓器の循環が著しく障害された重篤な病態である。
- **高拍出性心不全**　基礎疾患として甲状腺機能亢進症，貧血，敗血症，シャント疾患などの原因を伴い，末梢は暖かく，肺うっ血を認める。
- **急性右心不全**　頚静脈圧上昇や肝腫大を伴う低血圧，低拍出量症候群を呈する。

神経体液性因子について

心不全では主な病態となる心拍出量と血圧低下に対して，それらの維持のために生体の代償機序が働き，交感神経系やレニン・アンジオテンシン・アルドステロン（RAA）系に代表される神経体液性因子が亢進する。この状態が続くと代償機序が過剰反応を起こし，破綻して病態悪化の連鎖が起こる。このため交感神経活性の指標となるノルエピネフリン（NE）濃度は，心不全患者の予後を規定するマーカーとされてきた[3]。

心不全の予後を決める重要な因子は，①循環血液量変化とうっ血の程度，②神経体液因子活性，③左室肥大とリモデリング，④不整脈などであり，これらをコントロールすることが予後の改善にもつながる。

心不全に関連した神経体液性因子は，①交感神経系，②RAA系，③ナトリウム利尿ペプチド，④エンドセリン，⑤アドレノメデュリン，⑥その他の循環ペプチド，⑦サイトカイン，酸化ストレスなどが関与している。まずは，急性期の循環動態や呼吸状態の改善とその維持を行いながら，次に考慮すべきこれらの神経体液性因子活性の変化を，個々の病態で理解して治療を進めていく必要がある。

■ 臨床症状　臨床症状としては問診や診察から得られる自他覚症状や，各種検査である心電図，胸部X線検査，血算・生化学検査，動脈血ガス分析，心エコー検査，Swan-Ganzカテーテル検査などの所見を迅速，正確に評価して治療方針に反映させる。

自覚症状

左心不全により左房圧が上昇し肺うっ血が惹起され，初期は労作時息切れや動悸，易疲労感などが出現する。重症化すると夜間の発作性呼吸困難や起座呼吸を生じて安静時

でも症状が出現する。また，右心不全により右房圧が上昇し体静脈うっ血が惹起され，食欲不振，嘔吐，浮腫，腹部膨満感，体重増加などが出現する。さらに，以上のうっ血に伴うポンプ失調により低心拍出量となり，易疲労感，脱力感，腎血流低下に伴う乏尿，チアノーゼ，四肢冷感，集中力低下，睡眠障害，意識障害が出現する。

他覚的身体所見

他覚的には左心不全により，湿性ラ音，喘鳴，ピンク色泡沫状痰，Ⅲ音やⅣ音の聴取があり，また，右心不全により，肝腫大，肝胆道系酵素の上昇，頸静脈怒張を認める。心音については奔馬調律（Ⅲ音：心室頻拍奔馬調律）が特徴的であるが，Ⅰ音やⅡ音の異常，心房性奔馬調律（Ⅳ音），それに収縮期雑音あるいは拡張期雑音なども聴取されうる。心原性ショックでは，収縮期血圧が 90 mmHg 未満か通常血圧が 30 mmHg 以上の低下となり，意識障害，乏尿，四肢冷感，チアノーゼが出現する。脈拍は微弱で頻脈となり，上室・心室性不整脈などの脈拍異常を認めるが，さらに重症では脈拍が触れず失神，痙攣や意識消失が出現し心停止の徴候となる。

▶ **検査成績**

体血圧は，高血圧が放置され急性心不全にいたった場合か，心不全の結果末梢血管抵抗が増加した場合に上昇するが，このこと自体は後負荷上昇につながりさらなる増悪因子になる。一方，血圧が低い場合は心原性ショックか否かを診断し治療を行う。

- **12 誘導心電図** 急性心不全患者すべてに行うきわめて重要な検査である。急性心筋梗塞など基礎疾患の診断や，合併する不整脈の診断にも有効であり，徐脈性不整脈の合併時にはペースメーカも考慮する。
- **胸部 X 線** 心拡大と肺うっ血の程度や肺野透過性の低下，胸水貯留など，心不全診断から治療経過判定までの幅広い情報を得ることができる。肺うっ血の所見としては Kerley B 線，肺血管陰影の増強，気管支や血管周囲のカフィング徴候，葉間胸水，胸水などがある。肺炎の合併を認めることもあり注意が必要である。
- **血液生化学検査** クレアチンキナーゼ（CK-MB）やトロポニン T の上昇は，心筋梗塞の存在を強く示唆する所見である。電解質異常や腎機能，血算，肝機能検査なども心不全の原因を推定するうえで有用な指標となる。
- **動脈血ガス分析** 呼吸不全やアシドーシスの把握に有用であり，動脈血酸素分圧（PaO_2）と動脈血二酸化炭素分圧（$PaCO_2$）のバランスをみながら，CO_2 ナルコーシスに注意しつつ酸素投与を行う。また，急性期治療の反応が悪く PaO_2 低下が遷延する場合にはマスクによる持続的気道陽圧（continuous positive airway pressure：CPAP）や，鼻，顔マスクを用いた bi-level PAP（BiPAP）などの非侵襲的陽圧換気（noninvasive positive pressure ventilation：NPPV），さらに必要により気管内挿管を行うべきである。高度の循環不全により代謝性アシドーシスになっている症例では内科的治療に抵抗性の場合がある。
- **心エコー** 急性心不全の基礎疾患診断に不可欠である。虚血性心疾患における壁運動異常や壁の菲薄化，左室拡張末期径拡大，弁逆流の有無，心嚢液貯留など種々の情報が得られる。症例によっては，体表面からではみえにくいこともあり，経食道心エコー検査が適応となる場合がある。特に右心系の拡大や下大静脈径やその呼吸性変動の有無により，うっ血の程度を推定することが可能である。
- **Swan-Ganz カテーテル検査** 挿入は適応基準を考慮してなされるべきであるが，得られる情報は多く心機能の重症度分類を推定して，予後の予測や治療方針を決定する。

▶ **診断** 診断は前述した自他覚成績や検査成績をもとに行い，さらに重症度の診断や基礎疾患を検索して治療方針を決定する。

重症度分類

重症例では診断とともに治療を同時進行させる必要があり，設備やスタッフの充実がはかられていることが望ましい。病態把握に対しては，NYHA（ニューヨーク心臓協会）心機能分類や Killip 分類により症状の class 分けを行い，Forrester 分類や身体所見などにより血行動態を把握し治療方針を決定する。

急性心不全に伴う基礎疾患（図 5-2-1）

急性心不全を惹起しうる基礎疾患としては，冠動脈疾患，心筋疾患，弁膜症，その他に分かれる。

1. 冠動脈疾患の診断は，基本的に緊急カテーテル検査を必要とすることが多いが，そのほかにも確定診断のために，血液検査による白血球や CK-MB，トロポニン T の経時的変化，心エコー検査における壁運動異常や心室壁の菲薄化低下などが認められた場合には心筋障害が強く疑われる。また，心筋核医学検査は梗塞の存在や虚血の存在を把握するうえでもきわめて有用である。

2. 心筋疾患では，左室拡大と壁運動低下を認める場合に診断は容易である。しかし，左室の拡大のない収縮能が保たれた急性心不全もあり，壁肥厚が明らかな場合は拡張不全を疑うが，明らかでない場合は血中 BNP（脳性ナトリウム利尿ペプチド）濃度を測定しておけば拡張不全の診断に役に立つ。

3. 弁膜症による心不全は，心エコー検査にて診断可能である。逆流所見はカラードプラ法により，また，狭窄所見はドプラ法により圧較差を推定することで診断できる。しかしながら，急性心不全に伴う左室拡大や壁運動の異常により，一時的に二次性の僧帽弁の逆流が生じることがあり，このような僧帽弁逆流が，すぐに急性心不全の直接原因と断定することは間違いである。

4. その他の基礎疾患として，不整脈のみにて急性重症心不全が起こることは少ないが，心機能が低下していると頻脈や徐脈の併発により容易に心不全が出現しうる。甲状腺機能亢進症や貧血などにより，高拍出性心不全を引き起こす。

以上のように，心不全の誘因を検索することは急性心不全治療においてきわめて重要であり，基礎心疾患に対する治療を強化することで，より確実に心不全の再発防止となる。

急性心不全における心筋ストレスマーカー

心不全などの病態把握に役立つ代表的な心筋ストレスマーカーとして，治療にも応用されている，ナトリウム利尿ペプチドファミリーがある。心不全発症後から心房性ナトリウム利尿ペプチド（ANP）や BNP などの血管拡張因子

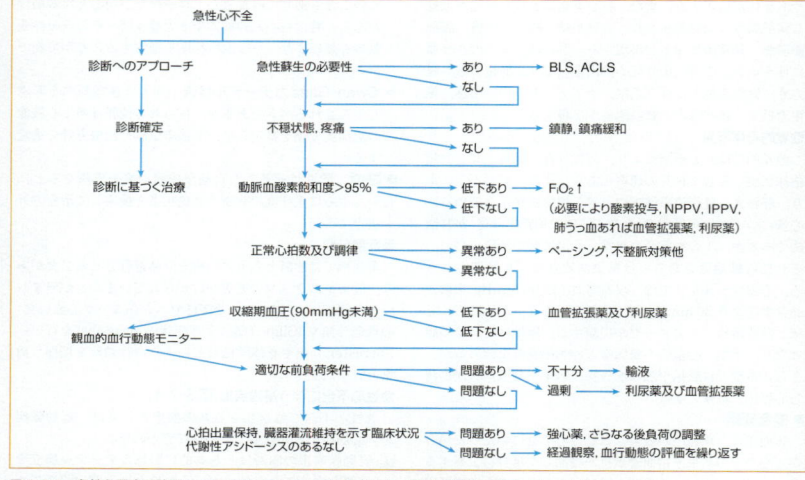

図 5-2-1 急性心不全の診断へのアプローチとチェックポイント, 緊急の処置のフローチャート[1]
BLS：一次救命処置, ACLS：二次救命処置, F_iO_2：吸入気酸素濃度, NPPV：非侵襲的陽圧換気, IPPV：侵襲的陽圧換気

の分泌が促進し，これ以外にも種々のホルモン分泌やペプチドの発現が起こるため，心不全はこのような神経体液性因子活性の異常が関与した全身の症候群と考えられ個々の病態に則した診断と治療を行う。

● **ナトリウム利尿ペプチドファミリー** ANP は心房からBNP は心室から分泌され，心不全において過度に亢進した交感神経活性 RAA 系による悪循環に対抗する効果，ナトリウム利尿効果と血管拡張作用，またアルドステロン分泌抑制作用により悪化した病態の改善を促す。BNP の血中濃度は NYHA 心機能分類や各種血行動態指標と相関するため[4]，非常に鋭敏な重症度指標となり，病態に応じて数百〜千倍にも上昇する。BNP 値は心不全において診断から重症度判定にとどまらず，予後予測[5]や治療効果の判定などにも有用な指標である。心不全治療ガイドラインでも集中治療後の病態把握の目的で，一般病棟とその後の外来治療において BNP 測定が推奨されている。BNP は診断から予後予測まで利用可能なマーカーであるが，心筋のスティフネス(stiffness)によっても変化して年齢とともに上昇するため，心不全診断や治療における BNP 値の解釈には注意が必要である。

● **RAA 系と交感神経系(カテコールアミン)** 心不全では低下した腎血流により RAA 系が活性化されアンジオテンシンⅡ産生が亢進し，また動脈，心肺圧受容体を介した交感神経活動も亢進する。このように RAA 系と交感神経系のいずれもが亢進した状態となり，昇圧や体液貯留，または収縮力の増益と心拍数の上昇が起きて重要臓器への血流を保持しようとする。しかし，長期にわたる過剰な活性化は心血管系にとって肥大や線維化などのリモデリングを助長することになるので，β遮断薬をはじめ種々の RAA 系阻害薬による過剰亢進の調節が心不全治療の基本となる。

■ **治療と薬理メカニズム** 大規模臨床試験のエビデンスをもとにガイドラインに治療方針が示されている(図 5-2-2)。心不全の基本治療は循環動態ならびに呼吸状態とうっ血のコントロールであり，原因となる疾患の治療を踏まえたうえで，すみやかに改善させることが重要である。

新規発症の急性心不全では入院治療が原則であり，自覚症状の軽減，低酸素血症や循環不全の改善と安定化が急務とされ，初期治療にあたっては前述したように心不全の病態と重症度を分析し，まず特異的な治療を施行すべき基礎疾患を判別していく。

心原性ショック(ニアショック)はすみやかに臨床状態と血行動態を安定化させながら，原因を特定し根治的治療を行う必要がある。血行動態の安定化にはカテコールアミン(ドブタミン，ドパミン，ノルエピネフリン)やホスホジエステラーゼ(PDE)阻害薬などの強心薬により，心筋収縮力を強め臓器血流を保持する治療が有効であるが，慢性期予後改善は必ずしもよくはなく慎重な使用が望まれる。右室梗塞，心タンポナーデ，肺血栓塞栓症などでは体液喪失による血圧低下の可能性もあり，うっ血所見がなければその補充が必要である。カテコールアミン治療抵抗性の場合には，補助循環として大動脈内バルーンパンピング(IABP)，経皮的心肺補助装置(percutaneous cardiopulmonary support：PCPS)，心室補助装置(ventricular assist system：VAS)が適応となる。

急性心原性肺水腫では，呼吸状態にあわせて酸素投与を開始するが $PaO_2<80$ mmHg あるいは $PaCO_2≧50$ mmHg が改善されず，努力性呼吸などの症状が残存するときには

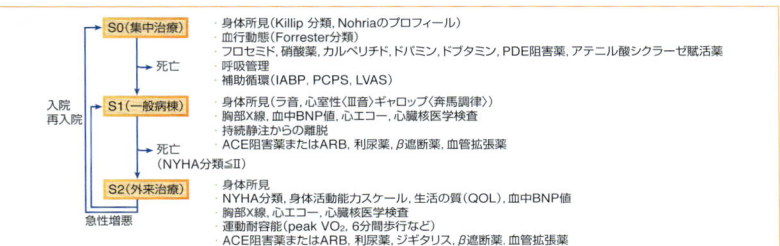

図 5-2-2　急性心不全治療のフローチャート[1]
PDE：ホスホジエステラーゼ，IABP：大動脈内バルーンパンピング，PCPS：経皮的心肺補助装置，LVAS：左心補助装置，BNP：脳性ナトリウム利尿ペプチド，ACE：アンジオテンシン変換酵素，ARB：アンジオテンシンⅡ受容体拮抗薬，peak VO_2：最高酸素摂取量

すみやかに CPAP や BiPAP などの NIPPV を開始する．NIPPV の導入は自覚症状の軽減と動脈血酸素化，血行動態の改善に効果的であり，それでも呼吸不全が改善しない場合は気管内挿管を行う．

うっ血症状の改善のために，硝酸薬（ニトログリセリン，硝酸イソソルビドの舌下，スプレー，静注）やフロセミド静注が第一選択とされるが[1]，血管拡張作用と利尿作用の両者をあわせ持つカルペリチドは，アルドステロン分泌抑制作用を通じ，心筋保護目的のためにも用いられる．ガイドラインでは症例によってカルペリチドを低血圧時にカテコールアミンと併用し，初期から使用することも推奨している[1]．心拍出量低下を伴う場合には，PDE 阻害薬やアデニル酸シクラーゼ賦活薬（コルフォルシンダロパート）の使用も検討する．さらに，難治性心不全になると，標準的内科的治療に抵抗性であり将来的に入退院を反復するため，両心室ペーシングによる心臓再同期療法（cardiac resynchronization therapy：CRT）の適応，機械的補助循環の導入，心臓移植などを考慮する．

急性期における循環動態や呼吸状態が安定し，コントロール可能となれば経静脈的な薬物治療から，経口的な投薬へと変更する必要がある（しかしながら，この時期になると慢性心不全の管理により近いものとなるため，慢性心不全治療内容および他稿参照）．

以上のように，急性心不全の治療は，①非代償期（急性期）から代償期あるいはそれに近い状態（慢性期）にすること，②今後の心事故発生の予防をすることからなる．基礎疾患をコントロールしたうえで，誘因となる過労，感染，貧血，精神的ストレスなどをコントロールして再発防止にも配慮が必要である．

▶**経過・予後**　心不全の予後を決める重要な因子は，①循環血液量変化とうっ血の程度，②神経体液性因子活性（交感神経系や RAA 系），③左室肥大とリモデリング，④不整脈などであり，これらをコントロールすることが予後の改善につながる．急性心不全の疫学研究はあまり行われておらず，エビデンスは少ないのが現状であり，長期に及ぶ経過や予後の明確な情報は乏しい．今後さらなるデータの集積と解析が必要と思われる．

【川井　真・吉村　道博】

参考文献
1) 丸山幸夫ほか：循環器病の診断と治療に関するガイドライン（2004～2005 年度合同研究班報告）：急性心不全治療ガイドライン（2006 年改訂版）
2) Nieminen MS et al：Executive summary of the guidelines on the diagnosis and treatment of acute heart failure : the Task Force on Acute Heart Failure of the European Society of Cardiology. Eur Heart J 26：384-416, 2005
3) Cohn JN et al：Plasma norepinephrine as a guide to prognosis in patients with chronic congestive heart failure. N Engl J Med 311：819-823, 1984
4) Mukoyama M et al：Brain natriuretic peptide as a novel cardiac hormone in humans. Evidence for an exquisite dual natriuretic peptide system, atrial natriuretic peptide and brain natriuretic peptide. J Clin Invest 87：1402-1412, 1991
5) Suzuki S et al：Plasma level of B-type natriuretic peptide as a prognostic marker after acute myocardial infarction: a long-term follow-up analysis. Circulation 110：1387-1391, 2004

3　慢性心不全の診断と治療

▶**定義・概念**　慢性心不全（chronic heart failure）とは，日本循環器学会ガイドラインでは，「慢性の心筋障害により心臓のポンプ機能が低下し，末梢主要臓器の酸素需要に見合うだけの血流量を絶対的また相対的に拍出できない状態であり，肺，体静脈系または体循環系にうっ血をきたし生活機能に障害を生じた病態」と定義されている[1]．ヨーロッパ心臓病学会のガイドラインでは，「1) 心不全に典型的な症状（安静時もしくは労作時の息切れ，倦怠感，浮腫），2) 心不全に典型的な身体所見（頻脈，頻呼吸，肺ラ音，胸水，静脈圧上昇，末梢浮腫，肝腫大），3) 心臓の構築または機能異常の客観的証拠（心拡大，3 音，心雑音，エコー異常所見，血漿 BNP 上昇）の 3 つを有する臨床的症候群」と実際の診療に使いやすく定義されている[2]．

慢性心不全は，虚血性心疾患，高血圧性心疾患，弁膜症，心筋症，先天性心疾患などすべての器質的心疾患がいたる病態である．心不全に陥ると，自覚症状や運動耐容能の低下のため患者の生活の質（QOL）は低下し，致死性不整脈による突然死の頻度も高く，生命予後はきわめて悪い．

▶**疫学**　慢性心不全患者の平均年齢は 70 歳と高齢である．人口の高齢化，生活習慣の欧米化に伴う虚血性心疾患の増加，急性冠症候群に対する急性期治療の普及と成績向

上などにより慢性心不全患者は増加の一途を辿っているが、今後もさらに増加していくと予想される。米国では約500万人の患者が心不全に罹患し、毎年50万人が新たに心不全と診断されている。また、30万人が心不全を原因として死亡し、死亡者数は年々増加している。一般地域住民を対象とした Framingham 研究によると、年齢ごとの慢性心不全の有病率(人口10万対)は、50〜59歳で800、60〜69歳で2,300、70〜79歳で4,900、80歳以上で9,100と報告されている。わが国における心不全の有病率は報告されていないが、100万人前後の慢性心不全患者がいると推測されている。わが国でも欧米同様に心不全患者が増加しており、今後この傾向はさらに強まると予想される。

▶病因・病態生理と分子メカニズム

慢性心不全の基礎疾患(原因)は幅広く、心筋梗塞や心筋症のように心筋組織が直接的に障害を受ける場合、弁膜症や高血圧などにより長期間に負荷が心筋組織に加わり機能障害から心不全を発症する場合、頻脈や徐脈などのリズム異常により血行動態の悪化を招く場合がある(表5-3-1)[1]。また、全身性の内分泌・代謝疾患、炎症性疾患、蓄積疾患などの一表現型、栄養障害や薬剤・化学物質などの外的因子による心筋障害から発症する場合や心臓以外の原因もある。ただし、実際の診療では虚血性疾患と高血圧が最も多く、それに弁膜症、拡張型心筋症が続く。

心不全の病態の形成・進展には、心筋収縮不全、神経体液性因子の活性化および心筋リモデリングが重要な役割を果たしている[3]。心筋に障害が加わると、心筋収縮機能低下に対する代償機転として交感神経系やレニン・アンジオテンシン・アルドステロン(RAA)系などの神経体液性因子の活性化が引き起こされる。神経体液性因子の過剰な活性化は、心筋リモデリングを引き起こし、さらに心筋障害や心ポンプ機能低下を助長させ、悪循環サイクルを形成する。このような悪循環サイクルが、心不全の病態の形成・進展において中心的役割を担っている。心臓のポンプ機能の低下が主として心筋の収縮機能の低下に基づく場合を収縮不全といい、多くの心不全はこれにはいる。一方、「左室駆出率が正常に保たれた心不全(heart failure with preserved ejection fraction:HFPEF)」の基本病態は心筋スティフネス(かたさ)の増大と不完全弛緩を特徴とする「拡張不全(diastolic heart failure)」と考えられる。拡張不全は心不全全体の30〜50%を占めると報告されており、高齢者の女性に多く高血圧、糖尿病、心房細動などを認めることが多い。

▶臨床症状

慢性心不全の臨床症状は、呼吸困難や浮腫など鬱血つまりによる症状と全身倦怠感、易疲労感など心拍出量低下に基づく症状とに大別される。呼吸困難には労作時および安静時呼吸困難、起座呼吸、発作性夜間呼吸困難がある。末梢浮腫は足背や下腿に認めることが多く、体重増加を伴う。長期臥床例では仙骨部や背部に出現する。浮腫が長期間持続すると皮膚は光沢を帯びて硬化し、赤色の腫脹や色素沈着を伴ってくる。肝などの臓器うっ血による消化器症状として、食欲不振、悪心などがみられ、腸管の浮腫が著しいと下痢や嘔吐をみる。右心不全では、肝うっ血による右季肋部痛といった心窩部痛が出現することがある。全身倦怠感・易疲労感は、心拍出量の低下に基づき骨格筋への血流が低下することによる。腎血流の低下は、尿

表5-3-1 心不全の原因疾患

- ●虚血性心疾患
- ●高血圧
- ●心筋症:遺伝性、後天性を含む
  - 肥大型心筋症(HCM)、拡張型心筋症(DCM)、拘束型心筋症(RCM)、不整脈源性右室心筋症(ARVC)、緻密化障害など分類不能群(心筋炎、産褥心筋症、たこつぼ心筋症などを含む)

以下、全身疾患や外的因子との関係が強い心筋症
- ・浸潤性疾患:サルコイドーシス、アミロイドーシス、ヘモクロマトーシス、免疫・結合組織疾患
- ・内分泌・代謝疾患:糖尿病、甲状腺機能異常、Cushing症候群、副腎不全、成長ホルモン過剰分泌(下垂体性巨人症、先端巨大症)、褐色細胞腫、Fabry病、ヘモクロマトーシス、Pompe病、Hurler症候群、Hunter症候群など
- ・栄養障害:ビタミンB₁(脚気心)、カルニチン、セレニウムなどの欠乏症
- ・薬剤:β遮断薬、Ca拮抗薬、抗不整脈薬、心毒性のある薬剤(ドキソルビシン、トラスツズマブなど)
- ・化学物質:アルコール、コカイン、水銀、コバルト、ヒ素など
- ・その他:Chagas病、HIV(ヒト免疫不全ウイルス)感染症
- ●弁膜症
- ●先天性心疾患:心房中隔欠損、心室中隔欠損など
- ●不整脈:心房細動、心房頻拍、心室頻拍など頻拍誘発性完全房室ブロックなど徐脈誘発性
- ●心膜疾患:収縮性心膜炎、心タンポナーデなど
- ●肺動脈性肺高血圧症

(文献1を引用)

量減少を引き起こす。昼間立位で活動しているときは腎血流が低下するが、夜間臥位をとり安静にすると腎血流が増加するため、夜間多尿が生ずる。

身体所見として、心拡大、Ⅲ音奔馬調律(gallop rhythm)、異常呼吸音(ラ音)として捻髪音(fine crackle)、水泡音(coarse crackle)、喘鳴(wheeze)、さらに頸静脈怒張、肝腫大・黄疸、胸水・腹水などがある。

▶検査成績

胸部X線写真では、心不全が重症になると肺静脈陰影の増強、間質性肺水腫、肺胞内水腫と進行する。当初、肺静脈圧上昇によって拡張した肺静脈が、鹿の角状の陰影増強として認められ、同時に肺血管周囲の組織間浮腫によって肺血管の走行が不明瞭となり、かつ増強する。また小葉間リンパ管ないし小葉隔壁のうっ血像が、下肺野と横隔膜上方に、胸膜に直角方向に走行する長さ1〜2cmの線状影として認められる(Kerley B線)。肺胞内水腫では、小斑状陰影の集積像として認められる。

血漿BNP(脳性ナトリウム利尿ペプチド)濃度は、左室の収縮機能低下の程度とよく相関する。呼吸困難や易疲労感などの症状があり、BNPが100 pg/mL以上であれば、心不全の可能性が高い。

心不全の基礎心疾患の診断と収縮・拡張機能の評価には、心エコーがきわめて有用である。収縮機能の評価には、左室拡張末期径と収縮末期径を測定し、%短縮率(%fractional shortening:%FS)や駆出率(ejection fraction:EF)を算出する。さらに局所壁運動も評価する。拡張機能の評価には、パルスドプラ法による左室流入血流速波形の解析が広く用いられている。左室弛緩障害ではE/Aの低下(E:拡張早期波、A:心房収縮期波)とE波の減速時間(DT)延長がみられる。さらに、拡張機能障害が進行し左室充

圧が上昇するにつれて，E/Aが再上昇しDTが短縮する正常パターンと識別できない偽正常化波形を呈し，これを鑑別するためには肺静脈血流速波形の観察が必要である。さらに進行すると拘束型波形を認めるようになる。また，左室流入血流速波形E波と組織ドプラ法を用いて測定した僧帽弁弁輪部運動の拡張早期E'(e')波の比E/E'(E/e')は左室拡張末期圧を反映する指標とされ，心不全の診断に有用である。

▶診断（図5-3-1）[1]　慢性心不全の主たる症状は，呼吸困難，浮腫や易疲労感である。ただし，これらは呼吸器疾患，腎不全，貧血など他臓器疾患でも認められることがあり鑑別を要する。身体所見では，心雑音やⅢ音奔馬調律，ラ音や頸静脈の怒張がないか確認する。心電図と胸部X線は必須の検査であるが，血漿BNPの測定も有用である。さら

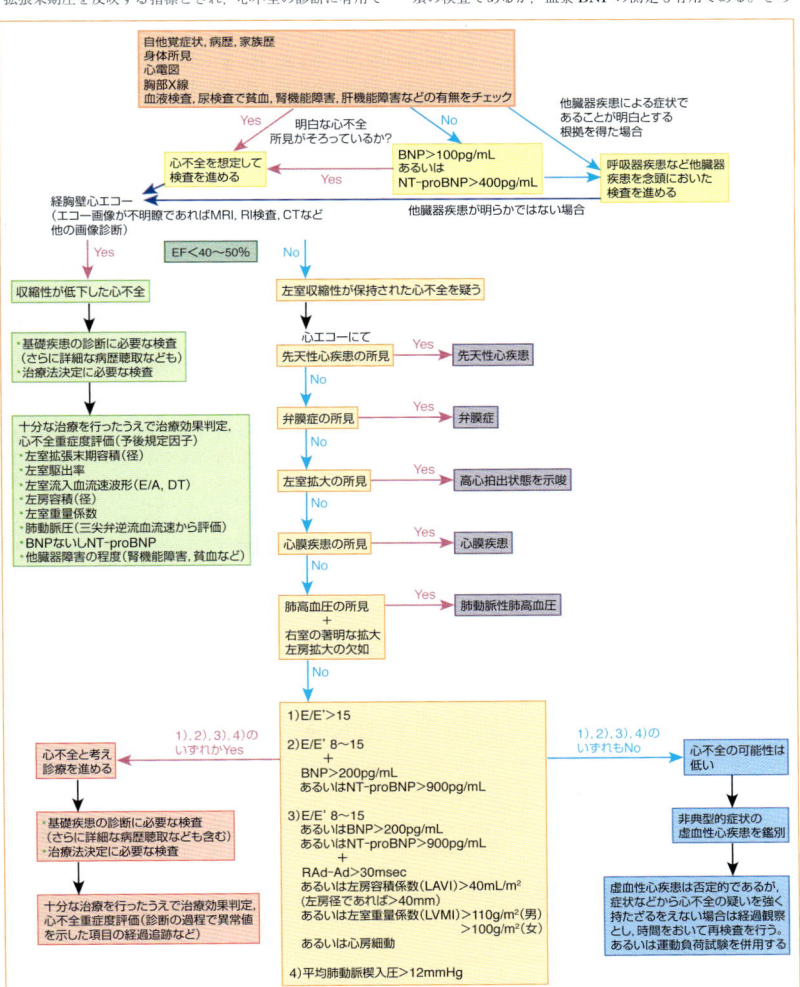

図5-3-1　慢性心不全の診断フローチャート[1]
BNP：脳性ナトリウム利尿ペプチド，NT-pro BNP：ヒト脳性ナトリウム利尿ペプチド前駆体N端フラグメント，EF：駆出率，E：拡張早期波，A：心房収縮期波，DT：減速時間，RAd-Ad：肺静脈血流速波形の心房収縮期波の幅-左室流入血流速波形の心房収縮期波の幅

に心エコーを用いて左室収縮機能が低下しているか、比較的保たれているかどうかを診断することは、病態の理解ばかりでなく、治療法の選択においても有用である。心不全と診断されれば、基礎疾患の同定と重症度評価を行う。

■ 治療と薬理メカニズム[3]

一般管理

慢性心不全の治療目標は、血行動態の改善により自覚症状およびQOLを改善するばかりでなく、増悪による入院を抑制し、生命予後を改善することである。基礎疾患に対する治療が可能な場合は、まず基礎疾患の是正が根本的治療となる。心不全を伴う虚血性心疾患では冠血行再建により左室機能が改善することが期待できる。弁膜症や先天性心疾患では外科的修復により心機能の回復が得られるが、心筋不全が不可逆的障害に陥る前に手術時期を逸しないことが必要である。

慢性心不全患者は高齢者が多く、その生命予後が不良であるばかりでなく、心不全増悪による再入院を反復する。心不全増悪には誘因(増悪因子)が存在する場合が多く、感染症、不整脈、高血圧、虚血、貧血などの医学的要因があるが、塩分制限の不徹底、活動制限の不徹底、内服薬の中断なども予防可能な因子も多い。したがって、心不全増悪の防止には、予防可能な誘因の除去も必要である。慢性心不全に対する薬物療法の効果を最大限引き出し、再入院を減少させ、症状・QOLを改善するには、疾患管理(disease management)が必要である。心不全の病態や治療内容に関する知識に加えて、治療を規則的に服用し、自己判断で中止しないように指導する。塩分、水分制限とともに、体重を定期的に測定し心不全の早期発見に努める。症状のモニタリングについては、呼吸困難や浮腫などの主要症状とともに、増悪時の症状とその対処方法を十分に説明しておく必要がある。特に心不全増悪の症状を認めた場合、利尿薬の増量、さらに必要に応じてすみやかに受診することにより入院を回避することができる[4]。

薬物療法[5]

収縮不全に対する薬物療法(図5-3-2): 収縮不全に対する薬物療法としては、無症状(NYHA〈ニューヨーク心臓協会〉心機能分類Ⅰ度)から重症(NYHAⅣ度)までの幅広い患者に対してアンジオテンシン変換酵素(ACE)阻害薬を投与する。ACE阻害薬が使用できない場合、アンジオテンシンⅡ受容体拮抗薬(ARB)を用いる。NYHAⅡ度以上の患者では、ACE阻害薬またはARBに加えてβ遮断薬を投与する。体液貯留に対しループ利尿薬、サイアザイド系利尿薬を用いる。さらに、アルドステロン拮抗薬やジギタリスを併用する。NYHAⅣ度では、通常入院治療が必要であり、利尿薬、硝酸薬、ホスホジエステラーゼ(PDE)阻害薬、カテコールアミン、ヒト心房性利尿ペプチド(hANP)などの非経口投与を行い状態の安定化をはかる。

- **ACE阻害薬** 数多くの大規模臨床試験により予後に対する改善効果が証明されており、心不全治療の第一選択薬に位置づけられている。したがって、ACE阻害薬は、心不全の重症度にかかわらずすべての収縮不全の患者に投与すべきである。ATLAS試験でACE阻害薬は高用量のほうがより効果が大きいことが報告されており、患者が耐えうるかぎり、欧米の大規模臨床試験で用いられた用量を目標投与量として増量する。投与後2〜3週間以内に空咳が生じることがあり、最も頻度の高い副作用であるが、薬剤を中止することで消失する。

- **ARB** ELITEⅡ試験およびCHARM-Alternative試験により、ARBはACE阻害薬と同等の臨床的有用性を有すると考えられており、空咳などのためにACE阻害薬が投与できない場合はARBを用いる。ARBもHEAAL試験で高用量のほうがより効果が大きいことが報告された。Val-HeFT試験やCHARM-Added試験によってACE阻害薬とARBの併用の有効性も証明されているが、実際に併用療法の対象となるのは重症例である。薬を投与する際には、特に低血圧、腎機能低下、高カリウム血症に注意が必要である。心不全では、このような副作用が高血圧治療に用いるときよりも起こりやすい。血圧低下は投与後2〜3日で起こりやすく、利尿薬併用によって助長される。RA系抑制薬は予後の改善を期待して投与しているため、収縮期血圧が80 mmHg台であっても、ふらつきなどの症状がなければ、そのまま継続する。また、開始後は、血清Cr〈クレアチニン〉や血清Kを2週間〜1カ月以内に測定し、その後もモニタリングを継続する。血清Crの上昇が前値の30%までか1 mg/dLまでなら、そのまま投与を継続する。ただし、血清Kが5.5 mEq/L以上に上昇すると不整脈を誘発することがあり、Kの補正とともに投与を見合わせる。

- **β遮断薬** US Carvedilol、COPERNICUS、CIBISⅡ、MERIT-HFなど数多くの大規模臨床試験によって、β遮断薬も幅広い重症度の患者に対して生命予後の改善効果を有することが明らかにされており、必須の薬剤である。無症状の患者においても有効であると予想されるが、明らかなエビデンスはない。少量から導入し、患者の状態をみながら徐々に増量していくが、心不全増悪の際には、できるだけβ遮断薬を中止せず利尿薬を中心とした心不全治療を強化する。心不全が改善しない場合や血圧低下を伴う場合はPDEⅢ阻害薬を投与する。β遮断薬の中断は、心不全改善後に再導入が必要となり、再導入を行わないと心不全増悪、さらには死亡リスクを高めることになり、できるだけ行わないようにする。

- **利尿薬** 臓器うっ血を軽減するために最も有効な薬剤で

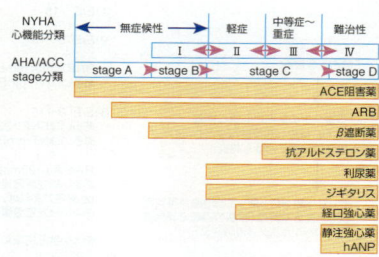

図5-3-2 慢性心不全(収縮不全)の重症度からみた薬物治療指針[1]

NYHA:ニューヨーク心臓協会、AHA:米国心臓協会、ACC:米国心臓病学会、ACE:アンジオテンシン変換酵素、ARB:アンジオテンシンⅡ受容体拮抗薬、hANP:ヒト心房性ナトリウム利尿ペプチド

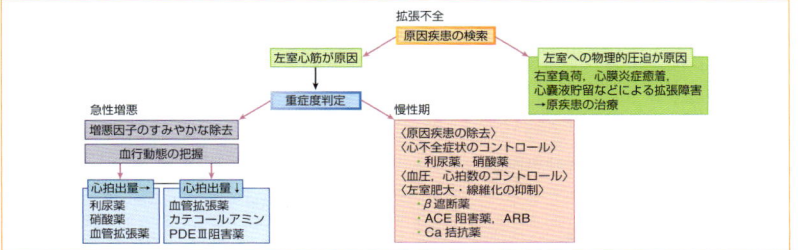

図 5-3-3 拡張不全の治療フローチャート[1]
PDE：ホスホジエステラーゼ，ACE：アンジオテンシン変換酵素，ARB：アンジオテンシンⅡ受容体拮抗薬

あり，主にループ利尿薬を使用する．ただし，低カリウム血症や低マグネシウム血症などの電解質異常は，ジギタリス中毒ばかりでなく致死性不整脈を誘発することがあり注意を要する．うっ血が消失したら，減量・中止やサイアザイド系利尿薬への切り替えを行う．アルドステロン拮抗薬が，RALES試験およびEMPHASIS-HF試験によって幅広い重症度の慢性心不全患者の予後を改善することが示され，K保持を兼ねて併用される．

- **ジギタリス** 心拍レートをコントロールし十分な左室充満時間を得ることが期待され運動耐容能を改善する．しかしながら，高齢，腎障害，電解質異常(低カリウム血症，低マグネシウム血症)などはジギタリス中毒の誘因となるので注意を要する．

拡張不全に対する薬物療法（図 5-3-3）：近年，HFPEFが，心不全患者全体の30〜50%を占めることが明らかとなり注目されているが，このような患者は高齢女性で，高血圧，糖尿病，心房細動の合併が多く，その多くは拡張不全による心不全と考えられている．臨床的に拡張不全が重要視される理由は，減ることなくむしろ収縮不全に比し増加傾向にあること，決して予後が良好ではないこと，さらに治療の進歩にもかかわらず予後の改善が十分でないことなどによる．

拡張不全の治療では利尿薬によるうっ血の軽減が最も有効である．ただし，利尿薬による左室充満圧の過度の低下は，心拍出量を減少させ低血圧を引き起こす危険性があるため，投与量を調節することが重要である．高血圧の頻度が高いことから血圧の管理，心房細動のレートコントロール，さらに虚血の改善も重要である．ACE阻害薬やARBは，収縮不全における予後改善効果は確立している一方で，拡張不全の予後に対する有効性についてはCHARM-Preserved試験およびPEP-CHF試験において心不全による入院が減少したにとどまっている．さらに，拡張不全の臨床的特徴をより反映した患者を対象としたI-PRESERVE試験では有効性を証明できなかった．現在，さらにアルドステロン拮抗薬を用いたTOPCAT試験が進行中である．また，β遮断薬やCa拮抗薬は拡張機能を改善すると期待されるが，その臨床的有用性は確実には証明されていない．このように，数多くの大規模臨床試験によって収縮不全に対する薬物療法が確立されてきたのに対し，拡張不全に対する薬物療法は確立していない．

非薬物療法

薬物療法で十分なコントロールができない場合，非薬物療法の適用が考慮される．新規の薬物療法の開発が難渋しているなかで，近年の非薬物療法の進歩には目覚ましいものがある．

- **植込み型除細動器** 心不全患者の死因の約40%は突然死であり，特にNYHAⅡ〜Ⅲ度では50〜60%にのぼる．突然死の80〜90%は致死性不整脈，すなわち持続性心室頻拍や心室細動による．このような致死性不整脈に対しては植込み型除細動器(implantable cardiac defibrillator：ICD)の植込みが必要であり，SCD-HeFT試験で予後改善効果が証明されている．

- **心臓再同期療法** NYHAⅢまたはⅣ度で左脚ブロック主体の左室内伝導遅延を伴う心不全では，心臓再同期療法(cardiac resynchronization therapy：CRT)の両心室ペーシングによる左室収縮の同調障害(非同期性収縮(dyssynchrony))の是正，さらにICD機能つきCRT(CRT-D)が有効である．COMPANION試験とCARE-HF試験において自覚症状・運動耐容能や心機能ばかりでなく予後を改善することが報告された．さらに，MADIT-CRT試験とRAFT試験によってNYHAⅡ度の軽症例でも有効であることが証明された．

- **運動療法** HF-ACTION試験において，運動療法は安定した慢性心不全患者の運動耐容能やQOLばかりでなく，心血管死や再入院を含む心事故を減少させることが明らかにされた．

■ **経過・予後** わが国の慢性心不全の増悪による入院患者の退院後1年死亡率が11%であるのに対し，心不全増悪による再入院率は26%と死亡以上に高率である．さらに，拡張不全の生命予後も不良であり，収縮不全と差を認めない．さらに，収縮不全と拡張不全の生存率の経年的変化を1987〜2001年にわたって観察したMayo Clinicの研究によると，収縮不全では生存率の改善がみられたが，拡張不全では認めなかった．このように慢性心不全の長期予後はきわめて不良である．

【筒井 裕之】

■ **参考文献**
1) 松﨑益德ほか：循環器病の診断と治療に関するガイドライン(2009

年度合同研究班報告）；慢性心不全治療ガイドライン（2010 年改訂版）
2) Dickstein K et al：ESC Guidelines for the diagnosis and treatment of acute and chronic heart failure 20058：The Task Force for the Diagnosis and Treatment of Acute and Chronic Heart Failure of the European Society of Cardiology. Eur Heart J 29：2388-2442, 2008
3) 筒井裕之ほか編：心不全に挑む・患者を救う, 文光堂, 2005
4) 和泉徹ほか監修：心不全を予防する一発症させない再発させないための診療ストラテジー, 中山書店, 2006
5) 山口徹監修, 苅尾七臣ほか編：心血管病薬物治療マニュアル, 中山書店, 2008

4 補助循環と心臓移植

補助循環

心不全における補助循環のうち, わが国で現在使用可能なものには以下のものがある。
- 大動脈内バルーンポンプ（intraaortic balloon pump：IABP）
- 経皮的心肺補助装置（percutaneous cardiopulmonary support：PCPS）
- 持続的血液濾過透析（continuous hemodiafiltration：CHDF）
- 補助人工心臓（ventricular assist device：VAD）

体内植込み型補助人工心臓が 2011 年 4 月に使用可能となった。ここでは VAD について述べる。

体外式 VAD の適応

日本循環器学会の慢性心不全治療ガイドラインは 2010 年版が上梓され, そこでは体外式 VAD の適応については 2005 年版と異なる取り扱いになっているが, 2005 年版に掲載された適応基準を下記にあげる。

左心補助人工心臓（LVAD）

内科的治療および/あるいは IABP に反応しない心不全。
- **血行動態** 肺動脈楔入圧（PAWP）≧20 mmHg および収縮期血圧≦80 mmHg あるいは心係数≦2.0 L/分/m²。
- **副徴** 1 時間排尿≦0.5 mL/kg, 混合静脈血酸素飽和度（SvO₂）≦60％, 臨床経過, 急激な血行動態の変化, 進行する腎機能障害（BUN〈血液尿素窒素〉≧40 mg/dL および/あるいは Cr〈クレアチニン〉≧2 mg/dL, 1 時間排尿≦0.5 mL/kg〈利尿薬の使用下〉）, 進行する肝機能障害（総ビリルビン≧2.0 mg/dL および/あるいは AST〈アスパラギン酸アミノトランスフェラーゼ〉≧200 U/L）

右心補助人工心臓（RVAD）

左心補助人工心臓駆動下において内科的治療および NO（一酸化窒素）吸入に反応しない右心不全（中等度以上の三尖弁逆流を伴う場合には三尖弁形成術を併用）。中心静脈圧（CVP）<18 mmHg では, 収縮期血圧≦80 mmHg あるいは心係数≦2.0 L/分/m²。

適応除外

1. 回復不能な腎機能障害。
2. 回復不能な肝機能障害。
3. 呼吸不全（循環不全に伴うものは除く）。
4. 高度な血液障害（出血傾向など）。
5. 重症感染症。

適応症例の選定の具体的な手順を述べる。基本的に臓器障害が可逆的であると思われ, 移植の登録（年齢, 基礎疾患, 精神的構造）に障害がなさそうと思われ, しかも内科的には限界であろうと思われる症例が適応となる。臓器障害が可逆的という基準はおおむね血清 Cr と総ビリルビンが 2.5 mg/dL 以下をさすが, 急性増悪時や比較的若年者では 3 mg/dL を超えていても可逆的であることも多いので, 判断を要する。内科的治療の限界とは β 遮断薬とアンジオテンシン変換酵素（ACE）阻害薬の無効例, QRS 幅の 120 msec 以上の症例での心臓再同期療法（CRT-D）無効例をさす。しかし, 現実には前述したような内科的治療の限界から VAD へ移行する例は全体の 1/3 程度しかない[1]。多くは心原性ショックによる IABP・PCPS 離脱困難症例または心臓手術後人工心肺離脱困難症例であり, 臓器障害の程度や併発する感染症も重篤なことが多い[1]。救命救急的な VAD の植込みは予後が悪く, よい適応ではないといえるが, 適応外とまではいえない。特に年齢と総ビリルビン値は予後規定因子であり, 適応決定に重要である[1]。

体内植込み型 VAD の適応

日本循環器学会の「慢性心不全治療ガイドライン 2010 年版」にはじめて記載されたものを下記にあげる。

対象疾患・病態

心臓移植適応基準に準じた末期的重症心不全で, 対象となる基礎疾患は, 拡張型および拡張相肥大型心筋症, 虚血性心筋疾患, 弁膜症, 先天性心疾患, 心筋炎後心筋症などが含まれる。

選択基準

- **心機能** NYHA Ⅲ〜Ⅳ度（Ⅳ度の既往あり）。
- **stage D** 重症の構造的疾患があり, 最大限の内科治療にもかかわらず, 安静でも明らかな心不全症状がある患者。
- **薬物治療** ジキタリス, 利尿薬, ACE 阻害薬, アンジオテンシンⅡ受容体拮抗薬（ARB）, 硝酸薬, β 遮断薬などの最大限の治療が試みられている。
- **強心薬・補助循環** ドブタミン, ドパミン, エピネフリン, ノルエピネフリン, ホスホジエステラーゼⅢ（PDEⅢ）阻害薬などに依存, または IABP, 体外設置型補助人工心臓などに依存。
- **年齢** 65 歳以下が望ましい（身体能力によっては 65 歳以上も考慮する）。
- **BSA** システムにより個別に規定。
- **血行動態** stage D. NYHA Ⅳ度の既往。
- **条件** 他の治療では延命が望めず, また著しく生活の質（QOL）が障害された患者で, 治療に参加することで高い QOL が得られ, 長期在宅治療が行え, 社会復帰が期待できる患者。
- **治療の理解** 補助人工心臓の限界や併発症を理解し, 家族の理解と支援が得られる。

除外基準

- **感染症** 重症感染症。
- **呼吸疾患** 重度の慢性閉塞性肺疾患（COPD）, 高度の肺高血圧症, 30 日以内に発症した肺動脈塞栓症。
- **循環疾患** 開心術後早期（2 週間程度）, 治療不可能な腹部動脈瘤や重度の末梢血管疾患, 胸部大動脈瘤, 心室

表 5-4-1　わが国で使用可能または使用見込のVAD

	植込み場所	駆動方式	血栓	感染	入院	流量	保険適用
NIPRO®	体外	拍動流	+++	++++	必要	少ない	あり
HeartMate II®	体内	軸流ポンプ(定常流)	+	+	退院可能	多い	治験終了
EVAHEART®	体内	遠心ポンプ(定常流)	+	+	退院可能	多い	あり
DuraHeart®	体内	遠心ポンプ(定常流)	+	+	退院可能	多い	あり
Jarvik2000®	体内	軸流ポンプ(定常流)	+	+	退院可能	少ない	治験終了

瘤，心室中隔破裂，中等度以上の大動脈弁閉鎖不全症，胸部大動脈に重篤な石灰化．
- **神経障害**　重度の中枢神経障害，薬物中毒またはアルコール依存の既往，プロトコルに従えない，あるいは理解不能と判断されるほどの精神神経障害．
- **その他の臓器不全**　重度の肝臓疾患，重度の出血傾向，高度慢性腎不全，慢性腎不全による透析症例，癌などの生命予後不良な悪性疾患，膠原病などの全身性疾患，インスリン依存性重症糖尿病．
- **妊娠**　妊娠中．
- **その他**　著しい肥満，輸血拒否など施設内適応委員会が不適当と判断した症例．

VADの種類（表5-4-1）

代表的な体外式VADはNIPRO®（図5-4-1）である．2011年4月にEVAHEART®（図5-4-2A）とDuraHeart®（図5-4-2B）の2種類の体内埋め込み型のVADが保険償還となった．基本的に左室補助を行う場合は胸骨正中切開の後，左室心尖部に脱血カニューレを装着しポンプにより補助された血流は上行大動脈へ返される．このときに僧帽弁形成術や三尖弁形成術を併設することも多い．Jarvik2000®（図5-4-2D）の場合は左開胸で下行大動脈に送血することが一般的である．

このうち，NIPRO®については図5-4-1に示すように，駆動装置をベッドサイドにおいて使用することが一般的である．

VAD挿入後の管理（NIPRO®）

長期入院によるプライバシー保護と駆動チューブの安全確保のため，できるかぎり個室管理とする．VCT50を使用した場合の代表的な駆動パターンはレート80，陽圧180，陰圧-60，%sys35である．ワルファリンにより国際標準比（INR）3.5を目標とし，アスピリン100 mg（必要に応じてジピリダモール300 mgも）を併用している．1日2回の看護師による血栓チェックを確認し，毎日包交する．可能な場合は散歩に同行する．ダイアフラムの状態で脱血不良などの場合には水分バランスなどに留意する．毎週刺入部の細菌培養を施行する．大体1年ごとをめどにポンプ交換を行う．ポンプが緊急停止した場合，手動の送気球により一時的に駆動させることができる．

併用する内科治療は通常の慢性心不全治療と同じであるが，ACE阻害薬（忍容性の悪い場合にかぎってARBに変更可能），β遮断薬，抗アルドステロン薬の3剤を必ず使用する．また，β遮断薬は比較的高用量（1 mg/kg）を目標値に増量する[2]．

また，日々のリハビリテーションは重要である．エルゴ

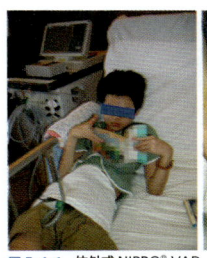

図5-4-1　体外式NIPRO® VAD

メータによる有酸素運動に加えて，レジスタンストレーニング（resistance training）も併用する．

体内植込み型VADについては個々に退院プログラムがあり，今後実際に活用されていくうえで改良されていくと思われる．

VADの離脱（NIPRO®）

LVADの駆動回数は80〜90前後で開始し，可能なかぎり徐々に減らしていく．安定してきたらおおむね1週間に毎分5回のペースで下げる．最低月に1回心エコー，脳性ナトリウム利尿ペプチド（BNP）や心肺機能検査でフォローする．最大酸素摂取量が正常の60%程度（通常16 mL/kg/分以上）まで回復すれば離脱の見込みがある．その際のBNPは100 μg/mL以下が目安であり，心エコー上自己の大動脈弁が毎心拍開いていることが望ましい．

offテストの施行要領は以下のとおりである．離脱直前にポンプを一時手押し（血栓予防のため）にして，右心カテーテルを施行する．手押しの状態で水負荷（生理食塩水10 mL/kgを15分間かけて点滴静注），運動負荷（心肺機能検査併用）を施行する．肺動脈楔入圧（PAWP）がいずれかの負荷により10 mmHg以上増加するもの，運動負荷で最大酸素摂取量が12 mL/kg/分以下のものは離脱困難と考えられる．いずれの検査もクリアした場合，心臓外科に依頼してVAD抜去術を施行する．

体内植込み型のVADの離脱プロトコルについては今後の検討を要する．

心臓移植

心臓移植の適応

日本循環器学会の「慢性心不全治療ガイドライン2010年版」に掲載された適応基準を下記にあげる．

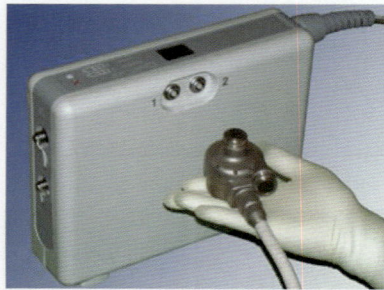

A EVAHEART®

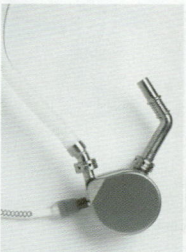
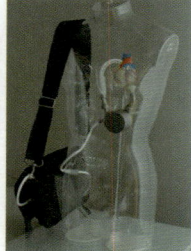

B DuraHeart®

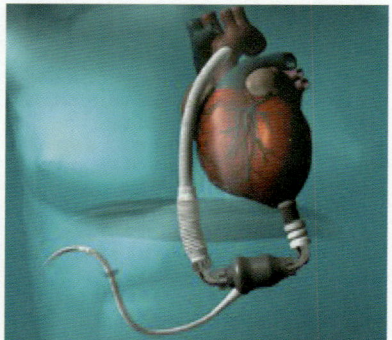

C HeartMate II®

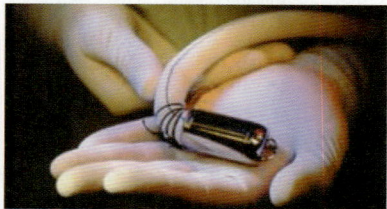

D Jarvik2000®
図 5-4-2　各種の植込み型 VAD

適応となる疾患

心臓移植の適応となる疾患は従来の治療法では救命ないし延命の期待が持てない以下の重症心疾患とする。
1. 拡張型心筋症および拡張相の肥大型心筋症。
2. 虚血性心筋疾患。
3. その他（日本循環器学会および日本小児循環器学会の心臓移植適応検討会で承認する心疾患）。

適応条件

1. 不治の末期的状態にあり，以下のいずれかの条件を満たす場合。
   - 長期間または繰り返し入院治療を必要とする心不全。
   - β遮断薬および ACE 阻害薬を含む従来の治療法では NYHA III度ないしIV度から改善しない心不全。
   - 現存するいかなる治療法でも無効な致死的重症不整脈。
2. 年齢は 60 歳未満が望ましい。
3. 本人および家族の心臓移植に対する十分な理解と協力が得られること。

心臓移植待機の登録

心臓移植待機登録のためにはさまざまな過程が必要である。インフォームドコンセントは心臓外科の医師と循環器内科の医師および移植コーディネーターの三者同席のもとに施行され，家族の同席が必要である。その後，病歴や各種検査データおよび院内の適応委員会の議事録を記載したデータシート（https://transplant.j-circ.or.jp/Heart/Entry/Index.aspx）を日本循環器学会心臓移植適応委員会へ提出し承認してもらう。それが済めば日本臓器移植ネットワーク（http://www.jotnw.or.jp）に登録となる。

医学的緊急度

待機中の患者は下記の 3 つに分類され，status 1 の待機日数が優先される。

status 1
1. VAD を必要とする状態。
2. IABP を必要とする状態。
3. 人工呼吸を必要とする状態。
4. 集中治療室（ICU）などの重症室に収容されていて，かつカテコールアミンなどの強心薬の持続点滴投与が必要な状態。

status 2
待機中の患者で，上記の状態 1 に該当しないもの。

status 3
status 1 または status 2 で待機中に除外条件（感染症など）を有する状態。

移植後の管理（免疫抑制剤）

通常，ステロイド＋カルシニューリン阻害薬＋ミコフェノール酸モフェチル（MMF）の 3 剤併用で開始するが，慢性拒絶反応や腎機能障害，白血球減少などの副作用によりカルシニューリン阻害薬の減量や MMF の中止が必要となった場合エベロリムスに変更することがある。

- メチルプレドニゾロン：1,000 mg（再灌流時）125 mg（術後 8 時間ごと）。
- プレドニゾロン：1 日 1 mg/kg で開始，3 日で 1 日量 5

mg 減量（半量まで），以降3日で1日量 2.5 mg 減量，3カ月後までに1日 5～10 mg（維持量），分2が望ましい，1年後は中止も考慮．
- カルシニューリン阻害薬：12時間ごと服用厳守．
  シクロスポリン：1日 4～6 mg/kg で開始．トラフ値（3カ月まで 250～300 ng/mL，それ以降 200～250 ng/mL）．
  タクロリムス：0.05～0.3 mg/kg/日で開始．トラフ値（3カ月まで～15 ng/mL，それ以降～10 ng/mL）．
- MMF：1日1g分2から開始，1日2g分2まで漸増，白血球を 3,000～6,000 程度に維持．
- エベロリムス：1日 1.5 mg 分2で投与，トラフ値 3～8 ng/mL が目標．

【絹川 弘一郎】

参考文献
1) Shiga T et al : Age and preoperative total bilirubin level can stratify prognosis after extracorporeal pulsatile left ventricular assist device implantation. Circ J 75 : 121-128, 2010
2) Nishimura T et al : High-dose carvedilol therapy for mechanical circulatory assisted patients. J Artif Organs 13 : 88-91, 2010

6 ショック

▶ **定義・概念** ショック（shock）とは全身の臓器で必要とされる酸素需要に対する供給が追いつかなくなった状態の総称である．その原因が心ポンプ機能低下によるものが心原性ショック（cardiogenic shock）である．心筋虚血，弁破壊などの機械的心機能障害，頻脈性不整脈，拡張不全などの要因によって心臓からの拍出量が低下し，全身諸臓器に血流不全から組織灌流圧が低下し低酸素が生じる．その結果酸素代謝需要に見合うだけの血液，酸素が供給されなくなるのでアシドーシス状態となり，フリーラジカルの発生，サイトカイン分泌上昇，血管内皮傷害，微小循環障害などをきたす．これらの物質はよりいっそう心筋の収縮性を低下させるので，さらにポンプ機能を低下させるという悪循環が生じてしまう．つまり，心原性ショックの患者をそのまま放置すれば経時的に状態が悪化し，致死的になる病態である．一刻も早く治療介入が求められる．

▶ **臨床症状・検査成績** ショック患者の症状として，四肢冷感，乏尿，血圧低下，意識混濁などが代表的なものである．肺うっ血をきたしている例ではこれに呼吸苦や起座呼吸なども伴う．

急性心筋梗塞におけるショックでは，重症度分類に Killip 分類（表6-1）や Forrester 分類（図6-1）が従来から用いられてきた．Killip 分類は聴診所見など理学的所見で重症度や予後推定指標となるので緊急時には特に有用である．

近年，Nohria らは新規発症した急性心不全や慢性心不全の急性増悪患者の予後推定指標となる重症度分類を提唱している（図6-2）[1]．これは入院時の「うっ血所見」と「低灌流所見」の有無により簡便に分類できるものである．すなわちうっ血所見とは起座呼吸，頸静脈怒張，ラ音，腹水，末梢性浮腫であり，低灌流所見とは脈圧の狭小〔（収縮期血圧－拡張期血圧）/収縮期血圧＜25%〕，交互脈，症候性低血圧，四肢冷感，精神機能障害などを認めた場合である．

Nohria 分類のなかで profile B と profile C が死亡や緊急移植例が多いと報告されている．

▶ **診断** 前述したように，ショックの病態は全身諸臓器での組織代謝需要に見合った血液が供給されない状態である．理学所見としてはチアノーゼ，四肢冷感，意識障害などを認める．血行動態としては血圧が 90 mmHg 未満，あるいは基礎値より 30 mmHg 以上の低下，心係数（CI）2.2 L/分/m² 以下である[2]．重症例においては早期から動脈血ガス分析を行い，血行動態が増悪している例では Swan-Ganz カテーテルや観血的動脈内血圧モニタも必要となる．

表6-1 Killip 分類
class Ⅰ	心不全の徴候なし
class Ⅱ	軽症～中等度心不全 ラ音聴取領域が前肺野の50%未満
class Ⅲ	重症心不全 肺水腫，ラ音聴取領域が全肺野の50%以上
class Ⅳ	心原性ショック 血圧 90 mmHg 未満，尿量減少，チアノーゼ，四肢冷感，意識混濁，意識障害

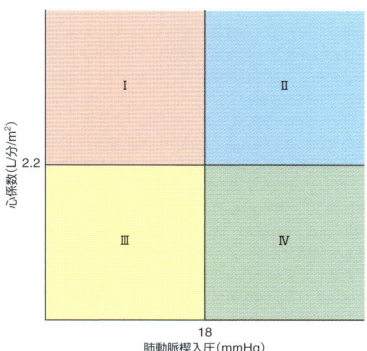

図6-1 Forrester 分類

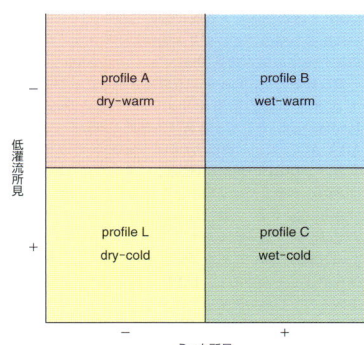

図6-2 Nohria による急性心不全の分類

心原性ショックの原因として最も頻度の高いものは急性心筋梗塞である．広範囲心筋梗塞によるポンプ失調（pump failure）や急性心筋梗塞の機械的合併症である左室自由壁破裂，心室中核穿孔，乳頭筋断裂による僧帽弁閉鎖不全症が生じると心原性ショックをきたす．この診断には注意深い聴診所見（特にその経時的変化）が有用であり，新たな心雑音を聴取した例では必ず心エコーで確認しなければならない．

■ **治療と薬理メカニズム**　治療の原則として，血行動態改善のために行う対症的治療と，ショックをきたした原因疾患に対する根本的介入治療とに分けて考える必要がある[3]．ショックは適切に治療がなされなければ不可逆的な臓器障害が進行してしまうので，上記の2系統の治療を並行して行わなければならない．低血圧に対してはカテコールアミンによる心収縮力サポートと末梢血管収縮が必要であるが，それに血管内脱水が誘因と考えられる場合には500〜1,000 mL程度の急速補液を行う．

治療の基本的方針は，Forrester分類Ⅱ型では利尿薬，ニトログリセリン，ホスホジエステラーゼ（PDE）阻害薬などによって前負荷，後負荷の軽減をはかり，Ⅲ型ではカテコールアミン（ドブタミン）やPDE阻害薬による心収縮サポートを行う．心機能が悪いⅢ型に輸液のみで病態改善をはかるとⅢ型からⅣ型へ移行し，より病態が増悪する危険性がある．常に心機能改善の介入治療を併用していかねば根本的解決は望めない．

ForresterⅣ型でカテコールアミンを使用しても血行動態が改善しない場合は，遅滞なく大動脈内バルーンパンピング（intra aortic balloon pumping：IABP）やImpella®（今後わが国でも早期の承認が期待されている機械的循環補助装置），経皮的心肺補助装置（percutaneous cardiopulmonary support：PCPS）などの機械的循環サポートを導入せねばならない．しかしIABPによって心原性ショックの患者の生命予後を改善させるという明らかなエビデンスはいまだないのが実情である．心筋梗塞によるショックでもIABPでサポートしながら経皮的冠動脈インターベンション（PCI）などの再灌流療法を行うことで予後改善効果が得られる．

IABP

IABPとは胸部下行大動脈に留置したバルーンを心臓拡張期に膨張させることにより大動脈拡張期圧を上昇させ，冠血流の増加を得る効果（diastolic augumentation効果）と心臓収縮期直前にバルーンを収縮させることで拡張末期圧を低下させて心拍出をサポートする効果（systolic anloading効果）とを有する機械的補助循環装置である．

AHA/ACC（米国心臓協会/米国心臓病学会）ガイドラインにおいてIABPの使用がclassⅠに分類されているのは，①可逆的心不全または薬物療法に反応不良な急性心不全におけるbridge use，②難治性心筋虚血を伴う急性心不全においては心臓カテーテルやカテーテルインターベンションまでのbridge use，③重症僧帽弁閉鎖不全や心室中隔破裂を伴う急性心不全である．IABPはあくまでも圧力補助手段であるので心臓の流量補助は20%程度しかない．つまりCI 1.6 L/分/m²以下ではIABPのみではショックから離脱させることが難しい．その場合はポンプ補助が不可欠である．欧米ではすでに臨床使用されておりわが国でも早期の使用可能となるよう期待されているImpella®やPCPSでサポートすべきである．PCPSとIABPの併用は実地臨床でもよく行われている．

IABPは侵襲的手技であり，常にriskとbenefitを忘れず急性期をのりきれば，一刻も早いウィーニングが大切である．合併症としては挿入時の動脈解離，出血，挿入下肢末梢の血流障害，バルーンによる腹腔内臓器虚血などいろいろなものが多い．最も重篤な合併症としては動脈壁在のコレステリンが散布されshower emboliをきたすことで，臓器虚血から敗血症，多臓器不全へと進行する場合がある．高度の粥状硬化がCTで判明しているときには特に注意せねばならない．

Impella®

Impella®はIABP，PCPS双方の利点を取り入れた新しい循環補助装置である．すなわちIABPのようにSeldinger法で簡便に，かつ緊急時にも迅速に導入可能で，PCPSのようにポンプ補助機能を有している[4]．欧米では広く臨床応用されているものの，残念ながらわが国ではまだ使用できないという現状である．

まずImpella®LPの全体像を図6-3に示す．カテーテル先端部に軸流ポンプ（図6-4）を有し，カテーテル遠位端の吸引口から血液を吸引，軸流ポンプにて加速し，約15 cm近位側の流出口から血液を噴出させる．図6-5のようにImpella®先端部を左室内に留置させると，大動脈弁直上から血液が送り出されることとなる．Impella®は軸流ポンプで血液を吸引することで左室容量負荷を軽減し，心筋仕事量抑制と拡張末期圧減少させる．かつ大動脈弁直上から送

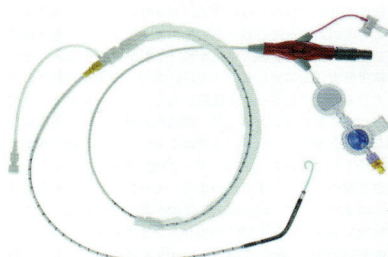

図6-3　Impella®LPの全体像

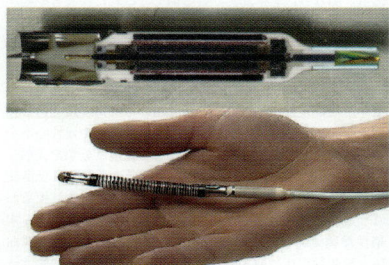

図6-4　Impella®の軸流ポンプ

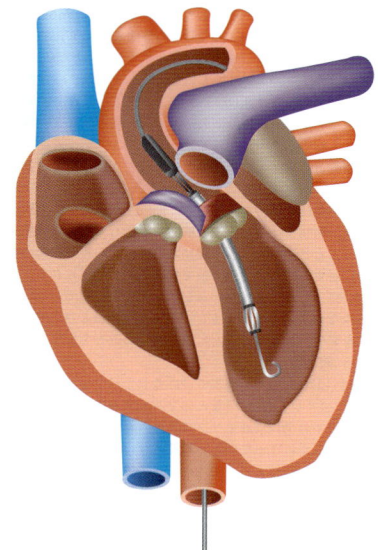

図 6-5 Impella® の留置模式図

り出された血流は, 直接的に冠動脈血流を増加させる。

IABPでは拡張期圧上昇による冠動脈血流増加やカウンターパルスエーションによる後負荷減は可能であったものの容量負荷軽減はできなかった。一方 PCPS は, 心室細動や劇症型心筋炎など自己心拍出がない場合でも心機能を肩代わりできるが, 送血方向が下肢から頭部方向に本来の血液の走行とは「逆行」するために, 回復過程の自己心臓にとって後負荷を増大させるというジレンマを抱えていた。また大腿動脈に留置した送血管末梢側の下肢虚血も大きな問題であった。この有害事象は特に動脈硬化をきたした高齢者において顕著であり, 心機能が回復しても下肢壊死により致死的となる症例もあった。Impella® は左室から大動脈に順行性に血液を送り出すことで後負荷増大にはならずに循環補助を行うことができる。Impella® サポートによって平均動脈圧の上昇・肺動脈楔入圧の低下・心係数が上昇する。

Impella® は心不全に対する補助循環目的だけでなく左冠動脈主幹部(LMT)病変など高リスク PCI 施行中の一時的循環補助としてもきわめて有用である[5]。LMT 病変部のPCI 時に Impella® 使用することで今後より安全に施行可能となるであろう。Impella® LP は大腿動脈から Seldinger 法で経皮的に挿入可能というところもカテーテル使用に向いている。すなわち PCI は上肢橈骨動脈アプローチで施行, Impella® を大腿動脈より挿入, PCI が終了したらそのまま心臓カテーテル検査室ですべてのカテーテル類を抜去し止血完了することが可能である。

Impella® の禁忌としては高度な大動脈弁逆流があげられる。Impella® によって大動脈弁逆流を悪化させる懸念がある。しかし欧米の治験データではもともと中等度の大動脈弁逆流を持つ患者に対して Impella® を使用しても逆流を増加させずに安全に PCI 施行できた, と報告されている。大動脈の石灰化が高度な場合や強く蛇行をきたった患者への挿入は, IABP と同様に慎重でなければならない。これらの Impella® の禁忌は IABP のそれと大差ない。

【竹内 一郎・和泉 徹】

参考文献

1) Nohria A et al : Clinical assessment identifies hemodynamic profiles that predict outcomes in patients admitted with heart failure. J Am Coll Cardiol 41 : 1797-1804, 2003
2) Neminen MS et al : Executive summary of the guidelines on the diagnosis and treatment of acute heart failure. The Task Force on Acute Heart Failure of the European Society of Cardiology. Eur Heart J 26 : 384-416, 2005
3) 丸山幸夫ほか : 循環器病の診断と治療に関するガイドライン(2004-2005 年度合同研究班報告): 急性心不全ガイドライン(2006年改訂版)
4) Meyns B et al : Initial experiences with Impella-device in patients with cardiogenic shock. Thorac Cardio Surg 51 : 312-317, 2003
5) Henriques JP et al : Safety and feasibility of elective high risk percutaneous coronary intervention. Procedure with left ventricular support of the Impella Recover LP 2.5. Am J Cardiol 97 : 990-992, 2006

7 虚血性心疾患

1 動脈硬化の成因と病態生理

● **定義・概念** 動脈硬化(arteriosclerosis)とは, 動脈壁が肥厚し硬くなることからその名が由来しているが, 病理学的には, アテローム性動脈硬化(atherosclerosis), Mönckeberg(メンケベルク)型動脈硬化, 細動脈硬化の3つに分類される。このなかで, アテローム性動脈硬化は大動脈, 冠動脈, 脳動脈, 頸動脈, 四肢末梢動脈などに起こり, その本態は血管内膜へのコレステロール沈着や血管平滑筋細胞の増殖, 線維成分の増加などによる血管内膜の肥厚とそれに伴う内腔の狭窄である。一般的に, 動脈硬化といえばこのタイプの病変をさし, 虚血性心疾患や脳梗塞, 閉塞性動脈硬化症の原因になるため, ここではアテローム性動脈硬化症の成因を中心に述べる。

● **病因・病態生理と分子メカニズム** 動脈硬化の成立機序について, これまでいくつかの学説が提唱されてきたが, いずれも単一のメカニズムで動脈硬化発生のすべてを説明することはできない。その理由としては動脈硬化が脂質異常症, 高血圧, 糖尿病, 喫煙, 慢性腎臓病(chronic kidney disease : CKD)などの危険因子を背景に発症し, その成因が多因子であることによる。そのなかにあって, 動脈硬化の形成・進展過程において, 炎症が関与していることは疑いのないことである。

動脈硬化病変を観察すると, 血管細胞接着分子1(vascular cell adhesion molecule-1 : VCAM-1)(CD106)や細胞間接着分子1(intercellular adhesion molecule-1 : ICAM-1)(CD54), E セレクチン(CD62)などの接着分子が内皮細

胞において発現し，マクロファージ，T細胞，マスト細胞などの炎症細胞の浸潤とともにさまざまなサイトカイン，ケモカインの発現が認められる．また，平滑筋細胞の遊走・増殖，細胞外基質の産生，血管新生などもみられる．これらはいずれも炎症反応を特徴づける現象である．これまでの多くの研究により，動脈硬化病変を構成する細胞・分子はほとんど同定されている．

このような炎症性の変化を説明する学説として Russel Ross による傷害反応仮説がある[1]．それによると高 LDL（低比重リポ蛋白）コレステロール血症や高血圧，糖尿病などによる慢性的な刺激により血管内皮細胞の傷害が起こると，内皮細胞上に接着因子の発現が誘導される．単球上に発現するインテグリンなどの接着因子と内皮細胞上に発現している VCAM-1 や ICAM-1 などの接着因子を介した結合により，血中の単球は内皮細胞に接着し，さらに内皮細胞間隙から内膜へと移行し，マクロファージへと分化する．マクロファージの内膜への侵入に関しては，内皮細胞上に発現している血小板内皮細胞接着分子1（platelet endothelial cell adhesion molecule-1：PECAM-1）(CD31)を介した接着や内膜において発現誘導される単球走化性蛋白1（monocyte chemoattractant protein-1：MCP-1）による遊走の惹起が関与している．アテローム性動脈硬化病変の初期の特徴は泡沫細胞の集簇であるが，泡沫細胞は LDL 由来のコレステロールが大量に単球由来のマクロファージに取り込まれたものである．しかしながら，内膜に蓄積した LDL はそのままのかたちではマクロファージに取り込まれない．

このパラドックスに対するブレークスルーは LDL 受容体の発見者である Brown，Goldstein らによりもたらされた[2]．すなわち，彼らは LDL はそのままのかたちではマクロファージの泡沫化を起こさないが，なんらかの修飾を受けるとマクロファージにより認識されて，その泡沫化を起こすことを明らかにした．しかしながら，彼らが用いた LDL の修飾方法は生体内においては起こりえない修飾であったため，生体内において起こりうる LDL の修飾過程に関する研究が精力的に行われた．その後，Steinberg らによって，生体内で起こる LDL の修飾過程は酸化的な修飾過程であることが提唱された[3]．すなわち，内膜において蓄積した LDL はさまざまな酸化ストレスによって酸化変性を起こし，酸化 LDL となることによってはじめてマクロファージに発現するスカベンジャー受容体により取り込まれ，細胞内に大量のコレステロールエステルを蓄えた泡沫細胞となる．この泡沫細胞の集簇が脂肪線条と呼ばれる初期病変を形成する．

脂肪線条は病変の進行につれ，血管平滑筋細胞の内膜への遊走，増殖を伴った複雑な病変に進行し，血管の内腔を狭めることとなる．この過程においては，血管壁由来の平滑筋に対する増殖因子が一役を担うものと考えられる．血管内に侵入したマクロファージは，泡沫細胞病変を形成するのみならず，サイトカイン，ケモカインおよび増殖因子などを産生，放出することにより病変の進行を促すと考えられる（図 7-1-1）．

また，LDL の酸化の過程で産生されたリゾホスファチジルコリン（リゾレシチン）などのリン脂質も内皮細胞における接着因子の発現誘導やマクロファージの遊走に関与することも明らかになっている．動脈硬化は，血管壁の最も内側で血液と直接接する血管内皮細胞の機能障害がそのはじまりとされ，それに続く複雑な過程を経て完成する．この過程は，脂質異常症，糖尿病，高血圧，肥満，あるいはそれらが複合した状態であるメタボリックシンドローム，喫煙などがあると加速され，これらが動脈硬化の危険因子とされるゆえんとなっている．

安定プラーク，不安定プラーク

動脈硬化巣に存在する内膜の斑状肥厚性病変をプラーク（plaque）というが，プラークには安定性のものと不安定性のものがある．安定プラークはゆっくり成長し，最終的に狭窄または閉塞を引き起こすことがある．不安定プラークは脆弱であり，狭窄を引き起こす前から急性の血栓形成，閉塞をきたす．ほとんどの臨床イベントは不安定プラークにより引き起こされるため，プラークの不安定化のメカニ

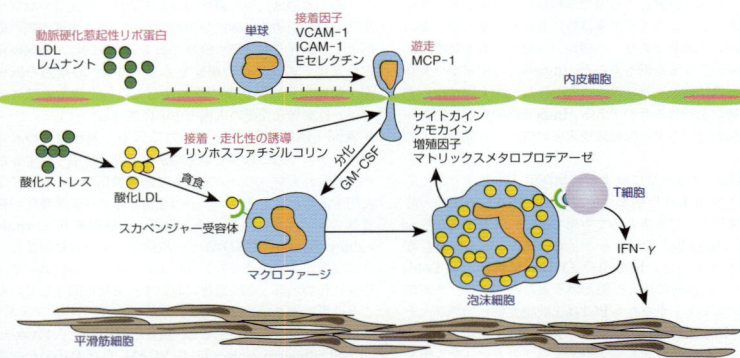

図 7-1-1　動脈硬化の発生にかかわる細胞と因子との相互作用
LDL：低比重リポ蛋白，VCAM-1：血管細胞接着分子1，ICAM-1：細胞間接着分子1，MCP-1：単球走化性蛋白1，GM-CSF：顆粒球マクロファージコロニー刺激因子，IFN-γ：インターフェロンγ

ズムや，安定化をもたらす方法に関する研究が行われている。

プラークの不安定化は内膜のびらんや破裂の起こりやすさと関係している。特にプラークの破裂はプラークを覆っている線維性被膜の厚さに依存し，また破裂に対する抵抗性は，コラーゲンの沈着と分解の相対バランスに依存する。プラークの破裂には，プラーク内で活性化したマクロファージによるメタロプロテアーゼやコラゲナーゼの分泌が関与している。いったんプラークが破裂するとプラーク内容物が循環血中に露出し，血栓形成の引き金となる[4]。安定プラーク，不安定プラークの特徴については**表7-1-1**にまとめた。

表7-1-1 安定プラークと不安定プラークの病理的特徴

	安定プラーク	不安定プラーク
被膜(cap)の厚さと細胞成分	・厚い ・主な細胞は平滑筋細胞	・薄い ・マクロファージやT細胞が多い
脂質コア(lipid core)	・小さい ・脂質が少ない	・大きい ・コレステロール結晶が多い ・石灰化を伴うこともある
肩部(shoulder)	・炎症細胞の浸潤が乏しい ・平滑筋細胞が多い	・マクロファージやT細胞が多い

動脈硬化の好発部位

動脈硬化は大型の弾性血管および中型の筋性血管に発生する限局的な病変である。好発部位としては大動脈，冠動脈，膝窩動脈，大腿動脈，内頸動脈，脳動脈，腎動脈，腸骨動脈などである。しかしながら，肝動脈，脾動脈などには通常動脈硬化病変を認めない。

このように動脈硬化病変に好発部位があることは知られているが，その差がなぜ起きるのかについては十分に明らかになっていない。ただ，血管の解剖学的特徴と血流の変化（ずり応力など）が関係していることは明らかである。

動脈硬化病変の肉眼的特徴

肉眼的に観察できる動脈硬化病変としては，大動脈内膜への脂肪斑（fatty streak）と呼ばれる脂質の沈着がある。大動脈の脂肪斑は黄色の点状，線状あるいは斑状を呈した平坦な脂質沈着巣であり，若年者でも認められるものである。これらの内膜病変が次第に融合し，増大することにより丘状に隆起した線維斑（fibrous plaque）といった進行病変を形成する。さらに潰瘍，血栓，石灰化などを伴った複合病変（complicated lesion）が認められるようになる。

▶**臨床症状・検査成績** 動脈にプラークが存在してもそれだけで症状を引き起こすことはなく，多くの場合無症候性である。症状および徴候が出現するのは，病変により血流が妨げられたときのある。安定プラークが成長し，動脈内腔の減少が70%を上回ると，一過性虚血症状（労作性狭心症，間欠性跛行）が生じることがある。不安定プラークが破裂し，血栓により主要動脈が急性に閉塞すると，不安定狭心症または心筋梗塞，虚血性脳梗塞，肢の安静時疼痛などが起こりうる。このようなプラーク破裂を予測することができるバイオマーカーに関する多くの研究が行われているが，現在のところその開発にはいたっていない。

▶**診断** 動脈硬化はその動脈が支配する臓器によりさまざまな症状を起こす。したがって，問診により虚血症状の有無を聴取することが重要であり，症状および徴候を有する患者では，関連器官に応じて，さまざまな侵襲的および非侵襲的検査により血管閉塞の量および位置を評価する。また，加齢，喫煙，冠動脈疾患の家族歴，脂質異常症，糖尿病，高血圧，内臓肥満，CKDなどの危険因子の有無に関する把握が必要である（疾患別の診断法については狭心症，心筋梗塞，脳梗塞，閉塞性動脈硬化症，大動脈瘤などの各論参照）。

▶**治療と薬理メカニズム／経過・予後** 動脈硬化性疾患の治療については一次予防，二次予防に分けて考える。動脈硬化性疾患の予防としては危険因子の管理が重要であり，それぞれの危険因子の管理を生活習慣の改善とともに必要に応じて薬剤を用いて行う（各危険因子〔脂質異常症，高血圧，糖尿病など〕の管理・治療法については各論参照）。また，二次予防においては抗血小板薬による抗血栓療法も重要である。さらには患者が主体的に継続できるために，アドヒアランスを高めるための認知行動療法に基づく方策も重要である。

〔荒井　秀典〕

参考文献

1) Ross R : The pathogenesis of atherosclerosis : a perspective for the 1990s. Nature 362 : 801-809, 1993
2) Brown MS et al : Receptor-mediated endocytosis : insights from the lipoprotein receptor system. Proc Natl Acad Sci U S A 76 : 3330-3337, 1979
3) Steinberg D et al : Beyond cholesterol : modifications of low density lipoprotein that increases its atherogenicity. New Engl J Med 320 : 915-924, 1989
4) Libby P et al : Involvement of the immune system in human atherogenesis : Current knowledge and unanswered questions. Lab Invest 64 : 5-15, 1998

2 動脈硬化病変の病理所見

正常の冠動脈

冠動脈は内膜，中膜，外膜の三層からなっている（**図7-2-1A**）。血液に接する内腔面は一層の内皮細胞によりおおわれている。生下時には，冠動脈の内膜は内皮細胞と，内皮下層にこれらを支持する少量の結合組織からなっている。内膜側では比較的粗大な弾性線維束が並び，さらにこれらの間を膠原線維および基質が満たしている。内膜平滑筋細胞は膠原線維，弾性線維，基質を産生し，血中から透過してきた脂肪を貪食して泡沫細胞化するなど，さまざまな機能を有しており，動脈硬化の発生，進展に重要な役割をしている。

内膜と中膜を分離する内弾性板には小さな孔があり，血漿成分の中膜への拡散通路となっている。

中膜は3種類の細胞と2種類の線維からなっている。平滑筋細胞は最も多く，紡錘形をしており，線維芽細胞は弾性線維や膠原線維を産生するといわれている。弾性線維は血管が収縮したり，拡張したりする能力を持ち，これに対し，膠原線維は張力の強さにあずかっている。これらの両線維složky の割合によって，血管の拡張，緊張が異なる。

外膜は比較的疎な配列をとって入り組んだ結合組織がある。外膜にはまた豊富な動脈および静脈性の栄養血管があ

り，vasa vasorumと呼ばれる。

加齢に伴う冠動脈病変

健常例の冠動脈内膜肥厚については個体差がかなりみられるが，一般に加齢とともに進展する（図7-2-1B）。動脈硬化が進行すると内膜の肥厚はやや著明になり，内膜の厚さは中膜の厚さより高度になり，内膜内に粥腫の沈着がみられるようになる。内膜が肥厚すると中膜は徐々に菲薄化してくる。

冠動脈硬化の肉眼的所見

図7-2-2は冠動脈内膜剝離術により摘出した冠動脈病変を示している。冠動脈壁は表面が凹凸を示している（図7-2-2A）。冠動脈硬化が進行すると内膜内に粥腫の沈着が認められ，肉眼的には黄色を示し，内腔は高度の狭窄を示してくる（図7-2-2B）。

冠動脈内膜の性状

冠動脈の肥厚をプラーク（plaque）と呼ぶ。冠動脈プラークの成分は，①平滑筋細胞，マクロファージ，リンパ球などの細胞成分，②コレステロールやコレステロールエステルなどを主体とした脂質成分，③線維などの細胞外マトリックス成分などの3要素からなっている。

アテローム性プラーク：コレステロールやコレステロールエステルなどを主体とした脂質成分が主体のプラークを粥腫（アテローム）といい（アテローム性プラーク〈atheromatous plaque〉），内腔側に線維性の被膜（fibrous cap）が認められる（図7-2-3A）。線維性の被膜が薄いと不安定である。粥腫内には泡沫細胞，コレステロール結晶や壊死産物を多く含んでいる。この泡沫細胞は結合組織を破壊するストロメリシンという蛋白を産生し膠原線維を溶解する可能性がある。

線維性プラーク：冠動脈内膜の肥厚は主として膠原線維な

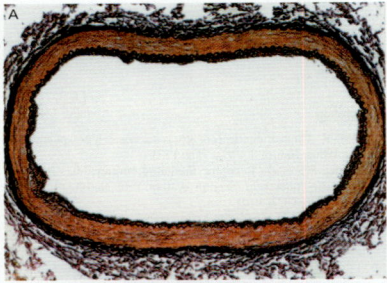
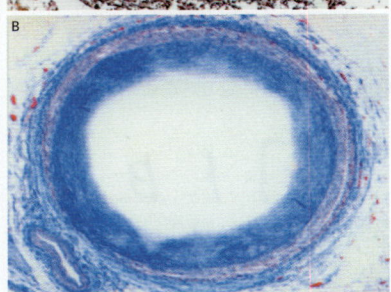

図7-2-1 冠動脈の病理組織像
A：正常の冠動脈。冠動脈は内膜，中膜，外膜の三層からなっている。内膜の肥厚はほとんど認められない
B：軽度の冠動脈硬化を示す例では内膜の肥厚が認められる

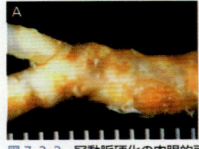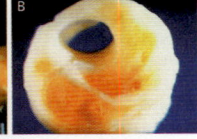

図7-2-2 冠動脈硬化の肉眼的所見
A：冠動脈壁は表面が凹凸を示している
B：冠動脈硬化が進行すると内膜内に粥腫の沈着が認められ，肉眼的には黄色を示し，内腔は高度の狭窄を示してくる

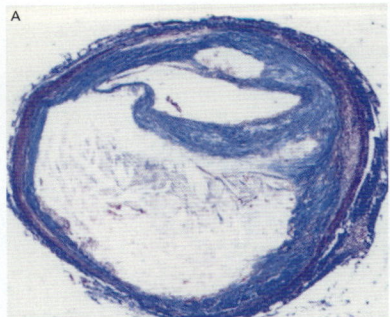
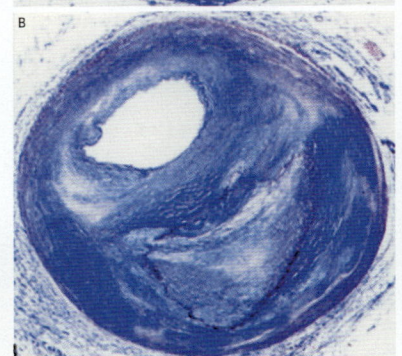

図7-2-3 冠動脈内膜の性状
A：内膜の肥厚は主として粥腫の沈着が認められ，冠動脈内腔を狭窄している
B：冠動脈内膜の肥厚は主として膠原線維などの細胞外マトリックス成分からなっている

どからなっている（線維性プラーク〈fibrous plaque〉）（図7-2-3B）。膠原線維成分が多いと冠動脈壁は破綻する可能性は低く，安定型である。

冠動脈病変は同一の症例でも部位によって異なり，粥腫が大きく線維性被膜がやや薄い比較的不安定型，粥腫や冠動脈狭窄が高度であっても線維性被膜が厚い安定型など種々の変化が認められる。

【堀江 俊伸】

表 7-3-1 狭心症の分類

誘因の観点から
1）労作狭心症（effort angina）
2）安静狭心症（rest angina）

経過（時期）の観点から
1）安定狭心症（stable angina）
2）不安定狭心症（unstable angina）

発生機序の観点から
1）器質性狭心症（organic angina）
2）冠攣縮性狭心症（coronary spastic angina）
3）冠血栓性狭心症（coronary thrombotic angina）

3 狭心症

■**定義・概念** 狭心症（angina pectoris）とは，心筋が一過性に虚血，つまり酸素欠乏に陥ったために生じる特有な胸部およびその隣接部の不快感（狭心痛）を主症状とする臨床症候群である。

狭心症はさまざまな観点から表7-3-1に示されるような分類が広く用いられてきた。労作狭心症は，ほとんどは冠動脈に器質性狭窄を認め労作によって誘発される。冠攣縮性狭心症は夜間や早朝の安静時に多くみられ，冠動脈の攣縮のために心筋への酸素の供給が減少して生じる。安静狭心症のなかで，発作時の心電図におけるST上昇を特徴とする異型狭心症（Prinzmetal or variant angina）も冠攣縮性狭心症の一つである。しかし，心筋が一過性に虚血に陥っても狭心痛などの自覚症状が出現するとはかぎらず，無自覚の心筋虚血発作も少なくない。これは無症候性心筋虚血（silent myocardial ischemia）と呼ばれている。

Cohnは無症候性心筋虚血を，I型（心筋梗塞や狭心症などの既往がなくまったく無症状である心筋虚血），II型（心筋梗塞後にみられる症状を伴わない心筋虚血），III型（狭心症で有症候性と無症候性の心筋虚血が併存する場合）の3病型に分類している。一方，胸痛発作があり狭心症を疑われて冠動脈造影検査を受けた患者のなかで，心外膜冠動脈に器質的狭窄も冠攣縮も認められない症例が10～20％いる。このような疾患群を以前はシンドロームXと呼んでいたが，Cannonらはこの症候群のなかで冠動脈造影では造影されないような100μm以下の微小冠循環の異常を認める群を，微小血管狭心症（microvascular angina）と定義した。

■**疫学** 虚血性心疾患は，先進国においては他の疾患より死亡や高度障害の原因となることが多く，経済的負担も非常に大きい。厚生労働省の平成20年患者調査によると，わが国の罹患者数は，虚血性心疾患80.8万人（男性46.4万人，女性34.8万人）で，そのうち，狭心症は60.4万人，急性心筋梗塞は4.9万人となっている。年次推移でみると患者数は徐々に減少しているが，心疾患による死亡数（2008年で18万1,928人）・死亡率（2006年で人口10万対137.0）はともに上昇傾向を示している。死因順位では1985年以降，心疾患は悪性新生物に次いで第2位を維持しており，2006年の全死亡に占める割合は15.9％であった。一般に器質性狭窄を伴った虚血性心疾患の発症頻度は欧米人で高く，日本人では比較的少ないとされている。しかしながら，冠攣縮性狭心症は欧米人に比べて日本人の発症率が高い。2000年の厚生労働省循環器病委託研究の報告では，狭心症で入院した患者の約40％が冠攣縮性狭心症で，高齢者に比べ，比較的若い人に多い傾向があった。急性心筋梗塞後の患者を対象に冠攣縮薬物誘発試験を実施した国際共同研究では，欧米人の陽性率が37％であったのに対し，日本人では80％と高率であった。器質性狭心症が中高年男性および閉経後10年以上経った高齢女性に高率に発症するのに比べて，微小血管狭心症は圧倒的に女性に多く，しかも閉経前の40～50歳代に多くみられる。

■**病因・病態生理と分子メカニズム** 収縮と拡張を休みなく繰り返している心臓の冠血流は，絶えず心臓内圧の影響を受けるため，心周期にあわせて変化し，収縮期に減少し，拡張期に増加する。冠循環は近位心外膜冠動脈と遠位抵抗血管（細動脈および心筋内毛細血管）に分けて考えると理解しやすい。正常冠循環は心臓の酸素需要に従って，冠抵抗血管がその抵抗を変動させることで冠血流を調節している。また，冠抵抗血管は血圧の生理的変動にも適応し（自己調節〈autoregulation〉），冠血流量を維持している。心筋虚血の有無は，心筋における酸素の供給と需要のバランスで決定される。正常の状態では，心筋の酸素需要に対し，それに見合った酸素代謝に必要な血流が供給されるため，虚血や梗塞に陥ることはない。心筋の酸素需要を規定する主な要素は，心拍数，心筋の収縮力，心筋の壁応力である。心筋の酸素需要の増加をきたす原因としては身体的労作，精神的興奮，頻脈，血圧上昇，心筋肥大，特に高血圧，大動脈弁疾患による左室肥大，甲状腺機能亢進症などがある。一方，心筋への酸素供給を規定するのは，血液の酸素運搬能と冠血流量で，冠動脈の酸素含有量の較差と冠血流量の積としてあらわされる。しかしながら，心筋の酸素摂取率はきわめて高く，冠動脈の酸素含有量の較差は安静時でも70％以上に達しており，心筋の酸素需要が増加してもさらに増加することは少ない。したがって，心筋への酸素の供給は事実上冠血流によって支配されている。冠血流量の減少をきたす最大の原因は，心外膜冠動脈の動脈硬化による狭窄である。狭窄が進行するにつれ，血管抵抗を低下させるために遠位抵抗血管は拡張して冠血流を維持しようとする。しかしながら狭窄がさらに進行し，内腔の狭小化が高度になると，労作や興奮などで酸素需要が増加したときの適切な冠血流増加を制限してしまう。冠動脈狭窄が内径で85％以上になると，安静時においても血流が減少するといわれている。大動脈弁閉鎖不全やショックなどによる拡張期圧の低下，頻脈などにみられる拡張期の短縮も冠血流量を減少させる原因となる。高度の貧血や一酸化炭素中毒，呼吸機能低下など血液酸素運搬能の低下が存在するような場合は，虚血の閾値を低下させるため中等度の

冠動脈狭窄を有する患者でも胸痛発作を認めることがある。

冠血流量はまた，攣縮や動脈血栓などによっても制限される。冠攣縮は冠動脈局所の収縮能の亢進が原因であり，これには，血管平滑筋の過収縮と血管内皮機能不全の両方が関与していると考えられている。正常の血管内皮からは一酸化窒素（NO）が生成および放出されるが，冠攣縮例の冠動脈においては基礎的なNOの産生・放出が不足し，さらにNO産生放出の障害はエンドセリンの生成を増加させ，また種々の血管収縮物質に対する血管平滑筋の反応性を高めて血管収縮を亢進させる可能性がある。

微小血管狭心症は冠抵抗血管における異常収縮や拡張障害が心筋虚血の機序とも考えられており，更年期障害に伴う女性ホルモンの減少が関与していると考えられている。エストロゲンはNOを産生し血管を拡張させる働きがあるが，これが枯渇すると血管拡張作用がなくなり，そのため，体の変調をきたすこの時期の女性に発生頻度が高くなると考えられている。

無症候性心筋虚血で，心筋虚血が生じているにもかかわらず狭心痛が出現しない理由としては，①疼痛閾値の上昇，②糖尿病合併例で知られるような，心臓に分布する交感神経終末および神経伝導路の障害，③心筋虚血の程度が軽く，範囲が狭く，持続が短いため，などの3つの機序が考えられている。

● **臨床症状** 狭心症の診断に最も重要なことは，問診により狭心症の発作時の症状である狭心痛を正確に診断することである。いずれの型の狭心症も典型的な患者は胸部不快感を訴えるが，これは通常は締めつけられる，圧迫される，息が詰まる，押しつぶされる，重石をのせられる，絞られる，喉が詰まる，あるいはもっと漠然としたなんとなく重い感じの違和感，不快なしびれや灼熱感と表現されるものが多く，明らかな痛みはまれである。胸部不快感の部位は，典型的には胸骨の後ろであるが，左肩や両腕，特に手や前腕の尺側表面に放散し，また背中，肩甲骨間，頸部，下顎，歯，心窩部に発生あるいは放散しうる。しかし，狭心痛は臍より下方や下顎より上方に生じることはまれである。高齢者では胸部症状ではなく，呼吸困難，息切れ，ふらつき，疲労感など一見狭心症とは関係ないような症状がみられることもまれではない。狭心痛は通常，漸増漸減型で，数秒内に急激に痛みがピークになることはまれである。典型的には労作（例：寒冷や坂道の歩行など）あるいは感情（例：ストレス，怒り，恐怖，欲求不満など）によって引き起こされ，安静によって数分で消失する。胸部不快感の範囲は手のひらで示す程度の広がりが典型的で，1本の指で示されるほどの狭い範囲の場合，鋭い一瞬の胸痛や，左乳房下に限局した遷延する鈍い痛みは，心筋虚血が原因で生じることはまれである。

器質性狭心症では，心筋酸素供給は一定しているため，虚血は心筋酸素需要の増加によって誘発される。つまり，発作には決まった発生閾値があり，閾値を必ず超えるpressure-rate productで必ず誘発されるという特徴がある。労作発作はゆっくり活動したり，1〜5分休止をとることで通常はおさまり，安静やニトログリセリンの舌下投与によりさらに早くおさまる。しかし，特に女性や糖尿病患者での狭心症は，部位が非定型的であったり，誘因と厳密には関連がない場合もある。一方，冠攣縮性狭心症の発作は特に夜間から早朝にかけての安静時に出現しやすく，午前中には軽度の労作によっても誘発されるが，午後からはかなりの労作によっても誘発されない場合が多い。つまり発作の著明な日内変動および発作を引き起こすのに要する運動閾値の著明な日内変動が認められる。これは冠動脈のトーヌスが夜間から早朝にかけて亢進しており，この時間帯には冠動脈の攣縮が出現しやすいことによると考えられる。

微小血管狭心症の発作は労作時とはかぎらず，安静時や就寝時にみられることが多く，持続時間は数分で消失することが多いが，時には半日から1日持続することもある。胸痛の程度はさまざまで，毎回同じとはかぎらず，またニトログリセリン舌下が効きにくい。身体的，精神的ストレスが誘因となりやすく，頻度も数カ月に1回程度か，忘れた頃にみられることが多い。そのため患者本人も医療機関を受診せず様子をみることも多く，受診したとしてもすぐ発作を表現できないことが多い。ゆえに，異常なしまたは気のせいと見過ごされてしまうことも多い。

身体所見は，無症候のときにはしばしば正常である。しかし，腹部の拍動性腫瘤，頸動脈血管雑音や末梢動脈拍動の減弱など，他の部位にアテローム性動脈硬化性病変がみつかることや，眼瞼黄色腫や黄色腫といったアテローム性動脈硬化の危険因子が診察によって明らかになることがある。聴診では，狭心症発作中の診察でしばしばⅢ音やⅣ音，乳頭筋不全による僧帽弁閉鎖不全症をきたし心尖部で収縮期雑音を聴取することがある。また，発作により一過性の左心不全を生じれば，肺雑音聴取，胸部X線撮影での肺水腫の所見を認めることがある。

● **検査成績**
● **血液検査** 狭心症における虚血は一過性であり，急性心筋梗塞と違って心筋は壊死していないため，クレアチンキナーゼ（CK）（CK-MB），心筋トロポニンなどの心筋逸脱酵素の上昇は認めない。しかしながら，アテローム性動脈硬化の危険因子である脂質異常症（総コレステロール，LDL〈低比重リポ蛋白〉コレステロール，HDL〈高比重リポ蛋白〉コレステロール，中性脂肪〈トリグリセリド〉など），糖尿病（空腹時血糖，HbA1c），慢性腎疾患（クレアチニン〈Cr〉，微量アルブミン尿）の有無を調べるための検査は施行すべきである。

● **心電図** 陳旧性心筋梗塞例の患者を除けば，狭心症患者の非発作時12誘導心電図はほとんど正常である。診断のためには，発作時，または運動負荷（冠攣縮性狭心症が疑われる場合には過呼吸負荷など）による一過性心筋虚血の発作を誘発し，検査前，中，後の12誘導心電図を記録する。運動負荷はトレッドミルを用いる方法が一般的で，症状，心電図，血圧をモニタリングしつつ，標準化されたプロトコルに従い漸増法にて負荷を増加しながら行う。通常は症候限界性で施行され，胸部不快感，息切れ，疲労感，0.2 mV以上のST低下，10 mmHg以上の収縮期血圧低下，または頻脈性心室性不整脈があらわれたら中止する。一般に虚血性ST変化は，基線（すなわちPR部分）より0.1 mV以上低い水平型（horizontal）あるいは下降型（downslope）の低下がJ点より0.08秒以上持続するものと定義される。ただし目標心拍数が達成されない運動負荷試験は診断的ではない。運動負荷心電図陽

性の場合, 器質性狭心症が強く疑われるが, 微小血管狭心症でも陽性と出ることがある。

- **心臓イメージング** 心筋灌流を評価する方法として, 運動(または薬剤〈アデノシン, ジピリダモール〉)負荷による虚血誘発中に, タリウム201(^{201}Tl)あるいはテクネチウム99m(^{99m}Tc)を用いたRIシンチグラフィや, N-13 アンモニア($^{13}N-NH_3$)またはルビジウム82(^{82}Rb)を用いた負荷PET(陽電子放射型断層撮影)が有用な方法であることが示されている。負荷終了直後に得た像を安静時のものと比較することにより, 可逆性の虚血領域か, 梗塞領域(持続した取り込み欠損)かを確認できる。断層心エコー法は, 局所の壁運動異常を評価することができるため, 運動または薬物によるドブタミン負荷にて, 安静時には見られない壁運動異常を出現させる。マルチスライスCTの進歩により冠動脈に高度の石灰化がなければ冠動脈CT(CT coronary angiography: CTCA)は冠動脈造影に代用可能な域に達している。CTCAは冠動脈内腔だけでなく, 動脈壁も描出できるため, 動脈硬化性プラークの性状評価にすぐれており, 特に急性冠症候群発症の原因となる破綻する可能性の高い不安定プラークを検出するmodalityとしても期待されている。また心臓MRI(CMR)も進歩し, 虚血に伴う壁運動異常の評価が可能となり, 薬物負荷CMRはシンチグラフィ, PETあるいは心エコーに代わるものとして期待されている。大動脈や頸動脈のプラークはMRIで性状を判断でき不安定プラークの検出も可能となっていることから, まだ実用化されていないCMRによる冠動脈の不安定プラーク検出の可能性も期待されている。冠動脈造影は冠動脈腔の輪郭を描出し, 器質性狭窄の有無およびその重症度を評価することができ, 治療方針, すなわち薬物療法か血行再建術かの選択, 血行再建術の場合, 経皮的冠動脈インターベンション(percutaneous coronary intervention: PCI)か冠動脈バイパス術(coronary artery bypass grafting: CABG)かの選択に非常に有用な情報を提供してくれる。しかしながら, 冠動脈造影はあくまで血管内腔の評価をしているにすぎず, 動脈壁性状の評価ができないため, 将来心血管イベントのリスクが高い不安定プラークなどの検出はできないのが限界である。冠攣縮性狭心症は, 高度狭窄病変が存在しない冠動脈または狭窄病変があったとしても一枝病変程度の患者に多くみられ, 冠動脈造影時に誘発試験(過呼吸または薬物負荷〈アセチルコリン, エルゴノビンなど〉)を行うことで, 冠動脈の攣縮の有無を評価することが可能である。

- ●**診断** 狭心痛などの胸部症状を認める場合は, 狭心症の診断は, まず問診のみで90%以上診断が可能である。そのためには詳細な病歴の聴取を行い, 狭心痛を正しく把握する必要がある。さらに診断を確定するためには, 一過性心筋虚血の出現を客観的に証明する必要がある。ほとんどの狭心症患者は非発作時には心電図の異常は認められない。そのためには運動負荷や過呼吸負荷により発作を誘発して心電図を記録したり, Holter心電図を用いて日常生活での発作時の心電図を記録し, 一過性心筋虚血を証明する。しかしながら, 安静時心電図で左脚ブロックやWPW(Wolff-Parkinson-White〈ウォルフ-パーキンソン-ホワイト〉)症候群などがある場合には, 心筋虚血の心電図変化の判定が非常に困難であるため, ^{201}Tl心筋シンチグラフィを用いて心筋虚血を証明する。無症候性心筋虚血の客観的な心筋虚血の証明も, 運動負荷心電図, Holter心電図や^{201}Tl心筋シンチグラフィなどは心筋灌流の評価, または心エコーによる心室局所壁運動の評価を運動または薬物負荷との組み合わせで行われ, 狭心痛を認める場合とまったく同様である。冠攣縮性狭心症は, 前述したように夜間から早朝にかけて発作が生じやすいため, Holter心電図を用いた検査が非常に有用である。硝酸薬によりすみやかに消失する狭心症様発作で, ①特に夜間から早朝にかけて安静時に出現する, ②運動耐容能の著明な日内変動が認められる(特に早朝の運動能の低下), ③過換気(呼吸)により発誘される, ④ Ca拮抗薬により発作が抑制されるがβ遮断薬では抑制されない, の4つの項目のどれか一つ以上を満たす場合冠攣縮性狭心症の疑いがある。冠動脈造影上の冠攣縮陽性所見は, 冠攣縮薬物誘発試験において「心筋虚血の徴候(狭心痛および心電図変化)を伴う冠動脈の一過性の完全または亜完全閉塞(＞90%狭窄)」と定義されている。

微小血管狭心症の診断はまず疾患の存在を疑うことからはじまる。冠動脈造影で心外膜動脈に有意狭窄を認めず, 冠攣縮誘発試験も陰性のとき, ペーシングで心拍数を上げながら, 右心カテーテルで冠静脈洞から採血をし, 乳酸値の上昇により心筋内虚血の証明をする, または薬物負荷(アセチルコリン, パパベリン)で冠動脈拡張予備能を評価し, 心外膜動脈に変化がみられないのに拡張予備能が低下している場合これをもって微小血管性狭心症と診断できる。

- **治療と薬理メカニズム** 心筋の酸素需要に見合った酸素供給の慢性ない不均衡が, 狭心症における一過性心筋虚血の原因であるから, 心筋への酸素供給を増加させるか, または心筋の酸素需要を減少させる, あるいはこの両方により心筋の酸素欠乏を防ぐことが治療の目的となる。まず心筋の酸素需要を減少させることに関しては, 狭心症発現閾値の限度内での日常生活の身体的活動を指示する。怒りや欲求不満などの身体的ストレスも心筋虚血を引き起こす因子であるのでそれを避けるよう指導する。酸素需要を増加させる合併疾患(高血圧, 頻脈性不整脈, 甲状腺機能亢進症, 大動脈弁疾患など)があればそれを治療すべきである。酸素供給の減少を引き起こす肺疾患, 喫煙(カルボキシヘモグロビン), 貧血などが存在する場合も, これらを是正すべきである。

器質性狭心症の場合は上記に加え, 薬物療法によって心筋の酸素需要の増加を抑制するようにし, これで不十分なら冠血行再建術(PCIまたはCABG)を行い, 冠血流量, つまり酸素の供給を増加するようにする。

冠攣縮性狭心症では, 心身の過労, 飲酒などの発作の誘因を避けるとともに, 冠攣縮予防の薬物療法が最も大切となってくる。夜間から早朝にかけて発作が出現しやすいため, この時間帯に薬が最も作用するように投与時間および投与方法を考慮する必要がある。タバコの煙は酸素・一酸化炭素・NOのフリーラジカルを含有しており, これらのフリーラジカルはNOを不活化し, 血管内皮細胞を直接傷害し冠攣縮の発症を促すと考えられている。また, 喫煙本数に比例して異型狭心症の発現率が上昇することも報告されている。冠攣縮性狭心症患者において禁煙指導は徹底さ

れるべきで，発作の予防においても不可欠である。

微小血管狭心症の治療はいまだ確立されたものはない。運動負荷心電図陽性例や労作時の症状を認める症例では少量のβ遮断薬やCa拮抗薬の投与が行われるが，病態に微小血管の内皮機能障害による攣縮が関与する場合にはむしろβ遮断薬により症状の増悪をみることがある。アンジオテンシン変換酵素（ACE）阻害薬がアンジオテンシンⅡの血管収縮作用を抑制し，ブラジキニンを介したNO産生増加により本症に有効であるとの報告や，閉経後女性にはエストロゲン補充療法が有効との報告もある。いずれにしても確固たる治療法がないため，各症例の臨床症状および薬剤に対する反応をみながら個々の症例に適した薬剤を選択する必要がある。

また，いずれの型の狭心症においても基礎疾患である冠動脈硬化症の危険因子（高血圧，脂質異常症，糖尿病，喫煙，肥満など）に対する治療をあわせて行うことが大切である。

硝酸薬：全身静脈の拡張，左室拡張末期容積および圧の軽減により左室壁張力を減少し，心筋酸素需要を減少させる。また側副血行の血流増加作用も持つ。硝酸薬は代謝されてNOを放出し，NOは血管平滑筋に作用し弛緩させる。粘膜からの吸収がよいため，舌下投与が最もよく行われ，発作時の頓服，または発作が誘発されそうな5分前の服用が有効である。冠攣縮性狭心症に対しては冠動脈の攣縮を解除することにより発作を消失させる。

β遮断薬：陰性変時・陰性変力作用により，心拍数減少，心収縮力抑制，血圧低下を引き起こし，心筋酸素需要を減らす。β遮断薬は，運動時に活性化される交感神経を最も効率よく抑制できるため，労作狭心症の治療に有効である。ただし，β遮断薬はβ受容体遮断によりα作用が増強されるため冠動脈が収縮しやすくなり，冠攣縮性狭心症の発作を増悪させることがあり，使用禁忌である。また，喘息などの慢性閉塞性肺疾患（COPD），房室伝導障害，高度徐脈，閉塞性動脈硬化症などを合併した症例にもβ遮断薬は原則禁忌とされている。

Ca拮抗薬：細胞外から細胞内へCa^{2+}が流入するのを阻害する。細胞内Ca^{2+}の減少により血管平滑筋の収縮が抑制されるため，冠動脈は拡張される。冠攣縮は細胞内Ca^{2+}の増加によって引き起こされると考えられているため，Ca拮抗薬は冠攣縮性狭心症に対する最も有効な薬剤である。さらにCa拮抗薬は末梢血管を拡張して血圧を低下させ，種類によっては心拍数も減少させて心筋酸素需要を減少させることから，器質性狭心症に対しても有効である。

その他：薬物療法のなかでアスピリン，ACE阻害薬，HMG-CoA還元酵素阻害薬（スタチン）をはじめとする脂質低下療法の3つのみが，心機能が温存された安定狭心症の死亡率を減少させた。硝酸薬，β遮断薬，Ca拮抗薬は安定狭心症の症状改善や運動耐容能の改善には有効であったが，生存率改善効果は証明されていない。ACE阻害薬は狭心症の適応はないものの，心肥大，血管肥厚，動脈硬化の進展，プラーク破綻，血栓形成などの抑制，血管内皮機能の改善，抗炎症作用などの効果により心臓酸素需要と供給の関係を改善することによって，虚血性心疾患患者の冠動脈イベント抑制を認める。スタチンの冠動脈狭窄に対する効果はわずかであり，心血管イベントの抑制はこの薬剤による動脈硬化病変の退縮の結果もたらされたものではない。スタチンは，LDL低下の程度にかかわらず，血管内皮機能の改善，血小板凝集能と血栓付着の抑制，血管の炎症反応の低下，プラーク安定化作用などを認め，これらがイベント抑制につながったと考えられている。COURAGE（Clinical Outcomes Utilizing Revascularization and Aggressive druG Evaluation）試験では，慢性安定狭心症を対象として最適の内科的治療（optimal medical therapy（集中的な薬物療法とライフスタイル改善））に加えてPCIを施すグループと，optimal medical therapyのみを実施するグループに無作為化した前向き比較試験であり，optimal medical therapyにPCIを加えても死亡・心筋梗塞・その他の重大な心血管イベントのリスクのいずれも抑制することはできなかったと報告している。さまざまな問題点も指摘されているが，この試験は集中的な薬物療法とライフスタイル改善の重要性を再認識させてくれた点で大変意義のある試験である。

血行再建術：適切な薬物療法にもかかわらず許容できないレベルの狭心症が残存する症例では冠動脈血行再建術を考慮すべきである。左心機能が正常で，一～二枝病変で解剖学的に適した病変を有する症例には，通常はPCIの施行がすすめられる。三枝病変または左前下行枝近位部を含む二枝病変，駆出率50%未満の左心機能障害や糖尿病を有する症例，左主幹部病変，あるいはカテーテル手技に適さない病変を有する症例は，CABGを考慮すべきである。

PCI：PCIの技術およびデバイスの進歩，特に薬剤溶出性ステント（DES）の登場によって，虚血性心疾患患者においてPCIを選択することが非常に多くなった。PCIは狭心症軽減のためには薬物療法より効果的である。PCIは不安定狭心症や心筋梗塞の患者の転帰は改善するが，慢性狭心症患者の予後改善効果（冠動脈死や心筋梗塞発生の減少）はまだ確立されていない。手技の初期成功が得られれば，95%以上の症例で狭心症を有効に軽減する。ベアメタルステントを用いた場合，PCI後6カ月以内に約20%の再狭窄がみられ，そのうち約半数に狭心痛の再発を認める。DESを用いた場合，ステント両端を含めて再狭窄率は3～7%に減少させることができる。しかしDESは再内皮化遅延のために遅発性ステント血栓症のリスクが高まるのではないかと懸念されている。DES留置後は，アスピリンの無限期投与はベアメタルステントと同様であるが，チエノピリジン系薬剤を3～6カ月間継続することが推奨されている（米国では1年間）。その際，出血性合併症または外科的手術など一時的な抗血小板薬の中断を余儀なくされる事態が起これば，ステント血栓症のリスクを最小限に抑えるために，休薬期間をできるだけ最短とすることなど，関連医師の間で十分な連携をとり計画的に治療方針を決めなければならない。

CABG：PCIが責任病変に焦点をあてた治療であるのに対して，CABGは責任病変より遠位部にグラフトの吻合部を置くことで，将来病変が進行した際の標的血管の虚血を回避する目的で，冠血流を確保する治療である。グラフトに用いられる血管には，大伏在静脈，内胸動脈，胃大網動脈，橈骨動脈などがある。静脈グラフトの開存率は10年で52%，15年で23%と経過とともに低下してくる。これに対し，動脈グラフトのなかでも最も成績の良好な内胸動脈

の開存率は10年で90%である．CABGの技術，デバイスの進歩も目覚ましいものがあり，複雑な手術手技からより低侵襲手術に変遷してきた．体外循環心停止を使用しない心拍動下吻合が確立され（オフポンプ冠動脈バイパス術〈off-pump coronary artery bypass：OPCAB〉），最近では単独CABGの大半がoff-pumpで行われている．OPCABは人工心肺の影響がないため，高齢者，低心大機能，呼吸機能低下，腎機能低下などの高リスク症例に対しても適応が拡大された．左開胸で切開部を小さくする低侵襲冠動脈バイパス術（minimally invasive direct coronary artery bypass：MIDCAB）が一時普及したこともあったが，グラフトの採取が困難などの理由から最近は一部の施設にかぎられるようになった．また，開胸を必要としないport access CABGや，さらには手術支援ロボットを用いた完全内視鏡下冠動脈バイパス術（totally endoscopic robotically assisted coronary artery bypass：TECAB）も実際臨床で行われている．

PCIとCABGの比較において，CABGは術後早期の死亡率が増加するリスクはあるが，より長期になるとPCIよりもむしろ低くなり，全体では有意差はみられなくなる．DESの登場で再狭窄の問題がかなり解決されたとはいえ，再血行再建術の必要性はPCIでより高率である．

▶経過・予後　狭心痛症状の有無を問わず，心筋虚血の存在が虚血性心疾患の予後，治療を決定するうえで重要であることが明らかにされている．つまり，無症候性心筋虚血も含めた虚血性心疾患の予後を大きく規定する因子は，年齢，左室機能の状態，冠動脈狭窄の部位と重症度，心筋虚血の重症度および活動性である．発作の頻度，強度，持続時間が次第に増悪してくる不安定狭心症，心筋梗塞後早期の狭心症，内科的治療に反応しない狭心症，うっ血性心不全を伴う狭心症は，冠動脈イベントのリスクが高いことを示唆している．多枝病変であるほど予後は悪いが，左冠動脈主幹部の50%以上の狭窄および左前下行枝近位部の狭窄病変は，灌流している心筋量が多いことから右冠動脈や左回旋枝の病変よりもリスクが大きい．また，冠動脈疾患の狭窄の程度にかかわらず，左室機能が障害されると死亡率は大きく上昇する．さらに，冠動脈硬化症の危険因子の保有数とその重症度が増すにつれ予後は悪くなる．

冠攣縮性狭心症は比較的予後良好であることから，Ca拮抗薬による発作の予防，すなわち生活の質（QOL）の改善に治療の主眼がおかれることが多い．しかし，冠攣縮が誘発された血管部位では動脈硬化がより進行しやすいことが，定量的冠動脈造影法を用いた評価により明らかにされており，また冠動脈に広範かつ高度の器質的狭窄を有する症例に攣縮が出現した場合，内科的治療によってもコントロールしえず，心筋梗塞へ移行する場合がある．また攣縮が一枝のみに限局せず，多枝に出現する場合は，発作時に致死的な不整脈を生じ突然死する可能性もあり，特にわれわれ日本人においては冠攣縮の予防について留意する必要がある．

微小血管狭心症は，心外膜動脈の閉塞ではなく冠抵抗血管の異常収縮が原因と考えられているため，直接生命予後にかかわることはない．しかしながら，微小血管狭心症の患者を長期追跡してみると，胸痛発作のない人に比べて後に器質性狭心症を発作しやすいという報告がある

（Women's Ischemic Syndrome Evaluation Study）．

【尾崎　純栄・久木山　清貴】

参考文献

1) 小川久雄ほか：循環器病の診療と治療に関するガイドライン（2006–2007年度合同研究班報告）：冠攣縮性狭心症の診断と治療に関するガイドライン．Circ J 72：1195-1238，2008
2) Cohn PF：Silent myocardial ischemia in patients with a defective angina warning system. Am J Cardiol 45：697-702, 1980
3) Cannon RO 3rd et al："Microvascular angina" as a cause of chest pain with angiographically normal coronary arteries. Am J Cardiol 61：1338-1343, 1988
4) Boden WE et al：Optimal medical therapy with or without PCI for stable coronary disease. N Engl J Med 356：1503-1516, 2007
5) Pepine CJ et al：Coronary microvascular reactivity to adenosine predicts adverse outcome in women evaluated for suspected ischemia results from the National Heart, Lung and Blood Institute WISE（Women's Ischemia Syndrome Evaluation）study. J Am Coll Cardiol 55：2825-2832, 2010

4　急性冠症候群

▶定義・概念／病因　急性冠症候群（acute coronary syndrome：ACS）は，不安定狭心症（unstable angina：UA）から，急性心筋梗塞，心臓突然死を包括した病態である．急性心筋梗塞は，さらには非ST上昇型心筋梗塞（non-ST elevation myocardial infarction：NSTEMI），ST上昇型心筋梗塞（ST elevation myocardial infarction：STEMI）に分類される．ACSは，冠動脈の急性イベントを一連のスペクトラムのなかでとらえた概念である（図7-4-1）．

不安定プラークの破綻に引き続いて起こる冠動脈内血栓形成，さらに続く冠動脈閉塞が病態の背景にある．アテローム性プラークの不安定化には炎症性細胞が関与している．プラーク破綻により，血栓形成物質が露出し，血小板および凝固カスケードが活性化し血栓が生じる．血小板が活性化すると膜糖蛋白Ⅱb/Ⅲa受容体の構造変化が起こり，血小板の架橋が可能となり凝固も促進される．軽微な狭窄度の病変のアテローム性プラークであっても，冠動脈閉塞にいたることが拡大する．

薄い線維性被膜におおわれた脂質コア（lipid core）を持つ，易損性のプラークの存在がACSの引き金となる．安定した労作狭心症では，プラークの量（狭窄度）が問題となるが，ACS発症においてはプラークの質的変化が問題となる．プラークの破綻には血管の炎症が密接に関与しており，蛋白質分解酵素のマトリックスメタロプロテアーゼ（MMP）が活性化されるとプラークをおおう線維性被膜が脆弱化し，最終的に破綻にいたる．プラークが破綻すると急速に血栓が形成され，血流を阻害する（図7-4-2）[1]．まれに，僧帽弁または大動脈弁狭窄，感染性心内膜炎，心房細動などに由来する，冠動脈への動脈塞栓症によって引き起こされる．

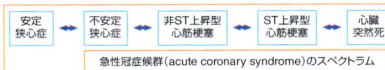

図7-4-1　虚血性心疾患における病態のスペクトラム

- **疫学** 単一の疾患単位としての疫学的データは少ないが、生活習慣の欧米化に伴いわが国における頻度は増加傾向にある。冠危険因子とのかかわりについては、脂質異常症が関与していることはもちろんであるが、欧米に比して日本人では、冠動脈疾患の発症に糖尿病や高血圧との関連が強い可能性が示唆されている。最近では耐糖能障害やメタボリックシンドロームなどとの関連も注目されている。

- **病態生理と分子メカニズム** 虚血による心筋障害から収縮力は低下する。罹患領域の大きさにより程度が異なるが心機能低下が起こる。軽微な心不全から重症心不全、そして心原性ショックまでさまざまである。突然の冠血流量減少(途絶)から心筋壊死が起こるが、梗塞組織は永久的に機能不全となる。回復可能性のある虚血領域が梗塞組織に隣接して存在する。冠血流の回復から、心筋壊死の進行を抑制し隣接虚血領域の心筋を救済することが再開通療法を行う理由である。虚血心筋細胞および壊死心筋細胞は正常な電気的活動を行えず、不整脈および伝導障害を引き起こす。最も重篤な不整脈は心室細動であり、除細動しなければ死にいたる。心室瘤の形成や心室中隔または自由壁の破裂などの、形態学的機能不全である機械的合併症を引き起こす場合もある。乳頭筋に虚血性変化が起こると、僧帽弁逆流につながることがある。

- **診断** ACSを一番に考慮すべきは、胸痛または胸部不快感を主な症状とする40歳を超える男性および50歳を超える女性(糖尿病患者ではより若い)である。肺炎、肺塞栓症、心膜炎、肋骨骨折、肋骨肋軟骨離解、食道攣縮、急性大動脈解離、腎結石、脾梗塞、またはさまざまな腹部疾患の痛みと鑑別しなければならない。胸痛の鑑別において最も大切なことは、すみやかに重症・緊急疾患を鑑別し、doctor's delayを最小限にとどめることである。すなわち胸痛を呈する疾患のうち、心血管系疾患で重症度・緊急性が非常に高いACSと急性大動脈解離、肺血栓塞栓症、劇症型心筋炎などの初期鑑別が必要である。これら疾患を臨床の場で常に念頭におき、胸痛に対処する必要がある。

心電図によって心筋壊死(新しいQ波)、重症度、予後や合併症の評価が可能となり、急性期治療方針決定に有用である。ST上昇から梗塞・虚血部位を推定可能であるが、ST低下からは部位を特定できない。種々の病態で梗塞類似の心電図変化をすることがあるのでST変化だけでなく、その経時的変化を読むことが重要である。分類は心電図上の変化および血中の心臓マーカー変化の有無による。一般的に心電図で、ST上昇型が認められる場合には冠動脈の完全閉塞による貫壁性心筋虚血があり、非ST上昇型が認められる場合には不完全閉塞による心内膜下の虚血がある。トロポニンやCK-MBなどの心筋マーカー、Q波出現の有無により、不安定狭心症や非Q波梗塞、Q波梗塞の最終診断が確定する。

最終診断の判定には、Q波出現の有無よりもACSを一貫してリスク層別できる心筋トロポニンが用いられる傾向にある。予後と治療が異なるため、非ST上昇型心筋梗塞とST上昇型心筋梗塞を鑑別することは有用である。

不安定狭心症は表7-4-1のように分類される。これは、Braunwaldが1989年に、重症度・臨床状況・治療状況を加味して提唱したもので、予後の予測に有用で治療戦略の決定に寄与する[2]。不安定狭心症では、ST低下、ST上昇、またはT波の逆転などの心電図変化が起きることがあるが一過性である。心臓マーカーのうち、クレアチンホスホキナーゼ(CPK)は上昇しないがトロポニンIはわずかに増加することがある。

非ST上昇型心筋梗塞は、心電図で急性ST上昇またはQ波を伴わないが、血中の心臓マーカーにより証明される心筋壊死が認められる場合に診断される。ST低下、T波逆転、またはその両方などの心電図変化が現れる。

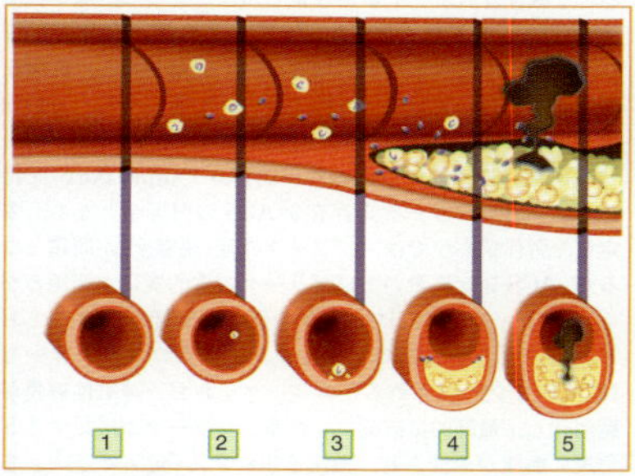

表7-4-1 不安定狭心症の分類

重症度

class Ⅰ：新規発症の重症型または増悪型狭心症
- 最近2カ月以内に発症した狭心症
- 1日に3回以上発作が頻発するか、軽労作にても発作が起きる増悪型労作狭心症。安静狭心症は認めない

class Ⅱ：亜急性安静狭心症
- 最近1カ月以内に1回以上の安静狭心症があるが、48時間以内に発作を認めない

class Ⅲ：急性安静狭心症
- 48時間以内に1回以上の安静時発作を認める

臨床状況

class A：二次性不安定狭心症(貧血、発熱、低血圧、頻脈などの心外因子により出現)

class B：一次性不安定狭心症(class Aに示すような心外因子のないもの)

class C：梗塞後不安定狭心症(心筋梗塞発症後2週間以内の不安定狭心症)

治療状況

1) 未治療もしくは最小限の狭心症治療中
2) 一般的な安定狭心症の治療中(通常量のβ遮断薬、長時間持続硝酸薬、Ca拮抗薬)
3) ニトログリセリン静注を含む最大限の抗狭心症薬による治療中

(文献2を引用)

図7-4-2 急性冠症候群にいたる動脈硬化進行のプロセス
1：正常血管
2：危険因子にさらされた血管内皮に流血中の炎症性細胞である単球やT細胞が接着する
3：酸化LDLを取り込んだマクロファージが内膜下に遊走して脂質の沈着が始まり、次第に599大してゆき、血管外径が増加して内径を保持する
4：病変が進展し活性化したマクロファージから炎症性メディエーター(マトリックスメタロプロテアーゼ(MMP)など)がプラークの線維性被膜を脆弱化する
5：被膜が破綻しプラーク内の組織因子が急激な血液凝固系を活性化して閉塞性血栓を形成する

(文献1を改変)

ST上昇型心筋梗塞は，ニトログリセリンを用いてもすばやく回復することのないST上昇，または新しい左脚ブロックを示す心電図変化を伴う心筋壊死である。Q波が現れることがある。

ACSに対する再疎通療法を有効に行うためにも，鑑別診断をすみやかに行うことが重要である。その際に種々の生化学的心筋マーカー（バイオマーカー）による診断は簡便かつ信頼性が高く有用である。心臓マーカーとしては，心筋細胞壊死後に血液に放出される心臓酵素（例：CK-MB）および細胞内容物（例：トロポニンI，トロポニンT，ミオグロビン）などが用いられる。心臓マーカーは損傷後，それぞれ異なる時期に現れ，異なる速度で減少する。トロポニンは心筋梗塞に最も特異的であるが，梗塞を伴わない虚血によっても上昇することがある。偽陽性は時に心不全および腎不全で起こることがある。

■ 治療と薬理メカニズム

プレホスピタルケアと初期管理：ACSの院内死亡率は，冠動脈疾患集中治療室（CCU）の整備と再灌流療法の進歩により減少したが，病院到着前の心臓突然死による院外心停止例の死亡率はいまだに高い。ACSの真の死亡率を下げるためには，特にプレホスピタルケアと初期管理が重要である。

ST上昇型急性心筋梗塞の管理・治療：発症早期ST上昇型心筋梗塞における治療の根幹は，再灌流療法により梗塞サイズの縮小をはかり左室機能を保持することであり，多くは2時間以内に再灌流することでその効果が期待できる。このためには院内での取り組みにとどまらず，救急システムを構築することも必要である。患者の病態を把握したうえで，施設や術者の状況に応じた迅速かつ安全確実な再開通法を選択することが望ましい。日本循環器学会の急性心筋梗塞（ST上昇型）の診療に関するガイドライン[3]では，発症12時間以内で，来院後90分以内に病変をバルーン拡張できる場合の経皮的冠動脈インターベンション（PCI）は，class I（レベルA）とされる。また，発症12～24時間以内でも，①重症うっ血性心不全，②不安定な血行動態または心電図所見，③持続する虚血徴候のいずれかがある場合は，class IIaとなっている。ST上昇型急性心筋梗塞の緊急患者に対しては，一刻も早くカテーテル検査室に患者を搬入し，PCIを早期に行うことのコンセンサスは高いと考えてよい。心室中隔穿孔や左室自由壁破裂，乳頭筋断裂などの機械的合併症を起こした場合には急速に血行動態が悪化するので，迅速な診断と心臓血管外科による緊急手術が必要である。

薬物療法：ST上昇型心筋梗塞では閉塞した冠動脈の再開通が重要であり，それを補助する薬物療法も重要である。まず胸痛への対応としてニトログリセリン舌下，モルヒネ投与などの除痛を目的とした初期治療を開始する。続いて血栓溶解療法やPCIの適応を判断して，カテーテル治療のための抗血小板薬の投与を行う。わが国では，血栓溶解療法よりもPCIが選択されることが多い。PCI後は患者の状態にあわせてアンジオテンシン変換酵素（ACE）阻害薬／アンジオテンシンII受容体拮抗薬（ARB），β遮断薬，Ca拮抗薬，HMG-CoA還元酵素阻害薬（スタチン）の投与を積極的に行う。

心不全治療：ST上昇型心筋梗塞では半数以上で心不全を合併する。その治療としては，早期の再灌流療法が基本である。心原性ショックでは血行動態モニタリング下に急速補液，強心薬，昇圧薬，さらに呼吸管理を行う。これらでも抵抗性であれば大動脈内バルーンパンピング（IABP）や経皮的心肺補助法（PCPS）などの機械的補助の併用を考慮する。右室梗塞では急速補液，徐脈性不整脈に対するペーシング，心原性肺水腫では呼吸管理，硝酸薬，ループ利尿薬，カルベジロールの使用などを考慮する。

重篤な不整脈への対策：ST上昇型心筋梗塞に合併する最も重篤な不整脈は心室頻脈性不整脈であり，迅速な診断と対応が求められる。リドカインは期外収縮を抑制して心室頻脈性不整脈を予防する目的で使用される。心機能が低下して心室頻脈性不整脈を反復する場合は，ニフェカラントかアミオダロンを選択する。

機械的合併症への対策：乳頭筋機能不全は，梗塞の最初の数時間に約35%の患者で起こる。乳頭筋虚血は僧帽弁尖の接合不全を引き起こすが，これはほとんどの患者で一過性である。しかし一部の患者では，乳頭筋または自由壁の瘢痕化により恒久的な僧帽弁逆流が生じる。乳頭筋断裂は右冠動脈閉塞による下後壁梗塞後に起きることが最も多い。乳頭筋断裂は急性かつ重度の僧帽弁逆流を生じる。心室中隔穿孔はまれであるが，乳頭筋断裂の8～10倍多い。心室中隔穿孔は収縮期雑音の出現を特徴とし，左室不全の徴候の有無にかかわらず低血圧を伴う。血行動態不安定が持続する場合は，死亡リスクが高くてもより早期の手術が適応となる。

自由壁破裂は加齢とともに発生率が上昇し女性に多い。動脈圧が高いと，心筋消失し，心タンポナーデが生じることを特徴とする。自由壁破裂は，ほとんどが常に致死的である。

不安定狭心症／非ST上昇型急性心筋梗塞の管理・治療：ST上昇型心筋梗塞では一刻も早い再灌流療法が優先されるのに対して，不安定狭心症／非ST上昇型急性心筋梗塞では薬物治療が基本である。アスピリンの咀嚼服用とヘパリン静注などにより安定化をはかり保存的治療を行う。スタチンをACSの早期に開始することによって心血管イベントを減らすことができるとの報告がある。不安定狭心症／非ST上昇型急性心筋梗塞は症例ごとに病態が多様であり，心筋梗塞への進展や心臓突然死にいたるリスクが大きく異なる。そのため診断がつき次第，早期にリスク層別を行い，リスクごとに治療を行うことが大切である。リスク層別を行う際には，病歴に加え心電図，生化学的マーカーが重要となる。高度～中等度リスクを有する症例においては発症から48時間以内にステントを用いたPCIを行う早期侵襲的治療を選択することで，早期保存的治療に比べ，よりよい予後が得られることが示されている[4]。

回復期および退院後の患者管理：ACSの病態は通常，発症数カ月以内に安定化していく。重要なことは当疾患の再発予防すなわち二次予防である。このなかでも基本は，生活習慣の改善であり，心臓リハビリテーションも有効である。これは，冠危険因子の評価と是正，生活指導（運動・食事・服薬・禁煙指導）やカウンセリングを行うことにより，患者が自己の病気に対する正しい知識を得，自己管理をすることによって再発を予防し，生活の質（QOL）の向上や予後改善を目的としている。脂質の管理，血圧の管理，糖の管理を確実に行うことが大切である。スタチンを用いた積極的な脂質低下療法を行い，心筋梗塞後にコレステロー

ル値を低下させると再発性虚血イベント発生率および死亡率の低下が期待できる。さらにアスピリンやチエノピリジン系薬剤を用いた抗血小板療法も必要である。

■**経過・予後** 不安定狭心症/非ST上昇型急性心筋梗塞の短期予後は悪くないが，重症冠動脈病変を背景とすることが多く長期予後は不良である。不安定狭心症患者の約30%は発症後3ヵ月以内に心筋梗塞を発症し，突然死は比較的少ない。胸痛を伴う顕著な心電図変化は，その後の心筋梗塞あるいは死亡のリスクがより高いことを示す。

ST上昇型心筋梗塞の全死亡率は約30%で，これらの患者のうち50〜60%は病院到着前に，多くは心室細動により死亡する。院内死亡率は約10%であるが，左室不全の重症度により大きく異なり，心原性ショック症例で死亡率が高い。来院時の状態から予後を予測したKillip分類は時代を経たいまも有用である[5]。心原性ショックにより死亡する患者の多くは，左室重量の50%以上が障害されている。ST上昇型心筋梗塞患者の死亡予測因子として，高齢，収縮期血圧低下，Killip分類がclass 2以上，頻拍，および前壁梗塞があげられる。また糖尿病患者および女性は死亡率が高い傾向にある。

【中川 義久】

参考文献
1) Libby P : Current concepts of the pathogenesis of the acute coronary syndromes. Circulation 104:365-372, 2001
2) Braunwald E : Unstable angina. A classification. Circulation 80:410-414, 1989
3) 高野照夫ほか：循環器病の診断と治療に関するガイドライン(2006-2007年度合同研究班報告)；急性心筋梗塞(ST上昇型)の診療に関するガイドライン. Guidelines for the management of patients with ST-elevation myocardial infarction (JCS 2008). Circ J 72(Suppl IV):1347-464, 2008
4) Mehta SR et al : Early versus delayed invasive intervention in acute coronary syndromes. N Engl J Med 360:2165-75, 2009
5) Killip T 3rd et al : Treatment of myocardial infarction in a coronary care unit. A two year experience with 250 patients. Am J Cardiol 20:457-464, 1967

5 陳旧性心筋梗塞

■**定義・概念** 急性心筋梗塞による症状が落ち着き，心筋生化学マーカーの上昇がなく，心電図変化が固定したものを陳旧性心筋梗塞という。時期に関して明確な定義はないが，通常病理学的に瘢痕が形成される4週以降をさすことが多い。急性冠症候群を踏まえ慢性冠動脈疾患の一つとして，たとえば安定労作狭心症と同じ分類とする考えもある。心筋梗塞による死亡率は発症時に最も高く，時間の経過とともに死亡する危険性は減少する。また，発症直後の血行動態は不安定で種々の合併症が生じやすく，急性期には，早期の血行再建術が有効である。急性期の不安定な病態からより安定した陳旧性心筋梗塞に移行するなかで，二次予防が重要になってくる。心筋梗塞二次予防とは一般的に心筋梗塞後の症例を心血管系事故(cardiovascular events)から予防することをいう。心事故(cardiac events)とは心臓死(致死性心筋梗塞，心臓突然死，心不全死)および非致死性心筋梗塞を，心血管事故とは薬剤抵抗性狭心症，心不全による入院，脳卒中などをさす。全死亡(total mortality)(心臓死と非心臓死)や冠血行再建術をエンドポイントとして調査を行うこともある。

■**疫学** 急性心筋梗塞患者の予後に関する研究であるJapanese Acute Coronary Syndrome Study (JACSS)の5,325例のデータによれば，入院中の死亡は8%で，死亡を免れた92%が陳旧性心筋梗塞となり，慢性期の左室駆出率は55%であった。急性期の治療としてバルーン，ステント留置術をあわせた経皮的冠動脈インターベンション(PCI)は80%で施行された。長期予後に関しては平均観察期間412日で，心血管系死亡率9%，心血管イベント率17%であった。多変量解析では，内服薬を含まない場合，高齢・女性・腎機能障害・来院時心不全・発症から受診までの経過時間が長期死亡に寄与する独立した因子であり，内服薬を含めた場合，女性・腎機能障害・来院時心不全・受診までの経過時間に加えて，アスピリンとβ遮断薬使用が長期生存に寄与する独立因子であった(**表7-5-1, 表7-5-2**)[1]。

■**病因・病態生理と分子メカニズム** 心筋梗塞後に生じる左室のサイズ，形態，壁厚の変化などを左室リモデリングという。壊死心筋が浮腫，細胞浸潤を経て線維組織に置換され，梗塞部位が進展し非薄化する早期リモデリングと，非梗塞部では壁運動が亢進して梗塞領域の心収縮力低下を代償しようとするが，Frank-Starlingの法則に従い左室拡大が生じる晩期リモデリングに分けられる。

また，梗塞後心不全の病態の低下に対して交感神経系，レニン・アンジオテンシン・アルドステロン(RAA)系の賦活化が生じる。これらの神経体液性因子の慢性的な賦活化は左室リモデリングの増悪因子となり，慢性心不全の移行や心室性不整脈を誘発し心臓突然死に関連する。

■**臨床症状** 陳旧性心筋梗塞は急性期を過ぎた状態であり無症状が多いが，冠動脈に残存狭窄があれば，狭心症，無症候性心筋虚血を起こしうる。また，心筋梗塞の責任病変とは異なる新規病変の発症は新たな狭心痛を引き起こす。左室リモデリングを生じると心不全を引き起こしやすく，心室性不整脈による心臓突然死のリスクが高まる。

■**検査成績** 心電図で異常Q波，R波減高，陰性T波から陳旧性心筋梗塞を疑う。

心エコーでは，壁運動異常，心筋の非薄化がみられ，心室瘤を合併することがある。左室駆出率が低いと予後不良になるが，左室駆出率よりも左室容積のほうが予後との関連が強い。特に，左室収縮末期容積が左室容量とポンプ機能の両者を反映し，予後との関連が強い。また，拡張不全も予後に影響するので収縮機能のみならず拡張機能の評価が重要である。拡張不全が重症化すると僧帽弁血流速波形は偽正常化から拘束性波形を呈するようになり，拡張早期僧帽弁血流速の減速時間が短縮する。

梗塞後慢性期の心筋viability評価には，心筋シンチグラフィ，ドブタミン負荷心エコー，最近ではMRIが有用である。

■**治療と薬理メカニズム** 陳旧性心筋梗塞の治療の目標は，心不全，壁在血栓，不整脈，狭心症などの合併症状を取り除き生活の質(QOL)を改善することと，心血管イベント再発を予防し生命予後を改善することである(**図7-5-1**)。

抗血小板薬のアスピリンは，禁忌でないかぎり永続投与が推奨されているが，急性心筋梗塞後のアスピリンの効果は，the Japanese Antiplatelets Myocardial Infarction Study (JAMIS)[2]で証明された。

左室リモデリング予防には，急性期の早期血行再建，薬

表 7-5-1　急性心筋梗塞症患者の予後に関する研究

年齢	68±12 歳 (22～103 歳)	発症から病院搬入までの時間	6.5±8.6 時間
		Q 波梗塞	71%
性別(男性)	71%	梗塞前狭心症	
高血圧(SBP≧140 mmHg and/or DBP≧90 mmHg)	57%	なし(突然発症)	69%
		労作狭心症	14%
糖尿病(FBG 126 mg/dL or 75gOGTT 2時間値200 mg/dL)	32%	安静狭心症	17%
		入院時 ST-T 変化	
脂質異常症(TC≧220 mg/dL and/or TG≧150 mg/dL)	34%	ST 上昇	88%
		ST 低下	12%
喫煙(現在喫煙中 or 2 年以内の喫煙)	47%	Killip 分類	
		1	78%
肥満(BMI≧25 kg/m²)	30%	2	7%
		3	4%
心筋梗塞症の既往	13%	4	8%
		不明	3%

対象：2001 年 1 月 1 日～2003 年 12 月 31 日までに発症 48 時間以内に入院した患者(n=5,325)
SBP：収縮期血圧，DBP：拡張期血圧，FBG：空腹時血糖値，OGTT：経口ブドウ糖負荷試験，TG：トリグリセリド，BMI：body mass index
(文献 1 を引用)

表 7-5-2　急性心筋梗塞症患者の予後に関する研究

【急性期】		・治療後 TIMI(n=4,419)	
・病変枝数(n=4,827)		0	5%
0 枝	1%	1	1%
1 枝	54%	2	6%
2 枝	29%	3	88%
3 枝	16%	・左室駆出率(n=2,022)	51±12%
・梗塞責任病変狭窄度(n=4,707)		【慢性期】	
AHA≦75%	3%	・左室駆出率(n=2,602)	55±13%
90%	10%	・梗塞責任病変狭窄度(n=3,404)	
99%	25%	AHA≦90%(≦50%)	90%(79%)
100%	62%	予後(n=5,302)	
・治療(n=5,268)		・入院中死亡	8%
保存的	15%	入院中心血管死亡	7%
血栓溶解療法単独	4%	・心血管イベント(入院中を含む)	17%
バルーン形成術	13%	心血管死亡	9%
(血栓溶解+バルーン)	(3%)	再梗塞	2%
ステント留置術	67%	不安定狭心症	2%
(血栓溶解+ステント)	(8%)	虚血性心不全	3%
バイパス術	1%	脳卒中	1%
・CK 最高値(n=4,916)	2,896±2,938 IU/L		

CK：クレアチンキナーゼ
(文献 1 を引用)

物療法では，RAA系の抑制とβ遮断薬の投与が有効である．RAA系の抑制には，アンジオテンシン変換酵素(ACE)阻害薬，アンジオテンシンⅡ受容体拮抗薬(ARB)，抗アルドステロン薬が使用される．β遮断薬は交感神経系の亢進状態を抑制し，心不全の予後改善に有用であり，急性期に少量から開始し，徐々に増量させていく．HMG-CoA還元酵素阻害薬(スタチン)は，心血管疾患の一次予防，二次予防に対する有用性が示されており，急性心筋梗塞患者に対するスタチン早期導入による心血管イベントの抑制や[3]，冠動脈プラークの減少が報告されている．さらに，スタチンは，血清コレステロール低下作用以外にも多面的効果(pleiotropic effect)を有し，たとえば，抗酸化作用，血管内皮細胞の分化増殖の促進とその機能障害の改善，血栓形成改善作用，抗炎症作用，免疫抑制作用などがみられる．

わが国では，欧米に比し冠攣縮(coronary spasm)の頻度が高いこと，さらに冠攣縮が急性心筋梗塞発症の原因となりうることから，Ca拮抗薬がβ遮断薬より使用されやすく，劣ることはないということが，JBCMI(The Japanese β-blockers and Calcium antagonists Myocardial Infarction)多施設研究[4]で示されており，血圧コントロール不十分例やβ遮断薬が禁忌で左室機能不全や房室ブロックがあるときはCa拮抗薬が使用される．

心臓リハビリテーションは重要で，運動療法のみでなく，食餌療法(減塩，脂肪摂取制限と多価不飽和脂肪酸摂取，糖尿病では栄養指導)，薬物療法を含めた包括的心臓リハビリテーションが行われる．また，禁煙指導，生活習慣の修正，再発予防の知識などの患者教育も重要である．わが国では，院外で心停止に陥る患者の約40%は，急性心筋虚血が原因であり，多くは心室細動(ventricular fibrillation：VF)による．急性心筋虚血性心停止の約1/4に，虚血性心疾患の既往症，多くは心筋梗塞の既往症を有する．致死的不整脈に対しアミオダロン投与以外に植込み型除細

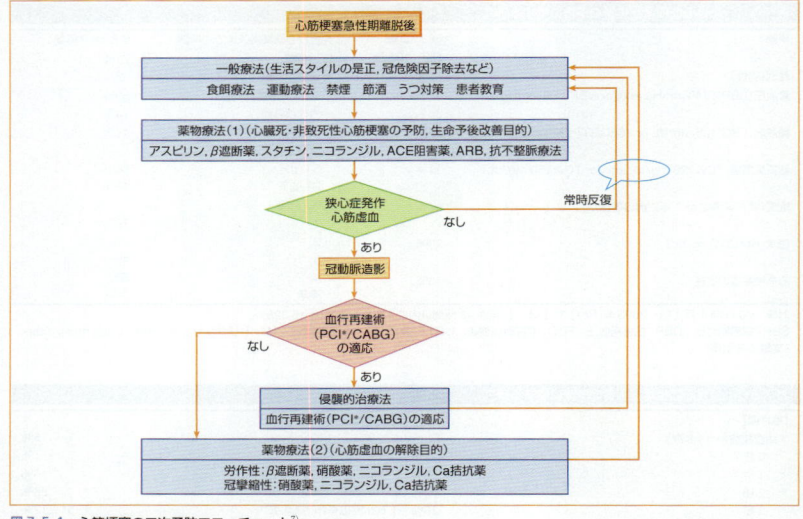

図 7-5-1 心筋梗塞の二次予防フローチャート[7]
*：心臓死，非致死性心筋梗塞を防ぐエビデンスはない
ACE：アンジオテンシン変換酵素，ARB：アンジオテンシンⅡ受容体拮抗薬，PCI：経皮的冠動脈インターベンション，CABG：冠動脈バイパス術

動器（ICD）の適応を，また，心不全を繰り返す患者に対しては心臓再同期療法（CRT，CRT-D）を検討する。

また，自動体外式除細動器（AED）を含めた救命措置講習を家族にすすめることも重要である。

心室瘤を合併すれば，抗凝固薬の投与を行い，血栓塞栓症を予防する。

■ **経過・予後** 治療効果の判定として，短期的には可逆的残存心筋虚血の改善，壁運動改善，運動耐容能改善と，長期的には心事故回避による生命予後改善がある。

急性心筋梗塞後に，糖尿病の有無で予後を比較すると，総死亡，非致死性心筋梗塞発症，心不全入院，主要心血管事故（総死亡，非致死性心筋梗塞発症，心不全入院，血行再建術施行）のいずれも非糖尿病例より糖尿病例で有意に増加していた[5]。

急性心筋梗塞に対する再灌流療法と抗血小板薬，β遮断薬，スタチンなどによる内服治療の確立により，心筋梗塞症の予後は，短期・長期とも改善している。特にわが国では，ほとんどの患者はPCI施行施設に収容可能であり，時間外や週末であっても，通常時間内と同等の急性期治療が施行される医療環境で，退院後も綿密な外来観察や薬物治療が可能な保険制度下にあることを考慮すると，欧米に比し予後は良好であると予想される。

心筋梗塞症例と非心筋梗塞症例を比較すると，総死亡，心死亡，心筋梗塞発症，心不全発症，いずれも心筋梗塞の既往患者の予後が有意に悪く[6]，陳旧性心筋梗塞においては二次予防が重要である。

【掃本 誠治・小川 久雄】

■ 参考文献

1) Ogawa H et al：Modern state of acute myocardial infarction in the interventional era：Observational case-control study-Japanese acute coronary syndrome study (JACSS). J Cardiol 54：1-9, 2009
2) Yasue H et al：Effects of aspirin and trapidil on cardiovascular events after acute myocardial infarction. Japanese Antiplatelets Myocardial Infarction Study (JAMIS) Investigators. Am J Cardiol 83：1308-1313, 1999
3) Sakamoto T et al：Multicenter Study for Aggressive Lipid-Lowering Strategy by HMGCRIiPWAMII. Effects of early statin treatment on symptomatic heart failure and ischemic events after acute myocardial infarction in Japanese. Am J Cardiol 97：1165-1171, 2006
4) Japanese, beta-Blockers Calcium Antagonists Myocardial Infarction, Investigators：Comparison of the effects of beta blockers and calcium antagonists on cardiovascular events after acute myocardial infarction in Japanese subjects. Am J Cardiol 93：969-973, 2004
5) Nakatani D et al：Osaka Acute Coronary Insufficiency Study G. Impact of diabetes mellitus on rehospitalization for heart failure among survivors of acute myocardial infarction in the percutaneous coronary intervention era. Circ J 73：662-666, 2009
6) Japanese Coronary Artery Disease Study I. Current status of the background of patients with coronary artery disease in Japan. Circ J 70：1256-1262, 2006
7) 石川欽司ほか：循環器病の診断と治療に関するガイドライン（2004-2005年度合同研究班報告）：心筋梗塞二次予防に関するガイドライン（2006年改訂版）

8 心臓弁膜症

1 僧帽弁

僧帽弁狭窄症

- **定義・概念** 僧帽弁狭窄症(mitral stenosis)は,僧帽弁の狭窄に伴い左房から左室への流入が障害され,左房圧・肺静脈圧の上昇,肺高血圧をきたした状態である。
- **疫学** わが国ではリウマチ熱の激減により,僧帽弁狭窄症の新規発症は著しく低下している。リウマチ性僧帽弁狭窄症患者の2/3は女性である。

▶病因・病態生理と分子メカニズム

病因

本症の原因のほとんどがリウマチ熱であり,まれに広範囲の僧帽弁輪石灰化により弁狭窄を生じる。きわめてまれに悪性カルチノイド,全身性エリテマトーデス,関節リウマチなどの合併症として生じることもある。

病態生理

僧帽弁口面積は正常では4~6 cm²であり,2 cm²までの軽度狭窄では無症状のことが多く,2 cm²以下になると症状が出現する。1 cm²未満の高度狭窄では1回拍出量を保つため,安静時の左房-左室間圧較差は20 mmHgを超える。左房圧・肺静脈圧の上昇は,肺うっ血をきたし左心不全症状が出現する。病状の進行に伴い心拍出量は低下し,肺高血圧のために右心系の拡大,三尖弁閉鎖不全をきたし肝腫大などの右心不全症状が出現する。高度僧帽弁狭窄での肺静脈-気管支静脈性シャントの形成は喀血の原因となる。左房は拡大し,高頻度に心房細動を伴い,左房内に血栓形成をきたすようになる。

▶臨床症状

1. 労作時の易疲労感,呼吸困難,動悸,息切れ。
2. 喀血,胸痛。
3. 塞栓症:軽症の僧帽弁狭窄症で呼吸困難の生じる以前に,左房内血栓に起因した全身塞栓症で発症することもある。

身体所見

重症の僧帽弁狭窄症では独特の僧帽弁顔貌(頬部,口唇の紅潮)を呈する。右心不全を生じると,肝腫大,頸静脈怒張,顔面・下肢浮腫,腹水貯留,黄疸を伴う。

- **聴診所見** ①Ⅰ音の亢進とQ-Ⅰ音時間の延長,②Ⅱ音肺動脈成分の亢進,③僧帽弁開放音(mitral opening snap),④心尖部拡張期心室充満音(diastolic rumbling murmur),⑤肺動脈弁口部の拡張期雑音(Graham Steel〈グレーアム・スティール〉雑音〈相対的肺動脈閉鎖不全による雑音〉),⑥前収縮期雑音(心房収縮期雑音〈洞調律下で聴取〉),⑦三尖弁閉鎖不全による全収縮期雑音を聴取する。

▶検査成績

- **心電図** 通常右軸偏位であり,肺高血圧・右室肥大の高度な例では右室肥大所見(V_1でのR/S>1)をみる。洞調律ではV_1誘導のP波は二相性となり,陰性部分は深く持続も長く(左房性P波),Ⅱ誘導のP波の幅は広く(≧0.12秒)増高する。進行すると心房細動をきたすことが多い(図8-1-1)。
- **胸部X線** 正面像では左房の拡大による右第2弓内側の二重輪郭像(double contour),重症例では肺動脈の拡大,右室,右房の拡大をみる。気管支分岐角の開大,左気管支幹の上方偏位や左心耳の拡大による左第3弓の直線化や突出がみられる(図8-1-2)。肺動脈楔入圧の上昇した例では肺野でKerley B線がみられる。
- **心エコー** Mモード心エコー法では,僧帽弁前尖の拡張期後退速度(EF slope)の低下や僧帽弁前尖・後尖の肥厚,輝度上昇と,拡張期に平行運動する特徴的な所見がみられる(図8-1-3)。傍胸骨断層心エコー法では,僧帽弁弁尖の肥厚,輝度上昇,石灰化,開放制限,前尖の拡張期ドーミングをみる。短軸像で僧帽弁口はfish-mouth様に描出され,前交連,後交連の癒合をみることがある(図8-1-4)。僧帽弁狭窄の重症度の判定は,短軸断面での僧帽弁口のトレースによる僧帽弁口面積の算出や心尖部アプローチにより連続波ドプラ法を用いて左室流入血流速波形を記録し,最高血流速度が$1/\sqrt{2}$になるまでの時間(pressure half time:PHT)を計測することにより,僧帽弁口面積=220/PHTとして求めることができる(図8-1-5)。左房・左心耳は拡大するが,左室径は正常である。心房細動例では左房・左心耳に血栓を形

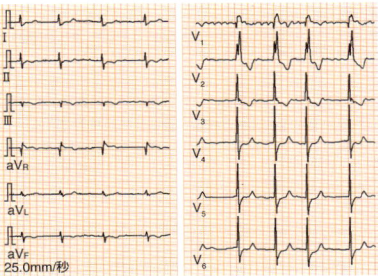

図8-1-1 僧帽弁狭窄症の心電図
心房細動,V_1でのR/S>1がみられる

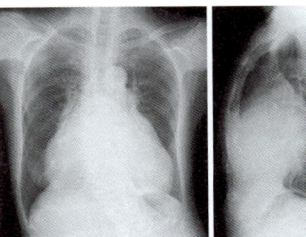

図8-1-2 僧帽弁狭窄症の胸部X線像
左房の拡大による右第2弓内側の二重輪郭像,右室,右房の拡大がみられる

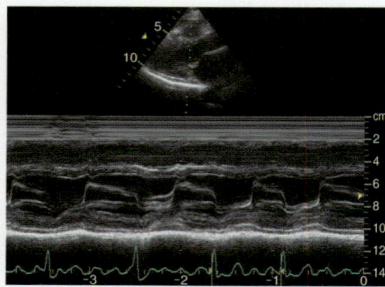

図 8-1-3　僧帽弁狭窄症のMモード心エコー図
僧帽弁前尖の拡張期後退速度の低下，僧帽弁前尖・後尖の肥厚，拡張期の平行運動がみられる

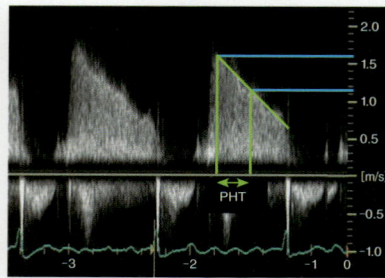

図 8-1-5　連続波ドプラ法による左室流入血流速波形
圧半減時間（pressure half time：PHT）は276 msであり，弁口面積は0.8 cm²と算出されている

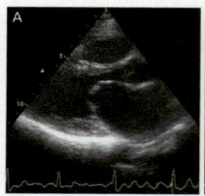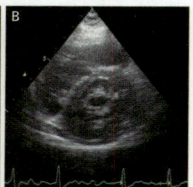

図 8-1-4　僧帽弁狭窄症の断層心エコー図
A：傍胸骨長軸像。前尖の拡張期ドーミングがみられる
B：僧帽弁レベル短軸像。僧帽弁尖の肥厚，前交連，後交連の癒合がみられる

成しやすく，経食道心エコー法を用いると左房・左心耳内のモヤモヤエコー，血栓を容易に描出可能である。

- **心臓カテーテル検査**　左房圧の上昇と拡張期の左房-左室圧較差が存在する。Gorlinの式により僧帽弁口面積は次のように計算される。

- 僧帽弁口面積＝（僧帽弁口血流量（mL/秒））/
  38√拡張期左房－左室圧較差（mmHg）
- 僧帽弁口血流量（mL/秒）＝心拍出量（mL/分）/
  1分あたりの左室拡張期充満時間（秒/分）

- **胸部CT，MRI**　僧帽弁石灰化，左房・左心耳内血栓の描出に有用である。
- **診断**　心エコーで本症の確定は可能である。

合併症

心房細動をしばしば合併する。左房・左心耳内血栓が塞栓源となり，脳塞栓症，末梢動脈塞栓症を合併する。抜歯，分娩，手術などを契機として感染性心内膜炎を起こすことがあるが，頻度は低い。

■ 治療と薬理メカニズム

薬物療法

呼吸困難，起座呼吸，肝腫大，浮腫などの症状があれば，利尿薬の投与，塩分制限（7 g/日）を行う。β遮断薬，徐拍化作用を有するCa拮抗薬は心拍数コントロールに有効である。心房細動の症例ではジギタリスも心拍数減少に有効である。心房細動例，塞栓症の既往例では左房・左心耳内血栓による塞栓症発症予防のためワルファリン投与を行う。

非薬物療法

- **経皮経静脈的僧帽弁交連裂開術**　中等度以上（弁口面積＜1.5 cm²）の僧帽弁狭窄があり，NYHA（ニューヨーク心臓協会）心機能分類Ⅱ度以上の心不全症状を伴い，弁の可動性が良好であれば経皮経静脈的僧帽弁交連裂開術（percutaneous balloon mitral valvotomy：BMV）の適応となる。Ⅲ度以上の僧帽弁逆流や左房内血栓を伴う例は適応外である。
- **外科的治療—直視下交連切開術，僧帽弁置換術**　NYHA Ⅲ度以上の心不全症状，心房細動の出現，弁および弁下部病変が高度な場合や左房内血栓が存在する場合に直視下交連切開術（open mitral commissurotomy：OMC）または僧帽弁置換術（mitral valve replacement：MVR）の適応となる。僧帽弁に著明な石灰化や線維化，高度な弁下癒合がある場合にはMVRの適応となる。NYHA Ⅱ度でも弁狭窄が重症であり（＜1.0 cm²），高度の肺高血圧（収縮期＞70 mmHg）を伴う例では外科的治療を行う。
- **経過・予後**　自覚症状があるが，BMVを拒否した症例での5年生存率は44％と報告されている。僧帽弁狭窄は緩徐ながら進行性であり，生存率は初診時の症状に依存し，初診時に自覚症状の軽微な群では10年生存率は80％以上であるが，自覚症状が強い場合には0〜15％である。

僧帽弁閉鎖不全症

- **定義・概念**　僧帽弁閉鎖不全症（mitral regurgitation：MR）は，僧帽弁閉鎖期である心収縮期に左室から左房への逆流がみられる病態である。

病因・病態生理と分子メカニズム

病因

弁尖，弁葉そのものの異常または僧帽弁機構の構成要素である弁輪，腱索，乳頭筋，乳頭筋付着部の左室の形態的・機能的異常により，急性または慢性に生じる。近年リウマチ性は減少し，非リウマチ性が増加している。

- **弁の異常**　①弁逸脱，②慢性リウマチ性心疾患が原因の弁尖肥厚・短縮・石灰化，③感染性心内膜炎による尤贅・弁穿孔・弁破壊，④心内膜欠損症，心房中隔欠損症でみられる僧帽弁裂隙（cleft），⑤外傷性弁破壊などによる。

- **弁輪の異常** ①左室拡大による弁輪の拡大，②弁輪石灰化．
- **腱索異常** 感染性心内膜炎，粘液様変性，外傷，先天性結合組織異常などによる腱索断裂．
- **乳頭筋異常** ①虚血性心疾患による乳頭筋機能不全，②外傷による乳頭筋断裂．
- **左室機能異常** 左室拡大により腱索を異常牽引(tethering)することで生じる機能性僧帽弁逆流．
- **その他** 閉塞性肥大型心筋症，好酸球増加症候群，川崎病，左房粘液腫，薬剤性(Parkinson〈パーキンソン〉病治療薬のカベルゴリン)などでも生じる．

病態生理
急性高度逆流では急激な左室容量負荷に対して代償性に左室は拡大できず，左房圧の急激な上昇，心拍出量の低下および肺うっ血が起こる．慢性に経過した高度逆流では左房拡大による前負荷増加により代償性に遠心性左室肥大が起こり，コンプライアンスの増加も伴って左房圧，左室拡張末期圧の上昇が軽減され，肺うっ血症状は出現しにくい．しかし，長期の容量負荷により左室機能不全が生じると(非代償期)，心拍出量の減少，左房圧の上昇により肺うっ血をきたす．

▶ 臨床症状
自覚症状
急性僧帽弁逆流では，急性左心不全のため起坐呼吸となる．慢性僧帽弁逆流では高度逆流であっても症状は出現しにくいが，病態の悪化に伴い動悸，労作時息切れ，易疲労感などの左心不全症状を自覚するようになる．心房細動合併例では心房内血栓による塞栓症をきたす場合もある．肺高血圧を合併すると浮腫など右心不全症状を呈するようになる．

身体所見
- **聴診所見** Ⅰ音は減弱，幅の広いⅡ音の分裂を聴取する．心尖部に高調性の全収縮期雑音およびⅢ音を聴取する．急性僧帽弁逆流では，左房圧の急激な上昇のため，収縮中期にピークを有するダイアモンド型の収縮期雑音を呈する．重症例で僧帽弁血流の増加を反映して，拡張中期ランブル(Carey Cooms〈ケアリー・クームズ〉雑音)を聴取し，洞調律ではⅣ音を聴取する．重症ないしは通常僧帽弁逸脱による軽度から中等度の僧帽弁逆流の場合，心尖部に収縮中期クリックとそれに続く収縮期後期雑音を聴取する．
- **心尖拍動** 慢性逆流では左下方に偏位し，隆起する(heaved)心尖拍動を呈し，僧帽弁開放時の左房-左室圧較差が大きいことを反映した急速流入波(rapid filling wave)を触知する．

▶ 検査成績
- **胸部X線** 急性僧帽弁逆流では，心拡大，肺うっ血，肺水腫を呈する．慢性僧帽弁逆流では，左房拡大により左第3弓の突出，右第2弓の二重陰影(double shadow)，主気管支が上方へ排出されて気管分岐角の開大がみられる．また，左室拡大により第4弓は突出する．
- **心電図** 左室容量負荷により，左側胸部誘導のR波およびT波の増高を認める．洞調律では，左房負荷のため，Ⅱ誘導のP波が幅広く増高し，二峰性となり，V₁誘導のP波は二相性を呈する(僧帽性P波)．心房細動を伴うこともある．
- **心エコー** 診断のみならず弁形成術の可否を含めた手術法の選択にも必須の検査である．急性僧帽弁逆流では，左室容量負荷により左室収縮性は亢進するが，左房拡大はみられない．慢性僧帽弁逆流では，左房，左室ともに拡大し，代償期には左室壁運動は亢進するが，非代償期には収縮性は低下する．リウマチ性僧帽弁逆流では，僧帽弁狭窄と同様に僧帽弁エコー輝度の増強や拡張期前尖のドーミングなどが認められる．非リウマチ性僧帽弁逆流では，断層心エコー法により弁逸脱，感染性心内膜炎，腱索断裂などの成因診断が可能である(図8-1-6，図8-1-7)．弁の性状を含めた弁形成術の可否を評価する際には経食道心エコー法が有用である．僧帽弁逆流の存在および重症度評価は半定量的にはカラードプラ法で検出される逆流ジェットの左房内の到達距離による評価を行う．しかし，しばしば逆流ジェットが偏位するため，パルスドプラ法ならびに連続波ドプラ法で計測した定量的重症度評価にも用いる．逆流量60 mL以上，逆流率55%以上，逆流弁口面積(effective regurgitant orifice：ERO)0.40 cm²であれば，高度逆流と評価する．三尖弁逆流を伴う場合には，連続波ドプラ法にて計測した三尖弁逆流速度より右室-右房圧較差が求められ，肺動脈圧が推定できる．
- **心臓カテーテル検査** 外科治療を前提とした場合や虚血性心疾患が疑われる際の冠動脈病変の有無の評価，心エコーで十分に評価できない場合の重症度，血行動態の評

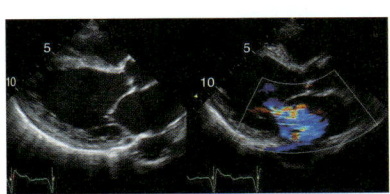

図8-1-6 僧帽弁閉鎖不全症の心エコー図(左室長軸像)
虚血性心筋症例．左室の拡大により僧帽弁後尖は異常牽引され(tethering)，僧帽弁前尖が逸脱することにより僧帽弁逆流を生じている

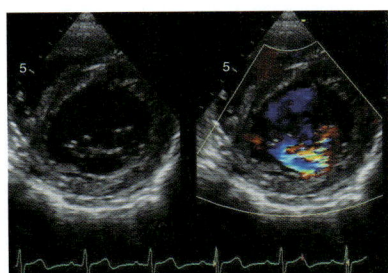

図8-1-7 僧帽弁閉鎖不全症の心エコー図(僧帽弁レベル短軸像)
カラージェットの向きにより，僧帽弁前尖の外側，中部が逸脱していることがわかる．僧帽弁の逸脱部位の同定は僧帽弁形成術に必須の情報である

価を目的として行う。血行動態の評価のために行うSwan-Ganzカテーテル検査では右房圧を反映する肺動脈楔入圧でv波の増高を認める。また肺動脈圧の測定により肺高血圧の有無が診断できる。

■ 治療と薬理メカニズム
薬物療法
心不全症状を有する患者に対しては，アンジオテンシン変換酵素(ACE)阻害薬，β遮断薬による心不全治療を行う。

非薬物療法
急性高度逆流では，急激な左室容量負荷に耐えられず，緊急外科治療が必要となる場合が多い。特に感染性心内膜炎や急性心筋梗塞に合併した乳頭筋断裂による場合はすみやかに手術を考慮する。慢性逆流例では予後の観点から，心不全症状が出現した場合は左室機能が保持されていても，手術適応である。また，左室機能不全(駆出率60％未満，収縮末期径45 mm以上)を示す場合や心房細動合併例では，症状の有無にかかわらず手術がすすめられる。術式には僧帽弁形成術とMVRがある。僧帽弁形成術は自己弁を温存し抗凝固療法も不要なため，非リウマチ性で弁逸脱など弁形成術の適した僧帽弁の場合は第一選択とすべき術式である。MVRはリウマチ性で高度の弁葉，弁輪，弁下組織の石灰化がある場合や弁破壊を伴うような広範で活動性のある感染性心内膜炎の場合に選択される。

▶ 経過・予後
病因により異なる。有症状，左室機能障害例では内科的治療の5年生存率は50％とされている。

僧帽弁逸脱症候群

▶ 定義・概念
僧帽弁逸脱(mitral valve prolapse：MVP)は，収縮期に僧帽弁の一部が左房側に落ち込むことをさし，弁の逸脱により生じる動悸，胸痛，息切れ，めまい，倦怠感など諸症状を伴う症候群をいう。

▶ 病因・病態生理と分子メカニズム
僧帽弁逸脱症候群：若い女性(20～50歳代)にみられる。低血圧，起立性低血圧，動悸を伴うことが多いが予後は良好である。

粘液様変性僧帽弁疾患(myxomatous mitral valve disease)：40～70歳代，弁は厚く延長し僧帽弁逆流を伴い，手術を要することが多い。

二次性僧帽弁逸脱症：Marfan(マルファン)症候群，肥大型心筋症，Ehlers-Danlos(エーラス-ダンロス)症候群などに伴う。

▶ 臨床症状
僧帽弁逸脱症候群の大部分の患者では無症状であり，診断は偶然行われた聴診や心エコー検査によることがほとんどである。症状がある場合には，動悸，労作時呼吸困難，胸痛，失神，易疲労感などを訴える。本症候群と各種不定愁訴との関係が示唆されている。聴診では収縮中期クリック音と収縮後期雑音が聴取される。

▶ 検査成績
- **胸部X線** 正常のことが多いが，側弯症や漏斗胸，胸椎が直線化し胸郭が狭い(straight back)などの胸郭異常を認めることもある。高度の僧帽弁閉鎖不全を伴う場合には，左室や左房の拡大や肺うっ血を認めうる。
- **心電図** ほとんどの例で正常である。非特異的ST-T変化，発作性上室頻拍や心室期外収縮，早期興奮症候群

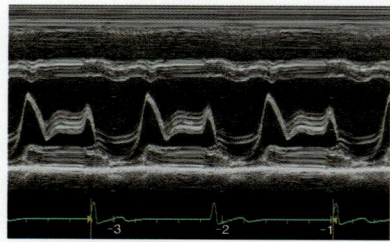

図8-1-8 僧帽弁逸脱症候群のMモード心エコー図
僧帽弁が収縮期を通してハンモック状に左房側に落ち込むpansystolic bowingがみられる

を認めることもある。
- **心エコー** Mモード心エコー法では，僧帽弁が収縮中期に突然左房側に転じるmid-systolic bucklingや収縮期を通してハンモック状に左房側に落ち込むpansystolic bowingを認める(図8-1-8)。

■ 治療と薬理メカニズム／経過・予後
無症状で不整脈，僧帽弁逆流がない例の予後は良好である。重度の僧帽弁逆流を伴う例では僧帽弁逆流と同じく手術を必要とする。

【村田 和也・松﨑 益徳】

参考文献
1) Libby P et al eds：Braunwald's Heart Disease：A Textbook of Cardiovascular Medicine, 8th edition, p1646-1674, Saunders, 2008
2) 松田暉ほか：循環器病の診断と治療に関するガイドライン(2006年度合同研究報告)：弁膜疾患の非薬物治療に関するガイドライン(2007年改訂版)
3) Horstkotte D et al：Pathomorphological aspects, aetiology and natural history of acquired mitral valve stenosis. Eur Heart J 12 Suppl B：55-60, 1991
4) Duren DR et al：Long-term follow-up of idiopathic mitral valve prolapse in 300 patients：a prospective study. J Am Coll Cardiol 11：42-47, 1998
5) Levy D et al：Prevalence and clinical features of mitral valve prolapse. Am Heart J 113：1281-1290, 1987

2 大動脈弁

はじめに
心臓の弁膜は2つの機能を持っており，弁の開放により血流の方向をコントロールし，閉鎖することにより閉鎖回路のなかで圧較差を生じるのを保っている。弁の異常が起こると，開放制限から起こる圧負荷または閉鎖が不十分な場合の逆流による容量負荷を生じる。

大動脈弁疾患は，大動脈弁の狭窄または閉鎖不全→逆流により起こる病態(圧負荷あるいは容量負荷)を主とする病態である。ここでは，大動脈弁疾患の概念，疫学から診断，治療に関して，最新の知見と診療ガイドライン[1-3]を踏まえて概説する。

大動脈弁狭窄症

▶ 定義・概念
大動脈弁狭窄症(aortic stenosis：AS)とは，大動脈弁自体の変化により開放制限を生じて狭窄を形成する疾患であり，大動脈弁下狭窄や大動脈弁上狭窄とは

区別される。ASは通常10 mmHg以上の圧較差をもって定義されており，弁の構造や弁をおかす病態によってさらに分類される。

- **疫学** 大動脈弁石灰化および先天性大動脈二尖弁が大部分のASの成因になっている。これ以外にリウマチ性と先天性ASがある。弁尖の軽度肥厚や石灰化は65歳以上の高齢者約25%以上に認められるが，これ自体では弁の動きに制限をきたすものではない。しかしながら75歳以上になると人口の2〜3%に石灰化ASが認められる。

先天性二尖弁はASの主な成因の一つであるが，大体人口の1〜2%に存在するといわれている。このなかで約半分がASを，約1/3が大動脈弁逆流をきたすといわれている。先天性ASは女性より男性のほうが多いが，高齢者の石灰化ASの発症には男女差はみられない。リウマチ性ASの頻度は近年著明に減少している。最後に胎生期の交連部形成不全で起こる先天性ASは通常幼少期から青年期に症状が出現する。

最も多い大動脈弁の病態（3弁の大動脈弁石灰化によるAS，先天性二尖弁石灰化，先天性AS）は発症年齢や心エコー所見から区別可能である。石灰化ASは通常「変性」または「加齢性」と呼ばれ，動脈硬化危険因子を有する患者に多くみられる。この場合大動脈弁は脂質蓄積，炎症，石灰化が進行するアクティブな病変であるが，この変化は緩徐であり，しばしば70〜90歳になってはじめて病態として顔を出してくる。

心エコー検査で弁の肥厚と石灰化および可動性の制限を観察することができる。先天性二尖弁は大部分が男性であり，心雑音を長年指摘されているが通常40〜60歳で症状が現れる。二尖弁は通常右冠尖と左冠尖の癒合により起こり，これも心エコー検査で弁尖のドーム状変化，非対称性閉鎖，fish mouth orificeを観察することができる。先天性ASは通常小児期，あるいは乳児期に発症し，心エコー検査では単尖または2尖弁を呈する。このほか比較的頻度の低いASの成因として，リウマチ性，家族性高コレステロール血症ホモ接合体，心臓放射線障害があげられる。

- **病因・病態生理と分子メカニズム** ASは慢性の左室圧負荷をもたらす。この場合どのstageにおいてもASの自然歴は僧帽弁の機能に大きく依存している。僧帽弁機能が保たれていれば，肺血管床はASによる左室圧負荷による影響から保護されるために肺うっ血をきたしにくい。肺血管床が直接影響を受ける僧帽弁疾患と異なり，代償性の左室肥大により圧負荷がかかっていても左室拡張期圧の軽度上昇で1回拍出量が保たれるため，患者は通常長年にわたって無症状である。

しかしながら最終的には左室肥大から拡張障害に伴う肺うっ血症状や酸素需要増加による心筋虚血，すなわち狭心症を起こすことになる。患者によっては労作時の失神を経験することがある。これは体動時の血管拡張に反応して適切に心拍出量を増加させて血圧を維持することができないときに起こる。

- **臨床症状・検査成績** 石灰化AS患者の多くは長年心雑音の存在を知られているが，無症状で経過することが多い。したがって典型的なAS所見を有する患者に対しては，日常生活活動レベルと運動耐容能の変化がないかどうかを詳細に聞く必要がある。もしAS患者が狭心症，失神，心不全など左室流出路閉塞症状を呈した場合は，病態の進行を注意深く評価する必要がある。

身体所見では心基部に最強点を有し頸部へ放散する粗い収縮期雑音を聴取する。この雑音はしばしば心尖部にも放散し，高調成分優位の楽音様雑音として聴かれる。さらに，単一Ⅱ音（肺動脈成分のみ），ゆっくりとした心尖拍動の隆起とこれに続くⅣ音も典型的ASの特徴的所見である。頸動脈拍動の立ち上がりの遅延が若い患者でみられるが，高齢者では動脈コンプライアンス低下によりこの所見がマスクされる。

- **診断** ASでは心電図はしばしば左室肥大を呈する（図8-2-1）。左室高電位および圧負荷を示すストレインパターン（ST低下とT波陰転）を示すことが多い。

確定診断には現在ではドプラ心エコー法が最も多く用いられており，大動脈弁の形状・動き，左室の大きさや肥大の程度，左室収縮・拡張機能を評価する。ドプラ法を用いて大動脈弁での大動脈弁狭窄の程度（左室-大動脈圧較差，大動脈弁口面積），大動脈弁逆流の程度を詳細に知ることができる（図8-2-2）。

精度の高い心エコー検査が行われていれば，ASの診断には心臓カテーテル検査は不要である。もし画像の質が十分でなければ，経食道心エコー検査を施行する。年齢や冠危険因子のプロファイルにより冠動脈疾患の確認が必要な場合には冠動脈造影を含めた心臓カテーテル検査を行ってきたが，最近はこれも冠動脈CT検査で非侵襲的に評価することが可能になった。

- **経過・予後** 図8-2-3に成人AS患者の典型的な自然歴を示す[4]。通常は長期間無症状の時期が続くが，典型的症状（胸痛，失神，呼吸困難）を呈するようになると死亡率が著明に増加する。

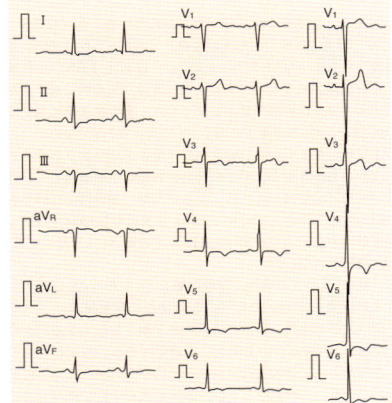

図8-2-1 大動脈弁狭窄症（AS）の心電図
48歳男性。V4〜V6の高電位，T波の陰転が特徴的な左室肥大所見を呈している

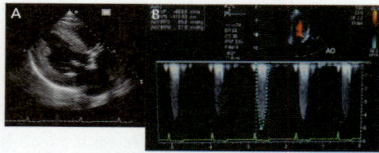

図 8-2-2　大動脈弁狭窄症(AS)の心エコー図
A：左室長軸断層像。大動脈弁の肥厚, 石灰化および著明な左室肥大が観察される
B：連続波ドプラ法による大動脈弁圧較差の測定。弁口部最高流速 4.89 m/秒, 平均圧較差 51.8 mmHg と高度大動脈弁狭窄であった

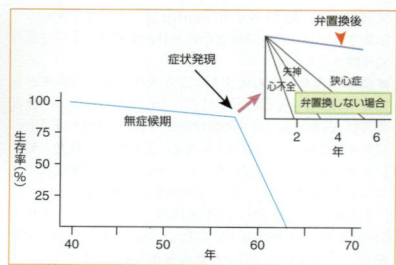

図 8-2-3　大動脈弁狭窄症(AS)の自然歴

表 8-2-1　成人の大動脈弁狭窄症(AS)重症度

	大動脈弁最高流速 (m/秒)	平均圧較差 (mmHg)	弁口面積 (cm^2)
正常	≦2.0	<5	3.0〜4.0
軽症	<3.0	<25	>1.5
中等症	3.0〜4.0	25〜40	1.0〜1.5
重症	>4.0	>40	<1.0

(文献 2 を引用)

ただし, 重症 AS 患者(大動脈弁口面積<0.7 cm^2)でも 1/3 は長い間無症状で経過しているが, ある時点で心不全など重大なイベントを起こすことが多く, 実際の心イベント回避率は 2 年で 56〜63%, 4〜5 年で 25〜33% と低いことに注意する必要がある。これに対して軽症 AS(大動脈弁最高流速<3.0 m/秒など)では 5 年以上も無症状である可能性が高い。いずれにしても定期的な心エコー検査による大動脈弁の状態と血行動態, そして左室機能のフォローアップが重要である。

● **治療と管理**　AS 症例は, 診断時の重症度から 4 つのカテゴリーに分類される(表 8-2-1)。

無症状の患者は運動耐容能や他の症状に注意しながら定期的にフォローアップされなくてはいけない。心エコー検査は大動脈弁病変の自然歴を考慮しながら定期的に施行されなくてはいけない。現時点までの知見では, 石灰化 AS はおおよそ大動脈弁口面積が 0.1 cm^2/年 のスピードで進行(狭小化)する。無症候性の患者の場合, 軽度 AS であれば 2〜3 年に 1 回, 中等度 AS なら 1〜2 年に 1 回, 重症 AS の場合 6 カ月〜1 年ごとに心エコー検査を施行すべきである。

現時点では石灰化 AS に対する内科的治療は存在しない。ただ最近脂質低下薬である HMG-CoA 還元酵素阻害薬(スタチン)が AS の進行を予防する可能性が提唱されており, さまざまな臨床試験が行われている。石灰化 AS の 40〜50%の患者に高血圧が合併しており, これは適切に管理されなくてはいけない。なぜなら高血圧は AS の症状発現を促進させるからである。特に重症 AS 症例に対する降圧薬の使用法には注意が必要であり, 血管拡張薬に加えて β 遮断薬の併用が推奨される。中等度〜高度 AS が心エコー上認められるものの自覚症状が軽微か非定型的な場合や普段からあまり動かないため運動耐容能に制限を感じていない例に対しては, 専門医による注意深い運動負荷試験が客観的評価指標として有用である。運動耐容能 6Mets 以下や運動時の血圧上昇が 20 mmHg 以下の場合には「有症候性」と判断される。

症状(狭心症, 失神, 呼吸困難など)のある AS には大動脈弁置換術が適応である。このほかに冠動脈バイパス手術, 大動脈弁, あるいは他の弁手術を施行する患者が高度 AS を合併している場合にも適応である。無症状でも前述したように運動負荷試験への反応不良の場合には手術適応がある。手術に際しては, 合併疾患を十分に把握して適切に治療されていなくてはならない。約半数の AS 患者は冠動脈疾患を合併しているため, 同時に冠動脈バイパス手術が必要かどうかを判断するために冠動脈造影も必須である。

循環器専門医と心臓外科専門医は, 使用する弁について器械弁と生体弁のどちらを取るかを慎重に討議する必要がある。生体弁は抗凝固薬服用が不要というメリットがあるが耐久性に限界があり, 器械弁は耐久性にすぐれているが生涯ワルファリンの服用が必要である。一般的に 60 歳以上の患者には生体弁を, 50 歳未満には器械弁を推奨する。これまでの観察研究から生体弁の再手術が必要になるのは 10 年間で 10 人に 1 人と推定されており, 50 歳代については このようなデータおよび推定余命, そして術後の生活の質(QOL)を慎重に考えながら生体弁, 器械弁の選択をすることが必要である。

ごく最近になり, 経カテーテル的大動脈弁留置術(transcatheter aortic valve implantation：TAVI)が開発され, 高度に石灰化した大動脈や合併症による手術リスクが高すぎることにより外科的大動脈弁置換術の非適応となった重症例に対する侵襲性の少ない治療法として臨床試験が行われており, 今後の進歩が期待される[5]。

大動脈弁逆流

● **定義・概念**　大動脈弁逆流(aortic regurgitation：AR)は大動脈弁の閉鎖不全によって起こり, 左室から拍出された血液が拡張期に戻ってしまう病態と定義される。大動脈弁逆流も, 弁と大動脈基部の構造と弁自体の病態によってさらに分類される[1)〜3),5]。

● **病因・病態生理と分子メカニズム**　AR は弁膜または大動脈基部の異常によって起こる。単独の病変としては先天性二尖弁によりしばしば起こる弁の逸脱が通常みられる病態である。大動脈弁の感染性心内膜炎も弁の接合不全や穿孔を生じて AR を引き起こす。このほかに大動脈基部の拡張も弁の接合不全から AR をきたしうる。大動脈弁輪拡張症, 長期間継続した高血圧, Marfan(マルファン)症候群

に代表される遺伝性結合組織疾患などがこれらの代表である．さらに上行大動脈解離や心室中隔欠損症やFallot（ファロー）四徴症もARをきたすことがある．このほかまれな疾患でARをきたすものとしてはEhlers-Danlos（エーラス-ダンロス）症候群や大動脈炎症候群，巨細胞大動脈炎，梅毒性大動脈炎，強直性脊椎炎，関節リウマチなどの炎症性大動脈疾患がある．

病因にかかわらず，慢性ARは左室の容量負荷をもたらし，僧帽弁逆流とは異なり圧負荷の要素も加わることになる．容量負荷は長期間，おそらく数十年にわたりしっかり代償されると考えられる．ARの転帰は拡張期逆流量によって規定されていて左室拡大，肥大から球状の左室リモデリングを生じる．左室駆出率は終末期まで保たれる．

▶**臨床症状・検査成績**　ARについても，先天性二尖弁，高血圧や大動脈弁輪拡張によるARでは過去に健康診断などで心雑音を指摘されたことがある以外の病歴に乏しいことが多い．これに対してARをきたす感染性心内膜炎やある種の大動脈基部疾患（急性大動脈解離など）では，急性ARとしての心不全症状を呈することがある．

多くのAR症例では心症状はかなり病状が進んでからでないと現れないことが多く，初発症状は非特異的な疲労感であることも多い．昼間の仕事は普通にこなせるが，帰宅すると以前より疲れやすい感じがするというような症状である．時にAR特有の強く大きな心拍動や脈拍を自覚することがあるが，これは比較的早期からの症候であり家人に指摘されることも少なくない．その後の進行により左室拡大，収縮障害が進むと心不全症状を呈するようになる．狭心症や失神はASに比べてずっとまれである．対照的に心室性不整脈による動悸はずっと頻度の高い症状であり，しばしば非持続性心室頻拍が記録される．急性の心不全症状や狭心症発作はまれであるが，もしこれらが起こった場合には前述した急性ARの病態を考える．

注意深く身体診察をすると，特徴的な身体所見（Hill〈ヒル〉徴候，Corrigan〈コリガン〉脈など）をみることができ，ほとんどこれらは1回拍出量増加と大きな脈圧の反映である．大きな脈圧は「大脈・速脈」として触知し，慢性中等度～高度ARの高心拍出性循環動態を示すものである．聴診では胸骨左縁で拡張期に灌水用雑音として聞かれるが，しばしばこの雑音が小さく患者を前かがみ座位・呼気位で静止して膜型で注意深く所見をとらないと聞かれないことがあるのに注意する．1回拍出量増加による収縮期雑音もしばしば聞かれる．拡張期雑音の持続時間が重要であり，これは末期になるまではARの重症度と相関する．AR末期になり左室拡張期圧上昇が起こると拡張期雑音持続時間は短縮してくる．心尖部でAustin Flint（オースチン・フリント）雑音（僧帽弁狭窄症で聞かれるような拡張期ランブル音）やⅢ音が聞かれることがあるが，これらはARジェットが僧帽弁前尖の開放制限をきたすことと拡張期圧が上昇するために僧帽弁を通る前方血流に障害をきたすためであり，病状の進んだ徴候である．

▶**診断**　ARでも同様に左室肥大を示すが，しばしば容量負荷の特徴として左側胸部誘導の高電位＋T波高のみでST低下やT陰転などストレインパターンを示さないことも多い．胸部X線写真はASでは有用であることは少ないが，大動脈弁石灰化と上行大動脈拡張がみられることがある．ARでは左室拡大が認められる．

心エコー検査は，ほとんどすべての症例で大動脈弁と大動脈基部の機能的解剖を観察することができ，ドプラ法により拡張期弁逆流の重症度を評価できる（図8-2-4）．

これに加えてエコーでは左室拡張末期径，駆出率，壁厚も計測できる．もし経胸壁心エコー図が明瞭に撮れない場合には経食道心エコー検査を施行する．ARで重要なのは大動脈壁内の情報に加えて左室の肥大や拡大の程度である．心エコー検査による左室収縮機能と拡張末期径の推移は，無症状の患者を長期間フォローアップしていくうえでのきわめて有用な客観的指標となる．

もはや心臓カテーテル検査はARの診断検査としては用いられない．これは大動脈造影によるARの重症度評価が，カテーテルの位置や造影剤の量は注入速度にも影響される主観的なものであるためである．ただし大動脈弁手術が計画された場合には冠動脈の情報に加えて心臓カテーテル検査あるいは冠動脈CT検査にて得ておく必要がある．

▶**経過・予後**　大動脈弁置換術を受けた患者の臨床所見と長期予後研究により，慢性ARの長期予後は自覚症状と左室拡大の程度および左室機能で規定されることが明らかになった．自覚症状との関連では，保存的に管理された場合NYHA（ニューヨーク心臓協会）心機能分類Ⅱ度症例の年間死亡率が6％であるのに対しNYHA Ⅲ/Ⅳ度では25％であった．ただ左室機能低下と自覚症状は相関しないこともよく知られており，最近は無症候例についても心エコー図を用いた慢性ARの病期分類が定義されている（表8-2-2）．これら自覚症状と病期分類から大動脈弁手術のタイミングが検討されている．

▶**治療と管理**　AR患者に対しては，理論的には後負荷軽減により逆流量を減らして左室負荷をとる目的で直接的血管拡張薬の長期投与が有効であると考えられる．したがってニフェジピンやアムロジピンなどのジヒドロピリジン系Ca拮抗薬がARを減少させる役割を果たすと考えられ，高度ARで左室拡大は著明だが無症状で収縮機能が保たれて

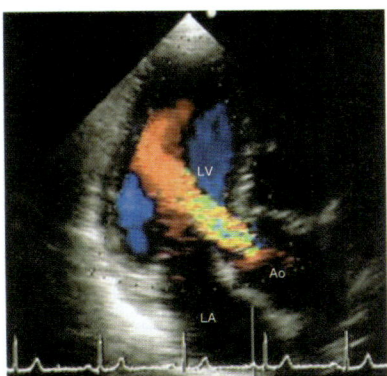

図8-2-4　**大動脈弁逆流（AR）のカラードプラ心エコー図**
心尖部アプローチにより中等度の大動脈弁逆流が観察される
LV：左室，Ao：大動脈，LA：左房

表 8-2-2 心エコー検査による大動脈弁逆流の stage 分類

	代償期	移行期	非代償期
左室径			
拡張末期径(mm)	<60	60〜70	>75
収縮末期径(mm)	<45	45〜50	>55
左室容積			
収縮末期容積(mL/m²)	<120	130〜160	>170
拡張末期容積(mL/m²)	<50	50〜60	>60
左室収縮機能			
駆出率(%)	>55	51〜55	≦50
内径短縮率(%)	>32	30〜31	<29

(文献2を引用)

いる場合に選択されている。アンジオテンシン変換酵素(ACE)阻害薬やアンジオテンシンⅡ受容体拮抗薬(ARB)はレニン・アンジオテンシン(RA)系の亢進がなければ有効ではないことが知られている。またβ遮断薬については、徐拍化による拡張期延長作用はあるものの AR に高頻度で合併する大動脈瘤状拡大を懸念して使用されることが多い。

前述したように多くの AR 症例はたとえ逆流が多量であっても長期的な経過をとる。注意深く症状が発現していないかを確認することと、左室機能障害あるいは左室拡大の進行がないかを心エコー検査で定期的にチェックすることが、AR 患者の長期管理のポイントである。高度 AR の場合には、たとえ無症状であっても6カ月〜1年間隔で心エコー検査による左室収縮機能のモニタリングが必要である。

現時点での AR の手術適応は、
1. AR の自覚症状発現
2. 左室駆出率 0.50 未満
3. 左室収縮機能正常で左室収縮末期径 55 mm または拡張末期径 75 mm 以上

とされている。このほかには冠動脈あるいは大動脈手術が予定されている例では、この基準を満たしていなくても中等度以上の AR があれば同時手術が推奨される。あきらかな自覚症状がなくても運動耐容能が低下してきている場合には、左室収縮末期径 50 mm, 拡張末期径 70 mm 以上で手術適応を考える。

一般的に大動脈径が 4.5 cm を超えていたら、大動脈グラフト置換術を大動脈弁手術と同時に行うことが望ましい。先天性二尖弁や結合組織疾患(Marfan 症候群など)による AR の場合には、しばしば合併する大動脈基部疾患(瘤状拡大や解離のリスク)をどのように管理・治療するかも個別に考えておく必要がある。術後管理では、大動脈弁手術後は長期にわたってβ遮断薬を投与することが推奨される。

【川名 正敏】

参考文献

1) American College of Cardiology: American Heart Association Task Force on Practice Guidelines(Writing Committee to revise the 1998 guidelines for the management of patients with valvular heart disease): Society of Cardiovascular Anesthesiologists: ACC/AHA 2006 guidelines for the management of patients with valvular heart disease. J Am Coll Cardiol 48: e1-e148, 2006
2) Bonow RO et al: 2008 Focused update incorporated into the ACC/AHA 2006 guidelines for the management of patients with valvular heart disease: a report of the American College of Cardiology/American Heart Association Task Force on Practice Guidelines. Circulation 118: e523-e661, 2008
3) Vahanian A et al: Guidelines on the management of valvular heart disease: The Task Force on the Management of Valvular Heart Disease of the European Society of Cardiology. Eur Heart J 28: 230-268, 2007
4) Pellikka PA et al: Outcome of 622 adults with asymptomatic, hemodynamically significant aortic stenosis during prolonged follow-up. Circulation 111: 3290-3295, 2005
5) Enriquez-Sarano M et al: Aortic regurgitation. N Engl J Med 351: 1539-1546, 20040

3 三尖弁,肺動脈弁

三尖弁狭窄症

■ **疫学／病因** 三尖弁狭窄症(tricuspid stenosis: TS)は比較的まれな疾患で、その多くはリウマチ性で三尖弁閉鎖不全症(TR)に合併し、しかもほとんど常に他の弁のリウマチ性病変、特に僧帽弁疾患に合併する。TS はリウマチ性心疾患の剖検例の 15% に認められるが、臨床的に有意な TS は約 5% のみである。僧帽弁狭窄症(MS)と同様、TS は女性に多い。TS のその他の原因として、先天性三尖弁閉鎖、右房腫瘍(粘液腫)、カルチノイドなどがある。まれに内膜線維弾性症、三尖弁疣贅、ペースメーカリード、心外腫瘤により右室流入の障害が生じうる。

■ **病態生理** TS では機械的狭窄の存在により、右房-右室間に圧較差が生じる。吸気時や運動時には静脈還流量が増加する結果、圧較差が増大する。比較的軽度の右房圧の上昇(圧較差 4 mmHg 以上)により、体静脈系のうっ血、頸静脈怒張、肝腫脹、腹水、浮腫などをきたすとともに、低心拍出量に基づく疲労感が出現する。TS は MS と共存することが多いが、TS では肺循環系への血流流入が阻害されるので、肺うっ血はみられない。このことから、MS が存在するにもかかわらず肺うっ血所見が乏しい場合は、TS の存在を疑う必要がある。

■ **臨床所見** 聴診では三尖弁由来の拡張期ランブルや開放音(OS)を下部胸骨左縁に聴取し、それらは吸気で増強する。ただし併存する MS の心雑音により見逃されることも少なくない。洞調律例では、頸静脈 a 波が巨大で頸動脈拍動と見まがうほどである。

■ **検査成績** 心電図では右室肥大所見に不釣りあいな右房負荷所見を認める。胸部 X 線では右房拡大を認めるが、肺うっ血所見は乏しい。心エコードプラ検査では三尖弁尖の変形・癒合・可動性低下、拡張期ドーミング形成、弁口面積の狭小化、右房-右室間圧較差(正常 2 mmHg 未満、重症例では 7 mmHg 以上)の存在を認める。

■ **治療と薬理メカニズム** 内科的治療としては、食塩制限、利尿薬投与を行う。右房-右室間圧較差>5 mmHg, 弁口面積<2.0 cm²の場合は手術を考慮する。多くは併存する MS などの手術に際して、三尖弁交連切開術を行う。交連切開術不適応例では人工弁置換術が行われるが、血栓症合併予防のために生体弁が好まれる。

三尖弁閉鎖不全症

■ **病因** 三尖弁閉鎖不全症(tricuspid regurgitation: TR)

の原因を表8-3-1に示す。最も多い原因は，弁自体の異常ではなく，僧帽弁疾患，右室梗塞，先天性心疾患，原発性肺高血圧症などによる右室および三尖弁輪の拡大による機能的な弁不全（機能性TR〈functional TR〉，または二次性TR〈secondary TR〉）である。これらのうち肺動脈および右室圧上昇の結果生じるTRとして最も多くみられるのは，僧帽弁疾患に伴うものである。一般的に，右室収縮期圧が55 mmHg以上になると機能性TRが生じるとされる。

器質的TR〈organic TR，または一次性TR〈primary TR〉〉は，さまざまな原因により生じる（表8-3-1）。これらのうち，リウマチ性およびカルチノイドによるTRはTSを合併することがある。

■ **病態生理** 心室収縮期に右室から右房への逆流が生じ，拡張期には再びこの血液が右室へ流入するため，右室に容量負荷がかかる。しかし右心は左心に比べて低圧系であるため，軽症TRでは平均右房圧は必ずしも上昇しない。機能性TRでは，右室への容量負荷によりさらに三尖弁輪が拡大しTRを増悪させるが，逆に治療により心不全が改善し右室が縮小するとTRも減少する。

■ **臨床所見** 静脈圧上昇による症状（肝腫大，浮腫，腹水など）と心拍出量低下症状がみられる。僧帽弁疾患にTRを合併している場合には，TRが進行すると肺うっ血症状は軽減するが，逆に易疲労感，倦怠感などの低心拍出量症状が出現する。

頸静脈怒張および巨大な収縮期波（cv波）を認める。下部胸骨左縁に全収縮期雑音を聴取し，吸気により増強する（Rivero-Carvallo〈リヴェロ-カルヴァロ〉徴候）が，Valsalva〈バルサルバ〉負荷では変化しない（表8-3-2）。その他の臨床所見はTRの原因疾患に依存する。

■ **検査成績** 心電図ではTRに特異的な所見はないが，心房細動が多くみられる。胸部X線では右房・右室の拡大がみられる。心エコードプラ検査ではTRの確認，重症度判定，原因診断，肺動脈圧の推定ができており，非常に有用である。右心カテーテル検査では，右房圧波形のx谷が消失し，巨大なv波（またはc-v波）が出現する（右房圧の心室化〈ventricularization〉）。右房圧は健者では深呼吸時に低下するが，TRでは不変または上昇する。肺動脈収縮期圧が40 mmHg以下なら弁自体の異常によるTR，55 mmHg以上なら肺高血圧による二次性TRを考える。

■ **治療と薬理メカニズム** 軽症のTRで，肺高血圧症を伴わない場合は必ずしも外科的手術は必要ではない。肺高血圧症を伴うTRでは，僧帽弁疾患を合併していることが多いので，僧帽弁手術に際して三尖弁輪形成術（annuloplasty）を施行する。弁自体の器質的異常によるTRでは，弁置換術を施行するが，血栓形成を避けるため機械弁より生体弁が適している。

なお，カラードプラ法では多くの健者において臨床的に有意でないTRが検出されるが，これは定期的フォローアップや感染性心内膜炎に対する予防的抗生剤投与の対象にはならない。

肺動脈弁狭窄症

■ **病因** 肺動脈弁狭窄症（pulmonic stenosis：PS）はほとんど常に先天性心疾患によるもので，成人先天性心疾患の約10%を占める。後天性のものとして，肥大型心筋症による右室流出路狭窄，リウマチ熱・カルチノイド症候群・細菌性心内膜炎によるPSがあるが，いずれもまれである。

表8-3-1　三尖弁閉鎖不全症の原因

弁自体は正常である場合（機能性逆流）
右室拡大，右室収縮期圧上昇
三尖弁輪拡大
弁自体に疾患がある場合
リウマチ性
感染性心内膜炎
先天性心疾患（Ebstein 奇形，それ以外の先天性心疾患）
弁尖逸脱（floppy valve）
乳頭筋機能不全
カルチノイド
外傷
結合織疾患（Marfan 症候群）
関節リウマチ
放射線障害

（文献1を改変）

表8-3-2　収縮期雑音を呈する心疾患（僧帽弁閉鎖不全症，心室中隔欠損症，三尖弁閉鎖不全症，大動脈弁狭窄症）の鑑別

項目	僧帽弁閉鎖不全症	心室中隔欠損	三尖弁閉鎖不全症	大動脈弁狭窄症
収縮期雑音	粗い全収縮期雑音	粗い全収縮期雑音	全収縮期雑音	駆出性雑音（crescendo-decrescendo）
雑音の部位	心尖部	胸骨左縁	胸骨左縁	心基部，時に心尖部
雑音の放散	腋窩，時に心基部および頸部	左右胸部	放散は少ない	頸動脈
振戦（thrill）	時にあり（心尖部）	通常あり（胸骨左縁）	まれ	時にあり（心基部）
吸気による雑音の変化	変化なし	変化なし	増強する（Rivero-Carvallo 徴候）	変化なし
Valsalva 負荷による変化	増強する	増強または変化なし	変化なし	減弱する
静脈圧	しばしば正常	軽度上昇（a 波・v 波の増大）	上昇（v 波の著明な増大）	正常
肝拍動	なし	なし	なし	なし
Ⅱ音肺動脈成分	正常，時に増強	正常または増強，通常遅れる	通常増強	正常
心尖拍動	運動亢進，時に胸壁膨隆	運動亢進	減弱または正常	強力で持続的
心電図	左室肥大，左房肥大	両室肥大	右室肥大，時に右房肥大	左室肥大（ST-T 変化を伴う）
胸部X線	中等度心拡大，著明な左房拡大	左室および右室拡大	右室拡大	しばしば正常または左室肥大

（文献2を引用）

▶病態生理／臨床所見
肺動脈弁口の狭小化により右室収縮期圧が上昇し，中等症以上のPSでは右室圧負荷による右室肥大が生じる。重症PSでは労作時呼吸困難や易疲労感，胸痛，失神，右心不全による浮腫や肝腫大を認める。

▶検査成績
断層心エコーでは肺動脈弁尖の肥厚や収縮期ドーミング形成が特徴的である。PSによる二次性変化として右室肥大，左室の扁平化がみられる。

連続波ドプラ法にて肺動脈弁口血流の最大速度(V)を計測し，簡易Bernoulli(ベルヌーイ)式($\Delta P = 4V^2$)から圧較差(ΔP)を算出する。肺動脈血流速度が2 m/秒(推定圧較差16 mmHg)以上あれば有意な狭窄と考えられる。ただしシャントを伴う他の先天性心疾患(心室中隔欠損(VSD)など)や貧血など高心拍出量を伴う疾患の合併例では圧較差を過大評価する可能性がある。

■ 治療と薬理メカニズム
無症状の軽症PSは治療を要さない。労作時呼吸困難や失神などの症状があり，右室-肺動脈最大圧較差が30 mmHg以上の例や，無症候でも圧較差が40 mmHg以上の例は，経皮的肺動脈弁バルーン形成術の適応となる。

肺動脈閉鎖不全症

▶病因
肺動脈閉鎖不全症(pulmonic regurgitation : PR)の最も多い原因は，肺高血圧症やMarfan(マルファン)症候群に伴う肺動脈弁輪拡大により二次的に生じた機能的な弁不全である。その他の原因として，感染性心内膜炎，先天性心疾患，リウマチ熱，カテーテルや手術時の外傷などがある。

▶病態生理
拡張期に肺動脈から右室への逆流が生じるため，右室に容量負荷がかかる。しかし肺高血圧を伴わない場合は長期間にわたり無症状である。肺高血圧を伴う場合はPRにより右心不全が増悪するが，多くの場合，原疾患の臨床徴候が優勢である。

▶臨床所見
胸骨左縁において亢進した右室拍動を触れる。肺高血圧を伴うPRでは，胸骨左縁に高調，漸減性の拡張期雑音(Graham Steel(グレーアム・スティール)雑音)を聴取する。AR(大動脈弁逆流)雑音との鑑別点は，PRではⅡpの亢進や収縮期TR雑音を伴うが，脈圧の増大は伴わないことである。

▶検査成績
心電図では不完全右脚ブロックパターンや右室肥大所見がみられる。胸部X線では右室・肺動脈の拡大がみられる。断層心エコー法では右室拡大や心室中隔奇異性運動を認めるが，肺高血圧症に伴う機能性PRの場合は必ずしも肺動脈弁自体の異常は認めない。成人において経胸壁心エコー法で弁の性状評価が困難な場合，経食道心エコー法が有用である。

ドプラ法では，右室内の逆流シグナルの存在によりPRを診断でき，到達度で重症度を評価できる。近年では心臓MR(磁気共鳴)法により肺動脈拡張やPR逆流を評価することが可能である。

■ 治療と薬理メカニズム
外科的手術を必要とするほどの重症PRはまれである。僧帽弁置換術などの原疾患に対する治療によりPRが軽減することが多い。重症PRに弁置換術を施行する場合は生体弁が用いられる。

【後藤 葉一】

■ 参考文献
1) Libby P et al eds : Braunwald's Heart Disease: A Textbook of Cardiovascular Medicine, 8th edition, p1674-1680, Saunders Elsevier, 2008
2) Braunwald E ed : Heart Disease; A Textbook of Cardiovascular Medicine, 5th edition, p1007-1076, WB Saunders, 1997
3) Bonow RO et al : 2008 Focused update incorporated into the ACC/AHA 2006 guidelines for the management of patients with valvular heart disease. Circulation 118: e523-e661, 2008

9 心筋疾患

1 心筋症

肥大型心筋症

▶定義・概念
肥大型心筋症(hypertrophic cardiomyopathy : HCM)は，明らかな心肥大をきたす原因がなく左室ないしは右室心筋の心肥大をきたす疾患であり，不均一な心肥大を呈するのが特徴である。通常，左室内腔の拡大はなく，左室収縮は正常か過大である。心肥大に基づく左室拡張能低下が，本症の基本的な病態である。つまり，高血圧や大動脈弁狭窄症などの心肥大の原因となるものが存在しないにもかかわらず，心筋の異常な肥大をきたす疾患である。アミロイドーシスやFabry(ファブリ)病に代表される特定心筋症は除外される。

▶疫学
これまでの報告では人口10万人あたり17～1,100人までの罹患頻度のばらつきが存在するが，この違いは，主に調査方法と調査集団の違いを反映しているものと考えられる。現在，一般人口中では約500人に1人の割合で存在すると報告されている。男女比は，約2倍で男性に多い。

▶病因・病態生理と分子メカニズム
HCM患者の家族スクリーニングを行うと約半数に家族内発症を認め，家族性HCMでは常染色体優性の遺伝形式を有する。1990年にHCMの大家系に心筋β-ミオシン重鎖遺伝子の点変異が同定されて以来，多くの遺伝子とその変異が同定された。当初は表9-1-1に示すようなサルコメア蛋白遺伝子変異が次々と同定されたことから，「HCM＝サルコメア蛋白の異常」との認識が確立されることとなる。これに対して拡張型心筋症(dilated cardiomyopathy : DCM)でもサルコメア蛋白である心筋β-ミオシン重鎖遺伝子・心筋トロポニンT遺伝子・αトロポミオシン遺伝子などの病因変異が報告され，「HCM＝サルコメア蛋白の異常」と単純に分類できないことがわかった。サルコメア蛋白の調整や収縮力の伝達などの役割を果たしているZ帯においても，HCMとDCM両方の遺伝子変異が報告されている。HCMの遺伝子変異検出率についていくつかの報告があるが，サルコメア蛋白遺伝子を中心に行われたこれまでの解析では，家族性HCMの50～60％，孤発例HCMの15～30％に変異が同定されている。これまでに同定された変異のうちで最も頻度の多い遺伝子は，心筋β-ミオシン重鎖と心筋ミオシン結合蛋白C遺伝子であり，これら2つの遺伝子で同定される変異の60～80％を占めている。

表 9-1-1 心筋症の原因遺伝子

原因遺伝子シンボル	コードする蛋白	蛋白の機能・部位
肥大型心筋症(HCM)		
MYH7	心筋β-ミオシン重鎖	サルコメア蛋白
TNNT2	心筋トロポニンT	サルコメア蛋白
TPM1	αトロポミオシン	サルコメア蛋白
MYBPC3	心筋ミオシン結合蛋白C	サルコメア蛋白
TNNI3	心筋トロポニンI	サルコメア蛋白
MYL3	心室型ミオシン必須軽鎖	サルコメア蛋白
MYL2	心室型ミオシン調節軽鎖	サルコメア蛋白
ACTC	心筋α-アクチン	サルコメア蛋白
TTN	タイチン	Z帯
CSRP3	筋LIM蛋白	Z帯
TCAP	テレトニン	Z帯
拡張型心筋症(DCM)		
DMD	ジストロフィン	細胞骨格
DES	デスミン	細胞骨格
SAGD	δサルコグリカン	細胞骨格
MYH7	心筋β-ミオシン重鎖	サルコメア蛋白
TNNT2	心筋トロポニンT	サルコメア蛋白
TPM1	αトロポミオシン	サルコメア蛋白
ACTC	心筋α-アクチン	サルコメア蛋白
TTN	タイチン	Z帯
CSRP3	筋LIM蛋白	Z帯
TCAP	テレトニン	Z帯
LMNA	ラミンA/C	核膜関連蛋白
JUP	プラコグロビン	デスモソーム蛋白
DSP	デスモプラキン	デスモソーム蛋白
催不整脈性右室心筋症(ARVC)		
JUP	プラコグロビン	デスモソーム蛋白
DSP	デスモプラキン	デスモソーム蛋白
PKP2	プラコフィリン	デスモソーム蛋白
RYR2	リアノジン受容体2	リアノジン受容体

サルコメア蛋白遺伝子を中心とする病因変異がどのような機序で心肥大を引き起こすかについては不明な点が多い。当初、変異に基づく筋収縮力の低下を代償するために筋肥大が生じるとされていたが、その後の変異蛋白の機能解析では、これらの変異蛋白も正常サルコメアに組み込まれ、主要な機能も失われていないことが明らかにされた。多くのサルコメア変異では筋収縮のカルシウム感受性の亢進がみられることも報告されている。今後さらなる病態解明が待たれるところである。

▶ **臨床症状**　HCM 患者の自覚症状は、胸痛、労作時息切れや呼吸困難などの心不全症状、易疲労感、めまい、失神、動悸など多彩である。一方で、無症状のまま経過している患者も多く、職場や学校の検診などで指摘された心電図異常や心雑音、あるいは家族スクリーニングをきっかけとして発見されることもまれではない。また、塞栓症や心停止・突然死が初発症状であることもあり、若年スポーツ競技選手の突然死の 1/3 を占めるとも報告されている。

▶ **検査成績**　心電図と心エコーが中心となる。多くの場合なんらかの心電図異常を示し、しばしば診断のきっかけとなる。左室高電位、異常 Q 波、ST-T 変化および陰性 T 波がみられることが多い。そのほかにも、左軸偏位、左房負荷所見、脚ブロック、心室内伝導障害、QT 時間の延長などが認められる。心エコー所見(図 9-1-1)は多様であ

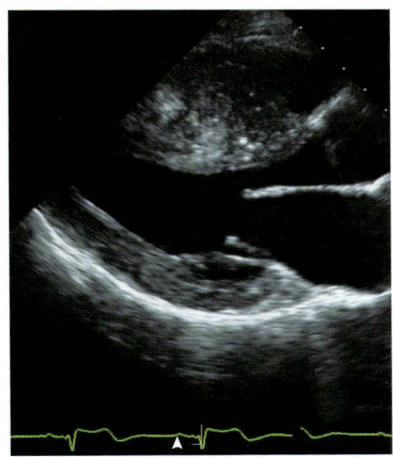

図 9-1-1　肥大型心筋症患者の心エコー図(胸骨左縁長軸断層像、拡張末期)
中隔を中心とした壁肥厚を認める

り、HCMの診断のみならず、心室壁肥厚の分布と程度、右室肥大の有無、心室内圧較差の有無と部位およびその定量評価、左室壁運動異常、左室拡張能、左房拡大および肺高血圧の有無、なども評価する。心臓MRIやmultidetector computed tomography（MDCT）では、心電図同期を行うことにより、右室を含む心臓全体の壁厚を、任意の断面で描出することが可能であり、心エコーで十分な画像が得られない患者の心肥大評価に特に有用である。また、ガドリニウムを用いた造影MRIでは、ガドリニウム遅延造影所見（late gadolinium enhancement：LGE）により心筋線維化の評価が可能であり、広範なLGEは、心室頻拍や左室駆出率の低下など、臨床病態の悪化に関連すると報告されている。

● **診断** HCMでは、①自覚症状や身体所見、心電図異常、胸部X線などからその存在を疑い、②心エコーで非対称性の左室壁肥厚を認めることで診断し、③リスク評価や治療方針決定のための専門的検査に進む、という診断のステップをとることが多い。②のHCM診断においては、高血圧や大動脈弁狭窄症など他の原因による心肥大を除外する必要がある。高血圧や大動脈弁狭窄症ではびまん性の左室壁肥厚を呈することが多いのに対し、HCMの典型例では心室中隔優位の不均等な左室壁肥厚（通常15 mm以上）を認める。心肥大を呈する鑑別すべき疾患には、心アミロイドーシスやFabry病など心筋への異常蓄積物質による心肥大、およびミトコンドリア病など全身疾患に伴う特定心筋疾患がある。

■ **治療と薬理メカニズム** HCMは、生涯を通じて自覚症状を欠く症例から、失神や呼吸困難を訴え日常生活に支障をきたす症例、さらに左室拡大と収縮不全を呈する予後不良例（拡張相肥大型心筋症）までの臨床像は多岐にわたる。一般的には、重篤な症状を訴える例は少なく、NYHA（ニューヨーク心臓協会）心機能分類Ⅲ/Ⅳ度の重篤な症状を訴える例は10%前後である。しかしその一方で、たとえ自覚症状がないか軽微な例であっても突然死を生じる場合があり、本症の治療にあたっては、自覚症状の軽減と突然死の予防という2つの違った観点より症例ごとに検討する必要がある。

自覚症状軽減のためには、β遮断薬が最もよく使用される薬剤であり、特に左室内圧較差を有する患者には第一選択である。また、左室拡張機能の改善および圧較差の軽減を目的にCa拮抗薬が使用される場合もある。Ca拮抗薬のうち最もよく使用されるベラパミルは、①HCMの細胞内カルシウム負荷の改善、②拡張期の左室局所壁運動の非同期の改善、③左室弛緩特性の改善、などを介して左室充満圧を低下させる。β遮断薬無効例でも60%の患者でベラパミルは有効であったとの報告もあり、β遮断薬の効果が十分でない症例にも有効な場合がある。β遮断薬やCa拮抗薬による圧較差軽減が十分でない場合、Ⅰa群抗不整脈薬であるジソピラミドやシベンゾリンが左室流出路圧較差を伴うHCMの圧較差軽減のために使用されている。

心房細動を合併した場合、ワルファリンによる抗凝固療法は必須である。洞調律の維持には、前記のⅠa群の抗不整脈薬やⅢ群のアミオダロンの投与が有効である。収縮不全を認めるいわゆる拡張相に移行した症例では、利尿薬やアンジオテンシン変換酵素（ACE）阻害薬など収縮不全による心不全に準じた治療が必要になる。

上記のβ遮断薬やCa拮抗薬、Ⅰa群抗不整脈薬に治療抵抗性で、NYHA Ⅲ度以上の心不全症状や失神を有し、安静時に30 mmHg以上の左室流出路圧較差を認める閉塞性肥大型心筋症では、非薬物療法の適応が考慮される。

1. **外科的治療**：左室流出路の解剖学的な拡大と血行動態上の僧帽弁収縮期前方運動の解除を目的に、心筋切開術、心筋切除術あるいは僧帽弁置換術が行われる。

2. **経皮的中隔心筋焼灼術（PTSMA）**：左室流出路狭窄の原因となる肥厚した中隔心筋を灌流する冠動脈に高濃度エタノールを注入して局所的に壊死させ、左室流出路狭窄を解除する。

3. **DDDペースメーカ**：DDDペーシングにより左室流出路圧較差が減少する作用機序として、①右室心尖部ペーシングにより左室側の収縮が遅延し、心室中隔の奇異性運動を起こすことによる、②左室流出路が収縮する前に左室心尖部よりの内腔が先行して収縮するため、などが考えられているが、いまだ十分に解明されていない。

現時点では、非薬物治療のスタンダードは外科的治療であるが、わが国では多数の外科的治療の経験を有する施設は少なく、PTSMAやDDDペースメーカなどを、個々の症例で、各々の方法の利点と問題点を考慮しながら最も適した治療法を選択する必要がある。

突然死はHCMにおける最も重大な合併症である。突然死の高リスク群であると臨床的に判断された場合、アミオダロン内服もしくは植込み型除細動器（ICD）を検討する必要がある。アミオダロンはⅢ群に属する抗不整脈薬であり、K^+チャネル抑制に加え、Na^+チャネル抑制やβ遮断薬の効果をあわせ持つ多彩な薬効を有する。突然死予防に効果があると期待され使用されている薬剤であるが、HCMにおけるICDの突然死予防効果を検討した研究では、ICDの作動した患者の約40%が、すでにアミオダロンを内服中であり、高リスクHCM患者におけるアミオダロンの突然死予防効果は、従来考えられてきたものより限定されると考えられる。心室細動の既往や薬物治療抵抗性の持続性心室頻拍を有する患者では、ICD植込みの絶対的適応となる。

また一次予防の観点では、①突然死の家族歴、②原因不明の失神歴、③非持続性心室頻拍の存在、④最大壁厚が30 mm以上、⑤運動負荷での血圧反応不良、などの危険因子を複数有する場合はICD植込みを考慮していく必要がある。

● **経過・予後** HCMは若年者における突然死の最も多い原因であり、以前は4～6%/年の高い死亡率が報告され、予後不良の疾患であるとされた。しかしこれらの報告は、突然死の危険因子を多く有する重症患者の多い専門施設からの報告である。現在では、地域在住HCM患者の死亡率は1～2%/年であることが報告されている。本症の臨床病態を正しく理解するためには決して一断面での評価ではなく、生涯にわたる左室リモデリング（lifelong remodeling）のなかで、いまどの時相にあるかという視点でとらえることが大切である。図9-1-2に生涯にわたる左室リモデリングの過程と起こりうる心血管イベントを示す。HCM

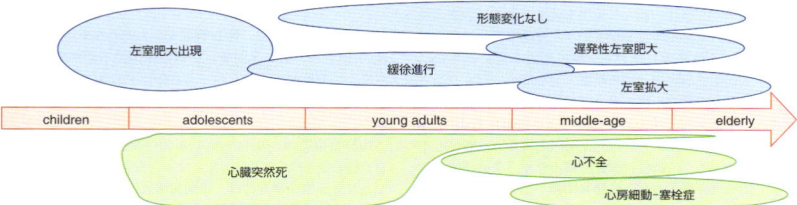

図 9-1-2 肥大型心筋症患者の生涯にわたる左室リモデリング

関連死として，①突然死，②心不全死，③心房細動に伴う脳塞栓症が重要である。HCM に関連して死亡する患者の年齢分布は，若年から高齢者まで広がっているが，それぞれの年齢で原因の内訳は異なっている。小児～青年期においては突然死が多く，重症拡張障害による心不全死も多い。中高年になるにつれて突然死の割合は減る一方で，収縮不全への進行（いわゆる拡張相への移行）による心不全死や心房細動による脳塞栓による死亡が増加する。

拡張型心筋症

▶定義・概念 拡張型心筋症（dilated cardiomyopathy：DCM）は，左室または両心室の拡大と収縮機能障害を特徴とする心筋疾患であり，冠動脈疾患や弁膜症，内分泌性疾患や代謝性疾患などによる二次性の左室収縮機能障害（表9-1-2）を除外する。無症状例もある一方で，しばしばうっ血性心不全を呈し，突然死をきたす場合もある。わが国においては，心移植の主要な原因疾患である。

▶疫学 わが国の病院受診患者をもとにした全国調査では，発症率は人口 10 万人あたり 3.6 人/年，有病率は 14.0人/年，全国推計患者数は約 1 万 7,700 人と報告されている。一般住民での頻度はこれより高いと考えられ，0.15%との報告もある。男女比は約 2.5 倍で男性に多い。

▶病因・病態生理と分子メカニズム DCM の病因は一様でなく，遺伝的素因，慢性ウイルス性心筋炎，自己免疫・炎症性因子などが考えられる。

詳細に家族スクリーニングを行えば，家族性発症が 20～30%に認められると報告されており，遺伝的素因が示唆される。DCM の病因となりうると報告されている遺伝子異常には，サルコメア蛋白（心筋 α-アクチン，心筋トロポニン T，心筋 β-ミオシン重鎖，α トロポミオシンなど）や細胞骨格にかかわる蛋白（ジストロフィン，デスミン，ラミン A/C など）などの遺伝子変異がある（表 9-1-1 参照）。

臨床的に心筋炎から DCM への移行症例が報告されていること，剖検例や心移植例を含む DCM の心筋組織像において，遺伝子発現を示唆する炎症細胞浸潤が認められることなどから，本症の発症と病態進展に心筋炎が関与している可能性が考えられている。従来よりウイルス感染を病因とする説があり，心筋炎や拡張型心筋症の症例の心筋からウイルスゲノムが検出されるとの報告もある。コクサッキー B ウイルスなどを用いた心筋炎モデル動物の研究から，ウイルス感染によって惹起された細胞性免疫を介する機序が示唆されている。

表 9-1-2 拡張型心筋症と鑑別すべき疾患（心肥大を伴うものを含む）

- 虚血性心疾患による心機能障害
- 弁膜症や先天性心疾患による心機能障害：重症の大動脈弁狭窄症・逆流症や僧帽弁閉鎖不全症，修正大血管転位
- 高血圧症による心機能障害
- 炎症性心疾患（心筋炎など）
- 内分泌性：甲状腺中毒症，甲状腺機能低下症，副腎皮質不全，褐色細胞腫，末端肥大症，糖尿病などによる心機能障害
- 蓄積性：ヘモクロマトーシス，グリコーゲン蓄積疾患（糖尿病，Fabry 病など），アミロイドーシス
- 欠乏性：脚気心，貧血，セレニウム欠乏など
- 全身性疾患：サルコイドーシス，ミトコンドリア病，膠原病，白血病など
- 神経筋疾患：筋ジストロフィー（Duchenne 型，Becker 型，肢体型，筋強直型ジストロフィー，Freidreich 失調症など
- 中毒性：アルコール性心筋症，放射線性
- 薬剤性：ドキソルビシン（アドリアマイシン），トラスツズマブ（ハーセプチン®），シクロホスファミド，イマチニブメシル酸塩（グリベック®），フルオロウラシルなど
- ストレス性：たこつぼ型心筋障害，頻拍誘発性心筋症（tachycardia-induced）
- その他の心筋症：産褥性心筋症，拡張相肥大型心筋症，心筋緻密化障害（non-compaction）

また，本症では，患者血清から β アドレナリン受容体抗体など抗心筋自己抗体が検出されることが報告され，自己免疫性の病因や増悪因子としての役割も示唆されている。

▶臨床症状 自覚症状は，息切れ，呼吸困難，動悸，易疲労感，胸部圧迫感，失神などであり，うっ血性心不全の諸症状で発症することが多い。心電図異常や不整脈で発見されることもある。聴診では，Ⅲ音やⅣ音，奔馬調律を聴取し，僧帽弁閉鎖不全合併例では，収縮期雑音を聴取することもある。低心拍出量の重症例では，収縮期血圧が低めで脈圧が小さいことが多く，交互脈を呈する場合もある。

▶検査成績

● 胸部 X 線 心陰影の拡大や肺うっ血像などを認める。ただし，これらの所見は特異的なものではなく，心不全の程度や治療の経過により変動する。12 誘導心電図では，ST-T 異常，QRS 幅の延長，左房負荷，左室肥大所見，左室側高電位，肢誘導低電位，異常 Q 波，左軸偏位，左脚ブロックなどを認める。心室性不整脈，心房細動，洞機能不全，房室ブロックなどの不整脈を合併することがあり，Holter 心電図で，これら不整脈の有無を評価することも重要である。

- **心エコー** 左室径の拡大と駆出率低下を認め、びまん性の壁運動低下を示すことが多い。左室壁厚は、通常正常範囲もしくは減少しており、壁厚増大を認める場合には、高血圧性心疾患、拡張相肥大型心筋症、ミトコンドリア病などの特定心筋疾患の可能性を鑑別する必要がある。左室流入血流速波形の偽正常化や僧帽弁 B-B' step の存在、肺高血圧の合併は、左房圧上昇やうっ血性心不全を示唆する。二次性僧帽弁閉鎖不全や三尖弁閉鎖不全をしばしば合併するが、僧帽弁閉鎖不全の主な機序は、左室拡大に伴い弁尖が腱索により牽引される tethering と考えられている。
- **^{201}Tl や ^{99m}Tc 製剤を用いた心筋シンチグラフィ** 欠損像の出現や心筋灌流低下を認めるが、冠動脈支配に一致しない多発性の小欠損 (patchy appearance) を認めることが多い。心臓 MRI では、左室径・腔拡大と駆出率低下を認め、心筋線維化を反映するガドリニウム遅延造影所見は心筋中層にみられることが多いといわれている。心内膜心筋生検で、特異的な組織所見はないが、心筋細胞の肥大や変性像、間質の線維化、軽度の炎症細胞の浸潤などが認められる。主として二次性の心筋疾患を除外するために行われる。
- **診断** 日常臨床においては、心エコーで左室拡大とびまん性の左室収縮機能障害を認め、これを説明しうる二次性の心疾患を臨床・検査所見から除外した場合に、本症と診断される。特に、冠動脈造影で冠動脈病変を除外することが重要である。
- **治療と薬理メカニズム** 一般的には、慢性心不全の治療に準じる。すなわち、塩分制限と、利尿薬、ACE 阻害薬もしくはアンジオテンシンⅡ受容体拮抗薬 (ARB)、β遮断薬、抗アルドステロン薬などを薬物治療を行う。左室拡大や収縮機能障害の進行 (心室リモデリング) には、レニン・アンジオテンシン・アルドステロン (RAA) 系が関与しており、ACE 阻害薬は、心症状を改善しリモデリングを予防するとともに、予後改善効果もたらす。β遮断薬のカルベジロール、メトプロロール、ビソプロロールは大規模臨床試験で予後改善効果が示されており、少量から漸増して導入する。β遮断薬投与により左室径の縮小と心機能の改善がみられる。心房細動合併例には、抗凝固療法とジギタリスによる心拍数コントロールも行われる。

しばしば合併する心室性不整脈、突然死の予防も重要な治療標的である。低左心機能のため、Ⅰ群の抗不整脈薬は使用しにくく、かえって予後を悪化させる可能性も示唆される。非持続性心室頻拍を認める症例には、アミオダロンが有効であるが、副作用に注意して使用する。低左心機能例 (左室駆出率 35% 以下) での予後改善効果が示されているのは ICD であり、持続性心室頻拍や心室細動合併例には二次予防として適応になるが、非持続性心室頻拍を合併する場合にも積極的に導入する例が増えている。

内服での薬物治療に抵抗性で心不全増悪を呈する症例には、強心薬の点滴や非薬物治療を検討する。重症例では、夜間の低酸素や睡眠時無呼吸症候群を合併する場合があり在宅酸素療法や陽圧呼吸療法も用いられる。左脚ブロック合併例など心電図で QRS 幅の増大 (日本の保険適用では 130 msec 以上) を認める NYHA Ⅲ 度以上、左室駆出率 35% 以下の症例では、心室の収縮同期不全を改善させる目的で、両心室ペースメーカを用いた心臓再同期療法 (CRT) が用いられる。ICD 機能をあわせ持つ CRT (CRT-D) が使用されることが多い。僧帽弁閉鎖不全が重症である場合、弁輪形成術が有効である場合があり、左室の著明な拡大を伴う症例には、左室縮小形成術が行われることもある。

内科治療でコントロールできない慢性重症心不全の場合、強心薬 (ドブタミン、ミルリノンなど) の点滴から離脱できない症例の場合には、補助循環装置の装着や心臓移植を考慮する。左室補助循環装置には、体外式と植込み型人工心臓があり、移植までの橋渡しとして導入されるが、最近は少数ながら回復離脱例や長期生存例も報告されるようになった。

- **経過・予後** 心不全死もしくは突然死が 2 大死因である。一部に塞栓症 (脳梗塞など) を発症する例もある。拡張型心筋症は、以前は進行性の疾患で、予後不良と考えられていたが、ACE 阻害薬や β 遮断薬をはじめとする慢性心不全の治療法の進歩および早期診断例の増加に伴い、予後は改善してきている。実際、わが国の特発性心筋症調査研究班により 1983 年には 5 年生存率 54%、10 年生存率 36% と報告された予後が、2008 年には 5 年生存率 79% と報告され、大幅な改善が認められている。薬物治療に良好に反応するなかには、左室径の縮小と収縮機能の改善の認められる例もあり、逆リモデリングと呼ばれる。一方で、薬物治療にもかかわらず心不全増悪を認める難治性の症例が存在するのも事実であり、前述したように非薬物治療が考慮される。

催不整脈性右室心筋症

- **定義・概念** 催不整脈性右室心筋症 (arrythmogenic right ventricular cardiomyopathy : ARVC) は、原因不明の右室心筋の変性、脂肪浸潤、線維化を特徴とし、右室の拡大や収縮不全ならびに右室起源の心室性不整脈を呈する疾患である。
- **疫学** わが国における本症の発生頻度は不明であるが、海外では約 5,000 人に 1 人との報告もある。わが国では大家系は少なく、孤発例が多いとされている。
- **病因・病態生理と分子メカニズム** 本症の基本的な病態は右室心筋における進行性の脂肪浸潤と線維化であり、病因はいまだに解明されていない部分が多いが、①遺伝的要因、②心筋細胞のアポトーシス、③心筋炎の関与、などがあげられている。特に ARVC は 30〜50% に家族歴を有する症例があり、遺伝因子の関与が考えられているが、実際に遺伝子変異研究の発端となったのは、エーゲ海 Naxos 島でみられた ARVC 心臓異常に加えて皮膚角化と縮毛を特徴とする常染色体劣性遺伝形式を有する疾患にデスモソーム蛋白であるプラコグロビン遺伝子変異が同定されたことであった。その後、細胞接着因子であるデスモソーム蛋白を中心に複数の原因遺伝子が同定されている (表 9-1-1 参照)。
- **臨床症状** 最も多い症状は、右室起源の心室性不整脈に伴う動悸であるが、病態の進行とともに右室機能が低下し、右心不全症状をきたす。また、左室にも進行してくる場合もあり (通常は後側壁の自由壁を中心に)、息切れなどの症状も出現しうる。一方で、無症状に経過する症例も少

なくなく,初発症状が突然死となる症例もみられる。

● **検査成績**　心電図では,右室の異常を反映して,$V_1 \sim V_3$にてT波の陰転化を認めることが多い。また右脚ブロックQRS波の終末からST部分にかけての小さなnotch（ε波）も特徴とされる。加算平均心電図でみられる遅延電位も右室の伝導遅延を反映していると考えられ,診断に有用とされる。心室性不整脈は右室起源であることから左脚ブロック型の心室頻拍や心室期外収縮が多い。右室の形態・機能の評価には,心エコーを中心にMRIやMDCTが有用であり,右室造影検査や心内膜心筋生検も考慮される。

● **診断**　一つの検査のみで診断確定あるいは除外できるものではなく,基本的には複数の非侵襲的検査を用いて包括的に評価を行い診断する。1994年McKennaら(ESC/ISFC Task Force)により診断基準が提唱され長年使用されてきた。この診断基準は特異度が高いものであったが,家系内の病初期患者の診断にはそぐわない部分もあり,診断感度をより高くするため2010年に新規の診断基準が提唱された。①右室壁運動異常と拡大サイズ(心エコー,心臓MRI),②心筋組織性状,③心電図:脱分極異常（ε波など),再分極異常（T波の変化など),④不整脈:左脚ブロック型心室頻拍波形など,⑤家族歴,の検討を行い診断にいたる。

■ **治療と薬理メカニズム**　不整脈に対する治療と心不全に対する治療が行われる。不整脈に対する治療では,薬物治療としてβ遮断薬やIII群抗不整脈薬が使用される。また,突然死の予防にはICD植込みが考慮される。突然死の危険因子としては,①心停止あるいは血行動態の保てない心室頻拍既往例,②原因不明の失神,③右室の高度拡大や右心不全徴候の存在,④左室病変の存在,があげられる。二次予防のみならず一次予防でもICD植込みが有効であるとの報告もみられるが,一方でICD植込みに伴う合併症についても考慮しておく必要がある。高頻度に心室頻拍をきたす状態であればICD植込みに加えてカテーテルアブレーションも併用して行われる。心不全に対する治療としてはエビデンスのあるものは確立されていないが,一般的には拡張型心筋症に準じてRAA系阻害薬を中心に治療が行われている。

● **経過・予後**　病期は4つに分けられる。
● **第1期**　形態的な異常はないかごくわずかであり,ほぼ無症状の時期。ただし突然死の危険は伴っている。
● **第2期**　右室起源の不整脈症状出現と右室の形態異常の顕在。
● **第3期**　右室のびまん性の収縮機能低下と右心不全症状。
● **第4期**　左室病変の出現と両心不全。

それぞれの病期にあわせた治療を行っていくが,病初期である第1期における診断と突然死のリスク評価は今後の大きな課題となっている。

【久保　亨・大川　真理・土居　義典】

2　二次性心筋症

心サルコイドーシス

● **定義・概念**　サルコイドーシス(sarcoidosis)は,肺門リンパ節,肺,眼,皮膚,心臓,神経,筋などの多臓器に非乾酪性類上皮細胞肉芽腫を形成する原因不明の全身性疾患である。心障害を主徴とする病態を心サルコイドーシスと呼ぶ。

● **疫学**　わが国におけるサルコイドーシスの有病率は人口10万人あたり約10人と推測されており,若年(20〜30歳代)および中年(40〜50歳代)に好発する。

● **病因・病態生理と分子メカニズム**　サルコイドーシスの病因は不明であり,組織学的には罹患臓器で乾酪壊死を伴わない類上皮細胞肉芽腫が観察される。サルコイドーシスの病変は心室中隔,特に心室中隔基部,左室後側壁,左室自由壁に生じることが多い。心病変の形成に伴い左室機能障害や心室期外収縮を生じ,心不全や致死的不整脈を発症する。心室中隔に病変が形成されることにより刺激伝導系が障害されることも多い。

● **臨床症状**　心サルコイドーシスでは,失神,動悸などの不整脈による症状や左心不全,右心不全の症状を呈する。

● **検査成績**　心電図では,完全房室ブロックなどの房室伝導障害や心室内伝導障害を認めることが多い。洞不全症候群,心房細動,心室期外収縮,心室頻拍などの不整脈や,異常Q波,ST-T異常も高頻度に観察される。心エコーでは,心室壁の菲薄化や肥大を認め,特に心室中隔基部の限局性の壁菲薄化は心サルコイドーシスに特徴的とされる(図9-2-1)。左室壁運動は,局所的な低下を示す例や拡張型心筋症様のびまん性低下を示す例など多様である。心室瘤形成や左室拡大,肥大型心筋症に類似の左室壁肥大が観察されることも多い。心臓核医学検査では,^{201}Tl心筋シンチグラフィで高頻度に灌流異常を認める。^{67}Ga-citrateシンチグラフィでは活動性のある病変部が集積像として描出され,^{99m}Tc-PYP(ピロリン酸)シンチグラフィで異常集積を認めることもある。さらに近年,心病変の存在診断,活動性や治療効果の評価における造影MRIやFDG-PETの有用性が明らかとなっている。

● **診断**　心サルコイドーシスは,心内膜心筋生検標本で非乾酪性類上皮細胞肉芽腫が証明されれば確定診断となる

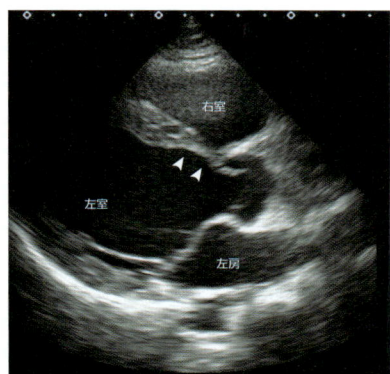

図9-2-1　**心サルコイドーシスの心エコー図(傍胸骨長軸像)**
25歳女性。心室中隔基部に限局した壁菲薄化(▷)を認め,左室駆出率は49％と低下していた

が，その検出率は20%程度とされている。サルコイドーシスの診断は，わが国では日本サルコイドーシス/肉芽腫性疾患学会，日本呼吸器学会，日本心臓病学会などが連携して作成したサルコイドーシスの診断基準と診断の手引きに準じてなされることが多い[1]）。

■ **治療と薬理メカニズム** サルコイドーシスに対する根本的治療法は現時点では確立されていない。心病変に関しては，早期の病変にはステロイド治療が有効とされている。また，対症療法として，心不全にはアンジオテンシン変換酵素（ACE）阻害薬，β遮断薬，利尿薬などが投与される。徐脈性不整脈には恒久ペースメーカの植込みが行われ，致死性不整脈に対しては抗不整脈薬投与や植込み型除細動器（ICD）が用いられることが多い。

■ **経過・予後** サルコイドーシスは，経過中に自然寛解する例もまれではなく存在しており，予後は一般的には良好なことが多いと考えられている。しかし，心病変が存在する場合は予後不良であり，サルコイドーシスの死因の約60%は心病変による。

心アミロイドーシス

■ **定義・概念** アミロイドーシス（amyloidosis）は，全身の臓器の間質に線維構造を持つ蛋白であるアミロイドが沈着することにより生じる疾患群であり，心障害を主微とする病態を心アミロイドーシスと呼ぶ。

アミロイドーシスは，厚生労働省のアミロイドーシスに関する調査研究班による分類では，アミロイド蛋白が全身の臓器に沈着する全身性アミロイドーシスおよびある臓器に限局して沈着する限局性アミロイドーシスに分類されている[2]）。全身性アミロイドーシスは，さらにアミロイド蛋白の種類により分類されており，原発性アミロイドーシスや骨髄腫に伴うアミロイドーシス（ALアミロイドーシス）など免疫グロブリン由来のアミロイド蛋白の沈着により生じる免疫細胞性アミロイドーシス，慢性炎症性疾患に続発し血清アミロイドA由来のアミロイド蛋白が沈着する反応性AAアミロイドーシス，異型トランスサイレチン由来のアミロイド蛋白が沈着する家族性アミロイドポリニューロパチーI型をはじめとする家族性アミロイドーシス，β_2ミクログロブリン由来のアミロイド蛋白が沈着する透析アミロイドーシス，野生型トランスサイレチン由来のアミロイド蛋白が沈着する老人性全身性アミロイドーシスがある。

■ **疫学** アミロイドーシスにおいて心アミロイドーシスをきたす頻度が高いものは，免疫細胞性アミロイドーシス，なかでもALアミロイドーシスであるが，家族性アミロイドーシスや老人性全身性アミロイドーシスでも心障害を認めることが多い。免疫細胞性アミロイドーシスおよび老人性全身性アミロイドーシスの有病率は，人口100万人あたり6.1人と推測されている[2]）。

■ **病因・病態生理と分子メカニズム** 心アミロイドーシスでは，アミロイド蛋白が心筋細胞や血管壁の間質に沈着し，心室肥大を生じる。その結果，心拡張障害をきたし拘束型心筋症様の病態を呈する。心収縮能は比較的保たれているが，病期の進行に伴い障害されることが多い。アミロイド蛋白は刺激伝導系にも沈着するため，高頻度に刺激伝導障害を認める。

■ **臨床症状** 当初は一般に右心不全症状が主体で，左心不全症状は軽度であることが多い。しかし，末期には左心不全症状も顕著となり，難治性の両心不全を呈する。

■ **検査成績** 心電図では，四肢誘導の低電位，胸部誘導でのR波の減高，異常Q波，QSパターン，ST低下，陰性T波などの異常を認める。洞不全症候群，房室ブロックなどの徐脈性不整脈，心房細動，心室期外収縮を認めることも多い。心エコーでは，左室および右室肥大，両心房拡大，心房壁肥大，弁肥厚，心嚢液貯留などを認める（図9-2-2）。心エコーでの左室肥大所見と心電図での左室側電位との乖離が本症を疑う契機となることも少なくない。心筋内の顆粒状輝度増加所見（granular sparkling sign）は本症に特徴的とされる。ドプラ法での僧帽弁流入血流速波形などが病態や予後の評価に有用である。

■ **診断** 心アミロイドーシスの確定診断には心内膜心筋生検が必須である。心筋間質に沈着したアミロイド蛋白は，Congo red染色で橙赤色を呈する沈着物として確認され，偏光顕微鏡で緑色を呈する沈着物として認められる。

■ **治療と薬理メカニズム** 心アミロイドーシスに対する対症療法として，心不全には利尿薬を主とした各種の心不全薬が用いられるが，効果は乏しいことが多い。刺激伝導障害には恒久ペースメーカが必要となることが多く，心房細動合併例には抗凝固療法も併用される。本症に対するジギタリスの投与は，ジギタリスのアミロイド蛋白への吸着により中毒をきたしやすいため，注意が必要である。また，Ca拮抗薬は，その陰性変力作用のため禁忌とされている。

アミロイドーシスの治療はこれまで対症療法が主であったが，近年，ALアミロイドーシスに対する根本的治療法として，自己末梢血幹細胞移植にメルファランの大量化学療法を併用する治療法が試みられ，早期のALアミロイドーシスにおける有用性が報告されている[3]）。

■ **経過・予後** アミロイドーシスの予後は，病型により異なる。ALアミロイドーシスでは，確定診断後の平均生存期間は約1年，心不全発症後の生存期間は約9ヵ月とされており，予後はきわめて不良である。

心Fabry病

■ **定義・概念** Fabry（ファブリー）病は，リソソーム加水分解酵素の一つであるα-ガラクトシダーゼAの活性低下により生じるX染色体性の先天性スフィンゴ糖脂質代謝異常症であり，全身多臓器の障害を呈する。これに対し，左室肥大などの心障害を主徴とし，他の臓器障害を欠く非典型的Fabry病を心Fabry病と呼ぶ。

■ **疫学** Fabry病は，欧米人男性では4万人に1人と推測されている[4]）。一方，心Fabry病は，左室肥大を有する患者のなかに従来考えられていたよりも高い数%の頻度で存在することが，当施設での研究などにより明らかとなっている[5]）。

■ **病因・病態生理と分子メカニズム** Fabry病や心Fabry病では，α-ガラクトシダーゼA遺伝子の異常によりα-ガラクトシダーゼA酵素蛋白の活性低下が生じる。典型的なFabry病では，α-ガラクトシダーゼA活性はほぼ欠損しており，本酵素の基質であるglobotriaosylceramideを主とするスフィンゴ糖脂質が全身の細胞のリソソームに進行性に蓄積し，皮膚，眼，血管，腎臓，心臓を

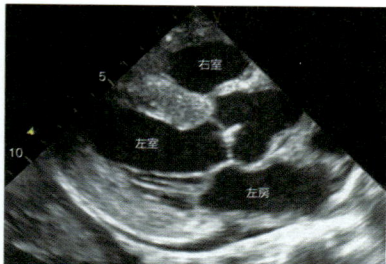

図 9-2-2 心アミロイドーシスの心エコー図（傍胸骨長軸像）
63 歳男性．対称性左室肥大（心室中隔壁厚 15 mm，左室後壁壁厚 15 mm）および心筋内の顆粒状輝度増加所見（granular sparkling sign）を認め，心囊液貯留も観察された

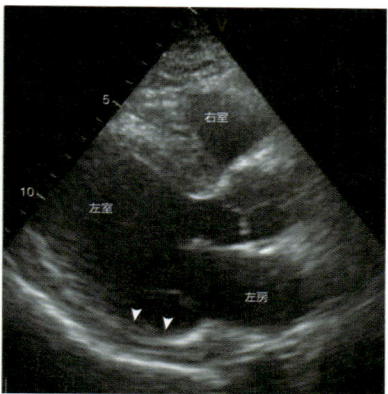

図 9-2-3 心 Fabry 病の心エコー図（傍胸骨長軸像）
69 歳男性．心室中隔壁厚 18 mm と肥大を認めたが，左室後壁基部は壁厚 7 mm と限局性に菲薄化（▷）し，akinesis（壁運動消失）を呈していた．左室拡大（左室拡張末期径 63 mm）を認め，左室駆出率は 39％ と低下していた

はじめとした全身諸臓器の障害が出現する．一方，心 Fabry 病では，α-ガラクトシダーゼ A 活性はわずかながらも残存しており，心臓の細胞へのスフィンゴ糖脂質の蓄積により心障害をきたすが，他の臓器障害を欠く．

● **臨床症状** Fabry 病の男性患者では，幼少期より四肢末端の疼痛発作，低汗症，被角血管腫，角膜混濁などが出現する．その後，腎臓，消化器，精神，聴覚などの障害が出現し，さらに年齢が進むと脳血管障害，腎不全，心不全を発症する．一方，心 Fabry 病では，症状は中高年以降に出現することが多く，左心不全，右心不全，不整脈による症状を呈する．

● **検査成績** 心電図では，左室側高電位，異常 Q 波，QS パターン，ST-T 変化，陰性 T 波などの多彩な異常を認める．また，スフィンゴ糖脂質の刺激伝導系細胞への蓄積により，洞不全症候群，房室ブロックや心室内伝導障害などの刺激伝導障害が生じることが多い．心室期外収縮，心室頻拍などの不整脈を認めることも多い．心エコーでは，進行性の左室肥大や右室肥大を認める．心室肥大の多くは対称性であるが，非対称性中隔肥大を示す例もある．左室機能は，当初は肥大による左室拡張能障害が主で肥大型心筋症様であるが，病期の進行とともに左室収縮能障害も出現，拡張相肥大型心筋症様の病態へと移行し，心不全や致死性不整脈を発症する．末期には，左室後壁基部に限局した菲薄化が観察されることが多い（図 9-2-3）．

● **診断** Fabry 病や心 Fabry 病は先天代謝異常症であり，確定診断には本症の欠損酵素である α-ガラクトシダーゼ A の活性測定や基質であるスフィンゴ糖脂質の測定を行い，本症に特異的な代謝異常を証明する必要がある．また，α-ガラクトシダーゼ A 遺伝子解析を行い，病因となる変異を検出することも診断に有用である．

心病変の診断には，心内膜心筋生検が有用である．ヘマトキシリン-エオジン（HE）染色で心筋細胞の細胞質に空胞変性様所見を認め，トルイジンブルー染色では，心筋細胞の細胞質にオスミウム親和性強陽性物質の蓄積が観察される．電子顕微鏡では，特徴的な年輪状，層状の封入体が心筋細胞のリソソーム内に観察される．

■ **治療と薬理メカニズム** 本症に対しては，根本的治療法の一つである酵素補充療法が 2004 年からわが国でも可能となっている．この治療法は，遺伝子組換え技術で作製されたヒト α-ガラクトシダーゼ A 酵素蛋白を，2 週間に 1 回点滴で静脈内投与するものであり，心障害に対する効果として，心筋線維化が生じる以前の早期に治療を開始することにより左室心筋重量の減少および局所左室機能の改善を認めることが報告されている[6]．

本症の心障害に対する対症療法として，肥大型心筋症様の病態を呈する時期には，肥大型心筋症の治療に準じて β 遮断薬，Ca 拮抗薬などが投与される．拡張相肥大型心筋症様の病態に移行し心不全を生じた場合には，ACE 阻害薬，β 遮断薬，利尿薬などの心不全薬物治療がなされる．徐脈性不整脈により恒久ペースメーカが必要となる症例や，致死性不整脈が生じ，植込み型除細動器が必要となる例も多い．

● **経過・予後** 酵素補充療法が開発される以前，Fabry 病男性患者は，脳血管障害，腎不全，心不全により 40〜50 歳代で死亡するとされていた[4]．また，心 Fabry 病男性患者の予後を当施設で検討したが，平均 71.2 歳で NYHA（ニューヨーク心臓協会）心機能分類Ⅲ度の心不全が出現し，その 0.7 年後に心臓死にいたっており，心不全発症後の予後はきわめて不良であった[7]．現時点では酵素補充療法の予後改善効果については不明であるが，本療法により本症の予後が改善されることが期待される．

【竹中 俊宏・鄭 忠和】

■ **参考文献**
1) 日本サルコイドーシス／肉芽腫性疾患学会，日本呼吸器学会，日本心臓病学会，日本眼科学会，日本皮膚科学会，日本神経学会，厚生労働省科学研究費難治性疾患克服研究事業 びまん性肺疾患に関する調査研究班：サルコイドーシスの診断基準と診断の手引き―2006 日本呼吸器会誌 46: 768-780, 2008
2) 厚生労働省科学研究費補助金難治性疾患克服事業 アミロイドーシスに関する調査研究班：アミロイドーシス診療ガイドライ

ン 2010 (http://amyloid.umin.jp/~amyloid-cgi-bin/contz pages/guideline.html)
3) Skinner M et al : High-dose melphalan and autologous stem-cell transplantation in patients with AL amyloidosis : an 8-year study. Ann Intern Med 140 : 85-93, 2004
4) Desnick RJ et al : α-galactosidase A deficiency : Fabry disease. The metabolic and molecular bases of inherited disease, 8th edition, edited by Scriver CR et al, p3733-3774, McGraw-Hill, 2001
5) Nakao S et al : An atypical variant of Fabry's disease in men with left ventricular hypertrophy. N Engl J Med 333 : 288-293, 1995
6) Weidemann F et al : Long-term effects of enzyme replacement therapy on Fabry cardiomyopathy : evidence for a better outcome with early treatment. Circulation 119 : 524-529, 2009
7) Kawano M et al : Significance of asymmetric basal posterior wall thinning in patients with cardiac Fabry's disease. Am J Cardiol 99 : 261-263, 2007

3 心筋炎

● **定義・概念** 心筋炎(myocarditis)は心筋を主座とした炎症性疾患であり、心膜まで炎症が及ぶと心膜心筋炎と呼ばれる。心筋炎はその臨床病型から、劇症型、急性、慢性心筋炎に大別される[1]。急性心筋炎は発症発現日を発症日として特定できる。急性心筋炎のなかで発症初期に心肺危機に陥るものを劇症型とする。慢性心筋炎には、遷延性と不顕性の2型がある。また、その病因から、感染性、非感染性心筋炎、特発性に大別される。組織学的特徴から、リンパ球性、巨細胞性、好酸球性、肉芽腫性心筋炎に分類される。ここでは理解を得られやすいように、臨床病型ごとにその特徴を示す。また、組織学的分類として、巨細胞性、好酸球性心筋炎について補足する(肉芽腫性心筋炎については13章9-2「二次性心筋炎」参照)。

● **疫学** 疫学に関しては、軽症例は確定診断が困難なために、わが国における発症率や死亡率の詳細は不明である。急性心筋炎は一定期間で自然治癒に向かうが、慢性心筋炎は自然治癒傾向が乏しい。心筋組織内に炎症があると心機能が低下し、心機能低下が強いときは炎症が消失するまで循環管理、循環補助が必要である。劇症型心筋炎は一般的に、「血行動態の破綻を急激にきたし、致死的経過をとる急性心筋炎」と定義されるが、体外補助循環装置の普及に伴う救命例の出現が劇症型心筋炎の「劇症」とする定義を不明確にしてきている。劇症型心筋炎の厳密な定義は国際的にいまだ確立していないが、ここでは、わが国で常識的に認知されている「体外補助循環を必要とした重症度を有する心筋炎」をその対象とする。心筋炎では心筋壊死以外に炎症性物質による機能的心筋抑制が起こっており、この心筋抑制を治療できれば急性期を乗り切れる可能性が高まる。

● **病因・病態生理と分子メカニズム** 感染性心筋炎の感染病原体として、ウイルス、細菌が多く、他にリケッチア、クラミジア、スピロヘータ、マイコプラズマ、真菌、原虫、寄生虫などが知られている(表9-3-1)。従来、原因ウイルスとしてエンテロウイルス、なかでもコクサッキーB群ウイルスが最も高頻度とされてきたが、ウイルスゲノム解析法にてアデノウイルスやパルボウイルスB19も高率に検出されたとの報告もある。最近では、ヒト免疫不全ウイルス(HIV)やC型肝炎ウイルス感染も心筋炎を惹起す

るといわれている。非感染性心筋炎の原因として、薬物、放射線、熱などの物理刺激、あるいは代謝疾患や免疫異常、さらに妊娠も原因となる。

急性心筋炎

● **臨床症状** 多くの急性心筋炎(acute myocarditis)患者では感冒様症状(悪寒、発熱、頭痛、筋肉痛、全身倦怠感)や食思不振、悪心・嘔吐、下痢などの消化器症状が先行する。その後、数時間から数日の経過で心症状が出現する。心症状には、①心不全徴候(出現頻度約70%)、②心膜刺激による胸痛(約44%)、③心ブロックや不整脈に随伴する症状(約25%)がある。これらの症状発現の有無は病変の部位および程度、それに心筋炎の広がりによって決まる。

身体所見：発熱、脈の異常(頻脈、徐脈、不整脈)、低血圧である。奔馬調律(Ⅲ音やⅣ音の出現)、湿性ラ音などの肺うっ血徴候、頸静脈怒張や下腿浮腫などの右心不全徴候を認めることがある。心膜炎合併例では心タンポナーデが出現しうる。

● **検査成績**
● **血液生化学検査** C反応性蛋白(CRP)の上昇やアスパラギン酸アミノトランスフェラーゼ(AST)、乳酸脱水素酵素(LDH)、CK-MB、心筋トロポニンなどの心筋構成蛋白の血中増加が一過性に確認される。
● **胸部X線** 時に心拡大や肺うっ血像を認める。ただし、右室優位の心筋炎例も存在するため、心原性ショックに陥ったにもかかわらず心拡大や肺うっ血像が明瞭でない症例もある。
● **心電図** ST-T異常が最も多く、鏡像を伴わない全誘導(aVRを除く)でのST上昇は心膜炎の合併を示唆する。逆に限局性のST上昇を呈し、急性心筋梗塞と酷似する例も認める。心伝導障害(房室ブロックや脚ブロックなど)は頻繁にみられる。QRS波の幅が徐々に拡大してきたら悪化の兆しであり、心室頻拍や心室細動、心静止の出現は致死的である。
● **心エコー** 心膜液貯留に加えて、炎症部位に一致した一過性の壁肥厚と壁運動低下が特徴的である。典型例では、全周性求心性壁肥厚とびまん性壁運動低下、それに心腔の狭小化を認める。初期には壁運動低下がみられない例もある。
● **心臓MRI** ガドリニウム(Gd)造影により、T1早期の強調画像や遅延造影において信号強度の増強が心筋炎診断に有用との報告がなされている。急性心筋梗塞では心内膜病変からの広がりを示すのに比べて、急性心筋炎では心外膜からの広がりやびまん性の広がりを示すことが多い。
● **心臓CT** 造影剤による遅延造影効果所見が有用であるとの報告がある。
● **核医学検査** ^{67}Gaの心筋集積は大型単核細胞の浸潤像を反映しており特異性が高いが、感度はあまり高くない。一方、梗塞心筋の描出に用いられる$^{99mTc-PYP}$(ピロリン酸)シンチグラフィは比較的高感度で心筋炎病巣に一致した集積像を描出する。
● **心臓カテーテル検査** 病状が許せば診断価値が高い急性期に行う。まず、冠動脈造影法にて冠動脈の有意狭窄病変を除外する。次いで、心内膜心筋生検(生検)にて、①

表9-3-1 急性心筋炎の診断手引き

1) 心症状に先行して、かぜ様症状や消化器症状、また皮疹、関節痛、筋肉痛などを発現する。無症状で経過し、突然死にて発見されることもある
2) 身体所見では、頻脈、徐脈、不整脈、心音微弱、奔馬調律(Ⅲ音やⅣ音)、心膜摩擦音、収縮期雑音などを認める
3) 通常、心電図は経過中になんらかの異常所見を示す。所見としては、Ⅰ～Ⅲ度の房室ブロック、心室内伝導障害(QRS幅の拡大)、R波減高、異常Q波、ST-T波の変化、低電位差、期外収縮の多発、上室頻拍、心房細動、洞停止、心室頻拍、心室細動、心静止など多彩である
4) 心エコー図では、局所的あるいはびまん性に壁肥厚や壁運動低下がみられ、心腔狭小化や心膜液貯留を認める
5) 血清中に心筋構成蛋白(心筋トロポニンTやCK-MB)を検出できる。C反応性蛋白(CRP)の上昇、白血球の増加も認める。特に、全血を用いたトロポニンTの早期検出は有用である
6) 上記の第2～5の4項目所見は数時間単位で変動する。被疑患者の動的な観察が必要である。また、徐脈の出現、QRS幅の拡大、期外収縮の多発、壁肥厚や壁運動低下の増強、トロポニンTの高値、トロポニンT値が持続亢進する患者は心肺危機のおそれがある。
7) 最終的に、急性心筋梗塞との鑑別診断が不可欠である
8) 心内膜の生検による組織像の接近により組織像が得られれば診断を確定する。ただし、組織像が検出されなくても本症を除外できない
9) 急性期と寛解期に採取したペア血清におけるウイルス抗体価の4倍以上の変動は病因検索に有用である。ウイルス感染との証明にはポリメラーゼ連鎖反応(PCR)法を用いたウイルスゲノム検出が用いられる。加えて、咽頭スワブ、尿、糞便、血液、とりわけ心膜液や心筋組織からのウイルス分離またはウイルス抗原同定は直接的根拠となる

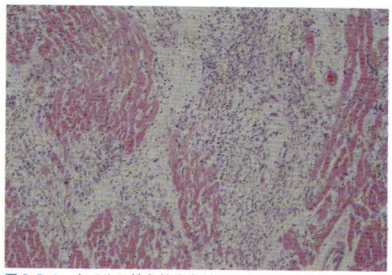

図 9-3-1 ウイルス性心筋炎急性期の左室心筋生検像(HE染色、×40)
28歳女性。多数の炎症細胞浸潤と、広範な心筋細胞融解・消失化および間質の浮腫が観察される

表9-3-2 心内膜心筋生検による急性心筋炎の診断基準

1) 多数の大小単核細胞の浸潤(時に少数の多核白血球、多核巨細胞の出現)
2) 心筋細胞の断裂、融解、消失
3) 間質の浮腫(時に線維化)

【より確実な診断のための条件】
1) ウイルス性感染を思わせる症状発現後早期に心筋生検を行う
2) 生検による経時的観察は病態や治療効果の判定に有用である
3) 生検標本は3個以上が好ましい。標本を多数の割面で観察する
4) 電子顕微鏡、免疫組織学的手法はより詳細な情報を提供しうる

多数の大小単核細胞が浸潤し、浸潤細胞と壊死した心筋細胞の接近がしばしばみられ(時に少数の多核白血球、多核巨細胞の出現もみられる)、②心筋細胞の断裂、融解、消失、さらに、③間質の浮腫(時に線維化)が検出できれば心筋炎と確定診断される(図9-3-1)。ここで免疫染色や電顕での評価を加えることで、より詳細な情報が得られる。心筋炎の劇症化は予見が困難であることから、心臓カテーテル検査を行えない施設に患者が来院した場合には、心臓救急を行える基幹病院への搬送が望まれる。

- **心内膜心筋生検** 採取部位や標本の個数、採取時期により組織像の違いや偽陰性が避けられない。通常3カ所以上から標本を採取することが推奨される。適正な採取部位を選び、生検による合併症を避けるために心エコーなどの画像診断をガイドとして用いる有用性も報告されている。生検の時期は、心筋炎が疑われたならばなるべく早期に行うほうがよい。特に巨細胞性心筋炎の場合は、早期診断が重要である。発症10日以内であれば大多数の症例で心筋炎組織像が認められるが、回復期では診断率が大きく後退する。遷延例や重症例については経時的に生検を行い、心筋組織像の活動程度を確認することが望ましい。それでも、生検においては病変存在部位から必ず採取できているとはかぎらない(サンプリングエラー)。病理所見が陰性であったから心筋炎ではないと、安易に臨床診断してはならない。

- **ウイルス関連診断** 患者血清を用いたウイルス抗体価の測定を行う。2週間以上の間隔で採取された急性期と寛解期のペア血清を用い、ウイルス抗体価の4倍以上の変動をもって陽性と判断する。ただし、その陽性率はおおむね10%にすぎず、さらに感染臓器の同定は不可能である。ペア血清の測定項目としては、成人の場合、コクサッキーウイルスB群1～6型、およびA群4・9・16型、アデノウイルス、サイトメガロウイルス、エコーウイルス9・11・14・16・22型、パルボウイルスB19型、ヒトヘルペスウイルス6型、インフルエンザAおよびBウイルスなどがあげられる。小児および新生児の場合は上記に加え、単純ヘルペスウイルス、EBウイルス、RSウイルス、麻疹ウイルス、ムンプスウイルスなども考慮する。測定法は中和(NT)法が特異性にすぐれ、診断価値が高い。ただし、保険適用上、測定項目数に限度がある。肝炎ウイルスも心筋炎を生することがあり、その診断にIgM-HA抗体、IgM-HBc抗体、HCVコア抗原などが有用である。

- **診断** 心筋炎の臨床診断は、「急性心筋炎の診断手引き」(表9-3-1)に従う。基本的には急性心筋梗塞が除外診断でき、心筋生検で「心内膜心筋生検による急性心筋炎の診断基準」(表9-3-2)に示される活動性病変が確認されれば診断は確定する。

治療と薬理メカニズム

急性心筋炎の多くは、炎症に伴う可逆的な心筋機能低下であり、急性期にまったく収縮しなかった左室壁が回復期にほぼ正常化することもまれではない。したがって、心筋炎に対する介入点は次の3点である。

第一は、原因に対する介入である。ウイルス性心筋炎に

対して一般的に臨床使用可能な抗ウイルス薬はまだ開発されていない。一般に，ウイルス疾患であることからステロイドは感染や炎症を増悪させることになり，有効性も示されていない。一方，巨細胞性心筋炎や好酸球性心筋炎などの特殊型のなかには，発症機序にアレルギーや自己免疫がかかわっているものがある。そのような病態にはステロイドや免疫抑制剤が有効と考えられる。

第二は，自然軽快までの血行動態維持である。急性期には心原性ショック，房室ブロック，心室頻拍，心室細動，心静止などにしばしば陥る。したがって，心筋炎患者では循環および呼吸動態に基づく心肺危機管理が全例で必要である。薬物による血行動態維持は一般の急性心不全患者と同様に，利尿薬やカテコールアミンなどが用いられる。房室ブロックや心室細動などの不整脈を合併した場合，それぞれ体外式一時的ペースメーカや電気的除細動にて対応する。心原性ショックあるいは低心拍出状態に陥った場合は，大動脈バルーンパンピング（intraaortic balloon pumping：IABP）や経皮的心肺補助装置（percutaneous cardiopulmonary support：PCPS）を装着する。PCPSが長期化するようであれば左室補助装置（left ventricular assist system：LVAS）も考慮する。

第三は，炎症性物質による心筋抑制状態からの解放である。炎症性サイトカインや一酸化窒素は高濃度になると心筋細胞の機能を抑制し，さらには細胞傷害をも惹起する。心筋炎に直接介入できなくとも，炎症性物質による心筋抑制を解放できれば，急性期を乗りきることが可能である。ステロイド短期大量療法（ステロイドパルス療法）はこの観点からの介入法であるが，その効果については評価が定まっていない。免疫グロブリン大量療法や血漿交換療法なども検討されている。

急性期からの回復後は，①心筋炎症の遷延化・再発，②心室リモデリングに伴う慢性心不全，③不整脈，への対応に留意する。アンジオテンシン変換酵素（ACE）阻害薬やアンジオテンシンⅡ受容体拮抗薬（ARB）の投与を基本とする慢性心不全・心臓突然死対策に準ずる。いずれにしても，長期の経過観察や疾病管理を怠らないことが必要である。

劇症型心筋炎

● **臨床症状** 発症初期より血行動態の破綻をきたす例もあるが，一方で軽度な初期症状では急速に劇症化へ向かう症例が存在することをまず認識すべきである。単なる感冒として加療される軽い倦怠感のみ，すなわちNYHA（ニューヨーク心臓協会）心機能分類Ⅰ度にて初診した劇症型心筋炎例すら存在する。その病状変化は日単位から，時に時間単位で進行する。初発症状としては急性心筋炎と同様に，発熱を伴う感冒様症状や嘔吐・下痢などの消化器症状を併発し，ショックを含む心不全症状と不整脈による動悸や失神，長時間続く胸痛が多くみられる。

身体所見：発熱のほかに，循環不全を合併している場合には，虚脱様外観，低血圧，脈圧減少，脈拍微弱，末梢冷感，尿量減少などが診断の参考となる。

● **検査成績**
- **血液生化学検査** 心筋トロポニン値が上昇し続ける場合は心筋炎が劇症化する可能性が考えられる。さらに，循環動態を反映する血液指標も劇症化の存在診断に欠かせず，乳酸，塩基過剰（base excess）や多臓器不全指標としての総ビリルビン値，それにクレアチニン値などが重要である。
- **胸部X線** 劇症化症例であっても急速な進行を反映して心胸郭比増大が顕著でない場合や右心系優位の心筋炎のため肺うっ血像を認めない場合があり，注意が必要である。
- **心電図** 劇症化の予測項目として一時点での心電図所見には限界がある。むしろ，経時的変化が重要であり，QRS幅の増大や心室性不整脈の頻発は劇症化の予兆となる。また，完全房室ブロックや房室解離が劇症例に多い。
- **心エコー** 劇症化の予測項目として一時点での観察では限界があり，求心性の壁肥厚と壁運動低下の進行という経時的変化が劇症化診断に重要であり，時にその変化は急速である。
- **組織診断** 劇症型心筋炎と非劇症型を病理的に鑑別する方法はいまのところない。ただし，心筋組織内の好酸球や巨細胞の検出により，それぞれ特徴的な臨床経過が予想される。
- **血行動態の評価** 循環虚脱の評価が重要である。血行動態が不安定な場合はSwan-Ganzカテーテルによるガイドを行い，体・肺うっ血，心拍出，末梢循環を評価する。すなわち，心拍出量（1回拍出量を含む），肺動脈楔入圧，中心静脈圧，体・肺動脈圧，動脈血酸素飽和度（SaO$_2$），混合静脈血酸素飽和度（SvO$_2$）を測定する。尿量減少は末梢循環不全の最も鋭敏な臨床指標の一つである。各指標の絶対値評価も重要であるが，綿密な経時的変動の観察が劇症化移行を把握する最も確実な評価法である。

● **診断** 前述したように，急性心筋炎のうち体外補助循環を必要とした重症度を有する場合，劇症型心筋炎と診断される。

■ **治療と薬理メカニズム** 最も重要な急性期管理方針は，心筋炎による血行動態の破綻を回避し，自然回復の時期までいかに橋渡しをするかにかかっており，体外補助循環のIABP・PCPS，さらに長期化する場合LVASを有効に用いる。

IABP：下行大動脈に留置したバルーンを心電図同期させ，収縮・膨張により後負荷軽減，冠血流保持はかるために用いられるが，循環補助効果は自己心機能に依存するため，きわめて高度な血行動態破綻時には効果が不十分となる。また，頻脈性心室性不整脈時に循環補助効果は期待できない。一方，PCPS施行時は，IABP併用が推奨されており，理由として①後負荷軽減，②組織血流の拍動流化，③PCPS離脱時のバックアップがあげられる。

PCPS：大腿静脈から挿入したカテーテルより右房脱血を行い，膜型人工肺を介し，遠心ポンプを用いて大腿動脈に挿入したカテーテルより下行大動脈に送血する。循環補助装置が簡便であり，また自己心拍出量の60%前後もの循環補助が期待できることから，劇症型心筋炎の主な循環補助装置として推奨される。しかし，①人工肺の寿命が約1週間，②カテーテルによる血流アクセスが不可能な場合には使用できない，③後負荷増大などの難点がある。PCPS施行症例の死亡要因は主として下肢阻血，低心拍出状態，多臓器不全の3つに集約される。足背動脈送血などで下肢阻

血が改善しない場合や，低心拍出状態が克服できず多臓器不全の進行をみた場合にはLVAS補助への移行を考慮する．心機能改善が認められれば，薬物治療を再開しながら段階的に補助からの離脱をはかる．

免疫制御療法に関しては，確立したエビデンスはないが，心筋炎に対する根治療法が存在しない現状では，難治例でステロイド短期大量療法やγグロブリン大量療法が是認されている．

慢性心筋炎

■ **臨床症状・検査成績** 慢性心筋炎(chronic myocarditis)は原因不明の場合が多く，慢性化の機序もほとんど明らかにされていない．動物モデルでは，急性心筋炎後のウイルス持続感染や自己反応性リンパ球の活性化による自己免疫性心筋細胞障害，さらにサイトカインによる心筋のアポトーシスや心筋障害の遷延化が指摘されている．われわれは，ラットの自己免疫心筋炎モデルに対して，T細胞の活性化を抑制する機序を介して，HMG-CoA還元酵素阻害薬(スタチン)[2]や4-1BB抗体[3]などが有効であることを報告している．また，マウスのアドリアマイシン心筋炎モデルに対して，心筋のアポトーシス誘導を抑制する機序を介して，アディポネクチン(adiponectin)が関与していることも報告している[4]．本疾患の症状や徴候は非特異的で，拡張型心筋症類似の病態を呈することが多い．急性心筋炎と異なり，慢性心筋炎では臨床症状，胸部X線，心電図，心エコーなどの所見があまり参考にならず，生検が最も診断的価値が高い．心筋組織所見では，大小の単核球浸潤・集簇および間質の線維化や脂肪化との併存がみられる．

■ **診断** 主に心筋組織所見を根拠として行われるが，臨床所見を取り入れた「慢性心筋炎の診断手引き」(表9-3-3)を用い診断を確定する．

■ **経過・予後** 心筋炎全体の自然経過はいまなお明らかではない．厚生省(現厚生労働省)特定疾患特発性心筋症調査研究班による調査[5]では，274例中の13例が発症1カ月以内に死亡しており，死因は心原性ショック46%，うっ血性心不全38%，完全房室ブロック15%であった．わが国で組織学的に心筋炎が確認できた48症例についての臨床病型別の予後を検討した報告[6]では，急性心筋炎9例，劇症型心筋炎21例，慢性心筋炎(遷延型)3例，慢性心筋炎(不顕性)15例であり，初回入院での死亡率は急性22%，劇症型43%，慢性遷延型33%，慢性不顕型40%であった．

巨細胞性心筋炎

巨細胞性心筋炎(giant cell myocarditis)は多数の多核巨細胞が出現する致死性心筋炎であり，劇症型心筋炎の臨床病型をとることが多いが，一部には慢性不顕性に発症し，拡張型心筋症に類似した臨床経過をとる場合もある．わが国ではきわめてまれな疾患である．病因はまだ解明されていないが，種々の免疫異常を示す全身性疾患に伴って発症することがある．自己免疫学的機序が想定されているが，詳細は不明である．心筋生検あるいは剖検との組織学的検索で炎症巣に多核巨細胞を認めるとき，巨細胞性心筋炎と診断する(図9-3-2)．

治療は急性心筋炎に準拠し，劇症化した場合は免疫抑制

表9-3-3 慢性心筋炎の診断手引き

定義

慢性心筋炎とは，数カ月以上持続する心筋炎をいう．しばしば心不全や不整脈をきたし，拡張型心筋症類似の病態を呈する．不顕性に発病し慢性の経過をとるものと，ごく一部に急性心筋炎が持続遷延するものがある

診断の参考事項

1) 数カ月以上持続する心不全や不整脈による症状や徴候がある
2) 心筋生検：心筋組織には，大小の単核細胞の集簇あるいは浸潤があり，近接する心筋細胞の融解消失や壊死を伴う．また，心筋細胞には大小不同，肥大，配列の乱れがみられる．間質には心筋細胞と置き換わった線維組織や脂肪組織が認められる．これら心筋細胞変性，細胞浸潤と線維化・脂肪化の併存は持続する心筋炎の目安となる．また，心筋におけるウイルス遺伝子の検出は診断を支持する
3) 切除心筋や剖検心：心筋生検で診断されず，切除心筋や剖検心ではじめて持続する心筋炎が証明されることがある
4) 心筋シンチグラム：ガリウムシンチグラム，ピロリン酸シンチグラムでの陽性所見は，心筋炎の活動性の指標として有用である

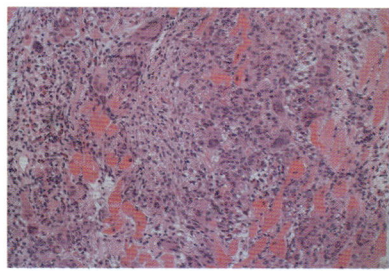

図9-3-2 巨細胞性心筋炎の右室心筋生検像(HE染色，×100)
56歳男性．多数の炎症細胞浸潤のなかに，多核巨細胞が観察される．

表9-3-4 好酸球性心筋炎の診断手引き

下記の必須5項目が認められれば好酸球性心筋炎が強く疑われる．なお冠動脈造影などによって，急性心筋梗塞を鑑別する必要がある．確定診断は心筋生検による

必須項目

1) 末梢血中の好酸球数の増加(500/mm³以上)
2) 胸痛，呼吸困難，動悸などの症状
3) CK-MBなどの心筋逸脱酵素，心筋トロポニンTなどの心筋構成蛋白の上昇
4) 心電図変化
5) 心エコー図における一過性の左室壁肥厚，あるいは壁運動異常

参考項目

1) アレルギー性疾患(気管支喘息，鼻炎，蕁麻疹など)を約1/3の症例が有する
2) 先行するかぜ様症状(発熱，咽頭痛，咳など)が約2/3の症例でみられる

心筋生検所見

好酸球の浸潤，好酸球の脱顆粒，心筋細胞の融解・消失，間質の浮腫や線維化などが認められる．なお心内膜炎が観察されることもある

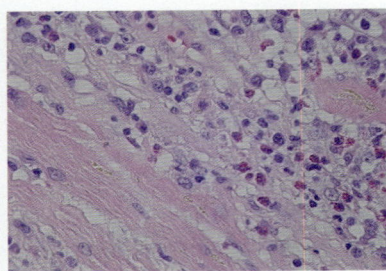

図 9-3-3　好酸球性心筋炎の右室心筋生検像（HE 染色，×400）
56歳男性．好酸球の浸潤と好酸球から放出された顆粒が観察される．なお周囲の心筋は脱落し，膠原線維に置換されている

療法や免疫グロブリン大量療法が試みられている．

好酸球性心筋炎

心筋に浸潤した好酸球の顆粒中に含まれる好酸球カチオン蛋白（eosinophilic cationic protein：ECP）や主要塩基性蛋白（major basic protein：MBP）などの細胞毒性物質により生じるといわれている．大多数例で末梢血の好酸球数増加がみられるが，増加のない症例も存在する．原因は，アレルギー性疾患，薬剤過敏症，寄生虫感染から特発性までさまざまである．診断は，好酸球性心筋炎の診断手引き（表 9-3-4，図 9-3-3）を用いて確定する．

原疾患への治療を先行すると安静・臥床で自然軽快する症例もあるが，心不全や重篤な不整脈を伴う場合は支持療法に加えてステロイド投与を必要とする．また，心内膜炎を併発することがしばしばあるので，壁在血栓予防のため，抗凝固療法を併用する必要もある．大半の症例が急性期のステロイド投与により改善するが，まれに好酸球数が再び増加する症例が存在する．その場合は原因をさらに検索し，時にはステロイド長期投与が必要となりうる．

【小西 正則・磯部 光章】

参考文献
1) 和泉 徹ほか：循環器病の診断と治療に関するガイドライン（2008年度合同研究班報告）：急性および慢性心筋炎の診断・治療に関するガイドライン（2009年改訂版）
2) Azuma RW et al：HMG-CoA reductase inhibitor attenuates experimental autoimmune myocarditis through inhibition of T cell activation. Cardiovasc Res 6：412-420, 2004
3) Haga T et al：Attenuation of experimental autoimmune myocarditis by blocking T cell activation through 4-1BB pathway. J Mol Cell Cardiol 47：719-727, 2009
4) Konishi M et al：Adiponectin protects against doxorubicin-induced cardiomyopathy by anti-apoptotic effects through AMPK up-regulation. Cardiovasc Res 89：309-319, 2011
5) 厚生省特定疾患特発性心筋症調査研究班病院分科会：ウイルス性あるいは特発性心筋炎に関する全国アンケート調査 第3報, p23-36, 1989
6) Kodama M et al：Early and long-term mortality of the clinical subtypes of myocarditis. Jpn Circ J 65：961-964, 2001

10 心膜疾患

心膜の解剖・生理

心膜は二重の袋状の構造物であり，内側の心臓表面に密着した漿膜性の臓側心膜は，上行大動脈部分と左房後面および上下の下大静脈前後面で反転して線維性の壁側心膜になる．壁側心膜の一部は，隣あう壁側胸膜と一塊となって（心膜胸膜と呼ばれる）心膜腔と胸腔を隔てる．臓側心膜と壁側心膜に囲まれた心膜腔には，臓側心膜の中皮細胞からの分泌とリンパ管と細静脈から限外濾過により産生される漿液性の心膜液が15～50 mL存在する．

心膜の機能として，①心臓を縦隔に固定し，②心臓と周囲臓器との摩擦を減らし心臓の動きを円滑にする，③心室の拡張張充容量を一定に保ち，急激な容量負荷に対する心筋の過伸展を防いで血行動態の維持する，④収縮期に心膜腔内に陰圧を生じ心房充満を促進する，⑤隣接臓器の感染や炎症，悪性腫瘍浸潤から防御する，⑥自律神経反射とパラクライン伝達の一端を担う，などが考えられている．

急性心膜炎

■**定義・概念**　急性心膜炎（acute pericarditis）は，さまざまな原因によって起こる心膜の炎症である．心膜疾患の病像は，炎症の波及の程度，心嚢液貯留，心膜肥厚の程度に影響され，良性の炎症から生命にかかわる心タンポナーデで多岐にわたる．

■**疫学**　急性心膜炎は，不顕性のものもあるが，臨床的に全入院例の0.1%にみられ，成人男性に多い．

■**病因・病態生理**　表 10-1に急性心膜炎の一般的な分類と特異的な原因をあげる．特発性，ウイルス性が多く，続いて自己免疫性の機序（膠原病，薬物誘発性，心膜切開後，心筋梗塞後（Dressler 症候群）），悪性腫瘍，腎不全，放射線性などがある．細菌性や結核性のものは，免疫不全状態の患者では，常に鑑別疾患として考慮する必要がある．病態としては，急性炎症によって心嚢液の増加や心膜の肥厚，線維化が生じ，心室の拡張・充満が制限される．

■**臨床症状**　急性心膜炎でよくみられる症状は，数時間から数日持続する胸骨後面や左胸部の鋭い痛みである．背中，頸部，肩へ放散し，仰臥位や吸気で増悪し，前傾姿勢で改善する．周囲組織に炎症が波及したり，心嚢液貯留により周囲組織が圧排されたりすると，咳嗽，嚥下痛，反回神経麻痺による嗄声がみられることもある．病因によっては，発熱，咳嗽，筋肉痛，体重減少，全身倦怠感などがみられ，急性腹症を思わせる心窩部痛を呈することもある．

理学的には，炎症を起こした心膜がこすれあう心膜摩擦音（pericardial friction rub）を聴取する．患者をやや前屈させ，聴診器の膜部で聴診すると，吸気時に胸骨左縁の鎖骨中線上で聴取しやすい．典型例では，1回の心周期のうちに3つの成分（心室収縮期，心室拡張早期，心房収縮期）を聴取し，蒸気機関車様（locomotive）と表現されるが，1成分，または2成分しか聴取できないこともある．聴診時に聴こえたり，聴こえなかったりするため，特異的だが，感度は高くない．

経過中に、中等量以上に心膜液が貯留すると、心音は減弱し、静脈還流障害による徴候(頸静脈怒張、下腿浮腫、肝腫大など)がみられ、重篤な場合、心タンポナーデを呈する。時に心房細動がみられる。

● 検査成績
- **血液生化学検査** 白血球増多、CRP 上昇、ESR(赤血球沈降速度)亢進、心筋に炎症が波及した場合、心筋逸脱酵素の上昇を認めるが、特異的所見に乏しい。
- **胸部単純Ｘ線** 心陰影は正常であることが多い。心嚢液がゆっくり貯留し、250 mL 以上に達すると、心陰影は拡大する。
- **心電図** 急性心筋梗塞との鑑別が問題となる。①広範囲な誘導で ST 上昇(90％の症例でみられる)(図 10-1)、②心房表面に炎症が及ぶと aV_R で PR の上昇、Ⅱ aV_F、V_5、V_6 で PR の低下がみられる、③異常 Q 波はなく、④ST 上昇は 5 mm(0.5 mV)以下が多く、⑤J 点から凹型の上昇を示し、心筋梗塞のような凸型の形態はとらない、⑥経過中に認める陰性 T 波の深さは通常 5 mm を超えない、⑦梗塞に比し、ST-T 変化はゆるやかで T 波の陰転は ST が基線に戻ってから生じる、⑧心膜液貯留やタンポナーデを生じると低電位や電気的交互脈を認める、といった特徴がある。心電図変化が回復するまでの経過は 2 週～ 2 カ月ほどだが、典型的な経過を示すのは 50％程度である。5～10％に上室性不整脈を認める。
- **心エコー** 心膜液の貯留量、貯留部位、心タンポナーデ所見の有無、冠動脈支配に一致した左室の局所壁運動異常がないことを確認する。

^{99m}Tc-PYP(ピロリン酸)、^{67}Ga シンチグラフィ、Gd-DTPA 造影 MRI などが急性心膜炎の診断に有用との報告もあるが、心筋炎、心サルコイドーシスなどとの鑑別が難しく、特異度、感度は低い。

● 診断
早期診断と治療のために仰臥位や吸気で増悪する胸痛を認めた時点で急性心膜炎を疑う。特徴的な心膜摩擦音、心電図で冠動脈の支配に一致しない ST 上昇、PR 低下を認識し、心エコー検査で心膜肥厚や心膜液貯留を確認する。

病因鑑別のために臨床像に基づいて各種ウイルス抗体検査、免疫学的検査、生化学検査、腫瘍マーカー、甲状腺機能、ツベルクリン反応、血液培養などを検査する。

必要があれば、心膜液の試験穿刺を行い、培養、病理、その他の検索を行う。心膜液の性状は、疾患ごとに異なる。特発性、ウイルス性では、漿液性のことが多い。細菌性では滲出性、線維性で白血球増多が著明だが、結核性では滲出性、線維性でフィブリンが多くリンパ球がみられる。悪性腫瘍の場合、滲出性で血性となることがあり、悪性の腫瘍細胞をみることが多い。合併症のない心膜炎の患者に対する心膜の試験穿刺は、有益な情報が得られることは少なく、心臓の圧迫があるような大量の滲出液のある患者にの

表 10-1 心膜炎の原因
Ⅰ.特発性
Ⅱ.感染性
ウイルス性
エコーウイルス、コクサッキーＢウイルス、水痘ウイルス、ムンプスウイルス、インフルエンザウイルス、Ｂ型肝炎ウイルス、EB(Epstein-Barr)ウイルス、HIV など
細菌性
ブドウ球菌、レンサ球菌、肺炎球菌、髄膜炎菌など
結核性
真菌性
その他
寄生虫、リケッチア、スピロヘータなど
Ⅲ.非感染性
自己免疫性
ａ)膠原病
全身性エリテマトーデス、関節リウマチ、結節性動脈周囲炎など
ｂ)薬物
プロカインアミド、ヒドララジン、イソニアジド、フェニトイン、ペニシリンなど
ｃ)心膜切開後
ｄ)心筋梗塞後症候群(Dressler 症候群)
腫瘍性
ａ)良性、悪性
ｂ)原発性、転移性、浸潤性
代謝性
ａ)腎不全(尿毒症)
ｂ)甲状腺機能低下症
ｃ)その他
コレステロール心膜炎、痛風など
放射線性

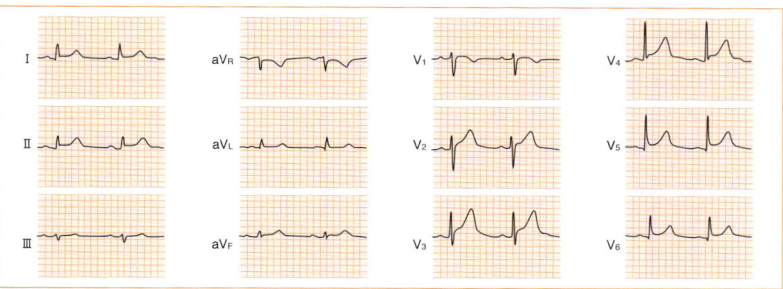

図 10-1　急性心膜炎
aV_R を除くすべての誘導で ST 上昇を認める

み施行すべきである。

急性心筋梗塞，狭心症，急性大動脈解離，肺塞栓症などのほか，胸膜炎，自然気胸などの胸痛を呈する疾患の鑑別が必要である。

■治療と薬理メカニズム
病因の鑑別診断のため患者に入院してもらい経過観察する。炎症に対する治療，基礎疾患に対する治療，心膜液に対する治療を行う。

痛みや炎症に対しては，安静を保って心膜の摩擦を抑え，非ステロイド性抗炎症薬（NSAIDs）により痛みと炎症を抑える。症状が改善しても瘢痕化のリスクを減らすために最低2週間投与する。再発性の場合，コルヒチンが有用である。治療抵抗性の場合，ステロイドが考慮されることがあるが，副作用発現やステロイド漸減中の心膜炎の再発に留意が必要である。

基礎疾患に対しては，化膿性心膜炎の場合，抗生物質，結核性心膜炎には長期の多剤抗結核療法が必要である。薬剤性の場合，一般的に薬物を中止し，膠原病や代謝性疾患による心膜炎は，基礎疾患に対する治療により心膜炎も改善することが多い。尿毒症性心膜炎は透析を強力に行うことにより改善する。腫瘍性心膜炎は，終末期であることが多く，抗がん剤の全身や心膜腔内への投与，放射線治療が行われることがあるが，きわめて予後不良であり，緩和療法が主体となる。

心膜液が少量のときは原因療法のみでよい。心膜液が増加傾向にあるとき利尿薬が有効なこともあるが，心膜腔内の液体が多量となり，心タンポナーデをきたすようならば，すみやかに心嚢穿刺を行う。持続的な排液の必要なときはドレーンを留置する。場合によっては，外科的処置を必要とすることもある。

抗凝固薬は，血性心膜液貯留を生じることがあるため，使用を避けるべきである。

▶経過・予後
ウイルス性，特発性，心筋梗塞後症候群，心膜切開後などの心膜炎の予後は良好で2週～2カ月で治癒することが多い。心タンポナーデの合併や20〜30％にみられる再発と収縮性心膜炎への進展に注意が必要である。

心タンポナーデ

▶定義・概念
心タンポナーデ（cardiac tamponade）とは，心膜液貯留のために心膜腔内圧の著明な上昇から心室充満の障害，心拍出量の低下をきたし，生命機能を維持できない状態である。

▶病因・病態生理
表10-1に示した急性心膜炎の原因は，いずれも心タンポナーデを生じる可能性がある。最も多い原因は，悪性腫瘍であり，次いで特発性，ウイルス感染，尿毒症である。通常，緩徐に進行するが，急速に心膜腔圧が上昇するものとして，急性心筋梗塞後の自由壁破裂，急性大動脈解離，外傷，カテーテル検査時の穿孔による心膜腔への出血がある。

心膜腔に液体が貯留すると心臓が圧迫され，心室充満が悪くなるために静脈還流が低下し，体循環・肺循環の静脈圧が上昇して頸静脈怒張や肺うっ血を生じる。また，静脈還流の低下した結果，1回拍出量，心拍出量が減少する。当初は，組織灌流を保つための代償機構が働き，交感神経系の賦活から頻脈と駆出率の増加，および全身の血管抵抗の増大が生じ，血圧は代償されるが，心タンポナーデが高度となると血圧が維持されず，ショック状態となる。

▶臨床症状
突然，心タンポナーデが起こると，重篤な低血圧症状，錯乱や興奮を認める。一方，ゆっくりと心膜液が貯留すると，初期症候として易疲労感（低心拍出量による），末梢浮腫（右心不全による）などを認める。

身体所見としては，Beck（ベック）の三徴（静脈怒張，血圧低下，心音微弱）がみられる。頸静脈怒張は，最も感度の高い身体所見である。その他，洞頻脈，奇脈がみられる。急性の心タンポナーデでは，ショックをきたす場合がある。

奇脈とは，吸気時の収縮期血圧が10 mmHg以上低下する状態のことである。正常の場合でも，吸気時には胸腔内圧が陰圧となるため，右室への還流量が増大するとともに，肺血管床拡大により左房への還流量が低下する。右室拡張と肺静脈還流低下により，左室の拡張は制限され，左室1回拍出量と血圧が吸気時に少しだけ減少（収縮期血圧4〜6 mmHg低下）する。心タンポナーデの場合，この状態が誇張され，収縮期血圧が10 mmHg以上低下する。奇脈のみかたは，血圧計のカフを収縮期血圧以上の圧に上げ，そこから呼気時にのみ Korotkoff（コロトコフ）音が聴取できるところまでカフ圧を下げる。ここからさらに呼気時と吸気時の両方で Korotkoff 音が聴取できるところまでカフ圧を下げていく。奇脈はこの呼気時と吸気時の血圧の差である。閉塞性肺疾患，収縮性心膜炎，心筋梗塞や肺塞栓症などの場合も奇脈を認めることがあり，心タンポナーデの診断根拠とはならない。

▶検査成績
- **心電図** 前胸部誘導の低電位や電気的交互脈を認めることがある。心膜液量が多い場合，心臓は心周期2サイクルにわたって前後に動揺するため，心拍ごとにその電位変化が心電図に現れる。
- **胸部X線** 心タンポナーデに特徴的なX線所見はない。急速に心タンポナーデを起こすと，通常，心陰影は拡大しない。心膜液が緩徐に多量に貯留すれば，心陰影は拡大し，心陰影の下部が左右に拡大して水差し状（water bottle like）となることもあり，上大静脈や奇静脈の拡大や胸水を認める。

頸静脈圧波形でy谷の消失を認める。正常では，拡張早期に右室圧が下がって三尖弁が開くと，血液がすみやかに右房から右室に流入し，右房圧が急激に減少する（y谷）。しかし，心タンポナーデでは心膜液によって右室が圧迫され，右室の急激な拡大が妨げられるため，右房からの血液流入は緩徐となり，y谷は消失する。

▶診断
心タンポナーデは臨床的な状態から診断されるものであるが，心エコー検査は診断の一助となる。心タンポナーデの際の心エコー検査では，①心膜腔に echo free space を認め，心膜腔内圧の上昇による②心腔の拡張障害（図10-2），③呼吸により拡張早期の三尖弁通過血流速度の変動が50％より大きい，あるいは拡張早期僧帽弁通過血流速度の変動が25％より大きいといった所見を認める。心エコー検査で病態の進行速度や致死的な血行動態の破綻がいつ生じるのかを予測することはできない。心膜手術後や外傷のために観察範囲に限界がある場合，経食道心エコー検査を用いる。

■治療と薬理メカニズム
まず，右室の拡張期虚脱を防ぐために輸液を行い，血管内容量を増やして血行動態を維

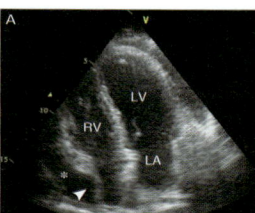
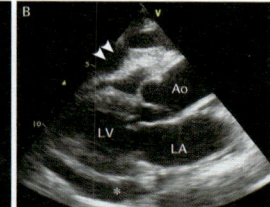
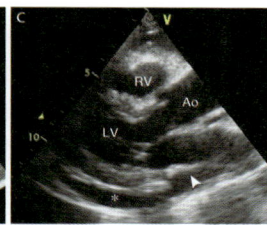

図 10-2　心タンポナーデの心エコー図
心膜液（＊）が貯留し，心膜腔内圧が上昇すると，収縮早期に右房の虚脱が観察され（A），さらに心膜腔内圧が上昇すると拡張早期に右室前壁の内方運動がみられる（B）．さらに心膜腔内圧が上昇すると収縮早期に左房の虚脱がみられるようになる（C）
A：収縮早期（右房充満早期）に右房が虚脱（▷）
B：拡張早期に右室前壁の前方運動が障害される（▷）
C：収縮早期（左房充満早期）に左房が虚脱（▷）
＊：心膜液，RV：右室，LV：左室，LA：左房，Ao：上行大動脈

持しつつ，心膜穿刺にて心膜腔の貯留液を取り除く．経皮的心膜穿刺法と外科的ドレナージ法（剣状突起下心膜切開術）があり，患者個々の臨床的状態（緊急度，貯留液の性状と位置，再発の可能性など）によって選択する．経皮的心膜穿刺法は，心エコー検査で心臓前面に 10 mm 以上の echo free space を認めれば安全に施行できる．血行動態，心電図をモニタリングしながら，透視下，あるいはエコーガイド下で施行すれば，重篤な合併症の発生率は 5% 以下である．再発性に心タンポナーデを認める場合には，心膜開窓術（心膜腔と胸腔と交通させる）が必要となる．原因を確定できれば，原因療法を行う．

● **経過・予後**　すみやかに心膜液を排出し，心膜腔内圧の減圧と血行動態の改善をはからないと致命的となる．原因疾患によって予後は異なり，再発性の経過をたどることもある．

収縮性心膜炎

● **定義・概念**　心膜に線維化，肥厚，癒着，石灰化が生じ，心臓の拡張障害にいたるものが収縮性心膜炎（constrictive pericarditis）である．心膜腔は閉塞する．

● **疫学**　顕性，あるいは不顕性の特発性心膜炎が急性期を経て慢性に移行したものが多い．20世紀初頭には結核性の頻度が高かったが，現在では 15% 以下といわれる．

● **病因・病態生理**　急性心膜炎の原因となるものはすべて収縮性心膜炎を生じる可能性がある．心膜に慢性的な障害が加わると収縮性心膜炎を生じる．心臓全体がかたくなった心膜におおわれるため拡張障害を生じる．静脈圧が上昇するため，拡張早期には心室充満は正常以上に亢進するが，この時期を過ぎると，硬化した心膜のために心室の拡張が制限され，心室の充満も制限される．心室への静脈還流が制限されるため，右心不全症状や肺うっ血が現れ，心拍出量，血圧も低下することとなる．

正常では，吸気時に心臓への静脈還流が促進され，頸静脈圧は下がる．しかし収縮性心膜炎では，吸気時に胸腔内陰圧によって血液が胸部に集まるにもかかわらず，硬化した心膜のために呼吸による胸腔内圧の変動が心内腔に伝達されないため，吸気時に体静脈圧や右房圧の低下がみられず，右房への静脈還流も増加しない．その結果，吸気時に

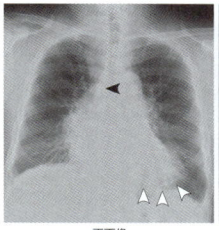
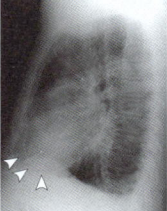

図 10-3　収縮性心膜炎の胸部 X 線像
正面像では不明瞭だが，側面像では心辺縁に沿った石灰化を認める（▷）．上大静脈や奇静脈の拡張（▶）を認める

頸静脈怒張が増強する（Kussmaul（クスマウル）徴候）．左室の充満を制限するような右室への静脈還流の増加がないため，奇脈はみられない．

● **臨床症状**　体循環・肺循環のうっ血，心拍出量低下に基づく症状がみられる．病初期には，倦怠感，筋力低下，運動耐容能の低下を認める．充満圧が上昇するにつれ，下腿浮腫，腹囲増加，腹水といった右心不全所見，最終的には労作時呼吸困難，起座呼吸，夜間発作性呼吸困難，咳嗽といった左心不全症状を呈する．

吸気時に頸静脈怒張が増強する Kussmaul 徴候がみられる．聴診では，拡張早期に胸骨左縁で心膜ノック音を認める（Ⅲ音よりも高調でより早期に出現）．これは心室充満が急速に障害されるために生じる．

● **検査成績**
● **心電図**　非特異的 ST-T 変化がみられるにすぎないが，約 1/3 に心房細動を認める．

収縮性心膜炎の約 50% 以上に心膜の石灰化を認め，胸部単純 X 線写真や CT で確認できる．右室の拡張障害のために上大静脈や奇静脈の拡張を認める（図 10-3）．

● **カテーテル検査**　①左右心房圧，心室拡張末期圧はいずれも上昇してほぼ同程度（差は 5 mmHg 以内）となり，②右左心室の内圧測定では「dip-and-plateau 型」を認める（拡張早期の急速な血液充満から制限された容量に達

した途端, 突然血液充満が止まることを反映)。また, 頸静脈圧波形, および左右心房圧波形は拡張期に深いy谷を形成し, x谷とともにM型, あるいはW型を示す。
- **診断** 収縮性心膜炎の確定診断のためには, 複数の検査が必要である。

経胸壁心エコー検査では, ①心膜の肥厚, エコー輝度の上昇, ②肥厚・石灰化した心膜が心筋に癒着して一緒に動く現象, ③下大静脈拡張, ④心室中隔の異常運動, ⑤Mモードで拡張期における左室後壁の平坦化がみられる。心膜肥厚の有無, 程度, 部位などの検討に, CTやMRIがすぐれる。収縮性心膜炎の確定診断は, 前述した心臓カテーテル検査による。

- **治療と薬理メカニズム** 軽症例は, 内科的治療(利尿薬)で経過観察することもあるが, もともと進行性で内科的管理が難しいことが多く, 積極的に心膜切除術の適応を検討する。心機能の低下した患者ほど周術期死亡のリスクが高くなるため, 早期に手術を行うべきである。
- **経過・予後** 遠隔期に50%の患者では症状は消失するが, 術後の管理が長期化したり, 手術の効果が出るまでに長時間を要したりすることがある。また, 遠隔成績も通常の健常者のレベルには及ばず, 心不全が再発する可能性があることを患者が十分に理解したうえで手術を受けることができるように配慮する必要がある。高齢者, NYHA(ニューヨーク心臓協会)心機能分類Ⅳ度, 放射線療法後症例では周術期の予後は不良である。

胸水貯留

- **定義・概念** 胸水貯留(pleural effusion)とは, 正常の場合, 胸腔内に10 mL以下と微量に存在する液体が, なんらかの原因で増加した状態である。
- **疫学** 胸水は, その性状から漏出性と滲出性に分けられ, 漏出性には心不全(80%), 滲出性には癌性(40%), 感染(30%), 膵炎(5%)などがある。
- **病因・病態生理** 胸水の産生と吸収のバランスが崩れると胸水貯留が生じる。①毛細血管の静水圧の上昇(心不全), ②毛細血管の膠質浸透圧の低下(肝硬変, ネフローゼ症候群など), ③毛細血管・胸膜の透過性の亢進(胸膜の炎症), ④胸膜リンパ通過障害(胸膜の炎症, 悪性腫瘍), ⑤胸腔内圧の低下(肺切除後, 胸膜肥厚), ⑥横隔膜裂孔を介した腹水の胸腔内への移動(膵疾患, 肝硬変, Meigs(メグズ)症候群)などである。臨床では, さまざまな原因が複雑に絡みあい, いずれの要因が主であるのかも判然としないことも多い。
- **臨床症状** 基礎疾患によって異なるが, 胸水の貯留量が多くなれば, 胸部圧迫感, 呼吸困難, 咳嗽などを認める。胸膜炎があれば胸痛を伴う。少なくとも400 mL以上の胸水がないと理学所見で胸水貯留をとらえることは困難である。
- **検査成績**
  - **胸部単純X線** 胸水の貯留量と部位によってさまざまなパターンを呈する。少量では, 側面像で後肋骨横隔膜角の鈍化を呈し, 次いで正面像でも肋骨横隔膜角の鈍化を認める。臓側胸膜と壁側胸膜とが癒着すると, 胸水が限局性に貯留することがある(心不全でみられる「vanishing tumor」など)。

表10-2 胸水の性状からみた原因疾患

漏出性
1) 心不全
2) 肝硬変
3) ネフローゼ症候群
4) 腹膜透析
5) 甲状腺機能低下症
6) 無気肺

滲出性
1) 悪性腫瘍
  ①転移性腫瘍
  ②悪性中皮腫
2) 感染
  肺炎, 膿胸など
3) 結核性胸膜炎
4) 膵炎
5) 肺梗塞
6) 膠原病
7) アスベストーシス
8) 食道穿孔
9) 尿毒症
10) 薬物
  メトトレキサート, ダントロレンなど
11) サルコイドーシス

- **心エコー** 左胸水と大量の心嚢液貯留との鑑別が必要になることがある。胸水は下行大動脈の後方に貯留するのに対して心嚢液は下行大動脈の前方に貯留する。
- **CT** 少量の胸水の検出や胸水と胸膜肥厚の鑑別にはCTが有用である。
- **診断** 原因の確定には, 胸腔穿刺で胸水の性状を検討することが有用である(表10-2)。生化学検査で, Lightの基準(①胸水中の蛋白/血漿蛋白>0.5, 胸水中のLDH(乳酸脱水素酵素)/血清LDH>0.6, 胸水中のLDH/血清LDHの正常上限>2/3)のうち一つでも満たせば, 滲出液と判断する。細胞診は悪性腫瘍の鑑別, 細菌検査では, Gram染色と抗酸菌染色, 培養を行う。胸腔穿刺は, 超音波ガイド下で安全に施行できる。
- **治療と分子メカニズム** 原因療法と対症療法がある。原因疾患を加療すれば, 胸水は自然に消退する場合が多い。胸水が大量にたまった例や吸収が遷延する場合には胸腔穿刺で排液する。
- **経過・予後** 基礎疾患により異なる。癌性では, 胸水貯留をある程度抑制できても予後は不良である。

【相澤 万象・池田 宇一】

参考文献

1) Masud H et al : Pericardial Disease: Diagnosis and Management. Mayo Clin Proc 85:572-593, 2010
2) 吉川純一編:臨床心エコー図学 第3版, p458-471, 文光堂, 2008
3) Jordi SS et al : Relapsing Pericarditis. Heart 90:1364-1368, 2004
4) Peter L et al : Braunwald's Heart Disease: A Textbook of Cardiovascular Medicine, 8th edition, p1829-1853, WB Saunders, 2008
5) Maisch B et al : Guidelines on the diagnosis and management of pericardial diseases executive summary: Task force on the diagnosis and management of pericardial diseases of the European Society of Cardiology. Eur Heart J 25:587-610, 2004

11 感染性心内膜炎

▶ **定義・概念** 感染性心内膜炎(infective endocarditis)は，心血管内膜面に疣腫と呼ばれる病原生物と炎症細胞に富んだ血小板やフィブリンの不定形な塊が付着して生じる重症敗血症である。心腔内の弁膜や弁輪に疣腫が付着すれば，心内構造物を破壊し，弁逸脱や弁瘤，短絡を形成し，心不全をもたらす。また，疣腫が遊離し，塞栓となれば，脳梗塞などの塞栓症をきたす。

▶ **疫学** 発症の仕方が亜急性に経過するものは，診断の糸口が非特異的な場合が多い。そのため，感染性心内膜炎の診断がつかず，見逃されている例も少なくないと思われ，正確な罹患率はわからないが，10万人・年に2～6人くらいであると報告されている。ただし，わが国では，静脈カテーテルや膀胱カテーテルを留置した高齢者が急増しており，後述するhealth care-associated endocarditisの増加が懸念される。

▶ **病因・病態生理と分子メカニズム** 宿主と病原体が感染性心内膜炎という特殊な敗血症状態になるためには，さまざまな因子が複雑に関与することが考えられる。その主な因子として，①血管内膜の状態，②宿主の免疫機構，③病原体の表面の性状，④菌血症の発生がある。

菌血症は日常でよく起きる現象であるのに，内膜炎はまれであるという事実は，正常な内膜は比較的感染には抵抗性であるということを示している。感染性心内膜炎が生じる必要条件と考えられている心内膜の傷害は，速い血流が心内膜に吹きつける部位，高い圧から低い圧のところへ流れる血流の部位，狭い孔を通過する速い血流の部位で生じやすい。その部位に疣腫ができるのである。このときには，病原体の因子も重要で，細菌の細胞膜にある表層分子(adhesins)が，傷害された内膜に付着した非細菌性血栓性心内膜炎に接着し，細菌性疣腫が生成される。

まったく正常な心内膜に病原体が付着する機序はいまだ十分にわかっていない。しかし，高齢者では弁の変性が起こり，局所的な炎症が起きている可能性もあるので，基礎心疾患がなくても感染性心内膜炎を起こすときには内膜がまったく正常ではない可能性がある。

▶ **臨床症状** 感染性心内膜炎は，感染症，塞栓症，心不全症状のすべての症状を呈しうる。80%の症例で，菌血症が起きてから2週間以内に症状が出現するといわれている。しかし，人工弁手術後は，比較的発症が遅い症例もみられる。よって心臓手術後2カ月以内に発症したものは，黄色ブドウ球菌(*Staphylococcus aureus*)やコアグラーゼ陰性ブドウ球菌(CNS)によるものと考えたほうがよい。表11-1に症状，所見を列記した[2]。皮膚所見は，丹念に探さないと見逃す可能性がある。表11-1に示したように発熱が圧倒的に多いが，発熱にまったく気がつかない患者や，非常に緩徐な臨床経過を示し，発熱がなく全身倦怠感や食思不振，体重減少などのような症状しか示さない例もあることは銘記すべきことである。

弁膜症や先天性心疾患を有する患者が，発熱し，解熱しなければ，感染性心内膜炎を疑うことは当然である。基礎心疾患がない場合でも，高齢者の中心静脈栄養や血液透析

表11-1 感染性心内膜炎の臨床症状

症状	
発熱	80～85%
悪寒	42～75%
発汗	25%
食思不振	25～55%
全身倦怠感	25～40%
呼吸困難	20～40%
咳嗽	25%
脳卒中	13～20%
頭痛	15～40%
嘔気・嘔吐	15～20%
筋肉痛・関節痛	15～30%
胸痛	15～30%
腹痛	8～35%
背部痛	7～10%
昏迷	10～20%
所見	
発熱	80～90%
心雑音	80～85%
心雑音の出現あるいは変化	10～40%
神経学的異常所見	30～40%
塞栓	20～40%
脾腫	15～50%
ばち指	10～20%
末梢所見	
Osler結節	7～10%
Splinter出血	5～15%
点状出血	5～15%
Janeway発疹	6～10%
網膜所見	
Roth斑	4～10%

(文献2を引用)

実施例が，原因不明の発熱をきたせば，感染性心内膜炎を疑うべきである。

患者背景

● **基礎心疾患を有しない患者** まったく正常な血管内膜に疣腫が付着し，感染性心内膜炎を起こすということはないと考えられているが，わが国の循環器認定専門病院で実施したアンケート調査(277施設から回答を得た)[1]は，感染性心内膜炎の約20%が基礎心疾患を有しなかったと報告している。この調査は，循環器科における調査であるので，一般病院に多いhealth care-associated endocarditisの存在を考えると，基礎心疾患を有しない感染性心内膜炎は，このアンケート調査結果よりも多いと推定される。ゆえに，基礎心疾患がないからといって，感染性心内膜炎を否定する根拠はまったくない。

● **基礎心疾患を有する患者** 弁膜症，心房中隔欠損以外の先天性心疾患が，成人の感染性心内膜炎の基礎心疾患では多い[2]。短絡量が少ない心室中隔欠損や，逆流がわずかな大動脈二尖弁であっても，感染性心内膜炎の発症リスクは高い。よって，本人に心疾患の自覚がない場合もあるので，基礎心疾患を見逃さないようにすることは重要である。さらに，人工弁置換手術あるいは弁形成を実施して弁輪リングが植込まれている患者も高リスク患者である。また，感染性心内膜炎の既往を有する患者では，感染性心内膜炎になりやすいことも留意する必要がある。入院患者，いまは退院しているが最近まで入院していた

患者，留置カテーテルや透析カテーテルなどを長期間留置している患者に発症する感染性心内膜炎は，health care-associated endocarditis といわれ，院内感染対策上，重大な問題として注目されている。

よって，入院中の患者で静脈カテーテルなどを留置している患者が発熱をした場合には，必ず感染性心内膜炎を鑑別診断に加えなくてはならない。この health care-associated endocarditis は急性な経過をとることが通常で，なかなか感染性心内膜炎を想起させる所見，症状に乏しいことが多い。高齢者になればその頻度が増加することも報告されている。よって，高齢者の中心静脈カテーテル留置例の発熱には特に注意が必要である。

一般に，カテーテルに関係した血流感染症はカテーテル留置1,000日間あたり約2〜5%とされている。カテーテルに関連する菌血症の病原体はコアグラーゼ陰性ブドウ球菌（CNS），カンジダ，腸球菌，黄色ブドウ球菌が主なものである。

◆検査成績

- **炎症所見** 白血球数は，亜急性ではやや増加している程度である。急性では高値を示す。血清鉄の減少がみられ，貧血を呈することもあるが，フェリチンは正常あるいは増加しており，この変化は炎症の存在を示す。C反応性蛋白（CRP）も高値を示す。またリウマトイド因子，免疫複合体も高値を示すことがある。

- **血液培養** 静脈血と動脈血とで培養陽性率に差はないため，静脈採血で十分である。各培養には，好気性培養地と嫌気性菌用培地の計2本にそれぞれ10 mLの血液が必要である。抗菌薬投与下では，血液中に混入している抗菌薬の作用を中和するために，抗菌薬吸着剤入り培地を用いる。とはいっても，血液培養は抗菌薬投与をする前に実施することが原則である。発熱患者で感染性心内膜炎が疑われる場合には，安易な抗菌薬投与は慎まなくてはならない。感染性心内膜炎の血液培養は発熱がなくても8時間ごとに実施する。血液培養により特定の菌を検出できれば，その診断的特異性は高まる。Duke臨床の診断基準（表11-2）に記載されている菌種は Streptococcus viridians, Streptococcus bovis, HACEKグループと Enterococcus である。

- **心エコー** 心内膜に付着した疣腫や，感染により破壊された弁やそれに伴う逆流は心エコー法で検出できる。その検出率は病期や合併症によりさまざまで，合併症を起こしていない初期の感染性心内膜炎では経胸壁心エコー法で疣腫を検出できない場合が少なくない。よって，心エコー法は繰り返し実施すべきである。また，経食道心エコー法による疣腫の検出率は経胸壁心エコー法よりもはるかに高いので，経胸壁心エコー法で疣腫が検出できない場合には，経食道心エコー法を積極的に実施すべきである。

- **診断** 感染性心内膜炎を疑ったら，それが否定されるまでは感染性心内膜炎として対応する必要がある。診断の基本は，血液培養と心エコー法である。図11-1に診断の流れを示した。これは，2008年に発表されたわが国のガイドラン[4]から引用したものである。疑ったら，ガイドラインに沿って診断を進めていくことが基本である。

原因不明の発熱が4日以内の経口抗菌薬投与により消失し，再発熱しなければ感染性心内膜炎ではないが，抗菌薬中止により再び発熱すれば，感染性心内膜炎を強く疑う。Duke臨床的診断基準には，感染性心内膜炎を否定する所見として4日以内の抗菌薬による感染性心内膜炎症状の消失をあげている。

疣腫が検出できない感染性心内膜炎や，血液培養が陰性である感染性心内膜炎も存在する。最も広く受け入れられている診断基準は Duke 臨床的診断基準（表11-2）[4]である。

感染性心内膜炎の診断がついたら，ただちに頭の MR angiography（MRA）あるいは造影 CT 検査を実施し，感染性動脈瘤（mycotic aneurysm，脳梗塞）の有無を確認するほうがよい。感染性心内膜炎の1.2〜5%に感染性動脈瘤がみられるといわれているが，その数字は過小評価ではないかと指摘されているくらいである[5]。

■ 治療と薬理メカニズム
感染性心内膜炎の内科的治療は，感染症の治療がその中心である。その起因菌を早く同定し，有効薬剤を決定し，すみやかに抗菌薬の投与を開始する。その投与量，投与法は，感染性心内膜炎では特別であると認識し，注意深く投与計画を立てなくてはならない。

抗菌薬治療

内科的治療の基本は，適切な抗菌薬の治療である。適切な治療というのは，抗菌薬の選択と投与法の両者が適切であるという意味である。菌が同定できたら，抗生剤の感受性を検査し，十分量の抗菌薬を投与する計画を立てる。一方，抗菌薬は高用量，長期間投与となるために，薬物血中濃度のモニタリング（therapeutic drug monitoring：TDM）は必須である。抗菌薬は腎機能低下をもたらすので，定期的にクレアチニン（Cr）の採血や，検尿を行う必要がある。しかし，疣腫内の菌を死滅させるには，高濃度の抗菌薬の血中濃度を維持し，かつ投与も長期間にわたって行わなくてはならないことが一番重要な点で，副作用を恐れて抗菌薬の投与を加減していては効果的な治療はできない。

わが国では，自己弁の感染性心内膜炎の起因菌として，緑色レンサ球菌が最も多く，次いでブドウ球菌，3番目に腸球菌である。今後は，health care-associated endocarditis の増加とともにブドウ球菌の頻度が増加してくることが予想される。

緑色レンサ球菌の場合：緑色レンサ球菌が起因菌であると判明したら，ペニシリンGが第一選択である。この場合，懸念することは，MICは低くても，MBC（minimum bactericidal concentration）が高いペニシリンG低感受性緑色レンサ球菌の存在である。そこで，緑色レンサ球菌に対しては，ペニシリンGとゲンタマイシンの併用療法が基本となる。ペニシリンGの1日投与量を2,400万単位として，6回に分割投与（4回ではない），あるいは持続静注する。これに，ゲンタマイシンを併用する。アミノグリコシド系は，治療の血中濃度を高くし，トラフ値を低くするという投与法（1回投与量を多めに投与回数を少なくする方法）により副作用が少なく，効果が得られる。ゲンタマイシンは，それ自体には緑色レンサ球菌に対する感受性はないが，殺菌的相乗作用を有しているのでペニシリンとの併用が推奨されている。通常は，ペニシリンGの投与期間は4週間，ゲンタマイシンの投与期間は2週間が原則である。

表 11-2 感染性心内膜炎(IE)の Duke 臨床的診断基準

IE 確診例

Ⅰ. 臨床的基準
大基準 2 つ、または大基準 1 つと小基準 3 つ、または小基準 5 つ

【大基準】

1. IE に対する血液培養陽性
   - A. 2 回の血液培養で以下のいずれかが認められた場合
     - (ⅰ) Streptococcus viridans[*1], *Streptococcus bovis*, HACEK グループ, *Staphylococcus aureus*
     - (ⅱ) *Enterococcus* が検出され(市中感染)、他に感染巣がない場合[*2]
   - B. 次のように定義される持続性の IE に合致する血液培養陽性
     - (ⅰ) 12 時間以上間隔をあけて採取した血液検体の培養が 2 回以上陽性
     - (ⅱ) 3 回の血液培養すべてあるいは 4 回以上の血液培養の大半が陽性(最初と最後の採血間隔が 1 時間以上)
   - C. 1 回の血液培養でも *Coxiella burnetti* が検出された場合、あるいは抗 phase 1 IgG 抗体価 800 倍以上[*3]

2. 心内膜が侵されている所見で A または B の場合[*4]
   - A. IE の心エコー所見で以下のいずれかの場合
     - (ⅰ) 弁あるいはその支持組織の上、または逆流ジェット通路、または人工物の上にみられる解剖学的に説明のできない振動性の心臓内腫瘤
     - (ⅱ) 膿瘍
     - (ⅲ) 人工弁の新たな部分的裂開
   - B. 新規の弁閉鎖不全(既存の雑音の悪化または変化のみでは十分でない)

【小基準】[*5]

1. 素因:素因となる心疾患または静注薬物常用
2. 発熱:38.0℃ 以上
3. 血管現象:主要血管塞栓、敗血症性梗塞、感染性動脈瘤、頭蓋内出血、眼球結膜出血、Janeway 発疹
4. 免疫学的現象:糸球体腎炎、Osler 結節、Roth 斑、リウマチ因子
5. 微生物学的所見:血液培養陽性であるが上記の大基準を満たさない場合、または IE として矛盾のない活動性炎症の血清学的証明

Ⅱ. 病理学的基準
菌:培養または組織検査により疣腫、塞栓化した疣腫、心内膿瘍において証明、あるいは病変部位における検索:組織学的に活動性を呈する疣贅や心筋膿瘍を認める

IE 可能性
大基準 1 つと小基準 1 つ、または小基準 3 つ[*6]

否定的
心内膜炎症状に対する別の確実な診断、または
心内膜炎症状が 4 日以内の抗菌薬により消退、または
4 日以内の抗菌薬投与後の手術時または剖検時に IE の病理学所見なし

[*1]:本ガイドラインでは菌種の名称についてはすべて英語表記とし通例に従って Streptococcus viridans 以外はイタリック体で表示した
[*2]:*Staphylococcus aureus* は、改訂版では、(ⅰ)に含まれるようになった
[*3]:本項は改訂版で追加された
[*4]:改訂版では、人工弁置換例、臨床的基準で IE 可能性となる場合、弁輪部膿瘍などの合併症を伴う IE については、経食道心エコー図の施行が推奨されている
[*5]:改訂版では、「心エコー図所見:IE に一致するが、上記の大基準を満たさない場合」は、小基準から削除されている
[*6]:改訂版では、「IE 可能性」は、このように変更されている

(文献 4 より引用)

ブドウ球菌の場合:ほとんどのブドウ球菌が β-ラクタマーゼを産生するのでペニシリン G やアンピシリンは無効である場合が多い。そこで、第一選択は第 1 世代のセフェム系薬となる。またメチシリン耐性ブドウ球菌(MRSA)の場合には、バンコマイシンが第一選択となる。グリコペプチド系薬では他にテイコプラニンがある。大事なことは、薬剤の選択というよりも、投与量と投与方法である。両薬剤とも十分なトラフ値を確保することが、重要である。よって、これらの薬剤では TDM が必須である。バンコマイシンではピーク血中濃度を $25\sim40\,\mu g/mL$ にして、トラフ値を $10\sim15\,\mu g/mL$ に、テイコプラニンではトラフ値を $20\,\mu g/mL$(可能なら $30\,\mu g/mL$ が望ましい)以上にする。アルベカシンは MRSA に高い抗菌活性を有する。バンコマイシンと併用すると腎毒性が増強されるといわれているので、腎障害には十分な注意が必要である。リネゾリドは組織移行にすぐれ、使用されうる薬剤である。

効果の判定:抗菌薬の投与を開始すると、約 70% の症例で 1 週間以内に解熱し、90% が 2 週間で解熱する。ブドウ球菌、緑膿菌、培養陰性の感染性心内膜炎では解熱が遅延する傾向がある。解熱に引き続いて、炎症反応や白血球増加の改善がみられる。血液培養の陰性化は、重要な判定基準である。抗菌薬を開始してから 1 週間後には、解熱していても血液培養を実施し、その後も定期的に血液培養を実施する。抗菌薬の投与は、すべての所見が陰性化した後も、決められた期間だけ持続しなくてはならない。

感受性のある抗菌薬を投与しても 7 日以上発熱が持続する場合や解熱後再び発熱した場合には、感染性塞栓や弁輪周囲への炎症の波及が考えられる。薬剤による発熱(drug fever)は、薬剤投与開始後 3 週間以上経過して起きることが通常である。

心不全治療

感染性心内膜炎における心不全発症は、多くの場合、病原体による弁の破壊から生じる弁逆流である。以前から弁膜症がある場合には、その増悪により心不全が発症するが、急速に逆流が出現するための心不全であることが多く、急性僧帽弁逆流、急性大動脈弁逆流を示し、内科的治

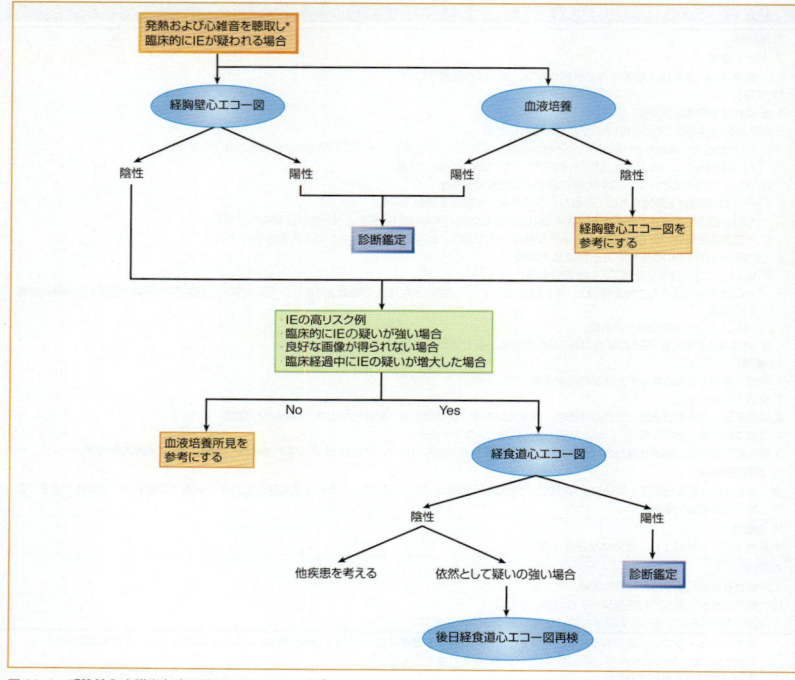

図11-1 感染性心内膜炎(IE)の診断フローチャート[4]
*：人工弁では心雑音が聴取されなくても可

療に抵抗性の場合もある。急性僧帽弁逆流では，利尿薬と後負荷軽減療法が効を奏する場合があるが，急性大動脈弁逆流は急速な進行を示し，内科的治療はほとんど効果がなく，緊急手術を実施する。

細菌性動脈瘤

頭蓋内の非破裂の細菌性動脈瘤は，注意深く観察しながら抗菌薬治療を実施する。細菌性動脈瘤の半分は治療により消失するといわれている[5]。外科的な治療は，動脈瘤の部位，患者の年齢，臨床症状により適応を決定する。一般に，無症状の動脈瘤であれば慎重に経過を追い，動脈瘤のサイズが増大したり出血の兆候があれば，ただちに手術をするというやり方がとられている[5]。

抗凝固療法

感染性心内膜炎では塞栓症は重大な合併症である。しかし，抗凝固療法は実施しないことが原則である。これは感染性心内膜炎が出血のリスクが高い病態であること，塞栓源は細菌性疣腫であり，通常の血栓ではないことによる。特に感染性心内膜炎に伴う脳塞栓症は出血を合併することが多いので注意しなくてはならない。機械弁を使用した人工弁置換患者では，抗凝固療法を中止する必要はないが，

表11-3 感染性心内膜炎の手術適応

自己弁および人工弁心内膜炎に共通する病態
class I
1) 弁機能障害による心不全の発現
2) 肺高血圧（左室拡張末期圧や左房圧の上昇）を伴う急性弁逆流
3) 真菌や高度耐性菌による感染
4) 弁輪膿瘍や仮性大動脈瘤形成および房室伝導障害の出現
5) 適切かつ十分な抗生剤投与後も7〜10日以上持続ないし再発する感染症状
class IIa
1) 可動性のある10 mm以上の疣腫の増大傾向
2) 塞栓症発症後も可動性のある10 mm以上の疣腫が観察される場合
class IIb
1) 弁形成の可能性がある早期僧帽弁感染
class III
上記のいずれにもあてはまらない疣腫
人工弁心内膜炎における病態
class I
1) 急速に進行する人工弁周囲逆流の出現
class IIa
1) 弁置換後2カ月以内の早期人工弁感染 抗菌薬抵抗性のブドウ球菌，グラム陰性菌による感染
2) 適切かつ十分な抗菌薬投与後も持続する菌血症で他に感染源がない場合

（文献4を引用）

慎重に実施すべきである。

外科治療
内科的治療で，感染症あるいは心不全が改善しない場合は心臓に対しての外科治療が行われる。巨大な疣腫，感染性塞栓症に対する外科治療も考慮すべきである。手術適応についてガイドライン[4]を表 11-3 に示した。脳梗塞を起こした場合に，人工心肺を回した手術を行うことは出血合併症を誘発するリスクがあると懸念され，外科治療のタイミングについては議論があるところなので，さまざまな因子を検討して決めなくてはならない。

▶ **経過・予後** 臨床経過は，塞栓症，心不全の合併症の有無により異なる。大動脈弁の破壊により大動脈弁逆流を起こし心不全を呈した感染性心内膜炎は予後不良であり，早急な手術が必要である。また，弁輪膿瘍を形成したものも予後不良で，手術が必要である。急性の経過をたどるものは予後不良である。また，感染性心内膜炎に既往がある者は，再び感染性心内膜炎になりやすいので，予防と早期発見に特別な注意が必要である。

【赤石 誠】

参考文献
1) Nakatani S et al : Committee on Guideline for prevention and management of infective endocarditis, Japanese Circulation Society : Current characteristics of infective endocarditis in Japan : an analysis of 848 cases in 2000 and 2001. Circ J 67 : 901-905, 2003
2) Karchmer AW : Infective encdocarditis. Braunwald's Heart Disease : A Textbook of Cardiovascular Medicine, 8th edition, p1713-1733, WB Saunders, 2008
3) Banerjee SN et al : Secular trends in nosocomial primary bloodstream infection in the United States, 1980-1989. National Nosocomial Infections Surveillance System. Am J Med 91 (Suppl 3B) : 86S-89S, 1991
4) 宮武邦夫ほか：循環器病の診断と治療に関するガイドライン（2007年度合同研究報告）：感染性心内膜炎の予防と治療に関するガイドライン（2008年改訂版）．
5) Bayer AS et al : Diagnosis and management of infective endocarditis and its complications. Circulation 98 : 2936-2948, 1998

12 不整脈

1 刺激伝導系の構造と心筋細胞の電気生理学的特性

刺激伝導系の構造

心筋細胞は，心房や心室壁を構成する固有心筋（作業心筋）と，細胞興奮を生成し，それを心臓内に伝える刺激伝導系細胞（特殊心筋）とに分類される。刺激伝導系は，洞結節，房室結節，His（ヒス）束，左右脚，Purkinje（プルキンエ）線維網からなる（図 12-1-1）。

洞結節は右房と上大静脈との接合部に存在し，その中心部分は小型で筋原線維の少ない細胞で構成されており，自発的な電気興奮のリズムを形成する（ペースメーカ機能）。この興奮は心房筋の太い筋束により房室結節へ伝播する。左右の心房を上前方でつなぐ Bachman（バッハマン）束は，右房から左房への興奮伝播経路を構成する。

心房と心室の間は結合組織（線維輪）によって隔てられて

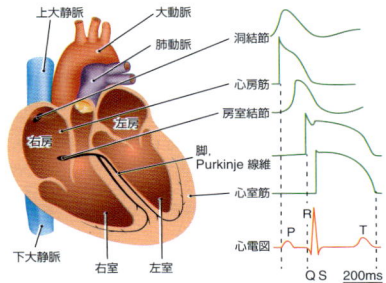

図 12-1-1 心臓の刺激伝導系と活動電位波形

おり，房室結節が心房の興奮を心室へ伝える唯一の経路である。房室結節は右房下部で冠静脈洞開口部と三尖弁輪，中心線維体で囲まれた領域に存在する。心房から房室結節への入力部分は機能的に異なる 2 種類の経路からなる。心房中隔前方からの経路は速伝導路を形成し，冠静脈洞と三尖弁輪との間には遅伝導路が存在する。房室結節の中心部には洞結節と類似した小型の細胞が密集している。

His 束は房室結節下部に連なる筋束で，中心線維体を貫通して心室中隔膜様部にいたり，左右の脚に分かれる。右脚は右室中隔面を心尖部に向かい，前乳頭筋の基部にいたる。左脚は比較的幅広い線維束として左室中隔面を下降し，左室前壁に向かう前肢と，後側壁に向かう後肢に分岐する。右脚と左脚は末梢でさらに細かく分岐し，Purkinje 線維網となって心内膜面に分布する。

活動電位とイオンチャネル

心筋細胞は静止時には細胞内が細胞外に対して陰性に荷電している（静止電位）。心房筋や心室筋，Purkinje 線維の静止電位は $-80 \sim -90$ mV 程度であるが，洞結節や房室結節の静止電位はそれよりも浅い（-60 mV 程度）。また，活動電位波形も心臓の部位により異なる（図 12-1-1）。

心筋の活動電位波形とその発生に関与するイオン電流の関係を図 12-1-2 に示す。心室筋や心房筋，Purkinje 線維の急峻な活動電位の立ち上がり相（第 0 相）は Na^+ チャネルを通る速い内向きの Na^+ 電流（I_{Na}）により形成される。それに続く活動電位の再分極は，初期は急速に進む（第 1 相）。この急速な再分極は一過性外向き電流（I_{to}）によりもたらされる。その後活動電位の再分極はゆるやかに進行する（第 2 相あるいはプラトー相）。この活動電位プラトー相では，内向きの L 型 Ca^{2+} 電流（$I_{Ca,L}$）と外向きの遅延整流 K^+ 電流（I_K）がほぼバランスのとれた状態であり，次第に外向き電流が優勢となって再分極が進む。I_K は，活性化が比較的速く，脱分極ですみやかに不活性化される急速活性化遅延整流 K^+ 電流（I_{Kr}）と，活性化が遅く，脱分極側でも不活性化されない緩徐活性化遅延整流 K^+ 電流（I_{Ks}）とからなる。プラトー相後半から再分極は再び加速し（第 3 相），静止電位に戻る。第 3 相再分極過程には内向き整流 K^+ 電流（I_{K1}）も関与する。

洞結節や房室結節細胞の活動電位立ち上がり相は比較的

ゆるやかであり、主に$I_{Ca,L}$に依存する。また、活動電位終了後（第4相）に緩徐な脱分極（ペースメーカ電位）が認められ、それが閾値に達すると自発活動が発生する（生理的自動能）。ペースメーカ電位の形成には過分極活性化内向き電流（$I_h \langle I_f \rangle$）の緩徐な活性化と、外向きI_Kの脱活性化が主要な役割を果たすが、L型およびT型Ca^{2+}電流（$I_{Ca,L}$, $I_{Ca,T}$）や、筋小胞体から放出されるCa^{2+}により活性化されるNa^+-Ca^{2+}交換電流（$I_{Na/Ca}$）も寄与している。Purkinje線維にもペースメーカ電位がみられる。生理的状態では、洞結節の自発興奮頻度が他の組織よりも高いので、洞結節が心臓全体のペースメーカとなる。

興奮伝導

心筋細胞どうしはギャップ結合により電気的に結合しており、活動電位発生に伴う局所電流が隣接細胞の膜電位を脱分極させ、活動電位を発生させる。したがって、心筋組織の興奮伝導に影響を及ぼす最も重要な要素は、ギャップ結合による細胞間電気結合と、活動電位立ち上がり相における内向き電流である。心筋細胞のギャップ結合は通常、細胞長軸端の介在板の領域に局在しているため、心筋線維走行に沿う長軸方向に興奮伝導が最も速い。この性質を興奮伝導の異方性という。洞結節や房室結節における興奮伝導速度（0.01～0.1 m/秒）は、心房筋や心室筋、His-Purkinje系組織（0.5～2 m/秒）よりも遅い。これは、洞結節や房室結節ではギャップ結合の発現が比較的少なく、また、活動電位立ち上がり相が$I_{Ca,L}$に依存し、その電流密度がI_{Na}と比べて小さいためである。

興奮前面における局所電流の需要と供給のバランスも興奮伝導特性に影響を及ぼす。興奮伝導の上流（既興奮）の心筋に比べて、下流（未興奮）の心筋が相対的に多い場合には（凸に弯曲した興奮波など）、下流の心筋に流入する局所電流の増加が起こり、伝導速度の低下や伝導途絶が生じる。

心電図は心臓全体における興奮波の伝播に伴う体表面の電位変化を計測したものである。P波は心房における興奮伝播、QRS波は心室における興奮伝播を反映し、T波は心室の再分極過程の進行をあらわす。PQ間隔は主に房室結節における伝導遅延に対応する。

不整脈の発生機序

不整脈（arrhythmia）の発生機序は、興奮発生の異常（自動能の異常、撃発活動）と興奮伝導の異常（伝導ブロック、リエントリ）、さらに両者の組み合わせに大別される。

自動能の異常

洞結節の自発興奮頻度が極度に低下すると、房室結節やHis-Purkinje系組織などのペースメーカ機能が顕在化する。また、房室結節やHis-Purkinje系組織の自動能が異常に亢進し、正常な洞結節の自発興奮頻度を凌駕することもある。心房筋や心室筋は通常は自発興奮を示さないが、さまざまな病態下では静止電位が脱分極して自動能を示すことがある（異常自動能）。

撃発活動（図12-1-3）

撃発活動（triggerd activity）は、活動電位が引き金となって後電位（after potential）が生じ、その振動性電位から発生する単発あるいは反復性の興奮である。後電位には早期後脱分極（early afterdepolarization：EAD）と遅延後脱分極（delayed afterdepolarization：DAD）の2種類がある。早期後脱分極は活動電位再分極相の途中からはじまる膜電位振動で、活動電位の過度の延長に伴って発生することが多い。遅延後脱分極は活動電位再分極終了後（第4相）に起こる膜電位振動である。ジギタリスやカテコールアミン作用下、虚血・再灌流など細胞内Ca^{2+}過負荷では、細胞内Ca^{2+}貯蔵庫である筋小胞体から周期的にCa^{2+}が放出され、細胞膜のNa^+-Ca^{2+}交換による内向き電流が増加して遅延後脱分極が生じる。

伝導ブロック

心筋細胞の脱落や線維化による細胞間電気結合の低下、活動電位の脱分極に寄与するI_{Na}や$I_{Ca,L}$の抑制は、興奮伝導の遅延や途絶（ブロック）をきたす。また、心筋には、いったん興奮するとその後一定時間興奮することができない不応期が存在する。心臓内の不応期の相違や異所性の興奮生成により、活動電位が先行興奮の再分極終末付近に生

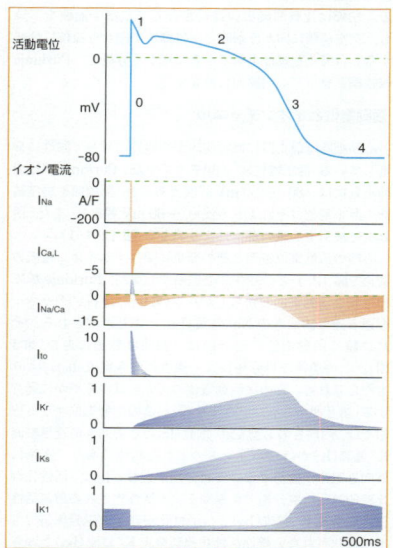

図12-1-2 活動電位波形（心室筋細胞）とイオン電流
外向き電流：青（■）、内向き電流：赤（■）
I_{Na}：Na^+電流、$I_{Ca,L}$：L型Ca^{2+}電流、$I_{Na/Ca}$：Na^+-Ca^{2+}交換電流、I_{to}：一過性外向き電流、I_{Kr}：急速活性化遅延整流K^+電流、I_{Ks}：緩徐活性化遅延整流K^+電流、I_{K1}：内向き整流K^+電流

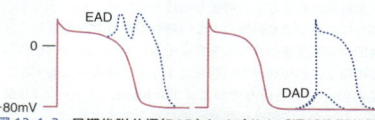

図12-1-3 早期後脱分極（EAD）タイプおよび遅延後脱分極（DAD）タイプの膜電位振動と撃発活動

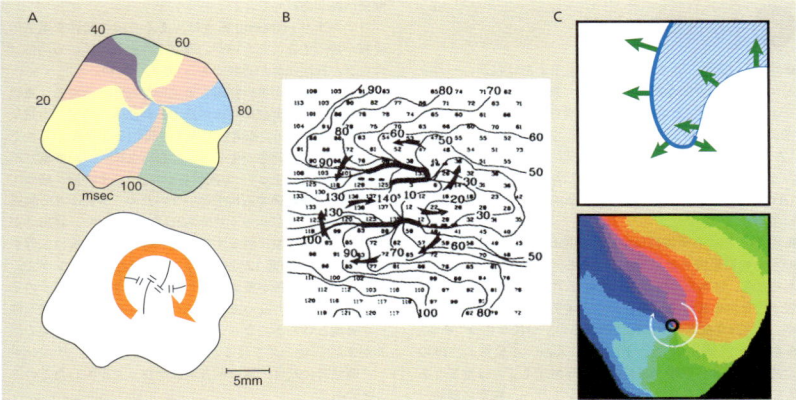

図 12-1-4 機能的リエントリー
A：リーディングサークル。興奮旋回の中心部では，旋回する興奮波（➡）からの影響を絶えず受け不活性中心が形成される[4]
B：異方性リエントリー。心筋線維走行に沿う2本の機能的ブロック（太い線）の周りを8の字型のループを描いて興奮波が旋回している（➡）[5]
C：スパイラルリエントリー。上段：スパイラル興奮波では興奮波の断端（q：太い線で示す興奮前面と，細い線で示す再分極終末が一致する点）が存在する。この断端に近づくにつれて興奮伝導速度が低下するため旋回運動が生じる[6]。下段：ウサギ灌流心に誘発した心室頻拍におけるスパイラルリエントリー。頻拍中の興奮（活動電位）位相を多色表示した。丸印は旋回中心（位相特異点）を示す

じた場合にも，伝導遅延やブロックが生じる。

リエントリー

興奮波が1心拍周期の間に消失せずに，再び元の部位に戻ってきて心筋を再興奮させることをリエントリー（reentry）と呼ぶ。リエントリーは持続性の頻脈性不整脈の発生機序として最も頻度が高い。リエントリーの成立を促す条件としては，一方向性ブロック，伝導の遅延，不応期の短縮，リエントリー経路の存在などがある。

リエントリーは，解剖学的構造に基づいてリエントリー経路が固定されている解剖学的リエントリー（ordered reentry）と，特異の構造を必要とせず，リエントリー経路が不定の機能的リエントリー（random reentry）に分類される。解剖学的リエントリーの代表例は，WPW（Wolff-Parkinson-White）症候群の副伝導路を介する房室回帰性頻拍（AVRT）（心房→副伝導路→心室→房室結節→心房の経路，あるいはこれと逆の経路で興奮が旋回する）である。上大静脈と下大静脈の開口部の周囲を旋回する心房粗動や，心房と房室結節との接合部の速伝導路と遅伝導路を旋回する房室結節リエントリー性頻拍（AVNRT）もこれに属する。機能的リエントリーの代表例は心房細動や心室細動である。

機能的リエントリーは条件が揃えば心臓のどの部分でも発生しうる。局所的な興奮伝導の低下や，不応期の不均一性の増大は，機能的リエントリーの発生を促す。その成立機構としては以下の考え方が提唱されている（図12-1-4）。

リーディングサークル（leading circle）：興奮旋回の中心部では旋回する興奮波からの影響を絶えず受けるため，静止電位が脱分極して興奮性が失われる（不活性中心）。その周囲を興奮波が最短の経路で旋回する。

異方性リエントリー（anisotropic reentry）：心筋組織における細胞間電気結合特性の異方性（心筋線維走行に沿う長軸方向と，それに垂直の短軸方向で特性が異なること）が，興奮伝導の空間的不均一性をもたらしてリエントリーを成立させる。

スパイラルリエントリー（spiral wave reentry）：先行興奮の不応期領域への興奮波の侵入などにより興奮波に断端が生じると，興奮波の断端の近くでは局所電流の需要と供給のアンバランス（source/sink mismatch）が生じて伝導速度が低下する。このため，興奮前面は渦巻き（スパイラル）状となり，断端付近を中心とした旋回運動が生じる。旋回中心（特異点）が一定の領域に定在する場合には単形性頻拍となり，旋回中心がさまよう運動を呈する場合には多形性頻拍となる。スパイラル興奮波が分裂と消滅を繰り返す状態が細動に相当する。

【児玉 逸雄・本荘 晴朗】

参考文献

1) Page E et al : The Cardiovascular System, Vol. 1, The Heart. Handbook of Physiology, Section 2, The American Physiological Society, 2002
2) Fuster V et al : Hurst's The Heart, 12th edition, McGraw-Hill, 2008
3) Zipes DP et al : Cardiac Electrophysiology: From Cell to Bedside, 5th edition, WB Saunders, 2009
4) Allessie MA et al : Circus movement in rabbit atrial muscle as a mechanism of tachycardia. III. The "leading circle" concept : a new model of circus movement in cardiac tissue without the involvement of an anatomical obstacle. Circ Res 41 : 9-18, 1977
5) Dillon SM et al : Influences of anisotropic tissue structure on reentrant circuits in the epicardial border zone of subacute canine infarcts. Circ Res 63 : 182-206, 1988
6) Pertsov AM et al : Spiral waves of excitation underlie reentrant activity in isolated cardiac muscle. Circ Res 72 : 631-650, 1993

2 心房性不整脈

● **定義・概念** ここでは心房を起源または起源の一部として有する代表的な不整脈について概説する。

心房性不整脈(上室性不整脈)は発作出現様式や機序,起源の部位や構造によってさまざまな分類がされるが(表12-2-1),臨床的特徴や治療法の違いから,心房細動のような脈拍数が不整な頻拍と,房室結節リエントリー性頻拍(AVNRT)のような脈拍数が整の頻拍とに分けられることが多い。

● **疫学** 特に心房細動(atrial fibrillation:AF)は脳梗塞や心不全の増悪因子として重要である。高齢化に伴い罹患率も増加し,日本での慢性 AF 患者は 70 万人以上おり,発作性 AF を含めれば 100 万人以上と予測され,高血圧,糖尿病,脂質異常症とともに国民的疾患の一つになりつつある。

● **病因・病態生理と分子メカニズム** 不整脈の治療のためにその発生機序や維持機構を理解することは重要である。代表的な発生機序としてリエントリー,異常自動能,撃発活動があげられる。

リエントリー(reentry)とは,ある一定の回路を電気的興奮が旋回することをいう。成立条件として,一方向性ブロックと緩徐伝導が必要である(図12-2-1)。

興奮伝導速度が早い経路①と遅い経路②からなる二重経路を例とする。洞調律時は経路①と経路②を通過した電気的興奮が,経路③で衝突し消失する(図12-2-1A)。しかし短い間隔で期外刺激が生じると,経路②に入った興奮は不応期のため途絶する(一方向性ブロック)。その間,経路①を経た興奮は衝突する相手がいないため,経路②まで到達する。その伝導がゆっくりであれば(緩徐伝導),経路②が不応期を脱する頃に到着することとなり,逆行性に伝導することができる(図12-2-1B)。この現象がタイミングよく連続すれば頻脈性不整脈が生じる(図12-2-1C)。多くの不整脈の発生機序となっており,ペーシングによる誘発,停止が可能とされる。なお一方向性ブロックとは一方向の伝導が常にブロックされるということではない。リエントリー開始時にだけ,ある一方向にブロックが生じたということである。

表12-2-1 代表的な心房性不整脈

心房期外収縮	atrial premature complex (APC, PAC)	
接合部期外収縮	junctional premature complex (JPC)	
洞頻脈	sinus tachycardia	
心房細動	atrial fibrillation (AF)	
発作性	paroxysmal AF	7日以内に自然停止
持続性	persistent AF	自然停止せず7日以上持続
慢性	permanent AF	除細動不能または試みられず
孤立性	lone AF	通常60歳以下で心肺疾患の合併なし
心房粗動	atrial flutter (AFL)	
通常型	common AFL	F波の極性:Ⅱ,Ⅲ,aVF陰性,V1陽性。主に三尖弁輪周囲を反時計方向に回旋
非通常型	uncommon AFL	F波の極性:Ⅱ,Ⅲ,aVF陽性,V1陰性。主に三尖弁輪周囲を時計方向に回旋
房室結節リエントリー性頻拍	atrioventricular nodal reentrant tachycardia (AVNRT)	リエントリー回路に房室結節二重伝導路を含む
副伝導路症候群(WPW症候群)	Wolff-Parkinson-White syndrome	心房と心室を直接連結する副伝導路(房室副伝導路: Kent束など数種類あり)を有す
顕在性		デルタ(Δ)波あり。副伝導路を順伝性(心房から心室)に伝導
潜在性		デルタ波なし。副伝導路を逆行性に伝導
房室回帰性頻拍	atrioventricular reciprocating tachycardia (AVRT)	副伝導路に合併する頻脈
心房頻拍	atrial tachycardia (AT)	
自動性	automatic atrial tachycardia (AAT)	自動能亢進によって起こる。発生源によって多源性(multifocal AT:MAT)や focal AT などに分類されることがある
リエントリー性	下記のリエントリー性頻拍に代表される	
・洞結節リエントリー性頻拍	sinus nodal reentrant tachycardia (SANRT)	洞結節をリエントリー回路に含む
・心房内リエントリー性頻拍	intraatrial reentrant tachycardia (IART)	心房内にリエントリー回路があり,回路以外の心房筋,房室結節,心室は関与しない
・incisional リエントリー性頻拍	incisional reentrant tachycardia	先天性心疾患および心房切開術後や障害心筋組織に伴う
・inappropriate sinus tachycardia		近年報告例が増加。洞性P波と同じ波形を持ち,安静時頻脈または軽労作によって過剰に心拍数が上昇
・自動性房室結合部頻拍	automatic atrioventricular junctional tachycardia	房室結節の異常自動能が原因とされる。narrow QRS と房室解離を伴い,AF,MAT と間違われやすい

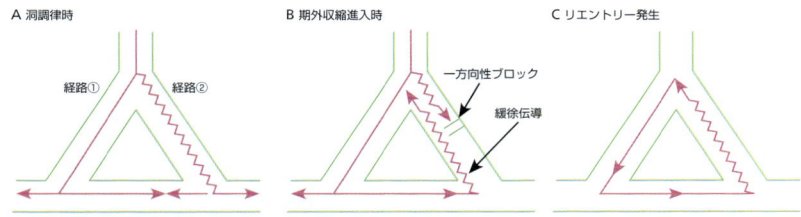

図 12-2-1　リエントリー(reentry)

異常自動能(abnormal automaticity)とは，心筋梗塞による障害や電解質異常などが原因で細胞の膜電位が浅くなり，生じた自発性興奮をさす。撃発活動(triggered activity)は，異常自動能とは異なる概念で，早期後脱分極(early afterdepolarization：EAD)あるいは遅延後脱分極(delayed afterdepolarization：DAD)に分類される。異常脱分極が心筋細胞膜電位の脱分極閾値に達することでもたらされる異常心拍である。代表的なものでジキタリス中毒による頻拍，多形性心室頻拍(polymorphic ventricular tachycardia)(torsade de pointes：TdP)などがあげられる。

●**臨床症状・検査成績**　まったくの無症状から動悸・気分不快，果ては頻脈誘発性心筋症による重篤な心不全までと，その臨床症状の幅は広い。また WPW(Wolff-Parkinson-White〈ウォルフ-パーキンソン-ホワイト〉)症候群にAFを合併すると突然死を起こす危険がある。房室結節により調節されるべき心房の無秩序な電気的興奮が副伝導路を介して心室へ直接伝達され，偽性心室頻拍(pseudo VT)となり，心室細動へも移行するためである。

●**診断**　症状と一致した不整脈波形をとらえることが大切である。従来のHolter心電図に加え，最近は携帯型心電図や植込み型ループレコーダーを用いることで症状と一致した頻拍波形をとらえることが可能となってきた。

12誘導心電図は簡便に心臓の電気的興奮をとらえることができるが，体表面からの情報のため限界がある(例：AVRTとAVNRTの鑑別)。それを補完するものとして心臓電気生理学的検査(electrophysiologic study：EPS)があり，心臓内にカテーテル電極を配置し，さまざまな電気刺激を与えることで得られる反応を解釈し，不整脈の発生起源やリエントリー回路を考察することができる。しかし侵襲的検査であり，現在はカテーテルアブレーション目的になされることが多い。また三次元マッピング(CARTO™ system, noncontact mapping system)とCT, MRI画像を組み合わせることで，より複雑な頻脈性不整脈への治療が可能となってきた(図12-2-2, 図12-2-3)。

●**治療と薬理メカニズム**　AF以外の急性期治療においてnarrow QRS tachycardiaをみた場合，まず2:1の房室伝導の心房粗動(atrial flutter：AFL)と発作性上室頻拍(paroxysmal supraventricular tachycardia：PSVT)を考慮し，血行動態が安定していればベラパミル(verapamil)，β遮断薬(プロプラノロール〈propranolol〉)あるいはATP(アデノシン三リン酸ナトリウム)を投与する。ただしベラパミルには血圧低下作用があり，β遮断薬は心不全悪化の

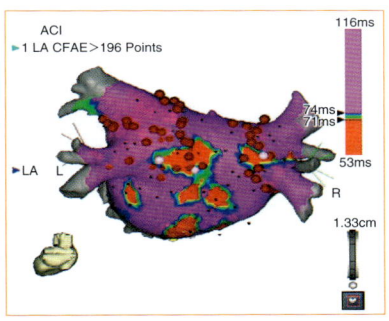

図 12-2-2　CARTO™ system と CT 画像を組み合わせての肺静脈隔離術
左房後面図。4本の肺静脈を取り囲む赤丸が焼灼部位。activation mapなどを追加することで同時に最早期部位を同定することもできる

危険性があることを考慮する。ATPの使用法には注意が何点か必要である。急速に静注することが必須であり，投与直後に10秒程度の胸部不快感を伴うため患者への事前説明が望ましい。また気管支や冠動脈の攣縮を誘発するおそれがあるため虚血性心疾患には使いづらく，気管支喘息への投与は禁忌である。同じく禁忌として，顕性WPW症候群に合併したAF(pseudo VT)への房室伝導を遅延させる薬剤投与(Ca拮抗薬，β遮断薬，ATP，ジゴキシン)があげられる。副伝導路を通過する伝導を増加させ状態をより不安定化させるためである。

その他，心房期外収縮は元来無害だが，器質的心疾患がなく自覚症状が強い症例ではβ遮断薬，精神安定剤などを試みた後，無効であればIc群薬(ピルジカイニド〈pilsicainide〉など)を少量用いてもよい。

AFL, AVNRT, 副伝導路症候群への根治療法としては薬物治療よりもカテーテルアブレーションのほうがより効果的で，術者や施設にもよるが，その成功率は90%以上とされる。ただし複数の発生起源やリエントリー回路を有する不整脈，発生起源が正常刺激伝導路にきわめて近い，または心外膜側にある不整脈はアブレーションによる治療が困難である。またアブレーションの合併症(房室ブロック，心タンポナーデ，気胸，血栓塞栓症，穿刺部皮下血腫)にも

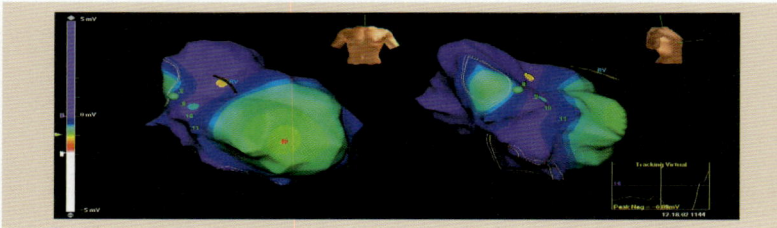

図12-2-3 noncontact mapping system
心室頻拍(VT)をとらえた左室前面図。左室内に留置した多極arrayを中心にマップを作成。同心円状の中心部(黄部分)が最早期興奮部位であり、左室中隔側心基部付近において確認された。本症例ではその後、心基部へ上行するように伝導した

注意が必要である。

wide QRS tachycardiaに遭遇した際,心室頻拍(ventricular tachycardia:VT)と,変行伝導(aberrant intraventricular conduction)を伴う上室頻拍との鑑別が必要である。血行動態が不安定であれば,鎮静し電気的除細動を行い,血行動態が安定していてもまずVTとして対処する。

AFに関しては2つのまったく異なる治療方針に大別される。一つは薬物またはカテーテルアブレーション,電気的除細動を用いての洞調律維持療法(リズムコントロール),もう一つはジギタリス,β遮断薬,Ca拮抗薬を用いての心拍数調節(レートコントロール)である。これらに血栓症のリスクに応じて抗凝固療法が必要である。

洞調律維持療法において心機能正常例では主にⅠ群薬を用い,治療抵抗性の場合はⅢ群薬を用いることがある。ただし心不全患者や器質的心疾患患者へのⅠ群薬,Ⅲ群薬(ソタロール,ベプリジル)の投与は生命予後を悪化させるため禁忌とされる。Ⅰ群薬は代謝経路(腎臓・肝臓),半減期に注意して選択する。Ⅲ群薬は副作用が強力なため(例:アミオダロン/肺線維症,甲状腺機能異常症,ソタロール・ベプリジル/TdP),投薬の際は専門医への相談が望ましい。

なおⅠc群薬投与中,1:1の房室伝導の心房粗動(Ⅰc flutter)を発生することがあり,血行動態が急激に悪化した際は電気的除細動の適応となる。その予防としてβ遮断薬,Ca拮抗薬の併用が必要である。また心不全(低心機能)または肥大型心筋症に伴うAFへのアミオダロンが保険適用となっており,従来の抗不整脈薬だけでは治療に難渋した器質的心疾患症例への洞調律維持および心拍数調節治療に今後は用いられる機会が増えると思われる。

AFへのカテーテルアブレーション治療である肺静脈隔離術(pulmonary vein isolation:PVI)の施術数も増加し,発作性AFへ治療法としてほぼ確立されたが,再発率が高く20～30%以上の症例で複数回の施術が必要となる。

発症48時間未満の心房細動の除細動の際,事前の抗凝固療法は必須ではないとされているものの,今日の高齢化社会では必ずしもそうとはいえない。一方,発症48時間以上持続した場合,経食道エコー検査を用いての血栓の確認か,ワルファリンによる抗凝固療法期間(至適PT-INR:2.0～3.0)が事前に3～4週間必要である。抗凝固療法は除細動後1カ月間は継続する。

脳梗塞発症のリスク評価ではCHADS2 scoreがよく用いられ,その点数の約2倍が年間脳梗塞発症率(%)とされる。C:Congestive heart failure(心不全),H:Hypertension(高血圧),A:Advanced age>75(年齢),D:Diabetes mellitus(糖尿病),S:Stroke(脳梗塞,一過性脳虚血発作の既往)であり,C～Dが1点,Sが2点として計算し,2点以上は抗凝固療法の適応である。また弁膜症,左室機能の低下,肥大型心筋症も危険因子とされる。PT-INRを2.0～3.0に保つよう内服量を調節するが,高齢者では1.6～2.6が日本人の至適用量である。

抗凝固療法として長年ワルファリンが用いられてきたが,食物や薬物との相互作用や用量調節の煩わしさなどの欠点が問題とされてきた。それらを解決すべく,次世代の抗凝固療法薬として直接トロンビン阻害薬が日本においても承認された。血液凝固カスケードの下流にあり,血栓形成を促すトロンビンを直接阻害することで抗凝固作用を有する。脳梗塞予防効果もワルファリンに劣らないとの大規模臨床試験結果も出てきており,日本においても今後の普及が期待される。

● 経過・予後　従来の抗不整脈薬治療に加え,近年のアブレーション技術の進歩もあり,心房性不整脈はEPSを用いて解析するだけではなく,根治可能な不整脈へと変化してきた。また高齢化に伴いAF患者数が増加し,血栓症のリスクや抗凝固療法の重要性が広く認知されるようになった。致死的な心房性不整脈は少ないが,動悸症状や脳梗塞のために患者の生活の質(QOL)と密接にかかわることが多く,救急外来においてもよく遭遇する。急性期の対応はもちろんのこと,長期的な予後を見据えた姿勢が必要とされる。

【嵯峨 亜希子・山下 武志】

参考文献
1) 井上博ほか編:EPS臨床心臓電気生理検査 第2版,医学書院,2007
2) 村川佑二ほか編:EPS概論,南江堂,2010
3) Loscalzo J et al:Harrison's Cardiovascular Medicine, McGraw-Hill books, 2008

3　心室性不整脈

● 定義・概念　心室性不整脈(ventricular arrhythmia)は

日常診療で誰もが目にする頻度の高い疾病であるが，放置すると命にかかわるものから，無治療でよいものまで多彩な病像を呈するため，その診断，治療方針の決定には正しい知識と経験が必要とされる．基礎心疾患の有無によって大きく治療方針が異なるため，診察，心エコー，時に画像診断(CT，MRI，核医学)などから総合的に病態をとらえることが重要である．心室性不整脈は大きく以下の3つに分類される．

- **心室期外収縮(ventricular premature complex：VPC)**
  His(ヒス)束分岐部より遠位，つまり脚，Purkinje(プルキンエ)線維を含む心室に起源を持ち，予期されるよりも早期に発生する興奮．
- **心室頻拍(ventricular tachycardia：VT)** 毎分100心拍以上の頻度で，3つ以上連続して心室興奮が発生するもの．一般的に30秒以上持続するものを持続性心室頻拍，30秒以内に自然停止するものを非持続性心室頻拍と呼ぶ．
- **心室細動(ventricular fibrillation：VF)** QRSもTも区別できず，250/分前後の振幅も周期もまったく不規則な，基線の小さな揺れしか示さない心室興奮．

心室細動に関しては他章(心臓突然死)に譲り，ここでは心室期外収縮，心室頻拍について詳述する．

▶ **疫学** 期外収縮は上室性より心室性が多く，12誘導心電図による調査では心室期外収縮の頻度は1～4%とされている．Holter心電図では約半数に心室期外収縮を認めたという報告もあり，一般的には1日100拍以下の心室期外収縮の存在は病的とは考えない．心室期外収縮に関する疫学調査は十分とはいえないが，その大多数(〜90%)は基礎心疾患を持たない特発性不整脈であり，ごく一部を除いて予後は良好である．

▶ *病因・病態生理に基づく薬物治療*

特発性心室期外収縮・心室頻拍

基礎心疾患がなく，心機能が正常で，自覚症状がないものに対しては基本的に治療の必要はない．ストレス，過労，脱水，コーヒーなどのカフェイン摂取が誘因となることがあり，日常生活の指導が効果的である場合も少なくない．動悸症状が強く生活の質(QOL)の低下が著しい場合には，以下に述べるような病態生理に基づいた薬物治療の選択がガイドラインによって推奨されている．

右脚ブロック・左軸偏位型QRS波形： 発生機序は左脚後枝領域のCa電流依存性組織におけるリエントリーと考えられている．したがって，第一選択薬としてCaチャネル遮断薬(ベラパミル，ジルチアゼム，ベプリジル)，第二選択薬としてβ遮断薬があげられる．経験的にNaチャネル遮断薬が使用されることもある．

左脚ブロック・正常軸～右軸偏位型QRS波形(図12-3-1)： 多くはカテコールアミン依存性で，第一選択薬にβ遮断薬あるいはβ遮断作用を有するプロパフェノンを選択する．また，遅延後脱分極による撃発活動(triggered activity)を機序とすることも多いため，第二選択薬としては遅延後脱分極に関与するCa電流を抑制するCaチャネル遮断薬が選択される．経験的にNaチャネル遮断薬が使用されることもある．

基礎心疾患を有する心室期外収縮，心室頻拍

心筋梗塞，拡張型心筋症，肥大型心筋症，弁膜症，催不

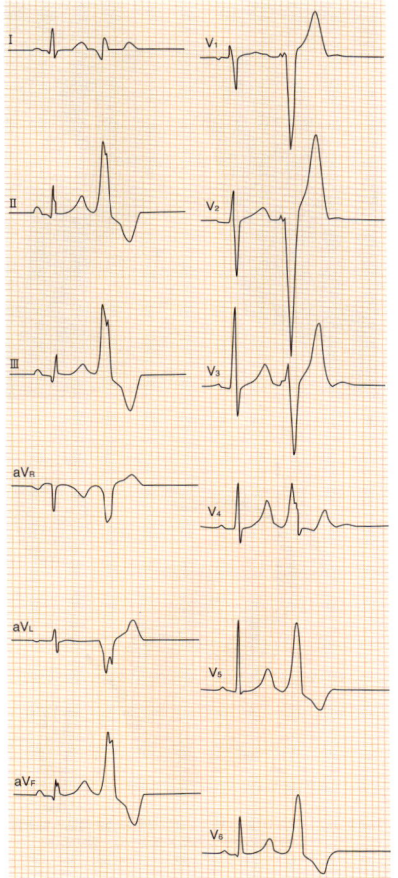

図12-3-1 特発性心室期外収縮のなかで最も頻度の高い右室流出路起源の心室期外収縮

整脈性右室心筋症など，あらゆる器質的心疾患が心室性不整脈の原因となる．多くはリエントリーをその発生機序とする．基礎心疾患の種類を問わず，心機能低下例では，β遮断薬とKチャネル遮断薬(ソタロール，アミオダロン)が選択される．また，原疾患に対する心保護作用を期待してアンジオテンシン変換酵素(ACE)阻害薬やアンジオテンシンⅡ受容体拮抗薬(ARB)などのレニン・アンジオテンシン(RA)系作動薬の積極的な併用が推奨されている．

▶ **非薬物治療**

特発性心室期外収縮・心室頻拍

- **カテーテルアブレーション** 基礎心疾患を持たない特発

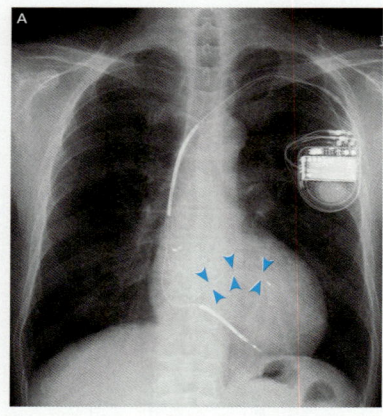

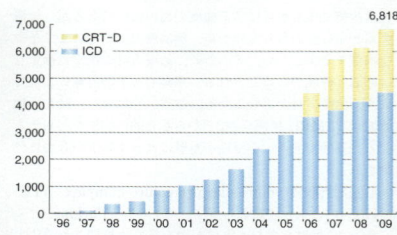

図 12-3-3 わが国における ICD・CRT-D の植込み件数

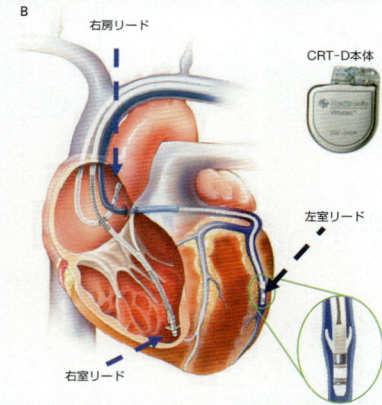

図 12-3-2 CRT-D(両心室ペーシング機能つき植込み型除細動器)植込み例の胸部 X 線像(A),模式図(B)

性心室期外収縮,心室頻拍に対するカテーテルアブレーション治療は,比較的低侵襲で,高い根治率(80〜95%)を誇り,無投薬で根治を望めるため,近年その適応は拡大傾向にある。心室期外収縮に対するアブレーション治療の適応基準は,①多形性心室頻拍あるいは心室細動のトリガーとなる単源性心室期外収縮,②薬物治療が無効で,症状が強いまたは心不全の原因となる単源性心室期外収縮,とされている。

しかし,有症状・頻発性で患者が薬物治療を希望しない場合や,無症状でも頻発性でBNP(脳性ナトリウム利尿ペプチド)値の上昇(心不全)を認めるような場合には,アブレーション治療が選択されることも少なくない。持続性心室頻拍に対してアブレーションは第一選択治療と位置づけられている。

- **植込み型除細動器(ICD)** 器質的心疾患を伴わない心室頻拍は,アブレーションによる根治率が高いため,原則としてICDの適応はない。
  基礎心疾患を有する心室期外収縮,心室頻拍
- **ICD** 心室頻拍に対する治療方針を決定するうえで,ICDの適応を正しく理解し患者を選別することがきわめて重要である。わが国の植込み基準は,欧米の臨床試験の結果に準じた内容であり,一次予防を目的とした植込みを認めている。近年,心臓再同期療法(CRT)にICDの機能が付加された両心室ペーシング機能つき植込み型除細動器(CRT-D)が導入され,その植込み台数は右肩上がりである(図 12-3-2,図 12-3-3)。持続性心室頻拍が確認されている場合は,除去可能な急性の原因(急性虚血,電解質異常,薬剤性)がないかぎり,ICDの適応となる。非持続性心室頻拍が確認されている場合で,冠動脈疾患,拡張型心筋症に伴う心機能低下(左室駆出率≦35%)を有する場合には,電気生理学的検査(EPS)によって心室頻拍・心室細動の誘発性を評価して,積極的にICDの植込みを検討しなければならない。NYHA(ニューヨーク心臓協会)心機能分類Ⅱまたは Ⅲ度の慢性心不全を有する患者(左室駆出率≦35%)には,心室性不整脈の有無にかかわらずICDの適応がある(class Ⅱa)。ICDは不整脈の発生を抑制する治療ではないため,不整脈,原疾患,そして心不全に対する適切な薬物治療の併用が必須である。
- **カテーテルアブレーション** 通常は3連発未満の期外収縮のみであれば経過観察されるが,低心機能で心不全の原因となり,Kチャネル遮断薬,β遮断薬が無効の場合には,無症状であってもカテーテルアブレーションの適応となることがある。単形性持続性心室頻拍に対しては,薬剤無効である場合やICDの頻回作動の原因となる場合には,積極的にアブレーション治療を検討する(class Ⅰ〜Ⅱa)(図 12-3-4)。

▶ **経過・予後** 前述したように,心室性不整脈を診るうえで最も重要なことは,基礎心疾患の有無を正しく評価・診断することである。日常診療で遭遇する心室性不整脈の多くは基礎心疾患を持たない特発性であり,その予後は良好である。無理に不整脈を薬で抑えようとはせず,日常生活の改善によって自覚症状の軽減(QOLの向上)に努めるべきである。

その一方で,基礎心疾患を有する慢性心不全患者の年間死亡率は5〜10%と高率であり,その半数は心臓突然死と

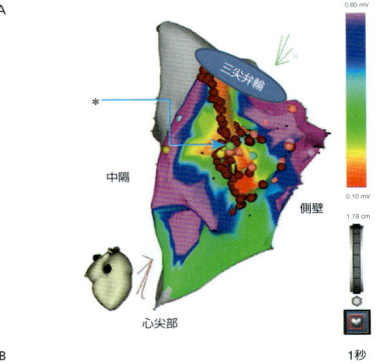

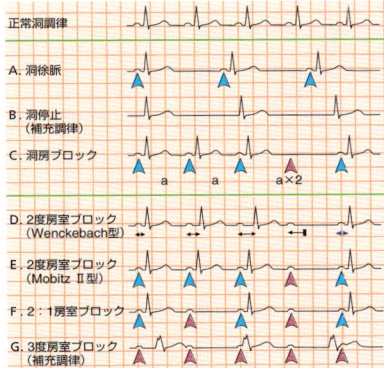

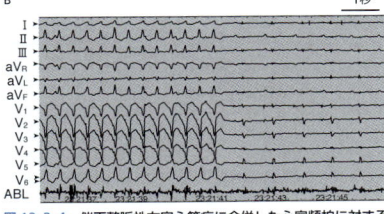

図12-3-4 催不整脈性右室心筋症に合併した心室頻拍に対するカテーテルアブレーション治療―三次元マッピングシステム（CARTO）による右室のvoltage map
A：右室の下壁に低電位部位（青から赤で表示）を認め、＊における通電で心室頻拍は停止し根治に成功した
B：停止時の12誘導心電図
ABL：アブレーション
（著者自験例）

いわれている。薬物治療（アミオダロン）による予後改善効果に関しては異論が多く、アブレーション治療が予後を改善するという確固たるエビデンスも存在しない。唯一の確実な治療手段はICDである。また、心室性不整脈患者の生命予後は、不整脈の重症度というより、心機能自身あるいは心不全の程度に大きく依存していることを忘れてはならない。低心機能患者においては、常に心室性不整脈が生じる可能性を想定して診療にあたる必要がある。

【吉田 健太郎・青沼 和隆】

4 洞不全症候群，刺激伝導障害

洞不全症候群

● **定義・概念** 洞不全症候群（sick sinus syndrome：SSS）は、洞結節と周囲心房組織の異常によりP波が徐拍化または欠如し、徐脈となった状態で、洞機能不全とも呼ばれる。徐脈性不整脈の代表的疾患で、ペースメーカ治療の対象となる疾患のなかで最も頻度が高い。

洞不全症候群の分類として以下のRubensteinの基準が

図12-4-1 洞不全症候群と房室ブロック各病型の典型的心電図所見
▶：洞性P波，▶：QRS波を伴わない洞性P波

しばしば用いられる。同一症例で複数の病態を認めることも多い。

I型（持続性洞徐脈）：50拍/分以下の洞徐脈が持続する（図12-4-1A）。

II型（洞停止および洞房ブロック）：洞停止は洞結節の刺激生成が一時的に休止または停止しP波が一過性に欠如する（図12-4-1B）。洞房ブロックは洞結節と周囲心房組織間の伝導障害により興奮が心房筋に伝わらずP波が欠如する（図12-4-1C）。

III型（徐脈頻脈症候群）：洞不全例はしばしば心房頻拍，心房細動・粗動などの上室頻拍を合併する。頻拍停止後に高度の洞停止をきたし（overdrive suppression），長い心停止を生じやすい。

● **疫学** 高齢者に多いが、若年者もまれではない。性差は認められない。徐脈頻脈症候群は器質的心疾患合併例に多い。

● **病因・病態生理と分子メカニズム** 虚血性心疾患、リウマチ性心疾患、高血圧性心疾患、心筋炎などの器質的心疾患、神経筋疾患、膠原病、アミロイドーシスなどの全身性疾患に合併することもあるが、明らかな器質的異常を認めないことも多い。高齢者に多いことより、動脈硬化などによる洞結節組織の変性などが関係しているかもしれない。まれながら家族性発生を認めることもある。ペースメーカ細胞の拡張期自発的脱分極に関与する過分極活性化内向き電流（If）の遺伝子（HCN4）などの異常が報告されている。薬物の影響や高カリウム血症、運動選手の徐脈など原因の明らかなもの、急性下壁心筋虚血に伴う一過性の異常は本症候群から除外される。

病理学的には洞結節と周囲組織の細胞の脱落、線維化を認めることが多い。さらに心房筋や房室接合部にも同様の異常を認めることがある。

● **臨床症状** 徐脈の程度、頻拍の有無、合併心疾患の有無により症状はさまざまである。徐脈に基づく症状として

は，脳虚血，心不全，身体活動能の低下があげられる。脳虚血が最も重要で，約3秒の心停止により浮動感，めまい，眼前暗黒感を，5秒以上の心停止により失神発作（Adams-Stokes〈アダムス-ストークス〉発作）をきたす。徐脈が持続すると呼吸困難などの心不全症状，易疲労感や倦怠感，集中力の低下などをきたす。徐脈頻脈症候群では頻脈による動悸に続いて心停止による失神発作をきたしやすい。

洞不全症候群の診断で重要なことは，症状が徐脈と一致することを確認することである。症状が持続性または頻回に生じる例では心電図にて異常をとらえることは容易であるが，そうでない場合はHolter心電図や電気生理学的検査による洞結節機能の評価が必要となる。

◆検査成績
心電図
- **洞徐脈**（図12-4-2A）　持続性の50拍/分以下の洞徐脈で，徐脈がさらに高度となると補充調律が出現する（房室解離）。
- **洞停止および洞房ブロック**（図12-4-2B，C）　P波の間隔が突然延長し，洞停止では洞結節の自動能が回復するまで，洞房ブロックでは洞房伝導が回復するまでP波が欠如する。洞房ブロックではP波が欠如するPP間隔が基本周期(a)の整数倍になる（図12-4-2C）。
- **補充収縮および補充調律**　洞徐脈や洞停止，洞房ブロックによりある一定時間以上の心停止を生じると，房室接合部や心室内伝導系より補充収縮(escape beat)が出現し，これが持続すると補充調律となる（図12-4-2D）。
- **徐脈頻脈症候群**　上室頻拍停止後に高度の洞停止を生じやすい。図12-4-2Eは心房頻拍停止後の洞停止であるが，補充収縮も出現せず，6秒間の心停止となっている。

洞結節機能評価
以下の評価はEPS（電気生理学的検査）中に実施される。
- **内因性固有心拍数(intrinsic heart rate)**　硫酸アトロピン(0.04 mg/kg)とプロプラノロール(0.2 mg/kg)静注による薬理学的自律神経遮断(total pharmacological autonomic blockade)後の洞調律心拍数をいう。自律神経の影響が除外される。健常者の内因性固有心拍数は118.1 − (0.57×年齢)(拍/分)で，95%信頼限界域は±16拍/分である。
- **洞房伝導時間(sinoatrial conduction time：SACT)**　洞結節から心房筋までの伝導時間である。洞調律中に心房期外刺激を行い，その連結期を徐々に短縮させる(Strauss法)。期外刺激後のP波までの間隔(return cycle)を測定し，これが一定となった時点で基本の洞周期を差し引くと逆行性と順行性の洞房伝導時間の和が求められ，両者が等しければその1/2の値がSACTである。正常値は100 msec前後(45～125 msec)とされている。
- **洞結節回復時間(sinus node recovery time：SNRT)**　一定のレート(100～200拍/分)で一定時間(30～60秒間)右房ペーシングを行い(overdrive suppression test)，ペーシング後の最初の洞性P波が出現するまでの時間間隔をいう。SNRTより基本の洞周期を減じた値を修正洞結節回復時間(corrected sinus node recovery time：CSNRT)という。SNRTが1,400 msec以上，洞周期に対する比率が150%以上を異常値とする。CSNRTは550 msec以上を異常値とする。

◆診断
症状，心電図所見により診断される。症状が徐脈により説明可能かどうかを判定することが重要で，診断が困難な例も少なくない。鑑別診断としては房室ブロックによる徐脈や，心血管性による脳血症状があげられる。

■治療と薬理メカニズム
徐脈を増悪させる薬剤や電解質異常があれば是正する。洞停止により失神発作を繰り返す例では一時的ペーシング（経皮的または経静脈的）を行う。薬物療法としては硫酸アトロピン(1.0 mg)の静注やイソプロテレノール(1.0 μg/分)の持続静注を行う。

洞不全を認め，脳虚血，心不全，身体活動能の低下などの症状を有する例はペースメーカ治療の適応となる(class Ⅰ適応)。徐脈頻脈症候群で，頻脈に対して必要不可欠な薬剤により徐脈をきたす場合もペースメーカの適応となる。ペースメーカモードは生理的ペーシングを基本とし，房室伝導が正常であればAAIモード，房室伝導も障害されていればDDDモードを選択する。

◆経過・予後
合併心疾患の有無と重症度により経過・予後は異なる。心疾患の合併がなければ予後は良好である。ペースメーカ治療に際しては心室ペーシングを極力避け，心房ペーシング(AAI)を基本とする。これは右室ペーシングが心室非同期収縮により心機能を低下させ，また心房細動が起きやすくなるためである。

房室ブロック

◆定義・概念
房室ブロック(atrioventricular〈AV〉block)は，房室結節からHis（ヒス）束，脚にいたる刺激伝導系の機能障害により，一過性または永続性の伝導遅延や伝導途絶をきたした状態をいう。房室結節内のブロック(AHブロック)は迷走神経の影響など生理的なものが多く，良性の経過をたどる。一方，His束内ブロック(BHブロック)やHis束下ブロック(HVブロック)は器質的異常に起因し，不可逆性または進行性の経過をたどる。

伝導ブロックは以下の3群に分類される。いずれも房室結節内ブロック，His束内またはHis束下ブロックに起因する。

1度房室ブロック：PR時間が0.21秒以上に延長した状態で，QRS波は脱落しない。
2度房室ブロック：QRS波が時に脱落する。PR時間が次

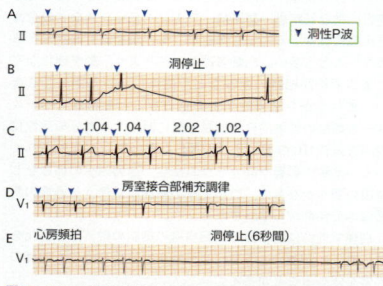

図12-4-2　洞不全症候群各病型の典型的心電図所見
A：洞徐脈，B：洞停止，C：洞房ブロック，D：洞停止と房室接合部補充調律，E：心房頻拍停止後の洞停止（徐脈頻脈症候群）

第に延長してQRS波が1拍だけ脱落するWenckebach型（図12-4-1D）とPR時間は一定のまま突然QRS波が脱落するMobitzⅡ型（図12-4-1E）がある。Wenckebach型の伝導途絶部位は房室結節内のことが多い。MobitzⅡ型はHis束内またはHis束下で、1度房室ブロックや心室内伝導障害を伴う場合が多い。

2：1房室ブロック（図12-4-1F）：1拍おきに伝導が途絶しQRS波が脱落する。

高度房室ブロック：房室伝導比が3：1や4：1で、QRS波が連続して脱落する。

3度房室ブロック（完全房室ブロック）（図12-4-1G）：房室伝導が完全に途絶し、心房と心室が各々独立したリズムで興奮する。心室は房室接合部補充調律または心室固有調律となる。

● **疫学** 病因により異なるが、頻度の高い後天性の房室ブロックは高齢者、男性に多い。

● **病因・病態生理と分子メカニズム** 先天性房室ブロックは大血管転位症や心内膜床欠損などの先天性心疾患に合併することが多い。

後天性の房室ブロックは冠動脈硬化や心筋症、弁輪石灰化、筋ジストロフィー症（特に筋強直性ジストロフィー）、心サルコイドーシス、膠原病などを原因とする。His束-脚枝の伝導系の特発性線維化（Lenègre〈ルネーグル〉病、Lev〈レヴ〉病）も多いとされるが、臨床診断は困難である。頻度は低いが家族性に発症することもある。

急性に発症する房室ブロックは、異型狭心症、急性心筋梗塞症、感染性心内膜炎、急性心筋炎（リウマチ熱を含む）、薬剤（ジギタリス、Ca拮抗薬、β遮断薬、抗不整脈薬、三環系坑うつ薬など）、電解質異常などを原因とする。

健常例でも迷走神経の緊張により1度房室ブロックやWenckebach型2度房室ブロックをきたすことがある。若年者の夜間就寝中にみられる。

● **臨床症状** 症状は徐脈の程度と合併する疾患により異なる。1度房室ブロックは無症状であるが、2度房室ブロックではQRS波の脱落による欠滞とその後の心拍を動悸として訴えることがある。高度房室ブロックは脳虚血症状をきたしやすい。3度房室ブロックでは、徐脈の程度によりめまいや立ちくらみ、失神発作などの脳虚血症状を示す例や、易疲労感、倦怠感、呼吸困難などの心不全症状を示す例はさある。心肥大を認めることも多い。心停止により突然死をきたす例もある。

身体所見としては、ブロックの程度に応じて頸静脈波が変化する。1度房室ブロックではⅠ音が減弱し、3度房室ブロックではP波がQRS波の直前に位置したときに大砲音と呼ばれるⅠ音の亢進をきたす。

● **検査成績**

心電図

図12-4-3A〜Eに1度、2度、高度、および3度房室ブロックの典型例を示す。

3度房室ブロックが心房細動例に生じることもまれではない。本来は絶対性不整脈であるべき調律が規則正しい場合には房室ブロックの合併を考える（図12-4-3F）。

電気生理学的検査

電極カテーテルを房室接合部に留置し、心房（A）、His束（H）、心室（V）の各電位を記録し、AHおよびHV時間を測定する（図12-4-4）。AH時間は主として房室結節の伝導時間を反映し、正常値は50〜120 msecである。自律神経に強く影響されるためAH時間のみで房室結節の伝導性を評価することはできない。HV時間はHis束から脚を通り心室興奮までの伝導時間を反映し、正常値は35〜55 msecである。HV時間は自律神経の影響を受けない。

ブロック部位により、房室結節内ブロック（AHブロック）、His束内ブロック（BHブロック）、His束下ブロック（HVブロック）に分けられる。AHブロックはWenckebach型2度房室ブロックの原因として重要で、自律神経（迷走神経）の影響やジギタリス、Ca拮抗薬、β遮断薬投与により生じる。3度房室ブロックにいたることもあるが、この場合の補充調律は房室接合部起源でnarrow QRSとなる。BHブロックはMobitzⅡ型2度房室ブロック、3度房室ブロックの原因となる。3度房室ブロックではHis束下部や脚の近位部より補充収縮が出現する。HVブロックもMobitzⅡ型2度房室ブロック、高度房室ブロック、3度房室ブロックの原因として重要で、補充調律は脚やPurkinje（プルキンエ）線維を起源とする心室固有調律となる。

● **診断** 心電図で診断される。一過性に伝導障害をきたす例ではHolter心電図検査が有用である。失神やめまい発作

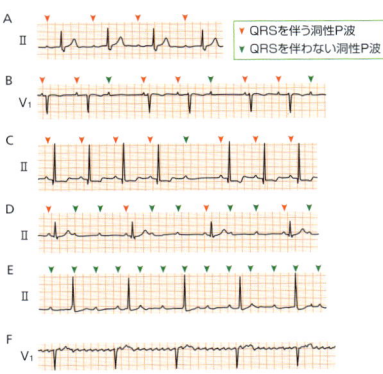

図12-4-3 房室ブロック各病型の典型的心電図所見
A：1度房室ブロック、B：Wenckebach型2度房室ブロック、C：MobitzⅡ型2度房室ブロック、D：高度（3：1）房室ブロック、E：3度（完全）房室ブロックと房室接合部補充調律、F：心房細動に合併した3度房室ブロックと房室接合部補充調律

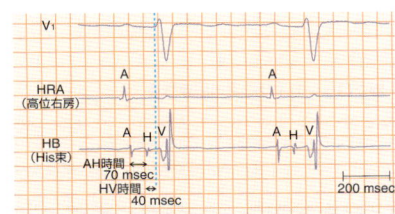

図12-4-4 電気生理学的検査によるHis束電位記録（健常例）

を繰り返すものの心電図に異常がない場合，心電図を連続モニタリングし，さらに電気生理学的検査により伝導障害（房室ブロック），洞不全症候群，頻脈性不整脈などの鑑別を行う．

■ **治療と薬理メカニズム**　伝導障害を増悪させる薬剤があれば中止する．他の疾患に対する治療薬として必須のものであれば継続し，ペースメーカ治療を行う．一過性の原因による伝導障害に対しては，原因治療とともに薬物治療（硫酸アトロピン，イソプロテレノール）や一時的ペーシングを行う．

徐脈により脳虚血症状や心不全症状，身体活動能の低下を認める場合はペースメーカ治療を原則とする（class I 適応）．投与不可欠の薬剤の影響による場合も同様である．症状のない例でも進行・増悪のリスクが高い場合，特に His 束以下の伝導障害は適応となる（class II a 適応）．

ペースメーカの機種としては生理的ペーシングを基本とする．洞調律例では DDD タイプを，心房細動があれば VVI タイプを用いる．

最近，右室心尖部ペーシング自体が心室非同期収縮を助長し，心機能を低下させ，心不全の発症を助長することが複数の多施設臨床研究により示されている．右室流出路または右室中隔ペーシングの有用性が報告されている．心不全，心機能低下を認める例では，右室ペーシングは心機能をさらに悪化させるため，両室ペーシング（心臓再同期療法（CRT，CRT-D））が推奨される（class II a 適応）．

■ **経過・予後**　伝導障害の程度と原因疾患，心機能により予後が決定される．

1 度房室ブロックのみでは症状は出現せず，臨床的にも問題とならない．心室内伝導障害を伴う例では，高度ブロックへと進展するリスクがある．

Wenckebach 型 2 度房室ブロックの多くは房室結節内ブロックであり，迷走神経緊張を原因とすることが多い．放置または経過観察を原則とする．

Mobitz II 型 2 度房室ブロックのほとんどは His 束内または His 束下での伝導障害による．高度房室ブロックへと進展するリスクが高い．

高度房室ブロック，3 度房室ブロックの予後は合併する心疾患と心機能によるが，ペースメーカ植込みにより多くは良好である．

急性心筋梗塞の合併症として房室ブロックは重要であるが，右冠動脈閉塞（下壁梗塞）に起因する房室ブロックは一過性で，ほとんどは冠動脈再灌流後に，遅くとも数日以内に回復する．長期間持続する例では右冠動脈病変に加え，左冠動脈前下行枝病変を認めることが多い．一方，左冠動脈前下行枝閉塞（前壁梗塞）に起因する房室ブロックは脚枝レベルの広範な虚血を原因とするため重篤となりやすく，生命予後は不良である．

脚ブロックおよび心室内伝導障害

■ **定義・概念**　右脚ブロック，左脚ブロックがある．QRS 波の幅が 0.12 秒以上であれば完全右脚または完全左脚ブロックと定義され，0.12 秒未満であれば不完全右脚または不完全左脚ブロックとなる．

左脚は左室の前上部にいたる左脚前枝と後下部にいたる左脚後枝に大きく分けられる．各々の伝導障害は束枝ブロックと呼ばれ，左脚前枝ブロックと左脚後枝ブロックがある．臨床的に問題となるのは束枝ブロックが脚ブロックに合併した場合である．二枝ブロックや三枝ブロックと呼ばれ，特に右脚ブロックと左脚前枝ブロックの組み合わせが多い．三枝ブロックは高度および完全房室ブロックの前段階として重要である．

一方，幅広い QRS を示すものの脚ブロックと異なる場合がある．心室内伝導障害と呼ばれ，左室に広範な病変をきたす疾患（心筋症や広範前壁梗塞など）にしばしば認められる．左脚ブロックに類似することが多い．

■ **疫学／病因・病態生理と分子メカニズム**　高齢者，冠動脈疾患に多くみられるが，原因が不明なことが多い．

一般に左脚ブロックは器質的心疾患に伴いやすく，心室内伝導障害は左室の広範な障害に合併することが多い．右脚ブロックは若年の健常例にも認められる．

■ **臨床症状・検査成績**　脚ブロックや心室内伝導障害単独では症状は認めない．房室ブロックへの進展や合併する心疾患，心機能不全による症状が中心となる．

器質的心疾患に合併した心室内伝導障害，特に左脚ブロックは左室非同期収縮により心機能をさらに低下させ，心不全を増悪し，生命予後を悪化させる．

■ **治療と薬理メカニズム**　脚ブロック単独では治療の対象とならない．右脚ブロック＋左脚前肢ブロックの二枝ブロックでは 1 度以上の房室ブロックの合併（三枝ブロック）に注意する．三枝ブロックではペースメーカ植込みを考慮する．

重度の器質的心疾患例はしばしば心室内伝導障害（左脚ブロック）を合併する．QRS 幅が 120 msec 以上で，左室駆出率が 35% 以下の左室機能低下，NYHA（ニューヨーク心臓協会）心機能分類 III 度または IV 度の心不全症状を認めれば心臓再同期療法の適応となる（class I 適応）．

【奥村　謙】

参考文献

1) Rubenstein JJ et al：Clinical spectrum of the sick sinus syndrome. Circulation 56：5-13, 1972
2) Schulze-Bahr E et al：Pacemaker channel dysfunction in a patient with sinus node disease. J Clin Invest 111：1537-1545, 2003
3) 笠貫宏ほか：循環器病の診断と治療に関するガイドライン（2005 年度合同研究班報告）；不整脈の非薬物治療ガイドライン（2006 年改訂版）
4) 松崎益徳ほか：循環器病の診断と治療に関するガイドライン（2009 年度合同研究班報告）；慢性心不全治療ガイドライン（2010 年改訂版）
5) 河野律子ほか：ペースメーカ：ペーシングモードをどう選択するか，ペーシング部位をどこにするか，心臓リズムマネージメントを究める，奥村謙編，メジカルビュー社，p170〜177, 2009

5　心臓突然死

はじめに

心臓突然死（sudden cardiac death）とは，「急性の症状が発症した後，1 時間以内に突然意識喪失をきたす心臓に起因する内因死」と定義される．多くは器質的心疾患を有する患者に認めるが，先天性 QT 延長症候群（LQTS）などの明らかな器質的心疾患を有さない遺伝性不整脈疾患でも発症する．遺伝性不整脈疾患は，心筋の活動電位を形成す

るイオンチャネル，細胞膜蛋白，あるいは受容体などをコードする遺伝子上に変異を認めることによりイオンチャネル機能障害をきたし，致死性不整脈を発症し心臓突然死につながる．

ここではその代表的疾患である先天性 QT 延長症候群，Brugada 症候群，カテコールアミン誘発性多形性心室頻拍（CPVT）について概説する．

先天性 QT 延長症候群

■ **定義・概念** 先天性 QT 延長症候群（congenital long QT syndrome：congenital LQTS）は，多くの場合安静時から心電図上の QT 時間延長を認め，torsade de pointes（TdP）と称される QRS の極性と振幅が心拍ごとに刻々と変化する多形性心室頻拍（多形性 VT）を発作し，失神や突然死の原因となる症候群である．

■ **疫学** 5,000 人に 1 人の頻度とされているが，遺伝子診断の普及により遺伝子変異を有していても発症しない非浸透患者が存在することが明らかとなり，実際の頻度はさらに高いと考えられる．小児期から発症することも多く，性差はほとんどない．

■ **病因・病態生理と分子メカニズム** 心筋の活動電位を形成する K^+，Na^+，Ca^{2+} 電流などのイオンチャネル，細胞膜蛋白，あるいは受容体などをコードする遺伝子上に変異を認め，心室筋活動電位プラトー相の外向き電流が減少（loss of function），または内向き電流が増加（gain of function）することにより活動電位持続時間（APD）が延長し，心電図上の QT 延長を呈する．TdP は，早期後脱分極（EAD）からの撃発活動（triggered activity）を機序とする心室期外収縮（PVC）をトリガーとし，2 発目以降は貫壁性 APD のばらつきの増大を基質とするリエントリーが機序と考えられている．

■ **臨床症状・検査成績** LQT1，LQT2，LQT3 型では，遺伝子型と表現型（臨床病態）との関連（genotype-phenotype correlation）が詳細に検討され，遺伝子型別の臨床症状が明らかとなっている．

LQT1 患者の心事故（失神発作，蘇生に成功した心停止，突然死）の 62％は運動中に起こり，特に水泳中の心事故が多く，交感神経刺激に対して最も感受性が強い遺伝子型である．LQT2 患者では心事故の 43％は情動ストレス（恐怖や驚愕），睡眠中の雑音（目覚まし時計など）による覚醒時など，急激に交感神経が緊張する状態で起こる．出産前後の心事故も LQT2 に多い．LQT3 患者では，睡眠中や安静時に心事故が多い．

■ **診断** 臨床診断は，心電図所見（QT 時間，TdP，交代性 T 波，notch T 波，徐脈），臨床症状（失神発作，先天性聾），家族歴からなされる．QT 時間の延長とは，Bazett 式により心拍数補正した修正 QT 時間（$QTc = QT/\sqrt{RR}$）が 440 ms 以上の場合をいう．

本症候群は遺伝子診断が最も普及した循環器疾患の一つであり，すでに保険診療（診断 4,000 点，遺伝子カウンセリング 500 点）が認められている．Romano-Ward（ロマノーワード）症候群では，8 つの染色体上に 13 個の遺伝子型が報告され（表 12-5-1），臨床診断される患者の 50～70％でいずれかの原因遺伝子上に変異が同定される．各遺伝子型の頻度は，LQT1 が 40％，LQT2 が 40％，LQT3 が 10％で，この 3 つで 90％以上を占める．

■ **治療と薬理メカニズム** LQT1，LQT2，LQT3 型では，遺伝子型特異的な生活指導や治療が実践されている．

LQT1：運動制限が必須であり，無症候の患者でも体育系クラブでの競争的スポーツ（マラソン，リレー競技，全力疾走）は禁止とする．また水泳中の心事故が多いため，特に未成年者では競泳，潜水などは禁止する．薬物療法としては，心事故の一次予防，二次予防のいずれにおいても，β 遮断薬の有効性（74％）が証明されている．プロプラノロールの場合，徐脈や低血圧などの副作用がなければ 1～2 mg/kg/日を目標とする．

LQT2：運動制限とともに第一選択薬は β 遮断薬である．しかし有効性は LQT1 に比べやや低く（63％），他の抗不整脈薬（メキシレチン，ベラパミル）の併用が必要な場合が多い．K 製剤と K 保持性利尿薬の併用による血清 K 値の上昇も有効である．

LQT3：メキシレチンにより QT 時間は著明に短縮し第一選択薬と考えられるが，長期投与についてのエビデンスはない．また，ペースメーカ治療の有効性も報告されている．

植込み型除細動器（ICD）の適応については，心室細動（VF）または心停止の既往を有する患者は ICD の class I（絶対）適応である．VF や心停止がなくても，①TdP または失神，②突然死の家族歴，③β 遮断薬に対する治療抵抗性，の 3 項目のうち 2 項目以上を認める場合は class IIa，1 項目を認める場合は class IIb の ICD 適応となる．ただ

表 12-5-1 先天性 QT 延長症候群（Romano-Ward 症候群）の原因遺伝子とイオンチャネル機能

タイプ	遺伝子座	原因遺伝子	イオンチャネル
LQT1	11(11p15.5)	KCNQ1	$I_{Ks}(\alpha)$
LQT2	7(7q35-q36)	KCNH2	$I_{Kr}(\alpha)$
LQT3	3(3p21)	SCN5A	$I_{Na}(\alpha)$
LQT4	4(4q25-q27)	ANK2	Na^+-K^+ ATPase, $I_{Na/Ca}$
LQT5	21(21q22.12)	KCNE1	$I_{Ks}(\beta)$
LQT6	21(21q22.12)	KCNE2	$I_{Kr}(\beta)$
LQT7	17(17q23.1-q24.2)	KCNJ2	I_{K1}
LQT8	12(12p13.3)	CACNA1C	$I_{Ca,L}$
LQT9	3(3p25)	CAV3	I_{Na}
LQT10	11(11q23.3)	SCN4B	I_{Na}
LQT11	7(7q21-q22)	AKAP-9	I_{Ks}
LQT12	20(20q11.2)	SNTA1	I_{Na}
LQT13	11(11q23.3-24.3)	KCNJ5	$I_{K,ACh}$

し，LQT3 では3項目のうち①と②のいずれかを認めれば class IIa の ICD 適応となる．

今後は原因遺伝子上の変異部位や変異タイプなどを考慮した治療が行われていくと考えられる．

- **経過・予後** 生涯心事故発生率は LQT1，LQT2 患者で LQT3 患者に比べ高いが，致死的心事故は LQT3 で多い．

Brugada 症候群

- **定義・概念** Brugada（ブルガダ）症候群（Brugada syndrome）は，V_1 から V_2（V_3）誘導における特徴的な ST 上昇と VF を主徴とし，明らかな器質的心疾患を有さない症候群である．

- **疫学** 男性で頻度が高く（男女比 8：2～9：1），VF の初発年齢は 40～50 歳代である．多くは夜間睡眠中または安静時に VF を発症し突然死の原因となるため，「ポックリ病」の原因の一つと考えられている．欧米に比べわが国を含めたアジア地域で頻度が高い．Brugada 型心電図（coved 型または saddle back 型）の頻度は一般健常者の 0.05～0.1％ とされている．

- **病因・病態生理と分子メカニズム** ST 上昇や VF の病因・病態には，右室心筋細胞の貫壁性電位勾配が関与する．外的因子や一部遺伝子変異により，一過性外向き電流（I_{to}）などの外向き K^+ 電流の増加や Na^+ 電流，Ca^{2+} 電流などの内向き電流の減少が起こると，心外膜細胞のみで活動電位第1相 notch が深くなり dome が消失する（loss of dome）．このため心外膜-心内膜細胞間で電位勾配が生じ，J 波およびこれに引き続く ST 部分が上昇する．また，dome の消失は心外膜細胞間で不均一に生じ，近接する心外膜細胞領域で dome が消失する細胞と dome が保たれる細胞を認め，これらの細胞間で大きな electrical storm 時には，Ca^{2+} 電流を増強させる β 受容体刺激薬のイソプロテレノールの持続点滴や硫酸アトロピンの静注が有効である．

- **経過・予後** わが国の厚生労働省研究報告では，VF 既往患者の年間 VF 再発率は 10.7％ であったが，まったく無症状の Brugada 症候群患者での新規年間 VF 発生率は 0.4％ と低く，失神のみの患者でも 0.7％ とヨーロッパの報告に比べ低いことが示された．しかし比較的予後良好であった無症候例＋失神例においても，自然発生 type 1 の Brugada 型心電図を呈し，突然死の家族歴を有する例では心事故発生率が高くなり，日本人では家族歴の重要性が示されている．

カテコールアミン誘発性多形性心室頻拍

- **定義・概念** カテコールアミン誘発性多形性心室頻拍（catecholaminergic polymorphic ventricular tachycardia：CPVT）は，主に運動中などの交感神経緊張時に，特徴的な二方向性 VT や多形性 VT が出現し，VF に移行して小児期の突然死の原因となる疾患である．

- **疫学** 小児期から発症することが多く，性差はない．LQT1 の先天性 LQTS として診断されることも多い．

- **病因・病態生理と分子メカニズム** 筋小胞体（SR）のリアノジン受容体遺伝子である $RyR2$ と，カルセクエストリン 2 遺伝子（$CASQ2$）に遺伝子変異が報告されており，これらの変異により心筋細胞内 Ca 負荷をきたし，遅延後脱分極（DAD）を機序として VT，VF が発生すると考えられる．

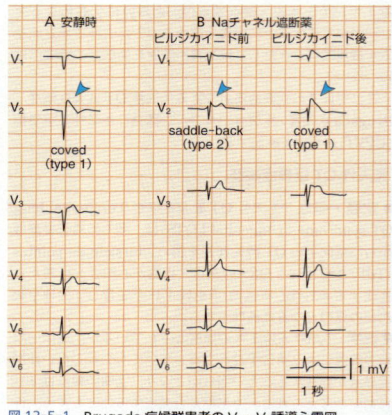

図 12-5-1　Brugada 症候群患者の V_1～V_6 誘導心電図
A：安静時から V_2 誘導で coved 型 ST 上昇（type 1）を呈する
B：安静時には V_2 誘導で saddle back 型 ST 上昇（type 2）を呈するが，Na チャネル遮断薬のピルジカイニド 40 mg の静注により coved 型 ST 上昇（type 1）を認める

■**診断** 臨床診断は，運動中の特徴的な二方向性VTや多形性VTから比較的容易である。安静時心電図では，境界域のQT時間延長とU波の増高を認めることが多い。臨床診断がしっかりとしていれば，*RyR2*の遺伝子診断率は50％以上である。

■**治療と薬理メカニズム** 予防的内服薬として，以前からβ遮断薬，およびCa拮抗薬との併用が行われてきたが，最近特に*RyR2*変異陽性例でNaチャネル遮断薬のフレカイニドの有効性が報告されている。VFや心肺停止既往例では，二次予防としてICDの適応となる。

【清水 渉】

参考文献

1) Schwartz PJ et al : Genotype-phenotype correlation in the long-QT syndrome : Gene-specific triggers for life-threatening arrhythmias. Circulation 103 : 89-95, 2001
2) Shimizu W : Clinical impact of genetic studies in lethal inherited cardiac arrhythmias. Circ J 72 : 1926-1936, 2008
3) Shimizu W et al : Genotype-phenotype aspects of type-2 long-QT syndrome. J Am Coll Cardiol 54 : 2052-2062, 2009
4) 日本循環器学会，日本心臓病学会，日本心電学会，日本不整脈学会：QT延長症候群（先天性・二次性）とBrugada症候群の診療に関するガイドライン（2007年度版）．Circ J 71(Suppl Ⅵ) : 1205-1253, 2007
5) Leenhardt A et al : Catecholaminergic polymorphic ventricular tachycardia in children. A 7-year follow-up of 21 patients. Circulation 91 : 1512-1519, 1995

13 先天性心疾患

1 心血管系の発生

■**定義・概念** 心臓大血管は循環系を担う臓器として胎生期に最初に機能しはじめる。心血管系の発生は胎生20日頃にはじまり，胚発生の段階と要求にあわせて形態形成が進行し，より高次の機能を獲得していく。すなわち，初期には単純な拡散による呼吸・栄養・排泄で生存発育した胚は，循環系の成立により，発生分化していく臓器を維持できるように発達する。心血管系の形態形成は胎生50日頃までにほぼ完成し，その後の胚の成長を支える。出生後，体循環と肺循環が分離・成立することにより，身体各臓器に効率よく酸素を供給し，高等な個体を維持するための循環機能が獲得される。

心血管系の形態形成過程
（図13-1-1の①〜⑩）[1,2]

心臓の初期発生

側板中胚葉細胞の一部が心臓形成細胞として運命づけられ，胚の最前部に三日月型の心原基を形成する（①）。側板中胚葉細胞から心臓形成細胞への分化は，隣接する内胚葉上皮から分泌される複数の分子の相互作用によって誘導される。

心原基には，左右一対の心内膜筒（endocardial tube）が発生し，正中で融合して原始心筒（primitive heart tube）が形成される（②）。原始心筒は，内側の心内膜（endocardium），外側の心筋外套（myocardial mantle）と，それらを隔てる細胞外基質（心ゼリー〈cardiac jelly〉）からなる1本の管状構造で，流出路を咽頭弓に，静脈洞側を横中隔（septum transversum〈臓側中胚葉由来〉）に固定される。心拍動を開始し，尾側から頭側に血液を送るポンプとして機能しはじめる。

心房・心室・房室管（房室弁および中隔）の形成

原始心筒が右方へ屈曲（looping）するとともに左右心室原基は急速に発育し，心房の形態も背側上方に明らかになる（③）。

左右心室の外方への発育により，受動的に筋性心室中隔が形成され，能動的に伸長する。心ゼリーは心房と心室の間の房室管部に限局し，心室では心筋層が形成される（④）。右室では肉柱層と緻密層の比が1 : 1で肉柱形成は粗，左室では両層の比が1 : 2で肉柱形成は密になっている。

房室管部では心ゼリーのなかに，心内膜から上皮-間葉形質転換（epithelial-mesenchymal transformation : EMT）により発生した間葉系細胞が心内膜床（endocardial cushion）を形成する（⑤）。EMTは，心内膜-心筋層間の双方向性のシグナル伝達（トランスフォーミング増殖因子β〈TGF-β〉，骨形成因子〈BMP〉など）により誘導される。上・下心内膜床の癒合により房室管は分割され，心内膜床は心房中隔一次孔の閉鎖，房室弁の形成，膜性心室中隔の形成に関与する。房室弁の弁尖は心内膜床のリモデリングにより，また腱索および乳頭筋は心筋層のundermining により形成される。同時に，房室管が右方へ移動することにより，心内膜床は円錐動脈幹隆起と連結し，正常な心房心室整列および心室大血管整列が誘導される。

心房内では，総心房頂部が円錐動脈幹に圧迫され陥凹した内面に，一次中隔（septum primum）の形成がはじまる。一次中隔は心内膜床と接合し，一次孔（ostium primum）を閉鎖する。一方，一次中隔の後上方部に二次孔（ostium secundum）が形成される（⑤）。心房の屋根の部分から発生した二次中隔（septum secundum）が，心内膜床の方向に向かって卵円孔（foramen ovale）を囲み二次孔を閉鎖し，一次中隔と融合する。心房・心室中隔および房室弁が形成され，2心房2心室の形態が完成する（⑥）。

流出路の形成

looping後，流出路部の心ゼリー層に，神経管背側から移動してきた神経堤細胞（neural crest cell）により，左側および右側円錐動脈幹隆起が形成される（⑦）。左右円錐動脈幹隆起は「らせん状（spiral）」に発育・癒合して，下部は円錐中隔，上部は動脈幹中隔（大動脈-肺動脈中隔）を形成する。大動脈（Ao）と肺動脈（PA）は，下部（円錐部）ではPA前-Ao後，上部（動脈幹部）ではAo前-PA後の位置関係で分離する。同時に，流出路（円錐口）が左方へ移動することにより，円錐中隔と筋性心室中隔が接続し，その間隙が周囲の心内膜床組織から形成された膜性心室中隔により閉鎖される（⑧）。

これらの過程により，肺動脈は右室，大動脈は左室に整列し，右心系と左心系が解剖学的に分離する。こうして，出生後の体循環と肺循環の分離・成立が可能になる（⑨）。

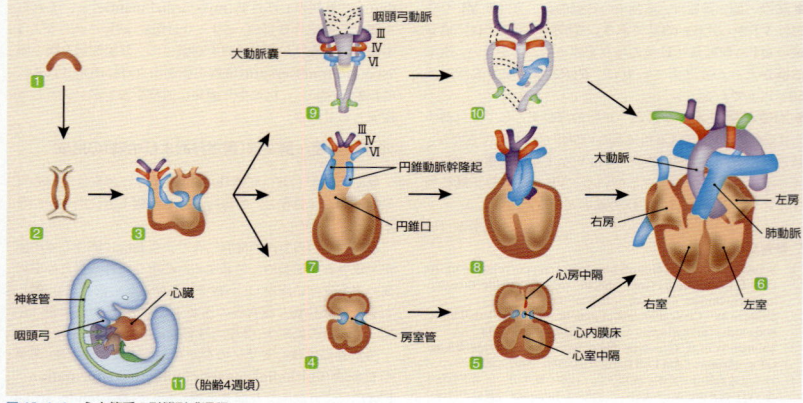

図 13-1-1　心血管系の形態形成過程

大血管系の形成

胎生 20〜30 日頃にかけて、大血管の原基として大動脈嚢から次々に左右対称の 6 対の咽頭弓動脈が形成される。このうち、第Ⅰ、第Ⅱ、第Ⅴ咽頭弓動脈は退縮する。第Ⅲ、第Ⅳ、第Ⅵ咽頭弓動脈は神経堤細胞が分布し、血管平滑筋に分化する（⑨）。

神経堤細胞により誘導される大血管リモデリングにより（⑩）、第Ⅲ、第Ⅳ咽頭弓動脈は大動脈とその分枝を、第Ⅵ咽頭弓動脈は肺動脈（中枢部）と動脈管をそれぞれ形成する（⑥）。

静脈系の発生

静脈系は、初期には左右対称に発生し、肺動基内に形成される肺静脈叢は体静脈系と交通を有する。その後、血管リモデリングにより左右非対称の体静脈系が形成され、右房との結合が存続・確立する。肺静脈叢は共通肺静脈を形成して左房後壁に結合し、体静脈系との交通を失い、最終的に共通肺静脈が左房後壁に吸収されることにより、肺静脈-左房交通が完成する。

心臓大血管の発生に与する細胞群
（図 13-1-1 の⑪）[2]

心臓大血管は元来中胚葉由来であるが、いくつかの前駆細胞群により形成される。原始心筒は側板中胚葉（lateral plate mesoderm）由来の心臓前駆細胞（一次心臓領域（first heart field））により形成された心原基から発生する（図 13-1-1 の⑪赤）。

原始心筒には、その背側にある臓側中胚葉領域（splanchnic mesoderm）に由来する心臓前駆細胞（二次心臓領域（second heart field））が、前方および後方より流入し、それぞれ心臓の前方部分（流出路・右室）および後方部分（心房・静脈洞）の形成に関与する（図 13-1-1 の⑪紫）。

二次心臓領域の発生には、転写因子 Isl1 が中心的役割を担う[3]。流出路の形成では、転写因子 Tbx1 が Fox 転写因子に制御され、下流の Fgf8/10 などを活性化する分子機序が必須である[4),5]。さらに、前述したように外胚葉由来の間葉系細胞（神経堤細胞）が円錐動脈幹中隔の形成、胸部大血管の発生に関与する（図 13-1-1 の⑪黄緑）。

心外膜は、原始心筒に接続する横中隔の前心外膜組織（proepicardial organ：PEO）に由来する細胞が、静脈洞側から心臓全体をおおうことにより形成される（図 13-1-1 の⑪緑）。心外膜を形成した細胞の一部は、EMT により間葉細胞に形質転換して心筋層に侵入し、冠動脈の発生に関与する。刺激伝導系の特殊心筋細胞（His-Purkinje〈ヒス-プルキンエ〉細胞）は、エンドセリン刺激などにより心筋細胞から分化する。

血管系の発生機構[1),2]

血管系細胞の起源

毛細血管は血管内皮細胞から、それより大きい血管は内皮細胞と壁細胞（血管平滑筋細胞や周皮細胞）から構成される。血管系の細胞の起源は、中胚葉細胞から分化した造血・血管系前駆細胞（hemangioblast）と平滑筋前駆細胞である。また、胸部大血管の平滑筋細胞は神経堤細胞から分化する。血管系は以下の脈管形成〜血管新生の過程により発生・成熟する。

脈管形成（vasculogenesis）

胎生 3 週の中頃に、造血・血管系前駆細胞は、卵黄嚢上に集塊（血島（blood island））を形成する。血島では、一層の血管内皮細胞が造血系細胞を内腔に蓄えながら互いに融合して、原始血管網が形成される（胚外血管系（卵黄動静脈、臍動静脈））。わずかに遅れて、胚内中胚葉臓側板や中胚葉正中領域に同様に原始血管網が形成される。

血管新生(angiogenesis)

 均一な血管叢である原始血管網の形成後，血管内皮細胞集団の萌出・嵌入により新たな血管が形成される。同時に，中胚葉平滑筋前駆細胞や神経堤細胞が増殖・遊走して血管内皮細胞に接着し，壁細胞として裏打ち構造が形成される。さらに，原始血管網の一部の血管は退縮，裏打ちされた血管は存続し(血管リモデリング)，枝分かれした大小の血管からなる成熟した血管系が構築される。

【山岸 敬幸・山岸 千尋】

参考文献
1) 高尾篤良ほか編：臨床発達心臓病学 改訂3版, 中外医学社, 2001
2) 山岸敬幸ほか編：先天性心疾患を理解するための臨床心臓発生学, メジカルビュー社, 2007
3) Vincent SD et al : How to make a heart: the origin and regulation of cardiac progenitor cells. Curr Top Dev Biol 90: 1-41, 2010
4) Yamagishi H et al : Tbx1 is regulated by tissue-specific forkhead proteins through a common Sonic hedgehog-responsive enhancer. Genes Dev 17: 269-281, 2003
5) Yamagishi H et al : Unraveling the genetic and developmental mysteries of 22q11 deletion syndrome. Trends Mol Med 9: 383-389, 2003

2 先天性心疾患

心房中隔欠損症

 心房中隔欠損症(atrial septal defect：ASD)は心房中隔の一部が欠損する疾患で，二次孔欠損(ASD secundum)と一次孔欠損(ASD primum)があり，図13-2-1 のように分類される。単心房は両者の合併である。

心房中隔二次孔欠損

■ **定義・概念** 心房中隔二次孔欠損(ASD secundum)は発生学的な二次中隔の欠損で，欠損孔は房室弁に接しない。静脈洞(上位)欠損型は右部分肺静脈還流異常を高頻度に合併する。

■ **病因・病態生理と分子メカニズム**
病因
 NKX2.5, GATA4, TBX5 などの変異が報告され，特にNKX2.5 変異では房室ブロックとの合併例の家族内集積が知られている。

病態生理
 左右短絡は左右心室の拡張性の差によって拡張期に起こる(拡張期短絡)。右室は拡大し，拡張期に心室中隔を右室方向へ偏位させ左室流入を妨げる。思春期以降に左室容積は正常以下となる。
 肺高血圧が進行すると右左方向短絡からチアノーゼが出てEisenmenger(アイゼンメンジャー)症候群となる。心室中隔欠損などの高圧系の短絡疾患での「収縮期短絡」と違って，本症は「拡張期短絡」なので右室壁が肥厚し，拡張性が低下すれば心房位右左短絡が生じる。このため，右室圧上昇が中等度の肺高血圧でもEisenmenger症候群となる。

■ **臨床症状** 女性に多い。小児期は無症状で思春期以降に動悸や息切れが現れる。妊娠出産を契機に発症する例も

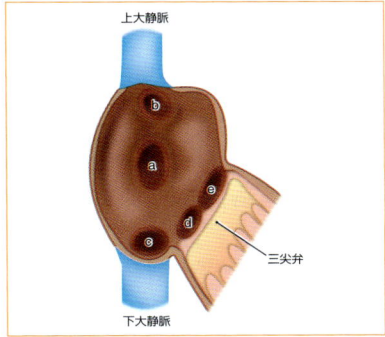

図13-2-1 心房中隔欠損症の病型
● 二次孔欠損型
a：中心(卵円窩)型, b：静脈洞型(上部), c：静脈洞型(下部), d：冠静脈洞型
● 一次孔欠損型
e：一次孔欠損

多い。30〜40歳代以降に，心房性不整脈，特に心房細動，肺高血圧，三尖弁閉鎖不全，肺動脈弁閉鎖不全，僧帽弁逸脱・閉鎖不全などが加齢とともに頻度を増す。
聴診所見：胸骨左縁下部でのⅠ音の亢進と，Ⅱ音の固定性分裂があり，しばしば肺動脈弁クリック音を聴く。肺高血圧合併でⅡ音は亢進する。胸骨左縁上部で駆出性収縮期雑音，下部に拡張期雑音がある。

■ **検査成績／診断**
胸部X線：右房，右室，主肺動脈が短絡量や弁閉鎖不全に応じて拡張する。肺血管陰影は増える。
心電図：右軸偏位，不完全右脚ブロック，右室肥大が典型的な所見で，約5％に左軸偏位，約5％にPQ時間延長をみる。40歳以降心房細動が増える。
心エコー：欠損孔を確認し，カラードプラ法で短絡血流をみる。付随所見として右室右房の拡大，心室中隔の奇異性運動がある。全肺静脈の左房還流を確認する。付随所見が典型的で欠損孔がみえない場合，静脈洞型心房中隔欠損ないし心房中隔欠損のない部分肺静脈還流異常を疑う。それらには経食道心エコー法，MRIが有用である。
心臓カテーテル検査：診断目的の本検査は減っている。カテーテルが右房から左房へ抜ける。酸素飽和度のstep-upが右房から右室にかけてみられる。しばしば右室流出路で圧較差をみるが，弁の肥厚や開放制限がなければ器質的狭窄はない。部分肺静脈還流異常との鑑別は，疑わしい肺静脈からの造影を四腔像で確認する。

■ **治療**
対症治療
 徴候に応じた一般的治療を行う。
欠損孔閉鎖
● **カテーテル治療** Amplatzer閉鎖栓による閉鎖術が2007年に認可され，基準を満たした医師と施設のみで実施される(図13-2-2)。適応基準は外科治療と同じだが，rim(心房中隔の「残り部分」)の形態によっては閉鎖

栓の固定ができない。
- **外科治療** 人工心肺使用下に欠損孔を直接ないしパッチで閉鎖する。適応は肺体血流量比2.0以上とされてきたが、近年の成績向上と長寿から1.5以上を基準とする施設も増えている。肺高血圧例では肺血管抵抗が14単位・m^2未満であれば適応とされる。

手術年齢に基準はないが、適応例では発見後早期に手術するのが好ましい。パッチ閉鎖後3〜6カ月間、抗血小板薬の投与が好ましい。
- **経過・予後** 生命予後は比較的よいが、40歳代から不整脈、心不全が増える。弁閉鎖不全の合併がなければ感染性心内膜炎の予防は不要である。欠損孔の面積が1cm²以上では老年期に心不全症状の出現頻度が高くなる[1]。

心房中隔一次孔欠損

- **定義・概念** 心房中隔一次孔欠損(ASD primum)(不完全型心内膜床欠損〈incomplete endocardial cushion defect：ECD〉または房室中隔欠損〈atrioventricular septal defect：AVSD〉)は、房室弁に接した心房中隔部分と心室中隔流入部の欠損で、①不完全型(心房中隔欠損のみ)と②完全型(心房および心室中隔に欠損孔がある)に分類される。不完全型は両房室弁が分離し一般に僧帽弁側に裂隙(クレフト〈cleft〉)があり、僧帽弁閉鎖不全をしばしば合併する。完全型は心室中隔欠損、共通房室弁口があり、弁および弁下の形態から3型に分ける(完全型は乳児早期に発症し重症であるが、詳細については文献2参照)。
- **病因・病態生理と分子メカニズム**

病因
Down(ダウン)症候群、内臓心房錯位症候群[注]、Ellis-Van Creveld(エリス-ファン・クレーフェルト)症候群(*EVC*, *EVC2*変異)などに合併する。
- 注：胸腹部内臓の左右関係が異常となる疾患で、脾臓が発生しない無脾症と、分葉異常や複数の多脾症がある。前者は右側相同、後者は左側相同ともいい、ともに高頻度に先天性心疾患や腸回転異常を伴う。きわめて少数ながら*LEFTY A*などの変異が報告されている。

病態生理
二次孔欠損の特徴に加えて、僧帽弁逆流が加わる。逆流は左室から右房へ直接向かい、左室容量負荷に加えて、右室容量負荷を大きくする。
- **臨床症状**

発生頻度に男女差はない。症状は二次孔欠損と同様であるが、聴診上、合併する僧帽弁閉鎖不全の雑音が加わる。
- **検査成績／診断**

胸部X線、心電図：基本的に二次孔欠損と同様で、本症では心電図の左軸偏位、PR時間延長が特徴的である。
心エコー：欠損孔下縁がなく、房室弁に接するのが特徴である(図13-2-3)。
心臓カテーテル検査、心室造影像：カテーテルが右房から左房、さらに比較的容易に左室に入るのが特徴である。左室造影で、左室流出路がgoose neck sign(図13-2-4)となる。
- **治療** 基本的に二次孔欠損と同じであるが、本症ではカテーテル治療はできない。手術では、僧帽弁修復を追加することが多い。
- **経過・予後** 二次孔欠損に準ずるが、僧帽弁閉鎖不全があれば進行し、また心内膜炎のリスクが続く。

心室中隔欠損症

- **定義・概念** 心室中隔欠損症(ventricular septal

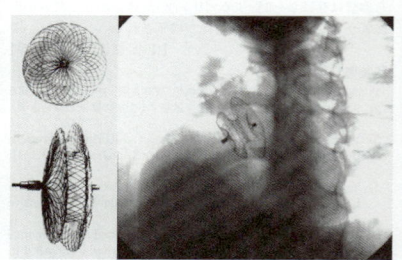

図13-2-2 Amplatzer閉鎖栓による閉鎖

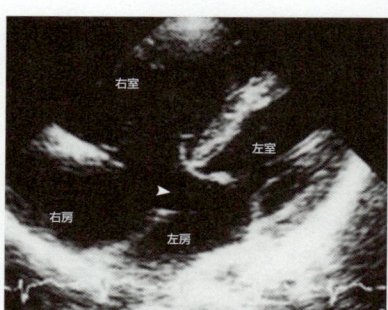

図13-2-3 心内膜床欠損症の不完全型の心エコー図
▷：心房中隔欠損部分

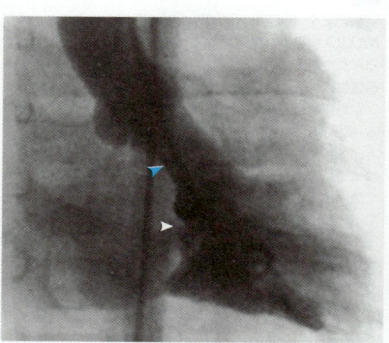

図13-2-4 goose neck sign
▶：goose neck sign, ▷：僧帽弁クレフト

defect：VSD）の基本は心室位の左右短絡である。欠損孔のサイズによって，自然閉鎖から乳児期死亡あるいはEisenmenger化まで自然経過は幅広い。

▶病因・病態生理と分子メカニズム

病因

21トリソミー（Down症候群）を筆頭に種々のトリソミーに高頻度に合併するが，責任遺伝子は未知である。そのほか，*TBX5*変異（Holt-Oram〈ホルト-オーラム〉症候群），*GATA4*変異，*DHCR7*変異（Smith-Lemli-Opitz〈スミス-レムリ-オピッツ〉症候群），*TCOF1*変異（Treacher Collins〈トリーチャー・コリンズ〉症候群）などで本症の合併が報告されている。

病態生理

形態分類：欠損孔の位置による分類がある。動脈下欠損（円錐部，漏斗部欠損，流出路欠損などの呼び方もある）は大動脈弁変形（逸脱）を合併しやすく，アジア人に多いので，これを2つに分ける分類がある（図13-2-5）[3]。肉柱部欠損は時に複数孔でスイスチーズ様と呼ぶが，アジア人には少ない。

病態生理：
- **血流動態** 肺血流量が増え，左室容量負荷となる。短絡量は，欠損孔が大動脈弁口と等しいかそれより大きい場合（non-restrictive VSD）は欠損孔での血流に対する抵抗が少ないので，肺血管と体血管の抵抗比（肺体血管抵抗比）によって決まり，肺高血圧を合併する。欠損孔が大動脈弁口より小さい（restrictive VSD）例では体血管抵抗によって左右され，肺高血圧は中等度以下である。
- **肺高血圧** 血流増加によって，まず血管平滑筋収縮（肺血管中膜肥厚）が起こり可逆的である。次第に線維化などによる内膜肥厚（肺血管閉塞性病変）が起こり非可逆的となる。さらに進行すると肺血管抵抗が著しく高くなり，右左短絡が出現する（Eisenmenger化）。
- **動脈下欠損における大動脈弁変形** 弁腹が欠損孔に嵌まるように変形し，大動脈弁逸脱（prolapse）ともいう。この変形は，収縮期に欠損孔を通る血流によるVenturi（ベンチュリ）効果によって悪化し，ある程度以上進行すると大動脈弁閉鎖不全を発症する。

▶ **臨床症状** 全体の1/3～1/4で自然閉鎖する。欠損孔の大きさで臨床像が異なる。小欠損では症状はないが，新生児期から心雑音がある。大欠損では，乳児期早期に心不全症状が強く，放置すれば死亡することもある。中欠損はその中間である。自然閉鎖しない小欠損では雑音のみが持続する。ただ，動脈下欠損では大動脈弁閉鎖不全の出現に注意する。Eisenmenger化すればチアノーゼと運動低下などが出る。

理学所見：聴診所見は，欠損孔の大小によって異なる（図13-2-6）。大欠損の乳児，Eisenmenger症候群でに無雑音のことがある。また，動脈下欠損では大動脈弁逸脱が心室中隔欠損に嵌まり込んで雑音が小さくなることがあるので，自然閉鎖傾向を見誤らないようにする。

▶検査成績／診断

胸部X線：小欠損では正常で，中欠損以上で左房左室による心拡大と主肺動脈突出および肺血管陰影の増加があり，肺高血圧を合併すれば主肺動脈がさらに突出する。著しく拡張した心臓肺血管に気道圧迫から肺気腫，さらに無気肺（肺合併症という）をみることもある。

心電図：基本は左室肥大である。正常の場合は小欠損，両室肥大は肺高血圧合併，右室肥大のみはEiesnmenger症

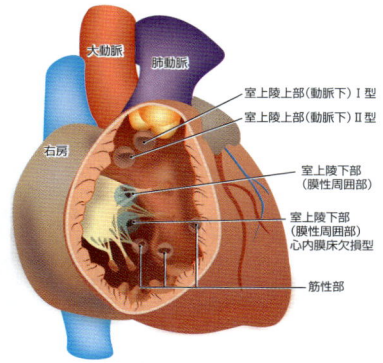

図13-2-5　心室中隔欠損
わが国の分類[3]では，室上陵上部（動脈下）をⅠ型とⅡ型に分ける

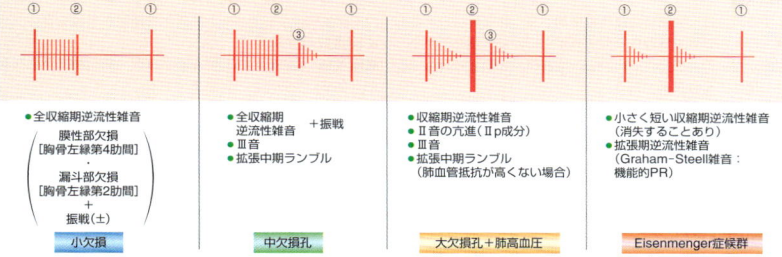

図13-2-6　心室中隔欠損の聴診所見
①Ⅰ音，②Ⅱ音，③Ⅲ音

候群を想起する。左軸偏位は流入部（後方進展型）～心内膜床欠損型に多い。

心エコー：欠損孔を直接とらえ、カラードプラ法でそこでの短絡血流をみる。膜性周囲部欠損は大動脈基部短軸面で三尖弁に接して、四腔断面または左室長軸断面で三尖弁下にみられる。動脈下欠損は大動脈基部短軸面および右室流出路短軸面で欠損および短絡血流が肺動脈弁に近接する。後方進展型は心尖部四腔断面で両房室弁の中心を切る面で両弁に接している。房室弁から離れ心尖方向に欠損があれば、筋性部欠損である。

心臓カテーテル検査，心臓血管造影
- **短絡所見** 酸素飽和度が、大静脈・心房に比べ心室位で上昇するが、動脈下欠損では主肺動脈内で上昇する例が多い。右房で上昇すれば卵円孔開存か心房中隔欠損で、前者では左右心房圧に差がある。
- **圧所見** 肺動脈圧は肺高血圧の重症度をあらわし、大動脈圧の3/4 を高度、半分以下を軽度、その中間を中等度とする。高度肺高血圧には、短絡量が50%以上の高肺血流肺高血圧と、肺血管抵抗が高く短絡量の少ない高肺血管抵抗肺高血圧とがある。後者の進行した病態がEisenmenger症候群で、手術適応がなくなる。
- **造影所見** 左室造影での欠損孔を通して右室肺動脈が写る。X線入射に角度をつけることによって欠損孔の位置とサイズを直接描写できる（詳細については他書参照）。動脈下欠損では大動脈弁上造影で、大動脈弁変形の有無（**図13-2-7**）をみる必要がある。
- **肺高血圧の評価** 肺血管抵抗が8単位・m^{2}以上の場合には、β刺激薬の肺動脈注入、一酸化窒素吸入などによる負荷試験よって8単位以下となれば手術適応があるとされている。

自然閉鎖と自然経過
約1/3～1/4の例で自然閉鎖し、多くは2歳までにみられる。動脈下欠損では大動脈弁変形から閉鎖不全への進行が多い。生後肺血管抵抗が下降せず、そのままEisenmenger症候群となる例がまれにある。

■ **治療**
内科治療
うっ血性心不全に対して利尿薬が第一選択となる。血管拡張薬は血行動態を改善する。強心薬の効果は一定でない。貧血は心不全の悪化要因なので、造血薬や輸血などを考慮する。

外科治療
手術適応は、乳児期には体重増加不良、肺合併症のある例、小児期以降では容量負荷所見が明らかで欠損孔の縮小傾向がない例、感染性心内膜炎の既往例、大動脈弁変形ないし閉鎖不全合併例である。

手術は人工心肺使用下に開心し直視下に閉鎖する。基本的に心房または肺動脈から閉鎖する。無輸血での手術の安全性が増している。

カテーテルによる閉鎖は外国でははじまっているが、2011年現在わが国には導入されていない。

動脈管開存症

■ **定義・概念** 動脈管開存症（patent ductus arteriosus：PDA）は胎児期に大動脈・肺動脈間にある動脈管が生後閉

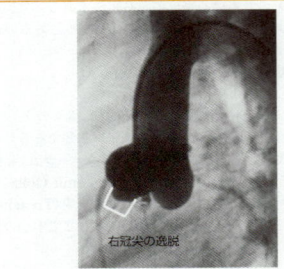

図13-2-7 動脈下心室中隔欠損の大動脈弁変形（右冠尖の逸脱）

鎖せずに開存を続ける疾患で、左右短絡を生じる。

■ **病因・病態生理と分子メカニズム**
病因
未熟児（早期産児）に多く動脈管閉鎖機転の未熟性が原因とされ、成熟児例では閉鎖機転のなんらかの不全が考えられる。特殊な例として、*TFAP2B*変異によるChar（チャー）症候群では動脈管開存を伴い、疾患遺伝子と考えられている。

病態生理
大動脈から肺動脈へ短絡があり、収縮期から拡張期へ連続して起こる。肺血流量は増え左心系の容量負荷が原則だが、多くの例で動脈管は太くなく容量負荷は目立たない。

肺高血圧が強いとEisenmenger症候群となり、右左短絡のため下行大動脈で動脈血酸素飽和度（SaO$_2$）が下がる。

■ **臨床症状** 女性に多い。開存する動脈管は多くが2～3mm以下で短絡量が少なく、症状のない例がほとんどである。ただ、それら小短絡例のなかに思春期以降軽度ながら心不全症状を訴える例もある。Eisenmenger症候群では、運動制限が強く、下肢にSaO$_2$低下ないしチアノーゼがあり足指がばち指となる。

理学所見：心聴診で、連続性心雑音のなかに複数の心音が混ざり、いわゆる「機械性」といわれる特徴的な心雑音となる。末梢脈の脈圧が広い。また、理学所見に異常なく心エコー検査で偶然発見される例もある。Eisenmenger症候群では、駆出音がありⅡ音が亢進し、心雑音が短くなるかなくなる。時に拡張期雑音のみとなることがあり、動脈管での拡張期の左右短絡か、肺動脈弁閉鎖不全による。

■ **検査成績／診断**
胸部X線：短絡量に応じて左心系拡大、肺動脈拡張をみるが、多くの少短絡例では正常である。
心電図：短絡量が多い例では左室肥大を示す。
心エコー：矢状断面ないし大動脈水平断面で、カラードプラ法によって大動脈から肺動脈への血流を認める。
心臓カテーテル検査，心臓血管造影：「治療」の項で述べるカテーテル治療前の形態診断のために行う。

自然閉鎖と自然経過
小児期に無症状で、青年期以後に軽度ながら心不全症状を現す例がある。生涯にわたって感染性心内膜炎のリスクがあるが、無雑音の例ではリスクは低いと考えてよい。

■ 治療

内科治療
- **薬物治療** 未熟児ではインドメタシンで閉鎖をめざす。心不全があれば非特異的な抗心不全治療を行う。
- **カテーテル治療** コイルやAmplatzerなどの閉鎖栓を、カテーテルを通して患部に固定閉鎖する方法がある。

外科治療
カテーテル治療ができない場合には、左開胸下に直接、結紮ないし切断する。

Fallot四徴症

■ 定義・概念
Fallot(ファロー)四徴症(tetralogy of Fallot)は、心室中隔欠損、肺動脈狭窄、大動脈基部の心室中隔への騎乗、右室肥大の四徴を持つ。チアノーゼ性心疾患としては最も多い。乳児期に肺動脈弁下(漏斗部)狭窄の発作性増強による低酸素発作(スペル)がある。症候群の部分症のことも多く、22q11.2部分欠失症候群は代表的である。心内修復手術後の問題も少なくない。

■ 病因・病態生理と分子メカニズム

病因
22番染色体長腕11.2部分欠失に高頻度に合併し、疾患遺伝子の一つとして$TBX1$変異がある。そのほか、Alagille(アラジール)症候群($JAG1$変異)、Down症候群(21トリソミー)、家族性中隔欠損($NKX2.5$変異)、Apert(アペール)症候群($FGFR2$変異)などでもみられる。

形態的には、円錐部(流出部)中隔の前方(右方)偏位が主因で、洞部中隔とのずれが心室中隔欠損(①)、右方偏位が右室流出路狭窄(②)および大動脈騎乗(③)となる。

病態生理
形態分類：心室中隔欠損、肺動脈狭窄により、右室収縮期圧が左室大動脈圧と同じになり右室肥大が生じ、前述した三徴(①～③)とあわせて「四徴」と呼ぶ。右室流出路狭窄は弁下漏斗部狭窄、弁性狭窄、弁上狭窄、さらに分枝狭窄がある。

病態生理：左右心室は等圧で、右室から騎乗した大動脈への右左短絡がある。肺動脈狭窄の強さに応じて肺血流量は減少し低酸素血症は強くなる。左右心室容積は正常以下で、駆出率は正常ないし正常下である。

短絡量はダイナミックで、種々の要因で体血管抵抗が低下すれば体循環へ流れやすくなり、右左短絡が増えて肺血流量が減って低酸素血症は悪化する。

- **低酸素発作(スペル)** 一過性発作性のチアノーゼ増加で、漏斗部心筋の発作的攣縮による一時的な肺血流量減少と右左短絡増加による。

■ 臨床症状
チアノーゼ、多呼吸が主徴である。典型例では、チアノーゼは生後2～3カ月以降にはっきりしてくるが、肺動脈狭窄が強いほど発症は早い。症状は哺乳時や啼泣時に強く現れる。低酸素発作は生後2～3カ月頃からみられ、冬、寒い朝に多く、啼泣、哺乳、排便などがきっかけとなる。貧血はスペルの誘因となる。ばち指は幼児期以降でみる。心聴診上、Ⅱ音は単一で、収縮期駆出性雑音があり、肺動脈狭窄が強いと雑音は短い。

■ 検査成績／診断

胸部X線：心拡大はなく、主肺動脈部(左第2号)陥凹と心尖部挙上をみる。右側大動脈弓を25～30％に合併する。肺血管陰影は減少し、チアノーゼの強い例で減少が著明である。

心電図：右軸偏位、右室肥大、尖鋭化したP波を認める。左軸偏位があれば本症単独ではない。

心エコー：左室長軸断面で、心室中隔欠損と心室中隔に騎乗した大動脈を認める。また心室短軸面で、心室中隔は平坦で左右心室が等圧であることを示す。

心臓カテーテル検査：左右心室は等圧で体血圧と等しい。右左短絡のため大動脈酸素飽和度は正常以下で、肺動脈狭窄が強いほど低い。しばしば卵円孔開存を伴う。

心血管造影：右室造影で肺動脈と大動脈が造影される。X線照射を頭側に30～35度傾けると、右室流出路から主肺動脈が描写できる(図13-2-8)。

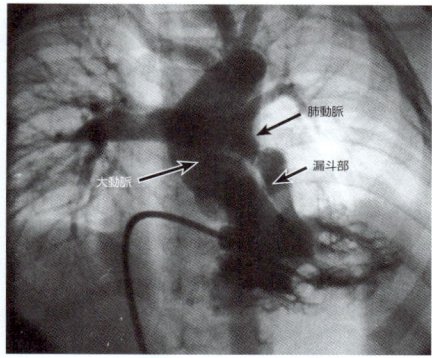
頭側へ30度傾けた正面像

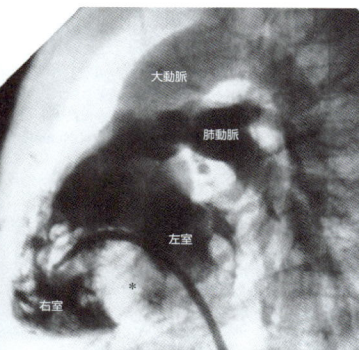
側面像

図13-2-8 Fallot四徴症の右室造影像
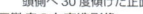
*：心室中隔

■治療
内科的治療

乳児期の低酸素発作予防にはβ遮断薬を投与する。相対的貧血は低酸素血症・発作、血栓症の要因なので平均赤血球容積(MCV)を正常範囲に保つ。瀉血、抗凝固・血小板療法には議論がある。

外科的治療

有発作例、チアノーゼの強い例では可及的早期に手術をする。手術は、大動脈肺動脈短絡手術を第一段階として後に心内修復術を行う二期的アプローチと、一期的に心内修復術を行う方法がある。肺動脈の太さや手術施設の方針による。

▶**経過・予後** 典型的なFallot四徴症の自然歴は、1歳までの生存率が75%、3歳までが60%、10歳までが30%とされている。

半月弁狭窄症(semilunar valve stenosis)

大動脈弁狭窄症

大動脈弁狭窄症(aortic valve stenosis)では、三尖弁または二尖弁、まれに一尖性狭窄で、二尖弁では上行大動脈拡張の合併が多い。弁は経年的に石灰化を伴い、狭窄ないし閉鎖不全が進行する。

左室内圧は上昇し、左室壁は求心性肥大をきたし、左室容積は正常以下である。重症例では相対的心筋虚血が現れ、左室は拡張し心機能が低下する。突然死および細菌性心内膜炎のリスクが高い先天性心疾患として知られる。

理学的には、駆出音(ejection click)とそれに引き続く駆出性心雑音があり、胸骨上窩や右頸動脈部に振戦(thrill)がある。重症例では脈圧が狭い。胸部X線写真の特徴的サインは上行大動脈拡張による右第2号突出である。心電図上左室肥大が明確でないことが多い。中等度以上例では運動負荷で左側胸部誘導のST-T変化が誘発され、進行重症例では安静時でもST-T変化がある。

心エコー検査は診断的で、大動脈弁のdoming、左室心筋肥厚、上行大動脈拡張がある。二尖弁症の診断は上行大動脈拡張進行の要因なので重要である。ドプラ法で大動脈弁での圧較差が推定できるが、エコーの入射角度、時相、流体力学的特性などから過大評価することがある。

圧較差が50mmHg以上で拡大術の適応とされる。石灰化弁でなければバルーンカテーテルによる拡大術が第一選択である。石灰化弁、逆流合併例では弁置換手術となる。この際、上行大動脈拡張が著しい場合にはBentall手術が考慮される。

肺動脈弁狭窄症

肺動脈弁狭窄症(pulmonary valve stenosis)は、右室収縮期圧が上昇し右室肥大となる。

理学的には、駆出音と駆出性心雑音があり、背部に放散する。胸部X線写真では左第2号の突出が特徴的である。心電図は右室肥大で、重症例ではST-T変化がある。

心エコー検査では、肺動脈弁のdomingと主肺動脈の狭窄後拡張をみる。ドプラ法で圧較差がかなり正確に推定できる。

圧較差が40～50mmHg以上で拡大術の適応とされ、バルーンカテーテルによる拡大術が第一選択である。

その他の疾患

完全大血管転位症

完全大血管転位症(complete transposition of the great arteries：compl TGA's)は、大動脈が右室から、肺動脈が左室から起始する疾患で、心室中隔欠損のないⅠ型、心室中隔欠損のあるⅡ型、心室中隔欠損+肺動脈狭窄のあるⅢ型に分けられる。前二者は、新生児期にチアノーゼ・心不全で発症し、自然予後はきわめて悪い。早期にJatene手術(大動脈肺動脈を入れ替え、冠動脈を大動脈に移植する手術)が行われる。Ⅲ型は手術なしに成人期に達することもある。

総肺静脈還流異常症

総肺静脈還流異常症(total anomalous pulmonary venous return：TAPVR)は、すべての肺静脈が左房に還流せず、上静脈系(Ⅰ型)、心房レベル(Ⅱ型)、下大静脈系(Ⅲ型)に還流する疾患で、新生児期にチアノーゼ・心不全で重症となり自然予後はきわめて悪い。特にⅠ型、Ⅲ型では、しばしば肺静脈狭窄を合併し最重症である。発見次第、手術を行う。

大動脈縮窄症および縮窄複合

大動脈縮窄症(coarctation of the aorta：CoA)および縮窄複合(CoA complex)には、単独型と、心室中隔欠損などを合併する複合型がある。前者は、若年性高血圧の重要な鑑別疾患である。後者は新生児期に心不全・腎不全で発症し、予後不良の疾患で手術が早期に必要である。ともに血圧および脈圧の上下肢差が診断のポイントである。

単心室疾患

単心室(single ventricle：SV)(univentricular heart：UVH)：心室が左室形態の型(左室性単心室)と右室形態の型(右室性単心室)があり、左右心房あるいは単心房がその心室につながる。左室性では流出路に小さな部屋がある。右室性では痕跡的な左室がある例とまったくない例がある。チアノーゼが主徴で、修復術としてはFontan型手術(後述)がある。

三尖弁閉鎖(tricuspid atresia：TA)：右房右室間が筋性に閉鎖し、体静脈還流はすべて心房間交通を通して左室に入る。大動脈肺動脈の心室とのつながり、肺動脈閉塞(狭窄ないし閉鎖)での病型分類がある。本疾患もFontan型手術(後述)が最終手術とされる。

修正大血管転位症

修正大血管転位症(corrected transposition of the great arteries)は、右房が左室に、左房が右室につながり、そして大動脈が右室から、肺動脈が左室から起始する。多く心室中隔欠損、肺動脈狭窄を伴うが、それらのない単独型(isolated)もある。心電図上septal q波が逆に向くのが特徴的で、房室ブロック、三尖弁(動脈側)閉鎖不全、さらに右室不全の合併・進行は頻度が高い。

特有な手術と術後の問題

Fallot四徴症心内修復術後

高頻度に肺動脈弁逆流,完全右脚ブロックが起こる。三尖弁逆流も少なくない。心胸郭比(CTR)の大きな例では右心不全,心室頻拍,心房頻拍のリスクが高い。上行大動脈拡張,大動脈弁閉鎖不全や突然死も問題である。

Fontan手術

Fontan(フォンタン)手術とは一心室疾患(単心室,三尖弁閉鎖など)に適応があり,チアノーゼをとるために体静脈と肺動脈を直接つなぐ手術である。術後,中心静脈圧が高く心拍出量は少ないため,低い運動能,心不全,心房頻拍,心内血栓形成,蛋白喪失腸症(protein losing enteropathy:PLE),うっ血による肝障害などが問題となる。

Rastelli手術

Rastelli(ラステリ)手術とは右室肺動脈間を導管(conduit)でつなぐ手術である。導管は経年的に狭くなり再手術を要する可能性がある。そのほか,Fallot四徴症術後と同様の問題がある。生涯を通して感染性心内膜炎のリスクは高い。

完全大血管転位症術後

1985年頃までは心房内血流転換術(Senning手術,Mustard手術)を行った。その術後では心房性不整脈(洞機能不全,心房頻拍),大動脈につながった右室の三尖弁閉鎖不全と機能不全などが問題となる。それ以降は,冠動脈移設を伴う大動脈・肺動脈スイッチ手術(Jatene手術)が行われている。その術後は,大動脈弁閉鎖不全,肺動脈狭窄が問題となる。冠動脈への手術侵襲がその後の冠動脈疾患のリスクになるか否かは今後の問題である。

【中澤 誠】

参考文献

1) 千田宏司ほか:老年期の先天性心疾患,改訂版 目で見る循環器病シリーズ5 先天性心疾患,中澤誠編,p332-339,メジカルビュー社,1999
2) 鈴木清志:房室中隔欠損完全型,改訂版 目で見る循環器病シリーズ5 先天性心疾患,中澤誠編,p199-206,メジカルビュー社,1999
3) 今野草二ほか:心室中隔欠損の手術,胸部外科 23:27,1970

14 肺血栓塞栓症

▶**定義・概念** 肺血栓塞栓症(pulmonary thromboembolism:PTE)は,肺動脈を閉塞する血栓の新旧によって急性と慢性に大きく分けられる。急性例は主に静脈で形成された病的血栓が遊離し,塞栓子として肺動脈へ流入し,肺動脈を閉塞することで発症する。塞栓源の90%以上が下肢深部静脈あるいは骨盤内静脈由来であり,一般に血栓塞栓は内科的治療にも良好に反応し溶解する。急性肺血栓塞栓症と深部静脈血栓症(deep venous thrombosis:DVT)は密接にかかわっており,常に診療にあたっては一対の疾患群として対応することが重要なため,両疾患を総称して静脈血栓塞栓症と呼ぶ。

発症様式は肺血管床を閉塞する血栓塞栓の大きさや患者の有する心肺予備能によって,まったく無症状なものから発症とともに心停止に陥るものまでさまざまであり,発症と同時に心停止に陥る症例では発症後の救命はきわめて困難で,死亡率が高く予後不良である。慢性例では器質化血栓により肺動脈が慢性的に閉塞し,内科的治療に対する血栓溶解の反応が乏しく,薬物治療によっても6カ月以上の間,肺血流分布や肺循環動態の異常が大きく変化しない。特に肺高血圧を伴う場合には慢性血栓塞栓性肺高血圧症(chronic thromboembolic pulmonary hypertension:CTEPH)と呼ぶ。ここでは急性肺血栓塞栓症を中心に解説する。

▶**疫学** 欧米では虚血性心疾患,脳血管障害と並ぶ3大血管疾患とされるほど,高頻度に発症する循環器疾患である。米国での年間の推定発症数は約60万例で,実際に診断されるのは人口100万人あたり400～530例である。わが国における疫学調査はかぎられているが増加傾向が指摘されており,年間発症数は1996年には3,492例で人口100万人あたり28例に対して,2006年には7,864例で,人口100万人あたり62例と10年間で2.25倍に増加したことが報告されている[1)]。

▶**病因・病態生理と分子メカニズム** 塞栓源の多くを占める静脈血栓の成因として,Virchowの3要因(①血流停滞,②血管内皮障害,③血液凝固能の亢進)が重要である。本症を診断する際には,静脈血栓塞栓症の危険因子の有無を評価すべきである(表14-1)。また,若年発症例や家族内発症例では,アンチトロンビン欠損症,プロテインC欠損症,プロテインS欠損症といった先天性血栓性素因

表14-1 静脈血栓塞栓症の危険因子

強い危険因子(オッズ比>10)
骨折(股関節,下肢)
股関節・膝関節置換術
一般外科大手術
重度外傷
脊髄損傷
中等度の危険因子(オッズ比2～9)
内視鏡的膝関節手術
中心静脈カテーテル
化学療法
慢性心不全/呼吸不全
ホルモン補充療法
悪性疾患
経口避妊薬
麻痺を伴う脳卒中
妊娠/出産後
静脈血栓塞栓症の既往
血栓性素因
弱い危険因子(オッズ比<2)
ベッド安静>3日間
長時間の座位(長時間の自動車/飛行機旅行)
高齢
内視鏡的手術(内視鏡的胆嚢摘出術)
肥満
妊娠/出産前
静脈瘤

(文献3を改変)

を疑った精査が必要である。

急性肺血栓塞栓症の主たる病態は急速に生じる肺血管抵抗の上昇および低酸素血症である[2]。血栓塞栓による肺血管の機械的閉塞および液性に放出される神経液性因子と低酸素血症による肺血管攣縮に伴い、右室圧の上昇、右室内腔の拡張、三尖弁逆流を生じ、右心拍出量は低下する。左室前負荷は低下、心室中隔は左室側へ偏位し、左室拡張末期容量をさらに減少させ、左心拍出量の低下、冠動脈還流量低下によって血圧低下、ショックをきたすことになる。肺梗塞は約10〜15％に合併し、中枢よりむしろ末梢の塞栓で生じやすいことが知られている。卵円孔開存例では、右房圧上昇に伴い、右-左シャントの血流に乗り奇異性塞栓が生じることがあり、卵円孔開存は予後増悪因子の一つである。

▶**臨床症状・検査成績** 主な症状は突然の呼吸困難と胸痛である。その他、失神、咳嗽、血痰、動悸、喘鳴、冷汗、不安感など多彩かつ非特異的である。身体所見では頻呼吸、頻脈が高頻度に認められ、重症例ではショックや低血圧を呈する。肺高血圧に伴い、Ⅱ音肺動脈成分の亢進や傍胸骨拍動を認めることがある。頸静脈怒張、右心性Ⅲ音、Ⅳ音、喘鳴、肺梗塞の合併により胸膜摩擦音、湿性ラ音を聴取することもある。発症してから、安静解除後の最初の歩行、排便・排尿、体位変換などが多い。

血液検査ではDダイマーが除外診断法として有用であり、正常の場合には本症は否定的である。重症例では、脳性ナトリウム利尿ペプチド（BNP）、ヒト脳性ナトリウム利尿ペプチド前駆体N端フラグメント（NT-proBNP）、トロポニンT、ヒト心臓由来脂肪酸結合蛋白（H-FABP）など心臓由来バイオマーカーが高値を呈することより、最近では急性期リスク評価にも用いられる[3]。

▶**診断** 診断手順は重症度によって異なり、血行動態の安定している症例では後述する簡便なスクリーニング検査から行い、鑑別疾患の有無の確認や本症の疑いを強めたうえで、確定診断を行う。最近ではWellsスコアや改訂Genevaスコアといった臨床確率を評価する方法が提唱されている（表14-2）[3]。ただし、循環虚脱や心肺停止をきたすような重症例では、まずは経皮的心肺補助装置（PCPS）を導入した後に肺動脈造影や経食道心エコーにより確定診断を行うこともある。

スクリーニングのための検査

● **胸部X線** 肺門部肺動脈拡張と末梢肺血管陰影の減弱（Westermark〈ウェスターマーク〉徴候）、knuckle sign、横隔膜挙上、心拡大といった所見がみられることがある。肺梗塞を伴う症例では肺炎様陰影、Hampton's hump、胸水などがみられる。

● **心電図** 頻度が高いとされるのは、右側胸部誘導（V_1〜V_3）での陰性T波で、そのほかにも、$S_1Q_{Ⅲ}T_{Ⅲ}$パターン、右脚ブロック、軸偏位、非特異的なST-T変化、洞頻脈、心房細動、肺性P波などが認められることがある。

● **動脈血ガス分析** 一般に動脈血酸素分圧（PaO_2）と動脈血二酸化炭素分圧（$PaCO_2$）の低下、肺胞気-動脈血酸素分圧較差（A-aDO_2）の開大が認められるが正常例も少なくなく、正常値であっても否定はできない。

● **心エコー** 経胸壁心エコーでは、右室の拡張、壁運動異常（McConnell〈マコーネル〉徴候〈右室自由壁の運動低下に対して心尖部の動きは正常〉）、心室中隔の平坦化や奇異性運動、三尖弁閉鎖不全から求めた圧較差にて肺高血圧の存在がみられる。また、心腔内や肺動脈内の浮遊血栓が描出できれば直接診断につながる。経食道心エコーも気管内挿管中の重症例では、肺動脈中枢側の血栓塞栓を描出することにより迅速診断が可能である。下肢静脈エコーはベッドサイドで簡便に繰り返して検査可能であり、血栓を認めれば、肺血栓塞栓症の可能性が高まる。

確定診断のための検査

● **肺シンチグラフィ（換気、血流）** 換気は正常であるが、血流は塞栓による閉塞血管の灌流領域に一致した楔状欠損像を示す、いわゆる換気血流ミスマッチ所見がみられる。

● **造影CT** 最近の多列検出器CT（MDCT）の進歩に伴い、中枢側肺動脈の血栓はもちろん、葉動脈や区域支動脈レベルの血栓の描出も十分可能であり、同時に下肢、骨盤、腹部の静脈の血栓の検索も可能なため、いまでは肺血栓塞栓症の確定診断に最も汎用されている（図14-1）。

● **MRI** 放射線被曝なしで診断できる利点があり有用性が報告されてはいるものの、長時間の息止めを要することや条件設定の困難さなどから十分には普及していない。

● **肺動脈造影** 血栓塞栓による造影欠損（filling defect）や

表14-2 臨床的可能性の評価

Wellsスコア		改訂Genevaスコア	
PTEやDVTの既往	+1.5	PTEやDVTの既往	+3
心拍数＞100 bpm	+1.5	心拍数 75〜94 bpm	+3
最近の手術または長期臥床	+1.5	95 bpm 以上	+5
血痰	+1	最近の手術または骨折	+2
悪性腫瘍	+1	血痰	+2
DVTの臨床所見	+3	悪性腫瘍	+2
PTE以外の可能性少	+3	一側の下肢痛	+3
		下肢の痛みと浮腫	+4
		年齢 66 歳以上	+1
低臨床確率 0〜1 → 2.0%		低臨床確率 0〜3 → 7.9%	
中臨床確率 2〜6 → 18.8%		中臨床確率 4〜10 → 28.5%	
高臨床確率 7〜 → 50.0%		高臨床確率 11〜 → 73.7%	

PTE：肺血栓塞栓症、DVT：深部静脈血栓症
（文献 6, 7を引用）

血流途絶(cut-off sign)といった所見がみられる。最近ではMDCTの診断能向上のため、診断目的のみでは必ずしも必要なくなっている。

■ **治療と薬理メカニズム**　基本的には、抗凝固療法が治療の中心ではあるが、血行動態と心エコー所見を組み合わせた臨床重症度(表14-3)に応じて、さらに血栓溶解療法、カテーテル治療、外科的治療といった治療法を選択する(図14-2)[4]。

低酸素血症に対しては酸素投与を行い、広範型におけるショック、低血圧に対しては必要に応じて昇圧薬を使用する。また、循環虚脱例や心肺停止直後例には後述するPCPSの使用を考慮すべきである。

抗凝固療法：血液凝固を阻止することで血栓の伸展や再発を防ぐとともに、内因性線溶による血栓溶解を促進する。抗凝固療法による急性期死亡率の改善と再発率の低下が示されており、禁忌例を除く全例に対して、本症を疑った時点より投与される。急性期には即効性のある未分画ヘパリンの静注、皮下注か、選択的Xa阻害薬フォンダパリヌクスの皮下注で治療し、慢性期にかけてはワルファリンを経口投与する。未分画ヘパリンは、まず5,000単位をボーラス静注で開始し、活性化部分トロンボプラスチン時間(APTT)をコントロール値の1.5～2.5倍になるように投与

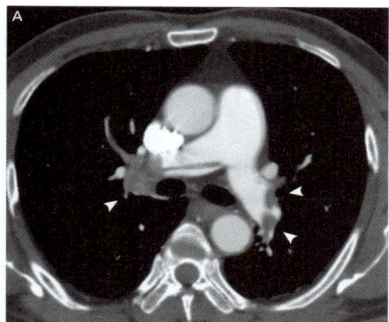

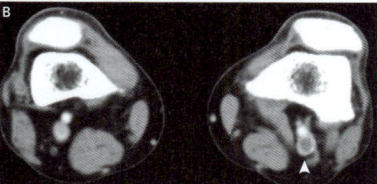

図14-1　急性肺血栓塞栓症のMDCT像
A：両側肺動脈内に血栓塞栓によるfilling defect(▷)を認める
B：左膝窩静脈内に残存静脈血栓によるfilling defect(▷)を認める

表14-3　急性肺血栓塞栓症の臨床重症度分類

	血行動態	心エコー上右心負荷
cardiac arrest collapse	心停止あるいは循環虚脱	あり
massive (広範型)	不安定 ショックあるいは低血圧(定義：新たに出現した不整脈、脱水、敗血症によらず、15分以上継続する収縮期血圧＜90 mmHgあるいは≧40 mmHgの血圧低下)	あり
submassive (亜広範型)	安定(上記以外)	あり
non-massive (非広範型)	安定(上記以外)	なし

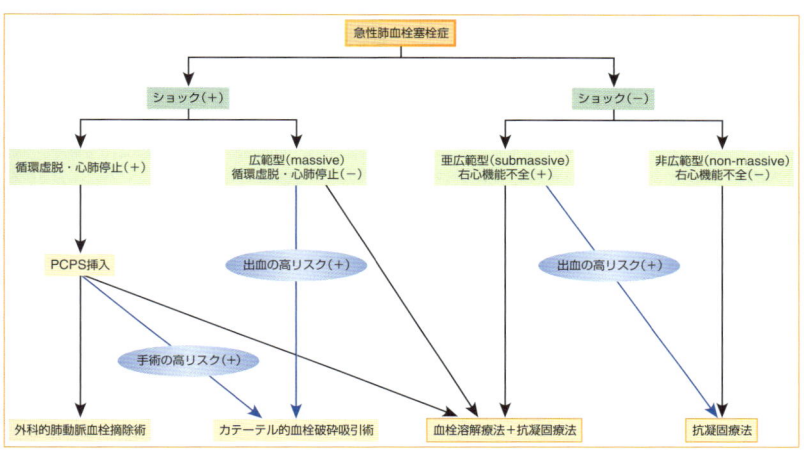

図14-2　肺血栓塞栓症の重症度別治療フローチャート
PCPS：経皮的心肺補助装置

量を調節する．フォンダパリヌクスは1日1回皮下注(体重50～100 kg：7.5 mg，＜50 kg：5.0 mg，＞100 kg：10.0 mg）し，血液検査によるモニタリングを要しない．ただし，腎機能障害，高齢者に対する減量・中止が必要で，重症肺血栓塞栓症に対しての効果や安全性は確立していない．

ワルファリンは投与開始より治療域に達するまでには4～5日を要するため，未分画ヘパリンあるいはフォンダパリヌクス治療下で開始し，ワルファリンが治療域（プロトロンビン時間国際標準比〈PT-INR〉1.5～2.5）で安定した後にヘパリン，フォンダパリヌクスを中止する．ワルファリンの継続期間は，静脈血栓塞栓症を生じた危険因子の種類によって決定する．手術や一時的な臥床などで生じた初発症例に対しては3カ月間継続する．明らかな危険因子を有さずに静脈血栓塞栓症を発症した患者（特発性）では抗凝固療法中止後の再発率が高いことより，特発性静脈血栓塞栓症や先天性凝固異常症を有する患者では少なくとも3カ月間継続し，それ以降の継続はリスクとベネフィットを勘案して決定する．癌のような持続性危険因子を有する患者や抗凝固療法中止後の再発患者に対しては，より長期間継続することが推奨される[4]．

血栓溶解療法：血漿中でプラスミノーゲンをプラスミンに変換することで血栓を溶解する．血栓溶解療法は抗凝固療法単独治療に比較し，より早期に肺動脈内血栓を溶解し，血行動態を改善する．

血栓溶解療法は広範型に対して用いられる．亜広範型に対しては血栓溶解療法で治療すべきであるとの意見もあるが確立していない．少なくとも非広範型に対しては血栓溶解療法を行うべきではなく，抗凝固療法のみで治療をするのが適当である[4]．血栓溶解薬は高価であるばかりでなく，使用に伴う出血の危険性も無視できず，適応を十分に見極めたうえで注意して使用する必要がある．現在のところ，わが国で肺血栓塞栓症に対して承認されている血栓溶解薬はモンテプラーゼのみであり，1万3,750～2万7,500単位/kgを約2分間で静脈内投与する．

カテーテルの血栓破砕吸引術：カテーテルを用いて肺動脈内血栓を破砕あるいは吸引して血流を再開させる治療法である．血栓吸引には内径の大きな冠動脈用ガイディングカテーテルが，血栓破砕にはガイドワイヤーや回転式ピッグテールカテーテルといったデバイスが用いられる．

下大静脈フィルター：下肢あるいは骨盤内の静脈血栓が遊離して肺動脈に流入し肺血栓塞栓症を生じるのを予防する目的の器具であり，原則として下大静脈の腎静脈合流部レベルより末梢側に留置される．永久留置型フィルターに加えて，最近では予防の必要性がなくなれば一定期間内であれば抜去回収が可能な，非永久留置型フィルター（一時留置型と回収可能型）が使用できる．

PCPS：急性肺血栓塞栓症により循環虚脱や心停止に陥る可能性の高い症例，さらには循環虚脱や心停止直後の症例に対しても，PCPSを短時間で導入し十分な血流が確保できれば，血栓溶解や手術で血栓除去に成功するまでの間の重要臓器への血流を維持することが可能であり，使用可能な施設においては本症に対する有効な補助的治療手段である．

外科的治療：外科的治療とは外科的肺動脈血栓摘除術であ

り，人工心肺を用いた体外循環下に肺動脈を切開して直視下に肺動脈内の血栓摘除を行う手術である．適応は，心停止，循環虚脱をきたしたような最重症例，ショック，低血圧，右心不全を伴う広範型であるにもかかわらず抗凝固療法，血栓溶解療法が禁忌である症例や，血栓溶解療法など積極的内科的治療に反応しない症例が適応と考えられる．

■ **経過・予後**　重症度別での急性期死亡率は心停止例52.4%，広範型15.6%，亜広範型2.7%，非広範型0.8%である．診断されず未治療の症例では死亡率は約30%と高いが，十分に治療を行えば2～8%まで低下するとされ，早期診断，適切な治療が大きく死亡率を改善することが知られている．肺動脈内血栓の多くは内科的治療により溶解するが，急性肺血栓塞栓症の0.1～3.8%が慢性血栓塞栓性肺高血圧症に移行するとされる[5]．

【山田 典一】

参考文献
1) Sakuma M et al：Venous thromboembolism-Deep vein thrombosis with pulmonary embolism, deep vein thrombosis alone, pulmonary embolism alone. Circ J 73：305-309, 2009
2) Elliott CG：Pulmonary physiology during pulmonary embolism. Chest 101：163S-171S, 1992
3) Torbicki A et al：Guidelines on the diagnosis and management of acute pulmonary embolism of the European Society of Cardiology. Eur Heart J 29：2276, 2008
4) 安藤太三ほか：循環器病の診断と治療に関するガイドライン（2008年度合同研究班報告）：肺血栓塞栓症および深部静脈血栓症の診断，治療，予防に関するガイドライン（2009年改訂版）
5) Pengo V et al：Incidence of chronic thromboembolic pulmonary hypertension after pulmonary embolism. N Engl J Med 350：2257-2264, 2004
6) Wells PS et al：Derivation of a simple clinical model to categorize patients probability of pulmonary embolism：increasing the models utility with the SimpliRED D-dimer. Thromb Haemost 83：416-420, 2000
7) Le Gal G et al：Prediction of pulmonary embolism in the emergency department：the revised Geneva score. Ann Intern Med 144：165-171, 2006

15 肺高血圧症，肺性心

■ 定義・概念

肺高血圧症

肺高血圧症（pulmonary hypertension）は安静時平均肺動脈圧が25 mmHg以上と定義され，その成因に器質的肺動脈病変および肺動脈攣縮が大きく関与している．また進行性の肺血管抵抗上昇および肺動脈圧上昇が特徴で，きわめて予後不良な疾患である．最新のDana Point（ダナポイント）分類では診断部位に基づいて大きく5つに分類されている（表15-1）[1]．

肺高血圧症の原因はさまざまであり，そのうち，肺高血圧症の基礎疾患となりうる心肺疾患がなく，原因不明の高度の前毛細血管性肺高血圧症を特発性肺動脈性肺高血圧症，同様の病態で遺伝子異常や家族歴を背景にするものを遺伝性肺動脈性肺高血圧症と定義している．その他，膠原病・先天性心疾患・薬剤性などの複数の成因により肺動脈性肺高血圧症をきたしうる．肺高血圧症にはその他，左心疾患・呼吸器疾患・慢性肺血栓塞栓症に伴うものもある．

表 15-1 肺高血圧症の臨床分類
1. 肺動脈性肺高血圧症 (PAH)
1.1. 特発性肺動脈性肺高血圧症 (IPAH)
1.2. 遺伝性肺動脈性肺高血圧症 (HPAH)
1.2.1. BMPR2
1.2.2. ALK1, endoglin (遺伝性出血性毛細血管拡張症合併あるいは非合併)
1.2.3. 不明
1.3. 薬物および毒物誘発性
1.4. 他の疾患に関連するもの
1.4.1. 結合組織病
1.4.2. HIV 感染症
1.4.3. 門脈圧亢進症
1.4.4. 先天性心疾患
1.4.5. 住血吸虫症
1.4.6. 慢性溶血性貧血
1.5. 新生児遷延性肺高血圧症
1'. 肺静脈閉塞性疾患 (PVOD) および/または肺毛細血管腫症 (PCH)
2. 左心疾患による肺高血圧症
2.1. 収縮障害
2.2. 拡張障害
2.3. 弁膜症
3. 呼吸器疾患および/または低酸素血症による肺高血圧症
3.1. 慢性閉塞性肺疾患
3.2. 間質性肺疾患
3.3. 拘束型および閉塞型の混合型を示すその他の呼吸器疾患
3.4. 睡眠呼吸障害
3.5. 肺胞低換気障害
3.6. 高所の慢性曝露
3.7. 成長障害
4. 慢性血栓塞栓症肺高血圧症 (CTEPH)
5. 原因不明の複合的要因による肺高血圧症
5.1. 血液疾患:骨髄増殖性疾患, 脾摘出
5.2. 全身疾患:サルコイドーシス, 肺 Langerhans 細胞組織球症, リンパ脈管筋腫症, 神経線維腫症, 血管炎
5.3. 代謝疾患:糖尿病, Gaucher 病, 甲状腺疾患
5.4. その他:腫瘍性閉塞, 線維性縦隔炎, 透析中の慢性腎不全

HIV:ヒト免疫不全ウイルス
(Dana Point 分類, 2008)

肺性心

肺性心 (cor pulmonale) は肺血管疾患・呼吸器疾患に伴う肺高血圧症を基礎疾患として右室の肥大および拡張をきたした病態であるが,先天性心疾患・左心疾患によるものは除かれる。

▶疫学
特発性肺動脈性肺高血圧症の新規発症頻度は100万人に1～2人 (年間100人程度の新規発症) であり,発症のピークは20～40歳の若年者である。小児では男女差を認めないが,成人では1:1.5～2で女性に多く,現在わが国で1,000人程度の患者数がいると報告されている。また,わが国に数万人以上はいると考えられる膠原病に,肺動脈性肺高血圧症を数%の割合で合併することから,膠原病性肺動脈性肺高血圧症も数千人規模で存在すると推測される。また,肺性心は慢性閉塞性肺疾患 (COPD) を原因とすることが多く,その頻度は男女比が3:1と男性に多いため,肺性心は男性に多くみられる[2]。

▶病因・病態生理と分子メカニズム
肺動脈性肺高血圧症は,血管内皮機能低下に伴う一酸化窒素合成経路の障害,エンドセリン経路・Rhoキナーゼ経路などの活性亢進により,肺動脈攣縮および血管平滑筋や血管内膜の増殖を生じ,肺高血圧症へと発展していく[3,4]。この機序には細胞増殖因子・炎症性因子・接着因子・凝固因子などが関与している。次に,呼吸器疾患に伴う肺高血圧症の発生機序として,COPD などの気腫性変化や間質性肺疾患などにより肺血管床が物理的に破壊されるため肺血管床が減少し,肺血管抵抗が上昇し,肺高血圧症を発症すると考えられている。さらに低酸素による肺血管攣縮の関与,また低酸素血症により生じる多血症が肺高血圧症を増悪させる。

▶臨床症状
肺動脈性肺高血圧症の初期症状は労作時息切れや全身倦怠感である。特異的な症状ではなく,疑わないと診断できない。進行してくると労作時胸痛・失神発作を起こす。肺性心は多くの場合,呼吸器疾患の症状と共通するが,呼吸困難,咳,時に失神などを起こし,右心不全に伴う静脈系のうっ血から,食欲不振や腹部膨満感,重症例では腹水を認める。そのなかでも,肺性心の症状としては浮腫の出現が最も特徴的といえる。

三尖弁閉鎖不全症による収縮期雑音は右室の拡張を示し,肺動脈弁閉鎖不全症に伴い拡張期雑音を認める。吸気にこのような雑音が増強するのは右心系由来であることを示唆する。また, II 音の肺動脈成分の亢進は肺高血圧症の存在を疑う。

▶検査成績
- **心電図** 肺高血圧症の心電図は,右軸偏位,右室肥大,前胸部誘導での陰性 T 波が特徴である (図 15-1)。
- **胸部 X 線** 肺動脈影が拡大し,右下行肺動脈径が 18 mm 以上の場合は肺高血圧症が疑われる (図 15-2) が,感度は低く,上記所見を呈する場合は,すでに病状が進行していることが多い。
- **心エコー** 肺高血圧症の非侵襲的検査では,経胸壁心エコー検査が最も情報量が多く,有用である (図 15-3)。また,連続ドプラ法を用いて,三尖弁逆流の流速を測定し,右房-右室圧較差を求め,中心静脈圧を加えることで,肺動脈収縮期圧が推定可能である。しかし誤差も大きく注意が必要である。
- **心臓カテーテル検査** 侵襲的であるが,肺高血圧症の診断には必須である。

▶診断
肺動脈性肺高血圧症 (図 15-4)

ポイントは症状がある症例に積極的に心エコー検査を行い肺高血圧症の有無を調べることである。肺高血圧症初期には有意な心電図所見,胸部 X 線所見がないことが多く,肺高血圧症の確定診断は右心カテーテル検査にて行う[5]。

肺動脈性肺高血圧症の診断は右心カテーテル検査にて,
- 肺動脈圧の上昇 (肺動脈平均圧で 25 mmHg 以上)
- 肺動脈楔入圧 (左房圧) は正常 (15 mmHg 以下)

の場合に診断される。肺動脈楔入圧と肺動脈拡張期圧に圧隔差を認めることで,前毛細血管性肺高血圧症であることを証明する。肺動脈楔入圧が上昇している場合は,左心系疾患に伴う肺高血圧症を考える。

肺性心 (図 15-5)

ポイントは進行した肺疾患,低酸素血症や高二酸化炭素血症を呈する症例,右心不全の所見 (浮腫,頸静脈怒張など) がある症例は積極的に心エコー検査を行い肺高血圧症の有無を調べることである。同様に肺高血圧症の確定診断

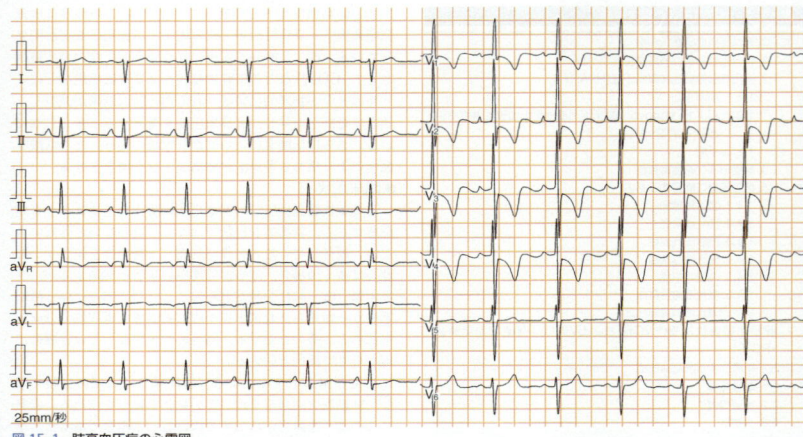

図 15-1 肺高血圧症の心電図
右軸偏位,右室肥大,前胸部誘導での陰性 T 波を認める

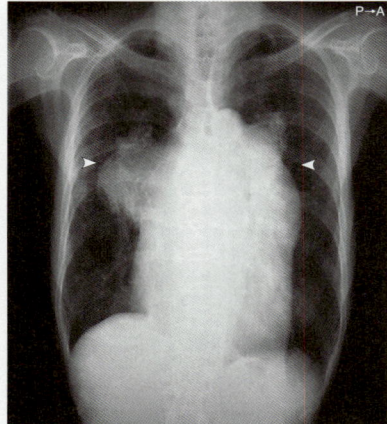

図 15-2 肺高血圧症の胸部 X 線像
拡張した肺動脈を認める(▷)

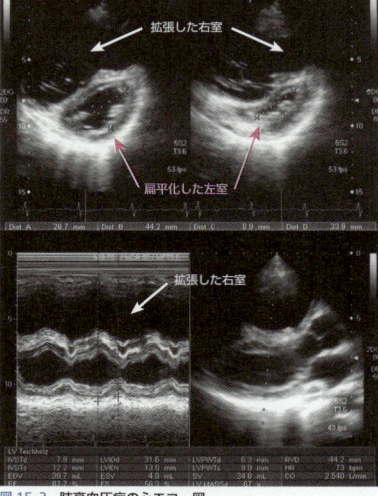

図 15-3 肺高血圧症の心エコー図
拡大した右室および扁平化した左室を認める。上段:B モード心エコー法,下段:M モード心エコー法

は右心カテーテル検査にて行う[5]。

呼吸器疾患に伴う肺高血圧症の場合は,平均肺動脈圧は 20〜35 mmHg と軽度から中等度の上昇にとどまることが多く,それ以上の上昇を認めるときは他の肺高血圧症の合併も疑われる。特に膠原病肺(間質性肺炎)に合併する肺高血圧症の場合は注意が必要である。

■ 治療と薬理メカニズム

肺動脈性肺高血圧症

● **Ca 拮抗薬** 反応例では予後がよいと報告されているが,有効例は少ない。

● **プロスタグランジン製剤** 経口投与可能なベラプロストは持続静注のエポプロステノールと比べ低用量だが,症状および運動耐容能の改善を認める。持続静注用エポプロステノールは高用量を投与可能であり,現在最も効果がある治療法である。しかし半減期がきわめて短時間であるため持続静注が必要で,投与のためのカテーテルを

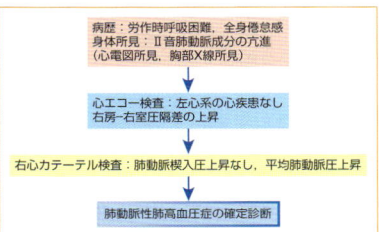

図 15-4　肺動脈性肺高血圧症の診断フローチャート
症状があれば積極的に心エコー検査を行い，肺高血圧症の有無を調べる．肺高血圧症初期には有意な心電図所見，胸部Ｘ線所見がないことが多いので注意が必要．肺高血圧症の確定診断は右心カテーテル検査にて行う

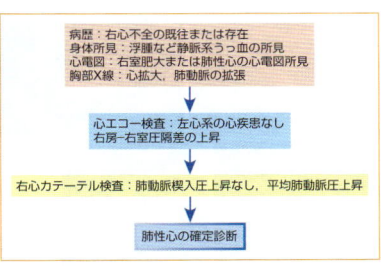

図 15-5　肺性心の診断フローチャート
進行した肺疾患，低酸素血症や高二酸化炭素血症を呈する症例，右心不全の所見（浮腫，頚静脈怒張など）がある症例は，積極的に心エコー検査を行い肺高血圧症の有無を調べる．肺高血圧症の確定診断は右心カテーテル検査にて行う

植込む必要があり，感染症などの合併症が多い．
- プロスタグランジン製剤の作用
  1. 血管拡張作用
  2. 血小板凝集抑制作用
  3. 血管リモデリング抑制作用
- エンドセリン受容体拮抗薬　血管内皮細胞から産生されるエンドセリン1の受容体をブロックする．経口薬で非常に有効な薬剤であり，肺高血圧患者において自覚症状，運動耐容能，肺血行動態，生命予後を改善する．
- エンドセリン受容体拮抗薬の作用
  1. 血管拡張作用
  2. 線維芽細胞による線維化の抑制
  3. サイトカイン抑制による抗炎症作用
- PDE5阻害薬　ホスホジエステラーゼ5（PDE5）阻害作用により血管平滑筋での環状グアノシン一リン酸（cGMP）を増加させ，平滑筋弛緩作用，血管拡張作用を有する．症状，運動耐容能，肺血行動態を改善する．

肺性心

呼吸器原疾患の治療に加え，利尿薬を中心とする右心不全治療，必要に応じ前述した肺高血圧症の治療を行う．

経過・予後

肺動脈性肺高血圧症：進行性の病変で一般に予後は悪く，診断後数カ月以内に死亡する患者がいる一方，何十年も生存する患者もおり，その予後はさまざまである．全体では5年生存率は約60％である．

肺性心：肺性心を合併する呼吸器疾患の予後が不良であることはよく知られている．COPD患者において平均肺動脈圧は予後規定因子であり，軽症肺高血圧症（平均肺動脈圧20～35 mmHg）を合併する患者の5年生存率は50％と低いことが報告されている．しかし，酸素療法により，近年ではその予後は改善しつつある．

【福本 義弘・下川 宏明】

参考文献

1) Simonneau G et al：Updated clinical classification of pulmonary hypertension. J Am Coll Cardiol 54（Suppl 1）：S43-S54, 2009
2) 鄭忠和ほか：循環器病の診断と治療に関するガイドライン（2008-2009年度合同研究班報告）：循環器領域における性差医療に関するガイドライン．Circ J 74（Suppl Ⅱ）：1135-1136, 2010
3) Fukumoto Y et al：Recent progress in the management of pulmonary hypertension. Circ J 75：1801-1810, 2011
4) Do e Z et al：Evidence for Rho-kinase activation in patients with pulmonary arterial hypertension. Circ J 73：1731-1739, 2009
5) Galie N et al：Guidelines for the diagnosis and treatment of pulmonary hypertension：The Task Force for the Diagnosis and Treatment of Pulmonary Hypertension of the European Society of Cardiology（ESC）and the European Respiratory Society（ERS），endorsed by the International Society of Heart and Lung Transplantation（ISHLT）．Eur Heart J 30：2493-2537, 2009

16　心臓腫瘍

定義・概念
心臓腫瘍（cardiac tumor），心膜腫瘍（pericardial tumor）はそれぞれ原発性と続発性（転移性），良性と悪性に分類される．成人では原発性心臓腫瘍はまれな疾患であり，良性腫瘍の約半数が粘液腫で，乳頭状弾性線維腫，脂肪腫がそれに次ぐ．原発性悪性腫瘍のほとんどは肉腫である．続発性腫瘍の原発としては，黒色腫，肺癌，乳癌，白血病や悪性リンパ腫，腎癌が多い．

疫学
原発性心臓腫瘍は剖検例の0.001～0.02％に認められ，その3/4は良性，1/4は悪性である．良性腫瘍の約半数は粘液腫であり，30～60歳代の女性に比較的多く発生する．他には乳頭状弾性線維腫，脂肪腫の頻度が多い．一方，悪性腫瘍のほとんどは肉腫，次いでリンパ腫であり，そのなかでは血管肉腫が大部分を占める（表16-1）．剖検例の報告によると他臓器に発生した悪性腫瘍の心臓への転移率は7.6％であるが，黒色腫の転移率は約50％と高率である．転移部位としては心外膜が最も多い．原発性心膜腫瘍は，悪性腫瘍である中皮腫の発生頻度が最も多く，30～50歳代の男性に発症のピークを認める．

病因・病態生理と分子メカニズム
粘液腫の5～10％は家族性に発症する．そのなかでCarney（カーニー）症候群は常染色体優性遺伝を示し粘液腫のほか斑状色素沈着，内分泌系の機能亢進を伴う症候群であり，*PRKAR1α*（プロテインキナーゼA〈protein kinase A：PKA〉の regulatory

subunit A）または *MYH8*（non-PKA phosphorylated perinatal myosin isoform）の遺伝子変異がその原因として知られている。また、横紋筋腫瘍は新生児・小児の原発性良性腫瘍で最も頻度が多いが、その80％は結節性硬化症を合併し *TSC-1*, *TSC-2* の遺伝子変異を持つとされている。

腫瘍の局在、浸潤度や大きさによりさまざまな所見を呈する。原発性良性腫瘍は主として左心系に、悪性腫瘍は右心系に発生するものが多い。粘液腫の75％は左房、特に心房中隔卵円窩から発生し心腔内に進展する。このような心腔内腫瘍の場合は、僧帽弁狭窄あるいは逆流、二次性肺高血圧、右心不全、突然死をきたす。心筋内腫瘍では心筋障害、房室ブロックや脚ブロックなどの刺激伝導障害を認める。心膜に進展すると収縮性心膜炎、心囊液貯留や心タンポナーデをきたす。

● 臨床症状

心臓腫瘍は無症状のものから心症状、塞栓症状、全身症状の三主徴すべてを発症するものまでさまざまであるが、それは主として腫瘍の種類、部位と大きさによる。心症状の多くは呼吸困難、胸痛、動悸、失神など心疾患に非特異的なものである。

左房粘液腫：僧帽弁口や肺静脈口の閉塞により肺静脈圧が上昇し呼吸困難を呈するが、体位変換によって症状が変化することがある。原発性良性腫瘍のなかでは粘液腫が最も塞栓症を起こしやすい。左房粘液腫の40〜50％に全身性塞栓症が生じ、その約半数は脳塞栓である。特に表面が不規則で乳頭状・分葉状のものが発症しやすい。そのほかに乳頭状弾性線維腫も高率に脳梗塞や心筋梗塞を合併する。塞栓症はしばしば脳、腎、四肢などに多発する。粘液腫では、腫瘍によるインターロイキン6（IL-6）の過剰産生の結果として発熱、体重減少、全身倦怠感などの膠原病類似の全身症状を示すことがある。

聴診上、I音の亢進、多くの例で心尖部収縮期および拡張期雑音、そして「tumor plop」と呼ばれる拡張早期雑音を聴取するが、これらの心雑音は体位変換により変化する。血液検査上貧血、多血症、白血球増加、血小板減少、ESR（赤血球沈降速度）亢進、γグロブリン増加などがある。心電図上特異的所見は認めないが、左房内腫瘍では胸部X線上左房拡大、肺うっ血所見を呈することがある。

● 検査成績

粘液腫などの心腔内腫瘍の非侵襲的検査法

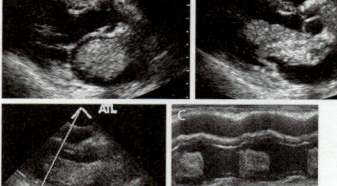

図 16-1　左房粘液腫の経胸壁心エコー図
腫瘍は心房中隔に付着し、収縮期（A）には左房内にとどまり、拡張期（B、C）には僧帽弁口を塞ぐような動きで左室内に突出し、僧帽弁狭窄症に類似した血行動態を示す

表 16-1　成人における原発性心臓腫瘍の相対的頻度

良性	頻度（％）	悪性	頻度（％）
粘液腫	52	血管肉腫	28
乳頭状弾性線維腫	16	横紋筋肉腫	11
脂肪腫	16	線維肉腫	8
血管腫	6	骨肉腫	7
線維腫	3	リンパ腫	6

（文献4を引用）

表 16-2　各心臓腫瘍の画像上の特徴

腫瘍	心エコー	CT	MRI
粘液腫	可動性あり 心房中隔に付着する茎 内部は不均一エコー	付着部は狭い範囲 不均一、低吸収域 時折石灰化	大部分はT1で等信号 T2で高信号 不均一な造影効果
乳頭状弾性線維腫	可動性あり 短い茎 「きらきら光る」縁	診断困難	診断困難
脂肪腫	心筋内の高エコー腫瘤	均一、低吸収域（脂肪）	T1で高信号 fat suppressionで信号減衰 造影されない
血管腫	高エコー	不均一 石灰化	T1で等信号 T2で高信号 著明な造影効果
線維腫	心筋内の大きな固形腫瘤 中心部は高エコー	均一、低吸収域 石灰化	T1で等信号 T2で低信号 造影効果はわずか
血管肉腫	右房内に突出 心囊液貯留	低吸収域	浸潤性、不均一 T1で高信号の結節影 線状の造影効果
その他の肉腫	左房内 心房後壁に広く付着	低吸収域 石灰化±	浸潤性、不均一 T1で信号はさまざま
リンパ腫	低エコー 心囊液貯留	低吸収域	浸潤性 T1で等〜低信号 不均一な造影効果

（文献4を引用）

としては，経胸壁心エコーおよび経食道心エコーが最も有用である．エコーにより，腫瘍の大きさ，形状，付着部位や可動性が評価可能である（図16-1）．また，心腔内腫瘍の広がりの確認や心筋内腫瘍，心膜腫瘍の検査として造影CTやMRIも有用である（表16-2）．冠動脈造影により血管腫は腫瘍自体が濃染されるほか，粘液腫へのfeeding arteryが認められることがある．

● **診断** 確定診断は採取検体の病理組織像によって行う．侵襲度の最も低い採取法を考慮して，心嚢液の細胞診やエコーガイド下の心膜生検などが行われるが，最終的には縦隔鏡あるいは開胸下生検が必要となることもある．

■ **治療と薬理メカニズム**
原発性良性心臓腫瘍： 原則として外科的切除術を行う．特に，粘液腫は最も塞栓症を生じやすく突然死の危険性もあるため，腫瘍の大きさや患者の症状の有無に関係なく診断後できるだけ早期に手術を行う．乳頭状弾性線維腫も塞栓症のリスクが高いため外科的切除を考慮する．一方，脂肪腫は心膜を含む心臓のさまざまな部位に発生するが，著明な心機能障害あるいは血行動態の異常を伴わなければ，通常は外科的切除の適応とはならない．

原発性悪性腫瘍： 外科的切除が原則であるが，診断時にはこれらの腫瘍はしばしば広範囲に浸潤して手術困難となっている場合が多い．その際には化学療法や放射線療法が試みられるが，これらの治療に対する反応性は低いのが一般的である．ただし，心臓原発のリンパ腫は化学療法によく反応することがある．心タンポナーデの症状が強いときは心嚢穿刺・排液を行う．

原発性悪性心膜腫瘍である中皮腫は，切除術が不可能なことが多く，化学療法や放射線療法を行うが，効果は一時的である．続発性腫瘍では，腫瘍の細胞型や放射線感受性を参考にして化学療法，放射線療法を試み，さらに心タンポナーデ症状があれば心嚢穿刺・排液，あるいは心膜開窓術を考慮する．

● **経過・予後** 原発性心臓腫瘍の経過と予後は，腫瘍の種類，局在，大きさと発育速度，隣接臓器への浸潤度などに影響される一方，続発性腫瘍では原発巣の状態によって変化する．粘液腫は一般に切除術によりほぼ根治し，再発は1〜2％とまれで予後良好であるが，家族性の場合は再発率が10〜20％と高く注意が必要である．原発性心臓肉腫の進行は速く，症状出現から数カ月で浸潤・転移を起こし致命的となることが多い．原発性悪性心膜腫瘍，続発性腫瘍は治療にもかかわらず一般的に予後不良である．

【伯野 大彦・大鈴 文孝】

参考文献
1) 星野智ほか：転移性心腫瘍64例の臨床病理学的検討．心臓 24：130-135，1992
2) Mochizuki Y et al：Interleukin-6 and "complex" cardiac myxoma. Ann Thorac Surg 66：931-933, 1998
3) 大鈴文孝：心臓腫瘍．内科学書 改訂第7版，小川聡ほか編，p305-308，中山書店，2009
4) Sabatine MS et al：Primary tumors of the heart. Braunwald's Heart Disease: A Textbook of Cardiovascular Medicine, 7th edition, edited by Zipes DP et al, p1741-1755, Elsevier Saunders, 2005
5) Awtry EH et al：Cardiac tumors and trauma. Harrison's Principles of Internal Medicine, 17th edition, edited by Fauci AS et al, p1559-1561, The Mcgraw-Hill Companies, 2008

17 心臓神経症（パニック障害）

● **定義・概念** 心臓神経症（cardiac neurosis）とは，動悸，胸部不快感・胸痛，息切れなど心循環器症状を主訴とするが，これを説明する器質的心疾患が認められないもので，「心臓病」に対する不安・おそれが根底にある神経症と考えられている．Da Costa（ダ・コスタ）症候群や神経循環無力症という病名もほぼ同義語として用いられることが多い．ただし，神経症という言葉が用いられなくなったことに伴い，心臓神経症という病名もあまり用いられなくなり，現在では，パニック障害（panic disorder）とほぼ同義であると考えられている．したがって，ここではパニック障害に関して述べる．

● **疫学** パニック障害は決してまれな疾患ではなく，12カ

表17-1 パニック発作の診断基準

強い恐怖または不快を感じるはっきり他と区別できる期間で，そのとき，以下の症状のうち4つ（またはそれ以上）が突然に発現し，10分以内にその頂点に達する
1）動悸，心悸亢進，または心拍数の増加
2）発汗
3）身震いまたは震え
4）息切れ感または息苦しさ
5）窒息感
6）胸痛または胸部の不快感
7）嘔気または腹部の不快感
8）めまい感，ふらつく感じ，頭が軽くなる感じ，または気が遠くなる感じ
9）現実感消失（現実でない感じ）または離人症状（自分自身から離れている）
10）コントロールを失うことに対する，気が狂うことに対する恐怖
11）死ぬことに対する恐怖
12）異常感覚（感覚麻痺またはうずき感）
13）冷感または熱感

表17-2 広場恐怖の診断基準

A	逃げるに逃げられない（または逃げたら恥をかく）ような場所や状況，またはパニック発作やパニック様症状が予期しないで，または誘発されて起きたときに，助けが得られない場所や状況にいることについての不安．広場恐怖が生じやすい典型的な状況には，家の外に1人でいること，混雑のなかにいることまたは列に並んでいること，橋の上にいること，バス，汽車，または自動車で移動していることなどがある ・注：1つまたは2〜3の状況だけを回避している場合には特定の恐怖症の診断を，また社会的状況だけを回避している場合には社会恐怖を考えること
B	その状況が回避されている（例：旅行が制限されている）か，またはそうしないと，パニック発作またはパニック様症状が起こることを非常に強い苦痛または不安を伴いながら耐え忍んでいるか，または同伴者を伴う必要がある
C	その不安または恐怖症状の回避は，以下のような他の精神疾患ではうまく説明されない．たとえば，社会恐怖（例：恥ずかしい思いをすることに対する恐怖のために社会的状況のみを避ける），特定の恐怖症（例：エレベーターのみの状況だけを避ける），強迫性障害（例：汚染に対する強迫観念のある人が，ごみや汚物を避ける），外傷後ストレス障害（例：強いストレス因子と関連した刺激を避ける），または分離不安障害（例：家を離れることまたは家族から離れることを避ける）

表17-3 パニック障害の診断基準

A (1)と(2)の両方を満たす
  (1) 予期しないパニック発作が繰り返し起こる
  (2) 少なくとも1回の発作後1カ月間(またはそれ以上),以下のうち1つ(またはそれ以上)が続いていたこと
    (a) もっと発作が起こるのではないかという心配の継続
    (b) 発作またはその結果が持つ意味(例:コントロールを失う,心臓発作を起こす,「気が狂う」についての心配
    (c) 発作と関連した行動の大きな変化
B1 広場恐怖が存在しない
B2 広場恐怖が存在している
C パニック発作が,物質(例:乱用薬物,投薬)または一般身体疾患(例:甲状腺機能亢進症)の直接的な生理学的作用によるものではない
D パニック発作は,以下のような他の精神疾患ではうまく説明されない。たとえば,社会恐怖(例:恐れている社会的状況に曝露されて生じる),特定の恐怖症(例:特定の恐怖状況に曝露されて),強迫性障害(例:汚染に対する強迫観念のある人が,ごみや汚物に曝露されて),外傷後ストレス障害(例:強いストレス因子と関連した刺激に反応して),または分離不安障害(例:家を離れたり,または身近な家族から離れたりしたとき)

[注]
B1 が存在するとき:広場恐怖を伴わないパニック障害
B2 が存在するとき:広場恐怖を伴うパニック障害

表17-4 パニック発作の主な症状と鑑別すべき身体疾患

症状	鑑別すべき主な身体疾患
息切れ感,息苦しさ,窒息感	うっ血性心不全,気管支喘息,慢性閉塞性肺疾患,肺炎
めまい感	起立性低血圧,耳鼻科的疾患(良性発作性頭位めまい,Ménière病など)
動悸,頻脈	甲状腺機能亢進症,不整脈,僧帽弁逸脱症候群*,褐色細胞腫,低血糖発作
発汗	甲状腺機能亢進症,褐色細胞腫,更年期障害
現実感消失,離人症状	側頭葉てんかん
胸痛,胸部不快感	虚血性心疾患,肺炎
嘔気,腹部不快感	消化器疾患,脳腫瘍

*:僧帽弁逸脱症候群によってパニック障害の診断は除外されない

表17-5 パニック障害の治療法

薬物療法
- 抗うつ薬:SSRI(パロキセチン〈パキシル®〉,セルトラリン〈ジェイゾロフト®〉)
  三環系抗うつ薬*(クロミプラミン〈アナフラニール®〉,イミプラミン〈トフラニール®〉)
- 抗不安薬:ベンゾジアゼピン系(アルプラゾラム〈コンスタン®,ソラナックス®など〉,ロラゼパム〈ワイパックス®〉,クロナゼパム**〈リボトリール®,ランドセン®など〉,ロラゼプ酸エチル〈メイラックス®〉)

心理療法 認知行動療法

SSRI:選択的セロトニン再取り込み阻害薬
*:わが国では,パニック障害への適用は認められていない
**:わが国では,抗てんかん薬としての適用のみ

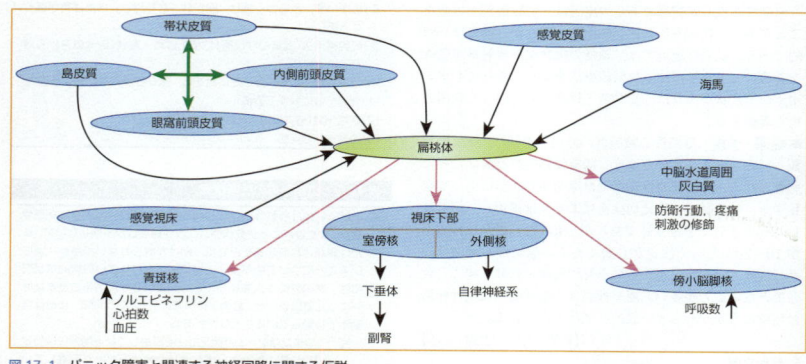

図 17-1 パニック障害と関連する神経回路に関する仮説
──→:パニック症状と関連のある出力
扁桃体が重要な役割を担っていると考えられており,視床や感覚皮質を通った環境からの入力刺激や前頭皮質や海馬などに蓄積された経験を仲介し,さまざまな部位を刺激することによって,不安やパニック症状を引き起こすと考えられている(──→)。中脳水道周囲灰白質は特に重要であると考えられる。薬物療法では,これらのシステムのすべての部位がターゲットになりうる。扁桃体や刺激の解釈にかかわるか前頭葉や出力系も含めて,認知行動療法は,前頭葉の領域,特に内側前頭皮質(扁桃体への入力をブロックすることが知られている)に影響する
(文献2を改変)

月有病率は,米国で2.7%,日本で0.5%,ドイツで1.8%であると報告されている。また,性差も報告されており,女性のほうが男性よりも罹患率が高いという特徴がある。
● **臨床症状・検査成績** パニック障害の症状の特徴としては,パニック発作(表17-1)の繰り返し,予期不安,広場恐怖(表17-2),二次的なうつ病の合併があげられる。表17-1のパニック発作に示されるように,多彩な身体症状が生じるにもかかわらず,各種検査で症状を説明できる異常が検出されないことが特徴である。
● **診断** パニック障害の診断基準としては,米国精神医学

会のDSM-Ⅳ-TRによるものが代表的である(表17-3)。DSM-Ⅳ-TRでは、まず最初に、「パニック発作」と「広場恐怖」の定義を行い、その後、それらを用いて、「広場恐怖を伴わないパニック障害」と「広場恐怖を伴うパニック障害」との診断を行う形式となっている。ただし、2012年5月にDSM-Vが発刊される予定となっており、パニック障害の診断基準も変更な可能性がある。

パニック障害の診断基準にもあるように、まず原因となる可能性のある身体疾患を除外することが必要であり(表17-4)、患者の訴えが多いというだけで、安易に診断を下すべきではない。

■ **病因・病態生理と分子メカニズム**　現在までのところ、明らかな病因は同定されていない。遺伝的素因に関してもさまざまな研究が行われ、近年はゲノムワイド関連解析(GWAS)なども行われているが、再現性のある結果は得られていない。

神経学的な研究も行われており、パニック障害と関連する神経回路として、図17-1に示すような仮説が考えられている。また、γ-アミノ酪酸(GABA)の受容体の減少や、セロトニン受容体の減少の報告もあり、後述する薬物療法との関連が想定されている。

■ **治療と薬理メカニズム**

患者教育

診断後の重要なステップは、多くの患者が重大な身体疾患を持っているかもしれないという不安を持っているので、パニック障害が精神疾患により身体症状を呈しているということを説明することである。

薬物療法 (表17-5)

メタ解析では、選択的セロトニン再取り込み阻害薬(SSRI)と三環系抗うつ薬とベンゾジアゼピン系薬物の有効性が示されているが、ベンゾジアゼピン系薬物の効果は、前二者と比較してやや弱いという結果となっている。わが国では、パロキセチンとセルトラリンのみにパニック障害への適用が認められている。また、効果と副作用の観点からも、SSRIが第一選択とされているが、一般的に、抗うつ薬の治療効果発現までには数週間かかることと、投与初期の副作用であるいらいら感の軽減のために、比較的効果発現の早いベンゾジアゼピン系薬物であるロラゼプ酸エチル、アルプラゾラム、ロラゼパム、クロナゼパムなどの抗不安薬も併用される。ただし、ベンゾジアゼピン系抗不安薬は、長期服用で依存を生じることが問題となっており、4カ月以上の投与では、40〜80％の患者に中断による症状(不安、いらいら感、不眠、頭痛、循環呼吸系の症状など)が出現することが報告されている。また、ベンゾジアゼピン系抗不安薬は頓用で使用されることも多いが、月4回以上の頻度では、血中濃度の増減による副作用も出やすいため、定期服薬がすすめられる。

ただし、予期不安に対する薬物療法の効果は限定的であり、認知行動療法などの心理療法を併用する必要がある。さらに、パニック発作が消失した後にも残存するような広場恐怖に対しても認知行動療法が行われている。

心理療法

認知行動療法の効果が報告されている。認知行動療法は、パニック障害に関する心理教育、思考の歪みを修正する認知再構成、恐怖を惹起する身体感覚や状況への曝露(回避行動の変化を含む)などの技法が用いられる。また、恐怖を惹起する状況への曝露とともに、リラクセーション法を行うことも有効である。さらに、薬物療法と認知行動療法の組み合わせのほうが、それぞれ単独の治療よりも効果的であったという報告もある。

■ **経過・予後**　薬物療法で50〜70％で効果が認められるが、薬物終了後に25〜50％が6カ月以内に再発する。30％の患者のみ、寛解後数年間再発が認められない。そして、35％では著明な改善は認められるが、その後、増悪と改善を繰り返す。

【吉内一浩】

参考文献
1) Schmidt NB et al : Treatment of panic. Annu Rev Clin Psychol 6:241-256, 2010
2) Roy-Byrne PP et al : Panic Disrder. Lancet 368:1023-1032, 2006
3) Katon WJ : Clinical practice. Panic disorder. N Engl J Med 354:2360-2367, 2006

18 大動脈疾患

大動脈瘤

■ **定義・概念**　大動脈の正常径は胸部で約30mm、腹部で約20mmである。大動脈が正常径の1.5倍(胸部で45mm、腹部で30mm)を超えて拡張した場合、または壁の一部が局所的に突出した病態を大動脈瘤(aortic aneurysm)という。大動脈瘤はその形態、壁構造、部位により分類される(表18-1)。

■ **疫学**　食生活の欧米化、高齢者の増加により大動脈瘤患者は増加している。成因として動脈硬化によるものが多いため、60〜70歳代以降の男性に多い。2002年の厚生労働省統計年間患者数とすると大動脈瘤1万6,000人であった。腹部大動脈瘤が大動脈瘤の半数以上を占める。

■ **病因・病態生理と分子メカニズム**　大動脈壁脆弱化の原因の大部分は動脈硬化性疾患である。それ以外に外傷、感染、高安動脈炎、Behçet(ベーチェット)病、巨細胞性動脈炎などの炎症性疾患、Marfan(マルファン)症候群やEhlers-Danlos(エーラス-ダンロス)症候群などの先天性結合組織異常がある。ただし、瘤の発生は動脈硬化のみでは説明できない点もあり、遺伝的要因や高血圧の関与も考えられている。瘤径が拡大すると、Laplace(ラプラス)の法則により瘤径に比例して壁張力も増加し、拡大速度が増加する。

■ **臨床症状**

疼痛：動脈瘤のほとんどは無症状であり、他疾患の検査で偶然に発見されることが多い。胸痛、腹痛や腰痛を訴える場合は瘤破裂の徴候のことがある。動脈瘤が椎体を圧迫破壊し、背部痛や腰痛の原因となる場合があるが、軽度の疼痛が持続する場合には、他の原因との鑑別に苦慮する。特殊型の炎症性腹部大動脈瘤(inflammatory abdominal aortic aneurysm：IAAA)ではしばしば破裂とは関連なく腹痛を訴える。

瘤周囲の臓器症状：胸部大動脈瘤では時に反回神経の圧迫

表18-1 大動脈瘤の分類・用語

形態	
紡錘状瘤	動脈全体が紡錘状に拡張した瘤
嚢状瘤	壁の一部が嚢状に拡張した瘤
壁構造	
真性瘤	動脈が拡張して生じた瘤。瘤壁は本来の動脈壁である
仮性瘤	動脈壁が破綻して生じた瘤。瘤壁は本来の動脈壁ではない
解離性動脈瘤	動脈が解離して生じた瘤
部位	
胸部大動脈瘤	胸部大動脈の瘤。さらに次のように分類する
上行大動脈瘤	大動脈弁輪から腕頭動脈を分枝するまでの瘤
弓部大動脈瘤	腕頭動脈起始部から第3～第4胸椎の高さ(肺動脈の左右分岐の部位)までの瘤
下行大動脈瘤	第3～第4胸椎の高さから下方の瘤
胸腹部大動脈瘤	胸部と腹部の大動脈に連続する瘤
腹部大動脈瘤	腹部大動脈の瘤。さらに次のように分類する
腎動脈上腹部大動脈瘤	腎動脈分岐部より上部の瘤
腎動脈下腹部大動脈瘤	腎動脈分岐部より下部の瘤。多くはこれに相当する。なかでも腎動脈分岐直下より拡張する瘤を傍腎動脈腹部大動脈瘤と称する場合がある
原因	
動脈硬化性	最も多い
外傷性	外傷が原因
炎症性	高安動脈炎，Behçet病，巨細胞性動脈炎などの炎症性疾患が原因
感染性	細菌感染が原因
先天性	Marfan症候群やEhlers-Danlos症候群といった結合組織の先天性異常が原因

による嗄声，肺・気管支圧迫による血痰，および食道圧迫による嚥下障害などがみられる。しかし，腹部大動脈瘤では周囲臓器への影響はほとんどなく無症状のことが多い。まれに下大静脈や腸骨静脈を圧迫し下肢浮腫を生じることや，特殊型のIAAAでは瘤周囲の尿管や消化管を巻き込んで水腎症や通過障害をきたすことがある。

その他の症状：まれに動脈壁内の血栓が末梢動脈に塞栓症を生じ，腹痛，腎不全や趾の色調変化(blue toe症候群)を生じる。また，血液凝固異常を生じ播種性血管内凝固(DIC)を発症する場合がある。IAAAでは体重減少を認める。

大動脈瘤破裂：胸部大動脈瘤では激しい胸痛やショックをきたし，多くは即死する。隣接臓器の食道や肺へ穿破し吐血や喀血をきたすこともある。心膜腔への破裂は心タンポナーデを生じる。腹部大動脈瘤破裂は激しい腹痛や腰痛をきたしショック状態で来院する。80％以上は後腹膜へ破裂し一時的に止血されるが，腹腔内への破裂では病院到着以前に心停止となることが多い。まれに動脈瘤破裂により消化管，下大静脈や腸骨静脈などと瘻孔を形成すると，吐・下血，下肢腫脹，心不全などの症状が出現する。

▶検査成績／診断

- **問診，理学的所見**　真性大動脈瘤の多くは検診や他の疾患の精査中に偶然発見される。腹部大動脈瘤では触診で拍動性腫瘤として診断可能である。時に前述した臨床症状を呈する。

- **単純X線**　上行大動脈瘤の多くは正面像で右方に突出する陰影として認められる。弓部大動脈瘤は正面像で左第1弓に腫瘤状の陰影を呈することが多いが，まれに肺門へ向い下方へ突出した場合は単純X線写真では診断できない。遠位弓部大動脈瘤では隣接する気管に偏位がみられる場合がある(図18-1)。下行大動脈瘤は大動脈の輪郭に連続する紡錘形ないしは円形の陰影として認められる。血圧低下例に縦隔拡大や血胸を認めたときは破裂を

疑う。腹部大動脈瘤は時に動脈瘤壁の石灰化で瘤の存在を指摘できることがある。大動脈瘤が慢性的に椎体を圧迫破壊する場合があり，瘤の間接的な所見となる。

- **CT，MRI**　CTでは瘤の存在診断のほか，大きさと進展範囲，瘤壁の石灰化や瘤壁の状況(炎症性大動脈瘤など)，壁在血栓の量やその状態，瘤と周辺臓器との関係，さらに3D画像により瘤と主要大動脈分枝との位置関係などを知ることができる(図18-2)。瘤径は手術適応を決める重要な因子であり，瘤を含む数スライスで瘤の短径を計り，そのうち最も大きなものを「最大短径」とし瘤径を判断する。後腹膜に広がる血腫を認める場合は破裂性腹部大動脈瘤と診断する(図18-3)。MRIもCTと同様の情報が得られるが，検査時間が長く救急対応が困難である。

- **心エコー**　胸部大動脈瘤では体表よりの心エコーで上行大動脈瘤が診断可能であるほか，経食道エコーが瘤壁性状評価に利用されている。腹部大動脈瘤ではスクリーニング，瘤径の経過観察手段として体表からの超音波検査が利用される。

■治療と薬理メカニズム

大動脈瘤の破裂防止のための予防的手術を行う。また，一部の瘤では末梢塞栓予防，瘤によるDIC治療が手術目的となる場合がある。手術適応にならない瘤は経過観察を行う。瘤拡大予防に有効性が認められている薬剤はないが，降圧治療，HMG-CoA還元酵素阻害薬(スタチン)治療に加え，禁煙指導が行われる。

胸部大動脈瘤(胸腹部大動脈瘤)

手術適応は次のとおりである。①初回のCTにて最大短径55 mm以上(胸腹部大動脈瘤では最大短径60 mm以上)，②最大短径が55 mm未満でも瘤増大スピード5 mm/半年以上(通常1.0～4.2 mm/年)，③嚢状大動脈瘤，④遺伝的大動脈疾患(Marfan症候群など)，先天性二尖弁，大動脈縮窄症では最大短径45 mm以上。

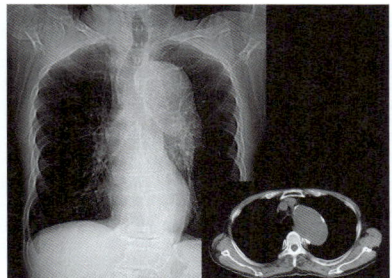

図 18-1 遠位弓部大動脈瘤の胸部単純 X 線像, CT 像

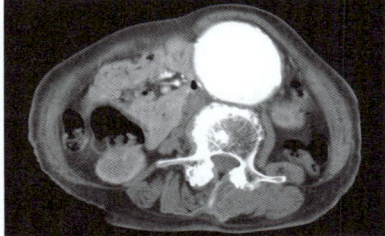

標準的手術は瘤切除＋人工血管置換術である。大動脈基部手術は弁置換を基本とする術式と自己弁を温存する術式 (aortic valve sparing surgery：AVS) に大別される。弁置換を伴う術式には，機械弁ないしは生体弁を用いた弁付きグラフト (Bentall 手術) や自己肺動脈弁手術 (Ross 手術) などがある。下行大動脈瘤あるいは胸腹部大動脈瘤の手術では，特に脊髄を保護し対麻痺を予防するために術前に MRI や CT で脊髄を灌流する Adamkiewicz (アダムキーヴィッツ) 動脈を同定し，術中の肋間動脈再建や温存の手掛かりとする。

ステントグラフト内挿術では，胸部大動脈瘤の治療を TEVAR (thoracic endovascular aneurysm repair)，腹部大動脈瘤の治療を EVAR (endovascular aneurysm repair) と略称する。TEVAR の上行大動脈瘤や弓部大動脈瘤に関する有効性に関して，明確なエビデンスはない。しかし，下行大動脈瘤は，中枢側ならびに末梢側に約 2 cm 以上の接着域 (landing zone) が存在するというデバイスの適応に適合する解剖学的状況なら，外科手術に比較してその急性期死亡率，合併症発生率が低く，中期間生存率も良好に維持するため第一選択の治療として考慮される。

腹部大動脈瘤

手術適応は次のとおりである。①初回 CT で最大短径 50～55 mm 以上，②最大短径が 50 mm 未満でも径増大スピード 5 mm/半年以上 (通常 3～5 mm/年)，③嚢状大動脈瘤。さらに，破裂の危険因子である女性，高血圧症，喫煙，慢性閉塞性肺疾患 (COPD)，大動脈瘤の家族歴がある場合はそれを加味して手術適応を考慮する。

標準的手術は瘤切除＋人工血管置換術である。腹部大動脈瘤手術では下腸間膜動脈や内腸骨動脈の血流が障害され，S 状結腸・直腸虚血，殿筋跛行，性機能障害，脊髄虚血の問題が生じる場合がある。

EVAR は早期手術成績が良好であり，デバイスの改良とともに積極的に施行されてきた。原則として，①腎動脈分岐部から瘤までの長さが 15 mm 以上で屈曲が小さい (60 度以下) かつ径が 28 mm 以下 (製品が改良されてからは 32 mm 以下でも可能となった)，②アクセスルートとして腸骨動脈が 6～7 mm 以上，極端な屈曲蛇行，石灰化がない，③瘤末端から内外腸骨動脈分岐部までの長さが 10 mm 以上という条件を満たす症例に施行される。解剖学的基準は遵守することで，短期・長期の成績とも向上すること

図 18-2 腹部大動脈瘤の CT 像, 術中写真

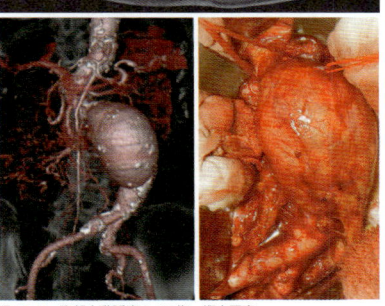

図 18-3 破裂性腹部大動脈瘤の CT 像

が判明している。治療適応は従来の外科手術と同じである。

破裂性大動脈瘤

大動脈瘤の破裂は急性期死亡率の非常に高い重篤な病態であり，できるだけ早く瘤中枢側の大動脈を遮断し，出血をコントロールすることが救命につながる。救急室で一時的に血行動態が安定していても再出血の可能性があり一刻も早く開腹して大動脈遮断を行うことが原則であるため，腹部大動脈瘤破裂では原則として CT 検査は行わずに手術室に搬送する。

● **経過・予後**　腹部大動脈瘤の術後の遠隔生存率は 5 年で約 70 % と，年齢，性で補正した腹部大動脈瘤のない一般人口の生存率約 80 % より低下している。遠隔死因の 2/3 は心・脳・血管疾患であり，術後これらの管理が必要となる。

大動脈解離

● **定義・概念**　大動脈解離 (aortic dissection) は，大動脈

壁が中膜のレベルで2層に剥離し、動脈走行に沿ってある長さの血管腔が2つになり、動脈壁内に血流あるいは血腫が存在する病態である。本来の動脈内腔を真腔、新たに生じた内腔を偽腔という。両者を隔てる隔壁をフラップという。フラップは通常1〜数個の亀裂(tear)と称する内膜・中膜の裂けめを持ち、これにより真腔と偽腔が交通するが、裂口が不明の場合もある。前者を偽腔開存型大動脈解離、後者を偽腔閉塞型大動脈解離という。真腔から偽腔へ血液が流入する裂口を入口部(entry)、真腔に再流入する裂口を再入口部(re-entry)と称する。本症は瘤形成を認めないことも多く、通常は「大動脈解離」と称し、径が拡大して瘤形成を認めた場合、「解離性大動脈瘤(dissecting aortic aneurysm)」と呼ぶ。大動脈解離はその状態により治療法と予後が異なるため分類がなされている(**表18-2**)。

● **疫学** 2002年の厚生労働省統計年間患者数によると大動脈解離は9,000人であり、最近では動脈硬化によるものが多くなっているほか、外傷、医原性の解離も認められる。DeBakey Ⅲ型 Stanford B型が半数以上を占め、70〜80%に高血圧の既往がある。

● **病因・病態生理と分子メカニズム** 大動脈解離の発生メカニズムには不明な点が多いが、弾性板間の平滑筋細胞の減少やMarfan症候群やEhlers-Danlos症候群などにみられる囊胞状中膜壊死が、中膜の脆弱性を引き起こし大動脈解離の原因となることが推測される。TGF-β(トランスフォーミング増殖因子β)受容体の異常による Loeys-Dietz(ロイス-ディーツ)症候群(LDS)においても、弾性板間の弾性線維の減少と大動脈解離の発生が知られている。

● **臨床症状・検査成績**

疼痛:ほとんどの例で発症時に胸部・背部の激痛を訴える。解離が疼痛なく発症し、偶然に発見される頻度は約10%である。解離慢性期では症状はほとんどない。

大動脈弁閉鎖不全:大動脈弁閉鎖不全は上行大動脈に病変が存在する場合に比較的よくみられ、Stanford A型解離の60〜70%である。大動脈弁輪部に及ぶ解離により弁交連部と弁輪が大動脈壁から剥がれ、弁尖が左室内に下垂し逆流をきたす。時には呼吸困難などの急性左心不全症状を呈する。

瘤形成:急性期および慢性期に解離腔の外壁が拡張し瘤を形成する場合がある。瘤形成部位によって上大静脈症候群、嗄声、嚥下障害などの他臓器圧迫症状を示す。瘤径の拡大により破裂の危険が高くなる。

心タンポナーデ:上行大動脈に解離が波及した場合に心タンポナーデを発症する可能性が常にあり、急性期の最大死因である。急性の心嚢内破裂もしくは切迫破裂に伴って生じ、その程度により時間的経過は異なる。

大量出血:剖検例では、死因となる大量出血は左胸腔、縦隔、後腹膜腔の順に多かった。

分枝動脈の狭窄・閉塞による末梢循環障害:慢性解離まで含めれば約30%に大動脈分枝の狭窄や閉塞が生じる。閉塞部位により、狭心症・心筋梗塞、脳梗塞、上肢虚血、対麻痺、腸管虚血、腎不全、下肢虚血の症状を呈する。

その他の特殊な病態:血液凝固因子の低下やDICを発症する場合がある。また、破裂とは無関係に胸水が貯留することは比較的多く、漿液性や血性の場合もある。全身の炎症反応(SIRS)が引き起こされることもある。

表18-2 大動脈解離の分類

解離範囲による分類

Stanford分類
- A型 上行大動脈に解離があるもの
- B型 上行大動脈に解離がないもの

DeBakey分類
- Ⅰ型 上行大動脈に内膜亀裂があり弓部大動脈より末梢に解離が及ぶもの
- Ⅱ型 上行大動脈に解離が限局するもの
- Ⅲ型 下行大動脈に内膜亀裂があるもの
  - Ⅲa型 胸部大動脈に解離が限局するもの
  - Ⅲb型 腹部大動脈に解離が及ぶもの
- ● DeBakey分類に際しては以下の亜型分類を追加できる
- 逆行性Ⅲ型解離:内膜亀裂が下行大動脈にあり、逆行性に解離が弓部から近位に及ぶもの
- 弓部型:弓部に内膜亀裂があるもの
- 弓部限局型:解離が弓部に限局するもの
- 弓部広範型:解離が上行または下行大動脈に及ぶもの
- 腹部型:腹部に内膜亀裂があるもの
- 腹部限局型:腹部大動脈のみに解離があるもの
- 腹部広範型:解離が胸部大動脈に及ぶもの

偽腔の血流状態による分類

偽腔開存型:偽腔に血流があるもの。部分的な血栓の存在はこのなかに入れる
偽腔血栓閉塞型:偽腔が血栓で閉塞しているもの。病理で用いる壁内血腫(intramural hematoma)は亀裂のない解離で臨床的には偽腔血栓閉塞型に分類される。病理診断に基づく用語であり臨床では用いない

病期による分類

急性期:発症2週間以内。このなかで発症48時間以内を超急性期とする
亜急性期:発症後3週目(15日目)〜2カ月まで
慢性期:発症後2カ月を経過したもの

● **診断** 発症後の死亡率は1〜2%/時間といわれており、早期診断により発症から治療開始までの時間短縮が重要である。①臨床症状が多岐にわたること、②心電図変化が非特異的、③血清学的な特異的マーカーが確立されていないなどの理由で診断が難しい。急性大動脈解離の早期診断には、まず疑うことが重要である。

● **問診、理学的所見** 突然の急激な胸背部痛を約70〜80%に認めるほか、解離により心タンポナーデ、脳血管の閉塞、大動脈圧受容器反射による失神が生じる場合がある。40歳以下の若年の場合は体型的にMarfan症候群の有無を確認する。

● **胸部単純X線** 縦隔陰影の拡大や大動脈壁の内膜石灰化の内側偏位が認められる。胸水や心不全などは間接所見を認める場合もある。約20%では単純X線写真で異常所見を呈さない。

● **CT、MRI** CTは解離の存在診断、形状および進展範囲、entry/re-entryの同定、さらに破裂や臓器虚血などの合併症の有無を診断するために必須の検査法である。単純CT、造影CT早期相および後期相の撮影を基本とする。偽腔開存型では二腔構造を、偽腔閉塞型では大動脈の長軸方向に連続する造影されない三日月状あるいは輪状の壁在血栓状陰影を示す。MRIは検査時間が長く、全身状態が不良な急性期大動脈解離の診断には推奨できない(図18-4)。

● **心エコー** 迅速な診断を行ううえで体表および経食道心

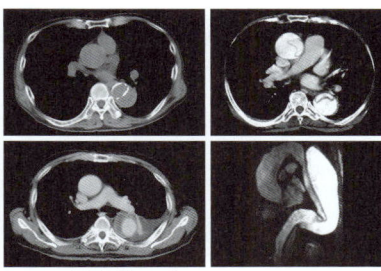

図 18-4　大動脈解離の CT 像

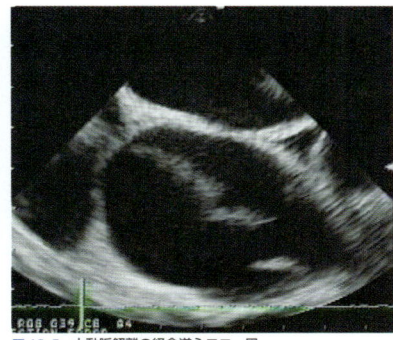

図 18-5　大動脈解離の経食道心エコー図

エコーは非常に有用である（図 18-5）。体表超音波検査は非侵襲的に簡便に上行大動脈と腹部大動脈解離の診断を行えるうえ，緊急手術の適応である心タンポナーデ・大動脈弁逆流の有無や程度および大動脈分枝や冠動脈への進行，局所壁運動異常や胸水貯留の評価が可能である。

■ **治療と薬理メカニズム**　すでに発生した解離による出血，臓器虚血に対する治療を行いつつ，解離の進展や瘤破裂の予防治療を行う。Stanford A 型は外科手術を，Stanford B 型は保存治療を原則とする。死亡の大半は発症後 2 週間以内に生じるため，この間は集中治療室（ICU）で循環動態を管理する。

急性期の治療

- **Stanford A 型（急性大動脈解離）**　きわめて予後不良で，破裂，心タンポナーデ，循環不全，脳梗塞，腸管虚血などが主な死因である。降圧を中心とした内科的治療を行っても，死亡率は発症から 24 時間で 20%，48 時間で 30%，7 日間で 40%，1 カ月で 50% と悪いため，原則として緊急手術の適応となる。亀裂のある上行大動脈の置換術および必要に応じて弁輪部の修復術が行われる。

- **Stanford B 型（急性大動脈解離）**　急性 A 型大動脈解離よりも自然予後がよく，降圧を中心とした内科的治療が初期治療として選択される。合併症がない場合，内科的治療の 30 日間の死亡率あるいは在院死亡率は約 10% で，外科的治療の成績も同等である。手術適応は，ショックや血圧低下を伴う破裂，治療抵抗性の疼痛，下肢を含めた臓器虚血などの合併症をきたした場合である。

　大動脈解離に対するカテーテルインターベンションは，ステントグラフト留置による entry 閉鎖であるが，その適応，留置のタイミング，使用デバイスなどの統一基準はいまだない。

慢性期の治療

発症から 2 週間以上経過した慢性期大動脈解離の予後は良好で，状態が安定している場合は Stanford A 型，B 型ともに降圧治療を行う。手術を考慮する状態は，破裂や切迫破裂，大動脈径の拡大，大動脈弁閉鎖不全，分枝閉塞，解離の進展・再発で，術式は真性大動脈瘤に準じる。

■ **経過・予後**　保存治療群では，発症後 2 年までは解離関連合併症が多く，大動脈径の変化を CT，MRI などで経時的に観察する。手術治療群では，Stanford A 型，B 型にかかわりなく残存解離の進展，拡大に留意する。最近発症時 40 mm 以上の瘤径を持ち，胸部の解離腔が血栓化しない症例は遠隔期において瘤径の拡大や瘤破裂などをきたしやすいことが知られるようになった。術後遠隔期合併症では，大動脈基部手術の場合は大動脈弁閉鎖不全，上行あるいは弓部置換術の場合は吻合部動脈瘤と再解離が問題である。

高安動脈炎

■ **定義・概念**　高安動脈炎（Takayasu's arteritis）は，大動脈およびその主要分枝，冠動脈，肺動脈に生じる非特異的血管炎である。1908 年金沢医学専門学校（現金沢大学医学部）眼科教授の高安右人により「奇異ナル網膜中心血管ノ変化ノ一例」として乳頭周囲の花環状動静脈吻合を呈する 21 歳女性の報告がなされたことにちなんで命名され，高安病，大動脈炎症候群，脈なし病，異型大動脈縮窄症などとも呼称されている。

■ **疫学**　若年女性に多く，男女比は 1 : 9 で，好発年齢は 20 歳にピークがある。地域的にはアジア，南米に多い。わが国では現在 5,000 人余の患者が登録されているが，3 年ごとの新規登録症例は 200～400 例で減少傾向にある。少数ながら家族内発生が報告されている。

■ **病因・病態生理と分子メカニズム**

血管障害の機序：病因は不明である。感染などのストレスがきっかけとなり，自己免疫的な炎症機序で T 細胞が中心となり血管組織の破壊が生じると推定されている。背景として遺伝素因の存在も示されている。

病理学的特徴：狭窄性病変が主体であるが，15～30% に拡張性病変や大動脈弁閉鎖不全がみられる。組織所見は，栄養血管を持つ弾性動脈の激しい炎症性変化とそれに続く増殖性変化である。初期病変は栄養血管への細胞浸潤を伴う外膜の単核細胞浸潤で，肉芽腫性全層性動脈炎である。中膜には梗塞病変と断片化した弾性線維を貪食している Langhans（ラングハウス）巨細胞を認めることがある。中期では，中膜の線維化と内膜の線維性肥厚がみられる。瘢痕期には内膜の進行性の肥厚と外膜の著しい線維化を伴う。内膜の線維化には板状の石灰化を伴う。

■ **臨床症状**

初期症状：初期の自覚症状は全身の炎症に伴う不定愁訴で，発熱，食欲不振，全身倦怠感，体重減少，関節痛，胸

膜痛, 易疲労感などである.

臓器虚血症状―進行期の症状: 進行期には病変部位によって多彩な症状を呈する. 臨床的には以下の4型に分ける. このほか, 肺動脈病変は約15%, 冠動脈病変が8%に認められる.

- **Ⅰ型** 大動脈弓部分枝の閉塞型(頭部, 上肢の虚血症状)(図18-6). 視力障害, めまい, 頭痛, 失神発作といった脳虚血症状が出現する. 血行障害が著しい症例は顔面の萎縮(bird face)や, 鼻中隔穿孔がみられる. 炎症を被刺激状態にある頚動脈洞神経に動脈内圧の低下や脳の低酸素状態が加わり頚動脈洞反射が亢進することがあり, 顔を上に向けたときに視力低下, 失神発作が生じる. この状態の患者は常に頭を垂れてうなだれた姿勢をとっている. 上肢では脈の欠損や血圧左右差が出現する. 上肢のしびれ, 脱力感, 冷感が生じる症例もある. 高血圧を合併する場合, 上肢血圧が体血圧を反映しないことに留意して血圧管理を行う.
- **Ⅱ型** 異型大動脈縮窄症, 腎動脈狭窄型(高血圧の症状)(図18-7). 大動脈の狭窄病変では高血圧が問題であり, 頭痛や心悸亢進を訴える. 高血圧が長期間続くと心不全につながる.
- **Ⅲ型** Ⅰ型とⅡ型の合併した複雑な病態である.
- **Ⅳ型** 動脈瘤型. 胸部大動脈とその分枝に発生することが多く, 破裂するまで症状がない. 上行大動脈の拡張により, 大動脈の弁輪が拡大して大動脈弁閉鎖不全となり, 心不全で発症することが多い. 大動脈炎の波及による弁自体の変形による大動脈弁不全もある.

検査成績

- **血液検査** 本症に特異的な血液検査所見はなく, 急性期にはESR(赤血球沈降速度)亢進, CRP(C反応性蛋白)陽性, 白血球増加, 血清グロブリン増加($α_2$, $γ$), 貧血を認める. ESRやCRPが疾患活動性の指標になる.
- **画像検査** 単純X線写真で若い女性に大動脈の石灰化がみられた場合は本症を疑う. MRIやCTで大動脈およびその主要分枝の閉塞性病変や拡張性病変を認める場合は診断の根拠になる. 多発病変が多い. 頚動脈病変では高度の内膜肥厚が超音波検査で「マカロニ」状画像となる. FDG-PETで大動脈炎症部位を画像化できる.

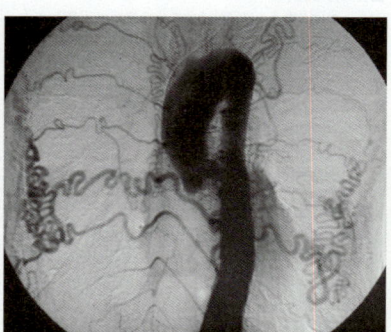

図18-6 高安動脈炎弓部分枝の閉塞型

眼底検査 慢性に進行する脳血圧低下により特異的眼底所見を呈する. 網膜血管拡張からはじまり, 進行すると小血管瘤が出現する. さらに高度の虚血では動静脈吻合が形成され, 視神経乳頭を取り巻いて馬蹄形または花冠状となる. 末期には乳頭や虹彩に新生血管がみられ, 毛様体の機能低下, 低眼圧, 白内障などが生じ視力は低下する. 網膜中心動脈の閉塞や網膜剥離で失明する. この一連の眼底変化をまとめたのが宇山の分類である. Ⅰ度は血管の拡張, Ⅱ度は小動脈瘤形成(図18-8), Ⅲ度は動静脈吻合の形成, Ⅳ度は進行した複合病変である. 高血圧症を合併する場合は, 高血圧眼底所見を呈する.

▶ **診断** 病気の初期は非特異的症状であり, 診断が困難である. 進行期には虚血臓器により多彩な症状を示す. 確定診断は病理組織所見によるが, 標本を得ることが困難なため血管撮影像が診断に最も役立つ. 厚生労働省の難治性血管炎研究班, 米国リウマチ学会などより診断基準が示されている(http://www.nanbyou.or.jp/upload_files/065_s.pdf 参照).

鑑別疾患としては, いまでは減った梅毒, 結核といった特異性炎症による血管炎に加えて, 非特異的大動脈炎の巨細胞性血管炎を念頭におく. 巨細胞性血管炎は高齢者が多く, 側頭動脈をおかすものを側頭動脈炎とも呼ばれ, リウマチ性多発性筋痛症を高率に合併する. そのほかBehçet病も鑑別する.

■ 治療と薬理メカニズム

内科的治療

内科的治療が原則である. 早期に副腎皮質ステロイド治療を行うことで, 臓器障害を生じる前に疾患をコントロールすることも可能になった. ステロイド治療に抵抗性がある症例も認め, シクロホスファミド, メトトレキサート, アザチオプリン, シクロスポリンなどの投与を検討する.

臓器血流障害のうち心不全と脳梗塞が予後の規定因子となる. 虚血性心疾患と脳梗塞の予防にはアスピリンが投与される. 大動脈弁不全に対しては他の原因の場合と同様な内科的治療がなされる. 高血圧症は降圧薬投与に加え, 異型大動脈縮窄症や腎動脈狭窄が原因となる場合は外科的治療を検討する.

外科的治療

臓器血流障害の改善や動脈瘤の破裂予防を目的として外科的治療を行う. 外科的治療は炎症の非活動期に行うこと

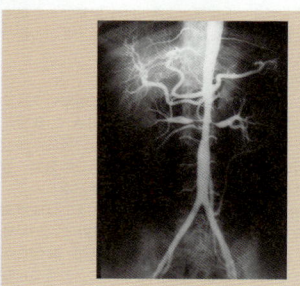

図18-7 高安動脈炎異型大動脈縮窄症, 腎動脈狭窄型

が望ましいが,急ぐ場合はステロイド治療で炎症を鎮静化しつつ手術をせざるをえない場合がある.大動脈炎症候群患者の生命予後は比較的良好であり,術後30年以上生存することもまれではないため,超長期の状態も考慮して手術術式を決定する.特に人工血管移植後長期になると吻合部動脈瘤を合併する頻度が高くなるため,生存しているかぎりは定期的な検査を必要とする.閉塞性病変に対しては,血管内治療や内膜摘除術の成績は不良であり,バイパス術が標準術式である.

大動脈弁閉鎖不全,冠動脈狭窄:大動脈弁閉鎖不全は放置すると心不全につながるため積極的に手術が行われる.大動脈基部拡大で閉鎖不全が生じている場合はBentall手術を行う.冠動脈起始部狭窄に対して,臨床症状を伴う場合は冠血行再建を考慮する.

弓部分枝閉塞:大動脈弓の閉塞病変程度と臨床症状は必ずしも相関しない.めまい・失神発作のみの症例は社会生活が著しく障害される場合を除いては経過観察とするが,視力障害は保存的治療では回復せず,早期に血行再建術を行う.

高血圧:異型大動脈縮窄症,腎動脈狭窄で生じる高血圧病変を放置すると心不全や脳出血の原因となり,内科的治療が期待できない場合バイパス術を行う.異型大動脈縮窄症には大動脈間バイパス,非解剖学的バイパスを行い(**図18-9**),腹部アンギーナを合併する場合は,上腸間膜動脈や脾動脈にバイパスを追加する.

動脈瘤:瘤は囊状や紡錘型の真性瘤であることが多いが,まれに解離がある.動脈硬化性瘤に準じて外科的治療を行う.多発性動脈瘤や閉塞性病変を合併する場合もみられ,手術治療戦略に工夫を要する.

■**経過・予後** 高安動脈炎は厚生労働省の特定疾患調査研究にも取り上げられ,わが国が中心となって研究が進められてきた疾患である.疾患の特性や治療の方向は明らかになったが,病因が不明のままであり,今後の研究を待たねばならない.本疾患の生命予後は以前考えられていたよりも比較的良好で,罹患年齢が若いこと,再燃を繰り返すことがあることから,長期にわたってきめ細かく患者を追跡する必要がある.

【宮田 哲郎】

参考文献
1) 高木眞一ほか:循環器病の診断と治療に関するガイドライン(2004-2005年度合同研究班報告);大動脈瘤・大動脈解離診療ガイドライン(2006年改訂版). Circ J 70 (Suppl Ⅵ), 2006
2) 尾崎承一ほか:循環器病の診断と治療に関するガイドライン(2006-2007年度合同研究班報告);血管炎症候群の診療ガイドライン. Circ J 72 (Suppl Ⅳ), 2008

19 末梢動脈疾患

はじめに
末梢動脈疾患(peripheral arterial disease:PAD)という用語には,大動脈および冠動脈以外の動脈(頸動脈,鎖骨下動脈,腹腔内動脈,下肢動脈など)の進行性狭窄,閉塞,または瘤状拡張が含まれる.主たる原因を**表19-1**に示す.

閉塞性動脈硬化症

■**定義・概念** 閉塞性動脈硬化症(arteriosclerosis obliterans:ASO)とはアテローム性動脈硬化症による動脈の閉塞性疾患である.食生活,生活スタイルの欧米化によって疾病構造は変化してASOは増加,PADとASOは同義語となっている.病変を有する血管の灌流域で虚血症状を呈する.たとえば,鎖骨下動脈のASOでは上肢の跛行,脳の虚血症状として鎖骨下動脈盗血症候群(subclavian steal syndrome)を,下肢動脈のASOでは下肢の跛

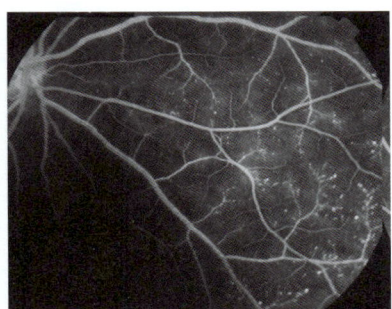

図 18-8 宇山分類Ⅱ度―小動脈瘤形成

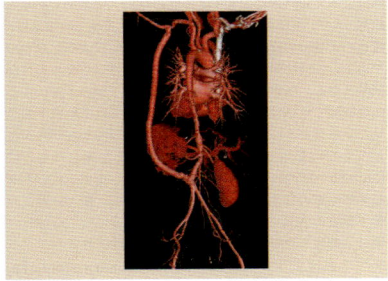

図 18-9 異型大動脈縮窄症に対する非解剖学的バイパス

表19-1 末梢動脈疾患(PAD)の原因

- アテローム性動脈硬化症
- 血管疾患
  - 大血管:巨細胞(側頭)動脈炎,高安動脈炎
  - 中血管:川崎病,結節性多発性動脈炎
  - 小血管(小動脈および毛細血管):Wegener肉芽腫,Churg-Strauss症候群,Schönlein-Henoch症候群,クリオグロブリン血管炎,顕微鏡的多発血管炎
  - 閉塞性血栓血管炎(Burger病)
- 異形成疾患
  - 線維筋性異形成症
- 血栓形成促進性疾患
- 血管攣縮性疾患
- 結合組織疾患
  - Marfan症候群
  - Ehlers-Danlos症候群

表 19-2 Fontain 分類, Rutherford 分類

Fontain 分類		Rutherford 分類			
stage	臨床定義	grade	category	臨床定義	客観的基準
I	無症状	0	0	無症状	トレッドミル運動負荷試験あるいは反応性充血試験正常
IIa	軽度跛行	0	1	軽度跛行	トレッドミル運動負荷試験終了可能。運動後のABPI>50 mmHg, しかし安静時に比し最低 20 mmHg 下降
IIb	中等度から高度跛行	I	2	中等度跛行	1群と3群の中間
			3	高度跛行	標準的トレッドミル運動負荷試験終了不可能および運動後ABPI<50 mmHg
III	虚血性安静時疼痛	II	4	虚血性安静時疼痛	安静時ABPI<40 mmHg, 足関節あるいは中足骨PVRの平坦化あるいは跛行の激減, TBPI<30 mmHg
IV	潰瘍	III	5	軽度組織消失, 非治癒性潰瘍, 広範足虚血を伴う限局性壊疽	安静時ABPI<60 mmHg, 足関節あるいは中足骨PVRの平坦化あるいは跛行の激減, TBPI<40 mmHg
	壊疽		臨床定義	広範囲な組織消失, 足関節よりも高位に拡大, もはや機能的な足部リム, サルベージ不能	5群に同じ

ABPI:足関節上腕血圧比, TBPI:足趾上腕血圧比, PVR:容積脈波記録

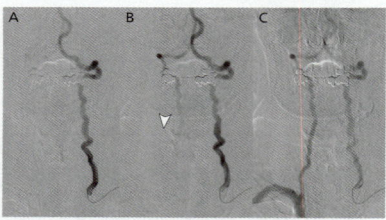

図 19-1 鎖骨下動脈盗血症候群
右側鎖骨下動脈の閉塞により右椎骨動脈の血流は逆流となり上肢へ血流が盗血されるため, 後頭葉の血流が減少, めまい, 失神, 複視などの症状を生ずる。A:左椎骨動脈造影, B:右椎骨動脈が逆流として造影される, C:右鎖骨下動脈が造影される

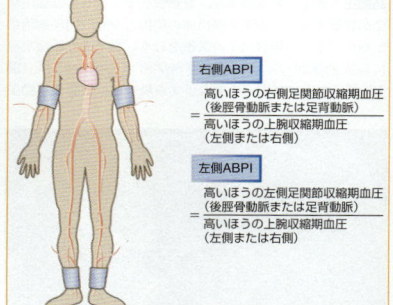

図 19-2 ABPI 計測
ABPI:足関節上腕血圧比

右側ABPI
= 高いほうの右側足関節収縮期血圧(後脛骨動脈または足背動脈) / 高いほうの上腕収縮期血圧(左側または右側)

左側ABPI
= 高いほうの左側足関節収縮期血圧(後脛骨動脈または足背動脈) / 高いほうの上腕収縮期血圧(左側または右側)

行, 重症下肢虚血を生じる。

● **疫学** 足関節上腕血圧比(ankle-brachial pressure index:ABPI)を用いた調査によると, 欧米における下肢PADの有病率は全人口の3〜10%, 年齢とともに頻度は高くなり, 70歳以上に限定すれば20%に達すると推計されている。病変は大腿膝窩動脈病変が半数以上を占める。報告されている鎖骨下動脈病変の頻度は0.5〜2%と比較的まれである。

● **病因・病態生理と分子メカニズム** 喫煙, 年齢, 糖尿病が3大危険因子である。80%以上の患者が喫煙歴を有し, 喫煙によるASO発症リスクは冠動脈疾患のリスクに比し2〜3倍にのぼる。安静時の皮膚, 皮下組織への血流量は100gあたり2〜3mLにかぎられているが, 正常では運動にて10〜15倍増加する。血管に狭窄を生じると狭窄部でエネルギーの損失が生じ, 狭窄前後で圧較差を生じるようになる。この圧低下は75%狭窄を超えると急速となる。安静時疼痛は組織に必要な血液が供給できないほど高度な虚血で生じ, 動脈の末端である肢端で強くなる。血流がさらに低下すると, 壊死, 潰瘍を伴う。この場合, 閉塞病変を主体とした複合病変が多血管区域にわたり複数存在し, 感染を合併することが多い。

● **臨床症状・検査成績** 症状は無症候, 跛行, 重症虚血に大別される。下肢の間欠性跛行は運動によって生じ, 安静によって短時間に改善する下肢の疼痛, 倦怠感であり, 殿部, 大腿, 下腿のいずれにも生じうる。重症下肢虚血は, 慢性の安静時の疼痛, 潰瘍, 壊疽を包括的に表現したものである。安静時の疼痛は睡眠を障害し, 疼痛のため歩行が困難となる。臥位となる夜間に増悪し, 下肢の下垂による血流増加で症状は改善する。このため患者は下肢を下垂させた姿位をとる。このような虚血症状を問診から明らかとしたものに Fontain 分類, 客観的指標を加味したものに Rutherford 分類がある。これらの分類は, 虚血症状のみならず側副路の代償能力をもあらわしている(表 19-2)。鎖骨下動脈のASOでは, 上肢の運動によって生じる跛行, 鎖骨下動脈盗血症候群(図 19-1), 内胸動脈バイパスグラフトの血流低下, 冠盗血症候群(coronary steal syndrome)による狭心症などを生じる。

PAD 合併の有無は客観的に ABPI（<0.9 で異常）によって評価される（図 19-2）。安静時に正常値であっても本症が強く疑われる場合には運動負荷後に ABPI を再度検討すべきである。また、糖尿病などで血管がかたくなると末梢動脈が閉塞できなくなり、ABPI の診断意義は低下する。この場合、足趾上腕血圧比（toe-brachial pressure index：TBPI）（<0.7 で異常）が用いられる。解剖学的な病変の局在診断には、分節血圧（20 mmHg 以上の血圧差）、超音波検査（波形の変化と収縮期最大流速）、CT 造影、MR angiography（MRA）による画像診断が用いられる。下肢の ASO は病変の局在により、大動脈-腸骨動脈病変、大腿膝窩動脈病変、下腿動脈病変に大別される。腹部大動脈終末部の閉塞により間欠性跛行、インポテンツ、両側大腿動脈触知不能を認める特殊な病型を Lerich（ルリッシュ）症候群と称される（図 19-3）。

■ **診断** 　主要な血管床における血管雑音、脈の触診を行う。下肢の脈が微弱または触知しない場合 PAD の可能性が高まるが、前脛骨動脈は健常者でも触知しないことがあり、臨床的意義は小さい。脈を触知した場合、中等度以上の病変が存在することは否定的である。また、大腿動脈領域のみの血管雑音の臨床的意義は小さい。簡便なスクリーニング検査として挙上試験がある。臥位で下肢を 60 度挙上し、下肢の皮膚が蒼白化した場合 PAD を疑う。引き続き下肢を下垂させた際に、皮膚色の改善遅延、静脈のうっ血所見があれば循環不全が示唆される。他に、皮膚の脱毛、爪の肥厚、光沢のような鱗のような皮膚も PAD を示唆する。診断において ABPI 測定は必須となっており、病変の広がりについては局在診断を行う。跛行肢の鑑別診断として最も重要な疾患は、腰部脊椎間狭窄症である。脊椎狭窄症は前屈位で症状が改善、立位で悪化することが特徴である。PAD は姿勢による変化はない（表 19-3）。

■ **治療と薬理メカニズム** 　治療の目標は、生命予後と症状、生活の質（QOL）の改善にある。症状の有無にかかわらず生命予後改善のため、アスピリン 81〜100 mg、または

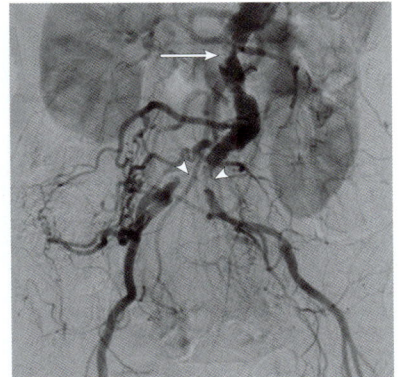

図 19-3　Lerich 症候群の血管造影像
腹部大動脈終末部の閉塞を認める（▷）。本症例では大動脈の狭窄も合併している（⇒）

表 19-3　跛行の鑑別診断—脊椎間狭窄症と末梢動脈疾患（PAD）の鑑別

	腰部脊椎管狭窄	PAD
歩かなくても立っているだけで足が痛む	ある	ない
自転車に乗ると足が痛む	ない	ある
坂道での痛みの出現	下り坂	上り坂
前かがみになると足の痛みが治まる	治まる	治まらない
足の脈拍	触れる	弱い、または触れない

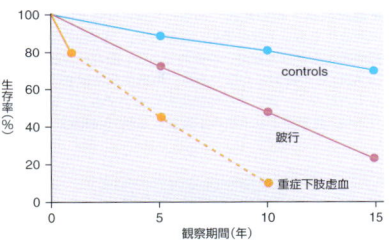

図 19-4　末梢動脈疾患（PAD）の生命予後
健常者に比しきわめて不良である

クロピドグレル 75 mg による抗血小板療法、禁煙、130/80 mmHg 未満を目標とした高血圧の管理、LDL〈低比重リポ蛋白〉コレステロール 100 mg/dL を目標とした HMG-CoA 還元酵素阻害薬〈スタチン〉の投与、HbA1c（JDS 値）<7.0 を目標とした糖尿病の管理が推奨される。この際、β遮断薬は虚血性心疾患合併例では禁忌とならない。跛行の改善には少なくとも週 3 回以上、30 分以上の監視下の運動療法が推奨され、ホスホジエステラーゼⅢ（PDEⅢ）阻害薬であるシロスタゾールが投与される。シロスタゾールは血管拡張作用以外に血小板凝集抑制作用を有する。なお、心機能不良例では投薬を控えるべきである。これらの治療においても QOL に制限がある症例では、血行再建が考慮される。解剖学的な病変の局在、病変形態、患者のリスクに基づいて、外科的なバイパス術、血管内治療の別が判断される。この際、下肢病変は重症下肢虚血で下肢救済の場合のみが適応となり、血行再建、創傷治療、感染の管理、フットケアなど多面的アプローチが必要となる。

■ **経過・予後** 　下肢の予後と生命予後に分けて考えるべきである。跛行肢が 5 年後に下肢切断へ移行する率は 5 % と決して高頻度ではないが、5 年死亡率は 30 % ときわめて不良である。死因の 75 % は心血管死である。無症候であっても、本疾患を合併するとその予後は不良である（図 19-4）。一方、重症下肢虚血は生命予後、下肢の予後ともに不良であり、1 年以内に 25 % の下肢切断リスク、25 % の死亡リスクを有する。

Burger 病

■ **定義・概念** 　Burger（バージャー）病（Burger disease）は若年の喫煙男性に好発する、下腿、足動脈を主座とする慢性動脈閉塞症である。肢端に潰瘍、壊死を生じるが、そ

の原因はよくわかっていない。厚生労働省の特定疾患に認定されている。thromboangitis obliterans (TAO), Burger 病, 閉塞性血栓血管炎は同義語である。

● **疫学** わが国における本疾患の頻度は急激に減少してきている。現在, 全国の患者数は1万～1万2,000人程度と推測されている。30～40歳代の男性患者が70%を占める。喫煙者がほぼ100%である。

● **病因・病態生理と分子メカニズム** 寒冷, 代謝異常, アレルギー, 自己免疫疾患などさまざまな病因が推測されてきたが病因は依然として不明である。近年, 歯周病菌の関与が注目されている。

● **臨床症状・検査成績** 四肢の先端に疼痛を伴う潰瘍, 壊死を生じる。上肢の罹患, 足底跛行, 虚血性紅斑, 遊走性静脈炎などは本疾患に特徴的である。特に, 上肢の罹患はASOとの鑑別に有用である。血液生化学検査で特異的なものはなく, 選択的な動脈造影が重要である。膝関節より末梢, 肘関節より末梢の小動脈に途絶, corkscrew, tree root様の側副路といった特徴的な像を呈する (**図19-5**)。

● **診断** 塩野谷基準による診断基準 (**表19-4**) が実用的である。**表19-4**の項目をすべて満たし, 他の鑑別すべき疾患が否定された際に本疾患が確定する。

■ **治療と薬理メカニズム** 腰部交感神経切除術は短期, 長期的な効果が期待できる。禁煙で病勢は軽快, 安定化するため禁煙は必須である。血行再建が可能な症例はかぎられており, 開存性も高くない。薬物療法では, プロスタグランジン製剤, 抗血小板薬, 血管拡張薬が投与され, 血管新生療法も試みられている。

● **経過・予後** 潰瘍, 壊死の進行例では小切断, 大切断が必要となるが, 生命予後は概して良好であり, 一般成人とほぼ同じである。

急性動脈閉塞症

● **定義・概念** 急性動脈閉塞症 (acute occlusive disease) は, 下肢生命の存続を脅かす可能性を伴った下肢動脈流の突発的な減少または悪化である。的確かつ迅速な診断, 治療が行われないと, 下肢切断, 虚血性再灌流傷害による多臓器不全にいたる可能性を有する。本症は閉塞機序から血栓症と塞栓症に分類される。

● **病因・病態生理と分子メカニズム** 塞栓症の原因として90%前後が心原性であり, 心房細動が最も多い。血栓症ではASO, TAO, 動脈炎などにより障害された動脈病変に血栓性閉塞をきたす。塞栓症, 外傷性, 再建血管閉塞の患者は側副路がないこと, 動脈流出路への血栓の伸長などから早期に症状が発現する。まれな病態として, 心奇形を介して静脈血栓が左心系に流入する奇異性塞栓症, 大動脈分岐部に血栓塞栓を生じる鞍状塞栓症がある。高度なアテローム性動脈硬化を有する中枢動脈からプラーク (粥腫) が遊離し下肢末梢動脈に塞栓するものを blue toe 症候群と呼ぶ。

● **臨床症状・検査所見** 症状は疼痛と機能不全である。5つのPが含まれる。

1. pain: 疼痛。
2. pulselessness: 動脈拍動消失。閉塞の末梢で脈拍の触知が不能となる。
3. paleness: 皮膚蒼白。色調変化, 温度変化は必須である。地図状にチアノーゼを呈する。
4. paresthesia: 知覚鈍麻。半数以上の患者でしびれを訴える。
5. paralysis: 運動麻痺。予後不良を示唆する徴候である。

● **診断** 急速に発症する5Pから診断される。塞栓症は突然発症であるのに対し, 血栓症ではやや緩序に発症する。重症度は閉塞部位, 時間経過, 進展の程度, 二次血栓の形成などに規定される。このため, 画像診断にて解剖学的閉塞部位ならびに広がりを把握する (**図19-6**)。四肢の危機を示唆する徴候は, 安静時疼痛の存在, 感覚消失, 筋力低下であり, 筋硬直, 圧痛, 受動運動による疼痛, 関節拘縮は進行した状況であることを示唆する。並行して, 基礎疾患, 塞栓源の検索も行われる。TASC IIにおける重症度評価を**表19-5**に示す[1]。

■ **治療と薬理メカニズム** 薬物療法, 血管内治療, 外科療法があるが, 何を行うかよりもいかに早く血行を再開させるかが重要で予後を左右する。発症後6時間が golden

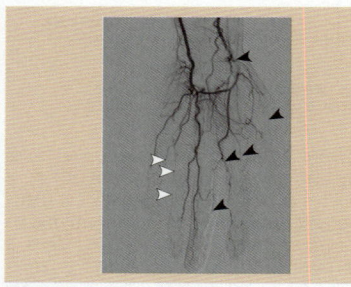

図19-5 Burger病の血管造影
橈骨動脈, 手掌の小血管の完全閉塞を多数認める

表19-4 Burger病の診断基準
1) 喫煙歴: 1日20本以上が一般的
2) 50歳未満の発症
3) 膝下の動脈閉塞
4) 上肢の動脈閉塞または遊走性静脈炎
5) 喫煙以外のアテローム性動脈硬化の危険因子がないこと。診断後に発症した場合はそのかぎりでない

鑑別診断
①膝窩動脈捕捉症候群, ②膝窩動脈外膜嚢腫, ③四肢の線維筋性異形成症, ④膠原病性血管炎, ⑤エルゴットなどによる薬剤性障害などがある

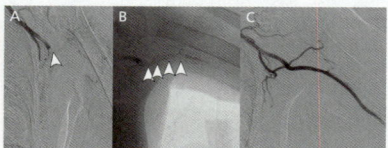

図19-6 急性上腕動脈閉塞
A: 血栓像を推測させる蟹爪状の閉塞像を認める。B: 血栓像を認める (▷), C: 再灌流後

表 19-5 TASC II における急性動脈閉塞の重症度分類

区分	予後	感覚消失	筋力低下	ドプラ信号 動脈	ドプラ信号 静脈
I．生存可能	即時に危機はなし	なし	なし	聴取可能	聴取可能
II．危機的					
a）境界型	ただちに治療すれば救済可能	軽度	なし	しばしば聴取不能	聴取可能
b）即時型	即時の血行再建術にて救済可能	足趾以外にも安静時疼痛を伴う	軽度，中等度	聴取不能	聴取可能
III．不可逆的	大幅な組織欠損または恒久的な神経障害が不可避	重度 感覚消失	重度 麻痺，硬直	聴取不能	聴取不能

time と称され，むだに時間を費やしてはならない。

薬物療法：虚血の悪化を防止することがキーポイントであり，ただちにヘパリンによる抗凝固療法を行う。活性化部分トロンボプラスチン時間（APTT）で 1.5〜2.0 倍にコントロールを行う。慢性期バイパスグラフト不全，アテローム性動脈硬化性病変など血栓症で時間的余裕のある場合には血栓溶解療法も考慮される。心房細動が原因の場合には，ヘパリンの管理下にワルファリンが開始される。

血管内治療：カテーテルを用い，直接血栓を吸引したり血栓溶解薬を投与する方法である。鼠径靱帯より末梢病変に血管内治療が適応されることが多い（図 19-5）。

外科療法：手術で直接血栓を除去する。以前に比し，血管内治療の進歩によって，時間的要因のみで外科の治療が優先されることは少なくなっているが，鼠径靱帯より近位部の閉塞では外科手術が優先されることが多い。Fogarty カテーテル塞栓摘除術が効果的である。また，鼠径靱帯より近位のグラフト閉塞は外科的治療を優先させる。

再灌流傷害

血流の再開後に生じうる合併症としてコンパートメント（compartment）症候群，横紋筋融解症がある。

コンパートメント症候群：再灌流後，横紋筋の浮腫を生じ，コンパートメント内圧の上昇をきたす。前脛骨筋領域に生じやすい。後方のコンパートメント症候群では腓骨神経の障害による機能的打撃が大きい。

横紋筋融解症：ミオグロビン尿を呈し，高度であると腎不全，呼吸不全，循環不全など多臓器不全を呈する。ひとたびこの状態になると死亡率はきわめて高い。術後のクレアチンキナーゼ（CK）の値がその指標となる。

- **経過・予後**　早期に再灌流が得られないと下肢切断が高率である。また，再灌流傷害を合併した場合の生命予後は不良である。死因は大量輸血，大切断，腎不全などである。

【中村 正人】

参考文献
1) 日本脈管学会編：下肢閉塞性動脈硬化症の診断・治療指針 II（TASC II），メディカルトリビューン，2007

20 静脈疾患，リンパ系疾患

静脈疾患

- **定義・概念**　静脈疾患は静脈壁から生じる腫瘍や奇形・形成異常のほか，慢性静脈疾患と四肢以外の静脈血栓症とに大別される（表 20-1）。慢性静脈疾患（chronic venous disease）は，四肢静脈系の閉塞性病変（深部静脈血栓症（deep venous thrombosis：DVT））や弁不全（下肢静脈瘤（varicose vein of lower extremity））などのなんらかの原因で，静脈の還流が障害されている慢性的な病態を総称したものである。下肢静脈瘤は表在静脈の弁不全を原因とする一次性のものと，深部静脈の閉塞や弁不全などを原因とする二次性のものに分けられる。

- **疫学**　一次性下肢静脈瘤は全成人の 2% 程度にみられ，女性は男性より 2〜4 倍多く，また高齢者になるほど頻度は高くなる。深部静脈血栓症の対人口比発生頻度は明らかではないが，10 万人あたり 10 人前後と推測されており，急増する傾向にある。術後に発生する下肢静脈血栓症は欧米諸国よりも頻度は低いものの，症状のないものを含めると 10〜30% にみられるとされている。深部静脈血栓症を原因とした肺塞栓症の発生頻度もわが国では欧米諸国に比して低い傾向にあるとされるが，入院患者の致死的肺塞栓症発生率には大きな差はなく 0.2〜0.5% とされている。

- **病因・病態生理と分子メカニズム**

深部静脈血栓症

Virchow により提唱された血流の停滞，血管内膜の損傷，血液性状の変化が静脈血栓症発生の三主徴である。長期の臥床や脱水，手術，左腸骨動脈の左腸骨静脈への圧迫，妊娠や腫瘍などによる圧迫などが血流うっ滞の原因とな

表 20-1　静脈疾患の分類

静脈腫瘍・奇形
静脈形成異常
血管腫
異常動静脈交通
Kasabach-Merritt 症候群
Klippel-Trénauney-Weber 症候群
静脈血栓症
下肢深部静脈血栓症
腋窩・鎖骨下静脈血栓症（Paget-Schroetter 症候群）
上大静脈症候群
下大静脈症候群
門脈・腸間膜静脈血栓症
慢性静脈不全症
一次性下肢静脈瘤
原発性深部静脈弁不全
深部静脈血栓症後遺症
静脈形成不全
その他
venous aneurysm
膝窩静脈捕捉症候群
外傷

り，血小板からセロトニンが放出されて血小板凝集が起こり，トロンビンの生成やフィブリンの析出とあいまって血栓が形成される。血管内膜では内皮細胞により抗血栓性が保たれているが，慢性反復外傷や炎症，虚血，化学物質，異物などにより内皮細胞が傷害され，剥離脱落すると血栓形成が容易となり，障害組織から放出される組織因子が血栓形成を促進する。血管内では凝固線溶系機能がホメオスターシスを保っているが，脱水や便秘の存在，糖尿病，脂質異常症，手術後，感染，妊娠，出産などを契機に血液性状が変化し，血栓形成に促進的に作用する。先天的なアンチトロンビンIIIやプロテインC，Sの欠損症や異常症，プラスミノーゲン活性化因子の異常症などでは凝固能亢進や線溶能低下が常在し，ループスアンチコアグラントを有する全身性エリテマトーデスや抗リン脂質抗体症候群などでも凝固亢進がみられて容易に血栓が形成される。

血栓症発生のこれらの要因が複雑に重畳して静脈内血栓を生じるが，解剖学的位置関係からうっ滞を生じやすい左側の下肢に多く発生し，特にうっ滞を生じやすいヒラメ筋静脈洞が初発部位として注目されている。上肢では，運動や労作により鎖骨下静脈に生じる血栓症は，effort thrombosis あるいは Paget-Schroetter（パジェットーシュレッター）症候群として知られている。

一次性下肢静脈瘤

妊娠や運動などに伴う腹圧の上昇による機械的な弁破壊や，弁の pocket 部分の虚血による脆弱化などを原因とした表在性静脈弁の不全により静脈瘤が発生すると考えられている。深部静脈との交通枝（穿通枝）の一次的な不全や動静脈シャントの開大による動静脈瘻の形成，静脈壁の脆弱化による静脈内腔の拡張に伴う弁輪拡張の結果として生じる弁不全などを原因として考えられているが，静脈瘤発生の正確な原因は不明である。

慢性静脈不全症

一次性下肢静脈瘤も本症のなかに含まれるが，それ以外のものでは深部静脈血栓症後遺症による弁不全，原発性深部静脈弁不全，動静脈瘻や Klippel-Trénauney-Weber（クリッペルトレノネー-ウェーバー）症候群などの先天性のもの，外傷などが原因となる。還流静脈路の閉塞や不全弁による血液の逆流のため静脈高血圧を生じる。

このような慢性的な静脈高血圧により血液成分が漏出し，ヘモジデリンによる色素沈着，組織内の低酸素状態を生じ，下腿部を中心とした皮膚病変が発症する。

▶臨床症状・検査成績

病歴聴取

症状や徴候の出現時期，再発性か否か，発症の契機（妊娠出産や過激な運動），職種（立ち仕事），下肢への外傷の既往の有無，家族歴などについて詳細に聴取する。

身体所見

視診では下肢の腫脹や浮腫，肢周囲径の左右差，静脈拡張，皮膚の毛細血管拡張，色素沈着，硬化，湿疹，びらん，潰瘍，出血斑などを，臥位と立位での違いも含めて観察する。触診では，拡張した静脈の走行，瘤形成，圧痛の有無，拡張静脈圧や浮腫の程度，皮膚の熱感，硬化などをみる。

慢性静脈不全症では，観察される静脈や皮膚の変化が静脈うっ滞の程度により異なり，客観的な徴候として7段階に臨床分類される（表20-2）。

深部静脈血栓症では，患者を臥位にして患肢を伸展させ，足部を背屈させると腓腹筋部に疼痛が出現する所見は Homans（ホーマンス）徴候と呼ばれ診断の一助となるが，特異性に乏しい。慢性静脈不全症での不全弁の存在や部位診断には，Trendelenburg 試験や Perthes 試験などの理学的検査で静脈不全の概略は診断が可能である。

- **Trendelenburg 試験** 患者を仰臥位にして患肢を挙上し表在静脈を空虚にした後に大腿上部を駆血し，立位にしたときに静脈瘤出現の有無で大伏在静脈弁の不全の有無を診断する。
- **Perthes 試験** 下腿の穿通枝弁不全の有無を診断するので，立位にして下腿上部を駆血し，屈伸運動や爪先立ち運動をさせて下腿筋ポンプ機能を作用させ，表在静脈から深部静脈へ血液を駆出させる。静脈瘤に消退がみられないときには穿通枝弁不全が疑われる。

機能的・形態学的検査

- **下肢静脈圧測定** 足背静脈に翼状針を刺入して臥位から立位への変化，屈伸運動や爪先立ち運動による変化などを観察し，静脈還流障害の程度を知る。
- **ドプラ法** 任意の表在静脈や深部静脈へ流入する部位にドプラ聴診器をあて腓腹筋部を把持して駆血し，離すときの逆流音の有無で弁不全が診断される。
- **超音波断層法** 本法により静脈瘤の走行や形態，分枝部位，穿通枝の存在部位，深部静脈血栓症の有無などが診断される。ドプラ法を組み合わせた Duplex 法で形態学と血流の機能的診断が可能になり，カラードプラ法との併用で弁不全による逆流が明らかに描出されるとともに，逆流速度や時間，逆流量なども算出され，病態の解明に向けた有用な検査である。
- **プレチスモグラフィ** 静脈血による下肢，下腿の容積変化を観察するもので，光電脈波計やストレインゲージ脈波計，空気脈波計がある。静脈血の流出量や速度，再充満時間などを測定することにより，深部静脈血栓症や不全による還流障害の程度が定量的に観察される。

静脈撮影

上行性造影により深部静脈や穿通枝，伏在静脈の流入部位，血栓の有無や側副路様式などが直接的に観察され，腸骨静脈から下大静脈まで全体像の把握にも有用な検査である。

大腿静脈の直接穿刺やカテーテルを上肢から誘導するなどして造影剤を深部静脈に注入し，深部静脈の弁不全による逆流の程度を観察する下行性静脈撮影も慢性静脈不全には欠かせない診断法である。逆流する造影剤の到達範囲により重症度が分類されている。

表20-2	慢性静脈不全症の臨床分類
class 0	視診触診で静脈疾患を認めない
class 1	毛細血管拡張や網目状静脈拡張
class 2	静脈瘤
class 3	浮腫
class 4a	静脈疾患に起因する皮膚変化（色素沈着，湿疹）
class 4b	静脈疾患に起因する皮膚変化（脂肪硬化，萎縮）
class 5	上記皮膚変化と潰瘍後瘢痕
class 6	上記皮膚変化と活動性潰瘍形成

CTA, MRA

CT や MRI により表在静脈の描出が容易になり, 拡張した伏在静脈や分枝の複雑な形態が観察される.

▶診断
これらの形態学的, 機能的診断法により, 静脈の還流障害を診断する. 治療方針の選択とも関係する鑑別診断の主なポイントは, 先天的に存在する動静脈瘻などを別にして, 深部静脈の閉塞性病変(血栓症)の有無, 深部静脈弁不全の有無, 伏在静脈弁不全の有無, 穿通枝不全の有無などを評価することが重要である. 慢性静脈不全が疑われた場合には, まず深部静脈血栓症の有無を検討し, 一次性下肢静脈瘤であれば逆流の原因となっている部位を同定することが重要である. 一次性静脈瘤, 深部静脈血栓症, その後遺症, 深部静脈弁不全によるうっ滞などの鑑別診断を表 20-3 に示す.

静脈瘤の診断は, まず視診で観察される静脈瘤の形態・性状によってなされるが, 視診所見は(図 20-1)のように大きく 4 つに分類される. 伏在静脈瘤が 70〜80%, 側枝静脈瘤が 10〜20% を占めるとされるが, これらは治療目的に来院した患者での頻度であり, 来院しない網目状あるいはくもの巣状のものは少なくないと考えられる.

深部静脈血栓症では, 重篤な合併症である肺塞栓症の有無をあわせて評価する必要がある. 肺塞栓症の 50〜70% は無症候性とされ, 臨床症状や胸部 X 線撮影による診断は困難であり, CT により肺動脈の血栓の有無を観察するのがよい.

■ 治療と薬理メカニズム

深部静脈血栓症

疼痛や発熱, 下肢の腫脹などが出現した急性期には, 下肢を高挙して安静を保つ. 末梢動脈拍動が減弱したり, 腫脹が高度でチアノーゼが著明な場合などでは, 血栓摘除や

表 20-3 慢性静脈不全症の鑑別診断

	一次性下肢静脈瘤	深部静脈血栓症後遺症	原発性深部静脈弁不全
下肢腫脹	まれ	著明	軽度
皮膚色素沈着	時々	高度	時々
潰瘍形成	まれ	時々	まれ
表在静脈拡張	あり	あり	まれ
深部静脈閉塞	なし	あり	なし
深部静脈逆流	なし	あり	あり

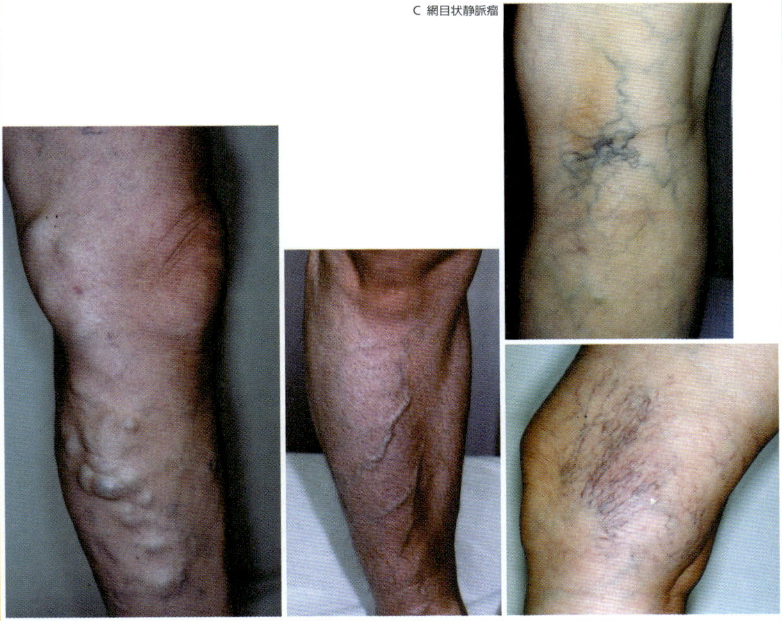

図 20-1　静脈瘤の種類

A 伏在静脈瘤　　B 側枝静脈瘤　　C 網目状静脈瘤　　D くもの巣状静脈瘤

バイパス術などの外科的処置を必要とする。多くの例では内科的保存療法と薬物療法が行われる。

薬物療法：
- **血栓溶解療法** 血栓性閉塞出現の急性期に行われ、ウロキナーゼ（urokinase）型プラスミノーゲン活性化因子（u-PA）や組織型プラスミノーゲン活性化因子（t-PA）などが用いられる。血栓溶解時に肺塞栓症を併発することがあり注意を必要とする。
- **抗凝固療法** 血栓性閉塞急性期や凝固亢進状態、先天性血栓性素因併存時などではヘパリン（heparin）やワルファリン（warfarin）を用いた抗凝固療法を行うが、投与量は症例によりヘパリンでは活性化部分トロンボプラスチン時間（APTT）が正常値の1.5倍程度、ワルファリンではプロトロンビン時間（PT）40〜50％程度になるように管理し、出血性合併症が生じないよう注意が必要である。近年は、整形外科手術後に生じる深部静脈血栓症の予防として、Xa阻害薬が用いられるようになり、今後その適応範囲が広がると考えられている。
- **抗血小板療法** アスピリン（aspirin）やチクロピジン（ticlopidine）などの抗血小板薬も投与されるが、血栓性静脈疾患における意義は明らかではない。

慢性静脈不全症

基本的な治療として下肢高挙や足踏み運動励行、長時間立位の回避などの生活指導に加えて、弾性ストッキングや弾力包帯による圧迫療法を行い、うっ血の軽減をはかる。慢性静脈不全の原因が深部静脈に閉塞を伴わず、弁不全を主な原因としている場合には外科的治療を考慮する。一次性静脈瘤で皮膚病変を伴う伏在型では、レーザやラジオ波による静脈焼灼術や高位結紮術と静脈抜去術（ストリッピング）、穿通枝結紮などを行うが、静脈瘤の範囲や程度、治療目的に応じて、硬化療法も含めて種々に組み合わせた治療法を選択する。近年局所麻酔下に行えるレーザやラジオ波による静脈焼灼術が導入され、急速な広がりをみせている。深部静脈不全では弁形成術や弁移植術も考慮される。

深部静脈に血栓性閉塞がある場合には、自家大伏在静脈やePTFE（expanded polytetrafluoroethylene）グラフトを用いた大腿大腿静脈間交差バイパスや膝窩大伏在静脈バイパスなどが検討されることもある。深部静脈からの肺塞栓の予防には下大静脈内フィルターの留置を必要とすることもある。

▶**経過・予後** 深部静脈血栓症やその後遺症では肢の腫脹は残るが、悪性腫瘍を原因としたり肺塞栓症を併発しないかぎり生命予後は良好である。再発性静脈血栓症例では凝固線溶系の異常を含めた背景疾患の精査が必要である。一次性静脈瘤では手術により肢機能と美容面での著明な改善が得られる。

表在性血栓性静脈炎

うっ滞のある下肢静脈瘤の静脈壁に炎症を起こして発症するものが最も多いが、静脈注射やカテーテル留置などの医療行為に伴うものも少なくない。Buerger（バージャー）病や膠原病、血液凝固異常症、悪性腫瘍などでもみられる。静脈の走行に沿って熱感や発赤がみられ、索状物として静脈を触知する。胸壁や上腹部、上肢などにみられるものは Mondor（モンドール）病と呼ばれる。

まず凝固線溶系異常や悪性腫瘍、膠原病など血栓形成する背景疾患の有無を検索し、下肢静脈瘤に伴うものでは、発症後早期であれば、血栓摘除と静脈瘤に対する処置を行うのがよい。

患肢を清潔に保ち患肢のうっ滞を改善しておくことが重要で、疼痛や熱感、発赤、腫瘤の増悪などの静脈炎症状がみられるときには、抗生物質投与を必要とする。うっ滞性潰瘍や皮膚炎があるときには局所の処置を必要とするが、弾性ストッキングなどによるうっ滞の軽減が最も重要で、潰瘍部にはガーゼドレッシングを厚めにして圧迫を強くする。

上大静脈症候群

上大静脈や左右の腕頭静脈がなんらかの原因で閉塞や狭窄をきたし、上半身の静脈圧の上昇による特有の症状を呈する一群の疾患を上大静脈症候群（superior vena cava syndrome：SVC症候群）と呼ぶ。原因としては、肺癌や縦隔悪性腫瘍、胸腺腫、悪性リンパ腫などの悪性腫瘍が90％以上を占め、その他、血栓性静脈炎や縦隔洞炎カテーテル留置などにより発症する。

典型的な症状や徴候は、静脈圧上昇による顔面や頸部、上肢の腫脹や浮腫、チアノーゼ、息切れ、咳嗽、鼻出血などで、脳うっ血による頭痛やめまい、眼球突出、失神発作、意識障害なども生じる。胸部X線検査で肺や縦隔、気管などの異常陰影を観察し、CT、MRIなどにより腫瘤の描出、血管との位置関係、リンパ節転移の有無などを検索することで、診断は比較的容易である。左右の上肢静脈からの造影で閉塞性病変の部位や範囲、側副路形成の良否などが明らかになる。

治療方針は原因疾患により異なるが、ほとんどが進行した悪性腫瘍によるものであるため、放射線療法や化学療法などを組み合わせた治療が行われる。保存的治療としては利尿薬の投与、血栓溶解療法などが試みられ、症例によっては血管内治療が適応となる。外科的治療としては、腫瘍とともに上大静脈切除を行い、ePTFEや自家静脈による再建が行われる。上半身静脈圧の減圧を目的として開存している鎖骨下静脈と大腿静脈間にバイパスを作製する場合もある。

予後は原因疾患により異なるが、悪性腫瘍によるものでは一般的に不良である。良性腫瘍や大動脈瘤、縦隔炎、血栓性静脈炎などによるものでは、原因疾患の治療により良好な予後が期待できる。

リンパ管疾患

リンパ浮腫

▶**病因・病態生理／診断** リンパ管疾患は、リンパ輸送経路に生じたなんらかの障害が原因となって組織間液中の蛋白質量が増加するために発生し、水を間質内にとどめる結果、臨床的にはまず浮腫として現れる。リンパ管やリンパ節自体に先天的あるいは後天的に障害を生じている一次性のものと、悪性腫瘍による浸潤やその外科的手術時のリンパ節切除、フィラリアや性病などの感染、放射線照射、鼠径靱帯より末梢側の下肢血行再建術、外傷など、リンパ

表20-4	リンパ浮腫の病期分類
潜在期	リンパの循環が障害されているが、新しくできたリンパ管が代償しているため、リンパ浮腫の症状が認められない状態。自覚症状はない
第Ⅰ期 (可逆期)	新しくできたリンパ管の代償作用が不十分になり、軽い浮腫が出現するが、就寝時の浮腫のある側の腕や脚の挙上により、朝には浮腫が消失するか軽減している状態。一部の人はこの状態で来院する
第Ⅱ期 (不可逆期)	就寝時の挙上によっても浮腫が軽減せず、常に浮腫が存在する状態。皮膚の弾力性が低下し、硬化する。治療しなければ浮腫は次第に進行する。大部分の人はこの状態にして来院する
第Ⅲ期 (象皮病)	文字どおり、象の皮膚のようになった状態。腕、脚は極端に巨大化し、皺が出現し硬化する

節やリンパ管に対する直接的な障害の結果生じる二次性のものに分けられる。浮腫が持続すると組織圧は上昇し、間質内結合組織が増殖して線維化が進行する。皮下組織のみではなく皮膚も肥厚、硬化が進行する。感染を伴うと炎症を生じて浮腫が増強する悪循環となる。リンパ浮腫の進行度により病期が分類されている(**表20-4**)。

特徴的な下肢の浮腫や皮膚変化から理学的診断は容易であるが、発症後早期の浮腫では深部静脈血栓症との鑑別が重要である。CTやMRI、超音波検査で皮下組織の浮腫、リンパ液の集積、拡張リンパ管などが観察される。

■ **治療と薬理メカニズム／経過・予後** 浮腫肢の多くは症状の進行が不変か軽微であり、ほとんどの例で保存的治療が行われる。リンパ液の誘導をはかり、うっ滞を防ぎ、皮膚を清潔に保って感染を防ぐことが重要である。①用手的あるいは機械的マッサージによるリンパ液の誘導、②弾性包帯やストッキングによる圧迫、③感染の防止、を行う。

外科的治療は著明に腫大・肥厚した皮膚や皮下組織のために肢運動が高度に障害されている場合や重篤な感染症の原因となっている場合などであるが、拡張したリンパ管が認められる場合にはリンパ管(節)静脈吻合も試みられる。浮腫が完全によくなることはないが、長期的には保存的治療で不変または改善する。

リンパ管炎

■ **病因・病態生理と分子メカニズム／診断** リンパ浮腫に伴って発症するものが多く、蜂窩織炎から時に敗血症へと進展する。レンサ球菌やブドウ球菌、淋菌、大腸菌などが起因菌となる。発熱、リンパ管に沿った有痛性索状発赤、リンパ節炎がみられる。

■ **治療と薬理メカニズム** 患肢の挙上、安静、抗生物質の投与、感染源が明らかであれば創傷処置を行う。

リンパ節炎

四肢あるいは所属臓器から侵入した病原菌や毒素がリンパ節に炎症を生じさせ、発熱、圧痛・疼痛、リンパ節の腫大、局所の熱感などがみられる。局所の冷湿布、抗生物質投与、膿瘍形成例では切開・排膿を行い、原病巣の治療を行う。

【重松 宏】

参考文献
1) Ekloff B et al : Revision of the CEAP classification of chronic venous disease. J Vasc Surg 40:1248-1252, 2004
2) 廣田彰男ほか:リンパ浮腫がわかる本 予防と治療の実践ガイド, 法研, 2005

21 全身性疾患と心血管病変

■ **定義・概念** 結合組織異常による全身性疾患は心血管病変を生じる。主にValsalva(バルサルバ)洞拡大動脈瘤、僧帽弁逸脱症、大動脈解離を生じ、その重症度が生命予後規定因子となる。したがって、このような全身性疾患では心血管病変の有無、進行度、外科手術適応時期を的確に評価することが重要となる。遺伝性結合組織疾患はいくつか知られ、近年原因遺伝子が次々と明らかにされてきている。骨格系異常、眼科的異常および心血管系異常を三主徴とするMarfan症候群(MFS)はその代表疾患で、弾性線維を形成する細小線維・ミクロフィブリルの糖蛋白成分であるフィブリリンの遺伝子(*FBN1*)異常が原因である[1]。また、この*FBN1*異常に連鎖せず、眼異常がないMFSの亜型が確認され、TGF-β2(トランスフォーミング増殖因子β2)型受容体異常がその遺伝子異常として解明された[2]。また、新生児期に重篤な心血管病変を生じるneonatal MFSや、皮膚の透明性と過伸展性、関節過動性、動脈・腸管・子宮の易破裂性を有し*COL3A1*遺伝子異常による血管型Ehlers-Danlos症候群(EDS Ⅳ型)、若年期の重篤な心血管異常と特異的な顔貌を呈しTGF-β受容体遺伝子群の異常によるLoeys-Dietz症候群(LDS)、動脈蛇行症候群、非症候群性家族性大動脈瘤・解離など、多くの遺伝性結合組織疾患の責任遺伝子が明らかになった。これら疾患の発病にTGF-βのシグナリング異常が深く関与していることが判明し、現在全身性結合組織疾患の遺伝背景、病態メカニズムの全貌が明らかにされつつある。

Marfan症候群

■ **疫学** Marfan(マルファン)症候群(Marfan syndrome:MFS)は常染色体優性遺伝疾患で、家族内発生率が高く50%の確率で子へ遺伝する。疾患全体の75%は両親いずれかに由来する遺伝子変異により発症し、残り25%は新規突然変異で散発する。遺伝子浸透率はほぼ100%で、表現型や重症度は同一家系内でも個体差が大きい。発生頻度は人種や性別にかかわらずおおむね5,000~1万人に1例程度である。患者総数はわが国に約2万人、米国に約10万~20万人いるとされるが、軽症例の見逃しの可能性はある。思春期以降症状が出現して診断される例が多いが、生まれて間もない時期に重篤な心血管病変を生じ、予後不良なneonatal MFSが存在する。

■ **病因・病態生理と分子メカニズム** MFSは結合組織弾性線維が脆弱で、組織の弾力性や強度が失われ、多様な結合組織障害を生じる。本来弾性線維は主要成分であるエラスチンとその均質部の芯や周囲を囲むように補強する細小線維ミクロフィブリルからなる。発生学的には、ミクロフィブリルにより架橋された足場で、エラスチンなどの蛋白が沈着充填されて弾性線維が形成される。このミクロフィブリルの主要な糖蛋白がフィブリリン(FBN)で、1991

年に15番染色体上フィブリリン1遺伝子 *fibrillin-1* (*FBN1*) 代謝にあずかる *15q21.1* 遺伝子変異がMFSの原因遺伝子として同定された場合，フィブリリン蛋白の質的および量的異常による結合組織内の弾性線維の形成不全により，MFSが生じることがわかった．現在まで600以上の*FBN1*遺伝子変異が報告され，そのほとんどがそれぞれの家系に特異的である．ただし，遺伝子型と臨床型に相関性はない．また，2004年には*FBN1*遺伝子に連座せず，水晶体偏位を伴わないMFSの亜型が知られ，3番染色体上3p24.2-p25に原因遺伝子が存在することがわかった．これはTGF-β2受容体をコードする*TGFBR2*で，MFS2型に分類される．また，2005年には*TGFBR2*と9番染色体上の*TGFBR1*異常が認められ，MFS類似疾患で若年期により重篤な心血管異常を生じ，脳動脈瘤の合併や頭蓋顔面奇形を伴う新たな症候群としてLoeys-Dietz症候群が確立された[3]．

結合組織性疾患の発病に，近年TGF-βシグナル異常の関与が注目されている．TGF-βは，血管や骨形成，成熟幹細胞への分化を抑制する多機能性サイトカインであるが，通常ミクロフィブリルが潜在型TGF-β結合蛋白質 (LTBP) を安定化することで，LTBPがTGF-βを非活性型に保持する．しかしMFSではフィブリリンとLTBP間の相互作用不全が生じているため，過剰なTGF-βのシグナリングをきたしていると考えられる．また，変異型異常フィブリリン蛋白が正常な蛋白の機能を阻害するすなわちドミナントネガティブ型阻害が，MFS病態の本質とも考えられていたが，実際ナンセンス変異やフレームシフト変異を認める例も多く，異常なフィブリリンまたは正常フィブリリン量の減少 (ハプロ不全) が，MFSの異なる表現型を引き起こしていると考えられている．

病理

病理組織学的に，MFS大動脈は中膜エラスチン線維の断片化と配列消失，平滑筋細胞の消失 (アポトーシス)，膠原線維およびムコ多糖類の沈着が特徴とされ，嚢胞性中膜壊死 (cystic medial necrosis) が形成される (図21-1) が，MFSの特異的所見ではない．また，僧帽弁逸脱症では弁が粘液腫様に変性肥厚する (図21-2)．また，腱索は伸長し，時に断裂する．

● 臨床症状・検査成績
MFSの臨床診断には，まず正確な家族歴の聴取と臨床徴候の確認を要する．症状は主に骨格，目，心血管，皮膚，硬膜，肺に現れる．

骨格系では，身長高，痩身，長い四肢，脊椎側弯症，寛臼骨突出，くも状指症などが特徴的外見で，手握で母指が尺骨縁を越える母指徴候，母指と小指で手首握持に重なる手首徴候がある．また，関節は過伸展し，反張膝，扁平足，鼠径ヘルニア，鳩胸や漏斗胸の胸郭変形を生じ，小顎および下顎後退，高狭口蓋がみられる．

眼系には，水晶体偏位 (水晶体の亜脱臼または上方向への偏位) がある．高度の近視，弱視を生じることもあり，時に突発性網膜剥離を起こす．MFS2型では，水晶体偏位がなく眼症状を認めない．

心血管系では，Valsalva洞および大動脈起始部の拡大 (annulo-aortic ectasia) と僧帽弁逸脱症がある．Valsalva洞および大動脈起始部は進行性に拡大し，大動脈瘤を形成する．Valsalva洞径が4 cm以上に拡大すると，大動脈閉

鎖不全が生じはじめる．また5 cm以上の拡大で大動脈解離のリスクが高まる．Valsalva洞拡大や大動脈弁閉鎖不全が急速に進行した場合，無症候性に大動脈解離を生じていることがあり注意を要する (図21-3)．Valsalva洞拡大は，小児期に約半数，20歳代で80%以上に認められ，Valsalva洞大動脈瘤，大動脈弁閉鎖不全や大動脈解離を高率に生じる．このほか，大動脈弓部および下行大動脈，腹部大動脈，肺動脈に拡張病変を生じることがある．大動脈弁閉鎖不全症が進行すると，左室拡大とうっ血性心不全を生じ，また僧帽弁逸脱で僧帽弁閉鎖不全を生じる．弁の脆弱性に加え，余剰な弁尖や腱索が，僧帽弁逸脱，逆流を増幅させる．細菌性心内膜炎を発症することがある．また，無症候性に病状が進行し，成人期にうっ血性心不全を発症してはじめてMFSと診断されることもある．

このほかの他臓器では，腰仙部硬膜拡張，自然気胸，肺嚢胞ブラ，線状皮膚萎縮症がみられる．

MFSは，その徴候や発現様式の個体差が大きい．小児期から重篤な症状を生じるものもあれば，中高年になるまで症状が出ない軽症例もある．循環器系の合併症も，軽症から重篤例までその表現型に幅がある．全般に，年齢が高くなるにつれて病状は進行するが，しばしばその臨床徴候や病状進行にばらつきがある．

● 診断
特徴的な体型，水晶体偏位，高度な側弯症，関節過伸展，皮膚の伸展線条や，再発性ヘルニアや気胸などがあれば，MFSを考慮する．家族歴の詳細な聴取はより積極的な診断につながるが，25%は新規突然変異で発症する．遺伝子検査が役立つ場合もあるが，診断の基本は臨床徴候による．家族歴と臨床所見からMFSが疑われれば，心エコー検査で定期的にValsalva洞および大動脈基部径，大動脈弁閉鎖不全や僧帽弁逸脱症の有無，程度を評価する．聴診では心雑音の有無確認が重要で，収縮中期クリック，僧帽弁逆流音や大動脈弁逆流音などの有無を確認する．また，胸腹大動脈CTで大動脈瘤や解離の有無を精査する．遺伝学的解析では，臨床徴候を有する症例の90%以上で*FBN1*遺伝子異常が認められるとされるが，実臨床ではまだ研究段階である．

● 治療と薬理メカニズム
循環器系の基本治療は，大動脈拡大に対する大動脈瘤の予防的な内科的治療と外科的治療の介入である．大動脈の壁伸展性は低下しており，β遮断薬投与による圧衝撃の軽減が期待される．また，アンジオテンシン変換酵素 (ACE) 阻害薬が大動脈伸展性を改善させ，アンジオテンシンII受容体拮抗薬 (ARB) はTGF-βシグナリングの抑制や血行力学的な効果で大動脈拡張率を低下させるとの報告がある[4]．このような内科的治療で効果が得られず，大動脈基部が径5 cmを超える場合は大動脈瘤破裂の予防的手術を行う．家族歴があれば，大動脈解離や瘤破裂リスクを考え4.5 cm以上で手術を検討する．その際に，大動脈自己弁温存術が考慮されるが，長期的な弁の耐久性に疑問があれ，通常大動脈基部と大動脈弁の両方を置換するBentall手術が行われる．大動脈弁閉鎖不全や僧帽弁閉鎖不全には心不全予防に対して人工弁置換術を行う．ただし，議論の余地はあるが，挙児希望がある場合は弁形成術も検討される．

● 経過・予後
通常20〜30歳代までに重篤な心血管合併症を高率に生じる．近年は早期からの積極的な内科的治療

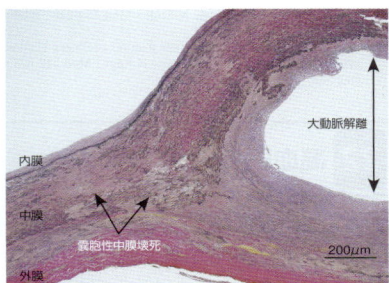
図21-1 大動脈解離部位の血管壁病理組織像(Elastica van Gieson 染色)

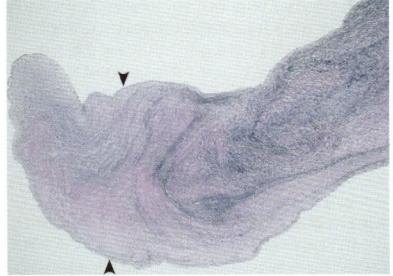
図21-2 逸脱僧帽弁弁尖の病理組織像
Marfan症候群20歳代女性。Valsalva洞大動脈瘤、大動脈弁および僧帽弁閉鎖不全を生じ、Bentall手術および僧帽弁置換術を施行した。逸脱した僧帽弁前尖は、線維性および粘液腫様に肥厚し屈曲している(▶)

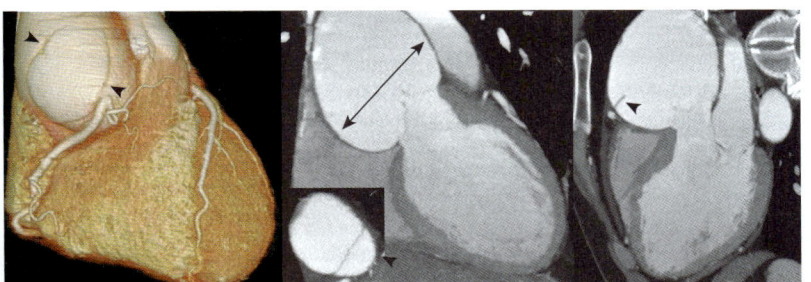
図21-3 Marfan症候群の心臓MDCT像
Marfan症候群20歳代男性。経過中Valsalva洞径が40 mmから70 mmに急激に拡大(⟷)し、大動脈弁閉鎖不全が出現した。心臓MDCTで右冠動脈の起始部直上に、瘤化の主因と思われる大動脈の部分解離(▶)を認めた。

や適切なタイミングでの外科的治療の介入で、心血管系合併症は減少し生命予後は改善されている。外科手術後にも新たな大動脈解離や瘤形成のリスクはあるが、注意深い医療管理や外科手術成績の向上で、ほぼ通常寿命が得られている。男性に比べ女性は長命の傾向があるとされるが、妊娠は心血管系リスクを増大させる。大動脈基部径が4 cm以下の場合、出産は通常可能である。出産に際しては、産科医との連携の下厳密な医療管理が欠かせない。

Ehlers-Danlos 症候群

● 疫学　Ehlers-Danlos(エーラース-ダンロス)症候群(Ehlers-Danlos syndrome：EDS)には、全6病型(古典型、関節可動性亢進型、血管型、後側弯型、多関節弛緩型、皮膚脆弱型)があり、常染色体優性遺伝と劣性遺伝形式とに分かれる。優性遺伝の場合は50%の確率で子へ遺伝し、劣性遺伝の場合は25%の確率で兄弟に症状がみられる。血管型EDSは常染色体優性の遺伝形式で、α_1 Ⅲ型コラーゲンをコードする*COL3A1*が原因遺伝子と解明された。約50%の罹患者は変異*COL3A1*遺伝子を罹患した親から受け継ぎ、残り50%の罹患者は新生突然変異により発症する。全体頻度は数万人に1人、血管型は25万人に1人程度で、血管型の国内総数は500〜1,000人程度とされる。

● 病因・病態生理と分子メカニズム　α_1 Ⅲ型コラーゲン(*COL3A1*)遺伝子の変異によるコラーゲン分子あるいはコラーゲン成熟過程に障害をきたしⅢ型コラーゲンの欠損あるいは欠乏を生じるため、結合組織の脆弱性を生じる。

● 臨床症状・検査成績　EDSは、皮膚や組織を形成するコラーゲンなど、結合組織成分の先天性代謝異常により発症する。皮下の静脈が透けてみえるほど薄く透明な皮膚は、異常にやわらかく伸展性に富み、脆弱で易出血性で、あざができやすい。靱帯や関節は異常に可動し、指関節などの小関節は過剰に背屈する。関節の脱臼・亜脱臼や慢性疼痛が生じる。薄い唇、小顎、細い鼻、大きな目など特有の顔貌を呈する。小児期には内反足、鼠径ヘルニア、気胸などもみられる。

また、動脈、腸管、子宮の組織も脆弱性で、大動脈瘤や大動脈解離、動脈破裂、腸管や子宮の臓器破裂などの合併症が成人期に発症する。このような重篤な臓器障害は、20歳までに25%、40歳までに80%に生じ、さらに再発がある[5]。わが国での合併症頻度はやや低率といわれる。妊娠は、分娩前後で動脈破裂または子宮破裂による死亡リスクが10%程度と高く、高度な医療管理を要する。

▶診断　血管型EDS診断は通常，家族歴，臨床症状や徴候によって判断される。動脈瘤や動脈破裂，腸管破裂，子宮破裂などの重篤な合併症を生じてはじめて診断されることが多い。確定診断は，皮膚の線維芽細胞の培養で蛋白レベルの生化学的検査および分子遺伝学的検査による。生化学的検査でIII型プロコラーゲンの合成異常・欠損，細胞内滞留や分泌低下，電気泳動パターン異常を認める。臨床上血管病変診断は，非侵襲的な超音波検査，MR angiography（MRA）や非造影CTを優先する。動脈造影検査は，血管損傷の危険がありできるだけ控える。

■**治療と薬理メカニズム**　血管型EDSの根本治療はない。最近，β1遮断薬が非降圧効果で心血管イベントを有意に予防したとの報告がある。大動脈，消化管や子宮の病変，破裂に対する緊急外科治療がある。しかし血管破裂は最も致命的であり，術後も血管組織脆弱性のため縫合不全など困難する。また，血管型EDSの妊娠女性は高リスク妊娠として，厳密な周産期管理を要とする。

▶経過・予後　20〜40歳代で大動脈および分枝動脈，消化管および子宮などの内臓器官破裂を高率に生じ，しばしば致命的な合併症をきたす。平均寿命は50歳前後とされる。

その他，類似する結合組織疾患

Loeys-Dietz症候群

Loeys-Dietz（ロイス-ディーズ）症候群（Loeys-Dietz syndrome：LDS）は，MFSと類似した骨格異常を呈するが，水晶体亜脱臼はみられず，口蓋裂・二分口蓋垂，眼間解離，頬骨低形成，頭蓋骨早期癒合，全身血管の極端な弯曲・蛇行（arterial tortuosty）や先天性心疾患（大動脈二尖弁，心房中隔欠損症，動脈管開存症），脳動脈瘤を合併する。また，精神遅滞をしばしば伴う。MFS同様にValsalva洞および大動脈基部瘤を高率に生じるが，独立した奇形症候群でTGF-β1型または2型受容体の遺伝子変異が原因遺伝子とされる[3]。

非症候性家族性胸部大動脈瘤・大動脈瘤解離

MFSやLDSと違い，明らかな症候群でなく，平滑筋型ミオシン重鎖遺伝子（MYH11）およびα平滑筋異常アクチン遺伝子（ACTA2）異常で，大動脈瘤または解離を生じる遺伝性疾患である。また，TGFBR2変異とも関連し，TGF-βシグナル異常の関与が明確な疾患である。

動脈蛇行症候群

動脈蛇行症候群（arterial tortuosity syndrome）は常染色体劣性遺伝疾患で，大動脈および分枝動脈の中膜弾性線維の破綻を生じ，血管蛇行，伸長，動脈瘤を形成する。責任遺伝子は20q13.1に存在する糖輸送担体10（GLUT10）遺伝子（SLC2A10）異常による。

【鈴木　宏昌・代田　浩之】

参考文献

1) Dietz HC et al：Marfan syndrome caused by a recurrent de novo missense mutation in the fibrillin gene. Nature 352：337-339, 1991
2) Mizuguchi T et al：TGFBR2 mutations in Marfan syndrome. Nat Genet 36：855-860, 2004
3) Loeys B et al：A syndrome of altered cardiovascular, craniofacial, neurocognitive and skeletal development caused by mutations in TGFBR1 and TGFBR2. Nat Genet 37：275-280, 2005
4) Brooke BS et al：Angiotensin II blockade and aortic-root dilation in Marfan's syndrome. N Engl J Med 358：2787-2795, 2008
5) Pepin M et al：Clinical and genetic features of Ehlers-Danlos syndrome typeIV, the vascular type N Engl J Med 342：673-680, 2000

22　高血圧症

1　診断基準と疫学，リスクとしての位置づけ

▶**疫学**

高血圧の有病率と血圧水準の推移

日本の高血圧者は約4,000万人であり，30歳以上の日本人男性の47.5%，女性の43.8%が，収縮期血圧140 mmHg以上または拡張期血圧90 mmHg以上，あるいは降圧薬内服中である[1]。一方，日本人の血圧水準は1965年を頂点に1990年にかけて大きく低下した。この背景には，食塩摂取量の減少や降圧薬の普及が関与していると思われる。そしてこの低下とわが国の脳卒中死亡率の減少はよく一致している。

食塩摂取量

現在の日本人の食塩摂取量は1日11〜12 g程度である。「21世紀における国民健康づくり運動（健康日本21）」での食塩摂取量の目標は1日あたり10 g未満であり，いまだこの目標値には達していない。食塩摂取量が1日1 g低下すれば，収縮期血圧は約1 mmHg低下することから，さらなる減塩運動が望まれている。特に高血圧者では，実現可能で血圧低下作用が期待される1日あたり6 g未満の食塩摂取量が推奨されている。

肥満と高血圧

肥満者の割合は，男性では30〜39歳で34.8%，40〜49歳で36.2%と，中年期に特に多い。この肥満は高血圧の発症に関与している。肥満に伴うアディポサイトカインの異常（アディポネクチンの低下，腫瘍壊死因子α（TNFα）の増加など）や交感神経活性の亢進が血圧上昇に関与していると考えられている。そして，肥満解消に伴う降圧効果も確立されており，4〜5 kgの減量で有意な降圧が認められる。

高血圧と心血管病

血圧が高ければ高いほど，脳卒中，心筋梗塞，心不全，慢性腎臓病などの罹患率および死亡率が増加する。特に脳卒中は，収縮期血圧が10 mmHg上昇するごとに，その罹患・死亡のリスクは男性で20%，女性で15%増加する。冠動脈疾患の罹患・死亡率のリスクは，男性において収縮期血圧が10 mmHg上昇すると約15%増加する。また国内の前向き観察研究によって収縮期血圧140 mmHg以上，拡張期血圧90 mmHg以上で心血管病死および総死亡の有意な増加が認められている。

これらのことから，収縮期血圧140 mmHg以上，拡張期血圧90 mmHg以上の血圧は，心血管病の危険因子となる。逆に，国民の平均値として，収縮期血圧水準が2 mmHg低下すれば，脳卒中の罹患率は約6%，虚血性心疾患は5%減少すると推計されている[2]。

▶**診断**　血圧は連続性分布を示すものであり，変動も激し

いため，高血圧と診断するには，正しい血圧測定が必要である。異なる血圧測定法における高血圧の診断基準を表22-1-1に示す[3]。

診察室（医療環境下）血圧測定

外来においては水銀血圧計を用いた聴診法，あるいは同程度の精度を有する自動血圧計を用い，カフを心臓の高さに保ち，安静座位の状態で測定する。1～2分間の間隔をおいて複数回測定し，安定した値（測定値の差が5mmHg未満）を示した2回の平均値を血圧値とする。高血圧の診断は，少なくとも2回以上の異なる機会の血圧値に基づいて行う。表22-1-2に診察室での血圧測定の指針を示す。

非医療環境下血圧測定

診察室以外の血圧測定には，24時間自由行動下血圧測定（ambulatory blood pressure monitoring：ABPM）と家庭血圧測定がある。

ABPM：ABPMによって測定された血圧値は，診察室血圧よりも高血圧臓器障害の程度とより強く相関していること，および治療による臓器障害の抑制・改善ともより密接に相関していることが示されている。このほかABPMは白衣性高血圧の診断に有用である。白衣性高血圧は医療環境下で測定した血圧は常に高血圧で，非医療環境下で測定した血圧は常に正常である状態をいう。また最近，白衣性高血圧とは逆に，医療環境下の血圧は正常で，非医療環境下での血圧が高値である高血圧を仮面高血圧と呼んでいる。仮面高血圧の予後は白衣性高血圧と異なり，不良である。

家庭血圧：家庭血圧の測定は，患者の治療継続率を上昇させるとともに，降圧療法による過度の降圧，あるいは不十分な降圧を評価するのに役立つ。上腕カフ・オシロメトリック装置（指ип や手首用の血圧計はすすめられない）を用い，朝は起床後1時間以内，排尿後，座位1～2分の安静後，降圧薬服用前，朝食前に，また晩は就寝前，臥位1～2分の安静後に測定することが推奨されている。各血圧測定法の特性を表22-1-3に示した。

血圧値の分類

表22-1-4に成人における血圧値の分類を示す。米国高血圧合同委員会第7次報告では，100万人以上を対象とした観察研究において，40～70歳では血圧値が115/75 mmHgから185/115 mmHgの範囲で収縮期血圧が20 mmHg，あるいは拡張期血圧が10 mmHg上昇するごとに，心血管イベントによる死亡のリスクが倍増することから，正常血圧を120/80 mmHg未満としている。そして収縮期血圧が120～139 mmHgまたは拡張期血圧が80～89 mmHgを前高血圧状態（prehypertension）として，積極的

表22-1-1 異なる測定法における高血圧の診断基準

	収縮期血圧 （mmHg）	拡張期血圧 （mmHg）
診察室血圧	140	90
家庭血圧	135	85
自由行動下血圧		
24時間	130	80
昼間	135	85
夜間	120	70

（文献3を引用）

表22-1-2 診察室血圧測定法

1. 装置
    a. 精度検定された水銀血圧計，アネロイド血圧計による聴診法が用いられる。精度検定された電子血圧計も使用可
    b. カフ内ゴム嚢の幅13 cm，長さ22～24 cmのカフを用いる（小児上腕周27 cm未満では小児用カフ，太い腕（腕周34 cm以上）で成人用大型カフを使用）
2. 測定の条件
    a. 静かで適当な室温の環境
    b. 背もたれつきの椅子に足を組まずに座って数分の安静後
    c. 会話をかわさない
    d. 測定前に喫煙，飲酒，カフェインの摂取を行わない
3. 測定法
    a. カフ位置は，心臓の高さに維持
    b. 急速にカフを加圧する
    c. カフ排気速度は2～3 mmHg/拍あるいは秒
    d. 聴診法ではKorotkoff I相を収縮期血圧，V相を拡張期血圧とする
4. 測定回数
    1～2分の間隔をあけて少なくとも2回測定。この2回の測定値が大きく異なっている場合には，追加測定を行う
5. 判定
    ● 安定した値（測定値の差が5 mmHgを目安）を示した2回の平均値を血圧値とする
    ● 高血圧の診断は少なくとも2回以上の異なる機会における血圧値に基づいて行う
6. その他の注意
    a. 初診時には，上腕の血圧左右差を確認
    b. 厚手のシャツ，上着の上からカフを巻いてはいけない。厚地のシャツをたくし上げて上腕圧迫してはいけない
    c. 糖尿病，高齢者など起立性低血圧の認められる病態では，立位1分および3分の血圧測定を行い，起立性低血圧の有無を確認
    d. 聴診者は十分な聴力を有する者で，かつ測定のための十分な指導を受けた者でなくてはならない
    e. 脈拍数も必ず測定し記録

表22-1-3 各種血圧測定の特性

	診察室血圧	自由行動下血圧	家庭血圧
測定頻度	低	高	高
測定標準化	困難	不要	可
短期変動性の評価	不可	可	不可
概日変動性の評価 （夜間変動の評価）*	不可	可	可*
薬効評価	可	適	最適
薬効持続時間の評価	不可	可	最良
長期変動性の評価	不可	不可	可
再現性	不良	良	最良
白衣現象	有	無	無

*：夜間睡眠時測定可能な家庭血圧計が入手可能である

表22-1-4 成人における血圧値の分類

分類	収縮期血圧 （mmHg）		拡張期血圧 （mmHg）
至適血圧	<120	かつ	<80
正常血圧	<130	かつ	<85
正常高値血圧	130～139	または	85～89
Ⅰ度高血圧	140～159	または	90～99
Ⅱ度高血圧	160～179	または	100～109
Ⅲ度高血圧	≧180	または	≧110
（孤立性）収縮期高血圧	≧140	かつ	<90

（文献3を引用）

な非薬物療法による高血圧の発症予防を強調している[4]｡
「日本高血圧治療ガイドライン2009」では，この段階を正常高血圧と正常高値血圧に分け，正常高値血圧では，他のリスク(糖尿病，慢性腎臓病，メタボリックシンドローム，脂質異常，肥満などの合併)によっては，薬物療法も考慮するべきとしている。

リスクとしての位置づけ

久山町研究によれば，高血圧の発症率は1961年と2002年で差がないのに対して，高血圧者の収縮期血圧は，この間で13～14 mmHg低下している。血圧値と強く相関する脳卒中の発症は，男性で約50%減少している[5]。このことは，高血圧治療が普及し，血圧が低下することで心血管病の予防につながっていることを意味する。

しかし，高血圧者で降圧薬を内服している割合は約半数であり，降圧薬を内服している者でもその半数は十分な血圧コントロールがなされていない。したがって，心血管病リスクの軽減のためには確実な降圧療法のさらなる普及が必要である。一方，高コレステロール血症や耐糖能異常は，大幅に増加しており，心血管病の予防のためには，高血圧の管理とともにこれらの代謝性疾患の管理もきわめて重要である。

〔大蔵 隆文・檜垣 實男〕

参考文献
1) 循環器予防研究会:完全収録第5次循環器疾患調査結果，中央法規出版，2003
2) 健康日本21企画検討会，健康日本21計画策定検討会:健康日本21(21世紀における国民健康づくり運動について):健康日本21企画検討会・健康日本21計画策定検討会報告書，健康・体力づくり事業財団，2000
3) 日本高血圧学会高血圧治療ガイドライン作成委員会編:高血圧治療ガイドライン2009，日本高血圧学会，2009
4) Chobanian AV et al : Joint national committee on prevention, detection, evaluation, and treatment of high blood pressure. National heart, lung, and blood pressure institute. Seventh report of the joint national committee on prevention, detection, evaluation, and treatment of high blood pressure. Hypertension 42 : 1206-1252, 2003
5) Kubo M et al : Trends in the incidence, mortality, and survival rate of cardiovascular disease in a Japanese community : The Hisayama study. Stroke 34 : 2349-2354, 2003

2 本態性高血圧

▶**定義・概念** 血圧は心拍出量と末梢血管抵抗の積で規定され，この両者に影響する諸因子により血圧が調節されている。心拍出量に関与する因子としては心拍数・心収縮力と循環血液量があり，末梢血管抵抗に影響するものとしては体液性因子を中心とする昇圧・降圧系の脈管作動物質や細胞内Na^+, Ca^{2+}などがある。高血圧症とは，高い血圧が心血管疾患，腎疾患など高血圧性合併症を引き起こし，予後や日常生活動作(ADL)，生活の質(QOL)に影響する病態である。高血圧症を示す血圧値は，時代的に変化しており，次第に低下しているが，現在は140/90 mmHgである。

高血圧症は，本態性高血圧症(essential hypertension)と原因が明らかな二次性高血圧症(secondary hypertension)に分類される。本態性高血圧症は，これまで多くの研究にもかかわらず，今日なお原因不明の高血圧群であり，現状では本症の成因としては30年前に提唱されたPageのモザイク説(1980年)に示されるように，化学的昇圧物質，神経性因子，血管弾性，心拍出量，血液粘性，血管内径，循環血液量，血管反応性など多くの血圧調節因子が高血圧の発症・維持にかかわるものと考えられている。

▶**疫学** 本態性高血圧症は，二次性高血圧症を除外した原因が明らかでない高血圧であり，高血圧の90%以上を占める。疫学統計では，高血圧として調査されるが，ほとんどが本態性高血圧の頻度を反映していると考えてよい。平成18年度国民健康・栄養調査の年代別の高血圧頻度をみると，男女とも高血圧は加齢とともに増加し，50歳代では47%に達し，70歳代では70%を超える。わが国の高血圧は，平成18年度の国民健康・栄養調査の結果，3,970万人と推定される最も頻度の高い生活習慣病である。

▶**病因・病態生理と分子メカニズム** 血圧を規定する末梢血管抵抗と心拍出量いずれかの増大，あるいは双方が関与する本態性高血圧症は，遺伝因子と環境因子の複雑な相関により発症する。多数例を総括的に検討した結果からは，前者にはレニン・アンジオテンシン(RA)系活性や交感神経系活性などが，後者には腎のNa代謝異常による体液量増加が原因としてあげられ，遺伝因子と環境因子が半々で関与するといわれる。個々の例についてみればそれぞれの関与の程度は症例によって相違する。

遺伝因子：これまでの疫学的研究や家系，双生児などの遺伝学的研究により，高血圧症に遺伝が関与することは広く認められ，遺伝様式は多因子遺伝と推測される。現時点では，遺伝因子として10前後の候補遺伝子が推測されているが，単一遺伝子で説明することは難しいとされている。内分泌因子，交感神経系の反応亢進，食塩感受性，イオンの膜輸送異常などいくつかの病態生理，生化学的異常が遺伝的支配を受けていると考えられ，本症の発症機構に対するこれらのかかわりの解明が強く待たれている。

高血圧原因遺伝子を考えるうえで，最近の分子生物学的研究により，頻度は低いが，一部の二次性高血圧症にわずか単一の遺伝子部位の異常によって発症し，メンデルの法則に従う高血圧症の存在が確かめられている。代表的な疾患に11β-水酸化酵素遺伝子とアルドステロン合成酵素遺伝子のキメラ遺伝子によるグルココルチコイド奏効性アルドステロン症と，Na^+チャネルのβあるいはγ鎖遺伝子異常によるLiddle(リドル)症候群がある。

一方，本態性高血圧原因遺伝子としても多くの候補遺伝子が指摘され，それらの高血圧症成因とのかかわりが注目されている。血圧の主働遺伝子(gene with large effects)ともいうべきものが8～16個存在し，そのほかに300以上の弱小遺伝子が存在するのではないかというモデルが提唱された[1]。それぞれの血圧関連遺伝子の作用は相加的とされ，個々の遺伝子の影響の程度には差がある。決定的な高血圧遺伝子座位はヒトではまだ同定されていない。これらのなかでも代表的な候補遺伝子の一つは，アンジオテンシノーゲンである。3'下流領域のコドン174のThr→Met(T174M)，235のMet→Thr(M235T)の2つの多型が高血圧と有意な関連を示すことが報告されている[2]。ACE遺伝子座の挿入/欠失(I/D)多型は血中ACE(アンジオテンシン変換酵素)濃度と強く相関することが知られており，

心血管系疾患, とりわけ本態性高血圧との関連は繰り返し調べられてきた。しかし有意な関連があるという報告は少なく, ACE遺伝子座の高血圧に対する病因的関与は少ないと推定されている[3]。

環境因子：環境因子として最も重要なものに食塩の過剰摂取がある。食塩摂取量と収縮期血圧は良好な正相関を示し, 食塩摂取が多い集団ほど高血圧が発症しやすいことはこれまでの研究からも明らかである。高血圧患者では食塩負荷に対して血圧が著明に上昇する患者から, 血圧がほぼ同じレベルにとどまる患者まで分布し, 食塩感受性には個体差がある。食塩感受性は主に腎Na^+排泄能と遺伝因子ならびにストレスなどの環境因子とのかかわりで決定されると考えられる。一般に腎機能低下, 高齢, 肥満, 血漿レニン低値を認める症例で食塩感受性が高い。これ以外の環境因子としては, 肥満, 運動不足, ストレスなどがあげられ, これらの要因は後述するインスリン抵抗性の増悪にも密接に関与する。

神経因子：本態性高血圧の発症・維持に自律神経系の異常が関与している可能性が以前から指摘されている。事実, 本態性高血圧患者ではさまざまな自律神経性血圧調節機構の異常が報告されている。代表的な昇圧系である交感神経系がいかにかかわるかについては, 心拍出量や末梢血管抵抗の増大, あるいは腎におけるNa貯留作用など, 数多くの機転が指摘されている。ストレスによる交感神経活性の増加は, 高血圧症の発症において重要であると考えられている。ヒトでは精神的ストレス時に交感神経活性の増加とともに副腎髄質が活性化され, 血漿エピネフリンが上昇して, 心拍出量, 心拍数, 平均血圧および腎を含む内臓諸器官の血管抵抗の増加ならびに骨格筋の血管抵抗の減少などが観察される。高血圧を発症する例では種々のストレスに対する交感神経の反応が強いという遺伝要素があり, 初期にはストレスのたびに交感神経と副腎髄質を介するメカニズムで血圧が上昇するが, 時間経過とともに血圧上昇およびカテコールアミンの作用によって心臓や血管に肥大など構造上の変化が生じて, 高血圧が維持されるという考えも提唱されている。

内分泌性因子：血圧調節に関連する多くの内分泌性因子があるが昇圧系では, 特にRA系が重要である。RA系は, 活性物質アンジオテンシンⅡ(AⅡ)を産生し, この作用により, 末梢血管収縮, 腎血行動態を含める水・Naの貯留。さらにはアルドステロン分泌を介して電解質代謝にかかわるなど各種の機序を介して血圧調節に重要な役割を演じている。本系の本態性高血圧における成因上の役割については, 全患者の10%前後を占める高レニン本態性高血圧患者において, ことさら前述した機序を介して昇圧に重要な役割を果たしているものと思われる。これらの患者ではRA系の阻害薬が著明な降圧を引き起こすことも本系の昇圧機序へのかかわりを強く示唆する。

一方, ドパミン系, カリクレイン・キニン系, プロスタグランジン系といずれも腎に由来する降圧・Na利尿系が存在する。これら腎性降圧系は本症ではいずれも顕著な抑制ないしはその傾向にあり, 低レニン患者群で著しい降圧系の抑制も本症の病態に関与すると考えられる。アドレノメデュリンは副腎髄質から発見されたペプチドホルモンで, 強い降圧作用を有するが, 本態性高血圧患者で血中濃度はANP(心房性ナトリウム利尿ペプチド)同様高値を示すことより, 本症においてはむしろ代償的役割を果たしていると考えられる。

腎性因子：本態性高血圧患者の体液量は, 正常かむしろ低値を示すものが多い。通常は, 血圧が上昇すると, 組織間への体液の滲出や圧利尿のため, 循環血液量は減少する。したがって, 血圧が高値である本症患者の体液量が正常ということは, むしろ相対的に増大していると考えねばならない。体液量増大の機序には, 腎の遺伝的Na排泄障害がまず考えられ, 本症の成因に関する前述した仮説においても重要な昇圧機序として取り上げられている。

腎臓自体に内在している生理的な調節メカニズムが適正な体液量の維持に重要である。このような腎の体液バランス維持能力の破綻により生じる慢性的な体液量の異常を通じ高血圧が発症してくるものと考えられている。腎臓自体の体液調節機序の一つとして, 遠位尿細管の流れを増加させると腎糸球体における濾過が減少する現象は糸細管糸球体フィードバック機構と呼ばれる。体液量の維持に重要な役割を果たすと考えられる尿細管糸球体フィードバックが高血圧の発症に関与するという直接の証拠はまだないが, 高血圧モデル動物において尿細管糸球体フィードバックの活動度が亢進していることが認められ, 傍糸球体装置・尿細管糸球体フィードバックの異常が高血圧の発症に関与する可能性も考えられ, 本態性高血圧での本機構の役割の解明が待たれる。

インスリン抵抗性：本態性高血圧の背景にはインスリン感受性の低下と代償的高インスリン血症が存在し, 高血圧の成因・維持機構のみならず動脈硬化性合併症にも密接に関係することが指摘され, インスリン抵抗性症候群として注目されてきている。インスリン抵抗性がどのように高血圧と関連するかはまだ十分に明らかではないが, 腎におけるNa貯留, 交感神経活性, RA系活性亢進を介するものと考えられている。最近, 肥満遺伝子産物のレプチン分泌をインスリンが刺激, 昇圧に関与することが報告される一方で, アディポサイトカイン(adipocytokines)であるアディポネクチン(adiponectin)低下やTNFα(腫瘍壊死因子α)分泌などを介してインスリン感受性を低下させる可能性も報告されてきた。このように肥満, 特に腹部肥満がインスリン抵抗性の上流に存在し, 主要な病態であるとの考えより, 腹部肥満を必須とし, 高血圧も構成要因とするメタボリックシンドロームの考え方が提唱されている。

▶**臨床症状・検査成績** 高血圧患者は無症状であることが多いが, 頭痛, 肩こり, 全身倦怠感などの症状が出現することがある。脳・心・腎・眼底・末梢血管などの高血圧合併症, 臓器障害が存在する場合には, それらの症状が出現する。本態性高血圧の診断の原則は二次性高血圧を除外することにある。表22-2-1の一般(必須)検査や特殊(精密)検査により二次性高血圧を除外のうえ, 本態性高血圧の確定診断を行う。

高血圧患者の一般(必須)検査としては, 表22-2-1に示すように, 一般尿検査, 血液検査のほか血液生化学検査として血液尿素窒素(BUN), クレアチニン(Cr), 尿酸, ナトリウム(Na), カリウム(K), 塩素(Cl), カルシウム(Ca), リン(IP), 空腹時血糖, HbA1c, 総コレステロール, 中性脂肪, HDL(高比重リポ蛋白)コレステロール,

LDL（低比重リポ蛋白）コレステロール，さらに胸部X線検査（心胸郭比），心電図（左室肥大，ST-T変化，心房細動などの不整脈）を必須項目とする。可能なら眼底検査，総蛋白，グルタミン酸オキサロ酢酸トランスアミナーゼ（GOT），グルタミン酸ピルビン酸トランスアミナーゼ（GPT），γ-グルタミルトランスペプチダーゼ（γ-GTP），乳酸脱水素酵素（LDH），ビリルビンも測定する。さらに，本態性高血圧の診断がついたら臓器障害の把握のための検査（表22-2-1）を行い，高血圧の臓器障害の程度を確認する。

● 診断 高血圧患者の診療にあたっては，①本態性高血圧か二次性高血圧かを診断，②高血圧の合併症や関連する危険因子の存在を把握，③高血圧性臓器障害，高血圧の重症度を考慮して行う。診療においては，血圧，脈拍のほか，身長，体重，BMI（body mass index（kg/m^2））および腹囲を測定する。眼底所見，甲状腺腫，頸静脈怒張の有無を確認し，心雑音，Ⅲ，Ⅳ音，肺ラ音の有無を聴取する。肝腫大，腹部腫瘤，腹部血管雑音の有無，皮下脂肪を診察する。四肢・頸動脈の拍動・雑音，浮腫の有無を確認する。

高血圧の診断には血圧測定が基本となるが，病院・診療所における血圧測定は，少なくとも2回以上の異なる受診時の安静座位の血圧値が収縮期血圧で140 mmHg以上，拡張期血圧が90 mmHg以上の一方または両者を満たす場合に高血圧と診断する。家庭血圧では135/85 mmHg以上，24時間血圧の平均では130/80 mmHg以上，日中血圧の平均135/85 mmHg以上，夜間血圧の平均120/75 mmHg以上が診断基準となる。本態性高血圧の診断は，腎性，内分泌性高血圧症など二次性高血圧症を除外してはじめて確定診断される。わが国の高血圧診療ガイドラインJSH2009[4]）血圧値による正常血圧，高血圧の程度分類は，至適血圧（120/80 mmHg未満），正常血圧（130/85 mmHg未満），正常高値血圧（130～139または85～89 mmHg），Ⅰ度高血圧（149～159または90～99 mmHg），Ⅱ度高血圧（160～179 mmHgまたは100～109 mmHg），Ⅲ度高血圧（180 mmHg以上，または110 mmHg以上）である。

■ 治療と薬理メカニズム

降圧薬治療の基本的な考え方：高血圧は動脈硬化性疾患の重要な危険因子であり，高血圧の治療目標は単に血圧値自体の正常化をはかることでなく，血圧の適正化により高血圧性合併症としての脳・心・腎などの重要臓器の障害を回避することにある。

高血圧の治療は，軽症例ではまず生活習慣改善から開始し，降圧目標に達しない場合に薬物療法となる。①体重の適正化，②過剰なアルコール摂取の是正，③有酸素運動の励行，④減塩，⑤禁煙・飽和脂肪酸およびコレステロールの摂取低下などの生活習慣の改善は高血圧治療の基本となる。高血圧の一次予防のためには，正常高値血圧から生活習慣の改善による血圧上昇を抑制する。

薬物療法としては，作用機序が異なる多くの降圧薬が使用可能となっている。初診時の高血圧管理計画（JSH2009[4]）を図22-2-1に示す。具体的な薬剤の投薬開始基準は，合併症および危険因子により大きく異なる。JSH2009[4]では糖尿病，腎機能障害例，心不全，虚血性心臓病などでリスクによる層別分類を行っており，治療開始基準の階層分けを行うリスク第1層（危険因子なし），リスク1～2，メタボリックシンドローム），第3層（糖尿病，慢性腎臓病（CKD），3つ以上のリスク）としている。ことに糖尿病や腎障害合併例，心筋梗塞後の患者では，臓器合併症が明らかでなくても130/80 mmHgまでで薬剤治療の適応とし，目標血圧よりも低く設定されている。高齢者での降圧目標の最終目標は140/90 mmHg未満であるが，75歳以上の高齢者での降圧について，150/90 mmHg未満を中間目標として緩徐な降圧をはかる。150/90 mmHg未満の中間目標は，JATOS，CASE-Jの年齢別到達血圧に基づくサブ解析，VALISHなど，国内のエビデンスの集積によるものである。

薬理メカニズムと薬剤の選択：JSH2009[4]では高血圧による合併症予防にあたっては，まず降圧が重要であるとの立場から，1日1回，かつ長時間作用薬を推奨し，第一選択降圧薬としてCa拮抗薬，アンジオテンシンⅡ受容体拮抗

表22-2-1 高血圧の臨床検査

一般（必須）検査
- 一般血液検査，血球検査
- 血液生化学検査：BUN，クレアチニン，尿酸，Na，K，Cl，Ca，IP，空腹時血糖，HbA1cおよび総コレステロール，中性脂肪，HDLコレステロール，LDLコレステロール，総蛋白，GOT，GPT，γ-GTP，LDH，ビリルビン
- 胸部X線検査，心電図，眼底検査

臓器障害の把握のための特殊（精密）検査
- 脳：頭部（CT）MRI検査
- 心：心エコー検査
- 腎：尿中微量アルブミン排泄量*
- 血管：頸動脈エコー検査，足関節上腕血圧比（ABPI）
  脈波伝播速度（PWW），augmentation index，高感度CRP

二次性高血圧スクリーニングのための検査
- 血漿レニン，アルドステロン，コルチゾール，カテコールアミン測定，尿中カテコールアミン測定，腎臓・副腎のエコーおよびCT検査

* ：一般検査としても行う
BUN：血液尿素窒素，HDL：高比重リポ蛋白，LDL：低比重リポ蛋白，GOT：グルタミン酸オキサロ酢酸トランスアミナーゼ，GPT：グルタミン酸ピルビン酸トランスアミナーゼ，γ-GTP：γ-グルタミルトランスペプチダーゼ，LDH：乳酸脱水素酵素，CRP：C反応性蛋白

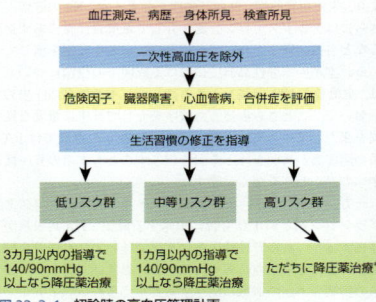

図22-2-1 初診時の高血圧管理計画
* ：正常高値血圧の高リスク群では生活習慣の修正から開始し，目標血圧に達しない場合に降圧薬治療を考慮する

薬(ARB)，ACE阻害薬，降圧利尿薬，β遮断薬を提示している。降圧利尿薬を第一選択薬とする米国の立場より，ヨーロッパの立場に近い考えとなっている。降圧利尿薬として主に使用されるサイアザイド系利尿薬では，遠位尿細管でのNa$^+$再吸収を抑制して体外へのNa$^+$排泄を促進し，体液量を減少させる。Ca拮抗薬は，細胞の膜電位依存性L型Ca^{2+}チャネルからのCa流入を阻害して血管平滑筋を弛緩させ，末梢血管抵抗減少により降圧作用を発揮するがβ遮断薬は，心臓(収縮心筋，刺激伝導系)，腎臓の傍糸球体装置に分布するβ$_1$受容体へのカテコールアミン結合を阻害し，心拍出量低下，レニン産生の抑制などにより降圧作用を生む。ACE阻害薬は，AIIの産生を抑制して降圧効果を発揮する。ARBは，AIIの作用を受容体レベル(1型〈AT1〉受容体)で阻害して降圧する。第一選択薬は低用量から開始し，病態にあわせて増量・変更・併用する。主要降圧薬5種類の併用療法については，JSH2004[5]と比較して追加された組み合わせはないが，利尿薬とβ遮断薬の併用が，Ca拮抗薬とACE阻害薬の併用より劣るというASCOT-BPLAの結果を受けて，利尿薬とβ遮断薬の組み合わせが推奨からはずれた。最近はARBと利尿薬やCa拮抗薬の合剤が使用可能となっている。

●経過・予後　血圧値と循環器疾患発症の関係は，脳卒中であれ心筋梗塞であれ，明瞭な正の関連がある。すなわち血圧値が高くなるほど脳卒中や心筋梗塞を起こしやすい。この関係は国内外を問わないが，アジア・オセアニア地域のコホートを統合した共同研究Asia Pacific Cohort Studies Collaboration(APCSC)の成績では，アジア地域のほうが血圧と脳卒中の関連はオセアニア地域よりも強いことが報告されている。

血圧区分と脳卒中死亡リスク，心疾患死亡リスクの関連を示したNIPPON DATA80の14年間の追跡調査成績は，血圧区分で最も低いところを基準として順次высくなることを示している。すなわち，収縮期血圧/拡張期血圧が120/80 mmHg未満である至適血圧といわれている水準よりも高くなると，脳卒中死亡リスク，心疾患死亡リスクが高くなる。そして，その影響は総死亡リスクにまで及ぶことがわかっている。NIPPON DATA80の長期追跡調査成績は，若いときから血圧水準を低く保つことが，脳卒中や心疾患などの循環器疾患予防にとって重要であることを示している。収縮期血圧10 mmHgの上昇は，男性では約20%，女性では約15%の脳卒中罹患・死亡のリスクを増す強さがある。

高血圧と心疾患の関連も，脳卒中との関連の強さよりは弱いが，それと同様である。心疾患を冠動脈疾患に限定しても同様である。男性では，収縮期血圧が10 mmHg上昇すると冠動脈疾患罹患・死亡のリスクが約15%増加する。

【島本 和明】

参考文献
1) Rudan I et al : Inbreeding and the genetic complexity of human hypertension. Genetics 163 : 1011–1021, 2003
2) Jeunemaitre X et al : Molecular basis of human hypertension : role of angiotensinogen. Cell 71 : 169–80, 1992
3) Wellcome Trust Case Control Consortium : Genome-wide association study of 14,000 cases of seven common diseases and 3,000 shared controls. Nature 447 : 661–678, 2007
4) 日本高血圧学会高血圧治療ガイドライン作成委員会：高血圧治療ガイドライン2009，日本高血圧学会，2009
5) 日本高血圧学会高血圧治療ガイドライン作成委員会：高血圧治療ガイドライン2004，日本高血圧学会，2004

3 二次性高血圧

●定義・概念　二次性高血圧(secondary hypertension)には，腎実質性高血圧，腎血管性高血圧，内分泌性高血圧(原発性アルドステロン症，Cushing〈クッシング〉症候群，褐色細胞腫など)，薬剤誘発性高血圧などがあり，原疾患の治療により治癒可能であり，的確かつ迅速な診断が重要である。

●疫学　高血圧症全体のなかで，本態性高血圧症は約90%，二次性高血圧は約10%と思われる。二次性高血圧のなかでは，近年，原発性アルドステロン症の頻度が高く(高血圧患者の5～15%)，心血管疾患の合併症が多いが，治癒が可能な高血圧症であることから，早期診断の意義が高い。

●病因・病態生理と分子メカニズム　二次性高血圧は，腎性と内分泌性の疾患が中心である。

腎実質性高血圧

二次性高血圧のなかでは頻度が最も高く，高血圧全体の2～5%を占める。糖尿病性腎症，慢性糸球体腎炎，多発性嚢胞腎などが原因疾患として多い。

腎血管性高血圧

腎動脈の有意な狭窄により腎灌流圧が低下し，レニン・アンジオテンシン(RA)系が活性化されて発症する高血圧であり，高血圧患者の0.5～1%に認める。原因として，若年者では線維筋性異形成(約38%)，大動脈炎症候群(約15%)，中高年ではアテローム性動脈硬化(約38%)が多い。

内分泌性高血圧

● 原発性アルドステロン症　片側副腎皮質腺腫または両側副腎過形成から，アルドステロンが自律的に過剰産生され，高血圧，高アルドステロン，低レニン血症を呈し，典型例では，低カリウム血症やそれに伴う症状(多尿，多飲，筋力低下，四肢のしびれ)を認めるが，血清K正常例も多い。高血圧症の5～15%程度を占めるとの報告が増えている。アルドステロンが腎臓の皮質集合管に作用して，Na$^+$再吸収，体液量の増加，K$^+$排泄亢進をきたすが，中枢神経系や心臓，血管系の非上皮組織にも作用することにより，高血圧をきたす。

● Cushing症候群　副腎皮質腺腫瘍(腺腫，癌腫または両側過形成)，下垂体腺腫(ACTH〈副腎皮質刺激ホルモン〉産生腫瘍)，異所性ACTH症候群(小細胞肺癌，気管支カルチノイドなど)により，副腎から慢性的にコルチゾールが自律的に過剰産生される。特徴的なCushing徴候(中心性肥満，満月様顔貌，野牛肩，皮膚の菲薄化，腹部赤色皮膚線条など)を認め，高血圧，耐糖能異常，骨粗鬆症などを認める。高コルチゾール血症により，昇圧系の亢進(アンジオテンシノーゲンの上昇によるRA系の活性化，血管平滑筋におけるアンジオテンシンII受容体やα受容体の増加によるアンジオテンシンII，ノルアドレナリンに対する昇圧反応性の亢進，交感神経系の活性化など)と降圧系の抑制(一酸化窒素合成酵素(NOS)の発現低下によるNO(一酸化窒素)低下，プロスタグランジンE$_2$やカリクレイン・キニン系の低下)をきたすために，

高血圧を呈する。
- **褐色細胞腫** 副腎髄質(褐色細胞腫)や交感・副交感神経節のクロム親和性細胞(傍神経節腫)から発生して，カテコールアミンの過剰産生のために，持続性や発作性高血圧をきたす。頭痛，動悸，発汗，顔面蒼白なども認める。カテコールアミンによる末梢血管収縮，交感神経系やRA系の活性化により，耐糖能異常，血清脂質異常を伴う。最近は，無症状で副腎偶発腫瘍として発見される例も増えている。
- **低レニン・低アルドステロン血症を呈する例** 低レニン・低アルドステロン血症を呈する例では，デオキシコルチコステロン(DOC)やコルチゾールによりミネラルコルチコイド受容体が活性化された結果，低レニン・低アルドステロン血症となる。DOC 産生腫瘍，先天性副腎過形成(11β-水酸化酵素欠損症，17α-水酸化酵素欠損症によるDOC過剰)，遺伝的または甘草摂取により腎臓11β-水酸化ステロイド脱水素酵素2型活性が阻害され，腎臓内コルチゾール過剰による AME(apparent mineralocorticoid excess)症候群，腎の ENaC(上皮性 Na^+ チャネル)遺伝子の活性化変異による Liddle(リドル)症候群，低レニン性本態性高血圧などがある。
- **その他の内分泌疾患** 甲状腺機能亢進症，甲状腺機能低下症，原発性副甲状腺機能亢進症，先端巨大症などでも高血圧をきたすが，これらでは特有の身体所見やホルモン異常より診断される。

▶臨床症状・検査成績
腎実質性高血圧
蛋白尿，血尿，尿沈渣異常，血清 Cr(クレアチニン)濃度高値から疑う。近年，慢性腎臓病(CKD)が増えており早期診断が重要である。

腎血管性高血圧
診断には，家族歴がない高血圧，若年や高齢者で急速に発症した高血圧，治療抵抗性高血圧，アンジオテンシン変換酵素(ACE)阻害薬やアンジオテンシンII受容体拮抗薬(ARB)投与で腎機能が悪化した高血圧では疑う。確定診断には，超音波検査で左右腎の大きさや腎血流を評価し，腎動脈の狭窄による形態学的診断に加えて，機能の検査として，基礎値のレニン活性上昇とカプトプリル投与後の過剰反応の検出が有用である。最終的には，左右腎静脈血中のレニン活性を測定し，一側が対側の1.5倍以上高いときに，高値側に有意な狭窄があると判断される(図22-3-1)。

内分泌性高血圧
- **原発性アルドステロン症** 高血圧患者を対象に，早朝の血漿アルドステロン濃度(PAC)と血漿レニン活性(PRA)を測定して，アルドステロン/レニン比が高値(アルドステロン〈pg/mL〉/レニン活性〈ng/mL/時間〉比>200)のときに本症を疑う。その次に，カプトプリル負荷試験，生理食塩水負荷試験，フロセミド立位負荷試験などを行い，アルドステロンの自律的産生を確認する(図22-3-1)。
- **Cushing 症候群** 高血圧，Cushing 徴候を認める。検査では，好中球の増加，好酸球，リンパ球の相対的減少，高血糖，脂質異常症などを認めることが多い。
- **褐色細胞腫** 持続性または発作性の高血圧，発汗過多，頭痛，動悸，蒼白発作などはカテコールアミン過剰分泌

がある典型例では認めるが，約半数の例ではこれらの特徴的症状を欠き，副腎偶発腫瘍として発見される例があることに注意が必要である。体重の減少を伴うことが多い。

▶診断
腎実質性高血圧，腎血管性高血圧
腎実質性高血圧は血清 Cr，尿蛋白，尿潜血，尿沈渣異常などから疑い，腎血管性高血圧は高血圧の家族歴，急速な発症，治療抵抗性などで疑い，形態的および機能的診断を行う。治療は，経皮的腎血管形成術などが行われる。

内分泌性高血圧
- **原発性アルドステロン症** 高血圧と PAC/PRA 比の高値(アルドステロン〈pg/mL〉/レニン活性〈ng/mL/時間〉比>200)を示すときに疑い，経口食塩負荷試験(尿中アルドステロン>8μg/日のとき，陽性)，カプトプリル負荷試験(カプトプリル 50 mg 内服して90分後の PAC<100 pg/mL または，PAC/PRA 比>200のとき，陽性)，フロセミド立位負荷試験(フロセミド 40 mg 静注して，120分後の PRA<2 ng/mL/時間のとき，陽性)，生食負荷試験(生食 2 L を4時間で点滴静注した後の PAC>60 pg/mL で陽性)などにより，確定診断を行う。続いて，局在診断として，^{131}I-アドステロールシンチグラフィ(デキサメタゾン抑制下)や副腎静脈サンプリングを行う(図22-3-1，図22-3-2)。
- **Cushing 症候群** Cushing 徴候の身体所見で疑い，尿中遊離コルチゾール高値，デキサメタゾン 1 mg 抑制試験での翌朝血清コルチゾール濃度>3μg/dL，または夜間血清コルチゾール濃度高値>7.5μg/dL の3点で診断する。病型診断は，血漿 ACTH 濃度を測定し，5 pg/mL 未満であれば副腎性，5 pg/mL 以上のときは，下垂体性か異所性 ACTH 症候群が疑われる。その場合は，下垂体 MRI における下垂体腺腫の存在，デキサメタゾン 8 mg 抑制試験での翌朝コルチゾール濃度が前値の50%以下の抑制を認めたら，CRH(副腎皮質刺激ホルモン放出ホルモン)刺激試験で，血漿 ACTH 濃度が前値の1.5倍以上に増加したら，下垂体性 Cushing 病が疑われ，厳密には下垂体静脈洞サンプリングにて鑑別を行う(図22-3-1)。
- **褐色細胞腫** 24時間尿中アドレナリン，ノルアドレナリン，メタネフリン，ノルメタネフリン排泄の高値により診断される。局在診断は，腹部・骨盤 CT や MRI で検出し，^{123}I-MIBG シンチグラフィで機能的診断が可能である(図22-3-1)。

▶治療と薬理メカニズム
腎実質性高血圧
ARB や ACE 阻害薬を第一選択薬として，Ca 拮抗薬などの併用で十分な降圧を行う。

腎血管性高血圧
片腎摘後の腎動脈狭窄や両側腎動脈狭窄が除外できていれば，ARB，ACE 阻害薬などによる薬物療法を行い，経皮的腎血管形成術などの外科的治療を考える場合もある。

内分泌性高血圧
- **原発性アルドステロン症** 副腎静脈サンプリングを行い，片側副腎病変(アルドステロン産生腺腫)と確定できるときは，腹腔鏡下片側副腎摘出術の適応となり，両側病変(特発性アルドステロン症)は，ミネラルコルチコイ

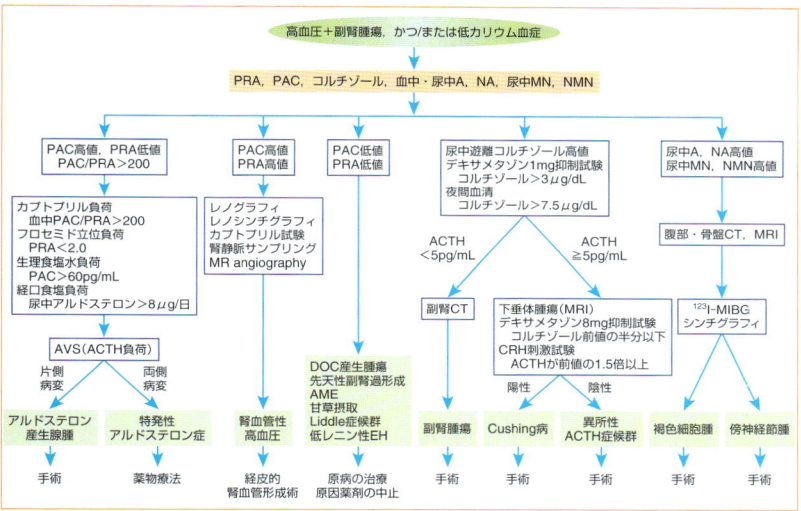

図 22-3-1 主な二次性高血圧の鑑別診断フローチャート
PAC：血漿アルドステロン濃度，PRA：血漿レニン活性，AVS：副腎静脈サンプリング，DOC：デオキシコルチコステロン，A：アドレナリン，NA：ノルアドレナリン，MN：メタネフリン，NMN：ノルメタネフリン，EH：本態性高血圧，ACTH：副腎皮質刺激ホルモン，CRH：副腎皮質刺激ホルモン放出ホルモン，AME：apparent mineralocorticoid excess

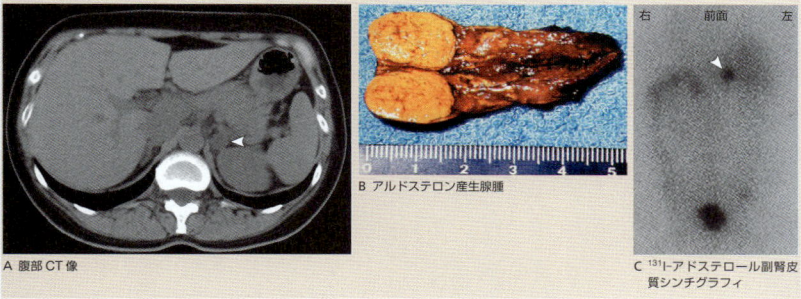

図 22-3-2 アルドステロン産生腺腫の画像所見
A：CT スキャンにて，低吸収像の左副腎腫瘍（径 15 mm）を認める（CT 値 5 HU）（▷）
B：摘出副腎はアルドステロン産生腺腫。ゴールデンイエローの腺腫組織から，アルドステロンの過剰分泌を認め，高血圧や低カリウム血症を呈する
C：^{131}I-アドステロール副腎皮質シンチグラフィで，左副腎への集積を認めた（▷）

ド受容体拮抗薬（スピロノラクトンやエプレレノン）や Ca 拮抗薬の薬物療法を行う。
● **Cushing 症候群** 治療は，副腎性であれば腹腔鏡下副腎摘出術を，下垂体腺腫であれば経蝶形骨洞下垂体摘出術を，異所性であれば同様に外科手術を行う。
● **褐色細胞腫** 局在診断後に，α遮断薬を術前から投与して起立性低血圧が消失するように細胞外液量を増加させてから，腫瘍摘出術を行う。治療は，手術が原則であるが，転移を認める悪性褐色細胞腫では，化学療法（CVD 療法）や^{131}I-MIBG 内照射療法なども考慮する。
■ **経過・予後** 原発性アルドステロン症は，同程度に血圧をコントロールした本態性高血圧症と比べて，脳血管疾患，心筋梗塞などの頻度が約 3～5 倍多い。しかし，手術またはアルドステロン拮抗薬による薬物療法により，心血管合併症のリスクを減らすことができる。

【柴田 洋孝・伊藤 裕】

参考文献

1) 日本内分泌学会原発性アルドステロン症検討委員会報告：原発性アルドステロン症の診断治療ガイドライン-2009-. 日本内科学会雑誌 86(増刊号), 2010
2) Funder JW et al：Case detection, diagnosis, and treatment of patients with primary aldosteronism: an Endocrine Society Clinical Practice Guideline. J Clin Endocrinol Metab 93：3266-3281, 2008
3) Nieman LK et al：The diagnosis of Cushing' syndrome: an Endocrine Society Clinical Practice Guideline. J Clin Endocrinol Metab 93：1526-1540, 2008
4) 厚生労働省難治性疾患克服研究事業 褐色細胞腫の実態調査と診療指針の作成研究班：褐色細胞腫診療指針 2010, 2010
5) Pacak K et al：Pheochromocytoma: recommendations for clinical practice from the First International Symposium. Nat Clin Pract Endocrinol Metab 3：92-102, 2007

14章 呼吸器疾患

1. 主要症候の病態と鑑別 ………………………………………… 710
2. 呼吸器疾患の診察 ………………………………………………… 715
3. 呼吸器疾患の検査法 ……………………………………………… 719
4. 呼吸器疾患の治療 ………………………………………………… 734
5. 呼吸不全 …………………………………………………………… 748
6. 呼吸調節の異常 …………………………………………………… 751
7. 感染症 ……………………………………………………………… 756
8. アレルギー性疾患 ………………………………………………… 774
9. 腫瘍性疾患 ………………………………………………………… 784
10. 炎症性気道疾患 …………………………………………………… 798
11. 間質性肺疾患 ……………………………………………………… 802
12. 肺循環の異常 ……………………………………………………… 810
13. その他の呼吸器疾患 ……………………………………………… 818

1 主要症候の病態と鑑別

1 咳と痰

咳

▶定義・概念 咳(咳嗽〈cough〉)とは気道に入り込んだ異物や,過剰な気道分泌物を排除するため,もしくは咽頭の違和感を取り除くため自然と,もしくは随意的に起こされるアクションである。通常は正常な生体防御反応として働いているが,疾患の徴候,もしくは症状でもあり,普通感冒などの良性疾患から致死的な肺癌にいたるまで多くの原因があり,病院を訪れる患者の最も多い症候の一つといわれており,その鑑別は重要である。

発生のメカニズム

発生のメカニズムは完全には解明されていないが,咳反射の求心路としては気道の炎症性刺激,ガスやタバコ煙などによる化学的刺激,気道内に入り込んだ異物や粘液などの機械的刺激,寒冷刺激が咽頭,気管分岐部,気管支粘膜,胃・食道,心外膜,横隔膜に存在する咳受容体を刺激する。有髄のAδ線維と無髄のC線維による求心性神経を経て延髄背側に存在する咳中枢を刺激する。求心路としてのAδ線維の終末受容体は外界からの刺激でC線維終末から放出されるサブスタンスP(SP)やタキキニンなど神経ペプチドでも刺激される。

遠心路は脊髄側索,迷走神経が肋間神経,横隔膜神経,反回神経を介して横隔膜や胸郭などの呼吸筋,そして声帯,気管支平滑筋に伝わり咳を伴う湿性咳嗽を発生させる。すなわち,急激な胸腔内圧の上昇に引き続き,閉じている声帯を開き勢いよく乱気流を吐き出させる。気道刺激以外にも外耳性刺激(外耳炎)や胸膜刺激(胸膜炎)によっても上記反射が生じ咳嗽が発生する。咳中枢は大脳皮質からも支配されていることから,随意的に発生させることもできる。

▶臨床症状/診断 咳嗽の持続期間により臨床的に原因疾患の鑑別ができることから,急性咳嗽,遷延性咳嗽,慢性咳嗽とに分類し,咳嗽の性状により痰を伴う湿性咳嗽,伴わない乾性咳嗽に分ける。一般的に咳嗽の診断のためには聴診,胸部X線写真,必要に応じて胸部CTや気管支鏡検査を行う。

下気道もしくは上気道に炎症があると判断したら原因微生物を検出するために後述する喀痰検査や採血を施行する。微生物が関与しないと判断されたら呼吸機能検査,さらに気道可逆性検査や気道過敏性検査が必要となることもある。

急性咳嗽

日本呼吸器学会の「咳嗽に関するガイドライン」では症状が出現してから3週間以内の咳嗽と定義している。胸部X線写真や聴診で異常を認める場合も含まれる。頻度が高い疾患としては,かぜ症候群,インフルエンザ,マイコプラズマなどの上気道のウイルス感染症,クラミジア感染症,百日咳,副鼻腔炎などがあげられる。降圧薬のアンジオテ

表 1-1-1 急性咳嗽の原因疾患

胸部X線で異常を認める重篤な疾患
- a. 心血管系疾患:肺血栓塞栓症,うっ血性心不全
- b. 感染症:肺炎,胸膜炎,肺結核
- c. 悪性腫瘍:原発性・転移性肺腫瘍
- d. 免疫アレルギー的機序:各種間質性肺疾患
- e. 気胸

胸部X線で異常を認めない場合のある感染疾患
普通感冒,急性気管支炎,マイコプラズマ感染,クラミジア感染,百日咳,インフルエンザウイルス感染,慢性気道疾患急性増悪,急性副鼻腔炎,RSウイルス感染症,ヒトメタニューモウイルス感染

遷延性・慢性咳嗽の原因疾患の初発
気管支喘息,アトピー咳嗽,副鼻腔炎,胃食道逆流症,アンジオテンシン変換酵素(ACE)阻害薬

健常成人ではまれな疾患
誤嚥,気道内異物など

(文献4を引用)

ンシン変換酵素(ACE)阻害薬が原因となることもある(機序後述)。より重篤な疾患である肺塞栓症,うっ血性心不全,肺癌,気胸などとの鑑別は重要である。画像的に重篤な疾患がなければ,感染性,非感染性に分けて診断していく。非感染性であればアレルギー性疾患,胃食道逆流,誤嚥,異物や薬剤などにも鑑別にあげていく(**表 1-1-1**)。

なお,以下に述べる遷延性咳嗽,慢性咳嗽の原因疾患も当初は急性咳嗽として発症していることをしっかりと認識しておく。

遷延性咳嗽,慢性咳嗽

出現してから3週以上,8週未満持続する咳嗽を遷延性咳嗽,8週以上持続する咳嗽を慢性咳嗽と定義する。咳嗽が唯一の症状であり,胸部X線写真や,呼吸機能検査などの一般検査では原因を特定できない。

慢性咳嗽の原因として多いのは咳喘息,副鼻腔気管支症候群,アトピー咳嗽,感染後遷延性咳嗽などがあげられる。

一般診療では設備もなく多くの検査をしていくことは困難である。しかし慢性咳嗽は治療的診断が有効である。湿性であれば副鼻腔気管支症候群を疑う。乾性であり喘鳴があれば気管支喘息を疑うが,なければ原因疾患として約半数を占める咳喘息を念頭に気管支拡張療法を行う(効果があれば咳喘息)。効果がなければ抗ヒスタミン薬が効果を示すアトピー咳嗽,プロトンポンプ阻害薬が効果を示す胃食道逆流症へと鑑別していく。最終的には感染後遷延性咳嗽が残る。

副鼻腔気管支症候群(湿性咳嗽):免疫能や気道感染防御能の低下が存在することから気道に慢性の細菌感染が生じ,上気道と下気道に好中球性炎症を起こす疾患。咳嗽,喀痰に加え,後鼻漏,鼻汁など副鼻腔炎の臨床像を伴う。14,15員環マクロライドが効果を示す。

咳喘息(乾性咳嗽):深夜,早朝に悪化する喘鳴や呼吸困難を伴わない慢性咳嗽。1秒量(FEV_1)や最大呼気流量(PEF)はほぼ正常であるが,気道過敏性は亢進しており,PEFの日内変動が認められる。喀痰中に好酸球増加が認められ,気管支拡張薬で症状が改善する(気管支拡張薬は咳喘息以外の慢性咳嗽では無効)。治療は気管支喘息と同様であり吸入ステロイド治療をしなければ,約30%の患者が気管支喘息へ移行するとされる。

アトピー咳嗽(乾性咳嗽):喘鳴や呼吸困難を伴わない慢性

表 1-1-2 Miller & Jones 分類

M1	唾液、完全な粘性痰
M2	粘性痰のなかに膿性痰少量が含まれる
P1	膿性痰で膿性部分が 1/3 以下
P2	膿性痰で膿性部分が 1/3～2/3
P3	膿性痰で膿性部分が 2/3 以上

表 1-1-3 Geckler 分類

	白血球（好中球）	扁平上皮細胞
1	<10	>25
2	10～25	>25
3	>25	>25
4	>25	10～25
5	>25	<10
6	<25	<25

表 1-1-4 Gram 染色

	Gram 陽性（青）	Gram 陰性（赤）
球菌	肺炎球菌, ブドウ球菌, レンサ球菌	淋菌, Moraxella catarrhalis（モラクセラ・カタラーリス）
桿菌	乳酸菌, 枯草菌	インフルエンザ桿菌, 腸内細菌, 肺炎桿菌, 緑膿菌

の乾性咳嗽で呼吸機能，気道過敏性は正常。アトピー素因を有し気管支拡張薬は効果なく，抗ヒスタミン薬（ヒスタミン H₁ 受容体拮抗薬）やステロイド薬が有効である。喘息息と異なり気管支喘息への移行はない。

胃食道逆流症による咳嗽（乾性咳嗽）：胃酸やペプシンが逆流する病態であるが，食道下部に存在する迷走神経が刺激され咳嗽が出現する場合と逆流した胃内容物が気管支に少量誤嚥され咳嗽が出現する場合がある。胃食道逆流症（GERD）の治療薬であるヒスタミン H₂ 受容体拮抗薬やプロトンポンプ阻害薬で咳嗽が改善する。

ACE 阻害薬による咳嗽（乾性咳嗽）：アンジオテンシン I から血管収縮作用を有するアンジオテンシン II への変換に関与するアンジオテンシン変換酵素（ACE）はブラジキニン（BK）やサブスタンス P（SP）の分解に関与するキニナーゼ II と同一であることが明らかとなっている。降圧薬として使用される ACE 阻害薬は，キニナーゼ II を阻害することから，気道の BK や SP を増加させ，Aδ 線維の終末受容体を刺激し，反射性の咳嗽を発現させる[1]。内服をやめると改善する。

喀痰

▶ 定義・概念
痰（喀痰（sputum））は気道や肺胞からはがれた細胞や分泌物としての水分，リゾチーム，分泌型 IgA（免疫グロブリン A），また侵入してきた細菌，真菌，ウイルスや異物からなる。喀痰には疾患や病態によって特徴的所見が認められることから，その検査はその診断，病状観察に不可欠である。外観にも特徴があり，無色から透明であれば気管支喘息やウイルス感染，有色であれば細菌や真菌感染，泡沫状でピンク色であれば心不全などが想定できる。より正確な診断へと進めていくために，起因菌を同定する細菌検査，悪性・良性の判断に重要な細胞診がある。

▶ 診断
採痰法

気管支鏡での直接採痰とは異なり経口採取にはいくつかの問題点があげられる。患者本人に採痰をゆだねることから，十分に説明してよい検体をとることが重要となる。痰は夜間睡眠時に気道内に貯留するため，早朝起床後に歯磨きや水での含嗽で口腔内常在菌を減らした後，強い咳嗽とともに喀出してもらう。喀出困難な場合は，高張食塩水（3～10％）のネブライザー吸入により喀痰の誘発を行う。痰は健常非喫煙者でも 1 日に約 30 mL 産生されることから（通常は喉頭まで運ばれて嚥下している），病変部からの痰でないこともありうるので，検出率を上げるため 3 日続けて採痰する。

検体の評価

得られた検体が信頼に値するかどうかの評価を行う。その際に使用されるのが，肉眼的評価として Miller & Jones 分類（表 1-1-2）と顕微鏡的評価として Geckler 分類（表 1-1-3）である。口腔内上皮細胞（扁平細胞）が多く含まれるということは唾液成分が多い上気道からの検体と考えられる。白血球数が増加していれば病変部からの膿性痰と考えられる。

- **Miller & Jones 分類** 肉眼的に喀痰の膿性部分の量によって品質を 5 段階に分類しており，P1 以上であれば微生物検査に適する検体と考える。さらに Geckler 分類で好中球と扁平細胞数を顕微鏡的に検討すれば信頼度が上昇する。
- **Geckler 分類** 検体を 100 倍で検鏡し，1 視野ごとの好中球数と扁平上皮細胞数で分類し，分類 4 もしくは 5 が良質な検体と判断される。Geckler 分類が 1 や 2 であれば，唾液の培養と考えられ，この結果を考慮する必要はなく，この検体からの抗菌薬の変更はしない。

喀痰細菌検査

塗抹検査に対して Gram 染色を行う。この結果で抗菌薬の選択を行うので重要な検査となる。結果としては青色に染まる陽性菌と赤色に染まる陰性菌，そして球菌と桿菌で示すことから，これをもとに 4 グループに分けて菌を推定していく（**表 1-1-4**）。

結核が疑われるときは Ziehl-Neelsen 染色で抗酸菌の有無および排菌量をみる。同時に培養検査にも提出する。一般細菌の培養は 2～3 日ですが抗酸菌は 1 カ月ほど時間を要するため，より短期間で結果が出るポリメラーゼ連鎖反応（PCR）法も利用される。培養の際，各種抗生剤を添加することで薬剤感受性試験を行い，治療薬選択の判断に利用する。

喀痰細胞診

癌組織から落ちてきて痰に混入する細胞を Papanicolaou で染色して形態を顕微鏡で検討し，悪性・良性の判断をする検査。喀痰細胞診以外に気管支鏡で病変部を直接擦り検体を得る方法もある。細胞の形態を正常細胞（陰性）の classⅠから癌細胞（陽性）の classⅣ，Ⅴまで分けて，疑わしさの程度を 5 段階で評価する。

喀血

▶ 定義・概念
喀血（hemoptysis）とは気道系から咳嗽とともに上がってくる血液そのもので多くは鮮紅色である。一般的に 20 mL／日以下であれば少量出血，600 mL／日以上

を大量喀血としている[2]。周囲の疾患により大血管の気管内への穿破をのぞけば喀血の原因のほとんどが肺動脈, 気管支動静脈からの出血となる。気管支動脈は体循環であり, 血圧が高く出血がはじまると大量喀血になりやすい。

■ **診断** 鼻腔や咽頭からの出血や消化管から上がってくる, いわゆる吐血を喀血と間違えることもあり鑑別には気をつける。吐血は, 胃内容物と混じると, 酸性で暗赤色, またはコーヒー色となることが多い(新しい大量出血では赤い)。

急性気管支炎や肺炎で炎症により気道や肺の小さな血管が破れることで出血となることが多いが, 肺癌, 結核, アスペルギローマ, 気管支拡張症, 肺塞栓症などの重大な呼吸器疾患, 気管支異物や胸部外傷なども原因となり, 大出血がありうるので注意を要する。心房細動などの治療で使用される抗凝固薬により出血することもある。

喀血の程度の判断も報告者により評価も異なるが, 血液が肺内にとどまれば肺胞内が血液で満たされ, シャントが形成され低酸素血症になる。通常は咳嗽で一気に喀血として吐き出さなければならないが, 出血量が多い場合や, 脳血管障害・筋神経疾患などがあると咳嗽反射の低下があり喀出できなくなる。400 mL 以上の血液が肺胞領域に残ると酸素化に影響を与える[3]。入り口と出口が同じとなる肺では, 出口付近の気道まで血液で満たされれば窒息となる。

■ **治療と薬理メカニズム** 来院時はまず呼吸管理の必要性を検討し, 本人や同居人から肺病変の有無と喀血の程度を問診する。前述したように心疾患に対する抗凝固療法の有無の確認も忘れない。胸部X線やCTなど画像診断も急ぐ。肺内の出血部位が予想できれば患側を下にする。少量喀血が大量喀血へと変化するか否かの判断は臨床的な症状から判断が難しいことから, 喀血と診断されたらできるだけ早い処置と, 変化に対してすぐに対応できる準備をしておく必要がある。喀血の性状が新鮮血でなく少量と判断した場合はそのまま患側下側臥位で経過を保存的にみていくこともある。出血が持続する場合は, 気管支鏡で出血気管支が同定できれば冷生食やアドレナリンなどで血管収縮による止血を狙うか, トロンビン液5,000単位を注入する。出血部位が含まれる気管支へ選択的に挿管して気管支内タンポナーデもしくは緊急気管支鏡を利用してレーザーによる光凝固を行うこともある。気管支動脈への塞栓術も検討されるが, それでも止まらないのであれば外科的に原因となる肺葉を切除することになる。

【幸山 正】

参考文献

1) Lacourciere Y et al : Association between cough and angiotensin converting enzyme inhibitors versus angiotensin II antagonists: the design of a prospective, controlled study. J Hypertens Suppl 12:S49-S53, 1994
2) Pursel SE et al : Hemoptysis. A clinical evaluation of 105 patients examined consecutively on a thoracic surgical service. Am Rev Respir Dis 84:329-336, 1961
3) Corder R : Hemoptysis. Emerg Med Clin North Am 21:421-435, 2003
4) 日本呼吸器学会咳嗽に関するガイドライン作成委員会編:咳嗽に関するガイドライン, 2005

2 呼吸困難と胸痛

はじめに

呼吸困難と胸痛はともに重大な心肺の疾患を示すことのある主要な症状である。

呼吸困難

■ **定義・概念** 呼吸困難(dyspnea)は,「強度が異なり質的に区別される複数の感覚からなる呼吸の不快感の主観的な経験を特徴づける用語」と定義される[1]。この経験は, 複雑な生理学的, 心理学的, 社会的, および環境の因子の間の相互作用に由来し, 二次的に生理学的および行動上の反応を引き起こすことがある。

呼吸困難の言語による表現はさまざまであり, 患者が用いる言語と疾患の間に関連があるという報告がある。呼吸困難は, 複雑な知覚であり, 強さだけでなく, 質的にも区別され, 病態の違いを反映している可能性がある。

■ **疫学** 正確な頻度は不明だが, 外来や救急受診の契機となる主な訴えの一つである。

■ **病因・病態生理・分子メカニズム** 呼吸困難の知覚の経路は複雑であり, 完全には解明されていない。

呼吸困難の知覚に関係すると考えられる受容器には, ①化学受容器(頸動脈小体, 大動脈小体および延髄), ②気道, 肺および胸壁の力学的受容器(筋紡錘など), ③気道および肺の迷走神経受容器(張力受容器, 侵害受容器, 傍毛細血管[J]受容器を含むC線維末端)などがある。迷走神経受容器からの求心性の情報は, 脳に投射し, 呼吸パターンに影響する。

化学受容器および力学的受容器からの求心性の情報は脳幹部の呼吸中枢にフィードバックして, 呼吸ニューロンから呼吸筋への運動出力を調節するとともに, さらに高次の脳中枢に投射している。呼吸中枢から呼吸筋への運動出力は, 随伴して高次の脳中枢に伝達され, 呼吸運動の指令を意識的に認知するようになっていることが重要である。

呼吸困難のメカニズムは, 主に呼吸中枢から高次の脳中枢に伝達される随伴的な呼吸運動出力と肺および胸壁の力学的受容器からのフィードバックがかかわっていると考えられる。呼吸困難の表現には, さらに行動様式や情緒の状態が深く関係している。

■ **臨床症状・検査成績** 呼吸困難の症状を評価するための方法が工夫されている。呼吸困難の強度は, たとえば改良されたBorg(ボルグ)スケールを用いて0〜10の数字により表現できる。Borgスケールは運動負荷時の呼吸困難を表現するのにも有用である。

日常生活の労作時の呼吸困難の程度は, MRC(英国医学研究評議会)分類(表1-2-1)などにより分類される。このMRC分類は, 世界的によく使用されている。

呼吸困難の多面的影響は, たとえばMahlerによるBaseline Dyspnea Index(BDI)のような短い面接により, 機能障害と努力の程度を測定する方法によって評価できる。

■ **診断** 呼吸困難の診断の第一のステップは医療面接における病歴の聴取と身体所見の把握である。病歴だけで正確な診断にいたることはまれであるが, 診断の手掛かりが得られることは多い。強い不安感が身体疾患の結果として

生じている可能性もあるため、パニック障害などによる呼吸困難と速断することは避けなければならない。

呼吸困難の医療面接には鍵になる疑問がある。「この患者は、自分の症状を的確に言語表現できるか」——呼吸が促迫している患者から完全な病歴を聴取することは不可能である。臨床経験が深まるにつれて、非言語的な身体表現と簡単な質問に対する片言の返答からであっても、重要な情報が得られるかもしれない。呼吸困難の特徴から、病態や疾患をある程度、推定できる(表 1-2-2)。

第二のステップは、医療面接から推定される病態や疾患を念頭におき、胸部 X 線撮影などの必要な臨床検査や画像検査を行うことである。このステップは、正確な診断に導くために欠かすことができない。

表 1-2-1 呼吸困難の分類

grade 0	息切れを感じない
grade 1	強い労作で息切れを感じる
grade 2	平地を急ぎ足で移動する、またはゆるやかな坂を歩いて登るときに息切れを感じる
grade 3	平地歩行でも同年齢の人より歩くのが遅い、または自分のペースで平地歩行していても息継ぎのため休む
grade 4	約 100 ヤード(91.4 m)歩行した後、息継ぎのため休む、または数分間、平地歩行した後、息継ぎのため休む
grade 5	息切れがひどくて外出ができない、または衣服の着脱でも息切れがする

(英国医学研究評議会〈MRC〉)

■ **治療と薬理メカニズム** 呼吸困難を生じる疾患に対する治療により、症状の改善をはかることが優先される。治癒できない病気の場合、呼吸困難の症状を緩和し、生活の質を維持することが治療目標の一つとなる。

気流制限のある患者における気管支拡張薬は、気道抵抗を低下させ、運動時の動的過膨張を防止することにより、呼吸の仕事を軽減し、呼吸困難を軽減する。

モルヒネなどの麻薬は呼吸を抑制し、呼吸困難を軽減する。麻薬は、換気不全、意識障害、悪心・嘔吐、便秘、眠気などの副作用や耐性を生じるが、終末期の患者における症状緩和のために一定の役割を持っている

長期の酸素療法は高度の低酸素血症を伴った慢性閉塞性肺疾患(COPD)などによる慢性呼吸不全の患者の生存期間を延長するとともに運動能力の改善、急性増悪の予防、生活の質(QOL)の向上のような効用を示す。

運動療法は、身体的脱調節(デコンディショニング)からの回復を促し、運動耐容能を改善する。

■ **経過・予後** 呼吸困難の患者の経過は当然ながら、疾患により異なる。慢性ないし予後不良の疾患による呼吸困難は、種々の治療によっても効果は限定的であり、常に共感的理解の態度をもって支援しなければならない。急変時の対応について多職種で患者・家族とともに協議し、事前の意思表示の機会を提供することが望ましい。

表 1-2-2 主な疾患における呼吸困難の特徴と検査所見

疾患	呼吸困難の特徴	検査所見
肺炎	分から時間の単位で発症。発熱、咳、痰、胸痛を伴う	胸部 X 線撮影で浸潤影
気管支喘息	発作的ないし反復する。咳、喘鳴、胸部圧迫感を伴う。気管支拡張薬やステロイドが有効	呼吸機能に正常、ないし気管支拡張薬吸入で改善する閉塞性障害。動脈血ガス分析で PCO_2 増加は重症発作
COPD	年の単位で発症。咳、痰を伴う。時に急な悪化。重喫煙歴あり	呼吸機能で閉塞性障害。胸部 X 線撮影で正常、または過膨張
間質性肺炎	急性ないし亜急性の発症。咳、時に発熱を伴う。ウイルス、塵埃、薬物などの関連	胸部 X 線撮影でびまん性陰影。血清 KL-6 増加
肺線維症	月から年の単位で発症。ばち指を伴う。聴診でファインラックルが聴かれる	胸部 X 線撮影で蜂巣肺、肺野の縮小
自然気胸	突然、発症。胸痛を伴う。虚弱な体型に多く、再発しやすい	胸部 X 線撮影で虚脱した肺
うっ血性心不全	頸静脈怒張、浮腫、体重増加を伴う。利尿薬などが有効	胸部 X 線撮影で心陰影拡大、肺うっ血、時に両側胸水。心電図で ST-T 異常や不整脈。血漿 BNP 増加
肺塞栓症	突然、発症。胸痛を伴う。静脈血栓症の危険因子	胸部 X 線撮影で正常または透過性減少域、少量の胸水。心電図は非特異的、時に右室負荷
肺高血圧症	徐々に発症。胸痛、易疲労感、浮腫を伴う	心電図で右前胸壁誘導で T 波増高、右軸偏位、右室負荷
ARDS	高度の呼吸困難。酸素吸入でも軽快しない。敗血症、肺炎、外傷などに伴う	胸部 X 線撮影でびまん性陰影。動脈血ガス分析で高度の低酸素血症
異物による窒息	突然、発症。小児や高齢者に多い	
咽喉頭異常感症	発作的ないし反復する。喉の狭窄感や異物感を伴う	
貧血	徐々に発症。女性に多い	血中ヘモグロビン減少
甲状腺機能亢進症	動悸、発汗、体重減少を伴う。甲状腺腫	血清甲状腺ホルモン増加
尿毒症	浮腫を伴う	血清尿素窒素、クレアチニン増加
肝硬変	黄疸、胸腹水を伴う	血清アルブミン減少、肝酵素増加、血小板減少
神経筋疾患	亜急性ないし慢性の発症。筋萎縮や麻痺を伴う	
悪性腫瘍	肺炎、癌性リンパ管症、胸水・心嚢液貯留、気道狭窄、上大静脈症候群、薬物毒性など病態がある	胸部 X 線撮影で有意の所見
薬物中毒	瞳孔異常、流涎、血管浮腫、血圧低下などを伴うことあり。コカインでは心筋虚血を生じる	
過換気症候群	過換気、不安、しびれ感、時に胸痛を伴う。抗不安薬(アルプラゾラムやロラゼパム)が有効	動脈血ガス分析で PCO_2 減少、pH の増加

COPD:慢性閉塞性肺疾患、ARDS:急性呼吸促迫症候群、PCO_2:二酸化炭素分圧、BNP:脳性ナトリウム利尿ペプチド

表1-2-3 胸痛の分類

	侵害受容性疼痛		神経障害性疼痛	心因性疼痛
	体性痛	内臓痛		
局在	明瞭	不明瞭	神経分布に沿う	不定
性状	鋭い痛み(一次痛)と鈍い痛み(二次痛)がみられる	同左(二次痛の傾向が強い)	ピーンと走る痛み、痺れるような痛み(灼熱痛)	痛みに伴う態度や行動の変容が生じる
関連痛*1	時に伴う	しばしば伴う	神経障害性疼痛としての関連痛がありうる	時に伴う
痛覚過敏*2	時に伴う	時に伴う	しばしば伴う	時に伴う
アロディニア*3	なし	なし	あり	時に伴う
疾患の例	外傷 骨折 肋軟骨炎	狭心症 急性心筋梗塞 大動脈解離 肺塞栓症 胸膜炎 逆流性食道炎	帯状疱疹後神経痛 肋間神経痛 脱髄性多発神経根障害 腫瘍による神経圧迫・浸潤 放射線照射後神経障害 外傷後および術後疼痛	過換気症候群 パニック障害 疼痛性障害

*1 関連痛:傷害を生じた部位に隣接した、または遠隔の部位で知覚される痛みのこと。たとえば、心筋虚血により、傷害部位である胸部よりむしろ頸、肩、背部などに痛みを感じることがある
*2 痛覚過敏:痛み刺激によって、より強く痛みを感じる状態のこと。安全ピンで皮膚を刺激したとき、健常部位よりも強い痛みを感じることで評価できる
*3 アロディニア:なでると痛みを感じるように、正常では痛みを生じないような刺激により生じる痛みのこと。異痛症ともいう

胸痛

■ **定義・概念** 胸痛(chest pain)は「胸郭に局在するか、あるいは胸郭に局在する構造から生じたと信じられる痛み」と定義される。「痛み」の定義は、「実際の、あるいは潜在的な組織損傷に伴った、またはそのような損傷として記述されるような不快な知覚および情動の経験」とされる(国際疼痛学会)。

胸痛のある患者は、時に生命にかかわる重篤な疾患を持っている可能性があるため、的確な対応が必要である。

■ **疫学** 胸痛の有病率は高く、急性に生じた胸痛の患者の多くは、医療機関を受診すると考えられる。

■ **病因・病態生理と分子メカニズム** 一般に痛みは、①侵害受容性疼痛(体性痛および内臓痛)、②神経障害性疼痛、③心因性疼痛に分類され、これにそって胸痛を分類することができる(表1-2-3)。

侵害受容性疼痛:胸壁の皮膚などの体性構造に存在する侵害受容器が物理的、温熱的、化学的な刺激に反応して生じる。組織が損傷されるとさまざまなメディエーターが合成され、侵害受容器が感作されて、無刺激でも興奮し、刺激に対する反応閾値も低下する。

胸郭内の臓器は、迷走神経と交感神経の二重の神経分布を受けている。内臓における侵害受容器の存在は不明だが、求心性神経が侵害受容器としての特徴を有している。組織の損傷によって痛みを生じる体性構造とは異なり、内臓は組織の損傷がなくても、たとえば下気道のように有害物質の吸入によって痛みを生じる。同様に、心臓は虚血により、食道は内腔の拡張により、それぞれ痛みを生じる。

神経障害性疼痛:体性感覚系に対する損傷や疾患によって直接に引き起こされる痛みと定義される。神経障害性疼痛のメカニズムは複雑であり、末梢神経、脊髄後角などにさまざまな生理学的変化がみられる。

心因性疼痛:心理的要因が痛みの発症、重症度、悪化または持続に重要な役割を果たしている。

■ **臨床症状・検査成績** 胸痛の強さは、長さ100 mmの線を引いた細長い紙などを用いた視覚的アナログスケール(VAS)やゼロ(痛くない)から10(これ以上の痛みは考えられない)の整数で表現する数値評価スケール(NRS)によって評価することができる。

生活の支障度や機能障害を加味した多面的な痛みの評価法が目的に応じて使用される。

■ **診断** 胸痛の診断においても、医療面接が重要である。病歴の聴取と身体所見から、患者の胸痛がどのような疾患に特徴的か、ある程度推定できることが多い(表1-2-4)。

医療面接から導かれた推定に基づき、必要な臨床検査や画像検査を行うようにする。適切な検査は、正しい診断のために不可欠である。特に心電図や胸部X線撮影は、急性心筋梗塞や肺炎、自然気胸などの心肺疾患で確定的な情報を与える。

■ **治療と薬理メカニズム** 胸痛を生じる疾患に対する治療とともに、痛みを和らげる治療を可能なかぎり、あわせて行うべきである。

非ステロイド性抗炎症薬(NSAIDs)は、プロスタグランジン合成の律速酵素シクロオキシゲナーゼを阻害する。NSAIDsは、組織損傷による痛みに対して有効である。

慢性疼痛は、「治療を要すると期待される時間の枠組みを超えて持続する痛み、あるいは進行性の非がん性疾患に関連する痛み」と定義される(国際疼痛学会)。慢性疼痛は難治性で、NSAIDsは効果が少ない。慢性疼痛に対する薬物療法の第一選択は、抗うつ薬(三環系およびセロトニン・ノルアドレナリン再取り込み阻害薬(SNRI))、抗痙攣薬(ガバペンチン、プレガバリン)とされている[4]。第二選択として、オピオイドも用いられる。

薬物療法以外の治療法には心療内科やペインクリニックがある。時に神経刺激療法が試みられる。

■ **経過・予後** 胸痛の患者の予後は疾患によって左右される。慢性疼痛は難治性であり、患者のQOLを大きく低下させるため、完成度の高い治療法が待たれる。

【木野 博至】

表 1-2-4 主な疾患における胸痛の特徴と検査所見

疾患	胸痛の特徴	検査所見
狭心症	胸骨下の絞扼性の痛み。ニトログリセリンで軽快。一過性で労作に関連	心電図で局在したST低下，時に上昇
急性心筋梗塞	胸骨下のすさまじい痛み。麻薬でようやく軽快。時に血圧低下	心電図で局在したST上昇または低下。胸部X線撮影で時に肺うっ血や心拡大。血清トロポニン上昇
大動脈解離	胸骨下で高度の痛み。背部に放散。憔悴，脈拍の欠失。大動脈弁閉鎖不全を伴う	心電図は非特異的，時に左室肥大や下壁梗塞。胸部X線撮影で縦隔の拡大
肺塞栓症	胸膜痛*。突然，発症。呼吸困難を伴う。静脈血栓症の危険因子	心電図は非特異的，時に右室負荷。胸部X線撮影で正常または透過性減少域，少量の胸水
肺高血圧症	徐々に発症。呼吸困難，易疲労感，浮腫を伴う	心電図で右前胸壁誘導でT波増高，右軸偏位，右室負荷
肺炎	日から時間の単位で発症。発熱，咳，痰を伴う	胸部X線撮影で浸潤影
自然気胸	刺すような痛み。片側性。突然，呼吸困難を伴って発症。虚弱な体型に多く，再発しやすい	胸部X線撮影で虚脱した肺
心外膜炎	胸膜痛。左右ともにあり，徐々に発症	心電図で全般的ST上昇。胸部X線撮影で心陰影の拡大がありうる
逆流性食道炎	胸骨下の焼けるような痛み。時に狭心症と紛らわしい。ニトログリセリンや制酸薬で軽快	心電図で正常またはST-T変化
肋軟骨炎	鈍痛ないし疼くような痛み。局在する。咳や深い吸気で増強。局在した圧痛あり	
帯状疱疹	鋭い痛み。片側性。知覚異常を伴う。水疱性の発疹	

*胸膜痛：壁側胸膜に炎症などが及ぶことにより生じる強い痛み。深呼吸や咳，くしゃみなどで痛みが増強する特徴がある

参考文献

1) American Thoracic Society : Dyspnea. Mechanisms, assessment, and management : a consensus statement. Am J Respir Crit Care Med 159 : 321-340, 1999
2) Schwartzstein RM et al : Murray & Nadel's Textbook of Respiratory Medicine, 5th edition, edited by Mason RJ et al, Saunders, 2010
3) Lee-Chiong T et al : Chest pain. Murray & Nadel's Textbook of Respiratory Medicine, 5th edition, edited by Mason RJ et al, Saunders, 2010
4) 日本神経治療学会治療指針作成委員会編：標準的神経治療：慢性疼痛．神経治療 27 : 592-622, 2010

2 呼吸器疾患の診察

はじめに

近年，さまざまな画像・生理機能・遺伝子検査などの診断技術の発展により呼吸器疾患の診断も飛躍的な進歩をとげている。しかし呼吸器疾患は，病歴と身体診察所見のみで診断が可能な場合が少なくなく，診断・治療の第一歩として，身体診察が重要であることには変わりがない。時間や経費を費やす検査を行う前に，基本的な身体診察を行うことで，すばやく患者の病態が把握でき，診断確定のための最も合理的な検査の選択が可能となり，すみやかに治療に移行できる場合が多い。ここでは，呼吸器疾患の身体診察に必要な視診・触診・打診・聴診の手技と所見について解説する。

視診

視診により，胸郭体表所見，胸郭の形状・運動，呼吸・呼吸筋の活動状態などのほか，貧血・チアノーゼ，ばち指などの所見を観察する。

胸郭体表所見の観察では，まず基準となる解剖学的構造を確認する。体軸方向の基準点として，前面では，胸骨柄と胸骨体の接合部である胸骨角が第二前肋骨の付着部を示すことから，肋骨・肋間の同定に重要である。胸骨角は，気管分岐部の高さでもある。背面では，頸部を前屈したときに最も突出しているのが第7頚椎棘突起であり，椎体の同定に役立つ。胸郭表面の位置を示す垂直線として，前面では胸骨中線，鎖骨中線および腋窩の前線・最高点・後縁からの垂直線としての前腋窩線・中腋窩線・後腋窩線，背面からは脊柱線，肩甲骨下角を通る肩甲線がある。

体表面所見では，皮疹，着色斑，手術瘢痕，血管拡張，腫瘤などに注意する。背景疾患を示唆する所見として，肝硬変における前胸部のくも状血管腫(vascular spider)，Recklinghausen(レックリングハウゼン)病のカフェオレ斑(café-au-lait spot)がある。胸部の手術瘢痕は，心肺疾患の既往を示し，胸骨上の正中切開創(心疾患・縦隔腫瘍など)，側胸背部の肋骨に沿う後側方切開創(肺切除など)，1つあるいは複数の1cm程度の切開創(胸腔ドレナージ，胸腔鏡手術)などに注意する。胸壁の静脈拡張が認められる場合は，その血流方向により，上・下大静脈の閉塞・狭窄を疑う。乳房の観察は女性ではもちろんのこと，男性でも女性化乳房に注意する。

胸郭の形状では，側弯・後弯，左右の非対称(胸郭形成術後，肺切除，胸郭の胸膜肥厚，大量胸水，気胸など)，樽状胸郭，漏斗胸，鳩胸などに注意する。樽状胸郭では，胸郭係数(胸郭の横径に対する前後径の比)>0.9(図2-1)とされており，慢性閉塞性肺疾患(COPD)を示す所見とされるが，幼児や高齢者(加齢のみ)でも胸郭係数は増加する。

呼吸の状態の観察では，まず呼吸数を最低30秒間数える。正常な呼吸数の平均値は20回/分(16〜25回/分)である。25回/分以上を頻呼吸，8回/分未満を徐呼吸と呼ぶ。無呼吸は，呼吸停止の状態であるが，睡眠時無呼吸症候群では10秒以上の気流の停止を無呼吸と定義している。頻呼吸は，重大な徴候であり，肺炎の重症度や人工呼吸器からの離脱の失敗を予測する。呼吸数を数えながら同時に，患者の体位，呼吸の深さ・規則性，呼吸に伴う胸郭・腹部

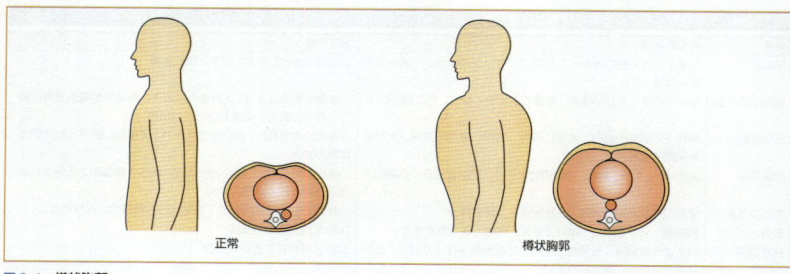

図 2-1 樽状胸郭

の動きを観察する。

仰臥位により呼吸困難が悪化し、起座位になると改善される場合は、起座呼吸(orthopnea)と呼び、うっ血性心不全や気管支喘息発作、上大静脈症候群のほか、大量腹水、両側横隔膜麻痺などでみられる。右あるいは左側臥位で呼吸困難が悪化し、逆の体位で改善する場合を側臥位呼吸(trepopnea)と呼び、一側性の肺疾患や大量胸水貯留・気胸などでは、病側を上にした側臥位をとる場合が多い。そのほか、うっ血性心不全(右側臥位)、縦隔・気管支内腔の腫瘍による場合がある。起座呼吸とは逆に、座位で呼吸困難が悪化し、仰臥位で改善される場合を平臥呼吸(platypnea)と呼び、右→左シャントのある場合、特に慢性肝疾患における肝肺症候群において認められる。この場合酸素飽和度は、臥位から立位・座位になると低下する(orthodeoxia)。

無呼吸と過呼吸の状態を数十秒ごとに規則正しく繰り返す呼吸は Cheyne-Stokes(チェーン-ストークス)呼吸と呼ばれ、うっ血性心不全や中枢神経系疾患(出血・梗塞・腫瘍・髄膜炎・外傷など)で認められる。Kussmaul(クスマウル)呼吸は、速くて深い呼吸であり、代謝性アシドーシスにおいて認められる。頻呼吸と無呼吸を不規則に繰り返す呼吸は Biot(ビオー)呼吸と呼ばれ、橋の障害でみられる。死戦期には、浅い徐呼吸とともに下顎・喉頭の大きな動きを伴う下顎呼吸がみられる。

呼吸に伴う胸郭の動きは、正常では左右対称性で、呼吸に伴って腹部と同調して動く。すなわち、吸気時に胸郭・腹壁がともに外向きに動き(拡張し)、呼気時に内向きに動く(退縮する)(胸腹式呼吸)。女性では、腹部の動きが乏しく胸式呼吸である場合も多い。呼吸に伴う胸郭の異常な動きとしては、左右非対称性の動き(無気肺、大量胸水、胸膜肥厚、胸郭形成術後など)、呼気時の腹壁の動きが胸郭と非同調性に動く(非同調性呼吸(呼気時に一時的に外向きに動く、COPDなど))、吸気・呼気時ともに胸郭と腹壁の動き(位相)の逆転(奇異性呼吸(両側横隔膜麻痺、上気道閉塞、呼吸筋疲労・筋力低下など))がある。吸気時の肋間(特に下部肋間)・鎖骨上窩の陥凹は、喘息重積発作、重症COPD、上気道閉塞などで認められる。その他、呼気時の口すぼめ呼吸(COPD)、呼吸補助筋の活動(吸気時の胸鎖乳突筋・斜角筋、呼気時の腹筋)にも注意したい。

胸郭外の全身の視診において、呼吸器疾患に関連する特に重要なものとして、以下の項目があげられる。

チアノーゼは、皮膚・粘膜が青色に変化した状態で、末梢毛細血管中の還元ヘモグロビン量の増加(5 g/dL 以上(これは中心性チアノーゼの場合、動脈血中還元ヘモグロビン量約 3.5 g/dL 以上に相当))あるいは異常ヘモグロビンの存在により生じる。表皮が薄く表皮下の血管が豊富な口唇・爪床・鼻・頬隆起部・耳介・手・足などに現れやすいが、同じ酸素飽和度であっても貧血症では出現しにくく、多血症で出現しやすい。

ばち指は、手指・足指の末節が、結合組織の局所性の増殖によって、太鼓のばち状に肥大し、爪の輪郭が弯曲化した状態である。爪床角(爪と皮膚との間の角度)が190度以上、あるいは爪の起始部での深度(指の厚み)が遠位指節間関節での深度より大きいことと定義されている(図 2-2)。また両側第4指の末節の背面をあわせると正常では認められる小さな菱形の間隙が消失する(Schamroth〈シャムロス〉徴候)ことも参考になる。ばち指を認める病態は、80%は肺癌・肺気腫・気管支拡張症・間質性肺炎・嚢胞性線維症などの呼吸器疾患であり、その他、肝硬変・チアノーゼ型先天性心疾患・感染性心内膜炎・炎症性腸疾患のほか遺伝性・原因不明の場合がある。

Horner(ホルネル)症候群は、縮瞳・眼瞼下垂・眼球陥没と同側の無汗症を主徴とする症候群で、交感神経の遠心路の障害による。胸部疾患では、肺癌・縦隔腫瘍やリンパ節・大動脈瘤による頸部交感神経(節)への浸潤・圧迫による場合が多い。肺癌の場合は、肺尖部後方の傍脊柱部に発生し腕神経叢にも浸潤する Pancoast(パンコースト)腫瘍による場合が多く、病側の肩甲部・上肢の尺側の疼痛を伴う。頭部・顔面・上肢に限局した浮腫と頸静脈の怒張を認める場合は、上大静脈症候群を疑う。なお、頸静脈の怒張は、肺性心や心不全が疑われる場合の中心静脈圧上昇の簡便な指標として有用である。Lewis法では、患者の体位を仰臥位から次第に座位に変化させた際に、怒張した頸静脈の上端と胸骨角の垂直距離(cm)+5 cm を中心静脈圧(cmH₂O)とするものである。8 cmH₂O を超える場合、異常上昇があると判断される。

触診

呼吸に伴う胸郭の広がりは、前胸部あるいは背部で、母指を開扇した状態で検者の両手を対称性に胸壁にあてがい、深呼吸に伴う両母指間の距離の変化をみることで判断される。正常では深吸気により4〜6 cmの胸郭の拡大が

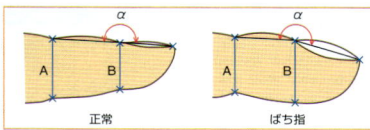

図 2-2　ばち指
α：爪床角，B/A：深度比
正常：α＝180±4.2 度，B/A＝0.895±0.041
ばち指：α＞190 度，B/A＞1.0

認められ，それ以下では胸郭の拡張制限が疑われる。

触覚振盪音（tactile fremitus）〈声音振盪（vocal fremitus）〉とは，患者が発声したり話したときに，胸壁においた検者の手掌に感じられる振動のことである。これは，声音が気道・肺・胸膜を経由して伝播する程度を示しており，高調な声や静かな声の場合，胸壁が厚い場合では，欠如することがある。左右非対称性の場合が異常と判断され，中枢性無気肺，気胸，胸水貯留，胸膜肥厚などで減弱し，肺炎，広範な気管支拡張症，空洞などでは亢進する。

そのほか，触診では，頸部・鎖骨上窩・腋窩のリンパ節の腫大，胸壁腫瘤に注意する。皮下気腫は，皮膚の圧迫により生じる握雪音（感）により診断される。胸痛を訴える場合に局所に限局する圧痛が認められれば，胸壁由来の疼痛（肋骨骨折，筋肉痛など）の可能性が高くなる。

打診

打診は，胸壁を叩いて振動を与えることにより生じる音の性質から，打診部位を中心とする体壁・軟部組織の振動特性を評価する診察手技である。打診により生じる打診音は，打診部位の直下に存在する軟部組織の物理的性質（密度）だけでなく，打診の強さ，体壁の状態など多くの因子の影響を受けるとされる。

打診の手技の実際は，利き手の反対の中指の遠位指節間関節（あるいは中節骨）の掌面を胸壁に密着させ，その上を軽く屈曲した利き手の中指の先端で，垂直にすみやかに叩く。この際，利き手は手関節のみを動かして叩き，叩いた後すみやかに離すのがコツである。また中指以外の指や手の他の部位が胸壁に触れないように注意する。打診は必ず胸尖部から左右対称に行い，上下・左右差を比較する。

打診音は，鼓音（tympany），過共鳴音（hyper-resonance），共鳴音（resonance），濁音（dullness），平坦音（絶対的濁音）（flatness）に分類される。鼓音は，高音性の大きな楽器様の響く音で，鼓を打つ音に似ており，正常胸郭では胃胞の部位で，病的状態では広範な気胸・胸壁に近い大きなブラや空洞のほか，胸水濁音界の上部の打診（Skoda〈スコダ〉の鼓音帯）で生じる。共鳴音は，低音性の大きな持続の長い音で，正常胸野において認められる。過共鳴音は，共鳴音よりより低音の，より大きな，より持続の長い音で，肺気腫や軽度の気胸の場合に生じる。平坦音は，高音性の小さな持続の短い音で，正常では大腿部などで認められ，病的状態では大量胸水貯留の場合に生じる。濁音は，音の高低・大きさ・持続時間において共鳴音と平坦音の中間的な性質を示す音で，正常胸郭では肝臓や心臓などの実質臓器が体表に近接して存在する部位で認められ，病的状態では胸水貯留や肺炎・肺腫瘍・無気肺など肺の含気が減少・消失した場合に生じる。

打診による鼓音と濁音の境界から，前胸部での肺肝境界や背面での左右の横隔膜の可動域（5～6 cm）が検出されるが，胸部 X 線による横隔膜可動域との相関はあまり高くないとされる。

聴診

聴診では，肺音の聴取と胸壁を介する患者の音声の聴取（声音共鳴）〈声音聴診（vocal resonance）〉が行われる。聴診は，膜型聴診器を胸壁に密着させて行い，肺音は，患者に軽く口を開けさせ深呼吸を行わせながら聴診する。

肺音は，咽喉頭・気管気管支の気道，間質・肺胞領域，胸膜，胸郭を含めた呼吸器系から発生する音の総称である。肺音の分類を**表 2-1**に掲げる。

肺音は，まず，正常でも聴取される呼吸音（breath sounds）と，正常では聴取されない副雑音（adventitious sounds）に分けられる。

正常呼吸音には，気管（呼吸）音，気管支（呼吸）音，肺胞（呼吸）音がある。気管呼吸音は，頸部の胸部外気管上で聴取されるきき強い音で，吸気と呼気の間に一定の間隙があり，呼気の音が吸気と同等あるいは吸気より大きい。気管支呼吸音は，胸骨上部・右肺尖部・肩甲間部上部などの狭い範囲で聴取される強い高調成分を含む音で，肺胞呼吸音とは異なり，呼気の音が明瞭に聴取される。気管支呼吸音は，上記以外の場所で聴取される場合は異常である（肺胞呼吸音の気管支呼吸音化）。肺胞呼吸音は，上記以外の，肺が接する胸壁の大部分で聴取される弱い低調な音で，吸気ではほぼ一定の強さで聴取されるが，呼気では音が弱くなり呼気の約 1/3 程度で消失する。

異常呼吸音には，呼吸音の減弱・消失，呼気延長，肺胞呼吸音の気管支呼吸音化がある。呼吸音の減弱・消失は，気流量の低下あるいは音の伝達の障害の 2 つの原因により生じ，COPD，無気肺，気胸，胸水貯留などでみられる。呼気延長は気道閉塞に伴って認められ，気管支喘息，COPD・細気管支炎などの閉塞性肺疾患やその他の気道狭窄で認められる。気管支呼吸音化は，肺組織の含気が減少・硬化し，深部の気道から発生する高調音が伝播しやすくなることに起因し，肺炎，無気肺（胸水による圧迫も含む），肺水腫，気管支拡張症，肺線維症などで認められる。

副雑音は，気道・肺から発生するラ音と，胸膜などから発生するその他の音に分けられ，ラ音は，連続性ラ音と断続性ラ音に分けられる。

連続性ラ音には，高音性の wheezes と低音性の rhonchi がある。気道の狭窄部を気流が通過する際に気道壁が振動することにより発生し，rhonchi は wheezes より太い気道で生じるとされる。いずれも，気道を経由して胸郭の広い範囲に伝播される。気管支喘息を含む閉塞性肺疾患では，気道狭窄部位が胸部内にあるため，動的気道圧迫による呼気時の気道狭窄の増強により，呼気時に wheezes/rhonchi が発生しやすく，安静換気では明らかではなくても強制呼気により wheezes/rhonchi が誘発される。気管支喘息などの閉塞性肺疾患では，音の発生原因となる気道狭窄部位は複数あり，複数の音が呼吸位相においてランダムに重なって聴取される（random polyphonic）が，腫瘍などによ

表2-1 肺音の分類

肺音 (lung sounds)	呼吸音(breath sounds)		
	正常呼吸音	気管呼吸音(tracheal breath sounds)	
		気管支呼吸音(bronchial breath sounds)	
		肺胞呼吸音(vesicular breath sounds)	
	異常呼吸音	減弱・消失，呼気延長，気管支呼吸音化	
	副雑音(adventitious sounds)		
	ラ音(肺性副雑音) (pulmonary adventitious sounds)	連続性(ラ)音 (continuous sounds)	wheezes(高音性，周波数≧400 Hz)
			rhonchi(低音性，周波数≦200 Hz)
			その他(stridor, squawk)
		断続性(ラ)音 (discontinuous sounds)	coarse crackles(粗い強い低調音，持続短い(20〜30 msec))
			fine crackles(微細な高調音，持続非常に短い(5〜10 msec))
	その他	胸膜摩擦音(pleural friction rub)，Hamman徴候	

る固定性狭窄では，単一の音が呼吸位相の同じ時期に発生し，それが持続する(fixed monophonic)という特徴がある。なお，一過性の気道内分泌物貯留により限局した連続性ラ音が聴取されることがあるが，その場合は2〜3回の咳払いを行わせることにより消失する。そのほか，連続性ラ音に分類される音として，stridorとsquawkがある。stridorは，咽喉頭・上部気管などの胸郭外気道狭窄に際して発生する連続性音である。胸郭外気道では，吸気時には気道内圧が大気圧より低くなり狭窄が増強するため，stridorは吸気時に増強する(inspiratory stridor)。吸気時のstridorの存在は気道径が5 mm以下であることを示唆する。squawkは，吸気時のみに聴取される楽音様の音であり，持続時間が100 msec以下と短い。吸気時に細気管支が再開通するときの気道壁の共振により発生するとされ，細気管支炎・気管支拡張症，蜂巣肺を形成した肺線維症などで聴取される。

断続性ラ音(crackles)は，fine cracklesとcoarse cracklesに分けられる。fine cracklesは，弱い高音で持続が非常に短く(5〜10 msec)，一呼吸あたりの数が多い。coarse cracklesは，やや強い低音で持続が短く(20〜30 msec)，一呼吸あたりの数が比較的少ない。cracklesは，先行する呼気により虚脱した末梢気道が，次の吸気により再開通するときに発生する音であるとされている。また，coarse cracklesはfine cracklesより広範に胸壁へ放散すること，より径の大きな近位の気道から発生すると考えられている。これらのcracklesは疾患の種類により特徴が異なる。肺線維症では，fine cracklesであり，多数のcracklesが吸気後半に聴取される(late inspiratory)。慢性気道閉塞(COPDの末梢気道病変優位型など)では，coarseあるいはfine cracklesであり，cracklesの数は少なく，吸気前半に聴取される(early inspiratory)。肺炎や心不全で聴取されるcracklesは，これらの中間の性質を示す。

fine cracklesは，最大呼気位からの深吸気により誘発されやすく，健常者(特に高齢者，肥満者)で聴取される場合がある。病的状態では，間質性肺炎・肺線維症などの間質性肺疾患や肺水腫の初期などにみられる。coarse cracklesは健常者では聴取されず，肺水腫，肺炎，気管支拡張症，びまん性汎細気管支炎，末梢気道病変優位型COPDなどで聴取される。体位性crackles(posturally induced crackles)は，仰臥位では聴取されるが座位では消失するcracklesであり，左房圧上昇を示唆する。

その他の副雑音としては，胸膜摩擦音(pleural friction rub)，Hamman(ハマン)徴候がある。胸膜摩擦音は，壁側胸膜と臓側胸膜の間の摩擦・軋みにより発生する。胸膜炎の初期や治癒過程で聴取され，cracklesとの鑑別には，音の聴取される位相が有用である(胸膜摩擦音の65%が呼気時に発生し，吸気・呼気両位相で聴取されるのに対して，呼気時に聴取されるcracklesは10%)。Hamman徴候(mediastinal crunch)は，縦隔気腫の際に心拍動に同期して前胸部で聴取される一連の雑音であり，左側臥位で最もよく聴取される。

声音共鳴とは，患者の胸壁から聴取される患者の音声である。正常では，患者の音声は押し包まれたような弱い漠然とした音で，言語も不明瞭である。異常な声音共鳴は，気管支声(bronchophony)，胸声(pectoliroquy)，ヤギ声(egophony)などと表現されている。気管支声の場合は，正常よりはるかに強い音声が聴取される。胸声の場合は，患者の言語が明瞭に聴取されることが前提で，囁き声が明瞭に聴取される。ヤギ声では，患者の音声が鼻声のようになり，ヤギの「メーメー」という鳴き声にたとえられる。この所見を確認するには，患者に母音の「EE」を発音させ，それが高い鼻声の「AH」に変化するのを聴取する(E-to-A変換)。このような異常な声音共鳴は，肺炎などによる硬化肺あるいは胸水と健常肺との音の伝導特性の違いにより説明されている。健常肺は，100〜200 Hzの低周波音はよく伝導するが，気管支呼吸音などの上気道音を含む>300 Hzの高周波音は伝導しない。一方，硬化肺は，低周波・高周波音ともによく伝導し，大量の胸水は健常肺に比べて200〜300 Hz以下の周波数の伝導を減弱し，400 Hz以上の周波数の伝導を増強する。一方，音声の特性として，聴取可能な囁き声は400 Hz以上の周波数が必要であり，また「AH」という音声は「EE」より高周波成分が多い。以上，硬化肺・胸水の伝導特性と音声の特性を総合すると，硬化肺・胸水では健常肺より高周波音がよく伝導するため，気管支呼吸音・気管支声が聴取されると同時に，胸声やヤギ声(E-to-A変換)が聴取されることが理解される。発熱と咳のある患者では，cracklesよりヤギ声の聴取のほうが高い確率で肺炎の存在を示すとされている。なお，触覚振盪音は100〜200 Hzの低周波振動により構成されているために，胸水では触覚振盪音は減弱し，硬化肺で増強することになる。

【大石 展也】

参考文献
1) 福井次矢ほか日本語版監修：ベイツ診察法，p241-277，メディカルサイエンスインターナショナル，2008
2) 柴田寿彦訳：マクギーの身体診断学 原著第2版，p61-64，p131-140，p209-240，診断と治療社，2009
3) 高久史麿監修，橋本信也ほか編：診察診断学，p102-121，医学書院，1998

3 呼吸器疾患の検査法

1 呼吸機能検査

はじめに
呼吸器疾患の診療にあたり呼吸機能検査は必須項目である。さまざまな呼吸機能検査法があるが，ここでは肺気量分画，フローボリューム曲線，N_2洗い出し曲線，肺拡散能力など最も基本となる検査項目に的を絞り解説する。

肺気量分画
日常臨床上行われる呼吸機能検査のなかで最も基本となる。検査結果に基づき，呼吸機能障害は，閉塞性と拘束性に大別される。肺気量分画の変動から疾患の質的診断が可能となる。

スパイロメトリー
スパイロメータを用いて肺気量分画を測定することをスパイロメトリーと呼び，得られた記録をスパイログラムという。肺活量(VC)をはじめとする各種肺気量分画と努力呼気曲線が記録される。スパイロメータは測定原理に基づき，気量型と気流型に分類される。検査は座位，または立位で行うが，通常は座位を基本とする。

肺活量，%肺活量
図3-1-1に示すように，安静換気により1回換気量(V_T)を求める。最低3回以上の安静換気を行い，安静呼気位が安定することを確認し，一定の速さで最大呼気位まで呼出させる。最大呼気が2秒以上プラトーに達したことを確認後，一定の速さで最大吸気位までゆっくり吸気させる。最大吸気が2秒以上プラトーに達したことを確認後，再度最大呼気をさせてプラトーを確認し終了する。

この手技により肺活量(VC)が求められる。肺活量の予測肺活量に対する比率，すなわち実測VC/予測VC(%)を%肺活量(%VC)という[1]。

努力肺活量，1秒量，1秒率
図3-1-2に示すように，安静呼気位から最大吸気位まで吸気し，一気に最大吸気位まで最大努力による呼気を行う。この手技により得られる曲線を努力呼気曲線(Tiffeneau曲線)と呼び，最大努力により得られる肺活量を努力肺活量(FVC)という。また，呼気開始から最初の1秒間に呼出した気量を1秒量(FEV_1)，FEV_1のFVCに対する比率(FEV_1/FVC)を1秒率(FEV_1%)という(日本呼吸器学会肺生理専門委員会が2001年に報告した，VC，FVCおよびFEV_1の予測式については文献1参照)。

ガス希釈法による肺気量分画の測定
残気量を含む肺気量分画は，不活性ガスであるヘリウム(He)を指標ガスとして用いるHe希釈法によって測定することが一般的である。既知濃度C_1のHeガスを既知量V_1の容器に入れ，閉鎖回路内で反復呼吸させ平衡状態にする。平衡後の回路内指標ガス濃度C_2を測定すれば，未知の肺気量V_2が計算により求められる。すなわち，$V_2 = V_1 (C_1 - C_2) / C_2$となる。安静呼気位で$V_2$を測定すれば，未知の肺気量である機能的残気量が測定できる。

閉塞性換気障害と拘束性換気障害
呼吸器疾患は，%VCとFEV_1%の組み合わせで，閉塞性換気障害と拘束性換気障害の2つに大別される。%VCが80%以上かつFEV_1%が70%以上を正常とする。%VCが80%以上あるがFEV_1%が70%未満の場合を閉塞性，%VCが80%未満で，FEV_1%が70%以上の場合を拘束性とする。また，%VC，FEV_1%がともに正常未満の場合を混合性とする。

閉塞性換気障害を呈する代表的疾患・病態には，気管支

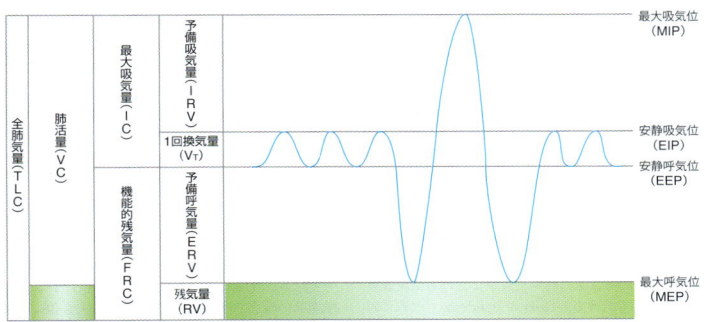

図3-1-1 スパイログラム上の各種肺気量分画[1]
スパイロメトリーでは残気量( )が求められないため，機能的残気量や全肺気量は測定できない
TLC：total lung capacity, VC：vital capacity, IC：inspiratory capacity, FRC：functional residual capacity, IRV：inspiratory reserve volume, V_T：tidal volume, ERV：expiratory reserve volume, RV：residual volume, MIP：maximal inspiratory position, EIP：end inspiratory position, EEP：end expiratory position, MEP：maximal expiratory position

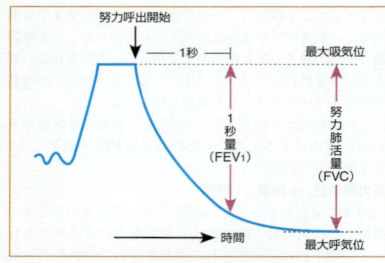

図 3-1-2 努力呼気曲線(Tiffeneau 曲線)[2]

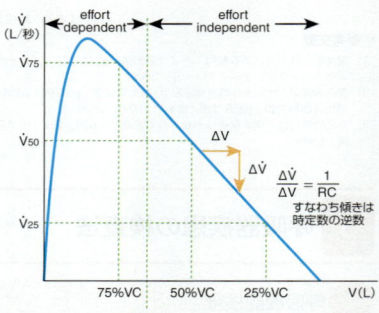

図 3-1-3 フローボリューム曲線[2]
$\dot{V}_{50}/\dot{V}_{25}$は下降脚の傾きの直線性の判定に用いられる。effort independentの領域では、下降脚の傾きは肺の力学的特性により決定される。傾きは肺内時定数の逆数である。

喘息, 慢性気管支炎や肺気腫などの慢性閉塞性肺疾患(COPD), びまん性汎細気管支炎(DPB), 閉塞性細気管支炎(BO), 気管内異物, 腫瘍などがある。まれな疾患として、気管・気管支軟骨軟化症, リンパ脈管筋腫症(LAM)などがある。

拘束性換気障害を呈する代表的疾患・病態には、間質性肺炎, 肺線維症, 肺炎, 肺結核, 気胸, 無気肺, 胸水貯留などがあり、これらの呼吸器疾患に加え、腹水貯留, 高度肥満, 妊娠などの腹部臓器の影響や、横隔膜麻痺, 筋ジストロフィー, 重症筋無力症, 筋萎縮性側索硬化症(ALS)などの神経筋疾患も鑑別に含まれる。

混合性換気障害は、閉塞性換気障害と拘束性換気障害の両者が混在する病態で、COPDでは症状や病期の進行に伴い、最終的には混合性換気障害を呈する。

フローボリューム曲線

スパイロメータで努力呼気曲線を記録する際に、呼気量をX軸、各肺気量での呼気気流速度をY軸とし、各軸上に気流と肺気量の関係を図示したものがフローボリューム曲線である(図3-1-3)。

スパイロメータには気量型と気流型があるが、気量型では肺気量を微分し気流速度を、気流型では気流速度を積分して肺気量を求める。フローボリューム曲線では各肺気量レベルでの呼出障害が検出でき、末梢気道から中枢気道までの情報をパターンとして認識できる特徴がある。

測定する指標と得られる情報

図3-1-3に示すように、曲線の頂点にあたるのがピークフローで、努力呼気中の気流速度の最大値をあらわす。図中の$\dot{V}_{75}$, $\dot{V}_{50}$, $\dot{V}_{25}$は、それぞれFVCの75%, 50%, 25%肺気量レベルにおける呼気気流速度を示し、フローボリューム曲線下降脚の直線性の判定に用いられる。

特に、$\dot{V}_{50}/\dot{V}_{25}$比は下降脚が直線であれば2.0となるが、下降脚が下に凸となれば2.0以上の値をとる。通常加齢による影響を考慮し、3.0あるいは4.0以上を明らかな異常と判定する。FVC 70%以上の高肺気量域における気流速度は被検者の努力に依存する(effort dependent)。これに対し70%以下の低肺気量域では、いくら努力しても気流速度は各被検者で一定値を超えることはない(effort independent)(図3-1-3)。

これは、この領域の気流速度が肺-気管支の力学的特性のみによって決定されるためであり、各個人の最大気流速度($\dot{V}_{max}$)は常に一定となるからである[2]。この換気力学的特性の構成要素には肺弾性収縮圧と気道抵抗の2つがあり、effort independentの領域には両者の特性が情報としても含まれる。前述した指標のなかでも、$\dot{V}_{50}$, $\dot{V}_{25}$は下降脚のこの領域に含まれている。気道抵抗をR, 肺コンプライアンスをCとすると、R=$\Delta P/\Delta \dot{V}$, C=$\Delta V/\Delta P$とあらわすことができ、フローボリューム曲線下降脚の傾きは$\Delta \dot{V}/\Delta V$なので、$\Delta \dot{V}/\Delta V=1/(\Delta V/\Delta \dot{V})=1/RC$となる(図3-1-3)。

つまり、下降脚の傾きは換気力学的時定数であるRCの逆数としてあらわされる。もし、肺内に異なる時定数を有する複数のコンパートメントがあるとすれば、下降脚はその総合的な呼出特性をあらわしているのである。疾患肺で換気力学的時定数が不均等になるほど、その組み合わせとしての下降脚の直線性は失われ、結果的に下に凸の形状を示すこととなる。

ここで、いくら努力してもなぜ気流速度が一定値を超えることがなく、「effort independent」になるか、すなわちどのようにして$\dot{V}_{max}$が決まるかについて解説を加える。図3-1-4は肺のなかで気道内外に作用する力を模式的に示している[3]。気道外の圧は胸腔内圧をあらわす。吸気開始前の状態を示すAでは、気道内圧はいずれの場合でもゼロであるが(気流がない状態)、胸腔内圧は−5 cmH$_2$Oあるため気道を開存させる方向に5 cmH$_2$Oの圧が発生する。Bのように吸気がはじまると、胸腔内圧も肺胞内圧もたとえば2 cmH$_2$Oほど減少し、気流が発生する。気道に沿う方向に圧の低下が生じるため、気道内圧は−1 cmH$_2$Oとなり、気道を開存させる方向に6 cmH$_2$Oの圧が発生する。Cに示す呼気終末では、再び気流はなくなり、気道を開存させる方向に8 cmH$_2$Oの圧が発生する。最後にDに示す努力呼気開始の時点では、胸腔内圧も肺胞内圧も38 cmH$_2$O分それぞれ上昇する。気流が生じると、気道に沿う圧の低下のため、気道を閉鎖する方向に11 cmH$_2$Oの圧が発生する。気道閉鎖が発生すると、気流を規定する下流の圧は気道の外側の圧、すなわち胸腔内圧となる。したがって、駆動圧

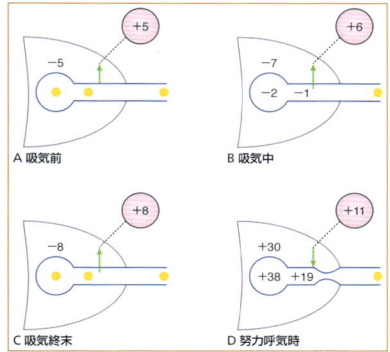

図 3-1-4 最大気流速度($\dot{V}_{max}$)[3]
努力呼気の際になぜ気道が圧迫されるかを示す模式図。気道内外の圧差は，努力呼気時を除き，気道を開存させる方向に作用する(→)

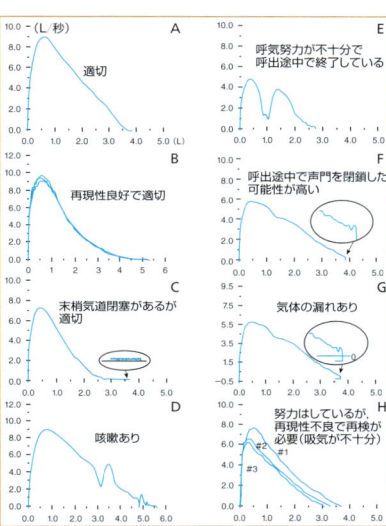

図 3-1-5 フローボリューム曲線が適切かどうかの判定
Y 軸は $\dot{V}$，X 軸は V_o。A〜C は適切，D〜H は不適切な例である
(文献 2, 4 を改変)

として効果を発揮するのは，肺胞内圧から胸腔内圧を減じた値となる[3]。

これは肺血流分布の Zone 2 で肺静脈圧が重要でなくなるのと同じである。ガスを呼出するために筋肉の力で思いきり胸腔内圧を上げたとしても，そのまま有効な駆動圧にはならないのである（気流が努力に依存しない状況）。これがダイナミックコンプレッション(dynamic compression)であり，各個人の $\dot{V}_{max}$ が常に一定となる機序を説明するものである。$\dot{V}_{max}$ は肺容量とともに低下するが，これは肺胞内圧と胸腔内圧の差が減少すること，および気道が狭くなることによる。気道が虚脱する部分を equal pressure point (EPP(等圧点))と呼ぶが，呼気が進むにつれ，EPP は肺の末梢の奥深くに向かって移動する。これは，肺気量が減少すると気道抵抗が増加し，その結果，気道内圧が肺胞からの距離が遠くなるほど急激に低下するからである。

フローボリューム曲線が適切かどうかの判定

図 3-1-5 に判定基準の参考波形を示す。A〜C は適切な波形であるが，D〜H は各波形に記載した理由で不適切と判定される[2,4]。

特徴的なパターン

フローボリューム曲線では末梢気道から中枢気道までの情報をパターンとして認識できる特徴がある。以下に特徴的所見をまとめる。

- **閉塞性障害および拘束性障害** $FEV_1\%$ は正常範囲にあり曲線全体のパターンに大きな変化はないが，下降脚がやや下に凸となり $\dot{V}_{50}$ と $\dot{V}_{25}$ の比が 3.0 以上となる場合，閉塞性換気障害の初期の病態が考えられる。ピークフローが明らかに低下し下降脚が下に凸となる場合には，気管支喘息発作などや気道平滑筋の収縮，分泌物貯留などによる末梢気道閉塞が示唆される。さらに著しくピークフローが低下しスパイクを形成した後，急激に低下し，FVC も減少する場合は，進行した COPD が考えられる。拘束性換気障害の代表である肺線維症では VC が減少するが，VC が少ないわりにピークフローが高くなるという特徴がある。これは線維化に伴ってコンプライアンスが減少し，肺がかたくなることによりフローが相対的に増加するためである。

- **中枢気道病変** 代表的な病態は上気道狭窄である。上気道狭窄が疑われる場合は，呼気のみならず吸気のフローボリューム曲線を検討する必要がある。図 3-1-6 に，3 種類の典型的な上気道狭窄のパターンを示す[5]。狭窄の内径に変動がない固定性狭窄と胸腔内圧により内径が変動する変動性狭窄がある。変動性狭窄は，狭窄部位の位置により，さらに胸腔内と胸腔外に分けられる。図 3-1-6A の固定性狭窄は，吸気・呼気いずれの相でも狭窄の程度に差がないため，両相ともフローボリューム曲線は台形を呈する。これに対し変動性狭窄では，狭窄部位によってパターンが逆になる。図 3-1-6B の胸腔内では吸気時に狭窄部位が広がり，呼気時に狭くなるため，呼気のフローボリューム曲線が台形を呈する。図 3-1-6C の胸腔外では，これとは逆に吸気時に台形を呈する。

N₂ 洗い出し曲線

N_2 洗い出し曲線とは，100% O_2 を吸入することによって肺内に存在する窒素(N_2)を洗い出し，肺内ガス分布の不均等性を検出する検査である。呼出される N_2 濃度を測定し，肺気量に対して記録する。100% O_2 を 1 回吸入して洗い出す 1 回呼吸法と，繰り返し吸入しながら洗い出す多呼吸法がある。ここでは，日常臨床検査として主に行われている 1 回呼吸法について述べる。

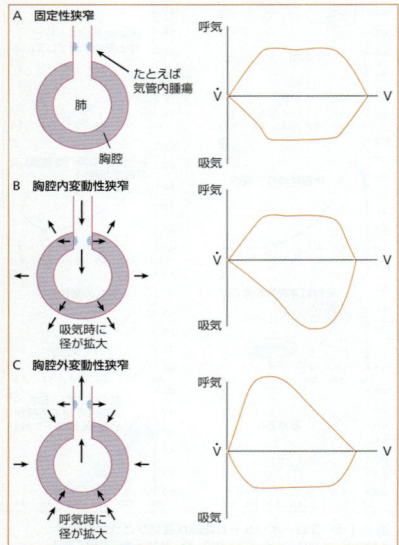

図 3-1-6 典型的な上気道狭窄のパターン
(文献5を改変)

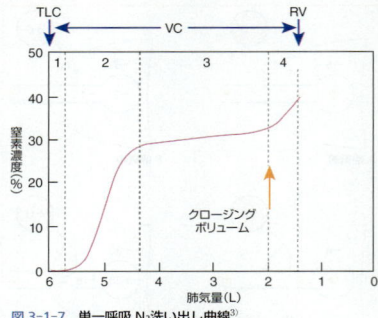

図 3-1-7 単一呼吸 N_2 洗い出し曲線[3]
呼気のトレースには、4つの相がみられる
VC：肺活量，RV：残気量，TLC：全肺気量

肺内ガス分布の不均等

胸腔内圧は重力の影響を受け重力方向に約 0.25 cmH₂O/cm の圧がかかるため、肺の高さを約 30 cm とすると、肺尖部に比べ肺底部の胸腔内圧は +7.5 cmH₂O だけ less negative となる。肺尖部と肺底部で約 7.5 cmH₂O の圧差があることから、肺局所の容量には差を生じ、圧-量曲線の傾きが急峻なほどこの差が増強される。ヒトの肺胞は約5億あるが、局所の容量変化の違いに加え個々の肺胞レベルでの組織特性の違いから、健常者でも吸入気は均等に分布せず、肺胞内ガス濃度には不均等が生じている。これが肺内ガス不均等分布の原因である。

単一呼吸 N_2 洗い出し曲線とクロージングボリューム

前述した1回呼吸法で得られる曲線が、単一呼吸 N_2 洗い出し曲線である (図 3-1-7)。図に示すように、曲線は第1相から第4相 (あるいは第5相) に分かれる。第1相は100% O_2 の死腔気、第2相は死腔気と肺胞気の混合気、第3相は肺胞気、第4相はクロージングボリューム (closing volume：CV) をあらわす。

100% O_2 を吸入した場合、肺尖部に比べ肺底部の容量変化が大きいため、希釈効果で肺底部の肺胞気 N_2 濃度は肺尖部に比べ低くなる。最大吸気位から洗い出しを続け残気量レベルに達すると肺底部の気道は閉塞し、結果として N_2 濃度の高い肺尖部からの肺胞気が呼気の主体となる。これが第4相の発生機序である。呼気時に肺底部の末梢気道が閉塞する現象をクロージング現象、その時点での肺気量をクロージングボリュームと称する。なお、CVに残気量

(RV) を加えたものが closing capacity (CC) で、通常、CV の VC に対する比 CV/VC, CC の全肺気量 (TLC) に対する比 CC/TLC を計算し指標とする。

第3相は平坦な曲線を呈し alveolar plateau と呼ばれ、cardiogenic oscillation の波が重なる。健常者でもこの第3相がまったくプラトーでなく傾斜することから、正常肺でも肺内ガスが不均等分布することが明らかとなった。この第3相の傾斜から ΔN_2 を計算し、不均等分布の有用な指標として用いる。

100% O_2 を最大吸気し呼出開始後、750 mL から 1,250 mL までの 500 mL を呼出した際に上昇する N_2 濃度の差を ΔN_2 とする。肺内ガス分布の不均等とともに ΔN_2 は増大する。正常値については研究者により幅があるが、わが国では国枝らが座位で 0.8±0.2(SD) との値を報告している。

肺拡散能力

気道内ガス輸送は、終末細気管支レベルまでの換気運動による mass flow とそれ以降の拡散現象によって行われる。拡散には、①吸入気と肺胞気との間の拡散混合、②肺胞気から赤血球内ヘモグロビンまでの拡散現象の2つがある。呼吸機能検査で測定する「肺拡散能力」は後者の部分である。①については十分均等になっていることが前提である。

拡散現象の数値化

拡散現象を数値化したものが Fick の第1法則である。肺を一つの大きなガス交換装置と仮定し、$\dot{V}$ を単位時間に拡散する物質量、K を拡散係数 (diffusion coefficient)、A を拡散面積、X を拡散距離、ΔC を拡散する物質の濃度差とすると、$\dot{V} = K \cdot A \cdot \Delta C / X$ の関係が成立する (Fick の第一法則)。つまり拡散する物質量は、ガス交換装置の拡散面積と濃度差に比例し、拡散距離に反比例することをあらわす。

ここで肺レベルのガス交換を考える場合には、濃度差ではなく分圧差のほうが理解しやすいため Henry の法則を用いる。α を Bunsen の溶解係数、ΔP を分圧差とすると、$\Delta C = \alpha \cdot \Delta P$ の関係が成り立つので、上式は $\dot{V} = (K \cdot \alpha \cdot A / X) \cdot \Delta P$ となる。$(K \cdot \alpha \cdot A / X)$ をまとめて D_L とおくと、$\dot{V} = D_L \cdot \Delta P$ と書け、これを展開すると $D_L = \dot{V}/\Delta P$

となる。ある物質の肺胞での分圧をP_A、肺毛細血管での分圧をP_Cとすると、$\Delta P = P_A - P_C$となるので$D_L = \dot{V}/(P_A - P_C)$となる。すなわち肺胞から肺毛細血管までの分圧差によって、単位時間にどれだけ物質が拡散するかをあらわしたものがD_Lであり、このD_Lが呼吸機能検査でとらえる肺拡散能力（diffusing capacity）となる。

本来O_2に対するD_{LO_2}を求めたいが、肺毛細血管中のO_2分圧であるP_{CO_2}を直接測定する方法がないため、D_{LO_2}の測定は現実的ではない。そこで臨床的にはヘモグロビンと親和性が高く、血漿中には遊離したかたちでほとんど存在しない一酸化炭素（CO）がD_Lの測定に応用され、一酸化炭素肺拡散能（D_{LCO}）と呼ばれる（すなわち$P_{CCO} = 0$）。日常臨床検査では$D_{LCO} = \dot{V}_{CO}/P_{ACO}$、つまり1 Torrの分圧差によってCOが1分間にどれだけ移動するかが測定されている。なお、ガス交換に関与する肺胞気量の影響を除外するためD_{LCO}/V_Aを計算することがあり、この指標はpermeability coefficientと呼ばれる。肺気腫など肺が過膨張する病態では、D_{LCO}が見かけ上保たれていてもD_{LCO}/V_Aは著しく低値となる。

膜拡散能力と肺毛細血管血液量

拡散現象は前述したように物理学的定義から出発しているが、ガスの移動には血液中の化学反応も関与するため、酸素が肺胞から赤血球内ヘモグロビンに到達する過程には、膜因子に加え血液因子も重要となる。この意味から呼吸機能検査でとらえる肺拡散能力は、純粋な意味での物理学上の拡散とは異なるといえる。拡散に対する抵抗という考え方で構成因子をこれら2つに分けて考えると、以下の式が成立する。すなわち、

$$\frac{1}{D_L} = \frac{1}{D_M} + \frac{1}{\theta \cdot V_C}$$

である。ここでD_Mは膜拡散能力、θは血漿から赤血球へのガス移行速度、V_Cは肺毛細血管血液量をあらわし、$1/\theta \cdot V_C$の部分が血液因子を示す。この式は、拡散現象を理解するには膜因子のみでなく、常に血液因子の存在を念頭におかねばならないという重要な意味を持つ。しかし、2つの因子を分離・独立して測定することはきわめて難しく、日常検査としてはなかなか行われていない。

肺拡散能力測定にあたっての前提条件と各因子の不均等

肺拡散能は、肺を一つの大きなガス交換装置と仮定し、機能的変化からそこに生じた形態的変化を検出しようとするものである。つまりD_Lの測定には、肺全体が機能的に均一であって、肺毛細血管内ヘモグロビン濃度が部位によらず常に一定であることが大きな前提条件となっている。これが満たされてはじめて、D_Lの異常が拡散面積Aの異常か拡散距離Xの異常か、あるいは両者かという解析が成り立つ。しかし、疾患肺では肺全体が機能的に均一とはなりえず、病変部位によって肺局所のガス交換効率も変化する。したがって、疾患肺では肺全体として測定するD_Lはさまざまな因子が修飾する結果となる。

この機能的因子の不均一性の主たる要因としては、肺胞換気量（$\dot{V}_A$）の不均等、換気血流比の不均等（$\dot{V}_A/\dot{Q}$不均等）、やや高度な知識となるが拡散能力・血流比の不均等（$D/\dot{Q}$不均等）、さらに貧血や多血症など血液因子の不均等があげられる。D_Lが異常値を示した場合には、疾患によりどの

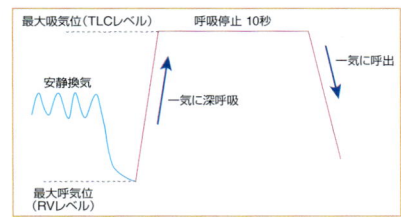

図3-1-8 D_{LCO}測定法
RV：残気量、TLC：全肺気量

因子がどの程度病態に関与しているかの検討が必要となる。

D_{LCO}の測定方法と標準値

測定方法には大別して、1回呼吸法、恒常状態法、再呼吸法がある。ここでは日常臨床上最もよく行われる1回呼吸法について述べる（図3-1-8）。

低濃度COを含む混合ガスを安静換気に続きTLCレベルまで深吸気させた後、約10秒間呼吸停止させる。その後できるだけ速く呼出させ、死腔から呼出される最初の750 mLを捨てた後、肺胞気を採取しCO濃度を測定する。呼吸停止の間に、肺胞気COが減少した量からD_{LCO}を算出する。被検者には検査前より安静座位をとらせ循環動態を安定させること、一酸化炭素ヘモグロビン（COHb）の影響を取り除くため禁煙させることが望ましい。TLCレベルまで一気に深吸気を行い、10秒間の呼吸停止時間を一定にすること、最後の呼出時一気に吐き出すこと、3秒以内に肺胞気サンプルを採取することなどが測定誤差を少なくする要点である。なお、肺活量が少ない場合には死腔を洗い出される750 mLを確保できないため、設定を500 mLにすることがある。

標準値は報告によりかなりの幅があり、多くの予測式が立てられている。一つの目安として、D_{LCO} 25〜35 mL/分/Torr、D_{LCO}/V_A 5 mL/分/Torr/Lを標準値とし70〜75%以下を異常と判定する。明らかな貧血がある場合には、補正式としてD_{LCO}（補正値）=D_{LCO}（実測値）×(10.22 + Hb)/1.7×Hbがあり、参考となる。

おわりに

各施設で日常臨床検査として行われる各種呼吸機能検査法の概略を述べた。呼吸生理学的にきわめて重要な換気血流比の不均等分布を検出する多種不活性ガス洗い出し法は、残念ながら現在ルーティンとして行っている施設はないと思われるため、紙面の都合もあり割愛した。そのほか、肺コンプライアンス、呼吸筋機能、呼吸中枢機能、気道過敏性、運動負荷、ポリソムノグラフィなどの検査法も割愛した。

【海老原 明典・桑平 一郎】

参考文献

1) 日本呼吸器学会肺生理専門委員会編：呼吸機能検査ガイドライン，スパイロメトリー，フローボリューム曲線，肺拡散能力，メディカルレビュー社，2004
2) 桑平一郎：原理の理解から実践と解釈まで① スパイロメトリーとフローボリューム曲線．呼吸 29：612-624, 2010
3) West JB, 桑平一郎訳：ウエスト呼吸生理学入門 正常肺編，メディカル・サイエンス・インターナショナル，2009

- 4) American Thoracic Society : Standardization of spirometry 1994 Update. Am J Respir Crit Care Med 152 : 1107-1136, 1995
- 5) Kryger M et al : Diagnosis of obstruction of the upper and central airways. Am J Med 61 : 85-93, 1976

2 血液ガス分析とパルスオキシメトリー

血液ガス分析

肺は,空気中の酸素(O_2)を血液に取り込み,また組織で代謝産物として生じた二酸化炭素(CO_2)を排出する機能を担っているが,動脈血のガス分析は,肺でのガス交換の状態を知るのに重要な検査の一つであり,呼吸不全の診断,酸素療法の適応や投与法などを決める際に不可欠な検査として用いられている。

測定法

まず動脈血を採取するが,採血部位としては,橈骨動脈,上腕動脈,大腿動脈がよく用いられる。採血後すぐに血液ガス分析装置に検体を注入して測定する。この際,検体に空気の混入や血液の凝固があったりすると正しく測定できないので注意が必要である。

血液ガス分析装置では,動脈血酸素分圧(PaO_2),動脈血二酸化炭素分圧($PaCO_2$),pHが,それぞれ電気分析法(電極法)を用いて測定される。

動脈血ガス分析の基準値と解釈

動脈血ガス分析の基準値を表3-2-1に示す。なお,PaO_2は健常者でも加齢とともに低下することが知られている。動脈血の異常をきたす機序としては,①換気障害(肺胞低換気),②換気血流比不均等,③肺拡散障害,④右→左シャントがあるが,血液ガス所見を解釈する手順を以下に示す。

PaO_2

室内空気呼吸下のPaO_2が60 Torr以下となる呼吸障害が呼吸不全の定義とされている。呼吸不全の状態が1ヵ月以上持続するものを慢性呼吸不全と呼ぶ。

$PaCO_2$

呼吸不全の診断基準では,$PaCO_2$が45 Torr以下のものをⅠ型呼吸不全,45 Torrを超えるものをⅡ型呼吸不全として分類している。Ⅱ型呼吸不全は主に換気障害が原因となる。これは,$PaCO_2$には,下記の式に示される関係があり,肺の換気量に反比例する,つまり,$PaCO_2$の上昇は換気障害(肺胞低換気)を示しているからである。

$$PaCO_2 = k \frac{\dot{V}_{CO_2}}{\dot{V}_A}$$

($\dot{V}_{CO_2}$:二酸化炭素排出量,$\dot{V}_A$:肺胞換気量,k:定数)

表3-2-1 動脈血ガス分析の基準値

動脈血酸素分圧(PaO_2)	80～97 Torr
動脈血二酸化炭素分圧($PaCO_2$)	35～45 Torr
pH	7.35～7.45

A-aDO_2

PaO_2は,換気量によっても影響されるため,$PaCO_2$が異なる2つの血液ガス所見を比較する場合,単純にPaO_2の絶対値のみを比較して肺での酸素化障害を評価することができない。そこで,肺胞気-動脈血酸素分圧較差(A-aDO_2)という指標が用いられる(図3-2-1)。この指標は,肺に異常のない単純な肺胞低換気($PaCO_2$の上昇)や,吸入気酸素濃度の低下(高地での呼吸など)では正常を示し,肺の異常と鑑別する一つの手段となる。また,呼吸器疾患において治療前後の血液ガス所見の比較の際にも肺での酸素化障害が改善したかどうかを評価することができる。

A-aDO_2 20 Torr以上が異常とされ,異常値を示す原因としては,シャント,換気血流比不均等,肺拡散障害がある。

酸塩基調節

血液ガス分析では,血液のpH(酸塩基調節)も知ることができ,pH<7.35を酸血症(acidemia),pH>7.45をアルカリ血症(alkaremia)という。血液のpHを安定させるための重要な緩衝系としては,以下の反応がある。

$$CO_2 + H_2O \rightleftharpoons H_2CO_3 \rightleftharpoons HCO_3^- + H^+$$

Henderson-Hasselbalchの式から,

$$pH = -\log[H^+] = pK + \log\frac{[HCO_3^-]}{[H_2CO_3]} = pK + \log\frac{[HCO_3^-]}{(0.03 \times PaCO_2)}$$

(pK:定数(6.10))

の関係が成り立ち,CO_2は肺での排出,HCO_3^-は腎での排泄(尿細管の再吸収)で調節されることで,pHが決めら

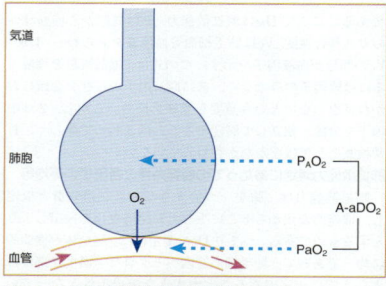

図3-2-1 肺胞気-動脈血酸素分圧較差(A-aDO_2)
A-aDO_2は,肺胞気酸素分圧(P_AO_2)と動脈血酸素分圧(PaO_2)の差であり,
- A-a$DO_2 = P_AO_2 - PaO_2$
  $= P_iO_2 - \frac{PaCO_2}{R} + \frac{1-R}{R} \times F_iO_2 \times PaCO_2 - PaO_2$

(P_iO_2:吸入気酸素分圧,P_ACO_2:肺胞気二酸化炭素分圧,R:ガス交換率,F_iO_2:吸入気酸素濃度)

ここで,$P_ACO_2 = PaCO_2$,R=0.8と仮定すると,室内気吸入(大気圧760 Torr,37℃の飽和水蒸気圧47 Torr)では,第3項を省略して,

- A-a$DO_2 \fallingdotseq (760-47) \times 0.21 - \frac{PaCO_2}{0.8} - PaO_2$

  $\fallingdotseq 150 - \frac{PaCO_2}{0.8} - PaO_2$

と求められる

表3-2-2 酸塩基調節障害(アシドーシスとアルカローシス)

	動脈血ガス所見			原因となる病態例	代償機序
	pH	PaCO₂	HCO₃⁻		
呼吸性アシドーシス	↓	↑	→	低換気(例:神経・筋疾患、呼吸抑制薬の過剰投与)など	HCO₃⁻ ↑
呼吸性アルカローシス	↑	↓	→	過換気症候群、肺塞栓症など	HCO₃⁻ ↓
代謝性アシドーシス	↓	→	↓	糖尿病、尿毒症、重症の下痢など	PaCO₂ ↓
代謝性アルカローシス	↑	→	↑	嘔吐(胃液の喪失)、不適切な補液(塩基の投与)など	PaCO₂ ↑

- 動脈血ガス所見は、いずれも代償機序が作用する前のもの(急性期)を示す
- 重炭酸イオン(HCO₃⁻)は、血液ガス分析装置では計算により求められ、基準値は、22~26 mEq/Lである

PaCO₂:動脈血二酸化炭素分圧

れる。たとえば、肺の換気量が増えれば、前述したようにPaCO₂が低下し(CO_2の排出増加)、pHをアルカリ側に傾けることができる。体内で代謝産物としてつくられたH^+は、通常89%は肺から、11%は腎から排泄されて調節されている。

動脈血ガス分析の結果から、酸塩基調節障害の種類や原因となる病態(表3-2-2)を推測することができ、治療にも役立つ。呼吸性の障害では、腎性の代償機序が、また、代謝性の障害では、呼吸性の代償機序が働くことで、pHを正常へ戻そうと作用する。通常、呼吸性代償作用は数分で、腎性の代償作用は、2~5日で起こる。したがって、障害が急性期なのか、代償作用の効果が現れた後なのかも考慮して解釈する必要がある。なお、上記の代償作用は、pHが逆の方向に異常に傾くほど過剰に起こることはない。

パルスオキシメトリー

血液ガス分析は動脈血の採血を必要とするために、頻回に測定することが困難であり、また呼吸状態が時々刻々変動するような状況において綿密に連続してモニタすることも不可能である。

パルスオキシメトリーは、採血を要せず、非侵襲的に、簡易で、連続測定も可能な方法で、動脈血の酸素化を評価することができる方法である。測定機器であるパルスオキシメータ(pulse oximeter)は、日本人によって発明された。近年、技術の進歩と本法の普及とともに、機器の小型化や低価格化が進み、日常診療や在宅医療などで呼吸状態を簡便に知る方法として幅広く用いられている。

測定原理

肺で取り込まれた酸素の大部分は血液中のヘモグロビンと結合して末梢組織へと運搬される。酸素と結合したヘモグロビン(酸(素)化ヘモグロビン)は、赤外光(波長940 nm)をよく吸収し、一方、脱酸素ヘモグロビン(還元ヘモグロビン)は赤色光(波長660 nm)をよく吸収する。動脈血に多い酸化ヘモグロビンが鮮紅色で、静脈血に多い還元ヘモグロビンが暗赤色であるのはこのためである。

そこでパルスオキシメータでは、これらの特性を利用して、2つの波長の光をあてて吸光度の比から動脈血中の酸素飽和度(SaO₂:酸化ヘモグロビン/(酸化ヘモグロビン+還元ヘモグロビン)×100(%))を測定する。あてた光は、動脈血だけでなく、静脈血や組織でも吸収されるので、脈波分析をして拍動している吸光成分を抽出することで動脈血由来として求めている。

測定部位としては、クリップ状のプローブで手指(ある

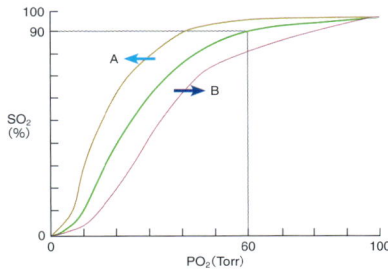

図3-2-2 ヘモグロビンの酸素解離曲線

ヘモグロビンの酸素飽和度(SO₂)と酸素分圧(PO₂)との関係。ヘモグロビンの酸素解離曲線は種々の条件によって異なり、実線は、体温37℃、PCO₂(二酸化炭素分圧)40 Torr、pH 7.40の場合で、低体温、pH高値(アルカローシス)、PCO₂低値などでは左へ(A:──)、高体温、pH低値(アシドーシス)、PCO₂高値などでは右へ(B:──)へシフトする

いは足趾)を挟むようにして計ることが最も広く用いられるが、新生児や入院患者などでは、足背や耳朶、鼻梁、前額などに密着させて測定する方法も用いられる。上記の測定原理から通常、脈拍も同時に表示されることが多い。

なお、パルスオキシメータで求めた酸素飽和度は、経皮的酸素飽和度と呼ばれ、動脈血採血により求めた酸素飽和度(SaO₂)と区別して、SpO₂と表記される。

測定結果の解釈と臨床応用

健常者のSpO₂は、およそ96~99%である。呼吸不全の目安となるPaO₂ 60 Torrは、SpO₂ 90(%)に相当するので(図3-2-2)、SpO₂<90%の場合は呼吸不全を疑う。また、慢性の呼吸器疾患、循環器疾患患者の場合などは、普段のSpO₂の値を知っておき、測定値が普段より3~4%低下していることがあれば病状の悪化がないかを疑う。異常値を認めた場合は、パルスオキシメトリーには後述するような注意点もあることから、本法単独で判断するのではなく、動脈血ガス分析も行うようにする。

パルスオキシメータの利用方法としては、①外来、入院、在宅患者の診察時に呼吸状態の把握のための一時的な測定、②重症患者の監視や、手術、侵襲的な検査(気管支鏡検査など)、リハビリテーション時などの監視を目的とした連続測定(モニタリング)、③睡眠時無呼吸や運動負荷試験などの検査指標としての測定、④在宅酸素療法の導入や酸素量設定などを判断するための測定などがある。パルスオ

キシメータの機器によって，アラーム機能（設定した値より低くなるとアラームが鳴るのでモニタリングに適する）や，メモリー機能（長時間測定した結果を保存して後に利用できる）などの機能を持ったものがあるので，使用目的に応じて機器を選択する．

使用上の注意点

パルスオキシメトリーは，簡便で，非侵襲的な酸素化のモニタとして広く用いられているが，以下のような注意点や欠点があることにも留意して利用することが大切である．

1. 酸素-ヘモグロビン解離曲線にみられるように，PaO_2 60 Torr 以上では，ほぼ平坦になるので PaO_2 の変動に対して SpO_2 の感度は比較的低くなる．また，図 3-2-2 に示すように，体温，pH などの要因によって PaO_2 と SaO_2 の関係は変化しうる．
2. 測定原理上，全ヘモグロビン＝酸化ヘモグロビン＋還元ヘモグロビンと仮定しているので，一酸化炭素ヘモグロビン（COHb）やメトヘモグロビンなどの異常ヘモグロビンが存在すると測定誤差を生じうる（例：一酸化炭素中毒の場合，COHb と酸化ヘモグロビンとは，赤色光の吸光度が似ているため，真の酸素飽和度より SpO_2 は高く表示される）．
3. 低体温やショックなど末梢循環不全があると，測定部位での動脈波を検知するのが困難になるため正しく測定できない．
4. 一定時間あるいは一定の脈拍数ごとに平均した測定値を表示しているので，たとえばごく短時間に SaO_2 が変化する場合には実際の変動より時間の遅れや値の平均化が生じうる．
5. 肺胞から測定部位までの動脈血の循環時間が異なるので，測定部位によっても，実際の SaO_2 の変動からの時間の遅れ方が異なる（例：足趾での測定は，手指での測定より応答が遅くなるのですばやい変動をとらえるのには不向きである）．
6. マニキュアを塗った指趾での測定はその色によって吸光度に影響し誤差の原因となる．

そのほか，本法は，酸素飽和度を測定しているのみであり，動脈血中の二酸化炭素濃度（$PaCO_2$）は評価できていないことにも留意しておくべきである．

【平井 豊博】

参考文献
1) 日本呼吸器学会肺生理専門委員会，日本呼吸管理学会酸素療法ガイドライン作成委員会編：酸素療法ガイドライン，日本呼吸器学会，2006
2) 日本呼吸器学会肺生理専門委員会編：臨床呼吸機能検査 第 7 版，メディカルレビュー社，2008

3 胸部単純 X 線

適応と禁忌

胸部単純 X 線は，胸部の画像検査の基本である．複雑な立体を平面に投影した影絵にすぎないこと，濃度が金属・水・脂肪・空気の 4 種類しかなくコントラストが低いことから，解像力では CT に劣っている．しかし被曝量，費用，簡便さの点では CT に優っており，また 1 枚の写真で全体

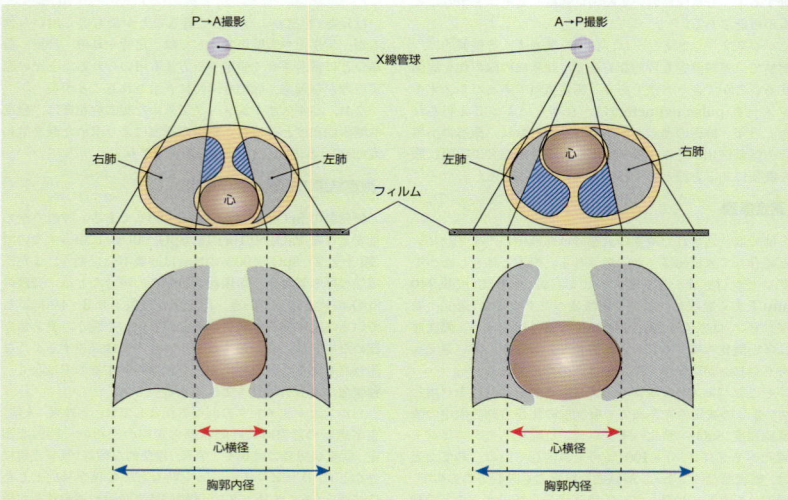

図 3-3-1 後前（P→A）撮影と前後（A→P）撮影
X 線は完全な平行線ではないため，フィルムから遠いものほど拡大される．A→P 撮影と比べ，P→A 撮影では心胸郭比（心横径/胸郭内径）が小さく，心臓と肺の重なり（斜線部）が少ない

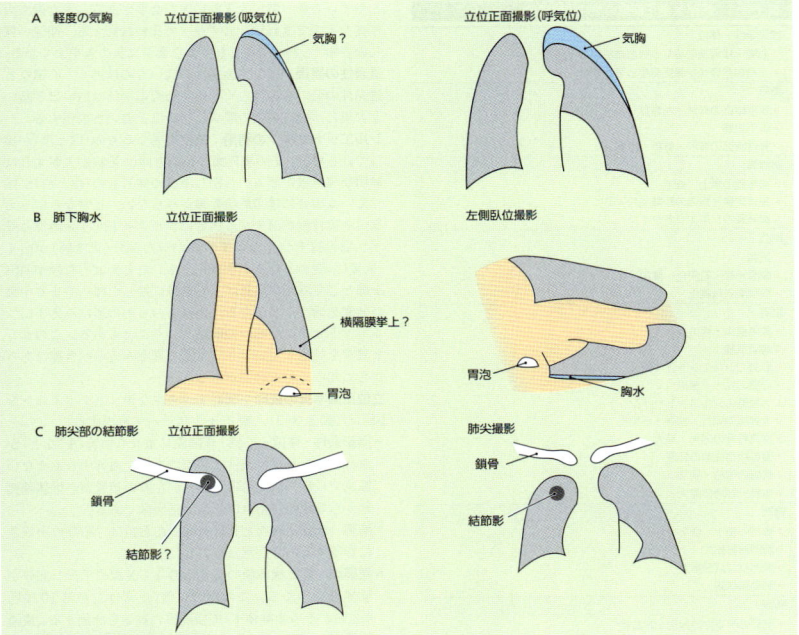

図3-3-2 特殊な撮影と立位正面撮影との比較
A：軽度の気胸は吸気位でははっきりしないことがある。呼気位では，気胸腔の厚みが増すこと，肺の含気が減って空気とのコントラストが増すことから，気胸の存在が明らかになる
B：立位で肺が胸水の上に浮かび，肋横隔膜角が鈍化しないことがある（肺下胸水）。横隔膜が挙上して胃泡と離れたようにみえる。側臥位では胸水が移動してその存在が明らかになる
C：通常の撮影では鎖骨と重なる結節影がみえにくい。肺尖撮影により鎖骨がずれて結節影の存在が明らかになる

像を把握しやすいという利点もある。CTが普及してきた現代においてもその価値は高く，臨床の現場で汎用されている。

適応：呼吸器疾患や循環器疾患を疑う場合に適応となる。具体的には，咳，痰，呼吸困難，胸痛などの原因を調べるために，まずはじめに行う画像検査である。たとえば気胸はX線だけで診断がつくし，肺炎など多くの疾患はX線と臨床症状を組み合わせて診断できる。逆に喘息などの画像が正常な疾患を診断するときにも，他の疾患を除外するためにX線が使われる。また繰り返して施行しやすいことから，診断後の経過観察にも適している。さらに健康診断や術前の全身評価にも欠かせない検査である。

禁忌：特に禁忌はない。被曝は正面撮影で0.15 mSv（ミリシーベルト）程度であり，胸部CTの20 mSvよりはるかに少ない。わが国で1年間に浴びる自然放射線量が1.5 mSvあり，東京とニューヨークを飛行機で往復するだけで0.2 mSv被曝することを考えると，実際的な危険はない。下腹部はほとんど被曝せず，妊婦でも撮影は可能である。胎児の奇形や発育遅延の原因にはならない。

撮影方法

立位正面像が最も一般的で情報量が多い。初回検査時には側面像を追加することが多いが，必ずしも毎回必要ではない。

立位正面撮影：通常は吸気位の後前（P→A）撮影とする。前後（A→P）撮影と比べ，フィルムに近い心臓の拡大率は小さく，肺との重なりが少ない（図3-3-1）。軽度の気胸や横隔神経麻痺を診断するために，呼気位撮影を追加することがある（図3-3-2A）。

立位側面撮影：正面像に追加し，胸骨後腔，心・大血管，葉間裂，横隔膜，脊柱などの情報を補う。少量胸水は正面像よりも発見しやすい。通常は肺と心臓の重なりを減らすよう右左（R→L）撮影，右の病変をみたい場合は左右（L→R）撮影とする。

仰臥位撮影：立てない状況でやむをえず行うポータブル撮影である。臥位でしかもA→P撮影となり条件は悪い。立位P→Aと比べ，心陰影が拡大し，上肺野の血管影が増強する。胸水があれば背側に流れるため患側の肺野の透過性

表 3-3-1　胸部X線正面像の主な読影項目
撮影条件・体位
● 心臓・横隔膜に重なる肺血管影がみえるか
● 左右の鎖骨頭が棘突起から等距離か
胸郭
● 軟部組織の異常・左右差
● 皮下気腫
● 骨性胸郭の奇形・骨折・融解
横隔膜
● 横隔膜の挙上・低下
● 左横隔膜と胃泡の距離
● 横隔膜のシルエットサイン
胸膜
● 気胸
● 胸膜肥厚・石灰化・腫瘤
● 肋横隔膜角鈍化
縦隔
● 縦隔拡大・偏位
● 縦隔気腫
● 心臓のシルエットサイン
● 心臓の拡大・変形
● 大動脈のシルエットサイン
● 大動脈の蛇行・拡張・石灰化
● 傍気管線の消失・拡大
● 奇静脈食道線の膨隆
● 気管の偏位・狭窄
● 気管分岐角の開大
肺門
● 肺門の挙上・低下
● 肺門陰影拡大
● 肺門リンパ節腫大
● 肺動脈拡張
肺野
● 肺野の明るさの異常・左右差
● 血管影の増強・減少・左右差
● 毛髪線の挙上・低下・肥厚
● 無気肺
● 線状影・索状影
● 結節影・腫瘤影
● 肺胞性陰影・間質性陰影

が全体的に低下する。

側臥位撮影：患側を下にして撮るA→P正面撮影である。胸水が側壁側に流れることを利用して，少量の胸水・肺下胸水・被包化胸水の診断，胸膜癒着と胸水との鑑別に用いる(図3-3-2B)。

肺尖撮影：座位で上体を後ろに反らして撮るA→P正面撮影である。前下方から見上げるX線入射角により，肺野から鎖骨陰影がはずれて肺尖部がみやすくなる(図3-3-2C)。

読影方法

まず検査の限界をふまえて読影するべきである。単純X線ではみえない病変があり，みえる病変でも精密な質的診断は難しい。病変の有無や性状をさらに知りたければCTを撮ればよい。あくまで単純X線読影の本分は，みえる病変を見逃さないことにある。特に肺癌の見逃しは生命に直結する医療ミスであり，最低限の読影技術が必要である。

見逃しを避けるには，毎回同じ順序で読む。一般的には，表3-3-1のように外側から内側へと読み進む。なかでも肺尖部，肺門部，縦隔・横隔膜に重なる肺の異常は見逃

しやすいため，特に念入りに読む必要がある。また過去の写真を入手できれば，必ず並べて比較読影する。間違い探しの要領で，初心者でもわずかな異常に気づきやすくなる。

透過性の表現：肺など透過性の高いものは黒く，心臓など透過性の低いものは白く写る。肺野の明暗は白いほど暗いと表現し，白い病変の濃淡は白いほど濃いと表現する。

シルエットサインの利用：濃度の異なるもの(白と黒)が接している場合，その境界面の接線方向にX線が入射すれば鮮明な境界線が写る。しかし濃度の同じもの(白と白)が接している場合には当然境界線が写らない。正常ならばみえるべき境界線が消失する場合にシルエットサイン陽性と呼ぶ。境界線をつくるはずの黒かった部分(正常肺)が白く(病変に)変わったことを意味する。たとえば心右縁が明瞭な線としてみえなければ，心右縁に接した肺，つまり中葉の病変を疑うことになる。病変そのものの影はみえずにシルエットサインが唯一の所見ということもある。このような異常を見逃さないよう，正常写真でみえるべき線はあらかじめ知っておく必要がある。

立位正面写真の読影：読影すべき主なチェックポイントを図示し(図3-3-3)，表3-3-1に沿って解説する。

● **撮影条件・体位**　心臓・横隔膜に重なる血管(A^{10}など)がみえるような撮影条件が必須である。血管すらみえない写真では肺の病変もみえない。左右の鎖骨頭が椎体棘突起から等距離にあれば正しい正面像である。

● **胸郭**　乳癌術後など軟部組織の左右差は，肺野の明るさに影響するので注意しておく。

● **横隔膜**　肺と横隔膜の境界面のうちX線に平行な部分が境界線をつくる。この線の位置(正常は右が第10後肋骨，左がその半椎体下)で横隔膜の高さを評価する。横隔膜下の原因には，肺の容積増加(肺気腫など)と胸腔内の容積増加(緊張性気胸)がある。横隔膜挙上の原因には，肺の容積減少(肺線維症など)，下方からの圧迫(腹水など)，横隔神経麻痺がある。肺下胸水の場合にも横隔膜陰影が挙上してみえる。これは胸水と横隔膜の影が同濃度で区別できないため，胸水の上縁が横隔膜陰影のようにみえるせいである。左横隔膜陰影と胃泡との距離(正常は2 cm以下)が大きい場合は左肺下胸水を疑う(図3-3-2B)。

● **胸膜**　胸膜肥厚(特に肺尖部)はわが国の高齢者によくみられ，多くは陳旧性結核による。しかし過去の写真と比較もせずに陳旧性と思い込むと，Pancoast(パンコースト)腫瘍やアスペルギルス症を見逃すことがある。肋横隔膜角の鈍化は胸水または胸膜癒着によることが多いが，横隔膜の反転(緊張性気胸など)によることもある。

● **縦隔**　白い組織の重畳像であるため単純写真の弱点である。縦隔内にはいくつかの縦隔・肺境界線がみえるが，なかでも傍気管線は特に利用価値が高く，奇静脈食道線も時に有用である。傍気管線は右肺に接する気管右壁の陰影で，気管内の空気(黒)と右肺(黒)にはさまれた幅1〜2 mmの白い筋である。気管左壁は肺と接しないためにこのような筋にみえない。傍気管線の消失は気管壁外側のシルエットサイン陽性を意味し，右上葉無気肺や気管傍リンパ節腫大などを疑わせる。奇静脈食道線は右肺(黒)と奇静脈・食道(白)との境目で，奇静脈弓から下方に斜めに走る。食道腫瘍や気管分岐部リンパ節の腫

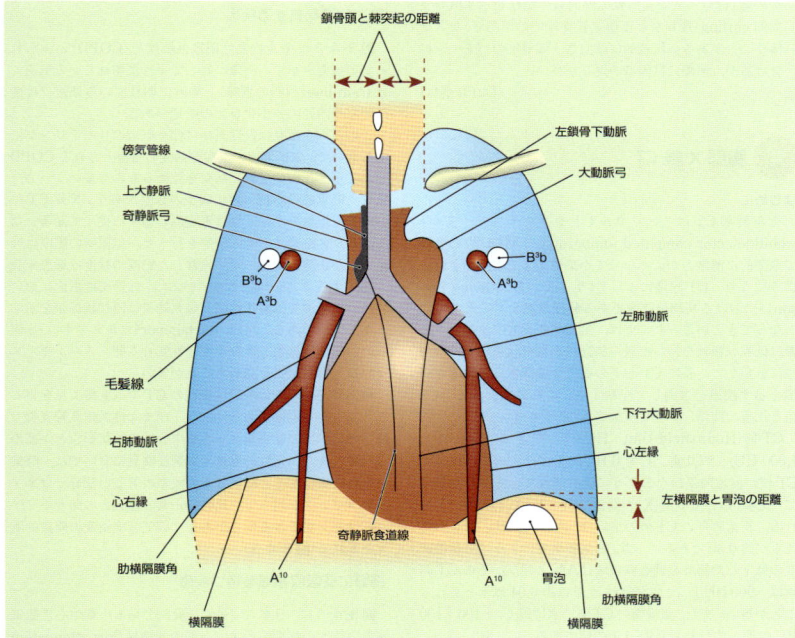

図 3-3-3　立位正面写真の主なチェックポイント

大により右方に膨隆することがある。気管分岐角(正常は右25度,左35度程度)は左房拡張や気管分岐部リンパ節腫大などにより開大する。

- **肺門**　主に血管影からなる。正常では左が右よりも半椎体ほど高い。肺門位置は肺の容積のバランスに応じて上下し,たとえば肺結核で右上葉が縮めば右肺門が挙上する。肺門陰影の拡大は血管拡張または肺門リンパ節腫大によるが,鑑別が難しいことも多い。肺動脈拡張は,中間気管支幹の外側にある右肺動脈下幹の太さ(正常は16 mm以下)で判定する。
- **肺野**　肺尖部,肺門部,縦隔・横隔膜に重なる肺野病変は見落としやすいので特に注意する。肺野の明暗や血管影の増減の判断は難しいが,せめて左右差だけは見逃さないよう比較する。胸膜から1 cm以内の末梢肺野まで血管がはっきりみえれば血管影増強と判断する。血管影が下肺野よりも上肺野で太ければ左心不全を疑う。右上中葉間裂はほぼ水平な毛髪線としてみえる。その位置は肺の容積のバランスで上下し,たとえば肺線維症で右下葉が縮めば低下する。また葉間胸水により肥厚する。各葉の無気肺は,その特徴的な形を覚えておくと見逃しにくい(成書参照)。無気肺そのものの陰影がみえにくい場合でも,他の肺葉の透過性亢進(代償性過膨張),横隔膜・縦隔の位置変化やシルエットサインをヒントに発見

できる。
- **肺野異常陰影の表現**　さまざまな名称や分類があって混乱しやすいが,比較的一般的な用語を下記に示した。細かい表現よりも,異常陰影を見逃さないことが大切である。

・線状影,索状影:異常な白い筋。太さ2 mm程度を境に,細ければ線状影,太ければ索状影と呼ぶ。胸膜の陥入,板状無気肺,囊胞壁,小葉間隔壁の肥厚(Kerley線)など,成因はさまざまである。

・結節影,腫瘤影:類円形のある程度明確な形を持つ白い陰影。径3 cm程度を境に(5 cmで分ける人もいる),小さければ結節影,大きければ腫瘤影と呼ぶ。数,辺縁の性状(整か不整か),周囲との関係(胸膜や血管の引き込みの有無),内部の性状(空洞・石灰化の有無),経時変化をみる。

・肺胞性陰影,間質性陰影:腫瘤影ほど明確な形をつくらずある程度の広がりを持つ白い陰影は,肺胞性陰影と間質性陰影とに分けることが多い。肺胞性陰影は,辺縁不鮮明で融合傾向のある浸潤影を呈す。肺胞腔の含気減少を示すエア・ブロンコグラム(陰影内部の気管支透亮像)を伴うことがある。間質性陰影は,スリガラス様陰影,粒状影,網状影,蜂窩肺などを呈す。小葉間隔壁の肥厚を示すKerley B線(中下肺野で胸膜に直交する2 cm前

後の線状影),気管支血管周囲間質の肥厚を示す気管支周囲 cuffing(B³b など正切気管支枝での壁肥厚)などを伴うことがある。伝統的に肺胞性・間質性のパターンに分けるが,実際には両者の混在が多い。

【永田 泰自】

4 胸部 X 線 CT

はじめに

近年胸部 CT は,ヘリカル CT やマルチスライス CT(multidetector computed tomography:MDCT)の登場で飛躍的に解像力がよくなって小葉構造までも描出されるようになり,CT 画像によって「生きている人(living person)」における病理組織像をある程度推測することが可能となってきている。ここでは,気道病変を有する疾患,肺野に低吸収領域を持つ疾患,肺野に高低吸収領域を持つ疾患に分類して,特に CT がその威力を発揮する特徴的な画像を示す疾患を選別して記載する。これに先立って,CT 値と比重の関係について解説する(図 3-4-1)。

CT 値(Hounsfield Unit:HU)は,空気(比重:0)を -1,000 HU,水(比重:1)を 0 HU として,その間の比重と CT 値が直線関係になるように設計されている。したがって,比重(Y)と CT 値(X)の関係は(Y=1+X/1,000)で示される。正常肺野の CT 値の平均は,約 -700 HU,すなわち比重が約 0.30 である。一方,肺気腫病変のように肺組織密度の低下した部分を低吸収領域(LAA)と呼び,その CT 閾値は -960 HU 以下,すなわち比重は約 0.04 以下とされることが多い。また,気道壁の CT 値は水に近く,-100〜100 HU の間,すなわち 0.9〜1.1 の間である。

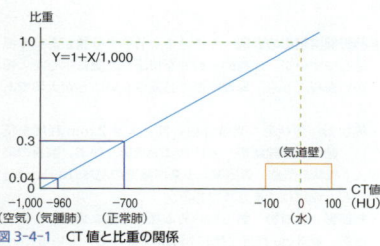

図 3-4-1 CT 値と比重の関係

気道病変を有する疾患

図 3-4-2 に多くの慢性閉塞性肺疾患(COPD)にみられる気道病変を示す。画像に対して平行に切れている気道では tram line(線路の意味),垂直に切れている気道では壁の肥厚や内腔の狭小化などの所見がある[1]。

このような所見は慢性炎症に伴う気道のリモデリングによるもので,末梢気道の炎症が病変の首座とされる COPD であるが,比較的中枢に病変を認めるものも多い。一方,気管支喘息では中枢気道に病変の首座があり,X 線 CT における気道壁の肥厚所見は重症度が増すに従って顕著となること,ステロイド吸入治療を行うと,気道壁の肥厚は軽減するが正常には戻らず,残存した肥厚の程度は罹患年数に比例することが報告されている[2]。気管支拡張症においては,先天的では嚢状拡張,後天的では円柱状拡張を示すことが原則である。ただ,Kartagener(カルタゲナー)症候群では円柱状拡張,アレルギー性気管支肺アスペルギルス症では,嚢状拡張を認めることが多い。

細気管支レベルの病変は現在の CT では直接所見を得ることはかなり困難である。ただ,びまん性汎細気管支炎では,細気管支の拡張像と,小葉中心性の粒状影などが認められる。また,比較的重症の気管支喘息においては,呼気終末時に撮像すると細気管支の狭窄の著しい部分ではエアトラッピングが起きて,比較的正常の部分との間でモザイクパターンができる場合があり,細気管支病変の間接的所見とされる(図 3-4-3)。

肺野に低吸収領域を持つ疾患

図 3-4-4 に,日本人で最も一般的である小葉中心性肺気腫の中等度の病変を示す。各低吸収領域(low attenuation area:LAA)は正常肺とは明確に区別されるが,皮膜を持たないことが特徴である。また,LAA 内または LAA 内に遺残した肺小動脈が認められる。病変は上葉優位であることが特徴である[3]。

これに対して,肺野全体に一様に CT 値の低下を認める場合を汎小葉性肺気腫と呼ぶが,αアンチトリプシン欠損症に認められる病型であり,わが国ではきわめてまれである。好酸球性肉芽腫(eosinophilic granuloma:EG)では,LAA が皮膜を持つ。EG においては好酸球が末梢気道に充満し,チェックバルブ機構によって肺胞が過膨張になり,周囲に組織が圧排されるためである。

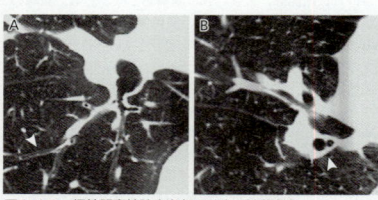

図 3-4-2 慢性閉塞性肺疾患(COPD)の気道病変
A:気道壁の肥厚による 2 本の平行線(tram line)が認められる(▷)
B:気道内腔の狭小化・気道壁の肥厚が認められる(▷)

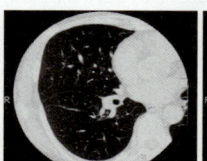

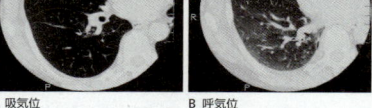

図 3-4-3 喘息におけるモザイクパターン
深呼気位では,一部の領域が細気管支病変のためにエアトラッピングを起こし,モザイクパターンを呈する

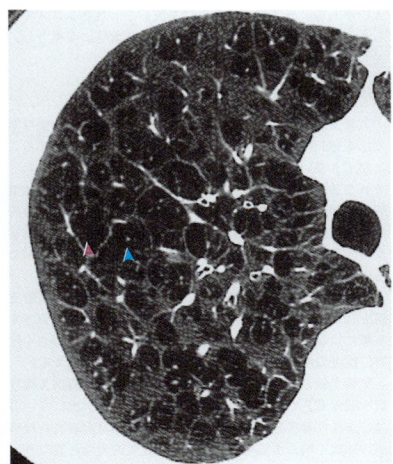

図 3-4-4 中等度の肺気腫病変の CT 像
カプセルを持たない低吸収領域が全領域に分布する(▶)。低吸収領域内には遺残した肺小動脈が認められる(▶)

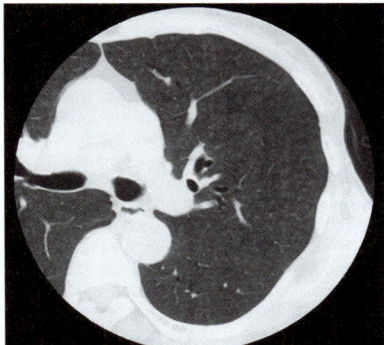

図 3-4-6 亜急性過敏性肺炎の CT 像
びまん性に辺縁の不明瞭な淡い粒状影(スリガラス様の粒状影)が比較的等しい間隔で並ぶ

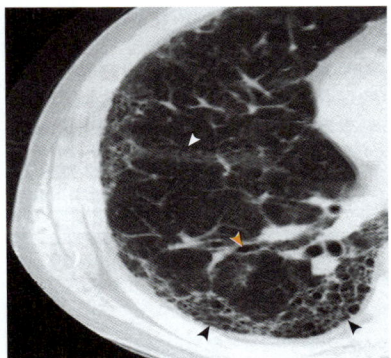

図 3-4-5 特発性肺線維症(IPF)の CT 像
非区域性のスリガラス様陰影(▷)、胸膜直下優位の蜂巣肺(▶)、牽引性気管支拡張(▶)などが認められる

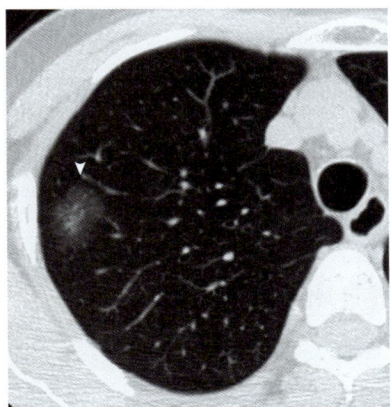

図 3-4-7 細気管支肺胞上皮癌(BAC)の CT 像
辺縁の明瞭でない淡いスリガラス様陰影のなかに、小空洞や Y 字型の拡張した air bronchogram を認める(▷)

肺野に高吸収領域を持つ疾患

特発性間質性肺疾患(idiopathic interstitial pneumonias:IIPs)のうち最も頻度が高く、また予後の不良な特発性肺線維症(idiopathic pulmonary fibrosis:IPF)は、①非区域性のスリガラス様陰影(ground-glass opacity)、②肺底部・胸膜直下優位の蜂巣肺(honeycoming)、③牽引性気管支拡張(traction bronchiectasis)、これらの病変が時間的にも空間的にも不均一な分布を示すことが特徴である(図 3-4-5)。非特異的間質性肺炎(non-specific interstitial pneumonia:NSIP)や剥離性間質性肺炎(desquamative interstitial pneumonia:DIP)は、スリガラス様陰影が非区域性に分布するが、IPF とは、①均一な画像所見を示し、②一般的には蜂巣肺がないことなどで区別される。死亡率が低い、ステロイドが有効なものが多いなどの特徴があり、IPF とは区別する必要がある。

過敏性肺炎は、真菌胞子や異種蛋白などの有機塵埃の反復吸入により経気道的に感作されて生じる、びまん性肉芽腫性間質性肺炎である。図 3-4-6 に亜急性過敏性肺炎を示すが、多数の細胞浸潤による小葉中心性の病変を反映して、びまん性に辺縁の不明瞭な淡い粒状影(スリガラス様の粒状影)が比較的等しい間隔で並ぶ特徴的な陰影を呈する。慢性過敏性肺線維症では、蜂巣肺が出現し、IPF との

区別は困難となる。サルコイドーシスは，肺門リンパ節の腫脹が特徴であるが，肺野にびまん性にスリガラス様陰影の出現するタイプがある。この場合，気道や血管周囲を中心とした浸潤影を伴っていることが多く，進行すると上肺野を中心に収縮像を認める。肺胞蛋白症は，肺胞内に蛋白成分に富む物質が充満する病態で，スリガラス様陰影が地図上に分布し，正常部と病変部が明確に区別される。また，浮腫による小葉間隔壁の肥厚により隔壁が明瞭な線として認められ，「メロンの皮状」もしくは，「crazy pavement appearance」と呼ばれる，特徴的な陰影を呈する。

症状がまったくなく，胸部平面でも陰影を検出することが困難で，胸部X線CTでのみ検出できる早期肺癌は多い。そのなかでも，特異的なのが細気管支肺胞上皮癌（bronchioloalveolar carcinoma：BAC）である（図3-4-7）。BACは腫瘍細胞が肺胞を置換して増殖し，その壁に対して破壊性の変化を示さないために，肺の基本的構造が保持されていることが特徴である。病巣が限局性の小さい病変である場合は，肺野に辺縁の明瞭でない淡い濃度上昇のある，スリガラス様陰影のみにとどまる。少し増大すると，陰影の内部に多数の小空洞と管状もしくはV字型の拡張したair bronchogramを認める。

【三嶋 理晃】

参考文献
1) Nakano Y et al：Computed tomographic measurements of airway dimensions and emphysema in smokers. Correlation with lung function. Am J Respir Crit Care Med 162：1102-1108, 2000
2) Niimi A et al：Airway wall thickness in asthma assessed by computed tomography. Relation to clinical indices. Am J Respir Crit Care Med 162：1518-1523
3) Sakai N et al：An automated method to assess the distribution of low attenuation area on CT scans in chronic pulmonary emphysema. Chest 106：1319-1325, 1994

5 気管支鏡検査

機器

気管支鏡は通常，軟性電子気管支鏡のことをさす（図3-5-1）。直径5～6 mmの柔軟な管で，消化管内視鏡よりも細く，先端は上下方向にのみ屈曲する。気管支鏡先端には光源，CCDカメラ，および吸引・処置用のチャネル孔があり，手元には屈曲レバー，吸引ボタン，および処置具挿入口がある。光源で気管支内腔を照らし，対物レンズでとらえた画像はCCDカメラを通じて電気信号に変換され，モニタに映し出される。

目的・適応

気管支鏡を用いると亜々区域（Ⅳ次）気管支まで観察可能である（図3-5-2）。それよりも先の分枝は直接観察することができないため，気管支鏡にさまざまな処置具を通し，それを透視下に観察する。このようにして，気管支鏡は気管から肺胞領域に存在するさまざまな病変を診断する目的に用いられる。また，気管支鏡で観察可能な亜々区域気管支までを中枢気管支，それよりも先を末梢気管支と呼ぶことがある。

気管支鏡検査には明確な適応や禁忌が存在せず，気管支鏡を行うかどうかの判断は症例ごとに判断される。判断する際には疑わしい疾患，診断をつける意義，診断がつく確率，検査の危険性，患者の理解と同意などを考慮する。

気管支鏡を行うきっかけとして最も多いのは胸部X線写真や胸部CTで異常を指摘された場合である。次に多いのはびまん性肺疾患の評価，その次に多いのは血痰または喀血の原因を検索する場合である。消化管内視鏡と異なり，気管支鏡を用いて直接止血することは困難だが，出血の原因を診断するだけでなく，出血源を同定することにより，動脈塞栓術や手術などの治療につなげることができる。その他，喀痰細胞診がclass Ⅲ以上，誤嚥した異物の除去，中枢気管支における腫瘍の存在，なども気管支鏡の適応となる。

準備・手順

気管支鏡検査の準備は，検査の適応を決定することからはじまる。検査を行うことが望ましい病状であっても，危険性の評価と患者の理解と同意が必須である。危険性を評価するには併存疾患，内服薬，アレルギー歴を問診し，胸部X線写真，胸部CT，血算，凝固機能，肝機能，腎機能，炎症反応，感染症，心電図，呼吸機能を確認する。感染対策にも留意する。また，標的病変が直接観察可能か，透視下に認識可能か，気管支鏡および処置具をどの気管支に挿

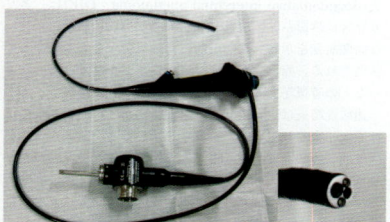

図3-5-1 気管支鏡とその先端

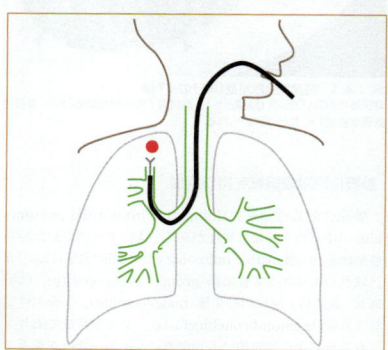

図3-5-2 気管支鏡の挿入図

入すべきか,事前に予測しておく。標的気管支の予測には高分解能CT(HRCT)が有用であり,CT画像から気管支内腔像を再構成するvirtual bronchoscopyも可能になっている。

検査前は絶食とし,必要に応じて静脈路を確保し,検査直前に前投薬を投与する。前投薬は施設,上級医,患者により異なるため,必ず患者ごとに確認しておく。麻酔は2%または4%リドカインを用いることが多く,噴霧器を用いて咽頭,喉頭,上部気管を麻酔する。施設,上級医,患者によってはリドカインのネブライザーからはじめる場合,静脈麻酔を併用する場合もある。検査前の麻酔が終了したら患者を検査台に臥床させ,モニタを装着する。

気管支鏡は経鼻挿入も可能だが,一般的には経口挿入が用いられる。挿入後は気管以遠を麻酔しながら気管と左右の各気管支を観察し,写真を撮影する。観察と記録後に必要な検査を行って終了する。検査後には気管支鏡と処置具を洗浄し,喉頭の局所麻酔が消失するまで2時間禁飲食とし,必要に応じて胸部X線を撮影する。検査を終了してから1~2時間経過観察し,問題なければ帰宅とする外来検査中心の施設と,検査当日は一晩入院とする入院検査中心の施設とがある。

検体採取法の種類

気管支鏡を用いて行う検査には直接観察以外に,ブラシや鋭匙(キュレット)で病変をこする擦過,鉗子で組織の一部を採取する生検(経気管支生検(transbronchial biopsy:TBB),経気管支肺生検(transbronchial lung biopsy:TBLB)),穿刺針で病変を吸引する経気管支針生検(transbronchial needle aspiration:TBNA),生理食塩水20~40 mL程度を注入して回収することにより末梢気管支領域から検体を採取する気管支洗浄,および区域気管支や亜区域支に楔入して生理食塩水50 mLを注入して回収することを3回繰り返して肺胞領域から検体を採取する気管支肺胞洗浄(bronchoalveolar lavage:BAL)がある。

一般的に擦過・吸引検体は細胞診に,生検検体は組織診に,洗浄検体は微生物検査,細胞診,および遺伝子検査に用いられる。

気管支鏡検査で何がわかるか

直接観察:中枢気管支に病変があれば気管支粘膜,粘膜下,壁外,または気管支壁内の血管の異常に分類して診断を予想することができる。具体的には原発性肺癌,転移性肺腫瘍,良性腫瘍,結核,サルコイドーシス,異物などである。分泌物の有無や性状も診断の補助となる。

微生物学検査:下気道は無菌状態にあるため,気管支鏡検査で菌が同定されればそれは起因菌である可能性が高く,常在菌や定着菌の可能性は低い。ただし,同定された菌が汚染菌である可能性があること,嫌気性菌の同定は困難であることに注意が必要である。必要に応じて特殊な培地,特殊な染色,長期培養などを追加する。気管支鏡を用いた微生物学検査の感度と特異度は肺結核において報告が多く,抗酸菌塗抹の感度は10~40%,培養は70~80%とする報告が多い。非結核性抗酸菌症に対する感度の報告は少ない。ニューモシスチス肺炎に対する感度はAIDS(後天性免疫不全症候群)患者においては90%以上だが,非AIDS患者では報告が少ない。

細胞診:class I~Vまでの5段階評価により悪性腫瘍の存在診断が可能であり,組織型の推定が可能なこともある。末梢型肺癌に対する気管支鏡検査の感度を報告した複数の文献をまとめた論文によると,擦過細胞診の感度は52%,洗浄細胞診の感度は43%であった。転移性肺腫瘍,血液悪性腫瘍,良性腫瘍では感度は下がる。また,白血球分画も報告されるため,好中球,リンパ球,好酸球の有無により感染症や炎症性疾患の診断を推定できることがある。Grocott染色により真菌も同定可能である。

組織診:悪性腫瘍,抗酸菌症,真菌症,サルコイドーシス,過敏性肺炎,急性好酸球性肺炎,慢性好酸球性肺炎などが病理診断できる。上記論文によると,生検の感度は46%で,細胞診と組み合わせた気管支鏡検査全体の感度は69%である。また,2 cm以下の病変では感度33%,2 cmを超えると62%とも報告されているが,1970年代の報告も含まれており,胸部CTが進歩している現在は成績が向上している可能性がある。気管支鏡で得られる組織検体は数mmと小さいために間質性肺炎の診断は困難であり,疑う場合に気管支鏡は他疾患を除外する目的に行われる。

遺伝子検査:感染症と悪性腫瘍の補助診断に用いられる。遺伝子検査を行う微生物は抗酸菌が多い。結核菌PCR(ポリメラーゼ連鎖反応)法の特異度は98%と高いが,感度は36~97%と患者背景によりばらつきが大きい。*Mycobacterium avium*,*Mycobacterium intracellulare*のPCRの感度と特異度の報告は少ない。その他,*Pneumocystis jiroveci*,各種ウイルス,アスペルギルスなども対象となるが,多くは保険適用外である。原発性肺癌に対する遺伝子検査は2011年現在,*EGFR*遺伝子変異および*EML4/ALK*融合遺伝子の検出が保険収載されており,検査会社への委託が可能である。

BAL:肺胞出血と肺胞蛋白症はBALで診断が確定する。また,肺胞内の細胞数,白血球分画,B/T細胞比,CD4/CD8陽性T細胞比などがわかるため,サルコイドーシス,過敏性肺炎,B細胞性悪性リンパ腫の補助診断として有用であり,間質性肺炎を含むびまん性肺疾患の評価にも用いられる。

合併症

気管支鏡の主な合併症は出血,気胸,肺炎,呼吸不全,リドカイン中毒,喘息発作,心血管疾患などである。日本呼吸器内視鏡学会が認定施設において行った2006年のアンケート調査によると,鉗子生検約2万6,000件のうち2.5%に合併症が発生し,3例の死亡を認めた(0.012%)。主な合併症は出血1.2%,気胸0.6%,肺炎0.5%であった。その他の手技による合併症の発生はすべて1%以下であり,死亡例は認めなかった。ただし,特発性肺線維症に対してBALを行ったところ,2.4%が急性増悪したとの報告がある。

特殊な気管支鏡

● **ポータブル気管支鏡** 気管支鏡をベッドサイドで行うことも可能である。適応としては気管内挿管されている症例で下気道の微生物検索を行う場合,挿管困難例で気管支鏡下に挿管する場合,異物を誤嚥した場合,痰詰まりにより呼吸状態が急速に悪化した場合などである。ベッ

- **蛍光気管支鏡** 血痰症例や喀痰細胞診陽性例に対し, 中枢気管支に存在する肺癌を検出する目的で用いられる。特殊な機器が必要なため, 検査が可能な施設はかぎられている。
- **超音波気管支鏡** 主に気管支壁外の腫瘍に対して超音波内視鏡ガイド下穿刺吸引針生検(EUS-ENA)を行う目的で用いられる。特殊な機器が必要なため, 検査が可能な施設はかぎられている。
- **CTガイド下気管支鏡** X線透視の代わりにCT装置を用いて気管支鏡を行うことも可能である。特殊な機器が必要なため, 検査が可能な施設はかぎられている。
- **その他(気管支鏡治療)** 気管支鏡を用いて異物除去, レーザー治療, 高周波治療, 光線力学的治療, 密封小線源治療, 気道ステント留置, バルーン拡張, エタノール注入など, さまざまな治療を行うことが可能である。ただし, これらは症例数が少なく, 専門性が高く, 特殊な機器も必要であり, 多くは全身麻酔下に硬性気管支鏡を使用する必要があるため, 施行可能な施設はかぎられている。

【鹿毛 秀宜】

参考文献
1) 日本呼吸器内視鏡学会編:気管支鏡 第2版, 医学書院, 2008
2) 日本呼吸器内視鏡学会安全対策委員会編:手引き書—気管支鏡診療を安全に行うために 改訂版, 日本呼吸器内視鏡学会(http://www.jsre.org/medical/kikansikyokensa.pdf)
3) British Thoracic Society Bronchoscopy Guidelines Committee, a Subcommittee of Standards of Care Committee of British Thoracic Society : British Thoracic Society guidelines on diagnostic flexible bronchoscopy. Thorax 56(Suppl 1):i1-i21, 2001
4) Niwa H et al : Bronchoscopy in Japan: a survey by the Japan Society for Respiratory Endoscopy in 2006. Respirology 14: 282-289, 2009

4 呼吸器疾患の治療

1 酸素療法

目的と効果

生体が恒常性を維持するためには, 組織に必要な十分量の酸素が供給されなければならない。通常は一気圧下の室内気に含まれる21%の酸素濃度(酸素分圧にして約150 Torr)にて, 肺胞気酸素分圧(P_AO_2)は110 Torr程度確保され, 血液中および組織中酸素運搬は十分に賄われているが, 病的状態においては, これらが障害されることがある。

酸素吸入療法の目的は, 室内気よりも高濃度の酸素を吸入することにより, P_AO_2を上昇させ, 動脈血酸素分圧(PaO_2)を上昇させて組織への十分な酸素供給を確保することである。吸入酸素濃度を上昇させて得られる結果, PaO_2を上昇させ, 一定のPaO_2を維持するのに必要な換気量が低下するため, 呼吸努力を軽減することができる。つまり, 低酸素症は換気亢進や心拍数を増加させ, 心仕事量・呼吸仕事量が増加するが, 酸素吸入により仕事量を軽減させることができる。また, 低酸素性肺血管攣縮による肺動脈圧上昇を軽減し, 右心負荷を軽減することができる。

酸素療法が必要となる疾患と投与目標[1,2]
1. 室内気にて$PaO_2<60$ Torrあるいは動脈血酸素飽和度(SaO_2)<90%。
2. 低酸素症が疑われる状態(治療開始後に確認が必要)。
3. 重症外傷。
4. 急性心筋梗塞。
5. 短期的治療あるいは外科的処置(例:麻酔後回復期, 手術後など)。

酸素解離曲線(後述)からわかるように, 組織酸素運搬を確保するために, 原則的には動脈血ガス分析で, PaO_2 60 Torr以上を目標とする。慢性呼吸不全が先行している場合は, PaO_2 50 Torrまで経過をみることがある。通常は, I型呼吸不全ではPaO_2が60〜80 Torr程度に維持できるように酸素投与を行う。低酸素換気刺激の解除により, 高二酸化炭素血症のリスクのある患者には, 不用意に高濃度酸素を投与しないという注意が必要であるが, 低酸素血症を放置してはならず, 適正人工呼吸(非侵襲的ないしは挿管下)の併用も考慮する。

酸素療法の基礎知識

換気によって肺胞に到達した吸入ガス中の酸素は, 肺胞壁に存在する毛細血管から血液に吸収され, 体循環により組織に到達する。酸素療法が必要となる病的状態においては, 吸入気酸素濃度(F_IO_2)や, PaO_2のみならず, 組織への酸素運搬に関連する種々の因子(主にはヘモグロビン〈Hb〉濃度, 心拍出量)の是正を念頭に入れる必要がある。

動脈血酸素分圧を決定する因子

肺胞気酸素分圧

気道内の空気は, 体温(37℃)における飽和水蒸気圧47 Torrを含有しているために, 大気圧の空気呼吸においては, 気道内の酸素分圧は, 吸入気酸素濃度をF_IO_2とすると, 下記で計算できる。

$$(大気圧-飽和水蒸気圧)\times F_IO_2 = (760-47)\times 0.21 \fallingdotseq 150 \text{ Torr}$$

肺胞内の酸素分圧P_AO_2は, 肺循環血液中から放出された二酸化炭素を含有するために, 肺胞気二酸化炭素分圧をP_ACO_2として,

$$P_AO_2 = (大気圧-飽和水蒸気圧)\times F_IO_2 - P_ACO_2/R$$

で計算できる。ここで, Rは二酸化炭素放出量と酸素摂取量の比であり, 呼吸商と呼ばれる。通常呼吸商は0.80〜0.85の間にあるとされる。

また, 二酸化炭素は拡散がすみやかであり, 「$P_ACO_2 ≒ PaO_2$」とで近似できるため,

$$P_AO_2 = (大気圧-飽和水蒸気圧)\times F_IO_2 - PaCO_2/0.8 \quad \cdots ①$$

で表現できる。通常は「大気圧=1気圧=760 Torr」, 体温

37℃, 「$PaCO_2 = 40\,Torr$」である。この場合は, 室内気呼吸中の PaO_2 は 100 Torr となる。

酸素吸入で上昇させることができるのは①式の F_IO_2 であり, その結果として PaO_2 が上昇する。また, F_IO_2 を上昇させても, 肺胞換気量が低下すると, $PACO_2 (\fallingdotseq PaCO_2)$ が上昇して, PaO_2 が低下することに留意する必要がある。病的肺において重要なことは, 肺内での酸素分圧が均一であるとはかぎらないことである(後述する「換気・血流不均等分布」の項目参照)が, 実地臨床の場では F_IO_2 が酸素投与濃度の指標として用いられる。

肺胞ガス交換

肺胞に到達した酸素は拡散により, 肺毛細血管内の赤血球に取り込まれる。肺胞周囲の毛細血管を血液が通過する時間は通常 0.3〜0.7 秒であるとされ, これは拡散障害がなく, PaO_2 が 80 Torr 以上なら, 平衡に達するのに十分な時間であるといわれているが, 血液の流速が著しく増加した場合や, 拡散障害が顕著になった場合には, 十分に酸素化されない赤血球が肺静脈系に還流されることになり, シャント効果を生じる原因になりうる。

混合静脈酸素量

組織を還流した血液は静脈血となって右心に帰ってくる。右房で上大静脈血と下大静脈血は混合され, さらに冠静脈洞からの血液が流入して肺動脈血となる。この肺動脈での血液を混合静脈血といい, 通常は分圧で 40 Torr, 酸素飽和度で 75%である。混合静脈血は肺胞で酸素化されるため, 混合静脈血酸素分圧 (PvO_2) が低値であると, PaO_2 を上昇させるのに必要な酸素量は増加する。組織の酸素要求量が一定なら, 心拍出量が低下すると単位血液量から除去される酸素量が増加するため, PvO_2 は低下する。

換気・血流の不均等分布

気道から吸入された空気は, 肺内に均等に分布していくわけではない。正常肺においても, 体位・重力・呼吸パターンの変化により, 吸入気の分布は変化しうる。病的肺においては, 炎症とそれに伴う気道粘膜の浮腫, 分泌物による(細)気管支閉塞, また, 肺胞の弾性特性の変化などで換気分布は不均等になる。このような換気血流比の不均等はシャント効果(=換気に対して血流が多すぎる状態)をもたらし, 臨床的に遭遇する低酸素血症の主な原因となる。

動脈血循環運搬に関連する因子

肺胞-肺毛細血管で酸素化された肺静脈血は, 体循環にて全身組織に供給され, 組織の酸素を供給する。酸素療法で是正できるのは吸入気酸素分圧の上昇であるが, 組織への酸素供給には, Hb(ヘモグロビン)濃度と血行動態も関与する。

酸素含有量

血液 100 mL 中に含まれる酸素の総量 (mL) を酸素含有量 (O_2 content : cO_2) という。Hb に結合した酸素と血漿溶存酸素の和である。

Hb 1 g が結合できる酸素は 1.34 mL であるから,

血液 100 mL 中の Hb に結合した酸素 (vol%) =
Hb (g/dL) × 1.34 × SaO_2 (%)/100

で計算できる。

一方, 血漿中の溶存酸素は酸素分圧 1 Torr あたり 0.003 mL であるため,

血漿 100 mL 中の溶存酸素 = PaO_2 × 0.003

そこで,

酸素含有量 cO_2 =
Hb (g/dL) × 1.34 × SaO_2/100 + PaO_2 × 0.003

以上から, 臨床的には, cO_2 は, ほとんど Hb と SaO_2 に依存していることがわかる。

酸素運搬量

酸素運搬量 (oxygen transport) (mL/分) =
心拍出量 (L/分) × cO_2 (mL/dL) × 10

であり, 血行動態も組織への酸素供給に大きな影響を及ぼす。

酸素解離曲線

酸素分圧 (PO_2) と酸素飽和度 (SO_2) の関係は酸素解離曲線と呼ばれる。この曲線は図4-1-1 に示すように S 状曲線であり, PaO_2 60 Torr 以下になると, SaO_2 は急激に低下する。酸素解離曲線から, 動脈血液中で酸素分圧を 60 Torr 以上に保っておくと, 末梢でのわずかな酸素分圧の低下で多量の酸素を Hb から放出することができることがわかる。

酸素投与方法

麻酔科領域では, 閉鎖回路に二酸化炭素吸着装置を装着して使用する再呼吸システムが使用されるが, 内科臨床においては, 呼気の二酸化炭素を可能なかぎり再吸入させない非再呼吸システムが通常使用される。

非再呼吸システムのなかでは, 低流量法と高流量法がある。実際の投与方法は成書を参照されたいが, それぞれの特徴を理解し, 病態・目的に沿って使い分ける必要があり, 以下に概略を述べる。それぞれの酸素投与方法におけるおおよその F_IO_2 を表4-1-1 に示す。

低流量法

患者の最大吸気流速以下で酸素を投与する方法を低流量法 (low flow system) という。日常臨床で頻用されている経鼻カニューレ, シンプルマスク, リザーバーつき酸素マスクなどが含まれる。いずれの方法においても, 酸素流量の多寡にかかわらず, 常に酸素濃度 21%の室内気とともに, 投与された酸素を吸入していることに留意する必要がある。つまり, F_IO_2 は鼻呼吸であるか口呼吸であるか, 呼吸回数, 1 回換気量, 吸気流速, 呼吸パターンによって影響を受ける。

1 回換気量の低下, 吸気流速の低下が起こると, 投与された酸素と同時に吸い込む室内気の量が減少し, F_IO_2 が上昇するため, 呼吸抑制状態が悪化し, 換気量が低下して $PaCO_2$ が上昇するにもかかわらず, 経皮的動脈血酸素飽和度 (SpO_2) が良好に保たれることがある ($PaCO_2$ は上昇する) ので注意が必要である。酸素投与一般にいえることであるが, 低流量法においては特に, バイタルサイン, 意識状態, 呼吸状態 (回数, 深さ, リズム) に常に留意しておく必要がある。

● 経鼻カニューレ(図4-1-2) 簡便であり, 患者の違和感・苦痛が少なく, 装着中も食事会話が可能であり, 最

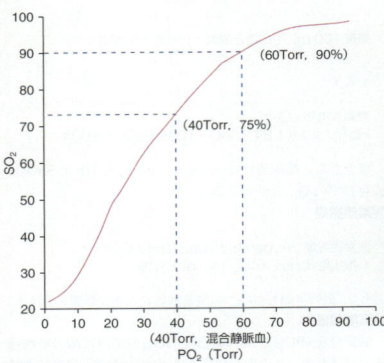

図 4-1-1　酸素解離曲線
SO_2：酸素飽和度，PO_2：酸素分圧

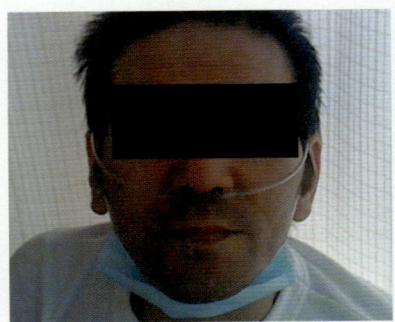

図 4-1-2　経鼻カニューレ

表 4-1-1　酸素投与方法・酸素量と F_IO_2 の関係

吸入器具	投与酸素量 (L/分)	F_IO_2		
経鼻カニューレ	1	0.24		
	2	0.28		
	3	0.32		
	4	0.36		
	5	0.40		
シンプルマスク	5〜6	0.40		
	6〜7	0.50		
	7〜8	0.60		
リザーバーつき酸素マスク	6	0.60		
	7	0.70		
	8	0.80		
	9	0.90		
	10	0.90〜		
ベンチュリーマスク		酸素・室内気混合比		総供給流量 (L/分)
	4	1：25	0.24	104
	4〜6	1：10	0.28	44〜66
	6〜8	1：7	0.31	48〜64
	8〜10	1：5	0.35	48〜60
	8〜10	1：3	0.40	32〜40
	12〜15	1：1.7	0.50	32〜40

F_IO_2：吸入気酸素濃度

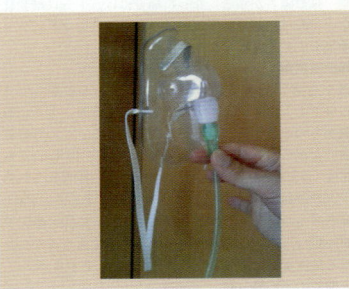

図 4-1-3　シンプルマスク

も頻用される。通常5L/分以下の流量で使用され，それ以上流量を上げてもF_IO_2の上昇は期待できない。口呼吸中であっても鼻からの気流が保たれていれば酸素吸入可能である。
- **簡易酸素マスク（シンプルマスク）（図 4-1-3）**　マスク自体の死腔にたまった呼気の再吸入を回避するために，通常5L/分以下の流量で用いられ，8L/分以上ではF_IO_2の上昇は期待できないとされている。経鼻カニューレに比して，装着時の違和感が強く，装着中は食事・飲水ができないという欠点がある。
- **リザーバーつき酸素マスク**　酸素マスクにリザーバーを装着することによってF_IO_2を上昇させることができる。

呼気がリザーバーバッグ内にたまらないように，吸気中にリザーバーバッグが虚脱しないだけの十分量の酸素流量が必要である。十分量の酸素流量があれば，呼気の再吸入は通常問題にならない。

高流量法

高流量法（high flow system）は100％の空気と室外気を混合することにより，大量の一定濃度の酸素を供給するシステムであり，患者の最大吸気流速以上のフローが確保できているかぎり，患者の呼吸パターンによらず，F_IO_2はほぼ一定となるメリットがある。
- **ベンチュリーマスク**　図 4-1-4 のようなコネクタを使用し，酸素と室内気を一定の割合で混合させ，一定酸素濃度の吸入ガスを供給する。8L/分の酸素と室内気を1：5で混合させた場合，「8＋8×5＝48」となり，48L/分の高流量混合ガスが供給される。このときのF_IO_2は，室内気中の酸素濃度は21％であるから，「(8＋8×5×0.21)÷48＝0.34」となる。

酸素と室内気の混合率変更方法は機種によって異なるが，図 4-1-5 のようなアダプタの交換ないしはダイヤルを回して調整することができる。スリットから引き込まれる室内気の量は，供給酸素流量とアダプタのスリットの大きさで決定されるために，想定したF_IO_2を得るためには，

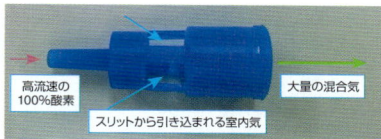

図 4-1-4　ベンチュリーマスクのアダプタ

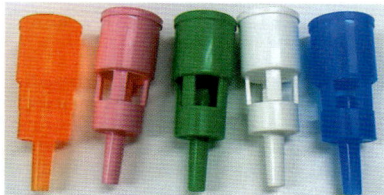

図 4-1-5　ハイフローシステム（ベンチュリーマスク）のアダプタ（酸素と室内気のブレンダー）
スリットの大きさと，供給酸素流量の二者によって供給気流量とその酸素濃度が決定される（表4-1-1 参照）

器の設定と異なる酸素流量を設定してはならない。

【室　繁郎】

参考文献

1) Kallstrom TJ : American Association for Respiratory Care (AARC). AARC Clinical Practice Guideline: oxygen therapy for adults in the acute care facility—2002 revision & update. Respir Care 47:717-720, 2002
2) 日本呼吸器学会肺生理専門委員会，日本呼吸管理学会酸素療法ガイドライン作成委員会編：酸素療法ガイドライン，メディカルレビュー社，2006
3) Barry A et al : Clinical Applications of Respiratory Care 4th edition, Mosby, 1990
4) West JB，堀江孝至訳：ウエスト呼吸の生理と病態生理―症例から考える統合的アプローチ―，メディカルサイエンスインターナショナル，2002

2　人工呼吸

はじめに

　人工呼吸が広く治療に使用されるようになったきっかけは1920〜1950年代のポリオの流行である。当時の人工呼吸器は陰圧式でタンクに患者の体を入れ，タンク内を陰圧にして肺に空気を流入させるため「鉄の肺」と呼ばれた（図4-2-1）[1]。しかし，1952年にコペンハーゲンでポリオが大流行した際に，あまりの患者の多さに陰圧式人工呼吸器が不足したために用手的陽圧換気を実施したところ，陰圧式人工呼吸器と比較して死亡率が減少した。この報告がきっかけとなり陽圧換気が人工呼吸の主流となる。ここでも陽圧人工呼吸について述べることとする。

　人工呼吸の主たる目的は低酸素血症と呼吸性アシドーシスの改善であるとして，長年動脈血ガス分析値の正常化を目標に人工呼吸管理が行われてきた。しかし，人工呼吸に伴う肺傷害の病態が明らかとなり人工呼吸管理の目標も大きく変遷してきている。

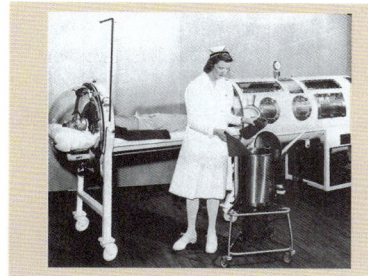

図 4-2-1　鉄の肺

人工呼吸の適応

　人工呼吸の目的は，①低酸素血症の改善，②呼吸性アシドーシスの改善，③呼吸仕事量の軽減である。肺炎や肺水腫など肺の障害によりガス交換能が低下した病態だけでなく，神経筋疾患や薬剤による中枢性呼吸抑制，ショックなども人工呼吸の適応となる。

　低酸素血症は呼気終末陽圧（positive endoexpiratory pressure：PEEP）などで換気血流比不均等を改善させることなどにより対応する。呼吸性アシドーシスは分時肺胞換気量を増やすことにより改善する。呼吸仕事量を軽減するためには人工呼吸器と患者の呼吸をうまく同調させることも重要で，患者の不快感を取り除くために適度な鎮静を行う。

　人工呼吸の適応であると判断したら，続いて気管挿管が必要かどうかを判断し，人工呼吸のモードと設定をどうするかを決定することとなる。人工呼吸中の過大な1回換気量と気道内圧の上昇が肺傷害の原因となることがわかり，その予防は人工呼吸管理の重要な目標となっている。そのため，人工呼吸器の設定を適切に行うためにも人工呼吸に起因する合併症について知っておく必要がある。

人工呼吸の合併症

　人工呼吸は呼吸不全患者の酸素化と換気の改善に有用な手段であるが，気道に陽圧をかけるということは非生理的な状態である。安全な人工呼吸を実施するためには陽圧呼吸に伴う生理学的変化や行き過ぎた陽圧呼吸が肺に与える影響などについての理解が必要である。

換気血流比不均等の増大：完全に自発呼吸がなくなった状態での人工呼吸では，自発呼吸のときと比べて特に背側横隔膜の動きが大きく低下し，背側肺の換気量が減少する。仰臥位では重力の影響で肺血流は背側に多く分布するので，仰臥位での人工呼吸では換気血流比不均等が増大し，かえってガス交換の効率は悪くなる。人工呼吸による換気血流比不均等の増大を避けるためにも自発呼吸をできるだけ温存することが重要で，筋弛緩薬の使用や過度な鎮静は極力控えるべきである。

血圧低下：陽圧人工呼吸中は胸腔内圧が上昇するため静脈還流量が減少する。PEEPにより肺胞が膨張すると肺血管床が圧排され肺血管抵抗が増大するために右室拍出量も低

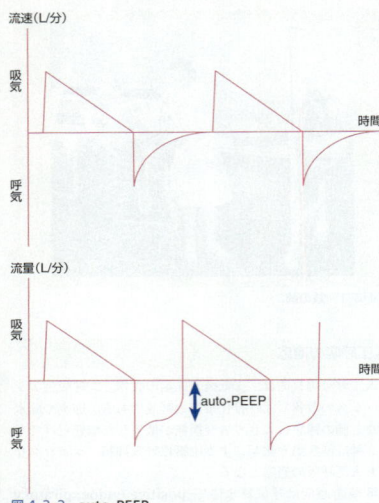

図 4-2-2 auto-PEEP
下段の流れと時間の波形は呼気流速が0になる前に吸気がはじまっている

表 4-2-1 VAPバンドル

1) 手指衛生を確実に実施する
2) 人工呼吸回路を頻回に交換しない
3) 適切な鎮静・鎮痛をはかる。特に過鎮静を避ける
- RASS スコアー3〜0
- 日中の鎮静薬中断・減量を検討する
- 筋弛緩薬は原則持続投与しない
4) 人工呼吸器からの離脱ができるかどうか、毎日評価する
- SBT
5) 人工呼吸中の患者を仰臥位で管理しない
- 禁忌でないかぎり頭位を上げる(30度)

VAP:人工呼吸器関連肺炎、SBT:自発呼吸トライアル、RASS:Richmond Agitation Sedation Scale

下する。この結果、左室拡張期容量が減少し左室拍出量が低下する。これらの変化は特に血管内容量が減少した患者では著しく血圧低下を招く危険があるので注意する。

圧外傷(barotrauma):人工呼吸中の高い気道内圧によって肺胞が過膨張、破裂して起こる。気胸や皮下気腫、縦隔気腫などの原因となる。陽圧換気中の気胸は短時間で緊張性気胸に進展する可能性があり、処置の遅れにより致死的となりうる。

auto-PEEP:呼気が完全に終了する前に吸気がはじまると、呼出されずに肺内に残ったガスが蓄積する。その結果肺胞が過膨張し、設定した PEEP 以上の PEEP がかかり気道内圧が高くなる。このように不十分な呼気に起因する気道内圧の上昇を auto-PEEP といい、内因性 PEEP ともいわれる。これに対して治療のため意図的にかけられた PEEP は外因性 PEEP という。auto-PEEP の存在は人工呼吸器の流速(フロー)のモニタ波形で知ることができる(図 4-2-2)。auto-PEEP は呼吸回数が多いため十分な呼気時間が確保できていない場合や、気道抵抗が高く呼気に時間がかかる場合に発生する。auto-PEEP が発生すると血圧低下や圧外傷を助長するだけでなく、人工呼吸器のトリガーが悪くなるため患者に呼吸努力を強いることとなり好ましくない。auto-PEEP が出現した場合は呼気時間を延長するように人工呼吸器の設定を変更する。呼吸回数を減らす、1 回換気量を減らす、吸気の流速を速くすることなどで対応する。

人工呼吸器関連傷害(ventilator-associated lung injury:VALI):人工呼吸中に起こる急性呼吸促迫症候群(acute respiratory distress syndrome:ARDS)に類似した肺傷害である。VILI(ventilator-induced lung injury)と

もいう。その原因として、①肺胞の過膨張と②肺胞の周期的な虚脱と再膨張の繰り返しが指摘されている。障害肺には膨らみやすい正常な肺胞と気道分泌物などで膨らみにくくなった異常な肺胞が混在しているため、異常な肺胞を広げるために必要な1回換気量が正常肺の過膨張を起こす可能性がある。VALI を防ぐためには肺を虚脱させない程度の PEEP と残存する正常肺の過膨張を防ぐ1回換気量の組み合わせが重要である。ARDS Network trial では1回換気量 6 mL/kg(PBW:predicted body weight)、プラトー圧 30 cmH$_2$O 以下で管理した群と、1回換気量 12 mL/kg(PBW)、プラトー圧 50 cmH$_2$O 以下で管理した群とでは、前者で有意に生存率が高かったことが報告されている。この結果は必ずしも 6 mL/kg が適切な換気量であることを示したわけではなく、12 mL/kg による過剰換気の弊害を示すものであり、日本呼吸療法医学会の ARDS に対する Clinical Practice Guideline では ARDS に対する1回換気量は 10 mL/kg(PBW)以下、プラトー圧 30 cmH$_2$O 以下が推奨されている[2]。1回換気量を小さくすると動脈血二酸化炭素分圧($PaCO_2$)が上昇する可能性があるが、頭蓋内圧亢進のように高二酸化炭素血症を避けるべき病態を合併していなければ容認する(permissive hypercapnia)。$PaCO_2$ の上限は pH>7.2、$PaCO_2$<80 mmHg を目安とする。

人工呼吸器関連肺炎(ventilator-associated pneumonia:VAP):挿管下人工呼吸開始 48 時間以降に発症する肺炎で、その発症率は人工呼吸日数に比例して上昇する。VAP の原因は気管内チューブのカフ周囲に貯留した咽頭分泌物が肺内へ落ち込むことであり、人工呼吸器や陽圧呼吸に起因するものではない。VAP は発症時期により早期型と晩期型に分けられる。早期型は気管挿管後 2〜4 日で起こり、起因菌は肺炎球菌やインフルエンザ菌が多い。気管挿管後 5 日以降に発症する晩期型では黄色ブドウ球菌や緑膿菌の占める割合が増える。VAP の発症により入院期間が延長し医療費も増加することが示されており、その予防は重要である。日本集中治療医学会が示す人工呼吸器関連肺炎予防バンドル(VAPバンドル)(表 4-2-1)に準じた管理を行うべきである。

人工呼吸のモード

侵襲的陽圧換気

侵襲的とは気管挿管下に人工呼吸を行うということである。侵襲的陽圧換気の標準的なモードとして補助調節換気(A/C)、同期式間欠的陽圧換気(SIMV)、圧支持換気(PSV)がある。A/C と SIMV は従量式と従圧式に分けられ

表4-2-2 非侵襲的陽圧換気（NPPV）の適応

急性呼吸不全

病態		推奨度	エビデンスレベル
COPD急性増悪		A	I
喘息		B	II
肺結核後遺症の急性増悪		A	IV
間質性肺炎		C	V
心原性肺水腫		A	I
胸郭損傷		B	III
人工呼吸離脱支援	COPDあり	B	II
	COPDなし	C	II
免疫不全合併急性呼吸不全	成人	A	II
	小児	C	IV
ARDS/ALI		C	IV
重症肺炎	COPDあり	B	II
	COPDなし	C	III

慢性呼吸不全

病態	推奨度	エビデンスレベル
拘束性換気障害	C	IV
COPD	C	IV
慢性心不全のCheyne-Stokes呼吸	B	II
肥満低換気症候群	A	I
神経筋疾患	B	II

推奨度	エビデンスレベル
A：行うことを強く推奨する	I：システマティックレビュー，メタ解析
B：行うことを推奨する	II：1つ以上の無作為化比較試験
C：推奨する根拠がはっきりしない	III：非無作為比較試験
D：行わないようにすすめられる	IV：分析疫学的研究（コホート研究や症例対照研究）
	V：記述研究（症例報告やケースシリーズ）

COPD：慢性閉塞性肺疾患，ARDS/ALI：急性呼吸促迫症候群/急性肺損傷
（日本呼吸器学会：NPPVガイドライン）

る。最近の人工呼吸器には多彩なモードが搭載され，さらに機種によってその名称も異なり，それらをすべて理解することは容易ではない。しかし，標準的なモードと比較して新しい換気モードが予後を改善することが証明されているわけではないので，各施設で使い慣れた換気モードを用いて適切な酸素化とVALIを回避する呼吸管理を行うことが重要である。

従量式と従圧式：従量式では1回換気量と換気回数を，従圧式では吸気圧と吸気時間，換気回数を設定する。従量式では一定の分時換気量（$\dot{V}_E$）が保証されるが，患者の気道抵抗が高くなったり，肺コンプライアンスが低下した場合には気道内圧が上昇する危険がある。従圧式では気道内圧の上昇は避けられるが，患者肺の状態に応じて換気量が変動する。従圧式では気道内圧を，従量式では換気量を注意深くモニタリングすることが重要である。新しい換気モードとして圧補正式従量式換気（pressure regulated volume controlled ventilation：PRVC）がある。PRVCは換気様式としては従量式であるが1回換気量を設定する。先行する換気の肺コンプライアンスに応じて，設定した1回換気量を維持できるよう吸気圧が自動制御される。低い気道内圧で一定の換気量が保証されるため肺保護の点からは有用と思われるがPRVCにより予後が改善することはまだ証明されていない。

補助調節換気（assist-controlled ventilation：A/C）：まったく自発呼吸のない患者に対しては設定された1回換気量あるいは吸気圧で決められた呼吸回数を強制換気する（調節換気）。自発呼吸が出てくると，すべての自発呼吸を感知して設定した換気が実行される（補助換気）。患者の呼吸状態に関係なくあらかじめ設定された換気しか行えないため，自発呼吸のある患者ではもっと吸いたいのに換気が終了してしまう，あるいはもう吸いたくないのにさらに空気が押し込まれるといったことが起こりうる。自発呼吸がまったくない，あるいは非常に弱い患者が適応となる。

同期式間欠的陽圧換気（synchronized intermittent mandatory ventilation：SIMV）：患者の吸気開始に一致してあらかじめ設定された回数の強制換気（補助換気）が入る。A/Cでは患者のすべての自発呼吸に強制換気が実施されるが，SIMVでは設定した強制換気回数以上の呼吸については患者の自発呼吸そのものとなる（通常はPSV，PEEPが加えられる）。SIMVは本来，人工呼吸器からのウィーニングのために考案された換気モードであるが，自発呼吸がない場合も設定された回数の強制換気（調節換気）が保証されるため，人工呼吸の導入時から用いることができる。

圧支持換気（pressure support ventilation：PSV）：患者の吸気努力を感知して設定した吸気圧で患者の呼吸をサポートする。A/CやSIMVの補助換気と違い，吸気と呼気のタイミングを患者自身で決定できるため同調性がよく呼吸仕事量も軽減される。

持続的気道陽圧（continuous positive airway pressure：CPAP）：自発呼吸下でPEEPをかけた状態である。PEEP

をかけることによって障害肺の虚脱した肺胞が開放され機能的残気量が増加し,その結果換気血流比不均等が是正され酸素化が改善する。通常,どの換気モードでも人工呼吸開始時からPEEP5cmH$_2$O程度を付加して酸素化や気道内圧をみながら必要があれば徐々に高くしていくことが多い。CPAPのみでは換気補助はないが,自発呼吸下に高低2つのレベルのCPAPを交互に繰り返すと,高いCPAPから低いCPAPに移行した際の肺気量の変化が強制換気の1回換気量に相当することになる。このような高低2つのレベルのCPAPを用いた換気モードにAPRV(airway pressure release ventilation)とBIPAP(biphasic positive airway pressure)がある。APRVとBIPAPのメリットは自発呼吸を温存し一定の換気量も保証され,さらに平均気道内圧をできるだけ低く保つことができる点にあるが,従来の換気モードと比較して予後を改善するという報告はまだない。

非侵襲的陽圧換気

非侵襲的陽圧換気(noninvasive positive pressure ventilation:NPPV)とは気管挿管をせずにマスクなどのインターフェースを介して陽圧換気を実施する人工呼吸法である。呼気相陽圧(expiratory positive airway pressure:EPAP)と吸気相陽圧(inspiratory positive airway pressure:IPAP)を設定する。EPAP=PEEPでIPAPとEPAPの差がプレッシャーサポートとなりPEEP+PSVとして使用されることが多いが,CPAPとしても利用できる。侵襲的人工呼吸では呼吸回路にエアリークがないことを前提に考えられているが,NPPVではマスクと皮膚の隙間からのエアリーク(unintentional leak)があることを前提としている。さらに呼気中二酸化炭素の再呼吸を防ぐために呼吸回路内あるいはマスクに呼気ポートが設置されている。呼気ポートからのエアリークはintentional leakという。

NPPVは1980年代に慢性呼吸不全や睡眠時無呼吸症候群で有効性が報告され,1990年頃から急性呼吸不全にも用いられるようになった。挿管操作を省略してただちに陽圧換気を実施できることは救急医療においても大変魅力的である。また,緩和医療においても低酸素血症に起因する症状の軽減に有用となる可能性があり,今後もその適応は広がっていくと思われる。日本呼吸器学会のNPPVガイドラインではCOPD(慢性閉塞性肺疾患)急性増悪と心原性肺水腫,免疫不全に合併した急性呼吸不全が推奨度A(行うことを強く推奨する)とされ,喘息,COPD合併例の人工呼吸離脱支援,COPDに合併した重症肺炎が推奨度B(行うことを推奨する)となっている(表4-2-2)[3]。NPPVの不適応は気道確保がされないことのデメリットとマスクフィットがうまくいくかを考慮して判断する(表4-2-3)。NPPVは原則として意識障害がなく自発呼吸もしっかりしている患者が対象となるので,NPPVを成功させるためには患者に十分な説明をして同意と協力を得ることが不可欠である。NPPVでは患者が挿管されておらず食事や会話もできるため軽症であると思われがちだが,人工呼吸であることに変わりはない。NPPV開始後は挿管下人工呼吸と同等のモニタリングのもとでNPPVに習熟したスタッフによる管理が必要で,患者の呼吸状態を注意深く観察し改善がなければすみやかに挿管下人工呼吸に移行できる体制を整えておくべきである。

表4-2-3 非侵襲的陽圧換気(NPPV)の不適応

- 心停止・呼吸停止
- 上気道閉塞
- 重度の意識障害
- ショック
- 多臓器不全
- 咳反射がない/弱い
- 誤嚥のリスクが高い
- 排痰困難
- 顔面の手術・外傷
- 不穏・非協力的

表4-2-4 鎮静の目的

1) 患者の快適性・安全の確保
   - 不安を和らげる
   - 気管チューブ留置の不快感の減少
   - 動揺・興奮を抑え安静を促進する
   - 睡眠の促進
   - 自己抜去の防止
   - 気管内吸引の苦痛を緩和
   - 処置・治療の際の意識消失
   - 筋弛緩薬投与中の記憶消失
2) 酸素消費量・基礎代謝量の減少
3) 換気の改善と圧外傷の減少
   - 人工呼吸器との同調性の改善
   - 呼吸ドライブの抑制

人工呼吸中の鎮静

人工呼吸中は気管内チューブ留置や気管内吸引など治療に関連するさまざまな身体的,精神的ストレスを緩和し,さらに気管内チューブの自己抜管などの事故を防ぐためにも鎮静が必要である(表4-2-4)。ただし,最近の人工呼吸管理はできるだけ自発呼吸を温存する方向にある。患者の快適性と安全性が確保され,自発呼吸も消えない程度の適切な鎮静が求められる。過剰な鎮静を防ぐことにより人工呼吸期間や集中治療室(ICU)在室日数,入院期間の短縮が得られ,気管切開の頻度も減少することが報告されている。

過鎮静を防ぐためには目標とする鎮静深度を明確にし,鎮静スケールを用いて客観的に評価し,1日1回は鎮静を中断して患者を覚醒させ鎮静の必要性を再評価する。鎮静スケールにはRichmond Agitation Sedation Scale(RASS)を用いることが推奨されている(表4-2-5)[4]。持続鎮静中もできるだけ昼夜のリズムを維持することが重要で,日中は目標鎮静深度を浅くし夜間は深くする。

人工呼吸中の栄養

腸管が使用可能であれば静脈栄養よりも経腸栄養を選択する。適切な呼吸管理が実施され循環動態が落ち着いていれば,侵襲後24〜48時間以内の早期に経腸栄養を念頭から開始することを考慮する。経腸栄養実施中の誤嚥のリスクを軽減するためにベッドを30〜45度挙上し,消化管蠕動促進薬投与や栄養剤の持続注入,経鼻胃管先端の幽門後留置を考慮する[5]。

表4-2-5 Richmond Agitation Sedation Scale(RASS)

+4	戦闘的	明らかに戦闘的, 暴力的でスタッフに差し迫った危険
+3	非常に興奮	チューブ類, カテーテル類の自己抜去
+2	興奮	頻繁な非意図的な運動, 人工呼吸器ファイティング
+1	落ち着きがない	不安で絶えずそわそわしているが, 攻撃的でも活発でもない
0	意識清明	落ち着いている
−1	傾眠状態	完全に清明ではないが, 呼びかけに10秒以上の開眼およびアイコンタクトで応答
−2	軽い鎮静状態	呼びかけに10秒未満の開眼およびアイコンタクトで応答
−3	中等度鎮静状態	呼びかけに応答はあるがアイコンタクトはない
−4	深い鎮静状態	呼びかけに無反応だが身体刺激で動きまたは開眼
−5	昏睡	呼びかけにも身体刺激にも無反応

表4-2-6 自発呼吸トライアル(SBT)の実施の手順

前提条件
1) 原疾患が治癒または改善傾向にある
2) 気道分泌物の除去(咳, 喀出など)が可能である

開始基準
1) 酸素化が十分である
　(1) PEEP8cmH₂O以下でPaO₂/FiO₂ 150 mmHg以上
2) 血行動態が安定している
　(1) HR140以下
　(2) 循環作動薬が使用されていないか少量のみ(ドパミン5γ程度)
　(3) 致死的不整脈や心筋虚血のサインがない
3) 意識状態が安定している
　(1) 持続鎮静している場合, 鎮静中断が問題なく行える
　(2) 指示動作可能である
　(3) 施設で用いている鎮静スコアで覚醒状態にある
4) 電解質・酸塩基平衡に異常がない
　(1) 重度の呼吸性/代謝性アシドーシスやカリウム値の異常がない

実施方法
1) 人工呼吸中と同じ酸素濃度とする
2) 設定:下記のいずれか
　(1) Tピース下での自発呼吸
　(2) 5 cmH₂OのPEEP+5〜7 cmH₂Oのpressure support
3) まず5分間観察する. ここで頻呼吸などの呼吸負荷による変化がみられることが多いので, この間は必ずベッドサイドで患者の状態を頻繁に観察し, 問題があればSBTの施行を中止する
4) 問題なければ本試験に移行する. 30〜120分間観察する
5) 以下の条件を満たすときに合格と判断する
　(1) バイタルサイン
　　① 呼吸数<35 rpm
　　② SpO₂>90%
　　③ 高血圧・低血圧(収縮期圧>180 mmHg・<80 mmHg),
　　　頻脈・徐脈(>140/分・<60/分・20%以上の変化)の出現がない. 危険な不整脈の出現がない
　(2) 患者のアセスメント
　　① 意識状態の変化:不穏状態の出現や不安の悪化がない
　　② 循環不全のサイン:末梢の冷感や冷汗がない
　　③ 呼吸負荷のサイン:呼吸パターンの悪化, 呼吸補助筋の使用, 奇異呼吸の出現がない

PEEP:呼気終末陽圧, PaO₂:動脈血酸素分圧, FiO₂:吸入気酸素濃度, SpO₂:経皮的動脈血酸素飽和度

人工呼吸からのウィーニング

ウィーニングとは人工呼吸管理から離脱することであるが, 意識障害などなんらかの理由で痰の喀出ができない場合や気道が確保できない場合には気管切開が必要となることがある. 人工呼吸からの離脱を考慮するうえで人工呼吸を要する原因となった疾患の改善が前提となる.

ウィーニングの方法にはSIMVからPSVと徐々に換気補助をゆるやかにしていく方法と自発呼吸トライアル(spontaneous breathing trial:SBT)(表4-2-6)がある. 気管挿管はVAPの危険因子であるが, SBTにより抜管が早まるとの報告があり, 日本集中治療医学会のVAPバンドルでも1日1回SBTを実施して離脱の可能性を検討することが推奨されている. SBT不合格の場合はトライアル前の呼吸補助レベルに戻し, 翌日以降に再度SBTを予定する.

【阿野 正樹・鈴川 正之】

参考文献

1) Steven PM:Respiratory therapy equipment, 2nd, edition, Mosby, 1981
2) 日本呼吸療法医学会多施設共同研究委員会:ARDSに対するClinical Practice Guideline 第2版. 人工呼吸 21:44-61, 2004
3) 日本呼吸器学会NPPVガイドライン作成委員会編:Noninvasive Positive Pressure Ventilation(NPPV)ガイドライン, 南江堂, 2006
4) 日本呼吸療法医学会人工呼吸中の鎮静のためのガイドライン作成委員会:人工呼吸中の鎮静のためのガイドライン. 人工呼吸 21:146-167, 2007
5) 日本呼吸療法医学会栄養管理ガイドライン委員会:急性呼吸不全による人工呼吸患者の栄養管理ガイドライン. 人工呼吸 27:75-118, 2010

3 胸腔ドレナージ

▶**定義・概念** 胸腔ドレナージ(drainage of thoracic cavity, drainage of pleural space)とは, 胸腔内に異常貯留した液体・空気を排除することである. 穿刺のみでは脱気や排液が十分できない場合にドレーン挿入による胸腔内持続ドレナージを行う. その結果, 肺・縦隔の圧迫が解除され, 肺の再膨張を期待することができ, 呼吸機能の改善, 閉塞性肺炎の治療, 胸腔内感染の治療などを行うことができる.

▶**病因・病態生理と分子メカニズム** 胸腔ドレナージが必要な病因として,①気体貯留(自然気胸, 外傷, 肺・気管瘻など),②液体(悪性胸水, 閉塞性肺炎随伴胸水, 血胸, 膿胸, 外傷, 乳び胸, 心不全などがあげられる.

病因によらず胸腔内に貯留した液体・気体を体外に誘導することで, 症状の改善が期待できるのに加え, 胸腔内に貯留していた液体を検査することで, 病態の把握に役立てることができる.

▶**臨床症状・検査成績/診断** 炎症性肺疾患の既往歴, 胸部手術の既往などの胸腔内癒着の可能性のある患者の場合には, ドレーン挿入前に胸部CTを撮影して, 液体・気体の局在, 胸腔内癒着・隔壁の有無について把握しておく必要がある.

なお, 胸腔ドレナージの禁忌は特にないが, 抗凝固薬, 抗血小板薬などを服用している患者, 出血傾向のある患

者，胸膜の癒着が予想される患者などでは，ドレナージを行う際には適応について慎重に検討をしたほうがよい（図4-3-1）。時間的余裕がある場合には，出血・凝固系のデータをチェックしてからのほうがよい。

■ 治療と薬理メカニズム

胸壁の基本的な解剖（図4-3-2）

- **筋** 胸腔ドレナージを行う際に確認すべき筋肉は大胸筋，小胸筋，前鋸筋，広背筋，肋間筋などである。
- **肋間動静脈・神経** 本幹は肋骨下縁やや内側を走行しているが，さらに前胸部では肋骨上縁に沿って分枝が走行している。
- **内胸動脈** 鎖骨下動脈から分岐して胸骨外側縁を尾側に走行している。
- **長胸神経** 側胸壁の広背筋前方を走行して，前鋸筋に分布する。
- **胸背動脈・神経** 側胸壁の長胸神経の背側を走行して広背筋に分布する。
- **肋間の幅** 前方は広く，背側は狭い。

胸腔ドレーンの選択

- **形状** 通常はシングルルーメン套管針カテーテルを選択する。今後の治療として胸腔内洗浄や胸膜癒着術を予定する場合には，ダブルルーメン套管針カテーテルを選択する。
- **太さ** 気胸は細くてもよいが，膿胸は胸腔内洗浄などの処置を行う可能性があるので可能なかぎり太めのダブルルーメンチューブ，血胸は内腔が容易に血栓閉塞してしまうので可能なかぎり太いドレーンを選択する（気胸：16〜24 フレンチスケール〈F〉，胸水：20〜24F，膿・出血：28F 以上）。

ドレーン挿入の実際

- **挿入部位** 脱気の場合は第4〜第6肋間前〜中腋窩線上または第2〜第3肋間鎖骨中線上，排液の場合は第4〜第6肋間前〜中腋窩線上から挿入する。脱気の場合は前方に，排液の場合は後方にドレーン先端を向ける。穿刺前に必ず超音波かCTで穿刺部位の安全を確認する。前胸部から挿入すると内胸動脈損傷の可能性があること，大・小胸筋を必ず貫通することを考慮する。側胸部からの挿入は長胸神経の走行を考慮する。また中腋窩線より背側へのドレーン留置は可能ならば避けたほうがよい。肋間は後方ほど狭く，ドレーン挿入が困難である。また背側に入れると，仰臥位で寝られない・寝返りできないなどの問題が生じる。
- **挿入手技** 肋骨上縁に沿って挿入することが基本である[1]。またドレーン挿入経路に沿って，十分な局所麻酔薬を浸透させておくことが大切である。特に壁側胸膜は痛みに非常に敏感であり，胸膜反射を防ぐ必要があるため，壁側胸膜外側の脂肪層には十分局所麻酔薬を散布する。

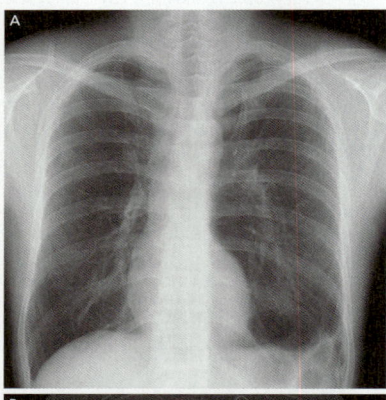

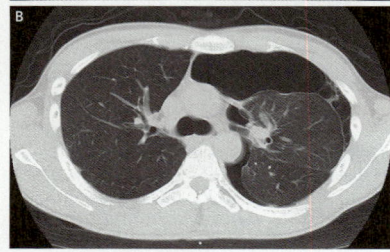

図 4-3-1 左自然気胸（術後再発）
A：胸部 X 線像。広範な癒着を認める
B：胸部 CT 像。胸腔前方に癒着のない free space を認め，ドレーン挿入が可能である

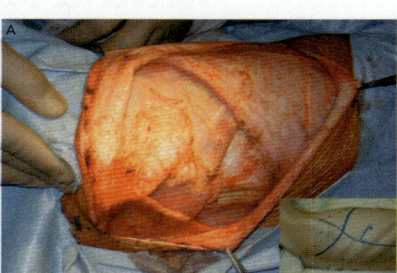
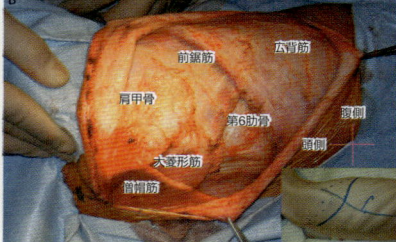

図 4-3-2 胸壁の筋肉群

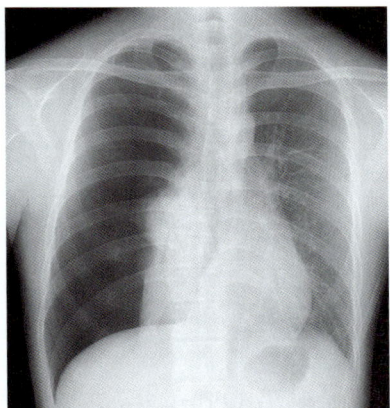

図 4-3-3　右緊張性気胸の胸部 X 線像

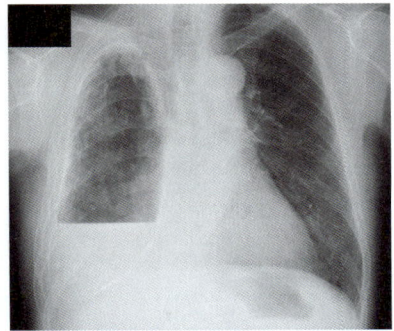

図 4-3-5　右慢性有瘻性膿胸の胸部 X 線像

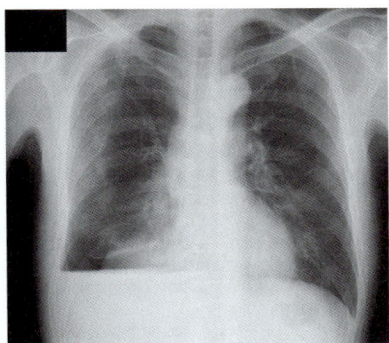

図 4-3-4　右外傷性血気胸の胸部 X 線像
右第 4～第 10 肋骨骨折

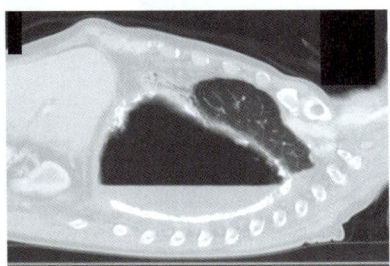

図 4-3-6　慢性結核性有瘻性膿胸
壁側胸膜がほぼ全周性に石灰化している

皮膚切開はドレーンの径＋αがあればドレーン挿入が可能であるが、ドレーン径の 2 倍程度皮膚を切開すると、胸壁組織を直視下に確認することができるので、安全にドレーン挿入をすることができる。すなわち肋間筋の走行を確認し（外肋間筋は後上方から前下方に走行し、内肋間筋は後下方から前上方に走行）、その深部に薄い脂肪層と壁側胸膜が存在する。直視下に壁側胸膜を確認したうえで、胸膜を穿破すると安全である。盲目的に皮下組織をペアン鉗子で剝離したり、強引にトロッカー挿入をすると、合併症発症の危険が高くなる。

代表的な病態

- **自然気胸**　出血・胸水が伴わなければ、細径でよい（図 4-3-3）。
- **血胸**　血がドレーン内で凝固するので、可能なかぎり太径を選択する。
- **外傷性多発肋骨骨折**　胸壁が凹むためドレーン挿入が困難であり、ドレーン誤挿入しやすい（図 4-3-4）。
- **慢性有瘻性膿胸**　壁側胸膜が肥厚していることが多い。悪性リンパ腫が発生していることもある（図 4-3-5）。
- **慢性結核性有瘻性膿胸**　壁側胸膜が石灰化している（図 4-3-6）。

局所麻酔下胸腔鏡

ドレーン挿入の際に、ドレーン挿入孔に一時的に胸腔鏡挿入用のポートを留置し、胸腔鏡で胸腔内を観察する方法である。胸腔内の観察、胸水採取、胸壁などの生検が可能である。また胸腔に多く形成される隔壁を穿破できるので、効率的な胸腔内ドレナージが可能となる。

▶経過・予後

- **ドレーンの位置確認**　挿入後は、胸部 X 線写真（正面・側面）を撮り、ドレーンの挿入位置を確認する。ドレーンの留置位置に疑問がある場合には、必ず CT で確認する[2]。
- **持続吸引**　各施設によって管理方針が異なるが、水封が基本である。ただし胸腔内の陰圧が過度に強い場合や、肺の膨張が不良な場合、気漏の量が多く吸引しきれていない場合などは、陰圧持続吸引が必要である。
- **疼痛対策**　十分な配慮が必要である。

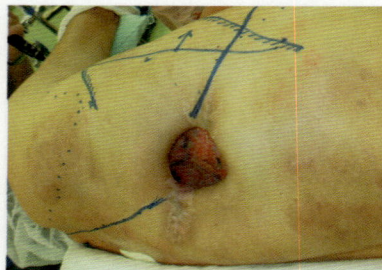

図 4-3-7 右開窓術後
右膿胸に対して

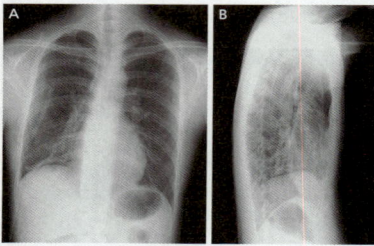

図 4-3-8 胸腔ドレーンの葉間への陥入
A：P→A，B：L→R。右胸腔ドレーンが major fissure に嵌入している

- **抗生剤投与** 通常不要である[3]。
- **胸腔内洗浄** 有機性膿胸でない場合には，胸腔内の洗浄は有効である。洗浄を行っても改善がみられない場合には，手術（胸腔内掻爬，膿胸胸膜切除術など）を検討する。手術を行っても状況が改善しない場合，または有機性膿胸の場合には，膿胞腔を外瘻化する手術（開窓術）が必要になる（図 4-3-7）。
- **胸腔ドレーン抜去** 一般に1日の排液量が 200 mL 以下で抜去は可能である。ドレーンを1日クランプして特に問題がなければ，ドレーンを抜去する。深呼気で呼吸を止めた状態でドレーンを抜去し，ドレーン挿入時に留置しておいた縫合糸で閉創する。抜去後は胸部X線写真にてチェックする。

合併症

- **出血** 肋間動・静脈，肺，横隔膜，大血管，腹腔内臓器損傷による。
- **臓器損傷** 肺，横隔膜，肝，脾臓など。
- **再膨張性肺水腫（re-expansion pulmonary edema：RPE）** 長期間虚脱した状態から急激に再膨張させると，急性肺水腫が発症し，急性呼吸不全となることがある。そのため胸水ドレナージ量は 1,000〜1,500 mL を上限とし，RPE 予防のため排液がこの量に達したらドレーンをクランプし，再解放する場合でも数時間程度は時間をあける[4),5)]。
- **血圧低下・ショック** 大量の胸水を一気に排液すると血圧が低下するので事前に末梢点滴ルートを確保しておく。
- **ドレーンの位置** 左右間違い，皮下・胸壁への誤挿入，葉間への陥入（図 4-3-8），ドレーンの折れ曲がり・ねじれ，肺実質内への誤刺入などが起こりうる[2]。

【竹内 恵理保】

参考文献

1) 竹内恵理保：胸腔ドレナージ，呼吸器内科学テキスト，長瀬隆英ほか編，p80-82，中外医学社，2006
2) Baldt MM et al：Complications after emergency tube thoracostomy: assessment with CT. Radiology 195：539-543，1995
3) Maxwell RA et al：Use of presumptive antibiotics following tube thoracostomy for traumatic hemopneumothorax in the prevention of empyema and pneumonia—a multi-center trial. J Trauma 57：742-748，2004
4) Mahfood S et al：Reexpansion pulmonary edema. Ann Thorac Surg 45：340-345，1988
5) Feller-Kopman D et al：Large-volume thoracentesis and the risk of reexpansion pulmonary edema. Ann Thorac Surg 84：1656-1661，2007

4 呼吸器リハビリテーション

背景

呼吸器疾患で生ずる労作時の息切れ（呼吸困難）は，日常生活を制限し，廃用症候群が進行する悪循環に陥りやすい（息切れの悪循環）（図 4-4-1）。運動療法は，骨や筋肉組織の脆弱化と体重減少に歯止めをかけ，同時に，抗炎症効果，食欲増進，うつ傾向の改善など，息切れの悪循環から良循環に移行させる。薬物療法で同等の効果を持つものはない。

- **定義・概念** 呼吸器リハビリテーションは，「呼吸リハビリテーション」とも呼ばれる[1),2)]。プログラムの中核は理学・運動療法である。次々と種々の明白なエビデンスが明らかにされ，重要性はますます強調されている。最近は，患者の教育や支援的な要素の重要性が再認識され，これらのエビデンスも集積されつつある。わが国における定義は以下のとおりである。

「呼吸リハビリテーションとは，呼吸器の病気によって生じた障害を持つ患者に対して，可能な限り機能を回復，維持させ，これにより，患者自身が自立できることを継続的に支援していくための医療である」

リハビリテーションは「医療」であり，わが国および国際的な標準的な診療ガイドライン[3),5)]でも，薬物療法と並ぶ必須の非薬物療法として位置づけが確立している。

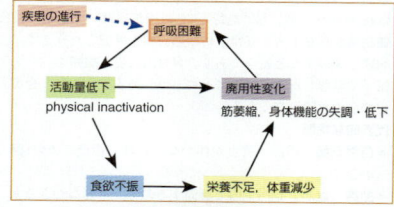

図 4-4-1 息切れ（呼吸困難）の悪循環

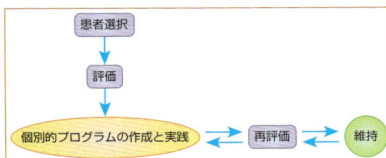

図 4-4-2 呼吸リハビリテーションのプロセス

表 4-4-1 患者選択の基準

1) 症状のある慢性呼吸器疾患
2) 標準的治療により病態が安定している
3) 呼吸器疾患による機能的制限がある
4) 呼吸リハビリテーションの施行を妨げる因子や不安定な合併症がない
5) 患者自身に積極的な意志があること(インフォームドコンセントによる)
6) 高齢であるという年齢制限や,肺機能,動脈血ガス分析による基準は定めない

(文献 1 を引用)

表 4-4-2 呼吸リハビリテーションの評価項目

必須の評価	問診および身体所見
	スパイロメトリー
	胸部 X 線
	心電図
	呼吸困難感(安静時・労作時)
	経皮的酸素飽和度(SpO_2)
	パルスオキシメータを使った歩行試験
	握力
行うことが望ましい評価	時間内歩行試験(6 分間歩行試験,シャトル・ウォーキング試験)
	栄養評価(BMI など)
	ADL 評価
可能であれば行う評価	検査室での運動負荷試験(エルゴメータ,トレッドミル)
	上肢筋力,下肢筋力の測定
	呼吸筋力の測定
	動脈血ガス分析
	心エコー検査
	健康関連 QOL 評価(一般的,疾患特異的)

(文献 1 を引用)

目的

患者の生活の質(QOL)をよりよい状態で維持することにゴールをおく。日常生活活動(ADL)や社会参加は QOLの非常に大きな寄与因子である。必要なサポートを行いながら,日常生活や職場などの社会生活への復帰を支援し,見守ることが,リハビリテーションの大きな役割となる。

急性期の呼吸リハビリテーションは,換気の改善,排痰,関節などの廃用性変化の予防などが一次的な目的であり,そのうえで,急性期から回復期にかけて,早期の離床をめざし,在宅および社会生活への移行を視野に入れていく。この場合でも,QOL 向上にゴールがおかれていることがわかる。

プロセス

図 4-4-2 に呼吸リハビリテーションの基本的なプロセスを示す。患者選択では,適用条件および除外条件(または禁忌)を検討する。評価は,病歴や環境などの聞き取りや理学所見,臨床検査,画像情報などを総合的に行う。リハビリテーションプログラムは運動療法を前提にして決定される。プログラムは,画一的なプログラムではなく個別に作成されて実施される。その後,再評価が行われ,最終的に維持がはかられる。

患者選択

表 4-4-1 に適応判断基準を示す。重症であること,年齢の要素は適応の問題にならない[1]。一定の重症度以上を適応とするが,その目安は,慢性閉塞性肺疾患(COPD)の stage II 相当,すなわち,FEV_1/FVC(1 秒量/努力肺活量)<70%,かつ FEV_1<80%より重症の患者である。これに対し,わが国の新しい COPD の診療ガイドライン[4]では,呼吸機能検査の適応境界を柔軟にし,呼吸リハビリテーションのすべての病期にわたる重要性を示した。

評価

個別的なプログラムの作成には必須のものである。個別のニーズ,心肺機能や運動能力,リスクの把握がその前提となるからである。前後比較による効果判定にも役立ち,適切な再評価と維持につなげる。表 4-4-2 は運動療法のための評価項目である[1]。いろいろな規模の施設で行われることが考慮に入れられ,必要度や環境に応じて段階的に設定されている。

個別的プログラム

評価をもとに重症度を勘案してプログラムメニューを個別に作成する。

運動療法

開始時のプログラム構成

運動療法は呼吸リハビリテーションの中心的なプログラムであり,筋力・持久力および ADL トレーニング,コンディショニングの 3 つの要素からなる。図 4-4-3 は,開始時に推奨されるプログラム構成の概念図である。軽症者ほど筋力・持久力トレーニングの比重を大きくする。これに対し,重症者ではコンディショニングや ADL トレーニングを重点的に行う。コンディショニングは運動療法をする準備段階ともいうべきプログラムで,多くの理学療法的なプログラムが含まれる。口すぼめ呼吸や腹式呼吸などの呼吸訓練や,呼吸介助などと呼ばれる胸郭に用手的にアプローチする手技,四肢のストレッチ,などである。

コンディショニング

運動のための身体をつくる基本的なメニューである。運動療法の最終の目的を筋力・持久力トレーニングと考える場合,そのための身体基礎をつくり呼吸を整えるプログラムという位置づけに考えることができる。日常的なトレーニングの前後に行うルーティンワーク的にも用いられる。

コンディショニングには,呼吸トレーニングや四肢体幹のストレッチ,呼吸介助法などに代表される胸郭などに対

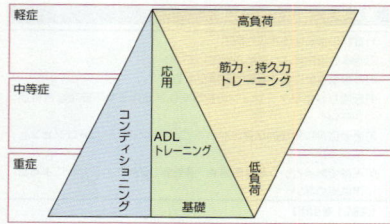

図 4-4-3 開始時に推奨されるプログラム構成[1]

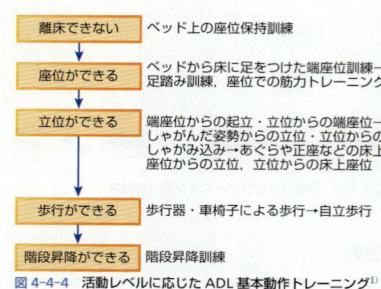

図 4-4-4 活動レベルに応じた ADL 基本動作トレーニング[1]

して行われる用手的なメニューなどが含まれ、臥位から行えるため、身体負荷のコントロールが自由である。したがって、歩行や自転車エルゴメータなどの運動には耐えられないような重症患者でも実施可能である。身体的条件と呼吸の仕方を整える運動療法の第一段階として、非常に重要な位置づけにある。

なお、現在のわが国のマニュアルなどでは、体位ドレナージやスクイージングに代表される排痰手技の位置づけが曖昧になっている。排痰も持久力トレーニングの前提とみなせば、コンディショニングのなかの一つと位置づけられる。

自立を促す ADL トレーニング

基本的な起居動作の訓練を段階的に行って基本的 ADL の自立をめざすものである(図 4-4-4)。歩行や自転車エルゴメータなどの持久力トレーニングを行うには、起立したり座位保持をしたりする姿勢の保持と、ベッドからの起き上がりや車椅子移乗、などの最低限の移動動作が必要である。これらのトレーニングは、持久力トレーニングを行う前提として、身体の基礎づくりとともに行われる。特に離床段階の回復期の患者や、廃用症候群に陥った患者の ADL 改善には特に適切となるメニューである。離床段階では、座位保持を長くしていくようなトレーニングも十分考えられ、座っているだけでもリハビリテーションであり、十分な ADL トレーニングとなっている。

筋力・持久力トレーニング

呼吸リハビリテーションは、導入では呼吸を整えることからはじまり、維持期に骨格筋を使って日常の身体活動量を確保し続けるようにするものである。筋力・持久力トレーニングは、トレーニングした部位の骨格筋の生理的特性を強化する役割を担う。筋の生理的特性変化は、筋細胞におけるエネルギー代謝効率の向上に寄与し、同じ運動負荷で換気量は少なくて間にあうようになるため、結果的に息切れが軽減し、運動能が向上し、ADL 改善および QOL 向上につながる。トレーニング刺激は筋蛋白の異化を阻止して同化を促進するように働くため、体重減少または除脂肪体重減少を抑制する。栄養介入とセットで行うとさらに効果的である。

トレーニング負荷は重症度によって適正レベルが異なり、一般に軽症者では適正負荷レベルは大きい。

筋力・持久力トレーニング

処方の考え方

トレーニングの負荷レベルは、行った評価項目の結果をもとに、リスクを勘案したうえで実施する。高齢者では、リスクが潜在化していることが多い。あまり詳しい検査ができない場合には、心血管病変などが隠れているという前提で、負荷を控えめに開始することがすすめられる。

目標負荷の設定の高低には、これまで議論があり、それぞれ一長一短がある[5]。高負荷では得られる効果が大きい。一方、低負荷は、継続やアドヒアランスという点ですぐれる。医療側の厳密な監視下では高負荷でも可能であるが、外来などのゆるやかな監視状況下では、低負荷で無理のない程度、できうる範囲でのレベルアップと継続を心掛けることが、結局は長期的な効果が得られやすいものと思われる。呼吸リハビリテーションでは、運動時の呼吸困難度を修正 Borg スケールで表現させることが一般的に行われる。このスケールは呼吸困難がない状況で最小スケール 0、考えうる極限の状況を最大スケール 10 とするもので、このスケールが 3~4 のレベルを目標運動負荷強度にすることが教えられている。

なお、運動療法の要素を、運動の頻度(Frequency)、強さ(Intensity)、時間(Time)、タイプ(Type)の FITT(フィット)の概念に沿って処方することを基本とする[1]。

下肢筋トレーニング

歩行や自転車エルゴメータなどに代表されるメニューである。運動耐容能や息切れに対して最も強いエビデンスレベルを有し[5]、特に重要視される。息切れの緩和効果に最も強いエビデンスがあることは一見奇異であるが、生理的にはその機序は理解である。トレーニングされる下肢の筋肉の全身の骨格筋に対する割合が高く、それらが運動刺激によって生理特性変化を起こせば、運動効率がよくなって酸素要求量は相対的に減少する。筋力が強化されたうえに、運動のための換気量が少なくてすむようになるために、一石二鳥で息切れは緩和する。

上肢筋トレーニング

下肢筋のトレーニングほどエビデンスは強くない。しかし、日常生活の種々の ADL 実施において、洗面、歯磨き、

表4-4-3 呼吸リハビリテーションのプログラム(教育・指導)
1) 疾患に関する指導
2) 禁煙指導および環境因子の改善
3) 薬物療法の指導
4) 感染予防の指導
5) 生活にあわせた動作の工夫
6) 栄養指導
7) 在宅酸素療法や在宅人工呼吸療法の指導
8) 疾患の自己管理
9) 心理面の援助
10) 社会福祉サービスの利用

食事,整容,更衣,などの基本的ADLのほか,調理や洗濯,布団の上げ下げなどの応用的なADLにいたるまで,上肢を使用する場面は非常に多い.トレーニングすることによって,ADL能力のいっそうの向上が期待される.また,上肢は上肢帯から頸部に続くため,頸部の吸気補助筋群に対して上肢ADL動作が制限を加えてしまう場合に呼吸困難が出現しやすい.たとえば,肩で息をしているような努力呼吸の患者は,歯磨きをする場合に息切れが出やすい.前腕の上下のために肩を固定させる必要があり,肩を呼吸に動員できなくなるのである.上肢トレーニングは,このような息切れ緩和対策に有効と考えられる.上肢用のエルゴメータ,ダンベル,弾性バンドなどを用いたトレーニングが一般的で,ベッド上での患者でも実施しやすいメリットがある.

呼吸筋トレーニング

呼吸筋は横隔膜などの吸気筋と腹筋群などの呼気筋に分類され,どちらに対してもトレーニングの手段が存在する.

吸気筋トレーニングは筋力を改善させるが,呼吸困難を緩和したり,QOLを向上させたりするかの点については,エビデンスは確立されていない.少なくとも,必須のメニューと位置づけられるにはいたっていない[5].

呼気筋トレーニングは,専用器具を用いて行われるほか,単に腹筋の筋トレによって行われる.呼気筋力は排痰能力に影響し,術後の合併症予防の目的で術前トレーニングとして臨床で行われている.腹筋筋力は体幹の筋力とも関係し,QOLの観点からは重要と考えられる.今後のエビデンスの構築が待たれる.

患者教育とサポート(表4-4-3)

病気やその治療について理解し,運動や感染予防などの日常の自己管理を習得させることは,呼吸リハビリテーションを継続してもらうための助けとなる.自己管理能力の向上は急性増悪を減少させるなどのよい循環を招き,QOLを向上させる.

また,たとえば,呼吸器疾患患者は心理的にも負の方向への思考が起こりがちであるが,それらの克服方法をトレーニングしたり,サポート的にケアしたりすることは,それらを緩和する効果を持つ.栄養に関しても教育とサポートが重要な役割を果たす.

これらの患者教育や種々のサポートは,次々とエビデンスとなる重要な報告が相次いでおり,呼吸リハビリテーションの重要な柱の一つであることが認識されはじめている.

再評価と維持

立案したプログラム実施の一定期間後,追跡評価指標や短期設定ゴールの到達度を再評価し,プログラムへのフィードバックを行う.追跡評価指標の結果を明らかにすることは,医療側および患者の意欲を刺激し,さらなる呼吸リハビリテーション継続への動機づけ,強化につなげられる.

呼吸リハビリテーションの効果は一時的なものである.しかし,継続すれば効果を保つことができる.健常者でも運動を毎日習慣として継続することは簡単ではない.症状のある呼吸器疾患患者の毎日に運動習慣を取り入れさせるためのさまざまなアプローチの工夫が必要になってくる.患者の呼吸リハビリテーションが継続されていないことは,医師の反省点であり,次の工夫を考える課題ではあっても,叱責のタネではない.

実施体制

たとえば,呼吸器外来で,1人で診療の全部をカバーしなければならない場合でも,呼吸リハビリテーションの考えを持っているかどうかで,診療の質は異なってくる.できる範囲で患者に運動などの必要性を呼びかけ,適切な態度で接していくことが重要である.

これに対し,マンパワーと施設が整う理想的なかたちでは,呼吸リハビリテーションはチーム医療であるべきである.医師,看護師,理学療法士,作業療法士,栄養士,ソーシャルワーカー,薬剤師,保健師などの医療スタッフのほか,酸素および呼吸器機器業者,患者を支援する家族やボランティアなどが参加する.チーム全体を統括する医師,スタッフ間の連携やプログラムをコーディネートするコーディネーター役をおく.統括医師とコーディネーター役は,プログラムの進行状況,患者の呼吸リハビリテーションの習得状況を把握し,各スタッフへの調整にあたる.

効果とエビデンス

呼吸困難,運動耐容能,QOLなどに対する効果については繰り返し確かめられており,確立している[6].導入期や維持期において,どのようなプログラムをどの程度の頻度で行うべきか,など細かな点については,今後の成績の検証が待たれている.

呼吸リハビリテーションで予後が改善するかどうかについては誰もが関心を寄せるテーマであり,今後の追跡の成果が期待されている.しかし,少なくとも,QOLがよい状況がどれくらい続くのかをみる現実的で実質的な予後指標があれば,リハビリテーションの効果は確固としたものであると証明されるのは自明の理である.

【黒澤 一】

参考文献
1) 日本呼吸管理学会ほか:呼吸リハビリテーションマニュアル—運動療法—,照林社,2003
2) 日本呼吸ケア・リハビリテーション学会ほか:呼吸リハビリテーションマニュアル 患者教育の考え方と実践,照林社,2007
3) Global Initiative for Chronic Obstructive Lung Disease : Global strategy for the diagnosis, management, and prevention of chronic obstructive pulmonary disease, NHLBI/WHO

Workshop Report(updated 2010), National Heart Lung and Blood Institute(http://www.goldcopd.com), Bethesda, 2010
4) 日本呼吸器学会 COPD ガイドライン第3版作成委員会編：COPD 診断と治療のためのガイドライン 第3版, 日本呼吸器学会, メディカルレビュー社, 2009
5) Ries AL et al：Pulmonary Rehabilitation：Joint ACCP/AACVPR Evidence-Based Clinical Practice Guidelines. Chest 131：4S-42S, 2007

5 呼吸不全

1 ALI／ARDS

表5-1-1 ALI/ARDSの原因疾患

直接肺損傷(direct lung injury)	間接肺損傷(indirect lung injury)
頻度の高いもの	
肺炎	敗血症
胃内容物の吸引	外傷(特にショック,多量の輸血を伴う場合)
頻度の低いもの	
肺挫傷	心肺バイパス術
脂肪塞栓	薬物中毒(ヘロインなど)
溺水	急性膵炎
吸入傷害(有毒ガスなど)	輸血
再灌流性肺水腫(肺移植,肺塞栓除去術後など)	

● **定義・概念** 急性呼吸促迫症候群(acute respiratory distress syndrome：ARDS)は敗血症や重症肺炎,多発外傷などの種々の病態を誘因として発症し,肺の急性炎症とそれに伴う肺毛細血管内皮の透過性亢進を特徴とする[1),2]。その本態は,肺の微小血管の内皮細胞が傷害されることによる透過性亢進型の肺水腫である。心原性肺水腫と区別するために,非心原性肺水腫と呼ばれることもある。ARDS の概念は1967年に Ashbaugh らによってはじめて提唱されたが,その後さまざまな変遷をみた。1994年に発表された American-European Consensus Conference on ARDS(AECC)による診断基準が現在広く使われているが,これは①急性の経過,②胸部X線上の両側性浸潤影,③低酸素血症(PaO$_2$/F$_I$O$_2$≦200 Torr),④左心不全の否定の4項目からなる[3]。また低酸素血症の程度に基づき,より軽度(PaO$_2$/F$_I$O$_2$≦300 Torr)のものを急性肺損傷(acute lung injury：ALI)と定義している[3]。ARDS と ALI との間には,病理学的にも,また治療方針に関しても大きな違いがないため,ALI/ARDS として一括して論じられることが多い。

● **疫学** 診断基準の変遷もあり,本症の発症頻度に関する報告はまちまちである。前述したAECCの診断基準に沿った報告としては,米国でのALI 18.9 人/10万人,ARDS 12.6 人/10万人というものがある[4]。また北欧での調査では,ALI 17.9 人/10万人,ARDS 13.5 人/10万人の発症率が報告されている。おそらく 10～20 人/10万人という数字が現実に近いものと考えられる。

わが国では ALI/ARDS の発症頻度に関してのまとまった研究報告はないが,欧米と比較して銃創などの多発外傷に発症するものは少ないことが予想され,また周術期や感染症の患者に対して広域スペクトラムの抗菌薬が頻用されるため,重症感染症に続発する ALI/ARDS の頻度も低いと考えられる。

● **病因・病態生理と分子メカニズム** ALI/ARDS には誘因となる危険因子,基礎病態が存在するが,表5-1-1 に示したように肺に対する直接的な侵襲によるもの(直接肺損傷〈direct lung injury〉)と間接的な侵襲によるもの(間接肺損傷〈indirect lung injury〉)とに大別される[1),2]。直接肺損傷としては細菌性肺炎や胃内容物の誤嚥,溺水などがあり,間接肺損傷としては敗血症や外傷,急性膵炎などがある。なかでも敗血症と重症肺炎の頻度が高く,それぞれ ALI/ARDS 全体の25～40％を占める。

ALI/ARDS の本態は,高度の炎症に伴い肺胞隔壁(血管内皮,肺胞上皮)の透過性が亢進することにより生じる非心原性肺水腫である(図5-1-1)[2]。この炎症および組織障害は,主に肺内に過剰に集積した好中球による組織破壊であり,好中球から放出される活性酸素や蛋白分解酵素などが重要な役割を果たす。しかし好中球減少状態にある患者でも ALI/ARDS が発症することから,好中球以外の炎症細胞の関与も考えられる。発症の分子メカニズムとしては,基礎病態によりマクロファージや好中球などの炎症細胞が活性化し,サイトカイン(腫瘍壊死因子α〈TNFα〉,インターロイキン8〈IL-8〉など)やアラキドン酸代謝産物などのメディエーターを放出する。活性化した好中球は可塑性が低下しているため肺微小血管網を通過しにくくなり,また同時に血管内皮側にも接着分子(細胞間接着分子1〈ICAM-1〉など)の発現亢進をはじめとする変化が起きるため,好中球と血管内皮細胞との接着が亢進し,末梢血好中球の肺血管内への集積が起こる。肺血管内に集積した好中球は肺胞マクロファージ由来の走化性因子などの影響を受けて,肺血管外へと遊走する。肺間質や肺胞腔内に到達した好中球からは好中球エラスターゼや活性酸素などの組織傷害性物質が放出される。その結果,血管内皮と肺胞上皮の細胞傷害を伴う肺の高度の炎症が生じ,肺微小血管内皮および肺胞上皮の透過性亢進が起こる。

正常肺では,肺内の水分は肺の間質と肺毛細血管の静水圧と膠質浸透圧によって調節され,肺間質の水分はリンパ管へドレナージされるか,肺胞腔に吸収され,一定に保たれている。血管内皮の透過性が亢進すると血管・気管支周囲の間質内に水分が漏出・貯留し,間質性肺水腫の状態になる。さらに肺胞上皮まで傷害されると,血漿成分を含んだ滲出液が肺胞腔内に充満し,肺胞性肺水腫の状態になる。

ALI/ARDS 患者にみられる病態生理をまとめると以下のようになる。

シャント形成による低酸素血症：肺胞腔内に水腫液が貯留すると表面張力の低下により肺胞は虚脱し,ガス交換が障害される。このような肺胞においても血流は保たれるため,シャント血流が増加し,高度の低酸素血症が生じる。

肺コンプライアンスの低下(肺の硬化)：肺水腫による肺胞サーファクタントの機能不全などのため,肺の伸展性が低下し,膨張が障害される。肺圧量曲線は正常に比べ右下方に移動,肺コンプライアンスが著しく低下する。

気道抵抗の上昇：気道内に水腫液が貯留することにより気

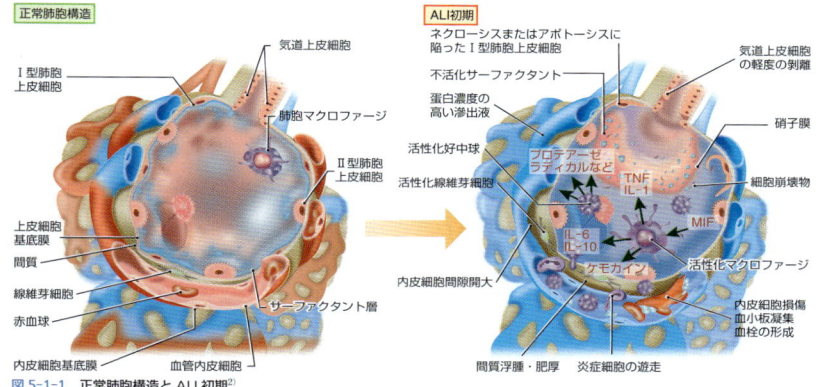

図 5-1-1　正常肺胞構造と ALI 初期[2]
TNF：腫瘍壊死因子，IL-1：インターロイキン 1

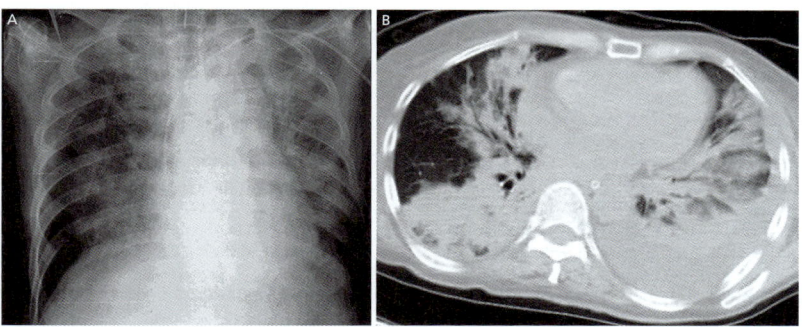

図 5-1-2　ALI/ARDS の胸部画像所見
A：胸部単純 X 線像。両側に浸潤影を認めるが，肺の末梢側には陰影が乏しい
B：胸部 CT 像。両側に気管支透亮像を伴った浸潤影を認める。腹側にも浸潤影を認めるが，全体としては荷重部（背側）に優位な分布を示す

道抵抗が上昇する。また小気道周囲の肺間質への水分貯留（間質性肺水腫）により気道狭窄が生じることでも気道抵抗は上昇する。

拡散障害：肺胞から肺毛細血管にいたる経路の拡散能が浮腫状態により低下することから，低酸素血症が生じる。なお，二酸化炭素の拡散能力は酸素の 20 倍もあるため，拡散障害があっても，低換気がないかぎり高二酸化炭素血症は生じない。

換気血流比不均等分布：肺の重さのかかっている部分（患者が仰臥位であれば背側部）を中心に肺内水分量が増加するため，背側部では腹側部に比べ，肺の換気が著しく低下する。これに対して，血流は背側部に多いため，腹側部と背側部の間で換気血流比の不均等分布が生じる。

肺血管抵抗の上昇：換気不良部では肺血管の収縮（低酸素性肺血管攣縮）が起こり，肺血管抵抗が上昇する。また肺間質への水分貯留により血管が周囲組織から圧迫されることでも肺血管抵抗が上昇する。

● **臨床症状**　ALI/ARDS の症状としては急性に発現する呼吸困難が典型的であるが，本症は敗血症や重症肺炎，外傷など多様な病態を誘因として発症するため，症状はその基礎病態によって左右される。しかし急速に進行する低酸素血症のため，進行性の呼吸困難や意識障害を認めることが多い。

● **検査成績**　本症の診断に必要な検査は胸部 X 線と動脈血ガス分析である。胸部 X 線（図 5-1-2A）では両側性の浸潤影を認めるが，陰影の分布は必ずしもびまん性ではない。また肺損傷が起きてから陰影が出現するまで数時間のずれが存在することもある。胸部 CT は仰臥位で撮影した場合，腹側はほぼ正常な画像であるのに対し，背側（荷重部）は硬化像が主であり，その中間部分はスリガラス状になっている（図 5-1-2B）。この陰影の偏在は，肺血管内静水圧と組織内静水圧との差が背側で大きくなり，肺水腫が

背側優位に生じること，そして肺自体の重力の影響による肺虚脱が荷重部で起こりやすいことの両者を反映している．ALI/ARDSの病因が敗血症などの間接肺損傷の場合，荷重部に浸潤影が分布し，腹側にはスリガラス様陰影や一見正常にみえる領域が認められる[2]．これに対し，直接肺損傷では，肺炎を起こした部分など，荷重部以外にも浸潤影が分布する傾向があり，CT所見から病因が推定できることもある．

動脈血ガス分析では，肺胞気-動脈血酸素分圧較差（A-aDO$_2$）の開大を伴う動脈血酸素分圧（PaO$_2$）の低下がみられる．動脈血二酸化炭素分圧（PaCO$_2$）は病初期には低下していることが多いが，進行して換気障害を伴うようになると上昇する．また患者が人工呼吸器による呼吸管理を受けている場合は，肺コンプライアンスの低下，肺抵抗の増大を気道内圧の上昇としてモニタすることができる．

本症の診断には左心不全の否定が必要であり，本来であればSwan-Ganzカテーテルによる肺動脈楔入圧（PAWP）の測定を行う．心原性肺水腫（＝静水圧性肺水腫）ではPAWPは18 mmHg以上の高値を示すが，本症では正常範囲内になる．しかし実際の臨床の場では，胸部X線上の心拡大の有無や心臓超音波検査所見など，身体所見をもって，左心不全を否定することも多い．血漿BNP（脳性ナトリウム利尿ペプチド）も有用なマーカーであり，BNP≦200 pg/mLの場合はALI/ARDS，BNP≧1,200 pg/mLの場合は心原性肺水腫の可能性が高い．

血液生化学検査では，末梢血の白血球が増加，または敗血症を伴う場合などは逆に減少する．C反応性蛋白（CRP）は高値を示す．KL-6やSP-Dなど肺胞上皮障害のマーカーの上昇がみられ，KL-6高値例は予後不良である．

▶**診断** 患者が急に強度の呼吸困難を訴え，マスクなどによる酸素投与でも改善しない低酸素血症があり，胸部X線上，両側性浸潤影を認める場合には本症を疑うべきである．そのうえで左心不全や過剰輸液が否定されるならば，ALI/ARDSと考えてよい．ただし前述したAECCの診断基準を満たす呼吸器疾患は多く，そのなかには特異的な治療法が存在する病態も含まれる．このため治療を開始するにあたっては，鑑別診断が重要になる．ALI/ARDSとの鑑別が必要な疾患としては，肺炎（細菌性，ウイルス性など）や心不全（心原性肺水腫），急性間質性肺炎，急性好酸球性肺炎，びまん性肺胞出血，急性リンパ管炎，慢性間質性肺炎の急性増悪などがあげられる．これらの疾患との鑑別のため，患者の状態が許すかぎり胸部CTや気管支肺胞洗浄（BAL）を施行することが望ましい．

▶**治療と薬理メカニズム** ALI/ARDSに対する根本的な薬物療法は確立されていない．本症の死因が多くの場合，呼吸不全でなく多臓器不全であること，感染症を合併した症例では予後が悪いことなどから，治療方針としては，①基礎疾患に対する治療，②呼吸・循環などの全身管理，③呼吸不全に対する治療，④感染症対策が中心となる．

呼吸管理

ALI/ARDSの治療において呼吸管理は中心的な位置を占めるが，その一方で人工呼吸自体が原因で正常肺が傷害されたり，既存のALI/ARDSが悪化したりすることが知られており，ventilator-associated lung injury（VALI）と呼ばれている．VALIを抑制するには，①1回換気量を低く設定し，気道内圧を制限する，②適切に呼気終末陽圧（PEEP）を設定し，肺胞の虚脱・再開放を避ける，といった肺保護戦略が提唱されている．米国での大規模臨床試験では，低容量換気を行うことで死亡率の有意な低下が報告されている[5]．

薬物療法

- **副腎皮質ステロイド** ALI/ARDSにおいて死亡率を低下させるというエビデンスはない．急性期短期大量投与（いわゆるパルス療法）の有効性は否定的である一方，発症2週間以内に比較的少量（メチルプレドニゾロン1.0 mg/kg/日）を一定期間使用し漸減する方法は，人工換気日数の減少など一定の有用性を示す可能性がある[6]．使用する場合は，感染のコントロールを十分に行うことが重要である．

- **感染症対策** ARDSの症例では原因疾患がなんであれ呼吸器感染症を合併する危険性が大きく，またいったん感染症を起こすとその予後は悪いことが知られている．ARDS症例では感染の起因菌の同定に苦慮することが多く，また薬剤感受性の結果を待たずに治療を開始する必要に迫られるケースがほとんどであり，適切なempiric therapyを行わねばならない．このような場合，広い抗菌スペクトラムを有する第3・第4世代セフェム系薬またはカルバペネム系薬に加え，アミノグリコシド系薬あるいはニューキノロン系薬の2剤併用が推奨される．またメチシリン耐性黄色ブドウ球菌（MRSA）の感染危険性が高いと判断される場合には，早期から抗MRSA薬の追加を考慮する．

- **好中球エラスターゼ阻害薬** 好中球エラスターゼによる組織傷害や血管透過性亢進の抑制を期待して使用されている．わが国の臨床試験では，全身性炎症反応症候群に伴うALI/ARDS患者において，血液ガスの改善，人工呼吸器装着期間の短縮などの効果が確認されている．

全身管理

- **栄養管理** ALI/ARDSでは多くの症例で人工呼吸器による呼吸管理が行われ，人工呼吸器からの離脱にあたって，呼吸筋力の低下が問題になることが多い．適切な栄養サポートにより呼吸筋力の低下を防ぎ，また免疫能を改善することが期待できるため，経腸栄養を基本とした栄養療法を積極的に行う．

- **水分管理** ALI/ARDSは肺血管外水分量が増え，肺水腫の状態にあるため，過剰な輸液はできるだけ避けるべきである．しかし敗血症性ショックを伴う場合など，循環動態を保つための輸液が必要になることもしばしばであり，中心静脈圧をモニタしながら過剰な輸液を避けることが必要である．

▶**経過・予後** ALI/ARDSでは，重篤な低酸素血症を生じるが，多くの場合，死因は呼吸不全でなく多臓器不全である．また感染症を合併した症例では予後が悪いことが知られている．本症の死亡率は1980年代後半までは50%を超え，特に原因疾患が敗血症の場合60%を超えるといわれていた．その後，1990年代の半ば以降，死亡率は30～40%程度にまで低下した[4]．しかしこの間ALI/ARDSに対する有効な薬物療法が確立されたわけではないことを考慮すると，死亡率の低下は主として全身管理・呼吸管理の進歩によるものと考えられる．

参考文献

1) Ware LB et al : The acute respiratory distress syndrome. N Engl J Med 342 : 1334-1349, 2000
2) 日本呼吸器学会ARDSガイドライン作成委員会編：ALI/ARDS診療のためのガイドライン 第2版, 秀潤社, 2010
3) Bernard GR et al : The American-European Consensus Conference on ARDS : definitions, mechanisms, relevant outcomes, and clinical trial condition. Am J Respir Crit Care Med 152 : 818-824, 1994
4) Rubenfeld GD et al : Incidence and outcomes of acute lung injury. N Engl J Med 353 : 1685-1693, 2005
5) The Acute Respiratory Distress Syndrome Network : Ventilation with lower tidal volumes as compared with traditional tidal volumes for acute lung injury and the acute respiratory distress syndrome. N Engl J Med 342 : 1301-1308, 2000
6) Marik PE et al : Recommendations for the diagnosis and management of corticosteroid insufficiency in critically ill adult patients : consensus statements from an international task force by the American College of Critical Care Medicine. Crit Care Med 36 : 1937-1949, 2008

【田坂 定智】

6 呼吸調節の異常

1 睡眠時無呼吸症候群

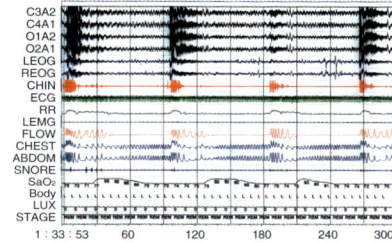

図6-1-1 終夜睡眠ポリグラフ検査(PSG)

● **定義・概念** 睡眠時無呼吸症候群(sleep apnea syndrome : SAS)は, 1976年にスタンフォード大学のグループが最初に提唱した概念[1]で, 一晩(7時間)の睡眠中に無呼吸(10秒以上の口・鼻での気流の停止)が30回以上認められ, かつこの無呼吸がnon-REM(rapid eye movement)睡眠時にも認められる病態と定義された。あるいは1時間あたりの無呼吸の回数を無呼吸指数(apnea index : AI)としてあらわし, AI>5をSASとした。しかし, その後の検討で, 完全な気流の停止(無呼吸)がなくとも, 呼吸が小さくなり, その結果明らかな低酸素状態を伴う病態を低呼吸と定義して, 無呼吸と同等の臨床的意義があると考え, 1時間あたりの無呼吸と低呼吸の和を無呼吸低呼吸指数(apnea-hypopnea index : AHI)としてあらわし, AHI>5を睡眠呼吸障害(sleep disordered breathing : SDB)と定義することとなった。そしてSDBに日中の眠気(過眠)などの臨床症状が加わった場合をSASと定義することが一般的である。したがって最近では, SAHS(sleep apnea-hypopea syndrome)という表現もしばしば用いられる。

● **疫学** SASの有病率に関しては, Youngらの報告[2]が有名であり, 成人男性の4%, 女性の2%とされている。AHI>5のSDBにかぎると, 男性は24%, 女性は9%と高頻度になる。その後, 各国から報告が相次いでいるが, それらをまとめると男性で3〜8%, 女性で1〜5%前後と考えられる。しかし, 最近の大規模研究(SHHS(Sleep Heart Health Study))では, 6,000人以上を対象として疫学調査を行った結果, 男性の25%, 女性の11.5%がAHI>15を示し, これまで考えられていた以上にSASの有病率が高いことが報告されている。わが国の報告では, 成人男性の約3.3%, 女性の0.5%で, 全体では1.7%という報告があったが, 最近, 322例の一般男性を対象とした検討が報告さ

れている。それによると, 簡易モニタによる測定で, AHI>15を示したのは22.3%という驚くべき数字であった。これらの報告からわかることは, SASの有病率はこれまで考えられていた数字よりはるかに高く, わが国の有病率についても, 米国とほぼ同等, あるいはそれ以上である可能性が高く, この疾患の重要性をあらわしていると考えられる。

● **病因・病態生理と分子メカニズム** SASは基本的に閉塞型と中枢型に大別されるが, 実際の臨床で遭遇するSASの大部分は閉塞型である。したがって, ここでは閉塞型睡眠時無呼吸症候群(obstructive sleep apnea sydrome : OSAS)にかぎって詳述する。

OSASの基本的病態生理は, 睡眠中に出現する上気道(特に咽頭部)の閉塞と, それに伴うガス交換障害(特に低酸素血症)である。われわれは, 通常仰臥位で就寝するが, このとき舌根部が沈下して上気道は狭小化する。睡眠状態に入ると, 全身の筋肉は弛緩するが, 上気道を構成する筋肉群(頤舌筋など)も弛緩するため, 上気道はさらに狭小化する。しかし健常者では, この程度の上気道の狭小化は, 呼吸に大きな影響を及ぼさない。OSAS患者は, 上気道になんらかの形態学的あるいは機能的な異常を持っているために睡眠時に上気道が閉塞し無呼吸が出現する。たとえば, OSAS患者の多くは肥満を伴っているが, 肥満者では上気道に脂肪や軟部組織が発達しており, ふだんから狭くなっているため, 仰向けになって睡眠状態に入れば, 容易に上気道は狭小化し, ついには閉塞する。したがって, SAS患者は例外なく肥満の常習者である。しかし, すべての肥満者がOSASになるわけではなく, 上気道が狭くても, 上気道筋の活動性が高く, 睡眠中でも弛緩の程度が小さければ無呼吸は起こらない。以上のように, OSASは, 上気道の形態学的異常と機能的異常のどちらかあるいは両者が組み合わさって出現してくる。

図6-1-1に典型的なOSAS患者の終夜睡眠ポリグラフ検査(polysomnography : PSG)の一部を示す。口・鼻の気流は約50秒間停止しているが, 胸・腹の呼吸運動は継続しているため閉塞型無呼吸である。無呼吸の持続に伴い動脈血酸素飽和度(SaO₂)は直線的に低下し, 著しい低酸素血症が認められる。50秒間の無呼吸後に突然呼吸が再開し, しばらくするとまた無呼吸が出現している。SAS患者では, 無呼吸が1〜2分も続くことは決してまれではないが, この無呼吸は通常いつか消失して呼吸が再開する。それでは, なぜ無呼吸が消失するのであろうか？ 図の無呼

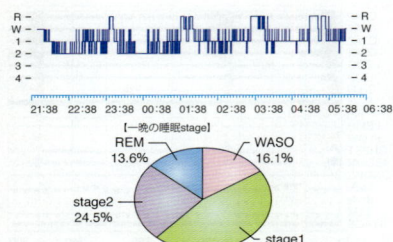

図6-1-2 治療前の睡眠stage
WASO(W): 中途覚醒

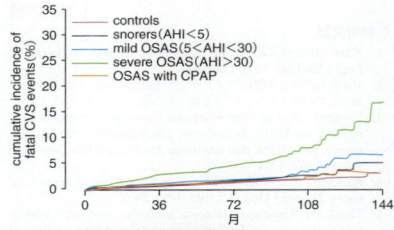

図6-1-3 致命的心血管障害の発症率[4]
AHI: 無呼吸低呼吸指数, OSAS: 閉塞型睡眠時無呼吸症候群, CPAP: 持続的気道陽圧法

吸時と呼吸再開時の脳波,筋電図を比べるといずれも明らかに波形が異なっているのがわかる。無呼吸時には脳波が一定で筋電図はほとんど活動を認めないが,呼吸再開時には,脳波の振幅は大きく,頤の筋電図も高い活動性をみせている。この現象は覚醒をあらわしている。つまり,呼吸再開直前に覚醒が惹起され,その結果,上気道筋が活動して上気道が開き,呼吸が再開しているのである。数回の再呼吸の間にまた睡眠状態となり上気道筋の活動性が失われると無呼吸が再び起こってくる。患者は,一晩中,睡眠-無呼吸-覚醒-睡眠のサイクルを繰り返すため,十分な睡眠をとることができない。図6-1-2に,SAS患者の一晩の睡眠stageを示すが,深睡眠であるnon-REM睡眠stage 3~4はまったく認められず浅睡眠のみであり,かつ中途覚醒(W)が頻発しており,明らかな睡眠障害が認められる。

本症に特有な著しい日中の眠気(過眠)はこの睡眠の障害に起因する。2003年に起きた山陽新幹線運転士の居眠り事件は大きな社会的問題となったが,以前から,SAS患者が引き起こす交通事故率が異常に高いことが指摘されていた。睡眠障害がもたらす弊害は,交通事故や災害事故だけでなく,社会生活に大きな影響を及ぼし,患者の生活の質(QOL)を大きく障害していると考えられる。

図6-1-1からもわかるように,SAS患者では1分以上も無呼吸が続くこともまれではない。その結果ガス交換が障害され,著しい低酸素血症,高二酸化炭素血症を惹起する。特に,著しい低酸素血症は,循環系に大きな影響を及ぼし,直接的に生命予後に関与すると考えられる。最近になり,欧米での大規模研究の結果から,種々の循環系合併症がSASと直接関連することが明らかにされている。たとえば,SASと高血圧の関連については以前から論議されていたが,AHIが高血圧の発症と有意に関連することが証明され,その結果,米国高血圧合同委員会第7次報告では,二次性高血圧にSASを新たに付け加えている。また,高血圧以外にも心不全,冠動脈疾患,脳卒中などもSAS患者に有意に多いことが報告され,SASと心血管障害との直接的な関連が示されている。2005年には,図6-1-3[4]に示すように,AHI>30の重症患者の致命的心血管障害の発症率が有意に高いことが報告され,両者の関連は決定的となった。さらに最近,SASとインスリン抵抗性との関連についても明らかにされ,いわゆるメタボリックシンドロームとの関連において注目を集めつつある。

● 診断 診断はまず疑診することからはじまる。SASの必要条件はまず著明ないびきである。いびきは睡眠中の上気道(特に咽頭部)の狭小化をあらわしており,狭くなるだけでなく完全に閉塞した状態が無呼吸である。すなわち,すべてのいびき患者がSASになるわけではないが,SAS患者は100%いびきの常習者である。もう一つの重要な症状が日中の著しい眠気(過眠)である。SAS患者は睡眠中の上気道閉塞(無呼吸)によって頻回に中途覚醒を余儀なくされるため,ほとんど良質の睡眠をとることができない。そのため日中に異常な眠気が生じてくる。圧倒的に男性が多く,壮年から中年の肥満した男性のいびき常習者が日中の強い眠気を訴えた場合にはSASの可能性が高い。ただ,日本人の場合,患者の約1/4は肥満を伴わないことに留意する必要がある。肥満がなくとも顔面形態の異常(小顎症や下顎後退症)があるとSASを発症しやすい。

SASの確定診断にはSDBの診断が必要であるため,PSGなどの睡眠検査が必須で,最低限AHIの算出が必要である。1時間あたりの無呼吸と低呼吸の和をAHIと定義し,AHI>5をSDBと呼ぶ。一般的にはSDBに日中の著明な眠気,集中力の欠如,全身倦怠感,頻回の窒息感などの臨床症状がある場合にSASと確定診断されるが,最新の診断基準では,症状が乏しくともAHI>15であれば,確定診断してよいとされている。重症度は,AHIにより,5<AHI<15は軽症,15<AHI<30は中等症,30<AHIは重症となっている。

SASの診断において,PSGはゴールドスタンダードであるが,どの施設でも可能という検査ではなく,その施行・判定にはある程度の経験が必要とされる。したがって,一般診療においてルーティンに行うのは困難である。一方,簡易睡眠モニタは,睡眠stageを測定せずSDBだけを測定するため,簡便で在宅でも施行可能で,一般の医療機関でのスクリーニングに適している。しかし,記録不良やアーチファクトも多く信頼性に欠ける点があり,確定診断には適していない。一般的に重症例では,SDBの検出に比較的有用であり,AHI>30~40の症例で,PSGが不可能のときは,簡易検査だけで治療せざるをえない場合もある。わが国の保険制度では,簡易検査でAHI>40の例には持続的気道陽圧法(continuous positive airway pressure: CPAP)の使用を認めている。また,多数例を対象としたSASのスクリーニングに適しており,簡易モニタとPSG,両者の特性を熟知したうえでSASの診断を行うべき

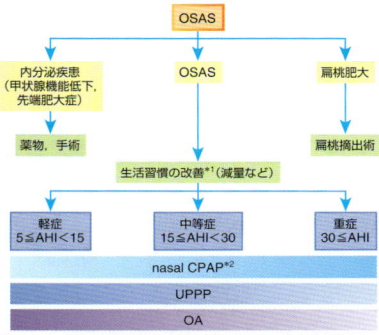

図 6-1-4 閉塞性睡眠時無呼吸症候群(OSAS)の治療フローチャート
*1：軽症例が主体だが，中等症以上でも併用する
*2：わが国の健康保険適用は，AHI≧40(簡易モニタ)，AHI≧20(PSG)
AHI：無呼吸低呼吸指数，nasal CPAP：経鼻持続的気道陽圧法，UPPP：口蓋垂軟口蓋咽頭形成術，OA：口腔内装置，PSG：終夜睡眠ポリグラフ検査(polysomnography)

であろう。

■ **治療と薬理メカニズム** SASの治療は，図6-1-4[5]に示すようにわが国のガイドラインが発表されているが，治療の中心は経鼻持続的気道陽圧法(nasal CPAP)[6]である。nasal CPAPは，軽症〜重症のすべてのSASに有効であり，第一選択の治療法として確立されているが，あくまで対症療法であり，また毎晩装置を装着して就寝しなくてはならないなどの煩わしさがあるため，長期の治療継続が難しいことが多い。その有効性は無作為化臨床試験(RCT)で証明されているだけでなく，図6-1-3に示すように重症患者の死亡率を健常者と同等にまで引き下げており，特に重症例(AHI>30)では，まず適応されるべき治療法である。近年は，鼻マスクの改良や機器の軽量化が進んでおり，また治療コンプライアンスを高める工夫がなされている。さらに，機器自身が無呼吸の有無を検知し，無呼吸時にのみ圧を負荷するauto-CPAPが繁用されるようになり，患者にとってさらに使いやすくなってきている。わが国のnasal CPAPの健康保険適用基準は，PSG上，AHI>20，簡易モニタ上，AHI>40となっているため，実際の診療では，AHI<20の例には使用が制限されている。しかしAHI<20の例でも，日中過眠など臨床症状が強い例や睡眠障害が著明な例があり，こうした例にnasal CPAPを使えない問題点がある。将来的には，欧米と同様に，AHI>5で臨床症状がある例に対しては，nasal CPAPを使用できるように適応の拡大をはかっていく必要があろう。

nasal CPAP以外の治療で，有効性がRCTで認められているのは口腔内装置(oral appliance：OA)である。これは，一種のマウスピースで，就寝時にこれを装着することにより下顎を前方に引き寄せ，上気道の拡大をはかる装置である。特に，非肥満例や軽症例で有効性が認められているが，重症例での効果は不十分である。しかし，AHI<20でnasal CPAPの適応がない例では，第二選択の治療法として考慮すべきである。

手術は，扁桃肥大が著しく(3度)，SASの主因となっている場合には，根治につながるため，まず優先すべき治療法である。小児に多いため，小児のSAS例では，まず咽頭部を検索する必要がある。口蓋垂軟口蓋咽頭形成術(UPPP)は効果がかぎられるため，適応には十分な考慮が必要である。

減量は，肥満した患者にはすべて考慮されるべき治療法であるが，現実には，減量だけでSASを治療するのはきわめて困難である。軽症例では，側臥位での就寝や，アルコール，睡眠薬の服用をやめるなどの生活習慣を変えるだけで改善することもある。

■ **経過・予後** SAS患者の予後に関しては，最近，きわめて良質の研究がスペインから報告された[4]。対象を健常者(n＝264)，いびき群(AHI<5, n＝377)，軽症〜中等症SAS群(5<AHI<30, n＝403)，重症SAS群(AHI>30, n＝235)，CPAP治療群(n＝372)に分けて約10年間フォローアップし，心血管イベントの発症率を検討した。その結果は，図6-1-3に示すように，致命的心血管イベントの発症率は無治療の重症SAS群で他群より有意に高かった。これは，重症のSAS患者を無治療で放置すると，10年の間に約15％が死亡することをあらわしている。さらには，CPAP治療での発症率をほぼ健常者と同等にまで引き下げることが明らかとなった。

〔赤柴 恒人〕

参考文献

1) Guilleminault C et al：The sleep apnea syndromes. Ann Rev Med 27：465-487, 1976
2) Young T et al：The occurrence of sleep-disordered breathing among middle aged adults. N Engl J Med 328：1230-1235, 1993
3) Peppard PE et al：Prospective study of the association between sleep-disordered breathing and hypertension. N Engl J Med 342：1378-1384, 2000
4) Marin JM et al：Long-term cardiovascular outcomes in men with obstructive sleep apnoea-hypopnoea with and without treatment with continuous positive airway pressure：an observation study. Lancet 365：1046-1053, 2005
5) 睡眠呼吸障害研究会編：成人の睡眠時無呼吸症候群，診断と治療のためのガイドライン，メディカルレビュー社，2005
6) Sullivan CE et al：Reversal of obstructive Sleep apnoea by continuous positive airway pressure applied through the nares. Lancet 1：862-865, 1981

2 過換気症候群

■ **定義・概念** 過換気症候群(hyperventilation syndrome)はよく臨床医によって認識されている疾患である。しかし，基本的な病因が明確に解明されているわけではない。過換気症候群は，生理的な要因や器質的な原因がないにもかかわらず，心理的要因を基盤に，発作的に浅く速い努力性の不随意な換気運動を繰り返し行うことで過換気となり，呼吸困難をはじめとする多彩な症状を呈する疾患である。多くは発作的に起こり，自然にあるいは治療により軽快する。反復する例も多い。過呼吸により動脈血二酸化炭素分圧($PaCO_2$)が低下して，呼吸性アルカローシスを生じて，脳血管の収縮，しびれ，痙攣などを生じると考えられている。不安や恐怖を伴うためパニック障害との鑑別が必要だが，重複する症例もある。また心因性によると

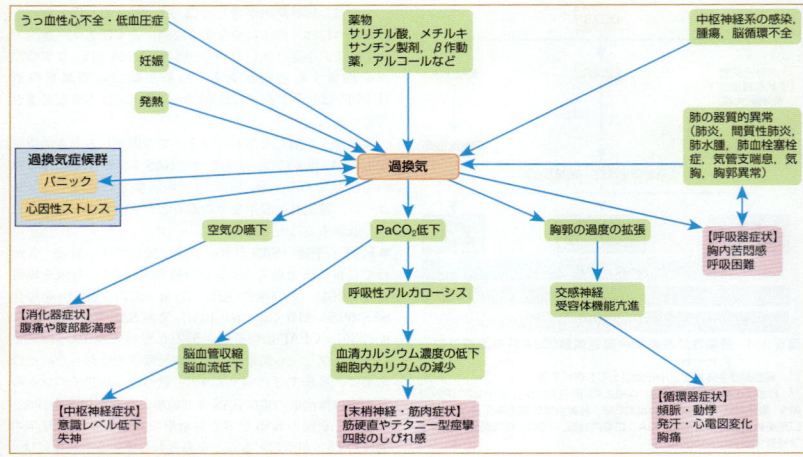

図 6-2-1 過換気症候群の発症メカニズム
$PaCO_2$：動脈血二酸化炭素分圧

一般には考えられているが，呼吸調節系の機能的異常が関係することもある[1]。

●**疫学** これまでの報告では，一般外来患者の2～6%にみられるとしたものや，海外では6～10%にみられるとした報告もある。乳児を除くすべての年齢層で報告されている。男女比は1：2～6であり10～20歳代の若い女性にやや多い。心理的要因が発作の誘因となることが多く，発作の頻度は数年に1回のものから，頻回に起こすものまでさまざまである。持続時間は20～30分から1時間程度のものが多い。

●**病因・病態生理と分子メカニズム** 過換気はしばしば呼吸困難と関連しているが，過換気の患者が必ずしも呼吸困難を訴えるわけではない。また多くの疾患が肺胞過換気と関連している[2]。代謝性呼吸器調節は肺の器質的異常（肺炎，間質性肺炎，肺水腫，肺血栓塞栓症，気管支喘息，気胸，胸郭異常など）で起こる。こうした疾患では肺や気道内の求心性迷走神経が刺激されることで換気が増加する。また，うっ血性心不全・低血圧症などの低心拍出量や低血圧は末梢性化学受容器を刺激し，圧受容器を抑制することによって換気を増加させる。一方，代謝性アシドーシスは末梢性と中枢性の両方の化学受容器を強力に刺激し，同時に存在する低酸素血症に対する化学受容器の反応性を高めることで，換気を増加させる。また中枢神経系の感染・腫瘍・脳循環不全では脳幹の呼吸中枢に対して抑制的に働いている大脳皮質が重篤な脳循環不全によって障害されることで過換気が起こることもあるし，中脳や視床下部の異常によっても過換気が起こることがある。さらにサリチル酸，メチルキサンチン製剤，β作動薬などの薬物も中枢性または末梢性の化学受容器への刺激あるいは脳幹の呼吸中枢を直接刺激して過換気を起こすことがある。妊娠時にはプロゲステロンなどのホルモンが呼吸中枢に影響を与えることから慢性過換気を認めることがある。このように器質的要因が認められる過換気もあるが，器質的要因が認められず心因性により過換気が起こることもある。器質的要因を認めず，発作的過換気状態に伴う心身両面に多彩な症状を呈する症候群を過換気症候群としている。多くの場合は心因性ストレスが誘因となるが，それが明らかではない場合もある。過換気症候群の基本的なメカニズムは不明である。心身医学的な要因，個人の性格，家庭・友人などの人的環境，職場におけるストレスなどを誘因にして起こることがある。また身体的には，過換気症候群患者で呼吸中枢の感受性の亢進が誘因となるとする報告やβ受容体の機能亢進の関与を示唆する報告もある。

病態生理学的には過換気で呼気中に二酸化炭素が排出されて呼吸性アルカローシスとなり，脳血管収縮・脳血流低下や血清カルシウムイオンがアルブミンと結合して血清カルシウム濃度の低下と細胞内カリウムの減少をきたす。胸郭の過度の拡張運動による圧受容体の刺激や不安感などにより交感神経受容体機能亢進が生じる。

過換気による血液中の$PaCO_2$の低下や呼吸性アルカローシスが起きることが病態の多くを説明する。患者は過換気をきたすことでさらに不安感が増し，胸痛と呼吸困難を訴える。$PaCO_2$の低下により，脳血管収縮，脳実質への血流低下が生じて意識レベル低下や失神が起こる。また情動刺激による交感神経の興奮のためカテコールアミン分泌が促進されて頻脈，動悸，発汗などの症状も出現する。さらに呼吸性アルカローシスや血清カルシウムイオン濃度の低下は，細胞内カリウムの減少による筋硬直やテタニー型痙攣，四肢のしびれ感や筋肉・末梢神経症状を出現させる。さらに過換気に伴う過剰な空気の嚥下が腹痛や腹部膨満感などの消化器症状も起こす（図6-2-1）。

●**臨床症状** 過換気による症状であるから，呼吸困難が

最も一般的な症状であるが、それ以外にも多彩な症状を呈する。前述したように過換気によって呼吸性アルカローシスとなり、種々の全身症状を呈する。しかし過換気が治まれば症状の多くは消失するので治療の必要がないことが多い。

呼吸器系症状：多くは発作性にはじまる。胸痛や呼吸困難を訴え、過呼吸を呈する。しかし肺の器質的疾患がないかぎり聴診上ラ音を認めることはない。過換気症候群の患者では胸壁の圧痛を認めることもあるが、肺炎、気胸、肺塞栓症、冠状動脈症候群でも認められるので、診断は慎重に行う必要がある。

循環器系症状：交感神経の興奮により血圧上昇や動悸・頻脈を認めることがある。時には、狭心痛に似た胸痛も訴える。心電図では呼吸性アルカローシスのために時にT波の逆転がみられることもある。冠動脈狭窄がある患者では、低二酸化炭素血症によって誘導される血管攣縮により、心筋障害を引き起こす可能性もある。

消化器系症状：空気嚥下に起因する腹部膨満感、腹痛、悪心・嘔吐などの胃腸症状を呈することがある。口呼吸と不安による口渇も呈する。

精神神経系症状：興奮状態であることが多い、呼吸困難に伴う不安、恐怖感、焦燥感などの精神症状を伴う。

神経系症状：過換気により$PaCO_2$が低下して呼吸性アルカローシスから血清カルシウムイオンがアルブミンと結合して血清カルシウム濃度の低下と細胞内カリウムの減少をきたして筋硬直、四肢、口周囲のしびれや知覚異常、筋痙攣、手指の硬直をきたすことがある。低リン血症による筋力低下などを呈することもある。さらに低二酸化炭素血症による脳血流の低下のためにめまい・脱力感など多種多様の中枢神経系の症状が発生することがある。感覚異常は上肢に多く、通常は両側性である。

● **検査成績**

動脈血ガス分析：肺胞過換気のため$PaCO_2$が30 mmHg以下に低下する。呼吸性のアルカローシスによるpHの上昇を認める。動脈血酸素分圧(PaO_2)は正常か軽度の上昇を呈する。base excess は正常のことが多い。このように過換気症候群では動脈血ガス分析により$PaCO_2$の低下とpHの上昇を確かめることが大切である。その際に肺の器質的疾患がなければ肺胞気-動脈血酸素分圧較差($A-aDO_2$)は正常に保たれているので、PaO_2は正常か軽度上昇する。したがって、過換気があるにもかかわらずPaO_2が低いときには逆に器質的疾患を疑うべきである。過換気症候群が改善する過程で、$PaCO_2$とPaO_2の回復過程の時相が異なるため、過換気終了後に数分間にわたり低酸素血症が続くことがある(post-hyperventilation hypoxemia)。

血液生化学検査：呼吸性のアルカローシスにより、血清カルシウムは正常からやや上昇し、二次性の低リン酸血症を呈することが多い。

心電図：しばしばST低下、T波平低・逆転が認められる。
脳波検査：一過性の徐波がみられることがある。
胸部X線：正常である。

■ **診断**　過換気症候群では上記のようなさまざまな症状や身体所見を呈する。呼吸器症状として呼吸困難が最も多い症状である。中枢神経症状として不安感、全身のしびれ、筋硬直、テタニー徴候、心血管症状では動悸、胸痛、消化器症状では腹痛、腹部膨満、悪心がみられる。診断基準と

して国際的なものはないが、特発的過換気発作、呼吸性アルカローシスの関連症状、努力性過換気による発作の誘発、呼吸性アルカローシスの改善による症状の急速な消失といった主要症状が重要である。動脈blood ガス分析からも$PaCO_2$の低下、pHの上昇など発作時の動脈血ガス分析から診断は比較的容易である[2])。しかし過換気症候群は心身症的疾患であり、発作を繰り返す患者も多く、発作要因の解明および治療には心理学的アプローチが必要である。特にパニック障害との関連が大きく注目されている。また過呼吸を呈する精神疾患も鑑別を要するが、なによりも器質的疾患の除外が重要である。鑑別のポイントは詳細な病歴聴取と身体所見の把握である。まず動脈血ガス所見を確認することが必要である。代謝性アシドーシスを呈している場合や、病歴や身体所見から以下に示すような器質的疾患の存在を否定できないときには慎重な対応が必要である。血液検査、X線検査、心電図モニタ、血中酸素飽和度、Dダイマー測定などが役立つ。特に以下の器質的疾患の鑑別が重要である。

呼吸器系：肺炎、気管支喘息、肺血栓塞栓症、間質性肺炎、気胸、胸膜炎、肺水腫といった肺原性のもの、特に肺血管性のものとの鑑別は運動時に認めない安静時の呼吸困難があること、$A-aDO_2$の開大を認めること、呼吸困難以外の異常感覚、めまい、発汗を認めることなどが参考になる。

循環器系：急性心筋梗塞、うっ血性心不全、発作性頻拍のような心疾患、過換気症候群に関連づけられている胸の痛みは、ニトログリセリンによって改善しないことや胸部X線写真、心電図で鑑別する。

神経系：脳血管障害、脳髄膜炎、脳腫瘍、てんかん、頭部外傷、橋・中脳の呼吸中枢や視床下部に障害をきたしうる疾患などを鑑別しなければならない。

代謝性疾患：低血糖、糖尿病性ケトアシドーシス、甲状腺機能亢進症、褐色細胞腫、ポルフィリア、副甲状腺機能亢進症、肝不全、一酸化炭素中毒、副甲状腺機能低下症などが鑑別にあがる。

その他：疼痛、妊娠、高熱、重症貧血、敗血症、急性薬物中毒(サリチル酸中毒、β刺激薬、プロゲステロン製剤、アルコール離脱)なども鑑別疾患となる。

■ **治療と薬理メカニズム**

発作時の治療

発作状態で心因性の疾患を鑑別して過換気を治療するには心理療法、薬物療法が用いられる。

患者に疾病の本態をよく理解させて、①わかりやすく症状を説明することによって不安や緊張を取り除く努力をする。さらに、②死にいたる病気ではないことの説明や、③受容的、共感的な態度が重要である。しかし、④患者との同一化を回避して(ストレス回避、自分への関心や病院への依存欲求などで無意識に発作を起こし患者が疾病利得を助長しないように)珍しい病気ではないことを説明する。さらに浅いゆっくりした呼吸をすることで過呼吸の恐怖感を取り除くことに努める。過換気症候群患者のほとんどは、上部胸郭を使用して息をする傾向があり、残存肺気量が高いため、過膨張肺になっており、患者は十分な換気量をとることができない。腹式呼吸は呼吸速度を落とし、患者の自己コントロール感を与えるので有効である。過換気で低下した$PaCO_2$を上昇させて頻呼吸を改善する目的で

従来,紙袋を用いたペーパーバッグ法が実施されてきたが,低二酸化炭素血症が改善される前に低酸素血症を起こしうる可能性が高いことや治療効果に科学的根拠が得られないため,現在では推奨されない[3]。さらに急性心筋梗塞,気胸,肺塞栓症患者に発生しているような器質的疾患や外傷などによって過換気が生じている場合にペーパーバッグ法を安易に行うと低酸素血症を誘発する危険である。

こうした方法で症状の改善に時間がかかる場合には,ヒドロキシジン(アタラックスP®)25〜50 mg点滴静注やロラゼパム(ワイパックス®)0.5 mg内服が比較的安全である。ジアゼパム(セルシン®)(5〜10 mgを緩徐に静注投与)は即効性があるが,呼吸抑制や血圧低下があり,慎重に投与する必要がある。

寛解期における管理

内科においては不安感の軽減のみに努め,頻回に発作を起こす場合や不安・抑うつを伴う場合は心療内科や精神科医と連携して適切な薬物療法とともに心理療法を導入したほうがよい。発作の予防のために心理療法,環境整備(ストレスの除去),薬物療法などを行う。

薬物療法としては,抗うつ薬(選択的セロトニン再取り込み阻害薬(SSRI))やβ遮断薬や抗不安薬を併用することもある。日常生活においてはアルコールやカフェインを避けて激しい運動や空腹時の労働に注意するように指導することが重要である。

● **経過・予後** 本症候群では約半数が発作を反復し,再発時期は0〜3カ月以内,1〜3年以内に多いが,ほとんどが治癒する。

〔河崎 伸〕

参考文献

1) Rankin JA: van Leeuwenhoek's disease. Am J Respir Crit Care Med 183: 1434, 2011
2) Gardner WN: The pathophysiology of hyperventilation disorders. Chest 109: 516-534, 1996
3) Callaham M: Hypoxic hazards of traditional paper bag rebreathing in hyperventilating patients. Ann Emerg Med 18: 622-628, 1989

7 感染症

1 普通感冒,流行性感冒(インフルエンザ)

● **定義・概念** 普通感冒(かぜ〈common cold〉)とは,急性ウイルス性上気道炎をあらわし,鼻閉・鼻汁,くしゃみ,咽頭痛,咳嗽を典型的な症状とする疾患群をまとめた言葉である[1]。普通感冒は,実に多くのさまざまな異なる科に属するウイルスにより生じる。通常,上気道に限局して自然に治癒する疾患であり,症状は感染ウイルスによりさまざまである。また,年齢,全身状態,既感染の状況などにもより,無症状やごく軽微ですむこともあれば,時に,ウイルス感染が近接臓器に波及しさらなる症状の出現や重篤化することもあり,しばしば細菌感染を合併することがある。

流行性感冒(インフルエンザ〈influenza:flu〉)は,インフルエンザウイルスによる急性呼吸器感染症であり,突然に発症し,急性上気道炎症状,高熱,頭痛,全身筋肉痛,全身倦怠感を典型的な症状とする。流行性感冒は主に冬季に爆発的に流行するが,流行性感冒もまた,無症状から重症化するものまでさまざまであり,感冒と区別が難しいこともある。

● **疫学** 普通感冒の発症は,一般に季節性があり,通常秋から冬にかけて増加し冬は減少して春に減少するという季節性がある。また,発症の頻度は年齢的に逆比例し,小児では5〜7回/年,成人では2〜3回/年程度と報告されている[1]。

普通感冒・流行性感冒の原因となるウイルスの感染経路については,①接触感染(患者からの直接的か環境からの非直接的にウイルスを含む分泌物への接触),②飛沫感染(長期間空中に存在する小さな飛沫粒子),③直接感染(患者からの直接飛沫粒子),の3経路が主と考えられている。

● **病因・病態生理と分子メカニズム** 感冒を呈するさまざまな原因ウイルスは,季節や採取・検出場などにより異なるが,一般にライノウイルス(rhinovirus)が約30〜50%(秋のハイシーズンには約80%にまで)と最も多く,次いでコロナウイルス(coronavirus)が10〜15%,インフルエンザウイルス(influenza virus)が5〜15%である。他に,RSウイルス(respiratory syncytial virus:RSV)やパラインフルエンザウイルス(parainfluenza virus),アデノウイルス(adenovirus),エンテロウイルス(enterovirus),メタニューモウイルス(metapneumovirus)などがある。また,原因ウイルスが特定できないことも20〜30%ある。普通感冒は上気道炎症状が主体であるが,インフルエンザウイルスやパラインフルエンザウイルスでは通常の感冒よりも全身症状が強いことが多く,アデノウイルスやエンテロウイルス(エコーウイルス〈echovirus〉,コクサッキーウイルス〈coxsackievirus〉)は咽頭痛や熱が多い。しかし,感冒を生じるウイルスはほとんど同様の症状を呈することも多いので,臨床的な徴候に基づいてだけでは原因ウイルスを特定することはできない。

感冒での上気道感染の症状は,ウイルス感染による直接的な気道への傷害のみではなく,上気道へのウイルス感染が引き金となり,それに対する免疫反応や生体反応が主に感冒症状を生じるとされている[2]。

また,原因ウイルスへの再曝露による再感染については,ほとんどの原因ウイルスが再曝露にて再感染を起こすことがあるが,一般には再感染による症状は軽微で,短期間ですむことが多い。

咽頭痛:感冒の初発症状として,咽頭部の炎症によるいがらっぽさ・痛みがある。この症状は鼻咽頭への早期のウイルス感染と関連しており,感染に反応した気道でブラジキニンやプロスタグランジンが形成され,感覚神経末端に作用し咽喉のいがらっぽさとして出現する。咽頭部のいがらっぽさはやがて鼻咽頭炎に関連して,痛み感覚が咽頭に分布する脳神経を介在して咽頭痛となる。

くしゃみ:咽頭痛と同様にくしゃみも上気道感染の主な初発症状である。くしゃみは,鼻咽頭での炎症に反応して鼻上皮や鼻咽頭前方に分布する三叉神経のヒスタミン受容体を介して生じる。三叉神経は脳幹にあるくしゃみ中枢を中継して,顔面神経の運動枝と副交感神経枝の反射により呼

吸筋に作用する。くしゃみ中枢は，呼吸筋を介してくしゃみの吸気・呼気作用を調節し，顔面神経の副交感神経枝を介して流涙と鼻づまりを調節している。くしゃみのときには，顔面神経によりいつも閉眼するが，これは鼻と眼の防御反射により生じる（この現象は光くしゃみ反射ともいわれ，突然強い光があたるとくしゃみが生じるという防御的な鼻と眼の反射でもある）。くしゃみは，鼻腺への副交感神経経路を活性化させ，コリン作動性となる反射を調節している。このため，抗コリン薬や抗ヒスタミン薬によりくしゃみが抑えられることになる。

鼻漏：上気道感染に伴う鼻汁は腺・杯細胞・形質細胞・毛細血管床からの血漿滲出物などから産生されるが，感染の時間的経過や炎症反応の程度により鼻汁の性状とその構成成分は異なる。水様性鼻汁は，早期の上気道炎症状であり，くしゃみと同時に起こる。この鼻汁分泌の早期反応は，くしゃみと同様，気道にある三叉神経刺激による腺分泌反射である。鼻汁や喀痰の色が抗生剤の処方の指標として使われることが多いが，必ずしも分泌物の色が感染徴候をあらわすとはかぎらない。鼻汁の色は上気道炎の経過に伴って透明から黄色・緑色に変化する。この色の変化は，気管内腔への白血球の流入と関連しており，気道炎症の特徴である。好中球や前炎症性単核球は緑色蛋白（ミエロペルオキシダーゼ）のために緑色であるアズール顆粒を含むので，白血球が少ないと透明か白色で，白血球の数が増えるにつれて黄色となり，さらに多くなると緑色となる。鼻汁や喀痰の色の変化は細菌感染の徴候というより，炎症反応の過程・程度を反映しているとも考えられる。つまり，感染合併時にも黄色・緑色に変化するため，色調の変化のみでは評価できない。

鼻閉：鼻閉は上気道感染の後期の症状であり，炎症時にブラジキニンのような血管拡張性メディエーターに反応して鼻上皮（静脈洞）における大きな血管の拡張により生じる。静脈洞は下鼻甲介の前方端や鼻中隔で発達しており，細い鼻弁領域での静脈洞のうっ血により鼻気道の閉塞を生じる。鼻静脈洞は，交感神経の血管収縮性神経の影響を受けて，うっ血と充血除去を繰り返し，鼻気流に相互変化をもたらす（鼻周期（nasal cycle））。鼻周期に関連する鼻気流の非対称性は上気道炎のときには増強され，一方の鼻が完全に閉塞してもう一方が通過可能となる。

涙目：涙目はアレルギー性や感染性鼻炎の一般的な症状であり，7歳児では涙目の70％はアレルギーか上気道炎に合併する。鼻涙管が鼻側の開口部付近の鼻上皮の血管のうっ血や炎症により閉塞され，鼻への流涙が閉ざされ，涙がたまり，涙目の症状を呈する。鼻涙管には，鼻の静脈洞とよく似た静脈の血管叢があり，この血管叢のうっ血が鼻涙管の閉塞につながり，この血管叢も流涙の調節をする副交感神経や交感神経により支配されている。

咳嗽：咳嗽は上気道炎に関連する一般的な症状であり，時に3週間以上持続することもある。咳嗽はもっぱら迷走神経により生じる。喉頭レベル以下の気道における感覚神経の刺激にて咳嗽は生じる。鼻での刺激や炎症は咳嗽ではなくくしゃみを誘発するので，咳嗽の存在は，気道炎症が咽頭から喉頭レベルにまで及んでいることを示唆する。また，迷走神経は外耳や食道，腹部臓器を支配するので，これらに炎症が波及したときも逆流性食道炎に関連する咳嗽のように咳嗽が出現する。咳嗽は通常気道内への食物や液体の誤嚥を予防し，下気道から粘液と異物の排出を助ける。上気道炎の最初の数日はしばしば乾性咳嗽（痰を伴わない）で，睡眠が妨害され消耗をきたす。痰を伴わない咳嗽は喉頭に広がる上気道における炎症反応により生じる。上気道炎に伴う咳嗽は気道にある感覚神経末端への炎症性メディエーターの影響により咳反射の過敏性が亢進することによると考えられている。また，咳嗽は通常喉頭レベル以下での刺激にて誘導されるが，喉頭が炎症を起こして過敏性が上がると，自然とあるいは通常なら咳嗽とならないような刺激（例：寒冷などの軽い刺激性の効果）にも反応して，咳嗽を生じる。痰がらみの咳嗽（湿性咳嗽）は上気道感染の経過では後期に起こり，下気道への炎症の広がりと粘液産生に伴う炎症に関連している。感冒を生じるウイルスでは通常気道上皮への持続的な障害は生じないが，インフルエンザウイルスは気道上皮への持続性の細胞傷害も生じ，呼吸器障害が悪化することがある。

頭痛：頭痛は，上気道感染の早期症状であり，咽頭痛に合併することが多い。上気道感染に伴う頭痛の機序は不明だが，ある仮説としては，ウイルス感染に反応した免疫細胞から放出されるサイトカイン（腫瘍壊死因子〈TNF〉やインターフェロン〈IFN〉）により生じるともいわれている。サイトカインによる頭痛の機序も不明だが，サイトカインによる頭痛は全身倦怠感，食欲不振，不安，嘔気，抑うつなどの症状を伴うことが多く，これらの症状は上気道感染のときにも一般的にみられる。

寒気と発熱：寒気は感冒の初期症状であり，発熱の初期ともいわれる。皮膚の血管収縮により，皮膚温が低下し，寒気を感じる。成人の感冒で発熱を伴うことはまれだが，寒気や悪寒を伴うことはある。寒気は通常，視床下部の体温調節中枢へのサイトカインの作用により大脳皮質で感じる。また，感染に対する発熱は，感染への宿主反応であり，新たなウイルス感染や重症なウイルス感染のときにみられる。成人の感冒であまり発熱がみられないのは，成人は多くの感冒ウイルスに曝露されていることが多く，あまり強い免疫反応が生じないことによるが，小児の感冒で発熱しやすいのは，小児にとっては新しいウイルスであることが多いので反応性に発熱をきたすことが多い。感染に反応したマクロファージや白血球から放出される炎症性サイトカインであるインターロイキン1（IL-1），IL-6は血液脳関門（blood-brain barrier）を通過してあるいは迷走神経末端に作用して視床下部の体温調節中枢に作用し，体温の設定点を上昇させ，ふるえや皮膚血管の収縮，寒気を生じさせる。

筋肉痛：筋肉痛も感冒の一般的な症状である。筋肉痛は感染の急性期反応の一つであるが，これは骨格筋へのサイトカインの影響と考えられる。炎症性サイトカインは筋蛋白の破綻を誘導し肝臓で合成される免疫反応におけるオプソニンなどの蛋白やアミノ酸を動員するように働く。また循環しているサイトカインに反応してプロスタグランジンE_2（PGE_2）の合成が促進されることにより，熱や筋痛の症状が生じる。PGE_2は末梢の痛み受容体における痛みのメディエーターであるため，骨格筋におけるサイトカイン誘導性PGE_2産生や筋肉内にある感覚神経へのPGE_2の作用が上気道炎における筋肉痛を生じることになる。

▶臨床症状・検査成績

たいていの感冒ウイルスにおいて、潜伏期は24〜72時間である。

普通感冒の症状は一般に「早期」と「後期」の症状に分けられる。早期の症状は、頭痛、くしゃみ、寒気、不快感などがあり、症状はすぐに出現し、1〜2日と早く消退する。一方、後期の症状は、不快感、鼻漏、鼻閉や咳嗽は、数日たってゆっくり進行して、1週間ぐらい持続する。これらの症状は上気道炎が上気道から進み、やがて下気道に炎症が波及することによるとも考えられる。

インフルエンザでは、通常熱が早期症状であるが、3〜4日と短期間である。熱や頭痛、筋肉痛、倦怠感などの全身症状は免疫細胞から放出されたサイトカインに関連し、この反応はウイルスが免疫系に認識される感染初日に急速に進展する。鼻閉や鼻漏の局所症状はPGやブラジキニンの炎症性メディエーターの合成により出現する。炎症性メディエーターへの反応はサイトカインによる反応よりもゆっくり発症し長期間持続することになる。

普通感冒は、通常短期間で自然軽快するが、時々細菌感染を合併することがある。感冒の合併症としては、急性中耳炎が小児で約20％と最も多く、上気道炎後3〜4日後に診断されることが多い。急性副鼻腔炎(0.5〜2％)も上気道感染後の合併症として多い。また、上気道感染に伴い下気道への合併症である肺炎も多い。下気道感染としての肺炎は、ウイルス感染後の細菌性肺炎(secondary bacterial pneumonia)とウイルスによるウイルス性肺炎(primary viral pneumonia)があり、小児においてはウイルスと細菌の混合型(mixed viral and bacterial pneumonia)が多いといわれている。

インフルエンザも自然軽快するが、合併症としては肺炎が多い。インフルエンザウイルスが直接肺に及んで生じるインフルエンザ肺炎(primary influenza pneumonia)は、頻度は低いが、重篤な肺炎をきたす。症状的には、急性のインフルエンザの症状が改善せずに、さらにインフルエンザ症状が持続・悪化し、高熱や呼吸困難・チアノーゼを呈する場合には、インフルエンザ肺炎の合併を考慮する。肺炎の合併は心疾患や慢性肺疾患の患者に多いが、まれに健康若年成人においても発症する。インフルエンザ感染ではウイルス性肺炎以外にも、二次性細菌性肺炎(secondary bacterial pneumonia)も重要な呼吸器合併症であり、インフルエンザ関連死の約25％程度といわれている。インフルエンザウイルスは気管・気管支の上皮に感染し、直接、線毛運動の障害をきたすため、細菌性下気道感染を生じやすく、その起因菌としては、肺炎球菌、ブドウ球菌、インフルエンザ桿菌が多い。二次性細菌性肺炎の場合には、急性のインフルエンザ症状がいったん改善した後に、熱や呼吸器症状が出現する場合に二次性細菌性肺炎を考慮する。またインフルエンザでは、ウイルス性と細菌性肺炎の両者が合併することも多く、患者は徐々に病状が悪化するか一過性の改善の後に悪化を呈する。

呼吸器疾患を基礎に持つ患者では、普通感冒でもウイルス感染による上気道炎が呼吸器疾患を増悪させることが知られている。小児および成人喘息では、上気道炎により喘鳴や呼吸困難が出現し、喘息の増悪に関連しており、なかでもライノウイルスによる増悪の頻度が高い。また、高齢者の感冒では下気道感染に進行することも多く、COPD(慢性閉塞性肺疾患)合併の高齢者では呼吸状態を悪化させることが多い。また免疫不全者では、通常RSV感染は重篤な呼吸器感染を生じ、ライノウイルスもまた重篤で時に致死的な呼吸器症状を合併する。

▶診断

感冒の診断は、通常、臨床的に症状(前述)の出現・経過により、容易に診断できる。けれども、乳幼児や小児においては、診断が難しいことも多い。特に、熱が主症状の場合には、熱が予後良好なウイルス感染の早期の先行症状なのか、重篤な細菌感染かを区別することは難しい。また、咽頭痛においてもレンサ球菌性咽頭炎と感冒の初期症状は似ており、区別が難しい。ただし、鼻閉や鼻漏があれば、レンサ球菌性咽頭炎では通常みられず、感冒の症状と区別できる。また、小児における扁桃腺炎もウイルスにより生じるが、咽頭の視診による臨床所見のみでは、ウイルス性か細菌性かは判断できない。

感冒の原因ウイルスは、ウイルス培養法、抗原検出法、ポリメラーゼ連鎖反応(PCR)法によりウイルスの同定が行われる。細胞培養によるウイルス分離がウイルス検出の代表的方法ではあるが、迅速な診断ができないために臨床ではあまり用いられていない。また、抗原検出法も多く用いられており、インフルエンザウイルス、パラインフルエンザウイルス、RSV、アデノウイルスを同定できる。ただし、ライノウイルスについてはserotypesがあまりにも多いので通常抗原検出法は用いられない。近年では、インフルエンザウイルスやRSVへのrapid antigen detection kitsが開発され、15〜30分で結果が得られるようになっている。しかし感度や特異度が低いことが問題ではある。PCR法は、一般にウイルス感染の診断、特にライノウイルス感染においても、有用である。しかし、PCRの技法は、一般臨床においては時間と労力を要しすぎるため、あまり一般的でない。

ウイルスを検出するサンプルとしては、鼻咽頭の洗浄液が適していると考えられるが、咽頭ぬぐい液も用いられている。

■治療と薬理メカニズム

感冒の治療は、主に対症療法である。日本呼吸器学会からのかぜ症候群の治療指針においても、①一般に3〜7日間で自然軽快するもので、②原因ウイルスに対する抗ウイルス薬が存在せず(インフルエンザを除く)、③抗生物質はかぜに直接効くものではなく、④症状緩和を目的とした対症療法であることを説明して、⑤症状の持続(4日以上)や悪化がみられる場合にはすみやかに医師の診断を必要とすることをすすめており、患者への感冒治療に対する啓蒙が必要であることが強調されている[3]。

鼻閉・鼻漏：鼻閉や鼻漏は感冒の症状で最も煩わしい症状である。鼻腔の閉塞は経鼻あるいは経口投与のうっ血除去剤にて効果的に改善する。第一世代の抗ヒスタミン薬は、抗ヒスタミン作用に加えて抗コリン作用によりくしゃみや鼻漏を緩和させる。局所的な抗コリン薬(イプラトロピウム)も鼻漏には効果がある。理論的には、抗炎症効果があるステロイドも鼻症状を緩和させると思われるが、実際のところは経鼻あるいは経口のステロイドには有効な臨床的効果はない。むしろ、経鼻投与のステロイドは急性中耳炎の危険を増加させるため、推奨でない。

咳嗽：鎮咳薬や去痰薬(気道粘液溶解薬)はしばしば用いら

れる。また，咳嗽に対しては，気管支拡張薬であるβ_2アドレナリン受容体刺激薬が効果的であることもある。通常，感冒に伴う咳嗽にコデインの使用はすすめられない。

咽頭痛・発熱：咽頭痛・発熱にはアスピリンやアセトアミノフェンなどの軽い鎮痛薬が用いられる。非ステロイド性抗炎症薬（NSAIDs）も感冒の症状（頭痛，関節痛，筋肉痛など）を緩和するのに用いられている。ただし，小児（18歳以下）においてはサリチル酸（アスピリンやNSAIDs）の使用はReye（ライ）症候群との関連から避けるべきであり，アセトアミノフェンが推奨されている。

抗ウイルス薬：現時点では，特異的な抗ウイルス薬として臨床使用できる薬剤は，インフルエンザウイルスに対してのみである。インフルエンザ特異的抗ウイルス薬であるノイラミニダーゼ阻害薬は，インフルエンザウイルスの体内増殖過程において，感染した細胞からインフルエンザウイルスが放出されるのに必要なウイルスノイラミニダーゼを阻害することにより，インフルエンザの増殖を抑制することにより抗インフルエンザ効果を呈する。現在，使用可能なノイラミニダーゼ阻害薬はオセルタミビル，ザナミビル，ペラミビル，ラニナミビルがある。個々の薬剤に特徴はあるが，オセルタミビル（タミフル®）は内服薬1日2回5日間投与であり，ザナミビル（リレンザ®）は吸入薬1日2回5日間投与である。ペラミビル（ラピアクタ®）は点滴1回（重症度により調節可能）であり，ラニナミビル（イナビル®）は吸入薬1回単回投与である。これらの抗インフルエンザ薬治療は，症状出現後24～48時間以内に治療開始することがすすめられている。その効果はいずれの薬剤もほぼ同等であり，抗インフルエンザ薬の使用がインフルエンザによる症状を短期化させ，症状を軽減させ，合併症を抑制する。さらにインフルエンザによる入院期間の短縮や死亡率も低下させることが報告されている。ただし近年，タミフル耐性インフルエンザウイルスの出現が問題となっており，耐性ウイルスの流行地域には留意し，耐性と効果の点から抗インフルエンザ薬の選択は考慮すべきである。また，いずれの抗インフルエンザ治療においても，小児の場合には異常行動に注意が必要である。また，アマンタジン（シンメトレル®）もインフルエンザウイルスのM2蛋白を阻害し，ウイルスが脱殻することを抑制し，ウイルス粒子を構成することができなくなることにより，抗インフルエンザ作用がある（A型インフルエンザには効果があるが，B型には効果がない）が，耐性ウイルスの出現が問題となるため，あまり使用されていない。

抗生剤：ウイルス感染である感冒の治療において抗生剤は効果がなく，細菌感染が明らかでない状況では使用すべきではない。

● 経過・予後

感冒は，通常，急性ウイルス性上気道炎であり，5～14日間で自然に経過する予後良好な疾患である。安静と十分な水分・栄養摂取をすすめながら，経過観察することが可能である。

しかし感冒は，高齢者，呼吸器疾患，心疾患，糖尿病や腎疾患などの基礎疾患が存在する場合や，原因ウイルスによっては重症化することがある。特に，臨床症状が持続する場合や，激しい頭痛・呼吸困難・胸痛・膿性分泌物（鼻汁，痰）・扁桃腫脹などが併発するウイルスによる臓器障害（脳症，肺炎，心筋炎，筋炎など）や細菌感染合併（副鼻腔炎，中耳炎，肺炎など）の症状が出現する場合には，すみやかに対応し適切な処置が必要である。

【山内　康宏】

参考文献
1) Heikkinen T et al : The common cold. Lancet 361 : 51-59, 2003
2) Eccles R : Understanding the symptoms of the common cold and influenza. Lancet Infect Dis 5 : 718-725, 2005
3) 日本呼吸器学会呼吸器感染症に関するガイドライン作成委員会編：呼吸器感染症に関するガイドライン：成人気道感染症診療の基本的考え方，2003

2 細菌性肺炎

● 定義・概念

細菌性肺炎（bacterial pneumonia）は，病原微生物が肺胞内に達して，肺胞腔内を病変の主座とする急性の感染症である。臨床的には炎症を示唆する所見とともに新たに出現した肺野の異常陰影として認識される。

● 疫学

さまざまな抗菌薬の出現によって，若年層における肺炎による死亡率は低下している。しかしながら，高齢層においては死因の重要な位置を占めており，2009年度の厚生労働省の調べでは，肺炎による死亡は65～84歳での死因の第4位，84～89歳では第3位，90歳以上では第2位を占めている。今後高齢者の割合が増えるに従って，肺炎による死亡率も上昇するものと考えられる。

● 病因・病態生理と分子メカニズム

肺炎は肺胞レベルでの微生物の増殖とそれの宿主反応によって生じる。環境中にはさまざまな病原菌が存在し，呼吸とともに少量の病原微生物が吸入されている。睡眠中などには少量の口腔内分泌物を吸引することもあるが，健常者にはさまざまな防御機構がある。病原微生物が下気道に到達する前に鼻腔，気道粘膜上皮でとらえられ，咳嗽や粘液線毛などの物理的排除機序によって排除される。これらのバリアーを突破して少量の微生物が肺胞まで達しても，肺胞マクロファージによって貪食・排除される。

微生物が多い場合や毒性の強い場合，宿主の感染防御力が低下している場合には病原微生物が肺胞内で増殖して臨床的な肺炎像を呈する。こうした状況では，肺胞マクロファージは下気道の防御力を高めるために炎症反応を開始する。微生物の増殖よりもむしろ宿主炎症反応が高熱や喀痰などの肺炎の臨床症状を引き起こす。経気道的感染以外にも血行性散布や感染を起こした胸腔や縦隔腔からの連続的な波及により肺炎が生じることもある。

● 分類

一般臨床では発症状況によって市中肺炎と院内肺炎，介護・医療関連肺炎に分類することが有用である。日本呼吸器学会では診療の助けとなるように各種のガイドラインを発表している。

● 臨床症状・検査成績／診断

自覚症状：咳嗽，喀痰，発熱，胸痛が主な症状であり，感冒様症状が唯一の症状であることも多い。

理学的所見：頻呼吸，打診での濁音，声音振盪の増強，ヤギ音，水泡音（corse crackles）の聴取，胸膜摩擦音などがある。身体所見に基づく肺炎の診断の感度は50～70%程度，特異度は60～75%程度とされており，身体所見のみから肺炎を診断することは困難である。特に高齢者では全身倦怠感，食欲不振，なんとなく元気がない，意識状態の変

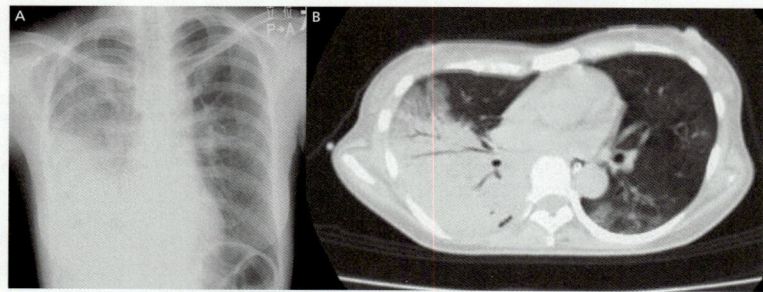

図 7-2-1　大葉性肺炎(肺炎球菌)の胸部X線像(A)，胸部CT像(B)

化や転倒といった非特異的な症状しか認めない場合もあり，注意が必要である。

胸部単純X線：X 線上は新たに出現した浸潤影を認める。画像的な分類としては浸潤影の広がりによって，浸潤影がほぼ肺葉全体に広がる「大葉性肺炎」(図 7-2-1)と，気道に沿ったかたちで気道周囲のみに浸潤影が広がる「気管支肺炎」に分類できる。気腫性変化が強い場合や免疫抑制状態，高度の脱水例では陰影が目立ちにくい。必要に応じて胸部CT撮影や種々の迅速検査を行う。

血液検査：一般細菌感染では白血球増加，核の左方移動，血清 CRP (C 反応性蛋白)値の上昇を認める場合が多い。マイコプラズマ・クラミジアなどの異型肺炎ではこれらの上昇の程度が少ない傾向にある。免疫抑制状態，重症肺炎では白血球数がむしろ低下することもあり，総合的に判断する必要がある。

喀痰検査：肺炎を疑った場合には，抗菌薬投与前に喀痰検査を行う。抗菌薬を投与された後の喀痰では診断価値が低下する。喀痰検査には Gram 染色による塗抹検査と培養・感受性検査の両方を提出する。塗抹標本は迅速検査が可能なだけでなく，喀痰の品質評価も可能である。口腔内の扁平上皮が少なく白血球の多い良性な喀痰から定量で 10^7/mL 以上検出された菌は起因菌と考えてよい。

尿中抗原：尿中の肺炎球菌抗原とレジオネラ抗原の迅速診断キットは保険適用となっている。

■ 治療と薬理メカニズム

肺炎の重症度は軽症のものから劇症で致死的となるものまでさまざまある。それまで健康であった人でも重篤な肺炎となりうるし，さまざまな疾患の終末期には高率に肺炎を合併して直接の死因となることが多い。高齢者や嚥下障害を持つ人に起こる誤嚥性肺炎のように，現在起こっている肺炎は治療できてもその原因となった病態を改善することが困難なために肺炎を繰り返すこともある。このように肺炎患者は均一な集団でなく，肺炎の重症度だけでなく基礎疾患や患者背景・人生観までも考慮して治療方針を決定する必要がある。

通常臨床では治療開始時に起因菌が判明していることはまれである。重症患者では治療の遅れが致命的な結果につながるため，起因菌に感受性のある抗菌薬を早期から使用する必要がある。その反面，広域スペクトラムの抗菌薬の乱用は耐性菌の増加を引き起こして患者本人のみならず，社会全体に悪影響を及ぼす。このため，肺炎診療の補助となるようにさまざまなガイドラインが作成されている。日本呼吸器学会もわが国の実情をふまえて 2000 年に「成人市中肺炎診療の基本的考え方」(2005 年に「成人市中肺炎診療ガイドライン」に改訂)，2002 年に「成人院内肺炎診療の基本的考え方」(2008 年に「成人院内肺炎ガイドライン」に改訂)，2011 年 8 月に「医療・介護関連肺炎診療ガイドライン」を発表している。各ガイドラインが対象としている患者はおおむね図 7-2-2 のとおりである。各ガイドラインに沿って簡単に解説する。

市中肺炎

市中肺炎 (community-acquired pneumonia：CAP)とは病院外で日常生活をしていた人に発症した肺炎のことである。市中肺炎と診断した場合，まず A-DROP システム(表 7-2-1)などを参考に重症度を推測し，治療の場(外来，一般病棟，集中治療室)を決定する。医療機関によっては施行可能な検査に限界があるが，抗菌薬投与前に可能なかぎりの検査・検体採取を行う。重症度が低い場合には想定した微生物の範囲は最小限とし，微生物学的検査結果をもとに治療経過をみながら適宜治療を修正していく。市中肺炎では肺炎球菌と非定型菌が重要な役割を占めるため，A-DROP で重症以下の場合には患者背景や症状・所見から細菌性肺炎と非定型肺炎の鑑別(表 7-2-2)をして，細菌性肺炎が疑わしい場合にはペニシリン系・セフェム系抗菌薬を第一選択とし，非定型肺炎(主にマイコプラズマ肺炎)が疑わしい場合にはマクロライド系・テトラサイクリン系抗菌薬を第一選択とする。わが国では肺炎球菌におけるマクロライド高度耐性菌が多く，定型・非定型判別が困難な場合には初期治療が有効でない場合のリスクを考慮して，レスピラトリーキノロンやケトライドを選択する場合もある。超重症の場合には広範囲の細菌をカバーする必要があるため，カルバペネム系抗菌薬＋非定型菌に感受性のあるニューキノロン系・マクロライド系・ミノサイクリン系抗菌薬のいずれかを併用して治療を開始する。

院内肺炎

院内肺炎 (hospital-acquired pneumonia：HAP)とは，入院 48 時間以降に新しく出現した肺炎のことである。胸部異常陰影に加えて，発熱，白血球数異常，膿性分泌物の

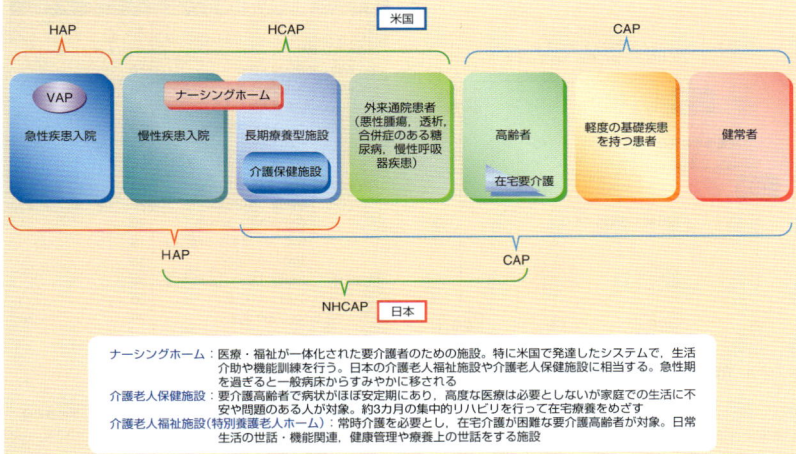

図 7-2-2 米国と日本におけるガイドラインの対象患者
HAP：院内肺炎，HCAP：医療ケア関連肺炎，CAP：市中肺炎，NHCAP：介護・医療関連肺炎，VAP：人工呼吸器関連肺炎

表 7-2-1 A-DROP システム

- 男性 70 歳以上，女性 75 歳以上（A）
- BUN 21 mg/dL 以上または脱水あり（D）
- SpO₂ 90％以下（PaO₂ 60 Torr 以下）（R）
- 意識障害（O）
- 収縮期血圧 90 mmHg 以下（P）

A-DROP
軽症：0，中等症：1～2，重症：3，超重症：4～5
ただしショックがあれば1項目のみでも超重症とする

BUN：血液尿素窒素，SpO₂：経皮的動脈血酸素飽和度，PaO₂：動脈血酸素分圧
（文献1を改変）

表 7-2-2 細菌性肺炎と非定型肺炎の鑑別

1) 年齢 60 歳未満
2) 基礎疾患がない，あるいは軽微
3) 頑固な咳がある
4) 胸部聴診上所見が乏しい
5) 痰がない，あるいは迅速診断法で起因菌が証明されない
6) 末梢白血球が1万未満である

1)〜6)中4項目以上または1)〜5)中3項目以上を満たしたら非定型肺炎を疑う

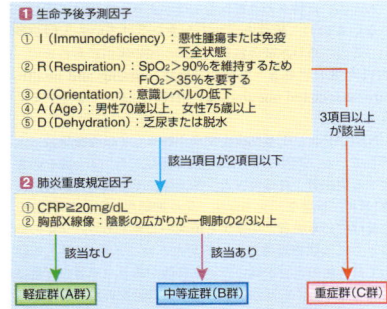

図 7-2-3 成人院内肺炎診療ガイドラインによる重症度分類
SpO₂：経皮的動脈血酸素飽和度，FiO₂：吸入気酸素濃度，CRP：C反応性蛋白

うち2項目を満たす症例を院内肺炎と診断する。

2005年の日本呼吸器学会による「成人院内肺炎ガイドライン」では主に生命予後予測を重視して，患者をA～C群に分ける重症度分類を設けた（図7-2-3）。

- A群（軽症）　原疾患を含めた全死亡率が12％であり，そのほとんどが原疾患による死亡である。したがって，耐性菌に対する抗菌薬の選択を初期治療では行わず，呼吸器感染症の原因として高率な肺炎球菌，インフルエンザ菌，クレブシエラ属（*Klebsiella*）などを想定して治療を開始する。
- B群（中等症）・C群（重症）　原疾患を含めた全死亡率がそれぞれ25％，33〜50％と高く，緑膿菌その他の耐性菌による肺炎が多い傾向にある。初期抗菌薬選択としては，多剤耐性菌を想定した広域抗菌薬を選択する。

MRSA（メチシリン耐性黄色ブドウ球菌）保有のリスクが高い場合（長期の入院や抗菌薬の投与歴，MRSA感染や保菌の既往）には抗MRSA薬の追加投与も検討する。

介護・医療関連肺炎

2005年に米国胸部学会（ATS）と米国感染症学会（IDSA）

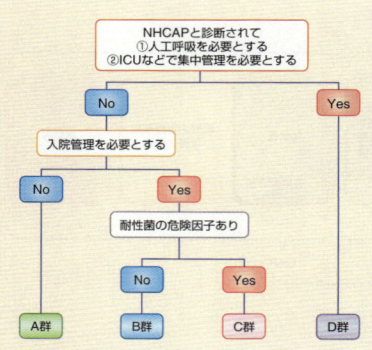

図 7-2-4　介護・医療関連肺炎(NHCAP)の治療区分

表 7-2-3　肺炎重症度分類

項目		ポイント
男性または女性		年齢(女性は年齢−10)
老人病院・老健施設入居者		10
基礎疾患	悪性腫瘍合併	30
	肝疾患合併	20
	うっ血性心不全合併	10
	脳血管障害	10
	腎疾患	10
理学的所見	意識レベル低下	20
	呼吸数 30回以上	20
	収縮期血圧 90 未満	20
	体温 35度未満40度以上	15
	脈拍 125以上	10
検査所見	動脈血ガス pH7.35未満	30
	BUN 30以上	20
	Na 130 未満	20
	血糖 250以上	10
	PaO_2 60 未満	10
	Ht 30以上	10
	胸水貯留	10

【重症度を class I 〜 V に分類】　　　　死亡率の参考値
class I　50歳以下で上記の5つの基礎疾患, 　0.1〜0.4%
　　　　理学所見なし
class II　total point 70 以下　　　　　　　　　0.6〜0.7%
class III　71〜90　　　　　　　　　　　　　　　0.9〜2.8%
class IV　91〜130　　　　　　　　　　　　　　　8.2〜9.3%
class V　131以上　　　　　　　　　　　　　　　27〜31%
● class I 〜 II：外来治療でもよい、class III：入院させるほうがよい、class IV 〜 V：入院で治療する

BUN：血液尿素窒素, PaO_2：動脈血酸素分圧, Ht：ヘマトクリット
(文献5を改変)

が共同で発表した院内肺炎のガイドラインではじめて医療ケア関連肺炎(healthcare-associated pneumonia：HCAP)という概念が紹介された。HCAPはCAPとHAPの中間の性質を持ち、起因菌や耐性菌の保有率はHAPに近い。

わが国には特有の介護保険制度があり、施設に入所していないものの、施設と同様の介護を受けている人口が多い。このため日本呼吸器学会はわが国の実情にあわせて、2011年8月に介護・医療関連肺炎(nursing and health-care-associated pneumonia：NHCAP)ガイドラインを発表した。

NHCAPは、①長期療養型病床群もしくは介護施設に入所している、②90日以内に病院を退院した、③介護を必要とする高齢者・身体障害者、④通院にて継続的に血管内治療(透析、抗癌薬、化学療法、免疫抑制剤などによる治療)を受けている患者に発症する肺炎のことである。発症の機序としては誤嚥性肺炎の関与が大きいことやCAPと比較して耐性菌の割合が高いという特徴があり、患者の背景はさまざまである。基礎疾患のなかには治療可能・日常生活に不自由のないものもあれば、加齢に伴う全身状態の悪化や改善不能な病態も多い。このため、ガイドラインでは「治療区分」という考え方を採用して、患者をA〜D群に分類している(図7-2-4)。重症度の評価はCAPと同様のA-DROPシステムや肺炎重症度分類(表7-2-3)などを参考にするが、治療区分の決定は肺炎の重症度だけでなく、基礎疾患や合併症、栄養状態、精神的・身体的活動性、本人や家族の希望などを総合的に評価して最終的に主治医が総合判断するものとしている。耐性菌のリスクのないA群・B群では、市中肺炎と同様に肺炎球菌、インフルエンザ菌、黄色ブドウ球菌、クレブシエラ、肺炎クラミドフィリアなどを対象とし、A群は外来、B群は入院で治療をする。C・D群ではA・B群で対象とする菌に加えて、耐性菌を含めたより広域な細菌を想定して治療を開始する。

NHCAPにおいてまず考慮すべき病態は誤嚥であり、誤嚥の可能性が高い場合には嫌気性菌に効果の高い薬剤を選択する必要がある。合併疾患やその治療に用いる薬剤との相互作用、各臓器の予備能が低下している症例が多いことなどから、より慎重な抗菌薬の選択・使用量の調整が必要である。

肺炎の治療開始時期

診断後すみやかに抗菌薬を使用する。以前は診断8時間以内に抗菌薬を投与すべきとされていたが、最近では4時間以内の使用開始がすすめられている。

肺炎の治療効果判定

初期治療に対する反応は3日以内に再評価する。①解熱(37度以下を目安)、②白血球正常化、③CRP低下(最高値の30%以上の低下)、④胸部X線の改善の4項目のうちの3項目を満たしていれば治療が有効であると判断できる。

治療が有効である場合には治療を継続し、発症7日以内に再評価して抗菌薬の中止・退院を検討する。起因菌や感受性が判明した場合には、できるだけ早期に狭域の抗菌薬にde-escalationを行う。通常の肺炎が2週間を超えて改善しないことはまれであり、治療への反応が不良の場合には、以下のようなことを考慮して治療の再検討を行う。

①宿主側に治癒を遷延させる全身的な因子(糖尿病、免疫不全、低栄養、誤嚥など)や肺の合併症、隔絶した感染巣(肺膿瘍や膿胸など)がないか。②薬剤側の使用量、感受性、投与経路が適切であるか。③正しい病原体を標的としているか。④新しい病原体による重感染や耐性化はないか。

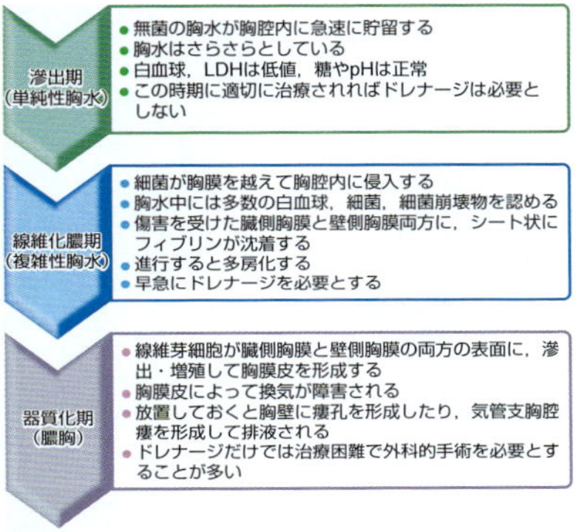

滲出期（単純性胸水）
- 無菌の胸水が胸腔内に急速に貯留する
- 胸水はさらさらとしている
- 白血球、LDHは低値、糖やpHは正常
- この時期に適切に治療されればドレナージは必要としない

線維化膿期（複雑性胸水）
- 細菌が胸膜を越えて胸腔内に侵入する
- 胸水中には多数の白血球、細菌、細菌崩壊物を認める
- 傷害を受けた臓側胸膜と壁側胸膜両方に、シート状にフィブリンが沈着する
- 進行すると多房化する
- 早期にドレナージを必要とする

器質化期（膿胸）
- 線維芽細胞が臓側胸膜と壁側胸膜の両方の表面に、滲出・増殖して胸膜皮を形成する
- 胸膜皮によって換気が障害される
- 放置しておくと胸壁に瘻孔を形成したり、気管支胸腔瘻を形成して排膿される
- ドレナージだけでは治療困難で外科的手術を必要とすることが多い

図7-2-5　肺炎随伴胸水から膿胸への進展
LDH：乳酸脱水素酵素

また、⑤これは感染症であるのか？　ということも常に念頭に入れておかなければならない。

肺水腫、肺癌（特に肺上皮癌では肺炎様の分布をとる）、間質性肺炎などでも肺炎様の陰影を認め、腫瘍熱や薬剤熱などによって発熱が持続する場合もある。発熱や胸部異常陰影に対して漫然と治療を継続することは厳に慎まねばならない。肺炎の陰影が完全に消失するのには4～12週程度かかることもあり、臨床症状が改善している場合には陰影が消失するまで抗菌薬を投与し続ける必要はない。同じ肺区域に肺炎の再発を繰り返す場合には、背景に悪性腫瘍などの合併を考慮する必要がある。

肺炎の特殊な病態

- **肺膿瘍**（pulmonary abscess）　主に肺炎が原因となって肺組織が破壊され、病巣内に空洞形成や膿汁貯留を伴う疾患である。肺組織における化膿性炎症を肺化膿症（pulmonary suppuration）と呼んでいるが、実際には肺膿瘍と同義語として使用している場合が多い。

  肺膿瘍には経気道感染によって起こる場合と、肺外の病変から血流を介して二次的に生じるものがある。免疫能の低下を伴う場合に発症しやすいが、口腔内細菌を大量に吸引する状況（口腔内が不衛生な場合や誤嚥しやすい状態）などでは免疫能が正常な者にも発症することがある。亜急性発症の場合も多く、悪性腫瘍との鑑別が困難な症例もある。悪性腫瘍に合併する場合もあり、臨床症状の改善後に残存する陰影がないかどうかの確認が必要である。膿瘍への薬剤の到達が悪いため、肺膿瘍を併発した場合には通常の肺炎よりも長期間の抗菌薬投与が必要となる。

- **肺炎随伴胸水・膿胸**　肺炎に胸水を随伴することはまれではなく、市中肺炎の20～57％で胸水が認められるが、膿胸（胸腔に膿が貯留した状態）にまでいたるのは5～10％とされている。肺炎随伴胸水から膿胸にいたるまでは連続的に変化する（図7-2-5）。無菌性でドレナージを必要としない単純性肺炎随伴胸水から、膿性ではないがドレナージを必要とする複雑性肺炎随伴胸水を経て膿胸にいたる。病理滲出期、線維化膿期を経て器質化期にいたる。症状だけからは肺炎随伴胸水がドレナージを必要とするかどうかはわからず、膿胸になっている場合には早期（その日のうち）に治療を開始しないと予後が不良である。このため、肺炎患者で患側を下にした側臥位での胸水の厚さが10mm以上あれば、診断・治療目的で穿刺を行うべきである。

胸水は外観（色調、混濁、臭気）の観察と胸水中の糖、乳酸脱水素酵素（LDH）、蛋白、pH、白血球数や分画の測定、細菌培養などを行う。

外見上膿性の場合、胸水のGram染色や培養が陽性、胸水中の糖が40mg/dL以下、pHが7.2以下、LDHが1,000以上、多房化胸水などの所見がある場合には胸腔ドレナージが必要である。

隔壁が形成されて多房化した胸水の場合には通常のドレナージでは不十分であり、ドレナージチューブを複数挿入することや線溶療法を検討するが、内科的に治療が困難な場合も多い。内科的に治療が不十分な場合には早期（数日単位）に外科治療を検討する必要がある。

【奥平　玲子】

参考文献
1) 日本呼吸器学会「成人市中肺炎診療ガイドライン作成委員会」編：成人市中肺炎診療ガイドライン、2005
2) 日本呼吸器学会「呼吸器感染症ガイドライン作成委員会」編：成人院内肺炎ガイドライン、2008
3) 日本呼吸器学会「医療・介護関連肺炎（NHCAP）診療ガイドライン作成委員会」編：医療・介護関連肺炎診療ガイドライン、2011
4) ATS/IDSA : Guidelines for the Management of Adults with Hospital-acquired, Ventilator-associated, and healthcare-associated Pneumonia. Am J Respir Crit Care Med 171: 388-416, 2005
5) Fine MJ et al : A prediction rule to identify low-risk patients with a community-acquired pneumonia. N Engl J Med 336 : 243-250,1998
6) リチャード・W・ライト、家城隆次ほか　監訳：胸膜疾患のすべて　改訂第2版、診断と治療社、2010
7) Sahn SA : Diagnosis and Management of Parapneumonic Effusions and Empyema. Clin Infect Dis 45 : 1480-1486, 2007

3　肺結核、気管支結核、非結核性抗酸菌症

肺結核

- **定義・概念**　肺結核（pulmonary tuberculosis）は、肺または気管支に起こる結核菌（*Mycobacterium tuberculosis*）による慢性感染症である。

- **疫学**　1950年までわが国の死因の第1位であった結核は、リファンピシンの導入、公衆衛生の改善などにより罹患率は急速に減少した。しかし、1970年代後半から罹患率低下の速度は鈍り、1997年には新規登録患者数が増加に転じたため、1999年に厚生省（現厚生労働省）から結核緊急事態宣言が発せられた。以後は再び結核罹患率、新規登録患者数ともに減少し、罹患率は2007年から人口10万人対20を切ってきている（図7-3-1）。しかし、現在でもHIV（ヒト免疫不全ウイルス）感染者、免疫抑制剤・ステロイド投与中、糖尿病症例、腎透析症例などで、結核感染のリスクが高くなることが知られており、特に高齢者に関しては、結核症例全体の約50％を70歳以上が占めるとされている。

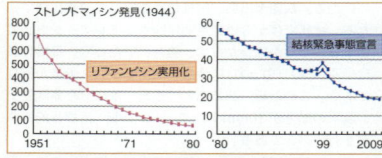

図 7-3-1 結核罹患率の推移(人口 10 万対率)

また,現在でも高齢者を中心に毎年 2,000 人以上が結核で死亡している。

なお,結核対策に関しての法的対応は,2007 年 4 月に,結核予防法(1951 年制定)が廃止され,二類感染症として感染症法に統合された。また,病原微生物の管理体制に関しても,一類病原体から四類病原体の分類のうち,四類病原体に分類(多剤耐性結核菌は三類)されている。

▶**病因・病態生理と分子メカニズム** 飛沫核となった結核菌を吸入して起こる,麻疹・水痘と並んで代表的な空気感染(飛沫核感染)疾患である。

結核菌は,放線菌(*Actinomycetaceae*)関連菌群に属する長さ5μm 程度の桿菌で,細胞壁に多量のろう脂質を含有する。好気性の細胞内寄生菌で,発育至適温度は37℃前後である。約 15 時間に 1 回の分裂を行い(大腸菌では 15 分に 1 回),肉眼的に観察できるコロニーにまで増殖するのに 2〜4 週間を要する(遅発育性)。Ziehl-Neelsen 法で染色され,いったん染色されると,酸,アルカリ,アルコールなどで脱色されにくい(抗酸性)。

結核菌に感染すると,5%程度が胸膜炎,髄膜炎,粟粒性結核,リンパ節結核などのかたちで一次結核症(初感染結核)を発症し,残り 95%程度では分裂休止菌となり安定化する。しかし,数十年の間にさらにそのなかから 5%程度が二次結核症として肺結核症を発症する。

結核菌の病理所見は特徴があり,基本的には抗酸菌に対する遅延型過敏反応が主体である。初期病変は,多核白血球の浸潤と充血,浮腫による滲出性病変で,後にリンパ球やマクロファージが集積する。結核菌は,マクロファージに貪食され殺菌されるが,そこは菌の増殖の場ともなる。病変の中心部では,マクロファージ,菌体,組織の死滅による凝固壊死が生じる。同部はチーズ様の色とかたさを示し,乾酪壊死(caseous necrosis)と呼ばれる。その後,周囲に類上皮細胞(epithelioid cell)や Langhans(ラングハンス)巨細胞(Langhans giant cell)とリンパ球による類上皮細胞肉芽腫(epithelioid cell granuloma)を形成する。乾酪壊死を伴う類上皮細胞肉芽腫は,結核を含めた抗酸菌感染症の病理所見の特徴である。生体側が優勢な場合には,肉芽腫病変の周囲は線維組織に置き換えられ,次第に硬化性病変となる。一方,乾酪壊死層が軟化融解して排出されると多量の菌が気道などを通じて散布され,病変が拡大する。

▶**臨床症状・検査成績** 咳嗽,喀痰,発熱,血痰などを認めるほか,健診時の胸部 X 線異常など,明らかな自覚症状を認めないことも多い。また,特に高齢者などでは,全身倦怠感,体重減少,食欲不振など,呼吸器以外の非特異的症状を主訴とすることも多い。

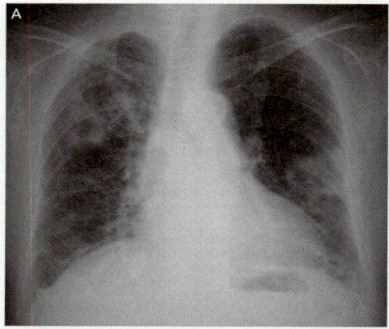

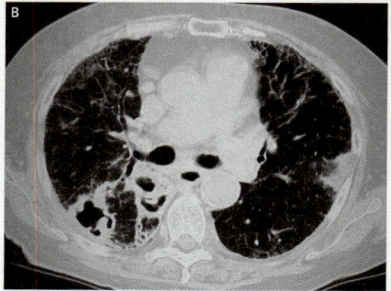

図 7-3-2 肺結核症の胸部 X 線像(A),胸部 CT 像(B)
78 歳女性

胸部 X 線・CT 所見も重要であり,濃厚影,小結節影,空洞性陰影あるいはそれらの混在を,S^1,S^2,S^{1+2},S^6 などを中心に認める(**図 7-3-2**)。局所性小結節影では,tree-in-bud appearance(芽を吹く木の枝様所見)は,抗酸菌感染症の一つの特徴とされており,診断に有用である。

以前は,結核の診断にツベルクリン反応検査が主に用いられてきたが,精製ツベルクリン(PPD)は多くの抗原の混合物で,BCG(bacille de Calmette et Guerin)や非結核性抗酸菌と共通する成分も多い。したがって,かつて BCG 接種が盛んに行われた日本においては,結核診断における特異性が問題となる。また,高齢者などにおいては,リンパ球機能低下によるツベルクリン反応陰性化(anergy)も問題となる。

近年,これらのツベルクリン反応に伴う問題を解決するために,特異的抗原を用いたクォンティフェロン®-TB Gold(QuantiFERON®-TB Gold:QFT-3G)などの *in vitro* 診断法が開発され広く実用化されている。QFT-3G とは,結核菌培養濾液中に存在し,結核患者の末梢血単核球に高い IFN-γ(インターフェロン γ)産生誘導能を持つ低分子蛋白である early secreted antigen target 6 kDa protein(ESAT-6),10 kDa culture filtrate protein(CFP-10),TB7.7(Rv2654)を患者全血に加え,産生された培養上清中の IFN-γ を ELISA(固相酵素結合免疫測定法)を用いて測定する方法である(2006 年 1 月保険適用)。これらの

低分子蛋白は，BCGや非結核性抗酸菌(*Mycobacterium kansasii, Mycobacterium marinum, Mycobacterium szulgai*を除く)には存在しないことがわかっており，通常の結核診断のみならず，後述する接触者検診における潜在性結核感染症患者の検出などにおいても，BCG接種などの影響を受けず，感度，特異度ともに高値である．

▶**診断** 長引く咳・発熱などの自覚症状や他覚所見で疑い，画像所見で鑑別し，結核菌を証明して診断を確定する．結核菌の証明には，喀痰(生理食塩水などによる誘発喀痰を含む)，胃液，気管支洗浄液などの検体を用い，塗抹検査，培養検査，ポリメラーゼ連鎖反応(PCR)法などの方法を用いる．あくまで結核菌の証明が診断のゴールドスタンダードであり最も重要であるが，実際には結核菌の証明が困難なことも多く，その際には前述したQFT-3Gや経気管支肺生検，リンパ節生検，胸腹生検などの組織検査による乾酪壊死を伴う類上皮細胞肉芽腫の存在の証明などを参考に総合的に診断する．

結核の診断は，①結核確定患者，②擬似症患者(塗抹陽性で非結核の確定診断ができていない患者)，③無症状病原体保有者(潜在性結核感染症)に分類されるが，いずれもただちに最寄りの保健所に届け出ることになっている．特に③は，塗抹陽性患者発生時の接触者検診などで，ツベルクリン反応検査やQFT検査で感染が強く疑われる場合，従来の化学予防の考えを一歩進めて，感染症患者として積極的に治療していこうとするものである．

▶**治療と薬理メカニズム** 肺結核の治療は，当初から一定の割合で各種抗結核薬に対する耐性菌が存在すること，活発に増殖中の菌からほぼ休止状態の菌までさまざまな状態の菌が存在すること，などから，多剤併用の長期間化学療法が基本とされている．標準治療として，リファンピシン(RFP)，イソニアジド(INH)，ピラジナミド(PZA)，エタンブトール(EB)(またはストレプトマイシン〈SM〉)の4剤を2カ月，その後RFP，INHの2剤を4カ月使う6カ月療法(2RHZE/4RH)が定められた(図7-3-3)．なお，前述した潜在性結核感染症患者では，喀痰検査や胸部X線検査で活動性結核の発病を否定したうえで，INH単独投与などの治療を行う．

検体中の塗抹菌量は0〜10号までのGaffky号数であらわされるが，喀痰結核菌塗抹陽性の場合には，「入院勧告」措置がとられる．また，最大Gaffky号数×咳の持続期間(月)が，周囲への感染危険度に関連した結核感染危険度指数といわれ，0.1〜9.9が重要，10以上が最重要とされている．

薬物治療の内容ではないが，その方法として，患者の服薬を直接観察する直接監視下短期化学療法(directly observed therapy, short course：DOTS)がしばしば導入される．治療成績向上のために，地域DOTS，院内DOTSなど，各自治体・施設などで工夫されている．

▶**経過・予後** 結核菌塗抹陽性初回治療例の治療性効率は，おおむね70〜80％程度とされるが，高齢者ではより低率である．しかも，治療後も一部休止菌となりながら菌は残存するとされ，薬物治療後も含めて内因性再燃発病には注意を要する．

```
              1  2  3  4  5  6  7  8  9 10 11 12 (月)
【A法】
INH           -  -  -  -  -  -
RFP           -  -  -  -  -  -
EBあるいはSM  -  -  (EB  -  -  -)
PZA           -  -
【B法】
INH           -  -  -  -  -  -  -  -  -  - (-  -  -)
RFP           -  -  -  -  -  -  -  -  -  - (-  -  -)
EBあるいはSM  -  -  -  -
```

図7-3-3 肺結核の標準的化学療法
原則としてA法を用いる．高齢者，肝障害などでPZAが投与できない場合にかぎりB法を用いる
INH：イソニアジド，RFP：リファンピシン，EB：エタンブトール，SM：ストレプトマイシン，PZA：ピラジナミド

気管支結核

▶**定義・概念** 気管支結核(bronchial tuberculosis)は，区域気管支より中枢側の気管・気管支粘膜の結核性病変である．

結核症は，一般的に肺結核と肺外結核に分類され，肺結核は，「肺または気管支を主要罹患臓器とする結核症」と定義されているものであり肺結核に分類される．しかし，通常の肺野型結核に比して，女性や若年者に多いなどの臨床像の違いが存在すること，肺野病変を有しない場合，画像所見に現れにくく，診断の遅れ(特にdoctor's delay)が存在しがちなこと，喘鳴の存在から気管支喘息との鑑別困難例の存在すること，排菌量と咳嗽を中心とした有症状例の多さから感染源となりやすいこと，などから臨床上重要である．

▶**疫学** 肺結核の数％に認められるとされ，女性，若年者例に多く，左主気管支に多いとされる．

▶**病因・病態生理と分子メカニズム** 気管支結核の病態に関しては，①肺病変からの連続的進展と考えられる例，②肺病変より高度の病変を有する例，③肺病変と離れて病変が認められる例，④傍気管支リンパ節病変の波及と考えられる例，などに分類されており，単に分類する．

気管支鏡所見は，①粘膜内結節，②潰瘍，③ポリープ・肉芽，④線維性瘢痕，と進行するとされているが，後述するような気管支狭窄合併の可能性などからも，経時的観察も重要である．

▶**臨床症状・検査成績** 咳嗽，喀痰などを認めるが，しばしば発熱を伴わない．初期より気道狭窄による喘鳴を認めることもある．頑固な咳嗽を主訴とすることも多く，前述した喘鳴の存在から気管支喘息と誤認されていることも多い．また，喀痰や胃液の抗酸菌塗抹陽性率が高い．

胸部X線上，一見明らかな肺野異常所見を認めないことも多く，肺野所見を認める場合も，下肺野結核が多い，空洞性病変が少ないなど，肺結核の典型像をとらないことも多い．また，気道病変の評価に関しては，胸部CTによる3D-CT，仮想気管支内視鏡(virtual bronchoscopy)が有用なことも多い．

▶**診断** 積極的な喀痰検査，胃液検査による結核菌の証明により診断する．必要に応じて，気管支鏡検査により結核菌の証明あるいは内視鏡的・病理学的な結核性病変の証明を行う．前述した臨床症状や画像所見から，診断の遅れが

表 7-3-1 抗酸菌の分類

結核菌群			M. tuberculosis	
			M. bovis	
非結核性抗酸菌 (NTM)	遅発育群 (slow growers)	I 群菌 (光発色)	M. kansasii	
			M. marinum	
			M. simiae	
		II 群菌 (暗発色)	M. gordonae	
			M. scrofulaceum	
			M. szulgai	
			M. gordonae	
		III 群菌 (非光発色)	M. avium	M. avium complex (MAC)
			M. intracellulare	
			M. xenopi	
	迅速発育群 (rapid growers)	IV 群菌	M. fortuitum	
			M. chelonae	
			M. abscessus	

問題となることも多い。

■ **治療と薬理メカニズム** 抗結核薬による薬物治療に関しては、「肺結核」の項を参照されたい。

また、気管支結核の重要な合併症に、線維性瘢痕からの気管支狭窄があり、高度な場合には、内視鏡的ステント留置術、外科療法による気管支形成術などが行われる。それらの合併症を避けるためにも、早期の診断・治療が重要である。

非結核性抗酸菌症

▶ **定義・概念** 非結核性抗酸菌(NTM〈non-tuberculous mycobacterium〉)症は、ヒト型結核菌(*M. tuberculosis*)、ウシ型結核菌(*Mycobacterium bovis*)、らい菌(*Mycobacterium leprae*)以外の抗酸菌種による感染症の総称である。以前は、非定型抗酸菌(atypical mycobacterium:AM)症と呼ばれていたが、現在は、非結核性抗酸菌(non-tuberculous mycobacterium:NTM あるいは mycobacterium other than tubercle bacilli:MOTT)症と呼ばれる。一般に、土壌、湖沼河川などの環境に広く生息している。NTM 症による病変のほとんどは肺に起こるが、結核と異なりヒトからヒトへの感染はなく、胸膜炎もまれである。結核症、真菌症、ニューモシスチス肺炎とともに、AIDS(後天性免疫不全症候群)合併感染症の一つでもある。

▶ **疫学** NTM 症の約 80% を *Mycobacterium avium* 症あるいは *Mycobacterium intracellulare* 症(あわせて MAC〈*Mycobacterium avium* complex〉症と呼ぶ)が占め、約 10% を *M. kansasii* 症が占める(**表 7-3-1**)。

NTM 症の罹患率に関しては、結核のような詳細な統計はないが、1992 年には人口 10 万人対 3 程度であったが、2001 年は約 6.3 と明らかに増加傾向にあるとされている。また元来、高齢者に多い疾患であると認識されている。

▶ **病因・病態生理と分子メカニズム** NTM の菌種により病像に特徴がある。MAC 症は、主に結核類似型ないし結核後遺症型と中葉舌区を中心とした結節・気管支拡張型に分類されるが、近年、後者を主体とした MAC 症が増加している(**図 7-3-4**)。一方、*M. kansasii* 症では、肺尖(特に右側)に比較的薄壁の空洞性病変を認める例が多い(**図 7-3-5**)。また近年、*Mycobacterium abscessus* 症、*Mycobacterium chelonae* 症、*Mycobacterium gordonae* 症など

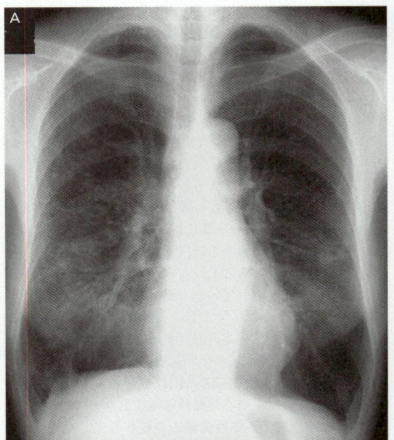
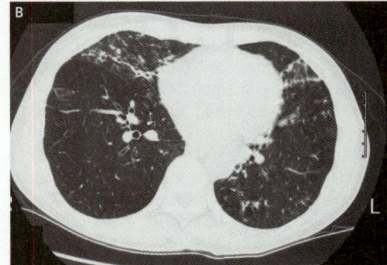

図 7-3-4 *M. avium* 症(結節・気管支拡張型)の胸部 X 線像(A)、胸部 CT 像(B)
76 歳女性

の稀少 NTM 症も増加してきており、特に *M. abscessus* 症は、MAC 症と同時あるいは MAC 症の治療後に認められることも多く、注目されている。

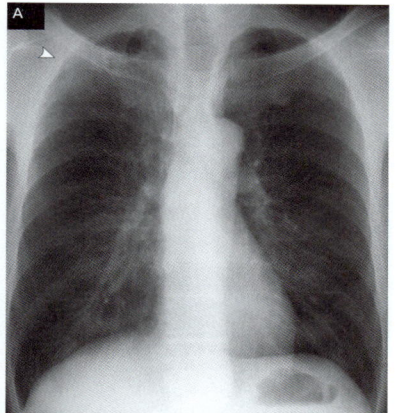
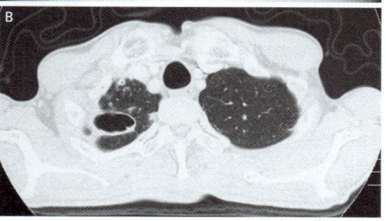

図7-3-5 M. kansasii症の胸部X線像(A)，胸部CT像(B) 66歳男性

表7-3-2 肺非結核性抗酸菌症の診断基準

A. 臨床的基準（以下の2項目を満たす）
1) 胸部画像所見(HRCTを含む)で，結節性陰影，小結節性陰影や分枝状陰影の散布，均等性陰影，空洞性陰影，気管支または細気管支拡張所見のいずれか(複数可)を示す
   ただし，先行肺疾患による陰影がすでにある場合は，このかぎりではない
2) 他の疾患を除外できる

B. 細菌学的基準（菌種の区別なく，以下いずれか1項目を満たす）
1) 2回以上の異なった喀痰検体での培養陽性
2) 1回以上の気管支洗浄液での培養陽性
3) 経気管支肺生検または肺生検組織の場合は，抗酸菌症に合致する組織学的所見と同時に組織，または気管支洗浄液，または喀痰での1回以上の培養陽性
4) まれな菌種や環境から高頻度に分離される菌種の場合は，検体種類を問わず2回以上の培養陽性と菌種同定検査を原則とし，専門家の見解を必要とする

以上のA，Bを満たす

(日本結核病学会・日本呼吸器病学会基準，2008)
(文献3を引用)

● **臨床症状・検査成績** 発熱，咳嗽，喀痰，血痰，食欲不振，体重減少，全身倦怠感などが認められることもあるが，健診の胸部X線異常などで発見される例も多い。

● **診断** 本疾患を疑う場合には，喀痰・胃液・気管支洗浄液などの検体を用いて，積極的に塗抹検査・培養検査，PCR法などを行う(表7-3-2)。病理学的所見は重要であるが，結核症を含めた他の抗酸菌症との鑑別は困難である。

● **治療と薬理メカニズム** M. kansasii症など，比較的治療に反応しやすいものもあるが，一般的に抗結核薬を中心とした多剤併用療法を行っても難治である。また，結核症の治療において重要なPZAは，NTM症に対しては無効である。

2008年にCAM，リファブチン(RBT)のNTM症に対しての適用が承認され，肺MAC症の標準的治療が，日本結核病学会・日本呼吸器学会合同で発表された。肺MAC症に関しては，RFP，EB，CAMの3剤併用が基本で，必要に応じて，さらにSMあるいはKMの併用を行うとして，

- RFP：300 mg～600 mg/日，分1
- EB：500 mg～750 mg/日，分1
- CAM：600 mg～800 mg/日，分1または分2処方
- SMまたはKM：各々15 mg/kg日以下を週2回または週3回の筋注

といった標準的用量，用法も示された。治療開始時期は，一般的に早期が望ましいとされるが，治療は長期に及び，また薬剤の副作用(肝障害，胃腸障害，皮疹，白血球減少，血小板減少，視力障害など)の問題もあり，一定の結論が得られていない。治療期間は，一般的に菌陰性化後約1年とされるが，それ以上の投与を要する場合も多く，また菌陰性化が得られない場合も多い。なおRBTは，RFPの投与ができないとき，またはRFPの効果が不十分なときに投与を行うとされるが，ぶどう膜炎合併の問題，CAMとの併用による血中濃度上昇の問題など注意を要する。

M. kansasii症をはじめ，MAC以外の菌種によるNTM症治療に関しては，日本結核病学会の「非定型抗酸菌症の治療に関する見解-1998年」で言及されているが，M. kansasii症では，通常INH，RFP，EBの併用療法が行われ，治療期間は12(～18)カ月とすることが望ましいとされている。

【久田 哲哉】

参考文献

1) 結核予防会結核研究所：http://www.jata.or.jp/
2) 田村厚久ほか：気管支結核の現状-103例の現状一．結核 82：647-654，2007
3) 日本結核病学会非結核性抗酸菌症対策委員会：肺非結核性抗酸菌症診断に関する指針-2008年．結核 83：525-526，2008
4) 日本結核病学会非結核性抗酸菌症対策委員会：肺非結核性抗酸菌症化学療法に関する見解-2008暫定．結核 83：731-733，2008
5) 日本結核病学会非結核性抗酸菌症対策委員会：非定型抗酸菌症の治療に関する見解-1998年（日本結核病学会）：http://www.kekkaku.gr.jp/hp/

4 肺真菌症

● **定義・概念** 皮膚，粘膜など外界に接する部分に生じる表在性真菌症に対して，人体内の深部臓器に発症する真菌感染症を深在性真菌症と呼ぶ。深部臓器のなかでも，呼吸器である肺は，換気により環境中の真菌などが侵入するため，真菌による肺感染症，すなわち肺真菌症(pulmonary mycosis)を発症しやすい臓器である。好中球数やその他の免疫状態が強く抑制され，全身状態も不良で侵襲的な検

査が難しい患者が多い血液内科領域と違って，呼吸器内科領域では侵襲的な検査も行うことができる患者が比較的多いため，治療を開始する前に可能なかぎり適切な診断を行うことが重要である．ここではわが国の「深在性真菌症の診断・治療ガイドライン2007」[1]に沿って，肺真菌症のなかでも日常臨床で遭遇する機会の多い，肺アスペルギルス症（pulmonary aspergillosis）と肺クリプトコックス症について概説する．なお，真菌は感染症以外にも，アレルゲンとして，アレルギー性気管支肺真菌症のようなアレルギー疾患の原因ともなるが，それらの疾患は感染症としての深在性真菌症の範疇には通常入れない．

▶**疫学** わが国の深在性真菌症のまとまった疫学データは存在しないが，病理剖検例にみられる深在性真菌症は近年確実に増加している．主な深在性真菌症を病型別にみると，呼吸器感染症が最も頻度が高く，なかでもアスペルギルス症は顕著に増加しており，肺クリプトコックス症がこれに続いている．

肺アスペルギルス症

アスペルギルス属は乾燥や高温に強いため，環境中に最も多く存在する環境真菌であるが，人体に対して病原性を有し，最も分離頻度が高いのは *Aspergillus fumigatus* である．アスペルギルスによる肺感染症は，病態から主に次の3つの病型に分類される．それぞれの病型において，発症しやすい高リスク群を**表7-4-1**に示す．

肺アスペルギローマ

▶**病因・病態生理と分子メカニズム** 肺アスペルギローマは，肺の既存の構造異常，特に空洞性病変内に発症するアスペルギルス感染症である．空洞を形成する既存の肺疾患としては，従来陳旧性肺結核が最も多かったが，近年では慢性閉塞性肺疾患のブラ内や胸部術後の死腔などに発症する患者も増加している．

▶**臨床症状** 咳嗽，喀痰，血痰・喀血，呼吸困難といった呼吸器症状に加えて，発熱やるいそうなどの全身症状の頻度も高い．無症状で胸部X線上の異常陰影で発見される症例もある．

▶**検査成績** 白血球数増加，CRP（C反応性蛋白）値上昇，ESR（赤血球沈降速度）亢進などの非特異的炎症所見がみられる．画像所見としては，典型例では，胸部X線やCTで空洞内に菌球（fungus ball）が認められる（**図7-4-1**）．空

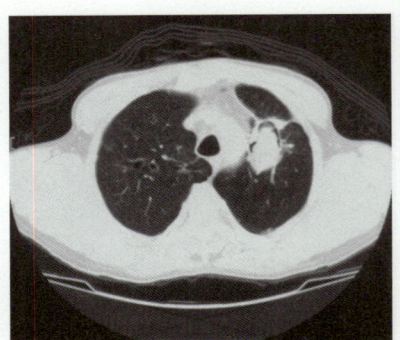

図7-4-1 肺アスペルギローマの胸部CT像
左上葉の結核性空洞内に菌球が認められる

洞壁や隣接する胸膜の肥厚のみが認められる症例も存在する．

▶**診断** 本症は慢性疾患であり，血中にアスペルギルスに対する抗体が産生されるため，血清中の沈降抗体はOuchterlony法によって検出される．画像所見と沈降抗体陽性であれば臨床診断となる．喀痰や気管支鏡検体から，培養検査や病理学的検査によりアスペルギルスが検出されれば確定診断となる．

▶**治療と薬理メカニズム** 空洞内に形成された菌球に，全身投与した抗真菌薬を高濃度で到達させることは困難なため，治療の原則は外科手術による切除である．しかし，高齢や既存の肺疾患による肺機能障害のため手術を行うことができない症例も多く，その場合は内科的に抗真菌薬の投与が行われる．現時点で，アスペルギローマに対して有効性の確立している薬物療法はないが，長期にわたる治療が必要なため，ボリコナゾールやイトラコナゾールの内服薬が使用可能である．

▶**経過・予後** 合併疾患の重症度，肺機能障害の程度，栄養状態などにより経過はさまざまであるが，手術によって病巣が切除されないかぎり，薬物治療のみでは，呼吸不全の進行，喀血，一般細菌による感染症の合併などのため，生命予後不良となることが多い．

慢性壊死性肺アスペルギルス症

▶**病因・病態生理と分子メカニズム** アスペルギローマの患者において，糖尿病の合併やステロイド投与など軽度の免疫抑制状態が生じた際に，亜急性から慢性の経過で空洞壁肥厚の進行や，周辺の肺実質へ浸潤影が出現し，症状が増悪することがある．このような状態は，前述した原則として空洞内に病変が限局するアスペルギローマと後述する肺実質の破壊的炎症を伴う侵襲性肺アスペルギルス症（IPA）の境界領域に位置し，多くの病態が含まれると考えられ，実際に欧米のガイドラインではさらに細かく分類されている[2]．

一方，わが国の「深在性真菌症の診断・治療ガイドライン2007」[1]では，より広義に，この境界領域を抗真菌薬投与が

表7-4-1 肺アスペルギルス症の高リスク群		
肺アスペルギローマ	慢性壊死性肺アスペルギルス症	侵襲性肺アスペルギルス症
・陳旧性肺結核 ・気管支拡張症 ・肺嚢胞 ・肺線維症 ・胸部術後 ・COPD	・肺アスペルギローマ ・陳旧性肺結核 ・アスペルギルス症の病歴 ・気管支拡張症 ・肺嚢胞 ・肺線維症 ・胸部術後 ・COPD	・好中球減少 ・免疫抑制療法 ・ステロイドの大量長期投与 ・一般抗菌薬の長期投与 ・既存の肺病変 ・ADL低下など ・低栄養 ・糖尿病

COPD：慢性閉塞性肺疾患，ADL：日常生活動作
（文献1を改変）

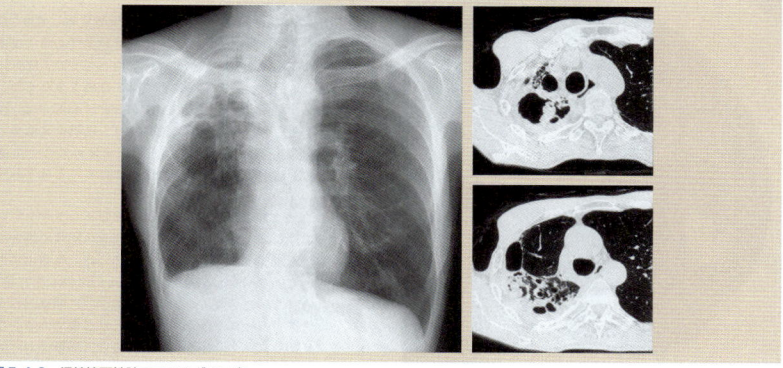

図 7-4-2　慢性壊死性肺アスペルギルス症
胸部 X 線（左）において，右上肺野に浸潤影と胸膜肥厚が認められ，菌球の存在も疑われる．胸部 CT（右）では，慢性閉塞性肺疾患（COPD）のブラ内のアスペルギローマと下方の肺実質に浸潤影が認められる

必須の疾患群として，慢性壊死性肺アスペルギルス症（chronic necrotizing pulmonary aspergillosis：CNPA）と包括的に位置づけている．

● **臨床症状**　症状としては，咳嗽，喀痰，血痰，発熱など非特異的な呼吸器・全身症状が画像所見の変化に連動して出現する．

● **検査成績**　画像所見の変化に連動して非特異的な炎症所見が認められる．画像所見としては，肺野の浸潤影，既存の空洞を有する患者では空洞の拡大や壁肥厚の進行，胸膜壁肥厚の進行，空洞内の鏡面形成などがみられる（図7-4-2）．

● **診断**　表 7-4-2 に「深在性真菌症の診断・治療ガイドライン 2007」[1] による CNPA の診断基準を示す．これらに加えて，アスペルギルスが真菌学的あるいは病理学的に証明されれば確定診断となる．診断に際しては，本症は慢性の経過をとるため，画像所見の変化は長期的に月単位の期間で判断すること，血清診断では，アスペルギローマ合併例では沈降抗体陽性例が多いが，罹病期間が短い症例では陰性のことも多い．また，特に一般細菌や抗酸菌感染症の否定も重要であり，3日以上広域抗菌薬を投与しても，画像や炎症所見が十分改善しない場合は本症を強く疑う．

● **治療と薬理メカニズム**　臨床診断例および確定診断例では抗真菌薬による治療を開始する．治療期間としては 2週間以上を目安とし，症状，検査所見，画像所見などが安定化するまで治療を行う．初期治療の第一選択としては，急性期には，ボリコナゾール，ミカファンギン，アムホテリシン B リポソーム製剤の点滴静注が使用され，イトラコナゾールやアムホテリシン B の点滴静注が第二選択として用いられる．その後の維持療法としては，ボリコナゾールやイトラコナゾールの経口投与が行われる．

● **経過・予後**　アスペルギローマ同様に系統的な予後調査は存在せず，患者の基礎疾患の状態などによって経過や予後はさまざまである．今後予後調査を行うためにも，世界的な疾患概念や診断基準の統一が待たれる．

表 7-4-2　慢性壊死性肺アスペルギルス症（CNPA）の診断基準

慢性に経過する肺アスペルギルス症のうち，次の 1）～5）をすべて満たす場合を CNPA と診断する

1) 下気道症状を有する
2) 新たな画像所見がある
3) 血清学的または真菌学的，または病理組織学的にアスペルギルス感染症が示される
4) 一般細菌感染症などの疾患で十分説明できない
5) 炎症反応の亢進がある

ただし，炎症反応の亢進がなくとも，1）～4）を満たすアスペルギルスによる進行性の病変と診断すれば治療を考慮する

（文献 1 を改変）

侵襲性肺アスペルギルス症

● **病因・病態生理と分子メカニズム**　侵襲性アスペルギルス症（invasive pulmonary aspergillosis：IPA）は，ステロイドの長期大量投与，好中球減少，免疫抑制治療中，後天性免疫不全症候群（AIDS）など強い免疫不全宿主に発症するアスペルギルスによる侵襲性肺感染症である．

● **臨床症状**　肺アスペルギローマや CNPA と異なり，急速に進行する発熱，胸痛，呼吸困難などを呈する．

● **検査成績**　炎症反応の亢進を認める．画像所見としては，胸部 X 線上，数時間から数日の経過で増悪する楔状陰影や空洞性病変を認める．胸部 CT では多発する結節影とその周囲の出血や浮腫による halo sign，回復期には，結節内部の空気像である air-crescent sign などが認められる．

● **診断**　上記の症状，画像所見を認めた症例では血清診断を行う．血清診断としては，（1→3）-β-D-グルカン，アスペルギルスガラクトマンナン抗原が有用である．アスペルギルス抗体は通常検出されない．他に遺伝子診断も行われるが，感度，特異度に関していまだ十分な検討はなされていない．診断確定のためには真菌学的，病理学的なアスペルギルスの検出が必要であるが，本症の場合，進行が急激でかつ重篤なため，診断が未確定であっても経験的治療が

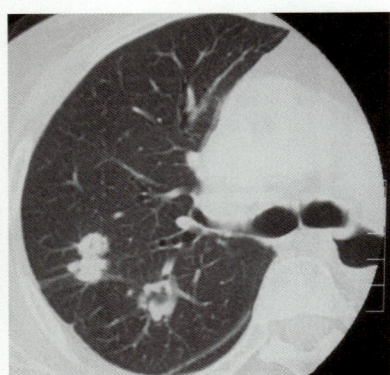

図 7-4-3 肺クリプトコックス症の胸部 CT 像
右下葉内の多発する結節影が認められ，一部は空洞を形成している

優先される。
- **治療と薬理メカニズム** 肺アスペルギローマや CNPA が，診断をできるだけ確定させてから治療を行うのに対して，IPA では，臨床経過から本症が疑われ，ガラクトマンナン抗原も真菌学的検査も陰性の場合であっても，救命のため経験的治療が推奨される。その際は，ボリコナゾール，アムホテリシン B リポソーム製剤，イトラコナゾール，ミカファンギンが第一選択薬となる。臨床診断例および確定診断例に対しては，ボリコナゾールが第一選択である。第二選択薬としては，他のアスペルギルスに対して有効性が評価されているアムホテリシン B リポソーム製剤，イトラコナゾール，ミカファンギン，アムホテリシン B を用いる。
- **経過・予後** 基礎疾患にもよるがきわめて不良である。適切な抗真菌薬の選択に加えて，原疾患の治療はもちろん，移植後患者や免疫抑制状態にある宿主では院内感染制御による発症抑制も重要である。

肺クリプトコックス症（非 HIV 患者）

- **病因・病態生理と分子メカニズム** クリプトコックス症の原因真菌である *Cryptococcus neoformans* もアスペルギルス同様に広く自然界に存在している。特に，ハトやニワトリなどの鳥類の糞中で発育し，糞が乾燥したのち空気中に飛散し，経気道的に感染する。ただし，鳥そのものに感染しているわけではない。

 肺クリプトコックス症（pulmonary cryptococcosis）の半数は基礎疾患を有さない健常者にも発症する。残りの半数の患者は，悪性腫瘍，膠原病，血液疾患などなんらかの基礎疾患を有している。特に HIV（ヒト免疫不全ウイルス）患者では脳髄膜炎を発症しやすいなど異なった病態を呈する場合があり，ここでは非 HIV 患者にかぎって述べる。
- **臨床症状** 基礎疾患を有さない健常者に発症する場合は無症状のことが多く，健康診断時に偶然に胸部異常陰影として発見されることが多い。一方，なんらかの基礎疾患を有する症例では，咳嗽，喀痰，呼吸困難などの呼吸器症状を認めることが多い。
- **検査成績** 特異的な所見はない。画像所見としては，基礎疾患を有さない症例では，胸部 X 線で単発性あるいは多発性の結節影を認めることが多い。部位としては下肺野に認められることが多く，空洞を形成する症例も少なくない（図 7-4-3）。基礎疾患を有する症例に発症する場合は，浸潤影を呈することがある。胸部 CT では，肺癌や肺結核との鑑別が困難な胸膜陥入像や散布陰影を認めることもある。石灰化，胸水，肺門リンパ節腫大を伴うことはまれである。
- **診断** 血清診断としては，血清グルクロノキシマンナン抗原の有用性が高いが，陰影が小さい場合は陰性の場合もあるので注意を要する。確定診断のためには，気道由来の検体を用いて，*Cryptococcus neoformans* が鏡検（墨汁法）あるいは培養で確認されるか，病理組織学的に病巣内にクリプトコックスの検体が確認されることが必要である。なお，肺クリプトコックス症と診断した場合，播種性の可能性が高い場合は，脳脊髄液の検索を行い，中枢神経病変の有無を確認する。
- **治療と薬理メカニズム** 血清クリプトコックス抗原陽性の臨床診断例や確定診断例に対して標的治療を行う。抗真菌薬としては，フルコナゾールまたはイトラコナゾールの経口薬を選択する。基礎疾患のない症例では 3 カ月投与を目安とし，基礎疾患がある場合は倍の 6 カ月間投与が推奨されている。フルコナゾールやイトラコナゾール経口薬による治療が無効な場合や重症例に対しては，ホスフルコナゾールまたはイトラコナゾールの静脈内投与にフルシトシン静脈内投与を併用する。ボリコナゾールやアムホテリシン B も重症例に対する効果が報告されている。
- **経過・予後** 肺クリプトコックス症に関しても大規模な予後調査は存在しない。小数例の検討[3]と自験例から，基礎疾患を有さない患者では，抗真菌薬投与により，画像の改善や抗原価の低下が認められ生命予後も良好である。基礎疾患を有する患者では，基礎疾患の重症度が経過や予後を左右し，基礎疾患を有さない症例に比較すると，治療効果に乏しく，生命予後も不良の傾向がある。

【松瀬 厚人・河野 茂】

参考文献
1) 深在性真菌症のガイドライン作成委員会：深在性真菌症の診断・治療ガイドライン 2007, 協和企画, 2007
2) Walsh TJ et al : Infectious diseases society of America. Treatment of aspergillosis: clinical practice guidelines of the Infectious Diseases Society of America. Clin Infect Dis 46:327-360, 2008
3) Chang WC et al : Pulmonary cryptococcosis. Comparison of clinical and radiographic characteristics in immunocompetent and immunecomprpmised patients. Chest 129:333-340, 2006

5 ニューモシスチス肺炎や原虫・寄生虫疾患

ニューモシスチス肺炎

- **定義・概念** ニューモシスチス肺炎は，強力な化学療法を受けた造血器あるいは固形腫瘍患者，臓器移植患者やステロイド長期投与患者などの免疫機能の低下した患者に発生する比較的まれな肺炎であったが，1980 年代以降の

AIDS(後天性免疫不全症候群)患者の急増とともに、その合併症として大きな注目を集めるようになった。その病原体は、長い間カリニ原虫(*Pneumocystis carinii*)と考えられ、カリニ肺炎と呼ばれていたが、1980年代後半に遺伝子配列の相同性や主要酵素の構造などから、真菌に属することが明らかになり、さらに2000年以降、異なる種の哺乳類に感染する *Pneumocystis* は遺伝学的にそれぞれ異なっており、異種の宿主には感染しないことが明らかとなった。現在では、ラットに感染するものを *P. carinii*、ヒトに感染するものを *Pneumocystis jiroveci* と呼び、それによって引き起こされる肺炎をニューモシスチス肺炎(*Pneumocystis* pneumonia：PCP)としている[1]。

● **疫学**　ニューモシスチス肺炎はほとんどの場合、免疫機能の低下した患者に日和見感染として発症する。HIV(ヒト免疫不全ウイルス)陽性患者での発症が比較的多く、とりわけ末梢血の CD4 陽性($CD4^+$)リンパ球数が $200/mm^3$ 未満での発症頻度がきわめて高い。AIDS 患者における発症頻度は HAART(highly active anti-retroviral therapy)とニューモシスチス肺炎の予防薬の投与により、近年減少傾向にある。そのほか臓器移植や造血器腫瘍、固形腫瘍、自己免疫疾患などで化学療法や免疫抑制剤の投与を受けている患者の発症も多いとされる。また、先天性免疫不全の乳幼児においての発症も多い。

ニューモシスチス肺炎の発症は、南極以外のすべての国から報告されており、その病原体である *P. jiroveci* は、世界中に分布しているものと考えられる。

● **病因・病態生理と分子メカニズム**　*P. jiroveci* の伝搬は、げっ歯類においては経気道的に起こることが多数報告されており、ヒトにおいても同様の感染経路が推察されている。異種宿主間での感染がないことや、健康な2歳の幼児における *P. jiroveci* の抗体陽性率は100%に近いこと、さまざまな原因で死亡した免疫不全のない1歳未満の乳児の剖検肺でのポリメラーゼ連鎖反応(PCR)法による解析では、100% に *P. jiroveci* の DNA が検出されたこと、HIV 感染乳児では、2〜6カ月でニューモシスチス肺炎発症のピークがあることなどから、ヒトは生後すぐに *P. jiroveci* に曝露されており、明らかなニューモシスチス肺炎の患者ではなく一見健康なヒトから *P. jiroveci* が伝搬し、不顕性感染がきわめて高い頻度で起こっていると考えられている[1]。かつて多くのニューモシスチス肺炎は、乳幼児期に感染した *P. jiroveci* の再活性化と考えられていたが、免疫機能が正常な健常成人では *P. jiroveci* の DNA は 0〜20% 程度しか検出されないこと、再検出例では遺伝子型(genotype)の異なることが多いことから、再感染による発症が推測されている。

感染宿主においては、*Pneumocystis* は肺胞内にほぼ限局して存在し、肺胞上皮細胞に接着している。生活形態的には主に cyst(囊子)と trophozoite(栄養体)の2形態をとり、肺炎発症に際しては trophozite が優性となる。ニューモシスチス肺炎宿主における呼吸障害の程度や死亡率は、肺における *Pneumocystis* 病原体数よりも肺での炎症の程度によく相関する。効果的な炎症反応は *Pneumocystis* 感染の排除に必要であるが、好中球およびリンパ球を介した過度の炎症がびまん性の肺胞障害、ガス交換不全を引き起こすと考えられている[2]。

● **臨床症状・検査成績**　ニューモシスチス肺炎の典型的な症状としては、進行性の呼吸困難、乾性咳嗽、発熱、全身倦怠感などがあげられる。AIDS 患者におけるニューモシスチス肺炎では、非 AIDS 患者のものに比べ、肺における *P. jiroveci* の病原体数は非常に多く、逆に好中球数は少ない。そのため、喀痰検査や気管支肺胞洗浄(BAL)による病原体の検出率は高く、低酸素血症の程度も軽度かつ緩徐進行性であることが多い。一方で、非 AIDS 患者に発症したニューモシスチス肺炎においては、肺における好中球数は多いが、病原体数は少なく、喀痰や BAL における診断率も低い。また、呼吸困難は突然発症し、急速に進行する傾向がある。

血液検査では、*P. jiroveci* の cyst 壁の構成成分である (1→3)-β-D-グルカン値や、間質性肺炎のマーカーとされている KL-6、SP-D(サーファクタント蛋白 D)などが補助診断として用いられている。胸部単純 X 線では、初期には異常がみられないことも多いが、典型的な例では、早期には肺門からの間質性陰影が出現しスリガラス様陰影に変化し、晩期には肺胞性陰影も加わる。頻度は多くないが、孤立性あるいは多発性の結節影や気胸を合併することもある。早期の診断には CT が有用である(図 7-5-1)。

● **診断**　*P. jiroveci* は人工培養が困難であるため、高張食塩水を用いた誘発喀痰、気管支鏡による気管支肺胞洗浄液(BALF)、肺生検組織などの検体中の病原体を顕微鏡で確認する方法が、ニューモシスチス肺炎の診断に用いられている。病原体の検出にはさまざまな染色法があり、cyst を検出する Grocott 染色やトルイジンブルー O 染色、trophozoite を検出する Giemsa 染色や Diff-Quick 染色などが代表的である(図 7-5-2)。その他、PCR 法による特異的 DNA の検出法も試みられている。

● **治療と薬理メカニズム**　第一選択薬は ST 合剤(サルファメトキサゾールとトリメトプリムの合剤(バクタ®、バクトラミン®))であり、トリメトプリム量として 15 mg/kg/日(9〜12錠)を3〜4回に分けて投与する。静注、経口ともに可能である。アミノ酸・核酸代謝などにかかわる補

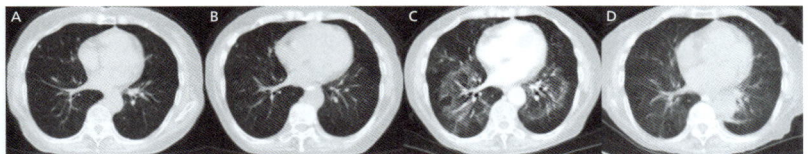

図 7-5-1　ニューモシスチス肺炎の CT 像(非 AIDS 患者)の一例
A：発症前、B：発症初期、C：治療開始時、D：ST 合剤治療2週間後(著者自験例)

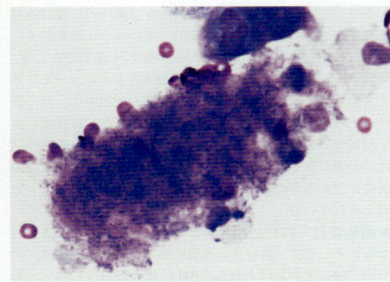

図 7-5-2　*P. jiroveci* の病理組織像（Diff-Quick 染色）
ニューモシスチス肺炎を発症した AIDS（後天性免疫不全症候群）患者の気管支肺胞洗浄液（BALF）をサイトスピン後染色
（柳元伸太郎先生，池田麻穂子先生（東京大学）提供）

酵素であるテトラヒドロ葉酸の合成経路において，サルファメトキサゾールはジヒドロプテロイン酸合成酵素（DHPS）を阻害し，トリメトプリムはジヒドロ葉酸還元酵素（DHFR）を阻害する[2]。DHPS はヒトなど真核生物には存在しない。第二選択薬はペンタミジン（ペナンバックス®）であり，3～4 mg/kg/日を投与する。そのほかクリンダマイシンとプリマキンあるいはアトバクオンなども代替治療として使用可能であるが，最も有効性の高いと考えられているST合剤を優先する。また HIV 陽性患者で，治療前の動脈血酸素分圧（PaO_2）が 70 mmHg 未満あるいは肺胞気-動脈血酸素分圧較差（$A-aDO_2$）が 35 mmHg 以上の場合は，ステロイドを併用することで予後が改善することが知られている[1]。非 HIV 患者の低酸素血症を有するニューモシスチス肺炎患者におけるステロイド併用は，ICU（集中治療室）入室期間の短縮などに有益である報告もあるが，現時点では十分なコンセンサスは得られていない。個々の症例によってステロイド併用の是非を検討することが必要である。

HIV 症例においては $CD4^+$ リンパ球が $200/mm^3$ 未満の場合予防投与が推奨される。具体的な予防投与法としてはST合剤 1 日 1 錠内服や 3～4 週間ごとのペンタミジン 300 mg の吸入が用いられることが多い。これらの予防投与は $CD4^+$ リンパ球数 $200/mm^3$ 以上が 3 カ月以上継続した場合中止を検討できる。また骨髄移植・臓器移植患者，造血器悪性腫瘍患者や免疫抑制剤投与患者などの非 HIV 症例では，明確な基準はないものの，個々の免疫抑制状態を考慮し，予防投与を検討するべきである。

▶**経過・予後**　AIDS 患者では比較的亜急性に経過し，初期感染における致死率は 10～20％ とされている。非 AIDS 患者では急速に進行する傾向があり，致死率は 30～60％ と予後は不良である。

肺吸虫症

▶**定義・概念**　肺吸虫症（paragonimiasis）は，肺吸虫属（*Paragonimus*）に属する吸虫の寄生を原因とする寄生虫疾患である。わが国の肺吸虫症の原因としてはWesterman（ウェステルマン）肺吸虫（*Paragonimus westermani*）と宮崎肺吸虫（*Paragonimus miyazakii*）が重要である。

▶**疫学**　ヒトに感染可能な肺吸虫は 10 種以上あるが，そのうち最も高頻度にみられるのは Westerman 肺吸虫による感染で，アジア（日本，朝鮮半島，台湾，中国，フィリピン，タイなど）や西アフリカの一部，中南米にも流行地域がある。

▶**病因・病態生理と分子メカニズム**　Westerman 肺吸虫の第一中間宿主はカワニナ，第二中間宿主はサワガニ，モズクガニなどの淡水性のカニで，イノシシなどが待機宿主となる。終宿主はヒト，イヌ，ネコ，キツネ，タヌキなどである。虫卵は便や喀痰などから排出され，水中でミラシジウムとなり，第一中間宿主に侵入しセルカリアとなる。その後第一中間宿主を離れ，第二中間宿主に侵入し筋肉において cyst に包まれメタセルカリアとなる。終宿主がカニなどを摂取し，メタセルカリアが終宿主内に入ると，小腸内で cyst から脱出し，肺に移動後成熟し虫囊をつくる。待機宿主であるイノシシなどの生肉の摂取で感染することもある。

宮崎肺吸虫の第一中間宿主はホラアナミジンニナ，第二中間宿主はサワガニである。終宿主はイタチ，テン，イヌなどであり，ヒトは最適な宿主でないため，感染後ヒトの胸膜に侵入した虫体は胸腔内を徘徊し，肺実質に侵入しても虫囊は形成されない。

▶**臨床症状・検査成績**　感染初期は無症状であることが多く，感染後数カ月を経て呼吸器系などの症状を呈することが多い。Westerman 肺吸虫症では，易疲労性，微熱，慢性咳嗽，血痰，胸痛がみられることが多く，宮崎肺吸虫症では，胸水貯留，気胸による胸痛，呼吸困難が初発症状となることが多い。血液検査では，白血球増加，好酸球増加，IgE（免疫グロブリンE）上昇などの所見を呈する。胸部単純 X 線所見では，結節影・浸潤影や胸水を認めることが多い。

▶**診断**　喀痰や糞便，BALF から虫卵を検出するか，免疫血清学的検査で肺吸虫に対する抗体を検出することにより確定診断される。虫卵検出法は感度が 30％ 程度と低く，胸水からは通常検出されない。これに対し，Westerman 肺吸虫症での血清を用いた ELISA（固相酵素結合免疫測定法）は，感度・特異度ともにきわめて高いと報告されている[3]。

▶**治療と薬理メカニズム**　プラジカンテル 20 mg/kg/回経口投与，1 日 2 回，2 日間が推奨されている。プラジカンテルは吸虫の膜構造を不安定化し，吸虫への Ca^{2+} の流入を促進する。吸虫体内に流入した Ca^{2+} は，吸虫の筋収縮および吸虫外皮の構造的損傷（空胞化など）を惹起し，吸虫を致死させると考えられている。

▶**経過・予後**　内科的治療によりほとんどの症例が治癒し，予後は良好である。まれに薬剤の投与量が不十分な症例で再燃をみることがある。

肺犬糸状虫症

▶**定義・概念**　肺犬糸状虫症（pulmonary dirofilariasis）は，イヌ科動物の血管に寄生する犬糸状虫（*Dirofilaria immitis*）の感染幼虫が蚊などの節足動物を介してヒトに侵入し，血行性に肺動脈にいたることで引き起こされる幼虫移行症である。

▶**疫学**　まれな疾患であるが，ヨーロッパ南部，北米，中

南米，オーストラリア，東南アジア，日本を含む東アジアにみられる．

■ **病因・病態生理と分子メカニズム** 犬糸状虫の終宿主はイヌや野生のイヌ科動物であるが，まれに，ネコやフェレットなどにも寄生を認めることがある．蚊を中間宿主とする．犬糸状虫はイヌなどの終宿主の血管内(右房や肺・大腿・肝動脈，下大静脈内など)に寄生し，そのミクロフィラリアは血液中を循環する．蚊により摂取されたミクロフィラリアはその体内で感染幼虫となり，蚊の頭部・口部に移動し，吸血時に動物の皮膚へと感染する．ヒトに感染した場合，ヒトの生体内では発育できず，多くの場合未成熟個体は中・小の肺動脈枝にいたり，炎症反応の結果最終的には死亡し，肉芽腫様変化を呈する[4]．

■ **臨床症状・検査成績** 咳を認めることもあるが，多くは無症状で経過し，検診などの胸部単純 X 線検査で異常陰影として発見される．胸部単純 X 線所見では，肺末梢の孤立性結節影を呈することが多く，ほとんどが径 3 cm 以下である．時折胸水貯留を認めることがある．

■ **診断** 確定診断には，外科手術による病理学的な検索で虫体が証明される必要がある．ビデオ下胸腔鏡手術(video-assisted thoracic surgery : VATS)が行われ，診断されることが多い．

■ **治療と薬理メカニズム／経過・予後** 多くの症例は外科的切除が行われ根治するため，予後は良好である．

肺エキノコックス症

■ **定義・概念** 肺エキノコックス症(pulmonary echinococcosis)には，単包条虫(*Echinococcus granulosus*)により引き起こされる単包虫症と多包条虫(*Echinococcus multilocularis*)により引き起こされる多包虫症がある．エキノコックス症の多くは肝に囊胞病変を形成するが，単包虫症では時に肺のみに病変を認めることがある．多包虫症も肝に限局することが多いが，時に肺やリンパ節などに転移を認めることがある．わが国においては，多包虫症が北海道全域へと伝播域を拡大しつつあり，エキノコックス症は感染症法にて四類感染症全数把握疾患とされ，全患者発生例の報告が義務づけられている．

■ **疫学** 単包条虫は世界的に分布しているが，地中海沿岸，ロシア連邦，中国，アフリカ北東部，南米で比較的頻度が高い．日本においては，年間 1〜2 例程度の単包虫症の発生報告がある．多包条虫は北半球に分布し，中央ヨーロッパ，ユーラシア大陸の北部・中央部で東は日本まで，北米の一部に分布する．日本においては，北海道・東北地方に多く，年間 10〜30 例程度の多包虫症の発生報告がある．

■ **病因・病態生理と分子メカニズム** 単包条虫，多包条虫ともにイヌやキツネなどが終宿主になる．終宿主の糞便中に虫卵が排出され，周辺の土壌や水，植物を汚染する．虫卵がヒトや草食動物(ウシ，ウマ，ブタ，ヤギ，ウサギ)などの中間宿主に飲水・食物・粉塵などで経口摂取されると，十二指腸・小腸上部で孵化する．北海道においては多包条虫の中間宿主として野ネズミが重要とされている．幼虫が中間宿主の腸壁に侵入し，血液やリンパ流に乗って諸臓器(肝・肺・脳など)に運ばれ，幼虫期である包虫を形成する．終宿主が包虫を含む臓器を摂食すると小腸内で成熟成虫となり，虫卵の放出をはじめる．単包虫症では，寄生部位は肝が約 80％，肺が約 20％とされている[5]．多包虫症では，肝病変が約 99％の例で認められ，それ以外の臓器の転移として，肺，脳，その他の病変がまれに認められると考えられている．

■ **臨床症状・検査成績** ヒトへの感染後，経過は非常に緩徐で臨床症状を認めることは少ない．無症状期間は感染から 5〜15 年程度と考えられている．肺エキノコックス症の臨床症状としては血痰や咳嗽，胸痛，発熱などを認めることもある．胸部単純 X 線・CT 検査では，単包虫症は包虫液で満たされる大きな囊胞がみられ，内部は蜂巣状を呈することも多く，比較的特徴的である．多包虫症は，典型的には円形，不整形の腫瘤影を呈するが，肝病変の有無が重要であり，肺病変のみで疑診にいたるような特徴的な所見には乏しいことが多い．

■ **診断** 上記のような臨床症状・画像所見が認められ，免疫血清学的検査(ELISA あるいはウエスタンブロット法など)で特異的抗体が陽性であった場合，本症と診断される．確定診断には，手術材料からの包虫の検出が必要である．病変部の生検検査は，病原体の腹腔・胸腔内あるいは穿刺創への播種・定着のおそれがあるため原則として施行しない．

■ **治療** 病変が比較的小さく(病巣 5 cm 未満)，複雑でない囊胞を有する肺単包虫症に対しては，アルベンダゾール 10〜15 mg/kg/日内服の単独投与で有効性が期待できるが，大きな病変に対しての有効性は低い．手術は根治的であり，診断治療目的で肺切除などが施行されることが多い．肺病変の範囲の広いものや化膿症その他の合併症を有する例などでは手術が必要となる[5]．肺多包虫症では，根治的外科手術が可能な例は手術を優先するが，肝原発の肺転移例であることが多く，アルベンダゾールを用いた化学療法が重要である．なお根治手術後も再発予防のため長期的なアルベンダゾールの内服が必要である[5]．外科手術不能例では，アルベンダゾール内服が選択される．

■ **経過・予後** 幼虫を完全に除去できた場合，または早期に診断された場合の多包虫症の予後は比較的良好であるが，長期の経過観察が必要となる．それ以外の場合予後は一般に不良である．単包虫症に比べ多包虫症の予後は悪い．

【高橋　宏行】

参考文献

1) Kovacs JA et al : Evolving health effects of *Pneumocystis*. JAMA 301:2578-2585, 2009
2) Thomas CF Jr et al : Current insights into the biology and pathogenesis of *Pneumocystis* pneumonia. Nat Rev Microbiol 5:298-308, 2007
3) Lane MA et al : Human paragonimiasis in North America following ingestion of raw crayfish. Clin Infect Dis 49:e55-61, 2009
4) Theis JH : Public health aspects of dirofilariasis in the United States. Vet Parasitol 133:157-180, 2005
5) Brunetti E et al : Expert consensus for the diagnosis and treatment of cystic and alveolar echinococcosis in humans. Acta Trop 114:1-16, 2010

8 アレルギー性疾患

1 気管支喘息

▶**定義・概念** 気管支喘息(bronchial asthma)は国際ガイドライン(Global INitiative for Asthma：GINA)では「気道の慢性炎症性疾患であり，多くの細胞や細胞成分が役割を演じている．その慢性炎症によって気道過敏性が亢進し，繰り返す喘鳴，息切れ，胸部圧迫感および咳が特に夜間や早朝に起こる．これらの発作は通常肺内の広範囲な，かつさまざまな程度の気流閉塞を伴っており，しばしば自然に，もしくは治療により可逆性を示す」と定義されている[1]．

疾患の重症度に関しては，ごく軽症で咳のみで気道狭窄を伴わない患者(咳喘息)から，最も強い治療を行っても喘鳴がとれない重症(難治性)喘息まで幅広く存在する．

▶**疫学** 気管支喘息罹患率は一般的にはアンケート調査によって行われるが，喘息罹患率は世界的にみてこの30年間で増加傾向にあり，成人で10%前後，小児で15%程度と推定される．わが国における成人の喘息罹患率は2006年調査で約8%である．

▶**病因・病態生理と分子メカニズム** 表8-1-1 に示すように喘息の発病を引き起こす因子(個体因子)と喘息を誘発する因子(環境因子)が複雑に関連しあって気管支喘息の発病にいたる．

定義にもある気道の炎症には，好酸球，リンパ球(Th2)，マスト細胞といった「浸潤細胞」に加え，気道上皮，神経，気道平滑筋，分泌腺などの「構築細胞」といった多彩な細胞群が関与する．たとえば好酸球は気道平滑筋収縮作用や血管透過性亢進作用を示すロイコトリエンのような化学伝達物質に加え，顆粒蛋白を放出し気道上皮を剥離させる．上皮の剥離は知覚神経末端の露出をきたし，神経系は(迷走神経反射や知覚神経の軸索反射)を介し，炎症はさらに増強する．また，各細胞が放出する炎症性サイトカインによる転写因子の活性化は，さらなる炎症性サイトカインや炎症関連酵素に加え，成長因子，受容体，サイトカイン，接着因子の過発現も引き起こし，喘息の炎症像を形成する(図8-1-1)．たとえ喘息症状は一過性であっても，喘息の慢性炎症は持続する．つまり，前述した「慢性炎症」の持続に，さらなる抗原吸入，気圧の変化といった刺激で炎症の悪化が起こり発作が起こる(acute on chronic)．

アトピー性(IgE(免疫グロブリン E)抗体価が上昇する)と非アトピー性喘息があるが，気道の炎症像は同様である．

定義にもあるように気管支喘息の特性の一つに気道過敏性の亢進があるが，気道過敏性とは，種々の気道収縮刺激に対して気道が反応する度合いのことであり，喘息患者では亢進している．気道過敏性測定は，通常，気道平滑筋・血管を直接的に刺激して気道狭窄を起こすアセチルコリンやメサコリン吸入による直接刺激法で行う．一方，運動による過換気(結果起こる気道粘膜面の高浸透圧や冷却化)によるマスト細胞刺激後に起こるメディエーター放出，あるいは知覚神経からのアセチルコリン放出を介して二次的に

表8-1-1 喘息の危険因子

個体因子
1）遺伝子素因
2）アレルギー素因
3）気道過敏性
4）性差
環境因子
発病因子
1）アレルゲン
2）ウイルス性呼吸器感染症
3）その他の因子
①大気汚染(屋外・屋内)
②喫煙(能動・受動)
③食品・食品添加物
④寄生虫感染
⑤薬物
増悪因子
1）アレルゲン
2）大気汚染(屋外・屋内)
3）呼吸器感染症
4）運動ならびに過換気
5）喫煙
6）気象
7）食品・食品添加物
8）薬物
9）激しい感情表現とストレス
10）刺激物質(煙，臭気，水蒸気など)
11）二酸化硫黄
12）月経
13）妊娠
14）肥満
15）アルコール
16）過労

(文献2を引用)

気道狭窄を起こす間接刺激法もある．直接刺激に対する気道過敏性の亢進は気管支喘息だけでなく慢性閉塞性肺疾患(chronic obstructive pulmonary disease：COPD)でも認められるが，間接刺激に対する気道過敏性は喘息特異的であり，疾患の病態を考えるうえで重要な意味を持つ．喘息患者の気道過敏性は，ウイルス感染，抗原曝露といった気道の炎症増強時にさらに亢進する．

気管支喘息は治癒(完全寛解)がありうる疾患で可逆性に富むが，非可逆的気流制限(気流閉塞)が徐々に進行する症例もある．この現象には気道粘膜の基底膜肥厚，気道平滑筋の肥大・過形成，微小血管増などの気道の構築変化(リモデリング)が関与している．

▶**臨床症状・検査成績** 最も典型的な喘息の臨床症状は「一過性の息切れ，喘鳴」であり，引き金として過剰の抗原吸入，気圧変化，ウイルス感染，ストレスがある．気道径(気管支内腔の広さ)には日内変動があるが，夜間から早朝は内因性気管支拡張物質(カテコールアミンやステロイドホルモン)の分泌の低下があること，寝具からの埃やダニの吸入が多くなること，さらに前項で述べたように喘息患者では気道平滑筋の増生があり反応が大きくなることから，喘鳴などの喘息症状は夜間から早朝に出やすい．同じ閉塞性障害を示すCOPD患者の息切れは労作時に起こるので鑑別上参考になる．他の喘息症状としては炎症による知覚神経刺激による，咳や胸部絞扼感があげられる．

呼吸機能検査(スパイロメトリー)における1秒量

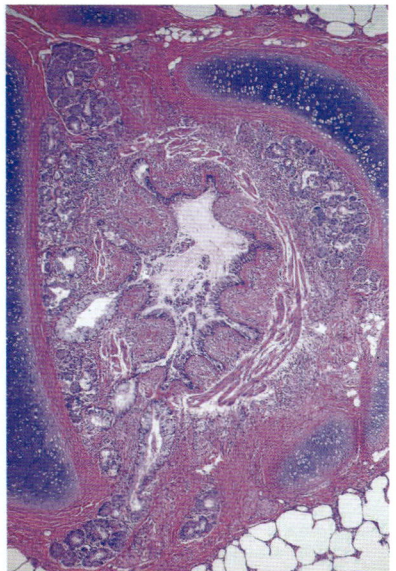

図 8-1-1 気管支喘息の病理組織像
喘息死患者標本。高度の狭窄により,気道上皮が気道内腔に指状に突出している。気道上皮の一部の剝離と粘液栓,気道平滑筋の増生,粘膜下腺の過形成が認められる。
(岡輝明先生(関東中央病院)提供)

(FEV_1),1秒率(FEV_1%)は有症状期には低下するが,寛解期に正常である。気道径の日内変動が大きいので,簡易呼吸機能検査(peak expiratory flow:PEF)の値の変動が20%を超える。

● **診断**　通常前述したような特徴的症状,一過性の息切れ,喘鳴から喘息を疑い,胸部X線写真で他疾患(肺炎,気管支拡張症)を除外する。まれに中枢気管支発症の肺癌で喘鳴を起こすことがあるが,この場合呼吸機能検査のフローボリューム曲線の呼気あるいは吸気相で台形パターンを示すのでスクリーニングに有用である。

喘息は気道の可逆性に富むため気管支拡張薬吸入でFEV_1が有意に増加することが多いが,これは喘息に特異的でなく,COPD患者の一部でも認められる。

喘息の本態である炎症をみる手段として喀痰中の好酸球増加(痰中の細胞の3%以上であれば増加と判断)がある。喘息患者の気道では誘導型一酸化窒素合成酵素(iNOS)の過発現により健常者や他の呼吸器疾患に比べ,呼気のNO(一酸化窒素)濃度が上昇するため,喘息の新しい診断法として現在注目されている。

■ **治療と薬理メカニズム**　喘息治療の目標は,症状や増悪がなく呼吸機能も正常な健常者と同様の状態に持ち込むことである。

まず予防が重要である。出産前後の時期のタバコ煙への曝露や乳幼児期の室内塵ダニ曝露は喘息発症のリスクとなるので避ける。喘息を発症した後でも発作予防の観点から室内塵ダニ曝露は避けるようにする。

薬物療法に関しては,表8-1-2に示すように継続的に使用する「長期管理薬」と喘息発作時に用いる「発作治療薬」がある。

長期管理薬

長期管理薬のなかでも,気管支喘息の慢性気道炎症に関与する多彩な細胞群に広く作用点を持つ吸入ステロイドが第一選択薬である。喘息気道では,炎症性サイトカインにより転写因子の活性化を介し炎症に関わる酵素,受容体,サイトカイン,接着因子の発現が高まっているが,吸入ステロイドはこういった炎症の増悪サイクルの抑制に有効である。実際,呼気NO濃度,喀痰中の好酸球やメディ

表8-1-2 気管支喘息の薬物療法

		治療ステップ1	治療ステップ2	治療ステップ3	治療ステップ4
長期管理薬	基本治療	吸入ステロイド薬 (低用量)	吸入ステロイド薬 (低〜中用量)	吸入ステロイド薬 (中〜高用量)	吸入ステロイド薬 (高用量)
		上記が使用できない場合,以下のいずれかを用いる	上記で不十分な場合,以下のいずれか一剤を併用	上記に下記のいずれか1剤,あるいは複数を併用	上記に下記の複数を併用
		LTRA テオフィリン徐放製剤 (症状がまれであれば必要なし)	LABA (配合剤の使用可) LTRA テオフィリン徐放製剤	LABA (配合剤の使用可) LTRA テオフィリン徐放製剤	LABA (配合剤の使用可) LTRA テオフィリン徐放製剤
					上記すべてでも管理不良の場合は下記のいずれかあるいは両方を追加 抗IgE抗体[*2] 経口ステロイド薬[*3]
	追加治療	LTRA以外の 抗アレルギー薬[*1]	LTRA以外の 抗アレルギー薬[*1]	LTRA以外の 抗アレルギー薬[*1]	LTRA以外の 抗アレルギー薬[*1]
発作治療薬		吸入SABA	吸入SABA	吸入SABA	吸入SABA

[*1]:抗アレルギー薬とは,メディエーター遊離抑制薬,ヒスタミンH_1受容体拮抗薬,トロンボキサンA_2阻害薬,Th2サイトカイン阻害薬をさす
[*2]:通年性吸入抗原に対して陽性かつ血清総IgE(免疫グロブリンE)値が30〜700 IU/mLの場合に適用となる
[*3]:経口ステロイド薬は短期間の間欠的投与を原則とする。他の薬剤で治療内容を強化し,かつ短期間の間欠投与でもコントロールが得られない場合は,必要最小量を維持量とする
LTRA:ロイコトリエン受容体拮抗薬,LABA:長時間作用性β_2刺激薬,SABA:短時間作用性β_2刺激薬
(文献2を引用)

エーター濃度で気道の炎症をモニタリングすると，吸入ステロイドは各炎症パラメータを大きく改善し，その抑制程度は気道の閉塞性換気障害や過敏性の改善度とよく相関する。吸入ステロイドを喘息発症から遅れて導入した場合は呼吸機能や気道過敏性の改善が早期導入に比べ劣るとされており，早期導入が望まれる。なお，喫煙は吸入ステロイドの効果を減弱させるので注意を要する。

吸入ステロイドでコントロールが不十分な場合，長時間作用性β_2刺激薬(long acting β_2 agonist：LABA)，テオフィリン，ロイコトリエン受容体拮抗薬(LTRA)が長期管理薬の追加薬として用いられる。追加薬のなかで最も呼吸機能改善効果が強力なのはLABAであるが，テオフィリンやLTRAは内服で服薬コンプライアンスが良好という利点がある。患者の状態(病状や理解度)に応じて対応する。

長期管理薬として吸入ステロイドに加え上記の追加薬を用いてもコントロール不十分な場合はIgE抗体，経口ステロイドを用いる。

喘息は慢性疾患であり，継続的な加療が必要であるが，患者のなかには症状が軽快すれば治療を中断するものも多いので治療アドヒアランス，特に服薬遵守に関する指導は大切である。

発作治療薬

発作治療薬としては作用の発現までに時間が短い短時間作用性β_2刺激薬(short-acting β_2 agonists：SABA)の吸入が用いられる。

● **経過・予後** 気管支喘息は可逆性に富む疾患で，早期の吸入ステロイド導入をはじめとした治療により，あるいは自然に寛解することもある。一方，リモデリングの進行などにより固定性(非可逆性)の気流制限が進行する症例もあり，呼吸機能検査による経過観察が重要である。喘息死に関しては吸入ステロイド治療の浸透により，2010年現在2,000人程度まで低下した。

〔一ノ瀬 正和〕

参考文献
1) National Heart Lung, and Blood Institute/World Health Organization. Global Initiative for Asthma. Global Strategy for Asthma Management and Prevention. Updated 2009. NIH Publicaion, Bethesda, 2009
2) 日本アレルギー学会：喘息予防・管理ガイドライン2009．協和企画，2009

2 好酸球性肺炎

● **定義・概念／分類** 1932年，Löfflerが一過性で遊走性の浸潤影と著明な末梢血好酸球増加を伴う症例を報告した(Löffler症候群)。1943年にWeingartenは，激しい咳嗽，喘鳴，呼吸困難，発熱，脾腫などを伴い，肺の浸潤影と末梢血好酸球増加を示す疾患をtropical eosinophilia(熱帯性好酸球増加症)として報告した。現在ではLöffler症候群は回虫，鉤虫，糞線虫などによる寄生虫性好酸球増加症であり，熱帯性好酸球増加症はミクロフィラリアが原因であると考えられている。その後も，肺の浸潤影と末梢血好酸球増加を示しながらも，Löffler症候群にも熱帯性好酸球増加症にもあてはまらない疾患が報告されるようになった。1952年にCroftonらはそれまでの症例を整理して

表8-2-1 好酸球性肺疾患の分類

特発性好酸球性肺疾患
単純性肺好酸球増加症
急性好酸球性肺炎
慢性好酸球性肺炎
好酸球増加症候群
原因が明らかな好酸球性肺疾患
薬剤
寄生虫
真菌
細菌
ウイルス
結合組織病，血管炎
有害物質の吸入
種々の異常

(文献3を引用)

pulmonary eosinophilia(肺好酸球増加症)とし，単純性肺好酸球増加症(Löffler症候群)，遷延性肺好酸球増加症，熱帯性肺好酸球増加症，喘息性肺好酸球増加症，結節性多発性動脈炎の5型に分類した。同年にReederらも末梢血好酸球増加と肺の浸潤影を呈する疾患をPIE(pulmonary infiltration with eosinophilia)症候群として提唱したが，両者はほぼ同義語と考えて差し支えない。1969年にLiebowらは末梢血好酸球増加を伴わないが，組織学的に間質・肺胞腔への好酸球浸潤を呈する症例を報告し，末梢血中の好酸球増加の有無にかかわらず，肺局所に著明な好酸球増加がみられる症例群をPIE症候群より広い概念としてeosinophilic pneumonia(好酸球性肺炎)として提唱するとともに，同年，後述する慢性好酸球性肺炎も報告した[1]。さらに1989年にはAllenら[2]は急性で重症型であるが，予後の良好な症例を急性好酸球性肺炎として報告し，ほぼ現在の好酸球性肺炎の概念が確立された。好酸球が病態に関与していると考えられる疾患を好酸球性肺疾患と総称し，さまざまな分類法が提案されているが，原因が判明している疾患と原因が不明な疾患に分けて考えると理解しやすい。Fraserの分類[3]を表8-2-1に示す。

末梢血中の好酸球増加の定義は，全白血球における好酸球数の割合よりも，好酸球の絶対数のほうが重要と考えられている。一般的に，末梢血中の好酸球数が$500/mm^3$以上で好酸球増加と定義され，$1,000/mm^3$以上の場合には重篤な好酸球増加と考えられる。また，BALF(気管支肺胞洗浄液)中の好酸球数は正常では1%未満であり，5%以上のときは肺局所で好酸球が増加していると考えられ，25%以上の場合には，肺局所における重度の好酸球増加を示唆すると考えられる。

ここでは狭義の好酸球性肺炎である慢性好酸球性肺炎，急性好酸球性肺炎とアレルギー性気管支肺アスペルギルス症を中心に解説する。

慢性好酸球性肺炎

● **定義・概念／臨床症状** 1969年にCarringtonら[1]は，発熱，寝汗，体重減少，喘鳴，呼吸困難などの症状を呈し，胸部単純X線写真で辺縁性の浸潤影を認め，末梢血や肺組織内の好酸球増加がみられ，ステロイドが著効する9例の女性症例をchronic eosinophilic pneumonia(慢性好酸球性肺炎)として報告した。本症はすべての年齢に発症する

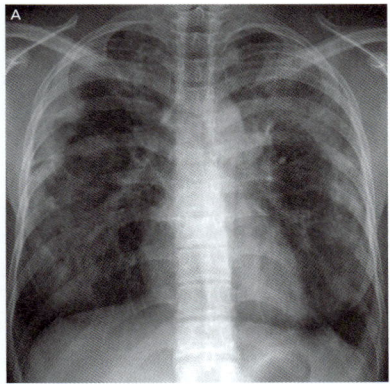

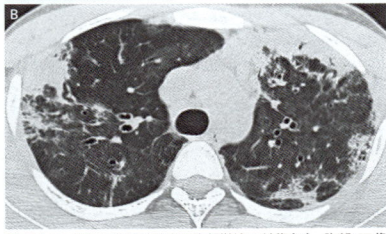

図 8-2-1 慢性好酸球性肺炎の胸部単純 X 線像(A), 胸部 CT 像(B)
10 歳代女性

が, 30～50 歳に好発する. 男女比は 1：2 と女性に多く, 非喫煙者に多い. 半数以上の患者に気管支喘息・アトピー性皮膚炎・アレルギー性鼻炎・鼻ポリープなどのアレルギー性疾患を合併する.

自覚症状としては咳嗽・喘鳴・呼吸困難を呈する症例が多く, 体重減少, 全身倦怠感, 寝汗などの非特異的症状も認められる. 肺外病変はきわめてまれである. 認められればアレルギー性肉芽腫性血管炎や好酸球増加症候群などの好酸球増加を伴う他の全身性疾患を考慮する必要がある.

● **検査成績** 血液検査では末梢血の白血球増加, 好酸球増加がみられ, しばしば本症を疑う契機となる. また, 赤血球沈降速度(ESR), C 反応性蛋白(CRP), 免疫グロブリン E(IgE)の上昇を認めることが多い.

胸部単純 X 線写真は, 肺区域と無関係の浸潤影であり, 陰影分布は辺縁優位例が多い. 外側に浸潤影が広がるいわゆる「逆肺水腫像(photographic negative of pulmonary edema)」は有名であるが, 必ずしもみられるわけではない. 浸潤影の移動は高頻度に認められ, 本症の特徴的所見と考えられる. 胸部 CT 写真では, 非区域性の斑状の浸潤影, スリガラス様陰影(crazy-paving appearance を呈することもある). 胸膜直下の小粒状影や板状影などがみられる. 時に小葉間隔壁の肥厚, 網状影, 線状影なども認められる(図 8-2-1).

呼吸機能検査は拘束性換気障害を呈する症例と閉塞性障害を呈する症例と半々である.

病理所見では肺の既存構造は比較的保たれており, 肺胞腔と肺胞壁への好酸球やマクロファージの浸潤, 肺胞腔内への滲出液の貯留などが認められる. 特徴的所見として eosinophilic microabscess がある. これは肺胞腔内に滲出した好酸球が変性壊死を起こし, それに対して肉芽腫様の反応が惹起されたものであるが, 経気管支肺生検(TBLB)では採取されないことが多い.

● **診断** 診断基準はいまだに統一されたものはないが,
1. 2～4 週間以上, 呼吸器症状が持続する
2. BALF 中好酸球増加(40%以上)
3. 末梢血好酸球増加(1,000/mm³ 以上)
4. 通常末梢側優位の多発性浸潤影を認める
5. 他の好酸球増加を呈する疾患が除外できる

などの項目を満たせば診断できる.

■ **治療と薬理メカニズム／経過・予後** 無治療での自然寛解例も時に報告されるが, 通常副腎皮質ステロイドホルモン薬(以下, ステロイド)投与が行われる. ステロイドに対する反応性は良好であり, 反応性が不良の場合は他疾患の可能性を考慮する必要がある. ステロイドの至適投与量・投与期間を検討した報告はないが, プレドニゾロン 20～60 mg/日(0.3～1.0 mg/kg/日)で治療が開始されることが多い. ただし, 急速に呼吸不全が進行する患者では初期治療にメチルプレドニゾロン大量投与が選択される場合もある. 大多数の症例で 2 週間以内に自覚症状と画像所見が劇的に改善する. しかし, 半数以上の患者で漸減または中止後に再然がみられ, 長期間のステロイド治療を余儀なくされることもまれでない. 再然時にはプレドニゾロンを再開または増量で治療するが, その際もステロイドの反応性は良好である. また, 気管支喘息合併例に対しては吸入ステロイドが併用されることが多い. 本症に対する吸入ステロイド単独治療による有効性については明らかでないが, ステロイド減量や再発予防効果が示唆されている.

急性好酸球性肺炎

● **定義・概念／臨床症状** 1989 年に Allen ら[2]は以下のような急性経過で発症する 4 症例を acute eosinophilic pneumonia(急性好酸球性肺炎)として報告した. ①急性経過で発症し, 動脈血酸素分圧(PaO₂)が 60 mmHg 以下の著明な低酸素血症を呈する. ②画像上びまん性肺浸潤影を認め, BALF 中の著明な好酸球増加(>25%)を認める. ③寄生虫や真菌を含む感染や喘息などのアレルギー性疾患の既往がない. ④ステロイドに対する反応は良好で, 治療終了後も再燃しない. 本症はそれまでアレルギー歴もなく健常であった人に急性発症する点が慢性好酸球性肺炎と大きく異なる. 原因は不明とされているが, 吸入物質, 環境真菌, 粉塵などが原因と考えられる症例や喫煙開始直後に発症した症例が報告されていることから, なんらかの吸入刺激に対する過敏反応と推測されている.

さまざまな年齢で発症するが, 20～40 歳の発症が多い. 慢性好酸球性肺炎と異なり男性が多く, 気管支喘息などアレルギー性疾患の合併は少ない. 咳嗽, 呼吸困難, 発熱, 胸痛, 全身倦怠感などの症状で急激に発症し, 時に重篤な呼吸不全を呈して人工呼吸管理が必要となる. 急性呼吸促

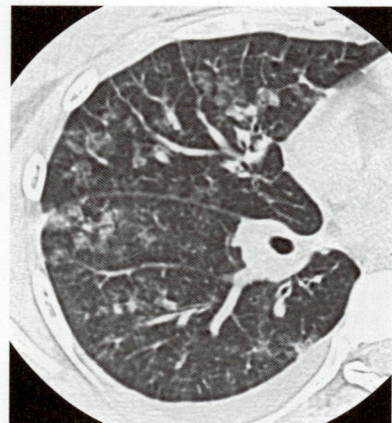

図 8-2-2 急性好酸球性肺炎の胸部 CT 像
10 歳代女性

迫症候群（ARDS）や重症肺炎として治療が開始され，気管支肺胞洗浄（BAL）を実施してはじめて本症が疑われることもある。肺外病変は慢性好酸球性肺炎と同様にきわめてまれである

▶ **検査成績／診断** 血液検査所見では白血球数は 1 万/mm³ 以上に増加する症例が多い。しかし，発症初期は好中球優位で好酸球はむしろ減少することが多く，回復期にかけて次第に増加する場合が多い。ESR，CRP，IgE なども高値を呈することが多い。KL-6 は通常上昇しない。また，喀痰や胸水中の好酸球増加を認めることもある。

胸部単純 X 線写真は広範な網状影やスリガラス様陰影を認めることが多く，時に少量胸水や Kerley B 線を認める。胸部 CT 写真ではびまん性の網状影やスリガラス様陰影を認め，小葉間隔壁や気管支血管周囲束の肥厚，両側少量胸水などを認めることが多く，画像的には肺水腫に類似している（図 8-2-2）。

病理所見は肺胞腔への著明な好酸球浸潤がみられ，リンパ球や好中球などさまざまな炎症細胞浸潤も伴っている。ただし慢性好酸球性肺炎と異なって細胞浸潤や浮腫が急激に進行するため，肺胞領域だけでなく小葉間隔壁などの広義間質にも病変が及ぶことが多い。

■ **治療と薬理メカニズム／経過・予後** 自然軽快例もみられるが，多くの患者では呼吸不全が進行するためにステロイドが投与される。至適投与量や投与期間は明らかでないが，重症例ではメチルプレドニゾロン 60～125 mg を 6 時間ごとで開始し，呼吸状態が改善した後にプレドニゾロン 40～60 mg/日へ変更するといった治療法が選択されることが多い。軽症例であればプレドニゾロン 40～60 mg/日で開始し，その後漸減して 2～4 週間継続するといった治療法が一般的である。ステロイド治療は短時間で劇的に奏効する。通常，再発は認めないが，喫煙・薬剤・環境真菌などが原因と疑われる症例の再燃の報告もみられる。

アレルギー性気管支肺アスペルギルス症

▶ **定義・概念** 1952 年，Hinson らはアスペルギルスが関与し，臨床像が肺好酸球増加症に類似した患者を broncho-pulmonary aspergillosis として報告した。空気中に浮遊する環境真菌であるアスペルギルスがアトピー素因を有する患者の気管支内に定着して持続的に腐生するうちに感作され，Ⅰ型アレルギーが成立して IgE 抗体が産生されるようになる。気道局所には好酸球が集積して，好酸球から放出される組織傷害物質によって気管支壁が損傷される。その結果，真菌の生育に有利な環境となって気管支壁の損傷が進行するという悪循環に陥る。さらにⅢ型アレルギー反応が成立して IgG 抗体も産生されるようになると，気管支壁破壊や粘液栓形成などが加速し，中枢性気管支拡張症が成立すると考えられている。アレルギー性気管支肺アスペルギルス症（allergic bronchopulmonary aspergillosis：ABPA）の末期には，不可逆性の肺胞破壊を合併する。

Aspergillus fumigatus が代表的な原因真菌であるが，*Aspergillus flavus*，*Aspergillus nigar*，*Aspergillus oryzae*，*Aspergillus terreus* なども原因となりうる。わが国では *A. oryzae* が味噌や醤油の製造に広く用いられているために職業関連疾患としての報告例が多い。また，カンジダ属（*Candida*），ペニシリウム属（*Penicillium*）なども同様の病態をきたしうることが知られている。アスペルギルス属以外の真菌に対するアレルギー反応によって惹起される ABPA 類似の病態をアレルギー性気管支肺真菌症（allergic bronchopulmonary mycosis/fungosis：ABPM/ABPF）と総括して表現することもある。

▶ **臨床症状・検査成績** 通常喘息を基礎疾患に有する患者が，発熱，好酸球やアスペルギルス菌糸を含む粘液栓子の喀出，血痰などの症状を呈し，末梢血好酸球増加や胸部異常陰影（特に移動する浸潤影）を契機に診断されることが多い。喘息症状を認めない症例もみられる。

血液検査で末梢血好酸球増加を認めることが多い。特異的 IgE，IgG，総 IgE は高値を呈する。特に総 IgE は病勢を反映するとされる。喀痰や BALF 検査でアスペルギルスや高度の好酸球増加が認められる。

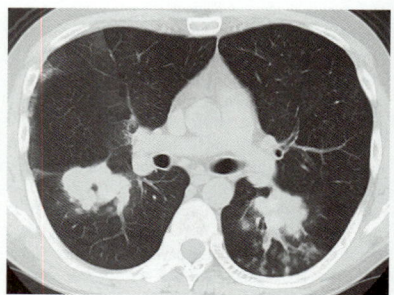

図 8-2-3 アレルギー性気管支肺アスペルギルス症の胸部 CT 像
30 歳代男性

表8-2-2 アレルギー性気管支肺アスペルギルス症（ABPA）の診断基準

大基準
1) 気管支喘息
2) 肺浸潤影の既往
3) アスペルギルスに対する即時型皮膚反応陽性
4) 末梢血好酸球増加
5) アスペルギルスに対する血清沈降抗体陽性
6) 血清総 IgE 高値（>1,000 IU/mL）
7) 中枢性気管支拡張症
8) アスペルギルスに対する特異的 IgG, IgE が陽性

小基準
1) 喀痰中アスペルギルスの検出
2) 茶褐色の粘液栓子の喀出の既往
3) アスペルギルスに対する遅延型皮膚反応陽性

大基準の6個以上を満たせばほぼ確実

IgE：免疫グロブリン E
（文献4, 5 を引用）

病理像では気管支壁・間質への好酸球や単核球浸潤と浮腫性変化が認められ、細気管支から小気管支にかけての好酸球浸潤を伴う気管支中心性肉芽腫（bronchocentric granuloma）の形成は本症の特徴的所見とされている。しかし気道壁内や肺実質への菌糸の浸潤がみられない点が他のアスペルギルス症との鑑別点となる。

胸部単純X線写真では、上中肺野優位に出現・移動を繰り返す濃厚な浸潤影が認められ、中枢性気管支拡張像を反映した gloved finger sign（手指状陰影）, tooth-paste shadow（練り歯磨き陰影）などの所見が特徴的である。胸部CT写真でも粘液栓、無気肺、浸潤影、スリガラス様陰影、気管支拡張性変化などが認められ、特に複数の肺葉にわたる気管支拡張性変化が本症の特徴的所見とされている（図8-2-3）。

●**診断**　診断基準はRosenbergら[4]、Pattersonら[5]が示した診断基準（表8-2-2）が用いられることが多い。しかし必ずしも診断基準を満たさない症例もあり、早期診断には向かないとの指摘もある。Greenbergerらは中枢性気管支拡張症が出現する以前の血清学的に陽性である時期をABPA-seropositive, 中枢性気管支拡張症を伴う時期をABPA-bronchiectasis という概念を提唱している。また、疾患の経過を理解するうえで Patterson らの臨床病期が有用である。Ⅰ期は急性期、Ⅱ期は寛解期、Ⅲ期は再燃期であり、浸潤影のほかに中枢性気管支拡張を伴う。Ⅳ期はステロイド依存性喘息期、Ⅴ期は線維化期で不可逆性の状態である。一般的にはⅠ期で発症し、寛解・増悪を繰り返し、最終的にはⅣ期ないしⅤ期にいたると考えられる。Ⅴ期への進展防止のために早期診断・早期治療が重要である。

●**治療と薬理メカニズム／経過・予後**　治療は経口ステロイド全身投与が第一選択とされている。病期によって異なるが、Ⅰ期、Ⅲ期の場合、プレドニゾロン 0.5〜1.0 mg/kg/日で開始することが多い。呼吸状態や総 IgE 値などを考慮しながら漸減・中止するが、減量すると再燃する症例があり、Ⅳ期のステロイド依存期に相当する。随伴する気管支喘息症状のコントロールのために吸入ステロイドや気管支拡張薬などが用いられる。原則として、寛解期には吸入ステロイドなどで喘息症状をコントロールして、再燃期にはステロイド全身投与を行う。なお、本症の治療における抗真菌薬併用の意義については議論があるが、感染症としての側面から抗原除去の目的のためにイトラコナゾールを中心に検討が行われており、2008年の米国感染症学会（IDSA）のガイドラインではステロイドとの併用療法が推奨されている。

〔瀧口 恭男・山口 哲生〕

■ **参考文献**
1) Carrington CB et al：Chronic eosinophilic pneumonia. N Engl J Med 280：787-798, 1969
2) Allen JN et al：Acute eosinophilic pneumonia as a reversible cause of noninfectious respiratory failure. N Engl J Med 321：569-574, 1989
3) Fraser RS et al：Diagnosis of disease of the chest 4th ed, p1743-1756, WB Saunders Company, 1999
4) Rosenberg M et al：Clinical and immunologic criteria for the diagnosis of allergic bronchopulmonary aspergillosis. Ann Intern Med 86：405-415, 1977
5) Patterson R et al：Allergic bronchopulmonary aspergillosis：natural history and classification of early disease by serologic and roentgenographic studies. Arch Intern Med 146：916-918, 1986

3　過敏性肺炎

●**定義・概念**　過敏性肺炎（hypersensitivity pneumonitis）は、さまざまな無機物質や有機物質の反復吸入によって感作され発病するアレルギー性肺炎である。アレルギー反応（Ⅲ, Ⅳ型）を介して、肺胞や細気管支周囲にリンパ球を主体とした細胞浸潤と、粗な非乾酪性肉芽腫を認める間質性肺炎である。

過敏性肺炎は、急性型、亜急性型、慢性型に分類される。急性型と亜急性型はあわせて急性過敏性肺炎とされることが多い。慢性型は画像や病理所見で線維化を認める病型である。わが国で最も頻度が高いのは急性発症で予後良好な夏型過敏性肺炎である。近年、鳥関連過敏性肺炎に代表される、慢性型で予後不良な過敏性肺炎が問題になっている。症状は発熱、乾性咳嗽、呼吸困難が主であり、抗原からの隔離が治療の主体である。入院で軽快し、帰宅するとすぐに症状が悪化する臨床経過の場合は過敏性肺炎の可能性を考える。

●**疫学**　わが国の急性過敏性肺炎の約70％は夏型過敏性肺炎である。その他、鳥飼病、塗装工肺、加湿器肺、住居関連過敏性肺炎がある。慢性過敏性肺炎の頻度は急性型よりも少ないが、予後が不良であり、臨床面で重要な疾患である。慢性型では鳥飼病が最も多い。急性の夏型過敏性肺炎はほとんどが非喫煙者であり、慢性型の鳥飼病では喫煙者が多い。

●**病因・病態生理と分子メカニズム**　本症の病態にはⅢ型およびⅣ型アレルギー反応が関与する。Ⅲ型の関与を示唆する所見として、①抗原曝露4〜6時間後に症状が出現し、6〜8時間持続する、②気管支肺胞洗浄液（BALF）や血清中に特異抗体（免疫グロブリンG（IgG）、IgA抗体）を認める、③急性期のBALF中に好中球と補体が増加する、という点がある。Ⅳ型の関与を示唆する所見として抗原感作されたT細胞による肉芽腫性肉隔炎の形成がある。喫煙によってアレルギー反応が抑制されるため急性症状は出にくいが、逆に症状の顕在化が遅れ、線維化を伴う慢性症状

で発見されることが多い。発病の感受性に関しては、ヒト白血球抗原(HLA)のハプロタイプ(HLA-DQw3)や腫瘍壊死因子α(TNFα)のプロモーター遺伝子多型の関連を示す報告があるが、十分には解明されていない。

■ 臨床症状

呼吸器症状

- **急性型，亜急性型** 吸入曝露後症状が突然生じるもので，ウイルス感染や細菌感染を疑わせるような非特異的な症状（急な発症，発熱，悪寒，倦怠感，乾性咳嗽，呼吸困難など）である。
- **慢性型** 急性型の症状を繰り返しながら慢性型に移行する場合と，急性型の症状が出さないまま慢性型に移行する場合がある。後者では次第に進行する呼吸困難が特徴であり，進行するまで気づかれないことも多い。

全身症状

程度の差はあるが，全例吸気時 fine crackles を聴取する。慢性型ではより顕著になり，ばち指を認めることが多い。

■ 検査成績

- **胸部X線** 急性過敏性肺炎では中下肺野中心にスリガラス様陰影を認めるが、程度はさまざまで、異常所見を認めない症例もある。含気低下は認めない。慢性型では肺の線維化を反映して、線状網状影、容積減少を認める（図8-3-1）。
- **胸部CT** 肺野に小葉中心性の粒状影やスリガラス様陰影を認めるのが典型的な所見である。急性型ではスリガラス様陰影が主体であり、胸部X線写真では一見正常にみえることが多い。亜急性型では小葉中心性粒状影、小斑状影とスリガラス様陰影の混在所見を認める（図8-3-2）。慢性型では、蜂巣肺所見の混在を認めるようになる。
- **抗体検査** 血清や BALF で曝露抗原に対する IgG 抗体や IgA 抗体を測定する（ただし、想定する抗原の測定キットがない場合が多い）。
- **血液生化学検査** 間質性肺炎のマーカーである SP-D や KL-6 が高値を示す。
- **吸入負荷試験** 抗原と思われる物質を吸入させることで症状が再現するかどうかを観察するものであるが、急性増悪の危険性があり、専門の施設でなければ推奨しない。
- **帰宅試験** 症状が安定した後、抗原曝露環境に戻すことで症状や所見の変化を観察する。吸入後数時間から半日ほど経過して微熱、倦怠感、肺雑音（fine crackles）、低酸素血症、胸部異常陰影の再度出現を認めた場合は過敏性肺炎を強く疑う根拠になる。

気管支肺胞洗浄（BAL）：肺胞腔内に浸潤している細胞を回収する方法である。著しいリンパ球数増加（正常は 10% 前後）が特徴である。抗原曝露直後（急性型）では一過性の好中球増加（5%以上）を認める。$CD4^+/CD8^+$ が 1 未満と低値を示す場合が多いが、慢性型になると上昇することが知られている。

肺生検：気管支鏡下肺生検と胸腔鏡下肺生検（ビデオ下胸腔鏡手術（VATS））がある。粗な非乾酪性肉芽腫とリンパ球の気管支周囲や肺胞壁への浸潤が特徴的な所見である。慢性型では肉芽腫が目立たなくなり、小葉中心性の線維化を認めるようになる。さらに進行すると特発性間質性肺炎との鑑別が困難となる。

■ 診断

臨床症状で特異的なものはない。上記症状や所見を認めた場合、ペット飼育歴を含めた生活環境や職場環境の問診が重要である。吸入抗原となりうる物質曝露の有無から本疾患を疑うことが診断の第一歩である。さらに画像所見、肺機能検査から総合的に判断する。環境からの隔離や曝露にあわせて臨床症状や所見が軽快・増悪する場合は過敏性肺炎を強く疑う。肺の病理所見や BALF 所見も診断に有用である。

急性過敏性肺炎の診断基準（表8-3-1）と、慢性過敏性肺炎の診断基準（表8-3-2）を示す。

■ 治療と薬理メカニズム

急性型、慢性型ともに治療の基本は抗原回避である。夏型過敏性肺炎の原因抗原はトリコスポロン（真菌）であり、改築（自宅の腐木（風呂場、押し入れなど）を完全に撤去・交換）か、転居によって改善する。急性型は抗原回避のみでも改善するが、肺損傷を残さないために短期間のステロイド投与を行う場合が多い。慢性型では抗原から完全に隔離しても全例が寛解するわけではない。肺線維化の進行を抑制するため、ステロイドや免疫抑制剤の長期投与を行う場合が多いが、その効果は十分では

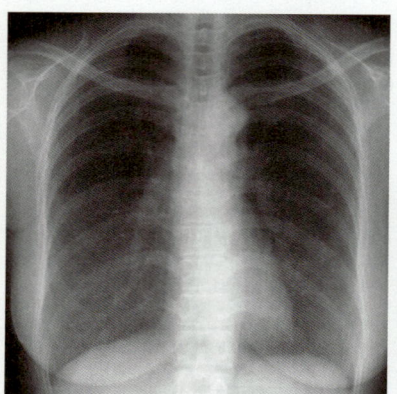

図8-3-1 急性過敏性肺炎の胸部X線像
含気は低下せず、淡いスリガラス様陰影を認める

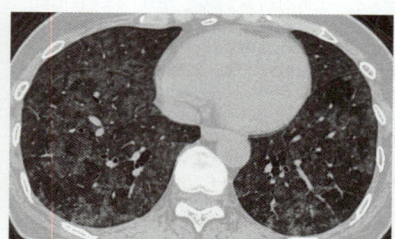

図8-3-2 亜急性過敏性肺炎の胸部CT像
小葉中心性の小粒状影と小斑状影を認める

表 8-3-1 急性過敏性肺炎の診断基準

A. 臨床像

臨床症状，所見 1)〜4)のいずれか 2 つ以上と，検査所見 1)〜4)のうち 1)を含む 2 つ以上の項目を同時に満たすもの

臨床症状，所見
1) 咳
2) 呼吸困難
3) 発熱
4) 捻髪音ないし小水泡性ラ音

検査所見
1) 胸部 X 線にてびまん性散布性粒状影（またはスリガラス様陰影）
2) 拘束性換気障害
3) 赤血球沈降速度値促進，好中球増加，CRP 陽性のいずれか 1 つ
4) 低酸素血症（安静時あるいは運動後）

B. 発症環境

1)〜6)のうちいずれか 1 つを満足するもの
1) 夏型過敏性肺炎は夏期（5〜10 月）に高温多湿の住宅で起こる
2) 鳥飼病は鳥の飼育や羽毛と関連して起こる
3) 空調病，加湿器肺はこれらの機器の使用と関連して起こる
4) 有機粉塵抗原に曝露される環境での生活歴
5) 特定の化学物質と関連して起こる
● 注：症状は抗原曝露 4〜8 時間して起こることが多く，環境から離れると自然に軽快する

C. 免疫学的所見

1)〜3)のうちいずれか 1 つ以上を満足するもの
1) 抗原に対する特異抗体陽性（血清あるいは BALF 中）
2) 特異抗原に対するリンパ球増殖反応陽性（末梢血あるいは BAL リンパ球）
3) BALF 所見（リンパ球増加*1，T 細胞増加）

D. 吸入誘発

1)〜2)のうち 1 つ以上を満足するもの
1) 特異抗原吸入による臨床像の再現
2) 環境曝露による臨床像の再現

E. 病理学的所見

1)〜3)のうちいずれか 2 つ以上を満足するもの
1) 肉芽腫形成
2) 胞隔炎
3) Masson 体

【診断基準】
確実：A，B，D または A，B，C，E を満たすもの
強い疑い：A を含む 3 項目を満たすもの
疑い：A を含む 2 項目を満たすもの

*1：一般にリンパ球比率は 35%を超える。抗原回避 2 日以内では中等球増加を示す

CRP：C 反応性蛋白，BALF：気管支肺胞洗浄液（bronchoalveolar lavage fluid），BAL：気管支肺胞洗浄
（文献 1 を引用）

表 8-3-2 慢性過敏性肺炎の診断基準

1) 環境誘発あるいは抗原誘発試験で陽性
2) 組織学的に線維化が観察される（肉芽腫の有無は問わない）
3) HRCT で線維化所見と honeycomb が観察される
4) 肺機能の拘束性換気障害が 1 年以上にわたって進行性である
5) 過敏性肺炎と関連した症状が 6 カ月以上続く
6) 当該抗原に対する抗体かあるいはリンパ球増殖試験が陽性か，両者が陽性

以上，1)〜6)および 2)か 3)，および 4)か 5)の 3 項目以上を満足させれば慢性過敏性肺炎と診断する

付記として，
1) 環境誘発試験は陰性のこともあるが，抗原誘発試験は陽性となる白血球数，CRP，PaO₂，DLCO などの検査所見の変化だけでも陽性と判定する
2) 病理学的所見では肉芽腫はほとんどみられず，限局性の honey-comb，リンパ球主体の胞隔炎とリンパ球の集族がみられる
3) 症状は抗原回避を持続しても軽くなることが多い。労作時呼吸困難が主な症状である
4) 抗体が陰性で抗原添加リンパ球増殖試験だけが陽性例もみられる
5) KL-6，SP-D は高値
6) 慢性過敏性肺炎の発症環境として，カビの多い住宅や仕事場，羽毛布団使用，隣人の鳩飼育，公園・神社・駅の野鳩，野鳥の集団棲息などがある

【鑑別診断】
間質性肺炎，急性好酸球性肺炎，ウイルス性肺炎，薬剤性肺炎，癌性リンパ管症，塵肺

HRCT：高分解能 CT，CRP：C 反応性蛋白，PaO₂：動脈血酸素分圧，DLCO：一酸化炭素肺拡散能
（文献 2 を引用）

ない。

■ **経過・予後** 急性過敏性肺炎は抗原回避により再発を予防できれば予後は良好である。肺機能はほぼ元どおりまでの回復が期待できる。

慢性過敏性肺炎では，抗原回避によっても肺機能の改善が不良なだけでなく，機能低下の進行を認める場合もあり，予後不良な症例が含まれる。病理組織で UIP（通常型間質性肺炎〈usual interstitial pneumonia〉）パターンを示す群の予後は，UIP 症例と同程度（5 年間で生存率約 50%）とされる。

【三宅 修司・稲瀬 直彦】

参考資料

1) 大谷義夫ほか：肉芽腫性肺疾患．綜合臨床 56：1012-1025，2007
2) 吉澤靖之ほか：びまん性肺疾患：診断治療の進歩 慢性過敏性肺炎．日本内科学会雑誌 95：1004-1012，2006

4 ANCA 関連血管炎

■ **定義・概念** 全身性血管炎の分類は Chapel Hill Conference で提唱された分類が用いられる[1]。このうち肺に病変がみられることが多いのは small vessel vasculitis（小動脈から細静脈の血管炎症候群）に分類される一群であり，抗好中球細胞質抗体（anti-neutrophil cytoplasmic antibody：ANCA）が検出されることがある。ANCA 関連血管炎と呼ばれる。これには，Wegener（ウェゲナー）肉芽腫症（Wegener's granulomatosis：WG），顕微鏡的多発血管炎（microscopic polyangiitis：MPA），アレルギー性肉芽腫性血管炎（allergic granulomatous angiitis：AGA）（Churg-Strauss〈チャーグ-ストラウス〉症候群）などが含まれる。

ANCA は，1982 年 Davies らにより腎臓の巣状壊死性血管炎を示す症例で見出された IgG（免疫グロブリン G）型の自己抗体である。ANCA はその間接蛍光抗体法の染色パターンから，主として細胞質がびまん性に染まる cytoplasmic-ANCA（c-ANCA）と核の周辺が強く染まる perinuclear-ANCA（p-ANCA）に分類されたが，現在ではその抗原の解明によりそれぞれ PR3（プロテイナーゼ 3〈proteinase 3〉）-ANCA，MPO（ミエロペルオキシダーゼ〈myeloperoxidase〉）-ANCA にほぼ対応していることが判明している（**表 8-4-1**）。PR3-ANCA は WG に疾患特異性が高い

表 8-4-1 ANCA の抗原とその検査所見

抗原	ELISA	間接蛍光抗体法	疾患
プロテイナーゼ(proteinase 3：PR3)	+	c-ANCA	WG
ミエロペルオキシダーゼ(myeloperoxidase：MPO)	+	p-ANCA	MPA, AGA

そのほかに ANCA の抗原としてはエラスターゼ(elastase)，カテプシン G(cathepsin G)，アズロシジン(azurocidin)，ラクトフェリン(lactoferrin)，リゾチーム(lysozyme)，BPI(bactericidal/permeability-increasing protein)などが知られているが，その臨床検査上の意義は不明確なものが多い。
ELISA：固相酵素結合免疫測定法，WG：Wegener 肉芽腫症，MPA：顕微鏡的多発血管炎，AGA：アレルギー性肉芽腫性血管炎

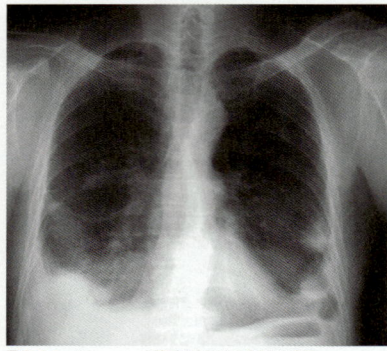

図 8-4-1 Wegener 肉芽腫症(WG)の胸部 X 線像

(感度 80%，特異度 90%)。MPO-ANCA 陽性を示す疾患群として，MPA，AGA，および MPA の腎限局型と考えられる特発性壊死性半月体形成性糸球体腎炎がある。ANCA 関連血管炎での呼吸器病変，特にびまん性肺胞出血や間質性肺病変が生命予後の面からも重要であることが注目される。

- ▶ **疫学** 厚生労働省特定疾患治療研究事業調査[2]によれば，WG の 1993 年の年間受療者数は 670 人で男女比 1：1 であり，推定発症年齢は男子 30〜60 歳代，女子 50〜60 歳代が多い。MPA は男女比がほぼ 1：1 で，好発年齢は 55〜74 歳と高齢者に多い。年間発症率はドイツにおける 3 人/百万人から英国における 8.4 人/百万人と報告されている。わが国での発症率や有病率は不明であるが，欧米に比較して多いと考えられている。AGA は 30〜60 歳の女性に好発する。男：女＝4：6 でやや女性に多い。わが国における年間新規患者数は，約 100 例と推定されている。

WG と MPA は特定疾患治療研究事業対象(公費対象)の疾患である。

- ▶ **病因・病態生理と分子メカニズム** WG については上気道の細菌感染をきっかけとする発症や再発がみられることが多いので，スーパー抗原の関与も推定されるが，真の原因は不明である。欧米では特定のヒト白血球抗原(HLA)を持つ人に発症しやすいとの成績もあるが，わが国では特定の HLA との相関は見出されていない。最近 PR3-ANCA が発症要因として注目されている。PR3-ANCA と炎症サイトカインの存在下に好中球が活性化された結果，活性酸素や蛋白分解酵素が放出されて血管炎や肉芽腫性炎を起こすという考え(ANCA-cytokine sequence 説)が提唱されている。

- ▶ **臨床症状**

ANCA 関連血管炎に共通する主な臨床症状
- **全身症状**　発熱，体重減少，倦怠感。
- **呼吸器症状**　咳，息切れ，血痰・喀血。

その他
- **WG**　耳鼻咽喉科所見(膿性鼻汁，鼻出血，副鼻腔炎，鞍鼻など)，眼所見(虹彩結膜炎など)，腎所見(蛋白尿，血尿，顆粒円柱，血清 Cr(クレアチニン)，BUN(血液尿素窒素)上昇など)を認める。
- **MPA**　腎症状(蛋白尿，血尿，顆粒円柱，血清 Cr，BUN 上昇など)，神経症状(多発性単神経炎)，消化器症状(下痢，出血，腹痛など)，などが多い。高齢者に多く，やや男性に多い。
- **AGA**　気管支喘息(まれにアレルギー性鼻炎)の先行，神経症状(多発性単神経炎)，時に心臓所見(心筋障害，不整脈など)。

- ▶ **検査成績**

血液生化学検査：ANCA の検出(**表 8-4-1**)に加え，白血球増加，CRP(C 反応性蛋白)上昇，ESR(赤血球沈降速度)亢進が認められる。AGA では，好酸球の著増(多くは 1,500/mm^3 以上)，IgE の高値が特徴的である。WG，MPA では尿所見(蛋白尿，血尿，顆粒円柱など)も高率である。

画像所見：呼吸器病変は重要な臓器病変の一つであり，診断的意義を有する場合が多い。
- **WG**　多発性結節性病変(しばしば空洞を伴う)，浸潤影，など多彩な陰影(**図 8-4-1**)。自然消退もある。
- **MPA**　びまん性肺胞出血，間質性肺炎，両者の合併が約半数で認められる。
- **びまん性肺胞出血**：血痰や喀血がみられる場合は診断しやすいが，時にまったくみられない場合があるので注意する。胸部 X 線写真(**図 8-4-2**)および胸部 CT(**図 8-4-3**)でびまん性の浸潤影やスリガラス様陰影を認める。
- **間質性肺炎**：MPA の約半数に認められ，かつ肺胞出血との併存例もある。両側びまん性の網状線状影や蜂巣肺を認める。画像所見から特発性間質性肺炎と鑑別しがたいこともある。

組織学的検査：組織学的には壊死性血管炎と肉芽腫。

- ▶ **診断**

診断にいたるポイント

全身症状として，原因不明の発熱，体重減少，倦怠感，呼吸器症状として，咳，息切れ，血痰・喀血，などである場合，感染症，悪性腫瘍とともに本疾患を疑うことが重要である。ANCA 検出が診断の最初の手掛かりとなることも多い。

診断と鑑別診断

WG：全身症状と，呼吸器症状に加え，①上気道の症状(E)：膿性鼻漏，鼻出血，鞍鼻，中耳炎，咽喉頭潰瘍など(E は ENT)，②肺症状(L)：血痰，呼吸困難など(L は lung)，③腎症状(K)：急速進行性糸球体腎炎，血

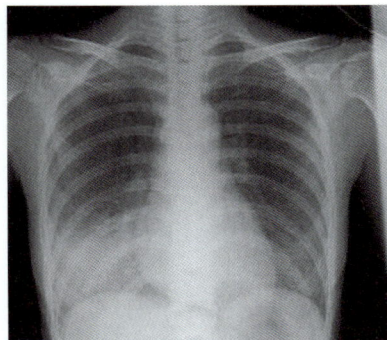

図 8-4-2 顕微鏡的多発血管炎（MPA）の胸部 X 線像

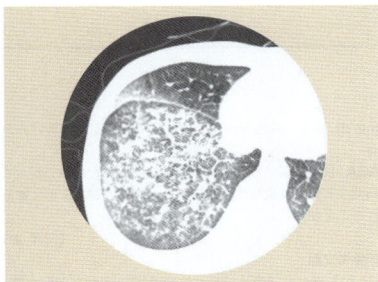

図 8-4-3 顕微鏡的多発血管炎（MPA）の胸部 CT 像

尿，蛋白尿，急速に進行する腎不全，浮腫，高血圧など（K kidney），④その他：紫斑，多発関節痛，多発性単神経炎など．症状は通常①→②→③の順序で起こる．①，②，③のすべての症状がそろっているとき全身型，単数もしくは 2 つの臓器にとどまる例を限局型という（WG の診断基準については 19 章 2-11 参照）．

MPA：進行性の貧血，呼吸困難，発熱など非特異的症状に，胸部 X 線上，びまん性の浸潤影が認められるときには ANCA を検査するとともに，積極的に気管支肺胞洗浄（bronchoalveolar lavage：BAL）や肺生検を行う．BAL で肉眼的にも洗浄につれて血性を呈するという特徴が認められるが，さらに顕微鏡的に赤血球や鉄を貪食した肺胞マクロファージを検出する．肺生検で毛細血管炎を認める場合もあるが一般には困難である．咳，息切れ，聴診上 fine crackle がみられるなど，特発性間質性肺炎（IIP）と明確な違いのない例も多い．糸球体腎炎や腎障害例で，このような症候をみたら疑う必要がある．画像上も線状網状影や輪状影がみられ，IIP との鑑別は困難である．病理学的に毛細管レベルの血管病変を認めたとの報告もあるが，明らかでない例も多い（MPA の診断基準については 19 章 2-11 参照）．

AGA：気管支喘息の先行が特徴的である．しばしば重症で経口ステロイド依存性である．ロイコトリエン受容体拮抗薬治療中の AGA の発症の報告があるが，比較試験では明らかでなく，潜在例に同薬が使用され症状改善してステロイドが減量されたために AGA が顕在化したと解釈されているが，まだ結論にいたっていない（AGA の診断基準については 19 章 2-11 参照）．

ANCA 関連血管炎の特徴を有しながら上記のどれとも判定しがたい境界例もある．

■ 治療と薬理メカニズム

WG：副腎皮質ステロイドとシクロホスファミドの併用．診断後なるべく早期に大量のステロイド薬（プレドニゾロン 40～60 mg/日）とシクロホスファミド（1～2 mg/kg/日）の併用による強力な免疫抑制療法を開始する．シクロホスファミドが副作用などで使用できない場合はアザチオプリンやメトトレキサートを用いることがある．治療に抵抗性の場合は，メチルプレドニゾロンやシクロホスファミドのパルス療法（間欠的点滴静注療法（IVCY））を行う場合もある．表 8-4-2 に厚生省特定疾患難治性血管炎研究班の治療指針[4]を示す．全身型と限局型で，使用する免疫抑制療法の強さを調整する．

寛解導入後は，ステロイド薬か免疫抑制剤のいずれかを中止し，1 剤による維持療法を続ける．WG では上気道，肺に二次感染症を起こしやすいので，細菌感染症対策を十分に行う．

MPA：全身型に対する初期（寛解）導入療法としては，プレドニゾロンの大量療法あるいはメチルプレドニゾロンのパルス療法や免疫抑制剤（シクロホスファミドやアザチオプリン）が使用されることが多い．シクロホスファミドパルス療法も考慮される．また，MPO-ANCA 高値例あるいは感染症の危険性が高い高齢者では，早期から血漿交換療法が考慮されるべきである．強力な免疫抑制療法のため，感染症対策も重要な鍵となる．ANCA 関連血管炎の治療指針を表 8-4-3 に示す．

AGA：基本治療はプレドニゾロンの中等量から大量療法であるが，心病変など重篤な場合は免疫抑制剤も使用される．

ANCA 関連血管炎としてまとめて治療成績を検討したものも多い．

■ 経過・予後

WG：免疫抑制療法の導入以前はきわめて予後不良であったが，プレドニゾロンとシクロホスファミドの治療により予後が著しく改善した．厚生省（現厚生労働省）の調査研究班による 1988 年から 10 年間の予後調査[4] 176 例中，E 期 63 例，EL 期 40 例，ELK 期 73 例で，それぞれ寛解率 60％，62％，59％，治癒率 11％，3％，1％，死亡率 8％，27％，13％，診断から 6 カ月未満の死亡率 0％，10％，26％，であった．WG では再発の頻度が高いことと，免疫抑制療法の副作用による致死的感染症が問題であり，死因としては呼吸不全，感染症が重要である．また，全身症状の寛解後に著明な鞍鼻や視力障害を後遺症として残す例もある．

MPA：死亡率は 41％と不良である．特に全身型（腎以外に病変を認めるもの）では死亡率は 52％である．主な死因は，肺胞出血と感染症である．予後不良因子としては，60 歳以上，急速進行性糸球体腎炎，治療開始時の血清 Cr 値が 4

表8-4-2 Wegener肉芽腫症(WG)の治療指針

1. 寛解導入療法
(1) 全身型WGで活動早期の例に対して
　シクロホスファミド(CY)50〜100 mg/日とプレドニゾロン(PSL)40〜60 mg/日の経口投与を8〜12週間行う
(2) 限局型WGで活動早期の例に対して
　プレドニゾロン(PSL)15〜30 mg/日,シクロホスファミド(CY)25〜75 mg/日,スルファメトキサゾール-トリメトプリム(ST)合剤,2〜3錠/日を8週間行う
　注1：全身型WGとは主要症状の上気道,肺,腎のすべてそろっている例。限局型WGとは上気道,肺の単数もしくは2つの臓器症状にとどまる例をさす
　注2：寛解とは,肉芽腫症病変,血管炎,腎炎の症状が消失,または軽快し,PR3-ANCA値を含め検査所見が正常化することを意味する
　注3：発症から治療期間までの期間が短いほど,完全寛解を期待できる
　注4：副作用のためCYが用いられない場合は,アザチオプリン(AZ)の同量かメトトレキサート(MTX)を2.5〜7.5 mg/週を使用する

2. 維持療法
　寛解導入後は2つのいずれかの維持療法を原則として12〜24カ月行う
(1) PSLを8〜12週間で漸減,中止し,CYを25〜50 mg/日を減量して投与する
(2) CYをただちに中止し,PSLを漸減し5〜15 mg/日の投与とする
　注1：疾患活動he肉芽腫症病変の強かった例は(1),血管炎症例の強かった例は(2)を原則として選択する
　注2：再燃した場合はCY(AZ),MTX,PSL投与量を寛解導入期の投与量に戻す

附：WGの免疫抑制療法施行時の注意事項
　1) CY,AZ,MTXの使用にあたっては,適用外医薬品であるので,インフォームドコンセントのうえで使用し,副作用の早期発見とその対策が重要である
　2) PR3-ANCA力価を疾患活動性の指標として至適投与量を設定する
　3) WGの発症,増悪因子として細菌,ウイルス感染症の対策を十分行う

上記のプロトコルに従って免疫抑制療法を行う
(厚生省特定疾患免疫疾患調査研究班難治性血管炎分科会,1997)

表8-4-3 ANCA関連血管炎の治療指針(2001)

初期治療(寛解導入法)

全身型,肺腎型(肺出血例を伴う),急速進行性糸球体腎炎(RPGN)型
- プレドニゾロン(PSL)40〜60 mg/日(0.6〜1.0 mg/kg/日)経口,あるいは,メチルプレドニゾロン(M-PSL)パルス(0.5〜1 g/日)療法・3日間併用を原則投与する。臨床所見および病理所見により高度の血管炎を示す重症型は,シクロホスファミド(CY)(50〜100 mg/日,0.5〜2 mg/kg/日)の経口投与併用(腎機能障害の程度により減量する),あるいはシクロホスファミド間欠的点滴静注療法(IVCY)(0.5〜0.75 g/4週)を併用する
- 65歳以上の高齢者および感染症リスクの高い症例は,CY,IVCYの代わりに血漿交換施行も検討する
- 腎機能障害が高度の場合は,適宜血液透析,血漿交換を併用,RPGN型は抗凝固・抗血小板療法(ヘパリン1万単位/日(または低分子ヘパリン5,000単位/日),ジピリダモール300 mg/日)を使用する

腎(RPGNを除く),肺(肺出血を除く)限局型
- PSL 15〜30 mg/日(0.3〜0.6 mg/kg/日)の経口投与および抗凝固,抗血小板療法を原則とし,適宜アザチオプリン(AZ)あるいはCYを25〜75 mg/日(0.5〜1.0 mg/kg/日)の経口投与を併用する
- 原則：血管炎の活動性,病型に応じて1〜2カ月以上の初期治療を継続し,寛解導入をめざす。副腎皮質ステロイド薬,免疫抑制剤による治療期間は,無菌室などの化学療法に準じた感染症の予防措置,治療がのぞましい

維持療法
- 初期治療後6カ月〜2年程度は再発に注意して観察した後,PSL 5〜10 mg/日の経口を維持し,難治例はAZあるいはCYの25〜75 mg/日の経口投与を併用
- CY,IVCY,AZの使用にあたっては,適用外医薬品であるので,インフォームドコンセントのうえで使用し,副作用の早期発見とその対策が重要である

【注】
急速進行性糸球体腎炎(RPGN)型の場合には,厚生科学特定疾患進行性腎障害調査研究班より提唱されている治療指針も参照されたい
ANCA：抗好中球細胞質抗体

mg/dL以上,肺胞出血および経過中の敗血症があげられる。

AGA：治療により寛解すれば予後良好なことが多いが,心病変などにより致命的となる場合もある。神経障害は難治性なことが多い。

【滝澤　始】

参考文献
1) Falk RJ et al：ANCA glomerulonephritis and vasculitis: a Chapel Hill perspective. Semin Nephrol 20:233-243, 2000
2) 難病対策センター：http://www.nanbyou.or.jp/sikkan/006_i.htm
3) 橋本博史ほか：難治性血管炎の診療マニュアル,厚生科学研究特定疾患対策研究事業 難治性血管炎に関する調査研究班,p30, 2002
4) 中林公正：中小型血管炎の疫学,予後,QOLに関する小委員会報告.厚生省特定疾患免疫疾患調査研究班難治性血管炎分科会平成10年度研究報告書,p38, 1999
5) Guillevin L et al：Therapeutic Strategies for Systemic Necrotizing Vasculitides. Allergol Int 56:105-111, 2007

9 腫瘍性疾患

1 原発性肺癌

■ **定義・概念**　原発性肺癌(primary lung cancer)は,気管支から細気管支・肺胞領域までの肺組織に由来する上皮性の悪性腫瘍の総称である。

■ **疫学**　肺癌は世界的にも主要な癌死因の一つである。わが国においても,その死亡数は男性では1993年に胃癌を抜いて第1位となり,1998年には男女あわせた総数でも第1位となった。わが国の2008年の肺癌死亡数は男性4万8,610人,女性1万8,239人で計6万6,849人に達してお

り，全癌死亡数の19%占めている。

肺癌発症のピークは60〜70歳代にある。男女比は3：1であるが，組織型別には女性では腺癌の割合が高く，喫煙との相関が高い扁平上皮癌，小細胞癌は男性に多い。近年，喫煙歴のない女性に発生する腺癌が相対的に増加している。

▶**組織分類** 組織像は多彩で，腺癌（約50%），扁平上皮癌（約30%），小細胞癌（約15%），大細胞癌（約5%）などに分類される（表9-1-1）。

腺癌：わが国では最も多い組織型で，全肺癌の約50%を占め，近年さらに増加傾向にある。男女比は2：1と男性に多いが，女性の肺癌の約70%を占める。肺末梢に発生することが多く，しばしば癌性胸膜炎を併発する。腺房型，乳頭型，細気管支肺表皮型，粘液産生充実型，あるいはこれらの混合型などに分類されるが，混合型が多い。TTF-1（thyroid transcription factor-1）やSP-A（surfactant protein-A）などが他臓器発生腺癌の肺転移との鑑別に用いられる。

扁平上皮癌：喫煙との因果関係が強く，中枢性（主気管支〜区域気管支）に発生することが多い。気管支内腔の狭窄や閉塞により，しばしば無気肺や閉塞性肺炎をきたす。

小細胞癌：喫煙との因果関係が強く，中枢性（主気管支〜区域気管支）に発生することが多い。増殖速度がきわめて速く，血行性・リンパ行性転移をきたしやすい。診断時に原発巣が小さくても遠隔転移を形成していることが多い。免疫組織学的診断にクロモグラニンやシナプトフィジンなど神経内分泌マーカーが用いられる。

大細胞癌：未分化で大きな腫瘍細胞からなる。多くは亜区域気管支より末梢に発生し，増殖は速い。神経内分泌分化を持つ特殊型として大細胞神経内分泌癌（large cell neuroendocrine carcinoma）がある。

▶**病因・病態生理と分子メカニズム** 肺癌の原因として最も重要な危険因子は喫煙である。喫煙指数（Brinkman指数〈1日喫煙本数×喫煙年数〉）400ないし600以上が肺癌死亡の高リスクとされている。喫煙による肺癌発症の危険率は扁平上皮癌や小細胞癌で5〜20倍，腺癌や大細胞癌でも2〜5倍である。タバコには発癌性の高いベンツピレンをはじめ400種類以上の有害物質が含まれており，持続的に有害物質に曝露されることにより複数の遺伝子異常が蓄積し発癌すると推定されている。また，特発性間質性肺炎，アスベスト症，珪肺，膠原病肺などが肺癌を合併しやすい先行病変として知られている。

肺の前浸潤性病変として，扁平上皮異形成（squamous dysplasia），異型腺腫様過形成（atypical adenomatous hyperplasia：AAH），多段階的な形態学的変化と遺伝子学的な異常の蓄積により，扁平上皮異形成から扁平上皮癌，異型腺腫様過形成から腺癌のように肺癌の発生に関与すると推測されているが，その詳細な分子メカニズムについてはまだ明らかでない。

一方，癌の悪性形質が1つまたはごく少数の遺伝子異常に依存している（oncogene addiction）腫瘍の存在も近年明らかになった。肺腺癌においては，*EGFR*（上皮増殖因子受容体（epidermal growth factor receptor））遺伝子変異や*EML4-ALK*融合遺伝子によって肺癌が発生する。*EGFR*遺伝子変異は肺腺癌の40%にみられる。*EGFR*は7番染色体に位置しており，変異の90%はエクソン19の欠

表9-1-1　肺癌組織の学会分類

前浸潤性病変	腺扁平上皮癌
扁平上皮異形成，上皮内癌，異型腺腫様過形成，びまん性特発性肺神経内分泌細胞過形成	多型，肉腫様あるいは肉腫成分を含む癌，紡錘細胞あるいは巨細胞を含む癌，癌肉腫，肺芽腫
扁平上皮癌	カルチノイド腫瘍
小細胞癌	定型的カルチノイド，非定型的カルチノイド
腺癌	
腺房型，乳頭型，細気管支肺表皮型，粘液産生充実型，混合型	唾液腺型腫瘍
	腺様囊胞癌
大細胞癌	分類不能癌

失とエクソン21のL858R変異である。*EML4-ALK*は，ともに2番染色体上に位置する細胞骨格分子EML4（echinoderm microtubule-associated protein-like 4）とHodgkin（ホジキン）リンパ腫で発見された癌遺伝子*ALK*（anaplastic lymphoma kinase）が融合したもので，肺腺癌の5%にみられる。変異*EGFR*遺伝子や*EML4-ALK*融合遺伝子の産物（変異蛋白）から，癌細胞には強力な生存・増殖シグナルが伝達されており，理想的な治療標的として阻害薬が開発されている。

▶**臨床症状** 局所進展，遠隔転移，腫瘍随伴症候群などにより，多様な症状や検査値異常を呈するが，無症状の場合も少なくないことに注意を要する。全身倦怠感，食欲不振，体重減少など非特異的な症状も生じる。

原発巣による症状：肺門部に病変が及ぶと，咳嗽，血痰，気道狭窄による喘鳴や呼吸困難，閉塞性肺炎による発熱などが発生する。

隣接組織への連続浸潤による症状：臓側胸膜に病変が及ぶと胸痛が，縦隔に病変が及ぶと反回神経麻痺により嗄声，食道浸潤により嚥下困難，上大静脈閉塞により上腕〜顔面浮腫が生じる。胸水が大量に貯留すると呼吸困難が，心嚢液が大量に貯留すると心不全症状が生じる。肺尖部に発生し胸壁，上腕神経叢，頸部交感神経節，椎体などを浸潤する腫瘍をPancoast（パンコースト）腫瘍と呼ぶ。扁平上皮癌に多いとされているが，腺癌や大細胞癌でも生じうる。頸部交感神経節まで浸潤するとHorner（ホルネル）症候群（発汗異常，縮瞳，眼裂狭小化）が生じる。

遠隔転移による症状：全身臓器に転移しうるが，好発臓器は脳，肺，肝，副腎，骨である。脳転移により頭痛，嘔吐，言語障害，麻痺，意識障害などが，骨転移により疼痛，病的骨折も生じうる。

腫瘍随伴症候群（paraneoplastic syndrome）：腫瘍の浸潤や転移と無関係に，癌細胞がホルモンや自己抗体などの生物活性物質を産生することにより多彩な症状を呈する症候群である（表9-1-2）。特に小細胞癌に多い。異所性副腎皮質刺激ホルモン（ACTH）産生によるCushing（クッシング）症候群，抗利尿ホルモン分泌異常症候群（syndrome of inappropriate secretion of ADH：SIADH）による低ナトリウム血症，副甲状腺ホルモン関連蛋白（parathyroid hormone-related protein：PTHrP）による高カルシウム血症，Lambert-Eaton（ランバート-イートン）症候群が特に重要である。Lambert-Eaton症候群は近位筋（特に腰・大腿筋）の脱力・易疲労を示す。小細胞癌の膜抗原に対する抗

表 9-1-2 腫瘍随伴症候群の特徴

症候	異所性産物	多い組織型	症状, 所見, 特徴
SIADH	ADH	小細胞癌	低ナトリウム血症 低血漿浸透圧
Cushing 症候群	ACTH	小細胞癌	低カリウム
高カルシウム血症	PTHrP	扁平上皮癌	食欲低下, 意識障害
末梢血白血球増加	G-CSF, GM-CSF M-CSF	大細胞癌	しばしば発熱を伴う
肺性肥大性骨関節症	不明		四肢の発赤, 腫脹, 関節痛
腫瘍随伴神経症候群	自己抗体	小細胞癌	多くは神経症状が先行 神経症状は治療抵抗性
Lambert-Eaton 症候群	抗 VGCC 自己抗体		近位筋の筋力低下 運動により改善 誘発筋電図で漸増現象(waxing)
小脳変性症 脳脊髄炎 網膜炎	抗 Hu 抗体, 抗 VGCC 抗体, 抗 amphiphysin 抗体 抗 recoverin 抗体		小脳失調

SIADH：抗利尿ホルモン分泌異常症候群, ADH：抗利尿ホルモン, ACTH：副腎皮質刺激ホルモン, PTHrP：副甲状腺ホルモン関連蛋白, G-CSF：顆粒球コロニー刺激因子, GM-CSF：顆粒球マクロファージコロニー刺激因子, M-CSF：マクロファージコロニー刺激因子, VGCC：電位依存性 Ca^{2+} チャネル

体が神経終末に存在する電位依存性 Ca^{2+} チャネル(VGCC)にも結合し, 自己抗体として作用することで症状を惹起する. 誘発筋電図で特徴的な漸増現象(waxing)がみられる. 重症筋無力症と異なり, 運動を反復することで筋力低下が改善する. G-CSF(顆粒球コロニー刺激因子)産生腫瘍による好中球増加や, 炎症性サイトカイン産生による腫瘍熱, 肥大性骨関節症による上下肢の腫脹や関節痛, ばち指もしばしばみられる.

▶検査成績

画像検査：胸部単純X線, 胸部CT, 頭部MRI, FDG-PETなどが行われる.

胸部単純X線, 胸部CT：胸部単純X線は画像診断の基本である. 肺門や心臓, 横隔膜, 鎖骨陰影などと重なる病変は盲点となりやすい. 胸部CTは胸部単純X線で描出困難な小型のスリガラス様陰影の検出のほか, 原発巣やリンパ節転移, 周囲臓器への浸潤などの評価のため必須である. 肺門付近に発生した癌は無気肺や閉塞性肺炎の所見を呈することがある(図 9-1-1). 空洞性陰影は扁平上皮癌に多い. 顕著な肺門・縦隔リンパ節腫大は小細胞癌や低分化な腺癌に多い. 孤立性の淡いスリガラス様陰影(ground grass opacity：GGO), ノッチング(notch sign), スピキュラ(spicular), 血管の収束, 胸膜陥入像(pleural indentation)は末梢発生の肺癌, 特に腺癌を疑う所見である(図 9-1-2).

MRI：原発巣の周囲臓器(心・大血管や脊椎など)浸潤, 脳転移, 骨転移の評価に役立つ.

FDG-PET：集積のみから癌の質的診断は困難であるが, CTと併用(PET-CT)することで診断に有用である. 特に, 原発巣に集積がみられる肺癌の場合, 脳以外の全身遠隔転移の評価に役立つ. PETが実施できない場合には, 肝・副腎転移の評価のため腹部造影CTと, 骨転移の評価のため骨シンチグラフィを行う.

気管支内視鏡検査：肺癌の診断には必須である. 気道内腔の病変の観察と, 病理診断のため生検鉗子やブラシを用いて組織および細胞採取を行う. 病変が可視範囲にある場合は内視鏡直視下で, 可視範囲にない場合はX線透視装置やCTを併用して病変を同定し, 組織・細胞採取をする. 病

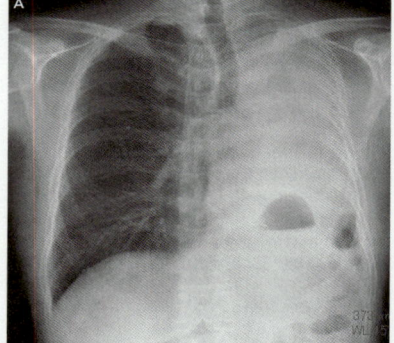

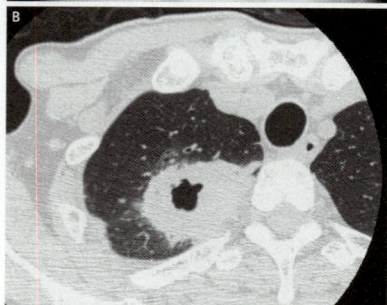

図 9-1-1 肺門型の肺癌の胸部X線像(A), 胸部CT像(B)
A：左無気肺, 気管の病側(左側)偏位, 胃泡陰影の挙上を認める
B：右上葉に空洞性陰影を認める

変が気管支壁外にある場合, 超音波装置を装備した気管支内視鏡を用い, 穿刺針を気管支壁から穿刺し採取する. 組織採取の際には出血や気胸に注意する.

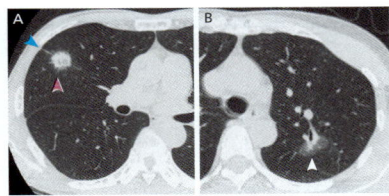

図 9-1-2 肺野型の肺癌の胸部 CT 像
A：胸膜陥入像（▶），スピキュラ（▶）を認める
B：スリガラス様陰影（▷）を認める

血液生化学検査：一般検査，生化学検査を行い，全身状態や臓器機能を評価する。
　腫瘍細胞崩壊による乳酸脱水素酵素（LDH）の上昇，腫瘍随伴症候群に伴う電解質異常や Ca 上昇，白血球増加，広範な肝転移による肝酵素上昇やアルカリホスファターゼ（ALP）の上昇がしばしばみられる。
腫瘍マーカー：肺癌に特異的なものはないが，組織別に陽性率の高いものがある。腺癌の CEA（carcinoembryonic antigen），SLX（sialyl Lewis X），扁平上皮癌の CYFRA（cytokeratin 19 fragment），SCC（squamous cell carcinoma antigen），小細胞癌の pro-GRP（pro-gastrin-releasing peptide），NSE（neuron specific enolase）などである。また，治療により低下した場合，腫瘍マーカーの再上昇が画像上の増悪よりも早くみられることが多く，再発・再燃の予測に役立つ。
病理検査：確定診断に必須である。組織診と細胞診がある。従来は治療選択のために小細胞癌と非扁平上皮癌の鑑別が最重要で，細胞診のみでも事足りていた。しかし，非扁平上皮癌に限定して有効な薬剤（ベバシズマブやペメトレキセド）の登場や，ゲフィチニブやエルロチニブの感受性予測に重要な EGFR 遺伝子変異の検索のため，可能なかぎり組織診による診断が望まれる。喀痰検査による細胞診や，気管支内視鏡下，CT ガイド下，胸腔鏡下での組織診や細胞診が行われる。
遺伝子変異検査：EGFR チロシンキナーゼ阻害薬や ALK 阻害薬（2011 年 1 月時点で未承認）の効果予測のため，EGFR 遺伝子変異や EML4-ALK 融合遺伝子の検索が望ましい。EGFR 変異の測定は組織診検体が望ましいが，細胞診検体（擦過細胞診検体や癌性腹水・癌性心囊液）でも検索可能である。
喀痰細胞診：Brinkman index 600 以上の場合，検診にて実施する。非浸襲的な検査であり，検出率を高めるため 3 日連続検査が推奨されている。
● **診断**　胸部 X 線や胸部 CT での画像検査による局在診断に加え，病理検査が確定診断のために必須である。喀痰細胞診，気管支内視鏡下の擦過・洗浄細胞診・組織診，必要時に CT ガイド下針生検や胸腔鏡下肺生検（ビデオ下胸腔鏡手術〈VATS〉）を行う。胸水を伴う症例では，胸水を穿刺し細胞診を行う。表在リンパ節腫大のある症例では経皮的細胞診も考慮する。病期決定のため，頭部造影 MRI，胸腹部造影 CT，PET-CT または骨シンチグラフィ，骨髄穿刺

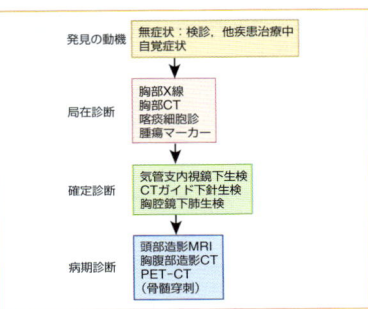

図 9-1-3 肺癌の診断フローチャート

（小細胞癌のみ）などを行う（図 9-1-3）。病期は，2010 年に改定された TNM 分類にて決定する（表 9-1-3）。
■ **治療と薬理メカニズム**　肺癌の治療は組織型，臨床病期，全身状態，臓器予備能，年齢などを考慮し，方針を決定する（表 9-1-4）。原則として患者に病名告知を行い，インフォームドコンセントを得て治療を行う。

非小細胞癌
　治癒切除が可能な非小細胞癌は手術が第一選択である。手術不能な非小細胞癌では，化学放射線同時併用療法ができる症例を除き根治はほぼ不能であるが，化学療法や放射線療法，分子標的治療などによる集学的治療で，有意な生存期間の延長と生活の質（QOL）の改善・維持が期待できる。特にゲフィチニブやエルロチニブは腫瘍の EGFR 遺伝子変異を有する症例の約 80% に奏効が期待できる。ゲフィチニブやエルロチニブは変異型 EGFR の ATP（アデノシン三リン酸）結合部位に競合的に結合しリン酸化を阻害することで，生存シグナルを遮断し癌細胞のアポトーシスを誘導する。
　血管新生阻害薬であるベバシズマブは血管内皮増殖因子（vascular endothelial growth factor：VEGF）の中和抗体である。VEGF は癌細胞と宿主細胞の両者から産生されるが，血管内皮細胞に対し増殖促進作用のほかに血管透過性亢進作用も有しており，血管透過性の亢進と新生血管を誘導する結果，腫瘍の間質圧を上昇させる。間質圧が上昇した腫瘍には経静脈的に投与された抗がん剤の移行性が低下する。ベバシズマブが VEGF を中和することで血管透過性を改善し腫瘍間質圧を低下させ，抗がん剤の腫瘍移行性を上昇させ抗腫瘍効果を増強すると考えられている。ベバシズマブは，臨床開発時に重篤な喀血が扁平上皮癌において発生したため，扁平上皮癌を除く非小細胞肺癌に使用が制限されている。さらに，扁平上皮癌以外の非小細胞癌（腺癌と大細胞癌）に効果の高い抗がん剤（ペメトレキセド）も登場した。このように近年では非小細胞癌のなかでも，組織型（扁平上皮癌か否か）や EGFR 遺伝子変異の有無を考慮し，薬剤選択を行うようになっている。
　EML4-ALK 融合遺伝子を有する肺癌に ALK 阻害薬（クリゾチニブ）が高い抗腫瘍効果を示す。クリゾチニブは ALK のリン酸化を阻害することで生存シグナルを遮断し，癌細胞のアポトーシスを誘導すると考えられている。近い

表 9-1-3 肺癌の TNM 分類の要約

TX	潜伏癌		潜伏癌	TX	N0	M0
Tis	上皮内癌(carcinoma in situ)		0期	Tis	N0	M0
T1	腫瘍の最大径≦3 cm		ⅠA期	T1	N0	M0
T1a	腫瘍の最大径≦2 cm		ⅠB期	T2a	N0	M0
T1b	腫瘍の最大径>2 cm かつ≦3 cm		ⅡA期	T1 or T2a	N1	M0
T2	腫瘍の最大径≦7 cm,気管分岐部>2 cm,臓側胸膜浸潤,部分的無気肺			T2b	N0	M0
T2a	腫瘍の最大径>3 cm かつ≦5 cm,あるいは腫瘍の最大径≦3 cm で臓側胸膜浸潤		ⅡB期	T2b	N1	M0
T2b	腫瘍の最大径>5 cm かつ≦7 cm			T3	N0	M0
T3	腫瘍の最大径>7 cm,胸壁,横隔膜,心膜,縦隔胸膜への浸潤,気管分岐部<2 cm,一側全肺の無気肺,一側全肺の閉塞性肺炎,同一肺葉内の不連続な腫瘍結節		ⅢA期	T1-T3	N2	M0
				T4	N0-1	M0
T4	縦隔,心臓,大血管,気管,反回神経,食道,椎体,気管分岐部,同側の異なった肺葉内の腫瘍結節		ⅢB期	AnyT	N3	M0
				T4	N2	M0
N1	同側肺門リンパ節転移		Ⅳ期	AnyT	AnyN	M1
N2	同側縦隔リンパ節転移					
N3	対側肺門,対側縦隔,前斜角筋または鎖骨上窩リンパ節転移					
M1	対側肺内の副腫瘍結節,胸膜結節,悪性胸水,悪性心嚢液,遠隔転移					
M1a	対側肺内の副腫瘍結節,胸膜結節,悪性胸水(同側,対側),悪性心嚢液					
M1b	他臓器への遠隔転移					

表 9-1-4 臨床病期別標準的治療

非小細胞癌	ⅠA期	手術,T1bの腺癌	
	ⅠB期		手術+補助化学療法
	ⅡA,ⅡB期		
	ⅢA期 T3N1		
	N2	化学療法+手術	
	ⅢB期	化学療法+胸部放射線療法	
		化学療法+胸部放射線療法	
		分子標的薬	
	Ⅳ期	化学療法または分子標的薬	
	胸水(+)	胸膜癒着術+化学療法または分子標的薬	
小細胞癌	早期	手術+化学療法	
	限局型	化学療法+胸部放射線療法	
	進展型	化学療法	

将来認可されることが期待されている。

- **Ⅰ期,Ⅱ期,根治的手術可能ⅢA期** 手術を行うことがすすめられる。組織学的に確定したあるいは画像上明らかなN2症例における切除の意義は明確ではない。ⅡA~ⅢA期までの手術例には,術後補助化学療法としてシスプラチンを含む2剤併用療法がすすめられる。T1b(原発巣が2 cmを超え3 cm以下)のⅠA期およびⅠB期腺癌症例ではユーエフティーによる術後化学療法が行われる。

- **根治的放射線照射可能Ⅲ期** 根治手術不能ⅢA期・ⅢB期根治的放射線照射が可能な症例にはシスプラチンを含む化学放射線同時併用療法がすすめられる。全身状態不良や合併症を有する症例では,放射線単独療法などが選択される。

- **根治的放射線照射不能Ⅲ期・Ⅳ期** プラチナ化合物(シスプラチン,カルボプラチン)と第3世代抗がん剤(ドセタキセル,パクリタキセル,ゲムシタビン,ビノレルビン,イリノテカン,ペメトレキセド)による2剤併用が標準治療とされている。非扁平上皮癌で脳転移や喀血の既往でない症例には血管新生阻害薬ベバシズマブを上乗せしてもよい。癌細胞に*EGFR*遺伝子変異を認める症例では,初回治療としてゲフィチニブを用いてもよい。

PS(performance status)3~4症例,肝,腎,骨髄などの臓器機能が保たれていない症例では,局所病変制御や対症療法のみとなることも多い。PS不良でも*EGFR*遺伝子変異を認める症例ではしばしば著効するためゲフィチニブ治療を考慮する。

小細胞癌

増殖がきわめて速く,転移しやすいことや化学療法によく反応することから,化学療法が治療の主体になるが,再発も早く予後は不良である。放射線感受性も高く,根治的放射線照射可能な範囲に腫瘍が限局しているか否かで予後が異なるため,限局型(limited disease:LD)と進展型(extended disease:ED)に分類されてきた。限局型には集学的治療により根治が期待できる症例が存在する。限局型はⅢB期までに,進展型はⅣ期にほぼ相当する。小細胞癌に有効性を示す分子標的薬はいまだ登場していない。

- **限局型(Ⅰ期症例)** 手術療法後にシスプラチン+エトポシドの併用化学療法(PE療法)を4コース行う。
- **限局型(Ⅱ~ⅢB期)** 化学放射線同時併用療法がすすめられる。対側肺門リンパ節転移は根治的放射線照射可能な範囲を越えており適応外である。化学療法はPE療法が,放射線治療は加速分割療法(1.5 Gy 1日2回,合計45 Gy)が推奨される。
- **進展型** PS 4以外には化学療法を行う。PSが0~1で75歳以下の場合は,PE療法またはシスプラチン+イリノテカン併用療法(PI療法)を行う。わが国では,PI療法にてPE療法よりも良好な成績が報告されている。

▶**経過・予後** 小細胞癌は非小細胞癌と比較すると初回の化学療法や放射線療法に対する感受性が高いが,再発・耐性化もほぼ必発で,化学放射線同時併用療法を行いえた限局型症例を除き,5年生存は期待できないのが現状である。

非小細胞肺癌は治癒的切除後の5年生存率がⅠA期で85%,ⅠB期で70%であり,早期切除症例においても他の癌種と比較し予後が不良である。進行期症例の生存期間は,1990年代には6~8カ月であったが,近年は12~14カ月と徐々に改善してきている。特に*EGFR*遺伝子変異を有する症例については約30カ月の生存が期待できるよう

になっている。

肺癌のさらなる予後改善には，禁煙による予防，早期診断法の開発，扁平上皮癌や小細胞癌，*EGFR*遺伝子変異や*EML4-ALK*融合遺伝子のない腺癌に対する分子標的薬の開発などが特に必要である。

【矢野 聖二】

参考文献

1) 日本肺癌学会編：EBMの手法による肺癌診療ガイドライン 2010年版
2) 日本肺癌学会編：臨床・病理肺癌取扱い規約 第7版，金原出版，2010
3) Maemondo M et al：Gefitinib or chemotherapy for non-small-cell lung cancer with mutated EGFR. N Engl J Med 362：2380-2388, 2010
4) Soda M et al：Identification of the transforming EML4-ALK fusion gene in non-small-cell lung cancer. Nature 448：561-566, 2007

2 転移性肺腫瘍

■ **定義・概念** 肺は大静脈からすべての血流が通過するフィルター的な存在であるため，全身諸臓器に原発した悪性腫瘍からの転移が起こりうる。他の原発巣からの転移として肺に腫瘍が形成されたものを転移性肺腫瘍（metastatic lung tumor）という。転移性肺腫瘍に対する治療方針の決定や予後の推定には，原発巣の同定と他臓器の転移の検索およびそれらに対する治療効果の評価が必須である。

■ **疫学** 肺は悪性腫瘍の転移が最も起こりやすい臓器の一つである。剖検例における悪性腫瘍の肺転移は30〜50％といわれている。転移性肺腫瘍の原発臓器として多いのは，大腸癌，腎癌，頭頸部癌，乳癌，肺癌などである。また，骨肉腫，悪性黒色腫，睾丸腫瘍，絨毛癌などは高頻度に肺転移を起こすことが知られているが，疾患そのものが少ないため転移性肺腫瘍としての発生数は多くはない。

■ **病因・病態生理と分子メカニズム** 原発巣の腫瘍の進展に伴い腫瘍細胞が血管やリンパ系に流入し，他臓器に定着し増殖すると転移が起こる。転移性肺腫瘍の90％以上が血行性転移によるものといわれている。また，肺における特殊な転移様式として経気道性転移や胸腔内転移（胸膜播種）がある。

血行性転移：腫瘍細胞が肺毛細血管に定着し増殖浸潤することで成立する。原発巣から血管に入った腫瘍細胞の多くは免疫細胞や血流で破壊され，最終的に肺に転移を起こすのは流入した腫瘍細胞の0.1％程度といわれている。消化器系では腫瘍細胞が門脈系を介し肝静脈から大循環系に流入するため肝転移を伴うことが多い。

リンパ行性転移：2つの経路があり，一つは縦隔リンパ節や肺門リンパ節に腫瘍細胞が転移し，そこから逆行性に腫瘍細胞が肺内リンパ管に進展して広範に播種を起こす場合，もう一つは血行性に生じた末梢肺転移巣から腫瘍細胞がリンパ網に浸潤し，リンパ流に沿って肺門方向へ進展する場合である。これらの病態は癌性リンパ管症として特徴的な画像所見を呈し，肺癌，胃癌，乳癌に多い。

経気道性転移：肺胞表面を腫瘍細胞が置換するような進展様式を呈し，細気管支肺胞上皮癌などで時に認められる。

胸腔内転移：胸膜下に生じた転移巣が増大し胸腔へ腫瘍細胞が播種することで生じ，しばしば癌性胸膜炎を合併する。

■ **臨床症状・検査成績** 悪性腫瘍患者において診断時のスクリーニングや治療中に，無症状のうちに胸部X線写真やCTで発見されることが多い。血行性転移は末梢の肺野に起こることが多く初期では症状を呈しにくいが，転移巣が大きいときや肺門に近い場合，息切れや咳，血痰などがみられることがある。また大腸癌や腎癌，乳癌，肉腫，悪性黒色腫などは気管支内に転移することがあり，閉塞の程度により喘鳴や無気肺，閉塞性肺炎が認められる。胸壁や胸膜への転移により痛みを呈したり，肉腫の肺転移では気胸や血痰がみられたりすることがある。癌性リンパ管症や胸水貯留をきたした場合には呼吸困難を生じることがある。

まれに肺動脈に腫瘍塞栓が起こり，肺血栓塞栓症に似た急性の肺高血圧を生じる。微小腫瘍塞栓は原発腫瘍が下大静脈系に直接浸潤を起こしたときに認められ，肉腫，胚細胞性腫瘍，腎癌，肝癌などに多い。また，肺動脈腫瘍塞栓の特殊な型として，肺細小動脈壁の多発腫瘍塞栓と血管内膜線維細胞の増生により肺高血圧を呈するpulmonary tumor thrombotic microangiopathyが乳癌や胃癌の患者で認められることがある。

■ **診断** 悪性腫瘍患者あるいはその既往がある患者で，肺に単発・多発結節影を認めた場合にはまず肺転移が疑われる。乳癌や骨軟部腫瘍などでは治療後10年以上経過した後再発することもあり注意が必要である。また，肺の転移巣を契機に癌が発見されることもある。多発肺転移巣から精巣癌，卵巣癌，腎癌，乳癌，肛門管癌，悪性黒色腫，肉腫などが発見されることがある。

臨床経過と画像所見から転移性肺腫瘍と診断されることが多いが，特に単発の結節影では原発性肺癌や炎症性結節との鑑別のため病理診断が必要とされることもある。転移性肺腫瘍では気管支との交通に乏しいことが多く，喀痰細胞診や気管支鏡下肺生検の陽性率は低い。病理診断のためCTガイド下針生検，胸腔鏡下肺生検（ビデオ下胸腔鏡手術（VATS））などが行われる。

画像検査

● **胸部X線** 最も簡便に行われスクリーニングに用いられる。転移性肺腫瘍は辺縁平滑な円形の結節影〜腫瘤影を呈することが多い。典型的には両肺野の大小不同の多発陰影で，下肺野・末梢肺野が好発部位である。気管支閉塞による無気肺，リンパ節腫大，胸水貯留，癌性リンパ管症などの所見が認められることもある。悪性腫瘍患者で肺に1cm以上の多発結節影が認められる場合は肺転移である可能性が高い（図9-2-1，図9-2-2）。

● **胸部CT** 転移性肺腫瘍の評価に最も有効な検査で，単純X線写真で指摘が困難な縦隔周辺や横隔膜上の小結節も検出できる。悪性腫瘍患者で5mm以上の多発小結節影がみられたときは転移の可能性が高い（図9-2-1，図9-2-2）。

転移性肺腫瘍は辺縁の境界明瞭な円形結節であることが多いが，絨毛癌，腎癌，悪性黒色腫，甲状腺癌，Kaposi（カポジ）肉腫などの易出血性がある癌性腫瘍では辺縁境界不明瞭な陰影を呈することが多い。粟粒状のびまん性陰影は甲状腺癌，乳癌，胃癌などで認められる。また空洞を呈する例は扁平上皮癌に比較的多いが，全体の約5％以下である。肉腫の肺転移では急激に増大する空洞性腫瘤影が

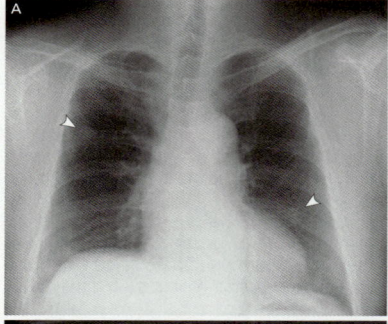
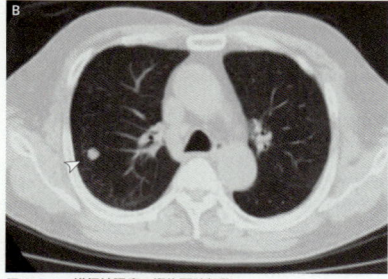

図 9-2-1 横行結腸癌の術後両肺転移
A：胸部X線像．両肺野に15mm大の結節影（▷）
B：胸部CT像．右上葉末梢に辺縁明瞭な結節影（▷）

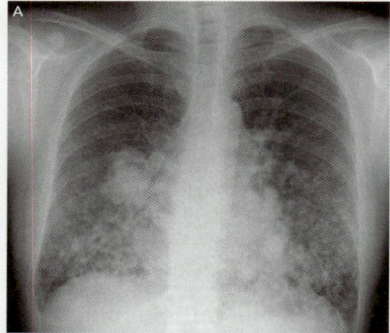
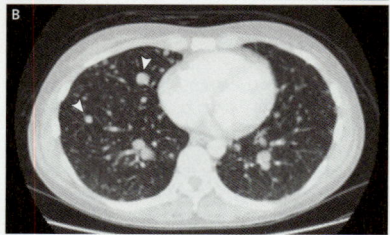

図 9-2-2 軟骨肉腫の多発肺転移
A：胸部X線像．両肺野に多数の粒状〜結節影
B：胸部CT像．両肺野に多数の粒状〜結節影（▷）

認められることがあり，さらに骨肉腫，軟骨肉腫，滑膜肉腫では転移巣に石灰化が認められることがある．転移性肺腫瘍の主な画像パターンを**表 9-2-1** に示す．

- **MRI** CT検査と比較し空間分解能で感度が劣る．転移巣の縦隔浸潤や胸壁浸潤の評価にはすぐれているため，外科的治療の術前評価などで用いられることがある．
- **FDG-PET** 転移巣への集積の程度はさまざまであるが，一般的に肺結節の良性・悪性の鑑別に有用である．1cm以下の病変は検出が困難であり，また気管支肺胞上皮癌やカルチノイドなど一部の腫瘍では集積に乏しいことなどから，肺転移を強く疑う状況で集積が認められなくても転移を否定することはできない．また，感染などの炎症性病変にも集積が認められるため注意を要する．CTと組み合わせたPET-CTではより診断率が向上する．PETは外科手術の適応を決める際など，全身の転移巣の評価のため用いられることも多い．

腫瘍マーカー

原発臓器の腫瘍マーカーの推移が再発転移の参考になることがある．また，精巣悪性腫瘍のヒト絨毛性ゴナドトロピンβサブユニット（hCG-β），α-フェトプロテイン（AFP），前立腺癌の前立腺特異抗原（PSA）など臓器特異性の高い腫瘍マーカーが補助診断として用いられる．

病理組織学的検査

悪性腫瘍の既往がある患者の肺に新たな孤立性結節影が

表 9-2-1 転移性肺腫瘍の画像所見

結節型	頭頸部癌，肝癌，胃癌，大腸癌，子宮癌，絨毛癌，腎癌，肉腫
塊状型	肉腫，腎癌，絨毛癌，大腸癌
粟粒型	甲状腺癌，前立腺癌，肺癌
リンパ管症型	乳癌，胃癌，肺癌
肺門・縦隔腫大	咽頭癌，甲状腺癌，子宮癌，食道癌，胃癌

みられた場合は，転移性腫瘍か原発性肺癌かの鑑別として病理組織学的診断が必要とされることが多い．

組織検体はTTF-1，NapsinA，サイトケラチンCK7/CK20などの免疫染色が行われ，原発性肺癌との鑑別が行われる．TTF-1は肺腺癌と甲状腺癌のマーカーで，肺腺癌の70〜75％で陽性となり転移性の腺癌との鑑別に有用である．ただし低分化腺癌や粘液産生型腺癌での陽性率は低い．NapsinAも肺腺癌のマーカーとしてTTF-1と併用されている．サイトケラチンCK7/CK20の発現パターンは原発臓器の特徴を反映するため，原発臓器の推定に用いられる．消化管癌の肺転移ではCK20や転写因子CDX2，乳癌ではgross cystic disease fluid protein-15（GCDFP-15）などの陽性率が高く参考とされる．

■ **治療と薬理メカニズム** 転移性肺腫瘍の存在は，全身各臓器原発の悪性腫瘍が全身性に進展したことを示しており，通常は化学療法を中心とした原発臓器の標準的治療が選択される．患者年齢，performance status，原発臓器，

原発腫瘍に対する治療状況，肺以外の臓器への転移の有無などを勘案し治療法を決定する。かぎられた症例で外科治療や放射線治療も行われている。

化学療法

転移性肺腫瘍が認められた時点で腫瘍細胞が全身転移を起こしていると考えられ，基本的には化学療法が選択される。ごく一部の高感受性腫瘍以外は化学療法での根治は望めず，治療の目的は予後の延長と症状緩和による生活の質（QOL）の向上である。原発臓器の標準治療に基づいての抗がん剤や分子標的薬が選択される。化学療法の感受性が比較的高いものとしては胚細胞性腫瘍，婦人科悪性腫瘍，Ewing（ユーイング）肉腫ファミリー腫瘍，腎癌，乳癌などがある。

外科治療

転移性肺腫瘍の外科治療の適応として，①患者が手術に耐えられる良好な状態である，②原発巣が完全に治療されており制御されている，③肺以外に転移巣がない，④肺転移が片肺に限局している，という Thomford の基準が提唱されていたが，手術手技の発展に伴い適応症例が増加している。

完全切除が可能であれば両肺転移の症例も対象となり，また大腸癌においては肝転移のある症例でも切除可能であれば手術対象となることがある。よって近年の外科治療の適応は，①転移巣が肺に限局している，②原発巣が完全に治療されており制御されている，③すべての転移巣の切除に患者が耐えられる状態であることと考えられている。原則として楔状の肺部分切除が行われるが，腫瘍の位置や大きさにより区域切除や肺葉切除が行われることもある。VATSにより低侵襲な手法のため用いられることが多い。

不完全分葉の葉間付近の転移で切除が困難な例など一部の症例でラジオ波による焼灼や凍結療法を組み合わせた治療も試みられている。

放射線療法

肺気腫などの基礎疾患のため，外科的治療が行えない例に対し定位放射線療法が行われることがある。局所制御率は70〜90%で手術と同程度の成績と報告されているが，長期予後の報告はない。

また，腫瘍による上大静脈や食道などの圧迫症状の軽減や，気道閉塞による無気肺や閉塞性肺炎の予防・解除を目的に，症状緩和のための照射が行われることがある。

■ 経過・予後　転移性肺腫瘍の患者では，原発巣から血行性に全身への転移がはじまっている病態であることから，一般に予後は不良である。

外科治療が行われた症例の5年生存率は20〜40%との報告が多い。外科治療例で最も重要な予後因子は完全切除できたかどうかである。さまざまな原発巣からの肺転移への手術例5,200件以上を解析した研究では，完全切除群の5年生存率は36%で生存期間中央値（MST）は35カ月に対し，完全切除できなかった群では5年生存率13%でMST 15カ月であった。転移巣の数も予後因子であり，転移巣が1個のときの5年生存率は43%，2〜3個では34%，4個以上は27%と報告されている。

また，原発巣切除後に肺転移が認められるまでの期間 disease-free interval（DFI）も予後因子と考えられ，DFI が短いほど予後が悪いという報告が多い。

術後の患者は3〜6カ月ごとにCTで再発がないか確認する。再発が認められた場合も，再手術の適応があれば行うことで予後の改善が期待される。

大腸癌：外科治療例の5年生存率は31〜56%と報告されている。転移巣の数が多いことと血清CEA高値が予後不良という報告がある。また，転移に対し繰り返し切除を行うことで生存率の改善が報告されている。転移の手術で15〜30%にリンパ節転移も認められ，リンパ節転移陰性例の5年生存率50%に対し，陽性例では14%と予後不良因子である。

頭頸部癌：頭頸部癌の多くで肺に最初の転移が起こる。大部分の症例が喫煙者のため，肺病変が転移性肺腫瘍か原発性肺癌かの鑑別が問題となる。特に頭頸部癌と孤立性の肺病変がともに扁平上皮癌のときは，肺腫瘍が転移か原発かの鑑別は困難である。肺病変が切除可能であるときは原発性肺癌に準じて根治的外科切除がすすめられる。転移性肺腫瘍の外科治療例では5年生存率50%と報告がある。

肉腫：肉腫の患者の転移巣は80%が最初に肺に起こり，積極的な切除により予後の改善が報告されている。骨肉腫は肺に転移を起こしやすく，最初の転移が肺に見つかることが多い。化学療法と組み合わせ，積極的に外科治療を行うことで，肺転移例でも5年生存率が30〜50%と向上している。軟部肉腫も骨肉腫と同様に肺に転移を起こしやすいが，切除による予後の改善は骨肉腫に劣る。化学療法への感受性が骨肉腫より低く，術前化学療法との組み合わせも生存率の向上は認められていない。完全切除例の3年生存率54%，5年生存率38%との報告がある。

胚細胞性腫瘍：非セミノーマ型肺胚細胞腫瘍ではしばしば肺転移が認められる。多くは化学療法が有効である。胚細胞性腫瘍の肺転移では，化学療法の効果が認められないとき，再発時の化学療法で効果が不十分のとき，2nd line の化学療法以降に再発を認めたとき，化学療法後に残存病変が認められるとき，腫瘍中の奇形腫の成分が増大傾向にあるときなどは外科治療のよい適応である。

【濱野 栄美】

参考文献

1) Fraser RG et al：Fraser and Pare's Diagnosis of Diseases of the Chest, 4th edition, vol 2, p1181-1417, Saunders, 1999
2) DeVita, Hellman, and Rosenberg's Cancer：Principles & Practice of Oncology, 8th edition, p2476-2492, Lippincott Williams & Wilkins, 2008
3) Pastorino U et al：Long-term results of lung metastasectomy: prognostic analyses based on 5206 cases. J Thrac Cardiovasc Surg 113：37-49, 1997
4) Inoue M et al：Surgery for pulmonary metastases from colorectal Carcinoma. Ann Thorac Surg 70：380-383, 2000

3　肺良性腫瘍

■ 定義・概念　肺良性腫瘍とは，肺から発生する新生物のなかで成長が緩徐であり，かつリンパ行性・血行性転移をきたさないものと定義される。一般に肺良性腫瘍の腫瘍倍化時間（tumor doubling time：TDT）は500日以上であるが，細気管支願乳上皮癌を除く原発性肺癌のTDTは一般的に300日以内である。肺から発生する腫瘍（新生物）のほとんどは原発性肺癌であり，良性肺腫瘍の頻度は比較的少

ない。わが国では肺腫瘍手術件数全体の2%を占めるにすぎない（図9-3-1）[1]）。

良性腫瘍にはさまざまな種類の組織型があるが（表9-3-1）[2]）、その多くは過誤腫または硬化性血管腫であるため（図9-3-1）、この2種類の良性肺腫瘍について主に論じる。

過誤腫

過誤腫（hamartoma）とは軟骨・脂肪・結合組織・平滑筋などの間葉系組織がさまざまな割合で混在した良性腫瘍である。肺過誤腫の場合主成分が軟骨であることが多い。診断時年齢は50歳代にピークがあり、男性に多い疾患である。肺実質内に発生することが多いが、時に気管支内腔に発生する場合がある。ほとんどは孤発性であり、胸部X線写真やCTにて境界鮮明な円形結節影として認められる。時に内部に「ポップコーン状」と称される石灰化が認められるのが特徴である（図9-3-2）。

病理組織上、末梢肺に境界明瞭な腫瘤を形成し、割面で白色〜灰白色で分葉化を呈することが多い。成熟した軟骨とスリット状の上皮から構成されているのが特徴的である。軟骨のほかには、線維組織、脂肪、平滑筋などが含まれており、特に脂肪組織の存在は画像診断上比較的特異的である[3]）。過誤腫細胞では遺伝子転座t(3;12)(q27-28;q14-15)による*HMGIC-LPP*融合遺伝子が認められるが、これは脂肪腫と同一であることが知られている。

硬化性血管腫

硬化性血管腫（sclerosing hemangioma）は、従来は上皮様細胞と血管由来の細胞の2種類から主に構成され、血管腫の一種と考えられていた。近年では免疫染色検査上、2種類の細胞がいずれもTTF-1（thyroid transcription factor-1）陽性であること[3]）や、マイクロダイセクションにて2種類の細胞を分け、両者にモノクローナリティが証明されたことから、肺上皮由来の新生物であると考えられている。しかし原発性肺癌とは異なり、上皮増殖因子受容体（*EGFR*）、*HER2*や*K-RAS*が本腫瘍の発生に関与しているという証拠は得られていない。

診断年齢のピークは40歳代であり、80%は女性である。アジア人種において発生頻度が高いとされている。胸部X線写真にて肺野末梢の孤立性結節影として認識される。胸部CTでは境界明瞭な結節、時に分葉状を示す（図9-3-3）。また、血行に富み造影効果が高い。腫瘍内部に出血がしばしば起こり、MRIで鑑別診断されうる。病理肉眼所見としては境界明瞭な腫瘤を形成し、癌に比べかたく、割面は黄白色で出血を伴う。組織学的には充実性、乳頭状、

表9-3-1　肺から発生する良性腫瘍

benign epithelial tumours（良性上皮腫瘍）
　papillomas（乳頭腫）
　　squamous cell papilloma（扁平上皮細胞乳頭腫）
　　　exophytic（外方増殖性）
　　　inverted（内反性）
　　glandular papilloma（腺乳頭腫）
　　mixed squamous cell and glandular papilloma（腺扁平上皮乳頭腫）
　adenomas（腺腫）
　　alveolar adenoma（肺胞腺腫）
　　papillary adenoma（乳頭状腺腫）
　adenomas of the salivary gland type（唾液腺型腺腫）
　　mucous gland adenoma（粘液腺腺腫）
　　pleomorphic adenoma（多形腺腫）
　others（その他）
　　mucinous cystadenoma（粘液性嚢胞腺腫）
mesenchymal tumor（間葉系腫瘍）
　---（中略）
　inflammatory myofibroblastic tumor（炎症性筋線維芽様腫瘍）
　---（中略）
miscellaneous tumours（その他の腫瘍）
　hamartoma（過誤腫）
　sclerosing hemangioma（硬化性血管腫）
　clear cell tumor（淡明細胞腫）
　---（後略）

（文献2を改変）

硬化性などさまざまなパターンをとりうる[3]）。まれにリンパ節転移を示したり、肺内に多発するなど臨床的に悪性腫瘍としての振る舞いをみせることもある。

その他の比較的まれな腫瘍

炎症性偽腫瘍（inflammatory pseudotumor）は、肺内に比較的境界が明瞭な孤立性結節影を形成する疾患である。組織学的には多彩であり、炎症性細胞や間葉系細胞が混在する。炎症疾患に分類されることが多い。近年はinflammatory myofibroblastic tumor（IMT）とも称される。近年IMTの一部の腫瘍において、染色体のt(2;17)の転座が認められ、2p23上の*ALK*（anaplastic leukemia kinase）の関与が示唆されており、原発性肺腺癌の一部を占めるALK転座例との関連について興味が持たれる[4]）。

▶診断

肺良性腫瘍の患者は無症状であり、健康診断の胸部X線写真にて単発の結節影として気づかれることが多い。X線写真、CT画像における特徴は、境界鮮明で類円形の陰影として描出されることであるが、これは周囲組織への浸潤がないことを反映している。画像上の鑑別疾患としては肺原発カルチノイド、転移性肺腫瘍や炎症性肉芽腫があげられる。

確定診断のためには病理組織学診断が必要である。肺癌と同様に経気管支肺生検（TBLB）や経皮針生検によって診断を行うことは可能であるが、一般的に肺内小結節に対する診断率は高くないため、生検のために手術が必要となることがしばしばある。

■治療と薬理メカニズム

肺良性腫瘍は、①良性とはいえども新生物であり、時に転移・多発発生を示すこと、②他の肺悪性腫瘍との鑑別を要することから手術適応となる場合が多い。肺良性腫瘍の大半を占める過誤腫・硬化性血管腫の多くは肺末梢に発生するため、胸腔鏡下肺楔状切除

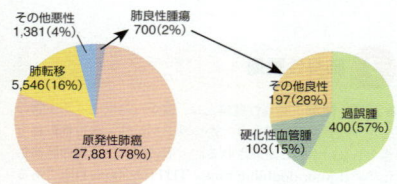

図9-3-1　日本国内における年間手術数の統計（2008年）[1]）
（日本胸部外科学会学術調査）

肺腫瘍手術数／肺良性腫瘍手術数

肺良性腫瘍 700（2%）
その他悪性 1,381（4%）
肺転移 5,546（16%）
原発性肺癌 27,881（78%）

過誤腫 400（57%）
硬化性血管腫 103（15%）
その他良性 197（28%）

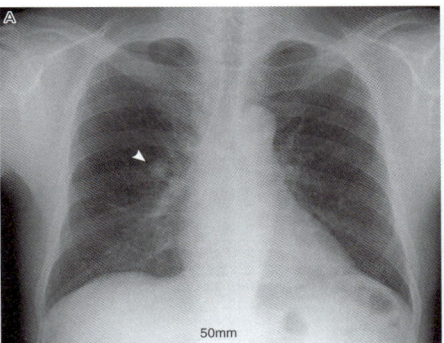
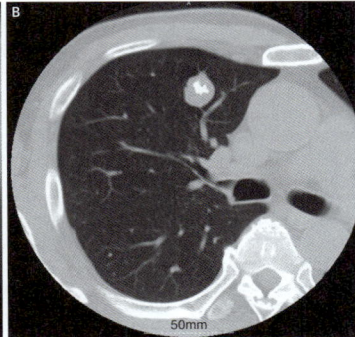
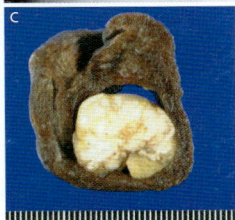

図9-3-2 肺過誤腫の一切除例
無症状,肺過誤腫を疑い,胸腔鏡下右肺楔状切除を施行した
A:胸部X線像。結節影が認められた
B:CT像。右肺上葉に内部石灰化を伴う境界明瞭な円形陰影が認められた
C:切除標本の断面

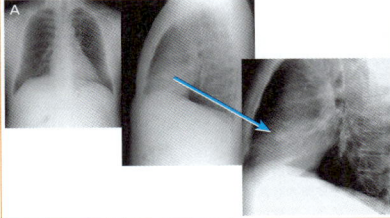
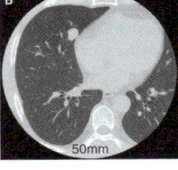
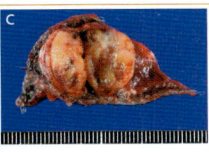

図9-3-3 肺硬化性血管腫の一手術例
無症状,胸腔鏡下右肺楔状切除を施行した
A:胸部X線側面像。心陰影に重なる境界明瞭な円形陰影が認められた
B:胸部CT像。右肺中葉に境界明瞭なやや分葉状の結節影が認められた
C:切除標本の割面では境界明瞭な充実性腫瘤が認められ,内部に出血を伴っていた

にて完全摘出することができる。腫瘍が気管支腔内や肺門部に発生した場合には,腫瘍を切除するために肺区域切除または肺葉切除が必要になる場合がある。

【中島 淳】

参考文献
1) Sakata R et al : Thoracic and cardiovascular surgery in Japan during 2008: annual report by The Japanese Association for Thoracic Surgery. Gen Thorac Cardiovasc Surg 58:356-383, 2010
2) Travis WD et al : Tumours of the lung. World Health Organization Classification of the Tumours, Pathology and Genetics of Tumours of the Lung, Pleura, Thymus and Heart, p10, IARC Press, 2004
3) 仁木利郎:肺癌の病理―肉眼像と組織構築の対比―. 肺癌 50:63-70, 2010
4) Kelleher FC et al : The emerging pathogenic and therapeutic importance of the anaplastic lymphoma kinase gene. Eur J Cancer 46:2357-2368, 2010

4 胸膜中皮腫

● **定義・概念** 中皮腫(mesothelioma)は,胸膜・腹膜・心膜や精巣鞘膜の中皮細胞に由来する,悪性腫瘍である。頻度は胸膜中皮腫が80%と最多で,そのほか腹膜中皮腫

(20%), 心膜や精巣鞘膜原発の中皮腫(ごくまれ)となっている。

▶**疫学** 胸膜中皮腫の80%の患者でアスベスト(石綿)曝露と関係が認められる。アスベスト曝露は, 鉱山, 建築など職業による場合や, 偶然により引き起こされる。中皮腫はアスベスト曝露後15～50年(中央値約40年)経過して発症する。発症年齢は50～70歳, 男女比は4:1, アスベスト曝露歴は男性患者の90%に認めるが, 女性では30%である。

アスベスト曝露と胸膜中皮腫の発症は量-反応関係を認めるが, 中皮腫を発症しないアスベストの下限量は明らかでなく低曝露でも発症する可能性がある。胸膜中皮腫の発症と喫煙とは無関係である。

アスベストには6種類ある。クロシドライト(青石綿)が最も中皮腫の危険が高い。中皮腫発症の危険性比率は, クロシドライト(青石綿):アモサイト(茶石綿):クロソタイル(白石綿)=500:100:1である。

米国では1970年代にアスベストの使用規制を行って中皮腫の罹患率はピークを過ぎている。しかしわが国では使用規制が遅く, 1970～1990年にかけて多くのアスベストが輸入されたため, 死亡者は2030年前後にピークを迎え, 胸膜中皮腫で年間約2,000～1万人が亡くなるとの予測もある[3]。

▶**病因・病態生理と分子メカニズム** アスベストによる中皮腫の明らかな発症機序は不明である。アスベスト曝露から40年の期間が中皮腫発症に必要とされる理由も明らかでない。

基礎的研究から中皮腫の発症に, 染色体異常による*P14*, *P16*などの癌抑制遺伝子の欠失, 神経線維腫症2型(neurofibromatosis type 2:NF2)の遺伝子変異, DNAメチル化, 上皮増殖因子(epidermal growth factor:EGF)や肝細胞増殖因子(hepatocyte growth factor:HGF)などの増殖因子とその受容体発現が関与しているとの報告があるが, その知見は現在のところ有用な治療法には結びついていない(「化学療法」の項参照)。

▶**臨床症状** 胸背部痛, 息切れ, 発熱が主な症状である。

▶**検査成績**

画像検査:片側の胸水貯留を80%の症例で認める。腫瘍組織により胸膜が固定されるため, 縦隔は病側に偏位する。胸水を認めない胸膜腫瘤は25%である。胸膜肥厚は1cm以上になる。アスベスト曝露を示す胸膜プラークは50%で認められる。遠隔転移は少なく主に局所進展するが, 剖検例では1/2～1/3に遠隔転移を認める。主な転移臓器は, 肺, 肝臓, 腎臓, 副腎である。

血清マーカー:可溶型メソテリン関連蛋白(soluble meso-thelin-related peptides:SMRP)が有用との報告がある。現在, 保険適用されていないが2011年4月から商業ベースで測定が可能となった(約9,000円)。

胸水マーカー:ヒアルロン酸が, 古典的マーカーである。10万ng/mL以上のとき, 上皮型の中皮腫を疑う(図9-4-1)[4]。胸水のSMRPやオステオポンチンの測定も有用とされる。現在, 商業ベースでオステオポンチンは測定できない。

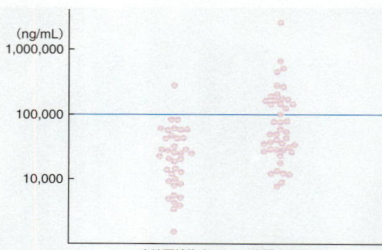

図9-4-1 胸水ヒアルロン酸値の検討
良性石綿胸水39例と胸膜中皮腫44例の比較

▶**診断**

病理診断

中皮腫の病理診断は, 一般に他疾患との鑑別が難しい。
胸膜中皮腫は主に壁側胸膜から生じる。上皮型, 肉腫型, 二相型があり, 50%, 20%, 30%の頻度である。二相型は, 上皮型と肉腫型が混在している。その他に, 特殊型もあるがまれである。

胸水は80%の症例で認められるが, 胸水細胞診での中皮腫の診断率は30%である。上皮型では肺腺癌や反応性中皮細胞と鑑別が困難な場合がある。肉腫型では, リンパ管閉塞が胸水に関与しているため悪性細胞の検出は困難なことが多い。ヨーロッパのガイドラインでは, 細胞診単独での診断はすすめられず, 組織診断を行うことをすすめている。

盲目的針生検による組織検体では診断率が低い(30%)。CTガイド下針生検では診断率が80%以上になる。しかし針生検では組織量が少ないため診断が困難な場合がある。外科的な胸膜生検では, 90%以上の診断率である。欧州ガイドラインでは胸腔鏡を用いてなるべく大きな組織の採取を行うことをすすめているが, それでも他疾患との鑑別が困難な場合がある。

胸膜中皮腫の診断は, 免疫組織学的染色が必須である。しかし中皮腫の診断に対する特異的抗体がないため, 複数の陽性抗体・陰性抗体を用いる必要がある。上皮型中皮腫では, 抗カルレチニン(calretinin)抗体が特に有用であり, 診断には必須である。

> **病期分類**
> International Mesothelioma Interest Group(IMIG)による病期分類が用いられている(図9-4-2, 表9-4-1)。
> 病期の注意点として,
> 1 T1aは壁側胸膜に限局すること(胸膜中皮腫は, 主に壁側胸膜から生じる)。
> 2 胸水に悪性細胞を認めても, 病期に関係しない。
> 3 肺癌と異なる病期。たとえば, T1aN1M0はⅢ期。遠隔転移を認めなくともT4もしくはN3でⅣ期になる。

▶**治療と薬理メカニズム** ①外科的手術, ②放射線療法, ③化学療法がある。中皮腫は遠隔転移が少ないため, 局所制御が重要である。

外科的手術

T1-3 N0-1(もしくは2)M0が手術適応である。特にN0に対しての有効性が高い。①胸膜切除・剝皮術と, ②胸膜

	N0	N1	N2	N3
T1a	Ia期	Ⅲ期	Ⅲ期	Ⅳ期
T1b	Ib期	Ⅲ期	Ⅲ期	Ⅳ期
T2	Ⅱ期	Ⅲ期	Ⅲ期	Ⅳ期
T3	Ⅲ期	Ⅲ期	Ⅲ期	Ⅳ期
T4	Ⅳ期	Ⅳ期	Ⅳ期	Ⅳ期
M1	Ⅳ期	Ⅳ期	Ⅳ期	Ⅳ期

図 9-4-2 胸膜中皮腫の IMIG 分類
IMIG：International Mesothelioma Interest Group

肺全摘術がある。

- **胸膜切除・剥皮術**(pleurectomy/decortication：P/D) 胸膜のみを摘除して肺を残す。根治的な治療法でない。
- **胸膜肺全摘術**(extrapleuro-pneumonectomy：EPP) 胸膜，肺，横隔膜，心膜，リンパ節の切除を行う。片肺全摘に比べ，胸膜肺全摘術は非常に侵襲が大きいため，術後合併症(20～50%)，死亡(3～5%)が高率であることに注意する必要がある。

胸膜中皮腫は正常組織と十分なマージンをとっての切除が困難なため，外科単独の成績は十分とはいえない。

放射線療法

①予防的放射線療法と，②治療的放射線療法に分類される。

- **予防的放射線療法** 胸水穿刺や胸膜生検の穿刺部位に沿って，高率に中皮腫細胞が播種する。播種の頻度は，開胸術で24%，胸腔鏡で9～16%，針生検で0～22%と報告されている。この頻度は，肺癌と比べ明らかに高い頻度である。播種の予防目的に放射線照射を穿刺部位に行う第Ⅲ相試験が施行された。しかし3つの試験のうち2試験で有用性を認めなかった。このため，予防的放射線療法の効果については疑問視されている。
- **治療的放射線療法** 治療的放射線療法は，①胸壁の浸潤による局所の疼痛緩和を目的に行われる場合と，②集学的治療として胸膜肺全摘術後に行われる場合がある。心臓・肝臓などの正常臓器が近いため注意が必要である。最近，強度変調放射線治療(intensity-modulated radiation therapy：IMRT)が臨床研究レベルで施行されるようになり，胸膜部分に放射線強度を増やして照射することが可能となった。しかし胸膜肺全摘術後にIMRTを施行された13人中6人に対側肺に致死的な放射線肺炎が生じたため，施行には注意を要する。

化学療法

胸膜中皮腫は化学療法に抵抗性の腫瘍である。全身状態が良好で手術適応がない場合，化学療法を検討する。

- **初回化学療法** 葉酸代謝阻害薬であるペメトレキセドとシスプラチンの併用は，シスプラチン単剤と比べ奏効率(41.3%：16.7%)，中間生存期間(12.1カ月：9.3カ月)と良好な治療成績のため，ペメトレキセド+シスプラチンが初回標準治療と考えられている。無作為化臨床試験ではないが，ペメトレキセド+シスプラチンとペメトレキセド+カルボプラチンとの比較においてほぼ同等な治療効果が認められたため，シスプラチンの施行が困難な患者に対してはカルボプラチンへの変更を考慮する[5]。化学療法を何サイクル行うかについて，明確な基準はない。基礎的研究に基づき，インターロイキン2(IL-2)，インターフェロン(INF)，血管新生阻害薬のサリドマイド，抗血管内皮増殖因子(VEGF)抗体のベバシズマブ，EGFRチロシンキナーゼ阻害薬のゲフィチニブやエルロチニブによる臨床試験が行われたが，いずれもまったく奏効しない，もしくは低い奏効率であった。
- **セカンドラインの化学療法** 標準治療は存在しない。ヨーロッパ呼吸器学会のガイドライン[1]では，初回治療が奏効した場合，増悪時には同じ治療を繰り返すことをすすめている。米国のNCCN(National Comprehensive Cancer Network)ガイドライン[2]では，ゲムシタビンやビノレルビンを使用する方法もあるが推奨するためのデータがかぎられている，としている。

表 9-4-1 胸膜中皮腫の IMIG 分類

T—原発腫瘍

T1：臓側胸膜腫瘍の有無により亜分類する
　T1a：同側壁側胸膜に腫瘍が限局(縦隔胸膜，横隔胸膜を含む)し，臓側胸膜には腫瘍を認めないもの
　T1b：同側壁側胸膜に腫瘍があり，臓側胸膜にも散布性腫瘍を認めるもの

T2：同側胸膜(壁側および臓側胸膜)に腫瘍があり，以下のいずれかが認められるもの
- 横隔膜筋層浸潤
- 臓側胸膜を満たす連続性腫瘍進展(葉間胸膜を含む)
- 胸膜直下肺実質浸潤

T3：局所進行状態であるが，切除可能なもので，すべての同側胸膜に腫瘍が進展し，以下のいずれかが認められるもの
- 胸内筋膜浸潤
- 縦隔脂肪織浸潤
- 完全に切除可能な胸壁軟部組織の孤在性進展腫瘍巣
- 非貫通性心膜浸潤

T4：切除不能局所進行状態であり，すべての同側胸膜に腫瘍が進展し，以下のいずれかが認められるもの
- 胸壁へのびまん性浸潤または胸壁の多発性腫瘍巣(肋骨破壊の有無は問わない)
- 経横隔膜的腹腔浸潤
- 対側胸膜への直接浸潤
- 縦隔臓器浸潤
- 脊椎浸潤
- 心膜腔内への浸潤または臓側心膜浸潤(心嚢液の有無は問わない)

N—リンパ節

NX	所属リンパ節が判定できない
N0	所属リンパ節に転移なし
N1	同側気管支周囲または同側肺門リンパ節転移
N2	気管分岐部，同側縦隔，または同側内胸リンパ節転移
N3	対側縦隔，対側内胸リンパ節，同側または対側鎖骨上リンパ節転移

M—遠隔転移

MX	遠隔転移が判定できない
M0	遠隔転移がない
M1	遠隔転移がある

IMIG：International Mesothelioma Interest Group

集学的治療

単独治療では効果が十分でなく手術/放射線療法/抗がん剤を組み合わせた集学的治療が検討されているが，現段階では臨床研究の段階である。

■経過・予後 胸膜中皮腫の中間生存期間は8～13カ月と一般に予後は不良である。上皮型は他の組織型に比べ予

後がやや良好である。肉腫型は治療抵抗性である。

【大沼 仁】

参考文献
1) Scherpereel A et al : Guidelines of the European Respiratory Society and the European Society of Thoracic Surgeons for the management of malignant pleural mesothelioma. Eur Respir J 35 : 479-495, 2010
2) NCCN Clinical Practice Guidelines in Oncology (NCCN guidelines™) Malignant Pleural Mesothelioma Version 2.2011
3) Murayama T et al : Estimation of future mortality from pleural malignant mesothelioma in Japan based on an age-cohort model. Am J Ind Med 49 : 1-7, 2006
4) 玄馬顕一：「アスベスト曝露によって発生する中皮腫等の診断・治療・予防法の研究・開発，普及」研究報告書，p33-42，2008
5) Santoro A et al : Pemetrexed plus cisplatin or pemetrexed plus carboplatin for chemonaïve patients with malignant pleural mesothelioma : results of the International Expanded Access Program. J Thorac Oncol 3 : 756-763, 2008

5 縦隔腫瘍

▶ **定義・概念**　縦隔とは，胸腔内において，前方を胸骨に，両側方を胸膜と肺に，後方を脊柱に，上方を胸郭上口に，そして下方を横隔膜に囲まれた領域である。この部位に発生した腫瘍を縦隔腫瘍（mediastinal tumor）と総称する。縦隔は，胸部X線写真の側面像によって，前・中・後縦隔に分類され，それぞれの部位に発生する腫瘍を前・中・後縦隔腫瘍と称する。前縦隔とは，胸骨の後面から心臓および腕頭静脈の前面まで，後縦隔は心臓および気管の後方から胸椎の辺縁までをさし，中縦隔はそれらの間，心臓と大血管系を含む領域をさす[1]。

▶ **疫学**　縦隔腫瘍は，総じてその約1/3が悪性であるが，成人においてはその約25%が悪性であるのに比して，小児において発生する縦隔腫瘍はその40〜50%が悪性である。発生部位は，成人においては，約65%が前縦隔に，10%が中縦隔，25%が脊柱周囲に，小児においては約30%が前縦隔に，10%が中縦隔，52%が脊柱周囲に存在する[2]。縦隔腫瘍の主なものには，胸腺腫，神経原性腫瘍，良性囊胞があり，これらで手術切除例の60%を占める。次いで，胚細胞腫瘍，リンパ腫，甲状腺腫があわせて手術切除例全体の30%程度にみられる[1]。好発部位別の縦隔腫瘍の種類を図9-5-1に，わが国における縦隔腫瘍の手術数と病理診断を表9-5-1に示す[3]。

▶ **臨床症状・検査成績**　縦隔腫瘍はしばしば症状を呈さずに画像診断で偶然発見されるが，腫瘍が大きくなると周囲への圧排により，呼吸苦・咳・胸痛などをきたすことがある。また，胸腺腫においては30〜50%に重症筋無力症を伴うほか，低γグロブリン血症・赤芽球癆などの胸腺腫随伴症候群がみられる[1]。

縦隔腫瘍の初期評価には，胸部単純X線写真，胸部CT，MRIなどの画像診断，血算・一般生化学検査のほか，胸腺腫を疑う症例では抗アセチルコリン受容体抗体，胚細胞腫瘍を疑う症例でのα-フェトプロテイン（AFP），ヒト絨毛性ゴナドトロピンβサブユニット（hCG-β）などの腫瘍マーカーの測定を必要とする。確定診断には，針生検・腫瘍切除術などによる病理組織学的検査が行われる。

▶ **治療と薬理メカニズム**　縦隔腫瘍は，臨床上良性と考えられる場合でも病理組織学的診断による悪性所見の除外

表 9-5-1　日本における縦隔腫瘍の手術件数と病理診断（2008）

診断	症例数（頻度）
胸腺腫	1,712 (41.3%)
胸腺癌	240 (5.8%)
胚細胞腫瘍	234 (5.6%)
神経原性腫瘍	479 (11.6%)
囊胞性腫瘍	669 (16.2%)
甲状腺腫	128 (3.1%)
リンパ腫	266 (6.4%)
その他	11 (0.3%)

（文献3を引用）

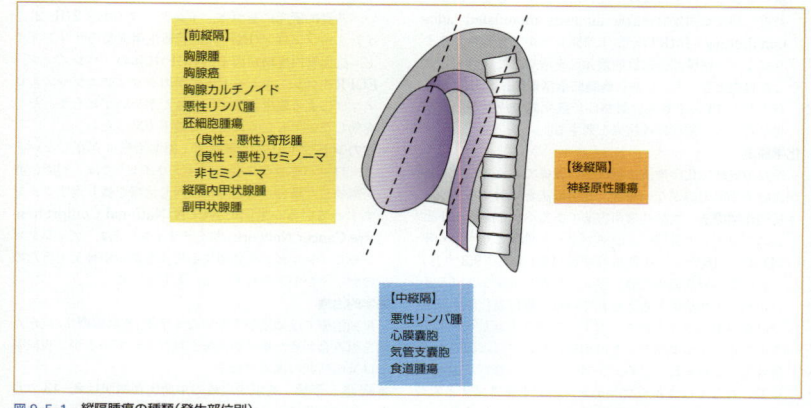

図 9-5-1　縦隔腫瘍の種類（発生部位別）

【前縦隔】
胸腺腫
胸腺癌
胸腺カルチノイド
悪性リンパ腫
胚細胞腫瘍
　（良性・悪性）奇形腫
　（良性・悪性）セミノーマ
　非セミノーマ
縦隔内甲状腺腫
副甲状腺腫

【後縦隔】
神経原性腫瘍

【中縦隔】
悪性リンパ腫
心膜囊胞
気管支囊胞
食道腫瘍

が必要とされるため，しばしば外科的切除術が行われる。術式は，胸腔鏡下腫瘍切除，縦隔鏡補助下腫瘍切除，開胸腫瘍切除術などのなかから選択される。浸潤性の腫瘍や悪性腫瘍およびリンパ腫に対しては，化学療法および放射線療法の併用が行われる。

胸腺腫

- **疫学** 胸腺腫(thymoma)は成人の縦隔腫瘍で最も高頻度にみられ，前縦隔の胸骨面に接して発生する。性差はなく，40歳代以上の成人に好発する[1]。
- **病因・病態生理と分子メカニズム** 辺縁は平滑，円形または分葉状を呈することが多い[1]。大部分の胸腺腫は，線維性の被膜で被包化されているが，約34%の症例では周辺臓器と結合組織に浸潤を示し，前者を非浸潤性胸腺腫，後者を浸潤性胸腺腫と称する[3]。病理学的分類の一つに世界保健機関(WHO)によるものがあり，予後を反映する指標の一つとされる[4]。腫瘍上皮細胞の形態により，type A，type B，この両者の混合である type AB，さらに細胞異型性の上昇により type B1, B2, B3 の5つに分類される(図9-5-2)。
- **診断** 病期分類には，Koga-Masaoka 分類が用いられる(表9-5-2)[4]。
- **治療と薬理メカニズム／経過・予後** 非浸潤性胸腺腫であるⅠ期においては手術による完全切除，Ⅱ期以降，特に不完全切除例および浸潤性胸腺腫では，術後の再発予防または予後の改善を目的として放射線療法の併用を行うことが推奨される。また，遠隔転移を有するⅣb期および胸腺癌に対しては，シスプラチンを含む多剤併用化学療法を行う[3]。

表9-5-2 胸腺腫の病期分類

病期		5年生存率
Ⅰ	肉眼的に完全に被包されている。顕微鏡的に被膜への浸潤を認めない	96%
Ⅱ	周囲の脂肪組織または縦隔胸膜への肉眼的浸潤被膜への顕微鏡的浸潤	86%
Ⅲ	隣接臓器への肉眼的浸潤(心膜，肺，大血管)	69%
Ⅳa	胸膜播種または心膜播種	50%
Ⅳb	リンパ行性または血行性転移	

(文献4を引用)

胚細胞腫瘍

- **疫学** 胚細胞腫瘍(germ cell tumor)は初期胚細胞が縦隔内に「misplaced」されて生じる腫瘍で，成人の前縦隔腫瘍のうち10～15%を占める[1]。
- **病因・病態生理と分子メカニズム**

奇形腫：多くが良性である。まれに胚細胞を含む未成熟奇形腫，悪性細胞を含む悪性奇形腫がある。縦隔胚細胞腫瘍の60～70%を占める成熟奇形腫では，骨・皮膚・毛髪などを含むことがある。

セミノーマ：悪性胚細胞腫瘍の一つであり，30～40歳代の男性に好発する。放射線療法や化学療法に対しての反応は比較的良好で，切除可能症例では手術療法と組み合わせて行われる。

非セミノーマ：絨毛癌，胎児性癌などが含まれる。血中 AFPやhCG-βがしばしば陽性となる。

- **診断** いずれの腫瘍も CTやMRI などの画像診断が有用。確定診断は生検による。奇形腫では，囊胞とともに石灰化がみられることがある[1]。
- **治療と薬理メカニズム／経過・予後** 通常，外科的切

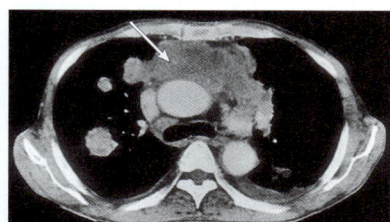
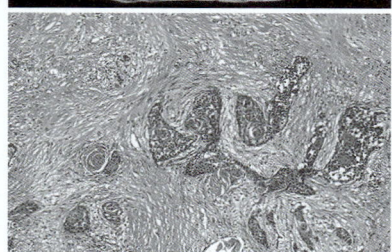

図9-5-2 胸腺腫瘍(胸腺癌)の病理組織像[6]

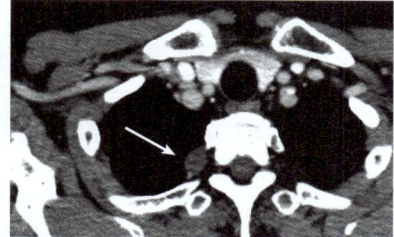
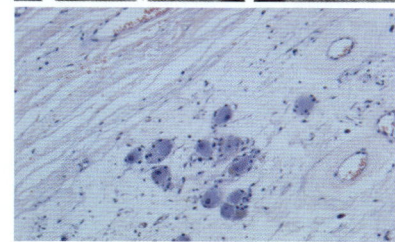

図9-5-3 胸腺腫瘍(神経原性腫瘍)の病理組織像
(手島伸一先生〈同愛記念病院病理科〉提供)

除が選択される。進行例ではシスプラチン，ブレオマイシン，エトポシドなどによる化学療法が行われる。遺残腫瘍や再発例には，追加で手術療法，術後 salvage 療法などと組み合わせて治療される[5]。セミノーマの予後は比較的良好で，5年生存率は88%程度である。非セミノーマの予後はセミノーマよりも悪く，5年生存率は45%程度である[5]。

神経原性腫瘍（図9-5-3）

● **疫学** 神経原性腫瘍（neurogenic tumor）は後縦隔腫瘍で最も頻度が高い。成人では神経鞘腫，神経線維腫などの神経線維由来のものが多い。

● **病因・病態生理と分子メカニズム** 他部位の中枢および末梢神経系臓器に発生する腫瘍と基本的に同一である。

● **診断** 脊椎周囲に発生するため，脊椎内（髄内・髄外）腫瘍の浸潤との鑑別には MRI が有用である。

■ **治療と薬理メカニズム** 多くは良性で，胸腔鏡下の切除術が行われるが，悪性のものでは術後放射線療法や化学療法の併用が行われる[5]。

【赤羽根 真紀子・黨 康夫】

参考文献
1) Strollo DC et al: Primary Mediastinal Tumors: Part I. Chest 112:511-522, 1997
2) Thomas CR: Thymoma: State of Art. J Clin Oncol 17:2080-2089, 1999
3) Okumura M et al: The World Health Organization histologic classification system reflects the oncologic behavior of thymoma: a clinical study of 273 patients. Cancer 94:624-632, 2002
4) Masaoka A et al: Follow-up study of thymomas with special reference to their clinical stages. Cancer 48:2485-2492, 1981
5) Strollo DC et al: Primary Mediastinal Tumors: Part II. Chest 112:1344-1357, 1997
6) 黨雅子ほか：胸腺原発の扁平上皮癌症例．第5回臨床呼吸器カンファレンス，2003

10 炎症性気道疾患

1 COPD，肺気腫，慢性気管支炎

● **定義・概念** タバコ煙を主とする有害物質を長期に吸入曝露することで生じた肺の炎症性疾患である[1]。呼吸機能検査で正常に復することのない気流閉塞を示す。気流閉塞は末梢気道病変と気腫性病変がさまざまな割合で複合的に作用することにより起こり，進行性である。臨床的には徐々に生じる体動時の呼吸困難や慢性の咳，痰を特徴とする。

慢性閉塞性肺疾患（chronic obstructive pulmonary disease：COPD）は呼吸機能検査の異常が診断基準となっているように呼吸生理学的に定義された疾患である。慢性気管支炎は咳や喀痰などの症候により定義された疾患であり，肺気腫は病理形態学的に定義された疾患である。臨床の場では，慢性気管支炎や肺気腫などの疾患名が汎用されている。定義は以下のとおりである。

慢性気管支炎：喀痰症状が年に3カ月以上あり，それが2年以上連続して認められることが基本条件となる。この病状が他の肺疾患や心疾患に起因する場合には本症として取り扱わない。

肺気腫：終末細気管支より末梢の気腔が肺胞壁の破壊を伴いながら異常に拡大しており，明らかな線維化は認められない病変をさす。

● **疫学** COPD の病因として最も重要なものが喫煙であり，また喫煙者における COPD 発症率は年齢とともに増加する。1960 年代以降，わが国におけるタバコ販売量が増加し，現在も高水準にある。厚生労働省から公表された「慢性気管支炎及び肺気腫」による死亡率は，1980 年代より急増しており，約20年のタイムラグがある。高水準のタバコ販売量と人口高齢化という状況にあって，今後ますますわが国の COPD 患者数が増加することが予想される。世界的にも，世界保健機関（WHO）による予測では，2020 年の死亡要因の第3位が慢性閉塞性肺疾患，第4位が下部呼吸器感染症（肺炎など），第5位が肺癌，さらに第7位が結核と予想されるなど，呼吸器領域疾患による死亡者数の急増が予見されている（**表10-1-1**）。たとえば米国においては，過去40年間で，虚血性心疾患や脳血管障害による死亡数が著明に減少しているのに対し，慢性閉塞性肺疾患による死亡数は倍増の勢いにあり，今後も増加傾向が続くと予想されている（**図10-1-1**）。

欧米での疫学調査によれば，各国の COPD 有病率は約10%程度と報告されている。一方，わが国の喫煙率が欧米諸国より高いにもかかわらず，COPD 有病率は明らかではなかった。そこでわが国における COPD 患者数の実態を明らかにするため，住民調査による COPD 疫学調査が実施された[2]。この調査は，Nippon COPD Epidemiology Study（NICE Study）として，2000 年度に全国の35施設で行われた。これは，人口構成比にマッチするよう無作為に抽出された40歳以上の一般住民に対して，健康調査表記入とスパイロメトリーの参加を募ったものである。対象は男性1,383人，女性1,283人の計2,666人（平均年齢58歳）で，喫煙中の喫煙者30%，既喫煙者23%であった。スパイロメトリーで FEV₁/FVC（1秒量/努力性肺活量）<70%を COPD と定義すると，対象者全体の8.5%（男性13.1%，女性4.4%）が COPD であった（**図10-1-2**）。また年齢別には，70歳以上の高齢者において17.4%，実に約6人に1人が COPD とされた。

この調査により得られた COPD 有病率から類推すると，40歳以上で約530万人，70歳以上の高齢者で約210万人が COPD 患者であると考えられる。NICE Study は，わが国の COPD 有病率が欧米諸国と同様であること，また COPD 患者の大多数が適切に診断されていない実態を明らかにしたものである。

● **病因・病態生理と分子メカニズム** COPD を特徴づける気流制限は気道病変（特に末梢気道病変）と肺気腫病変（肺胞壁の破壊）とがさまざまな割合で起こった結果生じる。COPD の外因としては喫煙が最も重要である（**図10-1-3**）。COPD 患者の呼吸器の炎症は，タバコの煙などの慢性的刺激に対する呼吸器の正常な炎症反応が増強されたものと思われる。この増強のメカニズムは不明であるが，遺伝的に決定されている可能性がある。一部の患者は，喫煙していないのに COPD を発症するが，これらの患者における炎症反応の特徴はわかっていない。肺の炎症は，肺

表 10-1-1 世界における1990年から2020年のCOPD死亡順位の予測（WHO）

1990年	2020年
1) 虚血性心疾患	1) 虚血性心疾患
2) 脳血管障害	2) 脳血管障害
3) 下部呼吸器感染症	3) 慢性閉塞性肺疾患（COPD）
4) 下痢性疾患	4) 下部呼吸器感染症
5) 分娩に伴う傷害	5) 呼吸器癌
6) 慢性閉塞性肺疾患（COPD）	6) 交通事故
7) 結核	7) 結核
8) 麻疹	8) 胃癌
9) 交通事故	9) HIV
10) 呼吸器癌	10) 自殺

HIV：ヒト免疫不全ウイルス

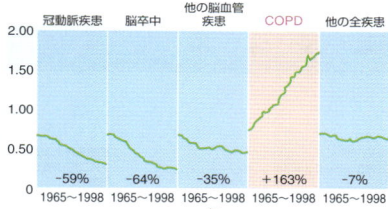

図 10-1-1 米国における各種疾患死亡率の推移

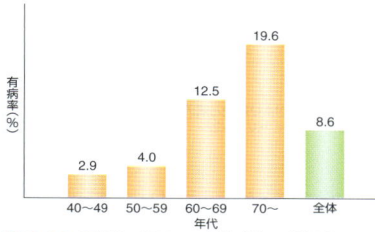

図 10-1-2 高齢化によるCOPD患者の増加―疫学調査による日本のCOPD有病率[2]

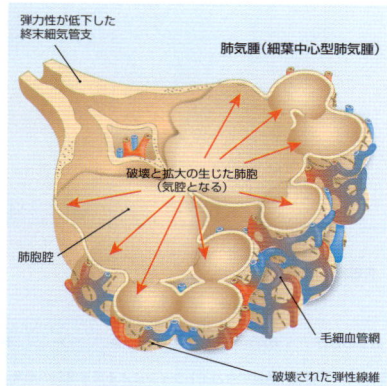

図 10-1-3 喫煙による肺気腫のメカニズム

表 10-1-2 COPDに関与する炎症メディエーター

走化性因子
・脂質性メディエーター（LTB₄など）
・ケモカイン（IL-8など）

炎症性サイトカイン
・TNFα
・IL-1β
・IL-6

成長因子
・TGF-β

LTB₄：ロイコトリエンB₄, IL-8：インターロイキン8, TNFα：腫瘍壊死因子α, TGF-β：トランスフォーミング増殖因子β

表 10-1-3 COPDに関与するプロテアーゼとアンチプロテアーゼ

プロテアーゼ増加	アンチプロテアーゼ減少
・好中球エラスターゼ	・α₁アンチトリプシン
・カテプシンG	・α₁アンチキモトリプシン
・プロテアーゼ3	・SLPI
・カテプシンB, K, L, S	・エラフィン
・MMP-8, MMP-9, MMP-12	・シスタチン
	・TIMP-1～TIMP-4

MMP：マトリックスメタロプロテアーゼ, SLPI：分泌型ロイコプロテアーゼ阻害薬, TIMP：メタロプロテアーゼ組織阻害物質

における酸化ストレスと過剰なプロテアーゼによりさらに増強される。これらのメカニズムにより，COPDに特徴的な病理学的変化が引き起こされる。

また，喫煙に対する肺の炎症の機序を明らかにすること，主要な働きをしているプロテアーゼや酸化ストレスを特定することは，それが将来の治療の標的となるかもしれないという点から重要である。なお，従来の仮説に加えて肺の血管内皮細胞や上皮細胞のアポトーシスが肺気腫病変形成に関与しているとの新たな仮説が最近提唱されている（表10-1-2, 表10-1-3）。

最近の遺伝子工学の進歩は肺気腫病変に関する動物モデルを通してまったく新しい病因論に結びつく仮説を提示しつつある。たとえば，転写コアクチベーターが肺気腫病変形成にかかわる可能性が指摘されつつある[3],[4]。このような新しい仮説は，病因研究に新たな視点を提供し，新しい

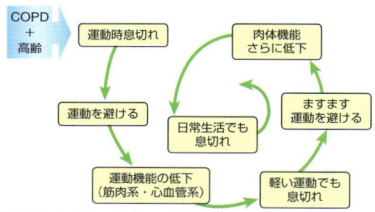

図 10-1-4 COPD患者にみられる息切れの進行の悪循環

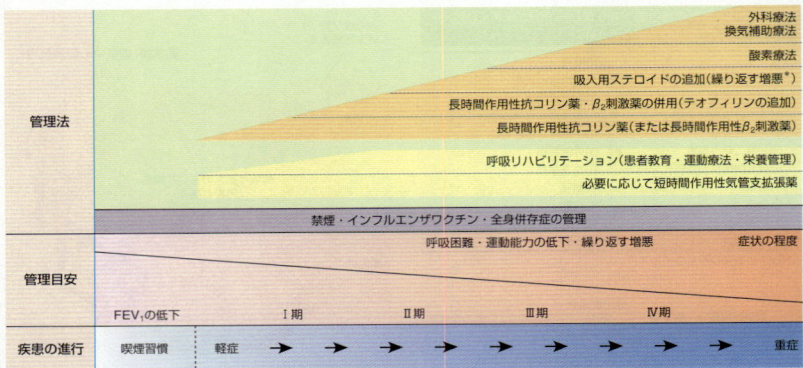

図 10-1-5 日本呼吸器学会ガイドラインによる重症度別の標準治療
(文献1を改変)

治療標的を生み出すという点から重要と考えられる。
COPDでは、末梢気道および肺胞の病変による気道閉塞と(動的)肺過膨張が最も基本的な病態であり、労作性息切れ・呼吸困難、低酸素血症を惹起する(図10-1-4)。また、COPDは、喫煙や加齢に伴う種々の併存症を持っている場合が多い。COPDの全身併存症および肺合併症は、疾患の重症度や生活の質(QOL)、生命予後に影響を及ぼすことから、その予防と治療が必要である。COPDの全身併存症には、骨粗鬆症、心血管疾患、消化器疾患、抑うつなどがある。肺合併症には、肺高血圧症、肺炎、気胸、肺癌などがある。特に心血管疾患と肺癌は、呼吸不全とともにCOPD患者の死因となる可能性があり、その対策が重要である。

■ **臨床症状・検査成績／診断** 理学所見については、典型的には胸郭前後径の拡大、口すぼめ呼吸、聴診上肺音の減弱などが知られているが、これらがみられなくてもCOPDを否定することはできない。また胸部X線では、肺野の透過性亢進、横隔膜平低化などが特徴である。胸部CTでは、肺気腫病変が低吸収領域として描出される。
検査としてはスパイロメトリーが確定診断においても、また重症度分類においても重要となる。気管支拡張薬吸入後のスパイロメトリーで1秒率(FEV_1%)が70%未満であればCOPDと診断し、気流閉塞をきたす疾患を鑑別する。類似病態を示しても特徴的な病変が存在する気管支拡張症、肺結核後遺症、びまん性汎細気管支炎などはCOPDの範疇に入らない。したがって、診断を確定するためには、X線画像検査や呼吸機能検査、心電図により上記の疾患を除外することが必要である。気管支喘息との鑑別は典型例であれば容易であるが、気道可逆性の大きいCOPD、慢性喘息、COPDと喘息が併存している例では病態像を明確に判定することは困難である。

■ **治療と薬理メカニズム／経過・予後** 禁煙はCOPDの症状の進行を最も効果的に抑えるとされ、患者教育により禁煙などの危険因子を減らすことは肝要である。受診時に毎回短いカウンセリングを行い、依存性がみられる例で

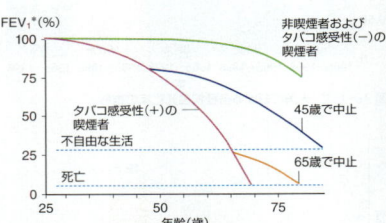

図 10-1-6 加齢および喫煙と気流閉塞
＊：25歳時のFEV_1を100とした%

はニコチン置換療法を行うことがよいとされる。
長期的な呼吸機能の低下を抑えると証明されている薬はないものの、適切な薬物を用いて症状を緩和することはQOLの向上のためにも重要なことである。また、喘息と異なり、COPDは通常慢性進行性の病気なので、副作用などがないかぎり症状の改善がみられた薬を中止することはなく、症状の進行に伴い新たに薬を加えるstepwise方式をとる。標準的治療法として日本呼吸器学会ガイドラインからの抜粋を示す(図10-1-5)。

1秒量を指標とする呼吸機能は、25歳前後をピークとして加齢とともに低下していく。しかし、その減少の程度は比較的小さいため、健常者では高齢であっても息切れなどの障害は生じにくい。一方、COPDもしくはCOPDリスク群では、若年より1秒量が急速に低下していく(図10-1-6)。そこで、健常者での1秒量予測パターンとの比較により、実年齢に対する肺年齢が算出される。肺年齢は、COPDリスク群もしくはCOPDの早期発見に応用が可能であり、また禁煙への動機づけとしても活用が期待される。

【長瀬 隆英】

参考文献
1) 日本呼吸器学会COPDガイドライン作成委員会編：COPD(慢性

閉塞性肺疾患)診断と治療のためのガイドライン 第3版—日本呼吸器学会COPDガイドライン, メディカルレビュー社, 2009
2) Fukuchi Y et al: COPD in Japan: the Nippon COPD Epidemiology study. Respirology 9:458-465, 2004
3) Makita R et al: Multiple renal cysts with concentration defects and pulmonary emphysema in mice lacking TAZ. Am J Physiol 294:F542-F553, 2008
4) Mitani A et al: Transcriptional coactivator with PDZ-binding motif is essential for normal alveolarization in mice. Am J Respir Crit Care Med 180:326-338, 2009

2 びまん性汎細気管支炎

■ **定義・概念** びまん性汎細気管支炎(diffuse panbronchiolitis:DPB)は、臨床的には慢性副鼻腔炎を伴った慢性下気道感染症のかたちをとり、呼吸機能上は閉塞性換気障害を主徴とする疾患である。その病理像は、両側びまん性に存在する呼吸細気管支およびその周囲の慢性炎症像を特徴とする。わが国ではじめて概念が報告された疾患であり、欧米にはごくまれにしか存在しないため、長く欧米では認知されなかったが、近年徐々に理解が深まった[1]。

■ **疫学** 1990年代以前にはそれほどまれではなく存在した疾患で、1970年代の国鉄(現JR東日本)での調査[2]では10万対11という有病率が報告されている。しかしながら、近年激減し、典型例はほとんどみかけないまでになってきている。男女差はなく、発症年齢は広く分布するものの、ピークは40〜50歳代とされている。多くの例では小児期〜青年期に慢性副鼻腔炎が先行し、後に下気道症状として慢性の膿性痰、咳嗽が進行し、気管支拡張などの肺の破壊が進展する。近年DPBが激減した要因としては、戦後の日本の復興に伴う一般的な栄養状態の改善と、耳鼻科医で早い病期から特効薬であるマクロライドが処方され、早い段階で治療してしまうことの2つが考えられている。

■ **病因・病態生理と分子メカニズム** 明らかな病因は不明であるが、DPBが副鼻腔気管支症候群(sino-bronchial syndrome:SBS)[3]の病態をとることが注目されている。SBSにはたとえばdyskinetic cilia症候群や、免疫グロブリン欠損・低下症が含まれることからわかるように、SBS発症にはなんらかの気道での免疫低下・不全がbackgroundにあることが理解される。しかしいままでのところ、一般的なDPBにおいて、このような免疫不全の要素は見出されていない。DPB患者で注目されるのは、親子発症例、兄弟発症例が少なからずみられ、かつ、その部分症である慢性副鼻腔炎が家族内に多数みられることである[4]。こういった観点からDPBはきわめて遺伝的要素の濃い疾患と考えられる。ヒト白血球抗原(HLA)の検討では、日本人DPB群ではHLA-B54というきわめて特殊な抗原を多く有することが知られており[5]、この点は本症の診断にも有用である。

DPBの病態は前述したようにSBSの像をとるわけであるが、初期には喀痰中に細菌が同定されないか、インフルエンザ菌(Haemophilus influenzae)などがみられる。しかし病態が進展し、肺の破壊が進行すると、例外なく緑膿菌(Pseudomonas aeruginosa)が検出される。これらの細菌の慢性的な存在が刺激となって、気道には好中球が集積し、さらに組織破壊が進行するという悪循環が病態の中心である。

■ **臨床症状・検査成績** 臨床像は慢性の副鼻腔炎症状と慢性の下気道感染症による症状である。検査所見としては、自体の炎症を反映し、白血球数の増加とC反応性蛋白(CRP)の上昇が軽度〜中等度みられる。特徴的な検査所見として寒冷凝集素価の持続的高値があげられる。画像はきわめて特徴的であり、過膨張と中下肺野を中心とした、びまん性の小葉中心性小粒状影、分岐線状影、さまざまな程度の気管支拡張像がみられる。(図10-2-1, 図10-2-2)

■ **診断(表10-2-1)** 典型例では、病歴と画像所見から診断は困難ではない。リウマチ合併例や、画像所見が非典型的な例、進展してしまった例などでは、臨床的診断が難しい場合もある。組織学的な診断は細気管支領域の病理像が必要なため、通常の経気管支肺生検(TBLB)では確定診断が難しく、ビデオ下胸腔鏡手術(VATS)などの外科的肺生検が必要である。

■ **治療と薬理メカニズム** 1980年代、工藤によりエリスロマイシンの少量長期投与法が治療に導入され[6]、予後のきわめて悪かったDPB治療は激変し、いまではむしろ予後良好な疾患となった。治療には、エリスロマイシン、ク

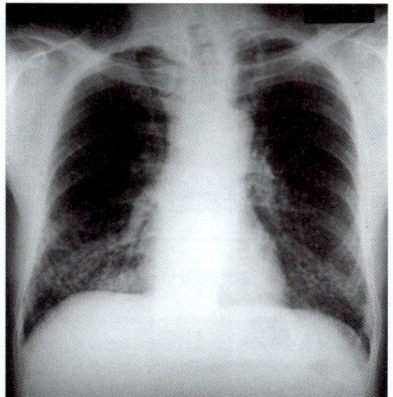

図10-2-1 びまん性汎細気管支炎(DPB)の胸部X線像
中下肺野にびまん性の粒状影を認める

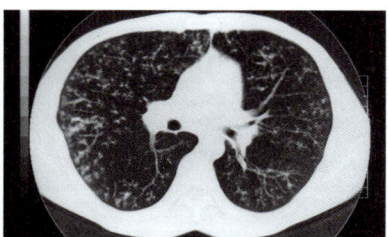

図10-2-2 びまん性汎細気管支炎(DPB)の胸部CT像

表 10-2-1 びまん性汎細気管支炎の診断の手引き

1. 概念
びまん性汎細気管支炎(diffuse panbronchiolitis:DPB)とは、両肺びまん性に存在する呼吸細気管支領域の慢性炎症を特徴とし、呼吸機能障害をきたす疾患である。病理組織学的には、呼吸細気管支を中心とした細気管支炎および細気管支周囲炎であり、リンパ球、形質細胞など円形細胞浸潤と泡沫細胞集族がみられる。しばしばリンパ濾胞形成を伴い、肉芽組織や瘢痕巣により呼吸細気管支炎の閉塞をきたし、進行すると気管支拡張を生じる

男女差はほとんどなく、発病年齢は40~50歳代をピークとし、若年者から高年齢まで各年代間にわたる。慢性の咳・痰、労作時息切れを主症状とし、高率に慢性副鼻腔炎を合併または既往に持ち、HLA抗原との相関などから遺伝性素因の関与が示唆されている*1。従来、慢性気道感染の進行による呼吸不全のため不良の転帰をとることが多かったが、近年エリスロマイシン療法などによって予後改善がみられている

2. 主要臨床所見
(1)必須項目
 ①臨床症状:持続性の咳・痰、および労作時息切れ
 ②慢性副鼻腔炎の合併ないし既往*2
 ③胸部X線またはCT所見:胸部X線　両肺野びまん性散布性粒状影*3、または
 　　　　　　　　　　　胸部CT　両肺野びまん性小葉中心性粒状病変*4

(2)参考項目
 ①胸部聴診所見:断続性ラ音*5
 ②呼吸機能および血液ガス所見:1秒率低下(70%低下)および低酸素血症(80 Torr以下)*6
 ③血液所見:寒冷凝集素価高値*7

3. 臨床診断
(1)診断の判定
 確実　　　　上記主要所見のうち必須項目①②③に加え、参考項目の2項目以上を満たすもの
 ほぼ確実　　必須項目①②③を満たすもの
 可能性あり　必須項目のうち①②を満たすもの

(2)鑑別診断
 鑑別診断上注意を要する疾患は、慢性気管支炎、気管支拡張症、線毛不動症候群、閉塞性細気管支炎、嚢胞性線維症などである。病理組織学的検査は本症の確定診断上有用である

付記*1:日本人症例ではHLA-B54、韓国人症例ではHLA-A11の保有率が高く、現時点では東アジア地域に集積する人種依存性の高い疾患である
 *2:X線写真で確認のこと
 *3:しばしば過膨張所見を伴う。進行すると両下肺に気管支拡張所見がみられ、時に巣状肺炎を伴う
 *4:しばしば細気管支の拡張や壁肥厚がみられる
 *5:多くは水泡音(coarse crackles)、時に連続性ラ音(wheezes, rhonchi)ないしスクウォーク(squawk)を伴う
 *6:進行すると肺活量減少、残気量(率)増加を伴う、肺拡散能力の低下はみられない
 *7:ヒト赤血球凝集法で64倍以上

HLA:ヒト白血球抗原
(厚生省特定疾患びまん性肺疾患調査研究班班会議、平成10年12月12日)

ラリスロマイシンといった14員環系のマクロライドが用いられる。マクロライドの薬効については、当初から抗菌薬としての効果以外のメカニズムが考えられてきた。その主なものとしては、マクロライドの気道分泌抑制作用、インターロイキン8(IL-8)をはじめとする炎症性サイトカインの産生抑制、リンパ球の過剰反応抑制などである。そのほかにも、細菌の機能を抑制する作用もマクロライドは保有しており、さらに研究が進展しているところである。

■**経過・予後**　1970年代までのDPBはきわめて予後の悪い、悲惨な疾患であった。1981年の調査では初診時からの5年生存率42%、緑膿菌出現からの5年生存率はわずかに8%というものであった。多くの患者は気管支拡張症に伴う多量の痰と呼吸不全に苦しみ、自殺者の多い疾患でもあった。しかしながら、前述した工藤の発見により、状況は一変し、予後の著明な改善がみられている。

【杉山 幸比古】

参考文献
1) Homma H et al:Diffuse panbronchiolitis. A disease of the transitional zone of the lung. Chest 83:63-69, 1983
2) 中川晃ほか:旧国鉄職員とJR東日本職員におけるDPB有病率の変遷、厚生省びまん性肺疾患調査研究班平成6年度報告書, p157-160, 1995
3) 杉山幸比古:副鼻腔気管支症候群、日本臨牀 57:2119-2122, 1999
4) 杉山幸比古ほか:びまん性汎細気管支炎患者家族にみられる慢性副鼻腔炎について、日本胸部疾患学会雑誌 33:140-143, 1995
5) Sugiyama Y et al:Analysis of HLA antigens in patients with diffuse panbronchioligis. Am Rev Respir Dis 141:1459-1462, 1990
6) Kudoh S et al:Improvement of survial in patients with diffuse panbronchiolitis treated with low-dose erythromycin. Am J Respir Crit Care Med 157:1829-1832, 1998

11 間質性肺疾患

1 特発性間質性肺炎

■**定義・概念**　肺胞と肺胞を境する肺胞隔壁を主な病変の場とする炎症性疾患を間質性肺炎と総称する。そのうち、原因が特定できない間質性肺炎を特発性間質性肺炎(idiopathic interstitial pneumonias:IIPs)と称する。さらにIIPsは病理組織パターンに基づき、臨床像を総合評価したうえで、特発性肺線維症(IPF)、非特異性間質性肺炎

(NSIP),特発性器質化肺炎(COP)などに分類される(表11-1-1)。国が指定する難病性疾患の一つである。

▶疫学　厚生労働省の調査研究班(2010年)の疫学調査ではIIPsの年間発症率は10万人対2.65,有病率は10万人対11.8であった。そのうちの93%をIPFが占めたが,IPF以外の病型診断はすべて外科的生検に基づく病理診断が必須条件とされているため,統計にはあらわれないNSIP疑診例は相当数存在すると思われる。また,IPFでは軽症例(Ⅰ+Ⅱ度)が中等・重症例(Ⅲ+Ⅳ度)の約2倍存在する。

▶病因・病態生理と分子メカニズム　「原因が特定できない」ことが診断の必須条件であるので,あくまで病因は不明であるが,膠原病や血管炎を臨床経過中に発症することや,慢性型過敏性肺炎であることが後日判明する場合がある。病態は病型によってさまざまである。IPFでは,肺底部・胸膜直下に分布する蜂巣肺(線維化の終末期病変)があること,病変が肺小葉の辺縁に分布していること,さまざまな程度の線維化病変と正常部位が隣接して複雑に分布していること(時相の不一致と呼ばれる)が重要である。NSIPでは,病変分布は小葉中心性の傾向にあり,比較的均一で蜂巣肺所見を伴わない。NSIPは細胞性(cNSIP)と線維性(fNSIP)に亜分類され,fNSIPは病態および治療薬反応性がIPFに類似する。COPでは,小葉中心性にポリープ型器質化病変が形成され,線維化病変はあってもわずかである。

「IPFの急性増悪」と呼ばれる特殊な病態がある。IPFの経過中に日単位に急速な呼吸不全が進行し,両側びまん性に広範なスリガラス様陰影〜浸潤影が新たに出現する(図11-1-1)。これはIPFを基盤に生じた急性呼吸促迫症候群(ARDS)ともいえる病態であり,致死率は80%ときわめて高い。

表11-1-1　特発性間質性肺炎(IIPs)の臨床病理学的分類

1) 特発性肺線維症(idiopathic pulmonary fibrosis : IPF)
　● 病理診断の通常型間質性肺炎(usual interstitial pneumonia : UIP)と同義

IPF以外のIIPs

2) 非特異性間質性肺炎(non-specific interstitial pneumonia : NSIP)
　細胞性NSIP(cellular NSIP : cNSIP)
　線維性NSIP(fibrotic NSIP : fNSIP)
3) 急性間質性肺炎(acute interstitial pneumonia : AIP)
　● 病理診断のびまん性肺胞障害(diffuse alveolar damage : DAD)と同義
4) 特発性器質化肺炎(cryptogenic organizing pneumonia : COP)
5) 剝離性間質性肺炎(desquamative interstitial pneumonia : DIP)
6) 呼吸細気管支炎を伴う間質性肺疾患(respiratory bronchiolitis-interstitial lung disease : RB-ILD)
7) リンパ球性間質性肺炎(lymphocytic interstitial pneumonia : LIP)

(厚生労働省研究班第四次改訂最終案,2004)

▶臨床症状・検査成績　発症経過は急性(AIP),急性〜亜急性(COP),亜急性〜慢性(NSIP),慢性(IPF,剝離性間質性肺炎〈DIP〉,呼吸細気管支を伴う間質性肺炎〈RB-ILD〉,リンパ球性間質性肺炎〈LIP〉)とさまざまである。主な自覚症状は乾性咳嗽と労作時呼吸困難であり,身体所見としてばち指と捻髪音を認める。血液検査では,肺胞上皮由来のバイオマーカーである,KL-6,SP-D(サーファクタント蛋白D),SP-Aが重要であり,血清値が陽性ならIIPsを強く疑う。これらのマーカーは病態のモニタリング,治療反応性の評価にも有用である。また,膠原病の鑑別除外診断を目的に,リウマチ因子や各種自己抗体の測定が必要である。図11-1-2に示すように,病型別に特徴的なCT画像所見がみられる。IPFの主要所見は,病変が肺底部・胸膜直下優位に分布し,蜂巣肺を伴うことである。cNSIPは多発性スリガラス様陰影を特徴とし,fNSIPでは

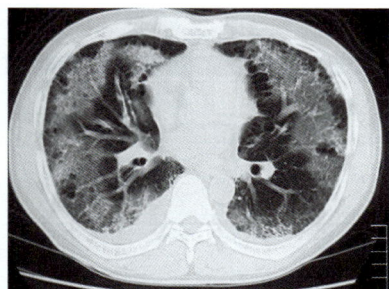

図11-1-1　特発性肺線維症(IPF)急性増悪時の胸部HRCT像

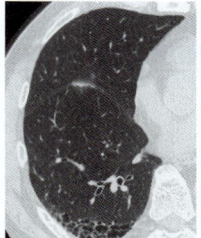
IPF

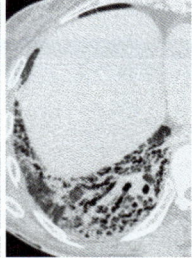
fNSIP

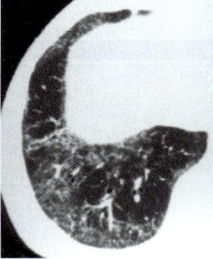
cNSIP

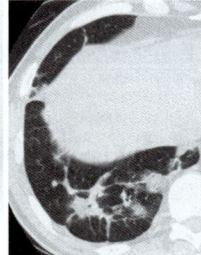
COP

図11-1-2　特発性間質性肺炎(IIPs)各病型の典型的胸部HRCT像

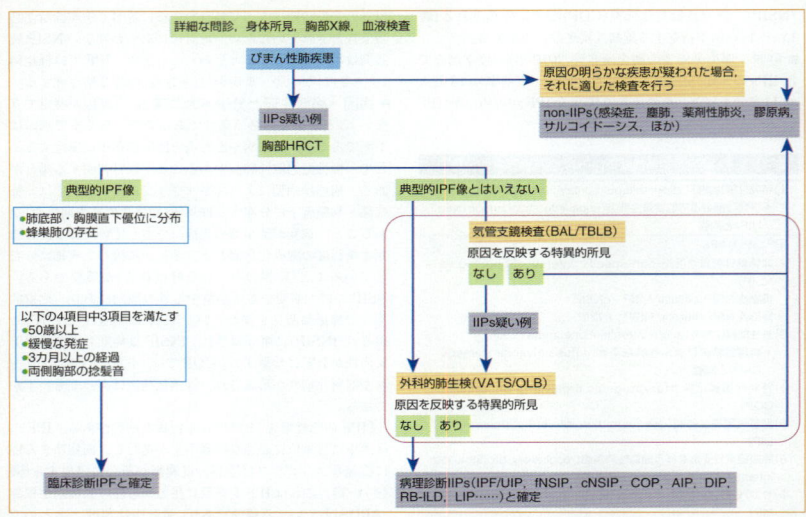

図 11-1-3 特発性間質性肺炎(IIPs)の診断フローチャート
BAL：気管支肺胞洗浄，TBLB：経気管支肺生検，VATS：ビデオ下胸腔鏡手術，OLB：開胸肺生検
(文献1を改変)

しばしば牽引性気管支拡張所見が加わる。COPは非区域性に広がる浸潤影を特徴とする。呼吸機能検査では，IIPsは通常，拘束性換気障害(肺活量の低下)と拡散障害(一酸化炭素肺拡散能〈D_{LCO}〉の低下)を呈し，軽症例では拡散障害のみが顕在化する。

●診断 IIPsの確定診断は，フローチャート(図11-1-3)を参考に，臨床所見，画像所見，病理所見を総合して行う。仮に画像所見や病理所見がいずれかのIIPs病型に合致している場合であっても，過敏性肺炎，膠原病肺など，原因・基礎疾患の明らかなびまん性肺疾患の可能性を除外せずにIIPsと確定診断してはならない。IPFでは，HRCT所見が典型的であり，かつ4項目(50歳以上，緩徐な発症，3カ月以上の経過，両側肺野の捻髪音)中3項目を満たせば，臨床的にIPFと診断してよい。しかし，IPFに典型的

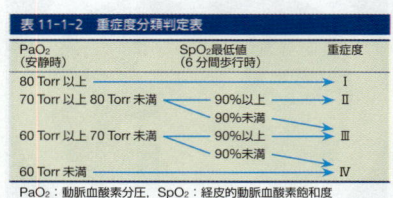

表 11-1-2 重症度分類判定表

PaO_2（安静時）	SpO_2最低値（6分間歩行時）		重症度
80 Torr 以上			I
70 Torr 以上 80 Torr 未満	90%以上		II
	90%未満		
60 Torr 以上 70 Torr 未満	90%以上		III
	90%未満		
60 Torr 未満			IV

PaO_2：動脈血酸素分圧，SpO_2：経皮的動脈血酸素飽和度
(文献1を改変)

表 11-1-3 IIPs の薬物療法概要

推奨される治療法の選択肢	病型別の推奨治療法	
(1)ピルフェニドン(IPF限定)	IPF	
(2)ステロイド単独	安定期	(1)and/or(3)and/or(5)
(3)ステロイド・免疫抑制剤併用	急性増悪時	(4)軽快後(3)へ移行
(4)ステロイドパルス療法，または，ステロイド連日静注法	fNSIP	(3)>(2)
(5)N-アセチルシステイン吸入	cNSIP	(2)
(6)禁煙	COP	(2)
	AIP	(4)軽快後(3)へ移行
	DIP	(5)and/or(2)
	RB-ILD	(5)and/or(2)
	LIP	(2)or(3)

*：免疫抑制剤には，シクロスポリン，アザチオプリン，シクロホスファミドのいずれかを使用(保険適用外)

でない所見を伴う場合には，除外診断のために気管支肺胞洗浄（BAL）と経気管支肺生検（TBLB）が必要であり，また，胸腔鏡を用いての外科肺生検（ビデオ下胸腔鏡手術（VATS））を施行し確定診断を得ることもある．

重症度診断は動脈血ガス分析の動脈血酸素分圧（PaO_2）と6分間歩行試験時の経皮的動脈血酸素飽和度（SpO_2）最低値をもとに分類する（表11-1-2）．

■ **治療と薬理メカニズム** 日常管理の注意点として，禁煙を徹底させ，感染防止策として，うがい・手洗い，インフルエンザ・肺炎球菌ワクチン接種をすすめる．DIPは禁煙だけで改善することがある．IPFにかぎり，稀少疾患治療薬ピルフェニドンの経口投与が推奨されている．その他にステロイド，免疫抑制剤，N-アセチルシステイン（NAC）などが用いられる（表11-1-3）．なお，ステロイドの投与量と投与期間は病型と重症度によってさまざまであり，使用前に専門書でその詳細を確認する必要がある．症状に応じ対症的に鎮咳薬，去痰薬などを投与する．低肺機能の場合，在宅酸素療法が必要である．特定疾患申請手続きにより医療費の公費助成を受けることができる．

■ **経過・予後** 病型によって異なる．IPFの大半は50歳以降に発症し，平均生存期間は約5年である．その3大死因は，急性増悪（40%），原病の悪化による慢性呼吸不全（25%），肺癌の合併（10%）である．NSIP，COP，DIP，RB-ILDの予後は，確定診断例が少ないため不明である．AIPはきわめて重篤であり，致死率60〜90%である．

【高橋 弘毅】

参考文献
1) 日本呼吸器学会びまん性肺疾患診断・治療ガイドライン作成委員会編：特発性間質性肺炎診断と治療の手引き 改訂第2版，南江堂，2011

2 塵肺症

■ **定義・概念** 粉塵を長期にわたり吸い続けると，肺内で線維増殖性変化が起こり，肺がかたくなり呼吸が困難になってくる．これが塵肺（pneumoconiosis）であり，わが国最大の職業病である．塵肺は，肺内に沈着した粉塵に対する生体の組織反応により引き起こされるため，粉塵曝露から離れても病変の進展がみられる不可逆的な疾病である．

1960年に制定された「じん肺法」では，「じん肺とは粉じんを吸入することによって肺に生じた線維増殖性変化を主体とする疾病」と定義されている．

粉塵には無機粉塵と有機粉塵があるが，ここでは，そのほとんどを占める無機粉塵による塵肺症を中心に概説する．

■ **疫学** わが国の粉塵作業従事者は1975年をピークに減少しているが，それでも現在約45万人いる．じん肺健康診断による有所見者数，新規有所見者数は1980年の4万2,387人，6,842人に対し，2008年には4,752人，244人と著減している（厚生労働省統計）．しかし，中小零細企業の労働安全衛生の遅れなど，患者数は過小評価されている可能性がある．また，アスベスト（石綿）によると推測される胸膜中皮腫の患者は年々増え続けており，2005年の中皮腫による死亡は911人と，1995年の倍近くになっている．アスベストはビルなどの建築工事において保温断熱の目的

表11-2-1 主な原因物質と疾患，職種名

原因物質	疾患名	職種・職場・作業
石炭	炭坑夫塵肺	炭鉱
遊離珪酸	珪肺	鉱山，隧道（トンネル）工事，窯業
炭素	炭素肺	炭素製造工場
	黒鉛肺	黒鉛，電極工場
珪酸化合物		
アスベスト	アスベスト肺	建設業，アスベスト鉱山，自動車工場
滑石（タルク）	滑石（タルク）肺	採石，ゴム工場
珪藻土	珪藻土肺	珪藻土工場
セメント	セメント肺	建設業
珪酸，コバルト，クロム	歯科技工士塵肺	歯科技工士
酸化鉄ヒューム	溶接工肺	電気溶接，造船業
アルミニウム	アルミニウム肺	アルミニウム粉末製造工場
ベリリウム	ベリリウム肺	ベリリウム精錬，原子炉製造
セリウム，ランタン	レアメタル肺	オフセット印刷業
酸化インジウム	インジウム肺	液晶基盤製造

1）塵肺は原因物質ごとに疾患名がついている
2）わが国では現在，鉱物の切削，金属などの研磨，アスベスト取り扱いなど24作業が粉塵作業と定められている

で吹きつけられていたが，1975年に原則禁止された．その後も，スレート材，ブレーキライニングやブレーキパッド，防音材，断熱材，保温材などで使用されたが，2006年9月に限り，製造・使用等が禁止されている．アスベストの輸入が最も多かったのは1960〜2000年にかけてであり，アスベスト吸入から中皮腫の発症まで約40年間かかることを考えると，中皮腫は今後ますます増加する可能性がある．

■ **病因・病態生理と分子メカニズム** 鉱山や炭鉱ではじまった無機粉塵による塵肺に加え，現在はさまざまな職場で塵肺が発生している．歯科技工士にみられる塵肺[1]-[3]や，綿ほこりや線香の原料（木の皮や葉）などの有機粉塵による塵肺も注目されている．水に溶けない，あるいは溶けにくい粉塵は塵肺を起こす可能性がある．

粉塵の種類

無機粉塵には，鉱物（遊離珪酸を含有する岩石や土，アスベストなど種々の珪酸化合物），金属（アルミニウム，鉄），炭素化合物などがある．原因物質と職種を表11-2-1に示す．

代表的な塵肺は，珪肺とアスベスト，またはアスベスト（石綿）肺である．

粉塵は，長く空中に滞留し，呼吸に伴い気道・肺に侵入する（通常直径10μ以下）．比較的粒子の大きなものは鼻化や気管支などに付着し痰となって体外に排出されるが，微細な不溶性・難溶性の粒子（粉塵）は肺の奥深く肺胞にまで入り込み，そこに沈着し，肺胞上皮や気道上皮を傷害し，あるいは肺胞マクロファージに食食され，サイトカインの放出，炎症細胞の活性化，線維芽細胞誘導，肉芽腫形成，線維化をきたし，その終末像として塵肺が残る．

塵肺の病理組織変化

塵肺の基本的な病理組織像は，肺の線維増殖性変化であるが，原因となる粒子の質と量によって線維化のタイプが異なる．強い線維化によって線維化巣や結節が形成される場合と，軽度な線維化が間質にびまん性に生じる場合があ

る。前者の代表が珪肺であり、後者の代表がアスベスト肺である。線維化の進展に伴って、局所の肺気腫、細気管支病変が生じ、細菌感染も容易に併発する。感染を併発すれば気管支炎、気管支拡張症を起こす。進行すると換気血流比不均等、拡散障害によって低酸素血症となり、さらに肺血管床の減少から肺高血圧症が生じ、右心不全から肺性心にいたることがある。これら肺の変化は結核、真菌症の母地となる。結核を合併すると予後が悪い。

アスベストによる病変

アスベスト（石綿）は、天然に産する繊維状珪酸塩鉱物で、「せきめん」「いしわた」と呼ばれる。アスベストは、そこにあること自体がただちに問題なのではなく、飛び散ること、吸い込むことが問題となるため、労働安全衛生法や大気汚染防止法、廃棄物の処理及び清掃に関する法律などで予防や飛散防止等がはかられている。

アスベスト肺はアスベスト曝露開始から10年以上経過して所見が現れる。高濃度のアスベスト曝露で起こり、一般環境曝露による発症例はこれまでに報告されていない。一方、中皮腫の発生の危険はアスベストの累積曝露量が多いほど高くなるが、アスベスト肺と違い低濃度でも危険性はあり、職業的な曝露だけでなく、近隣曝露による発症もある。

▶ 臨床症状

粉塵職歴の有無

塵肺の診断は、まず粉塵作業の職歴の有無について問診することからはじまる。

自覚症状：初期にはほとんど症状がない。呼吸器症状が出るのは進行してからである。最も多い症状は咳、痰、呼吸困難、動悸、全身倦怠感などである。労作時呼吸困難は呼吸機能障害を示す重要な所見である。じん肺法の呼吸困難度はHugh-Jones分類を基礎としている（**表11-2-2**）。

呼吸器感染症にかかりやすく、病状悪化の原因になる。結核、肺癌、気胸などの合併症がみられることもある。微熱は結核などの合併を、胸痛は胸膜病変や癌の発症を、突然の呼吸困難は気胸を疑う。

他覚症状：主に、視診と聴診による。

- **視診** 塵肺の進展に伴って動脈血中の酸素分圧が低下する。毛細管血の還元ヘモグロビン量が増加すると口唇チアノーゼやばち指が出現する。
- **聴診** 呼吸音の減弱や、水泡・捻髪音が聴取されることがある。アスベスト肺では、早期から両肺底部に捻髪音が聴取される。

▶ 検査成績／診断

胸部X線検査

塵肺の胸部X線所見は、粒状影や不整形陰影（間質影）などの小陰影と直径1cm以上の大陰影である。これらの所見を用いてX線を分類する。CTは分類に用いない。

肺機能検査

じん肺法に基づく肺機能検査の判定基準が2010年7月より一部変更となった[4]。

肺機能検査の診断フローチャートを**図11-2-1**に示す。

- **一次検査** スパイロメトリーにより、拘束性換気障害の指標として%肺活量（%VC）、閉塞性換気障害の指標として1秒率（FEV₁%）、%1秒量（%FEV₁）を測定し、「著しい肺機能障害」があるかどうか判定する。肺活量

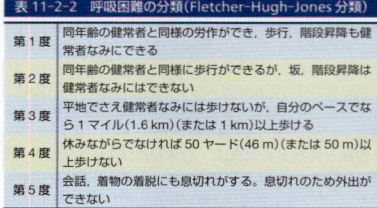

表11-2-2 呼吸困難の分類（Fletcher-Hugh-Jones分類）

第1度	同年齢の健常者と同様の労作ができ、歩行、階段昇降も健常者なみにできる
第2度	同年齢の健常者と同様に歩行ができるが、坂、階段昇降は健常者なみにはできない
第3度	平地でさえ健常者なみには歩けないが、自分のペースでなら1マイル（1.6 km）（または1 km）以上歩ける
第4度	休みながらでなければ50ヤード（46 m）（または50 m）以上歩けない
第5度	会話、着物の着脱にも息切れがする。息切れのため外出ができない

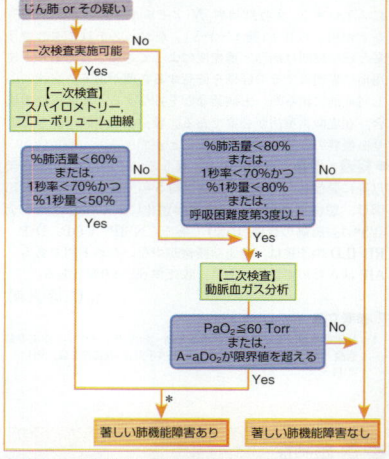

図11-2-1 肺機能検査の診断フローチャート[4]
PaO₂：動脈血酸素分圧、A-aDO₂：肺胞気-動脈血酸素分圧較差
*：肺機能検査の結果および二次検査の実施の判定にあたっては、X線写真像、過去の検査結果、他の所見などをふまえて医師の総合的評価による判定を必ず行うこと

（VC）、1秒量（FEV₁）の正常予測値としては、2001年に日本呼吸器学会が提案した予測式を用いる。

- **二次検査** 一次検査で「著しい肺機能障害」があると判定されなかったが「著しい肺機能障害」が疑われる場合、二次検査として動脈血ガス分析を実施する。
- 注：以下の場合、肺機能障害と判定する。
  - %VCが60%未満の場合
  - FEV₁%が70%未満、かつ、%FEV₁が50%未満である場合
  - %VCが60%以上80%未満である場合
    1) FEV₁%が70%未満であり、かつ、%FEV₁が50%以上80%未満である場合、または、2) 呼吸困難度（**表11-2-2**）が第3度以上で、動脈血酸素分圧（PaO₂）が60 Torr以下であること、または、肺胞気-動脈血酸素分圧較差（A-aDO₂）が「限界値」[5]を超えること

※最終的に肺機能障害の程度を判断するには、粉塵作業歴、X線像、既往歴や過去の健康診断の結果、自覚症状

や臨床所見，その他の検査などを含めて医師が総合的に判断する．

合併症
現在，次の6つの呼吸器疾患が合併症に指定され，じん肺法で補償対象になっている．①肺結核，②結核性胸膜炎，③続発性気胸，④続発性気管支炎，⑤続発性気管支拡張症，⑥原発性肺癌．
* 注：アスベスト肺はもちろん，他の塵肺でも肺癌を合併する頻度が高いことから，2002年11月より，塵肺有所見者に合併した原発性肺癌を合併症として労災補償の対象とすることになった．

■ 治療
塵肺に罹患した肺をもとの健康な肺に戻す治療法はない．治療の原則は障害された心肺機能を改善して，続発症や合併症を予防，あるいは治療することにある．

安定期には急性増悪防止のための生活指導やインフルエンザ予防接種などが行われる．結核の合併，特に多剤耐性菌への注意が重要である．合併症の早期発見などの健康管理も重要である．

- **自覚症状の軽減** 鎮咳薬，去痰薬，気管支拡張薬の投与，必用に応じてステロイド．
- **呼吸器感染症の予防と治療** インフルエンザワクチン，肺炎球菌ワクチンの接種，抗生物質の投与．
- **呼吸不全の治療** 酸素吸入，在宅酸素療法の導入，人工呼吸器の使用．
- **呼吸リハビリテーション** 腹式呼吸法の訓練など．
- **日常の健康管理** 悪性腫瘍発生や肺機能低下の面からも禁煙をすすめることが重要である．

■ 予防
1. 職業環境中の粉塵を極力減少させることが，最も本質的な予防対策である．
2. 防塵マスクなどの着用により曝露を減らす作業管理も必要である．
3. 粉塵曝露をどのくらいに抑えれば塵肺の発生を防止できるかは，粉塵の線維化を起こす強さによって異なり，日本産業衛生学会が勧告している許容濃度が参考になる．

■ 経過・予後
現在，粉塵職場における環境改善は著しく，今後は新規の塵肺患者の発生は大幅に抑制されることが期待される．しかし，塵肺は，粉塵曝露を離れても病変の進展がみられるので，当面，塵肺は職業性疾患において重要な位置を占めるものと思われる．

予後は，重症度，合併する疾患などにより異なる．診断能力の向上および治療法の進歩（在宅酸素療法の導入，呼吸リハビリテーション・手術などの塵肺患者の集学的治療の充実）は，塵肺患者の生活の質（QOL）を高めるのに役立っている．わが国成人男性の平均寿命と変わらないデータを出している施設もある．

じん肺健康診断による健康管理
じん肺法では，粉塵作業従事者に対し，じん肺健康診断が義務づけられている．塵肺のない者は3年に1回，塵肺がある者は毎年1回行う．健康診断項目は，①粉塵作業歴の調査，②胸部X線直接撮影検査，③胸部臨床検査（既往歴，自覚症状を含む），④肺機能検査，⑤合併症に関する検査．結果に応じて種々の事後対応が行われる．治療

の対象となる場合は労災保険で補償される．

【石井 彰】

◆参考文献
1) Silzbach LE : The silicosis hazard in mechanical dentistry. JAMA 16 : 1116-1119, 1939
2) Ollagnier C et al : Une observation de silicose chez un mecanicien dentist. Arch Mal Prof 23 : 385-386, 1962
3) 木村清延ほか：歯科技工士にみられた塵肺症の1例．日本災害医学会会誌 43 : 609-612, 1995
4) じん肺健康診断の肺機能検査及び検査結果の判定等の取扱について：じん肺法施行規則及び労働安全衛生規則の一部を改正する省令（平成22年厚生労働省令第82号）
5) 労働省安全衛生部労働衛生課編：じん肺診査ハンドブック 昭和54年改訂，1979

3 放射線肺炎，薬剤性肺炎

放射線肺炎

▶ 定義・概念
肺癌や乳癌，食道癌などの治療として放射線照射を行った際に，照射肺を中心に間質性肺炎が起こりうる．放射線感受性が高い臓器であり，通常，照射終了の数週後より咳などの症状，引き続いて間質性陰影が出現し，不可逆の線維化にいたる．時期によりおおまかに2つに大別され，照射開始から1〜8カ月後に自覚症状とスリガラス様陰影などの肺陰影を呈し，急性の炎症反応として生ずる肺臓炎と，照射開始の3カ月以降に起こる肺線維症があり，前者から後者に移行する．

▶ 疫学
照射線量の総量が増加するほど発症率は高まる．総量が40 Gyを超えると発症しやすい．症状を伴う放射線肺臓炎・肺線維症の発症率は，45 Gy未満で6％，45〜54 Gyで9％，55 Gy以上で12％といわれている．

既存の肺疾患が放射線肺臓炎の発症を高めることが知られており，慢性閉塞性肺疾患（COPD），塵肺，陳旧性肺結核，特発性肺線維症は危険因子となる．高濃度酸素も肺臓炎発症を促進する．化学療法も放射線障害を強めることが知られており，放射線と化学療法を併用する場合には，放射線感受性への影響の少ない薬剤を化学療法に選択する配慮が必要となる．

▶ 病因・病態生理と分子メカニズム
放射線照射は肺の構成細胞において化学反応や傷害を引き起こす．DNA，細胞質，細胞膜の傷害や，フリーラジカル産生を生じる．特に傷害されやすいのはⅡ型肺胞上皮細胞，血管内皮細胞，肺胞マクロファージである．傷害細胞からは腫瘍壊死因子α（TNFα），トランスフォーミング増殖因子β（TGF-β），血小板由来増殖因子（PDGF），インスリン様増殖因子Ⅰ（IGF-Ⅰ）などのサイトカインが産生され，リンパ球，好中球，単球を局所に動員・活性化させ，組織での炎症が進展する．間質で増殖する線維芽細胞からコラーゲン産生が亢進し，線維化が形成される．

サイトカインのうちでも炎症の早期からTNFαが関与し，線維化進展にはコラーゲン産生誘導作用のあるTGF-βおよびPDGFが重要と考えられるが，その他にもさまざまな因子が局所で作用を発揮しており，組織の炎症および線維化の形成に関与している．

▶ 臨床症状
初期の臨床症状として，発熱，乾性咳，呼吸

困難がみられ，喀痰は通常伴わない。これらの症状は，肺陰影の出現に相前後して生じるが，肺陰影がみられても無症状のことも珍しくない。呼吸困難は，労作時にのみ生ずることが多いが，安静時にも生じ，呼吸不全にまで進展していく重篤なものもある。肺炎や線維化の広がりや進行度はさまざまであり，症状がなくても聴診では病変部において呼気終末にcracklesを聴取する。照射野にみられる皮膚の発赤や色素沈着も観察しておく。

▶**検査成績** 胸部X線およびCTではスリガラス様陰影，浸潤影を認めるが，これらの陰影の範囲が放射線照射部位に一致していることが放射線肺炎の診断に有用である（**図11-3-1**）。ただし，照射部位の全域が均一な陰影を呈するとはかぎらない。陰影の進行により，陰影濃度は増強し，収縮して容積減少，網状影を呈するようになる。肺葉や区域には一致しない陰影分布を確認するためにはCT検査が有用である。一部の例で照射野を越えて陰影が広がることがあり，重症化の徴候として重要である。

呼吸機能検査では，陰影の広がりに応じて肺活量減少，拡散能低下がみられ，動脈血ガス分析で動脈血酸素分圧（PaO_2）の低下，肺胞気-動脈血酸素分圧較差（$A-aDo_2$）の開大がみられる。

血液検査では，白血球数，赤血球沈降速度（ESR），C反応性蛋白（CRP）が軽度上昇するとともに，乳酸脱水素酵素（LDH），KL-6，SP-D，SP-Aが上昇することが多い。放射線照射を開始する前に血算や一般生化学検査に加えて，KL-6，SP-D，SP-Aも検査しておくことで比較に役立つ。

▶**診断** 症状の経過（放射線照射中または照射後に出現する乾性咳，発熱，呼吸困難），肺陰影，血液検査や呼吸機能検査の所見から診断は容易である。無症状の例も多いので，胸部X線で定期観察して，症状あるいは陰影の出現時には胸部CTを追加する。

▶**治療と薬理メカニズム** 症状がなく，陰影が照射範囲内にとどまっている場合は，治療は特に必要ない。軽度の症状に対しては，鎮咳薬，解熱薬といった対症療法を行う。強い症状，明らかな呼吸機能低下，呼吸不全への進行，照射外に広がる陰影の出現に対しては副腎皮質ステロイド（投与量の目安としてプレドニゾロン0.5～1 mg/kg）を投与し漸減する。早い進行に対してはステロイドパルス療法を行うこともある。

▶**経過・予後** 多くの例では，症状はあっても軽度にとどまり，肺陰影は照射範囲内に限定しており，予後はよい（放射線照射を必要とした原疾患のほうが予後を規定する）。しかし，一部の例で肺陰影が広範に拡大したり急性呼吸促迫症候群（ARDS）を併発することがあり，大量のステロイドを投与しても予後不良のことがある。炎症の時期を過ぎて線維化にいたった病変については，治療効果を得ることは難しい。

薬剤性肺炎

▶**定義・概念** 医薬品が適切に選択され，適切に投与されたにもかかわらず，本来の投与目的とは異なる有害な反応が生じることを有害薬物反応（adverse drug reaction）と呼び，そのうち肺に生じたものを薬剤性肺障害と称する。欧米ではdrug-induced lung diseasesと呼ぶことが多く，臓器毒性を介して障害が発生したと考えられる場

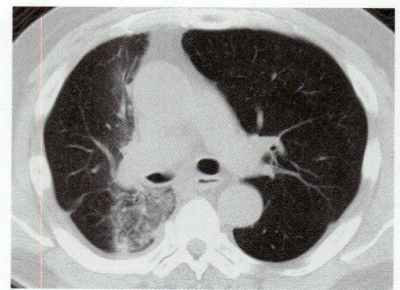

図 11-3-1　放射線肺炎の胸部CT像
（著者自験例）

合はtoxicosisやinjuryの用語を用いることもある。国内では，発症機序を毒性作用に限定しないよう薬剤性肺障害，あるいは通称として薬剤性肺炎（間質性肺炎の画像所見を示すときに用いることが多い）と呼んでいる。

間質性肺炎やARDS/ALIといった病型をさすことが多いが，広い意味では，アスピリンや酸性非ステロイド性抗炎症薬（NSAIDs）による気管支喘息発作（アスピリン喘息）や薬剤性の胸膜炎も薬剤性肺障害に含まれる。

▶**疫学** 薬剤ごとに肺障害の発症頻度や病型が異なり，時代によって使用される薬剤も変化していくことから，人口10万人（あるいは特定の疾患保有者）中の有病率といった考え方は実情になじまない。薬剤投与を受けた患者中の発症率として提示されるのが普通であり，たとえば分子標的薬ゲフィチニブでは2～5％といわれている。

薬剤による肺障害の発症を高める危険因子や増悪に寄与する因子が知られている。薬剤ごとに異なるのであるが，おおまかに共通するものとしては高齢，既存の肺疾患（間質性肺炎など），酸素投与，放射線照射，抗腫瘍薬の多剤併用などがある。投与量や期間，投与法（間欠的投与か連続投与か，内服か注射か，など）では肺障害の起こりやすさに一定の傾向はないようだが，一般に長年使用している薬剤が急に肺障害を起こしはじめることは少ない。1日投与量が肺障害の発症率に大きく関与する薬剤（例：アミオダロンは400 mg/日以上で発症率が高まる），投与総量が重要な薬剤（例：ブレオマイシン）もある。メトトレキサート（MTX）では，糖尿病，低アルブミン血症，関節リウマチの肺胸膜病変合併，以前の抗リウマチ薬投与歴，高齢などが危険因子であるが，そのうち糖尿病はオッズ比35.6，低アルブミン血症はオッズ比19.5と特に関与が大きい。

ゲフィチニブにおいては，知られている発症危険因子として男性，喫煙歴，既存の肺線維症や間質性肺炎の存在，化学療法歴，全身状態不良があげられており，これら各因子は発症した患者における予後不良にも関連している。投与開始から数週間で肺障害が発症しやすく，早期に発症するほど，肺障害が生じた場合の予後が悪いとされている。

薬剤性肺炎の発症率に対しては人種差も影響しており，特にゲフィチニブにおいて，欧米白人の肺障害の発症率は日本人に比べて1/6～10にとどまっている。

▶**病因・病態生理と分子メカニズム** 薬剤性肺炎の病

表 11-3-1 薬剤性肺障害の主な原因薬剤

ARDS/ALI, 非心原性肺水腫, AIP	MTX, GEM, ビンカアルカロイド, ゲフィチニブ, BLM, BCNU, CPA, Ara-C, インフリキシマブ, レフルノミド, アミオダロン, NFT, 金製剤, アスピリン, HCTZ, β刺激薬, モルヒネ, ヘロイン, 小柴胡湯, BCG, GM-CSF, 血液製剤（TRALI：輸血関連急性肺障害）
IPF, 肺線維症, 慢性間質性肺炎, UIP	NFT, アミオダロン
NSIP	MTX, クロラムブシル, NFT, BCNU, BUS, アミオダロン, D-ペニシラミン, NFT, 金製剤, SASP, 小柴胡湯, IFN
特発性器質化肺炎, OP	BLM, CPA, MTX, 金製剤, MINO, セファロスポリン, NFT, カルバマゼピン, アミオダロン, D-ペニシラミン, IFN-α, L-トリプトファン, SASP, コカイン
EP	BLM, MTX, 金製剤, NFT, アミオダロン, カプトプリル, L-トリプトファン, PHT, ヨード系造影剤, 抗菌薬（セフェム系, ペニシリン系, MINO）, アセチルサリチル酸, パラアミノサリチル酸, 抗ロイコトリエン薬, カルバマゼピン, クロルプロバミド, PTU, D-ペニシラミン, SASP
HP, 肉芽腫性間質性肺疾患	MTX, 金製剤, 小柴胡湯, アセチルサリチル酸, SASP, 抗菌薬（セフェム系, ペニシリン系, MINO）, NFT, D-ペニシラミン, BCG
肺水腫	Ara-C, GEM, MTX, CPA, コデイン, ヘロイン, アスピリン, HCTZ, 三環系抗うつ薬
capillary leak syndrome（毛細血管漏出症候群）	IL-2
肺胞出血	化学療法薬（BLM, BCNU, CPAなど）, アミオダロン, コカイン, NFT, 抗凝固剤, 血栓溶解薬
気管支喘息	β遮断薬, ACE阻害薬, アスピリン, NSAIDs, コハク酸エステル型の水溶性ステロイド薬, 吸入による気管支攣縮（気管支拡張薬, リレンザなど）, 抗菌薬（ペニシリン系, セフェム系）, 筋弛緩薬（スキサメトニウム）, ヨード系造影剤, クロルプロマジン
BO	D-ペニシラミン, SASP, 金製剤, 骨髄移植後, 健康食品（アマメシバ）
ANCA（抗好中球細胞質抗体）関連血管炎（肺胞出血）	PTU, カルビマゾール, ヒドララジン, MMC, ペニシリン系抗菌薬, SASP
肺高血圧症	食欲抑制剤（アミノレックス, フェンフラミン）, L-トリプトファン, コカイン, メタアンフェタミン
PVOD	BLM, CPA, ETP, MMC
胸膜炎	β遮断薬, アミオダロン, BLM, PCZ, MTX, CPA, DCT, MINO
好酸球を伴う胸水貯留	VPA, PTU, NFT, ダントロレン, メサラミン
薬剤性ループス	ヒドララジン, プロカインアミド, INH, メチルドパ, ペニシラミン, キニジン, PHT

ARDS/ALI：急性呼吸促迫症候群/急性肺損傷, AIP：急性間質性肺炎, IPF：特発性肺線維症, UIP：通常型間質性肺炎, NSIP：非特異性間質性肺炎, OP：器質化肺炎, EP：好酸球性肺炎, HP：過敏性肺炎, BO：閉塞性細気管支炎, PVOD：肺静脈閉塞病, MTX：メトトレキサート, GEM：ゲムシタビン, BLM：ブレオマイシン, BCNU：ニトロソウレア, CPA：シクロホスファミド, Ara-C：シタラビン, NFT：ニトロフラントイン, HCTZ：ヒドロクロロチアジド, GM-CSF：顆粒球マクロファージコロニー刺激因子, BUS：ブスルファン, SASP：サラゾスルファピリジン, IFN：インターフェロン, MINO：ミノサイクリン, PHT：フェニトイン, PTU：プロピルチオウラシル, IL-2：インターロイキン2, ACE：アンジオテンシン変換酵素, NSAIDs：非ステロイド性抗炎症薬, MMC：マイトマイシンC, ETP：エトポシド, PCZ：プロカルバジン, DCT：ドセタキセル, VPA：バルプロ酸, INH：イソニアジド
（文献1を引用）

型のうち、最も多いのは間質性肺炎である。おおまかに細胞障害機序による場合と、免疫細胞の賦活化による場合がある。細胞障害機序については、抗腫瘍薬などによる細胞傷害が発端となる。たとえば、ブレオマイシンではFe^{2+}やCu^{2+}と複合体を形成しており、酸化還元反応の結果、活性酸素（reactive oxygen species）が産生される。核内で活性酸素が生ずるとDNAが傷害され、細胞死にいたることになる。抗腫瘍薬は各々の作用により腫瘍細胞の傷害をもたらすが、同じ作用を通じて正常細胞、特にⅡ型肺胞上皮細胞の傷害も生ずる。抗腫瘍薬を繰り返し投与すると、薬剤感受性の高い増殖期に抗腫瘍薬に曝露される正常細胞の比率が増加し、広範な影響が生ずると考えられる。表11-3-1に示すとおり、肺障害の病型はさまざまであるが、抗腫瘍薬と抗腫瘍作用とは無関係の薬剤の両方があげられたい病型が多く、臨床現場で原因薬剤の推定は容易ではない。

免疫細胞の賦活化による肺障害については、薬剤を長く投与していなくても、初回投与あるいは数回投与後に発病がみられることがある。典型的な例として薬剤性の好酸球性肺炎（eosinophilic pneumonia）がある。Th2リンパ球が抗原提示細胞からの抗原提示で活性化されてインターロイキン5（IL-5）を放出し好酸球の増加を促すとともに、なんらかの機序により好酸球が肺に集積して好酸球性肺炎を引き起こす。好酸球の組織集積の一部には、肺胞マクロファージ、内皮細胞、上皮細胞などから産生されるケモカイン、特にeotaxinが持つ好酸球遊走活性がかかわっていると考えられる。好酸球は顆粒中に多くの組織障害性物質を蓄えており、その放出を通じて組織炎症が惹起される。リンパ球や好酸球はステロイド感受性が高く、ステロイド全身投与により好酸球性肺炎は鎮静化する。

近年分子標的薬が数多く登場してきたが、作用が標的分子に限定的かつ強力であり、肺障害の報告も増加傾向にある。従来の薬剤とは発症機序は異なると考えられ、肺障害の機序解明が望まれる。

● 臨床症状・検査成績 薬剤性肺炎に特有の症状はないが、息切れ・呼吸困難、乾性咳、発熱の訴えがあって、病歴上なんらかの疾患で投薬を受けている場合には、薬剤性肺炎の可能性を念頭におくことが重要である。サプリメントや栄養食品も考慮して、投与歴と症状の経過を詳細に聴取する。発熱は伴うとはかぎらないが、高熱が生ずるとしても悪寒はなく、無熱時には体調は比較的保たれている点が感染症の発熱との違いである。ばち指はまれである。胸部の聴診では、間質性肺炎であればfine crackles（velcro

ラ音)を聴取する。

血液検査では,肺障害の背景メカニズムにより多彩な所見を認めるが,異常がみられないこともある。炎症所見CRP, ESR,白血球数や好酸球数, LDHは特に重要であるが,間質性肺炎を呈する場合はKL-6, SP-D, SP-Aも重要である。胸部X線で異常影は両側にみられることが多く,陰影の性状を詳細に評価するためにはCT,できれば高分解能CT(HRCT)が必要である。間質性肺炎においてX線所見では両側性のスリガラス様陰影や浸潤影がみられ, CT所見では小葉間隔壁の肥厚を伴うスリガラス様陰影や牽引性気管支拡張を伴うconsolidationを呈する。病変が進行すると肺線維化が進行する。一般に非特異性間質性肺炎(NSIP)や特発性器質化肺炎(COP)の画像所見をとることが多いが,まれに通常型間質性肺炎(UIP)パターンの画像もみられることがある。

薬剤投与開始後に週〜数か月間(時には数年)経過してから発症し,原因薬剤を続けているかぎり症状は悪化していく。表11-3-1に示すとおり,薬剤により起こりやすい肺障害の型が知られている。

■**診断** 薬剤性肺炎を疑ったら,画像検査,臨床検査,鑑別診断の検査(真菌感染や異型肺炎など)を進める。特に感染症の鑑別は治療方針としてのステロイドの適応およびリスクにかかわるため重要である。表11-3-1に示す薬剤と起こりやすい肺障害の病型も参考にする。服薬歴,薬剤と病型の組み合わせ,鑑別疾患の除外,臨床経過(薬剤中止で改善するか),再投与されていた場合の再現性から診断の確からしさを判断する。リンパ球刺激試験(LST)は,患者リンパ球と薬剤を混合してリンパ球増殖を^{3}H取り込みで判定するものであり,数値で結果が出る(薬剤を加えない場合の取り込みに対する100分率で表示180%(80%増加)以上を陽性とする)ため,頼りがちだが実際には偽陽性,偽陰性の問題が多く,診断根拠とするには難しいことが多い。

画像所見としてはX線およびCTで間質性肺炎,好酸球性肺炎,気道病変,胸膜病変といったさまざまなパターンをとりる。診断に苦慮する場合には呼吸状態さえ許せば気管支鏡検査による気管支肺胞洗浄(BAL),経気管支肺生検(TBLB)を行うのが望ましい。気管支鏡検査は感染症の除外にも有用である。BALで好酸球が著増していれば好酸球性肺炎が考えられ,増加がなければ好酸球性肺炎は否定できる。過敏性肺炎パターンではリンパ球の増加がみられ, CD4/CD8比が低下することが多い。びまん性肺胞障害(DAD)のタイプではBALにて好中球やⅡ型肺胞上皮細胞を認める。肺胞出血ではBALを行う間に血性の色調が徐々に明瞭になるとともに気管支肺胞洗浄液(BALF)の細胞診でヘモジデリン食食マクロファージがみられる。肺組織検査(胸腔鏡下肺生検)ではDAD, NSIP, UIP,器質化肺炎(OP)の像を診断することができ,きわめて有用であるが,薬剤性と診断するためには病歴情報と突きあわせなければならない。最近では,ゲフィチニブやリウマチ薬レフルノミドによるDADが国内で報告され,社会的にも注目された。

薬剤負荷試験は陽性であれば診断確定となるので有用ではあるが,施行できる場面はかぎられる。近年発刊されているガイドラインではミノサイクリンによる肺障害における負荷試験の方法と判定基準が掲載されている。

■**治療と薬理メカニズム** 治療は,原因薬の中止が必須であり,病勢が強ければ副腎皮質ステロイドを投与する。好酸球性肺炎およびNSIP, およびOPのうちで炎症の強い病態にはステロイドが著効する。線維化の強い病態,特にDADやNSIPの線維化主体型(Ⅲ型)では効果は得られにくい。しかしながら,治療薬として他に中心的な薬剤がないことから,病勢が特に強く呼吸状態の悪化を止めない場合はステロイドパルス療法を行うこともある。免疫抑制剤の投与も考慮されるが,必要となることは少ない。

■**経過・予後** 早期に診断し適切な対処(原因薬中止と必要であればステロイド投与)を行うことが予後にも影響する。免疫系の賦活を介する炎症主体の病態は比較的予後はよいが,細胞障害性薬剤を原因とする肺障害は,治療薬の効果が十分に得られず肺機能障害を残したり,生命予後も悪くすることもまれではない。

【山口 正雄】

■**参考文献**

1) 一ノ瀬正和:放射線肺炎・放射線肺線維症,内科学 第9版,杉本恒明ほか編, p717-718, 朝倉書店, 2007
2) Fraser RS et al : Irradiation. Diagnosis of Diseases of the Chest, edited by Fraser RS et al, p2592-2608, WB Saunders, 1999
3) Movsas B et al : Pulmonary radiation injury. Chest 111 : 1061-1076, 1997
4) 日本呼吸器学会薬剤性肺障害ガイドライン作成委員会編:薬剤性肺障害の評価,治療についてのガイドライン 呼吸器専門医,一般臨床医家に向けた情報提供と適切な対応を期待して,日本呼吸器学会,メディカルレビュー社, 2006
5) 間質性肺炎,重篤副作用疾患別対応マニュアル 第1集, p150-180, 日本医薬情報センター, 2007

12 肺循環の異常

1 肺血栓塞栓症

■**定義・概念** 肺血栓塞栓症(pulmonary thromboembolism : PTE)とは,肺動脈内に血栓が生じるか,肺動脈内に塞栓が詰まることにより肺動脈の血流障害が生じた状態である。原因の多くは塞栓により,主に骨盤内や下肢の深部静脈血栓症(deep venous thrombosis : DVT)で生じた血栓が遊離し,静脈血流を移動し肺動脈を塞栓する。塞栓子の多くが血栓であるが,非血栓性のものとして,脂肪塞栓,羊水塞栓,腫瘍塞栓やその他,空気,骨髄もあげられる。

■**疫学** わが国での年間症例数は約8,000例(2006年)であり,過去10年間で2倍以上となっており増加傾向にある。ただ欧米に比べ,わが国では少ない。人口100万人あたりに換算すると62人であり,米国の1/8程度である。男性より女性に多く,一般的には高齢者に発症しやすい。60〜70歳代にピークがある。

■**病因・病態生理と分子メカニズム** 肺血栓塞栓症の成因の主なものは,先行する深部静脈血栓症が急速に肺動脈に到達,塞栓するものであり,成因から考えれば肺血栓塞栓症は深部静脈血栓症の合併症であるともいえる。した

表 12-1-1 肺血栓塞栓症の原因

	後天性因子	先天性因子
血流停滞	長期臥床，長期間の座位（エコノミークラス症候群など），静脈瘤，肥満，妊娠，下肢ギプス包帯固定，下肢麻痺，うっ血性心不全	Kasabach-Merritt 症候群，鎌状赤血球貧血
血管内皮傷害および性状変化	静脈炎，血管炎（大動脈炎症候群，膠原病），骨盤内手術，外傷，糖尿病，抗がん剤使用時，血管造影，心臓カテーテル検査，中心静脈栄養，ペースメーカ，抗リン脂質抗体症候群	Kasabach-Merritt 症候群，ホモシスチン尿症，高ホモシスチン血症（MTHFR 変異），血管壁 tPA（組織型プラスミノーゲン活性化因子）放出障害
血液凝固能亢進および性状変化	ネフローゼ症候群，妊娠時，悪性腫瘍，血小板増加症，外傷，骨折，脱水，感染症，炎症性腸疾患，骨髄増殖性疾患，発作性夜間ヘモグロビン尿症，多血症，担癌状態，摘脾後，経口避妊薬使用時，女性ホルモン使用時，抗リン脂質抗体症候群など	1）血液凝固阻止因子の低下 　アンチトロンビンⅢ（ATⅢ）欠乏症，プロテインＣ（PC）欠乏症，プロテインＳ（PS）欠乏症，活性プロテインＣ抵抗症 2）線溶能低下 　低プラスミノーゲン血症，異常プラスミノーゲン血症，tPAインヒビター増加症 3）フィブリノーゲン血症 　異常フィブリノーゲン血症

がって静脈血栓塞栓症としての一つの連続した病態として考えられる。

深部静脈血栓症の成因として Virchow の 3 要因，すなわち①血流の停滞，②血管内皮傷害，③血液凝固能の亢進が重要とされている。これらの原因として先天性および後天性因子があげられている（表 12-1-1）。先天性因子としてはアンチトロンビンⅢ（ATⅢ）欠乏症，プロテインＣ（PC）欠乏症，ホモシスチン尿症などの遺伝性疾患があげられ，後天性因子の具体例として手術，悪性疾患，長期臥床，外傷，骨折，妊娠・出産や，近年長距離の飛行機旅行者数の増加に伴い注目されるようになったエコノミークラス症候群（ロングフライト症候群）などがあげられる。長時間にわたる固定姿勢解除後の起立・歩行時や排便・排尿時などに多く発症している。下肢の筋肉の収縮が開始され，筋肉ポンプの作用により静脈還流量が増加することで下肢や骨盤内静脈の血栓が遊離して発症することが推測される。

肺血栓塞栓症の主要な病態は，急速に出現する肺高血圧および低酸素血症である。肺高血圧は血栓塞栓による肺動脈の物理的な閉塞に加え，血栓より放出される血管作動物質と低酸素血症による肺血管攣縮であると考えられている[1]。

肺血管床の 25% 以上が閉塞すると肺動脈圧が上昇し，右室の後負担が増大するといわれている。肺高血圧に伴う右室負荷の増加により，三尖弁逆流を生じ右心拍出量は低下する。このことは左室前負荷の低下，心室中隔の左室側への圧排から左室拡張末期容量が減少し，左心拍出量の低下を引き起こし，血圧低下や循環ショックにいたる。低酸素血症は局所的な虚血低下などによる換気血流比不均衡が生じた結果と考えられる。

このような肺血栓塞栓症の急性期の病態を急性肺血栓塞栓症とし，急性肺血栓塞栓症発症後になんらかの原因で肺動脈内に血栓が残存，器質化した状態を慢性肺血栓塞栓症と呼んでいる。特に問題になるのは肺動脈内の器質化血栓により肺動脈の狭窄，閉塞が起こり肺高血圧を呈した状態で，慢性血栓塞栓性肺高血圧症（chronic thromboembolic pulmonary hypertension：CTEPH）と呼ばれている。肺梗塞の合併は 10～15% に生じ，肺動脈と気管支動脈の吻合部より末梢の閉塞で発症しやすい。この場合，肺組織は出血性壊死を起こす。

● **臨床症状** 突然の呼吸困難，頻呼吸で発症することが多く，呼吸困難感，胸痛，頻呼吸は，肺血栓塞栓症の 97% にみられ，肺血栓塞栓症の三主徴とされる。しかし，症状のみからは，他疾患との鑑別においても，感度特異度とも低い[2]。重症例では，失神，血圧低下がみられる。

身体所見では，頻呼吸，頻脈，頸静脈怒張，胸部聴診上Ⅱp成分の亢進，右室拍動などがみられる。肺梗塞の合併で，血痰，胸痛，発熱がみられる。

また，肺炎や心不全などが肺血栓塞栓症とともに存在し，前者の治療をしても臨床的に改善しないことがある。

● **検査成績** 深部静脈血栓症の存在のリスクや，肺血栓症の臨床的可能性（Wells スコアなど）を参考に，肺血栓塞栓症を疑うことが最も有効である。

血液検査，胸部Ｘ線，心電図などの検査は，肺血栓塞栓症の確定診断や除外診断は困難であるが，鑑別診断の有無を評価する一助となる[3]。

● **血液生化学検査** ELISA（固相酵素結合免疫測定法）による血漿Ｄダイマーが測定される。肺血栓ではない患者の 95% 以上はＤダイマーが正常（<500 ng/mL）であり，すなわち除外診断に有用である。しかし，Ｄダイマー測定も肺塞栓症に特異的ではなく，心筋梗塞，肺炎，敗血症，癌，手術後の患者や妊娠でも上昇することがあり，注意を要する。血液凝固能亢進の原因として，プロテインＣ減少，プロテインＳ減少，アンチトロンビンⅢ減少や，抗カルジオリピン抗体の有無をみる。その他，末梢血白血球や乳酸脱水素酵素（LDH）の上昇を呈することがあるが，特異性はない。

動脈血ガス分析では，低酸素血症を呈することが多い。

● **胸部Ｘ線** 正常像であっても肺血栓塞栓症を否定する根拠とはならない。塞栓部末梢の乏血に基づく透亮像（Westermark sign），塞栓部中枢肺動脈の拡張像で末梢は細くなる（knuckle sign）。肺梗塞では，横隔膜上の三角錐の陰影（Hampton's hump）は有名な所見である。胸水貯留もみられることがある。

● **心電図** 頻脈に加え，右脚ブロックがみられる。最も観察される所見は，右側胸部誘導である V_1～V_3 誘導でのＴ波陰転である。また，いわゆる $S_ⅠQ_ⅢT_Ⅲ$ パターン（Ⅰ誘導でのＳ波，Ⅲ誘導でのＱ波，Ⅲ誘導でのＴ波陰転）は比較的特異的であるが，まれである。

- **造影CT** 非観血的に血栓を証明でき，診断能力も高く多くの施設で汎用される（図12-1-1）。MRA（MR angiography）も有用である。
- **肺シンチグラフィ** 肺血流シンチグラフィ，肺換気シンチグラフィはスクリーニングとして有用である。通常換気欠損を伴わず，血流欠損を生じる（図12-1-2）。
- **超音波検査** 経胸壁超音波では，右心不全をきたすと右室拡張，心室中隔の扁平化を呈する。循環状態の不安定な患者で，肺動脈圧の上昇，下大静脈のうっ血や上記の所見を認めた場合，ベッドサイドで肺血栓塞栓症と強く疑う根拠となる。また，下肢の静脈超音波で血栓がみられる場合，カテーテルは右内頸動脈からのアプローチがすすめられる。
- **肺動脈造影** 肺動脈造影は肺血栓塞栓症診断のゴールドスタンダードとされるが，施設により実施困難なことも多い。肺動脈の血流途絶（cut-off sign），造影欠損（filling defect）を認めるが，血栓が溶解した場合はこれらの所見がみられないこともある。

● **診断** 長期臥床患者，担癌患者，術後患者などが突然の頻呼吸を伴う呼吸困難，胸痛が伴い，下肢深部静脈血栓症を合併する場合，肺血栓塞栓症を考える。しかし，患者の20％では深部静脈血栓症の危険因子を有さないこともあり，本疾患を疑うことが最も重要である。

鑑別診断：胸痛，呼吸困難感を呈する疾患であるため，急性心筋梗塞，大動脈解離，気胸，肺炎，胸膜炎，慢性閉塞性肺疾患（COPD）や，その急性増悪，胸腔内腫瘍，心不全

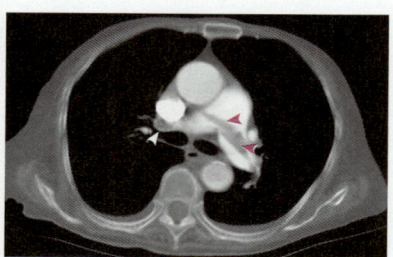

図12-1-1 肺血栓塞栓症の造影CT像
肺血栓塞栓症の1例。▶：血栓による血管内の欠損像

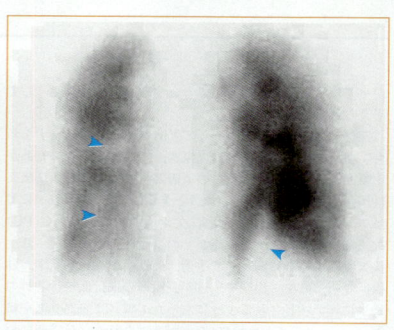

図12-1-2 肺血栓塞栓症の肺血流シンチグラム
肺血栓塞栓症の1例。▶：左右の肺の欠損像

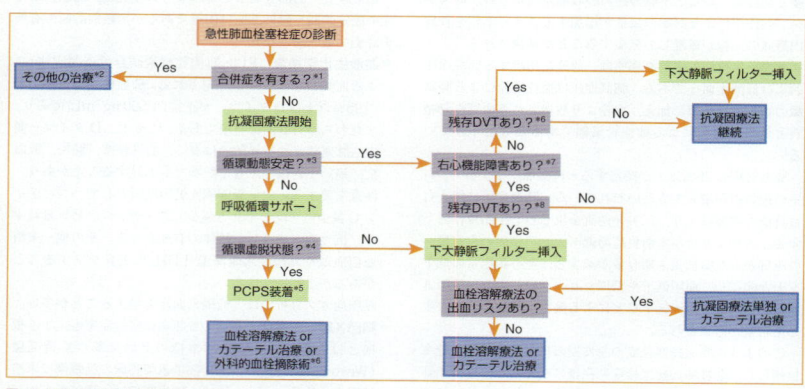

図12-1-3 急性肺血栓塞栓症の治療フローチャートの1例[4]
*1：高度な出血のリスクがある場合
*2：病態に応じた施行可能な治療を行う
*3：循環動態不安定とは，ショックあるいは遷延する低血圧状態を示す
*4：心肺蘇生を要する状態。あるいは高度なショックが遷延する状態
*5：施設の設備や患者の状態により，装着するか否かを検討する
*6：施設の状況や患者の状態により，治療法を選択する
*7：心エコーによる右室拡大や肺高血圧の存在により評価
*8：避難して再塞栓をきたした場合，重篤化する危険性のある深部静脈血栓症（DVT）
PCPS：経皮的心肺補助装置

などがあげられる。

■ 治療と薬理メカニズム（図12-1-3）[4]

呼吸循環管理：呼吸管理では酸素吸入療法あるいは挿管による人工換気によって経皮的動脈血酸素飽和度（SpO$_2$）90%（動脈血酸素分圧（PaO$_2$）60 Torr）以上に維持する。循環管理では陽性変力作用を有するドブタミン，ドパミン，ノルアドレナリンなどの強心薬の使用によって右心拍出量を増加させる。

抗凝固療法：治療の第一選択は未分画ヘパリンによる抗凝固療法である。抗凝固療法は急性肺血栓塞栓症に対する急性死亡率の改善効果と再発低下効果が示されており，できるだけ早期に施行する。5,000単位を単回静脈投与し，確定診断後は活性化部分トロンボプラスチン時間（APTT）がコントロールの1.5～2.5倍を保つように調節する。慢性期にかけて未分画ヘパリンからワルファリン内服に変更していくが，ワルファリンはプロトロンビン時間国際標準比（PT-INR）が1.5～2.5になるように調節する。

血栓溶解療法：血行動態が不安定な広範囲以上の重症例において行う。血栓溶解療法は抗凝固薬であるヘパリン投与と比較して迅速に血栓を溶解し血行動態を改善するが，死亡率改善や再発率の低下といった予後改善効果は明らかではない。わが国ではウロキナーゼと遺伝子組換え組織型プラスミノーゲン活性化因子（tissue-type plasminogen activator：t-PA）を用いる。

カテーテル治療：急性広範型肺血栓塞栓症において積極的な薬剤治療にもかかわらず血行動態が不安定な症例に対して，中枢肺動脈に比べてはるかに大きな末梢血管床へ血栓を砕いて飛ばすことによる圧負荷軽減をめざしたものである。カテーテルを用いて肺動脈血栓を破砕，吸引して血流を再開させる。血栓吸引には冠血管形成術用のガイディングカテーテルを使用し，血栓破砕はガイドワイヤーや回転式ピッグテールカテーテルなどを用いる。

外科的治療：循環不全やショックを呈した重症例，血栓溶解療法を行ったにもかかわらず効果がみられない症例，血栓溶解療法禁忌例では，人工心肺を用いた直視下肺動脈血栓摘除術を考慮する。しかし手術死亡率が高く，施行する施設はかぎられる。

大静脈フィルター：下大静脈フィルターは，下肢や骨盤内の浮遊静脈血栓が遊離して肺動脈に達する前に下大静脈で捕捉する目的で用いられる。

■ 経過・予後

肺血栓塞栓症は急性期の死亡率が約10%と高く，死亡例の多くが発症直後の突然死である。治療が奏効すれば生命予後は良好であるが，症状消失後も再発のおそれがあり，抗凝固療法を続ける必要がある。

【似内 郊雄・山内 広平】

参考文献
1) Elliott CG：Pulmonary physiology during pulmonary embolism. Chest 101 (Suppl)：163S-171S, 1992
2) Tapson VF：Acute pulmonary embolism. N Engl J Med 358：1037-1052, 2008
3) Konstantinides S：Clinical practice. Acute pulmonary embolism. N Engl J Med 359：2804-2813, 2008
4) 安藤太三ほか：循環器病の診断と治療に関するガイドライン（2008年合同研究班報告）；肺血栓塞栓症および深部静脈血栓症の診断，治療，予防に関するガイドライン 2009年改訂版

2 肺高血圧症

● 定義・概念

肺高血圧症（pulmonary hypertension：PH）とは安静時における平均肺動脈圧が25 mmHg以上のものと定義される。ただし，健常者においては安静時の平均肺動脈圧は20 mmHg以上にならないことより，慢性閉塞性肺疾患（COPD）や間質性肺炎などの呼吸器疾患においては，平均肺動脈圧が20 mmHg以上の場合にPHと診断する。病態生理学的には，平均肺動脈圧が25 mmHg以上で，肺動脈楔入圧が15 mmHg以下の場合は肺動脈性肺高血圧症（pulmonary arterial hypertension：PAH）（もしくは，前毛細血管性肺高血圧症），肺動脈楔入圧が15 mmHg以上の場合は肺静脈性肺高血圧症（後毛細血管性肺高血圧症）という。一方，臨床分類（2008年，Dana Point分類）では，肺動脈性肺高血圧症（PAH）（第1群），肺動脈閉塞性疾患/肺毛細血管腫症（第1'群），左心疾患による肺高血圧症（第2群），肺疾患/低酸素血症による肺高血圧症（第3群），慢性血栓塞栓性肺高血圧症（chronic thromboembolic pulmonary hypertension：CTEPH）（第4群），その他の原因不明/多因子性肺高血圧症（第5群）と分類される（表12-2-1）。臨床分類のPAHは，前毛細血管性肺高血圧症につながる他の原因（第2群～第5群の原因）を認めないにもかかわらず，前毛細血管性肺高血圧症が発症することを特徴としており，臨床像，肺微小循環の異常，治療反応性が類似した病型が含まれる（図12-2-1）。PAHのうち，膠原病，門脈圧亢進症，HIV感染症，先天性心疾患などに伴う肺高血圧症はassociated with PAH（APAH）と呼ぶ。

特発性肺動脈性肺高血圧症（idiopathic pulmonary arterial hypertension：IPAH）とは，PAHのうち，APAH，薬物に伴うもの，新生児遷延性のもの以外をさす。従来から，広く用いられてきた原発性肺高血圧症（primary pulmonary hypertension：PPH）とはIPAHと遺伝子異常を伴う遺伝性PAHを包括したものである。PHはその臨床的分類により重症度が異なるため，ここではPAHを中心に解説する。

● 疫学／経過・予後

PPH（IPAH）の全国平均有病率は，わが国の認定患者数の調査結果からは，人口10万人あたり0.89人と計算される（平成20年度）。本症の診断においては右心カテーテルを必須とするため，確定診断までいたらない症例も多数存在すると推測される。発症年齢は0～70歳代まで広い年齢層に分布しており，ピークは20～40歳までの若年者に多くみられる。小児では明らかな性差が認められないのに対して，成人においては女性に多くみられ，その男女比は約1：2とされている。

予後に関しては，従来は確定診断からの中間生存率は2.5～3年，5年生存率は40%前後ときわめて不良であった。しかし，近年，プロスタサイクリン持続療法やエンドセリン受容体拮抗薬，ホスホジエステラーゼ5（PDE5）阻害薬などが導入されて以来，著しい改善がみられる。死因としては右心不全が約50%に，突然死が約25%にみられる。

● 病因・病態生理と分子メカニズム

肺循環系の血圧，血管抵抗は，体循環系と比較して約1/5～1/6であり低圧

表 12-2-1　肺高血圧症の臨床分類

1. **肺動脈性肺高血圧症(PAH)**
   - 特発性(IPAH)　　　　　　　　　　　従来の原発性肺高血圧症(PPH)
   - 遺伝性
   - 薬物および毒物誘発性
   - 各種疾患に伴うPAH(APAH)
     ・結合組織病
     ・門脈圧亢進症
     ・HIV感染症
     ・先天性心疾患
     ・住血吸虫症
     ・慢性溶血性貧血
   - 新生児遷延性肺高血圧症
1'. 肺静脈閉塞性疾患および／または肺毛細血管腫症
2. **左心疾患による肺高血圧症**
3. **肺疾患および／または低酸素血症による肺高血圧症**
   - COPD
   - 間質性肺疾患
   - 拘束性および閉塞性の混合パターンをとる肺疾患
   - 睡眠呼吸障害
   - 肺胞低換気障害
   - 高所の慢性曝露
   - 成長障害
4. **慢性血栓塞栓性肺高血圧症(CTEPH)**
5. **原因不明および／または多因子性肺高血圧症**
   - 血液疾患：骨髄増殖性疾患、脾摘出
   - 全身性疾患：サルコイドーシス、肺Langerhans細胞組織球症、リンパ脈管筋腫症、神経線維腫症、血管炎
   - 代謝疾患：糖原病、Gaucher病、甲状腺疾患
   - その他：腫瘍性閉塞、線維性縦隔炎、透析を要する慢性腎疾患

HIV：ヒト免疫不全ウイルス、COPD：慢性閉塞性肺疾患
(Dana Point分類、2008)(文献2を引用)

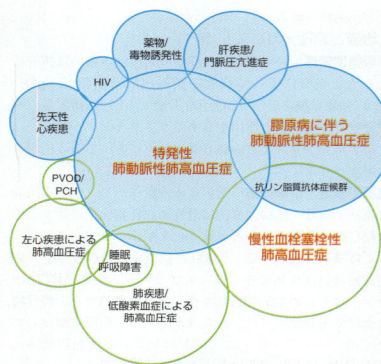

図 12-2-1　肺高血圧症の診断における相互関係
HIV：ヒト免疫不全ウイルス、PVOD：肺静脈閉塞症、PCH：肺毛細血管腫症
(木村弘、2011)

低抵抗系である。しかしPAHでは、なんらかの機序で肺循環系への傷害がもたらされ、末梢肺小動脈における内膜（血管内皮細胞）および中膜の増殖性変化、つまり肺血管のリモデリング（組織改築）が生じる（**図12-2-2**）。そのために肺動脈圧および肺血管抵抗の上昇がもたらされる。初期の段階では、肺動脈圧上昇の機序としては機能的な肺血管攣縮も関与する。肺血管病変は肺毛細血管より上流に位置するため（前毛細血管性肺高血圧症）、肺動脈楔入圧の上昇は認めない。肺動脈圧の上昇、つまり右心室に対する後負荷の増大により、右室の拡張、さらには右室肥大が生じるが、初期には右室拍出量は維持される。しかし、後負荷の増大が急激であったり、右室の限界を越える場合には右心不全が引き起こされる。右室拍出量の制限に、心室中隔の左室壁後方への偏位による左室拡張制限も加わり、心拍出量は低下するため体圧は低下する。体動時に四肢筋への血流分布が増大すると、脳血流が低下し失神発作を引き起こすこともある。肺高血圧症では、動脈血酸素分圧(PaO_2)は、肺血栓塞栓症の関与を認めないかぎり、多くの場合は正常か軽度の低下にとどまる。PaO_2の低下は、心拍出量の低下に起因する組織低酸素（右心カテーテル時の混合静脈血酸素分圧〈PvO_2〉の低下）、肺毛細血管レベルでの肺胞気との接触時間の短縮、左心不全の合併による肺内うっ血による換気血流のミスマッチなどに起因する。

PAHの発症における遺伝子異常に関しては、TGF-β（トランスフォーミング増殖因子β）スーパーファミリーに属する骨形成蛋白質の受容体タイプⅡ(bone morphogenic

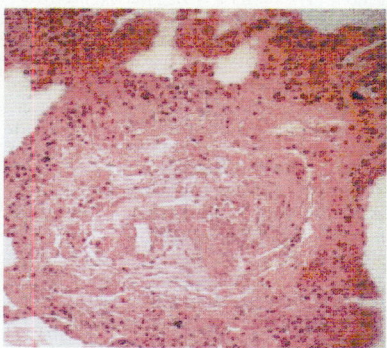

図 12-2-2　肺高血圧症患者における肺小動脈の叢状病変 (plexiform lesion)[6]

protein receptor typeⅡ：BMPRⅡ)の異常が2000年になり報告された。*BMPRⅡ*遺伝子は血管の構成細胞における増殖および細胞死に関係する遺伝子である。この遺伝子異常は肺血管においてアポトーシス抵抗性細胞の増殖を招き、PHの病因に深くかかわると考えられているが、遺伝性PHで50～100％、IPAHでは約25％で異常を認めるにとどまる。また、遺伝性出血性毛細血管拡張症に伴うPAHでは、TGF-βスーパーファミリーに属するactivin receptor-like kinase-1(ALK-1)の遺伝子異常が報告されている。

■**臨床症状・検査成績**　PHの初期臨床症状としては、①労作時の息切れ、②易疲労感・全身倦怠感、③動悸、④めまい・立ちくらみ、⑤失神、⑥浮腫、⑦血痰、⑧胸痛などがあげられる。理学所見としては、PHの存在を示唆する心音Ⅱ音における肺動脈成分の亢進が重要である。また

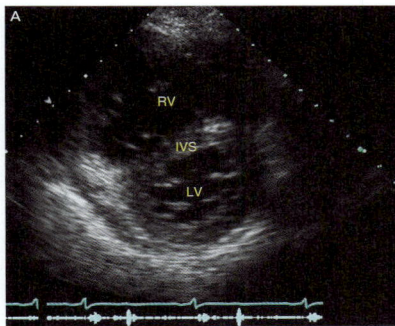 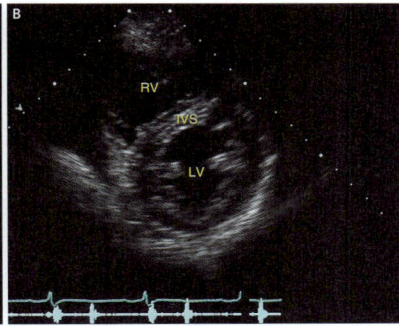

図 12-2-3 肺高血圧症患者の心エコー図(左室短軸像)
A：肺動脈性肺高血圧症患者(57歳女性)の治療前心エコー図。右心カテーテル所見は、肺動脈圧 90/30(50)、心拍出量 3.22、心係数 2.19、肺血管抵抗 1,060.2、肺動脈楔入圧 6。三尖弁逆流ドプラ波形から計測された右室-右房圧較差($\Delta P(TR)$)は 81.3 mmHg であった。WHO class Ⅳ
B：肺動脈性肺高血圧の治療経過中の心エコー図(シルデナフィル 60 mg/日投与開始 23 日後)。$\Delta P(TR)$は 46.7 mmHg、WHO class Ⅱに改善した。治療により、RV(右室)拡大の改善および IVS(心室中隔)扁平化の改善、LV(左室)拡張制限の改善が認められる
(著者自験例)

三尖弁逆流による収縮期雑音も聴取される。症状の進展は、肺動脈圧の上昇→右室の拡張・肥大→右心不全→静脈圧の上昇(頸静脈の拡張)→心拍出量の低下(右心不全＋左心不全)と考えられる。重症度の評価および治療効果の判定には、WHO(世界保健機関)心機能分類、6分間歩行試験(6MWT)、BNP(脳性ナトリウム利尿ペプチド)値、尿酸値などが有用である。

▶診断

1. PH の診断のゴールドスタンダードは右心カテーテルによって行われる。安静時の平均肺動脈圧が 25 mmHg 以上のときには PH と診断される。右心カテーテルでは心内シャントがないことの確認も重要である。なお、慢性肺疾患(COPD、間質性肺炎・肺線維症、肺結核後遺症など)においては、安静時の平均肺動脈圧が 20 mmHg 以上のとき PH と診断される。

2. PAH の診断においては、上記1)に加えて、肺動脈楔入圧が 15 mmHg 以下であることが必要となる。さらに臨床分類における鑑別診断、および他の肺高血圧症をきたす二次性肺高血圧症の除外診断が必要となる。

3. 肺血流シンチグラフィでは、IPAH においては正常パターンもしくは肺区域に一致しない不規則な斑状血流欠損像を示す。区域性血流欠損を認めないことが慢性血栓塞栓性肺高血圧症(CTEPH)との鑑別において重要となる。

4. 心エコーでは、ドプラ法における三尖弁収縮期圧較差($\Delta P(TR)$)の増大(40 mmHg 以上)、右室・右房の肥大および拡大、心室中隔の扁平化ないし左室側への圧排と奇異性運動、左室拡張末期径の低下などが認められる(図 12-2-3)。なお、$\Delta P(TR)$はあくまでスクリーニング検査として有用であるが、確定診断には右心カテーテルが必須となる。確定診断および臨床経過の把握には、肺動脈圧のみではなく心拍出量、肺血管抵抗を評価する必要があり、$\Delta P(TR)$のみでは肺高血圧の病態を正確には評価しえない。

5. 胸部 X 線写真にて肺動脈本幹部の拡大および末梢肺血管陰影の狭小化が認められる。

6. 心電図にて右軸偏位、V_1 での R/S＞1、V_5 での R/S＜1、不完全右脚ブロックといった右室肥大の所見に加え、V_1～V_4 での陰性 T 波、肺性 P 波などが認められる。

7. 動脈血ガス分析では、軽度の PaO_2 の低下とともに動脈血二酸化炭素分圧($PaCO_2$)の低下がみられることが多い。しかし PaO_2 は正常のこともある。肺機能検査においては、肺拡散能の中等度以上の低下がしばしば認められる。心拡大による軽度の肺活量低下も認められる場合がある。

8. 血液検査では、PAH に特異的検査所見はなく、あくまで二次性肺高血圧症のスクリーニングとして行われる。PAH の一部では、ESR(赤血球沈降速度)亢進、抗核抗体陽性化、γグロブリン高値を認める。膠原病に伴う肺高血圧症との鑑別のために、血清補体価や各種自己抗体の測定も重要となり、膠原病のいずれの診断所見も満たさず、かつ他の PAH が鑑別できた場合は IPAH と臨床的に診断される。また、BNP 値や尿酸値は右心負荷の重症度を反映する。

9. PAH を対象とした厚生労働省特定疾患治療給付対象疾患としての改定認定基準が、2009 年 12 月に厚生労働省特定疾患呼吸不全研究班により作成されたが、右心カテーテルによる診断が必須となっている。

■治療と薬理メカニズム

治療の目的は、肺血管への選択性の高い薬剤にて肺血管の収縮を解除すること、さらに、肺血管構成細胞の増殖を抑制し肺血管リモデリングを改善することにある。PH においては、肺血管における PGI_2(プロスタサイクリン)系の作用機序が抑制され、また NO(一酸化窒素)系の抑制(PDE5 の活性化)、エンドセリンの活性化が認められる。その結果、肺小動脈の収縮とともに、構成細胞の増殖が引き起こされる。よって、これらの生理活性物質を介した薬剤を用いることで肺血管平滑筋の弛緩、細胞増殖の抑制をはかる。しかし現在の臨床現場

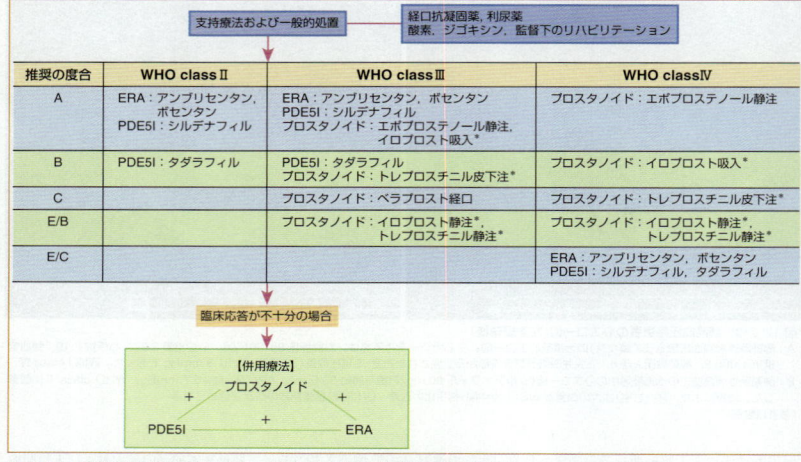

図 12-2-4　肺動脈性肺高血圧症（PAH）のエビデンスに基づく内科的治療アルゴリズム
推奨の度合＝A：強く推奨，B：通常の推奨，C：やや推奨，E/B：専門家の意見に基づく通常の推奨，E/C：専門家の意見のみに基づいてやや推奨
＊：2011年4月現在で，日本において未発売の薬剤
ERA：エンドセリン受容体拮抗薬，PDE5I：ホスホジエステラーゼ5阻害薬
(Dana Point 分類，2008)（文献2を改変）

では，肺高血圧治療薬にて肺血管拡張効果は認めても，細胞増殖の抑制，肺血管リモデリングの抑制を十分に期待するまでにはいたっていない。ここでは，重症度から臨床現場で問題となりやすいPAHに対する治療について述べる。

支持療法および一般的処置

支持療法としては，肺動脈での二次的血栓形成を防止する目的でワルファリンによる抗凝固療法が推奨される。さらに，利尿薬，ジギタリス製剤を投与する。右心不全に対するジギタリス製剤の有効性に関しては，必ずしも意見の一致をみていないが，不整脈の出現に十分注意しつつ投与されることが多い。また，病状の進行に伴い心拍出量が低下するため，たとえPaO_2の低下はなくとも，組織低酸素の指標となるPvO_2値（右心カテーテル時の肺動脈血から測定）が低下する。このため，組織低酸素の改善のために長期酸素吸入（在宅酸素療法）を施行する（わが国における在宅酸素療法の保険適用は，肺高血圧症を認める場合にはPaO_2値によらず認められる）。症状が進行し，右心不全症状をきたした場合には，安静度を強めるとともに，利尿薬の追加投与を行う。著明な肺高血圧のため十分な心拍出量が出せず，体血圧が維持できない場合には，ドブタミン（ドブトレックス®注）やドパミン（イノバン®注）の投与も行われる。なお，PAHの確定診断がなされた後の治療ストラテジーとしては，まず支持療法および一般的処置を行い，引き続き特異的薬物療法としての肺血管拡張療法を行う。図12-2-4にPAHに対する治療アルゴリズム（ダナポイント分類，2008）を示す。

一般的処置としては，日常生活における活動全般に関する助言とともに，付随する不安にも十分対処する。患者支援グループへの入会を含めた心理的・社会的支援も重要である。また重症度によるが，監督下での運動リハビリテーションも考慮する。

肺血管拡張療法

PAHに対する肺血管拡張療法においては，いかに肺血管に対する選択性の高い血管拡張薬を病期に応じて的確に用いるかが重要なポイントとなる。

右心不全の急性期で，著明なPHのため心拍出量が低下し，体血圧が維持できない場合には，一般治療とともにドパミンやドブタミン投与を行う。右心不全急性期に，新規に，エポプロステノール（フローラン®注）などの血管拡張薬を開始することは，容易に全身血圧の低下を招くため禁忌となる。血管拡張薬は右心不全の急性期を乗り越えた後に，全身血圧や尿量の維持に注意をはらいながら慎重に開始する。

WHO class IIおよびWHO class IIIでは，PDE5阻害薬またはエンドセリン（ET）受容体拮抗薬が用いられる。前者としてはシルデナフィル（レバチオ®錠〈エビデンスA〉）もしくはタダラフィル（アドシルカ®錠〈エビデンスB〉），後者としてはET_A，ET_B受容体拮抗薬のボセンタン（トラクリア®錠〈エビデンスA〉），もしくはET_A受容体選択的拮抗薬であるアンブリセンタン（ヴォリブリス®錠〈エビデンスA〉）を投与する。エポプロステノール（エビデンスA）も推奨される。エビデンスはやや劣るが，ベラプロスト徐放剤（ケアロード®LA錠，ベラサス®LA錠）も用いられる。なお，わが国においては，ボセンタンはclass III以上での

保険適用となっている。また，エンドセリン受容体拮抗薬は一般的に肝障害をきたしやすいが，アンブリセンタンはその程度が比較的軽度にとどまり，シクロスポリンなどの免疫抑制剤との併用も可能となっているため，膠原病を伴う症例では対応しやすい。

WHO classⅣでは，エポプロステノール(フローラン®注〈エビデンス A〉)が最も強く推奨され，予後改善効果も明らかである。エンドセリン受容体拮抗薬や PDE5 阻害薬も用いられる。

これらの各種血管拡張薬は臨床効果が不十分な場合には，重症度にかかわらず，逐次併用療法(エンドセリン受容体拮抗薬，PDE5 阻害薬，ベラプロストやエポプロステノールなどのプロスタノイド)を考慮する。

なお，2011 年 4 月現在では，海外で使用可能な主な肺血管拡張薬は多くのものが使用できるようになった。しかし，プロスタノイドのうちイロプロスト吸入やトレプロスチニル皮下注は日本ではいまだ認可されていない。

外科的治療

最大限の内科的治療を試みても，失神発作を繰り返したり，右心不全症状が改善しないなど治療に抵抗性を示す場合には，心房中隔裂開術により右→左シャントを作製することもある。肺移植に関しては，重症患者においては検討を行う必要があるが，移植適応例はすべての内科的治療に反応しない例とされる。左心系に著しい異常がないかぎり，肺のみの移植(両肺移植)が行われる。

生活指導

本症の的確な予防法は現時点では確立されていない。過労やストレスを避け，右心不全に対しては減塩食とともに水分制限を指導する。また，過度の運動や高所への旅行は避けるとともに，喫煙および妊娠も避けるように指導する。

薬理メカニズム

- **PGI₂による血管拡張作用** ベラプロストやエポプロステノールなどのプロスタノイドに関しては，アラキドン酸からシクロオキシゲナーゼや PGI₂合成酵素(PGIS)などの働きによりプロスタサイクリン(PGI₂)の産生が主経路となる。PGI₂は周囲に拡散し，血管平滑筋細胞の受容体を介し，アデニル酸シクラーゼ(AC)を活性化化セカンドメッセンジャーである細胞内 cAMP(環状アデノシン一リン酸)濃度を上昇させ，強力な血管拡張作用がもたらされるとともに，細胞増殖抑制作用も有する。PGI₂は強力な血小板凝集抑制作用も有する。ベラプロストは，わが国において開発された PGI₂類似体の経口薬である。PGI₂と同様に血管拡張作用および血小板凝集抑制作用を有する。一方，エポプロステノールは PGI₂製剤の静注薬である。肺循環動態および運動耐容能の改善とともに，生活の質(QOL)および生命予後の改善も報告されて，WHO class Ⅳ症例では第一選択の治療薬となっているが，長期間にわたる PGI₂治療に対して不応性の症例も存在する。投与法としては，半減期が短く光にて代謝されやすいので，皮下に携帯用小型ポンプを埋め込み，中心静脈から持続静注を行う。近年，新規 PGI₂類似体や，吸入や皮下注などの投与経路の工夫が開発されてきている。

- **NO およびシルデナフィルにおける肺血管拡張作用** 血管内皮細胞において，ひずみストレスやセロトニン，アセチルコリンなどの血管作動性物質刺激により細胞内 Ca^{2+} 濃度が上昇すると，内皮型一酸化窒素合成酵素(eNOS)が活性化され，L-アルギニンが L-シトルリンに変換される際に NO が産生される。産生された NO はグアニル酸シクラーゼ(GC)を活性化化して細胞内セカンドメッセンジャーである cGMP(環状グアノシン一リン酸)濃度を上昇させる。この cGMP は cGMP 依存性プロテインキナーゼを活性化させることにより血管平滑筋を弛緩させ，血管拡張作用をもたらす。同時に，血管平滑筋細胞の遊走・増殖抑制作用なども認める。NO によって，GC の活性化を介して産生された cGMP は，ホスホジエステラーゼ(PDE)の作用によりグアノシン三リン酸(GTP)に分解される。シルデナフィルは，肺動脈平滑筋と陰茎血管平滑筋に多く存在する PDE5 の阻害薬で，その投与により cGMP の分解が阻害される結果，血管平滑筋内の cGMP 濃度が維持され，平滑筋弛緩反応がもたらされる。

- **エンドセリンの血管作用** ET(エンドセリン)ファミリーは，ET-1，ET-2 および ET-3 の 3 種類からなり，その受容体には ET_A および ET_B の 2 種類が存在する。血管平滑筋細胞には主に ET_A 受容体が存在し，その受容体に最も親和性が高い ET-1 が作用すると，細胞内 Ca^{2+} 濃度が増加し平滑筋の収縮がもたらされる。一方，血管内皮細胞には ET_B 受容体が存在し，ET-1 が ET_B 受容体に作用すると細胞内 Ca^{2+} が増加し，NO や PGI₂の産生を介して平滑筋の弛緩がもたらされる。PAH 患者では，肺高血圧の重症度に従い，血中 ET-1 濃度の上昇と肺血管における ET-1 産生の増加が報告されている。ET-1 は PAH の病態においては炎症，線維化，平滑筋細胞増殖などを誘発し，病態形成に関与する。そのためエンドセリン受容体拮抗薬が PAH に対する治療に用いられる。ET_A 受容体と ET_B 受容体の双方をブロックするボセンタンと，ET_A 受容体選択的拮抗薬であるアンブリセンタンがある。

【木村 弘】

参考文献

1) Galiè N et al : Guidelines for the diagnosis and treatment of pulmonary hypertension : the Task Force for the Diagnosis and Treatment of Pulmonary Hypertension of the European Society of Cardiology(ESC)and the European Respiratory Society(ERS), endorsed by the International Society of Heart and Lung Transplantation(ISHLT). Eur Heart J 30:2493-2537, 2009
2) Barst RJ et al : Updated evidence-based treatment algorithm in pulmonary arterial hypertension. J Am Coll Cardiol 54(1 Suppl):S78-S84, 2009
3) Humbert M et al : Treatment of pulmonary arterial hypertension. N Engl J Med 351:1425-1436, 2004
4) International PPH Consortium : Heterozygous germline mutations in BMPR2, encoding a TGF-beta receptor, cause familial primary pulmonary hypertension. Nat Genet 26:81-84, 2000
5) Wagenvoort CA et al : Primary pulmonary hypertension. A pathologic study of the lung vessels in 156 clinically diagnosed cases. Circulation 42:1163-1184, 1970
6) Fishman AP : Changing concepts of the pulmonary plexiform lesion. Physiol Res 49:485-492, 2000

13 その他の呼吸器疾患

1 サルコイドーシス

- **定義・概念** サルコイドーシス(sarcoidosis)は肺その他の臓器に非乾酪性類上皮細胞肉芽腫を形成する原因不明の全身性肉芽腫性疾患である。
- **疫学** 若年(20～30歳代)と中年女性(40～50歳代)に好発する。わが国の推定有病率は人口10万対7.5～9.3である[1]。
- **病因と病態生理と分子メカニズム** 確定されていない微生物抗原などに対して、Th1(ヘルパーT細胞1)型の細胞免疫応答が生じて、全身に肉芽腫性病変を生じるものと推測されている。病変部位に活性化リンパ球が動員されるなどの機序により、非病変部位では、細胞性免疫が減弱することが知られている。この微生物抗原については、古くから、結核菌の関与が想定されていたが、近年、アクネ菌(*Propionibacterium acnes*)が本症の病変部から高率に分離されることが再確認され、病因論が再び展開されている[2]。

微生物抗原に対する生体の反応性は、環境要因、宿主要因の影響を受けるため、同様に抗原に曝露されても多くは発症にいたらないものと考えられる。

- **臨床症状・検査成績**

発見動機：わが国では現在、眼症状、すなわち霧視、羞明、飛蚊症などで発見されることが多い。胸部単純X線写真上、両側肺門リンパ節腫脹(bilateral hilar lymphadenopathy: BHL)を偶然発見する場合もある(図13-1-1)。

全身症状、臓器別症状：全身症状としては、発熱、全身倦怠感、四肢の関節痛などを認める。全身症状が強く、発熱、関節痛、結節性紅斑を主症状とする急性型はLöfgren(レフグレン)症候群と呼ばれるが、わが国では比較的まれである。

眼症状は放置すると、視力低下、失明の可能性もある。

呼吸器系は無症状のことも多いが、気道、肺実質の病変の程度により、咳、労作時呼吸困難、胸痛を認めることがある。胸水貯留はまれである。

心不全、房室ブロックなど伝導障害や心室頻拍などの不整脈がみられることがある。ペースメーカ植込み後にサルコイドーシスの部分症状であったとわかる場合もある。

皮膚病変は、顔面、四肢に好発するが、無症候性のことが多い。

神経症状は、末梢神経障害によるものが多く、顔面神経麻痺、多発性神経炎などが知られている。一方、中枢神経病変としては、無菌性髄膜炎の徴候、占拠部位による神経症状のほか、中枢性の尿崩症(多尿)なども報告されている。筋肉内の腫瘤が発見されることがある。無症候性のことが多いが、筋力低下、筋肉痛などを認めることもある。下肢に多くみられる。

また、まれに汎血球減少症が報告されている。重要度と頻度から、特に注意すべき臓器は眼、肺、心、神経である(図13-1-2)。

病理：非乾酪性類上皮細胞肉芽腫がリンパ節や肺のリンパ流路に沿って高頻度で認められる。肉芽腫は自然に退縮することが多いが、硝子化したり、線維化が進展することもある。全身の微小血管病変も知られている。

- **診断** 組織診断のためには、複数臓器で非乾酪性類上皮細胞肉芽腫を確認することが望ましいが、困難な場合や、軽症例では、複数臓器に特徴的な臨床所見を認め、さらにサルコイドーシスに頻度の高い全身検査所見を認め、他の疾患を除外できれば臨床診断される。わが国では、サルコイドーシスの診断基準と診断の手引き―2006が参考にされている[3]。BHLと眼症状を備える典型例は、臨床的に診断しやすいが、それらを欠くと診断困難な場合も多い(表13-1-1)。

組織診断に有用な臓器として、肺、気管支、皮膚、表在リンパ節(前斜角筋部など)、骨髄(血球減少があれば)、眼瞼結膜、その他、胸腔内リンパ節、心内膜、心筋などがあ

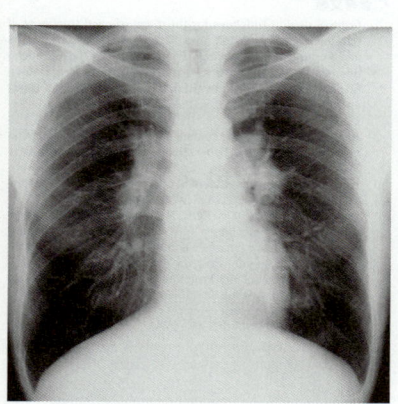

図13-1-1 両側肺門リンパ節腫脹(BHL)

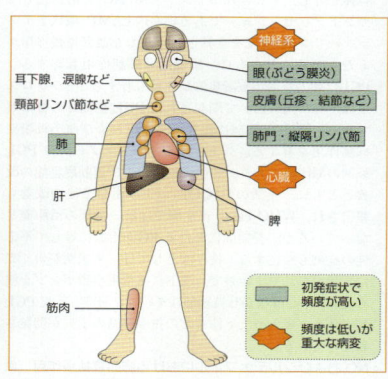

図13-1-2 病変部位

表13-1-1 胸部X線所見上の病期分類

病期(stage)0	正常な胸部X線像
病期(stage)Ⅰ	BHL
病期(stage)Ⅱ	BHL＋肺野陰影
病期(stage)Ⅲ	肺野陰影のみ
(病期(stage)Ⅳ)	(肺線維化)

BHL：両側肺門リンパ節腫脹

表13-1-2 治療適応と治療法

全身，呼吸器症状の強い場合
- 肺野病変＋呼吸機能の悪化
  (肺門・縦隔リンパ節病変のみの症例には原則的に経過観察のみ)
- 局所ステロイド療法に抵抗する視力にかかわる眼病変
- 刺激合導障害，危険な不整脈(わが国の本症の死因の2/3以上)
- 中枢神経病変

呼吸器病変に対するステロイド投与例
- 初回投与量＝プレドニゾロン 30 mg/日相当を1ヵ月継続
- 減量＝約1ヵ月ごとに 5 mg/日ずつ減量，15 mg/日以下。再燃に注意し，慎重に減量
- 維持＝1日 5 mg を継続。再燃がなければ，3ヵ月で減量，中止へ。心，中枢神経サルコイドーシスでは，しばしば少量でも長期継続する

げられる。また肝，脾には無症候性の肉芽腫をみることが多く，腎，耳下腺，胃，骨などに病変がみられることもある。

全身反応を示す主要検査所見として，①BHL，②血清ACE(アンジオテンシン変換酵素)活性高値，③ツベルクリン反応陰性，④Gallium-67 citrate(^{67}Ga)シンチグラフィにおける著明な集積所見，⑤BALF(気管支肺胞洗浄液)検査でリンパ球増加または，CD4/CD8比高値，⑥血清あるいは尿中カルシウム高値，の6所見があげられている。

胸部CT上，肺門縦隔リンパ節は融合傾向に乏しく，境界鮮明である。肺野に病変を伴う場合は，高分解能CT(HRCT)が重要である。特にリンパ流に沿った気管支血管壁の不均一な肥厚は注意すべき所見である。他に，微細粒状病変，結節病変，線維性病変がさまざまなかたちで認められることがある。気管支血管壁の肥厚は，癌性リンパ管症や浸潤性の悪性リンパ腫と鑑別を要する。肺野病変の進展に伴う線維化と含気の縮小は上肺優位なことが多く，特発性間質性肺炎と対称的である。気管支鏡上，しばしば気管支粘膜の発赤，おそらく類上皮細胞由来の血管内皮増殖因子の影響による網目状の血管増生，肉芽腫性の小結節などが観察され，気管支粘膜生検の対象となる。病変により，気管支狭窄が認められることもある

BALF検査により，BALF中のリンパ球数の増加，CD4/CD8比の高値(例：3.5以上)が認められることが多いが，予後との関連はみられない。呼吸器病変の組織診断には，主に経気管支肺生検(TBLB)あるいは前述した気管支粘膜生検を用い，非乾酪性類上皮細胞肉芽腫を明らかにする。胸部単純X線写真上，BHLのみでも気管支肺組織に肉芽腫が認められることが多い。

主要眼所見として，肉芽腫性前部ぶどう膜炎，隅角結節またはテント状周辺虹彩前癒着，塊状硝子体混濁，網膜血管周囲炎および血管周囲結節，多発する蝋様網脈絡膜滲出斑または光凝固斑様の網脈絡膜萎縮病巣，視神経結節肉芽腫または脈絡膜肉芽腫の6項目があげられている[3]。感染症やBehçet(ベーチェット)病などによるぶどう膜炎と鑑別する。

皮膚病変は見逃されやすいが，生検時の侵襲性が少ないため，特に組織診断上重要である。肉芽腫を伴う皮膚病変は，結節型(丘疹，小結節)，局面型，びまん浸潤型，皮下型などに分類される。結節性紅斑は肉芽腫を認めない非特異的炎症性病変である。瘢痕浸潤と呼ばれる異物を伴う肉芽腫病変がみられることもある。

本症による心病変は，生命予後にかかわるため，わが国で注目されている。心エコー検査では，心室中隔基部の非薄化が頻度は低いが，特徴的とされる。タリウム心筋シンチグラフィも利用されることがある。

^{67}Gaシンチグラフィにおいて，ガリウムは炎症性肉芽腫病変に集積する。両肺門部と右上縦隔の典型的集積像は，

λサインと呼ばれる。涙腺，耳下腺の対称性集積はパンダサインとして知られる。肺实質病変は肺野にびまん性に集積する。ステロイド治療前に実施すべきである。

MRIは神経病変ほか実質臓器の肉芽腫の広がりを描出する。

FDG-PETも近年病変の広がりを反映する画像検査法として利用される。

肺機能検査上，間質性病変が進行すれば，肺拡散能，肺活量の低下をみる。一方，気道の炎症性肉芽腫病変を反映して，1秒率の低下や気道過敏性が証明されることもある。

血液検査所見として，血清ACE(アンジオテンシン変換酵素 angiotensin converting enzyme)活性の上昇が活動性の指標として利用されているが，遺伝子型による個体差が大きく，活性の絶対値のみでは鋭敏さに欠ける。髄液中ACEは，神経サルコイドーシスを疑わせる検査所見としての有用性が報告されている。間質性病変の活動性の指標としてわが国で用いられているKL-6はサルコイドーシスでも上昇する。また活動時に，可溶性インターロイキン2(IL-2)受容体(sIL-2R)の高値も認められる。活性型ビタミンDの生成亢進に伴う高カルシウム血症は，わが国では比較的頻度が低い。

■ **治療と薬理メカニズム** 重要臓器の障害(局所治療に抵抗する視力低下，進行性の呼吸機能低下，線維化の徴候，中枢神経障害，心機能障害，腎障害など)に対して，リンパ球活性化を抑制するため，全身的な副腎皮質ステロイド治療が行われる(表13-1-2)。自覚症状が強い急性発症例なども適応になりうる。これらに該当しない場合(例：BHLのみの場合など)は，自然寛解を期待して無治療で経過観察される。ステロイドと長期予後の関連については，十分な知見が得られてない。ステロイド減量，中止後の再発もしばしば認められる。心臓サルコイドーシスでは，予後との関連でステロイド長期投与を試みる場合が多い。特にわが国の肺サルコイドーシスは軽症なことが多いため，欧米の文献データをあてはめることには問題がある。本症の治療と長期予後に関するアジア人を対象としたエビデンスレベルの高い前向き臨床研究が望まれる。

治療が必要な患者の一部で，副腎皮質ステロイド治療で反応がみられない場合，白血球減少に注意しながら，メトトレキサートなどが併用されることがある。

■ **経過・予後** 約2/3の症例は早期に自然寛解をみるが，一部(約10%)に慢性ないし進行性の経過をとる例がある。

肺サルコイドーシスについては，自覚症状，胸部画像所見，呼吸機能検査所見を参考に間隔をあけて増悪の有無を評価する。線維化の進行は呼吸不全，アスペルギルス症，緑膿菌，非結核性抗酸菌などによる肺感染症を併発し，予後不良である。肺移植の適応にもなりうる。

【慶長 直人】

参考文献
1) 安藤正幸ほか監：サルコイドーシスとその他の肉芽腫性疾患 第1版，克誠堂出版，2006
2) Ishige I et al：Quantitative PCR of mycobacterial and propionibacterial DNA in lymph nodes of Japanese patients with sarcoidosis. Lancet 354：120-123, 1999
3) サルコイドーシスの診断基準と治療指針（日本サルコイドーシス/肉芽腫性疾患学会）：http://www.jssog.com/www/top/shindan/shindankijyun.html

2 肺胞蛋白症

■ **定義・概念**　肺胞蛋白症（pulmonary alveolar proteinosis：PAP）は，肺胞腔内・終末細気管支内にサーファクタント由来物質の異常な貯留をきたす疾患である。その発症機序から，自己免疫性（特発性），続発性，先天性の病型に分類される。従来，特発性とされてきた症例では，自己抗体の関与が示唆されていることから，自己免疫性とも呼ばれるようになってきている。

■ **疫学**　希少疾患であるため，世界的にも症例を集積しての報告が少ない。2008年にわが国から発表された報告では，自己免疫性が肺胞蛋白症症例の89.9%と大部分を占め，続発性が9.7%であった。自己免疫性の発生率は0.49，有病率は6.2（人口100万対）と推定され，男女比は2.1：1，好発年齢は40〜60歳で，診断時の年齢の中央値は51歳であった。

■ **病因・病態生理と分子メカニズム**　肺サーファクタントは90%がリン脂質，10%が蛋白で構成され，その界面活性作用により肺胞の虚脱を防ぐとともに，感染防御などの役割も持つ。II型肺胞上皮細胞で肺サーファクタントは合成され，肺胞腔内に分泌，利用された後に，II型肺胞上皮細胞と肺胞マクロファージに取り込まれ処理される。その過程で障害が生じることにより，肺胞蛋白症が発症すると考えられている。

マクロファージの終末分化には，顆粒球マクロファージコロニー刺激因子（granulocyte macrophage colony-stimulating factor：GM-CSF）を必要とする。自己免疫性肺胞蛋白症では，GM-CSFに対する自己抗体の存在によりそのシグナル伝達が阻害される。そのため，マクロファージの成熟が障害され，サーファクタント処理能が低下し，サーファクタントの異常な貯留をきたすと考えられている。

GM-CSF受容体を構成する遺伝子（*CSF2RA*, *CSF2RB*）の変異によっても，GM-CSFのシグナル伝達が阻害され，先天性の肺胞蛋白症を発症することが報告されている。サーファクタント蛋白SP-B，SP-Cをコードする遺伝子（*SFTPB*, *SFTPC*）の変異によっても，肺胞腔内に異常サーファクタントの貯留を認めることがあるが，その場合には肺実質と間質にも変化をきたし病態が異なることから，肺胞蛋白症とは別の疾患群としてとらえられることが多い。

また，血液疾患，自己免疫疾患，シリカなどの粉塵吸入に続発して肺胞蛋白症を発症することがある。その原因としてはマクロファージの数の低下やサーファクタント処理能の低下が考えられている。

■ **臨床成績・検査成績**　自覚症状として，労作時の息切れや咳嗽などを認めることが多い。無症状で健診時に発見される症例も30%を占める。

血液生化学検査では，乳酸脱水素酵素（LDH），SP-A，SP-D，KL-6，CEAの上昇を認め，KL-6，CEAは症状や酸素化の程度と相関が強いとされる。特にKL-6は，間質性肺疾患と比べても高い値となることがあり，重症例では1万U/mL（正常値＜500 U/mL）を超えることもある。

呼吸機能検査では，肺活量（パーセント肺活量〈VC%〉，パーセント努力肺活量〈FVC%〉）と1秒率（1秒量〈FEV$_1$〉/努力肺活量〈FVC〉）は正常範囲内にとどまることが多い。進行すると肺活量の低下を認める。また拡散能（一酸化炭素拡散能〈D$_L$CO%〉）の低下は重症度とよく相関するとされる。血液ガス分析では，肺胞気–動脈血酸素分圧較差（A-aDO$_2$）の開大を認める。

■ **診断**　画像所見と気管支鏡検査所見により診断される。胸腔鏡下肺生検で確認されることもある。血清中の抗GM-CSF抗体陽性は，自己免疫性の診断に有用な所見である。

胸部X線写真では，両側肺門を中心に肺野に広がる蝶形陰影（butterfly shadow）と呼ばれる融合陰影が典型とされる。高分解能CT（high resolution CT：HRCT）では，両側びまん性に地図状のスリガラス様陰影や小葉間隔壁の肥厚像がみられる。crazy paving appearance（もしくはメロン

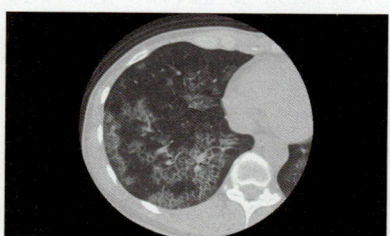

図 13-2-1　肺胞蛋白症のHRCT像
スリガラス様陰影がびまん性に散在し，網状影や小葉間隔壁肥厚が重なるcrazy paving appearanceがみられる

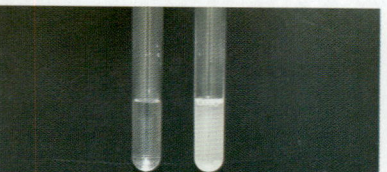

図 13-2-2　肺胞蛋白症の気管支肺胞洗浄液（BALF）
肺胞蛋白症患者のBALF（右）では米のとぎ汁状の白濁を認める。左は生理食塩水

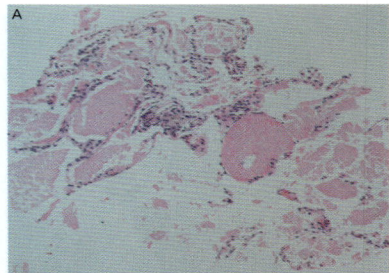

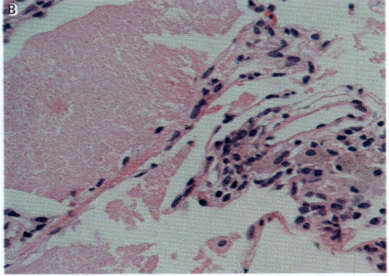

図 13-2-3 肺胞蛋白症の病理組織像（経気管支肺生検, HE 染色）
肺胞腔内に好酸性に染まる顆粒状の物質の貯留を認める
A：弱拡大，B：強拡大

の皮様）と呼ばれるスリガラス様陰影に微細網状影（小葉内網状影）が重なり，敷石状にみえる所見が特徴的である（図13-2-1）。

気管支鏡検査所見では，米のとぎ汁状と呼ばれる乳白色の混濁した気管支肺胞洗浄液（BALF）が特徴的である（図13-2-2）。病理所見では，大型で泡沫状の肺胞マクロファージと未熟な小型単球様のマクロファージがみられる。泡沫状マクロファージは，貪食後に処理できなかったサーファクタントを細胞内に蓄積したものである。肺胞腔内に貯留するサーファクタント由来物質は，ヘマトキシリン-エオジン（HE）染色で好酸性に染まる顆粒状の物質としてみられ（図13-2-3），PAS 染色で陽性となる。

■ **治療と薬理メカニズム** 多くは緩徐な進行で自然寛解例もあることから，一般的にまずは経過観察を行い，呼吸状態が悪化する症例などで治療を行う。標準的には全身麻酔下で全肺洗浄が行われる。通常，分離換気のもと片肺に対して生理食塩水の注入と回収を繰り返し，回収液の混濁がなくなるまで洗浄する。貯留したサーファクタントを物理的に除去することにより，呼吸機能が改善するものと考えられる。また，病状の改善には自己抗体の除去による効果の可能性も考えられている。全肺洗浄の効果は，中央値で 15 カ月程度持続すると報告されている。治療後，3年以上再発しない症例は 20% 以下であり，全肺洗浄が行われた症例には繰り返し洗浄を必要とすることが多い。

その他に，現在，臨床試験段階の治療法として GM-CSF 吸入療法がある。わが国において抗 GM-CSF 抗体価上昇を認める症例のうち動脈血酸素分圧（PaO_2）75 Torr 未満を対象にこの治療が行われ，A-aDO_2 10 Torr 以上の改善が 60% の症例で認められた。GM-CSF ノックアウトマウスなどでの研究成果をもとにした治療法であるが，ヒトでの詳細な薬理学的機序は明らかでない。今後，至適投与量，投与するタイミング，治療期間などの確立が必要とされる。

■ **経過・予後** 自己免疫性では，発症からの 5 年生存率が 70% 程度と比較的良好であり，自然寛解も 10〜30% 程度でみられるとされる。死亡例の 80% 以上は診断後 1 年以内であり，その多くは肺胞蛋白症の進行による呼吸不全である。他に呼吸器感染症の合併も予後に影響を与えることがある。先天性や続発性の予後は，原因となる遺伝子変異や原疾患などにより異なるものの，一般的に自己免疫性に比べて不良と考えられている。

【田中 剛】

参考文献

1) Seymour JF et al：Pulmonary alveolar proteinosis: progress in the first 44 years. Am J Respir Crit Care Med 166：215-235, 2002
2) Inoue Y et al：Characteristics of a large cohort of patients with autoimmune pulmonary alveolar proteinosis in Japan. Am J Respir Crit Care Med 177：752-762, 2008
3) Carey B et al：The molecular basis of pulmonary alveolar proteinosis. Clin Immunol 135：223-235, 2010
4) Suzuki T et al：Hereditary pulmonary alveolar proteinosis: pathogenesis, presentation, diagnosis, and therapy. Am J Respir Crit Care Med 182：1292-1304, 2010
5) Tazawa R et al：Inhaled granulocyte/macrophage-colony stimulating factor as therapy for pulmonary alveolar proteinosis. Am J Respir Crit Care Med 181：1345-1354, 2010

3 リンパ脈管筋腫症

■ **定義・概念** リンパ脈管筋腫症（lymphangioleiomyomatosis：LAM）は，妊娠可能な年齢の女性に発症し，肺に多発性の囊胞を認める希少疾患である。自然気胸，労作時呼吸困難，血痰，乳び胸水や腹水，下肢リンパ浮腫などを契機に診断される。平均発症年齢は 30 歳代前半であるが，閉経後に他疾患の精査中などの偶然の機会に診断されることもある。平滑筋細胞様の形態を示す LAM 細胞が，肺や体軸中心のリンパ節（骨盤腔，後腹膜腔，縦隔のリンパ節）で増殖することにより生じる全身性疾患である（図 13-3-1）。肺は程度の差はあるものの常におかされる臓器であり，LAM 細胞の増殖により末梢気腔が破壊され，肺内にびまん性に囊胞が形成される。進行とともに囊胞は増加し閉塞性換気障害が出現し，最終的には呼吸不全にいたる。したがって，肺病変の重症度は予後に大きく影響する。

■ **疫学** 厚生労働省難治性疾患克服研究事業 呼吸不全に関する調査研究班（以下，呼吸不全研究班）が 2003〜2005 年に行った LAM 全国調査では 173 例の臨床情報が集積され，145 例（83.4%）が sporadic LAM，28 例（16.2%）が TSC-LAM であり，日本での有病率は 1.2〜2.3 人/100 万人と推定される[1]。欧米においてもほぼ同様の有病率が得られており，人種による疾患頻度に違いはないようである。日本の症例では，平均発症年齢は 31.6±8.7 歳，平均診断年齢は 34.0±8.8 歳，発症から診断までの平均期間は

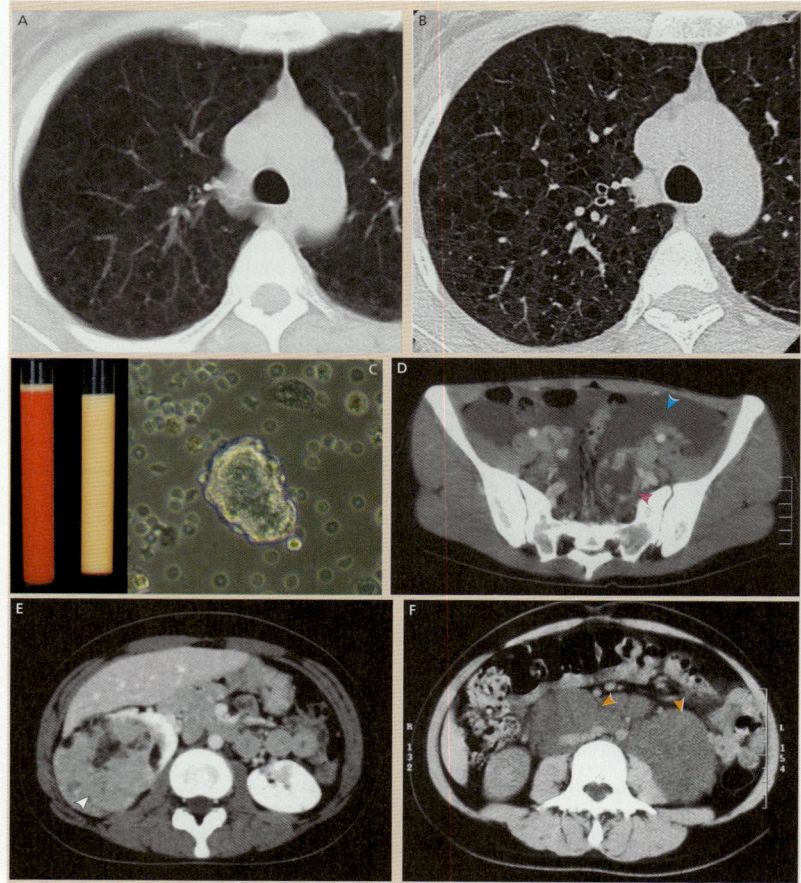

図 13-3-1 リンパ脈管筋腫症（LAM）の画像所見や乳び漏
A, B：同一症例の胸部 CT 像。A：10 mm スライス厚画像，B：1 mm スライス厚画像
C：血性の乳び腹水，および分離された LAM 細胞クラスター（LCC）（大きさ 100 μm 程度）を倒立顕微鏡下に観察した像
D：C と同一症例の骨盤部 CT 像。▶：腹水，▶：骨盤腔 lymphangioleiomyoma（嚢腫状）
E：腎血管筋脂肪腫（▷）
F：後腹膜腔 lymphangioleiomyoma（▶〈リンパ節腫大様〉）

2.4 年であった。

● **病因・病態生理と分子メカニズム**　LAM には常染色体優性遺伝性疾患である結節性硬化症（tuberous sclerosis complex：TSC）の肺およびリンパ節病変として発症する場合（結節性硬化症に合併した LAM（TSC-LAM））と，TSC とは関係なく（TSC の臨床診断基準を満たす所見を認めない）LAM を発症する場合（孤発性 LAM〈sporadic LAM〉）の二種類の病型がある。どちらも病因は同じであり，LAM 細胞は *TSC* 遺伝子（*TSC1* あるいは *TSC2* の 2 種類）という腫瘍抑制遺伝子の機能喪失により生じた腫瘍細胞である。*TSC* 遺伝子産物は，細胞内増殖シグナル伝達系の mTOR（mammalian target of rapamycin）を抑制し，細胞増殖を負に調節している（図 13-3-2）。LAM 細胞では *TSC* 遺伝子（*TSC1* あるいは *TSC2* のどちらか一方）が遺伝子変異により機能しなくなっているため，mTOR が恒常的に活性化して腫瘍性に増殖する（図 13-3-2）。LAM は，LAM 細胞

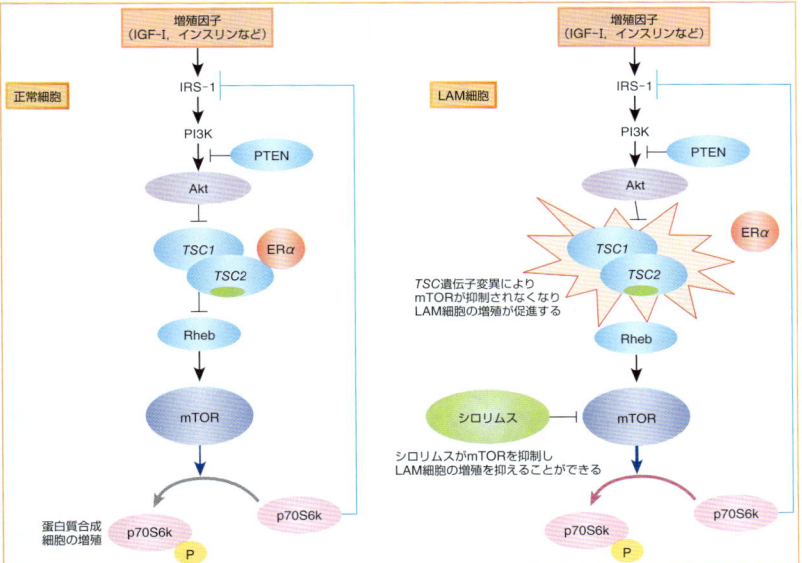

図 13-3-2 リンパ脈管筋腫症(LAM)の発症メカニズム
LAM 細胞では TSC 遺伝子変異により mTOR(mammalian target of rapamycin)が活性化されている。mTOR を抑制するシロリムスは LAM 細胞の増殖を抑制し、病態を改善する
IGF-I：インスリン様増殖因子 I、IRS-1：インスリン受容体基質 1、PI3K：ホスファチジルイノシトール 3-キナーゼ、ERα：エストロゲン受容体α

が慢性的に肺内転移を繰り返し、囊胞を形成しながらゆっくりと進行する腫瘍性疾患といえる。
● **臨床症状** LAM の診断契機となる症状や所見は、労作時の息切れ(74%)、自然気胸(53%)、血痰(8%)、乳び胸水(7%)、乳び腹水(5%)(図 13-3-1C)、その他の乳び漏(乳び痰、乳び尿、経腟乳び漏など)や下肢のリンパ浮腫などのリンパ管系の機能障害、などである(カッコ内の数字は疫学調査[1]での診断時における頻度)。LAM は女性気胸の際には想起すべき重要な基礎疾患の一つであり、気胸は再発することが多い。女性の慢性閉塞性肺疾患(COPD)では、LAM を疑ってみる必要がある。特に、非喫煙者であれば、慎重に鑑別すべきである。
● **検査成績** 胸部単純 X 線では、軽症例は異常を指摘できないことが多い。進行に伴い網状、粒状影などの間質性陰影を認める例があるが、間質性肺炎と異なり肺容積の減少は伴わない。COPD のように過膨張、透過性亢進を示す症例もある。胸部 CT は診断に有用で、類円形で、正常肺野と境界明瞭な薄壁囊胞(数 mm〜1 cm 大が多い)が、両側肺に、上肺野から下肺野に大きな偏りなくバラバラと散在している。囊胞は、疾患が進行するにつれ増加、癒合・拡大し、徐々に正常肺実質領域が減少していく。高分解能 CT(HRCT)像であれば LAM に特徴的な多発性肺囊胞を認識することは容易であるが(図 13-3-1B)、通常の撮影条件では肺気腫と鑑別が難しい場合がある(図 13-3-1A)。

呼吸機能検査では早期から拡散能障害が検出され、進行に応じ 1 秒量(FEV_1)、FEV_1/努力肺活量(FVC)の低下、残気量(RV)、全肺気量(TLC)、RV/TLC の上昇など閉塞性換気障害を認める。これに反復性気胸、乳び胸水などの合併や治療の修飾が加わり、複雑な検査結果を示す例もある。

LAM は腎血管筋脂肪腫(AML)(図 13-3-1E)を合併する場合がある(20〜30%)が、突然の血尿や腹痛(AML 腫瘍内出血や破裂)により受診し、これを契機に LAM の存在が明らかになることもある。TSC-LAM では一般に呼吸器症状は軽いが、腎 AML が両側に多発、または巨大化して問題になることが多い。後腹膜腔(図 13-3-1F)や骨盤腔腫瘤(図 13-3-1D)が検出され、精査により lymphangioleiomyoma(LAM のリンパ節病変)と診断される場合もある。
● **診断** 呼吸不全に関する調査研究班により LAM の診断基準が示されている[2]。可能であれば病理組織学的に確定診断することが望まれるが、肺機能が高度に障害された進行例では侵襲の大きさを考慮し、「特徴的な臨床所見」をもとに臨床診断も可能であるとしている(図 13-3-3)。「特徴的な臨床所見」とは、前述したような臨床像と胸部 CT で特徴的な囊胞像をさす(図 13-3-1A、B)。

病理診断には、生検組織中に LAM 細胞を証明することが必要である[2]。LAM 細胞の病理学的特徴は、紡錘形〜類

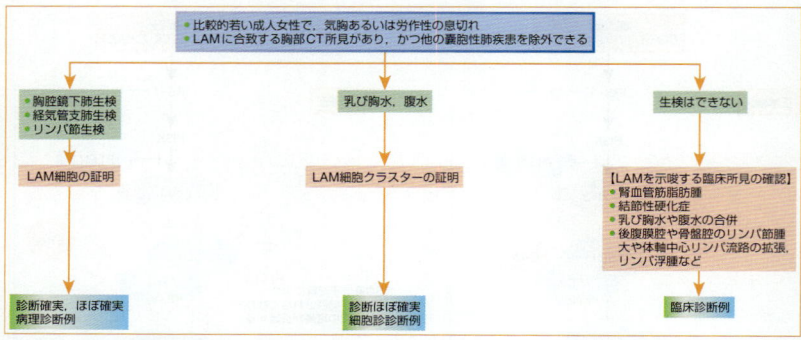

図 13-3-3 リンパ脈管筋腫症(LAM)の診断フローチャート

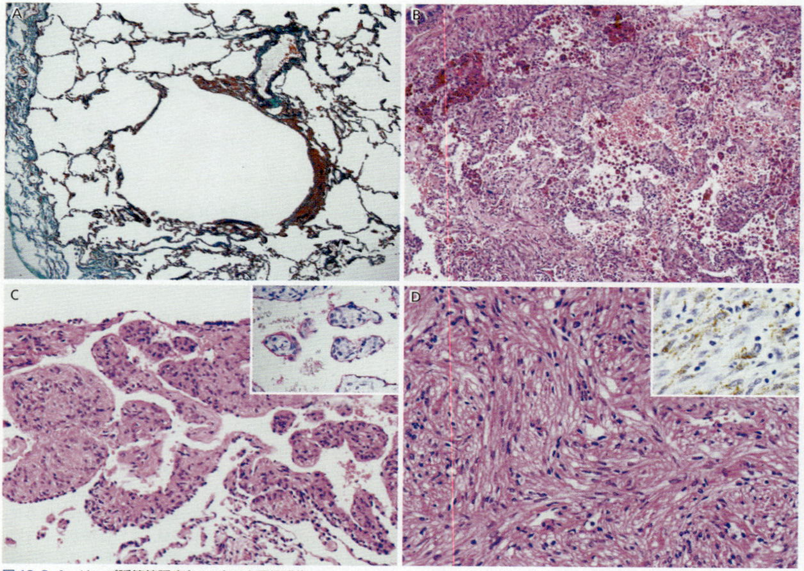

図 13-3-4 リンパ脈管筋腫症(LAM)の病理組織像
A：肺内の嚢胞と嚢胞壁の LAM 細胞(Masson trichrome 染色)。褐色部分が LAM 細胞である
B：肺内に LAM 細胞の増殖とヘモジデリン沈着が顕著な症例(HE 染色)
C：肺内の LAM 細胞の増殖とリンパ管新生，リンパ管内の LCC 像(HE 染色)。inset 内は抗 VEGFR3(血管内皮増殖因子受容体3)抗体による免疫組織染色
D：強拡大での LAM 細胞の形態(HE 染色)。inset は抗 HMB45 抗体による免疫組織染色。HMB45 は細胞質内に顆粒状に染まっている

上皮様形態を呈し，核は類円形〜紡錘形で，核クロマチンは微細，胞体は好酸性もしくは泡沫状の胞体を有する(図13-3-4)。ヘマトキシリン-エオジン(HE)染色で LAM が疑われれば，補助診断として免疫組織染色が有用である。LAM 細胞は，抗 α-smooth muscle actin 抗体陽性，抗 HMB45 抗体陽性(核周囲の細胞質に顆粒状に染色)(図13-3-4D)，抗エストロゲン受容体抗体陽性，抗プロゲステロン受容体抗体陽性などを示す。LAM 肺組織では，しばしば出血やヘモジデリンを貪食したマクロファージがみられる(図13-3-4B)。また，LAM ではリンパ管新生が顕

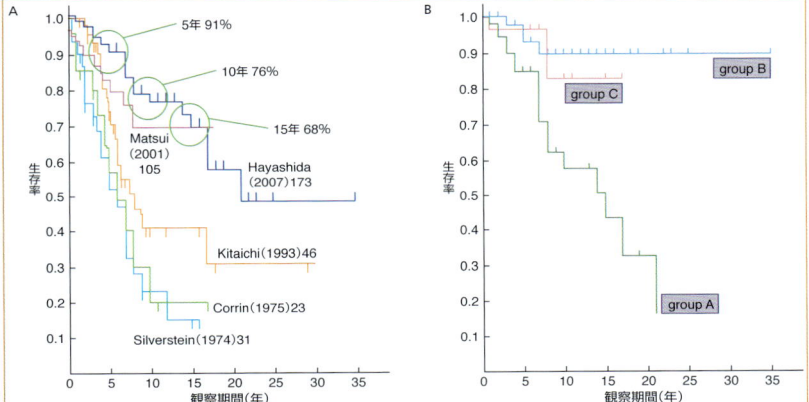

図13-3-5 リンパ脈管筋腫症（LAM）診断後の生命予後[1]
A：わが国でのLAM疫学調査による結果[1]と，過去に報告されている論文の結果を重ねあわせたもの
B：group A：労作性の息切れを初発症状としてLAMと診断された症例．group B：気胸を初発症状としてLAMと診断された症例．group C：その他の症状を初発症状としてLAMと診断された症例

著であり（図13-3-4C），リンパ管内皮細胞マーカーである抗血管内皮増殖因子受容体3（VEGFR3）抗体により，リンパ管が豊富であることを証明することも重要である[3),4)]．一方，LAMに合併する乳び胸・腹水中には，リンパ管内皮細胞により覆われたLAM細胞の集塊（LAM cell cluster）が検出され（図13-3-1C，図13-3-4C），診断に有用である[3),4)]．

■ **治療と薬理メカニズム** ①病因であるLAM細胞そのものに働きかける治療，②気流閉塞や呼吸不全に対する治療，気胸の治療や管理，乳び漏に対する治療，などの病態ごとの治療を組み合わせていくことが大切である．常時酸素吸入が必要になるほど肺機能障害が進行した重症例では，肺移植を検討する．これらに関する詳細は，呼吸不全に関する調査研究班がまとめた治療と管理の手引き[5)]を参照してほしい．肺内の囊胞も少なく呼吸機能も良好に保たれている軽症例では，無治療で経過観察することが可能である[5),6)]．

LAMはほぼ女性にのみ発症する疾患であり，その著しい性差から疾患の発生・病態に女性ホルモンが強くかかわっていることが想像されている．女性ホルモンとの関連性は，臨床的観察や基礎研究からも支持する報告がある．歴史的にはプロゲステロンによる抗エストロゲン治療が行われてきたが，最近では女性ホルモンそのものを減少させる偽閉経療法（ゴナドトロピン放出ホルモン〈GnRH〉療法）が主に行われている[5),6)]．

一方，分子病態の観点から，病因により近い標的に働きかけるシロリムス（mTOR阻害薬）がLAM治療薬として期待されている．米国，カナダ，日本から合計89例（うち日本から24例）のLAM症例が参加した国際共同臨床試験（MILES試験）では，シロリムス投与群では偽薬群に比し

FEV_1やFVCなどの呼吸機能指標の低下が有意に抑制された（FEV_1はシロリムス群1±2 mL/月の増加，偽薬群12±2 mL/月の減少）[7)]．また，生活の質（QOL）も改善し，投薬による有害事象も許容できる範囲内で安全性の高いものだった．シロリムスは海外では臓器移植時に拒絶反応を抑制する免疫抑制剤として使用されてきたが，わが国では発売されていない薬剤である．

■ **経過・予後** 慢性に進行し，呼吸不全にいたる予後不良な疾患である．呼吸不全に関する調査研究班が実施したLAM全国調査では10年生存率は76%であった[1)]．また，予後は診断の契機となった初発症状・所見によって異なることが報告されており，呼吸困難を契機にLAMと診断された症例は，気胸を契機として診断された症例より有意に診断時の呼吸機能が悪く，予後は不良であった（図13-3-5）[1)]．

【瀬山 邦明・熊坂 利夫・栗原 正利】

参考文献

1) Hayashida M et al : The epidemiology of lymphangioleiomyomatosis in Japan. A nationwide cross-sectional study of presenting features and prognostic factors. Respirology 12：523-530, 2007
2) 林田美江ほか：リンパ脈管筋腫症 lymphangioleiomyomatosis（LAM）診断基準．日本呼吸器学会雑誌 46：425-427，2008
3) Kumasaka T et al : Lymphangiogenesis-mediated shedding of LAM cell clusters as a mechanism for dissemination in lymphangioleiomyomatosis. Am J Surg Pathol 29：1356-1366, 2005
4) Mitani K et al : Cytologic, immunocytochemical and ultrastructural characterization of lymphangioleiomyomatosis cell clusters in chylous effusions of patients with lymphangioleiomyomatosis. Acta Cytol 53：402-409, 2009
5) 林田美江ほか：リンパ脈管筋腫症 lymphangioleiomyomatosis（LAM）の治療と管理の手引き．日本呼吸器学会雑誌 46：428-431，2008

6) Seyama K et al : Longitudinal follow-up study of 11 patients with pulmonary lymphangioleiomyomatosis: diverse clinical courses of LAM allow some patients to be treated without anti-hormone therapy. Respirology 6:331-340, 2001
7) McCormack FX et al : Efficacy and safety of sirolimus in lymphangioleiomyomatosis. N Engl J Med 364:1595-1606, 2011

4 気胸と胸水

気胸

● **定義・概念** 気胸(pneumothorax)とは肺がなんらかの原因により破綻し胸腔に空気が貯留した病態をいう。気胸の症状は突然起こる胸痛、大きく息が吸えないといった呼吸困難感、咳嗽である。心筋梗塞や肺梗塞も同じような症状をきたすので鑑別が必要である。診断は胸部単純X線写真により行う。

● **分類**

自然気胸
- **原発性自然気胸** 胸膜直下に好発するブラまたはブレブの破綻が原因で生じる。
- **続発性自然気胸** 主な基礎疾患としては慢性閉塞性肺疾患(COPD)、肺線維症、リンパ脈管筋腫症、月経随伴性気胸、肺結核、肺癌などがある。

外傷性気胸
胸壁・肺・気管・気管支・食道などの外傷性破綻によるもので、たとえば交通外傷による肋骨骨折や鋭利な刃物が肺に刺さることで生じる。胸壁開放創の有無により、開放性外傷性気胸と閉鎖性外傷性気胸に分類している。

医原性気胸
医療行為に伴うアクシデントとして生じるもので、たとえば胸腔穿刺の際に検査針が肺に刺さることで生じる。

■ 治療と薬理メカニズム

ここでは実地臨床で多く遭遇する自然気胸の治療法について述べる。

初期治療

自然気胸はブラ・ブレブが破綻し胸腔内に空気が貯留した病態で、肺が虚脱するため胸痛、呼吸困難、咳嗽などの症状が出現する。虚脱した肺の再膨張を促す手技としては①安静、②胸腔穿刺による脱気、③胸腔ドレナージであり、肺の虚脱度と臨床所見により手技を決定する。肺の虚脱度は胸部単純X線写真で3つに分類されている。

- **軽度**：肺尖が鎖骨レベルまたはそれより頭側にある。またはこれに準ずる程度。
- **中等度**：軽度と高度の中間程度。
- **高度**：全虚脱またはこれに近いもの。

肺虚脱が「軽度」であり、呼吸困難などの臨床所見が乏しい場合は経過観察する。また肺虚脱が「中等度」の場合でもサーフロ針やIVH(中心静脈栄養法)カテーテルによる脱気だけで改善する可能性が高い。肺虚脱が中等度以上あるいは呼吸困難がある場合は胸腔ドレーン留置によるドレナージが適応となる。

保存的治療

- **胸腔ドレナージ** 胸腔内にトロッカーカテーテルを留置して肺虚脱を改善する治療法である。局所麻酔下に10～20Frのトロッカーカテーテルを挿入し、連結管を用いて吸引パックに装着する。最初は水封式で経過を観察し、徐々に吸引をかけ、−5～−10cmH$_2$O程度で吸引するのがよい。急激に吸引を行うと咳嗽を誘発したり、肺が一気に拡張することで再膨張性肺水腫を引き起こすことがあるので注意が必要である。ドレーン挿入の際は肋骨上縁より挿入することで肋間動脈の損傷を回避する。挿入後は必ず胸部単純X線写真で位置を確認する。肺が十分に膨張し、エアリークがなくなった時点でドレーンをクランプし、肺が再虚脱しなければドレーンを抜去する。
- **簡易型気胸ドレナージ** 安静・脱気で治療の場合は、危険因子がなければ外来通院での治療も可能である。胸腔ドレナージは一般に入院で治療されるが、一方弁を用いての脱気ができる簡易式気胸ドレナージキットがある。本体をポンプによる随時排気を可能にしたソラシックエッグ™が市販されており、ドレーンの固定はテープのみで可能で、痛みや活動制限は少なく外来治療が可能である。
- **胸膜癒着術** 呼吸機能が低下し全身麻酔による手術が困難な続発性自然気胸では、再発予防を目的として胸膜癒着術を行う場合がある。癒着剤としてはピシバニール、自己血、テトラサイクリン系薬剤、フィブリン糊などを使用する。

手術療法

全身麻酔での手術適応は、①再発を繰り返す症例、②空気もれの持続例、③両側気胸、④著明な血痰、⑤膨張不全肺、⑥社会的適応があげられる。胸腔鏡手術か開胸手術かの選択は、術後再発率・医療経済面から十分にインフォームドコンセントを得て行われることが望ましい。最近は胸腔鏡手術の進歩により安全かつ容易に施行されるようになってきており、初発の自然気胸例でも危険因子がなく、明らかな責任囊胞が認められる場合は手術適応としてよいとされている。

胸水

● **定義・概念／病因・病態生理と分子メカニズム** 胸腔とは壁側胸膜と臓側胸膜に囲まれた腔である。健常者では通常5～20mL程度の少量の胸水(pleural effusion, pleural fluid)が常時胸腔内に貯留し、肺胸郭運動の潤滑油の働きをしている。正常状態では少量の水が壁側胸膜で産生され、そのほとんどが壁側胸膜のリンパ管から吸収される。胸水の貯留は産生速度が吸収速度を超えたときにはじまる。胸水産生の増加は、うっ血性心不全のような肺間質液増加、上大静脈症候群の場合のような静脈圧勾配の増加、胸膜炎で起こる毛細血管透過性の亢進などで生じる。一方、胸水吸収の低下は、結核性胸膜炎や癌性胸膜炎による壁側胸膜のリンパ管の閉塞や、中心静脈圧の上昇によるリンパ管の流速低下により生じる。胸水貯留の原因疾患について表13-4-1に示す。おおまかに述べると滲出性胸水の約50%は悪性腫瘍によるものであり、25%は感染症が要因で起こり、その半数が結核によるものである。最近では胸壁に局所麻酔を行い胸腔鏡により胸腔を観察することができるようになった。その所見をまじえて呼吸器の分野で

表13-4-1 胸水の原因疾患

漏出性胸水
うっ血性心不全，肝硬変症，ネフローゼ症候群，上大静脈症候群

滲出性胸水
感染症：肺炎（細菌，ウイルス，真菌），結核，寄生虫
悪性腫瘍：肺癌，転移性肺癌，悪性胸膜中皮腫，悪性リンパ腫
肺循環障害：肺血栓塞栓症
消化器疾患：膵炎，肝膿瘍，横隔膜下膿瘍
膠原病：全身性エリテマトーデス，関節リウマチ，Sjögren症候群
その他：yellow nail症候群，サルコイドーシス，薬剤起因性，Meigs症候群

血性胸水
悪性腫瘍，結核性胸膜炎，自然気胸，肺梗塞，外傷

乳び胸水
悪性腫瘍，リンパ脈管筋腫症（LAM），外傷，胸管損傷

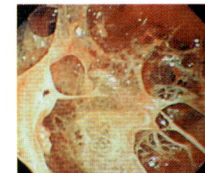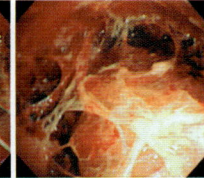

図13-4-2 細菌性胸膜炎掻爬前（左）と掻爬後（右）

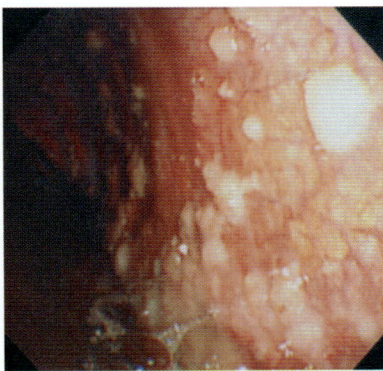

図13-4-1 癌性胸膜炎（肺腺癌）

遭遇する主要な疾患について概説する。

癌性胸膜炎（図13-4-1）

癌性胸膜炎の原因腫瘍としては肺腺癌などの原発性肺癌，乳癌などの転移性肺癌などがあげられる．初期の段階では無症状のことが多いが，胸水が大量に貯留すると呼吸困難や胸部圧迫感が出現する．癌性胸膜炎の診断は胸水の細胞診検査で癌細胞が確認されることにより診断が確定する．

図13-4-1は左原発性肺癌における胸膜播種の胸腔所見であるが，癌性胸膜炎がある場合は新病期分類でⅣ期となる．肺癌による癌性胸膜炎では，多くの場合胸腔内にドレーンチューブを留置し，ほぼ排液したところで再貯留しないよう壁側胸膜と臓側胸膜を癒着させる．癒着に用いる薬剤としてはピシバニール，ミノサイクリン，アドリアマイシンなどがあり，たとえばピシバニール 10KE・1%リドカイン10 mL・高張ブドウ糖液100 mLを混合し，ドレーンチューブより胸腔内に注入する．薬剤が十分に浸透するように体位変換を行った後，圧をかけて胸水を吸引排液する．1日の排液量が50 mL以下になったらドレーンを抜去する．続いてperformance status（PS）が2以下の場合は原則的に化学療法を行う．

また小細胞肺癌の場合は胸水貯留が化学療法とともに改善することも多いため，大量胸水による呼吸困難などの症状がないときはドレナージをせず臨床経過を観察することもある．

細菌性胸膜炎（図13-4-2）

細菌感染による胸膜の炎症を細菌性胸膜炎という．細菌性肺炎に伴う肺炎随伴性胸水が最も多く，起因菌としては嫌気性菌，ブドウ球菌，肺炎球菌，インフルエンザ桿菌，大腸菌が多い．

主な症状は胸痛，発熱，大量胸水貯留による呼吸困難であり，血液検査では炎症反応の上昇がみられる．診断は胸水穿刺を行い好中球優位の細胞成分，胸水Gram染色，蛋白の胸水/血清比＞0.5，乳酸脱水素酵素（LDH）の胸水/血清比＞0.6などが参考になる．また胸水の腐敗臭は嫌気性菌を疑う所見である．嫌気性菌による場合はアルコール多飲・意識障害などで誤嚥しやすい状態など口腔内の不衛生な状態がしばしば原因となるので問診と診察を十分に行うことが大切である．

細菌性肺炎に伴う随伴性胸膜炎は抗菌薬投与のみで軽快するタイプと，被包化され膿性胸水貯留に進展し胸腔ドレナージが必要なタイプに分かれる．後者は図13-4-2に示すように滲出期を経て徐々に胸腔内にフィブリンが析出し，膿性胸水を貯留するいわゆる膿胸の状態となっていく．膿胸腔では多房性に隔壁がつくられているためドレーン留置しても十分に排液できず，線維素線維性に胸膜が不規則に癒着し肥厚していくことがある．

急性膿胸や中等量以上の胸水貯留例では積極的に胸腔鏡を行い，隔壁掻爬と24 Fr以上の太めのドレーン留置を行うことが望ましい．また胸腔鏡が行えない施設であっても，臨床経過に注意し胸腔ドレナージの適応について早期に判断することは，被包化膿胸に進展させないだけでなく拘束性障害にいたらせないためにも大切である．

抗菌薬の選択については胸水や喀痰のGram染色より起因菌を推測し，多くの場合はペニシリン系薬，セフェム系抗菌薬が選択される．また多房性の被包性膿胸に進展し内科的ドレナージで改善がみられない場合は，胸膜癒着や被包化解除のために外科的処置（胸膜剝皮術）の判断が必要となる．

結核性胸膜炎（図13-4-3）

結核性胸膜炎は結核初感染に引き続いて起こる胸膜炎と，肺結核の内因性再燃によって起こる胸膜炎に分けられ

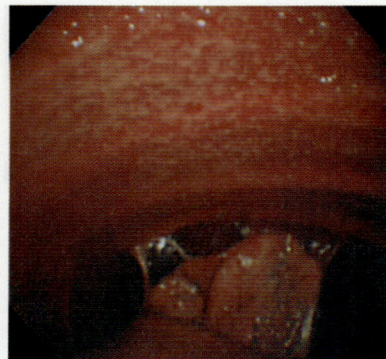

図 13-4-3　結核性胸膜炎

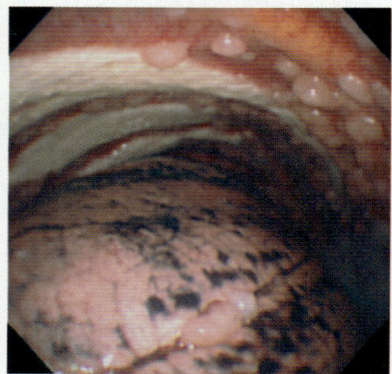

図 13-4-4　悪性胸膜中皮腫上皮型

る。胸部X線写真において前者の場合は肺野陰影をほとんど認めず，後者の場合は浸潤影や空洞性陰影を認める。統計では初感染に引き続いて起こる結核性胸膜炎が多くを占め，青年発症例のほとんどは初感染に引き続く結核性胸膜炎で，高齢発症例では内因性再燃の寄与が大きいと考えられている。初感染に引き続いて起こる結核性胸膜炎の症状は，発熱，全身倦怠感，呼吸困難，胸部違和感などである。

胸腔に炎症が起こるためには結核菌が胸腔に達しなければならないが，その機序として，①胸膜直下の結核性乾酪病巣が胸腔内へ穿破する，②原発巣からリンパ行性に胸膜に達した結核菌がそこで炎症を起こす，③肺門リンパ節の炎症が葉間胸膜に波及する，④結核感染初期に菌血症が生じ胸腔に結核菌が及ぶ，などが考えられる。

胸腔では侵入してきた結核菌に対してマクロファージやCD4陽性（CD4⁺）T細胞が反応し，図 13-4-3 に示すように壁側胸膜に肉芽腫が多数形成されるようになる。胸水は黄色透明ないし混濁，滲出性であり，胸水中の蛋白質濃度は血清蛋白質濃度に比例し，胸水 LDH は高値を呈することが多く，胸水グルコースは低下しないことが多い。胸水中の細胞成分はリンパ球優位となり，胸水 ADA（アデノシンデアミナーゼ）は高値（40 U/L 以上）となり，胸水 IFN-γ（インターフェロンγ）も上昇する。しかしながら胸水穿刺は診断に際して役立つが，結核菌が証明されてはじめて確定診断となる。

結核性胸膜炎の治療は肺結核治療に準じて行う。イソニアジド（INH），リファンピシン（RFP），エタンブトール（EB），ピラジナミド（PZA）を2カ月，続いて INH，RFP，EB を 4 カ月内服する。あるいははじめから INH，RFP，EB の3剤を9カ月内服することが推奨されている。後天性免疫不全症候群（AIDS）などの免疫低下例，糖尿病合併例ではさらに3カ月治療の延長が必要となる。薬剤耐性があれば耐性結果に応じて多剤併用療法（5～6剤）が必要となるが，結核専門の医療機関に相談し，治療方針を決定することが望ましい。

悪性胸膜中皮腫（図 13-4-4）

かつてアスベスト（石綿）は，耐熱性と防音性に富み化学的に安定で加工しやすいため，建材やブレーキなど多くの用途があった。アスベストにはクロシドライト，アモサイト，クリソタイルの3種類があり，特にクロシドライト，アモサイトは発癌性が強く，わが国では 2004 年から使用が禁止されている。しかしわが国では 1960 年頃からアスベストが汎用され，1974 年にその輸入量が最大となり，1990 年頃までに 25 万トン以上が使用されていた。

悪性胸膜中皮腫はアスベスト低濃度曝露でも発症する。悪性胸膜中皮腫を発症するまで初回曝露から 20～40 年と長い潜伏期を有することが知られており，悪性胸膜中皮腫は 2010 年頃から増加することが予想されている。悪性胸膜中皮腫はしばしば胸水貯留で発症し，症状としては胸水による呼吸困難，あるいは中皮腫細胞の胸膜浸潤による胸痛などがある。確定診断は一般的には局所麻酔下胸腔鏡による胸膜生検や開胸による胸膜生検でなされる。図 13-4-4 は悪性胸膜中皮腫上皮型の所見であるが，壁側胸膜にブドウの房状の大小の隆起を認めている。

治療は胸膜癒着後に肺胸膜全摘が行われることがあるが，呼吸機能の低下や予後を考慮して慎重に手術適応を判断しなければならない。化学療法においてはシスプラチンとペメトレキセドの2種類の抗がん剤を組み合わせた化学療法が標準治療とされている。しかしながらこの疾患の予後はいまだ厳しい状況である。

【益田 公彦・庄司 俊輔】

参考文献

1) 日本気胸・嚢胞性肺疾患学会編：気胸・嚢胞性肺疾患規約・用語・ガイドライン 2009 年版，金原出版，2009
2) Light RW: Clinical manifestations and useful tests. Pleural Diseases, 5 th edition, edited by Light RW, p73-108, Williams and Wilkins, 2007
3) Ⅸ 胸膜疾患，別冊日本臨牀（新領域別症候群シリーズ 呼吸器症候群 第2版 Ⅲ-その他の呼吸器疾患を含めて），p309-407，日本臨牀社，2009
4) 益田公彦：胸膜結核治療ガイドラインの提案．結核 83: 746-749, 2008
5) 岸本卓巳ほか：アスベスト関連疾患．日本胸部臨床 68(増刊): 109-144, 2009

15章 消化管疾患

1. 消化管の正常構造と生理機能 ………………………… 830
2. 消化管疾患の問診・診察 ………………………………… 832
3. 消化管疾患に用いられる各種検査 …………………… 834
4. 消化管疾患と内視鏡 ……………………………………… 836
5. 口腔疾患 …………………………………………………… 838
6. 食道疾患 …………………………………………………… 841
7. 胃疾患 ……………………………………………………… 847
8. 腸疾患 ……………………………………………………… 858
9. 肛門疾患 …………………………………………………… 880
10. 先天異常に伴う消化管疾患 …………………………… 883
11. 消化管憩室とその関連疾患 …………………………… 885
12. 薬物に起因する消化管疾患 …………………………… 887
13. 門脈圧亢進症に伴う消化管疾患 ……………………… 890
14. 蛋白漏出性胃腸症 ………………………………………… 896
15. 消化管ポリポーシス ……………………………………… 897

1 消化管の正常構造と生理機能

はじめに

消化管(gastrointestinal tract)は口から肛門までの長大な臓器からなる。食物の消化・吸収および便塊の生成までがその主な機能である。健康状態がよいことを俗に「快眠・快食・快便」というが，3つのうちの2つが消化管機能と関係していることからわかるように，消化管の正常な状態は健康や生活の質(QOL)の維持に欠かせない。

消化管の構造

口腔，中咽頭，下咽頭，食道，食道胃接合部，噴門，胃，幽門，十二指腸（球部，下行脚，水平脚，上行脚），空腸，回腸，Bauhin(バウヒン)弁，大腸(盲腸，上行結腸，肝弯曲，横行結腸，脾弯曲，下行結腸，S状結腸，直腸)，肛門の順に存在する。直腸が盲端になっていることを除けば1本の管腔となっている。

消化管粘膜は内腔に粘膜固有層があり，その外側に粘膜筋板，粘膜下層，固有筋層，漿膜下層，漿膜の順に筒状に包まれている(図1-1，図1-2)。ただし腹部臓器以外では，漿膜がなく，食道や十二指腸の後下部，直腸の腹膜翻転部以下は外膜におおわれている。

粘膜固有層は口腔から食道までは扁平上皮におおわれており，胃から大腸までは円柱上皮におおわれている。肛門は移行上皮を経て扁平上皮に移行する。癌は上皮(消化管では粘膜)から生じるため，内腔側から外方(病理標本上では下方)に進展する。

胃と大腸では粘膜面は表面からみて腺管が陥凹しており，pitと呼ばれるのに対し，小腸では内腔面に向かって突出しており，絨毛(villi)と呼ばれる構造をとっている。前者は消化液の分泌に有用であり，後者は吸収に有利な構造である。

固有筋層は2層(内輪・外縦)からなるが，胃は例外的に3層(内斜・中輪・外縦)からなる(胃の一部には2層の部分もある)。胃の固有筋層が厚いことは豊富な蠕動運動につながり，蛋白質の消化に有利であると同時に，胃の内視鏡的治療である粘膜下層剥離術での穿孔が少なくなるという利点がある。

血管支配と神経支配

消化管は発生初期には前腸(foregut〈咽頭，呼吸器下部，食道，胃，十二指腸近位部，肝，膵および胆嚢〉)，中腸(midgut〈十二指腸遠位部，空腸，回腸，盲腸と虫垂，上行結腸，横行結腸の近位2/3〉)，後腸(hindgut〈横行結腸の遠位1/3，下行結腸，S状結腸，直腸，肛門管〉)の3つに分けられ，それぞれ腹腔動脈(celiac artery)，上腸間膜動脈(superior mesenteric artery：SMA)，下腸間膜動脈(inferior mesenteric artery：IMA)によって養われているが，生育したのちもこの動脈支配が継続する(図1-3)。またリンパ管はこれらの動脈に沿って発達するため，特に胃・大腸癌のリンパ節転移においてはこの動脈沿いにリンパ節に転移する傾向があるため，リンパ節郭清の場合に重要となる。

消化管は自律神経系により支配されている。交感神経と副交感神経からなり，副交感神経の興奮により，消化管運

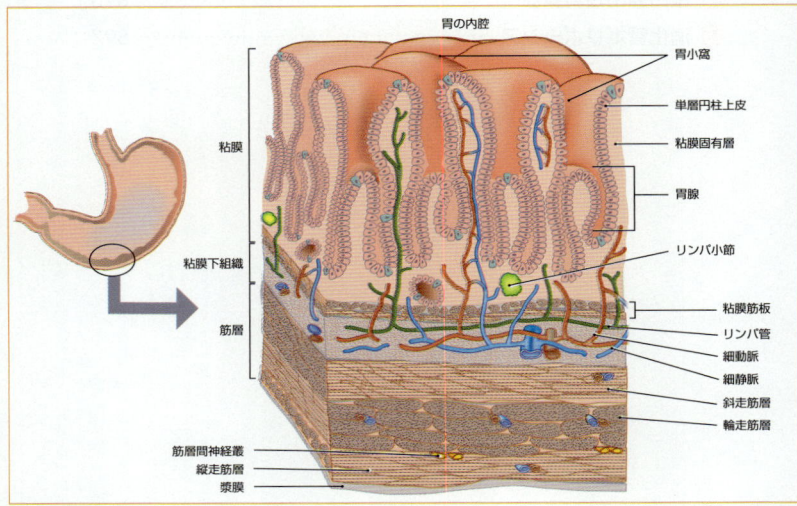

図1-1 胃壁の立体構造
消化管の粘膜は内腔から，粘膜固有層，粘膜筋板，粘膜下層，平滑筋層，漿膜下層，漿膜(または外膜)からなる。ここでは胃の粘膜の立体構造を示す。

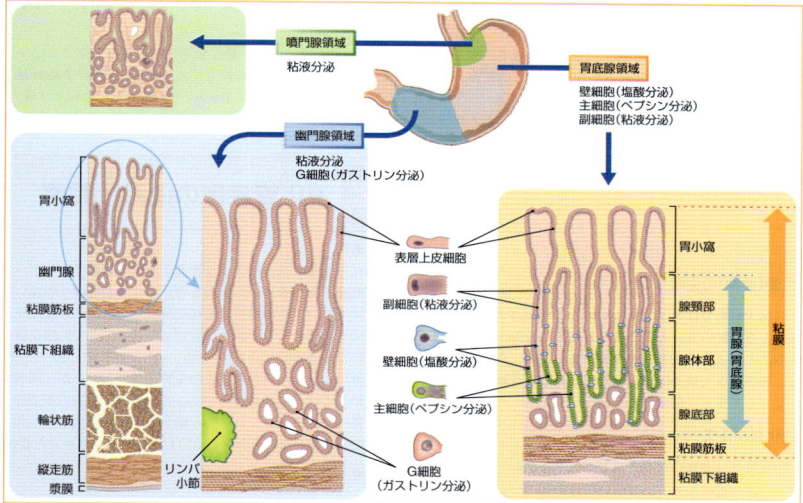

図 1-2 胃の粘膜の腺管構造
胃底腺部にはペプシノーゲンを産生する主細胞（Ⅰ，Ⅱ両者を産生），胃酸を産生する壁細胞がある。幽門腺領域の主細胞はペプシノーゲンⅡのみを産生する。このため，*Helicobacter pylori* 感染後の慢性萎縮性胃炎が進展すると，ペプシノーゲンⅠもⅡも低下するが，Ⅰの低下幅のほうが大きくなる。幽門腺領域ではガストリンを産生するG細胞がある

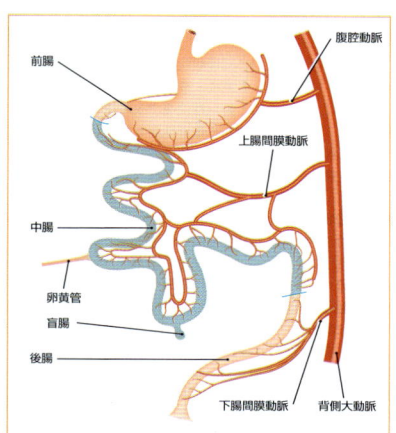

図 1-3 消化管の血流支配
胎生期の前腸，中腸，後腸にあたる部分がそれぞれ，腹腔動脈，上腸間膜動脈，下腸間膜動脈によって養われている

動の亢進や消化酵素の分泌，腸液の分泌など消化吸収作用が促進し，交感神経では抑制される。粘膜下層にはMeissner（マイスナー）神経叢（腺分泌に関与）が存在し，筋層には Auerbach（アウエルバッハ）神経叢（消化管運動に関与）が存在する。

消化管の機能

食物の咀嚼と消化

　食物の大きな塊である食塊は咀嚼により小さな小食塊となり，また唾液腺から分泌されるアミラーゼ（プチアリン）により，炭水化物の一部が消化される。嚥下運動により，食道から胃まで到達する。胃では主細胞から分泌されるペプシノーゲンが，壁細胞から分泌される胃酸によって強力な酸性となり，蛋白質の消化が行われる。胃酸は食物に付着する微生物の殺菌にも役に立ち，食中毒の予防の役割も果たしている。

　十二指腸にいたった食物は膵液により中和され，また膵外分泌酵素により消化が行われる。炭水化物はアミラーゼなどにより最終的に二糖類まで分解される。蛋白質はトリプシン，エラスターゼなどによりペプチドにまで分解され，脂肪は胆汁酸によりミセル化し，その後リパーゼ，ホスホリパーゼ，カルボキシペプチダーゼなどにより脂肪酸とトリグリセリドに分解される。

　食物に含まれる水分や，消化により発生する水分のほかに，消化管からは次のような水分の分泌がなされている。唾液（1 L/日：耳下腺〈漿液性〉・顎下腺〈混合性〉・舌下腺〈粘液性〉），胃液（2〜2.5 L/日），膵液（1.5〜2 L/日），胆汁（0.5〜1 L/日），腸液（1.5〜3.0 L/日）が分泌されている。

吸収

主に小腸で行われる。小腸では前述した絨毛に加えて，微絨毛（microvilli）と呼ばれる小突起が無数に存在し，表面積は $200 m^2$ にも及ぶ。

水分は小腸で1日におよそ8Lが吸収される。炭水化物は二糖類まで分解され，刷子縁での吸収直前にマルターゼ・ラクターゼ・スクラーゼなどにより単糖類（ブドウ糖など）に分解され，吸収される。蛋白質もペプチドまで分解された後，小腸微絨毛の刷子縁でアミノペプチダーゼによりアミノ酸やジペプチドに分解され，吸収される。脂肪は脂肪酸とトリグリセリドに分けられて吸収される。

大便（便塊）の生成

回腸末端部ではおよそ90％の水分が吸収されており，泥状便となっている。大腸ではその最後の数％の水分を吸収することにより，固形便を生成する。特に，S状結腸・直腸は最終的な大便の固形化に重要である。直腸に大便が下りてくると便意を催す。

消化管ホルモン

消化管では多数のホルモンがつくり出されている。ペプチドの消化管ホルモンには脳や神経と共通のものも多く，脳腸ペプチドと呼ばれている。消化管でつくられたり，消化管に作用があるものを消化管ホルモンというが，代表的なものには次のようなものがある。

- **ガストリン**（gastrin） 胃幽門前庭部のG細胞から分泌される。胃の壁細胞を刺激して胃酸分泌を亢進させる。ガストリン産生腫瘍は難治性の消化性潰瘍を起こす（Zollinger-Ellison〈ゾリンジャー-エリソン〉症候群）。
- **セクレチン**（secretin） 十二指腸のS細胞から分泌される。膵外分泌機能亢進とガストリンの抑制により，十二指腸での食物のpH増加，消化の促進が行われる。インスリンと並んで初期に発見されたホルモン。
- **グルカゴン**（glucagon） 膵α細胞でつくられる，血糖増加作用がある。
- **コレシストキニン**（cholecystokinin：CCK）=**パンクレオザイミン**（pancreozymin：PZ） 十二指腸粘膜中のI細胞より食物中の脂肪酸により刺激され分泌される。胆嚢収縮とOddi（オッディ）括約筋の弛緩，膵外分泌機能亢進により，胆汁と膵液の分泌が増加する。胆嚢収縮作用と膵液分泌作用については別々に発見されたため，当初名前が2つあったが後に同一物質であることが判明した。
- **セロトニン**（serotonin） 脳の神経伝達物質でもある。消化管運動を刺激し，抗悪性腫瘍薬投与時の嘔気にも関連する。
- **血管作動性腸管ポリペプチド**（vasoactive intestinal polypeptide：VIP） 消化管粘膜に存在し，ニューロンで生成される神経ペプチドであり，消化管や血管平滑筋を弛緩させ，小腸分泌を増進する。WDHA症候群（水様下痢低カリウム血症無胃酸症候群）の原因となる。
- **ソマトスタチン**（somatostatin） 下垂体の成長ホルモン抑制因子であり，消化管や膵臓にも存在する。セクレチンなどの分泌抑制から腸液を減少させる効果がある。イレウス時にソマトスタチンアナログが使用されることもある。
- **グレリン**（ghrelin） 最近発見された胃で分泌されるホルモンで，食欲増進に関与する。*Helicobacter pylori* 感染による慢性胃炎で減少する。また胃切除でも減少する。

【岡 政志】

2 消化管疾患の問診・診察

はじめに

消化管領域ではさまざまな検査法が確立されているが，まず病歴・身体所見から診断を考えることが原則なのはいうまでもない。その過程で適切な検査を選択でき，また検査後でも必要により問診・診察に立ち返ることで的確な診断にいたることができる。

問診については消化管疾患の主要症候別としたが，問診項目の多くは各症状に共通するため，特に「腹痛」の項で詳細に述べた。一方，これらの症状が必ずしも消化管・消化器疾患に由来しない場合があることにも注意すべきである。

問診

腹痛

消化管疾患のなかで最も多い症状である（表2-1）。以下のように分類される。

- **内臓痛** 管腔臓器の伸展・攣縮および化学的刺激や実質臓器の被膜伸展などにより起きる。主に鈍痛または疝痛として感じられ，局在性に乏しい。しばしば悪心，発汗などの自律神経反射の随伴症状を伴う。
- **体性痛** 壁側腹膜・腸間膜・横隔膜などの物理的・化学的刺激により起きる。鋭い持続痛で限局性である。
- **関連痛** 内臓知覚反射から体壁性知覚線維が刺激されるために起き，病変部位から遠隔の体部に感じられる。

部位：腹痛の部位からある程度原因臓器が推定される。また局在性，放散，時間による部位の変化にも注意する。

強さと性状：疾患により相関がいわれているものもあるが，高齢者では疼痛が軽度であるなど主観に基づくため，やや信頼性に欠ける。

発症状況：一般に急激な発症は重篤な疾患を示唆する。

時間的経過：発症時期，持続性，周期性や頻度，また増悪あるいは改善傾向の確認をする。「同じような痛みが以前にもありましたか」と尋ねることも重要である。生来健康な患者が6時間以上続く強い腹痛を訴えている場合，手術が必要な疾患を考慮すべきといわれている。

誘因・増悪または軽快因子：食事，アルコール，排便，排尿などとの関連を確認する。

随伴症状：発熱，体重変化，食欲，排便習慣の変化，悪心・嘔吐，吐血・下血，血尿について尋ねる。女性では月経状態も重要である。

その他：当然のことながら年齢，一般状態，既往歴・生活歴（特に腹部手術歴や消炎鎮痛薬などの服薬歴）にも注意が必要である。

嚥下困難

嚥下運動が口腔期，咽頭期，食道期のいずれかで妨げられ起こる。食道炎・食道潰瘍，食道癌，食道アカラシアなどの食道疾患によるものが多くを占めるが，口腔・咽頭疾患や神経・筋障害，強皮症なども原因となる。

問診では，嚥下困難を感じる部位，固体・液体などのようなもので嚥下困難が出現しやすいか，随伴症状（食事中のむせ・咳，嗄声，胸焼け，胸痛など），既往歴（神経疾患など）が特に重要である。

胸焼け・げっぷ（おくび）

胸焼けは胃食道逆流症の代表的な症候であるが，虚血性心疾患や呼吸器疾患でも「胸焼け」として症状を訴えることがあり，注意が必要である。げっぷは病的意義の乏しいことも多いが，しばしば胸焼けと併発する。

胸焼けの性状，随伴症状，食事との関連，食習慣，嗜好などを確認する。

悪心・嘔吐

嘔吐は嘔吐中枢への刺激の機序により，中枢性嘔吐と末梢性嘔吐に大きく分類される。末梢性嘔吐は末梢由来の刺激が迷走神経や舌咽神経などの求心性神経を介して，直接あるいはCTZ（化学受容器引金帯〈chemoreceptor trigger zone〉）を介して嘔吐中枢を刺激することによって起きるもので，悪心を伴う。消化管疾患によゐ嘔吐の多くは末梢性嘔吐であるが，一方で消化管の物理的通過障害，消化管内容の逆流による嘔吐もある。

問診では，悪心の有無，随伴症状（特に腹部，神経），誘因や食事摂取との関係，薬物との関連，吐物内容の性状などが大切である。また女性では妊娠の可能性も念頭におく。

吐血・下血

吐血：Treitz（トライツ）靱帯より口側の消化管出血で認められる。血液は胃酸の作用によりコーヒー残渣様と称される黒褐色となるが，食道からの出血や胃・十二指腸からの多量の出血では鮮血となる。

下血：血性物が肛門より排出されることをさす。黒色のタール便を下血，鮮血に近い場合を血便と呼ぶ場合，あるいは両者をあわせて下血と呼ぶ場合がある。一般に黒色便は上部消化管出血を，鮮血便は下部消化管出血を疑うが，上部消化管出血でも多量の出血で鮮血便を，盲腸や上行結腸からの出血で血液が腸内に長く停滞すると黒色便を呈するなど例外もある。

原因として繰り返す疾患も多く，既往歴は重要。服薬歴（特に消炎鎮痛薬，抗凝固薬，抗菌薬，ステロイド），発症の時期，吐物または便の色調，量，回数，随伴症状（腹痛，便秘，下痢，発熱など）を確認する（**表2-2**）。

下痢

下痢は持続期間により急性下痢と慢性下痢に分類される。急性下痢は感染性腸炎，特にウイルス性腸炎が多く，慢性下痢は非感染性疾患（過敏性腸症候群，炎症性腸疾患など）が多い。

発症時期，便の頻度と性状，誘因や食事内容，随伴症状

表2-1 腹痛の部位と主な疾患

心窩部
胃・十二指腸潰瘍，急性胃粘膜病変，胃食道逆流症，膵炎，胆石症，胆嚢炎，虫垂炎初期，心筋梗塞

右上腹部
胆石症，胆嚢炎，胆管炎，肝膿瘍

左上腹部
膵炎，脾梗塞

右下腹部
急性虫垂炎，大腸憩室炎，腸炎，婦人科疾患（子宮付属器炎，卵巣嚢腫茎捻転など）

左下腹部
大腸憩室炎，腸炎，婦人科疾患

表2-2 消化管出血の代表的原因疾患

上部消化管
胃・十二指腸潰瘍，急性胃粘膜病変（AGML），食道・胃静脈瘤，胃癌，食道癌，Mallory-Weiss症候群，食道炎・潰瘍，毛細血管拡張症（血管異形成），胆道出血

下部消化管
虚血性大腸炎，薬剤性腸炎，大腸癌，大腸憩室炎，感染性腸炎，潰瘍性大腸炎，Crohn病，直腸潰瘍，小腸腫瘍，毛細血管拡張症（血管異形成），Meckel憩室，痔・裂肛

表2-3 緊急処置を必要とする主な腹部急性症

臓器の破裂・穿孔
1) 汎発性腹膜炎
　胃・十二指腸潰瘍穿孔など消化管穿孔
2) 腹腔内大量出血
　実質臓器破裂，腹部大動脈破裂，子宮外妊娠破裂

臓器の血行障害
絞扼性イレウス，腸間膜動脈閉塞，卵巣嚢腫茎捻転

臓器炎症の重症例および合併症併発例
急性膵炎，急性胆嚢炎，急性胆管炎，急性虫垂炎，大腸憩室炎

その他
心筋梗塞

（腹痛，発熱，下血など），服薬歴や海外渡航歴などを問診する。

便秘

便秘は主観的な側面があり，病的とする厳密な定義は難しい。原因から機能性便秘と器質性便秘に大別される。器質性便秘は機能性便秘に比べ頻度は少ないものの，イレウスや腸管の狭窄（腫瘍や炎症）など臨床的重要度は大きい。

発症時期，排便頻度，便の性状，随伴症状（腹痛や下血など）の有無を尋ねるほか，食習慣や服用薬，腹部手術の既往などを確認する。

腹部膨隆

腹部膨隆は，ガス成分貯留によるもの，液体成分貯留によるもの，実質成分増大によるものに大別される。ガス成分貯留は消化管内ガスの増加（便秘，イレウスに代表される消化管通過排泄障害など）でみられるが，腹腔内遊離ガス貯留（消化管穿孔）でも起こりうる。液体成分貯留は腹水，実質成分増大は臓器腫大や腫瘍が代表である。

問診では発症時期，経時変化，腹痛・嘔吐など随伴症状

の有無，排便排ガス状態，腹部手術歴などが重要である。また女性では妊娠の有無を確認する。

診察

基本に忠実に，原因臓器と疾患の種類を念頭におきながら診察を行う。まず全身状態の把握が必要である。以下，腹部の診察を主体に述べるが，他部位の診察もおろそかにしてはならない。

視診：患者の体位，腹部の膨隆，手術痕，ヘルニア（特に鼠径部）に注意する。
聴診：機械的イレウスや腸炎では亢進した腸雑音が聴取され，逆に腸雑音低下・消失は麻痺性イレウスや腹膜炎でみられる。イレウスでは振水音も聴取される。
打診：鼓腸，腹水の有無などを診察する。消化管穿孔である程度空気がたまっていれば肝濁音界が消失する。
触診：腹痛がある場合，腹痛の部位より最も遠いところからはじめ丁寧に触診する。圧痛や腫瘤の有無のほか，腹膜刺激症状である筋性防御や反跳痛に特に注意する。重度の腹膜炎でも筋性防御が軽度なことがあり（肥満があり腹筋が薄い場合，重度の toxemia があり反射が鈍くなっている場合，高齢・衰弱した患者），逆に骨盤腹膜炎（虫垂炎の一部など）では相当する腹筋がないため筋性防御が生じない。反跳痛の診察は不必要に痛みを与えることもあり，状態によっては軽い打診が有用である。腹水には波動を触知するが，肥満の患者では皮下脂肪との鑑別が難しい。
直腸診：体外からは得られない情報も多く，消化管出血や便通異常では特に重要である。圧痛や腫瘤の有無，指先の付着物の性状に注意する。

【松原 康明】

参考文献
1) Silen W : Cope's Early Diagnosis of the Acute Abdomen, 22nd edition, Oxford University Press, 2010
2) 東京大学消化器内科編：消化器内科レジデントマニュアル 第2版, 医学書院, 2009
3) 「消化器内視鏡」編集委員会編：消化器内視鏡, 医学書院, 2004
4) Feldman M et al : Sleisenger and Fordtran's Gastrointestinal and Liver Disease, 9th edition, Saunders, 2010

3 消化管疾患に用いられる各種検査

はじめに

消化管疾患の精査において中心的役割を果たすのは画像検査であり，なかでも直接管腔内の異常を観察可能で，同時に生検など組織採取が行える内視鏡検査が最も有用かつ精密な検査法であると考えられる。ただし，内視鏡検査は比較的侵襲性の高い検査法の一つでもあるため，その適応については常に慎重であるべきである。各検査の特性を把握したうえで，病態に応じた検査法を選択する必要がある。以下に各種検査の特徴を述べる。

画像検査

内視鏡検査

臨床的に多く施行されているものとしては食道，胃，十二指腸を対象とする上部消化管内視鏡，大腸を対象とする下部消化管内視鏡があげられる。内視鏡検査はスクリーニングから精査，さらには治療にまで用いられる汎用性の高い検査法であり，生検による病理診断も含め内視鏡検査により診断が確定する消化管疾患は多岐にわたる。

近年では通常観察に加え，画像強調機能を用いた観察[1]，光学ズーム機能による拡大観察の開発・普及[2]により，腫瘍性病変の早期発見や正確な範囲診断が容易に行えるようになった（図 3-1）。

一方，専用内視鏡およびカプセル内視鏡の開発により，かつては「暗黒の臓器」と呼ばれていた小腸も観察が可能となり，先進施設では保険診療の一環として積極的に臨床応用されている[3]。

消化管造影検査

経口的に造影剤と発泡剤を用いて主に胃を観察する上部消化管造影（胃透視）と，経肛門的に造影剤と空気を注入して大腸を観察する注腸検査がある。前者は主として癌検診における一次スクリーニングに用いられる。後者は二次スクリーニングに用いられることが多かったが，最近は観察と同時に組織検査やポリペクトミーなど治療も行える内視鏡検査に取って代わられつつある。しかし，両者とも間接的に消化管の外観を俯瞰できるという利点から，術前など病変の範囲や周囲臓器との位置関係を把握するのには不可欠な検査といえる（図 3-2）。

単純 X 線検査

胸腹部の情報を簡便かつ非侵襲的に得られる検査法の一つである。異常ガスの存在や透過性の変化，異物の有無などを読影することで腸閉塞，消化管穿孔（気腹，皮下気腫，縦隔気腫），腹水，異物誤嚥などの診断に有用となる。

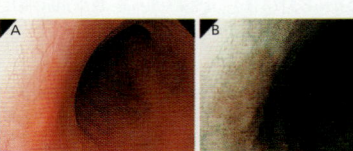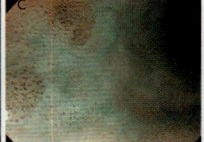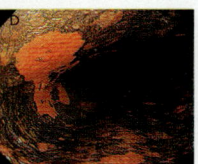

図 3-1 内視鏡検査
上部消化管内視鏡による早期食道癌の観察
A：通常観察。B：NBI (narrow band imaging) 観察。C：NBI 拡大観察。D：ヨード散布による色素観察

CT・MRI 検査

　消化管の存在する体幹内部を詳細に観察できる簡便な検査法であるが, 管腔臓器という特性上, 消化管壁局所の異常をとらえることは困難である. そのため, 腫瘍の他臓器への拡がり, 炎症の範囲, 腸閉塞の診断, 閉塞機転の同定, 消化管穿孔の有無などには有用である. 侵襲性の低い検査であるため, 内視鏡検査が禁忌とされる疾患や病態の際には第一選択となりうる.

超音波内視鏡検査

　超音波内視鏡 (endoscopic ultrasonography : EUS) は, 先端にプローブを有した専用内視鏡もしくはスコープ内に挿入可能な細径プローブを用いて壁構造や管腔周囲を詳細に観察できる検査法で, 主に消化管粘膜下腫瘍の精査や腫瘍周囲のリンパ節腫脹の有無, 上皮性腫瘍の深達度診断に用いられる. 2010 年に保険適応となった超音波内視鏡ガイド下穿刺吸引生検 (EUS-FNA) を用いることで, 通常の生検法では組織採取が困難な病変でも病理診断が得られるようになった (図 3-3)[4].

腹部超音波検査

　管腔内には空気が存在するため, 観察が困難な検査法の一つである. 虫垂腫大, 腸管の拡張, 壁肥厚などは診断の一助となりうるが, 観察・診断には熟練を要する.

核医学検査

　腫瘍性病変の存在診断, 範囲診断に FDG-PET が導入され, より正確な病期分類や転移・再発の診断が可能となった. 特殊な使用法としては出血源不明の消化管出血に対する出血シンチグラフィ, Meckel 憩室に対する Meckel シンチグラフィなどがある.

その他

腫瘍マーカー：消化管の悪性腫瘍としては腺癌もしくは扁平上皮癌の頻度が高い. 再発の有無や治療効果を把握する指標として用いられる. 代表的なマーカーとして CEA, CA19-9, SCC, CYFRA などがあげられる.

細菌検査：感染性腸炎, 結核などを疑った際には必須の検査である. 消化管由来の検体として胃液, 腸液, 糞便のほか, 生検材料を用いた培養検査も有用である.

***Helicobacter pylori* 検査**：*Helicobacter pylori* 感染の有無を判定する方法として迅速ウレアーゼ試験, 鏡検法, 培養法, 尿素呼気試験, 抗 *H. pylori* 抗体測定, 便中抗原測定などがある. 各診断法の特徴を理解したうえで最適な検査法を選択する[5].

【後藤 修】

参考文献

1) 小田島慎也ほか：画像強調イメージングの特徴 – NBI, FICE, i-scan –. Gastroenterol Endosc 52:2665-2677, 2010
2) 工藤進英：消化管拡大内視鏡の進歩. 胃と腸 42:524-528, 2007
3) 大宜直木ほか：小さな小腸病変に対するカプセル内視鏡, ダブルバルーン内視鏡, 小腸X線の診断能の比較. 胃と腸 44:1021-1028.

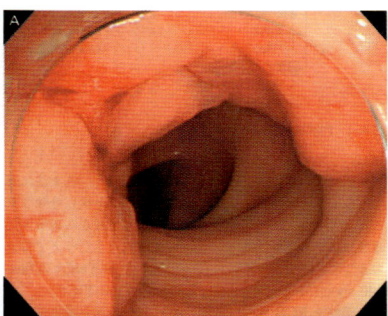
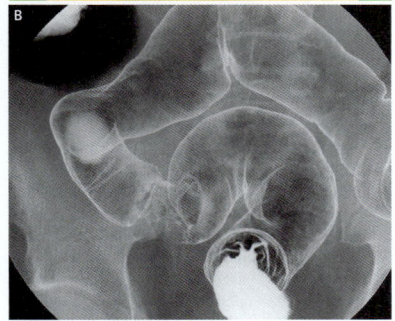

図 3-2　消化管造影検査
2 型 S 状結腸癌
A：内視鏡像. B：注腸造影像

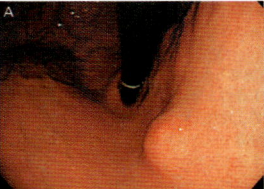
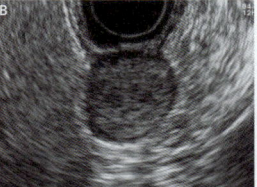
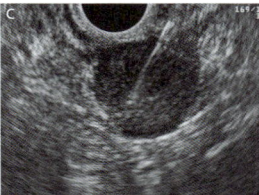

図 3-3　超音波内視鏡検査
胃体中部小彎の gastrointestinal stromal tumor (GIST). A：通常観察. B：EUS 像. C：EUS-FNA

2009
4) 日本癌治療学会，日本胃癌学会，GIST 研究会編：GIST 診療ガイドライン 第 2 版，金原出版，2010
5) 大原秀一：診断法の現状．日本臨牀 67：2279-2283，2009

4 消化管疾患と内視鏡

消化管内視鏡の歴史[1]

1805 年に Bozzini PB により作製された導光機（リヒトライター）が内視鏡の原型とされ，管状機器による尿道，直腸，咽頭の生体内観察がはじめて行われた。1853 年，Desormeaux AJ により内視鏡（endoscope）という名称が誕生し，1868 年，Kussmaul A により胃鏡を用いた胃内観察が行われた。1950 年に宇治達郎らにより胃カメラが開発され，胃疾患の内視鏡像を写真として記録し，解析および分類できるようになると，内視鏡診断学が芽生えることとなる。1957 年の Hirshowitz IB によるファイバースコープの開発，それに引き続き，1964 年，ファイバースコープつき胃カメラが開発され，生体内観察を行いながら，狙ったところをカメラで撮影できるようになった。ファイバースコープには，その後，生検・治療処置具が組み込まれ，内視鏡が胃疾患の診断機器のみならず治療機器としての役割も果たすようになる。また，ファイバースコープに適用臓器特有の改良を加えることで，観察範囲も胃から全消化管に広がっていった。

現在，広く普及している電子スコープの開発は 1983 年である。電子スコープの誕生によりモニタをみながら複数人の目で診断，治療が行えるようになったため，以後，内視鏡診断・治療学は，長足の進歩を遂げていく。電子スコープが開発された頃，超音波内視鏡も開発されている。2000 年になって，カプセル内視鏡が開発され，現在は主に小腸疾患の診断に用いられている。

内視鏡観察法[2]

現在，さまざまな内視鏡観察法が存在し（図 4-1），それぞれの観察法を単独もしくは併用して消化管疾患の内視鏡診断が行われる。基本は通常白色光観察であるが，画像強調観察により，病変の発見率向上や質的，量的診断の向上をめざす試みが行われている。拡大内視鏡観察では，粘膜表層の微細構造（ピット構造）や微小血管の詳細観察により，腫瘍・非腫瘍の鑑別や腫瘍の深達度診断を行う。顕微内視鏡観察は細胞レベルの観察を内視鏡下で行い，生検せずに病理診断を行う。断層イメージングは主に腫瘍の壁深達度や壁外リンパ節転移診断に利用される。

画像強調観察

画像強調観察には，白色光を照射して得られる画像にビデオプロセッサによる信号処理のみを加えるデジタル法，白色光とは異なる光源を照射し得られた画像にビデオプロセッサによる信号処理をさらに加える光デジタル法，白色光下観察時に色素散布を行い，粘膜の凹凸を強調したり上皮細胞を染色する色素法が存在する。

デジタル法：ピクセル間の信号強度の違いを認識し特定の

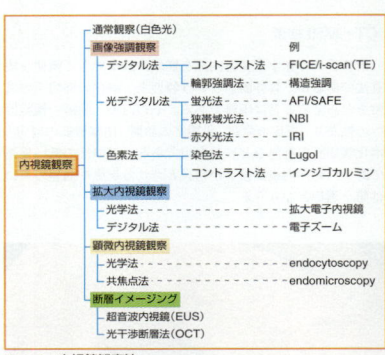

図 4-1 内視鏡観察法

アルゴリズムで強調処理をする輪郭強調法と，色素法におけるコントラスト法を模擬したコントラスト法に分類される。後者の代表的なものとして，白色光情報から各単波長帯域画像を独自のアルゴリズムにより推定したうえで特定の 3 つの単波長帯域画像を合成し出力画像を作成する flexible spectral imaging color enhancement（FICE）と，白色光情報を RGB 成分に分解しそれぞれのトーンカーブを特定の形状へ変更したうえで再合成し出力画像を作成する i-scan tone enhancement（TE）が存在する。

光デジタル法：大きく，蛍光法，狭帯域光法，赤外光法に分けられる。

- **蛍光法** 代表が autofluorescence imaging（AFI）であり，395〜475 nm の比較的幅のある短波長領域の励起光を照射し，主に粘膜下層のコラーゲンなどの蛍光物質から発生する自家蛍光を検出し画像化する技術である。
- **狭帯域光法** 波長帯域を狭めることで微細模様を光学的に強調する技術をさす。その代表は narrow band imaging（NBI）であり，狭帯域波長を血中ヘモグロビンに強く吸収される 415 nm と 540 nm に設定することで，粘膜表面の微小血管を特に強調する。
- **赤外光法** 代表が infrared imaging（IRI）であり，近赤外光を使用して白色光ではみることができない管壁深部（粘膜深部や粘膜下層）の情報を画像化する技術である。

色素法：コントラスト法と染色法に分けられる。

- **コントラスト法** 代表はインジゴカルミン法であり，青色素であるインジゴカルミンが粘膜表面の凹部に溜まることで凸部を強調し，粘膜表面のピット構造の観察や腫瘍の範囲診断の補助として日常診療で広く用いられている。
- **染色法** 食道の腫瘍と非腫瘍上皮細胞に存在するグリコーゲン顆粒含有量の違いによる染色性の違いを利用した Lugol 法や，腸上皮化生粘膜の診断に用いるメチレンブルー法，大腸腫瘍ピット診断に主に使用されるクリスタルバイオレット法などがある。

拡大内視鏡観察

得られた画像を電子的に拡大するデジタル法と内視鏡先

端に搭載された光学ズームレンズを用いて拡大観察する光学法が存在する。

デジタル法：各ピクセルで得られる情報量に拡大前後で違いがないため，拡大観察をすると画像が粗くなり，詳細観察には不向きである。しかし，近年，高画素数を有するcharge-coupled device（CCD）が開発されたことから，デジタル法によっても粘膜表層の微細構造（ピット構造）の観察がある程度可能となった。

光学法：19インチモニタ上80～100倍までの拡大観察により，粘膜表層のピット構造に加え微小血管の観察が可能である。画像強調観察と組み合わせることで，腫瘍，非腫瘍の鑑別や腫瘍の範囲診断，深達度診断に利用されている。

顕微内視鏡観察

拡大内視鏡観察より拡大レベルを上げて細胞レベルまで観察可能な技術が顕微内視鏡観察であり，光学法と共焦点法が存在する。

光学法：14インチモニタ上450倍または1,100倍の拡大観察が可能な光学顕微鏡レンズを内視鏡先端に搭載し，細胞の配列異常，核異型などの有無を生体内で観察するものである。生検における細胞診，組織診に類似した画像を生体内で得ることができる技術であるが，現時点では染色法と組み合わせる必要があり，最適条件の設定など，いまだ研究段階にある。

共焦点法：レーザー光を発生させる共焦点観察装置をあわせ持つ共焦点内視鏡（confocal laser endomicroscopy）を使用する技術である。蛍光物質を観察部位への直接散布あるいは経静脈的投与することで観察部位から得られる蛍光情報を画像化する。共焦点内視鏡で得られる画像は，分解能が非常に高く鮮明な画像が得られるうえに表面から250μmの深度まで連続観察が可能である。欧米を中心に多くの有用性を示す報告がみられるが，わが国では，蛍光物質の生体内投与の問題で薬事法上の認可が遅れたことから，共焦点法の導入はいまだなされていない[3]。

断層イメージング

超音波や光干渉の原理を利用して，断層像を得る技術であり，超音波内視鏡（endoscopic ultrasonography：EUS）と光干渉断層法（optical coherence tomography：OCT）に分類される。

EUS：消化管腫瘍の深達度診断や周囲臓器，リンパ節観察のために，すでに日常臨床に広く使用されている。5～30MHzの超音波を利用して画像を得るが，内視鏡先端に超音波探触子を搭載したEUS専用機と内視鏡の鉗子口から挿入して超音波観察を行う細径超音波プローブが存在する。

OCT：光源に近赤外光（1,300nmなど）を用いて，非接触型のプローブにより画像を得るもので，10～30μm程度の分解能を有し，臓器や組織の特性にもよるが，食道では1.5mmの深度まで観察が可能であったと報告されている[4]。しかし，OCTはまだ消化管領域で製品化されたものはなく，研究段階の技術である。

内視鏡治療法[5]

消化管疾患における内視鏡治療として，腫瘍，出血，狭窄に対する治療が主に行われている。

腫瘍に対する治療は，良性腫瘍やリンパ節転移がないと考えられる早期癌に対して，根治をめざして施行されるものが大半を占める。消化管出血は，食道・胃静脈瘤，消化性潰瘍，大腸憩室が主な原因疾患であり，それぞれ異なったアプローチによる内視鏡的止血術が行われている。消化管狭窄に対しては，狭窄に起因するイレウス症状緩和のための治療と狭窄解除目的の治療が行われている。

その他の特殊な治療としては，異物摘飲に対する内視鏡的異物除去術がある。これらの治療に共通する偶発症は，頻度の違いはあるものの出血と穿孔であり，これらに対する知識と対処できる技術を兼ね備えた術者が，万全の体制を整えて治療に臨む必要がある。

腫瘍に対する治療

組織を切除し回収する組織切除法と組織を凝固壊死させる組織破壊法に分けられる。現在の主流は前者であるが，明らかな良性腫瘍で病理評価を必要としない場合や組織切除法のリスクが高いと判断される場合，姑息的治療の場合などには，組織破壊法が選択されることがある。組織破壊法は，局注法，高周波凝固法，レーザー治療などがある。組織切除法には，主に，ホットバイオプシー法，ポリペクトミー法，内視鏡的粘膜切除術（endoscopic mucosal resection：EMR），内視鏡的粘膜下層剝離術（endoscopic submucosal dissection：ESD）が存在する。

ホットバイオプシー法：通電可能な生検鉗子で切除対象病変を把持し持ち上げることで偽茎を形成し高周波電流を流すことで，偽茎部に凝固層を形成し組織を切除する方法で，5mm以下の明らかな良性腫瘍が適応病変となる。

ポリペクトミー法：金属スネアを腫瘍の茎部や基部に引っかけて絞扼し高周波電流を流すことで絞扼部に凝固層を形成し組織を切除する方法であり，リンパ節転移がない，有茎性，もしくは，亜有茎性の腫瘍がよい適応病変となる。

EMR：腫瘍直下の粘膜下層に局注液（生理食塩水やヒアルロン酸溶液など）を注入し，ポリープ状に持ちあげた後に，ポリペクトミー同様，金属スネアで病変を把持し切除する方法であり，リンパ節転移がない無茎性腫瘍や表面型腫瘍に用いられる。原則として，一括切除が可能な最大径2cm未満の腫瘍が適応となるが，それ以上であっても明らかな良性腫瘍に対しては分割切除法として用いられることもある。実際には，局注液の注入でポリープ状にうまく持ちあがらないことも多く，把持鉗子で引っ張る方法やオーバーチューブ内に吸引する方法，内視鏡先端に装着したフード内に吸引する方法など，さまざまな補助的手法が症例に応じて行われている。

ESD：EMR同様，粘膜下層に局注液を注入後，高周波ナイフを用いて腫瘍周囲の粘膜を切開し，さらに粘膜下層を剝離して切除する方法であり，この方法を用いると，技術論的には，腫瘍サイズ，形態，粘膜下層の線維化の有無にかかわらず，腫瘍の一括切除が可能となる。しかし，それぞれの臓器ごとに決められているリンパ節転移がないとされる条件があり，それを超えた適応は慎重であるべきである。近年，ESDと腹腔鏡手術を組み合わせた治療法であるlaparoscopy endoscopy cooperative surgery（LECS）や，ESD技術を発展させて，体表面に傷をつくらずに腹腔内手術を行うnatural orifice translumenal endoscopic surgery(NOTES)という新しい治療概念も誕生している。

出血に対する治療

静脈瘤に対する止血とそれ以外を区別する必要がある。
静脈瘤に対する止血法：内視鏡的硬化療法(endoscopic injection sclerotherapy：EIS)と内視鏡的静脈瘤結紮術(endoscopic variceal ligation：EVL)が存在し，両者の組み合わせや，それぞれの変法も存在する。EISには血管内注入法(オレイン酸モノエタノールアミン，純エタノール，シアノアクリレート系組織接着剤)，血管外注入法(エトキシスクレロール)，アルゴンプラズマ凝固(argon plasma coagulation：APC)法などがある。EVLは，内視鏡先端に装着したゴムバンド(Oリング)で静脈瘤を機械的に結紮し，静脈瘤を壊死脱落させる治療法である。
静脈瘤以外の原因に対する止血法：機械的止血法，局注法，熱凝固法，薬剤散布法に大別され，出血を起こしている臓器，原因疾患，出血の程度，術者の経験などに応じて止血法が選択される。

- **機械的止血法** 代表が原因血管を直接把持，結紮するクリップ法であり，その他の方法として，留置スネアやEVLデバイスによる止血法も用いられることがある。
- **局注法** エピネフリンによる血管収縮作用と高張液による組織の膨化，フィブリノイド変性を期待した高張食塩液エピネフリン局注(hypertonic saline plus epinephrine：HSE)法と原因血管の脱水縮作用による止血を期待した純エタノール局注法が主に行われる。
- **熱凝固法** 止血鉗子，APC法，ヒータープローブ，高周波凝固子，レーザー照射，マイクロ波照射などが存在するが，後三者は現在日常診療で行われることは非常に少ない。
- **薬剤散布法** トロンビン，アルギン酸ナトリウム，スクラルファートなどが散布されることがあるが，本法は少量の湧出性出血や他の止血法の補助として用いられ，活動性出血では適応とならない。

狭窄に対する治療

一時的な消化管減圧目的に経鼻イレウス管を留置する場合，従前のX線透視のみによる留置法に比較して，経鼻内視鏡を利用した方法はきわめて有用性が高い。長期の消化管減圧が必要な場合や経腸栄養ルート確保のために行われる消化管との外瘻形成術(主に胃瘻造設術)も，そのほとんどが現在では内視鏡下で行われるようになった。

直接的な狭窄解除目的の内視鏡治療としては，硬性ブジーやバルーンダイレーターによる拡張と自己拡張型金属ステント(self expendable metallic stent：SEMS)留置術が行われている。前者は良性悪性いずれにも用いられるが，多くの場合，効果が一時的で繰り返し行う必要がある。後者は，長期留置に対する安全性に関するデータが乏しく，原則，わが国では悪性狭窄に対してのみ行われている。

〔藤城 光弘〕

参考文献
1) 丹羽寛文：消化管内視鏡の発達を辿る．考古堂書店，2009
2) Tajiri H et al：Proposal for a consensus terminology in endoscopy：how should different endoscopic imaging techniques be grouped and defined? Endoscopy 40：775-778, 2008
3) Neumann H et al：Confocal laser endomicroscopy：technical advances and clinical applications. Gastroenterology 139：388-392, 2010
4) Hatta W et al：Optical coherence tomography for the staging of tumor infiltration in superficial esophageal squamous cell carcinoma. Gastrointest Endosc 71：899-906, 2010
5) 日本消化器内視鏡学会監修，日本消化器内視鏡学会卒後教育委員会責任編集：消化器内視鏡ガイドライン 第3版．医学書院，2006

5 口腔疾患

先天異常

顎顔面領域に多くみられる先天異常は，口唇裂・口蓋裂などの顔面裂，鰓弓由来器官の形成異常による小耳症・小下顎症である。また，骨系統疾患と呼ばれる全身の骨・軟骨疾患の症状としても現れるものも多い。

口腔の異常は，歯の形態・数・萌出の異常，舌の異常として現れることが多く，さまざまな症候群で特有の異常が発現する。口腔・顎・顔面領域に症状を示す先天異常症候群は非常に種類が多く，心臓，脊椎，四肢，指趾，性器などの異常を合併することが多い。原因・症状がさまざまな疾患で重複するため，明確な系統的分類は困難である。

後天性異常(発育異常)

一般的に，頭蓋の成長は思春期性成長スパートのはじまる前に，成人の90％近くの成長量に達している。これに比べて下顎骨は思春期性成長スパートの時期を過ぎても成長が続くため，特に下顎骨に生じるさまざまな後天性異常は顎変形を引き起こす。

顎関節強直症：髄膜炎をはじめ，中耳炎，耳下腺炎，扁桃腺炎，下顎骨骨髄炎などが幼少時に発症した場合，旺盛な骨修復能と生理的な下顎頭の骨成長が，関節内に過剰な骨形成をきたし顎関節強直症に移行すると考えられている。主な症状は開口障害である。線維性癒着の場合は多少の可動性があるものの，骨性癒着ではまったく可動性は消失する。

巨舌症(筋性肥大)：下垂体機能亢進症(先端巨大症)，クレチン病，Down(ダウン)症候群，Beckwith-Wiedemann(ベックウィズ-ウィーデマン)症候群などの一症状としてみられ，下顎前突や開咬を呈する。

舌小帯強直症：舌小帯が短縮しているか，あるいは舌尖部から下顎正中舌側歯槽基底部まで近接して付着していることで，舌の運動障害をきたす状態である。

片側性下顎骨過形成：外傷，遺伝，ホルモン障害などの後天的要因により，片側性に下顎頭が肥大化し，顎骨形態の異常を呈すると考えられている。女性に有意に多く発症する。

進行性顔面半側萎縮症：顔面半側の皮膚，皮下組織，筋肉，骨の萎縮が進行する疾患。顎顔面領域では，中顔面の皮下組織，骨の萎縮が顕著である場合が多い。女性に多く，思春期頃から萎縮が目立ってくるが，発症から数年後に進行が止まる場合が多い。

線維性骨異形成症：原因不明の非腫瘍性骨病変で，骨組織が化生骨を含む線維性組織に置き換わる病変。多骨性の本

病変に，皮膚の色素沈着，性的早熟（乳腺肥大，性器出血など）を伴うものは，Albright（オールブライト）症候群と呼ばれる．10～20歳代に多く，大腿骨，脛骨，肋骨，頭蓋骨，顎骨に好発し，まれに悪性化する．上顎骨では白歯部に好発し，顎骨の膨隆，歯列弓の変形，咬合異常，上顎洞の狭小あるいは消失がみられる．X線所見では境界不明瞭なスリガラス状を呈する．

口腔粘膜疾患

水疱性疾患

尋常性天疱瘡：皮膚，粘膜の上皮内に生じる大きな水疱．口腔粘膜に初発することが多い．原因は上皮細胞間物質に対する自己抗体が生じる自己免疫疾患．治療は副腎皮質ステロイドの局所あるいは全身投与．
良性粘膜類天疱瘡：粘膜に限局する類天疱瘡．症状は尋常性天疱瘡より穏やかである．
先天性表皮水疱症：遺伝性疾患．機械的刺激で皮膚や粘膜に水疱形成が生じる．
ウイルス性疾患：小水疱を形成する（「ウイルス性疾患」の項参照）．

再発性アフタ

原因不明の繰り返すアフタ．小アフタ型が最も多く，1～2週間で治癒する．Behçet（ベーチェット）病の初発症状としても高頻度でみられる．治療は，副腎皮質ステロイドの口腔用軟膏，付着性錠剤，トローチ，含嗽剤を使用する．

角化性疾患

白板症：拭いてもとれない白斑．角化亢進あり，上皮の異型性はさまざまである．前癌病変とされ，その癌化率は3～16％と報告されており，非均一型（びらんや紅斑を伴う病変）が癌化しやすい．原因は不明だが，慢性機械的刺激，喫煙がその一因と考えられる．治療は，刺激除去，外科的切除，凍結外科，レーザー，化学療法などがある．白斑を伴った扁平上皮癌との鑑別は容易ではなく，組織生検での確定診断が必要となる．
扁平苔癬：白い丘疹と多数の細い白線（Wickham線条），網状，環状，丘状，線状白斑．発赤やびらんも多い．白板症との鑑別が困難な場合も多い．好発部位は両側頬粘膜．狭義では原因不明だが，広義では移宿片対宿主病（GVHD）や金属アレルギーなどが原因で生じる病態を含める．組織像では粘膜固有層に浸潤するT細胞が特徴．治療には，副腎皮質ステロイドの口腔用軟膏，ビタミンAなどを用いるが難治性である．

ウイルス性疾患

ヘルペス性口内炎：単純ヘルペスウイルス（HSV）の感染症．発熱，食欲不振，倦怠感があり，口腔粘膜に小水疱が多発するが，すぐ破れてアフタ様口内炎の症状を呈する．通常は初感染で乳幼児に発症する．
口唇ヘルペス：単純ヘルペスウイルスの二次感染．
帯状ヘルペス：水痘・帯状疱疹ウイルスの感染．発熱，疼痛があり，粘膜や皮膚に発疹→小水疱→びらん→潰瘍→痂皮・瘢痕の経過をたどる．三叉神経支配領域に帯状に生じ

る．Ramsay Hunt症候群は，耳介の帯状疱疹，顔面神経麻痺，聴神経症状を3主徴とする．治療には抗生剤，ビタミンB_{12}，副腎皮質ステロイド，抗ウイルス薬などを用いる．
ヘルパンギーナ：軟口蓋，口峡咽頭部に小水疱→アフタを形成する．主にコクサッキーウイルスの感染による．
手足口病：足蹠，手掌，口腔に小水疱，発疹．コクサッキーA16，A10やエンテロウイルス71などの感染による．

細菌・真菌感染症

レンサ球菌性歯肉口内炎：β溶血性レンサ球菌の感染による口内炎．
急性壊死性潰瘍性歯肉炎（ANUG）：歯肉辺縁よりはじまる潰瘍．紡錘菌，スピロヘータなど嫌気性菌の混合感染で生じる．
壊疽性口内炎（水癌（noma））：乳幼児，老人，免疫不全などの素因のほか，白血病，無カタラーゼ症，Wegener（ウェゲナー）肉芽腫症の患者などで生じる．
口腔カンジダ症：真菌のカンジダ（candida）の感染．多くは口腔に常在し日和見感染である．急性偽膜性カンジダ症が最も多く，白い偽膜は拭くと剥がれ，発赤やびらんが生じる．鵞口瘡（thrush）ともいう．慢性化すると慢性肥厚性カンジダ症となり白板症との区別がつかなくなる．治療は含嗽，菌交代現象には原因の抗生剤を中止し，抗真菌薬の投与を行う．

アレルギー疾患，自己免疫疾患

多形滲出性紅斑症候群：突発性（hebra型）は四肢の伸側に対称的に出る滲出性の紅斑．症候性は皮膚の他口腔粘膜に紅斑とびらんが生じる．原因は多因性で，薬物，細菌・ウイルス感染などが考えられる．経過は急性で，発熱，全身倦怠，下痢などの全身症状が特徴．
全身性エリテマトーデス（SLE）：口腔粘膜では紅斑やびらんが生じる．
Sjögren（シェーグレン）病：口腔乾燥で舌乳頭萎縮，平滑舌，口角びらんが生じる．女性に多い．
アレルギー性口内炎：多くは薬物性．薬物中毒のこともある．多くはびらん性口内炎だが，時には固定薬疹型や扁平苔癬型を呈する．近年では，歯科材料によるアレルギーが増加している．症状は多形滲出性紅斑症候群に移行する．

血液疾患による口腔粘膜症状

白血病：歯肉出血，歯肉増殖，急性壊死性潰瘍性歯肉炎を生じる．
血友病：歯肉出血，止血困難，血腫の出現．
鉄欠乏性貧血：舌粘膜萎縮．平滑舌を呈する．舌炎，口角炎，および嚥下障害を三主徴とする症候群をPlummer-Vinson（プランマー-ヴィンソン）症候群と呼ぶ．
悪性貧血：ビタミンB_{12}欠乏．舌粘膜は萎縮し，紅斑，疼痛が特徴．粘膜の知覚異常を訴える場合もある．Hunter舌炎と呼ばれる．
血小板減少性紫斑病：粘膜の紫斑．血腫の出現．

口唇炎，他粘膜の異常

剥離性口唇炎：口唇が薄く慢性に剥離する．

肉芽腫性口唇炎：口唇のやわらかい腫脹。溝状舌, 顔面神経麻痺を伴うものは Melkersson-Rosenthal (メルカーソン-ローゼンタール) 症候群。
舌苔：糸状乳頭が増殖した状態。食渣や細菌の関与が指摘されている。有熱時にも出現する。上部消化管異常なども原因となる。
地図舌：遊走輪, 遊走疹。落屑性表在性舌炎とされ, 模様が変化する。
溝状舌：皺状舌, 陰嚢舌。口腔乾燥で起こる。強度のものは遺伝性のものもある。

炎症性疾患

慢性下顎骨骨髄炎：急性では, Ⅰ期(初期), Ⅱ期(進行期), Ⅲ期(腐骨形成期)およびⅣ期(腐骨分離期)の病期に分けられる。慢性に移行すると硬化性骨髄炎となり, 骨が膨隆される。

2003年にビスホスホネート系薬剤投与患者に生じた顎骨壊死(bisphosphonate-related osteonecrosis of the jaw：BRONJ)が報告されて以来, その発症頻度は注射用製剤投与患者で0.8〜12％, 経口製剤投与患者で10万人・年あたり0.7件と推定される[1]。

若年性慢性下顎骨骨髄炎：若年者において, 下顎骨骨髄炎が慢性に移行し, 硬化性骨髄炎となると, 骨の膨隆が生じ, 皮膚も厚くなり顎顔面の変形を生じる。血液検査では赤血球沈降速度(ESR)のみが亢進し, 他は正常であるのが特徴である。X線では硬化性骨変化を認める。こうした骨髄炎は, ほとんどが無菌性である。

囊胞および類似疾患

顎骨に発生する囊胞と口腔軟組織に発生する囊胞に分けられる。

顎骨に発生する囊胞

歯原性上皮に由来する歯原性囊胞：う蝕が進行し, 根尖孔から歯槽骨に炎症が波及した結果生じる歯根囊胞をはじめ, 囊胞のなかに歯を含む含歯性囊胞(濾胞性歯囊胞), 歯を含まない原歯囊胞, 萌出囊胞, および石灰化歯原性囊胞などがある。
胎生期の諸組織の発育異常：特に各突起の癒合部に残存した上皮に由来するといわれている顔裂性囊胞には, その発生する部位により鼻口蓋管囊胞, 正中口蓋囊胞, 鼻歯槽囊胞, 球状上顎囊胞および正中下顎囊胞などがある。
その他の囊胞性病変：上顎洞蓄膿症の根治手術後に現れる術後性上顎囊胞, 外傷で生じた骨髄内血腫による単純性囊胞, 脈瘤性囊胞および顎下腺の肥大などによる下顎骨舌側皮質の限局性欠損によってX線透過像を呈する静止性骨空洞などがある。

軟部組織に発生する囊胞

粘液囊胞は粘液貯留囊胞とも呼ばれ, 舌下面の前舌腺に由来するBlandin-Nuhn(ブランディン-ヌーン)腺囊胞, あるいは舌下由来のガマ腫の頻度が高い。

そのほか甲状舌管囊胞, 類皮・類表皮囊胞, 鰓囊胞(リンパ上皮性囊胞)などが発生する。

腫瘍および類似疾患

歯原性腫瘍

エナメル上皮腫：Malassezの上皮遺残, 顎骨内に散在する退化歯原上皮や埋伏歯に関連する歯原上皮などが腫瘍の発生母組織としてあげられる。実質が歯胚の上皮成分(エナメル器)に類似し, 大小の囊胞形成が特徴である。まれに悪性エナメル上皮腫がみられる。好発部位は下顎臼歯部・顎角部であり, 好発年齢は20〜30歳代で, やや男性に多い。一般に発育はゆるやかで経過は長い。初期は無症状だが, 増大すると顎骨の膨隆をきたす。X線像では顎骨内の多房性ないし単房性の透過性病変として認められ, 接した歯根を吸収している。組織像は, 濾胞型(実質囊胞)と叢状型(間質囊胞)。治療は, 開窓術, 摘出術, 区域切除が適宜選択される。
角化囊胞性歯原性腫瘍：下顎の大臼歯部に好発し, 顎骨を侵襲性に破壊し増大する。好発年齢は20〜30歳代。X線所見では単房性あるいは多房性の透過像を示す。しばしば埋伏歯の歯冠を含む像を示す。病理組織所見では基底細胞は明瞭で立方形あるいは円柱状の細胞からなる。裏装上皮は, 通常数層からなる錯角化重層扁平上皮。囊胞壁の結合組織中に, 歯原性上皮島や娘囊胞もしばしば認められ, 術後再発の原因となる。基底細胞母斑症候群では, 皮膚の基底細胞癌を合併し, 本囊胞が顎骨内に多発する。
歯牙腫：過誤腫であり, 単純な摘出により再発はない。複雑性歯牙腫と集合性歯牙腫がある。わが国では歯原性腫瘍の約40％を占める。

このほか, 腺腫様歯原性腫瘍, 石灰化囊胞性歯原性腫瘍, 歯原性線維腫, 歯原性粘液腫およびセメント芽細胞腫などがある。

非歯原性腫瘍

良性腫瘍：乳頭腫, 線維腫, 粘液腫, 化骨性線維腫, 口蓋隆起・下顎隆起などの骨腫, 軟骨腫および骨軟骨腫, 巨細胞腫や巨細胞肉芽腫などの巨細胞性病変, 脂肪腫, 血管腫, リンパ管腫, 筋腫, 顆粒細胞腫, Schwann (シュワン)細胞に由来する神経鞘腫, Schwann細胞と神経鞘の間葉系細胞の両者の増生による神経線維腫(多発性神経線維腫と皮膚の褐色斑, 骨格異常を呈する常染色体優性遺伝〈Von Recklinghausen病〉), および色素性母斑などがある。近年, 骨軟化症を引き起こすFGF23(線維芽細胞増殖因子23)産生腫瘍が口腔内に発生することも報告されている[2]。

唾液腺の腫瘍：唾液腺腫瘍の80〜90％が耳下腺および顎下腺に生じる。耳下腺細胞の多様な発現によると考えられている多形腺腫は発生頻度が最も高く, 唾液腺腫瘍全体の60〜70％を占める。まれに悪性化する場合がある(多形腺腫内癌腫, 悪性多形腺腫)。そのほか単形性腫瘍の一つである腺リンパ腫(Warthin〈ワルチン〉腫瘍)などがある。

悪性腫瘍では, 比較的悪性度の低い粘表皮癌や腺房細胞癌, 悪性度の高い腺様囊胞癌や腺癌などがあげられる。
悪性腫瘍：部位別では舌癌が最も多く, 口腔癌全体の50〜60％を占める。組織型では扁平上皮癌が最も多く全体の80％以上を占める(図5-1)。次いで前述した唾液腺が多いが, 肉腫(骨肉腫, 横紋筋肉腫, 悪性リンパ腫, 悪性黒色腫

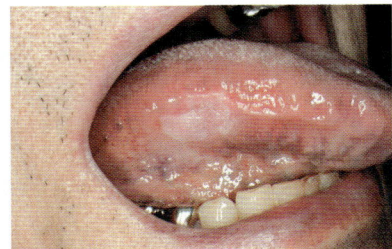

図 5-1 舌扁平上皮癌
白板症との鑑別が困難な症例があり、病理組織検査での確定診断が必要となる

など)も生じる。

最後に白板症および紅板症は前癌病変(癌が発生しやすい形態的な変化を伴った組織)に分類され、扁平苔癬および鉄欠乏性嚥下困難症(Plummer-Vinson症候群)は前癌状態(癌発生の危険性が増加した一般的な状態)に分類され(WHO 分類)、癌化の可能性が指摘されている。

〔森 良之・髙戸 毅〕

参考文献

1) Yoneda T et al : Bisphosphonate-related osteonecrosis of the jaw: position paper from the Allied Task Force Committee of Japanese Society for Bone and Mineral Research, Japan Osteoporosis Society, Japanese Society of Periodontology, Japanese Society for Oral and Maxillofacial Radiology, and Japanese Society of Oral and Maxillofacial Surgeons. J Bone Miner Metab 28:365-383, 2010
2) Mori Y et al : Tumor-induced osteomalacia associated with a maxillofacial tumor producing fibroblast growth factor 23: report of a case and review of the literature. Oral Surg Oral Med Oral Pathol Oral Radiol Endod 109:e57-e63, 2010

6 食道疾患

1 胃食道逆流症

● **定義・概念** 胃食道逆流症(gastroesophageal reflux disease: GERD)とは、食道内酸逆流によって起こる下部食道粘膜の粘膜障害が存在するか、あるいは胸焼け・呑酸(どんさん)といった逆流症状のいずれかがあるものと定義される。GERD は食道に mucosal break と呼ばれる潰瘍やびらんが形成される逆流性食道炎(erosive esophagitis: EE)と、胸焼けや呑酸症状があるにもかかわらず mucosal break が認められない非びらん性胃食道逆流症(non-erosive reflux disease: NERD)に分類されている(図 6-1-1)[1]。

● **疫学** GERD は従来欧米においては多いが日本を含む東アジアでは少ない疾患であるとされてきた。ところが、内視鏡検査を受検する例に占める逆流性食道炎例の割合を調べると、1980 年代は内視鏡受検例のわずか 2% が逆流性食道炎であったが、近年 8% 程度まで増加している。逆流性食道炎は、健常者と比べて男性や高齢者に多い。男性はどの年齢層においても逆流性食道炎例は多いが、女性は高齢となると急に逆流性食道炎が増加する。重症型(Los Angeles〈LA〉分類)の grade C、あるいは grade D)は高齢者に多いことが報告されている。NERD 例は、逆流性食道炎例よりも若い例が多く、また逆流性食道炎例よりも女性が多く、健常者との差があまりない集団である[2]。

● **病因・病態生理と分子メカニズム** 胃内容物の逆流が起こる主な機序としては、一過性 LES(下部食道括約部〈lower esophageal sphincter〉)弛緩によるもの、一過性の腹圧上昇によるもの、LES圧の低下によるものの 3 つがあげられる。LES 圧の低下は食道裂孔ヘルニアや加齢によって生じる(図 6-1-2)。

● **臨床症状・検査成績** GERD の症状として定形的なのは、胸焼け(胸骨後方の灼熱感を伴う症状)および呑酸(逆流した胃内容物が口腔あるいは下咽頭に到達した感じ)である。非定形症状は、胸痛、喘息、慢性咳嗽、咽喉頭異常感などである。心疾患がないのに生じる胸痛のうち、虚血性心疾患の胸痛と区別しがたい胸痛は非心臓性胸痛(non-cardiac chest pain: NCCP)と称され、救急外来時の鑑別が重要である。

● **診断** GERD の診断は、内視鏡所見と自覚症状からなされる場合が多く、自己記入式の問診表での診断が多用されている。

GERD の診断において内視鏡検査は、病勢の確認や癌の除外の意味も含めて重要である。GERD の内視鏡分類には 1994 年に提唱された LA 分類(grade A〜D)があり、1996 年に星原らは内視鏡的に変化を認めない grade N と、色調変化のみの grade M を加えた LA 分類(改訂版)を提唱し、わが国では広く普及している(表 6-1-1)[3]。

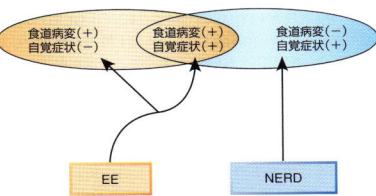

図 6-1-1 胃食道逆流症の分類
EE:逆流性食道炎、NERD:非びらん性胃食道逆流症

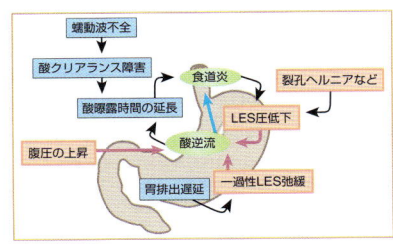

図 6-1-2 胃食道逆流症の病態
LES:下部食道括約筋

表6-1-1 逆流性食道炎のLos Angeles分類（改訂版）

- grade N：正常粘膜
- grade M：明らかなびらんや潰瘍がなく、発赤だけを認めるもの
- grade A：粘膜障害が5mm以内のもの
- grade B：粘膜障害が5mm以上で相互に癒合しないもの
- grade C：複数の粘膜ひだにわたって癒合し、全周の3/4を超えないもの
- grade D：全周の3/4以上にまたがるもの

粘膜障害：より正常にみえる周囲粘膜と明確に区分される、白苔（はくたい）ないし発赤（ほっせき）を有する領域

GERDの病態を把握するため、食道運動機能評価として食道内圧検査が、胃酸逆流の評価として食道pHモニタリングが行われている。いずれも圧や酸のセンサーがついた細いカテーテルを食道に留置し測定する。近年は、PPI（プロトンポンプ阻害薬）抵抗性GERDの原因として注目されている非酸逆流を測定できる食道内多チャンネルインピーダンス・pHモニタリングも行われている。

■ 治療と薬理メカニズム
薬物治療

GERDの治療の大半は薬物治療であり、制酸を目的としたプロトンポンプ阻害薬（PPI）およびヒスタミンH_2受容体拮抗薬（H_2RA）が中心である。PPIは胃粘膜壁細胞の酸分泌の最終段階にあるH^+-K^+-ATPase（プロトンポンプ〈proton pump〉）を阻害し、酸分泌を強力に抑制する。H_2RAは、胃粘膜のヒスタミンH_2受容体を遮断することで、胃酸の分泌を抑える。

所見や症状のすみやかな改善をめざす初期治療と、再燃再発の防止と食道狭窄、出血などの合併症防止を目的とする維持療法に分けられる。初期治療には一般的にPPI通常量8週間投与が行われている。H_2RAによる治療は、治癒率が50%程度とPPI（90%程度）より低い[4]。GERDは再発しやすく、再発・合併症防止のためにPPI長期維持投与が行われる。NERDもGERDに準じる。症状出現時のみにPPIやH_2RAを内服するオンデマンド療法も行われる。

内視鏡的治療・外科的治療

近年、上部消化管内視鏡検査による逆流防止手術が登場し、3つのカテゴリーに分類されている。第1のカテゴリーは噴門部に雛壁を形成する方法で、BARD社のELGP（Endo Cinch）法、NDO Surgical社のFull Thickness Plicator法、Wilson-Cook Medical社のESD（Endoscopic Suturing Device）法、第2は下部食道括約筋を変性させる方法でCuron Medical社のStretta法、第3は下部食道括約部（LES）領域に異物を挿入する方法で、Medtronic社のGatekeeper法などがある。

わが国ではBARD社のEndo Cinchを用いた経内視鏡的噴門部縫縮術（ELGP）が2006年4月から保険適用となり、術後6、12カ月のPPI中止率が40〜60%である。

薬物治療に抵抗するもの、呼吸器症状や狭窄・出血他の合併症を有する症例などは外科的逆流防止術も施行され、近年は腹腔鏡下手術がその主体を占めている[5]。下部食道全周を胃穹窿部でラップするNissen法や、変法のfloppy Nissen術、3/4周のみをラップするToupet法、短食道に対するCollis法、食道運動機能や酸分泌能に関係なく適応できる東海大法などがある。

■ 経過・予後
薬物の投与を行い生活習慣を改善すれば、GERDの症状は消失し、食道病変も治癒するが、60〜70%の例では治療を中止すると症状・食道病変とも再発し、再度治療が必要となることが多い。逆流性食道炎で重症のものは数%の症例で出血、穿孔、瘢痕狭窄、Barrett（バレット）上皮の合併症が起こる。Barrett上皮は逆流性食道炎の約1%に合併するとされ、腸上皮化生のあるBarrett上皮は年間0.5%程度の発癌率を有するとされている。

【神部 晴香】

参考文献
1) 木下芳一：NERD（non erosive reflux disease）の診断と治療. 日本消化器病学会雑誌 102:1377-1383, 2005
2) Mishima I et al：Prevalence of endoscopically negative and positive gastroesophageal reflux disease in the Japanese. Scand J Gastroenterol 40:1005-1009, 2005
3) 星原芳雄：内視鏡検査による診断. 日本臨床 62:1459-1464, 2004
4) Chiba N et al：Speed of healing and symptom relief in grade II to IV gastroesophageal reflux disease: a meta-analysis. Gastroenterol 112:1798-1810, 1997
5) 幕内博康ほか：逆流性食道炎の外科的治療. 日本外科学会雑誌 104:582-586, 2003

2 食道アカラシア

■ 定義・概念
食道アカラシア（esophageal achalasia）は原因不明の疾患で、食道の交感神経支配が減弱し、下部食道括約筋（lower esophageal sphincter：LES）での反射性弛緩の障害が起こる。LESは、嚥下および食道内の拡張刺激（胃液や空気の食道内逆流）により弛緩を起こすが、アカラシアはこのLES弛緩不全に加え、食道体部の蠕動障害により、液体、固形物の食道から胃への通過障害をきたす。

■ 疫学
発症年齢は成人に多いが、小児から高齢者の幅広い年齢層にみられる。性別では、男女差はないとする報告が多い。発生頻度は、わが国における報告はなく、海外の報告では、0.4〜0.6人/10万人/年とされる。

■ 病因・病態生理と分子メカニズム
LESの弛緩は迷走神経系の制御を受け、その最終段階は壁内神経叢の神経により制御されている。アカラシア発症の原因は、このLES弛緩に関係する神経系のどこか、または複数個所の障害により起こることされている。神経障害の原因はウイルス説、免疫異常説、遺伝説、消化管ホルモン説などがいわれているが、明らかではない。組織学的には、食道壁内Auerbach神経叢の神経節細胞変性、消失が認められる。LES弛緩に関して、抑制性の非アドレナリン非コリン性神経の関与が薬理学的に示唆され、血管作動性腸管ペプチド（vasoactive intestinal polypeptide：VIP）、一酸化窒素（NO）が注目されている。アカラシア患者では、LES部のVIPの組織内濃度の低下、筋層神経叢での一酸化窒素合成酵素（NOS）の消失、NOS含有神経細胞の減少が報告されている。

■ 臨床症状・検査成績
症状はLES弛緩不全に基づくもので、食物のつかえ感、酸味のない逆流、咳嗽、誤嚥性肺炎などがある。突発的な嘔吐もよくある症状である。口腔内逆流は夜間寝中に多く、流涎で枕が汚れることが多い。LES弛緩不全が高度の重症患者では体重減少もみられる。食道内の拡張または異常収縮の出現により胸痛を訴える症

表6-2-1 「食道アカラシア取扱い規約」による食道アカラシアのX線分類
拡張型
1) 紡錘型 (spindle type)：食道下部が筆先状またはV字状を示す
2) フラスコ型 (flask type)：食道下部がフラスコ状またはU字状を示す
3) S字型 (sigmoid type)：食道の縦軸がS字状の蛇行を示す
拡張度 (下部食道影大部の最大横径 <d>)
1) grade Ⅰ：d<35 mm
2) grade Ⅱ：35 mm≦d<60 mm
3) grade Ⅲ：d≧60 mm

例もある。

診断

食道造影検査：通過障害を伴う食道の拡張，バリウムの排泄遅延，下部食道のくちばし状のスムーズな狭窄が特徴的である。「食道アカラシア取扱い規約」では，形態拡張型と拡張の程度により分類している(表6-2-1)。拡張型は，①紡錘型 (spindle type)，②フラスコ型 (flask type)，③S字型 (sigmoid type) の順に，拡張度は grade Ⅰ，Ⅱ，Ⅲの順に病悩期間を反映すると報告されている。

上部内視鏡検査：食道内残渣，食道内腔の拡張，食道の異常運動，噴門部狭窄 (通過性，通過時疼痛)，噴門部の巻きつき像，下部食道の柵状粘膜血管の透見不良，白色調のやや肥厚したひび割れ，網目状の粘膜面などの特徴がある。軽症例では見逃すことも多いので，症状から疑いがある場合は，他検査をすすめる。

食道内圧検査：食道下部2/3の蠕動波の消失およびLESの弛緩不全と定義される。LES圧の上昇や食道体部に同期性の収縮を認めることもある。最も感度のよい検査であり，軽症例にも有効である。

鑑別疾患

- 器質的疾患：食道炎，食道癌，リンパ腫，縦隔腫瘍など。
- 蠕動運動障害：強皮症，反回神経麻痺，Parkinson病，片麻痺など。
- 消化管の蠕動障害を起こす疾患：アミロイドーシス，サルコイドーシスなど。

治療と薬理メカニズム

アカラシア治療は，手術のリスクが低ければ基本的には外科的治療となる。内科的にはアカラシアの病態の本質であるLES弛緩不全を改善させる方法はなく，LES圧を低下させ重力により食物，液体を胃内に通過しやすくすることに主眼がおかれる。

薬物療法：LES圧低下作用のあるCa拮抗薬，亜硝酸薬が使用される。短時間作用型のものを食前投与する。正常血圧の患者も多く，血圧低下には注意を要する。アカラシアの治療薬としては，いずれの薬剤も保険適用外。

バルーン拡張療法：X線透視下にバルーンによる強制的拡張療法を行う。肥厚したLESの平滑筋を物理的に亀裂させLES圧の低下をはかる。拡張圧，バルーン径，拡張する時間は用いるバルーンの種類，施設により異なるが，急激な高圧での拡張は穿孔や瘢痕の原因となるので，低圧から徐々に圧を上げるべきである。複数回のバルーン拡張療法は高度な瘢痕を形成し，手術操作の妨げになることから，バルーン拡張療法無効時には早々に外科的治療を検討するべきである。

ボツリヌス菌毒素の局注療法：内視鏡的に硬化療法針を使用してLES部位の4方向にボツリヌス菌毒素を局注する。ボツリヌス菌毒素は神経末端からアセチルコリンの分泌を抑制することにより，LESを弛緩させる効果を有する。保険適用にない。

外科的治療：Heller筋層切開術＋Dor噴門形成術を行う。近年，腹腔鏡下や胸腔鏡下で実施する施設もあり，有効な治療成績を得ている。Dor噴門形成を行っても，術後に胃食道逆流症を発症する症例もあり，プロトンポンプ阻害薬 (PPI) やヒスタミンH₂受容体拮抗薬 (H₂RA) を適宜使用する。

その他：井上らは，早期癌の内視鏡治療である内視鏡的粘膜下層剝離術 (ESD) の技術を応用し，内視鏡を用いて食道内腔から粘膜小切開を行い，そこからアカラシアで肥厚した筋層の内輪筋を切開する内視鏡的食道筋層切開術 (per-oral endoscopic myotomy：POEM) を試みている。

経過・予後

薬物療法により症状の改善を認めることはあるものの，これらの薬剤のみで症状をコントロールすることは困難であり，バルーン拡張療法や外科的治療にいたる例が多い。外科的治療の長期予後がきわめて良好であることから，薬物療法，バルーン拡張療法の無効時には早急に外科的治療を検討すべきである。

アカラシアは良性疾患であり，予後良好であるが，食道癌の合併が2〜8% (8〜28倍のリスク) と高く，注意を要する。

【杉本 貴史】

参考文献

1) 日本食道疾患研究会編：食道アカラシア取扱い規約 第3版，金原出版，1983
2) Sandler RS, et al：The risk of esophageal cancer in patients with achalasia：A population-based study. JAMA 274：1359-1362, 1995
3) Kostic S et al：Pneumatic dilatation or laparoscopic cardiomyotomy in the management of newly diagnosed idiopathic achalasia：results of a randomized controlled trial. World J Surg 31：470-478, 2007
4) Inoue H et al：Peroral endoscopic myotomy (POEM) for esophageal achalasia. Endoscopy 42：265-271, 2010

3 食道腫瘍性疾患

食道癌

定義・概念

食道癌 (esophageal carcinoma) は食道に発生する上皮性悪性腫瘍である。「食道癌取扱い規約」[1]により占拠部位，進行度，組織型などが定められている。

疫学

全国がん罹患モニタリング集計によると2005年の全国癌罹患数の部位別割合で食道癌は3.9%であり，男性の部位別罹患数では，胃癌，大腸癌，肺癌，肝癌，前立腺癌に次いで第6位である[2]。食道癌の年間死亡数は約9,000例で，60〜70歳代に好発し，男女比は5：1である。

病因・病態生理と分子メカニズム

リスクとして，飲酒と喫煙が知られる。アルコール分解酵素であるALDH2 (アルデヒド脱水素酵素2) 活性のヘテロ欠損者は，完全に活性のALDH2酵素を持つ人と比べ，食道癌のリスクが約6〜10倍増加する。そのほか，山菜や燻製の食品，熱い飲

病型分類

0型　表在型
1型　隆起型
2型　潰瘍限局型
3型　潰瘍浸潤型
4型　びまん浸潤型
5型　分類不能型
　5a　未治療
　5b　治療後

【表在型(0型)の亜分類】
0-Ⅰ型　表在型隆起型
　0-Ⅰp　隆起性
　0-Ⅰs　無茎性(広基性)
0-Ⅱ型　表面型
　0-Ⅱa　表面隆起型
　0-Ⅱb　表面平坦型
　0-Ⅱc　表面陥凹型
0-Ⅲ型　表在陥凹型

壁深達度(T)

TX　癌腫の壁深達度が判定不可能
T0　原発巣としての癌腫を認めない
T1a　癌腫が粘膜内にとどまる病変(M)
　T1a-EP　癌腫が粘膜上皮内にとどまる病変(Tis)
　T1a-LPM　癌腫が粘膜固有層にとどまる病変
　T1a-MM　癌腫が粘膜筋板に達する病変
T1b　癌腫が粘膜下層にとどまる病変(SM)
　SM1　粘膜下層を3等分し，上1/3にとどまる病変
　SM2　粘膜下層を3等分し，中1/3にとどまる病変
　SM3　粘膜下層を3等分し，下1/3に達する病変
T2　癌腫が固有筋層にとどまる病変(MP)
T3　癌腫が食道外膜に浸潤している病変(AD)
T4　癌腫が食道周囲臓器に浸潤している病変(AI)

リンパ節転移の程度(N)

NX　リンパ節転移の程度が不明である
N0　リンパ節転移を認めない
N1　第1群リンパ節のみに転移を認める
N2　第2群リンパ節まで転移を認める
N3　第3群リンパ節まで転移を認める
N4　第3群リンパ節より遠位のリンパ節(第4群)に転移を認める

遠隔臓器転移(M)

MX　遠隔臓器転移の有無が不明である
M0　遠隔臓器転移を認めない
M1　遠隔臓器転移を認める

進行度stage分類

深達度＼転移	N0	N1	N2	N3	N4	M1
T0, T1a	0	Ⅰ	Ⅱ	Ⅲ	Ⅳa	Ⅳb
T1b	Ⅰ	Ⅱ	Ⅱ	Ⅲ	Ⅳa	Ⅳb
T2	Ⅱ	Ⅱ	Ⅲ	Ⅲ	Ⅳa	Ⅳb
T3	Ⅱ	Ⅲ	Ⅲ	Ⅲ	Ⅳa	Ⅳb
T4	Ⅲ	Ⅳa	Ⅳa	Ⅳa	Ⅳa	Ⅳb

図 6-3-1　**病型分類，壁深達度/リンパ節転移/遠隔臓器転移分類，進行度 stage 分類**[1)]

食物の摂取習慣，強い酒があげられる。食道癌の発生母地として，腐食性食道炎，食道アカラシア，Barrett(バレット)食道などがある。Barrett 食道からの Barrett 腺癌年間発生率は 0.5%と高率である[3)]。また，同時性・異時性多発癌の発生「field cancerization」が多く，頭頸部癌，食道癌，肺癌の発生が 2〜6%/年にみられる。食道癌の前癌病変として intraepithelial neoplasia(上皮内腫瘍)があげられ，異型の強い high-grade intraepithelial neoplasia では上皮内癌との鑑別が困難なときがある。

■分類　「食道癌取扱い規約」[1)]により病型分類，進行度 stage 分類(図 6-3-1)が定められている。癌腫の壁深達度が肉眼的に粘膜下層までと推定される病変を「表在型」とし，固有筋層以深に及んでいると推定される病変を「進行型」とする。食道表在癌とは，粘膜下層までにとどまる癌で，リンパ節転移の有無は問わない。早期食道癌とは，粘膜内にとどまる癌で，リンパ節転移の有無は問わない。

食道癌の組織型分類を表 6-3-1 に示す。わが国では食道癌の 92〜93%が扁平上皮癌であり，腺癌が 1〜2%，その他が 5〜6%とされる。欧米では，食道癌の 50〜70%が腺癌，扁平上皮癌が 30〜50%，その他が 5%である。

食道胃接合部(EGJ)よりも口側に円柱上皮がある場合，Barrett 粘膜と呼ぶ。Barrett 粘膜が 3 cm 以上全周性に認められるものを long segment barrett esophagus (LSBE)，それ以下を short segment barrett esophagus (SSBE)と呼ぶ。わが国では，下部食道の柵状血管網下端をもって EGJ と定義しているが[4)]，諸外国ではプラハ分類[5)]に代表されるように胃粘膜ひだの上縁を EGJ と定義している。Barrett 粘膜より発生した Barrett 食道癌は腺癌であり，欧米に多くわが国ではまだ少ない。

■臨床症状　つかえ感，嚥下困難感が 80%を占める。表在癌の症状は軽度嚥下困難感のほか，胸骨後方のしみる感じや胸痛があげられる。病期の進行に伴い，食道狭窄が進むと悪心・嘔吐，食欲不振，るいそうなどを認める。また，食道外膜を越えて隣接臓器へ浸潤し縦隔瘻，気管瘻を合併する。反回神経麻痺による嗄声を認める場合もある。

■検査成績　食道癌患者の治療前評価として，全身状態を調べる一般検査，機能検査に加え，癌腫の状態を調べる特殊検査がある。

一般検査：血球計算，生化学，凝固能，尿一般，血液型，感染症，腫瘍マーカー，血圧，脈拍，体重など。

機能検査：心機能(心電図，心エコー法)，腎機能(クレアチニンクリアランス〈Ccr〉)，呼吸機能(肺活量〈VC〉，パーセント肺活量〈VC%〉，1 秒量〈FEV_1〉，1 秒率〈FEV_1%〉など，血液ガス)，耐糖能など。

特殊検査：

- **X 線造影検査**　病変の存在，部位，周在性，深達度，周囲臓器への浸潤などをみる。
- **内視鏡検査**　上部消化管内視鏡を用いて，咽頭から食道入口部を経て食道，胃，十二指腸下行部まで観察する。上門歯列からの距離，部位，周在性，腫瘍の大きさ，病巣の形態，上皮内進展や壁内転移の有無，副病巣の有無などを調べる。ヨード染色(Lugol 染色)を併用して病巣の広がりを正確に把握する(図 6-3-2)。病変から組織を採取し，組織診断を得る。

表 6-3-1 食道癌の組織型分類

上皮性悪性腫瘍
1. 扁平上皮癌
   a. 高分化型
   b. 中分化型
   c. 低分化型
2. 類基底細胞(扁平上皮)癌
3. 癌肉腫
4. 腺癌
   a. 高分化型
   b. 中分化型
   c. 低分化型
5. 腺扁平上皮癌
6. 粘表皮癌
7. 腺様嚢胞癌
8. 内分泌細胞腫瘍
   a. カルチノイド腫瘍
   b. 内分泌細胞癌
9. 未分化癌
10. その他分類不能の癌腫

(文献1を引用)

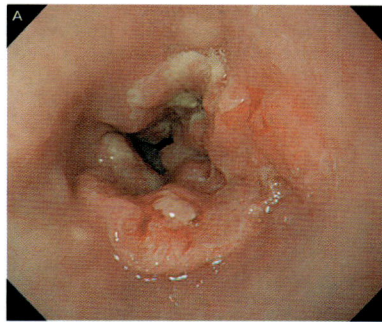

- **超音波内視鏡(EUS)** 病巣の深達度とリンパ節転移の診断に用いられる。
- **CT, MRI, PET, PET-CT** 造影CT/MRI, 拡散強調画像(DWI)によるMRI, PET, PET-CTなどが病巣の進展やリンパ節腫大, 肝転移, 肺転移などの遠隔転移の有無の評価に有用である。
- **その他の検査** 体外式超音波検査で頸部および腹部リンパ節腫大, 肝転移の有無を, 骨シンチグラフィで骨転移の有無をみる。頭頸部領域の診察, ファイバー検査により同時多発病変の有無をみる。
- **診断** 臨床症状より疑われた場合に上部消化管内視鏡検査を施行し, 生検組織診断により確定診断がなされる。深達度, リンパ節転移, 遠隔転移の有無により臨床病期(stage)を診断する。

■ 治療と薬理メカニズム

臨床病期 cT1aN0M0 (stage 0)

粘膜上皮内(ep), 粘膜固有層まで(lpm)の癌はリンパ節転移のリスクがほぼないため, 内視鏡的粘膜切除術(EMR)や内視鏡的粘膜下層剥離術(ESD)を適応する。周在性やサイズが大きいもの, 食道内に広く多発する場合には手術や放射線治療が選択される場合もある。

臨床病期 cT1b-4N0-3M0 (stage Ⅰ〜Ⅲ)

内視鏡治療の適応外であるcT1aN1またはcT1bN0のstage Ⅰ症例では根治的手術が標準であるが, フルオロウラシル(5-FU) + シスプラチン(CDDP)による化学放射線治療(FP-radiation)もオプションとして提示される。

stage Ⅱ〜Ⅲの症例に対して, わが国における標準治療は5-FU+CDDPによる術前化学療法2コースと根治的手術である。根治的手術は, 開胸開腹により食道摘出および頸部, 胸部, 腹部の2または3領域リンパ節郭清を行う。食道摘出後の再建は胃を用いることが多く, 次いで結腸, 空腸が用いられる。再建経路として胸壁前経路, 胸骨後経路, 後縦隔経路があり, 胸壁前経路が最も安全である。手術の合併症として, 肺炎などの呼吸器合併症, 縫合不全, 反回神経麻痺が重要である。

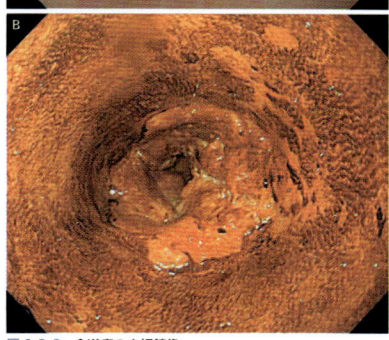

図 6-3-2 **食道癌の内視鏡像**
通常内視鏡で全周性の不整形な潰瘍性病変を認め(A), Lugol染色で不染となり(B), 進行食道癌と診断される

stage Ⅱ〜Ⅲ手術拒否例ではFP-radiationもオプションとして提示される。レジメンの選択は, 照射野や追加salvage surgeryの可能性などにより判断される。FP-radiation後, 効果がある場合に後治療として5-FU+CDDPを2コース行う。化学放射線治療の副作用として骨髄抑制, 食道炎, 食道穿孔, 放射線性肺臓炎, 胸水貯留があり, 治療関連死もある。

- **救済治療の導入** 近年になり, 初期治療として化学放射線療法を選択した症例で根治を得られなかった症例に対し, salvage surgeryが行われるようになった。また, 他に遠隔転移がないような局所の残存や局所のみの再発例に対しては, 内視鏡的切除や光力学的療法(photodynamic therapy:PDT)も試みられるようになった。

臨床病期 cT4N1-4M1 (stage Ⅳ), 切除不能・再発食道癌

一次治療として5-FU+CDDPを4〜6コース行う。腫瘍の増大を認めた場合の二次治療としての標準治療はないが, ドセタキセル(docetaxel)を用いることが多い。

食道小細胞癌, 食道内分泌細胞癌, 食道未分化癌

これらは食道癌の特殊な組織型に含まれ, 治療成績はきわめて悪く, 手術適応はほとんどないと考えられている。最近では, 肺の小細胞癌に準じて全身化学療法を行うこと

が多い。また，放射線治療が行われることもある。
● 経過・予後　粘膜上皮の基底層付近ではじまった癌化は2～5年で粘膜固有層，粘膜下層へと進展し，粘膜下層へ浸潤した癌は1年前後で急速に増大し進行癌となるものが多く，食道狭窄をきたしてくる。毎日の摂食により「慣れ」の現象で嚥下困難感を自覚しにくいが，食事のときに汁物など水分摂取量が増加する。

粘膜上皮内(ep)，粘膜固有層まで(lpm)の癌の内視鏡的粘膜切除例の5年生存率はほぼ100％，粘膜下層浸潤癌の手術例，化学放射線治療例で70～80％，stage Ⅱ～Ⅲの手術症例は40～60％，化学放射線治療例で35％程度と報告される。

食道肉腫，その他の悪性腫瘍

食道肉腫(sarcoma of the esophagus)は食道に発生する非上皮性の悪性腫瘍である。食道の悪性腫瘍の0.5％にすぎない。その他の悪性腫瘍として悪性黒色腫，消化管間質腫瘍(GIST)，平滑筋肉腫などがある。混合腫として癌肉腫がある。

悪性黒色腫(malignant melanoma of the esophagus)：メラニン産生細胞(melanocyte)より発生する。黒色のポリープ状を呈するものが多いが，メラニン色素がほとんどない無色素性黒色腫(amelanotic melanoma)もある。診断時には遠隔転移を伴っていることが多く，皮膚の悪性黒色腫治療に準じ全身化学療法が行われるが，予後はきわめて不良。

消化管間質腫瘍(gastrointestinal stromal tumor：GIST)：Cajal(カハール)介在細胞(interstitial cells of Cajal)を起源とする間葉系腫瘍である。免疫染色により，KIT陽性あるいはCD34陽性であればGISTと診断される。食道原発のGISTはGISTの1～5％にすぎず，食道の平滑筋層ないし粘膜筋板層に発生する。

内視鏡では，平滑筋腫と同様に正常粘膜に覆われた粘膜下腫瘍として認識され，内視鏡下生検で組織診断を得るのは困難である。しかし，悪性度の高いものでは潰瘍を形成するものがあり，そこからの生検で確定診断が得られることもある。CT，EUSで，内部不均一，辺縁凹凸の所見は高悪性度を示唆する。

切除可能であれば手術が第一選択である。免疫組織学的な検査によりKIT陽性GISTであることを確認された切除不能または不完全切除(残存腫瘍あり・転移病変あり)の症例に対し，分子標的薬であるイマチニブの内服治療が行われる。イマチニブ耐性GISTで切除不能症例に対しては，スニチニブが投与される。

平滑筋肉腫(leiomyosarcoma)：上皮におおわれたポリープ状または粘膜下腫瘍状を呈する。潰瘍を伴っているものが多く，潰瘍底は比較的平滑で嚥下困難感が出現しにくい。食道癌と同様の治療が行われる。ポリープ状のものを除くと，血行性転移をきたしやすく予後不良である。

癌肉腫(carcinosarcoma)：間葉系性格を有した紡錘形ないし多形性腫瘍細胞を伴う癌腫である。食道における癌肉腫は食道扁平上皮癌の特殊型で，肉腫様にみえる部分は癌の偽肉腫性化生あるいは紡錘型細胞化生であることがわかってきた。ポリープ状や，広基性腫瘤を形成して内腔に突出するなど，特異な形態を呈する。

悪性リンパ腫：食道ではB細胞性悪性リンパ腫がきわめてまれにみられる。

食道良性腫瘍

上皮性腫瘍には乳頭腫，非上皮性腫瘍には平滑筋腫，顆粒細胞腫，乳頭腫，脂肪腫，血管腫などがある。平滑筋腫が最も多い。

平滑筋腫(leiomyoma)：食道胃接合部付近に多くみられ，口側に行くに従い頻度が低下する。粘膜筋板，固有筋層から発生するが内輪筋由来のものが多い。小さいものは経過観察され，通過障害などの症状を呈するもの，増大傾向を有するものは内視鏡的切除術や外科的核出術が行われる。

顆粒細胞腫(granular cell tumor)：Schwann(シュワン)細胞由来で，黄白色調の大臼歯状の粘膜下腫瘍である。一般には良性腫瘍と考えられているが，まれに悪性転化例の報告があり，自律神経叢周辺領域として対処すべきである。EUSで腫瘍の大きさと局在を診断し，粘膜下層にとどまるものはEMRやESDなどの内視鏡的切除術が行われる。増大傾向のあるもので内視鏡的切除が困難な場合は外科的切除が行われる。

乳頭腫：白色調の桑実状またはイソギンチャク様の小隆起として観察される。組織学的には，不全角化(parakeratosis)や過角化(hyperkeratosis)の像を示す扁平上皮の増殖性変化を認める。中下部食道での発生が多く，胃切除後の症例や食道裂孔ヘルニアあるいは逆流性食道炎を合併する症例が多いことから，胃液の食道内への逆流に伴う慢性的な刺激や炎症により食道上皮が損傷と修復を繰り返す過程で発生すると考えられている。

脂肪腫：内視鏡で黄色味がかったなだらかな粘膜下膨隆として認識され，鉗子でやわらかく変形するcushion signを認める。

リンパ管腫，嚢腫：内視鏡でやや透明感のあるなだらかな粘膜下膨隆として認識され，鉗子でやわらかく変形するcushion signを認める。

血管腫：内視鏡で青い粘膜下膨隆として認識される。

白斑(glycogenic acanthosis)：白く扁平な隆起として認められる。ヨードで濃染し，上皮の過形成である。

〔角嶋 直美〕

参考文献

1) 日本食道学会編：食道癌取扱い規約 第10版補訂版，金原出版，2008
2) 祖父江友孝編：全国がん罹患モニタリング集計 2005年罹患数・率報告，国立がんセンターがん対策情報センター，2010
3) Falk GW：Barrett's esophagus. Gastroenterology 119：333-338, 2002
4) 青木照明ほか，Barrett食道(上皮)定義検討委員会：日本食道疾患研究会報告(1999年), p20-23, 2000
5) Sharma P et al：The development and validation of an endoscopic grading system for Barrett's esophagus: The Prague C & M criteria. Gastroenterology 131：1392-1399, 2006

7 胃疾患

1 急性胃炎・急性胃粘膜病変

■定義・概念 急性胃炎とは急性に胃粘膜の炎症性変化をきたした病変と定義される。急性胃炎は主として病理学的変化を基盤とする概念であり、厳密には潰瘍を含まない粘膜筋板を越えないびらんまでの病変を示す。一方、急性胃粘膜病変(acute gastric mucosal lesion：AGML)という概念は1968年にKatzらが報告している。一般的には急激な上腹部痛や消化管出血などの上腹部症状をきたし、内視鏡検査により胃粘膜に出血、びらん、多発性潰瘍などの所見を認める病変と定義されている。一方、わが国では川井らが胃粘膜のみならず、胃壁全層および食道、十二指腸も含む上部消化管全体に及ぶ病変を急性胃病変(acute gastric lesion：AGL)として定義している。また、十二指腸の病変を含む意味で、急性胃十二指腸病変(acute gastroduodenal mucosal lesion：AGDML)と呼ばれることもある。これらの疾患概念の異同、変遷については議論されてきたところではあるが、現在ではAGL、AGDMLとほぼ同義として、包括的にAGMLという用語が一般的に用いられている。

■病因・病態生理と分子メカニズム 外因性の原因として、アルコール、薬物、放射線、寄生虫、細菌、ウイルス、真菌などが報告されている。内因性の原因として、精神的ストレス、身体的ストレスもしくは全身疾患が知られている。表7-1-1に示すように多種多様な原因で起きる。

胃粘膜障害のメカニズムはそれぞれの原因により異なるが、非ステロイド性抗炎症薬(nonsteroidal anti-inflammatory drugs：NSAIDs)によるものについて研究が進んでいる。まず、NSAIDsには直接的な粘膜障害作用を持つものがある。イオン化されていないNSAIDsは細胞膜を通過して細胞内に入る。そこでイオン化されることにより、細胞内に蓄積し、浸透圧などにより細胞を障害する。また、NSAIDsは胃粘膜表面の疎水性を減弱させることにより粘液層の酸に対する保護作用を低下させる。次に、NSAIDsはプロスタグランジン産生を抑制することにより胃粘膜障害に関与している。プロスタグランジンは粘液および重炭酸イオンの分泌、粘膜血流、上皮細胞の増殖や損傷修復、粘膜免疫など胃粘膜防御における重要な因子を媒介しており、NSAIDsによるこれらの経路の遮断は粘膜障害からの回復を著しく障害する。さらには、NSAIDsによる粘膜障害に好中球が関与している可能性が報告されている。好中球は血管内皮に接着し、蛋白分解酵素やフリーラジカルを放出する。これらの物質により血管内皮および上皮細胞が傷害されると考えられている。また、これらの血管内の好中球による直接的な循環傷害も病態に関与しているといわれている。

一方、ストレスを原因とする粘膜障害では自律神経系を介した酸分泌の増加および副腎皮質ホルモン産生を介した粘膜虚血やバリアー破壊が病態に関与していると考えられている。

表7-1-1 急性胃炎・急性胃粘膜障害の原因

1) 薬剤
   NSAIDs、ステロイド、抗菌薬、抗がん剤、カリウム製剤など
2) アルコール
3) ストレス
   精神的ストレス、身体的ストレス(熱傷、手術後、開頭術後、外傷など)
4) 感染症
   Helicobacter pylori 急性感染、レンサ球菌感染、アニサキス、ウイルス感染(インフルエンザウイルス、ノロウイルス、ロタウイルス、アデノウイルス、ヘルペスウイルスなど)、真菌感染
5) 全身疾患
   敗血症、尿毒症、播種性血管内凝固、急性呼吸不全など
6) 医原性
   放射線照射、肝動脈塞栓術など

NSAIDs：非ステロイド性抗炎症薬

■臨床症状・検査成績 急性に発症する上腹部痛および悪心・嘔吐を特徴とする。食欲不振、げっぷ、吐血・下血を伴うこともある。心窩部、上腹部に圧痛を呈することが多い。潰瘍形成を伴う重症例では症状が強く、吐血・下血を伴う頻度も高くなる。内視鏡像では、胃粘膜に種々の形態・程度の粘膜欠損(びらん・潰瘍など)、炎症性発赤、充血、浮腫、出血性変化の混在した多彩な所見を呈する。

■診断 多くの場合、臨床症状および内視鏡所見から診断される。問診では患者の基礎疾患、服薬歴、生活習慣、精神的状況などを聴取し、原因を明らかにする。治療方針の決定や再発予防に有用な情報となる。上部消化管内視鏡検査により診断を確定する。

鑑別診断：腹痛を起こすすべての疾患との鑑別が必要である。急性腹症、特に急性腹膜炎や消化管穿孔との鑑別が重要である。また、消化器疾患以外では腹部大動脈瘤や急性心筋梗塞などの循環器疾患も念頭におく必要がある。

■治療と薬理メカニズム 可能な場合は原因除去および原疾患に対する治療を行う。症状が強い場合は絶食とし、補液により水分・電解質の補給を行う。酸分泌抑制薬や胃粘膜保護薬、制吐薬の投与を行う。酸分泌を抑えることにより、胃粘膜障害の抑制、粘膜再生の促進、止血能の改善が期待される。顕出血を伴う場合は出血性潰瘍に準じ、輸液・輸血による全身管理とともに、必要に応じ内視鏡的止血術を行う。細菌感染に基づく急性化膿性胃炎に対しては、抗菌薬の投与を行う。

■経過・予後 一般的に予後は良好である。重篤な基礎疾患がある場合や、ショック、播種性血管内凝固(DIC)、敗血症などの合併症を生じた場合は致命的な経過をたどることもある。出血、感染などの制御が困難である場合は、外科的手術の必要性を検討する。

【小椋 啓司】

参考文献

1) Katez D et al：Erosive gastritis and acute gastric mucosal lesions. Progress in Gastroenterology, Vol I, edited by Glass GJB, p67-96, Gryne & Stratton, 1968
2) 川井啓市ほか：急性胃病変の臨床—胃出血の面から. 胃と腸 8：17-23, 1973
3) Bastaki MAS et al：Pathogenesis of nonsteroidal anti-inflammatory drug gastropathy：Clues to preventative therapy. Can J Gastroenterol 13：123-127, 1999

2 胃・十二指腸潰瘍

▶**定義・概念** 胃・十二指腸潰瘍に代表される消化性潰瘍（peptic ulcer disease）は胃酸や消化酵素であるペプシンの影響により、壁の欠損を生じた病態を呼ぶ（図7-2-1）。病理学的には粘膜筋板より深部に及ぶ組織欠損であり、粘膜層のみの組織欠損はびらんである。

▶**疫学** 厚生労働省の年次別の人口動態統計[1]によると、消化性潰瘍による死亡者は、1990年以降横ばいであり、現在でも年間3,000人以上が消化性潰瘍で死亡している（2008年3,283人）（図7-2-2A）。これは主に合併症の多い高齢者の消化性潰瘍を反映していると考えられる。1990年までの経年的な著しい減少は、食生活の改善や受療機会の増加、内視鏡による診断および治療法の進歩（ヒスタミンH_2受容体拮抗薬（H_2RA）の登場）などによると考えられる。指定された日の入院・外来患者全員の傷病について調査する患者調査[1]による推計患者数は、2008年では1日あたり外来5万800人、入院6,500人と減少傾向がみられている（図7-2-2B）。ただし、この調査は主病名による調査であり、他に重大な疾患を有している場合は反映されず、過小評価されている可能性がある。胃集団検診による胃潰瘍の発見率は年によってばらつきはあるものの約1～2％で、最近ではわずかながら漸減傾向がみられる[2]。このように全体としてみると消化性潰瘍患者の有病率は低下傾向にある。

胃・十二指腸潰瘍の第一の原因は *Helicobacter pylori*（ヘリコバクター ピロリ）感染、第二の原因は非ステロイド性抗炎症薬（nonsteroidal anti-inflammatory drugs：NSAIDs）である。衛生環境の整備および除菌療法（2000年に保険診療として認可された）の普及により *H. pylori* 感染率は年々低下傾向にあり、これが推計患者数の減少や胃集団検診による胃潰瘍の発見率の漸減傾向の背景にあると考えられる。しかし、人口の高齢化が進み、脳血管疾患、心疾患、整形外科領域の疾患を持つ患者が多くなり、アスピリン、NSAIDsの長期使用や抗凝固療法、抗血小板療法の併用が余儀なくされており、今後NSAIDs起因性潰瘍は増加すると考えられる。最近では入院を要する出血性潰瘍患者の約30％がNSAIDsあるいはアスピリンの常用者である。

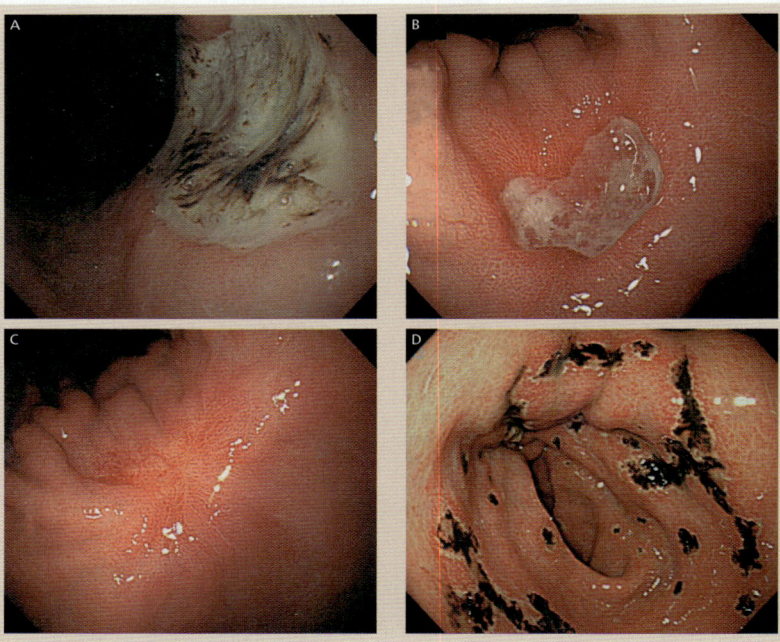

図7-2-1　胃潰瘍の内視鏡像
A：体下部小彎後壁よりの巨大な活動期の潰瘍
B：胃角小彎の治癒期の潰瘍。辺縁に再生上皮がみられる
C：Bの2ヵ月後の瘢痕期の状態（赤色瘢痕）
D：NSAIDs潰瘍。前庭部に潰瘍が多発し、白苔や黒苔におおわれている

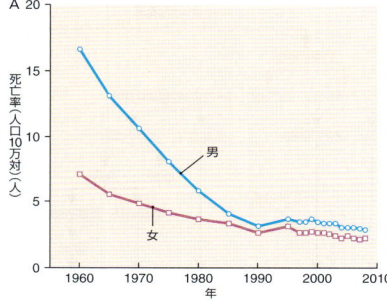

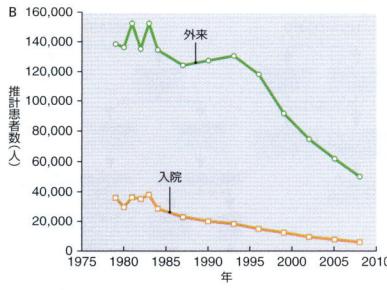

図 7-2-2 消化性潰瘍の年次推移[1]
- A：わが国の胃・十二指腸潰瘍による死亡率（人口10万対）の年次推移（厚生労働省：人口動態統計）
- B：胃・十二指腸潰瘍の推計患者数（1日あたり）の年次推移（厚生労働省：患者調査）

● **病因・病態生理と分子メカニズム**　消化性潰瘍の成因として，攻撃因子と防御因子の平衡が崩れて潰瘍が生じるという Shay のバランス仮説が想定されている。攻撃因子には，胃酸（pH2前後），ペプシン，H. pylori 感染，薬剤（NSAIDs），ステロイド，アルコール，喫煙，ストレスなどがある。胃・十二指腸粘膜には3段階の防御機構があり，管腔側より，前上皮（粘液/重炭酸），上皮（細胞構築，細胞回転），上皮下（血流・微小循環）に分類される。それぞれプロスタグランジン（prostaglandin：PG），増殖因子，一酸化窒素（NO）などにより調節されている。

H. pylori はウレアーゼ活性を持ち，尿素を分解して産生するアンモニアで胃酸を中和することにより，強酸のヒトの胃内で生息することができる。多くはサイトトキシン関連遺伝子（cytotoxin-associated gene：cagA）や空胞化毒素遺伝子（vacuolating cytotoxin gene：vacA）などの病原因子を有している。H. pylori が感染した胃粘膜細胞からはインターロイキン1（IL-1），IL-6，IL-8，腫瘍壊死因子 α（TNFα）などのサイトカインが分泌され，好中球の遊走が胃粘膜組織内に起こる。放出される活性酸素などにより胃粘膜の防御機構が脆弱化していくと考えられている。

シクロオキシゲナーゼ（cyclooxygenase：COX）は膜リン脂質から遊離されるアラキドン酸から PG を産生する際の律速酵素であり，PG は粘膜血流増加，粘液産生・分泌促進，重炭酸分泌促進などの粘膜防御機構に重要な役割を果たす。NSAIDs やアスピリンは COX 阻害作用により，PG の産生を抑制し，粘膜防御機構を脆弱化させる。COXには2つのアイソフォームがあり，胃粘膜防御，血小板凝集抑制にかかわる PG を恒常的に産生する COX-1 と，マクロファージなどでサイトカインにより誘導され，痛みや炎症に関与する PG を産生する誘導型 COX-2 とに分類される。アスピリンを含む従来の NSAIDs は COX-1，COX-2両者を阻害するが，後者を選択的に阻害する COX-2 阻害薬も最近では使用されるようになり，海外では潰瘍の発症リスクを下げるとの報告がある[3]。また，繁用されている多くは酸性 NSAIDs であり，胃内の強酸性環境下では非イオン状態（脂溶性）となり，細胞膜を透過し，上皮細胞内に蓄積し障害をきたす直接作用もみられる。

消化性潰瘍の病因に関するメタ解析では，NSAIDs（－）/H. pylori（－）患者の潰瘍発生率を1とした場合，オッズ比は H. pylori（＋）では 18.1，NSAIDs（＋）では 19.4，NSAIDs（＋）/H. pylori（＋）では 61.1 と報告されている[4]。最近のわが国での NSAIDs と H. pylori 感染の出血性消化性潰瘍に関するケースコントロール研究では，アスピリン以外の NSAIDs 内服によるリスクは 6.1，アスピリンによるリスクは 5.5 であった[5]。わが国での関節リウマチ患者を対象とした 1991 年の報告では，NSAIDs の長期投与による潰瘍の発見率は胃潰瘍（gastric ulcer）15.5％，十二指腸潰瘍（duodenal ulcer）1.9％であったが，2006 年の報告でも 61.6％の症例に胃粘膜障害が認められ，胃潰瘍発生率は 10.4％であり[6]，大差はみられていない。

● **臨床症状・検査成績**　心窩部痛が典型的な症状であるが，右季肋部痛あるいながら左季肋部痛を訴えることもある。一般的には，胃潰瘍は食後に増悪し，十二指腸潰瘍では空腹時・夜間に痛みが増強する。その他の症状としては，腹部膨満感，胸焼け，ゲップ，悪心・嘔吐，食欲不振などがある。吐血やタール便，黒色便が初発症状となることもある。不定愁訴や非特異的な症状であることも多い。NSAIDs やアスピリンを服用している患者では，腹痛などの前駆症状がなく，吐血や出血性ショックを突然発症することがある。

出血がある場合，循環血液量の減少あるいは血管内容積の増大の結果，赤血球数（RBC），ヘモグロビン（Hb），ヘマトクリット（Ht）が低下する。血液尿素窒素（BUN）は小腸からの血液窒素吸収の結果として増加し，BUN とクレアチニン（Cr）の乖離をきたす。まれではあるが，幽門部十二指腸球部における浮腫や瘢痕収縮により狭窄をきたした場合は，腹部膨満，嘔吐，体重減少を生じ，脱水症状，代謝性アルカローシス，低カリウム血症をきたすことがある。急性腹症時には，消化管穿孔による free air の有無を確認するため，胸部立位 X 線検査を行う。立位保持困難な場合は左側臥位，もしくは腹部単純 CT 検査を行う。

● **診断**　確定診断のためには，上部消化管内視鏡検査（esophago-gastro-duodenoscopy）を行う。従前は上部消化管造影検査も行われていたが，上部消化管内視鏡検査は良悪性の鑑別，緊急時の止血処置にすぐれており，現在のゴールドスタンダードである。重篤な活動性出血の例で

は,まずショック対策を行い,患者のバイタルサイン,血行動態が安定したのちに上部消化管内視鏡検査を行う.胃角小弯が胃潰瘍の好発部位であるが,高齢者では萎縮が進行した胃粘膜を背景として高位胃潰瘍が増加する.NSAIDsの長期投与に伴う潰瘍は,胃前庭部に多発する小さな潰瘍,深掘れ潰瘍,不整形の巨大潰瘍などが特徴的である(図7-2-1D).胃潰瘍では初回,あるいは経過観察中に一度は生検を行う.癌性潰瘍では治癒と再発を繰り返すことがあり(悪性サイクル),病期によっては肉眼的観察のみでは診断に苦慮する場合がある.再発性潰瘍や難治性潰瘍をみた場合は必ず生検をすることが必要であり,2~3カ月後の再生検が有用な場合もある.

■ **治療と薬理メカニズム** バランス仮説で示された攻撃因子の抑制および防御因子の増強が治療の主眼となるが,そのなかで胃酸が特に重要な増悪因子である.昔から「no acid, no ulcer(酸のないところには潰瘍はできない)」ともいわれ,強力な酸分泌抑制薬であるプロトンポンプ阻害薬(PPI)やH_2RAがその治療の中心となる.プロトンポンプは胃酸分泌経路(主にガストリン,ヒスタミン,アセチルコリンの3つのシグナル経路がある)の最終段階に位置し,PPIは強力な酸分泌抑制効果を持つ.肝臓の薬物代謝酵素(CYP2C19やCYP3A4)によって代謝され,遺伝子多型の影響を受け,効果に個人差があることに注意が必要である.胃潰瘍の治療時には8週間まで,十二指腸潰瘍では6週間までの投与が用法として定められている.H_2RAはCYPには代謝されず腎臓から排泄されるために遺伝子多型の影響は受けないが,腎不全症例では注意が必要である.防御因子増強薬も適宜併用されるが,単独,あるいは酸分泌抑制薬との併用効果についてはエビデンスに乏しいのが実情である.

「消化性潰瘍診療ガイドライン」ではフローチャートにより治療全体の流れを明示している(図7-2-3)[2]).まず,出血・穿孔・狭窄の合併症を有する場合と有しない場合に大きく分ける.合併症を有しない場合は,まずNSAIDsの使用の有無を問診しNSAIDs起因性潰瘍かどうかを判定する.NSAIDs起因性潰瘍の治療には,*H. pylori*感染の有無にかかわらず原因となるNSAIDsを中止することが最も望ましい.そして中止が可能であれば,NSAIDsが関与しない潰瘍と同様に*H. pylori*感染の有無・除菌治療の適応の有無により,除菌・潰瘍治療あるいは非除菌潰瘍治療を選択する.非除菌治療は*H. pylori*除菌治療の不成功例や薬剤の過敏症などにより除菌治療の適応がない例に対して行い,初期治療で潰瘍が治癒した後は,再発を抑制するために維持療法を行うことがすすめられる.NSAIDsの中止が困難な場合は,PPIあるいはPG製剤を投与する.除菌治療にはPPI,アモキシシリン,クラリスロマイシンの三者を使用する.一次除菌で不成功となる原因の多くはクラリスロマイシン耐性菌のためであり,クラリスロマイシンをメトロニダゾールに代えて二次除菌を行う.

出血,穿孔,狭窄の3大合併症には,患者の状態に応じて内視鏡的治療や外科的治療などを選択する.潰瘍出血の内視鏡所見は,Forrest分類に従い,Ⅰ.活動性出血(Ⅰa:噴出性出血,Ⅰb:湧出性出血),Ⅱ.出血の痕跡(Ⅱa:露出血管,Ⅱb:血餅付着,Ⅱc:黒色潰瘍底),Ⅲ.きれいな潰瘍底,に分類される.内視鏡治療のよい適応となる

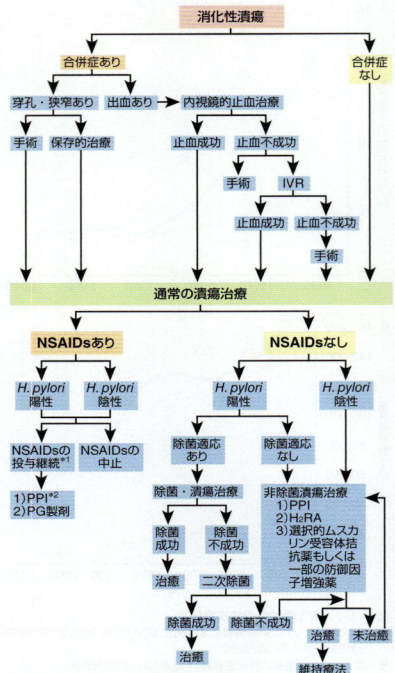

図7-2-3 胃・十二指腸潰瘍の治療フローチャート[2)]
*1:禁忌である.中止不能のため,やむをえず投与する場合
*2:胃潰瘍は8週,十二指腸潰瘍は6週まで
IVR:interventional radiology, NSAIDs:非ステロイド性抗炎症薬,PPI:プロトンポンプ阻害薬, PG:プロスタグランジン, H_2RA:ヒスタミンH_2受容体拮抗薬

のは,Ⅰa,Ⅰb,Ⅱaである.

■ **経過・予後** 通常の潰瘍はPPIやH_2RAの内服により約2カ月で瘢痕となる.難治性・再発性の潰瘍には癌性潰瘍が潜んでいる可能性があり,注意が必要である.*H. pylori*除菌が成功すれば*H. pylori*に関連した潰瘍の再発はほとんどみられない.未除菌の場合は60~70%の症例が1年以内に再発するため,非除菌潰瘍療法や維持療法が重要となる.今後は高齢者の増加とともにNSAIDs起因性潰瘍が増加すると予想される.アスピリンやNSAIDsの中止が困難な場合も多く,重篤な消化管出血をきたす可能性のある高リスク患者が増加すると考えられ,今後は治療だけではなく,再発予防も重要となってくる.PPIの一つであるランソプラゾールに対して,NSAIDsや低用量アスピリン投与時の消化性潰瘍再発抑制のための投与が2010年夏に認可された.

【眞嶋 浩聡】

参考文献
1) 統計調査結果(厚生労働省):http://www.hhlw.go.jp/toukei

2) 日本消化器病学会編：消化性潰瘍診療ガイドライン，南江堂，2009
3) Hooper L et al : The effectiveness of five strategies for the prevention of gastrointestinal toxicity induced by non-steroidal anti-inflammatory drugs: systematic review. BMJ 329: 948, 2004
4) Huang J-Q et al : Role of Helicobacter pylori infection and non-steroidal anti-inflammatory drugs in peptic-ulcer disease: a meta-analysis. Lancet 359:14-22, 2002
5) Sakamoto C et al : Case-control study on the association of upper gastrointestinal bleeding and nonsteroidal anti-inflammatory drugs in Japan. Eur J Clin Pharmacol 62:765-772, 2006
6) 矢島弘嗣ほか：NSAIDs長期服用患者における胃粘膜傷害の発症状況に関する疫学調査. Therapeutic Research 27:1211-1217, 2006

3 慢性胃炎，機能性ディスペプシア

▶ **定義・概念** わが国では一般に慢性胃炎（chronic gastritis）といっても，器質的胃炎（組織学的胃炎）と症状的胃炎（機能性ディスペプシア）が混在し使用されているのが現状である．器質的胃炎と症状的胃炎は一部併発していることもあるが，基本的には別の疾患として扱われるべきである．

器質的胃炎：実際に生検組織でさまざまな程度の固有胃腺の萎縮/過形成と粘膜固有層における形質細胞・リンパ球を中心とした炎症細胞浸潤が証明されたもの，もしくはされるであろうものをさす．病型分類としては表層性胃炎，萎縮過形成性胃炎，肥厚性胃炎とに分けたSchindler分類や，萎縮粘膜の広がりに注目した木村・竹本分類がある．また胃炎診断の国際標準化をめざし提唱された新Sydney Systemは組織学的分類と内視鏡的分類を組み合わせたものである（図7-3-1）．

症状的胃炎：あくまで上部消化管に由来するディスペプシア（dyspepsia）症状（食後の早期膨満感やもたれ感，心窩部痛や心窩部灼熱感などの上腹部を中心とする多彩な症状）を訴える患者（症候群）をさす．そのなかで症状の原因となるような器質的疾患を認めない場合を機能性ディスペプシア（functional dyspepsia：FD）と呼び，疾患概念としてRoma III基準が用いられている．病型としては食後愁訴症候群（postprandial distress syndrome：PDS）と心窩部痛症候群（epigastric pain syndrome：EPS）の2つに分けられる．食事期以外の膨満感や嚥下障害，悪心・嘔吐，胃酸逆流に関連した症状はFDから区別されるが，症状には疾患・病型分類間のオーバーラップを認める．

▶ **疫学** 器質的胃炎の代表である萎縮性胃炎は *Helicobacter pylori*（ヘリコバクターピロリ）感染と強く関連している．わが国では欧米に比べ *H. pylori* 感染率が著しく高く，50歳以上では70％を超えると報告されている．そのことを反映し検診にて上部消化管内視鏡検査を受けた中高年者では高率に萎縮性胃炎を認める．

症状的胃炎に関しては，有症状にて消化器内科外来を受診する患者のうち，dyspepsia症状を主訴とする割合が50％近く存在し，そのうちFDは50％以上を占めることが報告されている．

▶ **病因・病態生理と分子メカニズム** 萎縮性胃炎の発生機序としては *H. pylori* 感染があげられる．*H. pylori* は強力なウレアーゼ活性を有し胃酸を中和して胃粘膜に定着することを可能にしている．幼少期に経口感染していると考えられ，慢性的な胃粘膜の炎症反応を引き起こし，萎縮性胃炎，ひいては発癌に結びつくと考えられている．

FDの発生機序としては，胃排出能障害，胃貯留能障害，胃酸分泌異常，内臓知覚過敏，知覚伝達異常，*H. pylori* 感染，心理社会的要因，遺伝的要因，環境要因など多くの因子の関与が指摘されている．

▶ **臨床症状・検査成績** 一般に器質的胃炎のみでは無症状であることが多いが，dyspepsia症状を訴えることもある．器質的胃炎と自覚症状との直接関連については議論の

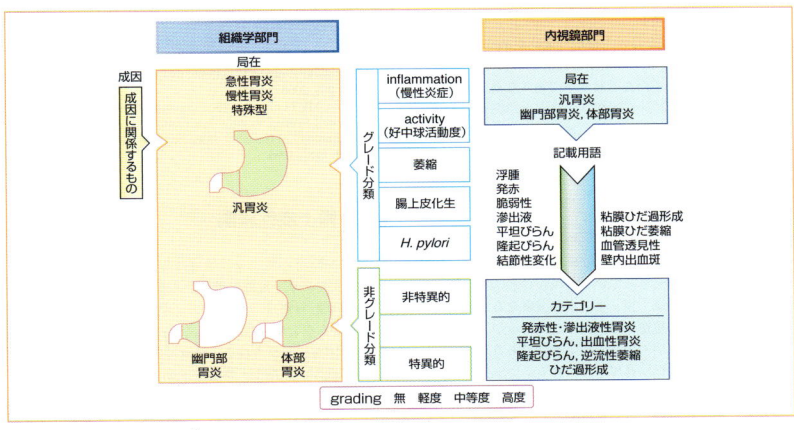

図7-3-1 新Sydney System[5]

表7-3-1 機能性ディスペプシア(FD)の自覚症状とその定義

症状	定義
もたれ感	食物が胃内に停滞しているような不快感
早期膨満感	食事開始後すぐに摂取量以上の食物で胃がいっぱいになるような感じで、それ以上食べられなくなる感じ
心窩部痛	組織障害が起こっていると感じるような不快症状。痛みとは表現しなくても非常に辛い症状ということもある
心窩部灼熱感	熱感を伴う不快症状

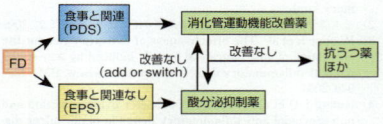

図7-3-2 機能性ディスペプシア(FD)の治療フローチャート
PDS：食後愁訴症候群，EPS：心窩部痛症候群

分かれるところである(表7-3-1)。

FDに関しては，PDSの症状としては食後のもたれ感と早期膨満感，EPSの症状としては心窩部の痛みと灼熱感があげられる。症状がオーバーラップしていることもある。PDSでは食事摂取に伴い出現する症状とされ，普通量の食事でも症状が出現し，出現頻度は週に数回以上とされている。EPSでは心窩部に限局した中等度以上の痛みとされ，間欠的で排便・放屁により改善せず，食事摂取との関連性は規定されていない。症状出現頻度は週に1回以上とされる。

● **診断** 器質的胃炎の診断には胃X線透視や上部消化管内視鏡検査などの画像検査が用いられる。特に上部消化管内視鏡検査では詳細な肉眼所見のほかに，生検による組織診断によって慢性炎症や*H. pylori*感染が証明されることが多い。そのほかの*H. pylori*感染診断としては迅速ウレアーゼ試験，尿素呼気試験，血清抗体測定，便中抗原測定などがあげられる。

FDの診断にはRome III基準が用いられる。
1 上腹部愁訴として以下の症状が1つ以上あること
 ● 食後のもたれ感(bothersome postprandial fullness)
 ● 早期膨満感(early satiation)
 ● 心窩部痛(epigastric pain)
 ● 心窩部灼熱感(epigastric burning)
2 かつ症状の原因となるような器質的変化(内視鏡所見を含む)を認めないこと。
3 病悩期間として6カ月以上前から症状があり，最近3カ月にわたり上記症状を満たすこと。

患者の自覚症状が主たる診断基準であるため，症状についての性状・発現部位・発現頻度・食事との関連などを丁寧に問診することが重要である。器質的疾患の除外として上部消化管内視鏡検査のほか，血液検査，腹部超音波検査，CTなども有用である。非びらん性胃食道逆流症(NERD)との鑑別には，食事や体位などによる症状変化，Fスケールなどの問診票も有効である。

● **治療と薬理メカニズム**(図7-3-2) 器質的胃炎の多くが*H. pylori*感染に起因するため，感染者に対する除菌治療がガイドライン上推奨されている。現在のところ保険適用が保険適用であるのは，胃・十二指腸潰瘍を有する場合や早期胃癌に対する内視鏡治療後などであるが，萎縮性胃炎に対する除菌が胃癌の発症予防に有効であることが報告されており，早期の保険適用が待たれる。

FDの症状発現メカニズムはきわめて多彩で複雑であることから，治療についても意見が統一されているわけではない。実際の臨床現場では症状に応じて，消化管運動機能改善薬・酸分泌抑制薬・粘膜防御因子増強薬・抗うつ薬・抗不安薬・漢方薬などの薬物投与のほか，食事や睡眠などの生活習慣の改善，*H. pylori*除菌治療，精神療法などが行われる。胃運動機能障害がより大きな因子を占めていると考えられるPDSの患者ではクエン酸モサプリドやメトクロプラミド，ドンペリドンや塩酸イトプリドなどの消化管運動機能改善薬が使用されることが多い。また胃酸分泌がより大きな因子を占めていると考えられるEPSの患者ではヒスタミンH₂受容体拮抗薬(H₂RA)やプロトンポンプ阻害薬(PPI)などの酸分泌抑制薬を使用されることが多い。各々症状の改善が認められない場合には，薬剤の変更または組み合わせにより症状の改善を得られることがある。それでも改善が得られない場合には抗うつ薬や抗不安薬などを使用することもある。あわせて生活および食事指導を行っていくことも重要である。

● **経過・予後** 萎縮性胃炎は加齢変化も加えて漸次進行するものと考えられている。萎縮性胃炎は胃癌の発生母地となることを念頭においた対応が重要である。

FDでは直接生命予後にかかわるものではないが，患者の生活の質(QOL)を大きく損ねることがある。症状の改善をすぐに実感できないことも多く，時間をかけて患者の訴えや考えを治療方針に反映させることが大切である。

【磯村 好洋】

参考文献
1) 津田啓介：NUDに対する臨床的疫学研究. 日本消化器病学会雑誌 89：1973-1981, 1992
2) Tack J et al : Functional Gastroduodenal Disorders. Gastroenterology 130：1466-1479, 2006
3) 日本ヘリコバクター学会：*H. pylori*感染の診断・治療ガイドライン 2009改訂版
4) Geeraerts B et al : Functional dyspepsia. J Gastroenterol 43：251-255, 2008
5) Dixon MF et al : Classification and grading of gastritis. The updated Sydney System. International Workshop on the Histopathology of Gastritis, Houston 1994. Am J Surg Pathol 20：1161-1181, 1996

4 胃上皮性腫瘍

● **定義・概念** 胃上皮性腫瘍は胃粘膜上皮に発生する腫瘍性病変であり，良性疾患である腺腫(胃腺腫)と悪性疾患である癌腫(胃癌)に分類される。胃腺腫には再生異型に近い病変から高分化型管状腺癌に近い病変までが含まれ，癌化率は10%程度とされる。粘液形質(胃型・腸型)や形態・色調(隆起型・陥凹型，褪色調・赤色調)が異なるものが混在しており，単一の疾患概念でなくその詳細な分類は確立されていない。胃癌もさまざまな組織型が混在する悪性腫瘍であり，同じ消化管由来の大腸癌や食道

癌と比べ、きわめて多様性に富むことが特徴である。

胃腺腫・胃癌はいずれも *Helicobacter pylori*（ヘリコバクター ピロリ）菌の持続感染による慢性萎縮性胃炎を発生母地として発生する場合が多く、*H. pylori* 感染が最大の危険因子であると考えられている。しかし、実際に胃腺腫・胃癌を発症するのは *H. pylori* 感染者のごく一部にすぎず、一方で *H. pylori* 感染を伴わずに発症する症例も少なからず存在する。*H. pylori* 以外の危険因子の探索も含め、詳細な発症機構の解明が今後の大きな課題である。

▶**疫学** 胃癌（gastric cancer）はわが国で最も頻度の高い悪性腫瘍の一つであり、かつては癌死亡の50%以上を占めていた疾患である。*H. pylori* 保菌率の低下とともに発症率は明らかに減少しているが、現在でも部位別癌罹患率では男性で第1位（約8.0万人・年）、女性では乳癌・大腸癌に次ぐ第3位（約3.7万人・年）を占めている。胃X線・内視鏡診断の向上や検診の普及による早期発見率の上昇、さまざまな内科・外科療法の進歩に伴い、治療成績も着実に向上しているが、依然としてわが国の部位別癌死亡数では、男性で肺癌に次ぐ第2位（約3.3万人・年）、女性では大腸癌・肺癌に次ぐ第3位（約1.7万人・年）となっている。

胃癌の発症率も胃癌と同様に減少していると考えられているが、内視鏡技術の進歩により病変の発見率が上昇している側面もあり、十分な疫学データは存在しない。

▶**病因・病態生理と分子メカニズム** 胃腺腫・胃癌のいずれも *H. pylori* 感染が最大の危険因子であると考えられており、胃腺腫のなかには除菌治療に反応して縮小する病変も存在することが知られている。胃癌では *H. pylori* は確実な発癌因子として世界保健機関（WHO）より指定されている（1994年）が、多くの疫学研究やスナネズミを用いた動物実験などか、*H. pylori* のみでは胃癌発症にはいたらず、胃癌進展の促進因子であると考えられている。*H. pylori* 感染による慢性胃炎（萎縮性〜化生性胃炎）から胃癌・胃腺腫発症への引き金となる原因〜メカニズムは未解明であり、今後の胃癌研究最大の課題の一つである。また胃癌は、予後や悪性度とも深く関連する多様な組織型が存在するが、その組織型決定の機構もほとんどわかっていない。

▶**分類** 胃癌の分類は、①肉眼所見による形態分類、②進行度による分類（TMN 分類）、③組織型による分類、④粘液形質に基づいた分類の4つに大きく分けられる。わが国では日本胃癌学会による「胃癌取扱い規約」に準じた分類が主に用いられている。胃腺腫の分類には確立したものは存在しない。

肉眼分類

0〜5型に分類する。このうち0型（表在型）に関しては、さらに亜分類が存在する（**表 7-4-1**、**図 7-4-1**）。

進行度分類（TMN 分類）

胃癌の進行度は、予後と相関する深達度（T1〜T4）・リンパ節転移（N0〜N3）・遠隔転移（M0〜M1）を組み合わせて判断し、**表 7-4-2** のように stage Ⅰ〜Ⅳ に分類する。深達度・リンパ節転移・遠隔転移の評価は下記のように行い、遠隔転移がある場合は、深達度やリンパ節転移にかかわらず stage Ⅳ となる。

- **深達度（T）** 胃壁の構造は、粘膜層（M）・粘膜下層（SM）・固有筋層（MP）・漿膜下層（SS）・漿膜（S）に分け

表 7-4-1 胃癌の肉眼分類

胃癌の肉眼分類

0 型	表在型
1 型	腫瘤型
2 型	潰瘍限局型
3 型	腫瘍浸潤型
4 型	びまん浸潤型
5 型	分類不能型

胃癌表在型（0型）の亜分類

0-Ⅰ型	隆起型
0-Ⅱ型	表面型
0-Ⅱa型	表面隆起型
0-Ⅱb型	表面平坦型
0-Ⅱc型	表面陥凹型
0-Ⅲ型	陥凹型

（文献2を引用）

られる。これに基づいて深達度を評価し、TX（深達度不明）、T0（癌がない）、T1a（M：粘膜内）、T1b（SM：粘膜下層まで）、T2（MP：固有筋層まで）、T3（SS：漿膜下層まで）、T4a（SE：漿膜面を越えるが他臓器浸潤なし）、T4b（SI：他臓器浸潤あり）に分類する。

- **リンパ節転移（N）** 領域リンパ節への転移を評価し、NX（転移の有無が不明）、N0（転移なし）、N1（1〜2個の転移）、N2（3〜6個の転移）、N3a（7〜15個の転移）、N3b（16個以上の転移）に分類する。
- **遠隔転移（M）** 領域リンパ節以外の転移の有無によって、MX（転移の有無が不明）、M0（転移なし）、M1（転移あり）に分類する。特に転移が好発する肝臓（H）・腹膜（P）・腹腔洗浄液（CY）については、遠隔転移（M）とは別個に評価する場合もある。

組織分類

胃癌の組織分類にはさまざまなものが存在する。わが国では「胃癌取扱い規約」による分類が汎用されているが、欧米では Lauren 分類が広く用いられている。

- **胃癌取扱い規約による分類** 胃癌のほとんどを占める腺癌を一般型、それ以外を特殊型にまず大別し、さらに **表 7-4-3** のように細かく分類する。腺癌は6型（pap、tub1、tub2、por、sig、muc）に分けられるが、組織分化・臨床的な性質などの観点から、pap・tub1・tub2 を分化型、por・sig・muc を未分化型として、治療方針決定などに用いることが多い。
- **Lauren 分類** 欧米で広く用いられてきた胃癌分類であり、intestinal type（細胞・核が大きく不均一で、刷子縁をしばしば伴う円柱状の癌細胞が、接着性を保ちながら腺腔を形成する）、diffuse type（細胞・核が小型で均一な癌細胞が、接着性を失ってびまん性に増殖する）、mixed type（intestinal・diffuse の両成分の混合型）、に分類する。「胃癌取扱い規約」による分類と比較すると、intestinal type が分化型胃癌（pap、tub1、tub2）に、diffuse type が未分化型胃癌（por、sig、muc）に、おおよそ対応する。

粘液形質に基づいた分類

粘液について免疫組織化学的な評価を行い、胃型・腸型・胃腸混合型の3つに分類する。主に **表 7-4-4** の粘液のマーカーを用いて、判定を行う。

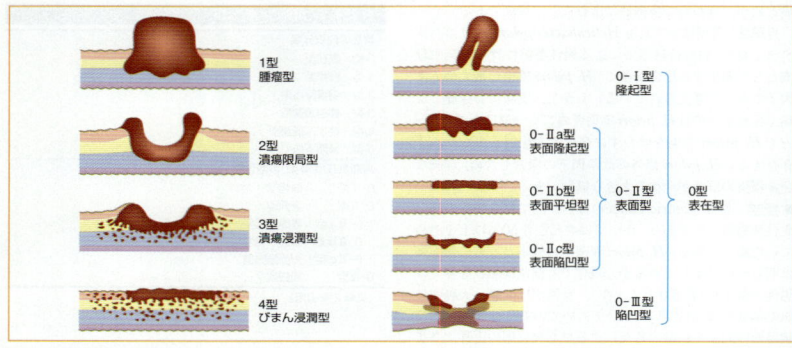

図 7-4-1 胃癌の肉眼分類[2]

表 7-4-2 胃癌の進行度分類（TMN 分類）

病期分類	N0	N1	N2	N3
T1a, T1b	ⅠA	ⅠB	ⅡA	ⅡB
T2	ⅠB	ⅡA	ⅡB	ⅢA
T3	ⅡA	ⅡB	ⅢA	ⅢB
T4a	ⅡB	ⅢA	ⅢB	ⅢC
T4b	ⅢB	ⅢB	ⅢC	ⅢC
M1	Ⅳ（T・N によらない）			

（文献 2 を引用）

表 7-4-3 「胃癌取扱い規約」による分類

一般型
分化型
　乳頭腺癌（papillary adenocarcinoma）（pap）
　管状腺癌（tubular adenocarcinoma）（tub）
　・高分化型（well differentiated type）（tub1）
　・中分化型（moderately differentiated type）（tub2）
未分化型
　低分化腺癌（poorly differentiated adenocarcinoma）（por）
　・充実型（solid type）（por1）
　・非充実型（non-solid type）（por2）
　印環細胞癌（signet-ring cell carcinoma）（sig）
　粘液癌（mucinous adenocarcinoma）（muc）

特殊型
カルチノイド腫瘍（carcinoid tumor）
内分泌細胞癌（endocrine carcinoma）
リンパ球浸潤癌（carcinoma with lymphoid stroma）
肝様腺癌（hepatoid adenocarcinoma）
腺扁平上皮癌（adenosquamous carcinoma）
扁平上皮癌（squamous cell carcinoma）
未分化癌（undifferentiated adenocarcinoma）
その他の癌（miscellaneous carcinomas）

（文献 2 を引用）

表 7-4-4 粘液形質に基づいた分類

胃型	胃腺窩上皮型	MUC5AC
	胃幽門腺型	MUC6
腸型	杯細胞型	MUC2
	刷子縁型	CD10

■ **臨床症状・検査成績**　胃腺腫や早期胃癌では症状はない場合がほとんどである。進行胃癌になると，胃痛，嘔気・嘔吐，腹部膨満感，吐血，黒色便，貧血，体重減少，腹部腫瘤，凝固異常などさまざまな症状を呈しうるが，胃癌に特有の症状は乏しく，また進行癌の段階でも無症状の場合がしばしばである。

■ **診断**　胃腺腫・胃癌のいずれも内視鏡検査で病変を確認し，生検標本の組織検査で確定診断を行う。さらに胃癌の場合，病変の広がりやリンパ節転移・遠隔転移の評価のための造影 CT・陽電子放射型断層撮影（PET）・腹部超音波検査，深達度の評価として超音波内視鏡などを，適宜行う。腫瘍マーカーとしては CEA や CA19-9 が上昇することが多い。

■ **治療と薬理メカニズム**　典型的な胃腺腫はやや褪色調で均一な 0-Ⅱa 様の隆起を呈する場合が多く，こうした病変が 20 mm 以内の場合には，生検のみで経過観察される場合が多い。ただし，赤色調・陥凹型・20 mm 以上など典型例からはずれる胃腺腫に関しては，早期胃癌との鑑別が必ずしも容易ではなく，生検で悪性所見を得られなくても，病変全体を切除すると悪性所見を認める場合がしばしばである。形態・色調・大きさが典型例からはずれる胃腺腫に関しては，早期胃癌に準じた内視鏡的切除が望ましい。

　胃癌の場合には切除が治療の原則であり，進行度に応じて内視鏡治療と外科治療に大別される。遠隔転移などで切除不能症例に対しては，化学療法が主に行われる。そのほかに，放射線治療や免疫療法なども試みられているが，いずれもエビデンスの確立にはいたっていない。

内視鏡治療：リンパ節郭清は不可能であるため，リンパ節転移の可能性がない病変が対象となる。現時点では，「組織型が分化型（pap, tub1, tub2）である 20 mm 以下の粘膜内癌で，潰瘍を伴わないもの」が絶対適応病変とされている。内視鏡的粘膜切除術（endoscopic mucosal resection：EMR）（粘膜下層に生理食塩水を注入して病変部粘膜を膨隆させ，鋼線スネアで絞扼して焼灼切除する手技）が基本であるが，近年は内視鏡的粘膜下層剝離術（endoscopic submucosal dissection：ESD）（粘膜下層に生理食塩水を注入して病変部粘膜を膨隆させ，高周波ナイフで病巣周囲

表7-4-5 病期分類別の胃癌の標準治療法

病期分類	N0	N1	N2	N3
T1a(M)	IA ESD/EMR(20 mm以下の潰瘍を伴わない分化型病変) 胃切除+D1郭清(上記以外)	IB 定型手術	IIA 定型手術	IIB 定型手術
T1b(SM)	IA 胃切除+D1郭清(分化型, 15 mm以下の病変) 胃切除+D1郭清(上記以外)			
T2(MP)	IB 定型手術	IIA 定型手術+補助化学療法	IIB 定型手術+補助化学療法	IIIA 定型手術+補助化学療法
T3(SS)	IIA 定型手術	IIB 定型手術+補助化学療法	IIIA 定型手術+補助化学療法	IIIB 定型手術+補助化学療法
T4a(SE)	IIB 定型手術+補助化学療法	IIIA 定型手術+補助化学療法	IIIB 定型手術+補助化学療法	IIIC 定型手術+補助化学療法
T4b(SI)	IIB 定型手術+合併切除+補助化学療法	IIIB 定型手術+合併切除+補助化学療法	IIIC 定型手術+合併切除+補助化学療法	IIIC 定型手術+合併切除+補助化学療法
M1	IV 化学療法, 放射線治療, 緩和手術, 対症療法			

ESD:内視鏡的粘膜下層剝離術, EMR:内視鏡的粘膜切除術
(文献3を改変)

の粘膜を切開, さらに粘膜下層を剝離して病変を切除する手技)が急速に普及するようになった。

現在では, ①20 mmを超える潰瘍を伴わない分化型(pap, tub1, tub2)の粘膜内癌, ②30 mm以下の潰瘍を伴う分化型の粘膜内癌, ③500 μm以内の粘膜下層浸潤がある30 mm以下の分化型癌, ④20 mm以下の潰瘍を伴わない未分化型(por, sig, muc)の粘膜内癌, に対しての適応拡大が期待されているが, エビデンスが十分ではなく結論は出ていない。

外科治療:縮小手術, 定型手術, 拡大手術, 非治癒手術(減量手術, 緩和手術)に大別される。定型手術(胃の2/3以上切除+D2リンパ節郭清)が基本であるが, 病変の進行度に準じて, さまざまな縮小手術・拡大手術(他臓器合併切除を含む)が行われる。治癒が望めない症例に対しては, 緩和手術(姑息手術, 出血や狭窄などの切迫症状の改善目的で行う)や減量手術(腫瘍量を減らすことを目的とする)が行われる。「胃癌治療ガイドライン」で推奨される進行度別の治療法の適応は, 表7-4-5のようになる。

化学療法:切除不能進行胃癌症例・外科手術後再発症例で, PS(performance status)0〜2の場合に適応となる。無治療の場合の生存期間が3〜4カ月であるのに比べ, 化学療法を施行した場合に生存期間を5〜8カ月以上延長することが示され, 胃癌の化学療法は積極的に行われるようになった。①フッ化ピリミジン製剤(代表薬はテガフール・ギメラシル・オテラシルカリウム, 別名S-1, フルオロウラシルがDNA合成を阻害する), ②シスプラチン(別名CDDP, DNAの基質であるグアニン・アデニンのN-7位に結合することによりDNA鎖内に架橋が形成する), ③塩酸イリノテカン(別名CPT-11, SN-38に加水分解されて活性化され, トポイソメラーゼIを阻害する), ④タキサン製剤(パクリタキセルまたはドセタキセル, 微小管に結合して脱重合を阻害することで腫瘍細胞の分裂を阻害する), の4剤が主に用いられる抗がん剤である。化学療法レジメンに関しては多くの臨床研究が進行中であり, 数年の間に変わっていく可能性が高いが, 現時点では, ①S-1+シスプラチンの併用, ②イリノテカン, ③パクリタキセル, の順に使用していく場合が多い。

■**経過・予後** 全国がん(成人病)センター協議会によるstage別5年生存率では, stage I 99.1%, stage II 72.6%, stage III 45.9%, stage IV 7.2%であり, 早期癌の予後はきわめて良好である一方で, stageが進んだ胃癌は現在でも難治癌である。切除不能進行胃癌に対する化学療法は長足の進歩を遂げており, 化学療法施行群では平均12カ月以上の予後が期待できるようになった。今後のさらなる予後の改善が期待されている。

【山道 信毅】

参考文献
1) 「がんの統計」編集委員会:がんの統計'10, 財団法人がん研究振興財団, 2010
2) 日本胃癌学会編:胃癌取扱い規約 第14版, 金原出版, 2010
3) 日本胃癌学会編:胃癌治療ガイドライン 医師用 第3版, 金原出版, 2010
4) 全国がん(成人病)協議会:http://www.zengankyo.ncc.go.jp/index.html

5 胃非上皮性腫瘍

はじめに

胃非上皮性腫瘍は胃粘膜上皮以外から発生する腫瘍であり, 粘膜下腫瘍の形態(胃内発育型・壁内発育型・胃外発育型・混合型の4つに分類される)をとる場合が多い。良性・悪性のいずれも存在し, 上記4型の形態に加え, 潰瘍を伴う病変や色調変化が顕著な病変, 巨大襞襞を伴う病変など, 多様な肉眼所見を呈する。隆起性病変に伴う狭窄症状, 潰瘍性病変に伴う出血や心窩部痛など, 症状もさまざまであるが, 一方で鑑別につながるような特異的な症状には乏

表7-5-1　胃非上皮性腫瘍に含まれる代表的な疾患	
良性病変	胃平滑筋腫，線維腫，脂肪腫，など
良悪性境界病変	消化管間質腫瘍（GIST），カルチノイド，など
悪性病変	悪性リンパ腫（MALTリンパ腫を含む），平滑筋肉腫，線維肉腫，悪性神経線維腫，血管肉腫，粘液肉腫，悪性黒色腫，など

しい．腹痛・消化管出血・腫瘤触知が三主徴とされるが，実際には無症状のまま，内視鏡・消化管造影検査で発見される場合が多い．

胃非上皮性腫瘍に含まれる疾患は**表 7-5-1**に示すように多岐にわたるが，ここでは頻度や悪性度の面から，代表疾患である消化管間質腫瘍（GIST）・悪性リンパ腫・カルチノイドについて詳述する．

消化管間質腫瘍

▶**定義・概念**　消化管間質腫瘍（gastrointestinal stromal tumor：GIST）は全消化管に発症する間質由来の腫瘍であるが，胃での発症頻度が最も高く（胃 60～70％，小腸 20～30％，大腸 5％，食道はまれ），特に穹窿部から体上部に好発する．消化管運動のためのペースメーカ機能をもつ Cajal（カハール）介在細胞（interstitial cells of Cajal）が腫瘍化したものと考えられている．

▶**疫学**　わが国の再発あるいは切除不能の GIST 症例は 1,000～1,500 人・年と推計されている．無症状・未発見症例を含めた GIST の罹患率はこれよりもはるかに高いと考えられるが，詳細な疫学データがないのが現状である．

▶**病因・病態生理と分子メカニズム**　Cajal 介在細胞は細胞膜貫通部位に，*c-kit* 遺伝子によりコードされ，受容体型チロシンキナーゼとして機能する KIT と呼ばれる表面抗原蛋白を有している．この KIT の異常機能亢進が GIST の発症メカニズムの一つである．また，*c-kit* 遺伝子と相同性を持つチロシンキナーゼ血小板由来増殖因子受容体 α（PDGFRα）の異常によっても GIST を発症することが知られている．

▶**臨床症状・検査成績／診断**　無症状の場合が多く，内視鏡・消化管造影検査で粘膜下腫瘍として発見される場合が大半である．上部内視鏡・超音波内視鏡（endoscopic ultrasonography：EUS）で病変の性状・大きさを評価し，組織検査による確定診断のために，ボーリング生検や超音波内視鏡ガイド下穿刺吸引針生検（EUS-guided fine-needle aspiration biopsy：EUS-FNA〈B〉）を行う．また，病変の広がり・転移の有無を評価するために造影 CT が必要である．病変が 20 mm 以下と小さい粘膜下腫瘍の場合には，EUS-FNA の侵襲性を考慮し，生検を行わずに経過観察する場合も多い．

▶**治療と薬理メカニズム／経過・予後**　生検での確定診断が得られていない胃粘膜下腫瘍の場合，病変の大きさが 51 mm 以上では絶対的手術適応，20 mm 未満では慎重に経過観察を行い，20～50 mm では CT・EUS・EUS-FNA による精査が推奨されている．ボーリング生検・EUS-FNA などで GIST の確定診断が得られれば，腫瘍の大きさにかかわらず，治療の原則は切除である．遠隔転移などによる手術不能例では，イマチニブによる化学療法の適応となる．イマチニブはチロシンキナーゼの活性を阻害する分子標的治療薬であり，KIT を発現している GIST 細胞の増殖を抑えることによって抗腫瘍効果を示す．

GIST 症例の大半は切除により根治可能であり，無症状のままほとんど変化なく経過する病変も数多く存在することから，必ずしも予後が悪いとはいえない．しかし一方で，再発症例や切除不能症例にかぎれば，平均生存期間 1.5～3 年程度と予後不良な疾患ある．イマチニブによって長期寛解を維持できる症例が多くなってきており，再発症例・切除不能症例の予後の大幅な改善が期待されている．

悪性リンパ腫

▶**定義・概念**　リンパ腫は**表 7-5-2**のようにさまざまなタイプに分類されるが，胃原発リンパ腫はほとんどが非 Hodgkin（ホジキン）リンパ腫のうちの B 細胞由来である．特に MALT リンパ腫（節外性粘膜関連リンパ組織辺縁帯 B 細胞性リンパ腫）とびまん性大細胞型 B 細胞性リンパ腫（DLBCL）が 85％以上を占めており，その他にマントル細胞リンパ腫や Burkitt（バーキット）リンパ腫などがまれに発症する．MALT リンパ腫は低悪性度リンパ腫（年単位で症状が進行）に，DLBCL は中悪性度リンパ腫（月単位で症状が進行）に，それぞれ分類される．

▶**疫学**　胃原発悪性リンパ腫は胃悪性腫瘍の約 1％を占め，そのうち DLBCL が約 50％，MALT リンパ腫が約 40％を占めている．DLBCL の発症年齢中央値は 60 歳前後であり，男女差はなく，高齢者に多発する傾向がある．MALT リンパ腫の発症に明らかな男女差は認められないが，DLBCL に比べ，発症が若年から老年まで幅広く分布する特徴がある（平均 60 歳前後）．胃 MALT リンパ腫の発症には *Helicobacter pylori*（ヘリコバクターピロリ）持続感染が深く関与していることが知られている．

▶**病因・病態生理と分子メカニズム**　DLBCL は B 細胞腫瘍であり，免疫グロブリン遺伝子の単クローン性の再構成を認めるが，その病態は均一ではなく，さまざまなタイプの B 細胞腫瘍を包含した病態である．実際，t（14；18）染色体転座に基づく *BCL2* 遺伝子の再構成，3q27 領域染色体転座に伴う *BCL6* 遺伝子の再構成，t（8；14）染色体転座に基づく *c-myc* 遺伝子の再構成など，さまざまな染色体異常・遺伝子異常が報告されている．

MALT リンパ腫は消化管に好発（50％）し，その 85％が胃内での発症であるが，肺・唾液腺・眼験・涙腺・眼窩・皮膚・甲状腺・乳腺など，他臓器にも発症する．原因は完全には解明されていないが，感染症や自己免疫異常に伴う炎症の持続によって B 細胞が刺激され続けることが誘因となると考えられている．胃内では *H. pylori* 持続感染により生じるリンパ濾胞性胃炎が背景病変であると想定されている．

▶**臨床症状・検査成績／診断**　腹痛（潰瘍性病変）・狭窄症状（嘔吐）・出血症状（下血，吐血，貧血）などで発見される場合が多いが，内視鏡・消化管造影検査で無症状の症例に偶然に発見されることもしばしばである．潰瘍を伴うもの，1～2型進行胃癌様のもの，皺襞肥厚を呈するものなど，病変の形態は胃粘膜下腫瘍のなかでも特に多彩である．全身の検索とともに内視鏡観察下での生検による確定診断が必要である．潰瘍の随伴などで病変が露出することが多く，GIST やカルチノイドに比べ，ボーリング生検

表7-5-2　リンパ腫の分類

B細胞性腫瘍分類	
前駆B細胞性腫瘍	前駆Bリンパ芽球型白血病/リンパ腫
成熟B細胞性腫瘍	・B細胞性慢性リンパ性白血病 ・小リンパ球性リンパ腫 ・B細胞性前リンパ球性白血病 ・リンパ形質細胞性リンパ腫 ・脾辺縁帯リンパ腫 ・有毛細胞白血病 ・節外性粘膜関連リンパ組織型辺縁帯B細胞性リンパ腫(MALTリンパ腫) ・マントル細胞リンパ腫 ・濾胞性リンパ腫 ・皮膚濾胞中心リンパ腫 ・節辺縁帯B細胞性リンパ腫 ・びまん性大細胞型B細胞性リンパ腫(DLBCL) ・Burkittリンパ腫/白血病 ・形質細胞腫 ・形質細胞性骨髄腫
T細胞性腫瘍およびNK細胞性腫瘍分類	
前駆T細胞性腫瘍	前駆Tリンパ芽球型白血病/リンパ腫
成熟T細胞性ならびにNK細胞性腫瘍	・T細胞性前リンパ球性白血病 ・T細胞性大顆粒リンパ球性白血病 ・Sézary症候群 ・NK(ナチュラルキラー)細胞性白血病 ・節外性NK/T細胞性リンパ腫(鼻型) ・菌状息肉腫 ・原発性皮膚未分化大細胞型リンパ腫 ・皮下蜂窩織炎様T細胞性リンパ腫 ・腸炎型T細胞性リンパ腫 ・肝脾γδT細胞性リンパ腫 ・血管免疫芽球型T細胞性リンパ腫 ・末梢性T細胞性リンパ腫(非特定) ・未分化大細胞型リンパ腫(原発性全身型) ・成人T細胞性白血病/リンパ腫
Hodgkinリンパ腫分類	
結節性リンパ球優位型Hodgkinリンパ腫 古典的Hodgkinリンパ腫	・結節硬化型 ・古典的Hodgkinリンパ腫, リンパ球豊富型 ・混合型 ・リンパ球減少型

(新訂WHO分類, 2001)

やEUS-FNAが必要な症例は少ない。

組織診断には通常のHE(ヘマトキシリン-エオジン)染色のほか，CD3・CD5・CD10・CD19・CD20・CD23・CD79a・cyclin D1・Bcl2などの免疫染色が行われる。また，免疫グロブリン遺伝子の単クローン性再構成(B細胞リンパ腫)やT細胞受容体の再構成(T細胞リンパ腫)を検証するためのサザンブロット法，MALTリンパ腫に特異的なAPI2-MALT1融合遺伝子の有無[t(11;18)(q21;q21)染色体転座]を検証するためのFISH(蛍光 in situ ハイブリダイゼーション)法・RT-PCR法などを考慮する。

■**治療と薬理メカニズム／経過・予後**　DLBCLの場合，全身性疾患ととらえて治療を行う。CHOP療法(シクロホスファミド，ドキソルビシン，ビンクリスチン，プレドニゾロン)に抗CD20モノクローナル抗体(リツキシマブ)による分子標的治療を併用したR-CHOP療法を6～8コース施行するのが，現在の標準治療である。進行度・全身状態を総合的に判断し，放射線追加照射や外科切除などの局所治療を組み合わせる場合が多い。

MALTリンパ腫では *H. pylori* 除菌療法が第一選択であり，除菌後3カ月～数年で寛解にいたる場合が多い(奏効率は70～80%)。除菌失敗症例，除菌成功後もリンパ腫が残存～増悪する症例に関しては，放射線治療(胃および胃周囲リンパ節に対する照射)・抗体療法(リツキシマブ)・化学療法(CHOP療法)・手術療法(胃切除)などが行われる。現時点ではこうした除菌治療抵抗に対する標準治療は存在しないため，経過観察も一つの選択枝となりうるが，より進行の早い病変(主にDLBCL)への形質転換が約10%に生じることに注意する必要がある。

カルチノイド

■**定義・概念**　カルチノイド(carcinoid)は神経内分泌細胞への分化を示し，セロトニン・ブラジキニン・ヒスタミン・プロスタグランジンなどを産生する境界悪性腫瘍であり，内分泌細胞が常在する消化管や気管支に好発する。良性腫瘍のように振る舞い，予後に影響を及ぼさない症例が多くを占める一方で，転移や浸潤など悪性腫瘍と同様に振る舞う症例も少ないながら存在しており，両者の鑑別が難しいことがこの疾患の治療の大きな課題である。胃は直腸

表7-5-3 胃カルチノイドの分類と発症メカニズム	
Ⅰ型	萎縮性胃炎(主にA型)による高ガストリン血症を伴い,約35％を占める 抗壁細胞抗体による胃壁細胞の破壊→体部優位の萎縮(A型胃炎)→胃酸分泌の低下→高ガストリン血症→ECL細胞への刺激→ECL細胞の過形成→胃カルチノイドの発症
Ⅱ型	Zollinger-Ellison症候群による高ガストリン血症を伴い,約15％を占める 多発性内分泌腫瘍症1型(MEN1)→ガストリノーマの並存→高ガストリン血症→ECL細胞への刺激→ECL細胞の過形成→胃カルチノイドの発症
Ⅲ型	高ガストリン血症を伴わないもの,約50％を占める ガストリン刺激によらないECL細胞の腫瘍化→胃カルチノイドの発症

に次ぐカルチノイドの好発部位であり,その多くは胃体部に広く存在する ECL 細胞(腸クロム親和性細胞様細胞〈enterochromaffin-like cell〉)由来と考えられている。
■ **疫学** 胃カルチノイドは男性にやや多く,診断時平均年齢は 55 歳前後であるが,無症状・未発見の病変ははるかに多いと想定されている(詳細なデータはないのが現状である)。
■ **病因・病態生理と分子メカニズム** ECL 細胞は胃前庭部の G 細胞から分泌されるガストリンの刺激を受け,ヒスタミンを分泌することによって壁細胞の胃酸分泌を促進する。高ガストリン血症によって持続的なガストリン刺激が生じ,結果として ECL 細胞の腫瘍化が引き起こされるのが,胃カルチノイド発症の主なメカニズムの一つと考えられている。胃カルチノイドはその原因によってⅠ～Ⅲ型に分類されるが,それぞれ **表 7-5-3** のような発症機序が考えられる。
■ **臨床症状・検査成績／診断** 内視鏡所見で特徴的な色調から推定されることもあるが,診断には生検による病理学的評価が必須である。ボーリング生検・EUS-FNA で得られた検体に対し,通常の HE 染色に加え,腫瘍構成細胞の嗜銀性・好銀性の確認,神経内分泌顆粒に含まれるクロモグラニン A やシナプトフィジンの免疫組織化学的な検証を行って,診断を確定する。
■ **治療と薬理メカニズム／経過・予後** 治療の原則は,胃癌に準じたリンパ節郭清を伴う完全切除である。高ガストリン血症を伴うⅠ型とⅡ型は,伴わないⅢ型に比べて予後がよいとされている。これをふまえ,①Ⅰ型・Ⅱ型では内視鏡的切除か前庭部切除を含む外科局所切除を行い,Ⅲ型ではリンパ節郭清を伴う胃切除を施行する,②Ⅰ型では内視鏡検査による経過観察のみとする,といった治療方針が選択される場合もあるが,明瞭なエビデンスはないのが現状である。切除不能な遠隔転移を伴う場合,現時点では有効な標準的化学療法は確立されておらず,予後不良である。

【山道 信毅】

参考文献
1) 日本癌治療学会ほか編:GIST 診療ガイドライン 第 2 版補訂版,金原出版,2010
2) 日本胃癌学会編:胃癌治療ガイドライン一付 悪性リンパ腫診療の手引き 医師用 第 3 版,金原出版,2010
3) 消化管の粘膜下腫瘍 2004,胃と腸 39,医学書院,2004

8 腸疾患

1 虚血性腸疾患,虚血性大腸炎

■ **定義・概念**
虚血性腸疾患
虚血性腸疾患(ischemic bowel disease)は,腸管の虚血により炎症が引き起こされる疾患の総称である。虚血性大腸炎が代表的であるが,そのほかに,腸間膜動脈閉塞症,腹部アンギーナ,腸間膜静脈血栓症などの疾患が含まれる。ここでは,日常臨床でも遭遇することが最も多い虚血性大腸炎を中心に記述する。
虚血性大腸炎
虚血性大腸炎(ischemic colitis)は,腸間膜動脈などの主幹動脈が閉塞していないにもかかわらず血流障害を受け,腸管が虚血性変化を示す疾患である。血管造影レベルで異常のみられる腸間膜動脈閉塞症や腹部アンギーナとは異なる。また,小腸にも発症することがあり(虚血性小腸炎),あわせて虚血性腸炎と呼ぶこともある。
病型分類:臨床経過や重症度から,①一過性型,②狭窄型,③壊死型に分類される。90％以上は一過性型であり,狭窄型は少なく,壊死型はさらにまれである。高齢者や基礎疾患を持つ場合は,狭窄型や壊死型の割合が増える。臨床的に重症となる壊死型は別に扱い,虚血性変化が可逆的な一過性型と狭窄型を狭義の虚血性大腸炎とすることが多い。
● **一過性型** 炎症が粘膜・粘膜下層にとどまり,浮腫,粘膜下出血が主体である。徐々に出血,浮腫が軽快し,1～2 週間で回復する。
● **狭窄型** 炎症が固有筋層に及び,治癒が遷延する。数週間から数カ月を経て,狭窄をきたす。
● **壊死型** 虚血性変化が不可逆的となって壊死に陥ったものであり,穿孔の危険性も高く,緊急手術が必要となる。
■ **疫学** 虚血性大腸炎は,50 歳以上の中高年者に多い疾患とされていたが,最近では 20～30 歳代の若年者での発症もみられる。女性に多いのも特徴である(男女比 1:2～3)。患者背景として,高齢者では高血圧や糖尿病,腎不全,動脈硬化などの心血管系疾患を持つものが多い。便秘傾向を有するものも多い。
■ **病因・病態生理** 虚血性大腸炎の発症要因は,血管側因子と腸管側因子とに分けられる。血管側因子として,高血圧や糖尿病などによる動脈硬化,循環不全,微小血管の攣縮などがあげられ,腸管側因子として,便秘や排便時のいきみなどによる腸管内圧の亢進や腸蠕動の亢進があげられる。両者が複雑に関与して腸管の微小循環障害をきたし発症すると考えられている。
■ **臨床症状** 虚血性大腸炎は,腹痛,下痢,血便が三主徴である。突然の強い腹痛の後,下痢が出現し血便となっていくのが典型的な症状である。特に腹痛と血便は,ほとんどの例でみられる。嘔気・嘔吐を伴うこともある。夜間から早朝にかけて発症する例が多い。便秘で下剤服用後に発症するような例もある。

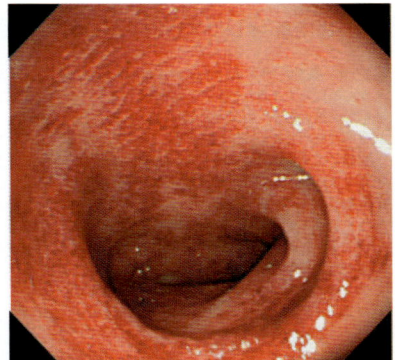

図 8-1-1 虚血性大腸炎の内視鏡像（軽症例）
粘膜の発赤，縦走潰瘍，びらん

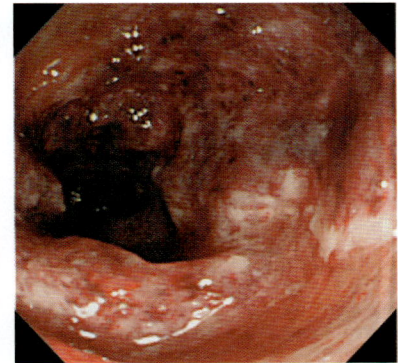

図 8-1-2 虚血性大腸炎の内視鏡像（重症例）
全周性の強い浮腫，暗赤色調の粘膜

好発部位：下行結腸やS状結腸の左側結腸に好発する。直腸や上行結腸には少ない。これは，下腸間膜動脈では末梢での吻合枝が少ないためとされる。

■ 検査成績

一般血液検査：白血球増加と CRP（C反応性蛋白）上昇をみる。出血症状に比べてヘモグロビン低下はあまりない。壊死型では，アシドーシスや乳酸脱水素酵素（LDH）・クレアチンキナーゼ（CK）などの逸脱酵素上昇がみられる。

内視鏡検査：下行結腸やS状結腸に，粘膜の発赤や，浮腫，出血，びらんや縦走潰瘍を認める（図 8-1-1）。重症例では暗赤色調を呈し，浮腫も高度になる（図 8-1-2）。病変部と健常粘膜の境界が比較的明瞭な場合が多い。生検組織では，出血性のびらんや潰瘍，浮腫，腺管上皮の変性・壊死（ghost-like appearance），炎症細胞浸潤などがみられる。

注腸X線，腹部CT：注腸X線所見では，粘膜浮腫を反映した母指圧痕像（thumb printing）が特徴的である。CT所見では，左側結腸に限局した腸管壁の浮腫，肥厚がみられる。腹膜刺激症状のある場合は，内視鏡検査は避けるべきであり，侵襲の少ないCT検査を選択する。

■ 診断

突然の腹痛と下痢・下血という病歴が重要であり，病歴聴取のみで虚血性大腸炎の診断が可能なことが多い。

診断確定には，緊急で行う内視鏡検査が最も有効である。洗腸液による前処置は不要であり，浣腸のみ（下痢の強いときは無処置）で観察する。好発部位はS状結腸から下行結腸にかけてであり，全大腸を観察する必要はない。病歴と，特徴的な内視鏡像（粘膜の発赤，浮腫，縦走潰瘍など）から，診断は確定する。

鑑別疾患としては，抗生物質起因性出血性大腸炎や病原大腸菌（O157：H7）による出血性大腸炎があげられる。いずれも突然発症し，内視鏡像も虚血性大腸炎に類似しているが，鑑別点として両者とも右側結腸に好発する。抗生物質投与の有無の確認や，細菌培養（糞便や生検組織）を行って，これらを鑑別する。

全身状態や腹部症状，血液検査所見，内視鏡所見などか

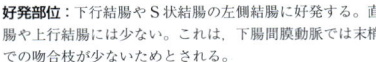

表 8-1-1 虚血性大腸炎の診断基準

1）腹痛と下血で急激に発症
2）直腸を除く左側結腸に発生
3）抗生物質の未使用
4）糞便あるいは生検組織の細菌培養が陰性
5）特徴的な内視鏡像とその経時的変化
　急性期：発赤，浮腫，出血，縦走潰瘍
　慢性期：正常〜縦走潰瘍瘢痕（一過性型）
　　　　　管腔狭小化，縦走潰瘍瘢痕（狭窄型）
6）特徴的なX線像とその経時的変化
　急性期：母指圧痕像，縦走潰瘍
　慢性期：正常〜縦走潰瘍瘢痕（一過性型）
　　　　　管腔狭小化，縦走潰瘍瘢痕，囊形成（狭窄型）
7）特徴的な生検組織像
　急性期：粘膜上皮の変性・脱落・壊死，再生，出血，水腫，蛋白成分に富む滲出物
　慢性期：担鉄細胞

3），4）は必須項目
（文献3を引用）

ら，重症度を判断する。虚血性大腸炎の診断基準を表 8-1-1 に示す。

■ 治療

虚血性大腸炎の重症度に応じて，治療方針を決定する。

基礎疾患のない若年者の軽症例では，一過性型が多く，安静と経過観察のみで数日で症状は軽快する。入院加療を必要としないこともある。

腹痛が強い症例や高齢者では入院のうえ，絶食と輸液による管理を行う。発熱例や重症例では感染予防に抗生物質も投与する。腹痛が強い場合には，鎮痙薬や鎮痛薬を投与する。

狭窄型では，まず保存的治療で経過観察するが，高度の狭窄を認める場合は腸管切除が必要となる。

壊死型はまれではあるが，腹痛が最初から強度で持続性・進行性であり，筋性防御や反跳痛といった腹膜刺激症状を認める。緊急手術を要するが死亡率も高い。

▶経過・予後
虚血性大腸炎の予後は、一過性型や狭窄型では良好である。再発は5～10%前後に認められ、心血管系疾患を持つ患者や腹部手術歴のある患者、女性の便秘患者に多い。発症の関連要因を減らす意味で、便秘にならないような生活指導（高繊維食、水分摂取、緩下剤使用など）をすることも大切である。

腸間膜動脈閉塞症

腸間膜動脈（ほとんどは上腸間膜動脈）が血栓により急に閉塞して生じる。心房細動などの血栓に由来することが多い。心血管系疾患を持った高齢者に多い。突然の激しい腹痛にて発症する。初期は腹膜刺激症状などの特徴的な身体所見に乏しく、早期診断は困難なことが多い。腸管が壊死に陥ると、血便がみられ、麻痺性イレウス、腹膜刺激症状が顕著となる。腹部血管造影が診断に有効であるが、最近は造影CTで血栓を同定できることも多い。初期であり、動脈内にウロキナーゼ持続投与を行う。腹膜刺激症状があれば、緊急開腹手術（血行再建、壊死腸管切除）を行うが、死亡率80%以上と予後不良である。

腹部アンギーナ

上・下腸間膜動脈や腹腔動脈が動脈硬化により狭窄し、慢性的に血流障害をきたす。食後15～60分ではじまる腹痛が主な症状であり、食事摂取に恐怖感を抱くため体重減少をきたすこともある。腹部血管造影で狭窄部を確認して診断される。治療には、経カテーテル的バルーン血管形成術やバイパス手術が行われる。

その他の虚血性腸疾患

虚血性腸炎と同じ病像を呈するが、他疾患に続発するものとして、①大腸癌狭窄による口側腸管の閉塞性大腸炎、②外傷後の虚血性腸狭窄、③血管手術後の虚血性腸炎、④経口避妊薬による虚血性腸炎、などがある。

虚血が関与しているが、虚血性腸炎と病像が異なるものとして、①静脈硬化症による虚血性腸病変、②絞扼性イレウス、③アミロイドーシス、④膠原病（全身性エリテマトーデス〈SLE〉、結節性多発動脈炎〈PN〉、関節リウマチ〈RA〉）、⑤放射線腸炎、⑥Henoch-Schöenlein（ヘノッホ・シェーンライン）紫斑病、⑦宿便性潰瘍、⑧急性出血性直腸潰瘍、などがある。

虚血性腸炎と病像が類似し、虚血の関与が疑われるものとして、①抗生物質起因性出血性大腸炎（ペニシリンなど）、②病原大腸菌（O157：H7）による出血性大腸炎、などがある。

【岡本 真】

参考文献
1) 山本哲久ほか：虚血性大腸炎．大腸疾患のX線・内視鏡診断と臨床病理，武藤徹一郎ほか編，p216-223，医学書院，1999
2) 松本誉之ほか：虚血性腸炎．消化器病診療，日本消化器病学会監修，p124-126，医学書院，2004
3) 飯田三雄ほか：虚血性腸病変の臨床像－虚血性大腸炎の再評価と問題点の中に．胃と腸 28：889-912，1993
4) 小田秀也：虚血性大腸炎の臨床的特徴．日本腹部救急医学会雑誌 22：25-32，2002

2 腸閉塞（イレウス）

▶定義・概念
腸閉塞（intestinal obstruction）とはなんらかの原因により腸管内容の通過が障害されるために生じる病的状態である。わが国では腸閉塞とイレウス（ileus）を同義的に使用している（以後「イレウス」と表記）。

病態により機械性イレウス（mechanical ileus）と機能性イレウス（functional ileus）に大別される。

▶疫学
わが国におけるイレウスの全国集計によると、単純性イレウスが58.1%、腫瘍性閉塞が8.1%、腸瘍の転移・播種が7.2%、麻痺性が6.1%、絞扼性が5.5%であった。閉塞の原因は開腹手術後を中心とする腹腔内癒着が2/3以上を占め、ヘルニアや腸管内外の悪性新生物によるもの、その他腸重積やCrohn（クローン）病などの炎症性腸疾患などが続く[1]。癒着性イレウス症例には高率に腹部手術歴があり、腹部手術を施行した多数の症例の検討から癒着性イレウスの発生頻度は4.6%との報告や[2]、開腹後10年間で34.6%の患者が癒着性イレウスで入院したとの報告がある[3]。

▶病因分類（表8-2-1）
機械性イレウス
単純性（閉塞性）イレウス：病因として腸管の癒着に起因する管腔の狭窄や屈曲・閉塞が原因で内容物が通過しない病態が最も頻度が高く（癒着性イレウス）、多くは開腹術後の癒着による小腸の閉塞である。開腹歴はないが腹膜炎や虫垂炎による炎症性の癒着が原因の場合がある。腸管が直接あるいは異常索状物により間接的に周囲の腸管や腹壁、腸間膜、隣接臓器漿膜との癒着が生じた状態である。消化管腫瘍や隣接腹腔内臓器の腫瘍の圧排による腸管閉塞も多く、前者では大腸癌によるイレウスが代表的である。

複雑性イレウス：閉塞腸管部に血行障害を伴った状態であり、異常索状物より腸管が腸間膜とともに絞扼され、腸間膜の血流障害をきたした場合（絞扼性イレウス〈狭義〉）が代表的である。手術が遅れれば致命的となりうる重篤な病態であり、代表的な急性腹症といえる。

- **腸重積症** 口側腸管が肛門側腸管に嵌入する形態で重積し、嵌入部で腸間膜血流障害が生じる。成人では腫瘍性病変が先進部となる場合が多い。
- **腸軸捻転症** 腸管が腸間膜を軸としてねじれて回転し、通過障害や血行障害をきたした病態で、腸間膜の可動性が大きいS状結腸に多発する。便秘症で過長結腸の高齢者に多い。
- **ヘルニア嵌頓** 腹壁あるいは腹腔内の間隙から脱出し、脱出窓により締めつけられた病態をさし、腸管内容物の停滞や血流障害・腸管壊死をきたしうる。外ヘルニア嵌頓として鼠径ヘルニアや大腿ヘルニア、腹壁ヘルニアなどがあり、内ヘルニア嵌頓では横隔膜ヘルニアが代表的である。

機能性イレウス
器質的閉塞がなく腸管の広域な蠕動運動障害をきたし腸管内容が停滞した状態をさし、蠕動運動が低下する麻痺性イレウスと不規則な亢進をきたす痙攣性イレウスに分類される。麻痺性イレウスの原因として開腹手術後の腸管麻痺の遷延や腹膜炎、急性膵炎などの腹腔内の炎症が多い。その

表8-2-1 イレウスの発生原因による分類

機械性イレウス
単純性(閉塞性)イレウス
1) 先天性：先天性腸管閉鎖症，鎖肛
2) 異物：胆石，腸石，硬便，食事内容物
3) 癒着性：開腹術後，腹腔内炎症
4) 炎症：Crohn病
5) 腫瘍：大腸癌，小腸腫瘍

複雑性イレウス
1) 絞扼性イレウス(狭義)
2) 腸重積症
3) 腸軸捻転症：S状結腸軸捻転症
4) ヘルニア嵌頓(内ヘルニア，外ヘルニア)

機能性イレウス
1) 麻痺性イレウス：開腹術後，腹膜炎，急性膵炎，薬物
2) 痙攣性イレウス：鉛中毒，腹部外傷，ヒステリー

ほか，向精神薬や糖尿病薬などの薬剤や脊髄損傷，腸間膜動静脈血栓症，電解質異常などが原因となる。

● **病態生理と分子メカニズム** 通過障害による腸管ガスや腸液，残渣の停滞により腸管内圧の上昇と腸管拡張を生じ，腸管壁の浮腫と血流障害をきたす。これにより腸粘膜上皮の機能が障害され血管透過性の亢進もあいまって，水分再吸収障害と腸液分泌量の増加が出現し，さらなる腸管拡張・内圧の上昇につながる。腸管浮腫の進行と蠕動の亢進により，通過障害の増悪という悪循環にいたる。また閉塞腸管における腸管内容の停滞により，グラム陰性桿菌や嫌気性菌といった腸内細菌の異常増殖が生じ，エンドトキシンの産生が促進される。腸粘膜のmucosal barrierの破綻，血管透過性の亢進もあり，細菌やエンドトキシンが腹腔や血中に移行し敗血症にいたるというbacterial translocationが生じる。

絞扼性イレウスでは血流障害による腸管壊死から容易にbacterial translocationが惹起され，敗血症，炎症性サイトカインの血中への大量放出による全身性炎症反応症候群(systemic inflammatory response syndrome：SIRS)，多臓器不全(multiple organ failure：MOF)へと急速に進展する[4]。

健常成人で1日に7～8Lの電解質を含んだ消化液が分泌されている。これに加えて血管内から濾出した水分・Naが嘔吐や腸脈などthird spaceへの貯留により大量に血管内から失われることで，細胞外液・循環血流量が低下する。血管内脱水が急速に進むとショックや腎不全に陥る。

● **臨床症状／診断**
問診

腹痛，腹部膨満感，排便・排ガスの停止，悪心・嘔吐が主な症状である。

腹痛は腸管の蠕動亢進に伴う強い収縮による間欠的な疝痛(colicky pain)であることが多い。絞扼性イレウスでは発症は急激で持続的に強い疼痛が生じ，発熱，頻脈を伴う。

閉塞部位が口側に近い場合は胆汁性嘔吐が早期に発症しやすい。下位の閉塞では嘔吐は遅れて認められ，糞便臭を伴った茶褐色の吐物となる。

開腹手術歴や腹部の癌の既往，腸管麻痺をきたしうる薬剤服用の有無はもちろんのこと，食事による症状の誘発の

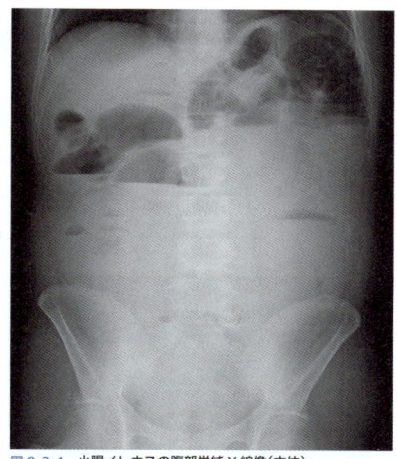

図8-2-1 小腸イレウスの腹部単純X線像(立位)
閉塞部位より口側の腸管拡張・ガス貯留像が存在し鏡面像を呈している

有無や症状の経時的増強傾向についても問診を欠かさない。

身体所見

● **単純性イレウス** 腹部が膨満しやわらかく，打診上鼓音を呈する。ただし上部小腸の閉塞では腹部膨満が欠如し，大腸閉塞ではそれが顕著となる。周期的な腸音の亢進や金属音(metalic sound)が聴取される。初期には腹膜刺激症状を示すことが多い。

● **絞扼性イレウス** 腹膜刺激症状を伴う持続的で激しい腹痛が認められる。腹部は緊張を伴ってかたいことが多く，仰臥位での診察が困難な場合もある。腸管壊死による腹膜炎が存在する場合は腸音が減弱・消失する。

● **麻痺性イレウス** 腸音が減弱あるいは消失しており，腹痛を伴わないことが多い。

腹部手術歴は機械性イレウスの診断に重要な要素となるため，問診のみに頼らず，腹部観察により腹腔鏡下手術創や虫垂切除痕など小開腹創を見落とさないようにする。鼠径ヘルニア，大腿ヘルニアの嵌頓の除外のため，両鼠径部の触診や直腸指診も必要である。

● **検査成績** 腹部単純X線，腹部超音波検査，腹部CT，腹部MRI，大腸内視鏡検査，血液検査(血算・生化学・血液ガス分析)などがあげられる。

腹部単純X線：立位でガスと腸液による鏡面形成像(ニボー〈niveau〉)，臥位で腸管拡張像が認められ，閉塞部位の推測が可能である(図8-2-1)。腹膜炎による腹腔内遊離ガス像を見落としてはならない。麻痺性腸閉塞の場合は小腸・大腸ともに拡張し，高位小腸の閉塞や絞扼性イレウスでは腸管内に腸液が充満してX線上ガスをほとんど認めない場合(gasless ileus)も存在する。

腹部超音波検査：低侵襲でありベッドサイドで簡便に繰り返し施行可能であるが，腸管ガスのため描出不良な部位がある。拡張した小腸とKerckring(ケルクリング)ひだ

(key-board sign)や高エコーを呈する腸管内容物の浮遊・移動(to-and-fro movement)がリアルタイムで観察できる。絞扼性イレウスでは腸管壁の肥厚，Kerckringひだの不明瞭化，腸管蠕動の停止，混濁した腹水の貯留が出現する。

腹部CT：造影CTの診断的意義は高く，イレウスの原因となる腫瘍性病変の存在や腸管拡張と虚脱の状態，腹水の存在や性状，腸間膜の状態が立体的に把握できる。腸管壁の造影効果の低下や欠如は，絞扼性イレウスを疑う所見である。マルチスライスCT(MDCT)では三次元構築などの画像処理によりさらに詳細に閉塞部の情報が得られる(図8-2-2)。

腹部MRI：X線被曝がないため，妊娠の可能性がある女性でも施行可能である。

大腸内視鏡検査：画像検査所見などより大腸癌による閉塞が予想される場合に病変確認のため施行する。経肛門的な軽い前処置で行い，最少量の送気で愛護的な挿入を心掛ける。炭酸ガス送気の併用が腹部膨満の増悪予防のため有用である。

連続して経肛門的イレウス管(後述)の挿入を行う場合もある。

血液生化学検査：白血球数やC反応性蛋白(CRP)，クレアチンキナーゼ(CK)の著明な上昇が認められれば重篤な病態が予想され，絞扼性イレウスの存在をまず考えなければならない。血流障害を伴わないイレウスでは，軽度の炎症所見や脱水・血液濃縮による血液尿素窒素(BUN)やHb(ヘモグロビン)値の上昇，電解質異常を認めるのみの場合が多い。

診断のポイント

治療方針を決定するうえで重要なことは，単純性イレウスと絞扼性イレウスを迅速かつ的確に鑑別することである(表8-2-2)。

絞扼が生じた場合，その部位に一致して腹膜刺激症状が認められる。高齢者の場合は生体の反応が減弱しており，症状がはっきりしないことや白血球増加や発熱などの注意を要する所見が乏しいこともある。腸管内ガスがはっきりしないイレウス症例は絞扼性の可能性も念頭に入れる。

絞扼性イレウスは緊急手術の適応であり，単純性イレウスであることが診断できれば保存的治療が第一選択となる。

鑑別診断：他の腹部救急疾患との鑑別が必要であるが，その特徴的な症状や検査所見により腸閉塞の診断自体は比較的容易である。

■ 治療と薬理メカニズム

保存的治療

イレウスの治療の原則は脱水の改善，電解質の補正，腸管内減圧による浮腫の改善，腸管血流の維持である。

診断後はまず絶飲食とし補液を開始する。イレウス患者は程度の差こそあれ脱水状態，電解質異常を呈している。水・電解質バランスの補正には十分量の補液が必要である。

軽症ではまず経鼻胃管(short tube)，中等症以下ではイレウス管(long tube)の挿入を行い，腸管内減圧をはかる。イレウス管による減圧は，停滞する腸液を体外に誘導することで，腸管拡張の悪循環を絶ち浮腫の軽減が得られる。

高齢者の場合は停滞した胃内容物の逆流により誤嚥性肺炎を併発し，致命的になる場合もあり注意が必要である。

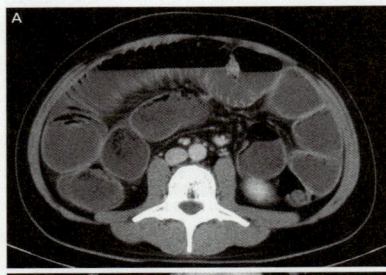
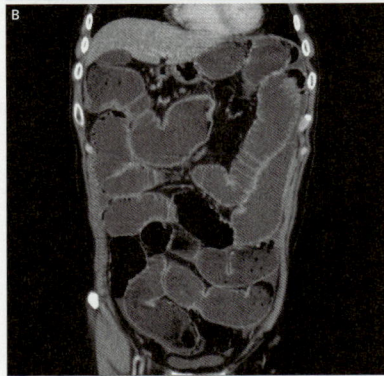

図8-2-2 小腸イレウスのCT像
A：横断面，B：冠状面
拡張した腸管内で腸液の貯留，鏡面像形成を認める。Kerckringひだが明瞭に描出されている

表8-2-2 単純性イレウスと絞扼性イレウスの鑑別		
	単純性イレウス	絞扼性イレウス
発症	緩徐	急激
腹痛	疝痛，周期的	激痛，持続的
腹部所見	やわらかく膨隆	緊張強い　腹膜刺激症状あり
全身状態	良好	発熱，頻脈を伴う
血液生化学検査所見	軽度の脱水・炎症所見	高度の炎症所見
造影CT所見	腸管壁造影効果良好	腸管壁造影効果低下・欠如
治療	保存的治療を開始	緊急手術

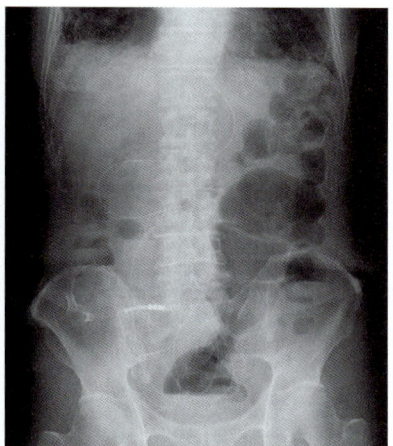

図 8-2-3 イレウス管の挿入
小腸深部にイレウス管が挿入されている

単純性イレウスの60%以上は保存的治療のみで軽快する。この場合イレウス管が閉塞部を通過して腸管内を進むことで2〜3日で排液量が減る（図8-2-3）。

左側大腸癌による閉塞の場合は、経鼻的な減圧法では効果が乏しいことが多く、経肛門的イレウス管の留置が有効である。閉塞部口側大腸内の効率的な減圧・洗浄が可能である。また下部大腸癌閉塞に対して、外国では金属ステントの留置が一般的に行われているが、わが国では未承認である。大腸癌による閉塞ではできるかぎり保存的にイレウスを減圧し、全身状態の改善を待って待機的な手術を施行するのが理想であるが、適切な腸管減圧がなされない場合は緊急手術をためらってはならない。特に高齢者では免疫能が低下しており、容易にSIRSに移行しやすい。また穿孔の危険が高まり、生じた腹膜炎により重篤な経過をたどることが多い。

麻痺性イレウスの場合は、原疾患の治療に加えてネオスチグミンやジノプロストなど、腸管蠕動亢進薬を点滴投与する。

癌性腹膜炎によるイレウスで通過障害を手術的に解除困難の場合は、経皮的内視鏡的胃瘻造設術（percutaneous endoscopic gastrostomy：PEG）や経皮経食道胃管留置術（percutaneous trans-esophageal gastro-tubing：PTEG）が減圧法として選択される場合もある。またソマトスタチン誘導体である酢酸ヌクレオチドが、その消化液分泌抑制作用や消化管における水分・電解質の吸収促進作用から癌性腹膜炎におけるイレウス症状の緩和療法として用いられる。

手術治療

絞扼性イレウスでは緊急手術のタイミングを逃すと腸管壊死による敗血症を早期に生じ、病態が重篤化する危険性が高まる。

単純性イレウスの保存的治療の継続期間は諸説あるが7日間を目処とし、液体吸引量の減少（1日500 mL以下）や排便、排ガスなどの症状改善がない場合は手術を検討する。イレウス管からのガストログラフィンを用いた造影が方針決定の参考になる。完全閉塞や著明な狭窄所見を認める場合は保存的治療に抵抗性であり、手術を必要とする場合が多い。

単純性として保存的治療継続中に絞扼性イレウスに移行する治療抵抗例も存する。

おわりに

イレウスは軽症も含めれば日常消化器病診療で頻繁に遭遇する疾患である。その病態・重症度は多様であり、正確な状態把握と迅速な治療方針決定が求められる。保存的に改善を得られる単純性イレウスの症例が多いが、緊急手術を要する絞扼性イレウスの鑑別や保存的治療の限界を見極めることが臨床上重要である。

【和田 友則】

参考文献

1) 恩田雅彦ほか：イレウス全国集計21899例の概要. 日腹部救急医会誌 20：629-636, 2000
2) Barmparas G et al：The incidence and risk factors of post-laparotomy adhesive small bowel obstruction. J Gastrointest Surg 14：1619-1628, 2010
3) Ellis H et al：Adhesion-related hospital readmission after abdominal and pelvic surgery：Retrospective cohort study. Lancet 353：1476-1480, 1999
4) Tsumura H et al：Systemic inflammatory response syndrome (SIRS) as a predictor of strangulated small bowel obstruction. Hepatogastroenterology 51：1393-1396, 2004

3 過敏性腸症候群

■**定義・概念** 過敏性腸症候群（irritable bowel syndrome：IBS）は、①慢性的に腹痛や腹部不快感がある、②それらの症状は排便によって改善する、③下痢あるいは便秘が持続、または両者が交代性に持続する、④通常の臨床検査では腸の器質的疾患が認められない、という症候群である。その発症メカニズムは確定していないが、精神的ストレスなどの脳機能が消化管機能に及ぼす影響、内臓知覚過敏状態、副腎皮質刺激ホルモン放出ホルモン（corticotropin releasing hormone：CRH）の関与、腸炎の既往の影響などが発症に関与すると報告されている。

生命予後を左右する疾患ではないこと、特徴的な臨床検査所見がなく患者の主観的訴えに頼って診療を進めなければならないことなどから、ややもすると医療者側から敬遠されがちな疾患ではある。しかし患者の生活の質（quality of life：QOL）を著しく損なう場合も多く、等閑視はできない疾患でもある。

■**疫学** 成人の有病率は10〜20%であるが、そのうち医療機関を受診する者はごく一部といわれる。好発年齢は20〜40代で、加齢とともに減少するが、70代以降では再度頻度が高くなる。女性に多いとされ、欧米では男：女＝1：2〜2.5であるが、日本ではそれほど明瞭ではない。病型分類は便秘型、下痢型、混合型、分類不能型に分けられ、女性では便秘型が、男性では下痢型が多い。

■**病因・病態生理と分子メカニズム** 病因・病態や発症

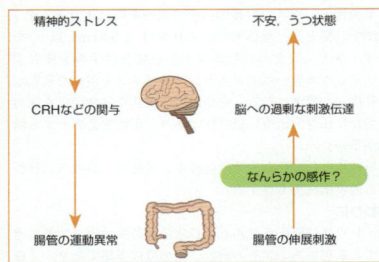

図 8-3-1　過敏性腸症候群(IBS)における脳腸相関
CRH：副腎皮質刺激ホルモン放出ホルモン

表 8-3-1　過敏性腸症候群(IBS)の診断基準(RomeⅢ基準)

- 腹痛あるいは腹部不快感が
- 最近3カ月のうちで1カ月につき、少なくとも3日以上を占め
- 下記の2項目以上の特徴を示す
  1) 排便により軽快する
  2) 排便頻度の変化ではじまる
  3) 便形状(外観)の変化ではじまる

*　：少なくとも診断の6カ月以上前に症状が出現し、最近3カ月間は基準を満たす必要がある
**：腹部不快感とは、腹痛とはいえない不愉快な感覚をさす。病態生理研究や臨床研究では、腹痛あるいは腹部不快感が1週間につき少なくとも2日以上を占める者が対象として望ましい

(文献2、4を引用)

表 8-3-2　過敏性腸症候群(IBS)の分類(RomeⅢ基準)

1. 便秘型 IBS(IBS-C)
   硬便 or 兎糞状便[a]が便形状の25%以上、かつ、
   軟便 or 水様便[b]が便形状の25%未満[c]
2. 下痢型 IBS(IBS-D)
   軟便 or 水様便[b]が便形状の25%以上、かつ、
   硬便 or 兎糞状便[a]が便形状の25%未満[c]
3. 混合型 IBS(IBS-M)
   硬便 or 兎糞状便[a]が便形状の25%以上、かつ、
   軟便 or 水様便[b]が便形状の25%以上
4. 分類不能型 IBS
   便形状の異常が不十分であって、IBS-C、IBS-D、IBS-Mのいずれでもない[c]

[a]：Bristol 便形状尺度 1型 2型
[b]：Bristol 便形状尺度 6型 7型
[c]：止痢薬、下痢を用いないときの糞便で評価する

(文献2、4を引用)

のメカニズムは確定していないが、精神的ストレスなどの脳機能の消化管機能に及ぼす影響、内臓知覚過敏状態、CRHの関与、急性胃腸炎の既往の影響などが報告されている。

脳と腸は自律神経を介して相互に影響を与えあっており、これを脳腸相関と呼ぶ。IBS患者では精神的ストレスが加わると、それが自律神経を介して腸へ伝わり、腸管運動に異常を引き起こす。逆に便秘や下痢などによる大腸壁の伸展刺激が脳に伝えられるとき、IBS患者では刺激伝達経路の途中でなんらかの感作が生じていて脳に過敏な刺激が伝達され、内臓知覚過敏状態を呈する(図8-3-1)。これが精神的ストレスとなってストレスの悪循環が形成され、IBSの発症につながるとされる。

CRHはうつ状態、不安状態に関連するホルモンであると同時に、大腸運動を促進させIBSの発症に関与すると考えられている。

また、サルモネラなどによる急性胃腸炎に罹患した際に精神的ストレスが加わっていると、胃腸炎が治癒した後になってIBSを発症する場合がある。感染性腸炎後IBSと呼ばれ、IBSの発症メカニズムに炎症反応・免疫機能が関与している可能性を示唆するものと考えられている。

IBS発症のメカニズムは確定していないが、以上のようなさまざまな要因が絡みあって発症するものと考えられる。

▶ **臨床症状**　慢性的に腹痛や腹部不快感がみられる。これらの症状は排便で改善する。下痢あるいは便秘が持続、または両者が交代性に持続する。血便は認められない。国際的な診断基準である RomeⅢ基準では病型を便秘型、下痢型、混合型、分類不能型に分類しているが、各型間の相互移行が高頻度にみられる。下痢型は男性が多く、便秘型は女性が多い。精神的ストレスはIBSの腹部症状を発症あるいは増悪させる。

IBSでは心窩部痛、吐き気、腹部膨満感などの上腹部愁訴を伴うことも多い。また、消化器以外に頭痛、腰痛、全身倦怠感、動悸、発汗などの身体症状がみられる。精神症状では不眠、不安障害、パニック障害、抑うつ状態などがみられる。

乳糖不耐症とは症状が似ているので注意が必要である。鑑別の目的で乳製品摂取制限を試みる場合がある。

▶ **検査成績**　採血検査や内視鏡検査、X線検査などの通常の臨床検査では、腸の器質的疾患は認められない。

▶ **診断**　特有の臨床検査所見がないため、臨床症状に基づいた診断基準が作成されている。国際的には1988年にローマで開かれた学会で Rome 基準が定められ、現在では2006年に第3版に改訂された RomeⅢ基準(表8-3-1)が使用されている。RomeⅢ基準では病型を便秘型、下痢型、混合型、分類不能型に分類している(表8-3-2)。また国内では Bowel Motility Workshop club という研究会で作成された BMW 基準も使われてきた。IBSでは精神的ストレスの関与が重要と考えられているのに、これらの診断基準には精神的ストレスの項目が入っていない。これは精神的ストレスを客観的、定量的に評価することの難しさを反映している。

RomeⅢ基準では「腹痛等の消化器症状が持続するのに、通常の消化管内視鏡検査、X線検査等では器質的異常を見出せない」という一群の疾患を機能性消化管障害という概念で説明し、症状と関連する消化管部位と年齢によって機能性食道障害、機能性胃十二指腸障害、機能性腸障害などの8障害に分類している。過敏性腸症候群は機能性腸障害、および小児・思春期消化管機能障害の一つとして位置づけられている。

実際の臨床現場においては、慢性の腹痛と便通異常を主訴とする患者が来院した場合、まず詳細な病歴聴取を行うとともに、発熱、血便、腹部腫瘤などの器質的疾患を示唆する症状、所見の有無を確認する。次いで採血検査、便潜血検査、便培養検査、腹部X線、大腸内視鏡検査などで器質的疾患を否定する。大腸内視鏡検査は、現在の臨床現場

ではほぼルーティン化しているといってよい。器質的疾患が否定しえたらRomeⅢ基準によってIBSか，他の機能性消化管障害かを診断する。

■ **治療と薬理メカニズム**　IBSの治療目標は，たとえ症状が消失しなくても患者が自身の症状をセルフコントロールし，社会生活に支障をきたさない状態に持っていくことである。また，精神的，心理的要因の関与が大きいことから治療の難渋もしばしばで，患者の訴えの傾聴と病態の丁寧な説明による医師-患者間の信頼関係の構築が重要である。そのうえで，①日常生活指導，②食事指導，③薬物治療，④心身医学的治療，を組み合わせて行っていく。

日常生活指導：患者は不規則な生活を送っている場合が多いので，規則正しい食事，排便，十分な睡眠を指導する。また，スポーツ，趣味などにより精神的ストレスの軽減をはかる。

食事指導：食物繊維の摂取をすすめ，高脂肪食，乳製品，非吸収性糖類，香辛料，カフェイン，炭酸，アルコールなどの過度の摂取を控えさせる。

薬物治療：抗コリン薬，消化管運動機能改善薬，高分子重合体，セロトニン関連薬（5-HT₃受容体拮抗薬と5-HT₄受容体刺激薬），プロバイオティクス，抗うつ薬，抗不安薬が使用される。

● **抗コリン薬**　チキジウム（チアトン®）はムスカリン受容体を介して消化管運動を抑制し，腹痛を軽減する。
● **消化管運動機能改善薬**　トリメブチン（セレキノン®）はオピオイド受容体を介して大腸運動亢進状態を抑制する。
● **高分子重合体**　ポリカルボフィルカルシウム（コロネル®，ポリフル®）は便秘型，下痢型，混合型のいずれの病態にも使用される薬剤である。ポリカルボフィルカルシウムは水分保水性に富む物質で，便秘状態では水分の吸収による膨潤化，ゲル化によって便の通過を容易にする。下痢状態では周囲の水分を吸収しゲル化することで腸内容物の流動性を低下させる。
● **セロトニン関連薬**　セロトニンは腸管に豊富に分布する神経伝達物質である。セロトニンの受容体は7種類あり，そのうち5-HT₃受容体と5-HT₄受容体がIBSの発症メカニズムに関与する。どちらの受容体も刺激を受けると消化管運動を促進させる。5-HT₃受容体拮抗薬ラモセトロン（イリボー®）は，男性の下痢型に使用される。5-HT₄受容体刺激薬モサプリド（ガスモチン®〈保険適用外〉）は逆に便秘型に使用される。
● **プロバイオティクス**　有用な微生物によって腸内細菌叢を整えることで症状の改善をめざすもので，乳酸菌，ビフィズス菌が利用される。
● **抗うつ薬**　IBSでうつ状態を呈する場合がよい適応だが痛覚閾値を上昇させる作用もあるため，必ずしもうつ状態でなくても使用される。また三環系抗うつ薬には抗コリン作用もあるため，腹痛や下痢症状に有効とされる。
● **抗不安薬**　精神的ストレスや不安の影響が強い場合に使用される。大腸の運動機能に対する直接的な作用は持たないが，精神的ストレスがIBSの病態に大きく関与していることから効果が期待できる。

心身医学的治療：IBSは消化器心身症の一つでもあり，心身医学的治療の対象となる。心身医学的治療には，①受容・支持・保証からなる一般的心理療法，②自律訓練療法，③行動療法，④催眠療法，などがある。

■ **経過・予後**　生命予後は良好であるが，長年の経過を辿ることも多い。診療にあたっては医師-患者間の信頼関係が保たれないと，患者がドクターショッピングに走る場合があり，注意が必要である。

〔東郷 剛一〕

参考文献
1) Drossman DA et al：The functional gastrointestinal disorders and the RomeⅢ process. Gastroenterology 130：1377-1390, 2006
2) Lomgstreth GF et al：Functional bowel disorders. Gastroenterology 130：1480-1491, 2006
3) 福土審：過敏性腸症候群（IBS）．日本消化器病学会雑誌 106：346-355, 2009
4) 長Џё正和ほか：概論：ガイドラインを踏まえた治療．日本臨牀 64：1477-1481, 2006

4　吸収不良症候群

■ **定義・概念**　吸収不良症候群（malabsorption syndrome）とは，正常な消化吸収を司る機序の障害により，消化吸収機能が低下した結果，さまざまな栄養障害をきたす疾患の総称である。

■ **疫学**　原発性の吸収不良症候群の発生はわが国ではまれであるが，そのうちのセリアックスプルー（celiac sprue）は欧米の白人には比較的多いとされる。また，続発性の吸収不良症候群は，臨床的にしばしば遭遇する。

■ **病因・病態生理と分子メカニズム**　消化吸収の機序から，①膵液および胆汁の不足（分泌障害，排出障害）や消化液と食物の混合が不十分であることにより生じる管腔内消化障害型，②セリアックスプルー，乳糖不耐症を代表とする刷子縁膜酵素や輸送担体の欠損，低下により栄養素の取り込みが障害され吸収不良をきたす腸粘膜吸収障害型，③リンパ管拡張症などの疾患により栄養素のリンパ輸送の障害により吸収不良をきたす輸送経路障害型に大きく分類されることが多い。

また，臓器別に分類することもあり，各々臓器別に吸収不良をきたす機序および主要な疾患名をあげる。

● **胃疾患**　胃からの排出が早くなる状態や，胃酸と食物の混合が不十分となり吸収障害をきたすもの。胃術後，無胃酸症，高度萎縮性胃炎など。
● **肝疾患，胆道疾患**　胆汁酸の排出障害や濃度低下により，ミセル化が阻害され，脂肪吸収障害をきたすもの。肝実質障害（肝硬変など），胆汁うっ滞（原発性胆汁性肝硬変など），閉塞性黄疸，回腸切除後（腸肝循環の障害）など。
● **膵疾患**　膵液中の消化酵素（リパーゼ）の分泌障害により，脂質の消化が十分にできず，結果として吸収障害をきたすもの。慢性膵炎，膵癌，膵術後，嚢胞性線維症など。
● **小腸疾患**　小腸粘膜において消化吸収に関連する有効吸収粘膜の減少や酵素異常，運動などの機能障害，腸内細菌叢の異常によるもの。短腸症候群，セリアックスプルー，Whipple（ホイップル）病，アミロイドーシス，Crohn（クローン）病，放射線性腸炎，リンパ腫，糖尿病，強皮症，Basedow（バセドウ）病，盲係蹄症候群（blind

loop syndrome)など．

■**臨床症状・検査成績** 各種栄養障害に応じた症状を認める．下痢，脂肪便，貧血，浮腫，体重減少，るいそう，無月経やビタミン欠乏症状による各種症状を認める．臨床検査では，血清蛋白値低下（6.0 g/dL 以下），血清アルブミン値低下（3.5 g/dL 以下），血清総コレステロール値低下（120 mg/dL 以下），貧血を示す．

■**診断** 臨床症状や臨床検査にて吸収不良症候群を疑った場合，栄養状態の補正を行いつつ，各種消化吸収試験の施行を考慮する．脂肪，糖，蛋白質の主要栄養素のほか，ビタミン B_{12}，膵外分泌機能，解剖学的・病理学的検査について記す．

- **脂肪** 脂肪吸収試験，Sudan III 染色（定性検査），特定の食事をしたうえで蓄便による化学的脂肪定量検査がある．同位元素である ^{13}C を用いた脂肪吸収試験があり，^{13}C-triolein，^{13}C-palmitic acid を用いた方法が有用との報告がある．
- **糖** D-キシロース試験では絶食後，25 g の D-キシロースを水に溶いて経口投与し，1時間後に尿を5時間にわたり採取する．D-キシロースは近位小腸でほぼすべて吸収されるため，尿中排泄の低下は十二指腸および空腸の異常を示唆する．しかしながら，腹水などがある場合には偽陰性を示すことがある．

  また，乳糖負荷試験では早朝空腹時に50 gの乳糖を経口投与し，投与前，経過時間ごとの血糖値を測定し，20 mg/dL 未満の血糖上昇の場合に異常とされるが，糖尿病や腸内細菌異常増殖では偽陽性を認める場合がある．
- **蛋白質** 詳細については15章14「蛋白漏出性胃腸症」参照．α_1-アンチトリプシンクリアランス試験が用いられている．また，蛋白漏出を ^{99m}Tc-HSA（標識ヒト血清アルブミン）にてシンチグラフィを行い画像的に評価することもある．
- **ビタミン B_{12}** ビタミン B_{12} の構成元素である Co を標識したものの投与と蓄尿によって行われる Schilling〈シリング〉試験は単独投与のほか，各種変法（内因子同時投与，膵酵素同時投与，抗生物質投与後）にて悪性貧血，慢性膵炎，腸内細菌の異常増殖，回腸機能障害の鑑別が可能である．
- **膵外分泌機能** 合成基質 BT（*n*-benzoyl-l-tyrosine（ベンゾイルチロシン））-PABA（*p*-amino-benzoic acid（パラアミノ安息香酸））を経口し，膵外分泌酵素キモトリプシンにて分解された PABA の尿中排泄率を測定する PFD（pancreatic function diagnostat）試験が用いられることが多い．6時間蓄尿にて排泄率が70％未満の場合に異常と判断される．セクレチン試験は膵外分泌刺激ホルモンであるセクレチンを静脈注射した後の膵液（十二指腸液）の直接採取にて膵液量，重炭酸濃度，アミラーゼ排出量の測定が必要であるため，広くは行われていない．
- **解剖学的・病理学的検査** 従来より，小腸二重造影，CT，MRI にて解剖学的異常の評価が行われてきたが，消化管壁の精査に特化した CT enteroclysis や MR enteroclysis の施行も可能となっている．また，近年はバルーン小腸内視鏡の普及により小腸粘膜の生検がより簡便に行えるようになってきており，小腸内視鏡検査が可能な施設においては小腸内視鏡下の小腸粘膜生検を考慮すべきである．また，汎用の上部消化管内視鏡用スコープにおいても，近位小腸の観察および生検は可能であり，吸収不良症候群を疑った場合には小腸粘膜生検を検討する必要がある．

Whipple 病（PAS 陽性マクロファージの粘膜固有層への高密度浸潤，絨毛構造の消失），セリアックスプルー（絨毛の消失，短縮，絨毛上皮細胞の喪失，陰窩過形成，上皮細胞の立方化），腸管内リンパ拡張症，好酸球性胃腸炎，Crohn病，アミロイドーシス，腸管感染症などの疾患が生検にて診断が可能である．

■**治療と薬理メカニズム** 栄養管理のほか，続発性の場合は原疾患の治療が重要である．乳糖不耐症においては乳糖を含有する食事を制限することで，セリアックスプルーにおいてはグルテンを含有する食事を制限することで，症状の改善を認める場合が多い．著しい消化吸収障害にて栄養障害が高度の場合には，中心静脈栄養を考慮する．しかしながら長期間の中心静脈栄養は腸粘膜の萎縮をきたすことがあるため，軽度の消化吸収障害にて栄養障害が比較的軽度な場合には，成分栄養剤，消化態栄養剤による経腸栄養を可能なかぎり優先する．また，慢性膵炎などの管腔内消化障害型の吸収不良症候群に対しては，消化酵素剤の投与を考慮する．

■**経過・予後** 吸収不良症候群の原因となった疾患により，経過・予後は異なり，治療に難渋する場合も多い．治療反応性が高く，早期に栄養状態の改善が認められた場合は比較的予後良好であるが，低栄養状態が持続した場合は各種感染症が続発する症例もしばしばあり，致死的になる場合もある．

【高野　範之】

参考文献
1) 福井次矢ほか日本語版監修：ハリソン内科学 第2版，メディカル・サイエンス・インターナショナル，2006
2) 杉本恒明ほか総編集：内科学 第7版，朝倉書店，1999
3) 藤山佳秀ほか：吸収不良症候群．臨床と研究 86:1449-1454, 2009
4) Clinical features and diagnosis of malabsorption, UpToDate 2011

5　腸管感染症

■**定義・概念** 腸管感染症とは，腸管局所に感染が限局する感染性腸炎および菌血症を伴うチフス性疾患とを内包する概念である．ただ，便宜上チフス性疾患も含め感染性腸炎として扱われる．感染性腸炎（infectious gastroenteritis）は，多種多様な病因を包含した症候群であり，細菌，ウイルス，真菌および寄生虫による感染性腸炎を包括した診断である．このため，本診断には可能であれば病原体分離により実態を明らかにすることが望まれる．多くは対症療法により自然に軽快し，予後は良好である．ただ，比較的長期間に感染が持続する場合には，病原体の分離および抗菌薬投与が必要となる場合もある．

■**疫学** 本診断はサーベイランスのための疾患概念であり，そこに含まれる病原体は多種多様で，一定の疫学パターンをとらないことが予想される．しかし，蓄積したデータからは，初冬から増加し12月頃に一度ピークを示し，春にもう一度ゆるやかにピークを迎えた後，初夏まで

表 8-5-1 感染性腸炎の病原体

病原体				原因
細菌	組織侵入型	腸粘膜上皮侵入型	カンピロバクター菌	鶏肉,牛肉,チーズ
			サルモネラ菌	牛肉,豚肉,鶏肉,卵,牛乳,アイスクリーム,野菜
			赤痢菌	水
			放線菌	避妊具装着
		腸管リンパ組織侵入型	エルシニア菌	牛肉,豚肉,牛乳,チーズ
			結核菌	飛沫感染
			チフス菌	飲食物
			パラチフス菌	飲食物
	毒素産生型	エンテロトキシン産生型	コレラ菌	魚介類,ココナッツミルク,水
			クロストリジウム菌(C. difficile)	抗菌薬投与
			腸管出血性大腸菌	牛肉,豚肉,牛乳,チーズ
			腸炎ビブリオ菌	生の魚介類,貝,肝硬変
			MRSA	抗菌薬投与
		食中毒型	ウェルシュ菌(C. perfringens)	牛肉,豚肉,鶏肉
			エロモナス菌	貝
			セレウス菌	牛肉,豚肉,野菜
			ブドウ球菌	牛肉,豚肉,鶏肉,卵
			ボツリヌス菌	蜂蜜(乳児),缶詰,瓶詰,レトルト食品,発酵食品
	その他		クラミジア菌	男性同士の性行為
ウイルス			アストロウイルス	糞便
			アデノウイルス(40型,41型)	糞便
			ノロウイルス	糞便,貝(カキ)
			サイトメガロウイルス	AIDS,臓器移植
			ロタウイルス	糞便
真菌			カンジタ	ステロイド注腸剤
寄生虫			アニサキス	魚介類(アジ,サバ,イワシ,イカなど)
			アメーバ赤痢	男性同士の性行為,水
			回虫	糞便(無農薬野菜)
			蟯虫	糞便
			クリプトスポリジウム	水泳,AIDS,家畜との接触
			サイクロスポラ	グアテマラ産ラズベリー
			イソスポラ	HIV感染
			日本住血吸虫	経皮感染
			糞線虫	経皮感染
			鞭虫	糞便
			ランブル鞭毛虫	水泳,フルーツ

MRSA:メチシリン耐性黄色ブドウ球菌,AIDS:後天性免疫不全症候群,HIV:ヒト免疫不全ウイルス

続き,その後減少するというパターンをとるとされる。一般的に夏季には細菌性,冬から春にかけてはウイルス性が多く発生する[1]。12月のピークはノロウイルス(norovirus)(Norwalk virus, small round structured virus〈SRSV〉, Sapporo virus ともいわれる)により形成され,春先のピークはロタウイルス(rotavirus)により形成される。年によっては,夏季の流行を認めることがあるが,これは細菌性感染が原因となる。報告数はウイルス性が多いため,罹患年齢は幼児および学童期が中心となっている。

▶ 病因・病態生理と分子メカニズム
細菌,ウイルス,真菌および寄生虫により引き起こされ,特に前二者によるものが大半を占める。主に,飲食物や手指に付着した病原体が経口に摂取されることで感染する。本来,表8-5-1のような病原体が感染性腸炎を引き起こすとされている。

▶ 臨床症状
発熱,悪心・嘔吐,下痢,血便,痙攣性腹痛などが主な症状であり,時として頭痛,筋肉痛,呼吸器症状といった感冒様症状を伴う。体液の喪失により,脱水を認めることもある。

▶ 検査成績
非侵襲的検査:糞便培養,生検組織培養,(内視鏡下での)腸管洗浄液の培養,便中好中球[2],便中ラクトフェリン[3],便中トキシン検出(*Clostridium difficile* の toxin A と B)などがある。

侵襲的検査:血液培養,特異抗原,血清抗体,DNAの検出,内視鏡,注腸造影,腹部超音波検査,腹部CTといった検査がある。急性の下痢を認めるような症例に対する内視鏡検査は,通常必要ないとされているが[4],炎症性腸疾患との鑑別,便中トキシンが未検出であるものの *C. difficile* 感染を疑う症例,サイトメガロウイルスなどの日和見感染のリスクのある免疫抑制状態の症例などにおいては有用であり,また細菌性腸炎においても病原体により特徴的な病変部位が存在する(表8-5-2)ため,診断の助けとなることがある。

▶ 診断
問診
1 同様の症状を持った家族や友達の有無

2. 症状の持続時間と頻度, 腸蠕動の状況(波がある痛みなど), 嘔吐の有無
3. 旅行歴
4. 登山や水泳などによる経口での生水の摂取歴
5. 保存食(弁当などの持参), 生肉, 生魚などの摂取歴
6. 抗菌薬の使用歴
7. 経口での水分摂取が可能であるか(治療方針決定に必要)

身体所見
　腹部では, 特定の部位に圧痛がないか評価を行い, 虫垂炎, 胆道系疾患, 膵炎, 憩室炎などとの鑑別を行う. 頭頸部および全身皮膚の診察にて, 脱水の有無(舌の乾燥, capillary refill time の遷延, 皮膚の乾燥および turgor 低下など,)や皮疹や関節炎の有無(炎症性腸疾患との鑑別に有用)を評価する.
症状: 特に血便をきたすものとしては, アメーバ赤痢, カンピロバクター菌, サルモネラ菌, 赤痢菌, 腸炎ビブリオ菌, 腸管出血性大腸菌などがある.
潜伏期間
- 1日: アニサキス, ウェルシュ菌, 腸炎ビブリオ菌, ブドウ球菌
- 数日: サルモネラ菌, ノロウイルス, 病原性大腸菌, ロタウイルス
- 1週間: エルシニア菌, カンピロバクター菌, サイクロスポーラ, 腸管出血性大腸菌
- 長期間: 腸チフス, パラチフス
- 慢性: 腸結核, サイトメガロウイルス, 放線菌, 多くの寄生虫

原因
　表8-5-1に示すとおりで, 診断の鍵となる.

基礎疾患
　小児および高齢者では腸管出血性大腸菌による溶血性尿毒症症候群や他菌血症が重症化する. HIV(ヒト免疫不全ウイルス)感染症におけるクリプトスポリジウム, マイクロスポリジウム, イソスポーラ, ジアルジア, サイトメガロウイルス, 男性同性愛者におけるアメーバ性大腸炎や淋菌, 慢性肝疾患における *Vibrio vulnificus*, 潰瘍性大腸炎, 避妊具装着女性における放線菌, 抗菌薬使用における *C. difficile*, メチシリン耐性黄色ブドウ球菌(MRSA)などがある.

■ **治療と薬理メカニズム**　感染性腸炎は, 一般的には自然治癒傾向が強いが, 下痢や嘔吐で脱水に陥る可能性もあり, 最も重要な治療は水分摂取, 特に経口での摂取である. 全身状態を評価したうえで, 輸液を行うこともある. 費用対効果を考え, 患者背景(旅行者や, 入院中であるなど)により, 診断および治療方針を決定するといった考え方[5]もある. 感染性腸炎における抗菌薬投与は, 多くの場合, 迅速に診断される症例が少ないこともあり, 経験に基づいたもの(表8-5-3)となる. そのほか, 発熱のない急性の下痢に対しては, ロペラミドも有効である[6].

■ **経過・予後**　比較的良好であるものの, 症状の強い場合や脱水が高度である場合には入院加療も必要となることがある. 感染性腸炎は感染症法(2003年11月に改正)により, 五類感染症定点把握疾患に定められている. 全国約3,000カ所の小児科定点医療機関から毎週報告がなされる. また, 病原体確認により, 腸管出血性大腸菌感染症, 腸チフスなどの特異的な診断がなされた場合には, それぞれの疾患の規定に従う.

【吉田 俊太郎】

参考文献
1) 一類〜五類感染症, 新型インフルエンザ等感染症および指定感染症(全数)(国立感染症研究所感染症情報センター): http://idsc.nih.go.jp/idwr/ydata/report-Ja.html
2) Thielman NM et al: Clinical practice. Acute infectious diarrhea. N Engl J Med 350(Suppl 1): 38-47, 2004
3) Sugi K et al: Fecal lactoferrin as a marker for disease activity in inflammatory bowel disease: comparison with other neutrophil-derived proteins. Am J Gastroenterol 91(Suppl 6): 927-932, 1996
4) Shen B et al: The role of endoscopy in the management of

表8-5-2　腸管における特徴的な感染部位

部位	疾患
直腸	クラミジア菌, 淋菌
直腸から回盲部まで	カンピロバクター菌, 赤痢菌
直腸と腸	赤痢アメーバ
回盲部〜右側大腸	腸管出血性大腸菌, サルモネラ菌, 腸結核
回盲部	エルシニア菌, チフス菌, 腸炎ビブリオ

表8-5-3　経験に基づく治療

病原体		治療(成人)
細菌	C. difficile	塩酸バンコマイシン(経口), メトロニダゾール
	赤痢菌	シプロフロキサシン, アジスロマイシン
	チフス菌	レボフロキサシン, アジスロマイシン
	サルモネラ菌	レボフロキサシン, アジスロマイシン
	カンピロバクター菌	アジスロマイシン, エリスロマイシン
	エロモナス菌	シプロフロキサシン, アジスロマイシン
	コレラ菌	ドキシサイクリン, テトラサイクリン, エリスロマイシン, アジスロマイシン
	腸炎ビブリオ菌	シプロフロキサシン, アジスロマイシン
	病原性大腸菌	シプロフロキサシン, アジスロマイシン
	腸管出血性大腸菌	なし
寄生虫	アメーバ赤痢	メトロニダゾール
	ランブル鞭毛虫	メトロニダゾール
	クリプトスポリジウム	明らかに有効な治療薬なし
	マイクロスポリジウム	アルベンダゾール
	イソスポーラ	ST合剤
	サイクロスポーラ	ST合剤

patients with diarrhea. Gastrointest Endosc 71 (Suppl 6) : 887-892, 2010
5) Guerrant RL et al : Practice guidelines for the management of infectious diarrhea. Clin Infect Dis 32 (Suppl 3) : 331-351, 2001
6) Petrucceli BP et al : Treatment of traveler's diarrhea with ciprofloxacin and loperamide. J Infect Dis 165 (Suppl 3) : 557-560, 1992

6 虫垂炎

- **定義・概念** 虫垂は盲腸の尾側に存在し盲端に終わる臓器であり，この臓器の非特異的炎症を虫垂炎(appendicitis)と呼ぶ．病理学的にはカタル性・蜂窩織炎性・壊疽性に分類される．
- **疫学** 10～20歳代の若年者に多く発症し，性別では男性のほうが若干多い．大網の未発達な幼少児や，特徴的な所見が出にくい高齢者に発症すると重症化・穿孔しやすいとの報告もあり，注意が必要である．
- **病因・病態生理と分子メカニズム** 種々の理由による内腔の閉塞が原因とされる．閉塞の原因は糞石による機械的なもの多いが，食物中の異物・リンパ濾胞の腫大・寄生虫や腫瘍なども原因となりうる．閉塞により内圧が上昇し血流障害が生じ，細菌増殖により炎症反応・虫垂壁の壊死・穿孔・膿瘍形成や腹膜炎が生じる．
- **臨床症状** 自覚症状としては，心窩部痛や悪心・嘔吐で発症し，次第に疼痛が右下腹部へ限局することが多い．発熱は比較的軽度である．炎症が周囲の腸管に波及すると腸管麻痺が起こり腹部膨満を生じる．さらに炎症が進行して汎発性腹膜炎になれば疼痛と筋性防御・反跳痛 (rebound tenderness) (Blumberg〈ブルンベルグ〉徴候(圧迫したときより急に圧迫を解除したときにより強い疼痛が生じる現象))が腹部全体で認められる．腹膜炎が Douglas(ダグラス)窩(男性であれば膀胱直腸窩)に波及していると直腸診で直腸右側に圧痛を認める．

圧痛の位置としては McBurney(マックバーニー)圧痛点，Monro(モンロー)圧痛点，Lanz(ランツ)圧痛点，Clado(クラド)圧痛点などが有名である(**図 8-6-1**)．

腹部所見に関しては Rosenstein(ローゼンシュタイン)徴候，Rovsing(ローヴシング)徴候，psoas 徴候，heel drop jarring test，など名称がついている特徴的な所見が認められることがある(**表 8-6-1**)．

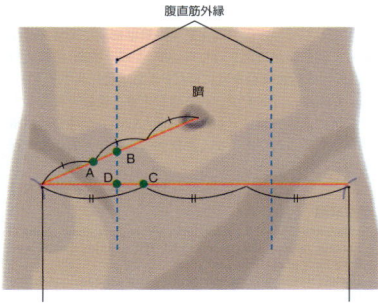

右上前腸骨棘　　　　　　　　　　　　　　左上前腸骨棘
図 8-6-1　代表的な圧痛点
A：McBurney 圧痛点，B：Monro 圧痛点，C：Lanz 圧痛点，D：Clado 圧痛点

表 8-6-1　圧痛点と腹部所見

McBurney 圧痛点	臍と右上前腸骨棘を結ぶ線の外側 1/3 の点
Monro 圧痛点	臍と右上前腸骨棘を結ぶ線と腹直筋外縁の交点
Lanz 圧痛点	左右の上前腸骨棘を結ぶ線の右外側 1/3 の点
Clado 圧痛点	左右の上前腸骨棘を結ぶ線と腹直筋右外縁の交点
Rosenstein 徴候	左側臥位での右下腹部圧迫で背臥位より強い疼痛を認める
Rovsing 徴候	左下腹部の圧迫で腸管ガスが回盲部へ移動し右下腹部に疼痛が生じる
psoas 徴候	左側臥位で右大腿の屈曲後に伸展させると右下腹部痛が生じる
heel drop jarring test	つま先立ちから踵に踵を落とすと腹痛が増強する

虫垂炎の診断に際しては特徴的な用語が多く用いられる．圧痛点や腹部所見で用いられる用語をまとめた

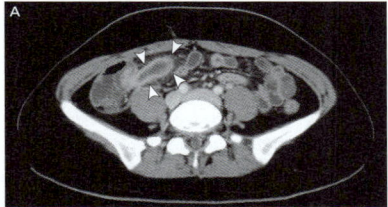

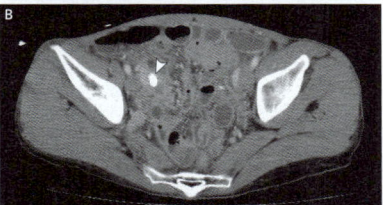

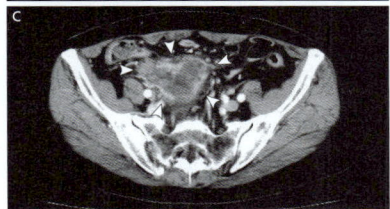

図 8-6-2　虫垂炎の CT 像
特徴的な臨床所見に加えて，虫垂壁の造影効果の増強(A)や糞石(B)を認めると虫垂炎の可能性がさらに高まる．また，膿瘍を形成していれば原則手術適応となる(C)

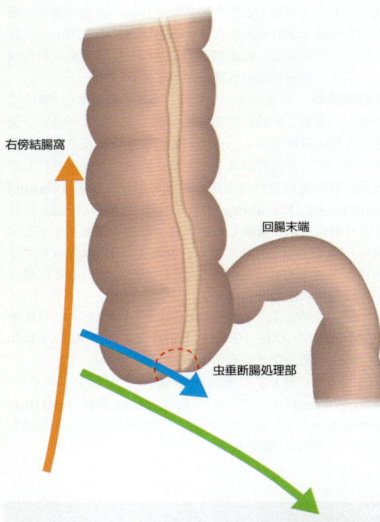

図 8-6-3 穿孔症例でのドレーン留置例
汎発性腹膜炎では，左右横隔膜下，左傍結腸窩への留置も考慮する

● **検査成績** 血液生化学検査では白血球数の左方移動を伴う増加，好中球数比率の上昇，C 反応性蛋白（CRP）の上昇が認められる．腹部 X 線では特徴的な所見はないが，右下腹部の麻痺性小腸ガス像，虫垂に存在する糞石，炎症が後腹膜へ波及している症例では右腰腰筋縁不明瞭化を認める．腹部超音波検査では正常な虫垂は描出されにくく，回盲部に蠕動のない盲端の管腔臓器が描出されると虫垂炎である可能性が高い．虫垂内部の糞石や周囲の腹水貯留を確認できることもある．CT は腹部超音波検査に比べて施行者の技量に左右されず，さらに腸管ガスや体型によらず安定した画像を得ることができる．腫大した虫垂，特に壁の造影効果の増強や内部の糞石，膿瘍の形成などが容易に確認できる（図 8-6-2）．

● **診断** 上記の症状と検査所見から診断されるが，鑑別が困難な症例も少なくない．小児では急性胃腸炎や腸間膜リンパ節炎，腸重積などが鑑別診断にあげられる．女性では子宮付属器炎，子宮外妊娠，卵巣腫瘍軸捻転，骨盤腹膜炎との鑑別が必要である．その他，移動盲腸，回盲部の憩室炎や結核，回盲部腫瘍，右尿管結石症や胆石症なども鑑別すべき疾患として念頭におく必要がある．

● **治療**
抗生剤による保存的治療と外科的治療がある．

保存的治療としては第 2 世代セフェム系抗生剤投与が一般的である．鎮痛薬の投与は特徴的な腹膜刺激症状が修飾されることにより手術適応の判断を遅らせる可能性があることを忘れてはならない．少なくとも外科手術適応を判断した後に使用すべきである．

糞石などによる物理的閉塞がある場合，再発率が高いので手術適応とすることが多い．穿孔・腹膜炎をきたしている症例や膿瘍を形成している症例は原則として手術適応である．保存的治療で軽快しない症例も手術治療が必要となるので，保存的治療の際は検査データのみならず腹部所見の経時的な観察を怠ってはならない．

手術は虫垂間膜を処理して虫垂を根部で結紮切離，断端を埋没する虫垂切除術が基本である．虫垂の炎症が強く盲腸まで炎症が波及して虫垂根部の処理が不可能な場合などに回盲部切除を行わざるをえない症例もある．穿孔や膿瘍形成を伴えば洗浄ドレナージ術を付加する．ドレーンは通常 Douglas 窩（膀胱直腸窩）と局所，右傍結腸窩に留置するが，汎発性腹膜炎を生じていた場合には左傍結腸窩や左右横隔膜下への留置も考慮する（図 8-6-3）．アプローチとしては開腹が原則であるが，腹腔鏡下手術の報告も多くなってきた．最近では NOTES（natural orifice transluminal endoscopic surgery）と呼ばれる手術術式が広がりをみせ，経腟的あるいは経胃的アプローチで虫垂切除を施行したとの報告もあるが，安全性などの検証が必要であろう．

● **経過・予後** 虫垂炎の死亡率は 0.1%，穿孔例では 3% との報告があるが，高齢者ほど穿孔による死亡率が高くなる．手術死亡率は穿孔がない症例ではほぼ 0% であり，穿孔例を含めると 0.05%，80 歳以上では 2% となる．

合併症としては術後の創部感染と膿瘍形成に注意が必要である．創感染が確認されたら切開（ないし抜糸）排膿を行い，腹腔内遺残膿瘍発症時には CT または超音波ガイド下，もしくは開腹にてドレナージを施行する．膿瘍炎を生じていた症例の術後，特にドレーンを挿入していた場合には腸閉塞が生じることがあるが，絶飲食による保存的治療で軽快することが多い．

【清水 伸幸・瀬戸 泰之】

参考文献
1) Palanivelu C et al : Transvaginal endoscopic appendectomy in humans : a unique approach to NOTES—world's first report. Surg Endosc 22 : 1343-1347, 2008
2) Horgan S et al : Clinical experience with a multifunctional, flexible surgery system for endoluminal, single-port, and NOTES procedures. Surg Endosc 25 : 586-592, 2011
3) 青木達哉：急性虫垂炎．消化器疾患 最新の治療 2011-2012，菅野健太郎ほか編，p194-196，南江堂，2011
4) 久米真ほか：急性虫垂炎．消化器疾患診療実践ガイド，千葉勉ほか編，p595-597，文光堂，2005

7 Crohn 病

● **定義・概念** Crohn（クローン）病（Crohn disease）は，原因不明で，主として若年者にみられ，潰瘍と線維化を伴う肉芽腫性炎症性病変からなり，口から肛門までの消化管のどの部位にも起こりうる．特に小腸と大腸がおかされやすく，終末回腸に多いが，消化管以外（特に皮膚）にも病変が起こることがある．

● **疫学** 好発年齢は 10～20 歳代に多く，男女比は約 2：1 で男性に多い．1991 年に行われた全国的な疫学調査では，人口 10 万人に対し有病率 5.85（男性 7.94，女性 3.83），罹患率 0.51（男性 0.71，女性 0.32）と報告されている．その後，疫学的調査は行われていないものの，平成 21 年度医

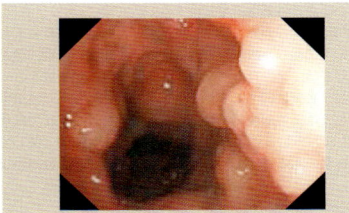

図 8-7-1　Crohn 病の大腸内視鏡像（敷石像）

療受給者証交付件数でみると 3 万 891 人が登録されており，増加傾向である．

● **病因・病態生理と分子メカニズム**　原因は不明である．現在のところ，本症の病因として，遺伝的因子，環境因子（感染，腸内細菌叢の変化，食餌因子）など複数の要因が複雑に関与し，免疫系の調整機構が障害されて炎症が生じると考えられている．食事については脂肪が発症の危険要因で，低脂肪・低残渣・高蛋白・高カロリー食が基本とされるが，Crohn 病の危険因子として断定できる食事内容は判明していない．喫煙は Crohn 病の危険因子と考えられており，発症や再燃，増悪との因果関係やインフリキシマブの効果などへの影響が報告されている．

● **臨床症状**　腹痛・下痢などの腹部症状や，体重減少，発熱，肛門病変などがよくみられる症状であるが，時には腸閉塞，腸穿孔，大出血で発症することもある．臨床像は病変の部位や範囲によって多彩であり，腸管外の全身性合併症としても貧血，関節炎，強直性脊椎炎，口腔内アフタ，皮膚症状（結節性紅斑，壊疽性膿皮症など），虹彩炎，成長障害などがみられることがある．

● **検査成績**　大腸内視鏡検査では，非連続性，区域性（skip lesion）に縦走潰瘍，敷石像（cobble stone appearance），不整形潰瘍やアフタ，腸管の狭小化・狭窄などがみられる（図 8-7-1）．大腸造影検査や小腸造影検査では，さらに瘻孔を認めることもある．

● **診断**　臨床症状から Crohn 病が疑われれば，消化管造影検査や内視鏡検査，さらに生検を行い，診断基準を参考にして診断する（表 8-7-1）．

■ **治療と薬理メカニズム**　現時点では本症を完治させる治療法はない．治療の目標は Crohn 病の活動性をコントロールして寛解状態を維持し，患者の生活の質（QOL）を高めることにある．治療にあたっては患者に Crohn 病がどのような病気であるかをよく説明し，患者個々の社会的背景や環境を十分に考慮し，治療法を選択する．治療法の決定には，重症度が重要であるが，重症度は活動度，合併症，疾患パターン（炎症型，狭窄型，瘻孔型）と炎症度合いを加味して決定される．さらに，寛解期であっても治療を継続して行うことが重要であるとされている．治療は，薬物療法，栄養療法などの内科的治療法と外科的治療法があり，単独あるいは組み合わせて治療法が選択される．

薬物療法

- **アミノサリチル酸製剤**　重篤な副作用が少なく投与しやすいことから，活動期の第一選択薬として，また寛解維持を目的としても用いられる．5-アミノサリチル酸（5-ASA）製剤（ペンタサ®）は小腸型・大腸型，サラゾピリン®は大腸型に用いられる．投与量は，ペンタサは 1 日 1.5～3 g，サラゾピリン® は 2～3 g で開始し，再燃時には，ペンタサ® は 1 日 3 g，サラゾピリン® は 4 g まで増量できる．サラゾピリン® に比べペンタサは安全性が高いが，副作用として発疹，発熱，下痢，白血球減少，腎機能障害，肝機能障害などが起こることがある．

- **ステロイドホルモン**　アミノサリチル酸製剤で効果不十分のときや中等症以上の場合は，ステロイド（プレドニゾロン 1 日 40～60 mg）を投与する．ステロイドは強力な抗炎症作用を有し寛解導入効果にすぐれるが，特に長期投与で骨粗鬆症などの副作用が問題となるため，寛解導入を目的として投与したのち漸減中止する．

- **免疫抑制剤**　ステロイドの減量・離脱が困難なときには，アザチオプリン（イムラン®）を 1 日 50～100 mg（1～2 mg/kg）程度併用するのも一つの方法である．効果発現までに 3～4 カ月を要することもある．アザチオプリンの代わりに 6-メルカプトプリン（6-MP）（ロイケリン®）を用いることもできるが，現在は保険適用外である．アザチオプリンは，腸管病変の他肛門部病変の寛解維持にも有効である．アザチオプリンや 6-MP の副作用として，白血球減少，胃腸症状，膵炎，肝機能障害など

表 8-7-1　Crohn 病の診断基準案

（1）主要所見
① 縦走潰瘍[注1]
② 敷石像
③ 非乾酪性類上皮細胞肉芽腫[注2]

（2）副所見
④ 消化管の広範囲に認める不整形～類円形潰瘍またはアフタ[注3]
⑤ 特徴的な肛門病変[注4]
⑥ 特徴的な胃・十二指腸病変[注5]

確診例 1　主要所見の①または②を有するもの[注6]
　　　 2　主要所見の③と副所見の④または⑤を有するもの
　　　 3　副所見の④⑤⑥すべてを有するもの

疑診例 1　主要所見の③と副所見の⑥を有するもの
　　　 2　主要所見①または②を有するが虚血性腸病変や潰瘍性大腸炎と鑑別ができないもの
　　　 3　主要所見の③のみを有するもの[注7]
　　　 4　副所見のいずれか 2 つまたは 1 つのみを有するもの

[注1]：小腸の場合は，腸間膜付着側に好発する
[注2]：連続切片作成により診断率が向上する．消化管に精通した病理医の判定が望ましい
[注3]：典型的には縦列するが，縦列しない場合もある．また，3 カ月以上持存することが必要である．また，腸結核，腸型 Behçet 病，単純性潰瘍，NSAIDs 潰瘍，感染性腸炎の除外が必要である
[注4]：裂肛，cavitating ulcer，痔瘻，肛門周囲膿瘍，浮腫状皮垂など．Crohn 病肛門病変肉眼所見アトラスを参照し，Crohn 病に精通した肛門病専門医による診断が望ましい
[注5]：竹の節状外観，ノッチ様陥凹など．Crohn 病に精通した専門医の診断が望ましい
[注6]：縦走潰瘍のみの場合，虚血性腸病変や潰瘍性大腸炎を除外することが必要である．敷石像のみの場合，虚血性腸病変を除外することが必要である
[注7]：腸結核などの肉芽腫を有する炎症性疾患を除外することが必要である

（文献 1 を引用）

が起こることがあり，投与早期には頻回にその後は定期的に血液検査を行い，白血球数減少やその他の異常がみられたら減量または一時中止する．
- **抗TNFα抗体** ステロイドや栄養療法などの寛解導入療法が無効な場合はインフリキシマブ（レミケード®）の投与を考慮する．インフリキシマブにはステロイドの減量・離脱効果もあり，インフリキシマブによる寛解導入が有効であった患者の寛解維持，および瘻孔の閉鎖維持にも有効である．5 mg/kgを2週，6週に投与し，寛解維持療法として以後8週間間隔で投与し，副作用の発現に注意し，アナフィラキシー様の重篤な反応がみられたときは投与を中止し，全身管理を行う．副作用として，免疫抑制作用による結核菌感染の顕性化，敗血症や肺炎などの感染症，肝機能障害，発疹，白血球減少などが報告されている．
- **抗菌薬** アミノサリチル酸製剤やステロイドで明らかな改善がみられないときは，メトロニダゾール（フラジール®）1日750 mgやシプロフロキサシン（シプロキサン®）1日400〜800 mgを試みる方法もある．特にメトロニダゾールは肛門部膿瘍や瘻孔を形成した場合にも有効なことがある．なお，抗菌薬を長期間使用する場合は副作用に対する注意が必要で，特にメトロニダゾールは末梢神経障害をきたすことがある．

栄養療法
- **経腸栄養療法** 成分栄養剤（エレンタール®）あるいは消化態栄養剤（ツインライン®）を経鼻チューブで十二指腸から空腸に投与する．副作用の下痢に注意しながら投与量を漸増し，数日で維持量にする．1日の維持投与量は理想体重1 kgあたり30 kcal以上とする．成分栄養剤は脂肪含有量が少ないため，10〜20%脂肪乳剤200〜500 mLを週1〜2回点滴静注で補充する．
- **完全静脈栄養療法** 病勢が重篤であると判断されるときや高度な合併症を有するとき，あるいは通常の経腸栄養療法で困難あるいは効果不十分な場合は，絶食のうえ完全静脈栄養療法を行う．
- **在宅経腸栄養療法** 寛解導入後の維持療法として，在宅経腸栄養療法を行う．1日摂取カロリーの半分量以上に相当する成分栄養剤や消化態栄養剤を夜間に自己挿入したチューブより投与し，残り半分量の低脂肪・低残渣食を経口的に摂取する．栄養剤の投与や選択にあたっては患者個々のQOLおよび日常生活動作（ADL）などを考慮して選択する．短腸症候群など在宅経腸栄養療法でも栄養管理が困難な場合は，在宅中心静脈栄養療法を考慮する．

血球成分除去療法
栄養療法および薬物療法が無効または適用できない場合で，大腸病変に起因する明らかな臨床症状が残る中等症以上の症例に対しては，寛解導入を目的として顆粒球吸着療法（アダカラム®）を，基本的には週1回×5週を1クールとして2クールまで併用できる．なお，潰瘍性大腸炎では治療間隔の指定なども認可されているがCrohn病では認められていない．

狭窄や肛門部病変に対する治療
内視鏡が到達可能な狭窄に対しては，炎症が鎮静化し，潰瘍が消失・縮小した時点で，内視鏡的バルーン拡張術を試みてもよい．穿孔や出血の偶発症には十分注意し，

無効な場合は外科手術を考慮する．
肛門部病変については，外科医・肛門科との連携のもとに病態を把握し，治療法を選択する．痔瘻や肛門周囲膿瘍に対しては，メトロニダゾールや抗菌薬・抗生物質などで治療し，必要に応じてドレナージを行う．裂肛，肛門潰瘍に対しては腸管病変に準じた内科的治療を行う．肛門狭窄に対しては，経肛門的拡張術を考慮する．難治例に関しては，経験のある外科医・肛門科などの専門医との連携が望ましい．

外科治療
手術適応は絶対的適応と相対的適応に分けられる．絶対的手術適応は，穿孔，大量出血，中毒性巨大結腸症，内科的治療で改善しない腸閉塞，膿瘍（腹腔内膿瘍，後腹膜膿瘍），小腸癌，大腸癌（痔瘻癌を含む）があり，癌以外の場合は緊急あるいは準緊急手術の適応である．相対的手術適応には，難治性腸管狭窄，内瘻（腸管腸管瘻，腸管膀胱瘻など），外瘻（腸管皮膚瘻），発育障害などの腸管外合併症，内科治療無効例，難治性肛門部病変（痔瘻，直腸膣瘻など），直腸肛門病変による排便障害（頻便，失禁などQOL低下例）が含まれる．

- **経過・予後** 生命予後は健常者と大きく変わらない．長期経過により大腸癌・小腸癌や痔瘻癌などが報告されているので注意する．Crohn病の手術率は発症後5年で約30%，10年で約70%と高く，さらに手術後の再手術率も高率であることから，再燃・再発予防が重要である．

瀬戸 元子

参考文献
1) 渡辺守：クローン病治療指針，厚生労働科学研究費補助金難治性疾患克服事業 難治性炎症性腸管障害に関する調査研究班 平成22年度分担研究報告書別冊，p13-21, 2011
2) 松本誉之：クローン病治療指針改訂案．厚生労働科学研究費補助金難治性疾患克服事業 難治性炎症性腸管障害に関する調査研究班 平成21年度分担研究報告書，p38-39, 2010
3) 八尾恒良：クローン病診断基準改訂案．厚生省特定疾患難治性炎症性腸管障害に関する調査研究班 平成6年度分担研究報告書，p63-66, 1995
4) 日本消化器病学会編：クローン病診療ガイドライン，p1-135, 南江堂，2010
5) 松本誉之：クローン病外科治療指針改訂案．厚生労働科学研究費補助金難治性疾患克服事業 難治性炎症性腸管障害に関する調査研究班 平成21年度分担研究報告書，p40, 2010

8 潰瘍性大腸炎

- **定義・概念** 潰瘍性大腸炎（ulcerative colitis）は，直腸から連続性に腸管の粘膜固有層を中心とした炎症とびらん，潰瘍を主体とする病因不明の難治性炎症性腸疾患であり，臨床症状としては持続性または反復性の粘血便，血便を特徴として，再燃と寛解を繰り返す．
- **疫学** わが国の罹患率は欧米に比べて低率であるが，近年急激に増加している．2008（平成20年）度の特定疾患医療受給者証交付件数によると10万4,721人であり，毎年およそ5,000人増加している．発症年齢のピークは男性で20〜24歳，女性で25〜29歳であるが，若年者や高齢者でも発症する．男女比はほぼ1:1であり性差はみられない．
- **病因・病態生理と分子メカニズム** 潰瘍性大腸炎の病因はまだ明らかになっていない．臨床のまた実験的の想

定されている病因としては，①遺伝的因子，②食事などの環境因子，③腸内細菌の影響，④免疫異常，などがあげられる．いずれも単独で原因になるとは考えられず，これらの因子が複雑に絡みあって発症すると考えられている（図8-8-1）．

遺伝的因子：最近わが国よりゲノムワイド関連解析（GWAS）を用いて，$FCGR2A$遺伝子，13q12領域，$SLC26A3$遺伝子の3つの遺伝子領域が潰瘍性大腸炎の発症と関連することが報告された．これらの遺伝子のリスク多型を持つ人では1.3～1.6倍発症リスクが高くなっている．しかし同じく原因不明の炎症性腸疾患であるCrohn（クローン）病と同様に，欧米での感受性遺伝子とアジアでの感受性遺伝子は大部分が異なっており，これらが病気を決定づける機能的な遺伝子多型とは考えにくく，別の原因遺伝子のマーカーである可能性も考えられる．

食事などの環境因子：日本を含むアジア諸国において徐々に罹患患者数が増加していることから，欧米型の食生活との関連が示唆されている．また実験的にもマウス腸炎が高脂肪食によって悪化することが報告されている．

腸内細菌の影響：マウス大腸炎モデルであるIL-10(インターロイキン10)ノックアウトマウスは，無菌環境で飼育すると腸炎を発症しないこと，他の腸炎モデルにおいて抗生剤投与によって腸炎の改善がみられることから，腸内細菌の関与も想定されている．臨床的にも抗菌薬の投与で改善する症例の報告がある．腸内細菌叢の撹乱による宿主免疫の異常活性化も考えられている．

免疫異常：IL-7やIL-7Rの発現異常に伴うTリンパ球の分化異常，自然免疫を担うマクロファージや樹状細胞の異常活性化によるサイトカイン産生の亢進などの関与が考えられる．

▶臨床症状

初発時の臨床症状として多いのは，粘血便，血便，下痢，腹痛などの腸炎に伴う症状であり，特に持続性・反復性の血性下痢・粘血便が特徴的である．重症例では貧血症状，発熱，食欲不振，体重減少などがみられることもある．そのほか腸管外合併症として，皮膚症状（結節性紅斑，壊疽性膿皮症），関節炎，原発性硬化性胆管炎がみられることがある．臨床症状は重症度分類に重要であり，治療方針の決定にも役立つ（表8-8-1）．

▶検査成績

ヘモグロビンの低下，C反応性蛋白（CRP）の増加や赤血球沈降速度（ESR）の亢進などの炎症反応などがみられる．腹部X線検査でも特徴的な所見はないが，中毒性巨大結腸症を合併すると横行結腸の異常拡張がみられる．

▶診断

診断は特徴的な上記症状に加え，画像診断で確定する．厚生労働省の特定疾患研究班によって作成された診断基準は以下のとおりである．

次の**a)**のほか，**b)**のうちの**1項目**，および**c)**を満たし，下記の疾患が除外できれば，確診となる．

a) 臨床症状：持続性または反復性の粘血・血便，あるいはその既往がある．

b) 内視鏡検査：①粘膜はびまん性におかされ，血管透見像は消失し，粗ぞうまたは細顆粒状を呈する．さらに，もろくて易出血性（接触出血）を伴い，粘血膿性の分泌物が付着しているか，②多発性のびらん，潰瘍あるいは偽

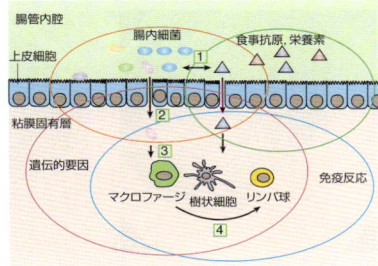

図8-8-1 潰瘍性大腸炎の病態
潰瘍性大腸炎の発症には，遺伝的因子，食事抗原などの環境因子，腸内細菌，免疫異常などが複雑に関与していると考えられている．以下に想定されている病態の一部分を解説する
1 食事抗原や栄養素が細菌の増殖を促進，また細菌による栄養素の代謝物が増加する
2 遺伝的もしくは環境的要因により上皮細胞の防御機構が低下し，細菌や食事抗原の透過性が亢進する
3 粘膜固有層に侵入した細菌や食事抗原によって，自然免疫（特にマクロファージや樹状細胞）が活性化される
4 抗原提示細胞からサイトカインの発現亢進などを介して，Tリンパ球を中心とした過剰免疫応答が起こる

表8-8-1 潰瘍性大腸炎の重症度分類

	重症	中等症	軽症
(1) 排便回数	6回以上		4回以下
(2) 顕血便	(+++)	重症と軽症の中間	(+)～(-)
(3) 発熱	37.5℃以上		正常
(4) 頻脈	90/分以上		正常
(5) 貧血	Hb 10 g/dL以下		正常
(6) ESR	30 mm/時間以上		正常

Hb：ヘモグロビン，ESR：赤血球沈降速度
[注]
- 重症とは(1)および(2)のほかに全身症状である(3)または(4)のいずれかを満たし，かつ6項目のうち4項目以上を満たすものとする
- 軽症は6項目すべてを満たすものとする
- 重症のなかでも特に症状が激しく重篤なものを劇症とし，発症の経過により，急性劇症型と再燃劇症型に分ける
- 劇症の診断基準：以下の5項目をすべて満たすもの
  1) 重症基準を満たしている
  2) 15回/日以上の血性下痢が続いている
  3) 38℃以上の持続する高熱がある
  4) 10,000/mm³以上の白血球増多がある
  5) 強い腹痛がある

ポリポーシスを認める（図8-8-2）．

注腸X線検査：①粗ぞうまたは細顆粒状の粘膜表面のびまん性変化，②多発性のびらん，潰瘍，③偽ポリポーシスを認める．その他，ハウストラの消失（鉛管像）や腸管の狭小・短縮が認められる．

c) 生検組織学的検査：活動期では粘膜全層にびまん性炎症細胞浸潤，陰窩膿瘍，高度な杯細胞減少が認められる．寛解期では腺の配列異常（蛇行・分岐），萎縮が残存する．上記変化は通常直腸から連続性に口側にみられる．

除外すべき疾患は，細菌性赤痢，アメーバ赤痢，サルモ

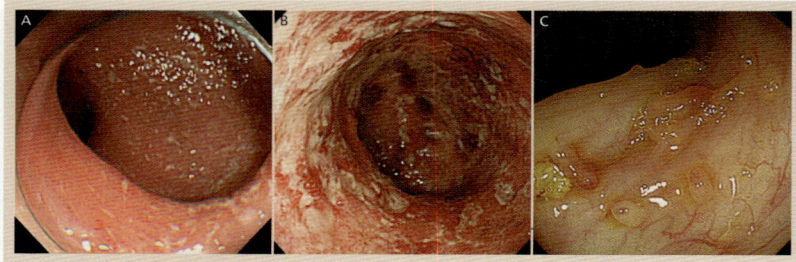

図 8-8-2 潰瘍性大腸炎の内視鏡像
A：びまん性に膿性白苔の付着がみられ，浮腫状で血管透見が消失した直腸粘膜
B：直腸の地図状の潰瘍，多発びらん
C：寛解期の上行結腸粘膜に残存する偽ポリポーシスと mucosal tag

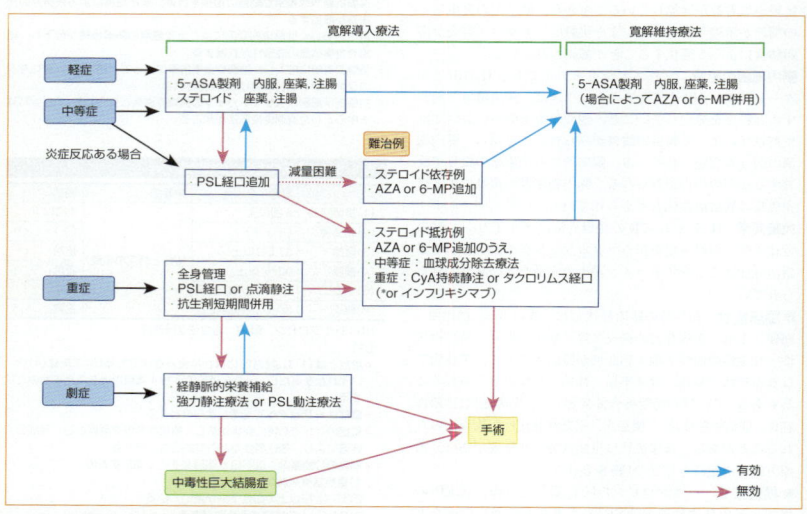

図 8-8-3 潰瘍性大腸炎の治療フローチャート[2]
＊：インフリキシマブの位置づけは確定していない
5-ASA：5-アミノサリチル酸製剤，AZA：アザチオプリン，6-MP：メルカプトプリン水和物，PSL：プレドニゾロン，CyA：シクロスポリン

ネラ腸炎，カンピロバクター腸炎，大腸結核などの感染性腸炎が主体で，その他に Crohn 病，放射線照射性大腸炎，薬剤性大腸炎，リンパ胞増殖症，虚血性大腸炎，腸型 Behçet（ベーチェット）などがある。

■ **治療** 潰瘍性大腸炎の基本的治療方針は，臨床的重症度別に決定される。重症例や全身障害を伴う中等症例に対しては，入院のうえ，脱水，電解質異常，栄養障害などに対する治療が必要である。劇症型はきわめて予後不良であり，内科と外科の協力のもとに強力な治療を行い，短期間で手術の必要性を決定する。

薬物療法は，主として重症度と罹患範囲に応じた薬剤を選択する（図 8-8-3）。寛解導入後も，再燃を予防するための維持治療を行う。

軽症，中等症例では 5-アミノサリチル酸製剤（5-ASA）（サラゾスルファピリジンやメサラジン）が用いられる。無効例や重症例ではステロイドの内服も併用し寛解導入を行う。いずれの治療においても，直腸炎型の場合は，座薬や注腸薬も有効である。ステロイド無効例では血球成分除去療法，シクロスポリンやタクロリムスなどの免疫調節薬，抗 TNFα（腫瘍壊死因子α）製剤（インフリキシマブ）も用いられる。寛解維持に有用であることが証明されているのは 5-ASA 製剤である。ステロイドには寛解維持効果がな

いことが知られており，ステロイドで寛解導入ののちに5-ASA製剤などに切り替える．ステロイド依存例でのステロイド離脱と寛解維持には免疫調節薬であるアザチオプリン（AZA）やメルカプトプリン水和物（6-MP）が用いられる．

内科的治療に反応しない場合に手術適応を検討する．全身状態の急性増悪，大量出血，穿孔，中毒性巨大結腸症などの腸管合併症などは，手術の絶対適応である．

■ **薬理メカニズム** 5-ASA製剤は直接腸粘膜に作用して抗炎症作用を発揮する．したがって潰瘍性大腸炎では，直腸や左側大腸において薬剤濃度を高める必要があることが多い．注腸療法や，pH依存性に大腸に入って薬剤を放出する腸溶錠などが効果的である．

ステロイドは自己免疫疾患の治療などにも用いられる，強力な抗炎症作用を有する薬剤である．ステロイドは種々の臓器に発現しているグルココルチコイド受容体と結合して，アラキドン酸代謝にかかわる酵素の発現抑制を介してプロスタグランジンの産生を抑制することや，インターロイキン（IL），TNFαなどのサイトカイン産生を抑制することで抗炎症作用をもたらす．

潰瘍性大腸炎の腸管粘膜には活性化された白血球が循環血液から動員されていると考えられている．血球成分除去療法は，活性化白血球を血液から吸着除去することにより，粘膜への炎症細胞の供給を減少させ炎症の改善をめざす治療法である．特殊なカラム/フィルターに血液を灌流させることにより，白血球を除去する方法（LCAP）と，顆粒球を除去する方法（GCAP）がある．一般にステロイド抵抗性や不応例に用いられる．

免疫調節薬としては，重症例の寛解導入に用いられるシクロスポリンと最近保険適応が承認されたタクロリムス，抵抗性や依存例の寛解維持に用いられるAZAと6-MPがある．シクロスポリンとタクロリムスはヘルパーT細胞のカルシニューリンと結合して転写因子である活性化T細胞核内因子（NF-AT）の核移行を阻害し，IL-2などサイトカインの発現を抑制してT細胞の機能を抑制することで免疫抑制効果を発揮する．AZAおよび6-MPは核酸の合成を阻害することでヘルパーT細胞の増殖を抑制する．

抗TNFα抗体であるインフリキシマブが，既存治療によって効果不十分な潰瘍性大腸炎の治療として近年保険承認された．インフリキシマブは，すでに中等症以上の活動性Crohn病や慢性関節リウマチに用いられてきた薬剤であるが，活性化マクロファージなどが産生し，炎症の引き金となるTNFαを中和することによって抗炎症効果を発揮する．潰瘍性大腸炎でも寛解導入効果，および8週間おきの維持療法による寛解維持効果が報告された．

■ **経過・予後** 慢性的に寛解と再燃を繰り返す病態であるが，加齢とともに活動性が安定してくる例が多い．一般に発症時の重症度が高いほど，また罹患範囲が広いほど手術治療を要する可能性が高くなる．中毒性巨大結腸症では死亡率も高い．

また全大腸炎型で経過10年以上のものは，発癌のリスクが高いことが知られており（colitic cancer），累積発癌率は経過30年で30％程度との報告もある．このような高リスク群に対しては，内視鏡による定期的なサーベイランスがすすめられる．

【平田 喜裕】

参考文献
1) 潰瘍性大腸炎診断基準改定案．厚生省特定疾患難治性炎症性腸管障害調査研究班 平成9年度報告書
2) 潰瘍性大腸炎診断基準改定案．厚生労働省特定疾患難治性炎症性腸管障害調査研究班 平成20年度報告書
3) Sartor RB：Mechanisms of disease：pathogenesis of Crohn's disease and ulcerative colitis. Nat Clin Pract Gastroenterol Hepatol 3：390-407, 2006
4) Abraham C et al：Inflammatory bowel disease. N Engl J Med 361：2066-2078, 2009
5) Asano K et al：A genome-wide association study identifies three new susceptibility loci for ulcerative colitis in the Japanese population. Nat Genet 41：1325-1329, 2009

9 腸腫瘍性疾患

はじめに

腸腫瘍性疾患は小腸腫瘍性疾患と大腸腫瘍性疾患に大別される．いずれも良性腫瘍と悪性腫瘍に分けられるが，悪性腫瘍はさらに腸原発性腫瘍と他臓器からの転移性腫瘍に分けられる．ここでは，小腸腫瘍，大腸癌，大腸ポリープ，消化管カルチノイドに分けて解説する．

小腸腫瘍

■ **定義・概念** 小腸腫瘍は十二指腸から回盲弁にいたる消化管由来の腫瘍，すなわち十二指腸，空腸，回腸に生じる腫瘍をさす．ただし，十二指腸腫瘍は臨床症状，診断方法などの違いから別個に扱われ，小腸腫瘍というと空腸および回腸腫瘍をさすことが多い．ここでも空腸および回腸腫瘍を扱う．

■ **疫学** 小腸は5～6 mの長さを有し，表面積は全消化管の90％を占めるにもかかわらず，原発性小腸腫瘍の頻度は全消化管腫瘍の5％程度とされ，なかでも悪性腫瘍は全消化管悪性腫瘍の1～2％と比較的まれである．良性腫瘍では，消化管間質腫瘍（gastrointestinal stromal tumor：GIST），脂肪腫，過誤腫，血管系腫瘍，腺腫，リンパ管腫などが比較的多くみられる．悪性腫瘍では，小腸腺癌，悪性リンパ腫，GIST，悪性神経原性腫瘍，カルチノイドなどの順に頻度が高い．小腸腺癌は空腸に好発し，悪性リンパ腫は回腸に好発する．悪性リンパ腫の組織型は濾胞性リンパ腫が最も多く，びまん性大細胞型B細胞性リンパ腫，MALT（粘膜関連リンパ組織）リンパ腫などがみられる．

■ **病因・病態生理と分子メカニズム** GISTの大部分は*c-kit*遺伝子の機能獲得型突然変異によって生じ，このような腫瘍に対してはイマチニブが有効である．一部にはPDGF（血小板由来増殖因子）受容体遺伝子の突然変異によって生じる場合もある．しかし，これらを含めc-kit変異陰性のGISTではイマチニブの有効性は低い．

■ **臨床症状・検査成績**

良性腫瘍：無症状に経過するものが多いが，腸重積の原因となり，腹痛，腸閉塞，血便を生じたり，顕出血や貧血を生じることがある．また，大きく発育した腫瘍では腫瘤を触知することがある．

悪性腫瘍：小腸腺癌は腹部腫瘤，腸閉塞症状，消化管出血をきたすことが多い．悪性リンパ腫は腫瘤触知，腹痛，貧血，下血，体重減少などのほかに発熱，盗汗，表在リンパ節腫脹，肝脾腫などがみられることもあるが，閉塞症状は

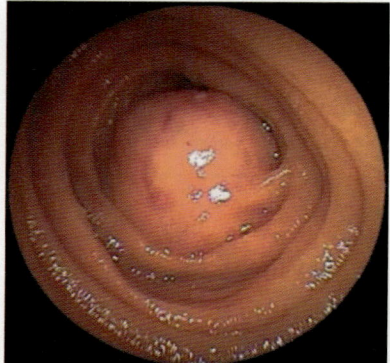

図 8-9-1 空腸 GIST（消化管間質腫瘍）の内視鏡像
表面平滑な球状の隆起

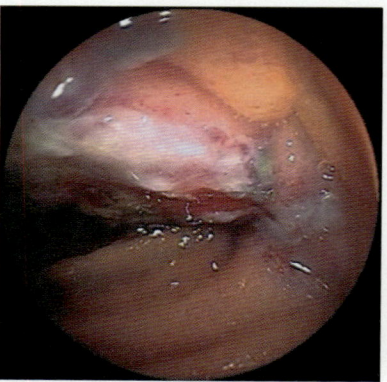

図 8-9-2 回腸悪性リンパ腫の内視鏡像
不整形の潰瘍を伴う隆起

少ない。GIST は腹痛，腹部膨満感，閉塞症状などとともに消化管出血がみられる。GIST は血流に富んでいるため，時に大量出血を起こすことがある。それに対して小腸腺癌による出血は潜出血であることが多い。

● 診断　腸閉塞症状がない場合はカプセル内視鏡（CE）やダブルバルーン内視鏡（DBE）による。GIST は粘膜下腫瘍の形態を呈する（図 8-9-1）。悪性リンパ腫は潰瘍型，隆起型，ポリープ状など多彩な内視鏡像を呈する（図 8-9-2）。腫瘍がある程度以上の大きさとなれば造影 CT/MRI も有用である。腸閉塞を併発している場合は，CT およびイレウス管挿入後の小腸造影，DBE などが行われる。

■ 治療と薬理メカニズム

良性腫瘍：大部分は治療を要さないが，腸重積や出血などの症状を生じたり，その危険性があるものについては治療対象となる。ある程度以上の大きさのものは外科的切除を行うが，小さいものに関しては DBE を用いた内視鏡的治療が可能である。

悪性腫瘍：原則は外科的完全切除が望ましいが，病期によって化学療法や放射線療法が組み合わされる。腺癌の場合は，大腸癌に準じた化学療法や S-1 療法などが施行されるが，標準療法は確立されていない。悪性リンパ腫の場合，化学療法としては CHOP（シクロホスファミド，ドキソルビシン，ビンクリスチン，プレドニゾロン）療法が主体だが，CD20 陽性の B 細胞性リンパ腫に対しては抗 CD20 モノクローナル抗体リツキシマブを併用した R-CHOP 療法が標準療法となっている。GIST の場合，切除不能例，転移例，再発例に対し c-kit に対するチロシンキナーゼ阻害薬であるイマチニブ，さらにイマチニブ抵抗性症例にスニチニブが使用される。

● 経過・予後　イマチニブ，スニチニブが登場する前のGIST の 5 年生存率は 40〜60％と報告されている。小腸腺癌の早期発見は困難であるため，多くの場合診断時には進行癌である。

大腸癌

● 定義・概念　大腸癌（colon cancer）は大腸（盲腸，結腸，直腸）に生じる上皮性悪性腫瘍である。大部分が高分化から中分化腺癌である。

● 疫学　日本での大腸癌の罹患率，死亡率は増加傾向にあり，罹患率は男性では胃癌に次いで第 2 位，女性では乳癌に次いで第 2 位，死亡率は男性では肺癌，胃癌，肝癌に次いで第 4 位，女性では第 1 位である。なかでも結腸癌の増加が著しい。

● 病因・病態生理と分子メカニズム　大腸癌の発生原因としては，遺伝的要因と環境的要因があることが明らかとなってきた。遺伝性大腸癌は家族性大腸腺腫症（familial polyposis：FAP）由来の癌と遺伝性非ポリープ性大腸癌（hereditary nonpolyposis colorectal cancer：HNPCC）が代表的であり，大腸癌全体の約 5％を占める。前者は *APC*（adenomatous polyposis coli）遺伝子，後者は *hMLH1*, *hMSH2* などのミスマッチ修復遺伝子の生殖細胞変異が原因である。

大腸癌の多くは正常大腸上皮に複数の遺伝子変異が徐々に蓄積し，良性の腺腫から癌へと進展するという多段階発癌説（adenoma-carcinoma sequence, multistep carcinogenesis）が提唱され，広く受け入れられている。代表的な遺伝子異常としては，前述した *APC* 遺伝子変異が正常上皮から腺腫の発生，*KRAS* 遺伝子変異が腺腫の増大，*p53* 遺伝子変異が腺腫からの癌化という各段階に関与すると考えられている。一方，後述する表面陥凹型（Ⅱc 型）早期癌の存在から，腺腫を経ることなく直接粘膜から癌が発生するという説（de novo）も提唱されている。

環境的要因としては，予防要因として，身体活動，野菜，果物，食物繊維，葉酸，ビタミン D など，危険要因として，肥満（特に内臓肥満），肉（赤身，加工），飲酒，動物性脂肪などがあげられる。近年の生活習慣の欧米化に伴い，日本人における大腸癌は急速に増加している。

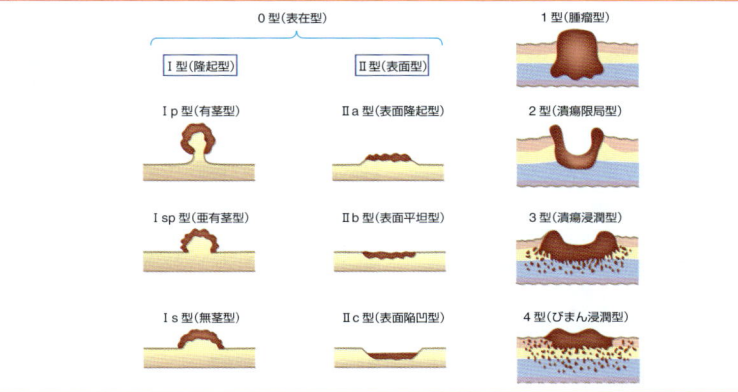

図 8-9-3 大腸癌の肉眼的分類

● **臨床症状・検査成績** 自覚症状は早期癌では無症状のことが多いが,初期症状として出血をきたすことがある。

進行癌では,右側結腸癌では腸内容が液状であるために閉塞症状は少なく,自覚症状に乏しいことが多いが,腹痛,貧血(便潜血),腹部腫瘤などの症状を呈することがある。左側結腸癌では腸内容が固形化しているため,腸閉塞,便秘,便柱の狭小化,出血(顕出血),腹痛などの症状がみられることが多い。

病理

大腸癌は壁深達度によって,粘膜内にとどまる m 癌と粘膜下層に達する sm 癌からなる早期癌と,固有筋層よりも深部へ達している進行癌に大別される。早期癌では転移の有無は問わない。

肉眼的には,早期癌(表在型:0 型)は隆起型(Ⅰ型)と表面型(Ⅱ型)に分けられ,さらに Ⅰs 型(無茎型),Ⅰsp 型(亜有茎型),Ⅰp 型(有茎型),Ⅱa 型(表面隆起型),Ⅱb 型(表面平坦型),Ⅱc 型(表面陥凹型)という亜分類に分けられる(図 8-9-3)。

進行癌は胃癌の Borrmann 分類に準じて,腫瘤型(1型),潰瘍限局型(2型),潰瘍浸潤型(3型),びまん浸潤型(4型)に分類されるが(図 8-9-3),大部分は潰瘍形成する 2 型で,好発部位は直腸とS状結腸であり,近年S状結腸癌が増加傾向にある。

組織学的には大部分が高分化〜中分化型腺癌だが,潰瘍性大腸炎に合併する癌 (colitic cancer) では低分化〜未分化癌や粘液癌の比率が高い。

● **診断** スクリーニングとして,便潜血反応が行われる。CEA,CA19-9 などの腫瘍マーカーは進行癌でなければまず上昇しないため,早期診断よりも転移や術後再発のチェックに有用である。

大腸内視鏡:癌の存在診断および治療法決定に最も有用な検査であり,病変の発見だけでなく,生検,ポリペクトミーなどの治療も可能である。また,超音波内視鏡により癌の深達度やリンパ節転移の有無を評価することができる。

注腸造影:病変の大きさや壁の硬化像から治療方針の決定の参考とすることができる。全周性の2型の進行癌ではいわゆる apple-core sign(図 8-9-4,図 8-9-5)を認める。
体外式超音波:大きな腫瘤を形成したり,高度の狭窄をきたすような進行癌あるいは肝転移の診断に有用である。
CT:ある程度以上の大きさの進行癌の存在診断,狭窄部位の同定,肝転移,リンパ節転移,周辺臓器への浸潤の有無などの評価に有用である。

■ **治療と薬理メカニズム** 粘膜内あるいは粘膜下層浅層までの早期癌では内視鏡的ポリペクトミー,内視鏡的粘膜切除術 (endoscopic mucosal resection:EMR),内視鏡的粘膜下層剝離術 (endoscopic submucosal dissection:ESD) などが病変に応じて選択される。病理診断で脈管浸潤や粘膜下層深層への浸潤がみられた場合,腸管の追加切除が行われる。

進行癌では外科的切除が第一選択であり,結腸癌では所属リンパ節郭清を含む結腸部分切除が行われる。直腸癌では肛門括約筋温存手術である低位前方切除術や,歯状線に近い場合は人工肛門を造設する Miles 手術(腹会陰式直腸切断術)などが行われる。近年では腹腔鏡下手術が徐々に増加傾向にあるが,開腹手術と同等の治療成績や安全性が得られるかについてはエビデンスを集積している段階である。

根治的切除が不可能な腫瘍に対しては,補助療法が行われる。なかでも近年大腸癌に対する化学療法は大きく進歩した。切除不能進行癌に対しては FOLFOX(またはXELOX)あるいは FOLFIRI に抗 VEGF(血管内皮細胞増殖因子)抗体であるベバシズマブ (bevacizumab) を加えるレジメンが第一選択であるが,*KRAS* 遺伝子変異陰性で EGFR(上皮増殖因子受容体)発現陽性の腫瘍では,FOLFIRI あるいは CPT-11 に抗 EGFR 抗体であるセツキシマブ (cetuximab) またはパニツムマブ (panitumumab) を併用するレジメンも第一選択となる。*KRAS* 変異は抗 EGFR 抗体療法抵抗性のバイオマーカーとされ,その他のバイオ

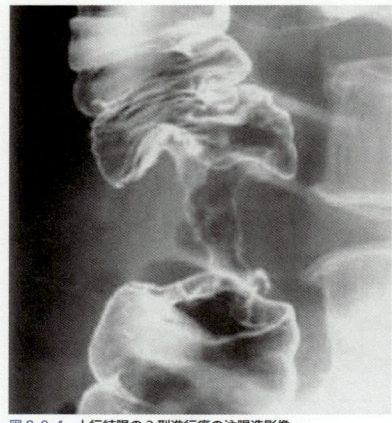

図 8-9-4 上行結腸の2型進行癌の注腸造影像
apple-core sign を伴う狭窄を認める

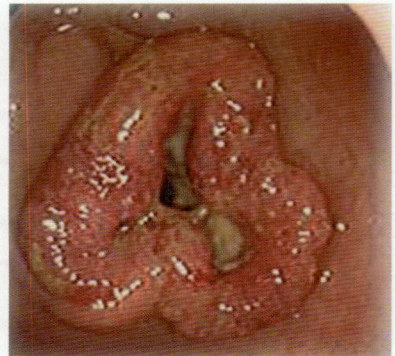

図 8-9-5 同病変の内視鏡像
全周性の2型進行癌

マーカーの探索も精力的に行われている。
- **経過・予後** 大腸癌の病期ごとの手術後の5年生存率は, Dukes A 95%, Dukes B 80%, Dukes C 70%, Dukes D 10%となっている。切除不能進行大腸癌の生存期間中央値は有効な化学療法がなかった1980年代の6カ月から分子標的薬の登場した現在では約2年にまで著しく延長している。

大腸ポリープ

- **定義・概念** 管腔臓器の内腔への粘膜から突出する限局性隆起性病変をポリープ(polyp)という。組織型にかかわらず, 肉眼的形態に基づいた呼称であるが, 狭義には上皮性良性病変をさす。
- **疫学** 大腸腺腫性ポリープ(腺腫)は大腸ポリープの約80%を占め, 男女比は約2:1である。adenoma-carcinoma sequence の考え方に基づき, 大腸癌の前癌病変と考えられている腺腫性ポリープは, 前述した大腸癌同様, 生活習慣の欧米化に伴い増加している。
- **病因・病態生理と分子メカニズム** 腺腫性ポリープの多くは *APC* 遺伝子の突然変異や欠失などの異常により発生すると考えられている。近年過形成性ポリープおよび鋸歯状腺腫の一部に *BRAF* 遺伝子の突然変異が関与することがわかってきた。
- **臨床症状・検査成績** 大腸ポリープはほとんどの場合症状を生じず, 検診や人間ドックなどで施行した便潜血反応を契機に, 大腸内視鏡や注腸造影で発見されることが多い。

病理
肉眼的形態からは早期大腸癌同様に隆起型(Ⅰ型)としてⅠs型(無茎型), Ⅰsp型(亜有茎型), Ⅰp型(有茎型), 表面型(Ⅱ型)としてⅡa型(表面隆起型), Ⅱb型(表面平坦型), Ⅱc型(表面陥凹型)に分けられる(図 8-9-3)。組織学的には腺腫性ポリープ, 過形成性ポリープ, 炎症性ポリープ, 過誤腫性ポリープなどに分けられる(図 8-9-6)。
腺腫のなかで絨毛状腺腫(villous adenoma)は直腸に好発する表面がビロード状のポリープであり, 癌化しやすいため, 癌に準じた治療が必要とされる。腫瘍腺管の内腔側が鋸歯状にみえる腺腫を鋸歯状腺腫(serrated adenoma)という。炎症性ポリープは潰瘍性大腸炎, Crohn(クローン)病, 腸結核などの炎症性腸疾患の経過中に生じる。過誤腫性ポリープは若年性ポリポーシスや Peutz-Jeghers(ポイツ-ジェガース)症候群に伴うポリープでみられる。
- **診断** 大腸ポリープの診断は画像検査によってなされるが, 便潜血反応陽性, 鉄欠乏性貧血, 下部消化管疾患を疑わせる症状があった場合に原因検査目的で行った検査によって発見されることがほとんどである。検査は大腸内視鏡検査や注腸造影検査が行われる。
- **治療と薬理メカニズム** 大腸ポリープは組織学的に多種類の疾患を含むため, そのすべてが治療対象となるわけではない。治療対象となるのは腺腫であり, 大きさ5mmを超えると一部に癌を含む率が高まることから, 5mmを超えるポリープを治療対象とすることが多い。治療の基本は内視鏡的摘除(内視鏡的ポリペクトミー)である。広基性のポリープに対してはEMRが行われる。2cmを超えるような大きめの無茎性の側方発育型腫瘍(laterally spreading tumor: LST)に対しては, EMRでの一括切除が困難であるため, 分割切除(endoscopic piecemeal mucosal resection: EPMR)が行われる。病理組織診断で癌を認め, 癌部の垂直断端が陽性である場合, 断端陰性でも粘膜下層への浸潤が1,000μmを超える場合, 脈管浸潤が陽性の場合, 低分化または未分化癌の成分を含む場合などは, 外科的追加切除が必要となる。
- **経過・予後** ポリープはたとえ組織学的には癌であっても早期のものが多いため予後は良好である。米国のNational Polyp Study では大腸腺腫性ポリープをすべて摘除した後の経過観察の大腸内視鏡検査は3年後に行えばよいとされている。

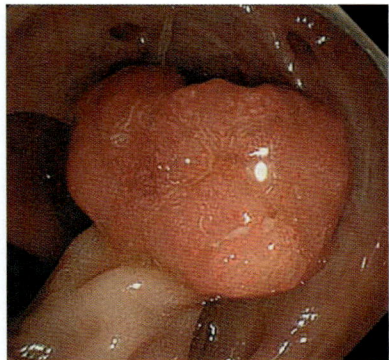

図8-9-6 S状結腸の有茎型（Ip型）の腺腫性ポリープの内視鏡像

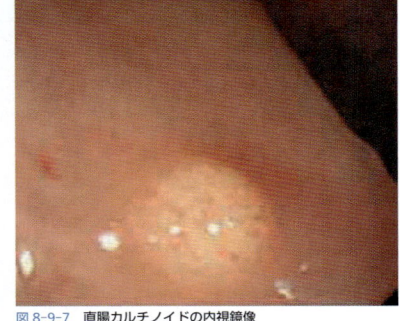

図8-9-7 直腸カルチノイドの内視鏡像
表面平滑でやや黄色調の半球状隆起

消化管カルチノイド

● **定義・概念** カルチノイド（carcinoid）とは原腸系臓器組織に広く分布する内分泌系および類似の活性物質分泌細胞（Kulchitsky〈クルチツキー〉細胞）から発生した腫瘍をさし，消化管のほか肺，気管支，胸膜，乳腺，卵巣に好発する。

● **疫学** 消化管カルチノイドの分布は，欧米では虫垂（40〜50％），小腸（20〜30％），直腸（10〜20％）と報告されているが，日本では直腸（30〜40％），胃（20〜30％），十二指腸（10〜20％）の順に多い。カルチノイド症候群は肝転移を伴った進行症例にみられ，5％程度とされる。

● **病因・病態生理と分子メカニズム** 腫瘍より放出されるセロトニン，ヒスタミン，ブラジキニン，プロスタグランジンなどの生理活性物質は通常門脈循環中に肝酵素などにより分解されるが，腫瘍が肝転移を生じた場合，それらの代謝産物が直接大循環に入り，カルチノイド症候群と呼ばれる諸症状を引き起こす。

● **臨床症状・検査成績** 小腸カルチノイドは腸閉塞や腸重積の原因となることがある。潰瘍を形成した場合には出血をきたすこともある。カルチノイド症候群の症状として最も頻度が高いものは皮膚紅潮発作であり，他に皮膚症状として，頻度は低いものの，長期にわたる消化管吸収障害による栄養障害によるペラグラが知られている。下痢，右心弁膜症，喘息様発作なども代表的な症状である。

セロトニンやその先駆物質 5-ヒドロキシトリプトファン（5-hydroxytryptophan：5-HTP），ヒスタミン，各種の消化管ホルモン（ガストリン，ソマトスタチン，グルカゴン，膵ポリペプチド〈pancreatic polypeptide〉，血管作動性腸ポリペプチド〈vasoactive intestinal polypeptide：VIP〉），そのほかの内分泌性活性物質などの血中濃度，セロトニン代謝産物 5-ヒドロキシインドール酢酸（5-hydroxyindole acetic acid：5-HIAA）の測定を行う。

病理
消化管カルチノイドは腺窩基底部から発生し，粘膜下層から深部へ発育する。そのため，初期には粘膜下腫瘍の形態を呈するが（図8-9-7），進行すると潰瘍形成し，2型様となることもある。組織型はA型（充実胞巣構造），B型（索状・リボン状構造），C型（管状・腺房状・ロゼット様構造），D型（低/未分化），E型（混合型）の5型に分類され，5型が最も多い。A, B, E型は定型カルチノイド，C, D型は非定型カルチノイドと分類される。銀親和性あるいは銀還元性を有することが多い。

● **診断** 小腸においては他の小腸腫瘍と同様に早期発見が困難であり，腫瘍の増大による腹部症状や出血が現れ，カプセル内視鏡，DBEにより診断されることが多い。今後これらの内視鏡の普及が進むとともに無症状な小腸カルチノイドの発見が増加することが予想される。直腸カルチノイドは大腸内視鏡検査で発見される。内視鏡的には粘膜下腫瘍の形態を呈することが多い。

治療と薬理メカニズム

悪性腫瘍に準じた治療を行う。治療は原則的に手術による切除であるが，1cm以下の症例では内視鏡的切除を含む局所切除が行われる。ただし，広範な粘膜下層浸潤や脈管浸潤が認められる場合は追加切除およびリンパ節郭清を行う。手術不能の進行例に対してはストレプトゾシンにフルオロウラシル（5-FU）やドキソルビシンを併用する多剤併用療法が提唱されているが，いまだ標準療法は確立されていない。

カルチノイド症候群に対しては，ソマトスタチンおよびその誘導体が原因となる生理活性物質の放出を抑え，症状の緩和効果があることが示されている。また，抗セロトニン薬，抗キニン薬などが用いられることもある。

● **経過・予後** カルチノイドは癌に比して進行が緩徐であるため，転移などを有する進行例であっても5〜10年の生存が得られることも少なくない。また，直腸カルチノイドで1cm以下の症例はほとんどが切除により根治可能である。

【池上 恒雄】

参考文献
1) Corless CL et al：Molecular pathobiology of gastrointestinal

stromal sarcomas. Annu Rev Pathol 3:557-586, 2008
2) Grady WM et al : Genomic and epigenetic instability in colorectal cancer pathogenesis. Gastroenterology 135:1079-1099, 2008
3) Walther A et al : Genetic prognostic and predictive markers in colorectal cancer. Nat Rev Cancer 9:489-499, 2009
4) Winawer SJ et al : Guidelines for colonoscopy surveillance after polypectomy: a consensus update by the US Multi-Society Task Force on Colorectal Cancer and the American Cancer Society. Gastroenterology 130:1872-1885, 2006

9 肛門疾患

痔核

- **定義・概念** 痔核（hemorrhoid）は，肛門管に発生する粘膜下に血管組織を伴う膨隆である．
- **疫学** 男女ともに，肛門疾患のうち最も頻度の高い疾患である[1]．
- **病因・病態生理と分子メカニズム** 病因として，直腸肛門部の静脈叢に発生する静脈瘤性の変化であるとする説と，肛門粘膜下の平滑筋や結合組織からなる支持組織が脆弱化して直腸粘膜が滑脱することにより発生するとする説がある．直腸肛門部の静脈叢は門脈系の最下部に位置するためうっ血しやすい．したがって，肛門に対するさまざまな負担（下痢，便秘時の強いいきみ，長時間の立ち作業，門脈圧亢進症など）は腹圧や門脈圧を上昇させるので，痔核発生の誘因となる．

肛門管の歯状線より上方の上直腸静脈叢より発生したものを内痔核，歯状線より下方にある下直腸静脈叢から発生したものを外痔核という．内痔核は上直腸動脈の3分枝の方向に好発する（図9-1A）．内痔核は進行すると肛門へ脱出するようになり，この程度により進行度分類されている（図9-1B）．
- **臨床症状・検査成績** 内痔核が軽度の場合は，排便時に痔痛のない出血を認める．出血の程度は，少量から貧血を認めるまでさまざまである．内痔核が脱出するようになると，違和感が出現し，痔核の還納を自覚するようになることがある．その他，脱出した痔核の分泌物の付着，肛門部の掻痒感，残便感なども認められる．内痔核が脱出後に括約筋により絞扼されると還納不能で嵌頓痔核となり，血流障害のため激しい疼痛をきたす．外痔核が臨床的に問題となるのは血腫を生じた場合である．血腫を生じると強い疼痛が認められる[2]．
- **診断** 内痔核が肛門より脱出している場合は視診で診断できるが，脱出していない場合は，肛門鏡検査が必要である．好発部位（3, 7, 11時）を中心に怒張した静脈状の粘膜におおわれた膨隆として認められる．外痔核は肛門縁の腫瘤として，血栓がある場合には黒青色調で圧痛のある腫瘤として認められる．
- **治療と薬理メカニズム** 内痔核に対する保存療法としては，非ステロイド性抗炎症薬（NSAIDs），ステロイド，局所麻酔薬などが入った座薬を投与する．NSAIDsの内服薬も投与することがある．また，入浴や座浴により肛門部を清潔にして局所の血流を改善し，便秘には緩下剤を投与

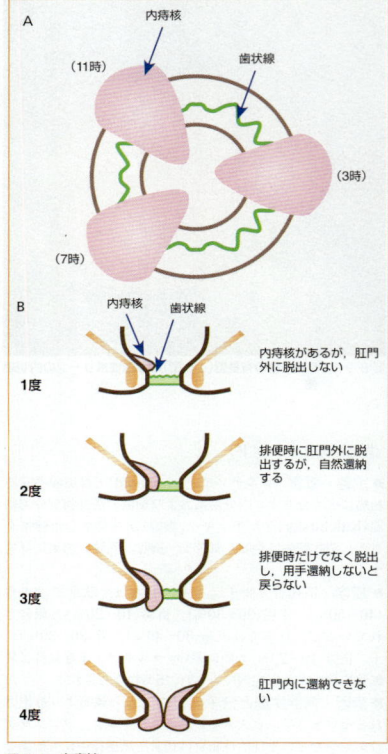

図9-1 **内痔核**
A：内痔核の好発部位
B：内痔核の分類（Goligher の分類の模式図）．基本的に，1度，2度は保存的治療，3度，4度は手術治療を考慮する

する．保存的療法によっても症状が強い場合や，3度，4度の場合には外科的治療を考慮する．手術術式としては，結紮切除術（Milligan-Morgan〈ミリカン-モルガン〉手術），環状粘膜切除術（PPH法），硬化療法，輪ゴム結紮療法，凍結療法などがある．外痔核に対する保存的療法としては，NSAIDs 内服や座薬の投与，感染を合併しているときは抗菌薬も投与する．血栓を形成し疼痛が激しい場合には血栓除去術を行う．

肛門周囲炎，肛門周囲膿瘍

- **定義・概念** 直腸・肛門管周囲の結合組織間隙に生じた炎症，あるいは膿瘍である．
- **疫学** 性別では男性に多く，発症年齢別にみると20～50代の発症が多く，19歳以下および60歳以上での発症が非常に少ないことが特徴である[1]．

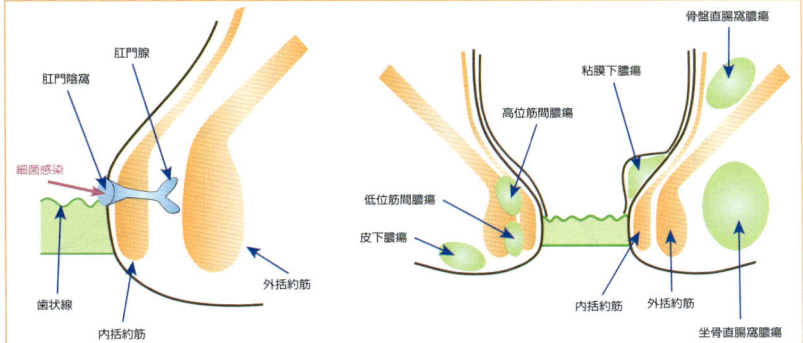

図 9-2 直腸・肛門周囲膿瘍
A：肛門陰窩からの感染経路
B：直腸・肛門周囲膿瘍の分類

● **病因・病態生理と分子メカニズム**　肛門腺は肛門腺管を介して歯状線の肛門陰窩に開口している（図 9-2A）。糞便中の細菌が肛門陰窩に侵入し、これが肛門腺に波及して、炎症を生じると肛門周囲炎、膿瘍を形成すると肛門周囲膿瘍となる。膿瘍が直腸、肛門周囲に形成されたものが直腸肛門周囲膿瘍である。膿瘍の存在する部位により図 9-2B ように分類される。膿瘍は自壊したり、切開手術などにより排膿されるが、治癒せずに瘻管を形成して痔瘻となることが多い。起因菌としては大腸菌、ブドウ球菌、レンサ球菌など多いが、嫌気性菌との混合感染の場合もある。

● **臨床症状・検査成績**　皮下膿瘍では腫脹、硬結、発赤、圧痛などを認める。症状が強い場合には、座ることが困難となったり、排便困難なども認められる。膿瘍が深在性の場合には、発赤や腫脹はなく、発熱や排便困難が認められる。

● **診断**　肛門周囲の腫脹や発赤、あるいは直腸指診で波動性のある腫脹の触診などにより診断する。しかし、深在性のものでは発熱だけが唯一の症状であることもあり、この場合は超音波検査や MRI 検査、あるいは膿瘍の試験穿刺による膿の確認などが必要となる。

● **治療と薬理メカニズム**　膿瘍を形成していない場合は、広域スペクトラム抗菌薬を投与する。すでに明らかな膿瘍を形成している場合は切開・排膿が必要である。

痔瘻

● **定義・概念**　痔瘻（anal fistula）は、肛門管や直腸下部と肛門周囲皮膚との間に瘻孔が形成された疾患である。

● **疫学**　性別では男性に多い。海外およびわが国の報告では、男性の頻度は女性の 5〜8 倍とされている。好発年齢は 30〜50 歳代である[1,2]。痔瘻のなかでは、低位筋間痔瘻の頻度が高く、次いで坐骨直腸窩痔瘻であり、骨盤直腸窩痔瘻はまれである。

● **病因・病態生理と分子メカニズム**　肛門周囲膿瘍が自壊または切開・排膿されることにより、瘻孔が形成され痔瘻となる。肛門周囲膿瘍の原因となった肛門陰窩の部分が一次口、皮膚の排膿部位が二次口で、この間が瘻管である。長期間経過した痔瘻には粘液癌など癌の発生を認めることがあるので注意を要する。痔瘻は直腸・肛門周囲膿瘍と同様に、①皮下痔瘻、②粘膜下痔瘻、③低位筋間痔瘻、④高位筋間痔瘻、⑤坐骨直腸窩痔瘻、⑥骨盤直腸窩痔瘻に分類される。

● **臨床症状・検査成績**　肛門部に分泌物・膿の排出を認める。肛門周囲膿瘍の既往がある場合が多い。瘻孔が閉鎖して膿瘍が貯留すると腫脹、疼痛、発熱など肛門周囲膿瘍と同様な症状を認める。

● **診断**　二次口より排出される膿を確認する。肛門管内の一次口からも膿の排出を認めることがある。また、低位筋間痔瘻では二次口に連続する瘻管を触診する。瘻管の走行が複雑なものは複雑痔瘻と呼ばれ、この場合病変の広がりを正確に評価するためには、CT や MRI が有用となる。

■ **治療と薬理メカニズム**　症状を繰り返すことが多く、原則的に外科的治療が行われる。一般的に、低位筋間痔瘻の場合は瘻管切開術を行うが、瘻管が比較的深い場合には、術後の肛門機能障害を回避するため、一次口は切除して瘻管をくり抜く括約筋温存術式が行われる。

Crohn 病の痔瘻

Crohn（クローン）病には裂肛、肛門潰瘍、皮垂、痔瘻、肛門周囲膿瘍、肛門部深掘れ潰瘍、痔核などさまざまな肛門病変が認められる。Crohn 病に通常の痔瘻が合併することもあるが、通常とは異なった機序、すなわち肛門管内の Crohn 病特有の原発巣により複雑な痔瘻を形成する場合がある。Crohn 病に最も多い難治性痔瘻はこのタイプである。このような Crohn 病に特有な痔瘻に対しては、通常の術式とは異なり、瘻管内にドレーンを留置して瘻管内の排膿をはかる Seton 法を行う（図 9-3）。Seton 法でもコントロールできないような痔瘻に対しては人工肛門造設術を行う場合もある。

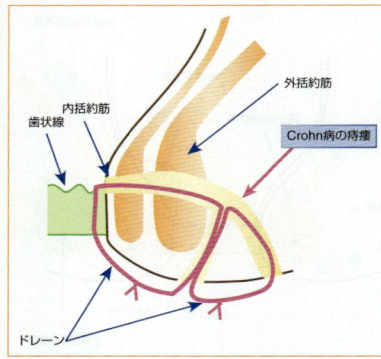

図 9-3 Crohn 病の痔瘻に対する手術術式（Seton 法）

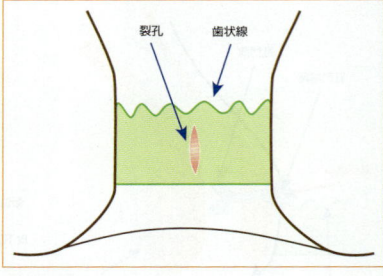

図 9-4 裂肛
肛門の後方が好発部位

裂肛

- ▶ **定義・概念** 裂肛（anal fissure）は，肛門上皮に生じた裂創，びらん，潰瘍を総称して裂肛と呼ぶ（図 9-4）。
- ▶ **疫学** 痔核，痔瘻とともに肛門疾患のなかでは頻度が高く，これらは肛門の三大疾患と呼ばれている[1]。
- ▶ **病因・病態生理と分子メカニズム** 裂肛は，かたい便が通過する際に肛門管が過伸展され，粘膜の断裂を生ずるために発症すると考えられてきた。しかし，肛門上皮の虚血により発症するとする説もある。急性期は上皮の裂創であるが，繰り返して慢性化すると，筋層にいたる潰瘍となり，肛門ポリープや肛門狭窄を認める。
- ▶ **臨床症状・検査成績** 排便時の痛みと，排便後にも疼痛が認められる。出血は軽度のことが多く，肛門狭窄をきたすと排便障害が認められる。
- ▶ **診断** 肛門鏡を用いて視診により裂肛部の程度を確認する。肛門括約筋の緊張が強いことが多いので，潤滑剤を適宜用いて慎重に行う。直腸指診にても疼痛部位などを評価するが，この際も潤滑剤を用いて疼痛に注意しながら行う。
- ▶ **治療と薬理メカニズム** 座薬や緩下剤投与で保存的治療を行うが，保存的治療で痔痛が改善しない場合は，局所麻酔下の用手的括約筋拡張術や外科的治療の適応となる。手術術式としては内括約筋切開術，裂肛切除術などが行われる。

肛門管癌

- ▶ **定義・概念** わが国では，恥骨直腸筋の上縁から肛門縁までの外科的肛門管内に発生した癌を肛門管癌（carcinoma of anal canal）と呼ぶ。
- ▶ **疫学** 大腸癌全体のなかでの肛門管癌の頻度は低く，大腸癌研究会の全国登録のデータでは，大腸癌 2 万 3,579 例中，肛門管癌は 175 例で，全体の 0.74％となっている[3]。
- ▶ **病因・病態生理と分子メカニズム** 肛門管の上部は単層円柱上皮で，次第に移行上皮となり，歯状線より下方では扁平上皮となるため，腺癌と扁平上皮癌が発生する。

このほかに肛門腺から発生する腺癌や痔瘻に由来すると考えられる痔瘻癌などがある。痔瘻癌は，慢性炎症による刺激により発生すると考えられ，粘液癌の頻度が高い。
- ▶ **臨床症状・検査成績** 肛門出血，排便困難，肛門痛などが認められる。痔疾患と症状が類似しているため，注意が必要である。
- ▶ **診断** 肛門指診で肛門狭窄，肛門管内の硬結や腫瘤を触知する。大腸内視鏡検査や肛門鏡検査で生検を行い，癌の組織診断を確定する。痔瘻癌の場合は，組織学的診断を得るために，麻酔下の生検が必要となる場合もある。
- ▶ **治療と薬理メカニズム** 腺癌では下部直腸癌に準じた外科的治療が必要である。扁平上皮癌に対しては欧米では化学放射線療法が一次治療となっている。2003 年に行われたわが国の全国アンケート調査の結果では 76％の症例に対して外科治療（腹会陰式直腸切断術）が施行されていたが，今後は化学放射線療法を主体とした治療に移行していくと考えられている[4]。しかし，化学放射線療法後も癌残存を認める場合は外科的切除が必要となる。
- ▶ **経過・予後** 大腸癌研究会の全国登録のデータでは，全 stage の 5 年生存率が上部直腸癌では 68.8％，下部直腸癌では 66.9％であるのに対して，肛門管癌では 59.7％と若干低い生存率となっている[3]。

その他のまれな悪性疾患

Paget（パジェット）病，Bowen（ボーエン）病，基底細胞癌，類基底細胞癌，悪性黒色腫などがある。

Paget 病は乳房外 Paget 病の一つで表皮内に腺癌が限局する。Bowen 病は皮膚癌の一種である有棘細胞癌が表皮内にとどまる状態である。肛門の皮膚から基底細胞癌が発生することはまれであるが，基底細胞癌は局所に限局してリンパ節転移をきたすことはなく，予後良好である。類基底細胞癌は肛門管から発生する扁平上皮癌の亜型である。

いずれの疾患も生検による組織検査により確定診断し，治療は外科的に局所切除術が行われる。

悪性黒色腫は肛門管に小さな腫瘍として発見されることが多いが，きわめて悪性度の高い腫瘍である。外科切除が行われるが，リンパ行性，血行性に転移していることが多く，予後不良である[2]。

【渡邉 聡明】

◎参考文献
1) 武藤徹一郎編:大腸・肛門外科,朝倉書店,1999
2) 武藤徹一郎編:大腸肛門疾患の診療指針,中外医学社,1986
3) 大腸癌研究会編:大腸癌治療ガイドライン 医師用 2010年版,金原出版,2010
4) 鮫島伸一:肛門部上皮性悪性腫瘍と悪性黒色腫の診断・治療について—外科の立場から.日本大腸肛門病学会雑誌 61:987-993, 2008

10 先天異常に伴う消化管疾患

はじめに

先天性の消化管疾患は、消化管自体の奇形・低形成を伴う疾患や消化管の閉鎖・狭窄を呈する疾患、あるいは遺伝性ポリポーシス疾患など多岐にわたる(表 10-1)。ここでは、なかでも頻度の多い、先天性食道閉鎖症、肥厚性幽門狭窄症、先天性巨大結腸症(Hirschsprung 病)、直腸肛門奇形(鎖肛)、Meckel 憩室、腸回転異常症を中心に述べる(なお、消化管ポリポーシスについては 15 章 15 参照)。

先天性食道閉鎖症

■**定義・概念／疫学** 先天性食道閉鎖症(congenital esophageal atresia)は、食道の低形成による先天奇形であり、約 90% の症例で気管食道瘻を伴う。心奇形、泌尿器系奇形、脊椎四肢奇形、鎖肛を合併することも多い(VACTER 症候群)。出生 3,000〜5,000 人あたり 1 人の割合で発症するといわれている。欧米に多く、わが国では少ない。母親に羊水過多が多いことが知られている。

■**病因・病態生理と分子メカニズム／分類** 胎生期 4〜6 週にかけての食道と気管の分離過程において、なんらかの異常が起こると考えられている。食道閉鎖および気管食道瘻の形態により、A〜E型までの 5 型に分類される(Gross 分類)。C 型(上部食道は盲端となっており、下部食道は食道気管瘻となっている型)が約 90% を占める。

■**臨床症状**
症状:出生直後から唾液が口腔内に溢れ、初回哺乳時に嘔吐する。喘鳴、チアノーゼを呈する。胃液が気管に逆流し、肺炎を合併することも多い。
身体所見:Gross 分類 A, B 型では腹部は陥没し、C, D, E 型では腹部は膨満する。

■**検査成績／診断**
検査所見・画像診断:カテーテルを経鼻的に胃に向けて挿入すると、食道盲端部でカテーテルが反転(coil up)し、先端が口から出てくる(coil up sign)。腹部単純 X 線にて食道でのカテーテル反転を確認する。

■**治療と薬理メカニズム** 最も多い C 型の場合、緊急で胃瘻を造設し、胃液の気管への逆流を予防する。根治手術は、食道気管瘻を切離し、上下部食道の端々吻合を行う。

肥厚性幽門狭窄症

■**定義・概念／疫学** 肥厚性幽門狭窄症(hypertrophic pyloric stenosis)は、胃幽門輪状筋の過形成肥厚により幽門部狭窄を呈する疾患である。出生 300〜1,000 人あたり 1 人の割合で発症する。男児に多く、また第 1 子に多いことが知られている。

■**臨床症状**
症状:典型的には生後 2〜3 週頃に吐乳(無胆汁性嘔吐)で発症する。腹痛は嘔吐により軽減し、嘔吐後すぐにミルクを欲しがることが多い。
身体所見:上腹部は膨満し、胃の蠕動波がみられる。右上腹部には表面平滑のオリーブ様腫瘤を触知する。

■**検査成績／診断**
検査所見・画像診断:嘔吐のため脱水をきたし、血液ガス分析では低 Cl 性低 K 性アルカローシスを認める。腹部超音波検査にて幽門輪の肥厚を認める(target sign)。腹部単純 X 線では、著明な胃拡張により single bubble sign を認める。上部消化管造影検査では、幽門部の狭小化や肥厚した幽門輪による形態変化を認める(umbrella sign, string sign, kirklin sign, beak sign など)。

■**治療と薬理メカニズム** まず、輸液により脱水および電解質補正を行う。幽門部粘膜下筋層切開術(Ramstedt 手術)により、経口摂取が可能となる。

表 10-1 代表的な先天性の消化管疾患

疾患	原因・特徴など
消化管閉鎖・狭窄を呈する疾患	
先天性食道閉鎖・狭窄症	心奇形・腎奇形などを合併
肥厚性幽門狭窄症	男児に多い。Ramstedt 手術
先天性小腸閉鎖・狭窄症	胎児期の腸管循環障害が原因
胎便性イレウス	外分泌腺異常による高粘稠便が原因
先天性巨大結腸症 (Hirschsprung 病)	腸管壁内の Auerbach, Meissner 神経叢の欠如が原因
直腸肛門奇形 (鎖肛)	約 5,000 人の出生に 1 例の割合で発生
消化管ポリポーシス	
家族性大腸ポリポーシス	常染色体優性遺伝
Peutz-Jeghers 症候群	口唇・手掌に色素斑
若年性ポリープ	直腸に多い。内視鏡的切除
血管性病変を呈する疾患	
blue rubber bleb nevus 症候群	皮膚・消化管に静脈性血管腫
Osler-Weber-Rendu 病	常染色体優性遺伝、皮膚・粘膜、消化管の毛細血管拡張
その他の疾患	
Meckel 憩室	卵黄管の遺残が原因、腸間膜付着対側に存在
腸回転異常症	腸軸捻転や Ladd 靱帯の圧迫により腸閉塞をきたす
消化管重複症	腸間膜側に発生。泌尿・生殖器系重複症を合併

先天性巨大結腸症（Hirschsprung病）

■ **定義・概念／疫学** 先天性巨大結腸症(congenital megacolon〔Hirschsprung病〈Hirschsprung disease〉〕)は、腸管壁内のAuerbach(アウエルバッハ)神経叢、Meissner(マイスナー)神経叢の先天的欠如により、同部位において蠕動運動が発生せず、機能性腸閉塞をきたす疾患である。神経叢欠如部の口側の腸管は、二次性に著明に拡張し、巨大結腸(megacolon)となる。出生4,000〜5,000人あたり1人の割合で発症する。男児に多い。また、未熟児には少ないことが知られている。

■ **病因・病態生理と分子メカニズム／分類** 消化管壁内神経は、胎生期6週頃に発生し、徐々に肛門側へ伸展していくが、その発生過程でなんらかの障害が発生し、ある部位よりも肛門側の壁内神経が欠落し、その結果、肛門側の腸管が無蠕動となる。無蠕動域の範囲により以下に分類される。①short segment型（下部直腸に限局するもの）、②recto-sigmoid型（直腸〜S状結腸に限局するもの）、③long segment型（横行結腸まで及ぶもの）、④total colon型（全結腸に及ぶもの）、⑤extensive型（小腸まで及ぶもの）。

■ **臨床症状**
症状：新生児では、生後早期から腸閉塞症状（嘔吐、腹部膨満、胎便排泄遅延）にて発症する。症状は浣腸により改善する。乳児以降に発症する場合、慢性便秘および腹部膨満（巨大結腸となるもの）を呈する。
身体所見：原則として腹部は膨満しているが、新生児早期の場合やtotal colon型の場合には腹部膨満を伴わない場合もある。

■ **検査成績／診断**
検査所見・画像診断：腹部単純X線では、著明に拡張した腸管を認める。注腸造影検査では、神経細胞欠損部の内腔狭小化(narrow segment)、その口側腸管の口径変化(caliber change)や著明拡張(megacolon)を認める。直腸肛門内圧検査にて直腸肛門反射の欠落を認める。内視鏡による直腸生検により、粘膜下神経叢細胞の欠落、および粘膜内アセチルコリンエステラーゼ(acetylcholine esterase)陽性神経細胞の増生を認める。

■ **治療と薬理メカニズム** 軽症例では、浣腸による保存的治療を行う。症状が高度の場合、新生児期では一時的な人工肛門造設術を行い、3〜6カ月以降に根治手術を行う。根治手術術式としては、Duhamel法、Soave法、Swenson法、直腸筋切除術などがある。

直腸肛門奇形（鎖肛）

■ **定義・概念／疫学** 直腸肛門奇形(anorectal anomaly)は、直腸・肛門の発生異常により、同部位の閉鎖・狭窄・瘻孔形成をきたした状態の総称である。出生約5,000人あたり1人の割合で発症する。約半数の症例に、食道閉鎖、十二指腸閉鎖、先天性心疾患、脊椎奇形、染色体異常(Down〈ダウン〉症候群など)などを伴うことが知られている。

■ **病因・病態生理と分子メカニズム／分類** 直腸盲端の位置により以下に分類される。①高位型（恥骨中央〈P点〉と仙尾関節〈C点〉を結んだ線〈P-C line〉よりも上方に位置するもの）、②低位型（坐骨下端〈I点〉を通りP-C lineと平行な線〈I line〉よりも下方に位置するもの）、③中間型（P-C lineとI lineの間に位置するもの）。

■ **臨床症状**
症状：排便障害や、発熱・膿尿などの尿路感染症状を認める。
身体所見：肛門部・外陰部をよく観察し、鎖肛の有無、瘻孔の有無について確認する。

■ **検査成績／診断**
検査所見・画像診断：生後12時間以上経過した後に、倒立位側面単純X線撮影(WangensteenRiceのinvertography)を行い、直腸ガスの位置により閉鎖部位を確認し、病型分類を行う。出生直後にはガスが直腸まで到達しておらず、診断不能である。尿一般検査にて尿路感染症の所見を認めた場合、直腸と尿路の間に瘻孔が存在している可能性が高い。瘻孔および奇形の有無の確認のため、尿路造影や腟造影も必要である。X線検査にて骨奇形の有無も確認する。

■ **治療と薬理メカニズム** 低位型に対しては、新生児期に根治手術(cut back手術)を行うことが多い。高位型・中間型に対しては、まず人工肛門造設術を行い、生後6〜12カ月後に根治手術を行う。高位型に対しては、腹会陰式肛門形成術や腹・仙骨会陰式肛門形成術などを行う。中間型に対しては、仙骨会陰式肛門形成術を行う。一般に低位型の予後は良好であるが、高位型では合併奇形の頻度も多く、術後排便機能に問題が残ることも多い。

Meckel憩室

■ **定義・概念／疫学** Meckel(メッケル)憩室(Meckel diverticulum)は胎生期の卵黄管の腸管側が遺残したものであり、回盲弁から約100cm口側までの回腸の腸間膜付着対側に存在する。発生頻度は2〜3%である。

■ **臨床症状**
症状：通常は無症状であるが、時に以下の症状を呈する。①憩室出血（憩室に異所性胃粘膜が存在し胃酸を分泌した結果、憩室内に潰瘍形成をきたし、出血する）。②腸重積（憩室が反転し先進部となり、腸重積をきたす）。③憩室炎（腹痛、発熱をきたす。時に穿孔し、腹膜炎を併発する）。
身体所見：Meckel憩室に特異的な身体所見はないが、前述した合併症をきたした場合に、腹部所見がみられる。

■ **検査成績／診断**
検査所見・画像診断：特に出血例の場合、^{99m}Tc-pertechnetateシンチグラフィ（胃粘膜に集積する）により、Meckel憩室に集積を認めることがある。いわゆるOGIB (obscure gastrointestinal bleeding〔上部下部消化管内視鏡検査にて出血源が不明の消化管出血〕)の出血源検索としてのカプセル内視鏡検査やバルーン小腸内視鏡検査で発見される症例が増加している（図10-1）。

■ **治療と薬理メカニズム** 憩室炎に対しては抗生物質投与、憩室出血に対しては内視鏡的止血術や胃酸分泌抑制剤の投与を行う。根治的治療は、Meckel憩室を含めた回腸部分切除術である。

腸回転異常症

■ **定義・概念／疫学** 腸回転異常症(intestinal malrota-

11 消化管憩室とその関連疾患

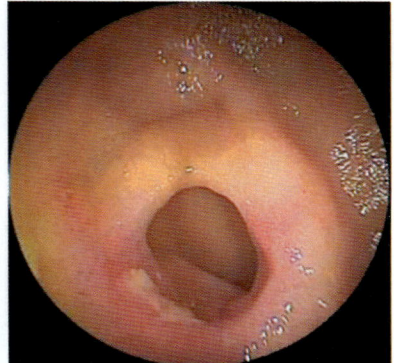

図 10-1 Meckel 憩室の内視鏡像(潰瘍合併例)

tion)とは,胎生10週時に胎児の腹腔外で発育した腸管が腹腔内に戻る際に,中腸(十二指腸乳頭部から横行結腸の2/3まで)が反時計回りに回転しながら最終的に抗腹膜に固定される途中の過程で障害が発生し,回転が止まってしまった状態である。回転異常のみでは通常無症状であるが,Ladd(ラッド)靱帯と呼ばれる膜様物により十二指腸が圧迫されたり,小腸軸捻転をきたした場合に症状が出現する。生後2~3週間で症状が出現することが多く,特に軸捻転の場合は広範囲で腸管壊死をきたす場合があり,緊急手術の適応となる。

▶臨床症状

症状:胆汁性嘔吐,腹部膨満が出現する。軸捻転の場合,急速に全身状態が悪化し,ショックにいたる。Ladd 靱帯による場合は軸捻転の場合よりも症状は軽度であることが多い。

身体所見:腸閉塞所見を認める。すなわち,腹部膨満,腸管蠕動音の亢進(腸管壊死にいたると低下~消失する),腹部の圧痛,筋性防御などである。

▶検査成績/診断

検査所見/画像診断:軸捻転の場合,上部消化管造影検査にて corkscrew sign を認める。注腸造影では盲腸が上腹部正中に存在する。Ladd 靱帯による場合,上部消化管造影検査で十二指腸下行脚に閉塞所見を認める。

▶治療と薬理メカニズム
小腸軸捻転の場合,緊急で手術を行う。軸捻を解除し,腸管壊死がみられなければ十二指腸脚と上行結腸脚間の線維性膜を切除する(Ladd 手術)。腸管壊死を認める場合には,壊死腸管を切除するが,広範囲に及ぶ場合,短腸症候群となり,予後不良である。Ladd 靱帯による場合には Ladd 靱帯を切離する。

【渡部 宏嗣】

▶定義・概念
消化管憩室とは消化管壁の一部が囊状に拡張し管腔の外側へ突出したものである。消化管憩室は食道,胃,十二指腸,小腸,大腸に発生する。憩室はその発生時期から先天性憩室と後天性憩室に分類される。壁構造では筋層を含む真性憩室と筋層を欠く仮性憩室に分類され,発生機序により内圧上昇による圧出性憩室と癒着などによる牽引性憩室に分類される(表11-1)。

▶疫学
消化管憩室の頻度については大腸が最も多く,十二指腸,食道,胃,小腸の順に多い。

食道憩室:上部消化管造影検査で約1%に認めると報告されている。わが国では気管分岐部憩室が最も多く,横隔膜上憩室,下咽頭憩室(Zenker〈ツェンカー〉憩室)と続く。

胃憩室:比較的まれな疾患で約0.1%に認めると報告されている。胃憩室は単発のことが多く,約70~80%は噴門部小弯後壁に多く,幽門前庭部,胃体部の順に多い。

十二指腸憩室:剖検例では20~30%に認め,消化管造影検査や内視鏡検査による発見頻度は6~28%と報告されている。十二指腸憩室は単発のことが多く,約70~80%が下行脚内側で,特に乳頭近傍に認められることが多い。

小腸憩室:Meckel(メッケル)憩室が多く剖検例で1~2%に認める。男女比は2:1と男性に多く,回盲弁から1 m以内の回腸の腸間膜付着部対側に発生する。25%に異所性組織の迷入がみられ,その70%は胃組織である。Meckel 憩室以外の小腸憩室の頻度はきわめて少ないが,上部空腸および回腸末端に多い。

大腸憩室:有病率は年齢,地域,人種により差がある。欧米において,その有病率は40歳以下の若年者では10%未満であるが,80歳以上の高齢者では50~60%に存在し,年齢とともに増加する傾向である。また,大腸憩室の成因として食物繊維摂取量減少との関連も報告されており,近年わが国においても食生活の欧米化に伴い増加してきていると考えられている。大腸憩室を局在別にみてみると,欧米では90%以上がS状結腸にみられるのに対し,わが国では約70%が右側結腸(盲腸,上行結腸,横行結腸)にみられる。

▶病因・病態生理と分子メカニズム

食道憩室:下咽頭憩室(Zenker憩室)は筋層を有していない仮性憩室であり,下咽頭収縮筋と輪状咽頭筋の間隙(Killian〈キリアン〉三角)や輪状咽頭筋と食道壁の縦走筋との間隙に圧出性に形成される。気管分岐部憩室は気管分岐部下と傍気管部のリンパ節の結核性炎症の瘢痕収縮により食道壁の一部が全層に牽引されて発生する。横隔膜上憩室は真性憩室であり,食道裂孔ヘルニアやアカラシアなど食道運動障害をしばしば伴い,下部食道括約筋の弛緩不全により横隔膜直上食道内圧が上昇するために発生する圧出性憩室である(表11-2)。

胃憩室:胃憩室のなかで噴門部憩室は真性憩室であり,噴門部の解剖学的な胃壁の脆弱部位による圧出性憩室である。幽門前庭部憩室の多くは膵炎,胆囊炎による周囲臓器との癒着より生じる牽引性,仮性憩室である。胃体部憩室は大弯に存在し,胃重複症によるものが多い。

表11-1 憩室の分類

発生時期	先天性憩室, 後天性憩室
壁構造	真性憩室, 仮性憩室
発生機序	圧出性憩室, 牽引性憩室

表11-2 食道憩室の分類

	発生機序	発生時期	壁構造	原因
下咽頭憩室(Zenker憩室)	圧出性	先天性	仮性憩室	Killian三角
気管分岐部憩室	牽引性	後天性	真性憩室	結核性リンパ節炎
横隔膜上憩室	圧出性	後天性	真性憩室	ヘルニア, アカラシア

十二指腸憩室：管外性憩室と管内性憩室に分類される。管外性憩室は筋層のない仮性憩室である。十二指腸下行脚乳頭近傍の脆弱な部位より圧出して生じる圧出性憩室である。また管内性憩室は腸管腔に袋状に突出する憩室であり，憩室壁は腸上皮でおおわれているが，筋層は欠いている。

小腸憩室：小腸憩室のうちMeckel憩室は卵黄腸管の遺残であり，回盲弁から1m以内の回腸の腸間膜付着部対側にできる先天性憩室である。壁は腸管壁全層を有する真性憩室である。Meckel憩室以外の小腸憩室は仮性憩室が多い。

大腸憩室：大腸憩室は加齢による壁の脆弱化，腸管の運動異常による腸管内圧上昇に伴い腸壁の一部が脱出して生じる筋層を欠く仮性憩室であることが多い。

● **臨床症状・検査成績** 消化管憩室はほとんどが無症状で消化管造影検査や内視鏡検査など，各種検査で偶然発見されることが多い。憩室が大きい場合，食道憩室においては憩室が食道を圧迫し，嚥下困難感や通過障害を生じる。特に下咽頭憩室では気管圧迫による呼吸困難感や唾液や食物による逆流症状を生じることがある。十二指腸憩室では憩室が総胆管や膵管を圧迫し，胆管炎や急性膵炎を生じることがある。大腸憩室では70〜80%は無症状であるが，便秘，下痢，腹部膨満感，腹痛を伴うことがある。合併症として憩室炎と憩室出血を生じることがある。大腸憩室炎では悪心・嘔吐，発熱，下痢，腹痛，腹部腫瘤を触知することがある。大腸憩室出血では通常，腹痛を伴わない鮮血便を認める。Meckel憩室もほとんどが無症状である。有症状の場合，病態は年齢によって異なり，乳幼児期にはMeckel憩室を先進部とした腸重積が最も多く，腹痛や嘔吐，粘血便を認める。成人期では憩室炎合併例では腹痛を認め，憩室出血合併例では鮮血便を認める。

● **診断** 合併症のない無症状の消化管憩室の診断は消化管造影や消化管内視鏡検査，CT検査で見つかることが多い。大腸憩室炎は血液検査で白血球数やC反応性蛋白(CRP)などの炎症反応上昇を認める。CT検査で大腸憩室が描出され（図11-1)，憩室の壁肥厚や憩室周囲の脂肪組織に炎症性変化を認め，腹部超音波検査では腸管壁の肥厚や膿瘍形成などの所見を認めれば，憩室炎と診断する。大腸憩室出血は血液検査でヘモグロビン(Hb)の低下を認める。血便を呈する患者のうち，頻回または大量に出血するものには全身状態を考慮し，大腸内視鏡検査を行い，出血

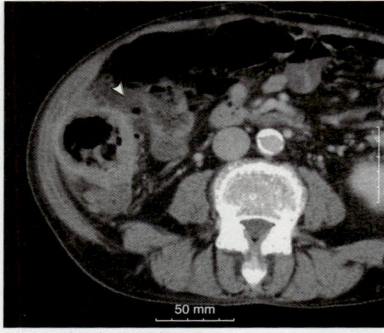

図11-1 大腸憩室炎の腹部CT像
上行結腸に憩室を認め，腸管の壁は肥厚し周囲の脂肪織混濁を認める(▷)

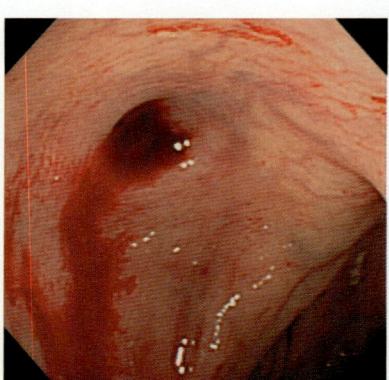

図11-2 大腸憩室出血の大腸内視鏡像

部位の診断を行う（図11-2)。診断までに複数回の内視鏡検査を要する場合もある。大量に出血し，出血部位が同定できず止血困難な場合は，CT検査や血管造影検査によって出血部位の診断が有用である。Meckel憩室においては開腹手術時に偶然発見されることが多い。臨床症状を伴う場合は，小腸造影により憩室内に造影剤貯留により，またMeckel憩室の異所性胃粘膜を標的とした^{99m}TCシンチグラフィや出血例においては出血シンチグラフィにより診断される。近年，ダブルバルーン内視鏡による小腸内視鏡検査で，Meckel憩室の診断を内視鏡的にも行うことができる。

■ **治療と薬理メカニズム** 無症状の消化管憩室に対する治療は必要ない。

大腸憩室炎：絶食，補液，抗生剤投与による保存的加療で改善することが多い。憩室炎が重症化し，穿孔による腹膜炎や膿瘍が治療に反応しない場合，瘻孔形成，強度の狭窄

や反復する憩室炎の場合には，外科的治療の適応になり，穿孔部の閉鎖術や腸管切除，ドレナージを行う．

大腸憩室出血：絶食および補液による腸管安静で自然止血する例が多く，必要があれば輸血を行う．血便を呈する患者のうち，頻回または大量に出血するものには全身状態が許せば大腸内視鏡検査を行い，診断とあわせて内視鏡的止血術が有効である．憩室から活動性出血が認められた場合には，クリップによる憩室の縫縮や，出血部位への高張ナトリウムエピネフリン（HSE）の局注または高周波による凝固止血を行う．大量に出血し，内視鏡検査で出血部位が同定できず止血困難な場合は，血管造影検査によって出血部位の診断，動脈塞栓術が有用である．大量出血やいったん止血しても再出血を繰り返す場合には外科的切除が行われる．

食道憩室においては愁訴や合併症を生じた場合には外科的加療を行う．下咽頭憩室では憩室の摘出と輪状咽頭筋切断が行われる．気管分岐部憩室に気管，気管支食道瘻を生じた場合は交通部を切開閉鎖する．横隔膜上憩室では通過障害など症状が進行で重症である場合や，合併症が生じた場合には憩室切除が行われる．

Meckel憩室においては，憩室炎や憩室出血，腸閉塞（イレウス）などの合併症を伴う場合は外科的切除を行う．

● **経過・予後** 穿孔などの合併症を併発しないかぎり，消化管憩室の予後は一般的に良好である．憩室炎や憩室出血など憩室合併症は繰り返すこともあり，注意を要する．

【山田 篤生】

参考文献
1) 小俣政男ほか編：専門医のための消化器病学，医学書院，2005
2) Yamada A et al：Assessment of the risk factors for diverticular hemorrhage. Dis Colon Rectum 51：116-120, 2008
3) Jensen DM：Urgent colonoscopy for the diagnosis and treatment of severe diverticular hemorrhage. N Engl J Med 13：342：78-82, 2000

12 薬物に起因する消化管疾患

はじめに

消化管は食物の消化と栄養素の吸収を司っているため，薬物による粘膜傷害の標的となりやすい．その原因となる主な薬物を表12-1に示す．さまざまな薬物が消化管病変をきたすが，ここでは臨床上，特に重要な非ステロイド性抗炎症薬（nonsteroidal anti-inflammatory drugs：NSAIDs）および抗血小板薬服用に伴う消化管病変と，抗菌薬使用に関連して発生する腸炎について概説する．

NSAIDsおよび抗血小板薬による上部消化管粘膜障害

● **定義・概念** 消化性潰瘍の発症は，酸の逆拡散を防ぐ防御機構の破綻とともに，その機能を支える血流障害が大きく関与している．両者が障害されると相互に悪循環を形成し，最終的には自己消化によって潰瘍が形成される．このような防御機構の破綻・血流障害をきたす原因の代表的なものとして *Helicobacter pylori* とNSAIDsあるいは抗血小板薬がある．わが国は急速に高齢化しており，種々の骨関

表12-1 消化管粘膜障害の原因となる主な薬物

食道炎	KCl, ビスホスホネート, ドキシサイクリン, NSAIDs/アスピリン, 鉄剤
胃粘膜障害	NSAIDs/アスピリン, 鉄剤, ポリスチレンスルホン酸ナトリウム, パクリタキセル, コルヒチン
小腸粘膜障害	NSAIDs/アスピリン, KCl, ポリスチレンスルホン酸ナトリウム, コルヒチン
大腸粘膜障害	NSAIDs/アスピリン, KCl, プロトンポンプ阻害薬, 抗菌薬, 化学療法, ジギタリス, 利尿薬, エストロゲン

NSAIDs：非ステロイド性抗炎症薬

節の変性疾患や，心脳血管疾患に対してNSAIDsあるいは抗血小板薬を服用する患者が増加しており，それに伴う胃・十二指腸潰瘍の発症が増加している．食道炎をきたすこともある．

● **疫学** NSAIDsを3カ月以上服用した患者に，上部消化管内視鏡検査を施行した日本リウマチ財団による1,008例での検討では17.4%で胃・十二指腸潰瘍を認めた．

● **病因・病態生理と分子メカニズム** プロスタグランジン（prostaglandin：PG）は粘液産生，分泌促進，重炭酸分泌促進，粘膜血流増加など胃粘膜防御機構の中心的役割を果たしている．シクロオキシゲナーゼ（cyclooxygenase：COX）はPG産生の鍵酵素でアラキドン酸をPGH2に変換する．COXには2つのアイソフォームがあり，定常的に発現するCOX-1は胃粘膜防御機構の維持に，また炎症などの刺激に応じて発現するCOX-2は潰瘍の治癒過程に重要である．NSAIDsはCOXを可逆的に抑制するため，消化管粘膜障害の原因となる．NSAIDsにはCOX-1およびCOX-2いずれも抑制する非選択的なものと，COX-2を選択的に抑制するもの（Coxibs）がある．NSAIDsによる消化性潰瘍の危険因子として消化性潰瘍の既往，*H. pylori* 感染，高齢，NSAIDsの用量，抗凝固薬や副腎皮質ステロイド・抗血小板薬の併用などがある．

血小板を活性化して凝集させるアゴニストとしてトロンビンやトロンボキサンA2（thromboxane A2：TXA2），アデノシン二リン酸（adenosine diphosphate：ADP）などがある．TXA2はCOX-1とTX合成酵素によってアラキドン酸から不安定な中間産物PGH2を経て産生される．アスピリンはCOX-1を非可逆的にアセチル化してTX（トロンボキサン）産生を抑制し，血小板凝集を阻害する．ADPは2種類の三量体G蛋白共役受容体P2Y1およびP2Y12を介して血小板を活性化する．P2Y12受容体は特にGPIIb/IIIa受容体を活性化し，血小板の持続的な凝集を引き起こす．チエノピリジン（thienopyridine）誘導体（チクロピジンやクロピドグレル）はP2Y12受容体を非可逆的に抑制して血小板凝集を阻害する．抗血小板薬は心血管疾患の二次予防に有効であるが，消化管などに出血性疾患を引き起こす可能性がある．

● **臨床症状・検査成績／診断** 15章7-2「胃・十二指腸潰瘍」参照．NSAIDsや抗血栓薬服用者に胃・十二指腸潰瘍を認めた場合，本症と診断する．*H. pylori* 感染の有無は問わない（図12-1）．

■ **治療と薬理メカニズム** 可能であれば薬剤を中止する．抗血栓薬として投与されている場合は服薬中止により

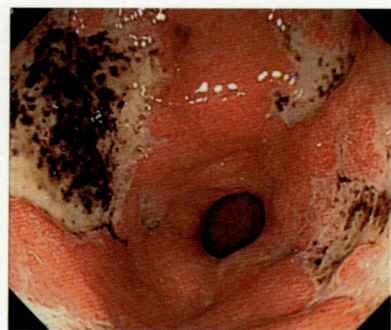

図12-1 NSIADs（ロキソプロフェン）服用後に発症した急性胃粘膜病変の内視鏡像

背景心血管疾患が増悪する可能性があるため、潰瘍が治癒過程となればすみやかな再開が望ましい。潰瘍の活動期は通常の胃・十二指腸潰瘍に準じて、酸分泌阻害薬（プロトンポンプ阻害薬〈PPI〉、ヒスタミン H_2 受容体拮抗薬〈H_2RA〉）を投与する。NSAIDsや抗血小板薬服用に伴う潰瘍の発症および予防には酸分泌阻害薬（PPIやH_2RA）やPG製剤（ミソプロストール〈misoprostol〉）が有用である。*H. pylori* 除菌は潰瘍発症のリスクを低下させる。なおエノピリジン誘導体は肝P450酵素の一つであるCYP2C19を介して活性型に変換されるため、代謝経路が競合するPPIを併用すると抗血小板作用が抑制され、心血管系リスクが上昇する可能性がある。

COX-1が胃粘膜防御機構の維持に重要なことから、COX-2選択的阻害薬（コキシブ〈Coxib〉）が創薬された。CoxibによりNSAIDs潰瘍の発症が有意に抑制される。なおshear stressなどにより血管内皮細胞でCOX-2依存性に産生されるPGI$_2$は、血小板凝集を抑制し抗血栓的に作用する。このためアスピリンを除くNSAIDsやCoxibを心血管系リスクがある患者で使用する場合は注意を要する。

▶**経過・予後** NSAIDsや抗血小板薬は高齢者に投与する場合が多く、出血例では時に重篤な転帰にいたることがある。

NSAIDsによる小腸・大腸粘膜障害

▶**定義・概念** 近年バルーン内視鏡やカプセル内視鏡の開発により、これまで困難であった小腸の観察が可能となった。NSAIDs服用により高頻度で小腸にびらん・潰瘍などの病変を呈し、鉄欠乏性貧血や低蛋白血症の原因となることが明らかとなった。上部および下部消化管内視鏡検査や消化管X線検査を行っても出血源が不明な原因不明消化管出血（obscure gastrointestinal bleeding：OGIB）の原因として重要である。

▶**疫学** 剖検例の検討では死亡直前にNSAIDsを投与された患者の8.4%で小腸に非特異性潰瘍がみられた。NSAIDsの長期投与により50〜60%で小腸・大腸粘膜障害の症状（鉄欠乏性貧血や低アルブミン血症など）をきたすとされる。

▶**病因・病態生理と分子メカニズム** COX-1あるいはCOX-2欠失マウスの検討では、両者いずれも小腸粘膜変への関与が報告されている。またNSAIDsが有する脂溶性および酸性という固有の性質の直接作用で、腸上皮細胞の刷子縁の細胞膜リン脂質が障害され、また細胞内に侵入した薬剤によりミトコンドリアが傷害され細胞障害が起こるとされる。こうして粘膜透過性が上昇し、腸内細菌や胆汁酸などが侵入して粘膜障害が発症する。

▶**臨床症状・検査成績** 自覚症状は乏しい。血便をきたすことは少ない。しばしば慢性鉄欠乏性貧血や、蛋白漏出症による低アルブミン血症の原因となる。時に小腸の慢性潰瘍性病変により膜様の狭窄（diaphragm stricture）をきたし、腹痛などの閉塞症状をきたすことがある。まれに腸管穿孔で発症することがある。

▶**診断** 内視鏡検査では、小腸のびらん・潰瘍性病変や瘢痕、あるいは膜様狭窄を認める。NSAIDsの服用歴の確認が重要で、NSAIDsの使用中止により所見の改善がみられる。炎症性腸疾患や病原細菌感染など他の原因を否定する必要がある。

▶**治療と薬理メカニズム** 可能であれば薬剤の中止が望ましい。健常ボランティアに対するカプセル内視鏡を用いた検討では、防御因子製剤（粘膜保護薬やPGE製剤）がNSAIDsによる粘膜障害の数を減少させ有用であった。メトロニダゾールやメサラジンの有用性の報告もある。COX-2選択的阻害薬は非選択的NSAIDsと比べてOGIBなどの消化管イベント発症を低下させる。膜様狭窄に対し内視鏡的なバルーン拡張術や外科手術が必要となることがある。NSAIDs投与患者には全消化管に対するケアを心掛ける必要がある。

▶**経過・予後** NSAIDsの使用中止により所見の改善がみられる。消化管穿孔などによる突然死の原因となることもある。

急性出血性大腸炎

▶**定義・概念** 区域性の出血性大腸炎で横行結腸や右側結腸がしばしばおかされる。抗生物質服用後、血性下痢が起これば急性出血性大腸炎（acute hemorrhagic colitis）を疑う。

▶**疫学** アモキシシリンを1週間服用する*H. pylori*除菌療法では約0.4%の発症が報告されている。

▶**病因・病態生理と分子メカニズム** ペニシリン耐性の*Klebsiella oxytoca*が検出されることが多く、また患者から分離された菌により実験動物で類似腸炎が発症したことから、菌交代現象が発生機序の一つとして考えられている。このほか、アレルギー反応、粘膜微小循環の虚血性変化の関与も想定されている。

▶**臨床症状・検査成績** ペニシリン系やセフェム系抗生物質服用開始1〜7日以内に血性下痢や疝痛様の腹痛をきたす。*Clostridium difficile*関連下痢症と異なり健常者でも起こりうる。下部消化管内視鏡検査では通例、直腸は正常で右側結腸優位の病変を認める。全周性の発赤・浮腫を認める。縦走潰瘍を認めることもある。

▶**診断** 抗生物質服用歴、細菌培養で他の病原性感染症の否定。

▶**治療と薬理メカニズム／経過・予後** 通例、抗生物質

の中止ですみやかに軽快する。

Clostridium difficile 関連下痢症

- **定義・概念** Clostridium difficile 関連下痢症 (CD-associated diarrhea: CDAD) は，抗菌薬の使用に伴う腸管細菌叢の菌交代による C. difficile の異常増殖によって起こる腸炎である。
- **疫学** C. difficile 感染症は最も重要な院内感染症の一つである。長期入院患者の 20～50％が C. difficile の保菌者といわれる。
- **病因・病態生理と分子メカニズム** C. difficile は芽胞形成性のグラム陽性嫌気性菌で 1935 年に最初に記載された。その分離の困難さから difficult clostridium にちなみ命名された。2 種類の毒素が産生され，toxin A (enterotoxin) は腸液の増加や粘膜障害，炎症を引き起こす。toxin B (cytotoxin) は toxin A より強力な毒性を持つが，単独では病原性が低い。toxin A により細胞透過性が亢進すると toxin B が細胞内に侵入し，強い細胞障害性を発揮する。CDAD 発症の危険因子としては，

1. 抗菌薬使用：当初クリンダマイシンで報告されたが，最近ではキノロン系，広域ペニシリンあるいはセフェム系薬剤などの報告が多い
2. 高齢 (65 歳以上)
3. 入院患者
4. 胃酸分泌抑制：PPI 長期使用による発生率上昇

などが報告されている。

- **臨床症状・検査成績** 抗菌薬投与中あるいは投与終了 5～10 日後に下腹部痛を伴う 10～15 行/日に及ぶ水様下痢，発熱，白血球増加などをきたす。CDAD では，軽度の下痢症だけのものから，偽膜を形成して偽膜性腸炎を発症するなどさまざまな程度があり，CDAD と偽膜性腸炎は同義語ではない。

劇症型では，腹部激痛，下痢，著明な白血球増加，脱水，血圧低下やショック，中毒性巨大結腸症や腸管穿孔をきたすことがある。

- **診断** 上記臨床症状に加えて，糞便中の C. difficile 毒素の同定が重要である。toxin A あるいは B どちらか一方のみ陽性である場合があり，両者を測定する EIA (酵素免疫測定法) が開発され診断率が向上した。入院患者では菌保有率が高く，培養法で C. difficile が陽性になっても本症の診断法とはならない。偽膜性腸炎の診断は下部消化管内視鏡検査による黄白色の半球状の偽膜の確認による (図12-2)。

米国のガイドラインでは白血球 (WBC) 1 万 5,000 以上の上昇あるいは血清 Cr (クレアチニン) 値の健常時の 1.5 倍の上昇は重症型を示唆する検査所見である。

- **治療と薬理メカニズム** 菌交代の原因となっている抗菌薬を可能なかぎり早急に中止する。手洗いの励行や，医療スタッフおよび面会者の手袋・ガウン使用などの院内感染制御が重要である。

非重症型：メトロニダゾールあるいはバンコマイシン経口投与 10～14 日。

重症型：バンコマイシン経口 (腸閉塞例では注腸も考慮) 投与。中毒性巨大結腸症や穿孔のおそれがある例では外科手術を考慮する。

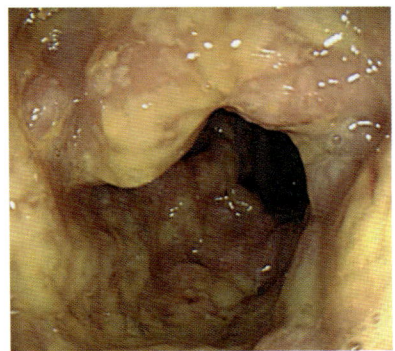

図 12-2 偽膜性腸炎の内視鏡像

表 12-2 化学療法による有害事象判定基準―下痢症

grade	
1	ベースラインと比べて＜4 回/日の排便回数増加，ベースラインと比べて人工肛門からの排泄量が軽度に増加
2	ベースラインと比べて 4～6 回/日の排便回数増加，ベースラインと比べて人工肛門からの排泄量が中等度増加
3	ベースラインと比べて 7 回以上/日の排便回数増加，便失禁，入院を要する。ベースラインと比べて人工肛門からの排泄量が高度に増加，身のまわりの日常生活動作の制限
4	生命を脅かす，緊急処置を要する

(CTCAE version 4.0)

- **経過・予後** 10～25％で再燃・再感染が起こる。

悪性腫瘍の化学療法に伴う下痢症

- **定義・概念** 悪性腫瘍の化学療法に伴う下痢症 (chemotherapy-induced diarrhea) は，特にフッ化ピリミジン (5-FU) 系とイリノテカンでしばしばみられる。
- **病因・病態生理と分子メカニズム** 5-FU やイリノテカンは消化管粘膜の急性傷害を起こし下痢症状をきたす。5-FU は腺窩細胞の分裂を停止させ，分泌細胞の比率が相対的に上昇するため腸管分泌が亢進する。5-FU とロイコボリンを併用するとさらに下痢を起こしやすくなる。イリノテカンはアセチルコリンと構造上類似しているため，コリン作動性に消化管の副交感神経を刺激し，約半数の患者で投与後数時間から下痢症状をきたす。しばしば涙や鼻汁，唾液分泌など副交感神経刺激症状を伴う。またイリノテカンの活性代謝産物の SN-38 は消化管粘膜障害を起こす。多くは投与から数日～2 週間程度で発症する。SN-38 は肝でグルクロン酸抱合され胆汁中に排泄されるが，腸管細菌により脱抱合を受けると粘膜障害の原因となる。Gilbert (ジルベール) 症候群の患者では，肝でのグルクロン酸抱合能が低下しているため，より強い副作用を発現しやすい。
- **臨床症状・検査成績／診断** 化学療法に伴う下痢症は，時に重篤で生命にかかわることがある。脱水や腎障害，電解質異常などをきたす。米国 National Cancer Institute の有害事象判定基準による重症度分類を**表 12-2** に示す。

■**治療と薬理メカニズム** 補液による脱水の補正など，対症療法が基本である。
■**経過・予後** 下痢の発症と好中球減少が同時期となると，感染症を併発して重篤な経過をたどることがある。grade 3以上の下痢症では入院加療が望ましい。

【安田 宏】

参考文献
1) 塩川優一ほか：非ステロイド性抗炎症剤による上部消化管傷害に関する疫学調査．リウマチ 31：96-111，1991
2) 日本消化器病学会編：消化性潰瘍診療ガイドライン，南江堂，2009
3) Adebayo D et al：Is non-steroidal anti-inflammatory drug (NSAID) enteropathy clinicaly more important than NSAID gastropathy? Postgrad Med J 82：186-191, 2006
4) Christoph Högenauer C et al：*Klebsiella oxytoca* as a causative organism of antibiotic-associated hemorrhagic colitis. N Engl J Med 355：2418-2426, 2006
5) Cohen SH et al：Clinical Practice Guidelines for *Clostridium difficile* Infection in Adults: 2010 Update by the Society for Healthcare Epidemiology of America (SHEA) and the Infectious Diseases Society of America (IDSA). Infect Control Hosp Epidemiol 31：431-455, 2010
6) Common Terminology Criteria for Adverse Events (CTCAE) version 4.0：http://www.jcog.jp (日本語版)

13 門脈圧亢進症に伴う消化管疾患

■**定義・概念** 門脈圧亢進症(portal hypertension)とは，門脈系の血圧(門脈圧)の病的な亢進に伴って引き起こされるさまざまな臨床症状や疾患の総称である。門脈系とは，大循環とは別に存在する血行路であり，腹腔内臓器(胃，腸管，膵臓，脾臓，胆嚢など)の静脈血が門脈本幹に集まり，肝門部から肝臓に入り，肝小葉内で毛細血管網(類洞)を形成した後に肝静脈となり，下大静脈にいたる一連の血管系を示している。門脈圧は，肝臓を経て下大静脈にいたるまでの門脈血流の途中経路に血流障害がある場合，または門脈系へ流入する血液量が増加した場合に上昇する。門脈系には大循環の静脈と連絡している部位があり，門脈圧亢進状態が解消できず持続すると，これらの生理的に存在する門脈-大循環系交通枝は径が拡大し，側副血行路として機能するようになる。この側副血行路の発達に伴って消化管に生ずる病的変化，すなわち食道・胃静脈瘤，異所性(十二指腸，小腸，結腸，直腸など)静脈瘤，門脈圧亢進症性胃症(PHG)などを，門脈圧亢進症に伴う消化管疾患と考えることができる。

■**病因・病態生理と分子メカニズム** 門脈圧亢進症の病因となる基礎疾患を以下に示す。

肝硬変(liver cirrhosis：LC)：門脈圧亢進症の病因の80%を占める。ウイルス性肝炎，アルコール性肝障害，自己免疫性肝炎(autoimmune hepatitis：AIH)，原発性胆汁性肝硬変(primary biliary cirrhosis：PBC)，非アルコール性脂肪肝炎(nonalcoholic steatohepatitis：NASH)，その他の肝疾患(Wilson〈ウィルソン〉病などの代謝異常，薬剤性肝障害など)などの慢性進行性肝疾患により，肝全体にびまん性に線維化と再生結節形成をきたす。再生結節は肝静脈枝や類洞を圧排し，門脈圧を亢進させる。

特発性門脈圧亢進症(idiopathic portal hypertension：IPH)：脾腫，貧血，門脈圧亢進を示し，しかも除外となる

表 13-1 門脈圧亢進症の分類と基礎疾患

障害部位	疾患
肝前性	
肝性	肝外門脈閉塞症
肝性(類洞前性)	特発性門脈圧亢進症，日本住血吸虫症
肝性(類洞後性)	肝硬変
肝後性	Budd-Chiari症候群

べき肝硬変，肝外門脈・肝静脈閉塞，血液疾患，寄生虫症，肉芽腫性肝疾患，先天性肝線維症などを証明しえない疾患をいう。通常，肝硬変にいたることはなく，肝細胞癌の母地にはならない。病理組織像にて，門脈域の線維化，門脈枝の硬化，肝内末梢門脈枝の潰れを認める。

肝外門脈閉塞症(extra-hepatic portal obstruction：EHO)：肝門部を含めた肝外門脈の閉塞を有し，門脈圧亢進を示す疾患をいう。原因の明らかでない一次性肝外門脈閉塞と，原因の明らかな二次性肝外門脈閉塞症とに分類される。一次性のEHOの多くは小児期の発症例であり，原因として出生後乳幼児期に起きた腹腔内感染や臍炎などによる門脈の血栓性静脈炎などの可能性が考えられている。二次的EHOの原因としては，肝硬変や特発性門脈圧亢進症に伴う肝外門脈血栓，腫瘍，血液疾患，胆嚢胆管炎，膵炎，開腹手術などがある。

Budd-Chiari症候群(Budd-Chiari〈バッド-キアリ〉syndrome：BCS)：肝静脈の主幹あるいは肝部下大静脈の閉塞や狭窄により門脈圧亢進症にいたる症候群をいう。わが国では，肝部下大静脈の閉塞，特に膜様の閉塞による発症例が多い。原因の明らかでない一次性Budd-Chiari症候群と原因の明らかな二次性Budd-Chiari症候群とがある。二次性Budd-Chiari症候群の原因としては，肝癌，転移性肝腫瘍，うっ血性心疾患などがある。

日本住血吸虫症：日本住血吸虫の成虫は門脈系の静脈に寄生し，産卵した虫卵が門脈を塞栓し，門脈およびその周囲に強い炎症を起こして肉芽腫を形成し，門脈圧亢進症を引き起こす。

以上の基礎疾患による門脈系の流出血管抵抗の増大と流出障害は，流通障害部位別に表13-1のようにまとめることができる。

そして，これらの門脈血流障害に加えて，特に肝硬変の場合はhyper-dynamic stateにあり，全身循環血漿量と心拍出量は増大しており，脾動脈経由の血流増加も伴い，結果として門脈系への流入血液量が増加し，さらに門脈圧は亢進すると考えられている。

門脈圧亢進状態の持続と進行は，やがて生理的に存在する門脈-大循環系交通枝の径の拡大と，さまざまな側副血行路(門脈-大循環系短絡)の発達を引き起こし，食道・胃静脈瘤，異所性静脈瘤，門脈圧亢進症性胃症などをかたちづくっていく(図13-1)。

■**臨床症状・検査成績**

消化管出血(吐血・下血)：食道・胃静脈瘤の破裂，十二指腸や小腸など異所性静脈瘤の破裂などに伴い発症する門脈圧亢進症の代表的症状であり，出血量は多くの場合大量であり，急性期になんらかの止血処置が行われない場合，重篤化する例が多い。

意識障害：門脈-大循環系短絡の形成に伴い，アンモニアな

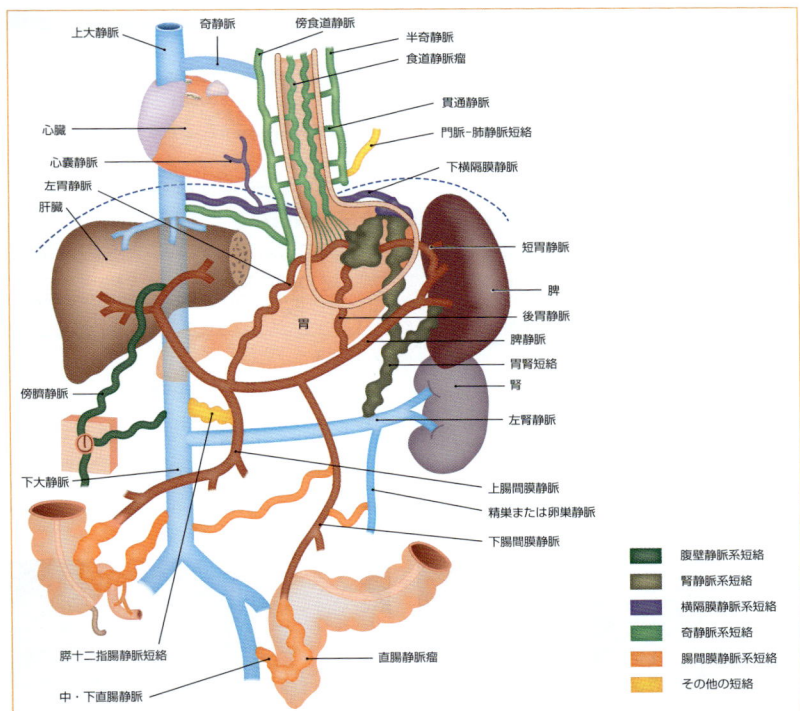

図 13-1　門脈圧亢進症により発生する側副血行路
(文献 1 を改変)

どの中間代謝物を含む門脈血が短絡を介して大循環へ直接流入し、血清アンモニア値上昇や肝性脳症をしばしば引き起こす。
脾腫・脾機能亢進症： 門脈圧亢進症に伴い、しばしば脾腫および脾機能亢進症をきたし、末梢血検査で汎血球減少を認める。
腹水貯留： 門脈圧亢進症に加え、低アルブミン血症、肝リンパの漏出などの存在により、しばしば腹水貯留をきたす。
● **診断**　門脈圧亢進症に伴う消化管疾患の診断は内視鏡検査によって得られる。その記載法については、日本門脈圧亢進症学会による「門脈圧亢進症取扱い規約」が世界的にも認められており、これに準じる。頻度の高い食道・胃静脈瘤や門脈圧亢進症性胃症については上部消化管内視鏡検査によりほとんどの場合診断可能であるが、異所性静脈瘤の診断については、ダブルバルーン内視鏡や下部消化管内視鏡検査、血管造影検査を要する場合もある。
異所性静脈瘤： 十二指腸、小腸、結腸および直腸静脈瘤の内視鏡検査記載法は食道静脈瘤の記載法に準じる(表 13-

2, 図 13-2, 図 13-3)。
門脈圧亢進性胃症(portal hypertensive gastritis：PHG)：内視鏡所見において、胃体上部、胃底部などに発赤、浮腫、粘膜出血などを認める。程度分類については、mild gastropathy と severe gastropathy の 2 つに大別する McCormack 分類や、grade 1～3 の 3 つに分類する豊永分類などが使用される。
■ **治療と薬理メカニズム**　二次的な門脈圧亢進症で基礎疾患の治療が可能なものはこれを行う。
　静脈瘤からの出血など緊急時には、まず第一に補液や輸血、投薬などで全身の循環動態を安定させる。その後すみやかに内視鏡的静脈瘤結紮術(EVL)や内視鏡的硬化療法(EIS)といった内視鏡的治療を行い、止血を試みる。胃静脈瘤や異所性静脈瘤の場合は interventional radiology(IVR)による止血も有効なことがある。食道・胃静脈瘤出血の症例で内視鏡の検査がすぐに施行できない場合や、止血困難な場合には、SB チューブによる圧迫止血を試みる(図 13-4)。

表 13-2 食道・胃静脈瘤の内視鏡所見記載基準

	食道静脈瘤(EV)	胃静脈瘤(GV)
占居部位 location(L)	Ls：上部食道にまで認められる Lm：中部食道にまで及ぶ Li：下部食道のみに限局	Lg-c：噴門部に限局 Lg-cf：噴門部から穹窿部に連なる Lg-f：穹窿部に限局 注：胃体部にみられる静脈瘤はLg-b，幽門部にみられる静脈瘤はLg-aと記載する
形態 form(F)	F₀：治療後に静脈瘤が認められないもの F₁：直線的な比較的細い静脈瘤 F₂：連珠状の中等度の静脈瘤 F₃：結節状あるいは腫瘤状で太い静脈瘤	食道静脈瘤内視鏡所見の記載法に準じる
色調 color(F)	Cw：白色静脈瘤 Cb：青色静脈瘤 注1：紫色・赤紫色にみえる場合はviolet(v)を付記してCbvと記載してもよい 注2：血栓化された静脈瘤はCw-Th，Cb-Thを付記する	食道静脈瘤内視鏡所見の記載法に準じる
発赤所見 red color sign(RC)	ミミズ腫れ様所見(red wale marking：RWM)，cherry-red-spot(CRS)，血マメ様所見(hematocystic spot：HCS)の3つがある RC₀：発赤所見をまったく認めない RC₁：限局性に少数認めるもの RC₂：RC₁とRC₃の間 RC₃：全周性に多数認めるもの 注1：teleangiectasiaがある場合はTeを付記する 注2：RWM，CRS，HCSは，RCの後に(　)をつけて付記する 注3：F₀であっても発赤所見の認められるものは，RC₁₋₃で表現する	RC₀：発赤所見をまったく認めない RC₁：RWM，CRS，HCSのいずれかを認める程度分類は行わない
出血所見 bleeding sign	出血中の所見 ・湧出性出血(gushing bleeding) ・噴出性出血(spurting bleeding) ・滲出性(にじみ出る出血)(oozing bleeding) 止血後の間もない時期の所見 ・赤色栓(red plug)，白色栓(white plug)	食道静脈瘤内視鏡所見の記載法に準じる
粘膜所見 mucosal finding	びらん(erosion)(E)：認めればEを付記する 潰瘍(ulcer)(Ul)：認めればUを付記する 瘢痕(scar)(S)：認めればSを付記する	食道静脈瘤内視鏡所見の記載法に準じる

(文献1を改変)

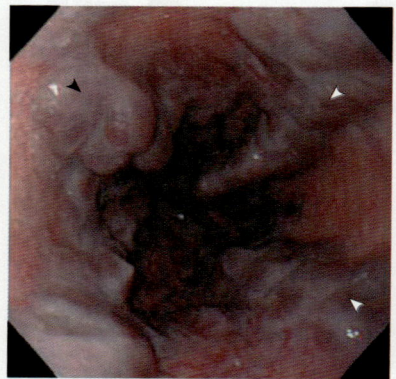

図 13-2 食道静脈瘤の形態
▶：F₃ 結節状あるいは腫瘤状の太い静脈瘤
▷：F₂ 連珠状の中等度の静脈瘤

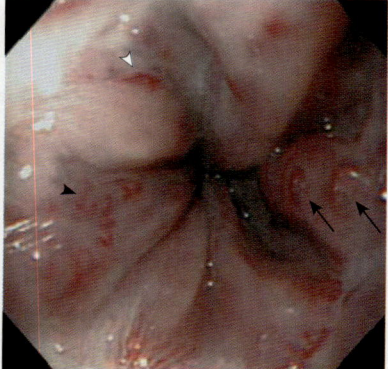

図 13-3 食道静脈瘤の発赤所見
▶：ミミズ腫れ様所見(RWM)
▷：cherry-red-spot(CRS)
→：血マメ様所見(HCS)

一時止血が得られた症例では全身状態改善後，内視鏡的治療の継続，IVRあるいは外科的手術を待機的に行う．予防例では内視鏡所見を参考に治療を考慮する．

内視鏡的治療の前処置は通常の上部消化管内視鏡検査の前処置に準じ，咽頭麻酔を行い，抗コリン薬を投与し，血管確保し，必要に応じてジアゼパム5～10 mgで鎮静する．場合によっては，ペンタゾシンおよび塩酸ヒドロキシジンも用いる．主な治療法を以下に示す．

SBチューブ(Sengstaken-Blakemore tube)：食道・胃静脈瘤出血の症例で，内視鏡などの検査や処置がすぐに施行できない場合や，止血困難な場合に行う．SBチューブを鼻腔より挿入し，先端が胃内にあることを確認したら，胃用バルーンに必要量の空気(チューブタイプによっては空気と水)を注入して膨らませ，チューブを上方に静かに引っ張り，胃バルーンが食道胃接合部に接したところからさらに約10 cm口側にチューブを牽引し固定，その後食道

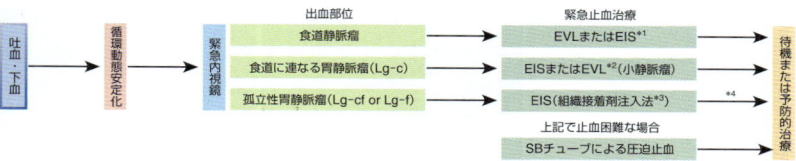

図 13-4 食道・胃静脈瘤急性出血の治療フローチャート
*1：高度肝障害や全身状態不良の患者には内視鏡的硬化療法（EIS）より内視鏡的静脈瘤結紮術（EVL）を選択
*2：径の大きな胃静脈瘤に対するOリングによるEVLは禁忌
*3：孤立性胃静脈瘤に対する組織接着剤注入法は高度肝障害患者にも適応あり
*4：胃腎短絡（+）の孤立性胃静脈瘤の待機・予防的治療はB-RTO（balloon-occulluded retrograde transvenous obliteration）の適応

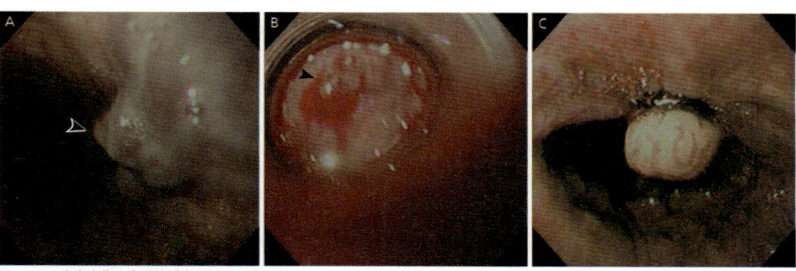

図 13-5 出血直後の食道静脈瘤に対する緊急 EVL
A：下血と貧血進行の患者に緊急 GFS 施行したところ，白色栓（▶）を伴った食道静脈瘤を認めた
B：白色栓（▶）を出血点と考え，これを中心に静脈瘤をデバイス内に吸引し，
C：Oリングで結紮した
EVL：内視鏡的静脈瘤結紮術

バルーンに空気を入れ，マノメーター接続端子にマノメーターを接続し，内圧を4～5 kPa（30～40 mmHg）に保つ。食道および食道胃接合部の圧迫壊死を防止するため，48時間以上の留置は行わず，粘膜損傷を防ぐため，6時間ごとに5分間は，食道バルーン内の空気を抜く。

内視鏡的静脈瘤結紮術（endoscopic variceal ligation：EVL）：EIS と比べて手技が容易であり，重篤な合併症も少なく，高度肝障害や全身状態不良の患者にも施行可能などの利点から，欧米においては EIS よりも有効とのエビデンスが多い。しかし，EIS のように供血路まで根絶できないため治療後の短期再発が多く，また胃静脈瘤に対する EVL は，静脈瘤の径に対して O リングのサイズが小さく，術後胃酸にさらされるため出血の危険が高いともいわれており，一部の小静脈瘤に対しては有効でも，特に胃穹窿部の静脈瘤（Lg-cf, Lg-f）に対する O リングを用いた EVL は禁忌とされている。O リングを用いた EVL の手順を以下に示す（図 13-5, 図 13-6）。

1. 通常内視鏡で静脈瘤を観察した後に，あらかじめスコープに装着しておいたオーバーチューブにキシロカインを十分塗布し，食道内に挿入する。このとき，オーバーチューブによる食道損傷や穿孔の偶発症の報告がされているので，できるだけゆっくりと愛護的に挿入することを心掛ける。

2. その後スコープを抜去し，EVL デバイスをスコープ先端に装着し，デバイスにつながっている送気チューブを内視鏡の外側にビニールテープなどで2～3カ所固定

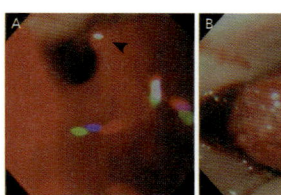

図 13-6 出血中の食道静脈瘤に対する緊急 EVL
A：吐血の患者に緊急 GFS 施行したところ，湧出性出血（▶）を伴った食道静脈瘤を認めた
B：出血点を O リングで結紮した
EVL：内視鏡的静脈瘤結紮術

する。

3. プレートに並んだ O リングの一つに，スコープ先端のデバイスを押しつけて装着し，そのスコープをオーバーチューブから挿入する。

4. 静脈瘤の発赤所見の強い部分や特に突出した部分，また出血時には出血点を正面にとらえ，スコープ先端のO リングをデバイスごと押しつける。

5. 内視鏡の吸引をかけ，陰圧によりデバイスのなかに静脈瘤を十分に吸い込んで，視野が赤玉になった時点で，送気チューブから注射器で2 mLの空気を一気に注入するとOリングがはずれ，静脈瘤が結紮される。

6. スコープを抜去し，Oリングを再装着して結紮を繰り

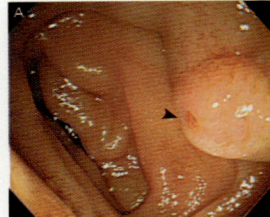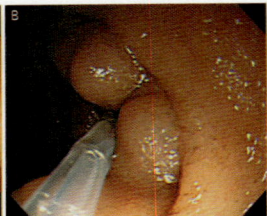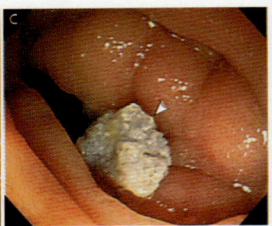

図 13-7 出血性十二指腸静脈瘤に対する EIS
A：吐血・下血の患者に緊急 GFS 施行したところ、胃、食道、球部に変化なく、下十二指腸角に赤色栓(▶)を伴った静脈瘤を認めた
B：ヒストアクリル注入による内視鏡的硬化療法(EIS)を施行した
C：EIS 後ヒストアクリル(▷)が少しもれて凝固したが、以後出血はコントロールされ、静脈瘤も縮小した

返す。結紮部位はできるだけ食道胃接合部から開始し、口側に向かって可能なかぎり密に結紮するのが効果的である。

7 食道静脈瘤急性出血に対しては、患者の全身状態が悪い場合が多いため、EVL が第一選択と考える。その場合は、できるだけ出血点のみに EVL を行い、止血が確認されたらすみやかに手技を終え、追加の EVL は全身状態が回復してから待機的に行う。

8 出血で視野がとれない場合は、出血している静脈瘤の出血点の肛門側や食道胃接合部に EVL を行うと有効なことがある。

9 EVL 単独治療後短期再発する傾向が強いが、EVL を再発時に繰り返すことにより、コントロールできる症例も少なくない。硬化療法(血管外注入法)やアルゴンプラズマ凝固法による地固め法を追加し、短期再発を減らす方法もある。

内視鏡的硬化療法(endoscopic injection sclerotherapy：EIS)：静脈瘤の供血路まで根絶できるため、EVL などと比べて治療後再発が少ない。しかし手技が難しく、食道穿孔、大出血、縦隔炎、肺炎、肺塞栓、急性呼吸促迫症候群(ARDS)、ショック、門脈塞栓、硬化剤による肝障害、腎不全、播種性血管内凝固(DIC)、敗血症などの重篤な合併症も報告されており、熟練を要する。高度の黄疸(T-Bil〈総ビリルビン〉≧4 mg/dL)、低アルブミン血症(2.5 g/dL以下)、血小板 2 万/μL 以下、出血傾向(DIC)、大量腹水貯留、高度肝性脳症、腎不全、心不全などを有する例では EIS 禁忌といえる。硬化剤としてモノエタノールアミンオレイン酸塩(monoethanolamine oleate：EO)(オルダミン®)を用いる血管内注入法、エトキシスクレロール(aethoxysklerol：AS)を用いる血管外注入法、胃静脈瘤や異所性静脈瘤出血時の緊急止血目的でシアノアクリレート(cyanoacrylate)系組織接着剤(ヒストアクリル、アロンアルファ)を静脈瘤に注入する方法(図 13-7)などがある。手順を以下に示す。

1 内視鏡装着バルーンを十分に膨らませ食道静脈瘤の下流(口側)を圧迫し、静脈瘤の血流を停滞させる。

2 X 線透視でモニタリングしながら、内視鏡下に直接静脈瘤を穿刺し、硬化剤＝10% EO と造影剤(イオパミドール〈iopamidol〉)を等量混合した 5%EOI を注入する。

3 穿刺は食道胃接合部から上方 5 cm 以内で行い、穿刺後陰圧をかけ血液の逆流を確認し、X 線透視で注意深く観察しながら門脈流入する寸前まで EOI を注入する。緊急例では出血点の肛門側から注入を行う。

4 透視上、硬化剤が食道壁外に流出し、供血路が造影されない場合は食道壁外シャントの存在が考えられるため、ただちに注入を中止する。特に門脈-肺静脈短絡(porto-pulmonary venous anastomosis：PPVA)の存在(図 13-1 参照)は動脈系塞栓を引き起こす可能性があり、熟練医によるモニタの詳細な観察が必要となる。

5 EOI 注入後の停滞時間(内視鏡装着バルーン解除までの時間)は、1 分以上とする。2 mL を超える EOI の血管外注入は深い潰瘍を形成する可能性があり、逆流がないときは 1 mL 以内の局注にとどめる。

6 穿刺部からの出血は内視鏡装着バルーンで圧迫し止血する。

7 1 回の EIS に使用する EOI 総量は 0.4 mL/kg 以内とする。

8 可能なかぎり EO の血管内注入を繰り返し、食道・胃静脈瘤と供血路(左胃静脈、後胃静脈、短胃静脈)を血栓化した後に、1% AS 血管外注入を残存細血管や血栓化静脈瘤が脱落するまで繰り返し、静脈瘤の完全消失をはかる。AS を血管外に注入する際は、確実に粘膜内に注入し、膨隆の形成を確認するよう留意する。1 カ所の AS 注入量は 1〜2 mL とし、AS 総量は 20 mL 以内とする。

薬物療法：門脈圧の減圧のために投与する主な薬剤には以下のものがある。

- **バゾプレシン** 食道・胃静脈瘤出血の緊急治療目的での使用が保険で認められている唯一の薬剤。20 単位を 5% ブドウ糖に 100〜200 mL に混和し、0.1〜0.4 単位/分で持続静注する。腹部内臓血管収縮作用により門脈への血液流入量を減少させ、門脈圧を降下させる。冠動脈攣縮、腎不全などの副作用があり、心筋梗塞の既往や腎障害症例に対しては禁忌である。

- **β遮断薬** バゾプレシンと同様の機序で門脈圧を降下させるとされ、静脈瘤の再出血および一次出血予防のため、塩酸プロプラノロール、ナドロールなどが経口投与される。用量は安静時心拍数を約 25% 下げる程度まで調整が必要といわれ、低血圧、徐脈、心不全などの副作用に対しては禁忌である。

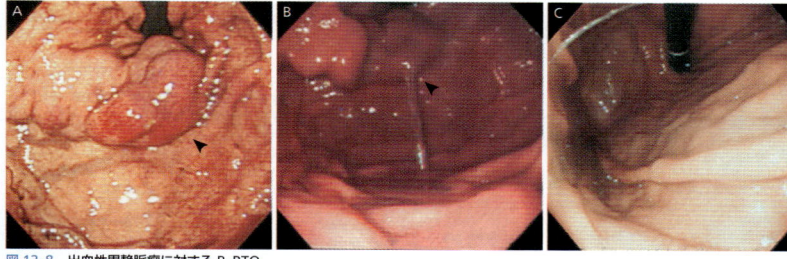

図 13-8 出血性胃静脈瘤に対する B-RTO
A：吐血・下血の患者に緊急 GFS 施行したところ，噴門部から穹窿部に連なる太い静脈瘤を認め，びらん発赤と滲出性出血を認めた（▶）．保存的に対処し，後日待機的に B-RTO（balloon-occuluded retrograde transvenous obliteration）を施行した
B：B-RTO 施行 10 日後，出血していた胃静脈瘤は縮小しつつある（▶）
C：B-RTO 施行 1 年半後，胃静脈瘤は消失していた

が問題となる．

- **アンジオテンシンⅡ受容体拮抗薬（ARB）** 近年，ロサルタン，オルメサルタン，カンデサルタンなどの ARB の内服が肝星細胞を弛緩し類洞圧を下げるなどの機序により，門脈圧を低下させ，肝線維化にも抑制的に働くとの報告が数多くなされており，臨床現場においても，静脈瘤の再出血および一次出血予防目的で広く使用されつつある．

B-RTO（balloon-occuluded retrograde transvenous obliteration）：IVR による治療法の一つ．胃穹窿部の静脈瘤（Lg-cf, Lg-f）で，F2 以上，RC1 以上，出血の既往といったリスクを有する症例で，胃腎短絡を有する症例に待機または予防的に行われる．経大腿静脈的または経頸静脈的に左腎静脈から逆行性に胃腎短絡にバルーンつきカテーテルを進めてバルーン閉塞し，心嚢静脈や横隔膜下静脈などの排血路をコイルや 50%ブドウ糖液や純エタノールを用いて処理した後，5%EOI を逆行性に胃静脈瘤に注入する（図 13-1 参照）．経頸静脈的な B-RTO は transjugular retrograde obliteration for gastric varices（TJO）とも呼ばれる（図 13-8）．

外科的手術：肝機能良好例（Child-Pugh 分類 grade A〜B）が対象となる．

- **食道離断術** 傍食道および胃上部の広範な血行遮断と脾臓摘出も行うため，脾機能亢進症を伴う高度の食道静脈瘤に対しても有効であるが，手術に耐えられる肝予備能を有することが必要であり，特発性門脈圧亢進症や肝外門脈閉塞症などがよい適応となる．
- **Hassab 手術** 食道離断をせず開腹して血行遮断と脾臓摘出のみ行う．手術侵襲が比較的軽く，胃静脈瘤に対して確実な治療効果があるため，内視鏡的治療や B-RTO が困難な胃穹窿部の静脈瘤（Lg-cf, Lg-f）に対して行われることが多い．
- **その他の手術** 内視鏡的治療や経皮的血管アプローチでの IVR が困難な静脈瘤に対して，開腹下に静脈瘤結紮術や硬化療法を行い良好なコントロールが得られる場合がある（図 13-9）．

▶**経過・予後** 消化管静脈瘤患者の予後は，その基礎疾患や，肝予備能，肝癌合併の有無などによって決定されるが，

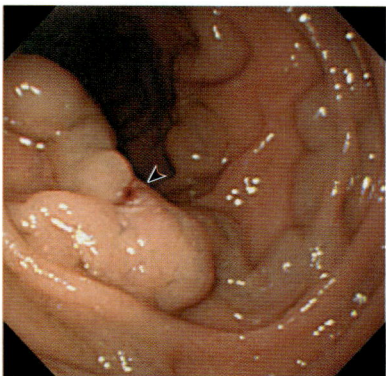

図 13-9 開腹治療を行った出血性十二指腸静脈瘤
下血およびショックの患者に緊急 GFS 施行したところ，十二指腸下行脚に赤色栓（▶）を伴った静脈瘤を認めた．血管造影（SMA-PV）にて，複数の静脈の流入を受け，複数の静脈への流出を伴う十二指腸静脈瘤を認め，経皮的血管アプローチでの IVR（interventional radiology）は困難と判断，開腹下に静脈瘤結紮術および硬化療法を行い，良好なコントロールが得られた

その急性出血に対して止血処置を行わなかった場合の致死率は 50％を超えるといわれており，進行した肝硬変の患者や肝癌合併患者に対しても，出血の危険があれば，合併症の予防に十分配慮しつつ積極的に静脈瘤治療を行うべきと考えられる．IPH 患者や一次的 EHO 患者の予後については，肝硬変や，肝不全，肝癌にいたることはほとんどないといわれており，静脈瘤出血がコントロールされれば 10 年累積生存率が 90％前後ときわめて良好である．これに対して二次的 EHO では，肝硬変，IPH，肝癌，血液疾患など門脈閉塞の原因疾患によって予後が決定される．Budd-Chiari 症候群は発症様式により急性型と慢性型に大別され，急性型は一般に予後不良であり，腹痛，嘔吐，急速な肝腫大および腹水にて発症し，1〜4 週で肝不全により死の

転帰をとる重篤な疾患であるが，わが国ではきわめてまれである．一方，慢性型は約80％を占め，多くの場合は無症状に発症し，次第に下腿浮腫，腹水，腹壁皮下静脈怒張を認める．

[赤沼 真夫]

参考文献
1) 日本門脈圧亢進症学会編：門脈圧亢進症取扱い規約 改訂第2版，金原出版，2004
2) 日本消化器内視鏡学会卒後教育委員会編：消化管内視鏡ガイドライン 第3版，医学書院，2006
3) 難病情報センター：http://www.nanbyou.or.jp/sikkan/082_i.htm#
4) 国立国際医療センター肝炎情報センター：http://www.ncgm.go.jp/center/index.html
5) 國分茂博：門脈圧亢進症の病態と最新治療．日本消化器病学会雑誌 105：1588-1596，2008

14 蛋白漏出性胃腸症

● **定義・概念** 蛋白漏出性胃腸症（protein-losing gastro-enteropathy）とは，血漿蛋白，特にアルブミンが消化管粘膜から胃腸管腔へ異常に漏出することによって起こる低蛋白血症を主徴とする症候群であり，その病因として多くの疾患があげられる．

● **病因・病態生理と分子メカニズム** 健常者においてもアルブミンは消化管腔に排出されるが，その多くは再吸収後に肝臓で再合成される．本症においては，アルブミンの消化管への排出が，肝臓で合成される量を超えるため低蛋白血症が生じる．

蛋白漏出の機序としては，①リンパ系の異常，②毛細血管透過性の亢進，③消化管粘膜上皮の異常，の3つがあげられ，これらが単独あるいは複数で関与している．そのため，本症を引き起こす疾患は，消化管疾患のみならず，心疾患や膠原病などの全身疾患も含まれる（**表14-1**）．また，最近ではFontan手術後に蛋白漏出性胃腸症を発症した症例も数多く報告されている．

リンパ系の異常：腸管から静脈にいたるリンパ管の形成不全や，腫瘍性疾患や炎症性疾患による機械的なリンパ流障害が引き起こすリンパ管圧の上昇や，収縮性心膜炎や心不全による静脈圧の上昇に伴うリンパ管圧の上昇によって，腸リンパ管腔の拡大やリンパ管壁の破綻をきたし，蛋白漏出が起こる．

毛細血管透過性の亢進：消化管のアレルギー疾患，アミロイドーシス，毛細血管拡張症などでは，腸管壁の毛細血管透過性が更新することで，蛋白漏出が起こる．

消化管粘膜上皮の異常：Ménétrier（メネトリエ）病や潰瘍性大腸炎，Crohn（クローン）病，胃腸の潰瘍性病変などの炎症性の疾患や，腫瘍性疾患によって，消化管粘膜上皮が欠損し，その部位から組織液が消化管腔に漏出されることで蛋白漏出が起こる．

● **臨床症状** 浮腫は蛋白漏出性胃腸症の主要症状であり，初発症状でかつ唯一の症状である場合も多い．顔面や四肢に限局する症例も多いが，全身の高度浮腫や胸水・腹水を伴う症例も認める．

本症の消化管症状は原疾患によって異なるが，下痢，悪

表14-1 蛋白漏出性胃腸症の主な原疾患（臓器別分類）

食道
食道癌
胃
巨大肥厚性胃炎（Ménétrier病），胃癌，胃ポリープ，胃潰瘍，胃炎，胃切除後症候群，好酸球性胃腸症
小腸
腸リンパ管拡張症，熱帯性スプルー，セリアックスプルー，Crohn病，Whipple病，急性感染性腸炎，寄生虫感染症，小腸潰瘍，アレルギー性胃腸症，盲係蹄症候群，血管腫，小腸憩室症
大腸
潰瘍性大腸炎，Crohn病，偽膜性大腸炎，大腸癌，大腸ポリポーシス，腸リンパ管拡張症
心疾患
うっ血性心不全，収縮性心膜炎，心房中隔欠損症，三尖弁閉鎖不全，肺動脈狭窄症
その他
肝硬変，慢性膵炎，アミロイドーシス，膠原病，ネフローゼ症候群，無γグロブリン血症

心・嘔吐，腹痛，腹部膨満感，食欲不振などがみられる．またアルブミン・カルシウムの漏出・吸収障害によって低カルシウム血症テタニー症状を呈する症例もある．また若年者症例では発育障害を伴うこともある．

● **検査成績** 蛋白漏出性胃腸症の一般血液検査所見としては，低蛋白血症，低コレステロール血症，低カルシウム血症，鉄欠乏性貧血がみられる．

特に本症における低蛋白血症では，血清蛋白量の低下と血清アルブミン値の減少を認め，γグロブリンとコレステロールは正常もしくは減少を示し，アルブミン／グロブリン（A/G）の低下しない低アルブミン血症が特徴的である．α・βグロブリン，フィブリノーゲン，コレステロールの増加やA/G比の低下を認めるネフローゼ症候群や，γグロブリンの増加を認める肝疾患と鑑別可能である．

● **診断**

消化管腔への蛋白漏出の診断

蛋白漏出性胃腸症の確定診断は，消化管腔への蛋白漏出を証明することが必要である．

従来行われていたアイソトープを用いた^{131}I-PVP試験（Gordon試験）や^{51}Cr-アルブミン法などの検査法は，安全性の問題や試薬入手が困難なことから現在は行われておらず，現在はα_1アンチトリプシン（α_1AT）クリアランスや，^{99m}Tc-DTPA（ジエチレントリアミン5酢酸）結合ヒト血清アルブミンや^{111}In-トランスフェリンによるシンチグラフィの診断への有用性が報告されている．

● **α_1アンチトリプシンクリアランス** α_1アンチトリプシン（α_1AT）は腸管に漏出しても再吸収されずに免疫抗原性を保ったままで糞便中に排泄されるため，その糞便中への排泄からアルブミンの漏出を証明する方法である．3日間蓄便した糞便と血清のα_1ATの濃度を免疫拡散法で測定し，血清α_1ATの腸クリアランス（mL/日）を算出する．

原疾患の診断

前述したように，蛋白漏出性胃腸症の病因となりうる疾患は数多く存在する．そのため，蛋白漏出が証明された場合，原疾患の診断が必要である．

消化管疾患の診断
●消化管X線検査
- 上部消化管造影検査：食道・胃・十二指腸の腫瘍性病変，潰瘍性病変や，Ménétrier病に伴う巨大皺壁，ポリポーシスの有無を確認する．
- 小腸造影検査：小腸の機能異常や狭窄・拡張，腫瘍性病変，潰瘍性病変の有無を確認する．
- 注腸検査：大腸の狭窄，腫瘍性病変，潰瘍性病変の有無を確認する．

- **消化管内視鏡検査** 消化管内視鏡検査では，直接消化管を観察することにより，腫瘍性病変，潰瘍性病変，巨大皺壁，ポリポーシスの有無を確認できるだけでなく，生検検査による病変の確定診断を行うことができる．従来から広く行われている上部・下部消化管内視鏡検査だけではなく，最近では小腸内視鏡も普及しつつあり，全消化管の内視鏡観察も可能となっている．
- **リンパ管造影検査** 腸リンパ管拡張症を疑う場合にはリンパ管造影検査を行う．リンパ管の狭窄や閉塞などの異常像が得られる．

心疾患の診断
胸部X線，心電図，心エコーにより，心不全や収縮性心膜炎などの有無を確認する．

その他の疾患の診断
血液検査，腹部超音波検査，腹部CT，MRI検査により，膠原病などの全身性疾患等の有無の確認を行う．

■ 治療と薬理メカニズム
蛋白漏出性胃腸症に対する治療は，基礎疾患に対する治療に加えて，低蛋白血症・浮腫に対する治療を行う．

基礎疾患に対する治療：悪性腫瘍やMénétrier病，ポリポーシス，腸リンパ管拡張症などで蛋白漏出部位が限局している場合は，外科的な切除が有効な場合がある．またCrohn病や潰瘍性大腸炎，膠原病などに対しては各原病に応じた薬物療法による治療が有効である．

浮腫・低蛋白血症に対する治療：蛋白漏出性胃腸症によって生じた浮腫・腹水に対しては，必要に応じて各種利尿薬投与を行う．また低蛋白血症に対しては，アルブミン製剤などの輸液を行う．下痢，腹痛などの症状に対しては，適宜止痢薬，抗コリン薬の投与を行う．

食事療法：蛋白漏出性胃腸症の患者に対する食事は，腸リンパ管圧の上昇を予防するために高蛋白低脂肪食とすることが重要である．特に脂肪は吸収後にリンパ系を介さずに直接門脈に入る中鎖脂肪酸からなるトリグリセリド（medium chain triglyceride : MCT）が有効である．また脂肪をほとんど含まない成分栄養剤も特に腸リンパ管拡張症などに有効である．

■ 経過・予後
蛋白漏出性胃腸症の生命予後は，基本的には原疾患に関連することが多い．しかし，低蛋白血症が改善されない場合，成長期であれば低栄養による発育障害を引き起こし，また悪液質，テタニーなどでの死亡例も認められる．

【小田島 慎也】

参考文献
1) 田村和民ほか：タンパク漏出性胃腸症．内科学，杉本恒明ほか編，p946-947，朝倉書店，1995
2) 三浦総一郎：蛋白漏出性胃腸症．内科学書，島田馨編，p1668-1670，中山書店，1999
3) Umar SB et al : Protein-losing enteropahty: Case illustrations and clinical review. Am J Gastroenterol 105 : 4-49, 2010
4) Rychik J : Protein-losing enteropathy after Fontan operation. Congenit Heart Dis 2 : 288-300, 2007

15 消化管ポリポーシス

■ **定義・概念** 消化管に同一の組織像を有する隆起が多発する疾患群であり，組織像によって腺腫性ポリポーシス，過誤腫性ポリポーシス，その他のポリポーシスに大別される．遺伝性を有する疾患が多く，近年では原因遺伝子の一部も同定されている．症状のコントロールや悪性化の予防のため，内視鏡的または外科的切除術がなされる．消化管，その他の悪性腫瘍の高いリスク群と考えられている（表15-1）．遺伝性と悪性腫瘍の合併の問題から，適切なカウンセリングと，悪性疾患の予防や早期発見のためのスクリーニングも考慮する必要がある．特に，古典的な家族性大腸腺腫症においては大腸癌が必発であり，予防的な大腸切除術が施行されることが多い．

腺腫性ポリポーシス（大腸腺腫症）

家族性大腸腺腫症

■ **定義・概念** 家族性大腸腺腫症（familial adenomatous polyposis : FAP）は大腸に腺腫性ポリープが多発し，大腸癌を高率に発症する，常染色体優性の遺伝性疾患である．

■ **病因・病態生理と分子メカニズム** 原因遺伝子として，1990年代に5番染色体長腕の*APC*遺伝子が同定され，この遺伝子変異に起因するものはFAPと呼ばれている．*APC*遺伝子は15エクソン，2,843アミノ酸からなる，大型の癌抑制遺伝子で，FAPの80〜90%で変異がみられ，300以上の異なる変異が知られている．

遺伝子の変異部位と大腸腺腫症の程度，あるいは大腸癌診断時年齢との関係が検討されている．β-カテニンと接合する部位の*APC*変異では大腸病変が高度で，若年時に大腸癌が特に左側結腸〜直腸に発生し，APC蛋白N末端，あるいはC末端側に偏在した変異では，軽度の大腸病変にとどまり，高齢で大腸癌が発生する傾向が認められるとされる．一方，同じ変異でも，臨床症状が著しく異なる場合がある．肉眼的大腸腺腫数が100個以下のものは，attenuated FAP（AFAP）として別個に取り扱われることがある．

■ **臨床症状／診断**
ポリープの特徴
大腸全域に数百から千個以上の大小のポリープが多発する（図15-1）．無茎性ないし亜有茎性の隆起に加えて，結節集簇様病変や微小な平坦・陥凹型病変も認められる．組織像は管状腺腫が大半で，大きいものでは絨毛腺腫成分を伴うようになる．明らかな隆起が密集するものを密生型，隆起が散在性に認められるものを非密生型に大別することがあるが，大腸腺腫症の程度は前述したように*APC*変異部位に影響を受けている．

亜型として，Gardner（ガードナー）症候群（大腸以外の病変を合併），Turcot（ターコット）症候群（髄芽腫など中枢神

表 15-1 消化管ポリポーシス

	原因遺伝子	ポリープ			他病変（消化管）	消化管以外の病変	悪性腫瘍
		遺伝形式	主な部位	個数			
腺腫性ポリポーシス（大腸腺腫症）							
家族性大腸腺腫症（FAP）	APC	常優	大腸	数百～数千個	胃、十二指腸、小腸	Gardner 症候群　デスモイド、表皮嚢胞、線維腫　骨腫、網膜色素上皮過形成　Turcot 症候群　脳腫瘍（髄芽腫、神経膠腫など）	大腸癌、肝芽腫、甲状腺癌
				attenuated FAP			
				数十個			
MYH（MYTYH）関連ポリポーシス	MYH（MYTYH）	常劣	FAP と同様であるが、程度が軽いこと多い				
過誤腫性ポリポーシス							
若年性ポリポーシス	SMAD4, BMPR1A	常優	大腸、胃	5～200 個	十二指腸、小腸	動静脈瘻、心奇形、精神発達遅滞	大腸癌、胃癌
Peutz-Jeghers 症候群	STK11/LKB1	常優	小腸	数個～数百個	大腸、胃	皮膚粘膜色素斑（口唇、頬粘膜、手足）	乳癌、婦人科癌、大腸癌、膵癌、胃癌
Cowden 病	PTEN	常優	食道、直腸	多発	他、全消化管	外毛根鞘腫（顔面）　乳頭腫（口腔粘膜）　角化性丘疹（四肢末端）	乳癌、甲状腺癌
その他のポリポーシス							
Cronkhite-Canada 症候群	―	非遺伝性	胃、大腸	多発	小腸	皮膚色素沈着（顔、首、手）　脱毛（眉、腋、頭髪）　爪甲萎縮	大腸癌
過形成性ポリポーシス	不詳	時に家族性	結腸	40～100 個	―		大腸癌

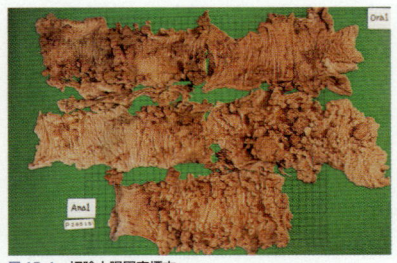

図 15-1 切除大腸固定標本
全大腸に無数のポリープを認める
（今村哲理：家族性大腸腺腫症．ダイナミック・メディシン 4，下条文武ほか監修，西村書店，2003）

経系の悪性腫瘍を合併），attenuated FAP（100 個未満の腺腫，大腸癌発生平均 51 歳）などがある．

診断は，大腸に数百から数千個の多発腺腫を認めることで可能であるが，早期診断や確認のために，APC 遺伝子の変異が調べられる．

大腸以外の消化管病変

- **胃ポリープ**　胃底腺ポリープが多いが，わが国では胃腺腫も多く，後者の場合は癌化の可能性がある．
- **小腸腺腫**　主に十二指腸，特に乳頭および周辺に高頻度にみられ，生涯発生率はほぼ 100% とされる．乳頭部周辺の癌の発生率は 4% で，大腸切除後の主要な死亡原因となる．多発，大型，絨毛成分，高異型度の症例でリス

クが高い．

消化管以外の病変

- **デスモイド**　成熟した線維芽細胞と豊富なコラーゲンの間質を有する線維性の腫瘍．ゆっくり増大し，疼痛や周囲臓器の圧迫・閉塞症状をきたすが，死因となる場合もある．多発することが多く，小腸間膜，腹壁，四肢などに発生する．外科手術後に発生する場合が多く，また病変の切除後の再発が多い．
- **皮膚病変**　脂肪腫，線維腫，表皮嚢胞など．表皮嚢胞は皮下組織の病変で，四肢，頭蓋，顔面などに，青年期に好発する．
- **骨腫**　頭蓋，長管骨，下顎など．
- **（先天性）網膜色素上皮過形成**　無症状であるが，FAP 患者のマーカーになる．
- **その他**　副腎腺腫など．

悪性腫瘍の合併

ポリポーシスは小児期から青年期にかけて発症（平均 15 歳）するが，生涯大腸発症率はほぼ 100% で平均 39 歳で大腸癌になるとされる．

大腸癌以外の悪性腫瘍として，頻度は低いが，十二指腸癌（特に乳頭部），甲状腺癌，膵癌，胆道癌，脳腫瘍（髄芽腫，神経膠腫など），肝芽腫などがみられる．

■ **治療と薬理メカニズム**　FAP では加齢とともに大腸癌のリスクが増大するため，予防的大腸切除術を行うことが推奨されている．結腸切除・回腸直腸吻合術（total colectomy with ileorectal anastomosis：IRA）が行われてきたが，残存直腸の癌発生が問題であり，術後も内視鏡での注意深い経過観察を要する．最近では，全大腸切除・回腸嚢肛門（管）吻合術（ileal pouch anal〈analcanal〉anastomosis：IA(C)A)が第一選択と考えられている。

また，スリンダクなどの非ステロイド性抗炎症薬(NSAIDs)を用いたchemopreventionの効果が検討され，大腸腺腫の退縮効果が報告されているが，長期経過については不明な点が多く，補助的治療法とするべきである。

■ **カウンセリング・スクリーニング** FAPまたはattenuated FAPの子どもについては，スクリーニングの遺伝子検査を施行する．遺伝子異常が確認または疑われる家族に対しては，12歳頃より大腸内視鏡によるスクリーニングが必要とされる．肝芽腫チェックのため，乳児期より7歳頃まで，AFPと腹部超音波検査によるチェックが推奨される．

予防的大腸切除術の必要性，術後も残存直腸癌およびデスモイドの発生，十二指腸病変の進行などの危険性があることなど，十分に説明する必要がある．適切な遺伝子カウンセリングも必要である．

MYH(MUTYH)関連ポリポーシス（大腸腺腫症）

近年DNA酸化に対する修復遺伝子である*MUTYH*遺伝子のホモ変異に起因し，常染色体劣性遺伝の形式をとる大腸腺腫症も明らかとなり，MYH(MUTYH)関連ポリポーシスと称される．

2002年にはじめて報告され，多発する大腸腺腫を特徴とし，一般にFAPよりも大腸腺腫数が少ないことが多いが，個数の多いものでは古典的FAPと同様の所見を呈する．大腸外病変についても，頻度は低いがFAPと同様の所見がみられる．診断時の年齢は45～56歳で，70歳までの大腸癌累積罹患率は80%程度と報告されている．

MYH(*MUTYH*)は，DNAに対する酸化ストレスに対して，8-oxoグアニンと誤って結合したアデニン塩基を除去する酵素をコードしており，変異によってG：C→T：A transversionが頻回に生じる．MYH関連ポリポーシスにおける腺腫には，*APC*や*KRAS*遺伝子にG：C→T：A transversionによる変異がみられる．表現型がFAPと似ているので，遺伝子検査による鑑別が必要である．

一般人口における変異の頻度は1～2%程度と推定され，したがって患者の子どもでの発生率は1～2%であり，FAPの場合の50%よりは非常に低い．ホモ変異者の発症率はほぼ100%と思われ，ヘテロにおける発症率は不詳だが，一般人口よりは高いであろうと考えられている．

過誤腫性ポリポーシス

若年性ポリポーシス

■ **定義・概念** 若年性ポリポーシス(juvenile polyposis)は若年性ポリープ(juvenile polyp：JP)が消化管に多発する常染色体優性の遺伝性疾患である．
■ **病因・病態生理と分子メカニズム** 原因遺伝子としてTGF-β(トランスフォーミング増殖因子β)シグナル関連の*SMAD4*(20%)，*BMPR1A*(20%)，*ENG*などが同定されている．

■ **臨床症状／診断**
ポリープの特徴
大きさ10～30 mmくらいにいたるポリープが5～200個程度，主に大腸(98%)にみられるが，胃や十二指腸・小腸にもみられる．主に有茎性で頭部は球形，表面平滑で光沢を伴うことが多く，びらんや易出血性を認める．組織学的に腺管の嚢胞状拡張，間質の浮腫状拡張と炎症細胞浸潤が認められ，平滑筋増生はみられない．

血便，下痢，貧血，低蛋白，腹痛，腸閉塞，ポリープ排出などの症状がみられ，小児の重症例では死亡原因になる場合もある．大部分が20歳までに診断される．

①大腸に5個以上のJP，②消化管の2臓器以上にわたる多発JP，③本症の家族歴のある患者におけるJP(数は問わない)のいずれかを満たすとする，診断基準が提唱されている．

またポリープの分布により全消化管型，大腸限局型，胃限局型に分類される．
消化管以外の病変
動静脈瘻，心疾患などの先天奇形や精神発達遅滞を有する症例もある．
悪性腫瘍の合併
悪性腫瘍，特に消化管癌の高リスク群と考えられており，大腸癌，次いで胃癌の合併が多い．欧米では生涯罹患率40～50%と報告されており，発癌の平均年齢は40歳代である．Peutz-Jeghers症候群と同様にポリープ内に腺腫成分が生じ，癌化すると考えられている．胃癌の合併も知られており，*SMAD4*変異例に多いとされる．特にわが国では胃のJPおよび胃癌の報告が多い．孤発のJPは主に小児に認めるが，悪性化のポテンシャルは少ないと考えられる．
■ **治療と薬理メカニズム／カウンセリング・スクリーニング** 定期的な上部および下部消化管内視鏡によるサーベイランスが推奨される．病状に応じて，内視鏡的切除が行われたり，FAPに準じて大腸切除が選択される場合もある．

Peutz-Jeghers症候群

■ **定義・概念** Peutz-Jeghers(ポイツ-ジェガース)症候群(Peutz-Jeghers syndrome)は消化管の過誤腫性ポリポーシスと口唇など皮膚粘膜にみられる黒褐色の色素斑を特徴とする常染色体優性の遺伝性疾患である．
■ **病因・病態生理と分子メカニズム** mTOR(mammalian target of rapamycin)経路に関連する*STK11/LKB1*遺伝子が原因遺伝子の一つとして同定されている(80%)．
■ **臨床症状／診断**
ポリープの特徴
ポリープは大きさ数mm～5 cmを超えるものまで，数個から数百個，小腸(64%)にみられることが多いが，大腸，胃にもみられる．大型のものは長い茎を有することが多く，腸重積の原因となる．病理学的には，粘膜筋板の樹枝状増生と上皮の過形成が特徴である．

腹痛，小腸の腸重積，腸閉塞，血便，貧血，ポリープ排出などの症状がみられる．①特徴的な皮膚粘膜色素斑，②小腸の多発過誤腫性ポリープ，③本症の家族歴のうち2点を満たすことが基準とされる．
消化管以外の病変
特徴的な色素斑は，口唇にみられることが多く(>95%)(図15-2)，次いで頬粘膜，また手足や口・鼻の周囲などにみられる．幼少時に目立ち，思春期以降消退することが

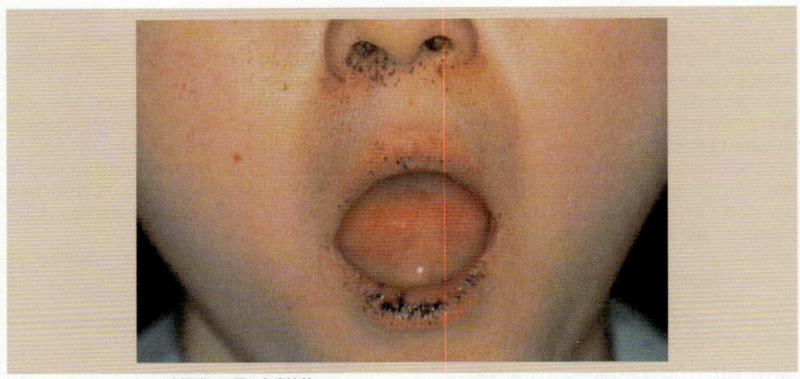

図15-2 Peutz-Jeghers症候群の口唇の色素沈着
(今村哲理:Peutz-Jeghers症候群. ダイナミック・メディシン 4, 下条文武ほか監修, 西村書店, 2003)

多い. 合併する精巣または卵巣腫瘍から, 早発思春期をきたしうる.

悪性腫瘍の合併
若年時より内臓悪性腫瘍を高率に認め, その危険度は一般人口の約18倍とされる. 消化管でもポリープから腺腫や癌の発生を少なからず認める.

大腸, 胃のみならず乳腺, 膵臓, 卵巣, 子宮などの癌がみられ, 65歳までの全身における発癌率は93%とする報告がある.

■ **治療と薬理メカニズム** 胃, 小腸のポリープは悪性化のポテンシャルがあるとされ, 1cmを超えるものは切除がすすめられる.

■ **カウンセリング・スクリーニング** 家族歴のあるものでは, 誕生時から, 色素斑と, 精巣または卵巣腫瘍の有無をチェックするべきである.

Cowden病

▶ **定義・概念** Cowden(カウデン)病(Cowden disease)は顔面, 口腔, 四肢末端などの特異的な皮膚粘膜病変と, 消化管の過誤腫性ポリポーシスを特徴とする常染色体優性の遺伝性疾患である.

■ **病因・病態生理と分子メカニズム** 癌抑制遺伝子*PTEN*の変異が原因(80%)である.

▶ **臨床症状**

ポリープの特徴
全消化管に過誤腫が多発するが, 食道のglycogenic acanthosisが特徴的である. 他のポリポーシスでは食道病変は一般的でない. 大腸では直腸に白色調の小隆起が多発する.

消化管以外の病変
顔面の外毛根鞘腫, 口腔粘膜の乳頭腫, 四肢末端の角化性丘疹など.

悪性腫瘍の合併
消化管外悪性腫瘍の高リスク群であり, 特に乳腺と甲状腺に好発する. 消化管癌の合併はまれとされる.

■ **治療と薬理メカニズム/カウンセリング・スクリーニング** ポリープそのものが治療対象とはならないが, 乳腺, 甲状腺など定期的なチェックが必要である.

その他のポリポーシス

Cronkhite-Canada症候群

▶ **定義・概念** Cronkhite-Canada(クロンカイト-カナダ)症候群(Cronkhite-Canada syndrome)は消化管ポリポーシスに皮膚色素沈着, 脱毛, 爪甲萎縮などの外胚葉系異常を伴う非遺伝性疾患である.

■ **病因・病態生理と分子メカニズム** 原因不明の後天性疾患である. 50〜60歳代に好発し, わが国では男性に多いとされている.

▶ **臨床症状**

ポリープの特徴
ポリープは食道以外の消化管全域にわたり存在するが, 93%は胃・大腸にみられる. 無茎性〜亜有茎性隆起が密生し, 若年性ポリポーシスに類似した組織像であるが, 介在粘膜にも同様の炎症性変化を伴うことが特徴である. Cronkhiteらの最初の報告ではポリープの組織像が腺腫様と記載されているが, その後の症例の集積から, ポリープを構成する腺管に異型性はなく, 非腫瘍性に分類されている.

下痢, 色素沈着, 脱毛, 爪変化, 食欲不振, 全身倦怠, 体重減少, 味覚異常, 口渇などの症状を呈し, 蛋白漏出性胃腸症と低蛋白血症を高頻度に生じる.

消化管以外の病変
皮膚色素沈着(顔, 首, 手など), 脱毛(眉, 腋, 頭髪など), 爪甲萎縮などを伴う.

悪性腫瘍の合併

大腸腺腫や大腸癌の合併例も散見される。

■ **治療と薬理メカニズム** 内科的治療が優先される。高カロリー輸液によって低栄養状態を改善させる。副腎皮質ステロイドの投与が有効との報告がある。大腸癌などを合併した場合には，その部位に応じた根治術を行う。

過形成性ポリポーシス

■ **定義・概念** 大腸の過形成性ポリープは，異型のない上皮の過形成で，鋸歯状構造を特徴とする非腫瘍性病変である。通常直腸〜遠位S状結腸に多く認められるが，過形成性ポリポーシス(hyperplastic polyposis：HPP)においては，近位結腸にも多発し，大腸癌の高リスク群と推測されている。また家族性のものも存在する。

■ **病因・病態生理と分子メカニズム** 単一の責任遺伝子や遺伝形式は不明であるが，機序として CIMP(CpG island methylator phenotype)との関連が疑われている。本症は鋸歯状腺腫を伴うことが多く，CpG island のメチル化を介して，過形成性ポリープから鋸歯状腺腫(serrated adenoma)が発生し，癌化する経路(serrated pathway)が推測されている。

■ **臨床症状／診断**

ポリープの特徴

ある種の過形成性ポリープ，SSA(sessile serrated adenoma)，一部の serrated adenoma に，後述する CIMP 関連癌と共通した，遺伝子学的な特徴があり，CIMP 発癌における前癌病変と目されている。

HPP の過形成性ポリープはこれらの特徴を共有するものが多い。数個〜100個超のものまであるが，多くは40〜100個程度である。S状結腸より近位に，大型の過形成性ポリープがみられることが多い。

世界保健機関(WHO)の診断基準によれば，①少なくとも5個以上の過形成性ポリープがS状結腸より近位側に認められ，そのうち2個は10 mm より大きい，②全大腸に過形成性ポリープが31個以上存在する，あるいは③両親ないし同胞に本症があり，S状結腸より近位側に過形成性ポリープを認める，のいずれかを満たす必要がある。

悪性腫瘍の合併

本症は高率に大腸癌を合併するとされるが，正確な生涯累積大腸癌罹患率は明らかでない。CIMP 関連癌の特徴として，CIMP，*BRAF* 体細胞変異，*MLH1* プロモーターメチル化が認められることが多い。

MLH1 プロモーターメチル化を反映して，ポリポーシスを伴わない遺伝性大腸癌の癌の特徴である MSI-H 癌が多いが，50％にとどまる。一方 CIMP 関連癌で高率に認められる *BRAF* の変異は，一般の大腸癌でも15％にみられるが，HNPCC ではまれである。CIMP 関連癌の臨床的特徴として，女性，右側結腸，粘液〜低分化癌が多い。

CIMP 癌と同様の特徴を持つ大腸癌が家族性にみられる家系もあり，HPP はその一部を構成すると考えられている。

■ **治療と薬理メカニズム／カウンセリング・スクリーニング** 発見は偶然や便潜血によるスクリーニングによるものが多いと思われるが，診断された場合は大腸癌の高リスク群として定期的サーベイランスを行う。家族性にみられる場合もあることにも留意する。

【山地 裕】

参考文献

1) Cruz-Correa M et al：Familial adenomatous polyposis. Gastrointest Endosc 58：885-894, 2003
2) Calva D et al：Hamartomatous polyposis syndromes. Surg Clin North Am 88：779-817, 2008
3) Zbuk KM et al：Hamartomatous polyposis syndromes. Nat Clin Pract Gastroenterol Hepatol 4：492-502, 2007
4) Lindor NM：Hereditary colorectal cancer：MYH-associated polyposis and other newly identified disorders. Best Pract Res Clin Gastroenterol 23：75-87, 2009
5) 今村哲理：家族性大腸腺腫症．ダイナミック・メディシン 4，下条文武ほか監修，西村書店，2003
6) 今村哲理：Peutz-Jeghers 症候群．ダイナミック・メディシン 4，下条文武ほか監修，西村書店，2003

16章 肝・胆・膵疾患

1. 肝疾患 …………………………………………………… 904
2. 胆道・膵疾患総論 ……………………………………… 968
3. 胆道疾患各論 …………………………………………… 986
4. 膵疾患各論 ……………………………………………… 1006

1 肝疾患

1 肝臓の構造と機能

肝臓の構造

肝臓は人体のなかで最も大きな臓器であり、体重の1.5〜2.5%に相当する重量（1〜1.5 kg）がある。右季肋部の横隔膜直下に位置し、通常は肋骨弓より頭側に収まるように靭帯組織で横隔膜に付着している。肝臓へ入る血管には腹部大動脈→腹腔動脈→総肝動脈からさらに分岐する固有肝動脈と、消化管、膵臓、脾臓からの静脈血が集まる門脈の2本がある。健常時には肝動脈と門脈との血流量比は約1：3とされている。

正常肝臓の断面を肉眼でみると、約 $1\,mm^3$ の微細な構造物からなっている。これは肝小葉と呼ばれるユニットであり、肝臓全体には約50万個存在するとされている。肝小葉の構造をシェーマで示したものが図1-1-1である。

その断面は平面的には正六角形にみえるが、その6つの頂点に位置する領域を門脈域（グリッソン）と呼ぶ。門脈域は脈管構造としての小葉間動脈・門脈、小葉間胆管のほか、リンパ球、マクロファージなどの血球系細胞、コラーゲン線維などの間質成分から構成されている。続いて肝小葉内へ目を向けてみると、肝臓に存在する全細胞数の約2/3を占める肝実質細胞（hepatocyte）が整然と索状に配列している。この肝細胞索の間には、門脈域から入ってくる動脈血と門脈血が流れる類洞（シヌソイド）と呼ばれる脈管構造がある。血液は小葉中心部に存在する中心静脈へ向かって類洞内を流れ、その後、肝静脈、下大静脈を経て、右房に戻る。一方、肝実質細胞で産生された胆汁は2個の肝実質細胞の間に存在する微小胆管へ分泌され、小葉内胆管、小葉間胆管と次第に太い胆管内を流れ、最終的には総胆管を経て、いったんは胆嚢内に貯留されるが、食事摂取後には胆嚢から総胆管を経て十二指腸へ流入し、特に脂肪分や脂溶性ビタミンなどの吸収に関与する。このように、肝臓内では血液と胆汁は逆方向に流れている。

類洞壁を構成する細胞には、類洞内皮細胞、Kupffer（クッパー）細胞、ピット（pit）細胞（ナチュラルキラー〈NK〉細胞）、星細胞（伊東細胞）などがある（図1-1-2）。類洞内皮細胞には100 nm径の小孔が開いており、赤血球などの血球成分は通過できないが、血液中の蛋白成分などは自由に出入りしうる。Kupffer細胞は肝の固着性マクロファージとして、鉄分、寿命の過ぎた血球細胞、細菌、ウイルスなどを貪食する作用を担っている。さらに、アルコール性肝障害やウイルス性肝炎の重症化などでは、Kupffer細胞が活性化し腫瘍壊死因子α（TNFα）をはじめとする各種炎症性サイトカインを放出することにより、病態進展に関与することが知られている。

類洞と肝細胞索との間隙はDisse（ディッセ）腔（space of Disse）と呼ばれる。このDisse腔内で類洞内皮細胞の裏打ちをしている支持細胞が星細胞（伊東細胞）であり、脂溶性のビタミンAを含んだ脂肪滴が多量に貯蔵されていること

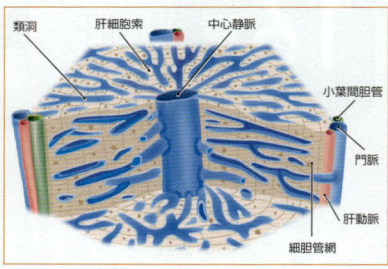

図 1-1-1　肝臓の小葉構造

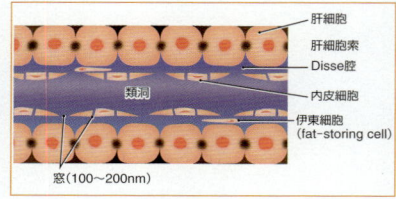

図 1-1-2　正常肝の類洞構造

から、脂肪貯蔵細胞（fat-storing cell）と呼ばれることもある。星細胞は自身の収縮作用によって類洞の内径を調節するほか、慢性肝疾患の進展とともにビタミンA貯蔵量が減少し、筋線維芽細胞（myofibroblast）へ形質転換することにより、肝線維化の進行に関与することが知られている。ピット細胞は類洞内に存在する骨髄由来リンパ球であり、肝固有NK細胞として腫瘍細胞に対する傷害活性を発揮する。

このように、肝小葉を構成する細胞の種類はきわめて多岐にわたっており、各々が独自の機能、役割を担っているのみならず、お互いどうしの間にはさまざまなクロストークが存在することも知られている。特に、肝臓の再生や線維化などの病態形成に関与する細胞間クロストークの重要性については各論で詳しく触れられることになろう。

なお、肝小葉は門脈域周辺（Zone 1）、中心静脈周辺（Zone 3）、およびこれらの中間帯（Zone 2）の3つに区分される。肝実質細胞の有するさまざまな薬物代謝酵素活性や類洞内に溶存する酸素量には、Zone 1〜Zone 3 にかけての濃度勾配が存在しており、薬物性肝障害やうっ血肝などで認められる小葉中心性の病変分布を説明する一つの根拠となっている。

肝臓の機能

生体の恒常性を維持するために、肝臓はきわめて多種多様な機能を担っている。さまざまな物質の「合成」とその生体内レベルの「調節」、さらに老廃・不用物質の「解毒」などに大別され、表1-1-1 にように分類されることが多い。これら肝機能を評価するための一般的指標として、血清ビリルビンとアルブミン値、および血漿プロトロンビン時間の

表 1-1-1 肝臓の機能

- **代謝機能**
  1) 糖質代謝
  2) 脂質代謝
  3) アミノ酸代謝、蛋白代謝(血液凝固因子含む)
  4) 微量元素代謝(鉄、銅)、ビタミン・ホルモン代謝
  5) ビリルビン代謝、胆汁酸代謝、コレステロール代謝
- **解毒機能**
  1) 各種薬物代謝(P450)
  2) アルコール代謝
  3) アンモニアの解毒
- **循環調節作用**

測定が臨床的に有用である。血清ビリルビン値は肝実質細胞での抱合能・分泌能を、血清アルブミン値、血漿プロトロンビン時間は肝実質細胞の合成能を反映するからである。

糖質代謝

グリコーゲンは動物におけるきわめて重要な貯蔵糖質であり、主に肝臓と筋肉に1:3の割合で存在する。肝臓のグリコーゲンは血中の遊離グルコースとなり、肝外組織(特に脳神経、赤血球)へ供給されるが、12〜18時間の絶食でも枯渇する程度の貯蔵量である。特に、非代償性肝硬変ではグリコーゲン貯蔵量自体が減少するために、低血糖症が起こりやすくなる。一方、筋細胞にはグルコース-6-ホスファターゼが存在しないため、筋肉中のグリコーゲンは直接的には遊離グルコースにはならないが、すみやかにグルコース-1-リン酸に変換された後に解糖系へ入り、ATP(アデノシン三リン酸)産生(エネルギー供給)に関与する。筋肉内では最終的に乳酸へ代謝されるが、この乳酸が肝臓および腎臓に運ばれて再度グルコースに変換される経路(乳酸回路、Cori回路)や、乳酸の前駆物質であるピルビン酸がアミノ基転移反応によってアラニンに変換され、肝臓へ運ばれて再びピルビン酸となり糖新生の基質となる経路(グルコース-アラニン回路)なども存在している(図1-1-3)。

糖新生とは、非糖質前駆体からグルコースやグリコーゲンが合成される過程をさし、主に肝臓と腎臓で行われているが、食事やグリコーゲン貯蔵からの糖質供給が不十分なときには特に重要となる。アミノ酸、乳酸、グリセロール、プロピオン酸などが糖新生の基質となる。

脂質代謝

肝臓は脂質の消化・吸収に関与する胆汁を生成する。胆汁中にはコレステロールから合成される一次胆汁酸(コール酸、ケノデオキシコール酸)が含まれており、さらに腸内細菌の酵素活性で二次胆汁酸(デオキシコール酸、リトコール酸)へ分解される。これら胆汁酸は大部分が回腸で吸収され、門脈を経て肝臓に戻る腸肝循環を毎日6〜10回繰り返す。また、肝実質細胞の細胞質において合成された脂肪酸は、その後ミトコンドリアにおいてβ酸化を受け、アセチルCoAとなる。この過程でATPが産生(エネルギー供給)される。飢餓状態や糖尿病では肝臓での脂肪酸酸化が亢進しており、大量のアセト酢酸、β-ヒドロキシ酪酸、およびアセトン(この3つを総称してケトン体と呼ぶ)が生成される。この状態が長期に持続するとケトアシドーシスをきたし、生死にかかわる場合もある。なお、アセトンはその大部分が肺から気化するが、その他のケトン体は尿中へ排泄されるほか、筋肉などの肝外組織においてCoAトランスフェラーゼの作用でアセトアセチルCoAとなり、さらにチオラーゼによってアセチルCoAに分解され、最終的にはTCA回路で酸化される(図1-1-4)。

よく臨床医の遭遇する肝疾患の一つに脂肪肝がある。詳細については他稿に譲るが、その病態成立には肝臓におけるトリアシルグリセロールの「生成」と「汲み出し」との間に

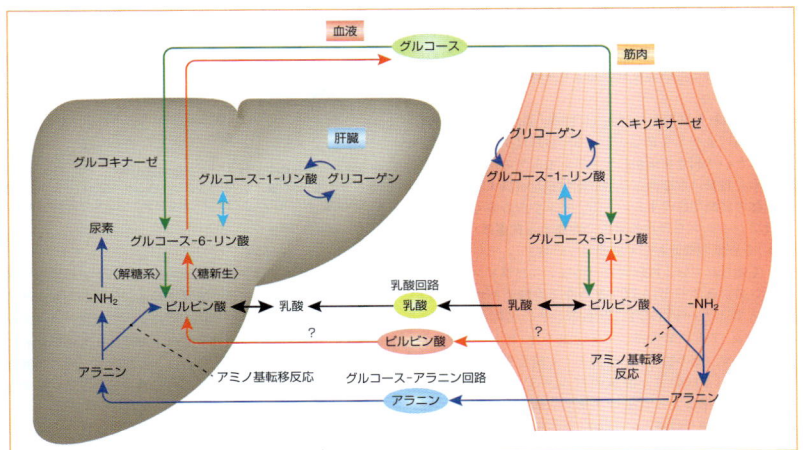

図 1-1-3 肝臓と筋肉における糖質代謝の関係

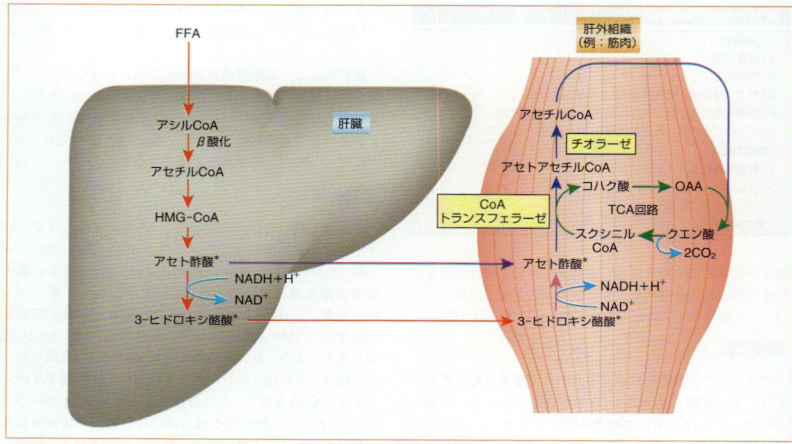

図 1-1-4 肝臓におけるケトン体の生成，ならびに肝外組織における分解
OAA：オキサロ酢酸，*：ケトン体

生ずる不均衡状態が密接に関与している。

アミノ酸(蛋白)代謝

健常成人では窒素の摂取量と排泄量は等しいが，成長期や妊娠時には窒素摂取量が排泄量を上回る必要があり（正の窒素出納），一方，外科手術後や重症感染症，末期癌などでは逆に負の窒素出納となる。

細胞内蛋白質は常に分解と合成を受けており，ヒトでは体蛋白質の1～2%（主に筋肉由来）が日々入れ替わっているとされる。蛋白質の分解されやすさの度合いを半減期で表現すると，肝臓で合成される蛋白質のうち，アルブミンは約20日間と比較的長いのに対して，凝固第Ⅶ因子は約4時間と短く，多種多様である。これは，生体維持のために各蛋白質が担っている役割の相違を反映する事象と考えられている。

また，過剰な窒素をどのように排泄・処理しているかは，動物の種によっても異なっている。魚類は生活環境が水系であるという利点を活かして，アンモニアのかたちで排泄しうる。鳥類は水を保存しつつ低体重を維持するために，半固体の尿酸で排泄する。一方，ヒトを含む多くの陸上動物はアンモニアを無毒の尿素に変換する代謝系（尿素サイクル）を肝臓の機能として獲得している。

よく知られている肝酵素の一つにアスパラギン酸アミノトランスフェラーゼ（AST）（グルタミン酸オキサロ酢酸トランスアミナーゼ〈GOT〉）がある。その名称のごとく，ASTはα-アミノ酸の持つアミノ基をα-ケトグルタル酸に転移させ，その結果，L-グルタミン酸を生成させる酵素である。引き続いて，肝臓のグルタミン酸脱水素酵素（GDH）の作用によって，L-グルタミン酸からアンモニアがつくられる（図1-1-5）。

この系以外に，アンモニアは腸内細菌叢によって腸管内でも産生されており，吸収されて門脈血に入り肝臓に運ばれる。アンモニアは肝実質細胞の尿素サイクルの働きで解毒され，最終的には尿素へと変換される。先天的な尿素サイクル酵素欠損や高度の肝機能障害によって尿素サイクルが破綻したり，あるいは肝硬変症による門脈圧亢進のために門脈・大循環短絡路が形成されると，血中アンモニア濃度が高値となり，肝性脳症と呼ばれる精神神経症状を呈する場合がある。

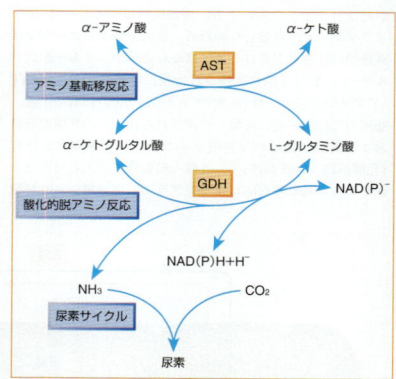

図 1-1-5 生体内におけるアミノ酸窒素の異化
AST：アスパラギン酸アミノトランスフェラーゼ，GDH：グルタミン酸脱水素酵素，NAD(P)：ニコチンアミドアデニンジヌクレオチド(リン酸)

おわりに

糖質，脂質，アミノ酸(蛋白)代謝の一部について概略を述べた。ほかにも表1-1-1に示したようなさまざまな機能

を肝臓は担っている。本書の他稿,あるいは肝臓病学や生化学の成書[1]を参照し,理解を深めていただきたい。

【正木 尚彦】

参考文献
1) Boyer T et al eds : Zakim and Boyer's Hepatology: A Textbook of Liver Disease, 5th edition, Saunders, 2006

2 肝疾患の問診・診察

はじめに

肝障害をきたす基礎疾患は表1-2-1に示すように多様である。ウイルス性肝炎,薬物性肝障害,アルコール性肝障害,脂肪肝や非アルコール性脂肪肝炎(nonalcoholic steatohepatitis:NASH),自己免疫性肝・胆道疾患,などが主な疾患である。

これらのなかには主に急性の肝障害をきたす疾患と,肝障害が長期にわたって肝硬変に進展する疾患がある。それぞれの基礎疾患に特徴的な病歴や身体所見を呈するものも多く,各疾患の診断にあたっては,それらについて熟知しておく必要がある。ここでは,肝疾患の問診・診察法について述べる。

問診(病歴のとり方)

既往歴

過去の肝炎や黄疸の既往がある場合には,詳しく問診することは当然である。輸血歴,手術歴,針治療などの民間療法,服薬歴,覚せい剤などの自己注射歴なども聴取する必要がある。輸血歴についてはC型慢性肝炎患者の約40%に認められる。服薬歴については,薬剤名のみならず服薬量や期間についても可能なかぎり正確に聴取する。また健康食品が肝障害の原因になっている症例も増加しており,摂取歴を聴取する。

家族歴

同居家族に肝炎や黄疸患者の有無について聴取するのは当然であるが,特にB型肝炎においては血縁者に関して可能なかぎり問診をするのが望ましい。

生活歴・現病歴

- **身長・体重およびBMI** 脂肪肝やNASHは肥満者に多いのは周知である。最近の体重の変化についても聴取しておく。
- **飲酒歴** 飲酒量,期間について可能なかぎり正確に聴取する。特にアルコール性肝障害が疑われる症例では,患者本人の申告のみでなく,同居家族に聴取する必要がある。常習飲酒家であっても通常の飲酒量の2~3倍に増加している場合には急性アルコール性肝炎の可能性がある。
- **発熱** 急激な発熱で発症し黄疸をきたした場合はA型急性肝炎をまず疑う。2~6週以内の東南アジアや中南米への渡航歴や,生カキ,魚介類などのなまものの摂取の有無を聴取する。二次感染の可能性を考え,家族内や学校職場などでの肝炎患者の発生の有無を聴取する。また,伝染性単核球症,成人発症Still(スティル)病などにおいても発熱は重要な症状である。
- **性行為** B型急性肝炎の感染源としては性行為によるも

表1-2-1 肝障害をきたす基礎疾患

1) 肝炎ウイルスによる肝炎
　A型肝炎
　B型肝炎*
　C型肝炎*
　E型肝炎
2) 薬物性肝障害
　NSAIDs
　抗生物質
　循環器用薬
　向精神薬など
3) アルコール性肝障害*
4) 脂肪肝
　非アルコール性脂肪肝炎(NASH)*
　肝炎ウイルス以外のウイルス感染
　EB(Epstein-Barr)ウイルス(EBV)
　サイトメガロウイルス(CMV)
　単純ヘルペスウイルス1(HSV-1),2(HSV-2)
　麻疹
　風疹
5) 自己免疫性肝炎(AIH)*
6) 原発性胆汁性肝硬変(PBC)*
7) 原発性硬化性胆管炎(PSC)*
8) 成人発症Still病
9) 代謝異常
　甲状腺疾患
　急性妊娠脂肪肝
　Wilson病*
10) 循環不全
　出血性ショック
　うっ血性心不全
　Buudd-Chiari症候群

NSAIDs:非ステロイド性抗炎症薬
*:肝硬変に進展する疾患

のが半数強とされており,セックスパートナーがHBV(B型肝炎ウイルス)キャリアかどうかが問題となる。最近6カ月間の異性・同性との性交渉,また風俗などの遊興歴について聴取する必要がある。従来欧米に多くわが国では少ないとされていたゲノタイプAのHBV感染によるB型急性肝炎が最近増加傾向にあり,慢性化率が他のタイプより多いことでも注意が必要である。

- **医療行為** C型肝炎の感染源としては過去6カ月以内の輸血,民間療法,不衛生な医療行為,性行為などを問診する。特に医療施設での針刺し事故などの医療原性の感染が過半数を占めるとされており,問診時に留意する必要がある。
- **生肉摂取歴** E型急性肝炎は東南アジア,メキシコ,北アフリカなどでの流行の報告が多く,輸入肝炎と考えられてきたが,海外渡航歴のない国内発症例や豚肉や野生動物の生肉摂取後の感染発症例が報告されている。2~9週以内の流行地への渡航歴やイノシシ,シカ,豚肉などの不十分な加熱状態での摂取の有無について聴取する。
- **黄疸に伴う症状** 褐色尿,皮膚の掻痒,白色便の有無も重要な症状である。
- **急性妊娠脂肪肝** 妊娠末期に浮腫,高血圧,蛋白尿が出現し,しばしば肝不全をきたし予後不良となる。

診察(身体所見のとり方)

肝臓の触診:触診にあたっては心窩部と右季肋下鎖骨中線

で右手第2指を肋骨下線に平行に肋骨から数横指下方に置き、患者にゆっくり息を吸うように指示し、吸気で肝辺縁が下がってくるのを触れる。急性肝炎やアルコール性肝炎などで肝腫大が認められる場合には、指を肋骨から十分離さないと肝辺縁を触れないので注意が必要である。肝の辺縁が鋭か鈍か、かたさ、腫大の程度、凹凸などを記載する。急性の肝障害時には通常辺縁鋭で比較的やわらかな肝縁を触れる。重症の肝炎で劇症化が疑われる場合には、打診で肝濁音界を確認しておく必要がある。

意識状態:重症の急性肝障害、特に劇症化が疑われる場合には意識障害の評価が重要である。**表 1-2-2**に肝性脳症の昏睡度分類を示した。昏睡Ⅲ度以上の脳症では病的反射などさまざまな神経所見が認められる。羽ばたき振戦は、両腕を伸展させ手首を背屈させてその位置を保持させようとすると手関節の部位で、規則的に羽ばたくような振戦がみられるものである。また血中アンモニアが上昇している場合には呼気に特徴的な臭気があり、肝性口臭と呼ばれる。

黄疸:眼球結膜の黄染をみる際は、両母指で上眼瞼を上方にめくりあげるようにして患者には下方視するよう指示する。結膜の黄染は総ビリルビンが 2 mg/dL 以上で出現するが、皮膚の黄染は 5 mg/dL 以上でないとわからない場合が多い。また緑黄色野菜や柑橘類の過剰摂取によるカロチン血症では、皮膚や手掌の黄染を認めるが、眼球結膜の黄染はみられないので鑑別が可能である。

脾臓:脾臓の触診に際しては、左肋骨下部を左手で背部から支持し前方に持ちあげ、右手は肋骨下縁に添えて脾臓に向けて押すような感じで触診する。急性肝障害時に触診で脾腫を確認できることは比較的まれであるが、A型急性肝炎や EB(Epstein-Barr)ウイルス(EBV)感染による伝染性単核球症などで脾腫下縁を左季肋部に触れることがある。

腹水:高度の腹水貯留は視診のみでも可能である。中等の腹水の場合には、波動(fluctuation)を触知することで確認できる。なお鼓腸では打診で鼓音を呈するので鑑別が可能になるが、体の体位変換による濁音界の移動(shifting dullness)を確認することが重要である。

手掌紅斑:手掌の母指球と小指球の辺縁部に潮紅・発赤を認める。主に肝硬変患者に認められる。

くも状血管腫:肝硬変患者の顔面・頸部・前胸部にみられ、中心部は数 mm 大の赤色で、これを中心にして細く放射状に伸びており、くもの足に似ている。硝子板で圧迫すると消退する。

女性化乳房:男性肝硬変患者にみられる乳房の腫大で、手掌紅斑やくも状血管腫と同様、エストロゲンの過剰による。

眼瞼黄色腫:上眼瞼の内側部にできる黄色の扁平な隆起である。脂質異常症の患者に出現することが多いが、肝疾患では胆汁うっ滞時、特に原発性胆汁性肝硬変(primary biliary cirrhosis:PBC)患者によくみられる。

腹壁表在静脈拡張:門脈圧亢進に伴う側副血行路が臍周囲の表在静脈に放射状にみられ、caput medusae(メデューサの頭)と呼ばれる。

酒皶:アルコール性肝障害患者の鼻尖部にみられる末梢血管拡張所見である。

刺青、注射痕:C型肝炎などの感染経路として重要である。

他の皮疹:成人発症 Still 病では特徴的なサーモンピンクの皮疹を生じる。風疹や麻疹ではそれぞれ特徴のある皮疹が出現する。

リンパ節腫脹:伝染性単核球症や風疹時に頸部、あるいは耳後部にリンパ節腫脹を触れる。

【吉川 雄二】

表 1-2-2 肝性脳症の昏睡度分類(犬山分類)

昏睡度	精神症状	参考事項
Ⅰ	・睡眠-覚醒リズムの逆転 ・多幸気分、時に抑うつ状態 ・だらしなく、気にとめない態度	・retrospective にしか判定できない場合が多い
Ⅱ	・指南力(時・場所)障害、物を取り違える(confusion) ・異常行動(例:お金をまく、化粧品をゴミ箱に捨てるなど) ・時に傾眠状態(普通の呼びかけで開眼し、会話ができる) ・無礼な言動があったりするが、医師の指示に従う態度をみせる	・興奮状態がない ・尿、便失禁がない ・羽ばたき振戦あり(flapping tremor)
Ⅲ	・しばしば興奮状態または譫妄状態を伴い、反抗的態度をみせる ・嗜眠状態(ほとんど眠っている) ・外的刺激で開眼しうるが、医師の指示に従わない、または従えない(簡単な命令には応じうる)	・羽ばたき振戦あり(患者の協力が得られる場合) ・指南力は高度に障害
Ⅳ	・昏睡(完全な意識の消失) ・痛み刺激に反応する	・刺激に対して、払いのける動作、顔をしかめるなどがみられる
Ⅴ	・深昏睡 ・痛み刺激にもまったく反応しない	

(厚生省特定疾患難治性の肝炎調査研究班劇症肝炎分科会、1981)

3 肝疾患の血液検査

総論

肝臓の検査

肝臓の検査は大別して2つあり、①形状・形態をみる検査で、画像検査や病理組織がこれにあたる。②血液成分を分析して、肝臓の働き、免疫系の動き、微生物の動向などをみようとする検査である。ここでは、後者の検査について概説する(ウイルスなど微生物の検査については他稿参照)。

血液検査と背景となる学問領域

検査科では、血液検査はいくつかの部門に分かれて検査が行われている。各部門ごとに背景となる学問領域を背負ってその知識や技術を基にしている。血球計算(血算)・凝固(血液検査)・輸血は血液内科、生化学検査は生化学あるいは医化学、免疫・血清学検査・免疫化学検査は免疫学あるいは血清学とそれぞれ密接に関連している。最近は遺伝子検査も加わって、たとえば特定の受容体の変異の有無なども検査されるようになってきた。

これらは学問・技術の発展に伴って進歩・発展してきた。生化学や免疫化学についていえば、まず生体物質として蛋白や脂質成分の定量が開始された。次に酵素学を応用し

て、逸脱酵素や胆道系酵素の酵素活性が測定可能となった（そして、「黄疸のない肝炎があった！」という驚きとともに慢性肝炎が広く認められるようになった）。さらに、抗原抗体反応、特にモノクローナル抗体を応用して放射免疫測定法（RIA）や酵素免疫測定法（EIA）が確立されると、ホルモンや微量の蛋白が測定可能となった。そしてポリメラーゼ連鎖反応（PCR）法を応用して遺伝子の塩基配列も検査できるようになった。ここで酵素反応、抗原抗体反応、塩基配列などはどれも「特異的」な反応であり、「生体情報」という概念（池田有成先生による）でくくることもできよう。

血液検体の採取・採血条件，移送，保存

それぞれの検査項目は、最良の条件で検査・測定ができるよう、必要な注意をはらうべきである（詳細については後述し、ここでは若干の例について述べる）。

血算、赤血球沈降速度（血沈、赤沈、ESR）などは抗凝固薬を用いて凝血させず、全血で検査する。当院では血算の採血管にはエチレンジアミン四酢酸（EDTA）が入っており、血沈採血管にはチトラート（クエン酸ナトリウム）が入っている。たとえば、血小板は採血に手間取ると、EDTAと十分混和される前に凝集がはじまり、実際より低い計測値になることがある。

生化学、免疫・血清学検査は、血清を用いることが多い。採血後全血を試験管内で自然凝固させ、遠心した上清を血清という。血清は淡黄色透明であるが、採血時の陰圧が強すぎたりして赤血球が壊れると、ヘモグロビンが溶出してピンクに着色する（溶血検体）。赤血球中の乳酸脱水素酵素（LDH）やKが血清に混じって測定値を上昇させてしまう。沈殿する血餅との分離をしやすくするための分離剤の入った採血用試験管が市販されている。酵素活性とは、単位時間に基質から産物をつくる能力のことであるが、通常、新鮮な血清で測定する。酵素活性は室温では時間とともに低下し、また凍結すると失活することが多く、保存する場合は冷蔵保存とする。一方、各種の抗体や、蛋白質（抗原）は凍結しても免疫学的結合の特異性は変わらないことが多く、凍結保存可能である。しかし、凍結融解を繰り返すと抗体価は次第に低下する。

各論

血算・凝固、生化学、免疫・血清学検査・免疫化学検査について、グループ分けして概説する。

逸脱酵素

肝細胞から血中に逸脱する酵素群で、トランスアミナーゼ（アスパラギン酸アミノトランスフェラーゼ〈AST〉、アラニンアミノトランスフェラーゼ〈ALT〉）が代表的である。LDHやクレアチンキナーゼ（CK）も逸脱酵素である。ALT（またの名をグルタミン酸ピルビン酸トランスアミナーゼ〈GPT〉）が肝細胞に特異的であるのに対し、AST（またの名をグルタミン酸オキサロ酢酸トランスアミナーゼ〈GOT〉）、LDHは赤血球や筋肉からも放出され、また、TACE（肝動脈塞栓術）後の肝細胞癌からの逸脱でも翌朝の血中レベルは上昇する。CKは筋肉に特異的であり、筋注や激しい運動でも上昇する。AST、LDHは心筋梗塞でも上昇するので、疑われる場合はCKやCK-MBを追加測定

したり、心電図を撮ったりしなければならない。甲状腺疾患でも上昇する。採血時に（強い陰圧で吸引したりして）溶血すると、赤血球からのAST、LDHが混じって測定結果が上がってしまう。

AST、ALTがそろって上がるのは、典型的には「肝細胞が壊れた」場合、すなわち「肝炎」である。「壊れる」機序としては、壊死あるいはアポトーシス（apoptosis）が想定されている。肝炎の原因は5つあり、肝炎ウイルス、その他のウイルス（EB〈Epstein-Barr〉ウイルス〈EBV〉、サイトメガロウイルス〈CMV〉など）、薬物、アルコール、自己免疫である。肝炎以外の肝疾患でAST、ALTが上がる場合として、脂肪肝、うっ血肝などがある。アルコール性肝障害ではしばしば、AST＞ALT（約2倍）となり、ミトコンドリア由来のm-ASTも上昇する。

LDH高値の場合はアイソザイム（isozyme）を調べる。LDH_1、LDH_2が多い場合は心筋梗塞、溶血、甲状腺機能低下症など、LDH_2、LDH_3優位では白血病、悪性リンパ腫、LDH_4、LDH_5優位では多発筋炎、肝硬変、肝炎などを考える。LDH_1～LDH_5は半減期が異なることに注意したい。

胆道系酵素

アルカリホスファターゼ（ALP）、γ-グルタミルトランスペプチダーゼ（γ-GTP）が代表的。肝細胞の毛細胆管側の微絨毛の胆管腔側に存在する。肝内胆汁うっ滞（原発性胆汁性肝硬変〈PBC〉や薬物性肝障害などによる）と閉塞性黄疸で上昇するのが代表的であるが、肝障害に伴って非特異的に上昇・変動する場合も多い。閉塞性黄疸ではALPアイソザイムでALP₁が陽性になるが、胆汁癌などで毛細胆管間の細胞膜が溶出した断片を含み高分子量である。ALP_3は骨由来で、甲状腺機能亢進症でも増加する。またALP_5は肝硬変で増加する。またALP_5は小腸由来で、血液型O型、B型のうち分泌型の人に認められ、脂肪食後に増加する。

ALPだけが上昇する場合は、肝占拠性病変（SOL）のことがある。特に、転移性肝癌が懸念される。肝細胞癌や肝嚢胞は小型であればALPは上がらない。画像検査やアイソザイムを併用して検索する。肝内の小肉芽腫散在性の疾患も鑑別する。粟粒結核、肝梅毒、サルコイドーシスの三者で、肝生検が有用である。

排出能

胆汁中に排出される一群の物質である。総胆汁酸、総コレステロール、リン脂質、ビリルビン、インドシアニングリーン（ICG）などである。高ビリルビン血症は肝前性であれば、間接型優位である。溶血、無効造血、体質性黄疸、劇症肝炎や肝硬変末期などにみられる。体質性黄疸のGilbert（ジルベール）症候群は男性の5%程度にみられ、絶食で増強することから、検診や内視鏡検査や手術などでの食止め時に発見されやすい。肝後性では閉塞性黄疸が代表的である。ICGは15分値（ICG_{R15}）が代表的であり、上昇する場合、①肝細胞の機能低下、②肝をバイパスする側副血行路の発達、が考えられる。総ビリルビンが約1.5 mg/dL以上では測定値が低下しがちのため、検査を行わない。

合成能

アルブミン（Alb）、コリンエステラーゼ（ChE）、総コレ

ステロール(TChol)，プロトロンビン時間(PT)の4つが代表格である。排出能などとあわせて予備能ともいう。血液凝固因子は肝臓でのみ合成される蛋白質であり，PTで測定される。このうち，プロトロンビンの合成にはビタミンKが必要であり，ビタミンKが不足するとPIVKA-Ⅱのような異常プロトロンビンが産生され，PTは延長する。抗凝固薬のワルファリンも同様の機序でPTを延長する。肝硬変では肝機能障害に加えて，ビタミンK不足によるPT延長も合併しており，ビタミンK補充後のPT値が本来の肝機能障害による延長である。

合成能は蛋白質摂取不足も反映する(血液尿素窒素〈BUN〉も蛋白質を反映するが，腎機能，脱水，消化管出血などでも変動することから，データの解釈は慎重に行う)。

Albは血液の膠質浸透圧の維持に必須で，健常者は4.5 g/dLとした場合，2/3の3.0 g/dL以下では，水分を血管内にひきつけておくことが困難になり，浮腫や腹水が出現することとなる。Albの低下は総蛋白の低下を伴うことも多く，Alb単独で判断せずアルブミン/グロブリン(A/G)比の変動を参考にすると，判断の誤りを防止できよう。

解毒能

NH₃が代表的である。肝性脳症を疑う場合に測定し，100以上では脳症が疑われるが，肝硬変ではやや高めでも脳症のない場合もある。採血検体は室温では，試験管内でNH₃が産生されるおそれがあり，氷冷して急いで検査室に持参する。肝硬変での肝性脳症は，脾静脈・左胃静脈シャントを有する症例が最もリスクが高いといわれる。血中エタノール濃度もこの群に属する検査である。

炎症所見・免疫異常

白血球数とその分画の左方移動は急性炎症のよい指標である。最近の器械では桿状核球(Stab)と分葉核球(Seg)の区別をせず，AST，ALTのピークとだけ表示するものがあり，左方移動が把握しにくいので注意する。C反応性蛋白(CRP)は急性炎症の指標として重要である。細菌感染などの刺激を受けて肝臓でmRNAを経て合成されるので，白血球の増減より1日遅れて増減する。急性炎症では血清蛋白分画(蛋白電気泳動)で急性相反応物質である$α_1$，$α_2$，$β$グロブリンの分画が増加する。慢性炎症(自己免疫性肝炎や肝硬変など)では$γ$グロブリン分画が増加する。肝硬変では$β$-$γ$ bridgingを認める。自己免疫性肝炎では，血清IgG(免疫グロブリンG)濃度の上昇や抗核抗体，抗平滑筋抗体などの自己抗体を認める。血清IgMの上昇や抗ミトコンドリア抗体陽性は原発性胆汁性肝硬変で認められる。

応用編

代表的な疾患や病態での一般的・典型的なデータの特徴を知っておく。どの時期にどの項目に注目するかが大切である。

急性肝炎(図1-3-1)

肝炎ウイルス初感染での経過である。初期に逸脱酵素の著増を認める。食欲の回復してくる頃がAST，ALTのピークであり，その3〜7日後に総ビリルビンのピークが来る

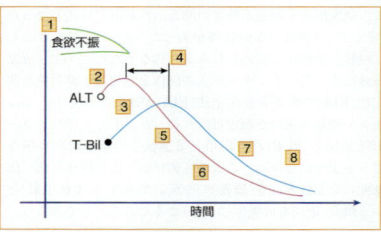

図1-3-1 急性肝炎が疑われる症例
応用編の実例として，ここでは，実際の診療の場に即して，症状・所見，経過，病気の時期と，検査の項目の選び方，結果の読み方との関連を述べる

1 症例は35歳男性。主訴は，食欲不振，全身倦怠。大好きな唐揚げも食べられない，土日も出勤する猛烈社員だが，だるくて起きられないと訴える。黄疸をわずかに認める。これらから，急性肝炎を疑う。その裏づけをとる目的で，アスパラギン酸アミノトランスフェラーゼ(AST)，アラニンアミノトランスフェラーゼ(ALT)，乳酸脱水素酵素(LDH)などを含めて肝機能検査を行う

2 結果は，AST 2,590 IU/L，ALT 3,515 IU/L，LDH 984 IU/L，T-Bil(総ビリルビン)5.7 mg/dL，ALP(アルカリホスファターゼ)479 IU/L，γ-GTP(γ-グルタミルトランスペプチダーゼ)285 IU/L，Alb(アルブミン)4.2 g/dL，TChol(総コレステロール)136 mg/dL，ChE(コリンエステラーゼ)659 IU/Lであり，急性肝炎の急性期と考えられた。プロトロンビン時間(PT)は第3病日にはじめて測定して48.9%だった

3 次は，①原因ウイルスの診断，②劇症化の可能性，が問題点となる(①の詳細については他稿参照)。発熱ありということで，A型肝炎ウイルス(HAV)を疑って，IgM型HA抗体を調べたところ，案の定，6.6で陽性の結果が得られた。②はPT＜40%が診断基準にあることから，PTをフォローアップする。臨床症状としては，食欲低下の遷延の有無，肝性脳症や羽ばたき振戦の出現を監視する。合成能指標のAlb，ChE，TCholがだらだら低下，T-Bilが逆に上昇して両者が交差するのは悪い病気である。PTの低下は合成能低下の後に急に現れることもあり，注意が必要である。劇症化予知式で検討する。なお，劇症化の頻度は急性肝炎入院例の約1〜2%といわれる。本例は第5病日にPT 53.5%と改善

4 AST，ALTがピークを越す頃，食欲不振は改善し，食べられるようになる。AST，ALTのピークから3〜7日でT-Bilがピークを迎えることが多い。本例は第1病日がAST，ALTのピークで，第5病日にT-Bil 7.5 mg/dLとピークを迎えた

5 逸脱酵素の半減期はASTが約11〜15時間，ALTが約41時間であることから，回復期はAST＜ALTとなる。本例は第9病日でAST 138 IU/L，ALT 313 IU/Lだった

6 回復期には，AST，ALTが再上昇したり(HAV，HBV，HCVで)，慢性肝炎に移行したり(HBVのサブタイプA，HCVですること)があり，注意を要する

7 まれに，黄疸の遷延する，胆汁うっ滞型の経過をとる例もある

8 B型では，初感染による急性肝炎と，HBV(B型肝炎ウイルス)キャリアからの急性発症との鑑別が難しい例がある。IgM型HBc抗体価，HBs抗原陰性化の有無，HBV-DNA定量値などの経過観察から判断できることが多い

ことが多い。原因ウイルスを特定するための検査を行う。

肝硬変

臨床的に，腹水，黄疸，肝性脳症のいずれかのあるものを非代償期，ないものを代償期という。後者と慢性肝炎との鑑別は血液検査値だけでは困難な場合も多い。肝硬変は，血小板数10万/μL以下，平均赤血球容積(MCV)が100〜105 fL，ChEが基準値以下，γグロブリンが20%以上，ICG_{R15}が20%以上，ヒアルロン酸が500 ng/mL以上などを目安にする。

経過観察には合成能4項目が有用である。合成能の指標は，肝硬変になるとそろって低下しはじめる。肝硬変での機能障害の指標として代表的なものに Child-Pugh 分類があるが，5つの指標のうち2つが，Alb と PT である。合成能の指標は低栄養でも低下する。肝硬変は非代償期になると，肉や魚を嫌う患者が増え，合成能指標の低下を助長する場合が多い。

肝硬変合併肝細胞癌の TACE 後

TACE 翌日は，白血球，AST，LDH が上昇する。病巣の壊死を反映したと考えられ，AST，LDH は翌々日低下することが多い。CRP のピークは数日後である。
合成能4項目の経過観察も大切である。項目間には微妙な増減の差異がある。すなわち，PT 低下は術後数日で回復するのに対し，他の3項目は10～14日後に最低値をとった後，回復に転じることが多い。腫瘍マーカーの経過も大切である。

アルコール性肝障害

γ-GTP 著増，AST＞ALT，MCV が 105 fL 以上，HDL（高比重リポ蛋白）コレステロール上昇，IgA 上昇，TTT 上昇などを認める。なお，γ-GTP の増えない症例が約10％ある。急性期は中性脂肪の著増，尿酸の増加，CK 上昇をみることもあり，数日で軽快する。

閉塞性黄疸

閉塞性黄疸は画像診断と直接型優位の高ビリルビン血症で診断するが，血中総胆汁酸の上昇や，リン脂質が総コレステロールより高値になることも知られている。総胆汁酸は，閉塞性黄疸ではしばしば 100～200μmol/L に達するが，内視鏡的経鼻胆道ドレナージ（ENBD）や経皮経肝胆道ドレナージ（PTCD）のような体外へのドレナージが成功すると，翌別には一桁の値に改善するので，ドレナージの大変よい指標となる。

【橋本 直明】

4 肝疾患の画像検査1 腹部超音波検査

はじめに

腹部超音波検査は，簡便かつ非侵襲的であり，病変と疼痛部位との位置関係や，圧痛の有無を，画像を観察下に確認することが可能な検査法であるという点が大きな特徴である。近年の機器技術の進歩も著しく，THI（tissue harmonic imaging）法などによる画質の向上や，カラードプラ法による血流動態情報の付加により，スクリーニングから精密検査まで，肝画像診断において最も有用な検査法の一つである。
腹部超音波検査は，肝細胞癌に対するラジオ波焼灼療法（radio-frequency ablation：RFA）などの局所治療を施行するにあたって不可欠な検査であり，超音波造影剤の発展・普及とあいまって，肝画像診断のみならず肝局所治療支援においても，ますます重要な役割を担っている。
一方，腹部超音波検査は，撮影された静止画像をみて診断を下す検査ではない。正常を逸脱する所見があるか否か，疑われる疾患に特徴的な所見があるか否か，常に術者がしっかりと検査目的を持ち，能動的にプローブを動かすことによって成り立つ検査である。

びまん性肝疾患の腹部超音波所見

肝臓に全体的に，またはびまん性に変化をきたす疾患について，以下に示すように肝臓の形態，内部実質エコー，および関連する肝外所見に注目して検査を進める。特に，精密検査として施行する場合には，想定される疾患が超音波上どのような像を呈するか考えながら検査することが大切で，病態把握に必要な陰性所見（例：「肝内胆管拡張はとらえられず」など）も検査結果として報告することを心掛けたい。

大きさ（size）：肝臓全体の大きさ，右葉・左葉のバランスともに，体格・年齢などにより個人差があるが，急性肝炎，アルコール性肝炎では全体の著明な腫大，劇症肝炎，急性肝不全では全体の著明な萎縮，進行した肝硬変では肝右葉の萎縮と左葉の代償性腫大が典型像である。

肝縁（edge）：慢性肝炎から肝硬変への進展に伴って肝縁は鈍化する（図 1-4-1）。慢性肝疾患の特徴的所見の一つであるが，肝腫大する病態でも失われる。

表面（surface）：正常肝表の輝線エコーは平滑であるが，慢性肝疾患の進展に伴って，軽微な輝線断裂から，明らかな凹凸不整や結節状変化がみられる。（図 1-4-1）

内部実質エコー（internal echo）：正常肝実質は均一で微細なエコーパターンを呈するが，慢性肝疾患では不均一で粗雑なエコーパターンを呈する（図 1-4-1）。脂肪肝では，肝内のエコーレベルが，肝右葉に接する正常な右腎実質のエコーレベルと比較して高エコーを呈し，bright liver や肝-腎コントラストありと表現される。より高度になると肝の深部エコーは減衰する。脂肪沈着が不均一であれば，限局性低脂肪化領域（focal spared area）が，肝内血流の不均等から胆嚢床近傍や肝左葉内側区門脈水平部近傍などに，不整な低エコー域としてとらえられることがある。

肝内脈管：慢性肝炎では実質エコーの粗雑化に伴い，脈管の不明瞭化，狭小化が進展するが，周囲に結合組織の少ない肝静脈でよりとらえられやすい。急激な腹水貯留をきたした肝硬変患者や，肝細胞癌患者では，肝内門脈に注目し，あるべき内腔が粗雑なエコーパターンで置換されてしまい描出されない場合には，それぞれ門脈血栓（portal vein thrombus：PVT）や門脈腫瘍塞栓（portal vein tumor thrombus：PVTT）を考える必要がある。うっ血肝の病態では，肝静脈は著明に拡張し，呼吸性の口径変化が消失することを観察する。閉塞性黄疸では，肝内胆管の拡張を認めるが，拡張領域をふまえて，閉塞機転の首座・病変がどこに存在するか観察することが重要である。

肝疾患に関連する肝外所見：肝硬変，特発性門脈圧亢進症，Budd-Chiari（バッド-キアリ）症候群などの門脈圧が亢進する病態では，脾腫や，側副血行路，すなわち脾門部血管の拡張～脾腎短絡路の発達，左胃静脈，短胃静脈などの拡張がみられるかどうかを観察する。同様の病態では，肝表面，横隔膜下，肝腎陥凹（Morrison〈モリソン〉窩）などへの腹水貯留の有無を観察する必要がある。

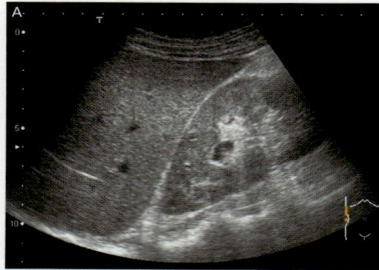
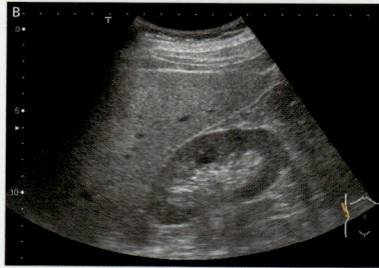
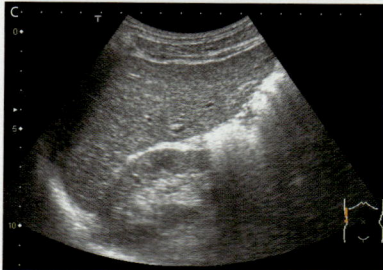

図 1-4-1　肝疾患の腹部超音波像
A：正常肝。肝縁は鋭，肝表面は平滑で，肝内部実質エコーは均一で微細である
B：慢性肝炎。肝縁は鈍化し，肝表の輝線は断裂し不整となり，肝内部実質エコーは不均一となる
C：肝硬変。肝縁は鈍，肝表面は凹凸不整となり，肝内部実質エコーは不均一で粗雑なパターンを呈する

肝結節性病変の腹部超音波所見

　肝結節性病変のスクリーニングでは，見落としなく肝全体を観察する必要がある。門脈，肝静脈を参考に各segment（Couinaudの肝区域分類，S1〜S8）[1]を把握し，見落としやすい肝縁，浅部ないし深部，横隔膜ドーム下に注意をはらい，体位を工夫し，繰り返し走査することが大切である。肝結節性病変を検出した場合，以下に示すような注目点，および主要な肝結節性病変の典型的な腹部超音波所見を念頭におき検査を進める。

部位：検出された病変がどの肝区域に存在するか，近傍にガイドとなる脈管があるか否かに注目し検査を進める。必然的に多方向からの観察が必要となる。

境界：肝結節性病変と周囲肝実質との境界が，明瞭か不明瞭かを判定する。

形状・大きさ：病変全体を走査し，類円形，不整形，塊状などの形状を観察し，形状に応じて目安となる部位で大きさを計測する。病変の大きさの変化を詳細にフォローアップすることは，検出された結節性病変が，dysplastic nodule から早期肝細胞癌，高分化型肝細胞癌へと脱分化する過程[2,3]などをとらえるうえで，非常に重要である。

結節内部エコー：無エコー，および肝実質エコーを基準に低エコー，等エコー，高エコーの別を判定する。均一か不均一かについても病変の鑑別診断に寄与する。肝血管腫では，その大きさにもよるが，境界明瞭で内部が均一な高エコーを呈するものが典型的であり，肝細胞癌では，脱分化・進展形式によって，時に内部が不均一なモザイクパターンを呈するものもある。

結節辺縁エコー：病変の外周に帯状に低ないし高エコー域が検出されることがある。結節内部のエコーレベルとのコントラストによって認識され，肝細胞癌での線維性被膜形成などを推定しうる（low-peripheral pattern）。肝結節性病変の外側の肝実質が圧排されることによって形成される低エコー帯（halo）とは，形成機序をふまえると厳密には異なる像である。

後方エコー：肝結節性病変の後方（深部）に注目すると，囊胞性病変では後方エコー増強がみられ，石灰化病変，ガス，ないし超音波を遮断する構造物の後方エコーは減弱し音響陰影（acoustic shadow）を呈する。

外側陰影：肝結節性病変が球状の場合，その両側面から後方に直線的に音響陰影（lateral shadow）が形成されることがある。類円形で，ある程度の大きさがあり，被膜を有する肝細胞癌などで，辺縁低エコー帯とともにみられることがある。

肝細胞癌

　肝結節性病変のうち，肝細胞癌（hepatocellular carcinoma：HCC）の早期発見のためには，B型・C型肝硬変を超高リスク群と設定し3〜4カ月ごとの腹部超音波検査，B型・C型慢性肝炎と非ウイルス性肝硬変を高リスク群と設定し，6カ月ごとの腹部超音波検査が推奨されている[2]。背景となる肝の萎縮が強く，肝内部実質エコーが粗雑で肝結節性病変の検出がより難しい場合には，適宜肝dynamic CTや，肝細胞特異性造影剤を用いたMRIを行うことが考慮される[3]。肝細胞癌治療後の患者も再発の超高リスク群として腹部超音波検査によるフォローアップを行うが，特に局所再発病変の早期検出のためには，複数のmodalityによる検査と併用することが必要である[3]。

　肝細胞癌は，原発性肝癌取り扱い規約上，①境界が不明瞭な「小結節境界不明瞭型」，②境界が明瞭な結節のうち，②-a）「単純結節型」，②-b）「単純結節周囲増殖型」，②-c）「多結節癒合型」，および③境界が不規則な「浸潤型」に肉眼分類され，分類困難例はEggel分類に準じ，結節型（nodular type）・塊状型（massive type）・びまん型（diffuse type）に分けられる[1]。腹部超音波検査で検出された肝結節性病変について，肝細胞癌を考える場合，これらを念頭に病変

の境界・形状について観察する。

肝細胞癌の進展形式は，脂肪化を伴う高分化型肝細胞癌から，中分化型，低分化型肝癌細胞へと脱分化し，増殖していく過程をとるのが典型的で，各検出段階における病態が腹部超音波所見にも反映される。高エコーを呈する結節内に低エコー部分が形成される nodule in nodule pattern，ないし mosaic pattern はその一例である。

- typical findings
  1. 前述した高～超高リスク群に新出した肝結節性病変。
  2. 内部は，高・等・低エコー，nodule in nodule，mosaic pattern のいずれも呈しうる。
  3. 辺縁に被膜形成を反映した薄い低エコー帯（low-peripheral pattern）がみられることがある。
  4. 増大が著しく，境界不明瞭な場合などは，門脈腫瘍塞栓をきたしている可能性がある。

胆管細胞癌

胆管細胞癌（cholangiocellular carcinoma：CCC）は，肝細胞癌と異なり背景に慢性肝疾患がなくとも発生する。取扱い規約上，肉眼分類は，①腫瘤形成型，②胆管浸潤型，③胆管内発育型の3基本型で，原則として切除標本で判定するが[1]，腹部超音波検査においてもこれらを念頭におき検査を進める。典型例では，被膜形成がなく，周囲非癌部への浸潤性発育を示すが，他の肝結節性病変を除外診断するため，肝 dynamic CT や MRI，磁気共鳴胆管膵管造影（MRCP）などの胆道系精査，内視鏡検査を要し，最終診断は生検病理診断となる[4]。

- typical findings
  1. 境界が不明瞭で，凹凸不整な浸潤形態を示す腫瘤性病変。
  2. 内部は充実性で，不均一なエコーパターンを呈する。
  3. 病変末梢の肝内胆管拡張・途絶所見が診断に寄与する。

転移性肝癌

転移性肝癌（metastatic liver tumor）は慢性肝疾患の有無にかかわらず発生し，原発巣の病理を反映するためさまざまなエコー所見を呈しうる。したがって，正常肝に結節性病変を検出した場合に，胆管細胞癌とともに鑑別診断の一つとしてあげられることが多く，全身検索を進める必要がある。一方，他部位癌患者の肝転移スクリーニングにおいて，腹部超音波検査で下記のような所見を呈する病変が検出された場合にも，複数の modality による検査の併用や，生検病理診断によって診断確定がなされる。

- typical findings
  1. 類円形の肝結節性病変で，多発している場合はいずれも形状が類似している。
  2. 比較的厚い辺縁低エコー帯（halo）を伴うことが多く，多発の場合はいずれも結節内部のエコーパターンが類似している。
  3. 中心の壊死傾向の強い部と，周囲の細胞成分の多い部とがリング状に形成され，外側に halo を伴い，bull's eye sign，target sign と呼ばれるパターンを呈することがある。
  4. 進行例では，多数の肝転移巣が塊状に癒合して描出される（cluster sign）。

肝膿瘍

肝膿瘍（hepatic abscess）は主に経胆道性の細菌感染に起因する化膿性肝膿瘍（pyogenic abscess）と，赤痢アメーバの経門脈性感染に起因するアメーバ性肝膿瘍（amebic abscess）が多く，他に真菌，結核菌，寄生虫などの感染により形成される。化膿性肝膿瘍とアメーバ性肝膿瘍の腹部超音波検査による検出感度は，各々94%，100%ときわめて高いが[4]，特異度は低く，診断確定は病歴にはじまり，発熱や圧痛，叩打痛などの臨床症状，血液検査上の炎症所見や他画像検査を統合してなされる。一方，エコーガイド下に穿刺吸引・ドレナージを施行する場合など，治療における腹部超音波検査の有用性は高い。

- typical findings
  1. 形状は凹凸不整で，発症時期・経過により，大きさはさまざまである。
  2. 単発性・多発性ともあるが，多発の場合は形状・大きさとも多様である。
  3. 膿瘍内部のエコーパターンは充実性部分と囊胞性部分を不均一に包含し，多房性のこともある。
  4. 内部にガス産生がある場合，後方音響陰影を伴う高エコー域が散在している。

肝血管腫

肝血管腫（hepatic hemangioma）は，良性の肝腫瘍性病変のうち最も多く認められる病変である[4]。初回の指摘で，かつ2～3 cm 径以上の病変や，エコー所見が典型的ではない病変では，肝 dynamic CT/MRI での血流動態評価を考慮する。

- typical findings
  1. 境界明瞭で，均一な高エコーを呈するものが70%を占める。
  2. 辺縁に高エコー帯を伴う等・低エコーとして描出されることもあり，エコー検査中に 1 から 2 への変化（chameleon sign）をとらえることがある。
  3. 大きくなると，内部に高・低エコーを混じ，不均一なエコーパターンを呈する。

肝囊胞

肝囊胞（hepatic cyst）のうち単純性肝囊胞は，スクリーニングエコーで偶発的にとらえられる事例が大半だが，まれに巨大で腹痛などの症状を伴うことがある。多発している場合，囊胞腎を伴い遺伝性の polycystic kidney disease としての評価が必要で，囊胞内出血，感染，胆道損傷などの合併や，まれだが囊胞腺癌や Budd-Chiari 症候群併発の報告がある[4]。病変の辺縁や内部隔壁の壁不整の有無を観察する。

- typical findings
  1. 境界明瞭，辺縁平滑，内部無エコーを呈する類円形病変。
  2. 後方エコー増強がある。

限局性結節性過形成

限局性結節性過形成（focal nodular hyperplasia：FNH）は，背景肝疾患の有無によらず発生する，まれな良性の肝

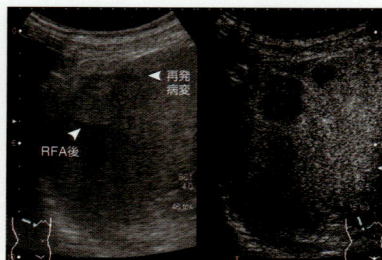

図 1-4-2 造影エコー(CE-US)像
肝細胞癌(HCC)のRFA(ラジオ波焼灼療法)治療部位近傍の肝表に再発病変がある。基本画像(左)では描出困難だが、造影後Kupffer相(右)において明瞭な欠損像として描出される[4]。

結節性病変である。結節中心から放射状に辺縁へと向かう、動脈血流に富んだ線維性瘢痕により隔てられた過形成結節の形態をとることから、先天的な肝内血管奇形や、それに起因する虚血などの血流異常により発生すると考えられている[4]。

● typical findings

1. 辺縁平滑な類円形病変で、内部均一な軽度低エコーから軽度高エコーを呈する。
2. 内部が等エコーで、肝内脈管の偏位からのみ認識される場合もある。
3. 大きくなると、中心瘢痕(central scar)と辺縁への放射状隔壁が高エコーに描出されることがある。
4. カラードプラ法により、3の高エコー域に、中心から辺縁に放射状ないし車軸状(stellate or spoke–wheel pattern)に広がる血流を描出できることがある。

他の肝結節性病変として、慢性肝疾患における再生結節、炎症性偽腫瘍などの良性病変、あるいは悪性リンパ腫なども腹部超音波検査でとらえられるが、肝dynamic CT/MRIなどの他画像検査、臨床症状、血液検査所見を総合しての鑑別診断が必要である。

造影エコー(contrast-enhanced ultrasound: CE-US)検査

2007年1月から、第2世代超音波造影剤ソナゾイド®が臨床使用可能になった。造影超音波モード(mechanical index ⟨MI値⟩0.1〜0.3程度)下に、同剤規定の懸濁液0.015 mL/kgを静注後、10〜120秒ほどで血管相(early vascular phase)を、10〜20分ほどでKupffer(クッパー)細胞に取り込まれるKupffer相(Kupffer phase or post-vascular phase)を観察する。

肝結節性病変の血流評価と、網内系細胞の存在の有無を評価することにより肝結節性病変の鑑別診断に寄与するが、通常Bモードエコーでは不明瞭な病変の検出感度が向上し(図1-4-2)、ラジオ波焼灼療法(RFA)などの肝局所治療支援のための検査法としても有用である。

特に、肝細胞癌治療後の局所再発は、Bモードエコーのみでは認識困難なことが多いが、造影後安定したKupffer相で治療後の病変を含めエコー欠損域を認識した後に、再度造影することによって動脈血流を有する局所再発部位を認識(defect reperfusion imaging)でき、ソナゾイド®造影ガイド下にRFAの施行が可能となることがある[3],[5]。

【手島 一陽】

参考文献
1) 日本肝癌研究会編:原発性肝癌取り扱い規約 第5版補訂版,金原出版,2009
2) 日本肝臓学会編:肝細胞癌サーベイランスアルゴリズム・診断アルゴリズム、科学的根拠に基づく肝癌診療ガイドライン2009年版,金原出版,2009
3) 日本肝臓学会編:肝癌診療マニュアル 第2版,医学書院,2010
4) Boyer TD et al: Zakim and Boyer's Hepatology: A Textbook of Liver Disease, 5th edition, Saunders, 2006
5) Kudo M et al: Defect reperfusion imaging, a newly developed novel technology using Sonazoid in the treatment of hepatocellular carcinoma. J Med Ultrasound 16:169–176, 2008

5 肝疾患の画像検査2 CT, MRI

CT

病態生理

造影剤を用いないX線単純CT(コンピュータ断層撮影⟨computed tomography⟩)検査は、肝のびまん性疾患の診断や肝腫瘍の検出に有用である。肝硬変に代表される形態上の異常などは、単純CTで診断可能である。脂肪は、水よりもCT値が低く、鉄は高いため、脂肪沈着、鉄沈着がある場合、肝はそれぞれ通常よりも低信号、高信号に描出される。

肝は、動脈と門脈という2系統の流入血管を持つという他の臓器にない特徴を有しており、動脈血、門脈血の流入分布をみることで病態の鑑別が可能である。特に肝腫瘍の診断においては、後述するdynamic CTによって血行動態を観察することが必須となる。

原理

dynamic CT

ヨード造影剤を毎秒3 mL以上の速度で急速静注し、大動脈から腹腔動脈・肝動脈に高濃度の造影剤が流入する相で肝を撮像すると、動脈血流が優位な像を得ることができる(動脈優位相)。さらに上腸間膜動脈を灌流した造影剤が上腸間膜静脈から門脈を介して肝に灌流する相では、門脈血優位な像が得られる(門脈優位相)。さらに時間をおいて動静脈の造影剤濃度が等しくなった相を撮像する場合もある(平衡相)。

血管造影下 CT

血管造影検査時に挿入されたカテーテルから造影剤を注入しながらCTを撮影することによって、dynamic CTよりもさらにコントラストの高い画像を得ることが可能である。具体的には、肝動脈内に留置したカテーテルから造影剤を注入するものを動脈造影下CT(CT during hepatic angiography: CTHA)、上腸間膜動脈に留置したカテーテルから造影剤を注入し、腸管を灌流した造影剤が門脈から肝実質に到達するタイミングで撮影するものを経動脈性門脈造影下CT(CT during arterial portography: CTAP)と呼ぶ。

dynamic CTの門脈優位相・平衡相では、動脈系にも造影剤が流入しているため、周囲肝実質と腫瘍組織のコント

ラストがつきにくい場合があるが，CTAPでは，肝動脈内には造影剤が入らないため，より鋭敏に腫瘍を検出することができる。

診断

肝細胞癌

肝細胞癌の発達過程において，高分化癌では，動脈血流は周囲肝実質と同等かやや低下しており，門脈血流は軽度低下している。中低分化に進むにつれて，新生血管の増生が起こり，結節は動脈血優位となる（図1-5-1）。

典型的な肝細胞癌は，単純CTで周囲肝実質よりも低吸収に描出され，dynamic CT動脈相で腫瘍全体が均一に濃染され，門脈優位相・平衡相で周囲肝実質よりも低吸収に描出される（図1-5-2）[1]。典型的な肝細胞癌になる前段階の結節では，動脈相で濃染を示さず，門脈優位相・平衡相で周囲肝実質よりも低吸収に描出されるものや，逆に動脈相で周囲肝実質よりも低吸収に描出されるものもある。また，低分化肝細胞癌になると，結節の辺縁部のみが動脈相で濃染されたり，全体が不均一に濃染されたりすることもあり，注意が必要である。

海綿状血管腫

肝海綿状血管腫は，最も頻度の高い良性肝腫瘍である。単純CTでは，通常辺縁明瞭な低吸収域として描出され，dynamic CT動脈相では辺縁部から濃染がはじまり，次第に内部も造影される。この際に辺縁部に点状に強く濃染する部分がまだらに出現することが多い。腫瘍径が大きくなると，内部に血栓の形成や壊死，その結果として瘢痕化，石灰化などの変性を起こす。平衡相でも内部に造影されない部分が残存するなど，非典型的な所見を示すようになるため，注意が必要である。

限局性結節性過形成

限局性結節性過形成（focal nodular hyperplasia：FNH）は，肝に生じる腫瘍類似病変の一つで，正常な肝細胞の結節状の過形成変化である。典型的なFNHでは，結節中央部に瘢痕（中心瘢痕）を認め，動脈が中心瘢痕から周囲の線維性隔壁に向かって車軸様（spoke-wheel）に伸びているのが特徴的である。単純CTでは，等〜低吸収域として描出され，dynamic CT動脈相で強い濃染を示し，門脈優位相・平衡相で周囲肝実質と等吸収となる（図1-5-3）。中心瘢痕を認めない場合などは，肝細胞癌との鑑別がしばしば問題になる。

転移性肝腫瘍

肝は，肺と並ぶ転移性腫瘍の好発臓器であらゆる悪性腫瘍の転移巣となりうる。胃・大腸をはじめとし，胆道系・

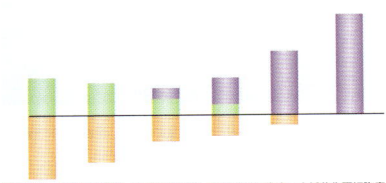

図1-5-1 肝発癌過程における血流変化
（文献1を改変）

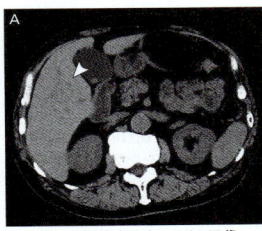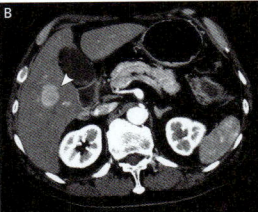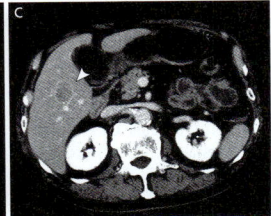

図1-5-2 肝細胞癌のdynamic CT像
肝S6に直径約2.5cm大の腫瘍を認める。単純CT(A)で低吸収に描出され，動脈相(B)で腫瘍全体が濃染される。平衡相(C)で腫瘍の内部は周囲肝実質よりも低吸収に描出される

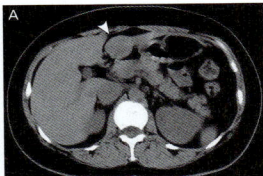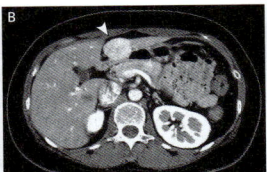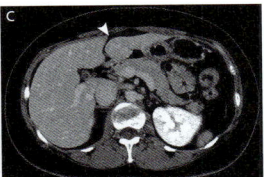

図1-5-3 限局性結節性過形成(FNH)のdynamic CT像
肝左葉S3に直径3cm大の腫瘍を認める。単純CT(A)で低吸収に描出され，動脈相(B)で全体が濃染される。平衡相(C)で腫瘍は周囲肝実質と等吸収に描出される

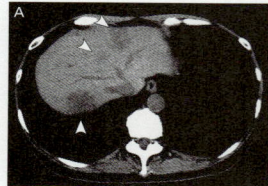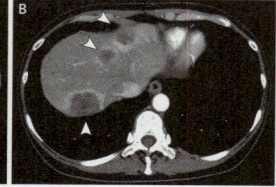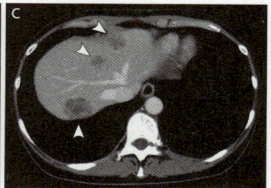

図 1-5-4 転移性肝癌(大腸癌)の dynamic CT 像
単純CT(A)では、肝内に低吸収域が多発している。動脈相(B)では、腫瘍の周辺部が造影される。平衡相(C)では、腫瘍内部も淡く造影されている

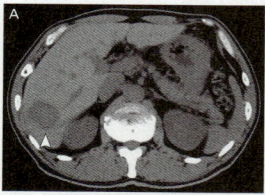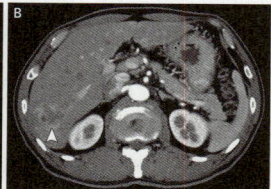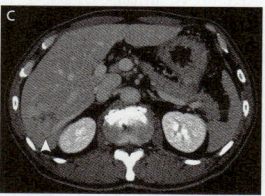

図 1-5-5 肝内胆管癌(胆管細胞癌)の dynamic CT 像
肝S6に直径約3.5cm大の腫瘍を認める。単純CT(A)で低吸収に描出され、動脈相(B)で腫瘍の周辺部が不整形に造影される。平衡相(C)で腫瘍内部に造影域が広がっている

膵臓系を含めた消化器悪性腫瘍の頻度が最も高い。これら腺癌系の転移巣の特徴として、dynamic CT動脈相で周辺部がリング状の濃染を示す(図1-5-4)。また、膵島細胞腫瘍、腎癌、カルチノイドからの肝転移では、動脈相で腫瘍全体が均一に濃染する場合が多い。単純CTでは、ほとんどの腫瘍が低吸収域として描出されるが、大腸癌などでは一部に石灰化を認めることがある。転移性肝腫瘍は門脈からの血流を受けないため、前述したCTAPでは、明瞭な造影欠損を示し、診断に有用である。

肝内胆管癌

肝内胆管癌(胆管細胞癌)は、肝に発生する上皮性悪性腫瘍のうち、肝内胆管由来のものをいう。単純CTでは、低吸収を示し、dynamic CT動脈相ではほとんど濃染を示さず、平衡相以降で中心部の線維性壊死部分が比較的高吸収域を示す(図1-5-5)。前述した消化器由来の腺癌肝転移との鑑別は困難である。胆管細胞癌では、肝内胆管への浸潤をきたすことが多いため、腫瘍末梢の胆管拡張を認める場合が多くあり、鑑別に役立つが、確定的な所見ではない。

脂肪肝

肝のびまん性変化のうち、脂肪肝は最も頻度が高い病態である。アルコール多飲、肥満が最も多い原因であるが、ウイルス肝炎、各種栄養障害、薬物副作用、妊娠など多様な原因によって脂肪肝は惹起される。肝に脂肪が沈着するとCT値は、低下する。通常肝実質は単純CTにて脈管に比し高吸収に描出されるが、脂肪肝が進行すると、この関係が逆転し、脈管よりも低吸収となる。また、脂肪肝が限局性に起こる場合もあり、結節状の低吸収域として描出される場合は、肝腫瘍との鑑別が必要となる。

MRI

原理

単純 MRI

T1強調画像にて高信号に描出されるものに、脂肪、出血、鉄や銅の沈着があり、水・血液は低信号に描出される。T2強調画像にて高信号に描出されるものの代表は、水・血液である。多くの悪性腫瘍がT1強調画像で低信号、T2強調画像で高信号を呈する。

CTと比較し、MRIは造影剤を使わない場合でも、撮像条件を調整することによって、種々の鑑別診断に用いることができる。例として、脂肪抑制法(STIR法)を用いることによって、腫瘍内に脂肪を多く含むかの鑑別が可能であり、また、拡散強調画像(DWI)では、転移性肝腫瘍を高感度に検出できる(MRIの原理の詳細については成書参照)。

Gd-DTPA 造影 MRI

Gd(ガドリニウム)-DTPAは細胞外液性造影剤で、静脈から投与すると、T1強調画像上ヨード造影剤を用いた造影CTと同様の画像を得ることができる。

SPIO-MRI

超磁性酸化鉄(superparamagnetic iron oxide:SPIO)は、肝細網内皮系のKupffer(クッパー)細胞に特異的に取り込まれる。T2*強調画像においてSPIOを取り込んだ組織は低信号に描出され、Kupffer細胞を欠いた腫瘍は、相対的に高信号に描出される。

EOB-MRI

従来のGd-DTPAに脂溶性側鎖であるEOB(ethoxybenzyl)基を付加したGd-EOB-DTPAは、肝細胞に取り込まれて、胆汁中に排泄される。投与直後には、dynamic studyが可能であり、投与後20分で肝細胞に取り込まれて

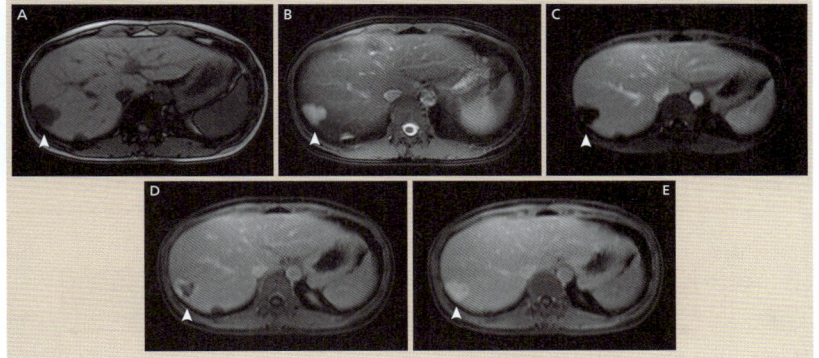

図 1-5-6 肝海綿状血管腫の dynamic MRI 像
肝右葉に 2 ヵ所の腫瘤を認める。T1 強調画像（A）では低信号に，T2 強調画像（B）では著明な高信号に描出される。動脈相（C）では腫瘤周囲にわずかに造影効果を認めるのみであるが，やや遅い相（D）で腫瘤周囲が結節状に濃染し，造影開始 10 分後（E）に腫瘤全体が造影された

T1 強調画像上高信号を示す。正常な肝細胞機能を持たない結節は，この肝細胞相で低信号に描出される。

診断

肝細胞癌

Gd-DTPA を用いた dynamic MRI では，dynamic CT とほぼ同様の所見が得られる。SPIO-MRI では，典型的な肝細胞癌は，T2 強調画像で周囲肝実質と比較して高信号に描出されるが，高分化肝細胞癌では，結節内の Kupffer 細胞機能が保たれている場合があり，注意が必要である。EOB-MRI の肝細胞相では，典型的肝細胞癌では，T1 強調画像において周囲肝実質よりも低信号に描出されるが，多くの高分化肝細胞癌でも同様に Gd-EOB-DTPA の取り込み能が低下しており，肝細胞癌の早期診断に有用である。一方，中分化肝細胞癌のなかには，Gd-EOB-DTPA を周囲肝実質よりも多く取り込むものもあり，これらは，肝細胞相で高信号に描出されるため，注意が必要である。

海綿状血管腫

MRI は，海綿状血管腫の診断において有用性が高く，第一選択とすべき検査である。T2 強調画像で強い高信号を示す点が特徴的である。Gd-DTPA を用いた dynamic MRI では，dynamic CT と同様に動脈相で辺縁部の結節状濃染を認め，門脈優位相・平衡相で濃染が内部に広がっていく像が認められる（図 1-5-6）。

限局性結節性過形成

単純 MRI では，特異的な所見はなく，多くは T1 強調画像で低信号，T2 強調画像で高信号に描出される。dynamic MRI において，dynamic CT と同様の動脈相での濃染を示す。EOB-MRI では，結節内の肝細胞は正常の機能が保たれているため，肝細胞相で周囲肝組織と比較して等信号に描出され，鑑別診断に有用である。

転移性肝腫瘍

単純 MRI では，通常 T1 強調画像で低信号，T2 強調画像で高信号に描出される。dynamic MRI の所見は，dynamic CT の所見と同様である。SPIO-MRI では，転移性肝腫瘍は，Kupffer 細胞を持たないため，T2* 強調画像で明瞭な高信号を示し，検出感度が高い。EOB-MRI でも肝細胞機能を持たないため，肝細胞相で明瞭な欠損像として描出される。

【建石 良介】

参考文献
1) Matsui O: Imaging of multistep human hepatocarcinogenesis by CT during intra-arterial contrast injection. Intervirology 47:271-276, 2004

6 肝炎ウイルス（A～E 型）

● 定義・概念　急性肝炎・慢性肝炎の原因となる主なウイルスとしては，A，B，C，D，E 型肝炎ウイルスがある（表 1-6-1）。A 型肝炎ウイルス（HAV）と E 型肝炎ウイルス（HEV）は経口的に感染し，感染すると発熱・下痢・全身倦怠感などを伴って A 型肝炎あるいは E 型肝炎を発症し，通常は急性の経過で終息する。B 型肝炎ウイルス（HBV）と C 型肝炎ウイルス（HCV）は非経口的に感染し，急性肝炎および慢性肝炎を発症する。HBV は感染年齢によってその後の経過が大きく異なり，母子感染をはじめとする乳幼児期の感染では高率に慢性化するが，成人後の感染では一般的には急性感染を発症した後，大部分の症例では治癒に向かう（ただし最近では若年者の性行為感染症としての B 型急性肝炎が増加し，一部の症例で慢性化することが問題になっている）。HCV は感染年齢にかかわらず感染すると高率に慢性化する。D 型肝炎ウイルス（HDV）も非経口的に感染するウイルスであるが，HBV の存在下ではじめて複製できるため，HBV 感染者にのみ感染する。ここではウイルス学的見地を中心に，各肝炎ウイルスの特徴を記す。

表 1-6-1　A、B、C、D、E 型肝炎ウイルスの特徴

	A 型肝炎ウイルス	B 型肝炎ウイルス	C 型肝炎ウイルス	D 型肝炎ウイルス	E 型肝炎ウイルス
ウイルスゲノム	一本鎖(+)RNA	不完全二重鎖 DNA	一本鎖(+)RNA	一本鎖(−)RNA	一本鎖(+)RNA
ゲノム形状	線状	環状	線状	環状	線状
ゲノムサイズ	7.5 kb	3.2 kb	9.6 kb	1.7 kb	7.2 kb
ウイルス科	ピコルナウイルス科	ヘパドナウイルス科	フラビウイルス科	ビロイドウイルス科	カリシウイルス科
感染経路	経口・糞便	血液	血液	血液	経口・糞便
潜伏期	2〜6 週	1〜6 カ月	2〜6 週	1〜6 カ月	2〜8 週
慢性化	無	有	有	有	無
予防法	ワクチン 免疫グロブリン	ワクチン 免疫グロブリン	無	無(HBV 予防に準じる)	無

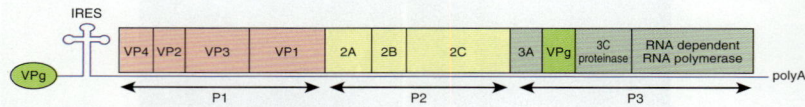

図 1-6-1　HAV(A 型肝炎ウイルス)ゲノムの構造
ウイルスゲノムの 5'末端にはウイルス蛋白 VPg が結合する。5'非翻訳領域は IRES 構造を持つ。P1 領域はウイルスの構造蛋白 VP1 から VP4 がコードされ、P2、P3 領域はウイルス複製に必要な非構造蛋白がコードされている

A 型肝炎ウイルス

ウイルスの構造(図 1-6-1)

A 型肝炎ウイルス(hepatitis A virus:HAV)の粒子は直径 27 nm の小さな球形対称性である。ウイルス遺伝子は一つの読み取り枠(open reading frame:ORF)を持つ 7.5 kb の線状一本鎖プラス鎖 RNA で、ゲノムの 5'末端には、Cap 構造ではなくウイルス蛋白 VPg が共有結合する。5'非翻訳領域(untranslated region:UTR)には IRES(internal ribosomal entry site)構造があり、ウイルス蛋白の翻訳に寄与している。P1 領域はウイルスの構造蛋白 VP1 から VP4 がコードされ、P2、P3 領域はウイルス複製に必要な非構造蛋白がコードされている。

感染経路

HAV は通常は糞便−経口経路により伝播する。汚染された生カキの摂取からの感染がよく知られているが、その調理中に他の食品が汚染されそこから感染することもありうる。

その感染経路の特徴から、HAV 感染の広がりは社会的な衛生状態と密接に関連する。たとえば、開発途上国では小児期のうちに多くが罹患し中和抗体である IgG(免疫グロブリン G)型 HAV 抗体を幼少期から保有するのに対して、衛生状態がよいわが国では、より高齢の人でも A 型肝炎に対する免疫が欠如するようになった。このことは、わが国においては、より高齢の人でも感染源に曝露される機会があれば感染しうる状態であるともいえるため、注意が必要である。

予防

HAV は消化管から吸収されて肝臓に到達し、肝細胞に取り込まれ、複製後胆汁中に放出される。ウイルスは黄疸出現前の 2 週間のあいだにかぎり糞便中に排出されるため、診断が確定する前に播種してしまう。したがって患者の隔離をしても肝炎伝播は抑制できない。
- 免疫グロブリン　ワクチンは十分な抗体レベルを獲得するまでに 1〜2 週の期間を必要とするため、家庭内接触のように、すでに曝露されている可能性が高い場合は現在も使われることがある。4〜6 カ月程度、防御効果が持続する。
- A 型肝炎ワクチン　HAV 粒子をホルムアルデヒドで失活させて作製する。単回投与で 1 年、6〜12 カ月あけて追加免疫を行えば長期にわたる防御抗体を得られる。HAV 抗体を持たない人が衛生状態のよくない地域へ旅行するような際にはワクチン接種の適応となる。

B 型肝炎ウイルス

1965 年に Blumberg がオーストラリア原住民の血清中に、輸血を繰り返していた血友病患者の血清と反応する抗原を見出し、オーストラリア抗原と名づけた(この功績で Blumberg は 1977 年にノーベル生理学・医学賞を受賞した)。1968 年に Prince、大河内らが独立して血清肝炎と関連のある抗原を発見し、これらが先のオーストラリア抗原と同一であったことが確認され、HBs 抗原として統一された。

世界での感染者数は約 3 億 5,000 万人、わが国では感染率約 1%で約 150 万人の感染者がいると推定されている。アジアでは罹患率が非常に高く問題となっている。

ウイルスの構造(図 1-6-2、図 1-6-3)

B 型肝炎ウイルス(hepatitis B virus:HBV)は直径 42 nm の球形粒子で 7 nm の外被と環状不完全二重鎖 DNA と DNA ポリメラーゼ、逆転写酵素などを包む直径 27 nm のコアからなる DNA ウイルスである。HBV 遺伝子は約 3,200 塩基対からなる環状二本鎖 DNA であるが、600〜2,000 塩基の一本鎖部分、長鎖には切れ目がある。ゲノムには 4 つの ORF があり、①外被蛋白をコードしている PreS/S 遺伝子、②コア蛋白(HBc 抗原)と HBe 抗原をコードしている PreC/C 遺伝子、③DNA ポリメラーゼ・逆

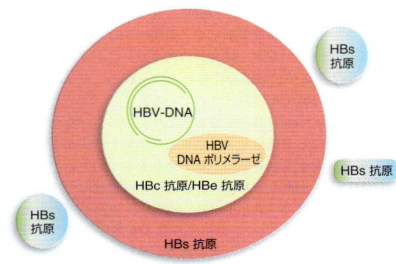

図 1-6-2　HBV（B型肝炎ウイルス）粒子の構造
コアにはウイルスゲノム（不完全二重鎖 DNA），ウイルス DNA ポリメラーゼ，HBc 抗原と HBe 抗原が含まれる。表面を HBs 抗原がおおう。HBs 抗原は血中に球状・管状に存在する

写酵素・5′末端結合蛋白（primase）などをコードしている P 遺伝子，④X 蛋白をコードする X 遺伝子がオーバーラップしながら構成されている。

ウイルス複製（図 1-6-3）

他の DNA ウイルスと大きく異なるのは，RNA からの逆転写の過程を持つ点である。肝細胞内に侵入した粒子は核内でゲノムの一本鎖部分が修復され，閉鎖環状 DNA となり，宿主細胞の RNA ポリメラーゼの鋳型となる。長鎖 DNA の反復配列 1 のやや上流から転写されたプレゲノム RNA は，細胞質に移行したのち HBV ポリメラーゼによる逆転写反応によって，長鎖 DNA が合成される。このとき鋳型となったプレゲノム RNA は HBV ポリメラーゼの持つ RNaseH 作用により 5′末端 17 塩基を残し分解される。残った RNA が長鎖 DNA の反復配列 2 に対合してプライマーとなり，短鎖 DNA の合成が開始される。このとき長鎖の切れ目部分は重複配列を利用することで乗り越えて伸長反応が進んでいくが，この過程で不完全二重鎖のままパッケージングされ放出される。逆転写過程を持つため宿主ゲノムに組み込まれる機会を持ち，それが肝発癌と関係する可能性があることも報告されている[1]。

ウイルスジェノタイプ

HBV は主に母子感染で蔓延したため，地域によって同じ系統のウイルスが集積している傾向がある。世界の HBV の遺伝子配列を用いた分子系統樹により HBV のジェノタイプ（genotype）は A〜J 型までに分類され，さらに亜型（subgenotype）に分類されている。たとえば genotype A は欧米型（Ae）とアジア・アフリカ型（Aa）に分類され，genotype B はアジア型（Ba），日本型（Bj）に分類される。アジアでは genotype C が主で，次いで genotype B が多いが，これらジェノタイプはその分布に地域特異性があると同時に，次に示すように臨床病態の差異にも関連している。

ジェノタイプと病態

わが国では全体でみると genotype B が 12%，genotype C が 85% を占めるが，genotype C は全国的にみられるの

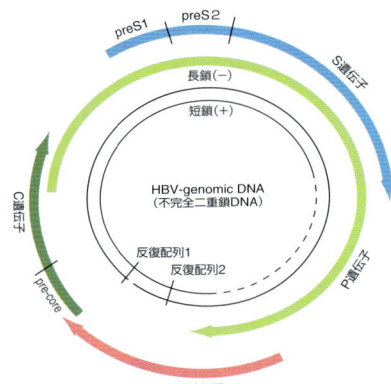

図 1-6-3　HBV（B型肝炎ウイルス）ゲノムの構造
4 つの ORF から S(Small HBs)，C(HBcAg)，X(HBxAg)，P(DNA ポリメラーゼ)，PreS2+S(Middle HBs)，PreS1+PreS2+S(Large-HBs)，PreC+C(HBeAg) の 7 種の蛋白が産生される

に対して genotype B はほとんどが東北と沖縄に分布している。gneotype B では genotype C に比べて HBe 抗体が早期に出現し一般的に予後がよいとされる。

最近のジェノタイプの分布の特徴として，B 型急性肝炎において，従来少なかった欧米株である Ae 型の割合が 30% 前後を占めるようになり，性行為感染経路の多様化を背景に特に都市部で増加している。Ae 型の初感染では成人でも約 10% は慢性化するため注意が必要である。

ジェノタイプとウイルス変異

genotype C ではコアプロモーター（A1762T，G1764A）の変異が起こりやすく，この変異によって HBe 抗原の産生は減るが，pregenomic mRNA の転写は増すことが示されている。一方 genotype B ではプレコア領域の変異（G1896A）が起きやすく，stop codon が形成される結果として HBe 抗原の産生が阻害されている。HBe 抗体が早期に出現するため予後がよいとされている。

しかしアジアでは若年の肝癌に genotype B が多く，わが国でみられる予後のよい genotype B とは臨床的に相違があった。その原因の検討の結果，わが国を除くアジアに多い Ba 型は，コアプロモーターからプレコア・コア領域が予後不良とされる genotype C と組換えを起こしており，そのような組換えのない日本型である Bj 型とはウイルス学的に異なっていたことが報告された（図 1-6-4）[2]。

なお，コアプロモーター領域・プレコア領域とも野生型のまま HBV-DNA 量が減少するタイプは予後がよいことも一方では報告されている[3]。

その他の変異

● ワクチンエスケープミュータント　S 遺伝子の抗原決定基に変異が入ることによって HBs 抗原の抗原性が変化し，ワクチン投与後あるいは自然経過中に，HBs 抗体陽

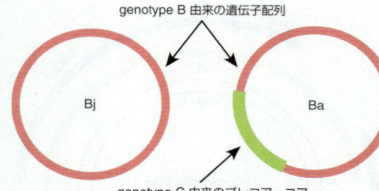

図 1-6-4　HBV(B 型肝炎ウイルス)genotype Bj 型と Ba 型
わが国での genotype B は Bj 型だが, わが国以外のアジアの genotype B はコアプロモーター・プレコア・コア領域が genotype C 由来のものに変換し, Ba 型となっている

性になっていても HBV の増殖がみられる例が, まれではあるが存在する。

- **抗ウイルス薬に対するポリメラーゼ領域変異**　抗ウイルス薬であるラミブジン投与中に, ポリメラーゼ領域の YMDD モチーフのメチオニンがバリンあるいはイソロイシンに変異する(YVDD/YIDD)ことで耐性になることが示されている。また, アデホビル投与中にもポリメラーゼの異なる個所に変異が起き耐性になることが示されているが, この変異にはラミブジンが効く。エンテカビルに対しては, ラミブジン耐性変異に加えて他の個所の変異が追加されることで耐性になることが示されている。

- **コア領域の変異**　劇症肝炎では, プレコア・コア領域の変異株が原因となっている例が多いことが報告されている。プレコア変異株は e 抗原を産生しないことから, 逆に, e 抗体陽性の患者からの感染ではウイルス量は少ないはずであるものの, ひとたび感染した場合は劇症化に注意する必要がある。

予防

B 型肝炎は終生免疫が成立する疾患であり, HBs 抗体あるいは HBc 抗体陽性者が再感染することはない。そのため, これらの抗体陰性者が感染予防対象となる。すでに HBV の感染機会があった場合にはすみやかに抗 HBs ヒト免疫グロブリン(HBIG)を投与し中和排除する。

能動免疫を得るためには HBV ワクチンを初回・1 カ月後・3 カ月後と計 3 回接種する。接種者の約 95%で予防効果が得られる。HBs 抗体が陽性になった後陰性化した場合の追加接種の必要性については一定のコンセンサスが得られていない。

C 型肝炎ウイルス

C 型肝炎ウイルス(hepatitis C virus : HCV)は 1989 年に Houghton らカイロン社の研究グループがウイルス由来の核酸断片を同定した。世界での感染者数は約 1 億 5,000 万人, わが国では約 150 万〜200 万人の感染者がいると推定されている。感染経路としては輸血・刺青・注射針の使いまわしなど血液を介する感染以外は明確ではなく, 血液中のウイルス量が B 型肝炎に比べて少ないためか, 母子感染・性行為感染は B 型肝炎と異なりほとんどみられない。しかし B 型肝炎と異なりどの時期に感染しても容易に慢性化し, 持続炎症の結果, 肝硬変・肝癌の原因となる。わが国では血液製剤による新規感染は現在ではほとんどなくなっているが, 献血時のスクリーニングが導入された 1992 年以前に輸血を受けた人は一般的にウイルスに曝露された可能性が高いとされている。

HCV は in vivo においてはヒトとチンパンジーを含む一部の霊長類にしか感染せず, 効率的な感染モデルがないことが病態解明や薬剤開発のハードルとなっていたが, 1999 年に HCV の非構造蛋白領域を発現させ培養細胞で複製させることのできる subgenomic replicon の系が報告されたのを機に, 2005 年には感染性粒子も産生されうる in vitro 複製系が報告され[4], 複製過程・病態生理の解明・薬剤開発の発展に大きく寄与している。

ウイルスの構造(図 1-6-5)

HCV は直径 35〜65 nm の球状粒子で, 約 9.6 kb からなる線状一本鎖プラス鎖 RNA ゲノムから, 約 3,000 アミノ酸からなる一つの前駆体蛋白が産生される。5′ 非翻訳領域には高度に保存される IRES 構造が存在し, ウイルス蛋白の翻訳に働く。前駆体蛋白質は宿主のシグナルペプチダーゼによって, 構造蛋白であるコア蛋白, 外被蛋白(E1, E2)に切断される。これらの下流のウイルス粒子に含まれない非構造蛋白 NS2 から NS5B までは HCV 由来のメタロプロテアーゼ(NS2)・セリンプロテアーゼ(NS3)によって切断されて産生される。HCV は RNA ウイルスであるためその遺伝子には変異が入りやすく, 同一患者体内においても, 類似はするが不均一なウイルス遺伝子配列の混合(quasispecies)として存在している。

ジェノタイプ・血清型

遺伝子配列の不均一性はあるものの, 遺伝子配列の類似性の解析から, 世界の HCV は 6 つの主要なジェノタイプに分類されている(が, 少なくとも 50 種以上の近縁の変異型も存在する)。これらのジェノタイプの分布には地理的特異性があり, わが国では 1b 型が 70%, 2a 型が 20%を占める(米国では 1a 型, ヨーロッパでは 1a 型と 3a 型が主)。

治療効果の観点から 2 種類の血清型(serotype あるいは group)に分ける。group 1 はジェノタイプの 1a 型, 1b 型を主に含み, group 2 は 2a 型, 2b 型を主に含む。group 1 ではインターフェロン治療に対する反応が不良である。

肝細胞障害機構

HCV 感染者のなかで HCV-RNA が陽性でトランスアミナーゼが正常で組織学的に肝障害が認められない症例が存在することから, ウイルスそのものには肝細胞障害作用はないかあってもごく軽度であり, HCV による肝障害は, ウイルス感染細胞を排除しようとする細胞障害性 T 細胞などの免疫細胞がウイルス感染肝細胞を排除するために肝細胞を攻撃した結果と考えられている。持続する肝障害に引き続く肝の線維化や肝発癌も持続肝障害の結果とも考えられるが, ウイルス蛋白などウイルスそのものがそれらの病態生理に寄与している可能性もある[5]。

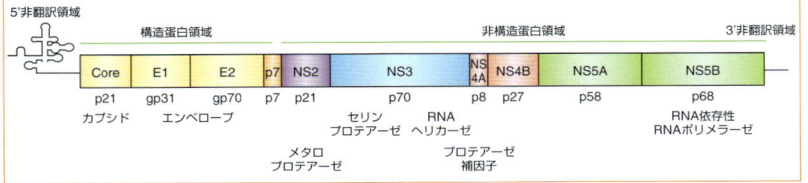

図 1-6-5　HCV(C型肝炎ウイルス)ゲノムの構造
プラス鎖 RNA ゲノムから，約 3,000 アミノ酸からなる一つの前駆体蛋白が産生される。5' 非翻訳領域には IRES 構造が存在する。前駆体蛋白質は宿主のシグナルペプチダーゼによって，構造蛋白である core，外被蛋白(E1, E2)に切断される。非構造蛋白 NS2 から NS5B までは HCV 由来のメタロプロテアーゼ(NS2)・セリンプロテアーゼ(NS3)によって切断されて産生される

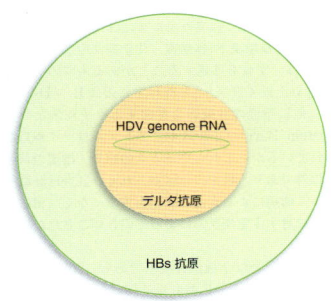

図 1-6-6　HDV(D型肝炎ウイルス)粒子の構造
HDV 抗原は HBs 抗原におおわれて存在する

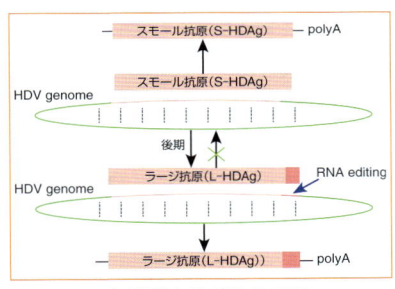

図 1-6-7　HDV(D型肝炎ウイルス)ゲノムの構造
1.7 kb の環状一本鎖マイナス鎖 RNA ゲノム。ゲノムの大部分は相補的配列となっており，一つの ORF から S-HDAg がつくられる。感染後期になると宿主の RNA 編集酵素がウイルスゲノムを編集し，S-HDAg の ORF を延長する結果 L-HDAg が産生される

予防

C 型肝炎の予防法としてはワクチン開発の研究が続けられているが変異が多いこともあり実用化にはいたっていない。積極的予防策は得られないため，感染源との接触機会をなくすことが重要である。

D 型肝炎ウイルス

D 型肝炎ウイルス (hepatitis D virus：HDV) は HBV をヘルパーウイルスとして増殖する特異な肝炎ウイルスであり，HDV 感染成立には必ず HBs 抗原が陽性でなければならない。したがって，HDV 感染は HBV/HDV が同時に感染する(同時感染)か，HBV キャリアに HDV が感染する(重複感染)しかありえない。

欧米に比しわが国では HDV 感染は低率で，HBs 抗原陽性者の 0.6％といわれている。地域的には沖縄地方の島嶼に多くみられるとの報告がある[6]。

ウイルスの構造(図 1-6-6, 図 1-6-7)

HDV は直径 35～37 nm の HBs 抗原におおわれた球状粒子で，ゲノムは 1.7 kb の環状一本鎖マイナス鎖 RNA である。ゲノムの大部分は相補的配列となっており，一つの ORF から S-HDAg がつくられる。感染後期になると，宿主の RNA 編集酵素である ADAR1 がウイルスゲノムの stop codon を編集し，S-HDAg の ORF を 19 アミノ酸分伸ばし，その結果 L-HDAg が産生される。

病態・診断

1. 同時感染では HBs 抗原は通常一過性のため，HDV は感染を継続できず D 型急性肝炎は通常治癒する。IgM 型 HDV 抗体が一過性に出現した後 IgG 型 HDV 抗体が出現する。
2. 重複感染では HDV は HBV の活発な増殖を抑えるため通常 HBc 抗原と HBV-DNA は陰性で，HBs 抗原の消失もみられることがある。しかし D 型慢性肝炎自体は持続し，肝硬変に進展する。通常 IgM 型 HDV 抗体陽性が持続する。HDV-RNA の検出も診断に有用である。

治療・予防

有効な治療法はない。抗 HBV 薬では D 型慢性肝炎の病期の活動性の改善・HDV-RNA の減少は期待できない。HDV に対する予防法は，HBV をヘルパーウイルスとして必要とすることから，HBV 感染予防策に含まれる。

E 型肝炎ウイルス

E 型肝炎ウイルス (hepatitis E virus：HEV) は，インド・ミャンマーなどの水系に発生する散発性・流行性のウイルス性肝炎の主要な部分を占める。1989 年に HEV 遺伝

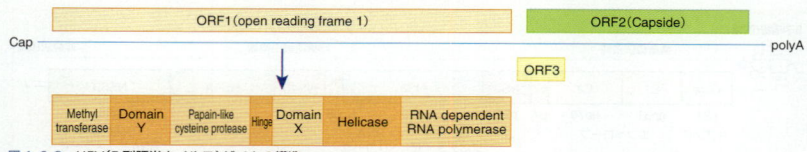

図 1-6-8　HEV（E 型肝炎ウイルス）ゲノムの構造
7.2 kb の線状一本鎖プラス鎖 RNA ゲノム。ORF1 は非構造蛋白をコードし，ORF2 は構造蛋白をコードする。ORF3 のコードする蛋白の機能は不明

子がはじめてクローン化され遺伝子検出が可能となった。日本人の抗体保有率は約 4.5％で，わが国でも輸入感染症として，あるいは本ウイルスに汚染されたブタ・イノシシの生食が原因で，発生がみられている。A 型肝炎と同様，慢性化はしない。しかし重症化の頻度が高く一般に死亡率は 1～2％といわれている。妊婦に感染すると劇症化頻度が高く，死亡率が 20％に達するとも報告されている。

ウイルスの構造（図 1-6-8）

HDV は直径 25 nm の球状粒子で，ゲノムは 7.2 kb の線状一本鎖プラス鎖 RNA である。3 つの ORF がオーバーラップしながら配列している。ORF1 は非構造蛋白をコードし，ORF2 は構造蛋白をコードする。ORF3 のコードする蛋白の機能は不明である。

病態・診断

1. HEV は細胞変性ウイルスで，免疫学的機序による細胞障害は少ない。豊富に胆汁に排出されるが，糞便への排出は少なく続発性の伝播はまれとされている。流行時には主に若年成人がおかされる一方，小児ではまれであり，A 型肝炎と対照的である。
2. 急性発症から 10 日頃に産生される IgM 型 HEV 抗体は 6 カ月頃までに消失するが，IgG 型 HEV 抗体は長期に陽性となる。HEV-RNA は通常 3 週目くらいまでに陰性となる。

治療・予防

予防は，きれいな水・よい衛生設備・衛生教育による。ワクチン開発が現在進められている。

【大塚 基之】

参考文献

1) Kim CM et al：HBx gene of hepatitis B virus induces liver cancer in transgenic mice. Nature 351：317-320, 1991
2) Sugauchi F et al：Epidemiologic and virologic characteristics of hepatitis B virus genotype B having the recombination with genotype C. Gastroenterology 124：925-932, 2003
3) Misawa N et al：Patients with and without loss of hepatitis B virus DNA after hepatitis B e antigen seroconversion have different virological characteristics. J Med Virol 78：68-73, 2006
4) Wakita T et al：Production of infectious hepatitis C virus in tissue culture from a cloned viral genome. Nat Med 11：791-796, 2005
5) Moriya K et al：The core protein of hepatitis C virus induces hepatocellular carcinoma in transgenic mice. Nat Med 4：1065-1067, 1998
6) Sakugawa H et al：Seroepidemiological study of hepatitis delta virus infection in Okinawa, Japan. J Med Virol 45：312-315, 1995

7　急性ウイルス性肝炎

● **定義・概念**　肝細胞内で増殖する肝炎ウイルスによる急性の肝障害である。肝炎ウイルスには A～E 型がある（表 1-7-1）。特殊な環境下（移植後，化学療法中などの免疫抑制状態）ではいずれも遷延することがあるものの，慢性肝炎（6 カ月以上続く肝炎）へと移行するのは B（＋D）・C 型である。他に急性の肝障害を惹起するウイルスとしては EB（Epstein-Barr）ウイルスやサイトメガロウイルスなどが知られているが，これらウイルスの感染・増殖の首座は肝細胞以外であり，厳密には区別される。肝炎は肝細胞でのウイルス増殖による直接の細胞傷害ではなく，宿主側の感染細胞に対する免疫反応によって引き起こされた細胞の損傷である。

ウイルス性肝炎は全数把握疾患である。2003 年の感染症法改正で A 型肝炎と E 型肝炎は「四類感染症」に定められ，診断した医師はただちに最寄りの保健所に届け出る必要がある。一方，他のウイルス性肝炎は，「五類感染症」に含まれ，7 日以内に保健所に届け出る必要がある。

● **疫学**　わが国の散発性急性肝炎の原因は，1990 年前後では A 型肝炎ウイルス（HAV）が 50％前後，B 型肝炎ウイルス（HBV）が 15％前後，C 型肝炎ウイルス（HCV）が 5～10％前後を占めていたが，2000 年代後半にかけて，HBV が増加し 50％前後，HAV，HCV が 5～10％前後を占める。残りの 30～40％は非 ABC 型肝炎であるが，保存血清を調べてみると，そのうちの 20％で E 型肝炎ウイルス（HEV）抗体が見つかっている。従来，わが国では E 型肝炎は海外旅行者による輸入感染症としてとらえられていたが，2003 年国内において野生のシカ肉を生で食した 4 例の E 型肝炎発症の報告を境に人獣共通感染症としてとらえられるようになった（後述）[1]。D 型肝炎ウイルス（HDV）はわが国では地域集積性である。宮古島，上五島などの離島での HDV 陽性者は HBV キャリアの 8％前後にのぼるため，出生地の把握は診断を助ける。その他の地域では HBV キャリアの 0.4～1.0％が陽性と考えられている。そのため急性肝炎の原因としてはまれである。

輸血による急性肝炎（輸血後肝炎）：以前は Window 期間（ウイルス感染直後，体内でウイルスが十分増殖しておらずまだ抗体もできていないため，血液を検査しても陰性と判定される期間）に献血された血液による感染は，十分防ぎきれなかった。現在は，核酸増幅検査（nucleic acid amplification test：NAT）の導入により HCV による輸血後肝炎はほぼなくなっている。一方で HBV では「潜在的 HBV 感染*」のため，完全な排除は困難で，少数ながら輸

1 肝疾患

表 1-7-1 肝炎ウイルスの特徴

	A型肝炎ウイルス	E型肝炎ウイルス	B型肝炎ウイルス	D型肝炎ウイルス	C型肝炎ウイルス
主な感染経路	糞口	糞口	血液・性交	血液・性交	血液
潜伏期間	2～6週（平均4週）	2～8週（平均6週）	1～6カ月（平均1～2カ月）	1～6カ月（同時感染） 2～8週（重複感染）	2週～6カ月（平均40日）
新規急性肝炎での割合	5～10%	10%	50%	まれ	5～10%
劇症化	有	有	有	有	まれ
慢性肝炎への移行	無	無	有	有	有
診断法	IgM型HAV抗体 HAV-RNA	IgA型HEV抗体 HEV-RNA	HBsAg かつ IgM型HBc抗体	IgM型HD抗体 HDV-RNA	HCV-RNA

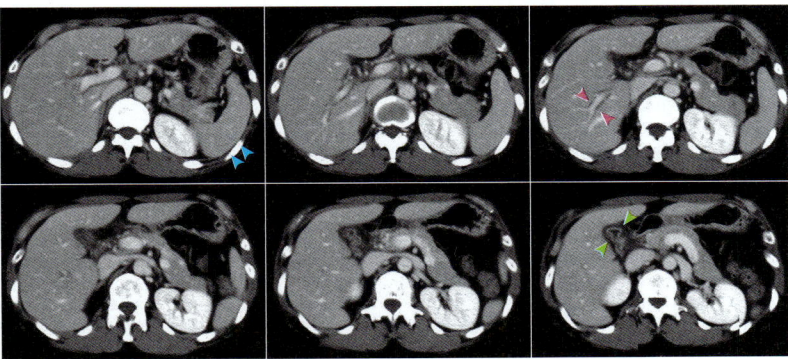

図 1-7-1 急性肝炎の腹部CT像
45歳女性。脾腫（▶），periportal collar sign（▶），胆嚢内腔虚脱・胆嚢壁の浮腫状肥厚（▶）

血後肝炎が生じている。

- **潜在的HBV感染**＊（occult HBV infection） HBsAg陰性（時にHBsAb陽性も）にもかかわらずHBV-DNA陽性であること。従来B型急性肝炎回復後，ウイルスは排除され治癒するというのが通説であったが，ウイルスの変異や宿主因子が関連して，HBsAg消失後も微量のHBVが血中に存在することがわかってきた。そのためHBsAg陰性の献血者のなかに，ごく少数ながらHBV-DNA陽性者が存在する。NATでスクリーニングを行っても，なお一部で検査を逃れ輸血用血液にまわる。HBcAb陽性例を献血者からすべて排除すれば可能性は低下するが，わが国ではHBcAb陽性者は10～20%存在しており，安定的な血液供給の面からは困難である。

- **臨床症状・検査成績** 急性肝炎では共通して全身倦怠感，食欲不振，悪心・嘔吐，上腹部膨満感，腹痛などがみられ，その後黄疸を認める。A型，E型肝炎では発熱がその数日前より先行し，下痢なども認める。A型肝炎では38℃以上の高熱になることが多い。B型，C型肝炎では緩徐に症状が現れる。特にC型肝炎では黄疸などの症状が軽く，不顕性であることも多い。D型肝炎はHBVとの同時感染（coinfection）ではD型肝炎に続いてB型肝炎を発症し劇症化を，HBVキャリアへの重複感染（superinfection）では重症化を生じるとされる。しかし，わが国ではそもそもD型肝炎はまれである。

A型・E型肝炎では通常アスパラギン酸アミノトランスフェラーゼ（AST），アラニンアミノトランスフェラーゼ（ALT）の上昇は単峰性で1～2カ月で正常化する。すなわち一過性である。B型肝炎は感染年齢により経過が異なる。成人の感染ではそのほとんどが一過性で1～2カ月で治癒するが，近年欧米株（genotype Ae）の感染が国内でもみられ，その場合は10％程度が慢性化する。C型肝炎では通常ALTは多峰性を示し，60～70％が慢性化する。一過性で終息するのは30％程度である。慢性化した場合，HCVが自然消失する確率はきわめて低い。

急性肝炎の画像としては腹部超音波検査/CTで，①肝腫腫，②胆嚢内腔の虚脱・胆嚢壁の浮腫状肥厚，CTで③門脈周囲の淡い低吸収域（periportal collar sign）を認める（図 1-7-1）。

- **治療と薬理メカニズム／経過・予後** 原則として急性期には入院，安静臥床での経過観察を要する。臥床により肝血流は30％増加する。ただし，最近は栄養状態が悪くて問題になることは少なく，むしろ過度の安静のために，脂肪肝を招くことがあり注意が必要である。食欲低下時は補液。

劇症化が疑われる場合には，専門施設での全身管理を含めた集中治療が必要であり，時に救命に肝移植を要する。B型・C型肝炎では慢性化が疑われれば抗ウイルス療法を考慮する（後述）。

A型肝炎は1％以下で劇症化し，その約40％が死亡する。E型肝炎では妊婦で劇症化しやすく，その致死率は

20％とされる。B型肝炎は感染年齢により経過が異なり，乳幼児の感染では無症状のままキャリア化することが多い。一方，成人において1〜2％が劇症化し，その約60〜70％は死亡する。

A型急性肝炎

HAVに汚染した水や食品から感染する経口感染である。食品としては生カキなどの貝類，生野菜，果物が多い。2〜6週の潜伏期間がある(平均4週)。発病前2週間から発症直後までウイルスが多量に糞便中に排出されるので(図1-7-2)，感染が拡大しやすく，家族内感染も多い。近年，男性同性愛者の報告が増えている。

わが国では，衛生環境の改善により大規模な集団発生は激減した。結果，抗体保有率は年々低下しており，現在では50歳以下では2％程度である(東南アジア，インドなどでは6歳までの抗体保有率90％以上をなる)。国際化が進み，A型肝炎の高浸淫地域との交流が増えたこと，生鮮食料品の輸入も増加している現代では，日本人の集団発生するリスクは高まっている。米国では2005年に大規模なA型肝炎の集団発生が報告された[2]。原因はメキシコ産のグリーンオニオンで，輸出前に生産地においてHAVに汚染されたものと考えられている。患者数は601人，うち3人が劇症肝炎で死亡している(致死率0.5％)。他に1988年上海で約30万人の患者が発生，32人の死者(致死率0.01％)が出た報告が有名である。

診断にはIgM(免疫グロブリンM)型HAV抗体を測定する。IgM型抗体は発症後1週間目から出現し(60〜70％)，3〜4週間目に抗体価がピークとなる(図1-7-2)。重症例ほど抗体価は高く，高値が持続する。糞便検体や血液中のウイルスRNAを検出することもできる。

6歳未満の小児では70％で無症状である一方，成人では通常症状があり，70％以上で黄疸がみられる。約半数のA型肝炎患者で急性期末血中に異型リンパ球の出現やIgMの上昇を認める。血清トランスアミナーゼ(transaminase)値が5,000 IUを超えるような急性ウイルス感染症はA型肝炎に多い。しかし一方で肝障害の改善は早く，正常化するまでの期間は他のウイルス肝炎に比して最も短い。慢性の肝疾患を持っている人では重症化しやすく(E型肝炎も同じ)，C型慢性肝炎患者にHAVが重複感染した場合の劇症化率は41％(7/17人)にものぼるとの報告がある。また，高齢化するほど劇症化のリスクがあがり，A型肝炎全体の致死率は0.3％であるが，50歳以上では1.8％と報告される。有症状者のうち10％程度で数カ月の遷延を認める。肝外合併症としては，急性腎不全，再生不良性貧血，溶血性貧血，Guillain-Barré(ギラン・バレー)症候群，膵炎，心筋障害などを認める。感染により一生涯にわたる免疫を獲得できる。

予防には国産の不活化ワクチンが1995年から使用されている。米国疾病管理センター(CDC)では，海外旅行者，男性と性交渉を持つ男性，違法薬物使用者，感染可能性のある職業従事者，慢性肝疾患患者に，A型肝炎の予防接種を推奨している。3回の接種(0，2〜4週間後，半年後)で5年間以上の免疫が獲得できる。

HAVは，体外で数カ月生き残る。85℃超，1分以上の加熱でHAVを不活化できる。また，物質表面の消毒について

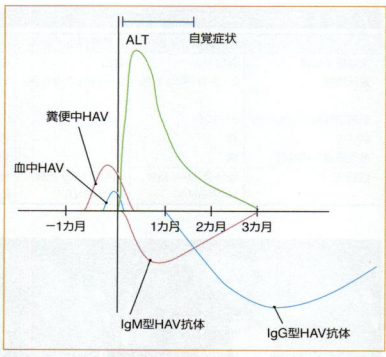

図1-7-2 A型急性肝炎の一般的経過
ALT：アラニンアミノトランスフェラーゼ

は，1％の次亜塩素酸ナトリウム溶液が有用である。

E型急性肝炎

HEVはHAVと同じく経口感染である。潜伏期間は2〜8週(平均6週)で，平均4週間といわれるHAV感染の潜伏期に比べやや長い。E型肝炎の多発地域でのIgG型抗体保有率は通常80％以上であるが，1993年採血されたわが国の健常者の血清におけるIgG型HEV抗体保有率は5.4％(49/900)である。20代以下では0.4％と非常に低く，30代6.2％，40代16％，50代23％と報告されている。

肝炎発症時の糞便あるいは血清からHEV-RNAを検出する(図1-7-3)。またIgA型HEV抗体の検出も有用である。わが国で2003年，野生のシカ肉を生で食した2家族7人中4例にE型肝炎の発症を認め，報告された。保存されていた冷凍シカ肉よりHEVが検出され，遺伝子型が一致した[1]。調査にて一般にブタ，ラットにもHEV-RNAが検出，人獣共通感染症と認識されるに至った。市販のブタのレバーを調べた結果1.9％からHEV-RNAが検出，また，わが国のブタについて，生後1〜6カ月のブタの糞便からもHEV-RNAが検出されている。4〜5カ月で100％の豚が抗体を保有するとされるが，通常ブタが出荷される6カ月齢の血液中からはほとんどでHEVが消失するとされている。

国内例，国外例ともに男性に多い。A型肝炎と比較すると症状が重く，高い致死率(1〜2％)と凝固障害・胆汁うっ滞の遷延が多いとされる。小児における不顕性感染はA型肝炎と比べて少なく，高齢者，慢性肝疾患患者では重症化しやすい。

ワクチンはまだない。63℃・30分間以上の熱処理で不活化できる。

B型急性肝炎

HBV感染者の血液，体液を介して感染する。潜伏期間は1〜6カ月(平均1〜2カ月)と長い。感染は慢性感染者との性行為，カミソリの共用や静脈注射による薬物使用，輸血などの医療処置による。男性に多い(男性：女性＝3：1)。

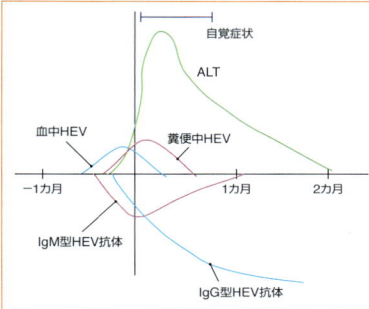

図 1-7-3 E 型急性肝炎の一般的経過
ALT：アラニンアミノトランスフェラーゼ

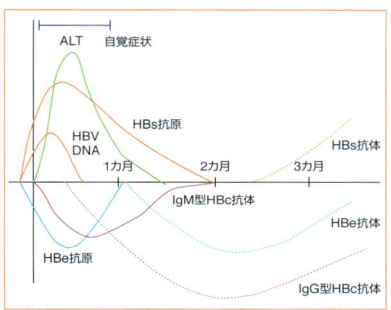

図 1-7-4 B 型急性肝炎の一般的経過
ALT：アラニンアミノトランスフェラーゼ

感染者と濃厚接触がある者(家族，パートナー)，医療従事者・養護施設従事者など職業上のリスクがある者，HBV 高浸淫地域への旅行者，透析患者，臓器移植者は高リスク群とされる。

成人感染では 70～80％ は不顕性であり肝炎症状が出るのは 20～30％ とされる。劇症化は 1～2％ である。現在，年間 100 例程度の劇症肝炎症例が集積されているが，原因の 40％ 前後が HBV によるものであり，最も多い(16 章 1-8「劇症肝炎，亜急性肝炎」参照)。

HBV に感染後，持続感染状態に移行する割合は感染年齢に影響される。世界保健機関(WHO)の報告では，年齢による持続感染化の割合は，感染者が 1 歳以下の場合 90％，1～5 歳の場合は 25～50％，それ以上の年齢で 1％ 以下である。

わが国では HBV キャリアの 85％ が genotype C，12％ を genotype B が占め，これらによる急性肝炎はほぼ一過性感染で終息する。ただし，わが国では 1.7％ しかいない genotype A，なかでも欧米型の Ae 株による急性肝炎が都市部を中心に増加しており，急性 B 型肝炎の半分を占めるまでになってきている。この株の感染では 10％ 程度の慢性化率を認める(16 章 1-6「肝炎ウイルス」参照)。そのほとんどは性行為感染と考えられる[3]。また，免疫不全者，透析患者は慢性化の高リスクである。

潜伏期間中に HBs 抗原，HBV-DNA が検出される(図 1-7-4)。発症後，トランスアミナーゼ上昇とともに IgM 型 HBc 抗体を認めるため，診断には HBs 抗原，IgM 型 HBc 抗体の検出が有用である。IgM 型 HBc 抗体は HBV キャリアの急性増悪でも低力価で陽性化することがあるが，抗体価(CLIA 法，カットオフ値 10)により 90％ 以上の精度で鑑別することが可能とされる。IgG 型 HBc 抗体は急性期では低力価である。

1～2％ で劇症化する。precore mutant 株による感染は劇症化が生じやすい。劇症化や慢性化が危惧される状況の場合，慢性肝炎に準じた治療が行われる。すなわち，抗ウイルス薬の投与(ただし保険適用外)である。ラミブジンかエンテカビルのどちらを選択すべきかは結論が得られていない。

B 型肝炎は予防が可能である。B 型肝炎ワクチンと抗 HBs ヒト免疫グロブリン(HBIG)——能動免疫ではなく受動免疫(予防効果は早く認められるが持続期間は短い)——を使用する。

- 水平感染予防　家族内感染者の存在(配偶者・親が HBV キャリアなど)，医療従事者など，感染にさらされる危険が高い者に対し，ワクチン計 3 回(初回，1，6 カ月後)の接種を行う。95％ 以上に抗体が形成。ただしワクチン接種者の 5～10％ 前後は non responder である。この場合は追加接種，倍量接種，接種方法変更(筋肉内/皮内接種)，ワクチンの種類変更で対応する。
- 母子感染予防　HBs 抗原陽性の母親から産まれた新生児についてワクチンと HBIG の併用を行う。HBIG 2 回(出生数時間以内，2 カ月後)，ワクチン計 3 回(生後 2，3，5 カ月後)接種を行う。
- 針刺し事故後 B 型肝炎発症予防　HBIG 1 回(曝露後 24〈遅くとも 48〉時間以内)，ワクチン計 3 回(直後，1，6 カ月後)接種を行う。

わが国では selective vaccination・母子感染防止事業(HBsAg 陽性母体からの出生児のみのワクチン接種)であるが，世界的には universal vaccination(全国民に HB ワクチンを接種する)が主流である。

HBV は血液と共存した状態であれば体外で少なくとも 1 週間は感染性を保つ。不活化には，次亜塩素酸や 2％ グルタールアルデヒド処理，98℃ 2 分加熱，UV 滅菌，オートクレーブ処理(121℃ 20 分)，乾熱滅菌(160℃ 1 時間)が必要である。

D 型急性肝炎

D 型肝炎は HBV との同時感染では，キャリア化はまれである。しかし，B 型肝炎患者が D 型肝炎を発症した場合(重複感染)には，多くがキャリア化する。感染ルートは，HBV に準ずるが，HDV は HBV よりはるかに強い感染力を持つ。このため，欧米の麻薬常習者には注射器を介して広く浸淫しており，HBs 抗原陽性者の 50％ 以上に及ぶとの報告もある。わが国では，慢性 D 型肝炎の頻度は比較的低く HBs 抗原陽性者の 1％ 未満と考えられている。

診断には IgM 型 HDV 抗体，血清中ゲノム RNA(HDV-RNA)が有用であるが，わが国では唯一保険適用のあった

検査キット(デルタ肝炎ウイルス抗体〈EIA®〉, アボット社)は2003年5月より受注中止となっており, 研究室レベルでの検査となる. HBeAg陰性/HBV-DNA陽性B型肝炎, B型劇症肝炎などの原因としてHDV感染を考慮し, HDVマーカーの検索を行う. 予後は単純なB型肝炎より悪いことが多い.

予防はHBVに準ずる. すなわちHBVワクチンである. 慢性肝炎に対しては有効な治療法はいままでなかったが, 2011年にペグインターフェロン48週での良好な成績が報告され, 今後期待されている[4].

C型急性肝炎

潜伏期間は2週～6カ月と幅がある. HCVの主な感染経路は血液であり, 現在は主として薬物常習者間での注射針の使いまわし, 入れ墨やピアスの穴あけなどがリスクとしてあげられる. また, 透析もリスクにあげられる. 献血者におけるNATの導入により, 輸血後肝炎はほぼ制圧された. 針刺し事故による感染の成立はHCVでは～3.0%(参考までにHBVは～30%, HIV〈ヒト免疫不全ウイルス〉は～0.3%)とされる. C型肝炎の夫婦間感染は0～0.6%/年と低く, 母子感染は5%以下で, そのうち半数は自然消失するとされる.

A型やB型肝炎と異なり, C型急性肝炎についてはいまだIgM系抗体の有用性が認められていない. 急性期にはHCV抗体は陰性で, HCV-RNAを検出する.

HCV感染が成立した場合, 多峰性のALT変動は慢性化を示唆し, その際はインターフェロン治療を考慮する. 急性期の間に治療したほうが慢性化した後よりもウイルス消失効果が高い[5]. 予防法は確立されていない.

【五藤 忠】

参考文献
1) Tei S et al : Zoonotic transmission of hepatitis E virus from deer to human beings. Lancet 362:371-373, 2003
2) Wheeler C et al : An outbreak of hepatitis A associated with green onions. N Engl J Med 353:890-897, 2005
3) Yotsuyanagi H et al : Distinct geographic distributions of hepatitis B virus genotypes in patients with acute infection in Japan. J Med Virol 77:39-46, 2005
4) Wedemeyer H et al : Peginterferon plus adefovir versus either drug alone for hepatitis delta. N Engl J Med 364:322-331, 2011
5) Omata M et al : Resolution of acute hepatitis C after therapy with natural beta interferon. Lancet 338:914-915, 1991

8 劇症肝炎, 亜急性肝炎

■ **定義・概念** 劇症肝炎とは, 急速に進行する肝細胞壊死, または機能不全に起因して, 肝性脳症など特有の臨床所見を示す疾患群をさす. 語句のうえでは欧米のfulminant hepatitisに相当するが, 欧米ではA型としてウイルス性を念頭においているのに対して, わが国では急性のウイルス感染だけでなく, 無症候性B型肝炎キャリアの急性増悪, 自己免疫性, 薬物(アレルギー)性を含んだ症候群である. ただし, 肝所見を示さないReye(ライ)症候群, 急性妊娠脂肪肝, 薬物中毒, 循環不全, 術後肝障害などによる急性肝不全は劇症肝炎には含まれない. また, 先行する慢性肝疾患が認められ, そこに急性の肝障害が加わり肝不全をきたした場合はacute-on-chronicと呼ばれ, やはり劇症肝炎には含まれない. 症状発現後8週以内にⅡ度以上の脳症, プロトロンビン時間(PT)40%以下を示すものが該当する. この期間が10日以内の急性型と11日以降の亜急性型に分類される(表1-8-1).

これに対して, 劇症肝炎よりもより潜行性に発症し, 遷延性で最終的に肝不全にいたる一群の肝炎に対して亜急性肝炎という概念が用いられることがある. わが国では1968年に,「2～3週間程度の急性肝炎症状に続いて精神神経症状, 腹水, 高度の黄疸などの症状が現れしばしば死の転帰をたどる」「原因としてはウイルス性肝炎および一部の薬物による肝炎が考えられる」と一応の定義がなされた. しかしその後, 劇症肝炎の類縁疾患として症状発現後8～24週の間に肝性脳症をきたすものがLOHF(遅発性肝不全〈late onset hepatic failure〉)と称され, 国際的にも広く用いられるようになった. 亜急性肝炎は定義上劇症肝炎, LOHFと大幅に重複することとなり, 現在のところ疾患としての独立性は明確ではない. 肝性脳症非発現例のみを対象として亜急性肝炎と呼ぶ立場もある.

なお, 肝性脳症非発現あるいはⅠ度の脳症をきたしプロトロンビン時間40%以下を示す症例は, 急性肝炎重症型とされている. これは, 成因は劇症肝炎と同一であり, 単に急性肝炎の重症型をさすのではなく, 急性肝炎よりも広い成因を含んだ疾患群である.

■ **疫学** 劇症肝炎は1970～1980年代には年間数千例(2,000～4,000例)の発症とされていた. しかし, 近年は急性ウイルス性肝炎の減少に伴い年間400例程度の発症と推定されている. LOHFは劇症肝炎のおよそ1/10と考えられている. 比較的まれな疾患ではあるが, いまだ予後は不良であり, 難病指定され公費助成の対象となっている. 急性型は男性, 亜急性型は女性に多い. また, 急性型に比し亜急性型ではより高齢者に多い. 近年, 生活習慣病, 悪性腫瘍, 精神疾患など基礎疾患を有し, 服薬歴のある症例が増加傾向にある.

■ **病因・病態生理と分子メカニズム** ウイルス性ではA, B, C, E型の肝炎ウイルスだけでなく, EB(Epstein-Barr〈エプスタイン-バー〉)ウイルス, サイトメガロウイルスなどの急性感染が成因となる. 劇症肝炎急性型ではウイルス性が70%前後であり, その半数以上がB型である. 初感染とキャリアからの発症では前者のほうが多い. なお, 近年リツキシマブ, ステロイド, その他免疫抑制作用を持つ薬剤の使用により, HBs抗原が陰性でHBc抗体ないしHBs抗体陽性例からB型肝炎ウイルス(HBV)が再活性化され重症肝炎が発症することが注目されている. de novo B型肝炎と称され, 通常のB型肝炎に比して劇症化する頻度が高率とされる. 特にリツキシマブを含む化学療法時には再活性化が多く死亡率も高いため, 注意が必要である. A型は大部分が劇症肝炎急性型に分類される. 頻度はA型肝炎の流行の程度によって異なる. C型は極少数であり, E型も頻度は低く地域差がある. 亜急性型ではウイルス性が30%程度である. 自己免疫性と成因不明例は亜急性型, LOHFに分類される症例が多い. 薬物性も同様の傾向がある. 劇症化においては健康食品も原因となっている.

劇症化の機序は明らかでない. 基礎研究, 臨床知見から, 免疫応答, サイトカイン産生の過剰, 異常が想定され

表 1-8-1 劇症肝炎の診断基準

劇症肝炎とは、肝炎のうち初発症状出現後8週以内に高度の肝機能異常に基づいて昏睡Ⅱ度以上の肝性脳症をきたし、プロトロンビン時間が40%以下を示すものをいう。そのうちには症状出現後10日以内に脳症が発現する急性型と、11日以降に発現する亜急性型がある

- 注1：先行する慢性肝疾患が存在する場合は劇症肝炎から除外する
  ただし、B型肝炎ウイルスの無症候性キャリアからの急性増悪例は劇症肝炎に含めて扱う
- 注2：薬物中毒、循環不全、妊娠脂肪肝、Reye症候群など肝臓の炎症を伴わない肝不全は除外する
- 注3：肝性脳症の昏睡度分類は犬山分類（1972年）に基づく
- 注4：成因分類は「難治性の肝疾患に関する研究班」の指針（2002年）に基づく
- 注5：プロトロンビン時間が40%以下を示す症例のうち、肝性脳症が認められない、ないしは昏睡Ⅰ度以内の症例は急性肝炎重症型、初発症状出現後8週以降24週以内に昏睡Ⅱ度以上の脳症を発現する症例は遅発性肝不全に分類する。これらは劇症肝炎の類縁疾患であるが、診断に際しては除外して扱う

（厚生労働省難治性の肝疾患に関する研究班、2003）

ている。また病態によって、肝の広範壊死の急速な進展、肝再生不全が劇症肝炎成立に重要な意義を持つと推定されている。広範肝壊死においては、類洞内皮細胞障害・血管内凝固による循環障害の関与を考慮する必要がある。また、増殖因子発現動態の異常が肝再生不全に関与している可能性が示唆されている。そもそも劇症肝炎は成因の異なる疾患を包括した症候群であり、急性型と亜急性型でも予後は異なる。劇症肝炎に共通した機序の検索とともに、成因、病態に応じた検討が必要である。

▶ **臨床症状** 初期においては全身倦怠感、食思不振、悪心、発熱などであるが、急速な肝機能低下に伴い、肝性脳症、黄疸、浮腫・腹水を示すほか、多臓器障害が出現する。消化管出血をはじめとする全身の出血傾向、播種性血管内凝固（disseminated intravascular coagulation：DIC）、脳浮腫、腎不全が認められる。感染症の合併もみられる。systemic inflammatory response syndrome（SIRS）を呈し、また最終的に多臓器不全（multiple organ failure：MOF）を併発した場合、予後は不良である。これら多臓器障害は肝移植の適応を考慮する問題となる。

▶ **検査成績** 肝における合成能、代謝・排泄能低下を反映した所見がみられる。プロトロンビン時間に代表される血中肝由来凝固因子、抗凝固因子、線溶因子の低下、またアルブミン、コレステロール、コリンエステラーゼの低下がみられる。これらの血中半減期、産生予備能などを反映して、相対的に劇症肝炎急性型では前者の、亜急性型・LOHFでは後者の低下が特に初期に目立つ傾向がある。総ビリルビン、直接ビリルビンとも上昇するが、末期には直接ビリルビンの割合（D/T比）が低下する。血糖値は糖新生能低下からしばしば低血糖をきたす。血中アンモニア値は上昇を示すが、必須ではない。酸塩基平衡ではアルカローシスを示すことが多くその大部分が呼吸性アルカローシスであるが、腎不全を合併した場合には代謝性アシドーシスを示す。白血球数はむしろ増加し、血小板数は低下する。血中AST（アスパラギン酸アミノトランスフェラーゼ）、ALT（アラニンアミノトランスフェラーゼ）値は病期、病態によって大きく異なり、著明高値から基準値程度、また中等度上昇の持続などさまざまである。アルカリホスファターゼ（ALP）、γ-グルタミルトランスペプチダーゼ（γ-GTP）などの胆道系酵素の上昇は比較的目立たないことが多い。画像所見では、腹部CT、超音波像で肝萎縮が認められる。急性型では半数程度、亜急性型、LOHFではそれよりも高頻度である。肝萎縮は予後不良の兆候とされるが、萎縮がなくても、肝の大きさは炎症細胞浸潤などにより影響されるので、必ずしも予後良好とはかぎらない。頭部CT所見では脳浮腫の有無を評価することがある。脳圧のモニタは出血、感染のリスクを考えると通常行いがたい。経皮的肝生検も出血傾向の問題から行えないことが多い。経頸静脈的肝生検は一部の施設で可能である。

▶ **診断** 劇症肝炎の診断基準に基づいて行う（表1-8-1）。肝性脳症の昏睡度分類は犬山分類が用いられる（16章1-2「肝疾患の問診・診察」参照）。

■ **治療と薬理メカニズム** 内科的治療としては、肝不全対策、肝障害進展防止、肝再生促進、合併症対策に大別する。劇症肝炎に共通して行われるものと、成因に応じた治療がある。

肝不全対策としては、人工肝補助が中心となる。肝性脳症の改善をめざすには小分子量物質の除去だけでは効果が認められないため、凝固因子などの補充を兼ねて大孔径膜を用いた血漿交換が行われる。置換液として新鮮凍結血漿を3〜5L用いる。通常血漿交換だけでは除去、肝性脳症の改善は不十分なので、高流量の血液濾過透析（hemodiafiltration：HDF）、持続的血液濾過透析（CHDF）を組み合わせて行う。そのほか、肝性脳症対策として便秘、消化管出血、感染、水・電解質異常、向精神薬の使用などの増悪因子の除去を心掛ける。ラクツロースは腸内細菌叢改善、便秘対策にもなり可能なら経口投与するが、場合によっては注腸が行われる。腸管滅菌は腸内細菌の減少によるアンモニア産生低下を念頭に行われる。ポリミキシンBは抗エンドトキシン作用も有するので最近好んで用いられる。慢性肝不全による脳症時に多用されるBCAA（分枝鎖アミノ酸）高含有の特殊アミノ酸製剤は、劇症肝炎では血中アミノ酸組成のインバランスだけでなく総アミノ酸濃度の上昇が認められるため、かえってアミノ酸負荷となり有害との考えもある。予後に対する見解も分かれ、適応からはずされている。また、肝性脳症発症機序のGABA（γ-アミノ酪酸）説に基づき、ベンゾジアゼピン受容体とGABA受容体が複合体を形成していることから、ベンゾジアゼピンのアンタゴニストであるフルマゼニル（flumazenil）の投与が試みられることがある。わが国での適応は得られていない。

肝障害進展防止は、成因を考慮して行われる。B型キャリアからの発症の場合には、エンテカビルなどの核酸アナログ製剤を用いる。効果発現に日数がかかるため、インターフェロン（INF）の併用が考慮される。出血傾向への懸念から、皮下、筋注を避けて静注用INF-β製剤が用いられる。B型急性型感染例でも同様の効果が得られることが推定される。自己免疫性肝炎が疑われる場合には、副腎皮質ステロイドの投与が行われる。一般にパルス療法から開始する。薬物性、ウイルス性、成因不明例にも用いられることがあり、有効性に関して従来は否定的な考えが支配的であったが、近年見直しが行われている。感染症、消化管出血、HBVの活性化に注意が必要である。シクロスポリンなどの免疫抑制剤は一部の施設で用いられている。

表 1-8-2　劇症肝炎の肝移植適応ガイドライン
Ⅰ）脳症発現時に次の5項目のうち2項目を満たす場合は死亡と予測して肝移植の登録を行う 　1) 年齢：45歳以上 　2) 初発症状から脳症発現までの日数：11日以上（亜急性型） 　3) プロトロンビン時間：10％以下 　4) 血清総ビリルビン濃度：18 mg/dL 以上 　5) 直接/総ビリルビン比：0.67 以下
Ⅱ）治療開始（脳症発現）から5日後における予後の再評価 　1) 脳症がⅠ度以内改善，あるいは昏睡度でⅡ度以上の改善 　2) プロトロンビン時間が50％以上に改善
以上の項目のうちで，認められる項目数が ●2項目の場合：生存と予測し肝移植登録を取り消す ●0または1項目の場合：死亡と予測して肝移植登録を継続する

（第22回日本急性肝不全研究会，1996）

肝再生促進は，動物実験での検証から，グルカゴン・インスリン療法が用いられてきたが，臨床例での顕著な効果が明確ではなく，使用頻度は低下している。増殖促進因子の投与は肝細胞増殖因子（hepatocyte growth factor：HGF）を用いて現在治験が進められている。今後の進展が必要な分野である。

合併症対策として，脳浮腫，DIC，消化管出血，感染症，水・電解質異常などに対する対応が求められる。脳浮腫は肝性脳症の進展とともに高率に合併するので，脳症がⅢ度以上であれば脳浮腫があることを前提に加療を考慮する。DICは重篤な出血，多臓器不全をもたらすだけでなく，肝障害進展因子となりうるとも考えられている。劇症肝炎時に産生の低下するATⅢ（アンチトロンビンⅢ）濃縮製剤の投与を行う。合成プロテアーゼインヒビター（ガベキサートメシル酸塩（gabexate mesilate），ナファモスタットメシル酸塩（nafamostat mesilate））が用いられることもある。血中半減期が短いため持続点滴が必要である。ヘパリンはATⅢの消費を助長することから，通常用いられない。消化管出血は時にきわめて難治性であり，肝性脳症，肝機能そのものにも影響を及ぼす。プロトンポンプ阻害薬，ヒスタミンH₂受容体拮抗薬が予防的に投与されることが多い。感染症は，肝網内系機能不全に起因する敗血症をきたしうる。カテーテル留置はリスクの一つである。腸管由来のグラム陰性桿菌によるものが多い。広域スペクトラムの抗生剤を投与される。真菌感染も要注意である。水・電解質異常は，血管内脱水が昏睡増悪，肝機能低下の要因となり，また低カリウム血症，アルカローシスは，アンモニアの脳内への移行を促進させるので，積極的に是正をはかる。

外科的治療として，肝移植が行われる。長期の待機が困難であることから，わが国で現実的なのは生体肝移植である。内科的治療では救命困難と考えられるときには，早めに実施可能施設と連携する必要がある。適応の判定は肝移植適応ガイドライン（表 1-8-2）が用いられる。作成当初は高い正診率が認められたが，内科的治療の変遷により，特に急性型で正診率が低下しており，新たなガイドラインが提案されている。

● **経過・予後**　予後は，病型，成因に依存する。内科的治療では，急性型では救命率は50％を超えるが，亜急性型では25％前後であり，LOHFではさらに不良である。A型肝炎ウイルス（HAV）によるものが最も予後がよい。亜急性，LOHFを含めても救命率は約60％である。HBVキャリア例，自己免疫性例の救命率は低い。内科的治療の進歩にもかかわらず，救命率は以前と比較してどの病型においても頭打ち状態である。高齢発症，基礎疾患を有する症例の増加，成因の変化などが関与していると推定される。一方，移植例の救命率は病型にかかわらず70％以上と良好である。

【富谷　智明】

参考文献
1) 持田智：劇症肝炎：わが国における問題点．肝臓 50：497-506，2009
2) 杉本潤一ほか：わが国における劇症肝炎の予後予測と肝移植の適応に関する多施設研究：日本急性肝不全研究会 1996年肝移植適応ガイドライン策定の経緯．肝臓 42：543-556，2001

9　B 型慢性肝炎

● **定義・概念**　肝実質の炎症（肝炎）が6カ月以上持続する場合，慢性肝炎と定義される。B型慢性肝炎とは慢性肝炎のうちB型肝炎ウイルス（HBV）を原因とするものである。肝機能異常を伴うことが多い。

● **疫学**　現在全世界でB型肝炎ウイルスに持続感染している人は，総人口の約6％に相当する3億5,000万人存在し，うち2億人がアジアに住むとされている。わが国では110万～150万人がHBVに持続感染していると考えられ，その多くに，組織学的に慢性肝炎の所見が認められる。

HBVは，B型肝炎表面抗原（HBs抗原）の種類で4つのサブタイプ（adw，adr，ayw，ayr）に分類されてきたが，最近は遺伝子型（ジェノタイプ）による分類が広く用いられている。現在A～Jまでの10種類の遺伝子型があることが知られている。わが国の慢性肝炎では，遺伝子型Bが約10％，遺伝子型Cが約90％を占める。遺伝子型Bに比べて遺伝子型Cの慢性肝炎はHBe抗原の消失が遅く，肝炎の活動性が高いことが知られている。なお，遺伝子型A（急性肝炎では現在最も頻度が高い）の症例の割合も徐々に増えてきている。

● **病因・病態生理と分子メカニズム**　新生児期，乳児期にHBVに感染し，持続感染に移行した児の多くは，幼児期には肝炎を合併しない。このことからHBVそのものには細胞傷害性はないと考えられている。

10～30歳にかけて肝炎を発症する。肝炎のメカニズムに関しては，図 1-9-1 のように考えられている。肝細胞に感染，増殖したHBVの蛋白（主にコア蛋白）が，細胞質に存在するプロテオソームでペプチドに分解され，これがHLA（ヒト白血球抗原）classⅠ分子とともに肝細胞の表面に表出される。表出された分子は細胞傷害性T細胞に認識され，感染肝細胞ごと破壊される。

急性肝炎が治癒する際には，感染肝細胞の破壊が十分に起こり，ウイルスの増殖は細胞傷害性T細胞の働きで抑え込まれるが，慢性肝炎の場合，感染肝細胞の破壊が不十分であり，残存したウイルスが増殖を続ける。このため，肝炎も持続する。

肝炎の際には，炎症細胞の浸潤，肝細胞の破壊が起こるが，その後組織の修復，肝細胞の再生が起こり，肝臓は線維化が生じる。慢性肝炎の場合，炎症が持続するため，

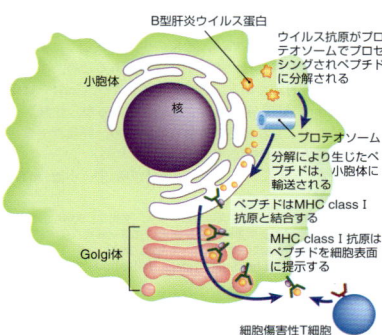

図 1-9-1 B 型肝炎の発症メカニズム
（文献 3 を改変）

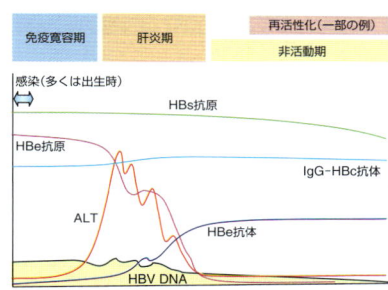

図 1-9-2 B 型肝炎ウイルス（HBV）キャリアの経過
HBs 抗原：B 型肝炎表面抗原，HBe 抗原：B 型肝炎 e 抗原，ALT：アラニンアミノトランスフェラーゼ

表 1-9-1 新犬山分類

慢性肝炎とは，臨床的には 6 カ月以上の肝機能検査値の異常とウイルス感染が持続している病態をいう。組織学的には，門脈域にリンパ球を主体とした細胞浸潤と線維化を認め，肝実質内には種々の程度の肝細胞の変性・壊死所見を認める。そして，その組織所見は線維化と壊死・炎症所見を反映させ，各々線維化（staging）と活動性（grading）の各段階に分け表記する

- staging：線維化の程度は，門脈域から線維化が進展し小葉が改築され肝硬変へ進展する段階を線維化なし（F0），門脈域の線維性拡大（F1），bridging fibrosis（F2），小葉のひずみを伴う bridging fibrosis（F3）までの 4 段階に区分する。さらに結節形成傾向が全体に認められる場合は肝硬変（F4）と分類する
- grading：壊死・炎症所見はその程度により，活動性なし（A0），軽度活動性（A1），中等度活動性（A2），高度活動性（A3）の 4 段階に区分する。すなわち，活動性の評価はピースミールネクローシス（piecemeal necrosis），小葉内の細胞浸潤と肝細胞の変性ならびに壊死（spotty necrosis, bridging necrosis など）を行う

*付記　F0：線維化なし，F1：門脈域の線維性拡大，F2：線維性架橋形成，F3：小葉のひずみを伴う線維性架橋形成，F4：肝硬変
　　　　A0：壊死・炎症所見なし，A1：軽度の壊死・炎症所見，A2：中等度の壊死・炎症所見，A3：高度の壊死・炎症所見

（第 19 回大山シンポジウム，1995 年 8 月）

線維化も持続，拡大していく。線維化により肝小葉の構造が改築された状態が肝硬変である。

病理

組織学的には慢性肝炎に共通する所見が認められる。門脈域にリンパ球を中心とした炎症細胞の浸潤と線維化が認められ，肝実質内には種々の程度の肝細胞の変性・壊死所見が認められる。わが国では組織学的評価は肝組織診断基準（新犬山分類）により行われる（表 1-9-1）。

自然経過と予後

B 型肝炎ウイルスに新生児期に感染し，持続感染に移行した自然経過を図 1-9-2 に示す。20~30 歳代までは，ウイルスに対する免疫応答が起こらず，肝炎を発症しない「無症候性キャリア」の状態が維持される（免疫寛容期）。ウイルスの増殖は盛んであり，多量の HBe 抗原，HBV-DNA が血中で検出される。

ウイルスに対する免疫応答が起きると肝炎を発症する（肝炎期）。肝炎期の持続期間はさまざまであり，数カ月から年余に及ぶ。肝炎期には HBV のプレコア・コア領域を中心に塩基およびアミノ酸の変異が出現する。これらの変異が獲得されることにより，ウイルスの増殖力が低下し，HBe 抗原や HBV-DNA の産生量が低下していく。HBe 抗原が陰性（seronegative）になり，HBe 抗体が出現することを「e-seroconversion」と呼ぶこともある。自然経過ではおおよそ年率 5％程度の割合で HBe 抗原の SN や SC が起こるとされている。

HBe 抗体陽性になった場合，70~80％の症例は肝機能正常の状態（無症候性キャリア）になり，一生を終える（非活動期）が，20~30％の症例では，ウイルスの増殖，肝機能異常がみられる（再活性化）。臓器移植，抗癌剤/免疫抑制剤の投与後には強い再活性化を起こす場合があり，注意が必要である。

また，肝炎が沈静化した後であっても肝細胞癌の合併があることが知られている。沈静化後もウイルスの増殖が持続する症例に多い。肝炎沈静化後も定期的に肝細胞癌のスクリーニングを行う必要がある。

▶臨床症状・検査成績

B 型慢性肝炎は通常無症状であるが，時に多数の肝細胞が破壊されることがあり（肝炎増悪），この場合全身倦怠感や食欲不振，黄疸といった急性肝炎様の症状を伴うことがある。他覚的には急性増悪期や肝硬変がなければ肝臓の腫大を認める程度である。

血液生化学検査上，肝細胞の持続的な破壊所見（アスパラギン酸アミノトランスフェラーゼ〈AST〉/アラニンアミノトランスフェラーゼ〈ALT〉/乳酸脱水素酵素〈LDH〉の上昇）が認められる。急性増悪の際にはビリルビンの上昇をきたすこともある。肝硬変に近い進展した慢性肝炎や急性増悪の場合，肝細胞での蛋白合成を反映するアルブミンの低下，プロトロンビン時間の延長が認められる。また，肝線維化が進展した場合，血小板数の低下，γ グロブリン，IV 型コラーゲン，ヒアルロン酸，ZTT の上昇が認められる。

B 型肝炎には種々のウイルスマーカーがあり，B 型慢性肝炎の自然経過により，変動する。①免疫寛容期には，ウイルスの増殖は盛んであり，多量の HBe 抗原，HBV-DNA が血中で検出される。②肝炎期には HBV のプレコア・コア領域を中心に塩基およびアミノ酸の変異が獲得されることにより，ウイルスの増殖力が低下し，HBe 抗原や HBV-DNA の産生量が低下していく。HBe 抗原が陰性（sero-

表 1-9-2 B型肝炎ウイルス（HBV）マーカーとその意義

ウイルスマーカー	その意義
HBs抗原（HBsAg）	HBVが血液中に存在している
HBs抗体（HBsAb）	HBVが血液中から排除され、肝炎は治癒している
HBe抗原（HBeAg）	多量のHBVが血液中に存在している
HBe抗体（HBeAb）	血液中のHBe抗原量が少ないもしくはゼロである
HBc抗体（HBcAb）	HBVの感染が起きた（現在、過去の両方が含まれる）
IgM-HBc抗体（IgM-HBc Ab）	急性肝炎（時に慢性肝炎の急性増悪）が起こっている
HBV DNA	多量のHBVが血液中に存在している

HBs抗原：B型肝炎表面抗原、HBe抗原：B型肝炎e抗原、HBc抗体：B型肝炎コア抗体

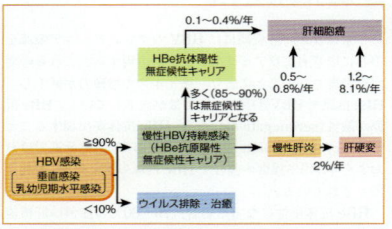

図 1-9-3 B型肝炎の自然経過（病態別）[1]
HBV：B型肝炎ウイルス、HBe抗体：B型肝炎e抗体

negative）になり、HBe抗体が出現してくる。自然経過におけるHBe抗原の陰性化は年率5％程度である。③非活動期には、HBe抗体陽性のまま、次第にHBV-DNA量が減少していく。④再活性化が起きた場合、HBV-DNA量が増加する。HBe抗原は陽性となる場合とならない場合とがある。

なお、感染が持続している場合、多量のHBs抗原が産生され、B型肝炎コア抗体（HBc抗体）は高力価陽性を持続する。HBs抗原の消失率は0.5～1％/年と報告されている。

B型慢性肝炎の際に測定されるウイルスマーカーとその意義について、表1-9-2にまとめた。

■**治療と薬理メカニズム** B型慢性肝炎の経過は図1-9-3にまとめたとおりである。慢性肝炎が長期にわたり持続するのはHBVに持続感染した患者の10～20％と考えられている。本来はこの10～20％が治療の対象であるが、慢性肝炎の経過の予測が難しいため、肝炎が持続する場合は治療の対象となる。治療の目標は、e抗原からe抗体へseroconversionさせ、肝硬変への進展および肝発癌を阻止することにある。最終的にはHBVの排除が目標となる。

B型慢性肝炎の治療にはインターフェロンと核酸アナログ製剤（ラミブジン、アデホビル、エンテカビル）が用いられる。前者はウイルス増殖の過程で生じるHBVのmRNAを破壊する抗ウイルス作用に加え、ウイルスの排除に必要な免疫応答を活性化する働きがある。後者は、ウイルスのmRNAからDNAが逆転写される際に働く逆転写酵素を阻害し、ウイルスの転写、複製を阻害する。インターフェロンは、注射薬であり、種々の副作用を伴うが、治療の中止が可能であり、若年者が主な治療対象である。核酸アナログは副作用は少ないものの、治療の中止が難しく、また長期の使用で薬剤耐性株が生じるリスクがあるため、中高齢者が主な治療対象である。さらに、インターフェロンは免疫応答によりALT値が上昇する場合があるが、核酸アナログにはこのような細胞傷害性はないため、肝硬変や重症肝炎の場合も使用可能である。

【四柳 宏・小池 和彦】

参考文献
1) 日本肝臓学会編：慢性肝炎の治療ガイド，文光堂，2008
2) 日本消化器病学会関連研究会肝機能研究班：肝炎ウイルスマーカー・肝機能検査法の選択基準，文光堂，2007
3) Parham P : The Immune System, 2nd edition, Garland Science, 2004

10 C型慢性肝炎

■**定義・概念** C型肝炎ウイルス（hepatitis C virus：HCV）によって生じる慢性肝炎である。HCVは血液を介して感染するが、その感染力はB型肝炎ウイルス（hepatitis B virus：HBV）と比べるとはるかに弱く、母子感染や性行為による感染はまれである。しかし、いったん感染すると成人であっても70～80％の確率で持続感染が成立し、慢性肝炎となった後のウイルスの自然消失はきわめてまれである。

慢性肝炎となっても多くの場合は自覚症状に乏しい。しかし、10～数十年をかけて肝硬変にいたると高頻度で肝癌（肝細胞癌）が発生する。わが国の肝癌の70～80％はHCV感染が原因であり、C型慢性肝炎においては、肝癌の予防が臨床的に最も重要な課題である。

■**疫学** わが国では1920年代から日本住血吸虫症に対するアンチモン静注に伴って一部の地域でHCV感染が広がり、第二次世界大戦後に覚せい剤静注者の間で拡散、さらに売血血液の輸血により一般人口に広がった。売血の廃止や注射器のディスポ化に伴い1970年頃からHCV拡散の勢いは衰え、1992年に高感度HCV抗体測定が導入されると輸血による感染はなくなった。わが国のHCV感染者の約40％が輸血歴を有するが、残りでは感染経路が不明の場合が多い。HCV感染の高リスクとされる条件は表1-10-1に示した。わが国のHCV感染者数は150万～200万人と

表 1-10-1 HCV（C型肝炎ウイルス）感染の高リスクグループ

- 1992（平成4）年以前に輸血を受けた者
- 長期に血液透析を受けている者
- 輸入非加熱血液凝固因子製剤を投与された者
- 上記と同等のリスクを有する非加熱凝固因子製剤を投与された者
- フィブリノーゲン製剤（フィブリン糊としての使用を含む）を投与された者
- 大きな手術を受けた者
- 臓器移植を受けた者
- 薬物濫用者、入れ墨をしている者
- ボディピアスを施している者
- その他（過去に健康診断などで肝機能検査の異常を指摘されているにもかかわらず、その後肝炎の検査を実施していない者など）

（厚生労働省）

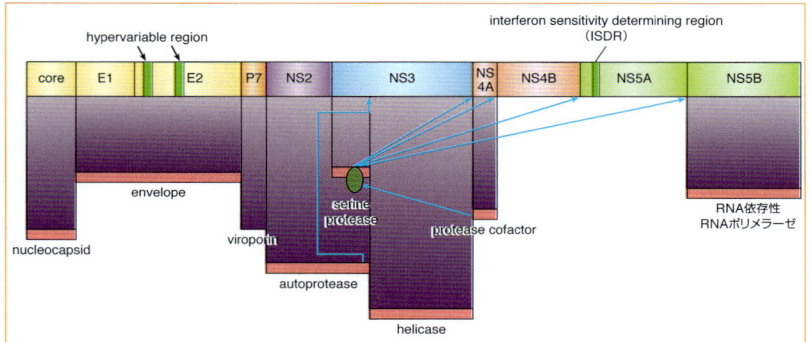

図 1-10-1 HCV（C 型肝炎ウイルス）ゲノム

推定されるが，輸血歴の有無にかかわらず高齢者ほど HCV 感染率が高く，過去の一定の期間に水平感染が盛んに生じたことを示している。

▶**病因・病態生理と分子メカニズム** HCV はフラビウイルス科に属する一本鎖(+)RNA ウイルスであり，ゲノムは 9,600 塩基からなる。5' および 3' 非翻訳領域を除いた約 9,400 塩基は一つのポリプロテインに翻訳された後，宿主およびウイルスのプロテアーゼにより順次切断されて 10 種の蛋白質となる（**図 1-10-1**）。このうち C（コア），E1・E2（エンベロープ）はウイルス粒子を構成する蛋白であり，NS2 以下の非構造蛋白はセリンプロテアーゼ（NS3/4A），RNA 依存性 RNA ポリメラーゼ（NS5B）などの機能を有する。

HCV は塩基配列の相同性から 1〜6 型のジェノタイプに分類され，各ジェノタイプはさらにいくつかのサブタイプに分かれる。わが国では 1b 型が最も多く（約 70％），2a 型（約 20％）と 2b 型（約 10％）が続く。北米やヨーロッパに多い 1a 型や 3a 型はまれである。ジェノタイプはインターフェロン（INF）に対する反応性にかかわる。

通常のウイルス感染と異なり，HCV 感染時には有効な中和抗体が産生されない。これは，エンベロープをコードする E2 遺伝子上に超可変領域と呼ばれる部分（hypervariable region）（**図 1-10-1**）があり，絶えず変異することにより宿主の免疫反応を逃れるためと考えられている。現在のところ HCV に対して有効なワクチンは開発されていない。また，HCV 感染に対して γ グロブリン製剤は無効である。

C 型慢性肝炎の際の，肝実質における炎症・壊死の発生機序について詳しいことは解明されていない。HCV のコア蛋白はインスリン抵抗性を惹起することが知られており，細胞障害や発癌との関連が検討されている。また，肝における鉄の蓄積はフリーラジカルの発生を介して炎症の増悪に関与すると考えられている。実際に，瀉血療法と鉄制限食によりアラニンアミノトランスフェラーゼ（ALT）の低下，肝組織像の改善がみられる。

▶**臨床症状・検査成績** HCV 感染では急性期・慢性期を通じて肝実質の炎症・壊死は比較的軽度のことが多く，劇

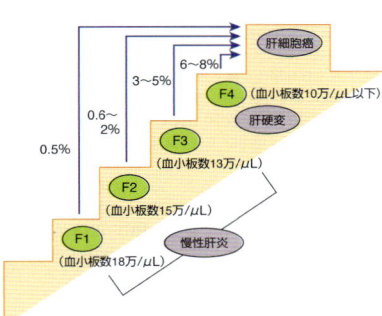

図 1-10-2 肝線維化と肝細胞癌年発生率
血小板数は目安である

症肝炎や重度の急性増悪はまれである。多くの場合自覚症状も乏しい。肝硬変にいたると，手掌紅斑，くも状血管腫，女性化乳房などの一般的な肝硬変の所見がみられ，非代償期では腹水，黄疸，肝性脳症などが出現する。門脈圧亢進に伴う食道静脈瘤もみられる。

臨床検査成績の評価は他の慢性肝疾患と同様であるが，現時点の炎症強度の指標である肝逸脱酵素 AST（アスパラギン酸アミノトランスフェラーゼ）・ALT と，累積した肝障害の程度を反映すると考えられるアルブミン，ビリルビン，プロトロンビン活性などを分けて考えるとよい。血小板数は肝硬変より前の段階から減少しはじめ，硬変前の肝線維化進行度の目安となる。わが国では，HCV 陽性肝硬変では肝細胞癌が年 6〜8％の高頻度で発生するが，これは欧米で報告される肝細胞癌発生率の 2 倍以上である。肝硬変の前段階でも肝細胞癌は生じうる（**図 1-10-2**）。肝癌のスクリーニングとしては，腫瘍マーカー（AFP〈α-フェトプロテイン〉，PIVKA-II〈protein induced by vitamin K absence or antagonist-II〉）の測定とともに，6 カ月に 1 度以上の間隔で定期的に腹部超音波検査を行う。

肝の炎症と線維化の評価は肝生検によるがこれは侵襲的

表 1-10-2 response-guided therapy

反応	内容	備考
RVR	4 週時 HCV-RNA 陰性	SVR となる可能性きわめて大きい
cEVR	12 週時 HCV-RNA 陰性	SVR となる可能性大きい
pEVR	12 週時 HCV-RNA 陽性かつ 1/100 以上減少	
LVR	pEVR かつ 24 週時 HCV-RNA 陰性	72 週の治療が望ましい
non-EVR	12 週時の減少が 1/100 未満	SVR はほとんど望めない

ジェノタイプ 1 型に対するペグインターフェロン・リバビリン併用療法
RVR : rapid virologic response, cEVR : complete early virologic response, pEVR : partial early virologic response, LVR : late virologic response, HCV : C 型肝炎ウイルス, SVR : 持続陰性化

な検査である。血小板数のほか,血中ヒアルロン酸やIV型コラーゲンが線維化マーカーとして知られている。近年,せん断弾性波の肝内伝播速度から弾性率を非侵襲的に測定する装置が開発され,生検像における線維化進展度と一致することが報告されている。

■ 診断　HCV 感染のスクリーニングには HCV 抗体が用いられている。1992 年以降の HCV 抗体測定法の感度は十分に高い。ただし,一過性感染の自然治癒後も長期にわたって HCV 抗体陽性が続く(ただし,通常は低抗体価)。また,後述する抗ウイルス療法によって HCV が持続陰性化した後も抗体陽性が続く。感染の確定診断は血中 HCV-RNA 測定にて行うが,現在の HCV-RNA 測定系はきわめて高感度である。なお,HCV 感染の初期においては血中 HCV-RNA の検出より遅れて HCV 抗体が陽性化し,経過とともに抗体価が上昇する。

HCV 感染と診断された場合,予後の評価や治療の必要性に関連して肝線維化の進行度や炎症の強度を評価するとともに,治療への反応性に関して HCV-RNA 量およびジェノタイプを測定する。臨床では通常,組換え蛋白に対する抗体の反応性からセロタイプ 1 型(ジェノタイプ 1b 型)と 2 型(ジェノタイプ 2a 型または 2b 型)を区別している。また,画像診断を行い,肝細胞癌の有無を調べることも重要である。

■ 治療と薬理メカニズム　輸血用血液・血液製剤の監視体制の確立と感染予防体制の強化によって,わが国では現在,新規の HCV 感染は激減している。医療現場では針刺し事故による HCV 感染が生じうるが,HCV 陽性血液で汚染された注射針を誤って刺した場合の感染確率は 2% 前後といわれていて高くない。針刺し事故の場合,血中 HCV-RNA および HCV 抗体を定期的に調べ,感染を確認した後に抗ウイルス療法(通常はインターフェロン単独)を行う。

HCV が発見されてすぐに,一般的な抗ウイルス作用を持つインターフェロン製剤が HCV に対しても有効であることが知られた。現在では,ポリエチレングリコールを結合して血中半減期を延ばしたインターフェロン α (INF-α) 製剤(ペグインターフェロン)を週に 1 回皮下注射する。これと,非特異的な経口抗ウイルス薬であるリバビリンとの併用が本稿執筆時における標準的治療であり,ジェノタイプ 1 型では 48 週間,2 型では 24 週間が標準的治療期間である。治療終了 24 週間経っても血中に HCV-RNA が検出されない場合を持続陰性化(sustained virologic response : SVR)という。肝臓からの HCV の完全消失を調べる方法はないが,SVR 後に血中 HCV-RNA が再陽性化することはまずなく,臨床的には著効ないし感染治癒と考えられる。ペグインターフェロン・リバビリン併用療法はジェノタイプ 1 型 HCV 感染で 50% 前後,2 型では 80% 以上の著効率を示す。投与終了時陰性化していた HCV-RNA がその後 6 カ月以内に陽性化した場合,再燃(relapse)という。また,いったん陰性化した HCV-RNA がインターフェロン投与中に陽性化した場合,break through と呼ぶ。

ペグインターフェロン・リバビリン併用療法への反応性を規定するウイルス側因子としては HCV ジェノタイプのほかに血中ウイルス量(少ないほうが効きやすい),1b 型では NS5A 内 ISDR(interferon sensitivity determining region)領域(図 1-10-1)の変異数(変異が多いほうが効きやすい)とコア 70 番アミノ酸のアルギニンからの置換(野生型が効きやすい)があげられている。また,宿主側因子として年齢(若年が効きやすい),肝線維化進行度(軽度のほうが効きやすい)などが知られている。

2009 年,複数のグループにより,インターロイキン 28β(IL-28β)(=インターフェロン λ3)遺伝子近傍の一塩基多型(single nucleotide polymorphism : SNP)が,ジェノタイプ 1 型 HCV に対するインターフェロン療法への反応性を強く規定していることが報告された。いくつかの SNP 座が調べられているがお互いに強い連鎖不均衡がみられる。メジャーアレルのホモ接合(rs8099917 では TT)の場合,インターフェロン療法が有効となる確率は 80%,一方ヘテロ接合(TG)ないしマイナーアレルのホモ接合(GG)の場合は無効となる確率が 80% といわれている。メジャーアレルのアレル頻度は人種によって異なっており,日本人を含む東アジアでは高く(90% 程度),白人がこれに次ぎ,黒人では低い。

実際のペグインターフェロン・リバビリン併用療法では,投与中の血中ウイルス量の推移をみて最終効果を予測しながら行う(response-guided therapy)(表 1-10-2)。治療 4 週目に高感度測定系において血中 HCV-RNA が陰性化した場合は,最終的に著効となる可能性がきわめて高い。一方,12 週目のウイルス量が治療前の 1/100 以下にならない場合(対数表示で 2.0 以上下がらない場合),治療を続行しても著効となる可能性はほとんどない。

ペグインターフェロン・リバビリン併用療法については,このように治療前および治療中に最終的治療効果がある程度予測できるわけであるが,ジェノタイプ 1 型の場合の著効率は全体として 50% にとどまる。これは治療としては不十分であり,新薬,特に HCV の非構造蛋白に対する経口低分子機能阻害薬の開発が進められた。これらはインターフェロンやリバビリンと異なり特異的に HCV をターゲットとする薬剤であり,STAT-C(specifically targeted

表1-10-3 インターフェロン,リバビリンの副作用

インターフェロン

よくみられるもの
- インフルエンザ様症状(発熱・頭痛・関節痛など)(初期)
- 全身倦怠感
- 食欲不振
- 不眠・不安
- 脱毛
- 発疹
- 白血球減少(減量が必要になることがある)
- 血小板減少(減量が必要になることがある)

特に注意すべきもの
- 抑うつ状態
- 間質性肺炎
- 糖尿病悪化
- 甲状腺機能異常
- 網膜症

リバビリン
- 発疹
- 溶血性貧血(心疾患のある場合は特に注意する)
- 催奇形性(男女とも投与中および終了後6カ月は避妊が必要)

antiviral therapy for hepatitis C)ないしDAAs(direct-acting antiviral agents)と総称される。NS3/4Aプロテアーゼの阻害薬であるテラプレビル(telaprevir)の開発が最も先行したが,NS5BポリメラーゼやNS5Aの阻害薬の開発も進められている。HCVはRNAウイルスであり,遺伝子の変異率が高いため,阻害薬を単剤で使用した場合は耐性が生じやすい。テラプレビルでは24週間のペグインターフェロン・リバビリン投与において,前半の12週間のみ併用するプロトコルが使われている。治験段階では,二者併用療法の再燃例で70%前後,無効例で40%弱の著効率が報告されている。インターフェロンやリバビリンによる副作用(表1-10-3)に加えて,テラプレビル併用では皮疹(時に重症)および貧血の頻度が高くなる。

● 経過・予後　C型慢性肝炎患者の生命予後を左右する合併症としては慢性肝不全や静脈瘤破裂もあるが,特にわが国では肝細胞癌の発生が予後を規定する最大の因子である。抗ウイルス療法の副作用が小さいとはいえない現状では,その適応は将来的な発癌の可能性を視野に入れて評価する必要がある。

インターフェロンを中心とする抗ウイルス療法によりHCVが持続陰性化した場合,肝臓の炎症はすみやかに軽快し,線維化も緩徐にではあるが改善する。これに伴い肝細胞癌発生リスクが低下することも確認されている。リバビリンの併用,さらにはHCV蛋白阻害薬の登場により,著効率は著明に向上した。ただし,副作用には重度のものもあり,併用療法によりむしろ増加したといえる。これは,HCV感染者に高齢者が多いわが国では重要な問題である。HCV関連肝細胞癌は線維化の進行した肝臓から発生する場合がほとんどであるので,高齢者で線維化が軽度の場合は副作用の少ない肝庇護療法(ウルソデオキシコール酸投与など)で対処することもできる。一方,すでに肝硬変にいたった症例では発癌リスクが高く,抗ウイルス療法の必要性が最も高い。しかし,肝硬変例(非代償期肝硬変を除く)については一部のインターフェロン製剤が認可されているものの,リバビリンの併用は認められていない。また,インターフェロンを常用量で投与することが困難な場合も少なくないため,高い著効率は望めない。このため,HCVの排除はめざさずにインターフェロンの少量長期投与を行うこともある。

【吉田 晴彦】

11 自己免疫性肝炎

● 定義・概念　自己免疫性肝炎(autoimmune hepatitis:AIH)は,自己免疫機序に基づいて肝実質細胞が破壊され

表1-11-1 自己免疫性肝炎(AIH)の国際診断基準(1999)

	点数
1)女性	+2
2)ALP/AST(or ALT)(上限との比での比較)	
<1.5	+2
1.5〜3.0	0
>3.0	-2
3)IgG(上限との比)	
>2.0	+3
1.5〜2.0	+2
1.0〜1.5	+1
<1.0	0
4)ANA, SMA or LKM-1	
>1:80	+3
1:80	+2
1:40	+1
<1:40	0
5)抗ミトコンドリア抗体	
陽性	-4
6)肝炎ウイルスマーカー	
陽性	-3
陰性	+3
7)服薬歴	
陽性	-4
陰性	+1
8)アルコール摂取量	
<25 g/日	+2
>60 g/日	-2
9)肝組織所見	
interface hepatitis	+3
リンパ球・プラズマ細胞優位の浸潤	+1
ロゼット形成	+1
● 以上の3所見なし	-5
胆管病変	-3
他疾患の所見	-3
10)他の自己免疫疾患合併	+2
11)他のパラメータ	
他の自己抗体	+2
HLA-DR3またはDR4	+1
12)治療反応性	
完全寛解	+2
再燃	+3
【点数合計】	
治療前	10〜15:probable AIH
	>15 :definite AIH
治療後	12〜17:probable AIH
	>17 :definite AIH

ALP:アルカリホスファターゼ,AST:アスパラギン酸アミノトランスフェラーゼ,ALT:アラニンアミノトランスフェラーゼ,IgG:免疫グロブリンG,ANA:抗核抗体,SMA:抗平滑筋抗体,LKM:抗liver-kidney microsome抗体

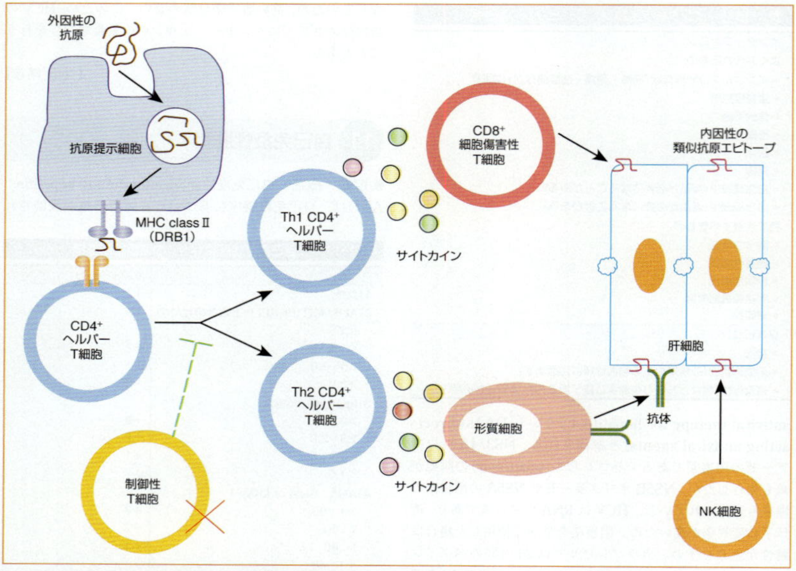

図 1-11-1 自己免疫性肝炎(AIH)の推定発症メカニズム
DRB1(含 DR3 DR4)の関与、制御性 T 細胞の機能低下などがいわれている
MHC:主要組織適合性複合体、NK 細胞:ナチュラルキラー細胞

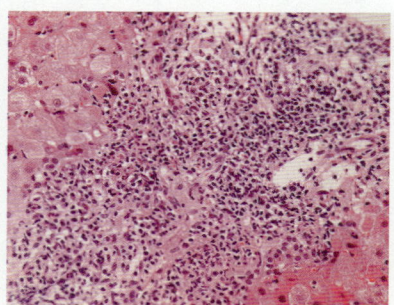

図 1-11-2 自己免疫性肝炎(AIH)の肝組織の病理組織像(HE 染色、×200)
門脈域へのリンパ球浸潤、限界板の破壊がみられる

表 1-11-2 自己免疫性肝炎(AIH)の国際診断基準簡易版(2008)		
		点数
1)ANA or SMA	≧40倍	+1
ANA or SMA	≧80倍	+2
or LKM	≧40倍	
or SLA	陽性	
2)IgG	>正常上限	+1
	>正常上限×1.1	+2
3)肝組織所見	AIH に矛盾しない	+1
	典型的 AIH	+2
4)ウイルス性肝炎	存在しない	+2
点数合計		≧6:probable AIH
		≧7:definite AIH

ANA:抗核抗体、SMA:抗平滑筋抗体、LKM:抗 liver-kidney microsome 抗体、SLA:抗 soluble liver antigen 抗体、IgG:免疫グロブリン G

る疾患である(表 1-11-1)。
●**疫学** 男女比 1:6.4 と圧倒的に女性に多い。中年以降の発症が多く、50 歳代に一峰性のピークを持つ。
●**病因・病態生理と分子メカニズム** 遺伝的に疾患感受性のある個体に、外因性刺激(誘因)が加わって発症すると考えられている。誘因として、薬剤や病原体が個体に侵入することにより、その抗原の一部と免疫学的に形態の類似した(肝細胞上に存在する)分子のエピトープに対する免疫反応が惹起される、と推定される(図 1-11-1)。
●**臨床症状・検査成績** 無症状で、検査異常で発見される場合が多い(30〜40%)。有症状の場合は、倦怠感、関節痛、食欲不振など。急性発症で黄疸が初発症状のこともある。血液生化学検査で、トランスアミナーゼの上昇、免疫グロブリン G(IgG)や赤血球沈降速度(ESR)の高値、抗核抗体陽性などがみられる。肝炎ウイルスマーカーは通常陰性である。
●**診断** 前述した検査成績を示す場合、アルコール多飲歴

がなく、薬剤との関連やウイルス性肝炎が否定的であれば、肝生検を行い、活動性の肝炎(図1-11-2)の存在を確認する。診断は国際診断基準(表1-11-1)でスコア化し、10点以上であればAIHと考えて治療を行う。最近、簡易版の診断基準(表1-11-2)も発表されており、典型例のAIHであればどちらも有用である。

■ **治療と薬剤メカニズム** ステロイド内服が第一選択であり、有効率は90%以上である。プレドニゾロン30～40 mg/日で開始する。重症AIH症例では、60 mg/日で開始するか、30 mg/日に免疫抑制剤のアザチオプリンを併用する。トランスアミナーゼの低下を確認して、ステロイドを徐々に減量する。プレドニゾロン5～10 mg/日で継続投与が望ましい。治療抵抗性の重症例ではステロイドパルス療法や肝移植を検討する。

■ **経過・予後** AIHはステロイドに反応する例が多く、5年、10年生存率は90%以上にある。治療中止で50～80%が再燃するため、生涯にわたり維持量での内服継続がすすめられる。治療中はステロイドの副作用(糖尿病、骨粗鬆症、消化性潰瘍など)への対策が必要となる。一方、無治療例、治療不応例などでは肝炎が持続し、早期に肝硬変に移行する。ウイルス性肝炎に比して、AIHでは肝細胞癌の合併率は低く、肝硬変例にかぎられる。

【光井 洋】

参考文献
1) Czaja AJ et al : Advaces in the diagnosis, pathogenesis, and management of autoimmune hepatitis. Gastroenterology 139: 58-72, 2010
2) Manns MP et al : Diagnosis and management of autoimmune hepatitis. Hepatology 51:2193-2213, 2010
3) Hennes EM et al : Simplified criteria for the diagnosis of autoimmune hepatitis. Hepatology 48:169-176, 2008
4) Migita K et al : Evaluation of risk factors for the development of cirrhosis in autoimmune hepatitis : Japanese NHO-AIH prospective study. J Gastroenterol 46(Suppl 1) :56-62, 2011

12 肝硬変

■ **定義・概念** 肝硬変(liver cirrhosis)とは、持続性の炎症による反復性の肝細胞の壊死と脱落の結果、肝小葉の改築がびまん性に生じ、高度の結合組織の増生と線維化による線維性隔壁を認める状態である。すなわち肝硬変は病理組織学的所見に基づいた疾患概念であり、さまざまな原因による慢性肝疾患の終末像である。

■ **疫学** 症例数は全国で40万～50万人前後と推計されている。肝硬変単独の死者数は年間約1万7,000人で、70%が男性である。Kojiroらの報告[1]によると、2008年調査時の肝硬変の原因は、C型肝炎ウイルス(HCV)が60.9%、B型肝炎ウイルス(HBV)が13.9%と共感染例も含めるとウイルス性肝炎が76%を占める。その他、アルコールが13.6%、原発性胆汁性肝硬変(PBC)が2.4%、自己免疫性肝炎が1.9%、非アルコール性脂肪肝炎(NASH)が2.1%である。その他としてヘモクロマトーシスなどの代謝性疾患が含まれる。1991年と比較するとHBVが減少し、HCVが増加している。また当時は非B非C型肝炎が11.2%を占めていたが、そのなかにはNASHが少なからず含まれていたと考えられる。

■ **病因・病態生理と分子メカニズム** 肝硬変の病態は肝細胞脱落による細胞機能低下(代謝、合成、異化)と、肝内の小葉構造の改築に伴う門脈圧亢進によるものに分けられる。合成の低下により低アルブミン血症や凝固障害、また代謝の低下により高アンモニア血症に伴う肝性脳症が引き起こされる。また門脈圧亢進により腹水の貯留や側副血行路としての食道静脈瘤が生じ、また脾機能亢進に伴う血小板をはじめとした血球減少が認められる。

■ **臨床症状** 肝硬変は臨床的に代償期と非代償期に分類される。代償期はほぼ無症状であり、慢性肝炎と区別が難しいことが多い。一方、非代償期では食欲不振、全身倦怠感など非特異的な全身症状に加えて、消化管出血、浮腫や腹水、黄疸、肝性脳症などの合併症が出現する。身体所見上、眼結膜の貧血や黄疸、頸部から前胸部にかけて毛細血管拡張(くも状血管腫)、手掌紅斑、女性化乳房、ばち指などが認められる。肝性脳症を合併している場合は肝性口臭や羽ばたき振戦、重症例では見当識障害や行動異常、昏睡などがみられる。肝臓は右葉が萎縮し左葉が肥大するため、腹部触診にて心窩部にかたい肝臓を触れることが多いが、進行した肝硬変では両葉萎縮のため触知しない。左肋骨下に腫大した脾臓を触れる。腹壁静脈の怒張(caput medusae〈メデューサの頭〉)を認めることもある。腹水貯留時には腹部は膨満し、腹水に感染を合併する(特発性細菌性腹膜炎)と発熱、腹痛、便通異常などが認められる。

■ **検査成績**
血液生化学検査：末梢血液像では、脾機能亢進による血小板低下を主とした汎血球減少が認められる。肝細胞機能低下により、血清アルブミン、コリンエステラーゼの低下、ビリルビンの上昇が認められる。血清トランスアミナーゼは正常から軽度上昇程度のことが多く、アスパラギン酸アミノトランスフェラーゼ(AST)＞アラニンアミノトランスフェラーゼ(ALT)となる。膠質反応(チモール混濁試験〈TTT〉、クンケル混濁試験〈ZTT〉)やγグロブリンは上昇する。線維化が進行すると、ヒアルロン酸やIV型コラーゲンなどの線維化マーカーが上昇する。血清アンモニアは増加、血中の分枝鎖アミノ酸(BCAA)(バリン、ロイシン、イソロイシン)が低下し、芳香族アミノ酸(フェニルアラニン、トリプトファン、チロシン)が増加する(Fischer比の低下)。血液凝固検査では、プロトロンビン時間(PT)の延長、ヘパプラスチンテストの低下が認められる。特にPTの規定因子の一つである第VII因子の半減期は数時間と短いため、直近の合成能の評価にはPTが適している。また肝予備能の低下により耐糖能異常やインスリン抵抗性がみられることもある。肝予備能の検査としてインドシアニングリーン(ICG)試験が用いられ、ICGを体重1kgあたり0.5mg静脈注射し、15分後に血液中に残っているICGが10%以下であれば正常である。なお、慢性肝炎と肝硬変を判別する方法として、判別式〈γグロブリン(%)×0.124+ヒアルロン酸(μg/L)×0.001-血小板(万/μL)×0.075-性別(男=1、女=2)×0.413-2.005が正の数なら肝硬変〉が、厚生労働省非A非B型肝炎研究班により提唱されている。
画像検査：腹部超音波検査が汎用される。肝臓の大きさ、肝縁や肝表面の性状、肝実質のパターン、脾腫や腹水の存在を観察する。肝硬変では、肝右葉萎縮、左葉と尾状葉の腫大(進行例では両葉とも萎縮)が認められ、また肝縁の鈍

表 1-12-1　肝硬変の形態学的分類

	長与・三宅の甲型	長与・三宅の乙型	三宅のF型
原因	ウイルス性肝炎、薬物性肝障害		アルコール、低栄養
肝硬変前の病変	亜急性肝萎縮	肝線維症	線維化を伴う脂肪肝
結節と間質の性状	大小不揃いの結節 広間質性	中〜大結節性 薄間質性	小結節性 薄間質性
肝細胞癌の合併	少ない	多い	まれではない

甲'型：甲型と乙型の中間像を呈し、肝硬変の末期像である
乙'型：偽小葉が部分的に不完全であり、乙型の前段階に位置する

表 1-12-2　MELDスコア

MELDスコア＝
3.8×loge(T-Bil(mg/dL))+11.2×loge(PT-INR)+9.6×loge(Cr(mg/dL))+6.4×etiology*

etiology*：アルコール性肝疾患または胆汁うっ滞性肝疾患では0
他のすべての肝疾患では1
T-Bil：総ビリルビン，PT-INR：プロトロンビン時間国際標準比，
Cr：クレアチニン

表 1-12-3　JISスコア

	0点	1点	2点	3点
Child-Pugh分類	A	B	C	
TNM分類	I	II	III	IV

合計点数が0点では5年生存率が約80％、1点では約50％
5点では1年生存率が10％以下である

表 1-12-4　肝硬変患者の栄養療法のガイドライン

病期	非蛋白エネルギー(kcal/kg/日)	蛋白・アミノ酸(kcal/kg/日)
代償期	25〜35	1.0〜1.2
非代償期		
経口摂取不良	35〜45	1.5
肝性脳症(I〜II)	25〜35	0.5から開始、徐々に1.0〜1.5へ増量 植物性蛋白・BCAA経口薬併用
肝性脳症(III〜IV)	25〜35	0.5〜1.2、BCAA静注

BCAA：分枝鎖アミノ酸
(ヨーロッパ静脈経腸栄養学会(ESPEN)、1997)

化、肝表面の凹凸不整、肝内部エコーの不均一化が認められる。これらの形態学的変化は慢性肝炎でも認められるため、肝硬変の診断には腹水や脾腫などの他の所見や血液データとあわせて総合的に行うことが多い。また肝炎ウイルスによる肝硬変では高率に肝細胞癌を合併するため、癌のスクリーニング検査としても超音波検査は非常に有用である。肝萎縮が高度な例や腹腔内脂肪が多い例など超音波による肝臓の観察が不良な場合には、CTやMRIを用いる。また最近では、肝臓の硬度を測定する新しい非侵襲的な検査法(エラストメータ)が開発され、この検査による測定値が線維化マーカーや肝生検による肝線維化と相関することが示されている。

●**診断**　確定診断には腹腔鏡による肝表面の観察、あるいは超音波ガイド下肝生検による病理組織学的診断が必要である。病理学的には、形態学的分類としてわが国では長与の甲乙分類、三宅の甲・甲'・乙・乙'・F型分類(表1-12-1)が長く用いられてきたが、最近ではこの分類では困難な症例が少なからずあるため、WHO(世界保健機関)分類(小結節型、大結節型、混合型)が用いられている。

しかし腹腔鏡や肝生検は侵襲的な検査であるために、実際には多くの場合は臨床症状や血液生化学検査所見、画像所見などから総合的に診断を行うことが多い。肝硬変の診断は比較的容易であるが、治療法や予後を検討するうえで肝硬変の成因を追定することが重要である。ウイルス性肝炎を疑う場合はHBs抗原やHCV抗体などの血清学的検査を、自己免疫性肝炎では抗核抗体や抗平滑筋抗体、原発性胆汁性肝硬変では抗ミトコンドリアM2抗体などの自己抗体検査を行う必要がある。またアルコール飲酒歴や家族内での肝疾患の有無といった問診も重要である。

臨床的には、肝硬変の重症度の判定には一般にChild-Pugh分類(16章1-19「肝細胞癌」参照)が用いられ、治療法の選択あるいはその効果予測、予後判定、肝移植適応の時期の決定などにきわめて重要である。近年では末期肝硬変では肝移植を受ける症例が増加してきており、そのような場合はMELD(The Model for End-Stage Liver Disease)スコア(表1-12-2)による評価が有用である。一般にMELDスコアが15点以上で肝移植の適応となる。さらに肝癌合併例では、肝細胞癌の進行度と肝硬変の進行度の両者を足しあわせたJIS(Japan Integrated Staging)スコア(表1-12-3)がわが国では用いられており、予後とよく相関することが知られている。

■ **治療と薬理メカニズム**　肝硬変は不可逆的な病態であるため、肝移植を除き根本的な治療は不可能であり、その治療目的は、①線維化進行の抑制と発癌予防、②合併症の予防と治療、である。一般的な生活指導として、立位や歩行により肝血流が減少することから、従来は肝硬変患者に対しては食後の安静臥床が推奨されてきた。しかし、運動しても肝酸素消費量は一定に維持されることが示されたことから、むしろ安静による骨格筋量の減少の結果、筋肉でのアンモニア処理能力などが低下し、肝機能の代償機能も損ねる可能性があることから、現在では代償期の肝硬変患者には厳重な安静を強いる必要はないと考えられている。食事療法としては、肝硬変患者においては蛋白・エネルギー栄養障害(protein-energy malnutrition：PEM)とされるエネルギー栄養不良状態にあることから、適切な栄養療法は重要であり、ヨーロッパ静脈経腸栄養学会(ESPEN)から1997年にガイドラインが示された(表1-12-4)。しかし通常これだけのエネルギーや蛋白を食事から摂取することは実際には難しい。また肝硬変では肝グリコーゲン貯蔵能力や糖新生能力が低下しており、長時間の絶食により低栄養状態が進行するため、就寝前に経口

表1-12-5 ウイルス性肝硬変に対する包括的治療ガイドライン

- 代償性肝硬変は、IFNまたはエンテカビルを主体とした治療でウイルス排除
- 非代償性肝硬変は、代償性肝硬変への改善を目的とした発癌予防

1. 原因ウイルスの駆除およびウイルス減少によりAST・ALT値の正常化をめざす	
a)C型代償性肝硬変 　1b・高ウイルス量以外 　1b・高ウイルス量 b)B型肝硬変(代償性・非代償性)	IFN-β(フェロン®) IFN-α(スミフェロン®) エンテカビル (ラミブジンまたはエンテカビル耐性株出現例ではラミブジン+アデホビル併用療法とする)
2. 肝機能を維持(AST・ALT値、アルブミン値を改善)し、肝発癌の抑制をめざす	
a)肝庇護剤 b)BCAA製剤 c)瀉血療法	強力ネオミノファーゲン®、ウルソデオキシコール酸 リーバクト®
3. 栄養補助療法(非代償性肝硬変)により肝機能の安定化をめざす	

ガイドラインの補足

1) C型代償性肝硬変に対するIFN投与法は、初回投与量600万国際単位をできるかぎり連日投与(2〜8週間)し、その後慢性肝炎同様48週以上の長期投与が望ましい
2) C型代償性肝硬変に対するIFN投与で、12週以上経過してもHCV-RNAが陰性化しない症例は、発癌予防をめざした300万国際単位による長期投与を行うべきである
3) 血小板が5万/mm³以下のC型肝硬変ではIFNの治療効果を十分検討のうえ、脾摘手術あるいは脾動脈塞栓術を施行後、IFN治療を行うほうが望ましい
4) 発癌予防をめざす場合には、AST・ALT値、AFP値の改善をめざし、IFNのみでなく肝庇護剤(強力ネオミノファーゲン®、ウルソデオキシコール酸)、瀉血療法、BCAA製剤を単独あるいは組み合わせて治療する

IFN:インターフェロン、AST:アスパラギン酸アミノトランスフェラーゼ、ALT:アラニンアミノトランスフェラーゼ、BCAA:分枝鎖アミノ酸、AFP:α-フェトプロテイン
(厚生労働省肝炎等克服緊急対策事業〈肝炎分野〉肝硬変を含めたウイルス性肝疾患の治療の標準化に関する研究班、2010)

BCAA製剤などを補充することが推奨されている(late evening snack)。

線維化進行の抑制と発癌予防

肝硬変患者において、血清トランスアミナーゼ値を低値に抑えることが線維化進行抑制、さらに肝発癌防止につながることから、従来より肝庇護療法が行われている。HCVによる肝硬変では、ALT値80以上では5年間での発癌が53.6%であるのに対し、80未満では7.1%に抑えられたという報告[2]があり、グリチルリチン製剤やウルソデオキシコール酸などの単独もしくは併用療法が示されている。またウイルス性肝硬変については、ウイルス量の抑制により肝炎を鎮静化させ肝予備能を維持する目的で抗ウイルス療法が行われる。

B型肝炎においてはエンテカビルなどの核酸アナログ製剤が、C型肝炎においては代償期肝硬変にかぎりインターフェロン製剤が投与され、これらの抗ウイルス療法は肝発癌の抑制にもつながる結果が得られている。また肝硬変患者に対するBCAA投与が肝不全病態の悪化や肝発癌などのイベント発生を有意に抑制することも示されている[2]。2010年3月に改訂された厚生労働省研究班による「ウイルス性肝硬変に対する包括的治療ガイドライン」を**表1-12-5**に示す。

合併症の予防と治療

消化管出血:肝硬変患者、特に非代償期においては、門脈圧亢進に伴い、食道・胃静脈瘤や門脈圧亢進性胃症が認められることが多く、これらからの出血は出血傾向のために遷延化し、肝不全の悪化を惹起したり、場合によっては死にいたることもまれではない。内視鏡的技術の発達により静脈瘤の予防的処置ならびに緊急時の止血術が行われるようになったため、最近では出血の頻度や予後は改善されてきたが、肝硬変の予後を決定する重要な因子である(詳細については、15章13「門脈圧亢進症に伴う消化管疾患」参照)。

腹水、特発性細菌性腹膜炎:肝硬変においては、腹腔内の末梢血管の拡張による有効動脈血流の減少、および腎臓における水・ナトリウム再吸収亢進、さらにこれらにより門脈圧亢進、低アルブミン血症による血漿膠質浸透圧の低下が関連して、腹水を生じる。中等量以上の腹水では腹部膨満感などの症状や波動の触知といった所見が認められる。少量の腹水の診断には腹部超音波検査が有用であり、左肝下部、Douglas(ダグラス)窩などにecho free spaceを認める。腹水を認めた場合は、可能なかぎり試験穿刺を行い、比重や総蛋白、アルブミン、細胞数、細胞診を行い、漏出性か滲出性かの判別を行う。蛋白濃度が2.5g/dL以下なら漏出性、4.0g/dL以上なら滲出性であるが、血清と腹水のアルブミン濃度差が1.1g/dL以上であれば漏出性、それ未満であれば滲出性という基準により信頼性が高い。

肝硬変に伴う腹水は漏出性のことが多く、治療の基本は安静とナトリウム制限である。効果が不十分な場合は利尿薬を用いる。肝硬変では二次性アルドステロン症の状態にあり、ナトリウム貯留、カリウム喪失傾向にあるためにカリウム保持性利尿薬である抗アルドステロン薬(スピロノラクトン〈アルダクトンA®〉)が第一選択である。単剤で効果不十分な場合はループ利尿薬(フロセミド〈ラシックス®〉)を併用するが、電解質異常や脱水に伴う腎機能増悪、肝性脳症に注意が必要である。血清アルブミン値が2.5g/dL以下では利尿薬への反応が悪いため、血漿膠質浸透圧維持のためにアルブミン製剤を投与するが、保険診療上では投与量の制限があるため十分量を補給することは困難な場合が多い。

上記の治療により改善せず、腹部膨満感に伴う呼吸困難

などの症状が強い場合はアルブミン投与下で穿刺排液を行うが，大量の穿刺排液は低血圧，腎不全，肝性脳症を誘発する危険があるため，施行の必要性や排液量については慎重に検討する必要がある。また難治性腹水に対しては，腹水濾過濃縮静注法，腹腔・静脈シャントなどが行われるが，長期予後の改善にはいたっていない。経頸静脈肝内門脈シャント(TIPS)は穿刺排液に比し腹水の長期的コントロールには有効であるが，シャントの狭窄や閉塞が高率に起こり，また約30％に肝性脳症の合併が認められ，その長期予後については必ずしもよくない。

腹水を合併した肝硬変患者において，感染源不明の腹水の細菌感染を合併することがあり，これを特発性細菌性腹膜炎(spontaneous bacterial peritonitis：SBP)と呼ぶ。発熱，腹痛などの症状が約半数の症例で認められ，腹水穿刺液の好中球数と細菌培養により診断する。起因菌としては大腸菌やクレブシエラ菌などのグラム陰性桿菌が多い。培養検査が陰性であっても，腹水中の好中球数が500/mm³以上，もしくは好中球数250～500/mm³で発熱や腹部症状がみられればSBPと診断する。治療は腎毒性の少ない広域スペクトラムのセファロスポリン(セフォタキシムなど)が有効な場合が多い。SBPの合併は肝予備能の悪化や肝性脳症の誘発の原因となるため，早期診断，早期治療が重要である。

肝性脳症：腸管内で生じるアンモニアなどの神経毒素物質が，門脈圧亢進のために生じた肝外シャントのために直接大循環に流入し，あるいは肝に到達しても肝不全のために解毒されずに，脳血液関門を越えて脳に到達することで可逆的な意識障害をきたしたことを肝性脳症と呼ぶ。診断には羽ばたき振戦，肝臭(アンモニア臭)，高アンモニア血症が用いられ，重症度についてには犬山分類が用いられる(16章1-2「肝疾患の問診・診察」参照)。

肝性脳症の誘因となる因子として，脱水(電解質異常を含む)，便秘，高蛋白食，消化管出血，薬剤，感染，侵襲的治療(肝癌治療，腹部大手術，TIPS，静脈瘤治療など)があげられ，治療はまずこれらの因子を同定して除去することが重要である。次にアンモニア産生の原因となる腸内細菌の殺菌のために非吸収性抗菌薬(カナマイシンやポリミキシンB)を，また排便の促進とアンモニア産生の抑制のためにラクツロースを投与する。またBCAAが筋肉内でアンモニア代謝に必要であるが，肝硬変ではFischer比が低下していることが多いため，BCAA製剤も用いられる。上記の治療は，進行した肝硬変患者において肝性脳症の予防のために，低蛋白食とあわせて用いられることが多い。

● **経過・予後** 肝硬変の直接死因は，肝細胞癌，肝不全，消化管出血，の順に多い。特に近年では治療法の進歩により肝不全や消化管出血による死亡が減少しており，相対的に肝細胞癌による死亡例が増加傾向である。肝硬変の予後は，成因や重症度，肝細胞癌の有無により決定される。肝細胞癌の治療法は，癌の広がりのほかに，基盤となる慢性肝疾患の重症度により決定され，重症肝硬変では早期の肝細胞癌であっても治療が困難な場合が多い。一方で肝癌は高率に再発するために，早期肝硬変であっても頻回の治療に伴い肝臓の予備能が次第に低下し，最終的に治療を断念しなければならない例も多い。そのような点からも，肝予備能の低下をいかに抑制するかが肝硬変の予後を改善するポイントと考えられる。

〔堤 武也〕

参考文献
1) Kojiro M et al：Etiology of liver cirrhosis in Japan: a nationwide survey. J Gastroenterol 45：86-94, 2010
2) Tarao K et al：Association between high serum alanine aminotransferase levels and more rapid development and higher rate of incidence of hepatocellular carcinoma in patients with hepatitis C virus-associated cirrhosis. Cancer 86：589-595, 1999
3) Muto Y et al：Long-Term Survival Study Group：Effects of oral branched-chain amino acid granules on event-free survival in patients with liver cirrhosis. Clin Gastroenterol Hepatol 3：705-713, 2005

13 原発性胆汁性肝硬変

● **定義・概念** 原発性胆汁性肝硬変(primary biliary cirrhosis：PBC)は，中年以降の女性に好発する慢性進行性の胆汁うっ滞性肝疾患である。肝内小葉間の小胆管が免疫学的な機序により破壊され，胆汁が肝臓内にうっ滞する。1851年，Addison & Gullにより1950年，Ahrensらによって「primary biliary cirrhosis」と命名された。病名に「肝硬変」がつけられているが，実際に肝硬変にいたっている患者は約10％である。最近では，早期に診断されることがほとんどであり，肝硬変は本症の末期像にすぎないことが明らかとなった。PBCの患者では免疫グロブリンM(immunoglobulin：IgM)の増加と抗ミトコンドリア抗体(antimitochondrial antibody：AMA)の出現が特徴的である。PBCの診断基準が確立し，AMAが簡便に測定可能となった時期に，PBCと診断される症例は漸増している。PBCでは皮膚掻痒感，黄色腫，黄疸，食道静脈瘤，腹水，肝性脳症のような胆汁うっ滞や肝障害に関連した症状のほかに，種々の代謝異常や自己免疫異常に関連した合併症が認められる。発症機序に自己免疫異常の関与が推定されており，PBCの基本的病変が肝内小型胆管の慢性炎症と破壊であることが知られているが，正確な病因は不明である。胆管の炎症は年余にわたって経過し，胆汁うっ滞に伴い肝実質細胞の破壊と線維化を生じ，肝硬変から肝不全を呈する。PBCの薬物治療はウルソデオキシコール酸(ursodeoxycholic acid：UDCA)やベザフィブラートを用いるが，最終的には肝移植が必要となる。UDCAの普及に伴いPBCの生命予後が延長している。

● **疫学** 好発年齢は女性50歳代，男性60歳代(診断時平均年齢(56歳))であり，男女比は1：7で女性に多い。専門施設を対象とする全国調査によると，年次別発生数は250～300人，年間推定発生数は約500人であり，年次別有病者数は年々増加し，5,000人弱(2007年)となった。近年，検診と診断法の普及により，肝機能異常を契機にAMAを測定されてPBCと早期診断される症例が増加している。症候性PBCに比べ多数の無症候性PBCが存在することが明らかとなり，新たに診断される症例のうち約80％は無症候性PBCである。症候性PBCは厚生労働省特定疾患として公費負担が認められている。医療受給者証交付件数によるPBC患者数(症候性PBC)は約1万6,000人(2008年)であり，皮膚掻痒感や黄疸を欠く無症候性PBC

を含めた患者総数は約5～6万人と推計される。好発年齢および男女比については欧米も同様であるが、罹患率、有病率は国および地域により大きな相違がある。

▶ 病因・病態生理と分子メカニズム　PBCの病態形成には小葉間胆管を標的とする自己免疫学的機序が考えられている。AMAや抗核抗体（antinuclear antibody：ANA）などの自己抗体が高率に陽性化し、Sjögren（シェーグレン）症候群、関節リウマチ、慢性甲状腺炎など、他の自己免疫疾患や膠原病の合併が多くみられる。AMAはきわめて疾患特異性が高く、ミトコンドリア内膜に存在する2-オキソ酸脱水素酵素複合体（2-oxo-acid dehydrogenase complex：2-OADC）という酵素群のなかのいくつかを自己抗原として認識する。このうち、ピルビン酸脱水素酵素複合体（pyruvate dehydrogenase complex：PDC）のE2コンポーネント（PDC-E2）が最も高頻度に認識される。他にも本疾患に特異的な抗核抗体（抗gp210抗体）や自然免疫の関与が認められる。組織学的にも、胆管上皮細胞層に免疫学的機序の関与を示唆するような高度の単核球の浸潤がみられる。免疫組織学的に胆管周囲の浸潤細胞はT細胞優位であり、小葉間胆管上皮細胞表面にはヒト白血球抗原（human leukocyte antigen：HLA）classⅡ抗原の異所性発現がみられ、classⅠ抗原の発現の増強も認められる。しかし発症の契機は何か、組織障害の機序は何であるかはいまだ不詳である。

免疫遺伝学的にHLAとの関連が強く示唆されており、HLA classⅡ抗原のDRB1*0803などとの相関が示されている。同一親族内でPBC患者がみられる例があり、一卵性双生児でも一方の児がPBCであれば他の児もPBCである確率が60％以上と高い。PBCは多因子性の疾患であると考えられ、遺伝学的要因を基盤に、微生物感染、化学物質などの環境要因が作用することによって免疫が賦活され、病態が成立すると想定されている。

▶ 臨床症状　症候性PBCと無症候性PBCに分類され、皮膚掻痒感、黄疸が出現し、食道胃静脈瘤、腹水、肝性脳症などを有する場合は、s-PBC（symptomatic PBC）と呼び、それらの症状を欠く場合を a-PBC（asymptomatic PBC）と呼ぶ。現在PBCと診断される患者の多くは（70～80％）自覚症状に乏しいa-PBCである。胆汁うっ滞に基づく皮膚掻痒感は、PBCに最も特徴的な症候であり、PBC全国調査では、皮膚掻痒感を有するPBC患者は全体の20～30％程度と推測されている。多くの患者において最初に現れる症状であり、日中より夜間に増悪することが多い。血清胆汁酸やオピオイド受容体の関与が原因として推測されているが、明らかな機序はいまだ不明である。

次いで黄疸が出現し、さらに進行すると腹水貯留や肝性脳症など肝不全徴候もみられる。s-PBCはさらに、総ビリルビン値2 mg/dL未満のs1-PBCと2 mg/dL以上のs2-PBCに分けられる。黄疸はいったん出現すると消退することなく持続するようになる場合が多い。肝硬変にいたっていない比較的早期に門脈圧亢進症状である食道胃静脈瘤および脾腫が出現することがある。

▶ 検査成績　肝内小型胆管の障害を反映して、症候性、無症候性を問わず、ALP（アルカリホスファターゼ）・γ-GTP（γ-グルタミルトランスペプチダーゼ）値など胆道系酵素優位の肝機能障害を示す。ALP・γ-GTP値は長期にわたって上昇や低下を繰り返しながら、無治療の場合、異常高値が持続する。AST（アスパラギン酸アミノトランスフェラーゼ）・ALT（アラニンアミノトランスフェラーゼ）値は一般に上昇するが軽度であり、約50％の患者はALT値が50 IU/L以下にとどまっている。総ビリルビン値は、肝内小型胆管の広範な消失に伴う胆汁うっ滞の進行、および肝細胞機能低下により上昇する。さらにPBCでは免疫グロブリン分画のうちIgM値が特徴的に高値を呈する。PBCや原発性硬化性胆管炎（primary sclerosing cholangitis：PSC）などの胆汁うっ滞性疾患では、血清総コレステロール値がしばしば上昇する。

AMAはPBCにおける感度・特異度ともにきわめて高い自己抗体である。PBC症例の90％以上に検出され、PBC以外の患者における陽性率はきわめて低く、特異度は98％を超える。胆道系酵素の上昇時には必ずAMAを測定する。胆道系酵素優位の肝機能障害が持続している場合、AMAが陽性であればPBCと診断できる。AMAの測定法としては、間接蛍光抗体法による測定法、およびELISA（固相酵素結合免疫測定法）による測定法（抗ミトコンドリアM$_2$抗体）が用いられている。AMAの対応抗原は間接蛍光抗体法の染色パターンにより、M$_1$～M$_9$の9つの分画に分類され、このうちM$_2$分画がPBCに特異性が高い。症状や血液生化学の異常が出現する以前からAMAは陽性を呈し、肝組織の病理学的変化もはじまっている。ただし、AMAの力価やレベルは、臨床経過や予後と直接的に関連しない。AMAがPBCの原因であるか、結果であるかは現在なお明らかにされていない。現行のELISAキットでは、M$_2$抗体の主要対応抗原のうち、2-OADCファミリーに属するPDC、分枝鎖2-オキソ酸脱水素酵素複合体（branched chain 2-oxo acid dehydrogenase complex：BCOADC）、2-オキソグルタル酸脱水素酵素複合体（2-oxoglutarate dehydrogenase complex：OGDC）のE2コンポーネント（PDC-E2、BCOADC-E2、OGDC-E2）の3つを含有したリコンビナント蛋白を抗原としている。PDCは解糖系の最終段階においてピルビン酸をアセチルCoAに導く、TCA回路へつなぐ酵素である。AMAのほか、抗セントロメア抗体（anticentromere antibody：ACA）や抗核膜孔抗体（抗gp210抗体）などの抗核抗体がPBCの約50～60％で陽性となる（さらにPBCでは、免疫グロブリン分画のうちIgM値が特徴的に高値を呈する）。

PBCの胆管所見は正常で、胆管の拡張・狭窄がなく、特異的な画像診断はないが、閉塞性黄疸および肝細胞癌などの鑑別のために画像検査は必要である。

従来PBCにおける肝細胞癌の発生は比較的まれとされてきたが、長期生存例が漸増しており、近年肝細胞癌を合併する症例が増加している。進行したPBCでは腫瘍マーカーの測定と画像検査により肝癌を定期的にスクリーニングする必要がある。PBCでは門脈圧亢進症が出現しやすく、定期的な上部消化管内視鏡検査で食道胃静脈瘤の早期診断を行う。

病理

PBCの特徴的な胆管病変は、肝内小型胆管、特に外径が80μm以下の小葉間胆管にみられる慢性非化膿性破壊性胆管炎（chronic non-suppurative destructive cholangitis：CNSDC）と進行性の胆管消失である。CNSDCは肝内小型

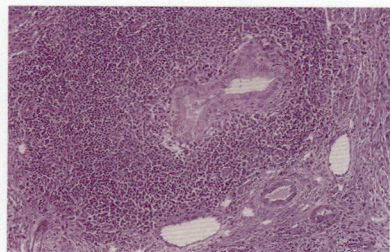

図 1-13-1　慢性非化膿性破壊性胆管炎(CNSDC)の病理組織像
(日本病理学会：病理コア画像)

胆管でのリンパ球, 形質細胞の浸潤と胆管上皮の障害で特徴づけられる。PBCの門脈域には、しばしば非乾酪性の類上皮肉芽腫の形成があり、PBCに診断価値が高い。CNSDCは肝内小型胆管でのリンパ球, 形質細胞の浸潤と胆管上皮の障害で特徴づけられる。CNSDCは最終的には胆管破壊へと進展し, 肝内から小葉間胆管が広汎に消失する。(図1-13-1)

胆管病変に加え, 胆汁うっ滞性変化, 炎症性変化も出現し, 肝線維化が進展し, 肝硬変へと進展する。PBCの病期分類として Scheuer 分類が最も繁用されており, PBCに特徴的な肝・胆管病変をもとに PBC を I〜IV期に分類する。I期が CNSDC, II期は胆管が消失し, 非定型的細胆管増生で特徴づけられ, III期では瘢痕, 線維化がみられ, IV期は肝硬変である。

PBC の特殊な病態として, 自己免疫性肝炎(autoimmune hepatitis：AIH)の病態をあわせ持ち ALT 値が高値を呈する PBC-AIH オーバーラップ症候群がある。臨床的には, AMA 陽性でありながら, ALT 値の正常上限 5 倍以上の上昇や抗核抗体あるいは抗平滑筋抗体が陽性などを呈し, 副腎皮質ステロイドの投与により ALT の改善が期待できる。病理学的には, PBC に特徴的な肝組織所見に加え, 中等度から高度のインターフェイス肝炎を伴う活動性の肝炎像がみられる。

■ 診断　PBC 診断の基本 3 原則は, ①血液所見で慢性の胆汁うっ滞所見(ALP, γ-GTP の上昇), ②AMA 陽性所見(間接蛍光抗体法または ELISA による), ③肝組織像で特徴的所見(CNSDC, 肉芽腫, 胆管消失)である。原因となるような薬剤の服用がなく, 原則として肝炎ウイルスマーカーも陰性, 画像検査上, 閉塞性黄疸を完全に否定することが重要である。AIH, PSC, IgG4 関連硬化性胆管炎, 慢性薬物性胆汁うっ滞などが鑑別となる。PBC の診断は, 厚生労働省「難治性の肝・胆道疾患に関する調査研究」班が作成した診断基準に基づいて行う。PBC の診断に肝生検所見は重要であるが, 他の疾患の鑑別がなされており, AMA 陽性の慢性進行性の胆汁うっ滞所見を呈していれば, 必ずしも必要としない(表1-13-1)。

■ 経過・予後　診断時 a-PBC の約 80% は無症状のまま経過し 15 年以上を経過するが, a-PBC の約 20% は s-PBC に移行し, そのうち約 20% が死亡する。1980 年代後半から PBC の治療薬として UDCA が使用しはじめられ, PBC の

表 1-13-1　原発性胆汁性肝硬変(PBC)の診断基準

概念

原発性胆汁性肝硬変(primary biliary cirrhosis：PBC)は, 病因・病態に自己免疫学的機序が想定される慢性進行性の胆汁うっ滞性肝疾患である。中高年女性に好発し, 皮膚掻痒感で初発することが多い。黄疸は出現後, 消退することなく漸増することが多く, 門脈圧亢進症状が高頻度に出現する。臨床上, 症候性(symptomatic)PBC(s-PBC)と無症候性(asymptomatic)PBC(a-PBC)に分類され, 皮膚掻痒感, 黄疸, 食道胃静脈瘤, 腹水, 肝性脳症などが肝障害に基づく自他覚症状を有する場合は, s-PBC と呼ぶ。これらの症状を欠く場合は a-PBC と呼び, 無症候のまま数年以上経過する場合がある。s-PBC のうち 2 mg/dL 以上の高ビリルビン血症を呈するものを s2-PBC と呼び, それ未満を s1-PBC と呼ぶ

1. 血液・生化学検査所見

症候性, 無症候性を問わず, 血清胆道系酵素(ALP, γ-GTP)の上昇を認め, 抗ミトコンドリア抗体(antimitochondrial antibodies：AMA)が約 90%の症例で陽性である。また, IgM の上昇を認めることが多い

2. 組織学的所見

肝組織では, 肝内小型胆管(小葉間胆管ないし隔壁胆管)に慢性非化膿性破壊性胆管炎(chronic non-suppurative destructive cholangitis：CNSDC)を認める。病期の進行に伴い胆管消失, 線維化を生じ, 胆汁性肝硬変へと進展し, 肝細胞癌を伴うこともある

3. 合併症

慢性胆汁うっ滞に伴い, 骨粗鬆症, 高脂血症が高率に出現し, 高脂血症が持続する場合に皮膚黄色腫を伴うことがある。Sjögren 症候群, 関節リウマチ, 慢性甲状腺炎などの自己免疫性疾患を合併することがある

4. 鑑別診断

自己免疫性肝炎, 原発性硬化性胆管炎, 慢性薬物性肝内胆汁うっ滞, 成人肝内胆管減少症など

診断

次のいずれか 1 つに該当するものを PBC と判断する
1) 組織学的に CNSDC を認め, 検査所見が PBC として矛盾しないもの
2) AMA が陽性で, 組織学的には CNSDC の所見を認めないが, PBC に矛盾しない(compatible)組織像を示すもの
3) 組織学的検索の機会はないが, AMA が陽性で, しかも臨床像および経過から PBC と考えられるもの

ALP：アルカリホスファターゼ, γ-GTP：γ-グルタミルトランスペプチダーゼ
(「難治性の肝・胆道疾患に関する調査研究」班原発性胆汁性肝硬変分科会, 平成 22 年度)

予後は著明に改善してきた。a-PBC の 5 年生存率は 98%, 10 年生存率は 93% で, s-PBC ではそれぞれ 80%, 66% である。ただし, 高ビリルビン血症が出現した s2-PBC の 5 年, 10 年生存率はそれぞれ 54%, 35% と予後不良である。s-PBC に進展した場合, 重症度評価はビリルビン値を PBC 用に修正した Child-Pugh 分類が用いられる。血清ビリルビン値が 2.0 mg/dL になると約 10 年, 3.0 mg/dL になると約 5 年, 6.0 mg/dL 以上になると約 2 年以下の余命であるとされる。さまざまな予後予測式が報告されているが, Mayo Clinic の予後予測式が世界的に使用されており, ホームページ上で 24 カ月後までの生存率が計算可能である。年齢, 血清ビリルビン, アルブミン値, プロトロンビン時間, 浮腫の有無, 利尿薬の有無が重要な因子として計算式に取り入れられている。

強皮症の一種である CREST 症候群において高率に検出される ACA は, 黄疸出現以前に門脈圧亢進症を呈する症

例に高率に陽性化することが示されている。また、抗gp210抗体はPBCの約20～30％に出現する特異的な自己抗体であり、抗体価が持続高値の症例は、黄疸・肝不全に進行する例が多く、予後不良である。ただし、抗gp210抗体の測定は実用化されていない。

合併症
骨粗鬆症はPBC患者の1/3から半数にみられ、診断のためには骨密度の測定が欠かせない。PBCが中年以降の閉経後の女性に多く、胆汁酸の分泌低下による脂溶性ビタミンの吸収障害が原因とされるが、PBCで骨粗鬆症が発症する理由は明らかになっていない(本症が中年以降の閉経後の女性に多く、診断のためには骨密度の測定が欠かせない)。口腔・眼の乾燥症状であるsicca syndromeはPBC患者の多くにみられるが、Sjögren症候群の診断基準を満たす症例は20～30％とされる。SS-A抗体、SS-B抗体の測定や口唇生検や角膜上皮障害の有無のチェックなども必要に応じて実施する。PBCでは胆汁うっ滞のため、しばしば血清コレステロール値が増加するが、その機序については明らかではない。高コレステロール血症が持続する場合、身体所見として眼瞼周囲に黄色腫がみられることがある。そのほか、関節リウマチ、慢性甲状腺炎、強皮症などの他臓器自己免疫性疾患を合併する。

■ 治療と薬理メカニズム
現在、肝庇護薬であるUDCAが第一選択薬であるが、根治的治療法は確立されていない。UDCAは肝機能検査値の改善とともに、ランダム化比較試験を含む多くの臨床試験で、肝移植までの期間や死亡までの期間の延長が確認されている。1日600 mgの投与が標準とされ、効果が少ない場合の1日最大投与量は900 mgとする。しかし、進行した症例では病勢の進展を止めることは難しい。UDCA投与で効果不十分な症例に対して、胆道系酵素の低下作用が認められているベザフィブラートの併用を考慮する。ただし、ベザフィブラートは脂質異常症に対して保険適用があるが、PBCに対しては適用はない。通常のPBCに対する副腎皮質ステロイドの投与は、検査値の改善は得られるものの病態の改善にはいたらず、骨粗鬆症などの副作用が危惧されるのため、長期的投与はむしろ禁忌とされている。ただし、トランスアミナーゼ値が高値の場合は、PBC-AIHオーバーラップ症候群の可能性を考慮し、国際自己免疫性肝炎グループ(International Autoimmune Hepatitis Group：IAIHG)のsimplified criteriaが高得点の場合には副腎皮質ステロイド併用を試みる(表1-13-2)。

合併症の薬物治療が必要となる場合は、掻痒の軽減には抗ヒスタミン薬やコレスチミドが用いられる。後者は胆汁成分を腸内で吸着する働きがある。骨粗鬆症に対しては、活性型ビタミンD_3製剤やビタミンK_2製剤のほか、ビスホスホネート製剤はPBC患者の骨密度改善に有効である。乾燥症候群の眼症状や口腔症状に対して、まず人工涙液や人工唾液を試みる。

胆汁うっ滞性肝硬変へと進展した場合は、内科的治療でPBCの進展を抑えることができなくなるため、総ビリルビン値の持続的上昇する症例、難治性胸腹水や肝性脳症の合併、食道胃静脈瘤破裂を繰り返す症例、強い皮膚掻痒感による生活の質(QOL)の著明な低下を認める症例には移植が考慮される。総ビリルビン値5 mg/dL以上を呈した

表1-13-2 自己免疫性肝炎(AIH)の国際診断基準簡易版(2008)

自己抗体		
ANA or SMA	>1：40	+1
ANA or SMA	>1：80	+2
LKM-1抗体	>1：40	+2
soluble liver antigen 抗体	陽性	+2
自己抗体陰性		0
IgG	正常上限の1.1倍以上	+2
	正常上限以上	+1
	正常範囲内	0
組織所見	典型的	+2
AIHに合致する所見	矛盾しない	+1
	なし	0
肝障害を起こすウイルスのマーカー	なし	+2
	あり	0

確診：7点以上、疑診：6点

ANA：抗核抗体、SMA：抗平滑筋抗体、LKM-1：肝腎ミクロソーム抗体1型、IgG：免疫グロブリンG

時点で肝移植を考慮し、肝移植専門医に相談する。PBCの末期肝不全に対して肝移植は唯一の治療手段であり、2009年までのわが国の移植後5年、10年生存率は76％、72％である。

【花尻 和幸】

📖 参考文献
1) 厚生労働省「難治性の肝・胆道疾患に関する調査研究」班編：原発性胆汁性肝硬変(PBC)の診療ガイド，文光堂，2010
2) 厚生労働省難治性疾患克服研究事業「難治性の肝・胆道疾患に関する調査研究」班：原発性胆汁性肝硬変(PBC)の診療ガイドライン(2011年)
3) 坪内博仁：厚生労働科学研究費補助金難治性疾患克服研究事業 難治性の肝・胆道疾患に関する調査研究 平成22年度総括・分担研究報告書
4) Hennes EM et al：Simplified criteria for the diagnosis of autoimmune hepatitis. Hepatology 48：169-176, 2008
5) Boberg KM et al：Overlap syndromes：The International Autoimmune Hepatitis Group(IAIHG)position statement on a controversial issue. J Hepatol 54：374-385, 2011

14 アルコール性肝障害

■ 定義・概念
アルコール性肝障害とは、長期にわたる過剰の飲酒が肝障害の主な原因と考えられる疾患群の総称であり、禁酒により、種々の臨床症状や検査成績の明らかな改善が認められるものをいう。

その病型は病理学的に大きく脂肪肝、肝線維症、アルコール性肝炎、肝硬変の4型に分類される。肝細胞癌の発症もある。

■ 疫学
戦後アルコール消費量が増加し、それに伴いアルコール性肝障害が増加した。アルコール性肝障害の肝疾患全体に占める比率は最近10年間ほぼ一定であるが、アルコール性肝炎と肝硬変の比率は増加傾向にある。患者の総数は男性に多いが、女性はアルコール摂取者におけるアルコール性肝障害の発症率が高い。肥満はアルコール性肝障害の危険因子である。また長期にわたる飲酒はB型肝炎、C型肝炎やHIV(ヒト免疫不全ウイルス)感染、ヘモクロマトーシスなどの疾患の悪化要因である。

●病因・病態生理と分子メカニズム（図1-14-1）

脂肪化（steatosis）

アルコール摂取により肝細胞内のNADH/NAD（還元型ニコチンアミドアデニンジヌクレオチド/ニコチンアミドアデニンジヌクレオチド）比が増大し，ミトコンドリアでの脂肪酸のβ酸化が抑制され，脂肪肝へといたる。またアルコール摂取により，脂肪組織からの脂肪酸遊離化が増え，肝臓での脂肪酸取り込みが増加し，小腸から肝臓への脂質輸送が増加する。しかしこの機序がアルコールの長期摂取による脂肪化にどの程度関与するかは明らかでない。

さらに，直接的にも間接的にも脂質代謝に関する転写因子に影響し，脂質合成を促進し，肝臓での脂肪酸酸化を抑制する。エタノールは，sterol regulatory element-binding protein-1c（SREBP-1c）のアップレギュレーションにより肝細胞での脂肪酸合成を増加させる。代謝産物であるアルデヒドの作用により直接的にSREBP-1cの転写を増加させる。細胞ストレスに対する小胞体反応やアデノシン，Toll様受容体4（TLR4）を介するLPSシグナルやその下流のIRF-3（インターフェロン調節因子3），Egr-1，TNFα（腫瘍壊死因子α）といったものを介して間接的にSREBP-1の発現を亢進させる。またアルコールは，AMP-activated protein kinase（AMPK）やアディポネクチンやSTAT3といったSREBP-1cの発現を抑制する因子をダウンレギュレーションする。

アルコール摂取により，主としてペルオキシソーム増殖因子活性化受容体α（PPARα）の不活化を介して肝細胞での脂肪酸酸化を抑制する。この作用はエタノールでなく，代謝産物のアルデヒドによる。またシトクロムP450 I 型のアップレギュレーションにより，間接的にPPARαを抑制する。

またエタノールはAMPKを抑制することで，脂質代謝に関する酵素活性に影響する。アルコールにより，AMPK活性が抑制され，結果としてアセチルCoAカルボキシラーゼ（ACC）のリン酸化が抑制され，ACCの酵素活性が増加し，カルニチンパルミトイルトランスフェラーゼI（CPT-I）の活性を低下させる。どちらもアルコール性脂肪肝の進展に重要な役割を担っている。

オートファジーは肝細胞での脂肪滴除去に重要な役割を果たしている。アルコールの長期摂取により，オートファジーが抑制されるが，短期的にはアルコールによりオートファジーが増加するという報告もあり，オートファジーに関するアルコールの影響はさらなる研究を要する。

炎症（inflammation）

炎症性細胞の肝臓への浸潤により，肝細胞障害が起こる。肝小葉中心性に肝細胞が膨化（ballooning）し，好中球が浸潤する。エタノールの肝細胞毒性，肝細胞アポトーシス，内因性免疫の活性化，好中球浸潤，適応免疫の活性化，肝再生の抑制といった多くの因子が関与している。

エタノールの代謝により多くの過酸化物質が形成され，脂質の過酸化，ミトコンドリアでのグルタチオン欠乏，S-アデノシルメチオニン欠乏が起こり，肝細胞障害へといたる。またアルデヒドから酢酸へと代謝されるが，酢酸自身には肝細胞毒性はない。酢酸はマクロファージのサイトカインをアップレギュレーションすることで炎症反応を制御していると考えられている。

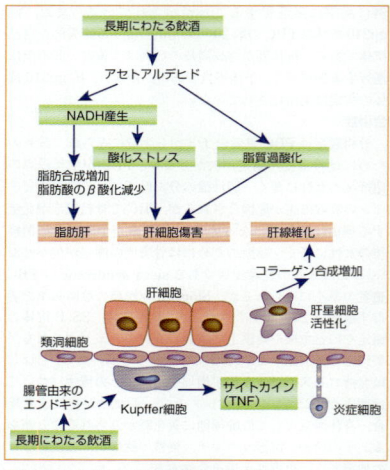

図1-14-1 アルコール性肝障害のメカニズム
TNF：腫瘍懐死因子

肝細胞のアポトーシスは，アルコール性肝障害の重要な病理学的特徴である。エタノールによる肝細胞毒性や酸化ストレス，c-Metなどの遺伝子抑制，TNFαやFasリガンドの誘導によって肝細胞のアポトーシスが起きる。

アルコール摂取により，消化管内の細菌叢の変化が起きるだけでなく，腸管の透過性亢進，細菌由来のLPSの腸管から肝臓への移動が起きる。アルコール性肝障害患者ではLPS濃度が高い。Kupffer（クッパー）細胞でLPSはTLR4と相互作用し，TNFαを含む炎症性サイトカインや酸化ストレスを増やし，肝細胞障害へとつながる。またアルコール摂取により，補体C3とC5が活性化され，結果としてKupffer細胞が活性化され，TNFαの産生，肝細胞障害にいたる。TLR4と補体の活性化によって，Kupffer細胞で，インターロイキン6（IL-6）などの肝細胞保護的サイトカインやIL-10などの抗炎症サイトカインも産生される。これらのサイトカインにより肝細胞やマクロファージのSTAT3が活性化され，アルコール性肝障害や炎症が軽減される。内因性免疫によりアルコール性肝障害が惹起されるだけでなく，アルコール性肝障害から保護するほうにも働く。

好中球の浸潤はアルコール性肝障害の顕著な特徴である。肝臓でのIL-8，CXCL1（chemokine〈C-X-C motif〉ligand 1），IL-17のアップレギュレーションが好中球浸潤に寄与しており，アルコール性肝炎の重症度に関係している。IL-17は好中球を呼び寄せるだけでなく，肝星細胞に働いてIL-8やCXCL1を産生させる。またIL-8やCXCL1は好中球浸潤に関係するだけでなく，CXCL5，CXCL6，CXCL4といった多くのケモカインやTNFα，IL-1，オステオポンチンといったサイトカインがアップレギュレーションされ，好中球の浸潤が促進される。

アルコール性肝炎の患者では，過酸化脂質に対する血中

抗体が上昇し，肝臓でのT細胞数が増加しており，適応免疫の活性化がアルコール性障害の病因に関与している可能性があるが，どの適応免疫がアルコール性障害，肝炎に関与しているかは明らかでない．

動物実験では，長期のアルコール摂取により部分肝切除後の肝細胞増殖が抑制されるので，アルコール性障害の患者においてもアルコール摂取により肝細胞死が惹起されるだけでなく，肝細胞増殖が抑制されている可能性がある．

線維化(fibrosis)

肝線維化はすべての慢性肝疾患での創傷治癒反応である．コラーゲンや他の細胞外基質蛋白過剰蓄積に特徴づけられる．活性型肝星細胞が細胞外基質蛋白の主要産生細胞であるが，他に門脈域の線維芽細胞と骨髄由来の筋線維芽細胞でも産生される．肝細胞障害により多くのサイトカイン，ケモカイン，神経内分泌因子血管産生因子や内因性免疫の補体の活性化が起こり，結果として肝星細胞の活性化と線維産生が起きる．

アルコール性肝障害患者ではLPSが増加しており，LPSは，Kupffer細胞の活性化を介して，肝星細胞を活性化するが，TLR4により直接的にも肝星細胞を活性化する．

アセトアルデヒドが肝星細胞へ働いて，さまざまな経路により，肝星細胞でのI型コラーゲンの発現を亢進させる．アセトアルデヒドはすぐにマロンジアルデヒドや4-ヒドロキシノニナールやマロンジアルデヒド-アセトアルデヒドに代謝され，これらの物質により肝星細胞の活性化状態が維持される．

活性化ナチュラルキラー(NK)細胞は，活性化肝星細胞を破壊したり，活性化肝星細胞を直接的に細胞停止，アポトーシスに誘導するインターフェロンγ(INF-γ)を産生することで，肝線維化を防止している．アルコールの長期摂取によりこの過程が阻害される．NK細胞やINF-γの活性抑制が，アルコール性線維化とアルコールによるウイルス性肝炎患者での肝線維化の促進における重要な因子と考えられている．

肝細胞癌

他の肝硬変同様さまざまな因子が肝細胞癌発生に関与している．アルコール性肝障害に特徴的な発癌因子としては，アルコールによる発癌物質であるアセトアルデヒドの生成と，アルコール性飲料に含まれている前発癌物質の多くを代謝するCYP2E1の誘導とアルコールによる免疫抑制作用である．

■ **臨床症状** アルコール性肝障害では一般的に肝は腫大する傾向にあるが，禁酒によりすみやかに縮小する．アルコール性脂肪肝の患者では，食欲不振，悪心，腹痛がみられることがあるが，多くは無症状である．アルコール性肝炎は，常習飲酒家が過剰の飲酒を契機にして発症する急性肝障害であり，重症肝不全を引き起こす場合がある．黄疸，発熱，食欲不振，全身倦怠感，腹痛などがみられ，重症例では腹水や意識障害を伴うことがある．アルコール性肝硬変はアルコール性肝障害の終末像である．悪心，黄疸，全身倦怠感などの自覚症状のほか，肝脾腫，くも状血管腫，手掌紅斑，浮腫，振戦，譫妄がみられることがある．

■ **検査成績** アルコール性肝障害では，γ-グルタミルトランスペプチダーゼ(γ-GTP)の上昇が特徴的である．アスパラギン酸アミノトランスフェラーゼ(AST)，アラニンアミノトランスフェラーゼ(ALT)，アルカリホスファターゼ(ALP)の上昇がみられることがあるが，血液検査のみによる各病型の鑑別は困難である．ASTの上昇はALTより高値のことが多い．禁酒によりすみやかに下降するという特徴を有する．

アルコール性脂肪肝では超音波検査で肝エコーレベルの上昇，深部エコーの減衰(bright liver)を呈する．アルコール性肝硬変では，超音波検査・CTスキャンにて肝右葉萎縮，左葉腫大，肝表面不整，肝実質斑状高エコーや脾腫がみられる．進行例では門脈側副血行路がみられることがある．

■ **診断** アルコール性肝障害の診断は，ウイルス性肝炎，自己免疫性肝炎，アルコール以外による薬剤性肝炎など他の肝疾患の原因を除外して行う．飲酒歴の正確な把握が最も重要であるが，本人は概して飲酒量を過少報告する傾向があり，家人や同僚より詳しく情報を得る必要がある．また購入するアルコール性飲料の量を聞くことも手助けになることがある．正確な診断には各種画像診断，腹腔鏡検査や肝生検による病理学的診断が必要である．

■ **治療と薬理メカニズム** アルコール性肝障害の治療の基本は禁酒である．ジスルフィラムはアルコール脱水素酵素の阻害薬であり，アルコール依存症の治療に用いられるが，重篤な肝障害を起こす可能性があるので，進展したアルコール性肝障害の患者には禁忌である．γ-アミノブチル酸B受容体のアゴニストであるバクロフェンが断酒維持に有効であり，肝硬変患者でも使用可能であるため使用されているが，日本では適用が認められていない．肝線維化の進展を止める薬剤はいまのところない．

アルコール性肝炎はアルコール性肝障害の重症型である．重篤なアルコール性肝炎では集中治療室への入院が必要になることもある．重篤な感染症を起こしやすいので早期診断と経験則的な抗菌薬投与が推奨される．アルコール性肝炎患者へのコルチコステロイド投与は賛否両論があるが，米国肝臓学会のガイドラインでは重症アルコール性肝炎患者への投与がすすめられている．

ペントキシフィリン(pentoxyfyline)はTNFαの転写を抑制し，血中濃度を下げるホスホジエステル阻害薬である．コルチコステロイドの投与できないアルコール性肝炎の患者に投与されることがある．アルコール性肝炎の患者に対してTNFα阻害薬であるインフリキシマブ(infliximab)の臨床試験が行われ，初期には有効との結果が出たが，最終的には感染症リスクを高め，死亡率が実際に上昇したので，現在は使用が推奨されていない．アルコール性肝障害の患者ではしばしば低栄養がみられるので栄養指導が推奨される．S-アデノシルメチオニン(SAMe)は抗酸化作用，ミトコンドリア機能の維持やTNFαのダウンレギュレーションなどさまざまな機構でアルコール性肝障害を予防しうるとされるメチル化供給体である．Cochrane報告ではアルコール性肝障害患者へのSAMeの投与を支持するエビデンスはなく，長期の質の高い無作為化比較研究が必要である．非代償期のアルコール性肝硬変患者に肝移植が行われることがあり，移植成績は他の肝疾患と同等，またはそれ以上である．

■ **経過・予後** アルコールの大量摂取により90%以上に脂肪肝がみられる．大酒家の30%くらいがより重症な進展

した肝線維化や肝硬変へと進展する。肝硬変患者の3〜10％くらいに肝細胞癌が発症する。アルコール性肝障害の予後は、禁酒の有無により大きく異なる。禁酒した場合は、脂肪肝、軽度な肝線維症やアルコール性肝炎では、それだけで治癒することが多い。重症型アルコール性肝炎は、劇症肝炎と同様で予後不良である。

【新谷 良澄】

15 薬物性肝障害

● **定義・概念** 薬物性肝障害(drug-induced liver injury)は、薬物投与によって生じる肝細胞障害および肝内胆汁うっ滞と定義される。欧米では薬物によって生じる肝疾患(肝腫瘍、脂肪肝など)を総称して薬物起因性肝疾患と呼ぶことが多かったが、最近では上記のように狭義に取り扱うことが多い。

肝障害のタイプ別には、肝細胞障害型、胆汁うっ滞型および混合型の3つに分類され、便宜的には診断時のALT(アラニンアミノトランスフェラーゼ)値とALP(アルカリホスファターゼ)値から判定する(**表 1-15-1**)。

● **疫学** 英国やフランスの報告では、年間に10万人あたり2.4〜8.1件と推定されているが、わが国のデータは存在しない。1997〜2006年の薬物性肝障害1,676例の解析によると、年齢は50歳代をピークに中高年が多く、薬物投与開始から発症までの期間は平均87日であった(**図 1-15-1**)。起因薬物としては、抗生物質、精神科・神経科用薬、健康食品の頻度が高かった(**表 1-15-2**)。臨床病型では肝細胞障害型が59％、混合型が19％、胆汁うっ滞型が21％であった。

● **病因・病態生理と分子メカニズム** 薬物性肝障害は、成因別には予測可能なものと予測不可能な特異体質によるものに大別される。欧米で頻度の高いアセトアミノフェン肝障害に代表されるような予測可能で濃度依存性に肝障害を起こす薬物はむしろ例外的であり、多くは特異体質に基づく予測ができない肝障害である。

図 1-15-2 にアセトアミノフェンによる肝細胞障害の発生機序を示す。実際は多くの薬物で、このような機序が明らかでない。アセトアミノフェンは通常、肝で硫酸およびグルクロン酸抱合で解毒されるが、服用量が多くこれらの抱合能力を超えると、シトクロムP450 2E1により反応性の高い N-アセチル-p-ベンゾキノンイミン(NAPQI)が生じる。NAPQIはグルタチオン抱合で解毒されるが、グルタチオンが消費され抱合されないと、蛋白に共有結合し肝細胞壊死を引き起こす。

特異体質による肝障害はさらに、アレルギー機序によるものと、個体の特異体質のために産生された肝毒性の高い代謝物により肝障害が生じると考えられる代謝性とでもいうべきものに大別される。アレルギー性肝障害の診断は発熱、発疹、皮膚搔痒、好酸球増加などのアレルギー所見が

表 1-15-2 薬物性肝障害例の起因薬(1997〜2006)

抗生物質	14.3%
精神科・神経科用薬	10.1%
健康食品	10.0%
解熱・鎮痛・抗炎症薬	9.9%
循環器用薬	7.5%
漢方薬	7.1%
消化器用薬	6.1%
一般市販薬	5.5%
ホルモン製剤	3.6%
抗アレルギー薬	3.2%
造血と血液凝固関係製剤	2.8%
脂質異常症薬	2.7%
抗がん剤	2.6%

1,676例のうち、起因薬物を1剤に特定できた879例での検討
(文献3を引用)

表 1-15-1 肝酵素による薬物性肝障害の病型分類

肝細胞障害型	ALT>2N+ALP≤N、または、ALT比/ALP比≥5
胆汁うっ滞型	ALT≤N+ALP>2N、または、ALT比/ALP比≤2
混合型	ALT>2N+ALP>N、かつ、2<ALT比/ALP比<5

N：正常上限、ALT比=ALT値/N、ALP比=ALP値/N
ALT：アラニンアミノトランスフェラーゼ、ALP：アルカリホスファターゼ
(文献1を引用)

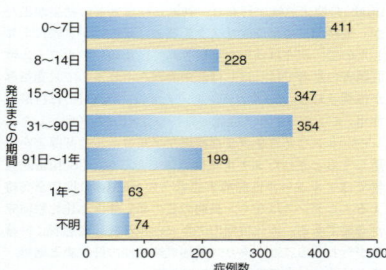

図 1-15-1 薬物服用開始より肝障害出現までの期間
1997年1月〜2006年12月の1,674例の検討
(文献4を引用)

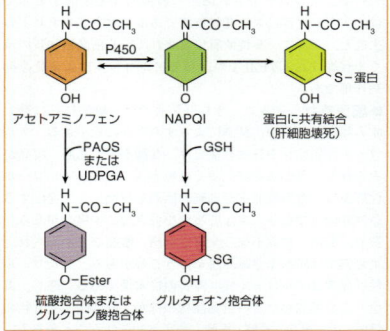

図 1-15-2 アセトアミノフェンによる肝障害の機序
P450：シトクロムP450、NAPQI：N-アセチル-p-ベンゾキノンイミン、PAOSおよびUDPGA：硫酸およびグルクロン酸のドナー、GSH：還元型グルタチオン

表 1-15-3　DDW-J 2004　薬物性肝障害ワークショップのスコアリング

	肝細胞障害型		胆汁うっ滞または混合型		スコア
1）発症までの期間[*1]					
	初回投与	再投与	初回投与	再投与	
a）投与中の発症の場合					
投与開始からの日数	5〜90日	1〜15日	5〜90日	1〜90日	+2
	<5日, >90日	>15日	<5日, >90日	>90日	+1
b）投与中止後の発症の場合					
投与中止後の日数	15日以内	15日以内	30日以内	30日以内	+1
	>15日	>15日	>30日	>30日	0
2）経過					
投与中止後のデータ	ALTのピーク値と正常上限との差		ALPのピーク値と正常上限との差		
	8日以内に50%以上の減少		（該当なし）		+3
	30日以内に50%以上の減少		180日以内に50%以上の減少		+2
	（該当なし）		180日以内に50%未満の減少		+1
	不明または30日以内に50%未満の減少		不変, 上昇, 不明		0
	30日後も50%未満の減少か再上昇		（該当なし）		-2
投与続行および不明					0
3）危険因子					
	肝細胞障害型		胆汁うっ滞または混合型		
	飲酒あり		飲酒または妊娠あり		+1
	飲酒なし		飲酒, 妊娠なし		0
4）薬物以外の原因の有無[*2]					
	カテゴリー1, 2がすべて除外				+2
	カテゴリー1で6項目すべて除外				+1
	カテゴリー1で4つか5つが除外				0
	カテゴリー1の除外が3つ以下				-2
	薬物以外の原因が濃厚				-3
5）過去の肝障害の報告					
過去の報告あり, もしくは添付文書に記載あり					+1
なし					0
6）好酸球増加（6%以上）					
あり					+1
なし					0
7）DLST					
陽性					+2
擬陽性					+1
陰性および未施行					0
8）偶然の再投与が行われたときの反応					
	肝細胞障害型		胆汁うっ滞または混合型		
単独再投与	ALT倍増		ALP（T-Bil）倍増		+3
初回肝障害時の併用薬とともに再投与	ALT倍増		ALP（T-Bil）倍増		+1
初回肝障害時と同じ条件で再投与	ALT増加するも正常域		ALP（T-Bil）増加するも正常域		-2
偶然の再投与なし, または判断不能					0
					総スコア

[*1]：薬物投与前に発症した場合は「関係なし」, 発症までの経過が不明の場合は「記載不十分」と判断して, スコアリングの対象としない. 投与中の発症か, 投与中止後の発症化により, aまたはbどちらかのスコアを使用する
[*2]：カテゴリー1：HAV, HBV, HCV, 胆道疾患（US）, アルコール, ショック肝
　　　カテゴリー2：CMV, EBV
　　　ウイルスはIgM-HA抗体, HBs抗原, HCV抗体, CMV-IgM抗体, EB VCA-IgM抗体で判断する

【判定基準】総スコア 2点以下：可能性が低い. 3, 4点：可能性あり. 5点以上：可能性が高い
ALT：アラニンアミノトランスフェラーゼ, ALP：アルカリホスファターゼ, DLST：薬物リンパ球刺激試験, T-Bil：総ビリルビン, HAV：A型肝炎ウイルス, HBV：B型肝炎ウイルス, HCV：C型肝炎ウイルス, CMV：サイトメガロウイルス, EBV：EB（Epstein-Barr）ウイルス, IgM：免疫グロブリンM
（文献1を引用）

得られれば診断の確実性が増加する．これに対して，代謝性の特異体質による肝障害は診断しにくく，特定の個人で生じる特異な代謝物の同定は非常に困難である．

●**臨床症状・検査成績**　典型例は，急性肝障害の症状（全身倦怠感や食欲不振など）もしくは肝内胆汁うっ滞（黄疸やかゆみ）を呈するが，症状がなく血液生化学検査値の異常により発見されることも多い．アレルギー性の機序による肝障害では発熱，皮疹がみられる．

血液生化学検査では肝酵素の上昇が特徴で，肝細胞障害型ではアスパラギン酸アミノトランスフェラーゼ（AST）およびALTの上昇が主体で，胆汁うっ滞型ではALPおよびγ-グルタミルトランスペプチダーゼ（γ-GTP）の上昇が主体となる（**表1-15-1**）．両タイプとも，中等度以上では直接型優位のビリルビン上昇がみられる．アレルギー性の

機序による肝障害では好酸球増加がみられ，保険収載されていないが，薬物リンパ球刺激試験（DLST）も補助診断として有用である．肝細胞障害型で重症化するとプロトロンビン時間（PT）が延長する．

■ 診断　薬物性肝障害の診断には薬物投与と肝障害の推移との関連と除外診断が重要である．なお，民間薬や健康食品などで肝障害が起こる場合もあり，患者が意識していない場合もあるので，これらについても忘れずに聴取する．

除外診断としては，急性ウイルス性肝炎，アルコール性肝障害，過栄養性脂肪肝，自己免疫性肝炎，原発性胆汁性肝硬変，胆石症，閉塞性黄疸，ショック肝などがあげられ，これらの疾患を念頭において詳細な病歴聴取と検査とを行う．具体的には，海外渡航歴，なまものの摂取，性交渉（以上，急性ウイルス性肝炎），飲酒歴（アルコール性肝障害），体重の急激な変化（脂肪肝や悪性腫瘍による閉塞性黄疸），右季肋部痛（胆石症），黄疸が著明な場合の尿と便の色（閉塞性黄疸，急性肝炎，ほか）を聴取し，IgM-HA 抗体，HBs 抗原（IgM-HBc 抗体），HCV 抗体（HCV-RNA），CMV-IgM 抗体，EB VCA-IgM 抗体，IgG，IgM，抗核抗体，抗ミトコンドリア抗体の測定と腹部超音波検査を行う．

診断基準としては，日本消化器関連学会機構（Digestive Disease Week-Japan：DDW-J）2004のワークショップで提案されたスコアリングが現在広く用いられている（表1-15-3）．これは，診断時のALTとALP値から，表1-15-1に基づいて肝障害のタイプ分類をした後，8項目のスコアを計算し，総スコア5点以上を可能性が高い，3，4点を可能性あり，2点以下を可能性が低いと判定を行うものである（表1-15-3）．

■ 治療と薬理メカニズム　肝細胞障害型ではグリチルリチン注射薬やウルソデオキシコール酸経口投与が行われることが多いが，きちんとしたエビデンスがないのが現状である．胆汁うっ滞型では，ウルソデオキシコール酸，プレドニゾロン，フェノバルビタールが投与される．劇症化例では持続的血液濾過透析（CHDF）を行い，無効の場合は肝移植が唯一の救命法になる．

■ 経過・予後　多くは無治療で治癒し予後良好であるが，数%慢性化する症例もあり，長期間にわたり胆汁うっ滞が持続する症例もある．一部，劇症化し予後不良となる例が存在する．

【滝川 一】

参考文献
1) 滝川一ほか：DDW-J 2004 ワークショップ薬物性肝障害診断基準の提案．肝臓 46：85-90，2005
2) Takikawa H et al：A proposal of the diagnostic scale of drug-induced liver injury. Hepatol Res 32：250-251, 2005
3) 堀池典生ほか：薬物性肝障害の実態─全国調査─．薬物性肝障害の実態，恩地森一監修，p1-10，中外医学社，2008
4) Takikawa H et al：Drug-induced liver injury in Japan─an analysis of 1,676 cases between 1997 and 2006. Hepatol Res 39：427-431, 2009

16　体質性黄疸

はじめに

体質性黄疸（constitutional jaundice）とは，ビリルビンの代謝過程における先天性障害によって血中ビリルビン値が上昇した状態の総称である．

ヘモグロビンなどのヘム蛋白の分解によって生じたビリルビンは，主にアルブミンに結合して血液中を運搬され肝にいたる．その後，類洞側肝細胞膜上に存在するビリルビン結合蛋白を介した肝細胞への取り込み，肝内におけるミクロソームへの移送，ミクロソームにおけるビリルビン UDP-グルクロン酸転移酵素（bilirubin UDP-glucuronyl-transferase：UGT1A1）によるグルクロン酸抱合の過程を経て，毛細胆管側細胞膜へ移送され，輸送蛋白を介した分泌によって胆汁中へ排泄される．このいずれかの過程の先天的障害によって黄疸が惹起されることになる．

体質性黄疸には，非抱合型ビリルビンが優位に上昇する Gilbert 症候群および Crigler-Najjar 症候群と抱合型ビリルビンが優位に上昇する Dubin-Johnson 症候群および Rotor 症候群が存在する．

Gilbert 症候群

■ 定義・概念　Gilbert（ジルベール）症候群（Gilbert syndrome）は，1901年 Gilbert によって，溶血を伴わない家族性の軽度の高ビリルビン血症として報告された病態である[1]．10～20歳代で健康診断，他疾患での受診時などの偶然の機会に血液検査を受け，非抱合型ビリルビン優位の高ビリルビン血症を呈することで診断されることが多い．

■ 疫学　人口の5～6%にみられる最も頻度の高い体質性黄疸であり，人種によっては10%近いとの報告もある．遺伝様式に多様性を有する常染色体不完全優性遺伝とされている．

■ 病因・病態生理と分子メカニズム　2番染色体上に存在する UGT1A1 遺伝子の変異が原因となる．これによってビリルビンのグルクロン酸抱合能が低下し，非抱合型高ビリルビン血症を引き起こす．変異部位によって活性低下の程度は異なり，本疾患では軽度の高ビリルビン血症にとどまるが，同様の機序で生じる Crigler-Najjar 症候群（後述）では，高度の高ビリルビン血症を呈する．

Gilbert 症候群を引き起こす遺伝子変異としては，エクソン1のミスセンス変異（G71R）やエンハンサーとプロモーターの二重変異がこれまでに報告されており，これらのホモ接合ないし複合ヘテロ接合により本疾患が発症する．日本人における各々の遺伝子多型の頻度は0.16，0.15とされており，本疾患の高罹患率が説明される．他にもいくつかの遺伝子変異が知られており，その頻度も人種によって差が存在する．また変異部位によって UGT1A1 の活性低下の程度が異なり，血中ビリルビン値に反映される．

■ 臨床症状・検査成績／診断　本疾患は一般的には思春期以降で偶然の機会に発見される．間欠的に，5～6 mg/dL 程度までの高ビリルビン血症を示す．抱合型ビリルビン優位であり，他の肝機能検査値に異常なく溶血は認めない．インドシアニングリーン（indocyanine green：ICG）負荷試験やブロムスルファレイン（bromsulphalein：BSP）色素負荷試験の成績には多様性を認める．低カロリー負荷やニコチン酸負荷によって血清ビリルビン値の上昇が認められ，診断に有用である．

■ 治療と薬理メカニズム／経過・予後　予後良好な疾患であり，黄疸にも消長が認められることが多く，一般に治療を必要としない．黄疸が問題となる場合は，グルクロ

ン酸転移酵素誘導目的に少量のフェノバルビタール投与が考慮されうる。

なお、血清ビリルビン値は肝機能の指標として用いられるが、本疾患に他の原因による肝障害を合併した場合、障害程度の過大評価から治療方針の決定に影響する可能性があり、注意を要する。

Crigler-Najjar症候群

■**定義・概念** Crigler-Najjar（クリグラー-ナジャー）症候群（Crigler-Najjar syndrome）は、1952年CriglerおよびNajjarによって報告された非抱合性の先天性黄疸を呈する疾患である[2]。非抱合型ビリルビン上昇を示し、肝内でのビリルビン抱合能の低下が原因と考えられたが、その後、フェノバルビタールに対する反応性の違いからⅠ型とⅡ型に分類された。Ⅰ型では、フェノバルビタール投与によってグルクロン酸転移酵素の誘導をはかってもビリルビンの低下は認められず、著しい高ビリルビン血症からビリルビン脳症（核黄疸）を生じるにいたる。Ⅱ型では、フェノバルビタールによってグルクロン酸転移酵素が誘導され、ビリルビン値が低下する。

■**疫学** Ⅰ型は常染色体劣性遺伝を示し、約1,000万人に1人の発生をみる。Ⅱ型は常染色体劣性遺伝と考えられているが不明確であり、約100万人に1人の発生をみる。

■**病因・病態生理と分子メカニズム** Gilbert症候群同様、2番染色体上に存在する*UGT1A1*遺伝子の変異からUGT1A1の活性低下が生じ、ビリルビンのグルクロン酸抱合能が障害された結果、非抱合型高ビリルビン血症を引き起こす。Ⅰ型ではUGT1A1活性がまったく認められず、フェノバルビタールによる誘導も生じないが、Ⅱ型では10%程度の活性が残存している。両型においてこれまでに多くの遺伝子変異が明らかとなっているが、Ⅰ型では変異によって停止コドンが出現することで短い蛋白が翻訳されて酵素活性は失われるが、Ⅱ型では酵素活性の低下にとどまる。

■**臨床症状・検査成績／診断** 新生児期に著明な非抱合型高ビリルビン血症を示すことを主症状とする。通常みられる新生児黄疸、母乳性黄疸より高度の黄疸を示す。当然、溶血性黄疸、肝障害の除外が必要である。Ⅰ型では血清ビリルビン値が20 mg/dL以上となり、血液脳関門が未成熟なこの時期にはビリルビンの脳内沈着が生じ、神経症候が出現、後遺症を残したり死亡したりする。Ⅱ型では血清総ビリルビン値は5〜20 mg/dL程度にとどまり、ビリルビン脳症をきたすことはない。

Ⅰ型とⅡ型の鑑別には、フェノバルビタール負荷試験が有用である。フェノバルビタールはUGT1A1のエンハンサー領域に作用し、酵素の誘導を行う。UGT1A1活性が残存するⅡ型ではフェノバルビタール投与により酵素が誘導され、血清ビリルビン値が低下するのに対し、活性のないⅠ型では変化がみられない。

■**治療と薬理メカニズム／経過・予後** Ⅰ型では新生児期からの光線療法や交換輸血によって核黄疸の予防を行う。乳幼児期以降も連日の光線療法が必要となるが、成長とともに皮膚の肥厚により効果が弱まるため、核黄疸の危険が高まる。核黄疸を生じる前に肝移植を行うことが必要であり、実施されれば予後はよい。Ⅱ型では新生児期の高ビリルビン血症をコントロールできれば予後良好であり、黄疸が持続するという美容的問題を除けば身体への影響はない。

Dubin-Johnson症候群

■**定義・概念** Dubin-Johnson（デュービン-ジョンソン）症候群（Dubin-Johnson syndrome）は、1954年DubinおよびJohnsonによって、肝細胞に色素沈着を示す、溶血を伴わない慢性高ビリルビン血症として報告された[3]。肝内・肝外の胆管に異常はなく、胆汁うっ滞を伴わずに抱合型ビリルビン優位の高ビリルビン血症を呈する予後良好な体質性黄疸であり、類似の病態を示す疾患として、後述するRotor症候群との鑑別が問題となる。

■**疫学** イスラエル在住ユダヤ人で高頻度にみられるとされているが、日本人では30万人に1人といわれており、常染色体劣性遺伝様式をとる疾患である。

■**病因・病態生理と分子メカニズム** 肝細胞毛細胆管膜上に存在する有機アニオントランスポーターである*MRP2*（multidrug resistance-associated protein 2）遺伝子が原因遺伝子と同定されている。肝細胞に取り込まれた非抱合型ビリルビンはミクロソームでグルクロン酸抱合を受けた後、MRP2により胆汁中に排泄される。本疾患では、*MRP2*遺伝子に種々の変異が報告されており、いずれの変異においても正常のMRP2蛋白が合成されなくなる。胆汁中への排泄が障害された抱合型ビリルビンは、類洞側に存在するMRP3によって血液中に排泄されるようになり、その結果直接型優位の高ビリルビン血症を呈すると考えられている。

■**臨床症状・検査成績／診断** 黄疸が唯一の症状であり、疲労、妊娠、経口避妊薬服用をきっかけに増悪し、これを契機に発見にいたることもある。一般の血液検査では、抱合型ビリルビン優位の高ビリルビン血症を認めるのみで、他の肝機能検査値に異常はみられない。血清総ビリルビン値は2〜5 mg/dLを示す場合が多く、まれにさらなる高値を呈する場合もあるが10 mg/dLを超えることは少ない。

色素負荷試験において、本疾患では特徴的な所見を示す。肝で抱合を受けずにそのままのかたちで排泄される色素であるICG負荷試験では異常を認めないが、肝細胞に取り込まれた後グルタチオン抱合を受けてから排泄されるBSP色素負荷試験では、色素負荷後30分までは正常であるが45分以降でBSP濃度の再上昇が認められる。これは、抱合型BSPの排泄障害および血中への逆流のためであり、本疾患に特徴的な所見とされる。

排泄性胆道造影では、造影剤の排泄が遅延する。すなわち経口胆道造影法では、胆嚢陰影出現までの時間が通常の12時間程度から24時間に遅延し、経静脈的胆道造影においても、通常1〜2時間で描出される胆嚢陰影が4〜6時間後に描出されるという所見を呈する。胆道シンチグラフィにおいては、アイソトープ静注後すみやかに肝への取り込みが認められるが、胆道描出には通常の数倍の時間を要する。腹腔鏡検査では、肝は肉眼的に黒色調を呈し本疾患に特徴的である。色調変化以外の形態変化はみられない。

組織学的には、肝細胞リソソーム内にDubin-Johnson顆粒とも呼ばれるリポフスチン様の色素顆粒の沈着が認め

られる。

また，本疾患ではポルフィリン代謝異常も特徴の一つである。ヘム合成過程の中間代謝物質であるコプロポルフィリン(coproporphyrin：CP)には2種類の異性体CP-IとCP-IIIがあり，正常ではCP-IIIが尿中総CPの大部分を占めているが，本疾患ではCP-Iが尿中総CPの80%以上を占めるようになる。その機序の詳細は不明であるが，他の疾患ではこのようなCP排泄パターンを示すものはないと言われ，診断的意義が高い。

■ **治療と薬理メカニズム／経過・予後**　特に治療を必要としない予後良好な疾患である。黄疸軽減目的にフェノバルビタールが試されたこともあったが，有効性は明確でない。

Rotor症候群

● **定義・概念**　Rotor(ローター)症候群(Rotor syndrome)は，1948年Rotorらによって，家族性の非溶血性高ビリルビン血症を呈する疾患として報告された[4]。肝内・肝外の胆管に異常なく胆汁うっ滞を伴わずに抱合型ビリルビン優位の高ビリルビン血症を呈すること，一般の肝機能検査ではビリルビン高値以外異常を認めないことはDubin-Johnson症候群同様である。

● **疫学**　わが国では沖縄県で集団発生例を含めて百数十例の報告がある。遺伝形式は常染色体劣性遺伝とされるが，不完全優性遺伝であるとの報告もあり，詳細は不明である。

● **病因・病態生理と分子メカニズム**　本疾患では，これまでにビリルビンの肝内での結合蛋白であるグルタチオンS-トランスフェラーゼ(glutathione S-transferase：GST)の酵素活性の低下が明らかとなっており，さらにその塩基性アイソザイムであるGST2の免疫染色性が低下していることが報告されている。すなわち，GST遺伝子の異常が示唆され，それに伴うビリルビンの肝への摂取障害および排泄障害が想定されている。

● **臨床症状・検査成績／診断**　黄疸以外の症状は認めないが，小児期に診断されることが多い。血液検査では，血清総ビリルビン値は通常2～5 mg/dLを示し，直接型ビリルビンが60%を占める。また，ビリルビン尿が認められる。色素負荷試験では，ICG停滞率，BSP停滞率いずれにおいても著明な高値を認め，Dubin-Johnson症候群のようなBSP濃度の再上昇はみられない。排泄性胆道造影では異常を認めないが，胆道シンチグラフィでは肝臓が描出されない。さらに，腹腔鏡検査における肝の肉眼所見，組織学的検査において特異的所見は示さない。ポルフィリン代謝には異常を認め，尿中総CP値は正常の2～6倍と増を認め，総CP値の上昇は軽度にとどまるが，CP-I比が著増するDubin-Johnson症候群との鑑別点となる。

■ **治療と薬理メカニズム／経過・予後**　特に治療を必要としない予後良好な疾患である。

【新井 雅裕】

参考文献

1) Gilbert A et al：La cholemie simple familiale. Semaine Med 21：241-245, 1901
2) Crigler JF et al：Congenital familial nonhemolytic jaundice with kernicterus. Pediatrics 10：169-179, 1952
3) Dubin IN et al：Chronic idiopathic jaundice with unidentified pigment in liver cells：a new clinicopathologic entity with a report of 12 cases. Medicine 33：155-197, 1954
4) Rotor AB et al：Familial non hemolytic jaundice with direct van den Bergh reaction. Acta Med Phyllipp 5：37-49, 1948

17 脂肪肝

● **定義・概念**　肝臓は摂食時に余剰エネルギーを脂肪酸のかたちで貯蔵し，絶食時には脂肪酸を分解してエネルギー源としている。脂肪肝(fatty liver)は肝実質細胞に脂肪が多く蓄積した状態であり，組織学的には肝小葉の1/3以上に脂肪滴を認める状態をいう。通常の肝臓は湿重量の2～4%が脂質で，その2/3はリン脂質で主に細胞膜を構成し，残りの1/3はコレステロール，中性脂肪，脂肪酸である。主に中性脂肪が増加して10%を超えるようになると，肝実質細胞内に脂肪滴が認められるようになる。

脂肪肝の病因は**表1-17-1**のとおりである。肥満(過栄養)，糖尿病，アルコール多飲が三大原因であるが，アルコール摂取の有無でアルコール性と非アルコール性とに大別される。アルコール1日摂取量が20g以下の非アルコール性脂肪性肝疾患(nonalcoholic fatty liver disease：NAFLD)には単純性脂肪肝と非アルコール性脂肪肝炎(nonalcoholic steatohepatitis：NASH)が含まれる。後者は1980年にメイヨークリニックのLudwigらが提唱した疾患概念である。病因と考えられるほどの飲酒歴がないにもかかわらず，肝細胞の高度の脂肪変性に加えて，lobular hepatitis，さらにMallory(マロリー)小体や線維化像などアルコール性肝炎に類似した病理組織所見を呈し，一部は肝硬変にまで進展した20例の症例が報告された。また，これらは中等度の肥満を有し，肥満と関連する糖尿病や脂質異常症を合併した。

● **疫学**　生活習慣の欧米化に伴ってNAFLDの頻度が上昇している。健診受診者の男性の1/3，女性の1/6に脂肪肝が疑われるが，生検まで行われる症例はほとんどなく，正確な頻度は不明である。

● **病因・病態生理と分子メカニズム**　NAFLDは過食，運動不足，(腹部)肥満，糖尿病，脂質代謝異常に伴って出現することが多く，メタボリックシンドロームの肝臓における表現型と考えられる。

NASHはアルコール性肝疾患と組織像が類似しており，脂肪肝に加えて肝臓内の酸化ストレスなど共通の発症機序が考えられている。

①グリセロールの原料となる炭水化物の過剰摂取，②脂肪の過剰摂取，③脂肪組織からの肝臓への脂肪酸の過剰な流入，④肝臓での脂肪酸合成の増加，⑤肝臓での脂肪酸酸化の低下，⑥肝臓での中性脂肪合成の増加，そして⑦超低比重リポ蛋白(VLDL)の合成または分泌の障害による肝臓からの中性脂肪放出の低下，のいずれか，またはいくつかの要因が交絡し，それらのバランスが崩れると脂肪肝を発症する。脂肪肝の原因が肥満の場合は①および②，そしてインスリン抵抗性下では③，糖尿病，副腎皮質ホルモン投与では③，アルコール性では④，さらには⑤が関与することもある。kwashiorkor(クワシオルコル)では⑦が関与する。

脂肪酸や中性脂肪がすでに過剰に蓄積している脂肪肝で

表 1-17-1 脂肪肝の成因的分類

栄養性
1) 過栄養性(肥満)
2) 高カロリー性輸液
3) 栄養障害性　蛋白エネルギー摂取不足(kwashiorkor), 吸収障害(吸収不良症候群, 小腸短絡術後)

代謝・内分泌障害性
1) 糖尿病
2) 脂質代謝異常
3) 内分泌性(Cushing症候群, 甲状腺機能低下症など)
4) 急性妊娠性

薬物性
1) アルコール
2) 副腎皮質ホルモン
3) テトラサイクリン系抗生物質
4) エストロゲン製剤(タモキシフェンなど)

Reye症候群

その他(特発性)

はインスリン抵抗性の状態にあるが, 高インスリン血症によるSREBP-1cの活性化を介した*de novo*脂肪酸合成が亢進しており, 中性脂肪合成も亢進している.

脂肪肝における脂肪酸酸化は, 基質負荷により主要な酸化器官であるミトコンドリアでのβ酸化のみならず, ペルオキシソームでのβ酸化と小胞体でのω酸化が亢進している. これらで生じる活性酸素種が過剰になると(酸化ストレスの亢進), 細胞の構成成分である脂質の過酸化を起こして細胞傷害を惹起する一方, 核DNAに作用してDNA酸化傷害を生じる. また, 肝細胞内の酸化ストレスの亢進はKupffer(クッパー)細胞に作用して, 腸管細菌由来のエンドトキシンに対する感受性を高め, 腫瘍壊死因子α(TNFα)などの炎症性サイトカインの産生亢進を通じて炎症反応が惹起される. NAFLDからNASHへの進展にはこれらの機序が考えられる.

非肥満者からのNASH発症の機序には, ミトコンドリア機能異常に基づくインスリン抵抗性が考えられている. ミトコンドリアのβ酸化能の低下により活性酸素種産生が過剰になるだけでなく, 肝細胞内の脂肪蓄積が増悪する.

病理

肉眼的には黄褐色を呈する. 組織学的にはヘマトキシリン-エオジン(HE)染色で脂肪滴が肝実質細胞に円形空胞として観察される. 脂肪滴は脂肪染色で陽性, すなわちSudan III染色で橙色, オイルレッドO染色で赤色に染まる. 脂肪滴の大きさにより, 大滴性脂肪肝と小滴性脂肪肝に分かれる. 小滴性はReye(ライ)症候群, 急性妊娠性脂肪肝, そしてテトラサイクリンなどの薬物でみられることが多く, その他は大滴性のことが多い. 脂肪滴は小葉中心域(zone3)に認められることが多い.

NASHは大滴性脂肪滴に加えて, 時にMallory小体を有する肝細胞の風船様変性(ballooning)が特徴的な所見である. 他に炎症細胞浸潤, または小葉中心域あるいは肝細胞周囲性の線維化を認める(図1-17-1).

NAFLDの肝組織所見をMatteoniらは4つに分類した. すなわち, 1型(脂肪沈着のみ), 2型(脂肪沈着に加えて肝小葉内炎症), 3型(脂肪沈着に加えて肝細胞の風船様変性), そして4型(3型に加えてMallory小体または線維

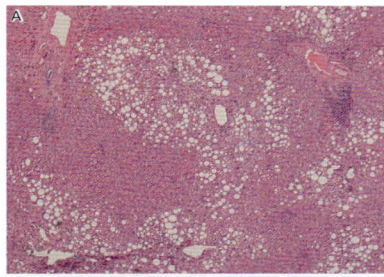
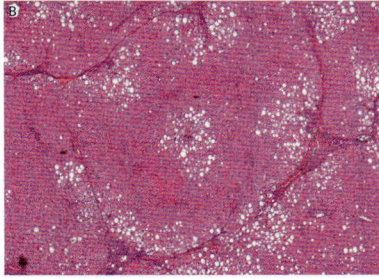
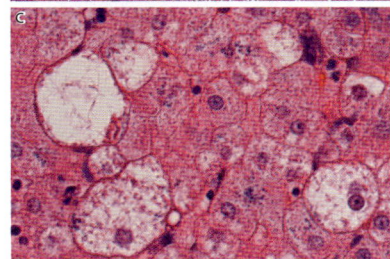

図1-17-1　脂肪肝の病理組織像
A: 脂肪肝. 小葉中心性の大滴性脂肪変性に加えて門脈域に炎症細胞浸潤を軽度認める
B: 非アルコール性脂肪肝炎(NASH). 線維性隔壁を認める
C: NASH. 風船様変性とMallory小体を認める

化), である. 前二型は後二型に比べて肝硬変への進展ならびに肝疾患関連死が有意に少なく, NASHの診断には肝細胞の風船様変性が重要であることが示された.

さらにBruntらはgradingとstagingによりNASHを分類している. gradingは, ①脂肪沈着, ②肝細胞の風船様変性, そして③小葉内および門脈域の炎症細胞浸潤の程度により総合的に3段階に分類し, stagingは線維化により4段階に分類した(stage 1〈小葉中心性線維化〉, stage 2〈stage 1に加えて門脈域の線維化〉, stage 3〈bridging fibrosis〉, stage 4〈肝硬変〉).

近年, Nonalcoholic Steatohepatitis Clinical Research NetworkがNAFLD activity score(NAS)によるNASHの

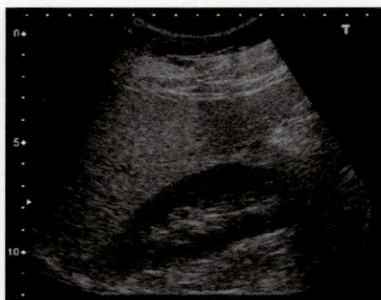

図 1-17-2　脂肪肝の腹部超音波像
肝腎コントラスト増強を認める

診断を提唱している。すなわち，①脂肪沈着程度（<5%：0点，5〜33%：1点，>33〜66%：2点，>66%：3点），②肝小葉内炎症（なし：0点，200倍拡大で1カ所：1点，200倍拡大で2〜4カ所：2点，200倍拡大で5カ所：3点），③風船様変性（なし：0点，ほとんどなし：1点，多い：2点）の程度で算出し，5点以上でNASHとする。しかし，このスコアリングシステムの問題点は線維化を考慮していない点にある。

- **臨床症状**　肝腫大に基づく右季肋部の違和感を自覚することがあるが，総じて自覚症状に乏しい。身体所見では肝腫大を認めることがある。
- **検査成績**
  - **血液検査**　肝トランスアミナーゼ値の軽度ないし中等度の上昇，そしてγ-GTP（γ-グルタミルトランスペプチダーゼ）値の上昇を認めることが多いが，基準値内に収まっている場合も少なくない。同一症例では脂肪肝の程度が強いほど肝酵素値は上昇するが，画像検査で推測される脂肪肝の程度と肝酵素値の上昇度は症例により異なる。過栄養性脂肪肝ではコリンエステラーゼ高値，中性脂肪高値などの脂質異常，耐糖能異常またはインスリン抵抗性（高インスリン血症）を伴うことが多い。NASH症例では肝臓に鉄が過剰に蓄積していることが多く，半数で血清フェリチン値が上昇している。線維化を伴う症例では血小板数が低下したり，ヒアルロン酸やⅣ型コラーゲンなどの線維化マーカーが高値を示す。
  - **画像診断**　超音波検査で肝実質の輝度上昇（bright liver）を認める。脂肪肝の増強によって深部エコー減衰，そして脈管構造不明瞭化を認める。右腎に対する肝の輝度が通常よりも増強する所見を「肝腎コントラスト増強」という（図 1-17-2）。
  - **CT**　肝臓のCT値の低下を認める。肝臓のCT値が脾臓のそれを下回る場合にはほぼ脂肪肝であり，CT値の肝/脾臓比が0.9以下であるか，肝臓のCT値が脾臓よりも9 HU以上低い場合に脂肪肝と診断される。脂肪肝が進むと肝内脈管像と肝実質のCT値が逆転し，脈管が高吸収に描出される（図 1-17-3）。
  - **MRI**　GRE（gradient echo）法によるT1強調画像でin-phaseに比べてopposed-phaseで信号強度の低下を示

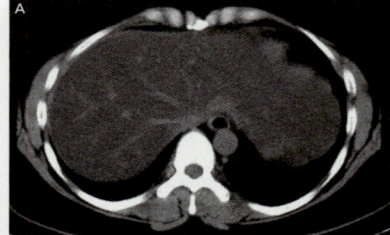

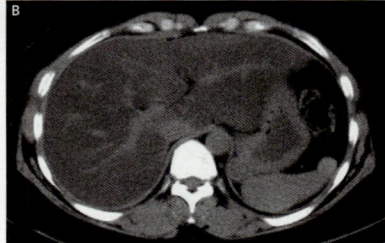

図 1-17-3　脂肪肝のCT像
A：肝臓内の脈管が肝実質よりも高吸収に描出される
B：肝実質が脾臓よりも低吸収に描出される

し，軽度から中等度の脂肪沈着の評価が可能である。脂肪抑制法はSE（spin echo）法でもGRE法でも併用でき，中等度から高度の脂肪沈着の評価に適している。研究領域では¹HのMR spectroscopy（MRS）による肝脂肪の定量が行われている。

- **診断**　画像所見（主に超音波検査）と，体重や体脂肪量の変化，飲酒などの生活習慣によりなされる。確定診断は肝生検によるが，侵襲を伴うためNASHの診断を除けば実際には省かれることがほとんどである。
- **治療と薬理メカニズム**　病因の是正・除去，または原因疾患の治療を行う。すなわち肥満が原因ならば，摂取カロリー（主に脂質）の制限と有酸素運動による体重減量を行う。夜食やまとめ食いなどの食生活習慣の是正も必要である。飲酒が原因ならば禁酒を行う。薬剤性の場合，中止可能な薬剤は中止する。

強度の高い運動では筋肉のエネルギー源として遊離脂肪酸よりも主に糖質が利用されるが，中等度以下の運動では糖質と遊離脂肪酸の両者が利用される。脂肪組織に蓄積されている脂肪の利用率を高めるためには中等度以下，すなわち乳酸性閾値（lactate threshold）の有酸素運動が望ましい。運動には骨格筋細胞のAMPキナーゼ（AMP-activated protein kinase：AMPK）を活性化させることによる，インスリン抵抗性改善作用もある。トレーニング効果は3日以内に低下して1週間でほとんど消失するため，少なくとも週に3日以上実施する。

食事療法や運動療法で効果不十分な場合には薬物療法が試みられる。

糖尿病薬のチアゾリジン誘導体は，脂肪細胞分化や糖質

代謝を調節する核内受容体PPARγ(ペルオキシソーム増殖因子活性化受容体γ)の作動薬であり,主に脂肪組織,さらには肝臓を標的としてインスリン抵抗性を改善させることにより脂肪肝を改善する.

糖尿病薬のビグアナイドは主に肝臓を標的とするインスリン抵抗性改善薬であるが,AMPKの活性化を介して肝臓における脂肪酸酸化を亢進する一方,脂肪酸合成を抑制する.

脂質異常症薬のフィブラートは,肝細胞や骨格筋細胞に存在する,脂質代謝を調節するPPARαの作動薬である.β酸化系酵素の発現を増加させることにより,肝臓での中性脂肪の合成を抑制する.

抗酸化作用を期待して,ビタミンE,ビタミンC,ウルソデオキシコール酸,N-アセチルシステイン(グルタチオンの前駆物質)などの投与,または瀉血療法などが行われることがある.

■ **経過・予後** 急性妊娠性脂肪肝やReye症候群を除けば,炎症のない単純性脂肪肝は予後良好である.炎症のあるもの(NASHを含む)は炎症の持続により線維化を生じ,最終的に肝硬変へ進展する可能性がある.肝細胞癌を合併することもあるが頻度は不詳である.

【藤江 肇】

参考文献
1) Ludwig J et al : Nonalcoholic steatohepatitis: Mayo Clinic experiences with a hitherto unnamed disease. Mayo Clin Proc 55:434-438, 1980
2) Matteoni CA et al : Nonalcoholic fatty liver disease: a spectrum of clinical and pathological severity. Gastroenterology 116: 1413-1419, 1999
3) Brunt EM et al : Nonalcoholic steatohepatitis: a proposal for grading and staging the histological lesions. Am J Gastroenterol 94:2467-2474, 1999
4) Kleiner DE et al : Design and validation of a histological scoring system for nonalcoholic fatty liver disease. Hepatology 41:1313-1321, 2005

18 遺伝性代謝性肝疾患

遺伝性代謝性肝疾患には,Wilson病,ヘモクロマトーシス,胆汁酸代謝異常,シトリン欠損による新生児肝内胆汁うっ滞症(NICCD),$α_1$アンチトリプシン欠損症などの肝硬変にいたる可能性のある疾患がある.

これらの遺伝性代謝性肝疾患のなかでもWilson病,ヘモクロマトーシスは,患者数が多く,これまでさまざまな知見が得られてきた[1].それぞれ銅,鉄が臓器に沈着することにより引き起こされる疾患であり,肝臓のみならず,全身性の疾患である.いずれも常染色体劣性遺伝をするが,代謝性遺伝性疾患としては,治療に反応し,診断が早ければ,良好な予後が期待できる疾患である.近年それぞれの原因遺伝子が明らかとなり,発症メカニズムも解明されつつある.

Wilson病

■ **定義・概念** Wilson(ウィルソン)病(Wilson disease)は,1912年に,Samuel Alexander Kinnier Wilsonが Progressive hepatolenticular degenerationとして角膜の色素沈着と神経障害の合併の報告を学位論文として発表し

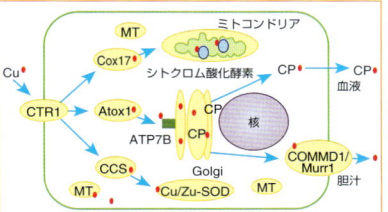

図1-18-1 **銅の肝細胞内動態**
銅(Cu)は肝細胞表面に存在するCTR1トランスポーターを介し,細胞内に取り込まれる.取り込まれた銅の一部は,細胞質の主たる銅含有蛋白質であるCu/Zn-スーパーオキシドジスムターゼ(SOD)にはCCSにより,また,ミトコンドリアに存在するシトクロム酸化酵素にはCox17により運搬される.また,一部はAtox1と結合し,細胞内を移動し,銅輸送ATPaseであるATP7BによりGolgi膜系に入る.ここで銅と結合したセルロプラスミンは血液中に分泌される.また,過剰な銅はCOMMD1/Murr1を介して胆汁中に排泄される.以上の経路に入らない銅の多くは,メタロチオネイン(MT)に結合する

た.常染色体劣性遺伝形式をとる銅代謝異常で,胆汁よりの銅の排泄障害およびセルロプラスミン合成低下が本症の本態と考えられる.

13番染色体の*ATP7B*遺伝子が原因遺伝子として同定された.肝臓への銅の沈着に引き続いて,脳(大脳基底部),腎,眼(角膜),赤血球その他の組織に銅の沈着による障害を引き起こす.治療を受けないと,致命的な転帰をたどるが,治療により予後良好のため,早期の診断が重要と考えられる[2].

■ **疫学** わが国における本症の保因者は100~150人に1人,homozygoteで発症するのは,3.5万~4.5万人に1人と推定されており,決してまれな疾患とはいえない.

■ **病因・病態生理と分子メカニズム** 腸管から吸収される銅は門脈を介して,肝細胞にいたり,肝細胞内で利用され,また肝内でセルロプラスミンに取り込まれた銅は血中に分泌され,過剰な銅は胆汁から排泄される.Wilson病では,胆汁への銅排泄が減り,またセルロプラスミンへの銅の取り込みも障害を受け,肝細胞への銅の沈着がみられる.血中セルロプラスミンが低下するが,セルロプラスミンはフェロオキシダーゼ(ferroxidase)であるため,Wilson病の患者では,鉄の過剰負荷となり,肝細胞への鉄沈着もみられることがある.肝細胞の銅の沈着が過剰になり,細胞障害が起きると,銅が血中に遊離し,尿中の銅濃度も上昇し,肝外への銅沈着をみる.肝障害は脂肪肝から慢性肝炎を得て,肝硬変へと進展しうる.

Wilson病の原因遺伝子として同定された*ATP7B*は肝特異的に発現をみるATP(アデノシン三リン酸)依存性メタルトランスポーターで,この遺伝子の異常で銅のセルロプラスミンへの取り込みの障害,胆汁中への排泄障害をきたすと考えられる(図1-18-1).*ATP7B*の変異は21エクソン上に多数認められた.

■ **臨床症状・検査成績** 肝障害,錐体外路症状,角膜のKayser-Fleischer(カイザー-フライシャー)輪が主要な徴候である.肝に大量の銅が沈着するにもかかわらず,肝障害は6歳以前に認められることが少ない.半数の患者は思

春期以降に発症し、多くの例で神経、精神症状を初発症状とする。神経症状の現れる時期には、多くの患者に肝機能異常が認められる。

神経症状は構音障害、不随意運動、筋緊張亢進が主であり、多くに精神症状を認める。20%の患者は精神症状を初発症状とする。肝障害は4つの型に分類される。

急性肝炎型：一過性の溶血性貧血（Coombs陰性）、高非抱合型ビリルビン血症、脾腫を認め、伝染性単核球症様の肝炎を呈する。

劇症肝炎型：思春期に起こり、溶血性貧血を伴い、数週で高度の肝不全となり、高度の黄疸、脳症を呈し、死亡例も多い。

慢性活動型肝炎型、肝硬変型：小児期から成人例まで年齢層はさまざまである。肝細胞癌の合併は多くはないが、存在する。

Kayser-Fleischer輪はDescemet（デスメ）膜に銅が沈着したもので、角膜周辺に1〜3mm幅の青緑色の輪として認める。

初期には、軽度の肝腫大を認め、病理組織検査では、脂肪沈着をみる。その後、門脈周囲炎細胞浸潤、単核球の浸潤、限界板の破壊、小葉内壊死、架橋形成などみられ、自己免疫性肝炎と区別のつきにくい組織像を呈する。進行すると、肝細胞はballooningを起こし、変性、壊死をきたし、Mallory（マロリー）小体の出現、単核球系細胞の浸潤を伴うpiecemeal necrosisをみる。未治療のまま経過すると、大小結節の混合した肝硬変となる。劇症化をきたす例は、しばしば肝硬変を伴う。肝細胞への銅の過剰沈着は、診断に役立つが、銅の沈着がみられなくとも、Wilson病を否定することはできない。神経系の変化は主にレンズ核にみられ、萎縮、脱色、嚢胞状変性などみられる。

● **診断** 3〜40歳で原因不明の肝障害を伴う神経障害をみたときに本症を疑わねばならない。血中セルロプラスミンの低下（<20 mg/dL）とKayser-Fleischer輪の証明により、診断はほぼ確定する。

この2所見のそろわない例も多く、肝生検所見、肝組織中の銅含量、尿中銅排泄量などで診断をつける。神経障害のある例では、ほとんどにKayser-Fleischer輪を認める（98%）。20歳前では、Kayser-Fleischer輪が明らかでない場合も多い。若年期の劇症肝炎型発症が5%程度みられるが、これらの症例では、すでに肝硬変にいたっている場合が多い。

■ **治療と薬理メカニズム** D-ペニシラミンなどのキレート剤、亜鉛などを低銅食（1日1.5 mg以下）とともに与える。銅含有量の多い食物（貝類、レバー、チョコレート、キノコ類など）の摂取を制限する。治療は生涯にわたり続ける。塩酸トリエンチン（trientine）が副作用の少ないキレート剤として最近使われている。亜鉛は腸管のメタロチオネイン産生を誘導し、メタロチオネインが銅に結合するため銅の吸収を阻害すると考えられる。

非代償性肝硬変進展例では、肝移植も検討する。

● **経過・予後** D-ペニシラミンなどの内科的治療で改善をみるが、神経障害例では治療に反応しない場合もある。無治療例は若くして死亡しうる。また、肝移植例ではWilson病は治癒する。

表 1-18-1 鉄過剰負荷症の分類

遺伝子異常
- 原発性ヘモクロマトーシス（常染色体劣性遺伝型）
  HFE 遺伝子異常 C282Y, H63D
  HFE 以外の遺伝子異常
  ・成人型 *TFR2*
  ・小児型 *HJV*, *HAMP*
- 常染色体優性遺伝型 *FTH*, *SLC40A1* (ferroportin disease)

貧血および無効造血
- 重症型サラセミア（thalassaemia major）、鉄芽球性貧血、先天性無トランスフェリン血症

肝疾患
- アルコール性肝硬変、門脈下大静脈吻合術後

外因性
- Bantu-siderosis、大量長期の鉄剤の投与、輸血の反復

その他
- 無セルロプラスミン血症
- 晩発性皮膚ポルフィリア

ヘモクロマトーシス

● **定義・概念** 1865年に、Trousseauにより、bronze diabetesとcirrhosisの症例が報告された。体内における鉄貯蔵の異常な増加とそれに引き続く各種臓器の組織障害による疾患を鉄過剰負荷症とする[3]。一般に、遺伝子異常によるものをヘモクロマトーシス（hemochromatosis）と呼ぶ。輸血、無効造血などによる鉄過剰負荷による疾患を二次性ヘモクロマトーシスと呼ぶ（表1-18-1）。

● **疫学** 原発性ヘモクロマトーシスは欧米では発症頻度が高く、白人では遺伝子異常が6%にも達するといわれるが、アジアでは原発性はきわめてまれであるといわれる。

● **病因・病態生理と分子メカニズム** 6番染色体にある*HFE*が原発性ヘモクロマトーシスの原因遺伝子として同定されたが、中高年で発症する多くの症例は282番目のアミノ酸の変異（C282Y）が原因であることがわかってきた。また、63番目のアミノ酸の変異（H63D）も同定された。欧米では、原発性ヘモクロマトーシスの85%はC282Y/C282Yであるが、わが国ではこの異常はほとんど認められない[4]。変異により、HFE蛋白は$β_2$ミクログロブリンとの結合能が損なわれ、その結果、細胞表面でのHFE蛋白とトランスフェリン受容体（TfR1）が結合せず、血清鉄レベルの調節に影響が出るものと考えられてきた。男性優位に、加齢とともに鉄沈着は進行する。

*HFE*が原因ではないヘモクロマトーシスとして、hemojuvelin（*HJV*, Ch1）、human antimicrobial peptide hepcidin（*HAMP*）、transferrin receptor 2（*TFR2*, 7q22）などの遺伝子異常が同定された。*TFR2*は成人発症をするが、*HJV*, *HAMP*では、若年発症をみる。わが国でも、*HJV*（3例）、*TRF2*（2例）の遺伝子異常が報告されている[4]。

また、ferritin H chain（*FTH*）の変異、*SLC40A1*の異常（ferroportin disease）がわが国でも見つかったが、常染色体優性遺伝をとることがわかった。

鉄の体内におけるバランスは腸管からの吸収、およびマクロファージに蓄積された大量の貯蔵鉄の放出により調節されていると考えられている。腸管およびマクロファージからの鉄の移動は主にフェロポーチン（ferroportin）とい

う分子により行われる。ヘプシジン（hepcidine）は肝で合成されるペプチドホルモンで、フェロポーチンに抑制的に働き、鉄過剰を抑え、非常に重要な役割を果たすと考えられる。

原発性ヘモクロマトーシスの原因遺伝子といわれる*HFE*や若年性ヘモクロマトーシスの原因遺伝子である*HJV*、また、*TFR2*の異常では、ヘプシジンの著明な低下がみられ、腸管よりの鉄の吸収、マクロファージの貯蔵鉄の放出に対する制御が効かなくなり、そのため血清の鉄濃度が上昇する。*HAMP*はヘプシジン遺伝子自体であり、その異常で、フェロポーチンに対する負の制御が効かなくなる。また、フェロポーチンの遺伝子である*SLC40A1*の異常例では、ヘプシジンは減少しないが、フィードバックがかからなくなっている。

ヘモクロマトーシスでは鉄を大半がリソソームとして蓄積（ヘモジデリン）し、肝では正常の50倍、心臓では10倍程度の沈着をみる。細胞内の鉄過剰が起こると、蛋白質に結合していない遊離の鉄が増加して、この遊離鉄が活性酸素種の形成を促進し、細胞傷害を起こすと考えられる。

● **臨床症状**　青銅糖尿病とも呼ばれ、古典的には、肝腫大、糖尿病、皮膚の色素沈着者が三主徴とされる。

易疲労感、全身倦怠感、脱力感、性欲減退など糖尿病、下垂体機能低下、肝硬変に伴う症状、関節痛、皮膚への色素沈着などの症状がみられる。肝硬変症例では肝細胞癌の併発もみられる。理学所見としては、皮膚への色素沈着、肝腫大、睾丸萎縮、体毛減少、関節障害などが主要なものとしてあげられる。一般的には40〜50歳代で症状を発現するといわれる。男女比は10：1だが、女性の場合、月経、出産、乳汁分泌などにより、一生涯で数十gの鉄喪失があることより説明可能と考えられる。

若年型では、急激な血清鉄の上昇を認め、若年期に急速に激しい心不全や内分泌器官の異常をきたす。

● **検査成績**　血清鉄の高値、血中フェリチンの高値、トランスフェリン飽和度の上昇、総鉄結合能の低下を認める。

病理組織検査では、肝で、実質細胞、および結合織よりなる隔壁にヘモジデリンなどの鉄沈着を認める。門脈周囲および小葉周囲の線維化を認めるが、進行すると、小結節性の肝硬変となる。また、膵臓、心筋、内分泌腺にもヘモジデリン沈着を認める。表皮は萎縮し、基底膜細胞にはメラニンの沈着を認める。

● **診断**　ヘモクロマトーシスの診断は臨床所見、経過とそれを説明できる鉄代謝異常の証明でおおむね確立される。

血清鉄、トランスフェリン飽和度、フェリチンの上昇は、アルコール性肝障害、慢性肝炎でも認められる異常であるため、肝生検を行い、診断を確定する必要のある場合もある。CT、MRIなどの画像所見で臓器への鉄沈着の程度を評価することが可能である。

■ **治療と薬理メカニズム**　瀉血を繰り返し、過剰な鉄を排出する。瀉血の方法には厳格な決まりはないが、初期には軽度の鉄欠乏となる程度に毎週瀉血を行い（血清フェリチンが20〜50μg/L、トランスフェリン飽和度（transferrin saturation）30%未満）、1〜2年経過した維持期には、年に数回の瀉血で血清フェリチン50〜100μg/L程度を維持させる。極度の鉄欠乏は、鉄吸収を促進したりするので、避けるべきである。

心不全の強い例、貧血のある例では、瀉血の代わりに鉄キレート剤が投与される。

● **経過・予後**　瀉血により、生存が延びるのみならず、症状も軽快する。肝障害、心不全の悪化を防ぐが、内分泌系異常、関節症状には効果が少ない。一方、鉄キレート剤は瀉血に比べ、鉄排泄量が少ないため、効果が少ない。

【金森 博】

参考文献
1) Hayashi H et al : Genetic background of Japanese patients with adult-onset storage diseases in the liver. Hepatol Res 37 : 777-783, 2007
2) Ala A et al : Wilson's disease. Lancet 369 : 397-408, 2007
3) Pietrangelo A : Hereditary hemochromatosis : pathogenesis, diagnosis, and treatment. Gastroenterology 139 : 393-408, 2010
4) Hayashi H et al : Genetic background of primary iron overload syndromes in Japan. Intern Med 45 : 1107-1111, 2006

19 肝細胞癌

● **定義・概念**　肝臓に原発性に発生した癌腫（原発性肝癌）のうち、肝細胞に由来するものが肝細胞癌（hepatocellular carcinoma）である。胆管の二次分枝およびその肝側の肝内胆管に由来するものは肝内胆管癌（胆管細胞癌）である。

● **疫学**　原発性肝癌はわが国では第4位、世界的には第5位の癌である。日本では年間の死者は3万人弱で、この30年間で3倍に増加した。わが国ではすでに減少に転じたと考えられるが、世界的には今後も増加するとみられている。原発性肝癌の90%以上が肝細胞癌である。わが国では、診断時の年齢のピークは60歳代後半であるが、年齢別の人口10万人あたりの罹患率をみれば、高齢になるほど発生は増加し、男女比は2.5：1である。肝細胞癌の大きな特徴は、肝硬変あるいは慢性肝炎などの慢性肝疾患患者に発生することが多いことである。

● **病因・病態生理と分子メカニズム**　肝細胞癌は肺癌や子宮頸癌と並び、主な発生要因が明らかになっている癌の一つである。肝細胞癌の原因としては、肝炎ウイルスの持続感染が重要である。持続感染により、長期にわたり炎症と再生が繰り返され、遺伝子の突然変異が積み重なり、肝細胞癌へ進展すると考えられる。わが国では肝細胞癌の70%以上がC型肝炎ウイルス（HCV）、15%前後がB型肝炎ウイルス（HBV）に起因すると考えられる。なお、わが国でも非B非C肝癌、特に非アルコール性脂肪肝炎（NASH）を起因とする肝細胞癌が増加しつつある。

HBVキャリア率の高い東アジアや中央アフリカで肝細胞癌の発生率が高いという疫学的な事実は、HBVが肝癌の発生に強く関与していることを示している。肝硬変症例だけでなく、組織学的にはあまり進行していない肝疾患症例でも、肝細胞癌を発生することがHBV関連肝癌の特徴である。わが国では遺伝子型CのHBVキャリアが肝細胞癌を発生することが多い。B型慢性肝炎における血中HBV-DNA量が肝細胞癌発生の有意な危険因子であることが明らかになっている。

HCVが同定されてから約20年が経過しているが、その発癌機序はいまだ不明な点が多い。臨床病理学的には、C

型肝炎症例では多段階の発癌過程を示すことが多い。また，多中心性発癌が高率にみられる。

NASHからの発癌には酸化ストレスによる酸化的DNA障害が重要な役割を果たしている。NASHからの肝硬変進展例および血清フェリチン高値で肝組織への鉄過剰沈着例では，特に発癌リスクが高いとされている。

● 臨床症状　慢性肝疾患患者に腹部超音波検査などの画像診断が行われ，肝細胞癌の合併が発見されることが多いため，自他覚症状で見つかる症例は少ない。症状があるとすれば，浮腫，腹水など，合併する肝病変による肝不全症状であることが多い。まれに，肝細胞癌の腹腔内破裂によりショックと腹痛を起こしたり，胆管内に癌が進展して閉塞性黄疸を呈したり，発熱を伴ったりする症例がある。

● 検査成績　肝細胞癌の腫瘍マーカーとしてはα-フェトプロテイン（AFP）やPIVKA-Ⅱ（protein induced be vitamin K absence-Ⅱ），AFP-L$_3$分画がある。しかし，肝細胞癌の高リスク群では，腫瘍マーカーが上昇する前に，定期的な腹部超音波検査などで診断されることが多い。また，肝硬変や慢性肝炎などが背景にあるためトランスアミナーゼの高値が認められることが多い。腫瘍随伴症候群（paraneoplastic syndrome）として，低血糖，高カルシウム血症，赤血球増加などがみられることがある。

● 診断
高危険群
肝細胞癌では高頻度に癌を発生する高危険群を設定できる。B型慢性肝炎，C型慢性肝炎，およびウイルス以外の原因による肝硬変症は肝細胞癌発生の高危険群である。B型肝硬変，C型肝硬変は，さらにリスクの高い超高危険群である。また，肝癌治療後はさらに超高危険群である。男性，高齢，アルコール摂取，AFP高値，血小板低値は発癌の危険因子である。

ところで，慢性肝疾患では症状がないため，肝障害を指摘されていないことも多い。したがって，以前に肝炎ウイルス陽性や肝障害を指摘された者，輸血歴のある者，入れ墨のある者，覚せい剤などの使用歴のある者，家族歴のある者，アルコール多飲者，理学的所見から肝疾患の存在が疑われる者などでは，慢性肝疾患の有無，肝炎ウイルスの有無を検討し，高リスク群に属していないかを確認する必要がある。

高リスク群では肝細胞癌の発生がないか，腹部超音波検査と腫瘍マーカーの測定を定期的に行う。肝細胞癌の倍加時間は平均100日前後といわれているため，発育速度からは腹部超音波の検査間隔を3カ月とするのがよいとされている。しかし，一つの施設で検査できる人数にはかぎりがあり，コストの問題もある。また，慢性肝疾患のなかでも，肝硬変は年間7～8％，慢性肝炎は年間1～3％と，肝細胞癌の発生率には差がある。

このため，発見効率を考えて，肝癌治療後やB型肝硬変，C型肝硬変では3～4カ月に1回，B型慢性肝炎，C型慢性肝炎，およびウイルス以外の原因による肝細胞変症では4～6カ月に1回，若年者の慢性肝炎や肝障害のない肝炎ウイルスキャリアでは6～12カ月に1回と，慢性肝疾患の進行程度，すなわち肝細胞癌の発生頻度にあわせて検査間隔を調節するのが実際的である。慢性肝疾患の進行程度は血小板数により推測可能である。

画像診断
腹部超音波検査は，肝内小病変の検出能にすぐれ，非侵襲的でもあり，肝細胞癌高リスク群に対する第一選択のスクリーニング法である。ただし，検者の技量によって診断能力に差が出やすい。横隔膜直下や肝臓の右端，左端，肋状葉などでは死角となり癌が見逃されることがある。超音波検査で結節性病変が指摘された場合，dynamic CTあるいは，dynamic MRIを実施し，鑑別診断を行う。

dynamic CTあるいはdynamic MRIでは，典型的な肝細胞癌（古典的肝細胞癌）は，造影早期相で高吸収域となり，造影後期相で相対的に低吸収域となる。典型的な肝細胞癌像を示さない結節の場合には，大きさや存在部位，治療可能性などを勘案して，とりあえず経過観察にするか造影超音波や腫瘍生検による精査に進むかを選択する。

肝臓の結節性病変では，ヨード造影剤を用いたCTやGd-DTPAを用いたMRIで，結節の血流動態を評価することにより存在診断や質的診断を行うことが一般的である。一方，Gd-EOB-MRIでは血流動態診断に加え，静注後20分以上の肝細胞相で肝細胞機能の差異を用いた存在診断や悪性度診断が可能である。ソナゾイド®造影超音波でも血流動態診断に加え，Kupffer（クッパー）細胞機能の差異を用いた存在診断や悪性度診断が可能である。

腫瘍マーカー
AFPやPIVKA-Ⅱ，AFP-L$_3$分画が肝細胞癌の腫瘍マーカーである。腫瘍マーカーは，肝細胞癌があっても陰性のことがあり（偽陰性），また慢性肝炎や肝硬変でも陽性のことがあり（偽陽性），全面的に信頼できるわけではない。画像診断を同時に行う必要がある。AFPは慢性肝炎や肝硬変だけでも上昇するが，200 ng/mL以上では肝細胞癌を合併していることが多い。また200 ng/mL以下でも，上昇時には肝細胞癌の合併が疑われる。積極的に画像診断を行う必要がある。AFPのレクチン分画中，L$_3$分画は肝細胞癌に特異性が高いといわれている。腫瘍マーカーは治療前に上昇している症例では治療効果の判定に有用である。

腫瘍生検
画像診断や腫瘍マーカーの結果から，多くの場合は肝細胞癌と診断できる。しかし，なかには典型的な結果が得られず診断できないことがある。このような場合には，超音波ガイド下に20ゲージ（径1.0 mm）の細径針を肝細胞癌が疑われる結節部分に挿入し，組織を採取し病理組織学的検討を行うことがある。

■ 治療　肝細胞癌では大部分の症例が肝硬変を合併している。このため，根治性が高いだけでなく肝機能を低下させない治療でないと，長期的な予後を改善できない。また根治的に治療しても，画像診断でとらえられない微小転移の存在や異時性の多中心性発癌により，5年以内に70～80％の症例で再発がみられる。このため，再発を早期に発見し有効な治療を繰り返し行うことが重要である。肝細胞癌では，腫瘍条件と肝機能条件を勘案して治療を選択する。

腫瘍条件の評価には進行度分類（stage）などがあるが（表1-19-1），治療選択で通常問題になるのは病変の大きさ，数，存在部位などである。肝機能条件は，おおまかには肝障害度（表1-19-2）やChild-Pugh分類（表1-19-3）により評価される。外科的切除，ラジオ波焼灼療法（RFA）などの経皮的局所療法，肝動脈塞栓術の3つが中心である。いく

つかの治療アルゴリズムが提案されている（図 1-19-1 〜 図 1-19-3）。

肝切除

癌を含めて肝臓の一部を切除する治療法で，局所的には最も確実な治療法である。比較的大きな開腹を必要とし，侵襲が大きい。術後は順調にいけば 2 週間前後で退院できるが，出血，胆汁瘻，肝不全などの合併症が 20 〜 30% で，手術に起因する死亡が約 1% で認められる。最近では腹腔鏡による肝切除も徐々に行われつつあるが，適応は限定されている。肝切除の対象となるか否かは，腫瘍条件だけでなく肝機能条件によっても決定される。一般に，比較的大きな単発あるいは少数の病変の場合に肝切除が選択されるが，肝切除の適応は施設により異なる。黄疸や腹水のある患者は，肝切除を行うと肝不全に陥る可能性が高いため，肝切除の対象とはならない。種々の検査により，肝機能も評価して，肝切除の適応だけでなく術式が決定される。肝切除の適応になるのは全症例の 20 〜 30% である。

なお，根治的に肝切除が行われても 5 年以内に 70 〜 80% の症例が再発する。微小転移や多中心性発癌などが原因である。第 18 回全国原発性肝癌追跡調査報告によれば[1]，肝切除で治療された肝細胞癌 2 万 5,066 例の生存率は 1 年 88.2%，2 年 78.4%，3 年 69.5%，4 年 61.7%，5 年 54.2%，6 年 48.1%，7 年 42.0%，8 年 36.9%，9 年 32.5%，10 年 29.0% である（図 1-19-4）。

経皮的局所療法

主に超音波ガイド下に注入針や電極を病変部に挿入し，化学物質や熱で癌を壊死させる治療法である。根治的治療であるが低侵襲であり，再発時の再治療も容易である。経皮的エタノール注入療法（PEIT），マイクロ波凝固療法（PMCT），ラジオ波焼灼療法（RFA）などがこの範疇に含まれる。

80 年代前半から PEIT が，90 年代半ばから PMCT が行われてきたが，99 年頃からは RFA が普及し，現在では経皮的局所療法のほとんどは RFA である。複数の無作為化比較試験により，RFA は PEIT よりも局所制御能にすぐれ，長期生存率も高いことが示されている[2]。経皮的局所療法の適応は，一般には 3 cm 3 個以内とされてきた。この適応は肝切除の適応と重なるため，どちらの治療法がすぐれているか学会ではしばしば議論になっている。しかし，実際の診療では，RFA を選択する患者が増加している。

PEIT

超音波ガイド下に経皮的に 21 ゲージ（径 0.8 mm）の穿刺針を挿入し，病変内およびその周囲に無水エタノールを注入し，壊死を起こさせる治療である。被膜や隔壁の存在などで注入したエタノールの分布が不均一になるため，壊死範囲の予想が困難で，安定した成績を残すには難易度が

表 1-19-1　進度分類

進度（stage）は，各項目別にその患者の進度値を求め，そのうちの最も高い数値をあてる。進度を次の 4 つの stage に分類する

	T 因子	N 因子	M 因子
stage Ⅰ	T1	N0	M0
stage Ⅱ	T2	N0	M0
stage Ⅲ	T3	N0	M0
stage Ⅳ-A	T4	N0	M0
	T1, T2, T3, T4	N1	M0
stage Ⅳ-B	T1, T2, T3, T4	N0, N1	M1

T 因子
癌腫の「個数」「大きさ」「脈管侵襲」の 3 項目によって規定される
①腫瘍個数　単発
②腫瘍径　2 cm 以下
③脈管侵襲なし（Vp0, Vv0, B0）
T1：①②③すべて合致
T2：2 項目合致
T3：1 項目合致
T4：すべて合致せず

N 因子
N0：リンパ節転移を認めない
N1：リンパ節転移を認める

M 因子
M0：遠隔転移を認めない
M1：遠隔転移を認める

表 1-19-2　肝障害度（liver damage）

臨床所見，血液生化学所見により 3 度に分類する。各項目別に重症度を求め，そのうち 2 項目以上が該当した肝障害度をとる（おおまかにいえば，A では肝障害の症状なし，B では時に症状あり，C では常に症状あり，という状態）

	A	B	C
腹水	ない	治療効果あり	治療効果少ない
T-Bil	2.0 未満	2.0〜3.0	3.0 超
Alb	3.5 超	3.0〜3.5	3.0 未満
ICG R15（%）	15 未満	15〜40	40 超
PT（%）	80 超	50〜80	50 未満

T-Bil：総ビリルビン，Alb：アルブミン，ICG：インドシアニングリーン，PT：プロトロンビン時間

表 1-19-3　Child-Pugh 分類

海外では肝障害の程度を分類するには Child-Pugh 分類が使われることが多い。各項目のポイントを加算しその合計点で分類する。Child-Pugh 分類 A：5〜6 点，B：7〜9 点，C：10〜15 点

	1 点	2 点	3 点
脳症	ない	軽度	時々昏睡
腹水	ない	少量	中等度
T-Bil	2.0 未満	2.0〜3.0	3.0 超
Alb	3.5 超	3.0〜3.5	3.0 未満
PT（%）	70 超	40〜70	40 未満

T-Bil：総ビリルビン，Alb：アルブミン，PT：プロトロンビン時間

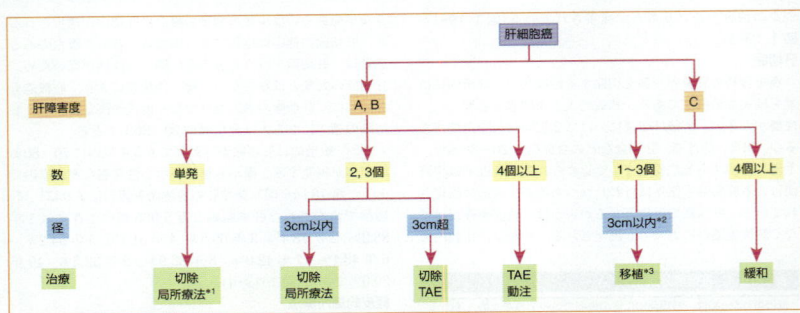

図 1-19-1　肝癌診療ガイドライン治療アルゴリズム
脈管侵襲を有する肝障害度 A では切除，TAE，動注が，肝外転移を有する症例では化学療法が選択される場合がある
*1：肝障害度 B，腫瘍径 2 cm 以内では選択，*2：腫瘍が単発では腫瘍径 5 cm 以内，*3：患者年齢は 65 歳以下
TAE：肝動脈塞栓療法

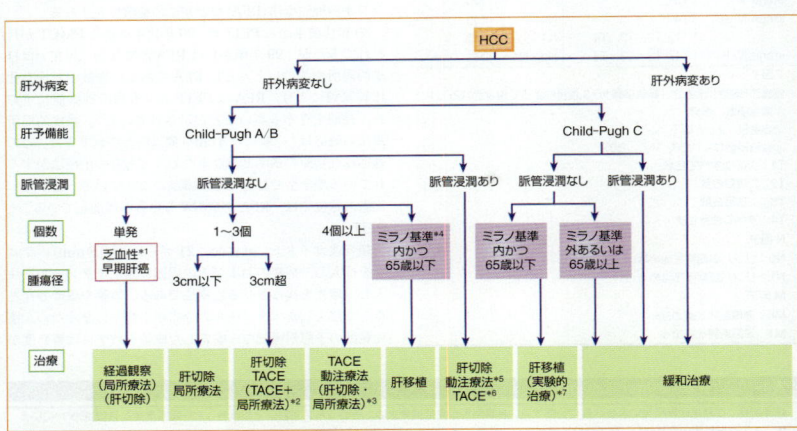

図 1-19-2　コンセンサスに基づく肝細胞癌治療アルゴリズム
- *1：乏血性腫瘍は「科学的根拠に基づく肝癌診療ガイドライン」では経過観察が提案されている．しかし，乏血性で，かつ生検診断で早期肝癌と確診できる病変，または乏血性でも SPIO-MRI 取り込み低下や CTAP での血流低下など画像的に悪性所見を認める病変は高率に多血性肝癌へ変化することが経験的に知られているため，治療対象となる場合が多い．治療は侵襲性の低い局所治療法が選択されることが多いが，肝切除のほうが成績がよいとする報告もある．ただし，治療が lead-time bias 以上に survival benefit があるか否かのエビデンスはない
- *2：腫瘍径 3 cm を超えるものについては TACE に加えて局所療法を追加すると局所壊死効果が向上するため，現在の日本ではこの併用療法が行われることが多い
- *3：可能な場合には肝切除が選択されることがある．また，個数が 5～6 個以内であれば TACE や動注治療を併用し局所治療が施行されることも実験的に試みられている
- *4：ミラノ基準：腫瘍径 3 cm 以下，腫瘍個数 3 個以下もしくは単発で 5 cm 以下，Child-Pugh A/B でも再発例（まれに初発例）では生体肝移植が選択されるケースがある
- *5：基本的にリザーバー留置の肝動注化学療法を優先して考える（low dose FP，IFN＋5-FU など）
- *6：Vp1，Vp2 では TACE も適応であり，広く行われている
- *7：肝移植を施行しない例では肝性脳症（−），難治性腹水（−），Bil<3.0 mg/dL である場合には実験的治療として局所療法や subsegmental TAE が選択される場合がある．ただし，survival benefit に関するエビデンスはない．今後，prospective な臨床試験で検証していく必要がある
- 肝外病変が予後決定因子とならないものでは通常のアルゴリズムに従って治療する
- 肝予備能がよい場合には全身化学療法が試みられている．しかし，survival benefit についての evidence はない

高かった．このため，最近では RFA に取って代わられている．病変が消化管と癒着している場合や腸管胆管逆流がみられる場合など，RFA が不適な場合に PEIT が実施されている．なお，PEIT と肝切除に関し，肝癌診療ガイドライン（図 1-19-1）の治療アルゴリズムの根拠となった，全国原発性肝癌追跡調査報告のデータを用いた論文[3]の結果を

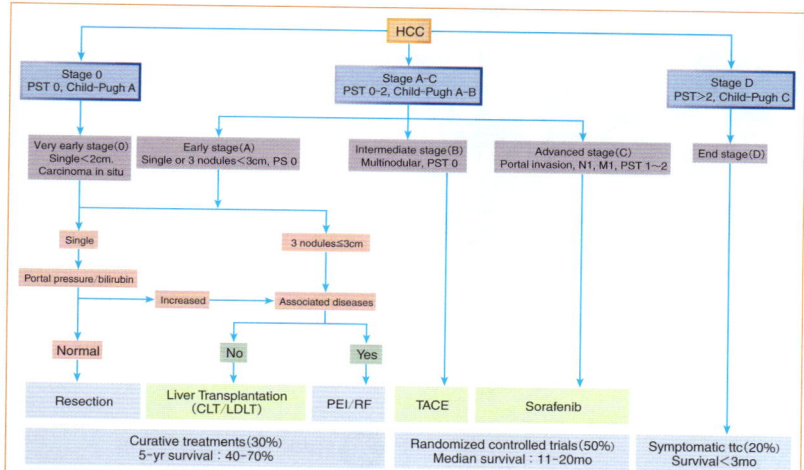

図 1-19-3　BCLC staging and treatment assignment

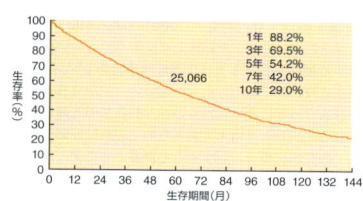

図 1-19-4　肝切除で治療された肝細胞癌 2 万 5,066 例の生存率[1]

まとめると（表 1-19-4），2 病変，3 病変ならばほとんどの場合，PEIT と肝切除を比較しても生存率には有意差がないことがわかる．また，PEIT と肝切除との無作為化比較試験でも，両治療間で再発率，生存率に差はみられていない[4]．

RFA

電極を癌に挿入し，抵抗加熱で周囲に熱を発生させ癌を壊死させる治療法である（図 1-19-5）．経皮的アプローチ以外に腹腔鏡下，胸腔鏡下，開腹下に実施されることもある．わが国では現在までに 1,400 以上の施設で RFA が実施されている．治療レベルに施設間格差があることが問題である．入院期間は 1 週間前後である．出血，肝梗塞，播種などの合併症が 3% 前後で，RFA に起因する死亡が 0.3% 前後で認められる．第 18 回全国原発性肝癌追跡調査報告によれば[1]，RFA で治療された肝細胞癌 9,643 例の生存率は 1 年 95.0%，2 年 86.2%，3 年 76.7%，4 年 66.3%，5 年 56.3%，6 年 48.5%，7 年 39.3% である（図 1-19-6）．

RFA と肝切除との無作為化比較試験では，単発で径 5 cm 以下の症例では，肝切除と RFA では生存率に差がみられず，有害事象は肝切除で高頻度に起こり，重篤であったと報告されている[5]．

肝動脈塞栓術（TACE または TAE）

癌に血液を供給している血管を人工的に閉塞し，癌を兵糧攻めにする治療法である．カテーテルを大腿動脈から挿入し，先端を肝動脈へ進め，まず抗がん剤と油性造影剤リピオドールの懸濁液を，続いてゼラチン・スポンジ細片を注入する．一般的な適応は，わが国では，肝外転移や門脈本幹腫瘍栓がなく，Child-Pugh 分類 A または B で，病変

表 1-19-4　全国原発性肝癌追跡調査報告による肝切除と PEIT の長期成績の比較

病変の最大径	肝障害度[*1]	1 病変	2 病変	3 病変
≦2.0 cm	A	切除＞PEIT[*2]	有意差なし	有意差なし
	B	有意差なし	有意差なし	有意差なし
	C	有意差なし	有意差なし	有意差なし
2.1〜5.0 cm	A	切除＞PEIT	有意差なし	有意差なし
	B	切除＞PEIT	有意差なし	有意差なし
	C	切除＞PEIT	有意差なし	有意差なし

[*1]：論文では clinical stage（臨床病期）を用いているが，現在の肝障害度と同一である
[*2]：肝切除のほうが経皮的エタノール注入療法（PEIT）より生存率が良好

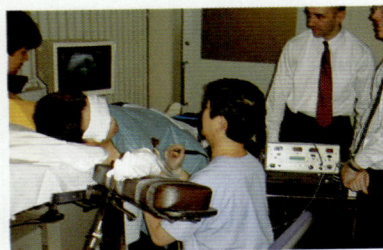

図 1-19-5 ラジオ波燃灼療法(RFA)の施行

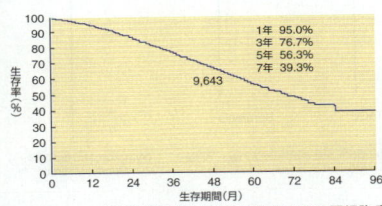

図 1-19-6 ラジオ波燃灼療法(RFA)で治療された肝細胞癌 9,643 例の生存率[1]

数が2個または3個で病変径が3 cm超あるいは4個以上の症例とされている。欧米ではBCLC分類に基づいたintermediate stageの症例, すなわち大型ないし多発肝癌でChild-Pugh分類 A, performance status 0 かつ肉眼的脈管侵襲や肝外病変がない症例とされている。つまり, 癌がある程度進行していたり肝機能が低下していても施行可能である。しかし, 根治が得られる確率は低く, 繰り返して実施し, 癌を抑え込んでいくというかたちになる。

肝移植

わが国では, 主に近親者から肝臓の一部を提供してもらい移植する生体肝移植が大学病院を中心に行われている。脳死肝移植は法的には認められているが, ドナー不足などの問題により, 実際にはほとんど実施されていない。肝細胞癌に対する肝移植はミラノ基準(5 cm以下単発あるいは3 cm 3個以内)に合致する患者では 2004年1月から保険適用となっている。ただし, わが国の代表的な施設ではミラノ基準をやや拡大した基準のもとで移植を実施している。年齢制限は65歳以下とする施設が多い。癌があまり進行していないにもかかわらず肝機能が悪いために治療対象とならない症例がよい適応である。

化学療法

肝細胞癌の薬物療法は, 肝動脈にカテーテルを挿入して直接抗がん剤を注入する肝動注化学療法と, 経口または経静脈的に抗がん剤を投与する全身化学療法に分けられる。肝動注化学療法は高い抗腫瘍効果が期待できるため, わが国ではTACEまたはTAEとともに進行肝細胞癌に対し広く実施されている。しかし, 大規模な前向き研究や無作為化比較試験などがないため, 標準治療としては確立していない。分子標的薬ソラフェニブは肝細胞癌に対する薬物療法の有効性が大規模無作為化比較試験によりはじめて確認された薬剤である。海外では進行肝細胞癌に対する標準治療として位置づけられている。肝機能が良好で肝外病変を伴う症例がよい適応であろう。

〔椎名 秀一朗〕

参考文献
1) 日本肝癌研究会編:第18回全国原発性肝癌追跡調査報告, 日本肝癌研究会事務局, 2009
2) Shiina S et al : A randomized controlled trial of radiofrequency ablation with ethanol injection for small hepatocellular carcinoma. Gastroenterology 129:122-130, 2005
3) Arii S et al : Results of surgical and nonsurgical treatment for small-sized hepatocellular carcinomas : a retrospective and nationwide survey in Japan. The Liver Cancer Study Group of Japan. Hepatology 32:1224-1229, 2000
4) Huang GT et al : Percutaneous ethanol injection versus surgical resection for the treatment of small hepatocellular carcinoma : a prospective study. Ann Surg 242:36-42, 2005
5) Chen MS et al : A prospective randomized trial comparing percutaneous local ablative therapy and partial hepatectomy for small hepatocellular carcinoma. Ann Surg 243:321-328, 2006

20 肝内胆管癌, 転移性肝癌

肝内胆管癌

● **定義・概念** 肝内胆管癌(intrahepatic bile duct cancer)は, 肝内に発生した胆管上皮に似る, あるいはそれに由来する細胞からなる上皮性悪性腫瘍である[1]。肝内胆管の二次分枝以降に発生したものをいい, 一次分枝および左右の肝管合流部に発生したものは, 肝門部胆管癌として区別される。胆管上皮由来であるため, 以前は胆管細胞癌との対比で胆管細胞癌と表記することが多かったが, 近年は発生部位による区分を重視し, 肝内胆管癌と表記される。

● **疫学** わが国の原発性肝癌のうち, 約4%を占める[2]。従来より原発性硬化性胆管炎・肝内結石症に高率に続発することが知られ, わが国ではまれであるが世界的には肝吸虫症が最も重要な原因の一つである[3]。近年, 肝細胞癌の危険因子であるB型慢性肝炎, C型慢性肝炎, アルコール多飲が肝内胆管癌の危険因子であるという報告が多くなされている[4]。わが国においても肝内胆管癌の約1/4にB型あるいはC型慢性肝炎の合併を認めている。

● **臨床症状** 肝門部胆管癌と異なり, 高度に進行しないかぎりは, 黄疸などの症状を起こさない。

● **検査成績** 胆道系酵素, 特にアルカリホスファターゼ(ALP), γ-グルタミルトランスペプチダーゼ(γ-GTP)の異常高値を認める。末梢胆管のみの閉塞では, 背景肝が正常である場合は, ビリルビンの上昇を認めない。トランスアミナーゼ(アスパラギン酸アミノトランスフェラーゼ〈AST〉, アラニンアミノトランスフェラーゼ〈ALT〉)も進行癌以外では正常か軽度上昇に留まる。腫瘍マーカーは, CA19-9の上昇を認めることが多い。

● **診断** CT・MRIによる画像診断が中心となる。単純CTでは低吸収を示し, dynamic CT動脈相ではほとんど濃染を示さず, 平衡相以降で中心部の線維性壊死部分が比較的高吸収域を示す。消化器由来の腺癌肝転移との鑑別は困難である。肝内胆管癌は, 肝内胆管への浸潤をきたすことが

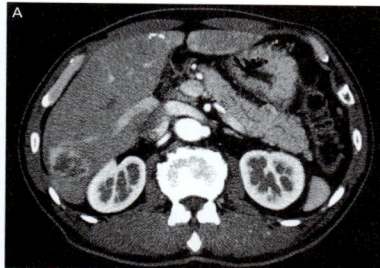

図 1-20-1 肝内胆管癌の dynamic CT 像
肝S6に3cm大の腫瘍を認める。動脈相(A)で腫瘍周辺部が濃染し，平衡相(B)では腫瘍内部まで濃染域が広がっている

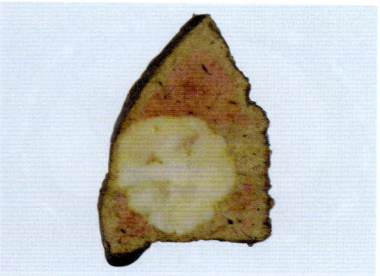

図 1-20-2 肝内胆管癌の切除標本
腫瘍は白色調充実性で，被膜形成を認めない

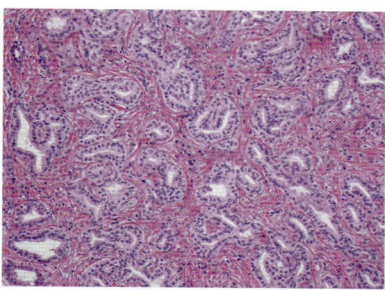

図 1-20-3 肝内胆管癌の病理組織像
豊富な間質結合組織内に不規則な腺管構造を示す腺癌を認める

多いため，腫瘍末梢の胆管拡張を認める場合が多くあり，鑑別に役立つが，確定的な所見ではない。単純 MRI の T1強調画像では低信号を示し，T2強調画像では高信号，拡散強調画像では高信号を示す。dynamic MRI の所見は，dynamic CT の所見と同様である(図1-20-1～図1-20-3)。

■ **治療と薬理メカニズム／経過・予後** 肝切除のみが唯一治癒の期待できる治療法であるが，進行して診断される場合が多く，切除可能症例はかぎられ，また切除後の生存率も肝細胞癌に比較して不良である。第18回原発性肝癌追跡調査報告によると，切除例の5年生存率は31.3％であった。胆道癌として肝外胆管癌に準じた化学療法も行われているが，肝内胆管癌単独で予後を論じられるほどの症例の集積はない。

転移性肝癌

● **定義・概念** 肝外を原発とする悪性腫瘍が肝に転移したものである。原発巣としては，大腸癌や乳癌などの癌腫のほかに消化管間質腫瘍(GIST)などの非上皮系腫瘍も含む。

● **疫学** 肝は，肺と並ぶ転移性腫瘍の好発臓器で，あらゆる悪性腫瘍の転移巣となりうる。肝転移からみた原発巣は，大腸，胃，膵臓，胆道などの消化器癌が多く，肺癌や乳癌が続く。転移性肝癌の頻度は，原疾患の罹患率・進行度に影響される。

● **臨床症状** 原疾患由来の症状が主である。転移性肝癌に由来するものとしては，黄疸，腹部膨満感，上腹部痛な

どがあげられる。

● **検査成績** 腫瘍が末梢胆管を閉塞した場合，ALPやγ-GTPなどの胆道系酵素上昇を認める。転移巣が肝門部にいたらないかぎり，ビリルビンの上昇をきたすことはまれである。腫瘍マーカーについては，原発巣に特異的なマーカーの上昇を認める。

● **診断** CT・MRIによる画像診断が中心となる(図1-20-4，図1-20-5)。dynamic CT・MRIにおいて，腺癌の肝転移では，前述した肝内胆管癌と同様の所見を呈し，画像診断のみでの鑑別は困難である。腎癌肝転移や神経内分泌系腫瘍の肝転移の場合は，dynamic CT・MRI の動脈相で濃染が認められる。原発巣が診断されていることが転移性肝癌の前提であるが，原発巣が明らかではなく，肝転移のみが進行した状態で診断される場合がしばしばあり，このような場合は組織型確定のために肝腫瘍生検が推奨される。また，重複癌症例などで原発巣が確定できない場合も治療方針決定のために肝腫瘍生検が行われる場合がある。

■ **治療と薬理メカニズム／経過・予後** 転移性肝癌の治療として，積極的切除の対象となるのは，大腸癌および神経内分泌系腫瘍のみである。基本的に原発巣の治療の一環として化学療法が検討される。悪性腫瘍において肝転移は，stage 4 に該当し，ほとんどの症例で予後不良であるが，大腸癌・胃癌などでは，原発巣・肝転移巣ともに切除

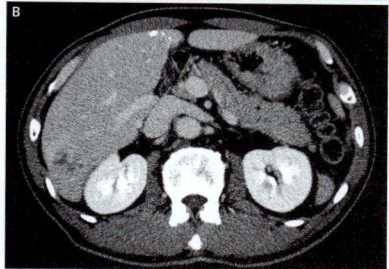

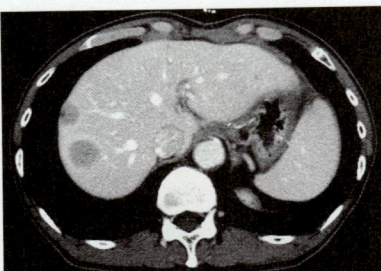

図 1-20-4　転移性肝癌(胃癌)の造影 CT 像
肝右葉に周囲のみ造影され,内部の造影効果が乏しい結節を2カ所認める

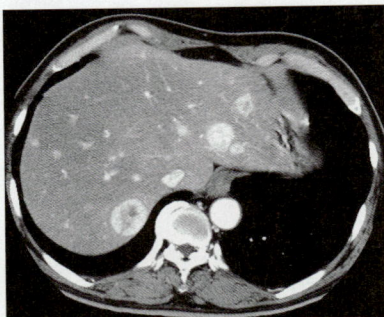

図 1-20-5　転移性肝癌(膵神経内分泌系腫瘍)の造影 CT 像
動脈相で強く濃染する腫瘍を肝内に多発性に認める。小さい結節は腫瘍内部まで造影されており,原発不明の場合は,画像上,肝細胞癌との鑑別が問題になる

表 1-21-1　肝原発性腫瘍
肝細胞性腫瘍
肝細胞腺腫(hepatocellular adenoma)
胆管上皮細胞性腫瘍
胆管腺腫(bile duct adenoma)
胆管嚢胞腺腫(biliary cystadenoma)
間葉系腫瘍
血管腫(hemangioma)
小児血管内皮腫(infantile hemangioendothelioma)
線維腫(fibroma)
血管筋脂肪腫(angiomyolipoma)
脂肪腫(lipoma)
リンパ管腫(lymphangioma)
良性間葉腫(benign mesenchymoma)
上皮系・間葉系混在腫瘍
奇形腫(teratoma)
腫瘍類似病変
限局性結節性過形成(focal nodular hyperplasia)
結節性再生性過形成(nodular regenerative hyperplasia)
大型再生性結節(macroregenerative nodule)
間葉性過誤腫(mesenchymal hamartoma)
微小過誤腫(microhamartoma; von Meyenburg complex)
炎症性偽腫瘍(inflammatory pseudotumor)
限局性脂肪化(focal fatty change)
偽脂肪腫(pseudolipoma)

(文献1を改変)

されている場合に治癒する症例がある。

【建石　良介】

参考文献

1) 日本肝癌研究会編:原発性肝癌取扱い規約　第5版補訂版,金原出版,2009
2) 工藤正俊ほか:第18回全国原発性肝癌追跡調査報告(2004〜2005)(日本肝癌研究会追跡調査委員会). 肝臓 51:460-484, 2010
3) Khan SA et al : Cholangiocarcinoma. Lancet 366:1303-1314, 2005
4) Welzel TM et al : Risk factors for intrahepatic and extrahepatic cholangiocarcinoma in the United States : a population-based case-control study. Clin Gastroenterol Hepatol 5:1221-1228, 2007

21　肝原発良性腫瘍

はじめに

主な肝原発良性腫瘍(腫瘍類似病変を含む)を表 1-21-1 に示す。上皮性腫瘍(肝細胞または胆管上皮細胞由来)と間葉系腫瘍に分けると理解しやすい。きわめてまれな病変も含まれる。多くは偶然に画像検査にて発見され,悪性腫瘍との鑑別が問題となる。ここでは比較的遭遇する機会の多いものを扱う(胆管上皮由来の腫瘍については 16 章 3-7「良性胆道腫瘍」参照)。

肝細胞性腫瘍

肝細胞腺腫

● 定義・概念　肝細胞腺腫(hepatocellular adenoma)は正常肝を背景に発生するまれな良性腫瘍である。妊娠可能年齢の女性に圧倒的に多く(90%),経口避妊薬の内服と関連がある。他にアンドロゲン製剤の投与,家族性大腸腫瘍症,糖原病Ⅰ型およびⅢ型との関連が指摘されている。まれに肝細胞癌への癌化がある。70〜80%は単発であるが,多発する例もみられる(hepatocellular adenomatosis)。
組織学的には,正常の肝細胞に類似した,異型性がないか,または軽度な腫瘍細胞が2層以内の索状またはシート状に配列している。腫瘍内には筋性動脈がしばしば認められるが,門脈域(門脈および胆管),中心静脈はみられない。腫瘍細胞は脂肪やグリコーゲンを多く含む。腫瘍辺縁の線維性被膜は認めないことが多い。豊富な動脈血が,結合組織に乏しい類洞に直接流入することから,腫瘍内の出血が多い。また被膜が存在しないと出血が腫瘍外に及び,肝被膜下や腹腔内への出血をきたす。腫瘍内には Kupffer(クッパー)細胞が存在するが,数の減少,機能低下がみられる。
肝細胞腺腫では腫瘍細胞における TCF1 遺伝子変異による肝細胞核因子 1αC hepatocyte nuclear factor-1α: (HNF-1α)の不活性化および β カテニン (β-catenin)遺伝子変異による活性化が報告されており,これらの有無による亜型分類が提案されている。特に β-カテニンの活性化変異を伴う例は細胞異型を伴い,癌化の危険が高いとされて

いるが，そもそも異型を伴う肝細胞腫瘍は高分化肝細胞癌との鑑別が困難であるため，解釈には注意を要する。一方，HNF-1αの不活化を認め，β-カテニン変異がない例では細胞異型性は乏しく，癌化もまれとされる。なお，β-カテニン変異は肝細胞癌の20～30％にみられ，肝細胞癌における主要な遺伝子異常である。

■ **診断** 画像検査上は，肝細胞癌，限局性結節性過形成との鑑別が問題となる。出血の存在は診断の手がかりとなる。造影dynamic CTでは，早期相で一様に濃染し，遅延相では周囲肝組織と等吸収となることが多い。胆管構造を持たず，胆汁排泄機能がないことから，Gd-EOB-DTPA（EOBプリモビスト®）による造影MRIの肝細胞相では周囲肝と比較し欠損像を呈し，限局性結節性過形成との鑑別に有用である。一方，Kupffer細胞の数や機能低下を反映し，ソナゾイド®による造影超音波検査ではKupffer相の欠損像を種々の程度に認める。組織学的には高分化肝細胞癌との鑑別が困難であるため，針生検の適応は限定される。

■ **治療** 自然破裂による腹腔内出血や，肝細胞癌への癌化の問題があるため，原則切除がすすめられるが，5 cm以下の症例では出血の危険は低く，超音波やCT，腫瘍マーカー（α-フェトプロテイン）などによる定期的経過観察でもよいとされる。経口避妊薬内服例では，切除，非切除にかかわらず生涯中止とすべきである。非切除例で，経口避妊薬中止による退縮，消失の報告があるが，退縮後の肝細胞癌発生の報告がまれながらみられる。

肝細胞性の腫瘍類似病変

限局性結節性過形成

■ **定義・概念** 限局性結節性過形成（focal nodular hyperplasia：FNH）は異型のない肝細胞や門脈域，線維性組織などの間質から構成される結節であり，厳密には「腫瘍」ではないが，腫瘍類似病変として良性腫瘍に準じて扱われる。組織学的には，結節のほぼ中心部に線維組織がみられ（中心性瘢痕），中心から放射状に線維組織が伸び，車軸様血管が構築されているのが特徴である。既存の局所的動脈血流増加に対する肝組織の反応性増殖が成因と考えられている。通常，出血や癌化は起こらない。Osler-Weber-Rendu（オスラー-ウェーバー-ランデュ）病や先天性門脈欠損症との関連が報告されている。

■ **診断／治療** 血管腫に次いで2番目に多い肝原発良性腫瘍である。女性に多く，いずれの年齢層にも発生し，小児にもみられる。肝細胞腺腫と同様，経口避妊薬との関連を示唆する報告があるが異論もある。腹部症状を伴う例はまれであり，多くは超音波検査やCTなどで偶然に指摘される。通常の超音波検査では等輝度を呈し，周囲組織との判別は困難なことがある。ソナゾイド®による造影超音波検査は，血管相にて中心瘢痕から車軸様に発達した血管像を非侵襲的にとらえることができ，有用である。結節内にKupffer細胞が存在するため，Kupffer相での欠損はみられない。dynamic CTでは早期に強く濃染し，徐々に洗い出され，遅延相では等吸収となる。中心瘢痕は半数程度の例で確認できる。肝細胞（胆汁産生）機能が保たれているため，Gd-EOB-DTPA（EOBプリモビスト®）MRIでは肝細胞相での欠損像はみられない。画像所見にて診断困難な

例では生検が施行される。診断が確定すれば，治療を要さない。悪性の否定が困難な例では診断目的を兼ねて切除が考慮される。

結節性再生性過形成

結節性再生性過形成（nodular regenerative hyperplasia：NRH）では肝全体にびまん性に数mm大の過形成結節がみられる。病因は不明であるが，肝内血流異常，薬剤や自己免疫性疾患などとの関連が推測されている。門脈圧亢進症を呈する例がある。肝硬変のない門脈圧亢進症例では本疾患を考慮する必要がある。

大型再生性結節

大型再生性結節（large regenerative nodule）は肝細胞の脱落壊死に引き続き発生する大きな再生結節（1 cm前後）であり，肝硬変を背景にするもののほか，Budd-Chiari（バッド-キアリ）症候群など肝硬変以外によるものも含まれる。生検にて肝細胞の異型性が認められれば異型結節と診断され，肝細胞癌の前癌病変として扱う。

アルコール性過形成結節

アルコール多飲者に出現する過形成結節である。多くは2 cm以内の富血性結節として描出される。経過中増大することもあり，肝細胞癌との鑑別が問題となる。禁酒により消失する例も報告されている。組織学的には肝細胞の配列は正常に近く，腫瘍内や周辺に異常小動脈をみる。肝細胞癌の否定が困難な場合，生検や切除が考慮される。

血管間葉系腫瘍

血管腫

■ **定義・概念** 血管腫（hemangioma）は血管内皮細胞由来の良性腫瘍で，海綿状血管腫と硬化性血管腫がある。動脈，門脈，静脈，類洞いずれの由来かは不明である。海綿状血管腫は，扁平な一層の内皮細胞により裏打ちされた大型で拡張性の血管腔が集合して海綿状の構築を示す腫瘍である。海綿状血管腫の腫瘍全体が線維化，硝子化，石灰化により硬化変性したものを硬化性血管腫と称する。

■ **診断** 肝原発良性腫瘍のなかで最も多い。大部分は無症状であるが，まれに腫瘍内の血栓形成による消費性の凝固能低下（Kasabach-Merritt〈カサバッハ-メリット〉症候群），自然破裂あるいは外傷性破裂による出血，腹痛や圧迫感などを呈することがある。10 cmを超える大型の血管腫では破裂や腹痛などの症候をきたしやすいとされている。

血管腫は検診や他疾患精査時の超音波検査にて偶然指摘されることが多い。超音波検査では高エコーを呈することが多いが，内部が硬化変性している例では内部低エコーを含む例もみられる。呼吸や体位によりエコー輝度が変化する所見（カメレオンサイン）は特徴的とされるが診断における有用性は低い。脂肪肝例では，周囲実質に比し相対的に低エコー結節として描出されることがある。診断確定には造影dynamic CTが最も有用であり，周囲辺縁から結節様に濃染され（図1-21-1），遅延相まで濃染が持続するパターンが認められれば，ほぼ診断確定ができる。造影CT施行困難例では単純・造影MRIを行う。ソナゾイド®によ

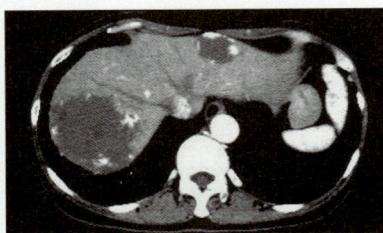

図 1-21-1　典型的な血管腫の造影 dynamic CT 像
動脈相早期。肝右葉および左葉に, 辺縁から内部へ突出する結節状の濃染を呈する血管腫がみられる

る造影超音波検査では，経時的な濃染経過を連続的に観察できる。辺縁から内部への結節様濃染がとらえられた場合の陽性適中率は高い。Kupffer 相では Kupffer 細胞の不在を反映して欠損となるが，もともと高輝度であった場合，周囲と比較し欠損と認識できないことがある。

臨床上の問題は，悪性腫瘍との鑑別である。慢性肝疾患例では肝細胞癌との鑑別が最も重要である。超音波検査診断が血管腫疑いとされていても，慢性肝疾患例や，径が 2 cm 以上ある例では，造影 dynamic CT を施行したほうがよい。CT でも鑑別が困難な場合，経皮針生検を検討する。基礎疾患のない若年例ではじめて指摘された小病変の場合，6 カ月〜1 年ごとの超音波検査などによる経過観察にて増大傾向がないことを確認することが推奨される。高齢者や，他臓器悪性腫瘍を合併する例などで，転移性肝腫瘍との鑑別が必要な場合，やはり dynamic CT を施行しておくほうがよいと思われる。

■ 治療　治療を要する例はきわめてまれである。腹痛などの臨床症状，急速な増大傾向，自然破裂または外傷性破裂による出血，消費性の血液凝固能低下を認める，あるいは諸検査で悪性が否定しきれない例では，根治目的の肝部分切除，症状緩和目的の肝動脈塞栓術や放射線照射が検討される。

血管筋脂肪腫

● 定義・概念　血管筋脂肪腫 (angiomyolipoma: AML) は血管内皮細胞，平滑筋細胞，脂肪組織が混在した腫瘍である。正常肝に発生し，成人女性に多い。多くは無症状であるが，腹痛や不快感を認める例もある。まれに腫瘍破裂による腹腔内出血が認められる。腎の AML が常染色体優性遺伝性疾患である結節性硬化症にしばしば合併することが知られているが，肝 AML と結節性硬化症合併の報告は少ない。

■ 診断／治療　検診などの画像検査にて偶然に指摘されることが多い。超音波検査では脂肪成分を反映して高輝度を呈することが多い。CT は単純で低吸収，造影では種々の程度の濃染を示す。MRI は脂肪成分の有無の評価に有用である。肝細胞癌との鑑別が最も重要で，画像検査で診断困難な場合，生検を要する。生検組織にて平滑筋由来細胞が HMB45 や MelanA 染色で陽性となることが診断に有用な所見となる。破裂例，増大例，悪性を否定できない例では切除を考慮する。

【近藤　祐嗣】

● 参考文献
1) Schiff ER et al eds : Diseases of the liver, 10th edition, Lippincott Williams & Wilkins, 2007
2) 中沼安二ほか : 腫瘍病理鑑別診断アトラス　肝癌, 文光堂, 2010

22 肝膿瘍

● 定義・概念　肝膿瘍 (liver abscess) とは，細菌や原虫などが肝組織内に侵入し，肝内に膿瘍を形成する病態である。病原体により，細菌性 (pyogenic) と非細菌性 (non-pyogenic) に大別され，後者の原因として，アメーバ，真菌，寄生虫があげられる。
● 疫学　以前は急性虫垂炎に続発する経門脈感染が多くみられたが，現在は総胆管結石をはじめとする胆道閉塞に続発する経胆道感染が 30〜40% を占め，特に高齢者において増加している。悪性疾患に対する抗がん剤や免疫抑制剤投与例，AIDS（後天性免疫不全症候群）合併など, 日和見感染による肝膿瘍も新たな問題となっている。さらには肝細胞癌に対する肝動脈塞栓療法 (TAE) や経皮的エタノール注入療法 (PEIT)，ラジオ波焼灼療法 (RFA) などの治療後に生じる医原性の肝膿瘍も増加している。それ以外の基礎疾患としては，糖尿病や慢性腎疾患，Crohn（クローン）病などがあげられる。

アメーバ性肝膿瘍は熱帯・亜熱帯に多く，わが国では海外渡航者に多いことが多いが，温帯でもほぼ全域にみられる。近年は男性同性愛者間感染など性感染症 (sexually transmitted disease : STD) として問題となっている。
● 病因・病態生理と分子メカニズム　肝組織への細菌侵入経路としては以下のものがある。

経胆道性：総胆管結石や悪性腫瘍などによる胆道閉塞に伴って，腸内細菌が胆管内へ逆行性に感染を起こし，さらに肝内へ波及する経路。

経門脈性：虫垂炎や憩室炎など腹腔内の門脈領域内の感染巣から，経門脈性に細菌が肝内へ達する経路。アメーバもこの経路で肝臓に運ばれる。

経肝動脈性：細菌性心内膜炎や敗血症に伴い，肝動脈を介して肝内に散布される。比較的小さいものが多発する傾向がある。

隣接感染巣からの波及：胆嚢炎や横隔膜下膿瘍など，隣接する肝周囲臓器から炎症が波及する経路。

外傷性：交通事故のような外傷に伴い，直達性に肝に感染する経路。

医原性：肝癌に対する TAE や PEIT，RFA などの治療後に生じる医原性肝膿瘍。ただこの場合，細菌の侵入経路は針やカテーテルの刺入時よりも，併存する胆道狭窄などに伴い経胆道性に侵入することが多い。

起因菌はグラム陰性桿菌であるクレブシエラ属 (Klebsiella)，Escherichia coli が多く，次いでグラム陽性球菌の Streptococcus milleri 群，腸球菌 (Enterococcus)，Staphylococcus aureus，さらには嫌気性菌も重要な起因菌である。細菌培養で 2 種類以上の菌が検出されることもある。ただ近年，胆道系もしくは悪性腫瘍の積極的な手術，内視鏡的逆行性胆管膵管造影 (ERCP) や胆管ステント留置な

どの処置の普及により、起因菌も変化しつつある。
- **臨床症状** 発熱、右季肋部痛、肝腫大が三主徴で、最も多いのは発熱で約90%にみられる。ただいずれも肝膿瘍に特異的なものではなく、なかには全まったく臨床症状を呈さない症例もある。膿瘍が横隔膜に接している場合では、胸水や胸痛を認めることもある。
- **検査成績** 血液検査では炎症を反映して、白血球増加と核の左方移動、CRP(C反応性蛋白)上昇、ESR(赤血球沈降速度)亢進がほぼ全例でみられる。肝機能検査では、特に胆道疾患に起因する場合、アルカリホスファターゼ(ALP)、γ-グルタミルトランスペプチダーゼ(γ-GTP)、グルタミン酸オキサロ酢酸トランスアミナーゼ(GOT)、グルタミン酸ピルビン酸トランスアミナーゼ(GPT)、ビリルビンの上昇を伴うことが多いが、必ずしも肝機能異常を伴わない症例もある。
- **診断** 超音波、CT、MRIなどによる画像検査がきわめて重要である。

腹部超音波検査：早期の肝膿瘍は高エコーを呈するが、組織の融解壊死に伴い膿瘍腔が形成されると低エコー域が増加し、不均一に描出されるようになる。肝腫瘍との鑑別が必要になることもあるが、肝膿瘍ではこのように超音波所見が比較的短期間に変化していくことが特徴の一つである。

CT：単純撮影にて低吸収域として描出される。dynamic CTでは典型的には早期相で膿瘍腔を取り囲む壁の一部がリング状に濃染され、後期相ではそのリング状濃染が厚くなるが、中心部は造影されない。また早期相で膿瘍周囲への炎症波及に伴い、区域性ないし楔状の濃染が一過性に出現することがある(図1-22-1)。

肝腫瘍との鑑別が困難な場合、穿刺吸引による膿汁の確認により診断される例もある。

比較的大きな単一の膿瘍が肝右葉にあり、海外渡航歴や男性同性愛といったリスクのある患者では、アメーバ性肝膿瘍を考える。アメーバ性では、チョコレート様色調を呈する膿汁が特徴的である。

また血清アメーバ抗体が約95%で陽性と報告されており、診断に有用である。

加えて、肝膿瘍をみたら、細菌の侵入経路と原因検索が重要である。すなわち経胆道性が疑われた場合は胆道閉塞や総胆管結石などの有無、経動脈性や門脈性が疑われた場合は腹腔内をはじめとする他の感染巣の検索などを画像診断の際に行っておく必要がある。

- **治療と薬理メカニズム** 可能であれば超音波ガイド下でのドレナージを行う。一般に5cmを超えるような膿瘍では、チューブ留置による持続ドレナージが推奨される。抗菌薬の選択は感染経路や感染源によって異なるが、empiric therapyとしてはアンピシリン(ampicillin)/スルバクタム(sulbactam)やピペラシリン(piperacillin)/タゾバクタム(tazobactam)といったβ-ラクタマーゼ阻害薬配合ペニシリン系薬の単剤投与や、セフトリアキソン(ceftriaxone)などの第3世代セフェム系+クリンダマイシン(clindamycin)、β-ラクタム系抗菌薬が使用できない場合にはシプロフロキサシン(ciprofloxacin)+クリンダマイシンなどが使用される。アメーバ性肝膿瘍に対してはメトロニダゾール(metronidazole)を投与する。抗菌薬の投与期間は細菌性の場合、4～6週間継続する。これらの治療に

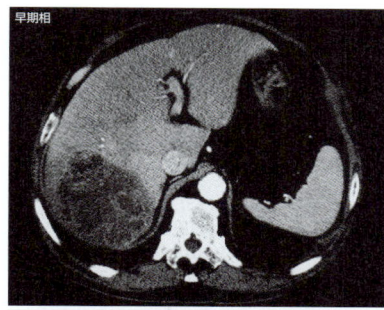
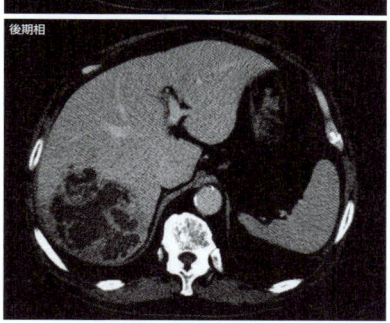

図1-22-1 細菌性肝膿瘍の腹部造影CT像
70歳男性。肝右葉後区域に直径10cm大の低吸収腫瘤を認める。内部には多房性の嚢胞構造を伴っており、造影後期相で嚢胞壁の造影効果が認められる。早期相では膿瘍周囲への炎症波及に伴い、肝実質の造影効果が不均一になっている

対する反応が不良の場合は、外科的ドレナージを考慮する。
- **経過・予後** 経皮的ドレナージと抗菌薬の適切な使用により、軽症例での治療成績は向上しているが、重症例、特に免疫不全などの基礎疾患を持つ症例での死亡率は依然として10～30%と高い。

【中川 勇人】

参考文献
1) Kaplan GG et al : Population-based study of the epidemiology and the risk factors for pyogenic liver abscess. Clin Gastroenterol Hepatol 2 : 1032-1038, 2004

23 肝嚢胞

- **定義・概念** 肝嚢胞とは、上皮細胞に囲まれた液体を貯留した肝内の空間をさす。広義には、外傷によって肝内に出血や胆汁が貯留したときに生じる嚢胞(外傷性肝嚢胞)や寄生虫性肝嚢胞や肝膿瘍など、内腔をおおう上皮細胞を認めないような仮性嚢胞も含む。嚢胞性肝疾患には、さまざまな分類法が提唱されているが、臨床的には、まず寄生虫性か非寄生虫性か、さらに非寄生虫性を先天性と後天性に分け、先天性のものを単発性と多発性、後天性

のものを外傷性，炎症性，腫瘍性に分ける方法が用いられる[1]。肝嚢胞に感染を合併する場合（感染性嚢胞肝）もあり，それぞれ病因や病態が大きく異なってくる。

▶疫学
単層性の上皮細胞で被覆された単純性肝嚢胞は，すべての年齢層で認められる。肝臓と腎臓に多くの嚢胞が認められる多発性肝嚢胞（polycystic liver disease）は，女性が男性に比して4～5倍多い[2]。腫瘍性肝嚢胞である胆管嚢胞腺腫は，大部分が女性であるが，胆管嚢胞腺癌では性差がない。これら腫瘍性の肝嚢胞は，肝内の嚢胞状病変の5%以下にすぎないとの報告もある[3]。胎生期の発生異常である線毛性前腸性肝嚢胞（肝線毛上皮嚢胞）や遺伝子異常を背景に発症する多発性肝嚢胞は比較的まれな疾患と考えられているが，生涯指摘を受けずに過ごしている患者も多数いるとみられている。

▶病因・病態生理と分子メカニズム
単純性肝嚢胞（simple liver cyst）：臨床的には最も発生頻度が高く，先天性の原因があげられているが，発生メカニズムは明らかにされていない。多発する症例もあり，通常は単房性であるが，大きなものには壁内に小嚢胞形成が認められる場合もある。

良性多発性肝嚢胞（benign polycystic liver disease）：遺伝子異常により発症し，乳児型と成人型に分けられる。乳児型は常染色体劣性遺伝を示し，fibrocystin をコードする PKHD1（polycystic kidney and hepatic disease 1）遺伝子異常によると考えられている。腎にも多数の嚢胞を形成し，腎障害が問題となり，常染色体劣性多発性腎疾患（autosomal recessive polycystic kidney disease：ARPKD）の肝病変ととらえることもできる。一方，成人型は常染色体優性遺伝（autosomal dominant polycystic liver disease：ADPLD）を示し，約半数が常染色体優性多発性嚢胞性疾患（autosomal dominant polycystic kidney disease：ADPKD）を合併している。polycystin1 をコードする PKD1（polycystic kidney disease1）または PKD2 の異常が原因と考えられている。

感染性肝嚢胞（infected liver cyst）：嚢胞内に感染を生じ，発熱や腹痛をきたす疾患で，感染経路として胆道系からの逆行性感染が多く，大腸菌などの腸内細菌が起因菌として多い。多発性嚢胞腎や透析中，糖尿病を合併しているものが多いとの報告がある。

外傷性肝嚢胞（traumatic liver cyst）：腹部の鈍的外傷にて，肝実質が損傷した結果，出血や胆汁が貯留して生じる嚢胞であり，仮性嚢胞に相当する。大部分は血腫で，平均4カ月間の経過で吸収され，消失することが多い。

腫瘍性肝嚢胞（cystic tumor of the liver）：嚢胞状となる肝腫瘍として，胆管嚢胞腺腫と胆管嚢胞腺癌があげられる。いずれも多房性の嚢胞となり，まれな疾患で，肝嚢胞状疾患の5%以下である。腺癌では，壁肥厚や壁内に腫瘤結節を認める。腺腫では，内容液が粘液性の場合，嚢胞壁をなす上皮細胞の下に基底膜を形成し，さらにその基底膜下に間葉性間質が認められる。この間葉性間質が卵巣の間質に類似している。内容液が漿液性の場合には，この間葉性間質は認められない。

寄生虫性肝嚢胞（parasitic cyst of the liver）：肝包虫症またはエキノコックス症（echinococcosis）と呼ばれる疾患で，原因として単発性の嚢胞を形成する単包条虫（単包虫症）と

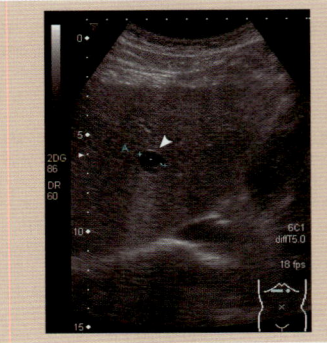

図 1-23-1 単純性肝嚢胞の超音波画像
▷が示す低エコー域が嚢胞であり，後方エコーの増強を認める

小さな嚢胞の集族を形成する多包条虫（多包虫症）がある。虫卵が食物とともに摂取され，腸管内で六鉤子虫となり，腸管壁を破って門脈内に侵入，肝に定着してエキノコックスと呼ばれる幼虫となり嚢胞を形成する。多包虫症の場合，嚢胞壁を破って芽出し，周囲に多数の小嚢胞を形成する。さらに他臓器に転移し，二次包虫を形成することから，単包虫症よりも悪性度が高い。

▶臨床症状・検査成績
肝嚢胞の種類により，それぞれ臨床症状も異なってくる。

単純性肝嚢胞：多くは無症状であり，超音波検査や CT，MR などで偶然発見されることが多い。経時的にも変化を示さないことが多く，まれに増大を示す。

良性多発性肝嚢胞：多嚢胞性腎疾患に関係して，発見されることが多い。思春期から嚢胞が増加・増大し，肝腫大による腹部膨満感，腹部の鈍痛，嚢胞内出血による腹部の仙痛を生じることが多い。

感染性嚢胞肝：発熱や腹痛が認められる。血液生化学検査において，炎症所見が認められる。

外傷性肝嚢胞：腹痛や腹部膨満感，黄疸を示すこともある。血液生化学検査において，アスパラギン酸アミノトランスフェラーゼ（AST），アラニンアミノトランスフェラーゼ（ALT）といった肝逸脱酵素の上昇のほか，胆道系酵素の上昇も認められる。

腫瘍性肝嚢胞：腹部腫瘤，腹痛，時に黄疸が認められるが，無症状で偶然発見されることもある。

寄生虫性肝嚢胞：当初は自覚症状を認めず，緩徐に進行し，肝腫大による上腹部不快感や腹部膨満感をきたし，さらには腹水・黄疸といった肝不全徴候を示すようになる。

▶診断
単純性肝嚢胞：超音波検査にて，辺縁平滑な円形の無エコー域として描出され，特徴的な後方エコーの増強を認める（図 1-23-1）。CT では，壁に増強効果はなく，内容液は水と同程度の CT 値を示し，MRI では内容物を反映して，T1 強調画像にて低信号，T2 強調画像にて著しい高信号を示すが，超音波検査と相補的に診断しないと診断が困難な場合もある。嚢胞内に腫瘍（壁内結節）を認める場合には，

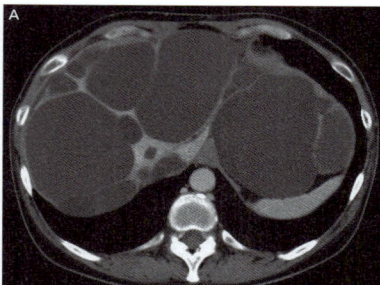

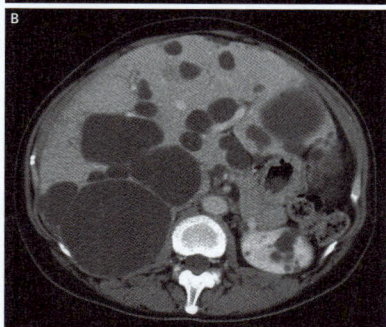

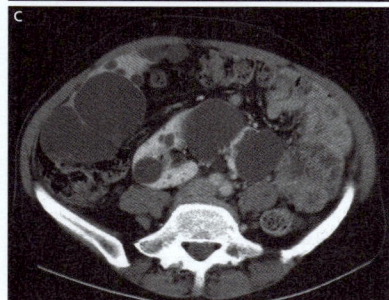

図 1-23-2　良性多発性肝囊胞の CT 像
A, B, C 同一症例。肝内に大小不同の囊胞が多数認められ, 周囲臓器を圧排している。腎臓にも多数の囊胞を認め, 右腎は尾側中央に大きく変位している

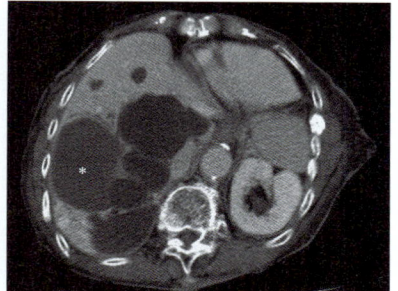

図 1-23-3　良性多発性肝囊胞に感染性肝囊胞を合併した症例
肝内の多数の囊胞のうち, *印の囊胞は他の囊胞よりも CT 値が上昇しており, 感染が疑われた。この囊胞の穿刺液から *Escherichia coli* が検出された

腫瘍性囊胞を疑う必要がある。

良性多発性肝囊胞：両側の腎臓に多数の囊胞を認め, 肝内に大小不同の囊胞が多数認められる場合に診断される。一部の囊胞に, 囊胞内に出血や感染を生じて, complicated cyst と呼ばれる病態を形成していることもある。von Meyenburg complex と呼ばれる胆管性微小過誤腫を合併することも多い（図 1-23-2）[4]。

感染性囊胞肝：CT にて, 囊胞内の CT 値が水よりも高くなり, 内部がモザイク状になり, 囊胞壁や隔壁が増強効果を示すようになる。超音波像では, スラッジエコーを示し, ガスエコーが出現することもある。診断前から使用された抗菌薬により, 内容液の培養でも起因菌が判明しないことが多い（図 1-23-3）。

外傷性肝囊胞：腹部外傷の既往があり, 超音波検査にて診断されることが多い。CT や MRI において, 時期により異なる所見を示す。臨床経過がわからないと, 腫瘍性囊胞との鑑別が困難な場合もある。

腫瘍性肝囊胞：超音波検査や CT にて, 隔壁を伴う多房性の囊胞として描出され, 囊胞壁に充実性腫瘤が認められる。この充実性腫瘤が, 造影 CT において増強効果を持つ場合には腺癌が疑われる。穿刺吸引した内容液の CEA や CA19-9 の上昇や細胞診が, 他の囊胞との鑑別に役立つが, 一般に腺腫と腺癌との鑑別は困難である。

寄生虫性肝囊胞：わが国では最近, 単包虫症の発生が途絶えているが, 世界では牧羊地帯となる広い範囲に流行地があるため, 輸入感染症として注目されている。多包虫症では, 北海道に生息するキタキツネに寄生（感染）している場合があるため, 居住歴や旅行歴が診断にあたって重要な情報となる。酵素抗体法を用いた血清検査の診断率が向上している。CT ではほぼ全例に石灰化を認め, 囊胞, 壊死変性部分など多彩な像を示す。腹腔鏡により, 肝表面に灰白色から乳白色のかたい不整形の腫瘤が観察され, さらに近接すると 1〜2 mm 大の微小結節の集合体であることがわかる。やわらかい部分（囊胞部分）を狙った生検では, 内容液が腹腔内に流出することによるアナフィラキシーショックを生じるため禁忌とされている。充実性のかたい部分からの生検により確定診断する。多包虫症の病期が進んだ場合, 肝膿瘍や肝硬変と誤診されることがある。

■ 治療と薬理メカニズム／経過・予後

単純性肝囊胞：治療の必要はない。囊胞が大きくなり, 周囲臓器に対する圧排症状があれば, 腹腔鏡による開窓術やエタノールやミノマイシンなどの注入による硬化療法が報告されている[5]。予後は良好である。

良性多発性肝囊胞：症状がなければ治療の必要はない。た

だし肝嚢胞の形成が著しい場合，黄疸をきたし，肝移植の適応となることもある．感染を合併した場合，ドレナージ術などの適応となる．

感染性肝嚢胞：抗菌薬投与のみではコントロールが困難であり，ドレナージ術を要することが多い．難治例や再発例も認め，サイズによっては外科的処置を検討すべきと考えられる．

外傷性肝嚢胞：最近では保存的に治療される傾向にあるが，同時に生じている血行動態の変化や胆汁漏出，消化管損傷の有無により，開腹すべきか個々の症例で分かれる．出血が持続（嚢胞サイズが増大）する場合には，肝動脈塞栓術や肝切除も検討すべきである．

腫瘍性肝嚢胞：胆管嚢胞腺癌は腺腫から悪性化して生じると考えられており，いずれも肝切除が一般的な治療法である．十分な切除マージンをもった肝切除が行われた場合には，予後良好と考えられている．

寄生虫性肝嚢胞：早期発見・早期治療が望ましく，単包虫症は肝切除で予後は良好と考えられているが，多包虫症では肝切除にて病巣すべてを摘出しないと予後不良と考えられる．

〔寺谷 卓馬〕

参考文献
1) Lambruschi PG et al：Massive unifocal cyst of the liver in a drug abuser：case report and review of the literature. Ann Surg 189：39-43, 1979
2) Kanel GC et al：Developmental, familial, metabolic disorders. Atlas of Liver Pathology, 2nd edition, p173-191, Elsevier Saunders, 2005
3) Tsiftsis D et al：Primary intrahepatic biliary cystadenomatous tumors. J Surg Oncol 64：341-346, 1997
4) Karhunen PJ：Adult polycystic liver disease and biliary microhamartomas（von Meyenburg's complexes）. Acta Pathol Microbiol Immunol Scand A 94：397-400, 1986
5) Moorthy K et al：The management of simple hepatic cysts：sclerotherapy or laparoscopic fenestration. Ann R Coll Surg Engl 83：409-414, 2001

24 寄生虫による肝疾患

はじめに

わが国では寄生虫疾患はおおむね減少しているが，エキノコックス症など流行地域が拡大している疾患もある（表1-24-1）．また，海外渡航の増加など新興・再興している疾患もある．

肝住血吸虫症

■ **定義・概念／疫学**　住血吸虫は主に門脈系に寄生する．ヒトに寄生する住血吸虫は，日本住血吸虫（*Schistosoma japonicum*），マンソン住血吸虫（*Schistosoma mansoni*），メコン住血吸虫（*Schistosoma mekongi*）などが知られている．日本国内では，広島県片山地方，関東利根川中流域，甲府地方，九州筑後川流域などが日本住血吸虫感染の流行域だったが，1980年代以降は新規感染者は報告されていない．中国の揚子江流域やフィリピンなどでは日本住血吸虫が現在も分布しており，マンソン住血吸虫はアフリカ大陸や中南米に分布している．

■ **病因・病態生理と分子メカニズム**　腸間膜静脈-門脈系に寄生した成虫が産卵し，一部の虫卵は毒素で腸管が剝落し糞便中に排出される．水中で孵化すると有毛幼虫（ミラシジウム（miracidium））になり，淡水性陸貝に入り成育・増殖して有尾幼虫（セルカリア（cercaria））になる．淡水性陸貝は，日本住血吸虫の場合は宮入貝（ミヤイリガイ）（別名：片山貝（カタヤマガイ））である．ミヤイリガイから水中に遊出したセルカリアは，経皮的にヒトに侵入し，大部分は循環系を通り最終的に肝に運ばれる．感染早期には虫卵に対する免疫反応が，慢性期には肝臓内の門脈塞栓や虫卵周囲の肉芽腫形成，肝線維化が病態である．

■ **臨床症状・検査成績**　初感染2～3週目で発熱，倦怠感，腹痛などがみられ，肝外症状としては出血性腸炎や血性下痢がみられることもある．この時期には血液検査所見で炎症反応，好酸球増加，肝酵素（アスパラギン酸アミノトランスフェラーゼ（AST），アラニンアミノトランスフェラーゼ（ALT））の軽度上昇がみられる．感染が数カ月以上持続すると，虫卵周囲すなわち門脈周囲肝線維化が生じ，これらが近接する肝内胆道系にも及ぶと，肝酵素には，胆道系酵素（アルカリホスファターゼ（ALP），γ-グルタミルトランスペプチダーゼ（γ-GTP））の上昇もみられる．

■ **診断**　糞便中の虫卵検査で診断を確定する．虫卵検査で陰性であっても，免疫・血清学的検査も有用とされる．日本住血吸虫症では，腹部超音波検査やCT検査で網目状パターンがみられる．腹腔鏡検査や肝生検により虫卵が証明されることもある．

■ **治療と薬理メカニズム／経過・予後**　プラジカンテル（praziquantel：PZQ）が用いられる．1～2日間の経口投与で著効し，門脈圧亢進も改善することが多いとされる．

また中間宿主のミヤイリガイ撲滅のため，殺貝剤の散布や水路のコンクリート化などが試みられてきた．

肝包虫症（エキノコックス症）

■ **定義・概念／疫学**　包虫症には単包虫症（cystic echinococcosis）と多包虫症（alveolar echinococcosis）がある．わが国では多包虫症が人獣共通感染症として問題となっており，感染症法ではただちに届出の必要な四類感染症に指定されている．ほとんどは北海道に分布しているが，最近は他地域にも広がりつつある．

■ **病因・病態生理と分子メカニズム**　多包条虫（*Echinococcus multilocularis*）の終宿主はキツネ，イヌなどの肉食獣である．中間宿主は家畜哺乳類が多いが，ヒトも経口的に侵入する．虫卵は小腸で孵化し，腸壁に侵入し門脈から肝内に運ばれる．小嚢胞を形成し，内部で原頭節（protoscolex）をつくり幼虫となる．これらが嚢胞壁の外に新たな嚢胞をつくり，小嚢胞が集簇した蜂巣状構造を形成する．

■ **臨床症状**　感染後，数年は無症状で経過する．進行すると倦怠感，右季肋部痛，腹部膨満感などの症状が出現し，発熱や黄疸もみられるようになる．局所病変の増大により巨大腫瘤，胸腔内進展をきたしたり，血行性に肺や脳などに寄生したりすることもある．

■ **検査成績**　腹部超音波検査やCT検査で，石灰化巣や囊胞，充実性病変などを認める．

■ **診断**　北海道の居住歴やキツネとの接触歴などを問診する．血液検査でELISA（固相酵素結合免疫測定法）やウエ

表1-24-1 寄生虫疾患

		肝臓	胆道	肝胆道系以外の標的臓器	画像所見
吸虫	日本住血吸虫	+		脾腫	腹部超音波検査、CT検査で肝内の網目状パターン
	肝吸虫症	+	+	脾腫	進行例で脾腫
	肝蛭症	+	+	中枢神経、眼、皮下	腹部超音波検査で低エコー腫瘤、CT検査で多房性嚢胞
条虫	単包虫症	+		肺、中枢神経	腹部超音波検査やCT検査で石灰化巣や嚢胞
	多包虫症	+		肺、中枢神経	腹部超音波検査やCT検査で石灰化巣や多発嚢胞
回虫	肝胆道回虫症	+	+	肺	腹部超音波検査やMRCP検査で胆管内に虫体
	肝トキソカラ症	+		眼、中枢神経、肺	腹部超音波検査やCT検査で多発性小結節影
原虫	アメーバ肝膿瘍	+		下部腸管	腹部超音波検査、CT検査で膿瘍像

MRCP：磁気共鳴胆管膵管造影

スタンプロット法で診断する。

■ **治療と薬理メカニズム／経過・予後** 外科的切除が最も有効である[1]。治癒的切除ができない場合、アルベンダゾール（albendazole：ABZ）の長期治療が必要である。また最近では、経皮的吸引・ABZ（または高張生理食塩水）注入・再吸引療法（percutaneous puncture, aspiration, injection, reaspiration：PAIR）も試みられている。

肝吸虫症

▶ **定義・概念／疫学** 肝吸虫症（clonorchiasis）は肝吸虫（*Clonorchis sinensis*）による肝・胆道系の寄生虫症である。日本、韓国、中国などの東アジアに分布している。タイ、マレーシアなどに近似種のタイ肝吸虫（*Opisthorchis viverrini*）が分布する。胆道系に長期寄生し、胆道系悪性腫瘍の合併が多くみられる[2]。

▶ **病因・病態生理と分子メカニズム** 終宿主の糞便から排出された虫卵は、第一中間宿主のマメタニシに入りセルカリアになる。その後、第二中間宿主の淡水魚（コイ、フナなど）に入り被嚢幼虫（メタセルカリア（metacercaria））になる。この淡水魚の生食や生水飲用で終宿主であるヒトに感染する。感染後は十二指腸で脱嚢して幼虫となり、胆道に入り長期に寄生する。

▶ **臨床症状・検査成績** 少数の虫体の寄生では症状は軽い。多数の寄生で腹部膨満感、腹痛などの自覚症状がみられる。進行した場合には、他覚的に肝腫、黄疸、貧血などがみられる。

▶ **診断** 糞便または胆汁より虫卵を検出する。感度は高くないが、血清学的にELISAで診断されることもある。胆道系悪性腫瘍の合併にも注意する必要がある。

■ **治療と薬理メカニズム／経過・予後** プラジカンテルにより駆虫される。

肝トキソカラ症

▶ **定義・概念／疫学**
イヌ回虫（*Toxocara canis*）、ネコ回虫（*Toxocara cati*）の幼虫がヒトに寄生する。トキソカラ症は内臓型（肝トキソカラ症を含む）、神経型、眼型、潜在型に分類される。比較的まれな疾患と考えられてきたが、実際には感染者が多いとする報告もみられる[3]。

▶ **病因・病態生理と分子メカニズム** イヌやネコの腸管内に寄生した成虫が産卵し、排泄された虫卵が体外で幼虫包蔵卵になる。これがヒトに経口的に侵入し消化管内で孵化すると、幼虫は消化管粘膜から門脈を経て肝内に移行する。さらに他臓器に移行するが、一部は肝内で肉芽腫を形成する。ヒト体内では幼虫のままで、成長も増殖もしない。

▶ **臨床症状・検査成績** 軽度の発熱や一過性の腹痛などがみられる。重症例では肝腫瘤を呈することもある。皮疹が出現することもある。血液検査では好酸球増加やIgE（免疫グロブリンE）上昇がみられる。腹部超音波検査やCT検査では小結節の多発がみられる。

▶ **診断** 血清中の抗体で診断する。

■ **治療と薬理メカニズム／経過・予後** 肝病変自体は予後良好だが、中枢神経や眼への移行は重篤な病態になる可能性がある。ABZが第一選択である。

肝胆道回虫症

▶ **定義・概念／疫学** 回虫（*Ascaris lumbricoides*）の寄生による。世界中に広く分布しているが、極東、南インド、南アフリカに特に多い。わが国でも第二次世界大戦前後に多くの感染者がみられたが、農耕の肥料が人糞から化学肥料に変化し、最近ではまれな疾患になった。

▶ **病因・病態生理と分子メカニズム** ヒトの糞便中に排泄された受精卵は外界で幼虫包蔵卵になる。この虫卵が経口的に摂取されると小腸で孵化し、幼虫が小腸壁から門脈を経て肝臓に運ばれる。さらに血流で心臓、肺に移行し、肺胞、気管支、気管を経て嚥下され、再び腸管内に体内移行する。成虫になり小腸内にとどまるが、時に十二指腸乳頭から胆道系に侵入することがある。これら肝・胆道系に寄生したものが、肝胆道回虫症である。

▶ **臨床症状・検査成績** 無症状のことも多いが、胆道系の通過障害から胆嚢炎、胆管炎、胆膿瘍をきたす場合もある。

▶ **診断** 糞便検査で虫卵を検出する。腹部超音波検査や磁気共鳴胆管膵管造影（MRCP）で胆管内の虫体を認めることもある。

■ **治療と薬理メカニズム／経過・予後** ピランテルパモエイト（pyrantel pamoate）を駆虫薬として用いる。胆道内に虫体が遺残した場合には、内視鏡的逆行性胆管造影（ERC）や外科手術による虫体摘出を行うこともある。

肝蛭症

▶ **定義・概念／疫学** 肝蛭（かんてつ）症（fascioliasis）の原因となる肝蛭（*Fasciola hepatica*, *Fasciola gigantica*）は、本来は草食哺乳動物（ウシ、ヤギ、ヒツジなど）に寄生する大型吸虫である。まれにヒトにも感染する人獣共通感

染症である．世界中に広く分布しており，わが国でも増加している．

▶病因・病態生理と分子メカニズム
草食哺乳動物の糞便中に排泄された虫卵は，水中でミラシジウムになり，中間宿主のヒメモノアラガイに入りセルカリアとなる．再び水中に遊出しメタセルカリアになり，草食動物に取り込まれる．水生植物の生食，農作業後の手指を介した経口摂取，ウシ肝の生食などでヒトに感染する．経口摂取されたメタセルカリアは，小腸内で脱嚢し，壁を穿通し腹腔内に出る．さらに肝被膜を破り肝内に迷入し遊走する．胆管に移動し，定住して成虫となる．

▶臨床症状 虫体が腹腔内を移行する際には腹痛がみられる．その後の急性期には発熱，上腹部痛が持続する．アレルギー反応として蕁麻疹様の皮疹がみられることもある．胆管に移行した慢性期には，右季肋部の鈍痛や不規則な発熱，間欠的な黄疸などがみられることもある．

▶検査成績 血液検査で好酸球増加やIgE（免疫グロブリンE）上昇，炎症反応の上昇がみられる．胆道系酵素（ALP，γ-GTP）の上昇もみられる．腹部超音波検査では境界不明瞭，内部不均一な低エコー腫瘤がみられる．慢性期には胆道内の虫体が描出されることもある．CT検査では多房性嚢胞様の病変がみられる．

▶診断 糞便や十二指腸液から肝蛭の虫卵を検出する．血清・免疫学的検査も有用である．また，腹腔鏡検査や肝生検を行うこともある．

■治療と薬理メカニズム／経過・予後 一般的には予後良好である．かつてはビチオノール（bithionol：BTN）が用いられていたが，最近はプラジカンテルが第一選択である．欧米ではトリクラベンダゾール（triclabendazole：TCBZ）が用いられている．胆管内に寄生した慢性期の虫体を，ERCで描出し摘出した報告もある．

アメーバ肝膿瘍

▶定義・概念／疫学 腸管寄生性原虫である赤痢アメーバ（*Entamoeba histolytica*）の感染による．腸管感染から経門脈的に肝臓に波及し，肝膿瘍をきたす．性風俗産業従事者，男性間性交渉者（men who have sex with men：MSM）や施設入所知的障害者での感染が報告されている．感染症法で，診断後7日以内に届け出が必要な五類感染症に分類されている．

▶病因・病態生理と分子メカニズム 外界条件に抵抗力の強い囊子（cyst）が，便中に排泄され，ヒトに経口感染する．小腸内で脱嚢し栄養型（trophozoite）になり，大腸粘膜に寄生する．経門脈的に肝臓に移行し，肝膿瘍をきたす．アメーバ感染が成立しても，肝膿瘍を発症するのは5%以下である．

▶臨床症状 発熱，腹痛，全身倦怠感，肝腫大など，細菌性肝膿瘍と同様である．

▶検査成績 腹部超音波検査で低エコー，CT検査で低吸収域の膿瘍を認める．細菌性肝膿瘍に比べ，肝右葉に多く，単発で径が大きいことが多い．

▶診断 血清学的に診断する．肝膿瘍穿刺液（アンチョビソース様，他に暗赤色，赤桃色など）で栄養型虫体を認めることもある．但検査での検出率は低い．

■治療と薬理メカニズム／経過・予後 メトロニダゾール（metronidazol：MNZ）を用いる．経皮的肝膿瘍ドレナージについては治療期間の短縮，膿瘍穿破予防など肯定的意見と，侵襲や播種の懸念など否定的意見とがある．全身状態が悪くなければ予後良好だが，B型肝炎やHIV（ヒト免疫不全ウイルス）感染など重複感染のチェックが不可欠である．

【藤永 秀剛】

▶参考文献
1) Informal Working Group on Echinococcosis : Guidelines for treatment of cystic and alveolar echinococcosis in humans. WHO. Bull World Health Organ 74 : 231-242, 1996
2) Watanapa P et al : Liver fluke-associated cholangiocarcinoma. Br J Surg 89 : 962-970, 2002
3) Won KY et al : National seroprevalence and risk factors for Zoonotic Toxocara spp. infection. Am J Trop Med Hyg 79 : 552-557, 2008

2 胆道・膵疾患総論

1 胆道・膵臓の構造と機能

胆道の構造

胆道は胆管・胆嚢の総称であるが，肝臓から分泌される胆汁の貯留および十二指腸への分泌が主な機能であり，腎臓と並ぶ代謝物質排泄経路としての役割を果たす．その経路としては，肝細胞間の毛細胆管から細胆管，小葉間胆管，肝内胆管となる．その後，肝外で肝管となり，左右の肝管が合流し総肝管となる．次に，肝右葉前部の陥凹部（胆嚢窩）にある胆嚢から胆汁流出入路である胆嚢管と合流して（3管合流部），総胆管となり，十二指腸内腔へと開口する．以上が，解剖学的名称であるが，外科的名称として，左右肝管およびその合流部を肝門部胆管，それ以下から膵臓上縁までを等分して上部胆管・中部胆管とし，膵内胆管を下部胆管とする名称がある．

総胆管開口部が大十二指腸乳頭（Vater〈ファーター〉乳頭）である．胆管の遠位端には括約筋があり，これが収縮していると，胆汁は十二指腸へは流出せず，胆嚢に貯留される（**図2-1-1**）．

通常，総胆管は膵頭部の後上面の陥凹部のなかを通り，十二指腸壁内で膵管と合流し，共通管となって大十二指腸乳頭部に開口する．合流部よりも上部まで括約筋（主なものはOddi〈オッディ〉括約筋と呼ばれる）が存在するため，胆汁と膵液は混ざらず「分流」されている．「膵管と胆管が十二指腸壁外で合流する先天性の奇形」と定義される膵胆管合流異常においては，この共通管が長いため括約筋機能が合流部まで及ばず，膵液と胆汁の交互逆流からさまざまな病態を呈する（16章3-1参照）．

胆道の機能

肝臓からの胆汁分泌は1日500〜1,000 mLである．その約98%が水分であり，胆汁酸，コレステロール，ビリルビン，レシチンなどを含む．

胆汁酸は肝細胞においてコレステロールから合成される

一次胆汁酸（コール酸とケノデオキシコール酸）と，これらが腸内細菌に分解され生成される二次胆汁酸（デオキシコール酸とリトコール酸）があり，その他に胆石溶解療法に使用されるウルソデオキシコール酸などがある。胆汁酸は食事由来の脂肪・脂溶性ビタミンをミセル化し，その消化吸収に機能する。その機能を果たした後，ほとんどは回腸遠位部から再吸収され，門脈を経て肝臓に戻る（「腸肝循環」）。この腸肝循環が障害された場合，脂肪の消化吸収障害から栄養状態不良となる。

「癌取扱い規約 第9版」で，大十二指腸乳頭は「胆道」の一部として分類される。消化管ホルモンにより胆囊が収縮し，胆管内圧が上昇すると，Oddi 括約筋が弛緩し，胆汁が十二指腸に流出する。その後，胆管内圧が低下するとOddi 括約筋が収縮し，十二指腸に流出しない胆汁が胆囊に貯留しはじめる。

胆囊に貯留した胆汁は濃縮される。胆囊上皮細胞における水・電解質の吸収により，肝臓胆汁と比較して5～10倍に濃縮される。

さまざまな原因による胆管閉塞により胆汁流出が障害された場合，胆管内圧上昇により，胆汁は類洞を経て血管内に流入し（胆管静脈逆流（cholangio-venous reflux）），「閉塞性黄疸」という病態を呈する。この状況下で，胆管内に細菌が著明に増加し，胆管内圧上昇から細菌またはエンドトキシンが血液中に逆流した場合には，急性胆管炎を発症する。緊急ドレナージを要する内科救急疾患である。

膵臓の構造

膵臓は，横長な分泌腺であり，胃の背側の後腹壁を横切る後腹膜臓器である。体表からは，第1～第2腰椎の高さで右傍臍部から左側腹部に位置する。膵頭部は十二指腸の弯曲に入り込み，鉤状突起が上左方に伸びて上腸間膜動脈背側に位置する（図 2-1-2）。膵頭部が背側を通る上腸間膜静脈の左縁で，膵体尾部と区別され，残りを等分し膵体部と膵尾部が定義される。その解剖学的位置から，膵疾患による腹痛は心窩部から左季肋部に局在し，比較的持続性で背部へ放散することが多い。

膵組織は大部分が外分泌腺細胞である。これは，腺房細胞と腺房中心細胞が形成する腺房が集簇した小葉からなり，腺房細胞が膵液を分泌する。一方，内分泌腺細胞には，α(A)細胞，β(B)細胞，δ(D)細胞などがあり，Langerhans

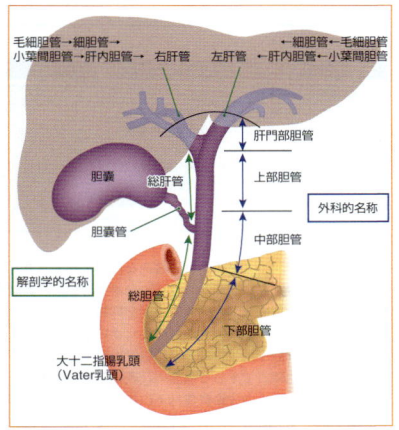

図 2-1-1　胆道（胆管・胆囊）の構造

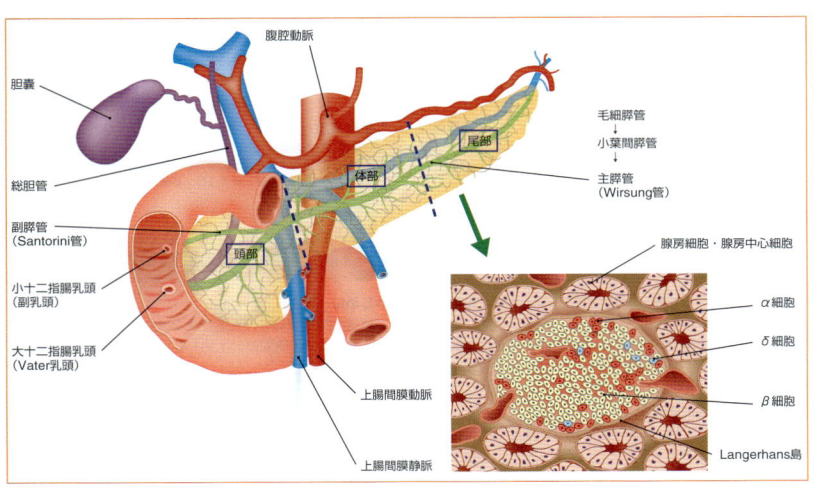

図 2-1-2　膵臓の構造

(ランゲルハンス)島という島状のクラスターを形成している(図2-1-2)。

膵液の十二指腸への流出路である膵管は，膵尾部から毛細膵管，小葉間膵管と合流しながら，主膵管を形成する。主膵管(Wirsung〈ヴィルズング〉管)は，分枝膵管と合流しながら，膵実質の中央を貫通し，膵頭部で下方へ向き，胆管と合流後に十二指腸へ開口する(大十二指腸乳頭)。発生学的には，主膵管は背側膵原基内の尾部側膵管と腹側膵基内の膵管が癒合して形成される。膵液は正常で1日1,000 mL程度分泌される。

副膵管(Santorini〈サントリーニ〉管)は主膵管から分岐するようにみえるが，そもそもは背側膵原基の十二指腸側膵管が，遺残・退化したものである。鉤状突起および膵頭下部の膵液を小十二指腸乳頭(副乳頭)経由で流出する。

膵管癒合不全では，副膵管と主膵管との合流を認めない。胎生5週頃，前腸の肛門側に腹側膵原基と背側膵原基が生じる。その後，腹側膵基の左軸は消失し，右葉が時計方向に回転し，背側膵原基と癒合，腹側膵原基は膵頭部下部を，背側膵原基は膵頭部上部と対尾部を形成し，胎生12週までに原型が形成される。膵管癒合不全は，両膵原基が癒合した後も両膵管に交通のみられない形成異常である(16章4-1参照)。

膵臓の機能

膵臓は外分泌腺と内分泌腺をあわせ持つという特徴がある。膵液を介して消化酵素を十二指腸へ分泌(外分泌)する一方で，内分泌ホルモンを血中へ分泌する。

膵外分泌の機能と障害

膵外分泌は膵液分泌というかたちで行われるが，多くの消化酵素の腸管への分泌が主な機能である(表2-1-1)。分泌された消化酵素は，特定pHの腸管環境，あるいは他の消化酵素や胆汁と混じることで活性化され機能するようになる。

膵外分泌は迷走神経と消化管ホルモンの2系統により調節される。膵刺激ホルモンとしては，セクレチンとコレシストキニン(CCK)があり，十二指腸から上部空腸粘膜に存在する内分泌細胞から血中へ遊離する。セクレチンの遊離促進因子は十二指腸へ流入する胃酸であり，十二指腸内pHが4.5以下で遊離が起こる。CCKも同じく食物・胃酸の十二指腸流入で遊離し，胆嚢収縮・Oddi括約筋弛緩を介して胆汁および膵液を十二指腸へ分泌する。

外分泌障害により蛋白・脂肪の消化吸収障害から脂肪便・低栄養状態を呈する。

膵外分泌機能検査としては，BT(*n*-benzoyl-l-tyrosine〈ベンゾイルチロシン〉)-PABA(*p*-amino-benzoic acid〈パラアミノ安息香酸〉)試験(PFD(pancreatic function diagnostant test)試験)が行われる。キモトリプシンで分解されるBT-PABAの内服後に尿中PABA測定を行うことで，膵から分泌されるキモトリプシンの活性を測定している。

膵内分泌の機能と障害

内分泌腺細胞には，α(A)細胞，β(B)細胞，δ(D)細胞などがあり，それぞれグルカゴン，インスリン，ソマトスタチンと呼ばれるホルモンを分泌する(表2-1-2)。

グルカゴンは血糖を上昇させ，インスリンは逆に血糖を

表2-1-1 膵液に含まれる主な消化酵素

消化酵素	消化対象
アミラーゼ	炭水化物(デンプン)
リパーゼ	脂肪
トリプシノーゲン (十二指腸でトリプシンへ活性化)	蛋白
キモトリプシノーゲン (十二指腸でキモトリプシンへ活性化)	蛋白
カルボキシペプチターゼ	蛋白
エラスターゼ	蛋白
コラゲナーゼ	蛋白性線維・軟骨質物質
リボヌクレアーゼ	核酸
レシチナーゼA	レシチン

表2-1-2 内分泌細胞とホルモンおよびその機能

内分泌細胞	ホルモン	機能
α(A)細胞	グルカゴン	血糖上昇 消化管運動抑制
β(B)細胞	インスリン	血糖低下
δ(D)細胞	ソマトスタチン	胃酸分泌抑制(ガストリン分泌抑制) 消化管運動抑制 インスリン分泌抑制 グルカゴン分泌抑制

低下させる。ソマトスタチンは普遍的な抑制ホルモンで，主にはグルカゴンおよびインスリンの分泌を抑制し，胃酸分泌などの消化液の分泌・消化管運動を抑制する。グルカゴン・インスリンは膵臓でしか産生されないが，ソマトスタチンは神経細胞や消化管内分泌細胞でも産生される。

膵内分泌機能障害で生じる病態の代表は糖尿病である。特に慢性膵炎による内分泌機能低下に伴う糖尿病を膵性糖尿病と定義する。しかし，この場合にはグルカゴン分泌の低下も伴うため，通常の1型糖尿病・2型糖尿病とは異なる臨床像を呈する。

逆に膵内分泌を促進させる病態としては，各種内分泌腫瘍によるものがある(16章4-9参照)。

内分泌機能低下の評価としては，一般的な耐糖能検査を施行する。

【濱田　毅・伊佐山　浩通・小池　和彦】

参考文献
1) 癌取扱い規約抜粋 消化器癌・乳癌 第9版，金原出版，2009
2) 日本膵胆管合流異常研究会診断基準検討委員会：膵・胆管合流異常の診断基準(案)．胆と膵 8:115, 1987

2 胆道・膵疾患の問診・診察

はじめに

胆道・膵疾患患者の主訴で主なものを以下にあげる。それぞれにおける問診のポイントをおさえておく必要がある。

胆道・膵疾患の問診

腹痛

まず，腹痛をきたした疾患は消化器疾患だけではないという点に注意が必要である。内分泌，代謝，血液，循環器，呼吸器疾患などの消化器疾患以外でも腹痛を生じることが

ある。胆道・膵疾患の腹痛は，上腹部痛が多いが，胃・十二指腸潰瘍などの上部消化管疾患だけでなく，心筋梗塞や腹部大動脈瘤，胸膜炎，肺炎などでも同様の症状を訴える場合がある。

その鑑別のために，問診の際には，腹痛の部位・性状，急性なのか慢性なのか・突然腹痛は出現したのか，誘因の有無，随伴症状（発熱や嘔気など）の有無，これまでに同様のエピソードがあったかどうかなどを尋ねる。

腹痛をきたす胆道・膵疾患のうち，代表的なものを以下にあげる。

胆石発作：高脂質食を摂取後数時間で発症する。十二指腸で感知され，胆嚢の強収縮により，浮遊していた結石が頸部に嵌頓して発症する。嵌頓した疼痛に加え，急激に胆嚢内圧が上昇することが疼痛の原因と考えられている。胆嚢に痛みが限局していることが特徴である。胆石発作は繰り返していることが多く，また検診の腹部超音波検査などで胆石を指摘されたことがあるという場合も多い。既往歴や検診結果を聞くことは診断に役立つ。

急性胆嚢炎：上記胆石発作が長時間持続し軽快しない場合や発熱を伴う場合には急性胆嚢炎を考える必要がある。悪心・嘔吐を伴うことも多い。周囲への炎症波及により腸管蠕動の低下，麻痺性イレウスをきたすこともある。重症の場合には，胆嚢穿孔から腹膜炎を合併することもある。胆嚢穿孔を起こさなければ，急性胆管炎と比較すると重篤にはならないことが多い。

胆管結石：総胆管結石は，無症状のこともあるが，結石が下部総胆管に嵌頓した場合には疼痛が生じる。その場合の疼痛は，嵌頓した疼痛だけでなく，上昇した胆管内圧に伴う疼痛であり，肝臓全体に痛みが及ぶ。右肩に放散することもある。結石の嵌頓および嵌頓解除を繰り返せば，それに応じて腹痛発作も繰り返すこととなる。胆管閉塞をきたせば，胆道感染を併発し，急性胆管炎となる。

急性膵炎：急性膵炎の腹痛は，典型的には心窩部や臍周囲に重篤な疼痛を生じ，背部，側腹部，下腹部などに放散することもある。疼痛は背臥位で増強し，前胸位（胸膝位）で軽減する。これは，後腹膜への炎症の波及による。腸管蠕動低下により悪心・嘔吐を伴うことも多い。発熱をきたすことも多いが，高熱をきたすことはまれであり，胆石膵炎による胆管炎の合併を考える必要がある。また，原因精査のために，アルコール多飲や高脂質食の大量摂取のエピソードの有無，胆石や総胆管結石の既往歴，服薬歴（特に薬剤性膵炎の原因薬剤として知られているL-アスパラギナーゼやアザチオプリン，シクロスポリン，タクロリムスなど），膵炎の家族歴を確認する必要がある[3]。

慢性膵炎：長期大量飲酒歴のある腹痛患者であれば，慢性膵炎を疑う。慢性膵炎の腹痛は，背部痛を伴う，アルコールや脂肪摂取後に増悪する，背臥位で増悪し，前胸位（胸膝位）で軽減するといった特徴がある。膵管・膵組織内圧の上昇，膵内神経障害，蛋白分解酵素の活性化による自己消化などにより疼痛が生じるとされる。ただし，膵性疼痛を生じずに非代償期にいたり，慢性下痢や脂肪便，体重減少などの消化不良を主訴に受診することもある。慢性膵炎の非代償期であれば，腹痛を伴わずに膵内外分泌機能障害を反映した膵性糖尿病（体重減少や口渇，多尿）を主訴に来院することもある。

膵癌：膵外神経叢などの膵周囲への浸潤や，膵管閉塞による閉塞性膵炎によって疼痛が生じる。非特異的な腹痛患者のなかに膵癌が隠れているかもしれない，という意識は重要である。膵癌に特徴的な背部痛や体重減少を伴わないことも多い。最近糖尿病を指摘された，または糖尿病の治療中であるがコントロールが悪化したなどのエピソードを伴っていれば，膵癌を疑うべきである。

発熱

発熱をきたす胆道・膵疾患には以下のようなものがある。

感染性：急性胆嚢炎，急性胆管炎，感染性膵壊死，膵膿瘍，肝膿瘍。

非感染性：急性膵炎（微熱程度のことが多い），悪性腫瘍（胆道癌・膵癌）による腫瘍熱。

発熱の発症時期・持続時間などの熱型，随伴症状（黄疸，嘔気，腹痛，全身倦怠感）の有無などを尋ねる。

検診結果を含めた既往歴および現在治療中の疾患について聴取することも重要であり，診断の参考となる。胆石を指摘されたことのある患者では，胆嚢炎や総胆管結石による胆管炎，胆嚢炎を鑑別にあげる。胆管空腸吻合術後の患者では逆行性胆管炎，膵癌や胆管癌・胆嚢癌などによる胆道閉塞により胆管にステントを留置している患者ではステント閉塞による胆管炎を疑う。また，黒色便などの上部消化管出血を疑う所見も伴っている場合は，胆道出血による発熱も考える必要がある。

発熱，腹痛，黄疸は胆管炎にみられるCharcotの三徴といわれているが，感度は50～70%程度である[1]。また，Charcotの三徴に敗血症の症状であるショックと意識障害を加えたReynoldsの五徴は急性閉塞性化膿性胆管炎の所見として知られている。ただし，すべて満たさないことも多く，特に高齢者では，黄疸が出現する前に急激にショック状態となることがある。急性閉塞性化膿性胆管炎は，cholangiovenous reflux（胆管から類洞を介して細菌が静脈内へ入り菌血症となる）により，急激に重症化することのある疾患であり，迅速に診断を行い，治療を開始する必要がある。

悪寒戦慄とともに高熱をきたしている場合に鑑別すべき疾患として，肝膿瘍があげられる。38℃以上の発熱，右季肋部痛，肝腫大が三主徴であるが，すべてそろわずに不明熱としてなかなか診断がつかない場合もある。化膿性肝膿瘍の場合には，他の全身感染症・敗血症の有無，虫歯の有無，肝内結石・総胆管結石などの胆管閉塞をきたす疾患の有無，内視鏡的逆行性胆管造影（endoscopic retrograde cholangiography：ERC）や肝癌に対する肝動脈塞栓術などの治療歴の有無，糖尿病やステロイド・免疫抑制剤内服，化学療法施行などの易感染状態の有無を確認する必要がある。アメーバ性肝膿瘍の場合には，海外渡航歴の確認が重要になる。また，最近は海外渡航歴がなくても，性行為関連疾患として生じることもある。

黄疸

眼球結膜黄染や皮膚黄染，尿の暗色化を主訴に来院する。これらを周囲から指摘されて来院することも多い。

胆道・膵疾患による黄疸は，肝外胆汁うっ滞（閉塞性黄疸）である。皮膚掻痒感も訴えることが多い。胆道・膵疾

以外にも，肝疾患（ウイルス性肝炎・肝硬変，アルコール性肝硬変，薬剤性肝障害，Wilson〈ウィルソン〉病，自己免疫性肝炎など），溶血性疾患などの血液疾患，心疾患，妊娠性などで黄疸を呈することがある。鑑別をするため，既往歴，漢方や市販薬・健康食品を含めた服薬歴，輸血・手術歴，刺青・薬物中毒歴，海外渡航歴，生ガキ摂取歴，飲酒歴などを尋ねる。体質性黄疸である Gilbert〈ジルベール〉症候群の鑑別のためには絶食による黄疸増悪の有無も確認する。また，灰白色便を認めれば，抱合型ビリルビンが腸管循環できないことで生じるため，肝後性黄疸であると判断できる。

眼球結膜や皮膚の黄染，尿の黄染や便の灰白色化に気づいた時期，体重減少の有無，随伴症状（発熱，腹痛，嘔気など）の確認も重要である。発症が急激であり，腹痛や発熱を伴う黄疸であれば，総胆管結石による胆管炎を疑う。胆道癌や膵頭部癌，乳頭部癌などによる胆道閉塞の場合は，発症が緩徐であることが多く，発熱や腹痛などを伴わずに黄疸のみで受診することも多い。体重減少や食欲不振を伴う場合にも悪性疾患を考える必要がある。乳頭部癌の場合，黄疸が早期より出現することが多い。ただし，経過中に黄疸が改善することがある，という点が他の胆道癌や膵頭部癌とは異なる。腫瘍増大によって腫瘍が壊死し，胆汁が流出するようになるためである。

胆道・膵疾患の診察

胆道・膵疾患に感染を合併している場合は，ショック状態を呈していることがある。特に急性閉塞性化膿性胆管炎などは，急速にショック状態に陥る可能性がある。まずバイタルサインなどの全身状態の把握を行う必要がある。加えて，緊急胆道ドレナージなどの処置が必要な状態かどうかを迅速に判断する必要がある。

また，胆嚢炎の胆嚢穿孔など，腹膜炎となる疾患もあるため，腹膜炎のサインを見逃さないことも重要である。腹膜炎の所見としては，反跳痛・筋性防御・腸雑動音減弱などがあげられる。

胆道・膵疾患においても，通常どおりに視診，聴診，打診，触診の順に行う。胆道・膵疾患における診察所見のポイントとしては以下のものがあげられる。

視診： 手術痕の有無，眼球結膜の黄染・皮膚の黄染の有無，眼瞼結膜の貧血の有無，重症急性膵炎患者でみられることのある側腹部の皮膚着色斑（Grey-Turner〈グレイターナー〉徴候）や臍周囲の皮膚着色斑（Cullen〈カレン〉徴候）の有無を確認する。ただし，Grey-Turner 徴候や Cullen 徴候は，発症直後ではなく発症数日後にみられるという点に注意が必要である。

聴診： 腸蠕動音だけでなく血管雑音の有無も確認する。膵癌による血管浸潤によって血管雑音が聴取される場合もある。急性膵炎による麻痺性イレウスでは，腸蠕動音が減弱・消失する。急性胆嚢炎の炎症波及や胆嚢穿孔による腹膜炎では，やはり腸蠕動音が減弱・消失する。

打診： 腹水の有無，腸管拡張の有無，肝腫瘍の有無などを調べる。腹水が貯留している場合は，腹部の打診にて濁音を呈する。腹部膨隆を伴い，かつ鼓音の亢進を認める場合は腸管拡張を疑う。

触診： 腹水の有無，腫瘤の有無・部位，腫瘤を触知するか

を確認する。

腹痛の部位の確認では，自発痛の部位から離れた部位から診察する。よく知られている特徴的な所見としては，Murphy〈マーフィ〉徴候や Courvoisier〈クールヴォアジェ〉徴候がある。

- **Murphy 徴候** 胆嚢結石などによる胆嚢炎の場合に，右季肋部を圧迫しながら吸気をさせると疼痛により呼吸が停止する所見である。吸気により，肝臓とともに胆嚢も足側に移動してくるためこのような所見がみられる。機序は同様であるが，腹部超音波検査のプローブによる圧迫による疼痛を生じる，sonographic Murphy 徴候も重要である。感度は63％程度であるが，特異度は93.6％とすぐれている[1]。
- **Courvoisier 徴候** 三管合流部以下の胆管癌や膵頭部癌，十二指腸乳頭部癌などによる閉塞性黄疸において，腫大した胆嚢を触知する所見である。胆嚢結石などによる胆嚢炎とは異なり，炎症所見は認めないために疼痛も生じない。

【内野　里枝】

参考文献
1) 急性胆道炎の診療ガイドライン作成出版委員会編：科学的根拠に基づく急性胆管炎・胆嚢炎の診療ガイドライン，医学図書出版，2005
2) Willis GC, 松村理司監訳：Dr. ウィリス ベッドサイド診断 身体診察でここまでわかる！，医学書院，2008
3) 急性膵炎診療ガイドライン2010 改訂出版委員会編：急性膵炎診療ガイドライン2010 第3版，金原出版，2009

3　胆道・膵疾患の血液検査

はじめに

腹痛，発熱，黄疸，上腹部の不定愁訴（食欲不振，腹部膨満感），腰背部痛をみた場合，胆道・膵疾患を疑う（図 2-3-1）。血液検査を行うのと同時に，腹部超音波検査を行うことが望ましい。血液検査結果の解釈には，発生している病態を正確に把握しておくことが最も重要であり，そのためには画像検査所見とあわせて判断する必要がある。

測定項目としては，胆道疾患では総ビリルビン（直接と間接），グルタミン酸オキサロ酢酸トランスアミナーゼ（GOT），グルタミン酸ピルビン酸トランスアミナーゼ（GPT），アルカリホスファターゼ（ALP），乳酸脱水素酵素（LDH），γ-グルタミルトランスペプチダーゼ（γ-GTP）などの肝胆道系酵素を測定する。高ビリルビン血症が直接優位の場合は，胆道障害と肝実質障害を鑑別する必要がある。この際にウイルスマーカー（A 型肝炎ウイルス〈HAV〉，B 型肝炎ウイルス〈HBV〉，C 型肝炎ウイルス〈HCV〉など）の測定を行うと同時に，腹部超音波検査により胆管の拡張（通過障害の有無を示唆する）の有無を確認することが必要である。腹部超音波検査で腫瘍性病変が疑われた場合には，腫瘍マーカーの測定を要する。閉塞性黄疸であると判断された場合には，緊急ドレナージの適応の有無の判断が必要となる。

膵疾患についてはアミラーゼ，リパーゼの測定を行う。また臨床症状や白血球数，C 反応性蛋白（CRP）から炎症の程度を評価し，急性膵炎，急性胆道炎（胆管炎，胆嚢炎）と

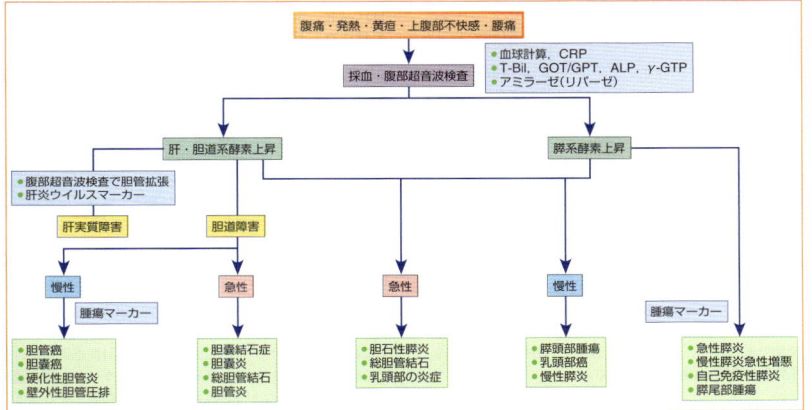

図 2-3-1　胆道・膵疾患の診断フローチャート
CRP：C反応性蛋白，T-Bil：総ビリルビン，GOT：グルタミン酸オキサロ酢酸トランスアミナーゼ，GPT：グルタミン酸ピルビン酸トランスアミナーゼ，ALP：アルカリホスファターゼ，γ-GTP：γ-グルタミルトランスペプチダーゼ

診断された場合は，それぞれガイドラインに基づいた重症度判定を行い，緊急性の判断を行う。

血液生化学検査

血清トランスアミナーゼ

グルタミン酸オキサロ酢酸トランスアミナーゼ(glutamic oxaloacetate transaminase：GOT)と，グルタミン酸ピルビン酸トランスアミナーゼ(glutamic pyruvic transaminase：GPT)がある。GOTはL-アスパラギン酸＋α-ケトグルタル酸→L-グルタミン酸＋オキサロ酢酸を触媒する酵素で，GPTはL-アラニン＋α-ケトグルタル酸→L-グルタミン酸＋ピルビン酸を触媒する酵素である。GOTはアスパラギン酸アミノトランスフェラーゼ(asparate aminotransferase：AST)とも呼ばれ，肝以外にも心筋，骨格筋，腎などに存在するため，心筋梗塞や筋肉疾患で上昇を認めることがある。GPTはアラニンアミノトランスフェラーゼ(alanine aminotransferase：ALT)とも呼ばれ，大部分が肝のみに存在するため，肝疾患に対する特異性が高い。

血清トランスアミナーゼ(serum transaminase)は肝細胞の変性・壊死によって血中に遊出し，ほとんどすべての肝疾患で上昇する。胆道疾患によっても，胆道内圧の上昇からの肝細胞傷害を反映して上昇する。正常値はGOTは5〜40 IU/L，GPTは0〜35 IU/Lである。

ALP(アルカリホスファターゼ)

アルカリホスファターゼ(alkaline phosptase：ALP)はアルカリ性で作用し，リン酸エステルの加水分解を触媒する酵素である。ALPの正常値は80〜260 IU/L程度。ALPは，肝臓，骨，腸，腎臓などのさまざまな臓器に存在し，臓器障害の発生の際に血液中に遊出する逸脱酵素である。

表 2-3-1　アルカリホスファターゼ(ALP)のアイソザイム

	由来臓器	上昇時の臨床的意義
ALP₁	肝臓	閉塞性黄疸，限局性肝疾患
ALP₂	肝臓	肝・胆道系疾患(慢性肝炎，肝硬変など)
ALP₃	骨	小児成長期 骨疾患 甲状腺機能亢進症
ALP₄	胎盤	妊娠末期
ALP₅	小腸	血液型B，O型，高脂肪食後
ALP₆	肝臓，腸	潰瘍性大腸炎(活動期)

ALPのアイソザイムは6つに分けられ，骨性，胎盤性，小腸性由来のものがあるため，骨疾患，成長期，妊娠時にも上昇する(表2-3-1)。

肝に含まれるALPは胆道より排泄されるため，胆汁うっ滞に伴い上昇する。特に胆石症・胆嚢炎，胆管炎，膵癌などによる閉塞性黄疸の際，著明に上昇する。肝外・肝内胆汁うっ滞の両者で上昇するが，肝外胆汁うっ滞ではALP₁とALP₂がともに上昇し，肝内胆汁うっ滞ではALP₂のみが上昇する。

また，ALPの上昇は必ずしも肝・胆道系疾患によるものとはかぎらず，癌の骨転移，妊娠，慢性腎不全などでも高値となる。血液型B型，O型のために高値を示す場合もある。

γ-GTP(γ-グルタミルトランスペプチダーゼ)

γ-グルタミルトランスペプチダーゼ(γ-glutamyl transpeptidase：γ-GTP)はγ-グルタミルトランスペプチドからグルタミル基を他のペプチドやアミノ酸に転移する酵素である。正常値は0〜40 IU/Lである。ALP，ロイシンアミノペプチダーゼ(LAP)同様に肝・胆道系疾患，膵疾患で上昇するが，ALPと異なり骨疾患では上昇しない。アルコー

LAP（ロイシンアミノペプチダーゼ）

ロイシンアミノペプチダーゼ（leucine aminopeptidase：LAP）は蛋白やペプチドの N 末端を加水分解する蛋白分解酵素である。正常値 8〜175 IU/L。人体に広く分布しているが，特に腸粘膜，肝臓などで活性が高い。LAP は閉塞性黄疸や限局性肝障害（肝内胆汁うっ滞型）で ALP，γ-GTP 同様に上昇する。臨床的意義は，基本的には肝・胆道系疾患と妊娠の際以外には上昇をきたさない点にある。

LDH（乳酸脱水素酵素）

乳酸脱水素酵素（lactic dehydrogenase：LDH）は乳酸やピルビン酸の酸化・還元を触媒する酵素で，細胞が破壊まぎわになると血中に逸脱する。肝をはじめ心筋・赤血球などさまざまな臓器に存在する。逸脱の程度は GOT/GPT に比べ軽度である。アイソザイムは LDH_1〜LDH_5 に分けられる。正常値は 200〜400 IU/L である。

ビリルビン

ビリルビン（bilirubin）は，ヘモグロビンの構成物であるヘムの通常の分解代謝産物である。また黄疸の黄色の原因物質である。ビリルビンは胆汁または尿から排泄される。肝臓においてビリルビンはグルクロン酸転移酵素によりグルクロン酸の抱合を受け，直接ビリルビンとなり胆汁中へ排泄される。このため，肝細胞傷害，胆汁排泄障害の際，血中ビリルビンの上昇が起きる。正常値は，総ビリルビン（total bilirubin：T-Bil）0.3〜1.2 mg/dL，直接ビリルビン（direct reacting bilirubin：D-Bil）0.1〜0.3 mg/dL である。

間接ビリルビン（indirect bilirubin：I-Bil）優位の上昇は溶血性疾患，シャント高ビリルビン血症，体質性黄疸（Gilbert〈ジルベール〉病，Crigler-Najjar〈クリグラー-ナジャー〉病），肝障害の重症化で認められる。

直接ビリルビン優位の上昇は，種々の肝疾患および，胆道の閉塞性疾患で認められる。

アミラーゼ

アミラーゼ（serum amylase）は多糖類を分解する酵素であり，膵臓，唾液腺にて産生/分泌されるため，膵疾患，特に急性膵炎，唾液腺疾患の際に血中に逸脱し高値を示す。

アミラーゼは電気泳動にて膵型（P 型）と唾液腺型（S 型）のアイソザイムに分類され，その比率は約 4：6 と S 型が多い。正常値は 100〜400 IU/L である。

血中アミラーゼの上昇機序としては，産生臓器から血中への逸脱，膵臓，十二指腸液の消化管からの漏出・吸収，腎臓よりの排泄障害，異所性の産生などがある。

● 注意点
・急性膵炎では，発症後 72 時間以内はアミラーゼは血中で高値を示すが，以後は尿中で高値を示す。
・急性膵炎でのアミラーゼの上昇の値は，膵炎の重症度とは必ずしも一致しない。
・マクロアミラーゼ血症：血中のアミラーゼが免疫グロブリン A（IgA），IgG と複合体を形成したため腎臓より排出されず，血中で高値を示した状態。尿中アミラーゼと乖離を示す。

リパーゼ，ホスホリパーゼ A_2，トリプシン，エラスターゼ 1

リパーゼ，ホスホリパーゼ A_2 はそれぞれ中性脂肪，リン脂質を分解する酵素であり，トリプシン，エラスターゼ 1 は蛋白分解酵素である。

ともにアミラーゼと同様，膵障害の際血中に逸脱し高値を示す。臨床上頻用されるのはリパーゼであるが，リパーゼはアミラーゼに比して膵特異性が高いという特性を持つ。
● 上昇　急性膵炎，慢性膵炎の急性増悪，膵癌，手術後，イレウス，腹膜炎など。
● 低下　膵疾患による膵機能荒廃時。

IgG4

免疫グロブリン G（IgG）には，IgG1〜IgG4 のサブクラスがあり，IgG4 の測定は IgG4 関連疾患の診断に有用である。胆膵領域においては，自己免疫性膵炎，IgG4 関連硬化性胆管炎などが知られている。多彩な画像所見を呈し，膵に腫瘤を形成した場合など悪性腫瘍との鑑別が問題となることも多い。IgG4 の基準値はネフェロメトリー法で 4.8〜105 mg/dL。自己免疫性膵炎においては診断基準に IgG4 値が採用されている。

胆膵領域の腫瘍マーカー

現在の腫瘍マーカーは，いずれも腫瘍に特異的な物質をとらえているわけではなく，良性疾患においても上昇する場合がある。癌の早期発見のためには，一つの腫瘍マーカーだけで補助診断とするのは危険であり，感度を上げるためには，2〜3 種類の腫瘍マーカーを組み合わせて測定することが必要である。

CEA

carcinoembryonic antigen（CEA）は大腸組織と大腸癌組織に共通して存在する抗原として発見された，分子量約 18 万の糖蛋白質である。最も一般的な腺癌の腫瘍マーカーであり，胆膵癌以外にも，各種消化器癌，肺癌，乳癌，甲状腺癌，卵巣癌にて上昇する。基準値は 2.5 ng/mL 以下（放射免疫測定法〈RIA〉），または 5 ng/mL 以下（酵素免疫測定法〈EIA〉）。喫煙，炎症性疾患，自己免疫性疾患での偽陽性が知られているが，時に糖尿病や甲状腺機能低下症においても高値を呈する。

CA19-9

carbohydrate antigen 19-9（CA19-9）は大腸癌培養株 SW1116 を免疫原としてつくられた，モノクローナル抗体 NS19-9 によって認識される 1 型の糖鎖抗原である。腺癌のマーカーであり，胆膵癌をはじめとした多くの消化器癌で上昇し，臨床経過を良好に反映する。基準値は 37 U/mL 以下。

呼吸器疾患，糖尿病，自己免疫性疾患で偽陽性を呈することがある。

また，総胆管結石などによる胆道内圧亢進時に一過性に上昇することがある。そのため，閉塞性黄疸を呈する胆管癌の場合には，実際の腫瘍細胞量よりも高度の上昇を呈する場合がある。化学療法を行う際は，黄疸の改善後にベー

スラインとなる値を測定するのが望ましい。

また、日本人の4〜10%はLewis抗原陰性者であり、CA19-9は上昇しない。

DUPAN-2

pancreatic cancer associated antigen-2（DUPAN-2）はヒト膵癌培養細胞HPAF-1を免疫原として作製された5つのモノクローナル抗体のうちの1つが認識する糖鎖抗原である。膵癌、胆管癌、胆嚢癌、肝癌で上昇を示す。基準値は150 U/mL以下。Lewis抗原陰性者でもDUPAN-2は使用可能である。炎症などの良性疾患においても上昇することがあり、カットオフ値150 U/mLでは偽陽性を認めることが多い。癌特異性を考慮する場合は400 U/mLを高次のカットオフ値として利用することが望ましいとされている。

SPan-1

ヒト膵癌細胞株SW1990を免疫原として作製されたモノクローナル抗体によって認識される糖鎖抗原である。胆膵癌での陽性率が高く、膵良性疾患での偽陽性が少ないことが知られている。基準値は30 U/mL以下である。Lewis抗原陰性者でも上昇しうる。

【有住 俊彦】

4 胆道・膵疾患の画像検査1 腹部超音波検査

はじめに

問診・身体所見から胆膵系疾患が疑われる場合、次いで施行されるべき検査は、採血および腹部超音波検査である。腹部超音波検査はCT・MRIと比較し、簡便かつ迅速で、非侵襲的な画像診断modalityである。そのため無症状の患者におけるスクリーニングにも適しており、疾患の早期発見のきっかけになりうる。また腹痛などの有症状例では、プローブによる圧痛の有無を確認することで原因臓器を推定できる長所を持つ。また放射線被曝がなく繰り返し施行可能なため経時的変化を追うのにすぐれており、急性期疾患の治療効果判定に有効である。さらに呼吸性変動や血流などをリアルタイムに観察でき、生体の任意の断面像を構築できるため、胸腹水穿刺をはじめ、ラジオ波焼灼療法（RFA）や経皮的胆管ドレナージなどの治療の手技にも応用可能である。近年の医療機器の性能向上により高解像度の鮮明な像が得られるようになったことに加えて、新たな造影剤（ソナゾイド®など）の開発により細胞機能を反映した新しい画像診断へと発展している。

すなわち腹部超音波検査は消化器専門医のみならず、腹部疾患に携わるすべての医療者にとって、いわば新しい触診法ともいえるもので、いまや日常臨床に欠かすことのできない診断技術である。ここでは胆膵領域における腹部超音波検査の正常所見・描出のポイントとともに、鑑別診断における腹部超音波検査の臨床的有用性について簡潔に述べたい。

胆道

超音波解剖（図2-4-1）

胆道とは肝細胞で生成・分泌された胆汁が十二指腸に流出するまでの経路であり、胆管と胆嚢が含まれる。肝小葉で生成された胆汁は毛細胆管に分泌され、細小胆管を経て肝内胆管へと流入する。肝内胆管は門脈域を門脈・肝動脈・リンパ管と併走しながら合流を繰り返す。腹部超音波検査で管腔構造として観察可能なのは、肝内胆管二次分枝までであり、肝水平断面で右葉では門脈腹側に、左葉では門脈背側に位置することが多い。ただし右肋間走査では右

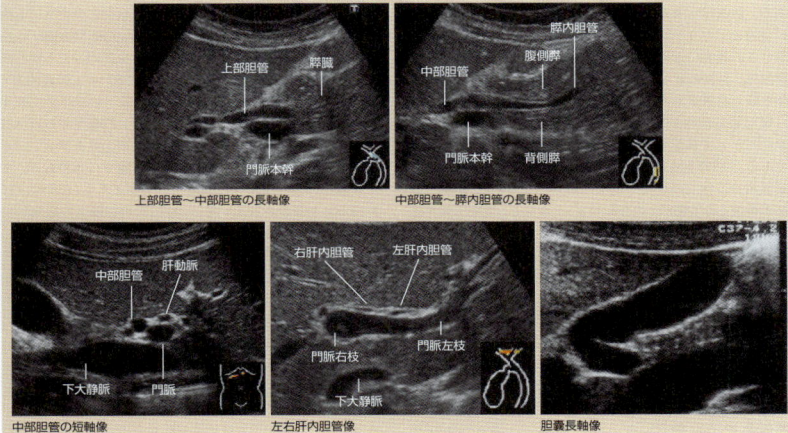

図2-4-1 胆道の腹部超音波像

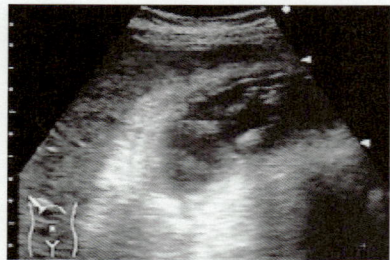

図 2-4-2　急性胆囊炎の腹部超音波像
壁は著しく肥厚し層構造を呈し、各層は不連続的で乱れている。炎症の進行による出血や壊死を示唆する粘膜面の剝離を伴っており、重症例にみられる所見である

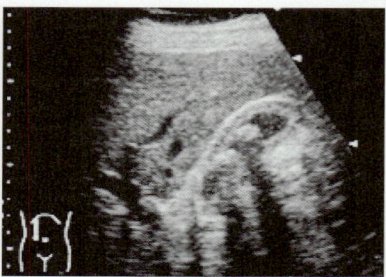

図 2-4-3　慢性胆囊炎の腹部超音波像
胆嚢壁は全周性に肥厚し、伸展が悪く萎縮している。胆嚢内腔に数個の結石がみられる

葉前区域枝は門脈背側に描出される。

その後、肝内胆管はさらに合流を繰り返し、左右肝管・総肝管を形成し肝外へ走行する。胆嚢管と総肝管が合流する部を3管合流部と呼び、総肝管と総胆管が区別されるが、腹部超音波検査では胆嚢管を同定することが困難なため、この部を認識することはできない。肝外胆管は上部では門脈右腹側に位置し、正面からみると下方に向かって逆「く」の字型に走行する。

つまり徐々に外側かつ背側へ、門脈から離れるように走行を変え、膵内では門脈・上腸間膜静脈に対して下外側の位置関係になり、下大静脈腹側に接する膵頭部後面で主膵管と合流し、Vater（ファーター）乳頭から十二指腸へと開口する。

胆囊は分泌された胆汁を濃縮してたくわえる洋ナシ型の囊状器官で、下大静脈と中肝静脈を通る機能的な肝右葉と左葉の境界面である肝主葉裂溝（major lobular fissure）の下方の胆囊窩に位置する。胆嚢の大きさは長径8 cm以下、短径4 cm以下、壁厚3 mm以下で、容量は30～50 mLである。胆嚢はらせん状に屈曲蛇行した胆嚢管を介して胆管に交通しており、胆嚢管側からに頸部、体部、底部に区分される。胆嚢に近接する臓器は、内側の十二指腸下行脚と膵頭部、外側の肝右葉前後下区域（S5, S6）、下面の右腎上極と横行結腸がある。

腹部超音波検査での胆系の評価では、門脈をメルクマールとして体位変換を加えながら（特に左側臥位が有用である）、胆管を連続的に描出することが重要である。また腹部超音波検査の死角や描出の妨げとなる状態（肥満、腹部手術後、消化管ガスの存在など）を理解し、直接所見が描出されなくても間接所見から精査のステージに乗せることも肝要である。

胆嚢疾患

胆嚢疾患のうち比較的頻度が高く重要な疾患として、胆嚢結石・胆嚢炎、胆嚢ポリープ、胆嚢腺筋腫症、胆嚢癌があげられる。腹部超音波検査によるこれらの鑑別には腫大、壁異常、内腔異常に注目する必要がある。胆嚢腫大を認めた場合、胆管拡張の有無とあわせて鑑別する。胆嚢壁肥厚を認めた場合、コメット様エコー（comet-like echo）・三層構造・壁内小嚢胞の有無により鑑別する。内

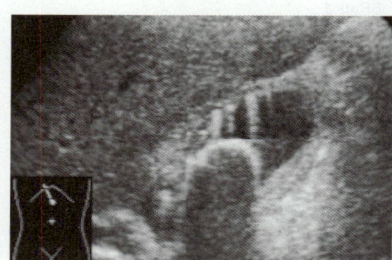

図 2-4-4　胆嚢腺筋腫症の腹部超音波像
コメット様エコーが多発し胆石を伴う

腔異常として三日月エコー・乳頭状エコー・円形状エコー・結節状エコー・デブリエコーという所見が含まれる。

急性胆嚢炎（図 2-4-2）：急性胆嚢炎は胆嚢結石の胆嚢頸部への嵌頓による胆嚢胆汁の流出障害に細菌感染を生じる病態である。腹部超音波検査にて sonographic Murphy sign（プローブによる胆嚢に一致した圧痛）を認めることが診断上、最も重要である（感度65％、特異度87％）。胆嚢腫大・壁肥厚、胆嚢壁 sonolucent layer（漿膜下の浮腫を示唆する胆嚢壁内の低エコー層）、結石・胆泥、胆嚢周囲の液体貯留などの所見も認める。肝胆道系酵素の上昇を伴っている場合は総胆管結石・胆管炎の合併を考慮すべきである。また胆嚢癌の合併を常に念頭におく必要がある（合併頻度は1～1.5％と報告されている）。特に無石胆嚢炎の場合には注意が必要である。

胆嚢結石・慢性胆嚢炎（図 2-4-3）：胆嚢内に結石が存在するものを胆嚢結石という。この結石により慢性炎症が惹起された状態が慢性胆嚢炎である。胆石はその種類や大きさにより腹部超音波検査所見は異なるが、典型的には後方の音響陰影（acoustic shadow：AS）を伴うストロングエコーとして描出される。しばしば小結石・胆泥とコレステロールポリープ・限局性壁肥厚の鑑別を要することがあるが、体位変換による可動性の有無を確認することで鑑別可能である。慢性胆嚢炎の腹部超音波検査上の特徴は、均一な高エコーの壁肥厚・萎縮・変形・胆石・胆泥である。胆嚢壁

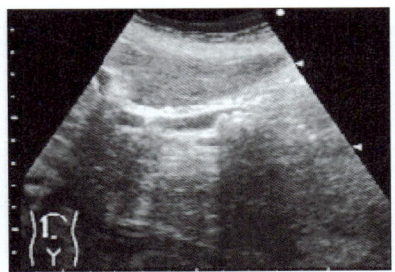

図 2-4-5 総胆管結石の腹部超音波像
総胆管内に音響陰影(AS)を伴う強エコー像として描出される

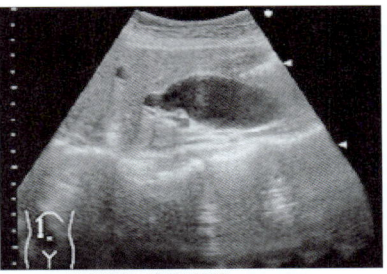

図 2-4-6 総胆管嚢腫の腹部超音波像
肝外胆管の嚢胞状拡張を示す

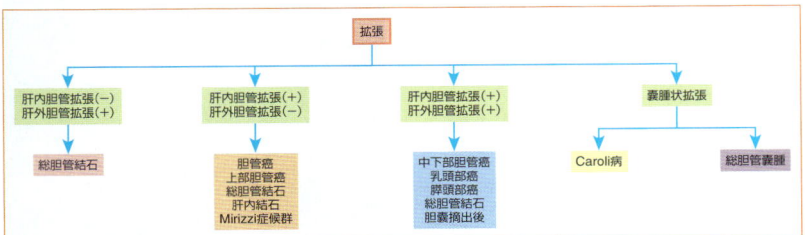

図 2-4-7 胆管拡張による鑑別診断フローチャート

肥厚を呈する疾患として胆嚢癌との鑑別が重要であり, 安易な経過観察は慎むべきである。胆嚢癌では粘膜面が不整で偏側性の低エコーの壁肥厚を示す。また比較的若年者で胆嚢結石がなく慢性胆嚢炎を生じうる背景が乏しいにもかかわらず, 全周性の胆嚢壁肥厚を認める場合, 膵胆管合流異常を積極的に疑う。膵胆管合流異常は胆道癌発症の高リスク群で予防的な外科切除が望まれるため, 超音波内視鏡(EUS)/磁気共鳴胆管膵管造影(MRCP)/内視鏡的逆行性胆管膵管造影(ERCP)による精査を要する。

胆嚢ポリープ・胆嚢腺筋腫症(図 2-4-4)：胆嚢ポリープは胆嚢隆起性病変の肉眼的・臨床的な総称であり, 過形成・コレステロール・腺筋腫様過形成・炎症性・線維性のものから悪性腫瘍まで含まれる。胆嚢ポリープの大部分はコレステロールポリープで, 表面小顆粒状内部点状エコー集族様の有茎性の形態を示す。胆嚢ポリープのうち 10 mm を超えるもの, 表面不整, 増大傾向, 広基性のものは悪性を疑い, 精査を要するが腺腫・腺腫内癌・過形成性ポリープなどとの鑑別はしばしば困難である。胆嚢腺筋腫症は胆嚢壁内の Rokitansky-Ashoff (ロキタンスキー―アショフ)洞(RAS)の増殖と粘膜上皮および筋組織の過形成を特徴とする良性疾患である。腹部超音波検査にて肥厚した胆嚢壁内に壁内結石を示すコメット様エコーや RAS を反映する microcystic area が描出される。有症状例, 表面不整, 不均一な壁肥厚などの所見を伴う場合は, 精査加療の対象となる。

胆嚢癌：胆嚢疾患の診療では, 常に胆嚢癌との鑑別を意識しながら対応することが肝要である。一般に胆嚢癌は粘膜面に不整を有する低エコー病変としてとらえられるが, 隆起性病変, 限局性あるいはびまん性の壁肥厚など種々の形態を呈するため, その画像診断は非常に困難である。EUSや胆管内へのアプローチによる組織学的検索の試みもなされているが, 診断精度は高くなく手術をすすめることも多い。

胆管疾患

胆管疾患の日常診療において胆管炎・閉塞性黄疸は重要であり, 総胆管結石(図 2-4-5), 胆管癌(肝内胆管癌・肝門部胆管癌・胆管癌・乳頭部癌)などの疾患で生じうる。また先天性胆道拡張症(Caroli〈カロリ〉病・総胆管嚢腫(図 2-4-6))も含まれる。胆管疾患の腹部超音波検査による鑑別に際して, 胆管拡張と胆管内腔異常に着目する。胆管疾患では良悪性にかかわらず胆管拡張を生じうる。肝内胆管と肝外胆管を区別して拡張の有無を評価し, 拡張胆管が途絶する閉塞機転を同定することが重要である(図 2-4-7)。

肝内胆管拡張のみで肝外胆管の拡張を伴わない場合, 肝門部より肝側の閉塞機転の存在を疑う。つまり肝門部癌・上部胆管癌・肝内結石・上部総胆管結石・Mirizzi(ミリッツィ)症候群が鑑別疾患にあげられる。一方肝内・肝外ともに胆管拡張を認める場合, 中下部胆管癌(図 2-4-8)・乳頭部癌・膵頭部癌・総胆管結石・膵炎などが鑑別にあげられる。胆管内腔の異常として, 円形状高エコー, 結節状エコー, 狭窄・閉塞という所見があげられる。胆管内腔の高

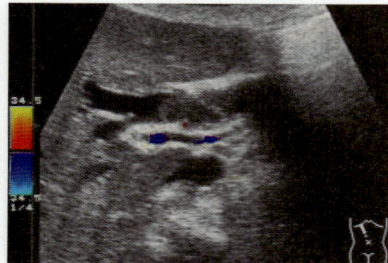

図 2-4-8 中部胆管癌の腹部超音波像
中部胆管内に低エコー性充実性病変を認め，その肝側の胆管拡張を伴う

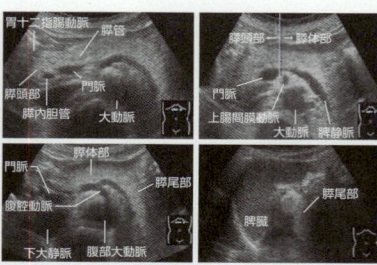

図 2-4-9 膵臓の腹部超音波像

エコーは肝内・総胆管結石，胆道気腫の可能性を考える。総胆管結石除去時の内視鏡的乳頭括約筋切開術（EST）後や悪性胆道狭窄に対する胆道ドレナージ施行中の場合，Vater 乳頭の括約筋機能が廃絶するため，胆道気腫（pneumobilia）を認める。

結節状エコー像は，肝門部胆管癌，胆管癌，乳頭部癌にみられる所見である。狭窄・閉塞は肝門部癌，胆管癌，膵癌で認められる。

胆管結石：肝外胆管に存在する結石で，発生機序として胆嚢からの落下結石と胆管で形成される原発結石がある。胆管炎を合併することが多い。腹部超音波検査では総胆管結石は胆石同様 AS を伴う強エコー像として描出されるが，描出率は 60% とさほど高くない。CT でも石灰化のない結石では画像的に描出されないこともある。このような場合には，副所見として生じる胆管拡張の拾い上げが重要であり，合併する胆管炎の程度に応じて EUS/MRCP あるいは ERCP を検討する。

胆管癌：胆管癌は，胆管拡張の途絶部に胆管内低エコー腫瘤として描出される。しかし胆管癌では，明瞭な腫瘤像を呈する乳頭型の描出は比較的容易であるが，結節型や平坦型では腫瘤像はとらえられないことが多い。早期胆管癌も含め，間接所見としてとらえられる胆管拡張などの間接所見を拾い上げ，US，CT による精密検査を行うことが重要である。

膵

超音波解剖（図 2-4-9）

膵臓は第 12 胸椎から第 2 腰椎のレベルに存在し，指腸下行部から脾門部にかけて横走する長さ 15 cm 前後，重量 70～80 g の内外分泌臓器である。

発生学的には胎生第 37 日頃に，腹側膵原基が胆管とともに背側膵原基の後方へ時計回りにまわりこみ，第 7～第 8 週頃に腹側膵原基と背側膵原基が癒合する。主膵管（Wirsung〈ヴィルズング〉管）は尾部にはじまり頭部に向かい，膵頭部で膵内胆管と合流した後，主乳頭へ開口する。また副膵管（Santorini〈サントリーニ〉管）は膵頭部で主膵管から分枝し，主乳頭より前上方の副乳頭へ開口する。副膵管は主膵管に比べて細い。

解剖学的には頭部，体部，尾部に 3 区分され，膵頭部の

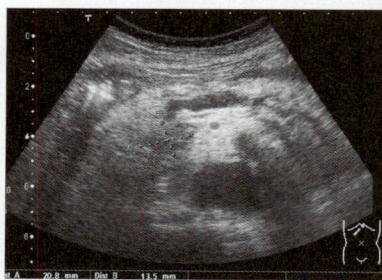

図 2-4-10 膵鉤部の腹部超音波像
膵頭部に境界不明瞭な低エコー腫瘤を認め，尾側膵管の数珠状拡張を伴う

うち上腸間膜静脈より背側を膵鉤部と呼ぶ。頭部と体部は上腸間膜静脈によって境界され，膵切痕に相当する。膵臓の上腸間膜左縁から最尾部までを 2 等分し，右側を膵体部，脾臓側を膵尾部と呼ぶ。

膵体尾部の背面には腹動脈，脾静脈が走行するため，心窩部横走査では，主に脾静脈・上腸間膜静脈をメルクマールとして膵体部から観察する。これらの脈管はちょうどオタマジャクシの頭としっぽのようにみえ，この腹側に膵体部が描出される。脾静脈は膵体部後面で上腸間膜静脈と合流し門脈を形成する。次いで下大静脈・胃十二指腸動脈を解剖学的指標として膵頭部を観察する。膵尾部をすべて観察することはきわめてまれであるが，脾臓をウィンドウとすることにより，脾門部に向かう膵尾部が観察されることがある。膵鉤部においては，心窩部縦走査にて頭部から足側方向に連続するエコーレベルの等しい部を注意深く観察する。膵管は膵体部が描出できれば膵実質内の管腔構造として観察可能である。主膵管径 2 mm 以下を正常，3 mm 以上を拡張とするのが一般的である。膵管拡張が認められる場合，膵管径は経時的変化・拡張形態や膵管途絶部に注目して評価することが必要である。

腹部超音波検査による膵の評価では，腫大（びまん性あるいは限局性）・辺縁不整・エコーレベルの異常・膵管拡張（平滑拡張・不整拡張・数珠状拡張・穿通拡張）という所見に注目して観察することが重要である。膵疾患として重要度の高いのは，膵癌・急性膵炎・慢性膵炎であり，以下に

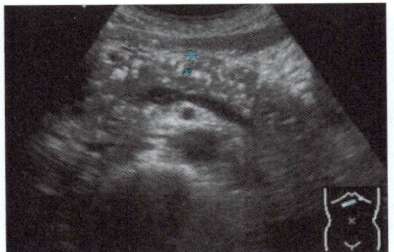

図 2-4-11 慢性膵炎の腹部超音波像
膵実質内全体に多数の膵石と思われる点状高エコーを認める。本症例では膵管の拡張は認めない

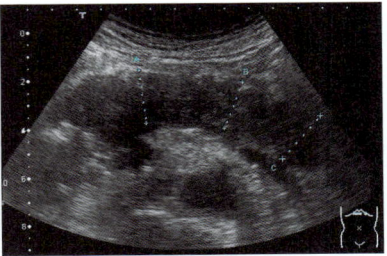

図 2-4-12 自己免疫性膵炎の腹部超音波像
びまん性の膵腫大を認める。腫大部は低エコーを示し、内部に高エコースポットを伴っている

表 2-4-1 膵嚢胞性腫瘍の鑑別

分類	特徴	良悪性	治療
IPMN	高齢、男性＞女性、頭部＞体尾部、ブドウの房状、cyst by cyst	良～悪性	手術 or 観察
MCN	若年～中年、ほとんどが女性、体尾部、厚い被膜、cyst in cyst、卵巣様間質	良～悪性	手術
SCN	中年、男性＜女性、薄い被膜、多房蜂巣状	良性	観察
SPN	若年女性、発生部位に差はない、充実性成分と嚢胞の混在した腫瘤像	良性	観察

IPMN：膵管内乳頭粘液性腫瘍、MCN：膵粘液性嚢胞腫瘍、SCN：膵漿液性嚢胞腫瘍、SPN：solid pseudopapillary neoplasm

腹部超音波検査所見を述べる。

膵癌：膵癌は組織学的には膵管癌（duct cell carcinoma）・島細胞癌（islet cell carcinoma）・腺房細胞癌（acinar cell carcinoma）に大別される。膵癌のほとんどが膵管癌であり、境界不明瞭な低エコー性腫瘤を示すことが多い。直接的所見としての腫瘤の描出は、膵体部では高いが、頭部・尾部では困難になってくる。間接所見として腫瘤の尾側膵管の数珠状拡張が出現しうる。この所見は尾部癌および鉤部癌では認めにくい。胆管拡張は膵頭部癌で出現頻度が高いが（図 2-4-10）、鉤部に存在する腫瘤では出現しにくい。つまり膵の超音波検査の盲点は鉤状突起と尾部であり、見落としを防ぐため十分注意を要する。

膵島細胞腫瘍は Langerhans（ランゲルハンス）島細胞由来の膵内分泌腫瘍である。超音波像は、小腫瘍では境界明瞭で内部均一な低エコー腫瘤として描出される。非機能性腫瘍では大きな腫瘤として発見されることが多く、出血・壊死などにより内部に嚢胞成分を含み、内部エコー不均一である。

腺房細胞癌は腺房細胞由来で、内部不均一で境界明瞭、辺縁平滑な腫瘤として描出される。膵癌の診断における感度は低く、腫瘤自体の検出だけでなく、膵管の拡張・膵嚢胞の存在などの副次的所見を見逃さず、精査へまわすことが重要である。

膵癌と鑑別を要する良性疾患は、腫瘤形成性膵炎である。尾側膵管の拡張は軽度で、腫瘤内を膵管が穿通する所見（duct penetrating sign）を認めることがあるが、鑑別は難しい例が多い。

急性膵炎：急性膵炎の超音波所見として、膵腫大（びまん性・限局性）と輪郭不明瞭・浮腫による実質エコーレベルの低下があげられる。出血・壊死を伴う重症例では高・低エコーの混在が認められる。間接所見として膵周囲の液体貯留は特徴的である。膵管拡張はまれであり、膵管の不整拡張を認める場合には、慢性膵炎の急性増悪を疑う。腹部症状やアミラーゼ上昇などから急性膵炎が強く疑われても、軽症例では腹部超音波検査にて異常を指摘できないことも多い。また消化管への炎症の波及により麻痺性イレウスを生じ、消化管ガスのために膵の描出が不明瞭となることもある。禁忌がなければ造影 CT にて診断し、重症度判定に応じて加療することが肝要である。

慢性膵炎（図 2-4-11）：日本膵臓学会の「慢性膵炎臨床診断基準 2009」には、US における特徴的な画像所見として、「膵内の結石または蛋白栓と思われる高エコーまたは膵管の不整な拡張を伴う辺縁が不規則な凹凸を示す膵の明らかな変形」と記載されている。これらは、膵の不規則な線維化や膵実質の脱落、肉芽組織などの変化という慢性膵炎の病理組織学的変化を反映する所見である。膵管狭窄については、常に膵癌の可能性を考慮して評価する必要がある。近年より早期の慢性膵炎を診断する試みとして、EUS による診断が注目されている。

自己免疫性膵炎（図 2-4-12）：自己免疫性膵炎は免疫グロブリン（Ig）の上昇や自己抗体の存在、膵腫大および主膵管狭細像、リンパ球・形質細胞の浸潤と線維化がみられ、さらにこれらの所見がステロイド治療によって改善するという特徴を伴う膵炎である。IgG4 関連硬化症として多彩な全身症状を呈しうる。画像所見として、ソーセージ様の膵腫大・主膵管狭細像・膵周囲被膜様構造（capsule-like rim）が特徴的である。腹部超音波検査では腫大部は低エコー像を示し、高エコースポットが散見される。硬化性胆管炎や腫大した膵による胆管圧迫などにより胆管拡張を伴うこともあり、膵のみならず全身スクリーニングが必要である。

膵嚢胞性疾患：画像診断の進歩により無症状の膵嚢胞性病変の発見頻度が増加している。これらは腫瘍性あるいは非腫瘍性嚢胞に分類される。膵癌性腫瘍のうちで最も頻度が高いのは分枝型IPMN(膵管内乳頭粘液性腫瘍)である。その他に比較的頻度の高いものとして、膵粘液性嚢胞腫瘍(mucinous cystic neoplasm：MCN)、膵漿液性嚢胞腫瘍(serous cystic neoplasm：SCN)、solid pseudopapillary neoplasm(SPN)がある。悪性化の可能性を有する例もあり、正確な診断が求められる。表2-4-1のように鑑別する(詳細については他稿参照)。

【高原 楠昊・伊佐山 浩通・小池 和彦】

参考文献
1) 急性胆道炎の診療ガイドライン作成出版委員会編：科学的根拠に基づく急性胆管炎・胆嚢炎の診療ガイドライン，医学図書出版，2005
2) 胆道癌診療ガイドライン作成出版委員会編：エビデンスに基づいた胆道癌診療ガイドライン 第1版，医学図書出版，2007
3) 急性膵炎の診療ガイドライン 2010 改訂出版委員会編：急性膵炎診療ガイドライン 2010 第3版，金原出版，2009
4) 日本消化器病学会編：慢性膵炎診療ガイドライン，南江堂，2009
5) 厚生労働省難治性膵疾患調査研究班：自己免疫性膵炎診療ガイドライン 2009．膵臓 24(増刊号)：1-54，2009

5 胆道・膵疾患の画像検査2 CT，MRI

はじめに

胆道・膵疾患には、緊急の処置を要するものから、精緻な進行度診断を要する悪性疾患まで多様な病態が存在する。これに対する検査 modality としては、腹部超音波検査(AUS)、コンピュータ断層撮影(CT)、磁気共鳴画像(MRI)といった低侵襲な検査から、超音波内視鏡(EUS)、内視鏡的逆行性胆管膵管造影(ERCP)、管腔内超音波検査(IDUS)、経口的胆道鏡(POCS)、経皮的胆道鏡(PTCS)といった比較的侵襲の大きい検査まで幅広く存在する。こうしたなかで、CT/MRI は、患者の病態の全体像を非侵襲的かつ客観的に把握し、さらなる治療・検査の計画を立てるための road map としての役割を担っているといえる。

非侵襲性という点では、腹部超音波検査は、ベッドサイドでも施行できる最も handy かつ非侵襲的な検査であり、胆道・膵疾患の疑った時点でまず最初に行うべき検査である。しかしながら、検査者の技量によるところも多く、全体像を簡便かつ客観的に把握するという点では、CT/MRI の有用性は高い。また、病変に焦点を絞った精査、という点では EUS，ERCP の診断能は高いが、これらの検査を行うに際しても、CT/MRI によって全体像を把握しておくことはきわめて有用である。当然のことながら各検査は補完的であるということになるのだが、ここでは、多様な胆道・膵疾患を前にして、どのような点に注意して CT/MRI をオーダーすればよいのか、また読影に臨めばよいのか、といった点を概説した(各疾患ごとの画像所見については各論参照)。

CT と MRI—その使い分け

MRI と比して CT は空間分解能が高く、石灰化検出にすぐれている。低コストであり、撮影も短時間である。また、MRI では腹水多量例では明瞭な画像が得られないが、CT では影響を受けない。

一方、組織コントラストは MRI がすぐれている。特に T2 強調画像による水信号の描出は膵嚢胞性病変や、膵管・胆管の描出については有利である。また被曝の心配がないため、前癌病変に対する経時的スクリーニング、小児や妊婦でも検査可能である点が MRI の長所としてあげられる。さらに、MRI には、磁気共鳴胆管膵管造影(MRCP)、拡散強調画像(DWI)といった CT では得られない情報を提供する撮像法がある。

MDCT

マルチスライス CT(multidetector computed tomography：MDCT)の登場により、CT の時間・空間分解能は飛躍的に向上した。また、MDCT の高解像度の撮像データから任意の断面像を再構成した MPR(multiplanar reformation)像を併用することで、これまで CT の利点とされてきた冠状断、矢状断、斜位などの観察が可能となり、病変と周囲構造との位置関係の把握が容易となった。悪性腫瘍の術前血管造影における最大の問題点は、腫瘍自体が描出されていないということであったが、MDCT を用いて腫瘍と血管を同一断面で評価可能となり、三次元的な血管解剖と周辺臓器との関係の把握が容易になった。現在、MDCT を用いた造影 CT は膵・胆道系悪性腫瘍の存在診断、質的診断、進展度診断の中心となっている。

造影剤，dynamic study

CT のヨード造影剤や MRI のガドリニウム(Gd)造影剤は血管外、細胞外に分布する造影剤である。血管内から組織に移行し、再び体循環に戻り、腎より排泄される。したがって、造影効果の強さや時間的変化は、病変の血管分布や血管透過性、そして細胞成分(間質成分)の多寡を反映する。したがって、造影剤を急速静注し経時的に撮影する dynamic study では、早期の濃染は病変の多血管性を反映するのに対し、遅延相における増強効果は、間質への造影剤の pooling を意味し、これは線維化の存在など間質の多さを反映する。

たとえば、膵癌の staging 目的には膵の dynamic CT を撮影するが、動脈相、膵実質相、門脈相が撮影されるのが一般的である。膵実質相は、文字どおり膵実質が最も強く造影される時相である。膵癌は乏血性腫瘍であることが多く、膵実質相で周囲膵実質とのコントラストが最大となる(図2-5-1)。なお、この時相では脾静脈・門脈系は強く造影されるが、上・下腸間膜静脈はまだ造影されていない。門脈相は肝実質相とも呼ばれ、門脈から流入する造影剤によって肝実質の造影が最大になる。主に、乏血性の転移性肝腫瘍の検出や、門脈系への腫瘍浸潤の評価に有用である。

DIC-CT

DIC(点滴静注胆道造影(drip-infusion cholangiography))-CT は、胆汁排泄性の造影剤を経静脈的に投与した後に CT を撮影し、このデータを用いて三次元画像再構成を行う胆道造影法である(図2-5-2)。同じ非侵襲的な胆道描出法である MRCP と比べ、空間分解能が高い、周辺臓器との関係が観察しやすい(特に三管合流部、肝門部)という利点がある。当科近藤らの検討では、総胆管結石の検出

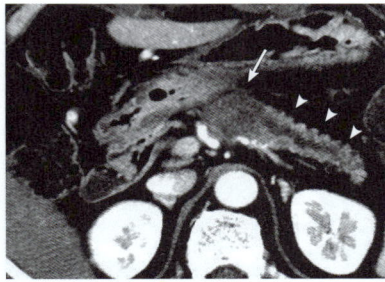

図 2-5-1　膵体部癌の dynamic CT 像
70 歳代男性。糖尿病の悪化を契機に診断。膵体部に造影 CT（膵実質相）にて膵実質より低吸収の径 3 cm 大の腫瘤影（⇒）を認める。病変尾側の主膵管は径 8 mm に拡張し，膵実質も萎縮している（▷）

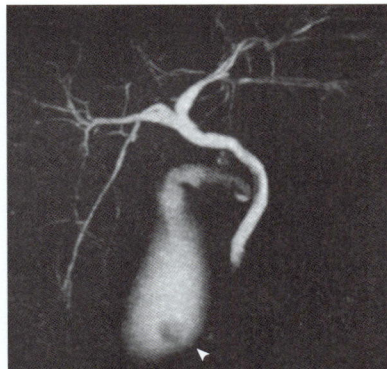

図 2-5-2　胃癌術後，胆囊結石の DIC-CT 像
50 歳代男性。DIC-CT では，胆囊結石は認めるが（▷），総胆管結石は認めない

感度については DIC-CT は MRCP に劣らない成績であった。

PET-CT

陽電子放射型断層撮影（positron emission tomography：PET）は，positron（陽電子）を検出する検査である。現在，悪性腫瘍の診断に保険適用となっている FDG-PET は，陽電子放出核種（^{18}F）を含んだブドウ糖誘導体 2-[^{18}F] フルオロ-2-デオキシ-D-グルコース（FDG）を経静脈投与すると，癌などの糖代謝の亢進した組織・細胞に集積することを利用したものである。空間分解能の低さが PET の最大の弱点だが，近年そこに解剖学的情報を補うために CT と組み合わせた PET-CT が広く用いられるようになっている（図 2-5-3）。

PET-CT では PET と CT が同一寝台でほぼ同時に撮影できるため，短時間で良好な画像が得られる。また，MDCT を用いれば，三次元画像を作成することも可能で

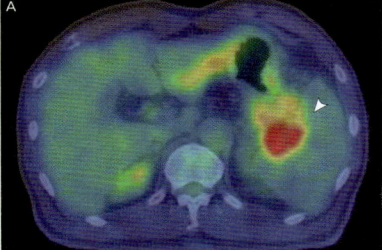

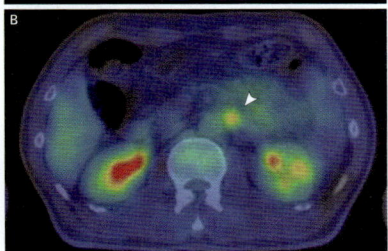

図 2-5-3　膵尾部癌・傍大動脈リンパ節転移の FDG-PET-CT 像
50 歳代男性。膵尾部腫瘤（A〈▷〉），傍大動脈リンパ節（B〈▷〉）に一致して集積増加を認める

ある。なお，2005 年の保険収載以来，現在日本で販売されている PET の大半が PET-CT となっている（PET 検査の限界については成書参照）。

MRI

T1 強調画像で高信号（白く描出される）を呈するものとしては，脂肪，高蛋白，亜急性期血腫，メラニン，淡い石灰化があげられる。T2 強調画像で高信号を呈するものとしては，脂肪，水が重要である。多くの悪性腫瘍や活動性の炎症性病変では，水分含有量の増加を反映して T1 low，T2 high を呈することが多い。腹部の MRI 撮像において脂肪の高信号は診断の妨げとなることが多い。このため，種々の脂肪抑制法が併用される。

MRCP

磁気共鳴胆管膵管造影（magnetic resonance cholangio-pancreatography：MRCP）は脂肪抑制併用 T2 強調画像で，水のみを強調する撮像法であり，胆道・膵疾患において重要な胆管系・膵管の評価に威力を発揮する。全胆道系（肝内胆管，肝外胆管，胆囊），膵管ならびに囊胞性病変を同時に描出できるため，全体像の把握にすぐれ，また経過観察における形態変化の評価に有用である。

たとえば，膵管内膵囊胞性疾患，胆管内乳頭粘液性腫瘍は，豊富な粘液産生によりそれぞれ膵管・胆管の拡張を生じる腫瘍性病変であるが，これらの病態では内視鏡的逆行性胆管造影（ERC），経皮経肝胆管造影（PTC）といった直接造影法では粘液によって造影剤注入が阻まれてしまい，上

流領域の評価が困難となることもまれではない。胆管・膵管に生じた種々の狭窄性病変も、やはり直接造影法で狭窄上流の評価が不能となる原因である。また、膵管・胆管と直接交通を有さない嚢胞性疾患は、直接造影法では描出不能である。MRCPではこうした病態において、非侵襲的に膵像や周辺の嚢胞構造も含めて全体像をとらえることができる点が長所である。

また、前癌病変として経過観察を要する胆道・膵疾患は数多く存在する。代表的なものとしては膵管内乳頭粘液性腫瘍(IPMN)をはじめとする膵嚢胞性疾患、原発性硬化性胆管炎(PSC)、膵胆管合流異常症、先天性胆道拡張症、肝内結石症などがあげられる。経過観察に際しては非侵襲的かつ客観的であることが重要であり、その点からも、MRI/MRCPの果たす役割は大きい。多くのIPMNは経過観察となるが、経過観察に際しては非侵襲的であることが重要であり、その点でもMRIは最適なmodalityであるといえる(16章3-1「先天性胆道疾患」参照)。

DWI

拡散強調画像(diffusion-weighted imaginig：DWI)は水分子の拡散運動(ブラウン運動)の多寡を検出して信号化した撮像法である。正常な組織では十分な細胞外液腔があるため、(水分子の)拡散速度は大きくなるが、悪性腫瘍など細胞が密に存在する部位では細胞外液腔が相対的に減少するために拡散が制限され、異常高信号を呈することが多い。また、正常組織とのコントラストという点から、腹膜播種やリンパ節転移の検出への有用性が期待されている。ただし、リンパ節は転移の有無によらずDWIでは高信号となることが多く、短径10mm以上であればリンパ節転移陽性を疑うsize-criteriaに依存しているのが現実である(図2-5-4)。しかしながら、DWIにより高信号となるリンパ節に着目することで、リンパ節転移の見落としを防ぐ効果がある。また、膵癌の多くは間質が豊富であり細胞密度が低いため、このような病変では高信号を呈さない場合も少なくない。

以下、臨床の場で遭遇することの多い胆管拡張ならびに胆管結石の読影に際しての注意点を述べた。

胆管拡張

まず、正常の非閉塞性黄疸例において肝内胆管は通常、超音波検査、CT、MRIのいずれでも描出されないことを銘記しておく。すなわち、肝内に門脈と併走する水濃度の管状構造を認めた場合には肝内胆管が拡張していると判断する。肝外胆管は通常8mm以下、胆摘後では10mm以下だが、高齢者ではやや拡張傾向にある。

次いで、胆管拡張をみたらそれを下流(十二指腸側)に追求することで閉塞・狭窄部位を同定する。閉塞性黄疸の原因としては、結石に加え、常に悪性疾患を念頭におかねばならない。悪性疾患による胆道閉塞が疑われる場合には、急性閉塞性化膿性胆管炎(AOSC)など緊急ドレナージを要する場合を除いて、原則として減黄前にCT/MRIを撮像する。減黄により胆管拡張が解除されてしまうと、CT、MRIなどでの狭窄の質的診断が非常に困難になってしまうからである。また、ドレナージチューブ自体によるアーチファクトも問題になるし、機械的刺激やそれに随伴する炎症によって胆管壁の造影効果が増強されてしまうことも

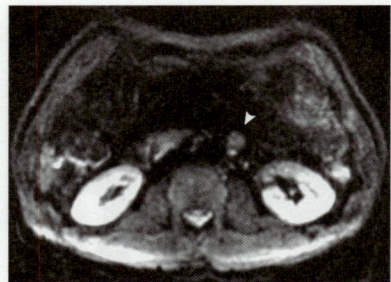

図2-5-4 膵尾部癌・傍大動脈リンパ節転移のMRI像(拡散強調画像(DWI))
図3と同一症例。傍大動脈リンパ節はDWIで軽度の信号増強を認めている。短径が1cm以上と腫脹していること、PET-CT結果とあわせ、リンパ節転移陽性と判断した

知られている。また、そもそも胆道ドレナージ前に、十分な治療計画を練る必要がある場合も多い。

たとえば、肝門部胆管癌などでみられる胆管の高度分節症例などでは、術前例であれば残肝を意識したドレナージが重要であるし、硬化性胆管炎や肝内結石など、不用意な胆管造影が閉塞上流への感染を惹起するような病態もあり、こうした症例では狭窄部より肝側も含めた全体像が得られるMRCPは有用である。

なお、胆管拡張をきたす疾患として重要なものを以下にあげておく。総胆管結石、Mirizzi(ミリッツィ)症候群、悪性腫瘍(胆管癌、胆嚢癌、膵頭部癌、悪性腫瘍の肝・十二指腸間膜浸潤、リンパ節転移)、先天性胆道拡張症、硬化性胆管炎、胆道出血など。

胆管結石

石灰化結石の同定には単純CTが有用である。造影CTでは淡い石灰化結石はかえって判断が困難となるため、注意が必要である。また、胆道結石にはCTでまったく認識できないものがあることを銘記しておく。MRCPも胆道結石の診断に有用である。特に微小な結石の検出感度は高い。偽陽性の原因として胆道気腫(penumobilia)、胆道出血(hemobilia)、偽陰性の原因として充満結石(胆管との間に水成分がないと陰影欠損として認識不能)などが重要である。胆道気腫は仰臥位では必ず腹側に位置するため、これを疑った場合には軸位断で胆管腹側に局在していないかどうかを確かめる。

なお、腹部超音波検査は、腸管ガスの有無などによって描出率は変わるが、結石の性状・可動性を含めリアルタイムの診断ができる点が利点である。いずれにしろ、胆管結石を疑った場合には、実際に腹部超音波検査をあてて、その性状を自分の目で確かめる姿勢が望ましい。

【山本 恵介】

📖 参考文献

1) Kondo S et al : Detection of common bile duct stones : comparison between endoscopic ultrasonography, magnetic resonance cholangiography, and helical-computed-tomographic cholangiography. Eur J Radiol 54：271-275, 2005
2) 大友邦編：見て学ぶ 膵腫瘍の画像診断，永井書店，2009
3) 特集 胆道癌(肝外胆道)の画像診断，臨床画像24，2008

4) 平松京一編:腹部のCT 第2版,メディカル・サイエンス・インターナショナル,2010
5) 荒木力編:腹部のMRI 第2版,メディカル・サイエンス・インターナショナル,2008

6 胆道・膵疾患の内視鏡治療

はじめに

胆道・膵疾患の領域においては,胆管結石,慢性膵炎,膵石,膵仮性嚢胞などの良性疾患から,胆管癌,胆嚢癌,膵癌といった悪性疾患まで,多種多様な疾患に対して内視鏡的逆行性胆管膵管造影(endoscopic retrograde cholangiopancreatography:ERCP)や超音波内視鏡(endoscopic ultrasonography:EUS)を用いたさまざまな治療手技が行われている。ERCP関連治療とEUS関連治療に大別して胆道・膵疾患に対する内視鏡治療の代表例について概説するとともに,最新の治療についても紹介する。

ERCP関連治療

ERCPは十二指腸スコープを用いて十二指腸の乳頭から胆管,膵管を直接造影し,胆嚢・胆管,膵管の異常を調べる検査で,1968年に報告されて以来,胆道・膵疾患の診療において大きく貢献してきた検査である。最近では超音波,EUS,CT,MRI・MRCP(磁気共鳴胆管膵管造影)などの非侵襲的胆道・膵疾患の画像検査が発展してきたが,ERCPは精度の高い胆管・膵管の造影検査を施行し,それに引き続いて治療が行えることが利点で,その関連手技による治療的役割もますます重要となっている。

その反面,急性膵炎,出血・穿孔など重篤化する偶発症もあるため,十分なインフォームドコンセントのうえ,慎重に施行されるべき手技である。以下にERCP関連治療として重要な疾患を取りあげ,概説する[1]。

総胆管結石に対する内視鏡治療

内視鏡的乳頭括約筋切開術(endoscopic sphincterotomy:EST)は内視鏡下に高周波電気メスを乳頭部に挿入し,乳頭部を切開する方法で,1973年に報告され,以降総胆管結石に対する治療において,内視鏡的治療がその有効性と低侵襲性から第一選択となった。

その後1983年にバルーン(風船)で乳頭部を拡張する内視鏡的乳頭バルーン拡張術(endoscopic papillary balloon dilation:EPBD)が報告された。当初EPBDは高頻度に急性膵炎を合併するとされ普及しなかったが,1990年代中頃から主に日本やヨーロッパで行われるようになった。EPBDでは,ESTと比較して出血や穿孔の危険が少ないため[2,3],出血傾向のある患者(肝硬変,血液透析,血液疾患など)やEST困難例(傍乳頭憩室,Billroth II法再建,Roux-Y再建など)はEPBDのよい適応であると考えられる。また乳頭括約筋の温存が期待できるという点から,有石胆嚢温存例,胆嚢からの落下結石,肝門部胆管狭窄合併例などもよい適応と考えられている。さらに,ESTと比較して結石再発が少ないことも無作為化臨床試験(randomized controlled trial:RCT)で報告されており,長期予後を考えると有用な治療手技であると考えられる。

EPBDで使用する乳頭拡張バルーンの径は4〜10 mmであり,10 mm以上の結石の多くは胆管内で砕いてから除去する必要があり,完全除去までに複数回の治療を要する(図2-6-1,図2-6-2)。

近年注目されている内視鏡的乳頭大バルーン拡張術(endoscopic papillary large balloon dilation:EPLBD)は2004年にMinamiらによりはじめて報告されたもので,EST後に食道拡張用バルーン(10〜20 mm)で乳頭を拡張する方法である(図2-6-1)。これにより大結石を1回の手技で除去できる。有効性および安全性についてはEPBDと同様あるいはそれ以上と報告されている。

そのほか,結石除去に対する内視鏡治療としては胆道鏡を用いた電気水圧衝撃波結石破砕術(electrohydrolic lithotripsy:EHL)がある。これは経皮経肝的や,親子方式で経乳頭的に胆道鏡を胆管内に挿入し,可視下で結石を破砕する方法である。

悪性胆道狭窄に対する内視鏡治療

高率に閉塞性黄疸を呈する胆管癌,胆嚢癌や膵癌の治療の基本は胆道ドレナージである。これは術前のドレナージと非切除例に対する恒久的ステンティングを含む。非切除例では,より低侵襲な手技と開存期間の長いステントが求められ,内視鏡的ステント留置術が広く施行されている。ステントの閉塞により黄疸が再発するだけではなく,胆管炎,敗血症を発症することが多いので,ステントの機能は患者の生活の質(QOL)と生命予後に大きくかかわってくる。

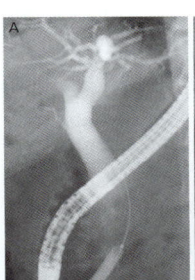
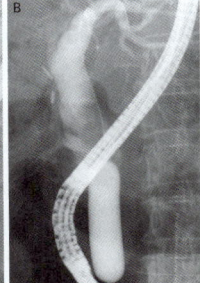

図 2-6-1 内視鏡的乳頭バルーン拡張術(EPBD)(A)と内視鏡的乳頭大バルーン拡張術(EPLBD)(B)
A:8 mmバルーン,B:18 mmバルーン

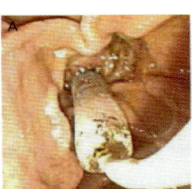
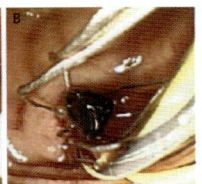

図 2-6-2 内視鏡的乳頭バルーン拡張術(EPBD)の内視鏡像
4線バスケットで結石除去(B)

プラスチックステント(plastic stent:PS)は抜去・交換が容易だが，径が3mm前後と細いため，ステントの平均開存期間はおおむね100日前後と短い．1980年代後半からPSに代わって普及したのが自己拡張型金属ステント(expandable metallic stent:EMS)である(図2-6-3)．EMSはメッシュ構造を有し，細く折りたたむことが可能なため挿入が容易で，留置後は自己拡張し大口径(約1cm)が得られる．EMSはPSと比較して閉塞率が低く，開存期間も長い．EMS閉塞の主原因は腫瘍がメッシュ間隙から侵入・増殖することであり，これを防ぐためにポリウレタンやシリコン，PTFE(ポリテトラフルオロエチレン)などの膜で金属ステントをおおったカバーつき金属ステント(covered metallic stent:CMS)が開発された．従来のuncovered EMS(UMS)と比較して，CMSで低い閉塞率と良好な開存期間が得られたことを報告している(平均開存期間:304日 vs 166日，閉塞率:14% vs 38%)[4]．CMSは抜去が可能であり，閉塞の際の交換が可能な点も利点の一つである．

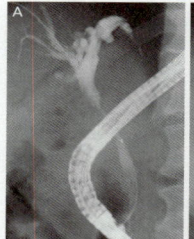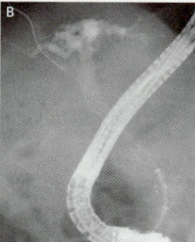

図2-6-3 中部胆管癌で中部胆管の糸状狭窄(B)に自己拡張型金属ステント留置(A)

悪性胆道狭窄は，狭窄の部位によって，中下部悪性胆道狭窄と肝門部悪性胆道狭窄に分類され，またその原因疾患によっても治療戦略が変わる．

Isayamaらは中下部悪性胆道狭窄に対するRCTを施行し，covered EMSがuncovered EMSよりも開存率が有意に良好で，膵癌だけに限定してもcovered EMSのほうが有意に長い開存期間であったと報告している．膵癌と同様に胆嚢癌，乳頭部癌，リンパ節転移は膨張性に進展する腫瘍であり，開存期間の長いcovered EMSを第一選択とする．胆管癌は胆管長軸に沿った進展をする腫瘍であり，covered EMSを留置した際には腫瘍がステント端から侵入・増殖するovergrowthに注意し，uncovered EMSを留置した場合には腫瘍がメッシュ間隙から侵入・増殖するingrowthによる閉塞に注意する．EMS留置の合併症としては，膵炎，胆嚢炎，逸脱，kinking(ステントの端で胆管が折れ曲がり胆汁流出が障害されること)がある．また膵癌は高率に十二指腸浸潤を合併し，十二指腸浸潤を伴う悪性胆道狭窄に対するEMS留置は，十二指腸浸潤がない群と比較して，有意に開存期間が短い．さらに十二指腸狭窄により悪性消化管狭窄をきたしている場合には，十二指腸ステントと胆管ステントの内視鏡的ダブルステンティングを行う必要がある．

肝門部悪性胆道狭窄の原疾患は肝門部胆管癌，胆嚢癌，リンパ節転移があり，原疾患により開存期間に差があるが，開存期間の長いuncovered EMSを内視鏡的に片葉に留置するのが望ましいと考えられる．しかし，両葉EMS留置の良好な成績も報告されており，今後の評価が必要である．

胆道ステンティングは非切除例への緩和治療の一環と考えられてきたが，近年の化学療法の進歩により，有効な抗腫瘍療法を継続するために施行する集学的治療の一環としての位置づけが明確になってきている．

慢性膵炎に対する内視鏡治療

慢性膵炎による膵管狭窄は，膵炎の増悪や疼痛の誘引になるばかりでなく，膵石や仮性嚢胞などの合併症の原因にもなる．膵管ステントを用いた内視鏡治療は，短期成績良好で低侵襲治療として注目されているが，長期成績はまだ不十分である．

膵石に対する治療は体外衝撃波結石破砕術(extracorporeal shockwave lithotriosy:ESWL)が主体となるが，ESWLによるターゲティングを容易にする目的やESWLによる膵炎増悪の予防に膵管ステントもしくは経鼻膵管ドレナージ(endoscopic naso-pancreatic duct drainage:ENPD)を留置する．また膵管狭窄による膵炎や膵石再発の予防目的に膵管ステントを留置することがある．

仮性嚢胞に関しては，後述するEUSを用いた経消化管的ドレナージを優先することもあるが，慢性膵炎に伴う仮性嚢胞の多くは膵管との交通を有しているため，理論的には経乳頭的なドレナージが有効である．膵管ステント治療の短期的な奏効率は70～95%と高率であるのに対し，長期的な無再発率は50%程度と報告されている．

膵管ステントの合併症としてはステント閉塞とステントそのものの膵管壁に対する炎症惹起がある．慢性膵炎に対する手術と内視鏡治療のRCTでは手術のほうが内視鏡治療より有意に疼痛を改善するという報告があるが，慢性膵炎は良性疾患であり，低侵襲性としての内視鏡治療の利点がある[5]．

十二指腸乳頭部腫瘍に対する内視鏡治療

十二指腸乳頭部腫瘍は，明らかな悪性(乳頭部癌)の場合は膵頭十二指腸切除術の適応となるが，良性の腺腫の場合は乳頭切除術の適応となる．腺腫に対する治療としては，内視鏡的乳頭切除術が施行されるようになってきた．これは十二指腸ファイバーを用いて，スネア鉗子により腫瘍を一括切除するものである．

生検による診断が腺腫であっても，切除検体の病理学的検索の結果，腺腫内癌と診断されることもまれではない．内視鏡的乳頭切除はJumbo biopsyとしての意義ももっているといえる．

合併症としては出血の頻度が高く，これを防ぐため，切除後に血管断端に対し予防的に止血処置を施すべきである．また膵管口の浮腫による膵炎も重篤な合併症であるが，これに対しては膵管ステントの挿入が有効であることがわかってきた．

外科的手術と比較すれば低侵襲と考えられるが，他の内視鏡的処置に比べれば侵襲度が高いと考えられ，十分なインフォームドコンセントが必要と思われる．

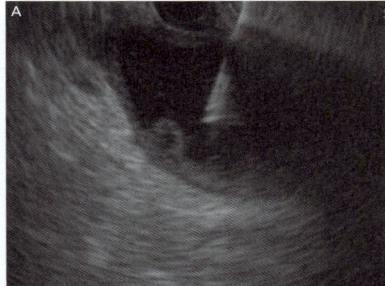

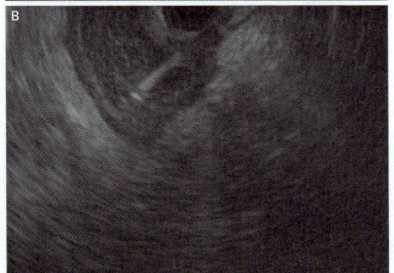

図 2-6-4 EUS（超音波内視鏡）ガイド下に感染性膵仮性囊胞ドレナージ(A)し，囊胞縮小(B)

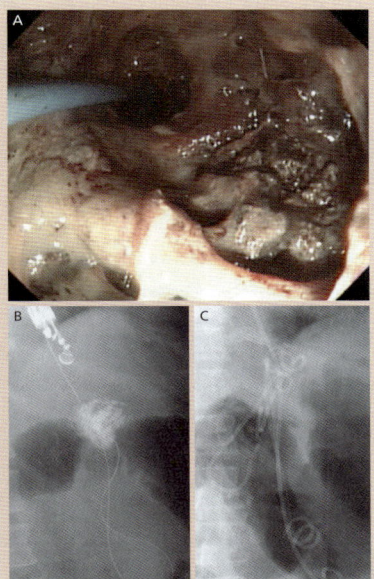

図 2-6-5 内視鏡的ネクロセクトミー
腔内壊死組織(A)，コンベックス型 EUS（超音波内視鏡）ガイド下に感染囊胞を穿刺しワイヤーを留置(B)，プラスチックステントを留置(C)

EUS 関連治療

治療 EUS は 1992 年に超音波内視鏡ガイド下穿刺吸引針生検(EUS-FNA)が報告され，同年 EUS-FNA を用いた仮性囊胞ドレナージが報告された(図 2-6-4)。近年になり治療的な EUS の適応が広がっており，経消化管的な胆管・膵管ドレナージ，膵仮性囊胞ドレナージといった EUS ガイド下の穿刺を行うものと腹腔神経叢ブロック，膵癌への樹状細胞局注などの免疫療法，膵癌への遺伝子注入治療などの EUS ガイド下穿刺注入療法がある。特に有効性が確認されている膵仮性囊胞ドレナージと腹腔神経叢ブロックについて述べる[6]。

膵仮性囊胞に対する内視鏡治療

膵管の破綻によって膵液が膵組織内外に貯留し形成される膵仮性囊胞に対しては，経乳頭的・経消化管的にドレナージが行われる。膵管狭窄に起因している場合は経乳頭的な膵管ドレナージが有効であるが，そうでない場合は EUS で同定した囊胞腔を穿刺し，ドレナージする。サイズ 6 cm を超えると出血や感染などの偶発症発生頻度が上昇し，症状も出現するとされ，出現から 6 週間経過しても径 6 cm 以上の仮性囊胞や早急なドレナージが必要な感染や出血を伴う囊胞，急速に増大する囊胞が治療適応とされている。内視鏡治療は，外科手術やエコーガイド下経皮的ドレナージと比べて，低侵襲であり，かつ術後の膵液瘻の心

配がないといった利点がある。

重症急性膵炎にみられる囊胞は，壊死した膵および膵周囲脂肪組織が被包化されたものであり，単純なドレナージでは改善しない。感染を伴った場合には壊死組織を除去する手術が第一選択とされてきた。近年では内視鏡的な消化管的ドレナージに引き続き，瘻孔を拡張して直接囊胞腔内にスコープを進めて壊死組織を除去する，内視鏡的ネクロセクトミー(endoscopic necrosectomy)が報告されている。これは瘻孔作製，壊死物質の除去，囊胞腔内の持続灌流という 3 つのステップをすべて内視鏡下に行うもので，低侵襲にて外科的ネクロセクトミーに匹敵する治療が期待でき，その有効性が証明されている(図 2-6-5)。新しい低侵襲手術として期待される NOTES(natural orifice transluminal endoscopic surgery)の関連手技ともいえ，適応症例，手技の標準化，他治療との成績の比較などの解決が必要であるが，今後の発展が期待される。

腹腔神経叢ブロック

腹腔神経叢は腹腔動脈・上腸間膜動脈の根部を取り囲むように存在し，ここを介して上腹部臓器由来の疼痛が中枢へと伝えられる。腹腔神経叢ブロックはこの神経叢に局所麻酔薬，エタノールなどを注入して痛みを軽減する方法で，術中開腹下や CT ガイド下に行われてきたが，1996 年

にEUSガイド下に行う方法が報告された．膵癌による疼痛が強く，麻薬などの鎮痛薬でのコントロールが困難な場合や，鎮痛薬の使用量が増え，その副作用が問題となる場合が適応となる．効果としては施行後2週間で70%前後で痛みが半減したという報告がある．

胆道・膵疾患の内視鏡治療は多彩であり，今回列挙できなかったものも多数あり，枚挙にいとまがない．内視鏡治療は手術が有効な疾患に対して，同様の治療をより低侵襲に施行すべく，今後も発展していくと考えられる．

【宮林 弘至】

参考文献
1) 向井秀一ほか：ERCP ガイドライン．消化器内視鏡ガイドライン 第3版，日本消化器内視鏡学会監修，p105-119，医学書院，2006
2) Komatsu Y et al : Endoscopic papillary dilation for the management of common bile duct stones: experience of 226 cases. Endoscopy 30: 12-17, 1998
3) Tsujino T et al : Risk factors for pancreatitits in patients with common bile duct stones managed by endoscopic papillary balloon dilatin. Am J Gastroenterol 100: 38-42, 2005
4) Isayama H et al : A prospective randomized study of "covered" versus "uncovered" diamond stents for the management of distal malignant biliary obstruction. Gut 53: 729-734, 2004
5) 笹平直樹ほか：膵炎再発予防に対する膵管ステント留置術の有用性．膵臓 24: 47-51, 2009
6) 斉藤裕輔ほか：超音波内視鏡ガイドライン．消化器内視鏡ガイドライン 第3版，日本消化器内視鏡学会監修，p157-169，医学書院，2006

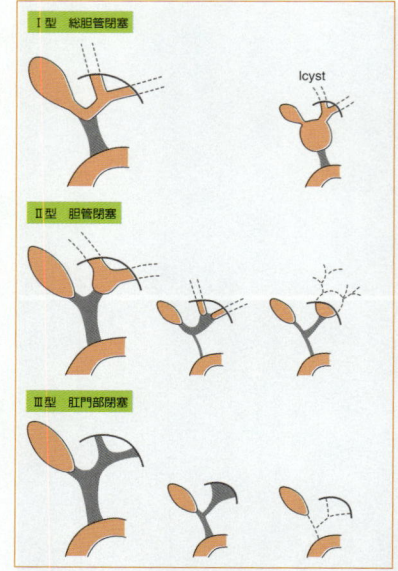

図 3-1-1　先天性胆道閉鎖症の基本分類

3 胆道疾患各論

1 先天性胆道疾患

先天性胆道閉鎖症

● **定義・概念**　先天性胆道閉鎖症(congenital bile duct atresia)は胎児期または出生後に胆道の一部または全部が閉塞する病態である．胆汁の流出障害により閉塞性黄疸を生じ，放置すると肝の線維化が進行し胆汁性肝硬変にいたる．

閉塞部位により，I型(総胆管閉塞)，II型(肝管閉塞)，III型(肝門部閉塞)に分類され(図 3-1-1)，III型が多い．また肝門部の肝外胆管の肉眼的形態(腸管との直接吻合が可能な内腔を有するかどうか)により，吻合可能型と吻合不能型に分けられ，治療法が異なる．

● **疫学**　約1万人の出生に1人の割合で発症するとされ，女児に多い(男女比 1：2)．

● **病因・病態生理と分子メカニズム**　発生異常，ウイルス感染，血行障害，免疫異常などが考えられているが一定の見解はない．

● **臨床症状・検査成績**　黄疸，灰白色便が主症状である．脂溶性ビタミンであるビタミンKの吸収障害により易出血性となることもある．

● **診断**　新生児肝炎との鑑別が重要である．生化学検査では直接ビリルビン優位の総ビリルビン上昇および肝胆道系酵素の上昇を認める．腹部超音波検査による胆嚢の萎縮が特徴である．十二指腸液を採取し胆汁の有無や胆道シンチグラフィで胆汁の流出状況を確認する．しかし実際の診断は難しく，内視鏡的逆行性胆管膵管造影(endoscopic retrograde cholangio-pancreatography：ERCP)や磁気共鳴胆管膵管造影(magnetic resonance cholangio-pancreatography：MRCP)を用いて胆道閉塞の確認が必要な場合もある．

■ **治療と薬理メカニズム／経過・予後**　胆道の閉塞を解除する外科的手術が必要であるが，生後60日を超えると不可逆的な肝の線維化をきたすため，それ以前の手術が望ましい．本症例の約90%を占める吻合不能型では肝門部空腸吻合術(葛西手術)，吻合可能型では胆管空腸吻合が行われる．生後30日までに葛西手術が行われた症例の黄疸の消失率は70%，再燃は20%とされている．術後に黄疸の改善を認めない症例や肝硬変が進行した症例では，肝移植のみが根治的治療法である．

先天性胆道拡張症

● **定義・概念**　先天的に胆管が嚢腫状または紡錘状に拡張する疾患である．以前は総胆管嚢腫(choledochal cyst)という疾患概念があったが，最近では肝内および肝外胆管の紡錘状もしくは円柱状の軽度拡張例も含めて先天性胆道拡張症(congenital bile duct dilation)と呼称されている．ほとんどの症例で膵胆管合流異常症を伴っているが，伴わない先天性胆道拡張症も存在し，必ずしも同一の病態ではない．拡張部位は主として総胆管であり，Alonso-Lej らの

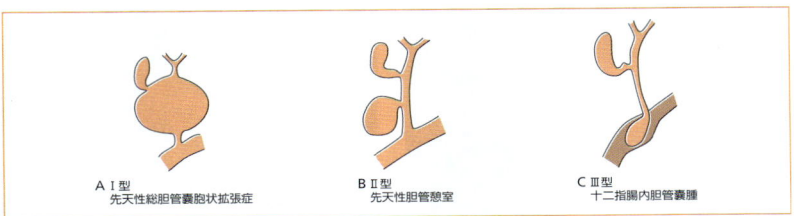

A Ⅰ型　先天性総胆管嚢胞状拡張症
B Ⅱ型　先天性胆管憩室
C Ⅲ型　十二指腸内胆管嚢腫

図 3-1-2　総胆管嚢腫の分類（Alonso-Lej 分類）

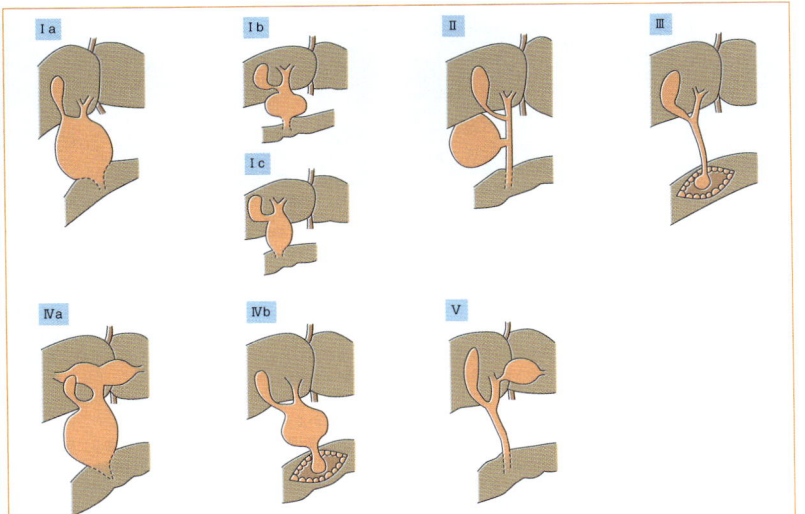

図 3-1-3　先天性胆道拡張症の分類（戸谷分類）

総胆管嚢腫の分類（図 3-1-2）が用いられるが，肝管・肝内胆管の拡張も含めた戸谷らの分類（図 3-1-3）がよく用いられる。

- **疫学**　欧米に比べわが国に多く，10歳以下（約60%）の女児（男女比1：4）に多い。
- **病因・病態生理と分子メカニズム**　先天的な壁の脆弱性や胆管狭窄による胆汁の通過障害によるともいわれているが，多くの症例で合併する膵胆管合流異常症により膵液が胆管内に逆流し，胆管壁を障害するためとする説が有力である。
- **臨床症状・検査成績**　膵胆管合流異常症を合併している症例では，膵液の胆管への逆流や拡張胆管に対する相対的狭窄により胆管炎をきたし，腹痛，黄疸，腹部腫瘤の三主徴を呈するが，小児で三主徴がそろうことは少ない（20〜30%）。そのほか，嘔気・嘔吐，灰白色便などもきたす。急性膵炎症状を呈することもある。成人例では，検診で胆道系酵素上昇や腹部超音波検査による胆管拡張で発見されることが多い。合流異常を伴う症例では，後述するように胆道癌の存在を念頭においた診療が重要である。

- **診断**　上記症状に加え，画像検査によって胆管の拡張が認められれば本症の可能性が高い。ERCPやMRCPで膵胆管合流異常症が確認できればほぼ確診にいたる。拡張の原因が膵・胆道の悪性腫瘍による狭窄ではないことの確認が重要であるが，合併例もあるため注意が必要である。

- **治療と薬理メカニズム**　胆道癌，特に拡張胆管での発癌の危険が高いため，拡張胆管を可及的に切除し，胆道再建を行うことが治療の原則である。一般には肝外胆管と胆嚢を切除し，肝門部で胆管空腸吻合が行われる。肝内胆管も拡張している症例では，左右肝管から肝内胆管にかけて狭窄を認めることがあり，その場合は狭窄部を含めて切除するか，狭窄部の拡張が必要である。すでに胆管癌や胆嚢癌を併発した場合には，部位，進行度に応じて胆道癌の治

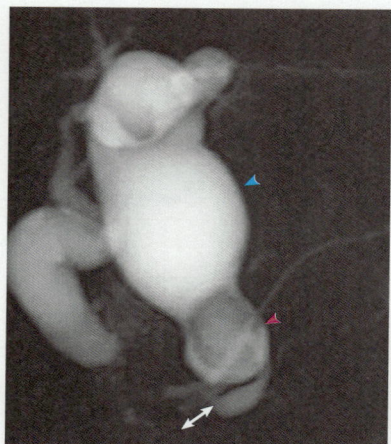

図 3-1-4 先天性胆道拡張症を合併した膵胆管合流異常症のMRCP像
総胆管の囊腫状拡張を認める（▶）。下部総胆管に巨大な結石も存在する（▶）。長めの共通管を有する（⇔）

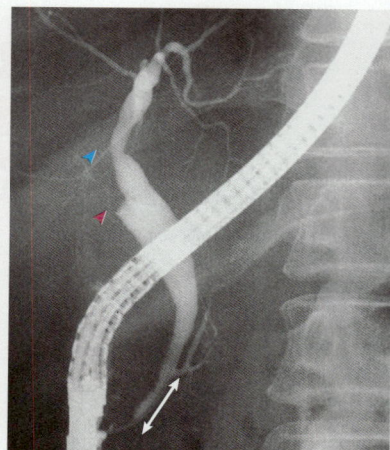

図 3-1-5 胆囊癌を合併した胆管非拡張型膵胆管合流異常症のERCP像
1 cm を超える共通管を有する（⇔）。胆囊癌により胆管（▶）および右肝管（▶）が閉塞している

療を行う。

■ **経過・予後**　発癌前に拡張胆管を切除すれば予後は良好である。手術後の合併症では胆管空腸吻合部での狭窄が最も重要であり，肝内結石の合併や胆管炎を繰り返すことがある。慢性的な胆汁うっ滞による肝障害から肝硬変にいたる症例も存在する。

膵胆管合流異常症

■ **定義・概念**　膵胆管合流異常症（anomalous junction of the pancreaticobiliary duct）は解剖学的に膵管と胆管が十二指腸壁外で合流する先天性の奇形である。胆道癌の高リスク群として重要である。乳頭括約筋の作用が及ばないため，膵液と胆汁が相互に逆流しやすく，胆道発癌を中心としたさまざまな病態を呈する。膵胆管合流異常症の約 80 % で胆管拡張症の合併（図 3-1-4）がみられるが，胆管の拡張がみられない症例も存在する（図 3-1-5）。胆管拡張例では胆管癌，非拡張例では胆囊癌の発生頻度が高い。逆流し，胆管内で胆汁と混じて活性化された膵液による慢性炎症から発癌すると考えられている。慢性炎症により生じた胆囊壁の過形成性変化が発見の契機として重要である。

■ **疫学**　東洋人に多く，男女比は約 1：3 で女性に多い。

■ **病因・病態生理と分子メカニズム**　胎生期の形成異常が原因と考えられている。

■ **臨床症状・検査成績**　先天性胆道拡張症と同様，膵液と胆汁の相互逆流により，腹痛，黄疸，腹部腫瘤，嘔気・嘔吐などさまざまな症状をきたす。無症状で経過した後，胆道癌が発生してから合流異常を指摘される症例も少なくない。

■ **診断**　胆囊壁の全周性のびまん性肥厚が本症発見の手掛かりとして重要である。ERCPやMRCPなどによる画像検査により異常に長い共通管（成人では一般に 10～15 mm 以上）を認めれば本症と診断される。超音波内視鏡（EUS）で胆管と膵管の十二指腸壁外での合流を確認できることがある。胆汁中アミラーゼ値の異常高値は有力な補助診断である。

本症例と診断した際は胆道癌の合併がないかどうか確認することが重要である。

■ **治療と薬理メカニズム**　本症例では高率に胆道癌を発生するため，無症状であっても治療の適応となる。胆管拡張例では肝外胆管切除・胆囊摘出・胆管空腸吻合術を行い，胆汁と膵液の相互逆流を遮断する分流手術が行われる。胆管空腸吻合のみ行い拡張胆管を残すことは，発癌の原因となるため禁忌である。胆管非拡張例では，膵液を混じた胆汁が濃縮されうっ滞する胆囊での発癌が多いため，胆囊摘出術のみでよいとする意見と，胆管癌も少ないながら発生するため肝外胆管切除・胆管空腸吻合術（分流手術）が必要とする意見があり，統一した結論は得られていない。胆道癌の発生後に診断された場合は，通常の胆道癌に準じた治療を行う。

■ **経過・予後**　胆道癌の発生前に診断し，適切な治療（分流手術）が行われれば予後は良好であるが，先天性胆道拡張症と同様，術後の胆管空腸吻合部の狭窄による肝内結石，再発性胆管炎をきたすことがある。

【外川 修】

2　総胆管結石，胆管炎

■ **定義・概念／病因・病態生理と分子メカニズム**
総胆管結石（choledocholithiasis）：胆管は肝臓で産生され

た胆汁を十二指腸まで運ぶ消化管であり、十二指腸への流出路は乳頭となる。総胆管は解剖学的には胆嚢管合流部から乳頭までの間であり、臨床的には総肝管から乳頭までの胆管に存在する結石は総胆管結石と称する。胆嚢結石と異なり、有症状化が高率であることと、胆管炎発症時には重篤な状態に陥りやすいため、無症状でも治療を検討する。胆管結石の発生に関しては胆嚢結石の落下(落下結石)と胆管内で発生する原発結石、数は少ないが肝内結石からの落下結石の3種類がある。落下結石の場合はコレステロール系結石や黒色石が多いが、原発結石ではビリルビンカルシウム石が多い。

胆管炎(cholangitis):乳頭部にはOddi括約筋があり、腸内細菌を含む腸液の逆流を防いでいるため、通常では胆管炎は起きない。胆管炎は胆汁うっ滞と腸液の逆流の2つの要素で発症し、胆管閉塞と乳頭機能不全が背景にあることが重要である。胆管結石では嵌頓により胆汁うっ滞を生じ、嵌頓により機械的に乳頭機能不全となることが主原因と考えられているが、経門脈的に腸内細菌がtranslocationという説もある。炎症は肝外胆管から肝臓全体に及び、胆嚢に波及することもしばしば経験される。胆管閉塞による胆管内圧の上昇に伴い類洞を介したcholangio-venous refluxにより胆汁が大循環に流入するため黄疸を生じ、感染を伴うと菌血症になる。胆管炎で敗血症となったものを急性閉塞性化膿性胆管炎(acute obstructive suppurative cholangitis:AOSC)という。特に胆管炎では胆管閉塞を解除することが重要であるが、特にAOSCでは緊急の胆道ドレナージが必須である。総胆管結石が乳頭部に嵌頓して膵液の流出を障害する場合には急性膵炎を合併する(胆石膵炎)。

その他の原因による胆管炎:良性の疾患では肝内結石、Mirizzi(ミリッツイ)症候群、原発性硬化性胆管炎などのほか、術後の胆管狭窄、胆管-消化管吻合部狭窄などの良性胆道閉塞がある。悪性では胆膵悪性腫瘍のほか、種々の悪性腫瘍からの胆管周囲リンパ節転移や直接浸潤などで起こりうる。悪性胆管閉塞では乳頭部癌を除くと乳頭機能が保たれるため、胆管炎で発症する症例は多くはない。しかし、胆道ステント留置例ではその閉塞により胆管炎となる。また、胆管空腸吻合術、胆管ステント留置などの乳頭機能が失われた状態では、完全閉塞でなくても逆行性胆管炎を生じることがしばしばある。

● 臨床症状

胆管結石でも胆嚢結石と同様の胆石発作を生じるが、胆管炎で発症することのほうが多い。感染を伴っていなくても、血液生化学検査では胆道系酵素上昇を認めることが多い。胆管炎では発熱、悪寒戦慄、黄疸、腹痛、悪心・嘔吐、意識障害(軽度のことが多い)などを呈する。急性胆管炎の症状としてはCharcotの三徴(発熱、黄疸、腹痛)が有名であり、急性閉塞性化膿性胆管炎に移行すると、Reynoldsの五徴(Charcotの三徴に意識障害とショックが加わったもの)を呈する。発熱でも胆管炎のために悪寒戦慄を伴うことが多い。腹痛を欠く症例も存在するが、腹痛を認める場合は胆道系のみならず、肝臓全体の疼痛や圧痛を認める。これらは同じ胆系の炎症であっても、胆嚢炎とは若干異なるところである。また、心窩部から臍部にかけての強い痛みは急性膵炎の合併を示唆する。肝に強い痛みや叩打痛を認める場合は肝膿瘍の存在を考える。

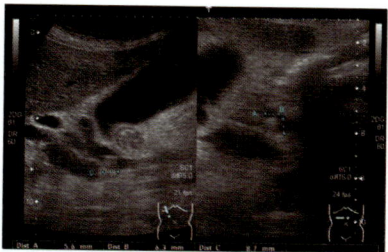

図 3-2-1 総胆管結石の体外式腹部超音波像
拡張した総胆管内に、非常に弱い音響陰影(acoustic shadow)を伴う結石を認める。下部総胆管の描出は困難である

高齢者ではしばしば腹痛を伴わず、突然発熱とショックで発症する。緊急胆道ドレナージを行わないと致死的なため、まずは本疾患を疑うことが重要である。

● 検査成績

血液生化学検査:胆汁うっ滞を反映して、胆道系優位の肝胆管系酵素上昇、総・直接ビリルビン値の上昇を認める。胆管炎ではC反応性蛋白(CRP)、核の左方移動を伴う白血球の上昇などの炎症反応を認める。急性膵炎合併時には膵酵素(アミラーゼ、リパーゼ)の上昇を認める。敗血症・播種性血管内凝固(DIC)では重症度を判定することが重要である(腎機能、フィブリン分解産物(FDP)、Dダイマー、エンドトキシン、顆粒球・血小板の低下、プロトロンビン時間延長など)。

細菌学的検査:血液培養・胆汁培養では腸管由来の菌が多い。重症例では重複感染を認めることが多い。

画像検査:胆嚢結石は放射線透過結石と非透過結石があることの認識が重要であり、CTに頼った診断では存在診断はできないことがある。また、胆道系の拡張を検出することが重要である。

腹部超音波:右側臥位で総胆管、肝内胆管の拡張を描出するのがポイントであり、胆嚢結石の有無は落下結石の間接所見として有用である。結石自体の描出率は他の画像検査と比べ低く(特に下部胆管の結石)、60~80%程度とされる。図3-2-1に腹部超音波検査による総胆管結石の描出像を示す。腹部超音波は臓器に一致する痛みを診断できるのが大きな長所である。実際にプローブで臓器を押しながら痛みを確かめることで、どの臓器に炎症が存在するかがわかるので非常に有用である。本疾患では胆管のみならず肝臓全体に痛みがあり、胆管炎を併発していることもしばしばあり、炎症の波及の把握にも有用である。

腹部CT:石灰化結石では単純CTでも認識可能である。小結石は判別困難なことがある。膵炎合併例では膵炎の重症度評価のため必須。

DIC-CT:点滴胆嚢胆管造影(DIC)とCTの併用は総胆管結石の存在診断として有用で、診断能は磁気共鳴胆管膵管造影(MRCP)とほぼ同等であるが、胆汁排泄型の造影剤でしばしばアレルギーを起こし、腎不全では禁忌なので注意が必要である。胆嚢機能や胆嚢管合流形式の把握が可能。黄疸例(ビリルビン3 mg/dL以上)では無効。

MRCP:胆管閉塞例でも非侵襲的に全胆管像が得られるの

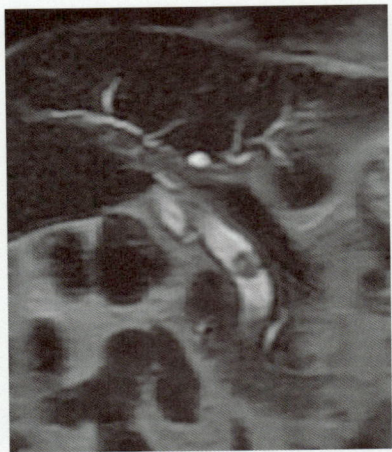

図 3-2-2 総胆管結石の MRCP 像
総胆管の描出は非常に良好で,内部は欠損像として結石が描出されている

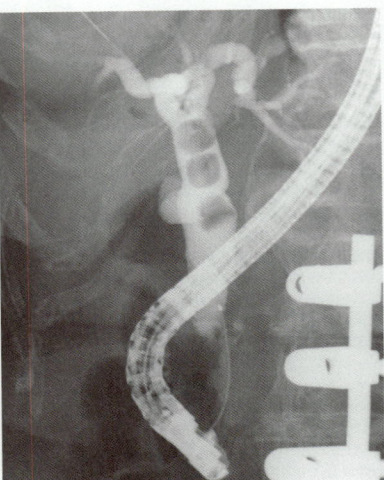

図 3-2-4 総胆管結石の ERCP 像

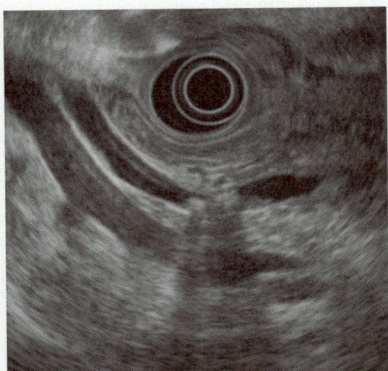

図 3-2-3 総胆管結石の EUS 像
high intensity に描出される総胆管内に円形の結石を認める

で非常に有用である。解像度が CT に劣るため,小結石例(5 mm 以下)では診断が困難なことがある。図 3-2-2 に MRCP による総胆管結石の描出を示す。

EUS:超音波内視鏡(EUS)は術者に依存するが,熟練者での診断能はほぼ 100%であり,非常に有用である。図 3-2-3 に EUS による総胆管結石の描出を示す。

ERCP:内視鏡的逆行性胆管膵管造影(ERCP)は診断からそのまま内視鏡的治療に移行できる長所はあるが,他の検査に比べ侵襲的(検査後の急性膵炎など)なので,近年は治療を前提に施行されるようになった。造影のみでは微小結石では診断できないことがあるが,管腔内超音波(IDUS)

表 3-2-1 急性胆管炎の診断基準

A	1)発熱* 2)腹痛(右季肋部または上腹部) 3)黄疸
B	4)ALP, γ-GTP の上昇 5)白血球数,CRP の上昇 6)画像所見(胆管拡張,狭窄,結石)

疑診:A のいずれか+B の 2 項目を満たすもの
確診:①A のすべてを満たすもの(Charcot の三徴)
　　　②A のいずれか+B のすべてを満たすもの
ただし急性肝炎や他の急性腹症が除外できることとする
*:悪寒戦慄を伴う場合もある
ALP:アルカリホスファターゼ,γ-GTP:γ-グルタミルトランスペプチダーゼ,CRP:C 反応性蛋白
(文献 1 を引用)

と組み合わせれば微小結石(2 mm 程度)でも診断可能で,最も診断能は高い。図 3-2-4 に ERCP による総胆管結石の描出を示す。

PTC:経皮経肝胆管造影(PTC)は侵襲的であり,もはや診断目的には施行されない。

●診断

胆管炎—ガイドラインに準じた診断基準

表 3-2-1 に急性胆管炎の診断基準を示す。身体所見として Charcot の三徴を中心に据えて,血液生化学検査所見,画像所見を組み合わせたものとなっている。

胆管炎—ガイドラインに準じた重症度分類

表 3-2-2 に重症度判定基準を示す。ショック,菌血症,意識障害,急性腎不全のいずれかを伴うものは重症と定められている。急性胆管炎は菌血症が存在していると考えられるが,血液培養から菌が証明されたものという意味であり,来院時には中等症と判定していたが,後日重症に格上

表 3-2-2　急性胆管炎診断重症度判定基準

重症急性胆管炎
急性胆管炎の内，以下のいずれかを伴う場合は「重症」である
1）ショック
2）菌血症
3）意識障害
4）急性腎不全

中等症急性胆管炎
急性胆管炎の内，以下のいずれかを伴う場合は「中等症」とする
1）黄疸（ビリルビン≧2 mg/dL）
2）低アルブミン血症（アルブミン＜3.0 g/dL）
3）腎機能障害（クレアチニン＞1.5 mg/dL，尿素窒素＞20 mg/dL）
4）血小板減少（＜12万/mm³）
5）39℃以上の高熱

軽症急性胆管炎
急性胆管炎の内，「重症」，「中等症」の基準を満たさないものを「軽症」とする

＊：肝硬変等の基礎疾患でも血小板減少をきたすことがあり注意する
付記：重症例では急性呼吸不全の合併を考慮する必要がある

表 3-2-3　重症度に応じた抗菌薬の選択

軽症例
- 広域ペニシリン：アンピシリン，ピペラシリン
- 第1世代セフェム：セファゾリン

中等症第一選択薬
- 第2世代セフェム：セフメタゾール，フロモキセフ，セフォチアム

重症第一選択薬
- 第3世代セフェム：セフォペラゾン/スルバクタム，セフトリアキソン，セフタジジム，セフォゾプラン，セフピロム

重症第二選択薬
- ニューキノロン系：シプロフロキサシン，パズフロキサシン
  上記薬剤＋クリンダマイシン
- カルバペネム系：メロペネム，イミペネム/シラスタチン

（文献1を引用）

げされる症例が出てくる。緊急の対応としてはそれ以外の項目で十分であろう。これらの重症度判定は緊急胆道ドレナージの是非や搬送の基準にもかかわってくるので重要である。緊急症例の受け入れをしている施設では，このガイドラインを備えていることが望ましい。

胆管炎-専門医搬送の判断基準

原則的には入院であり，ガイドラインには胆道ドレナージおよび重症患者管理が施行可能な施設で診療すべきと明記されている。以下にガイドラインの搬送基準を抜粋する。

重症例：胆道ドレナージおよび重症患者管理が施行可能な施設に緊急搬送する。

中等症例：初期治療に反応しない場合，胆道ドレナージができない施設では対応可能な施設にすみやかに搬送する。

軽症例：総胆管結石が存在する場合や初期治療に反応しない場合は中等症と同様に対応する。

■ 治療と薬理メカニズム

急性胆管炎の治療指針

基本的な治療方針は全身状態の管理，胆道ドレナージ，抗菌薬投与である。背景に胆汁うっ滞が存在するので，それを改善することが基本である。抗菌薬に関しては胆道閉塞が存在すると胆汁移行性が不良となるので，移行性のよい薬剤が推奨されている。表3-2-3がガイドラインで推奨されている抗菌薬を列挙する。重症例では複合感染例が多いので，改善不良例では複数の薬剤の組み合わせや，広域スペクトラムを有する製剤を選択する。

原則としては禁食であり，全身管理を行う。特に重症例では全身状態の管理が重要であり，人工呼吸器管理や持続的血液濾過透析（continuous hemodiafiltration：CHDF）などの集中治療が必要な場合もある。重症例ではこれらの治療ができる施設への搬送を推奨している。禁食・抗菌薬投与となるので，ビタミンKの吸収障害が生じ出血傾向をきたすことがあり，経静脈的に投与することが望ましい。

胆道ドレナージ

現在では内視鏡的胆道ドレナージ（EBD）が第一選択である。ERCPに引き続き，胆管内にドレナージチューブを留置し，胆汁うっ滞・胆管内圧上昇の改善をはかる。ドレナージ時に重要なのは胆管内圧を上昇させないことであり，まずは胆汁を吸引し，造影は最小限にとどめる。原因である総胆管結石に関しても一期的には除去せずに，ドレナージのみにとどめるほうが安全である。ドレナージのみであっても，ドレナージ後に一過性に菌血症が増悪し，悪寒戦慄が出現してショックとなる症例があることは知っておくべきであり，インフォームドコンセント時に説明すべき内容でもある。

ドレナージチューブには外瘻である内視鏡的経鼻胆道ドレナージ（endoscopic nasobiliary drainage：ENBD）チューブと内瘻であるplastic stentがある。近年報告された無作為化臨床試験（RCT）では両者の間に効果の差はなく，どちらでもよいという結果であった。しかし，重症例では胆汁の流出が確認でき，閉塞時には洗浄可能な外瘻のほうが便利である。自己抜去の危険性があることや，患者が不快を感じるなどの短所もあるので，症例に応じた使い分けが必要である。また，内視鏡的なアプローチが困難な場合には経皮経肝胆管ドレナージ（percutaneous transhepatic biliary drainage：PTBD）を選択する。

結石除去の方法

以前は外科手術が主流であったが，現在では低侵襲な内視鏡的治療が標準である。

内視鏡的治療：ERCPに引き続いて行われる。乳頭括約筋が結石除去の障害となるため，その広げ方にいくつか種類があり，それぞれに特徴がある。

- **EST** 内視鏡的乳頭括約筋切開術（endoscopic sphincterotomy：EST）は，全世界的に最も行われている標準的な手技である。乳頭を電気メスで切開して結石を取り出す。比較的大きな開口部が得られるので，結石の除去は容易となるが，切開そのものには熟練を要する。切開後の乳頭括約筋機能は廃絶する。早期偶発症は出血，穿孔，急性膵炎などである。

- **EPBD** 内視鏡的乳頭バルーン拡張術（endoscopic papillary balloon dilation：EPBD）は，乳頭をバルーン（6～10 mm）で拡張するだけの単純な手技であるが，拡張後の乳頭開口部はEST後よりも狭いため，除去はESTよりも難しい。また，1 cm以上の結石は胆管内で破砕してから除去する。術後の乳頭括約筋機能はある程度保たれ

る利点がある。術後の出血はきわめて少ないが,早期偶発症としては急性膵炎(4〜10％)の頻度がやや高い。
- **EPLBD** 内視鏡的乳頭大バルーン拡張術(endoscopic papillary large balloon dilation:EPLBD)は,より大きな開口部を得るための手技で,胆管径,結石径ともに大きい症例が対象となる。小切開を加えた後に16〜20mm程度までバルーンで拡張する。破砕せずに大きい結石を除去できるのが利点である。
- **PTCSL** 経皮経肝胆道鏡下切石術(PTCSL)は,PTBDに引き続いて瘻孔を拡張して胆道鏡を挿入する。胆管内で直視下に結石を把持して除去する。経乳頭的治療に比べ侵襲的で煩雑なのでERCP困難例(胃全摘術後など)で施行されることが多い。出血傾向,腹水例では施行困難。

【伊佐山 浩通】

参考文献
1) 急性胆道炎の診療ガイドライン作成出版委員会編:科学的根拠に基づく急性胆管炎・胆嚢炎の診療ガイドライン,医学図書出版,2005

3 胆嚢結石症,胆嚢炎

▶**定義・概念** 一般的には胆嚢結石症および胆嚢結石症を総称して「胆石症」と呼ばれているが,病態や治療法も異なるため区別するべきである。厳密には,胆嚢内に結石が存在している状態を胆嚢結石症(cholecystolithiasis)(胆石症(cholelithiasis))という(胆管結石症については16章3-2「総胆管結石,胆管炎」参照)。

急性胆嚢炎(acute cholecystitis)は胆嚢の急性炎症であるが,そのほとんどが胆嚢胆汁の流出障害で生じる。慢性胆嚢炎は急性胆嚢炎から移行するものと,急性発作の症状がないままに慢性的な経過をとるものがある。

▶**疫学** 胆石保有率は1,000万人以上。40歳代8％,60歳代15％,80歳代20％と推定される。男性より女性に多い。また遺伝的要素もあるとされている。5F(Fatty, Female, Forty, Fertile, Fair)は胆石症の高リスクである。健康診断などで発見される無症候性胆石症は2.6〜18.9％。1年間に無症状患者の1〜2％が胆嚢炎(cholecystitis)や胆管炎・膵炎などを発症する。胆石数は複数のほうが単発より存症状化率が高い。

胆石症は発癌の危険因子であるとするエビデンスはないが,胆嚢癌患者では有意に胆嚢結石保有率が高い(11.6〜60.6％)[1),2)]。剖検例で,胆石保有者の胆嚢癌合併率は胆石非保有者にくらべ約6倍高く[1)],また全剖検での胆嚢癌合併率は1.5％であるが,胆石保有者での胆嚢癌合併率は8.0％であるとの報告もある[2)]。

▶**病因・病態生理と分子メカニズム** 胆石にはコレステロール結石と色素結石(ビリルビン結石・黒色石)があり,前者の成因は,胆汁中コレステロールの過飽和,結晶化,胆嚢収縮能の低下,腸管運動機能低下,遺伝子異常(ABCG5, ABCG8, FXRなど)である。具体的には,脂質異常症(特に中性脂肪高値)・減量ダイエット・経静脈栄養・迷走神経切断術後などが胆嚢収縮能を低下させ,胆石形成のリスクとなっている。ビリルビン結石の成因は,細菌感染。黒色石の成分は,ビリルビン＋重金属で,溶血性疾患(サラセミア・遺伝性球状赤血球症・鎌状赤血球症・心臓弁置換術後)や肝硬変,Crohn(クローン)病患者で多く認められる。

胆嚢炎の原因は90〜95％が胆石症。胆石が頸部ないし胆嚢管に嵌頓して,胆嚢胆汁の流出障害が起き発症する。無石胆嚢炎は5〜10％で,胆嚢の血行障害,化学的な傷害,細菌・原虫・寄生虫などの感染,または膠原病,アレルギー反応など要因は多彩である。日常臨床の場面でよく遭遇するのは,術後や脳梗塞で禁食・臥床期間が長く,食事再開後に胆泥や微小結石が胆嚢管を閉塞させる症例である。胆嚢の血行障害は肝動脈塞栓術(TAE)などで起きることが多い。そのほか無石胆嚢炎の危険因子は,手術後(胃癌術後が多い)・多発外傷など重症疾患の治療中・経静脈栄養,悪性腫瘍の肝門部転移・糖尿病などである。

胆石症と発癌の関連については,胆石による胆嚢粘膜への長期間の刺激が胆嚢癌発生の原因となっている可能性が示唆されている。

▶**臨床症状・検査成績**

胆石症

胆嚢炎がなければ無症状。

急性胆嚢炎

- **臨床症状** 右季肋部痛,心窩部痛,発熱,悪心・嘔吐。高脂質食摂食後に多い。疼痛は結石嵌頓による痛みと胆嚢内圧上昇による痛みの2種類がある。
- **身体所見** 右季肋部圧痛,Murphy徴候(右季肋部を圧迫して吸気させると痛みで呼吸が止まる現象。これは,吸気に伴い横隔膜とともに下降した胆嚢を触知するからである)。
- **血液検査所見** 白血球数・C反応性蛋白(CRP)の上昇。肝胆道系酵素やBil値は胆嚢炎では上昇しない。上昇している場合には胆管結石・胆管炎の合併,Mirizzi(ミリッツィ)症候群を疑う。胆嚢炎のみで総ビリルビン(T-Bil)≧5 mg/dLでは重症化の可能性高い(胆汁感染率高い)。これは肝への炎症波及,または敗血症の影響と考える。なお Mirizzi症候群は,胆嚢頸部または胆嚢管への結石嵌頓による機械的な胆管への圧迫や,それにより生じた炎症が胆管に波及して閉塞するものと考えられている。
- **腹部超音波(図3-3-1)** 胆嚢腫大(短軸径≧4 cm),胆嚢壁肥厚,嵌頓した結石,デブリエコー,胆嚢周囲液体貯留,胆嚢壁 sonolucent layer, sonographic Murphy sign(超音波プローブによる胆嚢圧迫痛)。
- **臨床上のポイント** 胆嚢炎診断のポイントは胆嚢腫大と胆嚢部位に一致した圧痛(sonographic Murphy sign)が最も確実である。なぜなら,急性期には胆嚢壁肥厚を欠くこともあり,また,胆嚢頸部に結石が嵌頓している場合,エコーで描出されないこともあるからである。

慢性胆嚢炎

- **臨床症状** 無症状のことも多い。右季肋部痛,右背部痛(鈍痛)。
- **血液検査所見** 炎症反応も含め正常のことが多い。
- **腹部超音波** 胆嚢壁肥厚,萎縮。

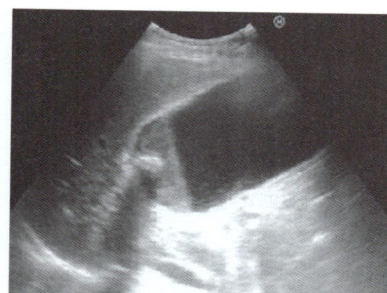

図 3-3-1　胆石を伴う急性胆嚢炎の腹部超音波像
胆嚢腫大，AS を伴う結石，胆液を認める

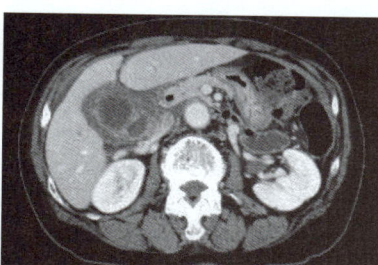

図 3-3-2　胆嚢炎の腹部 CT 像
胆嚢壁肥厚，胆嚢腫大，胆嚢周囲液体貯留．X 線陰性石もあり

▶診断

胆石症

- **腹部超音波**（存在診断は 95% 以上）　音響陰影（acoustic shadow：AS）を伴う high echoic lesion．ただし数 mm 以下の小結石では AS がはっきりしないこともあり，コレステロールポリープとの鑑別のためには仰臥位から左側臥位に体位変換させて可動性の有無を確認する．
- **腹部 CT**（図 3-3-2）　X 線透過石（純コレステロール石）以外は描出される．

急性胆嚢炎

- **診断基準**（表 3-3-1）　急性胆嚢炎の診断基準としては「Murphy 徴候」が，感度 50〜70%，特異度 79〜96% と報告されており，最も有効と考えられている．診断基準の基本コンセプトは，日本版，国際版とも，A：腹痛（胆嚢局所の炎症所見），B：全身の炎症所見，C：画像所見の 3 所見を認めるものとしている．両者の相違点は，確定診断の方法であり，日本版は，上記の A＋B で疑診，A＋B＋C で確診とした（表 3-3-1）．国際版では，疑診をおく必要性が議論された結果，用いる 3 所見は同一でも，A＋B のみでも確診，あるいは胆嚢炎の臨床所見＋C でも確診とされた．

胆嚢炎と診断したら重症度判定を行う（表 3-3-2）．重症度により治療方針が決定するためである．

- **鑑別診断**　胃・十二指腸潰瘍，アニサキス，急性膵炎，

表 3-3-1　急性胆嚢炎の診断基準

A：右季肋部痛（心窩部痛），圧痛，筋性防御，Murphy 徴候
B：発熱，白血球数または CRP の上昇
C：急性胆嚢炎の特徴的画像検査所見
疑診：A のいずれかならびに B のいずれかを認めるもの
確診：上記疑診に加え，C を確認したもの

ただし，急性肝炎や他の急性腹症，慢性胆嚢炎が除外できるものとする

（文献 3，4 を引用）

表 3-3-2　急性胆嚢炎の重症度判定基準

重症急性胆嚢炎

急性胆嚢炎のうち，以下のいずれかを伴う場合は「重症」である
① 黄疸
② 重篤な局所合併症：胆汁性腹膜炎，胆嚢周囲膿瘍，肝膿瘍，胆嚢捻転症，気腫性胆嚢炎，壊疽性胆嚢炎，化膿性胆嚢炎

中等症急性胆嚢炎

急性胆嚢炎のうち，以下のいずれかを伴う場合は「中等症」である
① 高度の炎症反応（白血球数＞1 万 4,000/mm³ または CRP＞10 mg/dL）
② 胆嚢周囲液体貯留
③ 胆嚢壁の高度胆嚢炎症性変化：胆嚢壁不整像，高度の胆嚢壁肥厚

軽症急性胆嚢炎

「中等症」，「重症」の基準を満たさないもの

（文献 3，4 を引用）

急性虫垂炎，急性腎盂腎炎，尿管結石，心筋梗塞，Fitz-Hugh-Curtis（フィッツ-ヒュー-カーティス）症候群など．また胆石症や胆嚢炎に胆嚢癌が合併している可能性もあるため注意を要する（急性胆嚢炎に胆嚢癌が合併している頻度は 1〜1.5%）．

慢性胆嚢炎

腹部超音波検査で診断する．大切なのは胆嚢壁肥厚を認める疾患との鑑別である．全層性の壁肥厚では，膵胆管合流異常症も考慮し，磁気共鳴胆管膵管造影（MRCP）または超音波内視鏡検査（EUS）を施行する．

- **鑑別診断**　胆嚢癌，胆嚢腺筋症，黄色肉芽腫性胆嚢炎，磁器様胆嚢，急性肝炎

黄色肉芽腫性胆嚢炎

黄色肉芽腫性の胆嚢壁肥厚を特徴とする胆嚢炎．結石の嵌頓によって胆嚢内圧が上昇し，Rokitansky-Aschoff（ロキタンスキー-アショフ）洞が穿破することで胆嚢壁内に胆汁が漏出・侵入し，これを組織球が貪食して泡沫状の組織球よりなる肉芽腫が形成される．初期に急性胆嚢炎の症状を訴えることが多い．CT にて限局性の胆嚢壁の肥厚所見を認める．胆嚢癌や胆嚢腺筋症との鑑別が必要．

磁器様胆嚢（陶器様胆嚢）

石灰化の高度な胆嚢．肉眼的に陶器あるいは磁器に類似する．通常，粘膜の剝脱，壁の線維化や硝子化などの荒廃した変化を伴っている．重症胆嚢炎の終末像と考えられている．また，石灰化や線維化が軽微で，肉眼像が陶器様でないものまで含めた名称として，石灰化胆嚢，硝子石灰化症，線維石灰化症がある．

胆嚢壁が広範な石灰化をきたすまれな疾患である．診断には腹部単純 X 線撮影が有用で，胆嚢外殻の石灰化がみられ，内部に斑紋状や網状影を呈する．胆石だけでなく胆嚢癌の合併も多く，胆嚢摘出術の適応である．

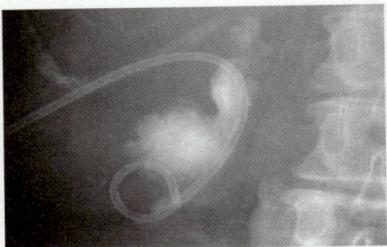

図 3-3-3　経皮経肝胆嚢ドレナージ（PTGBD）

■ 治療と薬理メカニズム

胆石症

有症状は胆嚢摘出術。70〜80％は生涯無症状であるので、無症状胆石は経過観察が基本である。

- 経口胆石溶解剤（ウルソデオキシコール酸（UDCA））は胆嚢機能が保たれていることが前提である。X線陰性コレステロール石には有効とされているが、石灰化石やビリルビン結石・黒色石には無効である。内服で完全溶解が得られた症例も25％は再発すると報告されている。
- 以前は体外衝撃波結石破砕術（ESWL）も施行されたが、小さくなった結石片が胆嚢頸部に嵌頓したり、総胆管に落下して胆管炎や胆石膵炎を起こす危険性があり、最近では施行施設は少なくなっている。

急性胆嚢炎

まず初期治療として、禁食、十分な補液、抗生剤、鎮痛薬投与を行う。

急性胆嚢炎では原則として胆嚢摘出術（第一選択は腹腔鏡下胆嚢摘出術）を行う。半年から数年の間に10〜50％が再発するため、最終的には胆嚢摘出術を行うことが望ましい。手術の時期は発作から72時間以内（golden time）であれば、癒着が少なく手術時期として適している。早期手術と待機的手術では術後合併症に差がないので、入院期間短縮のため早期手術が望ましい。

全身状態不良例や抗凝固薬・抗血小板薬内服などですぐに手術ができない症例では、胆嚢ドレナージ術を行う。胆嚢ドレナージには2通りのアプローチ方法がある。一つは経皮経肝胆嚢ドレナージ（percutaneous transhepatic gallbladder drainage：PTGBD）（図 3-3-3）。もう一つは内視鏡的胆嚢ドレナージ（endoscopic gallbladder drainage：EGD）（図 3-3-4）である。

- PTGBD　利点は手技が確実であること、欠点は出血や胆汁瘻のリスクがあること、チューブが体外に出ているため患者の生活の質（QOL）が低下すること、いったん留置すると瘻孔が完成するまで2〜3週間は抜去できないことなどである。PTGBDではなく1回穿刺吸引してチューブ留置は行わないPTGBA（aspiration）もあるが、結石の嵌頓がはずれていない場合や胆汁成分が胆泥や膿の場合は行う。胆嚢癌合併症例では、PTGBDにより癌の播種（ドレナージ瘻孔部の再発や癌性腹膜炎）が起きる可能性があるので要注意。
- EGD　内視鏡的アプローチの利点は出血や胆汁瘻のリ

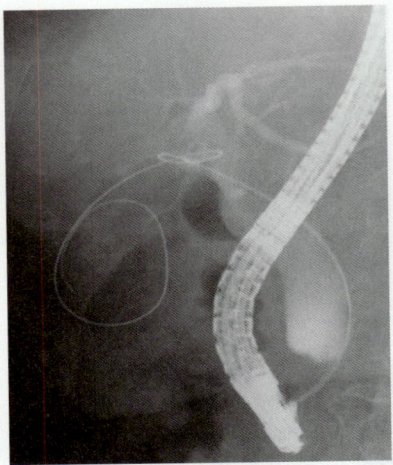

図 3-3-4　内視鏡的胆嚢ドレナージ（EGD）

スクが少ないこと、内痩化できることであるが、胆嚢管挿管率は70〜80％で確実性がなく、挿入時に胆嚢管を損傷する危険性があることが欠点である。EGDの適応としては、肝硬変や抗凝固薬・抗血小板薬内服で出血傾向にある症例、腹水貯留例などPTGBDの適応にならない症例、腹部超音波で胆嚢が描出されない症例などがよい適応となる。

重症度別治療方針：

- 重症　重症度基準の②では全身状態の管理を十分にしつつ緊急手術。黄疸例はPTGBDなどドレナージを緊急に行う。緊急処置のできない施設では、搬送する。
- 中等症　初期治療とともに、迅速に手術またはドレナージを検討する。
- 軽症　初期治療に反応しない症例では手術やドレナージを検討する。

慢性胆嚢炎

悪性が否定できない胆嚢や今後悪性腫瘍発生の高リスク群は手術適応となる。具体的には胆嚢癌との鑑別が困難な黄色肉芽腫性胆嚢炎や、卵殻様石灰化像が特徴的な磁器様胆嚢、膵胆管合流異常症を有する症例である。

■ 経過・予後

重篤な併存疾患を有していなければ、胆嚢摘出術によりすみやかに改善する。胆嚢摘出術後1〜2カ月は下痢や軟便がみられることがあるが、これは腸肝循環の回数の増加により、二次胆汁酸生成が増加するためである。脂質や脂溶性ビタミンの消化吸収障害は起こらないとされている。

【伊藤 由紀子】

■ 参考文献

1) Kimura W et al : Carcinoma of gallbladder and extrahepatic bile duct in autopsy cases of the aged, with special reference to its relationship to gallstones. Am J Gastroenterol 84：386-390, 1989
2) 山口和哉ほか：剖検例からみた最近の胆石保有率と胆嚢癌合併

日本臨床外科学会雑誌 58:1986-1992, 1997
3) 急性胆道炎の診療ガイドライン作成出版委員会編:科学的根拠に基づく急性胆管炎・胆嚢炎の診療ガイドライン, 医学図書出版, 2005
4) Takada T et al : Background: Tokyo Guidelines for the management of acute cholangitis and cholecystitis. J Hepatobiliary Pancreat Surg 14:1-10, 2007

4 肝内結石症

● **定義・概念**　肝内結石症(intrahepatic lithiasis)は、胆石症のうち左右肝管およびこれより上流の肝内胆管に結石が存在する疾患である。良性疾患でありながら複雑な病態を示し、完治が難しく再発を繰り返すことが少なくない。肝内結石症には、肝門部胆管または肝内胆管などに狭窄が認められる原発性肝内結石症と総胆管結石が積み上げられた続発性肝内結石症とがある。

● **疫学**　肝内結石症の全胆石症に占める割合は、地域により著しい差異を認める。肝内結石症は、わが国を含む東アジアに頻度が高く、類似した人種的背景を持つ場合でも大きな地域差が認められるのも特徴である。台湾では全肝石症例の20.3%に肝内結石を認めるのに対し、韓国では10.8%、香港では3.1%、シンガポールでは1.7%である。中国国内でも北京では9.2%なのに対し、北西部の沈陽では21.2%である。西欧諸国ではその頻度は1%以下であり、ほとんどはアジアからの移民症例と推定されている。ラテンアメリカでは2～7%と比較的高頻度である。わが国における肝内結石症の頻度は2.2%であり、衛生環境の改善に伴い近年減少している。

肝内結石症有病者の平均年齢は63.3歳であり、男女比は1:1.2とやや女性に多い。

結石の種類はビリルビンカルシウム石が主体であり、コレステロール石は5～10%程度である。

● **病因・病態生理と分子メカニズム**　肝内結石の成因には先天性・遺伝性因子よりむしろ食事内容や衛生環境といった後天性因子が関与している可能性が高いと考えられている。HTLV-1(ヒトTリンパ球向性ウイルス1型)感染、回虫の既往などとの関連が示唆されている。

肝内結石はほとんどがビリルビンカルシウム石であるが、総肝管のものに比較してコレステロール含有量が多い。コレステロール過飽和胆汁の生成にいたる肝因子(コレステロール合成の亢進、胆汁酸合成の低下、リン脂質の分泌低下)と胆管感染、粘液糖蛋白の過剰分泌などの胆管因子の相互作用により形成されると考えられている。

小児成人に関係なく、先天性胆道拡張症の術後に肝内結石が7～8%の頻度で発生することがわかっている。全例ビリルビンカルシウム石であり、結石発生までの平均期間は小児例で6.8年、成人例で10.3年である。胆管狭窄あるいは吻合部狭窄の存在に加え、胆管空腸吻合により細菌感染をきたしてしまうことが成因として考えられている。

● **臨床症状・検査成績**　腹痛、発熱、黄疸といった胆管炎症状は必ずしも認められない。特に肝内末梢胆管内の結石では症状に乏しい。血液生化学検査では、肝胆道系酵素(アルカリホスファターゼ〈ALP〉、γ-グルタミルトランスペプチダーゼ〈γ-GTP〉)やトランスアミナーゼ(アスパラギン酸アミノトランスフェラーゼ〈AST〉、アラニンアミノトランスフェラーゼ〈ALT〉)の上昇を認めることが多いが、無症状の時期には正常化していることもある。

● **診断**　腹部超音波検査で拡張した肝内胆管内に結石エコーを認めれば確定診断である(図3-4-1)。しかし胆管に結石が充満し、結石が肝実質と同じエコーレベルの場合は描出困難なことがある。肝内石灰化(孤立性)の多くは結石ではない。胆道気腫(pneumobilia)は胆管内に音響陰影を伴う高エコー域として観察されるため、結石との鑑別を要する。

腹部CTでは石灰化した肝内結石をとらえることが可能である(図3-4-2)。肝内胆管の拡張、肝の区域性萎縮が認められる。鋳型状に胆管内に粘土状の結石が充満する場合には、陽性像として結石を診断できないことがある。また胆道気腫(pneumobilia)がある場合は腹部超音波検査よりCT検査が有用である。

磁気共鳴胆管膵管造影(MRCP)では肝内結石は肝内胆管内の陰影欠損として認めるが、胆道気腫との鑑別を要する。

直接胆道造影(内視鏡的逆行性胆管造影〈ERC〉、経皮経肝胆管造影〈PTC〉)は治療を前提に行われるが、胆管狭窄、結石存在部位の正確な診断のために必須である。

■ **治療と薬理メカニズム**　胆管炎など有症状例は治療の

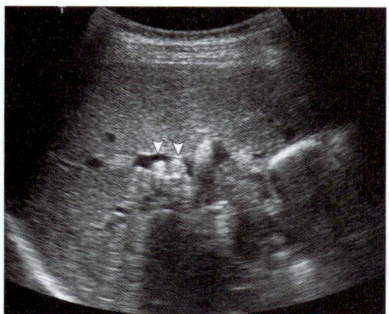

図 3-4-1　肝内結石の腹部超音波像
拡張した肝内胆管内に高エコーの結石像を認める(▷)

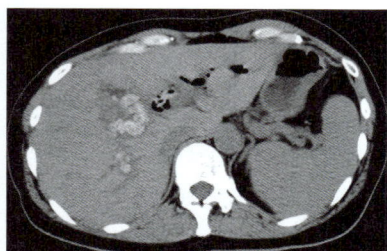

図 3-4-2　先天性胆道拡張症術後肝内結石の腹部 CT 像
拡張した肝内胆管内に石灰化結石が充満している。胆道気腫(pneumobilia)も認める

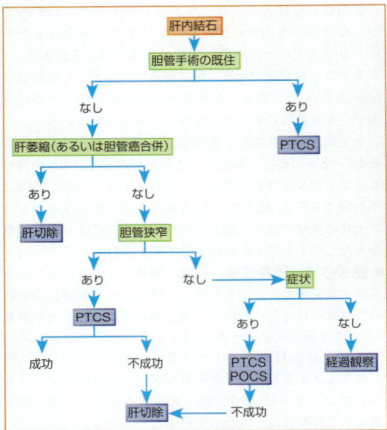

図 3-4-3 肝内結石症の治療フローチャート
PTCS：経皮経肝胆道鏡，POCS：経口的胆道鏡
（文献2を改変）

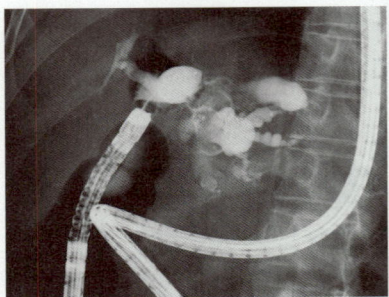

図 3-4-4 先天性胆道拡張症術後肝内結石のダブルバルーン内視鏡を用いた ERCP 像
著明に拡張した肝内胆管内に複数の結石を認める
ERCP：内視鏡的胆管膵管造影

絶対適応である。無症状例でも肝萎縮を伴う例は胆管癌の高リスクであり治療対象である（図 3-4-3）。

肝切除術：CT などの画像所見で肝萎縮のある症例はその領域の肝機能は落ち，発癌の危険性もあるため肝切除の適応である。画像所見，腫瘍マーカー（CEA，CA19-9）の上昇から胆管癌が疑われる症例も肝切除の適応である。内視鏡的結石除去が困難な場合，胆管狭窄部も含めた肝亜区域，区域，葉切除が推奨される。

経皮経肝胆道鏡（PTCS）：胆管狭窄がある場合，あるいは狭窄がなくても，症状がある場合が適応となる。電気水圧衝撃波結石破砕術（EHL）の併用により，完全結石除去率は向上しているが，頻回の処置を必要とすることが多い。完全結石除去後も再発率が比較的高いため，手術も考慮する。

経口的胆道鏡（POCS）：胆管狭窄がないか，あるいは軽度であり，なおかつ胆道異型のない症例が適応となる。完全結石除去率は決して高くなく，遺残結石例では高率に後期合併症として胆管炎，肝膿瘍を認めるため，種々の追加治療で完全除去すべきである。

胆道再建術後の肝内結石症に対しては，PTCS を中心に体外衝撃波結石破砕術（ESWL）なども組み合わせた低侵襲で繰り返し行える治療法を選択する。肝萎縮や胆管癌の合併，繰り返し結石が再発する場合には手術を考慮する。近年，小腸内視鏡（ダブルバルーン内視鏡，シングルバルーン内視鏡）を用いた内視鏡的結石除去術も試みられている（図 3-4-4）。

● **経過・予後** 5年以内の結石再発率は，肝切除術で 5.3％，PTCS で 9.6％である。再発を繰り返すと，重症胆管炎や肝膿瘍を起こしたり，胆汁性肝硬変から肝不全に進行したりして，死亡にいたることもある。他病死を除く5年以内死亡率は，肝切除術で 2.4％，PTCS で 5.5％である。

経過中に肝内胆管癌の合併が 4.0〜12.5％ に認められ，注意が必要である。胆道手術歴があり病悩期間が長い症例で，肝内胆管癌の合併が多く認められる。繰り返す胆管炎や胆汁うっ滞が原因と推測されている。

【木暮 宏史】

参考文献
1) 厚生労働省特定疾患「肝内結石症調査研究班」：肝内結石症の診断・治療ガイドライン，医事新報 3929:25-32，1999
2) 日本消化器病学会編：胆石症診療ガイドライン，南江堂，2009
3) 急性胆道炎の診療ガイドライン作成出版委員会編：科学的根拠に基づく急性胆管炎・胆嚢炎の診療ガイドライン，医学図書出版，2005

5 原発性硬化性胆管炎

● **定義・概念** 原発性硬化性胆管炎（primary sclerosing cholangitis；PSC）は，肝内外の胆管壁が線維性に肥厚し，内腔狭窄によって胆汁うっ滞を引き起こす慢性・進行性の疾患である。その原因は不明で，感染症や血流障害などに起因するものは，続発性硬化性胆管炎として除外診断される。

● **疫学** 欧米における報告では，PSC の頻度は人口10万人あたり 2〜7人と推定されているが，わが国における有病率についての確たるデータはない。

欧米における PSC は，若年成人男性に多く，年齢中間値は約 40 歳で，患者の 70％ が男性である。また 70％ に炎症性腸疾患（IBD），特に潰瘍性大腸炎（UC）を合併している。

一方，滝川らが 2003 年に行った全国調査[1] によれば，わが国の PSC の発症年齢は 20 歳代と 60 歳代に2つのピークを持ち，平均は 47 歳であった。やはり男性が 59％ と優位であったが，IBD の合併は 37％ にとどまった。IBD の内訳は UC が 79％ で，Crohn（クローン）病が 6.4％ であった。IBD 合併例は若年に分布しており，欧米型の PSC と同様の病態と考えられるが，IBD 合併のない高齢発症の PSC は，わが国に特異的な患者集団と考えられる。

平野ら[2] も PSC の発症年齢に注目し，50 歳で区切ると臨床像が異なることを報告している。特に高齢発症群では免疫グロブリン E（IgE）が有意に高値であり，わが国の PSC

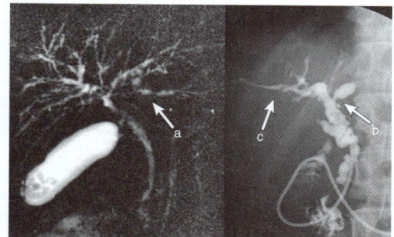

図 3-5-1　原発性硬化性胆管炎の胆管像
a：数珠状狭窄，b：帯状狭窄，c：枯れ枝状所見

表 3-5-1　原発性硬化性胆管炎（PSC）の診断基準

1）あらゆる部位の胆管に生じた典型的な胆管造影の異常所見
2）臨床像（炎症性腸疾患の病歴，胆汁うっ滞の症状）および血液生化学的所見（半年以上にわたり ALP が 2～3 倍に上昇）
3）二次性硬化性胆管炎の明らかな原因の除外
- AIDS の胆管病変
- 胆管悪性腫瘍（PSC 診断後は例外）
- 胆道の手術，外傷
- 総胆管結石
- 先天性胆道異常
- 腐食性硬化性胆管炎
- 胆管の虚血性病変
- floxuridine 動注による胆管障害や狭窄

ALP：アルカリホスファターゼ，AIDS：後天性免疫不全症候群

表 3-5-2　Ludwig の stage 分類

stage 1	炎症性変化が門脈域にとどまっている
stage 2	門脈域辺縁の限界板の破壊を伴う
stage 3	門脈域と門脈域，あるいは中心静脈を結ぶ線維性の隔壁形成がある
stage 4	再生結節で置き換わり，肝硬変に進展

には異なる病態が混在している可能性を指摘している。

■ **病因・病態生理と分子メカニズム**　PSC の病因はいまだ不明であるが，種々の免疫異常を合併していることから，なんらかの免疫機序の関与が疑われている。

また IBD の合併が多いことから，脆弱化した腸管壁より，細菌などに由来する外毒素などが経門脈的に肝臓に流入し，病変形成に寄与している可能性も考えられている。

■ **臨床症状・検査成績**　欧米では，IBD の症状で発症し，その精査過程で PSC と診断されることが多い。

PSC による症状としては，黄疸や掻痒感といった胆汁うっ滞の症状があげられるが，初期には症状を呈さないことが多い。細菌感染による胆管炎の合併がない場合には，発熱は一般的ではない。進行して肝硬変にいたると，腹水や食道静脈瘤からの出血などの症状を呈する。

血液生化学検査では，アルカリホスファターゼ（ALP）をはじめとした肝胆道系酵素の上昇がみられ，進行すればビリルビンの上昇も認める。しかし，わが国の PSC では ALP の上昇が欧米よりも軽度のことが多い。

PSC における免疫異常については，報告により頻度がかなり異なるが，IgG 上昇（40～70%），IgM 上昇（25～50%），抗核抗体陽性（6～36%），好酸球上昇（30～40%）などが知られている。前述したように[2]，高齢発症者では IgE を高く，50 歳以上発症の患者では 80% で IgE が高値であった。また海外では p-ANCA の陽性率が 60～70% と報告されているが，わが国では 13% とそれほど頻度は高くない。

画像検査としては，磁気共鳴胆管膵管造影（MRCP）が非侵襲的であり有用である。多発性の胆管狭窄がびまん性に認められることが多いが，限局性変化であってもよい。狭い輪状狭窄（annular stricture）と正常あるいは軽度拡張した部分が交互に現れた数珠状狭窄（beaded appearance）や，数 mm 長の帯状狭窄（band-like stricture），憩室様の内腔突出（diverticulum-like outpouching），細胆管が狭窄のため描出されず比較的太い胆管だけが描出された枯れ枝状所見（prunned tree appearance）が特徴的な画像所見として知られている（図 3-5-1）。

内視鏡的逆行性胆管膵管造影（ERCP）による直接造影は，術後膵炎などの合併症の問題がある。しかし，胆管癌との鑑別を行ううえで，胆管生検・擦過細胞診や胆汁細胞診が必要になることもある。

■ **診断**　現在最も広く用いられている診断基準は，2003 年に Mayo Clinic から提唱されたものである（表 3-5-1）[3]。

特徴的な胆管像が重視されており，続発性硬化性胆管炎を除外することによって診断がなされる。

かつて PSC の診断基準には，病理組織学的所見が診断要件に盛り込まれていた。線維性閉塞性胆管炎が特徴とされ，onion skin fibrosis と呼ばれる胆管周囲の線維化が有名である。しかし典型的な PSC では中～大サイズの胆管がダメージを受けるため，経皮的な肝生検ではこれらの像をとらえにくい。このため，診断のために肝生検は必須とはされていない。

一方，PSC の病期分類には Ludwig の stage 分類（表 3-5-2）が用いられているが，これは組織所見をもとにした分類であり，病期判定のためには生検を実施する必要がある。しかし，PSC の予後判定に用いられる計算式[4]は組織所見を必要としておらず，組織像は予後と相関しないと考えられている。

診断基準のなかにはあげられていないが，鑑別診断として自己免疫性膵炎（autoimmune pancreatitis：AIP）に合併する硬化性胆管炎が重要である。AIP に合併する胆管病変が IgG4 関連硬化性胆管炎（IgG4 related sclerosing cholangitis：IgG4-SC）として認識され，かつて PSC と診断された患者のなかにはこの IgG4-SC が含まれていたと考えられている。IgG4-SC はステロイドに対する反応が良好であり，PSC と鑑別し，適切な治療を行う必要がある。PSC と IgG4-SC との鑑別には IgG4 の測定が有用であるが，PSC のなかにも IgG4 高値の症例が存在することが報告されており，Mayo Clinic の報告によれば PSC の 9% で IgG4 が高値であったという。したがって，IgG4 のみでなく，胆管像や合併疾患から鑑別を行わなければならない。胆管像においては，PSC では帯状狭窄と呼ばれる短い狭窄が特徴的とされており，一方 IgG4-SC では 3 mm 以上の比較的長い分節狭窄（segmental stricture）が特徴的で，下部胆管に病変が多いとされている。

■ **治療と薬理メカニズム**　PSC に対する根本的な治療は肝移植以外になく，薬物療法で確立されたものはない。

肝移植による5年生存率は80％以上と良好であるが，移植後のPSC再発を10〜40％に認めることが報告されており，再移植率や5年以降の長期予後が不良であることが問題となっている。したがって，病態の解明とそれに基づいた治療法の確立が必要とされている。

薬物療法としては，ウルソデオキシコール酸が最も多く使用されているが，肝胆道系酵素低下作用はあるものの，予後改善効果は証明されていない。高用量の投与（20〜30 mg/kg/日）についても検討されているが，同様の結果である。

近年，脂質異常症治療薬であるベザフィブラートがPSCにおいて肝胆道系酵素低下作用を持つことが報告されており[5]，今後の検討が期待される。

また合併する胆管結石や細菌性胆管炎の治療として，あるいは肝硬変への進行抑止を期待してERCPや経皮経肝胆管ドレナージ術（PTBD）による胆道ドレナージが行われることもある。

■経過・予後 進行性の病気で，胆管狭窄の進展・悪化から，10〜15年の経過で肝硬変にいたるとされている。Kimらは，年齢・ビリルビン・アルブミン・アスパラギン酸アミノトランスフェラーゼ（AST）・静脈瘤出血の有無を用いたリスクスコアを提唱しており，これに基づいた予後予測が報告されている[4]。

またPSCは胆道癌の高リスク群であり，約10％の症例で胆道癌が合併する。

【水野 卓・平野 賢二】

参考文献

1) Takikawa H et al : Analysis of 388 cases of primary sclerosing cholangitis in Japan—Presence of a subgroup without pancreatic involvement in older patients—. Hepatol Res 29:153-159, 2004
2) Hirano K et al : Clinical features of primary sclerosing cholangitis with onset above 50 years. J Gastroenterol 43:729-733, 2008
3) Lidor KD et al : Primary sclerosing cholangitis. Schiff's disease of the liver, 9th edition, edited by Schiff L et al, p673-684, JB Lippincott, 2003
4) Kim WR et al : A revised natural history model for primary sclerosing cholangitis. Mayo Clin Proc 75:688-694, 2000
5) Mizuno S et al : Bezafibrate for the treatment of primary sclerosing cholangitis. J Gastroenterol 45:758-762, 2010

6 良性胆道狭窄

■定義・概念 良性胆道狭窄とは，悪性疾患以外の原因による肝内・肝外胆管の狭窄・閉塞の総称である。原疾患や胆管狭窄の部位・程度によりその経過は異なるが，適切に治療をしなければ急性胆管炎から敗血症をきたしたり，慢性的な胆汁うっ滞から胆汁性肝硬変・肝不全へと進展したりする危険性がある。

原因

良性胆道狭窄の原因となる疾患は多岐にわたる（表3-6-1）。そのなかでも頻度が高いのは術後胆道狭窄，特に腹腔鏡下・開腹胆嚢摘出（胆摘）術後の胆管狭窄である。また肝移植後の胆管再建部（胆管・胆管吻合部，胆管・空腸吻合部）に狭窄をきたした症例も増えてきている。原発性硬化性胆管炎（PSC）や慢性膵炎，Mirizzi（ミリッツィ）症候群など

表3-6-1 良性胆道狭窄の原因

- 腹部手術後
  - 腹腔鏡下・開腹胆嚢摘出術
  - 生体肝・脳死肝移植術
  - 胆管・腸管吻合術
  - 肝切除術
- 炎症
  - 原発性硬化性胆管炎
  - 慢性膵炎
  - Mirizzi症候群
  - IgG4関連硬化性胆管炎
  - 放射線療法
  - 抗がん剤肝動脈内注入療法
  - サルコイドーシス
- 感染
  - 結核
  - HIV
  - サイトメガロウイルス
  - ヒストプラズマ
- 先天性
  - 先天性胆道拡張症
- 外傷
- 十二指腸憩室
- その他

HIV：ヒト免疫不全ウイルス

による胆管狭窄も，日常臨床で比較的よく経験する良性胆道狭窄である。さらにIgG4関連硬化性胆管炎はわが国から提唱された新しい疾患概念であり，原発性硬化性胆管炎との鑑別で注目されている。その他，頻度は多くないものの結核やヒト免疫不全ウイルス（HIV）などの感染症，腹部外傷でも良性胆道狭窄をきたすことがある。

■疫学 胆摘術後の胆道狭窄（胆道損傷を含む）の頻度は，日本内視鏡外科学会が行った全国調査では0.74％（1,585/21万4,935例，腹腔鏡下胆摘術）と報告されている。開腹胆摘術（0.1〜0.2％）に比べて腹腔鏡下胆摘術（0.4〜0.7％）のほうが胆管狭窄（損傷）は多いとされているが，現在は腹腔鏡下胆摘術が主流であり，単純に両者を比較することはできない。

生体肝，脳死肝を問わず肝移植後の最も多い合併症が胆道狭窄である。特に胆管・胆管吻合による成人生体肝移植後の胆道狭窄の頻度は，10〜30％と比較的高率である。慢性膵炎における胆管狭窄の頻度は10〜30％と報告されており，慢性膵炎の成因としてはアルコール性に多い。Mirizzi症候群は胆摘術施行例の約1％を占める（PSC，IgG4関連硬化性胆管炎については16章3-5「原発性硬化性胆管炎」参照）。

■病因・病態生理と分子メカニズム 良性胆道狭窄の病因は原疾患により異なるが，胆管自体が病因である場合（術後胆管狭窄，PSCなど）と周囲臓器が病因である場合（慢性膵炎，Mirizzi症候群など）に分けられる。胆摘術後の胆管狭窄は，主に術中の胆管損傷に起因する。肝移植後の胆管狭窄の発症機序としては，虚血性変化（胆管吻合部局所の血流低下，肝動脈塞栓症など）と免疫学的機序（拒絶反応や感染などの炎症）が関与しているとされる。慢性膵炎に伴う胆管狭窄は，胆管周囲の線維化による胆管内腔の狭窄が主因であるが，慢性膵炎急性増悪時の胆管への炎症波及や膵頭部の仮性囊胞による胆管圧排によっても起こる。Mirizzi症候群は，胆囊頸部や胆囊管に嵌頓した結

石，または急性胆嚢炎で腫大した胆嚢による物理的圧迫，あるいは胆嚢頸部・胆嚢管の炎症の波及により総肝管が狭窄をきたす。

▶ **臨床症状** 胆管狭窄による胆汁うっ滞症状（皮膚掻痒感，黄疸）および急性胆管炎症状（発熱，黄疸，上腹部痛）が，臨床症状の主体である。胆汁性肝硬変に進行すれば，全身倦怠感や体重減少，腹水貯留による腹部膨満感もみられることがある。また臨床症状がまったくなく，血液生化学検査異常や画像検査所見を契機に診断される場合もある。

臨床症状の発現時期は原疾患により異なる。術中に胆管閉塞（切断）をきたした場合やMirizzi症候群などでは，時間〜日単位で症状が発現する。一方で術後胆管狭窄でも，狭窄が高度でない場合や吻合部狭窄では術後年単位で症状が出現することもある。

▶ **検査成績**

血液生化学検査

胆汁うっ滞により胆道系酵素（アルカリホスファターゼ〈ALP〉，ロイシンアミノペプチダーゼ〈LAP〉，γ-グルタミルトランスペプチダーゼ〈γ-GTP〉）が上昇する。肝逸脱酵素（アスパラギン酸アミノトランスフェラーゼ〈AST〉，アラニンアミノトランスフェラーゼ〈ALT〉，乳酸脱水素酵素〈LDH〉）も上昇するが，胆道系酵素の上昇に比べて軽度である。総ビリルビン値は狭窄部位や狭窄程度，罹患期間によって異なる。

閉塞性黄疸によるビタミンKの吸収障害により，プロトロンビン時間（PT）が延長することがある。急性胆管炎やMirizzi症候群で急性胆嚢炎を合併している場合には，核の左方移動を伴う白血球数の増加とC反応性蛋白（CRP）の高値が認められる。高度の胆汁性肝硬変に進展すると，蛋白合成能の低下や血清アンモニア値の上昇，肝機能低下による総ビリルビン値の上昇が認められる。

胆管狭窄を伴う慢性膵炎は病期が進行していることが多く，膵内分泌・外分泌機能が障害されているのを反映して，膵酵素（膵アミラーゼ，リパーゼ）の低下や糖尿病を認めることがある。

PSCとIgG4関連硬化性胆管炎の鑑別にはIgG4値が有用であり，IgG4関連硬化性胆管炎で高値を示す。

膵胆道癌の代表的腫瘍マーカーであるCA19-9は，良性胆道狭窄でも特に急性胆管炎を合併していると異常高値を示すことがある。CA19-9が高値の場合には，後述する各種画像検査や病理組織学的検査で癌合併の有無を検索すると同時に，急性胆管炎改善時にCA19-9値が低下するかを確認する必要がある。

画像検査

治療方針を決定するうえで，各種画像検査で胆管狭窄の成因，部位，程度，範囲を適切に診断する必要がある。その際に最も問題になるのは，悪性疾患との鑑別である。特にPSCや慢性膵炎では経過中に胆道癌を併発を発症しうるので，その診断には細心の注意が必要となる。

- **腹部超音波検査** 病変の診断能はそれほど高くないが，ベッドサイドでも施行可能であり，本疾患が疑われた場合にはまず行うべき検査である。胆管拡張の程度と局在，範囲，壁の肥厚などを観察する。肝移植後胆管狭窄やPSC，肝硬変合併例では胆管拡張が目立たないことがあり注意を要する。胆管と同時に肝臓（肝内部エコーの

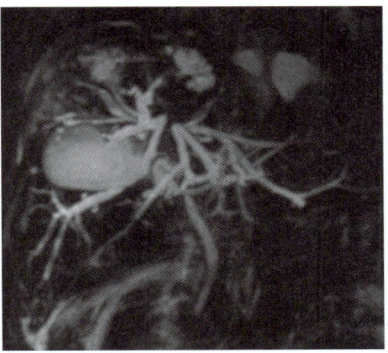

図 3-6-1 MRCP像
肝細胞癌に対する肝動脈塞栓術，経皮的ラジオ波焼灼術後の肝門部胆道狭窄。肝門部で左右胆管が分断されている
MRCP：磁気共鳴胆管膵管造影

変化），胆嚢（結石，胆嚢腫大，胆嚢壁肥厚），膵臓（膵管拡張，膵石）なども観察する。

- **腹部CT** 腹部超音波検査に引き続いて行われる検査である。禁忌（造影剤アレルギー，腎障害など）がないかぎり，造影CT（可能ならばマルチスライスCT〈MDCT〉）を行う。特に3D再構成により，腹部超音波検査よりも正確に狭窄部位を同定することができる。また造影をすることにより，胆管壁の肥厚程度や血流動態の把握が可能である。さらに膵臓の描出能力は腹部超音波検査よりも明らかにすぐれており，慢性膵炎や自己免疫性膵炎の診断に有用である。

DIC（点滴静注胆道造影）-CTは，胆道の解剖学的位置関係や狭窄部位を把握するのに有用であるが，黄疸がある症例に対しては適応がない。

- **磁気共鳴胆管膵管造影（MRCP）**（図3-6-1） 胆管狭窄部位の同定にすぐれ，またDIC-CTと同様に胆道の解剖学的位置関係の把握が可能なため，特に肝門部付近の良性胆道狭窄の治療方針を決定するうえで重要な検査である。同時に膵管の情報も得ることができる。しかしMR機器により性能が大きく異なり，診断に耐える十分な画像が得られないことがある。

- **超音波内視鏡（EUS）** 中下部胆道狭窄で他の画像検査で胆管癌や膵癌などの悪性疾患との鑑別が困難な場合には行うべき検査である。特に膵腫瘤性病変の良悪性の鑑別において有用であり，超音波内視鏡ガイド下穿刺吸引針生検（EUS-FNA）を行うことで診断精度をさらに高めることが可能である。またEUSは腹腔内リンパ節の描出にもすぐれ，EUS-FNAにより炎症性リンパ節腫大とリンパ節転移を鑑別することができる。

- **内視鏡的逆行性胆管膵管造影（ERCP）** 腹部超音波検査や造影CT，MRCPなどの非侵襲的画像検査に引き続いて行われることが多い。ERCP後には膵炎や胆管炎などの偶発症の危険があること，MDCTやMRCPの画像精度が向上していることもあり，最近では胆管造影目的の

みでERCPを施行することは少なくなってきている(ただしPSCが疑われる場合は除く)。胆汁細胞診,胆管ブラシ細胞診,胆管生検などの病理組織学的検査や,管腔内超音波検査(IDUS)や経口的胆道鏡(POCS)などの画像検査,あるいは胆管ドレナージや狭窄部バルーン拡張などの内視鏡的治療を前提にして行われることが多い。

- IDUS:狭窄部をガイドワイヤーで突破できさえすれば,比較的容易に施行可能である。ERCP時の胆管造影像だけでは良悪性の鑑別が困難な症例でも,IDUSを施行することで診断精度を上げることができる。
- POCS:狭窄部胆管粘膜の評価に有用であり,直視下での狭窄部の狙撃生検も可能である。また現在ではビデオスコープが登場して画像解像度が向上し,さらにnarrow band imaging(NBI)を併用することでより詳細な観察ができる。

● 経皮経肝胆管造影(PTC)　ERCPと同様に胆道造影のみで行われることはなく,胆道ドレナージや胆道鏡目的に施行される。内視鏡的には胆管狭窄部にアプローチが困難・不可能な症例(Roux-en-Y再建胃や胆管・空腸吻合術例など)では第一選択となる。

病理組織学的検査

良性胆道狭窄の病理組織学的検査としては,胆汁細胞診,狭窄部胆管のブラシ細胞診および生検があるが,いずれの検査も悪性疾患を除外する目的で行われる。胆汁細胞診の悪性胆道狭窄に対する診断感度は10～30%と低いが,簡便な検査でありドレナージチューブが留置してあれば繰り返し施行が可能である。胆管ブラシ細胞診と胆管生検の診断感度は胆汁細胞診に比べて高く(60～80%),悪性胆道狭窄が少しでも疑われる場合には施行すべきである。

■ 診断　術後早期に胆道狭窄をきたした症例や,狭窄の原因が明らかな症例(Mirizzi症候群,IgG4関連硬化性胆管炎,放射線療法後,抗がん剤肝動脈内注入療法後など)では,病歴や血液生化学検査(IgG4値),胆道造影像などから良性胆道狭窄の診断は比較的容易につく。しかし明らかな原因がない肝門部胆管狭窄や,PSCや慢性膵炎に合併する胆管狭窄の一部には,胆道造影像を含めた各種画像検査でも良悪性の鑑別が困難なことがある。そのような場合には胆管狭窄部のブラシ擦過診や生検などの病理組織学的診断が重要となる。しかし悪性胆道狭窄に対する病理組織学的診断の感度は必ずしも高いとはいえず,悪性所見が出なくても完全に悪性疾患を除外することはできないという問題がある。

■ 治療と薬理メカニズム　良性胆道狭窄の基本治療は,狭窄の解除である。その治療法は,内視鏡的治療,経皮経肝的治療,外科的治療に分けられる。どの治療法を選択するかは,狭窄原因,狭窄部位,患者の全身状態,あるいは施設によって異なるが,侵襲度のより少ない内視鏡的治療や経皮経肝的治療がまず行われることが多い。いずれの治療法も高度の技術を必要とするため,専門施設での治療が望ましい。なおIgG4関連硬化性胆管炎(自己免疫性膵炎に合併する下部胆管狭窄も含む)に対するステロイド治療以外,現時点では良性胆道狭窄に対する有効な薬物治療はない。

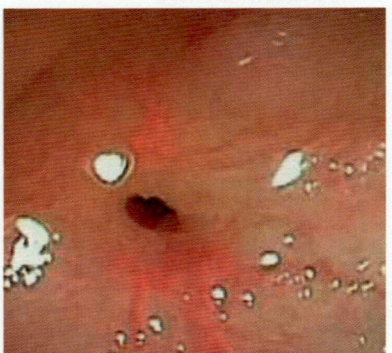

図 3-6-2　膵頭十二指腸切除後の胆管・空腸吻合部狭窄のダブルバルーン内視鏡像
本例は,吻合部を内視鏡的にバルーン拡張することで狭窄部は改善した

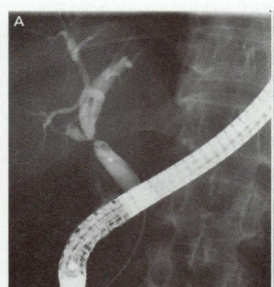 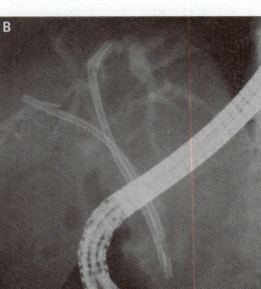 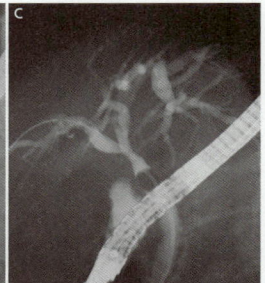

図 3-6-3　内視鏡的治療法
A:腹腔鏡下胆嚢摘出術後の胆道狭窄のERCP(内視鏡的逆行性胆管膵管造影)像
B:2本のプラスチックステントを留置
C:ステント留置1年後のERCP像。狭窄部は改善している

内視鏡的治療

経乳頭的に狭窄部胆管へのアプローチが可能な症例が適応となる。特に中下部胆管狭窄は内視鏡的治療のよい適応である。しかし肝門部から肝臓側の狭窄に対して、内視鏡的治療と経皮経肝的治療のどちらを第一選択とするかについては、現在のところコンセンサスがない。従来、Roux-en-Y 再建胃や胆管・空腸吻合術後の症例では内視鏡的にアプローチできなかったが、ダブルバルーン内視鏡の登場によりそのような症例でも内視鏡的に治療が可能となった(図3-6-2)。

内視鏡的治療法は狭窄部バルーン拡張とプラスチックステント留置に分けられる。バルーン拡張のみで狭窄部の改善が得られる症例(吻合部狭窄など)もあるが、多くの症例ではプラスチックステントの留置が必要となる。通常、7～11.5 Fr のプラスチックステントを1～3本留置する(図3-6-3)。ステントは2, 3カ月間隔で交換し、留置1年後に狭窄が改善していればステントを抜去する。プラスチックステントの一番の問題点は、その閉塞による急性胆管炎、黄疸である。ステントを留置する患者には、定期交換が必要なことと、胆管炎や黄疸症状が出たらすみやかに医療機関を受診することを説明しなければならない。これが順守できない患者にはステント留置の適応はない。

経皮経肝的治療

内視鏡的アプローチが困難・不可能な症例(術後胃、胆管・空腸吻合術後、胆道狭窄部突破不成功など)では第一選択となる。また肝内結石を合併している肝内胆道狭窄症例は、胆道鏡を使用することで結石の治療と狭窄部の評価が可能でありよい適応である。経皮経肝的治療では、通常12～20 Fr のドレナージチューブを狭窄部に通し、1～3カ月ごとに1回チューブを交換しながら約1年間留置する。

外科的治療

良性胆道狭窄に対しては、多くの施設が内視鏡的あるいは経皮経肝的治療法を第一選択としており、外科的治療の適応となるのは、①内視鏡的・経皮経肝的治療法が不成功、②悪性胆道狭窄を完全には否定できない、場合である。術式としては、胆管・空腸吻合術、胆管・十二指腸吻合術、胆管・胆管吻合術、肝切除術などがあり、胆道狭窄の成因や部位、範囲などにより選択される。

▶**経過・予後** 内視鏡的プラスチックステント留置による良性胆道狭窄の治療成功率は、狭窄の原因によっても異なるが、60～80%である。Mirizzi 症候群や胆摘術後の中部胆道狭窄の治療成績は良好であるのに対して、上部胆道狭窄や膵頭部に石灰化を伴う慢性膵炎による下部胆道狭窄に対しては不良となる。内視鏡的治療成功後の狭窄再発率は10～40%と報告されており、その多くはステント抜去後早期(6カ月以内)の再発であるが、10年以上経過してから再狭窄をきたす症例もある。

経皮経肝的治療法の成功率および狭窄再発率はそれぞれ70～90%、20～40%と内視鏡的治療法と同等であるが、両群では患者背景が異なっており、治療成績を単純に比較することはできない。

外科的治療法は非外科的治療法と比較して確実な治療法であり、その治療成績も非外科的治療法と比べ良好との報告がある。しかし患者背景の相違や施設バイアスもあり、その解釈には注意を要する。外科的治療後の狭窄再発率は、術式により異なるが10～30%とされる。再狭窄の発症は術後5年以内が多いが、5年以上経過してから発症する症例もある。

【辻野 武】

7 良性胆道腫瘍

はじめに

臨床現場において胆嚢癌との鑑別を要する良性の胆嚢隆起性病変の頻度の多いものとして胆嚢ポリープ、胆嚢腺筋腫症、慢性胆嚢炎などがあげられる。いずれもスクリーニングとして行われる腹部超音波検査においてしばしば指摘される病態である。

胆嚢ポリープ

ほとんどの場合、超音波において胆嚢内に明らかな立ち上がりを呈する隆起性病変として指摘される。形態的な分類は胆道癌取扱い規約に準じる。組織学的には癌、腺腫、コレステロール性ポリープ、過形成ポリープなどが含まれる[1]。

しばしば見つかる 10 mm 以下のポリープの場合、コレステロール性ポリープが多くを占めるが、一方 10 mm を超えるポリープの場合はいずれの組織も同頻度に存在しうるために鑑別診断が重要となる。明らかなコレステロールポリープと診断しえない場合は基本的に手術適応と考えられる。その場合には大きさ以外にいくつかの超音波上の鑑別ポイントがある。

特にコレステロール性ポリープは典型的には細い茎を有する有茎性ポリープであり、桑実状の表面を呈するのが特徴的であり、多発することも多い。体外超音波および超音波内視鏡(EUS)上は均一な高エコーで表面が顆粒状(桑実状)を呈する、または点状の高エコーが集簇したような形態として描出される(図3-7-1, 図3-7-2)。細い茎は描出されないことが多く、時に小結石が合併する場合は可動性の有無で診断されることも多い。ただ大きさが 10 mm を超えるような場合は必ずしも高エコーを呈さず、等～低エコーの場合、また高エコー内部に無エコー領域を有する場合があるために腫瘍性病変との鑑別が困難になることがある。大きいポリープにおいては血流シグナルがドプラに

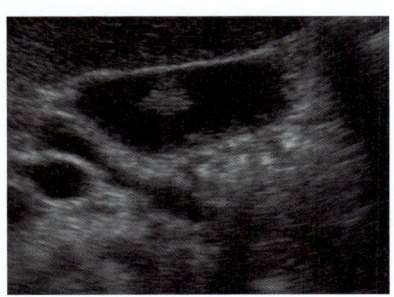

図3-7-1 胆嚢ポリープの EUS 像

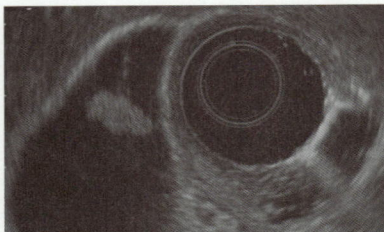

図 3-7-2　胆嚢ポリープの EUS 像

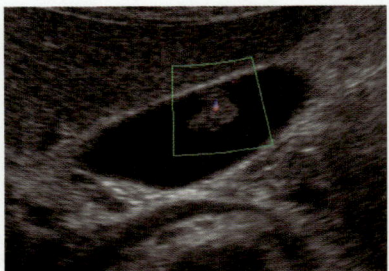

図 3-7-3　胆嚢ポリープの EUS 像

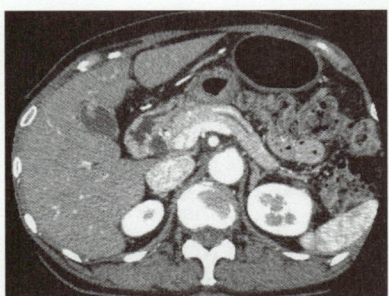

図 3-7-4　胆嚢ポリープの造影 CT 像

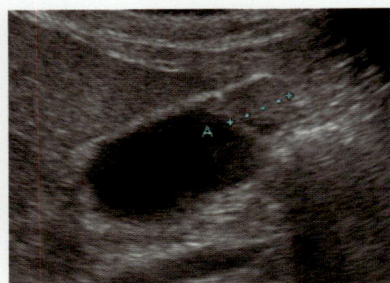

図 3-7-5　胆嚢腺筋腫症の EUS 像

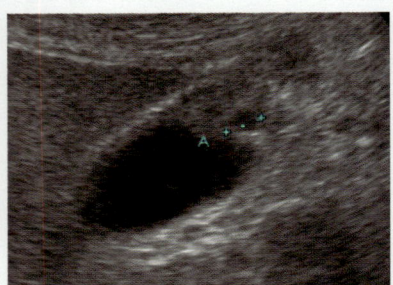

図 3-7-6　胆嚢腺筋腫症の EUS 像

よってみられることも多く（図 3-7-3），血流の有無による癌との鑑別は困難である．これは造影 CT においてもあてはまり，腫瘤の濃染の有無では必ずしも診断することができないことに留意すべきである（図 3-7-4）．

ポリープの治療方針としては単発の 10 mm 以上のポリープで広基性病変である場合は手術を検討する．10 mm 以下の場合は体外超音波あるいは EUS により年 1 回の経過観察を行う．胆石の合併などで壁の評価が困難な場合，あるいは経過中に径の増大，形態の変化などがみられた場合は手術を前提に評価を進める[2]．

胆嚢腺筋腫症

胆嚢腺筋腫症（adenomyomatosis：ADM）は胆嚢粘膜の壁内への憩室様嵌入である Rokitansky-Aschoff（ロキタンスキー-アショフ）洞（RAS）の増生により，粘膜および筋層の過形成・肥厚として特徴づけられる病態である．ADM はその胆嚢内の病変の分布・広がりにより分節型，限局型，びまん型の 3 つの型に分類される．胆石や胆嚢炎による有症状例の摘出胆嚢にその存在がみられることもしばしばであるが，いまのところ明らかな発癌との関連性は示されてはいない．

超音波検査において周囲粘膜からの立ち上がりが不明瞭な壁肥厚として描出されることが多く，癌との鑑別が重要であるが，基本的には RAS が小嚢胞あるいは無エコースポットとして描出されることで診断が可能である．定期的な超音波による経過観察において所見上変化がないことが多いが，膵胆管合流異常症が合併するとの報告もあり，留意すべきである．

画像所見としては体外超音波および EUS においては RAS が小嚢胞あるいは無エコースポットとして描出され（図 3-7-5，図 3-7-6），また壁在（壁内）結石が comet-like エコーとして描出されるのが典型的である．壁構造（最外層の高エコー層）が保たれていることも参考所見となる．しばしば超音波においては限局型が体表近くの胆嚢底部に

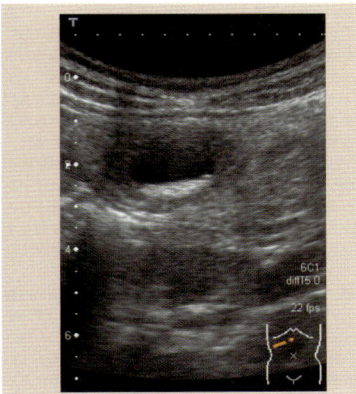

図 3-7-7 慢性胆嚢炎の EUS 像

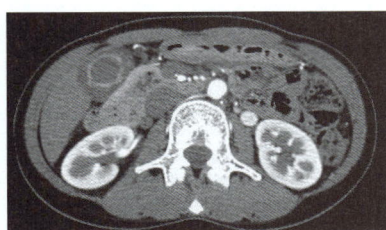

図 3-7-8 慢性胆嚢炎の造影 CT 像

存在するために描出されづらいことも多く,また結石の合併によって十分な描出が困難な場合も多い。そういう場合のRASの描出には磁気共鳴胆管膵管造影(MRCP)が有用であることが多い。MRCPは低侵襲であり,また膵胆管合流異常症の評価にも有用であることから,超音波上典型的なADMと診断しづらい場合は施行されるべきであろう。

慢性胆嚢炎

慢性胆嚢炎の場合も胆嚢壁の肥厚を呈するため,腫瘍性病変との鑑別が必要な場合がある。多くの場合,胆嚢壁は全周性で比較的均一な肥厚を呈し,不整な隆起成分を呈することは少ない。しかしながら黄色肉芽腫性胆嚢炎などのように,画像上は腫瘍性病変との鑑別が困難となる場合もある。また病態上,胆石の合併が多く,超音波検査では壁の評価が不十分となりやすい(図3-7-7)。逆に胆泥や胆砂による限局性壁肥厚と思われても腫瘍性変化である可能性もあり,注意が必要である。よって画像診断としてはEUS,造影CTなどによる評価もあわせて判断すべきである(図3-7-8)。

合併する胆石による有症状の場合は胆嚢摘出術が検討され,一方で症状のない場合でも結石充満例や胆嚢萎縮による内腔不明例などは癌合併の否定が困難であり,手術の対象となりうる。

膵胆管合流異常症に伴う胆嚢粘膜過形成

膵胆管合流異常症は先天的な形態異常として,膵管と胆管がOddi(オッディ)括約筋の作用が及ばない十二指腸の壁外で合流する病態である。そのため両者が異常な合流形態あるいは長い共通管を形成する。高率に胆道癌を発症する高リスク群として位置づけられている。合流異常自体は体外超音波検査では描出できないが,胆嚢粘膜過形成を合併し,それが胆嚢の内側低エコー層の肥厚として描出されることもある。

逆にこのような所見を認めた場合は,EUSによる胆嚢壁と合流パターンの評価,およびMRCPによる合流異常の有無の確認がなされるべきである。診断が確定した場合は内視鏡的逆行性胆管膵管造影(ERCP)による胆汁細胞診を含めた精査も行い,外科手術が検討される。

【立石 敬介】

参考文献
1) 土屋幸浩ほか:多施設集計報告 胆嚢隆起性病変(最大径20mm以下)503症例の集計成績—大きさ別疾患頻度と大きさ別深達度—. 日本消化器病学会雑誌 83:2086-2087, 1986
2) Kubota K et al: How should polypoid lesions of the gallbladder be treated in the era of laparoscopic cholecystectomy? Surgery 117:481-487, 1995

8 胆道癌

■**定義・概念** 胆道癌(biliary tract cancer)は胆管上皮から発生する癌で,胆嚢癌,胆管癌,乳頭部癌の総称である。胆道癌のうち肝臓内にできる肝内胆管癌に関してはわが国では原発性肝癌に分類されているが,海外では胆道癌に含めることも多い。また胆嚢管にできる胆嚢癌のことを胆嚢管癌と分けて検討することもある。

■**疫学** 世界的にみると,胆道癌は欧米に少なくわが国に非常に多い疾患である。胆道癌はわが国における癌の死亡原因の第6位に位置づけられ,年間約1万8,000人が罹患し,約1万6,000人が亡くなっているのが現状である。そのため膵癌とともに難治癌の代表とされる癌腫である。好発年齢は60歳代で,胆嚢癌は女性に多く,胆管癌は男性に多い。

■**病因・病態生理と分子メカニズム** 胆道癌は地域集積性があり,世界的にはわが国のほか,チリや東アジア,インドに多いといわれている。また性別による発生頻度の違いもみられる。胆道癌の危険因子として胆道への慢性的持続的刺激や炎症が考えられている。そのため,膵液が胆管や胆嚢に逆流して炎症を引き起こす膵胆管合流異常症や成因不明の胆管の慢性炎症によって引き起こされる原発性硬化性胆管炎などが危険因子としてあげられる。

胆嚢癌:危険因子として,まず膵胆管合流異常症があげられる。胆管拡張を伴わない膵胆管合流異常症では37.9%に胆道癌を合併し,そのうちの93.2%が胆嚢癌であったと報告されている。一方で胆管拡張を伴う膵胆管合流異常症では胆道癌を10.6%合併し,そのうちの64.9%を胆嚢癌が占めており,その頻度は胆管癌よりも高いと報告されてい

る。そのため膵胆管合流異常症では，胆管拡張の有無にかかわらず胆嚢癌の危険因子と考えたほうがよい。胆嚢結石に関しては，胆嚢癌は胆嚢結石を合併する頻度は高い（40～75%）。しかし胆嚢結石症の側からみると，胆嚢癌を合併するのはごく一部である。そのため現時点では，胆嚢結石と胆嚢癌との直接的な因果関係は証明されていない。

胆管癌：危険因子としては，胆管拡張型の膵胆管合流異常症と原発性硬化性胆管炎（primary sclerosing cholangitis：PSC）があげられている。拡張型の膵胆管合流異常症では胆道癌が10.6%合併し，そのうちの33.6%を胆管癌が占めたと報告されている。一方で原発性硬化性胆管炎では5～10%に胆管癌が合併すると報告されている。

乳頭部癌：危険因子は明らかになっていない。十二指腸乳頭部腺腫は，発生過程において adenoma-carcinoma sequence の存在が疑われており，乳頭部癌の前癌病変ではないかと考えられている。またその十二指腸乳頭部腺腫は家族性大腸腺腫症（familial adenomatous polyposis：FAP）に合併することも注目されている。

● **臨床症状・検査成績**　多くの胆道癌は，癌によって胆管が閉塞する悪性胆道閉塞を合併する。しかし一部の胆管が閉塞しただけでは必ずしも閉塞性黄疸になるわけではなく，健常な肝臓では少なくとも1/3以上の領域を占める胆管が閉塞した場合にはじめて黄疸が出現すると考えられている。黄疸が出現すると眼球結膜黄染・皮膚黄染・尿濃染を認めるとともに掻痒感が出現する。さらに閉塞性黄疸によって胆汁が腸管に流れなくなると，便が白くなる（白色便）。またうっ滞した胆汁に感染し胆管炎を併発すると，発熱・悪寒戦慄を認める。胆管炎は重篤化すると，敗血症にいたることもあるため注意が必要である。

採血では，閉塞性黄疸によって肝胆道系酵素（グルタミン酸オキサロ酢酸トランスアミナーゼ〈GOT〉，グルタミン酸ピルビン酸トランスアミナーゼ〈GPT〉，γ-グルタミルトランスペプチダーゼ〈γ-GTP〉，アルカリホスファターゼ〈ALP〉，総ビリルビン〈T-Bil〉）が上昇する。局所的な胆道閉塞の場合にはγ-GTPとALPのみ上昇していることも多い。腫瘍マーカーとしては，CEAおよびCA19-9が用いられる。しかし胆道閉塞や胆道感染症（胆管炎・胆嚢炎）によってもCA19-9は上昇するため，時に病勢の判断が難しいことがあるので注意が必要である。

胆嚢癌：胆管に病変が進展し閉塞性黄疸にならないかぎり，胆嚢癌ではあまり典型的な症状を呈することがない。そのため癌が大きくなってから徐々に体重減少および右季肋部鈍痛が出現してくることが多い。

胆管癌：多くの場合，黄疸が出現するが，局所的な胆管閉塞にとどまる場合には，γ-GTPおよびALPの上昇のみ呈することもある。臨床症状としては，黄疸とそれに伴う掻痒感，さらには体重減少などがあげられる。

乳頭部癌：診断の契機として黄疸を呈することが多い。無黄疸の乳頭部癌では，あまり典型的な臨床症状を呈することはない。乳頭部癌の場合には，胆道系酵素上昇に加えて膵酵素の上昇を認めることもある。

● **診断**　胆管癌では胆道閉塞を合併しやすいため，病変そのものの描出とともに，胆管拡張に着目し，胆管のどの部位から閉塞しているのか同定することがポイントとなる。胆管拡張を診断するうえでの基本は，腹部超音波検査であ

る。遠隔転移の有無を含めた病変の全体像を知るために造影CTを行う。特に手術適応を検討するためには癌と血管との位置関係を調べる必要があり，dynamic CTを施行する。一方肝門部などで胆管が複数に分断（「泣き別れ」）しているような場合には，胆管の全体像をみるのに磁気共鳴胆管膵管造影（MRCP）が便利である。そのうえでより詳細な局所進展範囲ならびに病理組織学的診断をつけるために，超音波内視鏡（EUS）や内視鏡的逆行性胆管膵管造影（ERCP）を行う。なお胆管癌診断を行う際には，必ずドレナージ前あるいはドレナージ時に病変の進展度評価を行うことがきわめて重要である。ドレナージチューブを留置すると反応性に胆管壁肥厚が起きてしまい，正確な進展度評価ができなくなってしまう。

胆嚢癌：腹部超音波検査が診断の基本となる。早期の胆嚢癌においては，より詳細な壁構造の観察のために，EUSを施行する。最外層の高エコー層が途切れた像を認めた場合には，病変の深達度がss（漿膜下層）深層以深まで入っていると評価する。進行癌においては，病変が頸部寄りにある場合には胆管浸潤を認めることがあり，胆管浸潤・膵浸潤・右肝動脈浸潤の評価を行うために，ERCPおよび管腔内超音波検査（IDUS）を検討する。病変が体部から底部寄りにある場合には，十二指腸浸潤や大腸浸潤を認めることがあるため，疑わしい場合には上部消化管内視鏡検査および下部消化管内視鏡検査を行う。

胆管癌：進展度診断は胆管壁に沿った水平方向の進展度診断と，血管浸潤などの胆管外への垂直方向の深達度診断の2つに分けて評価する。まず水平方向進展度診断を考えるにあたり，「浸潤型」と「限局型」を分けて考える必要がある（図3-8-1）。浸潤型は粘膜下浸潤と線維化により胆管壁が肥厚し内腔が狭小化してくる。そのため胆管造影で狭窄所見を認める。一方で限局型は比較的境界明瞭な隆起性病変を形成し，「表層拡大進展」と呼ばれる連続した粘膜上皮への進展を認めることがある。そのため胆管造影だけでなく，胆道鏡を用いたマッピングバイオプシーを行うことでより正確な進展度診断を行うことが必要となってくる。垂直方向の深達度診断では，造影CTやEUS，IDUSを用いて診断を行う。以上の点をふまえて，右肝動脈，門脈，胆管分離限界点（U-point, P-point），膵内胆管などへの腫瘍進展に着目し，根治切除可能かどうかを検討する。なお頻度的には，肝門部胆管癌では浸潤型が多く認められる。限局型は中下部胆管癌で多いが，時に肝門部胆管癌でも認められる。

乳頭部癌：黄疸もしくは肝胆道系酵素上昇をきっかけに発見されることが多い。黄疸・肝胆道系酵素上昇が出現した場合に，腹部超音波検査を施行し，肝両葉の胆管拡張を確認する。乳頭部自体を腹部超音波検査で描出することは一般的に困難であるため，腹部造影CTやMRCPなどで乳頭部に閉塞機転があることを確認するとともに，乳頭部が造影されることで強く乳頭部癌を疑う。さらに上部消化管内視鏡検査を施行し，乳頭部を内視鏡で観察し，生検を加えることで診断を確定していく。乳頭部癌と診断した場合には，EUS，さらにはERCP，IDUSを施行し，膵浸潤・胆管浸潤などを調べておく必要がある。遠隔転移の評価として，造影CTやPET-CTなどを施行する。

■ **治療と薬理メカニズム**　多くの胆道癌は，癌によって

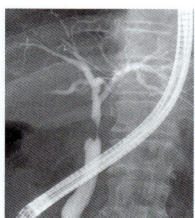 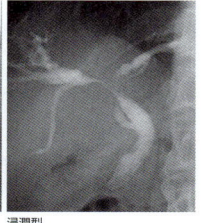

限局型　　　浸潤型
図 3-8-1　胆管癌の進展様式

胆管が閉塞する「悪性胆道閉塞」という病態を合併する。それに伴い，閉塞性黄疸や胆管炎・胆嚢炎を併発することがある。このような黄疸や感染のコントロールが適切に行われないと，安全なかたちでの癌に対する治療ができなくなってしまう。そのため胆道癌に対する治療を考えるうえでは，適切な胆道ドレナージが行われていることが大前提となる。

胆道ドレナージとは，癌によって胆汁の通り道が閉塞し，それに伴って貯留した胆汁をチューブなどで抜く処置のことをいう。閉塞性黄疸においては，ドレナージを施行することで胆汁のうっ滞が解除され黄疸が改善する。胆管炎や胆嚢炎では，感染した胆汁を排膿することにより感染のコントロールがつく。ドレナージ方法としては内視鏡を用いて行うERCPと，経皮的に腹部からチューブを胆管に留置して胆汁を流す経皮経肝胆管ドレナージ（PTBD）に分かれる。以前はPTBDによるドレナージが幅広く行われていたが，体外にチューブが出ることによる生活の質（QOL）の低下や癌の播種の問題などから，最近ではERCPによるドレナージが主流となってきている。しかしながら複雑に胆管が閉塞したような症例ではPTBDによるドレナージも必要となるため，ERCPおよびPTBD双方の手技に熟達しておく必要がある。なお，手術適応のある悪性胆道閉塞に対する胆道ドレナージを行う場合には，必ずドレナージ前に外科医と術式をふまえたドレナージの方針を決定しておくことが重要である。

手術

胆道癌で唯一根治が期待できる治療は手術である。そのため遠隔転移を伴わない胆道癌と診断した際には，可能なかぎり手術の可能性を考慮して治療方針を決定する必要がある。しかし現状では，局所進展因子についての手術適応に関して十分なコンセンサスが得られておらず，施設間の切除基準にも差があるのが現状である。またわが国の外科手術のレベルは高く，海外と比較しても切除率が高い傾向にある。一方で胆道癌は70歳以上の高齢者にも多く見つかる癌であり，また手術侵襲が大きいことからも，耐術能の観点で手術困難となることもしばしば経験する。

胆嚢癌：切除率は約70％と報告されているが，早期胆嚢癌も相当数含まれているため，進行例の切除率はそこまで高くないものと考えられる。リンパ節転移のない早期胆嚢癌では，胆嚢のみを切除する（単純）胆嚢摘出術が施行される。一方でリンパ節転移を伴う進行胆嚢癌に対する術式は統一されていない。胆嚢床を中心とした浸潤を示す症例では，胆嚢と肝実質を一緒に切除する拡大胆嚢摘出術（肝床切除術）が行われたり，胆嚢から肝臓へ流入する静脈領域を考慮して胆嚢と肝S4a5を解剖学的区分に沿って切除するS4a5切除術が行われたりする。右肝動脈浸潤のあるような症例では肝拡大右葉切除術が施行される。肝門部浸潤の進展範囲によっては，右三区域切除術が選択されることもある。さらに胆嚢から膵浸潤を示す症例や十二指腸浸潤を認めた場合などでは，肝切除と膵頭十二指腸切除が同時に行われる（hepatectomy and pancreaticoduodenectomy：HPD）。なお胆管浸潤は予後不良因子とされているが，胆管浸潤症例では肝外胆管切除を行うことは一般的である。一方で胆管浸潤のない症例に対して，肝十二指腸間膜の郭清を確実に行う目的で肝外胆管切除術を施行するべきかどうかに関してはコンセンサスが得られていない。さらにリンパ節郭清のために膵頭十二指腸切除を加えるべきかどうかに関しても議論のあるところである。

胆管癌：胆管癌全体の切除率は約70％と報告されている。肝門部胆管癌と比較すると，中下部胆管癌の切除率は約80％と高く，その標準術式は膵頭十二指腸切除術である。一方で肝門部・上部胆管癌では，侵襲の大きな拡大手術が必要となることが多く，切除率は下がるとともに，施設間で切除率も差が出るところである。術式としては，胆管・胆嚢・肝臓の一部を切除する肝切除＋胆管切除が適応となる。特に肝門部胆管癌では，局所の進展範囲に応じて，肝拡大右葉切除・肝拡大左葉切除・右三区域切除・左三区域切除など切除範囲が決定される。いずれの場合も肝切除量が大きくなるため，肝機能および残肝容積を評価し，必要に応じて術前の門脈塞栓術を施行する。門脈塞栓術を施行すると，2～3週間で残存予定肝が肥大し，より安全に手術が可能となる。癌が肝門部から下部胆管まで及ぶ広範囲胆管癌においては，肝切除と膵頭十二指腸切除を同時に行う（HPD）こともある。

乳頭部癌：切除率が高く，局所進展により非切除となることは少ない（切除率90％以上）。標準的な術式は膵頭十二指腸切除術である。近年手術手技，周術期管理の向上に伴って，安全性が向上するとともに良好な治療成績が得られるようになっている。一方で病変の進展範囲がOddi（オッディ）括約筋内に限局している場合にかぎり，乳頭切除術などの縮小手術が試みられている。しかしながら現段階でのOddi括約筋浸潤の術前正診率は十分ではないため，縮小手術のコンセンサスは得られていない。さらに縮小手術と標準手術を比較した報告もない。そのため現段階では，Oddi括約筋浸潤の可能性の低い症例などにしぼって慎重に行われる必要がある。

放射線治療，photodynamic therapy

放射線治療については主に局所進行の胆管癌において行われる。通常の体外照射以外にも，胆管内に線源を挿入して内腔より照射する腔内照射（remote after loading system：RALS）もある。一方で海外からは，癌に集積性を示す光感受性物質とレーザー光照射による光化学反応を利用した光線力学的療法（photodynamic therapy）が試みられている。しかしながらこれまでに大規模な臨床試験によって放射線治療などの有効性を示した報告はなく，その意義は十分には証明されていない。とはいえ，実地臨床において胆管癌に対して放射線治療を施行し，癌のコントロールが

つく症例を経験するのも事実であり，治療法の選択肢の一つとして検討することが必要である．なお，胆嚢癌や乳頭部癌についてもその有効性ははっきりしていない．

抗がん剤治療

胆道癌は難治癌の代表であり，切除しても一定の確率で再発を起こす．また耐術能の問題で手術できない症例も存在する．そのため切除不能例とあわせると，大部分の胆道癌が切除不能もしくは術後再発などのかたちで抗がん剤治療の対象となっている．

しかしながら胆道癌に対する抗がん剤治療に関しては，有効な薬剤が保険承認されていなかったこともあり，2005年以前にはあまり積極的には行われていなかった．そのためこれまでの治療成績の検討は多くが，胆嚢癌・胆管癌・乳頭部癌をすべてあわせたかたちでの検討となっている．2006年になりわが国でも塩酸ゲムシタビン（GEM）が保険承認となり，2007年にはティーエスワン（S-1）が保険承認された．少数例での第Ⅱ相試験の検討ではあるが，GEM＋S-1併用療法でも良好な成績（奏効率34％，生存期間中央値11.6カ月）が示され，今後のさらなる評価に期待が寄せられている．一方で2009年にGEM＋シスプラチン（CDDP）併用療法とGEM単剤療法を比較したはじめての大規模臨床試験が報告され，GEM＋CDDP併用療法の優位性が示されている（生存期間中央値11.7カ月 vs 8.1カ月）．2011年8月に保険承認され，今後GEM＋CDDP併用療法も普及してくるものと思われる．

本領域においてもさまざまな臨床試験に基づく検討が積極的に行われるようになってきている．GEM＋CDDP併用療法以外にも，GEM＋フッ化ピリミジン系製剤（S-1やカペシタビン〈capecitabine〉），さらには各種分子標的治療薬についても検討がはじまっている．今後これらの結果がそろうことで，標準治療が確立していくものと考えられている．一方で現状では各種胆道部位をまとめた解析となっているため，今後は胆嚢癌，胆管癌，乳頭部癌を分けたかたちでの検討が必要となっている．また切除不能例のみならず，術後補助化学療法としてどのような治療がよいか今後の検証が待たれる．

●**経過・予後** 胆道癌では手術のみが唯一根治を期待できる治療法であるため，積極的に手術が行われている（切除率70～90％）．しかしながら死亡者数／罹患者数は約90％であることから考えても，その多くの症例は再発し，完全なかたちでの根治は一部にかぎられている．そのため術後も定期的に再発の有無をチェックする必要がある．また手術により多くの場合，胆管空腸吻合術が施行されるため，術後の胆管炎の発症にも注意しながら経過観察することが必要である．積極的な切除の方針でも切除不能となった胆道癌の予後はきわめて厳しく，現状では1年前後である．そのため適切な胆道ドレナージを施行しながら，QOLを考慮した治療法の選択が必要である．

胆嚢癌：症状が出現しにくいため進行癌で見つかることが多い．そのため予後は不良である．一方腹部超音波検査などで胆嚢の隆起性病変として発見された早期胆嚢癌は，切除により比較的予後良好である．stage Ⅰ（癌が筋層までにとどまっているもの）およびstage Ⅱ（癌が筋層を越えるが壁内にとどまっているもの，もしくは筋層までにとどまっているが近傍のリンパ節に転移があるもの）の5年生存率はそれぞれ90％と60％である．しかしstage Ⅲ（癌が胆嚢外へ露出するもの，もしくは壁内にとどまるがやや遠方のリンパ節まで転移があるもの）以上では治療成績はきわめて不良であり，5年生存はまれである．一方で，切除不能例に対する抗がん剤治療での生存期間中央値は4～9カ月程度である．

胆管癌：切除後の5年生存率は30～40％程度と報告されている．stage別にみると，stage Ⅰ/Ⅱ/Ⅲ/Ⅳでそれぞれ約50％/30％/20％/15％と報告されている．そのうち，中下部胆管癌のほうが，肝門部・上部胆管癌よりも若干の治療成績は良好とされている．一方で切除不能例に対する抗がん剤治療での生存期間中央値は10～15カ月程度である．

乳頭部癌：早期に診断されることが多く，大部分の症例が切除可能となる（切除率90％以上）．そのため他の胆道癌と比較すると治療成績が良好で，切除後の5年生存率は50～70％程度と報告されている．一方で切除不能例は頻度が少ないため，切除不能例の治療成績ははっきりしていない．

【佐々木 隆】

📖参考文献

1) 胆道癌診療ガイドライン作成出版委員会：エビデンスに基づいた胆道癌診療ガイドライン 第1版，医学図書出版，2007
2) Miyakawa S et al：Biliary tract cancer treatment：5,584 results from the Biliary Tract Cancer Statistics Registry from 1998 to 2004 in Japan. J Hepatobiliary Pancreat Surg 16：1-7, 2008
3) Sasaki T et al：Multicenter, phase Ⅱ study of gemcitabine and S-1 combination chemotherapy in patients with advanced biliary tract cancer. Cancer Chemother Pharamacol 65：1101-1107, 2010
4) Valle J et al：Cisplatin plus gemcitabine versus gemcitabine for biliary tract cancer. N Engl J Med 362：1273-1281, 2010

4 膵疾患各論

1 先天性膵疾患と発生

●**定義・概念** 胎生期において，膵臓は背側膵原基と腹側膵原基の2カ所の予定領域が独立して形成され，胎生6週からはじまる腸回転運動によって，腹側膵原基が原始総胆管とともに時計方向に回転し，7週に背側膵原基の下方に癒合する．

背側膵原基の主導管と腹側膵管との癒合部の近位側は，発生過程において退行する例が多く，副膵管（Santorini〈サントリーニ〉管）と呼ばれる．この際，実質だけでなく膵管も癒合する（図4-1-1）．これらの形成異常に伴って起きるのが先天性の膵形態異常である．

輪状膵／環状膵

●**定義・概念** 輪状膵／環状膵（annular pancreas）は正常膵組織が十二指腸下行脚を輪状に取り囲んでいる形態をした先天性奇形である．
●**疫学** 2万人に1人の発症といわれており，まれな奇形である．
●**病因・病態生理と分子メカニズム** 膵原基の遊離端が十二指腸側に固定され，他の部分が後方に回転移動し，

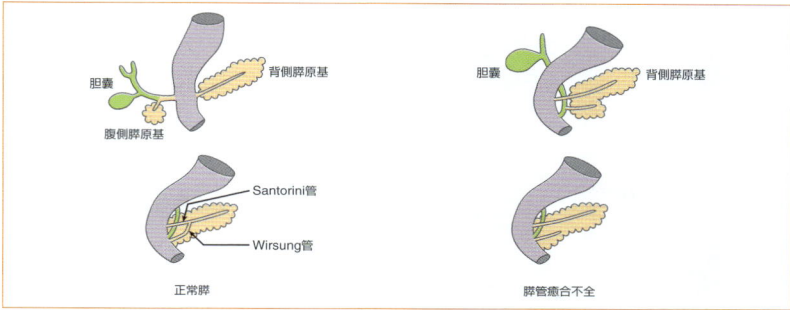

図 4-1-1 膵の発生

そのまま癒合することが原因とされている。輪状に取り囲んだ膵組織により十二指腸の閉塞もしくは狭窄をきたす。発症の時期により，①新生児型，②小児型，③成人型に分けられる。また，膵組織が十二指腸を取り囲む範囲に形態によって分類する方法もある。膵組織が十二指腸を全周性に取り囲む完全型（25％）と，膵組織を全周に認めない不完全型（75％）がある。また，膵管の走行により，①Ⅰ型（主膵管へ開口），②Ⅱ型（共通管へ開口），③Ⅲ型（総胆管へ開口，④Ⅳ型（副膵管へ開口）に分類される。Ⅰ型が最も多い。

▶**臨床症状・検査成績** 臨床症状が小児と成人によって異なるのが特徴である。新生児や小児の場合の生後から十二指腸狭窄の症状である嘔吐を発症する。消化管の先天異常を合併することもある。成人では70％になんらかの症状があると報告されているが，典型的な症状に乏しい場合もある。腹痛，吐気，食後の腹部膨満感や嘔吐，慢性の十二指腸狭窄症状のほか慢性膵炎などで発見されることがある。まれではあるが，膵頭部の炎症による浮腫や線維化によって胆管閉塞が起こり，時に閉塞性黄疸をきたすこともある。

▶**診断** 上部消化管造影での十二指腸下行脚の狭窄所見は有用である。CT検査や超音波内視鏡（EUS）では十二指腸周囲の膵実質像を確認できる（図4-1-2）。内視鏡的逆行性胆管膵管造影（ERCP），磁気共鳴胆管膵管造影（MRCP）では十二指腸を取り囲む膵管像が描出されることで診断される。小児では先天奇形が合併したり，膵炎，閉塞性黄疸，十二指腸潰瘍などの後天的な疾患が合併したりすることで診断が難渋する場合もある。

▪**治療と薬理メカニズム／経過・予後** 新生児・小児・成人のいずれでも明らかな十二指腸通過障害の症状がある場合には外科的治療の適応となる。小児の場合，消化管のバイパス術や胃切除が行われるが，複数の合併する重篤な奇形がある場合には死亡率も高い。成人の場合には消化管バイパス以外に胆膵の内視鏡的・外科的治療や胆囊摘出が有効な場合もある。

膵管非癒合

▶**定義・概念** 両膵管交通がみられないものを膵管癒合不全という。通常，両膵管原基は癒合しており，外観は

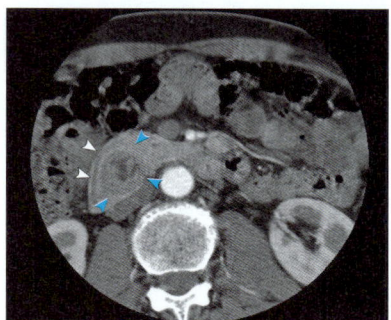

図 4-1-2 輪状膵の CT 像
膵実質が十二指腸（▶）を取り囲み，膵管（▷）が十二指腸の左側にまわっている

正常膵と同様である。

▶**疫学** 欧米では2.7～5.8％，わが国では1％前後の発生頻度といわれており，膵の奇形のなかでは頻度が高い。背側膵管と腹側膵管に交通がみられないものを膵管非癒合（pancreas divisum），細い分子により交通がみられるものを膵管不完全癒合と分類している。本症例の診断時の平均年齢は40歳代後半であり，性差はない。

▶**病因・病態生理と分子メカニズム** 背側膵原基の主導管と腹側膵原基が正常に癒合せず，完全に分離もしくは不完全に癒合することが原因である。

▶**臨床症状・検査成績** ほとんどの症例は無症状であり，有症状例は5％以下と考えられている。

有症状例は原因不明の腹痛や再発性膵炎，慢性膵炎の原因として診断される場合もある。正常膵では，背側膵の膵液はほとんどが主乳頭から排泄されるが，癒合不全では開口の狭い副乳頭のみから排泄されるため，相対的な膵液の流出障害による膵管内圧の上昇が症状の原因となるといわれている。しかし，一方で再発性膵炎を繰り返す症例であってもほとんどは背側膵管の拡張を伴わない例もあることから，膵液の蛋白栓などによる間欠的な閉塞が膵炎の原

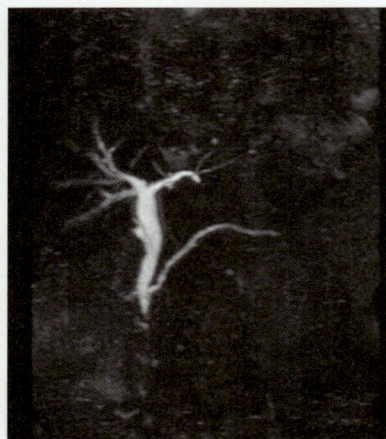

図 4-1-3 膵管癒合不全の MRCP 像
胆管と膵管が交差している
MRCP：磁気共鳴胆管膵管造影

因となっているのではないかという仮説もある。
● **診断** 内視鏡的逆行性膵胆管造影（ERP）で主乳頭から短い腹側膵管、副乳頭から背側膵管が造影され、両者の間に交通がないか、あるいは細い膵管分枝で交通していることを証明する。近年ではより低侵襲である MRCP により診断されることもある。この場合、胆管と膵管が交差する像が特徴的である（図 4-1-3）。
● **治療と薬理メカニズム／経過・予後** 再発性膵炎、慢性膵炎で症状が継続する場合には治療の適応となる。副乳頭形成術や膵頭十二指腸切除などの外科的切除を行う例もあるが、最近では副乳頭切開や副膵管ドレナージ（ステント留置）による内視鏡治療が有効であると報告されている。

先天性膵形成不全

● **定義・概念** 膵の発生過程で背側膵原基、腹側膵原基の欠損により起こった膵の形成不全である。
● **疫学** 腹側膵形成不全はきわめてまれである。背側膵原基形成不全による膵体尾部形成不全は国内外でも 100 例前後の報告しかない。
● **臨床症状・検査成績** 半数に先天奇形や糖尿病の合併がみられる。
● **診断** 腹痛や糖尿病の精査で診断されることが多い。CT、腹部超音波検査、MRI、EUS などで膵尾部の欠損がみられ、ERP や MRCP で副膵管を認めない短小膵管であれば本症が疑われる。
● **治療と薬理メカニズム／経過・予後** 糖尿病や合併奇形などの併発疾患の治療が行われる。

【山本 夏代】

参考文献
1) Zyromski NJ et al : Annular pancreas : dramatic differences between children and adults. J Am Coll Surg 206 : 1019-1025, 2008
2) Klein SD et al : Pancreas divisum, an evidence-based review : part I, pathophysiology. Gastrointest Endosc 60 : 419-425, 2004
3) Klein SD et al : Pancreas divisum, an evidence-based review : part II, patient selection and treatment. Gastrointest Endosc 60 : 585-589, 2004
4) Schnedl WJ et al : Agenesis of the dorsal pancreas and associated diseases. Dig Dis Sci 54 : 481-487, 2009

2 急性膵炎、重症急性膵炎

● **定義・概念** 急性膵炎（acute pancreatitis）とは各種の要因により、膵臓に生じる急性炎症のことである。特徴的な症状は上腹部痛、背部痛、嘔気である。炎症の程度は軽症から重症までさまざまであるが、局所の炎症にとどまらず、隣接する他臓器に炎症が波及することもある。また、膵臓局所の炎症にとどまらず、多量に放出されたサイトカインが全身を巡り、多臓器に systemic inflammatory reaction syndrome（SIRS）を引き起こすサイトカインシンドロームを生じて、離れた複数の他臓器まで炎症を及ぼし、生命の危険があるものを重症膵炎として扱う。重症膵炎の定義はわが国では厚生労働省の基準を用いることが多い（表 4-2-1）が、1987 年、2009 年に改訂されている。
● **疫学** 剖検例の 0.1～0.4％とされる。厚生労働省の研究班による統計（2003 年調査）では 10 万人あたりの年間発生頻度は 27.7 人である。男女比は 2.2：1 で男性にやや多い。発症年齢のピークは男性で 50 歳代、女性で 70 歳代であるが、0～90 歳代までと幅広い分布がみられる。発生頻度（10 万人あたり年間発症者数）の経時的変化をみると、1987 年の調査では 12.1 人、1998 年の調査では 15.4 人と報告されており増加傾向である[1]。

急性膵炎のなかに占める重症急性膵炎は 1987 年に 10.3％、1999 年に 25.3％、2003 年で 30.8％と報告されている。ただし重症の定義が前述したように改訂されているので注意が必要である。
● **病因** アルコール、総胆管結石が急性膵炎の 2 大原因である。2003 年の全国調査では急性膵炎の原因はアルコールが 37.3％、胆石が 23.6％であった。主因は男性ではアルコール、女性では胆石である。その他、診断的逆行性膵胆管膵管造影（ERCP）検査（2.9％）、慢性膵炎の急性増悪（2.8％）、内視鏡的乳頭処置（2.1％）と続き、他に手術、膵胆管合流異常、高トリグリセリド血症、膵腫瘍、薬剤、膵管癒合不全、ウイルス感染症、高カルシウム血症などがあげられ、特発性は 22.6％と報告されている。膵炎の原因として報告されている薬剤にはアセトアミノフェン、アザチオプリン、6-メルカプトプリン（6-MP）、ペンタミジン、バルプロ酸など各種薬剤が報告されている[2]。
● **病態生理と分子メカニズム** 膵臓は蛋白質・脂肪・炭水化物を分解する各種の消化酵素を産生している。正常であればこれらの消化酵素は不活性型の前酵素の状態である。これらの酵素がなんらかの原因により膵組織内で活性化され、膵が自己融解を起こす病態が急性膵炎である。膵局所の変化のみでなく全身に炎症が広がると重症化する。重症化の規定因子は膵壊死と多臓器不全の 2 つである。

膵局所で生じる初期の膵の変化は浮腫性膵炎と壊死性膵

表4-2-1 急性膵炎の診断基準

1) 腹部に急性の腹痛発作と圧痛がある
2) 血中または尿中の膵酵素の上昇がある
3) 超音波,CT,またはMRIで膵に急性膵炎を示す異常所見がある

上記3項目のうち2項目以上を満たし,他の膵疾患および急性腹症を除外したもの。慢性膵炎の急性増悪は急性膵炎に含める

(文献1を改変)

表4-2-2 急性膵炎の重症度判定基準

予後因子(各1点)
1 BE≦-3 mEq,またはショック
2 PaO₂≦60 Torr(room air),または呼吸不全
3 BUN≧40 mg/dL(またはCr≧2.0 mg/dL),または乏尿
4 LDH≧基準値上限の2倍以上
5 Plt≦10万/mm³
6 総Ca≦7.5 mg/dL
7 CRP≧15 mg/dL
8 SIRS診断基準における陽性項目数≧3
9 年齢≧70歳

※ショック:収縮期血圧≦80 mmHg,呼吸不全:人工呼吸管理を必要とするもの,乏尿:輸液後も1日尿量≦400 mL
※SIRS診断基準項目:①体温>38℃または<36℃,②脈拍>90回/分,③呼吸数>20回/分または PaCO₂<32 Torr,④WBC>1万2,000/mm³または幼若球>10%

造影CT grade
①炎症の膵外進展度
1) 前腎傍腔:0点
2) 結腸間膜根部:1点
3) 腎下極以遠:2点
②膵の造影不良域(頭部・体部・尾部の3区域に便宜的に分類)
1) 各区域に限局,あるいは膵の周辺のみ:0点
2) 2区域にかかる場合:1点
3) 2区域全体を占める,あるいはそれ以上の場合:2点
判定:①+②の合計
　1点以下　grade 1
　2点　grade 2
　3点以上　grade 3

重症度判定
軽症:予後因子2点以下かつ造影CT grade 1以下
重症:予後因子3点以上または造影CT grade 2以上

BE:base excess, PaO₂:動脈血酸素分圧, BUN:血液尿素窒素, LDH:乳酸脱水素酵素, Cr:クレアチニン, Plt:血小板, CRP:C反応性蛋白, SIRS: systemic inflammatory reaction syndrome, WBC:白血球

(文献1を改変)

炎に分類される。膵炎の初期の局所変化には,間質の浮腫,好中球の浸潤であり,この段階では画像としては膵の浮腫性腫大や膵周囲の内臓脂肪組織の炎症所見としてとらえられる。炎症がさらに進行すると膵臓への血流が低下し,実質の壊死を生じ壊死性膵炎となる。壊死性膵炎は画像上膵の造影不良域が存在することでとらえられ,膵臓だけでなく炎症も周囲臓器や後腹膜に広がり,その後に仮性嚢胞形成や感染を合併し,重症化する率が高いとされる。

重症膵炎の初期の病態は「腹部の熱傷」にたとえられ,病態は熱傷と類似している。膵および膵周囲の炎症部位では各種の炎症性サイトカイン(腫瘍壊死因子α〈TNFα〉,インターロイキン1β〈IL-1β〉,IL-6,IL-8など)が産生され血管内に逸脱し,全身を巡る。これにより全身の血管の透過性が亢進し,3rd spaceに水分が漏出し血管内脱水を生じる。急激な血管内脱水の進行は,血液量減少性ショック(hypovolemic shock)から重要臓器の循環障害を招く。また膵局所から産生され続ける各種炎症性サイトカインと各臓器での虚血がかさなり,遠隔臓器の障害が引き起こされる。障害される臓器は肺の頻度が高く,肺水腫から呼吸不全にいたると予後不良である。輸液が適切に行われなければ腎障害も生じる。重症例では播種性血管内凝固(DIC)を生じることもある。腸管の虚血や炎症性の腹水から麻痺性イレウスを生じることも珍しくない。重症急性膵炎の重症化の病態は,全身的な反応であるSIRSとしてとらえられており,厚生労働省の重症度判定基準にもSIRSの概念が取り入れられている。

呼吸・循環不全の時期を乗り切り1～2週目頃に問題になってくるのが感染である。重症の場合,早期から細胞性免疫が低下することが知られ,循環障害・腸管運動の低下などを背景に,腸管内の細菌が腸管外に逸脱する bacterial translocationが起こる。逸脱した細菌が膵実質に感染すれば感染性膵壊死,膵周囲の腹水から膵膿瘍の原因となり,時に外科的ドレナージも必要とする。この時期に他に肺・血管内留置カテーテルなどに重複感染をしていると感染巣の同定や治療が困難となり,治療に難渋することも多い。

4週を過ぎて,初期の脂肪壊死や滲出液が次第に被包化されてきたものが吸収されず膵周囲に残存することがあり,これを仮性嚢胞と呼ぶ。縮小しない場合や感染・出血を合併した場合が治療の適応になる。以前は感染性仮性嚢胞は外科的治療の適応とされていたが,近年,経皮的なドレナージや,胃壁に孔をあけて直接仮性嚢胞のなかに内視鏡を挿入し壊死物質を除去する内視鏡治療が侵襲の少ない治療法として報告されている[3]。

● 臨床症状

上腹部痛,背部痛,嘔気が三大症状である。心窩部が多いが頭部の炎症では右上腹部,尾部では左上腹部から側腹部にのみに痛みを訴えることもある。発症は急であり数日以上持続することが多い。胆石膵炎では脂質の多い食事,アルコール性であれば大量飲酒が誘因となることがある。重症の場合は胸膝位をとり,痛みが腹部全体に及び,腹膜刺激症状を呈することもある。麻痺性イレウスを生じ腹部膨満をきたしていれば重症化に注意が必要である。痛みを訴えない症例もあるが,そのような症例は多くは意識障害・ショックの状態にいたっており,危険である。

他覚所見としてGrey-Turner(グレイ-ターナー)徴候(側腹部の色素沈着斑)やCullen(カレン)徴候(臍部の色素沈着斑)があるが,出現頻度は重症例の10～20%と少ない。ショック,呼吸困難,乏尿は重症化を示し危険である。

● 検査成績

検体検査

アミラーゼは血中,尿中で膵炎初期に高値になり診断に用いられるが,重症度とは関係しない。アミラーゼには唾液腺から分泌されるアイソザイムも存在するため,より膵特異的なp型アミラーゼやリパーゼもあわせて測定する。アミラーゼの半減期は短いこと,アルコール性膵炎の増悪ではアミラーゼが上昇しないことがあること,高トリグリセリド血症による膵炎ではアミラーゼが上昇しにくいことが,急性膵炎に対するアミラーゼ値の感度を低下させる要因とされる。アミラーゼは膵炎だけでなく唾液腺疾患・腹

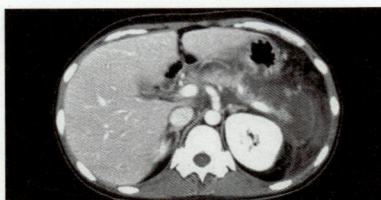

図 4-2-1 壊死性膵炎の CT 像
膵臓周囲に炎性滲出液が貯留し、左右腎傍腔まで炎症は波及し、後腎傍腔まで脂肪の混濁もある。膵体尾部の実質の造影不良もみられる

腔内炎症性疾患・悪性腫瘍・腎不全などでも高値を示すことがある。

重症度判定に用いられている血液検査所見には、血漿中のヘマトクリット(Ht)、血小板(Plt)数、生化学検査のなかの血液尿素窒素(BUN)、乳酸脱水素酵素(LDH)、総蛋白(TP)、Ca、凝固系検査のプロトロンビン時間(PT)、血糖値、血液ガス分析の base excess(BE)、動脈血酸素分圧(PaO_2)があげられる(表 4-2-2)。これらの異常値は前述したような急性膵炎による体内の異常状態を反映するものである(各値のカットオフ値については文献 1 参照)。

Ca の低下は脂肪壊死部への Ca の沈着(けん化)、サイロカルシトニンによる Ca 放出の抑制などで説明されている。Ht の高値は血管内脱水を示唆し、特に大量輸液の後でも Ht が改善しない場合予後不良である。また PT%、Plt の低下は DIC を示唆し、PaO_2、BE の低下は呼吸不全を示唆する。

画像検査

- **胸部単純 X 線** 心拡大・胸水、肺水腫・肺炎像は重症化のサインである。腹部ではイレウス像の有無や石灰化胆石・膵石の有無を確認する。急性膵炎に特徴的な所見として、拡張した大腸が急に途絶する colon cut-off sign や左上腹部の局所的な小腸拡張像である sentinel loop sign が知られる。

- **腹部超音波検査** 膵腫大・膵実質のエコーレベルの低下、膵周囲の液体貯留があり、膵観察時に圧痛を訴える(痛みのため十分な観察ができないこともある)。腹水や胸水も二次所見としてとらえられることもある。エコーはスクリーニングとして行われ、診断の確定は CT を行うことが望ましい。

- **CT** 急性膵炎の診断、経過観察に欠かせない検査である。急性膵炎では、膵実質の浮腫・膵周囲の脂肪組織の濃度上昇・膵周囲への炎症性滲出液の波及があり、造影することで壊死領域も判定できる(図 4-2-1)。2009 年改訂の急性膵炎の重症度判定では造影 CT grade が重視されている(表 4-2-2)。重症例では肺の評価のため胸部、炎症の広がりの評価のため骨盤部も撮影する。

- **MRI** CT で鑑別しにくいことがある膵周囲の脂肪壊死と液体貯留の区別が可能、また総胆管結石の描出が高いという点で CT にすぐれる。膵壊死もガドリニウム(Gd)を用いた造影 MRI で評価可能である。ヨード造影剤が使用できない症例での代替検査として期待されるが、持続点滴セットやボンベなどの医療機器が検査室に持ち込めな

いことなどからあまり普及していない。

● **診断** 現在厚生労働省の定める急性膵炎の診断基準を表 4-2-1 に示した。重症度の判定基準は表 4-2-2 のとおりである。

■ 治療と薬理メカニズム
基本は十分な細胞外液の輸液、鎮痛薬の投与、禁食である。急性膵炎と診断したら、成因の特定と重症度の判定をすみやかに行う。胆石性に感染合併もしくは胆道通過障害の遷延を合併していれば胆管ドレナージを行う[4]。病態は時間単位で変化するため、経時的に重症度判定は繰り返す。

抗菌薬は軽症では不要である。重症例では予防投与が感染性の合併症を減らすとされる。重症例の場合は状況に応じて各種の集中治療を行う。厳密な呼吸循環管理が必要である。大量輸液で呼吸不全をきたしたら挿管のうえ人工呼吸管理、尿量が保てなければ持続的血液濾過透析(CHDF)も行う。蛋白分解酵素阻害薬投与は死亡率を減少させる可能性がある。そのほか、膵局所に注入されるように動注カテーテルを挿入し、蛋白分解酵素・抗菌薬を投与する動注療法や bacterial translocation を予防するための選択的腸管滅菌なども有効と報告されている。膵壊死に感染を合併した場合は、手術や他のインターベンションを考慮する。

重症急性膵炎の場合は公費補助があるのですみやかに書類を作成し、家族に住民票が登録されている保健所または県庁(自治体によって異なる)に申請の手続きをするよう説明する[5]。

胆石性の場合は胆管結石の治療の後、胆嚢に結石があれば胆嚢摘出術を行う。アルコール性である場合、禁酒指導も行う。初回診断時に原因が不明でも、炎症軽快後に癌が判明することもあるので、数カ月後に CT を再検するとよい。膵胆管奇形が見つかることもあり磁気共鳴胆管膵管造影(MRCP)も行うとよい。

● **経過・予後** 急性膵炎は軽症であれば数日で改善するが、重症化すると月単位の経過となる。

重症度判定基準で予後因子 3 点以上かつ造影 CT grade 2 以上の場合死亡率は 31% である。

アルコール性急性膵炎の再発率は 46%、胆石性の場合で胆石の処置を行わなかった場合の再発率は 32〜61% である。また慢性膵炎への移行率は 3〜15% である。

【八島 陽子】

参考文献
1) 急性膵炎診療ガイドライン 2010 改訂出版委員会編:急性膵炎診療ガイドライン 2010 第 3 版,金原出版,2009
2) Forsmark CE et al:AGA Institute technical review on acute pancreatitis. Gastroenterology 132:2022-2044, 2007
3) Seifert H et al:Transluminal endoscopic necrosectomy after acute pancreatitis:a multicentre study with long-term follow-up (the GEPARD Study). Gut 58:1260-1266, 2009
4) Acosta JM et al:Early ductal decompression versus early conservative management in patients with acute gallstone pancreatitis and biliopancreatic obstruction:a randomized clinical trial. Ann Surg 243:33-40, 2006
5) 重症急性膵炎(難病情報センター):http://www.nanbyou.or.jp/sikkan/048_i.htm(難病申請書類のダウンロードが可能)

3 慢性膵炎，膵石症，仮性嚢胞

■ 定義・概念

慢性膵炎（chronic pancreatitis）：膵臓の内部に不規則な線維化，細胞浸潤，実質の脱落，肉芽組織などの慢性変化が生じ，進行すると膵外分泌・内分泌機能の低下を伴う病態である。病変の程度は不均一で，分布や進行性もさまざまである。これらの変化は，持続的な炎症やその遺残により生じ，多くは非可逆性である。典型例では，腹痛や腹部圧痛などの臨床症状，膵内・外分泌機能不全による臨床症候を伴うが，無痛性あるいは無症候性の症例も存在する。

膵石症（pancreatolithiasis）：慢性膵炎の経過中に，主膵管や分枝膵管内に炭酸カルシウムを主成分とする結石が生じたものをいう。膵石が膵管内に嵌頓すると膵管内圧が上昇し，しばしば疼痛の原因となる。

膵仮性嚢胞（pseudocyst）：膵嚢胞のうち嚢胞壁内腔面に上皮細胞を認めないものをいい，その発生過程により急性仮性嚢胞と慢性仮性嚢胞に分けられる。

- **急性仮性嚢胞** 急性膵炎に伴って膵周囲の網嚢腔に波及した炎症により，脂肪組織が壊死・液状変性して貯留したものであり，壊死後仮性嚢胞とも呼ばれる。
- **慢性仮性嚢胞** その多くは，膵石の嵌頓や膵管狭窄による膵液の流出障害による貯留嚢胞である。

慢性膵炎の急性増悪に伴う仮性嚢胞は，急性膵炎と同様の経過で仮性嚢胞が形成されることが多く，急性仮性嚢胞に分類される。

■ 疫学

わが国における，2007年1年間の慢性膵炎推計受療患者数は4万7,100人（人口10万人あたり36.9人），1年間の新規慢性膵炎発症患者数は1万5,200人（同11.9人）であった。男女比は3.1：1.0で，診断時の年齢のピークは男性で50歳代，女性で60歳代である。

慢性膵炎の成因として最も多いのはアルコール性で67.5％を占めるが，原因不明（特発性）のものが20.6％を占め，特に女性では特発性が50.3％と最も多い。また，最近の疫学研究によると，喫煙もアルコールとは独立した危険因子であり，アルコール性・非アルコール性のいずれの慢性膵炎においても，喫煙による膵石灰化の危険率は3～5倍とされている。

■ 病因・病態生理と分子メカニズム

発症メカニズム

慢性膵炎は，その成因によってアルコール性と非アルコール性に分けられる。アルコールによる急性膵炎の機序として，obstruction-hypersecretion説やtoxic metabolic説などが提唱されている。

- **obstruction-hypersecretion説** アルコール摂取により胃酸分泌が亢進し，十二指腸内でガストリン，コレシストキニン（CCK），セクレチンなどの消化管ホルモンを介して膵外分泌が刺激される一方で，Vater（ファーター）乳頭のOddi（オッディ）括約筋の浮腫や攣縮により膵液流出障害が生じ，膵管内圧の上昇により急性膵炎をきたす，という考え方である。
- **toxic metabolic説** アルコール代謝に関係する活性酸素やフリーラジカルが，代謝障害を介して膵腺房細胞や膵管上皮細胞を傷害することにより急性膵炎を惹起する，という考え方である。

アルコール性慢性膵炎：このような機序による急性膵炎による線維化が繰り返されながら進展するというnecrosis-fibrosis説や，長期大量の飲酒により，膵液中の蛋白・ムコ蛋白濃度の上昇，重炭酸塩濃度の減少という質的変化が引き起こされ，その結果形成される蛋白栓や膵石により膵導管上皮の脱落，萎縮が生じ，実質障害が進展する，というductal-plug説が，その病因として考えられている。

非アルコール性慢性膵炎：その多くは病因が不明であるが，近年，遺伝子異常を有するものが注目されている。遺伝性膵炎は，血縁者に3人以上の膵炎症例を認め，若年発症で，他に慢性膵炎の原因がなく，2世代以上で患者が発生しているものと定義され，慢性膵炎のまれな原因の一つとされる。1996年にカチオニックトリプシノーゲンをコードする*PRSS1*遺伝子の変異が報告され，現在では，遺伝性膵炎の60～70％が*PRSS1*遺伝子の変異を有すると考えられている。遺伝性膵炎においては，変異トリプシノーゲンにより，膵腺房細胞で産生されたトリプシノーゲンがトリプシンによる不活性化を受けられなくなり，トリプシンの持続的な活性化の結果，膵の自己消化がはじまり，膵炎を発症する。この*PRSS1*遺伝子変異のほかに，インドやバングラディシュなどの熱帯地方に好発する熱帯性膵炎と呼ばれる若年発症の特発性膵炎の患者において，膵分泌性トリプシンインヒビター（PSTI）をコードする*SPINK1*遺伝子の変異が高率であり，わが国における特発性膵炎の一部にも同様の変異がみられることが明らかとなっている。PSTIはトリプシンと結合してその活性を抑制する働きを有するが，*SPINK1*遺伝子の変異により，トリプシン活性が持続し，膵炎を惹起すると考えられている。

■ 臨床症状

慢性膵炎で最も多くみられる症状は腹痛で，多くは心窩部から腰背部にかけて自覚される頑固な持続痛である。急性増悪時には，急性膵炎と同様の激痛をきたして受診することが多い。膵外分泌機能が低下すると，脂肪便や，消化不良による腸内細菌の過剰出現による鼓腸としての腹部膨満感がみられることもあるが，欧米と比べると脂肪便の頻度は少ない。また膵内分泌機能が低下すると，口渇・多飲・多尿などの糖尿病症状が出現する。さらに，グルカゴンを分泌するα細胞も減少した結果，特に糖尿病治療中の患者においてはインスリンによる低血糖も起こしやすく，血糖値が変動しやすい不安定型糖尿病を示すことがある。そのほか，膵頭部の慢性炎症が持続し，膵内胆管の狭窄を合併すると，閉塞性黄疸を呈するほか，仮性嚢胞を合併すると，その圧迫症状として消化管通過障害などもきたしうる。また，まれではあるが，仮性動脈瘤の膵管内破綻に伴う膵管出血（hemosuccus pancreaticus）の結果，吐血・下血で発症するケースもある。これらの諸症状の結果，著明な体重減少をきたすこともしばしばある。

■ 検査成績

血液生化学検査

膵に特異性の高い酵素として，膵型アミラーゼ，リパーゼ，トリプシノーゲン，エラスターゼ1などがあげられる。血中アミラーゼ値やリパーゼ値は，膵外分泌組織の破壊が進むと低下するため，慢性膵炎の診断におけるこれらの異常低値の感度は20～30％と低いが，特異度は92～98％と高い。一方，代償期慢性膵炎の急性増悪期には，血中酵素

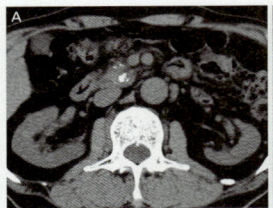 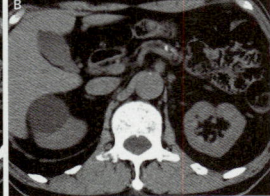 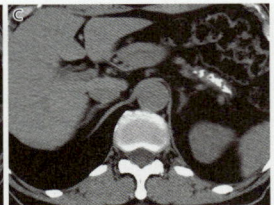

図4-3-1 慢性膵炎の腹部CT像
A：膵頭部，B：膵体部，C：膵尾部
膵は全体に萎縮し，膵石が散在する

素は上昇することが多く，高値が持続する場合には，膵石の主膵管嵌頓に伴う尾側膵管拡張や仮性囊胞など，膵液のうっ滞を反映していることがしばしばある。

膵機能検査

膵外分泌機能の標準的な検査法として，従来より有管法によるセクレチン試験が用いられてきた。これは，セクレチンによる刺激後の十二指腸液を，十二指腸に留置したチューブを用いて採取し，膵液量・重炭酸塩濃度およびアミラーゼ分泌量を分析するもので，その結果は膵病理組織障害度や内視鏡的逆行性胆管膵管造影（ERCP）の形態学的変化とよく相関し，重症度や病期判定に有用と考えられてきたが，ヒトへ投与可能なセクレチン製剤の入手が困難となり，現在では施行困難である。これに代わる簡便な検査として，PFD（pancreatic functioning diagnostant）試験（BT-PABA試験）がある。これはキモトリプシンの基質である合成ペプチドBT（n-benzoyl-l-tyrosine〈ベンゾイルチロシン〉）-PABA（p-amino-benzoic acid〈パラミノ安息香酸〉）を経口投与し，キモトリプシンによる腸管内分解産物であるパラアミノ安息香酸（PABA）の吸収後の尿中排泄を測定する方法である。そのほか，随時尿による便中キモトリプシン試験も簡便な検査ではあるが，これらはいずれも感度・特異度ともにセクレチン試験には劣る。

慢性膵炎に伴う耐糖能異常では，まずβ細胞の障害によりインスリンの分泌反応が低下し，次いでα細胞も障害を受けると，グルカゴンの分泌反応も低下してくる。したがって，慢性膵炎に伴う膵性糖尿病の重症度および病期は，β細胞のインスリン分泌能，およびα細胞のグルカゴン分泌能をみることで評価できる。インスリン分泌能の評価には経口ブドウ糖負荷試験（OGTT）による血中インスリン値および尿中CPR（C-ペプチド免疫活性）測定などが用いられる。さらに，内因性インスリン分泌能を評価できる検査法としてグルカゴン試験がある。α細胞からのグルカゴン分泌能の評価には，アルギニン試験が有用である。

画像検査

膵の画像検査には，超音波検査（US），超音波内視鏡（EUS），CT，磁気共鳴胆管膵管造影（MRCP），内視鏡的逆行性胆管膵管造影（ERCP）が有用であるが，診断のみであれば，より低侵襲な検査が望ましい。USやCTで膵管内の結石，もしくは膵全体に分布する複数ないしびまん性の石灰化が観察されれば，慢性膵炎と診断できる（図4-3-1）。また，ERCPやMRCPによる，膵全体にみられる主膵管や分枝膵管の不均一な拡張像も慢性膵炎の特徴である

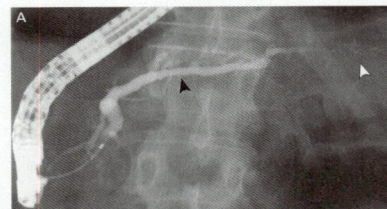

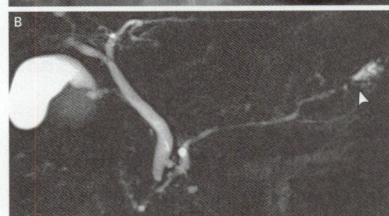

図4-3-2 慢性膵炎のERCP像，MRCP像
A：ERCP（内視鏡的逆行性胆管膵管造影）像。主膵管は不整に拡張し，分枝膵管の拡張は部位によってさまざまである（▶）。膵尾部には石灰化が散在し，尾部主膵管は造影されていない（▷）
B：MRCP像（磁気共鳴胆管膵管造影）。ERCPと同様の所見が得られるが，分枝の詳細はERCPには劣る。逆に，ERCPで描出されなかった尾部主膵管に狭窄と拡張がみられる（▷）

（図4-3-2）。しかし，これらの画像所見は進行した慢性膵炎のものであり，その多くは非可逆性であることから，近年，より早期に診断することで進行を予防できないかという着眼で，USよりも詳細な観察が可能なEUSを用いた早期慢性膵炎診断の試みがなされている。

■ **診断** 2009年に日本膵臓学会から臨床診断基準が提示されている（**表4-3-1**）[1]。病理組織で膵実質の脱落と線維化が確認されれば慢性膵炎の診断は確定されるが，膵において生検をはじめとした組織検査を行うことは困難であり，画像所見で確定診断にいたることが一般的である。診断基準では，各画像所見により，確診・準確診の分類で，前述したように早期慢性膵炎が分類されている（**表4-3-2**）が，早期慢性膵炎の実態については，長期予後を追跡する必要がある。

■ **治療と薬理メカニズム** 腹痛に対する対症療法と急性増悪を予防するための生活習慣の改善や薬物療法が主体と

表 4-3-1　慢性膵炎の臨床診断基準

慢性膵炎の診断項目
① 特徴的な画像所見
② 特徴的な組織所見
③ 反復する上腹部痛
④ 血中または尿中膵酵素値の異常
⑤ 膵外分泌障害
⑥ 1日 80g 以上（純エタノール換算）の持続する飲酒歴

- 慢性膵炎確診：a. b. のいずれかが認められる
  a. ①または②の確診所見
  b. ①または②の準確診所見と、③④⑤のうち 2 項目以上
- 慢性膵炎準確診：①または②の準確診所見が認められる
- 早期慢性膵炎：③～⑥のいずれか 2 項目以上と早期慢性膵炎の画像所見が認められる

- 注1：①、②のいずれも認めず、③～⑥のいずれかの 2 項目以上を有する症例のうち、他の疾患が否定されるものを慢性膵炎疑診例とする。疑診例には 3 カ月位以内に EUS を含む画像診断を行うことが望ましい
- 注2：③または④の 1 項目のみを有し早期慢性膵炎の画像所見を示す症例のうち、他の疾患が否定されるものは早期慢性膵炎の疑いがあり、注意深い経過観察が必要である
- 付記：早期慢性膵炎の実態については、長期予後を追跡する必要がある

慢性膵炎の診断項目
① 特徴的な画像所見
　確診所見・準確診所見・早期慢性膵炎の所見については、表 4-3-2 に示す
② 特徴的な組織所見
　確診所見：膵実質の脱落と線維化が観察される。膵線維化は主に小葉間に観察され、小葉が結節状、いわゆる硬変様をなす
　準確診所見：膵実質が脱落し、線維化が小葉間または小葉間・小葉内に観察される
④ 血中または尿中膵酵素値の異常
　以下のいずれかが認められる
　　a. 血中膵酵素が連続して複数回にわたり正常範囲を超えて上昇あるいは正常下限未満に低下
　　b. 尿中膵酵素が連続して複数回にわたり正常範囲を超えて上昇
⑤ 膵外分泌障害
　BT-PABA 試験で明らかな低下を複数回認める

EUS：超音波内視鏡、BT-PABA：ベンゾイルチロシン-パラアミノ安息香酸

表 4-3-2　慢性膵炎の画像所見

検査法		確診所見 以下のいずれか	準確診所見 以下のいずれか	早期慢性膵炎 以下のいずれか
1)	US	膵管内の結石、または膵全体に分布する複数ないしびまん性の石灰化	膵内の結石、または蛋白栓と思われる高エコー、または膵管の不整な拡張を伴う辺縁が不規則な凹凸を示す膵の明らかな変形	
	CT	膵管内の結石、または膵全体に分布する複数ないしびまん性の石灰化	主膵管の不規則なびまん性拡張とともに辺縁が不規則な凹凸を示す膵の明らかな変形	
	X線	膵全体に分布する複数ないしびまん性の石灰化		
2)	ERCP	膵全体にみられる主膵管の不整な拡張と不均等に分布する不均一かつ不規則な分枝膵管の拡張、あるいは膵石の乳頭側の主膵管と分枝膵管の不規則な拡張	膵全体に分布するびまん性の分枝膵管の不規則な拡張、または主膵管のみの不整な拡張、または蛋白栓	3 本以上の分枝膵管に不規則な拡張が認められる
3)	MRCP		主膵管の不整な拡張とともに膵全体に不均一に分布する分枝膵管の不規則な拡張	
4)	EUS		膵内の結石、または蛋白栓と思われる高エコー、または膵管の不整な拡張を伴う辺縁が不規則な凹凸を示す膵の明らかな変形	以下の①～④のいずれかを含む 2 項目以上 ①蜂巣状分葉エコー ②不連続な分葉エコー ③点状高エコー ④索状高エコー ⑤嚢胞 ⑥分枝膵管拡張 ⑦膵管辺縁高エコー

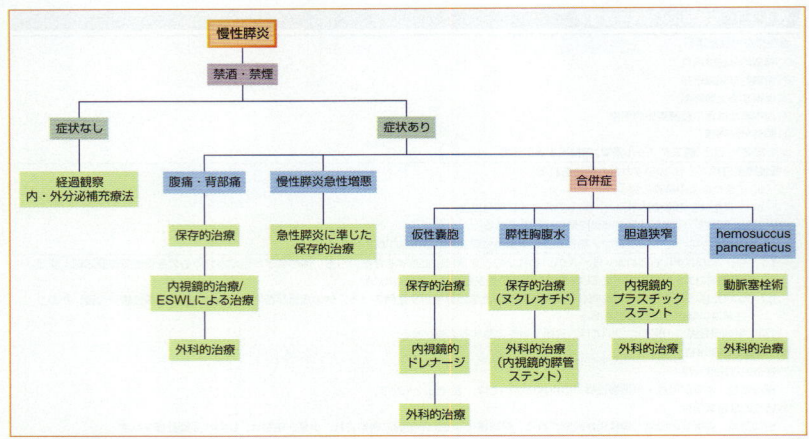

図4-3-3 慢性膵炎の治療フローチャート
ESWL：体外衝撃波結石破砕術
(文献3を改変)

なり，急性増悪時には，急性膵炎に準じた治療を行う(図4-3-3)。生活習慣のなかでは，断酒のみならず，禁煙の指導も重要である。脂肪は症状に応じて30～40g/日に制限し，急性増悪を繰り返す患者に対しては，1回の食事量を少なくし，1日に4～5回に分けて摂取するように指導する。疼痛に対しては，非ステロイド性抗炎症薬(NSAIDs)，Oddi筋の緊張を除くためにカテコール-O-メチルトランスフェラーゼ(COMT)阻害薬などの鎮痙薬，迷走神経を介する膵外分泌刺激を抑制するために抗コリン薬，CCKを介する膵外分泌を抑制するために消化酵素薬，膵炎による痛みを抑制するために蛋白分解酵素阻害薬が用いられる。

これらの保存的治療でコントロール不良な場合には，内視鏡的治療や外科的治療の適応となる。膵頭部の主膵管内に存在する膵石や膵管狭窄により膵液のうっ滞を生じ，尾側膵管が拡張している例が内視鏡的治療のよい適応である。膵石が大きい場合には体外衝撃波結石破砕術(ESWL)の併用が有用である。膵管狭窄に対してはステント治療が行われることもある。一方，内視鏡的治療が無効な場合や，膵全体にびまん性に膵石が存在する場合には，外科的治療の適応となる。手術には，膵管・空腸側々吻合術や，膵管・空腸側々吻合術に膵頭部の炎症巣のくり抜きを追加するFreyの手術などの膵管ドレナージ術や，縮小手術を含む膵頭十二指腸切除術や尾側膵切除などの膵切除術がある。

慢性膵炎の経過中に続発する慢性仮性嚢胞は，症状を有し，保存的に軽快しない場合には治療適応となる。現在では内視鏡的ドレナージが第一選択となっているが，仮性嚢胞へのアプローチ法として，ERCP上で膵管から嚢胞にアプローチする経乳頭的嚢胞ドレナージのほかに，EUSガイド下に経消化管的に仮性嚢胞を穿刺する経消化管的嚢胞ドレナージがあり，EUSガイド下嚢胞ドレナージは，経乳頭的アプローチが困難とされる膵尾部嚢胞や感染合併例で積極的に行われている。

一方，膵外分泌機能不全の主要な症状である脂肪便に対しては，消化酵素薬が有用であり，なかでもリパーゼ力価の高い腸溶性パンクレアチンが推奨される。また，内分泌機能不全である膵性糖尿病は膵β細胞減少に起因することから，その治療としてはインスリン療法が基本となる。ただし，グルカゴン分泌能も低下していることから，インスリン治療の際には低血糖を惹起しやすく，遷延化する傾向にある。このため膵性糖尿病では超速効型インスリン製剤の少量頻回投与と持効型インスリン製剤の併用が有用である。

● 経過・予後

慢性膵炎は，急性膵炎や疼痛を繰り返す代償期から，内外分泌機能不全を中心とする非代償期へと進行する。予後については，性・年齢を一致させた健常成人と比較した標準化死亡率(standardized mortality rate：SMR)は1.6と高く，なかでも悪性腫瘍の合併が多い。頭頸部癌や食道癌など，飲酒・喫煙との関係が示唆される癌が多いが，最も多いのは膵癌である。慢性膵炎と膵癌の関係については多くのコホート研究があり，標準化発癌率(standardized incidence rate：SIR)は15～26.7とされる。飲酒や喫煙と関係のない，若年発症の遺伝性膵炎や熱帯性膵炎からの膵癌発生率がきわめて高いことからも，生活習慣とは関係なく，慢性膵炎そのものが膵癌の危険因子といえる。

【笹平 直樹】

参考文献

1) 厚生労働省難治性膵疾患に関する調査研究班，日本膵臓学会，日本消化器病学会：慢性膵炎臨床診断基準2009. 膵臓 24:645-646, 2009
2) Bradley III EL : A clinically based classification system for acute pancreatitis. Summary of the international symposium on acute pancreatitis, Atlanta, Ga, September 11 Through 13, 1992. Arch Surg 128:586-590, 1993

3) 日本消化器病学会編：慢性膵炎診療ガイドライン．南江堂，2009
4) Witt H et al：Chronic pancreatitis：Challenges and advances in pathogenesis, genetics, diagnosis and therapy. Gastroenterol 132：1557-1573, 2007
5) Malka D et al：Risk of pancreatic adenocarcinoma in chronic pancreatitis. Gut 51：849-852, 2002

4 自己免疫性膵炎・IgG4 関連疾患

▶**定義・概念**　自己免疫性膵炎（autoimmune pancreatitis：AIP）はその発症に自己免疫機序の関与が疑われる膵炎である．画像所見ではびまん性ないし限局性の膵腫大，主膵管不整狭細像を示し，血液所見では自己抗体の存在や高IgG（免疫グロブリンG）血症を示すが，とりわけ血清IgG4の上昇は特徴的である．病理組織学的には，線維化，リンパ球・IgG4 産生形質細胞の浸潤，閉塞性静脈炎が認められる．これらの所見はステロイド治療によって改善する．

AIPには硬化性胆管炎，硬化性唾液腺炎，後腹膜線維症などさまざまな膵外病変が合併することがあり，各病変においていずれもリンパ球・IgG4 産生形質細胞の浸潤が認められ，ステロイド治療が有効な場合が多い．これらの膵外病変は膵病変を伴うことなく出現することもありうる．IgG4 関連疾患とは，リンパ球と IgG4 産生形質細胞の浸潤と線維化により，同時性あるいは異時性に全身諸臓器の腫大や結節・肥厚性病変などを認める疾患を総称したものである．この考え方では AIP は IgG4 関連疾患の膵病変をみていることになる．

一方，膵腫大，主膵管不整狭細像を呈するものの，病理組織学的に IgG4 産生形質細胞の浸潤に乏しく，膵管上皮への好中球浸潤を特徴とする膵炎の存在が知られ，IgG4 産生形質細胞の浸潤を特徴とする膵炎とは鑑別が困難である．混乱を避けるため，IgG4 産生形質細胞浸潤を特徴とするものを type I AIP，好中球浸潤を特徴とするものを type II AIP と呼んで，便宜的に区別している[1]．type II AIP においてもステロイド治療は有効とされるが，血液所見において IgG4 上昇のような特異的な所見が知られておらず，自己免疫機序が本当に関与しているのか疑問視する声も少なくない．以下，単に AIP と書かれているものは type I AIP と同義である．

▶**疫学**　厚生労働省の調査研究班の報告では 2007 年における AIP の患者数は 2,790 人，有病率は人口 10 万人あたり 2.2 人，罹患率は人口 10 万人あたり 0.9 人/年，と推定され，男女比は 3.19：1 である．60 歳代での発症が最も多い．2007 年に行われた慢性膵炎患者の推定患者数が 4 万 7,100 人とされ，AIP の患者数はその 5.9% に相当する．わが国における AIP の 90% 以上が type I であるのに対し，欧米の AIP における type I の比率は 60% 程度である．

▶**病因・病態生理と分子メカニズム**　AIP における標的抗原が明確でなく，病因はいまだ不明である．ここでは病因の代表的な仮説を紹介する．

膵導管抗原に対する自己抗体が産生され，膵障害が惹起されるとする仮説：AIP では膵導管抗原であるタイプ II 炭酸脱水酵素（carbonic anhydrase II：CA II）やラクトフェリン（lactoferrin）に対する自己抗体がしばしば検出される．

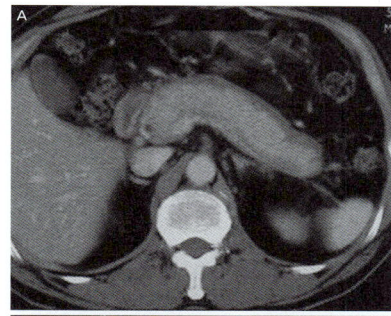

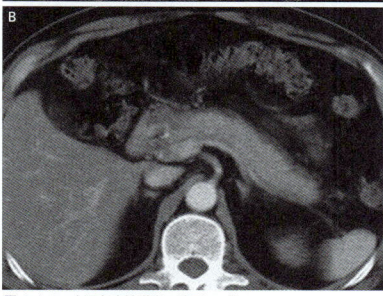

図 4-4-1　自己免疫性膵炎の造影 CT 像
A：びまん性に膵臓が腫大し，膵辺縁には low density の被膜様構造（capsule-like rim）が認められる
B：ステロイド治療後．膵の縮小が認められる

特定の MHC（主要組織適合性複合体）マウスに CA II を免疫することにより膵臓，胆管，唾液腺の周囲に炎症細胞が誘導される．また，これらの病変は CA II 感作リンパ球の移入で再現される．したがって CA II などの膵導管抗原を標的抗原とした免疫反応が AIP の病因であると考えることは可能である．しかしながら，CA II 抗体やラクトフェリン抗体については AIP における感度，特異度はそれほど高くない点が疑問として残る．

Helicobacter pylori 感染と分子相同仮説：Helicobacter pylori が有する PBP（プラスミノーゲン結合蛋白）ペプチドが膵腺房細胞に高発現している UBR2（ubiquitin-protein ligase E3 component n-recognin 2）ペプチドと高い相同性を示すことが知られている．H. pylori 感染により PBP ペプチドに対する自己抗体が産生され，その自己抗体がUBR2 と反応して腺房細胞障害をきたす可能性が考えられている．しかしながら H. pylori 陰性の AIP 患者の病因をどう説明すればよいのかという疑問が残る．

▶**臨床症状**　閉塞性黄疸による発症が最も多い（33～59%）．上腹部痛（32%），背部痛（15%）もしばしば認められるが，痛みの程度としては軽度のことが多い．体重減少（15%）も比較的多く認められる．また，糖尿病の悪化や新規発症が契機になって診断されることがある．

IgG4 関連疾患として膵臓以外の病変に伴う症状で発症

することも多い。AIPの膵外病変としては　硬化性胆管炎，硬化性唾液腺炎，後腹膜線維症，間質性腎炎，間質性肺炎などが知られており，このほかにも身体のいたるところに炎症性病変を形成しうる。

● **検査成績**　画像所見，血液所見，病理組織学的所見をもとに診断がなされ，以下に代表的な検査所見を述べる。

画像所見：典型例では膵炎，膵浮腫に伴いびまん性の膵腫大を呈し，体外式超音波では低エコー像を示す。造影CTの後期相で膵は染まり，また膵周囲にしばしば被膜様低吸収域（capsule-like rim）を認める（図4-4-1）。膵腫大については明確な定義がないため，一見すると膵腫大が明瞭でない症例もあり，このような場合は次に述べる膵管の狭細像の存在や治療後の膵の縮小の有無をみることで膵浮腫の有無を推定することとなる。膵石や仮性嚢胞は自己免疫性膵炎では比較的まれではあるが，自己免疫性膵炎を否定する所見とはならない。

膵管像については，典型例ではびまん性の膵管狭細像を示す（図4-4-2）。なお，狭細像は「閉塞や狭窄像と異なりある程度の広い範囲に及び膵管径が通常より細く，かつ不整を伴っている膵管像」と定義されている。膵管病変はびまん性ではなく，限局性の場合も少なくなく，狭細病変がスキップして存在する例もみられる。狭細像の評価は磁気共鳴胆管膵管造影（magnetic resonance cholangiopancreatography：MRCP）のみでは難しく，内視鏡的逆行性胆管膵管造影（endoscopic retrograde cholangiopancreatography：ERCP）による直接造影が望ましいとされる。ERCP施行時には，胆管造影も行われるが，胆管腔内超音波検査の施行によりAIPの膵外病変として胆管の壁肥厚所見がしばしば確認される。この壁肥厚所見が高度の場合は胆管造影像で狭窄像を呈する。

血液所見：膵浮腫に伴う下部胆管狭窄に起因して，総ビリルビン上昇，肝胆道系酵素の上昇が高頻度に認められる。膵酵素の上昇している症例は比較的多いものの，低下する症例もみられる。腫瘍マーカー（CA19-9やDUPAN-2）の上昇は40%程度に認められる。

免疫学的な異常としては，抗核抗体やリウマチ因子などの自己抗体は半数程度に陽性となるものの，疾患特異的ではない。IgGの高値もやはり半数程度にとどまる。一方，IgGの分画の一つであるIgG4の高値はAIPにおいて最も鋭敏な指標であり，135 mg/dLをカットオフ値とした場合のAIPにおける診断感度は90%程度である[2]。膵癌でIgG4が異常高値となることは5%未満であり，膵癌との鑑別においてもIgG4はきわめて有用である。IgG4以外に診断の参考になる所見としては免疫複合体（60%）やIgE（80%）の高値があげられる。

以上の免疫学的異常はすべてtypeⅠ AIPに認められるものであり，typeⅡ AIPに特異的な免疫学的異常所見は知られていない。

病理組織学的所見：肉眼像としては膵全体あるいは一部がかたくなり，白色〜黄白色を呈する。組織学的にはリンパ球，形質細胞の著明な細胞浸潤が膵管周囲，小葉内，小葉間に認められ，リンパ濾胞の形成，膵管狭細化，著しい膵実質の脱落・荒廃，線維化を認める。Langerhans（ランゲルハンス）島は腫大，萎縮，消失とさまざまである。しばしば閉塞性静脈炎，リンパ節腫大が認められる。浸潤する形

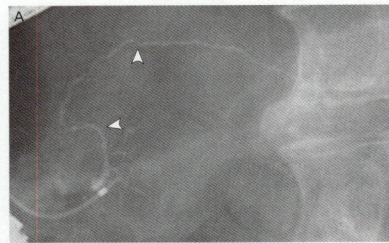

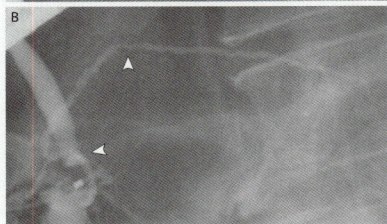

図4-4-2　自己免疫性膵炎の膵管像
A：内視鏡的逆行性胆管膵管造影（ERCP）による主膵管像。膵管全体の狭細像を認める（▷）
B：ステロイド治療後。狭細像の改善が認められる（▷）

質細胞はIgG4陽性である。このような所見は切除検体では比較的容易に確認可能であるが，最近ではAIP症例において膵切除が施行されるということはまれである。実際には膵の生検は超音波内視鏡ガイド下穿刺吸引（EUS-FNA）針生検，あるいは腹部超音波下の経皮的針生検によってなされるが，十分な大きさの検体を採取できない場合も多い。膵癌との鑑別はおおむね可能ではあるものの，AIPと診断することが可能な検体が得られるのは半数程度である。

なお，typeⅡ AIPの病理所見について小葉間膵管上皮内への好中球浸潤が特徴的であり，IgG4陽性形質細胞は通常ない。閉塞性静脈炎も通常認められない。

● **診断**　いくつかの診断基準があるが，2006年の日本膵臓学会の診断基準[3]の要点を以下に記す。

①　びまん性ないし限局性の膵腫大かつ主膵管狭細像を認める。

②　高γグロブリン血症（≧2 g/dL），高IgG血症（≧1,800 mg/dL），高IgG4（≧135 mg/dL），自己抗体のいずれかを認める。

③　病理組織学的所見で膵にリンパ球，形質細胞の著明な浸潤と線維化を認める。

上記①を含めて2項目以上を満たし，悪性疾患が除外されている症例を自己免疫性膵炎と診断する。

このほか，米国や韓国からも診断基準が提唱されている。米韓の診断基準がわが国と大きく異なる点は，画像所見が非典型的であってもステロイドに対する反応性が認められればAIPと診断可能な点である。また，米国基準では膵へのIgG4陽性形質細胞浸潤が強拡一視野あたり11個以上認められればAIPと診断可能としている。ステロイドの診断的治療は基本的には推奨されないが，診断基準を完全には

満たさないものの，AIP の可能性が高いと思われる場合には専門医のいる施設において許容される。

■ **治療と薬理メカニズム** ステロイド（プレドニゾロン）の経口投与を行う。ステロイド治療の適応については有症状者については必須であるが，無症状症例を適応とするかはコンセンサスが得られていない。初期量は 30 mg/日で行う施設が多いが，40 mg/日で行う施設や，体重により調整（0.6 mg/kg/日）している施設もある。初期量 30 mg と 40 mg で治療効果に差が出るという報告はこれまでのところはない。15 mg/日までは 2 週間に 5 mg ずつ減量し，以降は減量速度をゆるめつつ，最終的に 5 mg/日程度で維持療法を行う。維持療法を短期で打ち切った場合には再燃が多くなることが知られている。どのくらい維持療法を行えばよいのかはいまだわかっていないが，再燃の多くが 3 年以内に起きることから，3 年程度が一つの目安として考えられている。AIP の治療を消化器専門医が行う場合は以上のような治療が行われるが，IgG4 関連疾患として膵以外の病変が主体である場合は，その臓器の専門医が治療にあたることになる。各臓器によってステロイドへの反応性などが異なる可能性があり，IgG4 関連疾患であっても主座がどの病変であるかによってステロイドの使用法も異なる。

■ **経過・予後** ステロイドを使わずに自然軽快する場合もあるが，のちの膵および膵外病変による再燃は多い（70%）[4]。また，半年程度で維持療法を中止すると半数程度で再燃が認められる。維持療法を継続した場合の再燃率は 20% 程度に抑えられる[4]。明らかな再燃が認められなくても，膵の萎縮や膵石形成が徐々に認められるようになる場合がある。内分泌機能は早期に治療が行われれば回復が期待できるが，インスリン依存の状態になってからステロイド治療を導入してもインスリン離脱は困難であることが多い。

【平野 賢二】

参考文献
1) Chari ST et al : Histopathologic and clinical subtypes of autoimmune pancreatitis: the Honolulu consensus document. Pancreas 39:549-554, 2010
2) Hamano H et al : High serum IgG4 concentration in patients with sclerosing pancreatitis. N Engl J Med 344:732-738, 2001
3) 厚生労働省難治性膵疾患調査研究班，日本膵臓学会：自己免疫性膵炎診断基準 2006．膵臓 21:395-397, 2006
4) Hirano K et al : Long-term prognosis of autoimmune pancreatitis with and without corticosteroid treatment. Gut 56:1719-1724, 2007

5 膵癌

■ **定義・概念** 膵癌（pancreatic cancer）は，膵臓原発の，多くは膵管上皮由来の悪性腫瘍である。画像診断の進歩により診断精度は高くなったものの，腹痛・体重減少などの非特異的な症状を呈することが多く，また適切なスクリーニング法が確立されていないことから，早期診断は依然として困難である。

■ **疫学** 欧米での発生頻度が高かったが，わが国でも増加傾向が続いている。2009 年の死亡数は 2 万 6,000 人を超え，癌死の第 5 位である。生存率が低いことから，罹患数も死亡数とほぼ同等である。50 歳以上の中高年に多く，男

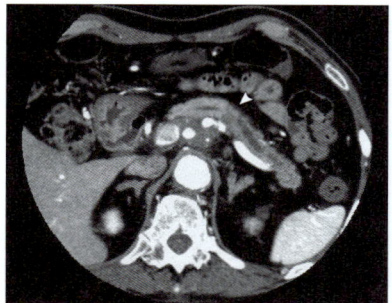

図 4-5-1 膵体部癌の造影 CT 像
膵体部に不明瞭な造影効果に乏しい腫瘍（▷）と，その尾側の膵管の拡張を認める

性にやや多い。

■ **病因・病態生理と分子メカニズム** 膵癌の病因は不明であるが，膵癌の家族歴，糖尿病・慢性膵炎の合併，喫煙などが危険因子と考えられている。組織学的には，膵管上皮から発生する管状腺癌が多くを占める。遺伝子異常としては *KRAS* 突然変異を認める。

■ **臨床症状** 膵癌による自覚症状は，腹痛・背部痛，体重減少，下痢などの非特異的な症状が多い。早期診断に有用な特異的な症状はないため，有症状で診断された症例では進行癌が多い。膵頭部癌では，総胆管への直接浸潤による総胆管の閉塞をきたし，閉塞性黄疸を高頻度に呈する。一方で膵体尾部癌では非特異的な症状を呈することが多いため，進行期で診断されることが多い。高齢で新規に発症した糖尿病が，膵癌の徴候として近年注目されている。

他覚症状としては，進行例では上腹部に腫瘤を触知する。膵頭部癌による閉塞性黄疸症例では，疼痛を伴わない拡張した胆嚢を右季肋部に触知することがある（Courvoisier〈クールヴォアジエ〉徴候）。

■ **検査成績**
画像検査：
● **腹部超音波検査（US）** 侵襲が少なく，スクリーニングに適している。膵癌は，境界不明瞭な低エコー腫瘍として描出される。一方で，腹部超音波検査による膵臓の描出は，消化管ガスの影響を受けやすく，感度は高くない。腫瘍自体が描出されない場合も，膵管の拡張などの随伴所見を認めた場合は，CT など精査にまわすことにより，膵癌の診断につながる。

● **CT** 単純 CT の感度は低いため，禁忌でなければ造影 CT を行う。造影 CT（図 4-5-1）では，境界が不明瞭な，造影効果の乏しい低濃度腫瘍像を認め，尾側の膵管拡張を伴うことが多い。肝臓など遠隔転移の有無や腹腔動脈・上腸間膜動脈などへの局所浸潤などの評価も同時に可能である。

● **MRI** 膵癌は T1 強調画像では低信号腫瘍として描出される。T2 強調画像では腫瘍の尾側の拡張膵管が明瞭に描出される。通常 MRI のみでは造影 CT と同程度の情報が得られるのみであるが，磁気共鳴胆管膵管造影を強調

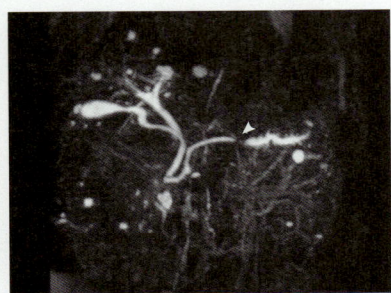

図 4-5-2 膵体部癌の MRCP 像
胆管・膵管を強調した MRI 像である MRCP(磁気共鳴胆管膵管造影)像。膵体部の膵管の途絶(▷)とその尾側の膵管の拡張を認める

したMRCP(図4-5-2)を同時に行うことにより、胆管・膵管の評価に有用である。
- **超音波内視鏡(EUS)** 内視鏡先端についた超音波装置を用いて、胃・十二指腸から膵臓が観察可能な検査である。体外式の腹部超音波検査と比較して、消化管ガスなどの影響を受けず、空間分解能にもすぐれているため、局所の血管浸潤・リンパ節転移の診断に有用である。また、超音波内視鏡ガイド下穿刺吸引針生検(EUS-FNA)による病理学的診断も可能となり、有用である。
- **内視鏡的逆行性胆管膵管造影(ERCP)** 膵管造影では膵管の途絶像と尾側膵管の拡張を認める。膵液細胞診を同時に行うことが可能である。膵頭部癌による閉塞性黄疸の症例では、総胆管の閉塞と肝内胆管の拡張を認め、ERCPによる胆管ドレナージを行うことにより黄疸の解除が可能である。
- **血管造影** 膵癌による腹腔動脈、上腸間膜動脈、門脈などへの血管浸潤を評価し、外科的切除の適応の決定のために広く用いられてきた。近年のCTの発達により血管浸潤の正確な評価が可能となったことから、血管造影が行われる頻度は少なくなってきている。
- **PET** 膵腫瘍の良悪性の鑑別に有用なほか、全身の遠隔転移の評価に有用である。膵癌では原発巣が小さい症例でも描出率を認めることも少なくない。ただし、小膵癌では描出率が低いこと、また炎症性疾患との鑑別が困難なこともある。

血液検査:腫瘍マーカーとしては、CA19-9のほか、CEA、DUPAN-2、SPan-1がある。CA19-9の感度は70〜80%程度とされている。早期膵癌では陰性例も少なくなく、また特異度も高くないことから、膵癌のスクリーニングには適していない。膵管の閉塞に伴い、アミラーゼやエラスターゼ1などの膵酵素上昇を伴うことがあるが特異的ではない。膵頭部癌による閉塞性黄疸を伴う症例では、ビリルビンや肝胆道系酵素の上昇を認める。

●**診断** 特異的な自覚症状がないこと、スクリーニングに適した高リスク群が設定されていないことや有用な血液検査がないことから、早期診断は依然として難しい。膵癌の診断を疑うことが診断への重要なステップである。非特異的な症状や危険因子を有する患者を対象に、腹部超音波検査でのスクリーニングを行い、異常を認めた場合は、CTやEUSなどの精査へまわすことにより診断する。EUS-FNAやERCPの際の膵液細胞診・膵管擦過細胞診などにより確定診断を得る。

鑑別診断:腫瘤形成性膵炎、膵神経内分泌腫瘍(膵島腫瘍)、転移性膵腫瘍などがあげられる。
- **腫瘤形成性膵炎** 慢性膵炎を背景に認めることが多く、CTでは膵癌よりもやや造影効果が強く、周囲の膵組織と同程度に染まることが多い。EUSやERCPでは、膵管の狭窄は認めるものの、膵癌と異なり途絶像を呈さないことが多い。自己免疫性膵炎に伴う腫瘤形成性膵炎の場合は、IgG4高値なことが多く、鑑別に有用である。
- **膵神経内分泌腫瘍** CTで境界明瞭かつ造影効果の強い腫瘍として描出され、機能性腫瘍の場合はインスリンなどの内分泌ホルモンの上昇を認める。
- **転移性膵腫瘍** 比較的まれであるが、腎癌・肺癌などで認めることがある。原発性膵癌と異なり、多発性に認め、膵管の拡張を伴わないことが多い。他臓器癌の既往があれば診断の一助となる。

■ **治療と薬理メカニズム** 切除が可能な症例は、外科的切除が治療選択である。膵頭部癌では膵頭十二指腸切除術、膵体尾部癌では膵体尾部切除術が行われる。

腹腔動脈など主要血管への浸潤がなく、遠隔転移がない症例は外科的切除の対象となるが、診断時に転移を有する症例も多く、切除の対象となるのは30〜40%程度である。また切除症例においても術後再発を高頻度に認めるため、塩酸ゲムシタビンによる術後補助療法の有用性が報告されている。

大血管など局所への浸潤を認めるが、遠隔転移を認めない局所進行例では、フルオロウラシル(5-FU)を用いた放射線化学療法が標準治療とされてきたが、塩酸ゲムシタビンによる全身化学療法でも同等の成績が得られることが示されている。遠隔転移を有する症例では、塩酸ゲムシタビンによる全身化学療法による治療が選択される。

また膵癌の治療においては、腫瘍自体に対する治療だけでなく、腫瘍に随伴して生じる症状への対応が必要となることがある。膵頭部癌では閉塞性黄疸を呈する症例が多いため、胆管ドレナージを要することが多い。進行膵癌においては、頑固な腹痛・背部痛を呈するため、麻薬系鎮痛薬による疼痛コントロールが必要なことも多い。薬物による疼痛コントロールが困難な場合は、超音波内視鏡(EUS)を用いた腹腔神経ブロックが有効なこともある。膵頭部癌では、癌の十二指腸への浸潤による狭窄のため経口摂取不能となる症例もあり、胃・空腸吻合術などの姑息的手術のほかに、内視鏡を用いた消化管ステント挿入術が行われるようになっている。

■ **経過・予後** 膵癌は、消化器癌のなかでも予後不良の癌であり、全体の5年生存率は11.6%である。切除例においても再発が少なからずあり、5年生存率は14.5%である。非切除例においては、化学療法の発達により徐々に改善はしているものの、5年生存はほとんど得られず、生存期間中央値は1年に満たない。

【中井 陽介・伊佐山 浩通】

■ **参考文献**
1) 日本膵臓学会膵癌診療ガイドライン委員会編:科学的根拠に基づ

〈膵癌診療ガイドライン 2009 年版,金原出版,2009
2)膵癌登録報告2007,膵臓22:e1-e427 2007

6 膵管内乳頭粘液性腫瘍,膵嚢胞

■**定義・概念** 膵管内乳頭粘液性腫瘍(intraductal papillary mucinous neoplasm:IPMN)は膵管上皮に発生する膵腫瘍で,粘液貯留による膵管拡張による特徴のある嚢胞状の形態を示す。病理学的には腺腫が多いが,一部の症例は上皮内癌を経て浸潤癌に進行すると考えられている。

膵癌と嚢胞病変に明らかな交通を認めず,他の膵嚢胞性腫瘍の特徴を示さず,比較的小さい素性がはっきりしない場合は,膵嚢胞と通称される。これは,分枝型IPMN,PanIN(pancreatic intraepithelial neoplasm),MCN(mucinous cystic neoplasm),仮性嚢胞,貯留嚢胞,その他などを包括した疾患群と考えられる。

■**病因・病態生理と分子メカニズム** IPMNは,腫瘍が主膵管に存在して主膵管の拡張を呈する主膵管型と,膵管二次分枝より末梢に存在して嚢胞状の分枝膵管の拡張を伴う分枝型に分類される。主膵管型は少ないが悪性例が多い。多くは分枝型IPMNであり,多数の嚢胞が集合した多房性嚢胞の形態は,「ブドウの房」に喩えられる。高齢男性に多く,膵頭部に発生例が多く,多発例(膵内に複数存在)も存在する。上皮内癌を経て浸潤癌へ移行するIPMN由来浸潤癌が典型的な悪性化で,大腸ポリープのadenoma-carcinoma sequenceと類似しており,膵臓に発生する「大腸ポリープ」に該当する。

通常膵癌では,そのほとんどにK-ras遺伝子変異を認め,さらにp16,p53およびDPC(smad4)などの遺伝子異常を半数以上の症例で認める。IPMNでもK-ras遺伝子変異は高頻度であるが,通常の膵癌と比較するとその頻度は若干低い。p53およびDPC4遺伝子異常の頻度は膵癌と比較して明らかに低い。IPMNは腺腫から癌を包括するため単純な比較は難しいが,これらの遺伝子異常の頻度の膵癌と比較すると低いことは,腫瘍の悪性度の違い(通常の膵癌よりIPMN由来浸潤癌のほうが予後良好)を反映している可能性が考えられる。

■**臨床症状・検査成績** 多くは無症候性だが,繰り返す膵炎症状が診断契機になることがある。また,まれに重症膵炎症例も存在する。無症状でも膵管内の粘液うっ滞を反映してアミラーゼなど膵酵素の軽度上昇を認めることが多い。CA19-9,CEAなどの腫瘍マーカーは浸潤癌では上昇するが,腺腫では正常範囲,上皮内癌でも正常~軽度上昇にとどまることが多い。

■**診断** 特徴的な形態による画像診断が主な診断法で,磁気共鳴胆管膵管造影(magnetic resonance cholangiopancreatography:MRCP),超音波内視鏡(endoscopic ultrasonography:EUS),造影期CTなどが中心となる。腹部超音波検査やCTにて主膵管の拡張または膵に嚢胞を認めた場合は,MRCPが病変全体の把握に最も役立つ。細かな壁在結節(murale nodule)の存在診断にはEUSが最も有用で,造影CTも役立つ。

以上の諸検査で悪性が疑われて切除を念頭におく場合は,内視鏡的逆行性胆管膵管造影(endoscopic retrograde cholangiopancreatography:ERCP)により精査を進める。ERCPでは膵頭部の粘液流出による開大所見と造影像(主膵管のびまん性拡張や嚢胞状に拡張した分枝膵管とそのなかの透亮像)が特徴的である。切除時には,主膵管内の腫瘍進展範囲の評価が必要となる。そこで,管腔内超音波(intraductal US:IDUS),膵管鏡(親子ファイバー)などをERCP施行時に併用して診断する。特に腫瘍像によるイクラ状の形態は特徴的である。また,膵液採取による細胞診を補助診断に用いる。欧米では超音波内視鏡ガイド下穿刺吸引針生検(EUS-FNA(fine needle aspiration))は良悪性鑑別に有用とされ,一般に行われているが,わが国では偶発症として悪性細胞の腹腔内播種の報告があり,通常は行われていない。

■**治療と薬理メカニズム** 浸潤癌合併時は通常の膵癌の診断に準じて,切除可能なら切除を行う。また,膵炎などの症状を伴う場合は良悪性にかかわらず切除適応である。

それ以外のほとんどの症例では,病理診断を欠いた形態学的特徴により良悪性を推定し,悪性の可能性が疑われる症例がIPMN/MCN国際診療ガイドラインによるIPMN切除適応にあげられている[1]。膵管上皮の組織性状は主膵管以外の二次的分枝膵管以上の細かい分枝では容易でなく,また膵液細胞診は間接的な細胞採取方法であり,悪性例でも必ずしも診断できないためである。

ガイドラインの画像診断による悪性病変を疑い切除がすすめられる分枝型IPMNは,①壁在結節の存在,②主膵管拡張(おおむね7~10 mm以上),③嚢胞径>30 mmの①~③いずれかに合致する所見がある場合である。しかし,あくまでもおおむねの基準であり,特に嚢胞径に関しては,30 mmを超えるサイズの大きな場合でも壁在結節や主膵管拡張を伴わない場合は,悪性でない場合も多い。

■**経過・予後** 上皮内癌までの進展で切除された場合は5年生存率90%と良好である。浸潤癌では予後不良となるが,それでも通常の膵癌より進行が遅いことが多い。

IPMNでは他の膵嚢胞性腫瘍と異なり,嚢胞外の腫瘍自身が悪性でなくても,別に通常型膵癌(最も多い普通の膵癌をさす)を合併することがあるのが特徴的である。この膵癌発生は年率0.5~1%と非常に高いわけではないが有意に高率であり,IPMN保有者は通常の膵癌の高リスク群であることを認識する必要がある[2]。adenoma-carcinoma sequenceモデルのIPMN由来癌と異なり,早期発見は難しく,進行は急速で予後はきわめて悪い難治癌である。また,どのようなIPMNに発生しやすいかは高齢以外の因子が明らかになっておらず,ガイドラインの切除基準にはあてはまらない。IPMN経過観察時には嚢胞状の部位以外に膵全体に膵癌を併発していないかにも注意をはらう必要がある。

いままでは,膵以外の他臓器悪性腫瘍の合併も多いことが指摘されており,重複癌に注意を要するとされていた。しかし,最新の前向き研究の結果では,膵癌以外の発生率は高くないことが明らかになってきた[3]。IPMNは比較的高齢者に多く診断されるため,年齢に応じて他臓器癌の頻度が高まるためで,すべての癌の高リスク群ではないと思われる。

また,IPMNのみならず膵嚢胞の経過観察中にも,ほぼ同等の頻度で膵癌発生が認められている。膵嚢胞の悪性変

化はないが，IPMN同様，別に通常型膵癌を合併することがあるのが特徴的であり，通常型膵癌発生の高リスク群であることは注意を要する[2]。膵囊胞は通称名で，以前には膵癌合併と関連のない疾患も含まれているためとは思われるが，鑑別診断が必ずしも容易でない現況では，IPMN同様の膵癌高リスク群と認識した経過観察が安全である。

【多田 稔】

参考文献
1) Tanaka M et al : International consensus guidelines for management of intraductal papillary mucinous neoplasms and mucinous cystic neoplasms of the pancreas. Pancreatology 29 : 17-32, 2005
2) Tada M et al : Pancreatic cancer in patients with pancreatic cystic lesions: A prospective study in 197 patients. Clin Gastroenterol Hepatol 4 : 1265-1270, 2006
3) Kawakubo K et al : Incidence of extrapancreatic malignancies in patients with intraductal papillary mucinous neoplasms of the pancreas. Gut 60 : 1249-1253, 2011

7 膵粘液性囊胞腫瘍，膵漿液性囊胞腫瘍

膵粘液性囊胞腫瘍

■**定義・概念** 膵の囊胞性疾患は，1970年代まではそのほとんどが仮性囊胞と考えられており，囊胞性腫瘍に関しては，cystadenoma/cystadenocarcinomaという分類しかされていなかった。1978年のCompagnoらの画期的な論文により，囊胞性腫瘍が膵粘液性囊胞腫瘍 (mucinous cystic neoplasm : MCN) と膵漿液性囊胞腫瘍 (serous cystic neoplasm : SCN) に分類されたのが，膵の囊胞性腫瘍に関する研究の端緒といってよい。CompagnoらはMCNは卵巣様間質 (ovarian-type stroma : OS) を有し，malignant potentialがあるため悪性度にかかわらず全例で切除すべきと主張した。

一方，1982年に大橋らが粘液産生膵癌として報告したことが疾患概念の発端である膵管内乳頭粘液性腫瘍 (IPMN) は，分枝型では粘液を産生する囊胞性腫瘍の形態をとるため，一時期MCNと混同されたこともあったが，1996年のWHO (世界保健機関) 分類，1997年のAFIP (米軍病理学研究所) 分類で両者は明確に区別され，MCNの診断にはOSが必須となった。

WHO，AFIPにより定義された後も，MCNの診断にOSを必須条件とすべきでないという主張があった。OSは腫瘍の一部分にしか存在しないので病理切片の切り出し方によっては見落とす場合があることや，悪性化すると OSが脱落することがあるなどの理由からである。しかし最近になり，OSを必須としない場合，しばしばIPMNとMCNの分類に混乱を生じる危険性が明らかになってきた。

2006年のsystematic review[1]によると，OSを診断の必須とした MCN 344例では，99.7%が女性で，平均年齢47歳，94.6%が膵体尾部に存在し，膵管と交通を有するのは6.8%であったのに対し，OSを診断の必須としていないMCN 761例では，男性・膵頭部の割合が高く，膵管との交通例が多い，という分枝型IPMNに近い特徴を有しており，OSを必須としない場合のMCNのなかには分枝型IPMNが混在していると考えられるため，OSをMCNの診断に必須とすべきであるとされている。また最近行われたわが国の多施設調査[2]でも，OSを持つMCN 156例のうち女性98.1%，平均年齢48.1歳，99.4%が体尾部に存在していた。

以上のように，OSを必須とすると，MCNはほぼ全例が女性で膵体尾部に発生するという明確な特徴を有する。そのため，2006年に刊行されたIPMN/MCN国際診療ガイドライン[3]では，MCNの診断にOSは必須とされた。OSがなく，また膵管との交通やブドウの房状の形態など分枝型IPMNの特徴も持たない場合は，indeterminate mucin-producing cystic neoplasm of the pancreasと呼称することを推奨している。

2007年，2010年にそれぞれ改訂されたAFIP分類，WHO分類と2009年に改訂されたわが国の「膵癌取扱い規約 第6版」では，OSの取扱いおよび悪性度分類に相違がみられる。AFIP，WHOではOSは必須とされているが，規約ではOSは必須とされていない。また，規約ではMCNを腺腫・腺癌に分類し，腺癌を非浸潤癌・微小浸潤癌・浸潤癌に亜分類している。一方，AFIP2007，WHO2010では非浸潤性腫瘍は MCN with low-grade dysplasia, intermediate-grade dysplasia, high-grade dysplasia (carcinoma *in situ*) に分類され，浸潤を伴うケースは MCN with an associated invasive carcinoma とされ，非浸潤癌という概念が原則なくなった。浸潤しないと「癌」とは診断しないという，消化管腫瘍などに準じた米国的扱いが反映された結果となっている。

■**疫学** 1990年代の切除例での検討では，膵囊胞性腫瘍のうち，MCN 40～50％，SCN 30％，IPMN 20～25％程度の割合とされている。しかしこれらはMCNのなかにIPMNが混在している可能性が高く，また手術例のみの検討のため正確な割合は不明である。一般的に膵囊胞性腫瘍のなかではIPMNが圧倒的に多く，MCNは非常にまれであり，SCNはその中間程度の頻度であると考えられている。

■**病因・病態生理と分子メカニズム** 膵のMCNは，卵巣のMCNと組織学的・免疫組織化学的類似性を持ち，エストロゲン受容体・プロゲステロン受容体が高頻度に染色される。そのため，膵内に迷入した異所性卵巣原基由来との仮説[4]が提唱されている。このことは，左原始生殖腺と，背側膵原基 (主に膵体尾部になる) が胎生4～5週に近接しているため，MCNがほぼ膵体尾部に発生することと合致する。しかし少数ながら男性例も存在すること，エストロゲン・プロゲステロン受容体は他の組織にもみられること，膵管と交通する例もあることから，膵管上皮由来とする説もある。

■**臨床症状・検査成績** MCNに特異的な症状はないが，50～80％の症例で腹痛や嘔気などの自覚症状を認める。形態学的特徴としては，厚い線維性被膜を持った球形～楕円形の囊胞性腫瘤で，多房性であることが多いが，単房性の場合もある。多房性の場合，囊胞間に交通性はなく，かつ内腔に凸に存在する (cyst in cyst) ことが特徴で，分枝型IPMNの「ブドウの房」状に対し，「夏ミカン」状と称される。囊胞内出血や被膜の石灰化を伴うことがある。腫瘤径の大きなもの・壁在結節を有するものは悪性の可能性が高い。

表4-7-1 IPMN，MCN，SCNの臨床像・画像上の特徴

	分枝型IPMN	MCN	SCN
性	男性に多い	98%以上女性	60〜80%女性
好発年齢	60〜70代	40代	60代
囊胞性腫瘍での頻度	最多	まれ	まれ
好発部位	膵頭部	膵体尾部（>95%）	特になし
被膜	なし	あり	なし
石灰化	なし	まれに被膜にあり	まれに中心部にあり
形態	ブドウの房状	夏ミカン状	蜂巣状（solid, macrocysticの亜型あり）
囊胞の構造	cyst by cyst	cyst in cyst	cyst by cyst
膵管との交通	あり	まれ	まれ
主膵管	正常あるいは拡張	正常か圧排	正常か圧排
卵巣様間質	なし	あり	なし
悪性化	あり	あり	非常にまれ
治療法	高リスク例のみ切除	切除	経過観察

IPMN：膵管内乳頭粘液性腫瘍，MCN：膵粘液性囊胞腫瘍，SCN：膵漿液性囊胞腫瘍

画像上の特徴

- **腹部超音波検査** 境界明瞭な単房性，あるいは薄い隔壁を有した多房性の囊胞性腫瘤として描出されるが，全体像を描出することは困難であり，CT・MRI・超音波内視鏡（EUS）が必要である。
- **造影CT** できればマルチスライスCT（MDCT）によるdynamic CTがよい。被膜や隔壁は線維性結合組織からなり，後期相で濃染される。壁在結節も造影効果を有する。被膜の石灰化の描出には最もすぐれている。
- **MRI** 囊胞性病変なので，全体としてはT1強調画像で低信号，T2強調画像で著明な高信号となる。囊胞内に出血を伴うとT1強調画像で高信号となる。囊胞間に交通がないため，各々の囊胞は出血の程度・時期により異なった信号強度を示す。微量な出血はMRIでのみ検出可能であり，有用な所見である。
- **EUS** 空間分解能に関しては他のmodalityをはるかに凌駕する。CT，MRIで単房性にみえるような場合でも，EUSで被膜や隔壁にへばりつくような小さな囊胞（mural cyst）が検出できれば，MCNの可能性が高くなる。また壁在結節や壁肥厚なども最も鋭敏に明瞭に描出可能であるが，診断能が検者の技量に左右される部分があることは否めない。
- **内視鏡的逆行性膵管造影（ERP）** MCNはIPMNと異なり一般的には膵管との交通はなく，ERPでは主膵管の圧排変化のみのことが多いが，手術例の検討では7〜18%で交通が認められる。囊胞の圧排で膵管が炎症性に破綻し瘻孔を形成したためなどと考えられている。造影で膵管との交通を証明できても，MCNの除外診断にはならないので，ERPは基本的には不要である。

■ **診断** IPMN，MCN，SCNの臨床像・画像上の特徴を表4-7-1にまとめた。画像診断だけでなく，性別・年齢・好発部位などの臨床情報は，鑑別に重要な要素である。治療方針が異なるために正確な診断が求められるが，困難な場合も多い。囊胞内容液中の膵酵素やCEAの値が，仮性囊胞・SCN・粘液性囊胞の鑑別に有用であり，囊胞の穿刺吸引を行う超音波内視鏡ガイド下穿刺吸引針生検（EUS-FNA）は，欧米では盛んに行われている。

しかし，わが国ではIPMNに対するEUS-FNA後に腹膜播種をきたした症例の報告以降，囊胞性腫瘍に対するEUS-FNAは原則禁忌とする意見が多数であり，ほとんど行われていない。

■ **治療と薬理メカニズム** 国際診療ガイドラインでは原則切除が推奨されている。理由は，①MCNはすべて悪性化の可能性を有しており，比較的若年に発症するため大部分の患者の余命は長く，発癌の危険性は大きい。また浸潤癌の予後は不良である。②通常膵体尾部切除で済むので，比較的容易で合併症が少ない。③浸潤癌でなければ，完全切除後は再発はなく経過観察も不要で，コストや患者の医療被曝の軽減になる，などである。

術式としては，術前・術中に悪性を示唆する所見がなければ病巣の完全切除のみでよく，脾温存膵体尾部切除術，腹腔鏡下手術などの縮小手術も可能である。少しでも浸潤癌の疑いがあれば，標準的なリンパ節郭清を伴う膵切除の適応となる。

■ **経過・予後** OSを有するMCNの切除例での浸潤癌の頻度は6〜27%と報告によって開きがある。腺腫・非浸潤癌であれば，切除後の再発はなく，経過観察も不要だが，浸潤癌は転移・再発の頻度が高く，浸潤癌の術後5年生存率は30%前後との報告が多い。しかし最近のわが国の多施設調査では，切除例のうち癌は17.3%，浸潤癌の頻度はわずか3.9%であり，浸潤癌の5年生存率は62.5%であった。腫瘍径が小さく壁在結節のない場合の悪性の頻度は低く，今後は症例によってはいきなり切除ではなく，経過観察という方針に変更される可能性もある。

膵漿液性囊胞腫瘍

■ **定義・概念** グリコーゲンを豊富に含む立方状・淡明な細胞で構成される腫瘍である。大多数を占めるのは，microcystic adenomaといわれる，内部に漿液を含んだ微小囊胞が蜂巣状に集簇し境界明瞭な多房性囊胞を形成するもので，肉眼的にはスポンジ状を呈する。大部分は良性であり，ごくまれに悪性例の報告がある。

この腫瘍の名称はさまざまで，「膵癌取扱い規約 第6版」では漿液性囊胞腫瘍（serous cystic neoplasm：SCN）とし，serous cystadenoma（SCA），serous cystadenocarcinoma（SCC）に分類している。WHO2000でもserous cystic neoplasmと呼称し，serous microcystic adenoma，serous oligocystic adenoma，serous cystadenocarci-

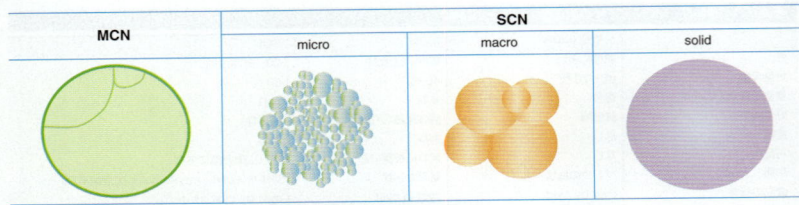

図 4-7-1 膵粘液性囊胞腫瘍（MCN），膵漿液性囊胞腫瘍（SCN）のシェーマ

noma (with local invasion または with metastasis) の 3 型に分類されていた。

WHO2010 では大きく改訂され，全体を漿液性腫瘍 (serous neoplasm) と呼称し，従来の serous microcystic adenoma のみが漿液性腺腫 (serous adenoma) とされ, serous oligocystic adenoma は macrocystic serous cystadenoma として漿液性腺腫の亜型とされた。亜型には他に solid serous adenoma，von Hippel-Lindau (VHL)-associated serous cystic neoplasm, mixed serous neuroendocrine neoplasm の 3 型が新たに設けられた。悪性例は serous cystadenocarcinoma であるが，転移をもって悪性 (carcinoma) とすると定義され，局所での浸潤所見があっても carcinoma とはしないことになった。やや矛盾があるが，実際には非常にまれであり，「判断保留」的な扱いになっている。

AFIP2007 でも全体を serous neoplasm と呼称するが, microcystic serous cystadenoma，macrocystic serous cystadenoma, solid serous adenoma, VHL-associated serous cystic neoplasm, serous cystadenocarcinoma の 5 型が同列に分類されている。

WHO, AFIP ともに solid variant の存在が明らかになってから，総称から「cystic」が抜けたかたちになっている。

漿液性腺腫の亜型（WHO2010）

- macrocystic serous cystadenoma 1～数個の比較的大型の囊胞で構成されるもの。漿液性腫瘍の 10～20% 程度。
- solid serous adenoma 肉眼形態は固形腫瘍様である。病理学的には小型腺房様の構造からなり，腺腔構造がきわめて乏しい。非常にまれ。
- VHL-associated serous cystic neoplasm VHL 病患者の初発症状の 15% が膵漿液性腺腫で，発見時の平均年齢は 25 歳と若い。膵全体に多発することが多い。非常にまれ。
- mixed serous neuroendocrine neoplasm 漿液性腺腫に膵内分泌腫瘍を合併したもので，同一腫瘍内に両者が混在するものと，別個に腫瘍を形成するものとが報告されている。非常にまれ。

●疫学 女性に多く（男性の 1.5～4.5 倍），好発年齢は 60 代前後であるが 30～80 代まで幅広く分布する。好発部位は特になく，どこにもできることもある。MCN が「お母さん」の囊胞とすると，SCN は「おばあさん」の囊胞といわれることもあるが，若年者にできることもあるので注意が必要である。

●病因・病態生理と分子メカニズム 発生起源は不明であるが，腫瘍の構成細胞が正常胎児の腺房中心細胞に類似していることから腺房中心細胞由来とする説がある。また VHL 病患者に合併する例があることから，VHL 病関連でない漿液性囊胞腫瘍に関しても VHL 遺伝子異常に関して研究が行われており，20% 程度で遺伝子変異がみられるとされる。

●臨床症状・検査成績 40～60% が腹痛や腹部膨満感などの非特異的症状を有するとされるが，CT などで偶然発見されることも多い。膵頭部に発生したものでは閉塞性黄疸で発見される場合もある。

画像上の特徴（図 4-7-1）

- serous (microcystic) adenoma 腹部超音波検査では多重反射により高エコーとなるが，辺縁にやや大きめの囊胞が低エコー領域として観察できることが多い。EUS では多重反射の高エコー内に微小囊胞の低エコーが混在する所見 (honeycomb appearance) が得られる。造影 CT では隔壁が蜂巣状に濃染され，中心部には星芒状瘢痕 (central stellate scar) や石灰化 (sun-burst appearance) がみられることがある。MRI では T1 強調画像で低信号，T2 強調画像で著明な高信号を呈する。出血を伴う場合は T1 強調画像で部分的に高信号を呈する。

  腫瘍を構成する囊胞が小さい場合，CT で濃染する充実性腫瘍にみえることがあり，EUS でも液体成分を検出できない場合がある。このような場合は磁気共鳴胆管膵管造影 (MRCP) が有用である。MRCP は液体成分のみを強調した画像なので，MRCP で高信号に描出されれば，充実性腫瘍ではなく漿液性腺腫であると診断できる。ERP では一般的に主膵管の圧排偏位のみであるが， 0.6% で膵管と交通があるとの報告もある。

- macrocystic serous cystadenoma 一部に honeycomb appearance を呈するような微小囊胞があれば漿液性腫瘍と診断できるが，純粋に大型の囊胞のみで構成された場合には診断は難しい。

- solid serous adenoma 造影 CT で濃染される充実性腫瘍として描出される。液体成分が非常に少ないため， MRCP でも写らない場合があり，その場合確定診断は困難である。

●診断 ほとんどが serous (microcystic) adenoma であり，この場合は EUS，CT，MRI で honeycomb appearance を呈し診断は容易である。macrocystic serous cystadenoma は，特に単房性の場合には，MCN との鑑別が問題となり，solid serous adenoma で MRCP でも写らない場合は内分泌腫瘍との鑑別が問題になる。MCN も内分泌腫瘍も切除すべき腫瘍であり，鑑別診断ができない場合は外

科的切除の対象となる。

■ **治療と薬理メカニズム** 基本的に経過観察である。SCN の悪性例は 20 例ほど報告があるのみで，悪性化はきわめてまれである。また臨床上にも膵管内での病理学的検討でも良性と悪性を鑑別することは困難とされている。有症状例や，MCN や内分泌腫瘍との鑑別困難例では切除の適応となる。腫瘍径が 4 cm を超えると増大速度が大きくなり症状が出やすくなるため，4 cm 以上を切除適応とする意見もある[5]。

■ **経過・予後** 時間とともに緩除に増大することが多い。腫瘍径の増大率は数 mm/年，腫瘍の doubling time は 3 年程度である。転移がなくても，局所浸潤傾向がある例では術後に再発・転移の可能性がある[5]。術後 10 年してから転移した例も報告されており，経過観察が必要である。悪性例の予後は症例数が少なく不明だが，総論的には予後良好な腫瘍である。

【松原 三郎】

参考文献
1) Goh BK et al : A review of mucinous cystic neoplasms of the pancreas defined by ovarian-type stroma: clinicopathological features of 344 patients. World J Surg 30:2236-2245, 2006
2) Yamao K et al : Clinicopathological features and prognosis of mucinous cystic neoplasm with ovarian-type stroma: a multi-institutional study of the Japan pancreas society. Pancreas 40:67-71, 2011
3) Tanaka M et al : International consensus guidelines for management of intraductal papillary mucinous neoplasms and mucinous cystic neoplasms of the pancreas. Pancreatology 6:17-32, 2006
4) Zamboni G et al : Mucinous cystic tumors of the pancreas: clinicopathological features, prognosis, and relationship to other mucinous cystic tumors. Am J Surg Pathol 23:410-422, 1999
5) Tseng JF et al : Serous cystadenoma of the pancreas: tumor growth rates and recommendations for treatment. Ann Surg 242:413-419, 2005

8 solid-psuedopapillary tumor, 膵腺房細胞癌，その他の膵腫瘍

solid-psuedopapillary tumor, 膵腺房細胞癌

■ **定義・概念** 日常臨床にてよく遭遇する膵腫瘍は膵管癌が圧倒的多数で，その他に膵管内乳頭粘液性腫瘍（IPMN），endocrine tumor（内分泌腫瘍）などがある。solid-psuedopapillary tumor，膵腺房細胞癌の頻度は少ないものの，発症年齢，性別，画像所見に一定の特徴があり，予後が期待できることから治療方針が膵管癌などとは異なる可能性がある。術前に確定診断を下すことは困難でも，これらを鑑別にあげることは重要である。

■ **疫学**

solid-psuedopapillary tumor：まれな膵腫瘍とされているが，画像診断機器の普及，性能の向上，さらには疾患概念の周知により報告数は増加している。平均年齢 29.9 歳，男女 1：9 比と圧倒的に女性に多い。若年女性，特に 10 歳代の女性に好発する。

膵腺房細胞癌：全膵癌の 1% 未満。男性にやや多く，平均年齢 59.6 歳と膵癌よりやや低いとされている。

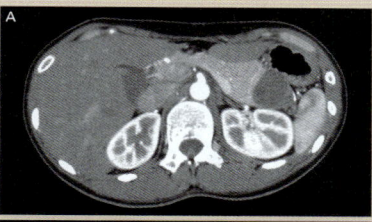
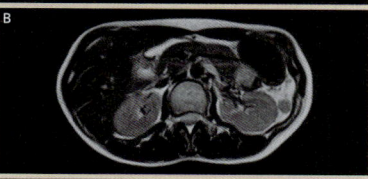
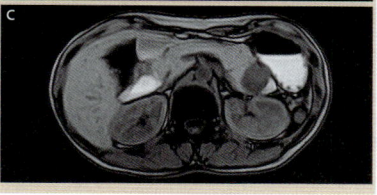

図 4-8-1　solid-psuedopapillary tumor
33 歳女性
A：造影 CT 像。膵尾部の内部に隔壁構造を有する非常に低吸収な腫瘤。辺縁に一部石灰化あり
B：MRI 像（T2 強調画像）。やや高信号を呈する部分と低信号を呈する部分に分かれる
C：MRI 像（STIR 法）。低信号を呈する部分は逆に高信号を呈しており，出血が示唆される

■ **病因，病態生理と分子メカニズム**

solid-psuedopapillary tumor：免疫組織学的な検討から上皮系腫瘍であるものの，膵管上皮，腺房細胞，膵島細胞，いずれへの分化も断定できない腫瘍に分類されている。報告例の 20% が悪性とされ，low grade malignancy の位置づけである。

膵腺房細胞癌：膵腺房細胞への分化を示す悪性膵外分泌腫瘍。好酸性の腺房細胞類似細胞からなり，腺房構造を示す。本腫瘍の発生母地は，膵管癌と異なり腺房細胞と考えられている。

■ **臨床症状・検査成績**

solid-psuedopapillary tumor：腹痛，腹部腫瘤の自覚が多いが，無症状で健康診断などで指摘される症例が 20% 程度ある。

膵腺房細胞癌：腹痛，腹部膨満，体重減少，腹部腫瘤の自覚など膵癌同様のことが多いが，膵腺房細胞癌に特異的な症状として腫瘍から分泌されるリパーゼなどの膵外分泌酵素により全身の脂肪壊死や関節炎をきたす例が 10〜20% ある。

■ **診断**　血液検査に特異的なものはなく，主に画像所見に

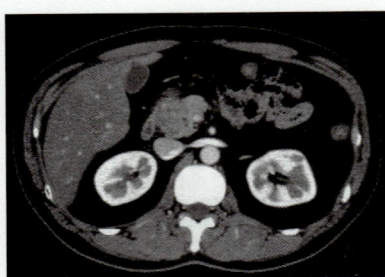

図4-8-2　膵腺房細胞癌の造影CT像
54歳男性。膵頭部の腫瘍。造影早期にて膵実質よりやや低吸収に描出されている。膵管癌ほど低吸収でないが，endocrine tumorほど濃染していない。尾側膵管拡張は目立たない

より診断される。

solid-pseudopapillary tumor：境界明瞭な腫瘤で，辺縁に石灰化を伴うこともある。内部構造は充実性の部分と囊胞変性した部分が混在し，出血成分を伴うことが特徴とされている。完全に囊胞変性することもある。充実性部分は正常膵実質よりやや乏血性であることが多い。主膵管の変化は圧排程度にとどまる（図4-8-1）。

膵腺房細胞癌：膵実質と同等から乏血性の充実性腫瘍。時に囊胞変性や石灰化を伴う。主膵管に変化をきたさないことが多いが，時に主膵管内に腫瘍塞栓をきたすことがある（図4-8-2）。

■ 治療と薬理メカニズム

solid-pseudopapillary tumor：転移や浸潤がみられなければ画像上良悪性の鑑別は困難であり，基本的にはlow grade malignancyと考えたほうがよいこと，さらにはendocrine tumorや他の囊胞性膵腫瘍との鑑別不能である症例もあり，手術が選択される。転移例や再発例も積極的に切除することにより良好な予後が期待される。

膵腺房細胞癌：遠隔転移がなければ，根治をめざして手術が選択される。根治手術不能例には予後の改善をめざして化学療法や放射線療法がなされることがあるが，一定の推奨される療法は確立されていない。多血性である場合，その肝転移に対して肝動脈塞栓術がなされることもある。

■ 経過・予後

solid-psuedopapillary tumor：切除例の95%が無再発で経過し予後は良好であるが，術後10年以上経過後の再発も報告されており，長期の観察が必要である。

膵腺房細胞癌：切除可能と判断される例は50〜70%，切除例の5年生存率43.9%，生存期間中央値41カ月と報告され，膵管癌より良好である。非切除例は5年生存率0%，生存期間中央値3カ月と予後不良。

その他の膵腫瘍

膵癌腫の亜型である膵腺扁平上皮癌，破骨細胞型巨細胞癌，分化方向の不明な上皮性腫瘍として膵芽腫，未分化癌，膵原発の平滑筋肉腫，悪性リンパ腫などがある。

【戸田　信夫】

参考文献

1) 吉岡正智ほか：膵Solid-Pseudopapillary Tumorの臨床病理学的特徴と外科的治療 本邦報告302例と自験6例について．胆と膵 22：45-52，2001
2) Kitagami H et al：Acinar cell carcinoma of the pancreas : clinical analysis of 115 patients from Pancreatic Cancer Registry of Japan Pancreas Society. Pancreas 35：42-46, 2007
3) Wisnoski NC et al：672 patients with acinar cell carcinoma of the pancreas : a population-based comparison to pancreatic adenocarcinoma. Surgery 144：141-148, 2008
4) Lee SE et al：Clinical features and outcome of solid pseudopapillary neoplasm : differences between adults and children. Arch Surg 143：1218-1221, 2008
5) Schmidt CM et al：Acinar cell carcinoma of the pancreas in the United States : prognostic factors and comparison to ductal adenocarcinoma. J Gastrointest Surg 12：2078-2086, 2008

9　膵神経内分泌腫瘍

■ 定義・概念　膵神経内分泌腫瘍とは，膵臓の神経内分泌細胞に由来する腫瘍の総称である。実際には膵頭部周囲の十二指腸に生ずるものも同時に扱っていることが多い。神経内分泌細胞は神経内分泌ホルモンを産生・分泌する細胞であり，神経内分泌顆粒の構成分子クロモグラニンA，シナプトフィジン（神経内分泌形質）を有することが特徴である。従来，消化管の神経内分泌腫瘍をカルチノイド，肺の神経内分泌腫瘍を小細胞癌などと呼んでいたが，2003年のWHO（世界保健機関）会議で神経内分泌への分化を示す腫瘍をすべて神経内分泌腫瘍と称するという統一がはかられ，WHO分類が提唱された[1]。さらに2010年，表4-9-1のような新分類に改訂され，細胞の増殖の程度を指標とし神経内分泌腫瘍（neuroendocrine tumor：NET）と神経内分泌癌（neuroendocrine carcinoma：NEC）に分類されることになった[2]。ここでは新分類のNETとNECをあわせた広義の神経内分泌腫瘍として述べることとする。

膵神経内分泌腫瘍は，ホルモンの産生過多により特徴的な多彩な臨床症状を呈する機能性腫瘍（症候性腫瘍）とホルモンによる症状を呈さない非機能性腫瘍（非症候性腫瘍）に大別される。多発性内分泌腫瘍症，von Hippel-Lindau（フォン・ヒッペル・リンドウ）病などの遺伝性疾患に伴い出現することも知られている。良性腫瘍・悪性腫瘍どちらの場合もあるが，最ძ難治癌である通常型膵癌（膵管癌）に比べると進行は緩徐であり，切除後の予後も良好である。ただし切除不能となった段階では有効な化学療法薬はかぎられており，最近一部の分子標的薬の有効性が示され，期待されている。発育が緩徐なだけに，切除10年経過後に肝転移で再発するという例も決してまれではないため，術後も長期の定期的経過観察が重要であることを忘れてはならない。

■ 疫学　膵腫瘍の大部分は通常型膵癌や膵管内乳頭粘液性腫瘍を代表とする外分泌系腫瘍であり，神経内分泌腫瘍は膵腫瘍全体の1〜3%を占めるにすぎない。年間有病率は人口10万人に対し欧米では1人以下，わが国では約2人とまれな腫瘍で，わが国では欧米よりも発生率が高い可能性がある。それはわが国では検診での腹部超音波やCTでの精査が行われやすいという医療環境の差によるものとも考えられ，実際CTなどで偶然診断される非機能性腫瘍が

表4-9-1 神経内分泌腫瘍のWHO分類(2010年)

		核分裂像	Ki-67指数	
神経内分泌腫瘍(NET)	NET G1	<2	≤2%	高分化型 腫瘍細胞は正常細胞に類似 低残殖能、低〜中悪性度
	NET G2	2〜20	3〜20%	
神経内分泌癌(NEC) (大細胞癌あるいは小細胞癌)		>20	>20%	低分化型 腫瘍細胞は正常機能を喪失 高増殖能、高悪性度 小細胞癌、大細胞癌に分けられる

細胞の増殖を示す2つの組織学的な指標(核分裂像とKi-67免疫染色像)の定量により上記のように分類される

増加してきている.最近のわが国の全国調査では,機能性腫瘍が49.8%,非機能性腫瘍が47.7%であった.機能性腫瘍のなかでは,インスリノーマ>ガストリノーマ>グルカゴノーマ>VIP産生腫瘍とソマトスタチノーマ,の順に多い.半数以上が悪性と考えられるが,インスリノーマでは良性腫瘍が多い.ほとんどのタイプで5年生存率は50〜70%程度,転移を有する症例でも30〜40%と通常型膵癌に比べれば良好である[1),3),6)].

■ **病因・病態生理と分子メカニズム** 多くの通常型膵癌のリスク(喫煙など)は神経内分泌腫瘍のリスクにはならない.一方,神経内分泌腫瘍がしばしば遺伝性疾患に伴うということから,病因についての新たな知見が得られる可能性がある.

多発性内分泌腺腫症1型(multiple endocrine neoplasia type 1:MEN1):*MEN1*遺伝子(menin蛋白をコードする)の変異により,下垂体,副甲状腺,膵臓に内分泌腫瘍が生じる常染色体優性遺伝の疾患.MEN1の80〜100%に膵機能性腫瘍,50〜60%にガストリノーマ,20%にインスリノーマ,3〜5%にVIP産生腫瘍もしくはグルカゴノーマがみられる.逆にガストリノーマの20〜25%,インスリノーマの5〜10%がこの症候群から生ずる.

von Hippel-Lindau病:*VHL*遺伝子の変異により,複数臓器に腫瘍(脳,眼に血管芽腫,腎臓に腎細胞癌,副腎に褐色細胞腫など)が生ずる常染色体優性遺伝の症候群であり,膵神経内分泌腫瘍は10〜17%のVHL患者に合併するとされ,そのほとんどは非機能性である.

結節性硬化症(tuberous sclerosis complex):*TSC1*(hamartin蛋白をコード)or *TSC2*(tuberin蛋白をコード)遺伝子の変異により,発生異常,精神遅滞,自閉などの症状を生じる常染色体優性遺伝の症候群.複数の臓器(脳,皮膚,肺,腎臓,心臓,眼)に良性腫瘍が生じ,時に膵腫瘍も生じる(1%程度).

神経線維腫症1型(neurofibromatosis type 1)(von Recklinghausen病):*NF1*(*neurofibromin 1*)遺伝子(neurofibromin蛋白をコード)の変異により,カフェオレ斑と呼ばれる褐色斑と神経系の良性もしくは悪性腫瘍を生じる常染色体優性遺伝の疾患.時にソマトスタチノーマを呈する(0〜10%,十二指腸が多い).

これらの原因遺伝子の変異によって起こる細胞内・生体内の変化の解明から,膵神経内分泌腫瘍の成因の理解・特異的な治療法が発展することが期待される.最近のゲノムワイド関連解析(GWAS)の結果から,散発性の膵神経内分泌腫瘍において*MEN1*の変異が44%に認められ,転写やクロマチンの修飾に関与する*DAXX*(death-domain associated protein),*ATRX*(alpha thalasseimia/mental retardation syndrome X-linked)遺伝子変異もあわせて43%に認められることがわかった.また*PTEN, TSC2, PIK3CA*といった mTOR(mammalian target of rapamycin)シグナルにかかわる遺伝子の異常もあわせて15%にみられた[4)].

これら膵神経内分泌腫瘍でみられる遺伝子異常は,通常型膵癌でみられるそれとはまったく異なっており,発癌進展機序が明らかに異なることを示唆するとともに,神経内分泌腫瘍で高頻度に異常のみられる遺伝子やシグナルがこのタイプの腫瘍における治療のよい標的となる可能性も示唆している.

■ **検査成績／診断** 機能性腫瘍では,ホルモンの過剰分泌による特徴的な症状とその血中ホルモン値の高値を検出することから鑑別診断が進み,画像診断により原発腫瘍を同定し診断にいたる.また非機能性腫瘍も含めて,神経内分泌形質である血中クロモグラニンAの測定が有用と考えられるが,わが国では未だ承認されていない.

画像診断としては,腹部超音波,dynamic CT, dynamic MRI,超音波内視鏡(enodoscopic ultrasound:EUS)が行われ,特にdynamic CTとEUSの組み合わせの有用性が高い.画像所見はどのタイプにもほぼ共通した特徴があり,dynamic CTにて動脈相の早期濃染像がみられ(図4-9-1A),通常型膵癌とは明らかに鑑別される血管に富む腫瘍である.体外超音波やEUSでも造影やドプラが有用と考えられる(図4-9-1D).MRIでは,通常型膵癌と同様にT1強調画像で低信号,T2強調画像で高信号を示すため,やはりdynamic MRIにより動脈相の濃染像を確認することが重要である(通常型膵癌は低染色性を示す).

また画像診断では,複数個の腫瘍の存在を念頭において検索することが重要である.膵管と腫瘍の関係をみるためには内視鏡的逆行性胆管膵管造影(endoscopic retrograde cholangiopancreatography:ERCP)が有用であるが,近年ではMRIの画像精度が上がり,非侵襲的な磁気共鳴胆管膵管造影(MR cholangiopancreatography:MRCP)でもかなり診断可能となっている.EUSでは,場合により超音波内視鏡ガイド下穿刺吸引針生検(EUS-FNA)により組織を採取し,病理診断を行うことも可能である.

機能性腫瘍では,特徴的な症状を呈するが画像で診断不能の場合がある.その場合,選択的動脈刺激静脈サンプリング(arterial stimulation and venous sampling:ASVS)(または選択的動脈内刺激薬注入法(selective arterial secretague injection test:SASI test))が有用である.カテーテルを挿入し,膵を栄養する動脈(上腸間膜動脈,固有肝動脈,胃十二指腸動脈,脾動脈)からセクレチンもしくはカルシウムを投与し,肝静脈血中のホルモン値が2倍以上に上昇することを確認できれば,腫瘍の機能・局在診断ができる(日本では未認可).ホルモン上昇のパターンにより,複数の腫瘍の局在を診断することも可能である.

膵神経内分泌腫瘍はソマトスタチン受容体が高率に陽性であり,ソマトスタチン受容体シンチグラフィ(SRS)は,腫瘍細胞の全身での分布を把握でき,微小なリンパ節転移などの検出にも有用である(日本では未認可).

その他,MEN1やvon Hippel-Lindau病などが疑われる場合は,膵以外の腫瘍好発部位の全身の画像検索を行う

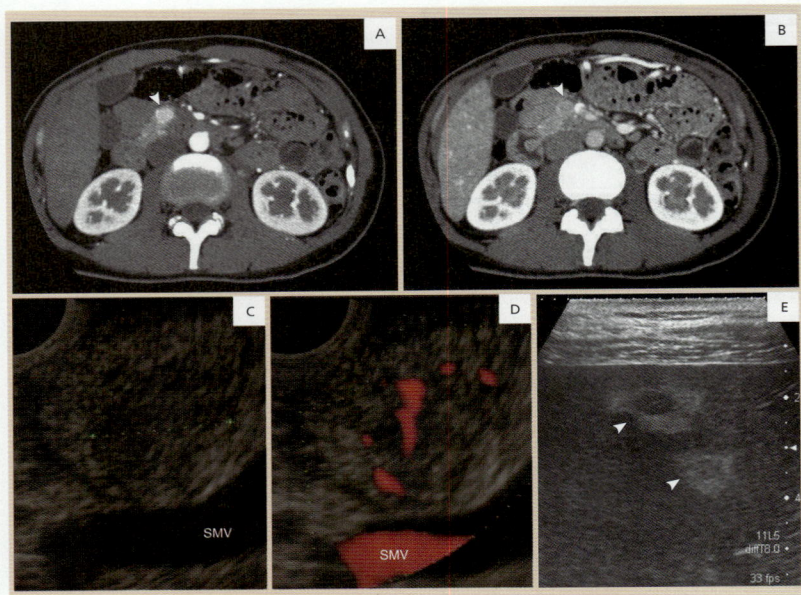

図 4-9-1 膵神経内分泌腫瘍の画像所見
A，B：非機能性腫瘍の dynamic CT 像。膵鈎部に動脈相で濃染し，平衡相では周囲実質と等濃度の 1 cm 大の類円形腫瘤像を認める（▷）
C，D：非機能性腫瘍の EUS 像。膵鈎部に 1 cm 大の類円形低エコー腫瘤があり，パワードプラ像にて腫瘤内に流入する血流像が認められる。SMV：上腸間膜静脈
E：インスリノーマの腹部超音波像。肝臓内に高エコーの不整形腫瘤を 2 カ所認める（▷）。内部に一部低エコー域を有している。インスリノーマの術後 10 年以上経過して出現した肝転移

とともに，患者との間に十分なインフォームドコンセントのステップを経たうえで原因遺伝子解析を考慮する。

■ **治療と薬理メカニズム** 膵神経内分泌腫瘍の治療の基本は，どのタイプであれ，手術による外科的切除である。2 cm 以上の腫瘍では肝転移の危険性が高まるとされ，症状がない場合でも早期の切除が推奨される。良性が多いインスリノーマのような腫瘍では腫瘍核出術が行われる。一方，比較的大きな腫瘍や近傍の脈管に浸潤のある腫瘍では，通常型膵癌に準じた膵頭十二指腸切除や膵体尾部切除が行われる。膵神経内分泌腫瘍は一般に発育が緩徐であるため，通常型膵癌とは異なり，肝転移に対しても可能ならば切除が第一選択となる。治癒切除でなくても，腫瘍量を大きく減らすことで予後改善につながることが報告されている。また肝転移巣に対しては，ラジオ波焼灼，肝動脈塞栓なども行われる。

機能性腫瘍では，腫瘍の進展のほかにホルモン過剰分泌による症状が患者の生活の質（QOL）に深く関与する。これらに対しても外科的切除が根本的な解決となるが，手術を待つ期間や治療後も十分改善しない症状に対して薬物治療が行われる。

個々のホルモン過剰については，インスリノーマに対してはインスリン分泌を抑制するジアゾキシド投与やグルコース補充，ガストリノーマの消化性潰瘍に対してはプロトンポンプ阻害薬（PPI），グルカゴノーマに対しては栄養補正，VIP 産生腫瘍の大量下痢に対しては水・電解質の補充が行われる。また，膵神経内分泌細胞にはソマトスタチンにより生理的に分泌抑制を受けているものが多く，半減期を長くしたソマトスタチンアナログであるオクトレオチドやその徐放製剤 LAR は，膵神経内分泌腫瘍のホルモン過剰産生に対する抑制効果を示す。加えてソマトスタチンアナログには，腫瘍安定化作用（腫瘍増殖速度の減速）もあることが知られている。

手術不能例（手術の高リスク群・多発転移例・局在不明例）や術後症状の改善のない例では，化学療法も行われるが，膵神経内分泌腫瘍は一般の癌に比べ増殖速度が遅いため，化学療法は無効のことが多い。欧米ではストレプトゾトシン＋ドキソルビシン，ストレプトゾトシン＋フルオロウラシル（5-FU）が第一選択であるが，わが国ではストレプトゾトシンは保険未承認である。奏効率は 70％ との報告もあるが，奏効期間は概して短い。

膵神経内分泌腫瘍は，GWAS の結果からも mTOR シグナルの活性化がみられ，また画像診断からもわかるように

表 4-9-2 ホルモン症状からみた膵神経内分泌腫瘍の分類

	ホルモン過剰による臨床症状	産生ホルモン	悪性頻度 (%)	腫瘍部位	男女比・患者年齢
インスリノーマ	低血糖(動悸, 発汗, 意識障害, 異常行動など)	インスリン	5~15	膵(~100%)	男:女=2:3 15~60歳
ガストリノーマ (Zollinger-Ellison 症候群)	消化性潰瘍, 逆流性食道炎, 脂肪便	ガストリン	60~90	膵(60~80%), 十二指腸(10~20%), 胃, 腸間膜	男:女=3:2 20~60歳
グルカゴノーマ	融解性移動性紅斑, 糖尿病, 体重減少, 貧血	グルカゴン	60	膵(~100%) 尾部に多い	やや女性に多い 40~60歳
VIP 産生腫瘍 (WDHA 症候群)	激しい水様下痢(膵性コレラ), 低カリウム血症, 胃低酸症	VIP	80	膵(90%) 体尾部に多い	やや女性に多い 20~80歳
ソマトスタチノーマ	糖尿病, 脂肪便, 胆嚢結石	ソマトスタチン	60	膵(50%), 十二指腸(50%)	男:女=1:2 25~70歳
非機能性腫瘍	なし	pancreatic poly-peptide など	60~90	膵(100%)	男:女=1:2 25~70歳

非常に血管に富む特徴がある。したがって，分子標的薬 mTOR 阻害薬や血管内皮増殖因子受容体(vascular endothelial growth factor receptor: VEGFR)の阻害薬を用いた臨床試験が精力的に行われ，ごく最近，第Ⅲ相無作為化臨床試験にて mTOR 阻害薬エベロリムス，VEGFR 阻害薬(かつ他の受容体 PDGFR(血小板由来増殖因子受容体)，c-Kit も阻害する)スニチニブが，それぞれ無増悪生存期間を有意に延長させることが示された[5]。今後，長期間投与による全生存期間や安全性の検討が重要と考えられ，さらにこれらの併用治療にも期待がもたれる。

このほか，欧米ではソマトスタチン受容体を標的とした放射性同位元素での治療(peptide receptor radionucleotide therapy: PRRT)が試みられている。

■ 経過・予後　前述したように膵神経内分泌腫瘍は一般に発育が緩徐であり，原則として外科的切除が行われる。インスリノーマはほとんどが良性腫瘍であり，切除後の予後は良好である。それ以外では悪性の頻度が高く，診断時に多発肝転移を伴っていることも少なくないが，肝転移を有したまま数年以上生存できることもまれではなく，治癒切除でなくとも肝転移巣の切除による腫瘍量の減量が予後改善につながる。

一方，治癒切除と考えられた症例でも，術後 10 年以上経過してから多発肝転移で再発が見つかることもあるため，術後も定期的な経過観察が必須である。

インスリノーマ (表 4-9-2)

機能性腫瘍のなかでは最も高頻度(60%)である。インスリンを産生する膵 β 細胞由来の腫瘍であり，インスリン過剰産生のために低血糖症状をきたす。女性にやや多く，好発年齢は 50 歳代で，多発性が 10%，また 5~10%が MEN1 を伴う。Whipple の三徴(空腹時の低血糖症状，50 mg/dL 以下の低血糖値の証明，グルコース補充による低血糖症状の軽快)が有名で，その他空腹時や運動後の傾眠，意識消失発作，痙攣，発汗，動悸，脱力などが中枢神経および自律神経症状を呈する。てんかんや精神疾患，認知症，脳血管障害との鑑別に注意を要する。患者は症状の予防のために炭水化物の摂取や間食が多くなる傾向がある。48~72 時間の絶食試験にて経時的採血を行い，Whipple の三徴や，インスリン/グルコース比 0.4(μU/mL)/(mg/dL)以上が認められればインスリノーマ(insulinoma)と診断できる(正常では 0.3 以下)。dynamic CT, EUS などにより局在診断がなされるが，不明の場合には ASVS, SASI test が行われる。

大部分が単発の良性腫瘍であるため，治療は原則として腫瘍核出術が行われる。悪性インスリノーマに対しては原発巣切除および評価可能なすべての転移巣を切除する。これにより低血糖発作の治療にもなる。低血糖に対してはジアゾキシドが膵 β 細胞からのインスリン分泌を抑制し有効であるが，副作用には十分な注意が必要である。ソマトスタチンアナログも用いられる。化学療法は欧米ではストレプトゾトシン＋ドキソルビシンが第一選択であり，分子標的薬として mTOR 阻害薬，VEGFR 阻害薬の有効性が最近示され，期待されている。

ガストリノーマ (表 4-9-2)

ガストリンの過剰産生により，再発を繰り返す難治性の胃・十二指腸潰瘍と水様下痢を特徴とする腫瘍であり，膵(60~80%)や十二指腸(10~20%)に多発する。1955 年に Zollinger-Ellison(ゾリンジャー-エリソン)症候群としてはじめて報告された。十二指腸潰瘍全体の 0.1%，十二指腸潰瘍術後再発の 2%がガストリノーマ(gastrinoma)といわれる。十二指腸球部よりも遠位に生じる潰瘍ではガストリノーマを考慮するべきである。原発巣はしばしば十二指腸の多発粘膜下腫瘍の形態をとる。またガストリノーマ全体の約 25%が MEN1 に伴うものであり，その場合原発巣が多発する傾向がある。

空腹時の高ガストリン血症(500~1,000 pg/mL)が特徴的であるが，ヒスタミン H_2 受容体拮抗薬，PPI の内服でもガストリンは高くなるため鑑別が必要。セクレチン(国内では販売中止)，あるいはカルシウム負荷試験による 2 倍以上のガストリン上昇により診断される。局在診断では微細な腫瘍が多く，CT, EUS にても局在診断が困難なことがあり，ASVS, SASI test や SRS が有用である。

ガストリノーマは悪性の頻度が非常に高く，悪性腫瘍としての治療が必要である。唯一の根治的治療法は外科的切除であり，ガストリン過剰産生に対して PPI やソマトスタチンアナログによる症状緩和も行われる。診断時にすでに肝転移をきたしている例も少なくないが，これらに対しても肝切除，肝動脈塞栓，ラジオ波焼灼，化学療法，分子標的治療など集学的治療を積極的に行うことが予後改善につ

ながる。

グルカゴノーマ（表4-9-2）

グルカゴノーマ（glucagonoma）は、グルカゴンを分泌する膵α細胞由来の腫瘍である。グルカゴンは肝臓でグリコーゲンを分解しグルコースを産生し、また血中アミノ酸からの糖新生も亢進させるため、高血糖と低アミノ酸血症による症状が出現する。低アミノ酸血症により融解性移動性紅斑（壊死性遊走性紅斑）と呼ばれる特徴的な皮疹が出現し（50～70％）、有痛性の紅斑が多発し、通常の外用薬で治癒せず移動する。この部位の皮膚生検と絶食時血中グルカゴン高値（>500～1,000 pg/mL）から診断されることが多い。また、軽度の糖尿病、胃炎、貧血、体重減少などを呈する。早期には症状が出にくく、大きな腫瘍となって見つかることが多い。悪性の頻度は50～80％とされる。

VIP産生腫瘍（表4-9-2）

血管作動性腸管ポリペプチド（vasoactive intestinal polypeptide：VIP）というホルモンを分泌する腫瘍で、WDHA（watery diarrhea, hypokalemia, achlorhydria）症候群が特徴的な症候である。患者は1日5Lにも達する大量の水様下痢を呈し、膵性コレラとも呼ばれる。下痢によりカリウムが失われ低カリウム血症となり、脱力や倦怠感が生じる。血中VIP高値（>1,000 pg/mL）により診断される。ホルモン過剰による症状の頻度は80％以上と高いが、早期には症状が出にくく大きな腫瘍で見つかることが多く、また悪性の頻度が高い。

激しい水様下痢に対し大量補液により水分・電解質バランスの是正に努め、ソマトスタチンアナログにより血中VIP濃度を下げ、根本的には外科的切除を行う。

ソマトスタチノーマ（表4-9-2）

ソマトスタチノーマ（somatostatinoma）は膵δ細胞および消化管が産生するソマトスタチンを過剰分泌する腫瘍である。5種の機能性腫瘍のなかでは最も頻度が低い。原発巣は膵（膵頭部）と十二指腸の割合が同程度である。ソマトスタチンが各種のホルモン分泌を抑制するために、糖尿病（インスリン分泌抑制）、胆嚢結石（コレシストキニン分泌抑制）、脂肪便（セクレチン分泌抑制）、低酸症（ガストリン分泌抑制）などが生じる。血中ソマトスタチン高値（>100 pg/mL）で診断されるが、特異的な症状に乏しく、多くは肝転移を伴う大きな腫瘍として発見される。von Recklinghausen病に十二指腸のソマトスタチノーマが合併することがある。他の神経内分泌腫瘍にはソマトスタチン受容体が存在し、ソマトスタチンによりソマトスタチン分泌が抑制されるため、ソマトスタチンアナログによる症状の改善および腫瘍安定化作用が期待できるが、ソマトスタチノーマにはソマトスタチン受容体が発現していないため、その効果は期待できない。

非機能性腫瘍（表4-9-2）

ホルモン過剰による臨床症状を呈しないものは非機能性腫瘍に分類される。最近の報告では、膵神経内分泌腫瘍の約半数を占める。症状はないがなんらかのホルモンを分泌しているものがほとんどである。ホルモンによる症状がないために診断が遅くなる傾向があり、腫瘍の圧迫・浸潤による腹痛や体重減少などで発見されることが多い。無症状で別の目的のCTで偶然発見されるケースも多い。

MEN1では非機能性膵神経内分泌腫瘍の発生率が55％と報告され、逆に非機能性神経内分泌腫瘍のうち8％にMEN1を合併している。ホルモン過剰の症状がないため、診断はdynamic CTやEUSなどの画像が主となるが、欧米ではSRSや血中クロモグラニンA測定の有用性が確立されている。非機能性でもソマトスタチンアナログによる腫瘍増大の減速は期待できる。60％以上が悪性腫瘍と考えられ、外科切除が原則であることは他のタイプと同様である。

【伊地知 秀明】

参考文献
1) 田中雅夫編：特集 膵内分泌腫瘍の最近の知見. 膵臓 23：651-719, 2008
2) Bosman FT et al eds：WHO Classification of Tumours of the Digestive System, 4th edition, IARC Press, 2010
3) Metz DC et al：Gastrointestinal neuroendocrine tumors: pancreatic endocrine tumors. Gastroenterology 135：1469-1492, 2008
4) Jiao Y et al：DAXX/ATRX, MEN1, and mTOR pathway genes are frequently altered in pancreatic neuroendocrine tumors. Science 31：1199-1203, 2011
5) Jensen RT et al：Promising advances in the treatment of malignant pancreatic endocrine tumors. N Eng J Med 364：564-565, 2011
6) JOHNS HOPKINS PATHOLOGY：http://pathology.jhu.edu/pancreas/TreatmentEndocrine.php?area=tr

17章 代謝・栄養疾患

1. 糖尿病 …………………………………………… 1030
2. 低血糖をきたす疾患・病態 ……………………… 1098
3. 脂質異常症 ……………………………………… 1100
4. プリン体代謝異常 ……………………………… 1122
5. 肥満症 …………………………………………… 1125
6. メタボリックシンドローム ……………………… 1129
7. 代謝・栄養疾患と動脈硬化症 …………………… 1133
8. 低栄養をきたす疾患・病態 ……………………… 1136
9. グリコーゲン病，グリコーゲン代謝異常症・ブドウ糖代謝異常症 ………………………………… 1137
10. 先天性糖代謝異常症 …………………………… 1141
11. 先天性脂質代謝異常 …………………………… 1142
12. 先天性アミノ酸代謝異常症 …………………… 1145
13. ビタミン欠乏症 ………………………………… 1147
14. その他の代謝異常 ……………………………… 1152

1 糖尿病

1 糖代謝調節

▶ **定義・概念** 生命活動を維持するためには恒常的にエネルギーを必要とするが、エネルギー源である栄養素の摂取による供給は間欠的である。そのため、摂食時には余分な栄養素を貯蔵し、絶食時や運動時などにエネルギー源として利用している。エネルギー代謝の恒常性を維持するうえで、糖代謝の制御は中心的な役割を担っている。その破綻といえる糖尿病はインスリン作用不足による高血糖と定義され、その原因としてインスリンの分泌低下とインスリン抵抗性とが病態の中心をなしている。したがって、これまでインスリンを分泌する膵β細胞とインスリン作用の標的臓器であり糖代謝臓器である肝臓と骨格筋が重要と考えられてきた。実際に、肝臓と骨格筋における摂食状態に応じたインスリンとグルカゴンやカテコールアミンなどの拮抗ホルモンの作用のバランスにより、糖の貯蔵と動員が制御され、血糖値は一定に保たれている。最近ではこれらに加えて、インスリン抵抗性・糖尿病の原因として疫学的に肥満が重要であることを受けて、内分泌臓器としての脂肪組織の役割が重要視されている[1]。また、中枢神経系やグルカゴン様ペプチド1（glucagon-like peptide-1：GLP-1）などのインクレチン分泌臓器としての消化管の重要性も明らかになってきている。ここでは糖代謝調節について、主要臓器におけるホルモンによる調節機構を中心に概説する

（図 1-1-1）。

基本原理

エネルギーの貯蔵と利用

ヒトでは、恒常的なエネルギー需要を間欠的な食事で満たすため、摂食時に主要なエネルギー源であるブドウ糖と遊離脂肪酸（free fatty acid：FFA）をそれぞれ肝臓や筋肉のグリコーゲン、脂肪組織の中性脂肪（トリグリセリド〈triglyceride：TG〉）として蓄積し（表 1-1-1）[2]、絶食時あるいは飢餓状態にこれらを利用する。筋肉は最大のグリコーゲン貯蔵臓器であるが、これをブドウ糖として体循環に供給できないため、ブドウ糖を供給するための主要な臓器は肝臓である。臓器の構造・機能を維持するための蛋白質も飢餓状態などでは分解され、糖新生に必要なアミノ酸を基質として供給するため、エネルギー貯蔵の一部を担っているといえる。

生命の維持に重要な臓器のうち、脳はエネルギー源としてFFAを直接利用することができないため（飢餓状態などでは他臓器でFFAから変換されたケトン体をエネルギー源とすることはできる）、ブドウ糖を利用しなければならない。肝臓は、絶食中はブドウ糖を産生し、脳をはじめとした諸臓器へ供給する。一方骨格筋、肝臓などのブドウ糖とFFAをいずれも利用できる臓器では絶食時間が遷延するのに伴い、ブドウ糖を脳へ優先的に供給するため、自身のエネルギー源をFFAへと移行させる（図 1-1-2）。

ホルモンとエネルギー代謝調節

エネルギーの貯蔵と利用は種々のホルモンによって精緻な制御を受けており、インスリンは中心的な役割を果たしている。食後のインスリン濃度の上昇により、骨格筋や脂肪組織でのブドウ糖取り込み、肝臓や筋肉のグリコーゲン合成、脂肪組織の脂肪合成が促進される。消化吸収後や絶食や飢餓状態などで血中インスリン濃度が低下すると、グリコーゲン分解、脂肪分解、肝臓のブドウ糖やケトン体の産生が亢進する。インスリン作用と拮抗するホルモンは、インスリン濃度の低下時と同様の作用を発揮する。グルカゴンは肝臓のグリコーゲン分解、糖新生、ケトン体合成を促進する。カテコールアミンは、肝臓ではグルカゴンと同様に作用し、脂肪組織においては脂肪分解を、筋肉ではグリコーゲン分解を起こす。

摂食からの時間経過とブドウ糖のホメオスターシス（図 1-1-2）

摂食による血糖値の上昇に伴い、エネルギー貯蔵を促進

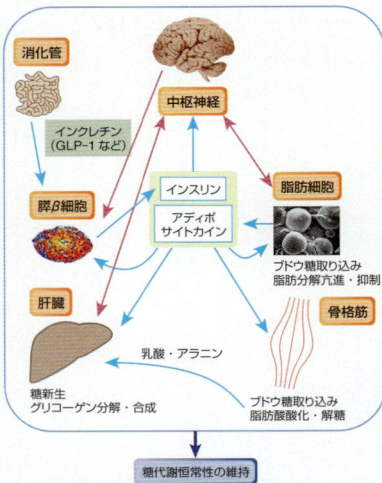

図 1-1-1 糖代謝調節における臓器相関
　→：液性因子による，→：神経路による
GLP-1：グルカゴン様ペプチド1

表 1-1-1 ヒトのエネルギー貯蔵

エネルギー源	g	kcal
肝臓 グリコーゲン	75	300
筋肉 グリコーゲン	400	1,600
血糖	20	80
脂肪組織 中性脂肪	15,000	141,000
蛋白質	6,000	24,000

データは一晩絶食後の体重70 kgの男性での推計による
（文献1を改変）

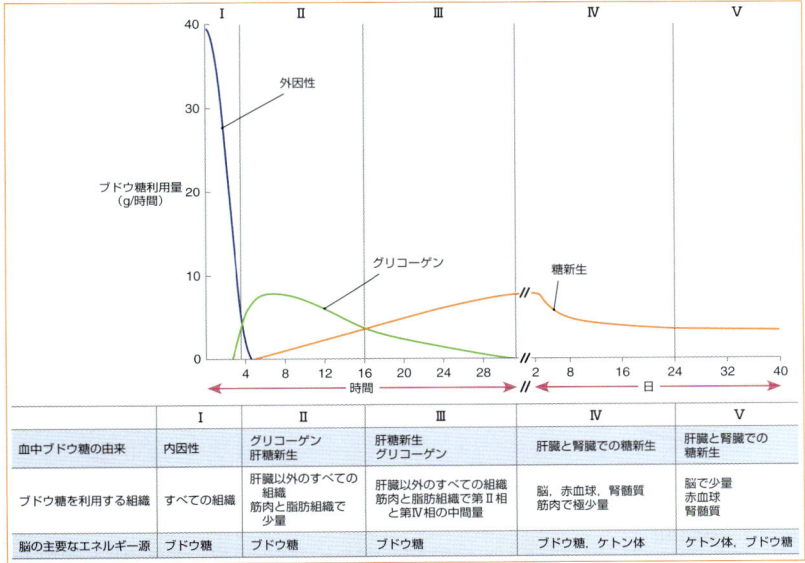

図 1-1-2 消化・吸収直後から長期絶食にいたる 5 つの糖代謝 stage
体重 70 kg の男性が 100 g のブドウ糖を摂取後, 40 日間の絶食した場合の経時的な組織のブドウ糖利用, 血中のブドウ糖の供給源ならびに脳の主要エネルギー源の変化を示している
(文献 3 を改変)

するように血中インスリン濃度の上昇, グルカゴン濃度の低下が起こる。摂取した食物の消化・吸収が終わると, 時間経過に伴いこれらのホルモンレベルはエネルギー利用を促すように変化し, ブドウ糖のホメオスターシスは経時的に変化する。

このような変化は消化・吸収直後から長期間の絶食にいたる過程で, ブドウ糖が由来する原料とその量などによって 5 つの stage に分けられる[3]。炭水化物の摂取後の数時間はこれに由来するブドウ糖は全身で利用され, 同時にグリコーゲンとして肝臓や筋肉に貯蔵される (第 I 相)。数時間から一晩程度の絶食時には, 血中グルコースの主要な供給源は肝臓のグリコーゲンであり, これに糖新生が加わる (第 II 相)。さらに絶食が長期化し肝グリコーゲンが枯渇すると, 糖新生由来のブドウ糖利用が増加し (第 III 相), グリコーゲンの枯渇後に利用されるブドウ糖は 100％肝糖新生由来となる (第 IV 相, 第 V 相)。

臓器レベルでの糖代謝調節

肝臓における糖代謝調節

肝臓は絶食時には, グリコーゲンの分解ならびに乳酸・グリセロール・アラニンなどを基質とした糖新生によりブドウ糖を産生して (肝糖産生), 脳をはじめとした諸臓器へエネルギー源として供給している[3]。グリコーゲン分解, 糖新生はグルカゴン, カテコールアミンにより強く誘導され, グルココルチコイドはグルカゴン, カテコールアミンの作用を増強させる。すなわち空腹時には, これらのホルモンによってグリコーゲン分解の律速酵素であるグリコーゲンホスホリラーゼの活性化とグルコース-6-リン酸からブドウ糖への反応を触媒するグルコース-6-ホスファターゼ (G-6-Pase) の発現増加が起こり, グリコーゲン分解が亢進する。また G-6-Pase に加え, ホスホエノールピルビン酸カルボキシキナーゼ (PEPCK) などの糖新生系酵素群の発現増強により糖新生も亢進し, 肝臓からの糖産生が増強する (図 1-1-3)。

摂食時には分泌が亢進したインスリンによってグリコーゲン分解, 糖新生ともに強力に抑制される (図 1-1-3)。同時にインスリンはグリコーゲン合成酵素を活性化し, ブドウ糖からグリコーゲンの合成を促進する。

糖尿病の肝臓ではインスリン作用障害により, 肝糖産生の病的亢進が認められ, 空腹時高血糖の主因となっている。また, 食後のブドウ糖の取り込み・グリコーゲン合成の障害も認められ, 経門脈的に流入した食餌性のブドウ糖の体循環への放出量が増加し, 食後高血糖の一因となっている。

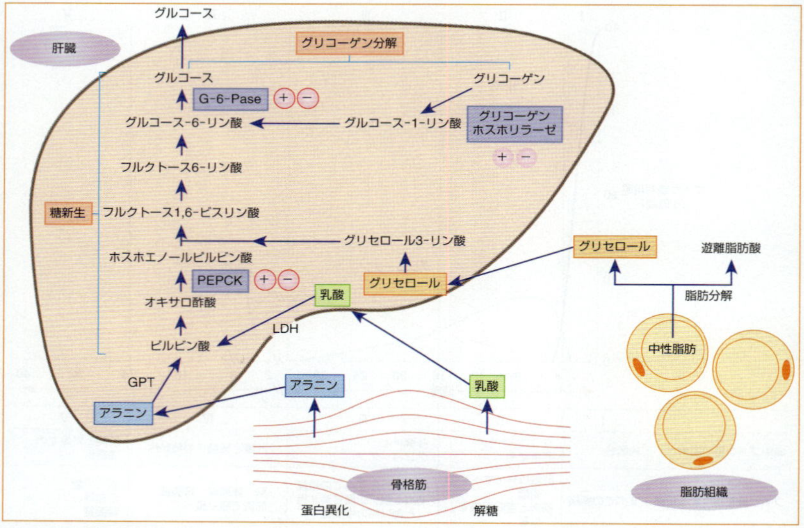

図1-1-3 肝糖産生経路

GPT：グルタミン酸ピルビン酸トランスアミナーゼ，LDH：乳酸脱水素酵素，G-6-Pase：グルコース-6-ホスファターゼ，PEPCK：ホスホエノールピルビン酸カルボキシキナーゼ
⊕：グルカゴンにより活性化，⊖：インスリンにより抑制

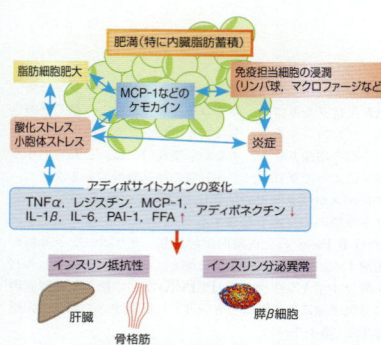

図1-1-4 糖代謝調節における脂肪組織・アディポサイトカインの役割（仮説）

MCP-1：単球走化性蛋白1，TNFα：腫瘍壊死因子α，IL-1β：インターロイキン1β，PAI-1：プラスミノーゲン活性化因子インヒビター1，FFA：遊離脂肪酸

骨格筋における糖代謝調節

骨格筋では，主に脂肪組織からの脂肪分解により血中に放出されるFFAの酸化ならびにグリコーゲンからの解糖によりエネルギーを得ている。運動時などに嫌気性解糖により生じた乳酸や蛋白異化により生成したアラニンなどは，肝臓に戻って糖新生に利用される（図1-1-3）。

摂食時の骨格筋では，インスリンによって糖輸送担体4（glucose transporter 4：GLUT4）を介したブドウ糖の取り込み亢進と，取り込んだブドウ糖からグリコーゲンへの合成の促進が起こる。これらは食後の高血糖の抑制に大きく寄与しており，糖尿病におけるこれらの障害は高血糖の原因の一つとなっている。

脂肪組織における糖代謝調節（図1-1-4）

脂肪組織では絶食時には主にカテコールアミンによるTGの加水分解（脂肪分解）によりグリセロールとFFAをエネルギー源として体循環に放出している。FFAは肝，筋をはじめとした諸臓器でのβ酸化に，またグリセロールは糖新生の基質として主に肝臓で利用される。カテコールアミンは細胞内cAMP（環状アデノシン一リン酸）濃度の上昇を介してホルモン感受性リパーゼ（hormone-sensitive lipase：HSL）や脂肪トリグリセリドリパーゼ（adipose triglyceride lipase：ATGL）などのリパーゼを活性化し，脂肪分解を促進する。一方，摂食により分泌されたインスリンはホスホジエステラーゼ3B（phosphodiesterase 3B：PDE3B）の活性化を介して細胞内cAMP濃度を低下させ，リパーゼの活性を抑制することで脂肪分解を抑制する。また，インスリンはインスリン感受性GLUT4を細胞膜へ輸送することによりブドウ糖の取り込みを促進し血糖を低下させるが，過剰の糖取り込みは中性脂肪の蓄積，すなわち肥満を引き起こす。

近年, 脂肪組織が単に脂肪を蓄積する臓器ではなく, 多くのホルモンやサイトカインを分泌する内分泌臓器であることが明らかとなった。これらの脂肪組織由来の液性因子(アディポサイトカイン)の異常, 代表的なものとして腫瘍壊死因子α(TNFα), 炎症性サイトカイン, FFA などのインスリン抵抗性を惹起するアディポサイトカインの過剰分泌やインスリン感受性を上げるアディポネクチン(Acrp30, AdipoQ)の分泌低下により肝臓や骨格筋のインスリン抵抗性, 膵β細胞におけるインスリン分泌障害が惹起されると考えられている[4]。脂肪組織の肥満に伴うこれらの変化の原因として, 単球走化性蛋白1(MCP-1)を含めたケモカインの発現増強により遊走してきたマクロファージが炎症性サイトカインを分泌し, 慢性炎症を惹起することが想定されている。また, 酸化ストレスや小胞体ストレスの亢進が関与する可能性もある。

中枢神経系・臓器間相互作用における糖代謝調節

ホルモンや栄養素などの液性因子のなかには, 血流を介して中枢神経系に作用しエネルギー代謝を制御するものが存在する。レプチンは脂肪細胞から分泌され, 視床下部に分布するレプチン受容体に作用し, 強力な摂食抑制とエネルギー代謝亢進を起こす抗肥満ホルモンである。レプチンは脂肪組織の「量」の情報を中枢に伝達し, 一定に保つフィードバックループをつくっていると考えられ, レプチン作用の不足は肥満を引き起こす。またインスリン, アディポネクチンなどのホルモン, ブドウ糖や FFA(特に長鎖脂肪酸)などの栄養素も, 視床下部に作用し, 摂食を抑制する。またインスリン, レプチン, FFA, ブドウ糖は迷走神経を介して肝糖産生を抑制することも動物実験で示されている。

近年, 動物実験による検討より, 末梢からの中枢への神経路(求心路)を介したエネルギー代謝調節機構の存在が提唱されている。末梢臓器の代謝情報が迷走神経などの求心路を介して中枢に伝達され, 摂食, 肝糖取り込みなどを調節すると考えられるという。現時点では, 本機構のヒトでの存在の有無や病態生理学的意義などは不明であり, 今後の研究を待たねばならない。

今後の展望

個々の臓器ならびに臓器間相互作用による糖代謝調節の分子メカニズムの解明によって, その破綻による2型糖尿病の病態の分子レベルでの理解が深まると考える。今後, 糖尿病の新規治療のための標的分子の同定や, 病態に応じた治療のための分子基盤のさらなる整備が望まれる。

【松本 道宏・春日 雅人】

参考文献
1) Biddinger SB et al : From mice to men : insights into the insulin resistance syndromes. Annu Rev Physiol 68 : 123-158, 2006
2) Cahill GF Jr : Starvation in man. Clin Endocrinol Metab 5 : 397-415, 1976
3) Ruderman NB et al : Gluconeogenesis and its disorders in man. Gluconeogenesis : Its Regulation in Mammalian Species, edited by Hanson RW et al, p515-530, John Wiley & Sons, 1976
4) Lazar MA : The humoral side of insulin resistance. Nat Med 12 : 43-44, 2006

2 インスリン分泌とその異常

2型糖尿病発症・進展におけるインスリン分泌障害の意義

2型糖尿病はインスリン抵抗性とインスリン分泌低下により特徴づけられる多因子疾患である。耐糖能悪化進展においては, 膵β細胞のインスリン抵抗性へのインスリン分泌代償不全が重要であることが近年認識されるようになった。

インスリン分泌能を縦軸, インスリン感受性(インスリン抵抗性の逆数)を横軸としてプロットすると, 耐糖能が等しい個体は同一双曲線上にプロットされる(図1-2-1)。インスリン感受性が低下した場合, 糖尿病を発症しない個体は双曲線に沿ってインスリン分泌能が亢進するのに反して, 糖尿病を発症する個体は原点方向に近づきインスリン分泌能が低下する。インスリン分泌能とインスリン感受性の積は disposition index(DI)と呼ばれており, 膵β細胞のインスリン抵抗性へのインスリン分泌代償能を示すよい指標となる。肥満者における糖尿病への進展においては一見インスリン分泌能が維持されているようにみえるが, DI を用いると正常, 耐糖能異常(IGT), 糖尿病と進展するのに伴い非肥満者と同様に DI は低下する。DI 低下は糖尿病における個々の膵β細胞インスリン分泌機能障害と膵β細胞量減少の両者を反映していると考えられる。

また2型糖尿病において膵β細胞機能低下は糖尿病発症以前からすでに進行し, 発症後も年余にわたり機能低下が進行することが知られている。発症後の進行性の膵β細胞機能低下は, 良好な血糖コントロールを維持するためには, 食事・運動療法のみから, 次第に経口薬治療, さらにはインスリン治療を必要とする2型糖尿病における年余にわたる治療の変遷にも関与すると考えられる。

膵β細胞におけるインスリン分泌機構と2型糖尿病における機能障害

膵β細胞におけるインスリン分泌機構を図1-2-2に示す。グルコースは生理的に最も重要なインスリン分泌刺激物質である。グルコースは脂質二重層である細胞膜を通過するために, 糖輸送担体(glucose transporter : GLUT)を

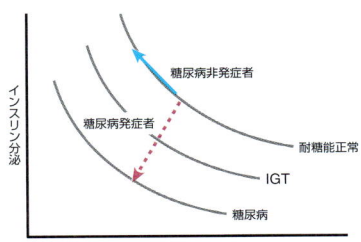

図1-2-1 耐糖能低下の進展とインスリン分泌・インスリン感受性
IGT : 耐糖能異常

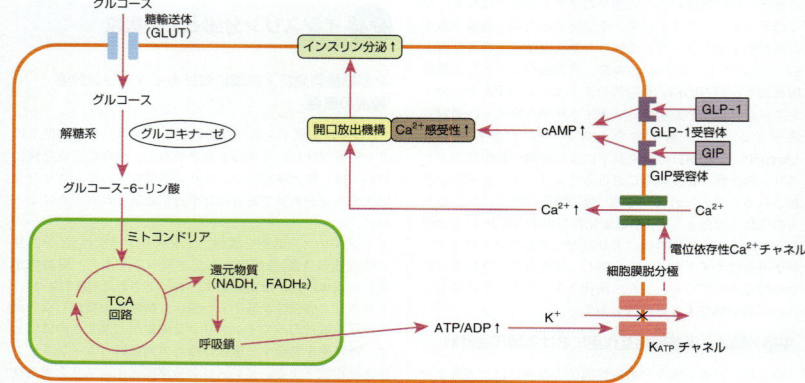

図 1-2-2　膵β細胞におけるインスリン分泌機構
GLUT：糖輸送担体，NADH：還元型ニコチンアミドアデニンヌクレオチド，FADH$_2$：還元型フラビンアデニンヌクレオチド，cAMP：環状アデノシン一リン酸，ATP：アデノシン三リン酸，ADP：アデノシン二リン酸，GLP-1：グルカゴン様ペプチド1，GIP：胃酸分泌抑制ポリペプチド（グルコース依存性インスリン分泌刺激ポリペプチド）

介して膵β細胞に取り込まれると，解糖系，ミトコンドリアでの代謝を受けて細胞内ATP（アデノシン三リン酸）濃度が上昇する。細胞内ATP/ADP（アデノシン二リン酸）比の上昇は，ATP感受性K$^+$（K$_{ATP}$）チャネルの閉鎖をもたらし，細胞膜電位が上昇し脱分極する。その結果，電位依存性Ca^{2+}チャネルが開口し，細胞外からCa^{2+}が細胞内に流入する。細胞内Ca^{2+}濃度の上昇はインスリン分泌顆粒の開口放出をもたらし，血中にインスリンが分泌される。膵β細胞内グルコース代謝の律速段階は，解糖系にてグルコースをグルコース-6-リン酸に変換する酵素であるグルコキナーゼであり，膵β細胞のグルコース濃度感知において重要な役割を担っている。

2型糖尿病におけるインスリン分泌障害は，アルギニン静脈投与に対するインスリン分泌反応は比較的良好であるが，グルコース静脈投与によるインスリン分泌は著しく低下しており，グルコースによる選択的なインスリン分泌低下という質的異常が特徴的である。これは膵β細胞内代謝障害によるグルコースによるK$_{ATP}$チャネル閉鎖不全により起因する（図1-2-3）。

栄養素の摂取に伴い消化管から分泌され，膵β細胞からのインスリン分泌促進作用を有する消化管ホルモンをインクレチンと総称する。主たるインクレチンとして胃酸分泌抑制ポリペプチド（gastric inhibitory polypeptide：GIP）（グルコース依存性インスリン分泌刺激ポリペプチド（glucose-dependent insulinotropic polypeptide：GIP））とグルカゴン様ペプチド1（glucagon-like peptide-1：GLP-1）がある。インクレチンは膵β細胞に存在する受容体に結合した後，細胞内cAMP（環状アデノシン一リン酸）濃度の上昇による開口放出機構のカルシウム感受性増強によりインスリン分泌を増強する（図1-2-2）。したがってインクレチンはそれ自体でインスリン分泌を惹起しないが，グルコースによるインスリン分泌を増強する作用を持つ。インクレチンの効果は2型糖尿病では明らかに減弱しており，食後

のインスリン分泌障害・高血糖の一因となっている。その機序としてGLP-1の分泌不全とGIPの不応性が関与する可能性がある。

2型糖尿病における膵β細胞量の減少

2型糖尿病患者でβ細胞量が減少していることは，剖検所見の比較による横断研究で報告されている。日本人を対象とした報告によると，β細胞量は2型糖尿病では正常と比べ約30％減少していた。ただしβ細胞量は個人間で健常者であっても2型糖尿病であっても非常にばらつきがあり，集団で比較すると2型糖尿病でのβ細胞量は減少しているものの，実際には健常者と2型糖尿病患者ではおおいにオーバーラップがみられ，β細胞量のみで2型糖尿病のインスリン分泌障害は説明できず，2型糖尿病におけるインスリン分泌障害には，前述した個々のβ細胞の機能障害も関与していると考えられる。

2型糖尿病におけるインスリン分泌障害の成因

単一遺伝子異常による糖尿病においてグルコキナーゼ遺伝子異常（MODY2），HNF-1α遺伝子異常（MODY3），ミトコンドリア遺伝子異常（MIDD）などはインスリン分泌障害を主体とした糖尿病をきたし，遺伝背景が糖尿病におけるβ細胞機能障害に重要な役割を果たしていることを示している。しかし2型糖尿病における遺伝背景は複数の遺伝子が関与しており，最近のゲノムワイド関連解析（genome-wide association study：GWAS）で多数の遺伝子の関与が証明されたが，これらの遺伝子とβ細胞機能障害の関係はいまだ不明な点が多い。

これらの遺伝因子，高血糖・脂肪酸などの脂質異常・脂肪組織からの液性因子などの環境因子，さらに加齢因子などが複雑に関与して，膵β細胞における細胞内シグナル伝達の異常，代謝障害，酸化ストレス，ER（小胞体）ストレス，グリケーション，アミロイド蓄積などを引き起こし，

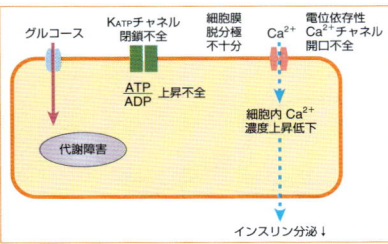

図 1-2-3　糖尿病におけるインスリン分泌障害
ATP：アデノシン三リン酸，ADP：アデノシン二リン酸

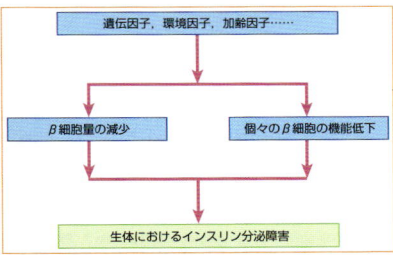

図 1-2-4　糖尿病におけるインスリン分泌障害

膵 β 細胞の機能障害，アポトーシスの増加・増殖不全による β 細胞量の減少をきたすことが，結果として生体におけるインスリン分泌障害の出現・進展に関与すると考えられる（図 1-2-4）。

また機能障害の一部は可逆的であり，血糖コントロールで改善するので，糖毒性と呼ばれるが，その機序の一部には膵 β 細胞代謝障害，インクレチン効果減弱が関与している可能性がある。

【藤本 新平・稲垣 暢也】

参考文献
1) Weyer C et al：The natural history of insulin secretory dysfunction and insulin resistance in the pathogenesis of type 2 diabetes mellitus. J Clin Invest 104：787-794, 1999
2) Leahy JL et al：Targeting β-cell function early in the course of therapy for type 2 diabetes mellitus. J Clin Endocrinol Metab 95：4206-4216, 2010
3) Henquin JC：Regulation of insulin secretion：a matter of phase control and amplitude modulation. Diabetologia 52：739-751, 2009
4) Fujimoto S et al：Impaired metabolism-secretion coupling in pancreatic β-cells：role of determinants of mitochondrial ATP production. Diabetes Res Clin Pract 77（Suppl 1）：S2-S10, 2007
5) Sakuraba H et al：Reduced beta-cell mass and expression of oxidative stress-related DNA damage in the islet of Japanese Type II diabetic patients. Diabetologia 45：85-96, 2002

3　インスリン作用とその異常

インスリンシグナル伝達経路

インスリンは，細胞表面のインスリン受容体に結合し，そのチロシンキナーゼ活性を亢進させ，受容体自身のリン酸化を増加させるとともに，基質であるインスリン受容体基質 1〜4（insulin receptor substrate-1〜4：IRS-1〜4）をリン酸化する。チロシンリン酸化された IRS 蛋白には，SH2（src homology 2）ドメインを持った分子が結合して，シグナルを伝達する[1]。インスリンの多くの生理作用を媒介するものとしては，PI3K（ホスファチジルイノシトール 3-キナーゼ〈phosphatidylinositol 3-kinase〉）があり，その調節サブユニット・触媒サブユニット複合体 p85-p110 は，IRS 蛋白に結合して活性化され，産生されたホスファチジルイノシトール三リン酸（phosphatidylinositol-3,4,5-triphosphate：PIP$_3$）に引き寄せられた PH（plekstrin homology）ドメインを持つセリン／スレオニンキナーゼ PDK1（3-phosphoinosotide dependent kinase 1）と Akt が会合して Akt が PDK1 によりリン酸化されて活性化される。また，グアニンヌクレオチド交換因子 Sos と複合体をつくっている SH2 ドメインを持ったアダプター分子 Grb2（growth factor recptor bound protein 2）は，IRS 蛋白や Shc と結合して低分子量 G 蛋白 Ras を活性化して，Erk（extracellular signal-regulated kinase）を活性化させる。インスリン受容体と IGF-Ⅰ（インスリン様増殖因子Ⅰ〈insulin-like growth factor-Ⅰ〉）受容体を介するシグナル伝達経路は，ほとんど共通している。インスリンが代謝作用をより強く媒介するのに対して，IGF-Ⅰ は主に増殖作用を媒介する。また，インスリンも組織によっては抗アポトーシス作用や増殖作用を主に媒介する場合もあるが，このような違いは，IRS 蛋白アイソフォームの発現の違いやその下流のシグナル伝達分子の相違などによって規定されているものと考えられている[1]。

インスリンの生理作用とその制御

インスリン受容体は，骨格筋・肝臓・脂肪細胞などのいわゆる古典的「インスリン感受性臓器」だけではなく，脳・血管・膵 β 細胞をはじめとするさまざまな「インスリン非感受性臓器」にも発現しており，種々の生理作用を持っていることが明らかになってきている[2]。インスリン感受性臓器では，インスリンはグルコースの細胞内取り込み，グリコーゲン合成，脂肪酸合成，蛋白合成などの代謝作用を担っている（図 1-3-1）。このような代謝作用は，前述した PI3K の経路によって伝達されると考えられている。たとえば，骨格筋や脂肪細胞では，PI3K が Akt を活性化し AS160 をリン酸化することによって，糖輸送担体 4（glucose transporter 4：GLUT4）の細胞膜への移動を促進し，グルコースの細胞内取り込みを増加させる。また，肝臓では，同じく PI3K によって活性化された Akt が，グルコキナーゼ（glucokinase：GK）の発現を上昇させてグルコースの細胞内取り込みを促進する。骨格筋や肝臓では，このような細胞内へのグルコース流入の増加と，GSK3（glycogen synthase kinase 3）のリン酸化による抑制によって，グリ

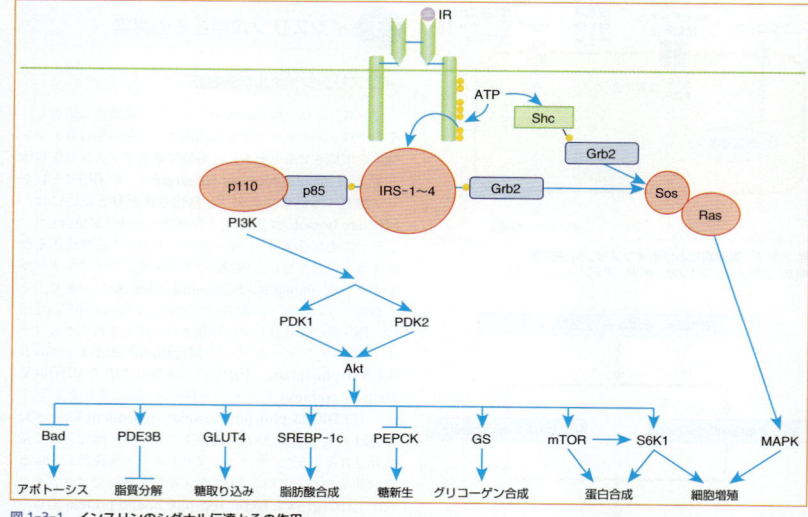

図 1-3-1 インスリンのシグナル伝達とその作用
IR：インスリン受容体，ATP：アデノシン三リン酸，IRS：インスリン受容体基質，Grb2：growth factor receptor bound protein 2，PI3K：ホスファチジルイノシトール 3-キナーゼ，PDK：3-phosphoinosotide dependent kinase，PDE：ホスホジエステラーゼ，GLUT4：糖輸送担体 4，SREBP-1c：sterol regulatory element binding protein-1c，PEPCK：ホスホエノールピルビン酸カルボキシキナーゼ，GS：グリコーゲンシンターゼ，mTOR：mammalian target of rapamycin，MAPK：分裂促進因子活性化蛋白キナーゼ

コーゲン合成が促進される。脂肪細胞では，ホスホジエステラーゼ（phosphodiesterase：PDE）をリン酸化して抑制し，脂肪酸の分解を低下させる。さらに肝臓では，Akt が FoxO1 をリン酸化し，その核外排出を促進するなどしてホスホエノールピルビン酸カルボキシキナーゼ（phosphoenolpyruvate carboxykinase：PEPCK）の発現を低下させ糖新生を抑制し，SREBP-1c（sterol regulatory element-binding protein-1c）の発現増加などの作用により脂肪酸の合成を高める。一方，いわゆるインスリン非感受性臓器では，同じインスリンによる PI3K の活性化が，脳では食欲の抑制や中枢性の糖新生抑制シグナルの発信を促進し，血管では内皮の弛緩反応や透過性を促し，β 細胞では抗アポトーシス反応やインスリン分泌促進作用を担っていると考えられている。また PI3K 経路は，種々の細胞で mTOR（mammalian target of rapamycin）による Cap 依存性の翻訳抑制の解除や S6 キナーゼ（S6K）の活性化などを介する蛋白合成の促進作用や，Bad の抑制などを介した抗アポトーシス作用，また Erk 経路と協調しての細胞増殖作用なども持つことも知られている[1]。

このようなインスリンシグナルは，さまざまな負の制御も受けている。まず，正常では摂食により亢進するインスリン分泌は 2〜3 時間で食前のレベルにまで戻り，インスリン受容体への刺激は低下する。また，PTP1B（phosphotyrosine phosphatase 1B）などのホスホチロシンホスファターゼにより，インスリン受容体や IRS 蛋白の脱リン酸化が恒常的に起きる[1]。また，IRS-2 の mRNA 量は FoxO1 によって維持されており，肝臓などでは，インスリンによって FoxO1 が核外に排出されると，急速に IRS-2 の蛋白量が減少し，シグナルが減弱する[1]。さらにインスリンや栄養によって活性化される S6K は IRS 蛋白のセリンリン酸化を亢進させ，チロシンリン酸化を低下させる（図 1-3-2）[1]。

インスリン作用低下のメカニズム

糖尿病や肥満などの場合には，上記のようなインスリン作用が種々の程度に低下した状態にある。1 型糖尿病の治療が不十分な状態や 2 型糖尿病でも β 細胞機能が高度に低下した状態では，血中インスリン濃度の低下のためにインスリンシグナルが低下している状態にある。

一方，初期の 2 型糖尿病や肥満耐糖能異常などの場合には，しばしば高インスリン血症が認められるにもかかわらず，細胞レベルでのインスリン作用の低下が認められ，インスリン抵抗性と呼ばれる。以前は，このようなインスリン抵抗性は，インスリンシグナル伝達分子の遺伝子変異などで起きるのではないかと考えられていたが，現在では，インスリン受容体異常症などの特殊な病態を除けば，肥満などの環境因子が主な要因であると考えられている[3,4]。

肥満状態では，脂肪組織や肝臓にマクロファージなどの免疫担当細胞が集積し，それらが分泌する炎症性アディポカインや脂肪細胞から分泌される遊離脂肪酸などにより，肝臓や骨格筋において JNK（cJun NH2-terminal kinase）やプロテインキナーゼ C（protein kinase C：PKC）などの

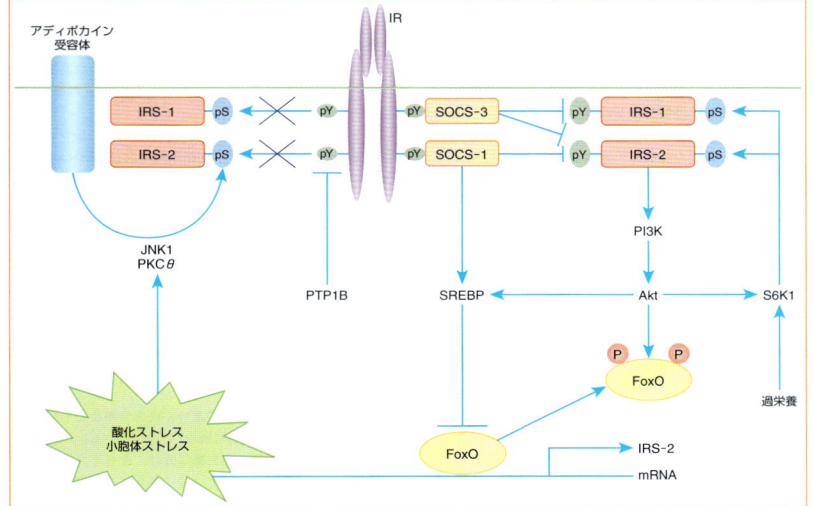

図1-3-2 肥満などにおけるインスリン作用低下のメカニズム
IR：インスリン受容体, IRS：インスリン受容体基質, PI3K：ホスファチジルイノシトール3-キナーゼ, JNK：cJun NH2-terminal kinase, PKC：プロテインキナーゼC, PTP1B：phosphotyrosine phosphatase 1B, SREBP：sterol regulatory element binding protein

セリン/スレオニンキナーゼが活性化され，IRS蛋白のチロシンリン酸化の抑制されることによって，インスリンシグナルが低下する[1]。またこのような状態では，インスリン感受性を良好に保つアディポネクチンやアディポネクチン受容体の発現も低下し，インスリン感受性は一段と低下する[5]。これらのアディポカインの刺激や過栄養あるいはインスリンの作用低下は，細胞内の酸化ストレスや小胞体ストレスを生じさせると考えられている[6),7]。これらのストレスシグナルも，JNKを活性化させることによりインスリンシグナルを減弱させたり，インスリン作用に関連する転写因子や酵素の発現や活性を変化させて，多くのインスリンインプットを必要とさせるなどの影響を及ぼす。結果として，インスリン作用の低下を代償性するために，高インスリン血症となっている状態が，典型的インスリン抵抗性状態である。

ただし，β細胞機能が低下して血中インスリン濃度が減少した状態でも，インスリン抵抗性は持続する。前述したように，本来絶食状態ではインスリン作用が低下しているためにIRS-2の蛋白量は最大となり，S6KによるIRS蛋白のセリンリン酸化も起きていない。インスリン血症や過栄養があると，空腹時にもIRS-2の蛋白低下やIRS蛋白のセリンリン酸化が起きており，摂食時にインスリンの作用が低下する原因になっている。また，高インスリン血症下では，恒常的な刺激のために，インターナリゼーションにより細胞膜上のインスリン受容体のレベルも低下するといわれている。ところが，このようなインスリン抵抗性状態でのインスリンシグナル障害によるインスリン作用の低下は，一様に起きるわけではない。たとえば，インスリン作用の低下は肝臓では主に糖代謝作用にのみ起こり，脂肪酸合成は抑制されない[8]。また，血管平滑筋細胞などの増殖作用も抑制されないといわれている。なぜ，このような作用特異的・臓器特異的なインスリン作用の障害が起きるのかは明らかでない。

【植木 浩二郎】

参考文献
1) Taniguchi CM et al : Critical nodes in signalling pathways : insights into insulin action. Nat Rev Mol Cell Biol 7 : 85-96, 2006
2) Kadowaki T : Insights into insulin resistance and type 2 diabetes from knockout mouse models. J Clin Invest 106 : 459-465, 2000
3) Kahn SE et al : Mechanisms linking obesity to insulin resistance and type 2 diabetes. Nature 444 : 840-846, 2006
4) Lumeng CN et al : Inflammatory links between obesity and metabolic disease. J Clin Invest 121 : 2111-2117, 2011
5) Kadowaki T et al : Adiponectin and adiponectin receptors in insulin resistance, diabetes, and the metabolic syndrome. J Clin Invest 116 : 1784-1792, 2006
6) Ueki K et al : The other sweet face of XBP-1. Nat Med 17 : 246-248, 2011
7) Furukawa S et al : Increased oxidative stress in obesity and its impact on metabolic syndrome. J Clin Invest 114 : 1752-1761, 2004
8) Brown MS et al : Selective versus total insulin resistance : a pathogenic paradox. Cell Metab 7 : 95-96, 2008

4 糖尿病の概念

▶定義・概念　糖尿病(diabetes mellitus)とは，慢性の高血糖を主徴とし，種々の特徴的な代謝異常を伴う疾患である．高血糖とは，空腹時または摂食後において，それぞれ健常ならば維持されるべき値の範囲を超えて，血中のグルコース濃度が高くなる状態であり，慢性とは，特殊な状況下(たとえば感染症や高度のストレス)で一過性に認められるものではなく，ある期間を通じて繰り返し認められるということである．血糖の恒常性を維持する中心的なホルモンはいうまでもなくインスリンであり，糖尿病は程度の差こそあれ，インスリンの分泌不足あるいは作用不足が原因で発症する．そして，インスリンの作用不足は糖代謝異常のみならず，脂質・蛋白質の代謝異常も引き起こす．

高血糖が存在すると，尿にグルコースが漏出し，浸透圧利尿から多尿をきたし，脱水から口渇，多飲といった糖尿病に特徴的な症状を呈する．インスリンの作用不足が高度に持続すれば，脂肪の異化が亢進し，体重減少を引き起こす．また，極度のインスリン欠乏が生じれば，血中ケトン体の上昇から糖尿病性ケトアシドーシス(DKA)といった生命にきわめて危険な状態に陥る．このような急性症状のほかに，慢性の高血糖が長期にわたって(通常，数年〜10年以上)存在すると，種々の臓器に血管合併症を引き起こす．慢性合併症には，糖尿病に特有な細小血管障害と，糖尿病以外の危険因子によっても促進される大血管障害(動脈硬化性疾患)とがある．前者は，網膜症，腎症，神経障害などであり，後者には冠動脈硬化症(狭心症，心筋梗塞)，脳血管障害(脳梗塞)，下肢閉塞性動脈硬化症などがある．しばしば下肢切断も余儀なくされる糖尿病性足壊疽は，神経障害や動脈硬化，高血糖による易感染性などが複合的に関与して引き起こされるものである．

このように，糖尿病はインスリンの分泌不足・作用不足から慢性の高血糖をきたし，さまざまな症状や慢性合併症を引き起こす疾患であるが，成因としては単一疾患ではなく，糖尿病という特有の病態を引き起こす疾患群の総称といえる．ちなみに，血糖は正常範囲であるが，なんらかの理由で腎尿細管のグルコース再吸収能が低下し，尿糖を認める場合がある．これを腎性糖尿と呼ぶが，腎性糖尿は糖尿病の範疇には含まれない．

疾患概念の変遷

おおよそ疾患の概念(定義)は，医学の進歩とともに変化しうるものであるが，糖尿病もその例外ではなく，糖尿病学の進歩とともにその定義は変遷してきた．いまでこそ「糖尿病は慢性の高血糖をきたす疾患群の総称」と定義されているが，19世紀の末〜20世紀の半ばまでは，糖尿病は単一の疾患と考えられており，事実1959年のJoslinによる定義では，「高血糖を特徴とする遺伝的な慢性の一疾患」とされた．しかしその後，1970年代に入って，自己免疫が関与して発症する病型(自己免疫性1型糖尿病)の存在することが示され，糖尿病の成因は単一でないことが明らかとなった．しかし，この時点では糖尿病を成因分類するにはいたらず，糖尿病の定義も，「多くの環境因子や遺伝因子によって生じる慢性的な高血糖状態」(世界保健機関〈WHO〉，1980年)という定義にとどまった．しかし，1990年以降，若年発症成人型糖尿病(maturity-onset diabetes of the young：MODY)やミトコンドリア遺伝子異常による糖尿病など，単一遺伝子異常による糖尿病の原因遺伝子が次々と明らかにされ，成因を異にする多くの「糖尿病」が同定されるにいたった．

こうした進歩により，糖尿病の分類も成因に基づいた分類が構築され，1997年の米国糖尿病協会(American Diabetes Association：ADA)の定義では，糖尿病は「慢性の高血糖を特徴とする代謝疾患群」とされた．

耐糖能異常という概念

耐糖能とは，生体がグルコースを処理できる能力のことで，通常，空腹時血糖や経口ブドウ糖負荷試験(oral glucose tolerance test：OGTT)などで評価される．糖尿病は，耐糖能がある程度以上に低下した疾患あるいは病態ととらえることができ，この「耐糖能」を指標にして目の前の患者を把握することは，治療を行っていくうえで重要である．

日本糖尿病学会では成因に基づく疾患分類とともに，耐糖能に応じた病態分類(病期概念)を示している．この分類では，病期を正常血糖と高血糖に分け，そして高血糖を境界領域と糖尿病領域に分けている．さらに，糖尿病領域ではインスリン非依存状態と依存状態とに分け，これらの病期の進行(移動)に時間軸を取り入れて示している．個々の患者においては，成因と病態(病期)の両面から，「糖尿病」をとらえる必要がある．

耐糖能の概念でさらに言及しておかなければならない重要な点は，境界領域というもののとらえ方である．耐糖能は当然，連続的なものであるが，現在の糖尿病の診断基準は，網膜症という細小血管障害の発症頻度に基づいて設定されている．つまり，糖尿病領域に属するということは，細小血管障害のリスクが高いということであり，それより軽度の耐糖能障害では，細小血管障害の危険性はきわめて低いということである．しかし，大血管障害についてはこのかぎりではない．糖尿病領域にいたっていなくとも，境界領域の耐糖能の者(特にWHO分類での耐糖能異常〈impaired glucose tolerance：IGT〉)では，健常者と比べて心血管疾患の発症リスクが2倍程度高くなる．つまり，境界領域も予防医学的には，介入すべき対象疾患にあたるといえる．さらに，この境界領域の病態も均一ではない．内臓脂肪蓄積を上流としてインスリン抵抗性をきたしたメタボリックシンドロームの病態にあるものもあれば，非肥満でインスリン分泌不足が病態のメインであるものもある．境界領域は，動脈硬化易発症状態にあり，かつ糖尿病に進展するリスクが高い群といえるが，今後このこの「耐糖能異常」も，その病態ならびに成因について整理され，糖尿病領域との関連も含めて，その概念をより明確にしていく必要がある．

【岩橋　博見・下村　伊一郎】

5 糖尿病の疫学

糖尿病の頻度

2型糖尿病

成人における2型糖尿病

世界の216の国と地域における20〜79歳の糖尿病有病率および有病者数は，2011年にはそれぞれ8.3%および3億6,600万人，2030年には9.9%および5億5,200万人にもなると推計されている。これらのうち90%前後が2型糖尿病であると推定され，2011年における推定糖尿病有病者数の上位国は，第1位中国（約9,000万人），第2位インド（約6,130万人），第3位米国（約2,370万人），第4位ロシア（約1,260万人），第5位ブラジル（約1,240万人），第6位日本（約1,070万人）である（図1-5-1）。推定糖尿病有病率の上位国は，2011年，2030年ともに第1位は太平洋に位置するキリバス，以下，マーシャル諸島，クウェートなどが続く（表1-5-1）。

一方，わが国における糖尿病有病者数の推移の実態は，糖尿病実態調査および国民健康・栄養調査により知ることができる。20歳以上のHbA1c（JDS）≧6.1%または現在糖尿病の治療を受けていると答えた人を「糖尿病が強く疑われる人」，5.6%≦HbA1c（JDS）<6.1%の人を「糖尿病の可能性を否定できない人」と定義し，統計学的に同じ手法で抽出した集団における有所見率・有所見者数について報告している。1997年と2007年の有所見率を比較すると，「糖尿病が強く疑われる人」は男性では9.9%から15.3%へ，女性では7.1%から7.3%へ，「糖尿病の可能性を否定できない人」は男性では8.0%から14.0%へ，女性では7.9%から15.9%へ，いずれもこの10年間で増加している。1997年と2007年の有所見者数を比較すると，「糖尿病が強く疑われる人」は約690万人から890万人へ，「糖尿病の可能性を否定できない人」は約680万人から1,320万人へ増加している（図1-5-2）。

小児における2型糖尿病

米国では，成人のみならず小児においても2型糖尿病の頻度が上昇し，特に非白人における頻度上昇が顕著であると報告されている。東京都の小中学生対象の学校検尿を用いた報告では，1974年からの32年間で計243人が2型糖尿病と診断され，発症率（対10万人・年）は2.62であった[1]。発症率は小学生に比較して中学生で高く（0.75対6.73），83.7%の糖尿病患児が肥満児であった。男女比は1：1.2であり，患児の56.5%に家族歴を認めた。小児2型糖尿病の頻度の推移は，これらの児が成人した後の合併症対策からも重要であり，今後もデータの集積と病態解析が必須である。

1型糖尿病

成人における1型糖尿病

1型糖尿病は小児期に好発するため疫学調査も小児対象の調査研究が多いが，近年，欧米より成人を対象とした報告が相次いでいる。成人1型糖尿病の年齢調整発症率（対10万人・年）は，フィンランドで15.9（15〜39歳），アントワープ（ベルギー）で8.8（15〜39歳），スウェーデンで男性

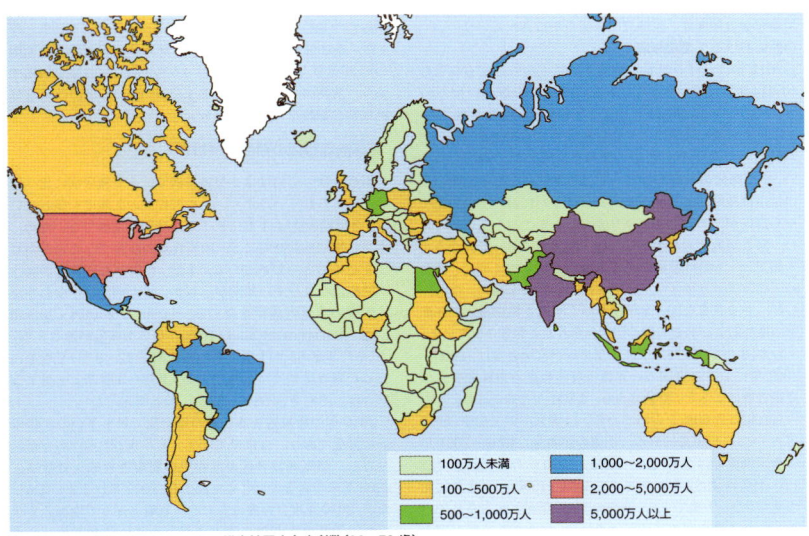

図1-5-1 世界における2011年の推定糖尿病有病者数（20〜79歳）
(International Diabetes Federation: DIABETES ATLAS Fifth edition, 2011)

凡例：100万人未満／100〜500万人／500〜1,000万人／1,000〜2,000万人／2,000〜5,000万人／5,000万人以上

表 1-5-1　2011 年と 2030 年の推定糖尿病有病率*―上位 10 カ国（20〜79 歳）

順位	2011 年		2030 年	
	国	有病率（%）	国	有病率（%）
1	キリバス	25.7	キリバス	26.3
2	マーシャル諸島	22.2	マーシャル諸島	23.0
3	クウェート	21.1	クウェート	21.2
4	ナウル	20.7	ツバル	20.8
5	レバノン	20.2	ナウル	20.7
6	カタール	20.2	サウジアラビア	20.6
7	サウジアラビア	20.0	レバノン	20.4
8	バーレーン	19.9	カタール	20.4
9	ツバル	19.5	バーレーン	20.2
10	アラブ首長国連邦	19.2	アラブ首長国連邦	19.8

*：有病率は，各国の年齢構成を世界人口の年齢構成に補正して算出した comparative prevalence である
(International Diabetes Federation : DIABETES ATLAS Fifth edition, 2011)

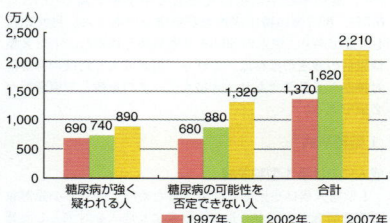

図 1-5-2　日本全国における「糖尿病が強く疑われる人」および「糖尿病の可能性を否定できない人」の有所見者数
(糖尿病実態調査，1997, 2002)(国民健康・栄養調査，2007)

16.1，女性 9.1（15〜34 歳）であった．なお，日本の成人 1 型糖尿病の頻度は，現時点では明らかにされていない．

小児における 1 型糖尿病

2011 年における世界の小児 1 型糖尿病の推定有病者数（0〜14 歳）は，約 49 万人である．1990〜1999 年の世界 57 カ国における 14 歳以下の小児 1 型糖尿病発症率を図 1-5-3 に示す．国・地域により発症率は著しく異なり，特に北欧において発症率が高く，日本を含めアジア諸国では低い．1 型糖尿病発症率のピークは思春期に認める．発症率の性差は地域により異なり，ヨーロッパにおいては男児でやや高いが，アジアやアフリカでは女児でやや高い．ただし，同じ地域でも発症率は人種・民族間において異なる．米国では，1 型糖尿病の発症率は白人で著しく高く，2 型糖尿病はアメリカインディアンにおいて最も高い．なお，近年，さまざまな国・地域において 1 型糖尿病の発症率の増加および発症の若年化がみられると報告されている．

わが国では，20 歳以下の 1 型糖尿病有病者数は，2000〜2007 年における全国の小児慢性特定疾患治療研究事業の登録者数によると，計約 3,500〜4,800 人と推定され，そのうち女児は約 60% を占めている．14 歳以下の発症率（対 10 万人・年）についてはいくつか報告があり，1998〜2001 年の全国調査では 2.1〜2.6，1986〜1990 年の全国調査では 1.5，1973〜1992 年に北海道で 1.63，1990〜1993 年に北海道で 2.2，千葉で 1.4，沖縄で 1.9，などと報告されている．また，発症率の地域差はない[2]．以上より，わが国の小児 1 型糖尿病の発症率（対 10 万人・年）は約 1.5〜2.5 である．

糖尿病合併症と死因

糖尿病性網膜症の頻度と失明

日本臨床内科医会調査研究グループによる断面調査（2000 年）では，全国の糖尿病患者 1 万 2,821 人（1 型 6.5%，2 型 92.7%，その他 0.8%）のうち，1 型糖尿病の 28.5%，2 型糖尿病の 22.9% においてなんらかの網膜症を認めた[3]．罹病年数別の網膜症の頻度は，5〜10 年未満では 1 型糖尿病 19%，2 型糖尿病 15%，15〜20 年未満では 1 型糖尿病 36%，2 型糖尿病 34%，30 年以上では 1 型糖尿病 50%，2 型糖尿病 49% であった．

日本における 18 歳以上の視覚障害の主原因疾患は，2001〜2004 年の調査で，第 1 位緑内障（20.7%），第 2 位糖尿病性網膜症（19.0%）であった．1988 年の調査結果と第 1 位，第 2 位が入れ替わったが，糖尿病は視覚障害の原因の約 20% を占める．視覚障害のうち 1 級（失明）は 17.4% であり，失明の主原因疾患も第 1 位緑内障（25.5%），第 2 位糖尿病性網膜症（21.0%）であった．

糖尿病性腎症の頻度と透析導入

腎症合併の危険度は 2 型糖尿病では 1 型糖尿病に比べ低いと考えられていたが，いまや同程度の危険度を呈している．2 型糖尿病は，1 型に比べ発症時期が明瞭でないため，すでに糖尿病診断時に 5〜10% 程度の症例でなんらかの腎症を認めるといわれている．1 型，2 型ともに男性のほうが腎症になりやすい傾向が示され，また病型にかかわりなく腎症の家族内集積を認める．Japan Diabetes Clinical Data Management Study Group が 2 型糖尿病患者 8,897 人（平均年齢 63 ± 11 歳，平均罹病期間 12 ± 9 年）を対象に行った調査結果では，腎症 1 期，2 期，3 期以上を呈する割合は，それぞれ 58%，22%，10% であった[4]．

2010 年の新規透析導入者の原疾患で最も多いのが糖尿病性腎症であり，全体の 43.5%，1 万 6,271 人であった．ただし，糖尿病性腎症が原疾患の新規透析導入者数は，2008 年末の調査ではじめて減少し，2009 年は 1.2% 増加したが，2010 年は再度減少した．右肩上がりで増加してきた新規透析導入者数に歯止めがかかりつつあるといえよう．また，2010 年末における慢性透析患者数は 29 万 7,126

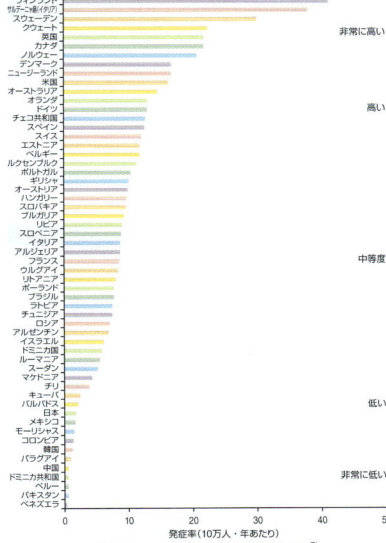

図 1-5-3　14 歳以下の 1 型糖尿病年齢調整発症率[7]

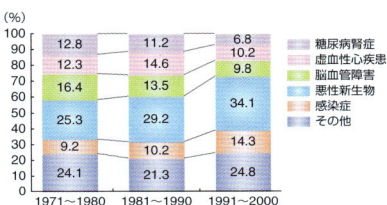

図 1-5-4　日本人糖尿病患者の死因の経年変化[8]〜[10]

人で，その原疾患の第 1 位は慢性糸球体腎炎（36.2%），第 2 位は糖尿病性腎症である（35.8%）。糖尿病性腎症の透析人口全体に占める割合は年々増えており，慢性糸球体腎炎との差は縮まる傾向にある[5]。

糖尿病性神経障害の頻度

首都圏における調査では，86 医療機関通院中の糖尿病患者 6,885 人のうち 79.8%で，末梢神経障害あるいは自律神経障害によると考えられるなんらかの自覚症状を認めた[5]。罹病期間が長いほど，HbA1c 値が高いほど，症状の発現率が高い傾向を示した。また，日本糖尿病対策推進会議は，平均年齢約 65 歳，平均罹病期間約 10 年の糖尿病患者約 17 万人を対象に，2006〜2007 年に糖尿病性神経障害に関する調査を行った。

①糖尿病性神経障害に基づくと思われる自覚症状，②両側アキレス腱反射の減弱あるいは消失，③両側振動覚の低下（C-128 音叉にて 10 秒以下）のうち，2 項目以上を満たす場合，神経障害ありと判定した。その結果，47.1%に糖尿病性神経障害を認め，そのうち 40.3%が無症候性神経障害であった。

糖尿病患者の死因

1991〜2000 年に死亡した全国の日本人糖尿病患者 1 万 8,385 人の調査では，平均死亡時年齢は男性 68.0 歳，女性 71.6 歳であり，日本人一般の平均寿命よりそれぞれ 9.6 歳，13.0 歳短命であった[5]。死因については，第 1 位が悪性新生物，第 2 位が血管障害（糖尿病性腎症，虚血性心疾患，脳血管障害），第 3 位が感染症であった（図 1-5-4）。

以前の調査結果に比べ，血管障害による死亡の割合が減少し，日本人一般人口でも増加している悪性新生物による死亡の割合の増加を認めた。悪性新生物のなかでは肝癌，肺癌，膵癌の順に多かった。虚血性心疾患による死亡の割合は減少しているが，一般人口と比較すると依然高い割合である。

【森本　彩・田嶼　尚子】

参考文献

1) 浦上達彦：若年 2 型糖尿病の疫学的動向．日本臨牀（増刊号 新時代の糖尿病学 2 成因・診断・治療研究の進歩）：21-25, 2008
2) Lack of regional variation in IDDM risk in Japan. Japan IDDM Epidemiology Study Group. Diabetes Care 16 : 796-800, 1993
3) 日本臨床内科医会調査研究グループ：糖尿病性神経障害に関する調査研究 第 1 報　わが国の糖尿病の実態と合併症．日本臨床内科医会会誌 16 : 167-195, 2001
4) Yokoyama H et al : Microalbuminuria is common in Japanese type 2 diabetic patients : a nationwide survey from the Japan Diabetes Clinical Data Management Study Group (JDDM 10). Diabetes Care 30 : 989-992, 2007
5) 日本透析医学会統計調査委員会：図説　わが国の慢性透析療法の現状（2010 年 12 月 31 日現在），p2（図表 1），p11（図表 10），p14（図表 13），日本透析医学会，2011
6) 田嶼尚子ほか：首都圏糖尿病患者における糖尿病性神経障害の実態調査．糖尿病 46 : 301-309, 2003
7) The DIAMOND Project Group : Incidence and trends of childhood Type 1 diabetes worldwide 1990-1999. Diabet Med 23 : 857-66, 2006
8) 堀田ըほか：アンケート調査による日本人糖尿病の死因─1991〜2000 年の 10 年間　18,385 名での検討─．糖尿病 50 : 47-61, 2007
9) Sakamoto N et al : The feature of causes of death in Japanese diabetics during the period 1971-1980. Tohoku J Exp Med 141 (Suppl) : 631-638, 1983
10) 坂本信夫ほか：アンケート調査による日本人糖尿病の死因─1981〜1990 年の 10 年間　11,648 名での検討─．糖尿病 39 : 221-236, 1996

6　糖尿病の診断

はじめに

かつて糖尿病を明確に定義することは困難であると記載され，診断に戸惑うことも往々にしてあった。確かに，連続して推移する血糖値のあるレベルから糖尿病で，それ以下は糖尿病ではないと明確に区別することが困難であると考えられていた。しかし，科学技術の進歩やエビデンスの蓄積により糖尿病の診断が比較的容易に行われるようになった。2010 年に糖尿病の診断基準が 10 年ぶりに改定され，従来に比べ診断が迅速に行えるようになった[1]。

この背景には糖尿病の診断をより早期に適切に行い，時

間的な診断の遅れを回避したいという意図がある。さらに、慢性の高血糖の持続を反映する検査指標としてHbA1cが診断に用いられてきたが、その重要性がより増してきた。しかし、血糖値とHbA1cの関連を検討した成績でもお互いに広範囲に分布するため、糖尿病をHbA1cのみで判断するには無理があると考えられている[2]。しかも表1-6-1に示すようにHbA1cが見かけ上低値を示す疾患、状況のあることも問題であり、HbA1cのみの反復検査では糖尿病と診断できず、血糖値高値の証明が必要となっている。

診断の実際

糖尿病の診断とは糖尿病の疾患概念に患者が該当するか確認する作業である。糖尿病の診断において、慢性高血糖の確認作業は必要不可欠である(表1-6-2)に空腹時血糖値、75g経口ブドウ糖負荷試験(75gOGTT)2時間値、随時血糖値、HbA1c(JDS)の判定基準を示した)。

空腹時血糖値とは、前夜から10時間以上絶食し(飲水はかまわない)、朝食前に測定したのものをいう。OGTTについては別に記載する。随時血糖値では食事と採血時間との時間関係を問わない。一方、強いストレスにある場合(感染症、心筋梗塞、脳卒中、手術時やその直後など)には、一過性に血糖値が上昇することがある。したがって、緊急を要する著しい代謝異常がない場合には、高血糖の評価はストレスのある状況がおさまって落ち着いた段階で行う。

臨床診断過程(表1-6-2、図1-6-1)

糖尿病を臨床的に診断する場合、糖尿病の有無だけではなく、成因、病期、糖代謝異常の程度、合併症の有無やその程度などの臨床病態についてもあわせて検討する必要があり、この過程で糖尿病の臨床判断が必要である。したがって診断基準の血糖値の勧告には必ず「型」がつけられ結果の判定を行うことになっており、疾患概念としての糖尿病の診断は血糖値だけではなく、あくまでも臨床病態の把握が不可欠で、この総合的な判定がなされてはじめて糖尿病という疾患の診断にいたる。

OGTTとその判定基準

OGTT

経口ブドウ糖負荷試験(oral glucose tolerance test: OGTT)はブドウ糖を負荷して、その後の糖処理能を調べる検査である。これは軽い糖代謝異常の有無を知ることができる最も鋭敏な方法であり、その他の検査法で判定が確定しないときに糖尿病かどうかを決める有力な手がかりを与える。臨床現場では明らかな糖尿病症状を有する場合やケトーシスの場合を除いて、表1-6-3に該当する場合にOGTTを行って耐糖能を判定することが推奨される。

国内の多数の解析から、空腹時血糖値100 mg/dL以上の場合やHbA1c(JDS)5.2%以上の場合には、①現在糖尿病の疑いが否定できないグループ、②糖尿病でなくとも将来糖尿病の発症リスクが高いグループ、が含まれることが明らかにされており、OGTTによってこれらを見逃さないことが重要である。ことに①の場合にはOGTTが強く推奨され、②の場合にもなるべく行うことが望ましい。

OGTT実施条件は以下のとおりである。

表1-6-1 HbA1cが見かけ上低値になりうる疾患・状況

貧血
肝疾患
透析
大出血
輸血
慢性マラリア
異常ヘモグロビン症
その他

(文献1を引用)

表1-6-2 糖尿病の診断手順

臨床診断
1)初回検査で、①空腹時血糖値≧126 mg/dL、②75gOGTT 2時間値≧200 mg/dL、③随時血糖値≧200 mg/dL、④*HbA1c(NGSP)≧6.5%(HbA1c(JDS)≧6.1%)のうちいずれかを認めた場合は、「糖尿病型」と判定する。別の日に再検査を行い、再び「糖尿病型」が確認されれば糖尿病と診断する**。ただし、HbA1cのみの反復検査による診断は不可とする。また、血糖値とHbA1cが同一採血で糖尿病型を示すこと(①〜③のいずれかと④)が確認されれば、初回検査だけでも糖尿病と診断してよい
2)血糖値が糖尿病型(①〜③のいずれか)を示し、かつ次のいずれかの条件が満たされた場合は、初回検査だけでも糖尿病と診断できる
- 糖尿病の典型的症状(口渇、多飲、多尿、体重減少)の存在
- 確実な糖尿病網膜症の存在
3)過去において、上記1)ないしは2)の条件が満たされていたことが確認できる場合には、現在の検査値が上記の条件に合致しなくても、糖尿病と診断するか、糖尿病の疑いを持って対応する必要がある
4)上記1)〜3)によっても糖尿病の判定が困難な場合には、糖尿病の疑いをもって患者を追跡し、時期をおいて再検査する
5)初回検査と再検査における判定方法の選択には以下に留意する
- 初回検査の判定にHbA1cを用いた場合、再検査ではそれ以外の判定方法を含めることが診断に必須である。検査においては、原則として血糖値とHbA1cの双方を測定するものとする
- 初回検査の判定が随時血糖値≧200 mg/dLで行われた場合、再検査は他の検査方法によることが望ましい
- HbA1cが見かけ上低値になりうる疾患・状況の場合には、必ず血糖値による診断を行う

疫学診断
糖尿病の頻度推定を目的とする場合は、1回だけの検査による「糖尿病型」の判定を「糖尿病」と読み替えてもよい。なるべくHbA1c(NGSP)≧6.5%(HbA1c(JDS)≧6.1%)あるいはOGTT 2時間値≧200 mg/dLの基準を用いる

検診
糖尿病検診および検診での高リスク群を見逃すことなく検出することが重要である。スクリーニングには血糖値、HbA1cのみならず、家族歴、肥満などの臨床情報も参考にする

*:HbA1c(NGSP)(%)は現行のJDS値で表記されたHbA1c(JDS)(%)に0.4%を加えた値で表記する
**:ストレスのない状態での高血糖の確認が必要である
OGTT:経口ブドウ糖負荷試験
(文献1を改変)

1 実施前3日以上、糖質150 gを含む食事を摂取する。

2 実施当日、早朝空腹時にブドウ糖75 g(無水物として)、あるいはそれに相当する糖質を250〜350 mLの溶液として経口負荷する。

3 5分以内に服用し、飲みはじめてからの時間で時間計測する。

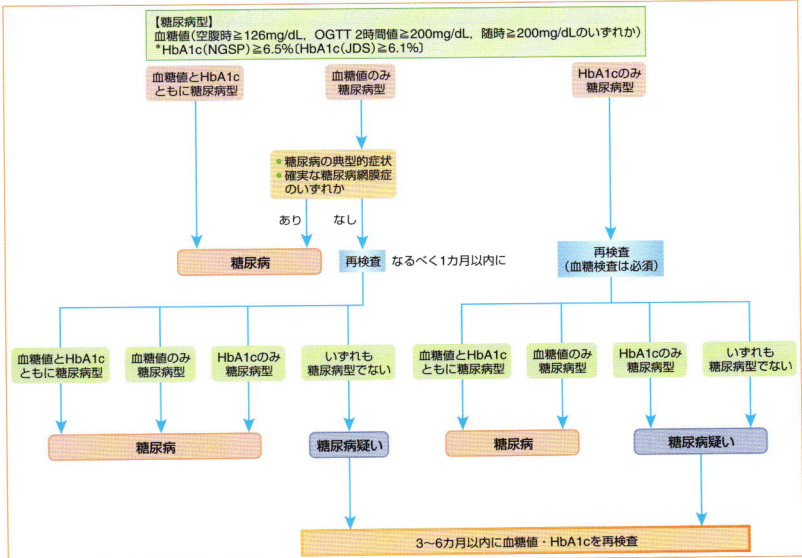

図 1-6-1　糖尿病の診断フローチャート
＊：HbA1c(NGSP)(％)は現行の JDS 値で表記された HbA1c(JDS)(％)に 0.4％を加えた値で表記する（文献 1 を改変）

表 1-6-3　75 g 経口ブドウ糖負荷試験(75gOGTT)が推奨される場合

1) 強く推奨される場合（現在糖尿病の疑いが否定できないグループ）
   - 空腹時血糖値が 110〜125 mg/dL のもの
   - 随時血糖値が 140〜199 mg/dL のもの
   - HbA1c(NGSP)が 6.0〜6.4％(HbA1c(JDS)が 5.6〜6.0％)のもの（明らかな糖尿病の症状が存在するものを除く）

2) 行うことが望ましい場合（糖尿病でなくとも将来糖尿病の発症リスクが高いグループ：高血圧・脂質異常症・肥満など動脈硬化のリスクを持つものは特に施行が望ましい）
   - 空腹時血糖値が 100〜109 mg/dL のもの
   - HbA1c(NGSP)が 5.6〜5.9％(HbA1c(JDS)が 5.2〜5.5％)のもの
   - 上記を満たさなくても，濃厚な糖尿病の家族歴や肥満が存在するもの

（文献 1 を改変）

4 前日から実施時間までの空腹時間は 10〜14 時間とする。

5 検査終了まで水以外の摂取は禁止し，なるべく安静を保たせ，検査中は禁煙とする。

判定の留意事項として，

1 飢餓時や食事からの糖質摂取が少ない場合には耐糖能は低下する。

2 胃切除を受けたものでは，糖負荷後早期に血糖値が著しく上昇することがある。

また，臨床の場では糖負荷前，負荷後 120 分のほかにも 30，60 分時点の採血を行い，さらに血中インスリンを測定すれば，糖尿病の診断をより確実にし，糖尿病発症のリスクを知ることができる。すなわち，糖尿病では血糖値の上昇に比べインスリンの早期の上昇が低い（糖負荷 30 分間のインスリンの増加量 ΔIRI /血糖の増加量 ΔPG が 0.4 以下）という特徴があり，境界型でもこの特徴を示すものは糖尿病へと進展するリスクが高く，糖尿病の重要な特徴と考えられている。

3 OGTT の判定基準値：表 1-6-4 に OGTT による血糖値の判定基準を示す。従来の報告に準じて，糖尿病型，境界型，正常型に分けられている。空腹時血糖値と OGTT 2 時間値についてはそれぞれ表 1-6-4 のように正常域と糖尿病域が設定された。

- **糖尿病型**　空腹時血糖値が 126 mg/dL 以上，もしくは OGTT 2 時間値が 200 mg/dL 以上のいずれかを満たすものを糖尿病型と呼ぶ。

- **正常型**　数年間のうちには糖尿病の発症する可能性が低いものを正常型としている。空腹時血糖値が 110 mg/dL 未満で，かつ OGTT 2 時間値が 140 mg/dL 未満のものを正常型とする。

- **境界型**　正常型にも糖尿病型にも属さないものを境界型とする。「境界型」には糖尿病発症過程，糖尿病が改善した状態，インスリン抵抗性症候群，健常者がストレスなどで一過性に耐糖能の悪化をきたした状態，他の疾患により耐糖能が低下した状態など，種々の不均一な状態が含まれている。正常型に比べて糖尿病を発症するリスクが高く，また動脈硬化症のリスクも高い。日本糖尿病学

表 1-6-4 空腹時血糖値および 75 g 経口ブドウ糖負荷試験(75gOGTT)2 時間値の判定基準

	正常域	糖尿病域
空腹時値	<110(6.1)	≧126(7.0)
75gOGTT 2 時間値	<140(7.8)	≧200(11.1)
75gOGTT の判定	両者をみたすものを正常型とする	いずれかをみたすものを糖尿病型*とする
	正常型にも糖尿病型にも属さないものを境界型とする	

*:随時血糖値≧200 mg/dL(≧11.1 mmol/L)および HbA1c(NGSP)≧6.5%(HbA1c(JDS)≧6.1%)の場合も糖尿病型とみなす

正常型であっても、1 時間値が 180 mg/dL(10.0 mmol/L)以上の場合には、180 mg/dL 未満のものに比べて糖尿病に悪化する危険が高いので、境界型に準じた取り扱い(経過観察など)が必要である。また、空腹時血糖値 100~109 mg/dL のものは空腹時血糖正常域のなかで正常高値と呼ぶ

静脈血漿値(mg/dL)、カッコ内は mmol/L
● OGTT における糖負荷後の血糖値は随時血糖値には含めない。HbA1c(NGSP)(%)は現行の JDS 値で表記された HbA1c(JDS)(%)に 0.4% を加えた値で表記する
(文献 1 を改変)

表 1-6-5 妊娠糖尿病の定義と診断基準

妊娠糖尿病の定義
妊娠中にはじめて発見または発症した糖尿病にいたっていない糖代謝異常

妊娠糖尿病の診断基準
75gOGTT において次の基準の 1 点以上を満たした場合に診断する
● 空腹時血糖値≧92 mg/dL
● 1 時間値≧180 mg/dL
● 2 時間値≧153 mg/dL
ただし、表 1-6-2 に示す「臨床診断」において糖尿病と診断されるものは妊娠糖尿病から除外する

(文献 1 を引用)

会は空腹時血糖値が 100 mg/dL 以上のもののなかに、OGTT による境界型や糖尿病型が少なからず認められることから、100~109 mg/dL のものを「正常高値」と呼ぶこととしたが、OGTT における正常型の判定の基準値は 110 mg/dL 未満のままとしている。

高齢者・小児の場合

高齢者

空腹時血糖値よりも OGTT 2 時間値が上昇するものが多いので、診断においては、HbA1c の上昇を確認することが望ましい。糖尿病自体の診断は通常の手順と基準値を用いる。糖尿病型と判定されても基準値を少し超える程度であれば境界型の場合と同じく、薬物療法は用いず生活指導のみを行って経過観察するのがよい。

小児

学校健診など無症候性で発見される場合に病型の判定が難しいことがある。高血糖の判定区分および糖尿病の診断は成人と同じであるが、糖尿病の診断のために OGTT が必要な場合は、実際の体重(kg あたり)×1.75 g(ただし最大 75 g)のブドウ糖を負荷する。

妊娠糖尿病(表 1-6-5)

妊娠中の糖代謝異常には、糖尿病が妊娠前から存在している糖尿病合併妊娠と、妊娠中に発見される糖代謝異常がある。後者には妊娠糖尿病と妊娠時に診断された糖尿病の 2 つがある。妊娠糖尿病(gestational diabetes mellitus:GDM)は妊娠中に発見または発症した糖尿病にいたっていない糖代謝異常である。GDM 診断の意義は、糖尿病にいたらない軽い糖代謝異常でも児の過剰発育が起こりやすく周産期のリスクが高くなること、ならびに母体の糖代謝異常が出産後にいったん改善しても、一定期間後に糖尿病を発症するリスクが高いことにある。妊娠糖尿病の診断基準を表 1-6-5 に示す。

HbA1c の標準化

診断に際して HbA1c が診断基準に用いられ、その役割が大きくなったが、この HbA1c については今回の診断基準の改定にあわせ国際標準値が用いられることになった。わが国を除く世界の各国では NGSP 値が用いられており、NGSP 値はわが国の JDS 値と約 0.4% の乖離がある。

> JDS 値+0.4%=NGSP 値

国際的な表記のずれを放置することのデメリットは大きいため早急に国際標準値に移行させる必要があるとの観点から、2010 年 7 月 1 日をもって国際標準値が学術論文、国際学会の発表で用いられることになった。2012 年 4 月 1 日より日常臨床の HbA1c も NGSP 表記に移行した。ただし当面は JDS 値も必要に応じて併記することとした。

【黒瀬 健・清野 裕】

参考文献
1) 糖尿病診断基準に関する調査検討委員会:糖尿病の分類と診断基準に関する委員会報告. 糖尿病 53:450-467, 2010
2) 糖尿病診断基準検討委員会:糖尿病の分類と診断基準に関する委員会報告. 糖尿病 42:385-404, 1999

7 糖尿病の成因・分類

糖尿病の成因

糖尿病(diabetes mellitus)は、インスリンの作用不足によって高血糖状態が持続する代謝疾患(症候群)である。インスリンの作用不足は膵β細胞からのインスリン分泌の低下とインスリンの標的組織における作用の障害、すなわちインスリン抵抗性によってもたらされる。

インスリン分泌低下には遺伝因子の関与が大きく、インスリン抵抗性には遺伝因子の関与に加えて過食、肥満、運動不足など環境因子の関与が大きい。しかし、インスリン分泌低下とインスリン抵抗性の関与の程度は、症例によってまちまちであり、また同じ症例でも時期によって異なるであろう。

遺伝因子としては,「その他特定の機序,疾患によるもの」に分類される単一遺伝子異常によるもの(後述)は別として,いくつか複数の遺伝子多型の組み合わせによって,インスリン分泌低下やインスリン抵抗性を引き起こし,糖尿病の疾患感受性を形成していると考えられる。

糖尿病の成因分類

糖尿病や関連する糖代謝異常は成因によって1型糖尿病,2型糖尿病,その他の特定の機序,疾患によるもの,ならびに妊娠糖尿病(gestational diabetes mellitus:GDM)の4つに分類されている(表1-7-1)[1]。

1型糖尿病

1型糖尿病はインスリンの合成・分泌を行う膵β細胞の破壊・消失によって,インスリンが絶対的に欠乏し,多くは高血糖の抑制,ケトーシスの予防のためにはインスリン注射が不可欠なインスリン依存状態になる糖尿病である。従来,インスリン依存型糖尿病(insulin-dependent diabetes mellitus:IDDM)と呼ばれた病型の多くが1型糖尿病である。

1型糖尿病の発症には,遺伝因子と環境因子が関与し,発症年齢,発症経過などには多様性が認められる。すなわち,発症経過によって,最も多い急性発症型,きわめて急激に膵β細胞の破壊が進行する劇症型(fulminant type),対称的に1型としてはゆるやかに発症・進行する緩徐進行型(slowly progressive type)などの亜型に分類されている。発症年齢は2型に比べて小児期,若年者に多い。

1型糖尿病の成因としては自己免疫機序の関与が認められる自己免疫性(1A型)と,自己免疫の関与が認められない特発性(1B型)とに分類される。膵島関連自己抗体としてはGAD(グルタミン酸脱炭酸酵素〈glutamic acid decarboxylase〉)抗体,インスリン自己抗体(insulin autoantibody:IAA),IA-2抗体などがあり,発症早期には血清中に検出されることが多いが,経過とともに抗体陽性率は低下する。

成因と関連した検査として特定のヒト白血球抗原(human leucocyte antigen:HLA)との関連が認められる。日本人ではHLA-DR4とDR9との関連が認められており,診断の一助となる。

1型糖尿病の多くはインスリン分泌が枯渇しているが,血清CPR(C-ペプチド免疫活性)の低下,尿中CPRの低下は膵β細胞の機能の低下を示す重要な臨床指標となる。

2型糖尿病

2型糖尿病には,インスリン分泌低下を主体とするものと,インスリン抵抗性が主体で,それにインスリンの相対的不足を伴うものとがある。従来,インスリン非依存型糖尿病(non-insulin-dependent diabetes mellitus:NIDDM)と呼ばれた病型の多くが2型糖尿病である。

発症年齢は中高年に多く,発症経過は緩徐なことが多いため,正確な発症年齢(時期)は特定できないことが多い。

1型糖尿病に比べて遺伝因子の関与が大きいが,多因子遺伝であり,インスリン分泌低下を引き起こす遺伝子や,インスリン抵抗性を引き起こす遺伝子がさまざまに組み合わさって遺伝的な疾患感受性を形成するものと考え

表1-7-1 糖尿病と糖代謝異常*の成因分類

I. 1型(膵β細胞の破壊,通常は絶対的インスリン欠乏にいたる)
  A. 自己免疫性
  B. 特発性
II. 2型(インスリン分泌低下を主体とするものと,インスリン抵抗性が主体で,それにインスリンの相対的不足を伴うものなどがある)
III. その他の特定の機序,疾患によるもの
  A. 遺伝因子として遺伝子異常が同定されたもの
    (1)膵β細胞機能にかかわる遺伝子異常
    (2)インスリン作用の伝達機構にかかわる遺伝子異常
  B. 他の疾患,条件に伴うもの
    (1)膵外分泌疾患
    (2)内分泌疾患
    (3)肝疾患
    (4)薬剤や化学物質によるもの
    (5)感染症
    (6)免疫機序によるまれな病態
    (7)その他の遺伝的症候群で糖尿病を伴うことの多いもの
IV. 妊娠糖尿病

[注]
現時点では上記のいずれにも分類できないものは分類不能とする
*:一部には,糖尿病特有の合併症をきたすかどうかが確認されていないものも含まれる
(文献1より引用)

られる。

2型糖尿病の環境因子としては,肥満,過食,高脂肪食,運動不足,ストレスなどが重要である。

遺伝因子と環境因子とは,それぞれインスリン分泌低下やインスリン抵抗性に関与し,インスリン作用不足を引き起こし,高血糖をもたらすという2型糖尿病の成り立ちの模式図を図1-7-1に示す。

2型糖尿病は高血糖の抑制にインスリンが不可欠な場合は多くないが,血糖コントロールのためにインスリン治療を必要とする場合は少なくない。

1型糖尿病と2型糖尿病の鑑別のポイントを表1-7-2に示す。

その他の特定の機序,疾患によるもの

このカテゴリーは,「A. 遺伝因子として遺伝子異常が同定されたもの」,「B. 他の疾患,条件に伴うもの」に分けられる。Aはさらに「(1)膵β細胞機能にかかわる遺伝子異常」と,「(2)インスリン作用の伝達機構にかかわる遺伝子異常」に分けられている。

肝細胞核因子(hepatocyte nuclear factor:HNF)やグルコキナーゼ遺伝子異常に伴う糖尿病などは,いわゆるMODY(若年発症成人型糖尿病(maturity-onset diabetes of the young))と呼ばれている。ミトコンドリアDNA異常による糖尿病は感音性難聴を伴う場合が多く,母系遺伝形成で伝達されるという特徴がある。

Bの「他の疾患,条件に伴うもの」は,いわゆる二次性糖尿病であり,膵外分泌疾患,内分泌疾患のほかに,わが国の分類では肝疾患によるものが明記されている点も特徴である。薬剤性としては副腎皮質ステロイドによるものが頻度が高い。

日本の糖尿病の分類に比べて,米国糖尿病協会(ADA)[2]や世界保健機関(WHO)の分類[3]では,その他の糖尿病を

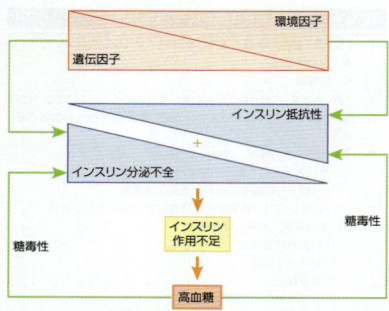

図 1-7-1　2 型糖尿病の成因・病態

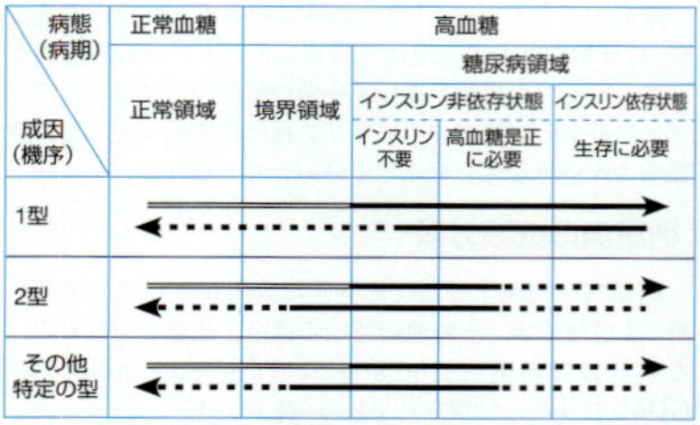

表 1-7-2　糖尿病の成因による分類と特徴

糖尿病の分類	1 型	2 型
発症機構	主に自己免疫を基礎にした膵 β 細胞破壊。ヒト白血球抗原 (HLA) などの遺伝因子になんらかの誘因・環境因子が加わって起こる。他の自己免疫疾患 (甲状腺疾患など) の合併が少なくない	インスリン分泌の低下やインスリン抵抗性をきたす複数の遺伝因子に過食 (特に高脂肪食)、運動不足などの環境因子が加わってインスリン作用不足を生じて発症する
家族歴	家系内の糖尿病は 2 型の場合より少ない	家系内血縁者にしばしば糖尿病がある
発症年齢	小児〜思春期に多い。中高年でも認められる	40 歳以上に多い。若年発症も増加している
肥満度	肥満とは関係がない	肥満または肥満の既往が多い
自己抗体	GAD 抗体、IAA、IA-2 抗体などの陽性率が高い	陰性

GAD：グルタミン酸脱炭酸酵素、IAA：インスリン自己抗体
(文献 5 を改変)

単一遺伝子異常によるもの (A) と二次性のもの (B) とに明確に分けずに列挙しているが、これらは成因的にも明確に区別すべきものと考えられる。

妊娠糖尿病

妊娠糖尿病 (gestational diabetes mellitus：GDM) は、元来、妊娠によるインスリン抵抗性増大のために妊娠中に一過性に出現する軽い糖代謝異常をさすと定義されていたが、最近までは治療の必要性の観点から、「妊娠中に初めて発症または発見された糖代謝異常」と定義されていた[4]。しかし、この定義では妊娠前に発症していたような糖尿病合併妊娠も、妊娠中にはじめて発見された場合には妊娠糖尿病に含まれることになり問題であった。2010 年の診断基準の改定[1]によって、妊娠糖尿病は「妊娠中にはじめて発見または発症した糖尿病にいたっていない糖代謝異常」と改めて定義されるようになり、明らかな糖尿病は妊娠糖尿病には含めないこととなった。

糖尿病の病態に基づく分類

前述した 1 型、2 型などの糖尿病の分類は、主として成因に基づく分類である。一方、従来のインスリン依存 (型) 糖尿病 (IDDM)、インスリン非依存 (型) 糖尿病 (NIDDM)

図 1-7-2　糖尿病における成因 (発症機序) と病態 (病期) の概念
右向きの矢印は糖代謝異常の悪化 (糖尿病の発症を含む) をあらわす。矢印の線のうち、・・・・・の部分は、「糖尿病」と呼ぶ状態を示す。左向きの矢印は糖代謝異常の改善を示す。矢印の線のうち、破線部分は頻度の少ない事象を示す。たとえば 2 型糖尿病でも、感染時にケトアシドーシスにいたり、救命のために一時的にインスリン治療を必要とする場合もある。また、糖尿病がいったん発病した場合は、糖代謝が改善しても糖尿病とみなして取り扱うという観点から、左向きの矢印は黒く塗りつぶした線であらわした。その場合、糖代謝が完全に正常化するにいたることは多くないので、破線であらわした
(文献 1 を引用)

表 1-7-3　糖尿病の病態による分類と特徴

糖尿病の病態	インスリン依存状態	インスリン非依存状態
特徴	インスリンが絶対的に欠乏し、生命維持のためインスリン治療が不可欠	インスリンの絶対的欠乏はないが、相対的に不足している状態。生命維持のためにインスリン治療が必要ではないが、血糖コントロールを目的としてインスリン治療が選択される場合がある
臨床指標	血糖値：高い、不安定ケトン体：著増することが多	血糖値：さまざまであるが、比較的安定しているケトン体：増加するがわずかである
治療	1. 強化インスリン療法 2. 食事療法 3. 運動療法	1. 食事療法 2. 運動療法 3. 経口薬またはインスリン療法
インスリン分泌能	空腹時血清 CPR 0.5 ng/mL 以下	空腹時血清 CPR 1.0 ng/mL 以上

CPR：C-ペプチド免疫活性
(文献 5 を引用)

という分類は、病態の改善や生命の維持にインスリン注射が不可欠かどうかという観点に基づく分類であり、病態に基づく分類といえる。

日本糖尿病学会の 2010 年の診断基準検討委員会の報告[1]においても、成因分類と病態 (病期) 分類を明確に分ける考え方は踏襲されている (図 1-7-2)。

1 型糖尿病は、大多数が生命の維持にインスリンが必要なインスリン依存状態に進展するが、2 型糖尿病やその他の型では、高血糖是正にインスリンが必要な病期に進展することはあっても、インスリン依存状態にまでいたることはまれである。

糖尿病の成因による 1 型糖尿病と 2 型糖尿病の特徴を表 1-7-2 に、糖尿病の病態によるインスリン依存状態、インスリン非依存状態の特徴を表 1-7-3 に示す[5]。

【岩本　安彦】

参考文献

1) 清野裕ほか：糖尿病の分類と診断基準に関する委員会報告. 糖尿病 53：450-467, 2010
2) American Diabetes Association : Diagnosis and classification of diabetes mellitus. Diabetes Care 33(Suppl 1) :S62-S69, 2010
3) Report of a WHO Consultation : Definition, diagnosis and classification of diabetes mellitus and its complications: Part 1. Diagnosis and Classification of Diabetes Mellitus. World Health Organization, Geneva, 1999
4) 葛谷健ほか：糖尿病の分類と診断基準に関する委員会報告. 糖尿病 42：385-404, 1999
5) 日本糖尿病学会編：糖尿病治療ガイド 2010, 文光堂, 2010

8　1型糖尿病の成因

はじめに

1型糖尿病(type 1 diabetes mellitus)の発症には「遺伝因子」と「環境因子」の両者が関与している。両因子の関与のもとに膵β細胞が破壊されるメカニズムとして，自己免疫機序と自己免疫以外の機序がある。

自己免疫機序によるものを「自己免疫性1型糖尿病」，それ以外の機序によるものを「特発性1型糖尿病」と呼ぶ。わが国における研究により，自己免疫による膵β細胞の破壊が緩徐に進行する「緩徐進行1型糖尿病」[1]や，自己免疫の証拠が乏しくきわめて激烈に発症する「劇症1型糖尿病」[2]の存在が明らかになっている。

1型糖尿病における遺伝因子，環境因子，免疫反応による膵β細胞破壊の概念図を図1-8-1に示す。また，1型糖尿病の種々のタイプにおける膵β細胞破壊の経時的変化の概念図を図1-8-2に示す。

遺伝因子

1型糖尿病の発症に遺伝因子が関与していることは，①1型糖尿病の同胞における1型糖尿病発症率が一般人口に比べ高い，②一卵性双生児における1型糖尿病の発症一致率が30～50%と高い，③HLAのタイプにより1型糖尿病の疾患感受性が異なる，④罹患同胞対法を用いた検討によっていくつかの疾患感受性遺伝子座が同定されている，がある。最近，欧米において，一塩基多型(single nucleotide polymorphism：SNP)を用いた1型糖尿病のゲノムワイド関連解析(genome-wide association study：GWAS)が行われ，1型糖尿病の発症に関連すると思われる疾患感受性遺伝子が報告された(表1-8-1)。

1型糖尿病発症に最も強く関与しているのは，HLA(ヒト白血球抗原〈human leukocyte antigen〉)の遺伝子である。HLA遺伝子上にマップされた遺伝子座はIDDM1と命名されているが，その本体はclass ⅡのDRおよびDQ遺伝子である。HLA分子は本来，生体防御のための重要な分子であるが，なかには自己の生体を構成する分子に対しても免疫反応を引き起こしやすいタイプのものも存在し，いわゆる自己免疫性疾患の発症に関与することもある。

日本人において1型糖尿病に関与するHLAの血清型および遺伝子型を表1-8-2に示す[3]。HLA遺伝子型の1型糖尿病発症への関与は，一つの遺伝子座のタイプだけでなく，DR-DQの両遺伝子座が一連となった組み合わせ(これを「ハプロタイプ」という)も重要である。日本人の1型糖尿病感受性ハプロタイプは，

- *DRB1*04：05-DQB1*04：01*
- *DRB1*08：02-DQB1*03：02*
- *DRB1*09：01-DQB1*03：03*

であり，抵抗性ハプロタイプは，

- *DRB1*15：01-DQB1*06：02*
- *DRB1*15：02-DQB1*06：01*

である。しかし，これらの疾患感受性を示すハプロタイプは，一般集団においても高い頻度で存在しており，それだけで1型糖尿病が発症するわけではない。また，ハプロタイプの組み合わせも重要であり，一つのアレルが疾患感受性でもう一つのアレルが疾患抵抗性である場合は，抵抗性アレルが優性となり発症リスクが低下する。欧米白人においては，日本人と異なる疾患感受性ハプロタイプを示す。しかし，欧米人におけるこれらの疾患感受性ハプロタイプは，日本人の一般集団ではほとんど認められない。疾患抵抗性ハプロタイプに関しては，欧米白人においても日本人と同じハプロタイプである。

HLA遺伝子以外の遺伝因子については，インスリン遺伝子，CTLA4遺伝子，PTPN22遺伝子，IL-2(インターロイキン2)受容体α鎖遺伝子などが，候補遺伝子解析や欧米におけるGWASによって1型糖尿病との関連があると報告されているが，その1型糖尿病発症への関与はHLA遺伝子ほど強いものではないと考えられている。

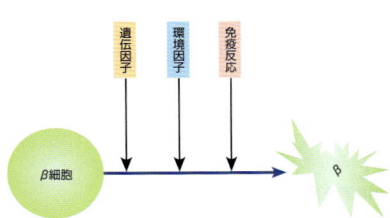

図1-8-1　1型糖尿病における遺伝因子，環境因子，免疫反応による膵β細胞傷害

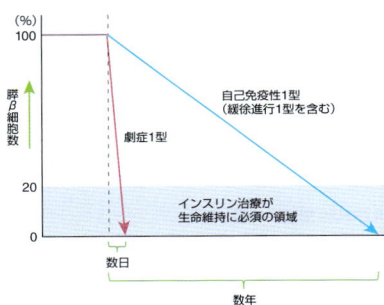

図1-8-2　1型糖尿病の各タイプにおける膵β細胞破壊の経時的変化

表 1-8-1 1型糖尿病と関連する,あるいは関連が推定されている遺伝子

遺伝子名(遺伝子記号)	染色体	遺伝子でコードされる分子の機能
HLA 遺伝子(*HLA*)	6,短腕	抗原提示,抗原認識,ほか
インスリン遺伝子(*INS*)	11,短腕	血糖調節,細胞増殖,ほか
CTLA4 遺伝子(*CTLA4*)	2,長腕	T細胞活性化抑制,ほか
PTPN22 遺伝子(*PTPN22*)	1,短腕	T細胞活性化抑制を担うリンパ球特異的脱リン酸化酵素
IL-2 受容体α鎖遺伝子(*IL2RA*;*CD25*)	10,短腕	IL-2 受容体の一部

HLA:ヒト白血球抗原,CTLA4:cytotoxic T lymphocyte associated antigen 4, IL-2:インターロイキン2

表 1-8-2 日本人の1型糖尿病に関与するHLAタイプ

血清学的タイピング	DR	疾患感受性	疾患抵抗性
	DR	DR4, DR9	DR2(DR15)
DNAタイピング	DRB1	*04:05 *09:01	*15:01 *15:02
	DQB1	*03:03 *04:01	*06:01 *06:02
	ハプロタイプ	DRB1*04:05- 　DQB1*04:01 DRB1*08:02- 　DQB1*03:02 DRB1*09:01- 　DQB1*03:03	DRB1*15:01- 　DQB1*06:02 DRB1*15:02- 　DQB1*06:01

(文献3を引用)

表 1-8-3 1型糖尿病の発症に関与するとされるウイルス

RNA ウイルス
コクサッキーB群ウイルス(特にB4)
A型肝炎ウイルス
流行性耳下腺炎(ムンプス)ウイルス
風疹ウイルス
ロタウイルス
レトロウイルス
DNA ウイルス
水痘・帯状疱疹ウイルス(VZV)
サイトメガロウイルス(CMV)
EB(Epstein-Barr)ウイルス(EBV)
ヒトヘルペスウイルス6(HHV-6)

インスリン遺伝子(*INS*)

インスリン遺伝子は11番染色体短腕上に存在しており,その上流にオリゴヌクレオチドの繰り返し配列(variable number of tandem repeats:VNTR)が存在する。

この繰り返しの回数により,classⅠ(約40回),Ⅱ(約85回),Ⅲ(約150回)と分類されている。白人や日本人の1型糖尿病はVNTRのclassⅠと有意に関連していることが報告されている。インスリンは1型糖尿病において標的となる重要な自己抗原の一つであり,膵β細胞特異的に発現する分子であるが,胸腺にもごくわずかながら発現している。1型糖尿病に疾患感受性のclassⅠでは,胸腺でのインスリン発現量が低いと報告されており,自己のインスリンへのT細胞の反応を淘汰できないために疾患感受性を高めると考えられる。

CTLA4 遺伝子(*CTLA4*)

CTLA4(cytotoxic T lymphocyte associated antigen 4)は,CD28とともにT細胞の活性化を抑制する。CTLA4遺伝子は1型糖尿病を含むさまざまな自己免疫疾患(自己免疫性甲状腺疾患,自己免疫性肝炎,Addison〈アジソン〉病,関節リウマチなど)と関連することが報告されており,複数の自己免疫疾患の発症に関与する遺伝子と考えられている。

PTPN22 遺伝子(*PTPN22*)

T細胞の活性化抑制を担うリンパ球特異的脱リン酸化酵素をコードするPTPN22遺伝子の多型が,1型糖尿病と関連することが報告されている。また,PTPN22遺伝子の多型はCTLA4遺伝子と同様にさまざまな自己免疫疾患でもその関連性が示唆されており,複数の自己免疫疾患の発症に関与する遺伝子と考えられている。

環境因子

一卵性双生児における1型糖尿病の発症一致率が30~50%にすぎないことから,環境因子も重要であると考えられている。環境因子による膵β細胞傷害には,①膵β細胞を直接破壊,②膵β細胞への自己免疫の誘導,③前述した両方が作用する,などがそのメカニズムとしてあげられる。具体的な環境因子としてはウイルス,食事要因,化学物質などがその候補である。

ウイルス

1型糖尿病の約20%,劇症1型糖尿病患者では約72%の症例に,発熱,上気道炎など先行感冒様症状を伴うこと[4],風疹に罹患した妊婦から生まれた子どもに糖尿病が多いことなどから,ウイルス感染が1型糖尿病の発症に関与することが考えられている。

現在,1型糖尿病の発症に関与するとされているウイルスを表1-8-3に示した。劇症1型糖尿病においては,ヘルペスウイルスなどエンテロウイルス群との関連を示唆する報告がある。

食事要因

食事要因としては,母乳保育が1型糖尿病の発症を予防する効果があるとの報告や,乳児期の牛乳摂取を環境因子の一つと考える研究者もいるが,食事要因が1型糖尿病の発症に関与するという直接的な証拠には乏しい。

環境有害物質

環境有害物質(薬剤)としては,免疫抑制剤(シクロスポリン,タクロリムス)に膵島障害作用があることが知られ

ている。特にアルキル化抗がん剤として臨床応用され、糖尿病動物実験に広く使用されているストレプトゾシンは代表的な糖尿病誘発物質である。

膵β細胞傷害の分子メカニズム

1型糖尿病は、膵β細胞が破壊される機序として、多くの場合、膵β細胞に対する自己免疫反応が作用していると考えられる。免疫反応には、形質細胞で産生される抗体によって惹起される液性免疫と、細胞傷害性T細胞などによって惹起される細胞性免疫とがある。

まず、1型糖尿病における液性免疫としては、患者血清中に膵島抗体(islet cell antibody:ICA)、インスリン自己抗体(insulin autoantibody:IAA)、GAD(グルタミン酸脱炭酸酵素〈glutamic acid decarboxylase〉)抗体、IA-2抗体(insulinoma-associated antigen-2 antibody)など、膵島細胞構成成分に対する抗体が検出される。さらに最近、新しい膵島関連自己抗体として抗ZnT-8(亜鉛トランスポーター8)抗体が発見された。自己抗体は1型糖尿病の診断に不可欠なものであり、発症後2週間以内の新規発症1型糖尿病患者において検討した報告では、抗GAD抗体、抗IA-2抗体、抗IAA抗体の頻度はそれぞれ71%、62%、48%であり、3抗体の組み合わせによる診断率は89%になる。さらに、抗ZnT-8抗体を含めた4抗体を組み合わせると、診断率は98%にもなると報告されている。

しかし、これらの自己抗体そのものには膵β細胞傷害作用はないと考えられている。しかし、これらの自己抗体が1型糖尿病の発症前から陽性である症例も存在することから、発症前にこれらの抗体を検出することにより、発症予知や予防に役立たせようと考えられている。実際、発症予知のために、抗GAD抗体、IAA、IA-2抗体の3つの自己抗体を用いた際に、いずれも陰性の場合の発症予知率は0.2%と高い特異度を示すのに対して、いずれも陽性である場合のものは全例が5年以内に発症したとの報告がある。

1型糖尿病では、液性免疫よりもむしろ細胞性免疫により膵β細胞が破壊されることにより、インスリン分泌能の低下・欠乏をきたすのが本態であると考えられている。発症早期の自己免疫性1型糖尿病患者の膵組織では、細胞傷害性T細胞と考えられるCD8陽性T細胞主体の膵島炎が認められ(図1-8-3)、細胞性自己免疫反応により膵β細胞が破壊される可能性が考えられている(図1-8-4)。一方、ウイルス性肝炎の治療に用いられるインターフェロン(IFN)の使用後に1型糖尿病が発症した例の報告があり、

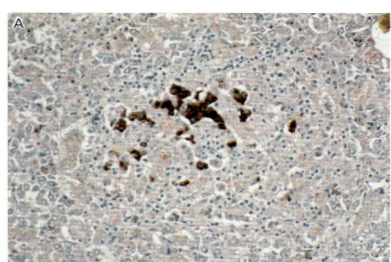
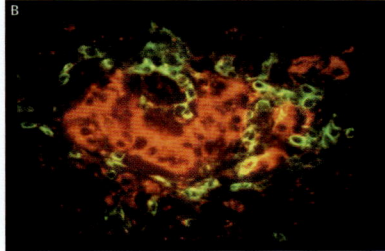

図1-8-3 自己免疫性1型糖尿病患者の膵島の病理組織像
A:HE染色。わずかに残存する膵β細胞(中心部に散在する褐色に染色された細胞)の周囲に多数の単核球(核が青色に染色された細胞)が浸潤している
B:免疫組織染色。残存する膵α細胞(赤色に染色された細胞)の周囲にT細胞(リング状の緑色に染色された細胞)が多数浸潤している

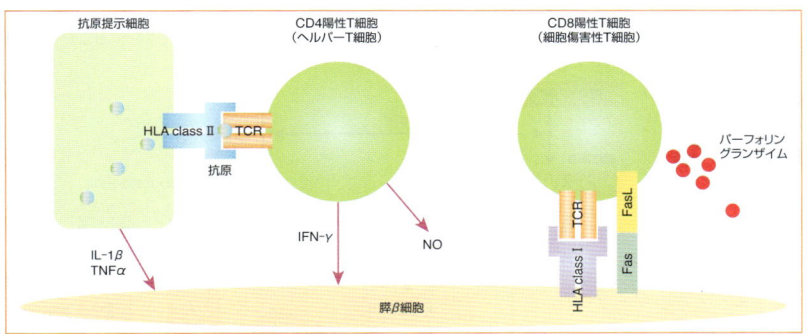

図1-8-4 自己免疫性1型糖尿病における膵β細胞傷害機構
HLA:ヒト白血球抗原、TCR:T細胞受容体、IL-1β:インターロイキン1β、TNFα:腫瘍壊死因子α、IFN-α:インターフェロンα
NO:一酸化窒素

IFNが直接β細胞を傷害する，あるいは免疫反応を活性化して間接的に膵β細胞を傷害するメカニズムが考えられている．

【花房 俊昭】

参考文献
1) Kobayashi T et al : Immunogenetic and clinical characterization of slowly progressive IDDM. Diabetes Care 16 : 780-788, 1993
2) Imagawa A et al : A novel subtype of type 1 diabetes mellitus characterized by a rapid onset and an absence of diabetes-related antibodies. N Engl J Med 342 : 301-307, 2000
3) 廣峰義久ほか：1型糖尿病の遺伝因子．月刊糖尿病 3 : 90-96, 2011
4) Imagawa A et al : Fulminant type 1 diabetes : a nationwide survey. Diabetes Care 26 : 2345-2352, 2003

9　2型糖尿病の成因

2型糖尿病の概念

インスリン分泌低下やインスリン抵抗性をきたす複数の遺伝因子に，過食（特に高脂肪食）・運動不足などの生活習慣，およびその結果としての肥満が環境因子として加わり，インスリン作用不足を生じて発症する糖尿病である．

日本人糖尿病のおよそ90％を占める．遺伝因子として，大部分の症例では多因子遺伝が想定されており，最近その解明が大きく進んでいるが，全面的解明にはいたっていない．インスリン分泌低下とインスリン感受性低下の両者が発病にかかわっており，この両因子の関与の割合は症例によって異なる．インスリン非依存状態である糖尿病の大部分がこれに属する．膵β細胞機能はある程度保たれており，生存のためにインスリン注射が必要になることはまれである．しかし，感染などが合併するとケトアシドーシスをきたすことがありうる．インスリン分泌では特に糖負荷後の早期の分泌反応が低下する．肥満があるか，過去に肥満歴を有するものが多い．

多くは中年以後に発症するとされてきたが，小児・若年者にもこの型の糖尿病が最近増加している．2型糖尿病（type 2 diabetes mellitus）の内容は明らかに不均一で，肥満の有無，インスリン分泌低下とインスリン感受性低下の関与の程度の違いなどでさらに分けられる可能性がある．

2型糖尿病の病態と自然歴

2型糖尿病は戦後数十年で患者数が著明に増加し，2007年の国民健康調査の結果によると，患者数890万人，予備群をあわせると，2,210万人が糖尿病か予備軍という現況である（図1-9-1）．

2型糖尿病は，①遺伝的な膵β細胞機能低下に，②環境因子によるインスリン抵抗性が加わって起こる[1,2]．日本人・アジア人は，インスリン分泌能が欧米人の約1/2とインスリン分泌低下の体質を持っている．しかしそれだけでは糖尿病の発症にいたらない場合が多く，過食・高脂肪食・運動不足など欧米型の生活習慣が加わり，肥満・内臓脂肪蓄積が進行し，それに伴うインスリン抵抗性が引き金となって，糖尿病が増加している（図1-9-1）．

日本人・アジア人の場合，インスリン分泌低下の体質から，欧米人が著明な肥満になってはじめて糖尿病を発症するのとは異なり，小太りや隠れ肥満（BMIからは肥満といえないが，内臓脂肪蓄積の認められるもの）で糖尿病を発症してしまうという重要な特徴がある[1]．糖尿病の自然歴を考えると，発症前には，膵β細胞がインスリン抵抗性によってインスリンを過剰に分泌して代償するが，膵β細胞の代償が破綻すると，2型糖尿病が発症する（図1-9-2）[3,4]．発症初期には食後高血糖が特徴的だが，糖尿病の経過中にインスリン分泌低下が進行する場合がしばしば認められ，進行期には空腹時高血糖も著明になる（図1-9-2）．

2型糖尿病の遺伝素因と環境因子

2型糖尿病の遺伝素因

2型糖尿病には，遺伝が深く関与する．日本人・アジア人のインスリン分泌低下の体質にも遺伝が深く関与すると

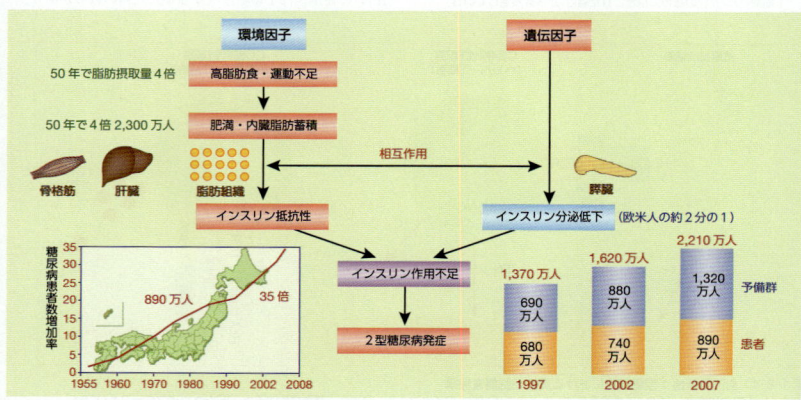

図1-9-1　日本人糖尿病の増加と病態

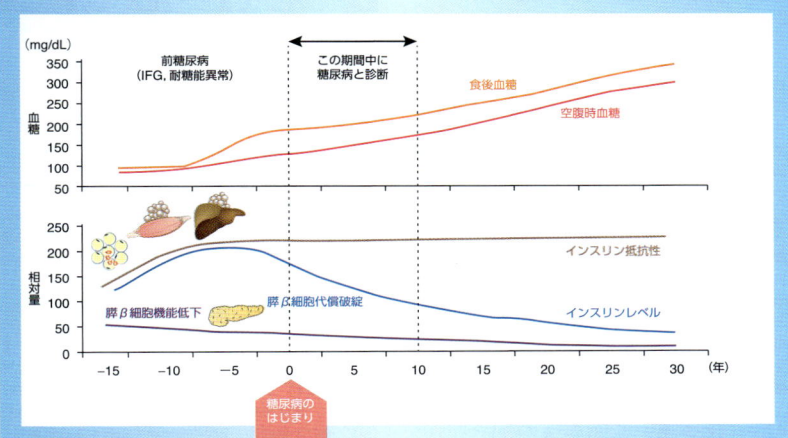

図 1-9-2 2型糖尿病の自然歴
IFG：空腹時血糖異常
（文献3を改変）

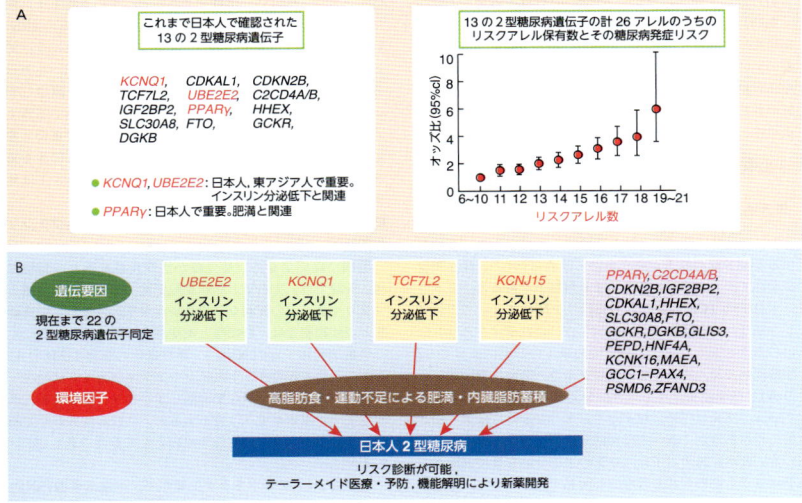

図 1-9-3 日本人2型糖尿病の遺伝素因[6]

考えられる。ゲノムワイド関連解析（GWAS）などにより，日本人2型糖尿病遺伝子として，現在まで22の遺伝子が同定されている[5),6]。六回膜貫通型カリウムチャネル *KCNQ1*，ユビキチン化に関連する *UBE2E2* が特に重要で，ともにインスリン分泌低下と関連する。また，欧米人で最も重要な *TCF7L2* や *CDKAL1* は，日本人でもインスリン分泌と関連して重要である。一方，肥満やインスリン抵抗性と関連する *PPARγ* や *FTO* も2型糖尿病遺伝子である。日本人の大規模 GWAS では，計13個の2型糖尿病遺伝子が確認されたが，13個あわせると2型糖尿病のリスクを約6倍程度まで説明できる（図 1-9-3A）。

図 1-9-3B に現時点で解明された22の遺伝素因を示す。

これらの遺伝素因は，環境因子（生活習慣）とあわさって，2型糖尿病を発症させる。日本人糖尿病の遺伝子研究は，今後このような頻度が高いかつオッズ比の比較的低いcommon variantのさらなる同定と生活習慣との組み合わせによる発症リスクの予測が重要となる。加えて，頻度は低いがオッズ比の高いrare variantの同定も重要となり，次世代シークエンサーを駆使した研究が行われる。2型糖尿病遺伝子は，糖尿病発症の高リスク者の同定とその情報に基づくテーラーメイドの予防につながることが期待される。

2型糖尿病の環境因子

食事：国民栄養調査によると総摂取エネルギー量は最近30年間でむしろ減少傾向にあるのに対し，動物性脂肪摂取比率は増え続け，戦後数十年で4倍以上となり，現在約26%となっている。糖質摂取比率は減少している。その間糖尿病患者は増え続けており，動物性脂肪の摂取増加と糖尿病発症には密接な関係が示唆される。

身体活動：身体活動の低下も2型糖尿病の発症因子であることが示されている。身体活動の低下は，筋肉量を減少させたり，その他の機序で筋肉におけるブドウ糖や脂肪の酸化を減少させ，インスリン抵抗性を引き起こす。

肥満・内臓脂肪蓄積：肥満はインスリン抵抗性を増強させ，2型糖尿病発症の環境因子として大きな要因となる。肥満を引き起こす脂肪のなかでも内臓脂肪（腹腔内を中心につく脂肪）は，皮下脂肪に比べて2型糖尿病の発症により密接に関与することが示されている。日本人の肥満は全年齢層の男性と閉経後の女性で有病率が高く，その多くが内臓脂肪蓄積と考えられる。最近では，内臓脂肪蓄積に伴う肝臓や骨格筋の異所性脂肪蓄積が肝臓や骨格筋のインスリン抵抗性の主因となっている考え方も強い。

2型糖尿病の分子機構

膵β細胞機能低下（表1-9-1）

2型糖尿病ではインスリンの分泌，特にグルコースに対する初期分泌の低下が発症前から認められる[2]。膵β細胞においてグルコースが取り込まれ解糖系を経ると，ミトコンドリアのTCA回路から酸化的リン酸化によってアデノシン三リン酸（ATP）が生成されるが，これがインスリン分泌のシグナルとなる。これまでの多くの研究によって，2型糖尿病では，膵β細胞内でのグルコースの代謝障害によるATP産生障害がインスリン分泌低下の主因と考えられている。グルコースに対するインスリン分泌には第一相と第二相があるが，第一相の初期分泌が特徴的に障害されている。食事に対するインスリンの追加分泌も2型糖尿病で発症前から認められる特徴的な所見である。一方，基礎分泌については，発症前は保たれていることが多い。しかし，発症後は低下することも少なくない。また，剖検例の解析などから2型糖尿病では膵β細胞の量が中等量低下していることが明らかとなり，2型糖尿病の発症・進展に関与している可能性が高い（図1-9-4）[7]。

また，栄養素によるインスリン分泌には，腸管から分泌されるインクレチンもきわめて重要で生理的な役割を果たしている。2型糖尿病では，インクレチンの分泌・作用が

表1-9-1 2型糖尿病における膵β細胞機能障害

	早期	進行期
グルコース応答性第一相インスリン分泌低下	+	++
グルコース以外の刺激に対するインスリン分泌低下	±	+
拍動性インスリン分泌異常	+	++
基礎分泌低下	±	+
インクレチン作用低下	±	+
プロインスリン/インスリン比上昇	±	+

低下していることが知られており，これもインスリン分泌低下に関与している可能性が高い。前述した2型糖尿病遺伝子の多くはインスリン分泌低下を伴うが，その詳細な分子機構は，現在研究が進んでいる。

インスリン抵抗性—肥満・内臓脂肪蓄積

遺伝的なインスリン抵抗性も一部の症例では関与するが，インスリン抵抗性の多くは，肥満・内臓脂肪蓄積に伴うものである。また，骨格筋のインスリン抵抗性が最初に認められ，食後高血糖と関連した肝臓でのインスリン抵抗性は，その後発症し，空腹時高血糖を惹起する。肥満・インスリン抵抗性の原因には，いくつかの分子機構が悪循環的に作用している。

インスリンシグナルの生理的調節

インスリン受容体が活性化されると，その下流でインスリン受容体基質（insulin receptor substrate：IRS），IRS-1，IRS-2のチロシンリン酸化を惹起し，それによって活性化されるPI3（ホスファチジルイノシトール3）-キナーゼ（PI3K）は主に個体レベルのインスリン作用を調節している[8),9)]。発現や機能解析の結果，IRS-1は骨格筋で重要であり，IRS-2は膵β細胞，視床下部，血管内皮で重要と考えられる。一方，肝臓ではIRS-1とIRS-2がともに多く発現し，IRS-2は空腹時の糖新生抑制に関与し，IRS-1は食後の中性脂肪合成に重要である[10]。

肥満・内臓脂肪蓄積に伴う慢性炎症・アディポネクチン作用低下

肥満に伴い全身の自然免疫が活性化されると，脂肪組織・肝臓では，それぞれ脂肪細胞肥大・異所性脂肪蓄積とマクロファージの浸潤など慢性炎症が惹起される。脂肪細胞と炎症細胞では，肝臓と炎症細胞のクロストークにより腫瘍壊死因子α（TNFα），単球走化性蛋白1（MCP-1）などの炎症惹起性サイトカインやアディポカインは発現・分泌が増大し，一方炎症を抑制しインスリン感受性を亢進するアディポネクチンは低下するが，これらはあわせて肥満に伴うインスリン抵抗性の成因として重要である（図1-9-4）[11]。

遺伝因子（アディポネクチン遺伝子，一塩基多型（SNP）など），環境因子（肥満・内蔵脂肪蓄積）相互作用により，アディポネクチン低下が起こり，それが肥満に伴うインスリン抵抗性・メタボリックシンドローム・2型糖尿病の成因または動脈硬化の成因として重要であるという「アディポネクチン仮説」が提唱されている[12),13)]。アディポネクチン作用を伝達するのがアディポネクチン受容体（AdipoR1，AdipoR2）である[14]。肝臓にはAdipoR1とAdipoR2が，骨格筋にはAdipoR1が主に発現している。たとえば肝臓

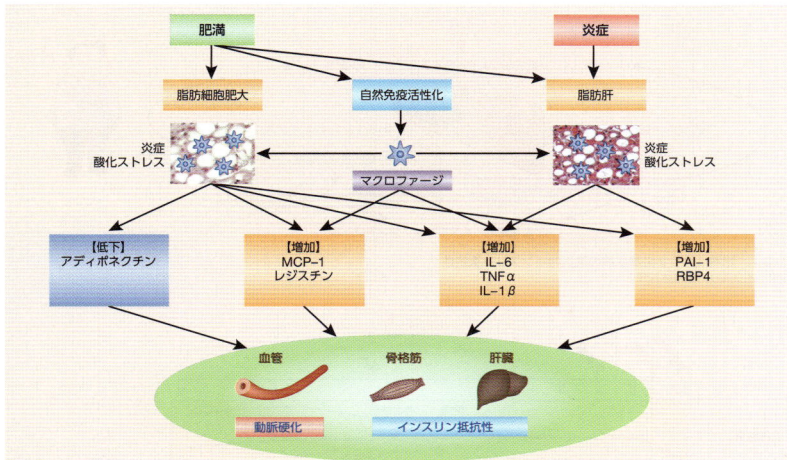

図 1-9-4 慢性炎症と 2 型糖尿病発症
MCP-1：単球走化性蛋白 1, IL-6：インターロイキン 6, TNFα：腫瘍壊死因子α, PAI-1：プラスミノーゲン活性化因子インヒビター 1, RBP4：レチノール結合蛋白 4

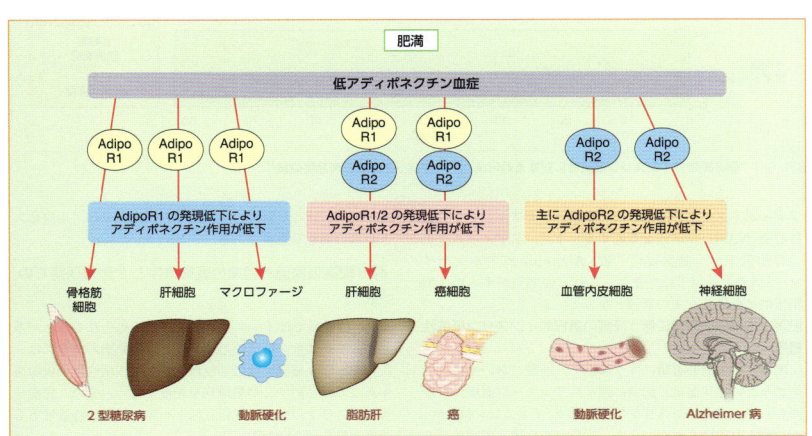

図 1-9-5 アディポネクチン作用不足と 2 型糖尿病・関連病態の発症機序

は，AdipoR1 を介し AMP キナーゼを活性化し糖新生抑制と脂肪含量低下を，AdipoR2 を介し PPARα を活性化し，脂肪酸燃焼促進，酸化ストレス，炎症を抑制する[15]。骨格筋でアディポネクチン-AdipoR1 は，AMP キナーゼ活性化を介して長寿遺伝子 *SIRT1*・ミトコンドリアの主要転写調節因子 PGC-α を活性化する。これは，骨格筋でカロリー制限や運動によって活性化される経路そのものである[16]。肥満・内臓脂肪蓄積に伴ってアディポネクチンが低下するのみならず，AdipoR1 や AdipoR2 も肥満でダウンレギュレーションされ，あいまってアディポネクチン作用不足が惹起されるが，これが肥満に伴うインスリン抵抗性の主因となっている（図 1-9-5）。

このような病態では，肝臓や骨格筋でインスリン作用が障害され，2 型糖尿病の原因となるだけでなく，肝臓での

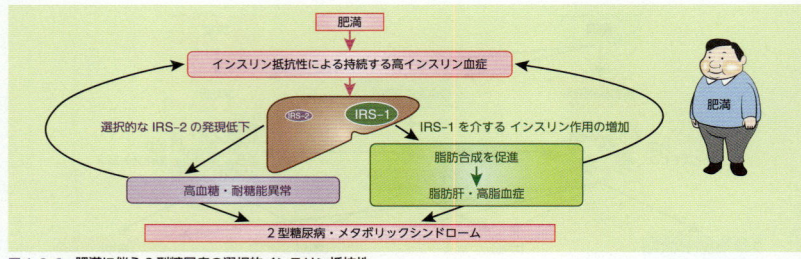

図 1-9-6 肥満に伴う2型糖尿病の選択的インスリン抵抗性
IRS-2：インスリン受容体基質2

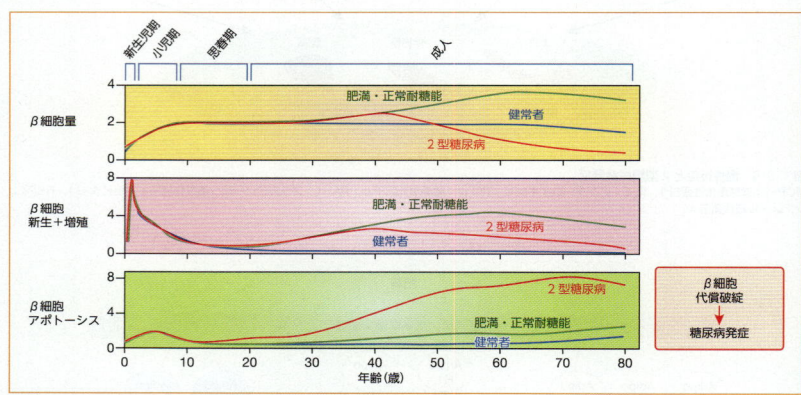

図 1-9-7 膵β細胞のインスリン抵抗性に対する過形成とその破綻—2型糖尿病発症の鍵[17]

アディポネクチン作用低下は，脂肪肝・非アルコール性脂肪肝炎（NASH）の病態を惹起する。また，アディポネクチン作用低下は，動脈硬化・癌・Alzheimer（アルツハイマー）病の促進因子にもなり，これらの病態がすべて2型糖尿病に合併しやすい原因となっている。

肥満・内臓脂肪蓄積に伴う肝臓の選択的インスリン抵抗性機序

肥満・内臓脂肪蓄積に伴う病態で，肝臓において糖新生抑制などの糖代謝は，肥満に伴う高インスリン血症にもかかわらず，またインスリン作用の低下（インスリン抵抗性）が認められるにもかかわらず，脂質合成に関してはインスリン作用がむしろ亢進しており，選択的インスリン抵抗性が認められる。肥満では，高インスリン血症によりIRS-2が選択的にダウンレギュレーションされることが糖新生亢進を惹起し，その結果高インスリン血症はさらに悪化する。一方，高インスリン血症によりダウンレギュレーションされないIRS-1を介する脂質合成については，高インスリン血症とあわせて作用の過剰が起こり，糖代謝はインスリン抵抗性，脂質代謝はインスリン作用過剰といういわゆる選択的インスリン抵抗性が惹起される（図 1-9-6）。また，肥満に伴う肝臓でのインスリン抵抗性には，小胞体ストレスの関与も重要である。

膵β細胞の機能と容量の調節機序と2型糖尿病での異常

2型糖尿病ではインスリン抵抗性が認められることが多いが，インスリン抵抗性だけでは2型糖尿病の発症にはいたらず，膵β細胞の遺伝的な機能低下や代償性過形成障害があってはじめて2型糖尿病を発症する[17]。また，発症後もインスリンの分泌の進行性低下や膵β細胞の容量低下も認められる（図 1-9-7）。

インスリン受容体を出発点とするインスリンシグナルの第一段階であるIRSのなかでもIRS-2とその下流のPI3Kは，膵β細胞のアポトーシスを抑制し，増殖を促進し，結果としてグルコースやインスリン抵抗性による膵β細胞の代償性過形成に必須の役割を果たしている[18),19-21)]。実際，IRS-1欠損マウスとIRS-2欠損マウスは同程度のインスリン抵抗性を示すにもかかわらず，IRS-1欠損マウスはほぼ正常耐糖能を保持するが，IRS-2欠損マウスが糖尿病を呈するのは，前者が代償性過形成を示すのに対し，後者では

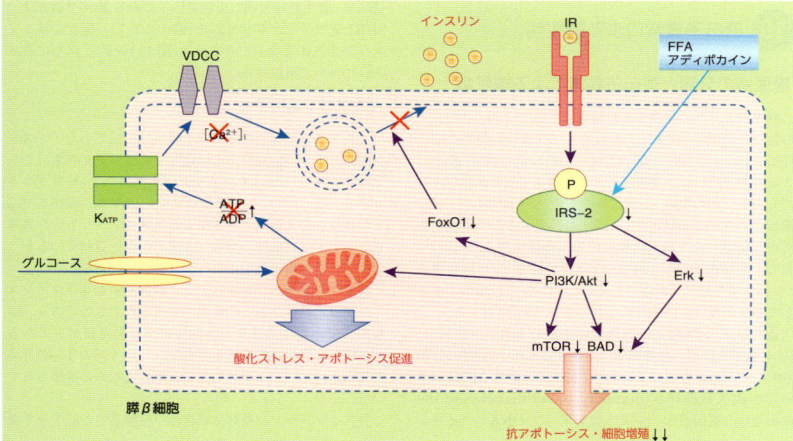

図 1-9-8 2型糖尿病における膵β細胞破綻の分子機構[4),20),21)]
IR：インスリン受容体，VDCC：電位依存性 Ca^{2+} チャネル，$[Ca^{2+}]i$：細胞内 Ca^{2+} 濃度，K_{ATP}：ATP 感受性 K^+ チャネル，ATP：アデノシン三リン酸，ADP：アデノシン二リン酸，IRS-2：インスリン受容体基質 2，PI3K：ホスファチジルイノシトール 3-キナーゼ，mTOR：mammalian target of rapamycin，FFA：遊離脂肪酸

逆に膵β細胞量が低下していることが原因である。

肥満・2型糖尿病では，遺伝的なインスリン分泌低下に加え，炎症性サイトカイン・アディポカイン・脂肪酸などによって惹起される膵β細胞でのインスリン抵抗性により，膵β細胞におけるインスリン受容体-IRS-2-PI3K シグナルが相対的に低下し，膵β細胞の量的・機能障害も惹起・増悪され，さらなるインスリン分泌低下・膵β細胞のインスリンシグナル低下の悪循環が起こっていると考えられる（図 1-9-8）。これが，糖尿病の発症・進行に大きく関与している可能性がある。

【門脇 孝】

参考文献

1) 門脇孝：2型糖尿病の分子機構と治療戦略．日本内科学会雑誌 100：57-64, 2011
2) Kadowaki T et al：Risk factors for worsening to diabetes in subjects with impaired glucose tolerance. Diabestilogia 26：44-49, 1984
3) Kendall DM et al：Clinical application of incretin-based therapy：therapeutic potential, patient selection and clinical use. Am J Med 122：S37-S50, 2009
4) Kadowaki T：Insights into insulin resistance and type 2 diabetes from knockout mouse models. J Clin Invest 106：459-465, 2000
5) Yasuda K et al：Variants in KCNQ1 are associated with susceptibility to type 2 diabetes mellitus. Nat Genet 40：1092-1097, 2008
6) Yamauchi T et al：A genome-wide association study in the Japanese population identifies susceptibility loci for type 2 diabetes at UBE2E2 and C2CD4A-C2CD4B. Nat Genet 42：864-868, 2010
7) Leahy JL：β-cell dysfunction in Type2 diabetes mellitus. Joslin's Diabetes Mellitus, 14th edition, edited by Kahn CR et al, p449-461, Lippincott Williams & Wilkins, 2005
8) Kadowaki T et al：SnapShot：Insulin signaling pathways. Cell 148：624-624, 2012
9) Kadowaki T et al：SnapShot：Physiology of insulin signaling. Cell 148：834-834, 2012
10) Kubota N et al：Dynamic functional relay between insulin receptor substrate 1 and 2 in hepatic insulin signaling during fasting and feeding. Cell Metab 8：49-64, 2008
11) Lazar M：The humoral side of insulin resistance. Nat Med 12：43-44, 2006
12) Yamauchi T et al：The fat-derived hormone adiponectin reverses insulin resistance associated with both lipoatrophy and obesity. Nat Med 7：941-946, 2001
13) Kadowaki T et al：Adiponectin and adiponectin receptors in insulin resistance, diabetes and metabolic syndrome-Adiponectin hypothesis-. J Clin Invest 116：1784-1792, 2006
14) Yamauchi T et al：Cloning of adiponectin receptors that mediate antidiabetic metabolic effects. Nature 423：762-769, 2003
15) Yamauci T et al：Targeted disruption of AdipoR1 and AdipoR2 causes abrogation of adiponectin binding and metabolic actions. Nat Med 13：332-339, 2007
16) Iwabu M et al：Adiponectin and AdipoR1 regulate PGC-1α and mitochondria by Ca^{2+} and AMPK/SIRT1. Nature 464：1313-1319, 2010
17) Rhodes CJ：Type 2 Diabetes-a Matter of β-Cell Life and Death?. Science 307：380-384, 2005
18) Terauchi Y et al：Glucokinase and IRS-2 are required for compensatory β cell hyperplasia in response to high-fat diet-induced insulin resistance. J Clin Invest 117：246-257, 2007
19) Tamemoto H et al：Insulin resistance and growth retardation in mice lacking insulin receptor substrate-1. Nature 372：182-186, 1994
20) Ueki K et al：Total insulin and IGF-I resistance in pancreatic β cells causes overt diabetes. Nat Genet 38：583-588, 2006
21) Kaneko K et al：Class IA phosphatidylinositol 3-kinase in pancreatic β cells controls insulin secretion by multiple mechanisms. Cell Metabolism 12：619-632, 2010

10 遺伝子異常による糖尿病

糖尿病の分類と遺伝子異常による糖尿病

糖尿病とそれに関連する耐糖能低下は,「1型」「2型」「その他特定の機序・疾患によるもの」,および「妊娠糖尿病」に分類されている(**表1-10-1**)。「その他特定の機序・疾患によるもの」はさらに「遺伝因子として遺伝子異常が同定されたもの」と「他の疾患,条件に伴うもの」に大別されている。遺伝子異常による糖尿病はこの「遺伝因子として遺伝子異常が同定されたもの」と「他の疾患,条件に伴うもの」のうちの一部(Wolfram(ウルフラム)症候群など)が該当するが,後者は他稿にて詳述されるので,ここでは「遺伝因子として遺伝子異常が同定されたもの」について解説する。

これはさらに「膵β細胞機能にかかわる遺伝子異常」と「インスリン作用の伝達機構にかかわる遺伝子異常」に分類されている。前者にはインスリン遺伝子,各種MODY(若年発症成人型糖尿病(maturity-onset diabetes of the young))の原因遺伝子やミトコンドリアDNA,アミリン遺伝子,新生児糖尿病の原因遺伝子であるKir6.2遺伝子,SUR1遺伝子などが含まれる(**図1-10-1**)。後者にはインスリン受容体遺伝子が含まれる(**図1-10-2**)。以下にそれぞれについて概説する。

インスリン遺伝子

インスリン遺伝子異常では生物活性の低下したインスリン(異常インスリン症)あるいはプロセッシング異常によりプロインスリンからインスリンの生成の低下(異常プロインスリン症)などにより糖尿病発症にいたる。現在までにインスリン構造遺伝子異常による異常インスリン症や異常プロインスリン症は7種類,14家系が報告されているが,すべて正常と変異遺伝子のヘテロ接合体である。

異常プロインスリン症はアミノ酸置換によりプロインスリンからインスリンへの変換が障害されたものであり,切断部位である塩基性アミノ酸対の部位の変異が主であるが,切断部位以外の変異も存在し,プロインスリンの分泌顆粒内へのソーティングに異常を生じたためと推察されている。

異常インスリンは受容体結合能や生物活性が低下してお

表1-10-1 糖尿病と糖代謝異常*の成因分類

Ⅰ. 1型(β細胞の破壊,通常は絶対的インスリン欠乏にいたる)
A 自己免疫性
B 特発性
Ⅱ. 2型(インスリン分泌低下を主体とするものと,インスリン抵抗性が主体で,それにインスリンの相対的不足を伴うものなどがある)
Ⅲ. その他の特定の機序,疾患によるもの
A. 遺伝因子として遺伝子異常が同定されたもの
(1)膵β細胞機能にかかわる遺伝子異常 　インスリン遺伝子(異常インスリン症,異常プロインスリン症,新生児糖尿病) 　HNF-4α遺伝子(MODY1) 　グルコキナーゼ遺伝子(MODY2) 　HNF-1α遺伝子(MODY3) 　IPF-1遺伝子(MODY4) 　HNF-1β遺伝子(MODY5) 　ミトコンドリアDNA(MIDD) 　NeuroD1遺伝子(MODY6) 　Kir6.2遺伝子(新生児糖尿病) 　SUR1遺伝子(新生児糖尿病) 　アミリン遺伝子 　その他
(2)インスリン作用の伝達機構にかかわる遺伝子異常 　インスリン受容体遺伝子(インスリン受容体異常症A型,妖精症,Rabson-Mendenhall症候群ほか) 　その他
B. 他の疾患,条件に伴うもの
(1)膵外分泌疾患(膵炎,外傷/膵摘出術,腫瘍,ヘモクロマトーシス,その他)
(2)内分泌疾患(Cushing症候群,先端巨大症,褐色細胞腫,グルカゴノーマ,アルドステロン症,甲状腺機能亢進症,ソマトスタチノーマ,その他)
(3)肝疾患(慢性肝炎,肝硬変,その他)
(4)薬剤や化学物質によるもの(グルココルチコイド,インターフェロン,その他)
(5)感染症(先天性風疹,サイトメガロウイルス,その他)
(6)免疫機序によるまれな病態(インスリン受容体抗体,Stiffman症候群,インスリン自己免疫症候群,その他)
(7)その他の遺伝的症候群で糖尿病を伴うことの多いもの(Down症候群,Prader-Willi症候群,Turner症候群,Klinefelter症候群,Werner症候群,Wolfram症候群,セルロプラスミン低下症,脂肪萎縮性糖尿病,筋強直性ジストロフィー,Friedreich失調症,Laurence-Moon-Biedle症候群,その他)
Ⅳ. 妊娠糖尿病

【注】
現時点では上記のいずれにも分類できないものは分類不能とする
*:一部には,糖尿病特有の合併症をきたすかどうかが確認されていないものも含まれる
HNF-4α:肝細胞核因子4α,MODY:若年発症成人型糖尿病,IPF-1:インスリンプロモーター因子1
(文献1を引用)

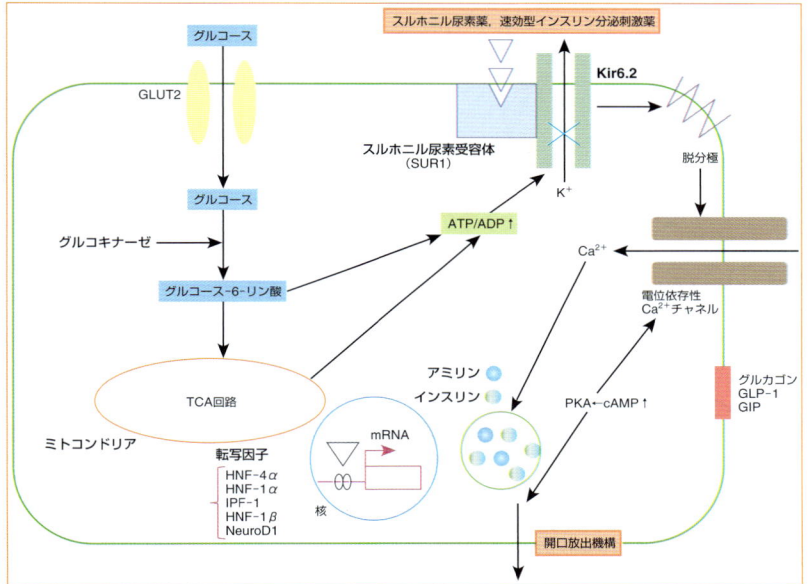

図 1-10-1　膵β細胞機能にかかわる遺伝子異常
GLUT2：糖輸送担体 2，HNF-4α：肝細胞核因子 4α，IPF-1：インスリンプロモーター因子 1，ATP：アデノシン三リン酸，ADP：アデノシン二リン酸，PKA：プロテインキナーゼ A，cAMP：環状アデノシン一リン酸，GLP-1：グルカゴン様ペプチド 1，GIP：胃酸分泌抑制ポリペプチド

り，受容体を介する分解低下のため生体内での半減期が著明に延長している．本症に特徴的な臨床検査成績は，空腹時免疫反応性 IRI/CPR（血中インスリン/C-ペプチド免疫活性）モル比の上昇を伴う著明な空腹時高 IRI 血症である．同様の高 IRI 血症は家系内に常染色体優性遺伝の形式で存在している．また，家系内における糖尿病の発現は不均一であるが，加齢により（40 歳以上では）高率に糖尿病を発症する．その理由としては，本症ではほとんど生物活性を有さない異常インスリンが正常と等モル分泌されており，常に健常者の約 2 倍のインスリン分泌が要求されており，加齢による膵β細胞の疲弊によりインスリン分泌の低下をきたし，糖尿病発症にいたると考えられる．

新生児糖尿病は通常生後 6 カ月以内に糖尿病と診断されるもので，頻度は 30 万〜50 万出産に 1 例とされる．新生児糖尿病には一過性のものと永続性のものが約半数ずつ存在する．最近，新生児糖尿病において多くのインスリン遺伝子異常が報告され，注目されている．これらの変異は S-S 結合に関与する Cys 残基の変異，他のアミノ酸から Cys への変異，S-S 結合に関与する部位の近傍での変異であり，変異インスリンでは S-S 結合が形成されず，正常なプロセッシングを受けないため，小胞体に蓄積する，あるいはこの遊離の Cys が正常なプロインスリンや他の蛋白質と異常な S-S 結合を形成することなどにより，小胞体ストレスを惹起し，膵β細胞の機能異常をきたすと考えられている．インスリン遺伝子異常は新生児糖尿病のうち永続性の約 12% を占めると概算されている．また，ごくまれではあるが，MODY や自己抗体陰性の 1 型糖尿病においても発見されている．

これまで述べてきたインスリン遺伝子異常はヘテロ接合体（優性遺伝形式となる）であったが，ごく最近，劣性遺伝（ホモ接合体または複合ヘテロ接合体）のインスリン遺伝子異常が新生児糖尿病で報告された．インスリン遺伝子の欠失，遺伝子発現を制御するプロモーターの変異，翻訳開始コドン（ATG）の変異，ナンセンス変異（終止コドンへの変異），ポリアデニレーションシグナルの変異（mRNA の安定性に影響）などによるものであった．

MODY

MODY は若年発症（一般に 25 歳以下），常染色体優性遺伝形式で糖尿病が認められる家系であるが，MODY の原因は一つではなく，現在まで少なくとも 6 つの原因遺伝子が同定されている（表 1-10-2）．これらのうち MODY2（グルコキナーゼ）を除いた他の MODY はすべて膵β細胞などで働く転写因子の異常によるものである．

- **HNF-1α（肝細胞核因子 1α）遺伝子異常（MODY3）**　日本人 MODY のなかで最も高頻度である．HNF-1α はホモダイマーあるいは HNF-1β とヘテロダイマーを形成し，作用する．インスリン分泌障害は軽度から高度まで

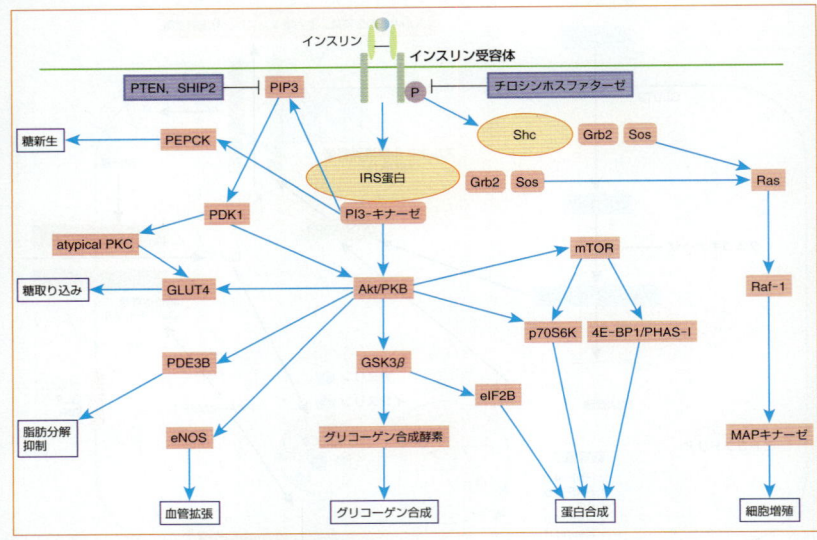

図 1-10-2　インスリン作用の伝達機構にかかわる遺伝子異常
PIP₃：ホスファチジルイノシトール三リン酸，IRS：インスリン受容体基質，PEPCK：ホスホエノールピルビン酸カルボキシキナーゼ，PI3：ホスファチジルイノシトール3，PKC：プロテインキナーゼC，mTOR：mammalian target of rapamycin，GLUT4：糖輸送蛋白4，PDE：ホスホジエステラーゼ，eNOS：内皮型一酸化窒素合成酵素，eIF：真核細胞開始因子，GSK3β：glycogen synthase kinase 3β，MAP：分裂促進因子活性化蛋白

表 1-10-2　MODY（若年発症成人型糖尿病）の原因遺伝子

	原因遺伝子	遺伝子座位	機能
MODY1	HNF-4α	20q12-q13.1	転写因子
MODY2	グルコキナーゼ	7q15-p13	解糖系酵素
MODY3	HNF-1α	12q24.2	転写因子
MODY4	IPF-1	13q12.1	転写因子
MODY5	HNF-1β	17cen-q21.3	転写因子
MODY6	NeuroD1	2q32	転写因子

- グルコキナーゼのホモの変異では新生児糖尿病
- MODY5 では腎機能障害を高率に合併

HNF-4α：肝細胞核因子4α，IPF-1：インスリンプロモーター因子1

さまざまである．尿糖の再吸収閾値が低下するため，尿糖陽性として発見されることも多い．

- **HNF-4α遺伝子異常（MODY1）**　耐糖能障害はMODY3に類似する．HNF-4αはHNF-1αの発現を制御する．また，脂質代謝関連の遺伝子も制御するため，脂質代謝異常にも関連する．
- **HNF-1β遺伝子異常（MODY5）**　糖尿病以外に腎障害を合併することが特徴である．
- **IPF-1（インスリンプロモーター因子1）遺伝子異常（MODY4）**　ホモ接合体では膵の無形成を，ヘテロで糖尿病を発症する．
- **NeuroD1遺伝子異常（MODY6）**　日本人ではまだ報告がない．

グルコキナーゼは解糖系の律速酵素であり，膵β細胞と肝臓でグルコースセンサーとして働いている．グルコキナーゼ遺伝子異常（MODY2）により，膵β細胞ではグルコースによるインスリン分泌閾値が変化する．肝臓では糖取り込み，糖新生も抑制，グリコーゲン合成などに影響する．グルコキナーゼ遺伝子異常は，ほとんどヘテロ接合体で出生時より軽度の高血糖を示すが，糖尿病は軽症で合併症の頻度も高くない．なお，グルコキナーゼのホモの異常例ではインスリン分泌がまったく認められず，新生児糖尿病となる．

ミトコンドリア遺伝子

膵β細胞におけるグルコースによるインスリン分泌にはミトコンドリアがきわめて重要である．ミトコンドリア遺伝子異常による糖尿病の代表として，3243A/G点変異がある．日本人糖尿病患者の約1％に認められる．母系遺伝，感音性難聴が特徴である．3243変異以外にも糖尿病と関連するミトコンドリア遺伝子異常も報告されている．

新生児糖尿病の原因遺伝子（インスリン遺伝子以外）

新生児糖尿病は通常生後6カ月以内に糖尿病と診断されるもので，頻度は30万〜50万出産に1例とされるまれな病態である．新生児糖尿病には一過性のものと永続性のものが約半数ずつ存在し，永続性では生涯にわたり治療が必要であるが，一過性では自然寛解が数カ月以内に認められる．ただ，再燃もしばしば認められる．

新生児糖尿病の原因遺伝子として，前述したインスリン遺伝子以外に膵β細胞のインスリン分泌調節に重要なATP感受性K^+（K_{ATP}）チャネルを構成するKir6.2とSUR1の遺伝子異常がそれぞれ報告されている．重症例では発育障害，てんかんを伴い，DEND（Developmental delay, Epilepsy, Neonatal Diabetes）症候群と呼ばれる．また，これらの異常による新生児糖尿病では高用量のスルホニル尿素（SU）薬により治療可能な場合があり，遺伝子診断が臨床的に重要な意味を持つ．

アミリン

アミリンは2型糖尿病の膵Langerhans（ランゲルハンス）島に沈着しているアミロイドの主要構成成分として同定された分泌蛋白である．20番目のセリンのグリシンへのミスセンス変異が報告され，本変異は日本人2型糖尿病患者で有意に高頻度であった．また，本変異は白人やアフリカ人では報告がなく，アジア人特有の可能性がある．本変異アミリンは，正常アミリンに比しアミロイド生成能が高く，細胞傷害性が強いことが報告されている．

インスリン受容体遺伝子

インスリン受容体異常症は，インスリン受容体遺伝子異常によりインスリン抵抗性をきたす先天性のA型と，インスリン受容体抗体によりインスリン抵抗性をきたす後天性のB型に大別される．

B型は自己免疫疾患であり，インスリン受容体遺伝子異常によるものではない．一方A型はインスリン受容体の遺伝子異常によることが多く，インスリン受容体結合の低下を認める（狭義のA型），インスリン受容体結合には異常がないが，結合後の作用低下を示すA型亜型（C型）および妖精症などの先天異常に伴うものに分けられている．

【西 理宏・南條 輝志男】

参考文献
1) 清野裕ほか：糖尿病の分類と診断基準に関する委員会報告．糖尿病 53: 450-467, 2010
2) 西理宏ほか：概念・定義・分類．最新医学別冊（新しい診断と治療のABC18 代謝2 糖尿病 改訂第2版），花房俊昭編，p9-17, 2010
3) 西理宏：その他特定の機序・疾患によるもの．生涯教育シリーズ 79 日本医師会雑誌第139巻 特別号（2）糖尿病診療 2010，岩本安彦ほか監修，渥美義仁ほか編，pS62-S66, 2010
4) 日本糖尿病学会編：糖尿病遺伝子診断ガイド 第2版，文光堂，2003

11 その他の疾患・病態に伴う糖尿病

はじめに

「糖尿病と糖代謝異常の成因分類」において，「Ⅲ. その他の特定の機序，疾患によるもの」は「A. 遺伝因子として遺伝子異常が同定されたもの」と「B. 他の疾患，条件に伴うもの」に大別され，後者（B）が本稿の主題である．

種々の疾患，症候群や病態の一部として糖尿病・糖代謝異常を伴う場合があり，二次性糖尿病とも呼ばれる．具体的には，①膵外分泌疾患，②内分泌疾患，③肝疾患，④薬剤や化学物質によるもの，⑤感染症，⑥免疫機序によるまれな病態，⑦その他の遺伝的症候群で糖尿病を伴うことの多いもの，に分類される（表1-11-1）．以下に代表的な疾

表1-11-1 糖尿病と糖代謝異常の成因分類

Ⅲ. その他の特定の機序，疾患によるもの
B. 他の疾患，条件に伴うもの
膵外分泌疾患
膵炎
外傷／膵摘手術
腫瘍
ヘモクロマトーシス
その他
内分泌疾患
Cushing症候群
先端巨大症
褐色細胞腫
グルカゴノーマ
アルドステロン症
甲状腺機能亢進症
ソマトスタチノーマ
その他
肝疾患
慢性肝炎
肝硬変
その他
薬剤や化学物質によるもの
グルココルチコイド
インターフェロン
その他
感染症
先天性風疹
サイトメガロウィルス
その他
免疫機序によるまれな病態
インスリン受容体抗体
Stiffman症候群
インスリン自己免疫症候群
その他の遺伝的症候群で糖尿病を伴うことの多いもの
Down症候群
Prader-Willi症候群
Turner症候群
Klinefelter症候群
Werner症候群
Wolfram症候群
セルロプラスミン低下症
脂肪萎縮性糖尿病
筋強直性ジストロフィー
Friedreich失調症
Laurence-Moon-Biedl症候群
その他

（文献1を引用）

患・病態について解説する．

膵外分泌疾患による糖尿病

膵性糖尿病とも呼ばれる．

膵炎：
- **急性膵炎** 重症であるほど糖代謝異常が起こりやすい．インスリンを分泌する膵β細胞に対する障害に加え，ストレスによるインスリン拮抗ホルモンの分泌増加が原因であると考えられる．急性膵炎の改善とともに糖代謝異常も消失することが多く，遷延化することは少ない．
- **慢性膵炎** 慢性膵炎患者の約40％が糖尿病を合併し，非糖尿病状態から糖尿病へ移行する割合は年率約4％と報

告されている．特に，アルコール性慢性膵炎で飲酒を継続している症例では，糖尿病を合併する頻度が高い．膵外分泌組織の線維化が高度になると，膵島への血流が障害されるだけでなく，膵島が破壊され膵β細胞が減少して，糖尿病を発症すると考えられる．また，グルカゴンを分泌する膵α細胞も減少するため，低血糖を起こしやすく，血糖値が変動しやすい不安定型糖尿病を示すことが多い．

● **自己免疫性膵炎** 糖尿病の合併率は約80％と報告されているが，これには以前から糖尿病が存在していた者と，自己免疫性膵炎の発症とともに糖尿病を発症した者（膵性糖尿病）とが含まれる．後者の膵性糖尿病の場合には，自己免疫性膵炎の治療としてグルココルチコイドを使用すると，耐糖能がむしろ改善することが経験され，その機序として膵外分泌組織や膵島の炎症細胞浸潤・線維芽細胞の消退や炎症性サイトカインの軽減，膵島への血流の改善などが想定されている．しかしながら，グルココルチコイド投与が長期にわたると，薬剤による糖尿病（後述）を発症する可能性がある．

外傷/膵摘手術：生体膵臓移植のドナー症例の検討などから，正常耐糖能者の膵臓の50％を切除した場合，インスリン分泌は低下するものの糖尿病を発症しないと考えられる．しかしながら，外傷前・手術前より糖代謝異常が存在している場合や慢性膵炎などで線維化が進行している場合はこのかぎりではない．また，膵全摘後の糖尿病では，インスリンのみならずグルカゴンも消失するため，不安定型糖尿病を呈する．

腫瘍（膵癌）：内外の大規模な疫学研究から糖尿病は膵癌のリスクであると考えられるが，逆に膵癌を契機として糖尿病を発症したと判断される症例を臨床的にしばしば経験する．膵癌による糖尿病ではインスリン分泌低下が認められ，その機序としては膵島への浸潤や主膵管閉塞による膵管内圧上昇，炎症反応に伴う膵β細胞障害が想定されている．

ヘモクロマトーシス：ヘモクロマトーシスは体内における鉄貯蔵の異常な増加と，それに引き続く各種臓器の組織障害による疾患であり，遺伝性と鉄過剰の原因が同定しうる続発性に分類される．遺伝性ヘモクロマトーシスでは約半数に明らかな糖尿病が認められ，その機序としては肝細胞への鉄沈着によるインスリン抵抗性の悪化と膵β細胞への鉄沈着によるインスリン分泌の障害が考えられる．

その他：日本人・アジア人ではきわめてまれであるが，白人において最も頻度の高い常染色体劣性遺伝疾患として知られている膵嚢胞線維症/囊胞性線維症（cystic fibrosis）では，膵外分泌機能を含めた全身の外分泌腺の障害に加えて，インスリン分泌低下を伴う糖尿病・糖代謝異常が約半数に認められる．原因遺伝子として，cAMP（環状アデノシン一リン酸）依存性Cl⁻チャネルである囊胞性線維膜貫通調節因子（CFTR）が同定されている．

内分泌疾患による糖尿病

Cushing症候群：グルココルチコイドの過剰症であり，約半数に糖尿病を合併する．グルココルチコイドはインスリン拮抗ホルモンの代表であり，インスリン抵抗性を悪化させる（「薬剤や化学物質による糖尿病」の項参照）．

先端巨大症：成長ホルモンの過剰症であり，約40％に糖尿病を合併する．過剰な成長ホルモンは，骨格筋や肝臓での糖利用の阻害，肝臓での糖新生の亢進などによりインスリン抵抗性を悪化させる．

褐色細胞腫：カテコールアミンの過剰症であり，約40％に糖尿病を合併する．過剰なカテコールアミンはα受容体を介してインスリン分泌を抑制し，肝臓での糖新生の亢進，脂肪組織での脂肪分解の亢進などによりインスリン抵抗性を悪化させる．

グルカゴノーマ：グルカゴン産生腫瘍によるグルカゴンの過剰症であり，約2/3に糖尿病を合併する．膵腫瘍そのものの存在に加えて，過剰なグルカゴンにより肝臓での糖新生の亢進や肝臓・骨格筋のグリコーゲン分解の亢進などが生じてインスリン抵抗性が悪化し，糖尿病を発症するものと考えられる．

アルドステロン症：アルドステロンの過剰症であり，軽度の糖代謝異常を約半数に認めるが，明らかな糖尿病の合併は少ない．本症における低カリウム血症がインスリン分泌を低下させ，耐糖能を悪化させると考えられる．

甲状腺機能亢進症：約半数に軽度の糖代謝異常を認めるが，明らかな糖尿病の合併は少ない．甲状腺機能亢進症においては，胃腸運動の亢進による糖吸収の促進，肝臓での糖新生の亢進，脂肪分解・蛋白分解の亢進，インスリンクリアランスの増加が認められ，耐糖能の悪化を招くものと考えられる．なお，Basedow病の場合には1型糖尿病の合併に留意する必要があり，自己免疫的機序の共通性が想定されている．

ソマトスタチノーマ：ソマトスタチン産生腫瘍によるソマトスタチンの過剰症であり，まれな疾患である．膵腫瘍そのものの存在に加えて，ソマトスタチンによるインスリン分泌抑制が耐糖能を悪化させると考えられる．

肝疾患による糖尿病

慢性肝炎・肝硬変では肝臓での糖利用が低下し，インスリン抵抗性が悪化することで糖尿病・糖代謝異常をきたす．代償性の高インスリン血症により，糖代謝異常が軽度にとどまる場合もある．また，肝疾患が進行し，肝臓での糖新生やグリコーゲン蓄積が低下している場合には，むしろ空腹時低血糖が認められ，血糖管理においては低血糖の遷延にも留意する必要がある．

薬剤や化学物質による糖尿病

糖尿病・糖代謝異常をきたす可能性のある代表的な薬剤や化学物質を**表1-11-2**にあげる．

グルココルチコイド：ステロイド糖尿病とも呼ばれる．グルココルチコイドはインスリン拮抗ホルモンの代表格で，さまざまな臓器に対して多彩な作用を示しインスリン抵抗性を悪化させることで糖尿病・糖代謝異常をきたす．具体的な機序として，肝臓での糖新生の亢進，骨格筋や肝臓・脂肪組織での糖利用の阻害，脂肪分解・蛋白分解の亢進，グルカゴンの分泌増加などが考えられる．代償性の高インスリン血症により，糖代謝異常が軽度にとどまる場合もある．一般的には，空腹時血糖値の上昇は軽度で，昼食後・夕食後に高血糖を呈することが多いが，グルココルチコイドの投与量が多い場合や長期にわたる場合には，空腹時血

表 1-11-2 糖尿病・糖代謝異常をきたす可能性のある代表的な薬剤や化学物質

グルココルチコイド
インターフェロン
その他
- 利尿薬：サイアザイド，ループ利尿薬
- β遮断薬（降圧薬）
- フェニトイン（抗痙攣薬）
- 免疫抑制剤：シクロスポリン，タクロリムス（FK-506）
- ジアゾキシド（高インスリン血性低血糖症治療薬）
- ストレプトゾトシン
- ペンタミジン（ニューモシスチス・カリニ肺炎治療薬）
- プロテアーゼ阻害薬（抗 HIV 薬）
- 非定型抗精神病薬：オランザピン，クロザピン
- ホルモン薬：プロゲステロン，エストロゲン，成長ホルモン，グルカゴン，甲状腺ホルモン
- ニコチン酸（脂質異常症治療薬）

糖値も上昇するようになる。

インターフェロン：インターフェロン投与の副作用として 0.1〜5% 未満の頻度で糖尿病が発症ないしは増悪するとされている。慢性肝炎の患者に対してインターフェロンを使用した場合には，インスリン抵抗性をさらに悪化させることで糖尿病・糖代謝異常を来すと考えられる。また，急激な血糖上昇を伴う自己免疫性の 1 型糖尿病を発症する症例も少なからず報告されており，インターフェロン投与に際しては定期的な血糖モニタリングが重要である。

その他：
- **利尿薬**　サイアザイドやループ利尿薬は，低カリウム血症によりインスリン分泌を低下させる。
- **β遮断薬（降圧薬）**　インスリン分泌を低下させる作用に加え，インスリン抵抗性を悪化させる。逆に，低血糖時には自覚症状をマスクし低血糖からの回復を遅延させる可能性があることに留意する。
- **フェニトイン（抗痙攣薬）**　インスリン分泌を低下させる。
- **免疫抑制剤**　シクロスポリン，タクロリムス（FK-506）はインスリン分泌を低下させる。
- **ジアゾキシド（高インスリン血性低血糖症治療薬）**　膵β細胞の ATP 感受性 K^+（K_{ATP}）チャネルを開口させ膵β細胞を過分極させることにより，インスリン分泌を低下させる。
- **ストレプトゾトシン**　膵β細胞を選択的に破壊し，インスリン分泌を低下させる。インスリン分泌低下型の糖尿病モデル動物の作製に汎用されている。治療目的でインスリノーマの患者に使用することもある。
- **ペンタミジン（ニューモシスチス・カリニ肺炎治療薬）**　インスリン分泌を低下させる。
- **プロテアーゼ阻害薬（抗 HIV〈ヒト免疫不全ウイルス〉薬）**　長期に使用するとリポジストロフィー（脂肪異栄養症）・インスリン抵抗性を伴う糖尿病・糖代謝異常をきたす。
- **非定型抗精神病薬**　オランザピンとクロザピンは，著しい高血糖，糖尿病性ケトアシドーシス，糖尿病性昏睡などの重大な副作用が報告されたため，糖尿病患者に対する投与は各々禁忌・原則禁忌となっている。急激な体重増加に伴うインスリン抵抗性の悪化に加え，インスリン分泌を低下させる可能性も想定されている。
- **ホルモン薬**　プロゲステロンやエストロゲンはインスリン抵抗性を悪化させる。高用量の経口避妊薬は糖代謝異常・糖尿病の悪化をきたす可能性がある。
- **ニコチン酸（脂質異常症治療薬）**　インスリン抵抗性を悪化させる。

感染症による糖尿病

因果関係が明瞭なものとして先天性風疹が代表的である。免疫のない女性が妊娠初期に風疹に罹患すると，風疹ウイルスが胎児に感染し，出生児に先天性風疹症候群と呼ばれる障害をきたすことがある。三大症状は先天性心疾患，難聴，白内障であるが，このほかに糖尿病を伴うことがある。

免疫機序によるまれな病態に伴う糖尿病

インスリン受容体抗体：インスリン受容体異常症 B 型の原因となる。インスリン受容体抗体はインスリンとインスリン受容体の結合を阻害するため，インスリンシグナル伝達を障害し，インスリン抵抗性を悪化させる。他の自己免疫疾患（Sjögen 症候群，進行性全身性硬化症〈PSS〉，全身性エリテマトーデス〈SLE〉など）を伴うことが多い。

Stiffman 症候群：抗 GAD（グルタミン酸脱炭酸酵素）抗体が陽性を示し，全身の筋硬直を特徴とする自己免疫性神経疾患である。1 型糖尿病を合併しやすい。現在，1 型糖尿病の診断で汎用されている抗 GAD 抗体は，もともと本症候群の自己抗体として見出されたものである。

インスリン自己免疫症候群（平田病）：1970 年に平田幸正らによってはじめて報告された。外因性のインスリン投与歴がないにもかかわらず，高力価のインスリン自己抗体が存在する。このため，内因性に分泌されたインスリンの多くが自己抗体と結合して生理活性を失い，高インスリン血症を認めるにもかかわらず，高血糖を呈する。しかしながら，無制御に自己抗体がインスリンから遊離すると，生理活性を有するフリーのインスリンが急増し低血糖を起こす。抗甲状腺薬のチアマゾールや肝庇護薬のチオプロニンやグルタチオン，サプリメントのαリポ酸など SH 基を含む薬剤・食品の摂取との関連や特定のヒト白血球抗原（HLA）（DR4〈DRB1*0406〉）との関連が報告されている。

その他の遺伝的症候群で糖尿病を伴うことの多いもの

50 以上の異なった遺伝的症候群で糖尿病・糖代謝異常を伴うことが知られている。具体的には，染色体異常（Down 症候群，Turner 症候群，Klinefelter 症候群），肥満に随伴した重度のインスリン抵抗性症候群（Prader-Willi 症候群，Laurence-Moon-Biedl 症候群），早老症候群（Werner 症候群），遺伝性神経筋疾患（筋強直性ジストロフィー，Friedreich 失調症），セルロプラスミン低下症（Wilson 病，Menkes 症候群）などがある。また，Wolfram 症候群としても知られている DIDMOAD（diabetes insipidus, diabetes mellitus, optic atrophy and deafness〈尿崩症・糖尿病・視神経萎縮・難聴を合併する遺伝性疾患〉）では膵β細胞の選択的な消失が認められる。

また，脂肪萎縮性糖尿病は先天性ないしは後天的に脂肪組織が全身あるいは部分的に欠落，萎縮するため重度のインスリン抵抗性を呈し，レプチン補充療法が有効であると

報告されている。

【高本 偉碩】

参考文献
1) 清野裕ほか:糖尿病の分類と診断基準に関する委員会報告. 糖尿病 53:450-467, 2010
2) 日本糖尿病学会編:糖尿病専門医研修ガイドブック 改訂第4版, 診断と治療社, 2009
3) 金澤康徳ほか監訳:ジョスリン糖尿病学 第2版, メディカル・サイエンス・インターナショナル, 2007

12 妊娠糖尿病および糖尿病合併妊娠

妊娠糖尿病

はじめに

糖代謝異常と妊娠の関連が200年も前に記述されていながら、妊娠糖尿病(gestational diabetes mellitus:GDM)という命名がなされたのはわずか約50年前である。その定義も軽い糖代謝異常から、妊娠中に発症した顕性糖尿病を含めるなど紆余曲折があった。

しかし2010年3月 International Association of Diabetes and Pregnancy Study Groups(IADPSG)(あえて「国際糖尿病・妊娠学会」と訳す)の主導で定義の変更、統一化が提案され[1]、今日世界的に新しい定義と診断基準に変わりつつある。

わが国では2010年6月にいちはやく変更している[2]。いままで、米国が定めた妊娠糖尿病の定義をそのまま使用する風潮がわが国にあり、指導的役割を担う人々でさえ糖尿病合併妊娠と妊娠糖尿病を混同する人が多く、学会発表においても論文でも常に混乱を招いていた。

妊娠糖尿病は妊娠によってはじめて発症、もしくははじめて発見された軽い糖代謝異常で、糖尿病域に達していないものである。無治療に経過すると巨大児分娩が多く、母体は後年糖尿病に進展する率が高いことを特徴とする。したがって2型糖尿病の前段階(pre-stage)であり、predictorであるといえる。

糖尿病合併妊娠は糖尿病を持っている患者の妊娠で、病態、治療、管理がかなり異なるので、混同は避けなければならない。

▶ 定義・概念／診断　新しい妊娠糖尿病の定義と診断基準は、妊娠中どの程度の高血糖が母子にリスクを与えるかという命題のもとに、約15年かけて行われたHAPO (Hyperglycemia and Adverse Pregnancy Outcome) Studyの研究成果に基づいている[3,4]。世界9カ国、2万3,316人の妊娠24～32週における妊婦を対象に75g経口ブドウ糖負荷試験(75gOGTT)を施行。出生時体重、帝王切開率、新生児低血糖、37週以前の早産、臍帯血CPR、肩甲難産または分娩事故、高ビリルビン血症、子癇前症の8項目と血糖値の関係を解析検討し、診断基準を設定している。IADPSGがシカゴで行われていた International Workshop-Conference on Gestational Diabetes(妊娠糖尿病に関する国際ワークショップ-カンファレンス)との協力により完成させた。

新しく改変された妊娠糖尿病(GDM)の定義は、「妊娠中にはじめて発見または発症した糖尿病にいたっていない糖代謝異常である。妊娠時に診断された明らかな糖尿病(overt diabetes in pregnancy)は含めない」である。

表1-12-1に従来用いられていた日本糖尿病学会の診断基準と、新診断基準を対比させた。両者は大変よく類似しているが、以前のわが国の診断基準は前値が高すぎた感があり、また75gOGTTにおいて異常値2点以上を用いているが、今回は1点以上を満たしたものを妊娠糖尿病と診断しているところが異なる。

妊娠時に診断された明らかな糖尿病(overt diabetes in pregnancy)とは、以下のいずれかを満たした場合に診断する。

1 空腹時血糖値≧126mg/dL
2 HbA1c≧6.5%(HbA1c〈JDS〉≧6.1%)[注]
3 確実な糖尿病網膜症が存在する場合
4 随時血糖値≧200mg/dLあるいは75gOGTTで2時間値≧200mg/dLの場合(この場合には空腹時血糖かHbA1cで確認)

※基本的には日本糖尿病学会の糖尿病の診断基準に準じる。

- 注1:国際標準化を重視する立場から、新しいHbA1c値(%)は、従来わが国で使用していたJDS(Japan Diabetes Society)値に0.4%を加えたNGSP (National Glycohemoglobin Standardization Program)値を使用するものとする。
- 注2:HbA1c<6.5%(HbA1c〈JDS〉<6.1%)で75gOGTT2時間値≧200mg/dLの場合に、妊娠中に診断された明らかな糖尿病とは判定しがたいので、high risk GDM(高リスクGDM)と命名し、妊娠中は糖尿病に準じた管理を行い、出産後は糖尿病に移行する可能性が高いので慎重なフォローアップが必要である。

▶ 疫学　妊娠糖尿病は妊娠によって惹起された糖代謝異常であるので、一般には妊娠半ば以降に起こるものであるが、2型糖尿病を主流とする国では、妊娠前から存在した

表1-12-1 妊娠糖尿病の診断基準

日本糖尿病学会の診断基準		IADPSG推奨の新診断基準		
75gOGTT		75gOGTT		
	(mg/dL)		(mg/dL)	(mmol/L)
前値	100	前値	92	5.1
1時間値	180	1時間値	180	10.0
2時間値	150	2時間値	153	8.5
いずれか2つ以上異常値がある場合		1つあるいはそれ以上の異常値がある場合GDMと診断		

IADPSG:International Association of Diabetes and Pregnancy Study Group、75gOGTT:75g経口ブドウ糖負荷試験、GDM:妊娠糖尿病

未診断の糖尿病や糖代謝異常が妊娠してはじめて見出されることがしばしばある．妊娠前から存在した糖尿病は別として，糖代謝異常は本来なら妊娠の影響を受けていない単なる境界型であるが，命名が煩雑になると医療者の理解を困難にするので，妊娠初期でも空腹時血糖値 92 mg/dL 以上，あるいは OGTT で診断基準を満たせばさしあたって妊娠糖尿病と呼ぶと，IADPSG も日本糖尿病・妊娠学会でも決めている．

産科側の調査によると旧診断基準から新診断基準への変更によって，妊娠糖尿病の頻度は，2.1％から 8.5％，と 4 倍の増加が認められる．しかし，この増加は周産期合併症の減少，将来の糖尿病予防に役立つうえで新診断基準は有用であると報告されている．事実高血糖から多くの母子を綿密に守ることになる点では意義深いと思われる．

したがって，妊娠中の糖代謝異常のスクリーニングは空腹時血糖値が最もよいと欧米では主張している．妊娠糖尿病の診断も兼ねられるからである．わが国では全妊婦の初診時に随時血糖を採り，100 mg/dL 以上の場合を異常とし，次の段階で OGTT を行い，妊娠糖尿病の診断をつける．陰性なら再び妊娠中期，後期に随時血糖を測定することを繰り返しスクリーニングしていく．

現在，妊娠糖尿病のスクリーニングは，初診時にすべての妊婦に施行されるべきである．

初診時によくアナムネーゼを聴取する．

① 妊娠中の家族歴を持つ者，② 過去における巨大児分娩者，③ 肥満者，④ 尿糖陽性妊婦，⑤ 35 歳以上の妊婦は，特に妊娠糖尿病発症に関する高い危険因子を持ち，さらに妊娠中，妊娠糖尿病から顕性糖尿病に進展する可能性を持つ者として，注意深い経過観察を必要とする．

まだ糖尿病の影響を受けていない妊娠初期の高血糖を無理に妊娠糖尿病と呼ぶのは不自然であるばかりでなく，妊娠初期に糖代謝異常があると奇形児出産の率が高いので，妊娠してからではなく，妊娠前に血糖チェックを受けて，異常であれば正常血糖を正してから妊娠するという手順をとることが理想であるといえる．

● **病因・病態生理と分子メカニズム**　妊娠糖尿病は前述したように 2 型糖尿病の前状態であり，predictor であると考えられている．

ゆえに妊娠糖尿病の成因は，低インスリン分泌を主調とし，インスリン抵抗性が基盤となっている 2 型糖尿病の成因に等しいといえる．ただ，妊娠は胎児発育のために母体の代謝が増加し，さらに非妊娠と異なる胎盤形成によって，妊娠の経過につれて胎盤産生ホルモン，サイトカインの分泌が増加，インスリン抵抗性が増強されるので，妊娠糖尿病はこれらの状態が妊娠によって一過性に顕性化したものである．

その病態は基本的には正常妊婦の生理的変化に似ているが，病態，さらにインスリン分泌，インスリン抵抗性などは肥満，非肥満，人種差などによって異なり，一様ではない．概して，

[1] 妊娠中はインスリン抵抗性が強いので妊娠が進むにつれインスリン分泌は亢進するが，症例によっては低値を示す症例もある．肥満，非肥満によっても異なる．

[2] インスリン分泌が高いわりに食後高血糖が強い．

[3] ブドウ糖は胎児の主エネルギー源になるので，胎盤を通過して胎児に供給され，母体の空腹時血糖は妊娠が進むにつれて低下する．

といった特徴を持っているが，糖尿病合併妊娠と異なり，妊娠中無治療に経過しても急速にケトアシドーシスに陥ることはない．

● **臨床症状・検査成績**　妊娠糖尿病の臨床症状はなにもない．インスリン抵抗性を含む糖代謝に関する研究的検査は別として，一般ルーティンの検査としては，妊娠糖尿病

妊娠糖尿病の定義に関する歴史的変遷

糖代謝異常と妊娠が深い関係を持つことは，すでに 1828 年 Edinburgh Medical Journal に報告されている．

200 年も前から関心が寄せられていながら，Gestational Diabetes Mellitus という医学用語を，いつ，誰が命名したかは定かでない．ただ 1961 年 The New England Journal of Medicine に O'Sullivan によって書かれたものが最初ではなかろうか．彼は「Gestational Diabetes is defined as a transient abnormality of glucose tolerance during pregnancy (妊娠糖尿病とは妊娠中に認められる一過性の糖代謝異常と定義される)」と述べている．1971 年 "Joslin's Diabetes Mellitus, 11th edition" のなかで Pricilla White は，妊娠中の催糖尿病的効果の一つとして Gestational Diabetes という用語を用い，分娩後正常化するが，次の分娩で再燃するものとすでに指摘している．さらに，1977 年 Pedersen J の著書 "The Pregnant Diabetic and her Newborn, 2nd edition" には，「Gestational Diabetes とは空腹時血糖値が正常で，妊娠中はじめて GTT で糖尿病を認め，分娩後短期間で正常化するもの」と理解すべきであろうと記述されている．

妊娠糖尿病に関する国際的な会議は，シカゴで Freinkel, Metzger らを中心として開催された International Workshop-Conference on Gestational Diabetes (妊娠糖尿病に関する国際ワークショップ-カンファレンス) が活発で，かつ権威を持っていた．1979 年に第 1 回が行われ，第 2 回は 1984 年，その第 6 回まで続き，その第 6 回が第 3 回 IADPSG の会議と共催であった．

従来，妊娠糖尿病の定義や診断基準は，各国によって異なり，統一されていなかった．妊娠糖尿病を「空腹時血糖値は正常，GTT 異常で分娩後正常化するもの」とすると，妊娠中診断がつかない点が問題になっていた．

第 2 回妊娠糖尿病に関する国際ワークショップ-カンファレンスでは，「妊娠中にはじめて発見，または発症した種々な程度の耐糖能低下で治療にインスリンが必要か否か，分娩後治療が続いても，また妊娠前からそれが存在した可能性も問わない」としている．

1997 年，米国糖尿病学会 (ADA) が妊娠糖尿病の定義にこれを採用したことから混乱が生じはじめた．妊娠可能な年代に 1 型糖尿病の多い米国では，白人を対象にした場合，この定義でも矛盾はない．しかし 2 型糖尿病が 95％を占めるわが国にこの ADA の定義を採用すると，不当な混乱を招くのみであったが，わが国には「国際的標準は外国から来る」とする思想が存在するので，この定義が一世を風靡してしまっていた．

わが国がこの定義に従うと，妊娠糖尿病のなかに未診断の 2 型糖尿病，増殖網膜症や腎症を持つ症例まで含まれることになり，大きな問題となっていた．著者は機会あるごとにこの定義が 2 型糖尿病を主流とする国に適合しない問題点を指摘してきた[5]．

2 型糖尿病の定義はいま世界中で増え続け，ようやく妊娠糖尿病の定義がグローバルに適合するように変更されたのである．定義，診断基準の国際統一化によって，同じスタンスに立ったグローバルな比較研究が容易になることが期待される．

の診断に必要な空腹時，随時血糖検査，ブドウ糖負荷試験（GTT）がある（その判定基準については「定義・概念／診断」の項参照）。妊娠糖尿病は診断後妊娠中に治療しフォローアップを必要とするが，HbA1cやグリコアルブミン（GA）は妊娠全経過正常範囲を示すので，測定の意味はない。

■ **治療と薬理メカニズム** 妊娠糖尿病の治療管理で最も大切なことは，妊婦のなかから妊娠糖尿病を可及的すみやかに検出すること，検出後は血糖正常化に努めること，妊娠中に妊娠糖尿病が明らかな糖尿病に進展しないか追跡すること，分娩後明らかな糖尿病になっていないかフォローすることである。

旧診断法を用いた著者の経験による妊娠糖尿病96分娩例，96児の新生児合併症は過体重（HFD）6児（6.3％），奇形児2児（2.1％），低血糖2児（2.1％），高ビリルビン血症4児（4.2％），呼吸障害4児（4.2％），低カルシウム血症4児（4.2％），多血症3児（3.1％）で糖尿病母体より生まれた児の合併症よりははるかに少ないが，高血糖を持つ母体児の特徴を有していた。したがって，妊娠糖尿病の治療目標は血糖正常化である。

妊娠糖尿病の治療の基本は糖尿病妊婦と同じく食事療法である。約90％の症例が食事療法のみで血糖正常化を保つことができる。

非肥満妊婦に関しては，
- 妊娠前半：標準体重1kg/30 kcal + 150 kcal（付加熱量）
- 妊娠後半：+350 kcal

とする。この食事療法で，食後血糖値はおおむね100 mg/dL以下となるが，万一食後1時間または2時間値が120 mg/dLを超える場合にはインスリン治療を行う。最大インスリン使用量も9±4単位（8〜18単位）でコントロール可能である。妊娠糖尿病は軽い糖代謝異常であるので，コントロール手段として，血糖自己測定は必要なく，HbA1cは意味を示さない。

それにもかかわらず新生児合併症を皆無にすることは困難なので，繊細かつ厳重な治療を要する。妊娠中に軽い糖代謝異常から糖尿病に進展する例を的確にとらえるためには，妊娠糖尿病の危険因子を持った症例は特にスクリーニングを繰り返し行うことである。

分娩後の追跡に関しては，症例数，追跡年数ともO'Sullivanが最高で，23年後70％の糖尿病への高い進展率を示している。しかし，28施設，6週から28年に及ぶKimの2002年における文献的調査が，5年以内に2型糖尿病になる率が最も高く，10年後にはプラトーに達するとしている。わが国の追跡調査はまだ年数が短いが，和栗らは妊娠中のインスリン抵抗性指標よりインスリン分泌低下が合併していると，より妊娠糖尿病を発症しやすく，分娩後2型糖尿病に移行しやすいことが示唆されたと報告している。

糖尿病合併妊娠

糖尿病合併妊娠は，単的にいえば妊娠前から糖尿病が存在したものの妊娠と，妊娠中に糖尿病が発症したものに分けられる。英国のKing's College Hospitalでは糖尿病合併妊娠を，

1. 妊娠中に診断された糖尿病
2. わずかな合併症のサインを持つか，あるいは合併症のまったくない糖尿病者の妊娠
3. 大きな合併症を持つ糖尿病の妊娠

の3つに分類している。この分類を知ると妊娠の負荷によって惹起される妊娠糖尿病と糖尿病合併妊娠の違いを理解することが容易になると思われる。

糖尿病合併妊娠は，母体，胎盤，胎児が三位一体となった変化が起きるので，治療が完璧でないとケトアシドーシスになりやすいこと，妊娠の進行につれてインスリン需要量が非妊娠時の約2倍に増加すること，また母体糖尿病の血糖コントロールが不良の場合，母児ともに合併症が多いなどの特徴を持っている。病態のみならず治療対策も網膜症や腎症合併の場合，かなり特殊な問題を抱えている（その問題点については拙著『糖尿病と妊娠の医学―糖尿病妊婦治療の歴史と展望―』〈文光堂，2008〉，およびMoshe Hodほか編"Textbook of Diabetes and Pregnancy, 2nd edition"〈Informa Healthcare, 2008〉参照。ただ後者はGestational Diabetesが古い定義に従っているので，注意を要する部分がある。それを除けば名著である）。

【大森 安惠】

参考文献

1) International Association of Diabetes and Pregnancy Study Groups Consensus Panel：International association of diabetes and pregnancy study groups recommendations on the diagnosis and classification of hyperglycemia in pregnancy. Diabetes Care 33：676-682, 2010
2) 清野裕ほか：糖尿病の分類と診断基準に関する委員会報告. 糖尿病 53：450-467, 2010
3) HAPO Study Cooperative Research Group：The Hyperglycemia and Adverse Pregnancy Outcome (HAPO) Study. Int J Gynaecol Obstet 78：69-77, 2002
4) HAPO Study Cooperative Research Group：Hyperglycemia and Adverse Pregnancy Outcome (HAPO) Study：associations with neonatal anthropometrics. Diabetes 58：453-459, 2009
5) Omori Y et al：Diabetes in Pregnancy. Diabetes in the New Millennium, edited by Turtle JR et al, The Endocrinology and Diabetes Research Foundation of The University of Sydney, p475-484, 1999
6) Omori Y et al：Proposal for the reconsideration of the definition of gestational diabetes. Diabetes Care 28：2592-2593, 2005

13 糖尿病の治療―総論

はじめに

1型・2型糖尿病の治療の目標は，①高血糖による症状を除くこと，②糖尿病の長期的な合併症である細小血管合併症や動脈硬化性疾患の予防または進展を遅らせること，③できるだけ健常者と変わらない生活と健康寿命を達成することである（図1-13-1）。

この目標を実現するため，医師はそれぞれの患者に対し，定期的な通院のなかで，合併症の発症進展をきたさないよう厳密な血糖コントロールを行い（表1-13-1），生活習慣改善のための教育と経口薬やインスリン療法などの薬物療法を適切に行い，糖尿病に関連した合併症の定期的な検査を行い評価し，合併症が進行した場合には進展の予防や出現した症状に対し治療を行う。高血糖に関する症状は，血糖値が200 mg/dL未満になれば通常は消失する。したがって糖尿病の治療の目標は，日本糖尿病学会の治療ガイドラインにあるように，血糖，体重，血圧，血清脂質

の良好なコントロール状態を維持することにより合併症を予防し(表1-13-2, 表1-13-3),「健康な人と変わらない日常生活の質(QOL)の維持」と「健康な人と変わらない寿命の確保」である.

1型であれ2型であれ,糖尿病患者のケアは患者も含めたチーム医療が必要である.患者を動機づけ,糖尿病という疾患に正面から向きあうように働きかけるとともに,動機づけされた患者を中心として,医師(糖尿病・代謝の専門医およびかかりつけ医),糖尿病療養指導士,管理栄養士が専門的な知識と技術を提供し指導していく.さらに,合併症の管理には糖尿病に精通した他科の医師(眼科・腎臓科・循環器内科・血管外科)の助けが必要である.

糖尿病の治療の目標の達成には「統合的な治療」が必要である.すなわち,血糖値ばかりでなく,肥満(特に内臓脂肪)の改善,血圧,脂質代謝異常の管理の必要性が強調されている.

また,糖尿病患者の管理では,患者が糖尿病という患者を十分に知り治療を十分に理解し受け入れるために,患者の社会的背景,家族関係,食生活や運動などの生活習慣,仕事(勤務形態,勤務時間,ストレスなど)に関することなど,総合的な患者の生活そのものについての調査が欠かせない.

もう一つ糖尿病の治療にあたって,その診断と実態が重要である.1型なのかそれとも2型なのか,2型の場合インスリン分泌低下が主体なのか,インスリン抵抗性主体なのか,メタボリックシンドローム型なのか,という病態の理解も欠かせない.内分泌疾患やステロイド治療に伴ったその他の疾患・病態に伴う糖尿病なのかをきちんと診断する.

2型糖尿病

2型糖尿病はインスリン分泌低下の遺伝素因に,高脂肪食・運動不足などの不適切な生活習慣によりエネルギー過剰となり,肥満内臓脂肪の蓄積によりインスリン抵抗性が増悪し発症する.治療の根本は生活習慣の改善である.特に,食事療法については生活習慣を丁寧に聞き出し,日本糖尿病学会の食品交換表に基づいた指導とともに,患者の食生活の癖をつかんだうえで適切なアドバイスを行う.

2型糖尿病は,肥満インスリン抵抗性優位の2型糖尿病と非肥満のインスリン分泌低下型の2型糖尿病に大きく分かれて,それぞれ治療方針が異なる.

肥満インスリン抵抗性型:特に生活習慣の改善に力を入れる.薬剤としては,病態からいえばビグアナイド薬やチアゾリジン系薬剤などのインスリン抵抗性改善薬が選択される.追加される薬剤としては,肥満を改善する作用を有するGLP-1(グルカゴン様ペプチド1)受容体作動薬,肥満しにくいα-グルコシダーゼ阻害薬が選択される.GLP-1受容体作動薬にはインクレチンとして膵β細胞からのインスリン分泌作用のほかに,肥満改善作用,β細胞の保護作用も期待できる.メタボリックシンドローム型の2型糖尿病(内臓脂肪が蓄積し,高血圧や脂質代謝異常〈高中性脂肪血症/低HDLコレステロール血症〉が存在する)には,体重増加や浮腫などの副作用に注意しつつチアゾリジン系薬剤を選択する.

非肥満のインスリン分泌低下型:first stepは生活習慣の改善である.そのうえで,インスリン分泌促進薬を使用する.インスリン分泌促進薬としては血糖依存性にインスリン分泌作用を有するDPP-4(ジペプチジルペプチダーゼ4)阻害薬,少量のスルホニル尿素(SU)薬あるいは食後高血糖を改善する速効型インスリン分泌促進薬(グリニド薬)が第一選択薬である.

長期的な管理には,網膜症・腎症・神経障害のような細小血管症ばかりでなく,虚血性心疾患,脳血管障害,閉塞性動脈硬化症などの大血管障害を予防するため,血糖・体重・血圧・血清脂質の統合的な管理に力を入れる.

1型糖尿病

膵β細胞の自己抗体である抗GAD(グルタミン酸脱炭酸酵素)抗体が測定可能となり,若年発症の1型糖尿病以外に,これまで2型糖尿病と考えられてきたもののなかに,抗GAD抗体陽性の1型糖尿病として診断される症例も増えてきた.

1型の場合には,食事療法・運動療法とともに初期よりインスリン治療を開始し,正常血糖を維持することによ

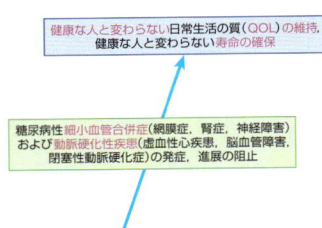

図1-13-1 糖尿病治療の目標[1]

表1-13-1 血糖コントロールの指標と評価

指標	優	良	可		不可
			不十分	不良	
HbA1c(JDS)(%)	5.8未満	5.8〜6.5未満	6.5〜7.0未満	7.0〜8.0未満	8.0以上
HbA1c(NGSP)(%)	6.2未満	6.2〜6.9未満	6.9〜7.4未満	7.4〜8.4未満	8.4以上
空腹時血糖値(mg/dL)	80〜110未満	110〜130未満	130〜160未満		160以上
食後2時間血糖値(mg/dL)	80〜140未満	140〜180未満	180〜220未満		220以上

[注]
HbA1cの国際標準化に伴い,従来のJDS値に0.4%を加えたNGSP値を併記している
(文献1を改変)

表1-13-2　体重・血圧・血清脂質のコントロール指標

体重
標準体重(kg)＝身長(m)×身長(m)×22
BMI(body mass index)＝体重(kg)/身長(m)/身長(m)

血圧
収縮期血圧：130 mmHg 未満
　　　　　　（尿蛋白1 g/日以上の場合125 mmHg 未満）
拡張期血圧：80 mmHg 未満
　　　　　　（尿蛋白1 g/日以上の場合75 mmHg 未満）

血清脂質
LDL コレステロール：120 mg/dL 未満
　　　　　　　　　　（冠動脈疾患がある場合100 mg/dL 未満）
HDL コレステロール：40 mg/dL 以上
中性脂肪：150 mg/dL 未満
　　　　　（早朝空腹時）

表1-13-3　合併症を見出すための検査と指標

- 眼底
- 尿中アルブミン
- 尿蛋白
- Cr(クレアチニン)
- BUN(血液尿素窒素)
- Ccr(クレアチニンクリアランス)
- アキレス腱反射
- 振動覚
- 血清脂質
- 尿酸
- 肝機能
- 血算(血球計算)
- 胸部X線
- 心電図
- 血圧(立位、臥位)など

り、破壊されつつあるβ細胞が涸渇するのを少しでも遅らせるように治療する。内因性のインスリン分泌がわずかでも残っていれば、血糖のゆれは少なくなるので、インスリン分泌の涸渇を遅らせる。必ず自己血糖測定を併用し、インスリン治療に伴う低血糖に対する対応、風邪などの体調不良により食事をとれなくてもインスリン注射をやめてはいけないという sick day ルール、高血糖が続いた際の尿中ケトン体の測定や医療機関に連絡する判断基準の指導などを行う。小児・思春期発症の場合は、学業・就職・結婚（女性の場合は妊娠・出産）など、患者が健常な児童や青少年に近い生活が営めるように援助する。食事療法は、カーボカウンティングのように食事中の炭水化物のカロリーをカウントして、それに対応する量の(超)速効型インスリンを投与する方法もある。インスリン投与の方法としては、頻回注射療法(強化療法)とポンプを使った持続皮下インスリン注入療法(continuous sutaneous insulin infusion：CSII)がある。

二次性糖尿病

その他の二次性糖尿病については、原疾患をコントロールする。また、ステロイドによる糖尿病について通常の2型糖尿病とは異なる血糖曲線をとるので、使用されるステロイドの種類、投与方法などを考慮に入れて、軽度の場合は経口薬、血糖は食後200 mg/dLを超える場合はインスリンを使ってコントロールする。

【戸邉　一之】

参考文献
1) 日本糖尿病学会編：糖尿病治療ガイド2010，文光堂，2010

14　食事療法

●**定義・概念**　糖尿病患者は、1型も2型も食事の影響を大きく受けるので、食事療法は糖尿病治療の基盤である。この食事療法も、医学の進歩や治療目標の変化により歴史的に変遷している。20世紀半ばまでは、糖質を摂ると血糖が上昇するために、米国では摂取カロリー中の糖質の割合が20～40％と著しく制限され、脂肪70％と勧告された時期もあった。この勧告は、高脂血症を促進して冠動脈疾患など動脈硬化を進めたため是正された。しかし最近、血糖上昇の抑制を主な治療目標とした糖質制限食が、米国を中心に広まっている。この糖質制限食により再び蛋白や脂肪の摂取が過剰となる可能性も指摘されている。わが国では、日本糖尿病学会が1965年に『糖尿病治療のための食品交換表』を発行して以来、摂取カロリーと各栄養成分の配分を比較的厳格に守る食事療法を基本としてきた。いずれにせよ、食事療法には栄養学的側面と、実生活のなかでの遵守実行の側面がある。

糖尿病のタイプによる食事療法の目標

糖尿病に対する食事療法の目標は、1型、2型で若干異なるところはあるが、基本的には共通する部分が多い(表1-14-1)。

1型糖尿病の基礎病態はインスリンの枯渇であり、2型糖尿病の基礎病態はインスリン分泌不全とインスリン抵抗性の組み合わせである。いずれの糖尿病も、治療目標は血糖変動を正常に近づけて、合併症の出現と進行を予防することである。

1　1型糖尿病

インスリン分泌が枯渇している1型糖尿病での食事療法の目標は、食事による血糖上昇をインスリン注射でいかに正常に近づけるかということになる。そのためには、食事による血糖上昇自体を、血糖が上がりにくい食事内容にすることと、インスリンの作用とをあわせる調整が重要なポイントである。この調整法の一つがカーボカウンティングである。同時に、肥満となることは避けなければならないので、当然、過剰なカロリー摂取は控えなければならない。

1型糖尿病で患者が発育段階の児童であれば、他の児童と同じように食べて、血糖はインスリンなどで調整しながら正常な成長を確保することが食事療法の基本である。

2　2型糖尿病

インスリン分泌は一定に保たれているが分泌反応が遅い場合が多いので、糖質負荷が大きいと血糖は著しく上昇する。また、体重増加はインスリン抵抗性を増すので避けなければならない。よって、2型糖尿病の食事療法の目標は、糖質の過剰負荷を避けながら、全体のエネルギー量も抑制したバランスのよい食事をとることである。肥満があれば解消することも、重要な食事療法の目標である。

2型糖尿病ではインスリン分泌能が一人ひとり異なるの

表 1-14-1　食事療法の目標

1) バランスのとれた食事を摂取しながら血糖値を正常値に近づける
2) 適正体重に近づける
3) 身体活動度，ライフスタイルなども考慮に入れる
4) 脂質のプロファイルを正常化，あるいは改善して，心血管系疾患のリスクを下げる
5) 発育・成長期は正常な成長と発育を保つ
6) 妊婦の場合は，健康的な出産・授乳に必要な栄養管理と厳格な血糖管理に適したコントロールを行う

表 1-14-2　食生活を振り返るときの質問

1) 好きな食べ物(献立)を3つあげて下さい
2) ごはん・パン・麺などは多いですか?
3) 果物は好きですか，しばしば食べますか?
4) 揚げ物は好きですか?(調理法の好み)
5) 魚は白身魚より脂のある魚(サバ・ブリなど)のほうが好きですか?
6) 野菜は苦手であまり食べませんか?
7) ジュースやスポーツドリンクなどをよく飲みますか?
8) 間食または夜食をよくしますか?
9) 菓子パンは好きですか?　よく食べますか?
10) アルコールは飲みますか?
11) 外食は多いですか?

で，同じ糖質を摂取しても血糖上昇や血糖変動パターンは患者により大きく異なる．さらに，ライフスタイルやライフステージにより食事内容や食事環境は変化するので，患者各々にあわせた栄養評価と指導が必要である．

食事療法の実際

糖尿病の食事療法において，食品交換表を学習し，十分使いこなして，指示カロリーを守り，結果的に良好な血糖コントロールとなれば問題はない．しかし，このような例は多くなく，さまざまな要因で食事療法が成功しない場合が少なくない．その理由としては，食事指導を行う専門スタッフなどの人的資源の不足や指導ノウハウの不足，食品交換表の自己学習の難しい面，外食・中食・間食など食生活の劇的な変化，などがあげられる．これらの大部分は，それぞれの臨床医やそのコメディカルスタッフにとっては解決困難な課題である．

よって，患者一人ひとりにあわせた段階的な食事療法と，患者の自己管理技術が必要である．糖尿病と診断された患者に，食事療法といって食品交換表を渡すだけのような指導では成果を上げることができない．患者自身が主体的に行わなければならない治療であるので，食事量や栄養バランスの選択だけでなく，患者指導の技術も必要である．

段階に応じた食事療法

第1段階—振り返りと修正

まだ糖尿病の教育を受けていない2型糖尿病患者を前にした場合は，食事療法を指導するにあたって，罹病年数，体重歴，血糖コントロール状態，身体活動度，薬物治療内容，脂質プロファイル，高血圧の有無，調理担当者，外食の有無，教育レベル，社会経済レベル，などを把握する．特に，肥満の有無，過食や外食の多少，身体活動度の多寡，食欲を増したり低血糖を起こす薬物の有無，などが重要である．

よって，第一段階では，指導をはじめる前に，来院前の食生活をできるだけ正確に振り返ってもらい把握する(表1-14-2)．好きな食べ物が高カロリーで炭水化物の割合が多ければ，減らす方法や変更可能な食事を推奨する．揚げ物や魚でも脂身を好む人は，調理全般に脂が多い場合が多いので，脂の使用量を減らす調理法を提案する．間食や外食が多い人には，間食を買わない，身のまわりに置かないなどの助言をする．アルコールは，家で飲むのか，外で飲むのか，好むアルコールの種類や量，休肝日の有無などを聞いて修正指導する．

可能であれば，血糖自己測定(self-monitoring of blood glucose：SMBG)を用いて食事の前後などで血糖を測定すると，食事と血糖の関係が把握でき，本人の納得も得られやすい．

第2段階—適正な食事プラン

第1段階で，過去の食生活を振り返って，最も悪影響を及ぼしていたと思われる点を修正した後に，第2段階でより正確な食事プランの指導を行う．食事プランとして，わが国では『糖尿病食事療法のための食品交換表』(日本糖尿病学会編)を用いた指導が一般的であるが，カーボカウンティングを用いる方法も1型と中心に症例を選んで用いられている．

食品交換表の活用

食品交換表では，近似した栄養素ごとに食品をまとめ，食品を4群6表と調味料に分類している．表1は，主に炭水化物を供給する穀物，イモ，炭水化物の多い野菜，などであり，食物繊維の供給源でもある．表2は，主に果物であり，栄養素としては炭水化物がほとんどである．表3は，蛋白質を主体とする食品で，魚，肉と加工品，貝，卵，チーズ，大豆などであり，若干脂質を含んでいる．表4は，牛乳と乳製品であるが，製品が多彩なため栄養素割合は若干異なる．表5は，油脂や多脂性食品などほとんどが脂質からなる食品である．表6は，野菜，海藻，キノコなどで，ビタミン，ミネラル，食物繊維の供給源である．

食品交換表を用いて指導する場合は，まず指示エネルギー量をBMI(body mass index)や身体活動から決め，その指示エネルギー—を各表に割りあて，さらに3食に割りあてた配分表を作成する．3栄養素のエネルギー量比率は，炭水化物が約60%，蛋白質が18%，脂質が21〜25%である[2]．この配分表に基づいた献立作成の補助として，『糖尿病食事療法のための食品交換表　活用編　献立例とその応用』(日本糖尿病学会編)も出版されている[3]．

食品交換表を用いた食事指導は，医師の指導と同時に，精通した管理栄養士が指導すれば実行可能なすぐれたプランである．

カーボカウンティング

食事プランの一つであるカーボカウンティングは，新しい概念ではなくJoslin EPが1935年に「食事療法を教えるとき，私は常に炭水化物の重要性を強調し，蛋白質と脂質の意義はたまに教えます」と述べたとされている．カーボ

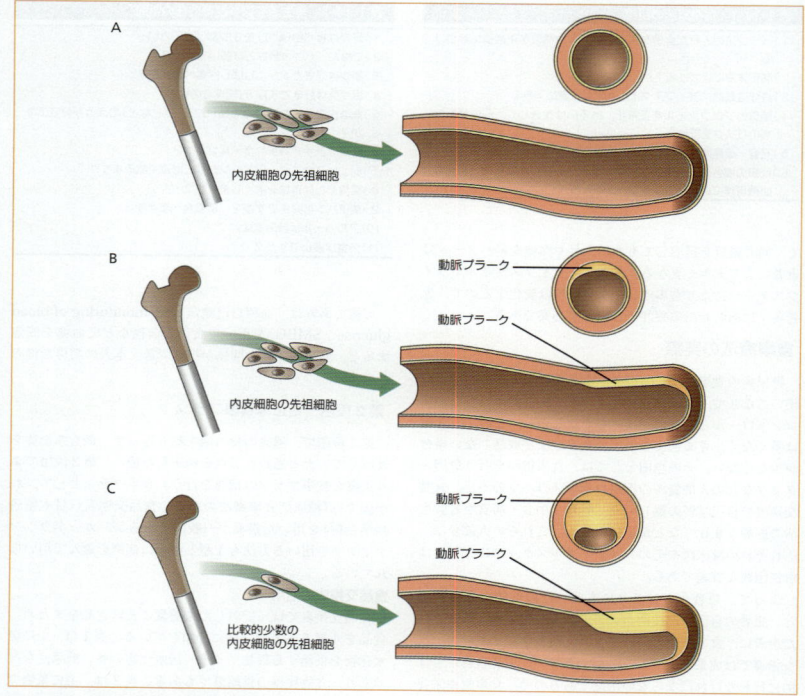

図 1-14-1 高蛋白・低糖質食と動脈硬化[5]
A：低脂肪，中等度蛋白，高糖質食
B：西欧の高脂肪，中等度蛋白，中等度糖質食
C：高脂肪，高蛋白，低糖質食

カウンティングとは，食後血糖上昇をもたらす最も大きな要素が糖質であることから，糖質のみに集中した食事療法で，摂取糖質量と頻回注射のインスリン投与量を調節して，血糖コントロールの改善をめざす方法である。

カーボカウンティングは，①1回の食事で摂取する糖質を計算する（米国では食品ラベルに糖質量の表記あり），②SMBG にて血糖上昇と超速効型インスリン注射量の相関を計算する，③食後血糖上昇を最大限抑制するインスリン注射量をタイミングよく注射する，のが基本である。よって，カーボカウンティングに適した患者は，モチベーションが高く，食事と糖質量を記録し計算でき，SMBG を頻回に行っている患者である。課題としては，正確な食品記録が必要なこと，蛋白質や脂質を考慮しないのでバランスが悪くなる可能性，モチベーションの低い患者は不適だという点である。

低糖質ダイエット

糖尿病の分野でも，糖尿病以外で用いられる低糖質・高蛋白ダイエットが関心を集めている。一般的には，低糖質ダイエットはインスリン分泌を抑制して肥満傾向を解消し，脂肪や蛋白（筋肉）の蓄積エネルギーを燃焼して体重減少を期待する方法である。しかし，脂肪燃焼はケトン体産生のリスクがあることから，糖尿病患者には適さないとされてきた。

未治療2型糖尿病を，低糖質・高蛋白食群（炭水化物20％，蛋白質30％，脂質50％）とコントロール群（炭水化物55％，蛋白質15％，脂質30％）の2群に分け，5週間続けた報告がある[4]。報告者たちは，低糖質・高蛋白質群のほうが，血糖変動が著しく改善し，HbA1c（JDS）も9.8％から7.6％まで低下し，脂質データには変化がなかったと述べている。しかし，極端な低糖質・高蛋白ダイエットは動脈硬化を促進するという報告もあり（図 1-14-1）[5]，現在のところ長期的影響は不明である。

おわりに

糖尿病の食事療法は治療の基盤である。栄養配分と血糖コントロールや合併症と関連する栄養学的側面にはさまざまな議論があるが，決めた食事療法が遵守できるよう指導

する教育的側面も重要である。

【渥美 義仁】

参考文献
1) Chalmers NH：食事療法．ジョスリン糖尿病学 第2版，金澤康徳ほか監訳，p687-725，メディカル・サイエンス・インターナショナル，2007
2) 日本糖尿病学会編：「食品交換表」を用いる糖尿病食事療法指導のてびき 第2版，文光堂，2004
3) 日本糖尿病学会編：糖尿病食事療法のための食品交換表 活用編 献立例とその応用，文光堂，2007
4) Gannon MC：Effect of a high-protein, low-carbohydrate diet on blood glucose control in people with type 2. Diabetes 53：2375-2382, 2004
5) Smith SR：A look at the low-carbohydrate diet. NEJM 361：2286-2288, 2009

15 運動療法

■ **定義・概念** 身体活動には2種類ある。一つは運動で、楽しみや健康のために意図的に行う身体活動、もう一つは NEAT(nonexercise activity thermogenesis)で、日常生活(歩行、家事、姿勢の維持、小さい体動など)による非意図的な身体活動を意味する。運動は全エネルギー消費の0〜5%を占めるにすぎないが、NEATは25〜30%程度を占める(図1-15-1)。基礎代謝量は60%程度で除脂肪体重量と比例し、食事誘発性熱産生(DIT)は10%である。NEAT量は個人間で大きく異なり、体重を規定する重要なエネルギー消費である。体重の変動がないときは、エネルギー摂取量とエネルギー消費量とはだいたい同じ量になる。1日 230 kcal 摂取エネルギーが増加するか、消費エネルギーが減少すると1カ月で約1kg体脂肪量が増加する。

■ **疫学** 定期的な運動は、健常者では肥満、糖尿病、癌、大血管障害を予防し、死亡率も低下させることはよく知られている。しかし、糖尿病患者での定期的な運動の効果に関する報告はかぎられている。

糖尿病発症予防効果：健常者が定期的に有酸素運動(速歩、ジョギング、サイクリング)を行うと、糖尿病も肥満が予防される。たとえば、米国看護婦7万人を対象とした大規模な追跡調査で、6METsの運動を毎日30分行う人は、2型糖尿病の発症率が8年間行わない人に比べて50%も低下することが示されている(図1-15-2)[1]。METs(metabolic equivalents)は運動の強さの程度を示し、安静時が1である。また歩くスピードも大切で、5km/時間の速いスピード(5METs程度)で歩くと、ゆっくり歩く人に比べて、60%の糖尿病発症率低下が認められている。BMI(body mass index)調整後でも、糖尿病の発症率の低下が認められ、運動は、肥満を減少させることと独立して糖尿病(インスリン抵抗性改善とも関連)予防に関与していることを示唆している。

糖尿病患者における，HbA1c 低下効果：運動期間8週〜1年間のRCT(無作為化臨床試験)研究14を集め、中強度の運動(中年で5METs程度、年齢により異なる)の効果を調べたメタ解析で、運動群ではコントロール群に比較し体重の減少は認められていないが、HbA1c(NGSP)の0.6%程度の低下が認められている[2]。しかしながら1型糖尿病患者に関しては、HbA1cを改善するかどうかは肯定的な結果と否定的な結果があり、結論は得られていない。また、2型糖尿病患者に対する血糖値低下を目的とした治療としては、有酸素運動のみならず、レジスタンストレーニング(重量挙げなど)も有効であることがメタ解析により明らかにされている[2]。有酸素運動とレジスタンストレーニングの血糖低下作用は相加的であり、約6カ月の運動で、有酸素運動のみを行った群ではHbA1c(NGSP)が7.41%から6.98%と0.43%の減少し、レジスタンストレーニングのみの群では7.48%から7.18%と0.30%に減少したが、両方の運動を行った群では7.46%から6.56%とHbA1c(NGSP)0.9%の減少が認められている。有酸素運動とレジスタンストレーニングの両方を行った場合、合併症を予防するかどうかは示されていないが、糖尿病患者においてHbA1c(NGSP)1%の減少は15〜20%の動脈硬化性疾患罹患の減少、37%の微小血管障害の減少をもたらすため、合併症の予防効果も期待される。

糖尿病患者における，心筋梗塞罹患予防効果：健常者を対象にした疫学研究では、運動による虚血性心疾患予防効果は明白である。これらの大規模観察研究のサブ解析として、糖尿病患者についても運動の影響が調べられている。Nurses' Health Study では、5,125人の女性2型糖尿病患者を対象に、14年間の大血管症(心筋梗塞＋脳卒中)罹患と

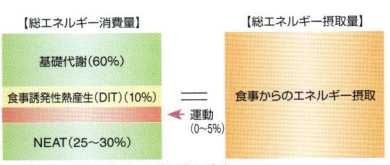

- 運動とNEATをあわせて身体活動と呼ぶ
- 運動とは意図をもって行う身体活動

図1-15-1 総エネルギー消費量と総エネルギー摂取量の関係
体重の変動がないときは、総エネルギー摂取量と総エネルギー消費量は同じである。日常的に摂取量と消費量に差が生じると体重が変化する。
総エネルギー摂取量の60%が基礎代謝量、10%が食事誘発性熱産生(DIT)、0〜5%が意図的な運動、25〜30%がNEAT(nonexercise activity thermogenesis)である

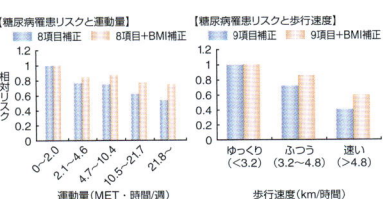

図1-15-2 運動量と糖尿病罹患との関連
約7万人の米国看護師(40〜65歳)の基礎データを1986年にとり、その後8年間の運動量と糖尿病発症(1,419例)との関連を調べた。運動量は、いろいろな運動方法を評価するため、METs(metabolic equivalents)・時間で表してある。8項目(年齢、期間、喫煙、更年期の状態、糖尿病歴、飲酒量、高血圧歴、過去の最高血中コレステロール濃度)の影響を除いて計算した場合、この8項目＋BMIの影響を除いて計算した場合の2つの場合が示してある。また歩行が主体な場合、歩行スピードを3段階に分け、8項目と歩行時間の計9項目を考慮に入れ、糖尿病発症の相対リスクを求めた

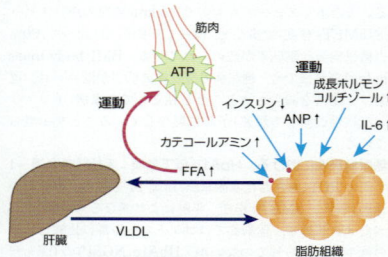

図 1-15-3 体内での脂肪の流れ（運動時）
体内の脂肪は遊離脂肪酸（FFA）と超低比重リポ蛋白（VLDL）のかたちで脂肪組織と肝臓の間をぐるぐるまわっている。体を動かすと，交感神経刺激により，カテコールアミン，心房性ナトリウム利尿ペプチド（ANP），成長ホルモン，コルチゾール，インターロイキン 6（IL-6）が増加，インスリンが減少し，脂肪組織の脂肪分解が亢進し，FFA が血中に放出される。FFA は主に筋肉に行き，エネルギーとして消費される

表 1-15-1 運動の急性効果と慢性効果

急性効果（糖，脂質の燃焼の亢進）
1) 筋肉細胞で，GLUT4 の細胞表面への移動が促進され，糖の取り込みが亢進
2) 交感神経を介した，脂肪組織での脂肪分解（リポリーシス）の亢進と筋肉細胞での脂肪燃焼の亢進

慢性効果（糖，脂質を燃焼しやすい体質にする）
1) 筋肉細胞での GLUT4 量の増加
2) 筋肉細胞でのミトコンドリア数の増加
3) 筋肉組織中の LPL 活性の亢進
4) 筋肉組織中の毛細血管数の増加

↓

肥満，糖尿病，癌，大血管障害を予防し，死亡率を低下させる

GLUT4：糖輸送担体 4，LPL：リポ蛋白リパーゼ

の関連を調べたところ，時間/週であらわしても MET・時間/週であらわしても，中程度以上の運動（速歩など）の運動量が多いほど大血管症罹患が減少した。心筋梗塞も脳卒中も中程度以上の運動により，50％程度罹患率が低下した。男性糖尿病患者を対象にした研究でも，運動による大血管症減少は認められている。

■ 病因・病態生理と分子メカニズム

急性効果：急性効果とは 1 回の運動により生じる筋肉での脂肪/糖の燃焼の亢進を意味する。運動時には脂肪細胞からの脂肪分解が亢進し，脂肪酸が血中に放出されるとともに，筋肉の血流量が 5 倍程度増加し，筋肉収縮のエネルギーとして使用される（図 1-15-3）。脂肪組織での脂肪分解，筋肉での血流量の増加，骨格筋での脂肪燃焼など多くの組織での代謝の変化が同時に起こる。糖代謝に関しては，糖輸送担体 4（GLUT4）が細胞内プールから細胞表面に移動し（トランスロケーション），GLUT4 の細胞膜での密度が増加し，血中の糖を筋細胞内に多く取り込めるようになる（表 1-15-1）。GLUT4 トランスロケーションの機序は運動とインスリンにより異なり，インスリン抵抗性（筋肉でインスリンによる糖の取り込み亢進作用が減弱している）のある人でも，運動により糖を筋肉に取り込むことができる。運動中，血糖値は肝臓からの糖の放出によって維持されるが，糖尿病患者によっては，肝臓からの糖の放出がうまくいかず血糖値が低下する場合もあるし，糖の放出が増加し，血糖値が増加する場合もある。

慢性効果：慢性効果には運動を繰り返すことで生じる筋肉量の増加，筋細胞での GLUT4 の増加，ミトコンドリア数の増加，筋肉毛細血管内の LPL（リポ蛋白リパーゼ）活性の亢進などがある。定期的に有酸素運動（運動トレーニング）を実施している人は運動をあまり行わない人に比べて，脂肪を燃焼しやすい体質になっている[4]。その原因として，筋肉組織での LPL 活性増加やミトコンドリア数増加による脂肪燃焼能の亢進が考えられている。LPL は血中リポ蛋白（超低比重リポ蛋白（VLDL）やキロミクロン）中の中性脂肪を分解するリパーゼで，筋肉組織で LPL が活性化されると血中リポ蛋白の遊離脂肪酸（FFA）を筋肉に取り込みや

すくなる。運動によるミトコンドリア数増加には，骨格筋中の転写因子 PGC-1α（PPARγ〈ペルオキシソーム増殖因子活性化受容体 γ〉coactivator-1α）の増加が関与しているかもしれない（PGC-1α については最近の総説参照）[5]。

■ 治療と薬理メカニズム

糖尿病患者で運動を行う前に必要なテストと運動のはじめ方：糖尿病患者で無症候性冠動脈疾患を持つ患者をどのような方法で見出し，運動療法に役立てるか，基準は明確ではない。運動負荷試験（マスター二段階，トレッドミル，自転車エルゴメータを用いる）が行われてきたが，運動負荷試験には心筋梗塞発症の危険を伴うためと false positive の率が高いため，米国糖尿病学会（ADA）では 1998 年から運動負荷試験は推奨しておらず，臨床判断（医師の判断）を重視し，非常に弱い運動（歩行など）からスタートし，徐々に強度と時間を増やしていくように勧告している。3D-CTA（CT angiography）など，非侵襲的に冠動脈硬化の程度を調べる方法が適しているかもしれない。

推奨される運動量：運動の可能な人に対して，ADA のガイドラインでは少なくとも 150 分/週の中程度の有酸素運動をすすめている[6,7]。中程度の運動とは 20 段階 Borg 指数で，12～13 に相当し，「楽である」から「ややきつい」に相当する。中程度の運動の物理的な強さは，最大酸素摂取量が人（または年齢）により異なるので，各人（または年齢）異なる。また禁忌となる病態がない場合，週に 3 回のレジスタンストレーニング（重量挙げやマシントレーニング）をすすめている。レジスタンストレーニングは有酸素運動と異なり，心肺機能は増加させないが，筋肉量を増加させる。筋肉量が 1 kg 増加すると，エネルギー消費量は 21 kcal/日増加し，肥満しにくくなる。レジスタンストレーニングは白筋量を増加させるので，白筋量が減少する高齢者（サルコペニア）には軽いレジスタンストレーニングを加えるのがよい。しかし，レジスタンストレーニング直後の血圧の増加が大きく，心臓での仕事量も増加するため心筋での虚血を生じやすく，以下のような禁忌がある。

運動の禁忌：AHA2007 で示されているレジスタンストレーニングが禁忌となる病態を表 1-15-2 に示す[8]。糖尿病患者で強い自律神経障害，末梢神経障害，足病変の既往のある場合は相対的禁忌と考えてよい[6]。高強度の有酸素運動やレジスタンストレーニングは硝子体出血や網膜剝離を生じる可能性があるので，網膜病変がある場合禁忌で

表 1-15-2 レジスタンストレーニングの禁忌

絶対的禁忌
- 不安定狭心症
- 症状のある心不全
- コントロールできない不整脈
- 高度の肺高血圧(平均肺動脈圧>55 mgHg)
- 大動脈弁狭窄症
- 急性心筋炎,急性心外膜炎,急性心内膜炎
- コントロールできていない高血圧(>180/110 mgHg)
- 大動脈解離
- Marfan症候群
- moderate non-proliferative diabetic retinopathy*(国際臨床分類)より進行した網膜症

これらの疾患がある場合,強い強度(1-RMの80~100%)のレジスタンストレーニングは禁忌

* : moderate non-proliferative diabetic retinopathyとは点状出血が認められ,単純網膜症(毛細血管瘤のみ)より一段階進んだ病変。1-RMは1回で挙上できる最大重量で,最大筋力を意味する。RMは最大反復回数(repetition maximum)の略で,数が少ないほど反復できる回数が少ないことを意味し,1が最も強い運動を意味する

相対的禁忌(専門医にコンサルト)
- 冠動脈疾患の主要な危険因子の存在
- 糖尿病の存在
- コントロールできていない高血圧(>160/100 mgHg)
- 低心肺機能(<4METs)
- 骨格筋,骨,関節の異常
- ペースメーカや除細動器を体内に埋め込んでいる人

METs : metabolic equivalents
(文献8を引用)

る。運動は蛋白尿がある場合,運動中は尿中排泄量を増加させることが知られているが,腎臓病変自体を悪化するかどうかは知られていないのでADAでは禁忌としていないが,糸球体濾過量(GFR)の低下がある場合は注意が必要である(詳細についてはADAの総説参照)[9]。

おわりに

以上のように,糖尿病患者においても,定期的な運動は血糖値を低下させ,心筋梗塞罹患の予防効果が認められている。また運動により,死亡率の減少も糖尿病患者において認められている。しかし合併症や冠動脈疾患のリスクから,どの程度の運動負荷をかけても安全かどうかの判断は難しい。このため,弱い運動(歩行など)からスタートし,軽いレジスタンストレーニング(ストレッチなど)を加え,状態をみながら徐々に運動の強度と時間を増やすことになる。

〔江崎 治〕

参考文献

1) Hu FB et al : Walking compared with vigorous physical activity and risk of type 2 diabetes in women: a prospective study. JAMA 282 : 1433-1439, 1999
2) Thomas DE et al : Exercise for type 2 diabetes mellitus. Cochrane Database Syst Rev 3 : CD002968, 2006
3) 江崎治ほか:運動療法の効果と実際,注意点.糖尿病最新の治療 2010-2012,河盛隆造編, p99-104,南江堂,2010
4) Turcotte LP et al : Increased plasma FFA uptake and oxidation during prolonged exercise in trained vs. untrained humans. Am J Physiol 262 : E791-E799, 1992
5) 江崎治ほか:PGC-1αとミトコンドリア機能,エネルギー代謝. Adipo science 6 : 311-318, 2010
6) American Diabetes Association : Standards of medical care in diabetes-2010. Diabetes Care 33 (Suppl 1) : S11-S61, 2010
7) Colberg SR et al : Exercise and type 2 diabetes: the American College of Sports Medicine and the American Diabets Association: joint position statement executive summary. Diabetes Care 33 : 2692-2696, 2010
8) Williams MA et al : Resistance exercise in individuals with and without cardiovascular disease: 2007 update: a scientific statement from the American Heart Association Council on Clinical Cardiology and Council on Nutrition, Physical Activity, and Metabolism. Circulation 116 : 572-584, 2007
9) American Diabetes Association : Diabetes mellitus and exercise. Diabetes Care 23 (Suppl 1) : S50-S54, 2000

16 経口糖尿病薬

薬物療法の目的と適応

糖尿病治療の目標は,健常者と同等の生活の質(QOL)を確保しつつ健康寿命を延長することにあり,血管合併症の発症・進展の抑制を意識した管理が求められるが,そのためには発症後より早期から積極的な治療介入が必要となる。

初診患者では,まずインスリン療法の要否を見極め,絶対的適応であるインスリン依存状態,糖尿病性昏睡などについては,すみやかにインスリン治療を開始する必要がある。またインスリン非依存状態であっても,高度の糖毒性が存在すると考えられる場合,重篤な感染症や外科手術,高度の肝・腎機能低下を合併する場合などは,インスリン療法の適応となる。それ以外の2型糖尿病については,まず十分な生活習慣改善を行って血糖値改善をはかり,2~4カ月間行っても目標血糖値を達成できない場合に,はじめて薬物療法が考慮される。

使用する薬剤は,その特性や副作用を考慮しながら,個々の患者の状況に応じて選択する。特に,糖尿病発症進展の鍵を握るインスリン分泌不全とインスリン抵抗性の多寡,高血糖や代謝異常の程度,さらに食後高血糖や糖毒性の有無などを十分に把握したうえで行う。

経口糖尿病薬の種類と特徴(図1-16-1)

インスリン分泌不全に対しては,インスリン分泌促進薬(スルホニル尿素〈SU〉薬,グリニド薬)に加え,最近,インクレチン関連薬(DPP-4阻害薬, GLP-1〈グルカゴン様ペプチド1〉受容体作動薬)の使用が可能になった。

インスリン抵抗性に対しては,主として肝糖新生を抑制するビグアナイド薬と,脂肪細胞の質的改善を介して全身のインスリン感受性を改善するチアゾリジン誘導体(TZD)を用いる。いずれも,糖尿病患者における大血管合併症の発症,再発抑制に関する有意なエビデンスを有するため,特に心血管疾患の既往患者や高リスク群について積極的に投与を行うべきである。

食後高血糖をターゲットとした薬剤としては,α-グルコシダーゼ阻害薬やグリニド薬に加えて,インクレチン関連薬もよい適応となる。HbA1c値だけでなく,血糖値の日内変動にも配慮したきめ細かい血糖管理をできるだけ早期から開始するよう留意する[1]。

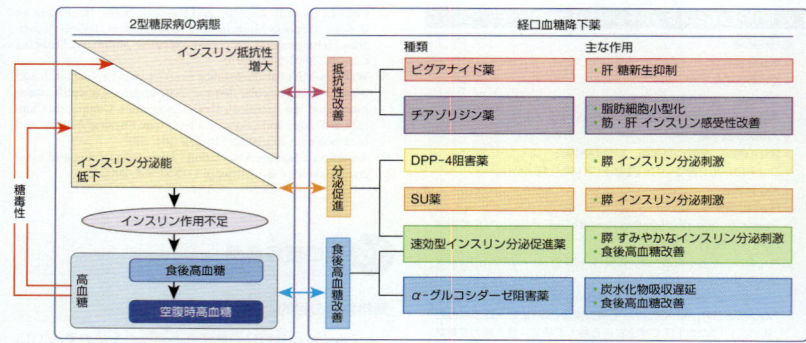

図 1-16-1　病態にあわせた経口血糖降下薬の選択[1]

インスリン分泌促進薬（SU 薬，グリニド薬）

膵 β 細胞におけるインスリン分泌機構と SU 薬・グリニド薬の作用機序

生理的条件下での，膵 β 細胞におけるインスリン分泌機構（図 1-16-2）の詳細については 17 章 1-2「インスリン分泌とその異常」を参照されたいが，要約すると，血糖上昇に伴う細胞内へのブドウ糖流入が，細胞内 ATP/ADP（アデノシン三リン酸/アデノシン二リン酸）比の上昇，ATP 感受性 K^+（K_{ATP}）チャネルの閉鎖，電位依存性 Ca^{2+} チャネルの開口へつながり，細胞内への Ca^{2+} 濃度の上昇が引き金となって，インスリンが血中へ分泌される。SU 薬は SU 骨格を有する薬剤で，膵 β 細胞膜上の SU 受容体（SUR1）と結合し，SUR1 と複合体（ヘテロ八量体）を形成している K_{ATP} チャネルを閉鎖する。これにより，細胞内 ATP 濃度の上昇を介さずに（すなわち血糖値や細胞内グルコース濃度とは無関係に），K_{ATP} チャネル以下の経路が作動し，インスリンの開口放出を引き起こす。

SUR1 には，SU 基が結合する部位（S 結合部位）と側鎖のベンズアミノ基が結合する部位（B 結合部位）の 2 カ所，SU 薬の結合できる部位が存在するが，SUR1 との結合様式は SU 薬によりさまざまである[2]。グリニド薬は，SU 基を有しないが，SU 薬と同様に K_{ATP} チャネルの閉鎖を介してインスリン分泌を刺激する。グリニド薬の SUR1 への結合部位として，ナテグリニド，ミチグリニドは S 結合部位に，レパグリニドは B 結合部位に結合すると考えられている。SU 薬との差異は SUR1 との結合親和性ではなく，作用発現時間である。服用後の血中濃度の上昇が急速で，また作用時間が短いため，食直後の血糖上昇抑制に適しており，また低血糖も少なくなる。

SU 薬の適応症例・使用法・副作用

SU 薬は長期間にわたる臨床での使用実績があり，年齢，体重を問わず有効であることが確認されている。一般に血糖降下作用は他の経口糖尿病薬に比べて強力であり，特にインスリンの追加分泌だけでなく，基礎分泌が低下した症例に効果的である。血糖降下の程度は症例によって異なり，いずれも低用量から開始する必要がある。通常は 1 日 1 回朝食後に服用させる。

SU 薬の最も重要な副作用は低血糖である。肝で代謝を受けるため，重篤な肝機能異常患者の場合には低血糖発現の可能性があり，使用禁忌である。また，腎機能障害のある場合にも低血糖が助長されうる。また肝・腎機能障害，高齢者の場合には，遷延性低血糖を引き起こす可能性に留意する。妊婦，挙児希望の女性への投与についても，胎児への影響，催奇形性の観点から禁忌である。また，肥満がある症例や，食事・運動療法が不徹底な場合には，体重増加をきたす可能性がある。

SU 薬の二次無効について

薬物療法開始後，いったん血糖値（HbA1c 値）が十分に低下したにもかかわらず，経過中次第に HbA1c 値の再上昇をきたす現象は二次無効と呼ばれる。二次無効は SU 薬にかぎった現象ではないが，治療経過中に HbA1c 値が上昇する程度は，特に SU 薬において高度である。HbA1c の再上昇を認める場合は，まず食事・運動療法の不徹底，感染症などインスリン抵抗性を増悪させる条件，悪性疾患の併発などを考慮し，これらが除外された場合は，糖毒性の存在を疑う。その場合，一時的なインスリン使用や他の経口糖尿病薬の併用によって血糖値の改善をはかり，糖毒性が解除されれば，再び SU 薬でコントロールが可能となる場合が多い。

ビグアナイド薬

ビグアナイド薬の作用機序

グアニジン骨格を 2 つ有するビグアナイド薬は，1950 年代後半からその誘導体であるフェンホルミン，ブホルミン，メトホルミンの 3 種類が開発され，作用機序が不明なまま血糖降下薬として汎用された。なかでもフェンホルミンは最も強力な血糖降下作用を示したが，1970 年代後半に同薬による致死的乳酸アシドーシスの発症が報告され，発売中止となり，それ以後いったん世界的にビグアナイド薬の使用頻度は激減した。1990 年代になって，メトホルミンの安全性や血糖降下作用，さらには肥満 2 型糖尿病患者に対する大血管障害抑制効果などが再評価され，今日再び日常臨床で頻用されるようになった。

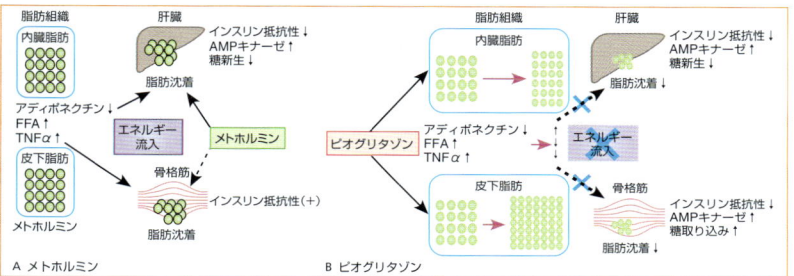

図 1-16-2　インスリン抵抗性改善薬の作用機序
A：メトホルミンは、肝においてAMPキナーゼを活性化(リン酸化)し、糖新生にかかわる酵素発現を抑制する。また、ACC(アセチルCoAカルボキシラーゼ(acetyl CoA carboxylase))活性やFAS(fatty acid synthase)やSREBP-1cの発現を抑制することで肝脂肪蓄積を減少させる。それ以外にも、筋・脂肪組織における糖利用促進、小腸からの糖吸収抑制と糖利用の促進、脂肪酸酸化の亢進などに働いている
B：ペルオキシソーム増殖因子活性化受容体γ(PPARγ)は脂肪細胞に強く発現しており、脂肪細胞分化に不可欠なマスターレギュレーターであるが、チアゾリジン誘導体(TZD)を投与するとアポトーシスにより大型脂肪細胞が減少し、分化誘導される小型細胞数が増加する結果、脂肪細胞平均サイズが減少する。小型化した脂肪細胞では、アディポネクチン分泌増加、遊離脂肪酸(FFA)、レプチン、腫瘍壊死因子α(TNFα)などの分泌低下、インスリン依存性糖輸送活性の増加などがもたらされ、インスリン抵抗性が改善する。また、TZD薬によってPPARγが活性化された結果、転写が活性化する代表的な遺伝子がアディポネクチンであり、アディポネクチンによるAMPキナーゼ活性化が、肝の糖新生抑制と骨格筋などの細胞内糖取り込み促進を介して血糖降下に働く。さらに、アディポネクチンへの脂肪酸取り込みを促進し、中性脂肪分解を抑制する。さらに血中への脂肪酸放出が減少するため、骨格筋や肝への脂肪酸流入が相対的に減少し、結果的にこれらの組織の中性脂肪含量が減少する。このように、TZDは体内で脂肪の再分布を引き起こすことによっても、インスリン抵抗性改善に働いている
(文献6を改変)

表 1-16-1　メトホルミンの禁忌

1) 乳酸アシドーシスを起こしやすい状態
- 乳酸アシドーシスの既往
- 腎機能障害
- 肝機能障害
- ショック、心不全、心筋梗塞、肺塞栓など心血管系・肺機能に高度の障害のある患者およびその他の低酸素血症を伴いやすい状態
- 過度のアルコール摂取
- 脱水症
- 下痢・嘔吐などの胃腸障害
- 高齢者

2) 重症ケトーシス、糖尿病性昏睡、インスリン依存型糖尿病患者
3) 重症感染症、手術前後、重篤な外傷
4) 栄養不良・飢餓・衰弱状態、脳下垂体機能不全、副腎機能不全
5) 妊婦もしくは妊娠している可能性のある場合
6) メトホルミンまたはビグアナイド系薬剤に対する過敏症の既往

メトホルミンの作用機序を図 1-16-2Aに示す。主として、肝での糖新生抑制により糖放出が抑制され、特に空腹時血糖値低下に大きな役割を果たす[3]。

メトホルミンの適応症例・使用法・副作用

1日1〜3回、食前または食後に服用する。血糖降下作用は、服用開始後数日〜1週間以内に発現する。従来わが国では、メトホルミンの最高用量は1日750 mgであったが、2010年、高用量メトホルミン薬が認可され、維持量750〜1,500 mg/日、最高用量2,250 mg/日までの投与が可能となった。

2型糖尿病のうちでも、肥満を伴うもの、インスリン分泌能が保たれているもの、SU薬単独療法では効果不十分なもの、などがよい適応となる。その他、脂質異常症、高血圧などの心血管疾患のリスクを有する場合にも、積極的に投与を考慮すべきである。他剤との併用については、インスリン分泌促進薬やインスリンとの併用は互いに作用点を補完しあう。また後述するチアゾリジン誘導体は、主たる作用機序を異にするため、併用による相加的な血糖降下作用が認められ、特に高度のインスリン抵抗性を示す患者や心血管疾患の高リスク患者には有用な組み合わせである。

なお、欧米の多くの糖尿病治療ガイドラインでは、2型糖尿病患者に最初に実施すべき治療として、肥満であるかどうかとは無関係に、生活習慣改善と並んでメトホルミン投与が推奨されている。しかし、これらのガイドラインは欧米人で得られたエビデンスに基づき、欧米人の糖尿病を対象に考案されたものであり、日本人2型糖尿病治療の場合には必ずしもあてはまらない場合があることに十分留意する必要がある。

日本人2型糖尿病患者を対象としたMORE studyでは、メトホルミン使用に伴う全体の副作用発現率は10%で、下痢、悪心などの消化器症状が多く(4.3%)、低血糖は非常に少なかった(0.2%)。また、UKPDS(United Kingdom Prospective Diabetes Study)同様、乳酸アシドーシスの発現はみられなかった。

消化器症状は、治療開始後まもなく発生することが多く、治療の継続により消失する場合も少なくない。また、「低用量から開始して、徐々に増量する(start low, go slow)」投与法を遵守することで、かなりの程度回避・軽減できる。メトホルミンによる乳酸アシドーシスの発生率は、フェンホルミンなどによるものに比べて有意に低い。メトホルミンの使用禁忌は、乳酸アシドーシス発生を抑制するために、素因を有する患者へのメトホルミン投与を回避する目的で定義されており(表 1-16-1)、これを遵守するかぎりにおいては、乳酸アシドーシスのリスクは無視できるレベルにまで近づけることが可能である。

特に腎機能障害によってメトホルミンの血中濃度が上昇すると,乳酸アシドーシスの発症リスクが上昇するので注意を有する.腎予備能の低下した高齢者,腎機能に影響を及ぼす可能性のある造影剤や抗生剤の併用時には,減量,休薬を行う.その他,ミトコンドリア遺伝子異常による糖尿病では,ミトコンドリアでのピルビン酸代謝が障害されており,乳酸の蓄積を招きやすいため,投与禁忌である.
ビグアナイド薬のエビデンス:メトホルミンは,血糖効果を介した細小血管合併症の発症抑制,肥満2型糖尿病患者での大血管障害の発症抑制など,多くの高レベルのエビデンスを有する.

チアゾリジン薬(PPARγ アゴニスト)

チアゾリジンの作用機序

チアゾリジン誘導体(thiazolidinedione:TZD)は,脂肪細胞などに発現している核内受容体 PPARγ(ペルオキシソーム増殖因子活性化受容体γ〈peroxisome proliferator activated receptorγ〉)遺伝子を活性化する人工リガンドであり,PPARγ に結合して作用を発揮する.ピオグリタゾンとロシグリタゾンが糖尿病治療薬として使用されている.PPARγ は,レチノイドX受容体(retinoid X receptor:RXR)とヘテロダイマーを形成し,標的遺伝子の PPRE (PPAR response element)に結合する.PPARγ/RXR ヘテロダイマーに TZD が結合すると,標的遺伝子の転写が活性化され,さまざまな生理作用が発揮される.

ピオグリタゾンは,主に脂肪細胞小型化とアディポサイトカイン分泌プロフィールの改善,アディポネクチン分泌増加による AMP キナーゼの活性化,体内での脂肪の再分布などによってインスリン抵抗性の改善をもたらす(図1-16-2B)[4]).また,Langerhans(ランゲルハンス)島の形態学的・生理学的変化を防御することも,実験動物やヒト単離膵島で示されている.

血糖降下以外の作用として,ピオグリタゾンは脂質代謝改善(TG(トリグリセリド)低下,HDL(高比重リポ蛋白)コレステロール上昇)や血管内皮・平滑筋細胞や単球/マクロファージなどに対する抗炎症作用あるいは動脈硬化巣に対する直接作用を持ち,血管内皮機能や動脈硬化巣の改善が得られる.すなわち TZD は,血糖降下,インスリン感受性改善,脂質代謝改善,直接の抗動脈硬化作用などの複合的作用により血管合併症の進展抑制に働く.

チアゾリジン薬の適応症例・使用法

TZD は,単独投与では低血糖をきたさず,血糖改善作用だけでなく,膵β細胞機能の温存,直接間接の抗動脈硬化作用などの利点を有し,作用機序の面からは,SU薬・グリニド薬・ビグアナイド薬・α-グルコシダーゼ阻害薬(α-GI)・インスリンのいずれとの併用も可能であるため,先行・併用する治療法を選ばず使用でき,合併症予防を含めた糖尿病の長期管理に非常に有用である.ピオグリタゾン塩酸塩は,通常15~30 mg を1日1回投与する.最大用量は45 mg であるが,増量による直線的な血糖降下はみられない.血糖改善効果は女性で著明であり,浮腫・体重増加が女性で高頻度である点などより,女性では低用量からの投与開始や副作用発現時の減量を行い,長期的に安定した血糖管理を行うことが現実的である.

チアゾリジン薬の副作用

日本人2型糖尿病患者2万1,000例以上を対象としたピオグリタゾンの大規模市販後調査(PRACTICAL)では,18カ月間のピオグリタゾン投与で平均1.3 kg 程度の体重増加がみられ,ピオグリタゾン単独投与群とα-GI併用群では0.6 kg 程度であったが,SU薬併用では1.5 kg を超える顕著な体重増加が報告されている.問題となる体重増加については,脂肪蓄積によるものと水分貯留によるものが含まれるが,発生機序は異なるため,原因を区別したうえでの対応が必要である.

遺伝子改変マウスを用いた検討などから,高脂肪食下では PPARγ の活性化自体が肥満を加速することが示されているため,TZD 投与時は特に脂肪の過剰摂取を慎むよう指導する必要がある.TZD による水分貯留の分子メカニズムとしては,腎集合管に発現し,PPARγ の標的となる ENaC(上皮型 Na⁺チャネル)γの関与も示されている.この遺伝子の転写が TZD で活性化されると,Na 再吸収亢進により水分貯留が促される.実際に,TZD による浮腫では,Na 制限が著効し,投与中止や減量によりすみやかに浮腫の消退が認められることが多い.また,水分貯留をきたした患者の場合には,特に心不全の発症にも留意する必要がある.ピオグリタゾンの投与で,心不全による死亡率は増加せず,重症心不全発症後の全死亡率はむしろ有意に低下することが明らかになっているが,心不全の既往や合併のある糖尿病患者に対する使用は禁忌であり,懸念のある場合には,BNP(脳性ナトリウム利尿ペプチド)測定や心エコー検査などを併用して,心不全の把握と管理に努める必要がある.

一方,TZD による骨塩量の減少が,主にロシグリタゾンで問題にされてきた.ピオグリタゾンについては国内での前向き研究では明らかでなかったが,海外でのメタ解析では TZD に共通する可能性が示唆されており,特に女性への長期投与にはある程度留意を要する.なお,先行薬のトログリタゾンで問題となった急性肝毒性は,内外の大規模臨床試験や細胞を用いた基礎研究より,現在では TZD に共通する class effect ではないと理解されている.

チアゾリジン薬のエビデンス:TZD は2型糖尿病患者における心血管イベントの再発予防についての高レベルのエビデンスを有する(PROactive study).また,欧米では糖尿病の発症予防についても有効とする大規模臨床試験が報告されている.

α-グルコシダーゼ阻害薬

α-グルコシダーゼ阻害薬の作用機序

糖尿病患者にみられる,食後と食前の血糖変動幅の抑制を目的に,炭水化物の消化吸収を修飾し,糖質吸収の遅延を生じさせるα-グルコシダーゼ阻害薬(α-glucosidase inhibitor:α-GI)が開発された.α-GI の作用機序を図1-16-3に示す.現在わが国で使用可能なα-GI には,アカルボース,ボグリボース,ミグリトールがあるが,それぞれが阻害するα-グルコシダーゼのスペクトラムには若干の差異があり(図1-16-3),また前二者はほとんど体内に吸収されずに排泄されるが,ミグリトールは50~100%が上部小腸において吸収されるという特徴がある.

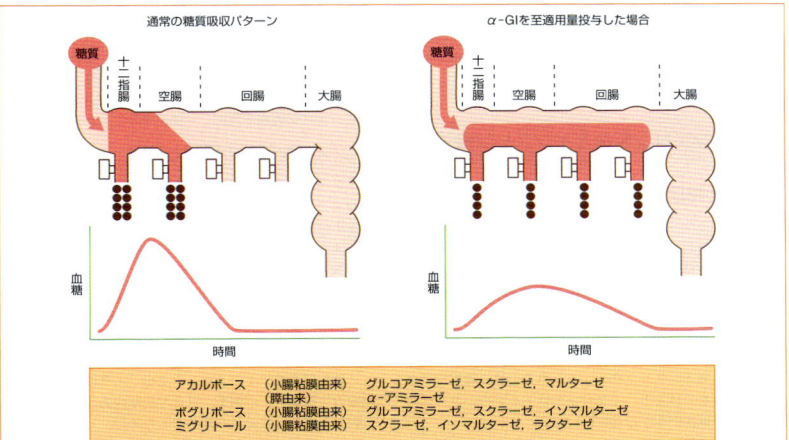

図 1-16-3　α-グルコシダーゼ阻害薬（α-GI）の作用機序と各薬剤が阻害する酵素
一般に食事で摂取する糖質は，約60%が炭水化物，約30%が蔗糖であるが，これらの多糖類はまず唾液，膵液中のα-アミラーゼにより二糖類にまで分解をうける．二糖類は，小腸上部に到達したところで，小腸粘膜刷子縁に存在する二糖類分解酵素（α-グルコシダーゼ）によって単糖類に分解され，主として上部小腸において吸収される．α-GIは，二糖類と競合することによって，種々の二糖類分解酵素の働きを阻害し，二糖類から単糖類への分解を抑制する．通常，単糖類の吸収は上部小腸で行われるが，α-GI投与によりこの部分で分解されなかった二糖類は，下部小腸にいたって分解を受け吸収されることになる．このように食後の糖類の吸収が，上部小腸だけでなく小腸全体で行われるため，食後血糖値の上昇がゆるやかで，血糖値の復帰に時間を要するパターンをとり，結果的に食後血糖ピーク値の低下が得られる．また血糖値のピークが低下するため，境界型や発症早期の症例ではインスリンの過分泌が抑制でき，インスリン治療中の患者ではインスリン使用量を減少でき，結果的に肥満の抑制にもつながる

α-グルコシダーゼ阻害薬の適応症例・使用法・副作用

α-GIは，1型，2型を問わず，食後血糖値が高値を示す糖尿病患者に用いられる．2型糖尿病の自然歴において，発症早期あるいは発症以前の境界型糖尿病の段階からすでに食後のインスリン初期分泌低下がはじまっており，空腹時血糖値が上昇するよりもかなり以前の時点から食後血糖値が上昇しはじめる（食後高血糖）．内外の多くの疫学データにより，糖負荷後の血糖値上昇をきたすタイプの境界型（耐糖能異常〈IGT〉）は，糖負荷前の血糖値上昇をきたすタイプの境界型（空腹時血糖異常〈IFG〉）に比べて，心血管疾患の高リスクであることや，境界型糖尿病患者ですでに動脈硬化の進展がみられることなどが示されており，糖尿病患者のみならず境界型患者においても食後高血糖を早期に検出し管理する必要がある．α-GIは，このような発症早期（あるいは境界型）の患者から，インスリン治療で食後高血糖が制御できない患者まで，幅広い適応がある．

服用方法として，炭水化物が小腸上部に達する前に同部でα-グルコシダーゼが阻害されている必要があるため，必ず食直前に服用する．食後では効果がない．また効果の持続は1回の食事だけであり，毎食前に服用する必要がある．

高頻度にみられる副作用は，腹部膨満・鼓腸・放屁・便秘・下痢などの消化器症状であるが，これは大腸に到達した未吸収の二糖類が腸内細菌により分解され，有機酸やガスが生成するためであるとされる．このような消化器系症状は服薬継続により軽減することが多く，少量より開始し，効果をみながらゆっくり増量することで軽減できることが多い．腸内ガスの増加が腸閉塞の誘引となることがあるので，投与中も十分な観察が必要である．

なお，単独投与時やインスリン抵抗性改善薬との併用時には，低血糖のリスクは非常に低いが，SU薬などのインスリン分泌刺激薬やインスリンとの併用時には低血糖が出現する可能性がある．α-GI投与時に低血糖が出現した際には，蔗糖の摂取では回復に時間を要するため，必ずブドウ糖を摂取するよう十分な指導を行う必要がある．

α-グルコシダーゼ阻害薬のエビデンス

α-GIは，IGT患者の心血管イベントリスクを低下させるというデータ（STOP-NIDDM，MeRIA7）や，またIGTから糖尿病への発症抑制に効果的であるとする内外でのエビデンス（STOP-NIDDM，VICTORY）[5]を有する．

【柱本　満・加来 浩平】

参考文献

1) 日本糖尿病学会編：糖尿病治療ガイド2010, p29, 文光堂, 2010
2) Ashcroft FM et al：ATP-sensitive K+channels and insulin secretion：their role in health and disease. Diabetologia 42：903-919, 1999
3) Dunn CJ et al：Metformin. A review of its pharmacological properties and therapeutic use in non-insulin-dependent diabetes mellitus. Drugs 49：721-749, 1995
4) Kadowaki T et al：Adiponectin and adiponectin receptors in insulin resistance, diabetes, and the metabolic syndrome. J Clin Invest 116：1784-1792, 2006
5) Kawamori R et al, Voglibose Ph-3 Study Group：Voglibose for prevention of type 2 diabetes mellitus: a randomised, double-blind trial in Japanese individuals with impaired glucose toler-

ance. Lancet 373:1607-1614, 2009
6) Yamauchi T et al: The mechanisms by which both heterozygous peroxisome proliferator-activated receptor γ(PPARγ) deficiency and PPARγ agonist improve insulin resistance. J Biol Chem 276:41245-41254, 2001

17 インスリン製剤とインスリン療法

健常者と糖尿病患者のインスリン分泌動態

健常者の血中インスリン分泌の日内変動は、空腹時や食間に肝での糖新生やグリコーゲン分解を調節するための基礎分泌と、食後の血糖上昇を抑制するための追加分泌に分けて理解されている。1型糖尿病では通常膵β細胞が著明に減少しているため、基礎分泌、追加分泌ともに認められない。2型糖尿病では、発症初期には追加分泌の急峻な立ち上がりが鈍化し、そのために持続する高血糖を是正すべく遅延する高インスリン血症がみられる。膵β細胞機能がさらに障害を受けると、追加分泌の低下を認め、さらには基礎分泌の減少が生じる（図1-17-1）。

糖尿病患者におけるインスリン療法の目標は、上記のように糖尿病状態において障害された血中インスリン動態を、インスリン注射によって健常者に近づけ、血糖をコントロールすることにある。糖尿病患者のインスリン分泌動態の障害の程度は患者によりさまざまであり、個々の患者のインスリン分泌動態やそれぞれのライフスタイルにあったインスリン製剤を選択し、使用することが重要である。

インスリン製剤の種類と特徴

インスリンを上手に使用するためには、インスリン製剤の特徴をよく理解する必要がある。インスリン製剤は、その作用時間などから超速効型、速効型、中間型、持効型溶解、速効型と中間型を混合した混合型、および超速効型とそのNPH製剤を混合した2相性インスリンアナログ製剤の6種類に大別される。それぞれの作用動態モデルを表1-17-1に示す。それぞれの製剤における作用発現時間や最大作用発現時間、作用持続時間を知ることが重要である[1]。

これらの製剤のうち、ヒトインスリンとまったく同じアミノ酸配列を持つインスリンを遺伝子工学的方法で作製したものに速効型、中間型、混合型製剤がある。一方、皮下注射した際の吸収動態を調整するために、ヒトインスリンのアミノ酸配列の一部を他のアミノ酸に変換するなどの修飾を加えたインスリンをインスリンアナログ製剤と呼ばれ、これらには超速効型、2相性インスリンアナログ、持効型溶解がある[2]。

一般的に作用持続時間が短く皮下吸収動態のピークを認める超速効型または速効型は、追加分泌を補うインスリンとして使用し、作用持続時間が長く皮下吸収動態のピークがなだらかな中間型または持効型溶解は、基礎分泌を補うインスリンとして使用する[3]。

ヒトインスリン製剤の種類と特徴

以前のインスリン製剤は、ウシやブタの膵臓から抽出、

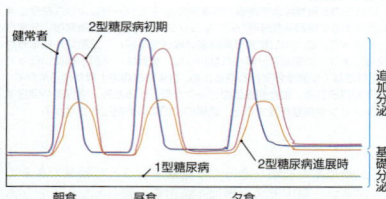

図1-17-1 健常者および糖尿病患者におけるインスリン分泌動態

表1-17-1 各種インスリン製剤の作用・吸収特性

分類	作用動態モデル（時間） 0 2 4 6 8 10 12 14 16 18 20 22 24 26 28	血糖低下作用のおよその目安		
		作用発現時間 （時間）	最大作用発現時間 （時間）	作用持続時間 （時間）
超速効型		10～20分	1～3	3～5
速効型		約30分	1～3	約8
中間型		約1.5	4～12	約24
混合型		約30分	2～8	約24
2相性インスリンアナログ		10～20分	1～4	約24
持効型溶解		1～2	明らかなピークなし	約24

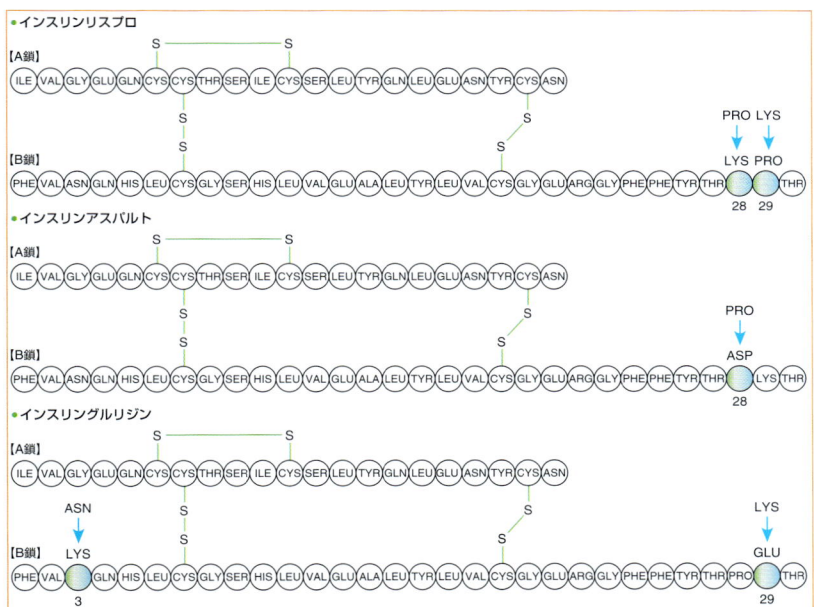

図 1-17-2 超速効型インスリンアナログの構造

精製されたインスリンから作製されていた。このような他種のインスリンは，ヒトインスリンと一部アミノ酸配列が異なることから，その免疫原性などが問題となっており，これらを解決するためにヒトインスリンの臨床応用が望まれていた。遺伝子工学の発達によって多量にインスリンを合成することが可能となり，現在ヒトインスリン製剤は，酵母や大腸菌を用いた遺伝子工学的な手法によって作製されている。

速効型インスリン：亜鉛存在下でインスリンの二量体が3つ会合した六量体を形成させ，安定したかたちで溶液中に溶解させた製剤である。皮下注射後に二量体を経て単量体となり，毛細血管中に吸収されて作用を発現する。唯一経静脈投与可能なインスリン製剤であり，静脈注射や点滴内に入れて持続投与として用いることができる。静脈内投与の場合には投与後2～3分で作用が発現し，20～30分で最大効果を発現する。

中間型インスリン：リン酸緩衝液中に亜鉛やプロタミンを添加することで六量体のインスリンをさらに結晶化し，皮下注射後の吸収を遅らせることで作用時間を持続させた製剤である。結晶化しているため白濁した製剤であり，使用前によく撹拌する必要がある。

混合型インスリン：中間型成分と速効型成分を一定比率で混合した製剤である。一度の注射で追加分泌と基礎分泌の補充が可能である。中間型成分と速効型成分の比率の異なる製剤が存在する。中間型と同様に白濁した製剤であり，使用前によく撹拌する必要がある。

インスリンアナログ製剤の種類と特徴

速効型インスリン製剤では，皮下吸収の時間遅れのため食後高血糖を十分に抑制できないという問題や，食事30分前に注射するという点で患者の良好なコンプライアンスを得られがたいという問題点があった。また，中間型インスリン製剤は吸収が不安定であり，作用にピークを認めるため夜間に低血糖を引き起こす危険性があり，基礎分泌の補充には不十分な場合もある。これらの欠点を補うインスリン製剤として，超速効型インスリンや，持効型溶解インスリンが開発された。

超速効型インスリン：現在3つの超速効型インスリン製剤（インスリンリスプロ，インスリンアスパルト，インスリングルリジン）が使用されている。速効型インスリンは製剤中で3つの二量体からなる六量体を形成しているが，超速効型インスリン製剤は二量体形成を抑制する構造を有している（図 1-17-2）。したがって皮下注射後単量体となるまでの時間が短くなり，速効型インスリン製剤に比し吸収速度が速く，血中への移行時間，血中からの消失時間がともに短縮し，血糖降下作用のピークも皮下注射約30～90分後と早期に認められる。これらの超速効型インスリン製剤には，①食後高血糖が是正される，②低血糖発現頻度が減

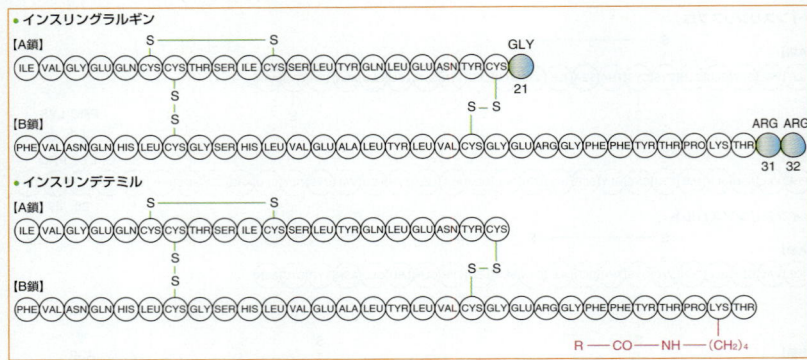

図 1-17-3 持効型溶解インスリンアナログの構造

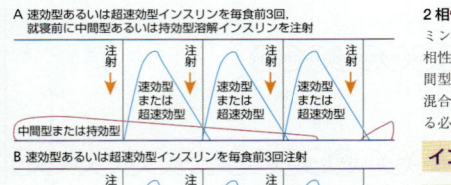

図 1-17-4 頻回インスリン注射によるインスリン療法

少する, ③食直前の皮下注射が可能となり患者のQOLの改善が期待される, などの利点がある。一方で作用時間が短いため, 症例によっては基礎インスリン補充に用いられる中間型や持効型溶解インスリンの注射回数や量の増加が必要な場合がある, などの欠点もある。

持効型溶解インスリン：現在2つの持効型溶解インスリン製剤（インスリングラルギン, インスリンデテミル）が使用されている（図 1-17-3）。中間型インスリンは, 注射前に振盪手技を要すること, また作用発現にピークがあり, かつ持続時間が十分ではないことなどの欠点があった。持効型溶解インスリンの一つであるインスリングラルギンは, 酸性の条件下では溶解性が高いため, pH4.0の製剤中では溶解しており, 浸透手技は要しない。また作用のピークを認めず, 吸収速度も従来のものより安定している。一方, インスリンに直鎖飽和脂肪酸のミリスチン酸を付加したインスリンデテミルは, アルブミンなどと結合することによって緩徐にその作用を発現し, かつ作用の変動が少ない。これらの持効型溶解インスリンは中間型に比し, 低血糖（特に夜間）の頻度が減少する, 早朝空腹時血糖値が安定する, などの利点が報告されており, 基礎分泌を補充する方法として有用である。

2相性インスリンアナログ：超速効型インスリンにプロタミンを添加して, 皮下注射後の作用動態を2相性にした2相性インスリンアナログ製剤である。混合型と同様に, 中間型成分と超速効型成分の比率の異なる製剤が存在する。混合型と同様に白濁した製剤であり, 使用前によく撹拌する必要がある。

インスリン療法の実際

1 型糖尿病のインスリン療法

1型糖尿病では前述したように通常はインスリンの基礎分泌も追加分泌も消失するインスリン依存状態を呈するため, 通常速効型または超速効型インスリンを毎食前の3回, 中間型または持効型溶解インスリンを眠前の1回注射する（図 1-17-4A）。基礎分泌の補充のために, 複数回（通常は朝食前と眠前の2回）の中間型または持効型溶解インスリン注射を必要とする場合もある。このような頻回インスリン注射によってもコントロールが困難な場合や, 妊娠の際などには, インスリンの注入量をプログラム可能なインスリン注入ポンプを用いた持続皮下インスリン注入療法（continuous subcutaneous insulin infusion：CSII）を行うことがある。

2 型糖尿病のインスリン療法

2型糖尿病のインスリン療法の際には, 患者自身の基礎分泌が保たれている場合には, 眠前の中間型または持効型溶解インスリン注射は必要としない。不足する追加分泌を速効型または超速効型インスリンにて食前に補充する（図 1-17-4B）。ただし, 空腹時血糖値が目標に達しない場合には, 中間型または持効型溶解インスリンを眠前に追加する。このような強化インスリン療法を経口薬二次無効の患者に比較的早期に導入することで, 高血糖を介したいわゆる糖毒性によるインスリン分泌の障害やインスリン抵抗性が改善され, インスリン療法からの離脱も可能となり, 再度経口糖尿病治療薬にてコントロール可能となることも期待できる。

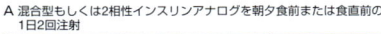
A 混合型もしくは2相性インスリンアナログを朝夕食前または食直前の1日2回注射

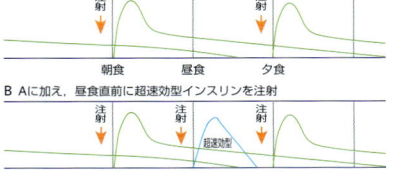
B Aに加え、昼食直前に超速効型インスリンを注射

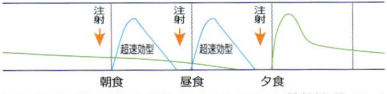
C 朝夕食直前に超速効型インスリンを、夕食直前に2相性インスリンアナログを注射

図 1-17-5 混合型や2相性インスリンアナログ製剤を用いたインスリン療法

一方、たとえば高齢者など頻回のインスリン注射が困難な患者においては、混合型または2相性インスリンアナログ2回/日、もしくは中間型または持効型溶解インスリン1〜2回/日で加療する投与方法もある（図1-17-5A）。混合型、2相性インスリンアナログは、朝、夕に使用することで昼食後に必要なインスリン追加分泌の補充を中間型成分である程度カバーすることができる。このほかにも、インスリン製剤の作用特性を十分に理解したうえで、さまざまなインスリン療法が考えられる（図1-17-5B、C など）。

また最近では、経口薬で十分なコントロールが得られない場合に、経口薬に追加してインスリンを注射する方法がとられることがある。この際にも、超速効型インスリンの注射による追加分泌の補充をはかる方法、混合型/2相性インスリンアナログを1〜2回注射する方法、あるいは持効型溶解インスリン注射による基礎分泌の補充をはかる方法などが試みられている。

インスリン治療のエビデンス

インスリン療法は代表的な糖尿病治療法であり、多くの臨床研究がなされている。しかしながら糖尿病治療の目標は糖尿病合併症の発症・進展の抑制であり、この点から考えると長期的なインスリン療法の効果を検討した臨床研究として、1型糖尿病を対象としたDCCT（Diabetes Control and Complications Trial）/EDIC（epidemiology of diabetes interventions and complications）と、2型糖尿病を対象とした熊本スタディがあげられる[4,5]。

いずれの臨床研究においても、頻回のインスリン注射あるいはCSIIを用いた強化インスリン療法は、1日1〜2回のインスリン注射による治療（従来インスリン療法）よりも良好な血糖コントロールを可能とし、網膜症や腎症などの糖尿病固有の細小血管合併症の発症・進展が抑制されることが示された。さらにDCCT対象者の経過を長期にわたり調査したEDICでは、非致死的心筋梗塞、脳卒中、または心血管死などの心血管イベントが有意に抑制されることが報告された。これらの結果から、糖尿病の病型にかかわらず、発症早期から強化インスリン療法を用いて良好な血糖管理を達成することの重要性が示された。

おわりに

インスリン療法は、新しい皮下吸収特性を有するインスリン製剤の開発や投与技術面においてさらに進歩し、従来のインスリン製剤では血糖コントロールが困難であった症例においてもより良好な血糖コントロールが可能となりつつある。今後はインスリン製剤の特徴をよく理解し、症例ごとにインスリン分泌動態や生活の質（QOL）を考慮したうえで最適なインスリン製剤や投与方法を選択していく必要がある。

〔荒木 栄一・本島 寛之〕

参考文献
1) 日本糖尿病学会編：糖尿病治療ガイド 2010, p54-64, 文光堂, 2010
2) 重藤誠ほか：インスリン製剤とデバイスの進歩. 月刊糖尿病 1：26-35, 2009
3) 荒木栄一：インスリン製剤の使い分け. 成人病と生活習慣病 38：451-457, 2008
4) The Diabetes Control and Complications Trial/Epidemiology of Diabetes Interventions and Complications Research Group : Intensive diabetes treatment and cardiovascular disease in patients with type 1 diabetes. N Engl J Med 353：2643-2653, 2005
5) 岸田秀樹ほか：糖尿病血糖管理のエビデンス—熊本スタディ, 糖尿病学 基礎と臨床, 門脇孝ほか編, p699-703, 西村書店, 2007

18 インクレチン関連薬

インクレチン

食事摂取に伴い分泌される消化管ホルモンのなかで、上部小腸のK細胞に発現するGIP（胃酸分泌抑制ポリペプチド〈gastric inhibitory polypeptide〉、あるいはグルコース依存性インスリン分泌刺激ポリペプチド〈glucose-dependent insulinotropic polypeptide〉とも称される）と下部小腸のL細胞に発現するGLP-1（グルカゴン様ペプチド1〈glucagon-like peptide-1〉）は、膵β細胞を刺激してインスリン分泌を促進することから、インクレチンと総称される（図1-18-1）。

GIPは42個のアミノ酸から構成されるペプチドホルモン、GLP-1は30個あるいは31個のアミノ酸から構成されるペプチドホルモンである。膵β細胞には細胞膜を七回貫通するG蛋白共役受容体であるGIP受容体やGLP-1受容体が発現しており、インクレチンの刺激によって膵β細胞内のcAMP（環状アデノシン一リン酸）濃度が増加する。

膵β細胞は血糖値に応じてインスリンを分泌するが、この分子機序は細胞内のCa^{2+}濃度の上昇を介し、インスリン分泌の惹起経路と呼ばれる。一方、インクレチンによるインスリン分泌は細胞内のcAMP濃度の上昇を介し、インスリン分泌の増幅経路と呼ばれる。低血糖時には惹起経路が作動していないためインクレチンで刺激してもインスリン分泌は増加しない。ところが、高血糖時には惹起経路が作動しているため、インクレチンで増幅経路を刺激すると効率よくインスリン分泌を促進する。このように、インクレチンによるインスリン分泌増強効果にはグルコース濃度依存性があるのが特徴である。

インクレチンの生理的な役割は食後の血糖上昇を抑制す

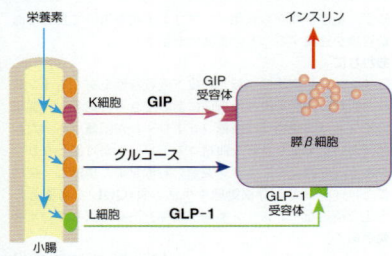

図 1-18-1 **インクレチン**
消化管から分泌されるインクレチン（GIP と GLP-1）は膵 β 細胞に作用し，インスリン分泌を促進する
GIP：胃酸分泌抑制ポリペプチド（グルコース依存性インスリン分泌刺激ポリペプチド），GLP-1：グルカゴン様ペプチド 1

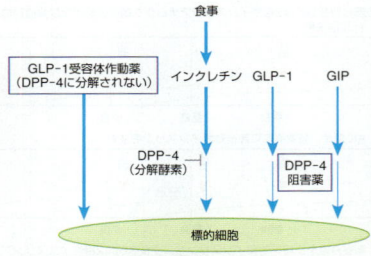

図 1-18-2 **インクレチン関連薬**
GIP：胃酸分泌抑制ポリペプチド（グルコース依存性インスリン分泌刺激ポリペプチド），GLP-1：グルカゴン様ペプチド 1

ることである．食事摂取が少ないときはインクレチンの分泌も低く，膵 β 細胞の増幅経路の活性化が弱いため，少量のインスリンしか分泌されない．一方，食事摂取が多いときはインクレチンの分泌ならびに膵 β 細胞の増幅経路の活性化が強いため，十分量のインスリンが分泌され，その結果として血糖上昇が抑制される．さらに，インクレチンには膵 β 細胞の増殖促進やアポトーシス抑制の作用も報告されている．

GIP 受容体や GLP-1 受容体は膵 β 細胞以外にも発現しており，これらの組織でも作用する．たとえば，GIP 受容体は脂肪細胞に発現し，GIP 刺激によって栄養素の取り込みが促進される．また，GLP-1 受容体は中枢神経系や胃に発現し，GLP-1 刺激によって食欲や胃運動が抑制される．

インクレチンの糖尿病治療への活用

従来のインスリン分泌促進薬であるスルホニル尿素（SU）薬やグリニド薬はいずれも惹起経路を活性化することでインスリン分泌を促進するのに対し，インクレチンは増幅経路を促進する．したがって，インクレチンを活用した薬剤（インクレチン関連薬）はまったく新しい機序でインスリン分泌を促進し，血糖値を降下させることが期待される．

臨床応用に向けた課題は，インクレチンはいずれもペプチドホルモンであり，生体内では蛋白分解酵素 DPP-4（dipeptidyl-peptidase-4）によって分解され，不活性化されることである．これを解決する方法として，DPP-4 の活性を抑制する化合物（DPP-4 阻害薬），あるいは DPP-4 によって分解されにくいペプチド（GLP-1 受容体作動薬）が開発され，わが国でも臨床応用されている（図 1-18-2）．

DPP-4 阻害薬

DPP-4 阻害薬は，DPP-4 活性を特異的に抑制するという薬理学的な観点からの命名であるが，内因性のインクレチン値を上昇させインクレチン作用を増幅するという生理学的な観点からインクレチンエンハンサー，構造上の特徴という生化学的な観点からグリプチン製剤とも呼ばれる．

DPP-4 は，N 末端から 2 番目のアミノ酸がアラニンあるいはプロリンのペプチドに対して，N 末端 2 個のアミノ酸を切り出す酵素である．GLP-1 ならびに GIP はいずれも N 末端から 2 番目のアミノ酸がアラニンであり，DPP-4 によって分解され不活性型となる．DPP-4 阻害薬の投与によって，GLP-1 シグナルと GIP シグナルを活性化することができる（図 1-18-2）．したがって，インスリン分泌能がある程度保持された 2 型糖尿病では食事量に応じたインスリン追加分泌が促進され，血糖コントロールの改善が期待される．特に食後の高血糖値が改善するため，血糖の変動が減少する．一方，体重に関しては大きな影響を与えない[1]．これは，GLP-1 値を食欲抑制が発揮できるほど上昇させないことや体重増加作用のある GIP 値を上昇させることが寄与していると考えられる．

他の経口血糖降下薬やインスリン製剤とは作用機序が異なるため，理論的には併用で血糖コントロール改善が期待できるが，保険診療上では薬剤によって承認されている併用可能薬が異なる．ビグアナイド薬やチアゾリジン薬はインスリン抵抗性改善薬であり，相加的な血糖コントロール改善である．SU 薬やグリニド薬はいずれもインスリン分泌の惹起経路を刺激する薬剤であり，増幅経路を刺激するDPP-4 阻害薬とは相乗的なインスリン分泌促進・血糖コントロール改善が期待できる．α-グルコシダーゼ阻害薬は炭水化物の吸収の場を上部小腸中心から中～下部小腸中心に移行させ，GIP 分泌を抑制し GLP-1 分泌を促進する．したがって，インクレチンの分解を抑制する DPP-4 阻害薬との併用でより高い GLP-1 濃度を達成でき，血糖コントロールが改善する．インスリン製剤とは相加的に血糖コントロールが改善する．

わが国では 4 種類の薬剤（シタグリプチン，ビルダグリプチン，アログリプチン，リナグリプチン）が承認されている．1 日 1～2 回の経口投与で DPP-4 活性を 24 時間にわたって抑制することができる．低血糖の副作用は，単剤投与では少ない．しかしながら，SU 薬との併用で重篤な低血糖が出現することもあるので[2]，特に高齢者・腎機能低下者では一定量以下に SU 薬を減量する．心血管イベントや骨折のリスクを減らすとの報告もあり，前向き研究によるエビデンスが待たれる．

GLP-1 受容体作動薬

GLP-1 受容体作動薬は GLP-1 受容体を特異的に活性化

するという薬理学的な観点からの命名であるが、インクレチンの作用を模倣するという生理学的な観点からはインクレチンミメティクス、GLP-1のアミノ酸配列との類似性という生化学的な観点からはGLP-1アナログとも呼ばれる。

リラグルチドは脂肪酸を付加されているので、血中ではアルブミンと結合する。トカゲの唾液腺から抽出したペプチドであるエキセナチドはN末端から2番目のアミノ酸がセリンであるため、DPP-4によって分解されない。したがって、1日1〜2回の皮下注射で投与することにより24時間にわたって高いGLP-1レベルを達成することが可能で、インスリン分泌促進による血糖降下や血糖変動の抑制のみならず、食欲抑制や胃運動抑制を介した体重減少が期待できる[1]。内因性のGIP値には大きな影響を与えない。

GLP-1受容体作動薬も、従来の経口血糖降下薬やインスリン製剤とは異なる機序で作用するため、理論的には併用で血糖コントロール改善が期待できるが、保険診療での承認は一部に限定されている。インスリン抵抗性を改善する薬剤やインスリン製剤とは相加的な効果、SU薬とインスリン分泌促進薬とは相乗的な効果が期待できるのは、DPP-4阻害薬と同様である。GLP-1受容体作動薬は内因性のインクレチンに影響しないため、α-グルコシダーゼ阻害薬との併用は食後血糖値を相加的に抑制することにかぎられる。GLP-1受容体作動薬はDPP-4によって分解されないこと、GLP-1受容体作動薬の投与によってGLP-1レベルが薬理学的なレベルまで上昇していることから、DPP-4阻害薬との併用による血糖コントロールのさらなる改善は期待できない。

わが国では2種類のGLP-1受容体作動薬(リラグルチド、エキセナチド)が承認されている。単剤で低血糖が少ないこと、SU薬との併用で低血糖の危険性が高まることはDPP-4阻害薬と同様である。GLP-1受容体作動薬は注射薬であるが、インスリン製剤とは異なるので、インスリン依存の糖尿病の症例に使用することは禁忌である。投与開始当初は、悪心・嘔吐などの消化器症状がしばしば出現するため、GLP-1受容体作動薬の投与量は漸増する。多くの症例ではやがて症状は改善する。また、急性膵炎などとの関連も報告されているが、現時点でははっきりしない。

【山田 祐一郎】

参考文献
1) Amori RE et al : Efficacy and safety of incretin therapy in type 2 diabetes: systematic review and meta-analysis. JAMA 298: 194-206, 2007
2) 岩倉敏夫ほか:シタグリプチンをグリメピリドに追加投与し、3日後に重症低血糖を起こした2型糖尿病の1例. 糖尿病 53:505-508, 2010

19 糖尿病の急性合併症—昏睡

はじめに

糖尿病の急性合併症で意識障害・昏睡を伴うものには糖尿病性ケトアシドーシス、高血糖高浸透圧状態、乳酸アシドーシス、低血糖性昏睡などがある。対応を誤ると生命にかかわるため、迅速かつ的確な診断と治療が必要である。

表1-19-1 糖尿病性ケトアシドーシス(DKA)の誘因

1) 感染
2) インスリンの中断
3) 重篤な全身疾患
4) 脳血管障害
5) 心血管障害
6) 膵炎
7) 外傷
8) ステロイドなどの薬剤

糖尿病性ケトアシドーシス

■ **定義・概念** 糖尿病性ケトアシドーシス(diabetic ketoacidosis: DKA)はインスリン作用不足のため高血糖、ケトン体の増加により代謝性アシドーシスを生じることによって起こる。

■ **疫学** インスリンが欠乏している1型糖尿病患者に多い。2型糖尿病患者でも清涼飲料水多飲に伴い認めることがある(清涼飲料水ケトーシス)。

■ **病因・病態生理と分子メカニズム** インスリン作用の著明な低下とインスリン拮抗ホルモン(グルカゴン、コルチゾール、カテコールアミン、成長ホルモン)の増加により、糖利用の低下、脂肪分解の亢進が起こり、高血糖と高遊離脂肪酸血症を引き起こす。インスリン欠乏とグルカゴン過剰下では、ケトン体産生の律速酵素であるカルニチンパルミトイルトランスフェラーゼI(carnitine palmitoyltransferase-I: CPT-I)の阻害物質であるマロニルCoAの産生が低下するため、ミトコンドリアでのβ酸化が亢進する。そのため、遊離脂肪酸が肝臓で急速に酸化され、ケトン体産生が著しく亢進し、重篤な代謝性アシドーシスを引き起こす。さらに、尿糖が増加した結果、尿浸透圧が高くなり、浸透圧利尿によって脱水となる。脱水と代謝性アシドーシスがDKAの本態である。

■ **臨床症状・検査成績** 高血糖症状、消化器症状、脱水、意識障害が典型的な症状である。そのほかにKussmaul(クスマウル)大呼吸、呼気のケトン臭などの症状を呈する。DKAの誘因を**表1-19-1**に示す。最も頻度の多い誘因は感染症であるが、初発の1型糖尿病患者が多く、糖尿病と診断がついていないこともある。1型糖尿病と診断がついている患者の場合は、インスリン自己中断などが誘因となる。

症状としては口渇、多飲、多尿、体重減少の高血糖症状や脱水症状に加え、腹痛や嘔気・嘔吐などの消化器症状を伴うことが多い。代謝性アシドーシスによる呼吸中枢の抑制とアシドーシスを代償するための大きく深い呼吸(Kussmaul大呼吸)が特徴である。また、呼気のケトン臭も特徴的な症状の一つにあげられる。適切な治療が行われないと昏睡となり、死亡することもある。

高血糖、血中・尿中ケトン体高値、代謝性アシドーシスを呈する。一般的にDKAではなんらかの誘因によりインスリンの作用不足によって血糖値が300 mg/dL以上の高血糖となり、血中・尿中のケトン体が高値となる。ケトン体にはアセト酢酸、アセトン、β-ヒドロキシ酪酸があるが、DKAのケトン体の主要成分はβ-ヒドロキシ酪酸である。動脈血ガス分析ではpH、重炭酸イオン(HCO_3^-)と動脈血

二酸化炭素分圧（$PaCO_2$）は低下し，代謝性アシドーシスを呈する．血液 pH はケトン体の濃度に応じて低下するため，血糖値とは必ずしも相関しない．また，嘔吐に伴う酸喪失による代謝性アルカローシスが加わると，血液 pH があまり変動しないこともある．そんな場合はアニオンギャップ（AG），補正 HCO_3^- の計算が役に立つ．

電解質は Na の軽度低下と K の軽度上昇を認める．脱水を反映して血液尿素窒素（BUN），クレアチニン（Cr）は上昇する．血清アミラーゼの上昇を認めることがある．

▶診断　意識障害や頭痛といった症状に加え，高血糖・ケトン体・代謝性アシドーシスを認めた場合に DKA と診断する．意識障害を呈する患者で高血糖を確認することが診断のうえかせとなる．しかし，比較的若い患者の場合は意識障害を呈さず，腹痛や嘔気・嘔吐などの消化器症状を主訴に来院することもあり，急性腹症と誤診されることもある．このような場合は口渇，多飲，多尿，体重減少などの症状がないか，糖尿病患者ではインスリンの自己中断がないかといった問診や高血糖の有無を確認することが診断するうえで重要となる．病歴や症状から DKA を疑う患者で高血糖を認め，血中・尿中のケトン体が陽性であり，動脈血ガス分析で代謝性アシドーシスを認めれば DKA と診断できる．

■治療と薬理メカニズム　治療の中心は大量の輸液とインスリン投与による脱水，高浸透圧，アシドーシスの補正である．一般に水分欠乏量は体重の 5〜10％ と類推され，最初の 2〜3 時間は生理食塩水を 1,000 mL/時間で投与する．以後は速度を半分にして尿量をあわせ輸液量を調節する．生理食塩水で Na が 155 mEq/L 以下にならないときは 1/2 生理食塩水にし，Na が戻ったら生理食塩水へ変更する．ケトン体合成を抑制するためにインスリンの持続投与を行う．シリンジポンプを用いて速効型インスリンを 5〜10 単位/時間で静脈内持続注入する．この際，急激な浸透圧低下で脳浮腫を起こす可能性があるため，急激な血糖低下や浸透圧の低下は避けるべきである．血糖値が 250〜300 mg/dL となったら 5％ グルコースを含んだ輸液へ変更する．K，P はグルコースの流入に伴い細胞内へ移行するため，治療とともに血清電解質は低下する．K が 5 mEq/L を切ったあたりから輸液で 10 mEq/時で K 補充を行い，K が 3.5 mEq/L 以下になるようであれば 20 mEq/時間で投与するとよい．P に関しては血清 P 濃度が 2 mg/dL 以下であれば P 補充を考慮する．

pH 7.0 以上では原則として重炭酸ナトリウムでのアシドーシス補正は行わない．重炭酸ナトリウムを投与することで治療開始後の低カリウム血症の増悪や浸透圧負荷，酸素解離曲線の左方移動，中枢神経系のアシドーシス悪化などの不利益が起こるからである．pH 7.0 未満の重症アシドーシスの場合のみ重炭酸ナトリウムの投与を考慮する．重炭酸ナトリウムを投与する場合は 50〜100 mEq を 30 分以上かけて投与するが，DKA への重炭酸ナトリウム投与には十分なエビデンスは存在しない．

▶経過・予後　一般的には良好である．

高血糖高浸透圧状態

▶定義・概念　高血糖高浸透圧状態（hyperglycemic hyperosmolar state：HHS）は糖尿病患者が感染，脱水，

表 1-19-2　高血糖高浸透圧状態（HHS）の誘因

1）感染
2）脱水
3）手術
4）心疾患
5）脳血管障害
6）ステロイド，利尿薬，高カロリー輸液などの薬剤
7）内分泌疾患（Cushing 症候群，Basedow 病）

薬剤などの誘因によって著しい高浸透圧や脱水を起こすことで発症する．インスリン作用不足は DKA に比して相対的である．高血糖高浸透圧昏睡（hyperosmolar non-ketotic diabetic coma：HONK）と呼称されることもある．

▶疫学　高齢 2 型糖尿病患者に多く，脱水（利尿薬投与など），感染，術後高カロリー輸液などが誘因となる．

▶病因・病態生理と分子メカニズム　インスリン作用不足は DKA に比して相対的である．感染，脱水，薬剤などの誘因（表 1-19-2）によって著しい高浸透圧や脱水を起こすことで発症する．DKA と比し，血糖や浸透圧はより高値となることが多い．脱水による腎血量の低下がグルコース排泄閾値を低下させ，高血糖を助長する．高齢者では口渇認識が低下していることも高血糖助長の一因とされる．なお，HHS では DKA ほど脂肪分解は進まず，ケトン体は正常〜軽度上昇程度であることが多い．このため代謝性アシドーシスは起こらないか，あっても軽度である．

HHS において代謝性アシドーシスが起こらない理由としては，体内のインスリン量がある程度保たれていることや血糖上昇ホルモンの上昇がみられないなどがあげられる．これらの 2 つの因子が脂肪分解とケトン体産生を抑制する．高血糖が一度惹起されると，浸透圧利尿，高浸透圧，細胞内脱水，脱水，ショック，昏睡を引き起こし，適切に治療されない場合には死にいたる．

▶臨床症状・検査成績　前駆症状は不明瞭なことが多いが，脱水症状や精神神経症状を呈する．特徴的な症状が現れにくいが，脱水症状や痙攣，意識障害，不全麻痺などの精神神経症状を認めることが多い．脳神経症状を認める場合は脳内の器質的疾患との鑑別が重要である．

DKA に比し著しい高血糖と高浸透圧が特徴である．ケトン体の生成は増加せず，代謝性アシドーシスはきたさない．一般的にケトアシドーシスに比して HHS では通常血糖値が 600 mg/dL 以上であるが多く，時には 2,000 mg/dL に達することもあり，血糖値の上昇が著しい．血漿浸透圧も同様で DKA より高浸透圧になることが多く，350 mOsm/L 以上と著明な高浸透圧を呈する．

ケトン体は正常〜軽度上昇程度である．動脈血ガス分析ではアシドーシスは軽度〜正常で，pH 7.3 以上である．高浸透圧の程度に比例し，BUN や Na の著明な上昇を認める．一般的に HHS では血清 Na は 150 mEq/L 以上となる．

▶診断　高齢の 2 型糖尿病患者で精神神経症状を認めた場合には本疾患を疑う．著明な高血糖を認めた場合は動脈血ガス分析を行えば，DKA か HHS かを鑑別することができる．DKA との鑑別のポイントを表 1-19-3 に示す．アシドーシスの有無とケトン体の有無が重要である．しかし

表1-19-3 糖尿病性ケトアシドーシス(DKA)/高血糖高浸透圧状態(HHS)/乳酸アシドーシス(LA)の鑑別ポイント

	DKA	HHS	LA
糖尿病型	1型	2型	2型
発症年齢	若年	高齢	高齢
誘因	インスリン中断,感染症など	感染症,脱水,手術,薬剤など	ビグアナイド薬,感染,腎障害など
前駆症状	口渇,多飲,多尿,体重減少,腹痛,嘔吐	特異的なものはない	胃腸症状,倦怠感,過呼吸
検査所見			
ケトン体	陽性~強陽性	陰性~弱陽性	陰性~弱陽性
血糖値	>300 mg/dL	>600~800 mg/dL	正常~高値
pH	<7.3	7.3~7.4	<7.35
Na	正常~軽度低下	>150 mEq/L	低下
BUN	上昇	著明に上昇	上昇
浸透圧	>300 mOsm/L	>350 mOsm/L	上昇
乳酸	正常	正常	上昇
アニオンギャップ	増加	正常	増加

BUN:血液尿素窒素
(文献5を改変)

表1-19-4 ビグアナイド薬による乳酸アシドーシス発症リスク

国名(調査期間)	乳酸アシドーシス発症リスク(症例/10万人・年)		
	メトホルミン	フェンホルミン	ブホルミン
スイス(1972~1977)	6.7	40	31
スウェーデン(1975~1977)	4.7	60	―
フランス(1968~1983)	1.0	23	―

メトホルミンの自発報告症例より(1989年4月17日~2007年5月31日),1年間に1,000人中0.006例の発生と推定される
(文献2を改変)

がら,症例によってはDKAとHHSを区別できない場合もある.

■ **治療と薬理メカニズム** 原則,DKAの治療に準ずるが,DKAより血糖値の降下がすみやかであるため,インスリン投与量は速効型インスリン5単位/時以下で静脈内持続注入することが多い.一方,K低下は著しいことが多く,20 mEq/時間程度の補充が必要となることが多い.DKAの治療時と同様,急激な浸透圧低下で脳浮腫を起こす可能性があるため,急激な血糖低下や浸透圧の低下は避けるべきである.また,HHSではしばしば横紋筋融解症や血栓形成を認めることがあり,クレアチンキナーゼ(CK),乳酸脱水素酵素(LDH)など酵素,凝固線溶系のマーカーについても注意が必要である.

■ **経過・予後**
適切に治療されないと予後不良である.

乳酸アシドーシス

■ **定義・概念** 循環不全状態による組織の酸素不足のため嫌気性代謝が亢進し,血中に乳酸が著しく増加して起こる非ケトン性の代謝性アシドーシスである.糖尿病治療薬であるビグアナイド薬の副作用として,乳酸アシドーシス(lactic acidosis:LA)が有名である.1970年代にビグアナイド薬であるフェンホルミン使用患者で致死的な乳酸アシドーシスの報告が相次いだ.

■ **疫学** 患者の大半は高齢者や腎機能障害の患者である.メトホルミンはフェンホルミンに比べLAの発生頻度は1/10である(表1-19-4).

■ **病因・病態生理と分子メカニズム** 安静時の乳酸の主な産生部位は心,脳,骨格筋などであるが,好気的な条件下では肝臓に十分な処理能力があるため,乳酸が蓄積することはない.しかし,細胞内での糖代謝が障害されると,ピルビン酸がTCA回路で酸化されず,乳酸に転換される.
LAは組織の循環不全を伴うtype Aと,明らかな組織の循環不全を伴わないtype Bに分類される.糖尿病はそれ自体type B LAになりやすい状態と考えられるが,ビグアナイド薬は肝ミトコンドリア細胞膜に結合し,酸化的リン酸化反応を阻害することから,LAのリスクが高まると想定されている.高齢で腎機能が低下している場合やアルコール多飲の場合では,そのリスクがさらに高まる.

■ **臨床症状・検査成績** DKAの症状と類似しているが,ケトン体の上昇がなく,AGが著明に上昇しているのが特徴である.乳酸は高値(18 mg/dL以上を呈することが多い)を示す.

■ **診断** ケトン体の上昇がなく,アニオンギャップ(AG)が著明に上昇している場合はLAを疑い,血中の乳酸を測定する.LAであれば乳酸が高値(18 mg/dL以上を呈することが多い)を示す(表1-19-3).また,ケトン体の上昇だけでは説明がつかないAGの著明な上昇を認める場合は,DKAとの併発を考える.

■ **治療と薬理メカニズム** 治療の中心は基礎となる病態の是正であり,なかでも循環動態の保持が重要である.アシドーシス補正のために重炭酸ナトリウムを投与しても,死亡率は低下しない.血液浄化療法も基礎疾患の是正に無効であれば,循環動態や予後の改善に結びつかない.

■ **経過・予後** LAを起こす基礎疾患が背景にあるため,死亡率は約50%と高率である.

低血糖性昏睡

■ **定義・概念** 低血糖に伴う意識障害をさす.低血糖は通常50 mg/dL(2.8 mmol/L)以下の血糖値と定義される.低血糖は臨床的にはWhippleの三徴(血漿グルコース濃度の低値,低血糖の症状,低血糖の補正による症状)の改善をもって定義される.

■ **病因・病態生理と分子メカニズム** 中枢神経系はそのエネルギーを100%グルコースに依存しており,血糖値の低下に対してさまざまな拮抗調節反応(counter-regula-

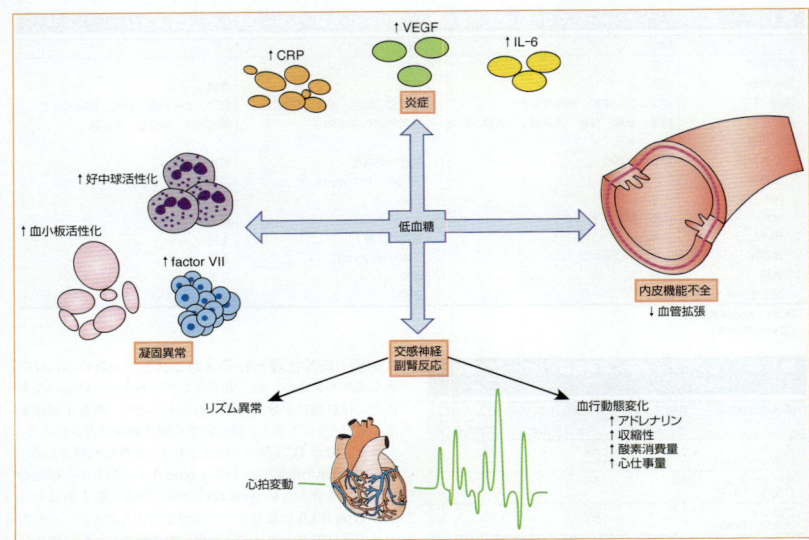

図 1-19-1 低血糖が心血管イベントに影響を及ぼすメカニズム
CRP：C反応性蛋白，VEGF：血管内皮増殖因子，IL-6：インターロイキン6
（文献4を改変）

tion)が備わっている。低血糖症状は次の2つの分類に分けられる。交感神経症状はカテコールアミンを介した症状で，発汗，動悸，不安感，頭痛，脱力感を自覚する。中枢神経症状は高次機能の低下や混乱，焦燥感，異常行動，痙攣，昏睡などがある。

低血糖性昏睡にいたる前に交感神経症状が起こることで，血糖低下からの回復をはかる機構が本来は備わっているが，糖尿病患者ではこの機構が破綻している場合がある。交感神経症状などの警告症状がなく，中枢神経症状が最初の低血糖症状として起こる場合を無自覚低血糖と呼ぶ。無自覚低血糖の危険因子は，低血糖の反復，長期の罹病期間，血糖コントロール不良，糖尿病性自律神経障害などで，いずれも counter-regulation に問題があるとされる。

低血糖の機序には反応性低血糖，薬剤性低血糖，二次性低血糖などがある。食後5時間未満にのみ低血糖を認める場合に反応性低血糖を疑う。反応性低血糖は食後30〜60分後に起こる胃切除後のダンピング(dumping)症候群と食後3〜5時間後に起こる2型糖尿病初期の反応性低血糖がある。

糖尿病患者において重症低血糖が死亡率を増加させる可能性が示唆されている。ADVANCE(Action in Diabetes and Vascular Disease : Preterax and Diamicron Modified Release Controlled Evaluation)で重症低血糖の有無にて2群に割り付け，重症低血糖後に発現した大血管イベントなどの発現頻度を検討したところ，重症低血糖を併発した症例は大血管疾患・細小血管障害・全死亡リスクすべてを高める結果となった。重症低血糖が心血管イベントに影響を及ぼすメカニズムとして，低血糖時炎症性サイトカインの放出，血管内皮細胞傷害による血管拡張不全，凝固系亢進，交感神経系亢進などがあげられ，これが複雑に絡みあって心血管イベントを増加させると報告されている（図 1-19-1）。

● **臨床症状・検査成績** 健常者では通常血糖値が60 mg/dL 以下でカテコールアミンが分泌されることによって自律神経（交感神経）症状が出現する。さらに 50 mg/dL 以下になるとグルコース欠乏による中枢神経症状が出現し，30 mg/dL 以下で大脳機能低下症状が出現し，意識障害・昏睡にいたる。高齢者の低血糖症による異常行動は認知症と誤診されることがあり，注意が必要である。また，新生児の低血糖症では無呼吸や低緊張，低体温などがみられる。しかし，低血糖症状は個人差があり，非特異的なものである。これらの症状を認めた場合はまず低血糖の鑑別が重要である。

● **診断** 血糖，インスリン値，C-ペプチド値の測定が参考になる。反応性低血糖，薬剤性低血糖以外に鑑別すべき疾患として，下垂体不全や副腎不全などのホルモン分泌障害や肝不全，LAなどによる二次性低血糖，インスリン自己抗体症候群，インスリノーマなどがあげられる。

空腹時に低血糖が認められた場合，まず原因になりうる薬剤がないか確認する。低血糖をきたす薬剤の代表として，糖尿病治療薬であるスルホニル尿素（SU）薬などが有

名である。このような薬剤を内服している場合はいったん内服を中止し，低血糖症が改善するかどうか確認する。また，高インスリン血症にもかかわらず，血中Cペプチド値が0.6 ng/mL未満であればインスリン投与による低血糖症が考えられる。

二次性低血糖症の場合，血中インスリン値は6μU/mL未満と低値を認める。二次性低血糖には下垂体不全や副腎不全などのホルモン分泌障害や肝不全，LAなどが原因として考えられる。

血中インスリン値が100μU/mL以上の高インスリン血症を伴う低血糖症では，まず抗インスリン抗体を測定する。インスリンを使用していないにもかかわらず，抗インスリン抗体が陽性であればインスリン自己抗体症候群と診断される。インスリン自己抗体症候群はBasedow（バセドウ）病などの自己免疫性疾患との合併が多い。また，チアマゾール（メルカゾール®）などの薬剤との関連性も報告されている。

高インスリン・高Cペプチド値（血中インスリン値≧6μU/mL，血中Cペプチド値≧0.6 ng/mL）を認める場合にはインスリノーマを疑う。インスリノーマは2 cm未満で発見されることが多く，約80%が良性の腫瘍で，好発年齢は60歳代である。また，特徴的な症状としてWhippleの三徴（前述）がある。多発性内分泌腫瘍症1型（MEN1）を合併することも知られており，その際は原発性副甲状腺機能亢進症や下垂体腫瘍，ガストリン産生腫瘍（Zollinger-Ellison（ゾリンジャー-エリソン）症候群）およびグルカゴン産生腫瘍などを合併する。インスリノーマを疑った場合は72時間絶食試験やCペプチド抑制試験などで診断する。画像検査（造影CT，造影MRI，血管造影）や選択的動脈内カルシウム注入試験などで局所診断を行う。

■ **治療と薬理メカニズム** グルコース静脈内投与によりすみやかな血糖上昇がなされる。しかし，絶食が長く続いていた場合には肝グリコーゲンが枯渇している可能性があり，グリコーゲン分解による血糖上昇は期待できない。そのため，継続的グルコース静脈内投与が必要になる。数時間以上続いていた場合には脳浮腫の可能性もあり，グリセオール投与などの脳浮腫対策を開始する。

SU薬による低血糖性昏睡の場合，遷延するインスリン分泌刺激のため，意識が一時的に回復してもまた意識障害を起こすことがある。入院させて完全に回復するまで経過観察したほうがよい。

低血糖性昏睡の原因を探求し，再発予防策を立てることも重要である。SU薬やインスリン注射による場合は治療法の見直しを，インスリノーマやインスリン自己抗体症候群が疑われた場合は精査を進める。

● **経過・予後** 昏睡が数時間以内であれば，適切な処置によって血糖が上昇し，意識障害から回復し，予後良好である。しかし，昏睡が数時間以上と遷延した場合は脳浮腫を起こすこともある。また，昏睡を含めた重症低血糖が網膜症の進行，神経障害による疼痛の増悪，知能発育の低下，将来の認知機能低下につながるとする報告があり，重症低血糖の予防が重要である。

【寺内 康夫】

参考文献

1) Drynan L et al：The role of changes in the sensitivity of hepatic mitochondrial overt carnitine palmitoyltransferase in determining the onset of the ketosis of starvation in the rat. Biochem J 318：767-770, 1996
2) Berger W：Incidence of severe sideeffects during therapy with sulfonylureas and biguanides. Horm Metab Res 15(Suppl)：111-115, 1985
3) The ADVANCE Collaborative Group et al：Intensive blood glucose control and vascular outcomes in patients with type 2 diabetes. N Engl J Med 358：2560-2572, 2008
4) Desouza CV et al：Hypoglycemia, diabetes, and cardiovascular events. Diabetes Care 33：1389-1394, 2010
5) 日本糖尿病学会編：急性合併症の病態と治療法．糖尿病専門医研修ガイドブック 改訂第4版，p187-195, 診断と治療社，2009

20 糖尿病性網膜症

● **定義・概念** 糖尿病性網膜症（diabetic retinopathy）は糖尿病の細小血管障害の一つであるが，放置すると失明にいたることから生活の質（QOL）を維持するうえで重要な疾患である。現在では適切な時期に適切な治療を行い失明を防ぐことが可能となり，より良好な視力維持が治療目標とされている。

● **疫学** 糖尿病患者の糖尿病性網膜症の有病率は約20～30%と報告されている。厚生労働省による平成19年度の推計糖尿病患者数が約890万人であることから，網膜症患者数は約200万人前後と考えられる。

● **病因・病態生理と分子メカニズム** 糖尿病性網膜症の病態生理については臨床重症度分類に沿って考えると理解しやすい。ここでは，眼科医-内科医間および眼科医間での患者臨床情報の共有というコンセプトで2002年に米国眼科学会（American Academy of Ophthalmology：AAO）から提唱された国際重症度分類に沿って説明する[1]。

国際重症度分類は米国で行われた大規模な臨床研究のエビデンスに基づいて，新生血管を生じる重症な糖尿病性網膜症に進展する危険性の大きさという観点で，網膜症なし（no apparent retinopathy），非増殖糖尿病性網膜症（non-proliferative diabetic retinopathy：NPDR），増殖糖尿病性網膜症（proliferative diabetic retinopathy），と大きく3群に分類している。さらに非増殖糖尿病性網膜症は増殖糖尿病性網膜症に進展するリスクによってmild（軽症），moderate（中等症），severe（重症）の3群に分類されている（表1-20-1）。

網膜症なし：糖尿病に罹患しているが，網膜症は発症していない。

軽症非増殖糖尿病性網膜症（mild NPDR）：毛細血管壁の傷

表1-20-1 糖尿病性網膜症の国際重症度分類

	眼底所見
0) 網膜症なし	所見なし
1) 軽症非増殖糖尿病性網膜症	毛細血管瘤
2) 中等症非増殖糖尿病性網膜症	毛細血管瘤以外の所見あり，3)以下
3) 重症非増殖糖尿病性網膜症	眼底4象限での20個以上の網膜出血，眼底2象限でのはっきりとした数珠状静脈，明確な網膜内細小血管異常（IRMA）
4) 増殖糖尿病性網膜症	新生血管，硝子体/網膜前出血

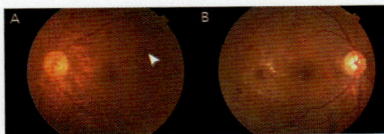

図 1-20-1 非増殖糖尿病性網膜症
A：中等症非増殖糖尿病網膜症。網膜内出血を認める（▷）
B：重症非増殖糖尿病網膜症。多数の網膜内出血を認める

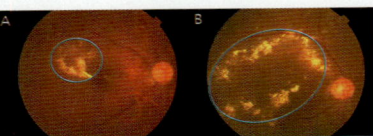

図 1-20-3 糖尿病性黄斑浮腫
A：局所性黄斑浮腫
B：びまん性黄斑浮腫
◯：浮腫が存在する

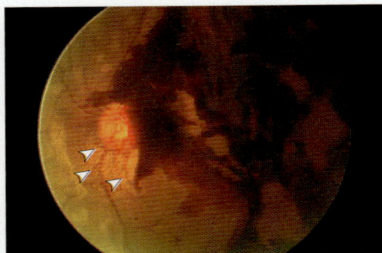

図 1-20-2 増殖糖尿病性網膜症
新生血管（▷）と広範に広がる網膜前出血を認める

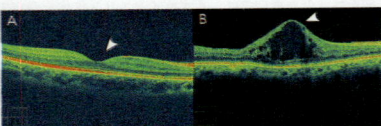

図 1-20-4 光干渉断層法（OCT）で観察した黄斑部
A：正常眼の黄斑部には、中心窩と呼ばれる陥凹を認める（▷）
B：糖尿病性黄斑浮腫眼では網膜内に液性成分が貯留し、黄斑部が隆起していることがわかる

害により毛細血管瘤がみられる。この段階では自覚症状はまったくない。

中等症非増殖糖尿病性網膜症（moderate NPDR）：血管透過性の亢進により点状出血や網膜浮腫が認められるが、重症非増殖糖尿病性網膜症よりも軽症の状態（図1-20-1A）。また、浮腫が吸収される過程で蛋白成分が網膜内に沈着し、硬性白斑として認められる。

重症非増殖糖尿病性網膜症（severe NPDR）：眼底4象限での20個以上の網膜内出血、眼底2象限でのはっきりした数珠状静脈、明確な網膜内細小血管異常（IRMA）、のいずれかの所見を認め、かつ増殖糖尿病性網膜症の所見が認めない状態（図1-20-1B）。この病期では、特に毛細血管レベルの網膜小血管が閉塞し血液還流が低下する。

増殖糖尿病性網膜症（PDR）：新生血管もしくは硝子体/網膜前出血のいずれかを認める状態（図1-20-2）。新生血管とは、毛細血管閉塞領域から産生される血管内皮増殖因子（vascular endothelial growth factor：VEGF）など多くの生理活性物質の作用により生じる脆弱な異常血管であり、硝子体を足場として伸展し、牽引により容易に出血する。また、新生血管を含む増殖膜が生じると網膜剝離へと進展する。この段階ではじめて視力低下を自覚する。

糖尿病性黄斑浮腫は網膜症のどの段階でも発症する可能性があり、視力低下に直結する病態である。黄斑浮腫は毛細血管瘤や網膜毛細血管の透過性亢進により、血漿成分が網膜内に貯留することで生じる。臨床的に黄斑浮腫の広がりにより、局所性黄斑浮腫とびまん性黄斑浮腫とに分類される（図1-20-3）。

● **臨床症状・検査成績／診断** 糖尿病性網膜症の診察は、細隙灯顕微鏡や倒像鏡を用いて詳細に眼底検査を行うことが最も重要である。網膜出血や新生血管、硝子体出血

など多くの糖尿病性網膜症所見は眼底検査で観察可能である。さらに蛍光眼底造影検査により、血管透過性亢進や血管閉塞などの循環状態についての詳しい所見を得られる。硝子体出血や高度の白内障で眼底が透見できない場合には超音波検査を行う。

糖尿病性黄斑浮腫の検査としては光干渉断層法（optical coherence tomography：OCT）が行われている。図1-20-4に示すように、正常眼に比べ糖尿病性黄斑浮腫眼では網膜内に液性成分が貯留し、黄斑部が隆起していることがわかる。

■ **治療と薬理メカニズム／経過・予後** 初期の糖尿病性網膜症は自覚症状がほとんどないため、糖尿病性網膜症発症前から定期的に眼科を受診する必要がある。Japan Diabetes Complication Study（JDCS）によると、網膜症を発症していない糖尿病患者の新規網膜症発症率は年3.4%であり、網膜症を有していた患者の1.3%に進展増悪が認められている[2]。受診の頻度としては、網膜症発症前から軽症非増殖糖尿病性網膜症では1年に1回以上、中等症非増殖糖尿病性網膜症では3〜6カ月に1回以上、重症非増殖糖尿病性網膜症では光凝固された後に1〜3カ月に1回以上、増殖糖尿病性網膜症では1カ月に1回以上が目安となる。ただし、病勢や血糖コントロールの状態に応じて患者ごとに受診頻度を決定することとなる。

治療は血糖や血圧などの全身因子のコントロール、網膜光凝固、硝子体手術が広く行われている。

全身因子のコントロール：糖尿病性網膜症の発症、進展を抑制するうえで基本的かつ重要な治療なのが血糖や血圧のコントロールである。JDCSでは、HbA1c（JDS）が7%未満の患者と比較し、HbA1cが7〜8%の層の網膜症発症のリスクは2倍であり、8〜10%の層では3.5倍、10%以上の層では7.6倍とHbA1c値が網膜症発症の危険因子であると報告している[2]。熊本スタディではHbA1c（JDS）が6.5%未満、食後2時間値が180 mg/dL未満であれば細小血管合併症発症の可能性が少ないと報告している[3]。しか

し，増殖糖尿病性網膜症や眼科未受診例において急激に血糖コントロールを行うと網膜症の悪化をきたすことがあり，HbA1cは3カ月で3％以下の低下にとどめるのが望ましい．血圧のコントロールについては130/80 mmHg未満が目標値とされており，特に糖尿病性腎症を合併する場合には十分な降圧が必要である．

汎網膜光凝固：重症非増殖糖尿病性網膜症および増殖糖尿病性網膜症では，汎網膜光凝固を行う．網膜光凝固とは網膜へレーザー光を照射し，網膜色素上皮に対する熱で凝固する治療法である．汎網膜光凝固は黄斑部以外の部位に対して行い，新生血管の発生予防を目的とする．The Early Treatment Diabetic Retinopathy Follow-up Study (ETDRS)では，網膜光凝固によりその後5年間で重篤な視力低下のリスクを90％以上減少させることができたと報告している[4]．しかし，すでに硝子体出血や牽引性網膜剥離をきたしている場合には十分な光凝固を施行できないため，硝子体手術を検討することが多い．

硝子体手術：増殖糖尿病性網膜症において硝子体出血の除去や網膜硝子体増殖膜の除去，牽引性網膜剥離の復位を目的として行う．以前は失明阻止の意味あいが強かったが，近年は照明系や小切開手術などの技術進歩により安全性が向上し，その適応が広がっている．視力改善の割合は50〜60％と報告されている．糖尿病性黄斑浮腫に対する治療としては黄斑光凝固，ステロイド眼局所投与，硝子体手術が行われている．黄斑光凝固には，毛細血管瘤の直接凝固と浮腫の部分を凝固する格子状光凝固があり，局所性浮腫での効果が高い．びまん性黄斑浮腫に対してはステロイド眼局所投与，硝子体手術が主に行われており，近年，抗VEGF薬硝子体内注射も効果が認められている．しかし，特にびまん性黄斑浮腫では単一の方法で黄斑浮腫を完全に制御できる治療効果は得られておらず，最適な併用療法や新しい治療薬などの研究が進められている．

● 謝辞：本稿準備に際して文部科学省研究補助金の援助を受けたことを謝する．

【後藤 早紀子・山下 英俊】

参考文献

1) 中野早紀子ほか：糖尿病網膜症の国際重症度分類と病像—その臨床的意義．医学のあゆみ 222：241-244，2007
2) 曽根博仁ほか：糖尿病網膜症一次および二次予防のエビデンス—他の合併症との関連ならびに JDCS 中間報告から—．あたらしい眼科 24：1281-1285，2007
3) Ohkubo Y et al : Intensive insulin therapy prevents the progression of diabetic microvascular complication in Japanese patients with non-insulin-dependent diabetes mellitus: a randomized prospective 6-year study. Diabetes Res Clin Prac 28: 103, 1995
4) Chew EY et al : The long-term effects of laser photocoagulation treatment in patients with diabetic retinopathy. Ophthalmology 110：1683-1689, 2003

21 糖尿病性腎症

● **定義・概念** 糖尿病における腎合併症には，糖尿病性腎症以外に腎乳頭壊死，尿路感染症（特に上部尿路の感染症，腎周囲膿瘍・気腫性腎盂腎炎などを含む），神経因性膀胱（自律神経障害に含まれる），などが存在するが，最も重要なものが糖尿病性腎症（diabetic nephropathy）である．糖

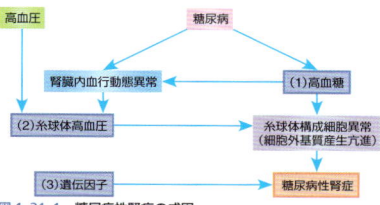

図 1-21-1　糖尿病性腎症の成因

尿病性腎症は，網膜症・神経障害と並んで，糖尿病の三大合併症の一つであり，糖尿病性細小血管障害の代表である．一方，腎臓病の面からは，二次性糸球体疾患に分類されており，慢性腎臓病（CKD）の最も重要な疾患の一つである．

糖尿病の合併症であるため，基本的には糖尿病が存在しないと発症しない．網膜症は糖尿病自体の診断基準のなかにも取り入れられているが，腎症は網膜症とは異なり，血管を観察して診断するのではなく尿から診断するため特異性に欠け，糖尿病自体の診断基準には含まれていない．

病理学的には，病変の首座は糸球体に存在すると考えられており，特異的な結節性病変を呈するが，同時にびまん性病変（メサンギウム領域の拡大）も重要な病理学的特徴である．この結節性病変は，Kimmelstiel と Wilson により，1936年にはじめて記載されたものであり，以後 Kimmelstiel-Wilson（キンメルスティール-ウィルソン）結節とも呼ばれている．また，糸球体基底膜の肥厚も重要な病理所見である．これらの変化は，糸球体の各々の部位への細胞外基質蛋白（コラーゲンなど）の過剰蓄積に起因している．

臨床的には，糖尿病性腎症は蛋白尿を主徴とする疾患であり，進行すると慢性腎不全にいたる．しかし，1980年代に，尿アルブミン値を測定した糖尿病症例の長期予後調査の結果が相次いで報告され，尿蛋白陰性でも，尿アルブミン値の増加，すなわち「微量アルブミン尿」の出現により糖尿病性腎症と診断することが全世界で確立した．

● **疫学** 日本全体の疫学調査は発表されていない．糖尿病専門医のグループである JDDM（Japan Diabetes Clinical Data Management Study Group）が行った調査では，糖尿病専門医を受診している症例の42％が腎症を合併していることが示されている[1]．なお，その75％は微量アルブミン尿を呈する早期腎症（後述）であるとされている．

日本透析医学会は，1968年から年1回，全国の透析施設を対象に統計調査を行っているが，患者調査が開始された1983年には，糖尿病性腎症を原因とする慢性透析療法導入は年間全体の15.6％を占めるにすぎなかった．しかし，その後糖尿病性腎症による慢性透析療法導入症例数は増加の一途を辿り，1998年には慢性糸球体腎炎を抜いて第1位となった．その後も増加は止まらず，2010年には1万6,271例，全体の43.5％を占めるにいたっている．

● **成因・病態生理と分子メカニズム** 糖尿病性腎症は，ある種の遺伝因子の基に環境因子が加わって発症・進展すると考えられている（図 1-21-1）．遺伝因子の解明は「集約的治療」を行うべき対象症例の選択に直結し，将来のオーダーメイド医療への発展も可能となる．環境因子の同定

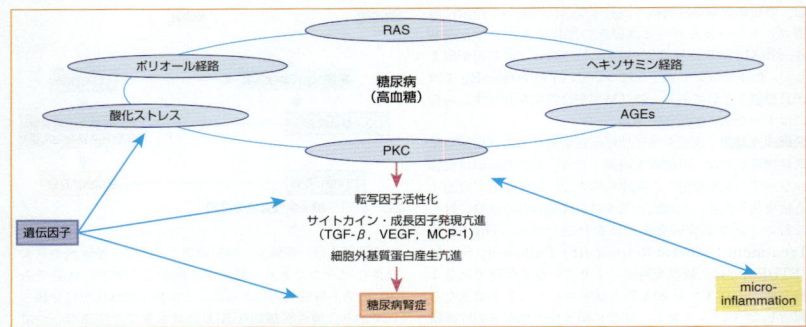

図 1-21-2 高血糖に基づく細胞内代謝異常と糖尿病性腎症
RAS：レニン・アンジオテンシン系，AGEs：終末糖化産物，PKC：プロテインキナーゼC，TGF-β：トランスフォーミング増殖因子β，VEGF：血管内皮増殖因子，MCP-1：単球走化性蛋白1

は，「治療標的分子の同定」およびそれに対する創薬を可能とする。腎症は糸球体に細胞外基質蛋白が蓄積する疾患であるが，これは糸球体構成細胞の細胞外基質産生亢進に起因する。環境因子として，高血糖に基づく細胞内代謝異常と糸球体高血圧が，この糸球体細胞異常を惹起していると考えられている。

高血糖に基づく細胞内代謝異常

多くの大規模臨床試験から，高血糖が腎症の発症・進展因子として重要であることが，疫学的に明らかにされた。すなわち，高血糖により生じる腎糸球体あるいは糸球体構成細胞における生化学的異常が[2]，腎症の発症・進展に重要な役割を演じていると考えられている。

高血糖により生じる，①ポリオール経路の亢進，②プロテインキナーゼC(protein kinase C：PKC)の活性化，③ヘキソサミン経路の亢進，④酸化ストレス，⑤終末糖化産物(AGEs)の蓄積，⑥レニン・アンジオテンシン(RA)系の活性化などの生化学的異常が，それぞれ単独，あるいは相互に作用し，腎臓に機能的および組織学的異常を惹起することが示されている(図1-21-2)。

さらにこれらの代謝異常と組織学的異常(細胞外基質蛋白の蓄積)には，種々の成長因子やサイトカインが関連していることが報告されており，特にトランスフォーミング増殖因子β(TGF-β)の重要性が提唱されている。また，最近では，この過程に軽微な炎症(micro inflammation)が関与している可能性も指摘されている。

糸球体高血圧

種々の進行性糸球体疾患の成因として，糸球体内外静水圧較差の上昇，すなわち「糸球体高血圧」仮説が提唱され，実験動物およびヒトでの無作為化臨床試験からその重要性が立証された。

糖尿病においては，特に輸入細動脈系が拡張していることが示されており，そのために「糸球体高血圧」が生ずると考えられている。「糸球体高血圧」は，アルブミン尿の原因になるのみでなく，糸球体構成細胞に圧負荷をかけ，細胞外基質産生をより亢進させると考えられている。全身の血圧上昇，すなわち高血圧が合併すると，「糸球体高血圧」はより助長されると考えられる。

糸球体上皮細胞(足細胞)の異常

糸球体細胞のなかで，これまで主にメサンギウム細胞の研究が主流であったが，近年上皮細胞(足細胞)に特異的な蛋白が発見しており，蛋白のバリアーとして働いていることが明らかにされてきた。最近，このバリアー機能の維持に上皮細胞のインスリン受容体が関係することも示されており，今後上皮細胞を含め統合的に糸球体を理解することが必要と考えられる。

● **臨床症状・検査成績** 初期には症状は出ない。尿蛋白量が増加し，ネフローゼ症候群になると浮腫が出現する。慢性腎不全に陥った際の臨床症状・検査成績は，他の腎疾患と同様である。

最も重要な検査は，尿アルブミン値と糸球体濾過量(GFR)であり，この両者で表1-21-1に示す病期に分類されている[3]。

第1期(腎症前期)

尿中アルブミン値が正常で，現在の臨床検査では腎症の存在を診断できない病期である。しかし，この病期でも腎生検を行うと糸球体病変が存在する症例が報告されており，「微量アルブミン尿」より早期に腎症を診断できる指標の開発が望まれている。

第2期(早期腎症期)

微量アルブミン尿を呈する病期である。GFRは通常正常範囲にある。本病期にはすでに糸球体に結節性病変が存在する例も存在し，「微量アルブミン尿」が腎症の初期病変を反映しているとはいいがたい。しかし，この病期が治療に最も反応するため，糖尿病症例での尿アルブミン値の測定は必須であると考えられる。

第3期(顕性腎症期)

持続性蛋白尿(顕性蛋白尿)が出現する病期である。尿蛋白は試験紙法で持続的に陽性となるが，正確には定量して診断を下す。本病期は尿蛋白量とGFRから前期(A)と後期(B)に分けられており，尿蛋白1.0 g/日以上あるいはクレアチニンクリアランス(Ccr)60 mL/分以下が後期に分類される。

表 1-21-1　糖尿病性腎症の病期分類

病期	臨床的特徴		病理学的特徴	備考
	尿蛋白(アルブミン)	GFR(Ccr)	(糸球体病変)	(主な治療法)
第1期 (腎症前期)	正常	正常 時に高値	びまん性病変：ない～軽度	血糖コントロール
第2期 (早期腎症)	微量アルブミン尿	正常 時に高値	びまん性病変：軽度～中等度 結節性病変：時に存在	厳格な血糖コントロール・降圧治療
第3期A (顕性腎症前期)	持続性蛋白尿	ほぼ正常	びまん性病変：中等度 結節性病変：多くは存在	厳格な血糖コントロール・降圧治療・蛋白制限食
第3期B (顕性腎症後期)	持続性蛋白尿	低下	びまん性病変：高度 結節性病変：多くは存在	厳格な降圧治療・蛋白制限食
第4期 (腎不全期)	持続性蛋白尿	著明低下 (血清Cr上昇)	荒廃糸球体	厳格な降圧治療・低蛋白食・透析療法導入
第5期 (透析療法期)	透析療法中			移植

GFR：糸球体濾過量，Ccr：クレアチニンクリアランス，Cr：クレアチニン
降圧治療については「高血圧治療ガイドライン」(日本高血圧学会)参照
(文献3を引用)

表 1-21-2　糖尿病性腎症早期の診断基準(微量アルブミン尿の基準)

測定対象
尿蛋白陰性か陽性(1+程度)の糖尿病患者

必須事項
尿中アルブミン値　30～299 mg/gCr　3回測定中2回以上

参考事項
尿中アルブミン排出率　30～299 mg/24時間または20～199 μg/分
尿中IV型コラーゲン値　7～8 μg/gCr以上
腎サイズ　腎肥大

(文献4を引用)

第4期(腎不全期)

臨床症状・検査成績は他の腎疾患による慢性腎不全と同様である。ただ，糖尿病性腎症の場合，末期まで大量の蛋白尿が続くことが多く，溢水が透析療法導入の理由となることが多い。

第5期(透析療法期)

透析療法導入以降がこの病期に相当する。糖尿病性腎症の治療という観点からはこの病期はすでにエンドポイントに達しているが，糖尿病性腎症から透析療法に導入された症例の生命予後がきわめて不良であることから，この病期が設定されたものである。本病期における，生命予後を改善させる治療法の開発が求められている。

■ **診断**　糖尿病症例に「微量アルブミン尿」が出現した時点で糖尿病性腎症と診断する。したがって，微量アルブミン尿の検出が最も重要である。**表 1-21-2**に「糖尿病性腎症合同委員会」で改訂された「腎症早期診断基準(微量アルブミン尿の基準)」を示す[4]。これまでの基準との違いは，対象に尿蛋白陰性者のみならず軽度陽性(1+程度)の症例を加えたこと，および随時尿でのCr(クレアチニン)補正値を基準にしたことである。なお，随時尿としてはなるべく午前中の来院時尿を用い，日常労作などの影響を少なくすることが望まれる。その意味では早朝尿を用いることがよいと考えられる。従来の時間尿を用いることに差し支えはないが，煩雑であることから参考事項にとどめてある。さらに，尿中IV型コラーゲン値の増加や腎肥大も腎症の存在を示唆する所見として重要である。「微量アルブミン尿」と診断した場合，種々の疾患(糸球体腎炎，高血圧(良性腎硬化症)，高度肥満，メタボリックシンドローム，尿路系異常・尿路感染症，うっ血性心不全など)を鑑別したうえで，糖尿病性腎症と診断する。なお，鑑別にあたっては，ある程度以上の糖尿病罹病期間(約5年以上)，他の糖尿病性合併症(網膜症，神経障害)の存在，血尿を認めないこと，などが参考となる。

顕性腎症期は持続性蛋白尿の存在で診断されるが，随時尿でアルブミンを定量する場合は300 mg/g Cr以上，尿蛋白を定量する場合は500 mg/g Cr以上が顕性蛋白尿に相当すると考えられている。

■ **治療と薬理メカニズム**　糖尿病性腎症の治療に関しては，これまでに多くの無作為化臨床試験の成績が発表されており，いわゆるエビデンスに基づく治療が可能となってきたと考えられる。現時点での治療方針は，腎症の成因からも明らかなように，高血糖の是正および糸球体高血圧の是正である。なお，HMG-CoA還元酵素阻害薬(スタチン)による脂質異常症の是正は，腎症に対する効果に関してはエビデンスが少ないが，他の合併症を考慮すると重要と考えられる。さらに最近，腎症のremission(寛解)，regression(退縮)も生じうることが報告されている。

高血糖の是正

腎症の発症・進展阻止に厳格な血糖コントロールが有効なことは，すでに1990年代にDCCT，UKPDS，熊本スタディで示されている。特にわが国で行われた熊本スタディの成績から，腎症の発症・進展阻止の目標血糖管理基準はHbA1c(JDS)6.5%未満と考えられている。さらに，単独膵移植を行った1型糖尿病患者の腎組織を経時的に観察した成績が発表され，血糖値を膵移植により10年間正常化すると，すでに生じていた腎病変(基底膜の肥厚やメサンギウム領域の拡大)も是正されることが示された。

これらの症例のなかには，顕性腎症・早期腎症の症例も含まれているが，尿アルブミン排泄量は著減し，腎症のremission, regressionを迎えたといえる。したがって，remissionをめざした腎症の管理法として，血糖コントロールはきわめて重要と考えられる。

糸球体高血圧の是正

「糸球体高血圧」の是正の目的で現在用いられている治療

法は，RA系阻害薬（アンジオテンシン変換酵素〈ACE〉阻害薬，アンジオテンシンII受容体拮抗薬〈ARB〉）による輸出細動脈の拡張と全身血圧の厳格な管理である．多くの無作為化臨床試験においてACE阻害薬，ARBが早期腎症から顕性腎症への進展および顕性腎症におけるエンドポイント（血清Cr値の倍化，透析導入など）発生を有意に抑制することが示されている．これらのエビデンスから，「糸球体高血圧」の是正による糖尿病性腎症の治療にはRA系阻害薬が第一選択薬であると考えられている．

「糸球体高血圧」の是正には，全身血圧の厳格な管理も重要である．糖尿病性腎症に対する血圧管理の重要性は，RA系阻害薬の登場前から明らかにされており，現時点でも変化していない．日本高血圧学会を含め多くのガイドラインで，糖尿病合併高血圧症例の降圧目標は130/80 mmHgとされており，前述したACE阻害薬，ARBが第一選択薬とされている．なお，管理不良の場合はCa拮抗薬や利尿薬も併用することがすすめられている．

腎症のremission（寛解），regression（退縮）

前述した単独膵移植の報告以降，腎症のremission，regressionをめざした治療法が提唱されている．そのためには基本的にエビデンスに基づいた治療を集約的に行い，目標値を長期間にわたって達成することが重要である．著者らは，早期腎症例216例を6年間追跡し，腎症のremission（正常アルブミン尿へ改善）が51%生じ，かつ顕性腎症への進行（28%）より高頻度であることを見出した[5]．

種々の解析の結果，remissionに関与する因子として，①微量アルブミン尿が出現してからの期間が短いこと，②RA系阻害薬を使用していること，③血糖コントロールが良好であること，④収縮期血圧が低いこと，の4因子が抽出された．すなわち，尿アルブミンを定期的に測定し，微量アルブミン尿が出現した時点でRA系阻害薬の投与，血糖・血圧管理を集約的に行うことが重要と考えられる．顕性腎症に関しても，早期腎症へのremissionが生ずることが示されており，集約的治療の重要性が指摘されている．

▶**経過・予後** 糖尿病性腎症は，微量アルブミン尿で診断され，持続性蛋白尿，腎性腎不全へと連続性の経過を辿り，進行する予後不良の疾患であると考えられてきた．現時点でも，これはある程度事実であり，実際，糖尿病性腎症が慢性透析療法導入疾患の第1位であることは変わっていない．また，UKPDSの再解析で，腎症が進行するにつれ，死亡，特に心血管死が増加することも報告されている．すなわち，腎症は心血管イベントのリスクの一つであると解される．

一方，前述したように，単独膵移植のみならず，現行の治療法を用いても，腎症のremissionが生ずることが明らかにされており，現在の集約的治療の重要性を示すとともに，今後の治療法の進歩により，腎症の予後は飛躍的に改善することが期待されている．

【羽田 勝計】

参考文献

1) Yokoyama H et al : Microalbuminuria is common in Japanese type 2 diabetic patients: a nationwide survey from the Japan Diabetes Clinical Data Management Study Group (JDDM 10). Diabetes Care 30 : 989-992, 2007
2) Haneda M et al : Overview of glucose signaling in mesangial cells in diabetic nephropathy. J Am Soc Nephrol 14 : 1374-1382, 2003
3) 糖尿病性腎症に関する合同委員会：糖尿病性腎症病期分類厚生省案の改定について．糖尿病 44 : 623, 2001
4) 猪股茂樹ほか：糖尿病性腎症の新しい診断基準．糖尿病 48 : 757-759, 2005
5) Araki S et al : Factors associated with frequent remission of microalbuminuria in patients with type 2 diabetes mellitus. Diabetes 54 : 2983-2987, 2005

22 糖尿病性神経障害

▶**定義・概念／分類** 糖尿病性神経障害（diabetic neuropathy）は，糖尿病に特有の代謝障害と細小血管障害が関与して生じる末梢神経障害であり，糖尿病性合併症のなかで最も頻度が高く，一般的には糖尿病患者の30～40%が合併しているといわれている．

糖尿病性神経障害の分類にはいくつかのものが提唱されているが，表1-22-1に示した分類が最も理解しやすいと考えられる．多発（広汎性左右対称性）神経障害と単神経障害に大別され，一般的に糖尿病性神経障害といえば前者を意味し，さらに感覚・運動神経障害と自律神経障害に分けられる．神経障害は，表1-22-1のようにさまざまな臨床徴候を呈し，患者の生活の質（QOL）を低下させるとともに生命予後をも左右する重要な合併症である．

▶**診断**

診断基準

神経障害の診断は，自覚症状，理学所見および神経機能検査の結果を総合的に判断することにより行われる．神経機能を定量的に評価する多くの検査法があるものの，日常診療において簡便に行える検査はほとんどないのが実情である．そこで，定量的神経機能検査を行うことなく神経障害を診断するための基準が求められている．

わが国においては，「糖尿病性多発神経障害の簡易診断基準案」（表1-22-2）が汎用されている．基本的には，「しびれ」や「痛み」などの自覚症状，アキレス腱反射の減弱・消失，振動覚閾値の低下を確認し，これらの徴候が左右対称性であり，自覚症状が足趾・足底から出現していることを確認する．

国際的には，Michigan Neuropathy Screening Instrument[1]が多くの臨床研究で用いられている．自覚症状に関する問診表のスコアおよびアキレス腱反射および振動覚閾値異常の有無，足の外観異常（変形，胼胝，亀裂，感染）の有無，潰瘍の有無の4項目からなる理学所見をスコア化し，一定ポイント以上あれば「神経障害あり」と診断できるとしている．

表1-22-1 糖尿病性神経障害の分類と徴候

多発神経障害（広汎性左右対称性神経障害）
- 感覚・運動神経障害：異常知覚，自発痛，知覚鈍麻，脱力，こむらがえり
- 自律神経障害：起立性低血圧，胃無力症，便秘，下痢，排尿障害，発汗異常，勃起障害，無自覚性低血糖

単神経障害
- 脳神経障害：動眼神経麻痺，外転神経麻痺，顔面神経麻痺
- 体幹・四肢の神経障害：尺骨神経麻痺，腓骨神経麻痺
- 糖尿病性筋萎縮：大腿四頭筋，腸腰筋，内転筋群の筋力低下・筋萎縮・筋痛

表 1-22-2　糖尿病性多発神経障害の簡易診断基準案

必須項(以下の2項目を満たす)
1) 糖尿病が存在する
2) 糖尿病性神経障害以外の末梢神経障害を否定しうる

条件項目(以下の3項目のうち2項目を満たす場合,神経障害ありとする)
1) 糖尿病性神経障害に基づくと思われる自覚症状
2) 両側アキレス腱反射の低下あるいは消失
3) 両側内踝振動覚低下(C128音叉にて10秒以下)
● 注意事項:糖尿病性神経障害に基づくと思われる自覚症状とは
(1) 両側性
(2) 足趾先および足裏の「しびれ」「疼痛」「異常感覚」
(3) 上肢のみの症状はとらない

参考項目(以下のいずれかを満たす場合は条件項目を満たさなくても神経障害ありとする)
1) 神経伝導で2つ以上の神経でそれぞれ1項目以上の検査項目(伝導速度,振幅,潜時)の異常を認める
2) 臨床的に明らかな糖尿病性自律神経障害がある(自律神経機能検査で異常を確認することが望ましい)

(糖尿病性神経障害を考える会,2002)

表 1-22-3　糖尿病性神経障害以外の病因が疑われる場合と主な鑑別疾患

手のしびれが強いとき
● 手根管症候群,尺骨神経肘部障害
● 頸椎・頸髄疾患:変形性頸椎症,頸椎後縦靱帯骨化症,頸椎椎間板ヘルニア

手や足の筋力低下・筋萎縮が目立つとき
● 慢性炎症性脱髄性神経炎,Charcot-Marie-Tooth病
● 運動ニューロン病(筋萎縮性側索硬化症など)
● 各種癌疾患,腰仙髄神経管狭窄症

下肢主体で左右差が認められる場合
● 腰椎・腰髄疾患:変形性腰椎症,腰椎椎間板ヘルニア,腰仙髄脊椎管狭窄症
● 閉塞性動脈硬化症

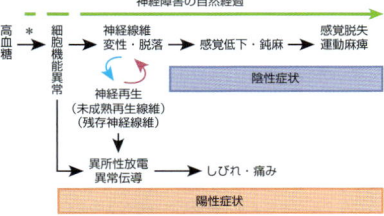

図 1-22-1　糖尿病性神経障害の進展過程
*:代謝因子,血流因子,その他

これらの簡便な診断基準において重要となるのは,自覚症状,アキレス腱反射および振動覚閾値である。上記の「糖尿病性多発神経障害の簡易診断基準案」を用いて「神経障害あり」と診断された患者の85〜90%でアキレス腱反射あるいは振動覚閾値の異常が認められたのに対して,40%が自覚症状を訴えなかった(無症候性神経障害)という報告があり,この点は注目すべきポイントである。

神経症状は陽性症状と陰性症状に分けられる。糖尿病性神経障害の代表的自覚症状である「しびれ」および「痛み」は陽性症状であり,残存神経線維あるいは再生神経線維における異所性放電・異常伝導により生じるものであるが,神経線維の破壊程度に比例するものではなく,神経障害の発症・進展過程のどの段階においても出現しうる症状であるとともに,まったく出現しないこともある。一方,神経線維の変性・脱落による症状であり神経線維の破壊程度に比例するのが陰性症状であり,患者みずからが陰性症状である知覚鈍麻を訴えることは少なく,軽度の陰性症状を見出すことが神経障害の早期診断につながると考えられる(図 1-22-1)。

鑑別診断

前述した神経症状は,糖尿病以外の疾患によっても引き起こされることから,糖尿病患者が神経症状を訴えた場合,その症状が糖尿病性神経障害によるものであるか否かを鑑別する必要がある(表 1-22-3)。

糖尿病性神経障害によると考えられる異常知覚は,基本的には左右対称性に末梢から生じ,徐々に中枢へと範囲が拡大する。教科書的には「手袋靴下型」といわれているが,手と足に同時に出現することはなく,必ず足の爪先あるいは足底から両側性に症状が出現する。片足あるいは手だけの異常知覚は糖尿病以外の疾患による神経症状と考えるべきである。

近年,慢性炎症性脱髄性多発神経障害(CIDP)が糖尿病に合併することの多いことが報告されているが,進行が早く,筋力低下が強いときに疑う必要がある。アルコール摂取量が多く栄養失調を認める場合には,アルコール性神経障害の存在を考えなければならない。

診断的検査

● **腱反射**　感覚・運動神経障害の代表的理学所見の一つが,アキレス腱反射の減弱あるいは消失であり,神経障害の進展に伴って膝蓋腱反射も障害される。
● **振動覚閾値**　通常C128音叉が用いられているが,C64音叉は音叉上に刻まれた数値を読みとることにより振動覚閾値を定量化することが可能であり,C128音叉に比較して,より客観的に神経障害を評価することができる。
● **圧触覚検査**　モノフィラメントを用いた圧触覚閾値は糖尿病罹病期間と正の相関を有し,神経障害を有する糖尿病患者で圧触覚閾値が増加することが認められている。
● **神経伝導検査**　最も定量性があり信頼できる検査法であり,感覚および運動神経の伝導速度のほかに振幅や波形などさまざまな情報を得ることができる。なかでもF波は,末梢神経の全長にわたる機能を反映するために非常に感度がよく,再現性も高く,神経機能を経時的にフォローするうえで非常に有用である。
● **自律神経機能検査**　日常診療において簡便に行える検査として,安静時心電図R-R間隔変動係数,深呼吸負荷時の心拍変動,起立試験および瞳孔機能検査があげられる。瞳孔機能異常は心血管系自律神経障害に先行することから,瞳孔機能検査は初期の自律神経障害を診断するうえで有用である。

■ 治療と薬理メカニズム/予防

血糖コントロール

長期間にわたり厳格な血糖コントロールを維持することにより神経障害の発症・進展の抑制されることが,DCCT (Diabetes Control and Complications Trial) (図 1-22-

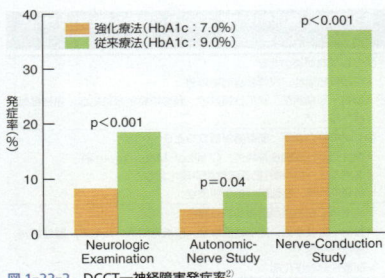

図 1-22-2 DCCT—神経障害発症率[2]

表 1-22-4 有痛性糖尿病性神経障害に対する対症療法薬の効果の比較

	NNT (number needed to treat)
●三環系抗うつ薬	
アミトリプチリン(トリプタノール®)	2.1
イミプラミン(トフラニール®)	1.3/2.4/3.0
●SSRI	
パロキセチン(パキシル®)	2.9
●SNRI	
デュロキセチン(サインバルタ®)	4.9/5.3
●抗痙攣薬	
カルバマゼピン(テグレトール®)	2.3
ガバペンチン(ガバペン®)	3.8/4.0
●プレガバリン(リリカ®)	4.2/5.9
●カプサイシン軟膏	8.1
●オキシコドン	2.6

SSRI:選択的セロトニン再取り込み阻害薬,SNRI:セロトニン・ノルアドレナリン再取り込み阻害薬
(文献5を引用)

2)[2]および熊本スタディといった大規模臨床研究により明らかとなっている。

DCCTに引き続いて行われたEDIC(epidemiology of diabetes interventions and complications)においては,DCCTにおける旧従来療法群に強化療法が積極的に導入されたのに対して,旧強化療法群への介入が緩和されたことにより,両群のHbA1c値がともに約8%に保たれた。すなわち,旧強化療法群のコントロールは悪化し,旧従来療法群のコントロールは改善された。しかしながら,神経障害の発症・進展率は,旧従来療法群に比して旧強化療法群で有意に低値であったことから,神経障害の発症・進展予防のためにはできるかぎり早期から厳格な血糖コントロールを行う必要のあることが示唆された[3]。

EURODIAB Prospective Complications Study では,高血糖以外に脂質異常,肥満,喫煙,高血圧などが神経障害の有意な危険因子であることが示された。そして,血糖値に加えて他の危険因子に対する集約的治療による合併症進展阻止効果を検討したSteno-2研究では,糖尿病合併症のなかでも感覚・運動神経障害に対してのみ有効性が認められなかった。集約的治療により脂質および血圧が十分にコントロールされたのに対して,血糖コントロールの目標達成率がきわめて低かったことがその要因と考えられ,神経障害は他の合併症よりもグルコース感受性が高く,予防と治療には良好な血糖コントロールの維持が必須であることを示唆するものである。

発症機序に則った薬剤

代表的な発症機序仮説として,ポリオール代謝活性の亢進,PKC(プロテインキナーゼC)活性異常,酸化ストレスの亢進および非酵素的糖化反応の亢進があげられる。それぞれの仮説に基づいた治療薬の有用性に関する検討が行われてきたが,臨床的有用性に関するエビデンスが集積されているのは,ポリオール代謝の律速酵素であるアルドース還元酵素(aldose reductase:AR)を阻害するAR阻害薬である。

わが国においてはエパルレスタット(キネダック®)が日常診療の場で汎用されているが,国際的にはAR阻害薬の有用性が確立されたとはいえない。しかしながら,ADCT(ARI-Diabetes Complications Trial)では,エパルレスタット非投与群において神経機能が有意に悪化したのに対し,投与群では自覚症状の有意な改善が認められたとともに神経機能の悪化が認められず,エパルレスタットの神経障害進展阻止効果が明らかとなった[4]。また,ADCTの層別解析の結果,血糖コントロールが良好なほど,神経障害が軽度なほどAR阻害薬の効果が大きいことが明らかとなり,より早期からAR阻害薬を開始するとともに,血糖コントロールを良好に維持することの重要性が示唆された。

さらに,この薬剤の本質を考えるならば,神経障害の治療薬というよりもむしろ予防薬として糖尿病の発症直後から投与することにより,糖尿病性神経障害の発症そのものを防止する可能性が秘められている。

対症療法

感覚・運動神経障害:しびれや自発痛といった陽性症状が高度でQOLが損なわれる場合には,対症療法薬が必要となる。有痛性糖尿病性神経障害に対するさまざまな対症療法薬の有効性を示したのが**表1-22-4**である[5]。

- **三環系抗うつ薬** 中等度以上の自覚症状に対する症状改善薬としては三環系抗うつ薬が推奨されており,イミプラミン(トフラニール®)やアミトリプチリン(トリプタノール®)がよく使用されるが,注意すべき副作用は眠気・注意力低下などの精神神経系の症状と口渇・排尿排便障害・眼圧亢進などの抗コリン作用の出現である。

- **選択的セロトニン取り込み阻害薬(SSRI)** 抗精神病薬として使用されるSSRIは,選択的に前シナプスのセロトニン取り込みを抑制することにより疼痛改善効果を発揮する。パロキセチン(パキシル®)が用いられるが,三環系抗うつ薬同様の副作用に加え,上部消化管出血のリスクが増加することから注意が必要である。最近,セロトニン・ノルアドレナリン再取り込み阻害薬(SNRI)であるデュロキセチン(サインバルタ®)の糖尿病性神経障害に対する有効性も報告されている。

- **抗痙攣薬** カルバマゼピン(テグレトール®)やガバペンチン(ガバペン®)などの抗痙攣薬も単独あるいは併用により症状改善をもたらすことが示されている。

- **プレガバリン** ガバペンチンに類似した分子構造を有するプレガバリン(リリカ®)は,Ca^{2+}チャネルの$\alpha_2\delta$サブ

ユニットに結合し、神経伝達物質の放出を抑制することから鎮痛作用を発揮する。糖尿病性神経障害に対する有効性が報告されており、糖尿病性神経障害を含む末梢性神経障害性疼痛が適応症として認められた。

- **メキシレチン** メキシレチン(メキシチール®)は、わが国において有痛性糖尿病性神経障害に対する適応を有しており、急性の自発痛に特に有用であり、短期投与でかなり激しい痛みにも有効性を示すことが報告されている。
- **カプサイシン** 唐辛子の辛味成分であるカプサイシンは、痛み受容体 TRPV1 のアゴニストであり、カプサイシン刺激により感覚神経が脱感作され、神経内のサブスタンス P 含有量が低下し、疼痛に対する効果が発揮される。現時点では市販されておらず、使用するためには軟膏を調合する必要がある。

自律神経障害：起立性低血圧に対しては、血圧低下をきたしやすい薬剤を中止するとともに、立位時などに急激な体位変換を避けるように指導する。弾性下着による下肢・下腹部の圧迫も有効である。塩分摂取、ミネラルコルチコイドである酢酸フルドロコルチゾン(フロリネフ®)の投与も有効であるが、これらは浮腫や心不全をきたしやすいことから注意が必要である。昇圧薬も症例によっては有効であるが、臥位高血圧に注意する必要がある。

消化器系自律神経障害に対しては、消化管運動賦活薬としてメトクロプラミド(プリンペラン®)、ドンペリドン(ナウゼリン®)が有効であるが、いずれも長期使用により副作用としての錐体外路症状が出やすく注意が必要である。抗生物質のエリスロマイシン(エリスロシン®)も消化管運動改善作用のあることが報告されている。

勃起障害に関しては、まず勃起障害をきたしやすい薬剤の中止が必要である。薬物療法が必要な症例にはシルデナフィル(バイアグラ®)やバルデナフィル(レビトラ®)が有効である。ただし、虚血性心疾患に対してニトログリセリンや亜硝酸薬を使用している場合は、重篤な血圧低下をきたすおそれがあることから禁忌である。

【中村 二郎】

参考文献

1) Feldman EL et al : A practical two-step quantitative clinical and electrophysiological assessment for the diagnosis and staging of diabetic neuropathy. Diabetes Care 17:1281-1289, 1994
2) The Diabetes Control and Complications Trial Research Group : The effect of intensive treatment of diabetes on the development and progression of long-term complications in insulin-dependent diabetes mellitus. N Engl J Med 329:977-986, 1993
3) Martin CL et al : DCCT/EDIC Reserch Group : Neuropathy among the diabetes control and complications trial cohort 8 years after trial completion. Diabetes Care 29:340-344, 2006
4) Hotta N et al : Long-term clinical effects of epalrestat, an aldose reductase inhibitor, on diabetic peripheral neuropathy: the 3-year, multicenter, comparative aldose reductase inhibitor-diabetes complications trial. Diabetes Care 29:1538-1544, 2006
5) Ziegler D : Treatment of diabetic polyneuropathy update 2006. Ann NY Acad Sci 1084:250-266, 2006

23 糖尿病大血管障害

- **疫学** 2型糖尿病は動脈硬化性疾患の重要な危険因子である。1970年代心血管合併症の有病率は6～9.7%であったものが、1980年代では16.9%、1990年代20.5%と報告され、対象は異なるものの増加傾向が示された。最近のメタ解析によると、性・年齢、血圧などの危険因子の調整をしても、非糖尿病者に比べて冠動脈疾患(CAD)の発症リスクは約2倍、脳梗塞(CI)の発症リスクは約2.3倍高頻度であった[1]。NIPPON DATA80でも糖尿病患者のCADの発症リスクは非糖尿病者に比べて2.8倍で、久山町研究では性・年齢調整後のCAD発症リスクは2.6倍、CI発症リスクは3.2倍高値であった。また末梢動脈硬化症(PAD)を間欠性跛行にて評価すると、非糖尿病者に比べて糖尿病患者では2.6倍高値であった。ところで、女性の動脈硬化性疾患発症の絶対リスクは男性より低いが、糖尿病患者の非糖尿病者に比べての相対発症リスクは、女性が男性に比べて高値である。最近の日本糖尿病学会「糖尿病の死因に関する委員会」報告によると、糖尿病患者の死因のうち虚血性心疾患10.2%、脳血管障害が9.8%とほぼ同率であった。JDCS(Japan Diabetes Complications Study)7年次の結果では、大血管合併症イベントの発症率は虚血性心疾患(IHD)8.0人、脳血管障害(stroke)7.0人/(1,000人・年)であった[2]。一方、UKPDS 33(United Kingdom Prospective Diabetes Study 33)では IHD 17.4/14.7人、stroke 5.6/5.0人/(1,000人・年)(通常治療群/強化血糖治療群)という結果であり、わが国における糖尿病患者の虚血性心疾患の頻度が欧米に近づいていることが明らかとなった。

● 病因・病態生理と分子メカニズム

病理

糖尿病患者の動脈硬化病変は、冠動脈、脳動脈、末梢動脈の中～小動脈病変が高率にみられることが特徴とされている。特に冠動脈病変はびまん性、多枝病変が特徴で、病態としては①粥状動脈硬化による閉塞性病変と、②非アテローム性血管硬化病変が同時に進行することにあるとされている。前者は内膜肥厚巣(プラーク)にコレステロールエステルが蓄積した粥状動脈硬化病変で、後者は糖尿病に比較的特徴的で、細胞外マトリックス蛋白が蓄積し、間質に線維化がみられる血管硬化病変が主病変で、無症候性心筋虚血と関連するとされている(図1-23-1)。

糖尿病患者の冠動脈プラーク病変は病理学的には非糖尿病者に比べてマクロファージ、T細胞などの炎症細胞の集積が高度であると報告されている。一方、非アテローム性血管硬化病変は、マトリックス蛋白の蓄積、終末糖化産物(AGEs)の形成によるコラーゲン蛋白の架橋形成、内膜中膜複合体の肥厚、血管壁の石灰化などによる血管壁硬化が主要な病変である。これら病変は筋層外冠動脈から筋層内小動脈にも存在し、PAS陽性物質の沈着、間質の線維化と心筋組織の萎縮が特徴となっている「非アテローム性血管硬化性の糖尿病性マクロアンギオパチー」とも表現されている(図1-23-2)。

糖尿病患者の脳梗塞病変は、中・小梗塞の多発と穿通枝領域の病変が特徴とされているが、近年糖尿病患者のアテローム血栓性脳梗塞の増加が推定されている。一方、下肢閉塞性病変に関しては、閉塞性アテローム性血管硬化病変と非閉塞性非アテローム性血管硬化病変が同程度存在し、ともに下肢血流障害の原因となり、糖尿病性壊疽の予後を決定する重要な要因となる。糖尿病患者では膝下血管病変

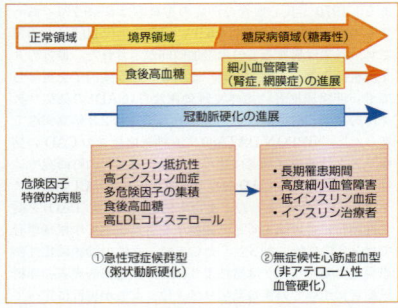

図 1-23-1 2型糖尿病の進展と心血管病—病態の特性と危険因子

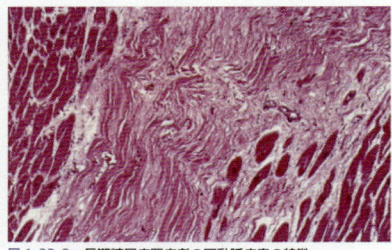

図 1-23-2 長期糖尿病罹患者の冠動脈疾患の特徴
(61歳男性, 2型糖尿病)
1 多枝病変
2 石灰化病変
3 広範な病変
4 無症候性心筋虚血

糖尿病患者に合併した心血管疾患の予後は, 非糖尿病者に比べて悪い
- 予後不良:ACS(急性冠症候群)発症後30日および, 1年後の死亡率は明らかにDM患者が高い
- 低い生存率:冠動脈インターベンション後の長期生存率も糖尿病患者が低い
- 再発が多い:追跡期間中の心血管イベント再発が多い

が多いことが特徴となっている。

病態生理, 発症機構

早期糖尿病から主幹冠動脈にみられる閉塞性アテローム性血管硬化病変と慢性の高血糖が長期間継続することによる末梢冠動脈まで広がる広汎な血管硬化病変に大きく分類することができる[3]。閉塞性粥状動脈硬化病変の危険因子は, 非糖尿病者と同じで高血圧, 高LDL(低比重リポ蛋白)コレステロール血症, 低HDL(高比重リポ蛋白)コレステロール血症, 高中性脂肪血症, 喫煙などである。糖尿病患者では高血糖に依存した代謝障害に基づく酸化ストレス, PKC(プロテインキナーゼC)活性化, 非酵素的グリケーションなど血管障害機序が付加され, 粥状動脈硬化が進行する。さらに内臓脂肪蓄積に伴う脂肪細胞由来のアディポサイトカインとして, 腫瘍壊死因子α(TNFα), レジスチン, レチノール結合蛋白4(RBP4), 単球走化性蛋白1(MCP-1), インターロイキン6(IL-6)や遊離脂肪酸はインスリン抵抗性を誘導し, 耐糖能異常, 高インスリン血症と炎症を誘導し, さらに低アディポネクチン血症により血管炎症が増強され, 急性冠症候群発症の大きな病因となっている(図 1-23-3)。

さらにわれわれの検討では, インスリン抵抗性状態で血管壁酸化ストレスの亢進と内皮型一酸化窒素合成酵素(eNOS)の活性低下による血管における酸化ストレス亢進と血管拡張能異常がみられるが, その異常にeNOS活性の低下と特異的アンジオテンシンII反応性亢進が重要であることが明らかになった。この際, eNOS活性が正常である場合には, インスリンによる増加, 炎症誘導反応は一酸化窒素(NO)によって抑制されるが, インスリン抵抗性状態ではNOの産生が低下し, インスリンによる炎症性転写因子の一つであるC/EBPsの活性化が抑制されず, 炎症性サイトカインの産生が亢進した。すなわち, インスリン抵抗性に伴う高インスリン血症は血管内皮細胞異常とともに, 血管平滑筋細胞の炎症性転写因子の過剰反応が病態形成に関与することが明らかとなった(図 1-23-4)。さらに, 一過性食後高血糖とそれに合併する遅延型高インスリン血症, インスリン抵抗性, 高レムナント血症などの脂質異常とともに, 酸化ストレスの亢進, 血管内皮細胞機能異常による単球の血管内皮細胞への接着が粥状動脈硬化発症の重要な原因と考えられている。

一方, 非アテローム性血管硬化病変は, 慢性高血糖による酸化ストレス, PKC活性化と非酵素的グリケーションの結果生じた終末糖化産物(advanced glycation end products:AGEs)とその受容体(RAGE)作用などによる遺伝子発現異常などが関係し, マトリックス蛋白合成の亢進, 内膜中膜複合体の肥厚, 血管壁の石灰化が関与している。最近ではさらに高血糖によりヒストンのメチル化, アセチル化などのエピジェネティック修飾が起こり, 遺伝子発現の異常の原因となることが指摘されている。

臨床的リスク評価

- **食後高血糖の評価** 食後過血糖と心血管イベント発症との関連が多くの疫学研究で検討され, 食後高血糖値が虚血性心疾患発症の危険因子となることが示唆された。DECODE(diabetes epidemiology collaborate analysis of diabetic criteria in Europe)研究によると, 空腹時血糖値に比べて, 75gOGTT(経口ブドウ糖負荷試験)2時間値が心血管死や全死亡の独立した危険因子であることが示された。舟形研究でも耐糖能異常(impaired glucose tolerance:IGT)は心血管死亡の危険因子であるが, 空腹時血糖異常(impaired fasting glucose:IFG)ではその関係は認められなかった。一方, 英国のEPIC-Norfolk研究では, 45〜79歳, 4,662人を4年間追跡し, 心血管死, 総死亡率とHbA1c(NGSP)の関連を検討したところ, 軽度のHbA1c高値でもその程度によって発症のリスクが増加することが示された。このように食後過血糖は, その機構として血糖変動に伴う酸化ストレス亢進が原因となって, 心血管イベント発症に重要な影響を及ぼすことが提唱されている。

- **リスクの集積, メタボリックシンドローム** 糖尿病患者や糖尿病予備群の患者に, 内臓脂肪蓄積と高血圧, 血清脂質異常を合併するメタボリックシンドロームの診断基準に合致する症例が増加している。これらの病態では

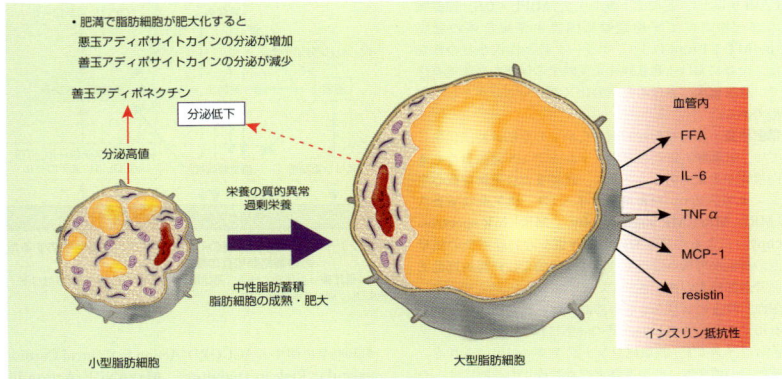

図 1-23-3　内臓脂肪細胞の肥大化はインスリン抵抗性誘導物質を血中へ放出する
FFA：遊離脂肪酸，IL-6：インターロイキン 6，TNFα：腫瘍壊死因子α，MCP-1：単球走化性蛋白 1

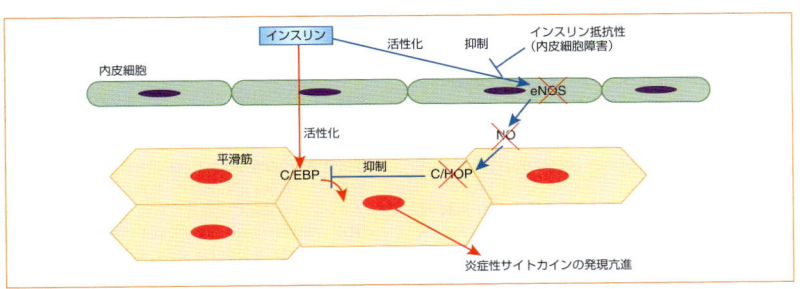

図 1-23-4　インスリン抵抗性状態における血管内皮―平滑筋細胞機能連関異常と炎症誘導機構
C/EBPs：CCAAT/enhancer binding proteins，CHOP：C/EBP homologous protein

険因子の集積以外に，インスリン抵抗性を伴う高インスリン血症による血管弛緩能異常，血管壁酸化ストレスの亢進や，炎症性サイトカインの分泌が増加し，アディポネクチンが低下することによる血管炎症を伴う動脈硬化が進行し，その結果，急性冠症候群や脳梗塞発症の原因となることが予想される。

● **細小血管障害（糖尿病性腎症・網膜症）と非閉塞性血管硬化の重症度**　UKPDS（United Kingdom Prospective Diabetes Study）サブ解析にて糖尿病性腎症進展に伴って心血管死の頻度が急激に増加することが報告され，アルブミン尿，腎機能低下の重症度と関係した。非糖尿病者でも腎障害の進行は心血管イベントの原因となることが確認され，慢性腎臓病（chronic kidney disease：CKD）という概念が確立された。また糖尿病患者の腎機能低下は穿通枝領域のラクナ梗塞の発症と並行していた。同様に慢性高血糖による血管イベントを最も反映する網膜症が重症になるほど心血管イベントが高頻度になることも報告され，糖尿病患者の細小血管障害の進展は心血管イベント発症の増加に並行することが示された。われわれの核磁気共鳴法（NMR）を用いた下肢病変の検討では，非閉塞性非アテローム性の広汎な血管硬化性病変は閉塞性病変と同程度存在し，冠動脈石灰化の増強，脳・心血管イベント発症，腎障害進展と関連した。さらに 4 年間の追跡研究にて，これら非閉塞性下肢血管硬化病変の進行を説明する唯一の決定因子は，その期間中の平均血糖値であった。

▶ **診断**
臨床的高リスク群の診断

早期動脈硬化病変を簡便に診断し，必要な危険因子の管理目標値を達成することは，糖尿病患者の心血管イベント発症予防のうえで重要である。高リスク糖尿病患者のスクリーニングの要点は以下のようにまとめられる。

● **動脈硬化危険因子の評価**　その個々の心血管イベントの発症リスク異常の程度とリスクの集積の程度を評価する。
● **早期動脈硬化病変を無侵襲性に評価する（血管を診る）**　特に末梢動脈波伝播速度（abPWV 1,600 cm/秒以上，

CAVI 9以上）、足関節上腕血圧比（ABPI）＜0.9、頸動脈エコー検査にて平均頸動脈内膜中膜複合体の肥厚（avIMT 1.1 mm以上）、プラーク数と性状などの検査は、全身における動脈硬化を反映する簡便な血管検査法で、日常臨床における動脈硬化スクリーニングとして有用である。

- **精密検査** 非侵襲的冠動脈硬化病変の早期診断法に関しては、冠動脈石灰化の評価、トレッドミル運動負荷心電図検査が主流である。さらに、運動または薬物負荷心筋シンチグラフィ、マルチスライス CT、磁気共鳴検査法（MRI、MRA（MR angiography）、MRS（MR spectroscopy））による心筋組織の虚血評価や冠動脈病変の狭窄度の評価が可能となっている。最終的には侵襲的冠動脈血管造影検査が使用されている。

脳血管障害の高リスク群の診断には、頸動脈エコー検査が有用であり、血管壁の評価には MRI、MRA、マルチスライス CT、脳血流シンチグラフィが用いられる。下肢血管の閉塞性、非閉塞性末梢動脈硬化の診断には、それぞれ ABPI と脈波伝播速度（PWV）、超音波診断法、磁気共鳴検査法による解析が報告されている。糖尿病患者の動脈硬化病変は、多くの無症状であり、早期診断のためには合併症高リスク群に対する定期的な動脈硬化スクリーニング検査が必須となっている。

大血管障害進展機序からみたトータルリスク管理による進展抑制

心血管イベントを抑制するための糖尿病管理には、包括的危険因子の管理が重要で（図 1-23-5）、厳格な血糖コントロールのみでは心血管イベント発症の抑制効果は少ないとされている。

- **厳格な血糖コントロールによる心血管イベント抑制効果** UKPDS 33 では、2 型糖尿病患者の強化血糖コントロールにて HbA1c（NGSP）は通常治療群に比べ 0.9％低下したが、心筋梗塞発症の抑制は有意ではなかった。単純な慢性高血糖の管理だけでは心血管イベント発症の抑制に大きく貢献しないのではとの疑問が提唱された。一方、1 型糖尿病患者では、強化インスリン療法にて HbA1c を 9％から 7.2％に低下すると通常治療群（HbA1c 9.1％）に比べて、6.5 年間の追跡で、頸動脈内膜中膜複合体の肥厚が有意に低値であった。さらに、17 年後の比較で強化血糖治療群は、通常治療群に比べて全心血管疾患発症率が 47％低値であった。しかも血糖値改善効果は長期間持続する（遺残効果がある）ことも明らかになった。また Steno-2 の追跡研究でも 2 型糖尿病患者の強化治療による糖合併症進展や死亡率に対する有用性を長期間持続することが示された[5]。UKPDS80 にて同様の慢性血糖管理による長期効果として、心血管イベントや死亡抑制効果が示された。さらに 2 型糖尿病患者の経口血糖降下薬の心血管イベント抑制効果に関しては、インスリン分泌を刺激しない薬剤には、心血管イベント抑制効果が報告されている。たとえば、UKPDS 34 で肥満 2 型糖尿病患者に対するメトホルミン治療、また PROactive study にてピオグリタゾン投与による心血管イベントの二次予防の可能性が報告された。さらに、Meria 7 研究にて α-グルコシダーゼ阻害薬投与の有用性も示された。厳格な血糖コントロールによる脳・心血管イベント

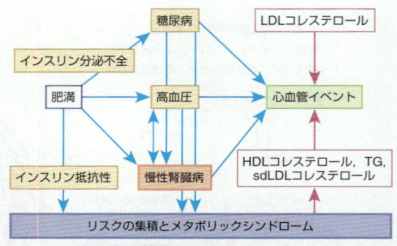

図 1-23-5 2 型糖尿病患者の心血管イベント発症を予防するための厳格間相互の関連
LDL：低比重リポ蛋白、HDL：高比重リポ蛋白、TG：トリグリセリド、SdLDL：small dence LDL

抑制効果に関する ACCORD（Action to Control Cardiovascular Risk in Diabetes）、ADVANCE（Action in Diabetes and Vascular Disease : Preterax and Diamicron Modified Release Controlled Evaluation）、VADT（Veterans Affairs Diabetes Trial）によると、厳格な治療に伴う重症低血糖や体重増加などの問題とすでに動脈硬化性疾患の既往がある症例では、心血管リスクの低下がみられないだけでなく、逆に死亡率が高まる可能性が指摘されている。心血管イベント高リスク群では、HbA1c（JDS）6.5〜7％程度を目標にして行うことが示唆されている。

- **脂質管理と心血管イベント** 糖尿病患者の血清脂質管理の基本は、食事・運動療法で、血糖コントロールとともにインスリン抵抗性の改善に努め、血清中性脂肪、低 HDL コレステロールの改善をはかる必要がある。心血管イベント発症を抑制するための最も重要なリスクは、血清 LDL コレステロールの管理である。「動脈硬化性疾患予防ガイドライン 2007 年版」[6]では、糖尿病を合併するだけで高リスク群として LDL コレステロール管理目標値を 120 mg/dL 未満にすることが推奨された。事実、2 型糖尿病患者の脂質管理による心血管イベント一次予防試験 CARDS（Collaborative AtoRvastatin Diabetes Study）では、アトルバスタチン 10 mg/日をプラセボ対照にして約 4 年間追跡したところ LDL コレステロールが 40％低値となり、心血管一次エンドポイントが 37％低下し、二次エンドポイントである総死亡が 27％低下した。シンバスタチンを用いた HPS でも糖尿病患者の主要心血管イベントの対照群に比べて 22％低下した。さらに、フィブラートも 2 型糖尿病患者の心血管イベント一次予防に有用であることが Field（Fenofibrate Intervention and Event Lowering in Diabetes）試験にて示された。しかし、糖尿病患者の厳格な LDL コレステロール管理による血管壁アテローム改善効果、心血管イベント抑制効果は、非糖尿病者に比べて少ないことが指摘されている。

- **血圧管理と心血管イベント** 糖尿病患者の血圧管理は、心血管、脳血管イベント発症抑制に有用である。糖尿病性腎症の発症・進展を抑制することは心合併症の発症を抑制することに貢献する。使用する降圧薬の種類

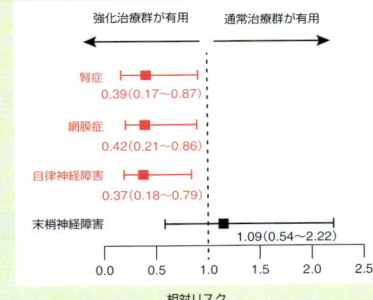
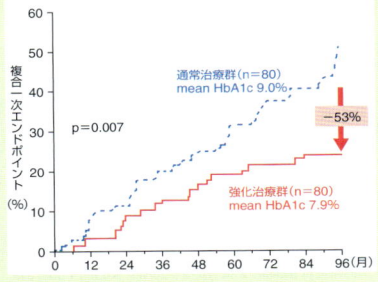

図 1-23-6 糖尿病性血管障害のための包括的厳格管理の重要性

表 1-23-1 糖尿病と心血管病

- 糖尿病は心血管病の最大の予後不良因子
- 閉塞性粥状動脈硬化病変(atherosis)と非アテローム性血管硬化病変(sclerosis)が特徴となっている
- 閉塞性粥状動脈硬化の予防には冠危険因子の集積の包括的厳格管理が重要である
- LDLコレステロールの管理が最大の危険因子で、スタチン、エゼチミブなどの治療が有効である。さらにフィブラート、ω-3多価不飽和脂肪酸による脂質管理の有用性も示された
- 血圧の管理目標値は130/80 mmHg未満、減塩とRAA系阻害薬の使用が重要である
- 非アテローム性動脈硬化は慢性高血糖の持続と関連し糖尿病性網膜症や腎症の進展と並行する
- 高血糖効果は長期間遺残する(metabolic memory effects, legacy effects)が炎症性遺伝子発現調節異常の研究が重要である

による心血管イベント抑制に差があるかどうかに関しては，UKPDS 39ではカプトプリルとアテノロールで有意差はなく，血圧管理の厳格性が最も重要であることが示された．しかし，LIFE(Losartan Intervention for Endpoint reduction in hypertension)試験のサブ解析によると，糖尿病患者ではレニン・アンジオテンシン・アルドステロン(RAA)系阻害薬よりβ遮断薬にて心血管イベントの発症を有意に抑制することが報告された．特にアンジオテンシン変換酵素(ACE)阻害薬やアンジオテンシンⅡ受容体拮抗薬(ARB)は糖尿病性腎症の各病期で腎症の進展予防に有用で，その機序を介して心血管イベントの発症抑制にも関与する可能性がある．糖尿病合併高血圧の管理においてRAA系阻害薬が第一選択薬であるとの位置づけが確立されつつある[6]．特に，RAA系阻害薬は微量アルブミン尿以上の蛋白尿患者の腎機能低下に治療効果のあることが示されており，使用にあたっては，血清カリウムの高値，腎機能の低下，脱水に注意し，治療による腎機能低下に配慮して，管理をする必要がある．また脳梗塞の抑制には血圧管理目標値は130/80 mmHg未満となっているが，心血管イベント抑制に関しては120 mmHg未満群と140 mmHg未満群で有意差はないとの報告があり，脳血管障害と心血管障害の予防にはリスク管理の程度に一律でない可能性が示唆された．

- **多危険因子の包括的厳格管理の重要性—Steno-2研究から学ぶこと**　糖尿病患者の動脈硬化症予防に多危険因子の総合的管理の重要性が明らかとなった．Steno-2研究[5]ではアルブミン尿を有する2型糖尿病患者160例を厳格治療群と通常治療群の2群に無作為割り付けし7.8年間追跡した．厳格治療群では，血糖値をHbA1c (NGSP) 6.5%以下，血圧管理にはRAA系阻害薬，血清LDLコレステロールにはHMG-CoA還元酵素阻害薬(スタチン)の使用を推奨し，中性脂肪高値症例にはフィブラートの使用が奨励され，厳格な管理が追及された．さらに，栄養，身体活動，禁煙など生活習慣改善，抗血小板薬，抗酸化薬や葉酸の十分な摂取などに管理した結果，心血管イベントが約50%低下した(図1-23-6)．さらに網膜症，腎症の進展は約60%低下し，またその効果は長期間持続した．このように糖尿病患者の心血管イベント発症の抑制には多危険因子の包括的厳格管理の重要性が明らかとなった．

おわりに(表1-23-1)

糖尿病は心血管病の最大の予後不良因子で，組織病変の特徴は，閉塞性粥状動脈硬化病変(atherosis)と非アテローム性血管硬化病変(sclerosis)が特徴となっている．閉塞性粥状動脈硬化の予防には冠危険因子の集積の包括的厳格管理が重要である．特に，LDLコレステロールが最大の危険因子で，スタチン，エゼチミブなどの治療が有効である．さらにフィブラート，ω-3多価不飽和脂肪酸などの脂質改善薬の有用性も示された．また血圧の管理目標値は130/80 mmHg未満で減塩とRAA系阻害薬が第一選択薬として重要である．一方，非アテローム性血管硬化は慢性

高血糖の持続と関連し，糖尿病性網膜症，腎症進行と並行する。

他の危険因子の管理と異なって，高血糖改善効果は長期間遺残する(metabolic memory effects, legacy effects)が，その解決には，早期からの厳格な血糖コントロールが強く求められている。

【柏木 厚典】

参考文献

1) The Emerging Risk Factors Collaboration : Diabetes mellitus, fasting blood glucose concentration, and risk of vascular disease: a collaborative meta-analysis of 102 prospective studies. Lancet 375: 2215-2222, 2010
2) 曽根博仁ほか：糖尿病における血管合併症の発症予防と進展抑制に関する研究(Japan Diabetes Complication Study : JDCS). 糖尿病の進歩 2004, 日本糖尿病学会編, p161-165, 診断と治療社, 2004
3) 柏木厚典：糖尿病大血管症の概念と病態生理学的特徴. 日本臨牀 68：777-87, 2010
4) 日本糖尿病学会編：科学的根拠に基づく糖尿病診療ガイドライン 2010, p135-143, 南江堂, 2010
5) Gaede P et al : Multifactorial intervention and cardiovascular disease in patients with type 2 diabetes. N Engl J Med 348: 383-93, 2003
6) 日本動脈硬化学会編：動脈硬化性疾患予防ガイドライン 2007年版, p15-18, 日本動脈硬化学会, 協和企画, 2007

2 低血糖をきたす疾患・病態

● **定義・概念** 血糖が生理的変動範囲を超えて低下し，種々の症状を呈するものを低血糖症(hypoglycemia)という。一般的には血糖が 45 mg/dL(全血グルコース濃度)または 50 mg/dL(血漿グルコース濃度)以下に低下しており，自律神経症状あるいは中枢神経系の機能障害に基づく症状を示す。

● **疫学** 臨床的には，インスリン注射あるいはスルホニル尿素(SU)薬などの糖尿病治療薬による医原性低血糖が最も高頻度である。次いで肝・腎不全，インスリン拮抗ホルモン分泌不全(副腎皮質機能低下症，脳下垂体低下症などが主)とインスリノーマによる空腹時低血糖の頻度が高い。境界型糖尿病や軽症2型糖尿病症例における食後の反応性低血糖も臨床では比較的多くみられる。

● **病因・病態生理と分子メカニズム** 血液中からのブドウ糖の消失亢進(インスリン，あるいはその類似物質の作用過剰によるものと各種細胞による過剰消費)，もしくはブドウ糖の産生(新生)低下(肝・腎不全，あるいはインスリン拮抗ホルモンの分泌不全による作用障害)による。

● **臨床症状・検査成績** 代表的な低血糖症状を表2-1に，それらの出現経過を図2-1に示す。初期には，インスリン拮抗ホルモンであるカテコールアミン分泌亢進による症状と交感・副交感神経系の自律神経症状が警告症状として出現する。さらに血糖が低下すると，中枢神経系の機能低下によるneurohypoglycemiaを呈し，意識障害から昏睡にいたり，長時間に及ぶと死にいたる危険性がある[1]。このような特徴的な臨床症状を呈し，低血糖であることが確認され，さらに糖質の投与(摂取)によってこれらの症状が軽快消失する場合，Whippleの三徴という。一般に高齢者では症状を呈しにくく，より低値の血糖値になってから

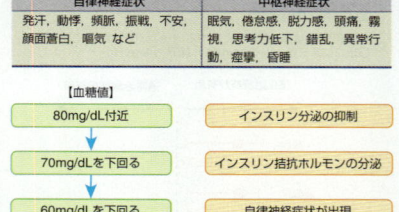

表2-1 低血糖時にみられる症状

自律神経症状	中枢神経症状
発汗，動悸，頻脈，振戦，不安，顔面蒼白，嘔気 など	眠気，倦怠感，脱力感，頭痛，霧視，思考力低下，錯乱，異常行動，痙攣，昏睡

【血糖値】

- 80mg/dL付近 → インスリン分泌の抑制
- 70mg/dLを下回る → インスリン拮抗ホルモンの分泌
- 60mg/dLを下回る → 自律神経症状が出現
- 50mg/dLを下回る → 中枢神経症状が出現

低血糖状態が続けば，痙攣，昏睡にいたる

図2-1 低血糖症状の発現経過

症状が出現する。ただし重篤な低血糖を一度経過した後，次に生じた低血糖の際にカテコールアミン分泌や自律神経症状などの警告症状が現れにくくなることがあり，これを「無自覚性低血糖」と呼ぶ。この現象は強化インスリン療法下で厳格な血糖コントロールを行っている患者でよくみられ，ある期間血糖コントロールを緩和することで再び症状発現閾値が回復する。糖尿病の罹病期間が長く重篤な自律神経障害を合併する症例(慢性型無自覚性低血糖)では低血糖症状も呈しにくく，回復も遅延するので薬物による血糖コントロールを行う際は注意を要する。

またインスリノーマなど遷延性低血糖を反復する症例では，中枢神経系の不可逆的障害により性格変化，異常行動を引き起こして精神疾患と誤られることがある。

反応性低血糖は食事摂取4～5時間後の発症が多く，ブドウ糖あるいは食事負荷試験による診断を行うには食後数時間までの血糖測定が必要である。

● **診断/分類** 表2-2に示すように低血糖はその原因によって，①薬物などによる，②空腹時，③反応性の3つに分類される。

薬物などによる低血糖

臨床的に最も多いのはインスリン注射や経口血糖降下薬(主として，SU薬とグリニド系薬)による医原性のものである。食事量の不足，食事時間の遅れ，運動量の増加，嘔吐，下痢などでしばしば低血糖が惹起される。

外因性インスリンによる低血糖(人為的なものはfactitious hypoglycemiaという)では，高インスリン血症と同時に内因性インスリン分泌が抑制されるために低C-ペプチド症を示す。一方，SU薬の過量(誤用)服用では，血中のインスリン，C-ペプチド免疫活性(CPR)とも高値のため，血中，尿中のSU薬濃度測定が必要となる(図2-2)。

単独では低血糖を起こさないが，経口血糖降下下薬との併用時にその作用を増強し，低血糖を誘発しやすいものを「時にみられるもの」とした。肝グリコーゲン分解の抑制で低血糖を起こしやすいのはβ遮断薬とモノアミン酸化酵素(MAO)阻害薬。大量のエタノール(飲酒)も肝糖新生抑制により低血糖を誘発しやすいので注意を要する。

空腹時低血糖

インスリノーマ(膵島細胞腫):膵内分泌腫瘍の一つで,膵β細胞に由来する腫瘍からのインスリンの過剰分泌により低血糖を呈する。99%の症例では膵臓内に腫瘍が存在し,特に尾部からの発生例が多い。悪性のものは15%程度で,80%以上は単発性の良性腫瘍である。症例の約5%は多発性内分泌腫瘍症1型(MEN1)に合併する。

- **存在診断** 絶食試験の診断率が高い。入院監視下で24〜48時間絶食を続け,血糖・インスリン・CPRを測定する。低血糖を生じた時点で終了する。
- **局在診断** 腹部超音波・CT・MRI・血管造影を組み合わせて行うほか,経皮経肝的門脈血サンプリングや選択的動脈内カルシウム負荷試験なども行われる。
- **治療** 手術による切除であるが,悪性の転移例では低血糖防止のため持続型ソマトスタチン製剤やストレプトゾトシン,ジアゾキシドなどを用いる。

膵外腫瘍:肝癌,腎癌や巨大な間葉系細胞の悪性腫瘍(腹腔内や後腹膜の肉腫が多い)で低血糖が発症することがまれにみられる。低血糖の原因は,腫瘍による糖消費の増大またはインスリン作用を有するインスリン様増殖因子Ⅰ/Ⅱ(insulin-like growth factor-Ⅰ/Ⅱ:IGF-Ⅰ/Ⅱ)などの産生によるものである(下垂体前葉機能低下症,副腎皮質機能低下症については18章参照)。重症の肝・腎障害では糖新生能の低下から低血糖を起こしやすく,特に糖尿病合併例に対する薬物治療時には十分な注意を要する。

インスリン自己免疫症候群:過去にインスリン治療を行ったことがないにもかかわらず,内因性インスリンに対する自己抗体が血清中に多量に存在し,主として早朝空腹時や体液環境が変動する際に自己抗体と結合していたインスリンが遊離することによって低血糖症状を呈する疾患である。

2抗体法のRIA(放射免疫測定法)による血清インスリン値が異常高値(1,000μU/mL以上に及ぶことがある)を示すとき疑われ,確定診断にはインスリン結合抗体の証明が必要である。この自己抗体はプロインスリンとも結合し,血清CPRが高値を示すことが多い。臨床的にはインスリノーマとの鑑別が必要である。

インスリン受容体抗体症候群:インスリン受容体に対する自己抗体産生のため,自己抗体が受容体に結合すればインスリンの結合を阻害して高インスリン血症でありながら高血糖となり(グルコース負荷後,食後など),抗体が離れればインスリンが一時に受容体に結合して低血糖(空腹時)をきたす。症例によりいずれか一方,または両者を示すが,インスリン抗体は認められない。黒色表皮腫(acanthosis nigricans),多嚢胞性卵巣,Sjögren(シェーグレン)症候群あるいは悪性リンパ腫,Hodgkin(ホジキン)病の合併がみられる。

膵β細胞上のSU受容体やK_{ATP}チャネル遺伝子異常など:新生児にみられる低血糖で高インスリン血症を伴い,家族性・散発性に発症し,病理学的には膵島のびまん性,限局性の過形成を呈するものでは,最近ATP感受性K⁺(K_{ATP})チャネル遺伝子異常が解明されつつある(新生児持続性高インスリン性低血糖症〈persistent hyperinsulinemic hypoglycemia of infancy:PHHI〉)。また,抗不整脈薬のシベンゾリンやST合剤のガチフルキサシン(表2-3)もこの

表2-2 低血糖の成因的分類

薬物などによる低血糖

空腹時低血糖
- インスリノーマ
- 膵外腫瘍(肝癌,腎癌,肉腫,線維腫など)
- 下垂体前葉機能低下症(Sheehan症候群,ACTH単独欠損症など)
- 副腎皮質機能低下症(Addison病)
- 肝障害(肝硬変など)
- 重症腎不全
- インスリン自己免疫症候群 インスリン受容体抗体症候群
- β細胞上のSUR1とKir6.2からなるK_{ATP}チャネルの遺伝子異常
- 低栄養(アルコール依存症など)状態

反応(食後)性低血糖
- 消化管性(胃摘出手術後,摂食反応性の食事性高インスリン血症など)
- 特発性
- 境界型あるいは軽症糖尿病における反応性低血糖
- 先天性代謝障害(ガラクトース欠損症,果糖代謝障害など)
- ロイシン過敏症

ACTH:副腎皮質刺激ホルモン,SUR:スルホニル尿素受容体,K_{ATP}:ATP感受性K⁺

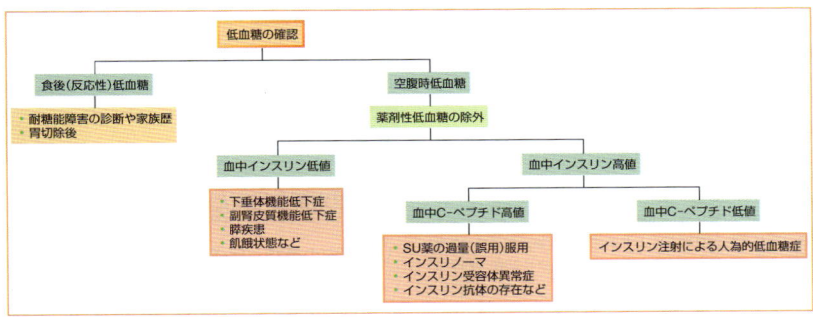

図2-2 低血糖症の診断フローチャート

表2-3 低血糖をきたしやすい薬剤

頻度が高いもの	まれにみられるもの
●インスリン注射 ●経口血糖降下薬 ●インクレチン薬 　(特に, SU薬との併用時)	●ヒスタミンH₂受容体拮抗薬 ●ACE阻害薬 ●フィブラート系薬剤
時にみられるもの	●プロベネシド ●アロプリノール ●ST合剤(ガチフロキサシン) ●ミコナゾール
●β遮断薬 ●MAO阻害薬 ●エタノール ●Ia群抗不整脈薬(シベンゾリン) ●抗結核薬 ●ワルファリン ●サリチル酸 ●ペンタミジン	

SU:スルホニル尿素, MAO:モノアミン酸化酵素, ACE:アンジオテンシン変換酵素

K_{ATP}チャネル活性を抑制することで, その低血糖作用を呈することが明らかとなっている。

酵素欠損症:肝糖原病では, 肝からの糖新生低下のため低血糖を生じる(17章9「糖原病」参照)。

反応性(食後)低血糖

空腹時血糖は正常で, 食後3~5時間に一過性の低血糖を示し, 主として交感神経系の症状を呈する。

消化管性(摂食反応性):食物が急速に腸管へ流入する際, インスリン分泌刺激作用を有する消化管ホルモン(胃酸分泌抑制ポリペプチド〈gastric inhibitory polypeptide:GIP〉やグルカゴン様ペプチド1:〈glucagon-like peptide-1:GLP-1〉など)の分泌が亢進する状況では低血糖を起こす。胃切除, 胃空腸吻合, 幽門形成術などを受けた症例に多くみられるが, 早期ダンピング(dumping)症候群における, 悪心, 冷汗, 脱力など迷走神経反射による症状(30~60分)よりはやや遅れて発現する。

境界型あるいは軽症2型糖尿病:2型糖尿病の家族歴を有するもののうち, 若年では境界型糖尿病の症例や発症早期の2型糖尿病でみられる反応性低血糖で, 膵β細胞からのインスリン分泌遅延過剰反応のため, グルコース吸収後も続く相対的過インスリン血症で食後数時間になって低血糖を呈する。食事摂取に対するインスリン分泌が初期相では遅延していながら後期相では過剰分泌のパターンを呈するものに起こりやすい。肥満によるインスリン抵抗性を合併しているものが多いが, 前述したGIPやGLP-1の分泌や作用の亢進が関与している可能性もある(図2-3)。

■ **治療と薬理メカニズム/経過・予後** 低血糖症状を疑う場合は, まず吸収の速い単純糖質(砂糖など。ただし糖尿病患者でα-グルコシダーゼ阻害薬を使用しているときは単糖であるブドウ糖を服用させる)を経口投与する。意識障害を伴う場合はブドウ糖の経静脈投与, または1mgグルカゴンの筋注を行う。ただし後者は肝グリコーゲン病の低血糖には無効である。

反応性低血糖には, 食事の糖質偏重や大量一時摂取を避け, 少量を分割摂取するよう指導する。難治例には食物繊維をあわせて摂取するようにすすめ, 抗コリン薬, α-グルコシダーゼ阻害薬の併用も試みる。

インスリノーマ, IGF-I/II産生腫瘍やインスリン拮抗ホルモン分泌障害例などの内分泌疾患例に対しては, 原疾

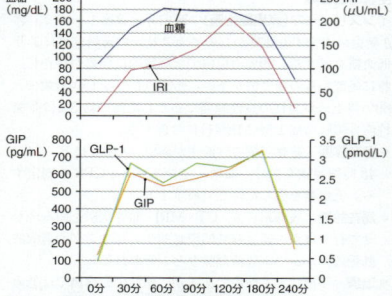

図2-3 境界型あるいは軽症2型糖尿病
● 54歳男性。会社員。170cm, 77kg。父母が糖尿病, 高中性脂肪血症と脂肪肝を合併。退社時から夕食前にかけての冷汗・手足のしびれを主訴に来院。甘いもの や食事摂取で症状は軽減するという
●75g経口ブドウ糖負荷試験(75gOGTT)の4時間後, 血糖値は62mg/dLとなり空腹感を自覚。インスリン分泌は全体に遅延高値型を呈するが, 特に120分には200μU/mLを超えている。胃酸分泌抑制ポリペプチド(GIP), グルカゴン様ペプチド1(GLP-1)の両インクレチン分泌は30分と120分以降に2つのピークを認める二峰性パターンであり, これらインクレチンの強く長い分泌パターンが後半のインスリン分泌亢進に関与しているのではないかと疑われる
●2型糖尿病の家族歴(インスリン分泌が遅延型である背景)と肥満・高中性脂肪血症・脂肪肝(インスリン抵抗性の上乗せ)を有することから, 減量目的と昼食を分割摂取するよう食事指導を行った結果, 上記症状は軽減し, 7kgの減量後には消失した
IRI:免疫反応性インスリン

患の治療を行う。インスリン自己免疫症候群は自然寛解することが多いが, 難治例には副腎皮質ステロイドの投与を試みる。

インスリン治療で厳格な血糖コントロールをめざしている症例で無自覚性低血糖(急性型)が観察された際には, いったん血糖コントロールをややゆるめてしばらく低血糖発作を回避すると, カテコールアミン分泌や自律神経系の反応の発現閾値が回復して前駆症状がわかりやすくなり, 回避策や対応策をとりやすくなる。

〔難波 光義・村井 一樹・勝野 朋幸〕

📖参考文献
1) Frier BM:Hypoglycemia in diabetes mellitus. Textbook of Diabetes, 2nd edition, edited by Pickup J et al, Blackwell Science, 1997

3 脂質異常症

1 リポ蛋白代謝とその調節機構

リポ蛋白の種類と組成

リポ蛋白は脂質と蛋白質から構成される巨大な複合体であり, 血液, 組織液, リンパ液などの体液中に存在し, 疎水性の高い脂質やビタミンの臓器間の輸送にかかわる[1]。

表3-1-1 主要リポ蛋白

	性状			蛋白組成	
	比重(g/mL)	径(nm)	電気泳動	apo蛋白	その他の構成蛋白
カイロミクロン	0.930	75〜1,200	原点	B-48, A-Ⅰ, A-Ⅳ, C-Ⅰ, C-Ⅱ, C-Ⅲ, E	
カイロミクロンレムナント	0.930〜1.006	30〜80	slow pre-β	B-48, A-Ⅰ, A-Ⅳ, C-Ⅰ, C-Ⅱ, C-Ⅲ, E	
VLDL	0.930〜1.006	30〜80	pre-β	B-100, A-Ⅰ, A-Ⅱ, A-Ⅴ, C-Ⅰ, C-Ⅱ, C-Ⅲ, E	
IDL	1.006〜1.019	25〜35	slow pre-β	B-100, C-Ⅰ, C-Ⅱ, C-Ⅲ, E	
LDL	1.019〜1.063	18〜25	β	B-100	
HDL	1.063〜1.210	5〜12	α	A-Ⅰ, A-Ⅱ, A-Ⅳ, A-Ⅴ, C-Ⅲ, E	LCAT, CETP, PON1
Lp(a)	1.050〜1.120	25	pre-β	B-100, apo(a)	

VLDL:超低比重リポ蛋白,IDL:中間比重リポ蛋白,LDL:低比重リポ蛋白,HDL:高比重リポ蛋白,Lp(a):リポ蛋白(a),LCAT:レシチンコレステロールアシルトランスフェラーゼ,CETP:コレステロールエステル転送蛋白

表3-1-2 主要アポリポ蛋白

アポリポ蛋白	産生臓器	リポ蛋白	機能
apoA-Ⅰ	腸,肝臓	HDL,カイロミクロン	HDLの構成蛋白,LCAT活性化
apoA-Ⅱ	肝臓	HDL,カイロミクロン	HDLの構成蛋白
apoA-Ⅳ	腸	HDL,カイロミクロン	不明
apoA-Ⅴ	肝臓	VLDL,カイロミクロン	LPLによる脂肪分解の促進
apo(a)	肝臓	Lp(a)	不明
apoB-48	腸	カイロミクロン	カイロミクロンの構成蛋白
apoB-100	肝臓	VLDL, IDL, LDL, Lp(a)	VLDL, LDL, IDL, Lp(a)の構成蛋白,LDL受容体のリガンド
apoC-Ⅰ	肝臓	カイロミクロン, VLDL, HDL	不明
apoC-Ⅱ	肝臓	カイロミクロン, VLDL, HDL	LPLの補酵素
apoC-Ⅲ	肝臓	カイロミクロン, VLDL, HDL	リポ蛋白受容体への結合阻害
apoE	肝臓	カイロミクロンレムナント,IDL, HDL	LDL受容体のリガンド
apoH	肝臓	カイロミクロン, VLDL, LDL, HDL	$\beta 2$糖蛋白Ⅰ
apoJ	肝臓	HDL	不明
apoL	不明	HDL	不明
apoM	肝臓	HDL	不明

HDL:高比重リポ蛋白,VLDL:超低比重リポ蛋白,La(a):リポ蛋白(a),IDL:中間比重リポ蛋白,LDL:低比重リポ蛋白,LCAT:レシチンコレステロールアシルトランスフェラーゼ

通常のリポ蛋白はトリグリセリド(TG)やコレステロールエステルのような疎水性の高い脂質を中心部分とし,その表面をリン脂質や遊離コレステロールでおおわれた一層の両親媒性の脂質と蛋白でおおわれた球状を呈する。大きさと密度に従って,5種類の主要リポ蛋白に分類されている(表3-1-1)——カイロミクロン(chylomicron:CM),超低比重リポ蛋白(very low-density lipoprotein:VLDL),中間比重リポ蛋白(intermediate-density lipoprotein:IDL),低比重リポ蛋白(low-density lipoprotein:LDL),高比重リポ蛋白(high-density lipoprotein:HDL)。

リポ蛋白の密度は粒子あたりの脂質の量によっておおむね決定されている。たとえば,TGを大量に含有するカイロミクロンやVLDLは大きくて軽く,脂質含量の少ないHDLは重くて小さい。

アポリポ蛋白の種類と機能

リポ蛋白に含まれる蛋白はアポリポ蛋白と呼ばれ,リポ蛋白を構成するだけでなく,その代謝調節にも重要な機能を果たしている(表3-1-2)。

apoA:apoA-Ⅰは肝臓と小腸で合成され,ほとんどすべてのHDL粒子上に存在する。レシチンコレステロールアシルトランスフェラーゼ(LCAT)の酵素反応に必須であり,細胞から遊離コレステロールをABCA1やABCG1を介して引き抜く機能を有する。apoA-Ⅱは約2/3のHDL粒子上に存在する。apoA-VはカイロミクロンやVLDLに分布し,LPLの活性化を介して,これらのTG-richリポ蛋白のTG水解を促進する。

apoB:apoB-100と,その48%の長さのapoB-48と2種類存在する。ヒトではすべてのapoB-100は肝臓で合成され,VLDLとその代謝産物であるIDL, LDLのリポ蛋白あたり1分子存在し,LDL受容体のリガンドとしても機能する。apoB-48はヒトでは小腸でのみ産生される。apoB-100をコードするmRNAがAPOBEC1の働きによって編集(editing)を受ける結果,終止コドンが生じるためである。LDL受容体結合能はない。

apoE:カイロミクロンレムナント,VLDL, IDL上に複数存在し,これらのリポ蛋白を効率よくLDL受容体へ結合させる。

apoC:3種類存在する。apoC-Ⅱはリポ蛋白リパーゼ(LPL)の補酵素として機能し,TG-richリポ蛋白のTG水解に必須である。一方,apoC-Ⅲなどの他のapoCはTG-richリポ蛋白のTG水解に対して阻害的に作用する。

食事由来の脂質の輸送(外因性経路)

膵リパーゼの作用を受けて,食事中のTGは脂肪酸とグリセロールに,コレステロールエステルは遊離コレステロールと脂肪酸に水解される。脂肪酸やコレステロールは胆汁酸とミセルを形成し,小腸近位で吸収される。小腸上

皮細胞へのコレステロール吸収はNiemann-Pick C1-like1(NPC1L1)を介する。吸収された長鎖脂肪酸(C12以上)はグリセロールとエステル結合してTGに再合成される。コレステロールはアシルCoAコレステロールアシルトランスフェラーゼ(ACAT)の作用でコレステロールエステルとなる。ACATには2つのアイソザイムが存在するが、小腸で働いているACATは肝臓と同じACAT2である。

エステル化を受けない遊離コレステロールはABCG5/8で再び小腸上皮細胞から管腔側に分泌される。小腸上皮の小胞体で合成されたapoB-48にこれらの脂質が転送されて、カイロミクロンが形成される。TGの転送には小胞体TG転送蛋白(MTP)が関与する。小胞体で生成されたカイロミクロンはCOPⅡに被覆された輸送体の働きによってGolgi(ゴルジ)装置に運ばれる。その過程にはsmall GTPaseのSar1bが必須である(図3-1-1A)。

カイロミクロンは小腸リンパに分泌され、胸管を経て、大循環にいたり全身を循環する(図3-1-2)。末梢組織でLPLの作用を受けてTGを失い、同時にapoCを失い、代わりにapoEをHDLから獲得して、粒子径の小さな、TGに乏しく、コレステロールエステルが豊富なカイロミクロンレムナントに変換される。毛細血管の内皮細胞の内腔側にあるヘパラン硫酸プロテオグリカン(HSPG)とGPI-HBP1の存在が、リポ蛋白TGのLPLによる水解には必要である。LPLの作用をapoA-Vは促進し、Angptl4とAngptl3は阻害する。

カイロミクロンレムナントはapoEをリガンドにして、肝臓の受容体経路に効率よく取り込まれる。Disse(ディッセ)腔のHSPGに結合した後、LDL受容体やLRP1によって肝細胞に取り込まれる。

肝臓由来の脂質の輸送(内因性経路)

肝臓で合成された脂肪酸や血液中から肝臓に取り込まれた脂肪酸はMGATやDGATの作用を受けてTGに合成しなおされる。コレステロールはACAT2の作用でコレステロールエステルとなる。肝細胞の小胞体で合成されたapoB-100にこれらの脂質が転送されて、VLDLが形成される。TGの転送には小腸と同様にMTPが関与し、apoB分解もVLDL分泌を調節する(図3-1-1B)。

VLDLはapoC、apoEを血液中で獲得し、主に骨格筋、心筋、脂肪組織などの末梢組織においてLPLの作用を受けてTGを失いIDLになる(図3-1-2)。同時に、コレステロールエステル転送蛋白(CETP)の作用によってHDLからコレステロールエステルを受け取って、その見返りにTGをHDLに供給する。TGの水解に伴って、apoCを失い、apoEが増加し、IDLとなる。こうして生成されたIDLのうち40〜60%はapoEをリガンドとしてLDL受容体によって直接肝臓に取り込まれる。残りのIDLは肝性リパーゼの作用を受けて、さらにTGとリン脂質のみならずapoCもapoEも失って、apoB-100だけを蛋白成分としたLDLに変換される。LDLのうち70%はapoB-100をリガンドとして肝臓のLDL受容体経路に取り込まれる。リポ蛋白(a)はLDLのapoB-100にapo(a)がジスルフィド結合した分子である。

HDL代謝

小腸と肝臓で合成されたapoA-ⅠはABCA1によってeffluxされた遊離コレステロールとリン脂質を受け取って、preβ1HDLと呼ばれる円盤状の原始HDL粒子が形成される(図3-1-3)。酸化ステロールに対する核内受容体のliver X receptor(LXR)や環状アデノシン一リン酸(cAMP)によりABCA1の発現は誘導される。さらに末梢組織の細胞からも遊離コレステロールを受け取る。遊離コレステロールはLCATの作用を受けてコレステロールエステルとなり、HDLの中心部分に移動して球状のHDL粒子を形成する。HDLに含まれるコレステロールエステルはCETPの作用によって、apoB含有リポ蛋白に転送される、その見返りにapoB含有リポ蛋白からTGを受け取る。前述したように、apoB含有リポ蛋白のコレステロールエステルは肝臓のLDL受容体経路に取り込まれる。HDLのコレステロールの一部は、肝臓のスカベンジャー受容体BⅠ(SR-BⅠ)によって選択的に取り込まれる。

apoB含有リポ蛋白のリン脂質はリン脂質転送蛋白(PLTP)の作用を受けて、HDLに転送される。PLTPはHDLサブプラス間のリン脂質の転送にもかかわる。HDL粒子に含まれるTGとリン脂質は肝性リパーゼの作用を受けて水解され、HDLは小型化する。TG含量の多いHDL粒子ほど肝性リパーゼの基質になりやすい。リン脂質は内皮リパーゼ(EL)による水解を受け、より小型で異化速度の速いHDL粒子を生成する。

リポ蛋白代謝の調節機序

リポ蛋白代謝はエネルギー代謝の要であり、コレステロールや必須脂肪酸、脂溶性ビタミンの供給や分配経路として重要である。したがって、摂食や食事中のコレステロール含量などの生理的条件による調節を受ける。インスリンなどのホルモン、コレステロール、脂質分子をリガンドとする転写因子(PPAR〈ペルオキシソーム増殖因子活性化受容体〉、LXR、FXR〈farnesoid X-activated receptor〉)、microRNAなどの調節機序が知られている。リポ蛋白代謝全体のなかではVLDL分泌、VLDLやLDLの異化が、特に重要である。

VLDL分泌の調節

糖尿病・肥満・妊娠などで、VLDLの分泌は亢進し、高TG血症をきたしうる。VLDL分泌は、TGの供給、MTPによるリポ蛋白粒子へのTGの付加、apoB-100の分解などによって規定される。

TGは以下の3種類の経路で供給される(図3-1-1B)。①アルブミンに結合した脂肪酸、②TG-richリポ蛋白の直接の取り込み、③肝細胞内で新規に合成された脂肪酸である(de novo lipogenesis〈DNL〉)。たとえば、インスリン作用が不足すると脂肪細胞に含まれるTGの(主にホルモン感受性リパーゼによる)lipolysis(脂肪分解)が亢進し、血中の脂肪酸濃度が増加する。高脂肪酸血症はVLDL分泌を促進する。また、DNLの増加もVLDL分泌を促す。転写因子SREBP-1cは多くのlipogenic genesの転写を促進し[2]、LXRもSREBP-1c依存的、非依存的経路でlipogenesisを促進する。n-3多価不飽和脂肪酸(PUFA)はlipogenesisを

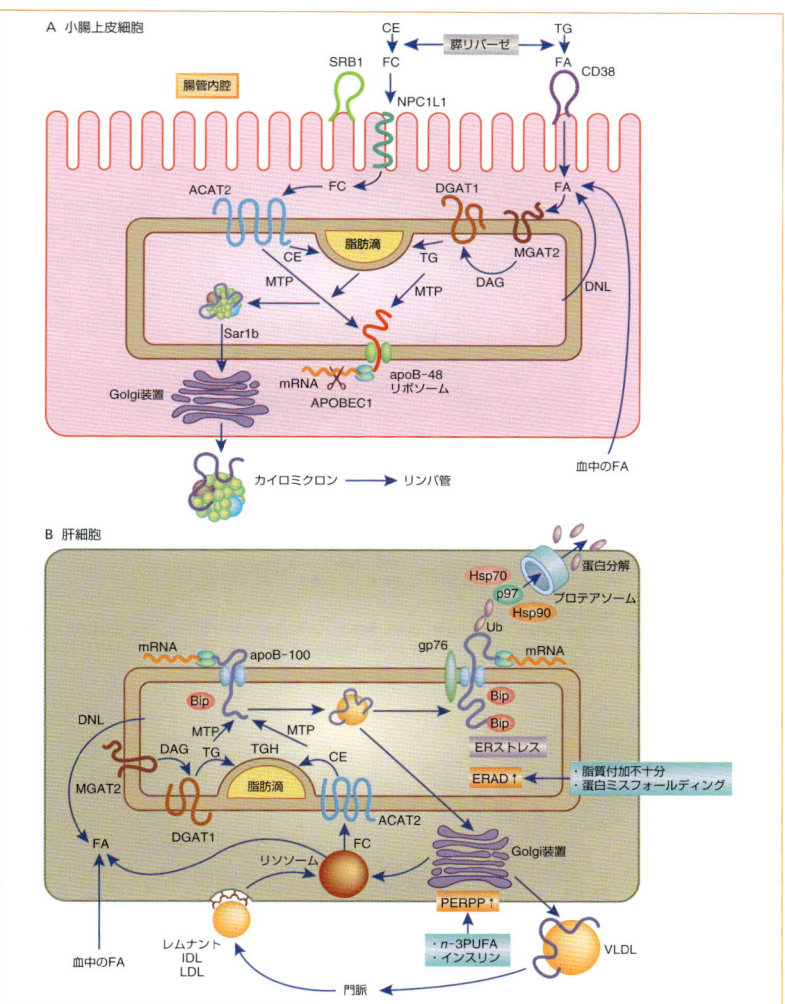

図 3-1-1　カイロミクロン(A)とVLDL(B)の生成機序
CE：コレステロールエステル, FC：遊離コレステロール, NPC1L1：NPC1 (Niemann-Pick disease, type C1, gene)-like 1, TG：トリグリセリド, DGAT：diacylglycerol O-acyltransferas, FA：脂肪酸, DAG：ジアシルグリセロール, MGAT：monoacylglycerol O-acyltransferase, ACAT：アシル CoA コレステロールトランスフェラーゼ, MTP：小胞体 TG 転送蛋白, Sar1b：SAR1 homolog B, APOBEC1：apolipoprotein B mRNA editing enzyme, catalytic polypeptide 1, DNL：*de novo* lipogenesis, ERAD：小胞体関連分解, PERPP：小胞体後分泌前蛋白分解, *n*-3PUFA：*n*-3 多価不飽和脂肪酸, IDL：中間比重リポ蛋白, LDL：低比重リポ蛋白, VLDL：超低比重リポ蛋白

抑制する。インスリンはFoxO1をリン酸化し，その標的遺伝子である*MTP*の発現を低下させる。さらに，インスリンにはapoBの翻訳後蛋白分解の誘導作用がある。

前述したようにapoBの蛋白分解も最終ステップでVLDL分泌調節にかかわっている。分解される場所によって2種類に大別される。一つは小胞体における蛋白分解で

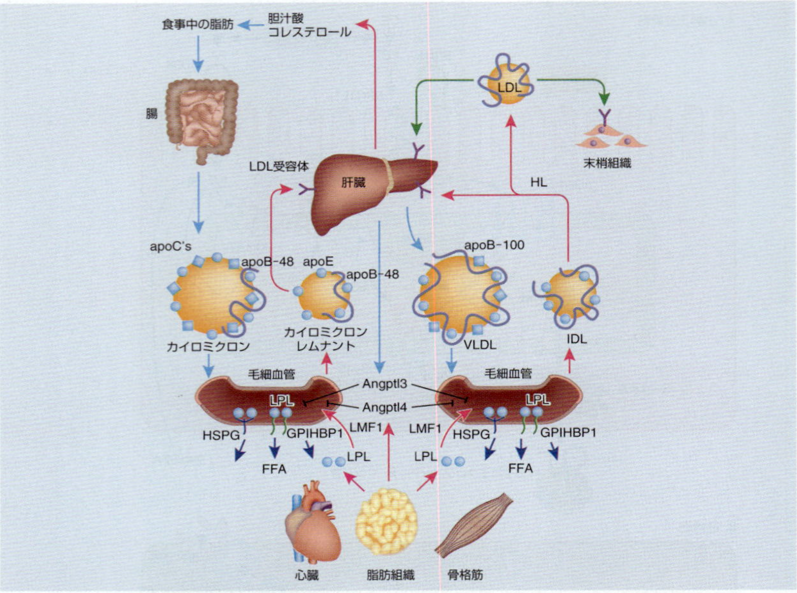

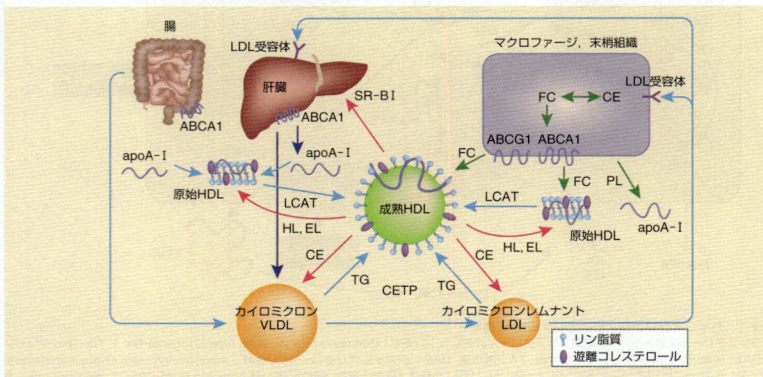

図 3-1-2 リポ蛋白代謝の内因性経路と外因性経路
LDL：低比重リポ蛋白, VLDL：超低比重リポ蛋白, IDL：中間比重リポ蛋白, HSPG：ヘパラン硫酸プロテオグリカン, FFA：遊離脂肪酸, GPIHBP1：glycosylphosphatidylinositol anchored high density lipoprotein binding protein 1, Angptl 3：angiopoietin-like 3, LMF1：lipase maturation factor 1, LPL：リポ蛋白リパーゼ, HL：hepatic lipase

図 3-1-3 HDL 代謝とコレステロール逆転送
ABCA1：ATP-binding cassette, sub-family A (ABC1), member 1, HDL：高比重リポ蛋白, LDL：低比重リポ蛋白, SR-BⅠ：スカベンジャー受容体BⅠ, LCAT：レシチンコレステロールアシルトランスフェラーゼ, HL：hepatic lipase, EL：内皮リパーゼ, CE：コレステロールエステル, VLDL：超低比重リポ蛋白, TG：トリグリセリド, CETP：コレステロールエステル転送蛋白, FC：脂肪酸, PL：リン脂質, ABCG1：ATP-binding cassette, sub-family G (WHITE), member 1

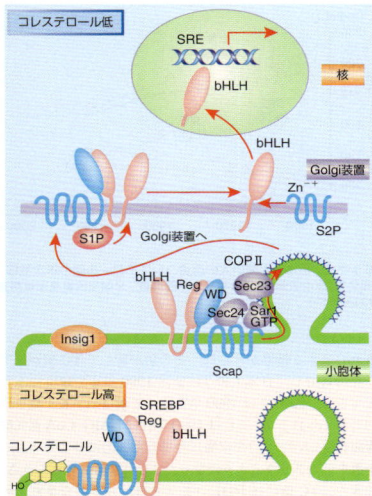

図 3-1-4 Scap と Insig1 との相互作用による SREBP の活性化機構
Scap: SREBP cleavage-activating protein, SREBP: sterol regulatory element binding protein, Insig: insulin induced gene, Scap: SREBP cleavage-activating protein

小胞体関連分解(endoplasmic-reticulum-associated degradation: ERAD)と呼ばれ, もう一つは小胞体を離れてから起こる小胞体後分泌前蛋白分解(post-ER, presecretory proteolysis: PERPP)である(図 3-1-1B)[3]。ERAD では Hsp70 や Hsp90 などの分子シャペロンの助けによって, E3 ユビキチンリガーゼ gp78 によるユビキチン化を受けた後, プロテアソームに運ばれて蛋白が分解される。TG の供給量不足や小胞体ストレスの際の apoB 分解はこの機序による。PERPP においてはオートファジーによって蛋白が分解され, n-3PUFA やインスリンによって誘導される apoB 分解はこの機序による。

TG-rich リポ蛋白異化の調節

前述したように, カイロミクロンと VLDL に含まれる TG は LPL による水解を受ける。脂肪組織の LPL は食後に増加し, 骨格筋の LPL は絶食や運動によって誘導される。絶食時には, 心筋と脂肪組織で GPIHBP1 の発現が増加する。PPARα は LPL の誘導と apoC-Ⅲ産生の抑制を介して, TG の異化を促進する。

LDL 受容体の調節

LDL 受容体は LDL コレステロール値を鋭敏に調節する[4]。LDL 受容体蛋白は蛋白分解酵素 PCSK9 の作用を受けて, リソソームでの分解を受ける。LDL 受容体によって細胞内に取り込まれたリポ蛋白はリソソームで分解され, 遊離コレステロールが生成される。その結果, LDL 受容体やコレステロール合成の律速酵素である HMG-CoA 還元酵素は負のフィードバック調節を受ける。さらに LDL 受容体活性は, 甲状腺ホルモンや飽和脂肪酸によっても調節される。

コレステロールは転写因子 SREBP-2 と SREBP-1a による LDL 受容体の転写を抑制する。(図 3-1-4)[5]。コレステロールの欠乏時には, Scap/SREBP 複合体は COPⅡ に被覆された vesicle になって Golgi 装置に移行する。Golgi 装置まで運ばれた SREBP は site1 と site2 プロテアーゼによる切断を受け, bHLH 領域を含む N 末端が細胞質に遊離される。さらに核内に移行して, 標的遺伝子プロモーター上にある SRE 配列に結合して転写を正に調節する。一方コレステロール存在下では, コレステロールを結合した Scap の形状が変化し, Insig1 に結合する。Insig1 に結合した Scap には COPⅡ はもはや結合できず, SREBP は小胞体にとどまるため, 切断されて核型に変化することはない。HMG-CoA 還元酵素阻害薬(スタチン)は, この作用を利用して肝臓の LDL 受容体を誘導し, LDL コレステロールを低下させる。

HMG-CoA 還元酵素をはじめとするコレステロール合成系の酵素群も SREBP-2 と SREBP-1a による転写制御を受ける[2]。HMG-CoA 還元酵素蛋白自体の分解は Insig1 にラノステロールが結合する結果, E3 ユビキチンリガーゼ gp78 によるユビキチン化を受けて, プロテアソームで分解される。前述したように, SREBP-1c は脂肪酸合成系の酵素群の転写を調節する。

【石橋 俊】

参考文献
1) Rader DJ et al: Disorders of lipoprotein metabolism. Harrison's principles of internal medicine, 18th edition, edited by Dan Longo AF et al, p3145-3161, McGraw-Hill Professional, 2011
2) Horton JD et al: Srebps: Activators of the complete program of cholesterol and fatty acid synthesis in the liver. J Clin Invest 109: 1125-1131, 2002
3) Xiao C et al: Gut-liver interaction in triglyceride-rich lipoprotein metabolism. Am J Physiol Endocrinol Metab 301: E429-E446, 2011
4) Goldstein JL et al: The ldl receptor. Arterioscler Thromb Vasc Biol 29: 431-438, 2009
5) Goldstein JL et al: Protein sensors for membrane sterols. Cell 124: 35-46, 2006

2 脂質異常症の疫学

脂質異常症と動脈硬化性疾患

冠動脈疾患による死亡率が 1950 年当時 50% にも達していた米国から Framingham 研究が発信され, 血清 TC(総コレステロール)値の上昇が, 高血圧症や喫煙, 糖尿病などとともに重要な冠動脈疾患の危険因子であることが判明した。わが国においても, 1990 年代初頭までに行われたコホート研究をまとめることにより, 欧米で行われた MRFIT(Multiple Risk Factor Intervention Trial)で示されたデータと同様に, 血清 TC 値の上昇が冠動脈疾患の危険因子であることが明確に示され[1], LDL コレステロール値の積極的低下療法が推奨された。

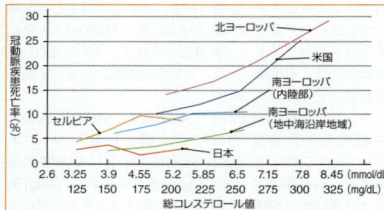

図 3-2-1 Seven Countries Study 参加各国における 25 年間の冠動脈疾患死亡率と総コレステロール値との関連
年齢・喫煙・血圧調整後

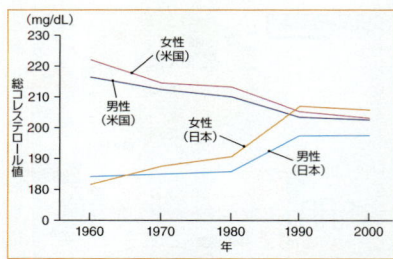

図 3-2-2 日本人と米国人の血清コレステロール値の年次推移
(厚生省(厚生労働省)循環器疾患基礎調査,米国国民健康栄養調査(NHANES))

またTC値・LDLコレステロール値に加え,低HDLコレステロール値が冠動脈疾患の危険因子であることも明らかにされ,さらにはその罹患者が1990年以降急激に増加してきたメタボリックシンドロームの脂質異常症の中心的存在である中性脂肪(トリグリセリド(TG))値・RLP(レムナント様リポ蛋白)コレステロール値が動脈硬化性疾患と関連があることも判明してきたため,近年一般臨床においてこれらの値が注目されている。

わが国における脂質レベルの長期にわたる疫学的検討としては,厚生省(現厚生労働省)が1960年から10年ごとに行っている循環器疾患基礎調査と,文部省・日本動脈硬化学会が1960年から10年ごとに行っている日本人の血清脂質調査がある。主としてこれらの調査結果に基づき,現在までの日本人の血清脂質値の変化と諸外国との比較,日本人における年齢別の各脂質レベルの変化の様相について概説する。

日本と他国のコレステロール値の比較

1958年から1964年の期間に世界7カ国(日本,米国,オランダ・イタリア・ギリシャ・旧ユーゴスラビア・フィンランド)の16地域の住民のコレステロール値や食事内容を調査し,その後25年間,登録者を対象に冠動脈疾患の発症率を検討したSeven Countries Studyがある[2]。日本からは田主丸(農村)と牛深(漁村)の地域住民のデータが登録された。そして,登録された世界16地域を,米国,日本,セルビア,北ヨーロッパ,南ヨーロッパの内陸部,南ヨーロッパの地中海沿岸地域の6グループに分類して行ったデータ解析結果が報告された(図3-2-1)。この疫学研究から,日本と地中海地域はその他の地域に比較して,同じTC値であっても冠動脈疾患発症率は低いこと,それはおそらく食事内容などの因子が寄与しているのであろうことが示されたが,図3-2-1からわかるように,日本人の1960年当時のTC値は一般の欧米諸国よりも明らかに低値であった。

しかし,その後,日本人の生活習慣が欧米化したことにより,確実に日本人のTC値は上昇した。循環器疾患基礎調査と米国で行われているNHANES(米国国民健康栄養調査〈National Health and Nutrition Examination Survey〉)のデータによる,日本人と米国人のTC値の経過を図3-2-2に示す。米国では,冠動脈疾患予防のために国をあげてNCEP(National Cholesterol Educational Program)による指導が行われ,その功が奏してTC値が低下したのに対し,日本人のTC値は1990年まで確実に上昇してきた。2000年は1990年と比べて横ばい～若干減少傾向と考えられるが,これは1990年代にHMG-CoA還元酵素阻害薬(スタチン)が市場に登場し,強力にコレステロール値を低下させるようになったことによると考えられる。

また,TC値にはHDLコレステロール値も含まれるので,欧米人と比べて日本人のHDLコレステロール値が高い,という要因を考慮に入れる必要はあるが,図3-2-2に示すとおり,日本人女性は2000年の段階で,米国人女性のTC値を凌駕するレベルにまで上昇してきている。

日本人の年齢別の各脂質レベルとその経時的変化

さて,循環器疾患基礎調査における採血条件は,食後3時間以上経過後というものであり,その中性脂肪値が高くなる傾向にある。一方,日本人の血清脂質調査は,採血条件が不明の年度もあるが,少なくとも1990年はすべての対象者が空腹時採血,2000年は20歳以上の対象者が空腹時採血で行われており,信憑性がより高いデータと考えられるので,ここでは日本人の血清脂質調査のデータに基づいて記載する。

日本人の血清脂質調査は,1960年[3]6,977人(男4,855人,女2,122人),1970年3,555人(男2,441人,女1,114人),1980年1万9,977人(男6,138人,女4,839人),1990年3万4,815人(男2万279人,女1万4,536人),2000年[4]1万2,837人(男7,658人,女5,179人)を対象に行われた調査である。TC値(すべての年),中性脂肪値(1970年以降),HDLコレステロール値(1980年以降),LDLコレステロール値(1980年以降),そして2000年にはRLPコレステロール値も調査されている。これらの男女別,各年齢別の平均値を図3-2-3～図3-2-7に示す。なお,1970年のデータは図には記載したが,おそらく症例数が少ないためにバイアスがかかっていると考えられるので,1970年のデータの詳述は避ける。

TC値は,男女とも,ほぼすべての年齢層において時代の流れとともに上昇傾向を示しており,30歳代から70歳代までにおいては2000年において最も高い値をとっている。この各年齢層における上昇は,女性の場合はHDLコレステロール値の上昇によるものと考えられ,

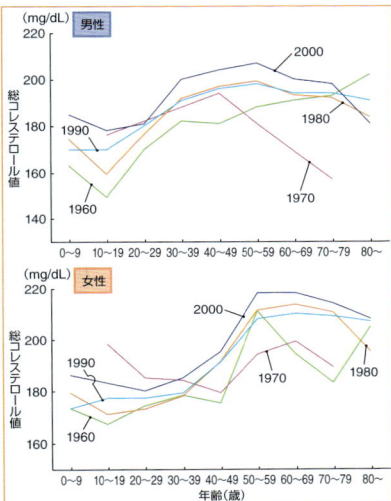

図 3-2-3 総コレステロール値の性別・年次別・年齢別データ

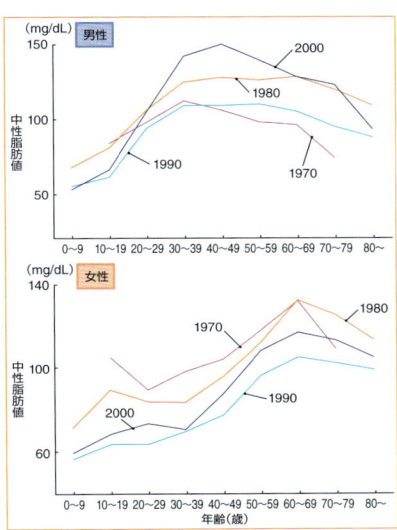

図 3-2-4 中性脂肪値の性別・年次別・年齢別データ

LDLコレステロール値に関しては2000年のほうが1990年よりも低下傾向となっている。一方，男性においてはHDLコレステロール値の上昇はあるものの，LDLコレステロール値上昇も30歳代から60歳代の対象者に認めている。HDLコレステロール値の上昇は動脈硬化症に対して良好と考えられるが，一方LDLコレステロール値の上昇が軽度であったり低下傾向にあるのは，前述したように薬物療法の進歩に起因するところが大きいと考える。

さて，年齢別にTC値およびLDLコレステロール値をみてみると，男性では30歳代以降に一定して若年層よりも高い値をとるのに対し，女性では40歳代以降に急峻に上昇し，50歳代から60歳代でピークを迎える。この女性における変化は閉経による影響であるが，50歳以降は男性よりも高い値をとるようになっており，閉経後女性のLDLコレステロール値の管理も重要と考える。

次に中性脂肪値であるが，1980年度の採血条件は不明であるものの，20歳以上の対象者で空腹時採血が確実に行われた2000年のデータで，20歳代から60歳代の男性においてはそれ以前の年度と比較して最も高い値を示しているのは注目に値する。中性脂肪値はメタボリックシンドロームや2型糖尿病などのインスリン抵抗性状態を反映するパラメータであり，動脈硬化性疾患のリスクを高めることになる。女性でも，1990年と比較して2000年の中性脂肪値は全年齢層で上昇しており，今後の動向を見守る必要がある。

RLPコレステロール値は2000年から測定されはじめた値である。正常値は7.5 mg/dL未満と一般に設定されているが，5.2 mg/dL以上は冠動脈疾患の高リスクであることを考慮すると，30歳代から50歳代の男性は平均値でこの

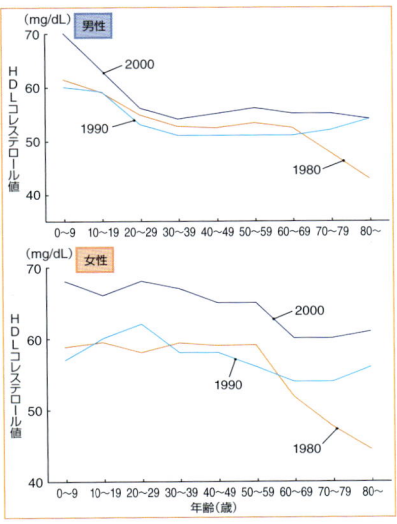

図 3-2-5 HDLコレステロール値の性別・年次別・年齢別データ

レベルを凌駕しており，心血管イベント危険因子と考えられるインスリン抵抗性患者が増加していることがうかがえ

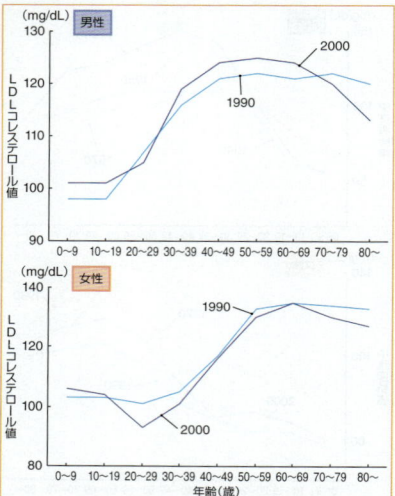

図 3-2-6 LDL コレステロール値の性別・年次別・年齢別データ

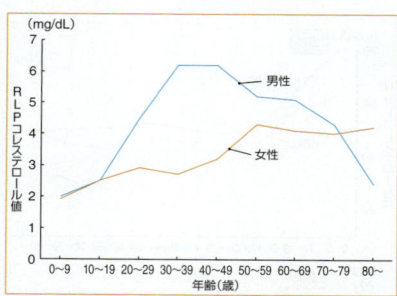

図 3-2-7 2000 年の RLP コレステロール値，男女別・年齢別統計

る。

年齢別の中性脂肪値とRLPコレステロール値をみると，男性では30歳代・40歳代で最も高値であり，一方女性では40歳以降に急峻に上昇している。男性では，おそらく30歳代から40歳代における生活習慣の悪化の存在が推察され，今後この世代が60歳以上に達するときに，動脈硬化性疾患の発症率が増加する可能性が懸念される。女性に関しては，LDLコレステロール値と同様に閉経後に上昇しており，この年齢層での危険因子の重積，そしてその管理が重要であろう。

今後の展望

1990年以降，スタチンの登場により，一見TC値やLDLコレステロール値は好転してくる傾向にあるようにみえる。しかし一方，生活習慣の変貌・肥満の増加に伴い，インスリン抵抗性の強い日本人が増加し，中性脂肪値，そしてRLPコレステロール値が上昇する傾向がうかがえる。まもなく循環器疾患基礎調査および日本人の血清脂質調査の2010年度調査結果が発表されると考えるが，どのような動向を示すのか，興味深い。なお，ここでは詳述しなかったが，1980年に行われた循環器疾患基礎調査の長期追跡調査NIPPON DATA80[5]から，TC値，血糖値，収縮期血圧，喫煙の有無により，日本人男女別の冠動脈疾患リスク評価チャートが作成されており，今後の脂質管理を含めた動脈硬化性疾患予防のストラテジーを考えるうえで参考にされるものと期待されている。

【塚本 和久】

参考文献
1) 日本動脈硬化学会高脂血症診療ガイドライン検討委員会：高脂血症診療ガイドライン. 動脈硬化 25：1-34, 1997
2) Verschuren WMM et al：Serum total cholesterol and long-term coronary heart disease mortality in different cultures. JAMA 274：131-136, 1995
3) Research Committee on Atherosclerosis in Japan：Total serum cholesterol levels in normal subjects in Japan. Jap Circ J 29：505-510, 1965
4) Arai H et al：Serum lipid survey and its recent trend in the general Japanese population in 2000. J Atheroscler Thromb 12：98-106, 2004
5) NIPPON DATA80 Research Group：Risk assessment chart for death from cardiovascular disease based on a 19-year follow-up of NIPPON DATA80. Circ J 70：1249-1255, 2006

3 脂質異常症の成因・病態

● **定義・概念** 原発性高脂血症は遺伝因子により，あるいはそれに環境因子が加わって発症する高脂血症疾患群である。厚生省（現厚生労働省）特定疾患原発性高脂血症調査研究班による分類を表3-3-1に示す。二次性高脂血症は他の疾患に続発して発症する脂質代謝異常である。これとは逆に遺伝性ないし二次性に血清脂質が低下する病態を低脂血症と呼ぶ。

脂質代謝のアウトライン

リポ蛋白はコレステロール，トリグリセリド，脂溶性ビタミンといった疎水性の脂質を血液，リンパ液，間質液などを介して運搬する高分子複合体である。中心には疎水性のコレステロールエステルやトリグリセリド，外周には親水性のリン脂質や遊離コレステロール，アポ蛋白が存在し，アポ蛋白はその比重によってカイロミクロン（chylomicron：CM），超低比重リポ蛋白（very low-density lipoprotein：VLDL），中間比重リポ蛋白（intermediate-density lipoprotein：IDL），低比重リポ蛋白（low-density lipoprotein：LDL），高比重リポ蛋白（high-density lipoprotein：HDL）の5種類に分類される。アポ蛋白はリポ蛋白の構造や機能に大きな役割を果たしている。

脂質の輸送経路には大きく分けて3つある。食事由来の脂質を輸送する外因性経路，肝臓由来の脂質を末梢に輸送する内因性経路，そしてコレステロール逆転送系である。これらにかかわる酵素やアポ蛋白の異常によって脂質代謝異常が引き起こされる。

表 3-3-1 原発性高脂血症の分類

原発性高カイロミクロン血症
1) 家族性リポ蛋白リパーゼ欠損症
2) アポリポ蛋白C-Ⅱ欠損症
3) 原発性Ⅴ型高脂血症
4) 特発性高カイロミクロン血症

原発性高コレステロール血症
1) 家族性高コレステロール血症
2) 家族性複合型高脂血症
3) 特発性高コレステロール血症

内因性高トリグリセリド血症
1) 家族性Ⅳ型高脂血症
2) 特発性高トリグリセリド血症

家族性Ⅲ型高脂血症

原発性高HDLコレステロール血症

(文献1を引用)

外因性経路:食事由来のコレステロール,脂肪酸,脂溶性ビタミンは小腸近位部で吸収され,カイロミクロンに取り込まれる。血管内皮のリポ蛋白リパーゼ(lipoprotein lipase:LPL)はapoC-Ⅱを補酵素にトリグリセリドを加水分解,遊離脂肪酸を生じさせる。カイロミクロンは疎水性物質の加水分解や親水性物質のHDLへの転送によりカイロミクロンレムナントとなり,apoEをリガンドとした受容体経路によって肝臓に取り込まれて消失する。

内因性経路:肝臓由来の脂質はVLDLにより輸送され,apoC群,apoEをHDLから転送を受け,LPLにより加水分解を受けてIDLとなる。およそ半分のIDLは,apoEとの結合を介し,肝細胞のLDL受容体によるエンドサイトーシス(endocytosis)を受け,残りのIDLは肝性トリグリセリドリパーゼ(HTLG)によりLDLになる。血中のコレステロールの半分以上はLDL中に存在する。循環血中のLDLの70%は肝臓でのLDL受容体を介したエンドサイトーシスによって除去される。

コレステロール逆転送系:末梢細胞のコレステロールはHDLによって促進されるコレステロール逆転送系によって小腸や肝臓に転送される。原始HDLは肝臓や小腸で合成され,ATP結合輸送膜蛋白A1(ABCA1)の働きですみやかにリン脂質と遊離脂肪酸を獲得する。末梢組織の遊離コレステロールはHDLに取り込まれ,レシチンコレステロールアシルトランスフェラーゼ(lecithin cholesterol acyltransferase:LCAT)の作用でコレステロールエステルになる。さらにコレステロールエステル転送蛋白(cholesterol ester transfer protein:CETP)の作用によって,トリグリセリドと引き換えにapoB含有リポ蛋白(VLDL,カイロミクロン)に転送される。トリグリセリドに富んだHDLは肝性リパーゼの働きで加水分解され小型HDLとなる。

- なお,LDLコレステロールの測定には直接法とFriedwaldの式を用いた間接法があるが,日本動脈硬化学会のガイドラインでは後者の使用を推奨している(臨床診断で用いられているLDLコレステロール直接法の測定キットは標準化されておらず,また超遠心法によるLDLコレステロールの測定値とかなり乖離しうることに留意すべきである)。

原発性高脂血症

原発性高カイロミクロン血症

- **家族性リポ蛋白リパーゼ欠損症** カイロミクロンやVLDL中のトリグリセリドの加水分解に必要なLPLが欠損することで著明な高カイロミクロン血症を呈する。空腹時血症も混濁し上層にクリーム層を形成する。遺伝形式は常染色体劣性で,頻度は100万人に1人程度である。臨床所見として膵炎,肝脾腫,発疹性黄色腫,網膜脂血症(lipemia retinalis)がある。

- **apoC-Ⅱ欠損症** LPLの補酵素であるapoC-Ⅱの欠損により発症する。血液所見,臨床所見はLPL欠損症に類似するが,発疹性黄色腫はまれであり,VLDLも増加するⅤ型高脂血症を呈することが多い。

- **家族性Ⅴ型高脂血症** 他に誘因となる疾患なくⅤ型高脂血症(カイロミクロンとVLDL増加)を呈するもので,炭水化物,脂肪の過量摂取で増悪する。VLDLの合成促進や異化障害,カイロミクロンの異化障害などが原因と考えられている。

- **家族性Ⅲ型高脂血症(家族性異常βリポ蛋白血症)** apoE蛋白遺伝子はE2,E3,E4の3つの多型がある。apoE2はLDL受容体との親和性が低く,カイロミクロンやVLDLのクリアランスが悪い。カイロミクロン,VLDLならびにそのレムナントが増加する。本疾患の典型例ではホモ接合型のapoE対立遺伝子(E2/E2)を持つ。これに負荷của疾患が加わって発症することが多い。その要因としては,糖尿病,肥満,高脂肪食,飲酒,甲状腺機能低下症,エストロゲン欠乏,腎疾患などである。臨床像としては若年性の冠動脈疾患,結節性発疹性黄色腫がみられる。頻度は1万人に2~3人程度である。

- **apoA-Ⅴ欠損症** 遅発性の高カイロミクロン血症を呈する。apoA-Ⅴの正確な作用機序は明らかでないが,カイロミクロンやVLDLとLPLの会合に必要と考えられている。

原発性高コレステロール血症

- **家族性高コレステロール血症(familial hypercholesterolemia:FH)** LDL受容体の遺伝子変異による疾患で,常染色体共優性遺伝病である。ホモ接合体は100万人に1人とまれだが,ヘテロ接合体では約500人に1人と高頻度である。LDLコレステロール上昇がみられ,一般にトリグリセリドレベルは正常である。IDLからLDLへの産生増加や血中からのLDLの異化低下による。LDL受容体対立遺伝子の異常がホモ接合体であった場合に,コレステロール代謝の異常がヘテロ接合体よりも顕著で,TC(総コレステロール)値が500~1,000 mg/dL以上にも達する。アテローム性動脈硬化症が進展しやすいため冠動脈疾患や大動脈弁狭窄をきたしやすい。腱黄色腫が特徴的で,アキレス腱肥厚をX線で評価し,9 mm以上が陽性所見である。診断基準を表3-3-2に示す。

- **家族性複合型高脂血症(familial combined hyperlipidemia:FCHL)** Ⅱb型高脂血症を基本とするがⅡa型やⅣ型の表現型を呈する。多遺伝子性の先天的基盤のうえに過栄養,肥満などの後天的要因が加わって発症すると考えられている。第一度近親者もこれらの表現型をとる。VLDLの産生・分泌が亢進することによってLDLコ

表3-3-2　家族性高コレステロール血症の診断基準

大項目	1）原則として血清コレステロール値 260 mg/dL 以上でⅡaまたはⅡbの表現型を示す 2）腱黄色腫または皮膚結節性黄色腫が存在する。X線軟線撮影またはゼロラジオグラフィによるアキレス腱肥厚の判定（側面で最大径9 mm 以上）が有用である 3）LDL 受容体分析により受容体活性低下ないし異常が認められる
小項目	1）眼瞼黄色腫 2）若年性（＜50 歳）角膜輪 3）若年性（＜50 歳）虚血性心疾患
診断	・大項目のうち2個以上有するものを確診 ・大項目のうち1個と小項目のうち1個以上有するものを疑診 ・ただし、第1度近親者に確診例のみられる場合は、大項目1項目で確診としうる

(文献1を引用)

レステロール値に比べて apoB が過剰（apoB/LDL コレステロール＞1.0）になっている。トリグリセリドに富み酸化を受けやすい small dense LDL（LDL 粒子径＜25.2 nm）が増加することが特徴である。家族性複合型高脂血症では黄色腫は少ないが、若年性冠動脈疾患のリスクが高い。頻度は 100 人に1人程度である。

- **特発性高コレステロール血症**　apoB-100 の LDL 受容体結合ドメインの遺伝子変異による「家族性欠損 apo B-100 血症」（常染色体優性遺伝），PCSK9（pro-protein converse subtylisin/kexin type 9）の機能獲得型変異による「常染色体優性高コレステロール血症」，ATP 結合輸送体ファミリーである ABCG5 または ABCG8 の遺伝子異常による「シトステロール血症」「多遺伝子性高コレステロール血症」などがある。

内因性高トリグリセリド血

- **家族性Ⅳ型高脂血症**　血清トリグリセリドのみが高値のⅣ型の表現型をとる高脂血症で，近親者にもⅣ型高脂血症が存在し，かつ家族性複合型高脂血症の型を呈さないものを家族性Ⅳ型高脂血症と呼ぶ。500 人に1人程度の高頻度でみられる。リポ蛋白のなかでは主に VLDL が増加する。LDL コレステロールは一般に上昇せず，HDL コレステロールは低下する。なかには VLDL とカイロミクロンの両方が増加してⅤ型の表現型をとることもあるが，これは共通の加水分解経路で競合した結果である。糖質の過剰摂取，飲酒，肥満，インスリン抵抗性は VLDL の合成を亢進させるため，この高脂血症を増悪させる。
- **特発性高トリグリセリド血症**　Ⅳ型の表現型をとるが，家族性Ⅳ型高脂血症あるいは家族性複合型高脂血症を満たさないものをさす。VLDL の合成亢進や LPL の部分欠損などが考えられる。メタボリックシンドロームに近い病態である。

原発性高 HDL コレステロール血症

- **コレステロールエステル転送蛋白欠損症**　CETP（コレステロールエステル転送蛋白）遺伝子の機能喪失型変異により HDL コレステロールが上昇する（通常 150 mg/mL 以上）。HDL コレステロールから apoB 含有リポ蛋白への転送が障害されると HDL の異化が低下し，コレステロールに富んだ大きいサイズの HDL が増加する。

日本人を含む東アジアの民族に集積している。この遺伝子異常が動脈硬化惹起性なのか否かは統一見解が得られていない。ヘテロ接合体でも HDL コレステロールはわずかに上昇する。飲酒習慣がなく HDL コレステロールが 100 mg/dL 以上の症例はほとんどが CETP 欠損症と考えられる。したがって，HDL コレステロールが高いほど動脈硬化に抑制的であるといえるのは，80 mg/dL 以下のレベルでの話である。

- **家族性高αリポ蛋白血症**　高αリポ蛋白血症は遺伝性で，東アジアの民族以外では CETP 欠損由来であることはほとんどない。大半の症例で冠動脈疾患リスクが低下し，長寿の傾向にある。CETP 欠損以外の高 HDL コレステロール血症の遺伝的原因は明らかでない。

二次性高脂血症

1 型糖尿病：血糖コントロールが良好であれば一般に高脂血症を合併しない。しかし，糖尿病性ケトアシドーシスでは脂肪細胞から肝臓への遊離脂肪酸の流入が増大するため，高トリグリセリド血症を呈することが多い。

2 型糖尿病：血糖コントロールが良好でも高脂血症を合併していることがしばしばみられる。インスリン抵抗性とそれに伴う高インスリン血症は，LPL 活性の低下による VLDL やカイロミクロンの異化低下，脂肪組織からの遊離脂肪酸放出の増加，HSL（ホルモン感受性リパーゼ（hormone-sensitive lipase））活性の亢進による肝臓での脂肪合成の増加などを引き起こす。VLDL とレムナントの増加に伴うトリグリセリドの増加や，CETP の増加に伴う HDL からのコレステロールエステル引き抜きの増大による HDL コレステロールの減少がみられる。LDL コレステロールの増加は糖尿病に特徴的なものではないが，組成変化をきたし動脈硬化惹起性の強い small dense LDL が増加する。

肥満ならびにメタボリックシンドローム：脂肪細胞の増加や肥大とそれに伴うインスリン抵抗性増大は脂質代謝異常を惹起する。脂肪細胞から肝臓へ遊離脂肪酸が流入，肝臓でエステル化されてトリグリセリドとなり，VLDL に抱合されて血中に放出される。糖質の過剰摂取も VLDL の合成を促進する。これらの結果として，肥満患者では VLDL や LDL が過剰になり，特にトリグリセリドに富む VLDL1 が加水分解されて生じる small dense LDL の増加が目立つ。

糖原病：低血糖に伴う低インスリン血症は脂肪分解，遊離脂肪酸やグリセロールの肝臓への供給過剰をきたし，VLDL の分泌を増加させる。また，LPL 活性が低下して VLDL の異化が低下する。

アルコール摂取過剰：飲酒によりトリグリセリドの合成と，VLDL の分泌が促進されると考えられ，Ⅳ型高脂血症を呈する。原発性高脂血症患者が飲酒すると，著明な高トリグリセリド血症をきたし，Ⅴ型高脂血症を呈する。また，通常量のアルコール摂取は HDL コレステロールの上昇を引き起こすが，この上昇が抗動脈硬化作用を持つかは不明である。

神経性食思不振症：成因はよくわかっていないが，軽度～中等度の高コレステロール血症を呈する。ケトーシスや高コルチゾール血症，低 T_3 症候群などの関与が想定されている。

肝疾患：重度な肝炎や肝硬変ではリポ蛋白の合成が低下するため血中のコレステロールやトリグリセリドが低下する。胆汁うっ滞（原発性胆汁性肝硬変，閉塞性黄疸など）は体外へのコレステロール排出の主要なルートを障害されることになるので，高コレステロール血症を呈することがある。遊離コレステロールはリン脂質と結合してリポ蛋白Xとなり血中に放出され，手掌線状黄色腫などの皮膚病変の原因になる。原発性胆汁性肝硬変では肝性トリグリセリドリパーゼ（hepatic triglyceride lipase：HTGL）の活性低下によりHDLが増加する。急性肝炎ではHTGL活性低下によってコレステロールに富んだリポ蛋白Yと呼ばれるVLDLレムナントが増加する。肝臓の合成能低下を反映してコレステロール合成が低下する。LCAT活性の低下によりHDLも減少する。

腎疾患：ネフローゼ症候群では著明な高リポ蛋白血症を伴うことが多い。表現型は複合型を呈することが多いが，初期は高コレステロール血症が主体である。ネフローゼ症候群ではアルブミンやその他の蛋白質の合成が増加するに伴い，肝臓におけるアポ蛋白やVLDL合成が亢進する。重症例では糸球体からHDLやapoC-Ⅱの漏出が顕著になり，LPL活性の低下のためVLDLの異化が障害されVLDLとレムナントが増加し，高トリグリセリド血症を呈してくる。透析期を含む末期の腎不全ではインスリン抵抗性や尿毒症物質に含まれるLPL阻害因子によると想定されるVLDLの異化低下による高トリグリセリド血症や，LCAT活性の低下に伴うと想定される低HDLコレステロール血症がみられる。

甲状腺疾患：甲状腺機能低下症では，主に肝臓におけるLDL受容体の機能低下やLDLのクリアランスの低下により，VLDLレムナントやLDLコレステロールの増加がみられる。その他，IDLの増加やトリグリセリドの軽度上昇を伴うことも多い。Ⅱa型またはⅡb型を呈することが多く，apoE2/2多型を合併するとⅢ型となる。また，HTGL活性の低下からHDL，特にHDL$_2$が上昇しやすい。逆に甲状腺機能亢進症ではLDLコレステロールは低値になる。

Cushing症候群（グルココルチコイド投与による医原性のものを含む）：グルココルチコイドはHSLの活性亢進作用を持ち，脂肪分解促進，遊離脂肪酸放出，肝臓でのVLDLやトリグリセリドの合成促進などが起きる。Ⅱa型またはⅡb型を呈することが多い。特に高コレステロール血症が起こりやすいが，糖代謝異常を併発すると著明な高トリグリセリド血症を合併する。グルココルチコイドはLPL作用を高めるため，トリグリセリドの加水分解が亢進してLDLが増加し高コレステロール血症をきたすが，糖尿病を併発するとLPL活性が低下して高トリグリセリド血症をきたすと考えられている。

褐色細胞腫：カテコールアミンの増加は肝臓でのコレステロール合成促進（HMG-CoA還元酵素活性上昇）をきたす。また，HSL活性亢進をきたし高コレステロール血症や高トリグリセリド血症を惹起する。血中の遊離脂肪酸の増加が顕著である。

先端巨大症：成長ホルモンにはHSL活性亢進とLPL活性低下の作用がある。末梢では脂肪分解と遊離脂肪酸の放出，肝臓ではVLDL分泌の亢進，そしてカイロミクロンとVLDLの異化低下が起きる。一般に高トリグリセリド血症と低HDLコレステロール血症となり，Ⅳ型高脂血症を呈する。また，small dense LDLやLp(a)の増加も知られている。糖尿病を合併すると著明なトリグリセリド上昇を伴うことが多い。

エストロゲン投与：VLDLとHDLの合成を促進し，トリグリセリドとHDLコレステロールの双方が上昇する。一般的にトリグリセリドとHDLコレステロールは逆相関するので，特徴的なパターンである。ピルや更年期障害に対するホルモン補充療法（hormone replacement therapy：HRT）などでは，高トリグリセリド血症の出現に注意が必要である。一方，LDL受容体の発現増加により，LDLコレステロールは低下する。

サイアザイド系利尿薬投与：高用量の使用ではTCやLDLコレステロールの増加やHDLコレステロールの低下をきたしうるが，中等量以下の使用では脂質代謝に大きな影響はきたさない。

β遮断薬投与：VLDLの増加やHDLの低下がみられ，これはLPL活性の抑制や骨格筋の血流量低下によるインスリン抵抗性の増加が関与している可能性がある。β_1選択性の薬剤のほうが影響は少ない。

α遮断薬（特にドキサゾシン）投与：骨格筋の血流増加によるインスリン抵抗性改善によって，HDLコレステロールは上昇し，トリグリセリドは低下する。

遺伝性の低脂血症

apoB含有リポ蛋白の減少をきたす遺伝病

- **無βリポ蛋白血症（Bassen-Kornzweig症候群）** 常染色体劣性遺伝で，apoB-48欠損のためカイロミクロンが形成されず，apoB-100欠損のためVLDLが形成されない。また，ミクロソームトリグリセリド転送蛋白（microsomal triglyceride transfer protein：MTP）の欠損が多くの症例でみられ，小腸の原始カイロミクロンや肝臓の原始VLDLへの脂質転送が障害される。apoB，カイロミクロン，VLDL，LDLがみられず，著明なトリグリセリドとコレステロールの低下をきたし，中性脂肪の主体はHDLで構成される。脂肪吸収不良や脂溶性ビタミンの欠乏をきたし，慢性下痢，脂肪便，発育不良，進行性の脊髄小脳変性，網膜色素変性，有棘赤血球増加症，心筋症，不整脈などを呈する。
- **カイロミクロン停滞病（Anderson病）** apoB-48の合成は正常であるが，カイロミクロンが小胞体からGolgi（ゴルジ）体への輸送蛋白の一つであるSar1蛋白（secretion-associated and Ras-related protein 1）をコードする*SARA2*遺伝子の異常と報告されている。血中コレステロールやトリグリセリド低値をきたし，脂肪吸収不全，難治性下痢，脂肪便，発育障害，神経障害などを呈する。
- **家族性低βリポ蛋白血症** 大半がapoB遺伝子のナンセンス変異によって引き起こされ，分泌の障害や異化の亢進が起きる。ホモ接合体では脂肪吸収障害による下痢や嘔吐，神経筋症状，網膜色素変性などをきたす。ヘテロ接合体では同症状はみられないが，通常LDLコレステロールは80 mg/dL未満である。本疾患は動脈硬化性心血管疾患に対して抵抗性があると考えられている。
- **プロ蛋白質変換酵素サブチリシン/ケキシン9型欠損症**

LDL受容体の発現を調節しているプロ蛋白質変換酵素サブチリシン/ケキシン9型(PCSK9)の機能喪失型変異によって生じる.肝臓におけるLDL受容体の発現量増加とLDLの異化亢進のため,LDLコレステロールが低下すると考えられている.冠動脈疾患のリスクは低くなるといわれている.

HDLが低下する遺伝病
- **Tangier病(ABCA1欠損症)** 細胞からapoA-Iへの遊離コレステロールやリン脂質の放出にかかわる輸送体ABCA1の遺伝子変異により起きる常染色体共優性遺伝疾患である.apoA-Iはきわめて低く,HDLコレステロールも5 mg/dL未満である.網内系にコレステロールが蓄積し,肝脾腫と灰白色〜オレンジ色の扁桃腫大,間欠性の多発単神経炎などがみられる.動脈硬化性心血管疾患のリスクは増大するといわれている.
- **apoA-I欠損症** apoA-Iの完全欠損ではHDLの消失をもたらす.apoA-IはLCATの機能に必須であるため,血中や組織の遊離コレステロールは増加し,角膜混濁や扁平黄色腫をきたす.また,若年性の冠動脈疾患を認める.症例によっては近接する遺伝子,apoC-Ⅲ,A-Ⅳ,A-Vなども欠損している場合がある.
  apoA-Iのミスセンス変異やナンセンス変異は低HDL血症者から同定されることがあるが,動脈硬化惹起性などの臨床像については不明である.
- **レシチンコレステロールアシルトランスフェラーゼ欠損症** レシチンコレステロールアシルトランスフェラーゼ(LCAT)は遊離コレステロールのエステル化に関与しているため,LCAT欠損症では血中や組織の遊離コレステロールが著増する.成熟HDLの形成を障害し,apoA-Iの急速な異化をもたらす.完全欠損でも部分欠損でも角膜混濁と著明な低HDL血症,高トリグリセリド血症をきたす.完全欠損ではさらに溶血性貧血や進行性の腎機能障害をもたらす.若年性の冠動脈疾患リスクについては報告が一定しない.
- **原発性低αリポ蛋白血症** 血中のTCやトリグリセリドが正常範囲でHDLコレステロールが10パーセンタイル未満の低値を示す状態で,明らかな二次性の低HDL血症をきたした原因がなく,Tangier(タンジール)病やLCAT欠損症の臨床像を呈しないものをさしている.多くの場合常染色体優性遺伝である.

二次性低脂血症

二次性の低脂血症をきたす疾患には以下のようなものがある.

重症肝障害(肝炎,肝硬変など),甲状腺機能亢進症,悪性腫瘍(白血病を含む),慢性腎不全,慢性炎症性疾患(感染症を含む),エストロゲン投与,妊娠,低栄養(菜食主義を含む),消化吸収不良,など.

【小林 和人・鳥野 仁】

参考文献
1) 垂井清一郎:厚生省特定疾患原発性高脂血症調査研究班 昭和61年度研究報告書,1987
2) 日本動脈硬化学会編:動脈硬化性疾患予防ガイドライン2007年版,日本動脈硬化学会,協和企画,2007
3) Fauci AS et al eds : Harrison's Principles on Internal Medicine, 17th edition, The McGraw-Hill Companies, 2008
4) 山下静也編:脂質異常症(高脂血症)改訂第2版,最新医学社,2008
5) 花房俊昭編:代謝・栄養疾患,内科学書 改訂第7版,小川聡総編集,中山書店,2009

4 脂質異常症の診断

はじめに

「脂質異常症」という言葉は,日本動脈硬化学会の「動脈硬化性疾患予防ガイドライン2007」[1]で「高脂血症」に代わって使用されるようになった.本来,高脂血症という疾患名は動脈硬化性疾患との関連で定義されてきた.そのなかでも LDL コレステロール血症が重要な冠動脈疾患であることが米国の Framingham Heart Study (FHS) という大規模なコホート研究から提唱され,わが国でも同様の事実がNIPPON DATA80というコホート研究により確認された.

一方,FHSでもわが国の疫学的研究でもHDL(高比重リポ蛋白(high-density lipoprotein))コレステロールが低いことが動脈硬化と深く関与することが1980年代から盛んに報告されるようになった.動脈硬化危険因子としての「高脂血症」という言葉のなかにはこの低HDLコレステロール血症も含まれており,高脂血症という言葉には齟齬があるということから「脂質異常症」という名称に変更された.ただし,高コレステロール血症や高トリグリセリド(triglyceride : TG)血症などを総称する場合に高脂血症という言葉を用いることは問題ない.

● **定義・概念** 脂質異常症とは,動脈硬化発症にかかわる脂質異常全般を表現する診断名である.特に近年は低比重リポ蛋白(low-density lipoprotein : LDL)と動脈硬化発症がきわめて緊密に関係していることが実験的にも実証されており,LDLコレステロール低下療法で動脈硬化予防が可能であるとする大規模な臨床介入試験が発表されたことから,LDLはほぼ確立された動脈硬化危険因子と認識されている.しかし疫学的には,LDLコレステロールと動脈硬化性疾患との関連をみたものはない.大規模な疫学研究はすべて総コレステロール(total cholesterol : TC)と動脈硬化性疾患との関連である.図3-4-1 に示したように,NIPPON DATA80のデータ[3]から,TCが160 mg/dL未満の者に比較すると220 mg/dL以上で冠動脈疾患(coronary artery disease : CAD)死が約1.8倍,240 mg/dL以上で約2倍,260 mg/dL以上では約4倍になるということから日本人でもTCとCADの関係は確認された.

また,HDLコレステロールとCADの発症率をみた日本の疫学研究でもHDLコレステロールが低くなるほど発症率が上昇することが判明した.さらにTGについてもわが国の住民検診の結果からCADとの関連が明確になった.これらの脂質異常とCADとの関連は他の危険因子(例:性・年齢,高血圧,糖尿病,喫煙など)で調整しても,その関連が消えないことから,独立した危険因子として証明されたことになる.

このような疫学的研究に基づいて,LDLとHDLについては実験的研究が行われ,その関連性が確認されている.つまり,LDLは酸化などの修飾を受けると,動脈硬化の主たる原因であるマクロファージ(Mφ)におけるコレステ

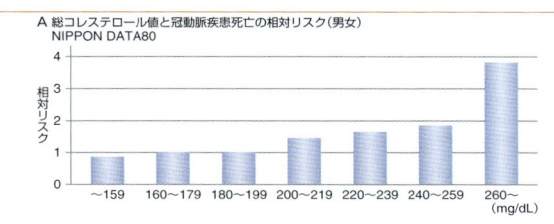
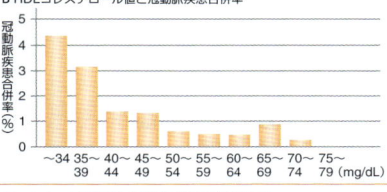
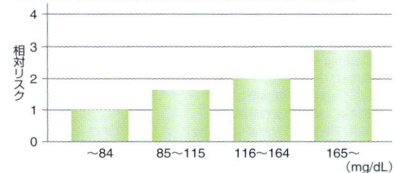

図 3-4-1 血清脂質と冠動脈疾患の発症頻度[1]
(A:文献 6 を引用, B:文献 7 のデータを再解析, C:文献 8 を引用)

表 3-4-1 脂質異常症の診断基準(空腹時採血)

高 LDL コレステロール血症	LDL コレステロール ≧140 mg/dL
低 HDL コレステロール血症	HDL コレステロール <40 mg/dL
高トリグリセリド血症	トリグリセリド ≧150 mg/dL

- この診断基準は薬物療法の開始基準を表記しているものではない。薬物療法の適応に関しては他の危険因子も勘案し決定されるべきである
- LDL コレステロールは直接測定法を用いるか Friedewald の式で計算する
  (LDL コレステロール=TC(総コレステロール)−HDL コレステロール−TG(トリグリセリド)/5)(TG が 400 mg/dL 未満の場合)
- TG が 400 mg/dL 以上の場合は直接測定法にて LDL コレステロールを測定する

(文献 1 を引用)

ステロールの除去ができることが証明されている。一方, TG に関してはこのような実験的研究はない。しかし, 高トリグリセリド血症患者に認められるレムナントリポ蛋白や, small dense LDL などには $M\phi$ におけるコレステロール蓄積能があることがわかっている。脂質異常症という表現には, リポ蛋白異常という意味を加えて, レムナントリポ蛋白や small dense LDL などにも留意することを喚起しようという意図もある。

このような, 疫学的研究ならびに実験的研究, さらには大規模な臨床介入試験をもとにして診断基準が作成された。
■ 診断　前述したように, 脂質異常症の各項目については疫学的研究に続いて, 実験レベルでも動脈硬化発症との関連が証明されている。そこで, 診療レベルでは異常とする基準値設定が必要となる。それが診断基準値である。

表 3-4-2 リスク別脂質管理目標値

治療方針の原則	カテゴリー		脂質管理目標値(mg/dL)		
		LDL コレステロール以外の主要冠危険因子*	LDL コレステロール	HDL コレステロール	TG
一次予防 まず生活習慣の改善を行った後, 薬物治療の適応を考慮する	I (低リスク群)	0	<160	≧40	<150
	II (中等度リスク群)	1〜2	<140		
	III (高リスク群)	3 以上	<120		
二次予防 生活習慣の改善とともに薬物治療を考慮する	冠動脈疾患の既往		<100		

脂質管理と同時に他の危険因子(禁煙, 高血圧や糖尿病の治療など)を是正する必要がある
*:LDL コレステロール以外の主要冠危険因子
　加齢(男性≧45 歳, 女性≧55 歳), 高血圧, 糖尿病(耐糖能異常を含む), 喫煙, 冠動脈疾患の家族歴, 低 HDL コレステロール血症(<40 mg/dL)
- 糖尿病, 脳梗塞, 閉塞性動脈硬化症の合併はカテゴリーIII とする
- 家族性高コレステロール血症についてはガイドライン参照
TG:トリグリセリド
(文献 1 を引用)

表 3-4-3　脂質代謝異常症一覧

二次性高脂血症

高コレステロール血症
1) 甲状腺機能低下症*（FT3・FT4・TSH・CK）
2) ネフローゼ症候群*（尿蛋白・血清アルブミン）
3) 原発性胆汁性肝硬変（肝機能検査・抗ミトコンドリア抗体）
4) 閉塞性黄疸*（肝機能検査・腹部超音波検査）
5) 糖尿病*（血糖・HbA1c（JDS））
6) Cushing 症候群（血清コルチゾール・ACTH）
7) 薬剤（利尿薬・β遮断薬・コルチコステロイド・経口避妊薬・シクロスポリン）

高トリグリセリド血症
1) 飲酒*（飲酒歴，禁酒の影響）
2) 肥満*（身長・体重）
3) 糖尿病*（血糖・HbA1c）
4) Cushing 症候群（血清コルチゾール・ACTH）
5) 尿毒症（BUN・クレアチニン）
6) SLE（抗核抗体・補体値など）
7) 血清蛋白異常症（蛋白分画）
8) 薬剤（利尿薬・β遮断薬（非選択性）・コルチコステロイド・エストロゲン・レチノイド）

二次性低脂血症

LDL の低下する疾患
1) 低栄養*（吸収不良症候群など）
2) 甲状腺機能亢進症*（FT3・FT4・TSH）
3) 溶血性貧血・慢性貧血*（血清鉄・総鉄結合能・網状赤血球・ハプトグロビン）
4) 肝実質性障害*（GOT・GPT・LDH・コリンエステラーゼ・プロトロンビン時間）
5) 血清蛋白異常症（蛋白/免疫電気泳動）
6) 骨髄過形成症候群（骨髄像）

HDL が低下する疾患
1) 閉塞性黄疸*（GOT・GPT・ALP・γ-GTP・腹部超音波検査）
2) 肝実質性障害*（GOT・GPT・LDH・コリンエステラーゼ・プロトロンビン時間）
3) 甲状腺機能亢進症*（FT3・FT4・TSH・ALP）
4) 甲状腺機能低下症*（FT3・FT4・TSH・CK）
5) 溶血性貧血・慢性貧血*（血清鉄・総鉄結合能・網状赤血球・ハプトグロビン）
6) 骨髄過形成症候群（骨髄像）
7) 慢性腎不全*（BUN・クレアチニン）
8) 血清蛋白異常症（蛋白/免疫電気泳動）
9) マラリア（原虫の確認・末梢血濃塗標本）
10) 低栄養*（吸収不良症候群など）

原発性高脂血症

原発性高カイロミクロン血症（I 型か V 型高脂血症の確認）
1) 家族性 LPL 欠損症（LPL 活性）
2) apoC-II 欠損症（apoC-II 濃度）
3) 原発性 V 型高脂血症（家族歴）
4) 原因不明（LPL 活性阻害物質・LPL 分子異常など）

原発性高コレステロール血症（IIa 型または IIb 型高脂血症の確認）
1) 家族性高コレステロール血症*（LDL 受容体異常症・apoB 分子異常症など）
2) 家族性複合型高脂血症*（家族歴）
3) 特発性高コレステロール血症（除外診断）

内因性高トリグリセリド血症（IV 型高脂血症の確認）
1) 家族性 IV 型高脂血症（家族歴）
2) 特発性高トリグリセリド血症（除外診断）

家族性 III 型高脂血症
1) apoE2/2 血症（apoE の等電点電気泳動）
2) apoE 欠損症（apoE の濃度）
3) その他の apoE 異常症（apoE の遺伝子型）

原発性高 HDL コレステロール血症
1) CETP 欠損症（CETP 活性）
2) HTGL 低下症（HTGL 活性）

原発性低脂血症

LDL が低下する疾患
1) 無βリポ蛋白血症（神経障害・棘状赤血球・apoB の濃度）
2) 低βリポ蛋白血症*（apoB の濃度・分子量の決定）
3) 正トリグリセリド血性無βリポ蛋白血症（apoB の電気泳動）
4) apoB-48 選択的欠損症（apoB の電気泳動）
5) カイロミクロン血症を伴う低リポ蛋白血症（apoB の電気泳動）

HDL が低下する疾患
1) Tangier 病（apoA-I の濃度・二次元電気泳動）
2) apoA-I 欠損症（apoA-I の濃度）
3) apoA-I 変異症（apoA-I の電気泳動）
4) 魚眼症（角膜輪・apoA-I 濃度）
5) 家族性 LCAT 欠損症（貧血・標的赤血球・蛋白尿・LCAT 活性）

*：頻度の高い疾患
FT3：遊離トリヨードサイロニン，FT4：遊離サイロキシン，TSH：甲状腺刺激ホルモン，CK：クレアチンキナーゼ，ACTH：副腎皮質刺激ホルモン，BUN：血液尿素窒素，SLE：全身性エリテマトーデス，LDL：低比重リポ蛋白，GOT：グルタミン酸オキサロ酢酸トランスアミナーゼ，GPT：グルタミン酸ピルビン酸トランスアミナーゼ，LDH：乳酸脱水素酵素，HDL：高比重リポ蛋白，ALP：アルカリホスファターゼ，γ-GTP：γ-グルタミルトランスペプチダーゼ，LPL：リポ蛋白リパーゼ，CETP：コレステロールエステル転送蛋白，HTGL：肝性トリグリセリドリパーゼ，LCAT：レシチンコレステロールアシルトランスフェラーゼ
（文献 2 を引用）

図 3-4-1 に示したように TC・HDL コレステロール・TG などと CAD の関係は明確に示されたが，基準値を設定する理論的根拠は必ずしも十分というわけではない．つまり，ある値以上になると急激に CAD の発症率が上昇するわけではないというのが疫学的事実である．一般的にいうと，平均的な日本人に比較して，1.5～2 倍以上の CAD 発症率上昇を示すポイントが診断基準値として採用されている．

このような観点から表 3-4-1 に示したような診断基準値が設定された．この診断基準値には TC は存在せず，LDL コレステロール，HDL コレステロール，TG で表現されている．疫学的な研究では LDL コレステロールと CAD の関連をみたものはないが，実験的レベルでは LDL こそが動脈硬化発症の危険因子であることが確立されていることから，LDL コレステロールで診断することとされた．そこで，TC と LDL コレステロールの関連であるが，両者はきわめて強い正の相関を示し，TC 220 mg/dL に相当する LDL コレステロールが 140 mg/dL であることが，約 3 万人の日本人のデータから示されている．

また，なぜ TC ではなく LDL コレステロールにしたかという問題であるが，TC には動脈硬化発症に促進的に作用する LDL と抑制的に作用する HDL が含まれており，両者を含んだ TC で評価することは科学的な観点から容認しがたいということが第一点である．第二点として，特にわが国の女性に多いのであるが，HDL コレステロールが高いために TC が高くなっている者があり，TC を診断基準とすると，LDL コレステロールが高くなくても TC が高いために「高脂血症」と診断される可能性があり，このような

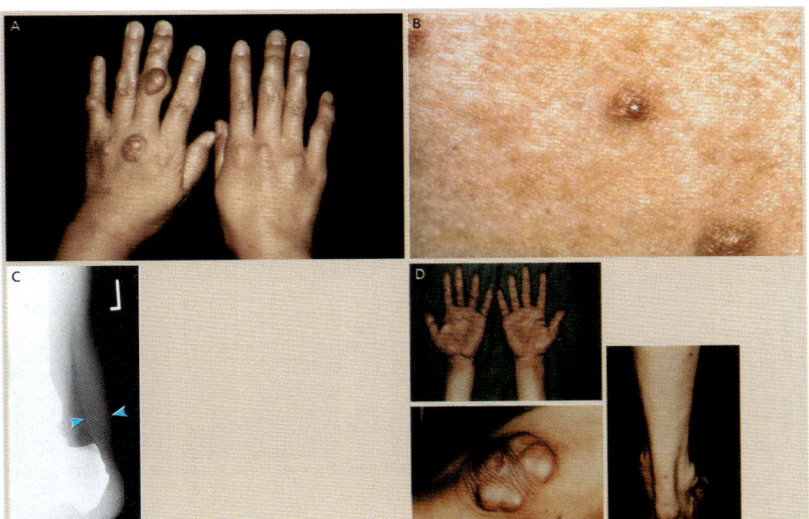

図 3-4-2　各種黄色腫
A：皮膚結節性黄色腫，B：発疹性黄色腫，C：アキレス腱肥厚，D：手掌線状黄色腫

誤った診断を排除するために，脂質異常症の診断基準からは TC を割愛したのである。

また診断基準値は，病人と診断するものではなく，動脈硬化発症の危険度の高い集団をスクリーニングするための基準値である。したがって，脂質異常症と診断された場合は，脂質異常症以外の危険因子の有無で治療判断をすることになる。表 3-4-2 には，危険因子の種類と数による患者カテゴリー分類を示した。まず，CAD の既往のある二次予防群と既往のない一次予防群に分類し，一次予防群のカテゴリーを危険因子数で，低，中，高リスク群と分類する。これは，危険因子のない患者に比較すると 1～2 個有する場合は約 3 倍，3 個以上だと約 8 倍 CAD による死亡率が高まるという疫学的データに基づいている。このように，危険度に応じて治療の仕方を変える必要があるということになる。

● **検査成績**　上記の診断のもとに脂質異常症と診断されると，その原因検索が必要となる。ここでは，続発性高脂血症（脂質異常症）と原発性高脂血症（脂質異常症）があることを念頭においておきたい。表 3-4-3 には基本的な疾患を記載した[2]。また，その際に診断するために必要な臨床検査も記載したので参考にされたい。

このような鑑別診断をする際に，リポ蛋白の表現型を認識して鑑別診断にあたる。本来は，リポ蛋白電気泳動法を用いて I～V 型の表現型を決定するのであるが，臨床的には脂質検査値からある程度の推定ができる。すなわち TG が 1,000 mg/dL 以上と高値を示す場合は I 型か V 型であ

り，前者では TC が低いことが特徴である。TC のみが高い場合は IIa 型，TC と TG が高値を示す場合は IIb 型か III 型高脂血症である。TG が 1,000 mg/dL 未満の上昇を示す場合は IV 型と判断される。しかし，上記の III 高脂血症と IIb 型とは脂質値のみからは判断できないので，この場合はリポ蛋白電気泳動法をせざるをえないこととなる。

● **臨床症状**　一般的な脂質異常症では臨床症状は認められないが，極端な高脂血症（脂質異常症）に伴う黄色腫という身体所見と，結果として起こる動脈硬化性疾患に基づく症状を呈する可能性がある（後者の症状については虚血性心疾患，脳卒中，閉塞性動脈硬化症などの各論参照）。ここでは，脂質異常症に特異的な黄色腫について触れておく。

大きく分けて 3 種類の黄色腫がある。第 1 に，LDL コレステロールが高いために起こる皮膚結節性黄色腫や腱黄色腫がある。図 3-4-2 に示したように，皮膚結節性黄色腫は主として関節伸側部に結節状に形成される。また，腱黄色腫は主としてアキレス腱にできる。これらは，主として家族性高コレステロール血症（familial hypercholesterolemia：FH）の診断基準として用いられるが，続発性高脂血症である原発性胆汁性肝硬変でもみられることがあるので，注意が必要である。

第 2 に，III 型高脂血症にみられる手掌線状黄色腫がある。これは，レムナントリポ蛋白が高値を示す場合に起こるもので，これをみれば III 型高脂血症と診断できるほど特徴的である。

第 3 に，カイロミクロンが高いために起こる発疹性黄色

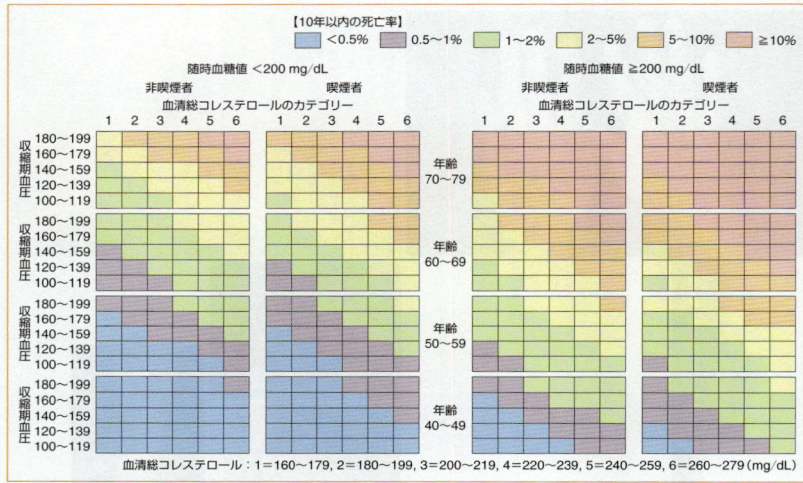

図 3-4-3 冠動脈疾患(CAD)リスク評価チャート[3]
男性での 10 年における CAD の死亡率

腫がある。これは，TG が数千 mg/dL 以上ときわめて高い場合にのみ認められるものであり，カイロミクロンが減少するとすぐにでも消失するので，観察することはきわめて少ないと思われるが，発疹性黄色腫をみた場合には TG がきわめて高い可能性があり，かつその場合には急性膵炎を起こす可能性があることから注意深い観察が必要となる。

■経過・予後　高 LDL コレステロール血症の主たる予後決定因子は，CAD の発症もしくは CAD による死亡率である。このような動脈硬化性疾患は，決して短期的に起こるものではなく，20 年，30 年の月日をかけて発症するものである。したがって，年齢の要素がきわめて強く関与してくる。また，LDL コレステロールが高いだけで動脈硬化性疾患が発症するのは，次に触れる FH のホモ型のみであり，他はなんらかの危険因子（例：高血圧や糖尿病，喫煙など）との組み合わせで発症頻度が異なってくる。このような観点から解析された結果が，図 3-4-3 に示した「リスク評価チャート」である[3]。これは前述したコホート研究である NIPPON DATA80 の結果から得られた動脈硬化性疾患死亡率である。このチャートを利用すると，現在の状態にあわせて，今後 10 年間における CAD での死亡率が計算される。

FH は常染色体優性遺伝であり，ホモ型とヘテロ型ともに高 LDL コレステロール血症を示し，CAD 発症率も高率である。FH のホモ型では，CAD はほぼ必発と考えてよい。最も早期の発症と報告されているのは 2 歳であるが，わが国でも 20 代以降の CAD の発症頻度はきわめて高い。一方，ヘテロ型では危険因子の有無による発症年代の差はあるものの，ホモ型に比べると 20 年くらい遅れて CAD の発症がみられる。Mabuch らにより報告[4]されたヘテロ型の CAD 発症頻度によると，男性では 30 歳頃から，女性では 50 歳頃から CAD の発症率が高まる。

前述したように，著明な高トリグリセリド血症では急性膵炎が問題となる。村勢らの 96 例の高カイロミクロン症患者の統計[5]によれば，18 例が急性膵炎を発症しており，19% という高頻度に認められるという。TG の値からみると，1,500 mg/dL 以上になると発症してもおかしくないようである。

おわりに

脂質異常症の診断は，動脈硬化性疾患予防を考慮して判断すべきである。しかし，脂質異常を引き起こす疾患も数多くあり，続発性高脂血症を診断するという意義もあることを認識しておくことは重要である。

また，脂質異常症の診断は動脈硬化性疾患予防のためのスクリーニングとして決定されており，他の危険因子の判断も重要である。

【寺本 民生】

■参考文献
1) 日本動脈硬化学会編：動脈硬化性疾患予防ガイドライン 2007 年版，日本動脈硬化学会，協和企画，2007
2) 寺本民生：診断のための検査計画，臨床医 20：1069-1073, 1994
3) NIPPON DATA80 Research Group : Risk assessment chart for death from cardiovascular disease based on a 19-year follow-up study of a Japanese representative population. Circ J 70 : 1249-1255, 2006
4) Mabuchi H et al : Development of coronary heart disease in familial hypercholesterolemia. Circulation 79 : 225-232, 1989
5) 村勢敏郎：高トリグリセリド血症と膵炎，日本医師会雑誌 106：1831-1834, 1991
6) Okamura T et al: NIPPON DATA80 Research Group : The relationship between serum total cholesterol and all-cause or

cause-specific mortality in a 17.3-year study of a Japanese cohort. Atherosclerosis 190:216-223, 2007
7) Kitamura A et al: High-density lipoprotein cholesterol and premature coronary heart disease in urban Japanese men. Circulation 89:2533-2539, 1994
8) Iso H et al: Serum triglycerides and risk of coronary heart disease among Japanese men and women. Am J Epidemiol 153:490-499, 2001

5 脂質異常症の治療

はじめに

脂質異常症を治療するうえで，他稿でも述べられている脂質異常症の定義を振り返り，また，日本人における血清脂質値をさらに復習しておきたい．そこで，ここでは脂質異常症の定義・概念，疫学，治療——運動療法・食事療法・薬物療法，としてまとめたた．

■**定義・概念** 脂質異常症ではコレステロールの高値（高コレステロール血症，総コレステロール〈TC〉≧220 mg/dL）と低値（低コレステロール血症，定義はいまのところ設定されていない），トリグリセリド（TG）の高値（高トリグリセリド血症，TG≧150 mg/dL）が問題にされ，加えてHDL（高比重リポ蛋白）コレステロールの高値と低値（男性≦40 mg/dL，女性≦45 mg/dL）が診断される．リン脂質や遊離脂肪酸（FFA）については，病態の変化に伴って変動することが注目され測定されるが，脂質異常症の臨床診断として高値・低値の問題を取り上げることはない．

高コレステロール血症は高カイロミクロン血症でも認められるが，増加するコレステロールはLDL（低比重リポ白）コレステロールではない．コレステロールの上昇ではLDLコレステロールの上昇が問題にされることから，高LDLコレステロール血症（LDLコレステロール≧140 mg/dL）が定義される．

HDLコレステロールはリポ蛋白の一種であるが，TCからHDLコレステロールを差し引いたものがHDLコレステロール以外のリポ蛋白に含まれるコレステロールということであり，いわゆるnon-HDLコレステロールとして注目されるようになった．これは高トリグリセリド血症でのリスク評価として重要視されるようになったが，これを治療の指標とするか否かについては今後の検討課題である．

■**疫学** わが国における脂質異常症の頻度について詳細に調査されたものはほとんどないが，日本人の血清脂質値について経年的に調査した結果が報告されている．厚生労働省難治性疾患克服研究事業調査の一つとして組織されている原発性高脂血症調査研究班では10年ごとの調査が行われ，2000年までの成績がまとめて報告された（**図3-5-1**）[1]．これは調査年次ごとに地域や対象が異なったもので，断面調査を経年的に示したものである．同一症例の経年変化を追跡したものではない．しかし，日本人の経年変化をおおまかに検証することは可能である．コレステロールは中年期の男女とも漸増しているが，若年齢の男性でも漸増していることが認められる．TGでは女性でむしろ漸減しているが，男性では年代を問わずTG値の上昇が認められている．すなわち，コレステロールは男女とも増加し，男性ではTGも増加していることが示唆された．

一方，循環器疾患基礎調査における成績をみると，男女

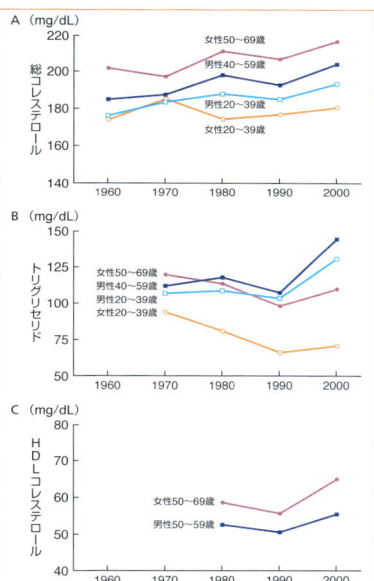

図 3-5-1 日本人の血清脂質値の推移[1]

ともにコレステロール値の経年的な増加が認められる．特に女性では米国人のコレステロール値を大きく上回っていることが考えられる．これらの成績では調査方法が異なるものの，日本人における血清脂質が変化していること，特に女性でのコレステロール値の増加，中年期男性でのTG値の上昇，さらに若年齢でのコレステロール値の上昇が指摘される．このような脂質値の変化を単に「良否」の範疇でとらえることはできない．このような変化は日本人の食生活の豊かさの変化を示すとも考えられる．一方ではファーストフードの増大と関連性があることも危惧される．このような変化をとらえ，臨床疫学的なさらなる検討を加えることが必要である．

ここで示したように血清脂質値は経年的に変化しており，これは生活習慣の変化を反映していることが理解される．したがって，これらの異常値を是正するためには生活習慣の改善を行うことが第一に求められる．

治療

脂質異常症の治療の目的は動脈硬化性疾患の予防・治療である．したがって禁煙や適正体重の維持，内臓脂肪の減量などが具体的な目標となる．

運動療法

運動の効果は死亡率の減少，冠動脈疾患の防御因子として重要であるが，それ以外にも身体能力の維持によって健

表 3-5-1 運動療法指針

運動強度	最大酸素摂取量の約 50%
量・頻度	1日 30 分以上(できれば毎日)、週 180 分以上
種類	速歩、社交ダンス、水泳、サイクリングなど

運動強度
1)運動時の脈拍から推定する方法
 ①Karvonen 式(運動時の心拍数)
  心拍数(脈拍/分)=((220−年齢)−安静時心拍数)×運動強度+安静時心拍数
 ②簡易法(運動強度 50%のとき)
  心拍数(脈拍/分)=138−(年齢/2)
2)自覚的な感じから推定する方法
  Borg のスケール(主観的運動強度)で 11〜13(楽である〜ややきつい)

最大酸素摂取量:持続的運動能力の指標
(文献 2 を引用)

表 3-5-2 Borg のスケール

20	
19	非常にきつい
18	かなりきつい
17	
16	きつい
15	
14	ややきつい
13	
12	楽である
11	
10	かなり楽である
9	
8	非常に楽である
7	

(文献 3 を引用)

康寿命に影響すると期待されている。日本動脈硬化学会では年齢・運動能力に合致した運動量である Borg のスケールを参考にして行うことを推奨している(表 3-5-1[2]、表 3-5-2[3])。

運動による脂質代謝への影響としては HDL コレステロールの上昇と TG の低下がある。しかし、このような効果が認められるには数カ月を要する。したがって、数値の改善を早急に求めるのではなく、運動習慣が身につくことが身体能力を改善するといった、長期的な影響を理解して行うことが重要である。

食事療法

食生活の因子は動脈硬化性疾患を防止することができる要因の一つであることから、個々の症例に対して、適切な指導が求められる。それぞれの立場で、それぞれの施設が指導すればよい、ということよりも、ある一定のコンセンサスをそれぞれの施設、栄養士が理解したうえで、個々の症例に応用して進めるものと理解したい。

特に総エネルギー摂取の制限・適正化はインスリン抵抗性・肥満・糖代謝・TG 代謝に影響することが強調されるが、このような代謝変化はコレステロール代謝にも影響する。家族性高コレステロール血症(FH)においてもエネルギー摂取を制限することで血清コレステロールの低下が認められている。また、原発性高カイロミクロン症でも食事制限はカイロミクロン低下をもたらす。このようなリポ蛋白は代謝障害の結果、血中からの消失時間が延長しているものである。したがって絶食——中心静脈栄養によって、脂質値は低下する。

以上のように食事療法が脂質異常症にとって有効な手段であることが理解される。また、動脈硬化性疾患との関連では、n-3 系多価不飽和脂肪酸の摂取量、大豆摂取量、オレイン酸摂取量などが予防的に作用することが栄養調査などで示されている。このような点からも食事療法の重要性が理解される。しかし、ここでは食品の持つ機能性を議論するのではなく、日常診療のうえで理解しておくべき点をまとめる。

ガイドラインでは脂質異常症に対する食事療法の基本として表 3-5-3[2]のように示された。ここでは第 1 段階と第 2 段階に分けて説明することが示されている。食事療法はマニュアル的に行うことと理解されやすいが、本来は、

表 3-5-3 脂質異常症における食事療法の基本

第 1 段階(総摂取エネルギー、栄養素配分およびコレステロール摂取量の適正化)

1)総摂取エネルギーの適正化
  適正エネルギー摂取量=標準体重*×25〜30(kcal)
2)栄養素配分の適正化
  炭水化物:60%
  蛋白:15〜20%(獣鳥肉より魚肉、大豆蛋白を多くする)
  脂肪:20〜25%(獣鳥性脂肪を少なくし、植物性・魚肉性脂肪を多くする)
  コレステロール:1 日 300 mg 以下
  食物繊維:25 g 以上
  アルコール:25 g 以下(他の合併症を考慮して指導する)
  その他:ビタミン(C、E、B$_6$、B$_{12}$、葉酸など)やポリフェノールの含量が多い野菜、果物などの食品を多くとる(ただし、果物は単糖類の含量も多いので摂取量は 1 日 80〜100 kcal 以内が望ましい)

第 2 段階(病型別食事療法と適正な脂肪酸摂取)

1)高 LDL コレステロール血症(高コレステロール血症)が持続する場合
  脂質制限の強化:脂質由来エネルギーを総摂取エネルギーの 20%以下
  コレステロール摂取量の制限:1 日 200 mg 以下
  飽和脂肪酸/一価不飽和脂肪酸/多価不飽和脂肪酸の摂取比率:3/4/3 程度
2)高トリグリセリド血症が持続する場合
  アルコール:禁酒
  炭水化物の制限:炭水化物由来エネルギーを総摂取エネルギーの 50%以下
  単糖類:可能なかぎり制限、できれば 1 日 80〜100 kcal 以内の果物を除き調味料のみでの使用とする
3)高コレステロール血症と高トリグリセリド血症がともに持続する場合
  1)と 2)で示した食事療法を併用する
4)高カイロミクロン血症の場合
  脂肪の制限:15%以下

第 1 段階で血清脂質が目標値とならない場合は第 2 段階へ進む
*:標準体重=(身長(m))^2×22
(文献 2 を引用)

個々の生活様式に基づいた指導が求められるものであり、症例ごとの食事療法の指針を与えることは複雑である。指導の最初から複雑で詳細な食事指導を行うよりは、段階的に行うことが理解されやすいと考えたものである。

第 1 段階では総摂取エネルギーと栄養素の配分、および

表 3-5-4　スタチンの薬理動態

スタチンの種類	P450(CYP)	蛋白結合	性質	腎排泄(％)	血液脳関門通過	半減期(時間)
プラバスタチン	(ns)	～50％	水溶性	60	なし	1.8
シンバスタチン	3A4	＞95％	脂溶性	13	あり	2
フルバスタチン	2C9	99％	脂溶性	6	なし	0.9
アトルバスタチン	3A4	99％	脂溶性	2	あり	13～16
ピタバスタチン	2C9	99％	脂溶性	＜2	不明	10
ロスバスタチン	2C9, 2C19	89％	両親媒性	10	不明	20

(文献 4 を改変)

コレステロール摂取量の適正化をはかることが目的とされている。このような食事療法を3カ月間行っても血清脂質値が目標値に達しない例では、第2段階の食事療法を考慮する。ここでは脂質異常症の病型を考え、より細かな指導について示されている。総脂肪摂取量を20％以下に制限するとともに飽和・不飽和脂肪酸の比率を考慮した指導が望まれる。

薬物療法

各種の高脂血症治療薬を**表 3-5-4**に示した[4]。それぞれの特徴としてはLDL受容体活性に影響するもの、TG代謝に影響するもの、HDL代謝に影響するもの、と考えることができる。

LDLコレステロールを薬剤で低下させることが有益であることは欧米を中心に示されてきた。日本人においては小規模の研究成果は報告されていたが、近年、**Mega Study**が行われ、多数例についての研究成果が示された。この成績は一次予防の成績として注目されている。このようなことからLDLコレステロールに対する低下療法が有効であることは論を待たない。しかし、この値をどこまで低下させるべきかについては必ずしも明らかでない。

二次予防例についてはより強力にLDLコレステロールを低下すべきである、といった考え方は一般的であるが、このような例においてもどこまで低下させることが有効であるかの議論は不十分である。特に、日本人における成績は今後検討されるべき問題であろう。

薬物投与に際して注意すべき点は他剤との併用における相互作用である。特に薬物代謝が影響を受ける可能性を考えておくことが必要である。このような状況は高齢者にみられることが多い。また、腎障害を有する例では薬物代謝が遅延し、副作用が生じやすい病態であろう。

HMG-CoA還元酵素阻害薬(スタチン)およびフィブラート系薬剤については、近年数多くの大規模臨床試験が行われ、強力な脂質低下作用や高い安全性もさることながら、それ以外の多面的効果(pleiotropic effect)にも関心が集まっている。これに対し、プロブコール、ニコチン酸剤、陰イオン交換樹脂(レジン)などは、その脂質低下作用が比較的弱いことや服薬コンプライアンスの問題などから、補助的な薬剤として使用されるようになっている。また、最近コレステロール吸収の分子機構が一部解明され、小腸におけるコレステロール吸収阻害薬であるエゼチミブが登場した。

HMG-CoA還元酵素阻害薬(スタチン)

薬剤選択：スタチンは血清LDLコレステロール濃度を効果的に低下させる。現在6種類のスタチンが臨床の場で用いられており、各々の特異的特徴を持つ。

- **プラバスタチン**(メバロチン®)　わが国で最初に発売された第1世代のスタチンである。その特徴は高い水溶性にあり、筋細胞への取り込みが少ないため、横紋筋融解症などの副作用の出現頻度が低い。またステロイド産生組織への影響も少ないとされている。コレステロール低下作用は弱い。他の薬剤との相互作用を考慮するとはじめに導入するスタチンとして有効である。また、高安全性の面から、高齢者や腎機能低下例などのリスクの高い患者における第一選択薬となる。

- **シンバスタチン**(リポバス®)　プラバスタチンと同時期に開発された第1世代のスタチンで、その特徴は高い脂溶性にある。そのため、細胞への取り込みがよく細胞毒性が懸念されるが、わが国では最大投与量が20 mg/日までに制限されており、他のスタチンと比し、副作用の出現頻度が特に高い印象はない。コレステロール低下作用はアトルバスタチン、ピタバスタチンに次いで強く、適応症は中等症以上の高コレステロール血症となる。

- **フルバスタチン**(ローコール®)　フルバスタチンはわが国で3番目に発売された第2世代のスタチンである。弱水溶性であるが、肝臓でCYP2C9により代謝され、胆汁を介して便中排泄率が90％を超える。また、フルバスタチンは抗酸化作用を持つ特徴があり、これは構造上α-トコフェロールに類似しているため、ビタミンEとほぼ同様の酸化抑制作用を示すとされる。

- **アトルバスタチン**(リピトール®)　アトルバスタチンは2000年に上市された第3世代のスタチンで、最もコレステロール低下作用が強い。強力な作用の背景には、長い半減期、肝への高い集積性と2つの活性代謝物がアトルバスタチンと同程度のHMG-CoA還元酵素阻害作用を持つことがあげられる。さらには肝でのVLDL(超低比重リポ蛋白)合成低下に伴う中性脂肪(TG)低下作用も報告されている。このような強力な作用があり、適応は重症の高コレステロール血症、FHである。

- **ピタバスタチン**(リバロ®)　ピタバスタチンは2004年に発売された第3世代のスタチンであり、アトルバスタチンに匹敵する強力なコレステロール低下作用と、高い安全性が特徴である。本剤は胆汁中に排泄された後、腸肝循環を受け、血中半減期が長く作用持続時間が延長するため、スタチンとして強力である。また、他のスタチンが主に肝シトクロムP450の亜種であるCYP3A4やCYP2C9で代謝されるのに対し、ピタバスタチンはCYP2C8で代謝されるため、フィブラート系薬剤、Ca拮抗薬などの併用薬との相互作用が臨床上問題になることが少ないとされる。

- **ロスバスタチン（クレストール®）** ロスバスタチンは2005年に発売された最も新しい第3世代のスタチンである。特徴はアトルバスタチンやピタバスタチンに匹敵する強力なコレステロール低下作用と高い安全性である。本剤は両親媒性で，水溶性が高いとされる。

副作用と相互作用： スタチンは強力なコレステロール低下作用にもかかわらず，副作用が少なく使いやすい薬剤であるが，注意すべき比較的頻度の高い副作用には，肝機能障害と横紋筋融解症がある。特に，腎臓病や高齢者などの腎機能が低下した患者では代謝が遅延するため，副作用の出現頻度が高まる。横紋筋融解症は四肢，特に下腿の筋肉の炎症で大腿部の筋肉痛や脱力感などの症状ではじまるが，重症化すると融解した横紋筋から漏出したミオグロビンによりさらに腎機能を悪化させることがある。血中CK（クレアチンキナーゼ）濃度の測定は横紋筋融解症の診断に役立つ。

こうした副作用の大部分がスタチン投与開始3カ月以内に出現する。したがって，最低3カ月間は体調の変化など自覚症状に注意しつつ，肝機能とCKを月に1回測定する必要がある。しかし血清Cr（クレアチニン）＞2.0 mg/dLの腎機能低下例やフィブラート系薬剤の併用例では，3カ月以降に副作用が出現する可能性も無視できないことから，毎月定期的に肝機能とCKの検査を行う必要がある。

一方，前述したように，スタチンの多くはCYP3A4やCYP2C9にて代謝されるため，同じ代謝経路を有する薬剤と併用した場合には互いの作用が増強される可能性があり注意を要する。また，陰イオン交換樹脂は脂溶性のスタチンを吸着して効果を減弱させる可能性があり，投与時間隔を4～6時間あけることが望ましい。

また最近では，スタチンの長期投与による新規糖尿病の発症や血糖コントロールへの影響が指摘されているが，今後の検討課題である。

エゼチミブ

薬剤選択： エゼチミブ（ゼチーア®）は2004年6月から臨床の場で使用されるようになったコレステロール吸収阻害薬である。対象疾患は高コレステロール血症，FHおよびホモ接合体性シトステロール血症である。シトステロール血症に対する治療薬としても画期的なものである。この薬剤開発の過程で，小腸上皮細胞膜上に発現している蛋白質であるNiemann-Pick C1-like1（NPC1L1）の機能（ステロールの結合とその後の細胞内吸収）を阻害することによる吸収抑制であることが明らかとなった。この膜蛋白はエゼチミブの作用との関連性からコレステロールトランスポーターと称されるようになり，その阻害薬（コレステロールとNPC1L1との結合阻害）としてのエゼチミブ作用が確立された。

薬物代謝では腸細胞でほとんどがグルクロン酸抱合を受けて代謝され，多くの脂質低下薬とは異なり，CYPの関与を受けないことから，スタチンとの併用療法は受け入れやすい。

エゼチミブのコレステロール低下作用は血清TC－13％，LDLコレステロール－18％，TG－17％であり，HDLコレステロールは＋17％の増加率であることが報告されている。また，アトルバスタチン10 mgとの併用ではLDLコレステロールの低下率－53％であることが示された。このようにスタチンとの併用療法では十分なLDLコレステロール低下を示した。一剤のスタチン投与量を1錠から2錠に増量しても得られる効果は6％の低下を認めるだけである（スタチンの6％ルール）ことが指摘されている。スタチンの増量による副作用出現の増加を懸念するよりは，十分な効果が得られる併用療法が臨床的に実用的であると考えられている。

副作用と相互作用： 便秘，下痢などの胃腸症状，発疹，肝機能障害などが現れることがあるが，いずれも軽度まれで副作用のきわめて少ない安全性の高い薬剤である。重大な副作用として，海外で過敏症，横紋筋融解症が報告されているが，明らかな因果関係については不明である。また，血糖上昇が認められた例があるという。このような問題も，多数例での併用経験によって明らかにされるものであろう。肝機能低下例ではスタチン系薬剤との併用に注意が必要で，定期的な肝機能検査が必要である。

併用薬剤で注意が必要なものはシクロスポリンとワルファリンとの併用である。陰イオン交換樹脂との併用では本剤の血中濃度の低下がみられる。また，フィブラート系薬剤との併用に関しては，有効性および安全性が十分に確認されておらず，併用しないことが望ましいとされている。さらに陰イオン交換樹脂との併用の場合は，投与前2時間あるいは投与後4時間以上の間隔をあけて投与すること，とされている。

プロブコール

薬剤選択： プロブコールは脂溶性の高い薬剤でLDL粒子内部に侵入しやすく，抗酸化作用がきわめて強い。また，FH患者において黄色腫の縮小ないし退縮効果を有するため，LDL受容体を欠損しているホモ接合体を含め，FHがよい適応となる。次いで，そのHDLコレステロール低下作用から著しい高HDLコレステロール血症が本剤の適応となる。原因疾患や原因薬剤がなくHDLコレステロールが100 mg/dL以上を示すものは原発性高HDLコレステロール血症と呼ばれ，その代表はCETP（コレステロールエステル転送蛋白）欠損症である。高HDLコレステロール血症で，脂質蓄積を疑わせる所見を有する症例には，CETP活性化作用を持つとされるプロブコールが選択される。

副作用と相互作用： 副作用のなかで特徴的なものは心電図上のQT延長であり，本剤が特に高齢者に投与されている場合には定期的に心電図検査で経過観察を行う必要がある。抗不整脈薬との併用により，QT延長が助長されることが多いので，両者の併用を行う場合には厳重な監視が必要である。また，心室期外収縮のある患者には慎重に投与し，多源性心室期外収縮を認める患者には投与しないようにする。

本剤は脂溶性薬剤のため，摂取脂肪量により若干ばらつきがあり，排泄も遅いため，薬剤服用中止後も2～4週間はコレステロール低下作用が残存する。さらに，2年以上の長期投与後本剤を中止した場合には，6カ月以上血中に薬物が検出され，HDLコレステロール低下作用も3カ月近く残存する。

陰イオン交換樹脂（レジン）

薬剤選択： 陰イオン交換樹脂の最もよい適応は高LDLコレステロール血症である。FHヘテロ接合体にも有効な

る。また、薬剤が体内に吸収されないため安全面ですぐれており、妊婦および小児に対して薬物療法を行う場合には第一選択となる。一方、本剤はTGを上昇させる可能性があることから、高トリグリセリド血症例に単独で使用することは避けるべきである。

わが国で市販されているレジンにはコレスチラミン(クエストラン®)、およびコレスチミド(コレバイン®)の2種類がある。従来から使用されていたコレスチラミンは1日8～12gと服用量が多く、服用にくいのが欠点であった。コレスチミドはこの点を改良し、前者よりも胆汁酸の吸着能が3～4倍強く、1日3gの服用量で効果が示されている。

本剤の使用により肝のHMG-CoA還元酵素の活性が高まり、コレステロール合成元進により、血中コレステロール低下作用が減弱されてしまうことから、スタチンとの併用で最も効果の増大が期待できる。ただし、スタチンは腸管内では陰イオン性物質として存在するので、本剤との併用時にはスタチンの吸収が一部阻害される。したがって、服用時間をずらす(本剤服薬1時間前か服薬後4～6時間以上経過の後)などの注意が必要になる。

副作用と相互作用：レジンは腸管から吸収されないため、重篤な副作用は少ない。最も多い副作用は消化器症状で、便秘や腹部膨満が多くあげられるが、コレスチミドはコレスチラミンに比べ出現頻度が低く、よりすぐれているといえる。臨床検査でグルタミン酸オキサロ酢酸トランスアミナーゼ(GOT)、グルタミン酸ピルビン酸トランスアミナーゼ(GPT)、CKの上昇が時にみられるが、軽度かつ一過性で、服薬を継続したままで正常化することが多い。

一方、本剤はフェニルブタゾン、ワルファリン、クロロチアジドなどの酸性薬物、テトラサイクリン、フェノバルビタール、甲状腺およびチロシン製剤、ジギタリスなどの吸収を阻害する。特にワルファリンとの併用は禁忌である。

また長期にレジンを使用する場合、脂溶性ビタミンの吸収障害に注意が必要である。しかし、患者に特別な栄養障害や吸収障害がなければ臨床的に問題になることは少なく、ビタミンの補充は行っていないことが多い。補充を行う必要があるときは、少量の脂溶性ビタミンを本剤の投与時間と十分間隔をあけて投与すればよい。

フィブラート系薬剤

薬剤選択：フィブラート系薬剤の特徴は強力なTG低下作用とHDLコレステロール上昇作用である。これは本剤の作用が核内受容体型転写因子であるペルオキシソーム増殖因子活性化受容体α(PPARα)を介するものであり、その活性化により脂質代謝異常の是正がもたらされる。すべての高トリグリセリド血症が適応となるが、特にVLDLが増加するⅣ型かⅡb型で有効である。また、レムナントの増加するⅢ型高脂血症でも第一選択薬となる。

現在フィブラート系薬剤として使用頻度の高いものは、ベザフィブラートとフェノフィブラートの2種類である。

- **ベザフィブラート**(ベザトール®、ベザリップ®) 強力なTG低下作用を持つ薬剤で、高い安全性が特徴である。弱いながらもPPARγに対する刺激作用があり、インスリン抵抗性に対する改善効果も期待される。

- **フェノフィブラート**(リピディル®) フェノフィブラートはPPARα活性化作用が最も強く、現在用いられている製剤のなかでは最強のTG低下作用を有し、LDLコレステロールやレムナントの低下率もフィブラートのなかで最も強力である。一方、PPARβγγへの作用は弱いことから、血糖低下作用はあまり期待できない。フェノフィブラートのもう一つの特徴は血清尿酸値の低下作用である。ペルオキシソーム内に局在する尿酸オキシダーゼを活性化することにより、尿酸の代謝を促進する。また尿酸の尿中排泄を促進する。

ベザフィブラートが1日2回服用であるのに対し、本剤は1日1回の服用で十分な効果が得られるなどメリットも多いが、臨床検査異常、特に肝機能異常の出現率が20%前後とやや高い。剤形がカプセルから錠剤に変更される(平成24年3月より)が、1錠(53.3mg)より服用を開始して徐々に増量する方法が推奨される。最大用量は80mg/錠を1日2錠まで。

- **クリノフィブラート** 1回200mgを1日3回服用する。TGの低下率は前二者に劣るといわれているが、症例によっては同等の作用が認められる。抗凝固薬との相互作用、スタチンとの併用時における横紋筋融解症などに注意することは同様である。

副作用と相互作用：フィブラート系薬剤は、腎機能障害を有する患者への投与により、腎機能の悪化や横紋筋融解症の発症が報告されており、血清Cr値が2.0mg/dL以上の患者への投与は行わないほうがよい。スタチンとの併用で横紋筋融解症の発症リスクが高まることが知られており、特に注意が必要である。他にも、肝機能障害の副作用の頻度が高く、本剤投与開始後、少なくとも3～6カ月は定期的にCKと肝機能を検査することが求められる。さらに、この薬剤は抗凝固薬との併用による出血傾向の出現や、一部の血糖降下薬・リファンピシンとの併用により作用増強効果がみられており注意を要する。

他の副作用として胃腸障害、胆石、頭痛、めまい、発疹、白血球減少、不整脈、脱毛、口内炎などが出現するが、頻度は高くない。

ニコチン酸製剤

薬剤選択：高VLDLコレステロール血症、高LDLコレステロール血症、両者の合併例が本剤のよい適応となる。実際にはフィブラート系薬剤やスタチンが副作用のために使用できない場合、あるいはそれらの薬剤と併用で投与される場合が多い。さらに、本剤は血清Lp(a)[リポ蛋白(a)]値を低下させる唯一の薬剤である。Lp(a)は冠動脈疾患や脳梗塞の危険因子として重要であり、動脈硬化危険因子として日常臨床の場で測定されるようになれば、本剤の需要はいっそう高まることが予想される。

ニコチン酸は投与量が多いほど効果が大きく、米国では9g/日の大量投与も行われているが、日本人では皮膚の紅潮(flushing)、かゆみ、発疹、胃腸障害が高頻度に認められるためコンプライアンスの妨げになることが多い。そこでわが国ではニコチン酸に代わり、ニコモール、ニセリトロールなどの誘導体が用いられているが、常用量では作用が弱い。紅潮の発現を抑えるために、少量から開始して漸次増量する、食事中に服用させる、少量のアスピリンを併用してプロスタグランジンI_2の合成を抑える、といった工夫が行われている。

副作用と相互作用：重症の低血圧症、出血を伴う患者には投与しないほうがよい。消化器症状に対しては、制酸薬を

併用し, 胃・十二指腸潰瘍のある患者には増悪させる可能性があるので投与しないようにする. 他に, 肝機能障害, 糖尿病, 高尿酸血症を有する患者への投与は控えるべきである.

エイコサペンタエン酸製剤
薬剤選択：EPA(エイコサペンタエン酸)製剤の特徴は血小板のアラキドン酸カスケードを阻害し, 血小板凝集の抑制により血栓形成を防止することである. また, 肝臓でのVLDL合成を抑制し, 血清TG値を低下させる. EPA製剤のエイコサペント酸エチル(エパデール®)は, 1,800 mg/日の投与で血清TG値を15〜20%低下させるといわれているが, スタチンやフィブラートに比較するとその低下作用は明らかに弱い. したがって, 高トリグリセリド血症に対しフィブラートと併用で用いられる場合が多い.
副作用と相互作用：EPAは本来魚介類に多く含まれる脂肪酸であり, 通常の食事からも摂取されている成分であることから, 長期に摂取しても安全性に問題はないと考えられている. したがって, 本剤のTG低下作用は中等度であるが, 併用禁忌が少ない点, また大きな副作用がないことより使用しやすい. しかし, 抗血小板作用により出血の副作用が出現する可能性があるため, 出血傾向, 手術が予定される場合は服用を中止する. また, 抗凝血薬, 血小板凝集を抑制する薬との併用にも注意を要する.

経過

食事療法によって数カ月間, 血清脂質の推移を観察した後, 食事療法だけで治療を継続する(非薬物療法)か, なんらかの薬物を考えるべきかを判定する. 月に一度程度, 検査を行って経過をみるが, 薬物投与が行われた例では副作用の発現に注意する. 薬剤投与後, 6カ月間は副作用発現に注意することが必要である.

また, 血清脂質値の観察とともに動脈硬化の病態を把握することも求められる. 心電図や頸動脈エコーなど, 非観血的な検査によって病態を検討することも考慮される. このような診断法の発展が望まれる.

おわりに

脂質異常症の治療につき, 日本動脈硬化学会が示した「動脈硬化性疾患予防ガイドライン2007年版」に沿って, 治療についてまとめた.

ガイドラインのなかでは食事指導について細かな栄養素の指摘が示されている. しかし, 個々の患者が日常の食生活のなかでこれらの点を考慮した食事摂取が実践できるかどうかは一考すべきである. このようなことから第1段階と第2段階といった段階的な指導が必要であると説明されている. 一方, これらが実行可能であるか否かの評価をどのようにするか, についてはあまり検討されていない. 食事の組成や栄養素の配分を教育することは重要な点であるが, このような点だけが強調されると, 患者の食事療法に対する意欲を失わせる可能性も考慮されるべきであろう. これらの実践のためにどのような指導を行うかはそれぞれの指導者に任されている. 工夫と創意を持って患者の興味や意欲をかき立て, 指導を行うことが求められている. このようなことは運動療法でも同様である.

薬物療法は高値を示す値を是正すれば治療が終わるわけではない. 症例ごとに背景となる因子を考慮することが必要である. マニュアル的な診療を行うのではなく, 個々の症例に適した治療法を選択することは今後の診療においてますます求められる. 動脈硬化性疾患の予防治療をめざす脂質異常症では, 無症状のなかから血管変化の存在を疑って診療を行うことが求められる.

【及川 眞一】

参考文献

1) Arai H : Serum lipid survey and its recent trend in the general Japanese population in 2000. J Atheroscler Thromb 12 : 98-106, 2005
2) 日本動脈硬化学会編：動脈硬化性疾患予防ガイドライン 2007年版, 日本動脈硬化学会, 協和企画, 2007
3) Borg GA : Perceived exertion: a note on "history" and methods. Med Sci Sports 5 : 90-93, 1973
4) 寺本民生：今月の治療(高脂血症 治療のポイントを探る) 9 : 639-646, 2001

4 プリン代謝異常

はじめに

プリン代謝経路はDNA, RNAなどの核酸の構成要素を合成する経路で遺伝情報の維持, 複製に不可欠であるとともに, アデノシン三リン酸(ATP)などの高エネルギーリン酸化合物, ニコチンアミドアデニンジスヌクレオチド(NAD)などの補酵素の成分を供給する経路でもあり, ヒトの生命に不可欠な役割を果たしている.

ATPやグアノシン三リン酸(GTP)などのプリンヌクレオチドの合成は非プリン性の低分子前駆体から新たにプリンヌクレオチドを合成する生合成経路と, プリン塩基を再利用するサルベージ経路の2種類で構成されている. 生合成経路では糖代謝のペントースリン酸経路から供給されたリボース-5-リン酸(R5P)からホスホリボシルピロリン酸(PRPP)が生成する第1段階にはじまり, グルタミン, グリシン, アスパラギン酸などのアミノ酸を利用しながら, 11段階の酵素反応を経てイノシン酸(IMP)を生成する. IMPはプリンヌクレオチド変換経路で2段階の酵素反応でアデノシン一リン酸(AMP)やグアノシン一リン酸(GMP)に変換し, 細胞合成・増殖を誘導するDNA, RNAやエネルギー代謝を制御するATPなどを供給する. 一方, 不要となったプリンヌクレオチドはプリン分解経路で尿酸に分解される. ヒトは尿酸をさらに低分子化合物に分解する尿酸酸化酵素を欠いているために, 尿酸がプリン代謝の終末代謝産物として処理されている(図4-1). 痛風・高尿酸血症はプリン代謝経路の終末代謝産物である尿酸が増加するプリン代謝異常の代表的疾患であるが, このほかにもプリン代謝異常には精神神経障害, 免疫不全, ミオパチーなどをきたす種々の疾患がある.

痛風・高尿酸血症

● **定義・概念** 痛風(gout)は高尿酸血症を基礎疾患として, 尿酸塩結晶に起因する急性関節炎(痛風関節炎, 痛風発作)を反復する疾患である. 尿酸は難溶性の物質で血清尿酸値が7.0 mg/dLを超えると組織に析出しやすくなり, 急性関節炎の原因となるため, 高尿酸血症は血清尿酸値が7.0 mg/dLを超えた状態と定義される. 高尿酸血

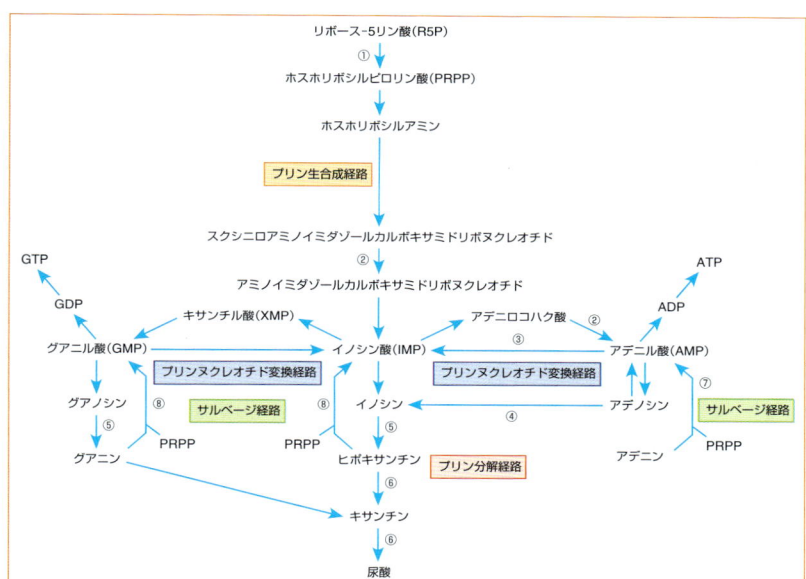

図 4-1 プリン代謝経路
①PRPP シンターゼ
②アデニロサクシナーゼ
③AMP デアミナーゼ
④アデノシンデアミナーゼ(ADA)
⑤プリンヌクレオシドホスホリラーゼ(PNP)
⑥キサンチン脱水素酵素(XDH)
⑦アデニンホスホリボシルトランスフェラーゼ(APRT)
⑧ヒポキサンチングアニンホスホリボシルトランスフェラーゼ(HPRT)

(hyperuricemia)は痛風関節炎の病因にとどまらず、腎機能障害、尿路結石、高血圧、心血管障害、メタボリックシンドロームなど種々の疾患と関連の深い病態である。

疫学 国民生活基礎調査において痛風で通院中と回答している者が2007年度調査では全国で85.4万人存在し、20年前の調査と比較して約3倍患者数は増加している。痛風の発症年齢は古くは40～50歳代が多かったが、最近は30歳代が最多で20歳代の発症もまれではない。高尿酸血症に関しての全国統計はないが、大規模な健診成績から、最近のわが国の30歳代以降の男性において、高尿酸血症の頻度は30%に達していると推定されている[1]。一方、女性の高尿酸血症頻度は低く、成人女性の1%にも及ばない。大規模な前向き疫学調査によって痛風・高尿酸血症を発症させやすい生活習慣として、肥満、アルコール過飲、プリン体やフルクトースの過剰摂取などが明らかにされている[2]。

病因・病態生理と分子メカニズム 健常者では1日に約700 mg の尿酸が核酸代謝やエネルギー代謝の結果として産生され、体内の尿酸プールで混ざりあい、同量が体外に排泄されることで、約1,200 mg の体内尿酸プールは一定に保たれる。尿酸の排泄は主として腎臓で行われる。糸球体で100%濾過され、主として近位尿細管で再吸収と分泌が行われ、最終的に糸球体濾過の10%が尿中に排泄される。近年、尿酸輸送に関与するトランスポーターやチャネルがいくつか同定されており、なかでも近位尿細管の管腔側に発現し再吸収の多くを担当している尿酸トランスポーター(URAT1)と尿酸の分泌に関与する ABC(ATP-binding cassette)トランスポーター subfamily G, member 2(ABCG2)が重要である(図 4-2)。

高尿酸血症は尿酸の生成と排泄のバランスが崩れた状態であり、その成因として産生過剰型、排泄低下型、混合型に分類され、それぞれに一次性、二次性が区別される。一次性では排泄低下型が60%と多く、産生過剰型は10%程度で残りは混合型である。遺伝的背景(ABCG2 異常など)に加えて肥満、プリン体やフルクトースの過剰摂取、常習飲酒などの生活習慣の異常によって発症しやすいが、Lesch-Nyhan(レッシュ-ナイハン)症候群などの特殊な遺伝性疾患や腎不全、フロセミドやピラジナミドなどの薬物使用など二次性高尿酸血症も少なからずみられる。

痛風関節炎は関節腔内に析出した尿酸塩結晶に対する生

体の異物除去反応と考えられ，多核白血球による尿酸塩結晶の貪食とリソソーム酵素の放出で炎症は完成するが，その過程には単球，マクロファージ，滑膜細胞などが産生するサイトカインやプロスタグランジン・ロイコトリエンなどが炎症性メディエーターとして複雑に関与する。痛風関節炎の初期反応として NLRP3（NOD（nucleotide binding oligomerization domain）- like receptor family, pyrin domain containing 3）インフラマソームを介するインターロイキン 1β（IL-1β）の活性化が重要と考えられている[3]。

■ **臨床症状・検査成績** 痛風関節炎は24時間以内に最大となる急性関節炎で，多くは夜間から早朝にかけて痛みのピークを迎える。安静にしていても耐えがたい激痛に悩まされるが，自然寛解する特徴がある。1カ所の関節に限局した単関節炎で，第1中足趾節関節を好発部位として90％は下肢の関節に起こる。アキレス腱も好発部位の一つである。急性炎症を反映して血清 CRP（C 反応性蛋白）や白血球数の増加がみられるが，罹患関節の大きさによってその数値は左右される。血清尿酸値は 7.0 mg/dL を超えている場合が多いが，サイトカインの影響で痛風発作の急性期に 7.0 mg/dL 以下の場合もある。X 線写真は痛風結節を有するような進行例では骨の破壊がみられることがあるが，多くは骨の変化はなく軟部組織の腫脹がみられる程度である。

■ **診断** 痛風関節炎の確定診断は関節液中で白血球に貪食された尿酸塩結晶を証明することであるが，通常は特徴的な臨床症状から構成される診断基準に従って痛風関節炎を診断する[1]。偽痛風，化膿性関節炎，回帰性リウマチ，外傷性関節炎などの急性関節炎や，変形性関節症，外反母趾，蜂窩織炎など，関節痛をきたすすべての疾患が鑑別対象となる。

尿酸クリアランス検査によって産生過剰型は尿中尿酸排泄量 >0.51 mg/kg/時間および尿酸クリアランス ≥7.3 mL/分/1.73 m² で診断され，排泄低下型は尿中尿酸排泄量 <0.48 mg/kg/時間あるいは尿酸クリアランス <7.3 mL/分/1.73 m² で診断される。

■ **治療と薬理メカニズム** 痛風関節炎の急性期には消炎・鎮痛作用の強い非ステロイド性抗炎症薬（NSAIDs）を通常使用の 2～3 倍多く投与して，できるだけすみやかに関節炎を消退せしめる。急性期に血清尿酸値を変動させると発作の増悪をきたしやすいため，発作中に尿酸降下薬を開始することは避ける。コルヒチンは発作の予感期に1錠

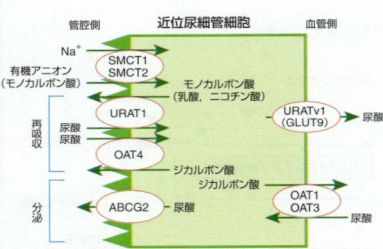

図 4-2 ヒトの腎臓における尿酸輸送
- 尿酸の再吸収：SMCT1 ないし SMCT2 によって糸球体で濾過された乳酸やニコチン酸が尿細管腔内に取り込まれ，これらが URAT1 によって尿細管腔に排出されるときに尿酸が尿細管細胞内に取り込まれる。URAT1 ほどではないが，OAT4 もジカルボン酸との交換で尿酸の再吸収に関与している。サイアザイドやループ利尿薬による高尿酸血症は OAT4 の関与が推定される。尿酸の血管側への出口は URATv1 と考えられている
- 尿酸の分泌：尿酸は血管側から OAT1 ないし OAT3 によってケトグルタル酸などのジカルボン酸と交換で尿細管細胞内へ取り込まれ，主として ABCG2 によって尿細管腔へ分泌される

URAT1：尿酸トランスポーター，OAT1/3/4：有機アニオントランスポーター，SMCT1/2：Na⁺ 依存性モノカルボン酸トランスポーター，URATv1（GLUT9）：電位依存性尿酸トランスポーター，ABCG2：ABC（ATP-binding cassette）トランスポーター subfamily G, member 2

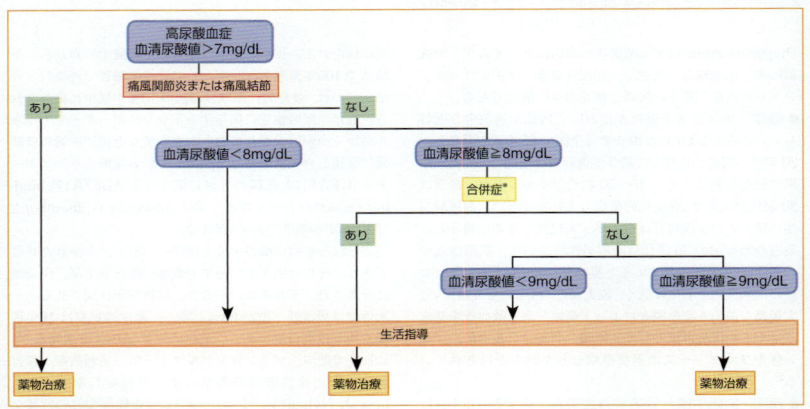

図 4-3 高尿酸血症の治療フローチャート
*：腎障害，尿路結石，高血圧，虚血性疾患，糖尿病，メタボリックシンドロームなど（腎障害と尿路結石以外は尿酸値を低下させてイベント減少を検討した介入試験は未施行）
（文献 1 を引用）

(0.5 mg)にかぎって使用する。

高尿酸血症の治療では薬物治療に先立って，予後に関係する肥満，高血圧，糖・脂質代謝異常などの高尿酸血症に関連する生活習慣の改善が大切で，食事療法として摂取エネルギーの適正化，アルコール飲料やプリン体，フルクトースなどの過剰摂取制限などが基本となる[1]。

尿酸降下薬には尿酸排泄促進薬と尿酸生成抑制薬がある。尿酸排泄促進薬（ベンズブロマロン，プロベネシシドなど）は腎尿細管のURAT1を阻害することで尿酸排泄促進作用を発揮し，尿酸生成抑制薬（アロプリノール，フェブキソスタット）はキサンチン脱水素酵素を阻害することで尿酸の産生を抑制する。尿酸降下薬は痛風関節炎が完全に消退した後に，最少量から開始し，定期的に血液，尿検査を行って血清尿酸値が 6.0 mL/dL 以下に維持できるように尿酸降下薬の量を漸増調整する。痛風関節炎の既往がない無症候性高尿酸血症では，合併症の有無を見極めて薬物治療の適応を考慮することがガイドラインで示されている（図4-3）[1]。

▶ **経過・予後** 進行した慢性結節性痛風では関節の機能障害や繰り返す発作によって患者の日常生活動作（ADL）は低下するが，尿酸降下薬によって血清尿酸値を適正にコントロールすることで結節縮小，消失し，痛風発作も抑制されて ADL の向上が期待できる。痛風関節炎の有無にかかわらず，高尿酸血症は肥満，高血圧，糖・脂質代謝異常などと関連する心血管障害が予後を規定することから，長期予後の改善にはこれら合併対策が重要である。

低尿酸血症

▶ **定義・概念** 低尿酸血症（hypouricemia）は血清尿酸値が 2.0 mg/dL 以下と定義される。

▶ **疫学／病因・病態生理と分子メカニズム** 尿酸の産生が低下している産生低下型と，腎臓からの尿酸排泄が亢進している排泄増加型に区別される。産生低下型には先天性プリン代謝異常症としてのプリンヌクレオシドホスホリラーゼ（PNP）欠損症とキサンチン尿症があるが，頻度は低い（図4）。臨床現場では高カロリー輸液（アミノ酸が関与），透析直後，尿酸生成抑制薬の過剰投与，尿酸酸化酵素製薬（ラスブリカーゼ）投与などでみられることが多い。排泄増加型では遺伝子異常に伴う URAT1 欠損症と URATv1 欠損症が先天性腎性低尿酸血症として知られており（図4-2），まれな疾患ではあるが比較的日本人に多く，成人男性の0.1％，成人女性の0.5％程度にみられる。URAT1 が発現している近位尿細管の機能異常をきたす Fanconi（ファンコーニ）症候群や Wilson（ウィルソン）病でも腎性低尿酸血症がみられる。分子メカニズムが異なるが，抗利尿ホルモン分泌異常症候群（SIADH）も腎性低尿酸血症をきたす。

▶ **臨床症状・検査成績／診断** PNP 欠損症は免疫不全と精神運動発達遅滞を，キサンチン尿症はキサンチンによる尿路結石をきたす。産生低下型では尿中尿酸排泄量の低下（キサンチン尿症では 100 mg/日以下）がみられる。URAT1 欠損症や URATv1 欠損症などの先天性腎性低尿酸血症では運動後に腰痛を伴って発症する運動後急性腎不全をきたすことがある。発症機序として血管攣縮による腎組織虚血が推察されているが，活性酸素のスカベンジャー作用を有する尿酸の低値が，虚血後再灌流傷害に関与している可能性がある。運動後急性腎不全では血清クレアチニン（Cr）の高値に比べて血清尿酸値が正常範囲であることが診断のきっかけになる。このほかに先天性腎性低尿酸血症では尿酸の排泄亢進に起因して尿路結石をきたすこともある。腎性低尿酸血症では尿酸クリアランス値の高値が観察される。

▶ **治療と薬理メカニズム** PNP 欠損症では有効な治療法はなく，繰り返す細菌感染に対して抗菌薬の投与が行われる。腎性低尿酸血症に伴う運動後急性腎不全は補液によって改善することもあるが，透析が必要なこともあり，繰り返して発症する場合もある。活性酸素の発生を抑制するためにアロプリノール投与が有効なことがある。

▶ **経過・予後** PNP 欠損症の精神運動発達遅滞に対する有効な治療法はなく予後は不良といえる。先天性腎性低尿酸血症では激しい運動を避けることで運動後急性腎不全の発症は抑制され予後は良好といえる。

〔藤森 新〕

参考文献
1) 日本痛風核酸代謝学会，高尿酸血症・痛風の治療ガイドライン改訂委員会編：高尿酸血症・痛風の治療ガイドライン 第2版，メディカルレビュー社，2010
2) 藤森新：痛風・高尿酸血症を起こしやすい食生活．日本薬剤師会雑誌 60:1381-1387, 2008
3) Busso N et al：Mecahnism of inflammation in gout. Arthritis Res Ther 12:206-214, 2010

5 肥満症

▶ **定義・概念** 肥満（obesity）は脂肪組織の過剰蓄積と定義される。食糧供給が足り，車文化で運動不足になりがちな社会では，糖尿病，脂質異常症，高血圧症などの生活習慣病が増加している。肥満はその基盤，誘因として大きくかかわっており，その対策が問題となっている。BMI（body mass index）が増加するとこれらの生活習慣病の頻度は増加するが，BMI が高くても必ずしも健康障害を持っていない場合もある。一方，わが国では BMI 30 以上の肥満者の頻度は欧米に比べ少ないが，BMI 25～30 の軽度肥満でも，糖代謝，脂質代謝，血圧の異常を伴いやすく，またこれらを複数合併することがある。これには体脂肪組織の絶対量よりも分布が重要で，内臓脂肪の過剰蓄積が関与することが明らかになってきた。

わが国では BMI 25 以上を身体状況としての肥満とし，そのなかで，①肥満に起因するないし関連する健康障害を合併するか，②その合併が予測される内臓脂肪型肥満で，医学的に減量を必要とする病態を肥満症と定義し，疾患単位として取り扱っている。肥満に関連する健康障害として，2型糖尿病，脂質異常症，高血圧，高尿酸血症・痛風，睡眠時無呼吸症候群，非アルコール性脂肪性肝疾患（NAFLD），蛋白尿・肥満関連腎症や，さらに冠動脈疾患や脳梗塞などの生命を脅かす動脈硬化疾患，また膝関節症などの整形外科疾患，月経異常などの婦人科疾患などがあげられる。これらの健康障害は肥満とは関係せず起こる場合もあるが，肥満を伴っている場合は，体重の減少によっ

て病態を効率よく改善，予防することができると考えられる．内臓脂肪蓄積に加え，インスリン抵抗性，耐糖能異常，脂質異常，血圧高値などの動脈硬化疾患の危険因子を複数合併するマルチプルリスクファクター症候群が，メタボリックシンドロームと定義され，内臓脂肪を減少させて心血管疾患を予防するために特定保健指導が行われ，対象者の病態の理解を支援することによって自発的なライフスタイル改善が試みられている．肥満症対策は過栄養，運動不足の社会での幅広い健康保持のために重要である．

▶疫学

わが国におけるBMIと健診結果異常の関係はJカーブとなり，最も頻度の少ないBMIはおよそ22 kg/m²となる．平均BMIがわが国より高い欧米を中心にした研究ではBMI 22.5～25でも最も死亡率が低く，BMIが増加するにつれ，特に心血管疾患による死亡率が増加する．BMI 30以上の肥満者は，米国，英国，サウジアラビア，ブラジルなどの諸国で10～35％であるが，韓国やわが国を含む東アジアでは3～4％と欧米に比し少ない．しかしわが国におけるBMI 25以上の頻度は，過去30年間，男性では30歳代以降すべての年齢層で増加がみられており，女性では1980年代以後60～69歳の年代で30％以上と高頻度が持続している．一方で女性の30～50歳代では減少傾向となっており，20～30歳代の女性では約20％が低体重で，やせによる健康問題も懸念されている．

糖尿病が強く疑われる人は11.9％，糖尿病の可能性を否定できない人は21.4％で年々増加しており，年齢とともに増加するが，女性では特に50歳代以後で急激に頻度が高くなる．BMIが増加するにつれて各年代ともに糖尿病患者数が増加することや，BMIが糖尿病発症の独立した危険因子であることが報告されている．高トリグリセリド血症と低HDL(高比重リポ蛋白)コレステロール血症の頻度も男女ともBMIとともに増加している．肥満に伴い高血圧の頻度が増加することも多くの疫学的検討から明らかにされている．

全国12万人の企業労働者を対象にした動脈硬化性疾患発症要因に関する厚生労働省研究では，肥満(BMI 25以上)，および脂質，血糖，血圧の異常のうち3つ以上合併した場合，これらをまったく持たない者に比べ冠動脈疾患のオッズ比が著しく高いことが示され，わが国の動脈硬化性疾患の背景としても，このようなマルチプルリスクファクター症候群が大きな位置を占めることが報告されている．世界63カ国，16万8,000人の，かかりつけ医受診者の調査では，世界のどの地域においても，BMIおよび内臓脂肪蓄積の指標であるウエスト周囲長が大きいほど，男女とも2型糖尿病，心血管疾患の頻度が高く，BMIに比べてウエスト周囲長のほうがそれらとの関係が強いと報告されている．

非肥満，肥満を含めた健診受診者におけるCTスキャンによる分析では，女性，特に5歳未満の女性は男性に比べ平均的に内臓脂肪面積は小さいが，男女とも同様に内臓脂肪面積が大きいほど肥満関連危険因子数は多くなる．平均肥満関連危険因子数が1を超える内臓脂肪面積は男女共通でおよそ100 cm²であることが報告がされている．肥満者だけを抽出しても，平均肥満関連危険因子数は内臓脂肪面積が大きいほど直線的に増加するが，皮下脂肪面積についてはこのような直線的増加がみられない(図5-1)．過栄養負荷に対する皮下脂肪の防御的作用が示唆されている．

睡眠時無呼吸症候群は，昼間居眠りによる事故のみでなく，夜間突然死の危険因子として注目されている．米国の大規模疫学研究ではBMIが1標準偏差増加すると睡眠時無呼吸症候群リスクが4倍増加することが報告されている．わが国の多施設調査でも肥満が睡眠時無呼吸症候群の危険因子であることが示されている．肥満者では尿中アルブミン排泄量が多いことが報告されている．尿蛋白陽性率はBMIが高いほど高いという報告があり，高血圧や糖尿病による腎症進展のリスクとして肥満が重要と考えられている．腹部超音波検査で診断された脂肪肝の頻度はBMIが高いほど高く，NAFLDにおける肝臓の脂肪蓄積の程度が内臓脂肪量と相関することが報告されている．肥満者では高尿酸血症の頻度が高く，痛風発作リスクが高いことが報告されている．これらの健康障害は必ずしも肥満に伴って起こるわけではないが，肥満者で頻度が高く，減量による改善がみられる．

▶病因・病態生理と分子メカニズム

脂肪細胞は，細胞内に多量のトリグリセリドを単房性脂肪滴としてたくわえることができる唯一の細胞である．空腹時にはトリグリセリドは遊離脂肪酸とグリセロールに分解され，細胞外に放出される．遊離脂肪酸は筋肉などこれを利用できる細胞で消費され，グリセロールは肝臓などで糖新生に用いられる．脂肪細胞の集団である脂肪組織は，皮下だけでなく，腎周囲，心筋や骨格筋の周囲，血管周囲など，身体のさまざまな場所に存在し，脂肪蓄積だけでなく血管新生，創傷治癒などさまざまな機能を有する．大網，腸間膜の周囲に存在する内臓脂肪は，脂肪合成，脂肪分解活性が高く，脂肪分解により生じた遊離脂肪酸とグリセロールは門脈を介し肝臓に流入する．

脂肪細胞は，アディポサイトカインと呼ばれる種々の生理活性物質を分泌し，流血中に放出する．多彩な増殖因子や補体因子，サイトカインなどが含まれる．レプチンは脂肪蓄積時に分泌が増加し，視床下部の満腹中枢に作用して，摂食抑制，交感神経活動増加のシグナルを伝える．アディポネクチンは脂肪細胞特異的に分泌され，抗動脈硬化，抗糖尿病，抗炎症作用を持っている．

脂肪組織の過剰状態である肥満，特に内臓脂肪が過剰蓄積した状態では，脂肪細胞の機能異常によりさまざまなアディポサイトカイン分泌異常が起こる．肥大化した脂肪細胞は単球走化性蛋白1(monocyte chemoattractant protein-1：MCP-1)を分泌し，流血中の単球を動員する．単球はマクロファージ化し脂肪細胞を取り囲む．マクロファージは腫瘍壊死因子α(tumor necrosis factorα：TNFα)などの炎症性サイトカインを分泌する．脂肪細胞からは線溶系の調節因子であるプラスミノーゲン活性化因子インヒビター1(PAI-1)が過剰分泌される．これらは肥満症における易炎症性，易血栓性と関連すると考えられる．一方アディポネクチンは血中濃度が低下し，低アディポネクチン血症は動脈硬化やインスリン抵抗性，糖尿病をはじめ肥満症の多彩な病態惹起の分子メカニズムの一つと考えられている．このようなアディポサイトカイン分泌異常が起こるメカニズムとしては，脂肪組織内の炎症，酸化ストレス増加，相対的血流不足による低酸素状態などが提唱されているものの，全貌はいまだ明らかになっていない．

食事摂取と消費，備蓄のバランスが崩れ，脂肪細胞が機

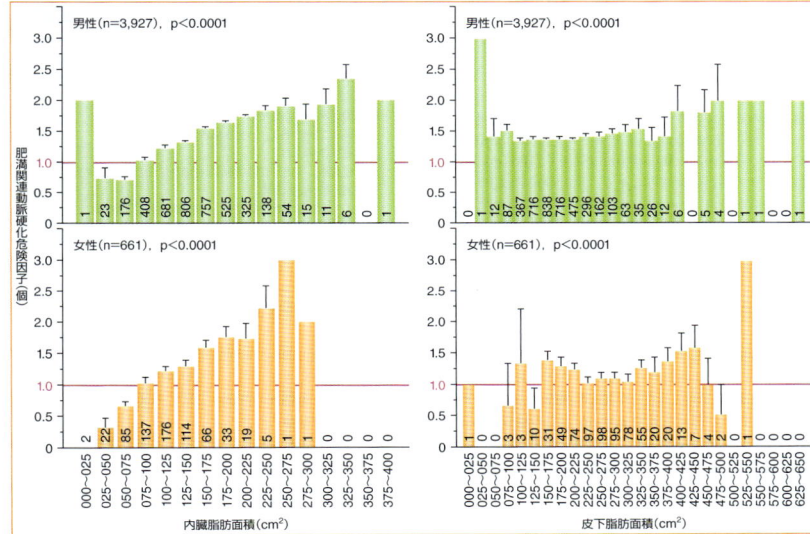

図 5-1 肥満者（BMI 25 以上）における内臓脂肪面積（左），皮下脂肪面積（右）と肥満関連動脈硬化危険因子（高血糖，血圧高値，高トリグリセリド血症または低 HDL コレステロール血症）の平均保有数の関係[7]

能異常にいたり，脂肪酸代謝異常やアディポサイトカイン異常など流血中因子の異常が起こり，さまざまな病態にいたることが肥満症の病態生理に重要と考えられている。

● **臨床症状・検査成績** 肥満症の多くは肥満という身体状況以外に症状がなく進行する。肥満に起因ないしは関連する健康障害の症状，スクリーニング検査が必要である。痛風による関節痛，狭心症状，脳梗塞の前兆となる手足の脱力，構音障害，黒内障などの症状，睡眠時無呼吸症候群による昼間の眠気や，月経異常，腰痛，膝関節痛について問診する。高度肥満では扁桃肥大，白色線条，黒色表皮腫（acanthosis nigricans）などがみられる。検査としてはスクリーニングとして血圧，尿蛋白，空腹時血糖値，血清脂質値，血清尿酸値，肝機能検査，心電図など一般健康診断項目があげられる。

肥満，特に内臓脂肪型肥満にはインスリン抵抗性を伴うことが多く，空腹時血糖値が正常でも食後高血糖，高インスリン血症が起こることがある。インスリン抵抗性の機序の一つとして低アディポネクチン血症などのアディポサイトカイン異常が考えられている。肝臓におけるトリグリセリド合成活性が高く，高トリグリセリド血症の頻度が高く，低 HDL コレステロール血症もしばしばみられる。small dense LDL やレムナントリポ蛋白蓄積などのリポ蛋白異常を伴い，これらはインスリン抵抗性と関連していると考えられている。高 LDL コレステロール血症を伴うことも少なくなく，メタボリックシンドロームに高 LDL コレステロール血症を伴う場合は，動脈硬化性疾患の高リスク状態である。ナトリウム排泄障害により食塩感受性高血圧，non-dipper 型高血圧を伴うことが多く，腎臓でのナトリウム排泄や尿酸排泄障害の機序の一つとして高インスリン血症があげられている。内臓脂肪型肥満における肝トリグリセリド合成亢進は NAFLD のリスクである。脂肪肝の診断には腹部超音波検査，CT 検査などの画像診断が，炎症，線維化を伴う脂肪肝炎の診断には組織学的検査が必要になる。これら NAFLD は肝臓でのインスリン抵抗性の成因として注目されている。肥満では腎糸球体濾過量（GFR）の増加や血管内皮機能障害による輸入細動脈自動調能異常により糸球体内圧が上昇し，アルブミン尿，尿蛋白を生じることが推察されている。これは慢性腎臓病（CKD）の一部であり，CKD は心血管疾患の高リスク状態として注目されている。睡眠時無呼吸症候群は夜間の繰り返す低酸素血症，交感神経活性増加があり，冠動脈疾患，夜間突然死の高リスク状態として注目されている。肥満症における危険因子の集積はアテローム性動脈硬化の進展につながる。hs-CRP（高感度 C 反応性蛋白）上昇，高 PAI-1 血症，アルブミン尿，低アディポネクチン血症などは保険診療の範囲ではないが，血管内皮異常や動脈硬化疾患進展のバイオマーカーとして注目されている。

● **診断**

肥満の判定

肥満の判定には身体の脂肪組織量を測定することが必要であるが，現在のところ正確かつ簡便な脂肪量の測定法はなく，浮腫や筋肉量が多い場合などの特殊な状態を除き，体脂肪量の多寡を簡便に反映することから，一般臨床や健康診断においては身長と体重を用いた BMI が世界的に用

いられている。

$$BMI(body\ mass\ index) = 体重(kg) \div [身長(m)]^2$$

　WHO（世界保健機関）基準では BMI 25 以上を overweight, BMI 30 以上を obese としている。わが国では体重増加の程度が比較的軽度な段階から肥満関連疾患をきたすことから，BMI 25 以上を肥満と判定する。BMI が大きい領域で頻度の高い健康障害だけでなく，BMI が小さい領域で頻度の高い健康障害もあり，両者の関係は J カーブとしてあらわされ，わが国では健康障害が最小となる BMI = 22 に相当する体重を標準体重としている。

肥満症の診断

　肥満者の多くは肥満を惹起する基礎疾患がない原発性肥満である。そのなかで，①肥満に起因するないし関連する健康障害（表 5-1）を合併するか，②現時点で健康障害が明らかでなくても，将来その合併が予測される内臓脂肪型肥満を肥満症と診断する。肥満症を診断する目的は，医学的に減量を必要とする対象を抽出することである。内臓脂肪型肥満は BMI 25 以上で，腹部 CT 検査による臍レベルの内臓脂肪面積が男女共通で 100 cm² 以上の場合であるが，スクリーニングとしてウエスト周囲長が男性 85 cm，女性 90 cm 以上とされている。男性より女性のほうが平均的に腹部皮下脂肪面積は大きいため，ウエスト周囲長の基準値が大きい値となっている。

　耐糖能異常，高血圧，脂質異常症は程度が軽くても一個人に集積することで動脈硬化性疾患の危険因子となる。内臓脂肪蓄積に加え複数の危険因子を有する場合はメタボリックシンドロームと定義されており，内臓脂肪減少を積極的に行うことがすすめられている。日本医師会は就労者の動脈硬化性疾患予防のために，肥満，高脂血症，Bardet-Biedle（バルデー・ビードル）症候群では性機能低下，多指（趾）症，網膜色素変性，知能障害がみられる。レプチンや，視床下部のレプチン受容体後の摂食シグナルに関与するプロオピオメラノコルチン（POMC），メラノコルチン 4 受容体（MC4R）の遺伝子異常による肥満の報告がある。

■ 治療と薬理メカニズム
すべての肥満者が必ずしも減量を必要とするものではないが，わが国では軽度肥満でも糖尿病，高血圧，脂質異常症などの生活習慣病を合併しやすく，これらの病態は動脈硬化性疾患の発症リスクを上昇させることが知られている。医学的な見地から減量によって体脂肪の過剰蓄積，特に内臓脂肪蓄積に関連する健康障

表 5-1　肥満症に起因ないし関連する健康障害

1) 耐糖能障害（2 型糖尿病，耐糖能異常など）
2) 脂質異常症
3) 高血圧
4) 高尿酸血症・痛風
5) 冠動脈疾患：心筋梗塞・狭心症
6) 脳梗塞：脳血栓症・一過性脳虚血発作
7) 脂肪肝（NAFLD）
8) 月経異常，不妊，妊娠合併症（妊娠高血圧症候群，難産）
9) 睡眠時無呼吸症候群
10) 変形性関節症（膝，股関節），変形性脊椎症，腰痛症
11) 肥満関連腎臓病

NAFLD：非アルコール性脂肪性肝疾患

害を改善し，重篤な病態を予防することが肥満症を診断し，治療を行う大きな目的である。

保健指導
　地域，職域においても健康診断後の保健指導の役割がより明確になってきている。健診対象者が血糖，脂質，血圧などのデータを個々の数値としてとらえるだけでなく，動脈硬化性疾患発症のリスクとしてとらえ，ライフスタイル改善についてより主体的に考えることが可能になった。保健指導はそれを支援するものである。日常生活で，早期からライフスタイル改善による肥満症対策をとっていくことが重要である。

行動療法
　行動療法は，肥満症治療における主体性を高め，治療動機水準を強化し，減量の長期維持をめざすうえで重要である。わが国では，体重を 1 日 4 回測定，記録し，体重増減の視覚化，過食につながる行動の気づき，修正を促すグラフ化体重日記法，食行動の「ずれ」を肥満者とともに医療者も客観的に把握する食行動質問表，習慣化した「早食い」を是正するための 30 回咀嚼法などが考案されている。

食事療法
　減量を目的とした食療法を実施するにあたっては医学的必然性がなければならない。身体状況としての肥満だけでは食事療法の対象とはならず，健康障害を伴っており肥満症と診断された者が対象となる。1,200～1,800 kcal/日の肥満症治療食を用いる。どの治療食を選択するかは肥満症の疾病を考慮して決める。急激な減量はリバウンドを招来する。経時的に成果の確認を行う。生体に悪影響を与えることなく減量するには，蛋白質は理想体重（kg）あたり 1 g 必要であり，ミネラルやビタミン，水分は十分にとる。砂糖や清涼飲料水は避け，繊維質の多い野菜などに置き換える。規則的な体重測定と食事内容および量の記載を指導し，医師または栄養士がチェックする。

　650 kcal/日以下の超低エネルギー食（very low calorie diet：VLCD）は健康障害のため迅速な体重減少が必要な肥満症が対象となる。短期間での減量には効果を発揮するが，長期的に体重維持を目的で使われるものではない。不整脈やケトアシドーシスなどが起こることがあるので，専門医の管理下で入院により行う。

運動療法
　身体活動度を保つことは，肥満症改善に対する動機づけや，エネルギー制限に対する筋肉減少の予防の意味でも重要である。運動療法の介入研究では，血圧や糖代謝異常の

改善に対する効果は，体重や内臓脂肪の減少に依存することが報告されている．エネルギー消費量を増やす観点から有酸素運動が推奨されている．中等度の強度の身体活動を，当初は1日合計30分，最終的に合計60分，ほぼ毎日行うことが望ましいとされている．冠動脈疾患や突然死の危険を防ぐため，中高年者で急に高強度の運動をはじめることは避ける．肥満症における運動療法では，高血圧や糖尿病も考慮し，狭心症の症状にも注意しながら，身体活動を増加させていくことが望ましい．

薬物療法

肥満症治療の本来のあり方は，まず食事や運動で減量を試みることにある．しかしリバウンドを繰り返し，目的とする減量が得られる見込みが立たない症例や合併症の危険のために早急な減量が必要な場合は，薬物療法の対象になる．現時点では，わが国で使用可能な薬物はマジンドールにかぎられ，保険適用基準はBMI 35以上の高度肥満者とされている．薬物療法を行う場合でも，食事，運動療法を原則として継続し，薬剤はそれらを補助する，ないしはあわせてより効果をあげるという認識が必要である．

外科療法

BMI 40以上あるいは重症の合併疾患を有するBMI 35以上の高度肥満症例では専門施設において外科療法が試みられ，大幅な減量や合併症状の改善も報告されているが，長期の安全性についてはまだ確認されていない段階である．腹腔鏡を用いたスリーブ状胃切除術，胃バイパス術や胃バンディング術などがあげられるが，現時点では保険適用外である．外科療法を行う場合でも，食事療法や行動療法などの内科的治療や精神的サポートが必要である．

● 経過・予後　予後は合併する病態の重篤度に左右される．肥満症は糖尿病，脂質異常症，高血圧症，動脈硬化性疾患などの医学的見地からとらえることが重要で，このような観点から治療の必要性を十分説明することが大切である．

【船橋　徹】

参考文献

1) 日本肥満学会肥満症診断基準検討委員会：新しい肥満の判定と肥満症の診断基準．肥満研究 6:18-28, 2000
2) 日本肥満学会肥満症診断基準検討委員会編：肥満症診断基準2011. 肥満研究 17(臨時増刊号), 2011
3) 日本肥満学会肥満症治療ガイドライン作成委員会：肥満症治療ガイドライン2006. 肥満研究 12(臨時増刊号), 2006
4) メタボリックシンドローム診断基準検討委員会：メタボリックシンドロームの定義と診断基準．日本内科学会雑誌 94:794-809, 2005
5) 日本医師会監修：二次健康診断項目と特定保健指導へのガイドライン 労災二次健康診断等給付事業について，労働調査会, 2001
6) 標準的な健診・保健指導に関するプログラム(厚生労働省健康局): http://www.niph.go.jp/soshiki/jinzai/koroshoshiryo/kenshin/data/zentai.pdf
7) Hiuge-Shimizu A et al：厚生労働省内臓脂肪班研究. Ann Med, 2011(in press)

6 メタボリックシンドローム

はじめに

わが国において，虚血性心疾患や脳血管障害といった動脈硬化性疾患がめざましく増加している．厚生労働省の死因統計においても脳血管障害・心血管病が全死亡の約30%を占めており，癌と匹敵するほどに増加している．これらの疾患は死亡率が高い点のみならず，後遺症を残す例も多く，高額の医療費がかかり財政上の負担が大きいこともまた問題となる．

以前より，動脈硬化性疾患において高コレステロール血症が危険因子であろうと考えられていた．労働省(現厚生労働省)によりわが国で1995年により行われた動脈硬化性疾患発症要因についての研究で，心筋梗塞・脳梗塞の発症者について10年間さかのぼって比較を行ったところ，高コレステロール血症のリスクが明らかとなった．しかしそれ以上に高中性脂肪，高血糖，高血圧，肥満症がリスクとなっていることが明らかとなり，現在いうところのマルチプルリスクファクター症候群が背景にあることが確認された．

脂質代謝異常と動脈硬化性疾患については各種の疫学的研究が行われており，介入試験も多く行われている．Framingham研究や久山町研究，NIHONSAN Studyなどの疫学調査から脂質と動脈硬化性疾患の相関が示され，WHO Clofibrate Primary Prevention Study, Helsinki Heart Study, 4S, CARE(Cholesterol and Recurrent Events)などの介入試験が行われ，動脈硬化性疾患に対する介入の影響などが評価され，このような疫学的研究の進展とともにシンドロームXや死の四重奏などのように脂質異常症，耐糖能障害，高血圧，肥満，喫煙といった危険因子の重複により動脈硬化性疾患の危険度が増加することが知られるようになった．そしてまた，近年の研究によりその危険因子には内臓脂肪の蓄積やインスリン抵抗性が深くかかわっていることも明らかとなってきた．

病態生理

メタボリックシンドローム(metabolic syndrome)の病態の形成には加齢が強く影響しているが，環境因子と遺伝因子の両者が関与していると考えられている．環境因子としては過食と運動不足が多い．高脂肪食や食後高血糖をきたしやすい食事は高インスリン血症を惹起するため，メタボリックシンドロームとの関連が注目されている．遺伝性についてはペルオキシソーム増殖因子活性化受容体γ(peroxisome proliferator activated receptor γ: PPARγ)やアディポネクチンの変異との相関が報告されている．

わが国で提唱された内臓脂肪症候群はCTスキャンによる脂肪組織分析により内臓脂肪過剰蓄積の下流に糖尿病・脂質異常症・高血圧症が発症して動脈硬化性疾患を引き起こすという病態であった(図6-1)．

シンドロームXや死の四重奏に相当するが，インスリン抵抗性が糖尿病の基盤となることにあわせて内臓脂肪の蓄積が上流に存在していることを強調している．脂肪細胞からの分泌蛋白やアディポサイトカインが解明されるにつれて分子生物学的な背景も明らかになってきている．内臓脂肪の蓄積は脂肪細胞を大型化するが，小型の脂肪細胞はアディポネクチンといった抗糖尿病・抗動脈硬化作用を持つ善玉のサイトカインを多く放出する一方で，大型の脂肪細胞はレジスチン，腫瘍壊死因子α(TNFα)，インターロイキン6(IL-6)，遊離脂肪酸といった炎症性サイトカインを

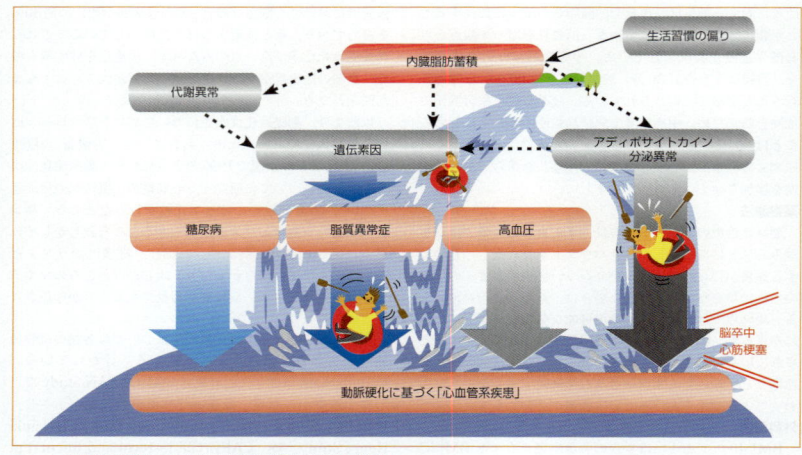

図 6-1　内臓脂肪蓄積からもたらされる動脈硬化性疾患の模式図

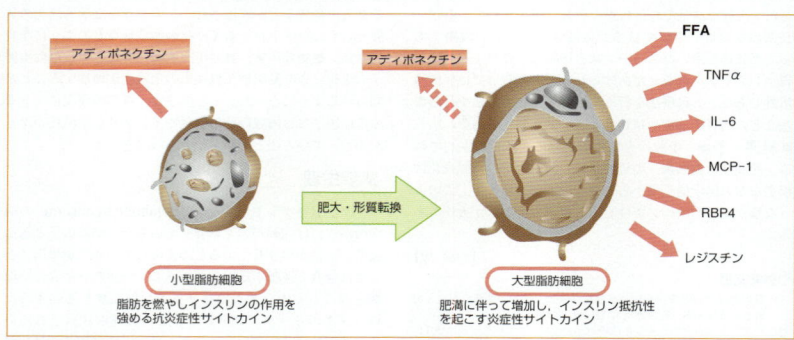

図 6-2　脂肪細胞の放出
肥満・内臓脂肪蓄積によるアディポサイトカインの分泌異常によりメタボリックシンドロームがもたらされる
FFA：遊離脂肪酸，TNFα：腫瘍壊死因子α，IL-6：インターロイキン6，MCP-1：単球走化性蛋白1，RBP4：レチノール結合蛋白4

多く放出する（図6-2）。

また，肥満は脂肪組織におけるマクロファージの浸潤や，マクロファージによる炎症性サイトカインの分泌ももたらし，これらの炎症性サイトカインはインスリンシグナルの阻害からインスリン抵抗性を惹起して，糖尿病・高血圧症・脂質異常症をもたらす。また慢性炎症は血管に対して動脈硬化を促進するし，脳血管障害・虚血性心疾患などをもたらす。

診断基準策定の経緯

こういった背景のもと，メタボリックシンドロームの定義や診断基準の基本原理についてはグローバルな考え方と協調しながら，基準値については日本人のエビデンスに基づいた診断基準を設定する必要があると考えられ，2004年より日本肥満学会，日本糖尿病学会，日本動脈硬化学会，日本高血圧学会，日本循環器学会，日本内科学会，日本腎臓病学会，日本血栓止血学会が共同でメタボリックシンドローム診断基準検討委員会を構成し，診断基準の設定が行われた。

診断基準とそれぞれの意義

日本におけるメタボリックシンドロームの診断基準は表6-1のとおりである。

ウエスト周囲長（内臓脂肪蓄積を反映する）が基準値以上で，脂質・血圧・血糖のうちいずれか2つ以上を満たすものをメタボリックシンドロームと定義する。高血圧症・脂

質異常症・糖尿病について治療中の場合はそれぞれの基準を満たしているものとして扱う。この診断基準をもとにすると、メタボリックシンドロームは中高年齢層を中心にして10〜30%程度存在すると考えられているが、まだその予後については疫学的調査研究が十分でなく今後の研究が望まれる。

日本における診断基準の特徴は腹部肥満、すなわち内臓脂肪の蓄積を診断のための必須条件としているところである。これはメタボリックシンドロームが、内臓脂肪蓄積によるアディポサイトカインの異常とインスリン抵抗性の増大により血圧・脂質代謝・糖代謝へ悪影響がもたらされ、それにより心血管リスクが高められているという疾患概念であることを反映している。

また、表6-2にメタボリックシンドロームの主な診断基準の比較を示す。NCEP-ATP Ⅲ (National Cholesterol Education Program Adult Treatment Panel Ⅲ)は2001年に発表された米国の高TC(総コレステロール)血症治療のガイドラインで、IDF(国際糖尿病連合(International Diabetes Federation))基準はIDFが2005年に提唱した診断基準である。

その後、IDFとNCEP-ATP Ⅲは2009年に統一基準を設けているが、この診断基準からはウエスト周囲長が必須ではなくなっている。すなわち、他の病態による血圧・脂質代謝・糖代謝への影響なども含んでしまっており、日本の診断基準と比較すると結果的に多様な病態を含んだ複雑な疾患概念となってしまっている。日本の診断基準におけるウエスト周囲長の設定はCTスキャンによる内臓脂肪量の測定などの多くの基礎データに基づいており、内臓脂肪の蓄積による心血管リスクの増大を診断できるという点とした診断基準と考えられる。

ウエスト周囲長

腹部肥満は内臓脂肪蓄積を反映しているとみなされ、内臓脂肪蓄積をCTなどで測定・評価することは日常の外来診療や健康診断の場では容易ではないため、日本の基準ではウエスト周囲長を内臓脂肪蓄積の基準と設定している。

メタボリックシンドロームは、内臓脂肪の蓄積によるインスリン抵抗性などが動脈硬化性疾患をもたらすという考えからなっており、内臓脂肪の蓄積の評価を最初の基準としたことが診断基準の特徴ともいえる。統一基準(表6-2)では民族ごとにウエスト周囲長の基準値を設けている。しかしウエスト周囲長が基準を満たしていなくても他の項目からメタボリックシンドロームと診断されうることがあり、内臓脂肪蓄積によるアディポサイトカインの異常を反映しているか議論がある。

表6-1 メタボリックシンドロームの診断基準

内臓脂肪蓄積(必須項目)
 ウエスト周囲長　男性 85 cm 以上
　　　　　　　　女性 90 cm 以上
上記に加えて以下のうち2項目以上(男女共通)
 脂質　高トリグリセリド血症　　150 mg/dL 以上　かつ/または
　　　低HDLコレステロール血症　40 mg/dL 未満
 血圧　収縮期血圧 130 mmHg 以上　かつ/または
　　　拡張期血圧 85 mmHg 以上
 血糖　空腹時血糖 110 mg/dL 以上

表6-2 メタボリックシンドロームの代表的な診断基準の比較

	WHO(1999)	NECP-ATP Ⅲ (2001)	IDF基準(2005)	日本(2005)	統一基準(2009)
定義	・糖尿病・空腹時高血糖・耐糖能障害・インスリン抵抗性が必須項目 ・上記に加えて下記の5項目のうちから2項目以上	・下記のうちから3項目以上	・中心性肥満が必須 ・それ以外の下記4項目から2項目以上	・中心性肥満が必須 ・上記を除く下記4項目から2項目以上(トリグリセリドとHDLコレステロールはどちらか一方でも満たせば1項目とする)	・下記のうちから3項目以上
肥満	・ウエスト・ヒップ比 男性>0.90 女性>0.85 またはBMI>30	・ウエスト周囲長 男性>102 cm 女性>88 cm	・民族ごとに定義 ・日本人は、男性≧85 cm 女性≧90 cm	・ウエスト周囲長 男性≧85 cm 女性≧90 cm ・内臓脂肪面積≧100 cm²	・民族ごとに定義 ・日本人は、男性≧85 cm 女性≧90 cm
トリグリセリド	≧150 mg/dL	≧150 mg/dL	≧150 mg/dL	≧150 mg/dL	≧150 mg/dL
HDLコレステロール	男性<35 mg/dL 女性<39 mg/dL	男性<40 mg/dL 女性<50 mg/dL	男性<40 mg/dL 女性<50 mg/dL	<40 mg/dL	男性<40 mg/dL 女性<50 mg/dL
血圧	≧140/90 mmHg	≧130/85 mmHg	≧130/85 mmHg	≧130/85 mmHg	≧130/85 mmHg
空腹時血糖	(必須項目)	≧110 mg/dL	≧100 mg/dL または2型糖尿病	≧110 mg/dL	≧100 mg/dL または2型糖尿病
尿中アルブミン	尿中アルブミンの排泄率≧20μg/分 またはアルブミン/クレアチニン≧30 mg/g	—	—	—	—
備考	薬物治療に関する記載なし	薬物治療に関する記載なし	トリグリセリド・HDLコレステロール・血圧は薬物治療中のものはあてはまると解釈する	トリグリセリド・HDLコレステロール・血圧・空腹時血糖は薬物治療中のものはあてはまると解釈する	治療中のものはあてはまると解釈する

WHO：世界保健機関、NECP-ATP Ⅲ：National Cholesterol Education Program Adult Treatment Panel Ⅲ、IDF：国際糖尿病協会

表6-3 患者カテゴリー別管理目標値

患者カテゴリー		脂質管理目標値				その他の危険因子の管理		
冠動脈疾患	LDL-C以外の主要冠危険因子	TC	LDL-C	HDL-C	TG	高血圧症	糖尿病	喫煙
A	なし	0	<240	<160	≧40	<150	日本高血圧学会のガイドラインによる	日本糖尿病学会のガイドラインによる	禁煙
B1	なし	1	<220	<140					
B2		2							
B3		3	<200	<120					
B4		≧4							
C	あり		<180	<100					

- 冠動脈疾患とは、確定された心筋梗塞・狭心症とする
- LDLコレステロール(LDL-C)以外の主要冠危険因子は以下の6つである
  加齢(男性45歳以上、女性55歳以上)、耐糖能障害を含む糖尿病、高血圧症、冠動脈疾患の家族歴、低HDLコレステロール(HDL-C)血症(≦40 mg/dL)、喫煙
- 原則としてLDL-Cで評価し、総コレステロール(TC)は参考値とする
- 脳梗塞・閉塞性動脈硬化症の合併はB4扱いとする
- 糖尿病があれば他に危険因子がなくともB3とする
- 家族性高コレステロール血症は別に考慮する
- 脂質管理は、まずライフスタイルの改善からはじめる

TG:トリグリセリド
(文献4を引用)

　ウエスト周囲長の基準値の設定に関しては臍の高さでのCTスキャンによる内臓脂肪面積が$100\ cm^2$に相当する値として現在のウエスト周囲長が選択されているが、この$100\ cm^2$をカットオフ値として複数の病態を合併することが知られていることがもとになっている。

　しかし、これについてはウエスト周囲長と内臓脂肪面積の相関に議論が多い。たとえばIDF基準(表6-2)では民族別にウエスト周囲長の基準値を設けているが、日本人以外の人種ではカットオフ値が男性>女性となっている。現在のメタボリックシンドロームの診断基準は女性における基準がゆるいのではないかという議論や、女性の動脈硬化性疾患がそもそも少ないなどの反論もあるため、今後変更が行われるか注意していく必要がある。

血圧

　血圧については拡張期か収縮期かのいずれかを満たせばあてはまる。

　表6-2のようにWHO基準以外は130/85 mmHg以上が診断基準とされており、これは日本高血圧治療ガイドラインやヨーロッパ高血圧学会、アメリカ心臓病学会の高血圧管理ガイドラインにおける正常高値と合致している。

　肥満により血圧を上昇させる機序には複数の機構が存在する。インスリン抵抗性は尿細管でのナトリウムの再吸収を促進させ、血管内皮を通じて骨格筋内の血流障害により血圧上昇をもたらす。肥満では過剰なエネルギーを熱産生にまわすため交感神経が活性化されるが、実際には熱産生は亢進せず、末梢血管収縮・心拍出量増大・ナトリウム再吸収増加により血圧上昇がもたらされる。また、脂肪組織ではアンジオテンシノーゲンが発現しており、血圧上昇がもたらされる。レプチン抵抗性の存在も示唆されている。

血糖

　わが国の診断基準では空腹時血糖110 mg/dL以上が採用されている。

　これはIDFの100 mg/dLより基準がゆるくなっている。

ピマインディアンを対象とした研究で、空腹時血糖100 mg/dL以上で糖尿病リスクが増大しており、ROC曲線を用いた解析からもこの付近で糖尿病の発症リスクが高まることが知られていることから、この基準値についても検討の必要があると考えられている。また、現在の基準では空腹時血糖が採用されているが、心血管疾患による死亡リスクは空腹時血糖だけでなく、食後高血糖が心血管イベントのリスクとなることが舟形町研究などにおいて示唆されている。

脂質

　脂質については中性脂肪とHDL(高比重リポ蛋白)コレステロールのいずれかを満たせばあてはまる。

　脂質異常症の測定には14時間以上の絶食状態でTC、トリグリセリド(TG)、HDLコレステロールを測定する。

　メタボリックシンドロームの診断基準にはTCが含まれていないが、TC、LDL(低比重リポ蛋白)コレステロールともに動脈硬化症、特に虚血性心疾患における最大の危険因子であり、その管理の有用性は一次予防、二次予防とあわせて十分にエビデンスが確立されており、メタボリックシンドロームの有無にかかわらず治療の対象となる。

治療

　メタボリックシンドロームの治療においては血圧・血糖・脂質に対しての薬物療法のみを行うのではなく、その上流にある腹部肥満、すなわち内臓脂肪蓄積を解消することが重要である。

　そのために食事療法と運動療法が最初の治療となるが、食事療法においては可能なかぎり栄養士の指導の下に総カロリー制限、脂肪酸摂取量制限、アルコール摂取量制限を行い、運動療法においては有酸素運動を行うようにすすめる。栄養指導に関しては、特に男性患者の場合は日々の食事を実際につくっている者の同席が望ましい。

　食事療法や運動療法を行ったうえでも十分に目標に達しない場合には薬物療法が必要となる。しかし血圧・血糖・

脂質に対して投薬をはじめたことで食事療法や運動療法が不要になるわけではなく，あくまでも基本となる治療は食事療法と運動療法であることをしっかりと教育する必要がある．

治療の目標水準は表6-3に示したとおりである．表6-3においてB1とB2，またB3とB4は同じように思えるが，危険因子の数が異なっているためそれを念頭において加療していく必要がある．ただし，実際の治療においては取り組みの意欲や家庭環境・職場環境が異なるため，個々の患者ごとにきめ細かく対応していく必要がある．

おわりに

メタボリックシンドロームは動脈硬化性疾患の高リスク群であり，疾患予防のために厳密に管理していく必要がある．しかしながら，その診断基準にはまだ流動的なところもあり今後も注意を要する．メタボリックシンドロームの治療は高血圧・糖尿病・脂質代謝異常の一般の治療に準じるが，これらを総合的に加療していく必要がある．

メタボリックシンドロームが提唱されたことにより，高血圧症・糖尿病・脂質代謝異常症においてまだ診断基準に達していないものの，動脈硬化性疾患の高リスクとなる疾患群が世に知られるようになった意義は大きいものと思われる．

【羽田 裕亮・山内 敏正・門脇 孝】

参考文献
1) 門脇孝ほか編：カラー版 糖尿病学 基礎と臨床，西村書店，2007
2) 日本臨牀 64(増刊号9 メタボリックシンドローム 病因解明と予防・治療の最新戦略)，2006
3) 門脇孝編：糖尿病ナビゲーター 第2版，メディカルレビュー社，2010
4) 日本動脈硬化学会編：動脈硬化性疾患診療ガイドライン 2007年版，日本動脈硬化学会，協和企画，2007

7 代謝・栄養疾患と動脈硬化症

● **定義・概念** 動脈硬化とは動脈の細胞および細胞外基質が増生し，脂質の沈着などを伴って動脈の内膜が肥厚し弾性を失うとともに，内腔が狭窄した病変をさす．動脈硬化病変は加齢とともに出現し進行するため，健常な高齢者にも認められるが，高血圧や喫煙，糖尿病，脂質代謝異常といった動脈硬化の危険因子の存在により，その進行が促進される．

動脈硬化は基本的に全身の動脈に起こりうるが，特に冠動脈，脳底動脈，四肢の動脈などに起こりやすい．動脈硬化症の代表的な臨床病態として知られる心筋梗塞や脳梗塞などの虚血性疾患は，動脈硬化病変の進行に加えて，病変部で生じる血栓形成が原因となることが多く，アテローム血栓症(atherothrombosis)とも呼ばれ，動脈硬化性疾患として総括される．これらの疾患はいずれも致死性の疾患であり，それゆえ動脈硬化症は適切な管理が必要である．

● **疫学** 動脈硬化症の研究においてさまざまな疫学調査が臨床にもたらした成果はきわめて大きい．なかでもFramingham研究は動脈硬化症の発症/進展にかかわるさまざまな危険因子を疫学的に明らかにした，最初の大規模な疫学研究である．Framingham研究とは，1948年米国のボストン郊外のFramingham町ではじまった，住人を対象とした長期間にわたる前向きコホート研究であり，研究の多面的な解析結果から，心筋梗塞など動脈硬化性疾患の発症や進展には，高血圧，喫煙，さらに糖尿病や脂質代謝異常(特に高LDL(低比重リポ蛋白)血症)などの代謝疾患の有無が深く関与していることが明らかとなった．以後，さまざまなコホート研究や疫学調査により，これらの因子は動脈硬化症の危険因子として認識されるようになり，またこれらの因子を制御することにより，動脈硬化性疾患の予防や進展を抑制できることがわかってきた．

これらの危険因子が重複することにより，動脈硬化性疾患の発症は劇的に上昇することも明らかとなってきている．わが国の労働省(現厚生労働省)作業関連疾患総合対策研究班による1995〜1998年の後向き調査では，肥満，血圧高値，血糖高値，脂質代謝異常のうち3つ以上のリスクを持つ者は，リスクのない者に比べ30倍以上も虚血性心疾患になりやすいという結果が得られている(図7-1)[1]．

一方，従来から疫学的に肥満，糖尿病，脂質異常症(高中性脂肪，低HDL(高比重リポ蛋白)コレステロール)，高血圧などの疾患は，合併する頻度が高いことが知られていた．このように動脈硬化の危険因子が重複するのは単なる偶然ではなく，共通した病態を基礎とし，その結果として起こる事象であることが近年明らかとなってきた．このような病態はメタボリックシンドローム(metabolic syndrome)という概念で確立され，動脈硬化の高リスク群として注目されている(17章6「メタボリックシンドローム」参照)．

● **病因・病態生理と分子メカニズム** 血管内面は内皮細胞と呼ばれる一層の細胞におおわれる．内皮細胞は血液成分が動脈壁内に過度に侵入することを防ぎ，またさまざまな分泌因子によって，血栓形成の抑制や血管壁の収縮・弛緩に重要な役割を果たしている．なんらかの原因により内皮が損傷されると，血管壁内部に血漿成分や単球・マクロファージなどが侵入し，遊走因子や増殖因子が平滑筋細胞に作用して，平滑筋を増殖させコラーゲンなどの細胞外基質を産生させる．また内皮障害による凝固線溶系の異常により血栓の形成が起こる．このような過程を経て，動脈硬化巣(プラーク)が形成される(図7-2)．プラークはその形成成分により，脂質に富むプラークと線維性のプラークに大別される．前者は破裂しやすいことから「不安定プラーク」とも呼ばれる．

内皮の障害やプラークの形成は，加齢とともに一定の程度で起こりうるが，高血圧や糖尿病，脂質異常症といったさまざまな代謝異常がその促進因子となる．糖尿病では高血糖により産生されるさまざまな終末糖化産物(advanced glycation end products：AGEs)(糖化蛋白質の最終生成物の総称)が血管内皮の機能を障害し，血栓形成を促進することが知られている．また脂質異常症(特に高LDL血症)では酸化されたLDLがマクロファージや平滑筋細胞に取り込まれ，プラーク内部に脂質に富んだ組織を形成し，不安定プラークを形成する．肥満を基礎とするメタボリックシンドロームの患者では，合併する諸疾患による動脈硬化の促進以外に，体内に蓄積した脂肪細胞から過剰に分泌されるプラスミノーゲン活性化因子インヒビター1(plasminogen activator inhibitor-1：PAI-1)などのサイトカイ

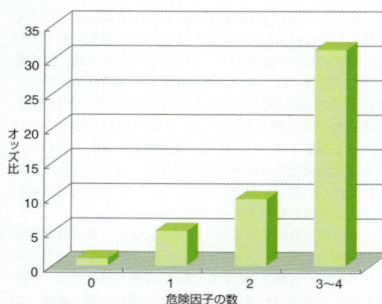

図 7-1 危険因子の数と虚血性心疾患発症のオッズ比[1]
危険因子として肥満，高血圧，高血糖，高コレステロールの 4 因子があげられている

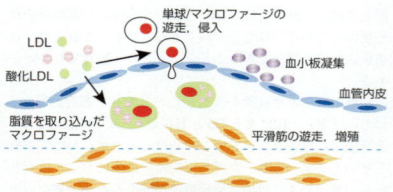

図 7-2 動脈硬化巣の発生・進展の模式図

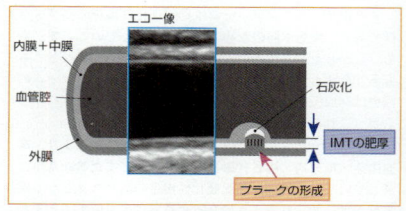

図 7-3 頸動脈エコーの模式図と動脈硬化の診断ポイント
IMT：内膜中膜複合体厚

ンが動脈硬化促進的に作用する。

なお近年，動脈硬化の形成・促進には慢性の炎症反応が深く関与していることもわかってきた[2]。動脈硬化巣では血管内皮細胞が活性化され炎症性サイトカインを発現し，その結果，単球や組織球が活性化され慢性炎症状態を呈し，動脈硬化を促進していると考えられている。このような背景から，近年では炎症性マーカーを動脈硬化の指標に用いたり，抗炎症薬を動脈硬化の治療に用いるなどの試みがなされている。

● **臨床症状・検査成績** 動脈硬化症やアテローム血栓症は，その生じる部位によってさまざまな臨床病態をとり，冠動脈であれば心筋梗塞や狭心症などの虚血性心疾患，脳動脈であれば脳梗塞，四肢動脈であれば閉塞性動脈硬化症などの病態を発症すると理解される（それぞれの疾患の症状については他稿参照）。近年の疫学調査の結果，動脈硬化症の臨床病態として，欧米人ではその多くが冠動脈疾患として発症するのに対し，日本人では脳血管疾患の有病率が比較的高いことも明らかとなっている。このように同じ動脈硬化症でも，その臨床病態や好発部位は，人種や環境によって異なる可能性も示唆されている。

問題は，これらの臨床病態を呈する頃には動脈硬化はかなり進行しており，また全身に生じていると考えられる点である。動脈硬化症は，症状を示さない時期からその進展予防を行うことが最も重要である。そのためには，糖尿病や脂質異常症などのリスクを有する患者には，動脈硬化についての積極的な検査や治療を行うこと，また虚血性心疾患や脳梗塞といった典型的な動脈硬化症を発症した患者については，その他の動脈硬化性疾患を発症する可能性を常に念頭におくことが必要である。

● **診断** 動脈硬化の診断には画像診断が中心的な役割を果たすが，近年では動脈硬化の進展度を評価できるような血液マーカーを確立しようという研究も広がっている。

身体所見：動脈硬化の診断として動脈拍動の減弱や消失を調べることは重要であり，大腿動脈や足背動脈など，主に下肢動脈の触診にて評価を行う。また足関節上腕血圧比（ABPI）は下肢の閉塞性動脈硬化症の診断に有用である。

画像診断：虚血性心疾患や脳梗塞などでは，血管造影によって，動脈の狭窄状態を評価するのが基本的な検査法である。しかしながら造影検査には侵襲や合併症のリスクが少なくない。そこで近年では，造影剤注入後に多列化 CT で撮影を行う CT angiography（CTA）や，解像度はやや劣るものの被爆や造影剤などの侵襲のない MR angiography（MRA）などが広く使用されるようになっている。一方，動脈硬化の進行度を簡易的に評価する目的では，エコーが用いられる。エコーにて評価可能な体表面に近い大血管（頸動脈が多用される）を用い，血管壁の厚さや石灰化の状態を調べることにより動脈硬化の進展度を評価する。1.1 mm 以上の内膜中膜複合体厚（intima media thickness：IMT）やプラークの存在が動脈硬化の指標として汎用される（図 7-3）。施設間の標準化や施行者による技術差の克服など課題点はあるが，簡便な非侵襲検査であるため，糖尿病，脂質異常症，高血圧，喫煙歴などを有する患者では，明らかな動脈硬化疾患を発症していない場合でも，積極的に検査を行うべきである。

血液マーカー：前述したように近年，動脈硬化病変では持続する慢性炎症があることが明らかとなってきた。すなわちこれらの炎症を反映するマーカーは動脈硬化のマーカーとなる可能性がある。なかでも炎症のマーカーとして臨床で頻用されている C 反応性蛋白（CRP）については，近年微量の CRP を測定する高感度 C 反応性蛋白（hs-CRP）の測定法が確立され，その結果 hs-CRP 高値が動脈硬化性疾患の発症と関連することが明らかにされている[3]。このほかにも動脈硬化の新しい診断マーカーを確立しようというさまざまな試みがなされているが，現段階ではいずれも研究レベルであり，今後の臨床応用が期待される。

● **治療と薬理メカニズム** 心筋梗塞や脳梗塞など，すでに閉塞もしくは高度に狭窄した病変に対しては，カテーテルを使用したインターベンションや外科的なバイパス術な

表7-1 カテゴリー別の脂質管理目標値

治療方針	カテゴリー		管理目標(mg/dL)		
		LDL以外の危険因子数*	LDLコレステロール	HDLコレステロール	TG
【一次予防】 まず生活習慣の改善を行ったのち薬物療法を考慮	I	0	<160	≧40	<150
	II	1～2	<140		
	III	3以上	<120		
【二次予防】 生活習慣の改善とともに薬物療法を考慮	冠動脈疾患の既往		<100		

*：LDLコレステロール以外の主要危険因子＝加齢(男性45歳以上，女性55歳以上)，高血圧，糖尿病(耐糖能異常を含む)，喫煙，冠動脈疾患の家族歴，低HDLコレステロール血症(<40 mg/dL)

行う。一方，動脈硬化の進展にはさまざまな危険因子が存在し，これらの因子がプラークの形成を促進することは前述したとおりである。動脈硬化の治療ではこれらの因子を排除し，プラーク進展を抑制することが重要である。

ライフスタイルの改善：動脈硬化の危険因子である肥満，糖尿病，脂質異常症，高血圧，喫煙などはいずれも生活指導で改善する部分が少なくない。動脈硬化を有する患者には，カロリー制限や脂質制限，塩分制限を含む食事指導，運動の励行，禁煙などの指導をまず行うべきである。

脂質代謝異常に対する治療：日本動脈硬化学会のガイドライン[4]では，動脈硬化性疾患予防のための各脂質の管理目標値を**表7-1**のように定めている。LDLコレステロールは動脈硬化の最もよく知られた危険因子であり，その管理を目標とした場合，HMG-CoA還元酵素阻害薬(スタチン)が最も有用である。スタチンの使用は動脈硬化の一次予防，二次予防に対して，ともに有効であることが多くの大規模臨床試験で示されている。またスタチンにはLDLの低下作用だけではなく，抗炎症作用や抗酸化作用など，さまざまなpleiotropic effect(多面的効果)が報告されている。特に近年，その抗炎症作用が注目されており，LDL低値かつCRP血症の患者において，スタチンの一次予防効果が証明されている[5]。一方，中性脂肪(トリグリセリド〈TG〉)も超低比重リポ蛋白(VLDL)やレムナントなど動脈硬化を進展させるものを多く含み，動脈硬化の促進因子となりうる。TGの管理にはフィブラート製剤が有効であり，またニコチン酸なども使用される。特にフィブラート製剤にはTG低下作用だけではなく，動脈硬化を改善するHDLコレステロールの上昇作用もあり，相乗効果が期待できる。

糖代謝異常に対する治療：これまで，厳格な血糖コントロールが網膜症や腎症など微小血管障害の進展を抑制することは知られていたが，UKPDS80[6]の結果が示すように，大血管障害の抑制にもかならずしも効果が明らかとなってきた。すなわち動脈硬化の発症・進展予防という点から考えると，糖尿病はたとえ軽症であっても，積極的な介入治療の対象とすべきである。さらに糖尿病の前段階である耐糖能異常(境界型糖尿病)やインスリン抵抗性状態などでも，心血管系疾患の発症リスクが上昇することが報告されている。耐糖能異常は75g経口ブドウ糖負荷試験(75gOGTT)で，インスリン抵抗性はHOMA-R(空腹時血糖(mg/dL) × 空腹時インスリン〈μg/mL〉÷405)でそれぞれ簡易的な評価が可能である。現段階では，このような前段階に対する積極的な薬物療法は確立されていないが，少なくともライフスタイルの改善指導などを行い，病態を改善させる必要がある。

高血圧に対する治療：疫学的に，厳格な降圧治療は動脈硬化の予防や抑制に有用であることが示されている。日本高血圧学会では血圧を至適血圧・正常血圧・正常高値血圧・高血圧(I度・II度・III度)に層別化し，脂質管理と同様，危険因子よって管理目標を設定するように推奨している(13章22「高血圧症」参照)。特に，心筋梗塞や脳梗塞といった動脈硬化性疾患の発症者，もしくは糖尿病などの有病者はより厳格なコントロールが望ましい。降圧薬の選択についてであるが，薬剤によっては大規模臨床試験にて動脈硬化の発症予防に効果が示されているものもある。しかしながら，現在のところ動脈硬化予防を目的とした降圧薬の選択について定まった基準がないため，高血圧の一般的な治療指針に応じて降圧薬を選択すべきである。降圧薬の種類よりも血圧の低下そのものが動脈硬化の促進予防には重要であり，十分な降圧効果が得られない場合には，適宜，降圧薬を増量または複数使用し管理目標に達するようにする。

抗血栓療法：動脈硬化の治療では，血栓の形成を予防することも重要である。血栓の予防には抗血小板薬や抗凝固薬が用いられる。特に血小板の凝集が主体となる動脈系の血栓では，抗血小板薬法が主体となる。血小板の凝集を抑制する抗血小板薬にはアスピリン，チエノピリジン，シロスタゾールなどがあげられる。アスピリンは安価で有効性が確立されているため，世界中で広く使用されており，虚血性心疾患の抗血小板治療に汎用される。この場合，100 mg前後の少量投与を行う。またわが国ではチエノピリジンの一種であるチクロピジンやクロピドグレルなども汎用される。

一方，凝固因子を阻害する抗凝固薬にはヘパリンやワルファリンがあり，後者は経口の抗凝固薬である。ワルファリンは心筋梗塞の発症予防について，アスピリンとの無作為化比較試験でよりすぐれた効果を認めたとの報告もあるが，その抗凝固作用は強力で出血性合併症の発症リスクも少なくないため，動脈硬化の血栓予防には一般的ではない。使用する場合は，凝固能(プロトロンビン時間〈PT〉など)のモニタリングを行いながら投与量を調節する必要がある。

おわりに

動脈硬化症はこれまで，虚血性心疾患であれば循環器疾患，脳梗塞であれば脳神経疾患というように臓器別の疾患として扱われ，発症後の治療が中心であった。しかしながら動脈硬化症は全身の疾患であり，その危険因子を排除することにより新たなイベント発症を予防することが重要であること，そのためには生活指導を含めたトータルな管理

が必要であることを理解して診療にあたらなければならない。

【飯田 薫子・山田 信博】

参考文献
1) Nakamura T et al : Magnitude of sustained multiple risk factors for ischemic heart disease in Japanese employees : a case-control study. Jpn Circ J 65 : 11-17, 2001
2) Libby P : Inflammation in atherosclerosis. Nature 420 : 868-874, 2002
3) Ridker PM : High-sensitivity C-reactive protein : potential adjunct for global risk assessment in the primary prevention of cardiovascular disease. Circulation 103 : 1813-1818, 2001
4) 日本動脈硬化学会編 : 脂質異常症治療ガイド 2008年版, 日本動脈硬化学会, 協和企画, 2008
5) JUPITER Study Group : Rosuvastatin to prevent vascular events in men and women with elevated C-reactive protein. N Engl J Med 359 : 2195-2207, 2008
6) Holman RR et al : 10-year follow-up of intensive glucose control in type 2 diabetes. N Engl J Med 359 : 1577-1589, 2008

8 低栄養をきたす疾患・病態

▶**定義・概念** 低栄養は、一般社会においては食糧不足時代に重要視されてきた問題であり、食料過剰時代を迎えた近年では、むしろ栄養過多のほうが問題とされてきている。わが国における医学教育のうえでも低栄養に対する栄養管理はあまり重視されず、長年にわたり栄養療法や栄養管理は軽視される傾向にあった。

しかし実際には、低栄養、また栄養の偏りによる疾病の発生・増悪を無視はできず、これらによる不利益の発生は甚大なものになっている。さらにはこれに対して栄養不良としての評価および十分な栄養療法を施行できていない現実がある。

低栄養は一般社会以上に病院内で多く見受けられる。急性期病院においては30〜50％の患者が低栄養状態にあるとされ、さらにそのほとんどは65歳以上の高齢者である。特に重症感染疾患、術後あるいは癌患者でのいそう、高齢者での低栄養が臨床上問題となる。低栄養を放置すると、免疫力の低下、創傷治癒の遅延、運動能力の低下で、疾病の回復力が低下し、生活の質（QOL）の低下から寝たきりになるなど弊害が起こり、結果死期を早めるリスクが増大する（図8-1）。

医療経済に対しても、低栄養の放置で疾病自体の悪化や治癒遅延、また入院期間の延長を介して、大きな影響を与えている。

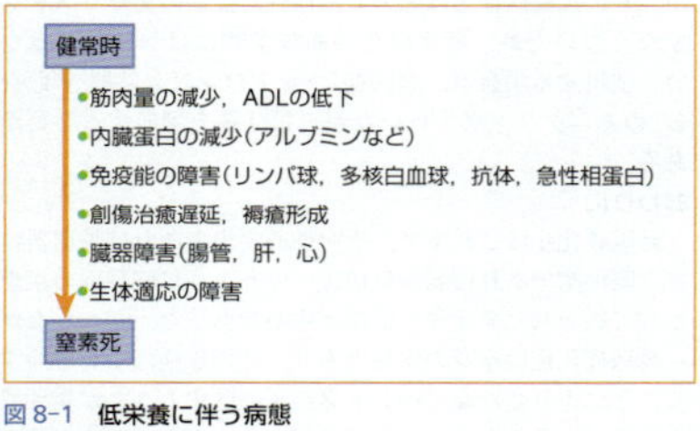

栄養評価は見逃されがちであるが、すべての疾患をみるうえで、生命の根幹を司る最も基本的な事項でもあるといえ、適切な評価と対応が求められる。

▶**診断** 低栄養の診断は病歴、食事歴、身体計測、血液生化学検査などで行われる。病歴、食事歴では食欲不振の有無、絶食があればその期間、食事の内容、消化器症状の有無、服薬歴などを聴取する。身体計測では身長、体重測定を行い、表8-1にあげる体格指数（BMI（body mass index））、%usual body weight（%UBW）、%loss of body weightなどを確認する。さらに上腕三頭筋皮下脂肪厚（TSF）、上腕筋周囲長（AMC）を測定することも評価の一環として役立つだろう。血液生化学検査には血清総蛋白質、アルブミン、総コレステロール、コリンエステラーゼ、末梢血中総リンパ球数、rapid turnover protein（RTP）などが含まれる。これらの数値およびその変化を正しく評価することが、低栄養の早期診断につながる。

▶**原因** 低栄養の原因としては、大別すると、社会的要因、精神心理的要因、次いで疾病要因に分けられる。

社会的要因：現代社会は少子高齢化社会を迎え、独り暮らしなどで十分食事がとれていないことが多い。一方、虐待、放置などでみられることもある。わが国においてはまれであるが、貧困および社会的窮乏が要因となることもある。いずれのケースにおいても社会的監視が必要である。

精神心理的要因：うつ病は食欲不振の一般的な原因である。時に、神経性食思不振症、パラノイアまたは躁病が食事を妨げることもある。若年者においても神経性食思不振症や極端なダイエットのもとで低栄養がしばしばみられ、実体重が30 kg以下となると、低栄養の症状を呈しはじめる。その際、肝機能異常、一過性高コレステロール血症から低脂質血症を認める。

最近では、認知機能の低下で食事を忘れたり、空腹感を感じなかったりすることで低栄養となることもある。

疾病要因：悪性腫瘍、感染症、慢性炎症性疾患、さらには心不全、呼吸不全、肝不全、腎不全などで、食欲低下が誘引となっていることが多い。入院患者でも多くみられ、上記疾患で入院あるいは、大手術術後でも起こりうる。歯の疾患があると、咀嚼力、さらには食物の消化力が低下する。脳卒中、他の神経障害、食道カンジダまたは口内乾燥症によるものなどには嚥下困難もよくみられる。主たる疾病の治療上、塩分制限、蛋白制限などが過度に長期間続くと低栄養となり、術後回復、創傷の治癒遅延、感染症の反復、褥瘡形成から全身状態の低下をきたすこともあり、全身的な栄養管理が大切となる（表8-2）。

特殊成分の欠乏

蛋白・エネルギー栄養障害（protein-energy malnutrition：PEM）：一般に臨床で観察される低栄養状態には、とりわけ蛋白質とエネルギーの欠乏が複合して起こるものが多い。このような栄養障害のことを蛋白・エネルギー栄養障害（PEM）と呼ぶ。これはさらに、marasmus（マラスムス）型とkwashiorkor（クワシオルコル）型に大別される。

● **marasmus型** 蛋白質とエネルギーがともに欠乏した状態であり、特にエネルギー欠乏の著しい、いわば飢餓状態にあるものはその典型的な例である。臨床の場では

健常時
- 筋肉量の減少、ADLの低下
- 内臓蛋白の減少（アルブミンなど）
- 免疫能の障害（リンパ球、多核白血球、抗体、急性相蛋白）
- 創傷治癒遅延、褥瘡形成
- 臓器障害（腸管、肝、心）
- 生体適応の障害

窒素死

図8-1 低栄養に伴う病態
ADL：日常生活動作

表 8-1 臨床指標

身体計測
1) 体格指数(BMI〈body mass index〉)=体重(kg)/[身長(m)]^2
    18.5 未満:栄養障害疑い
2) %usual body weight(%UBW)=実測体重(UBW)/通常時体重×100(%)
    75%未満:高度栄養障害
    75〜85%:中等度栄養障害
    85〜95%:軽度栄養障害
3) %loss of body weight=(通常時体重−実測体重)/通常時体重×100(%)
    6 カ月以内の体重減少 10%以上:中等度以上の栄養障害
    1 日の体重減少率 0.2%以上:中等度以上の栄養障害

血液生化学検査

	低栄養基準値	半減期
血清アルブミン	3.5 g/dL 未満	17〜23 日
プレアルブミン	10 mg/dL 未満	1.9 日
トランスフェリン	200 mg/dL 未満	7〜10 日
レチノール結合蛋白	3.0 mg/dL 未満	0.5 日
血清総コレステロール	150 mg/dL 未満	
コリンエステラーゼ	(条件により異なる)	11 日

表 8-2 低栄養の原因,病態

1) 栄養素の摂取不足	消化器疾患による通過障害,食欲不振
2) 消化吸収障害	胃,腸,肝,胆,膵疾患,消化管術後遺症
3) 栄養素の喪失	蛋白漏出性胃腸症,消化管出血,下痢,熱傷,瘻,褥瘡など
4) 栄養素の消費増大	内分泌機能亢進,炎症性疾患,発熱,悪性腫瘍
5) 肝障害	蛋白質合成低下,糖・脂質代謝障害
6) 不適切な栄養管理	アセスメント不足

食事摂取不能期間が長期にわたる患者に生じることがあり,皮下脂肪の消失,次いで筋肉の低下をきたす。

● kwashiorkor 型 エネルギーは相対的に保たれているものの蛋白質が著しく欠乏している状態であり,蛋白摂取不足や急激なストレス(重症感染症,敗血症,広範囲熱傷,多発外傷,高度侵襲手術など)による代謝亢進患者にみられる。極端な蛋白摂取不足と糖質過多の食事でも生じる。体重低下はあまりなく皮下脂肪も保たれているが,浮腫み(むくみ)を併発し,ベースに著しい代謝変動を有することが多い。このタイプは内臓蛋白の著しい減少と免疫能低下を伴うことも多く,見逃してはならない。

ビタミン・微量元素欠乏:ビタミンやミネラルなどの微量元素もまた,生体としての栄養状態を維持するために必要不可欠の成分である。現代社会においても,まれにビタミン欠乏症などに遭遇する。ビタミン B$_1$ 欠乏症の症状としては,脚気や Wernicke(ウェルニッケ)・Korsakov(コルサコフ)症候群などがある。後者は精神疾患と間違われることもあり,診断・治療が遅れることがある。ナイアシン欠乏症によるペラグラを呈する症例もある。いずれも,過度な偏食,アルコール摂取のみなどでみられる。胃摘出患者などではビタミン B$_{12}$ の欠乏による悪性貧血もみられる。微量元素のなかでも,日常の食事のなかでもその不足が問題となるのが,カルシウム欠乏と鉄欠乏である。また,高齢者においては亜鉛欠乏が近年注目されており,これは味覚異常や褥瘡,創傷治癒遅延などの原因となる。いずれも十分量の投与が必要である。

■ **治療と薬理メカニズム** 原疾患の病態により,低栄養の治療というものはそれぞれ異なるが,どのようなケースにおいてもまずは低栄養の診断を確実に行い,十分なアセスメントを行うことが第一歩である。欠乏している成分を見極め,またどのような要因で欠乏にいたっているのか,投与経路として最も適切な方法は何なのか,検討する。

急性期において経口摂取が困難な場合は,末梢点滴や中心静脈栄養など,あるいは経鼻経管栄養などの処置がとられる。腸管自体が使用可能であれば,可能なかぎり腸管を介した栄養投与法が望ましい。近年,経皮的胃瘻形成,腸瘻形成なども行われるが,あくまで経口摂取に戻すことが最終的な目標である。

【川名 秀俊・白井 厚治】

参考文献
1) 厚生省老人保健事業推進等補助金研究 高齢者の栄養サービスに関する研究報告書,1999
2) Steffee WP : Malnutrition in hospitalized patients. JAMA 244: 2630-2635, 1980

9 グリコーゲン病,グリコーゲン代謝異常症・ブドウ糖代謝異常症

● **定義・概念** グリコーゲン病(糖原病(glycogenosis),グリコーゲン蓄積病(glycogen storage disease))(以下 GSD)とは,グリコーゲンを含む糖の代謝異常により体組織にグリコーゲンが蓄積する病態を示す一群の疾患の総称である。その多くはグリコーゲン代謝系もしくは解糖系の酵素欠損症であるが,いわゆるリソソーム病の範疇に属する疾患やグリコーゲン代謝にかかわる酵素の活性調節に関与する蛋白リン酸化酵素の欠損症なども含まれている(図 9-1,表 9-1)。ほとんどの病型で遺伝子が同定されており,罹患臓器の生検材料より mRNA レベルで,末梢血などより遺伝子レベルでの遺伝子診断が可能である。

GSD I 型
―グルコース-6-ホスファターゼ欠損症,von Gierke 病

主として肝臓にグリコーゲンが蓄積する肝型グリコーゲン病である。欠損酵素は小胞体に存在する G-6-Pase(グル

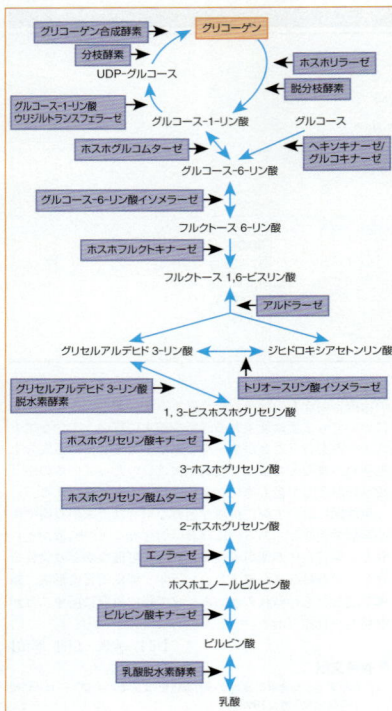

図 9-1 グリコーゲン代謝経路と解糖系
　：代謝中間体，　：その反応を触媒する酵素名

コース-6-ホスファターゼ)複合体であり，欠損する機能サブユニットにより G-6-Pase 酵素サブユニットが欠損するⅠa型，グルコース-6-リン酸(G-6-P)を小胞体内に転送する G-6-P トランスロカーゼの欠損するⅠb型に分類される。リン酸の転送に関与するリン酸トランスロカーゼの欠損するⅠc型の報告もあるが，生化学的解析でⅠc型とされた例の大半で G-6-P トランスロカーゼ遺伝子の変異が同定されており，今後の検討が必要とされる。

　主要な症状は乳児期から頻発する低血糖である。また，肥満，人形様顔貌がみられることがある。肝生検では核内グリコーゲン蓄積を伴う腫大した淡染肝細胞がモザイク様に認められる。長期生存例ではしばしば腎障害が進行する。また肝腫瘍，肝癌の発症リスクが高いことが知られている。

　治療は経管による持続的な栄養投与や調理しないコーンスターチの摂取による低血糖の予防および合併する代謝偏倚の軽減を目的とした食事療法が中心である。肝移植が行われる場合がある。

GSD Ⅱ型─酸性マルターゼ欠損症，Pompe 病

　リソソームに存在する α-グルコシダーゼアイソザイムの欠損症であり，脳，骨格筋，肝などのリソソーム内にグリコーゲンが蓄積する。発症時期により乳児型，若年型，成人型に分類される。乳児型は重症であり，乳児期に死亡する。若年型，成人型は比較的軽症である。

　最近はマルトース結合リコンビナントヒト正常酵素を用いた酵素置換療法が行われており，心筋ではある程度代謝状態・予後の改善が報告されているが，骨格筋では有効性が低いとされている。

　Danon(ダノン)病は心筋を中心としてⅡ型類似の組織所見を示す疾患であるが，酸性マルターゼ活性は正常である。本疾患のグリコーゲン量は必ずしも増加しておらず，精神発達遅滞や筋症状を伴う例もみられる。X染色体優性の遺伝形式をとり，リソソーム関連膜蛋白2(lysosome-associated membrane protein 2：LAMP2)の欠損症である。

GSD Ⅲ型─脱分枝酵素欠損症，Forbes-Cori 病

　脱分枝酵素の欠損のため，分枝の多い限界デキストリン様の異常グリコーゲンが蓄積する。脱分枝酵素は単一の遺伝子の選択的スプライシングにより筋型アイソザイムと肝型アイソザイムが発現するため，変異部位により活性喪失が骨格筋のみで起きる筋型と，肝と骨格筋の両方で起きる肝・筋型の表現型をとる。

　肝臓の症候はおおむね思春期頃には消退する。一方，筋症候は成長とともに明白になることが多い。

GSD Ⅳ型─分枝酵素欠損症，Anderson 病

　グリコーゲンの分枝を形成する分枝酵素(amylo-1, 4 to 1,6-transglucosidase)の欠損症である。グリコーゲンの分枝が形成されないため，アミロペクチン様の異常グリコーゲンが蓄積する。本酵素は広範囲の組織に発現しており，多彩な症候を示す。肝型では乳児期に空腹時低血糖，肝腫脹などで発症する。肝病変は急速に進行して肝硬変にいたるため，大半の症例が肝不全で幼児期に死亡する。

　筋型では胎児型，先天型，小児型，成人型に分類される。発症年齢が低いほど重篤で，胎児型は胎児期に，先天型は乳児期に死亡する。

GSD Ⅴ型─筋ホスホリラーゼ欠損症，McArdle 病

　グリコーゲンをグルコース-1-リン酸に分解するホスホリラーゼの筋型アイソザイムの欠損症である。骨格筋に正常構造のグリコーゲンが蓄積しており，筋型グリコーゲンの一つである。小児期に発症する筋運動での筋痛，易疲労性が主徴となる。筋症状はブドウ糖の投与により軽快する。また，筋症状に耐えて運動を続けると，症状が軽快するセカンドウィンド現象がみられることがある。これらは本型がグリコーゲン利用の障害であって血中からの糖利用は障害されていないことによる。筋での ATP(アデノシン三リン酸)産生障害に起因して高尿酸血症が認められることがある。阻血下前腕運動試験で乳酸上昇を欠く。

表 9-1 グリコーゲン病(GSD)の主要な特徴

	I von Gierke		II Pompe	(IIb) Danon	III Forbes-Cori	
	Ia	Ib			IIIa(肝・筋型)	IIIb(肝型)
欠損酵素	G-6-Pase	G-6-P tranlocase	lysozomal α-glucosidase	lysosome-associated membrane protein 2 (LAMP2)	glycogen debranching enzyme	
遺伝形式	常染色体劣性	常染色体劣性	常染色体劣性	X染色体優性	常染色体劣性	
変異遺伝子座	17q21	11q23	17q25.2-q25.3	Xq24	1p21	
罹患臓器	肝,腎,小腸	好中球	肝,心筋,骨格筋,神経系,リンパ球	心筋,(骨格筋,神経系)	肝,心筋,骨格筋,白血球,神経系	肝,白血球
症状と身体所見	成長障害,痙攣,肝腫大,出血傾向,痛風	易感染性	筋緊張低下,巨舌,筋力低下,筋萎縮,呼吸不全	肥大型心筋症,(精神発達遅滞,筋力低下)	成長障害,肝腫大 運動時易疲労,(痙攣,心肥大)	
検査成績	空腹時低血糖,高乳酸血症,高尿酸血症,脂質異常症	好中球減少	高CK血症,心肥大(心電図),リンパ球の空胞	高CK血症	空腹時低血糖,ケトン尿 (高CK血症),阻血下前腕運動試験で乳酸上昇なし	
蓄積グリコーゲンの構造	正常		正常	正常	異常(限界デキストリン様)	

	IV Andersen	V McArdle	VI Hers	VII Tarui
欠損酵素	branching enzyme	muscle phosphorylase	liver phosphorylase	muscle phosphofructokinase
遺伝形式	常染色体劣性	常染色体劣性	常染色体劣性	常染色体劣性
変異遺伝子座	3p12	11q13	14q21-q22	12q13.3
罹患臓器	肝,脾,白血球,骨格筋	骨格筋	肝,白血球	骨格筋,赤血球
症状と身体所見	筋緊張低下,成長障害,肝・脾腫,腹水	筋易疲労,運動時筋クランプ	肝腫大,腹部膨満	筋疲労,運動時クランプ,痛風
検査成績	肝機能異常(肝硬変所見)	高CK血症,ミオグロビン尿,electorical silence(筋電図),阻血下前腕運動試験で乳酸上昇なし	空腹時低血糖,軽度肝機能異常	高CK血症,ミオグロビン尿,高ビリルビン血症,網赤血球増加,高尿酸血症,阻血下前腕運動試験で乳酸上昇なし
蓄積グリコーゲンの構造	異常(アミロペクチン様)	正常	正常	正常

GSD VI型―肝ホスホリラーゼ欠損症,Hers病

グリコーゲンホスホリラーゼの肝型アイソザイムの欠損症で,グリコーゲン蓄積は肝臓にのみ認められる.乳幼児期に肝腫大,成長障害などが認められるが,通常経過はよく成長とともに症状が軽快する場合が多い.

GSD VII型
―筋ホスホフルクトキナーゼ欠損症,垂井病

解糖系の律速酵素であるホスホフルクトキナーゼ(PFK)の筋型アイソザイムの欠損症である.臨床像はV型に似るが,筋症状はブドウ糖投与によっても軽快せず,むしろ増悪する場合もあるとされている.セカンドウィンド現象も認められない.赤血球ではPFKの筋型アイソザイムと肝型アイソザイムが等量発現しているため,本症では赤血球のPFK活性が正常の約1/2となる.このため赤血球のエネルギー代謝が障害され,溶血の亢進が認められる.V型同様,高尿酸血症が認められ,阻血下前腕運動試験で乳酸上昇を欠く.

全GSDのなかで最初に遺伝子変異が同定された病型である.末梢血からmRNA,遺伝子双方のレベルでの遺伝子診断が可能であり,筋生検より低侵襲で確定診断を下すことができる.

ホスホリラーゼ活性化システム欠損症
―GSD IX(VIII)型

グリコーゲン分解に関与するホスホリラーゼは特異的なリン酸化酵素(ホスホリラーゼキナーゼ)による活性化を受

表9-1 つづき

	(Ⅷ, Ⅸ?)					先天性致死性
	(a型, XLG) X染色体性肝型	(b型) 肝・筋型	(c型) 常染色体性肝型	(d型) X染色体性筋型	筋型	心筋型 グリコーゲン病
欠損酵素	phosphorylase kinase α-subunit	phosphorylase kinase β-subunit	phosphorylase kinase γ-subunit	phosphorylase kinase α-subunit	phosphorylase kinase γ-subunit	AMP-activated protein kinase γ2-subunit
遺伝形式	X染色体劣性	常染色体劣性	常染色体劣性	X染色体劣性	常染色体劣性	常染色体劣性
変異遺伝子座	Xp22.2-p22.1	16q12-q13	16p12.1-p11.2	Xq13	7p12-q21	7q36
罹患臓器	肝, 白血球, 赤血球	肝, 骨格筋, 白血球, 赤血球	肝, 白血球, 赤血球	骨格筋	骨格筋	心筋
症状と身体所見	肝腫大, 成長障害	肝腫大, 成長障害, 運動発達遅延, 筋緊張低下	肝腫大	運動時易疲労感, 遠位筋優位の筋力低下		心肥大, 肥大型心筋症, うっ血性心不全, 生後数週から半年以内に死亡
検査成績	時に空腹時低血糖, 軽度肝機能異常	時に空腹時低血糖, 軽度肝機能異常	時に空腹時低血糖, 軽度肝機能異常			
蓄積グリコーゲンの構造	正常					正常

	(Ⅸ?)	(X)	(XI?)	(XI?) Fanconi-Bickel 症候群	(XⅡ)
欠損酵素	phosphoglycerate kinase-1	muscle phosphogycerate mutase	muscle lactate dehydrogenase	GLUT2	aldorase A
遺伝形式	X染色体劣性	常染色体劣性	常染色体劣性	常染色体劣性	常染色体劣性
変異遺伝子座	Xq13	7p13-p12.3	11p15.4	3q26.1-q26.3	16p11.2
罹患臓器	骨格筋, 赤血球	骨格筋	骨格筋	肝, 腎	骨格筋, 赤血球, 肝
症状と身体所見	運動時筋クランプ, 筋力低下, 溶血性貧血, (発達障害, 精神発達遅滞), (筋症状, 溶血の一方のみのこともある)	筋易疲労, 運動時クランプ	筋易疲労, 運動時クランプ	肝腫大, 成長障害, 低身長, 思春期遅発, 骨減少症, 骨粗鬆症, 満月様顔貌	溶血性貧血, 精神発達遅滞, 肝腫大
検査成績	運動後ミオグロビン尿, (黄疸)	運動後ミオグロビン尿	運動後ミオグロビン尿, 阻血下前腕運動試験で乳酸・ピルビン酸の産生増加	空腹時低血糖, 食後高血糖, 食後高ガラクトース血症, 脂質異常症, 低リン血症, 尿糖, 高リン酸尿症, 代謝性アシドーシス	
蓄積グリコーゲンの構造	正常	正常	正常	正常	正常

けている。ホスホリラーゼキナーゼはα, β, γ, δの4種のサブユニットから構成されており, それぞれのサブユニットごとに遺伝子座, 組織特異的発現の異なるアイソフォームが知られている。これらのアイソフォームに欠損がある場合, それぞれの発現パターンによりホスホリラーゼ欠損症に類似した特徴的な症候を示す。

Fanconi-Bickel 症候群

Fanconi-Bickel (ファンコーニ-ビッケル) 症候群 (Fanconi-Bickel syndrome) は促通拡散型グルコーストランスポーターの一種である糖輸送担体2 (GLUT2) の欠損症であり, 肝臓, 腎臓へのグリコーゲン蓄積と近位尿細管の機能障害を特徴としている。

症状は空腹時低血糖, 食後高血糖と著しい成長障害が主要な症候とされる。腎障害が腎不全にいたることはまれとされている。

治療は低血糖予防を含む血糖コントロールと腎臓からの電解質などの喪失補正が主なものとなる。

グリコーゲン合成酵素欠損症—GSD 0型

グリコーゲン合成酵素の欠損症であり, 重篤な低血糖症を主症状とする。肝臓のグリコーゲン含量の著減が認められるので, 本来はグリコーゲン病とはいえない。低身長, 骨減少が認められる場合が多い。

高蛋白食や夜間の調理しないコーンスターチの摂取による低血糖予防が有効である。

以上のほかにもホスホグリセリン酸キナーゼ欠損症, ホスホグリセリン酸ムターゼ欠損症 (GSD X型), 乳酸脱水素酵素欠損症, アルドラーゼA欠損症, β-エノラーゼ欠損症, ホスホグルコムターゼ欠損症, トリオースリン酸イソ

表9-1 つづき

	(XIII)	(XIV?)	(XIV?)	(XV)	0
欠損酵素	β-enolase	phosphoglucomutase-1	triose phosphate isomerase	glycogenin	glycogen synthase
遺伝形式	常染色体劣性	常染色体劣性	常染色体劣性	常染色体劣性	常染色体劣性
変異遺伝子座	17pter-p12	1p31	12p13	3q24-q25.1	12p12.2
罹患臓器	骨格筋	骨格筋	赤血球，骨格筋	骨格筋	肝
症状と身体所見	筋易疲労，筋痛	筋易疲労，運動時筋クランプ	溶血性貧血，全身性筋力低下，筋緊張低下，筋緊張異常	筋力低下，不整脈	低身長，骨減少
検査成績	高CK血症，阻血下前腕運動試験で乳酸上昇なし	運動後高CK血症，運動後ミオグロビン尿		(心室性)不整脈，グリコーゲン量減少(筋生検)，心筋細胞肥大，心筋細胞内PAS陽性空胞蓄積(心筋生検)	空腹時低血糖
蓄積グリコーゲンの構造	正常	正常	正常	正常(著減)	正常(著減)

メラーゼ欠損症，グリコゲニン欠損症などのグリコーゲン・ブドウ糖代謝異常症の報告がある。

[山崎 知行・中島 弘]

参考文献

1) Özen H : Glycogen storage diseases : New perspectives. World J Gastroenterol 13 : 2541-2533, 2007
2) DiMauro S : Muscle glycogenoses : an overview. Acta Myol 16 : 35-41, 2007
3) 中島弘ほか：グリコーゲン病．日本臨牀59(増刊号 本邦臨床統計集2) : 305-316, 2001
4) Online Mendelian Inheritance in Man(NCBI) : http://www.ncbi.nlm.nih.gov/omim

10 先天性糖代謝異常症

● **定義・概念** 先天性糖代謝異常症は**表10-1**に示す疾患群が知られており，広範囲の代謝異常症が含まれる。

このうちガラクトース血症は新生児マススクリーニングが行われている。また国によりG6PD(グルコース-6-リン酸脱水素酵素)欠損症も施行されている。これら多数の疾患を糖代謝別に分類する。

1. 単糖・二糖の代謝異常症．
   - 単糖の代謝異常症：ガラクトース血症，果糖不耐症．
   - 単糖の転送異常症：GLUT1(糖輸送担体1)，GLUT2転送異常症．
   - 二糖の代謝異常症：乳糖不耐症．
2. グリコーゲンの代謝異常症：糖原病(グリコーゲン病，グリコーゲン蓄積病)．
3. 複合糖質の代謝異常症：ムコ多糖症，糖蛋白質糖鎖不全症候群，マンノシドーシス，フコシドーシス．
4. 解糖系代謝異常症：先天性ビルビン酸血症，マルチプルカルボキシラーゼ血症など．

● **臨床症状** 先天性糖代謝異常症は疾患により大きく臨床症状が異なる。このうち代表的な疾患であるガラクトース血症では，古典型のUDP(ウリジン5'-二リン酸)-グリコシルトランスフェラーゼ(glucosytransferase)欠損症において肝機能障害，白内障，黄疸，発育障害などを呈する。乳糖不耐症，果糖不耐症は慢性の下痢，発育障害をきたす。G6PD欠損症は東南アジアに多く，溶血性貧血をきたす。

糖原病は肝型，筋型，全身型に分類されるが，肝型，特にⅠ型では肝臓腫大，肝機能障害，低身長，高脂血症などを呈する。筋型では筋疲労感などが主症状である。糖原病の分類と主要症状を**表10-2**に示す。

マンノシドーシス，フコシドーシス，I-cell病はオリゴ糖代謝異常症であり，リソソーム酵素の欠損により発症する。症状は知能障害，発達障害，低身長，肝臓・脾臓の腫大，特異顔貌がみられる。

先天性ムコ多糖症は**表10-3**に示すようにⅠ～Ⅸ型まであり，リソソーム内のムコ多糖を分解するスルファター

表10-1 先天性糖代謝異常症

糖蛋白質糖鎖不全症候群
先天性フルクトース代謝異常症
G6PD欠損症
ガラクトース血症
糖原病(Ⅰ～Ⅺ型)
乳糖不耐症
フコシドーシス
マンノシドーシス
ムコ多糖症(Ⅰ～Ⅸ型)
ムコリピドーシス
グルコース転送異常症
先天性ビルビン酸代謝異常症
マルチプルカルボキシラーゼ欠損症
その他

G6PD : グルコース-6-リン酸脱水素酵素

表10-2 糖原病の分類と特徴

病型		欠損酵素	欠損遺伝子の座	糖原蓄積部位	症状および検査所見
0型		グリコーゲン合成酵素	12q12.2	肝グリコーゲンの減少	空腹時低血糖
I型	Ia	グルコース-6-ホスファターゼ	17q21	肝, 腎	肝腫大, 低身長, 人形様顔貌, 低血糖, 高乳酸血症, 高脂血症, 高尿酸血症
	Ib	グルコース-6-リン酸トランスロカーゼ	11q23		上記+顆粒球減少, 易感染症
II型	乳児型	α-1,4-グルコシダーゼ	17q25.2-q25.3	心筋, 骨格筋, 肝	筋緊張低下, 哺乳困難, チアノーゼ, 肝腫大, 心不全, 心拡大, 血清CK上昇, 2歳までに死亡する
	若年型			骨格筋, 時に肝	1～2歳に進行性ミオパチーで発症する。時に肝腫大, 30%が2～15歳で死亡する
	成人型			骨格筋	20歳以後に出現するミオパチー。一部で呼吸障害を呈する
III型		アミロ-1, 6-グルコシダーゼ (脱分枝酵素)	1q21	肝, 筋肉, 心筋	症状はI型に似るが, 症状は一般に軽症である。ミオパチー, 高CK血症を認めるものあり
IV型		分枝鎖酵素	3q12	肝, 筋肉	乳児期に進行する肝硬変, 肝脾腫, 筋緊張低下
V型		筋ホスホリラーゼ	11q13-qter	骨格筋	運動後の筋力低下, 筋痛, ミオグロビン尿(学童期以後に発症), 血清CK上昇
VI型および VIII型(亜型)		肝ホスホリラーゼ ホスホリラーゼキナーゼ	14q21-q22 Xp22.1-p22.2	肝	肝腫大, 時に低身長をみるが, I型, III型に比べて軽症
VII型		ホスホフルクトキナーゼ	1cen-q32	骨格筋	症状はV型に似るが, 溶血を認める例あり

CK:クレアチンキナーゼ

表10-3 ムコ多糖症(MPS)の分類

略号	病名	欠損酵素	蓄積物質	遺伝形式
MPS I	Hurler(ハーラー)病	α-L-イズロニダーゼ	DS, HS	常染色体劣性遺伝
MPS II	Hunter(ハンター)病	L-イズロン酸スルファターゼ	DS, HS	X連鎖性劣性遺伝
MPS IIIA	Sanfilippo(サンフィリッポ)病 A	スルファミダーゼ	HS	常染色体劣性遺伝
MPS IIIB	Sanfilippo 病 B	α-N-アセチルグルコサミニダーゼ	HS	常染色体劣性遺伝
MPS IIIC	Sanfilippo 病 C	アセチルCoA:α-グルコサミニドN-アセチルトランスフェラーゼ	HS	常染色体劣性遺伝
MPS IIID	Sanfilippo 病 D	グルコサミン6-スルファターゼ	HS	常染色体劣性遺伝
MPS IVA	Morquio(モルキオ)病 A	ガラクトース6-スルファターゼ	KS	常染色体劣性遺伝
MPS IVB	Morquio 病 B	β-ガラクトシダーゼ	KS	常染色体劣性遺伝
MPS VI	Maloteaux-Lamy(マルトー-ラミー)病	N-アセチルガラクトサミン4-スルファターゼ(アリルスルファターゼB)	DS	常染色体劣性遺伝
MPS VII	Sly(スライ)病	β-グルクロニダーゼ	CS, DS, HS	常染色体劣性遺伝
MPS IX		ヒアルロニダーゼ	HA	常染色体劣性遺伝

DS:デルマタン硫酸(dermatan sulfate), HS:ヘパラン硫酸(heparan sulfate), KS:ケラタン硫酸(keratan sulfate), CS:コンドロイチン硫酸(chondroitin sulfate), HA:ヒアルロン酸(hyaluronate)。「臨床症状」については表14-1参照

ゼ, グルコシダーゼの酵素欠損による。臨床症状はガーゴイル様顔貌, 低身長, 知能障害, 骨変化, 角膜混濁などを呈する。臨床型により症状軽症型から重症型まで程度の差がある。先天性ビリルビン酸代謝異常症, マルチプルカルボキシラーゼ欠損症では痙攣, 発育・発達障害, 代謝性アシドーシスなどを主徴とする。

■ **治療と薬理メカニズム** ムコ多糖症ではI型, II型, IV型, VI型では酵素補充療法が施行され効果がみられる。糖原病II型も酵素補充療法が開発されている。肝型糖原病では食事療法 コーンスターチ療法などが施行されている。

【衛藤 義勝】

参考文献

1) Scriver CR et al eds : The Metabolic and Molecular Bases of Inherited disease, 8th edition, McGraw-Hill Professional, 2000
2) Kliegman RM et al eds : Nelson Textbook of Pediatrics, 18th edition, Saunders, 2007

11 先天性脂質代謝異常

■ **定義・概念** 先天性脂質代謝異常は, ①リポ蛋白代謝異常症, ②脂質が臓器に蓄積するリピドーシス, および③脂肪酸β酸化異常症に分けることができる。

リポ蛋白代謝異常症

リポ蛋白代謝異常症はコレステロール(cholesterol)とトリグリセリド(triglyceride:TG)に異常をきたす[1)]。主な疾患を表11-1にあげた。

高コレステロール血症
―LDL受容体異常症, およびapoB-100異常症

■ **疫学/病因・病態生理と分子メカニズム**
LDL受容体の遺伝子変異で, ホモ接合体は100万人に1

表11-1 主な先天性リポ蛋白代謝異常症

脂質異常	疾患	アポ蛋白所見	治療・その他
高Chol血症	●LDL受容体異常症	B↑	各種薬剤,プラズマフェレーシス,しばしば予後不良
	●apoB-100異常症		黄色腫,LDLコレステロールの上昇証明,白人で1/700の頻度
高TG血症	●LPL欠損症	C-Ⅱ↑(↓)	血清白濁,高カイロミクロン血症,反復性疝痛,膵炎
	●apoC-Ⅱ欠損症	C-Ⅲ↑,E↑	
高Chol血症+高TG血症	●家族性Ⅲ型高脂血症	E(E2/E2)欠損または変異	broadβバンド,HDLコレステロールは正常,しばしば黄色腫
高HDL血症	●CETP欠損症	A-Ⅰ↑,C-Ⅱ↑,C-Ⅲ↑,E↑	高HDL血症。動脈硬化促進との関連は不明
低HDL血症	●apoA-Ⅰ異常症	A-Ⅰ↓	黄色腫,角膜混濁がみられる。HDLコレステロールの著明な低下,早発性冠疾患
	●Tangier病		

Chol:コレステロール,TG:トリグリセリド,LPL:リポ蛋白リパーゼ,CETP:コレステロールエステル転送蛋白

人,ヘテロ接合体は500人に1人といわれている。apoB-100はLDL受容体に結合して低比重リポ蛋白(low-density lipoprotein:LDL)の異化に作用するが,apoB-100変異によってLDL結合能が低下して,高コレステロール血症,高LDL血症となる。

■ **臨床症状・検査成績** 早発性動脈硬化,冠疾患,および腱黄色腫などがみられる。血中TC(総コレステロール〈total cholesterol〉)が500 mg/dL以上で,apoBの上昇がみられる。

■ **診断** 培養細胞でLDL受容体の測定,または遺伝子解析によって診断する。

■ **治療と薬理メカニズム/経過・予後**

低脂肪食のほか,薬物療法として,コレスチラミン(陰イオン交換樹脂),HMG-CoA還元酵素阻害薬(スタチン),プロブコールが用いられる。持続的効果はないが血漿交換,LDL吸着療法も行われる。自然歴は20〜30歳くらいまでに冠疾患で死亡することが多い。

高トリグリセリド血症 ―LPL欠損症,およびapoC-Ⅱ欠損症

■ **疫学/病因・病態生理と分子メカニズム**

リポ蛋白リパーゼ(lipoprotein lipase:LPL)はカイロミクロンに結合しているTGを水中分解する。apoC-ⅡはLPLの活性化に必要な因子である。頻度はLPL欠損症で100万人に1人,apoC-Ⅱ欠損症はそれよりもまれである。

■ **臨床症状・検査成績** カイロミクロンが分解されず,高カイロミクロン血症によって,血漿が白濁し,反復性疝痛,膵炎をきたすことがある。血中TGはしばしば1,000 mg/dL以上になる。

■ **診断** 血中LPL活性測定,apoC-Ⅱ測定,遺伝子解析。

■ **治療と薬理メカニズム/経過・予後**

低脂肪食のほか,MCT油は,直接門脈に入るので高カイロミクロン血症を防ぐことができる。動脈硬化との関連性は明らかでない。

高コレステロール血症+高トリグリセリド血症 ―家族性Ⅲ型高脂血症

■ **疫学/病因・病態生理と分子メカニズム**

apoEの遺伝子変異(E2/E2ホモ)によって,apoEがリポ蛋白受容体に十分結合できないために,カイロミクロンとVLDL(超低比重リポ蛋白(very low-density lipoprotein))レムナントが血中から除去されにくい。頻度は1万人に1〜2人といわれている。

■ **臨床症状・検査成績** 黄色腫,早発型動脈硬化が起こる。高カイロミクロン血症,高トリグリセリド血症,高コレステロール血症,およびリポ蛋白電気泳動でbroadβバンドがみられる。

■ **診断** リポ蛋白電気泳動,血中apoE表現型検査,または遺伝子解析。

■ **治療と薬理メカニズム/経過・予後**

食事療法など,他の高脂血症に準ずる。治療に反応する。

高HDL血症 ―家族性コレステロールエステル転送蛋白欠損症

■ **疫学/病因・病態生理と分子メカニズム**

コレステロールエステル転送蛋白(CETP)はHDL(高比重リポ蛋白(high-density lipoprotein))コレステロールエステルをリポ蛋白に転送する。CETP欠損症では,HDLコレステロールが高く,TC値も高値を示す。アジア人に多い(約1/100)といわれている。

■ **臨床症状・検査成績** まれに角膜混濁,黄色腫がみられることがあるが,多くは無症状。血中HDLコレステロールが100 mg/dLで,TCも高値を示す。TGもしばしば上昇する。

■ **診断** CETP遺伝子解析。鑑別疾患としてHTGL(肝型トリグリセリドリパーゼ)欠損症がある。

■ **治療と薬理メカニズム/経過・予後**

特に治療はしない。動脈硬化促進との関連は不明。高LDLコレステロール血症,高トリグリセリド血症を伴っていれば,危険因子といわれている。

低HDL血症―apoA-Ⅰ異常症,Tangier病

■ **疫学/病因・病態生理と分子メカニズム**

apoA-ⅠはHDLコレステロールの主要な成分であり,欠損症ではHDLコレステロールの著しい低下がみられる。Tangier(タンジール)病ではABCA1遺伝子の異常によって,細胞内からのコレステロールの引き抜きが阻害される。両者ともきわめてまれな疾患である。

■ **臨床症状・検査成績** 角膜混濁,黄色腫のみられることがある。A-Ⅰ欠損症では早発性冠動脈疾患。血中HDLコレステロールの著しい低下,apoA-Ⅰ低値がみられる。

■ **診断** ABCA1遺伝子,apoA-Ⅰの遺伝子解析。鑑別疾患としてLCAT(レシチンコレステロールアシルトランス

表11-2 主なリピドーシス

	蓄積物質	臨床所見	治療・その他
Gaucher 病	グルコセレブロシド	肝脾腫が著明。成人型では神経症状なし。乳児型,若年型は小児期に死亡	酵素補充療法 骨髄移植
Niemann-Pick 病	スフィンゴミエリン	A型は乳幼児期に死亡,B型は神経症状なく成人まで生存	骨髄移植が試みられる。成人型の生命予後は悪くない
Fabry 病	セラミドトリヘキソシド	思春期以降に腎不全,心弁膜症,知覚障害などが出現	酵素補充療法
異染性白質ジストロフィー	スルファチド	発達遅滞,運動失調など。幼児型,若年型は小児期に死亡。成人型では成人後に症状が顕著になる	骨髄移植が試みられる

フェラーゼ〈lecithin cholesterol acyltransferase〉)欠損症などがある。
■ **治療と薬理メカニズム／経過・予後**
　食事療法など。

リピドーシス

　リソソーム酵素の欠損により,組織に脂質が蓄積する疾患である[2]。成人以後に発症する可能性のある主な疾患を表11-2にあげた。

Gaucher 病

■ **疫学／病因・病態生理と分子メカニズム**
　β-グルコシダーゼの欠損によって,脾臓,骨髄,内臓にグルコセレブロシドが蓄積する。Gaucher(ゴーシェ)病(Gaucher disease)は最も頻度の高いリピドーシスである。
■ **臨床症状・検査成績**　成人型,乳児型,若年型があり,後二者は小児期に死亡する。成人型では,神経症状がなく成人する。血中酸性ホスファターゼの上昇がみられる。骨髄検査で空胞を持つ Gaucher 細胞がみられる。
■ **診断**　培養細胞による酵素活性測定,遺伝子解析。
■ **治療と薬理メカニズム／経過・予後**
　骨髄移植,脾摘,最近は酵素補充療法。

Niemann-Pick 病

■ **疫学／病因・病態生理と分子メカニズム**
　Niemann-Pick(ニーマン-ピック)病(Niemann-Pick disease)はスフィンゴミエリナーゼの欠損により,網内系にスフィンゴミエリンが蓄積し,重篤な中枢神経症状を呈するA型と非神経症型のB型がある。
■ **臨床症状・検査成績**　A型は乳幼児期に死亡,B型は1～2歳頃より神経症状なく成人まで生存する。骨髄にNiemann-Pick 泡沫細胞がみられ,眼底に cherry-red spot がみられることもある。
■ **診断**　酵素活性測定,遺伝子解析。Niemann-Pick 病C型は欠損蛋白が異なるので鑑別が必要である。
■ **治療と薬理メカニズム／経過・予後**
　骨髄移植が試みられることがある。一般に予後不良。

Fabry 病

■ **疫学／病因・病態生理と分子メカニズム**
　Fabry(ファブリー)病(Fabry disease)はX連鎖性劣性遺伝疾患である。α-ガラクトシダーゼの欠損のために,心,腎臓,血管,神経系にセラミドトリヘキソシド(CTH)が蓄積し,思春期頃より発症する。
■ **臨床症状・検査成績**　思春期前後から,高血圧,皮疹,四肢痛,腎障害,心弁膜症などが出現し進行する。
■ **診断**　尿中 CTH の測定,血液,尿,培養細胞の酵素測定,遺伝子解析。
■ **治療と薬理メカニズム／経過・予後**
　最近登場した酵素補充療法が有効である[3]。

異染性白質ジストロフィー

■ **疫学／病因・病態生理と分子メカニズム**
　アリルスルファターゼAの欠損により,スルファチドが中枢,および末梢神経系に蓄積する。幼児型,若年型および成人型がある。前二者は小児期に死亡することが多い。
■ **臨床症状・検査成績**　発達遅滞,運動失調,腱反射低下がみられ,神経症状が進行する。髄液蛋白増加,脳画像検査で白質異常がみられる。
■ **診断**　白血球,培養細胞で酵素活性測定,遺伝子解析によって確定診断。
■ **治療と薬理メカニズム／経過・予後**
　根本治療なし。小児期に死亡することが多い。

脂肪酸 β 酸化異常症

　先天性 β 酸化異常症は,安定期には正常にみえながら,感染,過労などを契機に急性エネルギー産生不全状態で発症する[4]。年長児,成人では,エネルギー消費の多い骨格筋,心筋などの症状が出る傾向がある。タンデムマスによる血中アシルカルニチン分析によって,診断が可能である。主な疾患を表11-3に示す。

カルニチンパルミトイルトランスフェラーゼ欠損症

■ **疫学／病因・病態生理と分子メカニズム**
　カルニチンパルミトイルトランスフェラーゼ(CPT)は,Ⅰ型(CPT-Ⅰ)とⅡ型(CPT-Ⅱ)がある。長鎖脂肪酸のアシルカルニチンとアシル CoA の転換酵素である。飢餓時間が長引いたときなどに,急性脳症,肝不全などで発症する。頻度はそれぞれ20万～30万人に1人。
■ **臨床症状・検査成績**　急性期には,筋肉痛,脱力,全身倦怠感を呈し,クレアチンキナーゼ(CK),乳酸脱水素酵素(LDH)などを含む肝機能障害,低血糖,高アンモニア血症などをきたす。
■ **診断**　アシルカルニチン分析でC16など長鎖アシルカルニチンの上昇がみられる。CPT-Ⅰ欠損症では遊離カルニチン(C0)の上昇がみられる。確定診断は酵素活性測定,遺伝子解析。
■ **治療と薬理メカニズム／経過・予後**
　食事間隔への配慮,ストレス時の早めのブドウ糖輸液などである。CPT-Ⅱ欠損症ではカルニチン投与も有効なこ

表11-3 主な脂肪酸β酸化異常症

	タンデムマス分析*	臨床所見	治療・その他
CPT-II欠損症	C16など上昇	乳児型は肝不全。突然死。遅発型は筋肉痛、全身倦怠感など	食事間隔に配慮。感染、過労などのとき早めにブドウ糖補給
VLCAD欠損症	C14:1、C16上昇	成人型では筋肉痛、脱力、全身倦怠感	感染、過労などのときブドウ糖補給
MCAD欠損症	C8、C10、C6上昇	偶発的に突然死、急性脳症様症状	食事間隔に注意。感染、過労などのときブドウ糖補給
全身性カルニチン欠乏症	C0低下、アシルカルニチン低下	偶発的に突然死、急性脳症様症状	L-カルニチン投与
副腎白質ジストロフィー	―	7〜8歳頃から退行。極長鎖脂肪酸の蓄積	発症数年後死亡。骨髄移植

*：タンデムマスによるアシルカルニチン分析所見
CPT-II：カルニチンパルミトイルトランスフェラーゼII型、VLCAD：極長鎖アシルCoA脱水素酵素、MCAD：中鎖アシルCoA脱水素酵素

とが多い。

極長鎖アシルCoA脱水素酵素欠損症

● 疫学／病因・病態生理と分子メカニズム

極長鎖アシルCoA脱水素酵素(VLCAD)は長鎖脂肪酸のβ酸化第一段階の酵素である。本症は成人領域で原因不明のミオパチーなどの患者に見つかるようになってきた。知能は正常で、頻度は約15万人に1人である。

● 臨床症状・検査成績
乳幼児期に低血糖、心不全などを免れれば知能は正常。思春期頃より間欠的に、筋肉痛、脱力、全身倦怠感を認めるようになる。症状のあるとき、血中CK、LDHなどの高値がみられる。

● 診断
アシルカルニチン分析でC14:1、C16などの上昇がみられる。酵素活性測定や遺伝子解析で確定診断。

■ 治療と薬理メカニズム／経過・予後
CPT欠損症と同じ。小児期を過ぎれば生命予後は良好。

中鎖アシルCoA脱水素酵素欠損症

● 疫学／病因・病態生理と分子メカニズム

MCAD(中鎖アシルCoA脱水素酵素)欠損症は、乳幼児突然死症候群(sudden infant death syndrome：SIDS)に類似した病態形態をとることで有名である。3〜4歳以後は生命にかかわるような発作はなくなる。白人では1万人に1人の頻度で、日本人では15万〜20万人に1人の頻度である。生涯無症状の人も少なくない。

● 臨床症状・検査成績
感染、過労などのストレスを機に急性脳症や突然死をきたすことが多い。急性期には低血糖、高アンモニア血症などがみられる。

● 診断
アシルカルニチン分析で中鎖アシルカルニチンの上昇がみられる。必要なときは酵素活性測定、遺伝子解析によって確定診断を行う。

■ 治療と薬理メカニズム／経過・予後
乳幼児期には食事間隔への配慮、sick dayには早めのブドウ糖輸液が必要である。小児期を過ぎれば一般に予後良好。

全身性カルニチン欠乏症

● 疫学／病因・病態生理と分子メカニズム

カルニチンの転送蛋白(OCTN2)の先天的な異常によって、カルニチンの吸収障害が起こる。カルニチンは長鎖脂肪酸をミトコンドリアに運搬する役割を持っているため、欠乏すると長鎖脂肪酸のβ酸化が障害される。頻度は20万〜30万人に1人といわれている。

● 臨床症状・検査成績
ふだんは正常で、ストレス時などに急性脳症を起こす。急性期には低血糖、高アンモニア血症、肝機能障害などがみられることがある。

● 診断
アシルカルニチン分析で血中C0の低下、尿中C0の増加がみられる。確定診断は遺伝子解析による。

■ 治療と薬理メカニズム／経過・予後
カルニチン補充療法によって予後は良好。

【山口 清次】

■ 参考文献

1) Neal WA：Disorders of lipoprotein metabolism and transport. Nelson Textbook of Pediatrics, 17th edition, edited by Kliegman RM et al, p580-600, Saunders, 2007
2) McGovern MM et al：Disorders of Lipidosis. Nelson Textbook of Pediatrics, 17th edition, edited by Kliegman RM et al, p593-601, Saunders, 2007
3) Banikazemi M et al：Fabry disease clinical trial study group：Agalsidase-beta therapy for advanced Fabry diseases: a randomized trial. Ann Int Med 146：77-86, 2007
4) Stanley CA et al：Disorders of mitochondrial fatty acid beta-oxidation. Nelson Textbook of Pediatrics, 17th edition, edited by Kliegman RM et al, p567-573, Saunders, 2007

12 先天性アミノ酸代謝異常症

● **定義・概念** 先天性アミノ酸代謝異常症(inborn error of amino acid metabolism)とは、アミノ酸やその代謝産物であるα-ケト酸を基質とする酵素が欠損して、血液、尿、髄液などの体液中のアミノ酸濃度が上昇する疾患群であり、血液のアミノ酸分析が診断の手掛かりとなる。血中アミノ酸濃度の異常を示す先天代謝異常症は、アミノ酸代謝異常症だけでなく、尿素回路異常症や有機酸代謝異常症においても認められる。表12-1に血中アミノ酸濃度が上昇を伴う先天性代謝異常症をあげる。

尿素回路異常症は、アミノ酸代謝においてアンモニアを分解する尿素回路とその周辺の酵素欠損症であり、高アンモニア血症を伴う先天性代謝異常症である。有機酸代謝異常症はアミノ酸のアミノ基がはずれてカルボン酸となり、このカルボン酸の代謝が障害される先天性代謝異常症である。

ここではわが国で新生児スクリーニングの対象疾患となっているアミノ酸代謝異常症である、フェニルケトン尿症(PKU)、楓糖尿症(メープルシロップ尿症)、ホモシスチン尿症の3疾患について解説する。

表 12-1 血中アミノ酸濃度の上昇を伴う主な先天性代謝異常症

増加するアミノ酸	疾患
アミノ酸代謝異常症	
フェニルアラニン	フェニルケトン尿症、BH_4欠損症
チロシン	高チロシン血症（Ⅰ、Ⅱ、Ⅲ型）
ロイシン、イソロイシン、バリン	楓糖尿症
ホモシステイン、メチオニン	ホモシスチン尿症
メチオニン	高メチオニン血症
グリシン	非ケトーシス型高グリシン血症
尿素回路異常症	
シトルリン、グルタミン、アラニン	シトルリン血症Ⅰ型
シトルリン、メチオニン、スレオニンなど	シトリン欠損症（NICCD）
グルタミン、アラニン	OTC欠損症
アルギニノコハク酸、シトルリン、グルタミン	アルギニノコハク酸尿症
アルギニン	アルギニン血症
その他	
グリシン	有機酸血症（プロピオン酸症など）
リジン	高リジン血症
プロリン	高プロリン血症
ヒドロキシプロリン	ヒドロキシプロリン血症

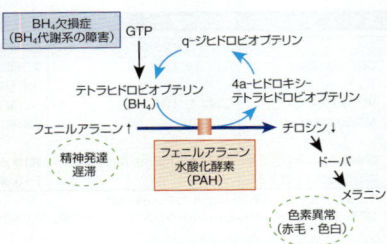

図 12-1 フェニルアラニン水酸化酵素とその補酵素の代謝
フェニルアラニン水酸化酵素は、テトラヒドロビオプテリン（BH_4）を補酵素としている。BH_4代謝系を構成する酵素欠損においても高フェニルアラニン血症が惹き起こされ、これをBH_4欠損症と呼んでいる。BH_4欠損症の治療には、BH_4投与が有効である

フェニルケトン尿症

■疫学／病因・病態生理と分子メカニズム／診断

フェニルケトン尿症（phenylketonuria：PKU）は、フェニルアラニン（Phe）をチロシンに転換するPhe水酸化酵素の遺伝的欠損により発症する常染色体劣性遺伝病である（図12-1）。無治療の場合、精神発達遅滞・色素異常などの症状を呈する。色素異常はチロシンの合成不全によるメラニン欠乏が原因と考えられている。脳内のアミノ酸のインバランスの結果、精神発達遅滞が引き起こされると推定されているが詳細は明らかでない。新生児スクリーニングで、血中Phe値が2～4 mg/dL以上を異常として見出される。便宜上、血中Phe濃度が16.5 mg/dL以上をPKU、それ未満を高フェニルアラニン血症と分類している。わが国における発症頻度は、PKUと高フェニルアラニン血症をあわせ6万～7万出生に1人である。Phe水酸化酵素はテトラヒドロビオプテリン（BH_4）を補酵素とし、その代謝の障害でも高フェニルアラニン血症が発生し、BH_4欠損症と呼ばれている（図12-1）。

BH_4は、BH_4欠損症の治療薬として以前から使用されていた。1999年、筆者らはPKUを含むPhe水酸化酵素欠損症の一部に、BH_4に反応して血中Phe濃度の低下を認める症例を見出し、BH_4反応性Phe水酸化酵素欠損症という疾患概念を提案した。その後、この疾患概念は確立し、BH_4療法は米国食品医薬品局（FDA）およびわが国の厚生労働省の承認を受け保険適用となった。BH_4内服により食事療法の中止ないしは、Phe制限緩和が可能となる。

PKUに罹患している女性が血中Phe濃度が高いまま妊娠した場合、PKUに罹患していなくても胎児に小頭症や新奇形などの先天奇形が高率に発生する。この病態は母性PKUと呼ばれており、母体血中に高濃度に存在するPheが胎児に移行し、胎児の器官形成を障害するためと考えられている。

■治療と薬理メカニズム／経過・予後
Pheを含まないPKU治療乳を与え、許容範囲のPheを食品中の蛋白から摂取することで、血中Phe濃度を目標範囲に維持することが治療の基本となる。母乳ないしは一般粉乳とPhe除去ミルクとを組み合わせ、週2～3回血中アミノ酸濃度を測定し、血中Phe濃度を2～4 mg/dLになるよう両者の摂取量を決定する。Phe濃度は、乳児期～幼児期前半は2～4 mg/dL、幼児期後半～小学校低学年は3～6 mg/dL、小学校高学年は3～8 mg/dL、中学生は3～10 mg/dL、それ以降は3～15 mg/dLを目標とする。

蛋白摂取量が少なすぎると体蛋白質の異化が進み、かえってPhe濃度が上昇するので摂取量低下にも注意が必要である。成人後も食事療法を中止すると、統合失調症やうつ病に似た精神症状、注意力の低下などを高率に発症することが知られているため、治療は生涯継続する必要がある。BH_4負荷試験（10 mg/kg）に反応し、血中Phe濃度が投与前に比し30%以上低下した場合、BH_4反応性と考える。さらに1週間負荷試験などを実施し、BH_4治療の適応があるかどうかを判断する。軽症PKUや高フェニルアラニン血症の場合、10～20 mg/kgのBH_4投与でPhe制限を中止ないし軽減できる症例が多い。現在のところ4歳以下の患児における安全性は確立していないため、BH_4療法の有効性と危険性を熟慮のうえで慎重に投与することが必要である。

楓糖尿症（メープルシロップ尿症）

■疫学／病因・病態生理と分子メカニズム／診断
分枝鎖アミノ酸（BACC）である、ロイシン、イソロイシン、バリンは、分枝鎖アミノ酸トランスアミナーゼにより、それぞれα-ケトイソカプロン酸、α-メチルバレリン酸、α-ケトイソバレリン酸に転換される。この3種類のα-ケト酸を基質とする分枝鎖アミノ酸脱水素酵素複合体の遺伝的欠損により楓糖尿症（メープルシロップ尿症（maple syrup urine disease））が発生する。この酵素複合体は、3つの構成酵素（E1、E2、E3）からなり、さらにE1はE1αとE1βサブユニットからなる。本症は、これらの構成蛋白質をコードする遺伝子の変異により発症する。

わが国における頻度は、約50万～100万出生に1人であ

る。本症患児は、新生児スクリーニングで、血中ロイシン濃度の高値として発見される。無治療の場合、嘔吐、意識障害、呼吸障害などの急性発作を呈し、知的障害を高率に伴う。本症は常染色体劣性遺伝病であり、遺伝子変異の約33％はE1α遺伝子、38％はE1β遺伝子、19％はE2遺伝子に見出される。E3は、ピルビン酸脱水素酵素複合体やα-ケトグルタル酸脱水素酵素複合体などの他の酵素複合体と共通であるため、複数の酵素複合体の機能低下を招き、α-ケト酸に加え、乳酸やα-ケトグルタル酸の蓄積も伴う。

■ **治療と薬理メカニズム／経過・予後**　新生児スクリーニングで血中ロイシン濃度の高値が指摘されたらただちに入院のうえ、精査・加療が必要になる。自然蛋白質摂取を中止し、ロイシン、イソロイシン、バリン除去の治療用ミルクとカロリー補給を行う。これにより体蛋白質の異化を抑え、同化へと導き、血中BACC濃度の低下をはかる。BACCのうち中間代謝産物の毒性が強いロイシンの血中濃度を指標とし、目標範囲に維持する。嘔吐・下痢などで経管栄養が困難な場合には、高カロリー輸液を実施する。以上の治療に反応しない場合は、血液透析を行う。神経症状が消失し、血中ロイシン濃度が10 mg/dL以下に低下した後は、食事療法へと移行する。離乳前は、母乳やミルクをBACC供給源とし、離乳後は低蛋白食により適量のBACCを与え、治療乳を併用することで、血中ロイシン濃度を2～5 mg/dLに維持する。この治療に加えて摂取熱量をチェックし、カロリー不足にならないように配慮する。

ホモシスチン尿症

■ **疫学／病因・病態生理と分子メカニズム／診断**　血中ホモシステイン濃度が上昇した結果、尿中のホモシスチン排泄が二次的に増加する状態が、ホモシスチン尿症（homocystinuria）である。血中ホモシステインが上昇する病態は、CBS（シスタチオニンβ合成酵素）欠損症、ビタミンB_{12}代謝異常症、葉酸代謝異常症などで認められるが、CBS欠損症が最も頻度が高く、一般にホモシスチン尿症というとCBS欠損症をさす。CBSをコードする遺伝子は21番染色体に存在し、CBS欠損症は常染色体劣性遺伝形式をとる。新生児スクリーニングで、血中Met（メチオニン）濃度の高値として発見される。

わが国における頻度は、約35万出生に1例である。出生時にはほとんどが無症状。無治療の場合、1歳過ぎから知能障害、3歳頃から骨格異常による高身長、四肢指伸長、水晶体脱臼など、Marfan（マルファン）症候群に似た症状を呈する。また、血管系の合併症として、血栓症・塞栓症による脳梗塞、心筋梗塞、肺塞栓が特徴的である。眼症状や骨格の異常には、フィブリリンという蛋白質の構造異常によると推測されている。フィブリリンはシスチンに富んだ蛋白質で、ホモシスチン尿症ではシスチン欠乏のためS-S結合の形成不全が起こり、フィブリリンの構造異常を招き、眼症状や骨格の異常が起こると考えられている。

CBSはビタミンB_6を補酵素とし、ビタミンB_6反応性と非反応性に分類される。ビタミンB_6反応性の場合、ビタミンB_6投与により尿中へのホモシスチン排泄が減少する。

■ **治療と薬理メカニズム／経過・予後**　治療の基本は、低Met、高シスチンの食事を与え、血中Met濃度を1 mg/dL以下に保つことにある。許容量のMetを含む低蛋白食とシスチンが強化されている低メチオニンミルクを用いる。ビタミンB_6反応性の症例はわが国でまれであるが、反応性と非反応性では治療法が大きく異なるため、生後6カ月時に入院させ反応性を確認する。治療ミルクを普通ミルクに変え、ピリドキシンの大量投与（250 mg/日）を10日間投与前後の血中Met濃度、ホモステイン濃度の低下の有無を調べる。反応性がある場合には、B_6投与量を漸減し、最小有効投与量を決める。ビタミンB_6非反応性の学童症例では、食事療法のみでは血中Metを1 mg/dL以下に維持できない症例が多い。その際は、ベタイン（200～250 mg/kg/日、分3）を併用する。ベタイン併用時には血中Met濃度が上昇するため、治療指標を血中ホモシステイン濃度とする。血中ホモシステイン濃度を20～50μM以下に保ち、血中Metが15 mg/dLを超えないようにベタイン投与量を調整する。

【呉 繁夫】

参考文献
1) 日本先天代謝異常学会編：症例から学ぶ先天代謝異常症、診断と治療社、2009
2) 五十嵐隆ほか編：見逃せない先天代謝異常症、中山書店、2010
3) チョッケ＆ホフマン、松原洋一監訳：小児代謝疾患マニュアル、診断と治療社、2006
4) 特殊ミルク共同安全開発委員会編：食事療法ハンドブック～アミノ酸代謝異常症・有機酸代謝異常症のために、恩賜財団母子愛育会、2008
5) Kure S et al : Tetrahydrobiopterine-responsive phenylalanine hydroxylase deficiency. J Pediatr 135:375-378, 1999

13　ビタミン欠乏症

はじめに

ビタミンには、脂溶性ビタミンとしてビタミンA、ビタミンD、ビタミンE、ビタミンKの4種類、水溶性ビタミンとしてビタミンB_1、ビタミンB_2、ビタミンB_6、ビタミンB_{12}、ナイアシン、パントテン酸、ビオチン、葉酸、ビタミンCの9種類がある。

ビタミンは、正常な生理機能を維持するために必要な微量有機栄養素であり、基本的にヒトの体内では合成することができないものである。このため、食事から必要なビタミンを摂取する必要がある。特定のビタミンについて、摂取量が体内での必要量に満たず、正常な生理機能が障害され生じた病態をビタミン欠乏症（deficiency）という。最近ではほとんどのビタミンで、はっきりした欠乏症があまりみられず、病態の発症にはいたっていないが、その一歩手前の潜在的な欠乏状態（ビタミン不足（insufficiency））が増えている。

ビタミンA欠乏症

■ **定義・概念／疫学／病因・病態生理と分子メカニズム**　ビタミンA（レチノール）は、脂溶性ビタミンの一つであり、視覚、生殖機能、上皮細胞の分化など広範な生理作用を示す。ビタミンAの摂取不足などにより体内のビタミンA量が低下し、ビタミンAの生理作用が障害された病態をビタミンA欠乏症（vitamin A deficiency）という。発展

途上国では、ビタミンA欠乏症は深刻な問題である。特に、発展途上国における乳児死亡の半数がビタミンA欠乏症に起因する[1]。一方、わが国では、食事からの摂取不足で欠乏症になることはまれであり、家族性低リポ蛋白血症、重症の肝障害、乳児の栄養障害などビタミンAの吸収や体内輸送の障害に起因するものが多い[2]。

■**臨床症状・検査成績** 夜盲症、眼球乾燥症、皮膚病変（乾燥・角化）がビタミンA欠乏症の三主徴である。他にも、成長障害、骨・神経系の発達障害などがみられる。また不足すると、免疫能の低下や消化管粘膜上皮の障害により、感染症に罹患しやすくなる。血中レチノール濃度が$30\mu g/dL$以下になると皮膚症状、暗順応の遅延が、$10\mu g/dL$以下となると味覚・嗅覚の異常、脳脊髄圧の異常が出現する[2]。

■**診断／治療と薬理メカニズム／経過・予後** 臨床症状の評価とともに血清ビタミンAおよびRBP（レチノール結合蛋白）濃度を測定する。RBP低値では消化器疾患や感染症、高値では腎不全を考える。食事性欠乏症の治療では、1日に1万〜2万単位のビタミンAを経口投与、夜盲症や眼球乾燥、消化器症状など重症例では5万単位のビタミンAを経口あるいは筋注投与する。数日〜2週間程度で症状は軽快する。以後、食事摂取基準の摂取量（2,000〜3,000単位）の保持に努める。過剰投与により無気力や脱毛などの症状が出るので注意を要する。妊婦では5,000単位を超えないようにする。

ビタミンD欠乏症

■**定義・概念／病因・病態生理と分子メカニズム** ビタミンDは、脂溶性ビタミンの一つで、エルゴステロール由来のビタミンD_2と7-デヒドロコレステロール由来のビタミンD_3があり、哺乳動物では両者の生物活性は等しい。食事から摂取あるいは皮膚で合成され、肝臓で25位が水酸化、次いで腎臓で1α位が水酸化を受けて活性型1,25-ジヒドロキシビタミンD〔$1,25(OH)_2D$〕となり生理活性を示す（図13-1）。主な作用は、カルシウム・リンの腸での吸収、腎での再吸収および骨代謝調節である[1]。食事からの摂取不足、日光の照射不足によるビタミンD欠乏により生じる病態がビタミンD欠乏症（vitamin D deficiency）である。最近では、くる病や骨軟化症のような古典的な欠乏症を示す病態をビタミンD欠乏症とし、より軽症のものをビタミンD不足という。

■**疫学** 日照時間の少ない地域や栄養状態の悪い発展途上国などでみられる。わが国では、ビタミンD摂取不足によるビタミン欠乏症はまれである。近年、食物アレルギーやアトピー性皮膚炎患者でビタミンDあるいは不足状態がみられる[3]、また施設入所の高齢者などにビタミンD不足が認められている[4]。

■**臨床症状** 古典的なビタミンD欠乏では、腸管からのカルシウム・リン吸収が低下し、骨の石灰化障害を起こす。小児期に発症したものがくる病、成人期に発症したものが骨軟化症である。くる病では、膝、肘、腕の変形、骨痛、低カルシウム血症による痙攣、テタニーなどが出現する。骨軟化症では、骨痛、筋肉低下を伴う。ビタミンD不足でも二次性副甲状腺機能亢進症を招くことから、骨折リスクが高まる。

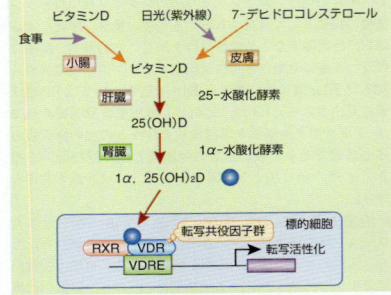

図13-1 ビタミンDの活性化反応と作用発現機序
ビタミンDは、肝臓でまず25位が、次いで腎臓で1α位が水酸化を受け、活性型である1,25-ジヒドロキシビタミンD(1,25(OH)2D)となる。活性型ビタミンDは、標的細胞（小腸、腎臓、骨など）の核内にあるビタミンD受容体に結合し、標的遺伝子の発現を調節することにより生理作用を発言する。ビタミンDの摂取・合成不足、活性化障害、受容体異常はいずれもビタミンD欠乏症状（くる病、骨軟化症）を示す
VDR：ビタミンD受容体、RXR：レチノイドX受容体、VDRE：ビタミンD受容体が結合するDNA部位

■**検査成績／診断** ビタミンD栄養状態の最も良好な指標は、血中25-ヒドロキシビタミンD〔25(OH)D〕であり、5 ng/mL未満であればビタミンD欠乏と診断される。また、20 ng/mL未満ではビタミンD不足状態と判断される。くる病／骨軟化症には、ビタミンD水酸化酵素異常や受容体異常に伴うものもあり、欠乏症との病態鑑別には血中$1,25(OH)_2D$の測定が有用である（18章4-5「くる病／骨軟化症」参照）。また、ビタミンD欠乏症とその病態の把握には、血中カルシウム、リン、アルカリホスファターゼ（ALP）、PTH（副甲状腺ホルモン）濃度、尿中カルシウム、リン排泄量の測定が有用である。

■**治療と薬理メカニズム／経過・予後** ビタミンD摂取不足が原因であれば、活性型ではないビタミンD（native D）の補充療法により正常化する。腎機能低下（透析患者）など活性化の異常が原因であれば、生理量の$1,25(OH)_2D$あるいは$1\alpha(OH)D$を投与する。

ビタミンE欠乏症

■**定義・概念** ビタミンE（トコフェロール）は、脂溶性ビタミンの一つであり、生体膜や血中リポ蛋白に含まれる多価不飽和脂肪酸を酸化から保護する抗酸化作用を有する。ビタミンEの欠乏は、不妊などの生殖障害をはじめ、筋ジストロフィー、脳軟化症、貧血、肝壊死、溶血などさまざまな症状を引き起こすことが動物実験で報告されている[1]。

■**疫学／病因・病態生理と分子メカニズム** ビタミンEは通常摂取する食事中に十分含まれているため、欠乏症は極度の全身性の栄養障害や低出生体重児にかぎられ、ヒトでの欠乏症はほとんどみられない。α-トコフェロール輸送蛋白質（α-TTP）の遺伝子異常により家族性ビタミンE欠乏症が報告されている。一方、嚢胞性線維症、セリアック（celiac）病、短腸症候群、Crohn（クローン）病、βリポ蛋白質欠損症、胆汁うっ滞性肝疾患などは、ビタミンE

の欠乏(二次性ビタミンE欠乏症)をもたらす。これらの疾患は，ビタミンEの吸収低下だけでなく，他の脂質や脂溶性ビタミンの吸収低下を引き起こす。
- **臨床症状**　低出生体重児でのビタミンE欠乏症(vitamin E deficiency)では，血小板増加症や浮腫，溶血性貧血などが認められる。家族性ビタミンE欠乏症では，運動失調，深部感覚障害のほか，網膜色素変性症を伴う場合もある。二次性ビタミンE欠乏症では，脂質栄養障害や他の脂溶性ビタミン欠乏などを伴うことから症状は多様である。
- **検査成績／診断**　α-トコフェロールの血中濃度は，5〜20μg/mLである。5μg/mL未満ではビタミンE欠乏症の可能性が示唆される。また，異常な血漿脂質濃度はビタミンE濃度に影響を及ぼすことから，より正確な診断のためには，全血漿脂質に対するα-トコフェロール量で評価し，<0.8(mg/g全脂質)であれば，ビタミンE欠乏症と診断する。
- **治療と薬理メカニズム／経過・予後**　ビタミンE欠乏症があれば，経口より酢酸α-トコフェロール1日100〜300 mgを内服する。また，家族性ビタミンE欠乏症では，重症度や発症年数によりビタミンE投与量が異なるが，2,000 mg/日を超える量が必要な場合もある。二次性ビタミンE欠乏症では，ビタミンEのみならず必須脂肪酸や脂溶性ビタミンなど他の栄養素の補充とともに原疾患の治療が必要である。

ビタミンK欠乏症

- **定義・概念／疫学／病因・病態生理と分子メカニズム**　ビタミンKは，抗出血性の脂溶性因子として発見された脂溶性ビタミンの一つである。近年，ビタミンKは，γ-グルタミルカルボキシラーゼ(GGCX)の補因子として血液凝固因子の活性化(図13-2)や骨基質蛋白の成熟化にかかわるだけでなく，核内受容体を介して遺伝子発現も調節する[1]。ビタミンKには，植物性食品に多いビタミンK1(フィロキノン)と動物性食品に多いビタミンK2(メナキノン)がある。ビタミンK2は，腸内細菌により合成されるので，通常の状態ではビタミンK不足になることはない。ただし新生児においては，ビタミンKの胎盤通過能が低いこと，体内蓄積量が少ないこと，母乳中のビタミンK含量が少ないこと，腸内細菌叢の形成が不十分であることなどから，特に母乳栄養児においてビタミンK欠乏症に陥りやすい。一方，わが国ならびに先進諸国では，成人期のビタミンK欠乏患者をみることはほとんどないが，抗生剤，特にNMTT(N-メチルテトラゾールチオール)基を有する抗生剤投与を受けている患者にビタミンK欠乏症(vitamin K deficiency)が散見される。これは，抗生剤による腸内細菌叢の抑制およびNMTT基のワルファリン様作用(図13-2)によるものと考えられている。また，代表的な経口抗血液凝固薬であるワルファリンの過剰投与によっても体内のGGCX系が阻害され，ビタミンK欠乏様症状を起こす。一方，ビタミンKの作用は骨代謝においても重要であり，ビタミンK摂取不足状態では骨折のリスクを高めることが知られている[1]。
- **臨床症状**　ビタミンK欠乏症では，ビタミンKの凝固作用が抑制されるため，易出血性の病態を示す。新生児ビタミンK欠乏性出血症では，生後2〜5日の間に消化管出

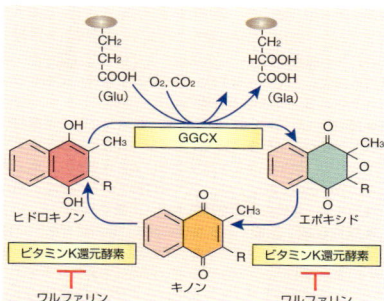

図13-2　ビタミンKサイクル
ビタミンKは，プロトロンビンやオステオカルシンなど(被Gla化蛋白質)のグルタミン酸残基(Glu)をGla化する酵素GGCXの補因子として作用する。Gla化反応に利用されてエポキシド型となったビタミンKは，ビタミンK還元酵素の作用によりエポキシド型からキノン型を経てヒドロキノン型へ変換され，Gla化反応に再利用される。これをビタミンKサイクルという。ワルファリンは，ビタミンK還元酵素の活性を拮抗阻害することでこのビタミンKサイクルを阻害し，抗血液凝固作用を示す

血(新生児メレナ)を中心にさまざまな部位から出血を起こす。また，肝・胆道疾患に合併するビタミンK欠乏性出血症や抗生剤投与中のビタミンK欠乏性出血症でも消化管を中心に出血症状が認められる。特発性乳児ビタミンK欠乏性出血症では，生後3週〜2カ月の間に頭蓋内出血を中心とした出血が認められる。
- **検査成績／診断**　ビタミンK欠乏性出血症の検査所見は共通しており，プロトロンビン時間(PT)と活性化部分トロンボプラスチン時間(APTT)がともに延長し，出血時間や血小板数は正常である。また，ビタミンK依存性凝固活性化因子の低下やprotein induced by vitamin K absence-II (PIVKA-II)の増加も認められる[2]。これらの値が異常を示す患者にビタミンKを投与し改善が認められれば，ビタミンK欠乏症と確定する。
- **治療と薬理メカニズム／経過・予後**　新生児，乳児，および抗生剤投与に伴うビタミンK欠乏性出血症は，ビタミンK投与によりおおむね良好に治癒する。肝・胆道疾患に合併するビタミンK欠乏性出血症では，原疾患により予後はさまざまである。新生児に対しては出生24時間以内，6日目，1カ月後にビタミンK2シロップが予防的に投与されている。骨粗鬆症患者に対しては骨折発生抑制を目的にビタミンK2製剤(MK-4)が投与される。

ビタミンB1欠乏症

- **定義・概念／疫学／病因・病態生理と分子メカニズム**　ビタミンB1(チアミン)は，水溶性ビタミンの一つで，体内でリン酸化されてチアミン二リン酸としてエネルギー代謝の補酵素として作用するほか，またチアミン三リン酸として神経機能の保持にかかわる。ビタミンB1欠乏症(vitamin B1 deficiency)として，脚気とWernicke(ウェルニッケ)脳症がある。脚気はチアミン欠乏性神経障害，Wernicke脳症はビタミンB1欠乏による急性出血性灰白質

脳炎である。脚気は，精白米を主食とする日本や東南アジアでかつて流行したが，現在このような患者を日常診療で目にする機会は少ない。欠乏症にまではいたらないが，極度の偏食，アルコール多飲，吸収不良症候群，下痢などはビタミン B_1 不足をもたらす[2]。

●**臨床症状** 脚気は，心悸亢進，心拡大などの循環器症状，下肢から上行性に拡大する多発性神経炎，水・ナトリウム貯留，低アルブミン血症などによる浮腫が三主徴である。Wernicke 脳症では，急性期に譫妄がみられる。眼球運動障害，運動失調，意識障害が三主徴である。

●**検査成績／診断** 主要な徴候および血清総ビタミン B_1 濃度が $2\mu g/dL$ 未満でビタミン B_1 欠乏症と診断される。また，赤血球トランスケトラーゼ活性の低下およびチアミンニリン酸効果の上昇，重症例ではピルビン酸と乳酸の上昇がみられる。

■**治療と薬理メカニズム／経過・予後** 軽症例で1日 10 mg の内服，中等～重症例では，1日 50～100 mg の静注により容易に軽快する。神経炎の回復は遅れる。Wernicke 脳症患者では，100～300 mg のチアミン塩酸塩を静注する。意識障害や眼球運動障害は1ヶ月目，運動障害は数週～1年で回復するが，記銘力障害は完全には回復しないことが多い。

ビタミン B_2 欠乏症

●**定義・概念／疫学／病因・病態生理と分子メカニズム** ビタミン B_2（リボフラビン）は，エネルギー産生，栄養素代謝にかかわる多くの酸化還元反応を触媒する酵素の補酵素である。食品からの絶対的な不足により生じるものを原発性ビタミン B_2 欠乏症といい，種々の病態に伴って生じるものを二次性ビタミン B_2 欠乏症という[1]。先進国では典型的なビタミン B_2 欠乏症（vitamin B_2 deficiency）はみられないが，偏食や相対的摂取不足などから潜在的なビタミン B_2 欠乏症が認められる。一方，深刻な栄養不良の発展途上国などでは他のビタミン欠乏症と同様にビタミン B_2 欠乏症も認められる。二次性ビタミン B_2 欠乏症は，肝疾患，下垂体疾患，糖尿病ではリボフラビンから補酵素型への変換が障害され欠乏症にいたる。また，テトラサイクリンなどの抗生剤やクロルプロマジンなどの向精神薬，経口避妊薬の連用でもビタミン B_2 の吸収や変換の抑制により欠乏症状が起こる。臨床的にビタミン B_2 欠乏単独で発症することはまれである。

●**臨床症状・検査成績／診断** 脂漏性皮膚炎，口角炎，口内炎，舌炎などがみられる。眼精疲労，涙分泌低下，充血などの眼症状も認められる。診断は，尿中および血中リボフラビンの測定による。尿中リボフラビン排泄量が 40 $(\mu g/gCr（クレアチニン))$ 未満ではビタミン B_2 欠乏が疑われる。

■**治療と薬理メカニズム／経過・予後** ビタミン B_2 製剤あるいは複合ビタミン剤の投与およびビタミン B_2 欠乏の誘因を取り除くことで，臨床症状は改善する。また，口内炎などの局所病変には油脂性軟膏を塗布する。

ビタミン B_6 欠乏症

●**定義・概念／疫学／病因・病態生理と分子メカニズム** ビタミン B_6（ピリドキシン，ピリドキサミン，ピリドキサール）は水溶性ビタミンの一つであり，アミノ酸および脂質代謝におけるアミノ基転移反応や脱炭酸反応などを触媒する酵素の補酵素として機能する。ビタミン B_6 の摂取不足などによりこのような機能が障害されて生じる病態をビタミン B_6 欠乏症（vitamin B_6 deficiency）という。ビタミン B_6 はあらゆる食品に含まれているので，通常の食事を摂取していれば不足することはないが，結核治療薬，抗うつ病薬，経口避妊薬などのピリドキシンの必要量を増加させる薬剤の使用や，アルコール依存症などによってビタミン B_6 の不足が起こる[1]。

●**臨床症状・検査成績** ビタミン B_6 欠乏症では，口角炎，舌炎，脂漏性湿疹などの皮膚病変がみられる。他のB群ビタミンの欠乏症を伴う場合もある。重度のビタミン B_6 欠乏症では，全身の筋力低下，易刺激性，末梢性ニューロパチー，貧血，トリプトファン代謝異常，メチオニン代謝異常（図 13-3），精神錯乱などが認められる。乳児では痙攣，貧血を認める。これらの徴候を認めた場合，血中ピリドキサールリン酸濃度が 20 nmol/L 未満であればビタミン B_6 欠乏症と診断される。また，食事調査によるビタミン B_6 摂取状況の把握が必要である。

■**治療と薬理メカニズム／経過・予後** 治療では，ピリドキシンとして 50～100 mg を投与する。

ビタミン B_{12} 欠乏症

●**定義・概念／疫学／病因・病態生理と分子メカニズム** ビタミン B_{12}（コバラミン）は，水溶性ビタミンの一つであり，補酵素型であるアデノシルコバラミン，メチルコバラミンに変換され，メチルマロニル CoA ムターゼおよびメチオニン合成酵素の補酵素として機能する。ビタミン B_{12} が欠乏すると，メチオニン合成酵素が阻害されて葉酸代謝の異常が起こり，核酸やメチオニンの生合成量が低下する（図 13-3）ため，巨赤芽球性貧血を発症する[1]。また，メチオニン合成の低下は血中ホモシステインを増加（図 13-3）させ，動脈硬化や神経障害，骨代謝障害などの原因となる[2]。欧米では高齢者でビタミン B_{12} 欠乏症（vitamin B_{12} deficiency）の発症率が高いことが報告されている[5]。一般に，ビタミン B_{12} 欠乏症は，ビタミン B_{12} の摂取不足，摂取が十分でも，ビタミン B_{12} の吸収，輸送，代謝経路の障害などによって引き起こされる。後者の原因となる疾患として，慢性萎縮性胃炎，胃切除例，盲係蹄症候群，慢性膵炎，慢性アルコール中毒，吸収不良症候群，Crohn 病，回腸切除，HIV（ヒト免疫不全ウイルス）感染症，Zollinger-Ellison（ゾリンジャー-エリソン）症候群，腸管粘膜障害を引き起こす薬剤，先天性トランスコバラミン欠乏症などがある。わが国では胃切除後巨赤芽球性貧血症例が多い。しかし健常者では，通常の食事でビタミン B_{12} の必要量は充足されている。

●**臨床症状・検査成績／診断** 巨赤芽球性貧血および神経障害を主徴とする。貧血に伴う倦怠感，息切れ，めまいなどのほか，神経障害による疼痛，腱反射の減弱，四肢末端の知覚麻痺などを認める。検査は，血清ビタミン B_{12} 濃度測定のほか，鑑別には，血清不飽和ビタミン B_{12} 結合能，胃液内因子活性の測定，尿中メチルマロン酸排泄量などが用いられる。メチルマロニル CoA ムターゼ活性の低下は尿中メチルマロン酸排泄量を増加させるため，ビタミ

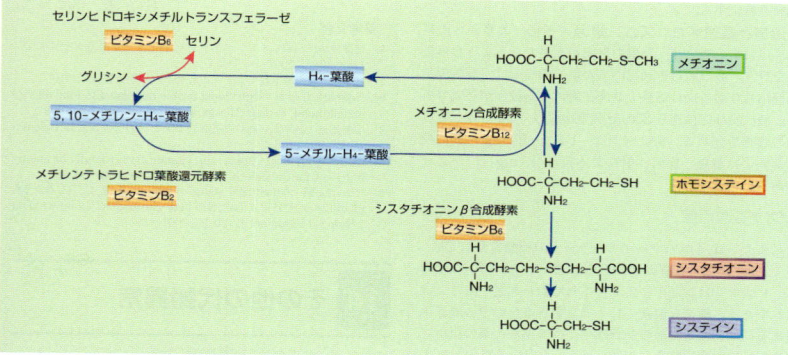

図 13-3 ホモシステイン代謝とB群ビタミン

B_{12} 欠乏症診断のよい指標である。

■ **治療と薬理メカニズム／経過・予後** 治療には，ビタミン B_{12} の投与が必要であるが，内因子欠乏や吸収障害が原因の症例では，筋肉注射を行う。胃切除例では，ビタミン B_{12} 1,000 μg の筋肉注射により貧血は改善されるが，その後も断続的な投与が必要である。

ナイアシン欠乏症

■ **定義・概念／疫学／病因・病態生理と分子メカニズム** ナイアシン（ニコチン酸）は，水溶性ビタミンの一つであり，補酵素 NAD(P)（ニコチンアミドアデニンジヌクレオチド〈リン酸〉）(nicotinamide adenine dinucleotide〈phosphate〉) を構成し，多くの脱水素酵素の補酵素として生体内の酸化・還元反応にかかわる。ナイアシン欠乏症 (aniacinosis) は，ナイアシンあるいはその前駆体であるトリプトファンの欠乏により発症し，ペラグラと呼ばれる慢性再発性の全身障害を引き起こす[1]。このような欠乏症は通常の食事ではまず起こらないが，わが国では慢性アルコール中毒患者などに散見される。ナイアシン欠乏を引き起こす原因としては，拒食など動物性蛋白質の極端な摂取不足，胃切除や胃腸障害による吸収不良，慢性アルコール中毒，Hartnup（ハルトナップ）病やカルチノイド症候群などのトリプトファン代謝異常，5-フルオロウラシル (5-FU) など NAD 生成を阻害する薬剤の投与などがあげられる[2]。

■ **臨床症状** 皮膚症状，下痢，認知症が主な症状である。皮膚症状では，日光に曝露された部位に鱗屑，肥厚，色素沈着，紅斑，発疹，水疱が生じ，痛み，掻痒感を伴う。一方，消化器症状のうち最も多くみられる下痢は，直腸炎と吸収障害が原因である。精神・神経症状は倦怠感，不眠，うつ，頭痛，めまいなど多彩であるが，進行すると認知機能低下，見当識障害，譫妄などが出現する。

■ **検査成績／診断** 上記の臨床症状の有無，原因となる生活習慣や病態ならびに血中の NAD，NADP，総ニコチンアミド量の低下を総合して診断する。

■ **治療と薬理メカニズム／経過・予後** ナイアシン欠乏症に対しては，1日 25〜200 mg のニコチンアミドまたはナイアシンを投与する。重症例や吸収不良がある場合は，点滴静注とする。1〜2週間で軽快となる。

葉酸欠乏症

■ **定義・概念／疫学** 葉酸 (folic acid またはプテロイルグルタミン酸) は，B 群水溶性ビタミンの一つで，核酸の生合成，メチオニンの生合成に重要である。葉酸は，緑黄色野菜やレバーなどさまざまな食品に含まれており，通常の食事で欠乏することは少ない。しかし，日本人，特に若い女性では約半数が推奨量に達しておらず，摂取不足が指摘されている[6]。葉酸欠乏症 (folic acid deficiency) では，巨赤芽球性貧血を呈する。また，妊娠初期に葉酸欠乏を起こすと胎児の神経管閉鎖障害の発症リスクが高まる。

■ **病因・病態生理と分子メカニズム** 葉酸欠乏の要因としては，葉酸摂取不足のほかに，胃切除，アルコール多飲，葉酸吸収阻害薬物（経口避妊薬・抗痙攣薬など）の摂取，先天性葉酸吸収障害などを原因とする葉酸の吸収障害によるもの，葉酸拮抗薬（メトトレキサート）の投与，葉酸代謝酵素・葉酸代謝関連酵素の欠損あるいは遺伝子多型などを原因とする葉酸の利用障害によるもの，妊娠，悪性腫瘍，溶血性貧血，甲状腺機能亢進症などを原因とする葉酸の需要増大によるものなどがある。

■ **臨床症状** 葉酸の欠乏症状は造血機能の異常による巨赤芽球性貧血のほか，神経障害，腸機能不全，心悸亢進，易疲労性，めまい，口内炎などがみられる。また，葉酸欠乏による血中ホモシステイン濃度の増加（図 13-3）は，心血管疾患，骨粗鬆症，認知症，妊娠合併症，高血圧の発症リスクを高めることが報告されている[2]。

妊娠初期の葉酸欠乏は，胎児の神経管閉鎖障害のリスクを高め，二分脊椎症を起こしやすくする。

■ **検査成績／診断** 葉酸欠乏を疑った場合，血清葉酸値の低下 (4 ng/mL 以下)，赤血球中葉酸値の低下 (120 ng/mL 以下) を確認する。また，鑑別診断のため過分葉好中球，巨赤芽球の出現，血清鉄高値，LDH（乳酸脱水素酵素）高値，間接ビリルビン高値の有無を確認し，葉酸欠乏症の

原因を特定する。
- **治療と薬理メカニズム／経過・予後** 食事からの摂取不足による場合は、葉酸の摂取が充足できるよう食事指導を行う。吸収障害や利用障害が原因の場合は、葉酸製剤の経口投与あるいは静脈・筋肉注射による投与が必要である。経口投与では連日 200μg 程度の投与で 10 日ほどで貧血の改善を認める。重症例では、1 日 5〜20 mg の経口投与あるいは静脈・筋肉注射による投与(15 mg/日)が必要である。

ビオチン欠乏症

ビオチンは、4 つのカルボキシラーゼの補酵素として糖、アミノ酸、脂質の代謝にかかわる B 群ビタミンの一つである。ビオチンは食品中に広く含まれており欠乏することはまれである。極端な偏食、ビオチンを含まない中心静脈栄養あるいは経腸栄養剤の長期投与、抗てんかん薬の服用、調整粉乳や治療用特殊ミルクを与えられている乳児でビオチン欠乏症(biotin deficiency)がみられる[1]。

ビオチン欠乏症では、脱毛、落屑性の脂漏性湿疹、紅斑性湿疹、乾皮症、うつなどの症状が認められる。乳幼児では、顔面周囲の皮膚炎、運動失調、有機酸尿、痙攣、発育不全などが認められる。ビオチン欠乏症の診断基準はなく、臨床症状やビオチン投与による改善効果などから判断することになる。治療は、ビオチンを 1 日 0.25〜2 mg 投与する。

パントテン酸欠乏症

パントテン酸(pantothenic acid)は、コエンザイム A あるいはアシルキャリアプロテインの構成成分として脂質代謝、糖代謝、アミノ酸代謝にかかわる水溶性ビタミンである[1]。パントテン酸は、食品中に広く含まれることから、通常パントテン酸単独の欠乏症が生じることはない。

ビタミン C 欠乏症

- **定義・概念／疫学／病因と病態生理と分子メカニズム** ビタミン C(L-アスコルビン酸)は、補因子としてコラーゲン合成にかかわるほか、抗酸化性を有する水溶性ビタミンである。ビタミン C の摂取不足で生じる病態がビタミン C 欠乏症(vitamin C deficiency)であり、古くより壊血病として知られる。食物が豊富な先進国では発症しないと考えられているが、新鮮な果物や野菜を長期間にわたって摂取していない人や慢性的なアルコール中毒患者、高頻度の喫煙者などで壊血病の発症が確認されている[2]。
- **臨床症状** 壊血病の臨床症状は、初期には脱力感、皮膚の乾燥などがあり、その後、毛細血管の脆弱化に伴い、大腿部をはじめとする皮膚の出血斑、歯肉、皮下、粘膜での出血がみられるようになる。重症例では消化管や尿路からも出血し、血尿、血便を認める。
- **検査成績／診断** 血中ビタミン C 濃度が 0.2 mg/dL でビタミン C 欠乏症と診断される。
- **治療と薬理メカニズム／経過・予後** 治療にあたっては新鮮な野菜や果物を十分摂取し、必要なビタミン C が摂取できるよう食事指導を行うが、食事での摂取が困難な場合は、ビタミン C 製剤を成人で 50〜2,000 mg/日、小児で 100〜200 mg/日を経口あるいは静脈投与する。

【竹谷 豊・福澤 健治】

参考文献
1) 福澤健治ほか編：モダンフィジシャン(ビタミンの基礎と臨床)27: 1183-1281, 2007
2) 日本ビタミン学会編：ビタミン総合事典, 朝倉書店, 2010
3) Noimark L et al：Nutritional problems related to food allergy in childhood. Pediatr Allergy Immunol 19:188-195, 2008
4) 中村和利：日本人における潜在性ビタミン D 不足. Clin Calcium 16:12-17, 2006
5) Cuskelly GJ et al：Folate and vitamin B12: friendly or enemy nutrients for the elderly. Proc Nutr Soc 66:548-558, 2007
6) Hiraoka M：Nutritional status of vitamin A, E, C, B1, B2, B6, nicotinic acid, B12, folate, and beta-carotene in young women. J Nutr Sci Vitaminol 47:20-27, 2001

14 その他の代謝異常

ムコ多糖症

- **定義・概念／臨床症状** ムコ多糖症(mucopolysaccharidosis：MPS)とは、ムコ多糖を分解するリソソーム酵素の欠損によりリソソームにグリコサミノグリカン(ムコ多糖)が蓄積し、さまざまな臓器組織障害をきたす遺伝性疾患である。ムコ多糖の分解に関与する酵素は 10 種類以上あり、欠損酵素により遺伝形成や症状などは異なる(表 14-1)。
- **診断** 特有の顔貌(鞍鼻、口唇や舌の肥厚などでガーゴイル様顔貌ともいう)、臨床症状で本症が疑わしければ骨 X 線撮影を行う。骨 X 線撮影で、肋骨のオール状変化、指骨の弾丸様変形、橈骨・尺骨の遠位端の内方への斜行化、腰椎の鉤状変形などの多発性異骨症(dysostosis multiplex)がみられる。角膜混濁も本症に特徴的であるが、Hunter(ハンター)症候群ではみられない。尿中にムコ多糖が増加する。増加した尿ムコ多糖を電気泳動法で調べることにより病型を推定できる。確定診断には、白血球の酵素活性測定または遺伝子解析を行う。遺伝子診断は保因者や出生前診断にも有効である。
- **治療と薬理メカニズム** 治療は対症療法と酵素補充療法・造血幹細胞移植が行われる。酵素補充療法は現在 I 型、II 型、VI 型で行われている。肝脾腫、関節拘縮、呼吸機能などは改善するが、中枢神経障害には効果がない。

ポルフィリン症

- **定義・概念** ポルフィリン症(porphyria)は、ヘム合成経路の第一段階であるアミノレブリン酸合成酵素を除く、7 つの酵素のいずれかの酵素の活性低下または欠損に基づく疾患である。ヘム合成は主に肝と骨髄の赤血球系細胞で行われているので、欠損酵素により、肝型と骨髄型に分類される(表 14-2)。また、臨床的には急性神経症状を主症状とする急性ポルフィリン症と皮膚光線過敏症を呈する皮膚型に分類され、発症頻度は病型により異なり、急性間欠性ポルフィリン症が最も頻度が高い。
- **臨床症状** 肝型の症状は神経症状であり、肝機能は正常〜軽度障害である。神経症状は運動神経麻痺、知覚障害、意識障害、痙攣、幻覚、妄想などで非常に多彩である。腹痛、嘔吐、便秘などの消化器症状、高血圧、頻脈も肝型に

表 14-1 ムコ多糖症（MPS）の分類と特徴

分類	疾患名	特異的顔貌	角膜混濁	骨変化	関節拘縮	肝脾腫	低身長	精神発達遅延	その他
ⅠH	Hurler	‖	+	‖	‖	‖	‖	‖	心臓弁膜症，乳児期に発症
ⅠH/S	Hurler/Scheie	臨床像はⅠHとⅠSの中間							
ⅠS	Scheie	+	+	‖	+	+	+	±	病状の進行は緩徐で，予後はよい
Ⅱ	Hunter(severe)	‖	−	‖	‖	‖	‖	‖	心臓弁膜症，難聴
Ⅱ	Hunter(mild)	+	−	+	+	‖	±	±	成人期に発症
ⅢA	Sanfilippo A	+	−	±	±	+	±	‖	多動，睡眠障害，発症は 1～8 歳
ⅢB	Sanfilippo B	ⅢAに類似							
ⅢC	Sanfilippo C	ⅢAに類似							
ⅢD	Sanfilippo D	ⅢAに類似							
ⅣA	Morquio A	+	±	‖	‖	‖	‖	−	心臓弁膜症，難聴
ⅣB	Morquio B	ⅣAに類似							
Ⅵ	Maroteaux-Lamy	+	+	‖	+	‖	‖	−	心臓弁膜症，障害の程度はさまざま
Ⅶ	Sly	±	±	+	+	‖	‖	+	重症から軽症までさまざま

表 14-2 ポルフィリア症の各病型の特徴

疾患名（一ポルフィリア）	遺伝形式	型	症状
ALDA 欠損症(ADP)	常劣	肝	神経
急性間欠性(AIP)	常優	肝	神経
先天赤芽球性(CEP)	常劣	骨髄	皮膚
晩発性皮膚(PCT)	常優	肝	皮膚
肝骨髄性(HEP)	常劣	肝	皮膚
遺伝性コプロ(HcP)	常優	肝	神経と皮膚
多様性(VP)	常優	肝	神経と皮膚
骨髄性プロト(EPP)	常優	骨髄	皮膚

よくみられる。皮膚症状は日光過敏で，紅斑，腫脹，紫斑，水疱，潰瘍，瘢痕性脱毛，肥厚などがみられる。
■**診断** 尿，便，赤血球のポルフィリンが高値を示す。しかし，症状が非常に多彩であることから，しばしば診断が遅れる。本症を疑って，ポルフィリンを分析することが肝要である。確定診断は，各酵素の活性測定，遺伝子解析で行う。
■**治療と薬理メカニズム** 急性型には十分量のブドウ糖と電解質の輸液を行う。重症例に対しては，血漿交換や肝移植が適応になる。病型により治療法が多少異なる。フェノバルビタール，解熱薬，避妊薬，睡眠薬，飲酒などは本型を悪化させるので避ける。皮膚症状を呈する病型では日光を避ける。サンスクリーン剤は可視光線の防御にはあまり効果がない。防止，衣類などで物理的に遮光する。

ヘモクロマトーシス

■**定義・概念** ヘモクロマトーシス（hemochromatosis）は腸管での鉄の吸収が亢進し，さまざまな臓器に鉄が沈着し，糖尿病，肝硬変などをきたす疾患で，主に成人で発症する。新生児期にも同様の重篤な症状を呈する病態が新生児ヘモクロマトーシスである。

新生児ヘモクロマトーシス

出生後数日以内，多くは数時間以内に肝不全として発症する。肝，脾，心臓，唾液腺などさまざまな臓器に著明に鉄沈着を認めるまれな疾患である。鉄の代謝異常が考えられているが，責任遺伝子は同定されていない。症状・所見は黄疸，哺乳不良，筋緊張低下，低血糖，凝固能低下，出血傾向などである。
治療はキレート剤，肝不全に対する支持療法などの内科的治療または肝移植であるが，早期に適切な治療が行われなければ致死率は非常に高い。

ヘモクロマトーシス

常染色体劣性遺伝で，腸管での鉄の吸収亢進により，肝臓などさまざまな実質臓器に鉄が沈着する。欧米での頻度は 3～5/1,000 人と高いが，わが国ではまれである。欧米患者の責任遺伝子は *HFE* 遺伝子であるが，本遺伝子異常は日本人を含むアジア人患者ではほとんどみられない。20 歳以前の発症はまれで，一般に発症は 40 歳以降で，肝障害，糖尿病，関節痛，肝下垂体機能不全，甲状腺機能低下，心筋障害で発症する。血液検査では血清鉄，フェリチンの上昇がみられる。
治療は瀉血を繰り返すこと，鉄キレート剤投与，肝移植である。

Wilson 病，Menkes 病

■**定義・概念／病因・病態生理と分子メカニズム** 両疾患はともに銅輸送 ATPase の遺伝子異常による先天性銅輸送障害である（**表 14-3**）。ATP7A および ATP7B は銅を細胞外に分泌するという同じ機能を持つ。しかし，Wilson（ウィルソン）病（Wilson disease）は銅蓄積障害，Menkes（メンケス）病（Menkes disease）は銅欠乏障害と相反する障害を呈する。その違いは責任遺伝子の発現臓器が異なるからである。

Wilson 病（図 14-1）

肝障害は 6 歳以降，神経障害は 8 歳以降のいずれの年齢でも発症する。肝障害のタイプはさまざまで，慢性肝炎，急性肝炎，劇症肝炎などで発症する。うつなどの精神症状，血尿，関節炎が初発症状の例もあるなど，症状が多様であるため，診断がしばしば遅れる。検診やたまたま調べた検査での肝機能異常から診断される例（発症前患者）もある。
治療は初期治療と維持療法に分けられ，初期治療ではキレート剤を数カ月投与する。キレート剤投与期間は銅制限食を行う。維持療法や発症前患者では亜鉛製剤が推奨され

表14-3 Wilson病とMenkes病の特徴

	Wilson病	Menkes病
発症頻度	1/3〜3.5万	1/出生男子14万
遺伝形式	常染色体劣性	X染色体劣性
責任遺伝子	*ATP7B*	*ATP7A*
遺伝子座位	13q14.3	Xq13.3
健常者での発現組織	主に肝	肝以外のほとんどすべての組織
遺伝子変異の特徴	アジア人ではR778L, H1069Qが多い	コモン変異はない
病態	肝からの胆汁への銅排泄および血液へのセルロプラスミン分泌の障害。肝の銅蓄積、肝からオーバーフローしたフリー銅の血液中の増加とそれによるさまざまな臓器での銅蓄積および尿中銅排泄増加	腸管での銅吸収障害およびそれによる体内の銅欠乏、銅欠乏による銅酵素活性低下、血液脳関門での銅の神経細胞への輸送障害
症状	肝障害, 神経障害(錐体外路障害), 精神障害, 腎障害(血尿, 結石), 関節炎, Kayser-Fleischer輪(図14-1)など	頭髪異常(図14-2), 低体温, 生後3カ月前後から発症する重篤な中枢神経障害, 結合織異常(血管蛇行, 頭蓋内出血, 骨相鬆症, 膀胱憩室)
検査所見・診断	血清銅・セルロプラスミン低値, 尿中銅高値, 銅濃度高値, *ATP7B*遺伝子変異同定	血清銅・セルロプラスミン低値, 培養線維芽細胞銅濃度高値, *ATP7A*遺伝子変異同定
治療	キレート剤, 亜鉛, 肝移植	ヒスチジン銅皮下注射

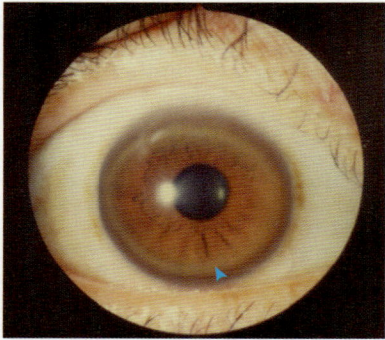

図14-1 Wilson病患者のKayser-Fleischer輪(▶)

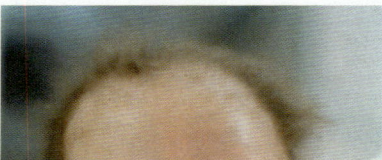

図14-2 Menkes病児の頭髪異常
赤毛(色素減弱), 捻転毛, 縮れ毛, 脱毛が特徴で, 早期診断の手がかりになる

る。治療は生涯必要であるが, しばしば怠薬が問題になっている。怠薬で症状が劇的に悪化することがある。肝移植を行えば, 本症治療は不要となる。

Menkes病

生後3カ月頃から痙攣などで発症する。現在の治療法であるヒスチジン銅の皮下注射は頭髪異常や血清銅・セルロプラスミン低値は改善させるが, 生後2カ月以降の治療開始では中枢神経障害や結合組織異常はまったく改善しない。生後2カ月以前からの治療開始で中枢神経障害はある程度予防できる。早期診断の決め手は, 本症特有の頭髪異常(図14-2)に注目することである。遺伝子解析で保因者診断・出生前診断が可能である。

亜鉛欠乏症候群(腸性肢端皮膚炎)

▶**定義・概念** 亜鉛欠乏症状を呈する状態を総称して亜鉛欠乏症候群(腸性肢端皮膚炎(acrodermatitis enteropathy))という。生体内で働く亜鉛酵素はDNAポリメラーゼ, RNAポリメラーゼ, zinc finger protein, アルカリホスファターゼ(ALP)など300以上あり, 亜鉛欠乏で活性が低下し, さまざまな障害・症状を呈する。亜鉛の腸管での吸収と細胞への取り込みはZIP(zinc-related transporter protein) familyが司っており, 細胞外への分泌はZnT(Zn transporter) familyが司っている。亜鉛欠乏の要因は, 先天性亜鉛輸送障害によるものと二次性によるものがある。先天性は非常にまれである。二次性は亜鉛の摂取不良, 吸収障害, 排泄増加などで起こる。

▶**病因・病態生理と分子メカニズム** 先天性本症は*ZIP4*の遺伝子異常で, 腸管での亜鉛吸収障害により亜鉛欠乏を発症する常染色体劣性遺伝疾患である。二次性としては, 低亜鉛濃度母乳(母親の*ZnT*遺伝子異常により, 母乳中の亜鉛濃度が著明に低い)を授乳した乳児(図14-3), 低出生体重児の乳児期, 慢性炎症性腸疾患, ネフローゼ症候群, 糖尿病, キレート作用のある薬剤の長期使用などがある。経腸栄養剤や静脈栄養で亜鉛補充が十分な場合も欠乏する。亜鉛欠乏により, 亜鉛酵素活性が低下する。また, 味覚細胞と精巣には亜鉛が高濃度に存在し, 亜鉛欠乏で機能が低下する。

▶**臨床症状/診断** 先天性本症の三主徴は, 開口部(口, 鼻孔, 眼瞼縁, 外陰部, 肛門など)の皮膚炎, 脱毛, 下痢である。さらに体重増加不良, 身長の伸びの障害, 味覚異常, 涙腺機能不全, 免疫能低下, 易感染性, 爪病変, 口内炎, 結膜炎などを示す。乳児の皮膚炎は難治性でカンジダ感染を合併することが多い。血清亜鉛およびALPの低値が診断に有効である。溶血で血清亜鉛値は高くなるので, 注意

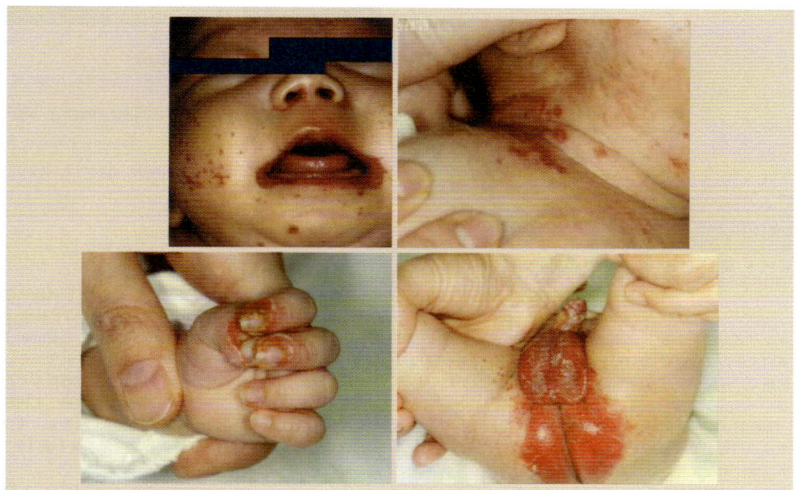

図 14-3 亜鉛欠乏による皮膚炎
本例は血清亜鉛 11 μg/dL（基準 60〜150），血清 ALP（アルカリホスファターゼ）246 IU/dL（基準 600）と低値で，亜鉛投与で症状・所見は劇的に改善した
（稲毛康司先生〈日本大学〉提供）

表 14-4 脱水の分類と特徴

	等張性	低張性	高張性
血清 Na(mEq/L)	130〜150	130 以下	150 以上
原因	出血，熱傷，重症下痢	利尿薬大量投与，副腎不全	尿崩症，発汗多過，嘔吐，下痢
神経症状	嗜眠	嗜眠・痙攣	興奮
腱反射	減弱	減弱	亢進
血圧	低下	かなり低下	やや低下
脈	速脈 触れにくい	速脈 触れにくい	やや速脈 よく触れる
皮膚	乾燥	ねっとり	ねばねば
粘膜	乾燥	やや湿った	からからに乾燥
チアノーゼ	あり	あり	軽度

（文献4を改変）

を要する。

■ **治療と薬理メカニズム** 先天性本症でも大量の経口的亜鉛投与で症状は改善する。二次性においても亜鉛の経口投与で改善する。亜鉛製剤としてはポラプレジンク（プロマック®）がある。

脱水

水分摂取の減少または水分喪失の増加により体内の水分が欠乏した状態で，Na などの電解質も失われている場合が多い。小児は成人に比べて，水分含有率が高い，体重あたりの水分摂取量が多く水分代謝の回転がはやい，体重あたりの不感蒸泄量が多いなどにより，容易に脱水になりやすい。Na と水分がともに減少している場合（低張性，等張性）と，水分の消失が主である場合（高張性）に分類される（表 14-4）。

治療は補液による体液の補充で，高張性脱水の場合はソリタ T1 号など，低張性・等張性脱水の場合は 0.9% 生理食塩水など等張液を初期輸液として用いる。高張性では，早急に血清 Na 値を補正しようとして Na 濃度の低い輸液を行うと，脳浮腫による痙攣などを発症する危険があるので，注意が必要である。初期輸液で，排尿がみられ循環血液量が回復したら，維持輸液に変更する。

浮腫

浮腫（edema）とは血管外組織に水分が過剰に貯留し，腫脹している状態をいう。血管内外の体液の移動は，末梢組織の毛細血管レベルで行われる。心臓からの拍出力により生じた毛細血管静水圧は，水，電解質などを血管外に移動させるのに働く。一方，アルブミンなどの透過性が低い物質は膠質浸透圧を生み出す。また，血管外へ移動した体液は

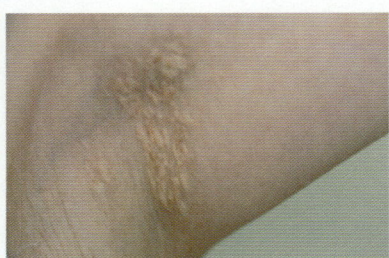

図14-4 脇下に扁平隆起した淡黄色丘疹が集簇し，癒合している
(長谷哲男先生〈東京医科大学八王子医療センター〉提供)

表14-5 弾性線維性仮性黄色腫の診断基準

大基準
1) 特徴的皮疹(腹側，屈側の黄色敷石状病変)
2) 病変部皮膚の特徴的組織所見(弾性線維，カルシウム，Kossa染色)
3) 20歳以上の成人における特徴的眼病変(網膜色素線条症，黄斑障害)

小基準
1) 非病変部皮膚の特徴的組織所見(弾性線維，カルシウム，Kossa染色)
2) 一親等血族の本症の家族歴

(文献5を引用)

リンパ管へ流入する．毛細血管静水圧が上昇した状態，低蛋白血症のような膠質浸透圧が低下した状態，リンパ管の閉鎖で，浮腫が生じる．浮腫は全身性と局所性に分けられる．

局所性は，静脈血栓，周辺からの圧迫，炎症などで静脈やリンパ管が閉鎖・狭窄することにより生じる．全身性は，ネフローゼ症候群，急性糸球体腎炎，うっ血性心不全，肝硬変，甲状腺機能低下症など原因はさまざまである．治療は，原因疾患の治療とその機序を考慮した浮腫に対する治療を行う．

弾性線維性仮性黄色腫

弾性線維性仮性黄色腫(pseudoxanthoma elasticum)は弾性線維変性とカルシウム沈着を特徴とする結合組織疾患で，発症頻度は15万〜16万人に1人とされている．常染色体劣性遺伝疾患であるが，平均発症年齢は約41歳で，男性より女性に多い．仮性黄色腫の名称の由来は，皮下脂肪内の変性した弾性線維が一見黄色腫様にみえるためである(図14-4)．ATP(アデノシン三リン酸)依存性の物質能動輸送に関与している膜蛋白であるABC(ATP結合カセット〈ATP-binding cassette〉)subfamily C, member 6 (*AABCC6*)遺伝子異常が，一部の症例で証明されている．皮膚病変に加えて，網膜色素線条などによる視野狭窄や視力低下，心筋梗塞や狭心症などの動脈硬化性疾患，心内膜の線維性肥大による弁逆流や拘束型心筋症，脳梗塞，消化管出血などの消化管疾患を合併する．診断基準を表14-5にあげる．治療は対処療法である．

【児玉 浩子】

参考文献
1) 児玉浩子：小児の微量元素代謝異常症．日本小児科学雑誌 113: 795-807, 2009
2) Scriver CR et al eds : The Metabolic and Molecular Basis of Inherited Metabolic Diseases, 8th edition, MaGraw-Hill Professional, 2001
3) 寺内康夫ほか編：Principles and Practice 内分泌・代謝 第1版, 文光堂, 2011
4) 五十嵐隆：水・電解質，酸塩基平衡と脱水症．小児科学 第9版, 五十嵐隆編, p94-114, 文光堂, 2000
5) 近藤由佳ほか：pseudoxanthoma elasticum．皮膚病診療 32: 1075-1078, 2010

18章 内分泌疾患

1. 内分泌系・内分泌疾患の特徴 ………………… 1158
2. 視床下部-下垂体 ………………………………… 1158
3. 甲状腺 …………………………………………… 1181
4. カルシウム-リン代謝 …………………………… 1196
5. 副腎 ……………………………………………… 1208
6. 性腺，内分泌腫瘍，ホルモン不応症 ………… 1227

1 内分泌系・内分泌疾患の特徴

内分泌系

内分泌系(endocrine system)は，ホルモン産生臓器，ホルモン(hormone)，および標的臓器からなり，成長，発達，生殖，生体のホメオスターシスの維持など，さまざまな機能を担っている。多細胞動物にとり，離れた臓器の機能を調節することは，生命の維持に必須である。血流を介して標的臓器に作用するホルモンは，神経系とともに遠隔臓器へのシグナル伝達手段の一つとして機能している。

内分泌系を特徴づける最も顕著な特色は，ホルモンの産生や血中濃度，作用が厳密に調節されているということである。この調節機序の一つが，ネガティブフィードバック機構である。すなわち，ホルモンの産生や分泌が，そのホルモンの直接的，あるいは間接的作用によって抑制される場合を，ネガティブフィードバック機構と呼んでいる(図1-1)。

このネガティブフィードバック機構は，甲状腺刺激ホルモン(TSH)や副腎皮質刺激ホルモン(ACTH)，副甲状腺ホルモン(PTH)など，多くのホルモンの産生，分泌調節機序の一つとして機能している。このようなホルモン産生，分泌調節機序が存在するために，健常者ではホルモンの作用過剰や作用障害が惹起されず，一定のホルモン作用が発揮される。

内分泌疾患

内分泌疾患では，ホルモン作用の過剰，あるいはホルモン作用障害が問題となることが多い。このことは，ネガティブフィードバック機構を含む，通常のホルモン産生，分泌調節機構のいずれかの部分が破綻していることを示している。

ホルモン作用障害が起こる機序は，ホルモン分泌障害とホルモン受容機構の異常に大別される。前者の原因としては，ホルモン産生臓器の発生障害，ホルモン遺伝子の異常，炎症や自己免疫機序，腫瘍，蓄積性疾患などによるホルモン産生臓器の破壊，ホルモン分泌抑制機構を担う分子の異常などがある。一方，ホルモン受容機構の異常によるホルモン作用障害は，ホルモン不応症と総称される。この場合にも，ホルモン受容体遺伝子の不活化型変異，ホルモン受容体に共役するG蛋白の異常，受容体に対する阻害型抗体など，複数の機序が知られている。逆にホルモン作用の過剰は，ホルモン産生腫瘍やホルモン産生臓器の過形成に加え，ホルモン受容体に対する刺激型抗体，ホルモン受容体遺伝子活性型変異などによって惹起される。

内分泌系の評価にあたっては，目的のホルモンと，そのホルモンの血中濃度規定因子の両者を測定することが原則である。たとえば，TSHは甲状腺ホルモンの産生，分泌を促進し，逆に甲状腺ホルモンはTSHの産生，分泌を抑制する。したがって甲状腺機能の評価にあたっては，甲状腺ホルモンとTSHの両者を測定することにより，異常の部位を特定できる。すなわち甲状腺ホルモンが低値となる場合でも，甲状腺疾患による場合にはネガティブフィードバック機構の解除から，TSHは高値を示す。一方，視床下部-下垂体異常によるTSH分泌障害では，TSHは高値を示さない。同様に甲状腺ホルモンが高値の場合にも，甲状腺の異常ではネガティブフィードバック機構によりTSHは低値であるのに対し，下垂体異常ではTSHは低値とならない(表1-1)。したがってネガティブフィードバック機構を含むホルモン分泌調節機構の理解が，内分泌疾患に対するアプローチには必要である。

【福本 誠二・藤田 敏郎】

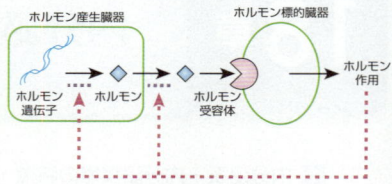

図 1-1　ネガティブフィードバック機構
・・・▶：抑制
ホルモンの血中濃度や作用は，厳密に調節されている。ホルモン作用が直接的，あるいは間接的にそのホルモンの産生や分泌を抑制するネガティブフィードバック機構は，ホルモン作用を一定の範囲に維持することに役立っている

表 1-1　TSHと甲状腺ホルモンによる疾患部位の特定

	視床下部-下垂体疾患	甲状腺疾患
甲状腺ホルモン低値	TSH 低値~基準値内	TSH 高値
甲状腺ホルモン高値	TSH 基準値内~やや高値	TSH 低値

TSH：甲状腺刺激ホルモン

2 視床下部-下垂体

1 視床下部-下垂体系

はじめに

視床下部は内分泌，自律神経系の中枢であり，入力される体の状態についての情報を統合し，視床下部ホルモンの分泌を介して下垂体前葉に作用し，前葉ホルモン分泌を制御する。

前葉ホルモンは下位の内分泌腺に働いてそこからのホルモン作用を介したり，標的器官に直接働いたりして体の恒常性を維持する。下垂体後葉は視床下部にある神経細胞体の神経終末からなっており，抗利尿ホルモンの分泌調節により血漿浸透圧の恒常的を維持し，オキシトシンの分泌により出産時の子宮収縮を制御する。この部位の疾患は，ホルモン分泌不全と亢進という機能的な面での分類と，病因による分類がされている。

解剖

視床の下，第三脳室をなかに挟んだ狭い空間に存在する視床下部とトルコ鞍内に存在する下垂体は，くも膜を隔て

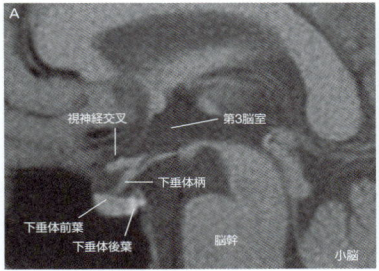
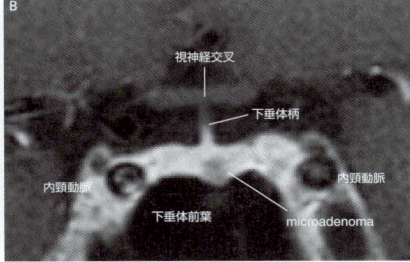

図 2-1-1 下垂体近傍の MRI 像
A：T1 強調画像，矢状断
B：Gd 造影 T1 強調画像，冠状断

て下垂体柄でつながっている（図 2-1-1）。下垂体は，0.6 g，$10 \times 13 \times 6$ mm の小さな内分泌器官であり，腺性下垂体からなる前葉と視床下部にある神経体からのびた軸索終末の集合体である後葉からなる（中間葉はヒトでは認められない）。下垂体の周囲は，上方は鞍隔膜を隔てても蜘蛛膜下腔，視神経および視神経交叉，両側方に海綿静脈洞，外転神経，動眼神経，滑車神経，頸動脈，下方は蝶形骨洞であり，全体がトルコ鞍という骨性部に囲まれている。このため下垂体内に腫瘍性病変が生じると，圧迫により正常下垂体が影響を受けたり，腫瘍の進展方向によっては，視神経障害を生じることがある（典型的には両耳側半盲が生じる）。

（前葉）視床下部に広く分布している神経内分泌系の神経体（CRH ニューロン，GHRH ニューロンなど）は正中隆起に神経終末を出す。ここに上下下垂体動脈が毛細血管を形成し視床下部ホルモンを集め，いったん集合して下垂体門脈を形成し，下垂体前葉で再度毛細血管に分かれ，下垂体前葉に視床下部ホルモンを作用させている。（後葉）視床下部に存在する神経体の軸索が下垂体柄を通って後葉まで伸び，後葉に神経終末を形成している。後葉ホルモンは軸索流によって軸索内を運ばれて後葉に達し，貯蔵される。

下垂体前葉ホルモンの合成・分泌調節（図 2-1-2）

成長ホルモン（from somatotroph）

合成：成長ホルモン放出ホルモン（GHRH）による合成促進およびソマトスタチン，インスリン様増殖因子 I（IGF-I）による合成抑制を受ける。成長ホルモン（growth hormone：GH）の mRNA のプロモーター領域には，下垂体特異的転写因子 Pit-1 の結合配列などが同定されている。

分泌調節：GHRH により cAMP（環状アデノシン一リン酸）増加，細胞外からの Ca 流入による細胞内 Ca 上昇を介して分泌される。ソマトスタチンにより分泌が抑制されるが，これはソマトスタチンによる膜の過分極，細胞内への Ca 流入低下による。

分泌の特徴：成長期に分泌が最も多く，加齢とともに減少する。分泌はパルス状であり，日内変動を認め，non-REM 睡眠中に大きな分泌のピークがある。アミノ酸，蛋白摂取，ストレスや低血糖，摂食量低下によって分泌が刺激される。

標的臓器，下位ホルモン：標的器官は肝臓，骨のほか全身

図 2-1-2 視床下部ホルモンと下垂体前葉ホルモン
→：刺激，---→：抑制，-----：ネガティブフィードバック
GHRH：成長ホルモン放出ホルモン，GH：成長ホルモン，IGF-I：インスリン様増殖因子 I，TRH：甲状腺刺激ホルモン放出ホルモン，TSH：甲状腺刺激ホルモン，T_3：トリヨードサイロニン，T_4：サイロキシン，PRL：プロラクチン，CRH：副腎皮質刺激ホルモン放出ホルモン，ACTH：副腎皮質刺激ホルモン，GnRH：性腺刺激ホルモン放出ホルモン，LH：黄体形成ホルモン，FSH：卵胞刺激ホルモン，E_2：エストラジオール，T：テストステロン，SRIH：ソマトスタチン

に広がる。肝臓では，IGF-I（下位ホルモン）の産生を促し，これがいくつかの GH 作用を担う。血中の IGF-I の大部分を肝臓由来のものが占める。骨では GH により局所で産生される IGF-I が autocrine，paracrine 因子として骨成長を促す。

作用：

- **骨代謝** 長管骨では成長板に働き，骨の縦方向の成長を促す。
- **蛋白質代謝** アミノ酸の細胞内輸送の促進，蛋白質合成の促進。
- **糖代謝** 細胞へのブドウ糖の取り込み，利用の抑制。
- **脂質代謝** 中性脂肪の分解。遊離脂肪酸とグリセロールの放出促進。
- **電解質代謝** 腎尿細管に働き Na，K，リンの再吸収を促進。

GH 受容体はプロラクチン受容体とともにサイトカイン受容体スーパーファミリーに属する。GH は分泌時には二量体となり亜鉛と複合体を形成しているが，血中では単体に分かれ結合蛋白と結合して循環する。

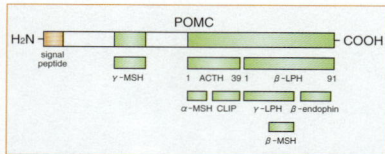

図 2-1-3 ATCH の前駆体(POMC)からの生成の模式図
MSH：メラニン細胞刺激ホルモン，ACTH：副腎皮質刺激ホルモン，POMC：プロオピオメラノコルチン，LPH：リポトロピン，CLIH：corticotropin-like intermediate peptide

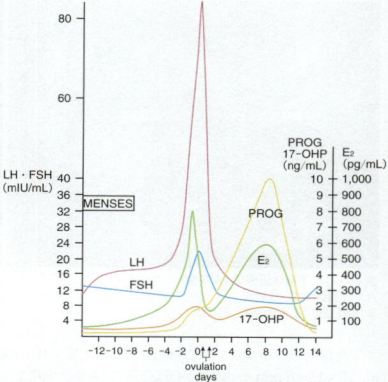

図 2-1-4 性周期での各ホルモンの血中濃度の変動の様子
LH：黄体形成ホルモン，FSH：卵胞刺激ホルモン，E₂：エストラジオール，PROG：プロゲステロン，17-OHP：17-hydroxyprogesterone

プロラクチン(from lactotroph)

分泌調節：視床下部のドパミン作動性神経からのドパミンによって負の調節を主に受けている。生理的な分泌刺激因子は今のところ確定していない。ドパミン作動性神経や，ドパミン作用に影響を与える多くの薬剤によって分泌が大きく影響されるので，プロラクチン(prolactin：PRL)の異常値をみた場合に注意が必要である。

標的臓器，作用：乳腺に作用して，乳腺細胞の成熟，乳汁の合成分泌を行う。下位ホルモンに相当するものはない。

甲状腺刺激ホルモン(from thyrotroph)

分泌調節：甲状腺刺激ホルモン放出ホルモン(TRH)により分泌刺激を受け，ソマトスタチンにより分泌抑制される。またサイロキシン(thyroxine：T₄)，トリヨードサイロニン(triiodothyronine：T₃)によるネガティブフィードバックを受ける。

下位ホルモン，作用：甲状腺での T₃，T₄ の合成を促進し，また分泌を促進する。甲状腺細胞の増殖，甲状腺の血流を増加させる。

副腎皮質刺激ホルモン(from corticotroph)

合成：プロオピオメラノコルチン(proopiomelanocortin：POMC)という前駆体ペプチドからプロセシングされて生じる(図 2-1-3)。POMC からは副腎皮質刺激ホルモン(adrenocorticotropic hormone：ACTH)のほかに，エンドルフィン(endorphin)，リポトロピン(lipotropin：LPH)，メラノトロピン(melanotropin：MSH)などのペプチドが生成されるが，下垂体では MSH の生成は認めない。ACTH 分泌過剰の際には ACTH のメラニン細胞刺激作用により皮膚の色素沈着が増加する。

分泌調節：主に副腎皮質刺激ホルモン放出ホルモン(CRH)により分泌が刺激されるが，抗利尿ホルモン(バゾプレシン)による分泌刺激も働いている。グルココルチコイド(コルチゾール(cortisol))によるネガティブフィードバック機構による抑制が働いている。

分泌の特徴：パルス状の分泌動態を示す。日内変動があり，早朝に高く，深夜に低下する。ストレス，免疫系の活性化，発熱，低血糖により刺激される。

標的臓器，下位ホルモン，作用：副腎皮質に作用してグルココルチコイド(コルチゾール)の合成，分泌を促す。メラニン細胞に働いて皮膚色素沈着を増加させる。

性腺刺激ホルモン(from gonadotroph)(図 2-1-4)

分泌調節：性腺刺激ホルモン(gonadotropins)は性腺刺激ホルモン放出ホルモン(GnRH)(黄体形成ホルモン放出ホルモン(LHRH))により分泌が刺激される。GnRH の分泌がパルス状の分泌であり黄体形成ホルモン(luteinizing hormone：LH)・卵胞刺激ホルモン(follicle stimulating hormone：FSH)の分泌も間欠的である(人為的に GnRH を持続投与すると GnRH 受容体のダウンレギュレーションが強く働くため，LH・FSH の分泌は低下する。この原理を用いて GnRH の持続的作用薬が分泌抑制薬として臨床応用されている)。性腺で合成される性ステロイド(エストロゲンやテストステロン⟨T⟩)によってネガティブフィードバック抑制を受けている。したがって，閉経後は FSH・LH は著明に増加する。性腺由来の inhibin による FSH 分泌の抑制も生理的に働いている。

標的臓器，下位ホルモン，作用：

- **女性** LH・FSH が卵巣に働き，エストラジオール(estradiol：E₂)を合成，LH surge により排卵を誘発，FSH が卵胞発育を促進。
- **男性** LH が Leydig(ライディッヒ)細胞に働き，テストステロンを合成，FSH が Sertoli(セルトリ)細胞に働き精子の発育を促進。

下垂体後葉ホルモンの合成・分泌調節

抗利尿ホルモン，オキシトシン

合成：視床下部の室傍核(paraventricular nucleus)と視索上核(supraoptic nucleus)で前駆体から生合成される。抗利尿ホルモン(antidiuretic hormone：ADH)(バゾプレシン⟨vasopressin⟩，アルギニンバゾプレシン⟨arginine vasopressin：AVP⟩)はニューロフィジンⅡとともに同じ前駆体から生合成され，それぞれ下垂体後葉へ軸索流を伝って輸送され分泌顆粒に蓄えられる。オキシトシン

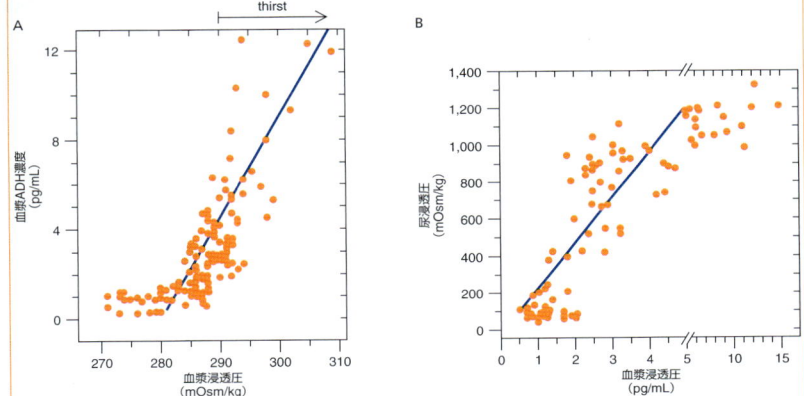

図 2-1-5 血漿浸透圧と血漿 ADH の関係(A)および血漿 ADH と尿浸透圧の関係(B)

(oxytocin)はニューロフィジン I と同じ前駆体から生合成され,同様に後葉の分泌顆粒に蓄えられる。

分泌調節と標的臓器:
- **ADH** 血漿浸透圧,循環血漿量によって主に調節され,これら以外の因子も知られている。
- 浸透圧刺激:下垂体後葉の ADH は体液の浸透圧を調節するための最も重要なホルモンである。視床下部に存在する浸透圧感受性神経は浸透圧を感受して,近傍にある ADH 産生神経核を刺激し,ADH の分泌を調節する。血漿浸透圧のわずか(1%未満)の変化によって ADH 分泌は大きく変化し,血漿浸透圧をごく狭い範囲に維持している。図 2-1-5Aにあるように 285 mOsm/kg から分泌が刺激されはじめ,ADH 分泌に従って尿浸透圧も上昇する。図 2-1-5B にあるように最大の尿浸透圧刺激を生じる ADH 濃度は約 5 pg/mL でこれは 295 mOsm/kg の血漿浸透圧で起こり(図 2-1-5A),これ以上の ADH 分泌があっても,もはや尿浸透圧はこれ以上増加しない。これ以上の血漿浸透圧領域では,視床下部外側壁に存在する渇中枢の刺激により口渇感が強くなり,飲水行動が促されることで血漿浸透圧が調節される。
- 循環血液量:ADH は体液量低下によっても分泌が刺激される。正確には,左房や頸動脈洞に存在する圧受容体(baroreceptor, stretch receptor)が有効循環血液量の低下を感知すると考えられている。ただし,血漿浸透圧と異なりその感度は鈍く,5〜10%を超えるような大量の体液量喪失が必要といわれている。しかし,その作用は強力でいったん刺激されると血中 ADH 濃度は急上昇し,体液の確保に役立っている。なお,上記の浸透圧刺激による ADH 分泌の閾値は,圧受容体によって感知される血圧あるいは有効循環血液量によって変化することがわかっている(図 2-1-6)。

循環血液量の他に ADH 分泌を刺激するものとして,嘔気・嘔吐,低血糖,薬剤,低酸素血症,高二酸化炭素血症,

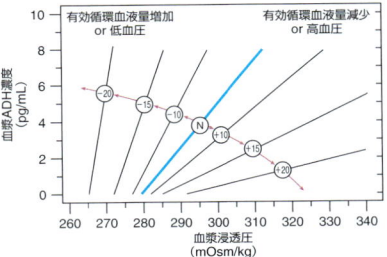

図 2-1-6 浸透圧,有効循環血液量と ADH 分泌の関係

アンジオテンシン II などがある。

診断・治療の実際

視床下部,下垂体疾患には,機能面から機能低下症と機能亢進症,病因から感染症,炎症性,自己免疫性疾患,下垂体腺腫,外傷,遺伝性疾患などの分類が可能であり,機能と形態の両面からのアプローチを行うことが大切である。症状が非特異的であることが多く,患者側からの訴えが明確でないことが多い。問診,診察の際に各内分泌疾患に特徴的な所見や,起こりやすい症状を確認する必要があり,内分泌疾患の可能性を疑う習慣が必要である。疑ったら,再度,病歴,身体所見を取り直し,診断のための適切な検査を行う。

病歴,身体所見

特徴的所見については他稿参照。
一般的症状
皮膚の性状の変化,意識の変容,原因不明の低血糖,原因不明の低ナトリウム血症,高血圧,糖尿病,原因不明の

表2-1-1 ペアで測定した結果の解釈

下垂体ホルモン	末梢ホルモン	末梢作用	疑われる疾患
低下	低下	低下	(視床下部)下垂体機能低下
上昇	低下	低下	(末梢の)原発性機能低下
低下	上昇	亢進	(末梢の)原発性機能亢進
上昇	上昇	亢進	(視床下部)下垂体機能亢進
上昇	上昇	低下	末梢ホルモン不応症

貧血, 原因不明の体重増加, 体重減少, 意欲減退, 原因不明の心房細動, 心嚢水, 胸水, 性欲低下, 月経異常, 腋毛・恥毛の減少, 体毛の増加などの多彩な症状に気を配る必要がある(他稿参照)。

一般検査所見

検尿(尿糖), 血算(貧血, 白血球増加, リンパ球, 好酸球減少), 生化学(乳酸脱水素酵素〈LDH〉, グルタミン酸オキサロ酢酸トランスアミナーゼ〈GOT〉, クレアチンキナーゼ〈CK〉, アルカリフォスファターゼ〈ALP〉, コレステロール〈Chol〉, Na, K, Cl, Ca, Pi), 心電図(心房細動, 低電圧, 徐脈, 頻脈, 心肥大)など(他稿参照)。

下垂体機能検査と各種負荷試験

下垂体機能の評価には下垂体ホルモンと末梢ホルモンを同時にペアで測定し判断することが重要である(表2-1-1)。

下垂体ホルモンにはパルス状の分泌をするものがあり, 1回の測定のみで判断できないことがある。たとえばGHはパルス状の分泌であるが, その1日分泌総和に相関する血清IGF-Ⅰ値などは安定しており, 1回の測定である程度GH分泌総量の評価が可能である。分泌が日内変動をしたり, 律動的分泌をするコルチゾールなどは1日尿中排泄量をみることで分泌状態が判断できる(各々のホルモンについては測定と評価における注意事項があり, 他稿参照)。

視床下部ホルモンの測定は, 特殊な場合(異所性ホルモン産生腫瘍)以外用いられることがなく, 一般的ではない。

- **負荷試験** 基礎値の異常が疑われた場合, 負荷試験により詳しく病態を把握する。

・機能低下症が疑われたら:分泌刺激試験を行う。
・機能亢進症が疑われたら:分泌抑制試験を行う。
・機能性腺腫が疑われたら:奇異反応をみることもある。

画像検査

機能異常が明らかになった場合, その原因となる病変が視床下部・下垂体のどこにあるかを確認する必要がある。機能低下症の場合は原因検索に必要で, 機能性腺腫の場合, 腫瘍の存在診断とその腫瘍が実際にホルモンの過剰分泌を行っていることの2つを確認する必要がある。下垂体には偶発腫(incidentaloma)が少なくないため, 画像上でmicroadenoma(微小腺腫)が見つかってもそれが過剰なホルモン分泌の原因でない場合もあり注意が必要である。特にCushing(クッシング)病の場合微小腺腫が多く, MRIなどで検出できないこともある。

視床下部, 下垂体の画像診断は, MRIが最も適切である。T1強調画面の単純, Gd造影像, T2強調画面の条件でfrontal, sagittalでthin slice像が望ましい。頭部単純X線写真(正面, 側面)も利用価値がある。

一般に下垂体腺腫のmicroadenomaはGd造影像でless enhanced areaとして描出されることが多い。

機能検査として, 選択的下錘体静脈洞採血法や海綿静脈洞採血法が局所でのホルモン分泌を確認するために行われることがある。特にCushing病の診断では必要であることが多い。

その他の検査

下垂体疾患においては一系統の障害があるときは, 他系統の障害が合併していることが多いので, 他のホルモンの障害も検討する必要がある。また, 下垂体のmacroadenomaの場合や視床下部腫瘍の場合, すべての前葉ホルモン(および後葉ホルモン)の機能を検討する必要がある。

多系統の内分泌臓の自己免疫機序による機能障害の症例が知られている。自己免疫機序が考えられる場合は, 他の自己抗体(甲状腺, 副腎など)を検索する必要がある(多腺性自己免疫症候群(autoimmune polyglandular syndrome))。また, IgG4関連炎症性疾患の一つとして, 下垂体および下垂体周囲炎が起こることがある。

遺伝的疾患として下垂体を巻き込んだ多系統の内分泌腫瘍が知られている。多発性内分泌腫瘍症1型(multiple endocrine neoplasia type 1:MEN1), Carney complex, IFP(isolated familial pituitary adenoma)などである。この場合, インフォームドコンセントのもとに患者の遺伝子診断が必要になってくる場合がある。McCune-Albright(マッキューン-オールブライト)症候群は遺伝性疾患ではないが, 多系統の内分泌異常と皮膚症状などを伴う疾患である。

【髙野 幸路】

2 先端巨大症

はじめに

先端巨大症は顔貌・体型の変化だけでなく, 頭痛や関節痛, 視神経障害, 睡眠時無呼吸症候群, 時に心不全などの生活の質(QOL)の低下を伴い, 心血管合併症などにより生命予後が悪化する疾患であり, 治癒をめざした治療を行う必要がある。

治癒を達成した場合, 生命予後は一般人口と有意差がなくなる。また, 大きい腫瘍では腫瘍の縮小により下垂体機能の温存と視野障害など神経合併症を防ぐことが必要である。

先端巨大症の98%はGH産生下垂体腺腫によるものであり, 手術療法が第一選択肢である。術後の治癒率は, 腫瘍が小さいほど, また術前GH値が低いほどよく, この点からも本症の早期発見が治癒の達成に重要である。薬物療法の進歩により, 手術不能例や術後治療にいたらない症例の多くで治癒を達成できるようになった。

発見の契機としては, 顔貌の変化を指摘されて来院する場合もあるが, 本症とは無関係に来院した患者にみられた

表 2-2-1 GH, IGF-I 過剰による症状・徴候

骨・軟骨, 軟部組織
- 手足の容積増大
- 顔貌の変形:上眼窩部の突出, 鼻・口唇の肥大, 巨大舌, 下顎骨の肥大, 頬骨の突出, 歯列間隙の開大, 深くかたい鼻唇溝, 皮膚の肥厚と深い皺
- ピッチが低く響く声:副鼻腔の拡大, 声帯の肥厚
- 胸郭前後径の拡大, 樽状胸, 肋骨の過成長
- 変形性骨関節症
- 頭蓋骨 X 線上の変化:前頭洞などの拡大, 頭蓋穹隆部突出, 頭蓋骨の肥厚, 後頭隆起突出, 骨梁粗鈍化。腫瘍の mass effect としてトルコ鞍拡大, 鞍背部の菲薄化, double floor, 蝶形骨洞変形
- 手足 X 線上の変化:指末節骨の花キャベツ様肥大変形, 種子骨の肥大 (sesamoid index>30), heel pad の肥厚 (>22 mm)

皮膚
皮下組織の肥厚, 皮下脂肪の菲薄化。skin tag, papilloma, 皮脂腺の過分泌, 多汗 (特に顔, 手, 足), 黒色棘細胞症, 多毛症, 皮膚神経線維腫

神経・筋, 感覚器
手根管症候群, 末梢神経の脱髄, 神経根障害, 脊椎管狭窄症, 漿液性中耳炎

循環器
高血圧, 心肥大, 心筋症

呼吸器
睡眠時無呼吸症候群, 呼吸機能検査の異常 (肺活量増加, 気道狭窄)

臓器腫大
甲状腺, 唾液腺, 肝, 腎, 脾

糖代謝
耐糖能異常, 糖尿病, 高インスリン血症

カルシウム・リン代謝
高リン血症, 高カルシウム尿症, 尿路結石。高カルシウム血症は一般には起きないが, これを伴う場合は MEN1 を考える

GH:成長ホルモン, IGF-I:インスリン様増殖因子 I, MEN1:多発性内分泌腫瘍症 1 型

表 2-2-2 下垂体腫瘍による圧迫症状

頭痛:約 65%
視野障害:両耳側半盲が典型的
下垂体機能低下症:月経異常, 乳汁漏出, libido 低下
その他:下垂体卒中

特有の所見(先端巨大症様顔貌, 太く浮き出た前腕の静脈と厚185ったる発汗の多い手など)や, 高血圧と糖尿病の合併, 難治性頭痛の精査を契機に発見されることもあり, 医師の注意深い観察力が求められる。

- **定義・概念** 先端巨大症 (acromegaly) は骨端線の閉鎖した成人に成長ホルモン (growth hormone: GH) の過剰分泌が生じ, 骨・軟部組織などの異常な成長と種々の代謝異常をきたす慢性の疾患である。放置すると顔貌・体型の変化, QOL の低下(視力障害, 頭痛, 変形性関節症, 手根管症候群など), 合併症の発生・進行(高血圧, 糖尿病など), 寿命の短縮をきたすため治療が必要である。このホルモン過剰が骨端線閉鎖前に発症すると, 骨の長軸方向の成長が促進されて巨人症となる。

- **疫学** 40～65 歳の間に多くみられる。性差はない。有病率は 50～70 人/100 万人, 罹患率は 3～4 人/100 万人/年である。約 98% には下垂体の GH 産生腺腫があり, まれに GHRH(成長ホルモン放出ホルモン)産生腫瘍(正所性:視床下部の過誤腫など, 異所性:膵消化管神経内分泌腫瘍, 小細胞肺癌など)による二次的な GH 分泌亢進や, 異所性 GH 産生腫瘍(肺癌など)がある。下垂体腫瘍のなかで GH 産生腺腫は約 20% を占め, PRL(プロラクチン)産生腫瘍に次ぐ。GH のみを分泌するものと, GH および PRL を産生するものがある。

● 病因・病態生理と分子メカニズム
GH 産生下垂体腺腫の病因の約 40～50% は, Gs(刺激性 G 蛋白)α サブユニットの持続的活性化変異 (*gsp* 変異) であり, わが国でも同様である。まれに多発性内分泌腫瘍症 1 型(MEN1)の原因遺伝子の *MEN1* の体細胞変異が認められたり, 家族性下垂体腫瘍症の原因遺伝子である *AIP* (aryl hydrocarbon receptor interactive protein) 遺伝子や p27^{Kip-1} (*CDKN1B*) の変異が認められることを除き, 孤発例では *gsp* 変異以外の遺伝子異常は少ない。

- **参考:** McCune-Albright (マキューン-オールブライト) 症候群に先端巨大症が合併する。

遺伝性疾患ではないが胎生期の初期に Gsα の活性化変異 (*gsp* 変異) により, モザイク状にさまざまな臓器に症状が生じ, 内分泌機能亢進症状や皮膚色素斑が生じる。

● 臨床症状
先端巨大症を疑わせる身体所見を以下に記す(表 2-2-1, 表 2-2-2)。

1. 先端巨大症様顔貌:眉弓部の膨隆, 鼻・口唇の肥大・舌腫大, 下顎の突出, 下顎角の開大。深くかたい鼻唇溝 (nasolabial fold)。
2. 口腔内の所見:巨大舌(自覚的には呂律がまわりにくくなったなど), 歯列間隙の開大。
3. 手足の容積の増大:靴が窮屈になった, 指輪がきつくなったなど。
4. 手の触診により手の肥大, 皮膚の肥厚, 発汗を認める。また, 前腕の静脈が太い。

代謝障害, 耐糖能障害, 高リン血症, 高血圧がみられることがある。

先端巨大症では macroadenoma(巨大腺腫)が多いので, 視野障害がないか初診時に確認しておく。

● 検査成績／診断

GH 過剰分泌の証明

- **血中 GH 値** 本来の分泌動態を失い, 分泌時間, 回数ともに増加。本来 GH 分泌はパルス状であり 1 点のみの GH 値では診断できない。

- **血中 IGF-I 値** 外来でのスクリーニング検査の第一選択。この値は GH 分泌総量によく相関すると考えられ, 先端巨大症患者のほぼ全員に増加が認められる。血中濃度には性差があり, また加齢とともに減少するため, 年齢別・性別の正常値と比較する。なお, 患者に低栄養や肝障害があるとインスリン様増殖因子 I (IGF-I) の産生が減少して血中濃度は低下し, 腎障害があるとクリアランスが低下して血中濃度が高くなる。

GH 分泌調節の異常の検出
確定診断:表 2-2-3 参照。

- **75 g 経口ブドウ糖負荷試験 (75 gOGTT)** 診断確定に必要。正常では視床下部から分泌されるソマトスタチンを介して GH 分泌が 1 ng/mL 以下に抑制されるが, 先端巨大症ではこのレベルに抑制されない。なお, 新生児, 神経性食欲不振症, 低栄養, 腎不全, 肝硬変, ポルフィ

表2-2-3 先端巨大症の診断の手引き

I	主徴候[*1]
	1）手足の容積の増大
	2）先端巨大症様顔貌（眉弓部の膨隆，鼻・口唇の肥大，下顎の突出など）
	3）巨大舌
II	検査所見
	1）成長ホルモン（GH）分泌の過剰 血中GH値がブドウ糖75g経口投与で正常域まで抑制されない[*2]
	2）血中インスリン様増殖因子 I（IGF-I）（ソマトメジンC）の高値[*3]
	3）CTまたはMRIで下垂体腺腫の所見を認める[*4]
III	副徴候および参考所見
	1）発汗過多
	2）頭痛
	3）視野障害
	4）女性における月経異常
	5）睡眠時無呼吸症候群
	6）耐糖能異常
	7）高血圧
	8）咬合不全
	9）頭蓋骨および手足の単純X線の異常[*5]

【診断の基準】
確実例：Iのいずれか，およびIIを満たすもの
疑い例：Iのいずれかを満たし，かつIIIのうち2項目以上を満たすもの

[*1]：発病初期例や非典型例では症候が顕著でない場合がある
[*2]：正常域とは血中GH（成長ホルモン）底値1μg/L（リコンビナントGHを標準品とするGH測定法）未満である．糖尿病，肝疾患，腎疾患，青年では血中GH値が正常域まで抑制されないことがある．また，本症では血中GH値がTRH（甲状腺刺激ホルモン）やLHRH（黄体形成ホルモン放出ホルモン）刺激で増加（奇異性上昇）することや，ブロモクリプチンのドパミン作動薬で血中GH値が増加しないことがある．さらに，腎機能が正常の場合に採取した尿中GH濃度が正常値に比べ高値である
[*3]：健常者の年齢・性別基準値を参照する．栄養障害，肝疾患，腎疾患，甲状腺機能低下症，コントロール不良の糖尿病などが合併すると血中IGF-Iが高値を示さないことがある
[*4]：明らかな下垂体腺腫が所見を認めないときや，ごくまれにGHRH（成長ホルモン放出ホルモン）産生腫瘍の場合がある
[*5]：頭蓋骨単純X線でトルコ鞍の拡大および破壊，鞍背部の拡大と突出，外後頭隆起の突出，下顎角の開大と下顎の突出など，手X線で手指末節骨の花キャベツ様肥大変形，足X線で足底部軟部組織厚（heel pad）の肥厚＝22mm以上を認める

・ブドウ糖負荷でGHが正常域に抑制されたり，臨床症候が軽微な場合でも，IGF-Iが高値の症例では，画像検査を行い総合的に診断する
（文献1を引用）

リアなどでもGHの抑制は不十分となる．
＊奇異反応の検出：巨大下垂体腺腫では負荷試験で下垂体卒中が起こる可能性があり，行われなくなりつつある．

●**TRH（500μg）負荷試験** 健常者ではGHは変化しないが，先端巨大症の患者の60～70％でGHが奇異性増加（基礎値の2倍以上）を示す．ただし，神経性食欲不振症，うつ状態，慢性腎不全，肝硬変症でも奇異性増加がありうる．奇異反応が正常化したかどうかは腫瘍を摘除した後の効果判定（残存腫瘍の有無など）に用いられる．

●**LHRH（100μg）負荷試験** 健常者は無反応だが先端巨大症の患者の約20％にはGHの奇異性増加（基礎値の2倍以上）が認められる．

●**GHRH（100μg）負荷試験** 40歳以上では健常者の多くがGHRHに対しGHは無反応であるが，先端巨大症では約80％に基礎値の2倍以上の過大反応がみられる．

●**ブロモクリプチン（5mg）負荷試験（経口）** 健常者ではGH分泌が刺激されるが，先端巨大症の患者の50～80％では分泌が抑制され（奇異反応である），この現象は治療に応用される．

その他の有用な負荷試験

●**下垂体予備能検査** 巨大腫瘍で下垂体予備能を評価するのに用いられることがあったが，負荷試験により下垂体卒中を生じる可能性があり行われなくなった．基礎値で判断して，補充療法を行うことで対処する．たとえば，基礎値で中枢性副腎不全が疑われる場合は，ヒドロコルチゾン（コートリル®）を補充して治療を行う（手術時はストレス量のコートリル®を補充する）．

●**酢酸オクトレオチド（100μg）負荷試験（皮下注）** 酢酸オクトレオチド（サンドスタチン®）はソマトスタチンの誘導体であり，作用時間が長い（血中半減期：100～105分 vs 2～3分）．GH抑制作用は健常者だけでなく先端巨大症の患者の90％にも認められ，治療に応用される．

診断のための画像検査

頭部MRIを行う．T1，T1＋Gd（ガドリニウム），T2で，2～3mmスライスの下垂体の冠状・矢状断を撮る．造影するほうが正常下垂体と腺腫とのコントラストが得られ，microadenomaの場合にはGd造影後早期のT1強調画像で正常前葉よりも増強効果の弱い腫瘍性病変として描出される．腫瘍の大きさや進展方向，他の重要な構造物（海綿静脈洞，視交叉など）との関係をみる．

これらの画像診断で下垂体腺腫を発見できない場合は，正所性（視床下部の過誤腫など）および異所性（気管支カルチノイドや膵Langerhans〈ランゲルハンス〉島腺腫）のGHRH産生腫瘍，または異所性のGH産生腫瘍（肺癌など）を疑い，胸腹部の画像診断を行う必要がある（GHRHの測定は研究ないし一部の施設で可能である）．

その他の画像検査

●**頭蓋骨単純X線** トルコ鞍の拡大，鞍背部の菲薄化，double floor．蝶形骨洞変形，前頭洞などの含気蜂窩の拡大．頭蓋穹窿部の骨肥厚，後頭結節突出．下顎突出と下顎角鈍化．

●**手足単純X線** 指末節骨の花キャベツ様肥大変形（cauliflower-like tufting）．種子骨の肥大．heel padの肥厚（＞22mm）．

合併症の検索

●**mass effect によるもの**
・GH以外の下垂体機能障害．
・視野障害，眼球運動障害，複視．

●**GH過剰分泌によるもの**
・睡眠時無呼吸症候群．
・心疾患．
・末梢神経障害．
・大腸ポリープや腺腫，まれに大腸癌．

GH産生下垂体腫瘍の病理所見

通常の染色法では，好酸性（eosinophilまたはacidophil）に染まることが多い．分泌顆粒の少ないものでは嫌色素性のこともある（chromophobic）．免疫組織染色では

表2-2-4 わが国の先端巨大症の治癒基準

治療後の患者の状態	判定基準
1) コントロール良好（治癒または寛解）	ブドウ糖経口負荷後の抑制されたGH底値が1 ng/mL未満、かつIGF-Ⅰ値が年齢・性別基準値内である ● 臨床的活動性を示す症候がまったくない
2) コントロール不十分	1および3のいずれにも該当しないもの
3) コントロール不良	ブドウ糖経口負荷後のGH底値が2.5 ng/mL以上、かつIGF-Ⅰ値が年齢・性別基準値を超える ● 臨床的活動性を示す症候がある

GH：成長ホルモン、IGF-Ⅰインスリン様増殖因子Ⅰ
(文献1を引用)

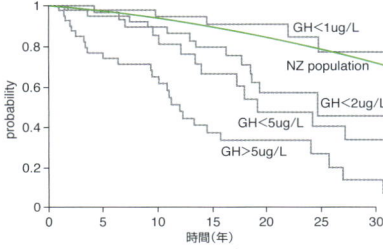

図2-2-1 治療による生命予後の改善[2]
GH：成長ホルモン

GHに陽性に染まる。約30％では、GHとともにPRLにも陽性に染色される。悪性腫瘍であることはまれである。

治療と薬理メカニズム

治療の目的

①GHの分泌を正常に近づけることで代謝異常を改善し、合併症を予防し、身体変形、QOLの低下、寿命短縮をくい止める。②下垂体腫瘍に起因する圧迫症状を改善する。③他の下垂体機能を温存する。④自覚症状を改善する。

一度変形した骨・軟骨は治療によってGHを正常化しても通常不可逆であるが、軟部組織の肥大は軽減し、手足の腫大や顔貌の変化はある程度回復する。

現在の治癒基準は糖負荷後(75gOGTT)にGH値が1 ng/mL未満、かつIGF-Ⅰ値が年齢・性別での正常範囲に入り、臨床的活動性を認めないこととされる(表2-2-4)。この基準を満たした場合、一般人口と死亡率に有意差がなくなることが明らかになっている(図2-2-1)。糖負荷後のGH値が0.4 ng/mL未満にするべきであるという意見もある。治療法には手術療法、薬物療法(サンドスタチン®注射またはブロモクリプチン経口など)、放射線療法があるが、下垂体腺腫が同定された場合の第一選択は手術である。

手術療法

経蝶形骨洞下垂体腫瘍切除術(transsphenoidal surgery)(Hardy手術)は経鼻的なアプローチ法で、脳や神経など重要な構造に触れずに手術できること、創痕が残らないことなど開開術にない利点がある。内視鏡の利用なども現も治療法が進化している。鞍上進展が著しい場合などの一部の腺腫では開頭術が行われる。

- 効果：迅速かつ効果的。治療成績は、腫瘍の大きさ、浸潤性、術前のGH値により異なる。
- 副作用：術中の死亡率は1%以下。術後に下垂体機能低下症が出現することがある。髄液漏、口腔鼻腔瘻、鼻出血、副鼻腔炎、感染症などの合併症がまれに出現する。

薬物療法と薬理メカニズム

- **ソマトスタチンアナログ** サンドスタチン®は、ソマトスタチンのアミノ酸を置換して血中半減期を長くした誘導体である。注射薬で、1日2～3回の皮下注製剤と月1回筋注の徐放剤がある。約90％にGH低下がみられ、60～70％でGH分泌とIGF-Ⅰの正常化がみられる。腫瘍縮小効果も半数以上に確認される。GHRH産生腫瘍による先端巨大症の治療にも有効。副作用として、胃炎、胆汁排泄低下による灰色便および胆石形成などがある。現在、ソマトスタチン誘導体であるランレオチドの月1回深部皮下注製剤が治験終了している。

- **D₂アゴニスト** ブロモクリプチンは経口投与のドパミンD₂受容体作動薬であり、GH分泌抑制作用がある。副作用として起立性低血圧、悪心・嘔吐、鼻閉などがある。25～50％の症例でGHを抑制するが、治療基準を満たせる例は約10%である。腫瘍縮小は期待できない。欧米では、血中半減期の長いカベルゴリンが用いられており、ブロモクリプチンより有効例が多い(わが国ではプロラクチン産生腫瘍などに適応がある)。

- **GH受容体拮抗薬** GH受容体に強く結合するが、GHの刺激伝達経路を活性化できないGHアナログを利用してGH作用を抑制する。1日1回皮下注射にて、80～90％近くの症例でIGF-Ⅰを正常化する。この薬剤には、腫瘍縮小効果はないので、腫瘍容積が問題になる症例では注意深く腫瘍増大を経過観察する必要がある。治癒基準として、年齢・性別でのIGF-Ⅰの正常化と臨床的活動性の消失を用いる。

放射線療法

適応は、原則として鞍内限局または鞍上進展が軽度の腫瘍。視神経を巻き込むものは、放射線照射後の腫瘍組織内の炎症反応で視神経障害が起こる可能性があり、適応外。一部に放射線抵抗性の腺腫も存在する。

- **ガンマナイフ** 定位的局所放射線療法の一種。専用の装置を必要とし、かぎられた施設でのみ可能。1回大量集中照射を行う。メタ解析では約50％近くに治療を達成できると考えられている。
- 適応：鞍内腫瘍。直径1 cm以内。視交叉から5 mm以上離れている必要がある。

通常の分割照射法

- 適応：通常第一選択にはならず、手術療法や薬物療法で治療効果が得られない症例で時に適応となる。
- 効果：効果発現が遅い。GH値が5 ng/mL未満に抑制される症例の割合は、治療後10年で約50％、15～20年で90％である。腫瘍が大きいほど、またGH値が高いほど、GH値が抑制されるまでに時間がかかる。生命予後の改善効果はなく、その原因は脳血管障害による死亡が増えるためとする報告がある。
- 合併症：時間とともに下垂体機能低下出現例が増加す

る。副作用は用量依存的。半数以上の症例が将来，下垂体機能低下にいたる。まれな合併症として，視力障害，脳神経麻痺，睫毛の脱毛がある。

実際には大きな腫瘍の場合には腫瘍縮小をめざして薬物療法をした後に手術を行ったり，術後の残存腫瘍に対して薬物療法，放射線療法を行うなど，これらを組み合わせて行われる（集学的治療）。

●**経過・予後** 治療を受けなかった場合の先端巨大症患者の平均寿命は60歳くらいであり，死因は，悪性腫瘍，脳血管障害，心疾患，肺炎が多い。大腸癌の発生が多いという報告がある。前述したように，治療によってGH，IGF-Iを治療基準まで低下することができれば，生命予後は一般人口と有意差がなくなる。

【髙野 幸路】

参考文献

1) 厚生労働省科学研究費補助金難治性疾患克服研究事業 間脳下垂体機能障害に関する調査研究班：先端巨大症および下垂体性巨人症の診断と治療の手引き（平成21年度改訂）．平成21年度総括・分担研究報告書，2010
2) Holdaway IM et al：Factors influencing mortality in acromegaly. J Clin Endocrinol Metab 89:667-674, 2004

3 乳汁漏出・無月経症候群

●**定義・概念** 授乳期以外に乳汁分泌をきたす場合を乳汁漏出症（galactorrhea）といい，女性においては高頻度に月経異常をきたす。乳汁漏出・無月経症候群（amenorrhea-galactorrhea syndrome）は，歴史的には19世紀のChiariやFrommelの報告がはじまりで，古典的な名称として分娩後に引き続き起こるものをChiari-Frommel（キアリ-フロンメル）症候群，特発性のものをArgonz-del Castillo（アルゴンス-デル-カスティージョ）症候群と呼ぶこともある。乳汁漏出・無月経症候群の主な病態は高プロラクチン血症（hyperprolactinemia）であり，これらの症候群の主な原因はプロラクチン産生性のmicroadenoma（微小腺腫）であったと考えられる。同じく報告者の名を冠して下垂体腫瘍を伴うもの，つまりプロラクチノーマに対して，Forbs-Albright（フォーブス-オールブライト）症候群という名称も存在する。

●**疫学** 高プロラクチン血症の原因となるプロラクチノーマは下垂体腫瘍のなかで最も頻度の高い腫瘍であり，下垂体腫瘍の30〜40%を占める。男女比では1：10と圧倒的に女性に多い。プロラクチノーマは径10 mm未満のmicroadenomaと10 mm超のmacroadenoma（巨大腺腫）に大別され，一般的に腫瘍サイズが大きいほどプロラクチン値も大きくなる。主症状は性腺機能低下症であり，閉経前女性の場合は早期より月経異常をきたすことから，ほとんどの症例がmicroadenomaで発見されるが，閉経後女性や男性の場合は自覚症状に乏しいためにほとんどがmacroadenomaで発見される。

●**病因・病態生理と分子メカニズム** プロラクチンは199個のアミノ酸残基と3個のS-S結合を持ち，成長ホルモン（GH）やヒト絨毛性ソマトマンモトロピン（human chorionic somatomammotropin：hCS）と類似の構造を持つ。ヒトのプロラクチン受容体は成長ホルモン受容体に似た構造を持ち，二量体を形成し，JAK-STAT系をはじめとする細胞内酵素カスケードを活性化する。

プロラクチンは視床下部からのドパミンによる抑制的な調節を受け，分泌調節がなされている。ドパミンは結節漏斗ニューロンで産生され，弓状核から正中隆起にいたり，下垂体門脈を通じてプロラクチン分泌細胞のドパミンD_2受容体を介してプロラクチンの産生，分泌を制御する。したがって視床下部でのドパミン産生を抑制する薬剤やD_2受容体拮抗薬および巨大な下垂体腫瘍による下垂体柄の障害は，血中プロラクチンを上昇させ，高プロラクチン血症の原因となる。また甲状腺ホルモン放出ホルモン（TRH）はプロラクチンの分泌を刺激するため，視床下部からのTRH分泌の著しく亢進している重症の甲状腺機能低下症は高プロラクチン血症の原因となる。

そのほか生理的にプロラクチンは睡眠中持続的に高値をとり，high妊白食，運動，心理的ストレス，妊娠，乳頭の刺激，胸壁への刺激による反射やセロトニンを介する血管作動性腸管ポリペプチド（VIP）の作用などでも血中プロラクチンは上昇する。高プロラクチン血症の原因は**表2-3-1**に示す。

高プロラクチン血症はエストロゲンやプロゲステロン存在下の乳腺組織に働き乳汁分泌を起こすほかに，視床下部を介して黄体形成ホルモン（LH），卵胞刺激ホルモン（FSH）の分泌の低下と黄体期の短縮をきたし，無月経や男性における性腺機能低下症の原因となる。

マクロプロラクチン血症：プロラクチンのうち，血中IgG（免疫グロブリンG）と結合した分子量の大きなプロラクチンが存在し，マクロプロラクチンと呼ばれている。マクロプロラクチンはクリアランスの低下により血液中で増加するうえに通常の測定にて検出されるため，測定上高プロラクチン血症を示す。しかし大分子のためホルモン活性はなく，月経異常などの臨床症状は認められない。

●**臨床症状・検査成績** 主な症状は高プロラクチン血症による中枢性性腺機能低下症であり，年齢，性別などによる初発の症状は異なる。閉経前の女性では月経不順，無月経，乳汁漏出，不妊症を主訴に受診する場合が多く，高プロラクチン血症は無月経の原因のうち10〜20%を占め，乳汁分泌を伴う場合の約50%を占める。乳汁漏出の程度には個人差があり，明らかな乳汁分泌を認めるものから乳頭部の圧迫によってはじめて少量の分泌を認めるものまでさまざまで，閉経後女性ではエストロゲンが低下しているため乳汁分泌はまれである。男性では性欲低下，勃起障害，不妊症，女性化乳房などが臨床症状として現れるが，自覚症状に乏しい場合が多く，腫瘍が大きいために頭痛や視力視野障害といった腫瘍による神経圧迫の症状で気づかれる場合が多い。男性および閉経後女性ともに腫瘍サイズが大きいため，多くの場合血中プロラクチンも高値を示す。

●**診断** 血中プロラクチンは日内変動や種々の要因で変動するので，基礎値は複数回測定することが望ましい。高プロラクチン血症の原因となる薬剤が多数存在するため，薬剤の使用歴が重要である。診断には血中プロラクチンが複数回高値であることを確認する。高プロラクチン血症の診断がついたら甲状腺刺激ホルモン（TSH），遊離サイロキシン（FT$_4$），LH，FSH，GH，インスリン様増殖因子I（IGF-I）などの測定を行う。

表 2-3-1 高プロラクチン血症の成因

1) プロラクチン産生性下垂体腺腫
   プロラクチノーマ，先端巨大症
2) 視床下部下垂体柄の障害
   頭蓋咽頭腫，胚細胞腫，非機能性巨大下垂体腺腫，Rathke嚢胞，ヒスチオサイトーシスX，サルコイドーシス，empty sella症候群
3) lactotroph 過形成
   原発性甲状腺機能低下症，Cushing病ほか
4) 異所性プロラクチン産生腫瘍
5) 胸壁の刺激性障害
   帯状疱疹ほか
6) 多囊胞性卵胞症候群（PCO）
7) 薬剤
   ドパミン受容体拮抗薬などの向精神薬，一部の降圧薬，ヒスタミンH₂受容体拮抗薬，経口避妊薬
8) 機能性，生理的高プロラクチン血症
   睡眠，ストレス，食事，運動，授乳（乳頭刺激），妊娠，分娩後，マクロプロラクチン血症
9) 精神疾患
10) 慢性腎不全
11) 肝硬変
12) 副腎不全
13) 特発性

多くの場合，腫瘍容積と血中プロラクチン値の間には相関が認められ，血中プロラクチン値が100 ng/mL以上の場合はプロラクチノーマの可能性が高い．特にプロラクチンが200 ng/mLを超える場合はマクロプロラクチノーマを強く疑う．

血中プロラクチン値からプロラクチノーマを疑った場合は頭部造影MRIを施行し下垂体腫瘍の有無を検討する．プロラクチン値に比して大きな下垂体（鞍上部）腫瘍を認めた場合，下垂体柄の障害による高プロラクチン血症の可能性を検討する．

一般的に下垂体腫瘍を認めた場合，下垂体機能検査として種々の負荷試験が有効であるが，プロラクチノーマの診断は血中プロラクチン値やMRIなどにて多くの場合可能であり，TRH負荷試験は診断に必須ではない．正常または二次性の高プロラクチン血症ではTRHに対してプロラクチンは2倍以上に反応するが，プロラクチノーマにおいては2倍以下の低反応を示す（図2-3-1）．

Hook効果

血中プロラクチン値がきわめて高値をとる場合（5,000 ng/mL以上など），測定に使用する抗体が飽和し，みかけ上プロラクチン値は低値を示す．これをHook効果という．測定可能にするためには10～100倍希釈した後に再検する．

■ 治療と薬理メカニズム／経過・予後

乳汁漏出・無月経候群の治療目標は，①高プロラクチン血症の是正による性腺機能の回復，②乳汁分泌などの症状の改善，③腫瘍サイズの縮小化による神経圧迫症状の改善と下垂体機能の回復である．

プロラクチノーマ以外の高プロラクチン血症の原因になる基礎疾患が認められる場合は，原因となった基礎疾患の治療を優先的に行う．プロラクチノーマと診断された場合の治療の第一選択は薬物治療である．

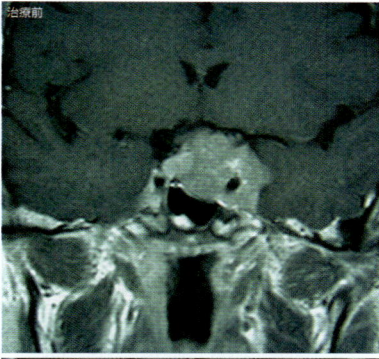
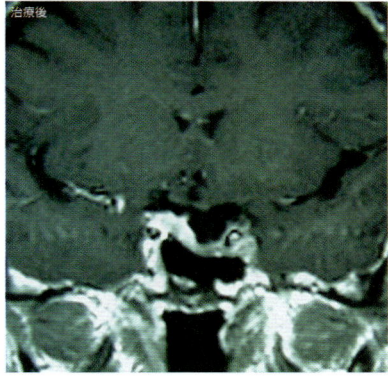

図2-3-1 カベルゴリンによる治療前後のマクロプロラクチノーマのMRI像

ドパミン作動薬は下垂体のD₂受容体へ作用して80～90％の割合で血中プロラクチン値を正常化し，マクロプロラクチノーマにおいても多くの症例で50％以上の腫瘍縮小効果が認められる．ドパミン作動薬の内服により血中プロラクチン値の正常化，腫瘍の縮小および消失，視野障害などの神経圧迫症状の改善および性腺機能低下症の回復がみられる．内服治療により80～90％以上の例で月経は再開し，男性においても性機能の回復がみられる．マクロプロラクチノーマの治療初期に急速な腫瘍の縮小から髄液漏をきたす場合がまれに認められるため，治療初期には十分な観察が不可欠である．

閉経前の月経不順や乳汁分泌を認める症例や男性においてテストステロン低下を認める症例，およびmacroadenomaは絶対的な治療対象であるが，閉経後の無症候性microadenoma症例など一部の症例では必ずしも治療を要さない．

ドパミン作動薬

● ブロモクリプチン　血中プロラクチン正常化率は80～

90%。治療開始初期には悪心・嘔吐，起立性低血圧などの副作用を生じやすいため，0.625〜1.25 mgから内服開始する。血中プロラクチン値の経過をみながら増量し，維持量は2.5〜10 mg/日。
- **カベルゴリン** 血中プロラクチン正常化率は90%以上。超長時間作用型のドパミン作動薬であり，プロラクチノーマの治療薬として現在の第一選択薬である。1回0.25〜1.0 mgを週に2回（0.5〜1.0 mg/週）程度投与する。ブロモクリプチンに比較して副作用はきわめて少ない。しかし，近年高用量を長期間使用すると，セロトニン受容体の5-HT$_{2B}$を介して心弁膜の線維性増殖をきたし，心臓弁膜症を引き起こす可能性が報告されているため，使用開始前の心臓弁膜症の有無の確認と定期的な超音波検査のフォローアップが望ましい。

薬物治療の継続すべき期間は不明であるが，血中プロラクチン値が正常化した後に薬物治療を中止した場合の再発率は約1〜1年半後で30〜60%であり，治療終了後も数年間のフォローアップが必要である。

手術療法
プロラクチノーマに対する治療の第一選択はドパミン作動薬による薬物治療であるが，副作用のため内服困難な症例や薬物治療に対する治療抵抗例，下垂体卒中の症例などに対して施行される。手術療法は主に経蝶形骨洞下垂体腫瘍摘出術が施行される。手術成績は施設により異なるが，術前の血中プロラクチン値が高値であるほど，腫瘍サイズが大きくなるほど悪く，ミクロプロラクチノーマで血中プロラクチン正常化率70〜80%，macroadenomaで30〜40%程度である。

放射線療法
放射線療法は手術にて完全に摘出できず，かつ薬物治療に抵抗性がある場合などに適応は限定される。薬物治療など他の治療法を併用したリニアック照射による血中プロラクチン正常化率は約30%程度であり，ガンマナイフでの成績は20%程度にとどまる。合併症として視床下部・下垂体機能低下症，視神経障害，悪性腫瘍があげられる。

【田口 学】

参考文献
1) Klibanski R : Prolactinomas. N Engl J Med 362:1219-1226, 2010
2) Colao A : The prolactinoma. Best Pract Res Clin Endocrinol Metab 23:575-596, 2009
3) Gilliam MP et al : Advances in the treatment of prolactinomas. Endocr Rev 27:485-534, 2006
4) Schade R et al : Dopamine agonists and the risk of cardiac-valve regurgitation. N Engl J Med 356:29-38, 2007

4 下垂体腺腫

■ **定義・概念** 下垂体はトルコ鞍の内部に位置する臓器で，多くのホルモンの調整を担っている器官であり，脳下垂体ともいわれる（図2-4-1）。下垂体腺腫は，下垂体前葉の細胞が腫瘍性に増殖したもので，脳腫瘍の一種である。ほとんどの下垂体腺腫は良性腫瘍であり，悪性腫瘍はまれである。

大別すると，ホルモン分泌を伴う機能性とホルモン分泌を伴わない非機能性に分類される。また，10 mm未満の腺

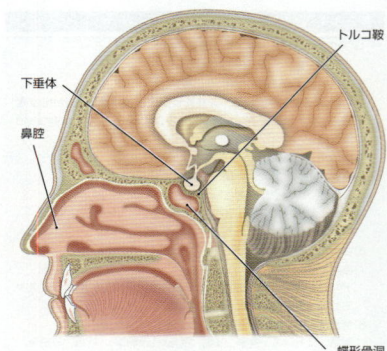

図2-4-1 頭部矢状断での下垂体の位置

腫をmicroadenoma（微小腺腫），10 mm以上の腺腫をmacroadenoma（巨大腺腫）という。機能性腺腫では，PRL（プロラクチン〈prolactin〉）産生腺腫，GH（成長ホルモン〈growth hormone〉）産生腺腫，ACTH（副腎皮質刺激ホルモン〈adrenocorticotropic hormone〉）産生腺腫，Gn（ゴナドトロピン〈gonadotropin〉）産生腺腫，TSH（甲状腺刺激ホルモン〈thyroid stimulating hormone〉）産生腺腫がある。

まれではあるが，異所性下垂体腺腫の報告もあり，発生時のラトケ嚢の遺残に由来する。下垂体漏斗部，蝶形骨洞，咽頭，鼻腔，頭蓋内などで発生の報告がある。

■ **疫学** 剖検または画像検査による疫学調査のメタ解析からは下垂体腺腫の頻度は，全体で16.7%（剖検14.4%，画像検査22.5%）と報告されている。ほとんどは微小腺腫であったが，診断されていない巨大腺腫も600人に1例と報告されている。英国のBanburyの地域住民を対象とし，実際の患者数を調べた最近の調査研究では，10万人中77.6人の頻度であり，それまで考えられてきた頻度の4倍であったことが報告された。

下垂体腺腫全体では30歳未満では比較的頻度は少なく，30歳以上のどの年代も男女差はない。ただし，PRL産生腺腫に関しては男性よりも女性のほうが多い。

機能性腺腫の頻度は多いものから順に，PRL産生腺腫，GH産生腺腫，ACTH産生腺腫，Gn産生腺腫，TSH産生腺腫である。わが国では，「腫瘍全国集計調査報告 第12巻」によると，脳腫瘍の第3位で約18〜19%を占める。

■ **病因・病態生理と分子メカニズム** 最近，下垂体腺腫を引き起こす遺伝子や分子メカニズムの異常について新たな知見が報告されてきているが，下垂体腺腫を引き起こす原因の大部分はいまだ明らかではない。下垂体腺腫と関連のある遺伝子の異常について最近報告されたものも含め以下に述べていくが，他にもcyclin D1，RAS，プロテインキナーゼC（PKC），骨形成因子4（BMP-4）など多くの分子が関与している可能性が報告されている。

GNAS : G蛋白質の一種である刺激性G蛋白（Gs）をコードしており，20番染色体長腕（20q13.3）に位置している。GHRH（成長ホルモン放出ホルモン〈growth hormone releasing hormone））受容体はGsと共役しており，GHRHが結合するとGsが活性化し環状アデノシン一リン酸（cAMP）の増加をきたす。その結果として，GHの分泌と細胞の増殖が起きる。Gsの活性型変異体ではGHRHが存在しなくても，同様の機構が働きGHの分泌と細胞の増殖が促進される。*GNAS*の活性型変異は，ヒトではGH産生腺腫から最初に発見された。GH産生腺腫の30～40％，ACTH産生腺腫の6％，非機能性腺腫の10％未満に*GNAS*の活性型変異が認められる。

家族性の報告はなく，生殖細胞での*GNAS*の活性型変異はおそらく致死的である。先天性の疾患としては，線維性骨異形成，カフェオレ斑，多彩な内分泌異常を三主徴とする疾患であり，早期胚における*GNAS*の活性型変異によって引き起こされるMcCune-Albright（マッキューン-オールブライト）症候群が報告されている。

PRKAR1A（cyclic AMP-dependent protein kinase type 1-alpha regulatory subunit）：tumor suppressorであり，17番染色体長腕（17q23-24）に位置している。Carney complexの原因遺伝子であり，Carney complexの60～70％に*PRKAR1A*の機能喪失変異を認める。GH産生腺腫の頻度は10％未満だが，下垂体の過形成は80％に認められ，ほとんどがGH産生細胞腫またはPRL産生細胞腫である。80％の症例でインスリン様増殖因子Ⅰ（insulin-like growth factor-Ⅰ：IGF-Ⅰ）の上昇またはGHの奇異性反応を認める。

MEN1（menin）：tumor suppressorで，11番染色体長腕（11q13）に位置している。この遺伝子の不活性型変異は多発性内分泌腫瘍症1型（multiple endocrine neoplasia type 1：MEN1）の原因であり，常染色体優性遺伝形式である。MEN1では副甲状腺，下垂体，膵島などに内分泌腫瘍をきたしやすい。下垂体腺腫は40～60％の症例にみられ，下垂体腺腫由来の症状を初発症状とするものは，家族性のMEN1では10％，孤発性のMEN1で25％程度である。MEN1患者以外の下垂体腺腫では*MEN1*の変異はまれである。

CDKN1B（cyclin-dependent kinase inhibitor 1B）：臨床的にMEN1が疑われる患者のうち約20％は*MEN1*の変異を認めない。MEN1類似の臨床型を起こす家系において，*CDKN1B*の変異が同定され，MEN4と命名された。*CDKN1B*は12番染色体短腕（12p13.1-12）に位置する。MEN4による下垂体腺腫はGH産生腺腫およびACTH産生腺腫が報告されている。特発性の下垂体腺腫での本遺伝子の変異は報告されていない。

PTTG1（pituitary tumor transforming gene 1）：proto-oncogeneで，5番染色体長腕（5q35.1）に位置しており，細胞の分化・増殖において重要な役割を担っているセキュリン（securin）をコードしている。染色体にはS期に複製されたときにコヒーシン（cohesin）という蛋白質が結合しており，姉妹染色体が分離しないようにしている。分裂期にはコヒーシンがセパラーゼ（separase）によって切断されるが，そのセパラーゼを抑制しているのがセキュリンである。下垂体腺腫の90％で発現の増加が認められ，浸潤性・増殖能・予後・再発と関連がある。

AIP（aryl hydrocarbon receptor interacting protein）：1999年に家族性下垂体腺腫（familial isolated pituitary adenoma：FIPA）が報告され，その後130以上の家系が見つかっている。2006年にFIPAの原因遺伝子の一つとして*AIP*が報告された。11番染色体長腕（11q13.3）に位置している。FIPAではPRL産生腺腫が41％，ソマトスタチン（somatostatin）産生腺腫が30％，非機能性腺腫が13％を占め，女性が62％と女性優位である。特発性と考えられるGH産生腺腫では，1～7％で*AIP*の変異を認める。若年発症で，浸潤性が強く大きな下垂体腺腫のほうが*AIP*の変異が認められる頻度が高い。

FGFR4（fibroblast growth factor receptor 4）：*FGFR4*は5番染色体長腕（5q35.1）に位置している。短縮型のFGF4（線維芽細胞増殖因子4）受容体がヒトの下垂体腫瘍で発現していることが確認されている。PRL産生腺腫での発現はまれであるが，GH産生腺腫・ACTH産生腺腫・Gn産生腺腫・非機能性腺腫では60％程度に発現が認められる。巨大腺腫で発現量が多く，GH産生腺腫において浸潤性と関連が認められる。

RB1（retinoblastoma 1）：tumor suppressorであり，13番染色体長腕（13q14.2）に位置している。ノックアウトマウスでは下垂体腺腫が発生することが報告されている。ヒトの下垂体腺腫では，プロモーター領域のメチル化により発現が低下している例が報告されている。

MEG3A（maternal expressed gene 3A）：tumor suppressorであり，14番染色体長腕（14q32）に位置している。非機能性腺腫やGn産生腺腫において，プロモーター領域のメチル化により発現が低下する例が報告されている。

● 臨床症状

腫瘍に伴う神経学的所見：頭痛・視野障害・複視・髄液鼻漏などが認められることがある。下垂体周囲の硬膜が圧迫されることによって生じる頭痛が前頭部～眼窩に認められる。鞍上部へ腺腫が進展すると，視交叉の圧迫によって視野障害が生じることがある。典型的な視野障害は両耳側半盲であり，非機能性腺腫の初発症状で最多である。視力の低下や，動眼神経の圧迫による複視を伴うことがある。副鼻腔など下部への腫瘍の進展で，まれであるが髄液鼻漏をきたす。

内分泌学的所見：腫瘍の圧迫に伴うホルモン欠乏症状を認めることもあるが，ホルモン欠乏症状を初発症状として腺腫が見つかることはまれである。Gnの低下が最も多く認められる。下垂体前葉ホルモンの低下に比べて，後葉ホルモンであるバソプレシンの低下による中枢性尿崩症はまれである。下垂体機能低下をきたした疾患と影響を受けやすい

表 2-4-1 下垂体に起因する下垂体機能低下症の原因疾患とホルモン低下のパターン

原因疾患	影響を受けやすいホルモン
腫瘍随伴疾患	Gn，GH
放射線照射後	順序に特別なパターンはない
ヘモクロマトーシス	Gn
リンパ球性下垂体炎	ACTH，TSH
下垂体梗塞	PRL，GH，Gn＞TSH，ACTH
下垂体出血	Gn＞ACTH＞TSH
下垂体膿瘍	汎下垂体機能低下症＋尿崩症
empty sella	下垂体機能低下との関連は不明確

Gn：ゴナドトロピン，ACTH：副腎皮質刺激ホルモン，TSH：甲状腺刺激ホルモン，PRL：プロラクチン

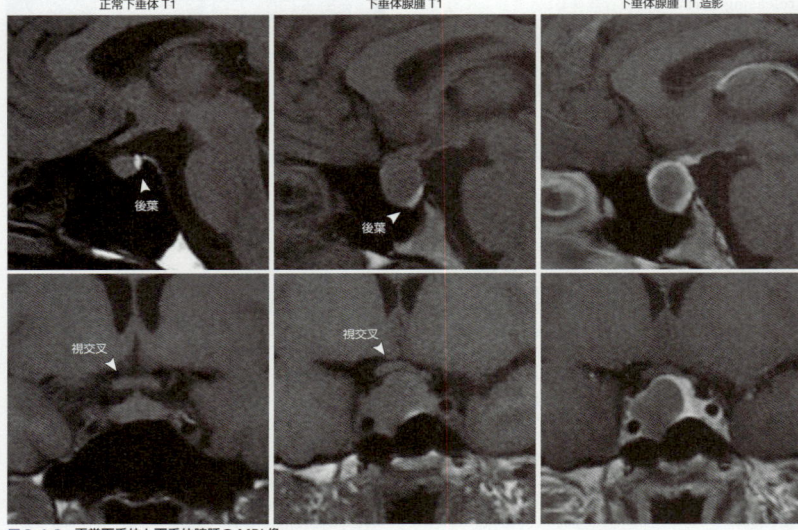

図2-4-2 正常下垂体と下垂体腺腫のMRI像

ホルモンに関しては表2-4-1のとおりである。他に，遺伝性の下垂体機能低下症もあり，原因として*PROP1*, *PIT1*, *TPIT* などが知られている。ホルモン産生腺腫ではホルモン過剰症状が認められることがある（症状および検査の詳細については個々のホルモン産生腫瘍の項目参照）。

▶ **検査成績／診断**　下垂体の腫瘍性病変または腫大をきたすような疾患の鑑別として，頭蓋咽頭腫，髄膜腫，下垂体細胞腫（グリオーマの一種），胚細胞腫，肉腫，脊索腫，リンパ腫，転移性腫瘍（肺癌，乳癌の転移が多い），下垂体囊腫，下垂体膿瘍，リンパ球性下垂体炎，結核，サルコイドーシス，下垂体出血，下垂体梗塞などがある。

画像検査

- **MRI**（図2-4-2）下垂体の画像検査ではMRIが最も有用であり，腫瘍の大きさ，浸潤，周囲の血管や脳神経の状態を確認できる。特にガドリニウム（Gd）造影剤を用いた検査が有用で，下垂体腺腫は正常下垂体よりも造影効果の少ない腫瘍として描出される。dynamic MRI を用いれば小さな腺腫まで診断可能である。ただし，中等度以上の腎機能低下例ではGd造影剤でのnephrogenic systemic fibrosis（NSF）が報告されており，可能であれば造影を避けることが望ましい。
- **CT**　下垂体腺腫は造影剤で軽度に造影される腫瘍として検出される。下垂体および下垂体周囲の腫瘍性病変では，頭蓋咽頭腫や髄膜腫の石灰化に関してはMRIよりも有用である。また，囊胞や周囲の骨の変化もわかる。
- **頭部X線**（図2-4-3）腫瘍が大きい場合には，トルコ鞍の単純X線でトルコ鞍の ballooning や double floor が認められることがある。

内分泌学的検査

ホルモン産生腺腫によるホルモンの過剰分泌，腫瘍の圧迫などに伴う下垂体機能低下の有無を調べる。特にACTH-副腎皮質系に障害がある場合には，発見が遅れると時に致命的になりうるため十分な注意が必要である。

基礎値として，早朝空腹時に採血を行い，下垂体前葉ホルモンおよびその標的臓器より分泌されるホルモン（ACTH，コルチゾール，TSH，遊離サイロキシン〈FT4〉，GH，IGF-Ⅰ，PRL，黄体形成ホルモン〈LH〉，卵胞刺激ホルモン〈FSH〉，性ホルモン〈男性ならテストステロン，女性ならエストラジオール〉）を測定する。多飲・多尿など尿崩症が疑われる場合には，バソプレシン，血清浸透圧，尿浸透圧も測定する。

基礎値から前葉ホルモンの過剰分泌が疑われる場合には，そのホルモンに応じた抑制試験や日内変動など他の検査の併用を検討する。基礎値が正常または低下を認める場合には，分泌予備能の検査として，四者負荷試験〔CRH（副腎皮質刺激ホルモン放出ホルモン〈corticotropin-releasing hormone〉），GHRH，LHRH（黄体形成ホルモン放出ホルモン〈luteinizing hormone-releasing hormone〉），TRH（甲状腺刺激ホルモン放出ホルモン〈thyrotropin-releasing hormone〉）〕などの刺激試験を検討する。最近はGHの分泌不全に関しては，GHRHよりもGHRP-2（growth hormone releasing peptide-2）を用いたほうが，診断的価値が高いと考えられており，四者負荷試験よりも三者負荷試験〔CRH，LHRH，TRH〕とGHRP-2負荷試験をすることが多い。TRHやLHRH刺激で，まれではあるが下垂体卒中の報告もあるので，巨大腺腫での刺激試験は

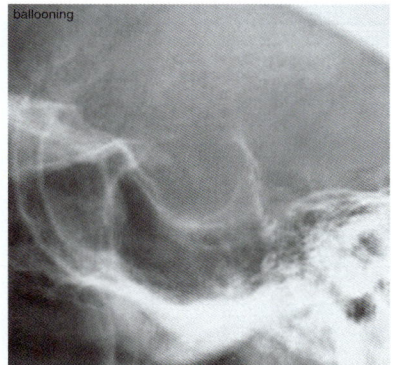
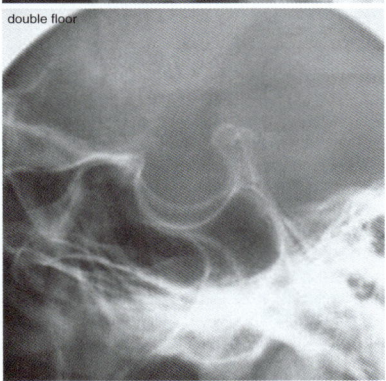

図2-4-3 下垂体腺腫の単純X線像

安全性に十分に配慮する必要がある。妊婦ではGHRP-2,GHRH, TRH, LHRHは禁忌である。

視野検査

視交叉の圧迫が疑われる場合には，Goldman（ゴールドマン）視野計で視野の検査を行う。また，視力検査や眼底検査も必要である。

■ **治療と薬理メカニズム** 下垂体腺腫の治療には，外科療法，放射線療法，薬物療法の3種類の治療法があるが，産生するホルモンの種類，腫瘍の大きさ，症状などにより推奨される治療法は異なる（薬物療法については個々のホルモン産生腫瘍の項目参照）。

非機能性腺腫の自然経過に関してはかぎられた情報しかないが，腫瘍が小さい場合は増大しないものが多いと考えられるため，経過観察を行う。視力，視野障害などの症状がある場合には外科療法が行われる。ホルモン産生腺腫の場合は，薬物療法が著効するPRL産生腺腫以外は，小さな腫瘍でも外科療法の対象となる。

術式としては，経蝶形骨洞手術と開頭手術があるが，前者のほうが低侵襲であり第一選択となる。腫瘍の大きさや，海綿静脈洞への浸潤などのために十分にとりきれない場合は，放射線療法を追加することもある。ホルモン産生腺腫では薬物療法も選択肢となる。

経蝶形骨洞手術は，副鼻腔の一部である蝶形骨を通して下垂体に達する術式である。微小腺腫で，死亡率0.6%，視力障害・髄膜炎・脳梗塞・脳出血などの大きな合併症3.4%，髄液鼻漏1.9%程度と報告されている。巨大腺腫で，死亡率0.9%，視力障害や髄膜炎などの大きな合併症6.5%，髄液鼻漏3.3%程度と報告されている。術後の一時的な尿崩症は多いが，持続する尿崩症は1%程度である。最近では，内視鏡の使用や術中イメージの使用で経蝶形骨洞アプローチでの治療可能範囲がさらに広がっている。

外科療法が有効なため，放射線療法は補助的な治療法にとどまっている。分割照射やガンマナイフが施行されるが，放射線治療後の下垂体機能低下症や二次性の発癌などの合併症に注意が必要である。

治療後に内分泌学的検査を行い，下垂体機能を確認することも重要である。特に放射線照射の場合は，数カ月～10年以上経過してから下垂体機能低下をきたすことがあるため注意が必要である。

■ **経過・予後** 下垂体癌はまれであり，下垂体腺腫の10年生存率はほぼ100%と生命予後は良好である。

外科療法後の局所での再発や残存腫瘍の増大は，非機能性腺腫，PRL産生腺腫ともに20%ぐらいの頻度と報告されている。

PRL産生微小腺腫では，自然経過にて5年程度で増大傾向を示すものは約7%である。非機能性腺腫ではかぎられた情報しかないが，微小腺腫では増大傾向を示すものは少ないと考えられる。

【間中 勝則・植田 紀子・飯利 太朗】

参考文献
1) Ezzat S et al：The prevalence of pituitary adenomas. Cancer 101：613-619, 2004
2) Guaraldi F et al：Familial isolated pituitary adenomas: from genetics to therapy. Clin Trans Sci 4：55-62, 2011
3) Xekouki P et al：Anterior pituitary adenomas: inherited syndromes, novel genes and molecular pathways. Expert Rev Endocrinol Metab 5：697-709, 2010
4) Farfel Z et al：The expanding spectrum of G protein diseases. N Engl J Med 340：1012-1020, 1999
5) Losa M et al：Early results of surgery in patients with nonfunctioning pituitary adenoma and analysis of the risk of tumor recurrence. J Neurusurg 108：525-532, 2008

5 汎下垂体機能低下症

■ **定義・概念** 汎下垂体機能低下症（panhypopituitarism）は，視床下部や下垂体などの障害によって，下垂体前葉から分泌される成長ホルモン（GH），甲状腺刺激ホルモン（TSH），副腎皮質刺激ホルモン（ACTH），プロラクチン（PRL），性腺刺激ホルモン（黄体形成ホルモン〈LH〉/卵胞刺激ホルモン〈FSH〉）のすべての機能が障害されたものである（後葉系の抗利尿ホルモン〈ADH〉の分泌障害の有無は問わない）。Simmondsがはじめて報告したためSimmonds（シモンズ）症候群（病）と呼ばれることもある。

■ **病因・病態生理と分子メカニズム** 下垂体前葉組織

が障害を受けて汎下垂体機能低下症になる場合，前葉組織の約70％以上が障害を受けると臨床症状をきたしはじめ，約90％以上が障害を受けると汎下垂体機能低下症にいたるとされる。脱落するホルモンの順序は病因により異なり，腫瘍による正常組織圧排では，GH→LH/FSH→TSH・ACTHとなりやすく，リンパ球性（自己免疫性）下垂体炎では，早期からのACTH分泌障害が特徴である。また，PRLは主としてドパミンにより抑制的に調節されているため，視床下部や下垂体茎～下垂体門脈の障害ではむしろ増加することもある。ただし，下垂体卒中では高率にPRL低下が認められる。

尿崩症を伴う場合は，ほとんどが視床下部または下垂体茎高位の病変であり，高PRL血症と前葉機能低下を伴う場合が多い。

ただ，ACTH単独欠損症のような下垂体ホルモン単独欠損症などの病態もありうるため，障害を受けているホルモンにばかりとらわれないようにする必要がある。

下垂体機能低下症の原因は，表2-5-1にまとめるように腫瘍，循環障害，免疫異常，外傷などによる。腫瘍，特に鞍上部腫瘍のみでみた場合，下垂体腫瘍が最も多く，次いで頭蓋咽頭腫となっている（下垂体腺腫については18章2-4参照）。

頭蓋咽頭腫：胎生期の頭蓋咽頭管の遺残から発生する先天性腫瘍である。一般に小児に発生する腫瘍だが，30～59歳の間にも53.0％が発生する。汎下垂体機能低下症とともに下垂体後葉機能の障害も認められ，尿崩症が初発症状となる症例が10％前後ある。下垂体の機能の障害とともに頭蓋内圧亢進症状や視力障害などをきたす。頭部CT上，鞍上部やトルコ鞍部に結節状石灰化や嚢胞状低吸収域が認められるのが特徴的である。組織型としては，adamantinomatous type（エナメル上皮型）とsquamous papillary type（扁平上皮乳頭型）に大別される。

- **adamantinomatous type** 一連の上皮帯が結合組織基質と一緒に存在し，上皮胞巣の最外側には一層の円柱上皮が配列し，ついで多角形の扁平上皮細胞が重層し，最内側では上皮細胞が密に，あるいは疎にみられる。この部では，ケラチン化，嚢胞，石灰化もみられる。周囲脳組織に浸潤し小さな腫瘍細胞巣を形成する性質がある。

- **squamous papillary type** ケラチン化，嚢胞，石灰化を伴わず，多形性の細胞がシート状に増殖する。全体として扁平上皮の同心状増殖の様相を呈する。治療としては可能なかぎり外科的治療が選択される。

Sheehan（シーハン）症候群：妊娠中の下垂体肥大を基礎に分娩時大量出血によって下垂体が梗塞性壊死を起こし，汎下垂体機能低下症となるものである。産褥期乳汁分泌や月経再来を欠くことから発見される。周産期管理が改善されて以来，以前に比べて発症数は激減している。

下垂体卒中：すでに下垂体腺腫が存在する下で，なんらかの誘因によって急激な腺腫内出血，出血性梗塞（乏血性梗塞）が惹起され，病巣の急速な膨隆と浮腫，あるいは鞍隔膜破裂による神経圧迫症状，下垂体ホルモンの欠落症状をきたしたものである。頭痛と視力低下を伴う機能低下が特徴だが無症候性も多い。

リンパ球性（自己免疫性）下垂体炎：リンパ球浸潤が特徴で

表2-5-1 下垂体機能低下症の病因別分類

腫瘍	視床下部腫瘍 ・頭蓋咽頭腫 ・胚芽腫（異所性松果体腫） その他の鞍上部腫瘍 下垂体腺腫 ・機能性/非機能性腺腫 ・原発/転移性悪性腫瘍
循環障害	Sheehan症候群 下垂体卒中 糖尿病性血管障害 動脈瘤
免疫異常	リンパ球性下垂体炎 IgG4関連漏斗下垂体病変
肉芽腫	サルコイドーシス 好酸球性肉芽腫症
感染症	結核 髄膜炎
外傷，手術	頭蓋底骨折など 視床下部や下垂体の手術
放射線	視床下部や下垂体の照射
遺伝性	PIT1，PROP1，LHX3など

あり，妊娠後期，分娩後に好発するが，初老男性にもまれならずみられる。増大する下垂体腫瘤と下垂体機能低下として発症，視野障害も起こし腫瘍と誤診される例も多い。橋本病などの他の自己免疫疾患合併が多い。

**IgG4関連漏斗下垂体病変：Mikulicz（ミクリッツ）病や自己免疫性膵炎などの研究から最近提唱されるようになった疾患概念である。まれではあるが，下垂体茎や下垂体に病変が及んだ症例が報告されている。下垂体の病変としては，下垂体茎の腫大や腫瘤が報告されている症例が多い。病理組織的には，炎症性偽腫瘍の形態をとり，炎症性線維性変化が主体で，リンパ球や形質細胞の炎症性細胞浸潤が強い。これらの細胞は，IgG4の免疫染色で陽性に染まる。ただ，二次性の炎症においてもIgG4陽性形質細胞は認められることが報告されており，IgG4が陽性であることのみでの診断には注意が必要である。診断は，血中IgGやIgG4の増加で診断されることが多い。疾患の位置づけ，リンパ球性下垂体炎との関連・異同については，検討途中である。

● **疫学** 2001年に行われた成人下垂体機能低下症全国疫学調査では，1,464人の受診者が確認されている。成人下垂体機能低下症の原因は，全体の1/3は下垂体腺腫によるもの，そのうち半数が非機能性，約1/4がPRL産生腺腫であった。また，下垂体後葉ホルモン分泌低下症を合併するものが394例あった。

● **臨床症状** 欠落する下垂体前葉ホルモンに起因する症状と原因疾患による症状からなり，多彩な臨床症状をきたしうる。各ホルモンに起因する主な欠落症状は表2-5-2のようにある。複合ホルモン異常の臨床像は，単ホルモン欠乏の単なる「和」ではなくて複雑である。

診断を行ううえで重要なことは，主訴や現病歴，身体所見から疾患を疑うことである。すなわち，①原因不明の意識障害やショック，低血糖，低ナトリウム血症などの症状や，②活力の低下や易疲労感などの非特異的症状，③性欲低下や無月経，不妊などの性腺機能低下を疑う症状に遭遇

表 2-5-2 欠落ホルモンごとの症状

ホルモン	欠落症状
GH	内臓脂肪の増加，LDLの増加，筋力低下，骨量減少，全身倦怠感
FSH LH	女性：不妊，月経異常，性欲低下，乳房萎縮，骨量減少 男性：性欲低下，インポテンス，骨量減少
TSH	活力の低下，耐寒性低下，便秘，皮膚乾燥
ACTH	易疲労感，体重減少，消化器症状，筋力低下，低血圧，低血糖，低ナトリウム血症，めまい感，色素沈着脱失，意識障害（女性では，腋毛・恥毛の脱失，性欲低下）
PRL	乳汁分泌低下

した場合，本疾患を鑑別に入れる必要がある。

● **検査成績** 一般検査の異常，たとえば，低血糖・低ナトリウム血症・白血球・好中球の相対的低下/リンパ球増加などが発見の端緒となることも少なくない。

特殊検査では，各前葉ホルモンと末梢ホルモンをペアで測定することが最初で，両方とも低下していれば，その際，①採血状況（安静時かストレス下か），②日内変動の影響は，③予備能があるかどうか，④閉経の前か後か（閉経後ならFSH・LH上昇が当然）を考慮する。したがって，可能なかぎり早朝空腹時，安静時に採血をするようにするとともに，適宜負荷試験を実施する。特に予備能の評価は，ACTH系の評価において重要である。ストレス時におけるコルチゾールの需要増加に対応可能かが焦点となるからである。なお，特殊検査所見でACTH〜コルチゾール抑制と出ても，身体症状・一般検査所見はCushing（クッシング）傾向と，検査所見と身体所見が正反対に出る場合は，ステロイド製剤（軟膏や吸入薬も含めて）の使用歴の聴取・調査が重要である。

また，頭部のCTやMRIを撮影し器質的障害の有無の評価や，適宜原因となる疾患の有無についての評価も行う。

● **診断** 病歴〜身体所見や一般検査所見から疑い，ペアで測定した各前葉ホルモンと末梢ホルモンで障害されているホルモン系を確定し，画像検査・自己抗体検査はかにて臨床診断となる。最終診断には，病理組織所見が必要だが，全例で生検や手術を施行するわけではないので，実際には臨床診断をつけたら治療を開始することが多い。

● **治療と薬理メカニズム** 原疾患の治療とともに欠乏ホルモンの補充療法を生涯実施する。下垂体ホルモンはペプチドであり注射による投与が必要となるため，GHを除き末梢ホルモンの投与がなされる。副腎系と甲状腺系は生命維持に必須であるが，その他のホルモンの投与は患者の年齢や状況などにより判断される。PRLは原則補充しない。副腎系と甲状腺系の両方を補充する必要がある場合は，グルココルチコイドの補充から開始する。甲状腺ホルモンの補充を先行させた場合，それに伴うグルココルチコイドの急速代謝によって急性副腎不全を惹起するおそれがあるためである。

ACTH系

ヒドロコルチゾン（コートリル®など）を原則として10〜20 mg/日投与する。コルチゾールの日内変動を模すため，朝10 mg，夕5 mgのように朝＞夕として投与する。臨床症状や検査所見から投与量や投与するステロイドの種類などを調節する。

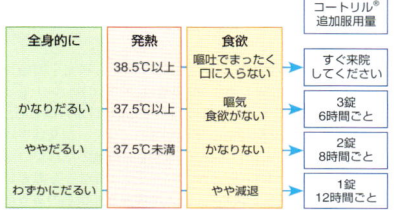

一番ひどい症状に相当する量のコートリル®をいつもの服用量に追加してすぐ服用し，早めに担当医に連絡のうえご来院ください。夜間・休日等は当直医にご連絡ください。一時的な増量で体調が元に戻った場合は，すみやかに常用量に戻してください

図 2-5-1 体調が悪いときの注意

また，患者によっては，自己免疫疾患などに対するステロイド治療と混同して，同様の副作用の出現を心配してコンプライアンスが低下することもある。したがって，本疾患に対するステロイドの補充は生存に不可欠であり，ステロイド治療とは本質的に異なるものであることも周知させる必要がある。

コルチゾールの補充で注意すべき事項として，sick day ruleがある。すなわち，発熱，下痢，外傷，抜歯などストレス時にはコルチゾールの需要が増大するため，37.5℃前後の発熱で維持量の2倍，38.5℃前後の発熱で維持量の3倍を服用したかたちのステロイドの増量が必要となる（図2-5-1）。不慮の事態に備え，患者に病名などを記載したカード類を携帯させるのも有用である。

氏名：○○○○ SXX.X.X生 電話 XXXX-XX-XXXX
住所：東京都○○市○○X-X-X
その他の連絡先：090-XXXX-XXXX ○○○○（長女）

私は，
● 下垂体機能低下症（Sheehan症候群）
● 続発性副腎皮質/甲状腺機能低下症
で治療を受けています。意識を失っていたりおかしな言動をしている際は，ただちに主治医か最寄りの医療機関に連絡しステロイド（ハイドロコートン・プレドニンなど）の静注をお願いします。

主治医：○○○○
所在地：○○県○○市○○X-X ○○医科大学内分泌代謝内科
電話 XXX-XXX-XXXX（代表）

なお（下垂体〜）副腎不全患者がストレス・感染症などに曝されショックや昏睡になった場合，副腎クリーゼとして扱われる。急性原発性の場合，ミネラルコルチコイド作用不全によりショックになるため，ヒドロコルチゾン大量（100〜500 mg）と生理食塩水大量（2〜3 L）の経静脈的投与が推奨されているが，（汎）下垂体機能低下症の際の中枢性副腎不全クリーゼでは，低ナトリウム血症/低浸透圧性脳症や低血糖昏睡が主体である。この場合，ヒドロコルチゾンは極少量から投与し，急速な水利尿（による容量低下誘発）や急激な血清Na改善（による橋中心性髄鞘融解症発症）を回避しつつ漸増するなど，原発性の場合と治療法が大きく異なることに留意する必要がある。また水利尿がつ

いた際は輸液をやや低張なものに変更する（過度の急速Na補正を避ける）なども重要である。

TSH系

コルチゾールの補充開始を見届けてから補充を開始する。通常はT_4（サイロキシン）製剤（レボチロキシンナトリウム）を経口投与する。少量（12.5〜25μg/日）からはじめ，2〜4週おきに12.5〜25μgずつ増量していく。原発性甲状腺機能低下症の場合と異なり，TSHが指標とならないため，臨床症状やFT$_4$（遊離サイロキシン）値などを参考に1〜3カ月で維持量を決める。老人や虚血性心疾患のある患者では特に慎重に増量する。長期過剰投与では骨粗鬆症および心不全が，補充不足では高脂血症から動脈硬化をきたすので注意する。

治療を急ぐ場合や，まれではあるがT_4製剤にアレルギー反応を示す場合には，T_3（トリヨードサイロニン）製剤（リオチロニンナトリウム）を投与する。初回投与量は1日10〜25μg/日の分2〜3とし，段階的に増量して維持量（〜1μg/kg）とする。

GH系

これまで成人の汎下垂体機能低下症において，GHの補充は不要とされてきた。しかし，成人においてもGHの補充による体幹脂肪減少，骨塩量増加，筋力増強，血中脂質改善，心機能改善，易疲労感の改善などが報告され，わが国でも重症の成人GH分泌不全症（インスリン低血糖負荷後の血中GH頂値が3 ng/mL以下など）にかぎり，GH投与が保険で認められるようになった。中等度GH分泌不全状態におけるGH補充療法の適否は今後の検討課題である。ただし，糖尿病患者，悪性腫瘍のある患者，妊婦または妊娠している可能性のある女性に対するGH治療は一般に禁忌とされている。

GH補充療法を開始する場合，毎日就寝前にGHを皮下注射する。GH投与は少量（3μg/kg体重/日）から開始し，臨床症状，血中IGF-Ⅰ（インスリン様増殖因子Ⅰ）値をみながら増量し，副作用がみられずかつ血中IGF-Ⅰ値が年齢・性別基準範囲内に保たれるように適宜増減する。

LH・FSH系

治療の目的が二次性徴の改善のみであるか，挙児を希望するかによって異なる補充療法がとられる。

- **二次性徴の改善目的** 男性では持続型のテストステロン，女性ではエストロゲンとプロゲステロンの周期的な投与が用いられる。ただ，40歳以上の男性では前立腺特異抗原（PSA）と前立腺の確認，女性では子宮癌や乳癌の有無のチェックなど，悪性腫瘍の確認は定期的に実施する。
- **挙児希望の場合** 精子形成や排卵を有する月経周期を得るためにはhCG（ヒト絨毛性ゴナドトロピン）・hMG（ヒト閉経期尿中ゴナドトロピン）療法や黄体形成ホルモン放出ホルモン（LHRH）の間欠的投与療法が行われる。適宜，泌尿器科や産婦人科の医師と協力して行う。

● **経過・予後** 下垂体機能低下症をきたした併存疾患の予後にも依存されるので，予後は多彩である。ただ，併存疾患が進行性・再発性ではなく，欠落ホルモンの補充がなされれば予後は良好ということになっている。

【江戸　直樹・田中　祐司】

参考文献

1) 村上宜男ほか：疫学調査からみた成人下垂体機能低下症の臨床像，厚生労働科学研究費補助金難治性疾患克服研究事業　間脳下垂体機能障害に関する調査研究　平成13年度総括・分担研究報告書
2) 佐々木info：下垂体卒中（pituitary apoplexy）の病因と病態について．日本医事新報誌 3832：41-45，1997
3) IgG4関連漏斗下垂体病変の臨床像，厚生労働科学研究費補助金難治性疾患克服研究事業　IgG4関連全身疾患の病態解明と疾患概念確立のための臨床研究　平成21年度総括・分担研究報告書
4) Nishioka H et al：Immunohistochemical study for IgG4-positive plasmacytes in pituitary inflammatory lesions. Endocr Pathol 21：236-241, 2010
5) 大田富雄ほか編：脳神経外科学　改訂10版, p1060-1070, 金芳堂, 2008

6 成人成長ホルモン分泌不全症

● **定義・概念** 成長ホルモン（growth hormone：GH）は小児期において身長増加に必須のホルモンである。GH分泌は加齢とともに徐々に低下するものの，その分泌は一生継続し，糖，蛋白，脂質，電解質などの代謝に重要な作用を及ぼしている。成人成長ホルモン分泌不全症（adult growth hormone deficiency）は，種々の原因により年齢相応以上にGH分泌の低下した状態を示し，生理的な加齢によるGH低下とは異なる。

成人ではGHの分泌不全により，「易疲労感」「スタミナ低下」「集中力低下」「気力低下」「うつ状態」「性欲低下」などの自覚症状に加えて体脂肪量，特に内臓脂肪の増加，除脂肪体重の減少，脂質異常症などの体組成異常，代謝障害などさまざまな障害を引き起こす。

成人成長ホルモン分泌不全症は小児期に発症した小児期発症例と成人後に発症した成人発症例に大別され，小児期発症の症例では小児から成人への成人成長ホルモン補充療法のトランジションも重要である。成人成長ホルモン分泌不全症の改善は身体機能や精神的な問題への治療効果も認められ，生活の質（QOL）の改善に有効と考えられている。

● **病因・病態生理と分子メカニズム** 成人成長ホルモン分泌不全症の最大の原因は成人発症の例では視床下部，下垂体疾患であり，下垂体腺腫が最多で，頭蓋咽頭腫，胚細胞性腫瘍がこれに続く，そのほかRathke（ラトケ）嚢胞，下垂体炎，頭部外傷なども成人成長ホルモン分泌不全症の原因となる。成人成長ホルモン分泌不全症は低年長の原因となる小児期発症の症例のうち治療を要する重症成人成長ホルモン分泌不全症へ移行するものの多くは，視床下部-下垂体の器質的異常を伴う症例であり，小児期発症の全体の5%程度である。

● **臨床症状・検査成績**

体組成の変化：GHは蛋白同化作用と脂肪分解作用を持つため，成人成長ホルモン分泌不全症では全身の脂肪組織の増加，特に内臓脂肪の増加が起こるが，一般の肥満とは除脂肪体重の減少を伴う。その他成長ホルモン分泌不全症では非アルコール性脂肪肝炎（nonalcoholic steatohepatitis：NASH）の頻度が高いことが近年報告されてきている。

骨量の減少：GHは骨代謝へ影響を与え，成人成長ホルモン分泌不全症では小児期発症，成人発症ともに骨密度の低下がみられ，骨折リスクの増加もみられる。GHは骨吸収，

表2-6-1 成人成長ホルモン分泌不全症の主な症候

[成長障害（小児期発症の場合）]

自覚症状
1) 易疲労感
2) スタミナ低下
3) 集中力低下
4) 気力低下
5) うつ状態
6) 性欲低下

身体所見
1) 皮膚の乾燥と菲薄化
2) 体毛の柔軟化
3) 体脂肪(内臓脂肪)の増加
4) ウエスト/ヒップ比の増加
5) 除脂肪体重の低下
6) 骨量の低下
7) 筋力低下

表2-6-2 成人成長ホルモン分泌不全症に対するGH補充療法の効果

1) 体組成の改善
2) HDLコレステロールの正常化
3) 骨密度の増加
4) 腎機能の改善
5) 細胞外液量の回復
6) 心機能の改善，動脈硬化危険因子の改善
7) 筋力の増加
8) 運動能力の改善
9) 精神的健常性およびQOLの改善*

*：成長ホルモン分泌不全症による精神的影響
1) 活力の低下
2) エネルギーの低下
3) 不安の増加
4) 気分低下
5) 情緒的不安定性
6) 社会的孤立の増加

GH：成長ホルモン，QOL：生活の質

骨形成両方に作用し，成人成長ホルモン分泌不全症では骨形成，骨吸収ともに障害されている。

心血管系への影響：GHは心血管系への影響を与える。下垂体機能低下症では一般人との比較で死亡率が約2倍となり，特に心血管系の疾患の割合が高いことが報告されている。

成人成長ホルモン分泌不全症では左心機能の低下，心前壁の肥大，運動耐容能の低下のほかアテローム性動脈硬化症，脂質代謝異常，炎症マーカーの上昇など，動脈硬化の危険因子の増加がみられる。

QOLの低下：成人成長ホルモン分泌不全症では主な自覚症状として，「易疲労感」「スタミナ低下」「集中力低下」「気力低下」「うつ状態」「性欲低下」などのQOLの低下が起こることが知られている。

欧米では，Hopkins Symptom Checklist(HSCL), Nottingham Health Profile(NHP), Psychological General Well-Being(PGWB)indexなどの質問法を用いたQOLの調査が知られており，わが国でも「日本人の下垂体機能低下症患者を対象としたQOL尺度(JAHQ)」が試みられている。下垂体機能低下症に特化した質問法であるQuestions on Life Satisfaction-Hypopituitarism(QLS-H)などを用いた研究では，他の報告と同様に健常者と比較すると，成人成長ホルモン分泌不全症の患者では明らかなQOLの低下がみられ，性別では女性，小児発症と成人発症では成人発症，年齢別では30～40代で最もQOLの低下が顕著である。

■ **診断**　成長ホルモン分泌不全症の診断は以下のとおりである(表2-6-1)。

1 小児発症例では成長障害を伴う。

2 易疲労感，スタミナ低下，集中力低下，気力低下，うつ状態，性欲低下などの自覚症状を伴うことがある。

3 身体所見として皮膚の乾燥と菲薄化，体毛の柔軟化，体脂肪(内臓脂肪)の増加，ウエスト/ヒップ比の増加，除脂肪体重の低下，骨量の低下，筋力の低下などがある。

4 頭蓋内器質性疾患の合併ないし既往歴，治療歴または周産期異常の既往がある。

以上の1または2と3を満たし，かつインスリン負荷試験，GHRP-2(成長ホルモン放出ペプチド2)負荷試験，アルギニン負荷試験，L-ドパ負荷試験などの基準を満たすこ とで診断する。

GHRP-2負荷試験は重症型成人成長ホルモン分泌不全症の診断に用いられる。

■ **治療と薬理メカニズム／経過・予後**　成長ホルモン補充療法の主な目標はQOLの改善や体組成異常，体脂肪増加などの代謝障害の改善である。重症型成人成長ホルモン分泌不全症に対してのみGH補充療法の適応がある。GH補充療法には以下の効果が期待される(表2-6-2)。

体組成の改善：GH投与により体脂肪の減少がみられる。この効果は皮下脂肪・内臓脂肪ともにみられるが，主に内臓脂肪が減少する。また筋肉の増大などによる除脂肪体重の増加もみられ，最大酸素消費量も改善する。

骨密度の増加：GH投与により骨代謝マーカーの上昇がみられ，骨密度の増加もみられる。男性のほうが女性に比較して骨密度の増加が大きいが，その機序は不明である。

心血管系への効果：GH補充でLDL(低比重リポ蛋白)コレステロールの低下，HDL(高比重リポ蛋白)コレステロールの上昇，CRP(C反応性蛋白)低下など動脈硬化の危険因子は改善する。また心拍出量，心筋収縮性，心拍数など左心機能の改善も報告されている。

QOLの改善：GHの補充の開始後にQOLの改善がみられる場合が多く，質問法による調査で，NHP, PGWB, QLS-Hなどを用いた調査で，GH補充療法開始後6～12カ月でQOLの著明な改善が認められている。

小児期成長ホルモン分泌不全性低身長から成人成長ホルモン分泌不全症へのトランジション

トランジションとは小児期発症の内分泌疾患患者が小児内分泌科医から内科内分泌科医へ移行する時期で，通常思春期から20歳代前半とされている。小児期成長ホルモン分泌不全性低身長のうち，成人後も重症成人成長ホルモン分泌不全症として治療の適応がある例が存在するため，トランジションは重要である。

成人後の診断においては高リスク群と低リスク群に分けて，遺伝子異常，視床下部-下垂体の器質的障害，GHを含めた複数の下垂体ホルモン分泌不全症などの高リスク群では1種類，その他の低リスク群では2種類のGH分泌刺激試験を行い，重症型成人成長ホルモン分泌不全症と

しての治療の適応を決定する。しかし成人の場合，成長ホルモン分泌不全症による症状を有する症例は小児と比較するとかなりの重症例にかぎられるため，小児期成長ホルモン分泌不全性低身長のうち成人後の治療の適応は一部の症例にかぎられる。

【田口 学】

参考文献
1) 成長科学協会：成人成長ホルモン分泌不全症 診断と治療のガイドライン，2007
2) Evaluation and treatment of adult growth hormone deficiency: an Endocrine Society Clinical Practice Guideline. J Clin Endocrinol Metab 91:1621-1634, 2006
3) Carroll PV et al : Growth hormone deficiency in adulthood and the effects of growth hormone replacement: a review. Growth Hormone Research Society Scientific Committee. J Clin Endocrinol Metab 83:382-395, 1998
4) Koranyi J et al : Baseline characteristics and the effects of five years of GH replacement therapy in adults with GH deficiency of childhood or adulthood onset: a comparative, prospective study. J Clin Endocrinol Metab 86:4693-4699, 2001
5) Rosilio M et al : Long-term improvement of quality of life during growth hormone(GH)replacement therapy in adults with GH deficiency, as measured by questions on life satisfaction-hypopituitarism(QLS-H). J Clin Endocrinol Metab 89:1684-1693, 2004

7 尿崩症（中枢性尿崩症）

▶定義・概念 尿崩症(diabetes insipidus)とは，アルギニンバゾプレシン(arginine vasopressin：AVP)(一般に「バゾプレシン」とも呼ばれる)の作用不足により，腎臓における水の再吸収が障害され，多尿を生じる症候群である。AVP作用不足機序は，AVPの合成分泌低下による血中AVPの絶対量減少と，腎のAVPへの不応性の2つに大別され，前者は視床下部下垂体後葉系の障害によるため「中枢性尿崩症」，後者は腎の反応性の異常であることから「腎性尿崩症」とされる。ここでは中枢性尿崩症を中心に述べる(腎性尿崩症については21章15-6参照)。

AVPにはいくつかの生理作用があるが，抗利尿作用が最も重要であり，抗利尿ホルモン(antidiuretic hormone：ADH)とも呼ばれてきた。現在国際的には「AVP」が使われているが，わが国ではなお「ADH」が汎用されている。

▶病因・病態生理と分子メカニズム AVPは9個のアミノ酸からなるペプチドホルモンで，主として視床下部の室傍核・視索上核の大細胞ニューロンの核周部で合成され，軸索のなかを通って下垂体柄を下降し，下垂体後葉にある軸索終末まで運ばれて分泌され血行に入る。血漿浸透圧の上昇・低下は視床下部の浸透圧受容器に細胞容積の増加あるいは減少として感知され，下垂体後葉からのAVP放出が促進・抑制される。AVP分泌のための浸透圧の閾値は，個人差があるが大体280 mOsm/kg H_2O[5]であり，わずか1〜2%の変化でも鋭敏に反応する。

AVPの受容体にはV_1とV_2がありV_1は多臓器に広く分布するが，V_2は腎遠位尿細管・集合管のみに発現存在する。AVPが漿膜面側にあるG蛋白共役型V_2受容体に結合すると，アデニルシクラーゼが活性化され，アクアポリン2(AQP2)からなる水チャネルが管腔側に挿入されることにより濃度依存性に水の再吸収が起こる。これにより，濃縮

表 2-7-1 中枢性尿崩症の原因

- 特発性(約40%)
- 続発性(約60%)
  - 胚細胞腫，頭蓋咽頭腫，下垂体腫瘍
  - 転移性腫瘍(肺癌・乳癌など)
  - 悪性リンパ腫
  - 肉芽腫性疾患(サルコイドーシス，結核，Langerhans細胞組織球症など)
  - 漏斗下垂体後葉炎，髄膜炎・脳炎後
  - 外傷・術後
- 遺伝性(約1%)
- その他
  - (一過性)妊娠尿崩症など

(文献1，5を引用)

傾向だった血液は希釈され，尿が濃縮し，結果として血漿浸透圧は定常範囲に調整される。AVP作用が欠乏すると，水が再吸収されず多量の低張尿を生じ，血漿浸透圧は上昇，口渇を生じ飲水行動が起こる。口渇を生じる血漿浸透圧の閾値は大体285〜295 mOsm[5]で，個人差は大きい。

なお，AVP分泌は悪心，急激な低血糖，グルココルチコイド欠乏，喫煙などの浸透圧以外の因子によっても刺激される。特に催吐刺激は強力である。これらは，尿崩症の機序には直接関係しないが，患者の全体像をとらえるうえで留意するべきである。また，10%以上の循環血漿量の低下など急激な体液量や血圧変化では，頸動脈洞・大動脈弓などの圧受容器による信号が視床下部に伝達されてAVP系が働く。

▶疫学

分類・頻度

中枢性尿崩症の有病率は，10万人あたり4人程度とされている[3]。

原因別分類は表2-7-1に示すとおりで，報告により頻度は異なるが，主として脳腫瘍・炎症，外傷などによる続発性尿崩症(約60%)，画像診断などで器質的疾患を認めない特発性尿崩症(約40%)，家族性遺伝性尿崩症(約1%)の3群に分類される[1]。これらの割合は，画像診断の進歩・普及で変わる可能性があり，特発性といった診断しても，後から別の原因が明らかになることもあるため，MRIなどで必ずフォローすべきである。

そのほか，妊娠に関連して生じる一過性の尿崩症がある。これは，胎盤から産生されるバゾプレシナーゼ(vasopressinase, cystinyl aminopeptidase)や肝臓のAVPクリアランス亢進などによるAVP低下に起因するが，他原因の有無にも留意し経過観察する必要がある。

▶臨床症状・検査成績 主症状は口渇・多飲・多尿であり，多尿は低張尿を特徴とする。尿量は個人差も大きく1日十数Lに及ぶこともある。渇中枢が保たれていれば，飲水により臨床的に問題になるような脱水にはならないが，飲水行動に支障がある高齢者や，渇中枢が障害されている場合は(視床下部への腫瘍浸潤など(図2-7-2D参照))，容易に高ナトリウム血症をきたし，意識障害・痙攣などを生じうる。

画像診断としては，MRI T1強調画像における脳下垂体後葉の高信号の消失を特徴とする。ただし，後葉の高信号は高齢になると小さくなって確認しづらくなることから，スライス内でみえないこともあり(図2-7-1)，またAVPが

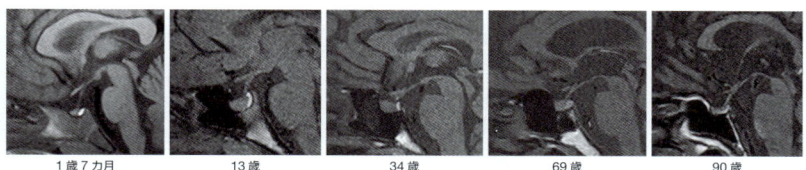

図 2-7-1　正常下垂体の MRI 像（T1 強調画像）における後葉の高信号の年齢による変化
高齢者では後葉の信号はわかりにくい

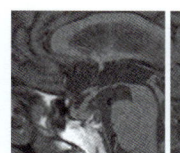 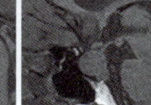 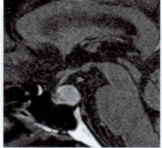 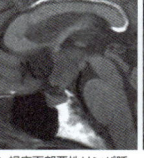 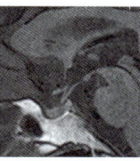

A　漏斗下垂体後葉炎　　B　下垂体腺腫　　C　Rathke 嚢胞　　D　視床下部悪性リンパ腫　　E　低カリウム血症

図 2-7-2　後葉の高信号の消失・不明瞭化
A～D：中枢性尿崩症（D の下垂体背面の高信号は後床突起），E：腎性尿崩症

持続高値になる病態では（腎性尿崩症，糖尿コントロール不良例など），後葉にある軸索終末のバゾプレシン顆粒の貯留が保てないためか後葉の信号が不明瞭化することもあるため（図 2-7-2E），後葉の高信号が確認できないことのみで中枢性尿崩症と診断してはいけない．逆に高信号が検出される場合は，特に心因性多尿などの鑑別で，尿崩症を否定する傍証になりうる．

● **診断**　日本内分泌学会の「バゾプレシン分泌低下症（尿崩症）診断と治療の手引き（平成 21 年度改訂）」[2]に準ずる．①低張性多尿であること，②その原因が抗利尿ホルモンである AVP の合成分泌障害によることを証明する．

低張性多尿・口渇・多飲

自由飲水状態では，尿浸透圧は 300 mOsm/kg H$_2$O 未満であるが，多くは <250 mOsm/kg H$_2$O であり，典型例では 50～150 mOsm/kg H$_2$O が多い．飲水が足りていれば，血清 Na も血漿浸透圧もおおむね正常範囲である（図 2-7-3）．渇中枢が障害されないかぎりは口渇・多飲を伴い，夜間でも口渇のために飲水することが多い．理由は明らかでないが，氷冷水を好む．

多尿は 3,000 mL あるいは >50 mL/kg[5] 以上が原則．尿量は個人差だけでなく日差もあり，部分型の場合は時に 3,000 mL 未満/日もあるので複数日の観察が望ましい．また，1 日尿量 3,000 mL 前後では，多尿の自覚がない場合もあるので，Na 値が 140 mEq/L 台後半で低張尿の場合は，尿崩症の可能性を疑って尿の回数や夜間も含めた飲水状態などの問診が重要となる．夜間飲水・夜間尿は睡眠障害を生じる．また，本人が苦痛と自覚してない場合も，睡眠中などで膀胱拡張状態を生じることは望ましくなく，ごく軽症の尿崩症でも診断・加療するべきである．

> 尿比重＝尿浸透圧ではないが，比重計による尿比重は簡便なスクリーニング法になるので成書には尿比重に触れたものもあり，尿比重 1.010≒尿浸透圧 300 mOsm/kg H$_2$O とされる．しかし，現在汎用されているウロペーパー®Ⅲ栄研化学などの測定試験紙では，比重としては尿糖・尿蛋白を感知しないた

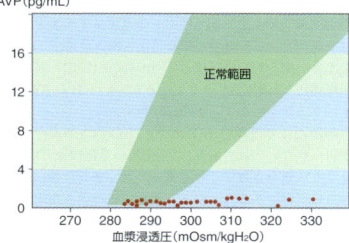

図 2-7-3　血漿浸透圧と AVP
●：中枢性尿崩症．同一症例の自由飲水時と高浸透圧時を含む．中枢性尿崩症でも飲水十分なら正常浸透圧を呈することに留意

> め，これらが陰性の場合はよいが，陽性の場合は「尿比重」と尿浸透圧は解離することに留意する（尿糖 4＋尿浸透圧 842 mOsm/kg H$_2$O なのに，「尿比重」1.010 というケースがある）．

AVP 分泌不全の証明

腎性尿崩症・多飲症の除外．以下を証明する．

1. 血清浸透圧が上昇しても，それに見合った AVP の分泌がない．
2. バゾプレシンの投与に反応して尿浸透圧が上昇し，水利尿（多尿）が抑えられる．

健常者，ならびに中枢性尿崩症例における AVP と血漿浸透圧の関係は図 2-7-3 のとおりである．つまり，この図の正常パターンから逸脱していることから中枢性尿崩症を診断する．部分型中枢性尿崩症の場合は，水制限試験で尿がある程度濃縮され尿浸透圧が血清浸透圧を超えるが，その場合も AVP の分泌は不相応に低い．

現在では以下の方法が用いられるが，各検査法は対象症例の病状・併存症によって選択し，患者の状態に応じて臨機応変に対応しつつ施行する．要は，血液の高浸透圧状態

におけるAVP分泌状態を評価できればよいのであり，すでに高浸透圧状態にある場合は同時採血のAVP測定(可能なら同時期の随時尿浸透圧)と，バソプレシン試験のみでよい．

高張食塩水負荷試験：5%高張食塩水を点滴静注して30分ごとに血中Na・浸透圧・AVPを測定する．以前は2.5%高張食塩水が用いられていたが，最近は5%食塩水負荷が第一選択とされる．本法は短時間で安全にかつ有効な血清浸透圧上昇(>300 mOsm/kg H₂O)が得られることが特徴である．ただし，心不全などが懸念される場合は禁忌となる．

「5%高張食塩水を0.05 mL/kg/分で速度を変えずに120分間点滴静注」が原法[4]．採血は高張食塩水点滴とは別の肢で施行する．検査科より早くわかるので，血液ガス分析装置でもNa値を測定してNaの動きを追う．Na>150 mEq/L，血清浸透圧>300 mOsm/kg H₂Oが得られたら必要採血後中止してよい．しかし，血液ガス分析装置に電解質測定が組み込まれていない施設もあり，また，血液ガス分析装置のNaがやや不正確なこともあるため注意する．症例によっては急速にNaが上昇し検査庫の報告値が出る前に筋硬直などの症状が出ることがあり，また高張のために血管痛が出ることもあるので，Naの上昇速度や症状をみて，採血間隔や点滴速度の変更など，工夫を要することもある．

水制限試験：飲水を制限して3%体重減少するまで，あるいは6時間半まで，尿量・尿浸透圧・血清浸透圧・AVPを測定する．完全型は尿浸透圧/血清浸透圧<1，部分型では尿浸透圧/血清浸透圧>1となるが，いずれもAVP値が正常パターンをとらず，不相応に低い．

水制限だけでは300 mOsm/kg H₂O以上の高浸透圧状態が得られないこともあり，(完全型の重症例などは)時にショック状態をきたすこともあること，また患者にとってはつらい試験であることから，現在では高張食塩水試験が第一選択とされる．しかし，症状が軽く尿崩症の鑑別・除外目的程度の状態では手軽に外来でも施行できることから，現在なお汎用されている．いずれの検査も，目標血漿浸透圧は300mOsm/kg H₂O以上がAVPの動きをみて総合的に判断する．安定性の問題もあり，現在は血清浸透圧を測定する場合が多いが，血清浸透圧は血漿浸透圧と差がないと考えてよい．血漿で測定する場合は，ヘパリンリチウム管で採血・分離する．EDTA-Na採血管などを用いると，添加されている試薬で浸透圧が変わるため注意する．

> 血漿浸透圧の近似式として，血漿浸透圧＝2Na＋BUN(血液尿素窒素)/2.8＋血糖/18の計算式が汎用されている．しかしながら，市販の生理的食塩水が，Na濃度154mEq/Lで実測浸透圧は154×2＝308ではなく286mOsm/kg H₂O程度であるように，血漿浸透圧には電解質の解離状態などが関与し，計算式は必ずしも実測浸透圧値と一致しない．Kなど他の電解質を式内に入れてない部分で相殺されるが，計算式のほうが5mOsm/kg H₂O程度(0～5)高いことが多い．
> 一方，わが国では「血漿浸透圧」は標準化されておらず，浸透圧測定器のメーカーが提示する「測定値のばらつきの許容範囲」は尿崩症の診断に求められるほど厳密ではない．そのため，施設間のばらつきの懸念がある．「血漿浸透圧>300mOsm/kg H₂O」を満たす値としては，他の高浸透圧物質を考慮しないですむ一般状態においては，「Na150mEq/L以上」を推奨する．

バソプレシン試験：ピトレシン試験・DDAVP(デスモプレシン)試験．バソプレシンに対する腎の反応性をみる．ピトレシンを投与し，尿量と尿浸透圧を1時間後と2時間後，場合によっては4時間後まで測定する．中枢性なら，バソプレシン投与後尿量が減少し，尿浸透圧は上昇し，血清浸透圧/尿浸透圧<1となるが，腎性では尿量も尿浸透圧も変化せず，血清浸透圧/尿浸透圧>1である．ただし，中枢性でも腎性でも軽症の部分型の場合は鑑別できないので，血漿AVP値で判断する．

ピトレシン(合成AVP)は皮下注で投与量が確実であり以前はよく用いられていたが，V₁受容体刺激による狭心症発作誘発や腹痛誘発の可能性により使いづらい場合もあり，V₂特異性の高いDDAVP(AVP誘導体)が用いられることが多い．DDAVPは5～10μgの投与で中枢性と腎性の鑑別には十分であるが，点鼻であることから経鼻吸収が不十分にならないよう注意する．

鑑別診断：中枢性尿崩症以外で低張性多尿をきたす疾患として，以下のものを除外する．

- **腎性尿崩症**　自由飲水状態での血漿AVP濃度は1.0 pg/mL以上．バソプレシン負荷試験で尿量の減少と尿浸透圧の上昇を認めない．腎性尿崩症は，腎機能障害によって起こる続発性尿崩症と家族性遺伝性尿崩症とに分類される．家族性遺伝性尿崩症は幼少時までに小児科にて診断されるため，内科の日常臨床では高カルシウム血症・低カリウム血症，時にリチウムなどの薬剤による続発性尿崩症を診ることが多い．血清電解質値・内服歴から，あらかじめこれらを鑑別することが大切である．

- **心因性多飲症**　高浸透圧状態に見合った血漿AVP濃度の上昇を認め，かつバソプレシン負荷試験で正常に反応して尿浸透圧が上昇する．

■ **治療と薬理メカニズム**　日本内分泌学会の「バソプレシン分泌低下症(中枢性尿崩症)の診断と治療の手引き(平成21年度改訂)」[2]に準ずる．

DDAVPの点鼻を行う(わが国では経口薬のDDAVPはまだ認可されていない)．DDAVPを2.5～10μg 1日1～2回投与する．少量開始が原則であり，たとえば眠前2.5μg 1回投与から開始し，尿量や薬効が切れるタイミングをみて朝・眠前2.5μずつ漸増し，1日量や投与パターンを決めていく．重症の中枢性尿崩症の患者では，これまでの無意識の多飲習慣から過飲傾向にある場合が多く，「のどの乾きに応じて飲水してください」ということをよく指導しないと，水中毒になる場合が多いので注意を要する．本人に尿量や体重を記録させ，Naの測定を適宜施行し，適切なDDAVP点鼻の習慣づけのトレーニングを行う．適応できると，口渇を感じることなく定期の点鼻が可能となる．が，渇中枢障害例では「のどの渇き」は参考にならないので，コントロールがついた時点でも尿量には留意し，体重測定を頻回に行う習慣を指導する．渇中枢障害例は，他の機能低下・高次機能障害などを合併する重症例であることも多いため，本人への指導だけでは不十分である場合は，見守り・介護体制など，療養のための環境整備も行う．

点鼻薬としては，従来のチューブ形式は手技が煩雑であり，「スプレー2.5®」が登場してからは，便利さからスプレーが汎用されるようになってきた．しかし，スプレーは2.5μ単位ずつの調整しかできないこと，2.5®の濃度は

チューブ形式用の1/4であるため、1回投与量が多いと流れて出てしまうことがあり、微調整を必要とする場合や多容量を要する場合はチューブ形式のほうがよい場合もあり、患者の状態で選択する。

投与直後の副作用として頭痛を訴える場合も多いので、その場合はより少量投与に切り替えて様子をみる。

なお、治療前の下垂体前葉機能評価は必須である。最低限、ホルモン基礎値は提出して下垂体副腎系の予備能の有無は確認しておく。副腎不全では水利尿不全状態となり、多尿が軽減される。ヒドロコルチゾン(hydrocortisone)の補充で尿崩症が顕在化する例もある(masked diabetes insipidus)。したがって副腎不全合併例では、ヒドロコルチゾン補充量を調整し、適切なDDAVP投与量を決めていくことが大切である。

> **DDAVP(デスモプレシン)の経口薬について**
> 従来ペプチドホルモン類は消化・分解されるため経口投与は不可能と考えられていた。しかし、デスモプレシン点鼻薬の10〜20倍量を投与すると、点鼻と同等の抗利尿効果がみられることが明らかとなり、デスモプレシン錠剤が開発・製造された。海外ではすでに一般的な治療薬として用いられはじめており、わが国でも1日でも早い承認が待たれている。

● **経過・予後** 治療が行われていれば、予後はおおむね良好である。続発性の場合は、その予後は原疾患による。

【藤田 寛子】

参考文献
1) 斉藤寿一ほか:尿崩症の診断指標―尿崩症全国調査の解析、厚生省特定疾患間脳下垂体機能障害調査研究班 平成7年度事業報告書、p125-140, 1996
2) バゾプレシン分泌過剰症(中枢性尿崩症)の診断と治療の手引き(平成21年度改訂)、厚生労働省科学研究費補助金難治性疾患克服研究事業 間脳下垂体機能障害に関する調査研究班平成21年度総括・分担研究報告書、2010
3) Harrison's Practice (McGraw-Hill) : http://www.harrisonspractice.com/practice/ub
4) 大磯ユタカほか:血しょうバゾプレシンを指標とした5%高張食塩水投与法による下垂体後葉機能検査法の検討. 日内分泌会誌 62:608-618, 1986
5) Fauci AS et al : Harrison's Principles of Internal Medicine, 17th edition, McGraw-Hill Professional, 2008

8 抗利尿ホルモン分泌異常症候群

● **定義・概念** 抗利尿ホルモン(antidiuretic hormone:ADH(アルギニンバソプレシン〈arginine vasopressin:AVP〉))分泌異常症候群(syndrome of inappropriate secretion of ADH:SIADH)は、「ADHの非生理的な過剰分泌が持続して、低浸透圧血症がもたらされる状態」と定義される。

● **疫学** SIADHの頻度は不明であるが、低ナトリウム血症(hyponatremia)の原因として頻度は高いと推測されている。低ナトリウム血症は、入院患者の電解質異常のなかでは最も頻度が高く、肺炎患者の8%、くも膜下出血患者の56%にみられたとの報告[1]がある。一方健常高齢者でも低ナトリウム血症の頻度は高く、2.10%(134 mEq/L以下)[2]、3.90%(135 mEq/L未満)[3]、7.7%(136 mEq/L未満)[4]、11.3%(137 mEq/L以下)[2]に認められたとの報告がある。

異所性ADH産生腫瘍によるSIADH発生頻度も明らかではない。ほとんどが悪性腫瘍で、肺癌、特に小細胞癌が圧倒的に多く、90%以上を占める。ほか膵癌、胃癌、十二指腸癌、胆囊癌、胸腺腫瘍、前立腺癌などでの報告がある。

● **病因・病態生理と分子メカニズム** ADHは、脳下垂体後葉から分泌される9アミノ酸からなるペプチドホルモンである。ADHは血漿浸透圧の上昇や有効循環血液量の低下により分泌され、腎集合尿細管の基底膜側に存在するバソプレシンV_2受容体-cAMP(環状アデノシン一リン酸)系を介して、水チャネル(アクアポリン2(aquaporin 2: AQP2))の管腔側細胞膜での発現を増加させる。この結果ADHは自由水の再吸収を促進し、尿量を減少させ、血漿浸透圧を低下させる。このほか、ADHには血管収縮作用や血圧上昇作用がある。

血漿浸透圧の上昇は、視床下部浸透圧受容体で感知され、鋭敏にADH分泌を促進する。血漿ADH濃度(pADH〈pmol/L〉)と血漿浸透圧(pOsm〈mOsm/kg〉)との間には、以下の線型関係が示されている。

$$pADH = 0.38(pOsm - 280) \quad (*)$$

すなわち血漿浸透圧が280 mOsm/kg以下ではADHの分泌はほぼ0になる計算であるが、実際には微量の恒常的分泌がみられる。

一方、有効循環血液量の減少も、ADH分泌の重要な生理的促進因子の一つであり、左房、肺静脈、頸静脈洞、および大動脈弓に存在する圧受容体によって感知され、迷走神経と舌咽神経を介して中枢神経系に伝達される。

有効循環血液量による血漿ADH濃度の変化は(*)式の傾きとADH分泌閾値(x切片)の変化による。すなわち循環血液量が減少すると傾きは大きくなり、分泌閾値は下がり、増加すると逆になる。

このほかにADH分泌を促進する因子としては、疼痛、ストレス、嘔吐、低酸素症、運動、高血糖、モルヒネ、コリン作動薬、β促進薬、アンジオテンシンⅡ、およびプロスタグランジンE_2(PGE2)がある。一方ADH分泌を抑制する因子には、フェニトイン、アルコール、α促進薬、グルココルチコイド、および心房性ナトリウム利尿ペプチド(ANP)がある。

本症候群は、非生理的なADHの分泌過剰が生じることが病態の基本であり、これにより、自由水の再吸収が亢進する結果、血漿は希釈され、低ナトリウム血症(希釈性低ナトリウム血症)、低浸透圧血症を呈する。体液量は全体としては増加するが、Naの再吸収を伴わないため、再吸収された水は細胞外液および細胞内液の両方に分布し、顕性の浮腫はみられない。本症候群の低ナトリウム血症は、Na代謝異常が原因ではないことをよく認識する必要がある。

脳外科手術後、頭蓋内感染症、頭部外傷、頭蓋内腫瘍などの頭蓋内病変、肺腫瘍、気管支喘息発作、細気管支炎、肺炎などの肺疾患や薬物が原因となる(表2-8-1)。

また本症候群は、肺小細胞癌などの異所性ADH産生腫瘍による場合がある。ただし、担癌患者のSIADHすべてが腫瘍におけるADH産生・分泌によるものではなく、たとえば腫瘍による迷走神経障害による場合や、左房、肺静脈、あるいは大動脈弓の圧受容体を介する場合、抗がん剤

表2-8-1 SIADHの原因

中枢神経系疾患
脳炎，髄膜炎，外傷，くも膜下出血，脳腫瘍，脳梗塞・脳出血，Guillain-Barré症候群，多発性硬化症

肺疾患
肺炎，肺腫瘍（異所性ADH産生腫瘍を除く），肺結核，肺アスペルギルス症，気管支喘息，陽圧呼吸

異所性ADH産生腫瘍
肺小細胞癌，膵癌，十二指腸癌，胆嚢癌，胸腺腫瘍，前立腺癌など

薬剤
三環系抗うつ薬（イミプラミン，アミトリプチリンなど），選択的セロトニン再取り込み阻害薬（SSRI），ハロペリドール，フェノチアジン誘導体などの向精神薬，カルバマゼピン，プロスタグランジン，シクロホスファミド，ビンクリスチン，クロフィブラートなど

（文献5を引用）

表2-8-2 SIADHの診断基準

[検査所見]
1) 低ナトリウム血症：血清Na濃度<135 mEq/L
2) 血漿ADH値：血清Naが135 mEq/L未満で，血漿ADH値が測定感度以上
3) 低浸透圧血症：血漿浸透圧<280 mOsm/kg
4) 高尿浸透圧：尿浸透圧>300 mOsm/kg
5) Na利尿の持続：尿中Na濃度は20 mEq/L以上
6) 腎機能正常：血清クレアチニンは1.2 mg/dL以下
7) 副腎皮質機能正常：早朝空腹時の血清コルチゾールは6 μg/dL以上

[参考所見]
1) 原疾患（表2-8-1）の診断が確定していることが診断上の参考となる
2) 血漿レニン活性は5 ng/mL/時間以下であることが多い
3) 血清尿酸値は5 mg/dL以下であることが多い
4) 水分摂取量を制限すると脱水が進行することなく低ナトリウム血症が改善する

[診断基準]
確実例：検査で1)〜7)の所見があり，かつ脱水の所見を認めないもの

[鑑別診断]
低ナトリウム血症をきたす次の病態を除外する
1) 細胞外液量の過剰な低ナトリウム血症：心不全，肝硬変の腹水貯留時，ネフローゼ症候群
2) Na漏出が著明な低ナトリウム血症：腎性Na喪失，下痢，嘔吐

（文献5を引用）

による場合などがある。

なお嘔気・嘔吐や体液量が著しく減少した状態などでは，血漿浸透圧の変化を伴わなくてもADHの分泌が刺激され，結果として低ナトリウム血症，低浸透圧症を呈することがあるが，この場合は「生理的なADH分泌」のためSIADHには含まない。

● **臨床症状** 自覚症状は主として低ナトリウム血症によるものである。血清Na濃度が130 mEq/L以上の軽度の場合は特に自覚症状はないことが多い。130 mEq/L以下では倦怠感，食欲低下，嘔気・嘔吐などをきたす。低ナトリウム血症が高度，あるいは急速に進行した場合には，興奮，錯乱，幻覚などから，さらには意識障害や痙攣などの中枢神経症状を起こすことがある。なお脱水や浮腫は認めないのが原則である。

● **検査成績** 低ナトリウム血症，低浸透圧症を認めるが，高尿酸で尿中Na濃度は20 mEq/L以上である。

● **診断** 厚生労働省の調査研究班により「バソプレシン分泌過剰症（SIADH）の診断と治療の手引き」[5]が作成されている（表2-8-2）。脱水や浮腫のない腎機能正常の低ナトリウム血症・低浸透圧血症で，高張尿と尿中Na濃度が20 mEq/L以上の場合に疑う。血漿ADH濃度が測定感度以上で，副腎皮質機能が正常であることが確認できれば，診断は確定する。

表2-8-1に示す基礎疾患や薬物の服用歴があれば，本症候群の確率が高く，参考になる。また血漿の希釈を反映して，血漿レニン活性と血清尿酸値は低値となる。

SIADHの診断に際し注意して鑑別すべき疾患に，中枢性塩類喪失症候群（central salt wasting syndrome: CSWS）がある。CSWSでは頭部外傷やくも膜下出血などの頭蓋内疾患に合併して，なんらかの利尿機序により，多量のNaおよび水が排泄される。CSWSでは体液量が減少するため，SIADHとは治療法がまったく異なる。

● **治療と薬理メカニズム** 本症候群には原因疾患や原因薬剤があり，その治療・中止により改善が期待される。これらが不可能な場合は以下の治療を行う。

本症候群は，ADHの非生理的な分泌過剰による自由水の過剰な再吸収が病態のため，まずは飲水制限が治療の基本となる。Na補充も行われるが，本来Naの欠乏はないため，あくまで補助的な治療である。「バソプレシン分泌過剰症（SIADH）の診断と治療の手引き」によると，以下の治療法が推奨されている。

1. 飲水制限：1日の総水分摂取量を体重1 kgあたり15〜20 mLに制限する。
2. NaCl摂取：NaClを経口的または非経口的に1日200 mEq以上投与する。
3. フロセミド＋高張食塩水：重症低ナトリウム血症（120 mEq/L以下）で痙攣，意識障害などの中枢神経症状を伴うなどすみやかな治療を必要とする場合は，フロセミドを随時10〜20 mg静脈内に投与し，尿中Na排泄量に相当する3％食塩水を投与する。その際，橋中心髄鞘崩壊（central pontine myelinolysis: CPM）を防止するために1日の血清Na濃度上昇は10 mEq/L以下とする。
4. デメクロサイクリン（レダマイシン®）1日600〜1,200 mg経口投与：本薬の作用機序は不明であるが，腎でのADH作用を阻害することが知られている。ただし効果は不確実である。
5. モザバプタン塩酸塩錠（フィズリン®）1日30 mg経口投与：異所性ADH産生腫瘍に起因し，既存の治療で効果不十分な場合にかぎり，本薬を経口投与する。投与開始3日間で有効性が認められた場合にかぎり，引き続き7日間まで継続投与することができる。

● **経過・予後** 予後は主として基礎疾患に規定される。一般に良性疾患や薬物による軽度のSIADHは，予後良好である。しかし著しい低ナトリウム血症が継続，あるいはCPMを合併し，不可逆性の中枢神経系合併症をきたした場合は，予後不良である。なお最近，軽度の低ナトリウム血症であっても，骨折リスク[1),4)]や死亡リスク[2)]が増加することが報告されている。

【中山　耕之介】

参考文献

1) Hannon MJ et al : The syndrome of inappropriate antidiuretic hormone : prevalence, causes and consequences. Eur J Endocrinol 162 : S5-S12, 2010
2) Sajadieh A et al : Mild hyponatremia carries a poor prognosis in community subjects. Am J Med 122 : 679-686, 2009
3) Gankam Kengne F et al : Mild hyponatremia and risk of fracture in the ambulatory elderly. QJM 101 : 583-588, 2008
4) Hoorn EJ et al : Mild hyponatremia as a risk factor for fractures: The Rotterdam Study. J Bone Miner Res 26 : 1822-1828, 2011
5) 厚生労働科学研究費補助金難治性疾患克服研究事業 間脳下垂体機能障害に関する調査研究班：バソプレシン分泌過剰症(SIADH)の診断と治療の手引き(平成21年度改訂). 平成21年度総括・分担研究報告書, 2010

3 甲状腺

1 甲状腺総論

解剖と発生

正常甲状腺は12〜20gで，左右の葉が峡部でつながる蝶が翅を広げたようなかたちをし，輪状軟骨のすぐ下方から胸骨上窩にかけて気管を前面から囲むように存在し，Berry(ベリー)靱帯で気管に固定されている(図3-1-1A)。

上部からは外頸動脈の枝である上甲状腺動脈，下部からは鎖骨下動脈から分枝した甲状頸動脈の枝である下甲状腺動脈が入り，血管に富みやわらかい臓器である。反回神経が甲状腺の側壁を走っており，両葉の中部と下極の背側に通常4つの副甲状腺組織が存在する。

甲状腺は，胎生3週に原始咽頭床から発生し，甲状舌管を通り抜けて気管前にいたるが，遊走の異常によって，舌の基部に位置する異所性甲状腺(舌甲状腺〈lingual thyroid〉)が生じる。甲状舌管が遺残すると甲状舌管嚢胞となる。甲状腺ホルモンの合成は通常胎生11週にはじまる。神経堤由来の組織が甲状腺C細胞になり，カルシトニンを分泌する。

甲状腺濾胞細胞では，さまざまな転写因子が協調して発現することで甲状腺に特異的な遺伝子発現がオンとなり，甲状腺ホルモンの前駆体であるサイログロブリン(thyroglobulin：Tg)，甲状腺ホルモン生成に必須な酵素である甲状腺ペルオキシダーゼ(thyroid peroxidase：TPO)，無機ヨードを取り込むのに必須なNa^+-I^-共輸送体(Na^+-I^- symporter：NIS)，甲状腺刺激ホルモン(thyroid stimulating hormone あるいは thyrotropin：TSH)受容体などが発現する。これらの転写因子やその下流の異常により先天性甲状腺無形成やホルモン異常症が起きるが非常にまれで，多くの先天性甲状腺機能低下症(頻度4,000人に1人)の原因は不明である。

甲状腺はたくさんの球状濾胞からなり，濾胞の壁は細胞細胞が一層に並ぶことで形成され，濾胞内にはコロイドと呼ばれるゼラチン状の物質が蓄積されており，その主成分はTgである(図3-1-1B)。C細胞は，濾胞の外側に濾胞細胞に接してところどころに分布している。

甲状腺機能の制御(図3-1-2)

下垂体前葉のthyrotrophから分泌されるTSHは，甲状

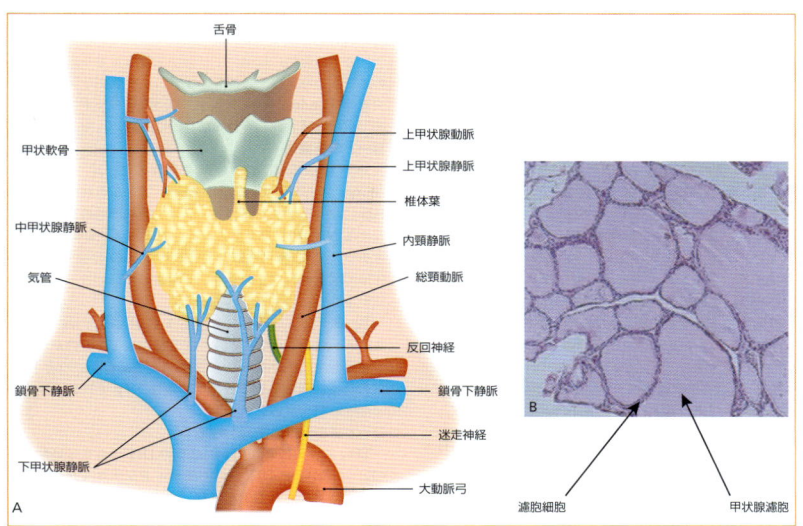

図3-1-1 甲状腺の解剖と組織

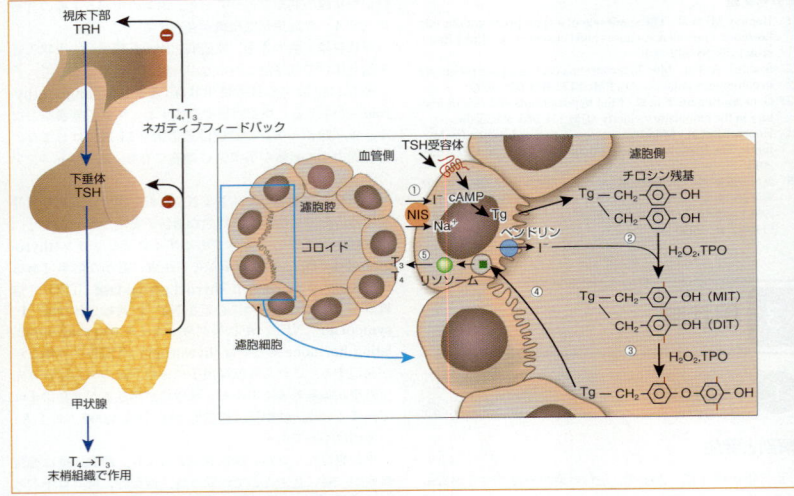

図 3-1-2　甲状腺機能の制御と濾胞細胞におけるホルモンの合成と分泌
①ヨードの取り込み，②ヨードの有機化，③縮合，④エンドサイトーシス，⑤分泌
TRH：甲状腺刺激ホルモン放出ホルモン，T_4：サイロキシン，T_3：トリヨードサイロニン，TSH：甲状腺刺激ホルモン，cAMP：環状アデノシンモノリン酸，Tg：サイログロブリン，NIS：Na^+-I^-共輸送体，TPO：甲状腺ペルオキシダーゼ，MIT：モノヨードチロシン，DIT：ジヨードチロシン

腺機能の制御に非常に重要な役割を果たしており，甲状腺ホルモン作用の最も有用な生理マーカーとなる．TSHは他の糖蛋白ホルモン（卵胞刺激ホルモン〈FSH〉，黄体形成ホルモン〈LH〉，ヒト絨毛性ゴナドトロピン（human chorionic gonadotropin：hCG））と共通のαサブユニットと，TSHに固有のβサブユニットからなる．

視床下部室傍核から分泌される甲状腺刺激ホルモン放出ホルモン（thyrotropin-releasing hormone：TRH）が，下垂体前葉 thyrotroph において TSH の産生・分泌を刺激し，続いてその TSH が甲状腺の TSH 受容体を介して作用し，甲状腺ホルモンの合成と分泌を刺激する．甲状腺ホルモンはネガティブフィードバックにより視床下部-下垂体でのTRH，TSH産生を抑制する（図 3-1-2）．薬理量のドパミン，グルココルチコイド，ソマトスタチンは TSH の分泌を抑制する．他の下垂体前葉ホルモンと同様に TSH もパルス状に分泌されるが，半減期が長いこと（50 分），また日内変動もわずかであることから，TSH を一点採取すれば甲状腺ホルモンの状態を十分評価できる．つまり甲状腺に問題がある場合，TSH が抑制されていれば甲状腺ホルモン作用の過剰（甲状腺中毒症）を，TSH が高値であれば甲状腺ホルモン作用の低下（甲状腺機能低下症）を意味する．

甲状腺ホルモンの合成と分泌・代謝・作用

甲状腺ホルモンの合成と分泌（図 3-1-2）

無機ヨードの甲状腺濾胞細胞内輸送

ヨードの取り込みは甲状腺ホルモン合成における最初の重要なステップである．濾胞細胞の血管側に発現した共輸送体である NIS によりヨードが取り込まれるが，この取り込みは，ヨード摂取量に応じて NIS の発現が変わることで巧みに制御されている．

一方，濾胞側にはペンドリンが発現しており，濾胞内へのヨードの吐き出しに関与している．ペンドリン遺伝子の変異は，Pendred（ペンドレッド）症候群（ヨードの有機化障害，甲状腺腫大，感音性難聴）の原因となる．

ヨードの有機化

甲状腺濾胞細胞内で合成された Tg は，ダイマー（dimer）を形成して濾胞内に分泌・プールされている．甲状腺に取り込まれた無機ヨードは，濾胞細胞の濾胞側に存在する NADPH（還元型ニコチンアミドアデニンジヌクレオチドリン酸）酸化酵素で生成された H_2O_2 により TPO の作用で酸化され，Tg のチロシン残基の部位でヨードの有機化が生じる．

Tg のチロシン残基にヨード 1 個が入ったものがモノヨードチロシン（MIT），ヨード 2 個が入ったものがジヨードチロシン（DIT）である（図 3-1-2）．Basedow（バセドウ）病の治療に用いられる抗甲状腺薬は，Tg チロシン残基のヨードの有機化反応を阻害する．

ヨードチロシンの縮合と分泌

TPO の作用により，Tg の 2 個の DIT からサイロキシン（T_4）が，MIT と DIT からトリヨードサイロニン（T_3）が縮合反応で形成される．血管側に発現している TSH 受容体を介して TSH の刺激が入ると，Tg 合成促進を含めた上記の甲状腺ホルモン合成ステップだけではなく，血中への分

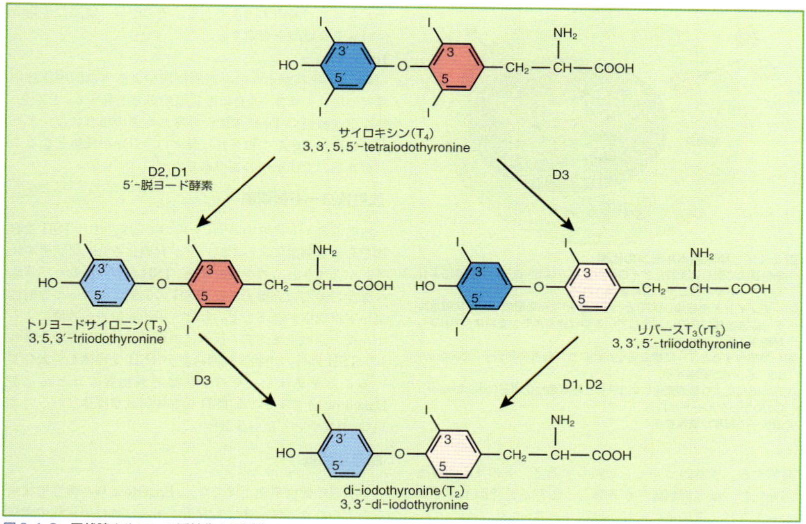

図 3-1-3 甲状腺ホルモンの活性化と不活化
D1：I型脱ヨード酵素，D2：II型脱ヨード酵素，D3：III型脱ヨード酵素

泌も促進される．すなわち，濾胞側から Tg が再吸収（エンドサイトーシス）されてリソソーム内で蛋白分解され，生成された T_4 と T_3 が血管側に分泌される反応が亢進する（図3-1-2）．重合しなかった MIT, DIT は脱ヨード化され，そのヨードはリサイクルする．

甲状腺ホルモンの輸送と代謝

T_4 は T_3 の約 20 倍甲状腺から分泌され，いずれのホルモンも 99％以上がサイロキシン結合グロブリン（thyroxine-binding globulin：TBG）やアルブミンなどの結合蛋白に結合している．エストロゲンは TBG の濃度を上昇させるため，甲状腺機能低下症で T_4 補充中の患者が妊娠したり，経口避妊薬を内服したりすると，T_4 の必要量が増える．

T_3 のほうが T_4 よりも結合蛋白への結合がゆるやかために遊離トリヨードサイロニン（FT_3）の割合は多いが，分泌量が少ないこと，代謝が早いことより，FT_3 濃度は遊離サイロキシン（FT_4）濃度より低い．いずれも遊離型のみが活性を有し，甲状腺機能を決定する．

脱ヨード化（図 3-1-3）

T_4 はより活性の強い T_3 の前駆体と考えられ，5'-脱ヨード酵素（deiodinase：DI）によって T_3 に変換される．

- **I型 DI（D1）** 主に肝臓，腎臓，甲状腺に存在し循環血液中の総 T_3 の 80％以上を産生する．
- **II型 DI（D2）** 主に脳，下垂体に存在し，T_4 への親和性が高いため局所での T_3 産生を担う．D2 発現は甲状腺ホルモンによる制御を受けており，甲状腺機能低下症において誘導され，脳や下垂体などの組織で T_4 から T_3 への変換が増強される．一方，T_4 から T_3 への変換は，飢餓，重病，急性外傷，経口の造影剤，種々の薬剤（プロピオチオウラシル，プロプラノロール，アミオダロン，グルココルチコイドなど）で抑制される．
- **III型 DI（D3）** T_4 をリバース T_3（rT_3）に，T_3 を T_2 に不活性化する．

甲状腺ホルモンの作用（図 3-1-4）

血中の甲状腺ホルモンは，主に末梢組織の細胞膜に局在する monocarboxylate transporter 8 を介して細胞質内に取り込まれる．細胞質内で T_4 は 5'-脱ヨード酵素の作用により T_3 に変換され，T_3 は核内に局在する甲状腺ホルモン受容体（TR）α と β に結合する．TR はほとんどの組織に発現しているが，TRα と TRβ の発現比率は臓器によって異なり，TRα は脳，腎臓，性腺，筋肉，心臓に，TRβ は下垂体と肝臓に多く発現している．

TR は転写因子の一つで，DNA 結合領域と C 末端のリガンド結合領域を有し，標的遺伝子のプロモーター上に存在する甲状腺ホルモン応答領域（thyroid hormone response element：TRE）に結合して遺伝子の転写活性を調節する．TR はホモダイマーあるいはレチノイド X 受容体（retinoid X receptor：RXR）とヘテロダイマーを形成し，TRE に結合する．

T_4 は T_3 よりも甲状腺での産生量が多いにもかかわらず，受容体は主に T_3 によって占められている．それは，T_4 は末梢組織で T_3 に変換されること，TBG との結合能が高いことに加えて，TR への親和性が T_3 と比べて 10〜15 倍低いことに由来する．TR は甲状腺ホルモンが結合していないと，転写抑制因子に結合することによって遺伝子の転写を

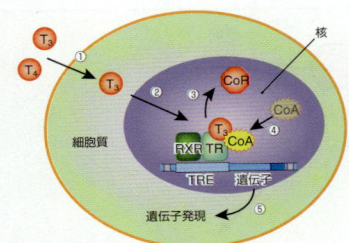

図 3-1-4　甲状腺ホルモンの代謝
① 細胞質内に取り込まれたサイロキシン(T_4)は5'-脱ヨード酵素によりトリヨードサイロニン(T_3)に変換される
② レチノイドX受容体(RXR)とヘテロダイマーを形成し，甲状腺ホルモン応答領域(TRE)に結合している甲状腺ホルモン受容体(TR)にT_3が結合する
③ T_3が結合するとTRに構造変化が起こり，転写抑制因子(corepressor：CoR)が乖離する
④ T_3の結合により構造変化したTRに，転写活性化因子(coactivator：CoA)がリクルートされる
⑤ 遺伝子の転写が増強する

抑制する。甲状腺ホルモンが結合すると，そのTRの構造が変化し，転写抑制因子が乖離し，転写活性化因子がリクルートされ，遺伝子の転写が増強される。

甲状腺ホルモンは，全身の細胞で酸素消費量を増大させ，基礎代謝を促進する。そのほか，心拍出量増大，神経系の分化と成熟，骨成長，脂質代謝促進などの作用を有する。

甲状腺機能検査法

身体所見

甲状腺触診にかぎらず，甲状腺ホルモン異常による所見，甲状腺以外の眼症や皮膚症状を見逃してはならない。甲状腺を触診する際は，患者と対面し，頸部の筋肉の緊張をとるために軽度屈曲してもらい，輪状軟骨を同定してそのわずか下方に峡部を触れ，そこから側方へと指で両葉を触診していく。患者につばを飲むように指示すると，甲状腺が触診指の下で動くので甲状腺の全体像がより詳しく診察できる。甲状腺の大きさ，かたさ，結節の有無，圧痛，動きなどを観察する。しかし，甲状腺部の雑音(bruit)が聴取されれば血管が発達していることを意味し，甲状腺機能亢進症の傍証となる(甲状腺ホルモン異常による所見については各論参照)。

検査所見

甲状腺ホルモン

前述したように(図 3-1-2)，TSHは甲状腺ホルモン作用の最も有用な生理マーカーであり，TSHの高低で甲状腺機能のスクリーニングができる。しかし，TSH産生下垂体腺腫，甲状腺ホルモン不応症，非甲状腺疾患(nonthyroidal illness)に加え，甲状腺機能亢進症の治療中(TSHの回復は遅れる)や高用量のグルココルチコイド投与中(TRH分泌の抑制)，中枢性甲状腺機能低下症などについては，TSHのみでは判断を誤ってしまうことがあるため，甲状腺ホル

モンもペアで測定すべきである。その際は，実際に生物活性のある遊離型を測定する。

Tg

Tgは，甲状腺ホルモン過剰摂取による人為的甲状腺中毒症の場合を除き，通常は甲状腺疾患で上昇する。しかし，慢性甲状腺炎でTg抗体価が非常に高値の場合には，アッセイの際にTgが中和され，見かけ上Tgが低値となることがあるので注意が必要である。

放射性ヨード摂取率

放射性ヨード摂取率は^{123}Iを用いて測定され，TSH受容体を介する刺激によってヨードが有機化され，甲状腺ホルモンが合成されるかを反映する。TSHが抑制された甲状腺中毒症の鑑別に有用であり，TSHの抑制に見合って放射性ヨード摂取率が低下していれば，甲状腺組織の破壊によるホルモン漏出を考える。反対に摂取率が低下していなければ，TSH以外の甲状腺刺激物質がTSH受容体を刺激していることを意味し，その甲状腺刺激物質のほとんどがBasedow病でみられるTSH受容体刺激型抗体といってよい(詳細については各論参照)。

超音波検査

甲状腺結節性病変だけでなく，Basedow病や慢性甲状腺炎などのびまん性病変にも有用である。特に甲状腺中毒症の鑑別診断において，パワーモードによる血流の評価は，これまでゴールドスタンダードとされてきた放射性ヨード摂取率による評価に取って代わりつつある(詳細については各論参照)。

【槙田 紀子】

参考文献
1) Fauci A et al：Harrison's Principles of Internal Medicine, 17th edition, McGraw-Hill Professional, 2008
2) Kronenberg HN et al：Williams Textbook of Endocrinology, 11th edition, Saunders, 2007

2 甲状腺中毒症

●**定義・概念**　甲状腺中毒症とは，末梢血中の甲状腺ホルモン濃度上昇に伴って，末梢組織に分布する甲状腺ホルモン受容体(TR)を介して代謝が亢進している状態すべてをいう。「中毒」という言葉に連想するような重症の病態のみをさすわけではなく，無症状の場合も含む。甲状腺中毒症の原因は数多くあり，疾患により治療方針がまったく異なるため鑑別が非常に重要となるが，実際に臨床の場で遭遇する疾患の種類はそれほど多くない。頻度の高い2大病因がBasedow病と破壊性甲状腺炎(特に無痛性甲状腺炎，亜急性甲状腺炎)であり，ここではBasedow病と，破壊性甲状腺炎のうち他稿で取り上げられない無痛性甲状腺炎について詳説し，その他については鑑別診断のところで概説する。

Basedow 病(Graves 病)

●**疫学**　Basedow(バセドウ)病(Graves〈グレーヴス〉病)は圧倒的に女性に多く(男女比約1：8)，人口1,000人に対して発症頻度は0.4～0.8と報告されている。特に生殖年齢

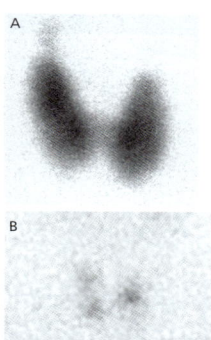
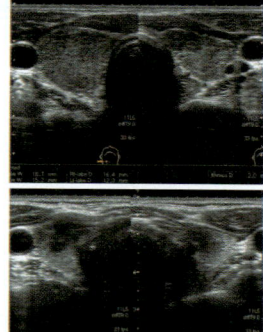
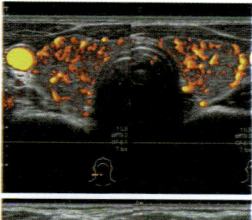
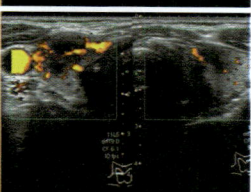

図 3-2-1　Basedow 病と無痛性甲状腺炎における放射性ヨード摂取率，シンチグラフィと甲状腺超音波像
A：Basedow 病
　左：摂取率はびまん性に亢進（3 時間で 62.9%）
　右：びまん性腫大，血流亢進
B：無痛性甲状腺炎
　左：摂取率は不均一に低下（3 時間で 0.5%）
　右：境界不明瞭な低エコー領域，無血管領域
放射性ヨード摂取率の正常値は 5～15%

の女性で多く，妊娠・出産・授乳を考慮した治療が必要になることがしばしばある。また，妊娠・出産を契機に発症することも少なくない。一方，高齢者でも新規発症がみられるが，倦怠感や食欲低下が主訴となり，甲状腺中毒症の典型的な症状を呈さないことや心房細動で発症することも多い。

● **病因・病態生理と分子メカニズム**　Basedow 病は臓器特異的自己免疫疾患で，正確な病因はいまだに不明であるが，遺伝要因が強く関与していることが疫学的研究（家族内集積性調査，双生児研究）により示されている。わが国においては HLA（ヒト白血球抗原）class Ⅱ抗原の DPB1*0501 が発症感受性遺伝子として知られている。環境要因として，ヨード摂取量や感染の関与がいわれている。また間接的なエビデンスではあるが，ストレスが免疫系・神経内分泌的な影響を介して発症の引き金になる可能性が示唆されている。Basedow 病では，甲状腺濾胞細胞に発現している TSH（甲状腺刺激ホルモン）受容体体に対する自己抗体が生じ，それが TSH の代わりに TSH 受容体を刺激することで，甲状腺ホルモンの合成・分泌や濾胞細胞の増殖が刺激される。

● **臨床症状**　甲状腺中毒症による症状として，動悸，発汗，体重減少，食欲増進，手指振戦，神経質，軟便・下痢などがみられるが，甲状腺中毒症の程度，期間，甲状腺ホルモンに対する感受性，年齢などによって症状の程度が異なる。他覚所見として，頻脈，甲状腺腫大，甲状腺の血管音（bruit），収縮期高血圧などがみられるが，外眼筋や眼窩脂肪・結合組織の炎症による眼球突出，眼球運動障害，眼瞼の浮腫などを呈する Basedow 病眼症は，Basedow 病に特徴的な臨床所見である。眼球突出は約半数の症例で認め，von Graefe（フォン・グレーフェ）徴候（下方視の際の

上結膜白目の露出），Möbius（メビウス）徴候（眼球輻輳反応の障害）を認める。甲状腺腫は，ほとんどの Basedow 病症例で認められるが，高齢者では甲状腺腫を認めないこともある（約 20%）。アジア圏の男性では，周期性四肢麻痺を伴うこともある。

● **検査成績**　ホルモンデータとして，TSH の抑制，遊離サイロキシン（FT₄）と遊離トリヨードサイロニン（FT₃）の上昇を認める。Basedow 病では FT₃ 優位になることが多く（時に FT₃ のみ高値（T₃ toxicosis）），FT₃/FT₄ の比が高くなることが特徴的ともいわれている。未治療の Basedow 病では TSH 受容体抗体（TSH receptor antibody：TRAb）が 95% 以上の症例で陽性となる。また，TSH 受容体刺激性抗体（TSH receptor stimulating antibody：TSAb）が陽性になる。一般生化学検査では，骨型 ALP（アルカリホスファターゼ）の上昇（骨代謝回転亢進による），グルタミン酸オキサロ酢酸トランスアミナーゼ（GOT），グルタミン酸ピルビン酸トランスアミナーゼ（GPT），γ-グルタミルトランスペプチダーゼ（γ-GTP）の上昇（肝臓における相対的低酸素による）がみられる。また，血清コレステロール低値（肝臓での LDL〈低比重リポ蛋白〉受容体発現亢進による），食後高血糖（腸管蠕動亢進による）などがみられる。超音波では，典型的には甲状腺の腫大とびまん性の血流亢進を認める。

● **診断**　日本甲状腺学会による Basedow 病の診断ガイドラインに基づくと，甲状腺中毒症の所見，びまん性甲状腺腫大，眼球突出などの眼症状のうち一つ以上に加えて，TRAb あるいは TSAb が陽性で，かつ放射性ヨード（またはテクネシウム）（以下省略）摂取のびまん性亢進を示すことがゴールドスタンダードである（図 3-2-1）。しかし臨床の現場では，甲状腺中毒症に加えて TRAb や TSAb 陽性で

表 3-2-1 甲状腺中毒症の原因となる主な疾患

	特徴的な所見、データ	超音波所見
^{123}I-摂取率亢進		
Basedow 病、Graves 病	TRAb、TSAb 陽性	びまん性血流亢進
妊娠時一過性甲状腺機能亢進症	hCG 高値	血流軽度増加
Plummer 病、TMNG	甲状腺結節（濾胞腺腫/腺腫様甲状腺結節）	血流豊富な結節
TSH 産生下垂体腺腫	TSH 正常か軽度上昇（TSH 抑制なし）	正常か軽度血流亢進
甲状腺ホルモン不応症（下垂体型）	TSH 正常か軽度上昇（TSH 抑制なし）	正常か軽度血流亢進
^{123}I-摂取率低下（＜1%）		
破壊性甲状腺炎	Tg 上昇	
・無痛性甲状腺炎（含 出産後甲状腺炎）	抗 Tg 抗体、抗 TPO 抗体陽性	無血流域、慢性甲状腺炎
・亜急性甲状腺炎	発熱、疼痛、腫大、CRP 陽性、ESR 亢進	移動する低エコー領域
・急性化膿性甲状腺炎	発熱、疼痛、発赤、CRP 陽性	
・放射線甲状腺炎	内照射/外照射	
人為的甲状腺中毒症	Tg 感度以下	甲状腺萎縮

● まれな病態として、機能性甲状腺癌（甲状腺濾胞癌、乳頭癌）の転移、卵巣甲状腺腫、先天的な異常である TSH 受容体の活性化変異、McCune-Albright 症候群などがある
● アミオダロン、インターフェロンなどの薬剤性甲状腺中毒症は、甲状腺機能亢進症を発症するか破壊性甲状腺炎を発症するかにより、放射性ヨード摂取率は亢進、低下のいずれも呈しうる
TMNG：中毒性多発結節性甲状腺腫、TSH：甲状腺刺激ホルモン、TRAb：TSH 受容体抗体、TSAb：TSH 受容体刺激性抗体、hCG：ヒト絨毛性ゴナドトロピン、Tg：サイログロブリン、TPO：甲状腺ペルオキシダーゼ、CRP：C 反応性蛋白、ESR：赤血球沈降速度

あれば、Basedow 病として治療を開始している。甲状腺超音波で甲状腺のびまん性血流亢進を確認することもある（図 3-2-1）。問題となるのは、TRAb や TSAb が陰性の Basedow 病症例で（数%）、超音波で典型的な火炎状の血流シグナル亢進がみられない場合に、放射性ヨード摂取率が非常に有用な検査となる。無痛性甲状腺炎における濾胞破壊に伴う甲状腺ホルモンの逸脱は 3 カ月以上持続しないのが一般的であり、軽度の甲状腺中毒症で早急に治療する必要のない場合には、臨床症状のみ β 遮断薬でコントロールしつつ慎重に経過観察をしてもよい。なぜならば、甲状腺中毒症の多くの症状は甲状腺ホルモンの直接作用ではなく、甲状腺ホルモン高値が β アドレナリン受容体のカテコールアミン感受性を高めることによるからである。FT3 あるいは FT4 高値が 3 カ月以上持続するなら、Basedow 病と診断して治療を開始する。

鑑別診断

甲状腺中毒症の原因は数多くあるが、まず甲状腺ホルモン高値により下垂体からの TSH 分泌が抑制されているかどうかをみる。TSH 抑制を認める場合がほとんどであり、その場合は甲状腺自体の問題と考えられる。甲状腺でのホルモン合成・分泌が亢進しているのか、甲状腺濾胞の破壊により一過性に血中にホルモンが漏出しているかにより、治療方針がまったく異なるため、おおまかに両者を鑑別することが大切である。便宜的に放射性ヨード摂取率の高低で分類しやすいが（表 3-2-1）、最近はこの検査を施行するのは非典型的な症例にかぎられ、代替検査として甲状腺超音波を施行することが多い。妊娠時一過性甲状腺機能亢進症の鑑別に際し、放射線ヨード摂取率検査は禁忌である。

表 3-2-1 に甲状腺中毒症の原因となる主な疾患をあげる。Basedow 病との鑑別にあたり、頸部に痛みがない場合には無痛性甲状腺炎、妊娠初期であれば妊娠時一過性甲状腺機能亢進症、出産後比較的早期であれば出産後甲状腺炎をまず考える。Basedow 病との鑑別からは離れるが、頸部に痛みを伴う場合には亜急性甲状腺炎や橋本病の急性増悪

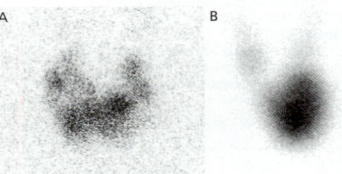

図 3-2-2 中毒性多発結節性甲状腺腫（TMNG）/Plummer 病における放射性ヨード摂取率
両葉に集積亢進部位が多発(A)、左葉下方に集積亢進(B)

との鑑別が問題となる。まれではあるが、急性化膿性甲状腺炎、嚢胞内出血、未分化癌でも甲状腺中毒症をきたすことがあり、痛みを伴う場合に考慮する。つまり、甲状腺中毒症の鑑別には疼痛・圧痛の有無、妊娠・出産などの他の臨床情報が非常に重要となる。以下甲状腺中毒症の原因となる主な疾患・病態について概説する（無痛性甲状腺炎、亜急性甲状腺炎、急性化膿性甲状腺炎については別稿参照）。

妊娠時一過性甲状腺機能亢進症：妊娠初期（8～13 週）の hCG（ヒト絨毛性ゴナドトロピン（human chorionic gonadotropin））上昇に伴って一過性にみられる甲状腺中毒症であり、1～2% の妊婦にみられる。hCG の β サブユニットが TSH の β サブユニットと類似しているために（α サブユニットは共通）、hCG が TSH 受容体に作用してしまうことが原因となる。hCG が 6 万 mIU/mL を超えた場合に起こりうる。TRAb は陰性であるが、Basedow 病寛解患者が妊娠した場合には陽性のこともある。

Plummer 病/中毒性多発結節性甲状腺腫：自律的にホルモンを合成・分泌する腫瘍で、腫瘍が単一の腺腫の場合、Plummer（プランマー）病、多発腺腫様甲状腺結節の場合、中毒性多発結節性甲状腺腫（toxic multinodular goiter：TMNG）と呼称し、両者をまとめて自律性甲状腺結節（autonomously functioning thyroid nodule）と呼ぶ。放

表 3-2-2 Basedow 病治療法の長所と短所				
	機序	長所	短所	よい適応
抗甲状腺薬	● 甲状腺ペルオキシダーゼによるサイログロブリンのチロシン残基のヨード化を特異的に阻害し、ホルモンの産生を減らす	● 外来で治療できる ● 不可逆的な甲状腺機能低下症がない	● 寛解率が低い ● 寛解するまでの治療期間が長い ● 副作用が多い ● 頻回の受診が必要	● 軽症で甲状腺腫の小さな若い患者
アイソトープ	● 放射性ヨードで徐々に甲状腺濾胞細胞を破壊し、甲状腺ホルモンを合成する場を減らす	● 確実・簡単・安全に治療できる ● 13.5 mCi までなら外来治療可能 ● 結果がある程度予測できる	● 甲状腺機能亢進症を確実に治そうとすると甲状腺機能低下症になることが多い ● Basedow 眼症が増悪することがある ● 妊娠・授乳中は禁忌	● 抗甲状腺薬の副作用があり、手術ができない患者
手術	● 甲状腺を切除することで、甲状腺ホルモンを合成する場を減らす	● 早期に確実な結果が得られる	● 麻酔のリスクがある ● 手術の瘢痕が残る ● 反回神経麻痺や副甲状腺機能低下症を起こすことがある ● 甲状腺外科専門医による手術が必要	● 腫瘍合併例

射性ヨード摂取率が亢進する(図 3-2-2)。地域によって罹患率が異なる。腫瘍細胞において TSH 受容体の活性型変異や刺激性 G 蛋白(Gs)の α サブユニットの活性型変異がみられることがある。

TSH 産生下垂体腺腫: 他の甲状腺中毒症とは異なり、FT_4、FT_3 が高いにもかかわらず TSH が抑制されないという特徴的な検査所見を示す。下垂体 MRI で腺腫が認められ、腫瘍から分泌される TSH の α サブユニットの上昇があればより確実だが、甲状腺ホルモン不応症との鑑別が問題となることがある。

甲状腺ホルモン不応症: $TR\beta$ 遺伝子における T_3、T_4 結合部位の変異によって生じる(18章 3-1「甲状腺総論」参照)。転写抑制因子のリクルートを含めた他の機能に異常はなく、正常な TR に対してドミナントネガティブ活性を発揮するため、優性遺伝する(20%は散発例)。全身の組織が甲状腺ホルモンに抵抗症を示す場合には、末梢の代謝は正常あるいは低下しているので、甲状腺中毒症とはいわない。下垂体が相対的に不応症を示す場合のみ末梢代謝が亢進するので、甲状腺中毒症を呈することになる。

人為的甲状腺中毒症: 甲状腺ホルモン剤の過剰内服や、甲状腺ホルモンを含有する外国からの個人輸入によるいわゆる「健康食品」や「やせ薬」の摂取によって生じる。かつて、ウシ甲状腺が混在しているミンチ肉由来のハンバーガーを食べた人が甲状腺中毒症をきたしたというエピソードがあった。他の甲状腺中毒症とは異なり、本症ではサイログロブリン(Tg)が低値か感度以下となる。

薬剤性甲状腺中毒症の原因: 代表的なものに、アミオダロン、インターフェロン α(IFN-α)、抗 HIV(ヒト免疫不全ウイルス)薬、ゴナドトロピン放出ホルモン誘導体、分子標的薬などがあげられる。アミオダロンには大量のヨードが含まれており、ヨード誘発性の甲状腺機能亢進症(I 型)と甲状腺濾胞細胞への毒性が原因と考えられる破壊性甲状腺炎(II 型)を起こしうる。I 型はヨード欠乏地域の多発結節性甲状腺腫の患者が内服開始して数カ月で起こり、II 型はヨード充足地域の患者が内服開始して 2~3 年で起こるのが一般的とされるが、両者の鑑別が困難なことがしばしばある。IFN-α の詳細な機序は不明であるが、免疫系に作用することで、慢性甲状腺炎に伴う無痛性甲状腺炎、Basedow 病いずれも起こしうる。抗 HIV 薬は、免疫力の回復に伴って免疫応答を誘導し、Basedow 病を起こしうる。ゴナドトロピン放出ホルモン誘導体は、エストロゲンの濃度変動を介して自己免疫性甲状腺疾患を引き起こすことがある。分子標的薬のなかで、進行性腎細胞癌に対して使用されるスニチニブは、甲状腺機能低下症を高頻度で起こすが、破壊性甲状腺炎も起こし、甲状腺中毒症の原因となる。

その他の甲状腺中毒症の原因: 機能性甲状腺癌(甲状腺濾胞癌、乳頭癌)の転移、卵巣甲状腺腫、先天的な異常である TSH 受容体の活性化変異、McCune-Albright(マッキューン-オールブライト)症候群などがある。

■ 治療と薬理メカニズム

薬物治療、放射性ヨード治療、外科的治療の 3 本柱であり、いずれも長所と短所がある(表 3-2-2)。わが国やヨーロッパでは薬物治療が中心であるが、米国では放射性ヨード治療が第一選択となることが多い。

薬物治療

わが国では抗甲状腺薬としてチアマゾール(MMI)(メルカゾール®)とプロピルチオウラシル(PTU)(チウラジール®、プロパジール®)の 2 種のみが使用できる。いずれも、甲状腺ペルオキシダーゼ(TPO)によるTgのチロシン残基のヨード化を特異的に阻害し、甲状腺ホルモンの産生を抑制する。いずれの抗甲状腺薬によっても、TSH 受容体抗体価は低下する。その機序として免疫抑制剤としての効果があるものと予想されているが、自然経過をみているだけとする議論もある。PTU には T_4 から T_3 への変換を抑制する作用が知られているが、ごく軽度であり、臨床的な意義は低い。半減期は MMI が 6 時間、PTU が 90 分といわれている。

妊娠を予定しているか、妊娠 8 週までの場合を除き、MMI が第一選択薬として使用される。その理由として、効果の迅速性(MMI のほうがより早く甲状腺ホルモンを正常化できる)、副作用の面(MMI の副作用は用量依存性で 5~15 mg の少量 MMI では副作用が少ない)、アドヒアランス(MMI は半減期が長いため 1 日 1 回の投与で有効)などがあげられる。甲状腺機能亢進症の程度にもよるが、早急に甲状腺機能を正常化させる必要がなければ、最近は副作用との兼ねあいで MMI 少量から開始することが多い。副作用として、頻度の高い蕁麻疹や肝機能障害、頻度は低いが重大なものとして無顆粒球症(0.1~0.3%)、MPO-ANCA(ミエロペルオキシダーゼ-抗好中球細胞質

抗体)関連血管炎などがある.特に無顆粒球症については,生じる頻度の高い投薬開始後2週間〜2カ月間は定期的に外来で血算,白血球分画をモニタリングする必要がある.ただし,予想がつけられないこと,2カ月を過ぎても起こりうることから,咽頭痛を伴う38℃以上の発熱がみられた場合には,病院を受診し,血算,白血球分画をチェックしてもらうよう患者に教育しておくことが必要である.

妊娠予定の女性には,これまでに催奇形性の報告がほとんどないPTUに変更・開始することがすすめられている.これは,妊娠初期(5〜8週)にMMIを内服した患者において,統計学的な因果関係は証明されてはいないが,後鼻孔閉鎖症,食道閉鎖症,気管食道瘻を伴う食道閉鎖症などの大奇形が児にみられたとする報告が出ている.しかし,MMI服用中に妊娠が判明し,妊娠8週を過ぎていれば必ずしもPTUに変更する必要はないし,妊娠を断念する根拠にはならない.授乳については,PTU 300 mg/日,MMI 10 mg/日までは安全にできる.

無機ヨードは,詳細な機序は不明であるが甲状腺ホルモンの合成・分泌を抑制することが知られている.Basedow病の術前処置,甲状腺クリーゼの治療,副作用で抗甲状腺薬が使用できず外科的治療や放射線ヨード治療までのつなぎの治療として,短期間で急速に甲状腺機能をコントロールしたいときに重宝される.エスケープ現象が起きるため,一般的には長期間継続することはできないが,軽症のBasedow病では長期にわたり甲状腺機能をコントロールできることがある.

放射性ヨード治療

わが国ではBasedow病の治療として抗甲状腺薬が選択されることが最も多いが,放射性ヨード治療も近年増加傾向にある.これまでの集計により,統計学的に癌や奇形の頻度が有意に増加することはないと報告されている.絶対的適応は,抗甲状腺薬が副作用で使用できず,手術を希望しない(できない)場合である.相対的適応は,抗甲状腺薬で寛解が得られない,術後の再発,甲状腺腫を縮小させたい場合などがある.妊婦は絶対的禁忌であるが,産後の女性は授乳を中止すれば可能である.妊娠希望の場合,治療後最低6カ月の避妊が推奨されている.18歳以下の小児については相対的禁忌とされてはいるが,副作用で抗甲状腺薬が使用できない場合には例外的に行われることがある.合併症として,Basedow病眼症の発症・増悪を認めることがあり,重症の活動性眼症を伴うBasedow病では眼症の治療を優先する.その他の合併症として,晩発性甲状腺機能低下症があげられるが,治療効果の一つとしてとらえることもでき,治療前からの十分な説明が大切である.

外科的治療

絶対的な適応として,甲状腺癌などの腫瘍を合併している場合,妊娠中に副作用で抗甲状腺薬が使用できず,無機ヨードでもコントロールできない場合があげられる.相対的な適応として,早期に寛解希望,巨大甲状腺腫,服薬アドヒアランスが悪い,早期に妊娠希望で自己抗体価が高く,新生児Basedow病発症リスクの高い場合などがあげられる.亜全摘と全摘があるが,前者では術後に再燃することが多く,外科的治療の適応と考えられる患者に対しては,最近は全摘をすることが多い.合併症として,まれではあるが反回神経麻痺や,全摘の場合には副甲状腺機能低

下症があり,熟練した甲状腺外科医が執刀すべきである.

■ **経過・予後** 薬物治療で長期寛解が得られる症例は半分以下にとどまることをあらかじめ十分に説明したうえで,抗甲状腺薬の最小量(隔日1錠)で半年以上甲状腺機能が正常に保たれていれば,一度中止を検討してもよい.この際,TRAbが陰性であれば陽性の場合に比較して寛解している可能性が高い.一方,投与開始1.5〜2年経過しても中止の見込みがない場合には,別の治療法についていま一度話しあう機会を持つべきである.

Basedow病は,生命を脅かすような甲状腺中毒症状態である甲状腺クリーゼの基礎疾患として最多であり,この場合のBasedow病については未治療,あるいは抗甲状腺薬を患者が自己中断していることがほとんどである.甲状腺クリーゼは,甲状腺ホルモン作用過剰に対する生体の代償機構の破綻により複数の臓器が機能不全に陥った結果,生命の危機に直面した緊急治療を要する病態であり,発症機序は不明であるが感染,手術,ストレスなどが誘因となる.高齢者では,高熱,多動などの典型的甲状腺クリーゼ症状を呈さない場合があり(apathetic thyroid storm),診断が非常に困難となる.診断基準として,日本甲状腺学会作成(第1版)がある(表3-2-3).治療として,大量の抗甲状腺薬投与と無機ヨードで甲状腺ホルモン産生・分泌の減弱,β遮断薬で甲状腺ホルモン作用の減弱を狙いつつ,全身管理,誘因の除去に努める.相対的副腎不全に対する治療と,T_4からT_3への変換抑制効果を狙って副腎皮質ホルモンを投与する.迅速な診断と治療によっても致死率は10〜20%に達する.

無痛性甲状腺炎

■ **疫学** 日本の甲状腺専門医療機関を受診した未治療の甲状腺中毒症患者の内訳は,Basedow病が約80%と圧倒的に多く,続いて亜急性甲状腺炎が10%,無痛性甲状腺炎が8%という報告がある.しかし,甲状腺中毒症が心房細動発症や精神疾患の増悪の原因になりうることから,他科のスクリーニング検査で甲状腺ホルモンが測定され,無痛性甲状腺炎の診断にいたる例が多くなっている.無痛性甲状腺炎のほとんどは,慢性甲状腺炎(18章3-3「甲状腺機能低下症」参照)を背景に生じ,出産後1年以内(1〜5カ月までが多い)に生じた場合には出産後甲状腺炎(postpartum thyroiditis)と呼ばれる.出産後甲状腺炎は,授乳による疲労,体重減少として見過ごされていることもある.

■ **病因・病態生理と分子メカニズム** 甲状腺濾胞が破壊されることで,コロイド内の甲状腺ホルモンがTgとともに濾胞外に漏出し,血中の甲状腺ホルモンが上昇する.甲状腺内のコロイドは有限なので,通常3カ月以内で障害部位のコロイドは枯渇し,漏出が止まる.甲状腺濾胞が傷害される機序は自己免疫性と考えられているが,その破壊機序がなぜ一過性なのか,なぜ自然に収束するのかなど,詳細な機序は不明である.誘因として,出産後(妊娠中は免疫抑制傾向),副腎皮質ホルモン薬のwithdrawalやCushing(クッシング)症候群術後などの免疫抑制の解除などや,薬剤の使用(アミオダロン,IFN-α,ゴナドトロピン誘導体など)が知られているが,誘因を特定できないことのほうがはるかに多い.

| 表 3-2-3 | 甲状腺クリーゼの診断基準(第1版) |

定義
甲状腺クリーゼ(thyrotoxic storm or crisis)とは、甲状腺中毒症の原因となる未治療ないしコントロール不良の甲状腺基礎疾患が存在し、これになんらかの強いストレスが加わったときに、甲状腺ホルモン作用過剰に対する生体の代償機構の破綻により複数臓器が機能不全に陥った結果、生命の危機に直面した緊急治療を要する病態をいう

必須項目
甲状腺中毒症の存在(FT_3およびFT_4の少なくともいずれか一方が高値)

症状[*1]
1. 中枢神経症状[*2]
2. 発熱(38℃以上)
3. 頻脈(130回/分以上)[*3]
4. 心不全症状[*4]
5. 消化器症状[*5]

確実例
必須項目および以下を満たす[*6]
a. 中枢神経症状＋他の症状項目1つ以上、または、
b. 中枢神経症状以外の症状項目3つ以上

疑い例
a. 必須項目＋中枢神経症状以外の症状項目2つ、または、
b. 必須項目を確認できないが、甲状腺疾患の既往・眼球突出・甲状腺腫の存在があって、確実例条件のaまたはbを満たす場合[*6]

[*1]: 明らかに他の原因疾患があって発熱(肺炎、悪性高熱症など)、意識障害(精神疾患や脳血管障害など)、心不全(急性心筋梗塞など)や肝障害(ウイルス性肝炎や急性肝不全など)を呈する場合は除く。しかし、このような疾患はクリーゼの誘因となるため、クリーゼによる症状か単なる併発症か鑑別が困難な場合は誘因により発症したクリーゼの症状とする
このようなクリーゼは誘因を伴うことが多い。甲状腺疾患に直接関連した誘因として、抗甲状腺薬の服用不規則や中断、甲状腺手術、甲状腺アイソトープ治療、過度の甲状腺触診や細胞診、甲状腺ホルモン薬の大量服用などがある。甲状腺疾患に直接関連しない誘因として、感染症、甲状腺以外の臓器手術、外傷、妊娠・分娩、副腎皮質機能不全、糖尿病性ケトアシドーシス、主に下肢損傷桎塞、脳血管障害、肺血栓塞栓症、虚血性心疾患、抜歯、強い情動ストレスや激しい運動などがある
[*2]: 不穏、譫妄、精神異常、傾眠、痙攣、昏睡。Japan Coma Scale(JCS)1以上またはGlasgow Coma Scale(GCS)14以下
[*3]: 心房細動などの不整脈でいう心拍数で評価する
[*4]: 肺水腫、肺野の50%以上の湿性ラ音、心原性ショックなど重度な症状。NYHA分類Ⅳ度またはKillip分類Ⅲ度以上
[*5]: 嘔気・嘔吐、下痢、黄疸を伴う肝障害
[*6]: 高齢者は、高熱、多動などの典型的クリーゼ症状を呈さない場合があり(apathetic thyroid storm)、診断の際注意する

FT_3：遊離トリヨードサイロニン、FT_4：遊離サイロキシン
(日本甲状腺学会)

● **臨床症状・検査成績** 甲状腺中毒症の症状はBasedow病眼症を除いてBasedow病と変わらない。無痛性甲状腺炎といわれているとおり、頸部の痛みはなく、炎症反応は陰性である。甲状腺中毒症に伴い総コレステロール低値を認め、GOT、GPT、γ-GTPの上昇を伴うことも多い。3カ月以上は持続しないため、骨代謝回転の亢進による骨型ALPの上昇までは伴わない。慢性甲状腺炎を背景に生じることがほとんどであるため、多くは抗TPO抗体あるいは抗Tg抗体が陽性である。超音波で境界不明瞭な低エコー領域があり、その部位が無血管領域(avascular lesion)であれば典型的である(図3-2-1B)。同部位で破壊が生じて

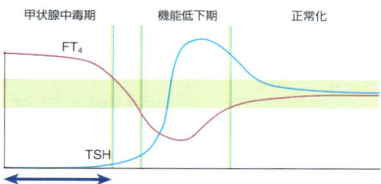

図 3-2-3 無痛性甲状腺炎の典型的な臨床経過
　：甲状腺刺激ホルモン(TSH)と遊離サイロキシン(FT_4)の正常範囲

いると考えられるが、軽度の破壊ではこのような典型像を認めないことのほうが多い。
● **診断** 臨床症状がすでに3カ月以上持続していれば無痛性甲状腺炎は否定してよい。ほとんどの場合、Basedow病との鑑別が問題となるが、Basedow病では慢性甲状腺炎を合併していることが多いため、抗TPO抗体、抗Tg抗体の有無は鑑別には有用でない。また、無痛性甲状腺炎でもTRAbが弱陽性となること、TRAb陽性の寛解Basedow病患者が無痛性甲状腺炎を発症することがあり、鑑別の難しい場合はカラー甲状腺超音波による血流評価や放射性ヨード摂取率検査を行う(図3-2-1)。実際には、数カ月間甲状腺ホルモンの推移をみることでretrospectiveに診断することも多い(図3-2-3)。
● **治療と薬理メカニズム** 動悸、振戦などの自覚症状が強ければ、喘息の有無を確認のうえβ遮断薬を使用する。慢性甲状腺炎では海藻類などのヨード制限をすすめることがあるが、無痛性甲状腺炎の急性期にヨード制限をするエビデンスはない。一方、ヨードは甲状腺ホルモン合成・分泌抑制作用を有するが、甲状腺濾胞破壊による漏出は抑制できないので、ヨード投与は無意味である。
● **経過・予後** 甲状腺濾胞細胞破壊によるホルモン漏出に基づく甲状腺中毒期から、貯蔵ホルモンの枯渇した甲状腺機能低下期を経て正常に回復する(図3-2-3)。機能低下期には、TSHの刺激により一過性に甲状腺が腫れることがある。また、TSH上昇が著明で自覚症状を伴う場合には、一時的に甲状腺ホルモン補充療法を行うこともある。なかには永続的機能低下期へ移行する例もあるため、全経過のフォローが必要である。

【槇田 紀子・飯利 太朗】

📖 **参考文献**
1) 日本内科学雑誌(特集 甲状腺疾患：診断と治療の進歩)99:693-699、733-746、763-768、2010
2) Fauci A et al : Harrison's Principles of Internal Medicine, 17th edition, McGraw-Hill Professional, 2008
3) Kronenberg HM et al : Williams Textbook of Endocrinology, 11th edition, Saunders, 2007

3　甲状腺機能低下症

● **定義・概念** 甲状腺機能低下症(hypothyroidism)とは、甲状腺ホルモンが臓器・組織に作用しないことにより起こる病気である。これには、「甲状腺ホルモンの合成・分泌低下により、血中甲状腺ホルモン欠乏を介して臓器・組

表 3-3-1　甲状腺機能低下症の原因

甲状腺ホルモンの合成・分泌低下による場合

原発性甲状腺機能低下症
【後天性】
1) 慢性甲状腺炎（橋本病）など，自己免疫性甲状腺機能低下症（阻害型 TSH 受容体抗体など）
2) 一過性（甲状腺炎後）甲状腺機能低下症：破壊性甲状腺炎の回復期（亜急性甲状腺炎，無痛性甲状腺炎，産後甲状腺炎後）
3) ヨード過剰（日本）もしくは不足（海外内陸国など）
4) 薬剤後：リチウム製剤，造影剤などのヨード製剤，抗甲状腺薬，アミオダロン，インターフェロン，スニチニブなど
5) 甲状腺放射性ヨード治療後，手術後，放射線外照射後
6) 甲状腺に浸潤する全身疾患：アミロイドーシス，ヘモクロマトーシス，サルコイドーシス

【先天性】
1) ホルモン合成障害（有機化障害，NIS 変異など）
2) 先天性の甲状腺無形成・低形成
3) TSH 受容体異常症

続発性（中枢性）甲状腺機能低下症
【後天性】
1) 下垂体疾患（二次性）：腫瘍，Rathke 嚢胞，Sheehan 症候群，出血性下垂体壊死，手術，放射線照射，後天性 TSH 単独欠損症，リンパ球性下垂体炎など
2) 視床下部疾患（三次性）：腫瘍，手術，放射線照射，外傷，肉芽腫（サルコイドーシスなど）
3) 薬剤性（レチノイド受容体リガンド，副腎皮質ホルモン製剤，ドパミン製剤など）
4) 特発性

【先天性】
1) 複合型下垂体前葉機能不全（Pit-1 遺伝子異常など）
2) TSH 単独欠損症

甲状腺ホルモン不応による場合
甲状腺ホルモン不応症（甲状腺ホルモン受容体βの異常など）

TSH：甲状腺刺激ホルモン，NIS：Na^+-I^- シンポーター

表 3-3-2　甲状腺機能低下症の診断ガイドライン

原発性甲状腺機能低下症
a) 臨床所見
　無気力，易疲労感，眼瞼浮腫，寒がり，体重増加，動作緩慢，嗜眠，記憶力低下，便秘，嗄声など，いずれかの症状
b) 検査所見
　FT₄低値および TSH 高値
● 原発性甲状腺機能低下症：a) および b) を有するもの

付記
1. 慢性甲状腺炎（橋本病）が原因の場合，抗マイクロゾーム（または TPO）抗体または抗サイログロブリン抗体陽性となる
2. 阻害型 TSH 受容体抗体により本症が発生することがある
3. コレステロール高値，クレアチンキナーゼ高値を示すことが多い
4. 出産後やヨード摂取過多などの場合は一過性甲状腺機能低下症の可能性が高い

中枢性甲状腺機能低下症
a) 臨床所見
　無気力，易疲労感，眼瞼浮腫，寒がり，体重増加，動作緩慢，嗜眠，記憶力低下，便秘，嗄声など，いずれかの症状
b) 検査所見
　FT₄低値で TSH が低値～正常
● 中枢性甲状腺機能低下症：a) および b) を有するもの
● 除外規定：甲状腺中毒症の回復期，重症疾患合併例，TSH を低下させる薬剤の服用例を除く

付記
1. 視床下部性甲状腺機能低下症の一部では TSH 値が 10 μU/mL くらいまで逆に高値を示すことがある
2. 中枢性甲状腺機能低下症の診断では下垂体ホルモン分泌刺激試験が必要なので，専門医への紹介が望ましい

FT₄：遊離サイロキシン，TSH：甲状腺刺激ホルモン，TPO：甲状腺ペルオキシダーゼ
（文献 1 を引用）

織への供給が低下した状態」と「臓器・組織での甲状腺ホルモン不応状態」のいずれかの病態がある。多くの場合は前者であり，甲状腺ホルモン補充療法により症状が改善する。

原因疾患

甲状腺機能低下症を生じる原因疾患を**表 3-3-1**に示す。甲状腺ホルモンの合成・分泌低下による場合は，原発性と続発性（中枢性）に大別される。日本における成人発症の甲状腺機能低下症の 90％は慢性甲状腺炎（橋本病）である（「慢性甲状腺炎」の項参照）。

しかしながら，その他の原因疾患，すなわち阻害型 TSH（甲状腺刺激ホルモン）受容体抗体による自己免疫性甲状腺機能低下症，破壊性甲状腺炎後の一過性甲状腺機能低下症，海藻類などのヨード過剰摂取（日本の場合），リチウム製剤（抗うつ薬）などによる薬剤性，甲状腺放射性ヨード治療後，手術後，放射線外照射後，中枢性甲状腺機能低下症などの可能性も大いにあり，常に鑑別を要する。まれではあるが，成人発症の先天性疾患も認められる。

▶ **疫学**　先天性甲状腺機能低下症（クレチン症）の発症頻度は約 2,000 人出生に 1 人で，原因として原発性と続発性のいずれもありうる。日本では 1979 年度から行われている新生児マススクリーニングによって，ほとんどの症例が発見される（慢性甲状腺炎については下記の項参照）。

▶ **臨床症状**　甲状腺ホルモンは，胎児期，新生児期の中枢神経，成長などに不可欠であり，先天性甲状腺機能低下症（クレチン症）では，知能低下，成長障害，徐脈，筋緊張低下，遷延性黄疸，小泉門の開大などが認められる。成人期における臨床症状は，無気力，易疲労感，寒がり，動作緩慢，記憶力低下，便秘，傾眠傾向など，活動性の低下した症状がみられる。これらは非特異的な症状で不定愁訴として見逃されるリスクも高い。特に高齢者では，甲状腺機能低下症が認知症，うつ病の原因であることも多く，一度は疑って血液検査を行う必要がある。他覚所見としては，浮腫様顔貌，眼瞼浮腫，嗄声，脱毛，眉毛外側 1/3 が薄い，皮膚乾燥，手足の non-pitting edema（粘液水腫），徐脈，アキレス腱反射の弛緩相の延長などが認められる。女性では月経異常や不妊の原因となることもある。慢性甲状腺炎ではびまん性甲状腺腫を認めることが多い。まれではあるが，重度の甲状腺機能低下により，意識障害，呼吸不全，低血圧などを起こすことがあり粘液水腫性昏睡と呼ぶ。

▶ **検査成績／診断**　診断は，日本甲状腺学会の診断ガイドライン（**表 3-3-2**）[1]に則って行う。前述したような症状が認められ，甲状腺機能低下症が疑われた場合，血中遊離サイロキシン（FT₄），TSH を測定する。FT₄低値および TSH 高値であれば，ほぼ原発性甲状腺機能低下症と診断できる。慢性甲状腺炎が原因の場合，抗マイクロゾーム（または甲状腺ペルオキシダーゼ〈TPO〉）抗体または抗サイログロブリン抗体陽性となる。一般検査所見では，コレステロール高値，CK（クレアチンキナーゼ）高値を示すことが多く，脂質代謝異常患者では一度は甲状腺機能をチェック

表 3-3-3 慢性甲状腺炎(橋本病)の診断ガイドライン

a) 臨床所見
 1. びまん性甲状腺腫大
  ただし Basedow 病など他の原因が認められないもの
b) 検査所見
 1. 抗甲状腺マイクロゾーム(または TPO)抗体陽性
 2. 抗サイログロブリン抗体陽性
 3. 細胞診でリンパ球浸潤を認める
● 慢性甲状腺炎(橋本病)
 a) および b) の1つ以上を有するもの

付記
 1. 他の原因が認められない原発性甲状腺機能低下症は慢性甲状腺炎(橋本病)の疑いとする
 2. 甲状腺機能異常も甲状腺腫大も認めないが抗マイクロゾーム抗体および/または抗サイログロブリン抗体陽性の場合は慢性甲状腺炎(橋本病)の疑いとする
 3. 自己抗体陽性の甲状腺腫瘤は慢性甲状腺炎(橋本病)の疑いと腫瘍の合併と考える
 4. 甲状腺超音波検査で内部エコー低下や不均一を認めるものは慢性甲状腺炎(橋本病)の可能性が強い

TPO:甲状腺ペルオキシダーゼ
(文献1を引用)

すべきである。出産後やヨード摂取過多などの場合は、一過性甲状腺機能低下症の可能性が高い。海産物の摂取(健康食品として寒天や海藻類を過剰摂取しているケースあり)やヨード含有うがい液の使用頻度、ヨード造影剤使用既往、手術・放射線外照射既往、内服薬剤の問診も、原因疾患の鑑別に重要である。薬剤性では、リチウム製剤、インターフェロンやアミオダロンに加え、最近、腎癌治療薬のスニチニブが原因であるケースが目立つ。

FT4低値で TSH が低値〜正常の場合、ほぼ中枢性甲状腺機能低下症と診断できる。ただし、甲状腺中毒症の回復期、重症疾患合併例、TSH を低下させる薬剤の服用例を除く。視床下部性甲状腺機能低下症の一部では TSH 値が $10\mu U/mL$ くらいまで逆に高値を示すことがあり注意を要する。中枢性機能低下症の場合、他の下垂体ホルモンも含めた下垂体ホルモン分泌刺激試験(TRH 負荷試験など)による下垂体機能評価が必要となる。

画像検査として甲状腺エコーは鑑別に有用であり、また結節の合併も診断できるため、一度は行う必要がある。慢性甲状腺炎では典型例では甲状腺が峡部を含めてびまん性に腫大し、表面に凹凸を認め、分葉状にみえることもある。内部エコーレベルは低下し、不均一で粗ぞうである。また破壊性甲状腺炎では低エコー領域、無血管領域が認められる。

慢性甲状腺炎(橋本病)

慢性甲状腺炎は、1912年にはじめて日本の橋本策(はかる)博士によって struma lymphomatosa としてドイツの臨床外科雑誌に報告された。中年女性に多く、成人女性の30〜40人に1人は存在する高頻度の疾患である。病理学的には甲状腺内へのリンパ球浸潤により甲状腺濾胞上皮の萎縮や変性、濾胞構造の破壊、リンパ濾胞の形成、間質の線維化が特徴的である。本症が急性に増悪すると、甲状腺破壊に伴い甲状腺ホルモンが血中に漏出し一過性の甲状腺中毒症を示す(破壊性甲状腺炎)。

診断は日本甲状腺学会の診断ガイドライン(表 3-3-3)[1]に則って行う。びまん性甲状腺腫大があり、甲状腺自己抗体(抗サイログロブリン抗体と抗 TPO 抗体)のうち一つが陽性であれば、慢性甲状腺炎と診断できる。合併疾患として注意が必要なのは、悪性リンパ腫と甲状腺癌である。甲状腺悪性リンパ腫は基礎疾患として慢性甲状腺炎があることがほとんどであり、急速な甲状腺腫大をきたした場合は即座にエコー、CT、採血(可溶性 IL-2 受容体(sIL-2R)など)、場合により細胞診、生検などによる精査が必要である。また甲状腺癌の合併は、甲状腺自己抗体が陽性の場合にその頻度が高くなることが知られている。

潜在性甲状腺機能低下症

血中甲状腺ホルモン値は正常で血中 TSH 値が軽度上昇しており、甲状腺機能低下症に特有な臨床症状は示さない病態を潜在性甲状腺機能低下症という。顕在性の甲状腺機能低下でないにもかかわらず、脂質異常症、動脈硬化になりやすく、心血管リスクである可能性が報告されている[2]。薬剤性や一過性機能低下、また心疾患合併患者や85歳以上の高齢者を除き、特に妊娠希望者や TSH が $10\mu U/mL$ を超える持続性潜在性甲状腺機能低下症においては、積極的に補充療法を行う[3]。

■ 治療と薬理メカニズム

薬剤性やヨード摂取過剰の場合は、原因回避のうえ経過観察を行う。永続性の甲状腺機能低下症あるいは一過性の低下症でも重症例では、甲状腺ホルモン製剤の補充療法が必要である。一般的には合成 T4 製剤(チラーヂン S®)を1日1回 25〜50μg から投与を開始し、TSH の正常化を指標とし、数週ごとに 25〜50μg ずつ漸増し、維持量を決定する。ただし、高齢者、虚血性心疾患合併患者では 12.5μg より開始し、自覚症状や心電図変化に注意しながら、より長時間をかけて増量する。中枢性甲状腺機能低下症の場合は TSH を指標にできないため、FT4を正常範囲内に維持し、他の所見を総合的に考慮し投与量を調節する。副腎不全を合併している場合、副腎皮質ホルモンの補充を行った後に甲状腺ホルモン投与を開始する。鉄剤、アルミニウム含有制酸剤などは T4製剤の吸収を阻害するので、内服間隔を空ける必要がある。リファンピシンやフェニトインなどの甲状腺ホルモンの代謝を亢進させる薬剤の内服時や妊娠中は、必要量が増大するため投与量を 1.25〜1.5倍に増加させる。

【藤田 恵】

参考文献
1) 甲状腺疾患診断ガイドライン 2010(日本甲状腺学会):http://www.japanthyroid.jp/
2) Rodondi N et al:Subclinical hypothyroidism and the risk of coronary heart disease:a meta-analysis. Am J Med 119:541-551, 2006
3) 網野信行ほか:Subclinical hypothyroidism 潜在性甲状腺機能低下症:診断と治療の手引き.ホルモンと臨床 56:705-724, 2008

4 亜急性甲状腺炎,急性甲状腺炎

亜急性甲状腺炎

■ **定義・概念** ウイルス感染に起因すると考えられている数カ月の経過で自然軽快する非自己免疫性・非化膿性甲状腺炎で、肉芽腫性・巨細胞性・De Quervain 甲状腺炎とも呼ばれる。甲状腺の有痛性腫瘍と全身の炎症症状、破壊

表 3-4-1 亜急性甲状腺炎（急性期）の診断ガイドライン

a）臨床所見
　有痛性甲状腺腫
b）検査所見
　1. CRP または ESR 高値
　2. FT₄高値、TSH 低値（0.1 μU/mL 以下）
　3. 甲状腺超音波検査で疼痛部に一致した低エコー領域
1）亜急性甲状腺炎
　　a）および b）のすべてを有するもの
2）亜急性甲状腺炎の疑い
　　a）と b）の 1 および 2
● 除外規定：橋本病の急性増悪、嚢胞への出血、急性化膿性甲状腺炎、未分化癌

【付記】
1）上気道感染症の前駆症状をしばしば伴い、高熱をみることもまれでない
2）甲状腺の疼痛はしばしば反対側にも移動する
3）抗甲状腺自己抗体は高感度法で測定すると未治療時から陽性になることもある
4）細胞診で多核巨細胞を認めるが、腫瘍細胞や橋本病に特異的な所見を認めない
5）急性期は放射性ヨード（またはテクネシウム）摂取率の低下を認める

CRP：C 反応性蛋白、ESR：赤血球沈降速度、FT₄：遊離サイロキシン、TSH：甲状腺刺激ホルモン

（文献4を引用）

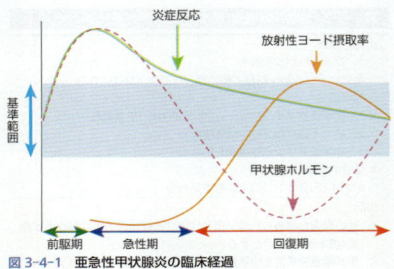

図 3-4-1 亜急性甲状腺炎の臨床経過

イログロブリンは上昇する。抗甲状腺抗体は多くの例で陰性だが、炎症・破壊に伴う抗原提示により一部（5～20％）で TSH 受容体抗体を含め一過性に軽度上昇する。

放射性ヨード摂取率は炎症期では著明に低下する。超音波断層像では、疼痛部に一致して境界不明瞭な低エコー領域を認め、甲状腺内の血流は減少する。病理所見は濾胞構造の散在性・段階の異なる破壊で、多核巨細胞と組織球を主成分とした細胞浸潤が特徴であり、乾酪化・石灰化は認めず、治癒後は軽度の線維化のみを残す。

■診断　三主徴の明らかな症例では診断は容易である。吸引細胞診で多核巨細胞を認めれば診断は確定する。表 3-4-1 に日本甲状腺学会の診断基準を示す。鑑別すべき疾患としては、無痛性甲状腺炎、急性化膿性甲状腺炎、橋本病急性増悪、濾胞・腫瘍内への出血、甲状腺未分化癌、アミオダロンなどの薬剤性甲状腺炎がある。

■治療と薬理メカニズム　治療の基本は疼痛コントロールである。大多数は非ステロイド性抗炎症薬（NSAIDs）で十分であるが、疼痛高度例・NSAIDs 無効例ではグルココルチコイド（プレドニゾロン 30～40 mg/日）により急速な改善が得られる。ステロイド・NSAIDs ともに急速な減量により再燃するので4～6週かけて徐々に中止する。両剤ともに自然経過の短縮、甲状腺機能の長期的予後には寄与しない。甲状腺中毒症状が高度の場合は β 遮断薬を投与する。抗甲状腺薬は無効である。回復期の甲状腺機能低下に対しては通常は治療不要である。機能低下症状が高度であれば甲状腺ホルモン補充を考慮するが、TSH 依存性の回復過程を妨げないよう注意する。

■経過・予後　前駆期、炎症期、回復期を経て全経過4～6カ月程度で甲状腺機能が正常化する例が大多数である（図 3-4-1）。長期予後は報告により異なるが、5～15％が永続性甲状腺機能低下症となり、2％程度が再発する。

急性甲状腺炎

■定義・概念　急性甲状腺炎は細菌・真菌・放射線・薬剤などさまざまな原因による甲状腺の急性炎症だが、臨床的には細菌性化膿性甲状腺炎の頻度が重要である。

■疫学　急性化膿性甲状腺炎はまれである。大多数は下咽頭梨状窩瘻経由の感染で、これの80％は10歳までに発症し、成人での初発は10％未満である。95％が左側に発症し、瘻摘除術が行われなければ繰り返す。男女比はほぼ等しい。

による一過性漏出性甲状腺ホルモン過剰が特徴である。

■疫学　甲状腺部に疼痛を生じる原因として最も多く、臨床的にとらえられるが甲状腺疾患の5％を占める。発症は全年代にみられるが、特に 30～50 歳に多く、男女比は 1：3～1：7 と女性に多い。季節的には夏～秋にやや多い。

■病因・病態生理と分子メカニズム　上気道炎症状の先行、病変部のウイルス様粒子の存在、発症の季節的変動、ウイルス抗体価の変動などからコクサッキー、インフルエンザ、アデノ、エコーなどのウイルスの関与が考えられているが、証明されたものはない。HLA-B35 は約70％で陽性、また、HLA-B67 は夏～秋の発症例で陽性率が高い。本症の甲状腺ホルモン過剰は破壊による一過性漏出であり、ホルモン合成分泌能は抑制されている。甲状腺機能は炎症・破壊の消退とともに一過性の機能低下を経て正常化するものが多い。

■臨床症状　甲状腺部の疼痛、発熱、甲状腺中毒症状が三主徴である。前駆症状として上気道炎症状、筋肉痛、倦怠感などがある。甲状腺部疼痛は 90％以上に認められるが、激痛から軽度圧痛まで程度はさまざまで、移動する傾向がある（creeping pain）。甲状腺は全体的にかたく軽度に腫大し、一部に高度の圧痛を伴う硬結を触知する。38℃ 台の発熱は 50％以上に認められる。動悸・頻脈、手指振戦、体重減少などの甲状腺中毒症状は 50～60％に認められる。ホルモン過剰の期間が短いため中毒症状は一般に軽度だが、甲状腺クリーゼにいたった症例報告もある。

■検査成績　白血球の増加を伴わない中等度～高度の炎症反応（赤血球沈降速度〈ESR〉60 mm/時間以上、C 反応性蛋白（CRP）3～5 mg/dL 以上）を示す。甲状腺ホルモンは初期には軽度～中等度に上昇する。Basedow 病によるものと比較して T₃（トリヨードサイロニン）/T₄（サイロキシン）比は低い。甲状腺刺激ホルモン（TSH）は抑制され、サ

表 3-4-2 亜急性甲状腺炎と急性化膿性甲状腺炎の比較

	亜急性甲状腺炎	急性化膿性甲状腺炎
病因	ウイルス(?)	細菌
頻度	甲状腺の疼痛性疾患として最多	まれ
男女比	1:3～1:7	1:1
好発年齢	30～50歳 幼小児にはまれ	幼小児 成人初発はまれ
再発	まれ(～2%)	瘻未摘除では繰り返す
病変部位	移動性あり	95%が左側
治療	NSAIDs/グルココルチコイド	抗菌薬
グルココルチコイド	即効性あり	禁忌

NSAIDs:非ステロイド性抗炎症薬

■ **病因・病態生理と分子メカニズム** 豊富な血流・皮膜の存在・組織内の高濃度ヨードなどから甲状腺の細菌感染は起こりにくいとされている。下咽頭梨状窩瘻経由の感染は1979年に提唱された比較的新しい概念である。後部鰓嚢由来原基は甲状腺の側葉に癒合しC細胞に分化するが,瘻周囲甲状腺内のC細胞集積が存在せず,下咽頭梨状窩瘻は第4鰓嚢由来の遺残組織であり,左側への偏在は発生上の左右非対称によると考えられる。他の感染経路としては,甲状舌管経由,甲状腺腫瘍への血行性・穿刺後感染がある。血行性感染は免疫抑制治療,糖尿病,血液腫瘍,HIV(ヒト免疫不全ウイルス)感染者など易感染状態で生じる。

■ **臨床症状** 主徴は甲状腺部の腫脹と疼痛,嚥下痛,発熱である。上気道炎や扁桃腺炎に引き続いて発症することがある。進行は急速で,局所皮膚の発赤・膿瘍形成に伴う腫脹部の波動が特徴的である。甲状腺穿刺後の腫脹・疼痛,易感染状態において既存甲状腺腫瘍の急激な腫脹・疼痛・発熱が出現した場合にも本症を疑う。

■ **検査所見** 一般検査では急性細菌性炎症像(左方移動を伴う白血球増加,ESR 亢進,CRP 高値)を示す。甲状腺ホルモン濃度は正常のことが多いが,破壊性ホルモン過剰を示すこともまれではない。抗甲状腺抗体は陰性である。

原因菌としては,梨状窩瘻経由では*Streptococcus*が最も多く,*Bacteroides*,口腔・咽頭の常在菌が検出される。血行性感染では原発巣と同一菌が検出される。その他大腸菌,緑膿菌,結核菌,アスペルギルス,*Pneumocystis*なども報告されている。

甲状腺超音波検査では種々のエコー輝度の混在した不均一・辺縁不整の腫瘍像をとり,頸部CTでは甲状腺周囲へと広がる低密度域が特徴であり,炎症範囲の把握には超音波検査よりもまさる。

■ **診断** 身体所見(頸部左側に突然出現し急速に増悪する疼痛・腫脹および局所皮膚の発赤・熱感),病歴(幼小児期から繰り返す同様のエピソード),一般検査所見(左方移動を伴う白血球増加,高度の炎症反応)から疑い,頸部超音波検査,甲状腺部穿刺を行う。穿刺吸引標本ではGram染色・培養・病理学的検査を行い,細菌,膿汁,多数の好中球,破壊された細胞片が認められれば急性化膿性甲状腺炎の診断が確定する。下咽頭梨状窩瘻の確定には咽頭食道透視が重要だが,急性期には確認できないこともあるので,炎症消退後に再検する。

■ **鑑別診断** 亜急性甲状腺炎,橋本病急性増悪,甲状腺腫瘍内出血,甲状舌管嚢胞(正中頸嚢胞),側頸嚢胞などがある。特に,本症は亜急性甲状腺炎と身体所見・検査所見が類似するため,グルココルチコイドを投与され急激に増悪することが問題である。化膿性と亜急性の鑑別には,好発年齢(小児:中年)・再発傾向(大:まれ)・局所皮膚所見(顕著:なし)・白血球検査(左方移動を伴う増加:わずかの増加)などが参考になる(表3-4-2)。

■ **治療と薬理メカニズム** 抗菌薬投与をただちに開始する。膿瘍形成が明らかであれば切開排膿を行う。グルココルチコイドは禁忌である。

■ **経過・予後** 急性期は抗菌薬投与と切開排膿で治療する。根治には瘻摘除術が必要で,未摘除例では高率に再発する。

【三橋 知明】

■ **参考文献**

1) Pearce EN et al:Thyroiditis. N Engl J Med 348:2646-2655, 2003
2) Nishihara E et al:Clinical characteristics of 852 patients with subacute thyroiditis before treatment. Intern Med 47:725-729, 2008
3) 宮内昭:急性化膿性甲状腺炎.内分泌外科 23:139-142, 2006
4) 甲状腺疾患診断ガイドライン2010(日本甲状腺学会):http://www.japanthyroid.jp/

5 甲状腺腫瘍

■ **定義・概念** 甲状腺腫瘍の分類は,他臓器に発生する腫瘍と同様に病理組織学的観点から行われる(表3-5-1)。

良性病変は,過形成である腺腫様結節・腺腫様甲状腺腫と,良性腫瘍である濾胞腺腫がほとんどである。腺腫様結節はその名のとおり結節を形成し,内部に嚢胞変性や出血を起こすなど臨床的には腫瘍と似たような所見を呈するため,本来の腫瘍との鑑別が困難なことも少なくない。この結節は多発することが多く,その場合は甲状腺全体の腫大をきたすため,腺腫様甲状腺腫と呼ばれる。濾胞腺腫は甲状腺ホルモンを産生する上皮系細胞である濾胞細胞から発生した真性の腫瘍である。

● **乳頭癌,濾胞癌** 濾胞細胞由来の悪性腫瘍で,細胞が乳頭状構造をとって増生したものである。濾胞癌も同じく濾胞細胞由来の悪性腫瘍で,濾胞状構造で構成される。乳頭状構造と濾胞状構造が混在した像をとる腫瘍もあるが,これは乳頭癌に分類される。乳頭癌の特徴とされるのは腫瘍細胞の核の形態で,スリガラス様,コーヒー豆様の溝,核内封入体の存在といった所見が認められる。現在ではこの特徴的核所見が認められれば,濾胞状構造のみがみられる腫瘍であっても乳頭癌に分類される。

● **未分化癌** 濾胞細胞由来の腫瘍であるが,構造異型や細胞異型が高度で,乳頭癌や濾胞癌と比べると圧倒的に悪性度が高い。

● **低分化癌** 乳頭癌や濾胞癌と未分化癌の中間的な性格を持つ組織型で,索状・充実性・島状などといった細胞配列をとすのが特徴である。

● **髄様癌** 甲状腺のもう一つの上皮系細胞であるカルシトニンを産生するC細胞から発生する悪性腫瘍である。

表 3-5-1 甲状腺腫瘍の代表的な組織型

1) 腫瘍様病変
　腺腫様結節・腺腫様甲状腺腫
2) 良性腫瘍
　濾胞腺腫
3) 悪性腫瘍
　乳頭癌
　濾胞癌
　低分化癌
　未分化癌
　髄様癌
　悪性リンパ腫

表 3-5-2 甲状腺の悪性腫瘍の頻度

組織型	頻度	男女比	好発年齢
乳頭癌	85～90%	1：5～8	40～50 歳代
濾胞癌	5～10%	1：3～7	40～50 歳代
未分化癌	1～3%	1：1～3	60 歳以上
髄様癌	1～2%	1：2～3	40～50 歳代
悪性リンパ腫	1～2%	1：2～7	60 歳以上

低分化癌は近年新しく定義された組織型であり，その頻度などに関するデータは現時点では乏しい

● **悪性リンパ腫**　リンパ球由来のもので，びまん性大細胞型 B 細胞性リンパ腫や mucosa associated lymphoid tissue（MALT）リンパ腫などの組織型が多い。

　悪性リンパ腫のほかにも本来の甲状腺を構成する細胞以外の細胞から発生した腫瘍として，転移性腫瘍，扁平上皮癌，粘液癌や胎生期の遺残・迷入組織に由来するもの（胸腺腫など）が存在する[1]。

　また甲状腺腫瘍は以上の病理学的分類のほかに，甲状腺ホルモン自律的産生能の有無で分類することもできる。ホルモン産生能を持つ腫瘍は自律性機能性甲状腺結節（autonomously functioning thyroid nodule：AFTN）と総称され，その多くは良性病変（腺腫様結節または濾胞腺腫）である。

● **疫学**　甲状腺腫瘍の有病率は年齢が高くなるにつれて上昇し，超音波検査を行えば数人に 1 人の頻度で腫瘍が発見される。ただしその多くは良性である。性差は明らかに女性に多い。

　一方甲状腺の悪性腫瘍の年齢調整罹患率（2005 年）は，10 万人あたり 5.6 人であり[2]，癌としては比較的まれなものである。男女別ではそれぞれ 2.6 人，8.5 人と女性の罹患率が 3 倍以上である。しかし剖検例の集計では 10% 以上の頻度で甲状腺にラテント癌が見つかるとされており，甲状腺癌の圧倒的多数が臨床的には問題にならないことがわかる。これは，進行の遅い低悪性度の腫瘍である乳頭癌が，甲状腺癌の約 90% とその大多数を占めている（表 3-5-2）[3] ことに合致する。好発年齢は乳頭癌・濾胞癌・髄様癌は 40～50 歳代であり，悪性リンパ腫や未分化癌は 60 歳以上の高齢者に多い。その他の組織型の腫瘍はごくまれである。

　AFTN の頻度はわが国では低く甲状腺腫瘍の 1% 以下であり，また甲状腺中毒症の原因疾患として占める割合も 1% 以下と少ない。AFTN の頻度や甲状腺癌の組織型別頻度には世界の地域ごとに明らかな差が認められ，ヨード摂取量の地域性がかかわっていると推定されている。

● **病因・病態生理と分子メカニズム**　腺腫様甲状腺腫・腺腫様結節の発生については，ヨード摂取量などの影響が示唆されているものの具体的にどのようなメカニズムで過形成が誘発されるのかはわかっていない。

　濾胞細胞由来の腫瘍の発症機構については，正常濾胞細胞が分裂を繰り返すうちに遺伝子変異が蓄積されて腫瘍化し，さらにはより悪性度を増していくという多段階発癌説が広く認められている。この考え方は，悪性度の高い未分化癌が低悪性度の乳頭癌や濾胞癌に罹患している患者から発生する（未分化転化）ことが多いという事実などを根拠にしてきた。しかし甲状腺癌の遺伝子異常の研究が発展するにつれて，多段階発癌説では十分に説明することが難しい知見も得られてきており，これとは異なる発症機構も提唱されている。たとえば芽細胞発癌説は，甲状腺の幹細胞や芽細胞が腫瘍の発生母地であるとする考え方である[4]。

　甲状腺癌発症の原因となる遺伝子変異はこれまでにいくつもの報告がある。代表的なものは乳頭癌の *RET/PTC* や *BRAF*，未分化癌の *p53* などである。また髄様癌の約 30% は遺伝性で，*RET* の変異が多発性内分泌腫瘍症 2 型（MEN2）や家族性髄様癌の原因となることが判明しており，診断にも用いられている。AFTN には TSH（甲状腺刺激ホルモン）受容体やそれに共役する G 蛋白をコードする遺伝子の異常が認められる。他に腫瘍化に影響する因子としてはやはりヨード摂取量，そして放射線被曝があげられる。TSH の刺激も腫瘍増大に促進的に働くものと考えられている。

　悪性リンパ腫は慢性甲状腺炎（橋本病）の患者に発症することが多く，甲状腺に浸潤してきたリンパ球が腫瘍化したものと考えられている。

● **臨床症状・検査成績**　良性病変は，大きなものは前頸部の腫大やしこりとして自覚される。しかし大多数の例はほとんど症状を示さないため，患者本人がその存在に気づいていないことも多く，健康診断や別目的で医療機関を受診した際に偶然発見されるということもしばしばである。ただし内部に出血を起こすと，急激な腫脹として自覚せず軽度の痛みを伴うことがある。AFTN は甲状腺中毒症の症状から気づかれることもある。

　甲状腺癌の大多数を占める乳頭癌や濾胞癌も，大きくなってやはりしこりとして触れるようになるまではほとんど症状を呈さない。ただし未分化癌は週単位で増大して熱感や疼痛も伴い，さらには周囲組織へ浸潤して嗄声や呼吸困難・嚥下困難といった症状も引き起こす。また乳頭癌や濾胞癌でも，転移先の症状（リンパ節腫脹，骨転移に伴う痛みなど）が先に出現して，その原発巣の検索により診断に至ることもある。

● **診断**　甲状腺腫瘍が疑われた場合，まずは触診で腫瘤を確かめる。腫瘤が触れるのであればその大きさ・硬さや可動性の有無などを調べる。続いて行うべき検査は超音波検査である。浅在性の臓器である甲状腺は超音波検査の有用性が高く，現時点では CT や MRI などの他の画像検査よりも多くの情報が得られる。超音波検査で腫瘍が同定されれば，その形態や性状を評価し良悪性の鑑別を行う（表 3-5-3）[5]。ただし一部の乳頭癌や悪性リンパ腫は明らかな腫瘤像を形成せず，甲状腺の広い範囲にびまん性の病変として認められることもある。

表 3-5-3 甲状腺結節(腫瘤)超音波診断基準

形状	境界		境界部低エコー帯	内部エコー		
	明瞭性	性状		エコーレベル	性状	高エコー
良性	整	明瞭	平滑	整	高~低	均一	粗大単発
悪性	不整	不明瞭	粗雑粗ぞう	不整	低	不均一	微細多発

(日本超音波医学会, 2011)

悪性腫瘍が疑われた場合は,穿刺吸引細胞診を行って判定を行う。乳頭癌は細胞診で診断がつくことが多い。濾胞癌と濾胞腺腫の鑑別は細胞診では不可能な例も多く,最終的には摘出標本を用いた病理診断に委ねられる。また悪性リンパ腫も超音波検査や細胞診では慢性甲状腺炎との鑑別が難しいことがあり,その場合は生検や摘出標本で診断する。髄様癌が疑われる場合は血清のカルシトニンやCEAがマーカーとなるのでそれらと組み合わせて診断するが,前述したように遺伝性のものがあるので,RET遺伝子の異常の検索も必須である[3]。未分化癌では血液検査で白血球・C反応性蛋白(CRP)などの炎症反応上昇を伴うことがある。

悪性と診断が確定したならば,次に転移の有無を検討する必要がある。乳頭癌はリンパ節転移を起こしやすく,頸部のリンパ節を超音波で観察する。濾胞癌などの遠隔転移を起こしやすい癌では肺や骨への転移が多いので,胸部X線や骨シンチグラフィを撮影する。全身の検索のためにはCTやシンチグラフィ(^{201}Tlなどの核種を用いる),PET(陽電子放射型断層撮影)が有用である(CTは甲状腺局所の周囲浸潤の評価目的にも行われる)。甲状腺全摘後であればヨードシンチグラフィを全身検索のために用いることができる。以前はその事前準備としてTSHを増加させるために甲状腺機能低下状態を誘発する必要があった。そのため甲状腺ホルモン補充療法中断により,患者が数週間甲状腺機能低下症にさらされることが避けられなかったが,最近recombinant human TSH製剤が使用できるようになり,患者の身体的負担軽減が可能である。

AFTNが疑われた場合には,血液検査で甲状腺中毒症を確認し,さらにヨードシンチグラフィや^{99m}Tcシンチグラフィで腫瘍部位に一致した集積亢進を認めることで確定診断する。

■ 治療と薬理メカニズム 良性病変は多くの場合,治療対象とならない。なかには自然退縮するものもある。治療適応となるのは巨大腫瘤によるmass effectを生じている場合,美容的観点から治療を希望する場合などである。AFTNの場合,悪性の可能性が否定できない場合などである。治療は腫瘍の存在する片葉切除術が基本であるが,手術までは希望しない場合やリスクのある症例では甲状腺ホルモン製剤内服によるTSH抑制療法を行う(ただしその効果は限定的である)。AFTNは経皮的エタノール注入療法(percutaneous ethanol injection therapy: PEIT)や^{131}I内用療法も選択肢となりうる。再貯留を繰り返す嚢胞性腫瘤でもPEITは適応となる。

悪性腫瘍では,その大部分を占める乳頭癌,そして濾胞癌や髄様癌も手術が第一選択である。しかし癌の診断が確定すれば全例が治療対象となるわけではなく,径1 cm以下の微小な乳頭癌で転移がなく周囲組織への浸潤のリスクも少ない症例では,治療を行わずとも生命予後や生活の質(QOL)に影響を与えない可能性が高いのでて経過観察することもある。術式は腫瘍の大きさ・位置・数などをもとに葉切除・亜全摘・全摘などを選択し,またリンパ節郭清も同時に行われることが一般的である[3]。遺伝性の髄様癌は腫瘍が多発するので全摘が選択される。全摘の場合は術後に甲状腺ホルモン製剤の永久的補充が必須となり,また切除範囲が広いほど反回神経や副甲状腺の損傷といった合併症が起こりやすくなる。遠隔転移が存在する症例では全摘を選択し,術後に^{131}I内用療法を行う。さらに術後の再発予防や手術不能癌の姑息的治療としてTSH抑制療法が行われることもある。

未分化癌は診断時点ですでに周囲組織浸潤や遠隔転移のために手術適応とならないことが多く,放射線外照射や化学療法の十分な有効性の確立したregimenはないのが現状となる。悪性リンパ腫の治療方針は他臓器原発のものと違いはなく,病期分類に従って化学療法や放射線治療が行われる。

● 経過・予後 甲状腺癌の予後はその組織型により大きく異なる。乳頭癌全体でみると10年生存率は約90%であり,濾胞癌や髄様癌でも80%以上に達しており,他臓器の悪性腫瘍の平均的な生存率と比べても明らかに高い。悪性リンパ腫も治療反応性が良好なことが多く,10年生存率は50~70%と比較的良好である。しかし未分化癌や低分化癌は悪性度が高く,未分化癌に至っては大多数の症例が1年以内に死亡しており,他の組織型の癌とは大きく異なる急速な経過をとる。

乳頭癌の再発は局所や頸部リンパ節にみられることが多く,定期的に超音波検査で頸部の所見をフォローするべきである。甲状腺全摘を行った症例では,前述したヨードシンチグラフィが全身を含めた再発巣の検索手段となるほか,血清サイログロブリン濃度が再発を示すマーカーとなる。再発が確認された場合は,再手術や^{131}I内用療法などの治療を検討する。

【三谷 康二・貴田岡 正史】

参考文献
1) 甲状腺外科研究会編:甲状腺癌取扱い規約 第6版,金原出版,2005
2) Matsuda T et al: Cancer incidence and incidence rates in Japan in 2003: based on data from 13 population-based cancer registries in the Monitoring of Cancer Incidence in Japan (MCIJ) project. Jpn J Clin Oncol 39: 850-858, 2009
3) 日本内分泌外科学会, 日本甲状腺外科学会編:甲状腺癌診療ガイドライン 2010年度版, 金原出版, 2010
4) Takano T et al: Fetal cell carcinogenesis of the thyroid: a hypothesis for better understanding of gene expression profile and genomic alternation in thyroid carcinoma. Endocr J 51: 509-515, 2004
5) 日本超音波医学会学会用語・診断基準委員会, 平成20・21年度結節性甲状腺癌診断基準検討小委員会:甲状腺結節(腫瘤)超音波診断基準(案). 超音波医38: 27-28, 2011

4 カルシウム-リン代謝

1 カルシウム-リン代謝調節系総論

カルシウム代謝調節系と骨

進化の過程を振り返ると、海中には豊富にカルシウムが存在しており、そこで誕生した生命は、長い年月をかけてカルシウムイオン(Ca^{2+})を利用してさまざまな生理学的システムを構築してきた。その結果として、神経伝達、筋収縮、細胞内シグナル伝達などの複雑かつ繊細なシステムにおいて Ca^{2+} が重要な役割を果たしている。生物が海中から陸上へとそのテリトリーを広げるにあたって、重大な障壁となったことは、重力に抗して身体を支持するということと、体内環境におけるカルシウムの恒常性を維持することであったと想像される。

これらの問題を同時に解決する方策として、骨組織にリン酸カルシウム塩(ハイドロキシアパタイト)[$Ca_{10}(PO_4)_6(OH)_2$]を蓄積することが選択された。これにより、強固な骨格を得ると同時に、大量のカルシウムの貯蔵(成人で約1kg)が可能となった。さらに、骨髄を構成する細胞群のなかに骨を溶解する細胞(破骨細胞)と骨を形成する細胞(骨芽細胞)の起源となる細胞が存在することにより、ダイナミックな骨組織の改変が可能となった。カルシウム代謝の視点からみると、能動的に骨代謝を制御するシステムが発達することによって、骨に貯蔵されているカルシウムを必要に応じて体液中に溶出させる仕組みが確立され、カルシウム代謝の恒常性維持が可能になったと考えられる。

カルシウムの恒常性維持

細胞外液の Ca^{2+} 濃度は厳密に制御されている。摂取されたカルシウムは主に十二指腸と空腸近位部で、ビタミンD作用により能動的に吸収される(図4-1-1)。血液中のカルシウムは腎臓で濾過され、主に遠位尿細管で再吸収量が調節され、残りは尿中に排泄される。成人における腸管からの正味のカルシウム吸収は1日あたり約150mgであり、ほぼ同量が尿中に排泄される。カルシウムの出納バランスを保つためには、少なくとも1日400〜600mgのカルシウム摂取が必要である。

身体の内外でのカルシウムバランスに加えて、体内カルシウムバランスは骨からのカルシウムの溶出と骨へのカルシウムの沈着で成り立っている(図4-1-1)。骨からのカルシウム溶出は主に破骨細胞による骨吸収により生じるものであり、骨へのカルシウム沈着は骨芽細胞による骨形成に伴う骨基質石灰化によるものである。成人では1日あたり400〜500mgのカルシウムが骨と細胞外液との間を出入りしている。このため、骨と細胞外液との間のカルシウムバランスの破綻は、骨組織にとって大きな負荷となる。

カルシウムの恒常性とその維持機構

細胞外液中のカルシウムのおよそ半分は主にアルブミンなどの蛋白と結合して存在している。細胞外液中でのカル

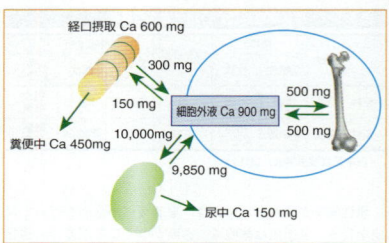

図4-1-1 カルシウム(Ca)出納バランス(成人1日あたり)
1日600mgの経口摂取カルシウム中、300mgが十二指腸・空腸から吸収される。分泌される腸液中に150mgのカルシウムが含まれるため、正味のカルシウム吸収は150mgとなる。腎臓系球体では10,000mgのカルシウムが濾過されるが、そのうち9,850mgが尿細管で再吸収されるため、尿中に排泄されるカルシウムは150mgとなる。骨からは細胞外液中に500mgのカルシウムが供給され、細胞外液中のカルシウム500mgが骨に取り込まれる

シウムの生理学的役割は、蛋白と結合していない2荷陽イオン状態である Ca^{2+} が担っている。カルシウム恒常性の本質は、細胞外液の Ca^{2+} 濃度を一定に維持することにある。そのためのシステムは、①カルシウム感知受容体(Ca sensing receptor:CaSR)による血中 Ca^{2+} 濃度感知機構、②副甲状腺ホルモン(parathyroid hormone:PTH)による血中 Ca^{2+} 濃度上昇機構、③ビタミンD作用による腸管からのカルシウム吸収機構、④腎臓からのカルシウム排泄機構に分けて考えることができる(図4-1-2)。

血中 Ca^{2+} 濃度感知機構

血中 Ca^{2+} 濃度は副甲状腺主細胞の細胞膜上に発現するCaSRにより感知されている[1]。CaSRは七回膜貫通型受容体の一種であり、その細胞外領域に Ca^{2+} が結合すると、細胞内領域に結合するGq蛋白が活性化され、細胞内シグナルが伝達される。活性化されたシグナルにより、*PTH*遺伝子の転写が抑制されると同時にその分泌が抑制される[1]。

血中 Ca^{2+} 濃度上昇機構

副甲状腺主細胞から分泌されるPTHは、腎尿細管と骨に作用して血中 Ca^{2+} 濃度を上昇させる。PTHは腎近位尿細管においてビタミンDの1α-水酸化酵素の発現を増加させ、25-ヒドロキシビタミンD[25(OH)D]の1,25-ジヒドロキシビタミンD[1,25(OH)$_2$D]への代謝を促進する。また、近位尿細管におけるリンの再吸収を抑制するとともに重炭酸イオンの排泄を促進する。PTHは遠位尿細管における Ca^{2+} 再吸収を促進する[2]。

骨に対するPTHの主要な作用は、破骨細胞による骨吸収を促進することで血液中へ Ca^{2+} を動員することである(図4-1-2)[3]。しかしながら、PTHに対する受容体は破骨細胞ではなく骨芽細胞に存在することから、その作用は骨芽細胞ではなく骨芽細胞を介して破骨細胞の形成や活性を促進し骨吸収能を高めることで発揮される。骨吸収の亢進に対する代償機構として、PTHは骨芽細胞を介して骨形成を促進する作用もあわせ持っている。

ビタミンDには動物由来のビタミン D_3(コレカルシフェ

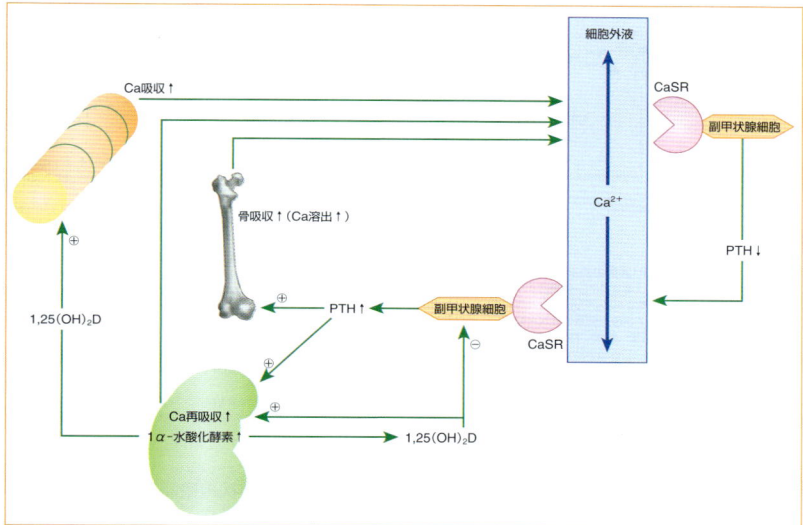

図 4-1-2 細胞外液 Ca^{2+} 濃度の調節機構
細胞外液(血中)Ca^{2+}濃度が低下すると,副甲状腺細胞の表面に発現するカルシウム感知受容体(CaSR)により感知され,副甲状腺ホルモン(PTH)の分泌が促進される。PTHは骨吸収を促進し,カルシウムを細胞外液中に溶出する。また,PTHは腎臓に作用し,カルシウム再吸収を促進すると同時に1α-水酸化酵素を活性化することにより,ビタミンDを活性型の1,25-ジヒドロキシビタミンD(1,25(OH)$_2$D)に変換する。1,25(OH)$_2$Dは腸管に作用し,カルシウム吸収を促進する。細胞外液中のCa^{2+}が上昇することにより,副甲状腺細胞からのPTH分泌は抑制される

ロール〈cholecalciferol〉)と植物由来のビタミンD$_2$(エルゴカルシフェロール〈ergocalciferol〉)がある。これらのビタミンDあるいは紫外線により皮膚で合成されたビタミンD$_3$は,肝臓で25位の水酸化を受け,25(OH)Dとなる。ホルモンとしてのビタミンD作用を持つ1,25(OH)$_2$Dは,PTH依存性に25(OH)Dを基質として腎近位尿細管で産生され,腸管と腎臓および副甲状腺に作用する。その主要な作用は腸管からのカルシウムとリンの吸収を促進することである[4]。腎では遠位尿細管におけるカルシウム再吸収をPTHと協調して促進する。ビタミンD作用が欠如した状態でも,大量のカルシウムとリンを摂取させることにより,それらの血中濃度は維持され,骨にも大きな影響が及ばないことが動物実験から明らかにされており,ビタミンD作用として最も重要なものは腸管からのカルシウム・リンの吸収促進であると考えられている。1,25(OH)$_2$Dは骨にも作用すると考えられているが,その骨に対する直接作用の生理的な役割は不明である。

PTHはその作用の総和として,血中Ca^{2+}濃度を上昇させ,リン濃度を低下させる。このことからも,PTH作用の本質は血中Ca^{2+}濃度の低下に拮抗することであるといえる。また,PTH作用の欠如した特発性副甲状腺機能低下症を活性型ビタミンD$_3$の投与で治療した臨床成績から,PTH作用の多くは1,25(OH)$_2$Dにより媒介あるいは代償されると考えられている。

カルシウム吸収機構

カルシウムの腸管からの吸収は,日常的な摂取量(400～1,500 mg/日)では,ビタミンD作用に依存した能動的な機序によって行われる。1日摂取量が2,000 mgを超えると,腸管の広い範囲で上皮細胞間隙を通過する受動的なカルシウム吸収が生じる。そのため,大量のカルシウム摂取は血中Ca^{2+}濃度上昇の原因となる場合がある。

カルシウムの能動的吸収に関与する部位は,十二指腸遠位部から空腸近位部のおよそ20 cmの範囲である。この部位の腸管上皮細胞にはビタミンD受容体とCa^{2+}チャネル(transient receptor potential cation channel, subfamily V, member 5〈TRPV5〉および member 6〈TRPV6〉)が発現しており,ビタミンD作用に依存してカルシウムの吸収が行われる[4]。

カルシウム排泄機構

腎臓におけるカルシウムの調節は,主に遠位尿細管で行われている。同部位にはPTH受容体やCaSRとともにCa^{2+}チャネル(TRPV5)が発現している[2]。PTHはカルシウムの再吸収を促進し[2],細胞外液中のCa^{2+}濃度の上昇はCaSRを活性化することにより,カルシウム再吸収を抑制する。ビタミンD作用も尿細管におけるカルシウム再吸収を促進する。

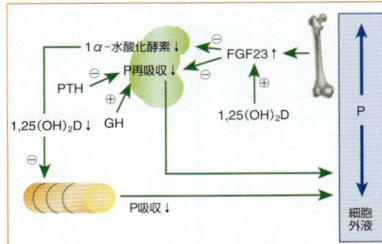

図 4-1-3 細胞外液リン(P)濃度の調節機構
細胞外液中(血中)リン濃度が上昇すると、骨細胞からの線維芽細胞増殖因子23(FGF23)の分泌が促進される。FGF23は腎臓においてリンの再吸収を抑制すると同時に、1α-水酸化酵素の発現を抑制し、ビタミンDの活性化を阻害する。その結果、腸管におけるビタミンD作用が低下し、リンの吸収が抑制される。これらの結果、細胞外液中リン濃度は低下する。一方で、活性型ビタミンDである1,25-ジヒドロキシビタミンD(1,25(OH)₂D)はFGF23の合成を促進する
PTH：副甲状腺ホルモン、GH：成長ホルモン

カルシウム調節ホルモンの作用機構

PTHは標的細胞に発現する特異的な七回膜貫通型受容体に結合することによりその作用を発揮する[5]。この受容体は副甲状腺ホルモン関連蛋白(parathyroid hormone-related protein：PTHrP)の受容体でもあり、PTH/PTHrP受容体と呼ばれる。PTH/PTHrP受容体はアデニル酸シクラーゼを活性化することによりcAMP(環状アデノシン一リン酸)産生を促進するGs(刺激性G蛋白)共役受容体である。この受容体はまたGq蛋白とも共役しており、細胞内カルシウム上昇によるシグナル伝達機構をも備えている。

ビタミンD作用は、$1,25(OH)_2D$ がビタミンD受容体(vitamin D receptor：VDR)に結合することにより発揮される。VDRはステロイド受容体ファミリーに属する核内転写因子であり、$1,25(OH)_2D$ と結合することにより、標的遺伝子の転写調節領域にあるVDR応答配列に結合し、その転写を促進する。

リンの恒常性とその維持機構

リンはカルシウムに比べて摂取量が豊富であり、生理的にはリン不足状態に陥ることはまれである。リンの恒常性は、主に腎からの排泄調節により行われている。リン排泄調節を能動的に行っているのは、線維芽細胞増殖因子23(fibroblast growth factor 23：FGF23)と成長ホルモン(growth hormone：GH)である(図4-1-3)。

FGF23：骨細胞から分泌され、腎尿細管細胞に作用しリン排泄を促進すると同時に、1α-水酸化酵素の発現を抑制してビタミンDの活性化を阻害する[6]。その結果として、FGF23はリンの吸収を抑制し、排泄を促進することにより血中リン濃度を低下させる(図4-1-3)。糸球体濾過量(GFR)の低下や経口リン負荷によりFGF23分泌は促進される。しかしながら、FGF23の分泌調節機構については未解明な点が残されている。

GH：腎尿細管でのリン再吸収を促進する。その結果として、血中リン濃度は上昇する。小児期、特に成長期の血中リン濃度が成人より高いのは主にGH作用の影響である。

そのほか、血中リン濃度はPTHやビタミンD作用によって制御されている。PTHは腎尿細管におけるリン排泄を促進し、ビタミンDは腸管からのリン吸収を促進する。

【竹内 靖博】

参考文献
1) Brown EM et al：Cloning and characterization of an extracellular Ca^{2+}-sensing receptor from bovine parathyroid. Nature 366：575-580, 1993
2) van Abel M et al：Coordinated control of renal $Ca(2+)$ transport proteins by parathyroid hormone. Kidney Int 68：1708-1721, 2005
3) Suda T et al：Modulation of osteoclast differentiation and function by the new members of the tumor necrosis factor receptor and ligand families. Endocr Rev 20：345-357, 1999
4) Bouillon R et al：Intestinal calcium absorption：Molecular vitamin D mediated mechanisms. J Cell Biochem 88：332-339, 2003
5) Juppner H et al：A G protein-linked receptor for parathyroid hormone and parathyroid hormone-related peptide. Science 254：1024-1026, 1991
6) Hori M et al：Fibroblast growth factor 23 in phosphate homeostasis and bone metabolism. Endocrinology 152：4-10, 2011

2 原発性副甲状腺機能亢進症

● **定義・概念** 原発性副甲状腺機能亢進症(primary hyperparathyroidism)は、副甲状腺ホルモン(parathyroid hormone：PTH)の自律的かつ過剰な分泌により、その主要な標的臓器である腎と骨におけるPTH作用の亢進が生じることにより発症する疾患である。副甲状腺主細胞由来の良性腺腫もしくはその過形成を原因とする。まれに副甲状腺癌が原因となることもある。PTHの過剰作用により、高カルシウム血症およびその標的臓器である腎と骨に関連症状を呈する。尿中カルシウム排泄の増加により尿路結石症および腎機能低下を生じやすくなる。また、本疾患に特有の骨病変は線維性骨炎と呼ばれ、皮質骨の外骨膜下吸収像や骨内の囊胞性病変を特徴とする。しかしながら、最近では先進国において線維性骨炎の病像を認めることはまれである。一方、骨吸収の亢進により皮質骨の骨密度低下をしばしば認める。

● **疫学** 本疾患の有病率は、2,000〜3,000人あたり1人、男女比は1：2〜2：3で女性に多いとされている[1]。良性腺腫が85%以上を占め、多腺性の過形成が約10%である。癌は1〜3%とまれである(表4-2-1)。

副甲状腺良性腺腫を原因とする場合は閉経後女性に好発する。小児期の発症はまれであり、小児例では多発性内分泌腫瘍症(multiple endocrine neoplasia：MEN)や *CaSR* (カルシウム感知受容体⟨Ca sensing receptor⟩)遺伝子変異など遺伝性あるいは先天性疾患の可能性を考慮する。

● **病因**

PTHの自律的分泌は、多くの場合、副甲状腺主細胞の腫瘍化により生じる。本症の散発例の大半は病因が不明であるが、家族性の症例の多くでは遺伝子異常などの病因が解明されている(表4-2-1)。

MEN1の80%以上の患者では、染色体11q上に存在する *MEN1* 遺伝子の不活性型変異が一方のアレルに認めら

表4-2-1 原発性副甲状腺機能亢進症の分類
散発性原発性副甲状腺機能亢進症
腺腫-単発(一部に多発例あり) >85%
過形成 〜10%
癌 1〜3%
家族性原発性副甲状腺機能亢進症
多発性内分泌腫瘍症1型(MEN1)
多発性内分泌腫瘍症2型(MEN2a)
家族性低カルシウム尿性高カルシウム血症(FHH) (新生児重症副甲状腺機能亢進症(NSHPT))
家族性孤発性副甲状腺機能亢進症(FIHPT)
副甲状腺機能亢進症-顎骨腫瘍症候群(HPT-JT)

MEN: multiple endocrine neoplasia, FHH: familial hypocalciuric hypercalcemia, NSHPT: neonatal severe hyperparathyroidism, FIHPT: familial isolated hyperparathyroidism, HPT-JT: hyperparathyroidism-jaw tumor syndrome

れる。MEN1遺伝子は腫瘍抑制遺伝子であり, それによりコードされるmeninは転写因子のJun Dと結合してその転写活性を抑制する。本疾患は常染色体優性遺伝であり, MEN1遺伝子の不活性型変異にLOH(loss of heterogenity)が加わることによって副甲状腺を含む複数の内分泌組織で過形成や腫瘍形成をもたらすとされている。本疾患における副甲状腺病変は大半が全腺の過形成である。また, 原発性副甲状腺機能亢進症に関する浸透率はほぼ100%である。MEN1の一部の患者では, *CDKN1B*(cyclin-dependent kinase inhibitor 1B)(Kip1)遺伝子の変異が原因とされている。

MEN2aは, 癌遺伝子である*RET*遺伝子の活性型変異により発症する常染色体優性遺伝疾患である。MEN2aにおける原発性副甲状腺機能亢進症の浸透率はおよそ20%とされている。

*CaSR*遺伝子の機能喪失型変異をヘテロ接合体で有する場合には家族性低カルシウム尿性高カルシウム血症(familial hypocalciuric hypercalcemia: FHH)を, ホモ接合体で有する場合には新生児重症副甲状腺機能亢進症(neonatal severe hyperparathyroidism: NSHPT)を発症する[2]。

副甲状腺癌に顎骨の嚢胞性病変を伴う常染色体優性の遺伝疾患である副甲状腺機能亢進症-顎骨腫瘍症候群(hyperparathyroidism-jaw tumor syndrome: HPT-JT)は, *HRPT2*遺伝子の不活性型変異が原因とされている[3]。*HRPT2*はparafibrominをコードする腫瘍抑制遺伝子であり, 本遺伝子の不活性型変異にLOHが加わることにより副甲状腺細胞に腫瘍化をもたらす。

家族性副甲状腺機能亢進症のみを発症する, 家族性孤発性副甲状腺機能亢進症(familial isolated hyperparathyroidism: FIHPT)が知られている。

家族性でない原発性副甲状腺機能亢進症患者の一部で, 副甲状腺腫瘍細胞において*MEN1*遺伝子の欠失や変異あるいは*cyclin D1*や*CDKN1B*遺伝子の変異が認められる。

● 病態生理と分子メカニズム

原発性副甲状腺機能亢進症では, 細胞外液Ca^{2+}によるPTHの抑制が不十分となって, PTHの過剰分泌が生じるものと考えられている。したがって, PTHを介さずに血中Ca^{2+}濃度を低下させるとPTH分泌はさらに亢進する。

PTHの骨作用: PTHは骨芽細胞におけるRANKL(NF-κB活性化受容体リガンド)の発現を高める。RANKLは破骨細胞の前駆細胞に発現するRANK(NF-κB活性化受容体)を活性化し, その結果, 破骨細胞の形成と活性化を刺激することで骨吸収を促進する。破骨細胞は酸を分泌することによりリン酸カルシウム塩であるハイドロキシアパタイト$[Ca_{10}(PO_4)_6(OH)_2]$を溶解し, 血液中にカルシウム, リンおよび重炭酸イオン(炭酸水素イオン)が動員される。また, I型コラーゲンに代表される骨基質蛋白が酵素的に分解消化される。

PTHの腎作用: PTHは腎近位尿細管において, 2型ナトリウム-リン共輸送体の管腔側細胞表面への発現を抑制することによりリンの再吸収を阻害し, その排泄を促進する。さらに重炭酸イオンの排泄を促進することで, 代謝性アシドーシスをもたらす。また, 同部位で1α-水酸化酵素を活性化し, 25-ヒドロキシビタミンD(25(OH)D)を活性型である1,25-ジヒドロキシビタミンD(1,25(OH)$_2$D)に代謝する。活性化されたビタミンDは十二指腸と小腸に作用し, transient receptor potential cation channel, subfamily V, member 5(TRPV5)およびmember 6(TRPV6)を介してカルシウムの吸収を促進する。PTHは腎遠位尿細管にも作用し, TRPV5を介してカルシウムの再吸収を促進する。

骨作用と腎作用の総和として, PTH作用の過剰は, 血中Ca^{2+}濃度の上昇, 血中リン濃度の低下, 代謝性アシドーシスをもたらす。また, 皮質骨優位の骨密度の低下と腎結石が生じる。

● 臨床症状

高カルシウム血症による症状: 高カルシウム血症そのものの人体への影響としては, 中枢作用や自律神経への作用および腎への作用が重要である。具体的には, 食欲低下, 抑うつ, 集中力の低下, 不眠, 便秘などが神経症状として認められる。腎では, 抗利尿ホルモン作用が高カルシウム血症により阻害されるため, 尿濃縮力が低下して多尿となる。また, 高カルシウム血症はガストリン分泌を促進するため, 消化性潰瘍が起こりやすいとされている。原発性副甲状腺機能亢進症は急性膵炎の発症に関与するとされているが, 先進国では両者の合併率が高いとするエビデンスはないようである(18章4-3「高カルシウム血症性疾患」参照)。

腎に関連する症状: 欧米では, シュウ酸カルシウム結石を主体とする腎結石症が原発性副甲状腺機能亢進症患者の10〜20%に生じる[4]。日本ではさらに高頻度であると推測されている。一方, 尿路結石症例における原発性副甲状腺機能亢進症の割合は5%程度である[5]。尿中カルシウム排泄が増加することにより尿濃縮力の低下が生じ, 脱水やNSAIDs(非ステロイド性抗炎症薬)内服などを契機に糸球体濾過量(GFR)の低下をきたしやすくなる。GFRが低下すると高カルシウム血症が増悪し, ネフロンあたりのカルシウム負荷量が増加するために, さらにGFRの低下を招き悪循環に陥る。

骨に関連する症状: 骨に対するPTH作用過剰の影響は, 本疾患に特有なものと生理的な骨代謝に生じる問題に分けられる。原発性副甲状腺機能亢進症に特有の骨病変は, 嚢胞性線維性骨炎(osteitis fibrosa cystica)と称される。骨外膜下の骨吸収亢進が認められ, X線所見としては頭蓋骨

の「salt and pepper」像や脊椎の「rugger jersey」像が特徴とされる。まれに嚢胞性骨病変である brown tumor を認めることがあり，転移性骨腫瘍などとの鑑別が必要となる。

PTH 作用の過剰は，閉経や加齢に伴う生理的な骨吸収の亢進を悪化させ，骨密度の急速な低下をもたらすことがある。PTH 作用は海綿骨に比べて皮質骨優位に認められることが特徴である。本症は閉経後女性に好発することから，骨粗鬆症の鑑別疾患として重要である。

● **検査成績** 高カルシウム血症とそれに不相応な血中PTH 濃度の上昇が診断に最も重要な検査成績である。血清カルシウム値は必ずアルブミン補正後に評価する。血清リン値は低値または低値傾向であり，正アニオンギャップの代謝性アシドーシスを認めることが多い。一般検査としては，血清 ALP（アルカリホスファターゼ）（骨型）の上昇や尿検査での顕微鏡的血尿をきっかけとして本症に気づかれることもある。尿中カルシウム排泄は亢進し，1 日排泄量あるいは 1 g クレアチニン（Cr）あたりで 200 mg を超えることが多い。

血中 PTH 濃度は必ずしも基準値上限を超えるとはかぎらないことに注意する。血中 1,25(OH)$_2$D 高値，各種骨代謝マーカーの高値は診断の参考になる。

橈骨遠位端 1/3 など皮質骨の骨密度は低下することが多い。一方，腰椎など海綿骨の骨密度は，年齢と性を一致させた対照群と比べて明らかな低値を示さないとされる。画像検査では腎結石もしくは腎石灰化症を認めることが多い。

● **診断** 尿路結石症や骨密度低下の原因精査の過程で，あるいはまったくの偶然に高カルシウム血症を指摘され，本症の存在が疑われることが多い。高カルシウム血症の存在下で血中 PTH が高値であれば，腎機能の著しい低下がなく，まれな病態である家族性低カルシウム尿性高カルシウム血症（FHH）を除外することで，原発性副甲状腺機能亢進症と診断される（18 章 4-3「高カルシウム血症性疾患」参照）。

1 高カルシウム血症を正しく評価するためには，カルシウムの実測値を補正する必要がある。これは血中 Ca^{2+} の約半分はアルブミンなどの蛋白と結合しているため，低蛋白血症ではみかけ上，血中の総カルシウム濃度が低くなるためである。Ca^{2+} 結合蛋白の大部分はアルブミンであり，以下の Payne の式を用いた補正が最も簡便である。

> 補正 Ca 濃度（mg/dL）＝実測総 Ca 濃度（mg/dL）＋〔4－血清アルブミン（g/dL）〕

ただし，血清アルブミンが 4 g/dL を超える場合は補正しない。また，アルブミンの値が極端に低い場合は補正値の誤差が大きくなるため，別途 Ca^{2+} を直接測定するべきである。

2 血中カルシウム濃度と PTH の関係は相対的なものであり，両者が基準値上限付近の値である場合，その評価には慎重を要する。すなわち，高カルシウム血症にもかかわらず血中 PTH が正常高値であれば，原発性副甲状腺機能亢進症を積極的に疑う（図 4-2-1）。血中 PTH 濃度が基準値上限を超えているにもかかわらず血清カルシウム濃度が基準値内の場合には，正カルシウム血

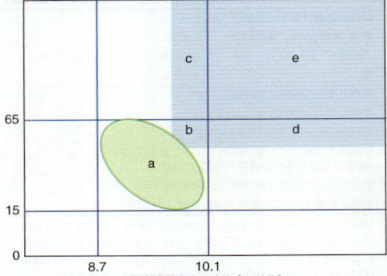

図 4-2-1　血清カルシウム濃度と PTH（副甲状腺ホルモン）濃度との関係と疾患
a：健常者
b および c：正カルシウム血症性副甲状腺機能亢進症もしくはビタミンD 不足症
d および e：原発性副甲状腺機能亢進症

症原発性副甲状腺機能亢進症もしくはビタミン D 不足症による続発性副甲状腺機能亢進症の可能性がある。

3 高カルシウム血症と血中 PTH 濃度の上昇が存在する場合に鑑別すべき疾患は，FHH である。本症は治療を必要としない良性の疾患であり，不要な手術を避けるためにも確実に除外するべきである。しかしながら，本症を原発性副甲状腺機能亢進症から鑑別できる唯一の生化学的な指標は，相対的な尿中カルシウム排泄低下のみである。具体的には，1 日蓄尿のデータを用いて以下の式によりカルシウムクリアランス/クレアチニンクリアランス（Ccr）比（Ca 排泄率（fractional excretion of Ca：FE$_{Ca}$）を求め，これが 1% を下回る場合に FHH の可能性を考慮する。

> FE$_{Ca}$（%）＝〔尿 Ca（mg/dL）×血清 Cr（mg/dL）〕/〔補正血清 Ca（mg/dL）×尿 Cr（mg/dL）〕×100
> ※この指標は Ccr が 50 mL/分を下回ると評価不能となることに注意する。

4 原発性副甲状腺機能亢進症の診断が確定したら，その責任病巣の局在診断を行う。第一選択は，超音波検査であり，これにより腫大副甲状腺の部位を確認する。カラードプラにより病変部に血流が確認されれば，確からしさが高まる。病巣の確認のためには，核医学検査である ^{99m}Tc-MIBI（methoxyisobutyl isonitrile）シンチグラフィにより病変副甲状腺への核種の集積を確認する。

● **治療と薬理メカニズム** 根治的治療は責任病巣となる副甲状腺の外科的切除であるため，手術適応を評価することが治療方針の決定には不可欠である。高カルシウム血症による臨床症状を認めるか尿路結石症あるいはその既往がある場合，もしくは本症に特徴的な骨病変を有する場合は手術適応である。これらの症状や所見を持たない無症候性の場合は，米国国立衛生研究所（NIH）で行われたコンセンサスカンファレンスの提言（2002 年版および 2008 年改訂版）を基準にして手術適応を判断する（表 4-2-2）[6]。

表 4-2-2 無症候性原発性副甲状腺機能亢進症に対する手術適応に関するガイドライン

臨床指標	2002 年版	2008 年版
血清カルシウム値	基準値上限+1.0 mg/dLを超える場合	同左
1日カルシウム排泄量	400 mg/日を超える場合	考慮しない
Ccr	30%を超える低下	60 mL/分未満
骨密度	T値<-2.5S. D.（測定部位は問わない）	T値<-2.5S. D.（測定部位は問わない）もしくは脆弱性骨折の既往
年齢	50歳未満	同左

Ccr：クレアチニンクリアランス
【注】
高血圧や精神症状を合併する場合についての見解は一致していない

手術

治療の第一選択は手術による副甲状腺病変の切除である。熟練した外科医による治療成績は，根治率98.5%以上とされている。MEN1などにみられる副甲状腺の過形成では全腺を摘出し，その一部分を前腕に移植する手術が行われる。手術の合併症としては，反回神経麻痺による嗄声や全腺切除後の自家移植腎が生着しなかった場合の副甲状腺機能低下症がある。

内科的治療

手術適応であるが手術ができないあるいは希望しない患者に対して，治療効果が確立された内科的治療は存在しない。高カルシウム血症と骨粗鬆症の2つの側面に配慮して対症療法が試みられている。

高カルシウム血症： 急激に高カルシウム血症が進行し，それによる自他覚症状が認められる場合は，なんらかの手段で血清カルシウム濃度を下げる必要がある。このような場合には，点滴用のビスホスホネート製剤（ゾレドロン酸など）を用いる。また，脱水が高カルシウム血症の増悪因子となることから，生理食塩水を主体とした十分な輸液を実施する。

骨粗鬆症： 手術適応に該当する項目が骨密度の低下のみの場合，骨粗鬆症に準じた経口ビスホスホネート製剤（アレンドロネート，リセドロネート，ミノドロン酸など）による治療が行われることがある。経口ビスホスホネート製剤による骨密度上昇効果は，原発性骨粗鬆症と同程度に期待できる。

治療に用いられるビスホスホネート製剤の薬理メカニズムは，破骨細胞に直接作用して強力に骨吸収を抑制することである。点滴静注製剤を用いた場合は，血清カルシウム濃度の低下が得られ，繰り返し投与することにより血清カルシウム濃度の持続的改善が期待できる。しかしながら，骨吸収の抑制により血清カルシウム濃度を低下させると，代償的に血中PTH濃度はさらに上昇する。経口ビスホスホネート製剤では，血清カルシウム濃度の低下はほとんど認められない場合が多い。一方，ビスホスホネート製剤内服によっても骨吸収の抑制は持続するため，骨密度の改善は期待できる。

CaSRに作用する薬剤によりPTH分泌の抑制が可能となる。現在までのところ，このような薬剤の臨床応用は限定的であり，手術療法に匹敵する効果が得られるにはいたっていない。

● 経過・予後 原発性副甲状腺機能亢進症の長期経過は北欧などで検討されている。無治療で経過した場合，心血管疾患による死亡率が高くなるという報告がなされている。一方，近年増加傾向にある高カルシウム血症が軽度の患者においては，一般住民と死亡率に差はないとする報告もある。骨病変に関しては，無治療で経過すると主に皮質骨の骨密度低下が進行すること，さらに骨折頻度が高まることが欧米の臨床研究から示されている。腎病変に関しては，無治療では尿路結石症およびそのための疝痛発作の発症頻度が高まる。本症患者における死亡率，心血管疾患の頻度あるいは骨折頻度に関する大規模な日本人の臨床データは報告されていない。欧米からの報告では，生命予後は手術によって改善するとされているが，それがどのような病態を改善することによるものであるかは明らかになっていない。

【竹内　靖博】

■参考文献

1) Heath H 3rd et al：Primary hyperparathyroidism：Incidence, morbidity, and potential impact in a community. N Engl J Med 302：189-193, 1980
2) Chikatsu N et al：An adult patient with severe hypercalcaemia and hypocalciuria due to a novel homozygous inactivating mutation of calcium-sensing receptor. Clin Endocrinol(Oxf) 50：537-543, 1999
3) Carpten JD et al：HRPT2, encoding parafibromin, is mutated in hyperparathyroidism-jaw tumor syndrome. Nat Genet 32：676-680, 2002
4) Silverberg SJ et al：A 10-year prospective study of primary hyperparathyroidism with or without parathyroid surgery. N Engl J Med 341：1249-1255, 1999
5) Parks J et al：Hyperparathyroidism in nephrolithiasis. Arch Intern Med 140：1479-1481, 1980
6) Bilezikian JP et al：Guidelines for the management of asymptomatic primary hyperparathyroidism：summary statement from the third international workshop. J Clin Endocrinol Metab 94：335-339, 2009

3　高カルシウム血症性疾患

● 定義・概念 血清カルシウム濃度は主に腸管からの吸収，骨からの動員および腎からの再吸収によって規定されており，8.5〜10.4 mg/dLの範囲に厳密に調節されている。カルシウム濃度がこの正常範囲を逸脱して高値となったものを高カルシウム血症と呼ぶ。

● 疫学 高カルシウム血症のうち，90%以上が原発性副甲状腺機能亢進症（primary hyperparathyroidism：1°HPT）もしくは悪性腫瘍に伴う悪性腫瘍随伴高カルシウム血症（malignancy-associated hypercalcemia：MAH）である。一般に外来患者の高カルシウム血症は1°HPTによるものが最も高頻度にみられる。一方，入院患者においてはMAHが最も多く，そのうち約80%がPTHrP（副甲状腺ホルモン関連蛋白）産生腫瘍である。

● 病因・病態生理と分子メカニズム カルシウム代謝の恒常性を維持している主なホルモンは副甲状腺ホルモン（PTH）および活性型ビタミンDの1,25-ジヒドロキシビタミンD〔1,25(OH)$_2$D〕であり，骨・腎・腸管の古典的標的臓器に対する作用を介してカルシウム濃度を一定に保っている。とりわけ，PTHは骨吸収と腎遠位尿細管からのカル

表4-3-1 発症機序に基づく高カルシウム血症の原因疾患分類

PTH(様)作用の過剰によるもの
1) 原発性副甲状腺機能亢進症
2) PTHrP産生腫瘍

ビタミンD作用の過剰
- ビタミンD中毒症
- 1,25(OH)₂D産生慢性肉芽腫症(サルコイドーシス, 結核症など), 悪性リンパ腫

その他
1) 骨吸収の亢進
   悪性腫瘍の広範囲な骨転移・骨浸潤
   甲状腺機能亢進症
   不動など
2) 腎尿細管カルシウム再吸収の亢進
   家族性低カルシウム尿性高カルシウム血症
   サイアザイド系利尿薬
3) 機序不明
   Addison病
   ビタミンA中毒
   リチウム剤など

PTH:副甲状腺ホルモン, PTHrP:副甲状腺ホルモン関連蛋白, 1,25(OH)₂D:1,25-ジヒドロキシビタミンD

表4-3-2 高カルシウム血症の症候

1) 一般症状:食欲不振, 易疲労, 全身倦怠
2) 中枢神経系:情緒不安定, 記憶障害, 傾眠, 昏迷, 昏睡
3) 循環器系:高血圧, 心電図上のQTc短縮, ジギタリス中毒の誘発
4) 消化器系:便秘, 消化性潰瘍, 膵炎
5) 腎尿路系:腎機能障害, 多飲・多尿, 腎石灰化, 尿路結石
6) 筋骨格系:近位筋力低下, 偽痛風
7) その他:皮膚掻痒感(皮下石灰化による), 角膜石灰化

シウム再吸収を促進することにより血清カルシウム濃度の維持に中心的な役割を果たしている。またPTHは腎近位尿細管の1α-水酸化酵素活性を上昇させることにより活性型ビタミンD産生を促進する。一方, 活性型ビタミンDの主な作用は腸管からのカルシウム吸収の促進であるが, さらにPTHによる腎遠位尿細管でのカルシウム再吸収促進作用の発現にも活性型ビタミンDが必要とされる。高カルシウム血症はこれらのホルモンの作用過剰や骨, 腎などの臓器におけるカルシウム代謝異常により起こる(表4-3-1)。

原因疾患とその病態

PTH作用の過剰によるもの:

- **原発性副甲状腺機能亢進症(1°HPT)** PTHの慢性的な分泌過剰により, 高カルシウム血症に加えて尿中排泄閾値の低下による低リン血症, 活性型ビタミンD高値などを呈するが, 尿中カルシウム排泄量は必ずしも高値とならない。副甲状腺の腺腫, 過形成, 癌が原因となるが, このうち腺腫が最も多い。異所性PTH産生腫瘍はきわめてまれである。

- **PTHrP産生腫瘍** 悪性腫瘍に伴う高カルシウム血症は, 腫瘍から産生されるインターロイキン1(IL-1), IL-6や腫瘍壊死因子α(TNFα)などによる骨吸収促進作用に基づく局所性骨溶解性高カルシウム血症(local osteolytic hypercalcemia:LOH)とPTHrPの過剰産生に基づく全身性液性機序によるものとに分類されるが, 後者が大部分を占める。PTHrPは生理的にはPTHとその受容体を共有する局所性因子であるが, 悪性腫瘍により循環血中に過剰分泌されると, そのPTH作用により高カルシウム血症をきたす。したがって, 1°HPTと類似の高カルシウム, 低リン血症の病態を呈するが, 活性型ビタミンDが低下すること, 骨吸収の著明な亢進にもかかわらず骨形成が抑制されていること, 代謝性アルカローシスを呈することなどの点で1°HPTと異なる。

ビタミンD作用の過剰:生理量, 薬理量のビタミンDは腸管カルシウム吸収の促進を主作用とするが, 中毒症では骨吸収も亢進させる。また, サルコイドーシスなどの肉芽腫や悪性リンパ腫は1α-水酸化酵素を発現して活性型ビタミンDを産生することにより, 高カルシウム尿症, 高カルシウム血症をもたらすことがある。

その他:

- **骨吸収の亢進** LOHは乳癌骨転移や多発性骨髄腫で高頻度にみられる。これらにおける局所の骨吸収促進とPTHrP産生による高カルシウム血症は必ずしも相反するものではなく, 骨局所の悪性腫瘍細胞もPTHrPを発現して局所因子作用, 液性因子作用の両方を介して高カルシウム血症に貢献していることもある。また, 骨への力学的負荷は骨代謝の恒常性維持に重要であり, 不動は骨吸収の著明な亢進に伴うカルシウムの血中動員増加により高カルシウム血症をきたすことがある。

- **腎尿細管カルシウム再吸収の亢進** 家族性低カルシウム尿性高カルシウム血症(FHH)は尿中カルシウム排泄の低下(FEca(Ca排泄率)<1.0%)により軽度の高カルシウム血症をきたす遺伝性疾患で, 大部分が細胞外CaSR(カルシウム感知受容体)遺伝子のヘテロ不活性化変異によるが, CaSRとは異なる遺伝子座に原因があると思われる家系も報告されている。PTH分泌の軽度上昇も認められることから, 1°HPTとの鑑別が問題となる。

■ **臨床症状・検査成績** 高カルシウム血症の症状は, 多飲・多尿, 筋力低下, 消化器症状, 精神症状など多彩かつ非特異的であるが, 通常血清カルシウム13.0 mg/dL以上になるとこれらの症状が著明になり, さらに徐脈, 不整脈, 高血圧などの循環器症状や意識障害が出現する(表4-3-2)。このような状態になれば高カルシウム血症に対する緊急処置が必要である(高カルシウム血症クリーゼ)。

■ **診断** 高カルシウム血症の診断に際しては, 血清カルシウム濃度測定上, 下記の点に注意を要する。血液中のカルシウムのうち約半分はアルブミンを主とする蛋白と結合しており, 機能的に重要なのはイオン化カルシウムである。イオン化カルシウムは総カルシウム値より推定されるが, 低アルブミン血症により結合カルシウムが低下している場合は, イオン化カルシウム濃度が正常でも総カルシウムは低値となりみかけ上の低カルシウム血症を呈する。そこで, 血清アルブミン濃度(Alb)が4 g/dL未満の場合は, 下記のPeyneの式を用いる。

> 補正Ca濃度(mg/dL) = 実測総Ca濃度(mg/dL) + [4−血清アルブミン(g/dL)]

高カルシウム血症が認められたときはその病態を評価するため, 同時に尿中カルシウム排泄量および尿細管カルシウム排泄率(FEca), 血清リン濃度, intactまたはwhole PTH, PTHrP-IRMA, 血清1,25(OH)₂Dなどを測定し,

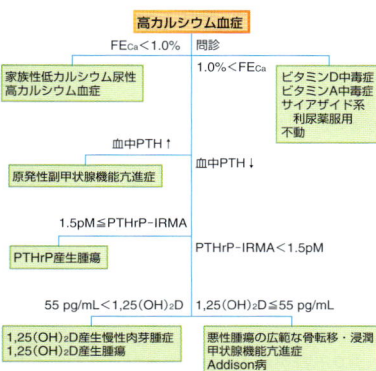

図 4-3-1 高カルシウム血症の鑑別診断フローチャート
FE_{Ca}：Ca排泄率，PTH：副甲状腺ホルモン，PTHrP：副甲状腺ホルモン関連蛋白，$1,25(OH)_2D$：1,25-ジヒドロキシビタミンD

図4-3-1に示すフローチャートに従って鑑別診断を進めていく。

高カルシウム血症患者ではまずビタミンDやAを含む家庭薬の過剰摂取などを問診により除外する。高カルシウム血症に加えて低リン血症があり，血中PTHの高値を認めれば1°HPTと診断できる。

FHHは血清カルシウム濃度に対して非常に低い尿中カルシウム排泄（$FE_{Ca}<1.0\%$）により診断される。通常，1°HPTでは$FE_{Ca}>2.0\%$である。しかしながら尿中カルシウム排泄のみではしばしば明確な診断が困難であり，常染色体優性遺伝形式の家系内発症を証明することが診断にも有用であることから，FHHが疑われる場合は家系の検索を行う必要がある。また，孤発例ではCaSRに対する機能抑制型自己抗体に基づくacquired hypocalciuric hypercalcemia（AHH）という例も報告されている。

高カルシウム血症があるにもかかわらず，血中PTHの低値を認めた場合PTHrP，$1,25(OH)_2D$などを測定し，PTHrP産生腫瘍やその他の原因を鑑別する。

■ **治療と薬理メカニズム** 可能なかぎり原因を取り除くことが原則であり，腫瘍性疾患に伴うものでは病変摘除を含む原病の治療が基本となる。高カルシウム血症の治療自体は病態生理に応じて行う。

骨吸収の亢進がみられる場合にはビスホスホネートが有効である。悪性腫瘍に伴うものなどではゾレドロネートなどの静注製剤を用いる。緊急性の高い場合は作用発現までに2～3日を要するため，作用発現の速いカルシトニン製剤の点滴静注を併用する。

あらゆる高カルシウム血症は腎濃縮能の低下から多尿，脱水，腎不全を起こす危険がある。これらが悪循環を形成すると急速に高カルシウム血症が進展し高カルシウム血症クリーゼを発症する。このような場合は脱水の補正のために生理食塩水の大量補液が必要であり，カルシウムの腎排泄促進能と心負荷軽減のために適宜ループ利尿薬を併用する。腎不全が高度になれば緊急透析などの処置が必要となることもある。

その他，活性型ビタミンD過剰に対してはビタミンD，カルシウムの摂取を減らすことが重要である。不動に対しては早期のリハビリによる荷重負荷運動が有効である。

■ **経過・予後** 悪性腫瘍に伴うものは通常比較的末期に発症することが多く，高カルシウム血症自体が死因となることも少なくない。その他の慢性高カルシウム血症は一般に予後良好であるが，脱水，腎機能低下に注意し，クリーゼを予防することが重要である。

おわりに

高カルシウム血症をきたす疾患とその鑑別診断と治療について概説した。血清カルシウム値のスクリーニングが日常的となった現在，無症候で発見される高カルシウム血症も多い。血清カルシウム濃度の異常を見逃さず，正しく診断されることが望まれる。

【井上 大輔】

4 副甲状腺機能低下症，低カルシウム血症性疾患

■ **定義・概念／分類** 一般に，血中カルシウム（Ca）濃度が血清アルブミン濃度で補正しても 8.5 mg/dL 未満の場合を低カルシウム血症（hypocalcemia）とみなす。

■ **病因・病態生理と分子メカニズム** 表4-4-1に主な低カルシウム血症の原因疾患を記した。低カルシウム血症の原因は，副甲状腺ホルモン（PTH）の作用不全（副甲状腺機能低下症），ビタミンDの作用不全，その他に大別される。

副甲状腺機能低下症

副甲状腺機能低下症は，PTH分泌低下によるもの（PTH不足性副甲状腺機能低下症）と，PTH受容機構異常（偽性副甲状腺機能低下症）に大別される。いずれの場合も，PTH作用低下のため，腎近位尿細管におけるリン（P）再吸収の亢進とビタミンD活性化障害がもたらされる。その結果，低リン血症を伴わない低カルシウム血症を呈する。

● **PTH不足性副甲状腺機能低下症** 甲状腺癌などに対する頸部手術や放射線照射に続発するものが最も多いが，自己免疫性と想定されるもの，また副甲状腺カルシウム感知受容体（CaSR）の活性型変異によるPTH分泌不全（常染色体優性低カルシウム血症）などがある。そのほかに，DiGeorge（ディジョージ）症候群など副甲状腺の発生異常を伴うもの，また遺伝子異常によるPTH分泌不全がある（詳細については図4-4-2参照）。

● **偽性副甲状腺機能低下症** PTHの分泌には異常がなく，腎近位尿細管においてPTH受容体を介するシグナル伝達物質 cAMP（環状アデノシン一リン酸）産生を媒介するGs（刺激性G蛋白）α蛋白の異常が原因である。臨床的には，Albright（オールブライト）遺伝性骨異栄養症（AHO）と呼ばれる低身長，肥満，円形顔貌，中手骨の短縮などを伴うIa型と，AHOを伴わないIb型に分類される。いずれも，PTH負荷に対する腎尿細管でのcAMP産生増加反応が減弱している。Ia型の病因は，Gsα蛋白をコードするGNAS遺伝子の変異である。一方，Ib型はGNAS遺伝子の発現低下が原因である。従来，PTH反応性cAMP産生は正常で，P排泄などcAMP産生以

降のPTHシグナル伝達機構の異常を呈する病態として偽性副甲状腺機能低下症II型の存在が想定されていたが、現在ではII型の存在自身が疑問視されている。

ビタミンD作用不全

ビタミンDの主作用は、小腸からのCaおよびPの吸収促進である。そのため、ビタミンD作用不全は、低カルシウム、低リン血症をもたらす。ビタミンDは、ビタミンの名が冠せられているが、紫外線エネルギーにより、皮膚で生合成可能である。一方、ビタミンDに富む食品はかぎられているため、ヒトは必要なビタミンDのほとんどを皮膚での生合成に依存している。したがって、直射日光にあまりあたらない場合、ビタミンD不足・欠乏に容易に陥る。皮膚で生成された(あるいは摂取された)ビタミンDは、ほとんどすべて25-水酸化酵素により肝臓で貯蔵型の25-ヒドロキシビタミンD[25(OH)D]に変換される。25(OH)Dは、血中を長期間安定に循環する。そのごく一部が、腎近位尿細管で1α-水酸化酵素により1,25-ジヒドロキシビタミンD[1,25(OH)$_2$D]に変換される。

ビタミンD作用は、核内受容体ファミリーに属するビタミンD受容体(VDR)を介して発現される。1,25(OH)$_2$Dは、ビタミンD代謝物のなかで、VDRに対する親和性が最も高いため、活性型ビタミンDと呼ばれることもある。ビタミンD作用不全には、紫外線照射不足などによるビタミンD不足・欠乏、1α-水酸化酵素遺伝子異常による1,25(OH)$_2$D産生障害であるビタミンD依存症I型、VDR遺伝子変異などによる1,25(OH)$_2$D不応症であるビタミンD依存症II型が知られている。また、抗痙攣薬など一部の薬剤は、ビタミンD代謝の変化からビタミンD作用低下をもたらしうる。長期にわたるビタミンD作用不全では、慢性低リン血症により、くる病/骨軟化症がもたらされる。

その他の原因による低カルシウム血症

低マグネシウム血症は、PTH分泌低下をもたらすだけで

表4-4-1 低カルシウム血症の原因

PTH作用不全
PTH分泌の低下によるもの
特発性副甲状腺機能低下症
続発性副甲状腺機能低下症(頸部手術後など)
常染色体優性低カルシウム血症
その他の先天的PTH分泌不全など(図4-4-2参照)
PTH受容機構異常
偽性副甲状腺機能低下症
ビタミンD作用不全
ビタミンD欠乏症
ビタミンD依存症I型
ビタミンD依存症II型
その他
慢性腎臓病(CKD)
マグネシウム欠乏
骨・組織へのカルシウム沈着(hungry bone症候群、急性膵炎など)
薬剤(抗痙攣薬・ビスホスホネートなど)

PTH:副甲状腺ホルモン

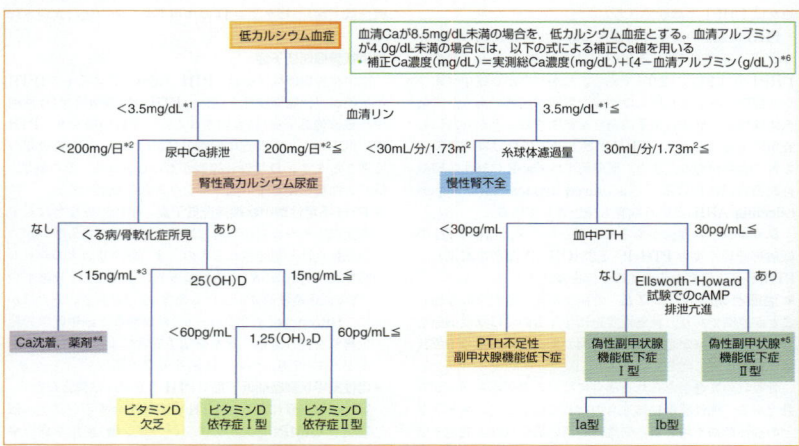

図4-4-1 低カルシウム血症の鑑別診断フローチャート

さまざまな疾患が、低カルシウム血症の原因となる。低アルブミン血症が存在する場合には、アルブミン補正した値で血清Ca値を評価する。上図を用いて、低カルシウム血症の鑑別を行う。ただし、25-ヒドロキシビタミンD[25(OH)D]の測定は、現在保険適用となっていない

*1:乳児では5.5 mg/dL、小児では4.5 mg/dLを用いる
*2:小児では4 mg/kg/日を用いる
*3:特に小児では、血清25(OH)Dが15 ng/mLを超えていても、ビタミンD欠乏が否定できない場合がある。このような場合には、まずビタミンDの補充がすすめられる
*4:副甲状腺手術後のhungry bone症候群、骨形成性骨転移、急性膵炎、ビスホスホネートなどの薬剤が含まれる
*5:報告されている偽性副甲状腺機能低下症II型患者には、尿細管障害を伴う例や抗痙攣薬による治療中の例が含まれている。これらのCa代謝に影響する原因を有さない偽性副甲状腺機能低下症II型患者が存在するかどうかは、明らかではない
*6:クエン酸などのキレート剤は、総Ca濃度を変化させずにイオン化Ca濃度を低下させる

なく，PTHおよびビタミンD抵抗性も惹起し，低カルシウム血症が生ずる．臨床的には，アルコール中毒症などに多い．

血中のCaが急激に組織に沈着するために低カルシウム血症が惹起されることがある．原発性副甲状腺機能亢進症患者に対する手術後などに，骨形成が急激に亢進するため，血中から骨へCaが急激に移動するhungry bone（飢餓骨）症候群が有名である．急性膵炎では，しばしば低カルシウム血症が認められるが，これは炎症の波及した膵周囲の組織にCaが沈着するためと考えられている．

■ **臨床症状・検査成績** 低カルシウム血症性疾患では，原因を問わず低カルシウム血症自体による共通の臨床症状をきたす（表4-4-2）．血中Ca^{2+}の低下により神経筋および神経伝導が亢進する．神経筋伝導の亢進は，テタニーと呼ばれる強直性の筋痙攣をもたらす．テタニーの誘発試験として，Trousseau（トルソー）徴候とChvostek（クヴォステク）徴候が有名である．また神経伝導の亢進により，末梢神経障害様の手指のしびれ感のような軽い症状から，重篤な全身痙攣（てんかん大発作），意識障害を引き起こすこと

もある．また，Ca^{2+}の低下は，心筋伝導系の障害をもたらし，種々の不整脈の原因となる．心電図では，QTc間隔が延長する．

副甲状腺機能低下症では，同時に高リン血症が存在するため，大脳基底核などの異所性石灰化が認められることがある．逆に，ビタミンD作用不全などにより低リン血症が慢性化すると，骨の石灰化が障害され，くる病/骨軟化症がもたらされる．

表4-4-2 低カルシウム血症の症状・徴候

症状
感覚障害：手指のしびれ感など
神経筋被刺激性の亢進：テタニー，筋攣縮
中枢神経症状：痙攣（あらゆる種類），意識障害
不整脈
心不全

徴候
Trousseau 徴候
Chvostek 徴候
心電図 QTc 間隔延長

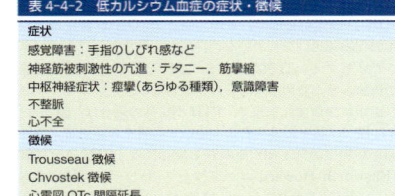

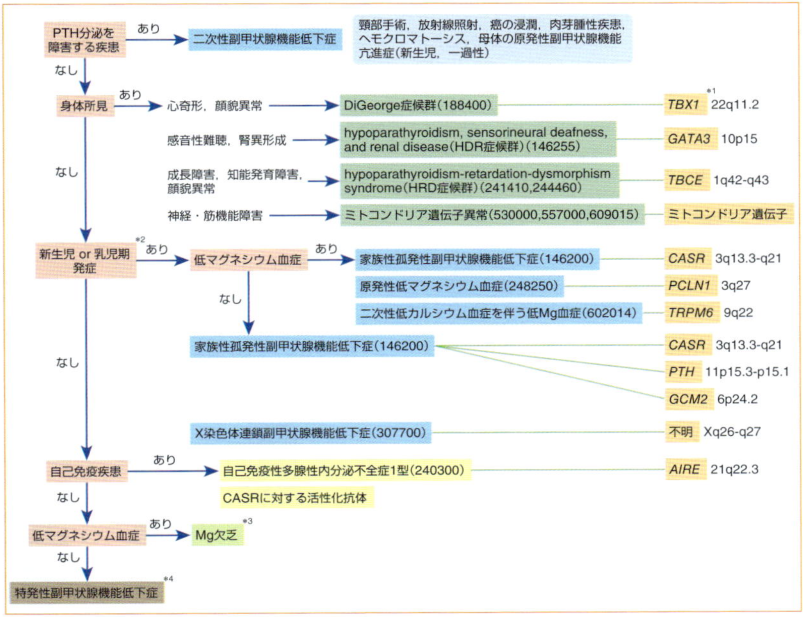

図4-4-2 PTH（副甲状腺ホルモン）不足性副甲状腺機能低下症の鑑別診断フローチャート
腎機能が保たれている低カルシウム血症患者で血中PTHが低値であれば，PTH分泌不全によるPTH不足性副甲状腺機能低下症と考えられる．近年，このPTH不足性副甲状腺機能低下症の原因として，多くの疾患が同定されている
原因遺伝子の後に，染色体上の位置を示してある．（　）内はOMIM番号を示す
*1：TBX1遺伝子変異が，副甲状腺機能低下症の原因であるかどうかは確定していない
*2：新生児期，あるいは乳児期に発症していても，小児期以降に診断される場合がある
*3：Mg欠乏患者は，PTH作用障害から高PTH血症を示す場合がある
*4：現在特発性副甲状腺機能低下症と分類される疾患のなかから，将来新たな病因，病態が発見されるものと考えられる

なお,偽性副甲状腺機能低下症Ia型では,前述したようにAHOと呼ばれる特異な骨格異常がみられる.

鑑別診断

図4-4-1に,厚生労働省難治性疾患研究事業ホルモン受容機構異常調査研究班が作成した,低カルシウム血症の鑑別診断指針を示した.

一般に,PTH作用不全がない低カルシウム血症では,PTH分泌亢進により低リン血症がもたらされるので,低カルシウム血症の鑑別診断の第一歩は,血中P濃度の評価である.頻度の高いビタミンD欠乏症のために,血清25(OH)D測定が必須であるが,血清25(OH)D測定は,日本の保険適用になっていない.なお,低カルシウム血症をきたしたビタミンD欠乏症でも,必ずしもくる病/骨軟化症の臨床症状が認められるとはかぎらない.

副甲状腺機能低下症で,PTH不足性の場合は,図4-4-2に従って種々の発生異常や遺伝子異常を考慮する.偽性副甲状腺機能低下症が疑われる場合には,PTH負荷試験(Ellsworth-Howard〈エルスワース-ハワード〉試験)を実施し,PTH負荷後の尿中cAMP増加反応が減弱していることを確認することが望ましい.

■ **治療と薬理メカニズム** 低カルシウム血症の治療の目的は,テタニー,痙攣,不整脈など,低カルシウム血症に基づく症状の改善であり,血清Ca濃度を正常化することではない(症状がなければ通常血清Ca濃度8 mg/dL台前半でよい).意識障害,てんかん大発作,制御不能な不整脈などの重篤な状態を除いて,Ca製剤の静脈内投与により急速に血清Ca値を上昇させる必要はない.静注する場合は,緩徐に静注するか,ブドウ糖液などに希釈して点滴静注する.また,同時に高リン血症が存在する場合,急激な異所性石灰化をもたらす可能性があり注意を要する.

副甲状腺機能低下症の治療は,PTH不足性,偽性副甲状腺機能低下症いずれも,活性型ビタミンD〔1α(OH)Dもしくは$1,25$(OH)$_2$D〕の内服が用いられる.どちらの病型においても,PTH作用低下による近位尿細管での$1,25$(OH)$_2$D産生低下による腸管でのCa吸収低下が,低カルシウム血症の主原因であるからである.PTH分泌低下症では,本来PTH補充が理にかなっているが,連日の注射が必要であり,わが国では保険適用がないため,一般的ではない.

ビタミンD作用低下症のうち,ビタミンD不足・欠乏ではビタミンDを補充すればよい.病態に応じて,活性型ビタミンDが用いられる.

その他の原因の低カルシウム血症は,原因治療が必要であるが,病態に応じて,やはりビタミンD代謝物が用いられることも多い.

■ **経過・予後** 副甲状腺機能低下症をはじめとして,重症低カルシウム血症によるてんかん・不整脈などがコントロールされれば,一般的に経過は良好であり,生命予後もよい.

【岡崎 亮】

参考文献
1) Shoback D : Hypocalcemia: Definition, Etiology, Pathogenesis, Diagnosis, and Management. Primer on the metabolic bone diseases and disorders of mineral metabolism, edited by Rosen CJ et al, p313-317, American Society for Bone and Mineral Research, 2009
2) Rubin MR et al : Hypoparathyroidism and Pseudohypoparathyroidism. Primer on the metabolic bone diseases and disorders of mineral metabolism, edited by Rosen CJ et al, p354-361, American Society for Bone and Mineral Research, 2009
3) Fukumoto S et al : Causes and differential diagnosis of hypocalcemia-recommendation proposed by expert panel supported by ministry of health, labour and welfare, Japan. Endocrine J 55:787-794, 2008

5 くる病/骨軟化症

■ **定義・概念** くる病(rickets)/骨軟化症(osteomalacia)は,骨石灰化障害を特徴とする疾患である.このうち,成長板閉鎖以前に発症するものがくる病である.骨は,骨芽細胞が産生するI型コラーゲンを主とする骨基質に,ハイドロキシアパタイト〔$Ca_{10}(PO_4)_6(OH)_2$〕結晶が沈着することにより形成される.くる病/骨軟化症では,石灰化していない骨基質である類骨が増加し,石灰化骨が減少する(図4-5-1).

■ **病因・病態生理と分子メカニズム** くる病/骨軟化症の病因は,多岐にわたる(表4-5-1).このうち骨石灰化を直接阻害するアルミニウムなどの薬剤や,アルカリホスファターゼ(ALP)遺伝子異常による低ホスファターゼ症を除く大部分のくる病/骨軟化症では,慢性の低リン血症が認められる.

慢性的な血中リン濃度を規定する最も重要な因子は,2a型,あるいは2c型ナトリウム-リン共輸送体による腎近位尿細管でのリン再吸収である.これらのナトリウム-リン共輸送体の発現は,副甲状腺ホルモン(PTH)や線維芽細胞増殖因子23(FGF23)によって抑制される.

ビタミンD欠乏や抗痙攣薬によるビタミンD代謝亢進,$1,25$-ジヒドロキシビタミンD〔$1,25$(OH)$_2$D〕産生酵素の遺伝子異常によるビタミンD依存症I型,あるいはビタミンD受容体遺伝子異常によるビタミンD依存症II型では,腸管リン吸収の低下や合併する二次性副甲状腺機能亢進症による近位尿細管でのリン再吸収の抑制から,低リン血症が惹起される.また尿細管障害でも,近位尿細管リン再吸収が抑制される.一方FGF23は,骨で産生され近位尿細管でのリン再吸収や$1,25$(OH)$_2$D産生の抑制を介し,血中

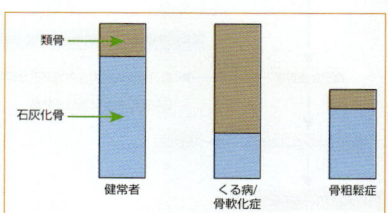

図4-5-1 くる病/骨軟化症と骨粗鬆症
骨は,石灰化していない骨基質からなる類骨と,ハイドロキシアパタイトが沈着した石灰化骨からなっている.骨粗鬆症は,類骨と石灰化骨の比率は変化せずに骨全体の量が減少する疾患である.一方くる病/骨軟化症では,骨全体の量は必ずしも減少しないが,類骨が増加し石灰化骨が減少する.二重エネルギーX線吸収法(DXA)などによる骨塩量は骨中のカルシウム含量を反映するため,骨粗鬆症とくる病/骨軟化症ではいずれも骨塩量の低下が認められる

表4-5-1 くる病/骨軟化症の原因疾患と病因

低リン血症
- ビタミンD代謝物作用障害
  - <u>ビタミンD欠乏，抗痙攣薬</u>
  - ビタミンD依存症Ⅰ型　　　　　　　　　　　　　　　*CYP27B1* 遺伝子変異
  - ビタミンD依存症Ⅱ型　　　　　　　　　　　　　　　*VDR* 遺伝子変異
- 腎尿細管異常
  - 高カルシウム尿症を伴う遺伝性低リン血症性くる病/骨軟化症　　*SLC34A3* 遺伝子変異
  - Fanconi症候群
  - Dent病
  - 薬剤(イホスファミド，アデホビルピボキシルなど)
- FGF23関連低リン血症性くる病/骨軟化症
  - <u>X染色体優性低リン血症性くる病/骨軟化症</u>　　　　*PHEX* 遺伝子変異
  - 常染色体優性低リン血症性くる病/骨軟化症　　　　　　*fibroblast growth factor 23* 遺伝子変異
  - 常染色体劣性低リン血症性くる病/骨軟化症1　　　　　*dentin matrix protein 1* 遺伝子変異
  - 常染色体劣性低リン血症性くる病/骨軟化症2　　　　　*ENPP1* 遺伝子変異
  - <u>腫瘍性くる病/骨軟化症</u>
  - McCune-Albright症候群/線維性骨異形成症に伴う低リン血症性くる病/骨軟化症
  - 含糖酸化鉄による低リン血症性骨軟化症
  - 線状皮脂腺母斑症候群に伴う低リン血症性くる病
- その他
  - リン欠乏，アルミニウムやマグネシウム含有制酸剤，原発性副甲状腺機能亢進症

石灰化障害
- 低ホスファターゼ症　　　　　　　　　　　　　　　　*TNSALP* 遺伝子変異
- <u>薬剤(アルミニウム，エチドロネートなど)</u>

___：くる病/骨軟化症の原因として比較的頻度の高いものを示す
CYP27B1：25-ヒドロキシビタミンD-1α-水酸化酵素をコードする遺伝子
VDR：ビタミンD受容体
SLC34A3：2c型ナトリウム-リン共輸送体をコードする遺伝子
PHEX：phosphate-regulating gene with homologies to endopeptidases on the X chromosome
ENPP1：ectonucleotide pyrophosphatase/phosphodiesterase 1
TNSALP：tissues non-specific alkaline phosphatase

表4-5-2 代表的くる病/骨軟化症の検査所見

	血中カルシウム	血中リン	FGF23	25(OH)D	1,25(OH)$_2$D
ビタミンD欠乏	↓〜→	↓	↓	↓↓	↓〜↑
ビタミンD依存症Ⅰ型	↓	↓	↓	→	↓
ビタミンD依存症Ⅱ型	↓	↓	↓	→	↑↑
FGF23関連リン血症性疾患	→	↓	↑	→	↓〜→
高カルシウム尿症を伴う遺伝性低リン血症性くる病/骨軟化症	→	↓	↓	→	↑

↓：各疾患に特徴的な所見を示す
線維芽細胞増殖因子23(FGF23)，25-ヒドロキシビタミンD(25(OH)D)の測定は，保険適用となっていない。1,25(OH)$_2$D：1,25-ジヒドロキシビタミンD

リン濃度を低下させるホルモンである。

遺伝性の低リン血症性くる病/骨軟化症のなかで最も頻度の高い疾患が，X染色体優性低リン血症性くる病/骨軟化症(X-linked dominant hypophosphatemic rickets/osteomalacia：XLH)である。このXLHを含む数種類の遺伝性低リン血症性疾患や，腫瘍随伴症候群の一つである腫瘍性くる病/骨軟化症などが，過剰なFGF23活性によって惹起されることが明らかとなった。腫瘍性くる病/骨軟化症では原因腫瘍により，その他の多くのFGF23関連低リン血症性疾患では骨により，FGF23が過剰産生されるものと考えられている。

■**臨床症状・検査成績**　くる病では，成長障害，O脚やX脚などの骨変形，骨・軟骨接合部の腫大(くる病念珠)が認められる。骨軟化症では，骨痛や筋力低下が問題となる。特に腫瘍性くる病/骨軟化症では，重度の筋力低下から自立歩行が不能となり，車いすや寝たきりとなる場合もある。このため腫瘍性くる病/骨軟化症は，神経，筋疾患などと混同されることもある。

■**診断**　二重エネルギーX線吸収法(dual energy X-ray absorptiometry：DXA)などで評価される骨塩量は，骨中のカルシウム含有量を反映することから，くる病/骨軟化症と骨粗鬆症ではともに低値となる(図4-5-1)。

くる病/骨軟化症では，低ホスファターゼ症などを除き，低リン血症と(骨型)ALPの上昇が認められる。また低リン血症性疾患の鑑別には，1,25(OH)$_2$Dや25-ヒドロキシビタミンD(25(OH)D)，FGF23の測定が有用である(表4-5-2)。ただし現状では，25(OH)DやFGF23の測定は，保険適用となっていない。

単純X線写真では，骨端線の拡大や不規則化，骨幹端の杯状変形，骨変形などがくる病の所見として知られている。骨軟化症では，低石灰化領域を反映する偽骨折(looser zone)が恥骨，大腿骨，脛骨，肋骨などに認められる場合

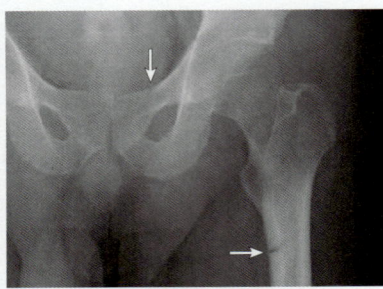

図 4-5-2　腫瘍性骨軟化症患者に認められた偽骨折
骨軟化症では，低石灰化領域を反映する偽骨折が恥骨，大腿骨などに認められる(⇨)場合がある

がある(図 4-5-2)。骨シンチグラフィでは，骨軟化症で多発性の取り込みが認められ，悪性腫瘍の骨転移と考えられることがある。くる病/骨軟化症の診断は，症状とこれらの検査所見により可能な場合が大部分である。診断が困難な場合には，まれに骨生検による類骨の増加の証明が必要な場合がある。

■ **治療と薬理メカニズム**　ビタミン D 代謝物作用障害に対しては，活性型ビタミン D_3 製剤の投与が行われる。活性型ビタミン D_3 製剤の投与量は病態により異なる。ビタミン D 依存症 I 型では，生理的活性型ビタミン D_3 製剤で治療可能である。一方ビタミン D 依存症 II 型には，通常大量の活性型ビタミン D_3 製剤が投与される。しかしビタミン D 受容体遺伝子変異の種類により，治療への反応性は異なる。本症では，くる病に加え低カルシウム血症によるテタニーなどの症状が問題となることが多い。このため活性型ビタミン D_3 製剤に加え，カルシウム製剤の投与が行われる。

高カルシウム尿症を伴う遺伝性低リン血症性くる病/骨軟化症は，中性リン製剤で治療する。その他の腎尿細管異常，多くの FGF23 関連低リン血症性くる病/骨軟化症に対しては，中性リン製剤と活性型ビタミン D_3 製剤の投与が行われる。一方腫瘍性くる病/骨軟化症は，原因腫瘍の全摘により完治することから，腫瘍の摘除が第一選択である。腫瘍が発見できない場合，あるいは手術が不能な場合には，他の FGF23 関連低リン血症性くる病/骨軟化症に準じて治療する。

■ **経過・予後**　ビタミン D 欠乏症やビタミン D 依存症 I 型，高カルシウム尿症を伴う遺伝性低リン血症性くる病/骨軟化症は，適切な治療により良好な経過が期待できる。また腫瘍性くる病/骨軟化症は，原因腫瘍の摘除により完治する。その他の FGF23 関連低リン血症性疾患や腎尿細管障害では，薬剤投与により症候の改善は認められるものの，治癒は困難な場合が多い。ビタミン D 依存症 II 型や低ホスファターゼ症の治療は，現状でも困難である。

【福本　誠二】

参考文献
1) Fukumoto S et al : Bone as an endocrine organ. Trends Endocrinol Metab 20 : 230-236, 2009
2) Hori M et al : Fibroblast growth factor 23 in phosphate homeostasis and bone metabolism. Endocrinology 152 : 4-10, 2011

5　副腎

1　副腎総論

はじめに

副腎は腎臓の頭側に位置する錐体形の組織で左右二個ある。哺乳類の副腎は外側にステロイドホルモンを分泌する副腎皮質(中胚葉由来)が，内側にカテコールアミンを分泌する副腎髄質(神経堤由来)がある(図 5-1-1)。

副腎皮質は，糖質コルチコイド(グルココルチコイド〈glucocorticoid〉)，鉱質コルチコイド(ミネラルコルチコイド〈mineralocorticoid〉)，副腎アンドロゲン(adrenal androgen)の三系統のステロイドホルモンを分泌する。生理的役割は，グルココルチコイドが糖脂質代謝・骨代謝・蛋白異化・免疫反応の調節，ミネラルコルチコイドが血圧・循環血流量・電解質の調節，副腎アンドロゲンが女性の二次性徴の調節である。副腎皮質からのグルココルチコイド分泌は，視交叉上核の体内時計による制御のみならず，感染・手術・情動などのストレス応答において交感神経活性化とともに重要な役割を担う(図 5-1-2)。副腎髄質は交感神経節前線維の支配下にアドレナリン・ノルアドレナリンを分泌して交感神経活性に寄与する。

副腎皮質ホルモンの生合成と調節

副腎皮質ホルモンの生合成は，LDL(低比重リポ蛋白〈low density lipoprotein〉)受容体やスカベンジャー受容体 B I (scavenger receptor class B, member I : SR-B I) により細胞内に取り込まれたコレステロールなどがミトコンドリア内膜に到達してはじまる。三系統のステロイドホルモンは，特異的なステロイド合成酵素群により各々生成され，副腎皮質は外側から順に，球状層(zona glomerulosa)・束状層(zona fasciculata)・網状層(zona reticularis)の三層構造をなし，ステロイド合成酵素は層特異的に発現する。このため生理的ステロイドホルモン合成も層特異的となる。最外側の球状層はアルドステロン合成酵素(*CYP11B2*)を発現するため，アンジオテンシン II 上昇や血中カリウム濃度変化によりアルドステロンを産生する。内側の束状層と網状層は，11β-水酸化酵素(*CYP11B1*)と 17α-水酸化酵素(*CYP17A1*)を発現するため，ACTH(副腎皮質刺激ホルモン〈adrenocorticotropic hormone〉)制御下にコルチゾールやデヒドロエピアンドロステロン(dehydroepiandrosterone : DHEA)などを産生する(図 5-1-3)。

副腎皮質ホルモンの代謝

コルチゾールの正常分泌量は 1 日 15～30 mg で，ACTH とともに 1 日十数回のパルス状分泌を繰り返す。夜半に最低値となり，起床前から上昇して早朝にピークとなる著明な日内変動を呈する。大部分は肝臓で代謝されるため，遊離コルチゾールとして尿中に排泄される 1 日量は 10～

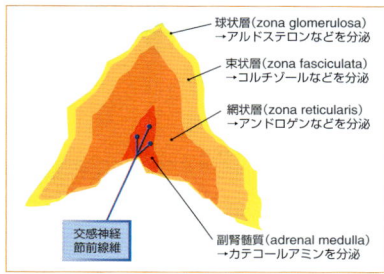

図 5-1-1　副腎の構造

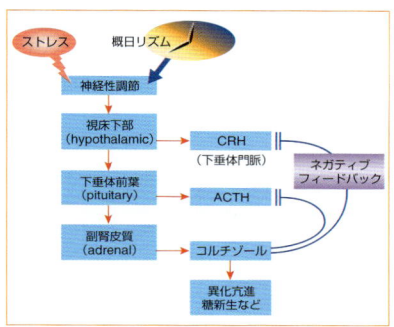

図 5-1-2　視床下部-下垂体-副腎系

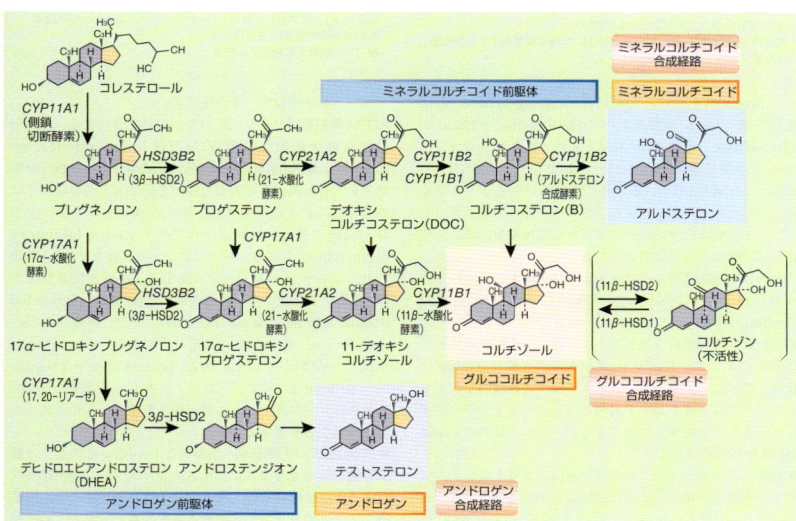

図 5-1-3　副腎皮質における主な生合成経路

90μg 程度である。

11β-水酸化ステロイド脱水素酵素(11β-hydroxysteroid dehydrogenase：11β-HSD)はコルチゾール代謝を調節する。2つのアイソフォームのうち11β-HSD 2型の機能低下は，漢方薬に含まれるグリチルリチン酸や遺伝子異常により生じ，腎臓でのコルチゾールからコルチゾンへの不活化が低下する。このためミネラルコルチコイド受容体はアルドステロンに対する選択性が保てず，コルチゾールにより不適切に活性化されて著明な高血圧・低カリウム血症・ミオパチーなどを呈する(偽性アルドステロン症)。

アルドステロンの正常分泌量は1日 50～250μg(正常の塩分摂取下)で，やはり日内変動を呈する。肝臓でグルクロン酸抱合による不活化を受け，尿中排泄量は1日 9μg 以下で，塩分摂取の多寡や加齢の影響を受ける。

【高橋　克敏】

2　Cushing 症候群

■**定義・概念**　1932年，脳外科医 Harvey Cushing が特徴的身体所見を呈するこの症候群の原因を下垂体の好塩基性腺腫に求め，1941年には内科医 Albright がこの症候群の異化亢進を見つけ，原因を副腎皮質由来のグルココルチコイドによると推定した。その後ホルモン測定が可能とな

表 5-2-1　Cushing 症候群の分類

1 ACTH 依存性
Cushing 病（下垂体腺腫など）
異所性 Cushing 症候群（胸腺カルチノイド，肺小細胞癌など）
その他（CRH 産生腫瘍など）

2 ACTH 非依存性
副腎腺腫
副腎癌
ACTH 非依存性大結節性過形成（ACTH-independent macronodular adrenal hyperplasia：AIMAH）
小結節性異形成（primary pigmented nodular adrenal disease〈PPNAD〉を呈する Carney〈カーニー〉複合〈Carney complex〉など）

3 医原性
グルココルチコイド長期使用

4 偽性 Cushing 症候群
うつ病，アルコール多飲，妊娠後期

5 サブクリニカル（プレクリニカル）Cushing 症候群

1～4 は成因による排他的な分類．5 は成因による分類ではないので，5 だけは 1 2 と併存しうる（例：副腎腺腫によるサブクリニカル（プレクリニカル）Cushing 症候群）
ACTH：副腎皮質刺激ホルモン，CRH：副腎皮質刺激ホルモン放出ホルモン

表 5-2-2　Cushing 症候群の症候

1 特徴的症候
満月様顔貌と赤ら顔
中心性肥満または水牛様脂肪沈着
皮膚菲薄化と皮下溢血
近位筋萎縮による筋力低下
皮膚の伸展性赤紫色皮膚線条
小児における肥満を伴う発育遅延

2 非特徴的症候
高血圧
耐糖能異常
骨粗鬆症
月経異常
浮腫
痤瘡（にきび）
多毛
抑うつ
尿路結石
色素沈着（ACTH 依存性の場合）

診断に最も有用な身体所見は，皮膚菲薄化とされる（陽性尤度比は 100 以上）．サブクリニカル（プレクリニカル）Cushing 症候群は，2 の非特徴的症候のみを呈する
ACTH：副腎皮質刺激ホルモン

り，Cushing（クッシング）症候群（Cushing syndrome）は視床下部-下垂体-副腎皮質系（hypothalamic-pituitary-adrenal axis：HPA axis）の最終産物であるグルココルチコイドの慢性過剰状態（ヒトではコルチゾールによる hypercortisolism）が，不必要に不適切に生じることで惹起される病態と説明されるにいたった．慢性のグルココルチコイド過剰は全身に作用して多彩な症候を生み出し，その一部が特徴的な身体所見となる．

原因は，内因性コルチゾール産生によるものと治療に伴う外因性グルココルチコイド曝露によるもの（医原性 Cushing 症候群）に大別される．前者のうちコルチゾール産生が軽度で特徴的症候を呈さず，高血圧や耐糖能異常だけのものをサブクリニカル（プレクリニカル）Cushing 症候群と呼ぶ．うつ病・アルコール多飲・妊娠後期などでも内因性グルココルチコイド過剰となるが，背景因子の改善によりホルモン異常も寛解するため，これらは偽性 Cushing 症候群と呼ばれる．

▶疫学　まず総数では，医原性が内因性よりも多い．内因性コルチゾール産生による Cushing 症候群のなかでは，わが国では副腎性 Cushing 症候群（副腎腺腫）が最も多い．厚生省（現厚生労働省）特定疾患調査研究班（平成 9 年度）の報告では，副腎性 Cushing 症候群の男女比は 1：3.9 と女性に多く，平均年齢は 45～46 歳である．サブクリニカル（プレクリニカル）Cushing 症候群の男女比は 1：1.7 で男性の割合が増え，平均年齢は 57.5 歳と年齢も高くなる．

▶病因・病態生理と分子メカニズム　内因性ホルモン産生による Cushing 症候群は，「ACTH（副腎皮質刺激ホルモン）依存性」と，「ACTH 非依存性」に分けられる（表 5-2-1）．

ACTH 依存性：約 90％は，下垂体から ACTH が過剰分泌される「Cushing 病」で，多くが下垂体の microadenoma（微小腺腫）（腫瘍径が 1 cm 以下）による．一方，下垂体以外の非内分泌腫瘍から，ACTH が異所性に産生されるものを「異所性 ACTH 症候群」と呼ぶ．原因として気管支カルチノイド・肺小細胞癌・胸腺腫が多い．

ACTH 非依存性：多くは片側性の副腎腺腫による．ACTH 非依存性大結節性過形成（ACTH-independent macronodular adrenal hyperplasia：AIMAH）は，多数の副腎結節を含む両側副腎の著明な腫大を呈する．この疾患では副腎皮質に異所性に発現した受容体〔黄体化ホルモン受容体・GIP（胃酸分泌抑制ポリペプチド〈gastric inhibitory polypeptide〉）受容体・バゾプレシン受容体など〕が活性化されてコルチゾール分泌が亢進する．小結節性異形成でも色素沈着を呈する小結節性病変を primary pigmented nodular adrenal disease（PPNAD）と呼び，家族性の Carney（カーニー）complex によることがある．Carney complex の原因遺伝子は *PRKAR1A*（protein kinase A regulatory subunit 1-α）で，プロテインキナーゼ A（PKA）の構成的活性化がコルチゾール過剰産生を惹起し，粘液腫・皮膚色素沈着などを呈する．

▶臨床症状・検査成績　典型的な Cushing 症候群では表 5-2-2 の症候を全身性に呈する．コルチゾール過剰が慢性化すると，皮膚菲薄化・皮下溢血・満月様顔貌・中心性肥満・近位筋萎縮などの特徴的所見を数多く呈するため診断は難しくない．しかし，病初期は高血圧・糖代謝異常などの非特異的症候が前景に立ち自覚症状に乏しいことが多く，特徴的所見が見逃されやすい（図 5-2-1A，B〈見逃されていた皮膚菲薄化と皮下溢血〉）．多彩な症候が内科以外の受診機転となることもある．一般検査では，白血球増加・好酸球減少（100/μL 以下）・リンパ球減少・低カリウム血症・低アルブミン血症がみられる．

▶診断

内分泌学的検査

臨床的に Cushing 症候群が疑われるときは，グルココルチコイド治療・アルコール多飲・急性ストレスなどの有無を確認してからホルモン検査を行う．目的は，Cushing 症候群の存在診断（図 5-2-2）と成因診断（表 5-2-3）の 2 つである．

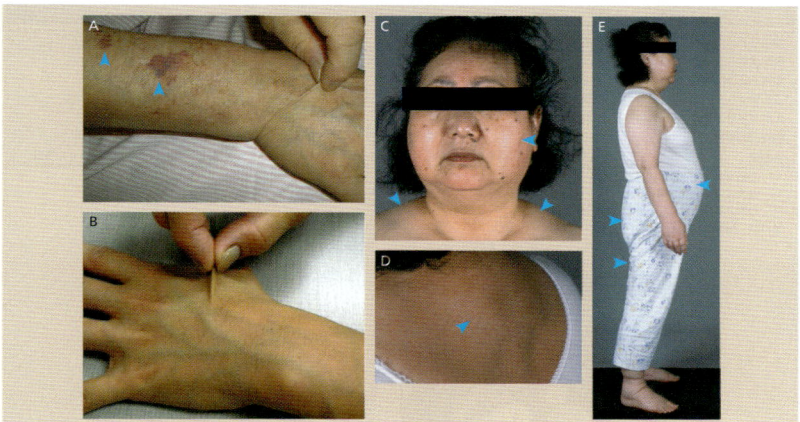

図 5-2-1　Cushing 症候群の身体所見
A：皮膚菲薄化と皮下溢血
B：皮膚菲薄化。静脈透見性も亢進している
C：満月様顔貌と赤ら顔（moon face, plethora），鎖骨上窩脂肪沈着（supraclavicular fat pad）
D：水牛様脂肪沈着（buffalo hump）
E：中心性肥満と近位筋萎縮（大殿筋および大腿二頭筋・四頭筋）

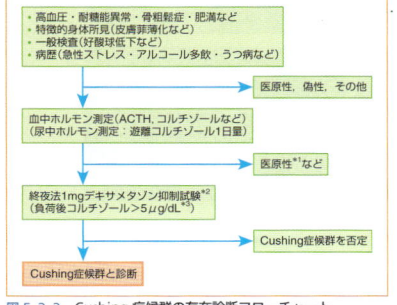

図 5-2-2　Cushing 症候群の存在診断フローチャート
*1：医原性では「ACTH 低値」。コルチゾール測定に交差性のあるステロイド製剤下では「コルチゾール低値」にはならないことに注意
*2：わが国の Cushing 病診療ガイドラインでは，診断感度を上げるため「0.5 mg 負荷」を推奨している
*3：「負荷後コルチゾール>2〜3 μg/dL」ではサブクリニカル（プレクリニカル）Cushing 症候群の可能性がある
ACTH：副腎皮質刺激ホルモン

Cushing 症候群の存在診断は，コルチゾールの過剰産生と自律性の証明による。まず，視床下部-下垂体-副腎皮質系（HPA axis）評価の常道である「血中 ACTH とコルチゾールの同時測定」を行う。「グルココルチコイド治療がなく ACTH 低値」であれば，「ACTH 非依存性」Cushing 症候群が疑われる。同病型では ACTH 低値が必発である。血中コルチゾールは正常高値〜高値となる。一方，「ACTH 依存性」Cushing 症候群では，肺小細胞癌による異所性 ACTH 症候群などを除き，「明らかな ACTH 高値」となることは少なく，「ACTH は正常高値〜軽度高値」のことが多い。コルチゾール過剰の確認には，尿中遊離コルチゾール測定も有用である（例：90 μg/日以上）。

次に，コルチゾール分泌の自律性の確認のため，終夜法（Nugent 法）でデキサメタゾン（dexamethasone：DEX）抑制試験を行う。少量 DEX 抑制試験（23 時に DEX 1 mg 内服し翌朝に血中コルチゾール測定）を行う。血中コルチゾール値が 5 μg/dL 以上では Cushing 症候群が疑われる。

さらに，Cushing 症候群の成因診断のため，8 mg 大量 DEX 抑制試験，コルチゾール日内変動の有無（偽性 Cushing 症候群は日内変動が保たれる），CRH（副腎皮質刺激ホルモン放出ホルモン）負荷試験（Cushing 病で ACTH 上昇），画像診断などを行う。Cushing 病では少量 DEX 抑制試験で抑制を認めず，大量 DEX 抑制試験では「ある程度の抑制」を認める（前値の 50％以上の低下）。一方，副腎性 Cushing 症候群や異所性 ACTH 症候群は，少量でも大量でもほとんど抑制を認めない。

画像診断
● **ACTH 非依存性**　腹部 CT を行う。副腎腺腫は長径 2 cm 以上のことが多く，典型例では正常副腎の萎縮を認める（図 5-2-3A）。副腎皮質癌は腫瘍径が 5 cm 以上と大きく，辺縁不整・内部不均一となる（図 5-2-3E）。AIMAH は両側性の多数の結節が特徴的である。CT の次には，コレステロール類似体を利用した ^{131}I-アドステロールシンチグラフィを行う。典型的な副腎腺腫では，機能性腺腫だけに取り込みを認める（図 5-2-3B〈ACTH 抑制のため反対側は取り込まない〉）。

● **ACTH 依存性**　頻度の高い下垂体腺腫を鑑別するため，

表 5-2-3 Cushing 症候群の成因診断

検査など	副腎腺腫	Cushing 病	異所性 ACTH 症候群	偽性
色素沈着	↓	↑	↑↑	―
血漿 ACTH 濃度	↓	正常または↑	↑↑	正常または↑
コルチゾール日内変動[*1]	なし	なし	なし	あり
大量デキサメタゾン抑制試験[*2]	低下せず	前値の50%以下	低下せず	―
CRH負荷試験[*3]	上昇せず	前値の150%以上	上昇せず	―
その他	腹部CTで副腎腫瘍	下垂体MRIで微小腺腫	男性・体重減少(肺癌)	うつ病・アルコール多飲

[*1]: 深夜23〜24時の血中コルチゾール低下で評価する
[*2]: 終夜法。前夜23時にデキサメタゾン8mgを内服し、翌朝空腹8〜10時の血中コルチゾール低下を評価する
[*3]: 血漿ACTH濃度の上昇を評価する
ACTH：副腎皮質刺激ホルモン，CRH：副腎皮質刺激ホルモン放出ホルモン

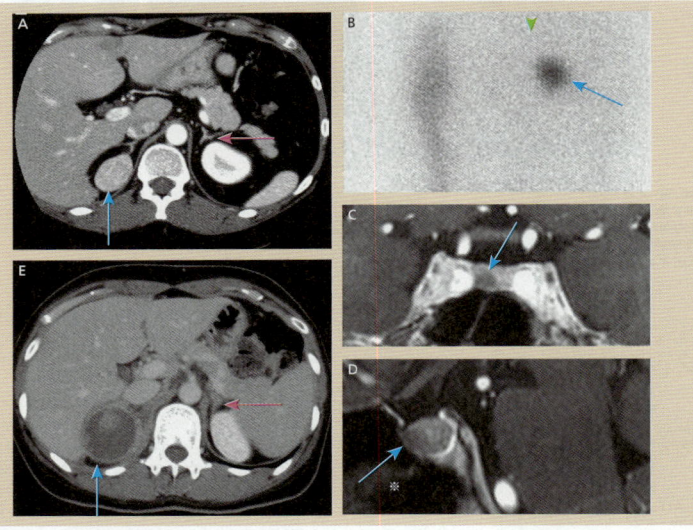

図 5-2-3　Cushing 症候群の画像診断
A，B：副腎性 Cushing 症候群(右副腎腺腫)。Aは腹部造影CT像。表面平滑な径3.5cmの右副腎腫瘍(→)。右付随副腎と左副腎の萎縮(→)を伴う典型例である。Bはアドステロールシンチグラム(背面像)。右副腎だけに取り込みを認める(→)。▶：正中
C，D：Cushing病(microadenoma)の下垂体MRI像。Cは造影MRI像(T1強調画像、前額断)。正常下垂体より低信号号のmicroadenoma(径5mm大)。Dは造影MRI像(T1強調画像、矢状断)。経蝶形骨洞下垂体腺腫摘出術(Hardy手術)は、→方向からアプローチする(※：蝶形骨洞)
E：右副腎皮質癌(ホルモン産生なし)。腫瘍径5.5cmで表面不整で内部壊死を伴う(→)。本例はコルチゾール産生がないためCushing症候群ではなく、左副腎萎縮を認めない(→)

まず下垂体MRIを行う。微小腺腫はMRI T1強調画像のガドリニウム造影下で低信号腫瘤を呈する(図5-2-3C, D)。Cushing病が疑われるが下垂体MRIで腫瘍が検出できない場合は、海綿静脈洞や下錐体静脈洞の選択的サンプリングによりACTH高値を直接証明する。ACTH濃度が末梢血の2倍以上であればCushing病が示唆され、2倍未満であれば異所性ACTH産生腫瘍の可能性が高い。さらに、異所性ACTH症候群の検索は、気管支カルチノイド・肺小細胞癌・胸腺腫を念頭に胸部CTを行う。

■ **治療と薬理メカニズム**　原則として、どの病型も可能であれば根治をめざした腫瘍摘出術を行う。

外科的治療

第一選択は、Cushing病では経蝶形骨洞下垂体腺腫摘出術(Hardy手術)、副腎腺腫では腹腔鏡下副腎腫瘍摘出術である。副腎皮質癌が疑われる場合は、手術に伴う腹膜播種を避けるため開腹術が選択される。AIMAHは両側副腎摘出術が推奨されているが、二期的手術や片側手術による改善例もある。

薬物療法

適応は、早急に血中コルチゾール濃度を下げるべき重症例、手術不能例、不完全な腫瘍摘出例、再発例、副腎癌の転移である。以下の薬物を用い、併用も可能である。なお、血中コルチゾール値40μg/dL以上の重症例では感染リス

クが高く、メトピロンによる早急な治療が必要である。
副腎性Cushing症候群：①メトピロン®（メチラポン）：
11β-水酸化酵素阻害薬。11-デオキシコルチゾールからコルチゾールへの変換を阻害し、作用発現は時間単位。②オペプリム®（ミトタン）：細胞毒性により束状層や網状層を破壊する。作用発現は月単位。主に副腎皮質癌に用いる。
Cushing病：③パーロデル®（ブロモクリプチン）およびカバサール®錠（カベルゴリン）：ドパミンD_2受容体作動薬。Cushing病では神経伝達物質によるACTH分泌調節が残存する。
異所性ACTH症候群：④サンドスタチン皮下注®（オクレオチド）：ソマトスタチン受容体作動薬。

放射線治療
Cushing病の一部では^{60}Coのγ線を利用したガンマナイフが試みられる。効果発現まで年単位を要するため薬物療法と併用される。下垂体機能低下の副作用がある。

● **経過・予後** 一般に予後が悪いのは、副腎皮質癌および悪性腫瘍による異所性ACTH症候群である。副腎腺腫によるCushing症候群は外科的治療で治癒しうるため、生命予後はよい。しかし副腎不全を避けるため、HPA axis回復まで1年以上のグルココルチコイド補充が必要となる。その減量時には関節痛などが新たに生じて生活の質（QOL）が低下する。Cushing病では下垂体腺腫の不完全摘出例や再発例が少なからず存在し、年余にわたる治療を要することがある。

【髙橋 克敏】

参考文献
1) McGee S : Cushing syndrome : in Evidence-Based Physical Diagnosis, 2nd edition, Saunders, 2007

3 原発性アルドステロン症

● **定義・概念** 原発性アルドステロン症（primary aldosteronism：PA）は、副腎から自律的に過剰分泌されたアルドステロンの塩分貯留作用や炎症惹起作用により、高血圧、動脈硬化、冠動脈疾患、心肥大、心不全、脳卒中、腎障害、心房細動などの臓器障害や合併症を起こす。二次性高血圧のなかで最も頻度の高い疾患である。

1954年Tait夫妻によりelectorocortinとしてアルドステロンの構造が決定された翌年、Conn JWが34歳の高血圧女性の血液、汗、尿の電解質の詳細な検討からアルドステロン過剰を予測し、手術によりアルドステロン産生腺腫（aldosterone-producing adenoma：APA）を発見切除し[1]、新たな疾患概念として確立した。その後各種のPAの原因疾患が知られるようになった。

● **疫学** PAは1994年以前高血圧での頻度は0.1～0.2%のまれな疾患とされていた。1994年Gordonら[2]が専門施設へ紹介された高血圧症患者の約10%がPAである可能性を指摘して以来報告が増え、現在では初診未治療高血圧の3.3～10.4%、治療抵抗性難治性高血圧の4.2～19%がPAと報告されている（表5-3-1）。

PAでは、アルドステロン作用による臓器障害の合併症が多く、脳卒中は本態性高血圧の4.2～4.6倍、心筋梗塞は6.5倍、心肥大は1.6～2.9倍、心房細動は12.1倍と報告されている。

● **病因**
原因疾患（表5-3-2）
副腎から過剰分泌されたアルドステロンはレニン・アンジオテンシン（RA）系を抑制し、低レニン性高アルドステロン血症を示す。

副腎からのアルドステロン過剰分泌を生じる代表的な病態は、アルドステロン産生腺腫（APA）（図5-3-1A）、アルドステロンを産生する副腎皮質球状層が過形成を起こした特発性アルドステロン症（idiopathic hyperaldosteronism：IHA）（図5-3-1B）である。そのほかに結節性過形成が原因の片側副腎過形成（unilateral adrenal hyperplasia：UAH）や片側多発副腎皮質微小結節（unilateral mul-

表5-3-1 原発性アルドステロン症（PA）の頻度

報告者（報告年）	対象症例	対象症例数	確定診断法	頻度
Rundnick（1977）	専門施設での紹介高血圧	665		なし
Danielson（1981）	専門施設での紹介高血圧	1,000		0.1%
Scinclar（1987）	専門施設での紹介高血圧	3,783		0.3%
Gunnar（1994）	専門施設での紹介高血圧	4,429	内分泌負荷試験	1.4%
Gordon（1994）	専門施設での紹介高血圧	199	内分泌負荷試験	8.5%
Komiya（1996）	専門施設での紹介高血圧	741		4.2%
Lim（2000）	専門施設での紹介高血圧	495	内分泌負荷試験	9.2%
Fradella（2000）	専門施設での紹介高血圧	305	内分泌負荷試験	9.5%
Loh（2000）	高血圧	350	内分泌負荷試験, CT, AVS	4.6%
Rossi（2002）	専門施設での紹介高血圧	1,046	内分泌負荷試験, CT	6.3%
Strauch（2003）	専門施設での重症高血圧	402	内分泌負荷試験	19%
Mulatero（2004）	専門施設での紹介高血圧	7,343	内分泌負荷試験, CT, AVS	8.0%
Young（2004）	（詳細不明）	1,112	病理診断, AVS	10.8%
Loh（2004）	専門施設での紹介高血圧	3,850	内分泌負荷試験, CT, AVS	4.6%
Omura（2004）	無治療高血圧	1,020	病理診断, AVS	6.0%
成瀬（2010）	一般外来高血圧	1,236	内分泌負荷試験, CT, AVS	3.3%
大村（2010）	無治療高血圧	415	病理診断, AVS	10.4%
Westerdahl（2011）	専門施設での紹介高血圧	200	CT, AVS	5.5%
Ito（2011）	正常高値血圧, Ⅰ度高血圧	292	病理診断, AVS	3.8%

AVS：副腎静脈採血

表 5-3-2 原発性アルドステロン症（PA）の原因疾患

	片側副腎からのアルドステロン過剰	両側副腎からのアルドステロン過剰
腫瘍性病変	アルドステロン産生腺腫（APA） 副腎癌 アルドステロン-コルチゾール同時産生腺腫	両側副腎の APA
過形成病変	片側副腎過形成（UAH） 片側多発副腎皮質微小結節（UMN） アルドステロン産生細胞集塊（APCC）	特発性アルドステロン症（IHA） 原発性副腎過形成（PAH） アルドステロン産生細胞集塊（APCC）
遺伝性病変	家族性アルドステロン症Ⅱ型（FH-Ⅱ）	グルココルチコイド奏効性アルドステロン症（GRA）または家族性アルドステロン症Ⅰ型（FH-Ⅰ） 家族性アルドステロン症Ⅲ型（FH-Ⅲ）

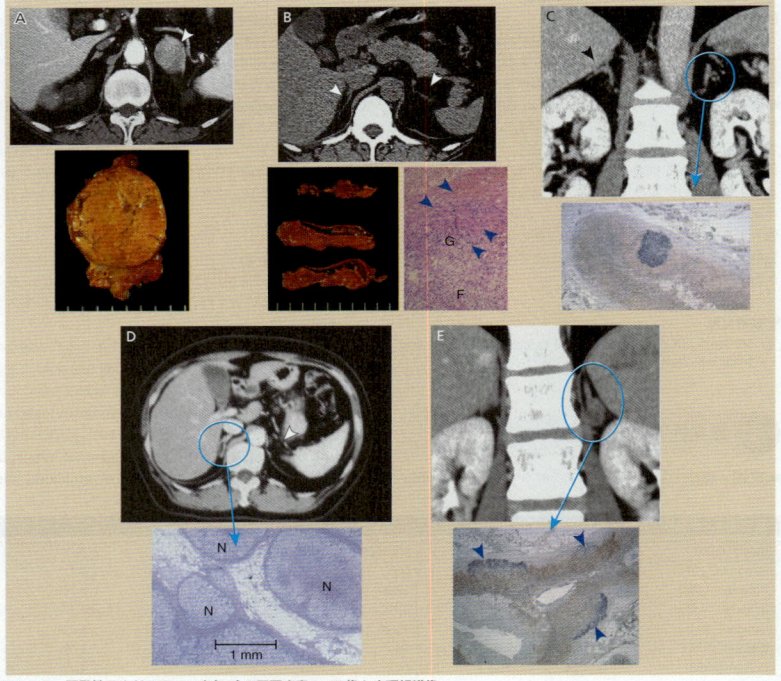

図 5-3-1　原発性アルドステロン症（PA）の原因疾患の CT 像と病理組織像
A：アルドステロン産生腺腫（APA）の CT 像，切除副腎の肉眼像
B：特発性アルドステロン症（IHA）の CT 像，切除副腎の肉眼像と病理組織像。副腎静脈採血（AVS）で両側副腎からのアルドステロン過剰分泌が認められ，アルドステロン分泌の強い右副腎を切除した。切除副腎の病理検査で副腎皮質球状帯（G）の過形成が認められた（F：束状層）
C：アルドステロン産生微小腺腫（APmicroA）の CT 像，切除副腎の CYP11B1（茶色）と CYP11B2（紫色）の二重染色像。CT で副腎腫瘍は検出されないが AVS でアルドステロン過剰分泌が診断された左副腎を切除した。CYP11B2 陽性の径 1 mm の腺腫が診断された
D：片側多発副腎皮質微小結節（UMN）の CT 像，切除副腎の病理組織像（HE 染色）。AVS でアルドステロン過剰分泌が認められた右副腎を切除した。3β-HSD（3β-水酸化ステロイド脱水素酵素）陽性の径 2～3 mm の多発結節（N）が認められた
E：アルドステロン産生細胞集塊（APCC）の CT 像，切除副腎の CYP11B1 と CYP11B2 の二重染色像。CT 像で左副腎に腫瘍像を認め，AVS で両側副腎からのアルドステロン過剰分泌と左副腎からのコルチゾール過剰分泌が認められた。二重染色像でコルチゾール産生腺腫以外に球状層と束状層境界領域に CYP11B2 陽性の細胞集塊が認められた（▶）

tiple adrenocortical micronodules：UMN）（図 5-3-1D），副腎癌，原発性副腎過形成（primary adrenal hyperplasia：PAH）が報告されている。またアルドステロンとコルチゾールを同じ腺腫から産生するアルドステロン-コルチゾール同時産生腺腫，まれではあるが APA が両側副腎に生じることもある。

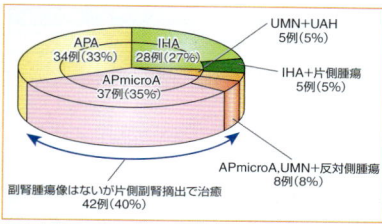

図 5-3-2 原発性アルドステロン症(PA)の原疾患の割合
無治療初診高血圧から診断された PA の原疾患の各々 1/3 はアルドステロン産生腺腫(APA), 腫瘍が検出できないアルドステロン産生微小腺腫(APmicroA), 特発性アルドステロン症(IHA)であった。また PA と非機能性副腎腺腫の合併が 13% で認められた
UMN:片側多発副腎皮質微小結節, UAH:片側副腎過形成

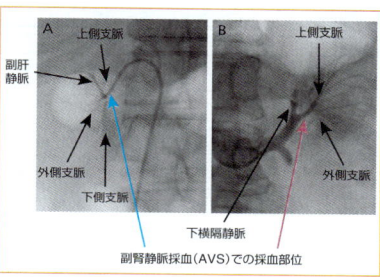

図 5-3-3 副腎静脈の造影像
右副腎静脈は直接下大静脈に流入し, 左副腎静脈は左腎静脈へ流入する。副腎静脈血の採血は, 右副腎(A)では上側, 外側, 下側支脈の合流部(→), 左副腎(B)では左下横隔静脈開口部と外側支脈開口部の間(→)で行う

遺伝性の PA としては, *CYP11B1* と *CYP11B2* のキメラ遺伝子が原因となり ACTH(副腎皮質刺激ホルモン)依存性にアルドステロン過剰分泌が生じるグルココルチコイド奏効性アルドステロン症(glucocorticoid remediable aldosteronism:GRA)または家族性アルドステロン症Ⅰ型(familial hyperaldosteronism type Ⅰ:FH-Ⅰ)と, 9番染色体異常が想定されている家族性アルドステロン症Ⅱ型(FH-Ⅱ), K$^+$ チャネルである KCNJ5 のコードする遺伝子変異により若年で発症する家族性アルドステロン症Ⅲ型(FH-Ⅲ)などが知られている[3]。

最近ヒトの *CYP11B1* と *CYP11B2* を識別可能な特異性の高い抗体が開発された。この抗体を用いた解析で, 球状層と束状層の間に斑状に分布するアルドステロン産生細胞集塊(aldosterone-producing cell clusters:APCC)(図5-3-1E)が PA の新たな原因となっている可能性が指摘された[4]。

▶病態生理と分子メカニズム

副腎から過剰分泌されたアルドステロンは腎遠位尿細管上皮細胞や集合管のミネラルコルチコイド受容体(mineralocorticoid receptor:MR)に作用し, 上皮型 Na$^+$ チャネル(ENaC)と Na$^+$-K$^+$ATPase を活性化し, カリウムの尿中排泄増加作用とナトリウム貯留作用による循環血漿量増加のため血圧が上昇する。さらに心臓や腎臓, 血管などの非上皮性細胞では MR を介した酸化ストレス増加や NO(一酸化窒素)産生低下による炎症, 内皮機能障害により, 各種臓器障害を生じさせる。

▶診断
PA の治療ガイドラインが日米内分泌学会[4),5)]から公表された。両ガイドラインでは, ①(一次)スクリーニング検査, ②確認検査, ③副腎静脈採血(AVS)による PA の原疾患の鑑別診断, ④治療を段階的に行うことを推奨している。

(一次)スクリーニング検査

欧米では低カリウム血症や副腎腫瘍を有する高血圧, 難治性高血圧, 40歳以下で脳卒中を起こした高血圧, PA の家族歴を有する例で PA の頻度が高いと報告されている(表5-3-1)ため, 米国内分泌学会ガイドラインでは, このような症例での PA のスクリーニングが推奨されている[5)]。日本では無治療高血圧や一般外来受診高血圧での前向き疫学調査の報告(表5-3-1)があり, 高血圧全例でのスクリーニング検査が推奨されている[6)]。

従来 PA に特徴的所見とされていた低カリウム血症を示す症例は少ないことが判明しているため, PA のスクリーニングはアルドステロンとレニン活性またはレニン濃度の同時測定を行い, アルドステロン/レニン比(aldosterone-renin ratio:ARR)や ARR にアルドステロン値を加え, 低レニン性高アルドステロン血症の有無をスクリーニングする。

確認検査

PA の治療方針を決定するためには副腎静脈採血(adrenal venous sampling:AVS)を行うが, 一次スクリーニング陽性のすべての症例で AVS を施行することは困難である。このため低レニン性高アルドステロン血症が判明した後, さらに内分泌負荷試験を行い, PA の可能性の高い症例をスクリーニングする。わが国ではカプトプリル試験, フロセミド立位試験, 生理食塩水負荷試験, 経口食塩負荷試験[6)], 欧米ではカプトプリル負荷試験, 生理食塩水負荷試験, フルドロコルチゾン負荷試験, 経口食塩負荷試験が推奨されている[6)]が, 単独の検査では PA を感度・特異度よく診断可能な方法がなく, 通常 2 種類以上の検査を組み合わせて行う。

治療法決定のための PA の原疾患の診断

PA では通常片側副腎からのアルドステロン過剰分泌(unilateral primary aldosteronism:Ult-PA)が診断された場合は副腎手術が適応となり, 両側副腎からのアルドステロン過剰分泌(bilateral primary aldosteronism:Blt-PA)が診断された場合は MR アンタゴニスト(mineralocorticoid receptor antagonist:MRA)を中心とした内科治療が適応となる。このため両者の鑑別診断は PA の治療法を決定するために重要である。

従来 PA の代表的原疾患は副腎腫瘍が原因の APA と, 副腎腫瘍のない両側副腎球状層過形成が原因の IHA とされていたため, Ult-PA と Blt-PA は CT や ^{131}I-アドステロール副腎シンチグラフィなどの画像検査を行い, 副腎腫瘍の有無で形態学的に鑑別診断が行われてきた。

しかし片側副腎手術で治癒が期待できる APA の約半数

表5-3-3 副腎静脈採血によるアルドステロン過剰分泌の診断基準

著者	ACTH刺激	副腎静脈への挿入判定基準	片側アルドステロン過剰の判定基準
Magillら	なし	$\frac{アドレナリン_{副腎静脈血中}}{アドレナリン_{下大静脈血中}} > 3$	$\frac{(A/C)_{患側副腎}}{(A/C)_{健側副腎}} > 4$
Rossiら	なし	$\frac{C_{副腎静脈血中}}{C_{下大静脈血中}} > 1.1$	$\frac{(A/C)_{患側副腎}}{(A/C)_{健側副腎}} > 2$
Young Jrら	あり	$\frac{ACTH刺激後 C_{副腎静脈血中}}{ACTH刺激後 C_{下大静脈血中}} > 5$	$\frac{ACTH刺激後(A/C)_{患側副腎}}{ACTH刺激後(A/C)_{健側副腎}} > 4$
Omuraら	あり	ACTH刺激後 $C_{副腎静脈血中}$ > 200 μg/dL	片側副腎 ACTH刺激後 $A_{副腎静脈血中}$ > 14,000 pg/mL
Satohら	あり		片側副腎 ACTH刺激後 $A_{副腎静脈血中}$ > 13,400 pg/mL または $\frac{ACTH刺激後(A/C)_{患側副腎}}{ACTH刺激後(A/C)_{健側副腎}} > 2.6$

ACTH:副腎皮質刺激ホルモン,C:コルチゾール,A:アルドステロン,A/C:アルドステロン/コルチゾール比

が画像検査で発見できない径6mm以下のアルドステロン産生微小腺腫(aldosterone-producing microadenoma:APmicroA)(図5-3-1C)[7]であること,画像検査で腫瘍病変は認められないが片側副腎手術で高率に治癒が得られる片側副腎過形成病変である片側副腎過剰産生や片側多発副腎皮質腺腫小結節が存在することが明らかとなってきた。さらに画像検査で発見可能な副腎腫瘍の最多の原因が非機能性副腎腺腫(non-functioning adrenocortical adenoma:NF)であり,NFに画像検査で腫瘍を認めないIHA,APmicroA,UAH,UMNが合併する例も存在するため(図5-3-2),副腎腫瘍の有無によりUlt-APAとBlt-APAを鑑別することが困難であることが明らかとなってきた。

このため日米内分泌学会のPAガイドラインでは,CTは副腎腫瘍の良性悪性の鑑別に,[131]I-アドステロール副腎シンチグラフィはPAに合併したコルチゾール産生腺腫合併の診断に用いるが,Ult-APAとBlt-APAの鑑別は画像検査では行わないことを明記し,その鑑別方法としてAVSの重要性をあげている[5),6)]。

したがってPAが疑われUlt-PAが診断された場合手術による治療を希望する症例では,AVSを行いBlt-PAとUlt-PAを鑑別することで外科治療の適応の有無を判定し,さらにUlt-PAの場合はアルドステロン過剰分泌の原因が右副腎か左副腎かを特定し,手術を行う副腎を確定する。

副腎静脈採血

AVSは大腿静脈からSeldinger(セルディンガー)法によりカテーテルを左右副腎静脈に挿入し副腎静脈血を採取し(図5-3-3),通常アルドステロン(aldosterone:A)とコルチゾール(cortisol:C)を測定する。欧米では各々の副腎でAとCの比(A/C比)を算出し,左右副腎でA/C比を比較する診断基準が用いられている。一方わが国から,ACTH刺激後の副腎静脈血中A>1万3,400~1万4,000 pg/mL以上をアルドステロン過剰分泌とする診断基準が提唱されている(表5-3-3)。

■ **治療と薬理メカニズム** AVSで,Ult-PAが診断され手術治療の希望のある症例ではアルドステロン過剰分泌が確認された片側副腎を外科的に切除する。通常侵襲の少ない腹腔鏡手術を行い,アルドステロン過剰の原因となっている片側副腎を全摘する。副腎癌が疑われる症例では開腹手術が行われる。

一方Blt-PAや手術希望のないUlt-PAではMRAによる内科治療が選択される。MRAはMR上でアルドステロンと競合し,アルドステロンの作用を減弱させる作用を持つ。従来のスピロノラクトン(spironolactone)はMRへの選択性が弱く,しかもプロゲステロンと類似した構造を持つため抗アンドロゲン作用があり,男性では女性化乳房,女性では生理不順の副作用があることが知られている。しかし,近年臨床応用が可能となった新しいMRAであるエプレノン(eplerenone)は,MRへの選択性が向上したため,副作用が少なくなっている。通常IHAでは少量のMRAで血圧と血清カリウム値のコントロールが可能であるが,APAではIHAと比較し,多くのMRAの投与が必要となることが多い。

■ **経過・予後**

Ult-PAでは通常術後アルドステロン過剰分泌は治癒するが,高血圧の治癒率は,肥満の有無,腫瘍径の大きさ,手術までの高血圧罹病期間により差が認められ,肥満のない症例,腺腫の小さいAPmicroA,高血圧罹病期間の短い症例で高血圧治癒率も高い。

APAでの手術とMRA治療成績を比較した前向きRCT(無作為化臨床試験)はないが,APAでの手術成績とIHAでのMRAの治療成績の比較では同等の有用性が報告されている。

【大村 昌夫・西川 哲男】

参考文献

1) Conn JW : Presidential address. I. Painting background. II. Primary aldosteronism, a new clinical syndrome. J Lab Clin Med 45:3-17, 1955
2) Gordon RD et al : High incidence of primary aldosteronism in 199 patients referred with hypertension. Clin Exp Pharmacol Physiol 21:315-318, 1994
3) Choi M et al : K+ channel mutations in adrenal aldosterone-producing adenomas and hereditary hypertension. Science 331:768-772, 2011
4) Nishimoto K et al : Adrenocortical zonation in humans under normal and pathological conditions. J Clin Endocrinol Metab 95:2296-2305, 2010
5) Funder JW et al : Case detection, diagnosis, and treatment of patients with primary aldosteronism: an Endocrine Society clinical practice guideline. J Clin Endocrinol Metab 93:3266-3281, 2008
6) 日本内分泌学会原発性アルドステロン症検討委員会:原発性アルドステロン症の診断治療ガイドライン―2009―. 日本内分泌学会雑誌86(Supple):1-19, 2010
7) Omura M et al : Clinical characteristics of aldosterone-producing microadenoma, macroadenoma, and idiopathic hyperaldosteronism in 93 patients with primary aldosteronism. Hypertens Res 29:883-889, 2006

4 褐色細胞腫

▶定義・概念
褐色細胞腫(pheochromocytoma)は、副腎髄質や傍神経節に存在するクロム親和性細胞から発生する腫瘍である。病理学的に副腎髄質から発生したものを褐色細胞腫と呼び、傍神経節から生じたものをパラガングリオーマ(paraganglioma)と区別することがある。腫瘍からカテコールアミンなどのペプチドホルモンが分泌され、その作用によって高血圧、動悸、頭痛、発汗過多などの症状を呈するようになる。

▶疫学
罹患率は0.1〜0.6%とまれであり、地域差、人種差、性差はない。小児ではやや男児に多い(6:4)。あらゆる年齢で発症し、診断時年齢は20〜50歳代が80%を占める。副腎外性、両側性、多発性、家族性、小児例、悪性例がそれぞれ約10%を占めることから、10%病とも呼ばれてきた。最近、悪性例はより高頻度に認められると考えられ、副腎外性の約40%は悪性とされる。

▶病因

病因となる遺伝子異常
家族性褐色細胞腫・パラガングリオーマの原因遺伝子として*SDHB*, *SDHD*, *RET*, *VHL*などがある。SDHとはミトコンドリア呼吸鎖複合体IIに関係するコハク酸脱水素酵素である。そのサブユニットB, D(*SDHB*, *SDHD*)のうち、*SDHB*の変異は腹部のパラガングリオーマから発症してその後高率に遠隔転移(悪性化)する。

一方、*SDHD*の変異では頭頸部の多発性パラガングリオーマを主症状とし、悪性化は少ない。*RET*遺伝子は10番染色体上に存在して細胞内にチロシンキナーゼドメインを有する膜貫通型受容体(RET蛋白)をコードし、この*RET*の変異により褐色細胞腫が多発性内分泌腫瘍症2型(MEN2)として発症する。

その他、von Hippel-Lindau(フォン・ヒッペル-リンドウ)病における癌抑制遺伝子*VHL*, 神経線維腫症1型(von Recklinghausen〈フォン・レックリングハウゼン〉病)における*NF-1*の異常や機能不全が褐色細胞腫の発症に関連することが知られている。

▶病態生理と分子メカニズム
標的臓器に発現しているカテコールアミン受容体の種類($α_1$, $α_2$, $β_1〜β_3$)・量・カテコールアミンに対する親和性、および受容体に作用するカテコールアミンの種類・量などの総和によって多様な病態が形成されうる。

$α_1$受容体はGTP結合蛋白の一つGqに共役したホスホリパーゼCにより産生されたイノシトール三リン酸(IP_3)の作用で細胞内Ca^{2+}上昇を、一方$β$受容体は刺激性G蛋白(Gs)に共役したアデニル酸シクラーゼの作用でcAMP(環状アデノシン一リン酸)産生を起こし、細胞内シグナル伝達が行われる。エピネフリンは$α$および$β$受容体の刺激作用を有し、主に$β_1$刺激を介する心筋収縮力増大と心拍数増加により強力な昇圧作用を示す。血管に対してエピネフリンは低濃度では$β_2$受容体を刺激して血管拡張を、高濃度では$α$刺激が優位となり収縮をきたす。一方、ノルエピネフリンは主に強い$α$受容体刺激により末梢血管抵抗を増大させることで血圧を上昇させる。

▶臨床症状・検査成績

診断の手がかり
頭痛、動悸、発汗過多、顔面蒼白、体重減少などの症状や動揺性あるいは発作性の高血圧から疑う(表5-4-1)。褐色細胞腫に特徴的な動揺性・発作性高血圧の鑑別診断を表5-4-2に示す。高血圧発作は運動、ストレス、排便、飲酒、薬物などでカテコールアミン放出増加を介して誘発される(表5-4-3)。

カテコールアミン過剰による症状は、特徴的な5H(Hypertension〈高血圧〉, Headache〈頭痛〉, Hyperhidrosis〈発汗過多〉, Hypermetabolism〈代謝亢進〉, Hyperglycemia〈高血糖〉)として知られる。また、カテコールアミン過剰は、圧受容器機能障害・循環血液量減少・交感神経刺激に対する反応性低下の結果、起立性低血圧をきたし、診断に有用である。褐色細胞腫には、持続的な高血圧を呈するものと、発作性高血圧を呈するもの以外にも高血圧などの症状をほとんど呈さず無症状に経過するものがある。最近では副腎偶発腫瘍として発見されることが多くなってきた。

一般検査と合併症状
高レニン、白血球増加、炎症反応、血小板増加、多血症、高カルシウム血症などが時に認められる。耐糖能障害、高脂血症、胆石、心電図異常(洞頻脈、左室肥大、不整脈など)、心エコーで左室肥大、高血圧性の眼底変化、発作時の著明な血圧上昇などが認められる。時に腫瘍の壊死に伴う発熱、腫瘍尿排に伴う腎血管性高血圧なども合併する。著明な高血圧発作は狭心症、心筋梗塞、肺浮腫、不整脈の原因になりうる。また、褐色細胞腫ではカテコールアミン以外にも多様なペプチドが分泌され、さまざまな症状を呈しうる(表5-4-4)。

▶診断
カテコールアミン測定と画像検査から診断は比較的容易である。

内分泌学的検査
尿中カテコールアミン代謝物測定により簡単にスクリーニング可能である。スポット尿でメタネフリン(MN)＋ノルメタネフリン(NMN)の値を同時に測定し、尿中Cr(クレアチニン)で補正する。(MN＋NMN)/Cr＞1 mg/gCrをカテコールアミン過剰産生と判定する。カテコールアミンの主要な代謝酵素であるカテコール-O-メチルトランスフェラーゼ(COMT)はクロム親和性細胞内にも存在し、褐色細胞腫内でMNおよびNMNが生じるので診断のための指標としてすぐれている。血中カテコールアミン(E, NE)の測定は信頼度に劣るので通常は不要である。

機能検査としてグルカゴン、メトクロプラミドによる刺激試験は高血圧クリーゼの危険があり行わない。ノルエピネフリン高値の場合、クロニジン抑制試験が有用であり、0.3 mgクロニジン(カタプレス®)経口投与前と服用2および3時間後に血中エピネフリン(E)＋ノルエピネフリン(NE)を測定する。健常者では中枢α受容体に作用(刺激)する結果E＋NE分泌が抑制されるが(＜500 pg/mL)、末梢での自律性分泌が亢進している褐色細胞腫では低下しない。

画像所見
腫瘍の特徴は、原発性アルドステロン症やCushing

表 5-4-1 褐色細胞腫の症状と徴候

高頻度（＞33％）	低頻度（＜33％）
高血圧（90％）	振戦
発作性のみ（50％）	腹痛
持続性（30％）	胸痛
発作性＋持続性（約50％）	多飲・多尿
起立性低血圧（10～50％）	四肢蒼白・四肢冷感
頭痛（40～80％）	顔面紅潮
発汗（40～70％）	呼吸困難
動悸・頻脈（45～70％）	めまい・失神
顔面蒼白（40～45％）	痙攣
不安・神経質（20～40％）	徐脈
嘔気・嘔吐（20～40％）	発熱
眼底変化（50～70％）	
体重減少（60～80％）	

表 5-4-2 動揺性・発作性高血圧の鑑別診断

分類	病態
心血管系疾患	動揺性高血圧，発作性頻拍症，狭心症，冠動脈不全，急性肺浮腫，子癇，手術中ならびに後の高血圧クリーゼ，MAO阻害薬による高血圧クリーゼ，クロニジンや他の降圧薬の急激な中止による中断症候群
精神神経疾患	過換気症候群，パニック症候群，片頭痛，脳腫瘍，脳底動脈瘤，脳卒中，ポルフィリア，鉛中毒，家族性自律神経失調症
内分泌疾患	更年期障害，甲状腺機能亢進症，糖尿病，低血糖，カルチノイド
その他	交感神経刺激薬の服用

MAO：モノアミン酸化酵素

表 5-4-3 カテコールアミン放出の誘発因子

由来	誘発機序	誘発因子
腫瘍	直接圧迫	腹部圧迫，腫瘍触診，運動，屈曲などの姿勢，排尿，排便，下痢，妊娠，飽食，血管造影
	薬物	ACTH ヒスタミン，ニコチン（喫煙），オピオイド ドパミン拮抗薬 グルカゴン
	壊死による漏洩	誘因のない腫瘍壊死 細胞診 抗がん剤，放射線照射（内照射，外照射）
交感神経終末	神経インバランス	塩酸クロニジンの急激な中止
	薬物	MAO阻害薬 三環系抗うつ薬 β遮断薬

ACTH：副腎皮質刺激ホルモン，MAO：モノアミン酸化酵素

表 5-4-4 褐色細胞腫で分泌されうるペプチド

ペプチド	症状
アドレノメデュリン	血管拡張
アンジオテンシン変換酵素	高血圧
心房性ナトリウム利尿ペプチド	多尿，低血圧（？）
カルシトニン	―
カルシトニン遺伝子関連ペプチド	血管拡張
クロモグラニンA	―
コルチコトロピン放出因子	コルチゾール過剰状態
エンドセリン	血管収縮
エンケファリン	便秘
エリスロポエチン様因子	多血症
ヒト成長ホルモン放出因子	先端巨大症
インスリン様増殖因子Ⅱ	腫瘍増殖と関係（？）
インターロイキン6	発熱
モチリン	下痢
神経特異エノラーゼ	―
ニューロペプチドY	血管収縮
副甲状腺ホルモン	高カルシウム血症
副甲状腺ホルモン関連蛋白	高カルシウム血症
下垂体アデニル酸シクラーゼ活性化ポリペプチド	血管拡張，インターロイキン6放出
レニン	血管収縮
ソマトスタチン	便秘
サブスタンスP	顔面紅潮
血管作動性腸管ペプチド	顔面紅潮，下痢

表 5-4-5 褐色細胞腫の局在

局在	頻度（％）
腹腔内	95
単発性副腎腫瘍	50～70
単発性副腎外腫瘍	10～20
両側性副腎腫瘍*	5～25
多発性副腎外腫瘍*	5～25
腹腔外	5
胸郭内	2
頸部	＜1

*：小児や家族性の場合より高頻度となる

（クッシング）症候群など他の副腎腺腫に比較して大型（径は1～20 cm）で，しばしば出血，壊死，囊胞，石灰化などによる不均一な内部構造を呈し，ドプラエコーでも内部血流を有する腫瘍として観察される場合が多い。

一般的にはまずCTで腫瘍の局在を確認する。褐色細胞腫の90％以上は後腹膜腔に生じ，85％は左右いずれかの副腎に原発する（表5-4-5）。ただし，造影剤はクリーゼ誘発の可能性があるため原則禁忌で，やむをえず実施する際には必ずフェントラミン，プロプラノロールを準備する。

局在が不明あるいは副腎外性の場合，^{131}I-MIBGシンチグラフィ，MRI，CTで全身検索する（図5-4-1，図5-4-2）。MRIではT1強調画像で低信号，T2強調画像で高信号が特徴である。MIBGシンチグラフィは悪性例での転移巣検出に有用であるが，小病変や機能性が低い例では偽陰性（約10％）を示すことがあり注意を要する。MIBGシンチグラフィ陰性例では細胞の代謝や悪性度を反映するとされる^{131}I-FDG-PETが有用である（図5-4-1）が，わが国では保険適用がない。静脈サンプリングは通常施行せず，動脈撮影は禁忌である。

病理組織学的所見

クロム反応で褐色調化する。間質に乏しい大型の細胞の充実性増殖を示し，細胞質は好塩基性に染まる。腫瘍細胞は充実性胞巣状配列，胞体は銀染色（Grimelius法）陽性となり，免疫染色ではクロモグラニンA，神経特異エノラーゼ（NSE），S-100などが陽性となる。電顕的にノルエピネフリン（界限膜に包まれたきわめて電子密度の高い均一な

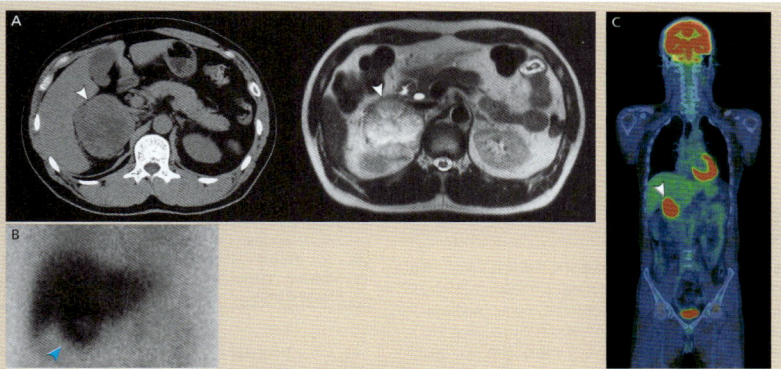

図 5-4-1 無症候性であり健診で高血圧と左室肥大を認めた褐色細胞腫の一例
41歳男性。CT像(A左)、MRI像(T2強調画像)(A右)、MIBGシンチグラフィ(B)、FDG-PET像(C)。内部構造不均一な径7cmの右副腎褐色細胞腫が認められる(▶)。尿中メタネフリン(MN)0.05 mg/gCr、ノルメタネフリン(NMN)5.54 mg/gCrとNMN優位の産生が認められた

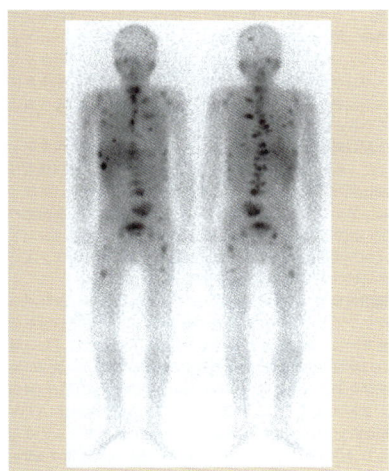

図 5-4-2 傍大動脈神経節腫瘍として発見された経過22年の副腎外多発性褐色細胞腫
45歳男性。MIBGシンチグラフィで全身の骨・肺転移を認め、悪性と判断される。左は前方(ANT)、右は後方(POST)からの像

芯を持った顆粒)とエピネフリン(波状の限界膜と電子密度の相対的に低い顆粒状の芯)が区別できる。

■ **治療と薬理メカニズム** 　腫瘍摘出術が原則である。しばしば他疾患の術前検査で副腎偶発腫として発見されるが、未治療のままの麻酔や手術、あるいは不適切な対応によって重篤な状態(高血圧クリーゼ＝緊急症)に陥る危険がある。したがって褐色細胞腫の可能性がある場合にはその診断と治療を優先する。

術前の血圧管理と循環血漿量および術中のクリーゼ防止のため、ドキサゾシン(カルデナリン®)などのα遮断薬を十分に投与する。β遮断薬は頻脈、不整脈治療目的で併用するが、単独投与はα作用が増強されるため禁忌である。病理組織での良性、悪性の鑑別が困難なため、術後も定期的に長期の経過観察が推奨される。

褐色細胞腫クリーゼでは循環動態モニタ下でフェントラミンの静注を行い、以後はα遮断薬を経口投与する。内分泌腺に多発性の病変を生じるMEN2の一病変として認められることもあり、家族歴および他の腫瘍性疾患(甲状腺髄様腫、副甲状腺腫・過形成、多発性神経腫)の合併の有無にも留意する。MEN2の場合、甲状腺髄様癌の発症はほぼ必発であり予後を左右する。したがって遺伝子診断の結果、高リスクの場合は予防的甲状腺全摘を行うことがあり、その場合は褐色細胞腫の摘出治療を優先する。広範な転移、浸潤のため手術不能な悪性例ではCVD療法(cyclophosphamide〈シクロフォスファミド〉、vincristine〈ビンクリスチン〉、dacarbazine〈ダカルバジン〉)、外照射、^{131}I-MIBGによる内照射などを併用した集学的治療を行い、骨転移に対してはビスホスホネートが骨関連症状の緩和に有効である。

■ **経過・予後** 　腫瘍摘出により高血圧、カテコールアミンは正常化する。悪性例の場合、転移巣がなければ組織学的な診断は困難である。悪性褐色細胞腫の場合、約35%は初診時には悪性の診断がなされず、遠隔転移や周囲組織への浸潤で悪性が判明する。したがって、良性と考えられる治療後の症例でも長期にわたる慎重な経過観察が必要である。腫瘍の発育は遅い場合が多く、長期生存しうる(5年生存率は45〜60%)。

多発性、悪性症例で手術不能な場合には腫瘍死のほか、カテコールアミン過剰による心不全で死亡することが多い。

【一色　政志】

参考文献
1) Kaplan NM：Kaplan's Clinical Hypertension, 9th edition, p389-409, Lippincott Williams & Wilkins, 2006
2) 日本高血圧学会高血圧治療ガイドライン作成委員会編：高血圧治療ガイドライン，ライフサイエンス出版，2009
3) 成瀬光栄ほか編：褐色細胞腫診療マニュアル，診断と治療社，2008
4) 名和田新ほか：副腎ホルモン産生異常症の全国疫学調査，厚生省特定疾患「副腎ホルモン産生異常症」調査研究班平成10年度研究報告書，p11-55, 1999

5 Addison 病

■**定義・概念**　原発性の慢性副腎皮質機能低下症は，英国の内科医である Thomas Addison（トーマス・アジソン）により1855年にはじめて報告されたことから，Addison（アジソン）病（Addison disease）と称されている。現在では，すべての原発性慢性副腎不全をさす場合（広義）と，遺伝性疾患（副腎白質ジストロフィー〈adrenoleukodystrophy：ALD〉，先天性副腎過形成など）を除いた後天性の成因による原発性慢性副腎不全の総称として用いられる場合（狭義）とがある。副腎皮質は三層からなり，球状層（外層）よりミネラルコルチコイドとしてアルドステロンが，束状層（中間層）よりグルココルチコイドとしてコルチゾールが，網状層（内層）より副腎アンドロゲンがそれぞれ合成分泌される。原発性慢性副腎不全の臨床像は，これらの副腎皮質ホルモンの総合的な脱落症状である。

■**疫学**　日本の調査[1]では，原発性慢性副腎不全の1年間の推定患者数は660例（約0.5例/10万人）である。一方，米国では約5例/10万人，欧州では約4～12例/10万人と，地域差・人種差が認められる。日本における患者の平均年齢は男性56.0歳，女性60.3歳で，年齢分布は特に男性で小児期と中高年に2つのピークを認める。病因としては特発性が42.2％，結核性が36.7％，その他が19.3％であり，かつては結核が多かったが近年は特発性の比率が増加している。

■**病因・病態生理と分子メカニズム**　原発性慢性副腎不全の主な原因疾患を表 5-5-1 に示す。

特発性 Addison 病：自己免疫性副腎炎によるものと原因不明のものが含まれる。従来，特発性といわれていたものの大部分が自己免疫性副腎炎によるものであることが明らかとなったのである。自己免疫性副腎炎では60～70％の症例で抗副腎抗体陽性であり，副腎皮質の全層が破壊され，ほとんどは副腎皮質が萎縮している。しばしば他の自己免疫性内分泌異常を合併し，多腺性自己免疫症候群（autoimmune polyglandular syndrome：APS）に伴う。APSにはいくつか型があるが，主なものは1型と2型である。

- **APS1型**　副腎不全のほか，粘膜皮膚カンジダ症，副甲状腺機能低下症，1型糖尿病，甲状腺機能亢進，性腺機能不全，外胚葉性ジストロフィー（爪萎縮，角膜症など）を構成疾患とする。常染色体劣性遺伝で染色体21q22に位置する autoimmune regulator（*AIRE*）の変異で生じる。初発は小児期で，女性に多い。

- **APS2型**　副腎不全を必発とし，自己免疫性甲状腺疾患または1型糖尿病を合併する症候群であり Schmidt

表 5-5-1　原発性慢性副腎不全の原因疾患
1) 特発性 Addison 病（自己免疫性副腎炎）：多腺性自己免疫症候群（APS 1型，2型など），副腎不全孤発例，原因不明
2) 感染症：結核，真菌，サイトメガロウイルス，ヒト免疫不全ウイルス（HIV）など
3) 転移性腫瘍：乳癌，肺癌，悪性リンパ腫など
4) 浸潤性疾患：アミロイドーシス，ヘモクロマトーシス，サルコイドーシスなど
5) 両側副腎出血：Waterhouse-Friderichsen 症候群（髄膜炎菌），緑膿菌による敗血症，抗リン脂質抗体症候群など
6) 両側副腎摘出術後
7) 薬剤性：ステロイド合成阻害薬（ミトタン，メチラポン，トリロスタン），抗真菌薬（ケトコナゾール），抗てんかん薬（フェニトイン），抗結核薬（リファンピシン）など
8) 遺伝性疾患：副腎白質ジストロフィー，先天性副腎過形成，先天性副腎低形成など

（シュミット）症候群とも称され，APS中最も高頻度である。1型と同様，女性に多いが，初発は成人以後（30代）である。HLA-DR3，HLA-DR4 や T 細胞を抑制する cytotoxic T-lymphocyte antigen4（CTLA4）などの遺伝子座との関連が認められている。

感染症：感染症のなかで最も多いのは結核で，乾酪性肉芽腫により病初期には副腎腫大を認め，最終的には線維化や萎縮，石灰化の所見を認める。カンジダ以外の真菌（ヒストプラズマ症，クリプトコックス症など）やウイルス（サイトメガロウイルス）も副腎不全の原因となる。感染症による副腎不全は AIDS（後天性免疫不全症候群）患者における合併が多い。

上記以外の後天性原因疾患：その他，後天性の原因疾患として，転移性腫瘍，浸潤性疾患，両側副腎出血，両側副腎摘出術後，薬剤性があげられるは表 5-5-1 参照）。薬剤では，ステロイド合成阻害薬のみならず，比較的投薬頻度の高い抗真菌薬のケトコナゾールや抗てんかん薬のフェニトイン，抗結核薬のリファンピシンでも副腎機能低下をきたす可能性があり，注意を要する。

遺伝性疾患：ALD は中枢神経系の進行性脱髄と副腎不全を呈する X 連鎖性劣性遺伝性疾患であり，男性の副腎不全患者では一度は必ず疑う必要がある。神経症状に乏しい場合は特発性 Addison 病との鑑別が困難であるが，血中の極長鎖脂肪酸（very long chain fatty acids：VLCFA）の測定が診断の鍵となる。病因遺伝子は，ABC 輸送体（ATP-binding cassette transporter）の一員をコードすると考えられ *ABCD1* と名づけられている。その発現産物は adrenoleukodystrophy protein（ALDP）と命名された。ALDP はペルオキシソーム膜に局在し，ATP（アデノシン三リン酸）依存性にペルオキシソーム膜における物質輸送にかかわっていると考えられている。病型は，小児型 ALD，思春期 ALD，成人大脳型 ALD，小脳脳幹型 ALD，副腎脊髄ニューロパチー（adrenomyeloneuropathy），Addison 病のみ，症候性女性保因者，その他，の8型に大別され，同一遺伝子を有していても多種多様な表現型を呈する。内分泌内科と神経内科の連携による診断・治療が重要である。遺伝性疾患で ALD 以外では，先天性副腎過形成（18章5-7「副腎性器症候群」参照），先天性副腎低形成，家族性グルココルチコイド欠損症などがある。

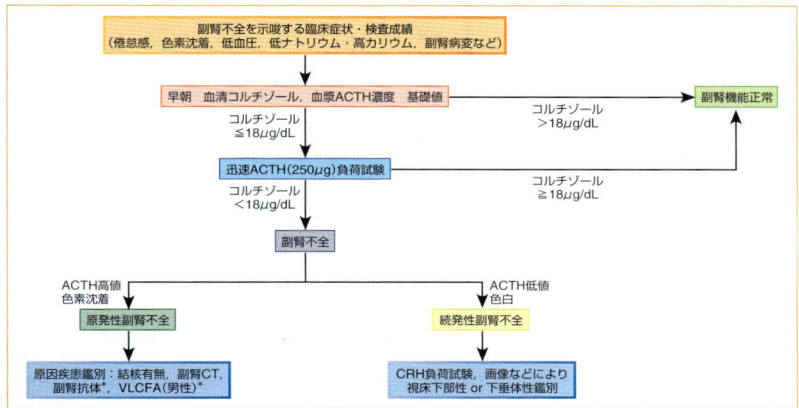

図 5-5-1　原発性副腎不全の診断フローチャート(典型例)
ACTH:副腎皮質刺激ホルモン,VLCFA:極長鎖脂肪酸,CRH:副腎皮質刺激ホルモン放出ホルモン
*:保険未適用

● **臨床症状・検査成績**　副腎皮質ホルモンの欠落により,倦怠感,易疲労感,脱力感,嗜眠,食欲不振,悪心・嘔吐,関節痛,体重減少,(起立性)低血圧といった症状が認められる。女性ではアンドロゲンの多くを副腎が産生しているため,月経異常,腋毛・恥毛の脱落がある。身体所見で最も特徴的なのは皮膚,粘膜における色素沈着である。コルチゾール低値に反応し,下垂体からの副腎皮質刺激ホルモン(ACTH)やプロオピオメラノコルチン(pro-opiomelanocortin)関連ペプチド(メラニン細胞刺激ホルモン〈melanocyte-stimulating hormone〉など)の分泌が増加することで,色素沈着が生じる。露光部(顔,手背など)や擦過部(肘,膝)のみならず,手掌の皮溝,乳輪や腋窩,歯肉,口腔粘膜,舌下,口唇に認められる。色素沈着以外の症状は下垂体機能低下症(続発性副腎機能低下症)に類似しているが,下垂体機能低下症では反対に色素が脱失するので鑑別できる。また,自己免疫性副腎炎では,皮膚のメラノサイトが障害され,不規則な白斑を認めることがある。

一般検査所見では,血清ナトリウム濃度の低下,血清カリウム濃度の上昇が特徴的である。また血算でしばしば好酸球増加を認める。正球性正色素性貧血がみられることもある。低血糖も認められる可能性がある。腹部 CT などの画像検査で,副腎の肥大や萎縮,石灰化,腫瘍,出血の所見が認められた場合には,副腎機能の精査が必要である。

● **診断**　診断手順の典型例について,フローチャートを**図 5-5-1** に示す。症例によっては,診断基準からはずれる場合もあり,適宜,追加検査などを検討する必要がある。

ホルモン基礎値:上記の所見から原発性副腎不全が疑われた際には,血清コルチゾール濃度と血漿 ACTH 濃度の基礎値をセットで測定する。血漿 ACTH の基礎値や皮膚の色素沈着の有無により,ある程度,原発性または続発性副腎不全の鑑別が可能である。血中コルチゾールは日内変動があり,かつ副腎不全でも拍動性の分泌を示すことから,基礎値のみからの機能評価は困難である。しかしながら,生理的に最も高値を示す早朝(7〜9時)における血清コルチゾール濃度が 3μg/dL 以下であれば副腎不全と考えてよい[2]。逆に午後,特に夕方以後のコルチゾール値は正常でも低値となるので診断の価値は低い。一方,早朝コルチゾールが 18μg/dL を超える値であれば,副腎不全はほぼ否定的である[3),4)]。ただし,集中治療室での重症状態などのストレス下においては,随時血清コルチゾール値が 15μg/dL 未満なら副腎機能低下,34μg/dL を超えた値であれば機能正常といわれている[5]。ACTH は原発性副腎不全の場合,コルチゾール低値に反応し上昇しており,続発性副腎機能低下症と鑑別できる。腎機能が正常な患者では,24 時間蓄尿における尿中遊離コルチゾール値も参考になる。また,ミネラルコルチコイド評価のため血清アルドステロン濃度と血漿レニン活性を,副腎アンドロゲン評価のため血清 DHEA-S(デヒドロエピアンドロステロンサルフェート)をチェックする。

負荷試験:副腎不全の確定診断のためには ACTH 負荷試験が有用である。特に軽症で血中コルチゾール値の基礎値が高めである場合には,ACTH 負荷試験によって副腎皮質機能をチェックできる。また,ストレス時の副腎皮質の予備能を模倣していることになり,この試験による評価から,副腎クリーゼ予防にもつながりうる。具体的方法は,合成 1-24 ACTH(酢酸テトラコサクチド〈コートロシン®〉)250μg を静注し,血清コルチゾール濃度の前値,30 分値,60 分値を評価する。副作用としてはまれに一過性の頭痛,悪心,熱感を生じることがあり,事前に説明しておく。判定基準として,血清コルチゾールのピーク値が 18μg/dL 未満で副腎不全と診断される[4]。ただし,続発性副腎不全では正常反応を呈するケースもあり,注意を要する。重症状態などのストレス下では基礎値からピーク値への増加が

$9\mu g/dL$ 未満で副腎不全を疑う[5]。近年，本試験で使用されるACTHの用量 $250\mu g$ が，健常者において副腎皮質が最大に刺激されるACTH量（$5\sim10\mu g$）に比し多く，診断の感度が十分でないとの視点から，副腎機能低下の軽症例では少量ACTH負荷試験（$1\mu g$ または $0.5\mu g/m^2$）がすぐれているとの報告もあるが，現在のところ臨床的有用性については確立されていない。また，かつては副腎皮質機能が原発性か続発性かを鑑別するためにACTH連続負荷試験を施行していたが，ACTH測定法の進歩などにより，現在その診断的価値は減少している。

原因疾患検索：上記の検査により原発性副腎不全が確定した場合，その原因疾患の診断が必要である。結核既往の確認，胸部X線，副腎CT，副腎抗体，男性ではALD鑑別のため血中VLCFAの測定も考慮する。

■ 治療と薬理メカニズム

維持療法：治療は，グルココルチコイドの補充が必須である。ミネラルコルチコイド作用も有するヒドロコルチゾン（コートリル®）を，コルチゾールの生理的な1日基礎分泌量である $15\sim20\ mg$ 処方するのが一般的である。日内変動にあわせて朝 $10\sim15\ mg$，夕 $5\ mg$ と，朝に多く投与する。ヒドロコルチゾンは短時間作用型のため，特に早朝ACTH値が高値で色素沈着が残存する場合などでは，長時間作用型のデキサメサゾン（デカドロン®）$0.25\sim0.75\ mg$ やプレドニゾロン（プレドニン®）$2.5\sim7.5\ mg$ を1日1回投与する場合もある。副腎不全症状の改善，早朝ACTH値などを評価しながら投与量を調節する。過量投与にならないよう，体重や血糖値の推移にも注意する。日本では食塩摂取量が多いことから，ミネラルコルチコイドは補充されないことが多いが，低ナトリウム血症，高カリウム血症，低血圧が改善されないときにはフルドロコルチゾン（フロリネフ®）$0.05\sim0.1\ mg$ 投与する。原発性副腎不全では，副腎アンドロゲンの補充は必要ないが，欧米ではQOL（生活の質）改善目的にデヒドロエピアンドロステロン（DHEA）が投与されることもある。

sick day，その他注意点：発熱時，抜歯時，などのsick dayには，ヒドロコルチゾン投与量を $2\sim3$ 倍量に増量する。重症疾患で入院時および手術時には，ヒドロコルチゾン $100\ mg$ を8時間ごと，翌日からは半量ずつ減量で対処する。血管造影などストレスがかかる検査では，検査前にヒドロコルチゾンを $100\ mg$ 静注する。副腎不全患者では，上記のようなストレス下で副腎クリーゼから意識障害をきたす可能性もあり，病名，ヒドロコルチゾン内服量，通院中の病院の連絡先（診察券番号）などを記した副腎不全カードを常に持参させておく必要がある。

甲状腺ホルモンはステロイドの代謝を亢進させる。よって，甲状腺機能亢進症を合併するときは，補充量を $2\sim3$ 倍に増量する。また甲状腺機能低下症の合併時には，まずステロイド補充を行い，副腎不全が改善された後に甲状腺ホルモン補充を行う。

● 経過・予後

予後は，原因疾患によってまったく異なる。原因薬剤の中止で副腎機能が回復する場合もあれば，遺伝性疾患など，原因疾患の治療が困難で生命予後不良の場合もあり，個々の症例におけるマネジメントが必要である。しかし，副腎不全が的確に診断され，sick dayの対応を含めた適切なステロイドホルモン補充療法が行われれば，副腎不全による生命の危機は回避される。

【藤田　恵】

参考文献

1) 名和田új新ほか：副腎ホルモン産生異常症の全国疫学調査．厚生省特定疾患「副腎ホルモン産生異常症」調査研究班平成10年度研究報告書，p11-55，1999
2) Hägg E et al：Value of basal plasma cortisol assays in the assessment of pituitary-adrenal insufficiency. Clin Endocrinol (Oxf) 26：221-226, 1987
3) Erturk E et al：Evaluation of the integrity of the hypothalamic-pituitary-adrenal axis by insulin hypoglycemia test. J Clin Endocrinol Metab 83：2350-2354, 1998
4) Arlt W et al：Adrenal insufficiency. Lancet 361：1881-1893, 2003
5) Cooper MS et al：Corticosteroid insufficiency in acutely ill patients. N Eng J Med 348：727-734, 2003

6 副腎偶発腫，副腎悪性腫瘍

● 定義・概念

副腎偶発腫（incidentaloma）とは，副腎とは無関係の別の疾患に対して行うCTなどで，偶然発見される副腎腫瘍のことである。$1\sim2\ cm$ の大きさの良性の副腎腫瘍は，50歳以上の剖検例の $2\sim3\%$ で見つかる。無症候性の副腎腫瘍の有病率は年齢とともに増加し，70歳以上では7％に達する。逆に，偶発腫は30歳以下ではまれなので，若年者の副腎腫瘍をみたときには注意する必要がある。

副腎腫瘍の鑑別のポイントとしては，良性か悪性かということと，ホルモンを産生する機能性腫瘍であるかどうかという点がある。副腎偶発腫の原因は表5-6-1のとおりであり，わが国の調査では図5-6-1のような頻度が報告されている。

副腎悪性腫瘍

転移性副腎腫瘍：癌患者で副腎腫瘍があった場合，75％は転移である。CTで高吸収値（>20 HU）を示す。

副腎皮質癌胞癌：副腎偶発腫のなかでは5％が癌と報告されているが，全体としてみると成人100万人対4人程度と非常にまれな疾患である。小児ではさらにこの1/10とまれだが，ブラジルではp53の変異を伴った小児の副腎皮質細胞癌が多い。女性にやや多いとする報告が多い。また，予後はきわめて悪い。

● 病因・病態生理と分子メカニズム

複数の遺伝子変異が報告されている。11q13，17p13，2p16の欠失あるいは異常は85％以上の高率に認められる。また発癌に関係する遺伝子として*IGF-II*（インスリン様増殖因子II），*KRAS*，*p53*，*MEN1*（多発性内分泌腫瘍症1型），ACTH（副腎皮質刺激ホルモン）受容体の関与が報告されている。*p53* は17p13に，*MEN1* は11q13に存在するもので，この染色体の広範な欠失が認められることが多いので，これらの遺伝子単独の影響は少ないと考えられ，他の遺伝子の欠失も癌に重要と考えられている。

● 診断／経過・予後

Li-Fraumeni（リ-フラウメニ）症候群や Wiedemann-Beckwith（ウィーデマン-ベックウィズ）症候群の患者では副腎癌の合併があることから精査の際に診断されることもあるが，最近では副腎偶発腫のなかでも癌の頻度は少ないものの，偶発腫の精査中に発見されることが増えてきている。ホルモン産生癌では複数のホル

表 5-6-1　副腎偶発腫の原因

ホルモン産生腫瘍（15%程度）
- 腺腫（コルチゾール産生腫瘍，アルドステロン産生腺腫）
- 悪性腫瘍（各種ホルモンを産生）
- 褐色細胞腫
- 先天性副腎過形成
- Cushing 病のうち結節性のもの
- 大結節性副腎過形成（両側性）

ホルモン非産生腫瘍
- 腺腫
- 骨髄脂肪腫
- 神経芽腫
- 神経節神経腫
- 血管腫
- 悪性腫瘍
- 悪性腫瘍の転移
- 囊胞
- 出血
- 肉芽腫
- アミロイドーシス
- 浸潤性病変

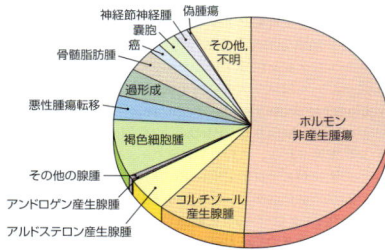

図 5-6-1　わが国における副腎偶発腫の病因別頻度[1]

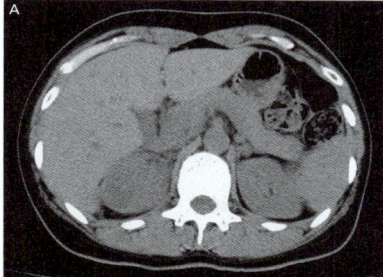

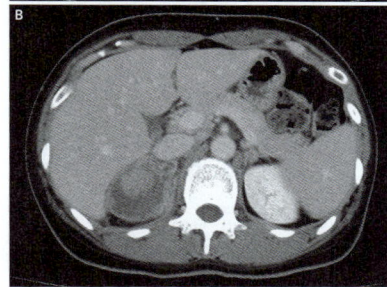

図 5-6-2　右副腎癌の単純 CT 像（A），造影 CT 像（B）

モンを産生することが多く，グルココルチコイド，性ホルモン，ミネラルコルチコイドを産生する．30%の癌はホルモン産生を認めない．単純 CT では高吸収（10 HU（Hounsfield unit）以上）で，比較的大きい腫瘤として見つけられる（図 5-6-2）．

造影剤のクリアランスが低下していることは診断の助けとなる．腫瘤辺縁がなめらかで出血や壊死，石灰化がみられない画像所見は良性腫瘍を示唆する．副腎腫瘍の径が 4 cm 未満では 2%，4〜6 cm では 6%，6 cm 以上では 25%と大きさに比例して癌である可能性が増加する．FDG-PET は感度が高いことが確認されているが特異度は低い．病期 stage 分類は腫瘍の大きさ（5 cm を境とする），リンパ節転移の有無，他臓器転移の有無により行われるが，若年のほうが予後がよく，コルチゾール産生腫瘍は予後が悪い．stage 3，4 では 5 年生存率は 20%未満である．

■ **治療と薬理メカニズム**　開腹手術が第一選択となる．術後にはコルチゾールの補充が必要となる．stage 4 の遠隔臓器に転移が認められる場合には過剰ホルモンによる症状を軽減するための摘出術や，転移巣に対する治療が行われる．特に骨転移の痛み軽減や神経圧迫症状の軽減のためには放射線療法も行われる．摘出術が不能のホルモン産生性の場合はミタン内服によるステロイド産生抑制治療も行われる．興味深いことにミタンはステロイド合成抑制のほかに腫瘍の縮小効果を認めるとする報告もある．ミタンとシスプラチン，エトポシド，ドキソルビシンの併用化学療法が有用とする報告もある．

良性腫瘍

無症状の副腎腫瘍の約75%は非機能性であるが，良性でもホルモンを過剰に産生している機能性腫瘍の場合には摘出することもある．過剰ホルモン分泌を示す高血圧の既往や身体所見があるかを確かめるが，まったく所見がない場合でも，副腎腫瘍の患者に対しては，褐色細胞腫と副腎皮質機能亢進症のスクリーニングをするべきである．高血圧を合併している場合には原発性アルドステロン症も鑑別する必要がある．米国国立衛生研究所（NIH）[2]が推奨するスクリーニングは表 5-6-2 のとおりであり，診断アルゴリズムは図 5-6-3 のようになる．

■ **治療と薬理メカニズム**　外科的治療を行うか，経過観察とするかの判断は機能性であるか否か，悪性の可能性があるかで決まる．スクリーニングと精査により Cushing（クッシング）症候群，原発性アルドステロン症（腺腫），褐色細胞腫が明らかになった場合は外科的治療が選択されうるが，サブクリニカル Cushing 症候群は外科的治療の有用性は確立していない．悪性かどうかは前述したように腫瘍の大きさが参考になる．6 cm を超えるものは積極的に外科的治療を行い，4 cm 以下のものは外科的治療の対象とならない．4〜6 cm のものはその他の所見，すなわち吸収値，

表 5-6-2　NIH が推奨するスクリーニング

コルチゾール	1 mg デキサメサゾン負荷試験
カテコールアミン	わが国では尿中ノルメタネフリン＋メタネフリン(わが国では血漿メタネフリンは保険適用外)
アルドステロン	血清カリウムならびに PAC/PRA 比

NIH：米国国立衛生研究所，PAC：血漿アルドステロン濃度，PRA：血漿レニン活性

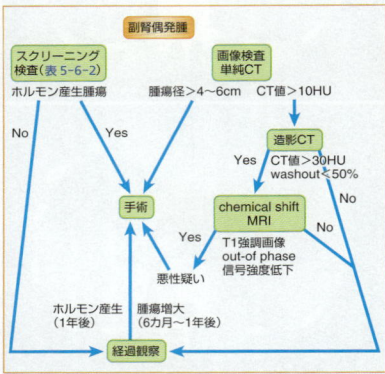

図 5-6-3　副腎偶発腫の診断フローチャートと経過観察[2]

形状などを参考にする。

外科的治療に際し，悪性腫瘍は開腹術の適応となるが，良性の腫瘍では腹腔鏡下摘出術が選択される。

経過観察となった場合，6〜12 カ月後に CT にて腫瘍の大きさの変化を確認する。25％以下の例で腫瘍の増大を認めるといわれている。10年間経過を観察して増大が認められなければ癌化のリスクは低い。機能的評価は身体所見の変化が認められれば行うべきであるが，年に1回程度の経過観察が必要で，3〜4年で問題がなければ機能性の腫瘍に発展することは少ないといわれている。

おわりに

副腎偶発腫，副腎悪性腫瘍の臨床研究はまだ不十分であり，エビデンスとして確立していない面も多い。一つは画像診断技術の発展とともに偶発腫の発見頻度は増加していることも関係する。特にサブクリニカル Cushing 症候群の予後についてはデータを積み重ねる必要がある。

〔下澤 達雄〕

参考文献
1) 上芝元ほか：副腎偶発腫瘍の全国調査 診断・治療指針の作成．厚生労働省科学研究費補助金難治性疾患克服研究事業 副腎ホルモン産生異常に関する調査研究 平成17年度総括・分担研究報告書，p113-118，2006
2) NIH State-of-the-science statement on management of the clinically inapparent adrenal mass("incidentaloma"). NIH Consensus State Sci Statements 19：1-25, 2002

7　副腎性器症候群

● **定義・概念**　副腎性器症候群(adrenogenital syndrome)とは，副腎由来の性ステロイドの分泌異常により外性器異常や性機能障害をきたす疾患の総称である。大半が男性化徴候を呈し，女性仮性半陰陽の代表疾患である。病因として，先天性副腎過形成(congenital adrenal hyperplasia：CAH)と後天性副腎皮質腫瘍がある。前者が大部分を占め，後者は数％以下である。

ステロイドホルモン合成経路と関与する酵素・遺伝子(図 5-7-1)

ステロイドホルモンは，コレステロールから側鎖の切断，水酸化，脱水素の一連の反応により合成され，その過程にはシトクロム P450(CYP)と水酸化ステロイド脱水素酵素(HSD)が関与する。

副腎皮質細胞は，スカベンジャー受容体BⅠ(SR-BⅠ)を介して血中の高比重リポ蛋白(HDL)などからコレステロールエステルを細胞内に取り込み，脂肪滴として貯蔵している。副腎皮質刺激ホルモン(ACTH)はコレステロールエステル加水分解酵素を活性化し，脂肪滴中のコレステロールエステルを遊離コレステロールに変換する。遊離コレステロールはコレステロール輸送蛋白である StaR (steroidogenic acute regulatory protein)によってミトコンドリア内膜へ輸送され，P450scc の作用によりプレグネノロンに変換される。このコレステロールからプレグネノロンへの変換がステロイド生合成の律速段階となる。

プレグネノロンがミトコンドリアから放出されると，滑面小胞体(ミクロソーム)に輸送され，3β-水酸化ステロイド脱水素酵素2型(3β-HSD2)，P450c17，P450c21 の作用を受け，11-デオキシコルチゾールに変換される。11-デオキシコルチゾールは再びミトコンドリアに輸送され，P450c11 の作用でコルチゾールに変換される。

StaR：コレステロールをミトコンドリア外膜から内膜へ輸送するのに必要な蛋白。

P450scc(コレステロール側鎖切断酵素(cholesterol side chain cleavage enzyme)：別名デスモラーゼ。遺伝子名 *CYP11A1*。ミトコンドリア内膜に輸送されたコレステロールを水酸化してプレグネノロンを生じる。

P450c17(17α-水酸化酵素)：遺伝子名 *CYP17A1*。副腎，性腺で発現。17α-水酸化反応と 17,20-リアーゼ反応を触媒する。プレグネノロン→17-OH-プレグネノロン→デヒドロエピアンドロステロン(DHEA)，プロゲステロン→17-OH-プロゲステロンを生じる。

3β-HSD2(3β-水酸化ステロイド脱水素酵素2型)：遺伝子名 *HSD3B2*。1型は主に胎盤，皮膚，乳腺，脂肪組織で，2型は主に副腎と性腺で発現する。プレグネノロン→プロゲステロン，17-OH-プレグネノロン→17-OH-プロゲステロン，DHEA→アンドロステンジオンの変換を触媒する。

P450c21(21-水酸化酵素)：遺伝子名 *CYP21A2*。プロゲステロン→11-デオキシコルチコステロン(DOC)，17-OH-プロゲステロン→11-デオキシコルチゾールの変換を担う。

P450c11(11β-水酸化酵素)：遺伝子名 *CYP11B1*。DOC

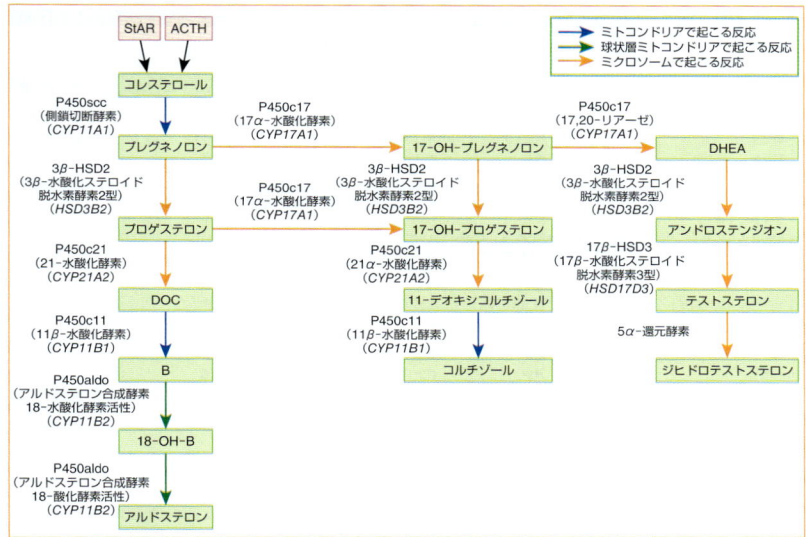

図 5-7-1　副腎皮質でのステロイドホルモン合成経路と関与する酵素・遺伝子
ACTH：副腎皮質刺激ホルモン，DHEA：デヒドロエピアンドロステロン，DOC：11-デオキシコルチコステロン，B：コルチコステロン

コルチコステロン(B)，11-デオキシコルチゾール→コルチゾールの反応を司る．

P450aldo(アルドステロン合成酵素)：遺伝子名 *CYP11B2*．副腎皮質球状層のみに発現する．18-水酸化酵素活性，18-酸化酵素活性をあわせ持つ．B→18-OH-B→アルドステロンの反応を担う．*CYP11B1* と *CYP11B2* はともに8番染色体上にあり，90%の相同性を示すが，両者のプロモーター領域は50%程度しか相同性がなく，前者はACTHにより，後者はレニン・アンジオテンシン(RA)系により制御される．

17β-HSD3(17β-水酸化ステロイド脱水素酵素3型)：遺伝子名 *HSD17B3*．精巣での発現が高い．アンドロステンジオン→テストステロンへの転換を触媒する．

5α-還元酵素：遺伝子名 *SRD5A*．テストステロンをジヒドロテストステロンへ変換する．外陰部の男性化はテストステロンでは起こらず，ジヒドロテストステロンによって生じる．そのため5α-還元酵素欠損症の男性ではテストステロンが存在するのに外性器が女性化する．

シトクロムP450

約500アミノ酸からなる水酸化酵素ファミリーで，ヒトでは約50種類存在し，異物(薬物)代謝，ステロイドホルモンの生合成，脂肪酸の代謝などに関与する．還元状態で一酸化炭素と結合して450 nmに吸収極大を示す色素(pigment)という意味でP450と命名された．その作用には電子伝達系の共存が必要で，活性部位のヘム鉄に基質が配位すると，還元型ニコチンアミドアデニンジヌクレオチドリン酸(NADPH)からの電子を用いて1原子の酸素を添加し(水酸化反応)，残る1原子の酸素を水に変換する．副腎皮質ではミトコンドリアと滑面小胞体(ミクロソーム)に局在する．

P450Ⅰ型酵素：ミトコンドリアに存在し，アドレノドキシン，アドレノドキシン還元酵素を介して電子を受け取るもの．CYP11A1，CYP11B1，CYP11B2．
P450Ⅱ型酵素：ミクロソームに存在し，P450酸化還元酵素(POR)を介して電子を受け取るもの．CYP17A1，CYP21A2．

先天性副腎過形成とその分類(表 5-7-1)

CAHとは，先天性副腎酵素欠損症のうち，コルチゾール合成が障害されるために下垂体-副腎系のネガティブフィードバック機構によりACTHが過剰に分泌され，副腎皮質の過形成をきたすものをいう．欠損する酵素の種類や遺伝子型により，特有のホルモンプロファイル・臨床像(男性化徴候，副腎不全，血圧・電解質異常，低身長，メタボリックシンドローム，不妊など)を呈する．コルチゾールは副腎髄質のカテコールアミン合成にも必須なため，重症型では副腎髄質機能も障害される．

21-水酸化酵素欠損症

CAHの90%以上を占める，頻度の高い先天性代謝異常症で，新生児マススクリーニングの対象疾患となっている．*CYP21A2*の遺伝子異常により，コルチゾール，アルドステロンの分泌低下，副腎アンドロゲンの分泌過剰が生じる．塩類喪失型(75%)と単純男性化型(25%)に，また胎

表 5-7-1　先天性副腎過形成の分類と特徴

	21-水酸化酵素欠損症	11β-水酸化酵素欠損症	17α-水酸化酵素欠損症	3β-水酸化ステロイド脱水素酵素欠損症	リポイド副腎過形成	P450 酸化還元酵素欠損症
欠損酵素・分子	P450c21	P450c11	P450c17	3β-HSD2	コレステロール輸送蛋白	P450 酸化還元酵素
原因遺伝子	CYP21A2	CYP11B1	CYP17A1	HSD3B2	StAR	POR
染色体	6p21.3	8q24.3	10q24.3	1p13.1	8p11.2	7q11.2
発症率	1：17,500（CAHの＞90%）	まれ（CAHの1%）	まれ（CAHの3%）	まれ（CAHの0.3%）	まれ（CAHの3%）	症例報告比較的多い
外性器異常	女性仮性半陰陽	女性仮性半陰陽	男性仮性半陰陽女性二次性徴欠如	女児軽い男性化	男性仮性半陰陽女性二次性徴欠如	両性仮性半陰陽
急性副腎不全	＋	＋	−	＋	＋＋	＋
増加するホルモン	17-OH-プロゲステロン	DOC, 11-デオキシコルチゾール	DOC, B, プロゲステロン	プログネノロン, 17-OH-プレグネノロン, DHEA	（−）	17-OH-プロゲステロン
グルココルチコイド	減少	減少	減少	減少（B 正常）	減少	減少
ミネラルコルチコイド	減少	増加（DOC）	増加（DOC）	減少	減少	減少
アンドロゲン	増加	増加	減少	男性：減少女性：増加	減少	減少
血圧, Naバランス	減少	増加	増加	減少	減少	減少
血清K	増加	減少	減少	増加	増加	増加
その他		新生児マススクリーニング, 出生前診断・治療				骨異常を伴う妊娠母体の男性化

DOC：11-デオキシコルチコステロン，B：コルチコステロン，DHEA：デヒドロエピアンドロステロン

生期より男性化徴候を示す古典型と，出生時には男性化を示さない非古典型（非古典症候型，非古典無症候型）に分類される。

副腎アンドロゲン過剰により，女児では生下時仮性半陰陽・男性化が，男児では性早熟がみられる。早期身長発育は促進されるが，早期骨端線閉鎖により最終的には低身長となる。塩類喪失型では，男性化に加えて，ミネラルコルチコイド欠乏のため生後2週間以内に低ナトリウム血症，高カリウム血症，脱水，低血圧，ショックを起こし，早期に治療を行わないと死にいたる。(偽遺伝子)

6番染色体上には遺伝子重複の結果生じた *CYP21A1P*（偽遺伝子）と *CYP21A2*（遺伝子）が並んで存在する。両者の塩基配列はイントロンも含め98%と高い相同性を示すが，*CYP21A1P* には遺伝子変異が蓄積し，偽遺伝子となっている。これらは組換えが活発に行われる HLA（ヒト白血球抗原）領域内に存在するため，*CYP21A1P* と *CYP21A2* 間でも頻繁に組換えが起こり，そのために本症の発生頻度が高いものと推測されている。実際，*CYP21A2* 遺伝子変異の95%以上は偽遺伝子に由来するもので，うち75%は両遺伝子間の変換により *CYP21A1P* の変異が *CYP21A2* に移入されて生じる。約20%は *CYP21A1P* 偽遺伝子の3'側から *CYP21A2* 遺伝子の5'側にかけての30 kbの欠失によって生じる。偽遺伝子によらない *CYP21A2* の点突然変異はまれである。

11β-水酸化酵素欠損症

CYP11B1 遺伝子異常によりコルチゾール，アルドステロンの分泌が障害される一方，ACTH，11-デオキシコルチゾール，DOC，副腎アンドロゲンが過剰に産生される。*CYP11B1* 遺伝子内の変異のほか，*CYP11B1* と *CYP11B2* の不均等交差により *CYP11B1* がACTHでなくRA系により制御される遺伝子異常の報告もある。ミネラルコルチコイド作用を有するDOC過剰による高血圧（低レニン血症，低アルドステロン血症，低カリウム血症を伴う）と，アンドロゲン過剰による男性化（女児では男性化，男児では性早熟）をきたす。

17α-水酸化酵素欠損症

CYP17A1 遺伝子変異により17α-水酸化，17,20-リアーゼ反応が障害されて，コルチゾール，性ステロイドが欠乏する。その結果ACTHの過剰分泌が生じ，DOC，Bが増加し，高血圧，低レニン血症，低カリウム血症をきたす。アルドステロンの合成障害はないが，ホメオスターシスにより通常抑制される。性腺機能異常（男児では仮性半陰陽，女児では二次性徴の欠如）を呈する。

3β-水酸化ステロイド脱水素酵素欠損症（Bongiovanni 症候群）

HSD3B2 遺伝子変異のため，コルチゾール，ミネラルコルチコイド産生がともに障害され，重篤なタイプは副腎不全，塩類喪失をきたし，乳児期に死亡する。ACTHの分泌過剰，色素沈着，レニンの上昇を認める。アンドロステンジオン・テストステロンの合成も障害され，男児では仮性半陰陽を示す。一方，DHEAが過剰に産生され，これが弱い活性を示すため，女児では軽い男性化を生じる。

リポイド副腎過形成（Prader 症候群）

当初 P450scc の異常によると考えられていたが，*CYP11A1* 遺伝子に変異は検出されず，StARの遺伝子異常によることが判明した。すべてのステロイドホルモンが欠乏する。出生時より塩類喪失，副腎不全症状，女性化を認め，生命維持が困難な場合が多い。ACTH 増加，全身の色素沈着，副腎への大量の脂質貯留がみられる。

P450 酸化還元酵素欠損症

POR欠損のため P450 II 型酵素である P450c21,

P450c17に電子を供与できず,これらの酵素活性が低下する。胎盤のアロマターゼ活性低下から妊娠中母体に男性化徴候がみられ,男児は仮性半陰陽,女児は出生後男性化,出生後仮性半陰陽を呈する。骨奇形を伴うことが多い。症例報告の多さから,CAHのなかで21-水酸化酵素欠損症に次いで多い可能性がある。

後天性副腎皮質腫瘍

副腎性器症候群は,アンドロゲンやエストロゲンを産生する後天性副腎皮質腫瘍によっても発症する。癌腫と腺腫があり,前者が多い。腫瘍は大きく,画像診断にて発見は容易である。癌腫は予後不良である。

■ **治療と薬理メカニズム**　先天性疾患の治療の基本はグルココルチコイドの補充療法である。これによりACTHの分泌亢進が解除される。小児期には電解質作用もあるヒドロコルチゾンを,成長が完了したならグルココルチコイド作用の強いプレドニゾロン,デキサメタゾンなどを投与する。医原性Cushing(クッシング)症候群の出現に注意する。ミネラルコルチコイド欠乏があればフルドロコルチゾン,必要なら食塩を補充する。塩喪失型ではホルモン補充とともに輸液,電解質補正,ブドウ糖投与による全身管理が必要である。

外性器異常に対しては必要に応じて形成外科的手術を行う。副腎皮質腫瘍では腫瘍摘出術により外性器異常は退縮する。

21-水酸化酵素欠損症に対しては,出生前診断(絨毛検査や羊水診断),出生前治療(母体へのデキサメタゾン投与)が行われ,女児の男性化防止に成功をおさめている。母体に対しては,血中コルチゾール結合グロブリンにほとんど結合せず,胎盤の11β-水酸化ステロイド脱水素酵素(11β-HSD)で不活化されにくいデキサメタゾンがよい。遺伝子治療も試みられている。

【長瀬 美樹】

 参考文献
1) Stewart PM : Congenital Adrenal Hyperplasia. Williams Textbook of Endocrinology, 11th edition, edited by Henry M et al, p485-493, Saunders, Elsevier, 2007

6 性腺,内分泌腫瘍,ホルモン不応症

1 原発性性腺機能不全

はじめに

精巣または卵巣の障害による性ホルモン分泌不全を原発性性腺機能低下症といい,中枢からのゴナドトロピン分泌低下による性ホルモン分泌不全を中枢性性腺機能低下症という。

女性の場合,性機能低下を分類する際,卵巣機能異常が月経異常として現れることから,発症時期別に原発性無月経(満18歳になっても初経が起こらないこと),続発性無月経(これまであった月経が3カ月以上停止すること)に分類されることもある。

表6-1-1 原発性性腺機能低下症をきたす各種疾患

先天性
Klinefelter症候群(男性),Turner症候群(女性),混合型性腺異形成症,停留精巣,精巣上体欠損症,LH受容体異常症,FSH受容体異常症,Noonan症候群,筋緊張性異栄養症,17α-水酸化酵素欠損症,Perrault症候群(女性),ガラクトース血症(女性)

後天性
放射線療法・化学療法(薬物)に伴うもの,精巣炎(感染(流行性耳下腺炎など),自己免疫疾患など),外傷性

加齢性
LOH症候群(男性),閉経(女性)

LH:黄体形成ホルモン,FSH:卵胞刺激ホルモン,LOH:late-onset hypogonadism

近年は女性の更年期障害に対し,男性でも加齢に伴う性ホルモンの低下に起因する症候を「LOH(late-onset hypogonadism)症候群」として表現されるようになった。LOH症候群と男性更年期障害は重複する部分もあるが,同義ではなく,前者は男性ホルモン低下による症状をいい,後者は男性ホルモン低下によるものだけでなく,精神的および身体的因子を含めた障害をいう。

原発性性腺機能低下症では,末梢性腺ホルモンの低下によりネガティブフィードバックが欠如し,血中ゴナドトロピンが高値を示すのに対し,中枢性では血中ゴナドトロピンが低値を示すため,性腺機能低下症の部位診断には,ゴナドトロピン値の測定が有用である。ただし,生理的に視床下部-下垂体-性腺軸が活性化されていない乳児期後半から,骨年齢が思春期以降の年齢に相当するまでの間は,原発性性腺機能低下症であってもゴナドトロピンが高値とならないため注意が必要である。

所見・症状は発症時期により異なる。男性の場合,先天性では新生児期に停留精巣,小陰茎,尿道下裂として気づかれることが多い。思春期にかけての発症の場合,二次性徴の欠如(精巣発育不全,男性化欠如)で発見される。また思春期以前から性腺機能低下がある場合は,骨端線閉鎖の遅延により類宦官体型(腕が長い,下肢が上半身より長い)を呈する。成人期発症の場合は,性欲の低下や骨粗鬆症などが発見の契機となる。

女性では,成長速度の低下や思春期年齢での乳房発育不全,原発性無月経,外性器発育不全などで気づかれることが多い。

原発性性腺機能低下症の原因は,性腺形成障害およびホルモン合成障害に大別される(疾患一覧を**表6-1-1**に示す)。原発性性腺機能低下症で最も頻度が高い疾患は,男性ではKlinefelter症候群,女性ではTurner症候群であり,染色体検査が有用である。

以下にこの2つの疾患を主に解説する(更年期障害やLOH症候群については5章18「エストロゲン・アンドロゲン」参照)。

Klinefelter症候群

■ **定義・概念**　Klinefelter(クラインフェルター)症候群(Klinefelter syndrome)は,X染色体過剰(性染色体異常)による疾患である。主に47XXYを原因とし,原発性性腺機能低下症を呈する。

■ **疫学**　出生男児約1,000人に1人の割合で発生する。た

だし、その多くは適切な診断を受けておらず、診断にいたる例は思春期年齢以前で本症の10％以下、成人期では本症の4人に1人ぐらいといわれている[1]。

● **臨床症状・検査成績** 思春期年齢以降に精細管障害が進行、精巣が委縮していき（小さくかたい精巣が特徴）、次第にさまざまな程度のアンドロゲン欠乏症をきたしてくる。

男性不妊が重要な症状である。男性不妊症のうち、約3％を本症が占める[1]といわれるが、モザイク型の男性では、生殖能力が保たれる場合もある。

テストステロン分泌低下により、髭や体毛の減少、女性化乳房や短い陰茎、骨端線閉鎖の遅延による類宦官体型（図6-1-1）を認める。その他の所見として、肥満、糖尿病、骨粗鬆症、学習障害、乳癌・性腺外胚細胞腫瘍の合併がある。

● **診断** 上記の臨床症状、テストステロン低値から本症を疑い、染色体検査にてX染色体過剰（47XXY）を認めることで診断できる。

■ **治療と薬理メカニズム／経過・予後** 根本的な治療法はないが、性腺機能低下症に対しては男性ホルモン補充療法が考慮される。経口薬での投与は肝毒性のためすすめられず、注射製剤（筋肉注射）を使用する。成人例ではテストステロンエナント酸エステル 125 mgを2～3週ごと、または250 mgを3～4週ごとに筋肉注射する。注射後最高血中濃度に達する4～7日目にホルモン濃度を測定すれば、投与量調整に有用となる。補充中はアンドロゲン依存性の前立腺疾患に留意が必要である。

男性ホルモンの補充により、男性化、体力・筋力の増強、骨密度の増加、貧血の改善などがみられる。成人後に男性ホルモン補充を開始する場合、これまでの肉体的・精神的成長過程から変化をもたらすことにつながり、その精神的影響にも留意が必要である。

男性ホルモン補充では妊孕性の改善はもたらさないが、精子がある患者であれば、人工授精、卵細胞質内精子注入法（intracytoplasmic sperm injection：ICSI）により妊娠も可能である。

男性でのその他の原発性性腺機能低下症

精巣炎

感染や自己免疫により起きるが、感染症として最も多いのは流行性耳下腺炎によるものである。また精巣は血液精巣関門（blood-testis barrier：BTB）で守られているが、なんらかの原因によってBTBが破綻し、精巣が抗原としてさらされることによって抗精子抗体がつくられ、自己免疫性の精巣炎が生じることがある[2]。無症候性の慢性精巣炎による性腺機能低下もあり、その際には、生検でしか診断がつけられない[3]。

流行性耳下腺炎では、成人男性の約15～30％に精巣炎が合併するが、思春期以前では精巣炎の合併はまれである。耳下腺炎発症後4～7日目に発熱と睾丸の疼痛・腫脹を生じる経過が多いが、耳下腺炎に先行して発症する場合もある。約1/3が両側性である。両側性精巣炎の男性では、まれに不妊症の原因になるため、造精機能について経過観察を要する。

停留精巣

精巣が陰囊底部になく、腹腔から陰囊への下降経路の途中でとどまっている状態をいう。停留精巣の発生率は、新

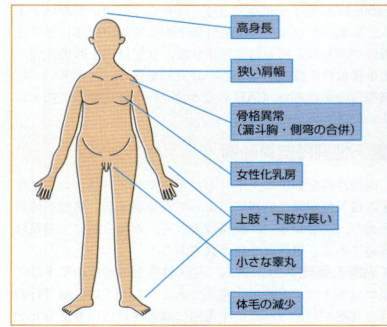

図 6-1-1　Klinefelter 症候群の特徴

生児期では約4～6％ほどあるが自然下降を伴うものもあり、3カ月～1歳児では1～1.6％未満となる。3カ月以降の自然下降はほとんどない[4]。

両側性停留精巣を無治療で放置すると、全例無精子症・乏精子症に陥るが、精巣固定術により精子数が正常の40～50％に回復する。片側性でも無治療では無精子症・乏精子症に陥ることもあるが、精巣固定術が行われた症例では、約80％は正常であり、健常対照群に比べて軽度の障害か差がないとの報告もある[4]。

Turner 症候群

● **定義・概念** Turner（ターナー）症候群（Turner syndrome）は、X染色体短腕の欠失により、Turner 徴候と呼ばれる特徴的な身体的特徴を伴う症候群である。45XOが半数を占めるが、46XX/XOのモザイク、X染色体構造異常によるX短腕が欠失した核型などもあり、多彩である。性腺発育不全、低身長、翼状膜や外反肘などの外表奇形を伴う（図6-1-2）。

● **疫学** 出生女児 1,000～2,500 人に 1 人の割合で発症するといわれる。無月経を主訴に発見されることが多い。

● **臨床症状・検査成績** 身体的特徴としては、低身長、翼状頸、外反肘、楯状胸が特徴である。表現型は女性であるが、二次性徴が不良で、無月経、性腺機能低下症を呈する。モザイク型では3～30％に月経の発来があり、ごくわずかではあるが妊娠にいたるケースもある。

合併症として、先天性心疾患（大動脈二尖弁、大動脈縮窄など）、腎奇形（重複腎、馬蹄腎、尿路走行異常）などの臓器奇形、中耳炎や聴力障害、自己免疫性甲状腺疾患、高血圧、耐糖能異常、炎症性腸疾患などがある。

● **診断** 上記の臨床症状（無月経、特徴的な身体所見など）から本症を疑い、染色体検査にてX染色体短腕の欠失を認めることで診断できる。

■ **治療と薬理メカニズム／経過・予後** 身長と性腺機能の管理が中心となる。また心疾患やその他の合併症を伴っている場合は、その疾患に対するフォローが必要であり、血圧、耐糖能、甲状腺機能、聴力などにも配慮が必要である。

低身長に対しては成長ホルモン（GH）を投与する。成長

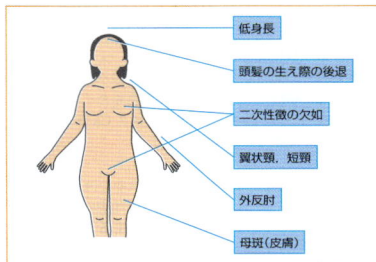

図 6-1-2　Turner 症候群の特徴

ホルモンは5〜6歳未満より開始し，女性ホルモン補充は12歳頃の開始が適切であるといわれている[5]。

成長ホルモンの開始時期が早いほど，最終身長ではよい結果をもたらすといわれている。無治療の場合，最終身長は140 cm前後(日本人)と報告されている。またカナダで行われた無作為化比較試験では，平均12歳から5.7年間GH治療を行った群では，無治療群より平均7 cmほど成人身長が高くなったという報告がある[5]。

女性ホルモン補充は，低用量エストロゲンを2〜3年以上かけ少しずつ増加させ，二次性徴を出現させてから，プロゲステロン製剤を加えKaufmann(カウフマン)療法に移行する。妊娠については，卵子提供や体外受精によって可能な場合もある。

【濱田　耕司・盛田　幸司】

参考文献
1) 七尾謙治：原発性精巣機能低下症．ホルモンと臨 57：27-33，2009
2) 上田陽彦：自己免疫性精巣機能不全．別冊日本臨牀(新領域別症候群シリーズNo.2 内分泌症候群 その他の内分泌疾患を含めて 第2版 2)，p250-252，2006
3) Schuppe HC et al：Chronic orchitis: a neglected cause of male infertility?. Andrologia 40：84-91，2008
4) 日本小児泌尿器科学会学術委員会編：停留精巣診療ガイドライン．日本小児泌尿器科学会誌 14：117-152，2005
5) 横谷進：Turner症候群．産科と婦人科 77：1275-1281，2010

2　多発性内分泌腫瘍症

● **定義・概念**　多発性内分泌腫瘍症(multiple endocrine neoplasia：MEN)には1型(MEN1)と2型(MEN2)があり，2型にはさらに2a，2bのサブタイプがある。いずれも読んで字のごとく複数の内分泌臓器に腫瘍が生じるが，その発生部位がそれぞれに決まった組み合わせであることに特徴がある。孤発例もあるが両型ともそれぞれ責任遺伝子が同定されている。1型は副甲状腺過形成または腺腫・膵内分泌腫瘍・脳下垂体腫瘍(PPPと覚えばよい)，2a型は副腎髄質褐色細胞腫・甲状腺のカルシトニン産生C細胞から発生する髄様癌・副甲状腺過形成または腺腫，2b型は2aの副甲状腺病変の代わりに種々の粘膜神経腫ができるものをいう。いずれも同時期にこれらの腫瘍が併存することはむしろまれで，3つのうちの1つまたは2つだけが同一個人の異なる年代に現れることもしばしばである。1型の膵内分泌腫瘍や2型の甲状腺髄様癌では悪性のものも少なくないが，他はおおむね良性である。胸腺に抗原提示をするときに必要な転写因子autoimmune regulator(AIRE)の機能低下変異に基づく多腺性自己免疫症候群(autoimmune polyglandular syndrome)とはまったく異なる疾患である。

● **疫学**　1型では腫瘍抑制遺伝子，2型では活性型癌遺伝子と，責任遺伝子はまったく異なるが，日本での患者数はともに3,000人くらいであるとされる。10万人中2〜20人という統計もあるようだが，それぞれ単独の腫瘍を呈する場合を見逃している可能性があり，案外少なくはない。むしろ上記の内分泌腫瘍の診断がついたケースではMENを除外する必要がある。

● **病因・病態生理と分子メカニズム**

MEN1

1型は11番染色体にあるmenin(メニン)をコードする*MEN1*遺伝子の胚細胞性の1つのアレルの遺伝子不活性型変異があるとき，他の体細胞のもう1本のアレルでもこの部位が欠落する，いわゆる腫瘍抑制遺伝子の2ヒット変異によって起こるのが典型例である。これまでに500以上の*MEN1*遺伝子の変異部位が知られているが，ホットスポットは存在せず，病型や重症度と*MEN1*遺伝子の変異部位との相関も知られていない。メニンの機能についてはその同定までのプロセスがポジショナルクローニングの難産の末のものであっただけに，いまだに諸説紛々である。そのなかで，

1. JunDやnuclear factor κB(NF-κB)と結合することによるこれらの転写因子が持つ細胞増殖活性の抑制
2. smad3との結合による，その上流刺激である腫瘍抑制性のTGF-β(トランスフォーミング増殖因子β)効果の増強
3. テロメラーゼ活性の抑制
4. DNA修復機能の促進

などがあげられている。

さらに最も画期的な発見は，メニンが白血病起起遺伝子*MLL*と結合することによって，クロマチンのヒストン3の4番目のリシンにメチル基が3分子添加される(H3K4me3)ことが，細胞周期進行にブレーキをかけるcdk(サイクリン依存性キナーゼ)インヒビター p27^{kip1}の転写促進に働くことが証明されたことであろう[1]。ヒストンメチルトランスフェラーゼ複合体のなかの重要な構成員がメニンだったというわけである。さらにこの p27^{kip1}の欠失がヒトでもマウスでもMEN1に類似する病型をとる(これをMEN4と呼ぶようになるかもしれない[2])ことから，俄然このメチル化に注目が集まっている。

このH3K4me3というヒストン修飾は種々の遺伝子発現を促進することが知られており，その促進を受ける候補として，他にも器官発生にかかわる*Hox*や核内受容体(エストロゲン受容体α〈*ERα*〉，ビタミンD受容体〈*VDR*〉，ペルオキシソーム増殖因子活性化受容体γ〈*PPARγ*〉)，そしてWntシグナルの構成員であるβ-カテニンなどがあげられていて，1型にみられる組織特異性となんらかの関係があるのではという模索が続いている。

*MEN1*のノックアウトでは，ホモは胎生致死だがヘテロは生存できる[3]。この1本の正常アレルのメニンの存在にもかかわらず，その後，膵臓では腫瘍化が起こるのに対し

て，副甲状腺や下垂体では残存しているもう一方のメニンも欠失してはじめて腫瘍が現れるという。また，メニンと無関係で，Gs（刺激性G蛋白）-cAMP（環状アデノシンリン酸）-PKA（プロテインキナーゼA）の恒常的活性化に原因がある Carney（カーニー）complex や McCune-Albright（マッキューン-オールブライト）症候群でも内分泌腺特異的な複数の腫瘍発生がみられる。これらの場合は，Gsの細胞内シグナル伝達系を利用したホルモン受容体の存在する部位の腫瘍という観点で，その組織特異性は説明できる。メニンの場合にはおそらくこの組織特異性とメニンの機能を結びつける，まだ姿を現していない missing link があるのだろう。

MEN2

2型のほうはもう少し内容が整理されており，原因遺伝子は10番染色体上の proto-oncogene の RET遺伝子の活性型変異であり，アレルの1本だけの変異でも発症する。RETはチロシンキナーゼタイプの受容体で，その生理的リガンドは GDNF（グリア細胞由来神経栄養因子）であり，2型においてはこの GDNF の情報が常にオンになることがその発症の直接の引き金である。

変異部位については，RETのリン酸化が恒常的に亢進するいわゆるホットスポットがよく知られている。また変異部位によって腫瘍化する臓器がある程度決まっている。また1型とは違い，2型の腫瘍の臓器特異性は2bの神経腫にみられるような GDNF と神経堤との関係からある程度説明できそうである[4]。

近年，MEN以外の原因で起こる褐色細胞腫の病因に，癌細胞特有の低酸素環境でのエネルギー代謝にかかわる遺伝子群の不活性化が強く関連することが次々とわかってきており，この代謝状態と活性化RETとの関連が興味の持たれるところである。

■ 臨床症状・検査成績／診断

MEN1

1型で最も早く現れ，頻度が高いのは副甲状腺過形成または2個以上の腺腫である。原発性副甲状腺機能亢進症の臨床症状を呈するが，ほとんど症状が出ないことも多い。

その次に多いのが膵内分泌腫瘍であり，頻度的には，ガストリン産生腫瘍（膵頭部からの発生が多くこの場合は異所性である）＞非機能性腫瘍（PP（pancreatic polypeptide）産生の場合は特に症状がなく PP の測定をしない場合はこれに含まれる）＞インスリノーマ＞その他，とされている。

腫瘍細胞自体の悪性度はさほど高くないが，多発することと，転移がしばしばしばみられることが問題となる。下垂体腫瘍は前二者より頻度が低く発症年齢も高い傾向がある。プロラクチノーマが約30％と最も多い。いずれも各ホルモンの過剰を反映した臨床症状を呈する。検査成績も各々の内分泌腫瘍に対応した結果になるわけであるが，

たとえば，

1. 血中 Ca を測定するときは必ず血清アルブミン値で補正すること
2. 血中 PTH 濃度があまり高くない高カルシウム血症の場合は尿中 Ca/Cr（クレアチニン）比を一度は確認して家族性低カルシウム尿性高カルシウム血症を否定すること（この場合は手術適応にならない）
3. ガストリン値は高カルシウム血症があるだけで高く出

ることや，ヒスタミン H_2 受容体拮抗薬（H_2RA）やプロトンポンプ阻害薬（PPI）の使用で高くなること

を知っておかねばならない。

副甲状腺も膵臓内分泌腺も1個の腫瘍のみの可能性はむしろ少なく，術前のシンチグラフィを含めたイメージ検査と手術直後の当該ホルモン値（および補正 Ca 値）の測定ができることが理想である。

MEN2

2型では髄様癌が，1型の副甲状腺病変と同様の頻度と発症年齢を持つ。または，むしろもっと幼少の頃から出現し，2型で死亡するときはこれが原因であることが多い。甲状腺両葉に当初は過形成として出現し，しかも多発性の癌に進展することが一般的である。リンパ行性および血性の遠隔転移も少なくなく，血中のカルシトニン高値が一番の特徴であるが，このホルモンの過剰症状はほとんど認められない。主たる症状は頸部腫大で，血中 Ca 値が低い場合はむしろ他の原因を考えるべきである。ガストリン負荷でカルシトニンの異常上昇を証明することはいまではあまり行われておらず，超音波，CT や MRI などのイメージ検査と，髄様癌の病型を予測するために RET の遺伝子検索が優先されるべきであるが，甲状腺腫大が確認されれば基本的に悪性腫瘍として対処する。

2型で次に多いのが褐色細胞腫であり，こちらは高血圧を主体とした本症の臨床症状を呈する。尿中メタネフリン・ノルメタネフリンと Cr の測定と，MIBG やソマトスタチン受容体シンチグラフィ（これらは髄様癌も陽性となる）を含めたイメージ検査が必要である。2型の副甲状腺病変は最も遅く現れ，トータルの出現頻度はたかだか10％くらいである。2b 型の神経腫は特徴的な粘膜所見で容易に診断できるらしい。

遺伝子診断の観点からは1型の MEN1 はたとえ変異があってもその結果から病型予測を行うことは困難であり，治療法・手術術式の選択の補助にはならない。逆に変異がなくても1型を否定することはできない。それに比して2型では，遺伝子変異部位と病型およびその予後との相関が強い RET 変異がいくつか知られているので，たとえば保因者が何歳の時点で拡大甲状腺全摘＋摘出副甲状腺1腺の前腕皮下移植を行うべきかについて，すでにいくつかの指針が提示されている（その詳細については文献5などにしっかりあたっていただきたい）。

■ 治療と薬理メカニズム

MEN1

1型は，現れた腫瘍をその時点で一つひとつ手術摘出することが唯一の治療法である。1型でも2型でも，MEN の原発性副甲状腺機能亢進症に対して CaSR（カルシウム感知受容体）アゴニストのシナカルセト（レグパラ®）を用いた報告はない。副甲状腺は過形成と複数の腺腫との鑑別が従来から難しく，MEN が疑われる場合は，全摘＋1（または1/2）腺の前腕皮下移植をすべきという意見が大半である。疾患の性質から再発の可能性は常に考慮せねばならない。膵内分泌腫瘍もいずれも多発傾向が強く，ガストリノーマは特にそれが手術術式の選択を迷わせることが多い。ただし腫瘍の広がりが早期に確認できる場合は，PPI を用いて経過を観察する選択は許容されている。2型の髄様癌の場合のように，発症前の臓器の予防的な摘出を行う

ことは1型では一般的にはない。ただし、時に合併した胸腺カルチノイドについて予防的胸腺切除というオプションはある。

MEN2

2型はなんといっても髄様癌に対する対応が重要である[5]。甲状腺内に多発するばかりでなくリンパ節、骨、肺、肝転移も少なくない。保因者の5歳の時点での予防的甲状腺全摘、さらに頸部郭清拡大手術をすべきかどうかは*RET*の変異部位によって決定することが推奨されはじめている。幼児ならではの手術合併症とその後の後遺症、そして術者の熟練度を十分に加味して、日本でもいくつかの施設に集約させた対策が必要であろう。褐色細胞腫の手術も α 遮断薬の術前投与がしっかり行われれば腫瘍自体の悪性度はさほど高くない。いわゆる10%ルールが2型の場合は50%を超えると考えるべきである。たとえば両側にある場合の正常副腎の残し方と、しばしばみられる再発については、術前検討を十分にするに値する。そして髄様癌に対する手術が同時に必要な場合は、褐色細胞腫の手術を必ず先行させなければならない。

1型ではメニンのメチル化酵素活性の回復（脱メチラーゼの抑制）をターゲットにした薬剤、2型ではRETに対する選択的なチロシンキナーゼ阻害薬が現れないともかぎらないと筆者は考えている。

● **経過・予後** 1型、2型ともに腫瘍の再発の有無が患者の一生を通じての問題となる。1型では膵内分泌腫瘍が予後決定因子となることが多い。ただし腫瘍細胞そのものの悪性度は必ずしも高くはなく、たとえ肝転移があっても急速な転帰をとるとはかぎらない。術後、具体的に何年ごとかはケースバイケースではあるが、定期的な血液・尿検査とイメージ診断は必須である。2型では髄様癌をいかにして退治し続けていくかが一番の問題であり、特に、治療可能な疾患であることから、遺伝子カウンセリングのモデルケースとなることが期待される。そして前述したように、1型はともかく2型に対しては個々の病院で取り組むのではなく、全国規模で診療・治療に特化した対応をすべきではないだろうか。

【岡崎 具樹】

参考文献
1) Alevizaki M et al : Multiple endocrine neoplasias: advances and challenges for the future. J Intern Med 266:1-4, 2009
2) Dreijerink KMA et al : Multiple endocrine neoplasia type 1: a chromatin writer's block. J Intern Med 266:53-59, 2009
3) Gracanin A et al : Tissue selectivity in multiple endocrine neoplasia type 1-associated tumorigenesis. Cancer Res 69:6371-6374, 2009
4) Mulligan LM et al : Germ-line mutations of the RET proto-oncogene in multiple endocrine neoplasia type 2A. Nature 363:458-460, 1993
5) Skinner MA et al : Prophylactic thyroidectomy in multiple endocrine neoplasia type 2A. N Engl J Med 353:1105-1113, 2005

3 神経内分泌腫瘍

● **定義・概念** 内分泌細胞のうち、ペプチドやアミンを産生する細胞群を神経内分泌細胞と呼ぶ。これらの細胞は、神経と共通した特徴（電気的興奮性、シナプトフィジンな

表6-3-1 膵神経内分泌腫瘍(PNET)で報告されている染色体の遺伝子異常

異常の種類	PNET
染色体またはアレルの喪失	1p(46% 21%；23～75%)、1q(20～88%)、3p(19%；25～62%)、6q(28%)、10pq(14%)、11p(29～52%)、11q(28～66%)、22q(38～93%)、X(31%)、Y(31%)
染色体またはアレルの増幅(gain；amplification)	4pq(17%)、5q(25%)、7pq(41%)、9q(28%)、12q(23%)、14q(25%)、17pq(31%)、20pq(27%)
遺伝子変異	*DAXX/ATRX*(頻度43%) *MEN1*の失活変異(頻度13～38%) *DPC4/SMAD4*の失活変異(頻度～20%) *VHL*：変異はまれ

どの発現)を有し、電子顕微鏡でdense core granuleを認める。また、クロモグラニンAなどの分泌顆粒関連蛋白質を発現している。神経内分泌細胞のうち、消化管・気管などの粘膜上皮間に散在する細胞や膵Langerhans(ランゲルハンス)島の細胞に由来する腫瘍を神経内分泌腫瘍(neuroendocrine tumor：NET)と呼ぶ。ここでは膵内分泌腫瘍(paracreatic neuroendocrine tumor：PNET)を扱う。

● **疫学** 2002～2005年に行われたわが国の疫学調査で、PNETの頻度は10万人に2.23人で、年発生率は10万人あたり1.01人であった。内訳は非機能性腫瘍が47.7%、インスリノーマが31.7%、ガストリノーマが8.6%であった。非機能性腫瘍の46.1%が悪性で、ガストリノーマで45.5%、インスリノーマでは悪性腫瘍は7.4%であった。PNETに多発性内分泌腫瘍症1型(MEN1)を伴う例は10%であった。非機能性腫瘍の21%に遠隔転移が認められ、腫瘍径が2cmを超えるものに多い傾向があった。

● **病因・病態生理と分子メカニズム** NETの大部分は散発性(sporadic)に生じるが、時に遺伝性内分泌腫瘍症候群の一環として生じる。そのような症候群として、MEN1、von Hippel-Lindau(フォン・ヒッペル-リンダウ)病、神経線維腫症1型、結節性硬化症がある。これぞれの病因遺伝子は、*MEN1*、*VHL*、*NF1*、*TSC1*および*TSC2*であり、いずれも腫瘍抑制遺伝子である。これらの遺伝子と散発性のNETとの関連についてもある程度調べられている。また、既知の遺伝性疾患の徴候がない家系にNETが複数発症した例も知られている。表6-3-1のような染色体異常や遺伝子変異が報告されている。

● **臨床症状・検査成績**

機能性腫瘍

ここでは機能性腫瘍を「腫瘍から分泌される因子によって特異的臨床症状を呈する腫瘍」とする。

インスリノーマ：インスリノーマ(insulinoma)による症状は、空腹時の低血糖発作であるが、食後の低血糖のみの場合もあり注意が必要である。インスリン(insulin)値の抑制されない低血糖が特徴である。低血糖症状は中枢神経症状と自律神経反応の2つに分けて考えることができる。低血糖に伴う中枢神経の機能低下による症状として、複視、ものがかすんでみえる、昏迷、異常行動、健忘が起こり、進

行すると意識障害, 昏睡に陥り, 長時間に及ぶと不可逆的脳障害が生じる。痙攣がみられることもある。自律神経症状としては, 低血糖刺激により交感神経の活性化が生じ発汗, 空腹感, 虚脱, 震え, 嘔気, 不安感, 振戦が生じる。自律神経症状は中枢神経症状に先駆けて起こることが多いが, まったくみられない場合もある。自律神経機能障害のある患者や, 低血糖発作を繰り返す患者の場合は特に自律神経症状を欠く場合が多い。これらの症状は低血糖を強く示唆するが確定診断を下せるものではないので, 発症時に必ず血糖低下を測定して確認しなければならない(インスリンの同時採血も必須)。低血糖発生の機序はグルコースの利用亢進よりも, 肝臓からのグルコース利用の低下が主であると考えられている。Whipple の三徴といわれるものは低血糖症状, 血糖＜3.0 mmol/L(54 mg/dL), グルコースの投与による症状の改善である。

まれではあるが, 長期にわたる低血糖による脳の高次機能障害を, 緩徐に進む認知症と誤診されている場合がある。成人のネジジオブラストーシス(nesidioblastosis)による低血糖の場合は, インスリノーマと異なり, 食後低血糖(2～4時間後が多い)が主であり, 男性に多いという特徴がある。

ガストリノーマ：ガストリン(gastrin)は胃粘膜の壁細胞に対する刺激作用とヒスタミン産生細胞に対する刺激作用を有する。ガストリンによる壁細胞の刺激は主にヒスタミン分泌促進作用を介した間接作用である。消化性潰瘍が90%以上のガストリノーマ(gastrinoma)患者に認められ, 1 cm 未満の単発潰瘍が多い。十二指腸の first portion (75%), 次に十二指腸遠位(14%), 空腸(11%)に多く再発しやすい。下痢もよくみられるが, その原因としては, 腸管で再吸収しきれないほどの胃酸分泌の亢進, 胃酸が十二指腸底で十分に中和されず酸性のまま腸管に流されるため消化酵素が不活化される, 胆汁による脂肪の乳濁化の阻害, 腸管の粘膜細胞障害などによる吸収不良が生じ多量の脂肪便が生じる, などがある。また異常高値のガストリンにより小腸の電解質と水の吸収が抑制されることも関与する。発症時, 肝転移を認める症例が約1/3にみられる。米国国立衛生研究所(NIH)における臨床研究では平均発症年齢 41 歳, 診断までの罹病期間 5.2 年で, 症状は腹痛 (75%), 下痢 (73%)が多く, 胸焼け(44%), 体重減少(17%)が続いた。消化管出血が初期症状である例は25%であった。内視鏡で胃のひだの著しい肥厚が多くに認められた(94%)。胃酸分泌抑制薬の使用により手術例が劇的に減った。

グルカゴノーマ：グルカゴノーマ(glucagonoma)によって引き起こされる症状はグルカゴン(glucagon)の作用に関係している。グルカゴンは異化作用(catabolism)を促進するホルモンで, アミノ酸の酸化を促進し糖新生に作用する。このため過剰のグルカゴンの作用により耐糖能障害や糖尿病, 血中アミノ酸低下, アルブミン低下, 体重減少, 壊死性遊走性紅斑, 貧血などが生じる。また静脈血栓症や精神症状が認められる。体重減少と壊死性遊走性紅斑は最もよく認められ, 診断時に患者の 65～70%にみられる。皮疹が先にみられることが多い。皮疹の出現時には体重減少や下痢, 口内痛, 疲労感, 精神状態の変化, 糖尿病などを有していることが多い。

壊死性遊走性紅斑ははじめ紅斑性丘疹や紅斑のかたちで顔, 会陰部, 四肢に生じる。7～14 日の間に皮疹は大きく癒合し, 次に中央部が変化し青銅色の硬結が生じ, 周囲に水疱と膨疹, 落屑を形成する。病変部はかゆみや痛みを伴う。皮疹の生検では表層の壊死と表皮外層の解離が認められ, 血管周囲にリンパ球と組織球の浸潤を認める。これらの診断的意義のある病変を確認するには数カ所の生検が必要である。粘膜に同様の病変が生じて舌炎, 口角炎, 口内炎, 眼瞼炎が生じる。毛髪が細くなったり禿頭が起こることもある。爪の変形も認められる。

糖尿病は 75～90%にみられ, 軽症から中等症までが多い。通常の内科治療でコントロール可能である。多くの場合インスリン分泌能は低下していないのでケトアシドーシスを呈することはない。グルカゴノーマでみとめられる消化器症状は腹痛, 食欲低下, 下痢, 便秘などがある。下痢についてはグルカゴンと同時分泌されるガストリン, 血管作動性腸管ポリペプチド(VIP), セロトニン, カルシトニンの関与が考えられる。静脈血栓症が 15～30%に認められるが, これは NET のなかでグルカゴノーマに特徴的な合併である。精神神経症状としては失調症状, 認知症, 視神経萎縮, 近位筋の筋力低下などが認められ, また一例, グルカゴノーマの治療によって改善する拡張型心筋症の報告がある。

検査値では, 正球性正色素性貧血は 90%に認められ, 低アルブミン血症, 低アミノ酸血症は壊死性遊走性紅斑の原因とも考えられ重要である。アミノ酸補液で治癒した壊死性遊走性紅斑の報告がある。

VIP 産生腫瘍：VIP 産生腫瘍(VIPoma)の患者は成人では 30～50 歳に多く小児では 2～4 歳に多い。症状は pancreatic cholera, watery diarrhea, hypokalemia, and hypochlorhydria or achlorhydria(WDHA) syndrome といわれるように大量の水様下痢が主症状であり, 低カリウム血症と低 Cl 血症を伴う(VIP が胃酸分泌を刺激するため)。

便は全例で 700 mL/日を超え, 約 70%で 3 L/日を超える。紅茶色でにおいがなく絶食でも続き, ナトリウム濃度は高く, secretory diarrhea の典型である。脱水はないか軽度である。低カリウム血症や脱水による疲労感, 筋力低下, 息切れ, 筋肉の痙攣・攣縮, 嘔気・嘔吐などの症状が認められる。約 20%の患者で皮膚潮紅がみられるが, これは VIP による血管拡張によって起こる。

低 Cl 血症は 75%の患者に起こる。これらのほかに高血糖, 高カルシウム血症がみられる。高カルシウム血症はMEN1 による原発性副甲状腺機能亢進症のためである場合と, 脱水による高アルブミン血症により見かけの total calcium が増加している場合があり, 後者の場合には Ca^{2+} 濃度は正常である。

ソマトスタチノーマ：ソマトスタチノーマ(somatostatinoma)で最も多い症状は腹痛と体重減少である。膵内に限局したソマトスタチノーマでは時に典型的なソマトスタチノーマの三主徴, 糖尿病, 胆石, 下痢もしくは脂肪便がみられる。ソマトスタチン(somatostatin)のインスリン分泌抑制作用で糖尿病が起こり, ソマトスタチンによるコレシストキニン分泌抑制により胆嚢収縮が抑制され胆石が起こりやすくなり, 膵酵素と重炭酸分泌抑制作用, 腸管の脂肪吸収抑制により下痢や脂肪便が生じる。ガストリン分泌抑制により胃酸分泌低下もみられる。一方, 十二指腸由来

のソマトスタチノーマではこのような典型的な症状は認められないことが多い。占拠病変としての腹痛や黄疸などの症状が主である。

非機能性腫瘍

2005年のわが国での疫学調査で，PNETの症状として，低血糖48.5％，上腹部痛や背部痛が17.8％，下痢が6.9％，胃・十二指腸潰瘍が6.0％，黄疸が3.0％，皮疹が2.0％であった。この症状から，非機能性腫瘍の症状としては上腹部痛，背部痛，黄疸が多いと考えられる(MEN1, von Hippel-Lindau病などのPNETを合併することがある遺伝性疾患でみられる症状については他稿参照)。PNETを見出した場合はMEN1の部分症でないかを確認するために必ず補正血清カルシウムと血中PTHの測定を行うことが重要である。

●**診断**　機能性腫瘍として見出される場合と，偶発的に膵腫瘍や肝などの転移巣が発見される場合がある。そのため，

1. 機能性腫瘍のホルモン過剰の診断方法と責任病変の診断方法
2. 非機能性腫瘍などの腫瘍病変の局在診断，grading, TMN分類

の2つが必要である。

機能性腫瘍

インスリノーマ：腫瘍圧迫症状を呈することはまれであり，大部分が低血糖発作による症状で受診する。したがって，病的な低血糖を呈する症例の鑑別において，インスリノーマを疑う（例外として，MEN1家系の家族スクリーニングの場合などがある）。

●**病的な低血糖の存在診断**　低血糖症状に合致する症状を訴える症例，および信頼できる血糖測定法（血糖測定器でなく検査室で測定した血糖値）において偶発的に低値を示した症例において，病的な低血糖の存在を疑う。Whippleの三徴を満たした場合に，病的な低血糖が存在すると診断する。Whippleの三徴とは，①低血糖に合致する症状があり，②症状があるときの血糖値が低く，③血糖上昇処置により症状が改善することである。Whippleの三徴が確認されない症例に，低血糖に対する精査をすることは推奨されない。

●**低血糖を疑った場合の診断の進め方**

1. 低血糖の大部分は，糖尿病に対する薬物療法に関連して生ずる。したがって，低血糖を疑った場合は，薬物療法中の糖尿病患者であるか否かに分けてアプローチするのが現実的である。
2. 薬物療法中の糖尿病患者ではない症例の鑑別では，低血糖を起こす病態がないか，病歴，所見，検査値などから検討する。具体的には，薬剤，重篤な疾患，ホルモン欠乏症，膵島腫瘍以外の腫瘍(nonislet cell tumors)などである。これらの症例でインスリン低値を伴う低血糖(Whippleの三徴)が存在すれば，当該の病態の有無の診断を行う。
3. インスリノーマは，通常これらの病態のない「臨床的に健康」な群に含まれる。「臨床的に健康」な群の鑑別を以下に述べる。

a) 来院時に自発性の低血糖発作がみられれば，その際に採血する。採血項目は，血糖値，インスリン，C-ペプチド免疫活性(CPR)，β-ヒドロキシ酪酸，抗インスリン抗体である。また，採血後に1.0 mgのグルカゴンを静脈内投与し，血糖値の反応を観察する。この採血項目とグルカゴンに対する反応性の確認は，b)で述べる72時間絶食試験の検査終了時の対応と同一である。血糖以外の検査項目は，低血糖の病態診断に用いる。

b) 来院時に自発性の低血糖が認められなければ，その症例において低血糖を誘発する条件で検査を行う。空腹時低血糖を示す症例では72時間絶食試験が診断のゴールデンスタンダードである。食後に低血糖を示す症例では混合食試験(mixed meal test)を行う。

c) a)またはb)でWhippleの三徴が確認されたら，血糖低値であった検体でインスリン，CPR, β-ヒドロキシ酪酸を測定する。また，随時の検体で抗インスリン抗体を測定する。この結果により，病的な低血糖の病態を鑑別する。

●**病態の鑑別**

1. インスリン値：血糖値が45 mg/dL (2.5 mmol/L)まで低下しているにもかかわらず，インスリンが検出される（測定感度以下に抑制されない）のは異常である（高インスリン血症）。そのような病態として，外因性のインスリン，経口血糖降下薬，内因性のインスリン異常分泌（自律性のインスリン分泌），インスリン自己免疫症がある。
インスリンが抑制されている場合，インスリン様増殖因子(IGF)による低血糖，またはインスリンおよびIGFに依存しない低血糖があると考えられる。
なお，判定には血糖値とインスリンの絶対値が最も重要であり，インスリンとグルコースの比を診断の補助に用いることは推奨されない。

2. CPR：インスリンが抑制されない病態のうち，CPRは抑制されている場合，外因性のインスリンが原因である。経口血糖降下薬，および内因性のインスリン異常分泌では，CPRも抑制されない。インスリン自己免疫症では，CPRは高値であるが，抗体に結合していない遊離CPRは低値である。

3. β-ヒドロキシ酪酸：絶食時には脂肪酸がエネルギー源として分解され，β-ヒドロキシ酪酸をはじめとするケトン体が生成される。しかし，インスリンおよびIGFには脂肪酸の分解を抑制する作用があるため，絶食下であってもインスリン（またはIGF）が存在するとβ-ヒドロキシ酪酸の生成は抑制される。
絶食試験において，β-ヒドロキシ酪酸は絶食が正しく行われているか判断する手掛かりとなる。また，低血糖であるにもかかわらずβ-ヒドロキシ酪酸が低値の場合，インスリンまたはIGFが不適切に分泌されていると判断される。
インスリンおよびIGFに依存しない低血糖では，β-ヒドロキシ酪酸は高値となる。

4. グルカゴン静脈内投与後の血糖の反応：グルカゴン投与によって血糖値が上昇するのは，肝のグリコーゲン貯留が保たれている場合である。インスリンおよびIGFには肝のグリコーゲンの分解を抑制する作用がある。通常，24時間の絶食でグリコーゲン貯留は枯渇するものであるが，長時間の絶食後に血糖が上昇することは，インスリン（またはIGF）が不適切に存在すること

を示唆する。

- **内因性のインスリン異常分泌(自律性のインスリン分泌)の鑑別** 生化学的に自律性インスリン分泌と診断される病態として、インスリノーマ、noninsulinoma pancreatogenous hypoglycemia syndrome(NIHPS)、胃のバイパス手術後の低血糖症がある。これらの鑑別には、バイパス術後の既往の確認とともに、インスリノーマの局在診断を行う。画像検査で腫瘍が同定されなかった場合、検出できない微小なインスリノーマであるのか、NIHPSであるのかが問題となる。その場合、選択的動脈内刺激薬注入試験(SASI)などの侵襲的な検査も考慮する。C-ペプチド抑制試験を行う施設もある。

ガストリノーマ：難治性消化性潰瘍や再発を繰り返す場合、多発潰瘍、また潰瘍手術後に出血、穿孔、縫合不全などの合併症を起こす場合は血清ガストリン値を測定する。正常上限の10倍を超える場合はガストリノーマの可能性が高い。正常上限を超える場合、低ガストリン血症に対する代償性の高ガストリン血症を否定するために胃内のpHを血清ガストリン値と同時測定することが望ましい。腎不全、副甲状腺機能亢進症、プロトンポンプ阻害薬(PPI)やヒスタミンH₂受容体拮抗薬投与、胃排出障害、小腸大量切除、G細胞過形成、萎縮性胃炎でガストリン値が高くなることがある。また、セクレチン静注試験やカルシウム静注試験に対してガストリン値の増加反応を示す場合はガストリノーマの可能性が高い。

グルカゴノーマ：グルカゴノーマを疑わせる症状(「臨床症状・検査成績」の項参照)のある高血糖患者において血中グルカゴン濃度を測定する。壊死性遊走性紅斑のある症例では画像診断を含め積極的に調べる必要がある。13例の皮疹を有するグルカゴノーマ患者の12例で肝、骨、リンパ節転移があったことが報告されている。

血中グルカゴンは多くの原因で生理的範囲内の上昇が認められる。低血糖、空腹、敗血症、外傷、腹部手術、急性膵炎、Cushing(クッシング)症候群、腎不全、肝不全などである。これらの場合は上昇は500 pg/mL未満にとどまることが多い(正常上限<100 pg/mL)。

特発性高グルカゴン血症では、高分子量のペプチドが生成され血中濃度が高値を示す。家族性と孤発性の報告がある。また他のNETがグルカゴンを同時分泌することがあるが、典型的なグルカゴノーマ症候群を示すほど上昇する例はまれである。

一方、多くのグルカゴノーマ症例のグルカゴン血中濃度は500 pg/mLを超えることが多く、分泌されるグルカゴンの分子量も複数である。ある報告で、確実なグルカゴノーマ症例の平均グルカゴン濃度は1,400 pg/mLであったが、個々の測定値は84〜1万4,300 pg/mLにわたっていた。高値例は皮疹を有する患者や糖尿病患者に多かった。このことからもわかるように、生理的変動範囲内のグルカゴン値の症例もあり、皮疹例でも比較的低値のこともある。500 pg/mL未満でもグルカゴノーマのことがあり、1,000 pg/mL以上であればグルカゴノーマと考えるのが実際的である。

疑わしい場合、血中アミノ酸濃度測定が有用である。多くのグルカゴノーマで広範な低アミノ酸血症が認められる。正球性正色素性貧血や低アルブミン血症も認められる

が、非特異的である。食事負荷試験で、食後のグルカゴンを測定し、抑制がみられない場合はグルカゴノーマの可能性が高い。これらの場合は、PNETや肝転移などの画像診断に進むことがすすめられる。

鑑別診断としては、壊死性遊走性紅斑様皮疹を呈する疾患があげられるが、これには、ペラグラ、亜鉛欠乏症、kwashiorkor、末期肝疾患、中毒性表皮壊死症、落葉状天疱瘡、膿疱性乾癬などがある。

VIP産生腫瘍：その他の原因で説明できない激しい分泌性水様下痢・脱水、低カリウム血症、代謝性アシドーシスが認められる患者に疑われる。血中VIP値を測定し75 pg/mL以上で疑われる。2回以上の測定が望ましい。ほとんどのVIP産生腫瘍は発見時に3 cm以上の大きさがあり、CTが診断に有用である。VIP産生腫瘍は通常は膵に局在し、まれに十二指腸に局在する。

ソマトスタチノーマ：空腹時のソマトスタチンを測定し、160 pg/mL以上である場合に疑われる。軽度の上昇は他の内分泌疾患でみられる場合がある。高値が認められたら画像診断(超音波、CT、MRI)を行う。腫瘍は膵と十二指腸の両方に局在する。

病理所見

病理検査では、HE染色、クロモグラニンA、シナプトフィジンの免疫染色、Ki67指数や分裂像の算出、ソマトスタチン受容体の免疫染色などが必要となる。2010年のWHO分類においてHE所見では、高分化型で胞巣状、索状、島状、リボン状、ロゼット構造などを呈して増殖する。腫瘍細胞は細胞質に富み、多形性に乏しい。未分化癌には小細胞癌と大細胞癌があり、細胞質が少なく核の異型性が認められる。免疫染色でクロモグラニンA陽性の場合、神経内分泌細胞由来であることが確実になる。シナプトフィジンは神経由来もしくは神経内分泌細胞由来であることを示す。Ki67指数や分裂像の算出で、腫瘍の悪性度が推測される(WHO分類(表6-3-2))。ソマトスタチン受容体はソマトスタチンアナログ療法の有効性の推定に用いられる。

局在診断

- **画像診断** 造影CT、MRI、造影腹部超音波、経食道超音波、術中超音波、内視鏡的逆行性胆管膵管造影(ERCP)、動脈造影などの画像検査が行われる。
- **選択的動脈内刺激薬注入試験(SASI)** ガストリノーマとインスリノーマの局在診断に用いられる。これらの腫瘍にカルシウム感知受容体(CaSR)が発現することが多いため、カルシウム注入に反応してそれぞれガストリン、インスリンを分泌することを用いている。脾動脈、胃十二指腸動脈、上腸間膜動脈などの膵、十二指腸を栄養する動脈にグルコン酸カルシウム2 mLを急速注入し、右肝静脈内に置いたカテーテルから注入前、後20、40、60、90秒後に採血する。陽性の判定は通常40秒後のホルモン値と前値の差で判断する。

分類

GradingとStagingが行われる。

- **Grading** WHOの2010年の分類は、膵由来と消化管由来の腫瘍を細胞増殖指標のみで分類し、これにより臨床予後と術後治療が異なる群を分別する試みである。neuroendocrine tumor G1(NET G1)、NET G2、neuroendocrine carcinoma(NEC、G3)と mixed adenoneuro-

表 6-3-2　神経内分泌腫瘍(NET)の WHO 分類(2010)

neuroendocrine tumor(G1)
neuroendocrine tumor(G2)
neuroendocrine carcinoma(G3)
mixed adenoneuroendocrine carcinoma(MANEC)
hyperplastic and preneoplastic lesions

Grade	Mitotic count(10 HPF)	Ki67 index(%)*
G1	<2	≦2
G2	2〜20	3〜20
G3	>20	>20

a) 10 HPF: high power field = 2 mm^2, at least 40 fields(at 40× magnification) evaluated in areas of highest mitotic density
b) *MIB1 antibody: % of 2,000 tumor cells in areas of highest nuclear labeling

endocrine carcinoma(MANEC)の4つに分類されている。細胞増殖指標としては、細胞分裂数または Ki67 認識率が用いられる。

- Staging　TMN 分類によるものが2つのガイドラインから報告されている。European Neuroendocrine Tumor Society(ENETS)による分類が臨床的であると考えられている。

■ 治療　NET の治療の第一選択は外科処置による切除である。早期に診断し、切除を行うことが生命予後の改善に直結する。しかしながら、機能性、非機能性にかかわらず、初診時において遠隔転移のある症例が半数以上を占めている。

PNET の治療を、①ホルモン過剰症状に対する治療、②原発腫瘍に対する治療、③肝転移などに対する治療の3つに分けて記す。

ホルモン過剰症状に対する治療
ホルモン過剰症状治療の第一選択は、(必要な場合はソマトスタチンアナログによる前治療などによる状態改善の後の)外科治療である。ホルモン過剰症状を示す PNET でも、半数以上は肝転移などの遠隔転移を伴っており全摘困難な場合が多い。その場合、ホルモン過剰症状に対してはそれぞれのホルモンに対して特異的な治療と、ソマトスタチンアナログによる治療が有効である。

特異的治療としては、ガストリノーマについてはプロトンポンプ阻害薬(PPI)、ヒスタミン H2受容体拮抗薬、インスリノーマについては K$^+$チャネルオープナーのジアゾキシド(diazoxide)などが用いられる。

これらの特異的治療の効果が少ない場合や、特異的治療がない場合はソマトスタチンアナログが用いられる。PNET の約80%にソマトスタチン受容体が発現しており有効例は多い。特に、VIP 産生腫瘍やグルカゴン産生腫瘍、セロトニン・タキキニン産生腫瘍での有効性は高い。

原発腫瘍に対する治療
機能性腫瘍で症状が臨床的に問題になり、原発病変の切除で症状の改善が得られると考えられる場合は原発病変の外科的切除が第一選択である。肝転移がある場合も治癒切除可能である場合は、原発病変を含め外科的切除をめざす。

非機能性で転移病変がない場合、かつては長径が2 cm 以上の場合に切除の対象となるとされていたが、1 cm 以上の腫瘍でも患者の状態が許せば切除したほうがよいという意見が出はじめている。

MEN1 に合併する PNET の外科治療については散発例と異なり、膵や十二指腸に多発病変を有していることが多く治療方針も異なっている。

肝転移などに対する治療
肝転移の数が少なく、切除可能である場合は(状態が許せば)外科切除が第一選択である。切除不能の場合は、TACE、ラジオ波焼灼療法、化学療法やソマトスタチンアナログ(後述)による治療が行われている。

■ 薬理メカニズム

ソマトスタチンアナログ
- PNET に対するソマトスタチンアナログの適応と治療成績　PNET のうち高分化型腫瘍の非切除症例が適応となる。対象は機能性腫瘍の場合はホルモン過剰症状と腫瘍増殖の制御であり、非機能性腫瘍の場合は腫瘍増殖の制御である。

治療効果判定は、症候としてはホルモン過剰症状と腫瘍の占拠病変としての症状を用い、マーカーとしてはクロモグラニン A、神経特異エノラーゼ(NSE)、過剰分泌ホルモンとその代謝産物、および画像情報が用いられる。

- 機能性 PNET の内分泌症状に対する治療　特異的治療として、インスリノーマでは糖質の補給とジアゾキシド(K$^+$チャネルオープナーでインスリン分泌を抑制)が有用で、ガストリノーマでは PPI が有用である。これらが無効な場合や、特異的治療法がない場合はソマトスタチンアナログが用いられる。

ソマトスタチンアナログは、機能性 PNET からの機能性ペプチドやアミンの分泌を抑制することでホルモン過剰症状治療の第一選択である(わが国ではオクトレオチドが機能性 NET の症状改善に対して保険収載)。有効例の頻度は多く、報告では50〜70%に有効である。作用機構はペプチドやアミンの分泌抑制の直接作用のほかに消化液の分泌抑制、消化管運動の抑制などの間接作用が想定されている。VIP 産生腫瘍、グルカゴノーマ、カルチノイド症候群を呈するセロトニン・タキキニン産生腫瘍(膵や消化管)で有効性が高いが、インスリノーマ、ガストリノーマでは有効性はかぎられる。

使用方法は、治療開始の2週間は皮下注製剤で1回50〜100μg を1日2〜3回皮下注し、有効性と安全性を確認後、長時間作用型の LAR 製剤(初回 20 mg)を筋注し、その後の2週間も皮下注製剤を併用する(皮下注製剤は合計4週間使用する。LAR 製剤での血中濃度の立ち上がりと安定化が初回は2週間後になるため)。その後約4週間おきに LAR 製剤を筋注する。症状は比較的早期に改善する。有効性の持続期間は数年から数カ月と症例によって異なる。腫瘍増殖によるホルモン過剰分泌の亢進や、脱感作などが二次無効の原因と推測されている。

LAR 治療で、カルチノイド症候群の発作が再燃してきた場合は LAR に加え、皮下注製剤の投与を追加して症状コントロールを試みることもある。

オクトレオチド治療の副作用としては、ソマトスタチンの生理作用に基づくものが報告されている。嘔気、軟便、腹部膨満などの消化器症状や無結石性胆石、肝障害などがある。

欧米ではソマトスタチン無効例にインターフェロンの併

用が用いられることがあるが、副作用が多く使用には注意が必要である（わが国では未承認）。
- **PNETに対するソマトスタチンアナログの抗腫瘍効果**
PNETの進行例に対するソマトスタチンアナログの使用は、1980年代から報告があり、半年間の有効例と無効例で分けてその後の生存率をみると有効例の生存率が高いとする報告が複数あったが、厳密な二重盲検研究がなかったためエビデンスレベルは高くなかった。しかし、2009年に中腸由来の転移性高分化型中腸NET患者に対し、前向き二重盲検試験でオクトレオチドのLAR製剤治療とプラセボを比較し、機能性、非機能性にかかわらず、オクトレオチドLARがプラセボに比して有意に無増悪期間（TTP）を延長し、腫瘍を安定化することが示された（PROMID研究）。この報告によりわが国でもオクトレオチド治療が進行例の消化管NETの標準療法となっている。これらの結果から、今後PNETについても検討がなされる必要がある。

その他の製剤
- **mTOR阻害薬** PNETでは腫瘍増殖に関与するmTOR（mammalian target of rapamycin）経路の活性化が起こっていることが多く、mTOR阻害薬であるエベロリムス（everolimus）の前向き二重盲検の第III相試験が行われ、TTPを一次エンドポイントとしてエベロリムスはプラセボに比して有意にTTPを延長し、腫瘍を安定化することが示され、進行例のPNET（G1, G2）に対し保険適用となった。間質性肺炎などの副作用に注意して使用する。mTOR阻害薬のほかに、チロシンキナーゼ阻害薬（スニチニブ、ソラフェニブなど）についても同様の腫瘍安定化作用が確認されている。
- **化学療法薬** これまで進行した低分化型腫瘍について、シスプラチンを中心にエトポシドやイリノテカンを組み合わせた、（肺の小細胞癌の治療に準じた）治療法が行われてきた。一方、進行した高分化型腫瘍については有効性が証明されている治療法は確立していない。2010年現在で未承認のストレプトゾトシン（streptozotocin）を含む治療が過去に行われてきた。

【髙野 幸路】

📖 参考文献
1) 今村正之総監修：膵・消化管神経内分泌腫瘍（NET）診断・治療 実践マニュアル，総合医学社，2011

4 ホルモン不応症

■ **定義・概念** ホルモン不応症（hormone resistance）は、ホルモンの産生や分泌には異常は認められないものの、ホルモン受容体、あるいは受容体以降の過程の障害により、ホルモン作用障害が惹起される疾患の総称である。本症は頻度の高い疾患ではないものの、本症の理解はホルモン作用や生体の調節機構の把握に有用である。

■ **病因・病態生理と分子メカニズム** ホルモン不応症は、受容体、受容体に共役するG蛋白、あるいはこれら以降の標的分子の異常によって惹起される（表6-4-1）。

受容体の異常としては、多くのホルモン受容体遺伝子の不活性型変異が報告されている。この場合、甲状腺ホルモン不応症などのように、変異受容体が野生型受容体の機能を阻害するように作用する（ドミナントネガティブ作用）場合を除き、遺伝子変異のヘテロ接合体はホルモン作用障害を示さない。これは、変異受容体に機能がまったくない場合でも、一定のホルモン作用が発現するようにホルモン産

表6-4-1 ホルモン不応症の例

病因分子	原因	受容体	疾患名
ホルモン受容体	遺伝子不活性型変異	GHRH受容体	GH単独欠損症
		TRH受容体	先天性中枢性甲状腺機能低下症
		GnRH受容体	家族性低ゴナドトロピン性性腺機能低下症
		GH受容体	Laron型小人症
		TSH受容体	TSH不応症
		LH受容体	男性仮性半陰陽
		FSH受容体	高ゴナドトロピン性卵巣機能低下症
		ACTH受容体	家族性グルココルチコイド欠乏症
		ADH受容体	先天性腎性尿崩症I型
		インスリン受容体	インスリン受容体異常症A型
		甲状腺ホルモン受容体	甲状腺ホルモン不応症
		グルココルチコイド受容体	グルココルチコイド不応症
		ミネラルコルチコイド受容体	偽性低アルドステロン症I型A
		アンドロゲン受容体	アンドロゲン不応症
		エストロゲン受容体	エストロゲン受容体欠損症
		ビタミンD受容体	ビタミンD依存症II型
		レプチン受容体	肥満症
	阻害型抗体	TSH受容体	特発性粘液水腫
		インスリン受容体	インスリン受容体異常症B型
Gsα蛋白	遺伝子不活性型変異		偽性副甲状腺機能低下症Ia型
	遺伝子インプリンティング異常		偽性副甲状腺機能低下症Ib型
G蛋白以降	アクアポリン2遺伝子不活性型変異		先天性腎性尿崩症II型

Gs：刺激性G蛋白，GHRH：成長ホルモン放出ホルモン，TRH：甲状腺刺激ホルモン放出ホルモン，GnRH：性腺刺激ホルモン放出ホルモン，GH：成長ホルモン，TSH：甲状腺刺激ホルモン，LH：黄体形成ホルモン，FSH：卵胞刺激ホルモン，ACTH：副腎皮質刺激ホルモン，ADH：抗利尿ホルモン

生や分泌が調節されるためである。受容体遺伝子変異に加え，ホルモン受容体に対する阻害型抗体により，ホルモン作用障害が惹起されることもある。

またG蛋白の異常としては，Gsα蛋白をコードする*GNAS*遺伝子異常による偽性副甲状腺機能低下症が知られている。このうち偽性副甲状腺機能低下症Ⅰa型は，Gsα蛋白コード領域の変異により惹起される。一方Ⅰb型は，*GNAS*遺伝子インプリンティング異常による腎臓近位尿細管におけるGsα蛋白発現低下が病因と考えられている。さらにG蛋白以降では，アクアポリン2遺伝子異常により，一部の腎性尿崩症が惹起される。

▶ **臨床症状・検査成績** ホルモン不応症では，ホルモン分泌低下の場合と同様に，ホルモン作用障害が惹起される。ただし本症では，ホルモン産生や分泌に異常は認められないことから，ネガティブフィードバックが解除され，対応するホルモンが高値となるのが原則である。

たとえば，偽性副甲状腺機能低下症では副甲状腺ホルモン(PTH)作用の低下から低カルシウム血症が惹起され，これによりPTH分泌が亢進し，血中PTH濃度は高値となる。同様に，甲状腺刺激ホルモン(TSH)や副腎皮質刺激ホルモン(ACTH)などの下垂体ホルモンに対する不応症では，下位ホルモンである甲状腺ホルモンやコルチゾールが低値となり，視床下部や下垂体へのネガティブフィードバックの解除から，下垂体ホルモンは高値となる。一方甲状腺ホルモンやグルココルチコイド不応症では，これらのホルモンが高値となり，対応するTSHやACTHも高値〜基準値内と抑制されない。

▶ **診断** ホルモン作用障害が認められるにもかかわらず，対応するホルモンの血中濃度が低下していない場合に，本症が疑われる。本症の多くは遺伝子異常による疾患であり，病因の確定には遺伝子検査を必要とする。しかしこれらの遺伝子の検討は，日常的には行われていない。

■ **治療と薬理メカニズム** Laron(ラロン)型小人症以外の視床下部ホルモン，下垂体前葉ホルモンに対する不応症では，下垂体ホルモン分泌低下による機能低下症と同様，甲状腺ホルモン，グルココルチコイド，性ホルモンなどの投与を行う。

Laron型小人症には，合成インスリン様増殖因子Ⅰ〈IGF-Ⅰ〉の投与が有用であることが海外で示されている。偽性副甲状腺機能低下症は，活性型ビタミンD_3製剤の投与により血中カルシウム濃度の維持が可能である。また特発性粘液水腫は，甲状腺ホルモンで治療する。その他のホルモン不応症の治療は，必ずしも確立されていないものが多い。変異受容体の機能障害の程度により，多量のホルモン投与に反応する場合もある。

【福本　誠二】

19章 リウマチ性疾患，アレルギー性疾患，免疫不全症

1. 免疫が関与する疾患 ……………………………………… 1240
2. リウマチ性疾患 …………………………………………… 1241
3. アレルギー性疾患 ………………………………………… 1297
4. 原発性免疫不全症候群 …………………………………… 1321

1 免疫が関与する疾患

リウマチ性疾患とアレルギー性疾患

アレルギー性疾患は、自己を防御するための免疫反応が特定の外来抗原に対して過剰に反応してしまうために引き起こされる疾患群である。一方、リウマチ性疾患は、本来反応しないはずの自己抗原と反応してしまうことから生じる疾患で、自己免疫疾患とか膠原病などともいわれる疾患群である。

免疫反応と実際の病態とを理解するためには、Gell-Coombs分類がいまでも使われることが多い。即時型すなわちアナフィラキシー型のⅠ型反応、細胞傷害型のⅡ型反応、免疫複合体型のⅢ型反応、そして遅延型細胞性免疫のⅣ型に分類される。いわゆるアレルギー性疾患とされるものの多くはⅠ型によることが多い。しかし、最近ではⅠ型アレルギーを担う代表的な細胞であるマスト細胞が、関節リウマチや接触性皮膚炎などにも関与する可能性が指摘されるなど、これらの関係は明確に区別されているわけではない。

自己免疫疾患は、「自己との反応とその制御」という免疫学の最も根元的な問題にかかわる疾患群であり、いまだに明確なメカニズムの把握と適切な治療法の開発が十分でない領域である。すなわち、難病といわれる疾患が多く含まれている。しかし、多くの研究の積み重ねと技術的進展により、自己免疫疾患の基本的な概念も、時とともに変わりつつある。また、標的を明確とした生物学的製剤を中心として、新しい治療法の導入はめざましく、臨床の現場では、それをいかに適切に臨床応用するかが大きな焦点となっている。一方、これらの臨床的な知見は、自己免疫疾患における新たな発見をも生むことになり、臨床的知見からの新たな基礎的問題の提起になっている。

病因に対するアプローチ

病因に関しては、ゲノムの解析が長足の進歩をみせている。ゲノム解析は、従来、遺伝性疾患といわれた疾患群の解析に威力を発揮したが、common disease（ありふれた疾患）の関連遺伝子の解析は非常に困難であった。しかし、ヒト全ゲノム配列の解読と個人間の塩基の違い、遺伝子多型とその解析技術の進歩で、いまや多くの疾患でその疾患に関係する遺伝子を発見することが可能となっている。ゲノムワイド関連解析（genome-wide association study：GWAS）がまずその嚆矢となって多くの疾患関連遺伝子を明らかにしている。さらに個人のすべてのゲノム配列を比較することによる詳細な解析も可能になりつつある。疾患との関連が明らかになった遺伝子は、原因や増悪に一義的に関与しているものであり、動物モデルにおけるノックアウトマウスのような原因と結果の意味合いを提示している。

一方、いまだにわからないことの多い免疫システムの全容の解明には、洗練されたマウスの解析が不可欠である。これらの解析から、たとえば、自然免疫と獲得免疫のかかわり、新しいT細胞サブセットなど次々と新しいことが明らかにされている。しかし、これらの発見がマウスにとどまっているかぎり、実際の疾患への応用に進展することは難しい。

関節リウマチの治療の進歩と現状

自己免疫疾患の代表的疾患である関節リウマチ（rheumatoid arthritis：RA）の治療を例にとると、30年ほど前には疾患の進行を抑制するための効果的な薬物はほとんどなかったことから、抗炎症薬により関節痛を除くことを主目的とせざるをえず、多くの場合、関節破壊の進行を見守っていくしかなかった。このような状況と比べると、最近のRA治療はメトトレキサートの基盤的な薬物としての確立やTNF（腫瘍壊死因子〈tumor necrosis factor〉）阻害薬を中心とした生物学的製剤の導入により、関節破壊の進行を抑制し、寛解に持ち込める可能性が拡大しつつある。すなわち、自己免疫疾患の治療は着実に進化していることが窺える。医学の多くの領域のなかで、最もめざましく治療法が進歩しつつある領域の一つにあげられていることも理解できる。

しかし、これらの治療法が疾患の本態に根ざした根本的なものであるかは明確ではない。いうまでもなく、寛解に到達する割合の不十分さ不確実さ、副作用、経済的な問題など多くの問題がある。これらの状況を背景として、多くのサイトカインに対する生物学的製剤、T細胞、B細胞を中心とした免疫担当細胞の表面分子に対する生物学的製剤、さらに細胞内のシグナルや機能分子を標的とした小分子薬などが次々と開発されつつある。より理想的な自己免疫疾患の病態の理解と、それに基づいた治療戦略の確立が今後とも求められていくことになる。

アレルギー性疾患と疫学

アレルギー性疾患に関しては、以前に比べなぜこのように増加したのか、われわれのアレルギーのメカニズムの把握は本当に正しいのか、理想的なアレルギー治療はどのようなものなのか、などの基礎的理解がまだまだ十分でない可能性がある。

アレルギー性疾患が増えていることに関して、衛生仮説（Hygiene hypothesis）が提唱されている。これは、アレルギー性疾患の保有率と同胞数が逆相関することから、生後早期に同胞から感染すること、すなわち非衛生的な環境がアレルギー性疾患の発症を予防しているというものである。そして、近年の社会の近代化、環境の変化、医療の進歩に伴って、ヒトが病原微生物に接する機会が減少していることが、アレルギー性疾患の発症に関係すると推察されている。

しかし、わが国の調査では、乳児期の発熱の回数とアトピー性皮膚炎の有病率は相関するなど、必ずしも衛生仮説と一致しないデータもあり、また感染がアレルギー性疾患を引き起こすというデータもある。おそらく、病原微生物の種類、罹患する年齢、感染の程度などにより、生体の反応は大きく変化するものと考えられる。感染性微生物以外の環境因子では、先進国にみられる、大気汚染物質である二酸化窒素（NO_2）、浮遊粒子状物質、ディーゼル排気粒子などがアレルギー性疾患の増加と深い関係があると推察されている。

マウスの免疫学とヒトの免疫学

免疫学研究の目標の一つは免疫が関連する疾病の理解とその克服である。現在、先導的に進行している生命科学としての基礎免疫学は、マウスを中心とした研究である。複雑な免疫応答のメカニズムを研究するには、ノックアウトマウスや多くの細胞表面マーカーを含めて幅広い解析手段を持つマウスのシステムが必要である。しかし、これらの成果を疾患研究に結びつけるには、ヒトの免疫システムの解明と各疾患の病態、治療に関する研究の進展も同時に不可欠である。マウスの免疫システムはヒトの免疫システムと似ている点が多くあるが、まったく同一ではない。一方、ヒトの疾患において生物学的製剤など特定の分子を標的とした治療により、いままでのマウスの研究ではわからなかった事実が明らかとなり、それが基礎免疫学に新しい疑問を投げかけることもある。

従来のヒトの免疫システムの研究は、分析できる対象が末梢血リンパ球などにかぎられており、また単純な抗原を生体に免疫するなどの基本的な操作を簡単に再現性よく行うことができないなどの難点があった。これらの問題を突破するためには、新しい手法を取り入れつつ、多方面からの研究を展開しなければならない。たとえば、末梢リンパ球の試験管内での観察にとどまらず、ヒト化マウスをはじめとした新しい手法の開発が必要である。そのほか、疾患関連遺伝子の研究、実際の病態における免疫応答の解析、新しい治療法とその評価、感染を含めた疫学的分析など多くの方法論と知見を集めてヒトの免疫学の学問体系を新たに構築しなければならない。

【山本 一彦】

2 リウマチ性疾患

1 関節リウマチ

▶**定義・概念** 関節リウマチ（rheumatoid arthritis：RA）は慢性に経過する全身性炎症性疾患で、主病変は関節滑膜に生じる持続的な炎症である。全身の可動関節が罹患しうるが、滑膜炎が持続すると軟骨および骨破壊が生じ、時に関節機能が障害されて重度の身体障害を呈する例がある。その経過は多様性に富み、個々の患者で障害の程度は大きく異なるが、潜在的に関節の破壊を伴う疾患である点が特徴であるといえる。病因はいまだ不明である。

▶**疫学** RA は世界中の民族に広く分布し、有病率は人口の約0.8%（0.3～2.1%）である。わが国での有病率は調査によって異なるが、0.3～0.8%である。米国では0.5～1.0%、ヨーロッパでは0.8～4.4%であり、アメリカンインディアンでは1.4～6.8%と若干の民族差が報告されている。男女比は1：3～5で女性に多い。好発年齢は30～40歳代だが、有病率は高齢になるほど増加する。RA の発症年齢が高齢になるほど男女差が少なく、65歳以上では1：1である。

▶**病因** 長年にわたるさまざまな研究にもかかわらず、RA の病因は依然として不明である。ただ、その発症は遺伝的に感受性のある宿主が感染性病原体およびその他の環境要因に応答した結果である可能性が示されている。

遺伝要因

家族歴の調査によると、一卵性双生児における RA 発症の一致率は二卵性双生児の少なくとも4倍で、二卵性双生児の RA 一致率は双生児ではない同胞の罹患一致率と同等である。しかし、一卵性双生児の RA の一致率も15～20%程度であり、遺伝的要因の関与以上に環境要因の関与が大きいこともわかる。

日本人を含む多くの民族では、MHC（主要組織適合性複合体）classⅡ対立遺伝子、*HLA-DR1*（*DRB1*0101*）および *DR4*（*DRB1*0401*）が RA の発症に関連することが示されている。一方、HLA（ヒト白血球抗原）以外の疾患関連遺伝子が、少なくとも一部の患者集団で報告されている。欧米では、T 細胞上の抗原受容体を介したシグナル伝達を負に制御する *PTPN22*（protein tyrosine phosphatase, non-receptor type 22）遺伝子との関連が報告されているが、アジアでは同定されていない。サイトカインのシグナル伝達に関係する *STAT4*（signal transducers and activators of transcription 4）遺伝子との関連が示されている。わが国では蛋白のシトルリン化にかかわる酵素である *PADI4*（peptidyl arginine deiminase 4）および B 細胞活性化を制御する分子の *FCRL3*（Fc receptor-like protein 3）遺伝子などの RA との関連が報告されている。T 細胞活性化を制御する *CTLA4*（cytotoxic T-lymphocyte-associated antigen 4）遺伝子の関与を示す報告もあるが、RA 以外の自己免疫疾患での関連のほうが強いようだ。このように、疾患関連遺伝子には民族差があり、また他の自己免疫疾患との関連が強いものもある。

環境要因

遺伝リスクだけでは RA 発症を予測することはできず、環境要因の重要性が示されている。アフリカでの疫学研究によれば、RA の発症と重症度は気候と都会化によって影響されるという。エストロゲン使用に関連して RA 発症率が低下するとの報告もある。また、喫煙は RA の重要な危険因子である。特に、*HLA-DRB1* 疾患感受性対立遺伝子を有する場合は発症率が高い。

前述したように、RA の発症は世界中に広く分布しており、感染性病原体が関与していると仮定すれば、これも広く分布しているはずである。現在までにマイコプラズマ、EB（Epstein-Barr）ウイルス、サイトメガロウイルス、パルボ B19 ウイルス、風疹ウイルスなどが候補としてあげられているが、病因であるとする明らかな証拠は示されていない。一方、一部の地域やかぎられた患者に認められるヒト T リンパ球向性ウイルス1型（HTLV-1）、ヒト免疫不全ウイルス（HIV）、C 型肝炎ウイルス（HCV）などの感染症における慢性関節炎は、時に RA との鑑別が困難であることなどを考慮すると、RA の病因は特定の感染性病原体の関与では説明できない可能性もある。

▶**病態生理と分子メカニズム** RA の経過は、非特異的な炎症が生じる発症期からはじまり、T 細胞の活性化による増幅期を経て、組織損傷を伴う慢性炎症期にいたる。発症期は無症状または軽症のまま長期にわたることがある。遺伝要因を有するヒトでは、抗原提示細胞が提示するいくつかの抗原ペプチドに応答してメモリー T 細胞が活性化す

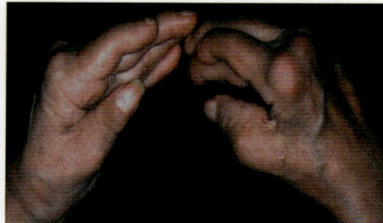

図 2-1-1　進行した RA(関節リウマチ)患者の関節変形

ると，サイトカインなどの種々の炎症関連分子が炎症を増幅し，自己抗体産生が促進される。ただ，RA 患者にみられる持続的な T 細胞の活性化が，外来抗原に対する応答なのか，変化した自己抗原(コラーゲン，免疫グロブリン，熱ショック蛋白など)に対する応答なのか，あるいはシトルリン化蛋白などに対する応答なのかなど，いずれも詳細は不明である。そうした慢性炎症の過程で血管新生と滑膜増殖が進み，炎症性滑膜組織には滑膜線維芽細胞，マクロファージ，樹状細胞，T および B 細胞，形質細胞，肥満細胞などが浸潤する。これらの細胞からは炎症性サイトカインやケモカイン，蛋白分解酵素，プロスタグランジン，およびヒスタミンなどが多量に分泌し，結果として慢性炎症ならびに骨・軟骨破壊などの組織損傷をもたらすものと考えられている。

局所に浸潤している T 細胞としては CD4 陽性($CD4^+$)細胞が中心であり，滑膜にリンパ濾胞を形成することがある。T 細胞活性化を阻害する CTLA4-Ig(CTLA4 immunoglobulin)(アバタセプト)や B 細胞の表面抗原である CD20 に対する抗体(リツキシマブ，わが国では RA に対して未承認)の RA 治療効果は，これらの細胞が病態形成に関与していることを示唆している。また，RA では一般に Th1 細胞の INF-γ(インターフェロン γ〈interferon-γ〉)産生を介した関与が示唆されてきたが，近年 Th17 細胞が重要な役割を果たしていることが明らかとなった。Th17 細胞から産生されるインターロイキン 17(interleukin-17：IL-17)は，マクロファージや線維芽細胞などに作用して種々の炎症性サイトカイン産生を誘導し，さらに破骨細胞の分化誘導により骨破壊を進めている。

マクロファージなどから分泌される腫瘍壊死因子 α(tumor necrosis factor α：TNFα)，IL-1，IL-6 などは，活動性の RA 患者にみられる倦怠感，疲労感，急性期血清反応蛋白濃度の増加などを説明しうる。また RA の全身症状のみならず局所の病態形成における重要性についても，これらのサイトカインのそれぞれの作用を阻害する生物学的製剤が RA 患者の治療に有効であることからも示されている。一方で，滑膜局所では抗炎症性サイトカインである IL-10，トランスフォーミング増殖因子 β(transforming growth factor-β：TGF-β)，IL-1 受容体アンタゴニスト(IL-1 receptor antagonist)なども産生されている。RA 患者の滑膜組織では，炎症性サイトカインのほうが優位となって病態形成を促進していると考えられている。

● **臨床症状**　RA の特徴は慢性に経過する多発性滑膜炎

である。ただ，全身性炎症性疾患でもあるため，種々の関節外症状を有する。また，病因が明らかでないこともあり，検査所見に特異的なものはない。

関節症状
病初期は手・手指・膝・足・足趾などの漠然とした関節症状ではじまることが多く，対称性であることも特徴である。ただし，少数の関節に限定される例も少なくない。全身のこわばり感は RA でよくいわれる症状であり，休息後(朝など)に強くなるのが特徴である。しかし，RA に特異的ではないため，これのみでは非炎症性関節症との鑑別はできない。関節症状は，滑膜の炎症所見であり，炎症の四徴，すなわち発赤，腫脹，熱感，疼痛を生じる。また，炎症が持続すると関節破壊・変形が生じ，さまざまな程度の身体障害にいたることが RA では最も問題となる(図 2-1-1)。

RA には好発罹患関節が知られており，変形性関節症(osteoarthritis：OA)と明らかに異なる。図 2-1-2 に RA と OA の障害されやすい関節を対比して示した。特に枠内の手・手指関節は特徴的であり，RA が手関節・中手指節関節・近位指節間関節が罹患しやすいのに対し，OA では第 1 手根中手関節と遠位指節間関節に好発する。また，頸椎(環軸椎)・肩・肘・膝・足・足趾関節は RA，頸椎(環軸椎以外)・腰椎・股・膝・足趾関節は OA が罹患しやすい。手・手指の関節症状が進行すると特徴的な変形，すなわちスワンネック変形，ボタン穴変形，尺側偏位を生じる。また，関節接触面の損傷にともないムチランス型変形をきたすと，手指のオペラグラス変形などにいたる。ただ，RA はあらゆる可動関節が罹患しうることを忘れてはならない。

頸椎では環軸椎亜脱臼や垂直性亜脱臼などがみられることがある。初期には無症状であることが多いが，障害が進むと脊髄圧迫症状による四肢のしびれなどの神経症状を呈する。また，喉頭軟骨の輪状軟骨と披裂軟骨周囲の関節炎(輪状披裂関節炎)による喉頭部の疼痛および発声障害が認められることがあり，まれではあるが喉頭部の閉塞が生じて呼吸困難にいたる。

関節外症状
RA は全身性疾患であるため，倦怠感，疲労感，微熱，体重減少などの全身症状を呈する。また，それらに伴う不安感，うつ状態，不眠などを伴うことも少なくない。また，時に重症の関節外症状を呈し，死にいたることもある。

リウマトイド結節：RA 患者の関節伸側など機械的な圧迫を受けやすい部位にみられることが多いが，それ以外でも胸膜，肺，髄膜などあらゆる部分に生じうる。組織学的にはフィブリノイド変性か壊死のまわりを組織球や単核球が柵状に配列する構造を有する。リウマトイド結節のある患者のほとんどが RF(リウマトイド因子〈rheumatoid factor〉)陽性である。一般には肘や尺骨近位部，およびアキレス腱などに多いが，寝たきりの患者では後頭部に好発する。臨床的に問題になることは少ないが，外傷を受けると自壊して感染を起こすことがある。また，メトトレキサート治療により結節が増大・増加することがある。

リウマトイド血管炎および臓器障害：リウマトイド血管炎は全身性動脈炎型(Bevans 型)と末梢動脈炎型(Bywaters 型)に分類される。前者は発熱などの全身症状と心，心膜，肺，胸膜，腸間膜などの動脈炎による梗塞病変をきたすた

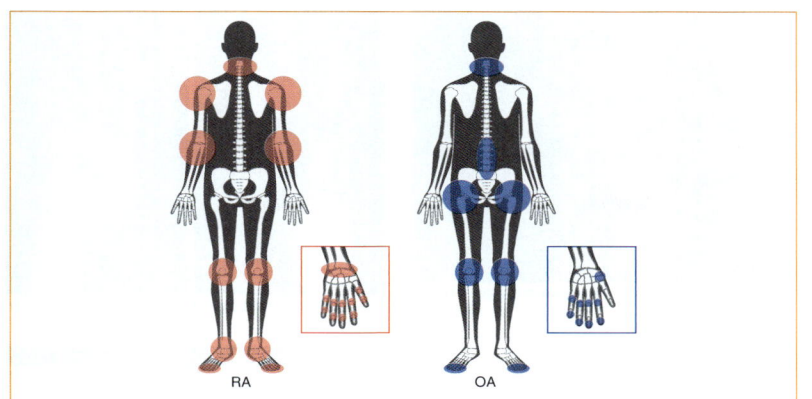

図 2-1-2 関節リウマチ（RA）および変形性関節症（OA）の罹患関節の特徴

め，時に重症化する．多発性単神経炎を合併することもある．一方，後者は紫斑，皮膚潰瘍・壊疽，指尖潰瘍，上強膜炎などに多発性単神経炎を呈し，生命予後は比較的良好である．ただ，どちらかに分類できない例も少なくない．皮膚血管炎の一部の症状は，他の膠原病でもみられる爪床の小出血・小梗塞として認められる．

心・心膜症状は，心筋炎と，心膜炎による心囊液貯留である．リウマトイド結節がみられることもある．欧米ではRAに虚血性心疾患の合併が多く，生命予後にも影響しているとの報告があるが，わが国では明確ではない．

肺・胸膜病変は，RAの関節外症状では最も頻度が高い．RA由来の肺疾患を大別すると，間質性肺疾患，気道病変，リウマトイド結節，および胸膜疾患である．また，RAと直接関係しない病変としては，種々の感染症，悪性腫瘍に加え，薬物性肺障害がある．

RAの間質性肺疾患は，一般に病理学的特徴に基づいた特発性間質性肺疾患の分類が準用されている．RAでは，通常型間質性肺炎（usual interstitial pneumonia：UIP）や非特異性間質性肺炎（non-specific interstitial pneumonia：NSIP）に分類される肺線維症が多く，一般に緩徐に進行する．広範な結節状の病変を有する塵肺症を合併したRAをCaplan（カプラン）症候群と呼ぶが，わが国での罹患率はきわめて少ない．なお，RAでは肺疾患に続発する肺高血圧症を合併することはほとんどない．また，胸膜炎により胸水が貯留した場合，その性状は滲出液であり，グルコース濃度と補体濃度の低下がみられる．

その他のRAの臓器障害としては，血管炎により末梢性の神経障害である多発単神経炎を発症することがあるが，中枢神経が直接障害されることは少ない．また，環軸椎亜脱臼などの頸椎病変または関節変形などにより神経圧迫・傷害をきたし，さまざまな神経症状をきたすこともある．主な眼症状は，上強膜炎（軽症で一過性のことが多い）と強膜炎で，後者は視力障害などを呈することがある．また，Sjögren（シェーグレン）症候群を合併すると角膜の乾燥症

状を呈する．Felty（フェルティ）症候群は，脾腫および好中球減少を伴うRAで，一般にRF高力価陽性で罹病期間の長い，進行した患者に認められる．下腿潰瘍，リウマトイド結節，血管炎，リンパ節腫，および肝腫などの症状も呈する．最も重要な合併症は好中球減少に伴う感染症であるが，根本的な治療法はない．

アミロイドーシスは，RA血清に高濃度で存在するアミロイドA蛋白がマクロファージなどに取り込まれて組織に沈着するAA（amyloid A）アミロイドーシスである．障害臓器としては腎，消化管，心筋などがある．臓器癌などの悪性腫瘍の合併は一般人口と同様だが，リンパ腫，特にB細胞型非Hodgkin（ホジキン）リンパ腫の合併率が高いとされている．また，たとえばメトトレキサート治療に伴いリンパ腫を合併するが，組織学的には治療に関連しないリンパ腫と同様である．

● **検査成績** RAの診断に特異的な検査法はない．しかし，以下のような自己抗体や炎症マーカーなどの検査は，診断や病態の評価に有用である．また，関節破壊を特徴とする疾患であるため，画像検査も重要である．

自己抗体

RFは，免疫グロブリンG（IgG）のFc部分に対する自己抗体で，一般的に臨床的に用いられているのはIgM型のRFである．RA患者の70％程度に陽性であり，健常者でも5％陽性である．陽性頻度は加齢，妊娠で増加し，ワクチン接種や輸血後にも一過性に陽性になることがある．さらにRA以外の多くの疾患，たとえば全身性エリテマトーデス（SLE），Sjögren症候群，強皮症，混合性結合組織病などの膠原病，慢性肝疾患，特発性間質性肺炎などの炎症性臓器障害，ウイルス性肝炎（BおよびC型），伝染性単核球症，結核，細菌性心内膜炎，梅毒などの感染症で陽性となる．IgG-RFは，RAに対する特異性は高いが，陽性率は10〜30％程度と低い．

抗シトルリン化ペプチド抗体（anti-citrullinated peptide antibodies：ACPA）は，アルギニン残基がシトルリン

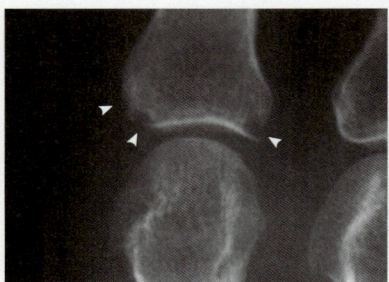

図 2-1-3 関節リウマチ(RA)における中手指節関節の骨びらん

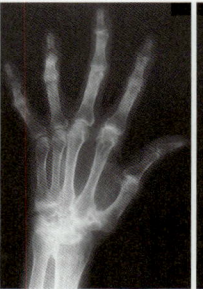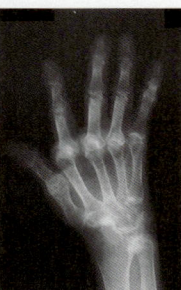

図 2-1-4 進行した関節リウマチ(RA)の手・手指X線像(stageⅣ)

残基に転換した蛋白に対する自己抗体で，人工ペプチドである環状シトルリン化ペプチド(cyclic citrullinated peptide：CCP)に対する抗体測定が一般に行われている。この抗CCP抗体は，RFに比べて特異度は高いが感度は同程度である。しかし，健常者の陽性率は1～2%であり，RFの5%よりは低い。また，RF陰性でも陽性の例があり，早期診断にはより有用である。RA発症例の保存血清を遡って検討した研究では，発症の数年前から40%ほどが陽性であったとされている。抗CCP抗体陽性のRA患者ではHLA-DR4との関連が強いとされ，骨破壊の進行などの予後予測因子の一つと考えられている。

RA患者でも20～40%に蛍光抗体法により抗核抗体が検出される。また，Sjögren症候群など他の自己免疫疾患を合併すると抗核抗体陽性率も高く，それぞれの疾患に特異的な自己抗体が陽性となる。

炎症マーカー，その他

RAマーカーでは，赤血球沈降速度(ESR)の亢進や，血中成分のC反応性蛋白(C-reactive protein：CRP)，アミロイドA蛋白，フィブリノーゲンなどのさまざまな急性期反応物質の増加がみられ，一般にRAの疾患活動性と相関する。そのため治療効果判定などの指標の一部として用いられる。ただし，感染症などの炎症性疾患でもこれらは増加することから，臨床症状が安定しているにもかかわらずESR値やCRP濃度が増加している場合には他疾患の合併に特に注意が必要である。

マトリックスメタロプロテアーゼ3(matrix metalloproteinase-3：MMP-3)は，主として滑膜組織より産生される軟骨の分解にもかかわる蛋白分解酵素であり，血清濃度はRAの活動性を反映する。また，関節破壊の予後予測に有用されている。急性期反応物質との一定の相関はあるが，分解酵素そのものであるため，感染症などの影響を受けがたい。一方，リウマチ性多発筋痛症などのRA以外の膠原病諸疾患でも増加するため，疾患特異性は高いとはいえない。

関節液検査は，感染性関節炎との鑑別では時に重要となる。正常またはOAの関節液は淡黄色透明で，ヒアルロン酸が多いため粘稠である。一方，RAでは白血球増加のために白濁することが多く，また粘稠度は低下する。感染性関節炎の関節液の粘稠度は同様に低下しているが，白血球数はRAよりさらに多く，通常10万/μL以上である。また，RA関節液ではグルコース濃度が低下するが，感染性関節炎ではさらに低下する。鑑別診断には関節液の培養検査が必須である。

画像検査

RA患者では関節破壊がみられることから，画像検査が重要になる。現在でも関節X線検査が基本であるが，近年，MRIや超音波検査が積極的に行われるようになった。

- **X線** 初期の関節X線検査では，骨病変はないか軽度の関節近傍の骨量減少のみのことが多く，関節周囲の軟部組織の腫脹が主な所見である。慢性炎症が持続すると軟骨下の骨破壊(骨びらん)がみられるようになり(図2-1-3)，さらに軟骨破壊による関節裂隙狭小化が生じる。これらが進行すると関節変形，強直などにいたり，高度の関節破壊を呈する(図2-1-4)。関節X線所見に基づくRAの病期分類がSteinbrockerらにより提唱されており，RA病期のおおまかな把握には有用である(表2-1-1)。なお，関節によって評価は異なるため，最も高度の

表2-1-1 関節リウマチ(RA)の病期分類

stageⅠ 初期
*1) X線写真上に骨破壊像はない
2) X線学的骨粗鬆症はあってもよい

stageⅡ 中等期
*1) X線学的に軽度の軟骨下骨の破壊を伴う，あるいは伴わない骨粗鬆症がある。軽度の軟骨破壊はあってもよい
*2) 関節運動は制限されていてもよいが，関節変形はない
3) 関節周辺の筋萎縮がある
4) 結節および腱鞘炎のような関節外軟部組織の病変はあってもよい

stageⅢ 高度進行期
*1) 骨粗鬆症に加えX線学的に軟骨および骨の破壊がある
*2) 亜脱臼，尺側偏位，あるいは過伸展のような関節変形がある線維性または骨性強直を伴わない
3) 強度の筋萎縮がある
4) 結節および腱鞘炎のような関節外軟部組織の病変はあってもよい

stageⅣ 末期
*1) 線維性あるいは骨性強直がある
2) それ以外はstageⅢの基準を満たす

*：特にその病期あるいは進度に患者を分類するためには必要なければならない項目である

(文献4を引用)

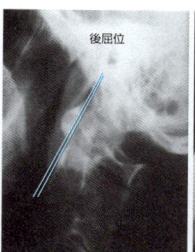
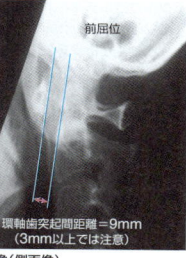

環軸歯突起間距離=9mm
(3mm以下では注意)

図2-1-5 環軸椎亜脱臼のX線像(側面像)

表2-1-2 関節リウマチ(RA)の分類(診断)基準

1) 朝のこわばり(少なくとも1時間以上続くこと)
2) 3カ所以上の関節炎
3) 手指PIPまたはMPまたは手関節の関節炎
4) 対称性関節炎
5) 手指・手のX線異常(骨びらんなど)
6) 皮下結節(リウマトイド結節)
7) リウマトイド因子陽性

7項目中4項目以上が認められる場合, RAと分類(診断)される。
最初の4項目は少なくとも6週間持続していなければならない

PIP:近位指節間関節, MP:中手指節関節
(ARA, 1987)(文献5を改変)

表2-1-3 関節リウマチ(RA)の分類基準

1) 少なくとも1関節に明らかな滑膜炎(腫脹)*があり,
2) 他のリウマチ性疾患の症状として説明できない患者で,
以下のA〜Dのカテゴリーの合計が6点以上あればRAと分類

A. 関節所見(腫脹, 圧痛または画像:DIP・I指CMC・I趾MTPは除く)	
1大関節(足関節以上)	0点
2〜10大関節	1点
1〜3小関節(手関節以下, 大関節はあってもよい)	2点
4〜10小関節(大関節はあってもよい)	3点
>10関節(少なくとも1小関節)	5点
B. 自己抗体(少なくとも1回の検査は必要)	
RF(−)かつACPA(抗CCP抗体)(−)	0点
RF(+)またはACPA(+)(基準値上限〜3倍以下)	2点
RF(++)またはACPA(++)	3点
C. 血清CRP・ESR(少なくとも1回の検査は必要)	
血清CRP正常かつESR正常	0点
血清CRP増加またはESR亢進	1点
D. 罹病期間	
<6週	0点
≧6週	1点

*:典型的骨びらんが認められた患者で, 過去にこの基準に症状が適合していたと判断される場合はRAに分類

RF:リウマトイド因子, ACPA:抗シトルリン化ペプチド抗体, CCP:シトルリン化ペプチド, CRP:C反応性蛋白, ESR:赤血球沈降速度, DIP:遠位指節間関節, CMC:手根中手関節, MTP:中足趾節関節
(ACR/EULAR, 2010)(文献6を改変)

ものを患者の病期とする。これに対して, 各関節の標準X線写真をもとに6段階に分類するLarsen法や, 小関節(手のみのSharp法および手と足を観察するvan der HeijdeによるSharp変法)の骨破壊と軟骨破壊(関節裂隙狭小化)を点数化する評価法がある。Larsen法は手術適応の決定などで有用であり, van der HeijdeによるSharp変法は感度が高いため, 臨床試験で関節破壊阻害効果の判定に使われることが多い。環軸椎亜脱臼を診断する際には, 頸部を前後屈させて撮ることが必須である。代表的な水平方向の亜脱臼の計測は環軸歯突起間距離で行うが, 前後屈で変化する(図2-1-5)。成人では前屈時に3mm以上になると注意が必要である。

● MRI 近年RAの関節病変を評価する方法として使われるようになった。滑膜炎, 骨髄浮腫, 骨びらん, 関節水腫などをよく検出できる。関節破壊の程度を評価する点数化などの試みもあるが, 設備やコストなどの問題でいまだ使用は限定的である。

● 超音波 設備も従来の機器を利用できることなどから, 近年, 急速に普及している。関節液貯留, 滑膜肥厚, 骨びらんなど骨表面の不整などの形態的な特徴とともに, 滑膜の血管新生や炎症に伴う血流増加などの機能的障害を計測できる。ただ, 技術的な習熟が必要なことと, 標準的な点数化システムが確立していないことなどが問題点として残る。

● 診断 RAの病因はいまだに不明であり, 前述してきたような臨床的特徴の一つのみではいずれも診断を確定することはできない。たとえば, RFや抗CCP抗体は有用な検査ではあるが, それらの陽性所見のみで安易にRAと診断すべきではない。そのため分類基準が作成され, 臨床研究の対象患者に関して均一性を担保してきた。また, 診断の手引きとしても使われてきた。しかし, 基準を満たさないからといってRAを否定することはできない。

1987年に米国リウマチ学会(American Rheumatism Association:ARA)により改訂されたRA分類基準は, 20年以上にわたって世界中のほとんどすべてのRAの臨床研究で使われ, 臨床でも診断基準として利用されてきた(表2-1-2)。しかし, 特に病初期のRAをこの分類基準で診断することは困難であった。

近年, RAの治療薬が大きく進歩したため, より早期にRAと診断する必要性が生じるようになった。そうした臨床からの要求から, 2010年になって米国リウマチ学会(American College of Rheumatology:ACR)とヨーロッパリウマチ学会(European League Against Rheumatism:EULAR)とが合同でRAの新分類基準を提唱した(表2-1-3)。この新基準は, 一つ以上の関節の滑膜炎の存在と他疾患の否定を前提として, 小関節優位の関節所見, RFと抗CCP抗体, 急性期反応性物質, および罹病期間をスコア化して診断する方法である。早期診断・早期治療を実践しようとしたことから, 当然のことながら偽陽性と診断される可能性は増すことになるが, 早期治療の方向性のほうが有用であるとする考え方に立っている。

ACRとEULARによる2010年のRA分類基準では, その前提に他疾患との鑑別診断が必須となっている。実際, 関節炎を生じる多くの疾患との鑑別にしばしば困るケースがある。たとえば, OAとの鑑別は前述した好発罹患関節の特徴や炎症反応や免疫異常のないことなどから行う。X線検査での骨刺形成なども参考になるが, RAにOAを合

併することはよくみられる。RA 以外の膠原病とは，各々の疾患の関節外症状の特徴や自己抗体から鑑別する。他の膠原病では破壊性関節炎になる例は少ないが，SLE など他の膠原病患者の手にみられる尺側偏位やスワンネック変形は Jaccoud（ジャクー）関節症と呼ばれる。強皮症の関節病変は時に破壊性であり，RA との重複か強皮症の関節炎かについては議論がある。

血清反応陰性脊椎関節症は RF 陰性を特徴とする疾患群で，強直性脊椎炎，乾癬性関節炎，反応性関節炎，炎症性腸疾患に伴う関節炎などが含まれる。これらは HLA-B27 の陽性者（強直性脊椎炎では 90％，他は 50％程度）が多い。乾癬性関節炎は RA と同様に破壊性関節炎だが，RA と異なり遠位指節間関節の罹患が特徴的である。滑膜炎（synovitis），痤瘡（acne），膿疱症（pustulosis），骨増殖症（hyperostosis），骨炎（ostitis）を生じる病態を SAPHO 症候群と呼ぶ。また，Basedow（バセドウ）病や橋本病などの内分泌疾患でも関節症状で外来を受診することがあり，鑑別診断には丁寧な診察が大切である。

▶ 治療

治療の多面性

RA は関節の炎症所見のみならず身体機能に影響をもたらす疾患であることから，一般的な RA 治療・管理の目標は，疼痛の軽減，炎症の軽減，関節構造の保持，身体機能の維持，全身症状の改善である。いまだに原因不明であることから根本治療はないが，病態形成機序に関連した分子を抑制する強力な治療薬が開発されたことにより，RA 治療の目標は寛解をめざす方向性が明確になった。ただ，新規の治療薬にも一定の限界があり，特に関節病変が進行している患者では低い目標にせざるをえない。

RA 治療には，まず患者および家族にこの疾患の特徴や治療の原則などを知っていただく教育と，リハビリテーションや補助具による身体機能維持が必要である。加えて，さまざまな薬物療法があり，一部の患者には手術療法が適用となる。以下では薬物療法とその選択に利用されているガイドラインについて概説する。

薬物療法

歴史的には，RA の症状の軽減という視点から非ステロイド性抗炎症薬（nonsteroidal anti-inflammatory drugs：NSAIDs）とグルココルチコイドが使われたが，その後，臨床的な経験に基づいて疾患修飾性抗リウマチ薬（disease modifying anti-rheumatic drugs：DMARDs）が使われるようになり，さらに病態機序にあわせた DMARDs が開発された。

- **NSAIDs** アスピリンが市販された 1899 年以降は治療の中心であったが，DMARDs の使用が一般的になった 1980 年代以降は補助的薬物としての位置づけとなった。すなわち，RA の診断不確定の時期や DMARDs が有効性を発揮するまで，または効果不十分な場合の関節症状を緩和することを目的として使用される。選択的シクロオキシゲナーゼ 2（COX-2）阻害薬は，効果は従来の NSAIDs と同等だが副作用の胃・十二指腸潰瘍合併率は減少する。ただ，腎障害や心血管系障害のリスクはすべての NSAIDs で懸念されるので，安易な投与は慎むべきである。特に高齢者ではどの副作用も合併率が高く重症化しやすい。

- **グルココルチコイド** 重症のリウマトイド血管炎は中等量以上のグルココルチコイド療法の適応であるが，関節症状が主な治療対象の場合はプレドニゾロンで 5 mg/日前後の低用量投与が一般的である。低用量のグルココルチコイドでも強力な抗炎症効果が得られ，関節破壊阻害効果も認められるが，一方で骨粗鬆症などの副作用が問題となる。また，近年頻繁に使われるようになった免疫抑制剤および生物学的 DMARDs との併用では感染症罹患率を増加させる。そのため，やはり RA 治療では補助的治療薬としての位置づけと考えられている。グルココルチコイド懸濁剤の関節内注射は少数関節の炎症症状の緩和に有効性は高いが，あくまで一時的な処置と考えるべきである。

- **低分子 DMARDs** グルココルチコイドほどの即効性はないが，低分子 DMARDs は患者の炎症症状を改善する。一般に効果が現れるまでに数週から数カ月を要する。NSAIDs の併用などで一時的な効果を得ておくことが多い。DMARDs の一部には関節破壊阻害効果が認められることから，RA と診断された場合にはなるべく早く投与を開始することがすすめられている。

  どのような患者がどの DMARDs に反応するかについては，事前に予測できない。また，第一選択薬を決める根拠となる臨床成績もない。わが国で炎症症状改善に一定の効果が評価されている低分子 DMARDs としては，金チオリンゴ酸ナトリウム（注射金製剤），ペニシラミン，サラゾスルファピリジン，ブシラミン，メトトレキサート（methotrexate：MTX），レフルノミド，タクロリムスなどがある。なかでも MTX の低用量パルス療法は効果が確実で発現が早く，継続投与中の効果減弱（エスケープ現象）が少ない。そのため，特に RF または抗 CCP 抗体高力価陽性例や早期より骨びらんなどの構造的変化をきたす例などの予後不良因子を有した例，高度の疾患活動性を呈する例などでは当初から使われる。骨髄抑制などの副作用を防ぐために，週 1 回から 1〜2 日以内の分割投与が行われ，5 日以上の休薬が必須である。葉酸併用（通常 MTX 投与の 48 時間後 1 回）も副作用の軽減に有用である。MTX 以外の免疫抑制剤としてはタクロリムス，レフルノミドが RA に適応がある。シクロスポリン，アザチオプリン，シクロホスファミドはわが国では RA に対して承認されていないが，海外では承認されている。

  疾患活動性が中等度以下の患者には，サラゾスルファピリジンやブシラミンが投与されることが多い。金チオリンゴ酸ナトリウムは，有効性は高いが効果発現までに数カ月かかり，副作用も少なくない。ペニシラミンも有効性は高いが副作用が多く，他の DMARDs に対して治療抵抗性の症例にのみ低用量で使われている。いずれの DMARDs にもそれぞれに特徴的な副作用があり，処方するには RA 薬物療法に関する十分な知識があることが必要である。なお，諸外国では安全性が高い DMARDs としてヒドロキシクロロキンが使われているが，わが国ではクロロキンとともに網膜症の副作用のため製造・販売が禁止されている。

- **生物学的 DMARDs** 特定のサイトカインや細胞膜抗原などを分子標的とした抗体または受容体製剤が使われるようになって，RA の薬物療法は大きく進歩した。TNFα を標的とした製剤は種類も多く，マウス蛋白を含むキ

メラ型モノクローナル抗体のインフリキシマブ，完全ヒト化抗体のアダリムマブとゴリムマブ，TNFα受容体とIgGのFc部分との融合蛋白製剤のエタネルセプト，ポリエチレングリコールを結合したFab製剤のセルトリズマブ・ペゴールがある．さらに，IL-6を標的とした，ヒト化抗IL-6受容体抗体であるトシリズマブ，CTLA4-Ig製剤であるアバタセプトも使われている．

いずれの製剤も，MTXと併用することによって抗炎症効果と関節破壊阻害効果が増強する．また，低分子DMARDsと同様に，生物学的DMARDsもどのような患者がどの製剤に反応するかについては，事前に予測できない．また，第一選択製剤を決める根拠となる臨床成績もない．

ガイドライン・推奨

以前は全患者に対してNSAIDsから治療を開始し，症状が改善しなければDMARDsやグルココルチコイドを使用するといった積み上げ方式のRA治療ピラミッドがRA治療指針であった．しかし，多様なDMARDsの臨床応用が可能となり，発症早期より積極的にDMARDsを使用するというガイドラインまたは推奨がACRやEULAR，また日本リウマチ財団や日本リウマチ学会から提唱されている．

これらの指針の多くは，RAの薬物療法の中心にMTXなどのDMARDsを置き，NSAIDsやグルココルチコイド(関節内注射含む)を補助的治療に位置づけている．強力な治療法が得られたことから，RA治療の目標を寛解あるいは得られるかぎりの低疾患活動性と設定して，有効性と安全性を厳密にモニタリングしながら積極的にDMARDs治療を行う治療指針が提唱されている．ただ，RA患者はさまざまな合併症などを有していることが多く，これらの治療法を理想的に行うことのできる患者はかぎられている．

▎薬理メカニズム

- **NSAIDs** アラキドン酸代謝の律速段階の酵素であるCOXを阻害することにより炎症の化学メディエーターのプロスタグランジン産生を抑制し，炎症症状，特に疼痛を緩和することを期待して投与する．
- **グルココルチコイド** 拡散で標的細胞内に入ると特異的受容体と結合し，活性化した受容体は核内に移行して二量体としてDNAに結合することにより，種々の遺伝子の転写調節因子として働く．その結果，さまざまに作用するが，RAの治療に関連した作用点の一つは，アラキドン酸代謝にかかわるホスホリパーゼA_2，COX-2，さらにその下流の酵素の発現を阻害することにある．さらに，グルココルチコイドにはさまざまな炎症性サイトカイン産生抑制や種々の免疫関連細胞機能の抑制などの強力な作用があり，一方では抗炎症蛋白を誘導する．こうした広範な薬理作用によってグルココルチコイドの抗炎症・免疫抑制作用が発揮されるものと考えられている．
- **低分子DMARDs** 特に経験的に開発された薬物については，特定の作用メカニズムは明らかとなっていない．免疫抑制剤については，たとえばMTXは葉酸拮抗作用による核酸合成阻害を介したリンパ球増殖・分化の抑制により作用するものと考えられている．そのほかにも，アデノシン産生を増加させることによる直接の抗炎症機序が報告されている．一方，タクロリムスはリンパ球の細胞内受容体に結合し，カルシニューリンを阻害することにより細胞内シグナル伝達を抑制してサイトカイン産生などのリンパ球機能を低下させる．
- **生物学的DMARDs** 低分子DMARDsに比べると，作用機序は明確である．TNFα，IL-6受容体，T細胞表面抗原など，それぞれの製剤はそれぞれ特定の分子と結合することによりRAの炎症を抑制する．活動期RA患者では，種々の炎症性サイトカインなどの炎症関連分子が相互に増強しあうような炎症の悪循環を形成しており，その一部を阻害することによって悪循環を解消することが作用機序と考えられている．なお，DMARDsによる関節破壊阻害作用は一般には強力な抗炎症作用の結果として得られるものと想定されているが，一部の生物学的DMARDsには，たとえ十分に抗炎症作用が得られない場合でも，骨・軟骨代謝に直接作用することによって関節破壊抑制作用を発揮することが示唆されている．

▎経過・予後

RAの経過は個々の患者で大きく異なるが，全体としてみると，持続する関節炎のために関節破壊・変形が生じ，結果として身体障害を呈するというのが患者の自然歴と考えられている．近年の積極的なDMARDs治療により，少なくとも数年程度の短期的にはRA患者の関節破壊阻害効果が得られることが証明されている．しかし，MTXなどが治療薬として登場する以前でもRA患者の20～30％が自然寛解していたとする報告もあり，DMARDsが長期にわたって寛解を持続するまたは治癒させる効果があるか否か，つまり自然歴を大きく修飾するか否かについては，現在のところ証明されていない．

RAは，海外の報告では一般人口に比べると5～10年ほど生命予後が短縮するとされているが，わが国では十分なデータがない．また，たとえばMTXには重篤な副作用も報告されているが，MTXの使用はその有効性ゆえに，全体としてRA患者の死亡率を低下させたとする報告がある．欧米ではRAの死因として心血管系障害が注目されており，RA自体によるものと，一部に薬物療法の影響が指摘されている．ただ，わが国では一般人口と同様にRA患者でも心血管系障害による死亡例は欧米ほど多くはない．

【川合 眞一】

参考文献

1) Lipsky PE : Rheumatoid arthritis. Harrison's Principles of Internal Medicine, 17th edition, edited by Fauci AS et al, p2083-2092, McGraw-Hill Professional, 2008
2) 山本一彦：関節リウマチと類縁疾患．関節リウマチ 病態，臨床所見，診断，一般社団法人日本リウマチ学会生涯教育委員会，公益財団法人日本リウマチ財団教育研修委員会編，p90-122，診断と治療社，2010
3) 川合眞一：関節リウマチの診療ガイドライン．日本内科学会雑誌 99:76-82, 2010
4) Steinbrocker O et al : Therapeutic criteria in rheumatoid arthritis. JAMA 140:659-662, 1949
5) Arnett FC et al : The American Rheumatism Association 1987 revised criteria for the classification of rheumatoid arthritis. Arthritis Rheum 31:315-324, 1988
6) Aletaha D et al : 2010 Rheumatoid arthritis classification criteria: an American College of Rheumatology/European League Against Rheumatism Collaborative initiative. Arthritis Rheum 62:2569-2581, 2010

2 全身性エリテマトーデス

●**定義・概念** 全身性エリテマトーデス(systemic lupus erythematosus：SLE)は，妊娠可能年齢の女性に好発する原因不明の炎症性疾患で，皮膚，関節，心，腎，漿膜，神経，血管など全身の臓器をおかし，多彩な臨床症候を呈する。顔面に狼に咬まれたような紅斑が出現することから，全身性紅斑性(erythematosus)狼瘡(lupus)と呼ばれている。1850年にはその記述があり，1942年に Klempererが病理組織学的に膠原病の一つに分類した。現在，自己免疫の発症への関与が解明され，代表的な全身性自己免疫疾患とされる。すなわち，免疫寛容の破綻に伴い自己反応性 T 細胞が活性化し，刺激された B 細胞から産生される自己抗体が免疫複合体を形成して組織に沈着し，補体を活性化して臓器障害を引き起こすⅢ型アレルギーを本態とする。どの臓器が障害されるかは多様で，腎，皮膚，中枢神経病変を主体とする亜型もある。治療目標は免疫寛容の是正とともに臓器障害の制御で，合成グルココルチコイド(ステロイド)や免疫抑制剤などが使用されてきた。現在，生物学的製剤による新規治療が開発されている。

●**疫学** 2009年度の厚生労働省特定疾患医療費受給者数を数え，実際の患者数は約10万と推定される。登録患者数は漸増しているが，診断技術の向上によるものと考えられている。有病率は白人では10万人あたり93人，黒人では約400人である。発症年齢は20～30歳代が多く，男女比は1：9～10である。生存率は改善傾向にあり，5年生存率は90%以上である。しかし，10年生存率は70～90%，20年生存率は50～70%で，発症年齢を考慮すると必ずしもよくはない。SLE の死因の第1位は感染症で20～50%を占め，第2位はSLEに伴う間質性肺炎，肺出血，肺高血圧症，第3位はSLEに伴う脳・心血管障害の順である。

●**病因・病態生理と分子メカニズム** SLE の病因は明確ではないが多因子疾患とされ，遺伝的素因の保有者に環境因子が加わると自己免疫異常が生ずる。自己に対する免疫寛容が破綻すると，自己反応性T細胞が活性化され，B細胞の自己抗体産生を刺激する。自己抗体は抗原と免疫複合体を形成して組織に沈着し，補体を活性化して組織障害を生ずるⅢ型アレルギーを本態が誘導される。また，活性化されたT細胞などの免疫担当細胞は組織で炎症を生じ，炎症の遷延化の結果，組織障害が引き起こされる。これら一連の過程を経てSLEが発症すると理解されている。

遺伝的要因に関しては，家族内集積(0.4～5%)，一卵性双生児での一致率(24～69%)，日本人でのHLA-DRB1*1501 ハプロタイプとの関連性(オッズ比 2.98)などからも明らかである。ゲノムワイド関連解析(genome-wide association studies：GWAS)により，日本人では *STAT4*，*IRF5*，*BLK*，*FCGR2B*，*TNFAIP3* など，白人では *PTPN22*，*ITGAM*，*OX40L*，*APRIL* などの疾患感受性遺伝子が同定されてきた。さらに，IFN(インターフェロン)関連遺伝子群の高発現は大部分の症例で，血清 IFN-α 値上昇が約半数の症例で認められる。環境要因としては，感染，出産，紫外線，薬剤，寒冷，過労，喫煙，精神的ストレスなどがあげられる。免疫系への直接作用，酸化ストレスなどを介する間接経路に加え，エピジェネティックな変化を生ずる可能性も示されている。

遺伝的素因に環境因子が加わると自己に対する免疫寛容が破綻し，T細胞の異常活性化，制御性T細胞の機能障害，B細胞の抗体産生細胞への分化，免疫担当細胞間の相互作用を担う共刺激分子の発現増強などが誘導される。活性化された免疫担当細胞から放出された可溶性(soluble)共刺激分子である sCD40L や sBAFF は，疾患活動性に応じて発現する。さらに，B細胞や樹状細胞では Toll 様受容体(toll-like receptor：TLR)が高発現し，細菌，DNA，RNAなどの刺激を受容して，抗体や IFN-α などのサイトカインの産生が誘導される。

自己反応性B細胞から産生される自己抗体の研究は，1948年の Hargraves らのLE細胞現象にはじまる。LE因子は細胞核の構成因子に対する自己抗体であることが後に証明され，以降多様な自己抗体が発表されてきた。抗核抗体はSLEのほぼ全例で，抗 ds(二本鎖(double stranded))-DNA抗体や抗ヒストン抗体は約70%，抗赤血球抗体，抗神経抗体は約60%，抗リン脂質抗体は約50%，抗RNP抗体は約40%，抗Sm抗体や抗SS-A抗体は約30%の症例で検出される。

●**臨床症状・検査成績**
全身症状：一般的には，発熱，易疲労感，倦怠感，多発関節炎などの非特異的な全身症状が1週間以上持続した後に臓器障害が発現することが多い(図2-2-1)。

皮膚・粘膜病変：顔面蝶形紅斑や円板状皮疹(図2-2-1)などの特徴的な皮膚所見を約80%に伴い，紫外線曝露を契機に増悪する。日光過敏症との関連性は明確で，約70%の患者で発症の誘因となる。また，爪周囲紅斑，Raynaud(レイノー)症状，蕁麻疹様皮疹，脱毛，皮膚血管炎などの多彩な所見を呈し，しばしばこれらが混在する。無痛性口腔粘膜アフタも特徴的である。皮膚・粘膜病変は疾患活動性と関連して出現し，斑状丘疹状，円板状または水疱性皮疹，機能障害を伴う広汎な粘膜潰瘍，血管浮腫や咽頭浮腫など重症の病変を伴うことがある。

関節・筋病変：多発性非びらん性関節炎は，疾患活動性に応じて大部分の症例に認められる。また，近位筋優位の筋炎，筋力低下をしばしば併発し，筋由来酵素の上昇，筋破壊の病理組織所見，筋由来筋電図異常を伴うことがある。

漿膜炎：胸膜炎，心膜炎，腹膜炎が含まれるが，胸膜炎はSLEに伴う呼吸器障害のなかでも最も頻度が高く，発生率は30～60%である。心膜炎はしばしば心不全の誘因となる。腹膜炎は時に急性腹症をきたすことがある。胸痛，胸膜摩擦音，呼吸困難などを呈する症候性胸水貯留を伴う胸膜炎，心不全や症候性心嚢液貯留を伴う心膜炎，急性腹症を呈した腹膜炎では，危急的治療を要する場合がある。また，結核を含む細菌感染症，腎不全・心不全に伴う胸水貯留，および癌性胸膜炎などとの鑑別を要する。

腎病変：腎障害は80%以上に併発し(ループス腎炎)，高率に持続性蛋白尿や細胞性円柱を認め，ネフローゼ症候群や腎不全に陥ることもある。1g/日以上または3+以上の蛋白尿，悪性高血圧，クレアチニンクリアランス(Ccr)50 mL/分未満，活動性尿沈渣などの所見を伴えば，疾患活動性の高いループス腎炎と分類される。

中枢神経病変：25～75%に認められ，痙攣，脳血管障害，

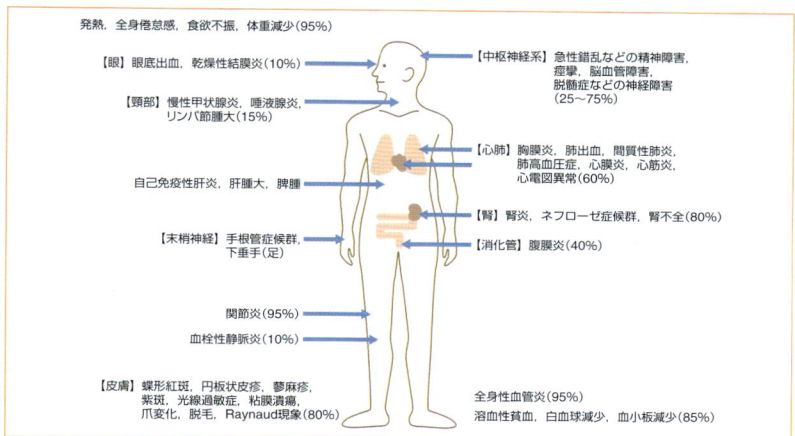

図 2-2-1 全身性エリテマトーデス（SLE）の臨床症候

うつ状態や妄想などの多様な障害を呈し，米国リウマチ学会（ACR）は神経精神 SLE（NPSLE）と分類している．意識レベルの急速な低下，急性精神症状，譫妄，錯乱状態，痙攣大発作，脳卒中または脳虚血症状，無菌性髄膜炎，多発性単神経炎，上行性または横断性脊髄炎，末梢または脳神経障害，舞踏病，小脳性運動失調などの多彩な重症障害を伴うことがある．なお，NPSLE は SLE の疾患活動性に関係なく発症，増悪する場合があるので留意する．

呼吸器病変：呼吸器病変は約半数に認められ，わが国では SLE の死因としては感染症に次ぎ第 2 位である．肺胞出血，急性間質性肺炎や肺高血圧症の併発は予後を左右する．突然の発熱，労作時呼吸困難，乾性咳嗽，喀血，多呼吸，胸痛を症状とし，時に動脈血酸素分圧が急激に低下し，急性成人呼吸促迫症候群（ARDS）を呈する．胸部 X 線・胸部 CT における間質性肺炎，肺胞出血所見の進行，肺機能低下，肺活量低下，炎症性肺疾患を示す細胞組織学的所見には特に留意する．日和見感染症による肺炎，薬剤性間質性肺炎なども鑑別が必要である．

その他：多発性リンパ節腫脹，肝脾腫，心筋炎，眼底出血，眼底綿花様白斑などを併発する．凝固異常，動静脈血栓症，妊娠合併症を伴う際には，抗リン脂質抗体症候群（antiphospholipid syndrome：APS）の併発に留意する（図 2-2-1）．

造血系障害：血球減少症や凝固異常などの造血系障害を高頻度に伴う．白血球（特にリンパ球）減少症，溶血性貧血（Coombs 試験陽性），血小板減少（抗血小板抗体陽性），およびそれらの組み合わせを呈するもの，血栓性微小血管障害（TMA），血球貪食症候群などがあり，原因の鑑別が重要である．また，貧血と高γグロブリン血症により，ESR（赤血球沈降速度）値は疾患活動性に応じて亢進するが，CRP（C 反応性蛋白）値の変動はほとんどないのが特徴である．CRP 値上昇の際には，感染や漿膜炎の併発を疑う．

血清学的異常：血清学的には各種自己抗体が陽性となり，高γグロブリン血症，免疫複合体高値，低補体血症を呈する．抗核抗体はほぼ全例で陽性である．抗 Sm 抗体は約 30％で陽性だが特異性が高く，抗 ds-DNA 抗体は約 70％で陽性で，抗体価は疾患活動性と相関する．抗リン脂質抗体，抗 RNP 抗体，抗 SS-A 抗体なども約 30～50％で陽性となる．

新生児ループス：SLE の母体から誕生した新生児におけるループス紅斑，溶血性貧血，血小板減少，心筋炎，先天性完全房室ブロックなどを伴う症候群である．母体の自己抗体（SS-A 抗体，SS-B 抗体など）が胎盤を通過して胎児に移行して発症することがある．したがって，SS-A 抗体陽性母体の胎児の心機能モニタリングが重要である．生後 6 カ月以内に自己抗体は消失するため症候は一過性であるが，先天性完全房室ブロックは残存する．

薬剤誘発性ループス症候群：薬剤によって誘発され，発熱，関節炎，筋炎，漿膜炎，紅斑などを伴い，抗核抗体陽性を示す症候群である．腎障害や中枢神経障害，抗 ds-DNA 抗体陽性例はまれである．誘発薬としてプロカインアミドなどの抗不整脈薬，高血圧治療薬，抗甲状腺薬，抗精神病薬（炭酸リチウムやクロルプロマジンなど），抗痙攣薬，イソニアジドなどの抗菌薬，スルファサラジンなどの抗リウマチ薬，脂質異常症治療薬などがある．薬剤による DNA メチル化抑制が発症にかかわっている可能性が示唆されている．また，INF や TNF（腫瘍壊死因子）阻害薬などが，誘発薬としてあげられる．一般的にはこれらの薬剤の休薬によって諸症候は改善するとされる．

● 診断

診断と疾患活動性の評価

初期治療は予後を左右するがゆえに，まず迅速，確実な診断を必須とする．①主訴に関する問診，理学的所見，②生命予後に関する臓器障害の評価や緊急性の判定，③疾患活動性の評価，④感染症や心疾患などの合併症の検索など

表 2-2-1 全身性エリテマトーデス（SLE）の改訂分類基準

1) 顔面紅斑
2) 円板状皮疹
3) 光線過敏症
4) 口腔内潰瘍（無痛性で口腔あるいは鼻咽腔に出現）
5) 関節炎（2 関節以上で非破壊性）
6) 漿膜炎（胸膜炎あるいは心膜炎）
7) 腎病変（0.5 g/日以上の持続的蛋白尿か細胞性円柱の出現）
8) 神経学的病変（痙攣発作あるいは精神障害）
9) 血液学的異常（溶血性貧血または 4,000/mm³ 以下の白血球減少または 1,500/mm³ 以下のリンパ球減少または 10 万/mm³ 以下の血小板減少）
10) 免疫学的異常（抗二本鎖 DNA 抗体陽性，抗 Sm 抗体陽性または抗リン脂質抗体陽性（抗カルジオリピン抗体，ループスアンチコアグラント，梅毒反応偽陽性））
11) 抗核抗体陽性

【診断の決定】
上記項目のうち 4 項目以上を満たす場合，全身性エリテマトーデスと診断する

（米国リウマチ学会，1997）（難病情報センター）

表 2-2-2 SLE（全身性エリテマトーデス）疾患活動性判定指数

1) 発熱
2) 関節痛
3) 紅斑（顔面以外も含む）
4) 口腔潰瘍または大量脱毛
5) 赤血球沈降速度亢進（≥30 mm/時間）
6) 低補体血症（C3<60 mg/dL，CH50<20 単位）
7) 白血球減少症（≥4,000/μL）
8) 低アルブミン血症（≥3.5 g/dL）
9) LE 細胞または LE テスト陽性

9 項目中 3 項目以上陽性ならば，活動性ありと判断する
（厚生省特定疾患自己免疫疾患調査研究班 昭和 60 年度報告）

に留意したアプローチを行う．

SLE の診断には，ACR の 1997 年改訂分類基準が汎用される（**表 2-2-1**）[3]．病歴と理学的所見から SLE を考慮したうえで，検査成績や画像所見をあわせて評価して診断する．
疾患活動性の評価には，厚生省（現厚生労働省）特定疾患自己免疫疾患調査研究班の SLE 疾患活動性判定指数，および同重症度指数，英国 SLE 評価グループ（British Isles Lupus Assessment Group：BILAG）指数，SLE 疾患活動性指数（systemic lupus erythematosus disease activity index：SLEDAI）などが用いられる．臨床試験における薬効評価には，BILAG，SLEDAI，医師による全般評価（physician's global assessment：PGA）スコアの組み合わせによる SLE 反応性指標（SLE response index：SRI）が使用される．また，ループス腎炎は高頻度に併発する臓器障害で，病理形態学的分類で治療や予後が異なるため，国際腎臓病学会・腎臓病理学会の組織分類による 2003 年改訂組織診断の利用が望ましい．

- **厚生省（現厚生労働省）疾患活動性判定指数・重症度判定基準** 厚生省特定疾患自己免疫疾患調査研究班から報告された SLE 疾患活動性判定指数では，発熱，関節痛，紅斑，口腔潰瘍または大量脱毛，ESR 亢進，低補体血症，白血球減少症，低アルブミン血症，LE 細胞の 9 項目中 3 項目で疾患活動性ありと判定する（**表 2-2-2**）．簡便で感度と特異性が高いが，海外の成績との比較が困難である．また，厚生省重症度判定基準では，ネフローゼ症候群，腎不全（急速進行性，慢性），中枢神経症状（痙攣重積，意識障害，器質的精神病），間質性肺炎，肺出血，肺高血圧症，全身性血管炎・血栓症などがあれば，重症と分類される．

- **BILAG 指数** 1988 年に英国のグループが重症度に応じた治療指針の設定を目的として提唱し，改訂を経て現在のかたちとなった．症候や検査値異常を全身症状，および皮膚・粘膜，神経系，筋骨格系，心血管・呼吸器系，消化器系，眼病変，腎症，血液異常の 8 つの臓器障害に分けて，各系のなかで重症度を半定量化する．各系の重症度は，どの程度の治療が必要かを前提にランクづけされる．カテゴリー A は大量ステロイドと免疫抑制剤の併用を要する臨床症候や検査値異常である．カテゴリー B は少量ステロイドや抗炎症薬などの治療を要する症候や異常，カテゴリー C は抗炎症薬などによる対症療法で十分な状態，カテゴリー D は以前障害されたことがあるが現在は症候や異常がない状態，カテゴリー E は現在にも過去にも障害がない場合を示す．たとえば，一般的全身症状については，37.5℃ 以上の発熱，5%/月以上の体重減少，リンパ節腫脹/脾腫，易疲労/全身倦怠，食欲低下/嘔気/嘔吐のうち，発熱と他の 2 項目があればカテゴリー A と分類され，高用量のステロイドと免疫抑制剤の併用の適応となる．BILAG 指数は，感度と特異度が 80% を超え，高疾患活動性を識別する際に特に有用である．また，評価方法は規雇であるが，評価者間などでのばらつきが少ないことから，臨床試験の導入基準や有効性評価に汎用されている．

- **SLEDAI** 国際的に汎用される疾患活動性指標で，統計学的解析によって抽出された臨床症候や検査成績に基づく基準項目を重要度に従って点数化したものである．いくつかの変法があるが，SELENA（safety of estrogens in lupus erythematosus）-SLEDAI が汎用される．痙攣発作，精神症状，器質性脳症候群などがあれば 8 点，多発関節炎や尿円柱，尿潜血などがあれば 4 点とする．合計点が 3 点以上で軽〜中等度の疾患活動性，12 点以上であれば高度の疾患活動性ありと判定し，薬剤治療の開始や増量を含む評価の対象となる．妥当性と再現性にすぐれているとされ，臨床試験では治療効果判定の目的でしばしば使用される．しかし，スコアリングには中枢神経系に偏りがあり，また，発熱とは 38℃ 以上で感染によるものを除外するなどとした注釈がそれぞれの項目に付記されており，使用には留意を要する．

■ **治療と薬理メカニズム** SLE の治療目標は，免疫異常の是正による疾患活動性・臓器障害の制御であり，ステロイドや免疫抑制剤などが使用される．しかし，これらは非特異的治療であり，臓器障害や予後の改善には不十分で，副作用の問題も山積する．したがって，治療の必要性，ステロイドの初期投与量，免疫抑制剤の適応は，①疾患活動性，②障害臓器，③病型分類，④感染症や心疾患などの合併症などを総合的に評価して決定する．将来的な予後や臨床経過は初期治療に依存するため，すみやかで的確な診断，評価，治療開始が必要である．

SLE の治療には明確な指標はないが，Hahn の診断・治療のアルゴリズムは標準的な治療指針である（**図 2-2-2**）．

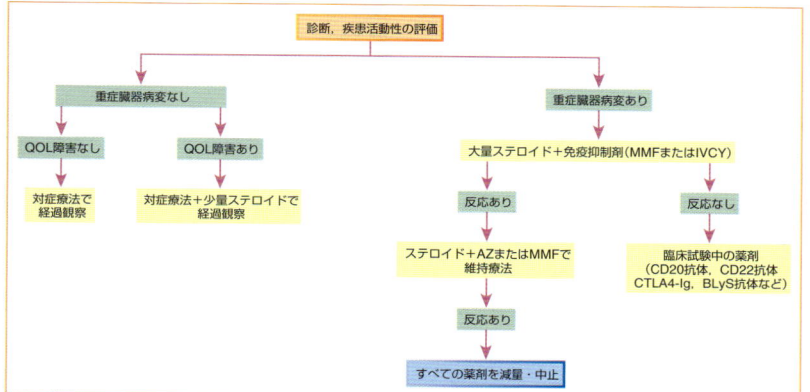

図 2-2-2 全身性エリテマトーデス（SLE）の急性期治療のためのアルゴリズム
（文献1を改変）

重症臓器病変を有し，疾患活動性が高ければ，大量ステロイドと免疫抑制剤の併用療法のすみやかな開始が選択される．ステロイドは初期量を4～6週間継続後，臨床症候や検査成績を参照しつつ2～4週間に10%ずつ減量する．免疫抑制剤としては，シクロホスファミド間欠的点滴静注療法（IVCY）やミコフェノール酸モフェチル（MMF）が推奨されている．一方，疾患活動性が軽度で，限局性病変にとどまる際には，無治療で経過観察される症例も1/4程度存在する．また，関節炎，筋痛，発熱などにより日常生活に支障をきたす際には，抗炎症薬や少量ステロイドの使用を考慮する．

ステロイド：副腎皮質ホルモン（コルチゾール）は，視床下部-下垂体からの刺激により分泌されるホルモンで，合成グルココルチコイドをステロイドと呼ぶ．コルチゾールはグルココルチコイド受容体（GR）に結合して核内へ移行し，GRE（グルココルチコイド受容体ホルモン結合ドメイン）領域を有する遺伝子の転写を介して生理機能を調節する．ステロイドをGRに結合し，核内に移行したGRはAP-1やNF-κBなどの転写因子に拮抗的に結合し，強力な抗炎症作用と免疫抑制作用を発揮する．このような薬理作用は，SLEの治療にも応用される．また，ステロイドの投与量は，生体内組織での到達可能濃度から理論的に大量療法，少量療法，パルス療法に大別される．

疾患活動性が高く，重症臓器病変を有する症例には，ステロイド大量療法（プレドニゾロン〈PSL〉換算1 mg/kg/日）を行う．これにより，血中濃度は$1×10^{-7}$Mに到達し，リンパ球上GRの大部分を一定時間飽和して免疫抑制効果を導く．前述したように，疾患活動性はBILAG指数やSLEDAIで評価し，重症臓器障害は厚生省（現厚生労働省）の基準が有用である．ステロイドは，初期量を4～6週間継続し，その後約10%ずつ維持量（0.1～0.3 mg/kg/日）まで漸減し，これを1～2年間継続する．さらなる減量は，初発時の臨床症候や検査成績を参照して，総合的に判断して慎重に行う．

疾患活動性が軽～中等症で，重症臓器病変がなければ，対症療法や無治療にて経過観察可能とされる．臓器病変が存在しても非進行性の病態も，軽～中等症例として対処する．また，関節炎，筋痛，発熱などにより日常生活をきたす際には，対症療法として抗炎症薬や少量のステロイド（PSL換算0.07～0.3 mg/kg/日）の使用を考慮する．少量のステロイドでも組織濃度は$1×10^{-8}$Mに到達し，強い抗炎症作用を期待できる．

ステロイドパルス療法（メチルプレドニン1 g/日，3日間連続使用）は，生体内のGRのすべてのコンパートメントを飽和し，細胞膜への直接作用などを介して，強力な免疫抑制作用をもたらすが，細胞傷害作用などの未知の作用も推測される．ARDSや急性循環障害など生命予後を脅かす際にも考慮する．しかし，日和見感染症などの重篤な副作用もあり，乱用を避けるべきである．また，ステロイドパルス療法や多くの免疫抑制剤は保険適用外であり，使用目的，副作用についてインフォームドコンセントを得る．

一方，ステロイドは薬理作用を介した強力な免疫抑制作用とともに，本来のGRE領域に結合して糖代謝，脂質代謝，骨代謝などの多様な代謝異常を引き起こす．ステロイドの重篤な副作用として，感染症，消化性潰瘍，精神症状，血栓・塞栓，副腎皮質機能不全などに留意し，臨床症候や検査成績を十分に把握する必要がある．ステロイドパルス療法，大量ステロイド，免疫抑制剤の使用の際には，真菌感染症，ニューモシスチス肺炎，結核症などの日和見感染症の予防が望ましい．また，胃腸障害，骨粗鬆症，耐糖能異常，脂質異常症などの高頻度の副作用に対しては，薬剤による適切な対策，および生活習慣の指導を十分に行う．さらに，ステロイド誘発性骨粗鬆症に対し，ビスホスホネートの予防投与が推奨される．上部消化器症状には，プロトンポンプ阻害薬が有効である．

シクロホスファミド（CY）：核酸と蛋白質を結合して核酸

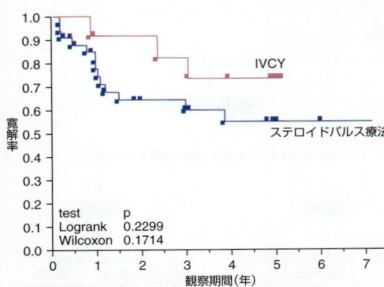

図 2-2-3 急性意識障害を伴う神経精神 SLE（NPSLE）の 57 症例に対する IVCY とステロイドパルス療法の比較
SLE：全身性エリテマトーデス，IVCY：シクロホスファミド間欠的点滴静注療法
（平成 17〜19 年度厚生労働省田中良哉班広畑俊成小委員長報告）

代謝を阻害し，リンパ球の細胞周期を制御する。ループス腎炎，NPSLE，肺胞出血，全身性血管炎などに対して，IVCY が使用される。IVCY は，10〜20 mg/kg/回を 2〜4 週に 1 回，計 6〜12 回点滴静注する。ループス腎炎に 500 mg を 2 週ごとに 6 回点滴静注するというプロトコルも使用される。米国国立衛生研究所（NIH）のループス腎炎に対する試験では，IVCY による 10 年後の長期予後の有意な改善が示され，重症ループス腎炎の標準薬とされる。急性意識障害を伴う NPSLE に対する有用性も報告される（図 2-2-3）。

IVCY の重大な副作用として，日和見感染症，性腺機能不全，肝障害，抗利尿ホルモン分泌異常症候群（SIADH），消化器症状などがあげられる。挙児希望が強い場合には十分なインフォームドコンセントが必要である。また，感染症の危険因子の高い症例に対しては，十分な予防と管理が必要である。

アザチオプリン：6-メルカプトプリン（6-MP）を経て代謝されプリンヌクレオチド生合成を阻害し，リンパ球増殖を抑制する。アザチオプリンは，主に急性期治療後の維持療法に使用される。重篤な副作用として，日和見感染症，肝・骨髄障害などがあるが，比較的使用しやすい薬剤として汎用される。

カルシニューリン阻害薬：タクロリムスはわが国で開発された免疫抑制剤で，カルシニューリン活性化阻害を介してサイトカイン転写制御を主作用とする。ループス腎炎に適応が認められている。1 日尿蛋白量を減少し，血清補体値を上昇させる。重篤な副作用としては，腎障害，高カリウム血症，高血糖などの膵機能障害，心不全などの心障害に加え，感染症があげられる。

シクロスポリンも同様にカルシニューリン阻害作用を有する免疫抑制剤である。眼症状を伴う Behçet（ベーチェット）病やネフローゼ症候群などの自己免疫疾患にも適応が認められている。重篤な副作用としては，TMA，腎障害，易感染性などがある。

ミコフェノール酸モフェチル（MMF）：生体内ですみやかに活性代謝物ミコフェノール酸に分解され，リンパ球の DNA 合成を抑制する免疫抑制剤である。米国の臨床試験ではループス腎炎に対して，導入療法では IVCY より高反応率を示し，有害事象も有意に低かった。欧米では維持療法にも使用される。重篤な副作用として，日和見感染症（進行性多巣性白質脳症，BK ウイルス腎症などを含む），骨髄障害，リンパ増殖性疾患，消化器障害，腎障害，心障害，肝障害，アシドーシス，血栓症などがあげられる。

血漿交換療法：自己抗体や免疫複合体の機械的除去を目的として使用される。活動性のあるループス腎炎，NPSLE などに臨床的効果が認められると報告されている。また，SLE に併発する TMA には，血漿交換療法とステロイド大量療法が有効である。血漿交換療法は，循環血漿量 1 容を新鮮凍結血漿で置換し 5 日間施行する。

生物学的製剤：病態形成に関与する特定の標的分子制御を目的として，遺伝子組換え技術などにより精製された薬剤である。SLE では B 細胞を標的とした治療が注目され，B 細胞に特異的に発現する分子である CD20 を標的とした抗体リツキシマブの臨床開発が先行した。英国では，疾患活動性を有するループス腎炎にリツキシマブ 500 mg を 2 回投与し，腎症，関節炎，漿膜炎，血球減少の改善が得られた。わが国でも中等〜重度の SLE を対象とした第Ⅰ相/第Ⅱ相臨床試験を実施し，14 例中 9 例で治療反応性が得られた。しかし，米国食品医薬品局（FDA）からリツキシマブを使用した SLE 患者 2 人が進行性多巣性白質脳症で死亡したと報告され，未承認薬剤のオフラベル使用に対して厳しい警告が付記され，米国の SLE を対象とした臨床試験は結果的には失敗した。現在，SLE やループス腎炎を対象として，抗 CD22 ヒト化抗体エプラツズマブ，抗 BAFF 抗体ベリムマブ，TACI-Ig 融合蛋白アタシセプト，抗 IFN-α ヒト型抗体シファリムマブ，CTLA4-Ig 融合蛋白アバタセプトなどの臨床試験が進行中である（図 2-2-4）。

その他：ミゾリビンは，日本で開発された免疫抑制剤で，プリン合成を阻害して活性化リンパ球の細胞周期を抑制する。ステロイド無効のループス腎炎やネフローゼ症候群に適応がある。

メトトレキサート（MTX）は，葉酸拮抗作用を介した分裂期のリンパ球や滑膜細胞の増殖障害を主作用として，関節リウマチの標準的治療薬として位置づけられている。関節炎，筋炎，皮膚障害，中枢神経障害を有する低〜中等症の SLE に対しても有効である。

ヒドロキシクロロキンは抗マラリア薬であるが，欧米では紅斑，関節炎，筋炎などを有する低〜中等症の SLE に標準的に使用されている。わが国ではクロロキン訴訟以降，使用困難である。

治療の選択

- **皮膚病変** 日光過敏症と SLE との関連性は明確で，紫外線中波長域（UVB）が重要であるとされる。紫外線防御指数（SPF）30 以上の UVB 吸収を抑制できる日焼け止めクリームの使用とともに，日常生活においても紫外線を避ける必要がある。紅斑などの皮膚病変に対しては，外用ステロイドや外用タクロリムスが使用される。外用ステロイドには各種の強度があり，病勢にあわせて使用する。

- **ループス腎炎** ループス腎炎は頻発する臓器障害で，病理組織により予後が異なるために，治療方針の決定のためには組織診断が望ましい。国際腎臓病学会・腎臓病理

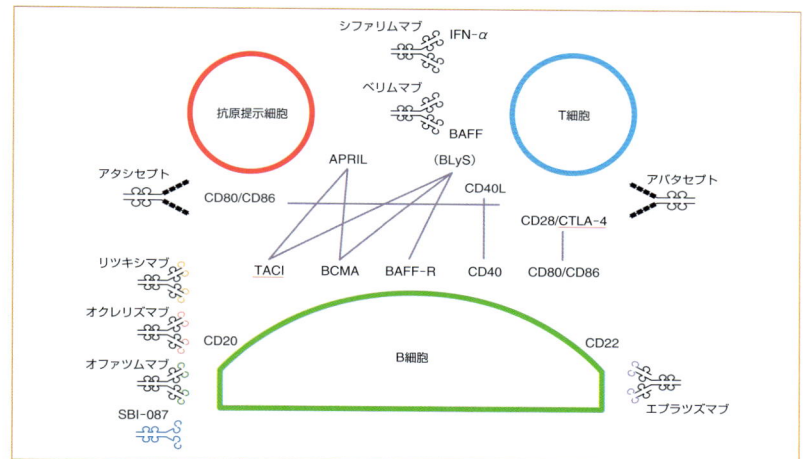

図 2-2-4　全身性エリテマトーデス(SLE)の治療に臨床応用される生物学的製剤

学会によるループス腎炎の改訂組織分類においてⅣ型，Ⅴ型に加え，Ⅲ型でも活動性を有すれば，大量ステロイドと免疫抑制剤の併用療法が適応となる．また，BILAG指数では，1 g/日以上または3+以上の蛋白尿，悪性高血圧，Ccr 50 mL/分未満，活動性尿沈渣などの所見を伴えば，疾患活動性の高いループス腎炎と分類され，大量ステロイドと免疫抑制剤の併用療法が選択される．厚生省(現厚生労働省)の重症度判定基準でも，ネフローゼ症候群，急性糸球体腎炎，腎不全などを伴う症例では，大量ステロイドが推奨される．免疫抑制剤としては，IVCYやMMFによる導入療法，アザチオプリン，CY，MMFなどによる寛解導入後の維持療法が推奨されている．IVCYはループス腎炎の長期予後の点からも有用性が高い．わが国では，カルシニューリン阻害薬であるタクロリムスがループス腎炎に，シクロスポリンがネフローゼ症候群に対して適応を有し，タクロリムスは血清抗DNA抗体価，1日尿蛋白量を有意に減少させる．B細胞を標的とした抗CD20抗体リツキシマブについては，難治性Ⅳ型ループス腎炎症例での蛋白尿の消失を伴う寛解導入，組織所見上の糸球体変化やリンパ球浸潤の消失など，高い治療効果が報告されている．しかし，重篤な日和見感染症の懸念も強く，FDAからはオフラベル使用に対して厳しい警告が出された．現在，生物学的製剤による重症ループス腎炎の治療開発が進行している．

- **NPSLE**　厚生省(現厚生労働省)の重症度判定基準やACRの重症臓器障害判定指針では，NPSLEが存在すれば重症臓器障害と判定する．BILAG指数では意識レベルの急速な低下，急性精神症状，譫妄，または錯乱状態，痙攣大発作，脳卒中または脳虚血症状，無菌性髄膜炎，多発性単神経炎，上行性または横断性脊髄炎，末梢または脳神経障害，舞踏病，小脳性運動失調が存在すれば，大量ステロイドと免疫抑制剤の併用療法が適応となる．厚生労働省研究班では，精神症状を伴うCNS(中枢神経性)ループスに対してIVCYが推奨され，急性意識障害を伴うNPSLEに対するIVCYは，ステロイドパルス療法に比し，長期予後がよいと報告された．また，リツキシマブは，治療抵抗性のNPSLEに奏効するとの報告が多い．脳血管障害を伴う場合は一般的な対症療法を行い，抗リン脂質抗体症候群(APS)を併発する際には，治療指針に沿って抗血小板薬や抗凝固薬を投与する．また，幻覚妄想状態や統合失調症様状態を認める際には向精神薬を投与し，ステロイド精神病との鑑別を慎重に行う．

- **肺病変**　肺胞出血，急性間質性肺炎や肺高血圧症の併発は，予後を左右する臓器障害とされ，時にARDSを呈する．いずれも大量ステロイドと免疫抑制剤の併用療法が適応となる．しかし，治療開始に際して，日和見感染症による肺炎，薬剤性間質性肺炎などとの鑑別をすみやかに行う必要がある．また，ARDSを呈する症例の多くは人工呼吸管理を必要とし，ステロイドパルス療法の適応を考慮する．肺高血圧症については，PGI_2(プロスタグランジンI_2)製剤ベラプロスト，エンドセリン受容体拮抗薬ボセンタン，ホスホジエステラーゼ5(PDE5)阻害薬シルデナフィルが使用される．重症例では早期からのPGI_2持続静注療法としてのエポプロステノールの使用を考慮する．

- **血清学的異常**　血球減少の治療は，①原因疾患，②血球成分，③進行性などを鑑別して選択する必要がある．汎血球減少の原因として，原病の増悪や血球貪食症候群(HPS)による場合，大量ステロイドと免疫抑制剤の併用療法が適応となる．TMAには，血漿交換療法とステロイド大量療法で治療を開始する．血小板減少の治療も大

量ステロイドなどが適応となることが多い．正球性貧血は，自己免疫性溶血性貧血，消化管などの出血があげられ，原病の治療強化，出血の対症療法を優先する．
- **漿膜炎** 漿膜炎には，胸膜炎，心膜炎，腹膜炎が含まれるが，胸痛，胸膜摩擦音，呼吸困難などを呈する症候性胸水貯留を伴う胸膜炎，心不全や症候性心嚢液貯留を伴う心膜炎，急性腹症を呈した腹膜炎では，大量ステロイドと免疫抑制剤の適応となる．同時に，心不全や急性腹症に対する危急的治療を要する場合がある．
- **関節・筋病変** 他の臓器障害を有さず，筋，関節，皮膚症状に限局している症例では，抗炎症薬や少量ステロイドによる対症療法が選択される．欧米では，このような症例にはヒドロキシクロロキンやMTXが積極的に使用される．一方，筋由来酵素の上昇，筋生検陽性所見および異常筋電図所見を伴う近位筋の筋力低下，治療抵抗性で機能障害を伴う重度の多発筋炎には，大量ステロイドと免疫抑制剤の適応となる．

薬剤の副作用と対策
わが国では，SLEの死因の第1位は感染症で20〜50％を占め，主にステロイドや免疫抑制剤などの治療薬による免疫機能低下に起因する．特に，ステロイドパルス療法，大量ステロイド，免疫抑制剤の使用の際には，ニューモシスチス肺炎，結核症などの日和見感染症の予防と管理が望ましい．また，胃腸障害，骨粗鬆症，耐糖能異常，脂質異常症などの高頻度の副作用に対しては，薬剤による適切な対策，および生活習慣の指導を十分に行う．さらに，ステロイド誘発性骨粗鬆症に対し，ビスホスホネートの予防投与が推奨される．上部消化器症状には，プロトンポンプ阻害薬が有効である．

- **経過・予後** SLEの予後は，1960年代のステロイドの普及により飛躍的に改善し，5年生存率は90%以上，10年生存率70〜90％，20年生存率50〜70％といわれる．ただ，発症年齢が20〜30歳代であることを考慮すると，この生存率は決して高いとはいえない．わが国では，死因の第1位は感染症で20〜50％を占め，第2位はSLEに伴う間質性肺炎，肺出血，肺高血圧症，第3位はSLEに伴う脳・心血管障害などの順である．わが国では，肺病変による死亡率が海外に比し高い傾向があるが，感染症は国内外ともに第1位である．原病，およびステロイドや免疫抑制剤などによる免疫抑制状態の十分な管理が必要である．

【田中　良哉】

参考文献
1) Hahn BH : Systemic lupus erythematosus. Harrison's Principles of Internal Medicine, 17th edition, edited by Fauci A et al, p2075-2083, McGraw-Hill Professional, 2008
2) D'Cruz DP et al : Systemic lupus erythematosus. Lancet 369: 587-596, 2007
3) Hahn BH : Management of systemic lupus erythematosus. Kelley's Textbook of Rheumatology, 7th edition, edited by Harris Jr ED et al, p1225-1257, Elsevier Saunders, 2005
4) Vasudevan AR et al : Clinical features of systemic lupus erythematosus. Rheumatology, 5th edition, edited by Hochberg MC et al, p1229-1246, Elsevier Saunders, 2010
5) 山本一彦：SLE治療の手引き，厚生労働科学研究費補助金自己免疫疾患に関する調査研究班編，p1-95，2010

3 抗リン脂質抗体症候群

- **定義・概念** 抗リン脂質抗体症候群（antiphospholipid syndrome：APS）は，血中に抗リン脂質抗体（antiphospholipid antibodies：aPL）と呼ばれる自己抗体が証明され，動脈血栓症，静脈血栓症，妊娠合併症をきたす自己免疫疾患である．
抗リン脂質抗体とはリン脂質あるいはリン脂質結合蛋白に対する自己抗体，またはリン脂質依存性凝固反応を抑制する免疫グロブリン（ループスアンチコアグラント〈lupus anticoagulant：LA〉）の総称である[1]．APSは，後天性の血栓傾向や種々の妊娠合併症の原因として頻度の高い病態と認識され，臨床上重要な位置を占めている．
- **分類** 明らかな誘因を持たない若年性の下肢静脈血栓症，脳梗塞，習慣流産などにaPLを認める場合，原発性APSと分類し，全身性エリテマトーデス（systemic lupus erythematosus：SLE）などの自己免疫疾患に伴って発症する場合は，二次性APSと分類される．特殊型に，劇症型抗リン脂質抗体症候群（catastrophic antiphospholipid syndrome：CAPS）があり，病態は血栓性微小血管障害（thrombotic microangiopathy：TMA）の一つと考えられている．急激に多臓器不全（とりわけ中枢神経と腎）に陥り，急性呼吸促迫症候群，重篤な血小板減少症を合併し，致死率が高い．多くは高力価のaPLが証明され，感染症，抗血栓療法中止，外科的な治療を契機に発症する．
- **疫学** 原発性APSとSLEに合併するAPSはほぼ同数である．わが国の患者数はおよそ4万人と推定される．
- **病因・病態生理と分子メカニズム** APSの病態はまだ不明であるが，徐々に解明されつつある．aPLが，リン脂質に結合している$β_2$グリコプロテインⅠ（$β_2$GPⅠ）やプロトロンビンなどの蛋白を認識し，向血栓細胞である単球，血管内皮細胞，血小板を活性化させる機序や，その他複数の機序が関与しあって血栓傾向が形成されると考えられている．妊娠合併症の原因は，胎盤梗塞やその他の原因による胎盤機能不全であるとされるが，詳細は不明である．
- **臨床症状**

血栓症：APSの血栓症における最大の特徴は，動脈および静脈に血栓症を生じることである．動脈血栓症は脳梗塞，一過性脳虚血発作などの脳血管障害が圧倒的に多く，90％以上を占めている（図2-3-1）．静脈血栓症は深部静脈血栓症および肺塞栓症の割合が多い．まれではあるが，APSに特徴的な静脈血栓症として，網膜中心静脈血栓症，副腎静脈血栓症（Addison〈アジソン〉病），肝静脈血栓症（Budd-Chiari〈バッド-キアリ〉症候群）などがある．

妊娠合併症：習慣流産の既往を有する7〜20％にaPLが陽性であるとされ，APSは習慣流産の原因として重要である．また，APSでは高率に流産，死産，子宮内胎児死亡などの不育症をきたす．通常の流産は妊娠初期に多いのに対して，APS患者の流産は妊娠中期・後期にも起こることが特徴である．他に妊娠合併症として子宮内胎児発育不全や妊娠中毒症などがある．

その他のAPS関連症状：血小板減少症，精神神経症状，心弁膜疾患がAPS関連症状として知られている．血小板減少症はAPS患者の20〜40％程度にみられるが，血栓形成

に伴った非特異的な血小板減少症, aPL そのものに関連した免疫学的機序による血小板減少症などいくつかの機序が混在していると考えられる. APS 関連神経症状として, てんかん, 舞踏病, 精神症状がある. 横断性脊髄障害はまれな病態であるが, aPL との相関が強い. APS 患者における心弁膜異常は aPL の存在と相関しており, 同抗体陽性患者の 40～77% で弁膜異常などが認められる.

▶検査成績

aPL の測定には, aPL の存在を凝固時間の延長というかたちで検出するループスアンチコアグラント(LA)と aPL そのものを固相酵素結合免疫測定法(ELISA)によって検出する方法が存在する. LA の測定法は, 活性化部分トロンボプラスチン時間(APTT)と希釈ラッセル蛇毒時間(dRVVT)によってスクリーニングされる. これらの凝固時間が延長している場合, その延長が aPL によるものかどうか確認する試験を行う. 免疫学的な aPL の検出法には抗カルジオリピン抗体(aCL)と抗 β_2GPⅠ抗体がある. aCL は実際にはカルジオリピンに結合した β_2GPⅠを認識しており, 両者は本質的に同じ抗体である.

▶診断

血栓症または妊娠合併症があって APS と診断するためには, aPL の証明(aCL または LA)が必須である. 現在 APS の診断は, 札幌クライテリア・シドニー改変と呼ばれている分類基準によって行われる(表 2-3-1)[2]. また偶然 aPL の存在が確認され, 血栓症や妊娠合併症がない患者は APS ではないが, 今後上記症状を発症するリスクはある.

■治療と薬理メカニズム

APS は自己免疫性の血栓性疾患であるが, ステロイドや免疫抑制剤は使用しない. 実際, レトロスペクティブな解析では免疫抑制療法により抗体価の抑制は必ずしも得られず, 血栓再発予防にも効果は認められなかったと報告されている[3]. APS 患者の急性期の動・静脈血栓症に対しては, 抗凝固療法や線溶療法など血栓症に対する一般的な治療が行われ, APS に特異的な治療法は現時点ではない. 一方で APS は再発率が高く, APS 患者の慢性期の管理においては再発予防(二次予防)が重要である.

APS 患者では, 初発の血栓症が動脈血栓症の場合には動脈血栓症で再発し, 静脈血栓症の場合には静脈血栓症で再発することが多いため, 動脈血栓と静脈血栓に分けて二次予防を行う.

動脈血栓：動脈硬化やスパスムのような血管壁の変化によるずり応力によって血小板が粘着, 凝集, 活性化するところに発症のきっかけがあるため, ワルファリンよりもむしろ抗血小板薬を使用すべきである. 低用量アスピリンは第一選択であるが効果は不十分なので, 通常強力な血小板凝集抑制薬であるシロスタゾール 200 mg/日, クロピドグレ

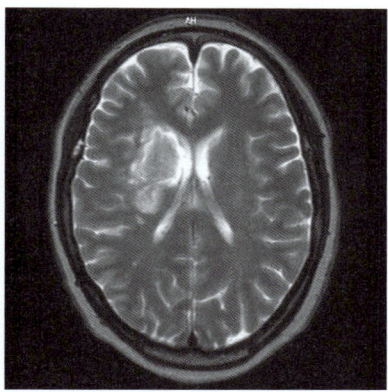

図 2-3-1 若年女性に発症した脳梗塞の MRI 像

表 2-3-1　抗リン脂質抗体症候群(APS)の分類基準(札幌クライテリア・シドニー改変)

臨床所見の 1 項目以上が存在し, かつ検査所見のうち 1 項目以上が存在するとき, 抗リン脂質抗体症候群と診断する[*1]
臨床所見
1) 血栓症[*2] 画像検査や病理検査で確認できる動脈または静脈血栓症(血管の大小や発生場所は問わない. 血管炎によるもの, 表層性の静脈血栓は除外する)
2) 妊娠合併症 ・妊娠 10 週以降の他に原因のない正常形態胎児死亡 ・子癇, 重症の妊娠高血圧腎症や胎盤機能不全[*3]による 34 週未満の早産 ・3 回以上続けての妊娠 10 週未満の自然流産(母体の解剖学的異常, 内分泌学的異常, 父母の染色体異常を除く)
検査所見
1) ループスアンチコアグラント(LA)が少なくとも 12 週間離れて 2 回以上検出されること(LA の測定は国際血栓止血学会のガイドラインに従う)
2) 中等度以上(40GPL または 40MPL 以上, あるいはコントロールの 99 パーセンタイル以上)の IgG または IgM クラス抗カルジオリピン抗体が 12 週間離れて 2 回以上検出されること
3) 中等度以上(コントロールの 99 パーセンタイル以上)の IgG または IgM クラス抗 β_2GPⅠ抗体が 12 週間離れて 2 回以上検出されること

*1：臨床症状と抗リン脂質抗体(aPL)の検出間隔が 12 週以下または 5 年以上のとき, APS の分類を行うべきではない
*2：先天性・後天性の血栓素因が共存しても APS を除外する理由とはならないが, 年齢(男性>55 歳, 女性>65 歳), 高血圧症, 糖尿病, 高 LDL 血症, 低 HDL 血症, 喫煙, 若年性心血管障害の家族歴, 肥満, マイクロアルブミン尿, 腎機能低下, 家族性血栓症, 経口避妊薬, 悪性腫瘍, 長期臥位, 手術などの危険因子の有無によって(a)あり(b)なしのサブグループに分類する
*3：妊娠中の胎盤機能の臨床像とは, (i) non-stress test における無反応など, 胎児低酸素を示唆する胎児検査異常, (ii) 胎児低酸素を示唆するドプラ所見, (iii) 乏羊水症, (iv) 出産後の体重<10 パーセンタイル
IgG：免疫グロブリン G, β_2GPⅠ：β_2グリコプロテインⅠ
(文献 1 を引用)

ル75 mg/日などが併用される。

静脈血栓：抗凝固薬を主体とする治療が必要である。深部静脈血栓症を発症した場合，国際標準比（INR）約2.0，Dダイマー値正常範囲を目標としたワルファリン投与を行う。aPL陰性患者では通常3～6カ月の抗凝固療法継続のあと終了となるが，APSと診断された場合は長期の抗凝固療法が必要である。

流産の既往のあるAPS患者の妊娠については，アスピリンを基本的に使用し，血栓症の既往がある場合やアスピリンのみでは妊娠に成功しなかった場合はヘパリンが使用される。

CAPSは通常のAPSの治療に抵抗性であり，約半数例で死の転帰をとる。強力な抗凝固療法と大量ステロイド療法，血漿交換も併用されるが，確立した治療法はない。

●**経過・予後** APSは抗血栓療法にもかかわらず再発が多い疾患である。ヨーロッパのデータでは，APSの10年生存率は93％である[4]。死因としては，血栓症のほかに，合併している膠原病による感染症や臓器障害が多い。

〔藤枝 雄一郎・小池 隆夫〕

参考文献
1) Atsumi T et al : Antiphospholipid Syndrome : Pathogenesis. Systemic Lupus Erythematosus, 5th edition, edited by Lahita RG, Academic Press, p945-965, 2010
2) Miyakis S et al : International consensus statement on an update of the classification criteria for definite antiphospholipid syndrome (APS). J Thromb Haemost 4 : 295-306, 2006
3) Khamashta MA et al : The management of thrombosis in the antiphospholipid-antibody syndrome. N Engl J Med 332 : 993-997, 1995
4) Cervera R et al : Morbidity and mortality in the antiphospholipid syndrome during a 5-year period : a multicentre prospective study of 1000 patients. Ann Rheum Dis 68 : 1428-1432, 2009

4 強皮症

●**定義・概念** 強皮症（scleroderma）は皮膚に硬化性局面を呈する疾患の総称で，種々の疾患を包括する疾患概念である（図2-4-1）。皮膚および諸臓器の線維化と末梢循環障害をあわせ持つ膠原病に分類される全身性強皮症または全身性硬化症（systemic sclerosis : SSc）と，一定の領域に限定して斑状や線状の皮膚硬化局面をきたす限局性強皮症（localized scleroderma）に大別される。そのほかに造血幹細胞移植やパラフィン，シリコンなど異物挿入などの発症誘因が特定されている病態もある。腎機能障害を背景にMRI検査時に造影剤として用いるガドリニウム投与を契機に発症する全身の皮膚硬化を呈する病態は，腎原性全身性線維症と呼ばれる。SScを単に強皮症（狭義）と呼ぶことが多く，広義で使用される場合と区別する。

●**疫学** わが国におけるSScの推定患者数は3万人程度で，決してまれな疾患ではない。有病率は100万人あたり100～300人，発症率は年間100万人あたり3～20人で，民族間で大きな差はない。小児から高齢者まで幅広い年齢層でみられるが，好発年齢は30～50歳である。男女比は1：5～10と女性に圧倒的に多い。

●**病因・病態生理と分子メカニズム** SScに特徴的な病態として過剰な線維化，末梢血管障害，核成分に対する自己抗体の産生があげられるが，現時点でこれら現象を結びつけるメカニズムは明らかでない。線維化機転は線維芽細胞の過剰な増殖，細胞外マトリックス産生，筋線維芽細胞への転換によることが知られている。線維芽細胞の活性化を誘導するメディエーターとして，トランスフォーミング増殖因子β（TGF-β），血小板由来増殖因子（PDGF）などの成長因子，単球走化性蛋白1（MCP-1）などのケモカイン，インターロイキン6（IL-6），IL-13などのサイトカインが知られている。病初期には血管内皮細胞のアポトーシスがみられ，血管内皮傷害により活性化された血小板や低酸素に陥った組織からの各種メディエーター分泌が線維化機転を誘導すると考えられている。

●**臨床症状** 多彩で，中枢神経，肝以外すべての臓器に症状が生じる。皮膚硬化や内臓病変の程度は個々の患者で大きく異なる。

皮膚：皮膚硬化は手足の指先から中枢側に向かって進展する。皮膚硬化とは組織学的に真皮における膠原線維の増生で，身体所見では母指と示指で皮膚をつまんだ際の「皮膚の厚い感覚」のことである。浮腫期→硬化期→萎縮期の経過をとることが多く，浮腫期には皮膚は緊満し，指背はソーセージ様になる（puffy fingerと呼ばれる）（図2-4-2A）。硬化期に移行すると硬度が増し，光沢を帯びてくる。萎縮期に入ると皮膚はやわらかくなり，表皮は菲薄にな

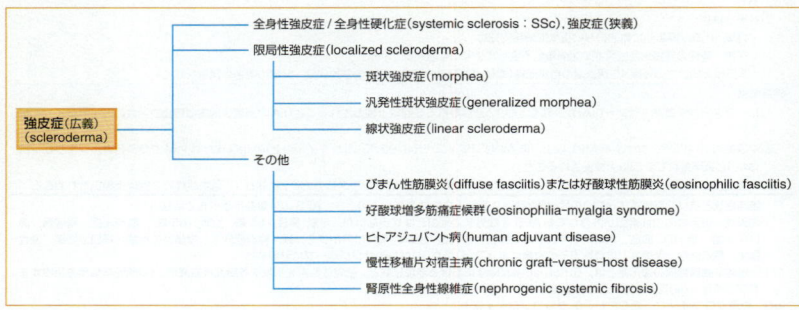

図2-4-1 強皮症の分類

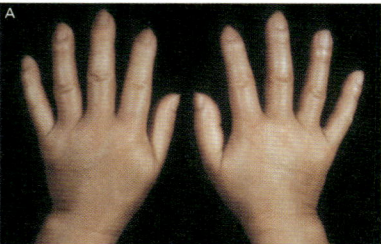

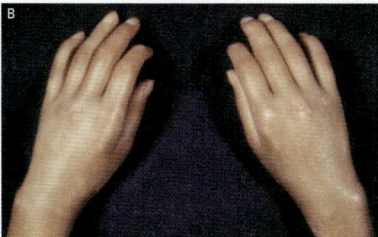

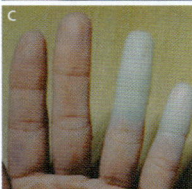
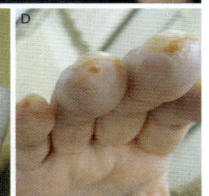
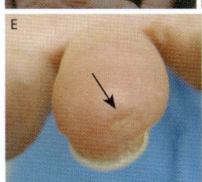
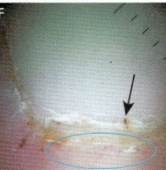

図 2-4-2 全身性硬化症(SSc)に特徴的な身体所見
A：ソーセージ様手指と近位指節間関節より遠位の皮膚硬化
B：手指，手背，前腕の皮膚硬化，色素沈着と脱失，屈曲拘縮
C：Raynaud 現象（虚血期）
D：指尖潰瘍
E：指尖陥凹性瘢痕（→）
F：爪郭にみられる毛細血管ループ拡張とループの減少（──），爪上皮の出血点（→）

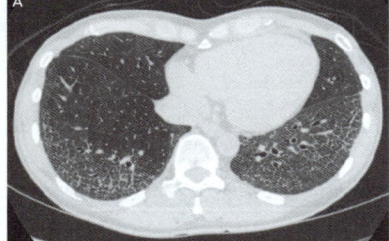

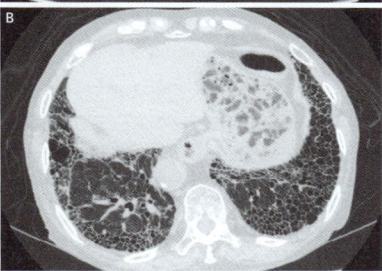

図 2-4-3 全身性硬化症(SSc)に伴う間質性肺疾患の HRCT 像
早期はスリガラス様陰影，網状影が主体だが(A)，経過とともに牽引性気管支拡張などの構造改変が進む(B)

り，色素沈着と脱失が混在する特徴的な外観を呈する（図2-4-2B）。舌小帯の肥厚と短縮がみられ，時に指尖や関節周囲にカルシウム結晶沈着（皮下石灰化）を伴う。

末梢循環障害：Raynaud（レイノー）現象は必発で，多くの例で初発症状となる。Raynaud 現象とは寒冷曝露や精神的緊張により誘発される手指の色調変化のことで，典型的には白（虚血）→紫（チアノーゼ）→赤（再疎通）の三相性の変化

を示す（図2-4-2C）。循環障害が高度になると，指尖に潰瘍や壊疽を呈する（図2-4-2D）。指尖陥凹性瘢痕は指の先端に出現する無痛性の虫食い状の上皮の凹みで，虚血を反映した所見である（図2-4-2E）。爪郭毛細血管ループの拡張と巨大化およびループ数の減少も必発で（図2-4-2F），その存在は Raynaud 病との鑑別に有用である。罹病期間が長くなると全身の皮膚，粘膜に毛細血管拡張が出現する。口唇が好発部位である。

間質性肺疾患（ILD）：両側対称性に下肺野，背側優位にみられる。乾性咳嗽が主症状で，拘束性換気障害（肺活量，総肺気量の低下）が進行すると労作時息切れが出現する。高分解能 CT（HRCT）では早期はスリガラス様陰影，網状影が主体だが，経過とともに牽引性気管支拡張などの構造改変が進み，蜂窩肺を呈する場合もある（図2-4-3）。

肺動脈性肺高血圧症（PAH）：肺小動脈の狭窄による。早期には自覚症状を欠くが，進行すると労作時息切れを認め，右心不全，心拍出量低下を招き，突然死の原因となる。

心病変：心筋の線維化により伝導障害，期外収縮など不整脈を認める。病変が広範になると心収縮，拡張能が障害され，心拍出量低下，心不全をきたす。心嚢液貯留を認めることがあり，時にタンポナーデを呈する。

腎病変：突然出現する高血圧（多くは悪性高血圧），腎機能の急速な低下を腎クリーゼと呼ぶ。高レニン血症が必発で，血栓性微小血管障害を併発することが多い。まれに，ANCA（抗好中球細胞質抗体）陽性の急速進行性糸球体腎炎を併発することがあり，鑑別が重要である。

上部消化管病変：下部食道の蠕動低下，拡張による胃食道

表 2-4-1 全身性硬化症(SSc)に特異的な自己抗体の陽性頻度と関連する病型，臓器障害

	陽性頻度	関連する病型	関連する臓器障害
抗トポイソメラーゼⅠ抗体 (抗 Scl-70 抗体)	25%	dcSSc	間質性肺疾患 皮膚潰瘍
抗 RNA ポリメラーゼⅢ抗体	5%	dcSSc	腎クリーゼ
抗セントロメア抗体	25%	lcSSc	臓器病変は軽度で少ない．時に肺動脈性肺高血圧症
抗 U1RNP 抗体	20%	lcSSc	肺動脈性肺高血圧症．他の膠原病の重複症状

dcSSc：びまん皮膚硬化型，lcSSc：限局皮膚硬化型

表 2-4-2 全身性硬化症(SSc)の診断基準

大基準
手指あるいは足趾を越える皮膚硬化[*1]

小基準
1) 手指あるいは足趾に限局する皮膚硬化
2) 手指尖端の陥凹性瘢痕，あるいは指腹の萎縮[*2]
3) 両側性肺基底部の線維症
4) 抗 Scl-70(トポイソメラーゼⅠ)抗体または抗セントロメア抗体陽性[*3]

大基準，あるいは小基準 1) および 2)～4) の 1 項目以上を満たせばSSc と診断

[*1]：限局性強皮症を除外する
[*2]：手指の循環障害によるもので，外傷などによるものを除く
[*3]：今後，自己抗体として抗 RNA ポリメラーゼⅢ抗体が加わる予定である
(厚生労働省研究班，2004)

逆流症状を高率に伴う．繰り返す胃食道接合部の炎症のために狭窄をきたすことがある．時に胃幽門前庭部毛細血管拡張症(gastric antral vascular ectasia：GAVE)を伴い，消化管出血の原因となる．

下部消化管病変：腸管の線維化による蠕動低下と吸収不良をきたす．下痢と便秘を繰り返す場合は腸内細菌の過剰増殖による．進行例では偽性腸閉塞，気腫性嚢胞症，気腹症，体重減少を認める．

関節・腱病変：腱の肥厚により手指，手，肘，足などに屈曲拘縮を認める(図 2-4-2B)．皮膚硬化が進行する時期には，肥厚した腱が周囲の筋膜や筋ズ帯などに擦れることで生じる腱摩擦音を検出できる．関節炎は非びらん性だが，時に関節リウマチと区別できないびらん性関節炎を併発する．罹病期間の長い症例では手指末節骨の吸収がみられる．

■ **検査所見** 赤血球沈降速度(ESR)は亢進することが多いが，CRP(C 反応性蛋白)上昇を伴う例は関節炎など炎症病態の併存を考慮する．ILD の評価には KL-6，PAH および心病変の評価には脳性ナトリウム利尿ペプチド(BNP)が有用である．腎クリーゼには血清レニン活性が著増する．抗核抗体の陽性頻度が 95% 以上と高く，さまざまな核抗原に対する自己抗体が検出され，診断や病型分類に活用されている(表 2-4-1)．

■ **診断** 1980 年に米国リウマチ学会(ACR)が作成した分類予備基準が広く用いられているが，感度が低いために現在改訂作業が行われている．わが国では厚生労働省研究班により ACR 基準に SSc に特異性の高い自己抗体を加えた診断基準が提唱されている(表 2-4-2)．手指，足趾を越えて手背，足背まで皮膚硬化が存在し，限局性強皮症が否定できれば SSc と診断できる．皮膚硬化が手指，足趾に限局する場合には(顔面の皮膚硬化の有無は問わない)，指尖陥凹性瘢痕または指腹の萎縮，胸部 X 線上の両側肺底部の線維化，SSc に特異的な自己抗体のいずれかを満たすことが要求される．なお，診断を目的とした皮膚生検は通常不要である．

近年，早期診断の重要性が強調され，早期 SSc の診断基準が提唱されている．Raynaud 現象，爪郭毛細血管の特徴的な変化，SSc に特異的な自己抗体がそろえば，皮膚硬化がなくても早期 SSc とみなす．

皮膚硬化や内臓病変の程度は個々の患者で大きく異なるため，障害臓器や予後の予測のために病型分類の重要性が示されている．皮膚硬化範囲による分類が広く用いられ，肘あるいは膝を越えるか否かでびまん皮膚硬化型(diffuse cutenaous systemic sclerosis：dcSSc)，限局皮膚硬化型(limted cutenaous systemic sclerosis：lcSSc)に分類する(表 2-4-3)．2 つの病型は経過中に移行しないのが原則で，ピーク時あるいは進展が予想される皮膚硬化範囲で判断する．また，自己抗体と組み合わせることで，さらに詳細な病型分類が可能となる．たとえば，dcSSc で抗トポイソメラーゼⅠ抗体陽性であれば ILD を高率に伴うが，抗 RNA ポリメラーゼⅢ抗体陽性であれば腎クリーゼの発症に注意する．

■ **治療と薬理メカニズム** 完成した線維化病変は可逆性に乏しいため，治療は臓器障害の進行を食い止め，機能障害の軽減，生命予後の改善である．治療の基本は，① 機能障害，生命予後の悪化が予測される例に対する疾患修飾療法，② 完成した個々の病変に対する対症療法である．皮膚，罹病期間，各臓器障害の進行度を勘案して個々の症例ごとに治療方針を決める．なお，すべての患者に対して寒冷を避け，指先の保護と禁煙を指導する．

疾患修飾療法薬

● **免疫抑制剤** T 細胞をはじめとした免疫担当細胞が線芽細胞を活性化することが示されていることから，シクロホスファミド，メトトレキサートなどの免疫抑制剤が用いられる．特にシクロホスファミドの経口(1～2 mg/kg/日を 1 年間)もしくは間欠静注療法(1 カ月ごとに 0.5 g/m² を 6 回)は，ILD の進行を抑制する効果が示されている．ただし，不可逆的な生殖機能障害や悪性腫瘍の誘発(特に膀胱癌，造血器腫瘍)など毒性が強いため，その適応は慎重に判断する．投与期間も 6～12 カ月に限定し，中止後は維持療法としてアザチオプリンなど他の免疫抑制剤にスイッチする．

● **副腎皮質ステロイド** 明らかなエビデンスは存在しないが，発症早期の浮腫期，CRP 上昇など炎症所見が明確な症例に限定して投与することが多い．腎クリーゼを誘発するリスクが知られていることから，少量(プレドニゾロン換算 20 mg/日以下)を用いる．

● **PAH 治療薬** PAH に対する治療薬として，肺動脈拡張

表 2-4-3 皮膚硬化範囲による全身性硬化症(SSc)の病型分類

	びまん皮膚硬化型(dcSSc)	限局皮膚硬化型(lcSSc)
皮膚硬化の範囲	肘，膝を越える	肘，膝の遠位にとどまる(顔はかたくてもよい)
皮膚硬化の進行	発症早期は急速	緩徐，または進行しない
Raynaud 現象と皮膚硬化の関連	出現がほぼ同時，時に Raynaud 現象を欠如	Raynaud 現象が数年から十数年にわたり先行
参考となる身体所見	関節屈曲拘縮，腱摩擦音	毛細血管拡張，皮下石灰化
予後を悪化させる障害臓器	間質性肺疾患，心筋障害，腎クリーゼ	肺動脈性肺高血圧症
主な自己抗体	抗トポイソメラーゼⅠ抗体 抗 RNA ポリメラーゼⅢ抗体	抗セントロメア抗体 抗 U1RNP 抗体
10 年生存率	約 70%	約 90%

表 2-4-4 各臓器病変に対する対症療法

障害臓器	頻度	対症療法
皮膚	>95%	尿素を含有する軟膏(乾燥に対して)
末梢循環障害	>95%	Ca 拮抗薬，PGI₂誘導体，血小板凝集抑制薬，リポ PGE₁製剤，抗トロンビン薬
間質性肺疾患	60%	鎮咳薬，末期肺病変に対して酸素療法
肺動脈性肺高血圧症	5%	酸素療法，抗凝固療法，利尿薬，強心薬
心病変(不整脈，心筋障害)	10%	不整脈に対して症状に応じた不整脈治療薬，心筋障害に対して ACE 阻害薬，ARB
腎クリーゼ	<5%	ACE 阻害薬
上部消化管病変	70%	プロトンポンプ阻害薬，消化管運動促進薬
下部消化管病変	20%	消化管運動促進薬，慢性下痢に対して抗生剤，偽性腸閉塞に対して禁食と在宅高カロリー輸液
関節・筋病変	30%	リハビリテーション(関節可動域維持)，NSAIDs，副腎皮質ステロイド(少量)

PGI₂：プロスタサイクリン，PGE₁：プロスタグランジン E₁，ACE：アンジオテンシン変換酵素，ARB：アンジオテンシンⅡ受容体拮抗薬，NSAIDs：非ステロイド性抗炎症薬

作用を有する PGI₂(プロスタサイクリン)誘導体(ベラプロスト，エポプロステノール)，PDE5(ホスホジエステラーゼ 5)阻害薬(シルデナフィル，タダラフィル)，エンドセリン受容体拮抗薬(ボセンタン，アンブリセンタン)が用いられる．これら薬剤は元来対症療法薬だが，血管平滑筋増殖を抑制し，血管リモデリングを抑える疾患修飾作用も有する可能性が示されている．

対症療法薬

個々の患者が有する臓器病変の重症度に応じて対症療法を行う(表 2-4-4)．

- **Raynaud 現象** Ca 拮抗薬は Raynaud 現象の回数，持続時間を改善する効果が示されている．効果が不十分な場合は PGI₂誘導体，血小板凝集抑制薬を併用する．
- **皮膚潰瘍，壊疽** 創部の保護，感染防止が第一であるが，進行例では血流改善を目的としてリポ PGE₁製剤や抗トロンビン薬を経静脈的に投与する．PAH 治療薬ボセンタンが潰瘍の新規発生を抑制する効果が示され，PDE5阻害薬の治癒促進効果が報告されている．
- **食道病変** 胃食道逆流症(胸焼け，胃痛，嚥下困難)に対してプロトンポンプ阻害薬(PPI)，消化管運動促進薬を用いる．誤嚥を避けるために食後の座位維持を指導する．
- **腎クリーゼ** アンジオテンシン変換酵素(ACE)阻害薬を少量から開始し，血圧を正常域に維持できるまで漸増する．降圧効果が不十分な場合は Ca 拮抗薬，α遮断薬，抗レニン薬を併用する．治療開始時の腎機能がよい症例ほど腎予後がよいことから，早期発見が大切である．

▶ **経過・予後** 病型間で皮膚硬化の経過や内臓病変の種類や出現時期が異なる．dcSSc では発症後 3～5 年間に皮膚硬化が急速に進行するが，ピークに達するとその後は無治療でもゆっくり改善する例が多い．一方，lcSSc における皮膚硬化は長期にわたり軽度で変化に乏しい．10 年生存率は dcSSc 型で 70%，lcSSc で 90%程度であったが，支持療法の改善により近年改善傾向にある．死因として ILD の進行に伴うものが最多で，次いで PAH が多い．これら肺病変は死因の約半数を占める．

【桑名 正隆】

参考文献

1) Gabrielli A et al：Scleroderma. N Engl J Med 360：1989-2003, 2009
2) Steen VD：Autoantibodies in systemic sclerosis. Semin Arthritis Rheum 35：35-42, 2005
3) LeRoy EC et al：Scleroderma (systemic sclerosis)：classification, subsets and pathogenesis. J Rheumatol 15：202-205, 1988
4) Kowal-Bielecka O et al：EULAR recommendations for the treatment of systemic sclerosis: a report from the EULAR Scleroderma Trials and Research group (EUSTAR). An Rheum Dis 68：620-628, 2009
5) 全身性強皮症診療ガイドライン作成委員会：全身性強皮症診療ガイドライン，厚生労働省強皮症調査研究班事務局，2010 (http://web.kanazawa-u.ac.jp/~med24/SSc/pamphret/pdf/guidelines.pdf)

5 多発性筋炎／皮膚筋炎

▶ **定義・概念** 多発性筋炎(polymyositis：PM)/皮膚筋炎(dermatomyositis：DM)は，自己免疫性の炎症性筋疾患で，体幹や四肢近位筋優位の筋力低下をきたす．典型的な皮疹を伴うものを皮膚筋炎である．本疾患の本態は筋組織や皮膚組織に対する自己免疫であるが，すべての筋・皮膚組織がおかされるわけではなく，特に皮膚症状では，特徴的な部位に皮疹が出やすい．検査所見上，筋組織崩壊を反映して，筋逸脱酵素高値を認めるほか，他の膠原病と同様に高γグロブリン血症や自己抗体を認める．治療の基本は，副腎皮質ホルモン薬の高用量投与であるが，免疫抑制剤も

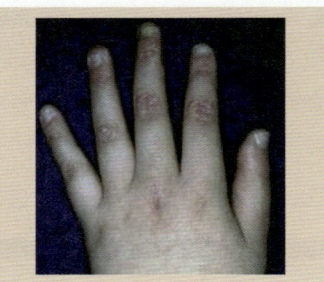

図 2-5-1　Gottron 丘疹

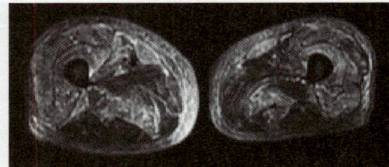

図 2-5-2　皮膚筋炎患者大腿の MRI 像（STIR 法）
画像で高信号領域を認める。筋組織すべてがおかされず、部分的におかされる

併用される。
- **疫学**　有病率は、10万人あたり7人程度で、男女比は1：2と女性に多いとされる。発症年齢は、5〜15歳に皮膚筋炎の小さなピークがあり、40〜60歳に両疾患の大きなピークがある。小児例ではほとんどが皮膚筋炎で、皮膚石灰化などを伴うことが多い。
- **病因・病態生理と分子メカニズム**　本疾患の骨格筋には、単核球の未壊死筋線維周囲への浸潤と、筋線維の変性、壊死、再生が認められる。浸潤細胞は、T、B細胞、マクロファージなどである。かつて、多発性筋炎では浸潤細胞にCD8陽性（CD8$^+$）T細胞が多く、皮膚筋炎ではCD4$^+$Tリンパ球が多いうえに、筋血管内皮細胞に補体沈着が認められたということから、前者はキラー CD8$^+$ T細胞による筋組織傷害、後者は抗体による筋血管障害が原因であるという説が唱えられていた。しかし、現代免疫学によれば、炎症局所のCD4$^+$/8$^+$ T細胞の多寡が免疫反応の質を決定するわけではなく、補体沈着のみで血管障害が起きるとも考えにくい。また、患者に筋血管を標的とする自己抗体も見つからない。両疾患は、治療への反応性も類似し、皮膚炎だけの無筋症型皮膚筋炎もあるので、症例それぞれの程度で筋炎と皮膚炎を発症する炎症性筋疾患という一つのスペクトラムにあるとも考えられる。
- **臨床症状**　症状は、緩徐に発症し数カ月にわたって進行する筋力低下が最も多い。頸筋や咽頭筋の筋力低下は特徴的で、誤嚥性肺炎を繰り返す高齢者には多発性筋炎/皮膚筋炎の存在を疑う。筋の自発痛や把握痛は軽度のことが多く、半数以下にしか認められない。活動性の高い症例では、発熱や体重減少が生じ、血球貪食症候群にいたる例がある。大関節中心の骨破壊を伴わない多関節炎をきたすことも多く、Raynaud（レイノー）症状も多い。肺病変は間質性肺炎が多く、急速に進行して呼吸不全死する病型があり、特に筋症状に乏しい皮膚筋炎例に多い。予後を左右するもう一つの合併症である悪性腫瘍は皮膚症状の強い成人例に多く、一般人口に比して皮膚筋炎で約5倍、多発性筋炎で約2倍多いとされる。

皮膚筋炎に特徴的な皮疹は、上眼瞼の浮腫性紅斑（ヘリオトロープ疹）と指節間関節や中手指節関節の伸側に生じる紫色の丘疹（Gottron〈ゴットロン〉丘疹）である（図 2-5-1）。肘、膝などの関節伸側にも落屑を伴う角化性紅斑が現れることが多く、米国ではGottron徴候と総称されるが、わが国では、Gottron徴候は手指背側の紅斑のみをさすことが多い。なお、わが国では、顔面鼻唇溝を中心とする脂漏部位に紅斑が現れることも多く、脂漏性皮膚炎との鑑別を要する（脂漏部位紅斑）。他にも、前上胸部（V徴候）、肩と上背部（ショール徴候）、大腿外側（ホルスター徴候）に紅斑が現れることがあり、機械的刺激を受けやすい部位に現れる点から、Köbner（ケブネル）徴候の一つと考えられている。手指の爪周囲紅斑は、しばしば認められ指全体の角化が進むものは機械工の手と呼ばれ、1カ所の病変に、色素沈着、色素脱失、血管拡張、表皮委縮などの多彩な皮膚病変が混在するものは多形皮膚と呼ばれる。
- **検査成績**　血清クレアチンキナーゼ（CK）、アルドラーゼなどの筋逸脱酵素高値が認められ、アスパラギン酸アミノトランスフェラーゼ（AST）、アラニンアミノトランスフェラーゼ（ALT）、乳酸脱水素酵素（LDH）も上昇する。ミオグロビンも高値となり、急速進行例ではミオグロビン尿が急性腎不全の原因となる。高活動性例では、C反応性蛋白（CRP）などの急性炎症蛋白も増加する。免疫活動性を反映して高γグロブリン血症を認め、約20〜30％の患者に抗Jo-1抗体などの抗アミノアシルtRNA合成酵素抗体が検出され、特異度の高さから診断マーカーとされる。筋電図検査では筋原性変化を認め、MRI検査では、T1強調画像で正常信号、STIR（short TI inversion recovery）法で高信号として筋組織の浮腫が検出される（図 2-5-2）。これらの異常を認める部位の筋組織を生検すると、単核球浸潤、筋線維変性と再生などの筋炎像が認められる。
- **診断**　診断には、1975年に発表されたBohanとPeterの診断基準が使われにてきた。すなわち、①四肢近位筋、頸部屈筋の対称性筋力低下、②筋逸脱酵素上昇、③筋電図における筋原性変化、④筋生検での筋炎と合致する所見、のうち4項目以上満たすものを多発性筋炎確実例とし、これに特徴的皮膚症状を伴うものを皮膚筋炎と診断する。

単純な基準であるために現在でも広く支持されている。わが国では、1992年に厚生省研究班が、この基準に抗Jo-1抗体、筋痛、全身性炎症所見、関節痛ないし関節炎を追加した診断基準を策定した[1]。
- **治療と薬理メカニズム**　炎症・免疫抑制により組織傷害を阻止できれば、あとは筋・皮膚組織の再生力に任せることができる。ただし、嚥下障害のある例、急速進行性間質性肺炎や血球貪食症候群を合併する症例では、すみやかに治療を開始する。悪性腫瘍合併例では、悪性腫瘍治療を優先する。

皮膚症状のみの場合には，副腎皮質ステロイドやカルシニューリン阻害薬の軟膏を局所塗布する．筋炎の初期治療は，高用量副腎皮質ステロイド（プレドニゾロン換算で1 mg/体重1 kg）が一般的であり，免疫抑制と炎症抑制の2つの作用が期待できる．血球貪食症候群ないし横紋筋融解症を伴う場合には，メチルプレドニゾロン1 g/日3日間のステロイドパルス療法を考慮する．治療効果は，筋力の回復，皮疹の軽快，筋逸脱酵素の低下，MRI所見の改善などを指標とする．初期投与量で改善が明確になれば，1～2週ごとに10～20%の減量をはかる．初期治療で効果が不十分な場合，副作用により高用量ステロイドを継続できない場合，減量中に再燃する場合には，メトトレキサート，タクロリムスやシクロスポリンAなどのカルシニューリン阻害薬，アザチオプリンやシクロホスファミドなどの免疫抑制剤が併用される．なお，高用量ステロイドは高頻度にステロイド筋症を招くので，免疫抑制剤併用を初期治療とすることもある．特に，急速進行性間質性肺炎合併例では，当初から高用量副腎皮質ステロイドと免疫抑制剤を併用する．免疫グロブリン大量静注療法は作用機序不明ながら，多くの症例で一過性に有効である．

▶**経過・予後** 合併症として間質性肺炎や悪性腫瘍を持つ症例は予後が悪く，約10%の患者は初発時に死の転機を迎える．全体としての5年生存率は，約80%前後とされている．

筋炎はステロイド減量時に再燃しやすく，また筋力回復には長期を必要とする場合も多い．

【上阪 等】

参考文献
1) Tanimoto K et al : Classification criteria for polymyositis and dermatomyositis. J Rheumatol 22 : 668, 1995

6 Sjögren症候群

▶**定義・概念** Sjögren（シェーグレン）症候群（Sjögren's syndrome：SS）は，慢性唾液腺炎と乾燥性角結膜炎を主徴とし，多彩な自己抗体の出現や高γグロブリン血症をきたす自己免疫疾患の一つである．病理学的には，唾液腺や涙腺の導管，腺房周囲の著しいリンパ球（T細胞およびB細胞）浸潤が特徴をきたす．腺房の破壊，萎縮をきたし乾燥症（sicca syndrome）が主症状であるが，唾液腺，涙腺だけでなく，全身の外分泌腺が系統的に障害されるため，autoimmune exocrinopathyとも称される．SSは他の膠原病の合併がみられない一次性（primary）SSと関節リウマチ（RA）や全身性エリテマトーデス（systemic lupus erythematosus：SLE）などの膠原病を合併する二次性（secondary）SSとに大別される．

▶**疫学** 1993年度の厚生省（現厚生労働省）特定疾患自己免疫疾患調査研究班の調査では，SSの有病率はわが国において人口10万人あたり約15人，すなわち1万7,000人とされていたが，2002年の厚生労働省の患者調査報告では，推定患者数が7万8,000人であり，2011年の時点ではおよそ10万人であろうとされている．男女比は1：14で圧倒的に女性に多く，発症年齢のピークは40～60歳代である．

▶**病因・病態生理と分子メカニズム** SSの発症機序に
は，前半は抗原特異的免疫応答が関与し，後半は抗原非特異的免疫応答が関与していると考えられる（図2-6-1）[1, 2]．経時的に，①先行因子，②炎症の誘導期，③炎症の慢性期，④唾液腺破壊期と進行する．先行因子は不明であるが，細菌やウイルスなどの感染症が引き金となり，一部の唾液腺組織が壊れることで炎症が誘導される．その結果，壊れた細胞よりさまざまな自己抗原が流出し，プロフェッショナルな抗原提示細胞や唾液腺上皮細胞などに抗原ペプチドが提示され，抗原特異的なT細胞が活性化される．活性化されたT細胞はインターロイキン2（IL-2）などのサイトカインを産生し，ポリクローナルなT細胞の増殖を惹起する．一方，産生されたIL-6などによりポリクローナルなB細胞の活性化が誘導され，自己抗体産生やリンパ増殖性病態を引き起こす．最終的には，細胞傷害性T細胞が誘導される．CD4陽性（CD4⁺）傷害性T細胞はFasリガンドを介して，CD8⁺傷害性T細胞はパーフォリン，グランザイムを介して，唾液腺上皮細胞をアポトーシスに陥らせる．SSにおいては，このような流れにより唾液腺炎，唾液腺破壊が惹起されると考えられよう．

▶**臨床症状**

乾燥症状（腺症状）

ドライマウスおよびドライアイがあれば本症を疑う．

- **ドライマウス** 自覚症状は，口腔内乾燥感，唾液の粘稠感，口腔内灼熱感，飲水切望感，夜間の口腔内疼痛，味覚異常，食物摂取困難，などである．他覚所見は，口腔内乾燥，口腔内発赤，舌乳頭萎縮，歯牙，口腔汚染，口角びらん，う歯の多発，歯肉炎・歯周炎，耳下腺・顎下腺の腫脹などである．

- **ドライアイ** 自覚症状としては，涙がでない，目がごろつく，目が熱い，目が疲れる，目が充血する，目がかすむ，まぶしい，悲しいときに涙が出ない，などである．他覚所見は，眼科的に乾燥性角結膜炎がみられる．

全身症状

全身の臓器に多彩な臨床症状を生じる．

- **発熱** 37℃台の微熱であることが多いが，10～30%のSS患者に発熱が認められる．

- **血液・リンパ球異常** 骨髄病変に伴う症状として，貧血（30～60%），白血球減少（主にリンパ球減少）（30～60%），血小板減少（10%）がみられる．多クローン性γグロブリン血症（60～80%）やクリオグロブリン血症（5～10%）による紫斑がみられることがある．全身のリンパ節腫脹（偽性リンパ腫）が約30%でみられる．悪性リンパ腫の発生頻度は健常者の40～80倍と報告されている．主にB細胞リンパ腫であるが，MALT（mucosa-associated lymphoid tissue）リンパ腫の出現も報告されている．

- **関節・筋** 全身の関節痛，関節腫脹（30～60%）は，関節リウマチの早期症状との鑑別が難しいことがある．血清学的にはリウマトイド因子（70%），抗核抗体（80～90%）が陽性であり，関節リウマチと共通点があるが，抗CCP抗体（抗環状シトルリン化ペプチド抗体）が陽性となる頻度は低い．筋痛，筋力低下，筋脱力感などが認められることがあるが，頻度は高くない．筋脱力感の原因として，間質性腎炎に起因する尿細管性アシドーシスによる低カリウム血症性ミオパチーも念頭に入れるべき

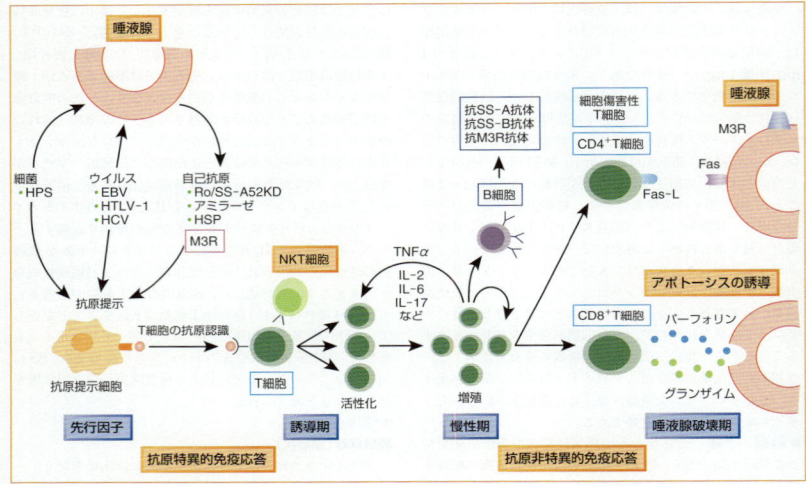

図 2-6-1 Sjögren 症候群の発症メカニズム
EBV：EB(Epstein-Barr)ウイルス，HTLV-1：ヒトTリンパ球向性白血病ウイルス1型，HCV：C型肝炎ウイルス，HPS：熱ショック蛋白，M3R：ムスカリン作動性アセチルコリン受容体3，NKT細胞：ナチュラルキラーT細胞，TNFα：腫瘍壊死因子α，IL-2：インターロイキン2

である。
- **皮膚** 環状紅斑(20%)，Raynaud(レイノー)現象(20～30%)，高γグロブリン血症に伴う紫斑(15%)，凍瘡・凍瘡様皮疹，日光過敏，浸潤性紅斑，などがみられることがある。SSでは，複数の薬剤に対してアレルギーを起こすことが多く薬疹が出やすい。
- **甲状腺** 甲状腺に対する自己抗体(抗甲状腺ペルオキシダーゼ抗体あるいは抗マイクロゾーム抗体，抗サイログロブリン抗体)の陽性率は，17～36%である。びまん性甲状腺腫大とともに甲状腺自己抗体陽性であり，慢性甲状腺炎(橋本病)と診断される症例の頻度は約25%である。甲状腺機能障害を伴う頻度はSSの7～8%である。
- **肺** 間質性肺炎が20～25%に合併する。症状は咳と呼吸困難である。CT画像上の分類では，NSIP(非特異性間質性肺炎(nonspecific interstitial pneumonia))パターンが60%であり，LIP(リンパ球様間質性肺炎(lymphoid interstitial pneumonia))パターンは少ない。
- **心血管系** 抗SS-A抗体，特にSS-A52kD蛋白に対する自己抗体陽性患者が妊娠した場合に，18～24週齢の胎児に完全房室ブロックが生じる可能性があり(2～5%)，新生児の完全房室ブロックの頻度(0.005%)の約1,000倍であることは注意を要する。出生後ただちにペースメーカ治療が必要となる重篤な症例もあり，予防，治療対策が必要となる。
- **消化管** 唾液腺分泌低下による嚥下障害や胸焼けなどの食道炎症状もみられる。慢性萎縮性胃炎が約50%の症例で認められる。胃のMALTリンパ腫の発生頻度も高い。原発性胆汁性肝硬変症が5%前後，慢性膵炎は5～20%に合併すると報告されている。近年，IgG4関連疾患としての自己免疫性膵炎は，SSの合併とは異なる病態としてとらえる傾向になってきた。
- **腎** 25%で尿所見異常，腎機能障害，尿細管性アシドーシスなどがみられる。間質性腎炎は15%に，糸球体腎炎は7.5%に認められる。
- **神経系** 末梢神経障害は10～20%に認められ，感覚失調性ニューロパチー，有痛性感覚性ニューロパチー，多発性単神経炎，三叉神経炎の頻度が高い。中枢神経障害としては，多発性脳梗塞，横断性脊椎炎，多発性硬化症様症状がみられることがある。

● **検査成績／診断** SSはいくつかの特徴的な症状を呈する症候群であるために，診断基準が設けられている。1999年に厚生省(現厚生労働省)の改訂診断基準が作成され現在にいたっている(**表 2-6-1**)[3]。欧米では，2002年にアメリカ・ヨーロッパ分類基準が国際基準として提案されている[4]。

検査所見
- **一般検査** CRP(C反応性蛋白)陽性，ESR(赤血球沈降速度)亢進，高γグロブリン血症が60～80%にみられる。特に，IgG，IgAが増加しており，またクリオグロブリン(IgM-IgG)も高率に検出される。貧血，白血球減少症は約30～60%にみられる。10%以下で血小板減少症がみられ，そのなかには特発性血小板減少性紫斑病の合併もある。
- **免疫学的検査** 自己抗体としては抗核抗体が80～90%に検出され，染色型は斑紋型(speckled pattern)が多い。抗SS-A/Ro抗体は50～70%と本症において最も高頻度に出現するが，同抗体は他の膠原病にも検出されるため，特異性は抗SS-B/La抗体より低い。抗SS-B/La抗体は20～30%に見出され，本症に特異性

表2-6-1 Sjögren症候群の改訂診断基準（1999）

1) 生検病理組織検査で次のいずれかの陽性所見を認めること
   A) 口唇腺組織で4 mm²あたり1 focus（導管周囲に50個以上のリンパ球浸潤）以上
   B) 涙腺組織で4 mm²あたり1 focus（導管周囲に50個以上のリンパ球浸潤）以上
2) 口腔検査で次のいずれかの陽性所見を認めること
   A) 唾液腺造影でstage I（直径1 mm未満の小点状陰影）以上の異常所見
   B) 唾液分泌量低下（ガム試験にて10分間で10 mL以下またはSaxonテストにて2分間で2 g以下）があり、かつ唾液腺シンチグラフィにて機能低下の所見
3) 眼科検査で次のいずれかの陽性所見を認めること
   A) Schirmer試験にて5分間で5 mm以下、かつRose bengal試験（van Bijsterveldスコア）にて3以上
   B) Schirmer試験にて5分間で5 mm以下、かつ蛍光色素試験に陽性
4) 血清学検査で次のいずれかの陽性所見を認めること
   A) 抗SS-A/Ro抗体陽性
   B) 抗SS-B/La抗体陽性

【診断基準】
上の4項目のうち，いずれか2項目以上を満たせばSjögren症候群と診断する

表2-6-2 QOLの改善をめざした治療

ドライアイ	
1) ヒアルロン酸ナトリウム ヒアレインミニ®0.1または0.3点眼薬（防腐剤無添加） ヒアレイン®0.1点眼薬	1日4〜5回
2) ソフトサンティア点眼薬（防腐剤無添加）	1日4〜5回
3) マイティア®点眼薬	1日4〜5回
4) モイスチャーエイド（ドライアイ用保護用眼鏡）	
5) プラグによる涙点閉鎖（眼科医による処置）	
ドライマウス	
1) 塩酸ピロカルピン（サラジェン®）	3錠 分3 食後
2) 塩酸セビメリン（サリグレン®，エボザック®）	3カプセル 分3 食後
3) ブロムヘキシン塩酸塩（ビソルボン®錠）(4 mg)	3錠 分3 食後
4) 麦門冬湯	9 g 分3 食後（保険適用外）
5) サリベート®エアゾール（50 mL）	1本 1日数回噴霧
6) ポビドンヨード（イソジンガーグル®）(30 mL)	1本 20倍に希釈し1日数回うがい
7) その他：シュガーレスガム，レモン，梅干し，など	

が高く診断意義が高い。本抗体陽性例は常に抗SS-A/Ro抗体も陽性である。リウマトイド因子は約70%の症例で認められる。

特殊検査

- **小唾液腺，涙腺生検** 口唇の小唾液腺および涙腺生検は診断に有用である。陽性所見は，小唾液腺組織で4 mm²あたり1 focus（導管周囲に50個以上のリンパ球浸潤）以上認められることである（Greenspanらの基準ではgrade 3, grade 4）。
- **唾液腺造影（sialography）** 造影剤をStenon管より注入し，耳下腺を造影する方法である。Rubin & Holt分類でstage I（直径1 mm未満の小点状陰影）以上を陽性とする。
- **唾液腺シンチグラフィ** 99mTcO4を用いた唾液腺のRI検査。軽症例では耳下腺，顎下腺への集積が著明にみられるが，高度の唾液腺障害例では，集積はほとんどみられなくなってしまう。
- **眼科的検査**
  - Schirmer試験：涙液量を測定する方法でWhatman濾紙を下眼瞼耳側に5分間かけておき，5 mm以下の涙液分泌を陽性としている。
  - Rose bengal試験，蛍光色素試験：乾燥性角結膜炎の存在を検討するための生体染色検査である。Rose bengal液あるいは蛍光色素液を点眼し，細隙灯顕微鏡で検査する。眼裂部およびそれより下方球結膜の染色（Rose bengal試験ではvan Bijsterveldスコアが3以上）があれば陽性所見とする。

鑑別診断

鑑別すべき疾患として，他の膠原病（特に関節リウマチ，全身性エリテマトーデス）やIgG4関連Mikulicz（ミクリッツ）病があげられる。SSの関節炎は，関節リウマチと同様に朝のこわばりがあり両側性の関節痛を呈するが，関節リウマチと異なり，こわばりの持続時間が短時間で軟骨破壊・関節の変形をきたすような激しい関節炎は少ない。

ドライアイ，ドライマウスの症状・所見や抗SS-A抗体，抗SS-B抗体などの疾患特異的な自己抗体が鑑別に役立つ。両側の唾液腺腫脹や涙腺腫脹をきたしSSと臨床所見が類似しているIgG4関連Mikulicz病は，抗SS-A抗体，抗SS-B抗体がともに陰性であること，血清中IgG4が高値であることや唾液腺組織にIgG4陽性形質細胞浸潤が認められることなどから鑑別は容易である[5]。

そのほか，ドライアイをきたす眼疾患やドライマウスを起こす糖尿病，唾液腺萎縮症，薬剤の副作用，高年齢などが鑑別される。

■ **治療と薬理メカニズム** 治療は全身症状の有無により異なる。

一般に，腺症状だけの腺型SSでは，ドライアイやドライマウスに対しては対症療法が治療の中心となる。生活の質（quality of life：QOL）の改善をめざした治療である。多様な臓器病変がみられる場合，ステロイドや免疫抑制剤の適用となる。生命予後の改善をめざした治療である。

ドライアイ（表2-6-2）

人工涙液が治療の中心。難治性の場合は，眼科専門医による涙点プラグを挿入する。

ドライマウス（表2-6-2）

口腔乾燥症状に対してムスカリン作動性アセチルコリン受容体3型（M3R）を刺激する2種類の薬剤（塩酸セビメリン，塩酸ピロカルピン）が保険適用となっている。

全身症状（表2-6-3）

- **活動性が低い場合** 発熱，反復性唾液腺腫脹，リンパ節腫張（偽性リンパ腫），関節症状などに対しては，プレドニゾロン換算で5〜15 mg/日を用いることで十分な効果が認められる。

表 2-6-3　生命予後の改善をめざした治療	
活動性の低い腺外臓器病変	
1)2)3)に抵抗例に対しては 4)を併用	
1) ロキソプロフェンナトリウム水和物(ロキソニン®)(60 mg)	3錠 分3 食後
2) メロキシカム(モービック®)(10 mg)	1錠 分1 食後
3) セレコキシブ(セレコックス®)(100 mg)	2錠 分2 食後
4) プレドニゾロン(プレドニン®)(5 mg)	1〜3錠 分1 食後
ファモチジン(ガスター®)(10 mg)	2錠 分2 食後
活動性の高い腺外臓器病変	
1)に抵抗例に対しては 2)または 3)を併用	
1) プレドニゾロン(プレドニン®)(5 mg)(0.5〜1 mg/kg)	6〜12錠 分2〜3 食後
2) メチルプレドニゾロンコハク酸エステルナトリウム(ソル・メドロール®)(1 g)	1V 1回/1日 静注 3日連続
3) シクロホスファミド(エンドキサンP錠®)(50 mg)	1〜2錠 分1〜2 食後

- **活動性が高い場合**　①進行性の間質性肺炎，糸球体腎炎，自己免疫性肝炎，中枢神経障害，②高γグロブリン血症やクリオグロブリン血症に伴う高粘度症候群，③他の膠原病を合併する場合，プレドニゾロン換算で 30〜60 mg/日を投与する．免疫抑制剤(シクロホスファミド)も重症例では有効とされているが，腎毒性，悪性リンパ腫続発の危険性を考慮する必要がある．

慢性甲状腺炎，原発性胆汁性肝硬変症，尿細管性アシドーシス，悪性リンパ腫などを合併する場合，それに対する個々の治療が必要となる．

- **経過・予後**　予後は比較的良好で 10〜20 年後に重症化する頻度は低く(5%)，診断・治療の進歩により 20 年前に比べて死亡例が 1/8 に減少している(0.4%)．乾燥症状に限定したタイプは一般に予後良好であるが，全身症状を合併した場合は，活動性が高く予後の悪いことがある．特に進行性の間質性肺炎，糸球体腎炎，自己免疫性肝炎，中枢神経障害，高粘度症候群などの合併により予後は大きく左右される．他の膠原病や悪性リンパ腫(発症率は健常者に比して 40〜80 倍高い)などの合併があるときは，それらに対する治療が必要である．さまざまなアレルギー反応を起こしやすい点に留意する．

【住田孝之】

参考文献

1) Sumida T : T cells and autoantigens in Sjogren's syndrome. Mod Rheumatol 10:193-198, 2000
2) Sumida T et al : Functional role of M3 muscarinic acetylcholine receptor(M3R) reactive T cells and anti-M3R autoantibodies in patients with Sjogren's syndrome. Autoimmun Rev 9:615-617, 2010
3) 藤林孝司ほか：シェーグレン症候群改訂診断基準，厚生省特定疾患自己免疫疾患調査研究班平成 10 年度研究報告書, p135-138, 1999
4) Vitali C et al : Classification criteria for Sjogren's syndrome: a revised version of the European criteria proposed by the American-European Consensus Group. Ann Rheu Dis 61: 554-558, 2002
5) Ymamoto M et al : A new conceptualization for Mikulicz's disease as an IgG4-related plasmacytic disease. Mod Rheumatol 16:335-340, 2006

7　混合性結合組織病

- **定義・概念**　混合性結合組織病(mixed connective tissue disease : MCTD)は 1972 年，Sharp にらによって全身性エリテマトーデス(SLE)，強皮症(SSc)および多発性筋炎(PM)などの臨床像をあわせ持ち，高力価の抗 U1-RNP 抗体を特徴とする独立した疾患単位として報告された[1]．本症は比較的少量のステロイドによく反応し，予後良好の疾患とされている．しかし，肺高血圧症など予後不良の病態も認められ，治療上の問題となっている．

これに対して，抗 U1-RNP 抗体陰性で，2つ以上の膠原病の特徴的臨床像や免疫学的所見を有し，それぞれの疾患の診断基準を満たす群がいわゆる重複症候群として区別されている．ただ単に抗 U1-RNP 抗体の有無や，他の膠原病の診断基準を満たすか満たさないかで重複症候群と MCTD を区別することは必ずしも適切ではないとの議論もある．しかし，MCTD では抗 U1-RNP 抗体に相関して高率に出現する Raynaud(レイノー)現象，指・手背腫脹，さらに肺高血圧症などの特異な病態を認め，加えて独自の遺伝的背景の存在，独自の免疫学的所見，さらに予後の相違なども認められ，現在のところ一つの疾患単位として考えるのが妥当とされている[2]．

- **疫学**　平成 20 年の厚生労働省個人調査票を基準とした調査では，全国で約 8,600 人の登録が確認されている．男女比は 1 : 16〜19 と圧倒的に女性が多い．発症年齢は 20〜50 歳にまで，特に 31〜40 歳代にピークがある．また，膠原病の家族発症も 8.5%に認められている．

- **病因・病態生理と分子メカニズム**　MCTD の原因は不明であるが，U1-RNP の 70 kDa 蛋白とマウスレトロウイルスならびにインフルエンザ B ウイルス関連蛋白などとの間に分子相同性が確認され，その部位が共通のエピトープとなっていることから，ウイルス感染の本症への関与が示唆されたこともある[3]．一方，Kelly ら[4]は U1-RNP の構成成分である U1-RNA は Toll 様受容体 7(TLR-7)を介して樹状細胞における I 型インターフェロンを誘導し，その分化を誘導することを明らかにし，U1-RNA が内在性のアジュバントとして自己免疫の病態の誘導に重要な役割を有している可能性を論じている[4]．

抗 U1-RNP 抗体は，in vitro の実験系で U1-RNP の細胞内機能である mRNA 前駆体のスプライシングを抑制することが知られているが，抗 U1-RNP 抗体自体の病因的意義は不明である[3],[4]．

MCTD の病理所見は基本的に SLE，SSc および PM のそれと変わらない．腎臓にも SLE と同様の糸球体病変を認めるが，SLE に比較しいわゆる微小変化群の占める割合が高い．進行性全身性硬化症(PSS)と同様の皮膚病理所見とともに，腎，肺などの動脈の内膜や中膜の線維性の肥厚も出現する．これらが進行すると悪性高血圧や肺高血圧症をもたらし，予後を左右する重要な因子となる．

- **臨床症状・検査成績**　MCTD にみられる臨床症状を表

表 2-7-1 混合性結合組織病（MCTD）の臨床症状

初発症状	Raynaud 現象，関節症状，浮腫，こわばり，皮膚症状，筋肉症状
全身症状	発熱，全身倦怠感，易疲労性，体重減少
局所症状	
●皮膚症状	a Raynaud 現象 b ソーセージ様手指 d 手背の腫脹 e 手指硬化症 f 近位皮膚硬化 g 顔面紅斑 h ヘリオトロープ疹
●関節・骨症状	a 多発性関節炎／痛
●筋症状	a 筋力低下／筋痛
●消化器病変	a 食道下部 2/3 の蠕動運動低下／拡張 b 逆流性食道炎 c 吸収不良症候群（腸管の蠕動運動低下と拡張） d 大腸憩室 e 原発性胆汁性肝硬変
肺病変	a 肺線維症（息切れ，乾性の咳，Velcro ラ音） b 肺高血圧症（息切れ，胸痛，Ⅱ音の亢進・分裂）
心病変	a 心膜炎 b 刺激伝導障害
腎病変	a 蛋白尿 b 細胞円柱 c 悪性高血圧
神経障害	a 中枢神経症状 　精神症状 　痙攣発作 　無菌精髄膜炎 b 末梢神経症状 　多発性神経炎 　三叉神経障害
その他	a リンパ節腫脹 b 乾燥症候群

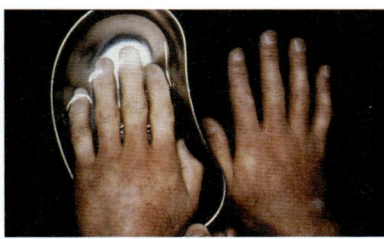

図 2-7-1 Raynaud 現象
冷水の刺激により Raynaud 現象が誘発されている。色調は白-赤-紫と3相性に変化する

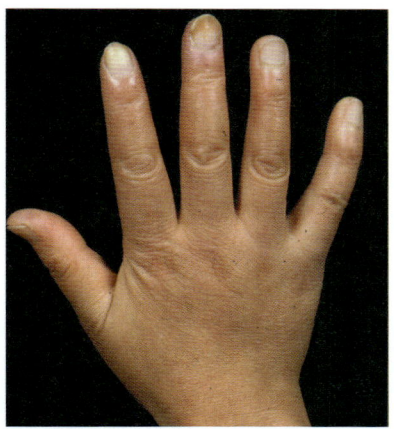

図 2-7-2 ソーセージ様手指

2-7-1 に示す[5]。各疾患の臨床像が混在するが，一般に軽症型が多い。初発症状としては Raynaud 現象（図 2-7-1）が最も高率で，それに手指のこわばり，浮腫が続く。全身症状では発熱，全身倦怠感，易疲労性，体重減少などが認められ，活動期に出現することも多い。

局所症状として最も高率に認められるものは Raynaud 現象で（図 2-7-1），ほぼ全例に認められ，80～90％の症例に認められるソーセージ様手指（図 2-7-2）や手背の腫脹とともに本症を特徴づける所見となっている。手指硬化症や先端硬化症も出現するが，一般に典型的な SSc より程度は軽い。その他の皮膚症状として SLE および皮膚筋炎（DM）に認められる皮疹も頻度は低いが出現する。

多発性関節痛はほぼ全例，関節炎は 60～70％の症例に認められる。RA（関節リウマチ）様の骨破壊性関節炎は約 7％の症例に認められるが，欧米では約 30％と高く，RA も MCTD のスペクトラムの一つと考えられている。

近位筋を中心に筋力低下や筋痛などの筋症状も高率に認められ，筋系酵素が上昇する。

消化器病変では食道下部 2/3 の拡張や蠕動運動不全が 70％の症例に出現する。時に難治性の食道潰瘍を併発する症例を認める。他の消化管障害として小腸拡張や大腸偽憩室などが認められることがあり，このため下痢や便秘などを訴える症例がある。

肺病変として間質性肺炎が 30～50％以上の症例に出現する。しかし，SSc のように著明な線維化を認める症例の頻度は 30％以下である。

一方，肺高血圧症の出現頻度は 10～12％以下と低いものの，比較的予後良好とされるこの疾患の死因の 50％以上を占め，難治性の経過をとる。呼吸困難，胸痛，および血痰などの症状に加え，聴診上，Ⅱ音の肺動脈成分の増強，および分裂，肺動脈弁領域の駆出性雑音を認める。進行例では胸部 X 線写真にて左第 2 弓の突出（図 2-7-3），末梢血管影の減弱，右室肥大などの所見を認める。心電図では肺性 P，右軸偏位右室肥大などの所見が認められる。これらに加え，心エコー検査が有用な情報を提供し，確定診断のために右心カテーテルが行われる。また，肺高血圧症は肺の線維化の程度とは相関しないが，nail fold の毛細血管の拡張像が肺高血圧症とよく相関するとされている。また，肺機能検査では間質性肺炎・肺線維症に関連して拘束性障害（％VC（％肺活量）の低下）および拡散障害（％DLco（％一酸化炭素肺拡散能）の低下）が認められるが，％VC の低下に対し，％DLco が著明に低下している際は肺高血圧症を疑う。

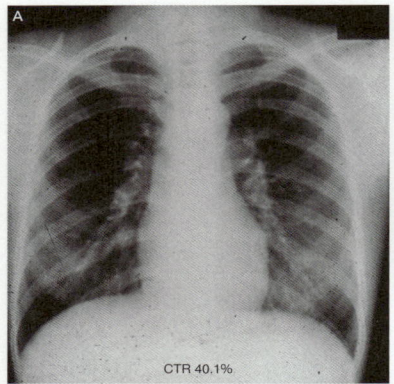

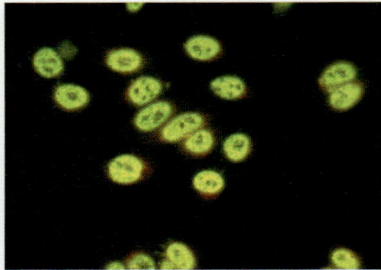

図 2-7-4 蛍光抗体間接法による抗 U1-RNP 抗体の斑紋型の染色像

血液検査においては抗核抗体が最も有用な情報を提供し、蛍光抗体間接法にて抗 U1-RNP 抗体による斑紋型（speckled 型（図 2-7-4））の染色像が全例で検出される。抗 U1-RNP 抗体の同定は二重免疫拡散法もしくは ELISA（固相酵素結合免疫測定法）で行うが、その力価は非常に高い。

その他の血清学的所見としては高γグロブリン血症、リウマトイド因子、抗 dsDNA 抗体、LE 細胞などの所見が認められる。赤血球沈降速度（ESR）は高γグロブリン血症によく相関して上昇する。C 反応性蛋白（CRP）は関節炎や漿膜炎などが存在する場合に上昇するが、中等度から軽度である。血清の低補体価や免疫複合体も検出されることがある。

● **診断** 抗 U1-RNP 抗体陽性を確認し、厚生省（現厚生労働省）研究班によって提唱された診断の手引きを用いて診断する（表 2-7-2）。重複症候群の鑑別には抗 U1-RNP 抗体とともに SSc と PM の重複症状に相関する抗 Ku や抗 PM-Scl 抗体などの血清学的所見が参考になる。

■ **治療と薬理メカニズム** MCTD の治療は病態および重症度によって異なる。

Raynaud 現象および関節痛などの症状を認め、臓器病変を有さない軽症例では循環改善薬や非ステロイド性抗炎症薬（NSAIDs）を投与し、経過をみる。

発熱、リンパ節腫脹などの全身症状に加え、著明な関節炎や臓器障害が出現した場合にはステロイドによる治療を行う。ステロイドの投与量は個々の症例が有する病態の重症度に応じて決定し、重症例に対しては体重 1 kg あたりプレドニゾロン換算で 1 mg を目処に投与する。

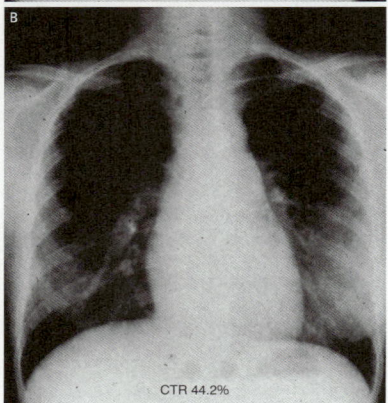

図 2-7-3 肺高血圧症の胸部 X 線像
当初は軽度の肺線維症を認めるのみであったが（B）、その後肺高血圧症を発症し、左第 2 弓の突出が出現（A）
CTR：心胸郭比

その他の肺病変としては 10〜15％の症例に胸膜炎がみられる。また、心外膜炎も 10〜30％の症例に認められる。

蛋白尿や尿細胞円柱などは 10〜25％の症例に出現するが、本症の腎症はステロイドによく反応し、一般に軽症の経過をとる。

中枢神経症状としては無菌性髄膜炎、精神症状、痙攣発作など SLE と同様の障害が報告されている。特に無菌性髄膜炎についてはイブプロフェンの副作用として認められることがある。末梢神経障害としては三叉神経痛がしばしば認められ、難治性の経過をとる。

そのほか、活動期にリンパ節腫脹が約 30％の症例に認められる。Sjögren（シェーグレン）症候群は 30〜50％と比較的高率に認められ、消化器病変として原発性胆汁性肝硬変の合併も報告されている。

肺高血圧症に対しては、抗凝固療法、プロスタグランジン製剤による血管拡張療法が行われる。これらの薬剤に加え、近年、プロスタサイクリン徐放製剤、持続点滴製剤（エポプロステノール）に加えて、エンドセリン受容体拮抗薬（ボセンタン、シタキセンタン、アンブリセンタン）、PDE5 阻害薬（シルデナフィル、タダラフィル）など、いくつかの薬剤が使用できるようになった。ボセンタンはエンドセリン A（ET_A）およびエンドセリン B（ET_B）受容体に対してエンドセリン 1（ET-1）と拮抗し、肺血管の収縮を抑制、肺血管抵抗を減らす。アンブリセンタンは ET_A 受容体を選択的に強く阻害し、ボセンタンに比べ、肝機能障害を起こすリスクが低いとされている。

表2-7-2 混合性結合組織病診断の手引き 改訂版

概念

全身性エリテマトーデス，強皮症，多発性筋炎などにみられる症状や所見が混在し，血清中に抗U1-RNP抗体がみられる疾患である

I．共通所見
 1. Raynaud現象
 2. 指ないし手背の腫脹

II．免疫学的所見

 抗U1-RNP抗体陽性

III．混合所見

 A．全身性エリテマトーデス様所見
  1. 多発関節炎
  2. リンパ節腫脹
  3. 顔面紅斑
  4. 心膜炎または胸膜炎
  5. 白血球減少（4,000/μL以下）または血小板減少（100,000/μL以下）
 B．強皮症様所見
  1. 手指に限局した皮膚硬化
  2. 肺線維症，拘束性換気障害（%VC＜80%）または肺拡散能低下（%DLco＜70%）
  3. 食道蠕動低下または拡張
 C．多発性筋炎様所見
  1. 筋力低下
  2. 筋原性酵素（CK）上昇
  3. 筋電図における筋原性異常所見

診断

1) Iの1所見以上が陽性
2) IIの所見が陽性
3) IIIのA，B，C項のうち，2項以上につき，それぞれ1所見以上が陽性

以上の3項を満たす場合を混合性結合組織病と診断する

付記

1. 抗U1-RNP抗体の検出は二重免疫拡散法あるいはELISA（固相酵素結合免疫測定法）のいずれでもよい．ただし，二重免疫拡散法が陽性でELISAの結果と一致しない場合には，二重免疫拡散法を優先する
2. 以下の疾患識別抗体が陽性の場合は混合性結合組織病の診断は慎重に行う
  1) 抗Sm抗体
  2) 高力価の抗二本鎖DNA抗体
  3) 抗トポイソメラーゼI抗体（抗Scl-70抗体）
  4) 抗Jo-1抗体
3. 肺高血圧症を伴う抗U1-RNP抗体陽性例は，臨床所見が十分にそろわなくとも，混合性結合組織病に分類される可能性が高い

（厚生省混合性結合組織病班，1996）

%VC：%肺活量，%DLco：%一酸化炭素肺拡散能，CK：クレアチンキナーゼ

PDE5阻害薬は血管拡張作用を有する環状グアノシン一リン酸（cGMP）を賦活化し，勃起不全治療薬として開発されたが肺血管の拡張効果も認め，肺血管抵抗および肺動脈圧の低下，心拍出量の増加をもたらす．

● **経過・予後** SLEおよびPM様症状は治療に反応して軽快するが，SSc様所見が遷延化して残る．

死因としては肺高血圧，呼吸不全，心不全などが高率となっている．MCTDの予後は良好と報告されていたが，肺高血圧症などの病態は予後不良で問題となっている．死亡症例の特徴としては，その半数以上がSLEとSScの診断基準を同時に満たす重複例で，SLEもしくはPSS単独型のMCTDはそれらに比較し，予後良好とされている．

【髙崎 芳成】

参考文献

1) Sharp GC et al：Mixed connective tissue disease-an apparently distinct rheumatic disease syndrome associated with a specific antibody to an extractable nuclear antigen(ENA). Am J Med 52：148-159, 1972
2) Smolen JS et al：Mixed connective tissue disease. To be or not to be? Arthritis Rheum 41：768-777, 1998
3) Murakami A et al：A new conformational epitope generated by the binding of recombinant 70-kd protein and U1 RNA to anti-U1 RNA autoantibodies in sera from patients with mixed connective tissue diseases. Arthritis Rheum 46：3273-3282, 2002
4) Kelly KM et al："Endogenous adjubant"activity of the RNA components of lupus autoantigens Sm/RNP and Ro60. Arthritis Rheum 54：1557-1567, 2006
5) 髙崎芳成：混合性結合組織病と重複症候群，膠原病診療のミニマムエッセンシャル，戸叶嘉明ほか編，p157-161，新興医学社，2005
6) 髙崎芳成：混合性結合組織病．内科学II，金澤一郎ほか編，p2537-2540，医学書院，2006

8 リウマチ性多発筋痛症

● **定義・概念** リウマチ性多発筋痛症（polymyalgia rheumatica：PMR）は，1カ月以上続く，朝に強い体幹近位部の関節痛・筋痛・こわばりを主な症状とする炎症性疾患である．主に50歳以上に発症する．診断には，悪性腫瘍，感染症，他の膠原病の除外が必要である．血液生化学検査では，少なくとも赤血球沈降速度（ESR）40 mm/時間以上の炎症反応を認める．低用量のステロイドによく反応するが，ステロイド減量による再燃が多い．側頭動脈炎（temporal arteritis：TA）または巨細胞性動脈炎（giant cell arteritis：GCA）の合併をしばしば認め，その場合は高用量ステロイドを必要とする．

● **疫学** 50歳以上の女性に多い．男女比は，1：1.5～2.0である．発症頻度は人種差があり，欧米に多い．欧米では50歳以上の10万人に13～70人で，TAの合併はPMRの約20%に認める．わが国では，PMRのはっきりした頻度は不明であるが，TAが50歳以上の10万人に1.47人と報告されている．

● **病因・病態生理と分子メカニズム** 病因としては，感染因子と遺伝因子が指摘されている．感染因子としては，パラインフルエンザウイルス，アデノウイルス，RSウイルス，パルボウイルス，マイコプラズマ，クラミジアなどの報告があるが，明確ではない．遺伝因子ではHLA-DRB1*04やHLA-DRB1*01遺伝子型との相関が指摘されている．

PMRの分子メカニズム：病理学的に肩関節の滑膜生検で炎症細胞浸潤を認めることから，以下のように考えられている．滑膜や滑液包では，感染因子や自己抗原などの抗原を認識し，活性化した樹状細胞やマクロファージが，炎症性サイトカインであるインターロイキン1（IL-1），IL-6，腫瘍壊死因子α（TNFα）を分泌する．活性化した樹状細胞やマクロファージは，リンパ節や脾臓に移動し，CD4陽性（CD4$^+$）T細胞を活性化させ，それが滑膜や滑液包に移動し，IL-2を分泌する．

TAの分子メカニズム：病理学的には，内弾性板における肉芽腫性血管炎であることから，以下のように考えられている．血管外膜において，感染因子や自己抗原を認識し，活

表2-8-1 国際PMR分類基準

包括基準
1) 50歳以上，症状出現期間が2週間以上
2) 両側の肩および/あるいは腰帯の疼痛
3) 朝のこわばりが45分以上
4) 急性の炎症反応（ESRやCRPなど）の上昇
→1)〜4)のすべてを満たすこと

除外基準
1) 活動性の感染症や悪性腫瘍
2) リウマチ性疾患
 (RA, SLE, 脊椎関節症, 炎症性筋炎, 他の膠原病)
3) 薬剤（スタチンなど）
4) 疼痛症候群（線維筋痛症など）
5) 内分泌障害（甲状腺機能低下症など）
6) 神経疾患（Parkinson病など）
→すべて除外すること
● プレドニゾロン 15 mg/日の反応
1) 1週間以内に痛みが出現するか，すぐに
2) 4週間以内に炎症マーカーが正常化

ESR: 赤血球沈降速度, CRP: C反応性蛋白, RA: 関節リウマチ, SLE: 全身性エリテマトーデス, RS3PE: remitting seronegative symmetrical synovitis with pitting edema
（国際PMR分類基準グループ，2008）

表2-8-2 リウマチ性多発筋痛症（PMR）の診断基準

1) ESRの亢進：40 mm/時間以上
2) 両側大腿部筋痛
3) 食欲減退・体重減少
4) 発熱：37℃以上
5) 全身倦怠感
6) 朝のこわばり
7) 両側上腕部筋痛

60歳以上を条件とする
上記7項目中3項目以上を満たすものをdefinite PMRと診断する
ESR: 赤血球沈降速度
（PMR研究会，1985）

表2-8-3 側頭動脈炎（TA）の診断基準

1) 発症年齢：50歳以上
2) 新たな頭痛：はじめて経験する，あるいはいままでに経験したことのないタイプの局所の頭痛
3) 側頭動脈異常：頸動脈の動脈硬化と因果関係のない側頭動脈に沿った圧痛あるいは脈拍減弱
4) ESRの亢進：50 mm/時間以上
5) 動脈生検異常：単核細胞浸潤あるいは肉芽腫性炎症が著明で，通常，多核性巨細胞を伴う血管炎所見

上記5項目中3項目以上が認められる場合，側頭動脈炎と診断する
ESR: 赤血球沈降速度
（ACR, 1990）

性化した樹状細胞は，$CD4^+T$細胞を活性化させ，インターフェロンγ（INF-γ），IL-2を分泌させる。分泌されたINF-γは，マクロファージを分化・増殖させ，一部は巨細胞へと変容させ，肉芽腫形成を促す。肉芽腫内のマクロファージは，マトリックスメタロプロテアーゼ（matrix metalloproteinase: MMP），reactive oxygen intermediates (ROI)，一酸化窒素合成酵素2（nitric oxide synthetase-2: NOS-2）を産生することにより，内弾性板を破壊する。さらに巨細胞やマクロファージは，血小板由来増殖因子（platelet-derived growth factor: PDGF），血管内皮細胞増殖因子（vascular endothelial growth factor: VEGF）などを分泌することにより，血管内膜の増殖を促し，血管新生へと導く。

■ **臨床症状・検査成績** 近位部である頸，肩，上腕および腰部，殿部，大腿部の筋痛・関節痛・こわばりが主な症状である。起床時から午前中に症状が強く，1週間〜1カ月続く。微熱，食欲低下による体重減少，疼痛によるうつ症状を認めることも多い。欧米からの報告では上腕，肩などの肩甲帯筋の疼痛が大腿部の疼痛より頻度が高いが，わが国では反対である。症状は片側から出現するが，すぐに両側へといたる。具体的な症状としては，ベッドから起き上がりにくい，トイレから立ち上がりにくい，歯磨きがつ

らいなどである。
 血液生化学検査所見は，C反応性蛋白（CRP），ESRなどの炎症反応の上昇と滑膜炎の炎症を示すMMP-3の上昇を認める。関節リウマチ（rheumatoid arthritis: RA）や他の膠原病との鑑別が必須のため，リウマチ因子，抗核抗体，抗好中球細胞質抗体（ANCA）の陰性を確認する。画像所見は特異的ではないが，滑膜炎・滑液包炎の証明として，MRIやエコーを近年用いることが多く，感度は60〜85％と報告されている[2]。ただし，RAのような骨びらんを認めることはない。
 TAを合併する場合は，頭痛，視力低下，顎跛行などの症状および側頭動脈の怒張を認める。頭痛は拍動性で，片側性のことが多く，夜間に悪化しやすい。後毛様体動脈の虚血による視神経障害は，片側性あるいは両側性に突然，進行性に発症し，失明にいたることがある。視力障害は50％程度にみられ，10％に失明をみる。血液生化学検査では，PMR単独より，ESR 80 mm/時間以上など，炎症反応高値を認める。側頭動脈生検にて肉芽腫性血管炎の証明は50％程度であるが，診断には有用である。近年，側頭動脈炎の診断の手段として，MRI，エコーを用いることが多く，感度は各々80％，70％と報告されている。側頭動脈以外の大血管病変の頻度は少ないが，検索にはFDG-PETが有用である。

■ **診断** PMRは，1957年Barberが，近位部および体幹の疼痛を主訴とする群として提唱した。その後いくつかの診断基準が存在するが，世界的に統一された基準がなく，2008年国際PMR分類基準グループより表2-8-1が提案された。診断には他の疾患の除外が必要であるため，それも含めた基準となっている。わが国では1985年PMR研究会の基準を用いることが多い（表2-8-2）。
 TAの診断には，米国リウマチ学会（ACR）の診断基準が用いられる（表2-8-3）。さらにPMR類縁疾患として，remitting seronegative symmetrical synovitis with pitting edema（RS3PE）がある。RS3PEは，1985年McCarryらによって提唱された概念で，症状の特徴は，両側対称性の末梢関節炎と腱鞘腱炎による著明な手足末梢の浮腫である。RS3PE，高齢発症RAとの鑑別を表2-8-4に示す。

■ **治療と薬理メカニズム** 第一選択薬はステロイドである。ステロイドの初期量はプレドニゾロン10〜20 mg/日で，1日2〜3分割投与とする。TA合併の場合は，40〜60 mg/日のプレドニゾロンを4週間投与する。視力障害を認めるときは，ステロイドパルス療法を併用する。ステロイド単剤でコントロール困難な場合はメトトレキサートやアザ

表 2-8-4　リウマチ性多発筋痛症(PMR)，関節リウマチ(RA)，RS3PE の比較

	PMR	RA	RS3PE
発症	急性〜亜急性	亜急性〜慢性	急性〜亜急性
人種	白人に多い	全人種	白人に多い
性別(M：F)	1：2	1：3〜5	1：2
好発年齢	50＜	20〜60	50＜
罹患関節	肩，手首，膝	手指，手首，足趾，肘，肩，膝，足首	手首，手指，屈筋腱鞘炎
滑膜炎	軽度	通常強度	強度
圧痕浮腫	(−)	(−)〜(+)	(+)
骨びらん	(−)	(+)	(−)
筋痛	(++)	(−)〜(+)	(−)〜(+)
リウマチ因子	(−)	陽性(80%)	(−)
HLA 型	DR1，DR4	DR1，DR4	B7
抑うつ	(+)	(−)〜(±)	(−)〜(+)
ステロイド効果	10〜20 mg で効果あり	不十分	10 mg で効果あり
予後	self-limiting(3〜36 カ月)	慢性に経過	半数で self-limiting(2 年以内)

PS3PE：remitting seronegative symmetrical synovitis with pitting edema

チオプリンなどの免疫抑制剤を併用する。高齢発症の疾患であるため，ステロイド骨骨粗鬆症に対する予防も考慮する。

■ 経過・予後　PMR は，ステロイドに対する反応は良好で，通常，1週間程度で自覚症状は改善する。炎症反応，画像検査による改善度に応じ，2〜4 週間継続した後，10%ずつ2週間ごとに減量する。プレドニゾロン 10 mg/日以下からの減量は，1〜2 カ月に 1 mg と緩徐に行う。少なくとも 1 年，多くは 2〜3 年のステロイド投与が必要である。それにより，50%は長期寛解する一方，ステロイド減量による再燃率は高く，20〜50%である。再燃時は，ステロイドを再度初期量程度まで増量し，炎症反応などの沈静化をはかり，その後緩徐に減量する。再燃時のステロイド投与量は徐々に低下することが報告されている。

TA による視力障害は，治療後も 25%程度残存することが報告されている。また，TA 症例では，心筋梗塞，解離性大動脈瘤，脳梗塞などの血管病変の合併もあるため，注意を要する。

【神田 浩子】

参考文献

1) Gonzalez-Gay MA et al：Epidemiology of giant cell arteritis and polymyalgia rheumatica. Arthritis Rheum 61：1454-1461, 2009
2) Kobayashi S et al：Clinical and epidemiological analysis of giant cell(temporal)arteritis from a nationwide survey in 1998 in Japan：the first government-supported nationwide nationwide. Arthritis Rheum 49：594-598, 2003
3) Ghosh P et al：Current understanding and management of giant cell arteritis and polymyalgia rheumatica. Expert Rev Clin Immunol 6：913-928, 2010
4) Martinez-Taboada VM et al：Giant cell arteritis and polymyalgia rheumatica：Role of cytokines in the parhogenesis and implications for treatment. Cytokine 44：207-210, 2008
5) Gonzalez-Gay MA et al：Medical management of polymyalsia rheumatica. Expert Opin Pharmacother 11：1077-1087, 2010

9　高安動脈炎，巨細胞性動脈炎

はじめに

血管炎は罹患血管サイズに基づいて大型血管炎，中型血管炎，小型血管炎に分類される(図 2-9-1)。高安動脈炎と巨細胞性動脈炎は大型血管炎に属し，いずれも病理学的には大動脈とその主要な分枝の肉芽腫性全層性動脈炎であるが，両者には疫学的な差がある。高安動脈炎は若い女性に多く，わが国を含め東アジアなどで多発するが，巨細胞性動脈炎は高齢者に多く，わが国では少なく欧米で多発する。

高安動脈炎

■ 定義・概念　高安動脈炎(Takayasu's arteritis)は，大動脈とその主要な分枝の肉芽腫性炎症で，高安右人(1908)の報告に由来する。脈なし病，大動脈炎症候群とも呼ばれる。血管造影所見による病型分類(表 2-9-1)がなされ，わが国では大動脈全域が傷害されるもの(V 型)が最も多く，次いで大動脈弓分枝血管のみが傷害されるもの(I 型)が多い。

■ 疫学　この疾患は東アジアに多く，欧米ではまれである。わが国での患者数は 5,000 人と推定され，巨細胞性動脈炎に比し圧倒的に多い。男女比 1：10 と女性に多く，50 歳以下の若年者に好発する。

■ 病因・病態生理と分子メカニズム　病理学的には大動脈とその主要な分枝の肉芽腫性全層性動脈炎である。初期には栄養血管への細胞浸潤を伴う外膜の炎症がみられ，中膜には巨細胞浸潤を伴う肉芽腫性炎症を認める(図 2-9-2)。進展すると中膜の広汎な線維化と内膜の無細胞性の膠原性肥厚を認める。瘢痕期になると内膜は進行性に肥厚し，外膜は著しい線維化を示す。典型例では狭窄性病変を呈するが，大動脈瘤や大動脈弁閉鎖不全症が約 30%にみられる。

高安動脈炎の病変局所に浸潤しているキラー T 細胞，ナチュラルキラー(NK)細胞，γδT 細胞によるパーフォリンを介した血管壁傷害機序が報告されている。抗内皮細胞抗体は血管内皮細胞に対する抗体で，高安動脈炎でも高頻度に検出されるが，現時点では本抗体による血管炎発症機序は不明である。

■ 臨床症状　前駆症状として発熱，全身倦怠感，頭部痛などを訴える。次いで，血管病変による局所症状が出現するが，その症状は罹患血管により異なる。たとえば，鎖骨下動脈の病変では上肢のしびれ・冷感・易疲労感，上肢血圧

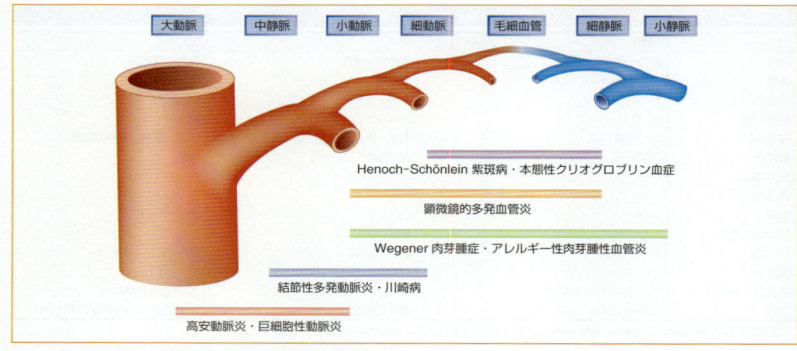

図 2-9-1 罹患血管サイズからみた高安動脈炎と巨細胞性動脈炎の位置づけ
血管炎は罹患血管サイズに基づいて大型血管炎，中型血管炎，小型血管炎に分類される（Chapel Hill 分類）
- 大型血管炎：大動脈および四肢・頭頸部に向かう最大級の分枝の血管炎で，高安動脈炎と巨細胞性動脈炎が含まれる
- 中型血管炎：各内臓器官に向かう主要動脈とその分枝の血管炎で，結節性多発動脈炎と川崎病が含まれる
- 小型血管炎：細動脈，毛細血管，細静脈の血管炎で，時に小動脈も傷害の対象となる。この群には ANCA（抗好中球細胞質抗体）関連血管炎（顕微鏡的多発血管炎・Wegener 肉芽腫症・アレルギー性肉芽腫性血管炎）と免疫複合体性血管炎（Henoch-Schönlein 紫斑病・本態性クリオグロブリン血症）などが含まれる

（文献 6 を改変）

表 2-9-1 血管造影所見からみた高安動脈炎の病型分類

病型	病変部位
Ⅰ型	大動脈弓分枝血管
Ⅱ型	
Ⅱa 型	上行大動脈，大動脈弓ならびにその分枝血管
Ⅱb 型	Ⅱa 病変＋胸部下行大動脈
Ⅲ型	胸部下行大動脈，腹部大動脈，かつ/または，腎動脈
Ⅳ型	腹部大動脈，かつ/または，腎動脈
Ⅴ型	Ⅱb＋Ⅳ型（上行大動脈，大動脈弓ならびにその分枝血管，胸部下行大動脈，腹部大動脈，かつ/または，腎動脈）

Ⅰ～Ⅴ型に加え，さらに冠動脈病変を有するものには C（＋），肺動脈病変を有するものには P（＋）と付記する
（文献 8 を引用）

左右差，脈なしなどの上肢乏血症状を呈し，総頸動脈病変ではめまい，頭痛，失神発作などの頭部乏血症状を呈する。わが国の罹患血管別の頻度は，鎖骨下動脈の病変が最も高頻度である。次いで総頸動脈，腹部大動脈，腕頭動脈，腎動脈の順となる。これに対応して，上肢乏血症状が最も多く，次いで頭部乏血症状が多い。腎動脈狭窄や大動脈縮窄症による高血圧も多い。頻度は低いが，肺梗塞，虚血性心疾患，間欠性跛行もみられる。易血栓性のために急激に血栓を形成して脳梗塞，心筋梗塞，腸間膜動脈閉塞症などを起こすことがある。

身体所見では，撓骨動脈の脈の減弱や消失（脈なし），上肢血圧の左右差，血管雑音（頸部，腹部），心雑音（大動脈弁閉鎖不全症）を認める。

●**検査成績** ESR（赤血球沈降速度）亢進，CRP（C 反応性蛋白）高値，白血球増加，貧血，高γグロブリン血症，血清補体価高値を認める。凝固能の亢進や血小板の活性化がみられる。ヒト白血球抗原（HLA）では B52, B39, DRB1* 1502 の陽性率が有意に増加している。血管造影や MR angiography（MRA）により，血管壁の不整，狭窄，拡張，動脈瘤が認められる。心エコーで大動脈弁閉鎖不全の所見をみる。近年，^{18}F-FDG-PET が活動性病変部位の描出に用いられている（図 2-9-3）。眼底では乳頭周囲の花環状動静脈吻合が特徴的である。

●**診断** 発熱，全身倦怠感や，上肢および頭部の乏血症状などを訴える若年～中年の女性で，脈拍，血圧の左右差，頭部や腹部の血管雑音や心雑音，特に大動脈弁閉鎖不全症の雑音が聴取されるかどうかが診断のポイントとなる。厚生労働省難治性血管炎調査研究班の診断基準が[4]。診断に際してはデジタルサブトラクション血管造影（DSA），3D-CT，MRA などにより血管の狭窄および拡張病変の検索を行う。また，^{18}F-FDG-PET は活動性のある病変部位を描出できるため，CT と併用することにより局在診断にも有用である（図 2-9-3）。鑑別すべき疾患として，感染性大動脈炎，動脈硬化症，巨細胞性動脈炎，炎症性腹部大動脈瘤などがある。また，強直性脊椎炎，Behçet（ベーチェット）病では大動脈炎を併発することがあるので注意を要する。

●**治療と薬理メカニズム** 高安動脈炎の初期寛解導入療法は高用量グルココルチコイド（glucocorticoid：GC）による炎症の抑制である。プレドニゾロン（prednisolone：PSL）20～30 mg/日で開始するが，炎症反応が強い場合は PSL 1 mg/kg/日を用いる。症状や検査所見の安定が2週間以上続けば減量を開始し，離脱をはかる。GC の投与期間や総投与量の減少をはかるため，種々の免疫抑制剤が補助的に用いられる。なかでも，アザチオプリン（azathioprine：AZA）（2 mg/kg/日）やメトトレキサート（methotrexate：MTX）（20～25 mg/週）の補助効果が認められている。

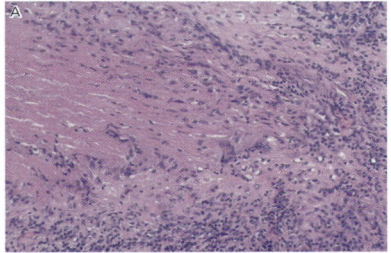
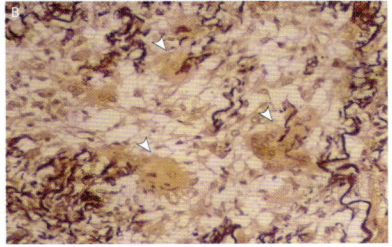

図 2-9-2　高安動脈炎の病理組織像(急性期)[7]
A：HE 染色。中膜の外膜よりに小梗塞が存在し、それを取り囲むように主にリンパ球浸潤がみられる。中膜の弾性線維を貪食した多核の巨細胞が認められる
B：EVG 染色。弾性線維を貪食した多核巨細胞(▷)

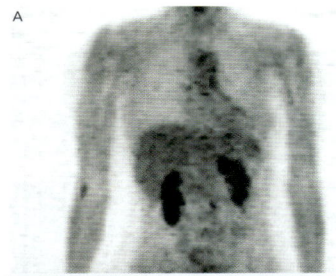
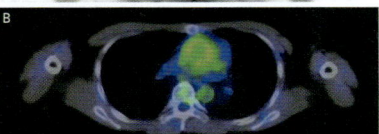

図 2-9-3　高安動脈炎の¹⁸F-FDG-PET 像[4]
A：PET 所見では、上行大動脈から大動脈弓部にかけて強い集積を認める
B：PET-CT 所見では大動脈壁に一致してリング状集積を示し、血管壁への集積と判断可能で、活動性の高安動脈炎に特徴的な所見である

　易血栓性の対策として抗血小板療法を併用する。腎血管性高血圧の場合は、レニン・アンジオテンシン(RA)系を抑制するアンジオテンシン変換酵素(ACE)阻害薬やアンジオテンシンⅡ受容体拮抗薬(ARB)を第一選択とする。GC 投与が長期間に及ぶ症例もあるので、可能なかぎり骨粗鬆症の予防措置をはかる。

　血管再建術やバイパス術などの外科的治療は、特定の血管の病変に起因する症状を有し、内科的治療が困難と考えられる症例で適応となる。腎動脈狭窄、大動脈縮窄による高血圧や、うっ血性心不全をきたした大動脈弁閉鎖不全症、また動脈瘤に対して行われる。血管形成術やステント挿入などは再狭窄の頻度が高いが、一部の患者では適応となる。いずれも、熟練した血管外科医の施設で寛解期の患者に待機的に手術を行うことがすすめられる。

■**経過・予後**　治療反応性や再燃の評価には、炎症マーカーの測定とともに、十分な臨床的評価が重要である。特に、定期的な MRA や¹⁸F-FDG-PET などの画像評価が有用であり、大動脈弁閉鎖不全症の心雑音を認める患者では大動脈の画像評価をする。

　画像検査の普及により早期発見・早期治療が可能となったため、高安動脈炎の予後は著しく改善している。予後を決定する重要な病変は腎動脈狭窄、大動脈縮窄、大動脈弁閉鎖不全症、動脈瘤などであり、それらを有する症例では早期からの適切な内科的治療、および適応例では適切な外科的治療により長期予後の改善をはかる。

巨細胞性動脈炎

■**定義・概念**　巨細胞性動脈炎(giant cell arteritis：GCA)は、大動脈とその主要な分枝の肉芽腫性血管炎である。主として頸動脈の頭蓋外分枝をおかし、しばしば側頭動脈に病変を認めるため、側頭動脈炎(temporal arteritis)とも呼ばれる。巨細胞性動脈炎のなかには、主として大動脈やその主要分枝をおかす亜型が存在し、large-vessel GCA と呼ばれる。巨細胞性動脈炎はしばしばリウマチ性多発筋痛症を併発し、両疾患は共通の発症機序を持つ近縁疾患と考えられている。

■**疫学**　高安動脈炎と異なり、巨細胞性動脈炎は通常 50 歳以上の高齢者に発症する。わが国での患者数は約 700 人と推定され、高安動脈炎に比し圧倒的に少ない。逆に欧米では巨細胞性動脈炎が非常に多く、特に北欧由来の白人に多い。人口 10 万人に対する罹患率を比較すると、欧米での 15〜35 人に対し、わが国の調査(1997 年)では 0.6 人であった。この調査では男女比は 1：1.7 で、発症時の平均年齢は 71.5 歳であった。

■**病因・病態生理と分子メカニズム**　病理学的には巨細胞を伴う肉芽腫性全層性動脈炎である。中等大の筋型動脈(特に頸動脈の分枝や椎骨動脈)や大型の弾性動脈(大動脈、鎖骨下動脈、大腿動脈)がおかされる。内弾性板および内膜寄りの中膜に肉芽腫性炎症がみられ、異物型巨細胞を含む細胞浸潤がみられる(図 2-9-4)。巨細胞性動脈炎の病変形成には CD4 陽性(CD4⁺)T 細胞および樹状細胞が重要である。病変局所の樹状細胞は高度に活性化されており、活性化マーカー CD83 や CD86 を発現している。これらの樹状細胞の刺激により CD4⁺T 細胞からの INF-γ(インターフェロンγ)産生が亢進し、この IFN-γ がマクロファー

ジを活性化させて，巨細胞の形成とともに線維芽細胞の遊走と増殖，血管新生，活性酸素の放出などを惹起して，最終的に巨細胞性肉芽腫性血管炎を形成する．

巨細胞性動脈炎の近縁疾患と考えられているリウマチ性多発筋痛症でも，側頭動脈の樹状細胞は活性化されており，すでに活性化マーカー CD83 や CD86 を発現している

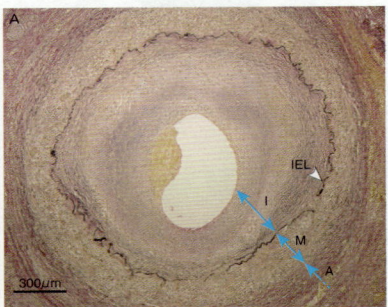

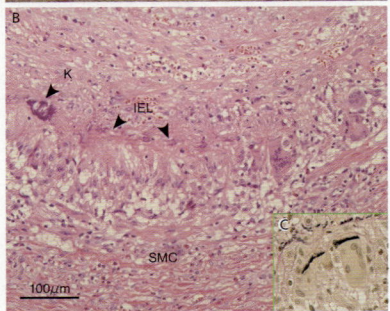

図 2-9-4　巨細胞性動脈炎の病理組織像[7]
56歳女性
A：EVG 染色．内弾性板の断裂，中膜における巨細胞性肉芽腫性炎症，内膜の著明な線維성肥厚，内腔の狭窄，外膜の線維化がみられる．
I：内膜，M：中膜，A：外膜，IEL：内弾性板
B：HE 染色．内弾性板の石灰化ならびに断裂がみられ，その周囲，特に中膜の内側（図の中央左右）において組織球の増殖による肉芽腫性炎症が認められる．また，多数の Langhans 型ならびに異物型巨細胞がみられ，一部の巨細胞や組織球は内弾性板を貪食している（C）．
IEL：内弾性板，K：石灰化，SMC：中膜外側の平滑筋細胞
C：EVG 染色

る．しかし，T 細胞による局所での INF-γ 産生はみられず，動脈炎にはいたっていない．

● **臨床症状**　発熱，体重減少，倦怠感などの全身症状とともに，頭痛，筋症状，頸部や肩甲部の疼痛と硬直，顎跛行をみる．頭痛は最も多い症状で約80%にみられ，拍動性で片側性のことが多い．側頭動脈は肥厚し圧痛や結節を認め，拍動は減弱する．最も重要な症状は眼症状であり，約50%にみられ，視力障害，視野障害から失明にいたることもある．大動脈とその分枝の傷害により間欠性跛行や解離性大動脈瘤をみることもあるが，高安動脈炎に比し頻度は低い．約30%がリウマチ性多発筋痛症を合併し，四肢近位筋の疼痛がみられる．

● **検査成績**　最も重要なものは ESR の亢進で，通常50 mm/時間以上を呈する．CRP も上昇する．しかし，自己抗体は陰性である．筋原性酵素は正常で筋電図や筋生検でも異常を認めない．

眼底検査では視神経乳頭の虚血性変化，網膜の綿毛様白斑，小出血などを認める．側頭動脈生検により巨細胞性動脈炎を認めるが，病変は局所性・分節性に存在するので，生検組織は十分な長さ（1 cm 以上）を採取することが望まれる．大血管の障害もありうるので，関連する症状を呈するときには非侵襲的な画像診断や選択的な血管造影も必要となる．

● **診断**　拍動性の頭痛を訴える高齢者で，側頭動脈の発赤腫脹や拍動減弱を認め，リウマチ性多発筋痛症の合併や ESR の著明亢進などの所見が参考となる．米国リウマチ学会（ACR）の診断基準をあげる（表 2-9-2）．巨細胞性動脈炎の診断のゴールドスタンダードは病理所見であるので，本疾患が疑われるときには必ず側頭動脈生検を試みる．これにより巨細胞性動脈炎の所見が得られれば確定診断される（図 2-9-4）．非侵襲的画像検査では頭頸部の超音波検査も有用である．大動脈やその主要分枝をおかす亜型（large-vessel GCA）の評価には ^{18}F-FDG-PET が有用である．

■ **治療と薬理メカニズム**　初期寛解導入療法は高用量 GC であり，これにより動脈の炎症を抑制する．PSL 30～40 mg/日より投与開始する．臨床症状と ESR を指標に漸減し，維持量は 10 mg/日以下とする．眼症状を有し失明のおそれがある場合には，側頭動脈生検による組織学的診断を待たずに治療を開始する必要があり，PSL 1 mg/kg/日を投与する．眼病変をきたしている症例ではメチルプレドニゾロンのパルス療法が有効なことがある．

GC の投与期間や総投与量の減少をはかるため，種々の免疫抑制剤が補助的に用いられる．特に MTX（10～15 mg/週）が再燃防止と GC 総投与量の減少に有効である．

表 2-9-2　巨細胞性動脈炎の診断基準

項目	定義
1) 発症年齢が50歳以上	臨床症状や検査所見の発現が50歳以上
2) 新たに起こった頭痛	新たに出現した，または，新たな様相の頭部に限局した頭痛
3) 側頭動脈の異常	側頭動脈の拍動性圧痛，または，動脈硬化に起因しない頸動脈の拍動の低下
4) ESR の亢進	ESR が 50 mm/時間以上（Westergren 法）
5) 動脈生検組織の異常	単核球優位の細胞浸潤，または，多核巨細胞を伴う肉芽腫性変化を認める壊死性動脈炎の所見
5項目中3項目以上を満たすものを巨細胞性動脈炎とする（血管炎における感度93%，特異度91%）	

ESR：赤血球沈降速度
（文献9を引用）

GC投与が長期間に及ぶ症例もあるので，可能なかぎり骨粗鬆症の予防措置をはかる．

巨細胞性動脈炎の患者では心臓や脳における血管閉塞のリスクが高まっているため，禁忌でないかぎり低用量アスピリン（75～150 mg/日）を投与する．

● **経過・予後** 巨細胞性動脈炎はわが国では治癒・軽快が約90％でみられるが，欧米では再燃を繰り返す疾患として認識され，北欧の報告では GC の投与期間は平均5.8年（0～12.8年）であった．再燃時の治療としては，GC 中止後の再燃では新規発症時と同様に対処するが，GC 投与中の再燃では PSL 換算で5～10 mg/日の追加で経過をみる．眼症を伴わない再燃に対しては寛解導入レベルまでの GC 増量は必要ない．

本疾患の後遺症としては，特に失明に注意すべきである．わが国で報告された合併症は感染症，消化性潰瘍，脳梗塞，悪性腫瘍などであり，死因は悪性腫瘍，感染症，老衰の順であった．

【尾崎 承一】

参考文献
1) Mukhtyar C et al : EULAR recommendations for the management of large vessel vasculitis. Ann Rheum Dis 68 : 318-323, 2009
2) Weyand CM et al : Medium- and large-vessel vasculitis. N Engl J Med 349 : 160-169, 2003
3) Ball GV et al eds : Vasculitis, 2nd edition, Oxford University Press, 2008
4) 尾崎承一ほか：循環器病の診断と治療に関するガイドライン（2006-2007年度合同研究班報告）：血管炎症候群の診療ガイドライン．Circ J 72（Suppl Ⅳ）：1253-1318，2008
5) 豊島聰ほか：医学薬学のための免疫学 第2版，東京化学同人，2008
6) 尾崎承一：血管炎と腎障害 最近の考え方と治療法の進歩．Mebio 10 : 12-20，2003
7) 尾崎承一ほか：血管炎アトラス，厚生労働省難治性疾患克服研究事業難治性血管炎に関する調査研究班，2005
8) Hata A et al : Angiographic findings of Takayasu arteritis : new classification. Int J Cardiol 54 : S155-S166, 1996
9) Hunder GG et al : The American College of Rheumatology 1990 criteria for the classification of giant cell arteritis. Arthritis Rheum 33 : 1122-1128, 1990

10 結節性多発動脈炎

● **定義・概念** 本疾患の概念は，1866年に Kussmaul と Maier によって確立された．その報告では，発熱，腹痛，多発性神経炎を合併して数週間で死亡した27歳の剖検例の病理所見で動脈に沿った結節状腫瘤（動脈瘤）が多発していたことから，結節性動脈周囲炎（periarteritis nodosa）と記載された．1990年に米国リウマチ学会（ACR）が分類基準を作成し[1]，疾患名も結節性多発動脈炎（polyarteritis nodosa：PAN）と改められた．その後抗好中球細胞質抗体（anti-neutrophil cytoplasmic antibody：ANCA）の発見により，従来のPANには顕微鏡的多発血管炎（microscopic polyangiitis：MPA）が少なからず含まれていることが判明した．そこでChapel Hill Consensus conference が開催され，PAN は，①最小血管（細動脈と毛細血管）以外の中小型の筋型動脈における壊死性血管炎（necrotizing vasculitis）で，②ANCA は陰性であり，③糸球体腎炎とは関連しないもの，と定義された[2]．さらに Wegener（ウェゲナー）肉芽腫症や Churg-Strauss（チャーグ-ストラウス）症候群との区別のため，肉芽腫形成がないこと，高度の好酸球増加やアレルギー素因がないことも特徴であると記載されている．

● **疫学** 正確な罹患率は不明であるが，一般に100万人あたり数人程度の，まれな疾患と考えられている．わが国では，厚生労働省の難治性血管炎に関する調査研究班（班長：橋本博史）により1,400人程度と推定されている．しかし当時は PAN と MPA がともに結節性動脈周囲炎として登録されてきたため，MPA の症例もかなり含まれていたと考えられ，正確ではない．2006年から両者が別に登録されるようになり，PAN の頻度は MPA の約1/20であることがわかってきた．したがって MPA が約5,000人であることから，PAN は250人程度と推定される．

発症年齢は従来からいわれているように40～60歳くらい（平均50歳前後）の中高年に多い．男女比は従来一般には2～3倍男性に多いとされてきたが，前述した厚生労働省の調査研究班が作成した2002年の診療マニュアルには1：1と記載されており，最近の新規報告例の統計からも従来いわれていたほど男女差はないと思われる．

● **病因・病態生理と分子メカニズム** 原因は不明である．B型肝炎表面抗原（HBs抗原）と抗体との免疫複合体が血清中および病変部位に沈着していることが報告され，B型肝炎ウイルス（HBV）が原因として注目されてきた．1980年代には PAN の約40％は HBV 感染と関連したもので，主要な原因であるとされた[3]．また PAN は B型肝炎の肝外症状の一つであるという理解もされた[3]．しかしその後 B 型肝炎関連の PAN の報告は減少し，B 型肝炎は一つの原因にすぎず，PAN の病因は多様であると考えられる．

病態は血管壁における激しい炎症であり，そこには種々の免疫担当細胞およびそこから放出される炎症性サイトカインやケモカインといった液性分子，B型肝炎ウイルスなどなんらかの抗原とそれに対する抗体との免疫複合体，その免疫複合体により活性化された補体，浸潤してきた好中球とそこから放出される活性酸素や細胞傷害顆粒などが病態形成にかかわっている．

組織学的な病期分類として Arkin 分類が国際的に広く用いられている．それによるとⅠ期の変性期，Ⅱ期の急性炎症期，Ⅲ期の肉芽期およびⅣ期の瘢痕期の4つの時期に分けられる．

● **Ⅰ期の変性期** 中膜・内膜の浮腫とフィブリノイド変性が認められる．

● **Ⅱ期の急性炎症期** 中膜と外膜に好中球やリンパ球や形質細胞が浸潤し，フィブリノイド壊死は血管全層に及び，内・外弾性板の断裂がみられる．

● **Ⅲ期の肉芽期** 外膜から組織球や線維芽細胞が浸潤し，膠原線維の増生や肉芽組織の形成がみられる．また内膜の増殖により血管内腔の狭窄・閉塞をきたす．

● **Ⅳ期の瘢痕期** 炎症細胞浸潤は消失し，血管壁は線維性組織に置換される．

● **臨床症状・検査成績** 血管はすべての臓器に存在するため，血管炎では障害血管の部位により多彩な症状をきたす．ほぼ全例にみられる共通の症状として，発熱，体重減少，倦怠感などの全身症状がある．特に初発症状として，

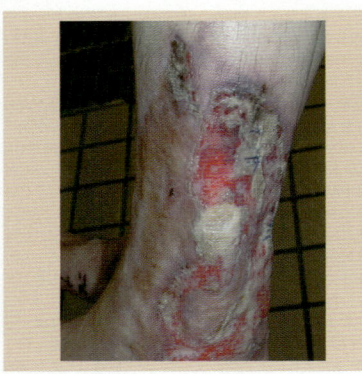

図 2-10-1 下腿潰瘍

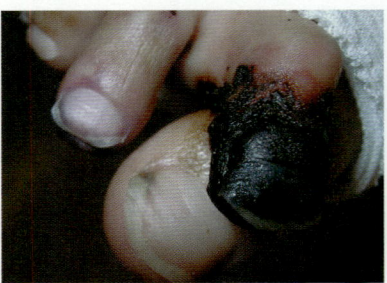

図 2-10-2 足趾の壊疽

関節痛や筋痛とともにみられる。

皮膚症状では網状皮斑(livedo reticularis),皮下結節,皮膚潰瘍などがあり,皮膚の浅い部位か深い部位の血管病変かによって臨床像は異なる。皮膚深部のより太い血管の障害では深い潰瘍(図 2-10-1)や指趾壊疽(図 2-10-2)をきたす。これら皮膚症状と全身症状以外に以下に述べるような臓器障害がないものは,皮膚型PAN(cutaneous PAN)と呼ばれている[4]。

末梢神経障害は PAN で高頻度にみられる障害の一つである。末梢神経の栄養血管の血流障害による多発性単神経炎(mononeuritis multiplex)が多く,四肢の末梢に左右ほぼ対称性(いわゆる glove and stocking type)の障害が起こる。知覚障害による感覚鈍麻(hypesthesia)や異常感覚(dysesthesia, paresthesia),運動神経麻痺の結果として下垂手(drop hand)・下垂足(drop foot)などをきたす。

器質性脳症候群,脳神経障害,痙攣,脳血管障害などの中枢神経病変は,生命予後を左右する重大な病変である。特に脳血管障害は後述する腎血管性高血圧に続発することが多い。

腎障害は高頻度で,剖検では大半の症例で糸球体病変がみられるとされる。しかし PAN による腎障害は「糸球体腎炎とは関連しないもの」であり[2],中小型筋型動脈レベルの血管炎による腎血管性高血圧,腎動脈の小動脈瘤(時に破裂して腎出血をきたす)などが本来の PAN による腎病変と考えられる。腎血管性高血圧は時に悪性高血圧となり,腎不全,脳血管障害をきたし,生命予後を左右する。

消化管障害も生命予後を左右する重要な臓器障害である。すなわち腸間膜動脈の閉塞により腸管が虚血に陥り,「腸管アンギーナ(intestinal angina)」と呼ばれる臍部周囲の腹痛をきたす。病変が進行すれば腸管穿孔をきたす。

心臓では冠動脈の血管炎による狭心症や心筋梗塞をきたすことがある。肺病変はまれであるが,気管支動脈や肺動脈に血管炎が起こりうる。

そのほか,精巣や卵巣にも血管炎病変が生じることがある。

■診断 わが国では 1998 年に作成された厚生労働省の基準(2006 年に一部修正)に基づいて診断されている(表 2-10-1)が,国際的には 1990 年の ACR 分類基準(表 2-10-2)[1]が使用されてきた。厚生労働省基準は,2006 年に,前述した Chapel Hill Consensus conference の見解[2]を尊重し,確実例は病理組織所見が陽性のものにかぎられるよう改訂された。従来重要視された血管造影所見(狭窄や小動脈瘤の存在)は,特異性が低いことから,陽性所見が得られても疑い例となる。

小児の PAN(childhood PAN:c-PAN)は 2010 年ヨーロッパのグループを中心に分類基準が見直され,新たな基準が提唱された(表 2-10-3)。それによると組織学的に中小血管における壊死性血管炎が証明されているか,血管造影所見で中小血管に特徴的所見があり,かつ皮膚所見,筋痛,高血圧,末梢神経障害,腎障害の 5 つのうちのいずれかの臨床所見を有するもの,と定義された[5]。

ただし分類基準は「集団」を一つの疾患群とそうでない群に分類するためのものであり,個々の患者の診断においては鑑別診断が重要である。鑑別としては,ANCA 関連血管炎と全身性エリテマトーデス(SLE)が重要である。前者ではANCA を測定し,もし陽性となれば,臨床像などからMPA,Churg-Strauss 症候群や Wegener 肉芽腫症の可能性について鑑別する。後者の鑑別においては抗核抗体,特に抗 ds-DNA 抗体や抗 Sm 抗体など特異性の高い自己抗体が陽性なら,そのほかの臨床症状ともあわせて SLE に伴う壊死性血管炎の可能性を考える。また,悪性腫瘍に伴う血管炎も鑑別する必要がある。

■治療と薬理メカニズム PAN の治療はステロイドと免疫抑制剤が主体である。急性期(初回治療および再燃時)の寛解導入には 1 mg/kg のプレドニゾロン(PSL)またはメチルプレドニゾロンパルス療法(1 g/日を 3 日間,以後 1 mg/kg の PSL を使用)を開始する。重症例には当初から免疫抑制剤を併用する。免疫抑制剤としてはシクロホスファミド(CY)やアザチオプリン(AZA)が用いられてきた。両剤とも内服薬として 1~2 mg/日で用いられるが,近年ループス腎炎の研究により,急性期の寛解導入療法としてシクロホスファミド間欠的点滴静注療法(IVCY)の有用性が高いことがわかり,最近では主にこれが用いられる。方法は,ループス腎炎での方法に準じて,CY 1 g/m² を 1 カ月ごとに 6 回程度投与し,以後は維持療法として AZA やメトトレキサートなど内服の免疫抑制剤を使用するのが一

表 2-10-1 結節性多発動脈炎(PAN)の診断基準

主要症候
1) 発熱(38℃以上, 2週以上), 体重減少(6カ月以内に6kg以上)
2) 高血圧
3) 急速に進行する腎不全, 腎梗塞
4) 脳出血, 脳梗塞
5) 心筋梗塞, 虚血性心疾患, 心膜炎, 心不全
6) 胸膜炎
7) 消化管出血, 腸閉塞
8) 多発性単神経炎
9) 皮下結節, 皮膚潰瘍, 紫斑, 壊疽
10) 多関節痛, 筋痛

組織所見
中小動脈のフィブリノイド壊死性血管炎

血管造影所見
腹部大動脈分枝(特に腎内小動脈)の多発小動脈瘤と狭窄, 閉塞

【判定】
- 確実例:主要症候の2項目と, 組織所見が陽性の場合
- 疑い例:主要症候2項目以上と, 血管造影所見が陽性の場合
  主要症候の1を含む6項目以上をみたす場合

表 2-10-2 ACR 1990 criteria for the classification of polyarteritis nodosa

1) 体重減少(4kg以上)
2) 高血圧(拡張期血圧≧90 mmHg)
3) 腎機能障害(BUNまたはCrの上昇)
4) 睾丸の痛みまたは圧痛
5) 血清中 hepatitis B reactants(HBs抗原, HBs抗体など)
6) 筋痛
7) 網状皮斑
8) 単ニューロパチーまたは多発ニューロパチー
9) 血管造影所見
10) 組織所見(動脈壁への白血球浸潤)

上記の10項目中3項目以上を満たす場合 PAN と分類する

BUN:血液尿素窒素, Cr:クレアチニン, PAN:結節性多発動脈炎

表 2-10-3 EULAR/PRINTO/PRES c-PAN criteria and classification definition

- 組織学的所見:中小型血管の壊死性血管炎の存在
- 血管造影所見:非炎症性の原因によらない中小型血管の動脈瘤, 狭窄または閉塞

1) 皮膚症状:網状皮斑, 皮膚結節, 皮膚梗塞(潰瘍, 壊疽など)
2) 筋痛または筋の圧痛
3) 高血圧
4) 末梢神経障害
5) 腎障害:蛋白尿(1日蛋白尿>0.3gまたは尿中アルブミン/クレアチニン比>30 mmol/mg), または血尿(>5/HPFまたは赤血球円柱, または定性尿潜血2+以上)

組織学的所見または血管造影所見があり, かつ上記の5項目中1項目以上を満たす場合 PAN と分類する

PAN:結節性多発動脈炎

般的である。最近ヨーロッパのグループが, 寛解導入療法としての IVCY の安全性を高めるため, 1回の投与量を減らし, 0.6 g/m² を1カ月ごとに12回(1年間)投与する, という治療戦略を提唱している。いずれにせよすみやかに炎症を鎮静化させることが重要である。

血漿交換療法は, より重篤な症例で, 血清免疫複合体が認められる場合に, その吸着・除去を目的として時に使用され, 有効例も散見される。有用というエビデンスはないが, 重篤な例では試みる価値はあると思われる。

慢性期の寛解維持療法としては少量の PSL 内服に加え, 抗血小板薬, 血管拡張薬, CY を併用する。

● **経過・予後** 未治療では予後はきわめて不良であり, 5年生存率は10～20%程度とされていた。死因としては心血管障害(心筋梗塞, 脳卒中など)と消化管穿孔の2つが主である。生命は取りとめても重篤な後遺症として, 腎不全で透析にいたる場合, 手指の壊疽による手指先端部の欠損, 末梢神経障害などが大きな問題となる。

最近ではステロイドと免疫抑制剤(特にIVCY)の併用で予後は改善し, 5年生存率は75～80%とされている[6]。しかし近年ではむしろ, これら治療に伴う有害事象が大きな問題となっている。特に日和見感染は生命予後を左右する最も重要な合併症であり, 次いでステロイドによる代謝系への副作用(糖尿病, 脂質異常症など), ステロイド性骨粗鬆症による脊椎圧迫骨折などがしばしば問題となる。実際には PSL や免疫抑制剤の副作用の防止のため, ST合剤の予防投与, 骨粗鬆症対策としてビスホスホネート製剤やラロキシフェンなどの併用, 脂質異常症に対してはスタチン系薬の併用など, 治療に伴う合併症の管理にも気を配りながら治療を行うことが重要である。

【天野 宏一】

参考文献

1) Lightfoot RW Jr et al:The American College of Rheumatology 1990 criteria for the classification of polyarteritis nodosa. Arthritis Rheum 33:1088-1093, 1990
2) Jennette JC et al:Nomenclature of systemic vasculitides. Proposal of an international consensus conference. Arthritis Rheum 37:187-192, 1994
3) Cacoub P et al:Hepatitis B-Related Autoimmune Manifestations. Rheum Dis Clin North Am 35:125-137, 2009
4) Morgan AJ et al:Cutaneous polyarteritis nodosa: a comprehensive review. Int J Dermatol 49:750-756, 2010
5) Ozen S et al:EULAR/PRINTO/PRES criteria for Henoch-Schönlein purpura, childhood polyarteritis nodosa, childhood Wegener granulomatosis and childhood Takayasu arteritis:Ankara 2008. Part Ⅱ:Final classification criteria. Ann Rheum Dis 69:798-806, 2010
6) Phillip R et al:Mortality in systemic vasculitis: a systematic review. Clin Exp Rheumatol 26(5 Suppl 51):S94-S104, 2008

11 ANCA 関連血管炎

● **定義・概念** ANCA とは抗好中球細胞質抗体(antineutrophil cytoplasmic antibody)の頭文字であり, 好中球細胞質と反応する自己抗体のことである。ANCA関連血管炎(ANCA-associated vasculitis:AAV)とはこの自己抗体が陽性となる全身性血管炎のことであり, 代表的疾患として, 顕微鏡的多発血管炎(microscopic polyangiitis:MPA), アレルギー性肉芽腫性血管炎(allergic granulomatous angiitis:AGA)(Churg-Strauss〈チャーグ-ストラウス〉症候群〈Churg-Strauss syndrome:CSS〉ともいう), Wegener肉芽腫症(Wegener granulomatosis:WG)がある。

1982年オーストリアの Davies は, 壊死性糸球体腎炎の患者血清中に好中球細胞質と反応する自己抗体があることを見出したが, この抗体には染色のパターンによって

cytoplasmic-ANCA(c-ANCA)とperipheral-ANCA(p-ANCA)の2種類があることがNorth Carolina大学のJennetteとFalkによってわかった。p-ANCAは抗原としてミエロペルオキシダーゼ(myeloperoxidase：MPO)が，c-ANCAはプロテイナーゼ3(proteinase 3：PR3)が対応することがその後明らかとなっている。

疾患としてはMPO-ANCA(抗好中球細胞質ミエロペルオキシダーゼ抗体)は顕微鏡的多発血管炎(MPA)とChurg-Strauss症候群(CSS)，および特発性半月体形成性糸球体腎炎に，PR3-ANCA(抗好中球細胞質プロテイナーゼ3抗体)はWegener肉芽腫症(WG)に対応することが明らかとなった。そのためMPA，CSS，WGがANCA関連血管炎と呼ばれている。従来特発性半月体形成性糸球体腎炎と呼ばれていた疾患はANCA関連腎炎と呼ばれるようになったが，MPAの腎限局型としてとらえられるようになった。

顕微鏡的多発血管炎

■ **定義・概念**　1948年Davson, Ball, Plattらによって，中型動脈をおかす結節性多発動脈炎(polyarteritis nodosa：PAN)のうち顕微鏡レベルの血管をおかす亜型として報告された疾患である。microscopic PANと呼ばれていたが，Jennetteの提案により1997年以来MPAと呼ばれるようになった。細小動脈，毛細血管の壊死性血管炎である。

■ **疫学**　厚生労働省特定疾患の受給者交付件数は，2008年，MPA，PANあわせて約6,500人であり，そのうちMPAが大部分を占める。欧米ではANCA関連血管炎のうちWGが多いが，わが国ではMPAが多い。

■ **病因・病態生理と分子メカニズム**　好中球は感染などにより活性化されると，細胞質内のMPOを細胞表面に表出するので，それに自己抗体であるMPO-ANCAが結合すると，好中球はさらに活性化され，MPOを放出する。MPOそのものが組織を傷害するのか，抗原抗体複合体が傷害するのか，よくわかっていない。腎組織内では免疫複合体型腎炎のように免疫グロブリンや補体が染色されない。

■ **臨床症状・検査成績**　肺と腎がおかされる肺腎症候群の代表である。肺は間質性肺炎もしくは肺出血をきたす。腎は壊死性半月体形成性糸球体腎炎による急速進行性糸球体腎炎である(表2-11-1)。その他の血管炎症状として網状青色皮斑，紫斑，皮下出血，多発性単神経炎がある。

検査上，ESR(赤血球沈降速度)亢進，CRP(C反応性蛋白)陽性，白血球増加，尿蛋白，尿沈渣に赤血球，白血球，円柱をみる。腎機能が急速に低下するので血液尿素窒素(BUN)，血清Cr(クレアチニン)の急速な上昇をみる。MPO-ANCAは90%以上の症例で陽性となる。腎生検では壊死性半月体形成性糸球体腎炎が特徴的であり，蛍光抗体法では免疫グロブリンや補体の沈着をほとんど認めないpauci-immune型を呈する。

■ **診断**　厚生省研究班により表2-11-1のような診断基準が提唱されている。主要症状の2項目を満たし，組織にて血管炎が証明されるかMPO-ANCAが陽性であるというのが条件である(他のANCA関連血管炎はもちろん，PANとの鑑別を要するが，後者との鑑別のその要点も同研究班より示されている)。

表2-11-1　顕微鏡的多発血管炎(MPA)の診断基準

主要項目
(1) 主要症状
　①RPGN
　②肺胞出血，もしくは間質性肺炎
　③腎・肺以外の臓器症状：紫斑，皮下出血，消化管出血，多発性単神経炎など
(2) 主要組織所見
　細動脈・毛細血管・後毛細血管細静脈の壊死，血管周囲の炎症性細胞浸潤
(3) 主要検査所見
　①MPO-ANCA陽性
　②CRP陽性
　③蛋白尿・血尿，BUN，血清Cr値の上昇
　④胸部X線所見：浸潤影(肺胞出血)，間質性肺炎
(4) 判定
　①確実(definite)
　　(a) 主要症状の2項目以上を満たし，組織所見が陽性の例
　　(b) 主要症候の①および2項目以上を満たし，MPO-ANCAが陽性の例
　②疑い(probable)
　　(a) 主要症候の3項目を満たす例
　　(b) 主要症候の1項目とMPO-ANCA陽性の例
(5) 鑑別診断
　①PAN
　②WG
　③AGA(CSS)
　④川崎病血管炎
　⑤膠原病(SLE，関節リウマチなど)
　⑥紫斑病血管炎

参考事項
1) 主要症状の出現する1～2週間前に先行感染(多くは上気道感染)を認める例が多い
2) 主要症状①，②は約半数例で同時に，その他の例ではいずれか一方が先行する
3) 多くの例でMPO-ANCAの力価は疾患活動性と並行して変動する
4) 治療を早期に中止すると，再燃する例がある
5) 除外項目の諸疾患は壊死性血管炎を呈するが，特徴的な症候と検査所見から鑑別できる

RPGN：急速進行性糸球体腎炎，MPO-ANCA：抗好中球細胞質ミエロペルオキシダーゼ抗体，CRP：C反応性蛋白，BUN：血液尿素窒素，Cr：クレアチニン，WG：Wegener肉芽腫症，AGA：アレルギー性肉芽腫性血管炎，CSS：Churg-Strauss症候群，SLE：全身性エリテマトーデス
(厚生省特定疾患難治性血管炎分科会，1998)

■ **治療と薬理メカニズム**　ステロイド大量投与と免疫抑制剤(特にシクロホスファミド)の併用療法が行われる。寛解後の再燃防止，薬剤の副作用軽減，感染症併発のリスクの軽減のために，シクロホスファミド間欠的点滴静注療法(IVCY)，シクロホスファミドの代替としてアザチオプリン，メトトレキサート，シクロスポリンなども用いられる。

■ **経過・予後**　予後不良の疾患とされてきたが，早期に診断と治療が行われるようになって予後は改善している。1年生存率は82～92%で，推定5年生存率は45～72%とされている。主たる死因は感染症，肺出血，腎不全である。

アレルギー性肉芽腫性血管炎 (Churg-Strauss症候群)

■ **定義・概念**　1951年，ChurgとStraussが，気管支喘息，好酸球増加，全身の壊死性血管炎を三主徴とする症候

群として，古典的 PAN より分離独立させたものである。なお本疾患は最近 eosinophilic granulomatosis with polyangiitis（EGPA）と呼ぶことが提唱されている。

■**疫学** 正確な疫学調査がないが，わが国における年間新規患者数は約 100 例，受療患者数年間約 1,800 と推定されている。

■**病因・病態生理と分子メカニズム** 気道への抗原刺激により T 細胞が活性化されると，一方で好酸球を活性化して組織傷害因子を放出させて喘息を起こし，一方ではマクロファージを活性化して肉芽腫を生じさせる。放出された好酸球ペルオキシダーゼ（EPO）に対して抗 EPO 抗体が産生されるが，本疾患の約半数で検出される MPO-ANCA は，この EPO と交差反応を生じるという。

■**臨床症状・検査成績** 古典的 PAN に比して明瞭な臨床症状がある。すなわち血管炎症候群の発症に先立って，気管支喘息と好酸球増加の時期がある。その期間は 3 年以内が多いという。気管支喘息ではなくアレルギー性鼻炎が先行する例もある。古典的 PAN では肺病変の少ないのが一つの特徴とされているが，本症ではなんらかの胸部 X 線上の異常所見を認めることが多い。肺には好酸球浸潤が認められ，その場合はレフレル肺炎あるいは好酸球性肺炎とも呼ばれる。消化管にも好酸球浸潤が認められ，好酸球性腸炎を合併しやすい。これら前駆症状に血管炎症状を合併するようになると，体重減少・貧血・発熱などを認めやすくなる。また皮膚の紅斑あるいは紫斑・筋痛・非びらん性関節炎などもしばしば出現する。急性心外膜炎・心タンポナーデなどの心病変は病後期に合併しやすく，未治療の場合は主な死因となる。消化器病変も合併しやすく，腹痛，腹水，下痢などが出現する。血管炎に伴う末梢神経障害としての多発性単神経炎の頻度も高い。腓骨神経，尺骨神経などが好発部位である。

尿では軽度の尿潜血や BUN，Cr の軽度高値を認めることがあるが，一般に腎障害は他の血管炎症候群と比較して軽微である。血液では，正球性正色素性貧血，白血球増加や ESR・CRP などの炎症反応亢進が認められる。また病勢期には著明な好酸球増加（2,000〜2 万 9,000/mm^3）や高 IgE（免疫グロブリン E）血症を認める。リウマトイド因子や抗核抗体が認められることもあるが，非特異的なことが多い。血清学的には，MPO-ANCA が 50〜60％の症例で陽性となり，MPO-ANCA 抗体価は病気の活動性と並行する。

血管炎症候群による症状は PAN と同様，多彩である。末梢神経障害（多発性単神経炎），中枢神経障害（脳出血，脳梗塞など），皮膚障害（紫斑，結節性病変，紅斑，水疱，潰瘍など），呼吸器障害（肺胞出血，好酸球性肺炎，間質性肺炎，胸膜炎など），循環器障害（心外膜炎，心筋炎，心筋梗塞など），消化器障害（胃腸炎，腹膜炎，胆嚢炎など），腎障害（巣状壊死性糸球体腎炎）などがみられる。多発単神経炎は頻度が高い。検査所見上も好酸球増加（2,000/mm^3 以上）など以外は PAN と同じく，ESR 亢進や白血球，血小板増加など非特異的なものである。

表 2-11-2 に 1998 年に修正された厚生省研究班による診断基準案を示す。

■**診断** 確定診断には組織所見が必要となる。生検部位としては皮膚，筋，神経が多い。血管炎の性質としては，PAN

表 2-11-2 アレルギー性肉芽腫性血管炎（AGA）（CSS）の診断基準

主要項目
(1) 主要臨床所見
①気管支喘息あるいはアレルギー性鼻炎
②好酸球増加
③血管炎による症状：発熱（38℃ 以上，2 週間以上），体重減少（6 カ月以内に 6 kg 以上），多発性単神経炎，消化管出血，紫斑，多関節痛（炎），筋肉痛（筋力低下）
(2) 臨床経過の特徴
主要所見①，②が先行し，③が発症
(3) 主要組織所見
①周囲組織に著明な好酸球浸潤を伴う細小血管の肉芽腫またはフィブリノイド壊死性血管炎の存在
②血管外肉芽腫の存在
(4) 判定
①確実（definite）
(a) 主要臨床所見のうち気管支喘息あるいはアレルギー性鼻炎，好酸球増加および血管炎による症状のそれぞれ一つ以上を示し，同時に主要組織所見の 1 項目を満たした場合（AGA）
(b) 主要臨床所見 3 項目を満たし，臨床経過の特徴を示す場合（CSS）
②疑い（probable）
(a) 主要臨床所見 1 項目および主要組織所見の 1 項目を満たす場合（AGA）
(b) 主要臨床所見 3 項目を満たすが，臨床経過の特徴を示さない場合（CSS）
(5) 参考となる所見
①白血球増加（1 万/μL）
②血小板増加（40 万/μL）
③血清 IgE 増加（600 IU/mL 以上）
④MPO-ANCA 陽性
⑤リウマトイド因子陽性
⑥胸部 X 線所見にて肺浸潤影

CSS：Churg-Strauss 症候群，MPO-ANCA：抗好中球細胞質ミエロペルオキシダーゼ抗体
（厚生省特定疾患難治性血管炎分科会，1998）

様のフィブリノイド血管炎，もしくは多核巨細胞と好酸球浸潤を伴う肉芽腫性血管炎である。この血管炎に伴った肉芽腫と並んで，血管外肉芽腫の存在が従来特徴とされているが，連続切片で検索すると，実際は肉芽腫性血管炎に連続しているケースが多く，文字どおりの血管外肉芽腫はさほど多いものではないことがわかってきた。

■**治療と薬理メカニズム** 治療方針は MPA と同様である。末梢神経障害に対してはγグロブリン大量静注療法が保険適用となっている。

■**経過・予後** MPA や WG に比べると比較的良好である。ただし末梢神経障害は長期間にわたり持続することが多い。

Wegener 肉芽腫症

■**定義・概念** 病理組織学的に，①上気道と肺を主とする壊死性肉芽腫，②壊死性半月体形成性糸球体腎炎，③全身の壊死性肉芽腫性血管炎を呈し，高率に ANCA の一つである PR3 に対する抗体，PR3-ANCA（c-ANCA）を認める血管炎である。組織学的には，おかされる血管の太さは PAN が中，小動脈であるのに対し，WG では AGA と同じく小動脈から細小動静脈にまで及ぶ点，壊死性血管炎だけでなく壊死性肉芽腫のみられる点が PN と異なる点である。

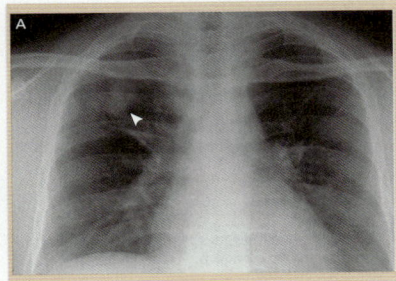
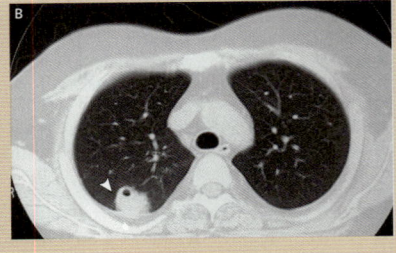

図 2-11-1 Wegener 肉芽腫
A：空洞を伴う肺の肉芽腫病変の胸部 X 線像
B：胸部 CT 像

表 2-11-3 Wegener 肉芽腫症（WG）の診断基準

主要項目

(1) 主要症状
①上気道(E)の症状
　鼻(膿性鼻漏，出血，鞍鼻)，眼(眼痛，視力低下，眼球突出)，耳(中耳炎)，口腔・咽頭痛(潰瘍，嗄声，気道閉塞)
②肺(L)の症状
　血痰，咳嗽，呼吸困難
③腎(K)の症状
　血尿，蛋白尿，急速に進行する腎不全，浮腫，高血圧
④血管炎による症状
　(a)全身症状：発熱(38℃以上，2週間以上)，体重減少(6カ月以内に6kg以上)
　(b)臓器症状：紫斑，多関節炎(痛)，上強膜炎，多発性単神経炎，虚血性心疾患(狭心症・心筋梗塞)，消化管出血(吐血・下血)，胸膜炎

(2) 主要組織所見
①E，L，K の巨細胞を伴う壊死性肉芽腫性炎
②免疫グロブリン(Ig)沈着を伴わない壊死性半月体形成性糸球体腎炎
③小・細動脈の壊死性肉芽腫性血管炎

(3) 主要検査所見
PR3-ANCA(蛍光抗体法で cytoplasmic 型〈c-ANCA〉)が高率に陽性を示す

(4) 判定
①確実(definite)
　(a)上気道(E)，肺(L)，腎(K)のそれぞれ1臓器症状を含め主要症状の3項目以上を示す例
　(b)上気道(E)，肺(L)，腎(K)，血管炎による主要症状の2項目以上，および主要組織所見①，②，③の1項目以上を示す例
　(c)上気道(E)，肺(L)，腎(K)，血管炎による主要症状の1項目以上と主要組織所見①，②，③の1項目以上および c(PR3)-ANCA 陽性の例
②疑い(probable)
　(a)上気道(E)，肺(L)，腎(K)，血管炎による主要症状のうち2項目以上の症状を示す例
　(b)上気道(E)，肺(L)，腎(K)，血管炎による主要症状のうちいずれか1項目，および主要組織所見①，②，③の1項目を示す例
　(c)上気道(E)，肺(L)，腎(K)，血管炎による主要症状のいずれか1項目と c(PR3)-ANCA 陽性の例

(5) 参考となる検査所見
①白血球，CRP の上昇
②BUN，血清 Cr の上昇

(6) 識別診断
①E，L の他の原因による肉芽腫性疾患：サルコイドーシスなど
②他の血管炎症候群：MPA，AGA(CSS)など

参考事項
1) 上気道(E)，肺(L)，腎(K)のすべてがそろっている例は全身型，上気道(E)，肺(L)のうち単数もしくは2つの臓器にとどまる例を限局型と呼ぶ
2) 全身型は E，L，K の順に症状が発現することが多い
3) 発症後しばらくすると，E，L の病変に黄色ブドウ球菌を主とする感染症を合併しやすい
4) E，L の肉芽腫による占拠性病変の診断に CT，MRI，シンチグラフィが有用である
5) PR3-ANCA の力価は疾患活動性と並行しやすい。まれに p(MPO)-ANCA 陽性を認める例もある

PR3-ANCA：抗好中球細胞質プロテイナーゼ3抗体，MPA：顕微鏡的多発血管炎，CRP：C 反応性蛋白，BUN：血液尿素窒素，Cr：クレアチニン，AGA：アレルギー性肉芽腫性血管炎，CSS：Churg-Strauss 症候群
(厚生省特定疾患難治性血管炎分科会，1998)

なお本疾患は最近 granulomatosis with polyangiitis (GPA) と呼ぶことが提唱されている。

■**疫学** 1年間の受療者数（2008年）は約1,500人で、年齢は男女とも40歳と60歳代の中高年齢にピークを有し、発症頻度に性差はない。北欧の白人種に多いとされている。

■**病因・病態生理と分子メカニズム** 本症に cytoplasmic 型を示す c-ANCA が特異的にしかも高率に出現することが明らかとなった。c-ANCA の対応抗原は好中球 α 顆粒中のセリンプロテアーゼである PR3 であることが明らかとなっており、このプロテアーゼが直接組織を傷害する機序が想定されているが、詳細はいまだ明らかでない。PR3-ANCA と炎症性サイトカインの存在下に好中球が活性化されて、活性酸素や蛋白分解酵素が血管壁に固着した好中球より放出されて、血管炎や肉芽腫性炎症を起こすと考えられている。

■**臨床症状・検査成績** AGA と同じく、明瞭な臨床像を持っており、上気道（E）と肺（L）と腎（K）に症状を現すのが臨床的な特徴である。ただ E, L, K すべてがそろうとはかぎらず、EL, LK あるいは L のみといった症例もある。発熱、体重減少などの全身症状とともに、①上気道の症状（膿性鼻漏、鼻出血、鞍鼻、中耳炎、視力低下、咽喉頭潰瘍、嗄声など）、②肺症状（血痰、呼吸困難、肺浸潤など）、③腎症状（血尿、乏尿、急速進行性糸球体腎炎など）、④その他の血管炎を思わせる症状（紫斑、多発関節痛、多発性単神経炎など）がみられる。通常は、①→②→③の順で起こることが多い。図 2-11-1 に空洞を伴う肺の肉芽腫を示す。検査所見としては従来特異的なものはなかったが、PR3-ANCA は診断上有用な検査項目となっている。

■**診断** 厚生省の従来の診断基準は WG の三主徴に基づいたものであったが、1998年の改訂基準（**表 2-11-3**）は症状と組織所見と検査所見を 3 つの柱としている。

■**治療と薬理メカニズム** 免疫抑制剤と副腎皮質ステロイドを主体とする免疫抑制療法を施行し寛解導入をはかる。

上気道症状の強い例には、スルファメトキサゾール・トリメトプリム（ST）合剤を併用することもある。WG は上気道、肺に二次性感染症を起こしやすいので、細菌感染症対策を十分に行う。

■**経過・予後** 従来予後不良の疾患と考えられてきたが、シクロホスファミドの導入により、90% の症例が寛解に導入されるようになった。ただし多臓器障害を伴う例はまだ予後が悪い。

【山田　明】

参考文献

1) Davies DJ : Segmental necrotising glomerulonephritis with antineutrophil antibody : possible arbovirus aetiology? Br Med J 285:606, 1982
2) Falk RJ et al : Anti-neutrophil cytoplasmic autoantibodies with specificity for myeloperoxidase in patients with systemic vasculitis and idiopathic necrotizing and crescentic glomerulonephritis. N Engl J Med 318:1651-1657, 1988
3) 尾崎承一ほか編：ANCA 関連血管炎の診療ガイドライン，ANCA 関連血管炎のわが国における治療法の確立のための多施設共同前向き臨床研究班 難治性血管炎に関する調査研究班 進行性腎障害に関する調査研究班，2011

12 Behçet 病

■**定義・概念** Behçet（ベーチェット）病（Behçet's disease）は、再発性口腔内アフタ性潰瘍、皮膚病変、外陰部潰瘍、眼病変を 4 大主症状とする原因不明の炎症性疾患である。特殊な場合を除き、一定の部位の炎症が慢性に持続するのではなく、急性の炎症が反復し、増悪と寛解を繰り返しつつ遷延した経過をとるのが特徴である。本症は、上記 4 主症状を示す完全型とそうでない不全型に分類される。また特殊病型として、腸管 Behçet 病、血管 Behçet 病、神経 Behçet 病の 3 型がある。

■**疫学** 本症はトルコ、中東、中国、日本を結ぶ帯状のシルクロードに沿った地域に多く、欧米では少ない。1991 年の実態調査では、わが国における推定患者数は疑い例まで含めて約 1 万 8,400 人（人口 10 万対 14.9）である。2002 年の実態調査では、わが国における推定患者数は 15 万人と、1972 年の初回調査以来、はじめて減少に転じている。男女比はほぼ 1:1 であり、発病年齢は 30 歳代にピークがある。本症の発症と HLA-B51 が密接に関連することが指摘されているが、その陽性率はたかだか 53.8%（完全型 58.2%、不全型 51.0%）である。近年、HLA-A26 との相関も証明されている。また、近年軽症化していることも注目されている。

■**病因・病態生理と分子メカニズム** 本症の病因は不明であるが、HLA-B51・HLA-A26 およびその他の遺伝的素因となんらかの外因が発症に関与すると考えられている。最近、Behçet 病の疾患関連遺伝子としてインターロイキン 10（*IL-10*）、*IL-23R/IL-12B2* が同定された。一方、本症患者には扁桃炎・う歯の既往が多く、手術・外傷・抜歯などでの増悪がみられることから、ある種の細菌抗原が外因として作用する可能性が考えられている。

患者 T 細胞は健常者 T 細胞に比して、*in vitro* で種々の細菌抗原に対して過敏に反応することが知られている。本症の病態形成にあたっては、こうした T 細胞の異常反応に基づくサイトカインの産生による好中球の機能（活性酸素産生能・遊走能）の亢進が中心的役割を果たすと考えられている。この T 細胞の異常反応に前述した *IL-10, IL-23R/IL-12B2* の遺伝子多型が関与している可能性も考えられる。

本症の一般的な病理学的所見は、非肉芽腫性の非特異性炎症である。好中球の滲出像が一つの特徴であるが、単核球（T 細胞と単球）を中心とする反応がより主体的である。特に、全身の諸臓器において、小血管周囲を中心とした炎症細胞浸潤が目立つ（**図 2-12-1**）。

■**臨床症状** 口腔粘膜のアフタ性潰瘍はほぼ必発で、初発症状である場合が多い。痛みを伴う深い潰瘍で通常は約 1 週間程度で治癒する。ヘルペス口内炎との鑑別が問題になることがある。陰茎・陰嚢・小陰唇・腟壁などに口腔内アフタに似た境界鮮明の潰瘍を生じる。鼠径部の皮膚にも潰瘍形成がおこることもある。一般に発病初期に多くみられ、発熱を伴うことも少なくない。

皮膚症状：結節性紅斑と毛嚢炎様皮疹が最も多くみられる。皮下の血栓性静脈炎は下肢に好発する索状の皮下硬結で、結節性紅斑を合併することが多い。また、本症では皮

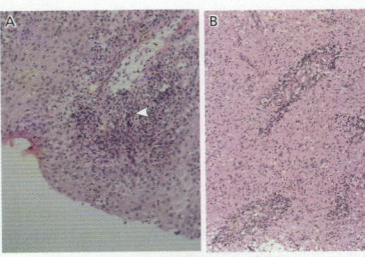

図 2-12-1 Behçet 病の病理組織像（HE 染色）
A：外陰部潰瘍（×50），B：神経病変（×25）
小血管周囲の炎症細胞浸潤が目立つ（▷）

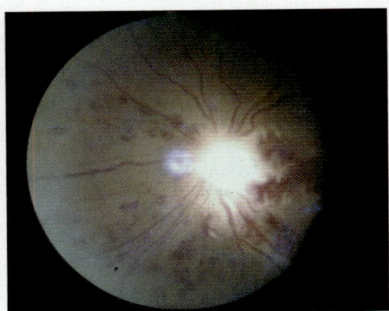

図 2-12-3 Behçet 病の網脈絡膜炎

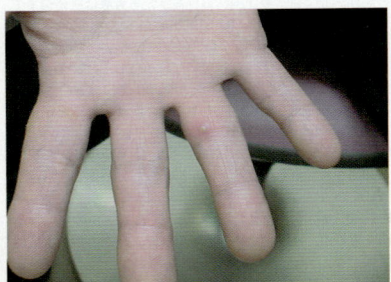

図 2-12-2 Behçet 病患者の針反応
外傷後の化膿を示す

膚の被刺激性が亢進しており，虫刺され・外傷などにより容易に化膿する傾向がある（図 2-12-2）。これは針反応と同等の現象である。

眼症状：炎症が前眼部のみに起こる虹彩毛様体炎型と，眼底の病変を伴った網脈絡膜炎型に大別される。前者では，視力低下・羞明感を自覚し，前房内に炎症細胞を認め，時には前房蓄膿（hypopyon）を生じる。一方，後者では突然の霧視を訴えることが多く，視力低下の程度が強く，視力予後を左右する。眼底では出血を伴う滲出像が認められる（図 2-12-3）。蛍光眼底造影では羊歯状の造影剤の漏出像がみられ，本症に特異的であるとされている。

関節炎：一般に四肢の大小関節に非対称に出現し，約 1〜2 週で消失し，関節の変形・強直や骨破壊をきたすことはまれである。一方，関節周囲の発赤や浮腫を伴うことが多い。精巣上体炎は頻度は少ないが，本症に特異性が高いといわれている。

腸管 Behçet 病：Behçet 病においては食道から直腸までのすべての部位に潰瘍性病変を生じうる。食道潰瘍は比較的発症早期よりみられ，嚥下痛・嚥下困難をきたす。腸管では，定型的には回盲部に深い潰瘍を形成し，腹痛・下血・腹部腫瘤を示し，発熱を伴うこともある。腸管潰瘍は穿孔をきたしやすいので注意が必要である。

急性型神経 Behçet 病：神経病変は約 10％の患者に出現する。定型的には，脳幹・基底核周辺部・小脳を好発部位として比較的急性に発症し，発熱・頭痛などの髄膜炎様症状を伴うことも多い。髄液検査では細胞数・蛋白濃度の上昇を示す。MRI では，病変部位が T2 強調画像あるいは FLAIR 画像の高信号域として描出される。多彩な神経症状が時間的・空間的多発することから，時に多発性硬化症との鑑別が問題となる。また，シクロスポリン投与中の約 10〜20％の患者に急性型の神経病変が誘発されるといわれている。

慢性進行型神経 Behçet 病：一部の患者には，慢性進行性の認知症様の精神神経症状がみられ，治療抵抗性で徐々に進行し，ついには人格の荒廃をきたしてしまう。こうした例では HLA-B51 の陽性率が約 90％以上ときわめて高く，また髄液の細胞数・蛋白は正常値であるにもかかわらず持続的に髄液中の IL-6 が異常高値を示すのが特徴である。

血管 Behçet 病：全身のあらゆる血管が障害されうるが，動脈系よりも静脈系に圧倒的に頻度が高い。大静脈や主幹分枝の血栓性閉塞が典型的で，特に下肢深部静脈に好発し，下肢の腫脹・疼痛・浮腫をきたす。下肢の血栓より二次的に肺塞栓を生じる場合もある。動脈系では，胸腹部大動脈・大腿動脈での動脈瘤形成や中型主幹動脈の血栓性閉塞も認められる。肺動脈瘤による喀血・心内膜病変・冠動脈病変などもまれにみられる。上記の神経実質病変以外に，静脈洞血栓症がみられることがあるが，わが国ではまれである。

■ **検査成績**　Behçet 病に最も特異性の高い検査は，皮膚の被刺激性の亢進を反映する針反応（pathergy test）である。無菌の注射針を前腕部の皮膚に刺入し，24〜48 時間後に同部の発赤・膿疱の形成を認めれば陽性である。活動期には末梢血白血球数の増加・ESR（赤血球沈降速度）促進・血清 CRP（C 反応性蛋白）陽性・血清補体価の上昇などみられるが，抗核抗体などの自己抗体は通常陰性である。HLA-B51 が陽性であれば診断上参考になる。神経 Behçet 病では，急性型では髄液の細胞数・蛋白濃度の上昇をきたすが，慢性進行型では髄液中の細胞数の増加はわずかにもかかわらず，IL-6 が持続的に異常高値（通常 20 pg/mL 以上）を示すのが大きな特徴である。

画像診断では，急性型神経 Behçet 病では障害部位が MRI T2 強調画像や FLAIR 画像において高信号として描出

される。一方，慢性進行型神経Behçet病の最も特徴的な変化は，脳幹・小脳を中心とした萎縮である。下肢の腫脹・疼痛をきたした患者に対しては，まず超音波検査を実施する。深在静脈血栓が疑われた場合には静脈造影を行う。下肢血管造影では大腿静脈に血栓性閉塞を示す所見がみられ，側副血行が発達している。一方，肺塞栓例では，胸部造影CTでは肺動脈の塞栓像が認められる。

■**診断** Behçet病の診断は1987年に改訂された厚生省（現厚生労働省）特定疾患調査研究班の診断基準により行われている（表2-12-1）。主症状4つすべてを認められるものを完全型，それ以外を症状の数に応じて不全型・疑いとに分類する。鑑別診断で重要なものとしては，Reiter（ライター）症候群，Sweet（スイート）病，サルコイドーシス，痛風，Crohn（クローン）病，潰瘍性大腸炎，Buerger（バージャー）病，多発性硬化症などである。

■**治療と薬理メカニズム** 2003年に厚生労働省研究班によりBehçet病の重症度分類が策定された。この重症度基準のstage分類に基づいて，おおまかな治療方針を決定することができる（図2-12-4）。

重篤な視力障害を残しうる眼病変，生命予後に影響をおよぼす特殊病型（神経・血管・腸管Behçet病）に対しては積極的な薬物療法を行うが，口腔内アフタ，陰部潰瘍，皮膚病変に対しては原則としてステロイドの外用を中心とした局所療法で対応する。

コルヒチンは好中球機能を抑制することから，Behçet病の治療薬として頻用されるが，副作用として下痢・乏精子症・月経異常・催奇性・筋症状（こむらがえり）・肝障害などに注意する必要がある。

関節痛，結節性紅斑，副睾丸炎に対してはコルヒチンに加えて非ステロイド性抗炎症薬（NSAIDs）も用いられる。一般に，ステロイドの全身投与はBehçet病の急性炎症症状を短期的に軽快させる効果があるが，持続的長期投与にはBehçet病の各症状の発作を抑制する効果は認められない。ただし，眼病変のある患者においてもステロイドの全身投与は眼の急性炎症を軽快させるが，急激にステロイドを減量することにより新たな眼発作が誘発されることが多いので注意が必要である。かつて，わが国において「ステロイドは眼病変を悪化させる」といわれたことがあるが，これは「ステロイドでは眼発作を予防できない」ことを意味するものである。

ぶどう膜炎に対しては，発作予防のための薬物の全身投与が必要である。この際，コルヒチンで効果が不十分な場合は，シクロスポリンに切り換える。シクロスポリンは，血中濃度（服薬直前の最低値（トラフレベル））を100〜200 ng/mLに保つように投与量を調節する。シクロスポリンとコルヒチンとの併用はミオパチーを起こしやすいので注意が必要である。シクロスポリンのその他の副作用としては，腎障害，神経障害（髄膜脳炎様症状）に特に注意が必要である。シクロスポリンの神経障害は，一般的にはPRES（posterior reversible encephalopathy syndrome）のかたちをとるが，Behçet病においては明らかな炎症所見を伴うことから，急性型のBehçet病と考えるべきであろう。

2007年1月よりわが国においてインフリキシマブはBehçet病の難治性ぶどう膜炎に対して保険で認可された。関節リウマチとは異なり，メトトレキサートの併用は必要

表2-12-1 Behçet病の診断基準

主症状
1）口腔粘膜の再発性アフタ性潰瘍
2）皮膚症状
 a）結節性紅斑
 b）皮下の血栓性静脈炎
 c）毛囊炎様皮疹，痤瘡様皮疹
3）眼症状
 a）虹彩毛様体炎
 b）網膜ぶどう膜炎（網脈絡膜炎）
 c）a），b）を経過したと思われる虹彩後癒着，水晶体上色素沈着，網脈絡膜萎縮，視神経萎縮，併発白内障，続発緑内障，眼球癆
4）外陰部潰瘍

副症状
1）変形や強直を伴わない関節炎
2）副睾丸炎
3）回盲部潰瘍で代表される消化器病変
4）血管病変
5）中等度以上の中枢神経病変

病型診断の基準
1）完全型：主症状4つ
2）不全型：a）主症状3つ（あるいは主症状2つと副症状2つ）
 b）眼症状＋主症状1つ（あるいは副症状2つ）
3）疑い：主症状の一部が出没
4）特殊病型：a）腸管（型）Behçet病
 b）血管（型）Behçet病
 c）神経（型）Behçet病

参考となる検査所見
1）皮膚の針反応
2）炎症反応：
 赤血球沈降速度の亢進，血清CRPの陽性化，末梢白血球数の増加
3）HLA-B51（B5）の陽性

CRP：C反応性蛋白
（厚生省特定疾患調査研究班，1987）

ない。ほとんどの症例で，インフリキシマブの投与後眼発作が完全に消失，もしくは有意に減少する。関節リウマチと同様に結核をはじめとする感染症に対しては十分な注意が必要である。

神経・血管・腸管病変への対応としては，症状の重篤度に応じて中等量〜大量のステロイド全身投与が行われる。ステロイドでも活動性の炎症が十分なコントロールが得られない場合はアザチオプリン，シクロホスファミドなどの免疫抑制剤の投与を行う。ただ，慢性進行型神経Behçet病に対しては，ステロイド，アザチオプリン，シクロホスファミドはいずれも無効で，メトトレキサートの少量パルス療法が有効である。インフリキシマブは，眼発作同様に急性型神経Behçet病の発作の予防に有効であることが期待されるが，今後の検討が必要である。

血管病変に対してはワルファリン，低用量アスピリン，チクロピジンなどの投与を併用する。また，腸管Behçet病に対してはステロイドや免疫抑制剤に加えて，サラゾスルファピリジンやメサラジンの投与が行われてきている。腸管Behçet病においてもその有用性を示唆する報告が増えてきているが，インフリキシマブは血栓形成傾向を増強するという報告もあるため，血管Behçet病については，今後有効性と安全性について十分な検討を重ねていく必要がある。

■**経過・予後** 一般的に，本症は発病初期から数年間が最

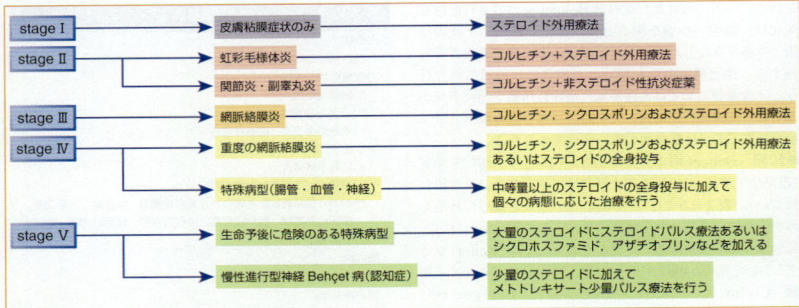

図 2-12-4　Behçet 病の重症度に基づく治療フローチャート

も症状がひどく，その後は発作の程度・頻度ともに減少していく傾向がある。しかし，副症状のなかでも，神経・血管・腸管の病変は遅発性であり，Behçet 病発症後数年を経過して出現することが多い。眼病変は視力障害を残し患者の生活の質(QOL)を著しく阻害する。生命予後に影響を及ぼすのは，神経・血管・腸管の特殊病型である。特に，慢性進行型神経 Behçet 病は患者の QOL を著明に阻害し，廃人同様にしてしまうという点から，最も憂慮すべき病態である。

1991〜1998 年にかけての視力の変化についての検討結果によると，1991 年に視力が 0.10 であった 388 眼については，105 眼(27.1%)で視力の低下を示している。本症による死亡は 2〜4%で，上記のようにその大部分は特殊病型による。

1979 年の報告では，発症から 10 年以上を経過した Behçet 病の難治性ぶどう膜炎患者で最終視力が 0.1 である割合は 83%であったのに対して，2007 年での報告では 44%となっている。これは，シクロスポリンの導入がある程度の視力予後をもたらしたことを示している。しかしながら，なお 44%の患者で十分発作がコントロールされていないことも事実である。インフリキシマブが今後 Behçet 病の難治性ぶどう膜炎の予後に画期的な変化をもたらす可能性が期待される。

【廣畑 俊成】

参考文献
1) Hirohata S et al : Behçet's disease. Arthritis Res Ther 5:139-146, 2003
2) 黒沢美智子ほか : Behçet 病の最近の疫学像の動向. 医学のあゆみ 215:5-8, 2005
3) Hirohata S : Potential new therapeutic options for involvement of central nervous system in Behçet's disease (Neuro- Behçet's syndrome). Curr Rheumatol Rev 3:297-303, 2007
4) Hirohata S : Is the long-term use of systemic corticosteroids beneficial in the management of Behçet's syndrome? Nat Clin Pract Rheumatol 2:358-359, 2006
5) 廣畑俊成 : 医学と医療の最前線：Behçet 病に対する新規治療. 日本内科学会雑誌 98:1140-1146, 2009

13　成人発症 Still 病

●**定義・概念**　若年性特発性関節炎(juvenile idiopathic arthritis)の病型分類のうち全身型は，小児の熱性疾患として Still(1897)により記載された Still(スティル)病(Still disease)と同じものである。Still 病には成人発症例もあることが，Bywaters(1971)の報告以来知られ，内科の診療対象となる。16 歳以上を成人とするが，成人発症例に虹彩炎がまれなことを除き，小児例と病像の違いはなく，治療方針も同じである。小児発症で成人まで遷延した例とあわせて成人 Still 病と呼ばれ，わが国集計で成人例の 88%が成人発症型であった[1]。

●**疫学**　成人例の発症年齢は，わが国集計で 20 歳前後をピークに年齢とともに集計数が減少し，62%は 16〜35 歳に分布し，女性が男性の 2 倍であった[1]。高年齢では女性に偏り，まれに 80 歳代の発症例もある。有病率約 2/10 万人の希少疾患であるが，感染症または悪性リンパ腫と病像が類似し，鑑別すべき成人発症 Still 病と鑑別すべき症例に出会う頻度はまれとはいえない。

●**病因・病態生理と分子メカニズム**　病因は未定であり，ウイルスを含むさまざまな病原体との関連を述べた症例報告が多数あるが，一般化できる有力な候補はない。特定の HLA(ヒト白血球抗原)アレルとの相関も報告はあるが，確定的なものがない。

自己抗体は検出されないが，ステロイド治療が著効する例が多いので，炎症性疾患であるのは確実であり，自己炎症性疾患の病像と共通点が多い。血清中に以下の炎症性サイトカインが検出される[2]——インターフェロン(INF-γ)，インターロイキン 6(IL-6)，IL-1β，IL-18，腫瘍壊死因子 α(TNFα)。血清 IL-18 が増高し，血清フェリチン上昇と相関することは，対照の膠原病諸疾患に比べて成人発症 Still 病に特徴的である[2]。この結果は他の諸報告とも一致し，マクロファージ活性化に起因すると考えられている。

小児 Still 病において，急性期に生じる「発熱，骨髄での貪食像を伴う複数系統の血球減少，肝障害，肝脾腫，フィブリノーゲン減少」の病態が，マクロファージ活性化症候群(macrophage activation syndrome：MAS)と呼ばれて

いる[4])が，成人発症 Still 病にも同様に生じる。MAS は血球貪食症候群（hemophagocytic syndrome：HPS）と同義であり，血球減少を除けば Still 病の臨床像と同じである。通常は，Still 病に血球貪食を伴った時点で，MAS または HPS を合併したと称される（以下 MAS/HPS）。ウイルス感染併発に起因する HPS（virus-associated hemophagocytic syndrome：VAHS）と区別しにくいこともあるが，Still 病自体に起因する例が多いと考えられている。

▶ 臨床症状

関節炎：部位の集計上，大中関節（特に膝，手首）に多いが，指の小関節にもよくみられ，仙腸関節炎もある。小児特発性関節炎の全身型は関節疾患として定義されている。同義語の Still 病は熱性疾患として集計され，成人発症 Still 病も関節炎の存在が診断条件ではないが，一過性のものを含めれば集計率は 100% である。原則として破壊性でない。しかしスワンネックを含む変形もみられ，一部の症例には関節リウマチと類似した骨びらんもみられる。熱のない時期に，関節痛が主訴になることもある。成人 Still 病の集計で，関節変形はわが国の 228 例で 31%（大田ら，1987 年），骨びらんは，海外[2]で 1/3 にみられたという記載がある。

発熱：高い弛張熱，ないし間欠熱（平熱時間帯を含み日内変動が 1°C を超える）が必発であり，悪寒を伴うこともある。夜間の単峰性が特徴とされるが，日中にもよくみられ二―三峰性にもなる。初期あるいは再燃しつつある時期には，回帰的発熱（平熱の日を含む）もみられる。

皮疹：リウマトイド疹，またはサーモンピンク疹といわれる皮疹の「出没」が，Still 病の有力な証拠となる。膨疹または隆起のない径数 mm の桃色の皮疹である。掻痒は一般にない。発熱時に出現し，解熱時に消退する傾向があるが，無熱時にもみられる。躯幹や四肢近位部に多く，小紅斑，集簇ないし融合した大きな紅斑が混在している。Koebner（ケブネル）現象（皮膚を線状に強くこすると現れる隆起疹）も特徴的である。日を越えて持続する発疹は，Still 病のものと考えにくい。ただし Still 病には薬剤アレルギーが多い（54% という集計値もある）ので，臨床実地上は薬疹との重複もあり，それは持続的な皮疹であってよい。悪性リンパ腫も皮疹を呈することがある。熱性病態に伴う皮疹を Still 病のものとみなすには，「出没」に注目するのが要点である。

咽頭痛：発熱に一致してみられることが成人例では特徴的なので，かならず問診する。肉眼的に特異所見はない。

リンパ節腫大：軽度から著しいものまでさまざまである。大きさは変動しうるが，そのことに特異性はなく，菊池病（壊死性リンパ節炎），Hodgkin（ホジキン）病でも変動する。生検で Still 病が確定するのではなく，悪性リンパ腫の否定に役立つ。

肝脾腫：Still 病で高頻度にみられる（肝腫大は半数，リンパ節腫脹または脾腫は 80% との集計がある）。ただし肝脾腫は，遷延したウイルス感染症，悪性リンパ腫にもみられる非特異的な所見である。

その他の臨床像：以上は，後述する診断基準にも含まれる所見であるが，他に「間質性肺炎，胸膜炎，心外膜炎」が欧米症例で高頻度にみられ，わが国でもまれでない。初発症状ともなり，その場合，膠原病・結核など鑑別すべき候補疾患が増す。心タンポナーデを生じた例も報告されている。

症例報告にみられたまれな合併症：腎障害，肉芽腫性肝炎，急性肝不全，心内膜炎，麻痺性イレウス，末梢神経障害，顔面神経麻痺，頭蓋内圧亢進，無菌性髄膜炎がある。髄膜炎は亜急性ないし慢性経過を示し，感染症を除外したうえでステロイド治療に反応することから，Still 病に起因すると判断される。Still 病は基本的に血管炎ではないが，小児で皮膚血管炎，上強膜炎の記載がある。虹彩炎は小児例に低頻度，成人例にもまれにある。小児 Still 病では心筋炎がまれでなく，他にまれな細気管支炎，肺血管炎が知られるが，成人例にはこれらの記載がないようである。

▶ 検査成績

白血球増加：好中球の増加が高率である。炎症反応とともに感染症と区別できない所見だが，しばしばみられる著明な上昇は Still 病に特徴的であり，類白血病反応もみられる。しかし発熱がありながら，正常値による時期もある。MAS/HPS が合併すれば，白血球がむしろ低下する。

炎症反応：ESR（赤血球沈降速度）亢進，CRP（C 反応性蛋白）上昇は必発である。

肝機能異常および LDH 上昇：高率にみられるが，アラニンアミノトランスフェラーゼ（ALT），アスパラギン酸アミノトランスフェラーゼ（AST）よりも LDH（乳酸脱水素酵素）上昇の頻度が高い。これらのデータ異常は，Still 病において，原病自体，MAS/HPS，非ステロイド性抗炎症薬（NSAIDs）による肝障害のいずれでも生じる。

血清フェリチン上昇：Still 病において高率に上昇し，しばしば著増する（>3,000 ng/mL）。他に悪性リンパ腫，MAS/HPS でも著増しうる。単球からマクロファージへの成熟時にフェリチンが産生放出されると推定されている。赤血球貪食による鉄取り込みでも合成が亢進する実験データがある。ただし Still 病活動期に正常値の例もあるので，常に診断に役立つわけではない。

血小板数の異常または播種性血管内凝固：持続炎症の一般的な所見として，Still 病では血小板増加を伴う。一方，Still 病自体または合併した MAS/HPS によって，播種性血管内凝固（DIC）を生じることがある。未治療の Still 病が，持続炎症の状態で正常範囲の血小板数を示せば，DIC が共存している可能性がある。

▶ 診断

Still 病（小児，成人，成人発症）に特異検査項目，特異的病理所見は存在せず，前述した臨床像によって診断される。

下記の診断基準は，臨床像を要約したものになっているが，除外項目がある（陽性項目だけで診断するのではない）ことに注意する。悪性リンパ腫，まれに粟粒結核は，Still 病のほとんどの項目を示しうるが，出没する皮疹と咽頭痛があれば，Still 病が考えやすい。一方，同基準に必須項目はないが，炎症反応のない未治療例を Still 病と診断することはありえない。リウマトイド因子または抗核抗体が陽性なら，まず Still 病以外を考えるべきであるが，Still 病を否定するものではない（陽性例が数 % 集計されている）。

診断基準として，山口らによる「成人 Still 病の分類基準試案」[1])が，世界的に広く用いられている（**表 2-13-1**）。感度 96.2%，特異度 92.1% と評価されている。

■ 治療と薬理メカニズム

成人 Still 病は，一般にステロイド治療に反応する良性疾患である。NSAIDs のみで寛解する例は少なく，ステロイドの中等量から大量（プレドニゾロン相当 1 mg/kg/日，分割内服）が用いられるが，必要

表 2-13-1 成人 Still 病の分類基準

大項目
1) 発熱（>39℃, 1週間以上続く）
2) 関節炎（2週間以上続く）
3) 定型的皮疹
4) 白血球増加（>1万, 好中球>80%）

小項目
1) 咽頭痛
2) リンパ節腫脹または脾腫
3) 肝機能異常（ALT, AST, および/または LDH 上昇, 薬剤性を除外する）
4) リウマトイド因子陰性, 抗核抗体陰性

除外項目
感染症（特に敗血症, 伝染性単核球症）, 悪性腫瘍（特に悪性リンパ腫）, リウマチ性疾患（特に血管炎）

診断
5項目以上または大項目2つ以上を満たし, 除外診断がなされること

ALT：アラニンアミノトランスフェラーゼ, AST：アスパラギン酸アミノトランスフェラーゼ, LDH：乳酸脱水素酵素

用量と期間は, 症例ごとに異なるので一律のプロトコルは存在しない. 初期量によって熱性病態および炎症反応（CRP）が消失することを目安に減量をはじめ, 維持量で管理する. 発症1年以後の再燃例は36%との集計があり（Pouchotら, 1991年）, ステロイドの総投与量が増せば, 副作用が大きな問題となる.

熱性病態がステロイド抵抗性ないし依存性のときは免疫抑制剤・生物学的製剤も併用される. 最近トシリズマブ（抗IL-6受容体モノクローナル抗体）が小児 Still 病の標準治療薬となり, 成人例に使用した文献報告もみられる[5]. 急性期に1〜2週間隔, 炎症が鎮静したら4週ごとの投与が小児例での使用法であり, 成人でも踏襲されているが, トシリズマブを開始すべき時期は確立していない. しかし, 重症例において経験的に使用されてきたさまざまな免疫抑制剤とステロイドの併用治療に比べ, トシリズマブ治療の有用性のほうがまさることが今後確立すると予想される.

MAS/HPS では, リポデオキサメゾン＋シクロスポリン持続点滴静注が推奨されるが, 文献で標準化するにはいたっていない. Still 病の DIC は, 通常ステロイド治療で軽快するが, DIC 一般と同様に抗線溶療法を併用することもある.

■ **経過・予後** Still 病はいずれ終息する良性疾患であるが, 血球貪食症候群, DIC, 前述したまれな合併症を生じたときは, 重症化することがある. いずれも活動期にみられる. 他には, 改善後も炎症が持続してアミロイドーシスを生じる例, 前述した関節炎遷延例がある. 炎症性アミロイドーシスの発症には素因があると考えられており, アミロイド蛋白（SAA）の遺伝子多型で高リスク群が予測しうるとの報告があるが, 予測価値が高いとはいえない.

【三森 明夫】

参考文献

1) Yamaguchi M et al : Preliminary criteria for classification of adult Still's disease. J Rheumatol 19 : 424-430, 1992
2) Fautrel B : Adult-onset Still disease. Best Practice & Research Clinical Rheumatology 22 : 773-792, 2008
3) Kawashima M et al : Levels of interleukin-18 and its binding inhibitors in the blood circulation of patients with adult-onset Still's disease. Arthritis Rheum 44 : 550-560, 2001
4) Stéphan JL et al : Macrophage activation syndrome and rheumatic disease in childhood: a report of four new cases. Clin Exp Rheumatol 11 : 451, 1993
5) Kobayashi M et al : Benefit and a possible risk of tocilizumab therapy for adult-onset Still's disease accompanied by macrophage-activation syndrome. Mod Rheumatol 21 : 92-96, 2011

14 脊椎関節炎

■ **定義・概念** 脊椎炎・仙腸関節炎を伴う疾患群を脊椎関節炎（spondyloarthrartritis : SpA）と総称する. 以前は, 血清反応陰性脊椎関節症（seronegative spondyloarthropathy : SNSA）, HLA-B27 関連脊椎関節症と呼ばれていた. 炎症性疾患であるため, 「〜pathy（症）」よりも「〜itis（炎）」が正しい表現と考えられる. 古くは「rheumatoid variant」「rheumatoid spondylitis」などと呼ばれた. ①強直性脊椎炎（ankylosing spondylitis : AS）, ②反応性関節炎（ReA）（旧 Reiter（ライター）症候群）, ③乾癬性関節炎（PsA）, ④炎症性腸疾患に伴う関節炎, ⑤分類不能（分類未確定）脊椎関節炎（uSpA）, ⑥小児脊椎関節炎がこの疾患群にふる. 1973年に Schlosstein, Brewerton らが HLA-B27 との関連性を報告し, SpA 疾患群が明らかになった. なお uSpA は ReA や AS の症状を有し, 鑑別（differenciate）ができない症例であることが原意である.

脊椎・仙腸関節（体軸関節（axial joint））の関節炎があり, 血清のリウマトイド因子（RF）が陰性であり, 患者のヒト白血球型（HLA）が B27 陽性であることが多い. 付着部炎, 末梢関節炎, 前部ぶどう膜炎を伴うことが多い.

■ **疫学** AS の発症率は地域や民族の HLA-B27 の陽性率と関連している. 欧米では, HLA-B27 は人口の4〜14%に認められ, 欧米での有病率は0.5〜1.0%である. わが国の HLA-B27 陽性率は0.4%である. わが国の SpA 有病率は0.0065%で, 約8,000人存在すると推定されている. 中国・韓国では HLA-B27 が人口の5%であり, AS 症例はわが国に比べ多い. 欧米の90%以上は HLA-B27 陽性であるが, 逆に HLA-B27 陽性成人の1〜2%が SpA の症候を有すると報告されている.

■ **病因・病態生理と分子メカニズム** HLA-B27 トランスジェニックラットが脊椎炎を起こすことから, HLA-B27 自体に原因があることは重要である. HLA-B27 は, 重鎖と β_2 ミクログロブリン軽鎖から構成され, CD8 陽性（CD8$^+$）の T 細胞に抗原が提示されるが, HLA-B27 では軽鎖が外れ, 重鎖の二量体が構成され, 抗原はナチュラルキラー（NK）細胞, T 細胞, B 細胞に提示される. また, 細胞の小胞体内で適切な重鎖の構造形成ができず, このために細胞からインターロイキン23（IL-23）が分泌され, Th17 細胞から IL-17 の分泌を起こすことが報告されている. 微生物の菌体成分と HLA-B27 の分子相同性は ReA にて報告され, また菌体成分は長期間白血球内に存在することが知られている.

■ **臨床症状** 脊椎炎・仙腸関節炎の重要な症状は, 炎症性背部痛（inflammatory back pain : IBP）である（表 2-14-1）[1]. この IBP の重要な症状は, 初発症状が50歳以下で起こる. 背部痛は, 朝や明け方に腰背部のこわばり・疼

表 2-14-1 炎症性背部痛(Berlin criteria)

3カ月以上持続する背部痛、かつ、50歳以下に認められる
1) 朝のこわばり >30分
2) 腰痛は体操によって改善されるが、安静では改善されない
3) 睡眠時間の後半(後1/2〈朝方〉)のみに、腰痛のために起こされる
4) 移動する殿部痛

以上の4項目中、2項目以上が陽性で診断される

感度 70.3%、特異度 81.2%
(文献1を引用)

表 2-14-2 ASASによる体軸関節に関する脊椎関節炎 (SpA)の分類基準

3カ月以上の慢性背部痛があり、初発年齢が45歳未満の症例に適応される

画像所見*による仙腸関節炎 + 1以上のSpAの臨床徴候#	または	HLA-B27 陽性 + 2以上のSpAの臨床徴候#

#SpAの臨床徴候	*仙腸関節の画像所見
● 炎症性背部痛 ● 関節炎 ● 付着部炎(腫) ● ぶどう膜炎 ● 指趾の関節炎 ● 乾癬 ● Crohn 病/潰瘍性大腸炎 ● NSAIDs が著効する ● 家族歴に SpA が存在する ● HLA-B27 陽性 ● CRP 上昇	● MRI 所見にて活動(急性)の SpA に伴う仙腸関節炎が強く示唆される ● 仙腸関節の X 線所見において改訂ニューヨーク基準の確実例に合致する

NSAIDs:非ステロイド性抗炎症薬、CRP:C反応性蛋白
(文献4を引用)

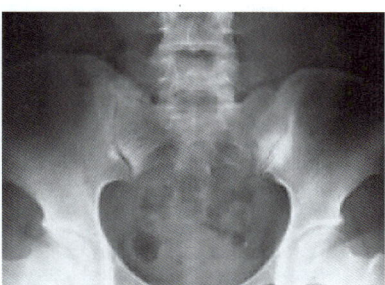

図 2-14-1 両側仙腸関節撮影法による仙腸関節所見
左仙腸関節の骨硬化が認められる

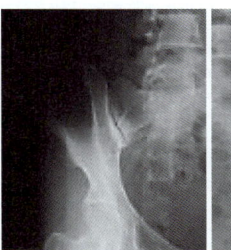
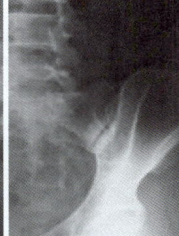

図 2-14-2 左右別仙腸関節撮影法による仙腸関節
正面でみた仙腸関節所見は、左右別の撮影法によって病変がより明らかになる

が起こり、安静によって改善せず、体操など体を動かすことによって改善する。新幹線や飛行機などで長時間座っていられない。殿部痛は椎間板ヘルニアなどと異なり、片側性でなく移動する。IBPの重要な特徴は関節リウマチ(RA)と異なり、背部の激痛は数日間継続し、急激に自然に寛解する、これを繰り返すことである。脊椎・股関節の骨性強直が起こると、脊椎の前屈(後弯)が起こり、末梢関節は膝、足などの大関節に非対称性に滑膜炎が起こる。5関節以内の少数(oligoarthritis)であり、靱帯・腱の骨への移行部の付着部炎(enthesitis,)が起こる。アキレス腱や足底腱膜の炎症所見、圧痛を認める。線維筋痛症の圧痛部位とは近似しているが、異なる疾患なので混同しないように注意する[2]。

ASでは男女比が3:1で、初発年齢は50歳以下である。PsAと炎症性腸疾患に伴う脊椎関節炎は男女同数に起こる。若年性ASは股関節など末梢関節炎から発症することが多い。女性には重症脊椎病変は少ない傾向にある。

関節外症状として、虹彩炎・ぶどう膜炎はAS、ReAに、皮疹はReA、PsAに、腸炎はAS、ReA、炎症性腸疾患に伴う脊椎関節炎に認める。このようにSpAは、いわゆる「粘膜・皮膚症状」を呈する。脊椎の骨粗鬆症や椎体骨折、大動脈弁閉鎖不全症、IgA腎症、アミロイドーシスの合併症が報告されている。

● **検査成績** リウマトイド因子陰性である。C反応性蛋白(CRP)、赤血球沈降速度(ESR)、マトリックスメタロプロテアーゼ3(MMP-3)は関節リウマチほど高くならないが、急性炎症期には高くなる。HLA-B27は、AS、ReAで陽性率が高い。PsAや炎症性腸疾患では、脊椎炎や仙腸関節炎を伴う症例ではHLA-B27陽性であることが多い。仙腸関節にX線所見を認めるのは発症後約5年以内では30%以下なので、MRIで評価する必要がある。このため、竹状脊椎(bamboo spine)は初期には認められない。ASのbamboo spineの形状は、蠟を流したようであるが、ReA、SpAの骨棘は左右不対称で、水平方向に進展する傾向がある(図2-14-1、図2-14-2)。

● **診断** SpA(SNSA)はAmorら[3),4)]の診断基準が有名である。このなかにはIBPに対して非ステロイド性抗炎症薬(NSAIDs)が有効であるとの項目があり、線維筋痛症などの鑑別の際に考慮すべき点である。ASでは改訂ニューヨーク基準が使用されているが、仙腸関節炎のX線所見の出現が遅いため、多くの国で発症から診断までの期間は約8〜9年と報告されている。このために、新しい分類基準が提唱された(表2-14-2)[4)]。この基準では、①仙腸関節のMRI所見と、②HLA-B27陽性であることに重きがおかれている。わが国でのASの確定診断にいたる前の診断は、椎間板ヘルニア、腰痛症、坐骨神経痛、RAなどであった。

鑑別診断:①線維筋痛症は、その圧痛点がenthesitisの圧痛点と近似し、疼痛のため、前屈も困難なことから、Shober試験が陽性になる。この試験は診断の根拠にはならない。②全身性特発性骨増殖症(diffuse idiopathic skeletal hyperostosisは高齢者に多く，糖尿病の合併があることが多い．多くの靱帯の骨化を認める．疼痛は激しくない．③硬化性腸骨関節炎，④仙腸関節の変形性関節炎などがある．仙腸関節のX線撮影は，L5/S1を中心に20〜30度垂直から頭部に傾けた方向で撮影する（Ferguson view）必要がある．また，左右の関節面を撮影する必要がある．SpAの近縁疾患として，SAPHO症候群，掌蹠膿疱症に伴う脊椎関節炎，Behçet（ベーチェット）病に伴う脊椎関節炎がある．

■治療と薬剤メカニズム

薬物療法ではSpAの体軸関節炎にはメトトレキサートが無効であることが明らかになった．NSAIDsと末梢関節炎に対しては，サラゾスルファピリジンが使用される．ステロイドは付着部炎の局所注射や仙腸関節の関節内注射が行われる．脊椎の骨粗鬆症・圧迫骨折を予防するため，ビスホスホネート剤を投与する．体軸関節炎に対してはTNF阻害薬の治療が行われる．ASの仙腸関節の生検にて，TNFα（腫瘍壊死因子α）産生細胞が多く検出されたことがきっかけである．

わが国ではインフリキシマブ（infliximab）とアダリムマブ（adalimumab）の2剤が2010年承認された．TNF阻害薬は，脊椎の炎症およびIBPなどの活動性を抑制し，日常生活動作（ADL）を維持したが，X線上の骨増殖の進展の抑制は認められなかった．TNF阻害薬はSpAにおいて骨の炎症・破壊は抑制するが，組織修復や骨増殖は抑制しない[5]．後二者がRAのTNF阻害とは異なる点である．骨の増殖抑制には，NSAIDs継続内服と理学療法（運動・温熱療法）が重要である．外科治療は，初期症状として股関節炎が起こるため，関節置換術が行われる．また脊椎の固定・矯正術が行われる．ASは長管骨よりも脊椎の骨折が健常者の8倍で，しかも軽微な外傷で起こりやすい．

●経過・予後

ASでは80%以上が30歳までに初発症状があり，数日間ごとの激痛と寛解のサイクルを繰り返し，疼痛は慢性化し，脊椎・関節の運動制限が進行する．経過中軽い疼痛しかない軽症例から，30歳までに全脊椎・股関節が骨性強直する重症例などさまざまな経過をたどる．発症後10〜20年以上経過すると疼痛は軽減する．このように軽症ASでは問題はないが，重症ASではADLが障害される．脊椎の骨折，心合併症やアミロイドーシスなどの合併症が予後に関与する．ReAは一般に一過性の関節炎であることが多いが，再発を繰り返す症例も約20%報告されている．PsAの場合，RAに似た末梢性多発性関節炎がADLの障害を引き起こすといわれている．

【小林　茂人】

参考文献

1) Rudwaleit M et al : Inflammatory back pain in ankylosing spondylitis : areassessment of the clinical history for application as classification and diagnostic criteria. Arthritis Rheum 54 : 569-578, 2006
2) 小林茂人ほか：結合織炎症群（fibromyalgia/fibrositis sundrome）の1症例．リウマチ 31 : 206-211, 1991
3) Amor B et al : Criteria of the classification of spondylarthropathies. Rev Rheum Mal Osteoartic 57 : 85-89, 1990
4) Sieper J et al : The assessment of spondyloarthritis international society（ASAS）handbook : a guide to assess spondyloarthritis. Ann Rheum Dis 68（Suppl 2）: ii1-ii4, 2009
5) Braun et al : Persistent clinical efficacy and safety of antitumor necrosis factor alpha therapy with infliximab in patient with ankylosing spondylitis over 5 years : evidence for different types of response. Ann Rheum Dis 67 : 340-345, 2007

15 サルコイドーシス

●定義・概念

サルコイドーシス（sarcoidosis）は原因不明の肉芽腫性疾患であり，肺，眼をはじめとした多臓器をおかす全身性疾患である．

肺病変は，約70%の症例が2〜3年で自然寛解し，予後良好な経過をとるが，残りの症例は病変が遷延し，さらにその一部は，進行性の難治例となる．これらの例が治療の対象となるが，寛解にいたるものから，ステロイドや免疫抑制剤による治療に抵抗性を示す例，減量中に悪化し薬剤を中止できない例や治療終了後に再発し再治療となるものまで多彩な臨床経過をとる．

肺外病変も多様であり，本症患者においては，まれな病像であっても新たな臓器病変が出現した場合，本症との関連性を探る必要がある．

●疫学

発生率，罹患臓器，重症度，予後などは地域差，人種差がある．一般に欧米のほうが発病率は高く，なかでも寒冷地に多い．また，欧米人のなかでも白人よりも黒人の発生率は高い．重症度もわが国に比べて欧米は重症例が多いとされる．

わが国における罹患率は1.01/10万人（男0.73人，女1.28人）で，スウェーデンの19.0，北欧諸国の12.0などと比べると低値である．

発症年齢は二峰性に分布し，第一ピークが25〜34歳，第二ピークが60歳代に認められる．男性では，20〜34歳，女性は60〜64歳が最も多い[1]．

●病因・病態生理と分子メカニズム

長い研究の歴史があるが，病因には諸説あり，コンセンサスは得られていない．遺伝性などの疾患感受性にかかわる素因を持つ個体が，なんらかの抗原によって生じる免疫反応の結果発病し，さらに病状の進行にはストレスなどの環境要因が誘因として作用すると考えられている．

本症の発症には家族集積性があるとされており[2]，疾患関連遺伝子としては，6番染色体短腕上のBTNL2（butyrophilin like2）遺伝子，HLA-DR遺伝子などが候補としてあげられている．しかし，一つのある特定の感受性遺伝子が発症に強く影響するというよりは，複数の遺伝子の効果が複合して関与する多因子疾患であろうと推測されている．

抗原については，古くから抗酸菌やPropionibacterium acnesの可能性が報告されている．

わが国ではP. acnesの関与を示唆する報告が重ねられており，肺と所属リンパ節内にP. acnesが細胞壁欠失型のL型菌として不顕性感染しており，環境要因の変化により冬眠状態にあったP. acnesが内因性再活性化して発病するのではないかと考えられている[3]．

●臨床症状

多臓器に及ぶ全身性疾患であるため症状も個々の症例により多様で，特異的な症状はない．頻度の多い症状は，視力障害，咳，息切れなどである（表2-15-1）[1]．

受診動機となる症状は，視力障害をはじめとする眼症状の比率が増加しており，無症状で健康診断による胸部異常陰影の指摘による受診の比率は減少している．罹患臓器では，わが国では眼，心臓病変の頻度が高く，なかでも眼病

表 2-15-1 診断時の自覚症状と罹患臓器

診断時の自覚症状	
視力障害	28.8%
咳嗽	18.3%
息切れ	12.4%
皮膚	9.6%
倦怠感	6.6%
発熱	6.1%
胸痛	4.1%
神経・筋	3.4%
関節痛	1.5%
リンパ節腫脹	1.2%
体重減少	0.8%

罹患臓器	
胸郭	86.1%(853/991)
BHL	75.8%(766/1,011)
肺野	46.9%(466/993)
眼	54.8%(546/996)
皮膚	35.4%(358/1,011)
心臓	23.0%(224/976)
リンパ節	15.2%(151/996)
神経	7.2%(71/993)
肝臓	5.6%(56/995)
筋肉	4.2%(42/993)
腎臓	3.7%(36/974)
耳下腺	3.1%(31/994)
消化管	1.6%(14/891)
骨	0.7%(7/961)

BHL:両側肺門リンパ節腫張
(文献1を改変)

変は年々増加の傾向にある[1]。肺やその他の臓器で本症が疑われた場合,視覚障害などの眼症状がなくても,眼科的な検索は必須となる。

呼吸器症状が出現するのは病変がかなり進行した段階のことが多く,多くは健康診断などでの胸部X線異常陰影により受診となる。

皮膚病変も35.4%(表2-15-1)と高率で増加傾向にある。本症を疑った場合には顔面,四肢関節伸側の浸潤,皮下結節,結節性紅斑などの病変がみられないかを確認する。皮膚病変は他の臓器に比べ診断目的の生検が容易なため,その検索は重要である。

そのほか,まれな症候も含めると,表2-15-1に示すように多様な臓器に多彩な症状を生じうる。これらの所見は,各診療科で原因不明の症候として診断にいたっていない例もあり,関連する各科との連携が診断・治療のうえで重要となる。

神経病変は7.2%(表2-15-1)と比較的まれではあるが,障害される部位により多様な症状をとる。最も障害されることが多いのは顔面神経,眼神経などの脳神経である。そのほか,下垂体病変による尿崩症や脊髄病変による神経症状を呈することもある。

筋肉は,びまん性に浸潤する急性筋炎型と,結節を形成する腫瘤型,無症候性に筋力低下,筋萎縮が進行する慢性ミオパチー型がある。

肝病変は自覚症状に乏しく無症候で潜在することが多いが,生検陽性率は高く,生検部位として意義は高い。

本症では,重篤な病態につながる病状と本症との関連を見逃さないことが重要である。

なかでも心病変は,日本人で比率が高く,本症による死亡の主因であり,生命予後に直結するため特に注意が必要である。症状に特異的なものはないが,刺激伝導系障害による房室ブロックに代表される不整脈や心筋障害による心室頻拍,心不全症状などで現れうる。

臨床的に重症拡張型心筋症と診断され左室縮小形成術(Batista〈バチスタ〉手術)を施行され心筋切除心筋を検索したところ,6%(7例/119例)に肉芽腫性変化がみられ本症と診断されたとする報告もある。また東京都監察医務院での原因不明死の検索では11年間で36例の本症による死亡があり,その80%が心病変によるものであったとされている。本症がunder diagnosticな疾患であるという認識を持ち,そのような例を確実に診断に結びつけて,重篤な病態への進展を防ぐ必要がある。心病変症例では80%以上に縦隔リンパ節腫大が認められるとされており,診断の糸口として重要である。

▶**検査成績/診断**(表2-15-2, 図2-15-1) 診断確定には,①非乾酪性類上皮細胞肉芽腫を確認すること,②各臓器に特徴的な臨床所見を認めること,③サルコイドーシスに頻度の高い全身検査所見を認めることの3条件を中心に検索する。組織生検の困難な場合もあるため,診断基準は組織診断群と臨床診断群に分けられ,表2-15-2のように記載されている[4]。「サルコイドーシス病変を強く示唆する臨床所見」については各臓器ごとに診断の手引きに記載がある。ここでは呼吸器病変のみを表に添付する。他臓器については全文が学会のホームページに掲載されている(http://www.jssog.com/www/top/shindan/shindankijun.html)ため参照されたい。

両側肺門リンパ節腫脹(bilateral hilar lymphadenopathy:BHL)を有し,眼病変もある典型例の診断は難しくないが,肺病変,BHLを欠き,他臓器病変だけで発症する場合の診断は難しいことも多い。

肉芽腫の証明は,病変の存在が疑われる臓器で施行されるべきであるが,無症候でも肉芽腫を認める臓器もある。多臓器にわたる病変のうち,最も非侵襲的かつ容易に組織検査を行える部位を探す必要がある。

最も多く生検が施行されるのは肺であり,経気管支鏡下肺生検が施行される。画像上,明らかな肺病変がない場合でも肉芽腫が証明されることもある。

表在リンパ節腫脹も生検陽性率は高く,診断的価値が高い。表在から触知しない場合でも,鎖骨上リンパ節生検で肉芽腫が検出されることもある。

確定診断後は罹患臓器における疾患活動性と機能評価を継時的に行い治療方針を決定する。治療開始の時期,治療法,継続期間などは臓器ごとに異なるため,各臓器の専門医との連携が重要となる。

自然寛解し安定している場合でも,長期の経過で他の新たな臓器病変をきたすことがあるということは認識しておく必要がある。

肺病変の臨床像

肺病変はX線所見に基づき以下のように分類される。
- 0期:異常なし。
- Ⅰ期:肺門,縦隔リンパ節腫脹がみられ,肺野病変がみられないもの。

表 2-15-2　サルコイドーシスの診断基準

組織診断群
一臓器に組織学的に非乾酪性類上皮細胞肉芽腫を認め，かつ，下記 1）～3）のいずれかの所見がみられる場合を組織診断群とする
1）他の臓器に非乾酪性類上皮細胞肉芽腫を認める
2）他の臓器で「サルコイドーシス病変を強く示唆する臨床所見」がある
3）以下に示す検査所見 6 項目中 2 項目以上を認める

　全身反応を示す検査所見
　1）両側肺門リンパ節腫脹
　2）血清 ACE 活性高値
　3）ツベルクリン反応陰性
　4）^{67}Ga シンチグフィにおける著明な集積所見
　5）気管支肺胞洗浄検査でリンパ球増加または CD4/CD8 比高値
　6）血清あるいは尿中カルシウム高値

臨床診断群
組織学的に非乾酪性類上皮細胞肉芽腫は証明されていないが，2 つ以上の臓器において「サルコイドーシス病変を強く示唆する臨床所見」（「診断の手引き」参照）に相当する所見があり，かつ，上に示した全身反応を示す検査所見 6 項目中 2 項目以上を認めた場合を臨床診断群とする

除外診断
他疾患を十分に除外することが必要である．除外項目については「診断の手引き」の記載を参照し検討する

【呼吸器系病変を強く示唆する臨床所見】
1）両側肺門リンパ節腫脹（BHL）を認める場合
2）両側肺門リンパ節腫脹（BHL）は認めないが，以下のいずれかの所見を認める場合

　胸部画像・気管支鏡所見
　1．胸部 X 線所見
　　1）上肺野優位でびまん性の分布をとる肺野陰影．粒状影，斑状影が主体
　　2）気管支血管束周囲不規則陰影と肥厚
　　3）進行すると上肺野を中心に肺野の収縮を伴う線維化病変をきたす
　2．CT/HRCT 所見
　　1）肺野陰影は小粒状影，気管支血管周囲間質の肥厚像が多くみられ，局所的な収縮も伴う粒状影はリンパ路に沿って分布することを反映し，小葉中心部にも小葉辺縁部（胸膜，小葉間隔壁，気管支肺動脈に接して）にもみられる
　　2）結節影，塊状影，均等影も頻度は少ないがみられる．胸水はまれである．進行し線維化した病変が定型的な蜂窩肺を示すことは少なく，牽引性気管支拡張を伴う収縮した均等影となることが多い
　3．気管支鏡所見
　　1）網目状毛細血管怒張（network formation）
　　2）小結節
3）気管支狭窄
●除外診断
慢性ベリリウム肺，塵肺，結核および感染性肉芽腫症，悪性リンパ腫，他のリンパ増殖性疾患，過敏性肺炎，Wegener 肉芽腫症，転移性肺腫瘍，アミロイドーシスなどを除外する

ACE：アンジオテンシン変換酵素，HRCT：高分解能 CT
（文献 4 を引用）

- Ⅱ期：肺門，縦隔リンパ節腫脹と同時に肺野病変がみられるもの．
- Ⅲ期：肺野病変がみられ，肺門，縦隔リンパ節腫脹がみられないもの．

　必ずしも分類のとおりに進展するわけではなく，初診時からⅡ期，Ⅲ期を呈していることやⅠ期が長期間持続することもある．

　肺野病変は上中肺野に多く，病変が進行すると容積の減少を伴い無気肺や囊胞などが出現するようになる．そうなるとアスペルギルスをはじめとする真菌や抗酸菌などの二次感染を合併し，呼吸不全に進行する．肺病変の管理上は，二次感染を生じさせる既存構造の改変をどう防ぐかということが重要である．

　また，肺病変は 0 期，Ⅰ期であっても，全身性疾患であるという性格上，しっかりとした確定診断を得て，心臓，眼をはじめとした他臓器の病変を評価，管理していく必要がある．

■ 治療と薬理メカニズム

ステロイドによる治療

●治療の適応　多彩な臨床像，長期にわたる臨床経過，自然寛解も多いことにより治療の効果判定が難しく，明確なエビデンスは乏しい．ATS, ERS, WASOG 合同 Statement では本剤の絶対的適応としては，①心病変，②神経病変，③局所治療で制御できない眼病変，④高カルシウム血症のみとしている[5]．

治療の適応は各臓器ごとに重症度と臓器障害の程度を勘案して決定されるが，その投与期間についても明確なエビデンスは乏しい．

肺病変の治療は，胸部 X 線の病期に分けて検討される[6]．
Ⅰ期では肺外病変がなければ，治療の適応はなく経過観察する．
Ⅱ期，Ⅲ期では，①呼吸機能の悪化傾向がある場合，②画像所見の悪化とともに自覚症状（特に息切れ）が増強している場合，に投与を考慮する．自覚症状や呼吸機能障害が

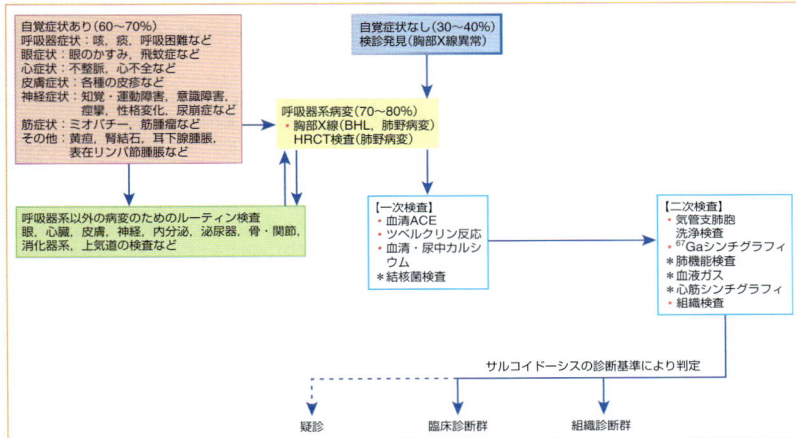

図 2-15-1 サルコイドーシスの診断フローチャート[4]
・：診断基準に採用された項目
＊：精密検査の項目
BHL：両側肺門リンパ節腫脹，HRCT：高分解能 CT，ACE：アンジオテンシン変換酵素

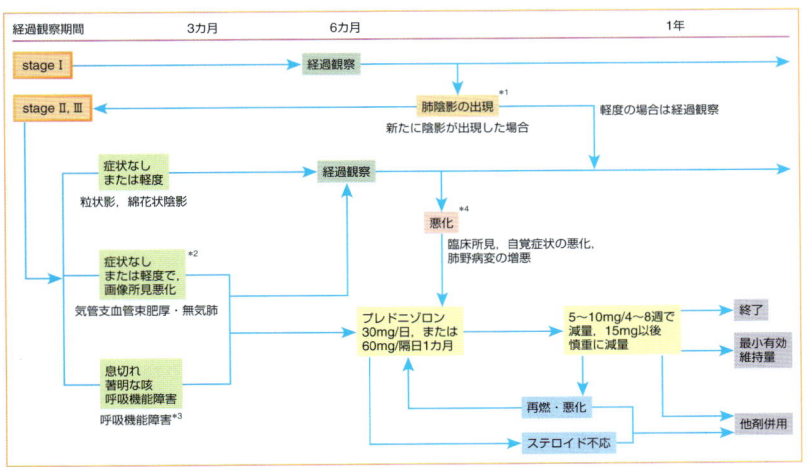

図 2-15-2 肺サルコイドーシスの治療フローチャート[6]
*1：肺陰影の出現：新たな肺陰影が出現した場合
*2：画像所見の悪化：胸部 CT での太い気管支・血管周囲の肥厚，無気肺の悪化(肺野の粒状影や綿花状陰影の増悪はステロイドを投与せず経過をみる)
*3：呼吸機能障害：%肺活量(%VC)80%以下，1秒率(FEV_1%)70%以下，動脈血酸素分圧(PaO_2)59 Torr 以下を参考にする
*4：悪化：臨床所見，自覚症状の増悪，肺野病変の増悪
D_{LCO}：一酸化炭素肺拡散能

軽度の場合は画像所見をふまえて検討する。肺野の粒状影や綿花状陰影は自然軽快する可能性が高く,一方で中枢性の気管支・血管周囲末の肥厚,気管支の変形・拡張,上葉の無気肺の悪化などは治療開始の指標となる。

- 投与法(図2-15-2)[6] プレドニゾロン30 mg/日,もしくは60 mg/隔日投与で開始し約1カ月間継続し,改善後に減量する。維持量は2.5〜5 mg/日・連日または5〜10 mg/日・隔日とし,全投与期間が1〜2年となった時点で終了を試みる。

吸入ステロイドについては,II期,III期の例でプレドニゾロン(PSL)10〜20 mg 3カ月間経口投与後のブデソニド(budesonide)吸入で,一酸化炭素肺拡散能(D_{LCO})の有意改善を示したとする報告がある。

本剤投与は長期にわたり,場合によっては,一生の投与を余儀なくされることもあり,その間の全身管理を要する。したがって,投与は患者にも長期経過観察の重要性を説明して,十分納得を得たうえで,長期管理の体制を整えてから開始する必要がある。自覚症状に乏しい場合には投与途中に自己判断で治療を中断し,病変が進行し有症状となってから再来し,その際は不可逆的変化を伴っていることもある。その意味で治療への高いアドヒアランスを保てように治療開始の時点でのしっかりとした病状説明が重要となる。

その他の薬剤

メトトレキサート(MTX)は,効果発現に時間を要する,肝障害,腎障害,骨髄抑制などの副作用に注意して使用すれば,10 mg/週以下の低用量でもステロイド減量効果(steroid sparing ettect)を期待できる。

本症の発症機序に腫瘍壊死因子α(TNFα)の関与が示唆されており,インフリキシマブ(infliximab)の有効性を示す報告がある。上記薬剤に不応性の難治症例を対象とした多施設RCT(無作為化臨床試験)の結果では,肺機能上,努力肺活量(FVC)の有意な改善を認めている。

病因として P. acnes の関与の可能性をふまえミノサイクリン(minocycline)をはじめとする抗菌薬の有効性を示す報告もある。しかし,ミノサイクリンには免疫修飾作用もあるとする報告もあり,抗菌作用として効果を発現しているのか,免疫修飾作用による効果かは不明であり,今後の検討が待たれる。

【生島 壮一郎】

参考文献

1) 森本泰介ほか:2004年サルコイドーシス疫学調査.日本サルコイドーシス学会雑誌 27:103-108, 2007
2) Rybicki BA et al : Familiar aggregation of sarcoidosis. A case control etiologic study of sarcoidosis(ACCESS). Am J Respir Crit Care Med 164:2085-2091, 2001
3) Eishi Y : Propionibacterium acnes as a cause of sarcoidosis. Lung biology in health and disiease, Sarcoidosis, Vol. 210, p277-296, Taylor & Francis Group, 2006
4) サルコイドーシスの診断基準と診断の手引き-2006.日本呼吸器学会雑誌 46:768-780, 2008
5) Statement on Sarcoidosis. Sarcoidosis Vasc. Diffuse Lung Dis 16:147-173, 1999
6) サルコイドーシス治療に関する見解 2003.日本サルコイドーシス/肉芽腫性疾患学会雑誌 23:105-114, 2003

16 アミロイドーシス

● 定義・概念

アミロイドーシス(amyloidosis)は線維構造を持つアミロイド蛋白が沈着することによって臓器の機能障害を引き起こす一連の疾患群である。

アミロイドはクロスβシート構造をとるきわめて安定で難溶性の蛋白で,さらにさまざまな蛋白が凝集して線維構造となって沈着する。蛋白が立体構造を変化させて凝集するコンフォメーション病の一つである。アミロイドーシスはアミロイド蛋白の種類により病型分類される(表2-16-1)。全身諸臓器に沈着がみられる全身性アミロイドーシスと単一臓器か少数臓器に限局する限局性アミロイドーシスに分けられる。

全身性アミロイドーシスにはALアミロイドーシス,AAアミロイドーシス,家族性アミロイド多発ニューロパチー(familial amyloid polyneuropathy:FAP),透析アミロイドーシスがある。

- **ALアミロイドーシス** 多発性骨髄腫や原発性マクログロブリン血症を伴う続発性と,それらの合併がない原発性に分けられる。
- **AAアミロイドーシス** 急性炎症蛋白である血清アミロイドA(SAA)に由来するAAアミロイドが沈着する。関節リウマチ(RA)や慢性感染症など長期間にわたり炎症が持続する疾患に続発するが,家族性地中海熱など遺伝性の自己炎症性疾患にも合併する。
- **FAP** 遺伝的に変異したトランスサイレチン,ゲルソリン,アポリポ蛋白A-I(apo A-I)が前駆蛋白となり,末梢神経をはじめとする諸臓器に沈着する常染色体優性疾患である。
- **透析アミロイドーシス** 通常の透析膜で除去されないβ_2MG(β_2ミクログロブリン)由来のアミロイド線維が,主に骨・関節に沈着する。

● 疫学

1998年の全国疫学調査で,ALアミロイドーシスの推定患者数は約510例で,年齢のピークは60歳代であった。FAPの患者数も全国で数百人程度と考えられる。

AAアミロイドーシスの頻度は時代で異なり,1950年代までは結核など慢性感染症に合併するものが多数あったが,抗生物質の出現により,その後はRAなどリウマチ性疾患が主な基礎疾患となった。RA患者の消化管内視鏡スクリーニングの粘膜生検で7〜10%にアミロイド沈着が認められたが,関節リウマチ治療の進歩により近年は減少傾向にある。RA患者数はわが国で50万〜70万人であり,AAアミロイドーシス患者数は数千人から数万人と推定される。遺伝性AAアミロイドーシスである家族性地中海熱はわが国でも100例程度,Muckle-Wells(マックル-ウェルズ)症候群は数例報告されている。

透析アミロイドーシスは透析歴10年以上の症例に多く発症し,透析期間とともに増加するので,潜在的に数万人の患者が存在する。

● 病因・病態生理と分子メカニズム

アミロイドーシスでは,アミロイド前駆蛋白の産生,前駆蛋白のプロセッシングによるアミロイド蛋白出現,アミロイド蛋白のミスフォールド・凝集の過程を経て組織に沈着する。アミロイド前駆蛋白のアミノ酸配列はさまざまであるが,一部の配

表2-16-1 主なアミロイドーシスの分類

アミロイド蛋白	前駆蛋白	臨床病名
全身性アミロイドーシス		
非遺伝性		
AA	血清アミロイドA	続発性/反応性アミロイドーシス
AL	免疫グロブリンL鎖	原発性,骨髄腫合併ALアミロイドーシス
AH	免疫グロブリンH鎖	原発性,骨髄腫合併AHアミロイドーシス
Aβ_2M	β_2ミクログロブリン	透析アミロイドーシス
ATTR	トランスサイレチン	老人性全身性アミロイドーシス
遺伝性(家族性)		
ATTR	トランスサイレチン	家族性アミロイド多発ニューロパチー(FAP)I,II型
AApoA-I	アポリポ蛋白A-I	FAP III型
AGel	ゲルゾリン	FAP IV型
AA	(アポ)SAA	家族性地中海熱,Muckle-Wells症候群
限局性アミロイドーシス		
脳アミロイドーシス		
【非遺伝性】		
Aβ	Aβ前駆蛋白(AβPP)	Alzheimer病,脳アミロイド血管症(CAA)
APrP	プリオン蛋白(PrP)	Creutzfeldt-Jakob病(CJD)(孤発性,獲得性)
【遺伝性】		
Aβ	AβPP	家族性Alzheimer病,遺伝性CAA(オランダ型)
APrP	プリオン蛋白(PrP)	遺伝性プリオン病
内分泌アミロイドーシス		
ACal	プロカルシトニン	C細胞甲状腺腫瘍に関連
限局性結節性アミロイドーシス		
AL	免疫グロブリンL鎖	呼吸器,消化器などの結節性アミロイド沈着
角膜ほかのアミロイドーシス		
ALac	ラクトフェリン	角膜アミロイドーシス

(文献6〈国際アミロイドーシス学会用語委員会による用語を用いた分類〉を改変)

列がクロスβシート構造を形成し,積み重なっていく。この構造が生み出される原因は,アミノ酸変異による場合や,脂質に埋もれていた疎水性配列や三次元構造の内部に隠れていた配列が露出することや,アミロイド蛋白の血中濃度が高くなることなどが関連する。

- **ALアミロイドーシス** モノクローナル免疫グロブリン軽鎖に由来する。κよりλ型軽鎖に多く,軽鎖可変領域を規定するVJ遺伝子の組み合わせのうち一部の遺伝子型がアミロイド原性を示す。

- **AAアミロイドーシス** SAA由来の蛋白断片(N末端76アミノ酸)に由来する。SAAはアポリポ蛋白で,脂質に埋もれた疎水性配列がアミロイド原性に関連する。SAAはC反応性蛋白(CRP)と同様の急性炎症蛋白で,炎症が長期持続するRA,結核などでは,SAA高値が長年続くことで本症を発症する。一方,家族性地中海熱やMuckle-Wells症候群では炎症シグナルに関与する遺伝子変異により,高度な炎症が繰り返し生じるため,SAA高度上昇を繰り返しAAアミロイド沈着にいたる。

- **FAP** 遺伝性に変異したトランスサイレチン(TTR),ゲルゾリン,アポリポ蛋白A-Iが前駆蛋白となり,アミロイド蛋白を形成し,主に末梢神経障害を呈する。わが国では長野県,熊本県,石川県にTTR130番アミノ酸がValからMetに変異した家系が複数報告されているが,孤発例や他の点変異を持つ患者もみられる。

- **透析アミロイドーシス** 腎機能低下で増加するβ_2MGは通常の透析では除去されにくく,透析アミロイドーシスを発症する。長期透析,高齢,慢性炎症,アポリポ蛋白Eϵ4などが関連し,関節滑膜,腱,骨嚢胞部に沈着がみられる。

● 臨床症状・検査成績

- **AL,AAアミロイドーシス** 多臓器障害がみられる。初発症状は全身倦怠感,体重減少など非特異的な症状やアミロイド沈着による臓器症状がみられる。腎では蛋白尿・ネフローゼ・腎機能低下,消化管では下痢・吸収不良・巨舌・肝腫大,心臓では心不全症状・不整脈,末梢神経では多発ニューロパチー・起立性低血圧・手根管症候群,皮膚では紫斑などをみる。AAアミロイドーシスでは炎症の原因となった基礎疾患の症状もみられる。表2-16-2に各病型における障害臓器を示す。
ALアミロイドーシスの検査では血清M蛋白,尿中Bence Jones(ベンス・ジョーンズ)蛋白がみられるが,血清遊離軽鎖(FLC)の検出は感度が高い。AAアミロイドーシスでは基礎疾患に伴う検査異常と,CRPやSAAの持続的高値がみられる。通常,AAアミロイドーシスを発症するまでに5年以上は炎症が持続していることが多い。

- **FAP** 下肢の感覚障害,さまざまな消化器症状,起立性低血圧,勃起不全がみられ,不整脈,硝子体混濁も出現する。20〜30歳代で発症することが多く,緩徐に進行する。末梢神経障害は感覚障害が先行し,温痛覚が早期からおかされる。自律神経障害は陰萎,胃腸障害,立ちくらみ,膀胱障害などを示す。

- **透析アミロイドーシス** 多関節痛,手根管症候群,ばね指などの症状と,X線で破壊性脊椎関節症・骨嚢胞がみられる。消化管や皮膚にも沈着し,虚血性腸炎,皮下腫瘤もみられる。

表2-16-2 全身性アミロイドーシスの病型と沈着臓器

	舌	甲状腺	心臓	肝臓	消化管	腎臓	末梢神経	関節・骨	皮膚	眼
AAアミロイドーシス	—	△	△	○	◎	◎	—	—	—	—
ALアミロイドーシス	○	○	◎	○	◎	◎	○	○	○	—
透析アミロイドーシス	—	—	—	—	△	—	△	◎	○	—
FAP	—	—	○	△	○	△	◎	—	○	○

◎:主要症状,○:しばしば,△:時に
FAP:家族性アミロイド多発ニューロパチー

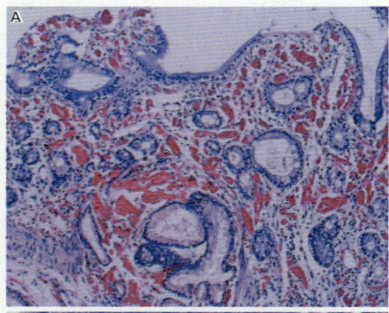
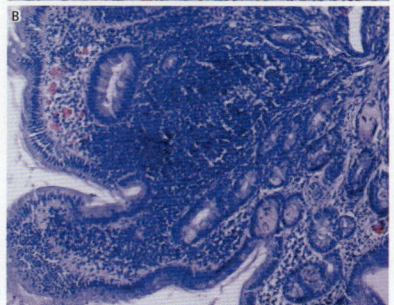

図2-16-1　1.5年間のトシリズマブ投与で減少した若年性関節リウマチ患者の胃粘膜アミロイド沈着
(文献3を引用)

■ **診断**　重篤感のある全身症状に加え,多彩な臓器症状を呈し,ALならBence Jones蛋白,M蛋白の存在により,AAなら基礎に慢性炎症性疾患がある患者で上記の症状がみられた場合に疑う。FAPは青壮年で感覚・運動神経症状に加え自立神経症状,家族性より疑う。透析例で骨関節症状を呈する場合は透析アミロイドーシスを念頭におく。

確定診断は生検(消化管,腎など)によるアミロイド沈着の証明による。アミロイドは病理学的にCongo red染色で橙赤色に染まり,偏光顕微鏡下で緑色の偏光を呈する。アミロイドが確認されれば,病型診断のために特異抗体を用いて免疫組織化学的にアミロイド蛋白の種類を検索する。

ALアミロイドーシスでは骨髄穿刺など多発性骨髄腫の検索を行う。

遺伝性アミロイドーシスの場合,TTR遺伝子の変異や血清中の変異型TTRの検出が一部の施設で可能である。

透析アミロイドーシスの骨関節領域の生検は容易でなく,臨床的に診断されることが多い。

■ **治療と薬理メカニズム**　本症の治療は,アミロイド沈着過程そのものを修飾する抗アミロイド療法と,沈着臓器障害に対する対症療法からなる。

抗アミロイド療法

- **ALアミロイドーシス**　M蛋白の産生を抑制するために,自己末梢血幹細胞移植を併用した高用量化学療法,自己末梢血幹細胞移植の適応のない症例ではメルファラン/デキサメタゾン療法が推奨される(詳細については20章4-12「多発性骨髄腫とその類縁疾患」参照)。
- **AAアミロイドーシス**　SAAの産生を可及的に抑制する(SAA 20μg/mL以下)ことが重要である。そのためには基礎疾患をしっかりと治療する。RAの厳格なコントロールでSAAが低下すれば,AAアミロイドーシス発症が予防され,発症例でもAAアミロイド沈着量の減少,症状・予後の改善が期待できる。RA治療には疾患修飾性抗リウマチ薬,免疫抑制剤,生物学的製剤があるが,その症例のRA炎症を確実に抑える薬物を選択する。メトトレキサートはRA治療の第一選択薬であり,治療抵抗例では抗TNF製剤,抗IL-6製剤などの生物学的製剤を試みる(図2-16-1)。
- **FAP**　変異TTR産生抑制のために,肝移植治療が行われる。発症早期に行えば,ニューロパチーや内臓の臓器障害の進行を抑えられる有効な手段である。しかし,眼に沈着するアミロイドは抑制できず,眼症状は移植後も進行する。非ステロイド性抗炎症薬(NSAIDs)のジフルニサル(ドロビット®)はTTR四量体を安定化し,アミロイド沈着の抑制が期待され,FAP I, II型に対する臨床試験が進行中である。
- **透析アミロイドーシス**　発症予防には,透析膜の選択(ポリスルフォン膜,ポリメチルメタクリレート膜),高率にβ2MGを除去できる透析方法(血液透析濾過,血液濾過),β2MG吸着カラムの利用が有効である。

臓器障害に対する対症療法

1. 腎不全が進行した場合は,保存療法で無理せず,早めの透析導入が生命予後改善に重要である。腎不全には,塩分制限,利尿薬,アシドーシス補正,高カリウム血症の対策を行う。
2. 難治性下痢や麻痺性イレウスに対しては中心静脈栄養法(IVH)にて腸管の安静をはかり,ステロイド中等量(プレドニゾロン 20 mg)が有効である。消化管症状には,消化管運動賦活薬,消化酵素剤・止痢剤・乳酸菌製剤を用い,腸内細菌増加による吸収不良や下痢には間欠的に抗生物質を投与する。

③ 心伝導障害や不整脈に対してはペースメーカ使用や薬物療法を行う。
④ 透析アミロイドーシスの骨関節痛にはNSAIDs，副腎皮質ステロイドを用いるが長期に使用すべきでない。整形外科的アプローチ（手根管解放術，腱鞘切開術，脊椎に対する手術療法など）の適応もある。
⑤ 起立性低血圧には薬物療法を行う。
⑥ 高度の吸収不良やネフローゼによる低蛋白血症，全身状態不良では，アルブミン静注やIVHが必要となる。

● 経過・予後　ALアミロイドーシスのメルファラン/デキサメタゾン療法，自家造血幹細胞移植例での生存期間は約5年である。

AAアミロイドーシスは診断後5年生存率が50%で進行性に悪化を示したが，近年改善が報告されている。死因は感染，腎不全，吸収不全，低栄養である。

未治療のFAPの診断後平均余命は約10年である。

【寺井 千尋】

参考文献

1) Jaccard A et al : High-dose melphalan versus melphalan plus dexamethasone for AL amyloidosis. N Engl J Med 357:1083-1093, 2007
2) Gillmore JD et al : Amyloid load and clinical outcome in AA amyloidosis in relation to circulating concentration of serum amyloid A protein. Lancet 358:24-29, 2001
3) Okuda Y et al : Successful use of a humanized anti-interleukin-6 receptor antibody, tocilizumab, to treat amyloid A amyloidosis complicating juvenile idiopathic arthritis. Arthritis Rheum 54:2997-3000, 2006
4) Holmgren G et al : Clinical improvement and amyloid regression after liver transplantation in hereditary transthyretin amyloidosis. Lancet 341:1113-1116, 1993
5) Gejyo F et al : A new form of amyloid protein associated with chronic hemodialysis was identified as beta 2-microglobulin. Biochem Biophys Res Commun 129:701-706, 1985
6) Sipe JD et al : Amyloid fibril protein nomenclature : 2010 recommendations from the nomenclature committee of the International Society of Amyloidosis. Amyloid 17:101-104, 2010

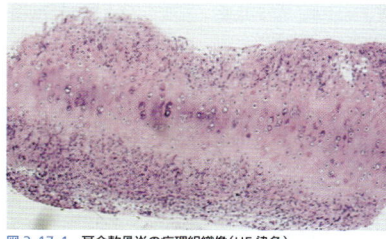

図 2-17-1　耳介軟骨炎の病理組織像（HE染色）
軟骨周囲に炎症細胞浸潤を認め，軟骨辺縁の境界が不明瞭となっている。浸潤細胞は好中球，リンパ球，好酸球，形質細胞で構成されている

表 2-17-1　再発性多発軟骨炎（RP）に認められる臨床所見

- 耳：耳介軟骨炎，聴力低下，耳鳴り，めまい
- 眼：上強膜炎，強膜炎，潰瘍性角膜炎，ぶどう膜炎，眼球突出
- 鼻：瘢痕形成，鼻出血，鞍鼻
- 気道：咳嗽，喀痰，咽頭痛，喘鳴，嗄声，息切れ，呼吸困難感
- 関節：胸骨部痛，末梢性関節炎（単・多関節）
- 心臓：弁膜症（僧帽弁，大動脈弁）
- 皮膚：アフタ性潰瘍，紫斑，結節，潰瘍

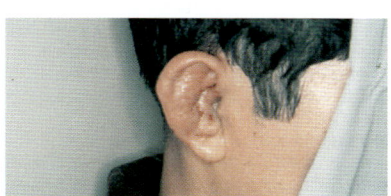

図 2-17-2　耳介軟骨炎
両側性の耳介軟骨炎を初発症状に認めることが多い

17　再発性多発軟骨炎

● 定義・概念　再発性多発軟骨炎（relapsing polychondritis：RP）は，全身の硝子軟骨の再発性・反復性の炎症を起こすまれなリウマチ性疾患である。その病初期には耳介軟骨が障害されるというのが典型的であり，約30%に関節リウマチ，全身性エリテマトーデス，Sjögren（シェーグレン）症候群などの自己免疫性疾患を合併する。まれな疾患であるため十分な臨床治療研究がなされておらず，経験に基づいたステロイド療法，免疫抑制療法，生物学的製剤の投与が中心となっている。

● 疫学　日本国内でのRPの患者数は不明であったが，2010年度の厚生労働省の調査で239人の患者数が明らかになった。平均年齢は52.9歳であり，主には40〜60歳に発症し，男女差はほとんどない。

● 病因・病態生理と分子メカニズム　RPの病因は不明であるが，遺伝要因と環境要因の関与が推定されている。白人ではRPとHLA-DR4およびDR6との相関が報告されているが，日本人では明らかなHLA型との相関は見出されていない。

RPにはさまざまな自己抗体が検出されることから自己免疫機序の関与が想定されている。抗核抗体が20〜60%程度陽性になり，軟骨細胞が産生するⅡ型コラーゲンに対する抗体である抗Ⅱ型コラーゲン抗体は約30%のRPで陽性となる。

RPの病態生理であるが，病変部の軟骨生検所見においては，軟骨組織に多形核白血球，マクロファージ，形質細胞，リンパ球（主にCD4陽性細胞）を主体とする炎症細胞が浸潤し，軟骨の破壊と線維性組織への置換，軟骨基質や軟骨細胞の空胞変性，壊死による減少などがみられる（図2-17-1）。

● 臨床症状　RPの臨床症状は多彩であり，軟骨と抗原性が共通であるプロテオグリカンを豊富に含む血管，心臓，腎臓などにも病変を起こすことがある（表2-17-1）。一般的にRPは耳介軟骨炎（図2-17-2）や関節炎を初発症状として発見されることが多く，頻度順に耳介軟骨炎は95%，関節炎は85%，喉頭・気管障害は67%と高率に認める。

呼吸器症状の初期には咳嗽，喀痰，咽頭痛，嗄声を呈し，進行すると息切れや呼吸困難感を自覚するようになる。気道の狭窄は致死的な経過をとる可能性があり，初期の炎症に伴う気道の浮腫，腫脹に伴い急速に発症することもあり

表 2-17-2 McAdam と Damiani の診断基準

McAdam の診断基準（1976）
1) 両側耳介軟骨炎
2) 非びらん性，血清反応陰性多発関節炎
3) 鼻軟骨炎
4) 角膜炎などの眼炎症
5) 気道軟骨炎
6) 蝸牛・前庭障害
3項目を満たせば RP と診断

Damiani の診断基準（1979）
1) McAdam の診断基準で3項目以上を満たす（組織診断は不問）
2) McAdam の診断基準の1項目以上を満たし，組織診断が陽性
3) ステロイドあるいはダプソンに反応性を示す2カ所以上の部位を認める
いずれかを満たせば RP と診断

RP：再発性多発軟骨炎
（文献 4, 5 を引用）

うるので注意が必要である。また，心血管系の合併症（心臓弁膜症，血管炎）および腎障害は RP の予後因子として重要であるために，積極的に精査をする必要がある。

■ 検査成績

血液生化学検査：RP に特異的な血清学的なマーカーは存在しないが，C 反応性蛋白（CRP）の上昇や赤血球沈降速度（ESR）の亢進などの炎症所見は診断の補助になる。抗核抗体が 20〜60％，抗Ⅱ型コラーゲン抗体（保険適用外）が約 30％で検出され，頻度は少ないが抗好中球細胞質抗体，リウマチ因子，抗リン脂質抗体が陽性となることや梅毒反応偽陽性，低補体血症，高γグロブリン血症を呈することがある。

画像検査：胸部 X 線による気道病変の評価は必須であり，気道狭窄，閉塞による二次性の肺炎，無気肺，気管・喉頭軟骨の石灰化などの有無について確認する必要がある。胸部 CT は喉頭気管壁の肥厚，内腔の狭窄，軟骨性の石灰化などの評価と悪性リンパ腫などの悪性疾患の鑑別の際には有益である。また，ガリウムシンチグラフィは全身の臓器病変の検索に有用であり，FDG-PET/CT で RP の診断にいたった例もある。

■ 診断
RP の診断には McAdam と Damiani の診断基準（表 2-17-2）が広く用いられている。なお，RP は約 30％に他のリウマチ性疾患や自己免疫性疾患を合併する。主な合併疾患は systemic vasculitis が 5〜18％，cutaneous leukocytoclastic vasculitis が 5〜33％と血管炎症候群との合併が比較的多い。その他の合併疾患として，甲状腺疾患，関節リウマチ，全身性エリテマトーデス，Sjögren 症候群などがあげられる。

■ 治療と薬理メカニズム
RP の治療は臓器障害の程度により異なる。耳介・鼻軟骨炎や末梢性の関節炎のみであれば非ステロイド性抗炎症薬（NSAIDs）でコントロールすることもできるが，臓器病変が顕在化してくると注意が必要があり，慎重な経過観察が必要となる。NSAIDs でコントロール不十分な場合には副腎皮質ステロイドの適応となり，軟骨炎活動性，体格，合併症などを考慮し，通常プレドニゾロン（PSL）1 mg/kg を投与する。自・他覚症状，検査所見の改善を確認しつつ，ゆっくりと減量していく。通常のステロイド療法で効果不十分な場合には，メチルプレドニゾロン大量静注療法（ステロイドパルス療法）や免疫抑制剤と

して，メトトレキサート 5〜15 mg/週，アザチオプリン 50〜100 mg/日，シクロホスファミド 50〜75 mg/日，シクロスポリン 50〜200 mg などが用いられる。さらに最近は TNF 阻害薬を治療に用いるとの報告もある。

■ 経過・予後
重症度や治療開始までの期間も経過に影響を与える。ステロイドや免疫抑制剤を投与しても，治療に抵抗を示し病像が進行することは少なくない。1986 年の報告では 5 年生存率が 74％，10 年生存率は 55％であったが，1998 年の報告では治療経過中 8 年で生存率 94％と予後の改善を認めていた。死因は肺感染症，気道閉塞，合併疾患による死亡などが多く，気道病変は生命予後に大きく関与するという点で重要である。

【横田 和浩・三村 俊英】

参考文献
1) Lahmer T et al：Relapsing polychondritis: An autoimmune disease with many faces. Autoimmune Rev 9:540-546, 2010
2) 梅原久範：再発性多発軟骨炎. 日本内科学会雑誌 99:2467-2471, 2010
3) 鈴木王洋：再発性多発軟骨炎. リウマチ・膠原病診療のチェックリスト, 三森経世編, p281-285, 文光堂, 2004
4) McAdam LP et al：Relapsing polychondritis: prospective study of 23 patients and a review of the literature. Medicine 55:193-215, 1976
5) Damiani JM et al：Relapsing polychondritis-report of ten cases. Laryngoscope 89:929-946, 1979

18 線維筋痛症，慢性疲労症候群

■ 定義・概念
線維筋痛症（fibromyalgia：FM）または線維筋痛症候群（fibromyalgia syndrome：FMS）は，四肢のこわばりや異常知覚を自覚し，筋・骨格系の慢性疼痛と特徴的な多発圧痛点を認める疾患で，しばしば疲労感や抑うつ症状，睡眠障害などを呈する疾患である[1,2]。

慢性疲労症候群（chronic fatigue syndrome：CFS）は休養によって改善されない 6 カ月以上持続する原因不明の疲労のため，高度に日常生活が障害されることを主徴とする疾患で，1988 年に米国疾病管理予防センター（CDC）によって提唱された疾患概念である[3]。両者が同一の疾患であると考えてよいかはまだ明らかではない。

■ 疫学
FM は男女比 1:9 で女性に多いといわれる。FM の罹患率は米国では女性で 3.4％（95％信頼区間 2.3〜4.6），男性で 0.5％（0.0〜1.0）であり，わが国の厚生労働省研究班の調査結果では人口の 1.66％（95％信頼区間 0.9〜2.1），推定患者数は 200 万人とされている。わが国の推定発症年齢は 43.8±16.3 歳，患者平均年齢は 51.5±16.9 歳であった。小児の罹患率では 1.2％（メキシコ），1.4％（フィンランド），6.2％（イタリア）という調査結果があり，小児にも存在する。1 年の観察で米国リウマチ学会（ACR）の分類基準を満たした症例のうち，25％は継続して基準を満たしていたという報告がある。CFS の推定有病率は米国 0.23〜0.42％[4]，わが国で 0.2〜0.3％である。女性や低所得者にやや多いとされる。FM の 30〜40％は CFS の診断基準も満足するといわれる。

■ 病因・病態生理

FM

FM の疫学データや病態生理で解明されたものはない。疾患モデルもない。近年は，患者が疼痛を訴えている局所

自体よりも、中枢性の神経因性疼痛（central neuropathic pain）が原因であるという考え方が主流になってきている。

FMによくみられる症状は各種、全身倦怠感・疲労、睡眠障害である。中枢神経障害と考えられる根拠は、入眠障害、ストレス障害、疼痛過敏、びまん性疼痛などである。FMの疼痛部位の分布は広範で、かつ解剖学的な説明が困難である。筋生検を施行しても明らかな異常はみられず、所見は非特異的と考えられ、症状の差異と考えられる。精神的要素、教育程度、婚姻の有無、収入、喫煙や肥満、小児では不登校との関連も示唆されている。またFMの患者では疲労が回復せず、睡眠障害が多いことが報告されている。

FM患者睡眠脳波ではnon-REM睡眠第4期に多くのα波が挿入される異常が複数報告されている。同様の所見は、健常者でも情動ストレスや発熱でみられるといわれ、Sjögren（シェーグレン）症候群や関節リウマチ（RA）患者でもみられるが、FMでは85%にこの睡眠時脳波異常がみられる（健常者では15%程度といわれる）。

FMではストレスに関連した内分泌障害の存在も示唆されている。同様の障害は慢性疼痛によっても起きうる。FMの患者は発症経過に感染症や外傷、手術、出産などFM的ストレスや、破産、離婚など高い社会的心理的ストレス、小児期児童虐待を受けた頻度が高いことが知られている。職場で高いストレスにさらされると、多発性の神経筋疼痛を起こす頻度が高くなるという報告もある。

またFMの患者の疼痛には、通常は疼痛として感じられない温度や圧刺激、電気刺激でも強い疼痛を感じたり（allodynia）、疼痛をより強く持続痛としてとらえる（hyperalgesia）、という特徴がみられる。FMでは温度刺激を連続的に付加すると、疼痛が異常に亢進する現象がみられる。FMでは脳脊髄液中の疼痛の神経伝達物質サブスタンスPの濃度が、健常者の3倍に上昇している。これはFMに特異的な所見ではなく、他の慢性疼痛性疾患でもみられるが、神経終末からサブスタンスPやアミノ酸など興奮性神経伝達物質の遊離抑制作用を持つ薬剤、ガバペンチン（gabapentin）は、米国の無作為化臨床試験（RCT）でFMの疼痛改善に有用性が報告されている。FMでは皮質-視床下部-視床-脳幹-脊髄神経の過活動を調節する疼痛の抑制性システムでの脳血流低下も指摘されている。セロトニンは神経終末でサブスタンスPやアミノ酸の分泌を抑制し、下降性シグナルを抑制する物質であるが、non-REM睡眠を調節している物質でもある。FM患者および腰痛患者では血清・脳脊髄液中のセロトニンが低下しているという報告がある。ただしセロトニン代謝に影響する薬剤を投与しても劇的な効果はみられない。

CFS

CFSの病因についても解明されたものはない。CFSは発症時に、発熱、リンパ節腫脹など感冒症状を認めた例があること、1991年にわが国で肺炎クラミジアに感染後CFSが集団発生した報告があり、世界的にも集団発生報告があることから、ウイルス感染・細菌・原虫などの慢性感染症の影響が示唆されている。また、CFSはアトピー疾患・化学物質過敏症などアレルギー疾患との関連が示唆されている。基本的病態にサイトカイン応答やナチュラルキラー（NK）細胞活性の異常など免疫応答の異常が存在している

表2-18-1　線維筋痛症（FM）の分類基準

1）広範囲にわたる疼痛の病歴
- 定義：広範囲とは右・左半身、上・下半身、体軸部（頸椎、前胸部、胸椎、腰椎）

2）指を用いた触診により、18カ所の圧痛点のうち11カ所以上に疼痛を認める
- 定義：両側後頭部、頸椎下方部、僧帽筋上縁部、棘上筋、第2肋骨、肘外側上顆、殿部、大転子部、膝関節部
- 指を用いた触診は4 kgの圧力で実施（術者の爪が白くなる程度）
- 圧痛点の判定：疼痛に対する訴え（言葉、行動）を認める

判定
広範な疼痛が3カ月以上持続し、上記の両基準を満たす場合。第二の疾患が存在してもよい

（米国リウマチ学会、1990）
（文献5を引用）

可能性はあるが、一律の異常は報告されていない。人間関係や転居、過重労働など精神社会的、身体のストレスも誘因と考えられている。抑うつ傾向・思考力低下、記銘力障害などの症状もみられ、FM同様内分泌障害や中枢神経障害も示唆されている。

■ **臨床症状・検査成績**　FMでは筋骨格系の疼痛、こわばり、疲労感が主な症状であるが、疼痛部位の他覚的関節所見はほぼ正常である。痛みは限局性のものから広がっていくことが多い。Raynaud（レイノー）現象、睡眠障害、頭痛、思考力低下や認知機能障害もみられることがある。

■ **診断**

FM：1990年のACRによる分類基準が用いられる（表2-18-1）。診断感度は88.4%、診断特異度は81.1%と高い[5]。3カ月以上持続する広範囲の筋骨格系疼痛と、指による4 kgの圧力（押したとき験者の手の指の爪床が白くなる程度）で実施した圧痛点18カ所中、少なくとも11カ所が陽性になることで診断される（図2-18-1）。筋や関節の他覚所見は正常で、血液検査や尿、画像検査は正常範囲である。FMは、関節リウマチやSLE、Sjögren症候群、リウマチ性多発筋痛症、血清反応陰性脊椎関節症などのリウマチ性疾患、炎症性腸疾患、過敏性腸症候群に二次性に発症することもあるため鑑別に注意が必要である。

CFS：1994年にCDCにより診断基準が発表され、2003年精神疾患を除外する目的でさらに改訂されているが、鑑別困難な疾患概念でもあり、問題も指摘されている。日本では2007年に日本疲労学会から提唱された診断指針をもとに行われている（表2-18-2）。

■ **治療と薬理メカニズム**

FM：患者には、疼痛が身体の障害や変形にはつながらないことをよく説明する必要がある。治療に有効なのは良好な睡眠で、三環系抗うつ薬や選択的セロトニン再取り込み阻害薬（SSRI）などが用いられる。不安に対してはベンゾジアゼピン（benzodiazepine）系が使用される。疼痛補助にはアセトアミノフェン（acetaminophen）やガバペンチンが使用される。非ステロイド性抗炎症薬（NSAIDs）は部分的な改善作用しかなく、副腎皮質ステロイドについてはほとんど効果はない。依存性麻薬系鎮痛薬は使用すべきでない。体操やストレッチ運動は有用である。認知行動療法なども取り入れられている。

CFS：有用性が証明されているのは、現在のところ認知行

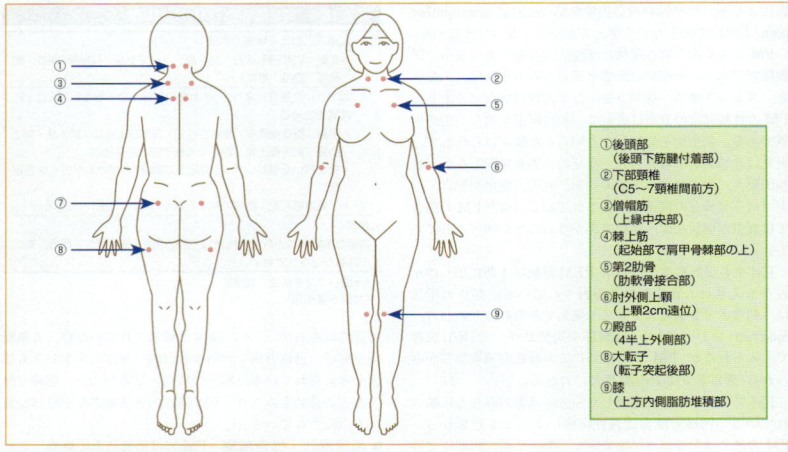

図 2-18-1　線維筋痛症(FS)分類基準の圧痛点
(米国リウマチ学会, 1990)

① 後頭部
　(後頭下筋腱付着部)
② 下部頸椎
　(C5～7頸椎間前方)
③ 僧帽筋
　(上縁中央部)
④ 棘上筋
　(起始部で肩甲骨棘部の上)
⑤ 第2肋骨
　(肋軟骨接合部)
⑥ 肘外側上顆
　(上顆2cm遠位)
⑦ 殿部
　(4半上外側部)
⑧ 大転子
　(転子突起後部)
⑨ 膝
　(上方内側脂肪堆積部)

表 2-18-2　慢性疲労症候群(CFS)の診断指針

6カ月以上持続する原因不明の全身倦怠感を訴える患者が,下記の前提Ⅰ,Ⅱ,Ⅲを満たしたとき,臨床的に慢性疲労症候群(CFS)が疑われる。確定診断を得るためには,さらに感染・免疫系検査・神経・内分泌・代謝系検査を行うことが望ましいが,現在のところ CFS に特異的検査異常はなく,臨床的 CFS をもって「慢性疲労症候群」と診断する

前提Ⅰ
病歴,身体診察,臨床検査を正確に行い,慢性疲労をきたす疾患を除外する。ただし,抗アレルギー薬などの長期服用者と BMI が 40 を超える肥満者に対しては,当該病態が改善し,慢性疲労との因果関係が明確になるまで,CFS の診断を保留し,経過観察する。また,気分障害(双極性障害,精神病性うつ病を除く),不安障害,身体表現性障害,線維筋痛症は併存疾患として扱う

前提Ⅱ
「前提Ⅰ」の検索によっても慢性疲労の原因が不明で,以下の4項目を満たす
1) この全身倦怠感は新しく発症したものであり,急激にはじまった
2) 十分休養をとっても回復しない
3) 現在行っている仕事や生活習慣のせいではない
4) 日常の生活活動が発症前に比べて 50% 以下になっている。あるいは疲労感のため,月に数日は社会活動や仕事ができず休んでいる

前提Ⅲ
以下の自覚症状と他覚的所見 10 項目のうち5項目以上を認める
1) 労作後疲労感(労作後休んでも 24 時間以上続く)
2) 筋肉痛
3) 多発性関節痛(腫脹はない)
4) 頭痛
5) 咽頭痛
6) 睡眠障害(不眠,過眠,睡眠相遅延)
7) 思考力・集中力低下
8) 微熱
9) 頸部リンパ節腫脹(明らかに病的腫脹と考えられる場合)
10) 筋力低下

- 8), 9), 10)の他覚的所見は,医師が少なくとも1カ月以上の間隔をおいて2回認めること
- 注意事項:うつ病の扱いについて,これまでの診断基準では「心身症,神経症,反応性うつ病などは慢性疲労症候群発症に先行して発症した症例は除外するが,同時または後に発現した例は除外しない」とされていた。新診断指針ではこの規定が削除され,発症時期の判定は不要になった。具体的には,双極性障害と精神病性うつ病を除外するが,心身症,神経症,反応性うつ病などは発症の時期にかかわらず,CFS との併存を認める。また,特発性慢性疲労(idiopathic chronic fatigue:ICF)という疾患概念が提唱された。特発性慢性疲労とは,CFS とは診断できないが,慢性疲労の病態は認められるもので,今後,CFS に移行するかもしれない状態である

(日本疲労学会, 2007)
(文献5を引用)

動療法と段階的な運動療法である。ステロイド療法やγグロブリン療法も検討されたが、明らかな有用性は証明されていない。

■ **経過・予後** 生命予後は良好である。時間をかけ、ゆっくり療養するようすすめる必要がある。

【奥 佳代・栗原 夕子・大曽根 康夫】

参考文献
1) Wolfe F : The American College of Rheumatology 1990 Criteria for the Classification of Fibromyalgia. Report of the multicenter criteria committee. Arthritis Rheum 33 : 160-172, 1990
2) Gary S : Fibromyalgia Kelley's Textbook of Rheumatology, 8th edition, p555-561, Saunders, 2008
3) Holmes GP et al : Chronic fatigue syndrome: a working case definition. Ann Intern Med 108 : 387-389, 1988
4) Prins JB et al : Chronic Fatigue Syndrome. Lancet 367 : 346-367, 2006
5) 日本線維筋痛症学会編:線維筋痛症診療ガイドライン, 日本リウマチ財団, 2010

3 アレルギー性疾患

1 アレルギー性疾患の臨床検査

■ **定義・概念** アレルギー(allergy)という言葉は、ギリシア語の allos(after)と ergon(action)からなり、「反応能力が変化している」という意から発している。つまり、抗原抗体反応の生体に及ぼす作用として、「防御」と「過敏性」がある。前者は免疫反応と呼ばれ、生体に及ぼす作用としては benefit な反応である。一方で後者は生体にとって不利な反応であり、アレルギー反応と呼ばれる。

アレルギー反応の分類には、Coombs-Gell 分類が用いられることが多く、I〜IV型に分類されている。I型(即時型アレルギー)・II型(細胞傷害型アレルギー)・III型(免疫複合型)は、血清抗体が関与する液性免疫による即時型反応であり、IV型(細胞免疫性アレルギー)は感作T細胞・細胞性免疫による遅延型反応である。この分類はアレルギー疾患を診断するうえで有用であり、どのような疾患・検査がどこに位置するかを表 3-1-1 に示した。

アレルギー性疾患の診断には、主訴・十分な問診にて臨床症状を把握し、その後に診察、そして必要な免疫学的検査や組織学的検査を施行することが必要不可欠である。その結果、確定診断・アレルゲンの特定にいたるのである(図 3-1-1)。

アレルギー検査

アレルギー検査は、アレルギー性疾患を診断するうえで不可欠なものであり、原因となる抗原を認識することで予防治療に活用でき、さらには疾患の重症度や治療効果の判定にも有用である。アレルギー検査の諸検査は生体内検査法(*in vivo* 検査)と試験管内検査法(*in vitro* 検査)に分けられる。

in vivo 検査

生体において肥満細胞が IgE(免疫グロブリン E)抗体のターゲット細胞であることを利用した検査である。可溶性抗原を加えて、皮膚や粘膜に存在する高親和性 IgE 受容体と結合した IgE 抗体を反応させて、その結果遊離されるヒスタミンなどケミカルメディエーター(化学伝達物質)の血管に対する反応を指標とし、アレルゲンを同定するものである。

皮膚テスト:一度に多種類のアレルゲン検索を可能にし、安全性も高く、スクリーニング検査には最適である。主にI型アレルギーを調べるスクラッチテスト、プリックテスト、皮内テスト、その他IV型アレルギーを調べるパッチテストなどがある。

表 3-1-1 アレルギー反応分類と疾患および検査法

	I型 即時型 アナフィラキシー型	II型 細胞傷害型	III型 免疫複合型 アルサス型	IV型 遅延型 細胞性免疫型 ツベルクリン型			
				IVa型	IVb型	IVc型	IVd型
細胞	好酸球 好塩基球 肥満細胞	マクロファージ 好中球 リンパ球	マクロファージ 好中球	Th1細胞 マクロファージ	Th2細胞 好酸球	CD8⁺T細胞	T細胞 好中球
抗体	IgE	IgG, IgM	IgG, IgM, IgA	(−)			
補体の関与	(−)	(+)	(+)	(−)			
傷害発生部位	平滑筋 粘膜腺 毛細血管	抗体保有細胞	糸球体 血管	感作T細胞周囲			
関連疾患	アレルギー性鼻炎 アナフィラキシー 蕁麻疹 喘息	溶血性貧血 血小板減少症 Goodpasture 症候群	血清病 SLE 糸球体腎炎 血管炎 薬剤熱	ツベルクリン反応 接触性皮膚炎	慢性喘息 慢性鼻炎 蛋白誘発性腸炎	接触性皮膚炎	Behçet 病 AGEP
検査法	皮膚テスト 誘発試験 RIST RAST, MAST Ala STAT 法 CAP/RAST	溶血反応 Coombs 試験 抗糸球体基底膜抗体試験 蛍光抗体法	補体結合反応 沈降反応 IgG 抗体測定 蛍光抗体法	Tリンパ球刺激試験			

IgE:免疫グロブリンE, SLE:全身性エリテマトーデス, AGEP:急性汎発性発疹性膿疱症, RIST:放射性免疫吸着試験, RAST:放射性アレルゲン吸着試験

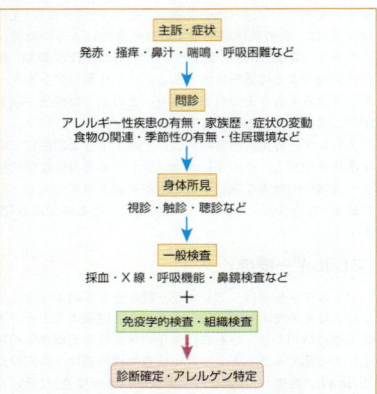

図 3-1-1 アレルギー性疾患の診断フローチャート
(文献1を改変)

- **スクラッチテスト,プリックテスト** 前腕屈側皮膚をアルコール綿で消毒し自然乾燥後,針で数mm擦り(スクラッチ)または針で浅い刺傷をつくり(プリック),その部位に専用の抗原液を滴下する。15~20分後に判定を行う。
- **皮内テスト** スクラッチテスト・プリックテストに比べて,感度は100倍ほどよいが,その分アナフィラキシーや喘息発作を誘発することがある。上腕内側に低濃度の一定量の抗原液を注入し膨疹をつくる。Ⅰ型アレルギーでは15分後に判定を行い,Ⅳ型アレルギーでは24~48時間後に判定を行う。
- **パッチテスト** 主に遅延型アレルギーのアレルゲン同定に用いられ,アレルギー性接触皮膚炎や薬剤アレルギーのアレルゲン検索に有用である。前腕屈側,上腕,背部の健常皮膚に貼付して48時間後に除去し,30分後・72時間後・96時間後に判定を行う。その他,光アレルギー接触皮膚炎に対する光貼付試験もある。

誘発試験:生体内のアレルギー反応を直接とらえる検査法であり,診断価値は高いものである。
- **眼結膜誘発試験** 眼球結膜に抗原液を点眼し,結膜発赤と掻痒感が出現すれば陽性と判断する。
- **鼻粘膜誘発試験** 抗原液を鼻粘膜に噴霧,または直径3mmの一定濃度の抗原を含ませた濾紙を両鼻甲介前端の粘膜下に静置し,5~10分後のくしゃみや鼻汁,鼻閉などの症状と鼻鏡所見(鼻粘膜腫脹)からアレルゲンを同定する。
- **吸入誘発試験** 抗原10倍希釈系列を作製し,低濃度から吸入させ,呼吸機能検査にて1秒率の低下がコントロール値よりも20%低下した時点で陽性とする。
- **食物除去・負荷試験** 原因抗原と推定された食物を2週間除去することで症状が改善すれば,負荷試験へと進む。アナフィラキシーを起こす危険を常に説明する必要がある。特に重篤な反応や喘息の既往がある場合は,アナフィラキシーの治療ができる施設で行わなくてはならない。

in vitro 検査

血清中にIgE抗体が増加する疾患は,アトピー性疾患以外にも肝疾患,膠原病,寄生虫疾患(蟯虫感染)などがある。総IgE値が正常であっても抗原特異的IgE抗体が増加している症例もある。

血清総IgE定量: in vitro におけるⅠ型アレルギーの主要な検査法であり,スクリーニング検査として,またアトピー疾患の病勢評価において有用な検査である。測定法には,放射性免疫吸着試験(radioimmunosorbent test:RIST),ラテックス比濁法などがある。前者は,抗IgE抗体を結合させたセファデックス粒子に蛍光標識したIgE抗体と患者血清を反応させると,血清中のIgE濃度に応じて蛍光標識したIgE抗体と抗IgE抗体との反応が阻害されることを利用し,放射活性を測定する方法である。後者は抗IgE抗体を用いてラテックス粒子に固相化し,抗体存在下でラテックス粒子を凝集させ観察する方法である。手技が簡易な後者が広く利用されるようになってきている。

アレルゲン特異的IgE抗体:アレルギー疾患において,アレルゲンの同定は診断・治療にきわめて重要であり,放射性アレルゴソルベント吸着試験(radioallergosorbent test:RAST)が中心になっている。この方法は,抗原を濾紙ディスクに固相化し患者血清を反応させ,抗原特異的IgE抗体やIgG抗体が結合する性質を利用した方法であり,蛍光標識したIgE抗体を用いて放射活性を測定する方法である。最近では多くの改良法が開発されており,抗原を結合させる容量の大きい担体を用いるCAP/RASTやMAST,その他AlaSTAT法,QAS法,FAST法,LUMIWARD法などがある。試験管内での抗原特異的IgE抗体測定法は,皮膚テストとは異なり,アナフィラキシーなどの危険性もないため,マルチアレルゲンのスクリーニング検査として用いられることが多い。

ヒスタミン遊離試験:アレルゲンが肥満細胞や好塩基球の表面受容体を介して結合したIgE抗体と反応することでヒスタミンを遊離させることを利用した方法である。直接法と間接法がある。
- **直接法** 患者肥満細胞・好塩基球に想定されるアレルゲンを添加し,上清中のヒスタミンを測定するものである。直接法陽性であっても,IgE抗体陽性とはかぎらず,アレルゲンの直接作用の可能性が高いことに注意しなくてはならない。
- **間接法** 患者血清で健常者肥満細胞・好塩基球を感作した後にアレルゲンを添加し,上清中のヒスタミンを測定するものである。間接法陽性は特異的IgE抗体の存在を意味する。

IgG検査法:Ⅱ型・Ⅲ型アレルギーにかかわるIgG抗体の検査法も診断に有用である。
- **沈降反応(ゲル内二重拡散法)** ガラス上の寒天層に等間隔で小穴を開け,抗原と抗体を相接する小穴に入れ,浸透箱のなかで反応させ,形成された沈降線を観察する。
- **凝集反応** 可溶性抗原を赤血球またはラテックスに吸着させ,抗体を加えて凝集させる方法である。
- **補体結合反応** 赤血球に溶血素と補体を加えることで溶血が起こる。この反応の減弱率を指標として補体結合

を有する抗体の抗体価を測定する。
- **Coombs試験** 直接Coombs試験と間接Coombs試験があり，赤血球細胞膜に結合している抗体の存在を調べる試験である。直接Coombs試験は，患者の赤血球浮遊液に抗ヒトグロブリン血清（Coombs血清）を加え，赤血球凝集反応を観察する。間接Coombs試験は，患者血清とO型赤血球を反応させた後，Coombs血清を加え赤血球凝集反応を観察し，血清中の抗赤血球不完全抗体を検出する。

細胞性免疫検査法：前述したパッチテストや遅延型皮内テストのほか，リンパ球幼若化反応，リンパ球混合培養，マクロファージ・白血球遊走阻止試験などがある。

疾患別検査

気管支喘息

慢性のアレルギー性気道炎症による可逆的な気流制限と気道過敏性の亢進が気管支喘息の気道病態の特徴である。この特有の病態に基づく症状・検査所見により診断はなされる。

スパイロメトリー：健常な成人では，努力呼出時のFEV_1/FVC（1秒量/努力肺活量）比が70%以上となり，数値を下回ると気流制限があると考えられる。このような患者に対し，短時間作動性$β_2$アドレナリン受容体刺激薬の吸入後15〜20分後にFEV_1の改善率を求め12%以上改善を認める，あるいは絶対量として200 mL改善を認めれば，喘息の診断は確診的となる。

ピークフロー：ピークフロー（PEF）値は気道閉塞を示す容易で定量的かつ再現性のある指標であり，FEV_1とも相関を認める。PEFメータは患者自身が家庭で毎日モニタリングすることが可能であり，1〜2週間PEF値を記録することで，日内変動や日々の変動が20%以上あれば喘息の診断が可能である。

気道過敏性試験：気道過敏性の亢進とは，非特異的な刺激により気管支平滑筋が容易に収縮する状態で，気管支喘息患者に認める生理的特徴である。検査は，気管支平滑筋収縮作用を持つ薬物（ヒスタミンなど）の倍々希釈系列溶液を作製して，段階的に濃度を増加させて被験者に投与し気道反応を解析する。

喀痰検査：喘息患者では喀痰中の好酸球の増加例が多く特徴的であり，補助診断として有用である。また好酸球の増加に伴い，好酸球顆粒の一つである好酸球塩基性蛋白（eosinophil cationic protein：ECP）の増加は好酸球性気道炎症の程度を反映している。また，脱落した上皮細胞（Creola〈クレオラ〉小体），Curschmann〈クルシュマン〉らせん体，Charcot-Leyden〈シャルコー-ライデン〉結晶の存在は喘息診断の参考となる。

呼気中一酸化窒素濃度：喘息患者では健常者と比べ呼気中一酸化窒素が有意に上昇している。

血液検査：喘息患者の末梢血中の好酸球やECPなどの増加を認めることがあり，補助的診断として有用である。たとえば，好酸球顆粒の一つであるEG2の陽性率が，喘息患者においては呼吸機能の低下と逆相関する。また，エオタキシンといった好酸球に特異的な血液中のケモカインも喘息病勢の指標になることが考えられている。

アトピー性皮膚炎

アトピー素因を持つ患者において発症する慢性の搔痒感を伴った湿疹病変である。日常診療における診断は，日本皮膚科学会による診断基準が参考となる。

アレルギー性鼻炎

IgE抗体を介したⅠ型アレルギーにて発症する。わが国での有病率は通年性アレルギー性鼻炎で10%以上，季節性アレルギー性鼻炎では15%以上と報告されている。原因抗原としてハウスダスト・ダニや花粉によるものが多い。血液検査，鼻粘膜誘発検査のほか鼻汁検査が診断に有用である。

鼻汁検査：鼻汁を採取しスライドガラスに塗布し，Hansel染色を行い検鏡する。鼻汁好酸球が陽性ならアレルギー性鼻炎の可能性が高く，抗原検査へと進める。副鼻腔炎では鼻汁中の好中球と好酸球がともに増加することがあり，鼻汁好酸球陽性のみではアレルギー性鼻炎と確定診断はできない。

食物アレルギー

食物摂取により免疫学的機序を介して起こる生体に不利益な反応である。食物アレルギーは酵素不全による食物不耐症や毒性物質による反応などの非免疫学的反応と混同されることが多い。また，食物アレルギーは，特異的IgE抗体を介する反応と，IgE抗体を介さない細胞性免疫の介在する反応に分けられ，前者のほうが頻度は高い。食物アレルギーは1歳までの発症頻度が最も高く，牛乳・卵アレルギーは3歳までに大半の例で自然寛解するという報告がされている。抗原検査には，血液検査のほか，詳しい問診と食物日誌が重要である。過敏症状を呈する臓器と症状，原因と考えられる食品の種類と摂取量，再現性の有無，症状発現までの時間，運動などの他の条件による誘発の有無，症状が最後に出た時期などを詳しく問診する。

【茄原 順一・伊藤 亘・糸賀 正道】

参考文献

1) Kharitonov SA et al：Increased nitric oxide in exhaled air of asthmatic patients. Lancet 343：133-135, 1994
2) 伊藤亘ほか：アレルギー疾患の診断の進め方. 医学と薬学 55：15-21, 2006
3) Kuwasaki T et al：Whole-blood flow-cytometric analysis of eosinophil EG2 expression as a marker of the pathological conditions of asthma. Int Arch Allergy Immunol 117(Suppl 1)：77-80, 1998
4) 足立哲也ほか：気管支喘息の検査. 臨床病理 48：1125-1129, 2000
5) 日本皮膚科学会アトピー性皮膚炎治療ガイドライン作成委員会：アトピー性皮膚炎治療ガイドライン2009. 日本皮膚科学会雑誌 119：1515-1534, 2009

2 アレルギー性鼻炎

▶ **定義・概念** アレルギー性鼻炎の定義は，「鼻粘膜のⅠ型アレルギー疾患で，原則的には発作性反復性のくしゃみ，水性鼻漏，鼻閉を三主徴とする」[1]である。ただし，抗原抗体反応後に好酸球をはじめ種々の炎症細胞浸潤が反応局所にみられる。すなわち，アレルギー性の炎症が形成され，鼻閉，鼻漏などによる遅発相の形成，さらには鼻粘膜

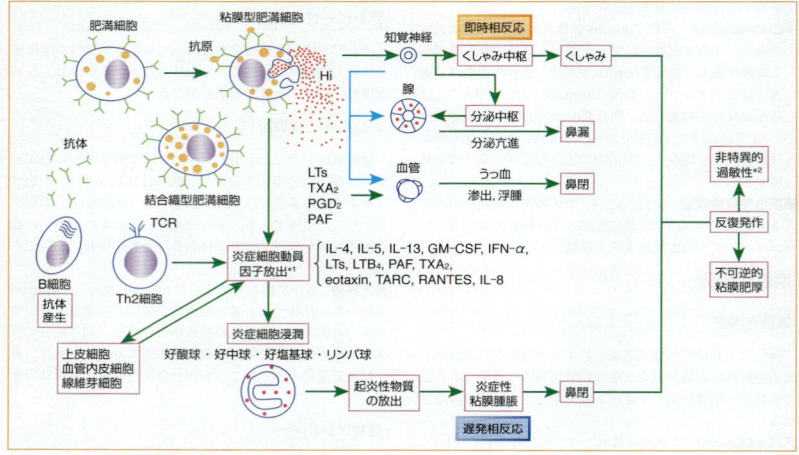

図 3-2-1　アレルギー性鼻炎の病態[1]
Hi：ヒスタミン，LTs：ロイコトリエン，TXA$_2$：トロンボキサン A$_2$，PGD$_2$：プロスタグランジン D$_2$，PAF：血小板活性化因子，IL：インターロイキン，GM-CSF：顆粒球マクロファージコロニー刺激因子，IFN-α：インターフェロンα，TARC：thymus and activation-regulated chemokine，RANTES：regulated upon activation normal T expressed, and presumably secreted，TCR：T 細胞受容体
*1：遊走因子については，なお一定の見解が得られていないので可能性のあるものを並べたにすぎない
*2：アレルギー反応の結果，起こると推定される

過敏性の誘導からアレルギー性鼻炎の重症化，遷延化に関与すると考えられている。

■ **疫学**　アレルギー性鼻炎は好発時期から通年性（perennial allergic rhinitis）と季節性（花粉症〈seasonal allergic rhinitis〉）に大別される。最近の全国疫学調査では，全国民のアレルギー性鼻炎の罹患率は 40％近くに達している[1]。わが国におけるアレルギー性鼻炎の特徴はスギ花粉症の占める割合が高く，かつ患者数の増加が目立つことである[2,3]。通年性アレルギー性鼻炎は微増，花粉症は漸増していると考えられている。

■ **病因・病態生理と分子メカニズム**　アレルギー性鼻炎で認められる，くしゃみ，水様性鼻漏，鼻閉などの過敏症状は知覚神経ならびに自律神経といった神経系と，鼻腺や鼻粘膜血管といった鼻粘膜の効果器の過剰反応を反映している[4]。これらの症状の発現機序をみると，抗原の侵入により，鼻粘膜表層で生じた抗原抗体反応の結果遊離された化学伝達物質のうち，特にヒスタミンは鼻の知覚神経である三叉神経を刺激する。刺激は中枢に伝えられ，くしゃみ発作を誘導するが，同時に副交感神経を中心とした反射路を介して，鼻腺や鼻粘膜血管といった効果器に伝えられ，鼻汁分泌や鼻閉の発現に関与する。一方，遊離された化学伝達物質は，鼻腺や鼻粘膜血管に直接に作用する。これらのうち鼻汁分泌に関しては神経反射を介しての経路が，鼻粘膜血管腫脹への影響はロイコトリエンを代表とする化学伝達物質の直接作用が大きなウエートを占めている。

一方，アレルギー性鼻炎患者の鼻粘膜には多数の好酸球やリンパ球浸潤が認められるが，たとえば，花粉飛散期に花粉症患者の花粉アレルゲンの鼻内投与を行い，その後の鼻腔洗浄液中の細胞を経時的に検討すると，抗原投与直後に一過性に好酸球の出現が認められるが，その後減少し，7～8 時間以降再度好酸球，好塩基球などの出現が認められるようになる。この出現は鼻閉を中心とした遅発相の発現と一致しており，かつこのときにみられる好酸球の多くは，EG2 陽性，低比重の活性型好酸球である。好酸球は，免疫グロブリンやサイトカインなど種々の刺激により脱顆粒するが，そのときに放出される主要塩基性蛋白（major basic protein：MBP），好酸球塩基性蛋白（eosinophil cationic protein：ECP），エリスロポエチン（EPO）といった顆粒蛋白は直接あるいは活性酸素を介して上皮細胞障害作用を持ち，また好酸球の産生する血小板活性化因子（PAF）やロイコトリエンといった炎症メディエーターは，血液循環障害，血管拡張，炎症細胞の動員に作用しうる（**図 3-2-1**）。

通年性アレルギー性鼻炎の原因抗原としては多くをダニが占める。一方，国内では花粉症を引き起こす花粉として 60 種類以上が知られている。大別すると樹木花粉と草本花粉になり，前者にはスギ，ヒノキ，シラカバなどが，後者にはカモガヤ，ヨモギがある。その他米国で主な花粉抗原とされるブタクサも少なくない。ただ，わが国の花粉症の特徴はスギ花粉による花粉症であり，症状の強さ，罹病期間から他の花粉症とは区別される。また，ヒノキ花粉は，従来よりスギ花粉と共通抗原を持つことが知られている。ヒノキ花粉抗原の主抗原である Cho-1 は分子量約 45 万 kDa の糖蛋白で 375 個のアミノ酸からなるが，スギ花粉の主抗原である Cry j I と 80％近い高い相同性を持つことが明らかにされている。ヒノキは関東以西に多く分布し，ヒ

表 3-2-1　花粉症の治療指針

重症度	初期療法	軽症	中等症		重症・最重症	
病型			くしゃみ・鼻漏型	鼻閉型または鼻閉を主とする充全型	くしゃみ・鼻漏型	鼻閉型または鼻閉を主とする充全型
治療	①第2世代抗ヒスタミン薬 ②遊離抑制薬 ③Th2サイトカイン阻害薬 ④抗 LTs 薬 ⑤抗 PGD$_2$薬, 抗 TXA$_2$薬 ●①,②,③,④,⑤のいずれか1つ	①第2世代抗ヒスタミン薬 ②鼻噴霧用ステロイド ●①と点鼻で治療を開始し, 必要に応じて②を追加	第2世代抗ヒスタミン薬 ＋ 鼻噴霧用ステロイド	抗 LTs 薬 ＋ 鼻噴霧用ステロイド ＋ 第2世代抗ヒスタミン薬	鼻噴霧用ステロイド ＋ 第2世代抗ヒスタミン薬	鼻噴霧用ステロイド ＋ 抗 LTs 薬 ＋ 第2世代抗ヒスタミン薬 ●必要に応じて点鼻用血管収縮薬を治療開始時の7〜10日間にかぎって用いる. 鼻閉が特に強い症例では経口ステロイド4〜7日間処方で治療開始することもある
			点眼用抗ヒスタミン薬または遊離抑制薬		点眼用抗ヒスタミン薬, 遊離抑制薬またはステロイド	
					鼻閉型で鼻腔形態異常を伴う症例では手術	
	特異的免疫療法					
	抗原除去・回避					

遊離抑制薬：化学伝達物質遊離抑制薬, 抗 LTs 薬：抗ロイコトリエン薬, 抗 PGD$_2$薬：抗プロスタグランジン D$_2$薬, 抗 TXA$_2$薬：抗トロンボキサン A$_2$薬

ノキ花粉飛散開始日は, スギ花粉飛散の開始に遅れるが, 飛散パターンは地域により大きく異なる. 植生面積をみると, 関東, 九州ではスギが広いが, 東海, 中国ではむしろヒノキの植生のほうが広い. 他の花粉症については, 最近の増減は必ずしも明らかではなく, 地域差が大きい.

● **臨床症状**　アレルギー性鼻炎にみられる三主徴は, 前述したようにくしゃみ発作, 水様性鼻漏, 鼻閉であるが, 特に大量の花粉に曝露される花粉症では, 眼症状, 口腔症状, 咽頭症状, 皮膚症状・発熱, 頭痛など, 全身症状の出現も多い. これらの症状は, 抗原そのものが標的臓器で障害を起こす以外に, 鼻症状による鼻呼吸障害の結果として誘導されるもの, さらに治療薬による副作用もあり, 鑑別は必ずしも容易ではない.

● **検査成績／診断**　問診, 鼻腔検査, 鼻汁好酸球検査から, 過敏性の有無, アレルギーの有無を判断する. 問診では症状とその程度以外に, 好発期, 合併症, 既往歴, 家族歴も重要である. 鼻粘膜は通年性アレルギー性鼻炎の典型例では浮腫状に腫脹して蒼白になり, かつ水性分泌液を認めるが, 花粉症ではむしろ粘膜の発赤を示す症例が多い. Hansel 染色にて容易に好酸球の浸潤の有無が認められる. アレルギーが強く疑われれば, 皮膚テスト (安価, 感度よい, 痛みあり, 結果は即時に判明する), あるいは血清特異的 IgE (免疫グロブリン E) 抗体定量 (高価, 敏感, 痛みが少ない, 結果を得るまで数日を要す) を行う. 誘発試験は抗原ディスクを用いて行うが, 国内ではスギ, ヨモギ以外には抗原ディスクの入手は困難である.

鼻のかゆみ, くしゃみ, 水様性鼻漏, 鼻閉といった鼻炎症状を持ち, 鼻汁好酸球検査, 皮膚テスト (または血清特異的 IgE 抗体陽性), 誘発テストのうち2検査が陽性ならばアレルギー性鼻炎と診断される. 成人では好酸球性副鼻腔炎でも鼻汁好酸球がみられ, また誘発テストの実施もかぎられることから, 症状, 時期, 皮膚テスト (血清特異的 IgE 検査) から判断されることが多い.

■ **治療と薬理メカニズム**　治療の第1原則は, 抗原の回避である. 寝具, カーペットの洗濯, 清掃の徹底によるダニの排除, 花粉飛散情報の活用, マスクや眼鏡による花粉曝露の軽減などが行われる. ただ, 症状の大きな改善につながるような回避は実際には容易ではない. また, 治療の柱の一つである抗原特異的免疫療法 (減感作療法) は, 効果の出現が期待される維持量まで3〜4カ月必要なこと, 皮下注射で行われており2年以上, 計50回以上の通院が必要なこと, まれではあるがアナフィラキシーなど重篤な副作用の発現の可能性があることなど, 問題点もあるが, 現在唯一, 花粉症の自然経過を改善可能な方法である. 患者負担, 副作用軽減を目的とした舌下免疫療法も検討されている.

薬物療法は, 最も広く普及している. 化学伝達物質 (ケミカルメディエーター) 受容体拮抗薬のうち, ヒスタミン H$_1$ 受容体拮抗薬は, 作用時間が早いことが特徴であるが, 特異性の向上から, 鎮静作用, 抗コリン作用といった従来の副作用は軽減され, かつ作用持続時間も長くなった第2世代抗ヒスタミン薬がよく使われている. ロイコトリエン受容体拮抗薬, トロンボキサン受容体拮抗薬もアレルギー性鼻炎治療薬として登場し, 特に鼻閉に対する高い有効性が認められている. 化学伝達物質遊離抑制薬は, 副作用が少なく, 鼻閉にも比較的効果がある反面, 効果発現までに時間がかかり, かつ効果もマイルドである. 局所ステロイドの治療における役割は大きく, 効果は強く, かつその発現が比較的早いこと, 副作用が少ないといった特徴がある. ある程度, 症状が強い場合には強く推奨される. 漢方薬は, 効果はマイルドであるが, 症例によっては高い有効性を示す.

実際の治療にあたっては, 患者の症状の強さ, 症状の内容, 特にくしゃみや鼻水が中心か (くしゃみ・鼻汁型), あるいは鼻閉が中心か (鼻閉型) を考慮して薬剤を選択する. 国内では「鼻アレルギー診療ガイドライン」に薬物療法についても指針が記載されている (表 3-2-1). ある程度の症状がみられる場合には単剤ではなく, いくつかの薬剤を併用した治療方針が推奨されている. いずれにせよ画一的な治療は避けなければならない.

一方，花粉症では花粉飛散時期がある程度予測できることから，例年症状が強い患者には，次年度の花粉症飛散期に初期療法をすすめておく。花粉曝露を反復して受けていると症状が強くなり，鼻粘膜の過敏性も亢進して薬物療法を開始しても改善に時間がかかる。症状が軽いときから治療を開始することで花粉飛散ピーク時も含めて症状をコントロールしやすく，生活の質（QOL）の改善にもつながることが示されている。そのほか，レーザーを用いた鼻粘膜焼灼や高周波電極を用いた鼻粘膜の変性療法，肥大した鼻粘膜切除術，鼻汁分泌神経である後鼻神経切断術などの手術療法がある。第一選択にはならないが，特に通年性アレルギー性鼻炎で保存的治療の効果が少ないときには有効な治療手段として期待される。

● **経過・予後**　アレルギー性鼻炎の自然改善は比較的少ない。特に小児で発症した場合には多くの小児が改善のないまま成人に移行している。ダニに対する感作は10歳代がピークで，有病率も加齢とともに減少する。一方，スギ花粉に対する感作率は20〜40歳代がピークとなるが，縦断的に経過をみると50歳代，60歳代の中高年者でもその年の花粉飛散量の影響を受け，簡単には低下せず，有病率は10年程度の経過では減少は明らかではない[3]。

【岡本 美孝】

参考文献

1) 鼻アレルギー診療ガイドライン作成委員会：鼻アレルギー診療ガイドライン—通年性鼻炎と花粉症 2009年版（改訂第6版），ライフ・サイエンス，2008
2) Okamoto Y et al：Present situation of cedar pollinosis in Japan and its immune responses. Alleg Int 58：155-162, 2009
3) Yonekura S et al：Effects of aging on the natural history of seasonal allergic rhinitis in middle-aged subjects in south chiba, Japan. Int Arch Allergy Immunol 157：73-80, 2011
4) 今野昭義：鼻過敏症 その病態と臨床．第97回日本耳鼻咽喉科学会宿題報告モノグラフ，p95-122, 1996

3　アナフィラキシーショック

● **定義・概念**　1902年にRichetとPortierによりアナフィラキシー（anaphylaxis）という概念が提唱された。彼らは，イソギンチャク（クラゲという説もある）の触手に含まれる致死量よりはるかに少ない量の毒素をイヌに注射し，数週後に同じ毒素を再注射して免疫をつくろうとしたが，毒素再注射後，イヌは嘔吐，出血性下痢などのショック症状を示し，死んでしまった。彼らは，この現象を防衛状態（-phylaxis）とは反対の（ana-）状態という意味で，アナフィラキシー（anaphylaxis）と命名した。アナフィラキシーは，原因となる物質に曝露されてから短時間で起こる急性の全身性過敏反応である。血圧低下が急激に起こり，意識障害などを呈し，生命の危機的状態にいたることもあり，この場合をアナフィラキシーショックと呼ぶ。

● **疫学**　2003年の厚生労働省人口動態統計によると，アレルギー疾患に関連した死亡者数は3,754人で，そのうち「スズメバチ，アシナガバチおよびミツバチとの接触」による死亡は24人（0.6％），「有害食物反応によるアナフィラキシーショック」による死亡は3人（0.1％）であった[1]。東京都内のサラリーマンを対象にした薬物アレルギー調査では，0.5％が重症型の既往を有していた[2]。

大人は子どもに比べてアナフィラキシーを起こしやすい。性別では男性と比べ女性のほうが特にアスピリンやラテックスなどに対する感受性が強い。感作経路に関しては，経粘膜投与のほうが経皮投与と比べより高頻度に感作が起こる。さらに，非経口的投与（注射）は反応の重症度や頻度を増大させる。アトピー素因を有する者は，食物や造影剤，ラテックスによるアナフィラキシーを起こす頻度が高まる。

● **病因・病態生理と分子メカニズム**　アナフィラキシーは，蛋白やハプテンなどの特定の起因物質により惹起される全身性のアレルギー反応であり，発症と同時に激烈にかつ重篤な症状が出現することがしばしば認められる。

IgE（免疫グロブリンE）抗体を介したI型アレルギー反応によって起こるが（狭義のアナフィラキシー），IgEを介さない反応もあり，これをアナフィラキシー様反応（anaphylactoid reaction）と区別して呼ぶが，臨床的には一括してアナフィラキシーということが多い。

IgEを介するアナフィラキシーでは，抗原に対して産生された特異的IgE抗体がマスト細胞や好塩基球に結合し，再度抗原が侵入するとIgE抗体が架橋され，これらの細胞からヒスタミン，ロイコトリエン，プロスタグランジンなど種々のメディエーターが遊離されることで発症する。

IgE抗体が関与しない系では，免疫複合体による補体系を介するものや，非ステロイド性抗炎症薬（NSAIDs）のように，アラキドン酸代謝において，プロスタグランジン産生系をブロックし，ロイコトリエンが過剰産生されることによるものなどがある。アナフィラキシー様反応と呼ばれるものは，造影剤，オピオイド，筋弛緩薬，バンコマイシンなどの薬剤が直接マスト細胞からヒスタミンを遊離させることで発症する（表3-3-1）[3]。一方，原因不明で繰り返しアナフィラキシーを起こすものに，運動誘発アナフィラキシーがある。

● **臨床症状**　アナフィラキシーの症状は，マスト細胞や好塩基球から遊離される前述した各種メディエーターにより，血管拡張，血管透過性の亢進，蕁麻疹，気道平滑筋の収縮，気道の浮腫と腺分泌亢進，腸管蠕動亢進，心機能抑制と伝導障害，白血球・血小板の活性化，凝固系の活性化などが引き起こされることによって起こる。アナフィラキシーショックは，基本的には血管拡張と血漿漏出による循環血流量減少性ショック（hypovolemic shock）である。

初期症状：口腔内異常感，口唇のしびれ，のどの狭窄感，嚥下困難感，四肢のしびれ，心悸亢進，悪心，めまい，胸部不快感，虚脱感，腹痛，尿意，便意などである。

自・他覚所見：くしゃみ，咳発作，皮膚紅潮，蕁麻疹，眼瞼や口唇の血管運動性浮腫，急激な血圧低下，上気道の浮腫，気道狭窄による呼吸困難，チアノーゼ，循環不全に伴う意識障害などがある（表3-3-2）。

● **検査成績**　一般的な血液検査でアナフィラキシーに特徴的な所見はなく，非急性期にアナフィラキシー診断に関する検査が行われる。IgE検査法として，血清中抗原特異的IgE抗体検査や皮膚テストが用いられる。皮膚テストでは皮内反応の感度が最も高いが，アナフィラキシーそのものを生じる危険性が高いので，救急体制を整えたうえでプリックテストから行ったほうが安全である。アナフィラキシーを発症した直後は不応期となり，即時型皮膚反応が陰

3 アレルギー性疾患

表 3-3-1 アナフィラキシーの発症機序による分類と主な原因抗原

IgEを介する	補体を介する	アスピリンによる誘発	アナフィラキシー様反応
【蛋白】 ● 食物(例：ピーナッツ、魚介類、卵、牛乳など) ● アレルゲン抽出物 ● 吸入アレルゲン(例：花粉、ネコのフケなど) ● 膜翅目の毒(例：ハチ刺傷) ● ワクチン ● 抗血清 ● ホルモン製剤、酵素製剤 【ハプテン】 ● 抗菌薬(例：ペニシリン)	IgA欠損症(免疫複合体) 透析用Cuprophane膜	アスピリン 非ステロイド性抗炎症薬	造影剤 オピオイド鎮痛薬 麻酔薬：クラーレ誘導体 バンコマイシン：red man症候群

(文献2を引用)

表 3-3-2 アナフィラキシーショックの症状一覧

	自覚症状	他覚症状
全身症状	熱感、不安感、無力感	冷汗
循環器症状	心悸亢進、胸内苦悶	血圧低下、脈拍微弱、脈拍頻数、チアノーゼ
呼吸器症状	鼻閉、喉頭狭窄感、胸部絞扼感	くしゃみ、咳発作、喘鳴、呼吸困難、チアノーゼ
消化器症状	悪心、腹痛、腹鳴、便意、尿意、口内異物感、異味感	嘔吐、下痢、糞便、尿失禁
粘膜・皮膚症状	皮膚搔痒感	皮膚蒼白、皮膚の一過性紅潮、蕁麻疹、眼瞼浮腫、口腔粘膜浮腫
神経症状	口唇部しびれ感、四肢末端のしびれ感、耳鳴、めまい、眼の前が暗くなる	痙攣、意識喪失

(文献2を引用)

性化することがあるため、2週間以上待ってから行うことが望ましい。

そのほか、ヒスタミン遊離試験や、最近では、好塩基球を試験管内で抗原と反応させてその活性化レベルを定量する、好塩基球活性化試験がある専門施設において実施可能になった。

IgE抗体の関与しない機序で起こるアナフィラキシー様反応の原因は、通常の臨床検査で証明することは困難である。

表 3-3-3 アナフィラキシーの鑑別診断

軽症	蕁麻疹、血管浮腫
重症	迷走神経反射による低血圧、急性心筋梗塞、心室性不整脈、インスリンによる低血糖発作、肺塞栓症、脳卒中、出血性ショック

(文献2を引用)

▶ **診断** アナフィラキシーは通常、急性かつ致死性の症候群であるため、ただちに前述した臨床症状を認識し、よく似た徴候や症状を除外することが重要である。また、正確な病歴聴取により確定診断するためにも大切である。

起因物質曝露後のアナフィラキシー発症までの時間やその後の経過は、その物質の濃度や患者の感受性により左右されるが、通常アナフィラキシー反応は起因物質の曝露後、数分以内に急激に出現し、10〜20分くらいで増悪してくることが多い。また経皮的・経口的投与の場合でも、症状の発現まで30分以上かかることはまれである。しかし、ラテックスによるアナフィラキシーはそのアレルゲンの経皮的吸収が遅いため、曝露後30分ぐらいで反応が起こることに注意しなければならない。

鑑別診断

アナフィラキシーの鑑別診断においては、閉塞性の呼吸障害、循環虚脱、急激な意識消失、ショックをきたす疾患をすべて考慮しなければならない。これらには、気管支喘息、肺血栓塞栓症、不整脈、心タンポナーデ、心筋梗塞、敗血症、脳血管疾患、低血糖発作、過換気症候群、ヒステリー、パニック障害などがあげられる。

迷走神経反射は、アナフィラキシー反応に最もよく似ている。これは、短時間に顔面蒼白、発汗、失神、低血圧による意識消失をきたすものである。アナフィラキシーと異なるところは、迷走神経反射は通常、徐脈を認める(アナフィラキシーでは頻脈となることが多い)。また、皮膚症状や上気道閉塞、気道攣縮などは迷走神経反射では認められない。

その他、C1エステラーゼインヒビター欠損症、血清病、全身マスト細胞腫、カルチノイド症候群などが鑑別対象となる(表3-3-3)。

■ **治療と薬理メカニズム** アナフィラキシーショックの治療は、急性期の治療とその予防に分けて考えなければならない。

急性期の治療[4]

アナフィラキシーショックは急激に発症し、かつ気道閉塞や循環虚脱を伴うため、迅速で積極的な治療が重要である。

● **バイタルサインのチェックと気道確保、酸素吸入** 気道狭窄と循環虚脱の程度をチェックし、まずは気道を確保する。喉頭浮腫による上気道狭窄が強いときは、細めの挿管チューブにて気管内挿管を行う。挿管不能の場合は輪状甲状切開により気道を確保する。気道確保後は高濃度の酸素吸入を開始する。

● **血管確保** 輸液や薬物を投与するために、気道確保と同時に血管確保を行う。

● **エピネフリン注射** エピネフリンはアナフィラキシーショックの治療薬で最も重要で、かつ早期に投与するこ

とが必要である。アナフィラキシーショックを疑えば，気道確保や血管確保と同時にエピネフリン 1,000 倍液（ボスミン®注）0.3〜0.5 mL を筋肉注射する（筋肉注射のほうが皮下注射より速く血中濃度が上昇する）。必要により，15〜20 分間隔で追加投与する。

エピネフリンで効果のない場合，特に β 遮断薬を使用している患者に対してはグルカゴンの投与が有効である。

- **心血管系虚脱の管理** 血管確保後は循環血液量を維持するため，乳酸リンゲル液を 500〜2,000 mL/時間で点滴静注する。もし早期に血圧が維持できない場合は，ボスミン®注 1 アンプルを生理食塩水 100 mL で希釈し，そのうち 10 mL を 5 分以上かけて点滴静注する。その後の血圧維持のため，ドパミン（2〜20 μg/kg/分）を点滴静注し，適切な血圧維持をはかる。
- **ステロイドの投与** アナフィラキシー反応がいったん治まっても，遅発相で症状が再出現したり，遷延化したりする可能性を考え，ヒドロコルチゾンを 100〜200 mg もしくはメチルプレドニゾロン 40 mg を 6〜8 時間間隔で点滴静注する。
- **気管支拡張薬の投与** 気道閉塞症状が認められる場合は，β_2 アドレナリン受容体刺激薬のネブライザーを行い，アミノフィリン（ネオフィリン注®）250 mg を 15 分くらいかけて点滴静注する。
- **抗ヒスタミン薬の投与** 抗ヒスタミン H_1 受容体拮抗薬の投与も有効であり，クロルフェニラミン（ポララミン注®）5 mg を静注する。
- **帰宅の判断** 軽症でも，最低 4〜5 時間は経過を観察する。遷延性反応出現の可能性があるため，症状が改善しても 24 時間は入院が必要である。
- **経過・予後** アナフィラキシーショックは，極期を前述した対症療法で乗り切れば予後は良好である。

アナフィラキシーショックは二度と繰り返さないように予防しなければならない。このためには，起因物質同定のための詳細な問診や，必要があれば前述した抗原特異的 IgE 抗体の測定や皮膚テストなどを行う。

起因物質が判明した場合は，それらを避けなければならない。薬物であれば，交差反応性のあるものも避ける必要がある。食物の場合は，食品表示，製造方法に注意し，原因食物の摂取を避ける。ラテックスの場合は，その使用を避けること，交差性を示す食品の除去（バナナ，アボカド，キウイ，クリ，ジャガイモ，トマトなど），医療機関で処置を受けるときには，ラテックスを含まない医療用品（手袋など）を使用してもらうことが必要である。

運動誘発性アナフィラキシーの場合は，運動制限や，症状が出現してきたらすぐに運動を中止すること，食後には運動しないこと（食物依存性運動誘発アナフィラキシーの場合），同伴者と一緒に運動するなどといったことが必要である。

免疫療法としては，ハチ毒によるアナフィラキシー患者に対して減感作療法が行われる。

また，患者には，起因物質名を記載したカードを常に携帯するように指導する。さらにエピネフリンの自己注射キット（エピペン®）を常に携帯して，患者みずから緊急時にエピネフリンを筋肉注射できるようにすることも重要である。

【東田 有智・岩永 賢司】

参考文献

1) アレルギー対策について（厚生労働省）: http://www.mhlw.go.jp/shingi/2007/01/dl/s0124-6g-03.pdf
2) 村中正治ほか: 薬物アレルギー, 臨床アレルギー学 改訂第 3 版, p410-423, 宮本昭正監修, 南江堂, 2007
3) Castells MC et al : Anaphylaxis. Allergy, 2nd edition, edited by Holgate ST et al, p163-173, Mosby, 2001
4) 医薬品医療機器総合機構: http://www.info.pmda.go.jp/juutoku/file/jfm0803003_ph.p

4 薬物アレルギー

■ **定義・概念** 薬物による有害反応（adverse drug reaction : ADR）のうち，体内に入った薬物またはその代謝産物を抗原とし，特異の抗体や感作リンパ球により引き起こされた反応を薬物アレルギー（drug allergy）という。薬理作用とはまったく別の機序で生じる。

実際には少量あるいは通常量の薬物で予測外の症状が生じた場合，発症機序がアレルギーを介さなくても薬物アレルギーと呼ばれがちである。しかし免疫学的機序の関与が不明の場合はより広義の薬物過敏症（drug hypersensitivity）と呼ぶのが適切である。広義の薬物過敏症のメカニズムとして次の 3 種類，すなわち薬物不耐性（intolerance）（ある特定の薬物の耐容閾値が低下し，少量の投与であっても薬理作用が強く現れる），特異体質反応（idiosyncrasy）（遺伝的に規定された代謝異常に基づく発症），アレルギー，が考えられるが，ここではアレルギーに関して概説する。

■ **疫学** 薬物アレルギーあるいは薬物有害反応（ADR）の頻度としては，米国メタ解析の結果として 1966〜1996 年までの 30 年間で病院入院患者 3,300 万人のうち，入院治療を必要とする ADR は 220 万人（172 万〜271 万）含まれていた。英国では毎年 350 万件の全身麻酔が行われ，175〜800 件のアナフィラキシー反応が麻酔処置に関連して出現したとされる。わが国の 5 事業所職員，合計 8,348 人へのアンケート調査では，薬物過敏反応の既往を 7.03%が持ち，ショックあるいは急性呼吸困難の既往保有者は 0.77%であった。日常診療のなかで軽視できない率である。

■ **病因・病態生理と分子メカニズム** 薬物の多くは低分子であのそのままでは抗原となるのではなく，蛋白と結合してハプテン（hapten）となって抗原性を獲得する。したがって，蛋白結合能とハプテンとしての感作能は重要な要因である。また脂溶性薬物は主として肝臓で代謝され，代謝経路にはシトクロム P450 などによる酸化還元反応と N-acetylation などの抱合反応がある。代謝速度も重要な要因であり，その例として，N-acetylation 能が遺伝的に低下している slow acetylator では，プロカインアミド，スルホンアミドの代謝が遅延し，それぞれ薬物起因性ループスや重症薬疹の発症リスクが高まる。一般に薬物アレルギーは小児と高齢者において少なく，また軽症である。アンピシリン疹は，EB（Epstein-Barr）ウイルス感染患者（伝染性単核球症を含む）にきわめて高率に発生する。また HIV（ヒト免疫不全ウイルス）感染者，Sjögren（シェーグレン）症候群患者では薬物アレルギーの頻度が高い。

薬物アレルギーの発症機序は Gell-Coombs 分類（Ⅰ〜

IV型)が用いられるが，さまざまな症状をI〜IV型に正確に分類することは，アナフィラキシーなどの典型例を除き難しい。

- **I型の例** I型(IgE依存性)反応で全身に急性症状を呈するのがアナフィラキシーである。X線造影剤についてはIgEが関与しないにもかかわらず直接の細胞刺激を通じてアナフィラキシーと同様の症状を示すことがあり，アナフィラクトイド様反応(anaphylactoid reaction)と呼ばれる。造影剤のほかにも，薬物のマスト細胞への直接作用(デキストランなど)，免疫複合体による補体系活性化(γグロブリンなど)，アラキドン酸代謝の阻害(非ステロイド性抗炎症薬〈NSAIDs〉など)も含まれる。
- **II型の例** ペニシリンによる溶血性貧血があり，赤血球膜と強く結合したペニシリンに対して抗体が産生され，直接Coombsは陽性化し，赤血球は脾臓において貪食され，血管外溶血を生じる。
- **III型の例** キニジンによる溶血性貧血では，免疫複合体が赤血球上に結合し，補体系が活性化され血管内溶血が起きる。
- **IV型の例** 代表例として接触皮膚炎がある。

▶ **臨床症状・検査成績** 薬物アレルギーを含む薬物過敏症の症状と好発薬物を表3-4-1に示す。全身症状を呈する場合と特定の臓器症状を呈する場合に大別される。

全身症状:「アナフィラキシーショック」については19章3-3参照。Stevens-Johnson(スティーヴンス-ジョンソン)症候群(SJS)は多形紅斑型薬疹などが進展した重症型であり，病変は眼，口腔，外陰部などの皮膚粘膜移行部にも好発するのが特徴的で，高熱を伴う。中毒性表皮壊死症(toxic epidermal necrolysis：TEN)はさらに重篤で，表皮剥離，内臓病変を呈し急速に進行するが，病態はSJSと連続性を持つと考えられている。薬剤性過敏症症候群(drug-induced hypersensitivity syndrome：DIHS)は抗痙攣薬などを比較的長期投与する間に，ヒトヘルペスウイルス6(human herpes virus-6：HHV-6)などのウイルス再活性化を生じ，重症の皮疹や好酸球増加のみならず異型リンパ球，リンパ節腫大，肝障害も併発する。

単一臓器症状: 率としては皮膚に生じることが多く，薬疹は過敏症状の80％以上を占める。斑状丘疹性発疹(麻疹様発疹)は最も多い薬疹である。固定疹型は薬物投与時に同一部位に紅斑が生じ，休薬で色素沈着が残る。

薬物起因性血液障害の大多数は特異抗体や感作リンパ球を認めず，非アレルギー性であるが，溶血性貧血，ヘパリン起因性血小板減少症など免疫機序の関与するものも一部に認められる。肝臓，腎臓，呼吸器，心筋などの臓器にも異常が生じる。

▶ **診断** 薬物アレルギーの診断のために最も重要な情報は，丁寧な問診に基づく正確な病歴である。薬物投与開始後，いかなる時間経過で症状が出現したか，投与中止後に改善したか，もし再投与されていたとすれば再度症状が出現したかを聴取する。

多くの薬物アレルギーの症状は原因薬物の除去により早期に消退傾向を示す。薬物熱では中止後72時間以内に解熱する。しかし，症状が消失した後もその準備状態は長く残っており，再投与にて症状が容易に再燃する。再投与での症状再燃はきわめて短時間に，また常用量以下の投与で

表3-4-1　薬物有害反応(ADR)に伴う臓器障害と主な原因薬物

全身症状
- アナフィラキシー反応：抗生物質，蛋白製剤，エチレンオキサイド
- アナフィラキシー様反応：造影剤，NSAIDs，筋弛緩薬，麻薬，ポリミキシンB，デキストラン，γグロブリン，パクリタキセル，バンコマイシン，シプロフロキサシン
- Stevens-Johnson症候群(SJS)/中毒性表皮壊死症(TEN)：スルホンアミド，β-ラクタム系抗生物質，フェニトイン，カルバマゼピン
- 薬剤性過敏症症候群(DIHS)：抗痙攣薬，スルホンアミド，アロプリノール，ダプソン
- 血清病様反応：蛋白製剤，抗生物質，アロプリノール，サイアザイド，ピラゾロン，フェニトイン，プロピルチオウラシル(PTU)
- 薬物熱：パラアミノサリチル酸(PAS)，ブレオマイシン，アムホテリシンB，スルホンアミド，β-ラクタム系抗生物質，メチルドパ，クロルプロマジン，キニジン，抗痙攣薬
- ループス様症状：プロカインアミド，ヒドララジン，ヒダントイン系薬物，イソニアジド，パラアミノサリチル酸

皮膚
- 蕁麻疹/血管浮腫：アナフィラキシー反応の原因薬物，ACE阻害薬
- 蕁麻疹以外の搔痒症：金製剤，スルホンアミド
- 麻疹様発疹：ペニシリン，スルホンアミド，バルビツール，抗結核薬，抗痙攣薬，キニジン
- 固定疹：フェノールフタレイン，解熱鎮痛薬，バルビツール，β-ラクタム系抗生物質，スルホンアミド，テトラサイクリン
- 光線過敏症：フェナチアジン，スルホンアミド，グリセオフルビン，テトラサイクリン
- 接触皮膚炎：局所麻酔薬，ネオマイシン，パラベンエステル，エチレンジアミン，抗ヒスタミン薬，水銀製剤

肝臓
- 胆汁うっ滞：マクロライド系抗生物質，フェノチアジン，血糖降下薬，イミプラミン，ニトロフラントイン
- 肝細胞障害：ハロセン，イソニアジド，メチルドパ，キニジン，ニトロフラントイン，フェニトイン，スルホニル尿素薬
- 肉芽腫：キニジン，アロプリノール，メチルドパ，スルホンアミド

腎臓
- ネフローゼ症候群(膜性糸球体腎炎)：金製剤，カプトプリル，NSAIDs，D-ペニシラミン，プロベネシド，抗痙攣薬
- 急性間質性腎炎：β-ラクタム系抗生物質(特にメチシリン)，リファンピシン，NSAIDs，スルホンアミド，カプトプリル，アロプリノール

呼吸器
- 鼻炎：レセルピン，ヒドララジン，α遮断薬，抗コリンエステラーゼ薬，ヨウ素，レボドパ，トリエタノールアミン
- 喘息：蛋白製剤の吸入，β-ラクタム系抗生物質，亜硫酸塩，NSAIDs，β遮断薬
- 咳：ACE阻害薬
- 薬剤性肺好酸球増加症(PIE)：ニトロフラントイン，メトトレキサート，NSAIDs，スルホンアミド，テトラサイクリン，イソニアジド
- 慢性肺繊維症：ニトロフラントイン，抗悪性腫瘍薬

血液
- 好酸球増加：金製剤，アロプリノール，アセチルサリチル酸，アンピシリン，三環系抗うつ薬，カプレオマイシン，カルバマゼピン，ジギタリス，フェニトイン
- 血小板減少：キニジン，スルホンアミド，金製剤，ヘパリン
- 溶血性貧血
  - ハプテン型：ペニシリン，シスプラチン
  - 三位一体型：スルホンアミド，キニジン，クロルプロマジン，パラアミノサリチル酸
  - 自己抗体産生型：メチルドパ，ペニシリン
- 顆粒球減少：スルファサラジン，プロカインアミド，ペニシリン，フェナチアジン

神経
- 痙攣：テオフィリン，ビンクリスチン，リチウム，三環系抗うつ薬
- 脳血管障害：経口避妊薬
- 難聴：アミノグリコシド，フロセミド，アスピリン，ブレオマイシン
- 視神経炎：エタンブトール，イソニアジド，パラアミノサリチル酸

NSAIDs：非ステロイド性抗炎症薬，ACE：アンジオテンシン変換酵素

(文献4を引用)

も起こりうる。

I型反応の検査としては即時型皮膚反応(皮内反応,皮膚プリックテスト,スクラッチテスト)が用いられる。いずれのテストでも対照を合わせ,15～20分後に判定する。皮膚プリックテストでは膨疹径4 mm以上あるいは発赤径15 mm以上を陽性,皮内反応では膨疹径9 mm以上あるいは発赤径20 mm以上を陽性とする。なお皮内反応は皮膚プリックテストの100～1,000倍高感度であるが,テスト自体でアナフィラキシーが誘発されるリスクがある。IV型反応で用いられるパッチテストは接触皮膚炎に特に有用であり,陽性の場合に診断価値は高い。

リンパ球刺激試験は,薬物によるリンパ球幼若化を調べる試験管内検査法であり,さまざまな薬物に適用可能であるが,偽陽性や偽陰性が多いので,病歴と照合して参考情報とするにとどめる。薬物アレルギーの最も確実な診断法は薬物の少量再負荷試験であるが,危険が伴うので,重症薬疹(SJS, TEN, DIHS)には禁忌である。

■ 治療と薬理メカニズム　即時型反応の治療については19章3-3「アナフィラキシーショック」参照。非即時型反応の多くは軽症であり,原因薬物の投与中止とともにその症状は自然消退する。薬疹に対しては,抗ヒスタミン薬などの対症療法を行うが,中等症以上では経口ステロイドを用い,長期にわたらないように短期投与を心掛ける。SJSやTENなどの重症薬疹は重症熱傷に準じた全身管理と中～高用量のステロイド治療を行う。

● 経過・予後　臨床経過は症状の重症度に影響される。症状が軽度であれば原因薬物中止のみで改善し後遺症は残らないが,重症だと生命の危険がありうるとともに,症状が遷延して後遺症が残ることがある。粘膜病変を伴う重症薬疹において,全身症状が改善した後に角膜混濁や強膜変性の結果として視力低下が残遺することがあり,生活の質(QOL)への影響が大きい。

【山口 正雄】

参考文献
1) deShazo RD et al : Allergic reactions to drugs and biologic agents. JAMA 278 : 1895-1906, 1997
2) Faich GA : Adverse-drug-reaction monitoring. N Engl J Med 314 : 1589-1592, 1986
3) Rawlins MD et al : Mechanisms of adverse drug reactions. Textbook of Adverse Drug Reactions, edited by Davies DM, p 18, Oxford University Press, 1991
4) 村中正治ほか:薬物アレルギー,臨床アレルギー学 改訂第3版,宮本昭正監修,p410-423,南江堂,2007
5) 山口正雄:薬物アレルギー,内科学 第9版,杉本恒明ほか編,p1133-1136,朝倉書店,2007

5 食物アレルギー

■ 定義・概念　2011年に発刊された『食物アレルギー診療ガイドライン2012』[1]において「食物アレルギーとは,食物によって引き起こされる抗原特異的な免疫学的機序を介して生体にとって不利益な症状が惹起される現象」という定義が採用された。

■ 疫学
即時型食物アレルギーの有病率:食物アレルギーは0～1歳に多く,加齢に伴い漸減する。これは加齢に伴い耐性化することを意味している。わが国の乳児期有病率は5～10%,学童期有病率が1～2%と推定されている。

原因食品:即時型食物アレルギーの原因食品は鶏卵,乳製品,小麦,甲殻類,果物類,そば,魚類,ピーナッツが上位に位置している。年齢群別に原因食品をみると,3歳までは鶏卵,乳製品,小麦が3大アレルゲンであるが,その後は加齢とともに甲殻類,そば,ピーナッツ,魚類,果物類が増える。

■ 病因・病態生理と分子メカニズム　食物アレルギーの多くは免疫グロブリンE(immunoglobulin E : IgE)が関与する(IgE依存型食物アレルギー)。一部の患者でIgE以外の免疫学的機序によって発症する(非IgE依存型食物アレルギー)。食物アレルギーの症状発現には,どちらか一方だけではなく両方の反応が関与していることもある(混合型食物アレルギー)。

食物はヒトにとって栄養源としてなくてはならない物質である。食物は消化管での消化によって低分子化されることで抗原性も減弱するが,消化機能が成熟した成人でも,生体内へ消化・吸収された後も抗原性をある程度は残している。経口的に摂取された食物は異物(非自己)であり,抗原性を残しているならば,免疫学的には排除されるべきであるが,実際には排除されない。つまり,健常者においては,異物である食物抗原に対してアレルギー反応を生じさせないようにする機序の存在が示唆される。

この機序として,①食物が消化管で消化・吸収される過程での物理化学的バリアーと,②消化管から吸収される食物の抗原性を低下させる免疫学的バリアーがある。前者には,ペプシンなど消化酵素による低分子化や胃酸による変性などがある。後者には,分泌型IgAによる食物抗原の吸収やIgEとの結合の阻害や,消化管から体内へ浸入した食物抗原に対してアレルギー反応を起こさないようにする経口免疫寛容が考えられる[2]。

免疫寛容の機序には,①T細胞が不応状態になるanergyあるいは消滅するclonal deletionと,②免疫応答を抑制するT細胞の出現が提唱されている。これらの寛容には抗原量が重要であり,anergyやclonal deletionは抗原が高容量の場合に起きやすいためhigh-dose tolerance,一方,免疫反応抑制能力を持ったT細胞が誘導される場合は低容量の抗原で惹起されやすいことからlow-dose toleranceと呼ばれる。抑制機能を持った制御性T細胞(regulatory T細胞 : Treg細胞)として,CD4$^+$CD25$^+$Foxp3$^+$T細胞,CD4陽性(CD4$^+$)でトランスフォーミング増殖因子β(TGF-β)を産生するTh3細胞,CD4$^+$でIL-10を産生するTr1細胞,CD8$^+$の抑制性T細胞,$\gamma\delta$陽性T細胞など,多くの種類のT細胞が報告されている。

食物アレルギーが主に乳児期に発症するのは,乳幼児期は物理化学的バリアーや免疫学的バリアーが未発達であることが関係していると推察される。食物アレルギー患者では経口抗原に対して本来成立すべき経口免疫寛容が成立しない,あるいはいったん成立後に破綻をきたしたと考えられる。しかし,食物アレルギー患者において,なぜ経口免疫寛容が成立しないのか,そしてどの抑制性T細胞が働かないかなど不明な点が多い。

■ 臨床症状・検査成績／診断　食物アレルギーの症状は皮膚,粘膜,呼吸器,消化器,神経,循環器,全身と多臓

表 3-5-1　食物アレルギーの臨床症状

臓器	症状
皮膚	紅斑，蕁麻疹，血管性浮腫，掻痒，灼熱感，湿疹
粘膜	眼症状：結膜充血・浮腫，掻痒感，流涙，眼瞼浮腫 鼻症状：鼻汁，鼻閉，くしゃみ 口腔症状：口腔・口唇・舌の違和感・腫脹
呼吸器	咽喉頭違和感・掻痒感・絞扼感，嗄声，嚥下困難，咳嗽，喘鳴，陥没呼吸，胸部圧迫感，呼吸困難，チアノーゼ
消化器	悪心・嘔吐，腹痛，下痢，血便
神経	頭痛，活気の低下，不穏，意識障害
循環器	血圧低下，頻脈，徐脈，不整脈，四肢冷感，蒼白（末梢循環不全）
全身性	アナフィラキシーおよびアナフィラキシーショック

（文献1を引用）

器に及び，かつ多彩である（表 3-5-1）。

アナフィラキシー：食物アレルギーの症状のなかで，体内へ侵入した食物抗原がマスト細胞や好塩基球上の特異的IgE と結合し広範囲のマスト細胞と好塩基球に急激に活性化し，放出された種々の化学伝達物質（ヒスタミン，ロイコトリエンなど）とサイトカインによって複数臓器に重篤なアレルギー症状が惹起され，生命に危険を与えうる過敏反応をアナフィラキシーと呼ぶ。紅斑と膨疹（蕁麻疹）も全身性となる。最重症例では，気管支攣縮や喉頭浮腫による低酸素血症，血圧低下，意識障害を伴いショック状態となる。

食物によるアナフィラキシーは IgE 抗体が関与する即時型反応であり，典型例では摂取数分以内に起こるが，30分以上経って症状を呈する場合もある。アナフィラキシーの原因食品として，卵，牛乳，甲殻類，そば，ピーナッツが多い。

食物依存性運動誘発アナフィラキシー（food-dependent exercise-induced anaphylaxis：FDEIAn）：ある特定の食物摂取後の運動（食後2時間以内の運動の場合が大部分）によってアナフィラキシーが誘発されるが，食物摂取あるいは運動だけでは症状の発現はない。アスピリンなどの非ステロイド性抗炎症薬（NSAIDs）は増強因子の一つである。発症機序は IgE 依存的であるが，明確でない場合もある。運動は食物抗原の体内への吸収を高めるとされている。原因食物は小麦，甲殻類が大部分を占める。

口腔アレルギー症候群（oral allergy syndrome：OAS）：病態は口腔粘膜における接触蕁麻疹であり，IgE 抗体が関与している。口腔，口唇，咽喉頭部の掻痒感・ひりひり感・発赤・腫脹などを引き起こす。まれに喉頭絞扼感，全身の蕁麻疹，アナフィラキシーショックを呈することもあるが，これは口腔粘膜から吸収された食物抗原が全身へ広がるためとされている。幼児・学童・成人にみられ，果物や野菜が原因となることが多い。本症には花粉症を合併することが多く，花粉症を合併した OAS は pollen-food allergy syndrome（PFS）と呼ばれる。

新生児・乳児消化管アレルギー：複数の病型が含まれるが，共通の特徴として IgE 抗体は陰性であり，アレルゲン特異的リンパ球刺激試験が陽性である症例が多いことから，細胞免疫の反応亢進が主要な機序と推測される。嘔吐，血便，下痢，腹部膨満感がよくみられる所見である。そのほか，ショック，脱水，不活発，アシドーシス，メトヘモグロビン血症，発熱，CRP（C 反応性蛋白）陽性などがみられることもある。原因食品は牛乳が最も多いが，大豆乳，米なども原因となる。母乳や乳清加水分解乳による栄養中に発症した例もある。牛乳による場合の治療は高度加水分解乳あるいはアミノ酸調製乳が推奨される。予後は比較的良好であり，牛乳による本疾患では，患者の約70％は1歳までに，約90％が2歳までに耐性を獲得する。

▶ 診断

問診

問診のポイントは，症状を起こす食品の種類と摂取量，摂取後症状発現までの時間，再現性の確認，症状を起こす他の条件（運動，薬剤など）の有無，最終の症状出現時期などを明らかにすることである。食物日誌は問診の際に有用である。

負荷試験

- **皮膚テスト**　食物アレルギーの原因を診断するための皮膚検査としては，皮膚プリックテスト（skin prick test：SPT）が推奨される。皮内テストは偽陽性を起こしやすく，アナフィラキシー反応は SPT よりも起こしやすいので行わない。ただし，明らかな誘発歴があり，血中抗体特異的 IgE 抗体が高値であれば，SPT でも全身症状を誘発する危険があるため行う必要はない。また，口腔アレルギー症候群の原因となる野菜や果物はアレルゲン性が不安定なので，新鮮なものを用いた prick-to-prick test（食物を穿刺した針で直接皮膚を穿刺する）が有用である。

- **血中抗原特異的 IgE 抗体**　特異的 IgE 抗体価が陽性であることは，その抗原による感作成立を意味するが，必ずしも症状惹起を意味しない。しかし，一部の抗原（卵白，卵白オボムコイド，牛乳，ピーナッツ，小麦 ω5-グリアジン）では，特異的 IgE 抗体価と食物負荷試験即時型反応の陽性率との関連を示す probability curve を描くことができ，食物経口負荷試験を行わなくても食物アレルギーと診断できる特異的 IgE 抗体価が提唱されている。しかし，報告によってその値が異なるのであくまで参考値とすべきである。

- **好塩基球ヒスタミン遊離試験**　アレルゲンに反応した末梢血好塩基球が遊離するヒスタミン量を測定する検査法で，特異的 IgE 抗体の生体内での反応をよく反映する in vitro の検査といえる。

- **食物除去試験**　原因と推定された食物を食事内容から約1～2週間完全に除去し，症状が改善するか観察する。母乳といいう混合栄養児においては，原因と推定された食物を母親も除去する。

- **食物経口負荷試験**　食物アレルギー原因食品の同定診断として最も信頼性の高い検査法である。しかし，患者にとってアナフィラキシーのようなリスクを伴う検査なので，安全性の確保が必須である[3]。

▶ 治療と薬理メカニズム

食物アレルギーの治療には，原因食物によって惹起されたアナフィラキシーなど過敏症状を改善させる治療と，過敏症状が惹起されないように予防することを目的とした治療とがある。

原因食物によって惹起された過敏症状を改善させる治療

- **医療機関での治療（図 3-5-1）**　局所の蕁麻疹であれば，ヒスタミン H₁受容体拮抗薬（抗ヒスタミン薬）の内服で十分である。アナフィラキシーであれば，第一選択はアドレナリン（1：1,000）である。アドレナリンは拡張した

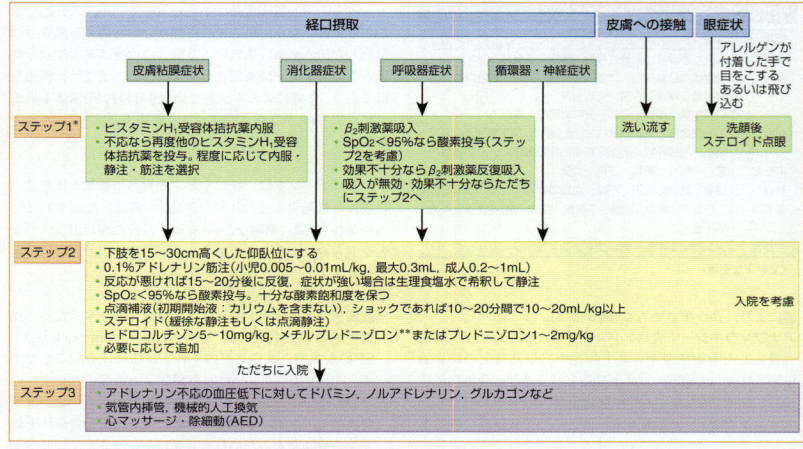

図 3-5-1　医療機関での食物アレルギーの過敏症状に対する治療
*　：ステップ1の治療後に非即時型反応が危惧されるときには経口ステロイド（1～2 mg/kg）を投与する
**：ソルメドロール®40には乳糖が含まれることに注意する
SpO₂：経皮的動脈血酸素飽和度，AED：自動体外式除細動器
（文献1を改変）

末梢血管を収縮させ，浮腫を軽減する。大腿の前外側面への筋注は吸収が早いので注射部位としてすすめられている。10～20分ごとに反復できる。アナフィラキシーによる致死的予後は発症後できるだけ迅速（約30分以内）にアドレナリン注射を行ったか否かが重要である。ヒスタミンH₁受容体拮抗薬の筋注または静注の併用もよい。呼吸困難（経皮的動脈血酸素飽和度〈SpO₂〉＜95%）を伴えば酸素吸入を行う。喉頭浮腫に対してはアドレナリンとステロイドの吸入とステロイドの静注を行う。気管支狭窄に対しては$β_2$刺激薬吸入を行う。アナフィラキシーショックであれば下肢を15～30 cm高くした仰臥位（ショック体位）をとらせる。

二相性反応がみられることがあるので，アナフィラキシーの患者に対して外来治療で回復しても，少なくとも4時間は観察することが望ましい。

●**医療機関以外での対応**　アナフィラキシーの既往がある患者には，過敏症状出現時の救急医薬品（ヒスタミンH₁受容体拮抗薬，経口ステロイド〈プレドニゾロン〉，自己注射用アドレナリン〈エピペン®〉）を携帯させる。

過敏症状が惹起されないように予防することを目的とした治療

食物アレルギーによる過敏症状の予防法として原因食品の除去が最も確実な方法であるが，患者ならびにその保護者に種々の負担をかける治療法でもある。食事療法の基本として，原因食品除去による安全確保だけではなく，栄養障害を起こさないことと食生活のQOL（生活の質）確保も重要である。そのためには原因食品の必要最小限の除去とする配慮が必要である。

食物アレルギーの抗原特異的経口免疫療法

経口的に投与された抗原に対しては寛容が誘導されやすいことが知られており，食物アレルギーに対しても経口的な抗原特異的免疫療法が試みられはじめている。原因食品の除去は消極的治療法であるのに対して，この免疫療法は食物アレルギーの寛解が期待される積極的治療法といえる。経口免疫療法の有効性はほぼ認知されているが，その安全性や耐性の持続性に関しては課題が残されている。

【宇理須 厚雄】

参考文献
1) 日本小児アレルギー学会，食物アレルギー委員会，宇理須厚雄ほか監修：食物アレルギー診療ガイドライン2012, 協和企画, 2011
2) Burks AW et al : Oral tolerance, food allergy, and immunotherapy : implications for future treatment. J Allergy Clin Immunol 121:1344-1350, 2008
3) 日本小児アレルギー学会，宇理須厚雄ほか監修：食物アレルギー経口負荷試験ガイドライン2009, 協和企画, 2009

6　職業性アレルギー疾患

●**定義・概念**　「職業に関連して特定の物質に曝露され，これが抗原となって免疫アレルギー的機序により惹起される気道，皮膚，消化器などに出現するアレルギー反応」と定義される。人間活動によりつくり出された代表的疾患である。

職業性喘息

●**定義・概念**　職業性喘息（occupational asthma）の従来の定義は，「職業性抗原に対するアレルギー反応が気道に出現し，喘息を発症した場合」である。特徴は，①原因物質

表 3-6-1 職業性喘息の分類

	アレルギー性職業性喘息 (immunologic occupational asthma)	刺激性物質惹起職業性喘息 (irritant-induced occupational asthma)	既存の喘息の職業環境による悪化 (aggravation of preexisting or coincident asthma)
発症	以前に症状がなく、就業により発症	刺激性物質大量吸入後 24 時間以内に発症	就業前から、または就業中に発症
仕事との関係	就労日に悪化、休業日に改善	同一物質への再曝露の事実は必要ない。症状は吸入後最低 12 週持続する	仕事中に症状悪化
特徴	職業性に吸入している物質に対する感作により発症する。原因物質そのものを職場で吸入する	曝露以前に喘息はなく、大量の刺激性物質吸入により、急性に発症する	すでに罹病している喘息が、職場の埃や刺激物、タバコ煙、冷たい空気などの吸入により悪化する
特異的 IgE の検出	原因物質に陽性を示す	特になし	職場の物質に対して特になし
症状のコントロール	通常の喘息の治療	通常の喘息の治療	通常の喘息治療を最大限に行う
曝露回避	原因物質への曝露を避ける	高レベルの刺激物への再度の曝露を避け、個人的防御策や仕事場の変更	高レベルの刺激物への曝露を避け、個人的防御策や仕事場の変更。特にタバコやアレルゲンの曝露を避ける
同じ仕事に就けるか	原則として就けない	就けるが、医学的に緊密な経過観察	就けるが、医学的に緊密な経過観察
仕事に従事できない代償	代償の請求を行う	代償の請求を行う	特に決まっていない
その他	禁煙	禁煙	禁煙

IgE：免疫グロブリン E

が一定の職業、作業に限定される、②職場集積性がある、③症状の発現、消退と作業との関連性が強い、④原因物質の曝露開始から症状の発現までに一定の感作期間がある、⑤労働衛生などで規定される、許容濃度以下の曝露量で発症しうる、⑥アトピー素因を持つ人に発症しやすい、⑦症状は呼吸器だけでなく、皮膚や消化器にもしばしば合併したかたちで出現することなどである[1]。

最近、刺激性の強い化学物質などへの曝露により、非アレルギー学的機序により発症する喘息が認識され、米国胸部疾患学会では、アレルギーの枠にとらわれず、広く職業関連喘息として、表 3-6-1 のような新分類を提唱した。①従来の免疫グロブリン E（IgE）が関与するアレルギー性職業性喘息（immunologic occupational asthma）。②職場で刺激性の物質を一度に多量に吸入したため、感作期間がなく発症した刺激性物質惹起職業性喘息（irritant-induced occupational asthma）。9.11 同時多発テロの際崩壊したワールドトレードセンターで救助活動した消防士などに発症した喘息。③すでに他の要因により発症している喘息が、職場環境で吸入されるガスや冷気や塵などで、悪化する場合（aggravation of preexisting or coincident asthma）。前二者と異なり、薬物治療、職場の環境改善によりいまの仕事が続けられることなどから、純粋な職業性喘息と区別している[2]。

疫学
成人喘息に占める職業関連喘息の割合は、欧米での一般集団を対象とした研究では、約 15% とされる[2]。わが国でも成人喘息の 2〜16% が職業性と推定される。抗原の特定ができず、通常の喘息として治療をされている場合もあり、頻度はより高いと思われる。職業集団での頻度は、わが国ではカキのむき身業、養蚕業、コンニャク製粉業、シイタケ栽培業で、29%、9%、5%、5% であり、欧米では、クリーニング業、ズワイガニ加工業、花屋、家禽飼育業で、25%、16%、14%、11% であり、かなり高い[1,2]。工場から抗原が飛散し工場周辺の住民に発症する環境性喘息もあるので、周囲の環境について十分に問診する。

病因・病態生理と分子メカニズム
多様な抗原があり、産業の発達とともに常に新しい物質が加わり複雑化している。原因物質は、大きく植物性抗原、動物性抗原、無機物、薬物などにまとめられる（表 3-6-2）。現在、無機物・薬物などの低分子量抗原の増加が問題となってきている。化学物質の場合には、抗原性以外に刺激性としても働き、刺激性が病態を複雑にしている。高分子量抗原では、アレルギー性炎症で好酸球性炎症が主体である。化学物質などの低分子量抗原で刺激性の強い場合は、気管支壁の線維化や粘膜下層のフィブリンを含んだ出血性滲出液が主体で、病理学的に異なる[3]。

遺伝：遺伝因子の関与例は、ラット尿蛋白に対し、HLA（ヒト白血球抗原）-DR7 は感作と発症に促進的に、HLA-DR3 は感作に対し防御的に働く。酸化ストレスを中和する酵素グルタチオン S-トランスフェラーゼの場合、Val/Val は、イソシアネート曝露に対し気道過敏性亢進を抑制する[4]。薬物代謝酵素 N-アセチルトランスフェラーゼのアセチル化活性の弱い人は、トリレンジイソシアネート（TDI）による喘息を発症しやすい。

臨床症状・検査成績／診断
診断への第一歩は疑うことであり、問診が最も重要である。患者も、職業が原因と思わないので、診療側は職場で使われる主な感作物質について知識が必要となる。就業中に症状があれば明白だが、帰宅後に症状の出る場合は見逃される。職業性喘息の診断にアンケートを使用する方法は、感度は高いが、特異度は低い[2]。ピークフローの毎日の測定はきわめて有効である。1 日に 4 回測定し症状と使用薬剤を記録すれば、わずか 4 週間の測定で感度は 81.8%、特異度は 93.8% である。長い休みの期間に症状が軽快することも重要なポイントとなる。

疑われた物質があれば、皮膚反応、放射性アレルゲン吸着試験（RAST）などで特異的 IgE の検出を試みる。有機高分子抗原は、特異的 IgE が陽性となり特定しやすい。無機物や化学物質では特異的 IgE が陽性となりにくく診断は難しい。確定診断は、原因物質の吸入誘発試験であるが、専門医療機関での検査が必要となる。原因抗原が推定できなければ環境誘発試験を行う。

表 3-6-2 職業性喘息を惹起する原因抗原

	抗原物質	職業
植物抗原		
穀粉など	そば粉	そば屋、そば製麺販売
	コンニャク粉	コンニャク製粉業者
	小麦粉、そば粉、米ぬか	製パン・製菓業者、製麺業者、精米業者
	コーヒー、ココア	これらの豆を扱う業者
	家畜飼料粉塵(アルファルファ、サフラワなど)	畜産飼料業者
木材粉塵	米マツ、ヒノキ、米スギ、ラワン、リョウブ、クワ	大工、米スギ製材業者、ラワン製材業者、リョウブ木工業者
	シラカバ	割り箸製造業者
花粉	イチゴ、ピーマン、ブドウ	ハウス内栽培者
	カモガヤ	牧畜業
	トウモロコシ	酪農家
	リンゴ	人工授粉をする人
胞子・その他	シイタケ、ナメコ	ハウス内栽培者
	茶の新芽や新葉の産毛	茶摘従業員
	こうじ	みそ・醤油製造業者
	タバコ葉	タバコ工場従業員
	ヒカゲノカズラ	歯科技工士、劇団員・オペラ歌手(汗止めに使用)、鋳造工場従業員
動物抗原		
昆虫	熟蚕尿	養蚕農家
	セリシン	蚕まゆ商人、絹物業者
	蜂体成分	養蜂家
哺乳・鳥類	マウス、ラット、モルモット	研究者
	ひよこ羽毛	ヒヨコ孵化業者
	羊毛	繊維業者
	獣毛(ヒツジ、ネコ、ヤギなど)	毛筆製造業者
その他	ホヤ	カキの打ち子、真珠養殖業者
	アオウミトサカ	イセエビ漁師
	アワビ、夜光貝	貝殻細工職人
無機物・薬物		
薬の粉	ジアスターゼ、チラーヂン、イソニアジド、ペニシリン、パンクレアチン	薬剤師、製薬業
化学物質・金属	ニッケル、コバルト、クロム	メッキ工・超合金製材業者、セメント工場従業員
	エチレンジアミン	プラスチック産業従業員
	パラフェニレンジアミン、オレンジ7、ローダミン	染料業者
	ホルマリン	ゴム靴製造業者
	無水フタル酸	エポキシ樹脂業者
	イソシアネート	ウレタンフォーム業者、塗装業者
その他	ラテックス(手袋など)	医療従事者、印刷業者
	パーマ液	美容師
	酵素洗剤	クリーニング業者
	膠	家具製造業者
	テトリル(火薬)	花火工場従業員

■ 治療と薬理メカニズム

抗原, 原因物質からの回避：原因物質からの回避が最も重要である。また, 各分類に応じて治療が提唱されている(**表3-6-1**)。コンニャクやホヤ喘息のように, アレルギー性職業性喘息の場合, 環境対策により発症はゼロにできる。回避が不可能な場合は, 曝露濃度を可能なかぎり少なくすべく経営者側も従業員側も努力する。ただ, 労働者をいきなり離職させると, 経済的社会的に悪い結果に追い込むので十分な配慮が必要である[2]。

薬物療法：通常の喘息の治療と同じ。

減感作療法：IgEを介する動物や植物などの高分子量抗原では, きわめて有効である。カビや化学物質抗原では無効である。

● **経過・予後**　発症時期は就職1〜2年以内が多いが, 抗原により異なる。実験動物喘息は多くは2年以内に発症するが, 小麦粉喘息では長い感作期間が必要である。予後も抗原により異なるが, 発症後抗原回避しても約70%の患者において症状と気道過敏性はかなり持続する。たとえ気道過敏性が正常化しても再曝露により症状は再燃しやすい。

西洋スギ製材業者の場合, そのまま仕事を続けると症状も肺機能低下も持続した。離職者の半分は離職後も症状が続き, その患者の特徴は, 発症後の就業期間が長い, 高齢者, 肺機能の低下, 気道過敏性の亢進であった。イソシアネートでも, 離職後数年症状が続いた[5]。一般に正常化する決定因子は, 曝露の期間, 有症状期間, 診断時の重症度, 肺機能, 気道過敏性, 診断後のフォローの期間であった[2]。

● **予防**　職場では, 有害物質に対し量−反応関係に基づく許容濃度が設定されているが, アレルギー性職業性疾患

者は，この許容濃度よりはるかに少ない曝露量で感作される．アトピー素因のある人は発症しやすいので，就業前にIgE値を測定し，該当者は粉塵などの多い職場を避けて配置するのも一法である．低濃度曝露で症状が出にくい場合，抗原曝露が長期間続き，重症化する可能性がある．また，一つ職業性アレルギー性疾患が見つかった職場では，他のアレルギー疾患も同時に発症している可能性が高い．

職業性鼻アレルギー

植物・動物・無機物・化学物質など多岐にわたる．環境・産業の変化により，新しい物質が抗原となってきた．職業性喘息発症の危険因子であり，他のアレルギー性疾患の合併も多くみられる．

職業性皮膚アレルギー

抗原は多彩であり，各職業における発症頻度も物質や曝露条件により異なる．種々の皮膚疾患が発症するが，アレルギー性皮膚炎，光アレルギー性皮膚炎，接触蕁麻疹，接触皮膚炎症候群，全身接触型皮膚炎などが代表となる．職場での使用物質を詳細に問診をすることが重要である．

職業性過敏性肺炎

農夫肺など職業の病名がつけられているように職業と密接に関係する．抗原は真菌や茸の胞子，動物の体成分など有機塵埃が多いが，無機物も原因となりうる（詳細については17章3-8「過敏性肺炎」参照）．

【土橋 邦生】

参考文献
1) 土橋邦生：職業性喘息．新しい診断と治療のABC 2 呼吸器2 喘息．泉孝英編，p200-206, 最新医学社，2001
2) Mapp CE et al：Occupational asthma. Am J Respir Crit Care Med 172:280-305, 2005
3) Wenzel S：Asthma: defining of the persistent adult phenotypes. Lancet 368:804-813, 2006
4) Mapp CE et al：Glutathione S-transferase GSTP1 is a susceptibility gene for occupational asthma induced by isocyanates. J Allergy Clin Immunol 109:867-872, 2002
5) Reed CE：The natural history of asthma. J Allergy Clin Immunol 118:543-548, 2006

7 運動誘発アナフィラキシー

▶**定義・概念** 運動誘発アナフィラキシー（exercise-induced anaphylaxis：EIAn）は，「運動に関連して，全身の蕁麻疹，血管浮腫，閉塞性呼吸困難，腹部症状，血圧低下，意識消失などのアナフィラキシー様症状を起こす症候群」と定義されている[1]．

EIAnが，物理的アレルギー（physical allergy）の一型として認識されるようになったのは，約30年前からである．物理アレルギー（表3-7-1）の一つである寒冷蕁麻疹のなかに，アナフィラキシー症状を起こす劇症型があることは古くから知られていた．一方で，運動の後に生じるアナフィラキシー反応は，Mathewsらにより1970年にはじめて報告された．当初この現象は，運動時の体温上昇に誘発されたコリン作動性蕁麻疹と考えられていた．Shefferらは，それとは皮膚症状が異なり，たとえばシャワーなどによる

表 3-7-1 物理アレルギー

1) 全身性皮膚描記症
2) コリン作動性蕁麻疹
3) 運動誘発アナフィラキシー（EIAn）
4) 家族性寒冷蕁麻疹
5) 本態性（後天性）寒冷蕁麻疹
6) 局所性温熱蕁麻疹
7) Aquagenic 蕁麻疹
8) 遅発性圧迫性蕁麻疹
9) 光線蕁麻疹
10) 振動誘発血管浮腫

表 3-7-2 コリン性蕁麻疹と運動誘発アナフィラキシー（EIAn）

	コリン作動性	EIAn
頻度	蕁麻疹の5～7%	まれ
誘因	体温の上昇	運動（＋食事）
発現までの時間	20～30分	5～30分
症状の持続時間	20～90分	1～3時間
局所症状	点状丘疹，膨疹	蕁麻疹，血管浮腫
全身症状	アナフィラキシー症状	アナフィラキシー症状
特徴	コリン作動性 血中ヒスタミン上昇	肥満細胞活性化 血中ヒスタミン上昇
診断	運動や温浴により体温を0.7～1℃上げる	運動負荷
予防	体温上昇を避ける 冷却	運動を控える （特に食後数時間）
治療	抗ヒスタミン薬 アドレナリン 副腎皮質ステロイド	抗ヒスタミン薬 アドレナリン 副腎皮質ステロイド

体温の上昇とは関係なく発症する患者の存在を指摘し，これを別の疾患として位置づけた．現在では，EIAnとコリン作動性蕁麻疹とは，表3-7-2に示すように，病因・病態のうえで区別されている[1]．

EIAnのなかで，症状の出現に，食物の摂取が関係する場合が少なからずあり，こうした病型をKiddらは食物依存性運動誘発アナフィラキシー（food-dependent EIAn：FDEIAn）と名づけた[2]．FDEIAnでは，特定の食物を摂取することが誘因となる場合と，特定の食物が明らかでなく，食事摂取そのものが誘因となる場合がある．この疾患は，食物アレルギーの観点からみれば，一つの合併型，極型と考えることができる．本症例は比較的まれな疾患ではあるが，近年その疾患概念が普及するにつれて報告例も増えている．わが国でも，これまでに200例近い症例報告がある[3]．

▶**疫学** 前述したように，これまでわが国でも200例近い症例報告がある．実際には，以上の症例が潜在していると考えられる．

▶**病因・病態生理と分子メカニズム** EIAn患者に運動負荷試験を行うと，血中にヒスタミンの上昇が認められる．負荷前後で皮膚の組織を調べると，肥満細胞の脱顆粒が生じており，EIAnの発症は，皮膚の肥満細胞からケミカルメディエーターが遊離されて循環血中に流出することに起因すると考えられている．運動単独によりアナフィラキシーを誘発する機序として，以下のような可能性が想定されている．

表3-7-3 (FD)EIAnの誘因となる要因

高温度, 低温度, 高湿度, 食物摂取, 薬剤服用(アスピリンなど), 生理, 温シャワー, 感冒罹患, 精神的ストレス, 疲労, 睡眠不足, など

表3-7-4 運動誘発アナフィラキシー(EIAn)の臨床症状

症状	頻度(%)
1) 点状発赤	92
2) 蕁麻疹	83
3) 血管浮腫	78
4) 皮膚潮紅	75
5) 低血圧・動悸	67
6) 呼吸器症状	59
7) 発汗	43
8) 意識障害	32
9) 頭痛	30
10) 消化器症状	30

(文献1を改変)

表3-7-5 (FD)EIAn自験例26例の臨床背景

1) 発症年齢	22.1±9.4歳
2) 性比	男性13 女性13
3) 発作回数	4.2±2.9回
4) 食事との関連	あり23, なし3
5) アトピー素因	
本人	あり8, なし18
家族	あり13, なし13
6) 他の物理アレルギーの既往・合併*	あり9, なし17

*: コリン性蕁麻疹, 寒冷蕁麻疹など

1 運動が肥満細胞の脱顆粒を引き起こし, ケミカルメディエーター遊離される.

2 運動により, 自律神経系を介して血管拡張や血管透過性の亢進を引き起こし, その結果, 皮膚と血管系のメディエーターに対する感受性が高まる.

一方, 食事によりアナフィラキシーが誘発される機序としては, 以下の可能性が想定されている.

1 運動により, 食物中の抗原物質の吸収が促進され, 体内に広く分布するようになる.

2 運動により, 特異的IgE(免疫グロブリンE)抗体と食物抗原との抗原抗体反応による肥満細胞の脱顆粒が, さらに刺激されて促進される.

しかし, いずれの説も, 詳細なメカニズムは証明されておらず, 仮説の域を出ない.

一方, アレルゲンの特異性の観点からみると, 一般的な食物アレルギーの主要抗原が卵白, 牛乳, 大豆であるのに対して, FDEIAnでは, 後述するように甲殻類と小麦であることが多い. 小麦の場合, FDEIAnを起こす主要抗原は ω5-グリアジン(gliadin)と高分子グルテニンであることが明らかにされている. 食物が消化酵素により分解され吸収される過程で, ペプチド蛋白の抗原性が保たれる食物は, 運動によりすみやかに体内に吸収されてアナフィラキシー反応を起こすが, 逆に消化酵素による修飾で抗原性が減弱するような食物は, FDEIAnの原因抗原とはなりにくい. 消化酵素による抗原性の修飾の差が, 食物アレルギーの原因抗原とFDEIAnの原因抗原との乖離を起こしていると

表3-7-6 推定原因食物と頻度

小麦製品	9例(35%)
甲殻・軟体類	6例(23%)
米	2例(7.8%)
ブドウ	2例(7.7%)
ソバ	1例(3.8%)
鶏卵	1例(3.8%)
不明	5例(19%)

表3-7-7 症状を誘発した運動の内容と回数

球技	21
ランニング	11
歩行	10
自転車	1
ダンス	1
スキー	1
水泳	1

考えられる. ただし, ω5-グリアジンは, 小麦抗原による通常の即時型の食物アレルギーも引き起こす.

運動によってなにが肥満細胞を刺激するのか, その実態はあまり明らかでない. 現在のところ, アナフィラキシー反応を引き起こす機序の詳細は不明である. 同じ食物を摂り, 同じ運動をしても常にアナフィラキシー反応が誘発されるとはかぎらず, 発症には他の要因も関係する. Wadeらの調査でも, 特に温度や湿度などの環境要因が深く関係していることがわかる[1]. 発作を起こしやすくする他の誘因として, 感冒罹患, ストレス, 女性では生理の前後, 睡眠不足, 非ステロイド性抗炎症薬の服用などがあげられる(表3-7-3). さらに, 食べ物と薬剤など, 複数の因子が作用して激しい病態を引き起こすこともある.

● 臨床症状・検査成績　EIAnは, 表3-7-4に示すような多彩なアナフィラキシー症状を呈する[3]. 点状発赤, 蕁麻疹, 血管浮腫, 皮膚潮紅などの皮膚症状は必発で, 以下, 気道狭窄感, 喘鳴, 咳などの呼吸器症状, 発汗, 意識障害, 頭痛, 腹痛・下痢などの消化器症状なども出現することがある. 80%近くの症例では, 運動をはじめて30分以内に皮膚のかゆみが出現し, 急速に進展する. 引き続いて他の症状も出現してくる. 運動を中止し, 休息をとることで2～3時間後には症状が軽減・消失することが多いが, 血管浮腫と頭痛は翌日まで残ることがある.

EIAnの誘因は表3-7-3に示すように多岐にわたるが, わが国の症例の特徴は, 食物依存性の症例, すなわちFDEIAnが欧米と比べて多いことである. 以下に, わが国症例の特徴について, 自験例をもとにして述べる[4]. 表3-7-5, 表3-7-6にEIAn自験例26例(うちFDEIAnは23症例)の臨床背景を示す. 90%近くが食物依存性である. EIAnとFDEIAnとに臨床背景や症状に特別な差はないので, 一括して述べる.

発症年齢には, 10歳代と30～40歳代に二峰性のピークがある. 半数近くの症例で, なんらかのアレルギー素因が見出される(表3-7-5). 症状としては, 蕁麻疹を中心とする皮膚症状は必発であり, 早期から出現することが多い. 前駆症状として腹痛や下痢を訴える例もある. 循環系の虚脱(collapse)により脳血流が減少し, 意識を消失する

ことも比較的よく認められる。呼吸困難は喘息の合併の有無にかかわらずみられることがある。ただ、これほどの激しいアナフィラキシーでも可逆性で、回復に向かうと経過は良好であり、後遺症を残さないのが本疾患の特徴の一つである。

自験例も含め、わが国におけるFDEIAnは二群に大別できる[5]。一つは20歳までの若年発症例であり、アレルギーの既往・合併が多く、IgE値も高値を示す。誘因食物としては、エビ、カニ、アワビなどの甲殻類・魚介類が多い(**表3-7-6**)。他の群は30代以上の中高年発症例で、アトピー素因は弱く、IgE値も正常範囲であることが多い。誘因となる食物は小麦の頻度が高い。誘因となった運動は、ほとんどが球技などの激しい運動であるが、徒歩などの軽い運動でも生じることがある(**表3-7-7**)。運動の強さと症状の強さには相関はない。これまで、(FD)EIAn自体の症状により死亡した例はきわめて少なく、外国、わが国でそれぞれ1例のみである[3]。

■**診断** 食事や運動に関連して蕁麻疹が出現したら、本症を疑う。注意深い問診を行い、推定抗原に対してアレルギー検査を行う。穀物抗原では、皮膚テストが陽性でもIgE抗体検査では陰性になることも多い。その場合には、病歴との関連が明らかであるかどうかによって原因抗原の可能性を決定する。診断確定のためには、トレッドミルを用いた運動負荷試験を行い、症状の出現や血中ヒスタミンの上昇を確認する。必要に応じて、疑わしい食べ物を摂取して運動を負荷する。本法による陽性率は自験例でも約50%である[4,5]。検査に伴い、ごくまれにアナフィラキシーを誘発することがあるので、十分準備を整えたうえで実施することが必要である。

■**治療と薬理メカニズム**

アナフィラキシー発症時の治療：アナフィラキシー症状が出現したら、通常のショックの治療を行う。気道の確保や酸素吸入、アドレナリンの筋肉内注射、血管確保と輸液、昇圧薬の静脈内投与、副腎皮質ステロイドや抗ヒスタミン薬の静脈内投与をすみやかに実施する。急性期を乗り切れば、通常全身状態はすみやかに回復する。逆に回復が遅い場合には、薬剤性ショックなどの他の原因によるアナフィラキシー反応を疑う。

発症の予防：肥満細胞からのヒスタミンの遊離が病態の根幹をなすので、この過程を起こさないようにすることが重要である。治療内容の選択は、発症頻度と程度により決定される。FDEIAnの場合、基本的には疑わしい食物を、誘因となる条件(感冒罹患時、疲労時など)がみられるときには摂取しないようにする。さらに、たとえ調子のよいときでも、原因と疑われる食物や薬物を摂取したときには食後2時間以内は運動を控える。数カ月に1度くらいの割合で生じる場合には、蕁麻疹が出現したら運動を中止し、安静にする。それで軽快しない場合には、すみやかに抗ヒスタミン薬や副腎皮質ステロイドを内服する。初期の段階でこれらの薬剤を服用することで、症状を軽減させてアナフィラキシーショックへの発展を回避できることが多い。一方、毎月にわたり激しい症状が起きる場合には、食後2時間は安静を保つことに加えて、抗ヒスタミン薬や抗アレルギー薬(化学伝達物質遊離抑制薬)を一定期間連日服用することが必要となる。誘因の回避・除去と薬剤治療を組み合わせることで、多くの症例では激しいアナフィラキシーを予防することが可能である。

■**経過・予後** 本症では、アナフィラキシー反応を起こしても、治療への反応性は良好である。通常のアナフィラキシーに対する治療により呼吸循環動態はすみやかに回復し、ほとんどの例で後遺症を残さない。死亡例の報告はこれまで内外で1例ずつしかない。病因が不明なので、根本的治療は難しいが、一生にわたって本症を起こす患者はむしろ少なく、数年経つと自然に発症しなくなる事例もしばしば経験される。一方で、本症により、道路上や駅、レストラン、プールなど、予測できない場所で、一見健康そうにみえた人に突然ショック症状が発現する可能性がある。横断歩道や駅のホームなどで発症することにより二次災害に遭う可能性も考えられる。本症に対する知識が普及することによって、そのような場合にも適切な対応がなされるようになることが望まれる。

【土肥 眞】

■**参考文献**

1) Wade JP et al：Exercise-induced anaphylaxis (EIA)：Epidemiologic observations. Progress in clinical and biological research, edited by Tauber Al et al, p175-182, 1989
2) Kidd JM III et al：Food-dependent exercise-induced anaphylaxis. J Allergy Clin Immunol 71：407-411, 1983
3) 相原雄幸：食物依存性運動誘発アナフィラキシー. アレルギー 56：451-456, 2007
4) Dohi M et al：Food-dependent, exercise-induced anaphylaxis：A study on 11 Japanese cases. J Allergy Clin Immunol 87：34-40, 1991
5) 須甲松信：食物依存性運動誘発アナフィラキシー. 日本内科学会雑誌 93：2144-2148, 2004

8 過敏性肺炎

■**定義・概念** 過敏性肺炎(hypersensitivity pneumonitis：HP)とは、①有機性粉塵(時に無機性)を繰り返し吸入することにより、②アレルギー機序を介して発症する、③びまん性の肉芽腫性間質性肺炎、である。

■**疫学** わが国の過敏性肺炎の約70%は夏型過敏性肺炎であり、高温多湿の夏に好発する。患者の住居は古く築十数年を経た木造で、台所、浴室などの通風・日あたりが悪く湿気の多い環境にあり、原因抗原となるカビの一種 *Trichosporon asahii*, *Trichosporon mucoides* が繁殖しやすい状態にある。最近は高密度高断熱のマンションでの発症も少なくない。患者は自宅に1日中いることの多い主婦が大部分を占める。また喫煙者に有意に発病者が少ないことも興味深い事実であり、喫煙による肺胞マクロファージのクリアランス機能亢進によると考えられている。

他の過敏性肺炎で重要なものとしては、農夫肺、鳥飼病(最近は羽毛布団など飼育していなくても発症しうることから鳥関連過敏性肺炎と呼ぶことが多い)、加湿器肺、職業性でかつ無機物によるものとしてイソシアネート肺などがある(**表3-8-1**)。原因となる物質がきわめて多彩であるため、各種の職業性肺疾患として、また環境性肺疾患として重要な位置を占めている。

■**病因・病態生理と分子メカニズム** 過敏性肺炎の原因物質は数十種あるが、多くは真菌類、細菌、さらに鳥などの異種蛋白である。過敏性肺炎の発症メカニズムとして

表 3-8-1 わが国の主な過敏性肺炎とその原因抗原

病名	原因抗原
夏型過敏性肺炎（summer-type HP）	カビ（*Trichosporon*）
農夫肺（farmer's lung）	干し草のカビ（*Thermoactinomyces vulgaris*）
鳥飼病（bird fancier's lung）	インコ，ハト，ニワトリのフン
空調肺（air conditioner disease）	*Thermoactinomyces vulgaris* など
加湿器肺（humidifier lung）	*Thermoactinomyces vulgaris* など
その他：職業性が多い	
イソシアネート肺	ポリウレタンフォーム，鋳物，断熱材，合成ゴム，梱包材などで使われる化学物質
サトウキビ肺	*Thermoactinomyces vulgaris* など
キノコ栽培者肺	キノコ栽培用の堆肥
チーズ製造者肺	カビの生えたチーズ

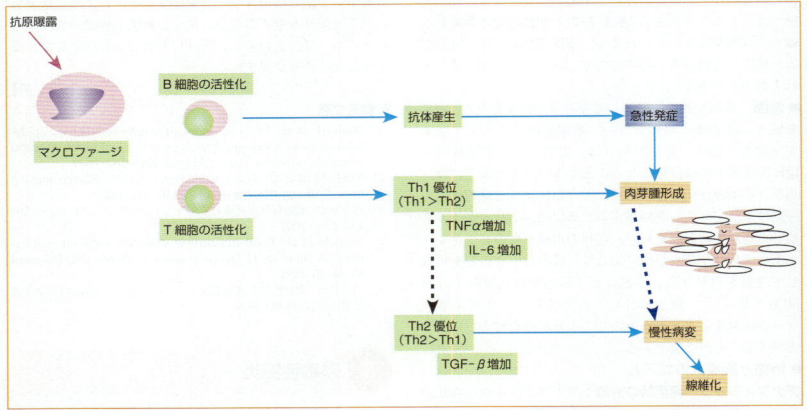

図 3-8-1　過敏性肺炎の発症メカニズム
TNFα：腫瘍壊死因子α，IL-6：インターロイキン6，TGF-β：トランスフォーミング増殖因子β

は，

1. Gell-Coombs分類のⅢ型反応が関与していると考えられている．その主な根拠としては，原因抗原に対する特異的沈降抗体が血清中，BALF（気管支肺胞洗浄液）中に検出されること，抗原曝露から6～12時間後に補体の活性化と肺病局所での好中球の著明な増加がみられることがあげられる．

2. Gell-Coombs分類のⅣ型反応が関与していると考えられている．その主な根拠としては，肺病理学的所見でリンパ球や組織球からなる肉芽腫性病変がみられ，BALF中に多数のT細胞が存在すること，抗原に対するリンパ球増殖反応が陽性であること．感作T細胞，肥満細胞が重要な働きをしており，またインターロイキン1（IL-1），腫瘍壊死因子α（TNFα）などのサイトカインの複雑なネットワークが重要であることと推定されている（図3-8-1）．

また，同一の環境下でも特定の宿主にのみ発症することから免疫反応性の遺伝的素因が疑われているが，特定の遺伝子変異についての確定的な知見はない．

▶臨床症状

主な臨床経過から，急性型，亜急性型，慢性型に分けられる．急性型では，発熱，咳，呼吸困難が主要な症状である．夏型過敏性肺炎では夏場（6～7月に発症のピークがある）に症状があるか否かが重要である．また，鳥飼病（鳥関連過敏性肺炎）や加湿器肺，農夫肺などそれぞれの抗原曝露時期との関連に注意する．亜急性型，慢性型では必ずしも以上のことが明確でなく，むしろ無症状から咳と労作時息切れのみのことも多い．全身倦怠感や体重減少などもある．身体所見では，両肺野の捻髪音（fine crackles）が聴取される．

以下に述べる臨床検査所見は急性型で典型的にみられ，亜急性型，慢性型では非典型的かみられないこともあるので注意する．慢性型は急性発症反復型と潜在性進行型の2つに分けられ，前者は急性/亜急性型を繰り返す型で比較的診断されやすいが，後者は他の慢性経過を示す間質性肺炎との鑑別が困難であることが多い．

▶検査成績

画像診断：

- 胸部X線　両側肺野のびまん性陰影（図3-8-2）（小粒状影ないしスリガラス様陰影）を認める．時に正常のときもある．胸膜面や横隔膜が明瞭にみえるのが特徴であ

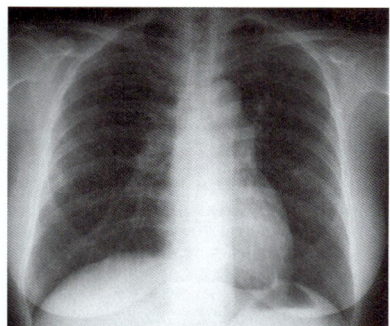

図 3-8-2 過敏性肺炎の胸部 X 線像
両側肺野のびまん性陰影

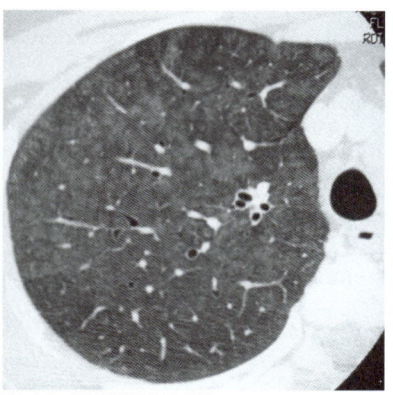

図 3-8-3 過敏性肺炎の胸部 CT 像
小粒状影

る。胸水は通常みられない。肺門・縦隔のリンパ節腫大も認めない。

- **胸部 CT** 全肺野に微小粒状影やスリガラス様陰影を認める。高分解能 CT（HRCT）では，小葉中心性の淡い肺野濃度の上昇や小粒状影（図 3-8-3）をみる。慢性化するにつれ，これらの特徴的所見が乏しくなり，線状影や蜂窩肺（honeycomb lung）をみるようになって，特発性間質性肺炎との鑑別が困難となる。

血液生化学検査：急性期には白血球増加，CRP（C 反応性蛋白）高値，ESR（赤血球沈降速度）亢進を示し，LDH（乳酸脱水素酵素）上昇や RF（リウマトイド因子）陽性もみられる。シアル化糖鎖抗原 KL-6 などの間質性肺炎マーカーも上昇する。以上の所見は特異性に乏しい。

呼吸機能検査：動脈血ガス分析で高二酸化炭素血症を伴わない低酸素血症，また呼吸機能検査で肺活量と肺拡散能の低下をみる。時に閉塞性所見を呈することもある。

気管支鏡検査：BALF（気管支肺胞洗浄液（bronchoalveolar lavage fluid））中のリンパ球の数，%の著明な増加（しばしば 80％以上）をみることが多い。ただし，抗原曝露後数時間では好中球が著増する。リンパ球はほとんど CD3 陽性（CD3$^+$）の T 細胞であり，夏型過敏性肺炎では CD4$^+$/CD8$^+$ が 1 以下を示す。この所見はサルコイドーシスとの鑑別点の一つにあげられている。ただしわが国の農夫肺や鳥関連過敏性肺炎では，これが 1 を超えていることが多い。経気管支肺生検（transbronchial lung biopsy：TBLB）で肺胞隔炎，肉芽腫性病変（比較的小型の肉芽腫が多い），および肺胞内の器質化物（Masson 体）を認める。

環境誘発試験：曝露数時間で発熱，咳，呼吸困難などの出現と検査異常が認められる。

血清学的検査：血清中，BALF 中に抗原特異的沈降抗体，間接免疫蛍光抗体法や固相酵素結合免疫測定法（ELISA）により特異的 IgG（免疫グロブリン G），IgA 抗体が検出されるが，慢性型ではこれら特異的抗体を証明しえない例も多い。

抗原吸入誘発試験：診断困難な場合に行われる。ただし，特に真菌抗原において重篤な呼吸器，全身症状が起こることがあるので注意する。

● **診断** 臨床症状と胸部の画像所見から本症を疑い，注意深く抗原曝露の可能性を問診する。疑いがあれば必ず実際に自宅や職場を訪ねて環境調査をすることが肝要である。次いで気管支鏡検査の気管支肺胞洗浄（BAL），TBLB で典型的な所見が得られれば，かなり可能性が高い。原因と思われる抗原物質に対する特異的免疫反応，特に血清中の沈降抗体が証明されれば診断してよい。夏型では帰宅試験が環境誘発試験としてしばしば有用である。

画像上の鑑別診断としては，急性型では同様の症状や胸部の画像所見を呈しうる感染症（マイコプラズマ肺炎，オーム病などのクラミジア肺炎，ウイルス肺炎，粟粒結核症など）を鑑別する。また，薬剤性肺炎，サルコイドーシス，ベリリウム肺，塵肺症，膠原病に伴う間質性肺炎，さらに急性の経過を示す特発性間質性肺炎が鑑別の対象となりうる（診断基準については 14 章 8-3 参照）。

慢性型では慢性の特発性間質性肺炎との鑑別が困難なことがある。従来特発性間質性肺炎とされた例のなかに慢性型の過敏性肺炎が含まれている可能性も指摘されている。

■● **治療と薬理メカニズム** 治療・管理としては，①原因抗原からの回避，②生活環境からの原因抗原の除去などの環境改善，③薬物療法，が 3 原則である。

1 本症は入院が原則である。これにより多くは改善がみられる。

2 環境改善：原因となった環境を必ず実地に検分して対策を講じる。夏型では原因抗原の *Trichosporon* の繁殖しやすい湿気のある台所，浴室，洗面所などを徹底的に清掃，乾燥，必要に応じて改修する。他の原因においても環境の改善ないし配置替え，ペットの飼育の中止などを行う。

3 副腎皮質ステロイドが著効を示す。

入院のみで改善する軽症例では投与の必要はないが，入院時に高度の呼吸困難を認めたり，改善が思わしくない場合は，プレドニゾロン 40～60 mg/日の経口投与を行い，以後臨床症状や検査所見の改善をみながら漸減する。チア

ノーゼをみるような高度の呼吸不全ではメチルプレドニゾロン1日1g, 3日間の点滴静脈内投与（ステロイドパルス療法）を行う．

胸部の画像所見，白血球数，CRP, ESR, 動脈血酸素分圧（PaO_2），肺活量，肺拡散能などが治療効果判定の指標となる．BALF中のリンパ球数や肺拡散能の正常化はかなり遅れることが多い．

▶ **経過・予後**
早期に診断され原因抗原を回避できれば予後は良好である．きわめて大量の抗原を吸入した場合は重症の呼吸不全に陥ることもあるので注意する．診断が遅れたり，ペット愛玩感情や職業のために回避されないと慢性型に移行し，肺の線維化から呼吸不全にいたり死亡することもまれにある．

【滝澤 始】

参考文献
1) 吉澤靖之：過敏性肺炎．講義録呼吸器学，杉山幸比古編, p.226-233, メジカルビュー社, 2003
2) 吉澤靖之：呼吸器疾患の治療 過敏性肺炎．日本医師会雑誌 137（特別2 呼吸器疾患診療マニュアル）: S235-S237, 2008
3) 千田金吾：過敏性肺炎の診断 疑うコツから原因抗原の同定まで．呼吸器科 13:390-398, 2008
4) 菅守隆：夏型過敏性肺炎を見逃さないために その診断と治療．日本医事新報（0385-9215）4500号, p65-69, 2010

9 アレルギー性気管支肺アスペルギルス症

▶ **定義・概念** アレルギー性気管支肺アスペルギルス症（allergic bronchopulmonary aspergillosis：ABPA）は，大気中に浮遊するアスペルギルス菌糸を吸入することにより生じる難治性のアレルギー性呼吸器疾患で，喘息，発熱，末梢血・喀痰中好酸球増加，繰り返す肺浸潤，気管支拡張を特徴とする．*Aspergillus fumigatus* を原因抗原とするものがABPAであるが，他の真菌類でも同様の症状をきたすことが知られており，アレルギー性気管支肺真菌症（allergic bronchopulmonary mycosis：ABPM）という疾患概念が提唱されている．したがって，ABPAはABPMと基本的には同一の病態で，ABPMの範疇にある代表的疾患と位置づけられる．

▶ **疫学** ABPAは，気管支喘息患者の1～2%，囊胞性線維症（cystic fibrosis：CF）の2～15%に合併すると報告されている．しかしながら，診断にいたるまでに10年以上を要する症例も多く，重症喘息と診断されている症例のなかに ABPA合併例も存在し，正確な頻度についてはわかっていない．発症頻度に男女差はなく，発症年齢は，小児から中高年まで幅広いが，20～40歳代が多い．

▶ **病因・病態生理と分子メカニズム**（図3-9-1） 気道におけるアレルギー性炎症が根幹で，Gell-Coombs分類のⅠ型，Ⅲ型，一部Ⅳ型が関与している．ABPAの発症には，アスペルギルス抗原に対するTh2反応が生じやすい遺伝的素因を有することが重要である．近年，HLA（ヒト白血球抗原）-DR2・DR5拘束性や，SP-A, Toll様受容体（TLR），インターロイキン4受容体α（IL-4Rα），IL-13, 腫瘍壊死因子α（TNFα）などの遺伝子多型が，アスペルギルス抗原に対する感受性と関連があると報告されている[1),5)]．気道内へ吸入されたアスペルギルスは，正常であれば気道上皮に捕捉され，線毛運動により体外に排出される．しかし，喘息などで気道の防御機構が破綻すると，下気道内に持続的な感染を生じる．CD4陽性（CD4+）Th2リンパ球が活性

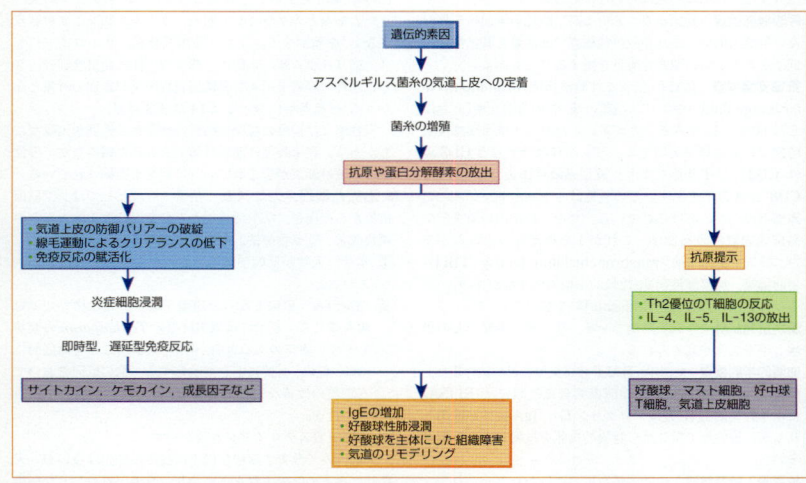

図3-9-1 アレルギー性気管支肺アスペルギルス症（ABPA）の発症メカニズム
IL-4：インターロイキン4, IgE：免疫グロブリンE
（文献1を改変）

表 3-9-1

胸部単純X線所見
1) 浸潤影, 融合陰影(infiltrative, consolidative opacities)
2) 気管支拡張(bronchoectasis)
3) 肺虚脱, 無気肺(collapse, atelectasis)
4) 気管支壁肥厚(bronchial wall thicking)
5) 粒状影(nodular opacities)

胸部CT所見
1) 浸潤, 融合陰影(infiltrative, consolidative opacities)
2) スリガラス様陰影(ground-glass opacities)
3) 中枢性気管支拡張(central bronchoectasis)
4) 粘液栓子(mucoid impaction)
5) 肺虚脱, 無気肺(collapse, atelectasis)
6) 小葉中心性粒状影(centrilobular nodules)

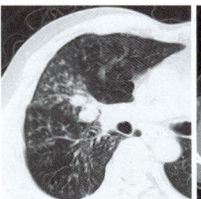 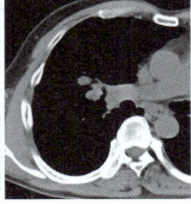

図3-9-3 アレルギー性気管支肺アスペルギルス症(ABPA)の胸部CT像
浸潤影, 中枢性気管支拡張, 粘液栓子, 小葉中心性粒状影を認める

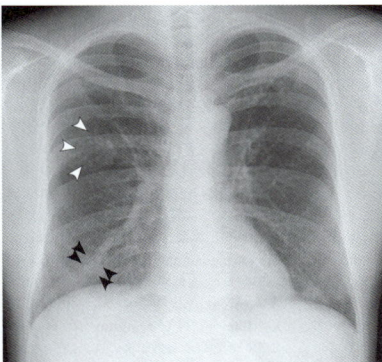

図3-9-2 アレルギー性気管支肺アスペルギルス症(ABPA)の胸部単純X線像
浸潤影(▷), 粒状影, 気管支拡張(▶)を認める

表 3-9-2 アレルギー性気管支肺アスペルギルス症(ABPA)の診断基準

1) 気管支喘息
2) アスペルギルス抗原に対する即時型皮膚反応陽性
3) 血清総 IgE 値の上昇
4) *Aspergillus fumigatus* に対する特異的 IgE 抗体, IgG 抗体の上昇(沈降抗体陽性)
(両方, もしくは一方の抗体上昇)
5) 中枢性気管支拡張
6) 肺浸潤影(一過性もしくは固定性)

- 上記1)～4)は必須項目
- 中枢性気管支拡張を伴う型(ABPA-CB)では5)も必須となる
- Rosenberg-Pattersonの基準では, 上記のほか, ①末梢血好酸球増加, ②喀痰中 *A. fumigatus* 陽性, ③粘液栓子の喀出, ④アスペルギルス抗原に対する遅延型皮膚反応陽性, などの項目がある

(文献2を改変)

化されると, IL-4, IL-13, IL-5 などのサイトカインが産生され, IgE(免疫グロブリンE)抗体産生や好酸球性炎症を生じる. さらに, アスペルギルス自身が放出する蛋白分解酵素(エラスターゼ, プロテアーゼ)により持続的な炎症が起き, 気道上皮の障害につながる.

病理所見は個々の症例によって大きく異なるが, ①気道壁における好酸球を中心とした細胞浸潤, ②気管支を中心とした好酸球性肉芽腫(粘液栓子), ③肺実質における好酸球を主体とした細胞浸潤(好酸球肺炎), ④器質化炎などが中心である. また, 気道や肺実質においてアスペルギルス菌糸が散見される.

● **臨床症状** 発熱, 喀痰, 咳嗽, 喘鳴などが症状の中心である. 粘液栓子の喀出はABPAの特徴的な症状の一つであるが, 確認するのが難しいこともあり, その頻度は31～69%と報告によりばらつきがある. しかし, 診断的価値は高いため, 問診の際には注意が必要である.

● **検査成績** 血液検査は末梢血好酸球増加, 血清総IgEの上昇が特徴である. 総IgE値の上昇については417 IU/mL以上(≧1,000 ng/mL)と定義されるのが通例だが, 多くの症例で数千IU/mLを超え, 数万IU/mLに達することも珍しくない.

画像検査では, 胸部単純X線写真, 胸部CTが有用であり, 表3-9-1に代表的な画像所見を列記した(図3-9-2, 図3-9-3). 画像上の特異的な所見は少ないが, 粘液栓子を伴う中枢性気管支拡張は, ABPAにある程度特徴的といえる.

● **診断** 臨床症状, 検査所見, 画像所見を総合して診断する. Rosenberg-Pattersonの基準が汎用されているが, 早期例や非典型例では基準を満たさないことも多いため, 早期診断に適し, かつ簡便な診断基準が提唱されている(表3-9-2)[2]. その変更点は, ①沈降抗体の代わりに特異的 IgG 抗体としたこと, ②特異的 IgE 抗体もしくは IgG 抗体のどちらか陽性であればよいとしたこと, ③末梢血好酸球増加を除外したことである. ABPAは診断の遅れにより非可逆的な肺構造の破壊をきたすこともあるため, これらの基準を完全に満たさなくても, ABPAを疑う症状や所見のある症例では, ABPAに準じた治療をすべきである.

また, 近年, 喘息症状を欠く例や他の病型(慢性壊死性肺アスペルギルス症, 侵襲性肺アスペルギルス症)との合併例も少数ながら報告されており, 注意深い観察が必要である.

● **治療と薬理メカニズム** 急性期や病状悪化期には, 全身性ステロイド投与によるアレルギー性炎症の抑制が基本となる. 具体的にはプレドニゾロンを0.5 mg/kg/日の用量で導入し, まず2週間継続する. その後は症状や検査所

見(胸部X線写真, 血清総IgE値など)をみながら調整する。臨床症状が軽減され, 胸部X線写真上の浸潤影が消失し, 血清総IgE値が35〜50％低下するのを目標として3〜6カ月継続し, 中止する。その際, 血清総IgE値を今後の病状管理の基準にするとともに, 全身性ステロイド投与により, どのくらい低下するのかを個々の症例ごと見極めておく必要がある。

補助療法としては, 抗真菌薬, 吸入ステロイドなどがある。抗真菌薬としては, 第Ⅲ相試験で有効性が確認されたイトラコナゾールの経口投与が推奨されているが[3], ボリコナゾールの経口投与やアムホテリシンBの吸入療法も試みられている。奏効メカニズムは, 真菌の増殖を抑制することで抗原刺激の量を減少させ, 全身性ステロイドの投与量が減少できるためと考えられている。ただし, イトラコナゾールには多くの薬物との相互作用が知られており, 使用する場合には併用薬に注意する。高用量の吸入ステロイドは喘息症状をコントロールするのに有効とされており, 全身性ステロイド減量後の慢性期や increase 症状の強い例では有効である。近年, 重症気管支喘息の治療で使用されている抗IgE抗体オマリズマブの有効性を示す報告もあり[4], 今後の検討が期待される。

病型, 病期分類とその経過

ABPAの病型分類として中枢性気管支拡張を伴うABPA-CB(central-bronchoectasis)と伴わないABPA-S(seropositive)に分ける考え方があり, ABPA-SはABPAの初期段階, もしくは病勢の穏当な病型と推察されている。ABPAの病期分類としては, Pattersonらが提案したものが広く用いられている。

- **Ⅰ期 acute(急性期)** 発熱や喘鳴, 粘液栓子の喀出など, 典型的なABPAの症状が出現している病期である。
- **Ⅱ期 remission(寛解期)** 全身性ステロイドを導入し, 中止しても症状の寛解が得られている病期である。
- **Ⅲ期 exacerbation(増悪期)** いったん寛解が得られた後(数カ月後が多い), 再度Ⅰ期と同様の症状を呈する病期である。
- **Ⅳ期 corticosteroid-dependent asthma(ステロイド依存喘息期)** 喘息症状のコントロールに持続的なステロイド投与が不可欠な病期である。増悪してステロイドの増量を余儀なくされることもある。
- **Ⅴ期 fibrotic(線維化期)** 高度に肺構造が破壊され, 不可逆的な呼吸機能の低下が認められる病期である。しばしば呼吸不全を合併し, 感染を生じて致命的になる。

必ずしもⅠ期から順にⅤ期に進行するものではなく, Ⅰ期から直接Ⅳ期に進展する例もあれば, 診断時にすでにⅣ期の症例もある。Ⅰ期でステロイドを導入して寛解が得られても, 約半分の症例で増悪する。その場合, 多くの症例でⅣ期になるが, 早期に診断して治療した場合にはⅤ期に移行する例は比較的少ない。Ⅴ期はきわめて予後不良であるため, 早期発見, 早期治療が重要である。ABPAの経過は症例によりさまざまであるが, 病状経過は数年〜10年以上にわたるため, 一度罹患した場合には生涯病状管理が必要である。

【楠本 壮二郎・廣瀬 敬・足立 満】

参考文献

1) Agarwal R : Allergic bronchopulmonary aspergillosis. Chest 135 : 805-826, 2009
2) Greenberger PA : Allergic bronchopulmonary aspergillosis. J Allergy Clin Immunol 110 : 685-692, 2002
3) Stevens DA et al : Practice guidelines for diseases caused by Aspergillus. Infectious Diseases Society of America. Clin Infect Dis 30 : 696-709, 2000
4) van der Ent CK et al : Successful treatment of allergic bronchopulmonary aspergillosis with recombinant anti-IgE antibody. Thorax 62 : 276-277, 2007
5) Tillie-Leblond I et al : Allergic bronchopulmonary aspergillosis. Allergy 60 : 1004-1013, 2005

10 好酸球性肺炎

はじめに

好酸球性肺炎は肺実質, 間質および気道への好酸球浸潤を特徴とする炎症性疾患群の総称である。よって, その病因, 臨床像, 治療反応性は多彩であり, 無症状で肺浸潤影のみの軽症例から急性呼吸促迫症候群(ARDS)を呈する重症例までさまざまである。末梢血好酸球増加を伴う場合が多いが, 伴わないこともある。

好酸球性肺炎の病因としては, 原因が判明しているものとしては, 薬剤性, 寄生虫, 真菌, 細菌感染症, 放射線治療, 喫煙, 有害物質などがあるが, 日常の臨床上は原因不明(特発性)のものが多い。好酸球性肺炎の分類は, 1952年Croftonらがpulmonary eosinophilia(肺好酸球増加症)として提唱した, ①単純性, ②遷延性, ③喘息性, ④熱帯性, ⑤結節性多発動脈炎・Wegener肉芽腫症の5群分類が長く使われてきたが, 1969年にはCarringtonらにより今日使われているところの慢性好酸球性肺炎の疾患概念が提唱され, 1989年にはAllenらにより急性好酸球性肺炎の概念が提唱されたこともあって, 現在では**表3-10-1**に示すような, 原因不明(特発性)群と原因の判明している疾患群とに分ける分類法が一般的になっている。ここではこれらのうち, 日常的に遭遇することの多い慢性好酸球性肺炎, 急性好酸球性肺炎, 薬剤性肺好酸球増加症, Churg-Strauss症候群について概説する。

慢性好酸球性肺炎

▶定義・概念 慢性好酸球性肺炎(chronic eosinophilic pneumonia : CEP)は1969年にCarringtonらにより提唱された疾患概念であり, 以下の特徴を示す。

1. 中年女性(男女比1 : 2), 非喫煙者に多く, 若年者には少ない。
2. 喘息を約2/3の症例で合併し, 半数にアトピー疾患の既往がある。
3. 亜急性の発症で咳嗽, 喀痰, 呼吸困難, 発熱, 倦怠感, 体重減少などをみる。
4. 胸部X線写真では肺野末梢外側優位の浸潤影が多い。
5. 末梢血好酸球増加(30％以上)。
6. BALF(気管支肺胞洗浄液)中の好酸球増加(25〜40％以上)。
7. 寄生虫, 真菌その他の感染症や薬剤性の原因を除外。
8. ステロイド治療にすみやかに反応するが, 再発することもある。

表 3-10-1 好酸球性肺疾患の分類

原因不明の肺疾患
- 限局性
  慢性好酸球性肺炎
  急性好酸球性肺炎
- 全身性疾患に関連したもの
  Churg-Strauss症候群
  好酸球増加症候群

原因が判明している好酸球性肺疾患
- 寄生虫による好酸球性肺炎
  熱帯性好酸球増加症
  回虫移行症
  幼虫移行症
  糞線虫感染症
  他の寄生虫感染症による好酸球性肺炎
- 他の感染原因の好酸球性肺炎
- アレルギー性気管支肺アスペルギルス症および関連症候群
- アレルギー性気管支肺アスペルギルス症
- 真菌や酵母関連のその他のアレルギー性気管支肺症候群
- 気管支中心性肉芽腫症
- 医薬品,毒物および放射線誘発好酸球性肺炎
  薬剤
  毒物
  胸部への放射線治療

好酸球増加に関連しうるその他の肺疾患
- 器質性肺炎
- 喘息および好酸球性気管支炎
- 特発性間質性肺炎症
- Langerhans細胞肉芽腫症
- 肺移植
- 好酸球増加を伴うことがある他の肺疾患
  サルコイドーシス
  腫瘍随伴好酸球性肺炎

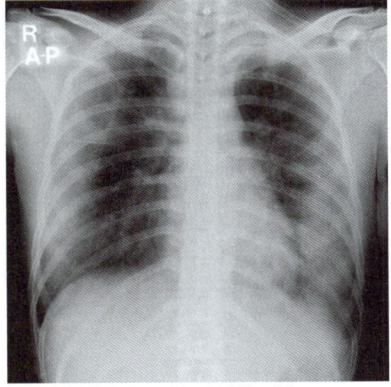

図 3-10-1 慢性好酸球性肺炎の胸部単純X線像
両側外側優位の浸潤影を認める(逆肺水腫像)

■ **病因・病態生理と分子メカニズム** 通常は1カ月以上の慢性経過をとり,発症から診断にいたるまでの期間は平均4カ月とされている.中年女性に多い傾向があり,50%以上の症例で喘息を合併,または先行ないし続発する.多くの患者が非喫煙者であり,急性好酸球性肺炎と異なり慢性好中球性肺炎では喫煙が発症に対して抑制的に働く可能性も示唆される.

■ **臨床症状** 主な症状は咳,発熱,進行性の息切れ,体重減少,寝汗である.胸部聴診にてwheezesやcracklesを1/3の患者に認める.

■ **検査成績** 末梢血白血球数および好酸球数の増加,CRP(C反応性蛋白)上昇,ESR(赤血球沈降速度)亢進を認める.末梢血好酸球数の比率は平均32%で,絶対数では1,000/μL以上を呈するものが80%とされている.BALF(気管支肺胞洗浄液(bronchoalveolar lavage fluid))中の好酸球比率は40%以上のことが多い.肺機能検査は多くは閉塞性換気障害を呈し,軽度の拘束性換気障害や肺拡散能低下も認められる.病理組織学的には肺胞への強い好酸球浸潤とリンパ球,形質細胞,好中球を認めるが,肺構造は保たれている.器質性肺炎を伴う閉塞性細気管支炎の所見を認めることもあるが,線維化の所見はまれである.胸部単純X線では非区域性の浸潤影を主体とする.陰影の分布は胸膜直下の外側優位型の「逆肺水腫像(photographic negative of pulmonary edema)」と称される所見が有名であるが,このような典型例は1/4程度である.陰影の移動性も認められる.胸部CTでは上葉に比較的多く,両側末梢性にconsolidationやスリガラス様陰影を認める.他に小葉間隔壁肥厚,胸壁と並走する帯状影,区域性無気肺,少量胸水,縦隔リンパ節腫大なども呈しうる(図3-10-1).

■ **診断** 亜急性に発症する咳,息切れなどの呼吸器症状,胸部単純X線で非区域性,肺野外側優位の浸潤影あるいは経過中に移動する浸潤影,末梢血の好酸球増加(約30%),BALF中の好酸球増加(40%以上),抗菌薬が無効な肺炎,などの特徴より難しくない.

■ **治療と薬理メカニズム/経過・予後** ステロイド治療によく反応し予後良好な疾患であるが,50~80%の症例で再燃が起こる.よって長期間のステロイド治療が必要である.ほとんどの症例で,症状と胸部単純X線上の陰影は治療開始2週間以内に消失する.通常,プレドニゾロン40~60 mgから開始し,その投与量を2週間続け,その後半減して8週間維持し,その後は再燃に注意しながら4週間ごとにプレドニゾロン5 mgの割合で減量する.再燃時は少なくとも40 mg以上に増量し,初回と同様慎重に減量する.確実に再燃を抑制できる最小量を年余にわたって投与する場合もある.高用量の吸入ステロイドが有用であるとの症例報告もある.低酸素血症が急速に進行する場合や,すでに呼吸不全を呈している場合には,メチルプレドニゾロン250 mgの6時間ごと静注,3~5日間連続のように高用量のステロイド静注を行う.改善後はプレドニゾロン錠の内服治療へ切り換える.

急性好酸球性肺炎

■ **概念・定義** Allenらは以下のような特徴を有する疾患を急性好酸球性肺炎(acute eosinophilic pneumonia:AEP)として報告した.

1. 1週間以内の急性発症で発熱を伴う.
2. 動脈血酸素分圧(PaO_2)60 Torr未満の重症低酸素血症.
3. 胸部単純X線上の両側びまん性浸潤影.
4. BALF中の好酸球増加(25%以上).

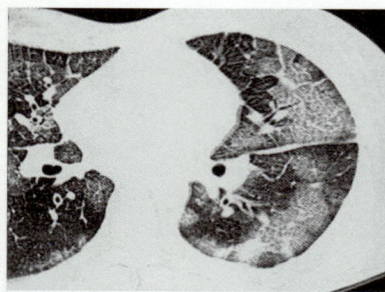

図 3-10-2 急性好酸球性肺炎の胸部 HRCT 像
スリガラス様陰影，網状影，肺胞性陰影の混合である。小葉間隔壁肥厚，胸水貯留も認める

5 寄生虫，真菌その他の感染症や薬剤性の原因を除外．
6 気管支喘息やアレルギー疾患の既往がない．
7 ステロイド治療にすみやかに反応する．
8 ステロイド治療を中止しても再発を認めない．

● **病因・病態生理と分子メカニズム** それまで健康な人に突然発症する．いずれの年代でも発症するが，20～40歳の男性に多い．原因は不明であるが，喫煙（特に開始まもない時期）やなんらかの吸入抗原曝露との関連が示唆されている．

● **臨床症状** 多くは1週間以内の急性発症で発熱，乾性咳嗽，急激に進行する呼吸困難を特徴とする．筋肉痛，胸痛を認める場合もある．急速に呼吸不全にいたる症例もあり，機械呼吸が必要となる場合もある．

● **検査成績** 発症の初期には末梢血好酸球増加はみられないが，経過とともに上昇し7～9日でピークに達する．BALF 中の好酸球比率は25％以上に上昇していることが多い．血清総 IgE（免疫グロブリン E）が高値である場合が多い．胸部単純 X 線所見は，びまん性のスリガラス様陰影，網状影と肺胞性陰影の混合で，Kerley B 線をしばしば認める．約70％の症例で少量の胸水を認める．胸部 CT（図3-10-2）ではスリガラス様陰影を主体に，肺胞性陰影，小粒状影，小葉間隔壁肥厚，縦隔・肺門リンパ節腫大，両側胸水貯留などを認める．胸水の pH は上昇し著明な好酸球増加を認める．病理所見は，間質における著明な好酸球増加を伴う急性かつ器質性のびまん性肺胞傷害（DAD）である．

● **診断** 比較的若年者で，1週間以内の急性発症，発熱，乾性咳嗽，急激に進行する呼吸困難，画像上，スリガラス様陰影，網状影と肺胞性陰影が混在するびまん性陰影を認め，BALF 中の好酸球比率上昇（25％以上）を認めれば本症を強く疑う．

● **治療と薬理メカニズム／経過・予後** 自然軽快も報告されているが，ほとんどの場合ステロイド治療を要する．ステロイド反応性はきわめて良好で，開始後12～48時間以内にみるみる改善することもまれでない．I型呼吸不全がない場合は，プレドニゾロン40～60 mg 内服する．症状と胸部単純 X 線上陰影の完全消退を越えて2～6週間続け，その後，治療終了まで1週間に5 mg の割合で減量す

る．I 型呼吸不全がある場合は，メチルプレドニゾロン40～125 mg の6時間ごと静注を改善するまで行うか，メチルプレドニゾロンパルス療法（1 g/日の点滴投与3日間）を行う．いずれの場合も改善が得られた場合は上記のプレドニゾロン内服に切り替える．慢性好酸球性肺炎と異なり，ステロイド治療中止後の再燃はない．ステロイド治療に反応しない場合には他の疾患を考慮しなければならない．呼吸不全症例には酸素吸入/呼吸管理が必要となる．当然ながら，喫煙との関連が発症に疑われる症例では，禁煙指導が必要である．

薬剤性肺好酸球増加症

多種の薬剤（ブレオマイシン，メトトレキサート，ジクロフェナク，アスピリン，アセトアミノフェン，金製剤，D-ペニシラミン，サラゾスルファピリジン，ブシラミン，ペニシリン系薬剤，ミノサイクリン，クラリスロマイシン，トスフロキサシン，フェニトイン，カルバマゼピン，イミプラミン，カプトプリル，ヒドロクロロチアジド，アミオダロンなど）により薬剤性肺好酸球増加症が生じることがある．咳嗽，発熱，呼吸困難などの呼吸器症状が認められ，胸部単純 X 線で肺浸潤影を，末梢血検査で好酸球増加を呈する．臨床像は慢性好酸球性肺炎や急性好酸球性肺炎に類似している．

Churg-Strauss 症候群

● **概念・定義** 1951年 Churg と Strauss がアレルギー素因を有し，細小血管の肉芽腫性血管炎を呈する疾患を結節性多発動脈炎より独立させた．その後，全身性血管炎を呈する疾患の5群分類を経て，本症はアレルギー性肉芽腫性血管炎（allergic granulomatous angiitis：AGA）と命名された．一般的に特徴的な臨床症状を認めるが，病理組織学的証明が得られない場合は Churg-Strauss（チャーグ-ストラウス）症候群（CSS）とし，特徴的な病理組織所見が得られた場合は AGA と診断されている．

● **病因・病態生理と分子メカニズム** 女性に多い．なんらかの抗原に対するアレルギーや自己免疫反応の関与が示唆されるが，原因は不詳である．ロイコトリエン受容体拮抗薬（LTRA）と本症との関連について一時期指摘されたが，LTRA 使用により喘息が改善し，ステロイドが減量されるために発症すると考えられるようになっている．

● **臨床症状** 喘息，副鼻腔炎があり，次いで末梢血好酸球の増加，全身性の血管炎が発症する．喘息は重症，難治性と診断されていることが多い．血管炎症状としては，38℃以上の発熱，体重減少，多発性単神経炎，消化器炎，皮膚症状，心症状（心筋炎，心外膜炎，心筋梗塞），呼吸器症状・肺浸潤（好酸球性肺炎），腎症状，中枢神経症状（脳梗塞，脳出血），多関節炎，筋肉痛など，全身臓器にみられる．好酸球性肺炎は MPO-ANCA（抗好中球細胞質ミエロペルオキシダーゼ抗体）陽性症例に多いとされている．

● **検査成績** 白血球増加（1万/μL 以上），好酸球増加，血小板増加（40万/μL 以上），血清 IgE 増加，MPO-ANCA陽性（初期の報告では60％陽性とされていたが，現在では約30％の陽性率とされている），リウマチ因子陽性．病理組織学的には周囲組織に著明な好酸球浸潤を伴う細小血管の肉芽腫性血管炎，またはフィブリノイド壊死性血管炎や

血管外肉芽腫の存在を認める。

●**診断** 主要臨床所見である，①喘息あるいはアレルギー性鼻炎，②好酸球増加，③血管炎にいずれかの症状を呈し，さらに主要病理組織所見1項目を満たす場合はAGAと確定。①，②，③を満たし臨床経過の特徴を示す場合はCSSの確定。

①，②，③のうち1項目および主要病理組織所見1項目を満たす場合はAGAの疑い。①，②，③3項目を満たすも，臨床経過の特徴を示さない場合はCSSの疑いとする。

■ **治療と薬理メカニズム／経過・予後** 第一選択はステロイドである。軽・中等度症例では，プレドニゾロン30〜40mg/日を投与し，重症例・難治例では，プレドニゾロン60mg/日あるいはメチルプレドニゾロンパルス療法とシクロホスファミド1mg/kg/日で治療する。他にはアザチオプリン，メトトレキサート，γグロブリン大量投与療法（保険適用）なども試みられている。γグロブリンは神経症状，心症状に有効とされている。上記の治療により，約80%の症例は6カ月以内に寛解する。しかし20%は治療抵抗性であり，寛解・増悪を繰り返す。さらに10%は重篤症例で，重症後遺症を残すか死にいたる。寛解例でも時に再発するので注意を要する。

【福田 健・福島 康次】

参考文献

1) Marchand E et al：Idiopathic chronic eosinophilic pneumonia. Medicine(Baltimore)77：299-312, 1998
2) Cottin V et al：Eosinophilic pneumonias. Allergy 60：841-857, 2005
3) 福田健：好酸球性肺炎（急性/慢性），今日の治療指針 2009年版，山口徹ほか編，p228-229，医学書院，2009
4) 福田健：急性好酸球性肺炎，今日の診断指針 第6版，金澤一郎ほか編，p992-993，医学書院，2010
5) 福島康次：PIE症候群．総合アレルギー学 改訂2版，福田健編，p481-486，南山堂，2010

4 原発性免疫不全症候群

1 液性免疫不全を主とする疾患

●**定義・概念** 液性免疫不全を主とする疾患（表4-1-1）は抗体産生不全症とも表現され，多くは血清のγグロブリン分画が低濃度であること，つまり免疫グロブリンが正常に比べてきわめて低下していることを特徴とする。抗体産生不全に伴い，細菌（特に莢膜保有菌である肺炎球菌，インフルエンザ菌，黄色ブドウ球菌など）に対する抵抗力が低下することから，反復性または重症細菌感染症に罹患しやすく，通常量の抗菌薬治療では効果が得られにくい。

●**疫学** わが国の登録症例では，原発性免疫不全症候群に占める液性免疫不全を主とする疾患は，43.7%と約半数である。頻度としては，分類不能型原発性免疫不全症（common variable immunodeficiency：CVID）が13.5%，X連鎖性無γグロブリン血症（X-linked agammaglobulinemia：XLA）が10.7%，選択的IgA（免疫グロブリンA）欠損症が8.7%となっている。

最も頻度の多いCVIDの発症頻度は，2万5,000〜7万5,000人に1人である。XLAの発症頻度は出生男子10万〜25万人に1人と推測されている。

また，XLAなど遺伝子異常に起因する疾患において，明らかな家族歴が判明するのは40〜50%程度であり，必ずしも家族歴が判明するわけではない。

●**病因・病態生理と分子メカニズム** 血液幹細胞よりB細胞が成熟し，免疫グロブリン産生にいたるまでの分化経路（図4-1-1）において，各段階の障害に伴って，それぞれの疾患が特徴づけられる。以下にその主な病因を示す。

XLAはX染色体長腕に局在する*Bruton's tyrosine kinase*（*BTK*）が責任遺伝子である。BTKはTECファミリーに属する細胞内チロシンキナーゼで，B細胞の初期分化に必須の分子であり，主にB細胞受容体からのシグナル伝達に重要な働きを担っている。よって*BTK*変異により，プロB細胞から未熟B細胞への分化が障害され，成熟B細胞が産生できなくなることで低γグロブリン血症を呈する。

プレB細胞受容体を構成するμ重鎖，λ5，Igα，Igβなどをコードする遺伝子の変異により，プロB細胞からプレB細胞への分化が起き，常染色体劣性無γグロブリン血症を発症する。

高IgM症候群（hyper-IgM syndrome：HIM）は，B細胞におけるクラススイッチに欠陥があり，IgMは産生しているが，それ以降のIgG，IgA，IgEを産生できない。多くは活性化T細胞上に表出されるCD40リガンド（CD154）の遺伝子異常に起因し，CD40を介したB細胞のクラススイッチに障害を起こす。

CVIDは末梢血にB細胞は存在するものの形質細胞への分化障害によって低γグロブリン血症を生じる疾患で，その原因が不明なものを総称している。最近では，CVIDと

表4-1-1 液性免疫不全を主とする疾患の特徴

疾患	責任遺伝子（産物）	血清IgG値	血清IgA値	血清IgM値	B細胞数
X連鎖性無γグロブリン血症（XLA）	*BTK*(BTK)	低値（200 mg/dL以下）	低値	低値	低値（1%以下）
常染色体劣性無γグロブリン血症	*IGHM*(μ重鎖)，*IGLL1*(λ5)，*BLNK*(BLNK)，*CD79A*(Igα)，*CD79B*(Igβ)	低値	低値	低値	低値
高IgM症候群（HIM）	*TNFRSF5*(CD40)，*TNFSF5*(CD40L)，*AICDA*(AID)など	低値	低値	正常〜やや高値	正常
選択的IgA欠損症	不明	正常	低値（7 mg/dL未満）	正常	正常
IgGサブクラス欠損症	不明	やや低値〜正常 IgGサブクラス低値	正常	正常	正常
分類不能型原発性免疫不全症（CVID）	*ICOS*(ICOS)，*CD19*(CD19)など 90%は不明	低値	低値	低値	低値〜正常

Ig：免疫グロブリン

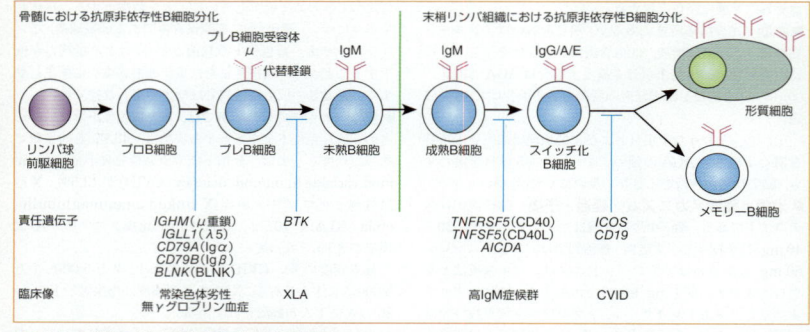

図 4-1-1 B 細胞の分化と液性免疫不全を起こす原因
XLA：X 連鎖性無γグロブリン血症，CVID：分類不能型原発性免疫不全症，Ig：免疫グロブリン

診断されていた症例のなかに，活性化 T 細胞に発現し，B 細胞分化にかかわる ICOS 分子の欠損や B 細胞の特異的な表面分子である CD19 遺伝子の欠損などが発見されている。

選択的 IgA 欠損症，IgG サブクラス欠損症に関しては病因が明らかになっていない。

■ **臨床症状** 反復する細菌感染症，重症細菌感染症，治療抵抗性の細菌感染症などに遭遇した場合は，基礎疾患として液性免疫不全を主とする疾患の存在を考える。繰り返す感染の結果として，気管支拡張症や発育障害が認められることもある。液性免疫不全を主とする疾患群は基本的には T 細胞機能が正常であり，一般のウイルス，真菌，結核菌に対する抵抗力は保たれ，通常の感染経過を示す。本疾患群では，抗体産生における障害をきたしていることから，時に自己免疫疾患の合併を認め，自己抗体が検出されることがある。また機序は不明だが，悪性腫瘍の発生も数倍から十数倍の危険度で認められる。

XLA は，肺炎，中耳炎，副鼻腔炎などの反復性細菌感染症や敗血症，髄膜炎，関節炎などの重症細菌感染症が診断契機となる。一方，通常のウイルス感染症は自然経過をとるが，エンテロウイルス感染症に関しては，反復例や髄膜脳炎などの重篤性が認められている。また，生ワクチンであるポリオ接種により，ポリオを発症した例もある。

CVID は，1～5 歳の小児，18～24 歳の成人をピークに発症する。ほとんどが肺炎などの気道感染を契機にγグロブリン低値に気づかれる。

CD40L 遺伝子変異による X 連鎖劣性 HIM は，T 細胞系の機能不全が合併しており，*Pneumocystis jiroveci* による肺炎など複合型免疫不全症としての病状を呈する。

選択的 IgA 欠損症は，多くの症例（90% 以上）で無症状であり，時に反復する気道感染や慢性下痢を呈する。また，気管支喘息などのアレルギー性疾患や自己免疫疾患を呈する。

■ **検査成績** 検査成績においては，蛋白分画の測定でγグロブリン分画の低下が認められ，免疫グロブリンを測定すると IgG は一般に 200 mg/dL 以下を示す。また HIM と IgG サブクラス欠損症を除いて IgM，IgA は通常感度以下を示すことが多い。XLA や HIM では好中球減少を合併する例が約 20% 程度あるので注意を要する。

■ **診断** 理学所見で注意すべき点として，XLA では扁桃が痕跡程度であり，リンパ節も触知できない。咽頭 X 線ではアデノイドの低形成が認められる。これらはいずれもリンパ組織低形成の所見であり，本疾患群を疑う契機になりうる。

本疾患群は診察や問診により臨床的に疑い，蛋白分画や免疫グロブリン測定を行うことで診断へのステップがはじまる。IgG が 200 mg/dL 以下または年齢別平均値より 2SD 低い場合，低γグロブリン血症と考え，鑑別診断を行う。XLA や常染色体劣性無γグロブリン血症では，IgM および IgA も低い。HIM では，IgM は正常もしくは高値で IgA は低い。選択的 IgA 欠損症では IgA が低値（7 mg/dL 以下）で IgG，IgM が正常である。臨床的に易感染性を認めるが，IgG が正常下限またはやや低い程度であれば，IgG サブクラス欠損症を疑い，IgG サブクラスの測定を行う。

続いて末梢血の B 細胞数を測定し，頻度の高い XLA に対してフローサイトメトリーを利用し，BTK 蛋白発現の有無を調べる。BTK 蛋白発現が低下していれば，*BTK* 遺伝子解析を行い，XLA の診断確定となる。一方，BTK 蛋白が正常であれば，HIM ではフローサイトメトリーにて活性化 T 細胞における CD40 リガンド（CD154）の表面マーカー解析を行い，確定診断は *CD40L*，*CD40* などの遺伝子解析による。

CVID はこれら定義が明確な類似疾患の除外診断にて行われる。

■ **治療と薬理メカニズム** XLA などの低γグロブリン血症を主体とする疾患では，免疫グロブリン補充療法が第一選択となる。実際には，IgG のトラフ値を 500 mg/dL 以上に保つように 3～4 週間ごとに 200～600 mg/kg の免疫グロブリンを経静脈的に補充する。気道感染が反復し，気管支拡張症など慢性呼吸器感染症が存在する場合，トラフ値をより高い 800 mg/dL 程度とすることが推奨されている。

本疾患群における感染症の急性期治療として，通常量の抗菌薬治療では治療抵抗性になる場合があり，免疫グロブリンの補充とともに十分量の抗菌薬投与が必要である。予防的抗菌薬の投与は，慢性呼吸器感染症が合併している

XLAやCVIDなどに対して行う場合がある。主にマクロライド系抗菌薬やST合剤を用いる。
● **経過・予後** 免疫グロブリン補充療法を定期的に行い、感染管理ができていれば、予後は比較的良好である。不十分な感染管理は慢性肺疾患(慢性気管支炎,気管支拡張症)の合併を引き起こし、予後を悪くする。また、自己免疫疾患や悪性腫瘍の合併にも注意が必要である。

【種市 尋宙・宮脇 利男】

参考文献
1) Bruton OC : Agammaglobulinemia. Pediatrics 9:722-727, 1952
2) Fried AJ et al : Pathogenesis, diagnosis, and management of primary antibody deficiencies and infections. Clin Microbiol Rev 22:396-414, 2009
3) Wood P : Primary antibody deficiency syndrome. Ann Clin Biochem 46:99-108, 2009

2 細胞性免疫不全を主とする疾患

● **定義・概念** T細胞機能が障害される疾患の多くではB細胞分化やIg(免疫グロブリン(immunoglobulin))産生も同時に障害され、複合免疫不全症(combined immunodeficiency)の病態を示す。このうち、乳児期より重症感染症や発育障害を主徴として発症し、きわめて予後不良な経過をたどるものを重症複合免疫不全症(severe combined immunodeficiency:SCID)と称する。最近、SCIDに分類される原発性免疫不全症の多くで原因遺伝子が同定され、次々に発症病態が明らかにされている(表4-2-1)[1]。
● **疫学** 原発性免疫不全症候群に関する調査研究班の報告では、2008年の調査段階でわが国における原発性免疫不全症患者数は推計3,500人、推計有病率は2.7人/人口10万人とされている。このうち、複合免疫不全症は7.2%となっている。
● **病因・病態生理と分子メカニズム** 複合免疫不全症の背景にある病態は次の4つに要約される。①TCR(T細胞抗原受容体(T cell receptor))遺伝子再構成機構の障害、②T細胞分化・増殖にかかわるサイトカインシグナル伝達機構の障害、③TCRを介したT細胞活性化機構の障害、ならびに④リンパ球細胞死の亢進、である(図4-2-1)[2]。

1 TCR遺伝子再構成機構にかかわる分子で、これまでにヒトのSCID発症との関連が明らかにされているのはRAG1/RAG2、Artemis、DNA-PKcs、DNA ligase IV、Cernunnosがある(図4-2-2)[3]。これら、V(D)J再構成機構の異常ではIg遺伝子の再構成も同時に障害されるため、T細胞ならびにB細胞がともに欠損したT⁻B⁻NK⁺SCIDとなる。

2 サイトカインシグナル伝達にかかわる分子で最も重要なものは、インターロイキン2(IL-2)、IL-4、IL-7、IL-9、IL-15、IL-21の受容体複合体すべての構成分子となる、共通γ鎖(γc)である。これらのサイトカインはT細胞ならびにナチュラルキラー(NK)細胞の分化に重要であり、欠損例ではT⁻B⁺NK⁻SCIDとなる。ヤヌスキナーゼ3(JAK3)はγcに直接結合しγ鎖からのシグナル伝達にかかわるため、JAK3欠損症はγc欠損症と同様の病態を示す。一方、IL-7Rα欠損ではT細胞のみの分化が障害される。

3 TCRを介したシグナル伝達分子の異常としては、CD3鎖複合体を構成するδ鎖、ε鎖、ζ鎖ならびにγ鎖、CD45およびZAP-70分子の欠損が知られている。そのほかに、細胞内Ca^{2+}濃度上昇が障害されるOrai-1欠損症やStim-1欠損症、bare lymphocyte syndromeと呼ばれるclass Iならびにclass II欠損症などもT細胞活性化シグナル伝達の異常を特徴とする。ZAP-70欠損以外はT⁻B⁺NK⁺SCIDとなり、ZAP-70欠損はCD8⁺T細胞のみが欠損する。

4 ADA(アデノシンデアミナーゼ(adenosine deaminase))欠損症やPNP(プリンヌクレオシドホスホリラーゼ(purine nucleoside phosphorylase))欠損症では、分裂・増殖する細胞内に細胞傷害性の強い核酸代謝産物が蓄積し、リンパ系細胞は細胞死に陥りやすい。また最近、細網異形成症の原因遺伝子がミトコンドリアにおけるアデニル酸キナーゼ2(adenylate kinase 2:AK2)であることが明らかにされた。これらの異常ではすべてのリンパ系細胞の分化が障害され、T⁻B⁻NK⁻SCIDとなる。

● **臨床症状・検査成績** T細胞機能不全のため、Pneumocystis jiroveci、ウイルス、真菌、および抗酸菌(結核菌)などの細胞内寄生菌による感染が重症化しやすい。易感染性を示す乳児例では、常にSCIDの可能性を疑って精査を進める必要がある。特に、乳児期早期の重症カンジダ感染(鵞口瘡や外陰部カンジダ症)、ニューモシスチス肺炎などで注意が必要である。また必ずしも感染症として認識されず、難治性の下痢、重症湿疹、成長障害などを主訴とする場合もある。

SCIDを疑った場合のスクリーニング検査としては、末梢血リンパ球数、血清Igの定量が重要である。ただし、生後早期では母体由来IgGが残存するため、IgG濃度の評価には注意を要する。リンパ球減少、血清Ig低値を認めた場合には、すみやかに原発性免疫不全症を専門とする施設に紹介すべきである。一方、Omenn(オーメン)症候群のような特異な病態では、RAG1/RAG2の残存活性によりしばしば自己反応性T細胞クローンが増殖、皮膚や粘膜に強い炎症性変化を起こす(図4-2-3)。このような例では活性化T細胞の異常増殖を伴うことがあり、一見リンパ球数が正常となる[4]。

● **診断** 複合免疫不全症の診断は、易感染性を示す症状に加えて、特徴的な免疫異常を評価するために以下の検査が順序立てて行われる。

血清Ig定量:複合免疫不全症の多く、特にSCID症例では血清Igのすべてのクラス、サブクラスが低値を示す。ただし、Omenn症候群では、IgEのみが著しい高値を示すことが多い。さらに高IgM症候群であるCD40L欠損症、あるいはCD40欠損症の場合はIgMのみが正常ないし増加、それ以外は低値を示す。

フローサイトメトリー法を用いたリンパ球亜群分布の解析:末梢血中のT、B、NK細胞の比率を定量する。T細胞が存在する場合には、CD45RA陽性(ナイーブ)T細胞の比率を評価する。SCID症例ではナイーブT細胞は著しく低下、ないし欠損する。

TRECのreal time PCR法による定量:TREC(T-cell receptor excision circles)はVDJ再構成の過程で生成さ

表 4-2-1 複合(T細胞とB細胞)免疫不全症の分類

疾患	末梢血T	末梢血B	血清Ig	随伴する特徴	遺伝形式	分子病態
1. T⁻B⁺SCID						
a)共通γ鎖欠損症	著明に減少	正常 or 増加	減少	NK細胞の著減	XL	IL-2, IL-4, IL-7, IL-9, IL-15, IL-21Rγc欠損
b)JAK3欠損症	著明に減少	正常 or 増加	減少	NK細胞の著減	AR	JAK(Janus activating kinase)3欠損
c)IL-7Rα欠損症	著明に減少	正常 or 増加	減少	NK細胞は正常	AR	IL-7Rα鎖欠損
d)CD45欠損症	著明に減少	正常	減少	γδ T細胞は正常	AR	CD45欠損
e)CD3δ/CD3ε/CD3ζ欠損症	著明に減少	正常	減少	NK細胞は正常	AR	TCR複合体のCD3δ, CD3ε, CD3ζ鎖欠損
f)Coronin-1A欠損症	著明に減少	正常	正常	胸腺は存在	AR	胸腺からのT細胞流出障害
2. T⁻B⁻SCID						
a)RAG 1/2欠損症	著明に減少	著明に減少	減少	VDJ組換えの欠陥	AR	RAG(recombinase activating gene)1/2欠損
b)DCLRE1C(Artemis)欠損症	著明に減少	著明に減少	減少	VDJ組換えの欠陥	AR	Artemis DNA組換え・修復酵素の欠損
c)DNA PKcs欠損症	著明に減少	著明に減少	減少	*scid*マウス	AR	DNA-PKcs組換え・修復酵素の欠損
d)ADA欠損症	欠損 or 進行性減少	欠損 or 進行性減少	進行性減少	肋軟骨接合部異常、難聴	AR	ADA欠損、リンパ球傷害性代謝産物の蓄積
e)細網異形成症	著明に減少	減少 or 正常	減少	顆粒球減少、難聴	AR	幹細胞欠損、ミトコンドリアAK2欠損
3. Omenn症候群	存在/多様性の制限	正常 or 減少	減少、IgE増加	紅皮症、好酸球増加、肝脾腫	AR	RAG1/2部分欠損、Artemis、IL-7Rα、γc異常など
4. DNAリガーゼIV欠損症	減少	減少	減少	小頭症、顔面奇形、放射線感受性	AR	DNA ligase IV欠損、NHEJ障害
5. Cernunnos欠損症	減少	減少	減少	小頭症、IUGR、放射線感受性	AR	Cernunnos欠損、NHEJ障害
6. CD40 ligand欠損症	正常	sIgM⁺/sIgD⁺のみ	IgM以外減少	好中球減少、血小板減少、溶血性貧血、肝胆道障害、日和見感染	XL	CD40 ligand欠損、アイソタイプスイッチ障害、樹状細胞シグナル伝達異常
7. CD40欠損症	正常	sIgM⁺/sIgD⁺のみ	IgM以外減少	好中球減少、肝胆道障害、日和見感染	AR	CD40欠損、アイソタイプスイッチ障害、樹状細胞シグナル伝達異常
8. PNP欠損症	進行性減少	正常	正常 or 減少	自己免疫性溶血性貧血、神経系障害	AR	PNP欠損、細胞傷害性代謝産物の蓄積
9. CD3γ欠損症	正常、TCR発現低下	正常	正常		AR	CD3γ鎖欠損
10. CD8欠損症	CD8欠損、CD4正常	正常	正常		AR	CD8α鎖欠損
11. ZAP-70欠損症	CD8欠損、CD4正常	正常	正常		AR	ZAP-70欠損
12. Ca²⁺チャネル欠損症	TCR活性化異常	正常	正常	自己免疫、無汗症、外胚葉形成異常	AR	Orai-1, Stim-1欠損
13. MHC class I欠損症	CD8欠損、CD4正常	正常	正常	血管炎	AR	TAP1/TAP2/tapasin変異、MHC class I欠損
14. MHC class II欠損症	CD4減少	正常	正常 or 減少		AR	C2TA/RFX5/RFXAP/RFX-ANK変異
15. Winged helix欠損症(Nude)	著明に減少	正常	減少	脱毛症、胸腺上皮の異常	AR	FOXN1遺伝子変異
16. CD25欠損症	正常 or 減少	正常	正常	リンパ節腫大、肝腫大、自己免疫	AR	IL-2Rα鎖欠損
17. STAT5b欠損症	減少	正常	正常	GH不応性小人症、湿疹、自己免疫	AR	STAT5b欠損、γδ T, Treg, NK分化障害
18. Itk欠損症	減少	正常	正常 or 減少	EBV関連リンパ増殖症	AR	ITK欠損、NKT分化障害
19. DOCK8欠損症	減少	減少	低 IgM、高 IgE	反復する呼吸器感染、重症皮膚感染、好酸球増加、NK細胞減少	AR	DOCK8欠損

IUGR：子宮内胎児発育遅延，MHC：主要組織適合性複合体，SCID：重症複合免疫不全症，IL：インターロイキン，IL-7Rα：インターロイキン受容体 7α，ADA：アデノシンデアミナーゼ，PNP：プリンヌクレオシドホスホリラーゼ，STAT：signal transducers and activators of transcription，TCR：T細胞受容体，Ig：免疫グロブリン，sIg：分泌型免疫グロブリン，NK細胞：ナチュラルキラー細胞，GH：成長ホルモン，EBV：EB(Epstein-Barr)ウイルス，XL：X連鎖性，AR：常染色体劣性

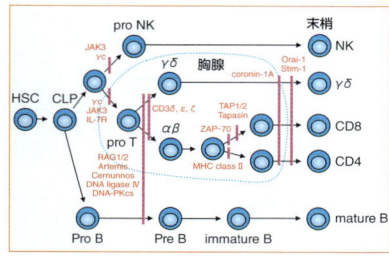

図 4-2-1 原発性免疫不全症におけるT細胞分化障害[2]
造血幹細胞(HSC)からのリンパ球亜群の分化と,分化の各段階に関与する分子を示す.図は簡略化のため,主としてT細胞の分化にかかわる分子を示す.—:記載された遺伝子異常の際に障害される分化段階

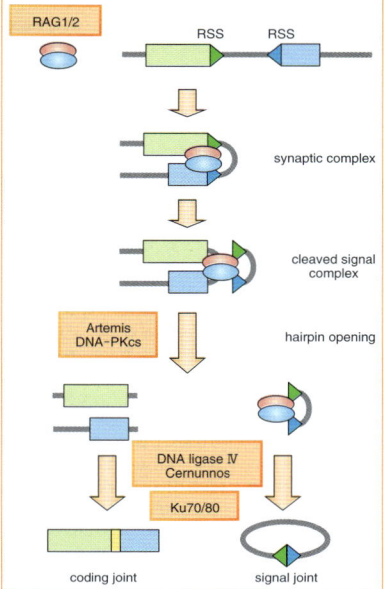

図 4-2-2 VDJ recombination 機構と関連分子[3]
VDJ recombination にかかわる多様な分子とDNAとの関連を簡略化して示す.RAG1/2は,TCR遺伝子再構成の最初の段階でDNA上の recombination signal sequence(RSS)を認識しDNA二重鎖を切断するのに必要な酵素である.同様に,Artemis/DNA-PKcs は DNA 二重鎖のヘアピン構造の開裂に,DNA ligase IV/Cernunnos は二重鎖切断の修復にそれぞれ複合体を形成して関与する.TCR遺伝子再構成の最終産物である signal joint は sjTREC として TREC 定量の対象となる

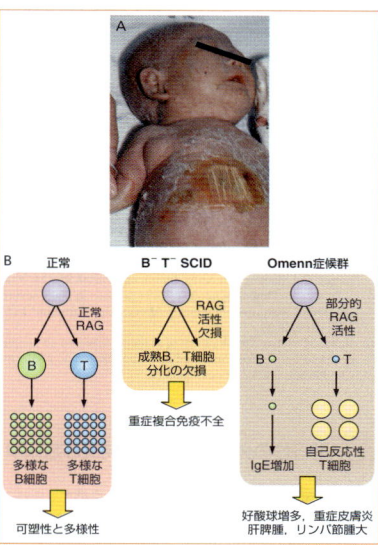

図 4-2-3 Omenn 症候群の臨床像とリンパ球分化異常
A:Omenn 症候群は生後まもなくより進行する重症アトピー性皮膚炎に類似した紅皮症,肝脾腫,リンパ節腫大,重症感染症を特徴とする
B:末梢血中には活性化したT細胞の異常増加を認めるが,通常B細胞は欠損し IgE 以外の血清 Ig は著しい低値を示す.このような特徴的な臨床像は,部分的に残存する RAG1/2 活性による限定的なT細胞クローンの増殖・活性化を反映していると考えられる

れる環状 DNA である(図 4-2-2).それ自体は複製されないため,細胞分裂を繰り返すたびに細胞集団のなかでの相対量は低下する.そのため,TREC 量は胸腺からのナイー ブT細胞の産生量を評価する指標となる.原因の如何にかかわらず,SCID 症例ではいずれも著しい低値を示す.Omenn 症候群や,母体由来のT細胞増殖の例でも TREC 値は低値となる[5].

母体血混入の評価:Omenn 症候群様の皮膚・粘膜症状,活性化T細胞の異常増加を認める症例では,母体由来のT細胞が混入している可能性について精査する必要がある.

遺伝子変異の有無を検索:臨床症状ならびに上記の検査所見より,疑わしい疾患を選択して遺伝子解析を行う.

■ **治療と薬理メカニズム** 根治療法は HLA(ヒト白血球抗原)一致ドナーからの造血幹細胞移植である.感染や炎症病態がコントロールされており,よいドナーが得られれば移植の成績は比較的良好である.したがって,造血幹細胞移植にいたるまでの合併する感染症の治療と,Omenn 症候群や母体由来T細胞増殖例での抗炎症治療が重要となる.

遺伝子治療は,ADA 欠損症で最初に試みられ,その後 γc 欠損症例で多数例が実施されている.一部の患者で白血病が多発するなど,現段階では克服すべき課題も多いが,重症感染症を合併した症例や造血幹細胞移植のドナーが得られない症例に対する治療として期待は大きい.

■ **経過・予後** 早期に診断され,造血幹細胞移植を施行された場合の予後は比較的良好とされている(>90%).一

方，診断が遅れて重症感染症を合併した場合はほとんどの例で致命的な経過をたどる。ただし，多様な原因遺伝子が明らかにされ，解析技術が進歩したことから，変異部位や残存する活性によっては症状がゆるやかな例が存在することが知られてきた。

【谷内江 昭宏】

参考文献

1) International Union of Immunological Societies Expert Committee on Primary Immunodeficiencies : Notarangelo LD et al : Primary immunodeficiencies: 2009 update. J Allergy Clin Immunol 124 : 1161-1178, 2009
2) Notarangelo LD : Primary immunodeficiencies. J Allergy Clin Immunol 125 : S182-S194, 2010
3) Swanson PC : The bounty of RAG: recombination signal complexes and reaction outcomes. Immunol Rev 200 : 90-114, 2004
4) Villa A et al : Omenn syndrome: Inflammation in leaky severe combined immunodeficiency. J Allergy Clin Immunol 122 : 1082-1086, 2008
5) Baker MW et al : Development of a routine newborn screening protocol for severe combined immunodeficiency. J Allergy Clin Immunol 124 : 522-527, 2009

3 進行性の免疫不全を伴う特異な症候群

▶定義・概念　進行性の免疫不全を伴う疾患としては，Wiskott-Aldrich（ウィスコット-オールドリッチ）症候群（Wiskott-Aldrich syndrome：WAS），毛細血管拡張性運動失調症（ataxia-telangiectasia：AT）（小脳失調，毛細血管拡張，悪性腫瘍，免疫不全が進行性に出現する），分類不能型原発性免疫不全症（common variable immunodeficiency：CVID）（低γグロブリン血症，T細胞減少が進行性に出現する場合がある）などがある。

ここでは代表的な疾患であるWiskott-Aldrich症候群について解説する。

▶疫学　伴性劣性遺伝であり，男児に発症する。X染色体不活化の偏倚によりきわめてまれに女児でも発症することがある。国内推定有病率は200人程度である。

▶病因・病態生理と分子メカニズム　WASの原因遺伝子はWASP（Wiskott-Aldrich syndrome protein）であり，その変異により発症する。WASPのC末端に，Gアクチンが結合すると重合化しFアクチンとなる。Fアクチンは細胞骨格の変化に重要である。また，WASPのプロリンリッチ領域（PRR）にはSH（Src homology）3領域を持つ多数の分子が結合し，GBD（G蛋白結合領域）内のチロシンのリン酸化はSH2領域を持つ蛋白が結合する。こうした分子が結合する足場を形成することで，WASPはシグナル伝達に重要な役割を担っていると考えられる。すなわち，WASPは細胞骨格調節とシグナル伝達にかかわる分子である。WASP異常により免疫担当細胞のシグナル伝達障害が起き，免疫不全症，アトピー様湿疹を生じ，細胞骨格異常は血小板の構造異常を引き起こし，血小板減少につながると考えられる。

▶臨床症状・検査成績　臨床徴候は，血小板減少による紫斑・易出血症状，難治性アトピー様湿疹，易感染性を三主徴とする（図4-3-1）。こうした三主徴は進行性に現れることもある。血小板減少が先行し，湿疹，易感染性が幼児期，小児期になり出現することもある。また，自己免疫疾

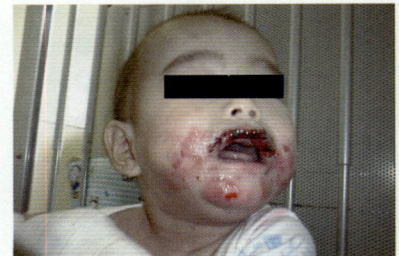

図4-3-1　Wiskott-Aldrich症候群患者
アトピー様湿疹，ヘルペス口唇炎，点状出血を認める

患，IgA腎症，悪性腫瘍が成人期になり出現することもある。

血小板減少症は全例でみられるが，当初それほど重症ではない（5万～10万など）場合もあり，注意が必要である。出生直後からみられることも多く，初発症状の79％を占めている。血便，皮下出血（紫斑，点状出血）が多いが，鼻出血，血尿もみられ，頭蓋内出血も20％と高頻度にみられる。血小板数は2万以下が多い。血小板機能の低下もあり，出血症状が強く現れる。頭蓋内出血の頻度も慢性特発性血小板減少症と比較して有意に高い。血小板はサイズが低下し，平均血小板容積（MPV）が7.0以下（正常範囲7.1～10.5fl）になる。ただし，目視しないと判定できないことが多い。なお，WASP変異により血小板減少のみが臨床症状として出現するタイプがあり，X連鎖性血小板減少症（X-linked thrombocytopenia：XLT）と呼ばれる。

易感染症状は，細菌，ウイルス，真菌，いずれに対してもおこる。細菌感染については，部位別では，上下気道（中耳炎・副鼻腔炎・肺炎）・皮膚感染症（膿痂疹・蜂巣炎・膿瘍・腸炎）が多く，髄膜炎・敗血症もみられる。起因菌としては，肺炎球菌に弱いことが知られ，これは肺炎球菌ワクチンに対する抗体ができるのが31％にとどまることからも説明される。またブドウ球菌にも弱い。真菌感染ではカンジダ・アスペルギルス感染ともにみられる。ウイルスについてはヘルペスウイルス科（Herpesviridae）（単純ヘルペスウイルス〈HSV〉，水痘・帯状疱疹ウイルス〈VZV〉，サイトメガロウイルス〈CMV〉，EBウイルス〈EBV〉など）に弱い（反復・重症化）ことが知られている。

湿疹は，アトピー様湿疹であるが，重症であり，治療にも抵抗性で難治である。年齢とともに進行性に悪化することが多い。

自己免疫性溶血性貧血・腎炎・血管炎・関節炎・炎症性腸疾患の発生が報告されている。

悪性腫瘍の併発も古典的WASの特徴であり，死因の一つとなっている。三主徴を伴うWASについて調べた報告では13％にみられ，平均発症年齢は9.5歳であった。ほとんどが悪性リンパ腫であるが，脳腫瘍の報告もある。

▶診断　臨床徴候，WASP蛋白解析，WASP遺伝子解析で行う。WASP蛋白をフローサイトメトリーで測定する方法がコマーシャルラボで可能である。WASP蛋白低下例ではWASP遺伝子解析を行い変異を確認する。遺伝子診断は，

厚生労働省原発性免疫不全症に関する調査研究班と理化学研究所免疫アレルギー科学総合研究センター(RCAI)，かずさDNA研究所による共同研究であるPIDJプロジェクトで，全原発性免疫不全症の原因遺伝子の遺伝子診断が可能であり，WASPの遺伝子診断も可能である(http://pidj.rcai.riken.jp/medical.html)。

■ **治療と薬理メカニズム** 根治療法は，同種造血幹細胞移植である。同種骨髄移植により，血小板減少症，免疫不全，湿疹のいずれも治癒することが知られている。ドナーとしては，骨髄移植が第一選択である。臍帯血移植の成功例の報告も増えている。同種骨髄移植，同種末梢血幹細胞移植はHLA(ヒト白血球抗原)一致の場合は成功している。HLAハプロタイプ不一致T細胞除去併用による骨髄移植は，生着不全，EBウイルスによる日和見リンパ腫により，国内・海外とも成功率が低い。重症例においては造血幹細胞移植にいたるまでの間の感染症，湿疹，血小板減少症のコントロールが問題になる。

WASにおける造血幹細胞移植法であるが，前処置は，ブスルファン(BU)+シクロホスファミド(CY)によるfullレジメで行う。拒絶や移植後の混合キメラが多いことが理由である。また，移植後のレシピエントクローンによると思われる自己免疫疾患の発症があることも，骨髄非破壊的移植(RIST)で行わない理由になる。

易感染性に対しては，予防的抗生剤，抗ウイルス薬，抗真菌薬の投与を行う。

化膿菌，ヘルペスウイルス科と真菌が多く，カリニ肺炎の罹患例も報告されているため，ST合剤，アムホテリシンB(あるいはイトラコナゾール，フルコナゾール)，アシクロビル(あるいはガンシクロビル)の投与を考慮する。BCGの重症感染症の報告は少ないため，BCG接種下での予防内服は不要と考えられる。IgGは正常な例が多く，γグロブリンの定期的な補充は通常必要ないが，IgG<500の例と重症感染時には補充が必要である。WAS患者における重症サイトメガロウイルス・EBウイルス感染症の報告は多く，血中ウイルス量の定量的PCR(ポリメラーゼ連鎖反応)法によるモニタリングと早期治療が必要である。また，カリニ，真菌のモニタリングには血中(1→3)-β-D-グルカンが有用である。

血小板減少症に対しては，γグロブリン大量療法は多くの場合効果がない。プレドニゾンの投与も通常効果がなく，日和見感染の合併の危険もあるため避けるべきである。血小板輸血に関しても重大出血，手術時などはやむをえないが，血小板不応症にいたる例の経験も多く，できるだけ避けるべきであろう。ただ，重大出血の頻度は血小板機能障害を反映して，特発性血小板減少性紫斑病(ITP)に比べると桁違いに多い。粘膜出血が深部出血の予兆となりうる。脾臓摘出は大部分の症例で血小板の上昇を認める。しかし，劇症型肺炎球菌敗血症のリスクを高めるので行うべきではない。血小板減少による出血症状が強く，移植ドナーも見つからない場合は行わざるをえない場合があるが，その際は脾摘前に肺炎球菌ワクチンの接種，脾摘後は抗生剤の予防内服を行う。

湿疹は難治性のアトピー性皮膚炎と同程度の例からごく軽症の例までさまざまであり，一般的なアトピー性皮膚炎に対する治療に準じる。難治例では治療抵抗性である。加齢とともに重症化することもある。なお，食物アレルギーの関与を疑わせる例もある。食事療法や無菌室管理により湿疹が改善した例もあり，難治例では試してみる価値はある。

レンチウイルスベクターを用いた遺伝子治療が，ヨーロッパ(英国，フランス，イタリア)で計画されている。

■ **経過・予後** WAS典型例では，移植をセンサーとすると15歳で生存例は0になる。また上記造血幹細胞移植による早期に救命されており，ドナーが得られればできるだけ早く移植を行うべきである。移植により根治することができる。血小板減少のみがみられるXLTでは，長期生存率は90%以上である。ただ，頭蓋内出血をイベントとするとWAS典型例と予後に有意差がほとんどなく，IgA腎症からの腎不全例，家系内の若年での悪性腫瘍合併なども含まれているため，適したドナーがいる場合，移植適応ではないかと考えられる。現在，ヨーロッパを中心に免疫不全を伴わないWASP異常症患者の大規模な後方視的検討がなされており，その結果が注目される。

【野々山 恵章】

■ **参考文献**
1) 厚生労働省「原発性免疫不全症候群に関する調査研究」班会議 WAS治療ガイドライン(PIDJ): http://pidj.rcai.riken.jp/medical_guideline091222.html
2) PIDJ(Primary Immunodeficiency Disease in Japan): http://pidj.rcai.riken.jp/public.html
3) 厚生労働省難治性疾患克服研究事業 原発性免疫不全症候群に関する調査研究班
4) 難病情報センター: http://www.nanbyou.or.jp/sikkan/031_i.htm
5) WASPbase: http://homepage.mac.com/kohsukeimai/wasp/WASPbase.html
6) 日本免疫不全症研究会: http://www.jsid.jp/

4 発症に免疫不全が関与する症候群

細胞内寄生細菌に対する易感染性を呈する症候群

■ **定義・概念** 細胞内寄生細菌に対する易感染性を呈する症候群(mendelian susceptibility to mycobacterial diseases: MSMD)は，抗酸菌，サルモネラ，リステリア，レジオネラ，ヒストプラズマ，ノカルジアなどの細胞内寄生細菌に対して易感染性を呈する。抗酸菌には結核菌(Mycobacterium tuberculosis)，らい菌(Mycobacterium leprae)など強毒で正常の免疫力を持つものにも感染・発症するものから，正常の免疫力を有するヒトには普通発症しないBCG(Mycobacterium bovis)や非定型抗酸菌(Mycobacterium aviumなど)が含まれるが，後者の感染症の場合には特に本症が疑われる。

■ **病因・病態生理と分子メカニズム** 本症候群の病因には，インターフェロンγ受容体1(IFN-γR1)，IFN-γR2，IL-12p40，IL-12 Rβ1，STAT1の遺伝子異常などがある(図4-4-1)。IFN-γR完全欠損症の患者がBCGの接種を受けると全身性播種を発症し，接種されない場合でも生後早期に抗酸菌の感染症に罹患し重篤な経過をとる。IFN-γRの異常症には部分欠損によるものも2種類あり，一つはIFN-γRの細胞外領域の変異によりIFN-γに対する親和性が減少し，もう一つはIFN-γ受容体の細胞内領域の欠失に

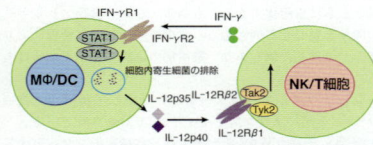

図 4-4-1 細胞内寄生細菌に対する易感染性を呈する症候群（MSMD）の病因
IFN-γ：インターフェロンγ，IL-12Rβ1：インターロイキン12受容体β1

より，この異常な受容体分子が正常な受容体の機能をドミナントネガティブに抑制する．この遺伝子異常は細胞内寄生細菌に対して易感染性を呈するもののなかで最も頻度が高い．

第4の病因は，IL-12p40の欠損である．インターロイキン12（IL-12）は，35 kDaと40 kDaの2つのサブユニットから構成されており，S-S結合により70 kDaのヘテロダイマーを形成し，これが活性を有する．IL-12は抗酸菌やサルモネラ感染などの刺激によりマクロファージや樹状細胞により産生され，IFN-γの産生をTh1細胞，ナチュラルキラー（NK）細胞に誘導する．

第5の病因は，IL-12Rの欠損症で，IL-12Rのβ1サブユニットの変異がある．本症は4種類の遺伝子異常のなかで臨床的に最も軽症である．

第6の病因は，STAT1の部分欠損症で，DNA結合ドメインまたは転写活性化ドメインの変異が原因でGAF（IFN-γ活性化因子）の活性化が障害されるが，インターフェロン活性化遺伝子ファクター3（ISGF-3）の活性化は起こるためMSMDを発症する．STAT1の完全欠損も報告されているが，臨床的にはMSMDと致死的ウイルス感染症を合併し，GAFとISGF-3の両者の活性化が障害されている．

■ **臨床症状・検査成績** 最大の特徴は一般的には，ほとんど感染症を引き起こすことのない細胞内寄生細菌に対する感染症を呈することである．重症で予後不良のIFN-γRの異常症から，比較的軽症のIL-12p40やIL-12Rβ1の欠損症もある．ウイルスに対する易感染性を呈するものもあるが，黄色ブドウ球菌やカンジダに対する易感染性は呈さない．慢性炎症により，正球性正色素性の貧血を呈することが多い．CD4陽性T細胞数，血清免疫グロブリン，T細胞の各種抗原・マイトジェンに対する増殖反応，好中球の数・形態・CD18発現・遊走能，精製ツベルクリン蛋白質（PPD）に対するツベルクリン反応はいずれも正常である．

■ **診断** 細胞内寄生細菌に対する感染症をみた場合には，本症候群を鑑別診断に加える．また培養が陰性でも，慢性の経過の発熱，肝脾腫，リンパ節腫脹，貧血を呈する診断困難例に対しても本症を考慮する．家族歴に血族結婚がある場合には特に注意が必要である．Langerhans（ランゲルハンス）細胞組織球症との鑑別が必要になることもある．血清中のIFN-γ，関連蛋白の発現，機能的検査，遺伝子検査で診断する．

IFN-γR欠損症では血中IFN-γは非常な高値となる．IFN-γRは全有核細胞に発現しており，IL-12RはT細胞とNK細胞に発現しているので，これらを蛍光細胞分析分離装置（FACS）で検出することができる．IL-12p40の欠損症ではELISA（固相酵素結合免疫測定法）でIL-12p40とp70が欠損する．FACSで細胞表面に受容体が発現していても，機能が正常とはかぎらないので，機能的な検討，すなわちIFN-γ投与後のMHC（主要組織適合性複合体）classⅡの発現上昇やSTAT1のチロシンリン酸化を検討する必要がある．IL-12p40欠損症では，BCG刺激による末梢血単核球のIFN-γ産生が低下しており，これがIL-12の添加により回復することが特徴である．IL-12Rβ1欠損症でもIFN-γの産生は低下しているが，IL-12の添加により回復しない．最終的には各遺伝子の塩基配列を決定することにより確定診断できる．

■ **治療と薬理メカニズム** マクロライド系の抗生剤（クラリスロマイシン・アジスロマイシンなど）が有効で，感染予防にも使用される．IL-12p40とIL-12Rの異常症，IFN-γRの部分欠損症ではIFN-γの投与が有効である．抗生剤とサイトカイン投与に抵抗する脾臓感染症には，脾臓摘出が必要なことがある．現時点での唯一の根治療法は造血幹細胞移植であるが，その成績は不良で，IFN-γRを欠損する造血幹細胞が増殖に有利で，移植前から存在する感染のコントロールが困難であるためとされている．このため遺伝子治療の可能性も検討されている．

■ **経過・予後** 病理組織学的に類上皮細胞や巨細胞がリンパ球と線維組織で取り囲まれた明らかな肉芽腫を形成し，菌量の少ないものは予後良好であるが，明確な肉芽腫を形成せず，菌量の多いものは予後が不良である．IL-12B，IL-12R，IFN-γRの部分欠損症は比較的予後良好であるが，IFN-γRの完全欠損症は予後不良である．

高IgE症候群

■ **定義・概念** 高IgE症候群は，黄色ブドウ球菌による皮膚膿瘍と肺炎，アトピー性皮膚炎，血清IgE（免疫グロブリンE）の高値を三主徴とする免疫不全症である．近年，高IgE症候群の責任遺伝子として*TYK2*と*STAT3*が同定された．免疫系だけではなく骨，軟部組織，歯牙の異常を含めた多系統疾患である．

■ **病因・病態生理と分子メカニズム** 当初は常染色体優性遺伝する疾患と考えられていたが，原因遺伝子の同定により，90%以上の症例で*de novo*の突然変異により散発性に発症することがわかった．突然変異はすべてミスセンス変異または小さな in-frame deletion で，いずれの変異も機能的にはドミナントネガティブとして働く．TYK2とSTAT3により伝達される各種サイトカインのシグナル異常がその本態である．

■ **臨床症状・検査成績** 高IgE症候群の膿瘍は寒冷膿瘍（cold abscess）となることが本症に特異的で，発赤や熱感を伴わない．多くの症例で特有の顔貌，脊椎の側弯，病的骨折，骨粗鬆症，関節の過伸展，乳歯の脱落遅延などの骨，軟部組織，歯牙の異常を合併する．肺炎治癒後の肺嚢胞は，本症に特異的である．肺嚢胞に緑膿菌・アスペルギルスが感染し，その治療に難渋することがある．皮膚症状は，生後1〜2週から発症し，アトピー性皮膚炎の皮疹と臨床的，病理組織学的に同一とされている．

■ **診断** 高IgE症候群に特異的な臨床症状は，cold abscessと肺嚢胞で，これらは高IgE症候群の診断に非常に有用である（pathognomonic）．米国国立衛生研究所

(NIH)でつくられた臨床診断スコアにより，血清IgE値や好酸球数，肺炎・皮膚膿瘍の罹患回数，脊椎側弯症，病的骨折，乳歯の脱落遅延，特徴的顔貌，肺の器質的病変の有無に応じて得点化し，高得点のものを臨床的に高IgE症候群と診断する．遺伝子検査により確定診断する．

■ **治療と薬理メカニズム** スキンケアと感染症に対する早期の抗生剤による治療が重要である．本症の患児では重症感染症に罹患していても臨床症状に乏しく，C反応性蛋白(CRP)の上昇なども軽度のため，感染症の早期発見に十分な注意をはらう必要がある．予防的抗生剤(ST合剤など)と抗真菌薬の投与が推奨される．肺嚢胞が存在する症例では多剤耐性緑膿菌やアスペルギルスの治療に難渋することが多い．多系統の疾患であることから，造血幹細胞移植は本症に対してあまり行われていなかったが，病因・病態が明らかになったことから，感染症のコントロールが困難な症例で今後実施例が増加すると予想される．

【峯岸 克行】

参考文献
1) Casanova JL et al：Genetic dissection of immunity to mycobacteria: the human model. Annu Rev Immunol 20：581-620, 2002
2) Minegishi Y：Hyper-IgE syndrome. Curr Opin Immunol 21, 487-492, 2009
3) Minegishi Y et al：Dominant-negative mutations in the DNA-binding domain of STAT3 cause hyper-IgE syndrome. Nature 448：1058-1062, 2007

5 原発性食細胞機能異常症

■ **定義・概念** 原発性免疫不全症は分子遺伝学の進歩に伴って疾患数が急速に増加している疾患群であり，2〜3年ごとに疾患の登録と分類の改訂が行われている．そのなかに「食細胞の数，機能あるいは両者の先天的異常を示す疾患」という一分野がある(表4-5-1)．この分野でも病因遺伝子の解明や，分子レベルでの病態解明で新たな疾患単位が確立されてきており，高IgE症候群のように複数の分野に重複して分類されたものも含めて，現状では29疾患で構成されている．

食細胞には，好中球，単球，マクロファージなどがあり，これらの異常による感染因子は主に細菌と真菌が重要である．先天的に食細胞が減少する疾患ではいくつかの病因が解明され，他の症状とあわせて疾患が少し整理されている．また，先天的な食細胞機能異常もきわめて多様であるが，病態の理解とともに新たな疾患が追加報告されている．その結果，この分野の疾患数は著しく増加してきており，後述のように病態が類似する複数の疾患を亜群としてまとめるなど，分類の再編成が必要であろう．

■ **疫学** 表4-5-1のようにこの分野の疾患数は30近くあるが，いずれもきわめてまれな疾患である．これらのなかで慢性肉芽腫症(X連鎖遺伝と常染色体劣性遺伝あわせて)が最も高い頻度(20万〜25万人に1人)とされ，わが国で報告されている患者数は300人弱である．

■ **病因・病態生理と分子メカニズム** 表4-5-1に示すようにすべて遺伝性の疾患であり，新規の病因遺伝子が同定されて新たな疾患が確立されてきた．病因遺伝子の変異によって食細胞の分化・生存や機能にかかわる分子が異常となるのが原因である．

一般に末梢血中の好中球が$1,000/mm^3$以下，特に$500/mm^3$以下になると感染のコントロールがきわめて困難になる．流血中の食細胞は感染があると刺激を受けて血管内皮細胞との間でセレクチンやインテグリン分子間の結合でローリング・接着し，血管外へ遊出する．その後各種のケモカインの作用で走化し，抗体，補体とそれに対するFc受容体や補体受容体を介して病原体を貪食し，最終的には活性酸素や蛋白分解酵素による殺菌作用で病原体の排除に貢献している．

この一連の機能はいずれも重要で，どの過程の機能異常も易感染性の原因となる．また，単球などからのサイトカイン産生系の機能異常による免疫不全もこの分野の疾患に含まれる．

■ **臨床症状・検査成績** 重症で反復性の細菌感染症を示す病態が多い．共通する易感染性のほかに随伴する特異な臨床像を示すものもある(表4-5-1)．好中球の数や形態に問題がある疾患では通常の検査で異常は検出可能であるが，機能異常を呈する病態では特殊な機能検査が必要で，たとえば慢性肉芽腫症では食細胞の活性酸素産生の有無が検索される．また，マイコバクテリウム属(*Mycobacterium*)など起因菌に特徴がある場合は，IFN-γ(インターフェロンγ)産生系の検索が必要である．また，随伴する症状に関連した検査もその評価に重要である．

■ **診断** 随伴する症状を含めた臨床症状や特殊な食細胞機能検査，フローサイトメトリーなどでの病因分子の検索で診断にいたることもあるが，最終的には病因遺伝子の解析による変異の検索が必要である．

■ **治療と薬理メカニズム** 感染症に対する予防的治療，重症感染症に対しての治療，そして根治を目的とした治療に分けられる．

疾患ごとに起因菌の特徴があり，それを標的としたさまざまな予防が試みられるが，ST合剤や抗真菌薬の投与が試みられることが多い．IFN-γが有効である病態や顆粒球コロニー刺激因子(G-CSF)の投与によって重度の好中球減少をある程度改善する病態も認められる．重症感染症に対しては濃厚な抗菌薬の使用が必須であるが，時には外科的な介入も余儀なくされる．根治的な治療として造血幹細胞移植(HSCT)が多くの病態で期待され，実際に治療効果を認めている疾患もある．理論的には遺伝子治療も期待される根治療法であるが，この分野の疾患ではいまだ治療効果を認めた報告はない．

■ **経過・予後** 根治的な治療が奏効しなければ重症感染症を繰り返し，ほとんどの疾患で長期的な予後は不良である．一部の疾患では白血病などの発症に留意する必要がある．

代表的疾患

重症先天性好中球減少症/周期性好中球減少症(常染色体優性遺伝)

周期性好中球減少症は一定のサイクル(21日間隔が多い)で好中球が減少/回復する非常にユニークな疾患である．患者は，その周期ごとに感染/発熱のエピソードを繰り返す．感染症は主に皮膚，粘膜，上・下気道などが主である．好中球エラスターゼをコードする*ELANE*が病因遺伝

表 4-5-1　食細胞の数，機能あるいは両者の先天性異常を示す疾患

疾患	異常細胞	機能異常	随伴する所見	遺伝形式	遺伝的欠陥/分子病態	頻度
1. 重症先天性好中球減少症1	N	骨髄球系分化	一部に骨髄異形成症	AD	$ELANE$ の変異，エラスターゼの輸送異常	まれ
2. 重症先天性好中球減少症2	N	骨髄球系分化	B/T リンパ腫	AD	GFI1 の変異，エラスターゼの抑制	きわめてまれ
3. Kostmann 症候群	N	骨髄球系分化	認知，神経症状	AR	Hax1 の変異，アポトーシスの制御異常	まれ
4. 心・泌尿器奇形を伴う好中球減少症	N+F	骨髄球系分化	心臓の構造異常，泌尿器奇形，体幹・四肢の血管拡張症	AR	G6P3C の変異，グルコース-6-ホスファターゼ酵素活性の喪失により好中球と線維芽細胞のアポトーシスが亢進	非常にまれ
5. 糖原病 Ib 型	N+M	殺菌，走化能，活性酸素産生能	空腹時低血糖，乳酸血症，高脂血症，肝腫大，好中球減少	AR	G6PT1 変異，グルコース-6-リン酸トランスポーター1の異常	非常にまれ
6. 周期性好中球減少症	N	不明	他の白血球や血小板の変動	AD	$ELANE$ の変異，エラスターゼの輸送異常	非常にまれ
7. X 連鎖好中球減少症/骨髄異形成症	N+M	不明	単球減少症	XL	WASP の活性化変異（アクチン細胞骨格調節分子の自己抑制喪失変異）	きわめてまれ
8. P14 欠損症	N+L Mel	エンドソームの発生	好中球減少，低γグロブリン血症，CD8 細胞傷害機能低下，部分白子，成長障害	AR	MAPBPIP の変異，エンドソームアダプター分子 14 の欠陥	きわめてまれ
9. 白血球接着不全症候群 type 1	N+M+L+NK	接着能，走化能，貪食能，T/NK 細胞傷害機能	臍帯脱落遅延，皮膚潰瘍，歯牙周囲炎	AR	ITGB2（integrin β_2）変異，接着分子の異常	非常にまれ
10. 白血球接着不全症候群 type 2	N+M	ローリング，走化能	軽度の白血球接着不全症候群 type 1 症状に加えて，hh 血液型，精神・成長発達遅延	AR	FUCT1（GDP-fucose transporter 1）の変異	きわめてまれ
11. 白血球接着不全症候群 type 3	N+M+L+NK	接着能	白血球接着不全症候群 type 1 症状に加えて出血傾向	AR	KINDLIN3（Rap1-activation of β1-3 integrins）の変異	きわめてまれ
12. Rac 2 欠損症	N	接着能，走化能，活性酸素産生能	創傷治癒不良，白血球増加	AD	RAC2（アクチン細胞骨格の制御）の変異	きわめてまれ
13. β-アクチン欠損症	N+M	移動能	精神遅滞，低身長	AD	ACTB（細胞質アクチン）の変異	きわめてまれ
14. 局在性若年性歯周囲炎	N	formyl peptide 誘導による走化能	歯肉囲炎のみ	AR	FPR1（ケモカイン受容体）の変異	非常にまれ
15. Papillon-Lefevre 症候群	N+M	走化能	歯周囲炎，掌蹠角化症	AR	CTSC（cathepsin C〈セリンプロテアーゼを活性化〉）の変異	非常にまれ
16. 特殊顆粒欠損症	N	走化能	二分核の好中球	AR	CEBPE（顆粒球の転写因子）の変異	きわめてまれ
17. Shwachman-Diamond 症候群	N	走化能	汎血球減少，膵外分泌不全，軟骨異形成	AR	SBDS の変異	まれ
18. X 連鎖慢性肉芽腫症	N+M	殺菌（活性酸素産生障害）	一部に McLeod 表現系	XL	CYBB（gp91-phox〈電子移送蛋白〉）の変異	比較的よくある
19〜21. 常染色体劣性型慢性肉芽腫症	N+M	殺菌（活性酸素産生障害）		AR	CYBA（p22-phox〈電子移送蛋白〉），NCF1（p47 phox〈アダプター分子〉），NCF2（p67-phox〈活性化分子〉）それぞれの変異	比較的よくある
22. IL-12 および IL-23 の受容体β1 鎖欠損症	L+NK	IFN-γ 分泌	マイコバクテリウム，サルモネラ菌に対する易感染性	AR	IL12RB1（IL-12 と IL-23 受容体のβ鎖）の変異	まれ
23. IL-12p40 欠損症	M	IFN-γ 分泌	マイコバクテリウム，サルモネラ菌に対する易感染性	AR	IL12B（IL-12/IL-23 のサブユニット）の変異	非常にまれ
24. IFN-γ 受容体 1 欠損症	M+L	IFN-γ 結合，シグナル	マイコバクテリウム，サルモネラ菌に対する易感染性	AR/AD	IFNGR1（IFN-γR リガンド結合鎖）の変異	まれ
25. IFN-γ 受容体 2 欠損症	M+L	IFN-γ シグナル	マイコバクテリウム，サルモネラ菌に対する易感染性	AR	IFNGR2（IFN-γR 付属鎖）の変異	非常にまれ

表4-5-1 つづき

疾患	異常細胞	機能異常	随伴する所見	遺伝形式	遺伝的欠陥/分子病態	頻度
26. STAT1 欠損症, 二型あり	M+L	IFN-α/β, IFN-γ, IFN-λ, IL-27 シグナル	マイコバクテリウム, サルモネラ菌, ウイルスに対する易感染性	AR/AD	STAT1 の変異	きわめてまれ
27. AD 高 IgE 症候群	L+M+N epithelial	IFN-γ シグナル, IL-6/10/22/23 シグナル	特異な顔貌(幅広の鼻), 湿疹, 骨粗鬆症, 骨折, 側弯症, 乳歯脱落遅延, 関節過度の伸展, ブドウ球菌/カンジダ感染症(皮膚, 肺膿瘍)	AD	STAT3 の変異	まれ
28. AR 高 IgE 症候群	L+M+N others	IL-6/10/12/23, IFN-α, IFN-β シグナル	細胞内寄生細菌(マイコバクテリウム, サルモネラ菌), ウイルス, ブドウ球菌に易感染性	AR	TYK2 の変異	きわめてまれ
29. 肺胞蛋白症	肺胞マクロファージ	GM-CSF シグナル	肺胞蛋白症	偽性常染色体遺伝	CSF2RA の変異	きわめてまれ

IL:インターロイキン, IFN:インターフェロン, IgE:免疫グロブリン E, GM-CSF:顆粒球マクロファージコロニー刺激因子, AD:常染色体優性, AR:常染色体劣性, XL:X 連鎖性
(文献1を改変)

子であると同定された。一方,同じ家系内でも周期性を示さず慢性の好中球減少を示すこともある。このことから,常染色体優性遺伝型の重症先天性好中球減少症でもこの遺伝子異常が検索され,大部分の患者で*ELANE*遺伝子異常が検出された。変異の種類,部位と臨床症状の関連はまだ十分に説明されていないが,周期性好中球減少症ではエクソン(exon)4~5近辺に多い傾向があり,重症先天性好中球減少症のものでは変異が多様であるという。

治療は,両疾患ともに G-CSF の定期的な投与が有効である。しかし重症先天性好中球減少症の患者では急性骨髄性白血病(AML)や骨髄異形成症候群(MDS)の発症が高く(周期性好中球減少症ではまれ),詳細は不明であるが G-CSF の使用量と発症頻度に相関が認められている。

常染色体劣性遺伝の重症先天性好中球減少症には,神経症状の合併がみられる Kostmann(コストマン)症候群(*Hax1* 変異)がある。また,他に臨床的特徴を認めるいくつかの重度の好中球減少症がその責任遺伝子の確認とともに確立してきた(表4-5-1)。

白血球接着不全症候群

食細胞,リンパ球などの白血球がその機能を炎症部位で発揮するためには,細胞間の接着が非常に重要である。流血中の白血球が血管外に遊走し,炎症部位に向かうためには,まず血管内皮細胞との相互の分子間接触によりブレーキをかけ(ローリング),停止(接着)しなければならない。ローリングに関連する分子が,糖鎖-セレクチン,接着に関連するのがインテグリン-インテグリンであり,この過程に異常を示すいくつかの疾患が白血球接着不全症候群(leukocyte adhesion deficiency:LAD)(type 1~3)と称されて確認されている。

- LAD type 1　あるインテグリン分子が欠損することにより発症する常染色体劣性遺伝の疾患である。インテグリンは構造の異なる α,β2 つのサブユニットが会合したヘテロダイマーを構成する分子である。本疾患では β2 サブユニットである CD18 分子の欠如により,この分子を共有する LFA-1(CD11a/CD18),Mac-1(CD11b/CD18),p150,95(CD11c/CD18)の3分子が好中球,リンパ球,単球などの細胞表面から欠損し,患者は生下時

より易感染性を呈する。易感染性は主に好中球などの食細胞が炎症局所へ走化できず,また食食能も低下することに起因するが,細胞傷害性 T 細胞機能や,NK 細胞機能も障害されている。末梢血の好中球は著増しているが,感染局所へ集まらないため膿瘍を形成せず,また組織再生機構の破綻により創傷治癒は遅延する。臍帯脱落の遅延も特徴的である。診断は白血球細胞表面の CD18 分子欠損をフローサイトメトリーで検索すれば可能で,遺伝子解析で確定する。根治的治療は HSCT で,患者は細胞傷害性 T 細胞機能/NK 細胞機能不全があるため,移植細胞が生着しやすく,移植の治療成績は比較的よい。

- LAD type 2　好中球の異常増加,走化不全など LAD type 1 類似の易感染性を示すが,小頭症,特異顔貌,重度知能障害,痙攣など血液系以外の症状も呈する疾患である。赤血球の抗原 H が欠損するボンベイ型の血液型を示すのも特徴的である。本態はフコース添加不全による糖鎖分子異常である。異常分子の代表としては血管内皮に発現する E セレクチン,P セレクチンのリガンドで,白血球に発現する糖鎖・シアリル Lewis^x やシアリル Lewis^a,血液型の基礎となる H 抗原がある。これらの異常分子には異なったフコース添加酵素がそれぞれ関与しており,その後の研究でフコースの供与体・GDP-フコースを Golgi(ゴルジ)体への転送に関与する GDP-fucose transporter 遺伝子の異常が原因であることが判明した。先天性の糖鎖合成異常(congenital disorder of glycosylation:CDG)とする疾患概念が提唱され,本疾患は CDG Ⅱ型としても認知されている。患者の白血球では糖鎖分子 CD15 の発現異常があり,診断に利用される。経口的フコースの投与で,病態の改善が認められるとの非常に興味深い報告がある。

- LAD type 3　近年,LAD type 1 と同様の症状を示し,さらに Glanzmann(グランツマン)血小板無力症様の易出血傾向をあわせ持つ LAD type 3 が認識された。本疾患ではインテグリン β1~β3 鎖がいずれも機能異常を示すことが確認され,*KINDLIN3*(または *FERM3*)の変異によってそれらの活性化が起こらないためとされている。前述したように LAD type 1 様症状は β2 の異常に関与し,

血小板粘着機構異常は$β_3$異常に起因する。
好中球特殊顆粒欠損症
　好中球の特殊顆粒を欠く常染色体劣性遺伝の疾患で，好中球は特徴的な2分葉核を示す。患者の好中球では走化能，殺菌能が低下し，そのためブドウ球菌や緑膿菌などの感染を繰り返す。特殊顆粒には前骨髄球-骨髄球レベルで合成される好中球ラクトフェリン，ゲラチナーゼ，コラゲナーゼなどが含まれるが，患者ではこれらがメッセージレベルですべて低下している。しかしミエロペルオキシダーゼやリゾチームなどは正常である。好酸球の顆粒であるメジャーベーシックプロテイン，好酸球カチオニックプロテインなどにも欠損が認められる。多くの分子がメッセージレベルで欠損しているため，病因として骨髄球に特異的な転写因子の異常が原因と推測されていた。KO（ノックアウト）マウスでの研究などから，病因は転写因子の basic zipper family である CCAAT/enhancer binding protein $ε$（CEBPE）と同定された。

Shwachman-Diamond 症候群
　Shwachman-Diamond（シュワックマン-ダイアモンド）症候群は，膵外分泌腺の異常と骨髄不全を呈する疾患で，その特徴的な臨床病型から疾患自体は1964年に Shwachman が報告している。白血病などの悪性疾患の発生頻度が高く，また骨系統の異常も伴う。原因遺伝子はポジショナルクローニングで7q11にある *SBDS* と同定された。この遺伝子の機能はまだ十分理解されていないが，RNAのメタボリズムに関係するという説がある。

慢性肉芽腫症
　慢性肉芽腫症（chronic granulomatous disease：CGD）は食細胞の活性酸素産生機構に障害があるため，貪食した病原体を殺菌できない食細胞機能異常症である。わが国の原発性免疫不全症候群の登録では一番多い疾患である。食細胞の活性酸素産生機構（NADPH〈還元型ニコチンアミドアデニンジヌクレオチドリン酸〉酸化酵素）の構成分子には細胞膜蛋白（gp91-phox, p22-phox）と，細胞質蛋白（p47-phox, p67-phox, p40-phox, rac1/2）があり，これらが刺激下に細胞膜近傍に会合して活性酸素産生機構を構成する。

　患者は肺炎，リンパ節炎，肛門周囲膿瘍などの感染を繰り返す。起因菌はブドウ球菌，グラム陰性桿菌（大腸菌，セラチア，緑膿菌，クレブシエラ，サルモネラなど）のカタラーゼ陽性菌による感染が多く，カタラーゼ陰性の肺炎球菌やレンサ球菌の感染はまれである。これは自己の産生するH_2O_2が分解されず，細菌自身が食細胞内で殺菌されるためである。真菌の深部感染は病勢のコントロールが困難で，年長児での主な死因となる。患者は抗酸菌にも易感染性を示し，BCGは禁忌である。

　病因となる分子異常としては細胞膜蛋白 gp91-phox, p22-phox と細胞質蛋白 p47-phox, p67-phox が知られている。gp91-phox の異常は X 連鎖遺伝型で男児が罹患し，保因者の女性では食細胞が正常と異常のモザイク状態を示す。他の異常は常染色体劣性遺伝型である。rac2 の異常を示す常染色体優性遺伝型が報告されているが，臨床像が明らかに異なる独立した疾患である。また，最近 p40-phox の欠損が軽症と思われる CGD 症状の患者で確認された。このタイプが CGD の疾患概念に組み込まれるか注目に値する。

　一方，CGD の由来となっている肉芽腫や，炎症性腸炎のメカニズムに関しての研究が進み，活性酸素が Th17 細胞に関連する炎症のコントロールに重要であることが判明した。CGD の病態の別の一面として活性酸素産生不全による炎症の制御不全という病態が理解されてきている。CGD の診断は食細胞での活性酸素産生の検索（NBT 色素還元能試験，化学発光検査，過酸化水素に反応する色素を指標としたフローサイトメトリーなど）で可能である。病型に関してはウエスタンブロット法で病因分子を検索したり（欠損が多い），遺伝子解析を実施したりしなければ診断できないが，母が保因者でモザイクパターンを示す場合はX連鎖遺伝型と判断できる。なお，gp91-phox と p22-phox はお互いの分解に必要で，片方が欠損すると他方も欠損する。X連鎖遺伝型は患者の70～80％を占めるため一番よく研究されているが，部分的に活性酸素が残存する非典型例が存在する。

　感染の予防法としてサルファ剤と葉酸拮抗薬の合剤（ST 合剤）の有効性が認められている。また，IFN-$γ$ の定期的な投与は約1/3の症例で重症感染症のリスクを軽減することが示されている。根治的な治療は HSCT であるが，CGD の予後は HSCT が絶対適応となる重症複合型免疫不全症ほどには不良ではないこと，合併する感染症が移植前のコンディショニングで悪化するリスクがあることなどから実施される症例は必ずしも多くない。

　近年，非骨髄破壊的前処置による HSCT（いわゆるミニ移植）が条件の悪い白血病などの治療として導入されているが，CGD の治療としても注目されている。一方，血液幹細胞を標的とした遺伝子治療は本疾患に対して早くから試みられていたが，治癒効果は認められなかった。最近になって遺伝子が導入された細胞が体内で優位に増殖することを目的としてブスルファンの少量投与の前処置下で遺伝子治療が行われた。その結果，一部の患者で一時的に効果が認められたが，その後導入遺伝子の発現低下とともに汎血球減少が起こり，最終的には骨髄異形成症候群が発症している。ベクターの挿入部位が EVI1 などの癌遺伝子近傍に挿入されていることが機序として推測され，治療効果，安全性の両方に課題の多い状況が再認識されている。

【有賀　正】

参考文献
1) Report of an IUIS expert committee on primary immunodeficiencies：Primary Immunodeficiencies：2009 update. J Allergy Clin Immunol 124：1161-1178, 2009
2) Matute JD et al：A new genetic subgroup of chronic granulomatous disease with autosomal recessive mutations in p40 phox and selective defects in neutrophil NADPH oxidase activity. Blood 114：3309-3315, 2009
3) Etzioni A：Genetic etiologies of leukocyte adhesion defects. Current Opinion in Immunology 21：481-486, 2009
4) Al-Muhsen S et al：The genetic heterogeneity of mendelian susceptibility to mycobacterial diseases. J Allergy Clin Immunol 122：1043-1051, 2008
5) Stein S et al：Genomic instability and myelodysplasia with monosomy 7 consequent to *EVI1* activation after gene therapy for chronic granulomatous disease. Nat Med 16：198-204, 2010

6 先天性補体欠損症

▶定義・概念
補体は100年以上前に明らかになった分子である。現在までに、補体系は30以上の分子から構成されており、自然免疫、獲得免疫に重要な役割を果たしていることが明らかになっている。そのうち約2/3の分子で欠損が同定されている。多くはまれな疾患である一方、見逃されている場合も多い。その欠損は、莢膜多糖体抗原を有する細菌への易感染性、自己免疫疾患などを呈するが、腎疾患、血液疾患など多彩な疾患の分子背景になっている。

▶疫学
わが国における調査では、補体活性化経路のうち、古典的経路(classical pathway:CP)、副経路(alternative pathway:AP)の異常はまれで、膜攻撃複合体(membrane attack complex:MAC)の異常はC9欠損症が1/1,000人と諸外国の報告より高く、それ以外は10万人に1～4人程度の頻度であった。世界的には補体欠損の頻度は10万人に30人程度とされている。例外は、レクチン結合経路(lectin binding pathway:LP)に重要なマンノース結合レクチン(mannose binding lectin:MBL)の欠損症で、欧米では3%にのぼり、わが国でも同程度であるが、明らかな易感染性は示さない。全身性エリテマトーデス(SLE)においては1%がC2欠損症というデータがある(一般人口では0.01%)。

▶病因・病態生理と分子メカニズム
補体活性化経路は、開始機転が異なる3つの経路(C1qrs、C2、C4を利用するCP、C3、factor B、D、プロパジン〈properdin〉を利用するAP、マンノース結合蛋白(MBP)からはじまるLP)からなり、最終的にはMACに収束する。このいずれかの分子異常、あるいは補体を修飾する因子や補体受容体の異常によって疾患が成立する(図4-6-1)。補体は、①莢膜を有する細菌の融解、②オプソニン化、③マスト細胞などの脱顆粒、④白血球の遊走(走化)、⑤免疫複合体の除去、⑥アポトーシス細胞の除去、⑦その他の免疫調節などに関与している。最近ではその免疫監視機構、細胞の恒常性維持、組織修復などにおける役割に注目が集まっている[1]。細菌では特に、ナイセリア属の排除に重要である。したがってその欠損は、重症細菌感染症(①、②、④)、SLE様症状(⑤、⑥、⑦)、膜性増殖性糸球体腎炎(⑤、⑦)などにつながっている。

▶臨床症状・検査成績
CPの異常：

● C1q、C1r/C1s、C4、C2、C3欠損症　C1q、r、s欠損やC4欠損ではSLEの表現型をとり、症状は重い。C2欠損症(白人では1万人に1人)では10～30%程度がSLE症状を呈し、時にIgG(免疫グロブリンG)サブクラス欠損症を合併する。CPの異常では肺炎球菌や髄膜炎に対しての易感染性がある。

APの異常：properdin遺伝子はX染色体上にコードされ、その欠損患者(男児)は重症髄膜炎菌感染症を呈する。完全欠損・部分欠損・正常発現(機能低下)の3型に分類される。D因子欠損症も同様の症状を示す。

LPの異常：MBL欠損症の頻度は、白人では5～10%である(大半は減少症であるが、カットオフ値は定まっていない)。その欠損は感染症、自己免疫疾患の危険性・重症度・頻度と関係するとされるが、変異(というよりもSNP)の部位による。化学療法を受ける担癌MBL欠損症では重症感染症に罹患しやすいという論文がある。MASP-2(MBL結合セリンプロテアーゼ2)欠損症、Ficolin-3欠損症はまれである。

C3欠損症：まれであるが、補体経路の鍵となる分子であり、その欠損は莢膜多糖体抗原を有する細菌、特に肺炎球

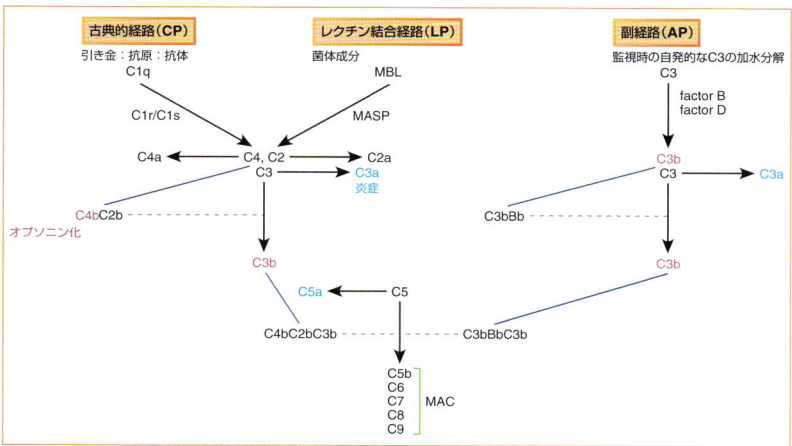

図4-6-1　古典経路(CP)、レクチン結合経路(LP)、副経路(AP)
MBL：マンノース結合レクチン、MASP：MBL結合セリンプロテアーゼ、MAC：膜攻撃複合体
詳細については文献1参照

菌，髄膜炎菌，インフルエンザ桿菌感染症の反復と重症化につながる。C3欠損症はまた，抗体の一次反応・二次反応にも欠陥があり，IgG2，IgG4値も低下する。SLE症状を呈するものは少ない。膜性増殖性糸球体腎炎を発症することもある。

MACの異常：最終複合体のいずれかの因子が欠損する患者数は多く，特に日本人ではC9欠損症が多いが，通常は重度感染症に罹患することは少なく，自己免疫疾患もまれである。

調節因子の異常：C1q inhibitor（C1qINH）欠損症は遺伝性血管浮腫（hereditary angioedema：HAE）の症状を呈する。CPの調節異常によるものではなく，C1qがXIIa因子やカリクレインの阻害に働くための現象である。発作性夜間ヘモグロビン尿症はCD55やCD59などの補体調節因子（受容体）に欠陥があるために溶血発作を起こす。また補体調節因子のうちC3b/C4bの不活化・分解に関与するH因子，I因子，membrane cofactor proteinの変異により，補体系の制御不能な活性化が起き，家族性HUS（非典型的HUS）が発症する（他稿参照）。

■ **診断** 白血球数および免疫グロブリンレベルは正常だが反復性細菌感染症を起こす，反復性のナイセリア感染症，あるいはSLE症状を呈する患者において以下の検査を行う。

CH50：CPに関与するC1～C9の9つの因子を反映する。C2欠損を除き，ヘテロ異常では正常値をとる。

補体経路成分：C3，C4，C1qは測定可能である。CH50低値には検索を進めるが，そのほかについては研究室レベルでの検査となる。

AH50：APに関与する因子（B因子，D因子，properdinおよびC3，C5～C9）を反映するため，B因子，D因子，properdin異常症の診断に重要である。商業ベースでの測定は行われていない。またCH50，AH50を組み合わせることによりMACの異常か否かの鑑別となる。

確定診断：遺伝子解析が必要である。

■ **治療と薬理メカニズム** 補体欠損症では欠損している補体成分を補うという手法が考えられるが，現時点ではLPに関与するMBLが研究段階で使用されている程度である。新鮮凍結血漿として補う方法については統一された意見はないが，C2欠損症では有効との報告がある。易感染性を示す細菌のスペクトラムがかぎられているので，それらに対する積極的な予防接種が必要であり，かつ有効である。予防的抗菌薬投与が行われる場合もある。

C1q欠損症（HAE）に対しては組換え型C1qが用いられている。

■ **経過・予後** 欠損する補体成分によりさまざまである。細菌性髄膜炎を起こしたものの予後は不良である。

【森尾 友宏】

参考文献
1) Ricklin D et al : Complement: a key system for immune surveillance and homeostasis. Nat Immunol 11:785-797, 2010
2) Botto M et al : Complement in human diseases: Lessons from complement deficiencies. Mol Immunol 46:2774-2783, 2009
3) Pettigrew HD et al : Clinical significance of complement deficiencies. Ann NY Acad Sci 1173:108-123, 2009
4) Wen L et al : Clinical and laboratory evaluation of complement deficiency. J Allergy Clin Immunol 113:585-593, 2004

7 続発性免疫不全症候群

■ **定義・概念** 全身性疾患，薬剤，その他の外的因子などによって免疫機能が低下した状態を続発性免疫不全症候群と呼び，感染症，悪性腫瘍，自己免疫疾患などの発現リスクが増大する。ここではHIV（ヒト免疫不全ウイルス（human immunodeficiency virus））感染以外の原因による続発性免疫不全症候群を取り上げる。

■ **病因・病態生理と分子メカニズム** 続発性免疫不全症候群は表4-7-1に示すさまざまな原因が知られている。日常診療で最も高頻度に遭遇するのは自己免疫疾患などに対する副腎皮質ステロイドや免疫抑制剤投与に伴う薬剤性の続発性免疫不全状態である。悪性腫瘍に対する放射線治療後や脾摘術後にもしばしば続発性免疫不全を認める。脾臓はオプソニン化を十分受けていない異物を処理する機能を有するため，脾摘後の患者では，肺炎球菌，インフルエンザ菌，髄膜炎菌などの感染リスクが高まる。特に20歳以下の患者は肺炎球菌による敗血症を起こしやすく，発症した場合の致死率も非常に高く，50%以上に及ぶ。脾摘以外にも，脾臓への放射線照射や鎌状赤血球クリーゼに伴う脾梗塞によって脾機能低下をきたす場合がある。

このような医原性の原因以外に，代謝性疾患（糖尿病など），消化器疾患（肝不全など），腎疾患（腎不全，血液透析など），悪性腫瘍（造血器悪性腫瘍など），感染症，低栄養状態，生理的変化（加齢，妊娠，過度のストレスなど）が知られている。当然のことながら，続発性免疫不全症候群の原因によって，障害される免疫機能は異なり，易感染性の成立機序も多岐にわたる。

たとえば，糖尿病では好中球の機能低下と血管病変による末梢循環不全が，ネフローゼでは尿中への免疫グロブリンや補体成分の喪失がそれぞれ感染リスクと関連することが知られている。また，ネフローゼでは治療に用いる副腎皮質ステロイドや免疫抑制剤が感染防御能をさらに低下させる可能性がある。一方，肝硬変などに伴う著明な肝機能低下は，補体成分の合成低下によるオプソニン化能の障害と門脈シャントによるオプソニン化物質除去効率の低下を招き，感染リスクを高める。熱傷に伴う感染リスクの増大は，表皮の欠損による物理的バリアーの消失，炎症性サイトカインの放出や免疫担当細胞の機能低下が関連する。自己免疫疾患，特に全身性エリテマトーデス（SLE）では，T細胞，B細胞をはじめ，広範な免疫担当細胞の*in vivo*での活性化と*in vitro*での機能低下が報告され，副腎皮質ステロイドや免疫抑制剤使用により免疫能のさらなる低下が誘発される。

■ **臨床症状・検査成績** 続発性免疫不全症候群がもたらす臨床的な転帰は，易感染性と悪性腫瘍・自己免疫疾患の発現であるが，免疫抑制・免疫不全状態とこれらの臨床的転帰は必ずしも直線的なものではなく，基礎疾患の内容や疾患活動性，患者の特性，併用薬など複数の因子が関係する。

感染リスクの観点から続発性免疫不全患者を，好中球減少を主とする患者，T細胞を中心とする細胞性免疫障害を主とする患者，両者をあわせ持つ患者に分類することができる。それぞれ頻度の高い感染症が異なるため，この分類は臨床的に重要である。好中球減少を主とする患者では，

表 4-7-1 続発性免疫不全症候群

分類	含まれる原因
医原性	免疫抑制剤・生物学的製剤・副腎皮質ステロイド，抗痙攣薬などの薬剤，脾摘術後（無脾症・脾機能低下），放射線治療，輸血
代謝性疾患	糖尿病
消化器疾患	肝不全，肝硬変，腸管リンパ管拡張症，蛋白漏出性胃腸症
腎疾患	ネフローゼ症候群，人工透析，尿毒症
悪性腫瘍	造血器悪性腫瘍（Hodgkin 病，慢性リンパ性白血病，骨髄腫），固形腫瘍
リウマチ性疾患	全身性エリテマトーデス，関節リウマチ
その他の疾患	熱傷，外傷
感染症	ウイルス感染症（ヒト免疫不全ウイルス，麻疹，水痘，サイトメガロウイルス），細菌感染（スーパー抗原を有する起因菌），寄生虫感染
栄養状態	低栄養，アルコール依存
生理的変化	加齢，妊娠，過度のストレスなど

起因菌は皮膚・口腔・消化管由来の表皮ブドウ球菌，黄色ブドウ球菌，腸球菌，腸管内グラム陰性菌，緑膿菌群などが多く，抗菌薬治療後にはしばしば真菌感染症もみられる．細胞性免疫機能が抑制された患者では，市中感染の起因菌に加え，結核菌（抗酸菌），ノカルジア，リステリア菌などの細菌感染症，クリプトコックスなどの真菌感染症，既感染ウイルスの再活性化（水痘・帯状疱疹ウイルス，サイトメガロウイルス，JC ウイルス，B 型肝炎ウイルスなど）がしばしば認められる．まれではあるが，ニューモシスチス肺炎やトキソプラズマ症，播種性糞線虫症などもみられる．

免疫抑制状態を評価する一般的な臨床検査としては，白血球数および分画，各免疫グロブリン分画の血清中濃度，血清補体価および補体成分である C3・C4 濃度などがあげられる．さらに，特殊検査として，フローサイトメトリーによるリンパ球分画（B 細胞，T 細胞，CD4 陽性 T 細胞，CD8 陽性 T 細胞，ナチュラルキラー（NK）細胞），白血球貪食能，NK 細胞活性，マイトジェンによるリンパ球刺激試験などが行われる．

■ **治療と薬理メカニズム／経過・予後**　続発性免疫不全症候群の治療の基本は，原因を除去することである．たとえば，抗痙攣薬による低γグロブリン血症では，ほとんどの症例で，薬剤を変更することによって回復する．しかし，実際には原因を除去できない場合が多い．

頻度および原疾患の治療への影響の観点からは，薬物治療に伴う続発性免疫不全による易感染性への対応が臨床上重要である．副腎皮質ステロイド，免疫抑制剤，生物学的製剤などによる薬物治療に伴う続発性免疫不全が予測される患者では，感染症発現リスクを治療開始前に可及的に軽減するように努める．

具体的には，各種ワクチンの事前接種（肺炎球菌ワクチン，インフルエンザワクチンなど），合併症（糖尿病など）や非重篤感染症（歯周病，副鼻腔炎など）の積極的治療などを実施する．また，リウマチ性疾患や血液疾患の免疫抑制治療中には，結核菌や B 型肝炎ウイルスなどの再活性化，ニューモシスチス肺炎が認められる場合があるため，リスクの高い患者では抗結核薬，抗ウイルス薬，ST 合剤による化学予防を考慮する．薬物治療に伴う続発性免疫不全患者が感染症を発症した場合には，可能なかぎり原因となった薬剤を中止または減量し，感染症の治療を優先させる．

糖尿病，肝疾患，腎疾患，熱傷，外傷などに伴う続発性免疫不全では，原疾患の適切な治療が重要である（各疾患の治療法参照）．

血中免疫グロブリン濃度が著しく低下（400 mg/dL 以下）した場合には，免疫グロブリンの補充を考慮する．

脾摘後の重症感染症リスクは，術後 3 年間が最も高いため，脾摘前に肺炎球菌ワクチンを接種する．わが国では髄膜炎菌感染症は年間一桁の発症数であるため，髄膜炎菌ワクチンは必ずしも必須ではないが，発症頻度の高い地域を旅行する場合や免疫抑制治療などを受ける場合には，髄膜炎菌ワクチン投与が必要である．

【針谷 正祥】

20章 血液・造血器疾患

1. 総論 …………………………………………… 1338
2. 造血幹細胞移植 ………………………………… 1356
3. 赤血球系疾患(貧血) …………………………… 1361
4. 白血球系疾患 …………………………………… 1376
5. 出血・血栓性疾患 ……………………………… 1428

1 総論

1 造血系の機能

■**定義・概念** ヒトの血液中には多種類の細胞があり、それぞれが重要な役割を担っている。赤血球は体内での酸素運搬を、血小板は止血作用を、白血球は免疫系を構成して感染を防御している。これらの多様な細胞のもとをたどると、驚くべきことにそのすべてが骨髄中の幹細胞に行きつく。

一方、成熟した血液細胞の寿命にはかぎりがある。赤血球は約 120 日、血小板は約 7 日、好中球は血中に 8 時間とどまった後、組織中に移行して寿命を全うする。この喪失を補うため成人の体内では、毎日約 2,000 億個の赤血球および 700 億個の好中球が産生されている。恒常的にこれだけの細胞がつくられ続けているのが、造血系の大きな特徴の一つである。

造血の個体発生

哺乳類のエンブリオでは、卵黄嚢で造血がはじまる。その後、大動脈周辺や肝で造血し、やがて、骨髄の造血に移行する。卵黄嚢で産生される赤血球は、原始赤血球といわれ、ヘモグロビン(グロビン鎖)も、ε_4, $\alpha_2\varepsilon_2$ で、肝および骨髄でつくられる二次赤血球ヘモグロビン(グロビン鎖) $\alpha_2\gamma_2$, $\alpha_2\beta_2$ とは異なる。この原始赤血球は、かぎられた寿命をもって、二次赤血球と交替すると考えられている。

成体まで続く造血幹細胞は、骨髄大動脈周辺の血管内皮細胞(hemogenic endothelial cells)から生まれる。大動脈(aorta)、性腺(gonad)、中腎(mesonephros)(AGM)領域が、卵黄嚢より、多くの幹細胞を含んでいる。胎児が発育する間に造血器官は肝臓に移り、出生後は骨髄に移る。生下時、全身の骨髄で血液細胞をつくっているが、やがて胸骨、椎骨、肋骨、頭蓋骨といった体の中心部の骨だけで血液をつくるようになり、四肢の骨の骨髄は脂肪に置き換わっていく。成人の場合、骨髄の重量は 2,000 g 以上に達する。

造血の系統発生

骨髄が形成されたのは、3.5 億年前、イクチオステガ目 (Ichthyostegalia)(爬虫類と両生類の祖先)に遡るとされている。現存する脊椎動物のなかで、骨髄で造血をはじめるのは両生類で、しかも陸生になってからである。魚の椎骨には骨髄腔がないのは周知のごとくであり、硬骨魚類は腎臓で造血している。軟骨魚類は性腺で、またチョウザメは心臓で造血しているという。イモリやある種の爬虫類の骨髄はリンパ球と顆粒球をつくり、赤血球はつくらないという点で、高等脊椎動物の骨髄とは異なる。カエルでは、オタマジャクシのときは骨髄はみられず、卵黄嚢、肝、腎、脾で造血する。

陸にあがってからは、骨髄、脾で血液はつくられる。上陸に伴う大きな変化は浸透圧調節であり、尿の濃縮、Ca 代謝調節系の発達がみられる。その結果、腎の尿分泌の機能が亢進し、カルシウムの供給源として、骨で、活発なカルシウムの吸収沈着が起きる。骨のリモデリングには、骨芽細胞と破骨細胞の相互作用がある。破骨細胞が、カルシウムを供給するために、骨に中空をつくる。骨髄造血は、このような骨の変化に対応して、二次的にはじまったものと考えられる。

幹細胞と前駆細胞

造血幹細胞とは、1 個の細胞から赤血球・白血球・巨核球・血小板・T 細胞・B 細胞などの機能を持つ成熟血液細胞をつくり出す能力(多分化能(multipotentiality))を有すると同時に、自己複製能(self-renewal capacity)を持つ細胞として定義される(図 1-1-1)。成熟細胞の多くは寿命にかぎりがあり、造血系が涸渇することなく維持されるためには、幹細胞は自分自身を複製する能力を持つ必要があると考えられている。小腸のクリプトの基底細胞は Paneth(パネート)細胞、腸管内分泌細胞、粘液細胞、円柱細胞の 4 種類の細胞に分化し、上皮系を維持することから、幹細胞と考えることができる。しかし幹細胞の属性に、多分化能は必ずしも必要ではない。表皮、精子の細胞においても幹細胞の存在が明らかにされているが、これらの細胞は一方向への分化が運命づけられていて、多分化能は示さない。

このように幹細胞は、組織のもとになる細胞で、増殖・分化して機能を持つ細胞になる。しかし、分化した細胞には一定の寿命があり、分化するというのは「死(death)」の過程をとることを意味し、幹細胞は分化して枯渇することになる。そこで幹細胞は、自分と同じ細胞を生み出していると考えることができる。これを、「自己複製」と呼んでいる。自己複製は、「生(birth)」の過程である。幹細胞が 1 回の分裂で、birth か death かを決めている。このとき、それは骰子を振るように確率論的(stochastic)に決まるのか、それともまわりの細胞の影響を受ける(instructive)のか、議論は幹細胞の存在が示されたときからはじまり、いまだに決定的な結論は得られていない。

自分自身と同じ性質を有する娘細胞を生み出すという自己複製能はいまだ実証されたわけではなく、これを測定する系も確立されていない。自己複製能を推測する方法としては、致死量の放射線を照射したマウスに幹細胞移植を行って造血系を再構築し、それを長期間維持することができるか否かを観察する方法がいまでも最も信頼性が高い。

幹細胞より一段、分化して、分化の方向が決定した細胞を前駆細胞(progenitor cell)と呼んでいる。この細胞には自己複製能がなく、*in vitro* で分化・増殖して、コロニーをつくる。したがって、前駆細胞はコロニーをつくる前の細胞という意味で、コロニー形成細胞(colony forming cell : CFC)としてあらわされる。あくまでも、コロニーから母細胞を推定するわけだから、コロニーを形成する単位である colony forming unit(CFU)という語も用いられる。たとえば、赤血球の前駆細胞は CFU-E(erythroid colony forming unit)、顆粒球マクロファージの前駆細胞は CFU-GM(granulocyte-macrophage colony forming unit)と呼ばれる。

幹細胞ニッチ

各組織の幹細胞はそれぞれ特定の位置に存在する。皮膚ではバルジと呼ばれる部位、消化管ではクリプトの傍底部、脳では脳室下層、精巣では精細管外層部に幹細胞が存在する。幹細胞が未分化性を維持するためには、それを可能にする環境因子が存在すると考えられる。その環境に対して、壁のくぼみを意味するニッチ（niche）という語が使われる。

ショウジョウバエの生殖細胞においては、オス・メスでそれぞれ、Hub細胞、Cap細胞といわれるニッチ細胞が存在し、生殖幹細胞は、ニッチから離れることにより分化が進行し、逆にニッチに接着することにより、幹細胞性が維持される。造血幹細胞は、骨髄の中心部分よりも内骨膜層の低酸素領域に存在する。そのニッチ細胞としては、骨芽細胞、破骨細胞、血管周囲の細胞、あるいは間葉系細胞が考えられている。

これらの細胞は、サイトカインやケモカインを産生し、また多くの接着分子を発現して造血幹細胞の分裂を制御している。ニッチには、細胞、細胞に由来する液性因子、さらには細胞外基質（ECM）なども含まれる。さらに、幹細胞が骨髄から循環血中に動員（mobilization）される機構にもニッチが関与する。神経幹細胞も血管周辺に存在し、内皮細胞との間に相互作用があるとされている。腸管幹細胞は、最初の分裂でPaneth細胞がつくられ、この細胞が幹細胞の増殖を支える。すなわち、幹細胞がニッチ細胞を産生することが考えられる。

幹細胞ニッチは、幹細胞の増殖・分化を制御していると考えられ、その詳細を検討することは幹細胞の増殖か分化かの運命決定を知ることにつながる。近年、癌においても癌幹細胞の存在が指摘され、癌幹細胞のニッチとしての線維芽細胞も注目されている

ヒト造血幹細胞機能の解析

マウス造血幹細胞の機能は、放射線照射したマウスに移植して、造血の再構築をみるという方法により知ることができるが、ヒト造血幹細胞の場合は、*in vitro* において幹細胞を正確に定量する方法は確立されていない。

そこで、拒絶反応のない免疫不全マウスに移植して検討する方法が用いられる。T細胞およびB細胞の欠損した重度免疫不全マウスに、ヒトの胎児肝・骨・胸腺などを移植し、その後ヒト造血幹細胞を移植すると、これらの組織で、血液・免疫細胞の増殖・分化をみることができる。しかしこの系は、ヒト胎児細胞を用いるため、普及しなかった。次にNOD（nonobese diabetic）/SCIDマウスにヒト造血幹細胞がよく生着することを見出した。NODマウスは、自己免疫疾患としての膵島炎（Langerhans〈ランゲルハンス〉島炎）から、インスリン依存性の糖尿病（IDDM）をきたすマウスで、マクロファージの活性化障害、NK（ナチュラルキラー）活性の低下、補体活性の低下などの自然免疫に障害を持つ。このマウスに移植してヒト造血を構築する細胞をSCID-repopulating cell（SRC）と呼んで、ヒト造血幹細胞の指標とする。現在では、NOD/SCID/common gamma nullマウスを用いることが主流となっている。

IL-2（インターロイキン2）受容体などに共通分するγ鎖

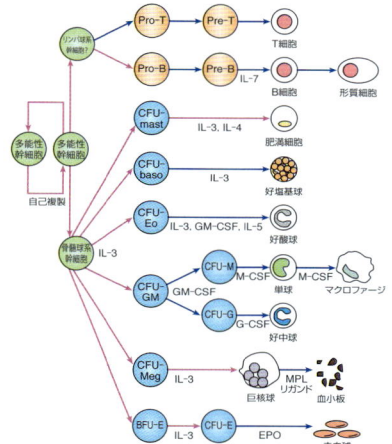

図 1-1-1 血液細胞の分化
SCF（stem cell factor）は → の分化を支持する
IL-3：インターロイキン3、GM-CSF：顆粒球マクロファージコロニー刺激因子、M-CSF：マクロファージコロニー刺激因子、G-CSF：顆粒球コロニー刺激因子、EPO：エリスロポエチン

が欠損しているため、NK活性を欠失しているマウスにヒト造血幹細胞を移植すると、そのマウスの末梢血でヒト血液細胞が数十％出現し、さらには血小板やT細胞もみられる。このマウスは、ヒト腫瘍の移植にも用いられている。今後、サイトカインなどをヒトサイトカインに置換した「ヒト化マウス」の開発が進み、幹細胞研究が進展すると考えられる。

【須田 年生】

2 症候学

● **定義・概念** 血液・造血器疾患の症候は大きく2つに分けて考える。造血機能不全が存在する場合は、血球減少に伴うものと、白血病、リンパ腫、多発性骨髄腫などのそれぞれの腫瘍性疾患に伴うものである。やや特殊ではあるが腫瘍に伴う腫瘍崩壊症候群、播種性血管内凝固（disseminated intravascular coagulation：DIC）、血球貪食症候群（HPS）などの腫瘍随伴症候群についてもそれぞれの疾患に特徴的なものもあり、知っておくべきである。

血液疾患の初診時の症状は、易疲労感、発熱など一般的な全身症状であることが多い。したがって血液疾患を一般内科外来の喧騒のなかで確実に診断していくことは容易ではない。問診、診察所見が診断に重要であることはいうまでもないが、最終的には多角的に検索を進め、慎重に診断していく。実際の血液内科の初診外来では、他の内科診療科に比べると、血液疾患の発生頻度が低いこと、また特有の症状に乏しいことから、新患の患者数は少ない。ただ、貧血などの異常検査所見を示す患者は多く、消化管出血や

不正性器出血など原因が特定できない場合，不明熱を含む通常の治療に反応しない発熱，局所の疾患で説明のつかないリンパ節腫大，全身の出血傾向などから血液疾患が疑われたときの精密検査を目的とした受診は決して少なくない．最近では，人間ドックなどの検査技術の進歩により，無症候性の貧血，白血球および血小板数やM蛋白血症などの異常を指摘されることも多く，これらの精密検査目的の受診も増加している．

問診・診察所見と血液疾患

血液疾患初診時の主要な症状は，貧血に伴う易疲労感，白血球減少・免疫不全による感染症による発熱，血小板減少および凝固系の異常による出血傾向が大部分を占める．リンパ節腫大や肝臓・脾臓腫大が血液疾患の初発症状であることも多い．

貧血

貧血とは，ある一定の血液のなかに含まれる赤血球が正常値以下に減少した状態のことをさす．貧血になると体の組織に酸素を十分に運べなくなるため，体の臓器や組織に酸素が足りなくなり，いろいろな貧血症状が出てくる．貧血の症状はさまざまであるが，めまい・立ちくらみ，頭が重い・頭痛，耳鳴り，顔色が悪い，唇の色が悪い，肩や首筋がこる，動悸・息切れ，むくみ，疲れやすい，体がだるい，注意力低下などがあげられる．

ただ，徐々に進行する貧血の場合，症状は比較的軽微で，正常の2/3〜1/2まで減少しても強い症状として現れにくく，せいぜい階段の上り下り時やゴルフのラウンド時の息切れ程度で見逃されやすい傾向にある．本人の自覚症状は乏しく，「顔色が悪い」だけの再生不良性貧血の患者も多い．ただし活動性の消化管出血など急速に貧血が進行する場合は血圧低下などショック状態となり一気に重篤な状態になるため，いかに人間の体の予備能力が高いかということもわかる．

逆に考えると，症状だけではなかなか貧血の早期発見につながりにくいことも示しており，定期的な人間ドックや成人病検診の重要性を物語っている．貧血は，血液検査によりすみやかな診断が可能であるが，大量の下痢などによる脱水や心不全，腎不全による体液貯留では血漿量の変化によるヘモグロビン濃度の異常をきたすため注意を要する．また大量の出血があっても，出血直後は循環血液量の低下を防ぐための細胞内から細胞外への水分の代償がなされないため，貧血を呈さないことも多い．単なる血球検査値の読みだけではなく，十分な病歴の聴取と診察所見が重要であることはいうまでもない．

実際の貧血のなかで圧倒的に多いのは鉄欠乏性貧血である．診断は，問診における出血症状の有無の確認が重要である．鼻出血や口腔内出血，タール便，胃・十二指腸潰瘍の既往，痔核，不正性器出血，過多月経などの有無を必ずチェックする．この場合，鉄分の補給による治療も重要であるが，原疾患の診断と治療が最優先されることを銘記しておく．

発熱

発熱は，白血病や悪性リンパ腫などの造血器悪性腫瘍の初発症状として最も頻度が高く重要な症状である．これらの疾患そのものによる腫瘍熱である場合と，白血球減少や免疫不全に伴う感染症の合併によるものがある．

問診では，発熱の程度，期間，また日内変動，発熱時の症状（敗血症に伴う悪寒戦慄など），発熱の原因となりそうな局所症状の有無，解熱薬服用時の解熱時の症状などがポイントとなる．腫瘍熱の場合は39℃を超えるような発熱時でも，悪寒戦慄はまれであり，解熱薬服用によって解熱するとなんの症状もみられないというケースがよく経験される．骨髄異形成症候群による腫瘍熱もありうるが，Sweet（スイート）病を併発することによる発熱もみられる．末梢血の好中球が少なくても発症しうるので，有痛性の皮疹の有無の確認は重要である．

リンパ節腫大を伴う発熱もよくみられる．悪性リンパ腫の可能性だけでなく，比較的若い年齢層（15〜35歳）では，頸部の有痛性のリンパ節腫大を伴う発熱は伝染性単核球症や壊死性リンパ節炎を疑う．異型リンパ球を主体とする白血球増加，扁桃炎，皮疹を伴う場合は伝染性単核球症が強く疑われる．またEBウイルス感染症だけでなく，サイトメガロウイルスやヒトヘルペスウイルス6型[1)]の初感染によるものもあり，成人例では時に重篤化することもあるため注意を要する．

一方，壊死性リンパ節炎では，逆に白血球減少がみられることが多い．いずれも生化学検査では乳酸脱水素酵素（LDH）や肝機能の異常も高頻度にみられるので診断の参考にする．貧血や出血傾向を伴うときは，ウイルス関連血球貪食症候群（virus-associated hemophagocytic syndrome：VAHS）[2)]を併発していることもあり，血小板数や凝固系異常の有無の検索も必須である．リンパ節の触診で中心部の膿瘍・壊死を疑わせる波動が確認できる場合は，壊死性リンパ節炎とともに結核性リンパ節炎も疑われる．この場合，膿瘍部の穿刺検査によって結核の診断がつくこともあるが，陽性率は必ずしも高くない．胸部X線などの検査が必要となる．またつつが虫病やネコひっかき病などは刺された部位が特定できる場合が多く，ペット飼育歴やヤブ中歩行の有無を確認する必要がある．呼吸器症状や肺門リンパ節の腫大，肺野の異常がみられる場合は，結核やサルコイドーシスの診断目的で呼吸器内科との共診が必要なことも多い．全身的にリンパ節腫大がみられる場合は膠原病や自己免疫疾患も疑う．確定診断はリンパ節生検による病理組織診断に頼らざるをえないことも少なくない．

好中球減少や極度の免疫不全状態での感染症は，敗血症によるショックや急速に進行する肺炎など致命的になる可能性があるので，悪寒戦慄，全身倦怠感などの全身症状が強い場合は，髄膜炎，肺炎，胆道感染，尿路感染を迅速に診断するための問診と全身診察とともに，バイタルチェックを行いつつ，早急に治療を開始する．

出血傾向

出血傾向も血液疾患の重要な症状の一つである．出血傾向の原因は，血小板，血液凝固系，血管壁のいずれかの異常によるものである．原因は先天性と後天性に区別されるが，成人の場合，後者である場合が圧倒的に多い．

まず詳細な問診により，出血症状の特徴（いつから，部位，程度），家族歴，既往歴としては，抜歯，虫垂切除術，

出産時の異常出血の有無を確認する。次いで抗血小板薬，抗凝固薬，アスピリンなどの服薬歴の確認も重要である。急性型の特発性血小板減少症では先行するウイルス感染が契機となることが多い。出血症状も，血小板の異常では点状出血，DICでは広範な皮下出血が特徴で，血小板減少に伴う点状出血の集合とはまったく異なるので十分な診察が必要である。血友病などの凝固因子欠乏症では関節内出血，筋肉内出血などの深部の出血がみられる。血管壁の異常による出血傾向で有名な疾患はHenoch–Schönlein（ヘノッホ–シェーンライン）紫斑病である。感染，薬剤投与，食物摂取をきっかけとする免疫異常に伴う細小血管炎が本体である。多くは上気道感染後に腹痛が起こり，やや隆起した左右対称な紫斑が主に下腿伸側や殿部に出現する。血管壁の異常で多いのは高齢者の手背や前腕外側にみられる老人性紫斑で，皮下組織が少なく骨や腱などのかたい組織の上で脆弱な血管が伸展され出血が起こる。女性にみられる単純性紫斑も血管の脆弱性によるとされる。

リンパ節腫大

リンパ節腫大も血液疾患で重要な所見である。表在リンパ節としては，頸部，鼠径部，腋窩リンパ節が腫大することが多い。ただし，1cm程度の肥大であればリンパ腫でなくとも，風邪などのウイルス，結核性リンパ節炎，虫歯，歯肉炎，扁桃炎，咽頭炎，性病，アトピー性皮膚炎や花粉症などのアレルギー症状，体調などによりしばしば発生する可能性があるものである。特に鼠径部のリンパ節はけがや些細なことで腫れやすい。また，炎症や腫瘍などの異常がない場合でも，長期間瘢痕として残っている場合もある。その他には，皮膚の上から触れる唾液腺（顎下腺や耳下腺）や正中頸嚢胞，側頸嚢胞などを頸部のリンパ節の腫れと勘違いしている場合もある。リンパ節が1cmを超え，腫大が進行し，数が増加する場合は注意が必要である。一般的に急性のリンパ節炎の場合は有痛性で比較的やわらかく，リンパ節表面が平滑で可動性の場合が多い。リンパ腫の場合は無痛性で弾性硬および表面が平滑，当初は可動性だが周囲と癒着すると動かなくなることが多い。悪性腫瘍のリンパ節転移では，無痛性でかたく，でこぼこ状，可動性がない場合が多い。

疾患別の症候

再生不良性貧血や骨髄異形成症候群は基本的に血球減少に伴う症状が主体である。骨髄異形成症候群の場合は，腫瘍熱やSweet病による発熱，皮疹，肺病変を伴うこともある。多発性骨髄腫では，病的骨折の一環としての腰痛や骨折部に加えて，貧血，蛋白尿を伴う腎障害による症状が主体であるが，現在では人間ドックで無症候性のM蛋白血症を指摘されることが多い。出血性疾患は全身の出血傾向が主体であり，各種検索による確定診断が重要である。ここでは血液疾患のなかでも多彩な症状を呈しうる急性白血病と悪性リンパ腫について詳細に記載する。

急性白血病

急性白血病の症状は，骨髄で白血病細胞が増加し，正常造血が阻害されるため，白血球減少に伴うウイルスや細菌の感染症（発熱），赤血球減少（貧血）に伴う症状（倦怠感，動悸，めまい），血小板減少に伴う易出血症状（歯肉出血，鼻出血，皮下出血など）がみられる。

また白血病では悪性腫瘍の最大の特徴である臓器浸潤による症状にも注意する。初診時から中枢神経系への浸潤もみられ，頭痛，嘔吐，複視などの眼球運動障害や，顔面神経麻痺などの症状を呈する。また特にT細胞系の急性リンパ性白血病では約半数に縦隔腫瘤を認め，初診時から呼吸困難や心悸亢進を生ずる。単球系の腫瘍では歯肉，皮膚，中枢浸潤傾向が強い。他にも，骨痛，肝臓・脾臓の腫大，リンパ節腫大，皮膚病変，肺，睾丸など多くの臓器で浸潤による症状が出現する。

急性白血病ではしばしばDICを合併する。特に急性前骨髄球性白血病では必発である。血小板減少では点状の出血が特徴的であるが，広汎な皮下出血が多発しているとDICが強く疑われる。特に治療開始直後に多く発症するが，白血病細胞崩壊による腫瘍崩壊症候群もまれではない。乏尿，無尿に加えてDICを併発することも多い。化学療法開始前から，高カリウム血症，高尿酸血症，高リン血症に注意しておく。

悪性リンパ腫

リンパ節は全身に存在し，健常者でも鼠径部や頸部，下顎部に長径1cm以下の無痛性のリンパ節を触知する。よって異常なリンパ節腫大とは，大きさが1.5cm以上，発赤，疼痛，腫脹などの症状を伴う，経過に伴って増大していることなどがあげられる。またこれらの触知可能な表在リンパ節だけではなく，深在性のリンパ節腫大（縦隔・腹腔内など）は一般に併発するし，節外リンパ節腫大は全身の臓器から発生しうることも認識すべきである。実際に非Hodgkin（ホジキン）リンパ腫の約半数はリンパ節以外の臓器に発生もしくは浸潤している。初発臓器として多く遭遇するのは中枢神経系，耳鼻科領域（Waldeyer（ワルダイエル）輪（咽頭扁桃，耳管扁桃，口蓋扁桃，舌扁桃などからなる）），肺，肝臓，脾臓，消化管，睾丸など枚挙にいとまがないが，それぞれの発症臓器により治療方針の決定が多少ずつ異なっているので注意を要する。これらの各臓器発症のリンパ腫はそれぞれの臓器の専門領域（脳神経外科，耳鼻咽喉科，呼吸器科，消化器科，泌尿器科など）で検査・診断されることも多い。

また全身の倦怠，発熱，盗汗（ねあせ），体重の減少などがみられる場合も少なくなく，これらの全身症状はB症状と呼ばれる悪性リンパ腫の主徴ともいえる症状である。発熱は不規則で周期的に現れ，悪寒戦慄などの特に感染症でみられるような症状はみられない。Hodgkinリンパ腫でみられる発熱が3〜10日間持続し，その後無熱期間が続き，再度高熱・無熱を繰り返すPel–Ebstein（ペル–エブスタイン）型発熱は特徴的である。盗汗も時に激しく下着，寝具がぐっしょり濡れるほどである。全身症状を伴うリンパ腫のなかに血球貪食症候群（lymphoma associated hemophagocytic lymphoma：LAHS）[3]を併発している症例も多い。骨髄中のリンパ腫細胞のわりに血球減少の程度が強い，DICを合併している場合は積極的に疑うべきである。HPS全体のなかでリンパ腫関連のものは感染症関連に次いで多くみられる。Hodgkin病での合併例はまれで，系統別ではB細胞リンパ腫とNK（ナチュラルキラー）/T細胞

リンパ腫が半数ずつを占める。

またリンパ節腫大はなく、リンパ腫細胞が全身臓器の血管内に浸潤し多彩な臓器症状を呈するintra-vascular lymphoma（IVL）なる病態がある。びまん性B細胞性リンパ腫の亜型とされる。診断が困難で、剖検で診断がつくことも多い。血管内で増殖し、画像所見に乏しいことが一因であるが、不明熱、血球減少、意識障害、有意な画像所見を伴わない低酸素血症、低アルブミン血症、消化器症状、皮疹などの臨床症状がある場合、IVLも鑑別診断として考えることで迅速な診断も可能となる。皮疹がない場合でも皮膚深部まで含む生検（random skin biopsy）[4]、骨髄生検、経気管支肺生検により確定診断可能であり、リツキシマブ（rituximab）を併用した化学療法や自家移植の応用により予後の改善も期待されており、認識しておくべき病態の一つである。

〔谷口 修一〕

参考文献
1) Akashi K et al : Brief report : severe infectious mononucleosis-like syndrome and primary human herpesvirus 6 infection in an adult. N Engl J Med 329:168-171, 1993
2) Ohshima K et al : Clinicopathological findings of virus-associated hemophagocytic syndrome in bone marrow : association with Epstein-Barr virus and apoptosis. Pathol Int 49:533-540, 1999
3) Takahashi N et al : A clinicopathological study of 20 patients with T/natural killer（NK）-cell lymphoma-associated hemophagocytic syndrome with special reference to nasal and nasal-type NK/T-cell lymphoma. Int J Hematol 74:303-308, 2001
4) Matsue K et al : Random skin biopsy and bone marrow biopsy for diagnosis of intravascular large B cell lymphoma. Ann Hematol 90:417-421, 2011

3 臨床検査

血液・造血器疾患の臨床検査

血液・造血器疾患の検査は、大きく血液中の細胞成分（血球）の検査と液体成分（血漿）の検査に分かれる。血球検査は、以前は血球数の計測と形態観察が主であったが、造血器腫瘍に関する基礎・臨床研究の進歩などとともに、細胞表面マーカー、染色体検査、遺伝子検査の重要性が高まっている。一方、血漿には凝固・線溶関連蛋白質が含まれており、凝血学、生化学、免疫学などの種々の手法を用いたそれらの解析は、出血性・血栓性疾患の診断に必須のものである。

ここでは、多彩かつ先進的な血液・造血器疾患の検査の基本について記述する。

末梢血球検査

赤血球関連

赤血球（red blood cell：RBC）数、ヘモグロビン（hemoglobin：Hb）、ヘマトクリット（hematocrit：Ht）は、貧血、多血症の（鑑別）診断に必須の検査である。赤血球数は単位体積（$1\mu L$）あたりの赤血球の数、ヘモグロビンは生化学的に測定したヘモグロビン濃度、Htは一定量の血液中に含まれる赤血球の容積の割合であるが、現在は、ほとんどの場合、自動血球計数器で測定される（表1-3-1）。

貧血の評価はHbで行うが、男性が女性より高値であること、加齢により低下する（60歳以上の男性でより顕著）ことは、実際のデータを評価する際に重要である。妊娠後期では、循環血漿量の増加により、相対的に低下する。脱水があると高値になるので、貧血患者に合併した場合、貧血を見落とさないよう注意する。また、急性失血の場合はHbの低下が遅れることにも注意する。

一方、Hb高値、つまり多血症の場合は、循環血漿量の減少によるみかけの増加（相対的増加）を除外した後、腫瘍性産生増加（真性多血症が代表で、エリスロポエチンが低下する）と代償性産生増加（種々の二次性多血症をさし、エリスロポエチンが増加する）を鑑別する。

平均赤血球容積（MCV）、平均赤血球ヘモグロビン量（MCH）、平均赤血球ヘモグロビン濃度（MCHC）をいわゆるWintrobeの赤血球恒数（表1-3-1）といい、貧血の鑑別診断にきわめて重要である。

網赤血球は、超生体染色を施すと細胞内のリボソームRNAが凝集して網目状に染色されることからこの名があるが、骨髄より放出された幼若赤血球を示し、赤血球産生状態を反映する重要な指標である。最近では、蛍光色素を用いたフローサイトメトリー法（自動血球計数器に搭載）で測定されることが多い（表1-3-1）。高値であれば、末梢での破壊に伴う産生亢進（溶血性貧血など）、貧血治療後の回復期を考える。低値であれば、再生不良性貧血、赤芽球癆、抗腫瘍薬投与などの産生低下を考える。絶対数での評価が重要である。また、新生児は高値を示す。

貧血は、日常診療において最も高頻度に認める病態であり、その原因を同定することは治療を進めるうえで大切であるが、これは、Wintrobeの赤血球恒数と網赤血球を的確に評価するだけでも、かなり達成できる（詳細については20章3「赤血球系疾患（貧血）」参照）。

白血球関連

白血球（white blood cell：WBC）数は個体差が大きく、基準範囲（表1-3-1）内であっても、生理的変動幅（個人の基準範囲）を超えれば精査が必要である一方、（集団の）基準範囲を逸脱しても問題ない場合もある。白血球数に異常を認めた場合は、必ず白血球分類を含め、末梢血血液像の確認を行うことが重要である。絶対数により、増加・減少している白血球の種類を確認することが大切である。喫煙・食事・運動直後でやや増加する。また、新生児も高値を示す。

白血球増加を認める場合、白血病、骨髄増殖性疾患などのような腫瘍性産生増加か、感染症、組織傷害のような反応性増加（造血の亢進と白血球プールからの動員）かを鑑別することが最も重要である。

白血球減少を認める場合は、産生低下・無効造血（再生不良性貧血、化学療法中、骨髄異形成症候群、巨赤芽球性貧血など）、骨髄占拠病変による産生低下（急性白血病、慢性骨髄性白血病急性転化、悪性リンパ腫・癌の骨髄浸潤など）、末梢での消費・破壊（重症細菌感染症、脾機能亢進症、薬剤アレルギーなど）を鑑別することが重要である。

表1-3-1 血球計数の基準範囲

赤血球関連
赤血球数：男 $420\sim554\times10^4/\mu L$、女 $384\sim488\times10^4/\mu L$
Hb：男 $13.8\sim16.6$ g/dL、女 $11.3\sim15.5$ g/dL
Ht：男 $40.2\sim49.4\%$、女 $34.4\sim45.6\%$
・MCV(fL)＝Ht$^{***}\times10$/RBC*：$80\sim102$ fL
・MCH(pg)＝Hb$^{**}\times10$/RBC*：$27\sim34$ pg
・MCHC(%)＝Hb$^{**}\times100$/Ht***：$30\sim36\%$
 *RBC：$\times10^6/\mu L$、**Hb：g/dL、***Ht：%の単位を用いて表現した場合
網赤血球：$0.5\sim2.0\%$、$1\sim10\times10^4/\mu L$
白血球数：$3,500\sim9,200/\mu L$
血小板数：$15\sim36\times10^4/\mu L$

Hb：ヘモグロビン，Ht：ヘマトクリット，MCV：平均赤血球容積，MCH：平均赤血球ヘモグロビン量，MCHC：平均赤血球ヘモグロビン濃度

血小板数

血小板（platelet）数の基準範囲は**表1-3-1**に示すが，出血症状が出現するのは$5\times10^4/\mu L$以下であり，外力なく容易に出血するのは$2\times10^4/\mu L$以下程度である．また，血小板数の偽低値を示すものとして以下のものがあり，評価の際に念頭に入れておく必要がある．

EDTA（エチレンジアミン四酢酸）依存性血小板減少症（偽性血小板減少症）は，抗凝固薬EDTAにより抗体依存性に血小板凝集が起きる現象であり，顕微鏡による血液像の観察ですぐに判別が可能である．この場合，他の抗凝固薬で採血して再検するなどの必要がある．また，採血後に血液検体が凝固した場合にも偽低値を示す．

正常血小板より容積が大きい巨大血小板は，通常の電気抵抗法に基づく自動血球計数器では血小板と認識されず，やはり偽低値をとる可能性がある．May-Hegglin（メイ-ヘグリン）異常症とその類縁疾患，Bernard-Soulier（ベルナール-スリエ）症候群などのように巨大血小板が出現する疾患では注意が必要である．いずれにしても，臨床症状と食い違った血小板数値の結果を得た場合には注意が必要である．

血小板減少を認める場合，骨髄での産生低下か末梢での消費・破壊亢進のいずれであるかを鑑別することが最も重要である．産生低下の大部分は，骨髄占拠病変（急性白血病，慢性骨髄性白血病急性転化，悪性リンパ腫・癌の骨髄浸潤など），再生不良性貧血，発作性夜間血色素尿症，巨赤芽球性貧血，薬剤（抗がん剤など）など後天性であるが，まれに先天性巨大血小板症（Bernard-Soulier症候群，May-Hegglin異常症など），先天性無巨核球性血小板減少症など先天性の産生不全も認める．

末梢での消費・破壊亢進には，免疫機序（特発性血小板減少性紫斑病，全身性エリテマトーデス，ヘパリン依存性血小板減少症，他の薬剤など），非免疫機序（血栓性血小板減少性紫斑病，溶血性尿毒症症候群，播種性血管内凝固〈DIC〉など），慢性肝疾患がある．

血小板増加を認める場合は，骨髄増殖性腫瘍（特に本態性血小板血症）などの腫瘍性産生増加か，反応性産生増加（出血，摘脾術後など多くの原因がある）かを鑑別する．また破砕赤血球により，偽高値が発生しうることも知っておくべきである．

末梢血液像

白血球像：白血球分画の異常と異常白血球の出現とに分けて考える．異常に関しては，ごく少数認めるだけでも病的意義を考慮することが必要な場合がある．

健常者の末梢血に認める有核細胞は白血球のみであり，この白血球には，（桿状核・分葉核）好中球，好酸球，好塩基球，単球，リンパ球がある．幼若な顆粒球（骨髄芽球，前骨髄球，骨髄球，後骨髄球），赤芽球，異型リンパ球は認めない．異常白血球を認めなくても，各種白血球の変動が重要な診断情報になることは多々ある．この際，正確な評価は，百分率でなく絶対数で行うことが重要である．

異常白血球出現の例として，好中球核形左方移動，好中球核形右方移動，芽球，Auer（アウエル）小体，顆粒球低分葉（Pelger-Huët〈ペルゲル-フェット〉核異常・偽Pelger-Huët核異常），顆粒球の中毒性変化（中毒性顆粒とDöhle〈デーレ〉小体が代表的），Döhle小体様封入体，異型リンパ球などがある．

赤血球像：末梢血液像をみる場合，白血球にだけ注意をはらう場合も多いが，赤血球，さらには次の血小板も形態観察がきわめて重要である．赤血球像は，大きさの異常，染色性の変化，形態の異常，赤血球内構造物の有無に注意する．また，骨髄腫，マクログロブリン血症において認める連銭形成，自己免疫性溶血性貧血，寒冷凝集素症に認められる赤血球凝集像も診断的価値がある．

血小板像：通常血小板の直径は$2\sim3\mu m$であり，巨大血小板は，直径$8\sim10\mu m$（小リンパ球）以上の大きさを有するものをさす．これの確認は，診断的価値が高い．May-Hegglin異常症とその類縁疾患，Bernard-Soulier症候群がその代表である．

骨髄検査

骨髄血中の細胞像を調べることにより，末梢血球検査に異常を認めた場合の原因究明や造血器疾患の診断・病態評価などを行うことができる．通常は，骨髄穿刺により骨髄の評価を行うが，骨髄穿刺で吸引不能（dry tap）の場合など，骨髄生検が必要な場合もある．穿刺部位は，腸骨稜，胸骨が一般的である．採取後，すみやかに標本作製することが重要である．

通常，各分類の百分率（ミエログラム）を算定するが（**表1-3-2**），少数の異常細胞の同定が重要な場合も多く，総合的な判定が重要である．また，末梢血所見との対比もきわめて重要である．細胞密度の把握のためには，病理組織標本の観察もあわせた総合的評価が重要である．骨髄液を検体として他の検査（細胞表面マーカー，染色体分析，遺伝子検査など）を同時に行う場合は，最初に塗抹標本のための検体を採取し，次いで他の検査のための検体を採取する．検体の扱い・処理には細心の注意が必要である．

特殊染色

末梢血・骨髄の塗抹標本は，まず普通染色にて観察するが，必要に応じて，ペルオキシダーゼ染色，エステラーゼ染色，ALP（アルカリホスファターゼ）染色，PAS染色，鉄染色などを行う．特に，ペルオキシダーゼ染色，エステラーゼ染色は白血病の病型診断に必須である．

表 1-3-2 健常成人骨髄像

		日野ら(17例)による平均(偏差域)[4]	12例の健常男性の平均(95%信頼区間)[5]	平均(95%信頼区間)[6]
有核細胞数(×10⁴/μL)		18.5 (10~25)		
巨核球数(/μL)		130 (50~150)		
顆粒球系(M)	骨髄芽球	0.72 (0.4~1.0)	0.9 (0.1~0.7)	1.4 (0~3)
	前骨髄球	44.47 (40~50)	3.3 (1.9~4.7)	7.8 (3~12)
	骨髄球		12.7 (8.5~16.9)	7.6 (2~13)
	後骨髄球		15.9 (7.1~24.7)	4.1 (2~6)
	杆状核球		12.4 (9.4~15.4)	男性 32.1 女性 37.4 (22~46)
	分節核球		7.4 (3.8~11.0)	
	好酸球	3.07 (1~5)	3.1 (1.1~5.2)	3.5 (0.3~7.0)
	好塩基球	0.13 (0~0.4)	<0.1	0.1 (0~0.5)
	小計	47.67 (43~55)	56.8 (34.7~78.8)	
赤芽球系(E)	前赤芽球		0.6 (0.1~1.1)	
	好塩基性赤芽球		1.4 (0.4~2.4)	
	多染性赤芽球		21.6 (13.1~30.1)	
	正染性赤芽球		2.0 (0.3~3.7)	
	核分裂像	0.28 (0~0.5)		
	小計	19.70 (14~25)	25.6 (15.0~36.2)	男性 28.1 女性 22.5 (5~35)
リンパ球		22.15 (15~25)	16.9 (8.6~23.8)	13.1 (5~20)
形質細胞		1.43 (0.4~2.6)	1.3 (0~3.5)	0.6 (0~3.5)
単球		4.03 (2.8~5.4)	0.3 (0~0.6)	1.3 (0~3)
骨髄巨核球		0.07	<0.1	0.5 (0~2)
細網細胞(マクロファージ)		3.92 (1.8~6.4)	0.3 (0~0.8)	0.4 (0~2)
M/E比(G/E比)			2.3 (1.1~3.5)	

(文献4~6を改変)

細胞表面マーカー検査,染色体検査,遺伝子検査

造血器腫瘍とは,いうまでもなく造血幹細胞から派生する種々の分化段階の血液細胞の腫瘍であり,白血病と悪性リンパ腫に大別される。1976年急性白血病を分類するために提唱されたFAB(French-American-British)分類は形態学に基本をおき,その有用性は現在でも認められているが,解析手法の限界により,近年の分子生物学的手法を中心とする造血器腫瘍細胞の性状解析に関する研究成果は反映しきれていない。

実際,FAB分類は,その後細胞表面マーカー,電顕所見などが加わった改訂がなされた。まず,M7(急性巨核芽球性白血病)診断のためには,巨核球-血小板特異抗原CD41/CD42や電顕的血小板ペルオキシダーゼの確認が必要となった(図1-3-1)。その後,AML M0(微分化型骨髄芽球性白血病)が規定されたが,これは,光顕MPO(ミエロペルオキシダーゼ)反応は陰性であるものの,骨髄系抗原であるCD13,CD33の一方ないし両方を発現するか,あるいは電顕または免疫MPOが陽性であり,その一方,

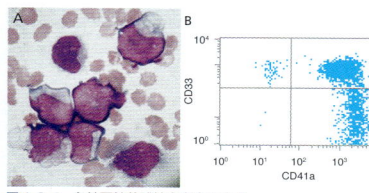

図 1-3-1 急性巨核芽球性白血病の 1 例
A：普通染色の強拡大像
B：細胞表面マーカーの解析。芽球のほとんどにおいて、代表的巨核球系抗原である CD41a が陽性であった

リンパ系抗原は陰性であることがその定義である。したがって、これらの診断には、フローサイトメトリーによる細胞表面マーカーの検索は不可欠といえる。

その後、従来からの形態学的分類と遺伝子学的分類を統合するかたちで WHO（世界保健機関）分類「造血器腫瘍」が刊行された。この分類は、ヒト造血組織・リンパ組織に発生するすべての腫瘍は遺伝子変異に基づくことを理念とし、細胞起源を同定するための先端的検査情報（細胞表面マーカー、染色体検査、遺伝子検査）、患者背景、異形成、も組み込んだ、疾患本態に根ざした包括的分類であると考えられる。2001 年に刊行された WHO 分類 第 3 版より 7 年が経過し、2008 年 9 月に WHO 分類 第 4 版が刊行されたが、真性赤血球増加症・本態性血小板血症・原発性骨髄性線維症における *JAK2* 遺伝子変異をはじめとする新しい知見が盛り込まれた。

今後も、同様のコンセプトにより、WHO 分類は着実に進化していくと考えられる。PML/RARα を有する急性前骨髄球性白血病に対する全トランスレチノイン酸、Bcr-Abl を有する慢性骨髄性白血病に対するイマチニブなどの分子標的療法が劇的といっていいほどの治療効果を示している点は、WHO 分類の根底にある遺伝子学的分類の妥当性を証明するものと考えられ、今後、造血器腫瘍の臨床に携わる者にとって、本分類の理解は必須になると考えられる（具体的な細胞表面マーカー所見、染色体・遺伝子検査所見については 20 章 4「白血球系疾患」参照）。

溶血に関する検査

正常赤血球の寿命は、平均 120 日である。種々の要因によって赤血球が早期に破壊されると赤血球寿命が短縮するが、それに伴って発症する貧血を溶血性貧血という。溶血は赤血球自体に異常がある場合のみならず、赤血球が存在する環境に病的変化が生じた場合にも起こる。先天性の溶血性貧血の大部分は前者であり、後天性の大部分は後者である。発作性夜間血色素性尿症は後天性であるが、赤血球自体に異常がある。溶血の存在診断に有用な検査と、溶血の原因診断に有用な検査に大きく分けるのがよい。

血栓・止血検査

生理的止血は、①損傷に対する血管壁の反応性の収縮、②損傷部位での血小板粘着・凝集による一次止血栓の形成、③血液凝固反応による強固な二次止血栓の形成の 3 つが有機的に連関してなされる。さらに、止血栓を構成しているフィブリンが組織化の起こる前に分解される（線維素溶解（線溶））と止血栓の早期崩壊により再出血を起こすが、これを抑制して止血栓を安定化させる線溶の阻止機構も生体には備わっている。

これらの要素のうちのどれかに問題があると出血性素因（明らかな誘因が存在しないにもかかわらず出血を繰り返す）が出現しうる。このような出血傾向を有する患者の診療においては、その原因をはっきりさせることが大切であり、これは適切な治療に直結する。つまり、血管・血小板、凝固、線溶のうち、どこに問題があるかを鑑別することが大切であり、その診断・確認のために血栓・止血検査が必要となる（なお、出血とは逆の血栓性素因の検査については 20 章 5「出血・血栓性疾患」参照）。

血管・血小板検査

いわゆる一次止血能をみる検査であるが、血小板の異常の同定が特に重要である。出血時間は、一次止血能を総合的に把握でき、しかも簡便な止血機能検査であるが、病歴聴取・診察、スクリーニング検査を的確に施行・解釈することにより、これが必須となるケースは多くないと思われる。

一次止血に異常を認めた場合、血管壁の異常もあるが、通常は血小板の異常を考える。まず血小板数を確認するが、これに異常を認めない場合は血小板機能異常を疑って、血小板機能検査を施行する。最も普及しているのが血小板凝集能検査である。多血小板血漿中の血小板凝集塊の形成の程度を、光透過度の変化として感知する透過光法が日常検査として普及している。

血小板凝集を惹起させる刺激物質として、通常アデノシン二リン酸（ADP）、コラーゲン、エピネフリン、リストセチンが用いられる。特に先天性血小板機能異常症においては特異的な結果が得られ、その診断には必須である。後天性血小板機能異常症の場合は健常者コントロールと比較して判定することが望ましいが、薬剤性血小板機能低下症などの場合を除き、評価が困難なことも多い。

近年では、散乱光法による、より感度の高い凝集能検査、コラーゲンビーズカラムを用いた血小板停滞率検査なども可能になってきている。

なお、先天性血小板機能異常症の原因として血小板自体に異常がある場合（内因性機能異常症）と血漿成分に異常があるために血小板機能が正常に機能しない場合（外因性機能異常症）とがあるが、von Willebrand 病は、後者の代表である。この際は、血小板凝集能検査でのリストセチン惹起血小板凝集の低下・欠如が特徴的である（タイプ 2B を除く）。von Willebrand 因子抗原量・活性の測定が重要となる。

凝固系検査

二次止血の異常の際には、凝固系の異常を疑って検査を進めるが、スクリーニング検査を有効に使うことが重要である。フィブリノーゲン、プロトロンビン時間（PT）、活性化部分トロンボプラスチン時間（APTT）がこの目的で利用される。これらの検査は組み合わせて評価することにより凝固因子の欠如に関しておよその見当をつけることが可能である（表 1-3-3）。

表 1-3-3 凝固スクリーニング検査と凝固因子欠乏との関係

フィブリノーゲン*	PT	APTT	凝固因子欠乏の可能性
正常	正常	正常	(XIIIの欠乏を除外できない)
正常	正常	延長	XII, XI, PK, HMW-K, VIII, IX
正常	延長	正常	VII
正常	延長	延長	X, V, プロトロンビン
延長	延長	延長	フィブリノーゲン

*：トロンビン時間法による
PT：プロトロンビン時間(外因系凝固能をみる)，APTT：活性化部分トロンボプラスチン時間(内因系凝固能をみる)，PK：プレカリクレイン，HMW-K：高分子キニノーゲン

さらに必要があれば，各凝固因子の定量を行うが，先天性出血性疾患の場合は必須である．たとえば，血友病Aでは，フィブリノーゲンとPTが正常，APTTが異常延長であることを確認した後，第VIII因子活性を測定し，これの低値を確認する．従来，凝固因子定量は目的因子の欠乏血漿を使用し，フィブリン形成に要する時間を測定していたが，最近では発色性合成基質を用いる方法も可能になってきている．

近年，トロンビン・アンチトロンビン複合体(TAT)，可溶性フィブリンなどの凝固系分子マーカーの有用性も，DICや血栓症を中心に報告されている．

線溶系検査

線溶機構には，腫瘍細胞や内皮細胞から線溶活性物質が放出される「一次線溶」と，凝固系が活性化されてフィブリン血栓が生成されることに引き続く「二次線溶」とが存在し，区別することが重要である．ただ，日常臨床において遭遇する大部分は二次線溶である．その診断のため，フィブリン/フィブリノーゲン分解産物(fibrin/fibrinogen degradation product：FDP)，Dダイマーがよく使用される．

FDPは，プラスミンにより分解されるフィブリノーゲン，フィブリンの分解産物を総称するもので，生体内における線溶現象の発生を把握することができる．DIC，血栓症，他の線溶充進状態の際に高値となるが，これは一次線溶と二次線溶の総和をみているためと考えられる．一方，Dダイマーは，架橋化されたフィブリンのプラスミンによる分解産物であり，XDP(cross-linked fibrin degradation products)とも呼ばれ，二次線溶を反映する検査として昔及している．理論的には，FDPはプラスミンによるフィブリノーゲンおよびフィブリン分解産物の総称で，多くの亜分画が存在し，Dダイマーも亜分画の一つである．

つまりFDPとDダイマーを測定し，両者が高値のときは二次線溶の関与を，Dダイマーに比してFDPが高値のときは一次線溶の関与を考える．プラスミン・α_2プラスミンインヒビター複合体(PIC)も線溶系の分子マーカーとして，よく測定される．

【矢冨 裕】

参考文献
1) 日本検査血液学会編：スタンダード検査血液学 第2版，医歯薬出版，2008
2) 金井正光監修：臨床検査法提要 改訂第33版，p189-397，金原出版，2010
3) Swerdlow SH et al：WHO Classification of Tumours of Haematopoietic and Lymphoid Tissues, IARC Press, 2008
4) 三輪史郎ほか：血液細胞アトラス 第5版，文光堂，2004
5) Greer JP et al：Wintrobe's Clinical Hematology, 11th edition, p17, Lippincott Williams & Wilkins, 2004
6) Lewis SM et al：Dacie and Lewis Practical Haematology, 10th edition, p122, Elsevier, 2006

4 画像検査

血液・造血器疾患における画像検査の役割，位置づけ

血液・造血器疾患の診断は，主に身体所見と血液検査，骨髄検査で確定され，悪性リンパ腫のような腫瘤を形成する疾患では生検が必須である．血液・造血器疾患の診断・治療において，画像検査は補助的な役割にとどまるが，病状の把握や治療の効果判定をはじめとしてさまざまな場面で必要となってくるため，各種画像検査を施行するタイミングや選択すべき検査法，およびその典型的な所見を知っておくことは，臨床医にとって重要なことである．

ここではmodality別に，検査の有用性を解説する．また，悪性リンパ腫についてはCTを軸として画像検査の有用性が高いため，他の疾患と区別して解説する．

単純X線

単純X線写真で軟部組織に関する詳細な情報を得ることは難しく，CTやMRIが比較的容易に施行できるようになった現在では精査目的の検査としての有用性は低下している．しかし放射線被曝が低いこと，安価で簡便な検査であることから，第一に選択されるべき画像診断法であることも多い．

たとえば多発性骨髄腫では，全身の骨融解に対するスクリーニングに用いられる．頭蓋骨ではpunched-out lesionが有名であるが，これは辺縁明瞭な透亮像があたかも穴をあけたようにみえるものである．このほか，長幹骨では髄腔内から皮質をえぐりとるようなかたちの透亮像を示し，椎体では年齢不相応な骨粗鬆症として描出される．骨融解像の部分より病的骨折を起こしやすいため，注意深い観察が必要である．

髄外造血を反映した脾腫，原疾患に伴う胸水貯留や腹水貯留も単純X線写真で描出可能なことがある．このような二次性変化のほかに，治療に伴う副作用や免疫抑制状態で生じた肺炎の有無についても単純X線写真が最初に施行されるべき画像検査である．

CT

コンピュータ断層撮影(computed tomography：CT)は

放射線被曝を伴う検査であるが，全身を短時間で撮像し，全身状態をより正確に評価できる．特に悪性リンパ腫のような腫瘍を形成する疾患には有用な検査である．形質細胞腫/多発性骨髄腫や急性骨髄性白血病でも髄外病変として腫瘍を形成することがあり，時に血液所見に先行する病変となることもある[1]．診断には生検が必要となるが，腫瘍の位置や周囲組織との関係を把握するという点でも，CTで得られる情報は非常に役立つものとなる．

腫瘍性病変の検索以外にも，各臓器への浸潤，肝脾腫の評価といったように，臨床病期の把握には欠かせない検査である．胸水や腹水は少量でも検出され，単純X線写真でははかっれないような病変も描出することが可能である．禁忌がないかぎり造影CTが望ましく，造影剤投与により腫大リンパ節などの病変と血管や腸管などの正常構造との区別が容易となる．

初回には単純CTもあわせて撮影することにより，造影効果の程度や分布など，より詳細な情報を得ることができる．治療に対する効果判定にもCTはとても有用であり，サイズの変化や新たな病変の有無を確認するために用いられることが多い．この場合にも造影剤併用の検査が望ましいが，単にサイズを比較するだけの目的ならば必要がないこともあり，腎機能などの臨床データとあわせてその都度適応を考えるべきである．

また血液疾患の合併症として，出血傾向や易感染性があげられ，これらは急激な全身状態の悪化を招くことも少なくない．CTで急性期の出血は高吸収に描出され，特に頭蓋内出血の有無を早急に知るためには第一選択となる検査である．原疾患や治療に伴う免疫低下の状態では，日和見感染を起こしやすいことはいうまでもなく，この場合の病原体は一般の感染症とは異なる分布を示すことが多い．たとえば肺炎の場合には，サイトメガロウイルス肺炎やニューモシスチス肺炎のように，全肺に広がるスリガラス様陰影や粒状影といったパターンを示すことも少なくない．薬剤性肺炎をはじめとする間質性肺炎との鑑別が難しいこともあるが，これらは臨床所見やその他の検査を組み合わせて評価することにより，原因を絞ることができる．

CTは病変の広がりをみるほかにも，病態の裏づけや，他の疾患の否定といった面でも有用な検査といえる．急激な全身状態の変化が疑われる場合には，CT検査を躊躇してはならない．

MRI

磁気共鳴画像（magnetic resonance imaging：MRI）は強い静磁場および傾斜磁場を加えた空間で，核磁気共鳴現象を利用し，主に水素原子の情報を画像化したものである．放射線被曝を伴わないという利点はあるが，時間がかかることや，体の各部位で異なった専用のコイルが必要となるため，全身検索には向かない．また動きに非常に弱く，体動により画質は著しく低下してしまう．これらの欠点を理解したうえでの検査が望まれる．

血液疾患におけるMRI検査の有用性は，頭蓋内病変の検出や骨髄病変の広がり，局所での腫瘍の進展を評価する場合に発揮される．特に頭蓋内の病変に関しては，急性期の出血を除いてCTよりもMRIのほうが格段にすぐれている．悪性リンパ腫や白血病の浸潤，治療に伴う脳症や感染の評価には必要不可欠である．この場合も造影剤を用いた検査が望ましいが，ガドリニウム（Gd）造影剤の副作用として腎性全身性線維症（nephrogenic systemic fibrosis：NSF）があり，腎機能低下が疑われる場合には注意が必要である．

臨床的には，血清Cr（クレアチニン）値と年齢・性別で計算される推定糸球体濾過量（eGFR）が，簡易的な腎機能評価として用いられており，eGFRが30（mL/分/1.73 m²）未満（透析症例を含む）の場合にはNSF発症の危険性が高く，非造影MRI検査，単純CT，超音波検査などの検査で代替えすべきである．さらにeGFR＝30〜60（mL/分/1.73 m²）では慎重投与とされている．

骨髄は年齢とともに赤色髄から黄色髄に転換される．この変化は骨端からほぼ対称性に起こるため，成人では腰椎椎体や骨盤骨などの赤色髄が多く残存する部位を撮像することが多い．骨髄は30歳までに成人の分布となるが，加齢に伴いさらに脂肪髄化が進むため，年齢に応じた所見の判断が望ましい．骨髄異形成症候群や白血病では，一般的に骨髄の過形成を示す．この場合には細胞成分の増加を反映し，T1強調画像で低信号，STIR（short T1 inversion recovery）法や脂肪抑制T2強調画像で高信号の異常な分布を示す．逆に再生不良性貧血では，脂肪髄化を反映したT1強調画像でびまん性の高信号か，脂肪抑制画像での低信号化が認められる．また多発性骨髄腫では，MRIによって腫瘍の分布や骨折の評価をより正確にすることができる．

いずれも補助な目的で診断や病態の把握に用いられるが，視覚的な評価が可能なため，治療の効果の確認にも有用とされる．

シンチグラフィ

シンチグラフィは，主にγ線を放出する種々の核種で標識したトレーサーを用いて，その生体内分布や経時的変化，生体内動態を，検出器で測定し画像化したものである．当然放射線被曝を伴うが，1回あたり0.2〜8 mSvとされており，通常のCT検査が10 mSv程度であることを考えれば，十分許容できる被曝量といえる．

血液疾患では，悪性リンパ腫の全身検索を行う目的で，^{67}Ga（ガリウム）シンチグラフィが広く用いられてきた．最近では空間分解能と感度の点で^{18}F-FDG-PETにその役割を奪われつつあるが，多くの施設で簡便に行うことができる．病期診断としての有用性もあるが，治療効果判定の手段としても適している．^{67}Gaは炎症にも集積し，生理的な集積部位としては涙腺や唾液腺・鼻腔・骨髄・肝臓・脾臓・腸管などがあげられる．

骨髄シンチグラフィとしては^{111}InCl$_3$（塩化インジウム）が用いられる．骨髄増殖性疾患での末梢への集積拡大や，骨髄低形成での中心部骨髄の縮小・消失を描出することができる．

骨シンチグラフィは^{99m}Tc-MDP（メチレンジホスホン酸テクネチウム），^{99m}Tc-HMDP（ヒドロキシメチレンジホスホン酸テクネチウム）を用いた検査である．悪性腫瘍の骨転移を描出するためには第一選択となるが，多発性骨髄腫での溶骨性変化に対しては，反応性の変化がなければ集積に乏しく，病変検出の感度は高くないとされる．

PET

陽電子放射型断層撮影(positron emission tomography:PET)には,ポジトロン放出核種を含むトレーサーとして2-[^{18}F]フルオロ-2-デオキシ-D-グルコース(^{18}F-FDG)が広く用いられている。CTを組み合わせたPET-CT検査にて,CTの形態画像との融合画像が得られ,診断精度の向上がはかれる(図1-4-1)。

わが国では,2010年4月に早期胃癌を除くすべての悪性腫瘍の病期診断,再発・転移診断へと保険適用拡大が行われた。悪性リンパ腫や多発性骨髄腫の治療効果判定や再発診断にも有用性を発揮する。悪性腫瘍の糖代謝亢進を利用して集積するが,糖代謝の活発な脳および排泄経路である腎臓・尿管・膀胱などの尿路系は生理的に高集積を示す。活動性の炎症や肉芽腫疾患でも強く集積するものが多い。腫瘍集積との鑑別は困難であるが,SUV値(standardized uptake value)による半定量的評価を行うことで,ある程度の鑑別が可能となる[2])。また,口蓋扁桃,胃・大腸などの消化管,肝臓,心筋,肺門部,骨髄にも生理的集積を認めることがあり,注意が必要である。

悪性リンパ腫の画像診断

悪性リンパ腫は,リンパ節以外にも全身のどこにでも発生する可能性があり,診断時・治療期間中・治療終了後のいずれの場面においても画像検査が重要な役割を果たす。悪性度,組織型によっても多少異なるが,リンパ腫は他の腫瘍と異なる画像上の特徴がみられる。

一般的に境界は整で,内部均一な腫瘤として描出されることが多い。正常構造をあまり破壊せずにやわらかく進展し,腫瘍の内部を既存の血管が貫通する像もしばしば認められる。病変の大きさに比し,内部に壊死や出血の頻度が少ないことも特徴である。単純CTで低~軽度高吸収を呈し,MRIではT1強調画像で低信号,T2強調画像で軽度高信号,拡散強調画像で高信号を示す。造影後には,CT,MRIともに比較的均一な増強効果を受ける。

中枢神経の悪性リンパ腫も一般的には均一な造影効果を示す。周囲の浮腫性変化は転移性腫瘍に比べると少ない。髄液播種の頻度が高く,脳脊髄液に接する部分に腫瘤を形成することが多い。しばしば脳梁に進展するのも特徴である。ただし,免疫不全患者に発生した脳原発の悪性リンパ腫は,リング状の増強効果を示し,出血や壊死を伴うことも多い。

胸部原発の悪性リンパ腫では前縦隔に比較的頻度が高い。特に若年で石灰化や脂肪成分を伴わない腫瘤をみた場合には,悪性リンパ腫を疑う必要がある。組織型によっては壊死を伴うものや,胸水・心嚢液貯留もしばしば認められる。肺の悪性リンパ腫の多くは続発性であり,その画像所見は多岐にわたる。境界不明瞭な結節や浸潤影の多発として描出されることが比較的多い[3])。胸膜に発生する悪性リンパ腫はまれであるが,慢性膿胸に合併した悪性リンパ腫がよく知られている。慢性膿胸では,肥厚した胸膜にしばしば石灰化を伴っているが,この肥厚した胸膜と肋骨の間の脂肪層を置き換えるような軟部組織濃度が認められる[4])。

腹部では肝臓・脾臓に浸潤する頻度が高い。びまん性に浸潤する場合は肝脾腫を呈する。腫瘤を形成する場合には,境界明瞭で造影効果の不良な低吸収域が単発または多発性に認められることが多い。腎の悪性リンパ腫も比較的頻度が高く,腎実質内に多発する造影不良な腫瘤として認められることが多いが,孤発性のものやびまん性の両側腎腫大を呈するものもみられる。消化管のリンパ腫ではびまん性の壁肥厚を示すが,壁肥厚が強いわりに伸展性が保たれ,内腔の閉塞をきたしにくいのが特徴である。

病期を決定するためには胸部から骨盤までの体幹部を撮像する必要がある。通常は短径10mm以上のリンパ節を有意なリンパ節腫大ととるが,反応性のものとの鑑別は難しいことも多い。また,治療後の残存腫瘤に対しても,線

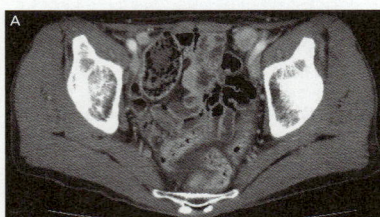
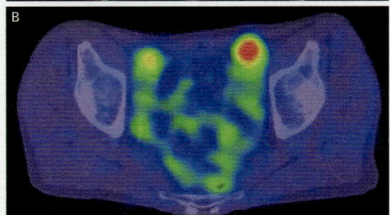

図1-4-1 骨盤部造影CT像(A)およびPET-CT像(B)
画像をフュージョンすることで,左外腸骨動脈近傍の結節に一致した^{18}F-FDGの高集積がよりわかりやすくなる

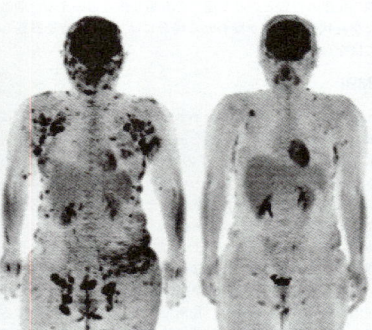

図1-4-2 悪性リンパ腫における治療前後の^{18}F-FDG-PET像
全身の^{18}F-FDG集積は著明に縮小しているが,一部残存を疑う高集積も認められる

維化病変と活動性病変の鑑別が難しい場合があり、治療前後での18F-FDG-PETを用いた評価が有用となる（図1-4-2）。

特にびまん性大細胞型B細胞リンパ腫やHodgkin（ホジキン）リンパ腫において18F-FDG-PETの集積度が高く、組織型と予後推定因子を総合的に判断し、病期診断や治療効果判定に用いることが望まれる。この際、前述したように炎症でも18F-FDG集積が認められるため、少なくとも治療終了から化学療法単独で3週間、放射線治療後には8～12週間の期間をおいて撮像することが推奨されている[5]。

【相澤 拓也・阿部 修】

参考文献
1) Sood BR et al : Facial palsy as first presentation of acute myeloid leukemia. Am J Hematol 74 : 200-201, 2003
2) Smeets P et al : Differentiation between peri-anastomotic inflammatory changes and local recurrence following neoadjuvant radiochemotherapy surgery for colorectal cancer using visual and semiquantitative analysis of PET-CT data. Q J Nucl Med Mol Imaging 54 : 327-332, 2010
3) Kinsely BL et al : Pulmonary mucosa-associated lymphoid tissue lymphoma : CT and pathologic findings. AJR Am J Roentgenol 172 : 1321-1326, 1999
4) Ueda T et al : Pyothorax-associated lymphoma : imaging findings. AJR Am J Roentgenol 194 : 76-84, 2010
5) Cheson BD et al : Revised response criteria for malignant lymphoma. J Clin Oncol 25 : 579-586, 2007

5 血液疾患の遺伝子異常と発症機構

血液疾患における遺伝子異常

血液疾患の遺伝子異常の解析が最も進んでいるのは造血器腫瘍である。近年の分子生物学の進歩によりさまざまな染色体異常に基づく遺伝子異常の解析が進み、発症の分子基盤が明らかにされてきた。また、小児血液疾患はDown（ダウン）症候群などの先天性疾患に合併することが多く、さらにFanconi（ファンコーニ）貧血などの先天性骨髄不全症なども分子レベルでの遺伝子異常の解析が進んでいる。

遺伝子異常による分子病態が解明されることにより、慢性骨髄性白血病（CML）に対するイマチニブをはじめとするチロシンキナーゼ阻害薬（TKI）に代表されるような新しい分子標的治療薬の開発が可能となり、著しく治療成績が向上した。さらに、急性骨髄性白血病（AML）では正常核型であっても多くの遺伝子異常が明らかにされ、しかも予後に関係することが明らかにされるようになり、治療の層別化が可能となった。

このように、疾患の遺伝子異常が明らかになることで分子病態の理解が進むのみならず、新たな治療薬の開発や治療成績の向上が期待される。

造血器腫瘍発症の分子機構

造血器腫瘍は造血幹細胞から成熟した種々の血液細胞に分化する過程において、ある分化段階の血液細胞が自律的な増殖能を獲得することにより発症する。血液細胞の分化・増殖には種々の造血因子やサイトカインによる外部からのシグナルを細胞表面の受容体が認識し、細胞内シグナル伝達経路を介して核内に伝え、核内において種々の転写因子が標的遺伝子の発現を調節することにより行われる。

この過程における複雑なシグナル応答を制御しているのが癌遺伝子および癌抑制遺伝子産物である。癌遺伝子および癌抑制遺伝子は、血液細胞における増殖因子受容体、受容体型チロシンキナーゼ、非受容体型チロシンキナーゼ、転写因子、GTP結合蛋白、細胞周期や細胞死関連因子などをコードしている。造血器腫瘍ではさまざまな染色体異常の結果、これらの遺伝子変異が生じることにより血液細胞の正常な分化・増殖調節機構が破綻して造血器腫瘍が発症し、さらに多段階的に遺伝子異常が順次生じることにより進展すると考えられる。また、最近では染色体異常を示さない正常核型症例においても種々の遺伝子異常が明らかにされ、分子病態が明らかにされてきている。

造血器腫瘍の発症や進展には癌遺伝子の活性化および癌抑制遺伝子の変異が必須である。これらの変異を生じる機序としては、①染色体転座におけるキメラ遺伝子形成、②点突然変異による癌遺伝子の活性化や癌抑制遺伝子の失活、③染色体の欠失による癌抑制遺伝子の欠失（loss of heterozygosity : LOH）、④遺伝子のプロモーター領域のメチル化による癌抑制遺伝子の発現低下、などが考えられる。

急性骨髄性白血病の遺伝子変異と発症機構

急性骨髄性白血病（AML）は造血幹細胞あるいは前駆細胞レベルで遺伝子異常が蓄積し、腫瘍化して増殖能を獲得した幼若な白血病細胞（芽球）が自律的に増殖し、正常造血を抑制する致死的な造血器腫瘍である。AMLの発症は単一の遺伝子異常のみでは説明できず、大腸癌などと同様に多段階的に複数の遺伝子異常が蓄積されて発症することが知られている。AML発症に際しては、細胞の増殖や生存に関与するclass I 遺伝子変異（造血に関与するチロシンキナーゼの活性化型変異やその下流の分子異常）と細胞の分化ブロックに関与するclass II 遺伝子変異（造血に関与する転写因子によるキメラ遺伝子形成や転写因子の機能喪失）の双方の異常が関与する（図1-5-1）[1]。

class I 遺伝子変異としては、*FLT3-ITD*、*c-KIT*や*N/K-Ras*遺伝子変異などが知られている。class II 遺伝子変異としては主に染色体転座の結果として、*AML1-ETO*（*RUNX1-RUNX1T1*）、*PML-RARα*、*MLL*再構成などに

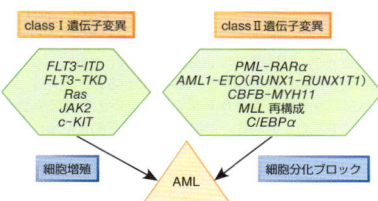

図1-5-1 急性骨髄性白血病（AML）発症の分子機構
AMLの発症には細胞増殖に関与する*FLT3*遺伝子変異、*Ras*遺伝子変異などのclass I 遺伝子変異と、細胞分化のブロックに関与する転写因子の異常（キメラ遺伝子、点突然変異など）のclass II 遺伝子変異の双方が発症に必要である
（文献1を改変）

加えて遺伝子の点突然変異や過剰発現（C/EBPα, AML1, GATA1など）が知られている。さらに最近ではNPM1遺伝子変異やIDH1/2遺伝子変異なども報告されており，生物学的な意義に関する研究が展開している。

AMLの45%は染色体異常を伴わない正常核型を示すが，これらの症例においても種々の遺伝子異常が知られている。特に臨床的に予後との相関が報告されており，FLT3遺伝子変異を有する症例の予後は不良であるが，NPM1遺伝子変異は予後良好である。正常核型AMLではこれらの遺伝子異常をマーカーにし層別化することで治療指針の決定に役立っている[2]。

AMLは発症時よりAMLとしての基準を満たすde novo AMLと骨髄異形成症候群（MDS）を経て発症するタイプが存在する。de novo AMLにおいては造血幹細胞あるいは前駆細胞レベルで生じる遺伝子異常が重要である。t(8;21)，t(15;17)などの転座型染色体異常の多くは転写因子によるキメラ遺伝子を形成するが，その他転写因子の欠失，点突然変異，過剰発現などが起こることが骨髄系細胞の分化がブロックされる。引き続きいくつかの遺伝子異常，ことに受容体型チロシンキナーゼの異常のような増殖シグナルをオンにするような異常が加わり，AMLが発症すると考えられる。MDSを経てAMLに移行する場合は，染色体異常として5, 7, 8番染色体異常が主体となりMDSの病態が完成され，さらに種々の遺伝子異常により細胞増殖シグナルがオンになることでAMLに移行するものと考えられる。

AMLにおける発症の分子機構の解明が進むと，従来の多剤併用化学療法や造血幹細胞移植を中心とした治療戦略も大きく変化してきた。すなわち，発症に関係する遺伝子異常と関連するシグナル伝達経路を標的とした分子標的治療薬の開発が進められてきた。

AMLにおいては，受容体型チロシンキナーゼFLT3を標的にしたFLT3阻害薬やGTP結合蛋白であるRasの細胞膜への結合を阻害するファルネシル化酵素阻害薬や細胞分裂に関するオーロラキナーゼ阻害薬が開発され，臨床試験が進められている。

慢性骨髄性白血病の遺伝子変異と発症機構

慢性骨髄性白血病（CML）は9番染色体と22番染色体の相互転座によって生じるフィラデルフィア（Ph）染色体のBCR-ABL融合遺伝子が造血幹細胞レベルで生じ，クローン性に増殖することで発症する。このBCR-ABL融合遺伝子により210キロダルトン（kDa）のBCR-ABL融合蛋白が産生されるが，この蛋白は四量体を形成し高いチロシンキナーゼ活性を有する。このABLキナーゼは，下流に存在するRas/MAPK（分裂促進因子活性化蛋白キナーゼ）シグナル，PI3（ホスファチジルイノシトール3）/Aktキナーゼシグナル，CRKLシグナル，JAK/STATシグナルなどの増殖シグナルを活性化し，BCR-ABL融合遺伝子陽性クローンが増殖する[3]。

したがって，このBCR-ABLチロシンキナーゼを特異的に阻害する薬剤はCMLの治療薬となりうると考えられる。このような観点から開発されたチロシンキナーゼ阻害薬メシル酸イマチニブは，アデノシン三リン酸（ATP）と類似の構造を持ち，ATPと競合的に拮抗しATP結合部位に結合する（図1-5-2）。

イマチニブがATP結合領域に結合することにより基質はATPの持つリン酸基を介したチロシン残基のリン酸化が阻害されるために下流のシグナル伝達が阻害され，CML細胞の増殖が抑制される。イマチニブは臨床応用され，慢性期CMLの第一選択の治療薬として広く使用され，CMLの治療成績は著しく向上した[4]。

骨髄増殖性腫瘍の遺伝子変異と発症機構

2008年に改訂されたWHO（世界保健機関）分類における骨髄増殖性腫瘍（myeloproliferative neoplasms：MPN）には，CMLのほかに真性赤血球増加症（polycythemia vera：PV），本態性血小板血症（essential thrombocythemia：ET），原発性骨髄線維症（primary myelofibrosis：PF），慢性好中球性白血病，慢性好酸球性白血病などが分類されている。これらのうち，PVの95%以上，ET，PFには約50%に非受容体型チロシンキナーゼのJAK2遺伝子変異が明らかにされ注目されている[5]。

JAK2は血液細胞の増殖や分化を調節するサイトカイン刺激により活性化されるチロシンキナーゼであり，通常はサイトカイン受容体に会合している。エリスロポエチン（EPO）やトロンボポエチン（TPO）刺激によりJAK2キナーゼは活性化され，下流の転写因子STATをリン酸化し，こうして活性化したSTATは核内に移行し，標的遺伝子プロモーターに結合し転写を開始する。MPNにみられるJAK2遺伝子は617番目のアミノ酸であるバリンがフェニルアラニンに置換（V617F）される。このJAK2V617F遺伝子変異をきたすことによりJAK2キナーゼは恒常的に活性化され，血液細胞はサイトカイン非依存性に増殖能を獲得する（図1-5-3）。

JAK2V617F遺伝子変異を発現するトランスジェニックマウスはPV，ET，PFを再現できることから，JAK2遺伝子変異がMPNの原因の一つとして同定された。しかしながら，一つの遺伝子異常で異なる病型を再現できるかは説明できず，さらなる分子病態解明が期待されている。また，MPNにおいてはJAK2遺伝子の異常のみならず，TPO受容体であるMPLの膜貫通部での変異も最近報告された。

このような病態解明の進歩にあわせ，これまで有効な治療法のなかったMPNに対して現在いくつかのJAK2キナーゼ阻害薬が開発され，臨床試験が行われている。CMLに対するイマチニブのように，現在開発中のJAK2キナーゼ阻害薬がMPNの治療をもたらすことができるかは，さらなる病態解明ともあわせ重要な研究課題である。

先天性血液疾患における遺伝子異常

Down症候群

Down（ダウン）症候群（Down syndrome）は21トリソミーに起因する染色体異常を有する先天性疾患であり，出生600～800人に1人の頻度とされる。独特の顔貌とともに精神発達遅滞，先天性心疾患などの多彩な合併症とともに白血病の合併頻度が高いことが知られている。特に急性巨核芽球性白血病（acute megakaryoblastic leukemia：AMKL）が健常児の500倍の頻度で発症する。さらに，Down症候群では10%の新生児が一過性異常骨髄増殖症（TAM）あるいは一過性骨髄増殖症（TMD）と呼ばれる

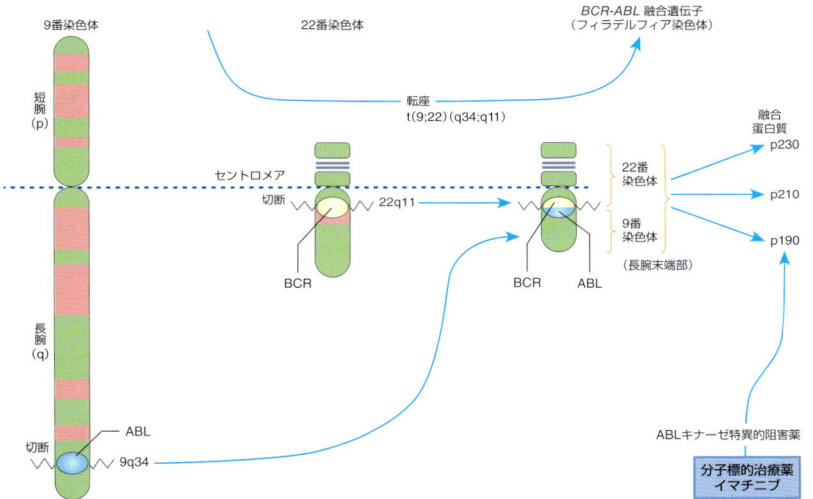

図 1-5-2 慢性骨髄性白血病（CML）におけるフィラデルフィア染色体と*BCR-ABL*融合遺伝子および分子標的薬イマチニブの作用機構
CMLでは9番染色体と22番染色体の長腕が相互転座するフィラデルフィア（Ph）染色体が原因である．相互転座の結果，それぞれの切断点に存在する*ABL*遺伝子と*BCR*遺伝子が融合してPh染色体上で*BCR-ABL*融合遺伝子を形成する．CMLはこの*BCR-ABL*融合遺伝子が造血幹細胞レベルで発現しクローン性に増殖することで発症する．CMLでは*BCR-ABL*融合遺伝子より210 kDaのBCR-ABL融合蛋白が産生される．p210BCR-ABLは四量体を形成し，高いチロシンキナーゼ活性を有し，Ras/MAPKシグナル，CRKLシグナル，JAK/STATシグナル，PI3/Aktシグナルなどを活性化することがCMLの病態形成や進展に重要である．イマチニブはBCR-ABLキナーゼ特異的阻害薬であり，CMLの治療成績を飛躍的に向上させた

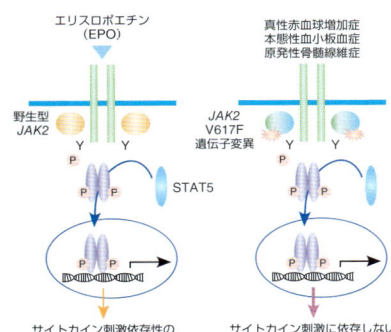

図 1-5-3 *JAK2*遺伝子変異と骨髄増殖性腫瘍（MPN）の発症
赤血球造血に必須のエリスロポエチン（EPO）が細胞表面のEPO受容体に結合すると，JAK2キナーゼが活性化されEPO受容体のチロシン残基をリン酸化し，さらにJAK2は細胞質に存在するSTAT5をリン酸化する．このようにしてリン酸化されたSTAT5は二量体を形成し，核内に移行し標的遺伝子の転写を開始する．真性赤血球増加症，本態性血小板血症，原発性骨髄線維症などのMPNでは，*JAK2*遺伝子の617番目のアミノ酸コドンがバリンからフェニルアラニンに置換される変異を生ずる．*JAK2*V617遺伝子変異により*JAK2*はEPOが存在しない状態でも自己リン酸化され，下流に存在するSTAT5は恒常的にリン酸化される．この結果，MPNではサイトカインがなくても自律的に細胞増殖が生じるようになると考えられ，MPN発症の一つの原因となると考えられる

血液疾患を発症する．その際に増殖する芽球はAMKLの芽球と形態学的には区別できないが，TAMは数週間〜3カ月で自然寛解する．しかしながら，20〜30％の症例ではその後1〜3年でAMKLを発症し，自然寛解はしない．

TAMはAMKLに先行する前白血病状態としてとらえられるが，最近TAM，AMKLのほぼ全例において赤芽球や巨核球の分化に必須の*GATA1*遺伝子の変異が明らかにされた．*GATA1*遺伝子変異によりN末端に存在する転写活性化ドメインを欠くGATA1蛋白が発現することで赤芽球や巨核球の分化異常が引き起こされると指摘されている．*GATA1*遺伝子はX染色体に存在するために，この異常は胎生期にすでに生じていると考えられており，出生後に21番染色体異常をもととする遺伝子異常が段階的に加わることでTAMやAMKLが発症するものと考えられている．

Fanconi貧血

先天性骨髄不全症候群のなかで最も代表的な疾患がFanconi（ファンコーニ）貧血（Fanconi anemia：FA）である．Fanconi貧血は骨格異常症，骨髄不全（再生不良性貧血），高頻度な白血病の合併などを特徴とする小児遺伝性疾患である．DNA修復機構に異常を有するために患者由来の細胞はマイトマイシンCやシスプラチンなどのDNAクロスリンク薬剤に対して感受性が高く，これらの薬剤で処理すると多数の染色体裂隙を生じ，診断に有用である．

この原因遺伝子に関しては単一遺伝子の異常によるものでなく，複数のFA遺伝子異常が報告されている．*FANCC*

遺伝子異常のほかに*FANCA*, *FANCB*などに加えて, 最近では*FANCJ*, *FANCM*遺伝子の異常が報告されている. これらの遺伝子は同一の生化学的経路であるFA経路に異常をきたす. FA経路は染色体不安定性症候群と分類される疾患群の責任分子を含むために, FA遺伝子異常による染色体異常により白血病を含む悪性腫瘍の発症頻度が高くなることが知られている.

先天性好中球減少症

先天的に好中球減少をきたす疾患として頻度は少ないがKostmann(コストマン)症候群, Schwachman(シュバッハマン)症候群, 周期性好中球減少症, 免疫不全を伴う好中球減少症などが知られている.

Kostmann症候群では, 高度の好中球減少($200/\mu L$以下)をきたすが赤血球や血小板系の異常は認めない. 骨髄においては骨髄球より成熟した好中球をほとんど認めずに前骨髄球のレベルで好中球系の分化が停止している. 臨床的には生後すぐより反復する重症細菌感染症を特徴とするが, G-CSF(顆粒球コロニー刺激因子)製剤に反応し本症の予後は著しく改善した.

Kostmann症候群においては好中球エラスターゼ(*ELA2*)遺伝子変異が知られ, 病態への関与が考えられている. 本症にはこのほかにも*HAX1*遺伝子, *GFI1*遺伝子, *WAS*遺伝子異常などが報告されている. また, 約10%の症例に白血病の合併が知られているが, この場合はG-CSF受容体遺伝子の変異が生じることも報告されている.

【木崎 昌弘】

参考文献
1) Gaidzik V et al : Prognostic implications of gene mutations in acute myeloid leukemia with normal cytogenetics. Sem Hematol 35:346-355, 2008
2) Schlenk RF et al : Mutations and treatment outcome in cytogenetically normal acute myeloid leukemia. N Eng J Med 358: 1909-1918, 2008
3) Quintás-Cardama A et al : Molecular biology of bcr-abl1-positive chronic myeloid leukemia. Blood 113:1619-1630, 2009
4) Cortes J et al : Front-line and salvage therapies with tyrosine kinase inhibitors and other treatments in chronic myeloid leukemia. J Clin Oncol 29:524-531, 2011
5) Tefferi A et al : Myeloproliferative neoplasms: contemporary diagnosis using histology and genetics. Nat Rev Clin Oncol 6: 627-637, 2009

6 輸血医学

はじめに

輸血療法は本質的に補充療法であり, 根治療法ではない. 代替する治療法がなく, 輸血による効果が輸血後感染症や同種免疫などの輸血副作用の危険性を上回ると判断される場合にのみ実施すべき治療法である.

わが国の同種血輸血用の血液製剤は善意の献血によりまかなわれているが, 近い将来, 供給不足に直面することが懸念されている. 輸血を必要とする患者の大部分を占める高齢人口が増加しているのに対し, 献血の中心世代である20〜30歳代の人口の献血率が減少しているためである. そして, 輸血用製剤については現在も100%国内自給されているが, 血漿分画製剤であるアルブミン製剤の自給率は60%弱にとどまっている. この少子高齢化問題, アルブミン製剤の問題を解決するために, 血液製剤の適正使用を徹底することは喫緊の課題である.

2003年に施行された「安全な血液製剤の安定供給の確保等に関する法律(いわゆる血液法)」の目的は, 輸血療法の安全性の向上とともにアルブミン製剤などの血漿分画製剤を含む「血液の完全国内自給」の実現であり, 医療関係者の責務として「安全かつ適正な輸血」の実践を求めている.

ここでは, 同種血輸血の手順, 輸血実施時の注意事項, 輸血必要量の計算法, 輸血副作用とその対策について解説する. また, 輸血療法の安全性向上のために, 血液製剤の製造過程で日本赤十字社が実施している対策について概説するとともに, 待機的外科手術の際に同種血輸血を回避する方法として有用な自己血輸血についても簡単に紹介する.

同種血輸血の実施手順

輸血を実施するにあたり, 各施設で「輸血実施手順書」を準備することが望ましい(日本輸血・細胞治療学会作成の輸血手順書がインターネット上でダウンロードできるので, ぜひ参照されたい).

同意書の取得と診療録の保存

輸血の目的(必要な理由), 種類, 量とともに感染症・副作用などのリスクについて, 患者またはその家族などに文書でわかりやすく説明し, 同意を得る. また, 輸血の必要性, 輸血量の設定根拠とともに輸血効果の評価を診療録に記載する. 輸血製剤は特定生物由来製品に該当する遡及調査の対象であり, 使用製剤の名称, 製造番号, 使用年月日, 患者の氏名・住所などを記録し, 少なくとも20年間保存することが血液法により義務づけられている.

血液型の検査, 確定

輸血の前提に, 患者のABOおよびRh(D)血液型検査を実施し, 確定する必要がある. 抗原検査である「おもて試験」と抗体検査である「うら試験」の結果を複数人で確認し(ダブルチェック), 両検査の一致を確かめることが重要である. また, 検体取り違えの可能性などを考慮し, 血液型の確定には, 患者から異なる時点で採取した検体を用いて, 2回以上の検査を実施することが, 「輸血療法の実施に関する指針」(『血液製剤の使用にあたって 第4版』)に定められている.

交差適合試験(クロスマッチ)

赤血球輸血の際には, 供血者と受血者の血液の交差適合試験を行う. ABO同型であっても, 抗A, 抗B抗体以外の抗赤血球抗体(獲得免疫による不規則抗体)による凝集がないこと(=適合すること)を確認しなければならない. 「主試験」では供血者の赤血球と受血者の血清を反応させ, 「副試験」では供血者の血清と受血者の赤血球を反応させて凝集反応をみる. どちらか一方でも凝集した場合, 輸血は基本的には不可である. 供血者の血液は日本赤十字社で不規則抗体の有無を確認済みであるので, 最も注意すべきは受血者の血清中に存在する不規則抗体による反応である. 輸血歴あるいは妊娠歴のある患者では不規則抗体を持っていることがあるため注意を要する.

臨床的に重要なのは，Rh（D，C，c，E，e），Kidd（Jk），Duffy（Fy），Diego（Di）式血液型抗原に対する抗体である。このうち最も高頻度に検出されるのは抗E抗体で，検出される不規則抗体の約30％を占める。輸血を行う可能性が事前に予測される場合は不規則抗体スクリーニングを行い，不規則抗体を持つ患者に対しては対応する抗原のない供血者の血液製剤（因子指定製剤）を輸血する。

輸血開始時の注意点

輸血の実施直前の確認が特に重要である。意識が清明な患者の場合，患者自身に血液型と氏名を言ってもらうことが肝要である。患者と血液製剤の確認はダブルチェックで行うこと，輸血製剤を確認した医師，看護師が輸血開始まで責任を持って行うこと（他者に途中で引き継いではならない），1回1患者を徹底し，1人で複数人の輸血を準備しないこと，輸血後15分程度は，患者のバイタル，皮膚症状などを観察して異常のないことを確認するなどを徹底する。副作用発現を考え，開始より15分間は緩徐（1〜1.5 mL/分程度）に投与し，安全確認後，通常5 mL/分以下の速度にて行う。ただし，大量出血時，特に出血性ショック時などはそのかぎりではない。

血液製剤の有効期間

MAP加赤血球濃厚液の有効期間は21日間となっている。2〜6℃で保存するため，低温で増殖するエルシニア菌混入に注意が必要である。血小板濃厚液の有効期間は採血後4日（採血日から起算して4日目の24時）となっている。輸血するまで20〜24℃で水平浸透しながら保存するため，一般細菌の増殖に注意が必要である。

感染被害救済制度

血液製剤による感染症が生じた場合には，医療費などに関する感染被害救済制度がある。輸血が適正に行われたこと，輸血前後の感染症検査により副作用・感染症が輸血に起因することが証明できた場合に補償が受けられる。したがって，輸血前後の感染症検査および輸血前の検体保管を行い，遡及調査に対応できる体制が必要である。輸血感染症対策として輸血前後での実施が推奨されている検査項目を表1-6-1に示す。

輸血の目標値の設定

輸血療法を実施する際には，各血液成分の持つ機能を十分考慮して血液製剤の種類を選択し，輸血後の目標値に基づき，投与量を決める必要がある。

赤血球輸血

赤血球輸血を行う目的は，貧血による耐えがたい症状を改善する程度のHb（ヘモグロビン）値を維持することである。生活の活動状況を勘案し，臨床症状の改善が得られるHb値を患者ごとに設定し，輸血施行の目安とする。

造血障害による慢性貧血患者では頻回の輸血により鉄過剰状態をきたすので，不必要な輸血は行わず，できるだけ投与間隔を長くする。慢性出血性貧血の場合は鉄剤投与で改善することから，日常生活に支障をきたす循環器系の臨床症状がない場合には原則として輸血は行わず，原疾患の

表 1-6-1 輸血前後の検査報告

	輸血前検査	輸血後検査
B型肝炎	HBs抗原 HBs抗体 HBc抗体	核酸増幅検査（NAT）
C型肝炎	HCV抗体 HCVコア抗原	HCVコア抗原
HIV	HIV抗体	HIV抗体

HBs抗原：B型肝炎表面抗原，HBc抗体：B型肝炎コア抗体，HIV：ヒト免疫不全ウイルス

治療と鉄剤投与で経過観察する。急性出血の場合はHb 6 g/dL以下では輸血はほぼ必須といわれているが，6〜10 g/dLでの輸血必要性は患者の状態や合併症によって異なるので，Hb値のみで輸血の開始を決定することは適切ではない。赤血球濃厚液の投与によって改善されるHb値は，以下の簡易計算式から求められる。

赤血球製剤1単位での予測上昇Hb値（g/dL）＝40÷体重（kg）

血小板輸血

血小板輸血の目的は，止血あるいは出血防止である。

- 出血傾向がない場合の血小板輸血のトリガー値は1万/μLとされている。
- 感染症による発熱を伴う場合には，2万/μLを目標値とする。
- 待機的手術患者あるいは侵襲を伴う処置では，血小板数が5万/μL以上あれば輸血は不要である。
- 2万〜5万/μLのときの判断は難しいが，血小板輸血回数が増えるごとに血小板輸血不応状態になる危険性は高まるため，処置内容と患者の病態を考慮して必要性の判断をしなければならない。

血小板輸血直後の予測血小板増加数は以下の計算式により算出する。

$$\text{予測血小板増加数}(/\mu L) = \frac{\text{輸血血小板総数}}{\text{循環血液量(mL)} \times 10^3} \times \frac{2}{3}$$

*循環血液量は70 mL/kgとする。
*血小板濃厚液10単位は2.0×10^{11}個以上の血小板を含有している。

新鮮凍結血漿

新鮮凍結血漿（FFP）は，凝固因子の補充による治療的投与を主目的とし，観血的処置時を除いて予防的投与の意味はない。他に安全で効果的な血漿分画製剤あるいは代替医薬品がない場合にのみ，適応となる。

投与にあたっては，投与前にプロトロンビン時間（PT），活性化部分トロンボプラスチン時間（APTT）を測定し，大量出血ではフィブリノーゲン値も測定する。生理的な止血効果を得るための凝固因子の最小血中活性値は，正常値の20〜30％程度であるため，トリガー値は，PTは国際標準比（INR）2.0以上（30％以下），APTTは各施設基準の上限の2倍以上（25％以下）とする。凝固因子の血中レベルを約10％上昇させるのに必要な新鮮凍結血漿量は，理論的には4 mL/kg（循環血液量40 mL/kgの20％）である。

アルブミン製剤

アルブミン製剤を投与する目的は、血漿膠質浸透圧を維持することにより、循環血漿量を確保することおよび体腔内液や組織間液を血管内に移行させることによって治療抵抗性の重度の浮腫を治療することにある。アルブミンには蛋白質源補充効果はない。蛋白質源の補給のためには中心静脈栄養法や経腸栄養法による栄養状態の改善を優先すべきである。投与量の算定には以下の計算式を用いる。

> アルブミン必要投与量(g)＝
> 期待上昇濃度(g/dL)×循環血漿量(dL)×2.5

輸血副作用とその治療法

輸血副作用・合併症は、発症時期により即時型と遅発型とに分けられ、さらにそれぞれ免疫学的機序によるもの、感染性のもの、およびその他の機序によるものがある。

即時型

ABO血液型不適合輸血：輸血開始後数分〜数時間以内に発症してくる即時型の重篤な副作用としては、ABO血液型不適合輸血による溶血性副作用が最も重要である。特にO型の人にA、B、あるいはAB型の赤血球輸血を行った場合が重要で、30 mL程度の輸血でも死亡する確率が高い。10〜15 mL程度の輸血をした頃から、悪寒戦慄、注射部位の痛み、胸痛、発熱、腹痛、急性の高血圧もしくは低血圧、呼吸困難、皮膚の紅潮、掻痒感、膨疹、限局した浮腫もしくは全身の浮腫、嘔気・嘔吐、尿の色の変化(ヘモグロビン尿)などが認められる。麻酔下の患者は症状を訴えることができないため、手術部位のびまん性出血、低血圧、ヘモグロビン尿などの徴候を観察する必要がある。

このような症状を認めた場合には、ただちに輸血を中止し、針は留置したまま輸血セットを交換して生理食塩水の点滴に切り替え、急速に輸液し、血圧維持と利尿につとめる。バイタルサイン(血圧、脈拍、呼吸数)をチェックし、補液後も血圧低下がみられたときは塩酸ドパミンあるいはステロイドを投与する。導尿して時間尿を測定し、乏尿(時間尿50 mL以下)の場合には利尿薬を静注する。輸液療法、利尿薬投与にも反応せず、無尿あるいは乏尿となった場合には、ただちに血液透析およびハプトグロビン製剤の投与も必要である。播種性血管内凝固(DIC)の合併に注意し、

DICの合併を認めたときには、蛋白分解酵素阻害薬、新鮮凍結血漿、またはアンチトロンビンⅢ(ATⅢ)製剤などを投与する。さらに重篤な場合には血漿交換や交換輸血を要する。

輸血関連急性肺障害(transfusion related acute lung injury：TRALI)：輸血中もしくは輸血後6時間以内(多くは1〜2時間以内)に起こる重篤な急性肺損傷(ALI)で、血液製剤中あるいは患者血漿中の抗顆粒球抗体や抗HLA(ヒト白血球抗原)抗体が発症要因の一つと考えられている。胸部聴診で湿性ラ音を聴取し、胸部X線像で両側性肺水腫を認め、低酸素症を示す。非心原性の肺水腫であるため、心陰影拡大は認めず、中心静脈圧は正常である。酸素療法、挿管、人工呼吸管理を含めた早期の適切な全身管理を行うことで、大半の症例は後遺症を残さずに回復するとされている。診断基準および急性肺損傷の危険因子を**表1-6-2**および**表1-6-3**にそれぞれ示す。

循環過負荷(transfusion associated circulatory overload：TACO)：血液製剤はその容量のほとんどが血管内にとどまるため、循環器系には大きな負担となる。輸血後に末梢の浮腫、咳、チアノーゼ、起座呼吸、強い頭痛など、うっ血性心不全の徴候が認められた場合はTACOを疑う必要がある。輸血を中止し、起座にて酸素吸入、利尿薬を投与する。

輸血による細菌感染：輸血後4時間以内に、発熱(39℃以上または2℃以上の上昇)、悪寒、頻脈(120回/分以上または40回/分以上の増加)、収縮期血圧の変化(30 mmHg以上の増加または減少)のいずれかを認めた場合は輸血による菌血症を疑う。輸血による細菌感染が疑われた場合には、ただちに輸血を中止して適切な処置をするとともに、使用された製剤バッグを無菌的のまま冷所に保管し、赤十字血液センター医薬情報担当者に連絡する。

輸血用血液の細菌汚染を予防するため、採血時の厳重な消毒、初流血除去、無菌閉鎖回路の維持などの対策がとられているが、完全に排除することは難しい。したがって、輸血用血液製剤の適正な保管管理を徹底し、使用前には色調の変化、溶血などの異常がないか、など確認が重要である。

その他の非溶血性の即時型副作用：輸血中または輸血後2時間以内に起こる1℃以上の体温の上昇で、輸血以外に原因のないものを発熱性非溶血性輸血反応(febrile nonhemolytic transfusion reaction：FNHTR)という。頻度は0.1%程度である。発熱を認めた場合は輸血を中止し、解熱剤を投与することにより改善するが、発熱反応が他の重篤な輸血副作用の初期症状のこともあり、バイタルの変化には注意が必要である。

表1-6-2 輸血関連急性肺障害(TRALI)およびpossible TRALIの診断基準

1) TRALI
 a 輸血中・輸血後6時間以内に発症
 b 低酸素症
  $PaO_2/FiO_2<300mmHg$, or $SpO_2<90\%$ on room air
 c 胸部X線で両側肺浸潤影
 d 循環過負荷を認めない
 e 急性肺損傷に関連する輸血以外の危険因子を認めない
2) possible TRALI
 a TRALIのa〜dに同じ
 b 急性肺損傷に関連する輸血以外の危険因子を認める

PaO_2：動脈血酸素分圧、FiO_2：吸入気酸素濃度、SpO_2：経皮的動脈血酸素飽和度

表1-6-3 急性肺損傷(ALI)の危険因子

直接肺損傷	間接肺損傷
1) 誤嚥	1) 重篤な敗血症
2) 肺炎	2) ショック
3) 毒物吸入	3) 多発外傷
4) 肺挫傷	4) 熱傷
5) 溺水	5) 急性膵炎
	6) 心肺バイパス
	7) 薬剤過剰投与

蕁麻疹様反応は最も発生頻度の高い副作用である。特に血小板製剤（2.96％）およびFFP（0.6％）で起こりやすい。局所的な蕁麻疹の場合は輸血を中止する必要はない。蕁麻疹様反応を繰り返す症例では輸血30〜60分前に抗ヒスタミン薬を投与し，必要に応じてステロイドや強力ネオミノファーゲンを追加投与する。輸血のたびに発熱や蕁麻疹を繰り返す症例では，洗浄赤血球，洗浄血小板の輸血を考慮する。

アナフィラキシーショックの発生頻度は，赤血球製剤で0.002％，血小板製剤で0.01％，FFPで0.0042％である（日本赤十字社，2009年度）。発症を予期することは難しいが，発症時にはすみやかに輸血を中止し，気道を確保し，エピネフリン投与および輸液療法を実施する。

遅延型

輸血後感染症：輸血後感染症で現在最も報告件数が多いのはB型肝炎ウイルス（HBV）である。ウイルス核NAT（酸幅検査）スクリーニングが導入されて以降，感染リスクは0.01％以下にまで低下しているが，年間約十数例（約30万本の輸血に対して1件）の受血者がHBVに感染する。輸血後肝炎は早ければ輸血後2〜3カ月以内に発症する。肝炎の臨床症状あるいは肝機能の異常所見がなくても，輸血の3カ月後を目途にウイルス検査を実施することが推奨されている（表1-6-1）。C型肝炎ウイルス（HCV）およびヒト免疫不全ウイルス（HIV）（AIDSウイルス）については輸血による感染の可能性はきわめて低い（1,100万〜2,200万本の輸血に対して1件と推定されている）が，同様に再検査が推奨されている。

近年HTLV-1（ヒトTリンパ球向性ウイルス1型）感染者が全国に拡大している。HTLV-1感染ではほとんどの感染者が無症状であるため，献血時の検査で発見される例が増加している。白血球を介して伝搬することから，保存前白血球除去後は特に輸血による感染リスクは少ないと考えられ，現時点では献血によるHTLV-1感染は1例も報告されていない。ただし，母子感染の危険性などが注目され，全国レベルで感染予防対策を実施する必要性に迫られている。

輸血後移植片対宿主病（graft versus host disease：GVHD）：受血者が重度の免疫不全状態である場合，あるいは，受血者と供血者間におけるヒト白血球抗原（HLA）が一方向適合（one way match）である場合に発症しうる重篤な輸血後合併症である。病態としては，輸血血液中に存在する供血者由来のリンパ球が受血者の組織内で拒絶されずに生着し，増殖して受血者の皮膚，粘膜，肝臓，骨髄を攻撃するようになり，播種状紅斑が前胸部以上昇するとともに始まり，数日で全身に広がり紅皮症となる。このとき高熱を伴い，さらに肝障害，下痢，感染などを併発して多臓器障害をきたす。

輸血後GVHDは発症後ほぼ100％死亡する合併症であり，本症の予防には，同種血液に対する放射線照射が有用である。1998年，日本赤十字社より放射線照射血液製剤が供給されるようになり，2000年以降，わが国では輸血後GVHDの報告はない。なお，放射線照射により赤血球中のK$^+$が細胞外に流出し，製剤中のK$^+$濃度が上昇するため，K$^+$濃度の上昇が好ましくない腎不全や未熟児への投与の場合には，照射後すみやかに使用することが望ましい。

血小板輸血不応状態：出血・DIC・感染症・脾腫など血小板回収率に影響を与える因子がないにもかかわらず，血小板輸血1時間後の血小板増加率が期待値の20％以下が2回以上続いた場合を血小板輸血不応状態という。これは，頻回輸血に際し，血小板表面に存在するHLA抗原，あるいは血小板特異抗原（HPA抗原）に対して産生された同種抗体により発症するもので，大多数はHLA抗体が原因である。血小板輸血回数（より正確にはドナー数）が多いほど，抗体産生のリスクが高まることから，血小板輸血の回数を極力少なくすることが重要である。わが国ではシングルドナーからの成分献血由来の高単位血小板製剤がほぼ100％供給されており，さらには保存前白血球除去を実施するなど，抗体産生を極力予防する対策がとられている。

血小板輸血不応状態の患者に対しては，産生された抗体に対応する抗原が陰性の血小板輸血が有効である。抗HLA抗体が産生されている場合はHLA適合血小板製剤が，抗HPA抗体が産生されている場合にはHPA適合血小板製剤が有効であり，そのためのドナー登録制度が確立している。適合血小板が必要な場合で，ABO式血液型適合血小板が得られない場合は，やむをえずABO式血液型不適合輸血を行うことがある。その場合，最も望ましいのはAB型の血小板製剤である。O型の血小板製剤をA型，B型，あるいはAB型の患者に輸血する場合は，抗A，抗B抗体を測定し，抗体価の高いものに関しては使用すべきではない。明確な基準はないが，32倍以下であれば使用可能と考えられている。

血小板輸血の効果判定には，補正血小板増加数（corrected count increment：CCI）を測定する。輸血1時間後のCCIが7,500/μL未満，または24時間後のCCIが4,500/μL未満の場合には，その血小板輸血は無効である。

補正血小板増加数＝
血小板増加数（/μL）×体表面積（m^2）÷輸血血小板総数（×10^{11}）

血液製剤による副作用軽減のための対策

核酸増幅検査

核酸増幅検査（nucleic acid amplification test：NAT）は，ウイルスを構成する核酸（DNAまたはRNA）の一部を約1億倍に増幅し，ウイルスの有無を検出する方法である。非常に感度と特異性が高く，ウイルスの抗原やウイルスに対する抗体を検出する検査法よりもウインドウ・ピリオドを短縮することができる。日本赤十字社では，1999年よりHBV，HCV，HIVについてNATを導入し，輸血後感染の危険性をきわめて低いレベル（0.01％以下）にまで低下させている。

初流血除去

日本赤十字社では，採血時の皮膚常在菌の混入を防ぐため，厳重な消毒，無菌的な採血手順によりすべての輸血用血液製剤を製造している。さらに2006年度より初流血除去が実施されている。これは穿刺直後に流出する約25mLを別パックにとり，輸血用としては使用しない方法である。除去した血液は検査や保管用として活用している。保

管用血液は11年間冷凍保管し、輸血後感染症などの輸血副作用における原因調査および感染拡大防止対策としての遡及調査に使用している。

保存前白血球除去

2007年以降、日本赤十字社から供給される血液製剤はすべて白血球数を低減化しており、1バッグあたりの白血球数は$1×10^6$個以下となっている。血液製剤の保存期間に白血球から産生されるサイトカインや白血球の死滅断片などを減少させることにより、発熱反応や血圧低下などの副作用を軽減する効果があり、製剤中の血球凝集塊形成も予防できることが確認されている。また、血小板輸血不応の原因となる抗HLA抗体の産生予防にも有効であると考えられている。さらに、白血球内に存在しうるサイトメガロウイルスやHTLV-1、エルシニア菌の感染、プリオンの伝搬についても低減効果があると考えられている。しかし、蕁麻疹や掻痒感などのアレルギー反応については明らかな減少効果は認められていない。

自己血輸血

自己血輸血は、同種血輸血による感染症伝播や免疫反応などの合併症を回避しうる最も安全な輸血療法であり、待機的手術患者の輸血療法として積極的に推進することが求められている。今日、輸血を要する待機的手術の出血量は、80%以上が2,000 mL以内であり、自己血輸血による同種血輸血回避の可能性がありうる。

自己血採血の対象患者

術前の自己血採血の対象患者は、循環血液量の15%以上の術中出血量が予測され、輸血が必要になると考えられる待機的手術の場合で、自己血貯血に耐えられる全身状態であり、自己血輸血の意義を理解し、必要な協力が得られる症例である。非常にまれな血液型の患者や臨床的に問題となる不規則抗体を有する患者、免疫グロブリンA(IgA)やハプトグロビンなどの血漿蛋白欠損症の患者などの場合には自己血採血は特に有用である。自己血採血の禁忌となる症例を**表1-6-4**に示す。

貯血スケジュールおよび貯血量の設定

1回貯血量は循環血液量の11%程度（最高13%まで）を限度とし、400 mLを上限とする。貯血の間隔は1週間以上あけることを原則とし、手術予定日の7日前までに採血を終了させることが望ましい。採血時のHb値は11 g/dL以上、Ht(ヘマトクリット)値は33%以上が原則であるが、

表1-6-4 自己血採血の禁忌
1) 細菌感染症のある患者および菌血症を疑わせる患者
 a 発熱、下痢のある患者
 b 抜歯後72時間以内
 c 露出した感染創・熱傷のある患者
2) 循環動態の不安定な患者
 a 重度の大動脈弁狭窄症
 b 不安定狭心症
 c 6カ月以内の心筋梗塞または脳血管障害
 d 左冠動脈主幹部病変
3) 全身転移の考えられる悪性腫瘍患者

妊婦や慢性炎症性疾患に伴う貧血の場合は、医師の監視のうえHb 10 g/dLあれば可能とする。

【大河内 直子・津野 寛和・髙橋 孝喜】

参考文献
1) 血液製剤の使用にあたって 第4版, じほう社, 2009
2) 日本輸血・細胞治療学会: http://www.jstmct.or.jp/jstmct/Index.aspx

2 造血幹細胞移植

1 造血幹細胞移植の種類と適応

移植の分類

造血幹細胞移植(hematopoietic stem cell transplantation : HSCT)は、主に白血病や再生不良性貧血などの血液悪性疾患や難治性血液疾患を対象として、これら疾患の治癒をめざす治療法であり、致死量の放射線照射もしくは大量の免疫抑制剤や化学療法剤を投与した際に生じる二次性造血障害の軽減もしくは回避のため1960年代から臨床に導入された。その後、他人から移植された造血細胞には、同種免疫による抗腫瘍作用があることが明らかとなり、こうした同種免疫抗腫瘍効果を悪性疾患の治療に積極的に応用することも試みられている。

HSCTはその造血細胞ドナーの由来により、自家移植(autologous transplantation)、同系移植(syngeneic transplantation)(遺伝学的に完全一致ドナーからの移植)、および同種移植(allogeneic transplantation)(ヒト組織適合性抗原一致ドナーからの移植)に分類されている。同種移植はさらに、血縁者間移植(related-donor transplantation)と非血縁者間移植(unrelated-donor transplantation)(主には骨髄バンクや臍帯血バンクネットワークなどのバンク事業によるボランティアドナーからの移植)とに大別される。

さらにHSCTはその造血幹細胞の由来により、骨髄幹細胞移植(bone marrow stem cell transplantation : BMSCT)、末梢血幹細胞移植(peripheral blood stem cell transplantation : PBSCT)、臍帯血幹細胞移植(cord blood stem cell transplantation : CBSCT)に分類される。

頻度の少ない同系移植を除くと現在施行されているHSCTは、ドナーと造血幹細胞の由来との組み合わせで、自家移植と同種移植のいずれかがBMSCTとPBSCTとで実施され、これに同種臍帯血移植が加わるため合計5種類のHSCTが行われている(**表2-1-1**)。さらにわが国の血縁者間および非血縁者間移植については、2010年10月からすべての組み合わせのHSCTが実施可能となったため、現在は4種類のHSCTから選択されて実施されている(**表2-1-1**)。

自家移植と同系移植では、免疫学的にも完全に一致しているため本来不全や移植片対宿主病(graft versus host disease : GVHD)などのHSCT関連副作用は出現しない。一方で、同種移植ではこうした副作用を抑えることは臨床

表 2-1-1　造血幹細胞移植の種類

幹細胞源	ドナー	移植の種類	保険承認
骨髄	自己	自家骨髄移植(auto-BMT)	確立
	血縁者	同種骨髄移植(allo-BMT)	確立
	非血縁者	非血縁者間骨髄移植(UR-BMT)	確立
末梢血	自己	自己末梢血幹細胞移植(auto-PBSCT)	確立
	血縁者	同種末梢血幹細胞移植(allo-PBSCT)	確立
	非血縁者	非血縁者間末梢血幹細胞移植(UR-PBSCT)	2010年承認
臍帯血	非血縁者	臍帯血幹細胞移植(CBSCT)	確立

的に重要な課題であるが，同時に移植片対腫瘍効果(graft versus tumor effect：GVT効果)も存在するため，再発しやすい疾患や病期においてはGVT効果を期待して積極的に同種移植が選択される。

含まれる造血幹細胞やGVHDの頻度などはHSCTごとに大きく異なるため(表2-1-2)，HSCTの選択は対象疾患の病期ごとに，再発や副作用発現のリスクを考慮して決定されるべきである。さらに移植前処置(preconditioning regimen)の強度によってHSCTの適応は異なり，通常の骨髄破壊的処置(myeloablative regimen)は比較的若年者や併存症のない患者を対象に行われるのに対して，フルダラビン(fludarabine)などの免疫抑制剤を用いた骨髄非破壊的処置(nonmyeloablative regimen)は，おおむね60歳以上の高齢者や併存症を有する患者の移植前処置法として選択されている。

表 2-1-2　造血幹細胞別移植法の特徴

	骨髄	末梢血	臍帯血
幹細胞数	十分量	十分量	少ない
生着期間	3週間以上	2週間程度	4週間以上
T細胞混入	ふつう	多い	少ない
急性GVHD	ふつう	やや多い	少ない
慢性GVHD	ふつう	多い	少ない
ドナーリスク	全身麻酔	G-CSF投与	ない

GVHD：移植片対宿主病，G-CSF：顆粒球コロニー刺激因子

移植の適応

成人(16～60歳まで)を対象として，血液悪性疾患である白血病(急性骨髄性白血病〈AML〉，急性リンパ性白血病〈ALL〉)，さらに難治性造血器障害である骨髄異形成症候群(myelodysplastic syndrome：MDS)，再生不良性貧血(AA)に分けて，そのHSCT適応を各疾患の病期ごとに解説する。これらHSCT適応の決定は，既報のHSCTの臨床成績と専門家のコンセンサスとにより決定されるが，ここでは主に日本造血細胞移植学会のガイドライン委員会が作成し，2008～2010年に提唱されたHSCT適応基準に基づいて概説する。

- AML　リスク別の移植法選択[1]が行われている。第一寛解期には低リスク群以外で同種移植がすすめられ，自家移植は臨床試験として行われる。一方，再発例には自家移植は行われなくなり，同種移植のすべてが標準的に推奨される(表2-1-3)。
- APL(急性前骨髄球性白血病)(FAB〈French-American-British〉分類M3)　移植の選択[1]はさらに限定的で，第二寛解期に自家移植が推奨されるのみで，その他の寛解期には移植は推奨されない。再発・治療不応期には同種移植が選択される(表2-1-4)。
- 成人ALL　第一寛解期にある高リスク群と第二寛解期には同胞からの移植が標準治療として選択されるが，自家移植はすべての病期で適応はなく，再発・不応期では臨床試験として臍帯血移植以外の同種移植が推奨される(表2-1-5)[2]。
- MDSの移植選択　国際予後スコアシステム(IPSS)とWHO(世界保健機関)分類とを組み合わせて移植が選択[3]される。自家移植はすべてのMDSに適応されないのに対し，非血縁までの同種移植は，IPSSの中間リスク2群以上の予後不良なMDSでは標準治療として推奨される(表2-1-6)。
- 成人AA　初回治療群と免疫療法不応群とに分けて，さらに重症度と年齢とを考慮して移植方法が選択される。免疫抑制療法に不応であれば若年者では同種移植が積極的に選択されるほか，重症例では積極的に非血縁者間同種移植が選択されるが，高齢者や中等症では同種移植以外の治療法が第一選択となる(表2-1-7)[4]。

悪性リンパ腫(ML)，および多発性骨髄腫(MM)の移植治療選択[5]については，現在のところは自家移植が第一選択になるが，新規治療薬の導入により今後さらに造血幹細

表 2-1-3　急性骨髄性白血病(AML)の移植適応

		同種移植			自家移植
		HLA適合同胞	HLA適合非血縁	臍帯血	
第一寛解期	低リスク	すすめられない	すすめられない	すすめられない	臨床試験で
	標準リスク	標準治療	考慮してよし	すすめられない	臨床試験で
	高リスク	標準治療	標準治療	考慮してよし	臨床試験で
第二以降の寛解期		標準治療	標準治療	標準治療	すすめられない
再発進行・治療不応期		考慮してよし	考慮してよし	考慮してよし	すすめられない

HLA：ヒト白血球抗原
(文献1を改変)

表 2-1-4 急性前骨髄球性白血病(APL)の移植適応

	同種移植			自家移植
	HLA 適合同胞	HLA 適合非血縁	臍帯血	
第一寛解期	すすめられない	すすめられない	すすめられない	すすめられない
第二寛解期	すすめられない	すすめられない	すすめられない	標準治療
再発進行・治療不応期	考慮してよし	考慮してよし	考慮してよし	すすめられない

HLA：ヒト白血球抗原
(文献 1 を改変)

表 2-1-5 成人 ALL(急性リンパ性白血病)の移植適応

		同種移植			自家移植
		HLA 適合同胞	HLA 適合非血縁	臍帯血	
第一寛解期	低・中間リスク群	考慮してよし	考慮してよし	臨床試験で	すすめられない
	高リスク群	標準治療	考慮してよし	臨床試験で	すすめられない
第二以降の寛解期		標準治療	考慮してよし	臨床試験で	すすめられない
再発進行・治療不応期		臨床試験で	臨床試験で	すすめられない	すすめられない

(文献 2 を改変)

表 2-1-6 骨髄異形成症候群(MDS)の移植適応

IPSS リスク	病型	同種移植			自家移植
		HLA 適合同胞	HLA 適合非血縁	臍帯血	
低リスク	RA/RARS	考慮してよし	考慮してよし	臨床試験で	すすめられない
中間リスク 1	RA/RCMD/RS	考慮してよし	考慮してよし	臨床試験で	すすめられない
	RAEB-1	考慮してよし	考慮してよし	臨床試験で	すすめられない
中間リスク 2	RA/RCMD/RAEB-1	標準治療	標準治療	考慮してよし	すすめられない
	RAEB-2	標準治療	標準治療	考慮してよし	すすめられない
高リスク	RAEB-1/2	標準治療	標準治療	考慮してよし	すすめられない
増殖性 CMML		標準治療	標準治療	考慮してよし	すすめられない
治療関連 MDS		標準治療	標準治療	考慮してよし	すすめられない
MDS から移行した AML		標準治療	標準治療	考慮してよし	すすめられない

IPSS：国際予後スコアシステム，HLA：ヒト白血球抗原，CMML：慢性骨髄単球性白血病，AML：急性骨髄性白血病
(文献 3 を改変)

表 2-1-7 再生不良性貧血の移植適応

重症度	年齢	HLA 適合同胞	HLA 適合非血縁	臍帯血
初回治療例				
劇症型 (好中球 0, G-CSF 不応)	40 歳未満	標準治療	考慮してよし	考慮してよし
	40~60 歳	標準治療	考慮してよし	考慮してよし
	60 歳以上	考慮してよし	臨床試験で	臨床試験で
stage 3~5	20 歳未満	標準治療	すすめられない	すすめられない
	20~40 歳	考慮してよし	すすめられない	すすめられない
	40~60 歳	すすめられない	すすめられない	すすめられない
	60 歳以上	すすめられない	すすめられない	すすめられない
免疫抑制療法不応例				
stage 3~5	40 歳未満	標準治療	標準治療	考慮してよし
	40~60 歳	標準治療	考慮してよし	考慮してよし
	60 歳以上	考慮してよし	考慮してよし	考慮してよし

HLA：ヒト白血球抗原，G-CSF：顆粒球コロニー刺激因子
(文献 4 を改変)

胞移植の選択順位が後退する可能性があり，学会などから出される治療ガイドラインを逐次参考にされたい。

【谷本 光音】

参考文献
1) 造血細胞移植ガイドライン 急性骨髄性白血病 2009年8月，monograph Vol 19，日本造血細胞移植学会，2009
2) 豊嶋崇徳編：ガイドラインパースペクティブ 造血細胞移植，医薬ジャーナル社，2009
3) 造血細胞移植ガイドライン 骨髄異形成症候群 2009年8月，monograph Vol 18，日本造血細胞移植学会，2009
4) 造血細胞移植ガイドライン 再生不良性貧血(成人) 2010年1月，monograph Vol 22，日本造血細胞移植学会，2010
5) 造血細胞移植ガイドライン 多発性骨髄腫 2010年1月，monograph Vol 23，日本造血細胞移植学会，2010

2 移植の前処置と合併症

移植前処置

造血幹細胞移植では移植前処置が行われる。ドナーの造血幹細胞が拒絶されないようレシピエントの免疫を抑制するために，加えて移植の対象となる疾患が造血器腫瘍の場合には腫瘍細胞の根絶を目的として移植前処置が行われる。前処置には全身放射線照射(total body irradiation：TBI)や抗がん剤が用いられているが，TBIの有無，使用する抗がん剤の種類・量により抗腫瘍効果と免疫抑制効果の比重は異なる(図2-2-1)[1]。

多くの前処置が用いられているが，原疾患や患者の年齢，臓器障害の程度などを参考に前処置は選択されている。1970年代から同種造血幹細胞移植の前治療は試行錯誤の末に開発され，代表的な移植前処置にTBIとシクロホスファミド(cyclophosphamide：CY)の併用やブスルファン(buslfan：BU)とCYの併用がある。

これらの移植前処置は骨髄の造血機能が破壊されることから骨髄破壊的前処置と呼ばれている。その後，同種造血幹細胞移植は前処置だけでなく，移植後の同種免疫反応に付随する抗腫瘍効果(GVL(移植片対腫瘍)効果)の発現が腫瘍根絶にきわめて重要であると認識されるようになった[2]。そこで原疾患の治癒には必ずしも骨髄破壊的前処置による腫瘍の根絶は必要ではないと考えられ，移植前処置の抗腫瘍効果を減弱した骨髄非破壊的前処置が用いられるようになった。その結果，治療関連毒性は減少し，同種造血幹細胞移植の適応は高齢者を中心により多くの疾患へと拡大した。

骨髄破壊的前処置の実際

TBI/CYとBU/CYが代表的である。これらの治療の優劣については比較検討されているが，Hartmanらによる前方視的無作為化臨床試験のメタ解析では全生存率，無病生存率ともにTBI/CYで良好な傾向にあったが，統計学的有意差は認めなかった[2,3]。また，移植合併症は肝中心静脈閉塞症(veno-occlusive disease：VOD)の発症率がBU/CYで有意に高かったが，他の合併症では差がなかった。BUは内服薬であったため，症例により血中濃度が異なり，高濃度の症例でVODの発症率が高かったが，近年わが国にも静注のBU製剤が登場し，血中濃度が安定化した。

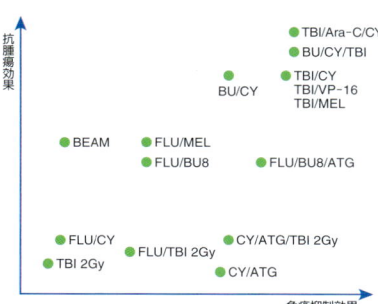

図2-2-1 移植前処置の強度
BEAM：カルムスチン(carmustine(BCNU))+VP-16+Ara-C+MEL，ATG：抗胸腺細胞グロブリン(anti-thymocyte globulin)
(文献1を改変)

さらなる治療成績向上をめざし，TBI/CY，BU/CYをもとにして，TBIとエトポシド(VP-16)やシタラビン(Ara-C)，メルファラン(melphalan：MEL)などを組み合わせた移植前処置や，TBI/BU/CYやTBI/VP-16/CYなどの強化レジメンが行われている。強化レジメンで再発率は低下したが，治療関連死亡が多く，生存率はTBI/CYやBU/CYと比してその優位性は確立されていない。

骨髄非破壊的前処置の実際

骨髄非破壊的前処置にはTBI 2 Gyをベースとした狭義の骨髄非破壊的前処置から骨髄破壊的前処置より強度を弱めた移植前処置(reduced intensity conditioning：RIC)が含まれる。RICには強い免疫抑制作用を有し，非血液毒性が軽微なフルダラビン(fludarabine：FLU)が用いられることが多く，FLU+BUやFLU+MELを基本としたレジメンが多く開発されている。

移植前処置の強度を減弱するため治療関連死亡は減少するが，その反面で移植後の再発率は増加する。そのため移植前に腫瘍の病勢コントロールがついていること，GVL効果が期待できる病態であることが骨髄非破壊的前処置を選択する条件となる。慢性骨髄性白血病や濾胞性リンパ腫はGVL効果が得られるため，よい適応である。

また，骨髄異形成症候群，急性骨髄性白血病でも一定のGVL効果が得られることが知られている。急性リンパ性白血病は一般的にGVL効果が得られにくいと考えられており，骨髄非破壊的前処置を用いた報告はかぎられている。

移植後合併症

移植前処置関連毒性

前処置開始時から生着までの時期には全身放射線照射や大量化学療法の前処置により，口腔粘膜障害や腸管粘膜障害による下痢，肝毒性，腎毒性，心毒性などが出現する(移植前処置関連毒性(regimen related toxicity：RRT))。口腔粘膜障害はほぼ必発であり，中等症以上のものは含嗽薬による局所麻酔や麻薬による鎮痛を必要とする。

肝毒性は薬剤性や感染性など，原因は多岐にわたるが，

移植に特有の合併症としてVODがある。VODは肝類洞の内皮障害により肝中心静脈が閉塞をきたし、有痛性肝腫大、ビリルビン上昇、体液貯留を認める。軽症例は輸液管理、利尿薬投与で改善するが、重症例は致死的経過をたどることがある。

移植片対宿主病

生着後はドナー由来のT細胞によって同種免疫反応がドナーから患者の各種臓器に対して起こり、さまざまな症状が出現する。これを総称して移植片対宿主病(graft versus host disease：GVHD)という。

急性型と慢性型があり、古典的には急性GVHDは生着後から移植後100日以内に発症し、慢性GVHDはそれ以降に発症するものとして分けられていたが、近年、米国国立衛生研究所(National Institutes of Health：NIH)の出したガイドライン案では、臨床症状で両者を分別する分類が提唱された(図2-2-2)[4]。

急性GVHD：移植後100日以内に発症する古典的急性GVHDと、移植後100日以降に発症する持続型、再燃型、遅発型急性GVHDとに分類される。皮膚、肝、消化管が移植片の攻撃の対象となり、皮疹は丘疹や紅斑を呈し、重症化すると全身紅皮症や水疱形成を認める。肝は黄疸や胆道系酵素の上昇を認め、腸管は下痢、腹痛、嘔吐、食欲不振などがみられる。その重症度は皮疹の広がり、ビリルビン値、下痢の量で規定され、一般的にはgrade 2以上が治療対象となる。急性GVHDの一次治療はメチルプレドニゾロン(methylprednisolone：mPSL) 2 mg/kgが用いられ、無効の場合には二次治療が行われる。二次治療はステロイドパルス療法、抗胸腺細胞グロブリン投与、間葉系幹細胞療法、ミコフェノール酸モフェチル(MMF)投与などが行われるが、標準療法は確立されていない。

慢性GVHD：移植後100日以降に発症する古典的慢性GVHDと、急性GVHDと慢性GVHDの特徴を有する重複型を含み、皮膚、肺、肝臓、消化管、眼球、口腔内など、さまざまな臓器に発症する。慢性GVHDに特徴的で、その所見のみで診断できるものをdiagnostic signとし、急性GVHDにはみられない、臨床所見だけでは慢性GVHDと診断できないものをdistinctive signと定義して、慢性GVHDの診断には少なくとも1つのdiagnostic signが存在すること、あるいは病理検査などで裏づけられた少なくとも1つのdistinctive signが存在することが必要である(表2-2-1)[4]。重症度分類は臓器ごとに重症度を0〜3にスコア化し、総じて軽症、中等症、重症に分類する。軽症の慢性GVHDではステロイド外用などの局所療法を行うが、中等症以上では全身的な免疫抑制療法を必要とし、カルシニューリンインヒビターやステロイド投与などが行われる。

感染症：移植後はドナーの細胞によって免疫などが再構築されるが、その貪食細胞、液性免疫、細胞性免疫の回復の時期は異なる。したがって、移植後は時期によって異なる感染症を発症する。生着までの移植早期では好中球減少に加えて移植前処置に伴う粘膜障害のため、細菌・真菌感染症が問題となる。無菌室内で管理を行い、キノロン系抗菌薬およびカンジダ症を対象とした抗真菌薬の予防投与を行う。生着後は好中球数が回復しても細胞性免疫、液性免疫の低下がみられ、また、GVHDに対するステロイド投与により免疫低下が遷延し、サイトメガロウイルスなどによるウイルス感染症や侵襲性真菌感染症が問題となる。液性免疫の回復は最も遅れ、移植後後期には肺炎球菌性肺炎、水痘・帯状疱疹ウイルスの再活性化などの感染症が認められることが多い。

晩期合併症：移植後晩期は慢性GVHDやそれに対する免疫抑制剤投与によるものと、放射線照射、抗がん剤投与などの移植前処置によるものとがあり、移植後長期生存者の

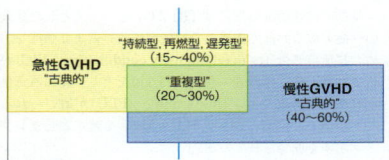

図2-2-2 NIH(米国国立衛生研究所)コンセンサスによる新たな移植片対宿主病(GVHD)のカテゴリー

表2-2-1 慢性GVHD(移植片対宿主病)の臨床徴候

臓器・部位	diagnostic sign	distinctive sign
皮膚	多形皮膚萎縮 扁平苔癬様皮疹 皮膚硬化病変 強皮症様病変	色素脱失
爪		爪形成異常、萎縮、変形、爪床剝離、翼状片、爪喪失
頭皮・体毛		脱毛、鱗屑、丘疹様角化病変
口腔	扁平苔癬様病変 板状角化症	口腔乾燥、粘膜囊胞、粘膜萎縮、偽膜形成、潰瘍形成
	硬化病変による開口制限	
眼球		眼球乾燥、疼痛、乾燥性角結膜炎
生殖器	扁平苔癬様病変 腟瘢痕形成・狭窄	びらん、亀裂、潰瘍
消化管	食道ウェブ 上部から1/3中部食道の狭窄	
肺	生検で診断された閉塞性細気管支炎	肺機能検査や画像で診断された閉塞性細気管支炎
筋肉、筋膜、関節	筋膜炎、関節拘縮	筋炎、多発筋炎

(文献4を改変)

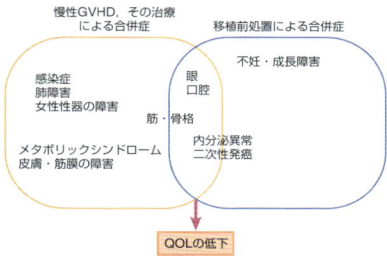

図 2-2-3 同種造血幹細胞移植後晩期の合併症
GVHD：移植片対宿主病，QOL：生活の質

生活の質（QOL）を落とす要因となる（図 2-2-3）。二次性発癌，内分泌機能障害，骨格・筋障害，不妊，脂質異常症，脂肪肝，糖尿病などのいわゆるメタボリックシンドロームの発症率も高くなる。二次性発癌は放射線照射がその最たる危険因子であるが，免疫抑制剤の長期投与もその発症に関与し，皮膚の慢性 GVHD は皮膚癌の危険因子である。移植後 5～10 年を経て発症率が増加するが，20 年の累積発症率は約 8％である。内分泌機能障害では甲状腺機能障害が多く認められ，小児では成長ホルモン分泌障害のため成長障害をきたすことがある。また，性腺機能障害による不妊症，女性ホルモンの低下に伴う骨密度低下も認められる。

【山根 明子・岡本 真一郎】

参考文献
1) 名島悠峰ほか：移植前処置の選択．内科 104：233-239，2009
2) Hartman AR et al：Survival, disease-free survival and adverse effects of conditioning for allogeneic bone marrow transplantation with busulfan/cyclophosphamide vs total body irradiation: a meta-analysis. Bone Marrow Transplant 22：439-443, 1998
3) Socie G et al：Busulfan plus cyclophosphamide before marrow transplantation for myeloid leukemia: long-term follow-up of 4 randomized studies. Blood 98：3569-3574, 2001
4) Filipovich AH et al：National institutes of health consensus development project on criteria for clinical trials in chronic graft-vesus-host disease: I. Diagnosis and staging working group report. Biol Blood Marrow Transplant 11：945-955, 2005

3 赤血球系疾患（貧血）

1 貧血の鑑別と分類

■ **定義・概念** 貧血（anemia）とは，末梢血液中のヘモグロビン濃度，赤血球数，あるいはヘマトクリットが基準値より減少した状態をさす[1]。貧血は症候を示す用語であり，鑑別診断の結果下される鉄欠乏性貧血，溶血性貧血，再生不良性貧血などが診断名である。

■ **疫学** 貧血のなかで最も多いのは鉄欠乏性貧血であり，次いで二次性貧血が多い。月経がある年代の女性の約 10％は鉄欠乏性貧血があり，約 40％は貧血は示していなくても

表 3-1-1 病態生理学的な（発症機序による）貧血の分類
赤血球産生の低下
1) 骨髄不全
  - 再生不良性貧血
  - 赤芽球癆
  - 骨髄癆
  - 骨髄異形成症候群
2) 必須物質の欠乏症
  - 鉄欠乏性貧血
  - ビタミン B_{12} 欠乏 ┐巨赤芽球性貧血
  - 葉酸欠乏 ┘
  - エリスロポエチン欠乏（腎性貧血）
3) 二次性貧血

赤血球破壊の亢進（溶血性貧血）
1) 赤血球内の異常
  - 赤血球膜異常
  - 赤血球酵素異常
  - ヘモグロビン異常
2) 赤血球外の異常
  - 免疫性溶血性貧血
  - 機械的障害による溶血性貧血

出血

体内の貯蔵鉄が枯渇した状態，すなわち潜在的鉄欠乏状態にある。したがって，鉄欠乏性貧血と鉄欠乏性貧血予備群である潜在的鉄欠乏状態をあわせると，月経がある女性の約半数を占めることになる。二次性貧血はなんらかの疾患に伴う貧血であり，軽症のものを含めるときわめて多い。

■ **病因・病態生理と分子メカニズム** 貧血は，赤血球産生の低下，赤血球破壊の亢進，あるいは出血による血管外への赤血球の喪失，によってもたらされる。赤血球の産生には，骨髄における赤芽球の分化と成熟，赤血球産生を促進する造血因子であるエリスロポエチンの腎臓での産生などの要因が関与している。赤血球の崩壊には，正常の赤血球寿命によるもの以外に，赤血球寿命の短縮，すなわち溶血がある。溶血には，赤血球自体の欠陥によるもの，あるいは赤血球を取り巻く環境の異常によるものがある。発症機序による貧血の分類を表 3-1-1 に示す。

赤血球産生の低下
骨髄不全：骨髄が正常の機能を果たすことができず，造血に異常をきたした状態をさす。

- **再生不良性貧血** 主として免疫学的機序により，骨髄の造血幹細胞ならびに造血細胞が減少するために，末梢血において赤血球，白血球，血小板の減少，すなわち汎血球減少症が出現する。
- **赤芽球癆** 骨髄の造血細胞のなかで，赤血球に分化する細胞である赤芽球のみが著減～喪失するために貧血をきたす。末梢血では網赤血球が著減する。
- **骨髄癆** 造血細胞以外の細胞が骨髄に浸潤することによって造血が抑制される病態を骨髄癆（myelophthisis）と呼ぶ。骨髄に浸潤する細胞としては，肉芽腫細胞，線維芽細胞，脂質貯蔵細胞，悪性腫瘍細胞などがある。骨髄癆では，末梢血に赤芽球や未熟な白血球が出現する白赤芽球症（leukoerythroblastosis）と呼ばれる現象がみられる。
- **骨髄異形成症候群**（myelodysplastic syndrome：MDS）赤血球系，顆粒球系，巨核球血小板系の 3 系統の造血細

胞に異常があり，骨髄は一般に正〜過形成を示すにもかかわらず，無効造血のために，末梢血では血球の減少がみられる．無効造血とは，血球が正常な成熟過程を経ずに途中で死滅することをいう．

必須物質の欠乏性：
- **鉄欠乏性貧血** 種々の原因によって体内の鉄が欠乏した結果，赤芽球においてプロトポルフィリンからヘムを形成することができなくなる．鉄欠乏性貧血では，赤血球の大きさが小さくなる小球性貧血を示す．
- **巨赤芽球性貧血** DNA合成障害によって巨赤芽球性という特異的な形態異常が赤芽球，顆粒球，巨核球の3系統に出現し，赤血球の大きさが大きくなる大球性貧血を示す．原因は，ビタミンB_{12}欠乏によるものと葉酸欠乏によるものとがある．ビタミンB_{12}は，胃の壁細胞から分泌される内因子の存在下で腸管から吸収される．ビタミンB_{12}欠乏の原因は，食事性，吸収障害，胃全摘による内因子欠如，胃からの内因子分泌欠如などがあげられる．胃からの内因子分泌欠如による巨赤芽球性貧血は悪性貧血と呼ばれる．葉酸欠乏による巨赤芽球性貧血の原因としては，食事性，吸収障害，需要の増大などがあげられる．需要が増大するのは溶血性貧血や妊娠などの場合である．アルコール依存症患者に葉酸欠乏を合併することがある．
- **エリスロポエチン欠乏** 慢性腎不全，すなわち尿毒症には貧血を伴い，腎性貧血と呼ばれる．エリスロポエチンは赤血球産生を促進する造血因子で主として腎臓で産生されるが，一般に貧血に伴って産生が亢進し，貧血があると血中エリスロポエチン濃度は上昇する．慢性腎不全では腎臓におけるエリスロポエチン産生が障害され，貧血に見合うだけの血中エリスロポエチンの上昇がみられない（図3-1-1）[2]．腎性貧血の主要な原因はエリスロポエチン欠乏ということができる．

二次性貧血： 血液疾患以外の種々の疾患に伴って貧血がみられることがあり，二次性貧血，続発性貧血，症候性貧血などと呼ばれる．膠原病などの慢性炎症，慢性の感染症，癌などに続発する「慢性疾患による貧血（anemia of chronic disorders）」と総称される一群と，内分泌疾患，肝疾患などに併発する貧血とを含む．網内系には貯蔵鉄があるのに鉄の運搬ならびに利用がうまくできないことが原因となっていることが多い．

赤血球破壊の亢進（溶血性貧血）

なんらかの原因によって赤血球が正常の寿命に達する以前に破壊されることを溶血と呼ぶ．溶血性貧血は，赤血球自体に欠陥がある場合と，赤血球を取り巻く環境に異常が存在する場合とに分けられる．

- **赤血球膜異常** 赤血球膜の異常による赤血球寿命の短縮には，先天性のものと後天性のものとがある．先天性のものには遺伝性球状赤血球症と関連疾患がある．後天性のものには，重篤な肝疾患や尿毒症などがある．発作性夜間ヘモグロビン尿症は，後天性に造血幹細胞の膜蛋白に異常を生ずる疾患で，赤血球，顆粒球，血小板に異常が生ずる．主たる症状は，赤血球膜の補体に対する感受性が亢進して血管内溶血が起きることであり，血小板異常による血栓形成を伴うことが多い．
- **赤血球酵素異常** 赤血球の酵素異常による先天性溶血性

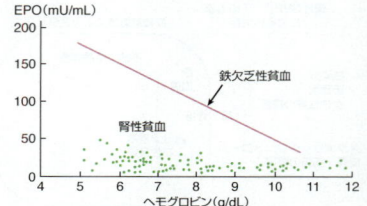

図3-1-1　腎性貧血と血中エリスロポエチン（EPO）[2]

貧血としては，グルコース-6-リン酸脱水素酵素（G6PD）欠乏症やピルビン酸キナーゼ（PK）欠乏症などがある．
- **免疫性溶血性貧血** 代表的疾患は自己免疫性溶血性貧血である．後天性に出現する免疫学的異常により赤血球膜上に自己抗体が出現し，赤血球が正常の寿命を待たずに破壊されてしまう．自己免疫性溶血性貧血以外に免疫学的機序が関与する溶血性貧血として，不適合輸血，新生児溶血性貧血，薬剤起因性溶血性貧血などがある．
- **機械的障害による溶血性貧血** 機械的障害によって赤血球が破壊される後天性溶血性貧血は，赤血球破砕症候群と呼ばれる．末梢血の赤血球像では赤血球断片が目立つ．行軍ヘモグロビン尿症，心起因性障害（弁置換後など）による溶血性貧血，細血管障害性溶血性貧血などが含まれる．

▶ **診断** 発症機序による貧血の分類（表3-1-1）のほかに，赤血球の大きさに基づく貧血の分類（表3-1-2）があり，診断を進めるうえで有用である．赤血球の大きさや赤血球中のヘモグロビン濃度を知る指標として，赤血球指数がある．赤血球指数の算出法を表3-1-3に示す．平均赤血球容積（MCV）は赤血球の大きさを示し，貧血が小球性，正球性，大球性のいずれであるかの判定に利用される．平均赤血球ヘモグロビン濃度（MCHC）は赤血球内のヘモグロビン濃度を示すので，貧血が低色素性であるか否かの判定に利用される．赤血球の大きさによる貧血の分類（表3-1-2）では，MCVとMCHCを示して分類しているが，実際にはMCVだけから分類して小球性貧血，正球性貧血，大球性貧血と分けることと同じである．

▶ **臨床症状** 貧血患者の自覚症状は，貧血が急激に発症したか緩徐に発症したかでまったく異なる．急性出血で，全血液量の30％が急速に失われた場合は，循環虚脱に陥り，生命の危険がある．一方，貧血が緩徐に発症した場合は，生体が適応するために，赤血球量が半分になっても自覚症状を訴えないことがある．貧血に対する生体の適応には，心拍数や呼吸数の増加，心拍出量の増加，赤血球内の2,3-ジホスホグリセリン酸の増加による酸素解離曲線の右方偏位などがある．貧血の一般的臨床症状を表3-1-4に示す．

問診のポイント：患者の主訴や自覚症状はあいまいな場合が多いので，立ちくらみがする，疲れやすい，動悸がする，頭痛がする，などの訴えのなかから貧血との関連性の有無に見当をつける．また，発熱や異常出血の有無，偏食の有無，食欲の状態，月経の状態，子宮筋腫の有無，飲酒状況，

表 3-1-2 赤血球の大きさによる貧血の分類

小球性低色素性貧血
(MCV<80 fL, MCHC<30 g/dL)
1) 鉄欠乏性貧血：小球性低色素性貧血の大多数を占める
2) 鉄芽球性貧血：骨髄異形成症候群(MDS)に分類される環状鉄芽球性不応性貧血(refractory anemia with ringed sideroblasts)と同一疾患
3) サラセミア
4) 無トランスフェリン血症

正球性正色素性貧血
(MCV 80～100 fL, MCHC 30～35 g/dL)
1) 溶血性貧血
2) 骨髄不全
  ①再生不良性貧血
  ②赤芽球癆
  ③腎性貧血
  ④慢性疾患に伴う貧血(二次性貧血)
  ⑤骨髄異形成症候群(MDS)
  ⑥骨髄癆
3) 急性出血

大球性正色素性貧血
(MCV>100 fL, MCHC 30～35 g/dL)
1) 巨赤芽球性貧血：著しく大球性となり，典型例ではMCVは130 fL 程度になることが多い
  ①ビタミン B_{12} 欠乏(悪性貧血，胃全摘，吸収障害)
  ②葉酸欠乏(食事性，需要の増大，吸収障害)
2) 非巨赤芽球性大球性貧血：溶血性貧血や再生不良性貧血では時に大球性となることがある。肝障害時に大球性貧血を示すことがある。アルコール多飲者に大球性貧血を伴うことがある

MCV：平均赤血球容積，MCHC：平均赤血球ヘモグロビン濃度

表 3-1-3 赤血球指数の算出法

平均赤血球容積
(mean corpuscular volume：MCV)
$$MCV(fL) = \frac{Ht(\%)}{RBC(10^6/\mu L)} \times 10$$

平均赤血球ヘモグロビン
(mean corpuscular hemoglobin：MCH)
$$MCH(pg) = \frac{Hb(g/dL)}{RBC(10^6/\mu L)} \times 10$$

平均赤血球ヘモグロビン濃度
(mean corpuscular hemoglobin concentration：MCHC)
$$MCHC(g/dL) = \frac{Hb(g/dL)}{Ht(\%)} \times 100$$

Ht：ヘマトクリット，RBC：赤血球数，Hb：ヘモグロビン

消化器症状の有無，痔の有無，手術歴などを注意して聞く。
身体所見：貧血がかなり進行して，ヘモグロビン濃度が7 g/dL以下ぐらいにならないと，眼瞼結膜は貧血様にならないことが多い。舌乳頭の萎縮の有無や舌の痛みの有無，出血斑の有無，浮腫の有無，爪の状態などにも注意する。さじ状爪は鉄欠乏性貧血に特異的にみられるが頻度は低い。舌乳頭が萎縮してつるつるになり，赤味を帯びて光沢を持ち，しばしば痛みを訴えるHunter(ハンター)舌炎はビタミン B_{12} 欠乏性の巨赤芽球性貧血でみられる。

● 検査成績

血液検査：ヘモグロビン濃度，赤血球数，ヘマトクリット，MCVから貧血のパターンを判断する。網赤血球数の多寡も大切である。網赤血球は，赤血球あたりのパーセント(%)あるいは赤血球1,000個あたりの数(‰)で表現されることが多いが，絶対数で判断することも大切である。末梢血塗抹標本の赤血球像から貧血の手がかりが得られること

表 3-1-4 貧血の一般的臨床症状

赤血球量の減少によるもの
- 顔面蒼白(黄色人種ではしばしば黄色っぽくみえる)
- 起立性低血圧
- 浮腫

酸素供給不足によるもの
- 脳神経系：頭痛，めまい，耳鳴，易疲労感，倦怠感
- 心筋：狭心症発作
- 骨格筋：間欠性跛行，こむらがえり

代償機序によるもの
- 心拍出量増加：機能性心雑音，静脈こま音
- 脈拍数増加：動悸
- 呼吸数増加：息切れ

表 3-1-5 鉄欠乏性貧血と二次性貧血における鉄の動態

	血清鉄	総鉄結合能	血清フェリチン
鉄欠乏性貧血	↓～↓↓	↑	↓～↓↓
二次性貧血	↓	↓	↑～→

も多い。血清鉄，総鉄結合能，血清フェリチンなどから鉄欠乏の有無，貯蔵鉄の多寡を判断する。鑑別診断では，血清ビタミン B_{12}，葉酸などが参考になる。鉄欠乏性貧血における鉄の動態を**表 3-1-5** に示す。

骨髄検査：骨髄不全や骨髄異形成症候群の診断には，骨髄穿刺や骨髄生検が必要になる。巨赤芽球性貧血では必ずしも骨髄検査が必須ではないが，骨髄異形成症候群との鑑別が必要な場合には骨髄検査が必要になる。

特殊検査：自己免疫性溶血性貧血の診断にはCoombs試験，発作性夜間ヘモグロビン尿症では砂糖水(sugar water)試験やHam試験を行う。なお，発作性夜間ヘモグロビン尿症では血球のCD55やCD59の欠損をフローサイトメトリーで検査することが主流になっている。悪性貧血では抗壁細胞抗体，抗内因子抗体の測定に加えて，胃カメラによる萎縮性胃炎の確認などを行う。球状赤血球症の場合は，顕微鏡による赤血球の形態学的観察に加えて，赤血球浸透圧脆弱性試験を行う。

● 対策

重篤な貧血のために生命の危険がある場合には輸血が必要になる。しかし，輸血をする前に必要な検査を行って，正しい診断に早く到達しなければならない。たとえば巨赤芽球性貧血患者に対して，診断が確定する前にビタミン B_{12} や葉酸を投与したり輸血をしたりすると，検査結果が混乱して診断がわかりにくくなってしまう。また，鉄欠乏性貧血は診断は容易であるが，基礎疾患の有無をはっきりさせることが大切である。

【浦部 晶夫】

参考文献
1) 浦部晶夫：貧血―概念および分類．三輪血液病学，p952-960，文光堂，2006
2) 浦部晶夫：エリスロポエチン，ライフ・サイエンス，1991

2 鉄代謝異常・ビタミン欠乏による貧血

鉄代謝異常・ビタミン欠乏による貧血は，頻度が高く，日常的に外来にて遭遇する貧血であること，加えて，適切

な治療にて改善が認められることから、血液専門医以外の内科医にとっても、その診断・治療を理解することが重要な貧血である。以下、鉄代謝異常による貧血、ビタミン欠乏による貧血に分け概説する。

鉄代謝異常による貧血

鉄欠乏性貧血

■**定義・概念** 生体の鉄代謝を制御している中心分子はヘプシジンと呼ばれるペプチドホルモンであり、この分子が腸管やマクロファージで鉄のトランスポーターとして機能するフェロポルチンの発現を調節することにより、生体内の鉄量を調節している。

図3-2-1に示すように、生体で利用される鉄のほとんどは、老化して処理された赤血球由来の再利用鉄であり、その量が1日あたり20〜25 mgであるのに対し、新たに腸管から吸収される1日あたりの鉄量は1〜2 mgと微量である。したがって、月経などで定期的に鉄が失われると、容易に鉄欠乏に傾くことになるため、月経のある女性の約半数が鉄欠乏状態、20%が貧血にまでいたっていると考えられている。すなわち、鉄欠乏性貧血(iron deficiency anemia)は最も頻度が高く、鉄代謝異常による貧血のなかで最も重要な貧血である。

■**病因・病態生理と分子メカニズム** 鉄欠乏性貧血の原因は、鉄供給の不足、需要の増大、喪失とさまざまある。一般的に、成長期、妊娠においては需要の増加、閉経前女性においては過多月経による生理的喪失、男性、閉経後女性においては消化管出血による喪失が原因の多くを占める。

したがって、男性、閉経後女性については、消化管検査を含めた出血源の精査が必須である。

■**臨床症状・検査成績** 鉄欠乏性貧血の症状としては、貧血一般に認められる動悸、息切れ、倦怠感、めまい、頭痛などがまずあげられる。ただし、鉄欠乏性貧血の患者の多くは慢性的な貧血状態にあるため、ヘモグロビン(Hb)値が10 g/dL以下になってもこれらの症状を訴えない場合が少なくない。

このほか、鉄欠乏性貧血に特異的な症状として、さじ状爪(spoon nail)と呼ばれる爪の菲薄化、平坦化、また、舌炎やPlummer-Vinson(プランマー–ヴィンソン)症候群として知られる嚥下困難・異物感を認めることがある。

■**診断** 鉄欠乏性貧血では、小球性貧血、総鉄結合能(TIBC)、不飽和鉄結合能(UIBC)の上昇、血清鉄の低下、フェリチン値の低下などの検査値異常を認める。日本鉄バイオサイエンス学会では、鉄欠乏性貧血の診断基準として、小球性貧血、TIBC 360μg/dL以上、血清フェリチン12 ng/mL以下を提唱している(表3-2-1)。

■**治療と薬理メカニズム** 鉄欠乏性貧血は鉄剤の投与にて治療可能な貧血であるため、輸血は適応とはならない。基本的に投与経路として経口薬が用いられ、通常その量は1日あたり100〜200 mgである。経口鉄剤の副作用として、悪心・嘔吐、腹痛、下痢などの消化器症状が認められる。これらの消化器症状が強い場合は、食前にこだわらず、食後、もしくは就前の投与に切り替える。副作用により服用ができない場合や、喪失が多くより早く補充が必要な場

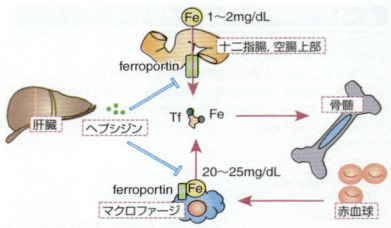

図 3-2-1 生体内の鉄代謝
ヘプシジンは、腸管の鉄吸収、マクロファージからの鉄排出を制御し、生体内の利用鉄量を調節する。鉄の大部分は、再利用でまかなわれている

表 3-2-1 鉄欠乏性貧血の診断基準

	ヘモグロビン (g/dL)	TIBC (μg/dL)	血清フェリチン (ng/mL)
鉄欠乏性貧血	<12	≧360	<12
貧血のない鉄欠乏	≧12	≧360 or<360	<12
正常	≧12	<360	≧12

TIBC:総鉄結合能
(文献1を引用)

合には静注製剤を投与する。静注製剤を投与する際には、前もって投与必要量を計算し、過剰投与にならないように注意する。

ヘモグロビンの正常化は貧血の程度によるが、多くは2カ月以内に正常化する。ヘモグロビンが正常化した時点で、鉄剤の投与を中止すると、貧血が再発するため、すなわちフェリチンの正常化を確認してから終了することが望ましい。ヘモグロビン正常化後3カ月が、鉄剤終了のおおよその目安である。

鉄芽球性貧血

■**定義・概念** 鉄芽球性貧血(sideroblastic anemia)は、骨髄に環状鉄芽球が出現することを特徴とするまれな疾患であり、遺伝性鉄芽球性貧血と、後天的な要因による後天性鉄芽球性貧血の2つに大きく分類される。

頻度としては、圧倒的に後天性が高い。後天性鉄芽球性貧血は、骨髄異形成症候群(MDS)を主とするが、まれに化学物質による中毒症や薬剤の副作用として発症する鉄芽球性貧血が含まれる。

■**病因・病態生理と分子メカニズム** 鉄芽球は、ミトコンドリアでの鉄代謝障害により形成されるため、遺伝性鉄芽球性貧血はミトコンドリアにおける鉄の代謝・輸送、ヘム合成にかかわる遺伝子の先天的異常により発症する。後天性鉄芽球性貧血の中心であるMDSの原因は不明である。また、抗結核薬のイソニアジド(INH)投与により、ビタミンB6の代謝障害が生じ、ヘム合成不全から鉄芽球性貧血を発症することもある。

■**臨床症状・検査成績** 通常の貧血と同様の症状を呈する。頻回の輸血により、ヘモクロマトーシスを合併した場合、肝臓・心臓・内分泌器官の機能不全を呈する。

■**診断** 遺伝性では小球性・低色素性貧血のパターンをとることがあるが、後天性では正球性ないし大球性貧血を呈

する。鉄は過剰状態にあるため，鉄飽和度，フェリチン値は高値を呈する。骨髄では，環状鉄芽球を認め，さらにMDSの場合は，形態異常，染色体異常を認める。

■ **治療と薬理メカニズム**　遺伝性の一部ではビタミンB_6の投与が有効である。高リスクのMDSに対しては造血幹細胞移植が適応となる。低リスク，もしくは高齢のMDSに対しては，対症療法が基本である。

ビタミン欠乏による貧血

● **定義・概念**　ビタミン欠乏により発症する貧血の代表は，ビタミンB_{12}もしくは葉酸の欠乏による巨赤芽球性貧血（megaloblastic anemia）である。これらのビタミンは食餌内に十分量含まれているため，通常，不足することはないが，吸収障害などの病的メカニズムが生じると，巨赤芽球性貧血を発症する。

● **病因・病態生理と分子メカニズム**　図3-2-2にビタミンB_{12}の吸収メカニズムを示す。食物中のビタミンB_{12}は，蛋白質と結合しているが，胃液中の塩酸の存在により遊離し，ハプトコリンと結合する。十二指腸に移行すると膵酵素によりハプトコリンが分解され，フリーになったビタミンB_{12}は内因子と結合し，回腸末端で吸収される。吸収されたビタミンB_{12}はトランスコバラミンと結合し，細胞上にある受容体を介して細胞内に取り込まれる。

一方，葉酸は空腸上部で受動的拡散と能動的取り込みにより吸収される。

ビタミンB_{12}，葉酸はプリン，ピリミジン塩基の合成における補酵素として機能し，DNA合成に必要な栄養素である。ビタミンB_{12}欠乏と葉酸欠乏の頻度を比較すると，ビタミンB_{12}の欠乏による巨赤芽球性貧血の頻度のほうが圧倒的に高い。

ビタミンB_{12}欠乏による貧血には，抗壁細胞抗体・抗内因子抗体を介した自己免疫機序による悪性貧血，高齢者の萎縮性胃炎による塩酸分泌不全による貧血，胃切除後の内因子の分泌不全による貧血，などがある。肝臓におけるビタミンB_{12}の貯蔵量は大きく，胃全摘後発症までには平均して5，6年を要するとされている。葉酸欠乏による巨赤芽球性貧血は，アルコール多飲者，高齢者にみられる摂取不足，妊娠に伴う需要増大を原因とすることが多い。

● **臨床症状・検査成績**　貧血の症状は他の貧血と同様であり，易労感，頭痛，息切れ，動悸などを訴える。このほか，骨髄内溶血を反映し，軽度の黄疸を認めることがある。また，しびれ感，感覚鈍麻，振動覚の低下などの末梢性神経障害を認め，時に，認知症，抑うつなどの症状を呈することもある。これらの神経症状は貧血に先んじて発現することもあり，特に高齢者では注意が必要である。

このほか，舌乳頭の萎縮による特徴的なHunter（ハンター）舌炎，白髪，萎縮性胃炎に伴う消化器症状などの症状を合併する。また，悪性貧血については，他の自己免疫疾患，特に慢性甲状腺炎などの甲状腺疾患の合併がしばしばある。さらに，悪性貧血症例では胃癌の発生リスクが高いことが指摘されており，念頭におくべき重要な合併症である。

● **診断**　血清ビタミンB_{12}もしくは葉酸が低値を呈する。一般的な検査所見として，大球性貧血が認められ，進行例では白血球，血小板減少を伴うことも少なくない。形態異常

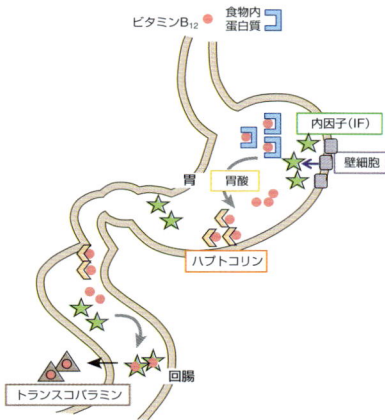

図3-2-2　ビタミンB_{12}の吸収機構
食餌内の蛋白質と結合したビタミンB_{12}は胃酸下で遊離し，ハプトコリンと結合する。膵臓からのプロテアーゼでハプトコリンが分解されると，内因子と結合し，回腸末端で吸収される。吸収されたビタミンB_{12}はトランスコバラミンと結合し，細胞内に取り込まれる

として，末梢血における過分葉好中球，骨髄における巨赤芽球，巨大後骨髄球などの特徴的な所見が観察される。また，骨髄での無効造血を反映して，間接ビリルビン，乳酸脱水素酵素（LDH）の上昇などの溶血所見が認められ，網赤血球数は高値をとることが多い。悪性貧血における特異的所見として，抗内因子抗体，抗壁細胞抗体などの自己抗体が陽性となる。

■ **治療と薬理メカニズム**　ビタミンB_{12}欠乏の場合，吸収不全を原因とするため，注射によるビタミンB_{12}の非経口投与を原則とする。

初期治療として，B_{12} 1,000μgの非経口投与を週3回，1カ月継続する。通常，血液所見は1カ月ほどで正常化する。造血の回復とともに鉄欠乏状態が顕在化し，貧血が十分に改善しない場合があり，その際は鉄剤の投与を行う。

初期治療後，維持療法として3カ月に一度，ビタミンB_{12} 1,000μgの非経口投与を継続する。ただし，最近，経口投与でも非経口投与と同等の効果が得られるとする複数の報告がある。したがって，今後，長期有効性を検証する臨床試験の実施などにより，経口投与による治療が行われるようになる可能性もある。

葉酸の吸収は，吸収障害がなければ非常に良好であるため，葉酸欠乏に対しては，5 mg/日程度の少量の経口投与にて治療効果が認められる。

【張替　秀郎】

■ 参考文献
1）日本鉄バイオサイエンス学会治療指針作成委員会編：鉄剤の適正使用による貧血治療指針　改訂第2版，響文社，2009

3 溶血性貧血

■ **定義・概念** 溶血性貧血(hemolytic anemia)とは，赤血球がなんらかの原因で約120日の寿命に達する前に壊れること(溶血)により貧血をきたした状態である。壊れる赤血球の量に見合った骨髄からの赤血球造血の亢進があると，溶血はあっても貧血にはいたらない(代償性溶血)が，溶血量が造血予備能を超過した場合や造血亢進が十分でないと貧血をきたす(非代償性溶血)。赤血球が壊れる場が血管のなかの場合を血管内溶血といい，ヘモグロビンを中心とする赤血球内容が血漿中に放出される。脾臓や肝臓，骨髄などのマクロファージに赤血球が取り込まれて消化分解される(貪食)場合を血管外溶血という。溶血性貧血は，発症時期と溶血原因の所在により，先天性と後天性，赤血球内在性と赤血球外在性にそれぞれ分類できる。

● **先天性溶血性貧血** 多くの場合，赤血球膜や赤血球酵素，ヘモグロビンなどの赤血球に内在する異常であり，主に血管外溶血を呈する。

● **後天性溶血性貧血** ほとんどが赤血球外の環境要因により溶血をきたすが，発作性夜間ヘモグロビン尿症(PNH)は造血幹細胞の後天性の異常に起因している(**表3-3-1**)。

■ **疫学**(**図3-3-1**) 1998年度の疫学調査では，溶血性貧血全体の患者数は2,600人，その半数(1,500人)が自己免疫性溶血性貧血(AIHA)(温式AIHA 47.1％，寒冷凝集素症⟨CAD⟩4.0％，発作性寒冷ヘモグロビン尿症⟨PCH⟩1.0％)，発作性夜間ヘモグロビン尿症(PNH)が430人で，種々な先天性溶血性貧血が16.6％であった。1974年度調査では，先天性溶血性貧血の73％は赤血球膜異常症(遺伝性球状赤血球症⟨HS⟩70％，遺伝性楕円赤血球症⟨HE⟩2％)，赤血球酵素異常症5％，ヘモグロビン異常症5％であった。

■ **病因・病態生理と分子メカニズム** 赤血球は遺伝子やリボソームを持たず蛋白合成能を欠くため，最小限のエネルギー産生装置と酸化的傷害に対する防護機構を備えただけで，120日の間，体内を循環する。赤血球寿命には，酵素活性の低下，イオンバランスの変化，膜成分の変化，酸化的傷害，老化抗原に対する自然自己抗体の結合などが関与している。寿命に近づいた赤血球のほとんどは脾臓のマクロファージに貪食(血管外溶血)され，細胞膜とヘモグロビンに分解され，さらにアミノ酸，鉄，ポルフィリンへと分解される。鉄は血漿中のフェリチンと結合して骨髄での赤血球産生に再利用され，一部はフェリチンやヘモジデリンとして細網内皮系細胞に貯蔵される。ポルフィリンは間接ビリルビンに分解され，肝臓でグルクロン酸抱合を受けて直接ビリルビンとなり，胆汁中に排泄される。赤血球の一部は血管内で崩壊し，放出されたヘモグロビンはハプトグロビンと結合し，肝臓で分解処理される。

ハプトグロブリンの結合能を超えてヘモグロビンが血中に放出された場合は，血管内に遊離したヘモグロビンは腎の糸球体で濾過され，尿細管で再吸収されてヘモジデリンに変換される。濾過されたヘモグロビン量が尿細管の再吸収能を超えると尿中に排出される。血漿の遊離ヘモグロビンの一部は酸化されてメトヘモグロビンとなり，ヘモペキシンと結合し肝臓で処理される。

表3-3-1 溶血性貧血の分類

赤血球内在性
ア)赤血球膜異常症
　①遺伝性球状赤血球症，遺伝性楕円赤血球症，遺伝性有口赤血球症，抗ホスファチジルコリン溶血性貧血，LCAT欠損症，無βリポ蛋白血症
イ)赤血球酵素異常症
　①解糖系酵素異常症：ピルビン酸キナーゼ，グルコースリン酸イソメラーゼ，ホスホフルクトキナーゼ
　②ヘクソース-1-リン酸経路およびグルタチオン代謝系：グルコース-6-リン酸脱水素酵素，グルタチオン合成酵素
　③ヌクレオチド代謝系：5'-ヌクレオチダーゼ欠損症，アデノシンデアミナーゼ過剰症
ウ)ヘモグロビン異常症
　①ヘモグロビンS症(鎌状赤血球症)
　②不安定ヘモグロビン症
　③サラセミア症候群
エ)ポルフィリン代謝異常症：ポルフィリン症
オ)発作性夜間ヘモグロビン尿症

赤血球外在性
ア)免疫性溶血性貧血
　①自己免疫性溶血性貧血
　　1)温式抗体による：特発性，続発性
　　2)冷式抗体による：寒冷凝集素症，発作性寒冷ヘモグロビン尿症
　②同種免疫性溶血性貧血：不適合輸血，新生児溶血性疾患
　③薬剤誘発性免疫性溶血性貧血
　　1)薬剤依存性抗体型(免疫複合体型)：スチボフェン，パラアミノサリチル酸，イソニアジド，キニーネなど
　　2)ペニシリン型：ペニシリン，セファロスポリンなど
　　3)自己免疫型：メチルドパ，プロカインアミドなど
イ)赤血球破砕症候群(機械的傷害による溶血性貧血)
　①細血管傷害症：TTP, HUS, HELLP症候群，DIC，骨髄癌腫症，血管腫，悪性高血圧，膠原病，薬剤性，移植後など
　②心大血管傷害症：弁膜症，心奇形，人工弁など
　③行軍ヘモグロビン尿症
ウ)薬物・感染・その他による溶血性貧血
　①細菌，原虫，毒素，薬物，溺水，加熱による低リン酸血症，肝疾患による拍車型赤血球様，脾機能亢進症など

LCAT: lecithin-cholesterol acyltransferase, TTP: 血栓性血小板減少性紫斑病, HUS: 溶血性尿毒症症候群, DIC: 播種性血管内凝固

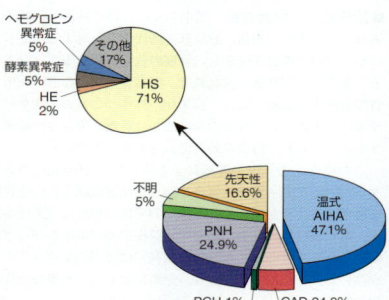

図3-3-1 溶血性貧血の病型別頻度
AIHA: 自己免疫性溶血性貧血, CAD: 寒冷凝集素症, PCH: 発作性寒冷ヘモグロビン尿症, PNH: 発作性夜間ヘモグロビン尿症, HS: 遺伝性球状赤血球症, HE: 遺伝性楕円赤血球症

●**臨床症状** 溶血に共通する症状は，貧血と黄疸が通常認められ，しばしば脾腫を触知する。慢性の経過ではビリルビンの排泄増加による胆石を伴うこともある。特に若年者の胆石症では溶血の存在を考慮する。血管内溶血では，発熱，悪寒，頻脈，背部痛などを伴う。血管外溶血であっても，急激発症（溶血クリーゼ）では，発熱，全身倦怠，心不全，呼吸困難，意識障害を伴うことがある。

●**検査成績** 溶血に共通する検査としては，赤血球が壊れることによって直接生じるものと溶血を代償するための生体反応として赤血球産生亢進によるものがある。赤血球崩壊により直接影響を受ける検査所見としては，ヘモグロビン濃度低下，血清間接ビリルビン上昇，LDH（乳酸脱水素酵素）（I, II優位）上昇，尿中・便中ウロビリン体増加，血清ハプトグロビン低下が認められる。特にハプトグロビンは鋭敏な溶血マーカーであり，血管外溶血や無効造血の場合でも低値を示す。LDH とハプトグロビンの組み合わせにより 90％程度の感度・特異度で溶血性貧血を診断できる。血管内溶血では，血漿と尿の遠心上清に遊離ヘモグロビンが検出され，尿沈渣の鉄染色でヘモジデリンが溶血後1週間程度で認められる。血管外溶血では，通常脾腫が認められ，間接ビリルビンの上昇が顕著で，LDH は血管内溶血ほど高値を示さない傾向がある。溶血に対する代償性赤血球産生亢進によるものとしては，網赤血球増加，骨髄赤芽球増加がみられる。溶血初期の造血反応の遅れやパルボウイルス感染や化学療法による造血抑制，鉄欠乏性貧血や慢性炎症性貧血，腎性貧血が併存する場合でも赤血球造血亢進が抑制されることがある。

●**診断／治療と薬理メカニズム／経過・予後** 厚生労働省の特発性造血障害に関する調査研究班により「溶血性貧血の診断基準」が作成されている（表 3-3-2）。診断の流れとして，まず共通病態の「溶血の存在」を確定した後に，各病型を特異検査により診断する。

先天性溶血性貧血

赤血球膜異常症

末梢血塗抹標本での赤血球形態の観察が診断に重要である。小型球状赤血球，楕円赤血球，有口赤血球が認められ，他の溶血性疾患が鑑別されれば，それぞれ遺伝性球状赤血球症，遺伝性楕円赤血球症，遺伝性有口赤血球症と診断される。

遺伝性球状赤血球症

遺伝性球状赤血球症（hereditary spherocytosis：HS）はわが国の遺伝性溶血性貧血の約 70％を占める。溶血性貧血と小型球状赤血球症を特徴とする。赤血球膜蛋白（ankyrin, band 3, protein 4.2, spectrin など）の遺伝子異常が証明されている。

末梢血赤血球形態が小型球状赤血球を呈し，赤血球浸透圧脆弱試験が減弱しており，家族歴が証明されれば診断となる。Coombs 試験は陰性を示す。新鮮血で浸透圧抵抗減弱を示さない場合でも，37℃，24 時間保存した血液で検査を行うことで膜抵抗減弱を証明できる。多くが常染色体優性遺伝形式であり，家族歴があれば診断が確定するが，約 1/3 は常染色体劣性遺伝を示し，孤発例も知られている。

表 3-3-2 溶血性貧血の診断基準

1. 臨床所見として，通常，貧血と黄疸を認め，しばしば脾腫を触知する。ヘモグロビン尿や胆石を伴うことがある
2. 以下の検査所見がみられる
   1) ヘモグロビン濃度低下
   2) 網赤血球増加
   3) 血清間接ビリルビン値上昇
   4) 尿中・便中ウロビリン体増加
   5) 血清ハプトグロビン値低下
   6) 骨髄赤芽球増加
3. 貧血と黄疸を伴うが，溶血を主因としない他の疾患（巨赤芽球性貧血，骨髄異形成症候群，赤白血病，congenital dyserythropoietic anemia，肝胆道疾患，体質性黄疸など）
4. 1, 2 によって溶血性貧血を疑い，3 によって他疾患を除外し，診断の確実性を増す。しかし，溶血性貧血の診断だけでは不十分であり，特異性の高い検査によって病型を確定する

（厚生労働省特発性造血障害に関する調査研究班，平成 16 年度改訂版）

遺伝性楕円赤血球症

遺伝性楕円赤血球症（hereditary elliptocytosis：HE）は無症状の軽症例が多い。溶血を呈する重症型は HS に準じて診断される。赤血球膜浸透圧試験は減弱しているが，自己溶血試験では易溶血性を呈するが，グルコースや ATP（アデノシン三リン酸）添加で溶血の改善がみられる。赤血球膜蛋白（多くが protein 4.1）の遺伝子異常が認められる。

■**治療と薬理メカニズム** 血管外溶血が主体であるため脾摘が有効である。乳幼児期では脾摘後の肺炎球菌などによる敗血症の合併率が高いため，一般的には学童期以降に行われ，脾摘前に肺炎球菌ワクチンで予防が行われる。

●**経過・予後** 慢性の経過で予後は良好である。胆石症が合併することもある。貧血が急速に進行する場合は，感染症や薬剤服用による溶血発作やパルボウイルス B19 感染に伴う無形成発作について検索を行う。

異常ヘモグロビン症・サラセミア症候群

20 章 3-4「ヘモグロビン異常症」参照。

赤血球酵素異常症

赤血球形態はほぼ正常で，赤血球浸透圧脆弱試験，Coombs 試験も正常である。診断は溶血中の当該酵素活性を測定し，活性低下を証明する。現在までに 17 種類の酵素異常症が知られているが，G6PD（グルコース-6-リン酸脱水素酵素）欠損症が最多であり，PK（ピルビン酸キナーゼ）欠損症が次に多い。赤血球はミトコンドリアを持たないためブドウ糖を嫌気的に解糖してエネルギーを得ており，酸化ストレスから赤血球を守るために必要な還元型グルタチオンも糖代謝で産生される。PK は解糖過程の Embden-Meyerhof（エムデン-マイヤーホフ）回路で重要であり，G6PD は還元型グルタチオン産生に関わっている。

G6PD 欠損症は，X 連鎖性（伴性）劣性遺伝で，男性のみ発症する。ソラマメの摂取や解熱剤，マラリア治療薬などを服用すると急性溶血発作を起こす。治療は特になく，酸化作用のある薬剤を服用しないように指導することが大切である。急性溶血発作時は薬剤の中止により軽快するが，時に腎不全をきたすこともある。予後は一般的に良好である。

PK 欠損症は常染色体劣性遺伝で，慢性溶血症状を示し，

表 3-3-3　自己免疫性溶血性貧血(AIHA)の診断基準

1. 溶血性貧血の診断基準を満たす
2. 広スペクトル抗血清による直接 Coombs 試験が陽性である
3. 同種免疫性溶血性貧血(不適合輸血, 新生児溶血性疾患)および薬剤起因性免疫性溶血性貧血を除外する
4. 1～3 によって診断するが, さらに抗赤血球自己抗体の反応至適温度によって, 温式(37℃)の 1)と, 冷式(4℃)の 2)および 3)に区分する
   1) 温式 AIHA
      臨床像は症例差が大きい. 特異抗血清による直接 Coombs 試験で IgG のみ, または IgG と補体成分が検出されるのが原則であるが, 抗補体または広スペクトル抗血清でのみ陽性のこともある。2), 3)の除外によってもよい
   2) 寒冷凝集素症
      血清中に寒冷凝集素価の上昇があり, 寒冷曝露による溶血の悪化や慢性溶血がみられる. 直接 Coombs 試験では補体成分が検出される.
   3) 発作性寒冷ヘモグロビン尿症
      ヘモグロビン尿を特徴とし, 血清中に二相性溶血素(Donath-Landsteiner 抗体)が検出される
5. 以下によって経過分類と病因分類を行う.
   急性：推定発病または診断から 6 カ月までに治癒する
   慢性：推定発病または診断から 6 カ月以上遷延する
   特発性：基礎疾患を認めない
   続発性：先行または随伴する基礎疾患を認める
6. 参考
   1) 診断には赤血球の形態所見(球状赤血球, 赤血球凝集など)も参考になる.
   2) 温式 AIHA では, 常用法による直接 Coombs 試験が陰性のことがある(Coombs 陰性 AIHA). この場合, 患者赤血球結合 IgG の定量が診断に有用である
   3) 特発性温式 AIHA に特発性血小板減少性紫斑病(ITP)が合併することがある(Evans 症候群). また, 寒冷凝集素価の上昇を伴う混合型もみられる
   4) 寒冷凝集素症での溶血は寒冷凝集素価と平行するとはかぎらず, 低力価でも溶血症状を示すことがある(低力価寒冷凝集素症)
   5) 自己抗体の性状の判定には抗体遊出法などを行う
   6) 基礎疾患には自己免疫疾患, リウマチ性疾患, リンパ増殖性疾患, 免疫不全症, 腫瘍, 感染症(マイコプラズマ, ウイルス)などが含まれる. 特発性で経過中にこれらの疾患が顕性化することがある
   7) 薬剤起因性免疫性溶血性貧血でも広スペクトル抗血清による直接 Coombs 試験が陽性となるので留意する. 診断には臨床経過, 薬剤中止の影響, 薬剤特異性抗体の検出などが参考になる

IgG：免疫グロブリン G
(厚生労働省特発性造血障害に関する調査研究班, 平成 22 年度改訂版)

特異的な治療法はないが, 頻回な輸血が必要な場合は脾摘を行う.

後天性溶血性貧血

自己免疫性溶血性貧血

自己免疫性溶血性貧血(autoimmune hemolytic anemia：AIHA)は, 自己の赤血球に反応する自己抗体が産生され, 赤血球破壊(溶血)が亢進することにより生じる貧血の総称であり, 自己抗体の性状や基礎疾患によりさまざまな臨床像を呈する症候群である.

抗赤血球自己抗体が赤血球と反応する温度(至適温度作動域)により, 温式(warm type)と冷式(cold type)に分類され, 冷式はさらに寒冷凝集素症と Donath-Landsteiner(ドナート-ランドシュタイナー)抗体を有する発作性寒冷ヘモグロビン尿症に分類されている. 温式抗体による AIHA は相対頻度が最も高く, 単に AIHA と呼ぶのが通例である.

AIHA の診断基準は厚生労働省の特発性造血障害に関する調査研究班により作成されている(表 3-3-3). 溶血性貧血の診断基準を満たすことを前提として, 直接 Coombs 試験が陽性であれば診断される. 特異的直接 Coombs 試験では, 温式 AIHA においては IgG(免疫グロブリン G)単独, あるいは IgG＋補体型を示し, 寒冷凝集素症ならびに発作性寒冷ヘモグロビン尿症では補体型を示すことが多い. しばしば, 末梢血像で小球状赤血球や赤血球凝集像が観察される.

温式 AIHA

IgG 自己抗体が赤血球上の蛋白抗原(Rh 蛋白, band 3 蛋白, グリコフォリン A 蛋白)に結合して血管外溶血をきたし, 直接 Coombs 試験が陽性となる. 半数で間接 Coombs 試験が陽性となる. 20％程度が特発性血小板減少症を合併し, Evans(エヴァンス)症候群と呼ばれる. 寒冷凝集素症と合併している場合は混合型に分類される. Coombs 試験が陽性化しない自己抗体の結合量(赤血球あたり 100 IgG 分子前後)でも溶血を示す場合があり, Coombs 陰性 AIHA と呼ばれ, AIHA の 5～10％に存在する. 赤血球結合 IgG 定量が診断に有用である.

■ **治療と薬理メカニズム**　特発性 AIHA では副腎皮質ステロイドが第一選択であり, 90％以上の有効率がある. 初期治療ではプレドニゾロン 1 mg/kg/日を投与し, 溶血が沈静化後緩徐に減量し, 10 mg/日以下の量で維持量とする.

副腎皮質ステロイドに不応か, 維持量が 15 mg/日以上必要な場合には, 摘脾術あるいはシクロホスファミドやアザチオプリンなどの免疫抑制剤を併用する. 続発性 AIHA では基礎疾患の治療が優先されるが, 溶血症状に対して特発性に準じた治療を行う. 近年, シクロスポリンやプリン拮抗薬, 抗 CD20 モノクローナル抗体製剤なども治療に用いられている.

■ **経過・予後**　小児・若年者では, 感染症状に続発し 3～6 カ月で一過性の経過をとる急性型が多い. その他の多くが慢性型で, 悪化・再燃を繰り返し, 一部は全身性エリテマトーデス(SLE)に移行したり, 悪性リンパ腫を併発する. 特発性 AIHA の 5 年生存率は 80％で, 続発性 AIHA の予後は基礎疾患によるが 5 年生存率は 50％である.

寒冷凝集素症

寒冷曝露により, 寒冷凝集素(IgM クラス)が赤血球の糖鎖抗原(Ii 式血液型)に結合すると, 赤血球が凝集し, 血流が障害され, Raynaud(レイノー)現象や四肢末端の痛み, 変色をきたす. 多数の IgM 分子が赤血球に結合し, 高い補体の活性化を示せば, 急激な血管内溶血が生じ, 肉眼的ヘモグロビン尿や黄疸, 貧血をきたす. 赤血球膜に結合する IgM が少量の場合には, 赤血球に結合した補体成分を介し, 肝臓や脾臓のマクロファージに貪食され血管外溶血と

なる。

寒冷凝集素症(cold agglutinin disease：CAD)は寒冷凝集素価上昇により診断される。慢性特発性例では10万倍以上の寒冷凝集素価の上昇がみられる。I血液型特異性のモノクローナルIgM(κ)が認められる。マイコプラズマ感染や伝染性単核球症に続発する場合はポリクローナルIgM寒冷凝集素が認められ，リンパ腫やリンパ性白血病に続発する場合はi血液型特異性のモノクローナルIgM寒冷凝集素が認められる。寒冷凝集素価が高値でない場合でも，30℃以上でも凝集素活性が残存するような温度作動域拡大が認められれば，低力価寒冷凝集素症と診断される。

■ **治療と薬理メカニズム**　全身の徹底的な保温が重要である。溶血の強い時期には短期間の副腎皮質ステロイドが使用されるが，一般的に副腎皮質ステロイドと脾摘は無効である。低力価寒冷凝集素症では副腎皮質ステロイドが有効とされている。

■ **経過・予後**　慢性特発性では慢性で長期の経過をとり，それ以外では急性の経過で消退する。リンパ腫に続発する場合は原病の経過による。

発作性寒冷ヘモグロビン尿症

発作性寒冷ヘモグロビン尿症(paroxysmal cold hemoglobinuria：PCH)のDonath-Landsteiner(D-L)抗体(IgG)は，寒冷下で赤血球糖鎖抗原(主にP血液型)と結合し，補体第1成分を結合し，躯幹部で加温されると補体の古典経路が活性化され溶血をきたす。D-L試験陽性で診断する。

進行梅毒に関連した慢性型は現在ではほとんどなく，小児のウイルス感染後に発症する急性型が主体である。急性型は，急激に発症し，高度の貧血が急速に進行し，発熱，黄疸，ヘモグロビン尿を伴い，ショック状態や急性腎不全をきたすこともある。寒冷曝露との関連が明らかでないこともあり，ヘモグロビン尿も必発とはかぎらない。

■ **治療と薬理メカニズム**　小児の急性型では保温と全身管理が重要である。副腎皮質ステロイドは急性期の溶血に有効とされる。

■ **経過・予後**　急性期の溶血を過ぎれば自然に消退し，再燃・再発はない。

発作性夜間ヘモグロビン尿症

発作性夜間ヘモグロビン尿症(paroxysmal nocturnal hemoglobinuria：PNH)は，*PIG-A*(*phosphatidylinositol glycan classA*)遺伝子に後天的変異を持った造血幹細胞がクローン性に拡大した結果，補体による血管内溶血を主徴とする造血幹細胞疾患である。

臨床症状として，貧血，黄疸とヘモグロビン尿を認める。時に静脈血栓，出血傾向，易感染性を認める。先天発症はないが，青壮年を中心に広い年齢層で発症する。

古典的なPNH症例では早朝の赤褐色尿を特徴とする。溶血の程度により，尿に色がつく程度から大量溶血による急性腎不全までみられる。溶血により放出される遊離ヘモグロビンは，一酸化窒素を吸着するため平滑筋の収縮をもたらし，嚥下困難・上腹部の痛み(食道痙攣)や勃起障害を引き起こす。

PNHにおける造血障害は古くから知られており，再生不良性貧血の経過中にPNHに特徴的な症状を示す症例が少なからず存在する(再生不良性貧血-PNH症候群)。

血栓症は他の静脈性血栓にはないPNHに特異的な合併症で，特に深部静脈血栓症のかたちをとる。

溶血検査として，血管内溶血所見に加え，汎血球減少，尿上清のヘモグロビン陽性，尿沈渣のヘモジデリン陽性，好中球アルカリホスファターゼスコア低下，赤血球アセチルコリンエステラーゼ低下，間接ビリルビン上昇(骨髄赤芽球増加(骨髄は過形成が多い)。Ham試験または砂糖水試験陽性でPNHを疑う。GPI(グリコシルホスファチジルイノシトール)アンカー膜蛋白の欠損血球(PNHタイプ血球)の検出と定量を抗CD55および抗CD59モノクローナル抗体を用いたフローサイトメトリー法により行い，骨髄穿刺，骨髄生検，染色体検査などによる他の骨髄不全疾患を除外して，診断を確実なものとする。

■ **治療と薬理メカニズム**　造血幹細胞移植が根治治療となるが，長期予後の良好な疾患であることから，溶血クリーゼ症例や再生不良性貧血や骨髄異形成症候群移行例で適応となる。溶血が軽度の場合は治療の必要はないが，貧血をきたした場合は，副腎皮質ステロイドの投与も行われる。骨髄不全に対しては蛋白同化ホルモンを投与するが，無効の場合は輸血を行う。補体の活性化を阻害するヒト化モノクローナル抗体エクリズマブが開発され，溶血の抑制に高い効果がある。

溶血クリーゼに対しては，副腎皮質ステロイド大量投与や洗浄赤血球の輸血が行われ，腎不全予防目的にハプトグロビン製剤を投与する。

■ **経過・予後**　慢性疾患であり，長期予後は比較的良好な疾患である。PNH赤血球の割合と汎血球減少の程度，血栓症の合併が予後を規定する。経過中に再生不良性貧血や骨髄異形成症候群に移行する場合は予後不良となる。

赤血球破砕症候群

赤血球破砕症候群(red cell fragmentation syndrome：RCFS)はさまざまな疾患に合併した血流異常や外力により赤血球が物理的に傷害され，主に血管内溶血をきたす病態群であり，破砕赤血球の出現が共通して認められるが，独立した疾患ではない。傷害の場により，細血管傷害型，心大血管傷害型，行軍ヘモグロビン尿症に分類される。

1992年の全国調査では有病者数200人，有病率10万対1.5，年間新発生は630人とまれであり，細血管傷害型が77％，心大血管傷害型が21％であった。血栓性血小板減少性紫斑病(TTP)と溶血性尿毒症症候群(HUS)がほぼ同数であるが，HUSは小児がほとんどで，TTPは30〜40歳代にピークがあり，幅広い年齢層でみられる。心大血管傷害型は心臓のパッチ装着術後が多く50歳代に多い。

症状や検査では，原因となる基礎疾患に特徴的な所見に加え，溶血性貧血共通の所見がみられ，破砕赤血球や赤血球ゴースト像が認められる。

■ **治療と薬理メカニズム／経過・予後**

心大血管に対する再手術や血管腫の切除，TTPやHUSへの血漿交換などにより，原因となる病態が改善できれば溶血も改善する。癌の骨髄転移や播種性血管内凝固(DIC)に伴う場合などの予後は原疾患による。

薬剤による溶血性貧血

免疫機序による場合は、薬剤起因性免疫性溶血性貧血として、薬剤依存性抗体型(免疫複合体型)、ペニシリン型(薬剤吸着型)、自己免疫型に分類される。

- **薬剤依存性抗体型** 薬剤が赤血球膜上の血液型物質などと結合し、その結果生じた新たな抗原に対して抗体が産生される。多くは IgM 抗体で、補体活性化作用があり、薬剤再投与で急激な血管内溶血を生じ、急性腎不全をきたす。副腎皮質ステロイド治療は無効で、再投与の予防が重要である。
- **ペニシリン型** ペニシリンを大量長期に投与すると IgG 抗体が産生され、赤血球に結合した薬剤に結合し、血管外溶血をきたす。発症は緩徐で、副腎皮質ステロイド治療が有効である。
- **自己免疫型** 降圧薬のメチルドパを長期投与すると 10〜20%の症例で IgG 型の直接 Coombs 試験が陽性となり、その 10%以下に溶血が認められる。薬剤中止後数カ月で自己抗体が消失する。副腎皮質ステロイド治療が有効である。

非免疫性の薬剤による溶血性貧血としては、G6PD 欠損症や不安定ヘモグロビン症で酸化作用のある薬剤を内服した場合の急性溶血発作か、中毒量の薬剤や化学薬品による赤血球直接傷害による溶血がある。治療としては、原因薬剤の中止が基本となる。原因薬剤の再投与の防止も重要である。

【亀崎 豊実・梶井 英治】

参考文献
1) 小峰光博:溶血性貧血の新展開 溶血性貧血の病態生理:overview. 血液・腫瘍科 59:241-248, 2009
2) Petz LD et al eds:Immune Hemolytic Anemias, Churchill Livingstone, 2004
3) 自己免疫性溶血性貧血 診療の参照ガイド(平成 22 年度改訂版). 厚生労働科学研究費補助金難治性疾患克服研究事業 特発性造血障害に関する調査研究班(平成 20〜22 年度) 特発性造血障害疾患の「診療の参照ガイド」(平成 22 年度改訂版)、小澤敬也編、2011
4) 発作性夜間ヘモグロビン尿症 診療の参照ガイド(平成 22 年度改訂版). 厚生労働科学研究費補助金難治性疾患克服研究事業 特発性造血障害に関する調査研究班(平成 20〜22 年度) 特発性造血障害疾患の「診療の参照ガイド」(平成 22 年度改訂版)、小澤敬也編、2011

4 ヘモグロビン異常症

■**定義・概念** 血色素(ヘモグロビン〈hemoglobin:Hb〉)は α、β グロビンの各 2 分子ずつから成り立つ四量体($\alpha_2\beta_2$)である(図 3-4-1)。グロビン蛋白の主にアミノ酸置換によるものを異常 Hb、α あるいは β グロビンの一方の産生不良の場合をサラセミアと称している。つまり、α グロビンの産生不良は α サラセミア、β グロビンのそれは β サラセミアと称される。異常 Hb 症では溶血性貧血、多血症、チアノーゼ、サラセミアでは小球性貧血、多血症、重症型では溶血性貧血をきたす[1]。

■**疫学** 国際的に最も多い異常 Hb は鎌状赤血球貧血(SCA)や HbE である。日本人では、種々の異常 Hb が 3,000 人に 1 人である。一方、サラセミアは地中海沿岸、アフリカ、中東、インド、東南アジアに多発地帯がベルト状に存在する。SCA 遺伝子、サラセミアの分布域は過去、現在の熱帯熱マラリアの蔓延地域と重なり、ヘテロ接合体はマラリアに対して有益で選択されたものと考えられている。わが国では、β サラセミアは 1,000 人に 1 人、α サラセミアは 3,500 人に 1 人(推定)である。国際化により東南アジア地域からの人口流入が増え、わが国でも HbE やサラセミアに遭遇する機会が増えている。

■**病因・病態生理と分子メカニズム** 異常 Hb はエクソンの異常で生じる。日本での統計(n=1,477)[2]では、その 69%は無症候性で、機能は正常のものが多く、臨床的に問題になることはない。カラム法による HbA1c 測定で異常データ(多くは異常低値、一部が異常高値)として発見されることが多い。一方、変異種全体の 31%は症候性で、それは頻度順に、①不安定 Hb 症(17.9%)、②多血症(10.2%)、③チアノーゼ(3.8%)、④サラセミア様症状(2.5%)、⑤ SCA(0.3%)である。不安定 Hb 症は溶血性貧血を招く[3]。多血症は高酸素親和性バリアント、チアノーゼは低酸素親和性 Hb、HbM 症で生じる。SCA を除いて、多くは常染色体優性である。

サラセミアは、DNA の異常(ナンセンス変異、フレームシフト、スプライシング、プロモーター変異、開始コドン変異、遺伝子の欠失など)で生じる。片方のグロビンの産生減少(β^+ サラセミア)あるいは無産生(β^0 サラセミア)のために、Hb 四量体($\alpha_2\beta_2$)の絶対量が低下し、小球性赤血球が必発である(図 3-4-1)。正常に産生されたもう一方のグロビンは赤芽球内で除去されるが、α サラセミアでは β グロビン四量体(HbH)を形成して、幾分か安定化する(図 3-4-2)。しかし、HbH の量が多い HbH 病では溶血性貧血を生じる(中間型サラセミア)。1 本の染色体上に 2 個の α グロビン遺伝子が隣接して存在するために、正常では合計 4 個の α グロビン遺伝子を有する($\alpha\alpha/\alpha\alpha$)。$\alpha$ サラセミアには 1〜4 個欠失が存在する。欠失が多いほど症状は重くなる(表 3-4-1)。

臨床症状の程度は、溶血のない軽症型、軽い溶血があり、輸血が時に必要となる中間型、著しい溶血を伴い定期的輸血を必要とする重症型の 3 型に分けられる(表 3-4-1)。β サラセミアでは、残余の α 単量体が多い場合は Heinz(ハインツ)小体を形成し、これが赤血球膜傷害となるために溶血性貧血を生じる(中間型、重症型)。α、β サラセミアともにヘテロ接合体の場合は、少数のドミナント型を除き、通常、溶血はない(軽症型)。

■**臨床症状・検査成績** 異常 Hb 症は前述したように溶

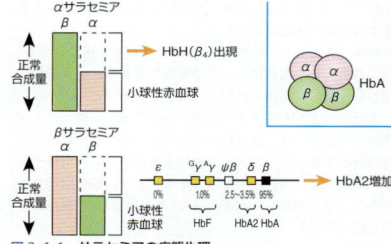

図 3-4-1 サラセミアの病態生理

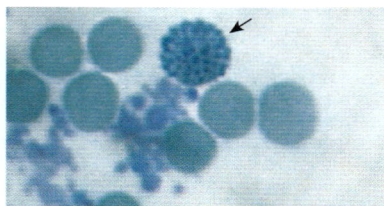

図 3-4-2　HbH 封入体（BCB 染色）

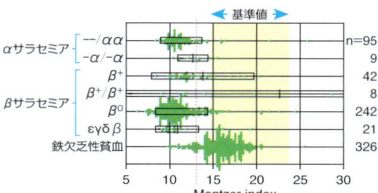

図 3-4-3　サラセミア各病型と Mentzer index

表 3-4-1　サラセミアの分類，重症度，頻度

タイプ	臨床的重症度	n	%
βサラセミア			
HbE	無症候性	30	3
$β^0$	軽症型	473	48
$β^+$	軽症型	78	7.9
$δβ$	軽症型	10	1
$εγδβ$	軽症型	33	3.3
HbE/HbE	軽症型	7	0.7
$β^+/β^+$	中間型	14	1.4
$β^0/β^0$	重症型	2	0.2
αサラセミア			
$-α/αα$	無症候性	46	4.7
$α^T/αα$	無症候性	6	0.6
$-α/-α$	軽症型	16	1.6
$--/αα$	軽症型	206	20.9
$--/-α$	中間型（HbH 病）	32	3.2
$--/α^Tα$	中間型（～重症型）	5	0.5
βサラセミアの二重ヘテロ接合体			
$δβ/β^+$	中間型～重症型	1	0.1
HbE/$β^0$	重症型	12	1.2
α，βサラセミアの複合ヘテロ接合体			
HbE/HbH	中間型～重症型	6	0.6
HbE/$α^T$	軽症型	3	0.3
HbE/abnHb	種々	3	0.3
合計		983	

「n」の太字は，中間型，重症型を示す

血性貧血，多血症，チアノーゼの鑑別に重要である。サラセミアでは小球性赤血球症（平均赤血球容積（MCV）50～60fL 台が多い）が必発で，Hb 値は正常下限（βサラセミアでは平均 11.4 g/dL）である。しばしば，赤血球数（RBC）が 600 万/μL 以上の多血症で気づかれる。鉄欠乏性貧血に類似するが，生化学的（血清鉄，不飽和鉄結合能（UIBC），血清フェリチン）に鉄欠乏が否定できる場合は日本人の場合，ほとんどがサラセミアである。サラセミアでは Mentzer index（MCV/RBC）が 13 以下のことが多い[4]。鉄欠乏性貧血では多血症は比較的少なく，Mentzer index は 13 以上が多い（図 3-4-3）。

● **診断**　特殊検査であるが，異常 Hb では等電点電気泳動で異常 Hb が分離されることが多い。不安定 Hb 症ではさらに不安定性試験（イソプロパノール試験）が陽性となる。酸素親和性は Hb の酸素解離曲線を Hemox Analyzer™ などで描かせることにより明らかとなる。もっとも，臨床的には多血症は喫煙によることが圧倒的に多い。HbM 症ではメト型の吸収曲線の異常が同定に有用である。サラセミアでは GLT50（glycerol lysis time）の延長がほとんどの症例にみられる。さらに，HbA2 の増加がみられたらβサラセミア，HbH 封入体がみられたらαサラセミアが疑われる。最終診断は異常 Hb であれ，サラセミアであれ，遺伝子の異常を明らかにすることである。なお，現在は「福山臨床」（http://www.fmlabo.com/main/jigyo/dna.html）がこれらの特殊検査，遺伝子分析の依頼を全国から受けている。

● **治療と薬理メカニズム**　わが国に多い軽症型サラセミアでは治療の必要はない。ただ，妊娠，感染症時に一過性に貧血が悪化することがある。また，血族結婚などでホモ接合体が生じると，重症型の，特にβサラセミアが生じることになるので，自分が軽症型か否かを知っていることは重要である。βサラセミアの多発地域である地中海諸国では，このスクリーニングにより重症型の発生を著しく減少させることに成功した。「予防医学」がいかに重要であるかを物語っている。重症型では定期的輸血と同時に，輸血による鉄過剰症を防ぐための定期的な鉄キレート療法で命を長らえており，この治療法は長年の経験で確立している。しかし，多大な社会的，個人的負担は避けられない。重症型の「治癒」をめざして骨髄移植が行われているが，その成否に加え，ドナーの確保，移植後の免疫抑制剤の投与が避けられず，一般的とはなっていない。最近，レンチウイルスをベクターとして使って，2 年近く輸血が不要となっている重症型βサラセミア症例が報告された[5]。問題点はこれから検討されると思われるが，サラセミアの遺伝子治療に新しい展開がはじまるかもしれない。

【山城　安啓・服部　幸夫】

■ **参考文献**

1) Steinberg MH et al：Disorders of Hemoglobin, 2nd edition, Cambridge University Express, 2009
2) 服部幸夫ほか：異常ヘモグロビン血症およびサラセミア．日本臨牀 59（増刊号 7）：437-451, 2001
3) Ohba Y：Unstable hemoglobins. Hemoglobin 14：353-388, 1990
4) 佐藤淳ほか：Mentzer index を指標に検索した血色素異常症．日本検査血液学会雑誌 7：10-19, 2006
5) Cavazzana-Calvo M et al：Transfusion independence and HMGA2 activation after gene therapy of human β-thalassemia. Nature 467：318-322, 2010

5　造血不全

はじめに

造血不全（骨髄不全）は造血幹細胞の減少または異常によって血球産生が持続的に低下した状態をさす。通常は再生不良性貧血（再不貧），骨髄異形成症候群（myelodysplastic syndrome: MDS), 発作性夜間ヘモグロビン尿症(paroxysmal nocturnal hemoglobinuria: PNH)の3疾患の総称である。

これらの3疾患には共通点が多く,お互いの境界が不明瞭であり,また相互に移行することがあるため,このような総称で呼ばれることがある。ただし,各疾患にはそれぞれの診断基準があるため,造血不全が疑われた場合には,まずどの疾患にあてはまるかを判定したうえで,治療に関しては診断名にこだわることなく,病態に即した治療を行うことが大切である。ここでは良性造血不全の代表的疾患である再不貧と赤芽球癆について概説し,再不貧との鑑別が困難な低リスクMDS, およびPNHと再不貧との関係を紹介する。

再生不良性貧血(再不貧)

▶ **定義・概念** 再生不良性貧血(aplastic anemia)(再不貧)は末梢血ですべての血球が減少し,骨髄が低形成を示す一つの症候群である[1]。血球減少は必ずしもすべての血球にわたるわけではなく,非重症例では貧血と血小板減少だけのこともある。再不貧は一種の除外診断であるため,診断を確定するためには,他の疾患による血球減少症を除外する必要がある。

再不貧には表3-5-1のように先天性と後天性がある。Fanconi(ファンコーニ)貧血は常染色体劣性遺伝で,汎血球減少に加えて皮膚の色素沈着,骨系の奇形,低身長,性腺機能不全および悪性腫瘍の発症が特徴であり,通常は14歳までに発症する。マイトマイシンを用いた染色体脆弱性試験によって診断される。

後天性の再不貧には原因不明の一次性と,クロラムフェニコールをはじめとするさまざまな薬剤や放射線被曝・ベンゼンなどによる二次性がある。一次性(特発性)再不貧はなんらかのウイルスや環境因子が引き金になって起こると考えられている。わが国では特発性が大部分(90%)を占める。特発性再不貧には,汎血球減少が急速に進行したと考えられる急性型と,ゆっくり進行したと考えられる慢性型に分けることができる。これらの特徴を表3-5-2に示す。血球減少の程度によって重症度がstage 1〜5までの5段階に分けられている。

特殊型のうち肝炎後再不貧は, A型, B型, C型などの既知のウイルス以外の原因による急性肝炎発症後1〜3カ月で発症する。若年男性に比較的多く,重症化しやすいが,免疫抑制療法に対する反応性は通常の特発性再不貧と同様である。再不貧-PNH症候群は,臨床的には再不貧でありながら,末梢血中にGPI(グリコシルホスファチジルイノシトール)アンカー膜蛋白の欠失した血球が増加しており,臨床的な溶血所見を伴う状態をさす。そのなかには,発症時から溶血所見を呈するもの(骨髄不全型のPNH)と,再不貧と診断されたのち長期間を経て再不貧-PNH症候群に移行するものの2種類がある。

▶ **疫学** 臨床調査個人票を用いた2006年の解析では,わが国の再不貧患者数は約1万1,000人で,年間新患者発生数は100万人あたり6人前後であった。女性が男性より約1.5倍多く,年齢別には20歳代と60〜70歳代にピークがある。

▶ **病因・病態生理と分子メカニズム** 造血幹細胞が減少する機序には造血幹細胞自身の質的異常と,免疫学的機序による造血幹細胞の傷害の2つがある。造血幹細胞の質的異常は,①再不貧と診断された患者のなかに,細胞形態が正常であるにもかかわらず染色体異常が検出される例や,のちにMDSや急性骨髄性白血病(acute myeloid leukemia: AML)に移行する例があること, ②Fanconi貧血やテロメラーゼ関連遺伝子の異常による骨髄不全のように,特定の遺伝子異常によって再不貧を発症する例が存在すること,などから推測されている。

一方,免疫学的機序による造血抑制を示唆する所見には,①再不貧患者に一卵性双生児の健常ドナーから移植前処置なしに骨髄を移植した場合,約半数にしか造血の回復が得られないが,同種骨髄移植に準じた免疫抑制療法後に再度骨髄を移植するとほとんどの例に回復がみられる,②抗胸腺細胞グロブリン(antithymocyte globulin: ATG)やシクロスポリンなどの免疫抑制療法が再不貧患者の約70%に奏効する[2], ③再不貧のかかりやすさと特定のHLA-DR抗原(DR15)との間に相関がある,などがある。これらのほかに,再不貧患者の骨髄では抗原特異的なT細胞の増殖がみられること,造血幹細胞が高発現している蛋

表3-5-1 再生不良性貧血の病型分類

先天性
1) Fanconi貧血
2) dyskeratosis congenita
3) その他

後天性
1) 一次性(特発性)
2) 二次性
  a) 薬剤
  b) 化学物質
  c) 放射線
  d) 妊娠
3) 特殊型
  a) 肝炎後再生不良性貧血
  b) 再生不良性貧血-PNH症候群

表3-5-2 急性型と慢性型の特徴

	急性型	慢性型
初発症状	発熱・出血傾向	倦怠感,息切れなどの貧血症状 無症状(検診で発覚)
網赤血球数	貧血が軽度であるわりに低い 例)Hb 11.0 g/dL, 網赤血球数 0.9万/μL	貧血が高度であるわりに高い 例)Hb 6.0 g/dL, 網赤血球 4.0万/μL
MCV	正常	>100
骨髄不全の重症度	最初から重症	発症時は軽症・中等症

Hb:ヘモグロビン, MCV:平均赤血球容積

白に特異的な自己抗体が患者血清中に高率に検出されること，などの免疫学的機序を示唆する新たな証拠が報告されている．しかし，免疫反応の標的となる自己抗原はまだ同定されていない．

▶臨床症状・検査成績

症状と血液検査所見：血球減少の結果，貧血症状（顔色不良，息切れ，動悸，めまい，易疲労感，頭痛），出血傾向，好中球減少に伴う発熱などが出現する．重症例では赤血球，好中球，血小板のすべてが減少するが，非重症例では貧血と血小板減少だけで，好中球数は正常ということもしばしばある．貧血は急性型では正球性正色素性，慢性型では通常大球性を示し，網赤血球の増加を伴わない．重症例では好中球だけでなくリンパ球も減少する．血液生化学検査では血清鉄，鉄飽和率，血中エリスロポエチン値，G-CSF（顆粒球コロニー刺激因子＝granulocyte colony-stimulating factor）値などの増加がみられる．

骨髄穿刺・生検所見：有核細胞の減少がみられる．なかでも幼若顆粒球・赤芽球・巨核球の著しい減少が特徴的である．骨髄細胞が残存している場合には赤芽球に異形成を認めることが多い．好中球にも異形成を認めることがあるが，割合は全体の10%未満である．巨核球は減少しているため，通常異形成は評価できない．染色体は原則として正常であるが，病的意義の明らかでない染色体の数的異常を少数認めることがある．骨髄生検では細胞成分の占める割合が全体の30%以下に減少している．残存する造血巣がたまたま穿刺・生検された場合には骨髄が正形成をとっていることもあるが，そのような場合でも巨核球は必ず減少している．

骨髄シンチグラフィ，MRI：^{111}In を用いたシンチグラフィでは全身の骨髄への取込みが低下している．胸腰椎はMRIのSTIR（short T1 inversion recovery）法で検索すると重症例では一様な低信号となり，T1強調画像では高信号を示す．非重症例では残存する造血巣のため虫食い像を呈する．

高感度のフローサイトメトリーを用いたPNH形質血球の検出：高感度のフローサイトメトリーを用いて末梢血の顆粒球・赤血球を検索するとdecay accelerating factor (DAF, CD55)，homologous restriction factor (HRF)（CD59）などのGPIアンカー膜蛋白の欠失した少数のPNH形質血球が約50%の患者で検出される．このPNH形質血球陽性例は陰性例に比べて免疫抑制療法に反応しやすく，予後がよいことが知られている．

▶診断

厚生労働省の特発性造血障害に関する調査研究班による診断基準を**表 3-5-3**に示す．

フローサイトメトリーによってPNH形質血球の増加（通常は赤血球で10%以上）が証明され，かつ乳酸脱水素酵素（LDH），間接ビリルビンの上昇，網赤血球の増加（>10万/μL）やヘモグロビン尿などの溶血所見がみられる場合はPNHと診断する．FAB（French-American-British）分類のMDS refractory anemia（RA），WHO（世界保健機関）分類のrefractory cytopenia with multilineage dysplasia（RCMD）は骨髄細胞の形態異常によって診断されるが，再不貧との間に明確な境界があるわけではないので，両者を厳密に区別することは困難である．微小巨核球や，偽Pelger-Huët（ペルゲルフェット）核異常を持つ成熟好中球が10%以上に増加している例，その後芽球が増加し，急性骨髄性白血病に移行する頻度が高いのでMDSと診断

表 3-5-3 再生不良性貧血の診断基準

1) 臨床所見として，貧血，出血傾向，時に発熱を認める
2) 以下の3項目のうち，少なくとも2つを満たす
   ヘモグロビン濃度：10.0 g/dL 未満
   好中球：1,500/μL 未満
   血小板：10万/μL 未満
3) 汎血球減少の原因となる他の疾患を認めない．汎血球減少をきたすことの多い他の疾患には，白血病，骨髄異形成症候群，骨髄線維症，発作性夜間ヘモグロビン尿症，巨赤芽球性貧血，癌の骨髄転移，悪性リンパ腫，多発性骨髄腫，脾機能亢進症（肝硬変，門脈亢進症など），全身性エリテマトーデス，血球貪食症候群，感染症などが含まれる
4) 以下の検査所見が加われば診断の確実性が増す
   1 網赤血球増加がない
   2 骨髄穿刺（クロット標本を含む）で，有核細胞は原則として減少するが，減少がない場合も巨核球の減少とリンパ球比率の上昇がある．造血細胞の異形成は顕著でない
   3 骨髄生検所見で造血細胞の減少がある
   4 血清鉄値の上昇と不飽和鉄結合能の低下がある
5) 胸腰椎体のMRIで造血組織の減少と脂肪組織の増加を示す所見がある．診断に際しては，1)，2)によって再生不良性貧血を疑い，3)によって他の疾患を除外し，4)によって診断をさらに確実なものとする．再生不良性貧血の診断は基本的に他疾患の除外によるが，一部に骨髄異形成症候群の不応性貧血と鑑別が困難な場合がある

（文献1を引用）

する．ただし，形態異常が顕著であったとしても，前述したPNH形質血球の増加がみられる例は，その基本病態は免疫異常による多クローン性の造血不全であるため，再不貧として治療する．

▶治療と薬理メカニズム

再不貧は汎血球減少の程度や血球減少の進行速度によって治療に対する反応性や予後が異なるため，重症度に応じて治療を選択する必要がある．**図 3-5-1**は，stage 2までの再生不良性貧血に対する治療方針を示している．輸血を必要としないこの重症度で，血球減少の進行がみられない場合には自然に回復する可能性があるため，無治療で経過をみることがこれまですすめられてきた．しかし，再不貧では診断から治療までの期間が長くなるほど免疫抑制療法の奏効率が低くなるため，可能であれば早めにシクロスポリンを投与して効果の有無をみてもよい．特に血小板減少が先行する例は免疫抑制療法に反応して改善することが多いので，血小板減少が軽度であっても早い時期にシクロスポリンの反応性をみることがすすめられる．

輸血が必要なstage 3以上の重症度を示す再不貧に対してはATGとシクロスポリンの併用療法か，またはHLA（ヒト白血球抗原）一致同胞ドナーからの骨髄移植を行う．この重症度の患者に対する治療方針を**図 3-5-2**に示す．

40歳以下でHLAの一致する同胞ドナーが得られる場合には同種骨髄移植が第一選択の治療法である．特に20歳未満の患者では治療関連死亡の確率が低く，長期生存率も90%前後が期待できるため，最初から骨髄移植を行うことがすすめられる．20～40歳の患者の場合，年齢が高いほど治療関連死亡の確率が高くなるので，免疫抑制療法をまず試すか，あるいは最初から骨髄移植を行うかは，骨髄移植と免疫抑制療法の長所と短所を比較したうえで，患者の全身状態や希望に応じて決める必要がある．

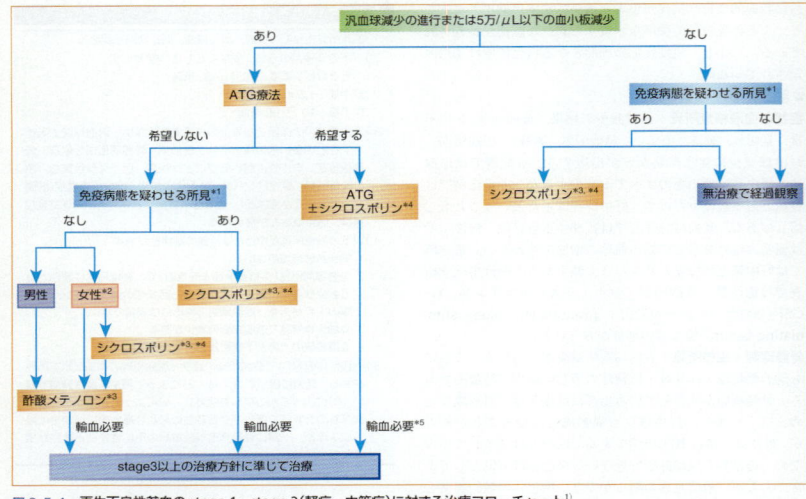

図 3-5-1 再生不良性貧血の stage 1～stage 2（軽症～中等症）に対する治療フローチャート[1]
*1：(参考) 免疫病態を疑わせる所見
　PNH 形質血球が陽性であるか、または下記の①～④がそろっている場合は免疫抑制療法が奏効しやすい
　1）血小板減少が先行する
　2）巨核球の増加はみられない
　3）平均赤血球容積（MCV）が大きい（>100L）
　4）貧血の程度が強いわりに自覚症状が乏しい（健康診断などで偶然指摘される貧血である）
*2：若年女性では、蛋白同化ステロイドより先にシクロスポリンを試みてもよい
*3：4 カ月時点で、網赤血球数や血小板数の上昇がみられない場合（無反応）は中止
*4：シクロスポリンはこの重症度の再生不良性貧血には保険適用外
*5：stage3～stage5 の ATG 無効例に対する治療指針に準じて治療

　40 歳以上の高齢患者に対しては ATG とシクロスポリンの併用療法を行う。現在使用できる ATG 製剤はウサギ ATG（サイモグロブリン®）と抗ヒト T リンパ球ウサギ免疫グロブリン（ゼットブリン®）の 2 種類である。通常は再不貧に対する使用経験が多いサイモグロブリン®が用いられるが、両剤の優劣を比較した臨床試験は存在しない。ただし、サイモグロブリン®と効果がほぼ同等とされるリンフォグロブリン®については、ゼットブリン®よりも有効率が高いことが示されている。保険で認められているサイモグロブリンの投与量は 2.5 mg/kg～3.75 mg/kg と幅が広く、至適投与量についてはよくわかっていない。サイモグロブリン®は、リンフォグロブリン®に比べて免疫抑制作用が強いため、サイトメガロウイルスや EB（Epstein-Barr）ウイルスの再活性化のリスクが高いとされている。このため、どの量が至適かについては臨床試験によって明らかにする必要がある。

　非血縁ドナーからの骨髄移植は、拒絶や移植片対宿主病（GVHD）などの合併症の頻度が高いため、適応は免疫抑制療法の不応例にかぎられる。ただし、重症例のうち初診時から好中球がほとんどなく、G-CSF 投与後も好中球がまったく増えない最重症例の場合には、緊急的な臍帯血移植や HLA 部分一致血縁ドナーからの移植適応がある。

　支持療法としては、貧血症状の強さに応じて、ヘモグロビンで 7 g/dL 以上を目安に 1 回あたり 400 mL の赤血球濃厚液-LR を輸血する。輸血によって血清フェリチン値が 1,000 ng/mL 以上となった場合には経口鉄キレート剤のデフェラシロクスを投与し、輸血後鉄過剰症による臓器障害を防ぐ[4]。血小板数が 1 万以下となっても、明らかな出血傾向がなければ予防的血小板輸血は通常行わないが、感染症を併発している場合や出血傾向が強いときには血小板数が 2 万/μL 以上となるように輸血を行う。

■ 経過・予後　軽症・中等症のなかには、汎血球減少があってもまったく進行しない例や自然に回復する例もあるが、多くは徐々に進行する。かつては重症例は汎血球減少が進行し、支持療法のみでは半年で 50％が死亡するとされていた。しかし最近では抗生物質、G-CSF、血小板輸血などの支持療法が進歩し、免疫抑制療法や骨髄移植が発症後早期に行われるようになったため、約 70％が輸血不要となるまで改善し、90％近くに長期生存が期待できる。ただし、好中球数 0 の劇症型で感染症がコントロールできない成人患者では、免疫抑制療法が施行できないまま感染症のため死亡する例が多い。また、免疫抑制療法によって改善した再不貧のうち 5％前後は MDS・AML、PNH に移行する。

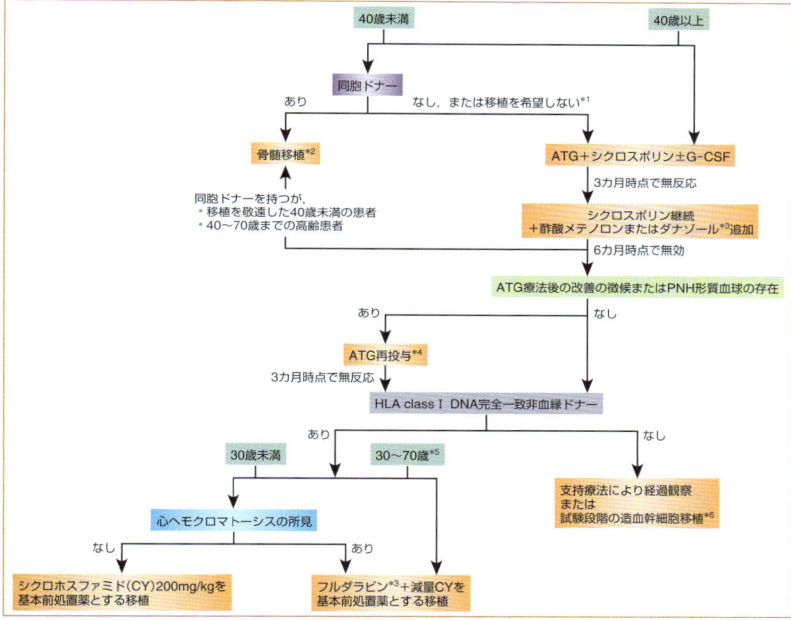

図 3-5-2 再生不良性貧血の stage 3〜stage 5(やや重症〜最重症)に対する治療フローチャート[1]
*1: 20歳未満は通常絶対適応となる。20歳以上40歳未満については、個々の状況により判断する
*2: 30歳以上、または心ヘモクロマトーシスの所見を有する患者ではフルダラビン＋減量 CY を基本とする前処置を考慮する
*3: 保険適用外
*4: 原則禁忌のため慎重な判断が必要
*5: 移植が困難な場合は支持療法により経過を観察
*6: HLA 部分一致非血縁または血縁ドナーからの骨髄移植または臍帯血移植

赤芽球癆

●**定義・概念** 赤芽球癆(pure red cell aplasia)は赤血球造血が選択的に抑制された結果,高度の貧血を呈する疾患である。病態や経過により**表 3-5-4** のように分類される。

●**病因・病態生理と分子メカニズム** 先天性赤芽球癆(Diamond-Blackfan〈ダイアモンド-ブラックファン〉貧血)は乳幼児に発症する。多くは散発例であるが,10〜25%は常染色体優性または劣性の遺伝性である。全体の1/3に頭部,上肢,親指,泌尿・生殖器などの奇形を認める。遺伝性の Diamond-Blackfan 貧血の1/4では,19番染色体長腕に位置するリボソーム蛋白 S19遺伝子に高頻度に変異が検出される。しかし,この遺伝子異常と赤芽球癆の発症メカニズムとの関係は不明である。

急性型二次性のうち溶血性貧血の aplastic crisis は,伝染性紅斑(りんご病)の原因ウイルスであるヒトパルボウイルス B19が赤血球系造血前駆細胞に感染することによって発症する。薬剤性には抗てんかん薬,抗生物質,抗炎症薬,降圧薬などが原因として報告されている。

慢性赤芽球癆では胸腺腫を合併する例があること,T細

表 3-5-4 赤芽球癆の分類

急性
1) 溶血性貧血の aplastic crisis
2) 薬物起因性
3) ウイルス感染(肝炎、EB ウイルスなど)

慢性
1) 先天性
　Diamond-Blackfan 貧血
2) 後天性
　a) 特発性
　b) 薬物または化学薬品によるもの
　c) 胸腺腫を伴うもの
　d) SLE、RA などの自己免疫疾患に伴うもの
　e) 悪性リンパ腫、CLL などのリンパ増殖性疾患に伴うもの
　f) lymphoproliferative disease of granular lymphocyte (LDGL) に伴うもの
　g) 骨髄異形成症候群に伴うもの

SLE: 全身性エリテマトーデス、RA: 関節リウマチ、CLL: 慢性リンパ性白血病

胞型の lymphoproliferative disease of granular lymphocyte(LDGL)に合併しやすいこと,免疫抑制療法によって

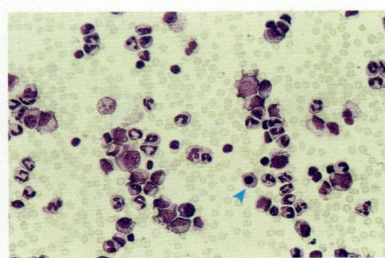

図 3-5-3　赤芽球癆患者の骨髄塗抹標本像
赤芽球は▶で示す1個のみである

赤血球造血が回復する例が多いことなどから，免疫学的機序による赤血球系造血前駆細胞の抑制が発症のメカニズムと考えられている．

● 臨床症状・検査成績

症状と血液検査所見：貧血による顔色不良・息切れ・動悸などの貧血症状を認める．末梢血では正球性正色素性と網赤血球の著減が特徴的である．白血球数と血小板数には異常はみられない．LDGL に合併する例では，大きなアズール顆粒を持つ顆粒リンパ球の増加がみられる．

骨髄穿刺・生検所見：赤芽球が著減（1万/μL以下）するか，あるいは消失している（図 3-5-3）．骨髄細胞に異形成や染色体異常がみられる場合には骨髄異形成症候群に続発する赤芽球癆が疑われる．

胸部X線，胸部CT：成人慢性赤芽球癆の約15％に胸腺腫がみられる．

免疫学的検査：抗核抗体，抗DNA抗体，リウマチ因子などが陽性の例がある．LDGLを伴う例ではCD8やCD56の陽性細胞が増加している．

■ 診断
網赤血球がほとんど存在しない貧血があり，白血球数や血小板数が正常な場合には本疾患を疑う．骨髄穿刺で赤芽球の著減がみられれば診断が確定する．

■ 治療と薬理メカニズム
胸腺腫を認める例では摘出術により約半数が改善する．胸腺腫のない例に対してはシクロスポリンの単独またはプレドニゾロンとの併用療法を行う[5]．70〜80％で寛解が得られる．LDGLに併発する例にはシクロホスファミドが奏効しやすい．

Diamond-Blackfan貧血の約80％は副腎皮質ステロイドに反応して改善する．シクロスポリンや蛋白同化ステロイドが奏効する例もある．

● 経過・予後
急性型は自然に治癒することが多い．慢性型の予後はシクロスポリンによって著明に改善したが，薬剤を中止できる例はまれである．

【中尾 眞二】

📖 参考文献

1) 再生不良性貧血の診断基準と診療の参照ガイド改訂版作成のためのワーキンググループ：再生不良性貧血 診療の参照ガイド（平成22年度改訂版），厚生労働科学研究費補助金 難治性疾患克服研究事業 特発性造血障害に関する調査研究班（平成20〜22年度）特発性造血障害疾患の「診療の参照ガイド」（平成22年度改訂版），小澤敬也編，2011
2) Teramura M et al：Treatment of severe aplastic anemia with antithymocyte globulin and cyclosporin A with or without G-CSF in adults: a multicenter randomized study in Japan. Blood 110：1756-1761, 2007
3) Sugimori C et al：Minor population of CD55-CD59- blood cells predicts response to immunosuppressive therapy and prognosis in patients with aplastic anemia. Blood 107：1308-1314, 2006
4) Lee JW et al：Iron chelation therapy with deferasirox in patients with aplastic anemia: a subgroup analysis of 116 patients from the EPIC trial. Blood 116：2448-2454, 2010
5) Sawada K et al：Long-term outcome of patients with acquired primary idiopathic pure red cell aplasia receiving cyclosporine A. A nationwide cohort study in Japan for the PRCA Collaborative Study Group. Haematologica 92：1021-1028, 2007

4　白血球系疾患

1　白血球系異常の鑑別

はじめに

白血球系の異常は大きく，①数の異常，②形態異常，③機能異常の3つに区分される．そのうち，機能異常は先天性疾患が大部分で小児科において診断されることが多いため，内科診療で遭遇することはきわめてまれである．数の異常は日常診療で最もよく遭遇する．各白血球成分の割合（白血球分画）が異常であり，臨床的には特に好中球数が問題となる．さらに形態異常を伴ったときには血液疾患を疑い専門医に相談する必要がある．

白血球増加症

白血球増加症の定義は明確ではない．①非腫瘍性（主に感染症）と②腫瘍性（主に血液疾患）との鑑別が重要となる．臨床的に問題になるのは1万/μL以上と考えてよい．そのほとんどが好中球あるいは好酸球の増加である．反応性の増加で明らかな基礎疾患がある場合には原疾患に対する治療を重視する．類白血病反応として数万にも及ぶ白血球増加や幼若白血球を認めることがある．絶対数の増加はなくとも各白血球の比率が異常を示す場合もあるため，白血球分画を必ず確認する．絶対数を求めることも重要である．

腫瘍性の白血球増加を強く疑う局面としては，①白血球数の増加が著しいとき，芽球の出現を認めるとき，③他の血球系の減少あるいは増加があるとき，④好塩基球増加や好中球アルカリホスファターゼスコアの低下を認める場合（慢性骨髄性白血病の鑑別）がある．腫瘍性の白血球増加が起きた場合には正常造血の抑制による貧血，出血，感染に注意する必要がある．芽球の形態，細胞表面マーカー，染色体，遺伝子検査が必要である（表 4-1-1）．

● **軽度〜中等度増加（1万〜5万/μL）**　感染症，骨髄増殖性疾患，ステロイド投与，喫煙によることが多い．白血球分画を調べどの成分の割合が増加しているか，あるいは絶対数はどうかを確認する．末梢血液のほとんどが成熟リンパ球であるときには慢性リンパ性白血病を疑う．同時に各細胞の形態異常についても確認する．異型リンパ球，芽球の有無，好中球の形態異常（脱顆粒，低分葉）の有無について特に注目する．形態異常を持った細胞が

表 4-1-1　白血球増加をきたす疾患

好中球増加症
1) 急性感染症：特に細菌感染症，肺炎，敗血症
2) 慢性炎症：リウマチ熱
3) 組織破壊：急性心筋梗塞，熱傷，手術
4) 薬剤性：副腎皮質ホルモン，G-CSF 製剤
5) 血液疾患：慢性骨髄増殖性腫瘍
6) 内分泌・代謝疾患：Cushing 症候群，糖尿病性昏睡
7) 生理的：運動，妊娠，喫煙

好酸球増加症
1) アレルギー性疾患：気管支喘息，アトピー性皮膚炎
2) 寄生虫疾患
3) 薬剤性
4) 膠原病：関節リウマチ，皮膚筋炎
5) 血液疾患：慢性骨髄性白血病，Hodgkin 病

リンパ球増加症
1) 感染症：百日咳，伝染性単核症
2) 血液疾患：急性・慢性リンパ性白血病，悪性リンパ腫の白血化

好塩基球増加症
1) 血液疾患：慢性骨髄性白血病
2) その他：粘液水腫，潰瘍性大腸炎

単球増加症
1) 感染症：結核，亜急性心内膜炎
2) 血液疾患：急性単球性白血病，慢性骨髄単球性白血病

G-CSF：顆粒球コロニー刺激因子

確認された場合には血液専門医に相談すべきである。
- **高度増加**（5 万/μL 以上）　血液疾患，特に骨髄増殖性腫瘍が強く疑われる。重症感染症に対しては抗癌薬投与が必要である。状態が落ち着けば，抗がん剤を投与し白血球数を減少させる。ただし，10 万/μL を超えるような腫瘍性増加がある場合，腫瘍崩壊症候群や播種性血管内凝固（DIC）の合併に注意する必要がある。

好中球増加

まず，第一に体内の炎症巣の存在を考慮する。発熱，発赤，腫脹，疼痛を伴う場合が多い。基礎疾患の治療を優先する。しかし，原因不明の白血球増加は血液疾患を疑うべきである。たとえば慢性骨髄性白血病（chronic myelogenous leukemia：CML）は好中球数が異常増加する血液疾患である。*BCR-ABL* 融合遺伝子の形成がその本態であり，分子標的薬が著しい効果を示すため確実に診断することが重要である。また，まれではあるが慢性好中球性白血病（chronic neutrophilic leukemia：CNL）のような末梢血の好中球の増加，好中球系細胞増加による骨髄過形成を特徴とする腫瘍性疾患も存在するため注意が必要である。

リンパ球増加

リンパ球絶対数の増加は小児科領域では百日咳が有名である。また EB（Epstein–Barr）ウイルス（EBV）感染によって起こる伝染性単核球症の際に出現する異型リンパ球，あるいはリンパ系腫瘍である急性リンパ性白血病，慢性リンパ性白血病の際に出現する病的リンパ球の増加もある。リンパ球の相対的増加は再生不良性貧血（aplastic anemia：AA），骨髄異形成症候群（myelodysplastic syndrome：MDS）でよく経験するが好中球減少の影響であることがほとんどである。

好酸球増加

血液疾患との関連が比較的少ないのが好酸球増加である。好酸球増加と関連が示唆する疾患としては，アトピー性皮膚炎，気管支喘息，薬剤アレルギーなどのほかに，寄生虫疾患，皮膚筋炎，関節リウマチがある。血液疾患では骨髄増殖性腫瘍（特に CML）や Hodgkin（ホジキン）病で増加を認める。これらの基礎疾患が明らかでない場合に，特発性好酸球増加症候群（idiopathic hypereosinophilic syndrome：idiopathic HES）の可能性を疑う。HES は好酸球数 1,500/μL 以上が 6 カ月以上持続し，臓器障害（肺，心臓，消化器，腎臓，神経系，皮膚）をもたらす疾患で他の要因を否定できるものとされる。臓器障害が強く疑われる場合は，ステロイド投与などの緊急治療が必要である。

単球増加

反応性の病態であれば亜急性細菌性心内膜炎，結核，自己免疫性疾患（関節リウマチ，全身性エリテマトーデス〈SLE〉）を疑う。血液腫瘍関連では骨髄異形成/骨髄増殖性腫瘍や急性単球性白血病などで持続的な単球増加（＞1,000/μL）を認める。

好塩基球増加

潰瘍性大腸炎，粘液水腫，放射線照射などで上昇することがある。CML をはじめとする骨髄増殖性腫瘍の可能性が高い。

幼若芽球，赤芽球出現

低頻度の芽球が末梢血にみられるのは重症感染症，抗がん剤治療による骨髄抑制の回復期にも経験する。芽球とともに赤芽球の出現も伴う場合には白赤芽球症（leukoerythroblastosis）と称する。広汎な骨髄占拠性病変（癌の骨髄浸潤，粟粒結核などの）の存在や骨髄増殖性腫瘍（特に骨髄線維症）の可能性が考えられる。芽球を高頻度に認める場合には急性白血病の可能性が高い。芽球の占める割合を算定することは血液腫瘍の診断に必須となっている。特殊染色，細胞表面マーカー，骨髄染色体検査，遺伝子検査を提出する。

白血球減少症

臨床的には好中球の減少とリンパ球の減少が大部分を占める。診断の手順としてまず，服薬歴を詳細に聴取する。血球減少をきたす可能性のある薬剤は中止する。既往歴に肝疾患，自己免疫疾患の存在を確認する。血液疾患や肝疾患，自己免疫疾患での白血球減少は他の 2 系統の血球減少を伴うことが多い。そのため，貧血や血小板減少を伴っていないか注意が必要である。原因不明のとき，あるいは血液疾患を疑ったときにはすみやかに骨髄検査（特殊染色，遺伝子検査を含む）を行う（表 4-1-2）。

好中球減少

原因は，①産生の低下，②消費または破壊の亢進，③循環プールから辺縁プールへの移動，④体内分布異常がある。
薬剤性：原因としては一番多い。発症は急激であり，多くの薬剤が無顆粒球症の原因になりうる。薬剤による好中球

表4-1-2 白血球減少をきたす疾患

好中球減少症
1) 感染症：ウイルス性（麻疹，AIDS など），細菌性（腸チフス，粟粒結核）
2) 血液疾患：再生不良性貧血，骨髄異形成症候群，巨赤芽球性貧血
3) 薬剤性：a) 免疫学的機序，中毒性による顆粒球減少（顆粒球に選択的）
　　　　　　抗甲状腺薬，抗痙攣薬，抗結核薬，消炎鎮痛薬，抗生物質
　　　　　b) 骨髄抑制作用による顆粒球減少症（顆粒球特異的ではない）
　　　　　　抗がん剤投与後
4) 脾機能亢進症：特発性門脈圧亢進症，肝硬変
5) 放射線照射

リンパ球減少症
1) 感染症：ウイルス性（AIDS など）
2) 薬剤性：副腎皮質ステロイド投与，抗がん剤投与，免疫抑制剤投与
3) 自己免疫性疾患：全身性エリテマトーデス，Felty 症候群
4) 放射線照射

AIDS：後天性免疫不全症候群

減少症の機序は大きく分けて2つある。薬剤に対する抗体ができて好中球が破壊される免疫学的機序と，骨髄での好中球産生が障害される細胞傷害性（中毒性）機序である。頻度の高い薬剤は，抗菌薬，抗甲状腺薬，消炎鎮痛薬，向精神薬である。薬剤投与から発症までの期間は2～60日である。抗がん剤，免疫抑制剤，インターフェロンも白血球減少をきたす。

感染症：ウイルス感染症（麻疹，風疹，インフルエンザなど）において治癒後も遷延する好中球減少が起きることがある。敗血症などの重症感染症や粟粒結核，腸チフスでも好中球数が減少することがある。

自己免疫性疾患：自己免疫性疾患（SLE，Felty〈フェルティ〉症候群）の部分症状として，好中球減少が起きることがある。

脾機能亢進症：肝硬変，特発性門脈圧亢進症などで脾腫が生じた場合の体内分布異常（脾臓における貯留）に由来するものである。

血液疾患：急性白血病や悪性リンパ腫の骨髄浸潤，多発性骨髄腫では腫瘍細胞の増殖により正常細胞の増殖が阻害され血球減少をきたす。巨赤芽球性貧血とMDSは無効造血をきたす代表的な疾患である。再生不良性貧血は自己免疫的な機序による造血幹細胞の障害，あるいは造血幹細胞自体の異常で血球減少をきたす。

- **軽度～中等度減少（500～1,500/μL）** 抗がん剤投与後の骨髄抑制，薬剤アレルギー，肝硬変，固形癌の骨髄転移などを鑑別すべきである。白血球分画を調べる。形態にも注意をはらう。好中球減少がみられるものの，目立った感染症をみない場合も多い。

- **高度減少（<500/μL）** 同様の疾患が疑われるが，骨髄検査を含めた精査が必要である。好中球数が500/μL以下に減少すると（無顆粒球症）と重篤な感染症に罹患する可能性がきわめて高くなる。感染症に対する十分な対策が必要である。38℃以上の発熱や明らかな感染症状を認めた場合には，入院にてすみやかに血液培養を行い抗菌薬の投与を開始すべきである。

リンパ球減少

リンパ球の絶対数が1,500/μL以下の場合をいう。成人のリンパ球数の正常値は1,500～4,000/μLで，その60～80%がT細胞（CD3陽性〈CD3⁺〉）であり，さらにその2/3がCD4⁺T細胞，残り1/3がCD8⁺T細胞である。リンパ球の10～20%がB細胞（CD20⁺），5～10%がナチュラルキラー（NK）細胞である。リンパ球減少の機序としては，産生能の減少，破壊の亢進に分けることができる。HIV（ヒト免疫不全ウイルス〈human immunodeficiency virus〉）感染症，自己免疫性疾患，極度の栄養不良時にみられるほか，放射線照射後，副腎皮質ステロイド投与後にもみられる。診断は血算でリンパ球を算定した後，必要に応じてフローサイトメトリーで細胞表面マーカーを検討し，T，B分画，さらにCD4/CD8比を明らかにする。

白血球の形態異常

主に，好中球とリンパ球の形態異常がある。

好中球の形態異常

核の形態異常

- **低分葉好中球（図4-1-1A）** 先天性疾患としては家族性Pelger-Huët（ペルゲル-フェット）核異常が有名である。核の分葉が進まず，2分葉の状態にとどまる。2分葉はthinまたはfineフィラメントで結合し，粗大な核クロマチン構造を持つ。後天性のものを偽Pelger-Huët核異常と呼び，骨髄異形成症候群では診断価値が高い。

- **過分葉好中球（図4-1-1B）** 好中球の分葉は普通5分葉までと考えられている。過分葉好中球は核が6分葉以上に分葉したものである。悪性貧血が有名であるが，MDSでもみられる。汎血球減少症があり，かつ大球性貧血がある場合は両者の鑑別のためビタミンB₁₂，葉酸血中濃度を測定する。値の低下がない場合はMDSを考慮し骨髄検査を行う。

細胞質の異常

- **Auer小体（図4-1-1C）** アズール好性の桿状封入体で細胞質に針状の構造物として認められる。急性骨髄性白血病の可能性が高い。多数のAuer（アウエル）小体の集簇を認める場合，ファゴット細胞といい，急性前骨髄球性白血病（FAB-M3）に特徴的である。

- **中毒性顆粒** 好中球細胞質に大小不同の顆粒を多数認める。重症感染症，炎症性疾患，妊娠中毒症でみられる。

- **Döhle小体（図4-1-1D）** 好中球細胞質に大小不同の塩基好性の大型小体がみられる。Döhle（デーレ）小体は重症細菌感染症，熱傷，化学療法後の好中球でみられる。先天的にみられる疾患としてMay-Hegglin（メイ-ヘグリン）症候群がある。

- **脱顆粒（図4-1-1E）** 普通染色法で二次顆粒が染まらない好中球をさす。MDSでは診断価値が高い。無顆粒または80%以上の顆粒の脱失を認める。

リンパ球の形態異常

- **異型リンパ球（図4-1-1F）** 軽度好塩基性を示し，時に空胞を有する広い細胞質と，分葉もしくは切れ込みを呈する核を認める大型のリンパ球のことで，その本態は刺

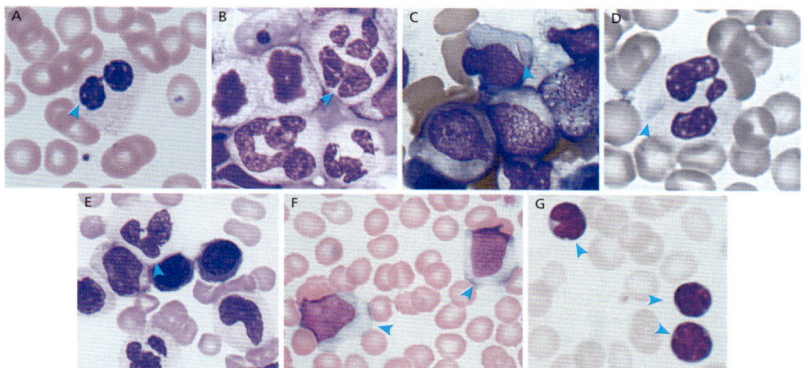

図 4-1-1　白血球系の形態異常（May-Grünwald-Giemsa 染色）
A：Pelger-Huët 核異常，B：過分葉好中球，C：Auer 小体，D：Döhle 小体，E：脱顆粒好中球，F：異型リンパ球，G：花弁状核細胞

激を受けて活性化したリンパ球である。伝染性単核球症が有名であるが，サイトメガロウイルス感染症，HIV 初感染，薬剤アレルギー，自己免疫性疾患などでもみられることがある。同一患者においても多様性に富む形態を呈することから，急性もしくは慢性リンパ性白血病でみられる病的リンパ球と鑑別できる。しかし，白血化を伴った悪性リンパ腫細胞との鑑別は時に困難である。原因不明の異型リンパ球が継続してみられる場合には注意が必要である。

- 花弁状，脳回転状，切れ込み状の核（**図 4-1-1**G）　末梢血検査で花弁状核や切れ込み状核を持ったリンパ球を認めた場合には成人 T 細胞性白血病/リンパ腫，菌状息肉症，Sezary（セザリー）症候群を疑う。

白血球の機能異常

顆粒球走化能異常

- **Chédiak-Higashi 症候群**　Chédiak-Higashi（チェディアック-東）症候群は常染色体劣性遺伝性疾患である。顆粒球の細胞質に特有な巨大顆粒のみられることを特徴とする疾患で，殺菌能の低下（脱顆粒の障害）と遊走能の低下もみられる。感染症，リンパ増殖性疾患で死亡する。
- **なまけもの白血球症候群**　顆粒球の遊走能が低下している病気で，骨髄から末梢血への遊出が低下するため血中の顆粒球数は減少する。

細胞内殺菌能異常

- **慢性肉芽腫症**　伴性遺伝または常染色体劣性遺伝性疾患である。先天性好中球機能異常の 2/3 を占める。スーパーオキシド産生酵素の機能異常のため著しく殺菌能が低下する。乳幼児期から重症細菌感染を繰り返し成人に達するまでに死亡する病気である。起因菌としてカタラーゼ産生菌が多い。
- **ミエロペルオキシダーゼ欠損症**　常染色体劣性遺伝を示す。易感染性はみられず，血液検査で偶然みつかることが多い。

【辻岡 貴之・通山 薫】

参考文献

1) Raymond GW：Neutropenia. Wintrobe's Clinical Hematology, 11th edition, edited by Green JP et al, p1777-1800, Lippincott Williams & Wilkins, 2004
2) Keith MS：Qualitative disorders of leukocytopenia. Wintrobe's Clinical Hematology, 11th edition, edited by Green JP et al, p1801-1817, Lippincott Williams & Wilkins, 2004
3) Brunning RD et al：Myelodysplastic syndromes. WHO Classification of Tumours of Haematopoietic and Lymphoid Tissues, , edited by Swerdlow SH et al, p87-108, IARC Press, 2008
4) 三森徹：白血球形態. 検査値のみかた, 中井利昭編, p406-408, 中外医学社, 2006
5) 鈴木利после：白血球異常患者へのアプローチ. medicina 45：2197-2201, 2008

2　急性骨髄性白血病

▶定義・概念

急性骨髄性白血病（acute myeloid leukemia：AML）は，骨髄系細胞がクローン性増殖をきたすような悪性腫瘍である。腫瘍性変化を起こした骨髄系細胞は分化・成熟障害をきたし，未熟な芽球として骨髄で増殖して，多くの場合，末梢血に出現し，時に他の臓器にも浸潤する。増殖する芽球は病型に応じて骨髄芽球，単芽球系，巨核芽球，赤芽球などの形態をとる。約半数は特徴的な染色体異常を有し，一部では遺伝子レベルの異常が明らかとなっており，発症機構，治療法や予後に関連する。正常造血の障害や白血病細胞の臓器浸潤，腫瘍崩壊症候群などにより，さまざまな全身症状を呈する。

▶病型

WHO 分類：WHO 分類　第 4 版（2008 年）（**表 4-2-1**）では，原則として骨髄で芽球が 20% 以上を占め，芽球が MPO（ミエロペルオキシダーゼ）陽性をもって急性骨髄性白血病と診断する。染色体・遺伝子異常の意義が判明してきたことを反映し，特定の染色体や遺伝子異常を持つタイプをそ

れぞれ独立した病型とし、これらは診断に骨髄中の芽球の比率を問わない。また骨髄異形成症候群にみられる形態・染色体異常を持つ白血病（骨髄異形成関連白血病）や、抗がん剤などによる治療後に起こる治療関連白血病が設けられている。その他の病型は、次に述べる FAB 分類を踏襲して形態的に分類する。

FAB 分類：以前によく用いられていた分類で、骨髄で芽球が 30% 以上を占めるものを急性白血病としていた。分化傾向や細胞系統を反映する形態的特徴を中心に M0 から M7 に分類する（**表 4-2-1**, **図 4-2-1**）。M3 は WHO 分類では t(15；17)型に相当する。FAB 分類は光学顕微鏡による所見で比較的簡便に診断ができるという特徴があり、その考え方は WHO 分類にも取り入れられている。

● **疫学**　わが国の全白血病の死亡率（2009 年）は人口 10 万人あたり男性 7.8 人、女性 4.9 人で、高齢者の増加に伴ってやや増加傾向にある。白血病の罹患率（2002 年）は人口 10 万人あたり男性 8.1 人、女性 5.6 人である。成人では急性骨髄性白血病が白血病の 40% 程度を占めるので、急性骨

表 4-2-1　急性骨髄性白血病（AML）の WHO 分類

- 特定の遺伝子異常を持つ AML
  t(8；21)型, inv(16)型, t(15；17)型など
- 骨髄異形成関連 AML
- 治療関連 AML
- その他の AML（カッコ内は FAB 分類）
  最未分化型（M0）
  未分化型（M1）
  分化型（M2）
  急性骨髄単球性白血病（M4, M4E）
  急性単球性白血病（M5）
  急性赤白血病（M6）
  急性巨核球性白血病（M7）

（WHO 分類 第 4 版, 2008）

髄性白血病については 10 万人あたり 2～3 人程度の罹患率と推定される。

● **病因・病態生理と分子メカニズム**　急性骨髄性白血病の発症要因は不明な点が多いが、放射線被曝、有機溶剤

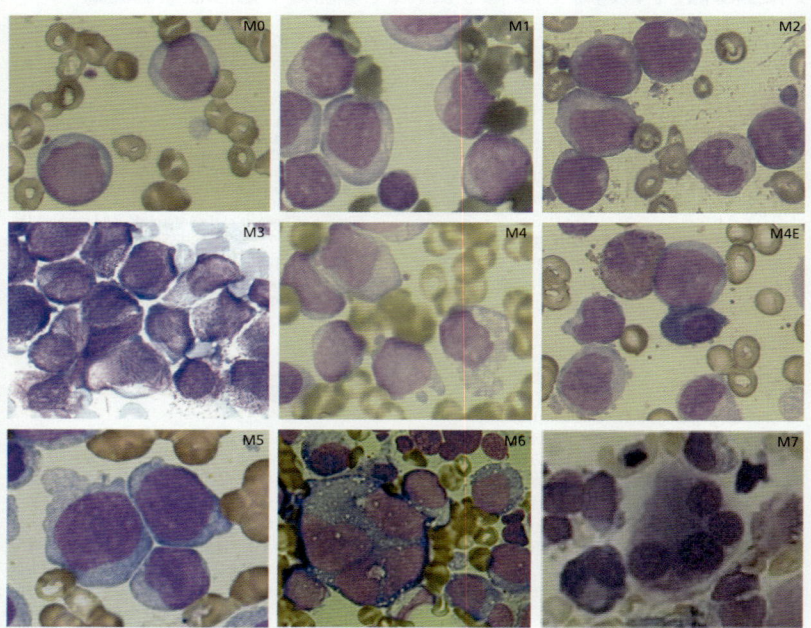

図 4-2-1　急性骨髄性白血病の形態（May-Giemsa 染色）
M0（最未分化型）：細胞質に比して核の占める割合が大きい未分化な形態の芽球で、MPO 陰性
M1（未分化型）：成熟傾向に乏しい未分化な芽球が 90% 以上を占める
M2（分化型）：芽球は細胞質がやや豊富となり、好中球への分化傾向を示す
M3（前骨髄球型）：細胞質に異常な顆粒を持つ前骨髄球で、多数の棒状の Auer 小体を有する。t(15；17)陽性
M4（骨髄単球性）：好中球と単球への分化傾向を示し、それぞれの系統が 20% 以上存在する
M4E：M4 に好酸球の増加を伴うもの。inv(16)陽性
M5（単球性）：単球系の白血病細胞が 80% 以上を占める
M6（赤白血病）：赤芽球系の細胞が 50% 以上に増加する。PAS 染色陽性
M7（巨核球性）：芽球の 50% 以上を巨核球系細胞が占める

表 4-2-2 急性骨髄性白血病の代表的な染色体・遺伝子異常

染色体異常	キメラ遺伝子	FAB分類	頻度	予後
t(8;21)(q22;q22)	AML1-ETO	M2	10%	良好
inv(16)(p13q22)	CBFβ-MYH11	M4E	5〜8%	良好
t(15;17)(q22;q12)	PML-RARα	M3	5〜8%	良好
t(9;11)(p22;q23)	MLL-AF9	M4,M5	2%	

遺伝子異常	頻度	予後
NPM1 変異	30%	良好
C/EBPα 変異	15%	良好
FLT3 変異	20%	不良

への曝露やウイルス感染,抗がん剤治療などがあげられる。抗がん剤投与後に発症する白血病は,治療関連白血病あるいは二次性白血病と呼ばれる。

急性白血病の白血病細胞では,未分化な骨髄芽球に複数の遺伝子異常が生じる結果,本来の正常な分化が障害されるとともに増殖を繰り返し,芽球が骨髄を占拠する。分子病態は多様であり,全容は明らかではないが,急性骨髄性白血病の約半数に特徴的な染色体異常を認め,染色体転座により形成されるキメラ遺伝子のなかには病型や予後に深くかかわるものがある(表 4-2-2)。WHO分類で独立した病型となる t(8;21), t(15;17), inv(16)などが代表例である。キメラを形成する遺伝子は転写因子をコードするものが多く,転写因子の機能変化による分化・増殖異常が白血病の一因と考えられる。

- **t(8;21):AML1-ETO** t(8;21)はFAB分類 M2によく認められ,芽球は比較的分化傾向を持つことが多い。急性骨髄性白血病の5%程度,FAB分類 M2では10%程度に認められる。転座により AML1-ETO キメラ遺伝子が形成される。AML1 は RUNX1 とも呼ばれ,造血細胞の分化に重要な役割を果たす転写因子であるが,AML1-ETO は AML1 機能の阻害などを通して白血病発症に寄与する。

- **inv(16):CBFβ-MYH11** inv(16)はFAB分類 M4E(好酸球増加を伴うタイプのM4)にみられ,好酸球増加を伴い単球と顆粒球への分化傾向を示す。急性骨髄性白血病の5〜8%を占める。CBFβ は AML1 と複合体を形成して転写制御に働く因子であり,CBFβ-MYH11 の形成はやはり AML1 機能の阻害をもたらす。t(8;21)陽性例とあわせて CBF白血病と総称されることがあり,ともに予後良好である。

- **t(15;17):PML-RARα** 急性前骨髄球性白血病(FAB分類 M3)に認められ,急性骨髄性白血病の5〜8%を占める。異常な前骨髄球の増殖を特徴とし,凝固障害から播種性血管内凝固(DIC),出血を起こしやすい。また発症時に汎血球減少をきたしやすい。PML-RARα はレチノイン酸受容体の転写調節機能を障害し,血球の分化異常や白血病発症をもたらす。オールトランス型レチノイン酸は PML-RARα の作用を解除し,治療効果を発揮する。

- **t(9;11):MLL-AF9** MLL 遺伝子は染色体11q23に存在し,転座によりさまざまなキメラ遺伝子を形成する。急性骨髄性白血病によくみられるのは t(9;11)で,MLL-AF9 キメラ遺伝子が形成される。急性骨髄性白血病の2%程度を占め,FAB分類 M4, M5 など単球性の白血病に多い。MLL はヒストンメチル化酵素で,いろいろな複合体を形成して造血系の転写制御にかかわる。MLL-AF9 などのキメラは,正常の MLL にない異常な機能を獲得して白血病に関与すると考えられる。

● 臨床症状

急性骨髄性白血病の症状は,原因からは正常造血の障害によるもの,白血病細胞の増殖・浸潤によるもの,腫瘍崩壊によるものに分けられる。白血病細胞が骨髄を占拠するために正常造血が抑制され,骨髄不全をきたす。

- **貧血** 貧血によって全身倦怠感や体動時息切れ,頭痛,耳鳴り,浮腫などが生じる。
- **感染症** 白血球減少,免疫能の低下から感染症を併発し,発熱をきたす。細菌感染症の起因菌はグラム陰性桿菌とともにグラム陽性球菌が多い。カンジダやアスペルギルスによる真菌感染症もある。
- **出血** 血小板減少により出血を生じやすくなる。急性前骨髄球性白血病では凝固線溶異常が起こりやすく,DIC や重篤な出血をきたしやすい。
- **腫瘍崩壊症候群** 白血病細胞の崩壊により腫瘍崩壊症候群をきたし,凝固線溶異常,DIC,高尿酸血症や腎障害を招くことがある。
- **臓器浸潤** 白血病細胞は中枢神経や消化管を含む全身の臓器に浸潤しうる。その結果,歯肉腫脹,肝脾腫,皮疹,骨痛,神経症状,リンパ節腫大などさまざまな臨床症状をきたす。腫瘤を形成することがあり,骨髄肉腫と呼ばれる。特に単球系の白血病は臓器浸潤を起こしやすい。

● 検査成績

- **末梢血所見** 末梢血中の白血球数は減少から著増までさまざまであるが,増加することが多い。多くの場合,末梢血には未分化な芽球が出現する。中間の成熟段階の白血球に乏しい所見を白血病裂孔と呼ぶ。病型によっては単球の増加を認める。正常な造血は抑制され,正球性貧血と血小板減少を認める。骨髄での芽球の増殖などを受けて,末梢血に赤芽球が出現する場合がある。
- **骨髄所見**(図 4-2-1) 骨髄では MPO 陽性芽球の増殖を認める(図 4-2-2)。急性前骨髄球性白血病では異常な前骨髄球の増殖が特徴である。ただし FAB分類の M0, M5, M7 では MPO 陰性芽球の増加を認めることもある。細胞組織化学検査(特殊染色)では,ズダンブラック B が MPO とほぼ同様の細胞で陽性となる。好中球では特異的エステラーゼ(ASD クロロアセテート),単球では非特異的エステラーゼ(α ナフチルブチレート)が陽性になるので,非特異エステラーゼは単球性白血病の診断に有用である。赤白血病における異常赤芽球では PAS 染色により細胞質に顆粒状に染まる。骨髄腔内に芽球が充満している場合や線維化をきたしている場合は,骨髄が吸引できない場合がある(dry tap)。

芽球の細胞表面抗原は骨髄性とリンパ性の区別や,細胞系統の判断に有用である。急性骨髄性白血病では未分化抗原 CD34 に加えて,骨髄球系抗原の CD13, CD33 が陽性になることが多い。CD14 は単球系,CD41 は巨核球系,glycophorin A は赤芽球系のマーカーとなる。

- **血液生化学所見** 白血病細胞の増殖や崩壊により,乳酸

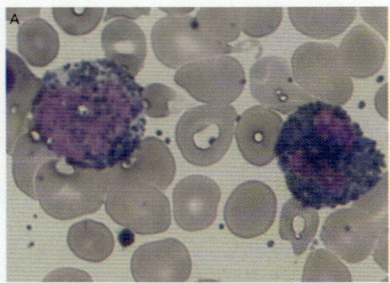
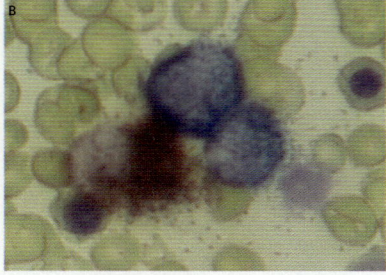

図 4-2-2　急性骨髄性白血病の特殊染色
A：MPO 染色（May-Giemasa 染色併用）。左の芽球の細胞質に顆粒状に MPO が染色されている。右の MPO 陽性細胞は分化した好中球
B：急性骨髄単球性白血病で，好中球が特異的エステラーゼ染色（ASD クロロアセテート）で青に，単球が非特異的エステラーゼ染色（αナフチルブチレート）で茶に染色されている

脱水素酵素（LDH），尿酸の上昇を認めることが多い。肝浸潤がある場合は肝胆道系酵素の上昇を認める。感染の合併などにより C 反応性蛋白（CRP）の上昇を認める。急性前骨髄球性白血病ではフィブリノーゲン減少，フィブリン分解産物（FDP），D ダイマーの上昇などの凝固系異常を認める。単球系白血病では血清，尿中リゾチームの高度の上昇をきたしやすい。

▶ **診断**　末梢血への芽球の出現と白血病裂孔の存在，貧血，血小板減少から急性白血病を疑う。続いて骨髄検査を行い，芽球の増加を認めることにより急性白血病と診断する。骨髄中の芽球の MPO 陽性率が 3％ 以上なら急性骨髄性白血病と考える。芽球や赤芽球の割合，非特異的エステラーゼ染色陽性率，細胞表面抗原などを総合して，病型の決定を行う。特異的な染色体転座の存在で診断されることもある。他の疾患を除外して診断する。

急性骨髄性白血病のなかには骨髄異形成症候群から進展したものや，骨髄異形成症候群に似た血球の形態異常を示すものがある。骨髄異形成症候群そのものとは，血球の形態に加え，骨髄中の芽球の比率や特徴的な染色体異常の有無で鑑別する。慢性骨髄性白血病（慢性期）では BCR-ABL キメラ遺伝子が検出され，各成熟段階の血球増加をきたし，急性白血病にみられるような白血病裂孔は認めない。慢性骨髄性白血病の急性転化とは病像が似るが，BCR-ABL の検出や慢性期の先行があれば慢性骨髄性白血病を考える。慢性骨髄単球性白血病，慢性好酸球性白血病との鑑別も必要なことがあるが，増加している細胞の種類によって区別する。慢性好酸球性白血病の一部では FIP1L1-PDGFRA キメラ遺伝子が陽性となる。

FAB 分類の M0，M5，M7 では MPO 陰性芽球の増加を認めることもあるので，急性リンパ性白血病との鑑別も必要となる。急性リンパ性白血病の芽球は B 細胞系（CD19，CD10 など）や T 細胞系（CD5，CD7，CD3 など）の細胞表面抗原を持ち，免疫グロブリン遺伝子や T 細胞受容体遺伝子の再構成を認めることが多い。ただし骨髄性とリンパ性の両方の性質を持つ混合性白血病も存在する。

▶ **治療と薬理メカニズム**　成人の急性骨髄性白血病は化学療法により 70～80％ が寛解に入り，5 年生存率は 30％ 程度と，一定の率で治癒が期待できる疾患である。染色体異常が最も重要な予後不良因子である。t(8;21)，inv(16)，t(15;17) は予後良好群，正常核型，+8，+6，-Y，del(12p) は予後中間群，-5，-7，3q，9q，11q，20q，21q，17p の異常，t(6;9)，t(9;22)，複雑核型（3 種類以上の異常）などが予後不良群となり，5 年生存率はそれぞれ 55％，30～40％，10％ 程度である。t(15;17) 型はレチノイン酸の導入により，5 年生存率が 70％ を超えるようになった。

化学療法が治療の主体となる。初回治療は寛解導入療法と呼ばれ，アントラサイクリン系抗がん剤（イダルビシン 12 mg/m^2 やダウノルビシン 45～50 mg/m^2）3 日間とシタラビン 100～200 mg/m^2 7 日間を併用する。骨髄中の芽球が 5％ 未満となり，正常造血の回復と臨床上の症状の消失が得られれば完全寛解と呼ぶ。この時点ではまだかなりの数の白血病細胞が体内に残存しているので，寛解後療法（地固め療法）として，寛解導入と同様の薬剤による治療や，シタラビン大量療法を数回繰り返す。エトポシドやビンクリスチンを用いることもある。t(15;17) 型に対してはオールトランス型レチノイン酸を併用する。

再発例や寛解導入不能例は化学療法では長期生存が期待できないので，同種造血幹細胞移植の適応となる。予後良好でない例には，初回寛解導入後に同種造血幹細胞移植を行う試みもなされている。最近ではポリメラーゼ連鎖反応（PCR）法を用いたキメラ遺伝子の定量により微少残存病変を検出し，再発を早期に察知して治療法の選択に役立てる方法が進んでいる。

急性骨髄性白血病では正常の好中球は減少し，易感染性となる。さらに化学療法により白血球減少をきたすとともに，粘膜障害などを合併し，感染のリスクが上がる。化学療法後の好中球減少時に発熱を認めたら，血液培養を採取した後，ただちに広域抗生剤を開始する。培養結果が出たら，感受性に応じた抗生剤への変更などを検討する。出血，凝固障害をきたすことも多く，それらは化学療法によって一時的に助長されることがある。2 万～3 万/µL を下回らないように血小板輸血を行い，凝固因子の補充を行う。低分子ヘパリンやトロンボモデュリンによる抗凝固療法を行うこともある。貧血に対してはヘモグロビン 6～8 g/dL を維持するように，症状をみながら赤血球輸血を行う。

【黒川　峰夫】

📖 参考文献
1) Swerdlow SH et al eds：WHO classification of tumours of hae-

matopoietic and lymphoid tissues, 4th edition, IARC Press, 2008
2) Slovak ML et al：Karyotypic analysis predicts outcome of preemission and postremission therapy in adult acute myeloid leukemia：a Southwest Oncology Group/Eastern Cooperative Oncology Group Study. Blood 96：4075-4083, 2000
3) Marcucci G et al：Molecular genetics of adult acute myeloid leukemia：prognostic and therapeutic implications. J Clin Oncol 29：475-486, 2011
4) Burnett A et al：Therapeutic advances in acute myeloid leukemia. J Clin Oncol 29：487-494, 2011

3 急性リンパ性白血病

▶**定義・概念** 急性リンパ性白血病（acute lymphoblastic leukemia：ALL）はリンパ系幼若細胞の腫瘍性増殖を特徴とする造血器腫瘍である。骨髄を主病巣とし、末梢血に白血病細胞の出現を認めるほか、リンパ節、脾臓、胸腺、中枢神経系などへの浸潤も認める。正常造血障害、浸潤による各種臓器障害、神経障害などをきたし、さまざまな全身症状を呈する。

▶**疫学** わが国における白血病の罹患率は10万人に6人とされ、ALLはその20%程度を占める（10万人あたり約1人）。年齢別罹患率では50歳以上だけでなく乳幼児期にもピークを認めるのが特徴的である。したがってALLの割合は成人急性白血病では20～25％程度であるが、小児急性白血病では75～80％にのぼる。

▶**病因・病態生理と分子メカニズム** ALLの病因は明らかではないが、遺伝的要因、ウイルス感染、放射線被曝、有機溶媒への曝露や抗がん剤治療などは発症要因になると考えられている。Down（ダウン）症候群、毛細血管拡張性運動失調症（ataxia telangiectasia）などの遺伝性疾患ではALLの合併頻度が高く、遺伝子の異常がその発症に関与することを示唆している。またヒトTリンパ球向性ウイルス1型（human T-lymphotropic virus-1：HTLV-1），EB（Epstein-Barr）ウイルス（EBV）がそれぞれ成人T細胞性白血病/リンパ腫、成熟B細胞ALLの発症に関与することが知られている。

こうした種々の要因が未分化なリンパ芽球においてさまざまな遺伝子異常を生じた結果、リンパ芽球の分化障害と増殖能の亢進が起こると考えられている。急性病態は多様で全体としては不明な点が多いが、染色体転座を中心とした特徴的な染色体異常を持つものは共通の病型や予後を示すことが多く、共通の分子病態を持つと考えられる（表4-3-1）。また最近ではT細胞分化に重要なシグナル伝達因子であるNotch1の活性型変異がT細胞性ALLの約50％に認められたり、B細胞分化に重要な転写因子であるPAX5遺伝子の異常（欠失、点変異、遺伝子転座など）がB細胞性ALLの約30％に認められることが示されるなど、重要な遺伝子変異が次々に明らかになってきている。

こうして腫瘍性増殖をきたすようになった白血病細胞は、骨髄においては正常造血を障害し、リンパ節、肝臓、脾臓、中枢神経などに浸潤し各種臓器障害をきたす。さらに、治療開始時などに白血病細胞の崩壊により腫瘍崩壊症候群を起こす。

▶**臨床症状** ALLの臨床症状は以下のように大別される。

造血障害によるもの
- **貧血** 動悸、息切れ、頭痛、倦怠感などを生じる。
- **感染症** 白血球減少、免疫能低下によって起こり、発熱をきたす。化学療法開始後も抗がん剤の骨髄抑制によりしばしば起こる合併症であり、時に重症化し致命的となる。
- **出血** 血小板の減少によって起こる。白血病細胞の崩壊に伴い播種性血管内凝固（DIC）を起こすことがあり、その場合出血傾向がさらに助長される。

臓器浸潤によるもの
- **リンパ節腫脹、肝脾腫、縦隔腫瘍** これらによる圧迫症状として腹部膨満感、呼吸困難などが生じることがある。
- **中枢神経浸潤** 頭痛、嘔吐、顔面神経麻痺、眼球運動障害などを生じる。中枢神経と睾丸への浸潤に対しては付加的な治療を行うので、その診断は重要である。その他、皮膚、消化管リンパ節、腎臓、筋肉などに浸潤することがある。

白血病細胞の崩壊によるもの
- **腫瘍崩壊症候群** 腫瘍の崩壊により高尿酸血症と凝固線溶異常をきたし、進行すると析出した尿酸による腎障害を生じたり、DICを起こす。治療開始とともに著明になることが多い。

▶**検査成績** 末梢血で貧血と血小板減少を認める。白血球数は白血病細胞が末梢血に出現して著増することと、そうならず減少することがある。乳酸脱水素酵素（LDH）の高値、高尿酸症を認める。骨髄ではMPO（ミエロペルオキシダーゼ）陰性の芽球の増生を認め、細胞表面抗原の検査で特定の分化段階の細胞の集積を認める。骨髄腔内に芽球が充満していると骨髄が吸引できないことがある（ドライタップ）。骨髄または末梢血中の白血病細胞を用いた分染法やFISH（蛍光 in situ ハイブリダイゼーション）法による染色体分析、RT-PCR（ポリメラーゼ連鎖反応）法によるキメラ遺伝子スクリーニングにより腫瘍特異的な染色体転

表4-3-1 代表的染色体異常と病態生理

染色体異常	遺伝子異常	病態生理	病型	頻度（％）*	備考
t(9；22)(q34：q11.2)	BCR/ABL1	ABLキナーゼの恒常的活性化による細胞増殖	common ALL pre-B ALL	20～30	小児では少ない
t(v；11q23)	MLL関連融合遺伝子	ヒストンメチル化の異常による遺伝子発現パターンの変化	pro-B ALL	3～6	乳児に多い
t(12；21)(p13；q22)	TEL/AML1	転写因子 AML1の阻害による分化障害	common ALL	<3	小児に多い
t(1；19)(q23；p13.3)	E2A/PBX1	転写因子 PBX1の異常	pre-B ALL	<5	小児に多い
t(v；8q23)	MYC遺伝子高発現	MYC高発現による細胞不死化増殖	mature B ALL	2～5	

*：成人における頻度

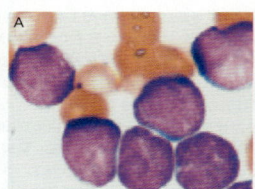 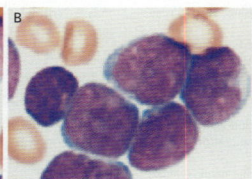 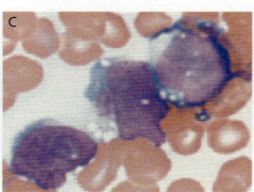

図 4-3-1 急性リンパ性白血病(ALL)の形態
FAB 分類では ALL の形態は以下のように分類される
L1(A):細胞は小型で N/C 比が高く核小体が不明瞭
L2(B):細胞は大型で N/C 比は比較的低く核小体が明瞭
L3(C):細胞は大型で細胞質が好塩基性で空胞が著明

表 4-3-2 免疫形質による急性リンパ性白血病(ALL)の分類									
分化マーカー	pro-B ALL	common ALL	pre-B ALL	mature B ALL	分化マーカー	pro-T ALL	pre-T ALL	cortical T ALL	mature T ALL
CD19	+	+	+	+	CD7	+	+	+	+
CD79a	+	+	+	+	CyCD3	+	+	+	+
CD10	−	+	+	+	CD2	−	+	+	+
CD20	−	+/−	+	+	CD5	−	+	+	+
Cyμ	−	−	+	−	CD1a	−	−	+	−
SmIg	−	−	−	+	SmCD3	−	−	−	+
TdT	+	+	+	−	TdT	+	+	+	+

座,キメラ遺伝子が検出されることがある。

分類

FAB(French-American-British)分類では芽球の形態的特徴から ALL を L1,L2,L3 に分けてきたが(図 4-3-1),L3 が Burkitt(バーキット)型 ALL(mature B ALL)に相当し独立した病型を形成するものの,L1 と L2 の間に臨床的特徴との関連が認められず,現在はあまり用いられていない。

代わって汎用されてきたのは芽球の細胞表面抗原などの免疫学的形質により分類する方法である。B 細胞系 ALL では通常 CD19,CD79a が陽性で,細胞内 μ 鎖,細胞表面 IgM(免疫グロブリン M)などの発現状態により pro-B ALL,common ALL,pre-B ALL,mature B ALL(Burkitt 型 ALL)に分類する。terminal deoxynucleotidyltransferase(TdT)は mature B ALL 以外は原則陽性となる。T 細胞系 ALL では通常 CD7,細胞内 CD3 が陽性で,これを CD2,CD5,CD1a,細胞表面 CD3 などの発現状態により pro-T ALL,pre-T ALL,cortical T ALL,mature T ALL に分類する(表 4-3-2)。この分類は臨床的特徴とよく相関すると考えられている。

現在造血器腫瘍の分類の標準である WHO(世界保健機関)分類では悪性リンパ腫も含めた造血器腫瘍をこのような細胞帰属と染色体異常などの遺伝子変異の所見により分類している(表 4-3-3)。Burkitt 型 ALL は Burkitt リンパ腫の白血化と同義として,成熟 B 細胞腫瘍に含まれている。腫瘍細胞の細胞帰属が同じであれば本質的に同一の疾患として扱い,進展様式(骨髄主体か腫瘍形成主体か)により白血病とリンパ腫を明確に分けることはないが,骨髄中のリンパ球浸潤が 25% 以上であれば白血病と定義されることが多い。

●**診断** 末梢血白血球数の異常,芽球の出現,貧血,血小

表 4-3-3 WHO 分類における急性リンパ性白血病(ALL)の分類
リンパ系腫瘍
前駆型リンパ系腫瘍
● B リンパ芽球性白血病/リンパ腫—非特定型
● 反復性遺伝子異常を伴う B リンパ芽球性白血病/リンパ腫
BCR-ABL1 を伴う B リンパ芽球性白血病/リンパ腫
MLL 再構成を伴う B リンパ芽球性白血病/リンパ腫
TEL-AML1 を伴う B リンパ芽球性白血病/リンパ腫
高二倍体性 B リンパ芽球性白血病/リンパ腫
低二倍体性 B リンパ芽球性白血病/リンパ腫
IL-3-IGH を伴う B リンパ芽球性白血病/リンパ腫
E2A-PBX1 を伴う B リンパ芽球性白血病/リンパ腫
● T リンパ芽球性白血病/リンパ腫
成熟 B 細胞腫瘍
Burkitt リンパ腫(Burkitt 型 ALL を含む)

板減少などから急性白血病を疑い骨髄穿刺を行う。骨髄中に芽球を 20% 以上認めれば急性白血病と考え,芽球の MPO 陽性率が 5% 未満であれば ALL を疑う。TdT,細胞表面抗原などを調べ他疾患を除外しつつ,B 細胞性,T 細胞性を区別して診断する。染色体異常,キメラ遺伝子の有無が判明すればそれをあわせて診断する。

鑑別診断

● **MPO 陰性 AML** 急性骨髄性白血病(AML)でも M0,M5,M7 では MPO 陰性芽球を認める。TdT 陰性(Burkitt 型 ALL も陰性),骨髄球系の細胞表面抗原の発現などから AML と診断する。

● **悪性リンパ腫の白血化** 通常は腫瘤性病変が主体で骨髄浸潤の程度が軽いことでリンパ腫と判断される。マントル細胞リンパ腫などは骨髄浸潤が主体となることがあるが,細胞表面抗原,TdT を調べ成熟 B 細胞の形質を持つ腫瘍が増加しているのをみることで Burkitt 型 ALL 以

外のALLとは鑑別可能。Burkitt型ALLとの鑑別は，Burkitt型ALLの特徴的な形態と染色体異常，免疫学的形質などで可能である。Burkittリンパ腫の白血病化とBurkitt型ALL，あるいはリンパ芽球性リンパ腫の白血化とリンパ芽球性白血病は本質的に同一疾患で厳密な区別は困難だが，腫瘤性病変の程度と骨髄浸潤の程度を比較して判断される。

- **CML急性転化** BCR-ABL陽性ALLとの鑑別が問題となる。慢性期が存在する，寛解期にもBCR-ABLが陽性，好中球FISH法でBCR-ABL陽性のいずれかの所見が認められる場合にはCML（慢性骨髄性白血病）急性転化と考える。
- **反応性リンパ球増加** EBVなどの一部のウイルスによる感染症で反応性多クローン性の成熟リンパ球の増加を認めることがある。臨床経過，ウイルス学的検査，細胞表面抗原の検査などにより鑑別される。

■ **治療と薬理メカニズム** 化学療法が治療の主体となる。AMLの化学療法と比べると，中心となる薬剤が異なり多剤併用されること，中枢神経浸潤への予防に重点が置かれること，維持療法が行われ治療期間が長いことが特徴である。寛解導入療法にはビンクリスチン，アントラサイクリン（ダウノルビシンかアドリアマイシン（ドキソルビシン）），シクロホスファミド，ステロイド（プレドニゾロンかデキサメタゾン）はほとんどのプロトコルで使用され，これに加えて，L-アスパラギナーゼ，6-メルカプトプリン（6-MP），シタラビン，メトトレキサートなどが使用されることがある。地固め療法もこれらの薬剤の組み合わせで行われるが，地固め療法は強化される傾向にあり，高用量のシタラビン，メトトレキサートが使用されることが増えてきている。維持療法にはビンクリスチン，6-MP，プレドニゾロン，メトトレキサートを外来治療可能な用量で使用し，治療開始から2〜3年経過するまで行うことが多い。

小児ALLの治療成績は成人に比しきわめて良好で，これは生物学的特性の違いや，薬剤耐性の違いから小児は治療強度が上げやすいことによると考えられている。年齢的に小児に近く，治療強度の高い治療の可能な思春期・若年者（16〜25歳程度）のALLに対し，小児と共通のプロトコルで治療する試みがなされてきてよい成績を上げている[1]。

中枢神経浸潤の頻度は初診時では10%以下であるが，予防治療を行わなければ1年後に50〜75%に中枢神経系への再発が認められるため，その治療と予防は重要である。血液脳関門（blood-brain barrier：BBB）の存在により静脈投与では中枢神経系には薬剤が届きにくいため，メトトレキサート，シタラビン，ステロイドの髄腔内投与や，髄液移行性のよいメトトレキサートやシタラビンによる全身大量化学療法，全脳・全脊髄照射などを初診時の中枢神経浸潤の有無，疾患ごとのリスクに従い選択して行う。

Burkitt型ALLは進行がきわめて早く，中枢神経浸潤の頻度も高いことから従来予後不良であったが，シクロホスファミド，メトトレキサート，シタラビンの大量療法を組み込んだ治療を行うことで，予後が著しく改善した[2]。またBCR-ABL陽性ALLも予後不良であったが，ABLチロシンキナーゼに対する阻害薬イマチニブを治療に組み込むことで予後が著しく改善した[3]。

同種造血幹細胞移植は強い抗腫瘍効果を持つ有用な寛解療法であるが，治療関連死，移植片対宿主病（GVHD）などの合併症による生活の質（QOL）の低下などが問題となり，その適応は慎重に判断する必要がある。成人ALL第一寛解期に対する同種骨髄移植では，HLA（ヒト白血球抗原）一致の血縁者間，非血縁者間いずれにおいても50%程度の長期生存が得られている。現在のところ，予後不良因子を持つ症例に対しては，第一寛解期での同種造血幹細胞移植が推奨される。予後不良因子を持たない症例における化学療法に対する優位性は明らかでない。再発症例や寛解導入不能症例には同種造血幹細胞移植の適応となるが，非寛解症例での成績は不良である。また自家造血幹細胞移植は化学療法に対する優位性は明らかでない。

化学療法中には，骨髄抑制による感染症，出血，腫瘍崩壊症候群による腎障害，DICなどを起こすことがあり，これらに対する支持療法も重要である。治療中の好中球減少に対しては顆粒球コロニー刺激因子（G-CSF）を使用する。

● **経過・予後** 成人ALLは化学療法により80〜90%に完全寛解が得られるようになったが，再発が多く長期生存率は30〜40%と十分なものではなく，80%以上に長期生存が得られる小児ALLと対照的である。予後不良因子としては，年齢（30歳以上），発症時白血球数（B細胞性で3万/μL以上，T細胞性で10万/μL以上），染色体異常（t(9;22)，t(4;11)など），寛解到達までの期間（4週間以上）などがあげられている。

【早川 文彦・直江 知樹】

参考文献
1) Ribera JM et al : Comparison of the results of the treatment of adolescents and young adults with standard-risk acute lymphoblastic leukemia with the Programa Español de Tratamiento en Hematología pediatric-based protocol ALL-96. J Clin Oncol 26 : 1843-1849, 2008
2) Mead GM et al : An international evaluation of CODOX-M and CODOX-M alternating with IVAC in adult Burkitt's lymphoma : results of United Kingdom Lymphoma Group LY06 study. Ann Oncol 13 : 1264-1274, 2002
3) Yanada M et al : High complete remission rate and promising outcome by combination of imatinib and chemotherapy for newly diagnosed BCR-ABL-positive acute lymphoblastic leukemia : a phase II study by the Japan Adult Leukemia Study Group. J Clin Oncol 24 : 460-466, 2006

4 骨髄異形成症候群

● **定義・概念** 骨髄異形成症候群（myelodysplastic syndrome：MDS）は，骨髄不全症候群（bone marrow failure syndromes）の一つであり，造血幹細胞レベルのクローン性異常によると考えられている（図4-4-1）。ただし，その病態は多様であり，不均一な疾患群からなっている。典型例では無効造血（ineffective hematopoiesis）のために，骨髄で過形成，末梢血では汎血球減少（pancytopenia）を示す。また，血球は質的にも異常であり，好中球機能の低下を認め，好中球減少の程度以上に感染症にかかりやすい。形態学的には異形成像（dysplastic change）が特徴的であり，染色体異常を伴うことも多い。

● **疫学** MDSは高齢者に多い疾患であるが，まれに小児や若年者にもみられる。有病率は10万人あたり3人程度

であると報告されているが，世界的に増加傾向にある。

▶ **病因・病態生理と分子メカニズム** MDSの分子病態については，造血幹細胞レベルでのDNA損傷を契機に異常クローンが発生し，次第に正常造血が抑制されたものと考えられるが，その原因は不明である．遺伝子レベルでは，*FMS*遺伝子，*AML1*遺伝子，*FLT3*遺伝子などの変異，$p15^{INK4b}$癌抑制遺伝子のメチル化による遺伝子発現の消失など，さまざまなものが知られている．そのほか，*TET2*遺伝子の変異が約20％の症例で見つかることが報告されているが，この遺伝子の異常はさまざまな病型の骨髄性腫瘍で観察されており，MDSに特異的というわけではない．

MDSクローンは，このような遺伝子異常のために正常な分化増殖ができず，無効造血をきたす（分化の途中で細胞がアポトーシスにより壊れていく）．遺伝子異常が蓄積し，癌化のステップが進むと，急性骨髄性白血病の病態に移行する（MDS-overt leukemia）．そのため，MDSは前白血病状態といわれることもある．なお，化学療法とか放射線照射などの原因がはっきりしている場合は，二次性MDS（治療関連MDS）として扱われる．このようなものは白血病に進展することが多い．

MDSの病態形成メカニズムは複雑であり，単純に造血幹細胞レベルの遺伝子異常というだけではその全体像をとらえることはできない．再生不良性貧血のように免疫抑制療法が有効なケースもあれば，血管新生が病態を修飾している場合もあると理解されている．すなわち，生体の免疫システムとの関係や，造血微小環境との相互作用も，MDSの病態の全体像が形成されるうえで，大きな意味を持っていると考えられるようになってきている．

▶ **臨床症状** MDSは一般に慢性に経過する疾患であり，(汎)血球減少による症状が主体となる．発病初期には軽微か無症状のことも多く，健康診断の際に血球計算（血算）の異常を指摘されて見つかることも多い．貧血はゆっくり進行するため症状がすぐには出ないが，ヘモグロビン値がかなり低下すると，易疲労感，動悸，労作時息切れなどの貧血一般症状が出現する．

白血球減少（好中球減少）に加えて機能低下もあり，感染症にかかりやすく，そのためしばしば発熱を認める．血小板減少が進むと，点状出血や軽い圧迫だけでも溢血斑や皮下出血を起こしやすくなるなど，出血傾向を認めるようになる．時に，Sweet（スイート）症候群（発熱と皮疹），Behçet（ベーチェット）病類似の症状（アフタ性口内炎，結節性紅斑，関節炎など），BOOP様の肺病変などを伴うことがある．

▶ **検査成績** 末梢血でなんらかの血球減少があり（常に汎血球減少を認めるわけではない），貧血は正球性あるいは大球性を示す．好中球機能では，ペルオキシダーゼ活性やアルカリホスファターゼ活性，スーパーオキシド産生能などの低下がみられる．骨髄検査では正〜過形成像（時に，低形成を示すこともあり，そのようなケースでは再生不良性貧血との鑑別が難しい）に加えて，血球形態異常（異形成像）を認める．特に，低分葉核を示す偽Pelger-Huët（ペルゲル-フェット）核異常（pseudo-Pelger-Huët anomaly）などの形態異常を持つ好中球と微小巨核球（micromegakaryocyte）などの巨核球の異常が重要であり，巨赤芽球様変化（megaloblastoid change）などの赤芽球系の異形成は特異性が低いとされている．MDSにしばしば認められる染色体異常（−5/5q−，＋8，−7/7q−などの異数性や欠失が多い）があれば診断の確実性が増す（ただし，再生不良性貧血でも染色体異常を認めることがある）．

血液生化学検査では，乳酸脱水素酵素（LDH）と間接ビリルビンの上昇（無効造血を反映）を認める．無効造血があると，消化管からの鉄吸収が高まることが知られており，血清鉄および血清フェリチン値は輸血を行う前から増加している．

▶ **診断** 厚生労働省の特発性造血障害に関する調査研究班でまとめたわが国の診断基準を**表4-4-1**に示す．鑑別診断では，血球減少をきたす他疾患を除外する必要がある

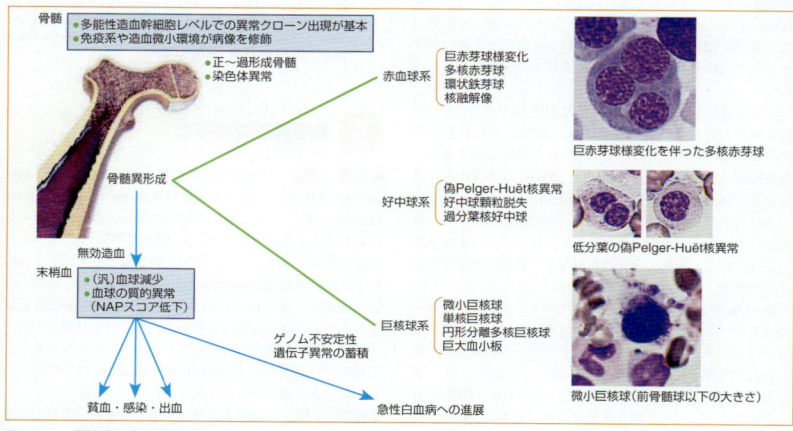

図4-4-1 骨髄異形成症候群の病態生理

表4-4-1 不応性貧血(骨髄異形成症候群)の診断基準(簡略化したもの)

1. 臨床所見として,慢性貧血を主とするが,時に出血傾向,発熱を認める。症状を欠くこともある
2. 末梢血で,1血球系以上の持続的な血球減少を認めるが,血球減少を欠くこともある。血球減少とは,成人で,ヘモグロビン濃度10 g/dL未満,好中球数1,800/μL未満,血小板数10万/μL未満をさす
3. 骨髄は正常ないし過形成であるが,低形成のこともある

A. 必須基準(FAB分類では,1),2)が,WHO分類では,1)~4)が必須である)
  1) 末梢血と骨髄の芽球比率が30%未満(WHO分類では20%未満)である
  2) 血球減少や異形成の原因となる他の疾患が除外できる
  3) 末梢血の単球数が 1×10^9/L未満である
  4) t(8;21),t(15;17),inv(16)またはt(16;16)の染色体異常を認めない

B. 決定的基準
  1) 骨髄塗抹標本において異形成が認められる
  2) 骨髄異形成症候群が推測される染色体異常を認める

- 診断に際しては,1,2,3によって不応性貧血(骨髄異形成症候群)を疑う
- Aの必須基準の1)と2)(WHO分類では1)~4)のすべて)を満たし,Bの決定的基準の1)(WHO分類では1または2))を満たした場合,不応性貧血(骨髄異形成症候群)の診断が確定する
- 確定できない場合は,補助診断(詳細は省略)を試みるが,疑診例については経過観察する

(文献6を引用)

表4-4-2 血球減少の原因となる他の疾患

再生不良性貧血
発作性夜間ヘモグロビン尿症
巨赤芽球性貧血
急性白血病
骨髄線維症
多発性骨髄腫
悪性リンパ腫
特発性血小板減少性紫斑病
血球貪食症候群
重症感染症
HIV感染症
全身性エリテマトーデス
脾機能亢進症(肝硬変,門脈圧亢進症など)
癌の骨髄転移
薬物起因性血液障害
重金属曝露
その他

表4-4-3 骨髄異形成症候群(MDS)のFAB分類

MDSの病型分類	芽球比率(%)		その他の所見
	末梢血	骨髄	
不応性貧血 (refractory anemia:RA)	<1	<5	
鉄芽球性不応性貧血 (RA with ringed sideroblasts:RARS)	<1	<5	環状鉄芽球 ≧15%
芽球増加を伴う不応性貧血 (RA with excess of blasts:RAEB)	<5	5~19	
RAEB移行期 (RAEB in transformation:RAEB-t)	≧5*	20~29*	Auer小体あり*
慢性骨髄単球性白血病 (chronic myelomonocytic leukemia:CMML)	<5	<20	末梢血単球 >1,000/mL

*:いずれか一つみたせばよい

(表4-4-2)。特に不応性貧血(refractory anemia:RA)は再生不良性貧血との鑑別診断が難しいことが多い。

MDSにはさまざまな病型があり,1982年にFAB(French-American-British)グループにより作成されたFAB分類(表4-4-3)は現在も用いられているが,最近ではWHO(世界保健機関)分類(表4-4-4)が広く利用されている。両者の主な相違点は,MDSと白血病の境界となる骨髄芽球比率を変えたこと(FAB分類では30%,WHO分類では20%),FAB分類の慢性骨髄単球性白血病(CMML)をWHO分類では骨髄増殖性腫瘍に含めたことなどである。また,FAB分類のRAEB(芽球増加を伴う不応性貧血)がWHO分類ではRAEB-1とRAEB-2に分けられた。これは芽球10%を境に予後が有意に変わってくるからである。そのほか,WHO分類では,分類不能型(MDS-unclassified:MDS-U),および5q欠失単独の染色体異常を持つMDSを独立させている。なお,5q欠失は欧米では多い染色体異常であるが,わが国ではまれである。そのほか,MDSの診断ができないもののなかに,ICUS(idiopathic cytopenia of undetermined significance)といった新しい概念の病態があることが提案されている。

病型によって予後に大きな違いがあり,予後の推定のために国際予後スコアリングシステム(International Prognostic Scoring System:IPSS)が作成されている(表4-4-5,図4-4-2)。そこで,IPSSによるリスク分類を行い,それに応じて治療方針を決める。そのほか,IPSS以外に,輸血依存かどうかについても考慮したWPSS(WHO-based Prognostic Scoring System)というリスク分類も作成されている。

■ **治療と薬理メカニズム** IPSSによるリスク分類を行い,そのうえで治療方針を決める。

低リスクMDS
—IPSSの低リスク群および中間1リスク群

血球減少が軽度であれば経過観察とし,高度であれば,免疫抑制療法(シクロスポリン,抗胸腺細胞グロブリン〈ATG〉)あるいは蛋白同化ホルモン療法(酢酸メテノロン)を行う。ただし,これらの治療は保険診療未承認である。また,有効性は未確立であるが,アザシチジンによる治療(後述)も試みられる。なお,欧米では貧血に見合うエリスロポエチンの血中濃度増加がみられないケースでは,エリスロポエチンの注射が行われるが,わが国では保険診療未承認である。

サリドマイド誘導体のレナリドミドは,5q欠失を伴う低リスクMDSに対して著効を示し,正常造血の回復が認められる。

さまざまな治療が奏効せず,頻回の輸血を必要とする場合は,条件が許せば造血幹細胞移植を行うこともある。

高リスクMDS
—IPSSの中間2リスク群および高リスク群

治癒を期待できる治療法として,年齢(60歳前後以下)などの条件が整えば,造血幹細胞移植の選択肢がある(高齢者および合併症のある患者には,骨髄非破壊的造血幹細胞移植を行う)。

表 4-4-4 骨髄異形成症候群（MDS）のWHO分類

病型	末梢血所見	骨髄所見
1血球系統の異形成を伴う不応性血球減少症 refractory cytopenias with unilineage dysplasia（RCUD） ――不応性貧血（RA），不応性好中球減少症（RN），不応性血小板減少症（RT）	血球減少（1 or 2系統） 芽球＜1％	1血球系統のみに異形成（≧10％） 芽球＜5％ 環状鉄芽球＜15％
環状鉄芽球を伴う不応性貧血 refractory anemia with ring sideroblasts（RARS）	貧血 芽球なし	環状鉄芽球≧15％ 赤芽球系のみ異形成 芽球＜5％
多血球系統の異形成を伴う不応性血球減少症 refractory cytopenia with multilineage dysplasia（RCMD）	血球減少，芽球＜1％ Auer（－），単球＜1,000	2血球系統以上に異形成（≧10％） 芽球＜5％，Auer（－），±環状鉄芽球
芽球増加を伴う不応性貧血 1 refractory anemia with excess blasts-1（RAEB-1）	血球減少，芽球＜5％ Auer（－），単球＜1,000	1血球系統以上に異形成 芽球 5～9％，Auer（－）
芽球増加を伴う不応性貧血 2 refractory anemia with excess blasts-2（RAEB-2）	血球減少，芽球 5～19％ Auer（±），単球＜1,000	1血球系統以上に異形成 芽球 10～19％，Auer（±）
分類不能型MDS MDS-unclassified（MDS-U）	血球減少 芽球≦1％	1血球系統以上に異形成（＜10％） MDSに特徴的な染色体異常 芽球＜5％
del（5q）だけを伴うMDS MDS associated with isolated del（5q）	貧血 血小板数：正～増加 芽球＜1％	巨核球：正～増加，低分葉核 芽球＜5％，Auer（－） 染色体異常：del（5q）単独

（WHO分類 第4版，2008）

表 4-4-5 骨髄異形成症候群（MDS）の国際予後スコアリングシステム（IPSS）

予後因子	配点				
	0	0.5	1.0	1.5	2.0
骨髄中の芽球	＜5％	5～10％	―	11～20％	21～30％
核型*	良好	中間	不良		
血球減少**	0 or 1系統	2 or 3系統			

リスク群	スコア	平均生存期間（年）	25％ AML移行（年）
低	0	5.7	9.4
中間1	0.5～1.0	3.5	3.3
中間2	1.5～2.0	1.2	1.1
高	≧2.5	0.4	0.2

*：良好　正常，-Y，del（5q），del（20q）
　　不良　複雑（3種類以上の異常），7番の異常
　　中間　その他の異常
**：ヘモグロビン＜10 g/dL
　　好中球数＜1,800/mL
　　血小板数＜10万/mL
　　AML：急性骨髄性白血病

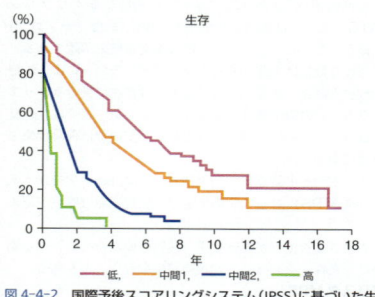
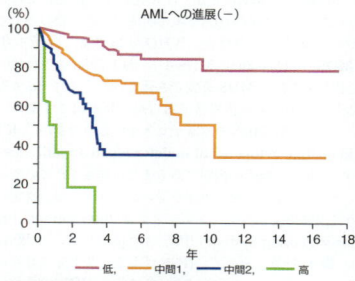

図 4-4-2　国際予後スコアリングシステム（IPSS）に基づいた生存期間と急性骨髄性白血病（AML）への進展

　移植適応がない場合は，脱メチル化剤のアザシチジンによる治療を行う。アザシチジンは，DNAメチル化を正常状態に戻すことにより，不活性化されている癌抑制遺伝子などの働きを回復させることを狙った治療法である。アザシチジンを長期間にわたって投与すると，高リスクMDSの患者で生存期間の有意の延長が期待できる。そのほか，急

性骨髄性白血病に準ずる多剤併用化学療法あるいは少量化学療法を行うことがあるが，生存期間の延長を得ることは難しい。

支持療法

赤血球輸血や血小板輸血を適宜行う。赤血球輸血は，日本ではヘモグロビン値で7g/dL程度を維持するのが一般的である。輸血後鉄過剰症に対しては，経口鉄キレート剤のデフェラシロクスによる鉄キレート療法を行う。血小板減少に対しては，出血傾向が目立たないかぎり，予防的な血小板輸血はなるべく控えるようにする。

重症感染症を合併したときには，抗菌薬や抗真菌薬が効果不十分の場合は顆粒球コロニー刺激因子（G-CSF）を使用することがある。ただし，芽球増加を誘発する危険性もあるため注意が必要である。

▶ **経過・予後** MDSは慢性に経過することが多いが，IPSSのリスク分類によって大きな違いがある（表4-4-5，図4-4-2）。ただし，ここに記載されているデータは，過去の治療法に基づいたものであり，治療法の進歩に伴って，生存期間は改善されつつある。

RAのような低リスクのMDSが白血病へ移行することは比較的少なく，骨髄不全の結果，感染症や出血が死因となることが多い。一方，RAEBなどの高リスクのMDSは白血病に移行しやすい。

そのほか，輸血量が多いほど生存期間が短くなる。また，輸血後鉄過剰症に対して鉄キレート療法を行うと，特に低リスクMDSでは生存期間が有意に延長する。

【小澤 敬也】

参考文献

1) Bennett JM et al : Proposals for the classification of the myelodysplastic syndromes. Br J Haematol 51 : 189-199, 1982
2) Swerdlow SH et al eds : WHO Classification of Tumours of Haematopoietic and Lymphoid Tissues, IARC Press, 2008
3) Greenberg P et al : International scoring system for evaluating prognosis in myelodysplastic syndromes. Blood 89 : 2079-1088, 1997
4) List A et al : Lenalidomide in the myelodysplastic syndrome with chromosome 5q deletion. N Engl J Med 355 : 1456-1465, 2006
5) Fenaux P et al : Efficacy of azacitidine compared with that of conventional care regimens in the treatment of higher-risk myelodysplastic syndromes: a randomised, open-label, phase Ⅲ study. Lancet Oncol 10 : 223-232, 2009
6) 不応性貧血（骨髄異形成症候群）診療の参照ガイド（平成22年度改訂版）．厚生労働科学研究費補助金難治性疾患克服研究事業 特発性造血障害に関する調査研究班（平成20〜22年度）特発性造血障害疾患の「診療の参照ガイド」（平成22年度改訂版），小澤敬也編，2011

5 慢性骨髄性白血病

▶ **定義・概念** 慢性骨髄性白血病（chronic myeloid leukemia：CML）は造血幹細胞の腫瘍である。造血幹細胞の腫瘍でありながら，最終分化段階の細胞まで分化可能であることが特徴であり，骨髄芽球から成熟顆粒球までの各分化段階の顆粒球が増加する。同じく分化能を示す造血幹細胞の腫瘍である，真性多血症，本態性血小板血症，特発性骨髄線維症などとともに慢性骨髄増殖性疾患に分類される疾患である。CMLの臨床病期は3病期に分けられ，慢性期，次第に分化能を失い治療抵抗性となる移行期，急性白血病様病態を呈する急性転化期へと通常数年の経過で進展する。本疾患はフィラデルフィア（Philadelphia）染色体（Ph染色体）と称される特徴的染色体異常t(9 ; 22)(q34 ; q11)を有している。Ph染色体の遺伝子産物であるBCR-ABLは異常活性化チロシンキナーゼでありCMLの発症，悪性化に中心的な役割を担っている。

▶ **歴史**

1845年スコットランドのBennettとCraigieおよびドイツのVirchowが，末梢血中の著明な白血球増加，貧血に巨脾を伴った症例の臨床症状および剖検所見を報告したのがCMLの最初の詳細な記述とされている。「白血病（Leukämie）」という名称およびその腫瘍性増殖の概念はVirchowにより提唱された。1960年NowellとHungerfordは，CMLに特徴的な染色体異常（Ph[1]染色体，現在はPh染色体）を発見し，1973年Rowleyがこの異常は9番染色体と22番染色体の相互転座であることを明らかにした。1980年代，Ph染色体上に9番染色体に存在する*ABL*遺伝子と22番染色体に存在する*BCR*遺伝子からなる融合遺伝子*BCR-ABL*が形成されることが示され，さらにBCR-ABLは高いチロシンキナーゼ活性を示すことが明らかとなった。この先端的な分子病態の解明が，その後の特異的なチロシンキナーゼ阻害薬イマチニブ（imatinib）（グリベック®）の開発へとつながった。

▶ **疫学** 全白血病のうちCMLは15〜20％を占める。男女比は1.3〜1.4である。発症率は年齢とともに対数的に上昇し，米国の統計では20歳以下の年間発症率が約0.2/10万人であるが，80歳代では約10/10万人で，中央値は67歳と報告されている。CMLの病因として唯一証明されているのは，放射線被曝である。広島，長崎での原爆の被爆者においては全白血病例中約30％の例にCMLが発症しており，平均潜伏期間は11年である。

▶ **病因・病態生理と分子メカニズム**

Ph染色体と*BCR-ABL*融合遺伝子

9番染色体と22番染色体の相互転座t(9 ; 22)(q34 ; q11)により9q[+]，22q[-]の異常染色体が生じ，22q[-]染色体をPh染色体と称している（図4-5-1A）。

Ph染色体は，CML患者の白血球系，赤血球系，血小板系細胞のすべての細胞系列に認められ，CMLが多能性造血幹細胞の腫瘍であることの証拠となっている。Ph染色体においては，9番染色体上の*ABL*遺伝子が22番染色体上の*BCR*遺伝子と結合し*BCR-ABL*融合遺伝子が形成される（図4-5-1B）。

*ABL*遺伝子の切断点は5′末端のエクソンⅠb，Ⅰa周囲300kb内に分布し，5′末端を除く大部分の領域がPh染色体上に転座しているが，*BCR*の切断点は，major breakpoint cluster region（M-bcr），minor-bcr（m-bcr），micro-bcr（μ-bcr）の3カ所あり，それぞれ210kDa，190kDa，230kDaの3種類の*BCR-ABL*融合遺伝子が形成される（図4-5-1C）。

CMLのほとんどの例は210kDaのBCR-ABLを有し，190kDa，230kDaを持つ例はまれである。190kDaのBCR-ABLはPh染色体陽性急性リンパ性白血病（Ph+ALL）成人例の50〜70％，小児例の85％に認められ，m-bcrはPh+ALLに特徴的な切断点である。ただしPh+ALL成人例の30〜50％，小児例の15％は210kDaの

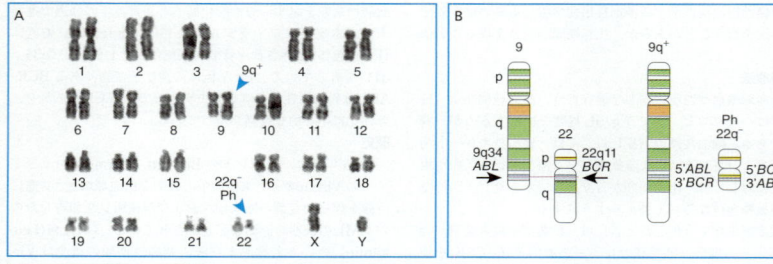
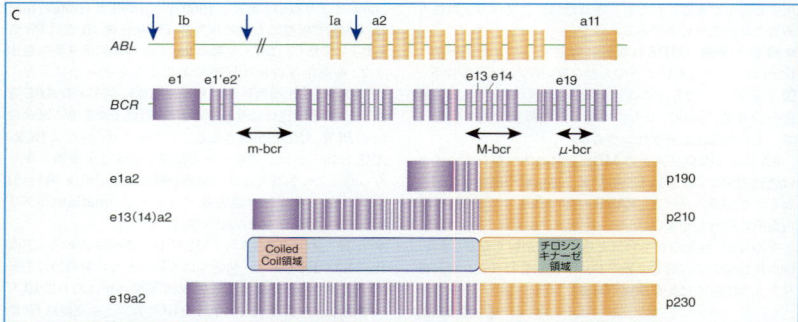

図4-5-1 慢性骨髄性白血病（CML）特異的染色体異常 Ph染色体と BCR-ABL 融合遺伝子の形成
A：染色体分析。9番染色体と22番染色体の相互転座 t(9；22)(q34；q11)による 9q+ と 22q−（Ph染色体）が認められる
B：ABL 遺伝子と BCR 遺伝子の切断点。ABL 遺伝子は，エクソン Ib の上流からエクソン II の間で切断される。BCR 遺伝子は m-bcr，M-bcr，μ-bcr の3カ所の切断点が存在し，それぞれの切断点で 190 kd，210 kd，230 kd の融合蛋白が形成される。CML のほとんどの例が p210 を有する。p190 は，Ph染色体陽性急性リンパ性白血病（ALL）および少数の CML 例に認められる。p230 は，好中球の著明な増加を伴い緩徐な経過を示す neutrophilic CML 例に認められる

BCR-ABL を有している。

BCR-ABL 融合遺伝子の機能

ABL 遺伝子は Abelson マウス白血病ウイルス（Abelson murine leukemia virus）の癌遺伝子 *v-abl* のヒト細胞ホモログで c-ABL 蛋白は c-SRC に類似した非受容体型チロシンキナーゼである。c-ABL は多数の細胞内蛋白と結合し，増殖，生存，酸化ストレス/DNA 障害ストレス応答，アクチン制御と細胞遊走など種々の細胞機能に関与している。BCR-ABL 融合蛋白においては，まず ABL 蛋白 N 末端 Cap 領域が切断により消失していることにより Cap 領域が有している ABL 活性化抑制機構が欠如し，代わりに ABL の N 末端に融合した BCR 蛋白部分に存在する coiled coil 領域により BCR-ABL 分子の多量体形成が生じ BCR-ABL 分子同士の自己リン酸化が促進されることにより，チロシンキナーゼの恒常的活性化が生じ腫瘍性増殖をもたらされている。マウス骨髄細胞に p210 *BCR-ABL* 遺伝子を導入し，放射線照射マウスに移植すると CML 類似病態が発症し，p210 BCR-ABL のみで CML が誘導可能であることが示されている。また CML 細胞のうち，正常造血幹細胞に相当する Lin−c-Kit+Sca-1+分画を二次移植することで CML を移植マウスに発症させることができ，この Lin−c-Kit+Sca-1+分画が CML の白血病性幹細胞に該当すると考えられる。ヒトでは CD34+38− 分画が CML の白血病性幹細胞と考えられている（図4-5-2）。

急性転化：急性転化例の白血病細胞の約60〜80%が付加的な染色体異常（+8，+Ph（double Ph），i(17q)，+19，−Y，+21，−7 など）を有し，また遺伝子レベルでは *p53* 遺伝子変異，*CDKN2A/B* 遺伝子変異，また血球分化に関与する *RUNX1* 遺伝子や *IKZF1* 遺伝子変異などが認められている。このように遺伝子変異の蓄積により急性白血病類似の病態へ増悪すると考えられる。BCR-ABL は活性酸素種の産生を誘導することにより DNA 障害を生じ変異を起こすことが報告されており，BCR-ABL 自体が変異の蓄積に関与し急性転化をもたらすと考えられている。急性転化時には，造血幹細胞よりも少し分化した前駆細胞において自己複製を促進する Wnt シグナルの異常活性化が生じ，白血病性幹細胞となることが報告されている（図4-5-2）。

● 臨床症状・検査成績

慢性期：CML のほとんどの症例（85%）は慢性期で診断される。最近は検診時の血液検査などで見つかる例が増え，無症状の例が多い。有症状例では，脾腫に伴う腹部膨満，腹痛や全身倦怠感などが主たる症状である。多くの例で2

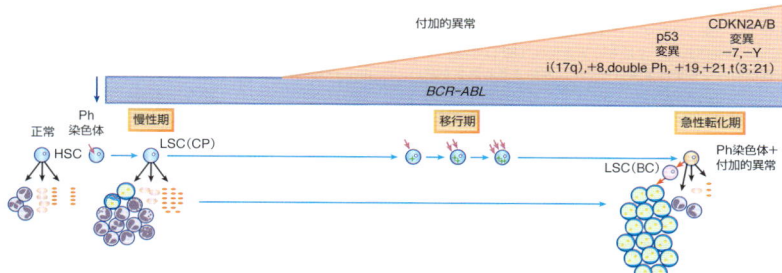

図 4-5-2 慢性骨髄性白血病(CML)の経過
造血幹細胞に Ph 染色体(*BCR-ABL* 融合遺伝子)が生じることにより CML が発症する。慢性期はすべての分化段階の白血球が末梢血で増加する。次第に遺伝子異常が付加され悪性度が進んだ状態が移行期であり，最終的に慢性白血病に類似した病態となるのが急性転化期である。急性転化期においては造血幹細胞より少し分化した前駆細胞が白血病性幹細胞となり，急性白血病様の増殖形態を示す。
HSC：造血幹細胞(hematopoietic stem cell)，LSC(CP)：白血病性幹細胞(慢性期)(leukeimic stem cell〈chronic phase〉)，LSC(BC)：白血病性幹細胞(急性転化)(leukemic stem cell〈blast crisis〉)

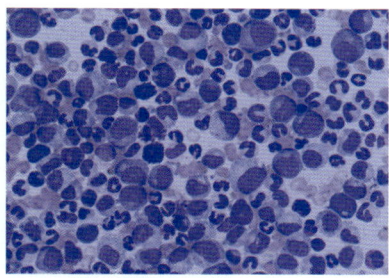

図 4-5-3 慢性骨髄性白血病の骨髄像
顆粒球系細胞の著明な増加を認める。骨髄芽球から成熟好中球まですべての分化段階の細胞が存在する

万 5,000/μL 以上の白血球増加を示し，血小板数の増加も半数近くの例に認められる。ヘモグロビン(Hb)<10 g/dL 以下の貧血は 20%の例に認められる。白血球分類上は，①顆粒球の著明な増加，②骨髄芽球から成熟分葉好中球まですべての分化段階が存在，③好塩基球の増加，④好中球 ALP(アルカリホスファターゼ)活性(NAP 活性)低値が特徴である。骨髄所見は骨髄系細胞の著明な過形成を示す(図 4-5-3)。生化学検査では乳酸脱水素酵素(LDH)の上昇，尿酸値の上昇，血中ビタミン B$_{12}$値の上昇が特徴的である。

移行期・急性転化期：慢性期の数年の経過後，治療への反応性の低下を示し，肝脾腫の増悪，体重減少，発熱，骨痛などの全身症状の出現を伴う進行性の状態を移行期と称する。急性転化は移行期の最重症化した状態に相当し，急性白血病と同様に正常造血の抑制による感染や出血，貧血症状の増悪などを示す。急性転化時の芽球は，約 70%の例が骨髄系，約 30%がリンパ系の形質を示す。通常の急性白血病よりも治療は困難で数カ月以内の予後となることが多く，CML の予後を規定する事象である。

● **診断** 血液検査で白血球増加を示し，さらに白血球分類で幼若球から成熟好中球まで一連の分化段階の細胞を認める場合に CML を疑い，染色体検査もしくは FISH(蛍光 *in situ* ハイブリダイゼーション)法において Ph 染色体もしくは *BCR-ABL* 融合遺伝子を証明できれば本疾患を診断できる。移行期，急性転化期は以下のように定義される。慢性期はこれら以外の状態である。

移行期：①骨髄芽球 10〜19%，②好塩基球 20%以上，③血小板数 10 万/μL 未満，もしくは>100 万/μL で治療抵抗性，④付加的染色体異常(初診時になかったもの)，⑤治療抵抗性の脾腫の増大・白血球数の増加のいずれかの存在で診断される。

急性転化：①末梢血もしくは骨髄中の芽球 20%以上，②髄外病変(芽球性)，③骨髄生検での芽球の広範囲の増殖，のいずれかで定義される。

予後因子：年齢，脾腫のサイズ，芽球%，好塩基球%，好酸球%などから計算する予後因子 Sokal score，Hasford score がある。

> Sokal score=
> Exp0.0116×(年齢−43.4)+0.0345×
> (脾臓サイズ(cm)−7.51)+0.188×
> {(血小板数/700)^2−0.563}+0.0877(芽球%−2.10)
> 低リスク<0.8，高リスク>1.2 とされている。

■ **治療と薬理メカニズム**　BCR-ABL 特異的チロシンキナーゼ阻害薬(tyrosine kinase inhibitor：TKI)イマチニブ(imatinib)が臨床導入され，CML の治療は大きく変革した。疾患統計において CML の死亡率はイマチニブ導入以降劇的に低下している。イマチニブ登場までは同種造血幹細胞移植が CML の唯一の根治療法として，年齢やドナーの存在により適応となる例が，移植が第一選択の治療法であった。今日では，イマチニブの卓越した有効性・安全性が明確となり，初発慢性期 CML においてはイマチニブが第一選択の治療法である。さらに一部のイマチニブ耐性例

に対してイマチニブよりもBCR-ABL阻害活性の強い第2世代TKIであるニロチニブ(nilotinib)，ダサチニブ(dasatinib)が開発された。これらの第2世代TKIはイマチニブ耐性例のみならず初発例でイマチニブにまさる効果が認められ，治療法の選択肢が広がっている。急性転化期においてもTKIは一定の効果を示すが，現時点では同種移植が第一選択と考えられる。

治療効果判定基準

CMLの治療効果の判定基準には，血液学的効果，細胞遺伝学的効果，分子遺伝学的効果の3基準がある(表4-5-1)。

イマチニブ以前の非移植療法

抗がん剤としては古くはアルキル化剤のブスルファン，代謝拮抗薬のヒドロキシカルバミド(ヒドロキシウレア)が用いられてきた。ヒドロキシウレアがブスルファンよりも有効であるが，両者とも細胞遺伝学的効果は得られず，予後改善効果は少ない。インターフェロンα(IFN-α)は1980年代より使用開始され，慢性期30〜50%の例に細胞遺伝学的大寛解(MCyR)をもたらし，細胞遺伝学的完全寛解(CCyR)は5〜25%の例に認められた。IFN-αの作用は直接的な細胞増殖抑制のほか，免疫療法的効果にもよるとされている。

イマチニブ

1996年オレゴン大学のDruker博士とCiba-Geigy社(現Novartis)の研究者がABL特異的チロシンキナーゼ阻害薬である2-phenylaminopyrimidine誘導体(CGP57148B，後にSTI571)を開発し，1998年よりIFN-α不応CML例を対象として臨床試験を開始した。本試験での高い有効性により，イマチニブ(imatinib mesylate)(旧名STI571，商品名グリベック®)は2001年米国食品医薬品局(FDA)により記録的な速さで認可された。

引き続きイマチニブvs IFN-α+シタラビン(Ara-C)併用療法の無作為化臨床試験(IRIS試験)が初発慢性期CML患者1,106例を対象として行われ，すべての評価においてイマチニブがまさった。この試験の結果で初発慢性期CML例の標準治療はイマチニブと確定した。IRIS試験におけるイマチニブ治療群の8年後のCCyRは82%，全生存率は85%，移行期・急性転化期への悪化なしの生存率(progression free survival:PFS)92%であった。分子遺伝学的効果は検索された98人中86%にMMRが達成された。副作用の多くは軽度で，頻度が多いのは浮腫，筋肉痙攣，下痢，吐気，皮疹，骨髄抑制である。イマチニブの効果判定については European LeukemiaNet が提案している基準があり，最も良好な予後の期待できるoptimal responseは3カ月でCHR+MinorCyR，6カ月でPCyR，12カ月でCCyR，18カ月でMMRを満たすこととされている。逆に他治療への変更を要するfailureの基準は，3カ月でCHR未達成，6カ月で細胞遺伝学的効果なし，12カ月でPCyR未達成，18カ月でCCyR未達成とされている。

進行期のイマチニブ治療は慢性期に比較しその効果は低下するが，過去の治療よりも良好である。移行期は，CHR40〜82%，MCyR24〜49%，生存期間中央値37カ月，急性転化期は，CHR 50〜60%，MCyR10%台，生存期間中央値6〜10カ月である。

イマチニブ耐性:IRIS試験では，イマチニブ投与例の17%がCCyRを得ることができず，CCyRを達成した例の15%がその効果を消失する。前者をイマチニブの一次耐性例，後者を二次耐性例と称している。一次耐性の機序としてはイマチニブを細胞内に取り込む分子であるhuman organic cation transporter 1 (hOCT1)の低発現・低活性，またイマチニブを細胞外に排出するポンプ分子であるABCB1やABCG2の高発現・高活性による細胞内のイマチニブ濃度の低下が報告されている。二次耐性の機序で最も高頻度であるのがABL遺伝子の点突然変異によるものであり，二次耐性例60%程度に認められ，ABLのキナーゼドメインに100種以上の変異が確認されている。このほかABL変異以外の二次耐性機構としてBCR-ABL遺伝子の増幅，BCR-ABL以外の腫瘍化経路の活性化がある。

耐性例への対応としては，イマチニブの増量と第2世代TKI(ニロチニブ，ダサチニブ)への変更がある。イマチニ

表4-5-1 慢性骨髄性白血病(CML)治療効果の判定基準

血液学的効果(hematological response):血液検査および臨床所見での評価
血液学的完全寛解(complete hematological response:CHR)
- 白血球数<1万/μL以下，白血球分画に幼若細胞がみられず，かつ好塩基球比率<5%
- 血小板数<45万/μL
- 触知可能な脾腫なし

細胞遺伝学的効果(cytogenetic response):染色体検査での評価
骨髄Ph陽性細胞%
- major(MCyR)
  complete(CCyR)   Ph⁺細胞   0%
  partial(PCyR)   Ph⁺細胞   1〜35%
- minor   Ph⁺細胞   36〜65%
- minimal   Ph⁺細胞   66〜95%
- 効果なし   Ph⁺細胞   >95%

分子遺伝学的効果(molecular response):RT-PCR検査での評価
BCR-ABL mRNA
- major(MMR)
  0.1%以下(治療前CML 30例での測定値の平均値で設定された基準値に対する比率)
- complete(CMR)
  BCR-ABL遺伝子レベルが検出限界以下

血液学的寛解，細胞遺伝学的寛解，分子遺伝学的寛解の3段階がある

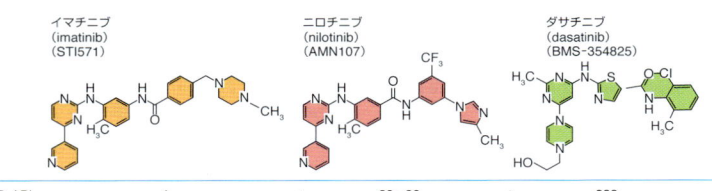

| BCR-ABL阻害活性 | 1 | : | 20〜30 選択性高い | : | 300 多種のキナーゼを阻害する |

【初発例に対する効果】

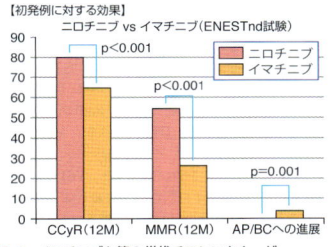

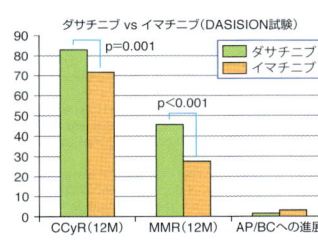

図 4-5-4　イマチニブと第2世代チロシンキナーゼ
- ENESTnd試験：初発CML例を対象としたニロチニブ300mg1日2回投与とイマチニブ400mg1日1回投与の比較[6]
- DASISON試験：初発CML例を対象としたダサチニブ100mg1日1回投与とイマチニブ400mg1日1回投与の比較[7]

これらの試験の結果, イマチニブとともにニロチニブ, ダサチニブが初発CML例に対する標準療法の選択肢として位置づけられた

ブ増量によりCCyRは40%, 2年EFSが57%が得られている。第2世代TKIのうち, ニロチニブはイマチニブの側鎖構造を変化させ, BCR-ABLのATPポケット部への結合能を高める設計により作製された薬剤であり, イマチニブの約30倍の阻害活性を有する。ダサチニブはSrc family kinase (SFK) の阻害薬として開発されたSFK/ABLのdual inhibitorであり, イマチニブの300倍の阻害活性を有す (図4-5-4)。両者はABL変異体の阻害効果を有するが, T315I変異には耐性である。イマチニブ耐性および不耐容例に対する効果はニロチニブでCCyR 44%, 2年PFS 64%, ダサチニブではCCyR 53%, 2年PFS 80%と報告されている。

このほか, SFK/ABLのdual inhibitorであるbosutinib, bafetinibの臨床試験も進行中である。またこれらのすべての阻害薬が抵抗性を示すT315I変異に対しても, ポナチニブやAuroraキナーゼ阻害薬の臨床試験が進んでいる。

今後のTKI治療の方向性

第2世代TKIの高い有効性から, 初発例に対してイマチニブとの比較試験が行われた。ニロチニブとイマチニブとの比較 (ENESTnd試験) では, CCyR達成率, MMR達成率, AP/BC進展率においてニロチニブが有意にまさっており, 有害事象の頻度は同等であった。また, 同様に初発例に対するダサチニブとイマチニブとの比較試験 (DASISION試験) においても, CCyR達成率, MMR達成率, AP/BC進展率においてダサチニブがまさった (図4-5-4)。これらの試験の結果, 現在, 初発CMLではイマチニブ, ニロチニブ, ダサチニブの3剤が使用可能であり, 進行度, 副作用に応じた使い分けが検討されている。

一方, TKI治療が真に治癒をもたらし治療を中止できるのかどうかについても臨床試験が行われている。イマチニブ治療によりCMR (PCR (ポリメラーゼ連鎖反応) 法でBCR-ABL感度以下) を2年達成した例において, イマチニブを中止したStop imatinib (STIM) 試験で1年間に59%は再発したが41%はCMRを維持していることが報告されている。CMLの白血病性幹細胞はイマチニブ不応性であることから, イマチニブ中止は困難と考えられていたが, 本試験において長期間CMRを維持することで治癒をめざせる可能性があることが示されている。今後, 治癒をめざし, TKI治療に加えて白血病性幹細胞に対する治療を組み合わせた治療法の開発が研究されている。

移植療法

CMLは同種造血幹細胞移植が最も普遍的に行われている疾患であったが, イマチニブの登場以降移植を行う例は減少しており, 日本造血幹細胞移植学会の統計では2000年の307例をピークに, 2008年は63件に減少している。本治療法は, 慢性期では70〜80%, 移行期では40〜50%, 急性転化期では約20%の長期生存をもたらすことが可能である。近年, 前処置を軽くした骨髄非破壊的移植が行われるようになり, 通常の移植の適応とならない高齢者や合併症のある例に対しても移植が可能となっている。

現在の移植治療の適応は, 慢性期においてはイマチニブ, 第2世代TKIの2剤のTKI治療に抵抗性の場合, 3剤に不耐容の場合であり, 特にT315I変異陽性例は, 現在使用可能なTKIがすべて抵抗性であるため移植治療適応である。移行期についてはTKI治療効果不十分の場合適応となる。急性転化期は移植の絶対適応で, TKI単剤もしくはTKI+抗がん剤治療後, 移植治療を行う。

移植後の再発の治療としては, 免疫抑制剤中止, ドナー

由来のリンパ球輸注(donor lymphocyte infusion：DLI)，TKI治療，IFN-α治療，再移植などがある。このなかでDLIは慢性期の再発に有効で60～90%の有効率を示しており，graft vs leukemia(GVL)と称される免疫学的機序による治療がCMLに有効であることを示している。

【木木 満佐央・金倉 譲】

参考文献
1) Lichtman MA et al：Chronic myelogenous leukemia and related disorders. Williams Hematology, 8th edition, edited by Kaushansky K et al, p1237-1294, McGraw-Hill, 2010
2) Cortes J(guest editor)：Chronic Myeloid Leukemia in the Imatinib Era. Seminars in Hematology 47：299-380, 2010
3) chronic myelogenous leukemia (NCCN guidelines)：http://www.nccn.org/professionals/physician_gls/f_guidelines.asp#site
4) European LeukemiaNet, 日本語版策定委員会編：改訂版 慢性骨髄性白血病治療の実践マニュアル 改訂版—European LeukemiaNet コンセンサスの臨床応用，エルゼビア・ジャパン，2010
5) O'Brien S et al：NCCN Task Force Report：Tyrosine Kinase Inhibitor Therapy. Selection in the Management of Patients With Chronic Myelogenous Leukemia. J Natl Compr Canc Netw 9 (Suppl 2)：S1-S25, 2011
6) Saglio G et al：Nilotinib versus imatinib for newly diagnosed chronic myeloid leukemia. N Engl J Med 362：2251-2259, 2010
7) Kantarjian H et al：Dasatinib versus imatinib in newly diagnosed chronic-phase chronic myeloid leukemia. N Engl J Med 362：2260-2270, 2010

6 骨髄増殖性腫瘍

●**定義・概念** 1951年William Dameshekは3系統の血球増加，脾腫，病型移行，白血病化など，臨床的な共通点・類似点に着目して，骨髄増殖性疾患(myeloproliferative diseases：MPD)/骨髄増殖症候群(myeloproliferative syndrome)という疾患概念を提唱した[1])。当初，慢性骨髄性白血病(chronic myelogenous leukemia：CML)，真性赤血球増加症(真性多血症)(polycythemia vera：PV)，本態性血小板血症(essential thrombocythemia：ET)，原発性骨髄線維症(primary myelofibrosis：PMF)，赤白血病(erythroleukemia)(Di Guglielmo)(ディ・グリエルモ)症候群)の5疾患であったが，のちに赤白血病を除く4疾患が「古典的MPD」，さらにフィラデルフィア(Ph)染色体陽性であるCMLを除くPV，ET，PMFの3疾患を「古典的Ph染色体陰性MPD」と呼ぶようになった。

2005年，ついに古典的Ph染色体陰性MPDの3疾患に共通してみられるJAK2遺伝子変異(V617F変異)が発見された。さらにPVの一部の症例にはJAK2エクソン12変異が，ETやPMFの一部の症例にはc-Mpl遺伝子変異がみられる。2008年に発表されたWHO分類 第4版(2008年)ではこれらの遺伝子変異の存在が診断基準項目の大基準に加えられた。さらにこれらの疾患群が腫瘍性であることを強調するために，「骨髄増殖性腫瘍(myeloproliferative neoplasms：MPNs)」に名称が変更された。

WHO分類 第4版ではこれらの古典的MPDのほかに，慢性好中球性白血病，肥満細胞症，PDGF(血小板由来増殖因子)受容体α鎖，PDGF受容体β鎖あるいはFGFR1(線維芽細胞増殖因子受容体1)の遺伝子変異を伴わない慢性好酸球性白血病(not otherwise specified：NOS)，MPN分類不型例の4疾患が含まれる。

真性赤血球増加症(真性多血症)

●**定義・概念** 真性赤血球増加症(真性多血症(polycythemia vera：PV))は赤血球および総血液量の著しい絶対的な増加をきたし，通常は白血球および血小板増加，脾腫を伴う。一部は急性白血病や骨髄線維症へと移行する。ほとんどの症例でJAK2の遺伝子変異を認める。

●**疫学** わが国では年間10万対2の割合である。診断時年齢は50～60歳代が多く，男女比は1.2～2.2：1である。

●**病因・病態生理と分子メカニズム** JAK2のJH2領域の617番目のアミノ酸がバリン(**GTC**)からフェニルアラニン(**TTC**)に置換した遺伝子変異(V617F変異)がほとんどの症例で検出される。JAK2はサイトカインの細胞内シグナル伝達の中心的役割を担っている細胞質型(非受容体型)チロシンキナーゼで，C末端側からそれぞれJH1，JH2，SH2，FERM(4-point-one, Ezrin, Radixin, Moesin)と呼ばれる4領域からなる。JH1はチロシンキナーゼ活性化領域(catalytic domain)で，それに隣接するJH2はJH1のチロシンキナーゼ活性を負に制御する。V617F変異があるとJH2のJH1に対する抑制機構が作動せず，EPO(エリスロポエチン(erythropoietin))非存在下でのJAK2の恒常的活性化やEPOに対する感受性が亢進する。V617F変異のない症例では*JAK2*遺伝子のエクソン12領域に変異を認める。PV患者由来の赤芽球系前駆細胞を軟寒天培地に培養すると，EPO非存在下で赤芽球系コロニーが形成される。これを「内因性赤芽球系コロニー(endogenous erythroid colony：EEC)」と呼び，PVの診断に重要である。これは*JAK2*遺伝子変異に伴う赤芽球系前駆細胞の自律性増殖やEPOに対する感受性の亢進による。

●**臨床症状** 総血流量の増加や血液粘度の上昇(正常の5～8倍になる可能性がある)に伴うラつ血によって頭痛，頭重感，めまい，赤ら顔(深紅色の口唇，鼻尖)，深紅色の手掌，眼瞼結膜や口腔粘膜の充血などがみられる。高血圧症，血栓症，塞栓症，血小板機能異常による易出血性もみられる。血小板増加を伴う症例ではさらに肢端紅痛症(erythromelalgia)がみられる。これは血栓性閉塞によるもので，四肢末端に非対称性に焼けたような痛みを持った赤く充血した腫脹であり，下肢に多い。痛風発作もしばしばみられる。皮膚掻痒症は40%の症例にみられ，特に入浴後に生じやすい。これは増加した好塩基球から放出されたヒスタミンによるもので，消化性潰瘍や皮膚発赤もみられる。脾腫は70%の症例に認める。

●**検査成績** 赤血球数は6～10×10^6/μL，ヘモグロビン(Hb)は18～24 g/dLである。一般に正球性正色素性であるが，赤血球造血亢進による相対的な鉄不足や高ヒスタミン血症による消化管出血によって慢性的に鉄が不足すると，小球性低色素性パターンとなる。好中球や好塩基球の増加もみられる。末梢血に未熟な白血球がみられるが，一般に芽球は認めない。血小板は半数以上で増加し，100万を超える症例もみられる。細胞内顆粒の消失した巨大血小板などの形態異常がみられ，血小板凝集能が低下する症例や亢進する症例もみられる。通常プロトロンビン時間(PT)や活性化部分トロンボプラスチン時間(APTT)などの凝固系の検査は正常だが，血小板数が著増し，後天性von Willebrand(フォン・ヴィルブランド)症候群を合併

ると APTT は延長する。高ヒスタミン血症は約 2/3 の症例にみられるが、これは増加した好塩基球から放出されることによる。造血細胞の産生と破壊の亢進を反映して高尿酸血症や高 LDH（乳酸脱水素酵素）血症がみられる。血小板増加を伴う症例では凝固時に血小板からカリウムが溶出し、偽性高カリウム血症がみられる。骨髄は過形成で、赤芽球、顆粒球、巨核球の3系統のいずれも増加し、特に巨大化した成熟巨核球、多分葉化した核、巨核球の集簇がみられる。骨髄の線維化は PV の少数例にみられる。染色体異常は 10〜20% で認められ、疾患が進行するにつれて多くなる。+8、+9、20q⁻、13q⁻、1p⁻ などが多いが、特異的なものはない。V617F 変異は 95% 以上の症例に、*JAK2* エクソン 12 変異は 3% の症例に認められる。

■診断　WHO 分類 第4版の診断基準を**表4-6-1**に示す。初期には赤血球量が診断基準を満たさないことがあり、定期的に血液検査を行う。軽度の赤血球増加がみられる前多血期（prepolycythaemic phase）、明らかな循環赤血球量の増加がみられる顕性多血期（overt polycythaemic phase）、血球減少、無効造血、骨髄線維化、髄外造血がみられる多血後骨髄線維化（post-polycythaemic MF phase：post-PV MF）の3期に分類される。

■**治療と薬理メカニズム**
治療をはじめる前に二次性赤血球増加症、ストレス赤血球増加症を除外する。*JAK2* 遺伝子変異の有無や血清 EPO 濃度の値が鑑別診断の参考になる。脳梗塞、心筋梗塞、静脈血栓症などの心血管合併症が予後に最も影響するため、血栓症をいかに予防するかが重要で、はじめに心血管系合併症の危険因子（肥満、喫煙、糖尿病、高血圧、脂質異常症など）を取り除く。治療の基本は瀉血療法と抗腫瘍薬投与で、血小板増加を伴う症例では抗血栓療法も並行して行われる。

瀉血療法は最も簡便かつすみやかに循環赤血球量を減少できる。Ht（ヘマトクリット）値 45% 以下（女性では 42% 以下）を目標値とする。

抗腫瘍薬は血栓症の高リスク群（年齢が 60 歳を超える、あるいは血栓症の既往がある）が絶対適応となる。妊娠可能年齢の婦人や精子形成に影響する若い男子に対する抗腫瘍薬の使用は極力控える。ヒドロキシカルバミド（ヒドロキシウレア）（HU）（ハイドレア®）はすみやかな効果がみられ、他の抗腫瘍薬に比して白血病原性も少ないため、最も好んで用いられる。50 歳以下の患者には欧米でインターフェロンα（INF-α）が推奨されており、胎盤通過性がないので、妊婦への使用も可能である。その他にブスルファン（マブリン®）やラニムスチン（MCNU）（サイメリン®）が用いられるが、二次発癌の問題がある。最近では JAK2 阻害薬が開発され、多血後線維化期の症例で脾臓の著明な縮小を認めている。

抗血栓療法は少量のアスピリン（100 mg/日）であれば、出血の危険も少なく、安全に血栓症を予防することができる。本症や本態性血小板血症でみられる血栓症はトロンボキサン A_2 合成の亢進が主な誘因で、少量のアスピリンはトロンボキサン A_2 合成を抑制するため、特に肢端紅痛症に有効である。APTT が延長している、あるいは血小板数が 150 万/μL を超える症例では後天性 von Willebrand 症候群による出血を避けるため、アスピリンの投与は控える。

表4-6-1　真性赤血球増加症の診断基準

大基準
A1. ヘモグロビン値：男性 >18.5 g/dL、女性 >16.5 g/dL または赤血球量が明らかなその他の所見
A2. *JAK2*V617F 変異または *JAK2* エクソン 12 変異をはじめとした機能的に同等の遺伝子変異の存在

小基準
B1. 骨髄生検において3血球系統の過形成
B2. 血清エリスロポエチン低値
B3. 内因性赤芽球コロニー形成
A1+A2+（B1〜B3 のうちの1項目）、または
A1+（B1〜B3 のうちの2項目）

（WHO 分類 第4版、2008）

■経過・予後　無治療での平均生存期間は 6〜18 カ月であるが、治療が行われた場合の平均生存期間は 9.1〜12.6 年である。主な死因は血栓症、悪性腫瘍、出血、骨髄線維症で、悪性腫瘍のなかでは急性骨髄性白血病が最も多い。約 15% の PV 患者では診断後平均 10 年（2、3〜20 年）を経て多血後骨髄線維化あるいは spent phase（消耗期）と呼ばれる状態に移行する。広範な骨髄線維化と進行性の脾腫を認め、血液所見上、白赤芽球症（leukoerythroblastosis）（＝未熟な顆粒球と有核赤血球の出現）と涙滴状赤血球がみられ、貧血が進行する。有効な治療法はなく、対症療法が主である。

本態性血小板血症

■定義・概念　本態性血小板血症（essential thrombocythemia：ET）は巨核球の異常な増殖と血小板増加を特徴とする疾患である。細胞遺伝学的あるいは形態学的に診断される疾患単位ではなく、他の MPN では説明できない慢性の非反応性の血小板増加をきたす疾患として、いわゆる除外診断のかたちで診断される。WHO 分類 第4版では JAK2 や c-Mpl の遺伝子変異の存在が診断に重要である。
■疫学　年間 10 万人に 1〜2.5 人と推定されている。診断時の平均年齢は 60 歳であるが、40 歳未満の患者が 10〜25% を占める。小児にはきわめてまれである。男女比は 1：1〜2 と女性にやや多い。
■病因・病態生理と分子メカニズム　*JAK2* の V617F 変異が約半数の症例に検出される。トロンボポエチン受容体（MPL）をコードする *c-Mpl* 遺伝子の変異を 1〜3% に認める。515 番目のトリプトファンをロイシンあるいはリジンに置換する *MPL*W515L/K 変異は最も多い。この領域はトロンボポエチン非存在下で MPL 不活化状態の維持に重要で、この変異によって MPL は恒常的に活性化される。
■臨床症状・検査成績　頭痛、失神、非定型胸痛、視力障害、網状皮斑、肢端紅痛症などの血管運動性症状や血栓、出血がみられる。血栓症が出血より多く、静脈血栓（下肢深部静脈、腸間膜静脈、脳静脈洞）より動脈血栓（心、脳、末梢で起こる）が起こりやすい。血栓症の発症頻度と血小板数・凝固機能との相関はない。出血は胃腸管で多い。血小板機能異常もみられる。身体所見上は、中等度の脾腫を 20〜50% に認める。診断時 1/4〜1/3 が無症状である。

一般に血小板数は 100 万/μL 以上で、時に数百万/μL を超えることもある。偽性高カリウム血症を認める。血小板は大きさ、形、構造の異常が著しい。軽度の貧血を認める。

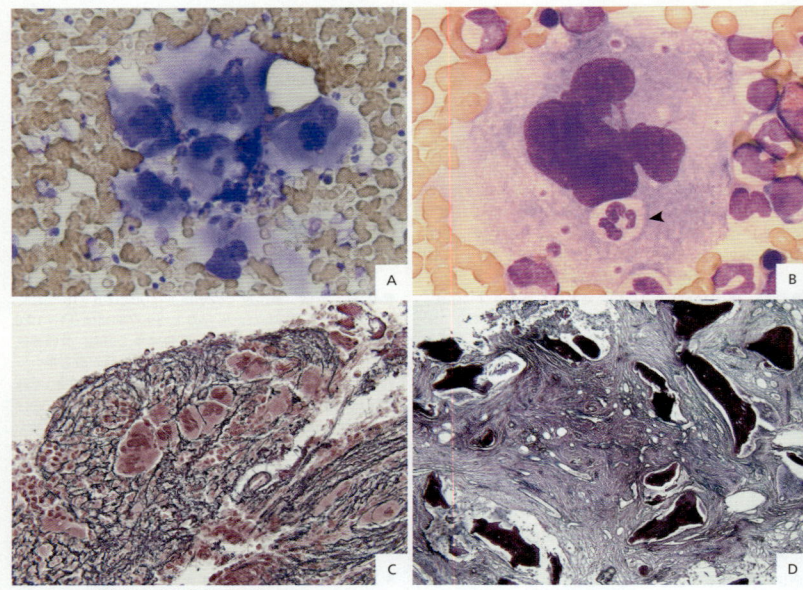

図4-6-1 本態性血小板血症(ET)の骨髄像
A：HE染色。大型ないし巨大化した巨核球が巨大な集塊を形成している
B：HE染色。大型成熟巨核球に好中球が生きた状態で侵入している像がみられる(▶)。これをemperipolesisというが、ETに特異的な現象ではない
C：鍍銀染色。ET後骨髄線維症。細網線維が増生し、一部に大型ないし巨大化した巨核球の集簇像がみられる
D：鍍銀染色。ET後骨髄線維症。細網線維や膠原線維の増生による高度の線維化がみられ、細胞成分は消失している

白血球の増加は認めるが、通常2万/μLは超えず、好中球が増加していることが多い。軽度の好酸球・好塩基球増加もしばしば認める。赤芽球症はない。後天性von Willebrand症候群を合併している場合にはAPTTの延長を認める。骨髄は正形成ないし軽度の過形成で、まれに低形成を呈する。大型から超大型で細胞質の豊富な成熟した巨核球の著明な増加(図4-6-1A, B)と血小板の凝集像がシート状にみられる。深く分葉した巨核球や過剰に分葉した巨大巨核球(牡鹿の角様〈stag-horn like〉)もみられる。細網線維の増生はあってもごくわずかである。赤芽球、骨髄球系前駆細胞もしばしば増加しているが、一般に軽度である。13q−, +8, +9などの染色体異常を5〜10%に認める。V617F変異は40〜50%にみられ、*MPLW515L/K*変異はV617F変異陰性例の8%、全体の1〜3%にみられる。

■診断　WHO分類 第4版での診断基準を表4-6-2に示す。4項目をすべて満たすことが確定診断に必須であるが、V617F変異陰性例では鉄欠乏性貧血、脾臓摘出後、手術、感染症、炎症、膠原病、転移性癌などの反応性血小板症を除外することが重要である。V617F変異を有する症例では血中EPO濃度が低く、PVへの移行率も高い。異形成の強い巨核球は原発性骨髄線維症を、赤芽球や顆粒球の形態異常は骨髄異形成症候群(MDS)を疑う。

■**治療と薬理メカニズム**　はじめに心血管系合併症の危険因子(肥満、喫煙、糖尿病、高血圧、脂質異常症など)を取り除くことが重要である。血栓症の危険因子(年齢、血栓症の既往)に血小板数を加味したリスクの層別化が行われ、これをもとに治療方針が決定される。高リスク群(年齢が60歳を超える、あるいは血栓症の既往がある)では血栓症を繰り返す危険性が高いので、HUによって血小板数を40万以下にコントロールする。HUの長期投与による白血病誘発性に関する明らかな証拠はないが、投与には慎重を要する。欧米では白血病誘発性のないアナグレライドが使用可能であるが、わが国では未承認である。高リスク群では

表4-6-2 本態性血小板血症の診断基準
1) 45万/μL以上の持続的血小板増加(精査期間中)
2) 骨髄生検で、大型成熟巨核球を伴う巨核球系細胞の増生を主体に認める。好中球・赤芽球造血の有意な増加やあるいは左方移動を認めない
3) 真性赤血球増加症、原発性骨髄線維症、慢性骨髄性白血病、骨髄異形成症候群、またはその他の造血器腫瘍のWHO診断基準に合致しない(除外診断)
4) *JAK2V617F*変異またはその他のクローナルなマーカーを認めるか、クローナルなマーカーが検出されない場合、反応性血小板増加症の所見を認めない

診断には、上記4項目をすべて満たすことが必要

(WHO分類 第4版, 2008)

HUとアスピリンとの併用群のほうがアナグレライドとアスピリンとの併用群に比して明らかに生存率が高く，血管性合併症（静脈血栓症を除く）の頻度が低い．抗腫瘍薬の種類と抗血栓療法は真性赤血球増加症と共通であるが，血小板数が150万/μLを超える症例でAPTTが延長している場合には，後天性von Willebrand症候群の合併も念頭において，HUであらかじめ血小板数を150万/μL以下にしてからアスピリンの投与を開始する．高リスク群以外の場合には基本的に経過観察か少量アスピリン投与が行われるが，心血管系合併症の危険因子（肥満，脂質異常症，喫煙，高血圧など）を持つ中間リスク群にはHUの使用も考慮する．

■経過・予後 多くは良好な経過をとるが，罹患期間が長期になると骨髄線維症，骨髄異形成症候群，急性骨髄性白血病に移行することがある．予後に大きく影響するのは血栓症や出血で，これらの発症をいかに予防するかが重要である．血小板数と血栓症の発症との間には明らかな相関はないが，血小板数の減少によって血栓症の頻度は低下する．血栓症は主に動脈系のことが多い．血小板数の増加が著しい症例では，後天性von Willebrand症候群の合併によって出血しやすくなる．一般には血小板数が150万/μLを超えると，その リスクが高い．

経過中に骨髄線維症へと移行することがあり（ET後骨髄線維症（post-essential thrombocythaemia myelofibrosis：post-ET MF））（図4-6-1C，D），10年で3.9%，15年で6%にみられる．急性骨髄性白血病への移行は10年で2.6%，15年で5.3%である．

原発性骨髄線維症

■定義・概念 原発性骨髄線維症（primary myelofibrosis：PMF）は骨髄線維化，脾腫，白赤芽球症（leukoerythroblastosis），髄外造血を特徴とする．
■疫学 年間発生率は人口10万対0.5~1.5と推定されている．診断時の平均年齢は60歳であり，男性に若干多い．
■病因・病態生理と分子メカニズム 本疾患における3血球系統の増加は造血幹細胞の異常によるものであり，骨髄の線維化は反応性の変化で，腫瘍性に増殖した巨核球から産生されたサイトカインが線維芽細胞の増生を促進したことによる．線維化の程度は罹患期間に比例する．約半数の症例にV617F変異が，10%未満の症例にMPLW515L/Kがみられ，PMFの発症あるいは病期の進展に深くかかわっている．
■臨床症状・検査成績 1/4の患者は診断時無症状である．白赤芽球症や涙滴状赤血球がみられる．Hb 10 g/dL以下の貧血が半数以上でみられ，診断時に存在し，正球性正色素性が多い．白血球数の増加は50%の症例でみられ，減少する例も25%にみられる．好酸球および好塩基球もしばしば増加する．血小板数はまちまちであるが，巨大血小板，奇形血小板，巨核球の核やその断片，微小巨核球が末梢血にみられる．無効造血を反映してLDHが高値を示す．

前線維化期に相当する初期の段階では，骨髄生検で過形成を示し，好中球と異形成のある巨核球が増加する．骨髄芽球の増加はない．しばしば赤芽球系細胞は減少する．巨核球の形態異常が特徴的で他のMPNよりも目立つ．この所見は特に初期の診断に重要で，核細胞質成熟解離，核のクロマチン構造異常，核の分葉異常（雲状核），裸核などがみられる．この時期は細網線維による線維化は軽度である．線維化期になり骨髄の線維化が完成すると，肝脾腫が中等度から高度になり，貧血，白赤芽球症，数多くの涙滴状赤血球が出現する．70~80%の患者はこの時期に診断される．骨髄血の吸引は不能で（dry tap），骨髄生検では細網線維や膠原線維による線維化，血管内造血を伴う類洞の拡張，毛細血管形成の増加などを認める．高度な線維化の場合には細胞成分は消失する．巨核球の過形成は保たれ，形態異常のある巨核球が巨大な集塊を形成し，シート状に増生している像がみられる．骨硬化も30~70%の患者で認める．髄外造血は，肝脾のみならず，リンパ節，漿膜表面，肺，泌尿・生殖系臓器，傍脊椎など，全身のあらゆる臓器で起こる．鑑別すべき疾患として，post-ET MF，post-PV MF，骨髄線維化を伴うMDS，MDS/MPN（分類不能型），骨髄線維化を伴う急性汎骨髄症（acute panmyelosis with myelofibrosis）などがあげられる．染色体異常は1/3にみられ，+9や13q$^-$の存在は診断の参考になる．そのほかに20q$^-$，1番染色体の転座や重複，+8，-7/7q$^-$，-5/5q$^-$などもみられる．V617F変異は50~60%にみられ，MPLW 515L/K変異は8%にみられる．
■診断 WHO分類 第3版（2001年）の診断基準では「前線維化期（prefibrotic stage）」と「線維化期（fibrotic stage）」に分かれていたが，2008年の改訂で一つにまとめられた（表4-6-3）．前線維化期の時期に確定診断にいたることは difficult難しく，特にETとの鑑別が問題となる．
■治療と薬理メカニズム 1/4の患者は診断時無症状である．Hb 10 g/dL以下の貧血が60%で認められ，通常診断時に存在し，正球性正色素性が多い．進行は非常に緩慢であるが（平均生存期間5年），脾腫による圧迫症状，体重減少，易疲労感などの全身症状がみられる．20~30%の患者が経過中に急性白血病へと移行し，死亡する．

主に対症療法で，生存期間の延長は認めていない．脾腫に対しては脾摘，放射線照射が行われる．脾摘は脾腫に伴う疼痛，繰り返す脾梗塞などに適応があり，脾腫症状や貧血の改善がみられるが，術後合併症が高く，長期合併症と

表4-6-3 原発性骨髄線維症の診断基準

大基準

1) 細網線維化/膠原線維化を伴う巨核球の増生・異形成がある．有意な細網線維化がない場合，巨核球の変化＋顆粒球増加＋赤芽球造血の減少＋骨髄の過形成性（前線維化期）
2) 真性赤血球増加症，慢性骨髄性白血病，骨髄異形成症候群，またはその他の造血器腫瘍のWHO診断基準に合致しない（除外診断）
3) JAK2V617F変異またはその他のクローナルなマーカー（例：MPLW515L/K）を認めるか，クローナルなマーカーが検出されない場合，二次性骨髄線維症の所見を認めない

小基準

1) 白赤芽球症
2) LDH上昇
3) 貧血
4) 触知可能な脾腫

診断には大基準3項目すべてと小基準の2項目を満たす必要がある

LDH：乳酸脱水素酵素
(WHO分類 第4版，2008)

して好中球減少，肝腫大，急性白血病などが問題となる。放射線照射も有効であるが，その効果が一過性である。貧血に対しては蛋白同化ホルモンが約40%の症例に効果があり，輸血非依存性になる。サリドマイドも有効である。抗腫瘍薬による化学療法は肝脾腫の増大，白血球増加，血小板増加，代謝亢進による症状などの緩和を目的として行われるが，骨髄抑制の遷延が危惧される。

根治的治療として造血幹細胞移植が行われる。診断時の平均年齢が60歳と比較的高齢であるため，造血幹細胞移植の適応例は少ないが，若年者で予後不良と予測される症例では前処置の強度を縮小した造血幹細胞移植が行われる。

● 経過・予後　本症の平均生存期間は約3～5年である。10年以上の生存例は全体の20%未満で，MPNのなかでは最も予後が悪い。予後不良因子としては高齢，貧血，赤血球輸血依存，白血球増加あるいは白血球減少，末梢血中芽球の出現，血小板減少，染色体異常，体重減少や発熱などの全身症状，少量のV617F変異量などがある。死因は感染症，出血，心不全，白血病への転化率は20～30%である。白血病転化は急激に起こり，大部分経過が速く，致死的である。

【小松　則夫】

■参考文献
1) Jaffe ES et al eds : World Health Organization Classification of Tumours: Pathology and Genetics of Tumours of Haematopoietic and Lymphoid Tissues, IARC Press, 2001
2) Swerdlow SH et al eds : WHO Classification of Tumours of Haematopoietic and Lymphoid Tissues, IARC Press, 2008

7　Hodgkin リンパ腫

● 定義・概念　悪性リンパ腫は成熟リンパ球の腫瘍で，Hodgkin（ホジキン）リンパ腫（Hodgkin lymphoma）はその特徴的病理組織像と治療の観点から非Hodgkinリンパ腫と区別される。

歴史

1832年にThomas Hodgkinは病歴と肉眼所見に基づき，全身のリンパ節と脾臓を同時におかす悪性疾患の7剖検例を報告した（"On Some Morbid Appearances of the Absorbent Glands and Spleen"）[1]。当時はほとんど注目されなかったが，1856年にSamuel Wilksにより再発見され，Hodgkin病（Hodgkin's disease）と命名された。染色法・標本作製技術の開発と顕微鏡の改良により，1898年Carl Sternbergと1902年Dorothy Reedは特徴的病理所見を詳細に記載した。単核の細胞をHodgkin（ホジキン〈H〉）細胞，多核の細胞をReed-Sternberg（リード シュテルンベルグ〈RS〉）細胞と呼ぶ。HodgkinとWilksは悪性腫瘍説であったが，その後は肉芽腫説・結核アレルギー説・真菌感染説などが提出され，長い間議論された。

1970年代に免疫組織化学を用いてHRS細胞の起源を決定しようと試みられ，一部はB細胞由来と同定された。1980年代には遺伝子解析によりHRS細胞のクローン性が検討されたが，検体を占める腫瘍細胞の数が少ないため（1%未満），高感度な検出方法が必要であった。ポリメラーゼ連鎖反応（PCR）法が開発されてはじめて単一細胞の遺伝子検索が可能になり，HRS細胞はB細胞のクローナルな増殖，すなわち腫瘍であることが示された。これによりWHO（世界保健機関）分類 第3版（2001年）では，Hodgkin病（Hodgkin's disease）がHodgkinリンパ腫（Hodgkin lymphoma：HL）と記載された。

細胞起源

形態学的にHRS細胞に類似する血液細胞はなく，免疫学的にも，血液細胞以外は陰性で赤血球以外の血液細胞に広く発現するCD45（leukocyte common antigen：LCA）は陰性で，リンパ球の免疫形質も多くの場合は陰性であり，HRS細胞の正常対応細胞（normal counterpart）は不明である。

Hodgkinリンパ腫のほとんどの症例で免疫グロブリン遺伝子のV(D)J再構成と可変領域の変異が認められる。これはHRS細胞が胚中心か後胚中心B細胞に由来することを示す。さらに免疫グロブリン遺伝子にはcrippling mutationが証明されることから，HRS細胞は負の選択（negative selection）を免れた胚中心B細胞に由来すると考えられる。これはHodgkinリンパ腫に非Hodgkinリンパ腫や慢性リンパ性白血病が合併するcompositeリンパ腫の研究からも支持されている。まれにT細胞受容体の再構成が証明され，少数ながらT細胞由来の症例もあると考えられている。

腫瘍発生機構

HRS細胞の免疫グロブリン遺伝子はV(D)J再構成と変異を持つが，転写因子であるOCT-2・BOB.1・PU.1を発現していないかか，免疫グロブリン遺伝子のプロモーターかエンハンサーの活性化に障害があるものと推定されている。機能しない免疫グロブリン遺伝子を持つ細胞は通常アポトーシスを起こすため，HRS細胞にはアポトーシスを免れる機構が必要である。HRS細胞はJAK-STAT細胞内シグナル伝達系の異常とNF-κB（nuclear factor κB）活性の亢進により，アポトーシスを抑制し細胞増殖すると考えられている。

NF-κBの活性化に関与するものにはEB（Epstein-Barr）ウイルス（EBV）によるLMP（latent membrane protein）1・LMP2がある。NF-κBの活性化したHRS細胞は，背景にある正常細胞に影響を及ぼし，さまざまなサイトカインの異常を引き起こす。HRS細胞は，それらの受容体に異常を持ち，これによるautocrineおよびparacrine機構により増殖すると考えられている。

● 疫学　欧米では全悪性リンパ腫の約30%を占めるのに対し，日本では10%以下と少ない。年齢分布は20歳代と50～60歳代にピークを持つ二相性である。

● 臨床症状　無痛性のリンパ節腫脹で発症することが多い。腫脹する体表リンパ節は頸部が最も多く（60～80%），次いで腋窩（10～20%）で，鼠径部は少ない（6～12%）。画像診断で発見されるものは縦隔リンパ節と後腹膜リンパ節が多い。診断時に胸部単純X線で半数以上が縦隔腫瘤を認めるが，上大静脈症候群を呈するのは少ない。横隔膜下では脾腫が多く，肝腫大やリンパ節腫脹は少ない。

全身症状では，約30%に発熱・盗汗・体重減少が認められる。この3つの症状は予後に影響を及ぼすため，Ann Arbor分類（表4-7-1）でB症状と規定されている。発熱は38℃を超える原因不明の熱と定義され，早期は20%であるが，進行期には50%で認められる。間欠熱で，弛張熱が

表 4-7-1　Ann Arbor 分類（Cotswolds 修正版）

病期	
I	1 カ所のリンパ節領域あるいはリンパ系組織（脾臓・胸腺・Waldeyer 輪）にsome病変（I），または一つの節外臓器あるいは部位への限局性の病変（IE）
II	横隔膜の上下いずれか一方の 2 カ所以上のリンパ節領域の病変（縦隔は 1 カ所病変変で，肺門などのリンパ節は両側病変）（II），または一つ以上のリンパ節領域と横隔膜の同側にある節外臓器あるいは部位への侵襲（IIE）。リンパ節領域の数を付記する
III	横隔膜の上下にわたる複数のリンパ節領域の病変（III），またはこれに一つの節外臓器あるいは部位への限局性病変（IIIE），または脾臓病変（IIIS）あるいはこれら両方を伴うもの（IIISE）
	III₁：脾臓あるいは脾門部，腹腔動脈あるいは門脈リンパ節領域いずれかへの病変
	III₂：傍大動脈，腸骨あるいは横隔膜リンパ節領域いずれかへの病変
IV	リンパ節病変の有無にかかわりなく，びまん性あるいは播種性の節外病変（E 以外）

A（absence）：無症状
B：発熱（38℃以上の原因不明の発熱）・盗汗・体重減少（初診 6 カ月以内における 10% 以上の原因不明の体重減少）
X：Bulky 病変（最大径が 10 cm を超える病変と胸部 X 線立位 PA 像で第 5/6 胸椎レベルで胸郭の 1/3 を超える縦隔腫瘤）

表 4-7-2　Hodgkin リンパ腫の組織亜型分類

結節性リンパ球優位型 Hodgkin リンパ腫 NLPHL（nodular lymphocyte predominant Hodgkin lymphoma）
古典的 Hodgkin リンパ腫 CHL（classical Hodgkin lymphoma）
結節硬化型古典的 Hodgkin リンパ腫 　NSCHL（nodular sclerosis classical Hodgkin lymphoma）
混合細胞型古典的 Hodgkin リンパ腫 　MCCHL（mixed cellularity classical Hodgkin lymphoma）
リンパ球豊富型古典的 Hodgkin リンパ腫 　LRCHL（lymphocyte-rich classical Hodgkin lymphoma）
リンパ球減少型古典的 Hodgkin リンパ腫 　LDCHL（lymphocyte depleted classical Hodgkin lymphoma）

1～2 週続き，数日から数週間の平熱の後にまた発熱を繰り返す。Pel-Ebstein（ペル-エブスタイン）熱と呼ばれ，Hodgkin リンパ腫に特徴的とされるがまれである。盗汗は寝具を変えなければならないほどの汗で，体重減少は診断前 6 カ月以内に，通常体重の 10% を超す原因不明のものである。全身倦怠感と皮膚掻痒感も多いが B 症状には含めない。他にも皮疹・中枢神経系症状・胆管炎・ネフローゼ症候群に加え，アルコール摂取後にすぐ起きるリンパ節の疼痛など多数報告されている。

●**検査成績**　特異的な検査所見はない。正球性正色素性貧血が多く，Coombs 試験陽性の溶血性貧血など自己免疫性血液疾患を認めることがある。白血球は好中球を中心に増加し，好酸球増加も多く，リンパ球は進行期に減少する。血小板数は初期には正常かやや増加し，進行期には減少する。HRS 細胞の骨髄浸潤はまれである（12%）。赤血球沈降速度（ESR）が亢進し，C 反応性蛋白（CRP）は上昇する。アルブミン（ALB）は低下し，35% で乳酸脱水素酵素（LDH）が上昇し，進行期にはアルカリホスファターゼ（ALP）も上昇する。β2 ミクログロブリン（β2MG）が上昇し，可溶性インターロイキン 2 受容体（sIL-2R）も上昇する。高カルシウム血症も記載されているがまれである。

Hodgkin リンパ腫は，脾臓は血行性に，他はリンパ行性に連続的に広がる（"contiguing" theory）と考えられ，治療上病期の決定は重要である。注意深い問診と身体所見，血液検査・骨髄生検・CT（胸部・腹部・骨盤）が必要で，これら用いられたリンパ管造影や Ga シンチグラフィに代わり陽電子放射型断層撮影（positron emission tomography：PET）が広く用いられるようになった。

●**診断**

病理診断

Hodgkin リンパ腫は Hodgkin（H）細胞と RS およびその変異細胞が，背景に種々の反応性細胞を持つリンパ腫で，古典的 Hodgkin リンパ腫（CHL）と結節性リンパ球優位型 Hodgkin リンパ腫（NLPHL）に分類する（表 4-7-2）。ウイルス感染，特に伝染性単核球症との鑑別が重要である。

古典的 Hodgkin リンパ腫

●**疫学**　古典的 Hodgkin（ホジキン）リンパ腫（classical Hodgkin lymphoma：CHL）は Hodgkin リンパ腫の 95% を占め，発生頻度には 15～35 歳と 60 歳以降の 2 つのピークがある。伝染性単核球症の既往を持つ例が多い。

●**検査成績／診断**

病理診断

HRS 細胞は典型的で，鏡面像（mirror image）を呈する 2 核の HRS 細胞の診断的価値が高い。HRS 細胞が変性したミイラ細胞（mummified cell）が観察されることがある。ほとんどは B 細胞起源で，T 細胞由来はまれである。古典的 Hodgkin リンパ腫はさらに 4 型に分類される。縦隔（胸腺）原発大細胞型 B 細胞リンパ腫との鑑別診断が重要である。

免疫形質

CD30・CD15 が陽性で，CD45・EMA（epithelial membrane antigen）は陰性である。PAX-5 は陽性であるが，CD20・CD79 は陰性のことが多い。しかし，B 細胞の転写因子である BOB. 1・OCT-2 は陰性で，細胞質と膜の免疫グロブリンは陰性である。他に MUM1・Fascin・Ki67（MIB1）が高率に陽性となる。

染色体・遺伝子

染色体検査をしても，背景の反応性細胞に由来する正常核型しか得られないことが多い。異常核型は染色体数が 3～4 倍体域で，多くの数的異常が認められる。染色体数が多く異常が複雑であるため詳細には分析できないことが多い。構造異常では 6q の欠失が多く，そこに癌抑制遺伝子が存在すると考えられている。14q32/IGH 転座を 15～20% で認めるが，composite リンパ腫以外では t（14；18）（q32；q21.3）や 3q27/BCL6 転座を伴うのはまれである。遺伝子検査は各病型の鑑別診断にはあまり有用でないが，除外診断に役立つことがある。

●**結節硬化型**（nodular sclerosis：NS）　最も多い亜型で古典的 Hodgkin リンパ腫の 70% を占める。若年者に多く，男女比は 1：1 である。EBV（Epstein-Barr ウイルス）感染との関連は少なく，80% に縦隔腫瘤を伴う。病変は，肥厚した皮膜から実質内に入る繊維束により結節性に細分されている。結節のなかにある特異細胞は典

型例より核小体が小型で,ホルマリン固定の際のアーチファクトにより細胞質が抜けてみえるため陥窩(lacunar)細胞と呼ばれる。壊死巣の周囲に HRS 細胞の集塊を認めることがある(syncytial variant)。他型に比べ治療反応性は良好である(図 4-7-1)。

- 混合細胞型(mixed cellularity:MC) 古典的 Hodgkin リンパ腫の 20～25% を占める。年齢中央値は 38 歳で,70% が男性である。HRS 細胞は典型的で,背景に多彩な炎症性細胞を認める。約 75% の例は EBV-LMP1 を発現している。末梢性 T 細胞性リンパ腫との鑑別が必要である。
- リンパ球豊富型(lymphocyte-rich:LR) 古典的 Hodgkin リンパ腫の 5% を占める。年齢中央値は NLPHL に類似し,男性が 70% を占める。結節性病変のなかに濾胞胚中心が残存し,その周囲の拡大したマントル層に特異細胞が散在する。典型的な HRS 細胞・lacunar 細胞・popcorn 細胞などさまざまな特異細胞が認められるのが特徴で,背景には小リンパ球があり,好中球と好酸球は少ない。
- リンパ球減少型(lymphocyte depleted:LD) まれで古典的 Hodgkin リンパ腫の 1% 未満である。年齢中央値は 30～37 歳で,60～75% は男性である。HIV(ヒト免疫不全ウイルス)陽性例が多く,HRS 細胞は EBV-LMP1 陽性である。背景のリンパ球は減少し,HRS の数が多い。進行期の症例が多く,B 症状を伴う頻度が高い。

■ 治療と薬理メカニズム

病期により治療法が異なる。

早期・限局期(Ⅰ,Ⅱ期)

予後因子の有無で予後良好群と予後不良群に分ける。早期 Hodgkin リンパ腫の予後因子は,治療研究グループで必ずしも一致していないが,巨大病変・B 症状・年齢・性別・病変の標準的治療法がある。予後不良因子を持たない予後良好群は ABVD2～4 コース,予後不良群は ABVD4～6 コース後に involved field radiation(30 Gy)を追加する。

進行期(Ⅲ,Ⅳ期)

進行期症例から,血清アルブミン(<4 g/dL)・ヘモグロビン値(<10.5 g/dL)・性別(男性)・年齢(≧45 歳)・病期(≧Ⅳ)・白血球数(≧1 万 5,000/mm³)・リンパ球数(<600/mm³ あるいは白血球数の 8% 未満)の 7 つの予後因子が抽出された[2]。各因子をもとに国際予後スコア(international prognostic score:IPS)が提唱されている。

- MOPP 療法 1970 年代に開発された治療法で,進行期腫瘍でも化学療法により治癒が得られる可能性を示したもので,mechlorethamine(メクロレタミン)(nitrogen mustard〈ナイトロジェンマスタード〉)・oncovine(オンコビン)(ビンクリスチン〈vincristine:VCR〉)・procarvazine(プロカルバジン〈PCZ〉)・prednisone(prednisolone〈プレドニゾロン〉)を用いる[3]。わが国では nitrogen mustard が市販されていないため,同じアルキル化剤のシクロホスファミド(cyclophosphamide)を用いる C-MOPP 療法が行われる。現在の標準療法である ABVD 療法の適応がない症例に用いる。主な急性毒性は骨髄抑制で,晩期毒性は不妊症と白血病・骨髄異形成症候群や乳癌・肺癌・非 Hodgkin リンパ腫などの二次癌である。
- ABVD 療法 MOPP 療法と交差耐性のない薬剤を用いる治療法として開発された。adriamycin(アドリアマイシン)(ドキソルビシン〈doxorubicin〉)・bleomysin(ブレオマイシン)・vincristine(ビンクリスチン)・dacarvazine(ダカルバジン)を用いる[4]。MOPP 療法より治療効果がすぐれ,不妊・二次発癌などの有害事象が少ないため現在の標準的治療法となった。4 コースまでに完全奏効(CR)となった場合は 2 コース追加し合計 6 コース,6 コースまでに CR となった場合は 2 コース追加し合計 8 コースまで治療する。急性期毒性は顆粒球減少・嘔気・嘔吐・脱毛で,晩期毒性はブレオマイシンによる肺毒性と心筋梗塞などの心毒性である。無精子症は一過性で,二次性白血病はまれで二次癌の頻度も低い。
- MOPP-ABVD 交替療法 MOPP 療法と ABVD 療法を隔月で交替に行う。
- Stanford V(five)療法 doxorubicine(ドキソルビシン)・vinblastine(ビンブラスチン)・mechlorethamine(メクロレタミン)・vincristine(ビンクリスチン)・bleomycin(ブレオマイシン)・etoposide(エトポシド)・prednisolone(プレドニゾロン)を用いる。病期Ⅲ・Ⅳで 5 cm 以上のリンパ節病変を持つ場合と縦隔に巨大病変を伴う病期Ⅱには放射線照射する。この治療を選択するのは,用量強度(dose intensity)を維持しつつアルキル化剤などの総投与量を減少させ,治療期間を短縮しブレオマイシンによる肺毒性とアドリアマイシンによる心毒性が少ないことを期待する場合である。急性期毒性は血液毒性と神経障害,嘔気・嘔吐,静脈炎,筋肉および関節痛である。晩期毒性には二次癌があるが,二次性白血病とリンパ腫は報告されていない。
- BEACOPP 療法 bleomycin(ブレオマイシン)・etoposide(エトポシド)・adriamycin(アドリアマイシン)・cyclophosphamide(シクロホスファミド)・oncovin(オンコビン)・procarvazine(プロカルバジン)・predonisolone(プレドニゾロン)よりなる[5]。BEACOPP-baseline 療法は,MOPP-ABVD 療法からビンブラスチンとダカルバジンを除いてエトポシドを追加し,治療周期を 4 週

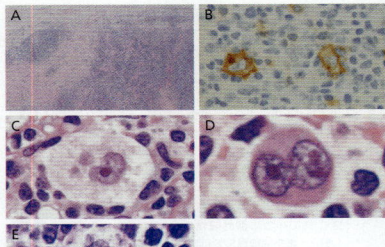

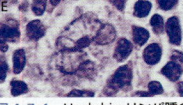

図 4-7-1 Hodgkin リンパ腫の病理組織像
A:結節性硬化型古典的 Hodgkin リンパ腫の低倍率像
B:CD30 免疫染色
C:lacunar 細胞
D:RS 細胞
E:popcorn 細胞

から3週ごとにして8回施行する。BEACOPP-escalated（escalated BEACOPP）療法は顆粒球コロニー刺激因子（G-CSF）を併用しアドリアマイシン・エンドキサン・エトポシドを増量し，用量強度（dose-intensity）を高めたものである[6]。BEACOPP-14は顆粒球コロニー刺激因子（G-CSF）を用いBEACOPP-baseline療法を14日ごとに8回試行する。治療後，PET-CTで残存病変がなければ照射せず，残存が確認されれば放射線治療を追加する。急性期毒性は血液毒性，嘔気・脱毛で，特に高齢者で多い。晩期毒性は二次癌と不妊である。有害事象が増えるので，この治療法を選択するのはIPSが4以上で予後不良が予想される場合である。

再発・難反応性Hodgkinリンパ腫

通常の化学療法に難反応性の場合は，大量化学療法に自己造血幹細胞移植を併用する。通常化学療法後に再発した症例には，初回に用いなかった救援化学療法を選択し，65歳未満であれば自己造血幹細胞移植併用大量化学療法を選択する。自家造血幹細胞移植後に再発し，化学療法感受性の場合には同種造血幹細胞移植を考慮することがある。

結節性リンパ球優位型Hodgkinリンパ腫

■ **疫学** 結節性リンパ球優位型Hodgkinリンパ腫（nodular lymphocyte predominant Hodgkin lymphoma：NLPHL）はHodgkinリンパ腫の5%以下でまれである。30〜50歳に多く，男女比は3：1で男性に多い。

■ **検査成績／診断**

病理診断

特異細胞はB細胞起源で，L&H細胞あるいはlymphocyte predominant（LP）・popcorn細胞と呼ばれる。結節性病変のなかに核小体が不明瞭な特異細胞が認められる。T-cell/histiocyte rich B-cell lymphomaとの鑑別は困難である。

免疫形質

結節性病変はB細胞よりなり，辺縁に組織球性類上皮細胞の集簇が認められる。特異細胞はCD30・CD15が陰性で，BOB.1・OCT-2が陽性である。EBVは陰性で，EMA・CD45・CD79aが陽性で，CD20と表面免疫グロブリンも陽性である。Bcl-6が陽性でMUM1は陰性であるが，CD10・Bcl-2は陰性である。特異細胞はCD4・CD57陽性のT細胞によって囲まれている。

染色体・遺伝子

染色体異常は古典的Hodgkinリンパ腫より非Hodgkinリンパ腫に類似する。染色体分析にFISH（蛍光 *in situ* ハイブリダイゼーション）法を併用すると，約半数の症例で3q27/BCL6転座が証明される。免疫グロブリン遺伝子の再構成が認められる。

■ **治療と薬理メカニズム** 治療に関する一定の見解はなく，注意深く観察する場合もある。限局していれば放射線治療を選択し，全身性であれば古典的Hodgkinリンパ腫と同様の化学療法を選択することが多い。抗CD20抗体（リツキシマブ〈rituximab〉）を用いた報告もある。予後は良好で80%以上が長期生存する。

【三浦 偉久男】

参考文献

1) マイケル・ローズ，難波紘二訳：死者の護民官 医師トーマス・ホジキン伝，西村書店，1984
2) Hasenclever D et al : A prognostic score for advanced Hodgkin's disease. For The International Prognostic Factors Project on Advanced Hodgkin's Disease. N Engl J Med 339 : 1506-1514, 1998
3) DeVita VT Jr et al : Curability of advanced Hodgkin's disease with chemotherapy. Long-term follow-up of MOPP-treated patients at National Cancer Institute. Ann Intern Med 92 : 587-595, 1980
4) Bonadonna G et al : Combination chemotherapy of Hodgkin's disease with adriamycin, bleomycin, vinblastine, and imidazole carboazmide versus MOPP. Cancer 36 : 252-259, 1975
5) Diehl V et al : BEACOPP : an intensified chemotherapy regimen in advanced Hodgkin's disease. The German Hodgkin's Lymphoma Study Group. Ann Oncol 82 : 143-148, 1997
6) Tessch H et al : Moderate dose escalation for advanced stage Hodgkin's disease using the bleomycin, etoposide, adriamycin, cyclophosphamide, vincristine, procarvazine, and predonisone scheme and adjuvant radiotherapy : a study of the German Hodgkin's Lymphoma Study Group. Blood 92 : 4560-4567, 1998

8 非Hodgkinリンパ腫

■ **定義・概念** 非Hodgkin（ホジキン）リンパ腫（non-Hodgkin lymphoma：NHL）はリンパ系腫瘍のうち前駆リンパ球腫瘍とHodgkinリンパ腫を除いたもので，成熟B細胞腫瘍，成熟T/NK細胞腫瘍が含まれる。リンパ節や脾臓・胸腺・扁桃などのリンパ系組織から発生する（節性）だけでなく，消化管・肝臓・甲状腺・肺・皮膚・骨髄などの節外臓器にも発生し（節外性），その比率はおおよそ1：1となっている。現在は形態学だけでなく，細胞表面マーカーや特定の染色体転座，臨床像をこれまで以上に取り入れたWHO（世界保健機構）分類 第4版（2008年）（表4-8-1）が用いられている。また分子学的手法の進歩により遺伝子異常や遺伝子発現による分類も進んでいる。

■ **疫学** わが国における悪性リンパ腫の罹患率は13.3人/10万（2005年），男女比は3：2で男性に多い。死亡率は7.9人/10万（2009年）となっており，年間1万人近くが悪性リンパ腫で死亡している。1975年の罹患率は3.58人/10万人であり，高齢化とともにリンパ腫患者は増えている。

わが国では悪性リンパ腫のうち90%以上がNHLであり，そのうち約85%がB細胞リンパ腫である。びまん性大細胞型B細胞リンパ腫（diffuse large B-cell lymphoma：DLBCL）がNHLのおおよそ50%を占め，最も多い。欧米と比べると濾胞性リンパ腫（follicular lymphoma：FL）の頻度が低く（日本18%，欧米約35%），予後不良なT/NK細胞リンパ腫が多い（日本15%，欧米2〜9%）などの特徴がある（図4-8-1）。

これは西日本を中心にヒトTリンパ球向性ウイルス1型（HTLV-1）による成人T細胞白血病/リンパ腫（adult T-cell leukemia/lymphoma：ATL/L）が多いことも原因の一つであり，九州地方ではATL/Lが悪性リンパ腫の20〜30%（日本全体では7%）を占めている。

表4-8-2にNHLのうち主要な病型について述べる（慢性リンパ性白血病/小細胞性リンパ腫，ATL/L，形質細胞腫瘍（多発性骨髄腫など）については別稿参照）。

■ **病因・病態生理と分子メカニズム** NHLでは染色体転座などの染色体異常が発症の引き金となることが多い。

表 4-8-1 非 Hodgkin リンパ腫の WHO 分類

前駆リンパ球腫瘍	成熟 B 細胞腫瘍
B リンパ芽球性白血病/リンパ腫	慢性リンパ球性白血病/小リンパ球性リンパ腫
T リンパ芽球性白血病/リンパ腫	B 細胞前リンパ球性白血病
成熟 T および NK 細胞腫瘍	脾臓辺縁帯リンパ腫
T 細胞前リンパ球性白血病	ヘアリー細胞白血病
T 細胞大顆粒リンパ球性白血病	脾 B 細胞リンパ腫/白血病-分類不能群
NK 細胞慢性リンパ増殖性疾患	リンパ形質細胞性リンパ腫
アグレッシブ NK 細胞白血病	Waldenström マクログロブリン血症
小児 EB ウイルス陽性 T 細胞リンパ増殖性疾患	重鎖病
成人 T 細胞白血病/リンパ腫	形質細胞腫瘍
●節外性 NK/T 細胞リンパ腫, 鼻型	●節外性濾胞辺縁帯リンパ腫(MALT〈粘膜関連リンパ組織〉リンパ腫)
腸管症関連 T 細胞リンパ腫	節性濾胞辺縁帯リンパ腫
肝脾 T 細胞リンパ腫	●濾胞性リンパ腫
皮下脂肪織炎様 T 細胞リンパ腫	皮膚原発濾胞中心リンパ腫
菌状息肉症	●マントル細胞リンパ腫
Sézary 症候群	●びまん性大細胞型 B 細胞リンパ腫, 非特異群
皮膚原発 CD30 陽性 T 細胞リンパ増殖性疾患	慢性炎症を伴うびまん性大細胞型 B 細胞リンパ腫
皮膚原発末梢性 T 細胞リンパ腫, まれな準疾患単位	リンパ腫様肉芽腫症
●末梢性 T 細胞リンパ腫, 非特異群	前縦隔(胸腺)原発大細胞型 B 細胞リンパ腫
血管免疫芽球性 T 細胞リンパ腫	血管内大細胞型 B 細胞リンパ腫
未分化大細胞型リンパ腫, ALK 陽性	ALK 陽性大細胞型 B 細胞リンパ腫
未分化大細胞型リンパ腫, ALK 陰性	形質芽細胞性リンパ腫
免疫不全症関連リンパ増殖性疾患	HHV-8 関連多中心性 Castleman 病に発生した大細胞型 B 細胞リンパ腫
先天性免疫異常関連リンパ増殖性疾患	原発性浸出液リンパ腫
HIV 感染症関連リンパ腫	●Burkitt リンパ腫
移植後リンパ増殖性疾患	びまん性大細胞型 B 細胞リンパ腫と Burkitt リンパ腫の中間型の特徴を有する分類不能型の B 細胞リンパ腫
他の医原性免疫不全関連リンパ増殖性疾患	びまん性大細胞型 B 細胞リンパ腫と古典的 Hodgkin リンパ腫の中間型の特徴を有する分類不能型の B 細胞リンパ腫

(WHO 分類 第 4 版, 2008)(文献 1 を引用)

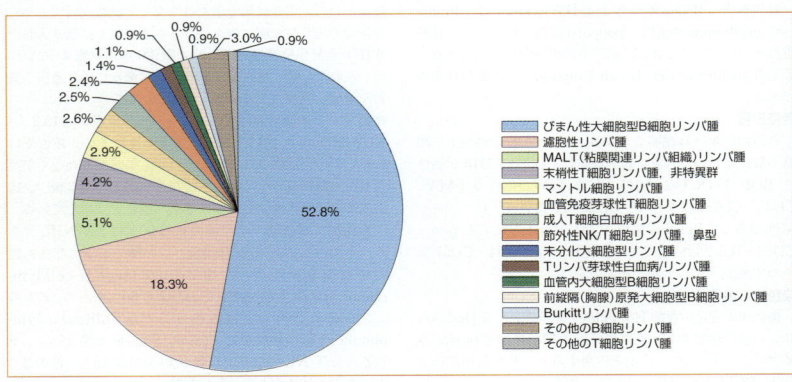

図 4-8-1 非 Hodgkin リンパ腫の病型分布[2]

特定の転座型染色体異常と病型との関連が知られており(表 4-8-3), 近年これらの染色体転座による発症機序が明らかにされてきている. 染色体転座により蛋白の異常発現やキメラ蛋白の発現が起こり, 増殖促進, 分化ブロック, アポトーシス抑制がもたらされる. さらに染色体の増幅や欠失, あるいは遺伝子変異が加わってリンパ腫への進展, 治療抵抗性の獲得が起こる(図 4-8-2).

ウイルス感染もリンパ腫発症にかかわっている. EB(Epstein-Barr)ウイルス(EBV)や HTLV-1 はウイルスゲノムがリンパ球に組み込まれて多クローン性の増殖状態となる. さらに付加的な遺伝子異常が加わることで単クローン性の腫瘍性増殖へと進展する. HIV(ヒト免疫不全ウイルス(human immunodeficiency virus))感染者では免疫不全状態が誘因となり, 免疫不全関連リンパ増殖性疾患(immunodeficiency-associated lymphoproliferative disorders : ID-LPD)(主に NHL)を高頻度に発症する. ID-

表 4-8-2 主な非 Hodgkin リンパ腫(NHL)の病型について

B 細胞リンパ腫

びまん性大細胞型 B 細胞リンパ腫 (diffuse large B-cell lymphoma：DLBCL)	中悪性度リンパ腫で NHL の約半数を占める病型。60〜70歳代に多く小児にはまれだが幅広い年齢層で認められ、診断時には進行期(Ⅲ/Ⅳ期)が約半数を占め 1/3 に B 症状を伴う。中枢神経系を含めあらゆる臓器より発生し、約 40%では節外性(主に消化管)と考えられている。多彩な組織像や表現型、臨床像を示し不均一な疾患単位である。病理学的には大型の核を持つ大細胞型 B 細胞がびまん性に増殖しており、免疫染色では CD19/CD20/CD22/CD79a が陽性となる。急速に進行するが治療への反応は良好で、半数で治癒が得られる
濾胞性リンパ腫 (follicular lymphoma：FL)	低悪性度 NHL の代表的な病型。一部の症例では経過中にびまん化して DLBCL に進展する。発症年齢中央値は 60 歳代で女性に多く、近年の統計では NHL の 20%近くを占め増加傾向にある。病理学的にはリンパ節胚中心の B 細胞由来で、腫瘍性の濾胞構造が認められる。免疫染色では CD10/CD20/CD79a 陽性で、t(14；18)(q32；q21)による BCL2 蛋白の過剰発現を認める。これまでは治療困難な疾患であったが、抗体療法により治療成績が向上しており、積極的に治療が行われるようになった
MALT(粘膜関連リンパ組織)リンパ腫 (mucosa-associated lymphoid tissue lymphoma：MALT lymphoma)	NHL の 5%ほどで認められる低悪性度 NHL の一つ。消化管、唾液腺、眼窩、気管支などの粘膜に存在する節外リンパ組織(MALT)より発生する。なんらかの慢性炎症が存在していることが多く、胃 MALT リンパ腫では *Helicobacter pylori* 感染による慢性胃炎が原因といわれている。t(11；18)(q21；q21)を持たず胃に限局する症例の多くで、*H. pylori* の除菌により MALT リンパ腫も消失する
マントル細胞リンパ腫 (mantle cell lymphoma：MCL)	リンパ節胚中心のマントル帯の B 細胞由来で、NHL の 3%程度を占め中高年の男性での発症が多い。診断時に進行期のことが多く、脾臓や骨髄への浸潤や白血化を認める。主にリンパ節をおかすが、節外病変、特に消化管や Waldeyer 輪への浸潤もしばしば認められる。B 細胞リンパ腫であるが、CD23⁻/CD5⁺となる。免疫染色で t(11；14)(q13；q32)により cyclin D1 の強発現を認める。R-CHOP 療法などの標準療法では予後不良である
Burkitt リンパ腫 (Burkitt lymphoma：BL)	NHL の 1%ほどであるが小児と若年成人に多く、特に小児 NHL では 25〜40%を占める。近年は AIDS(後天性免疫不全症候群(acquired immunodeficiency syndrome))患者での発症が増えている。流行地(endemic)型、非流行地(sporadic)型、免疫不全(immunodeficiency-associated)型に分けられる。染色体分析で t(8；14)(q24；q32)を多くの症例に認める。病理学的には、アポトーシスを起こした腫瘍細胞を貪食する多数のマクロファージにより、starry sky appearance(星空像)と形容される特徴的な像を示す。流行地型のほぼ全例で EB ウイルス陽性となるが、非流行地型ではほとんど認めない。腫瘍の増殖は非常に早く、骨髄や中枢神経系に浸潤しやすく、高悪性度リンパ腫に分類される。以前は予後不良であったが、白血病に準ずる強力な化学療法の導入により治療成績は改善している

T 細胞/NK 細胞リンパ腫

末梢性 T 細胞リンパ腫、非特異型 (peripheral T-cell lymphoma, unspecified：PTCL-U)	他の疾患単位のいずれにも属さない成熟 T 細胞リンパ腫で、T 細胞リンパ腫の約 30%を占める。成人発症がほとんどで、男女比は約 2：1。臨床的には全身リンパ節腫脹や B 症状を認め、進行期であることが多い。骨髄、肝臓、脾臓、節外臓器への浸潤も多い。CHOP 療法での予後は不良であり、標準療法は確立されていない
未分化大細胞型リンパ腫(anaplastic large cell lymphoma：ALCL)、ALK 陽性	小児と若年成人に多いリンパ腫で T 細胞リンパ腫の 6%を占め、小児リンパ腫では 10〜20%を占める。t(2；5)(p23；q35)に代表される *ALK* 遺伝子の転座により、本来は ALK の発現のみられないリンパ球で ALK キメラ蛋白が発現し、腫瘍化をきたした。リンパ節病変を主とするが、節外病変(皮膚、肝臓、骨髄、骨、肺など)からも発生する。病理学的には馬蹄形、腎臓形と称される特異な核形を示す細胞を認める。免疫染色では CD30 や ALK 陽性が特徴である。進行期や B 症状を伴うことが多いが、T 細胞リンパ腫のなかでは CHOP 療法で 70〜80%の長期生存が得られ、予後は良好
節外性 NK/T 細胞リンパ腫、鼻型 (extranodal NK／T-cell lymphoma, nasal type：ENKL)	NHL の 2〜3%を占め、わが国を含む東アジアと中南米に多い。節外性、特に上気道(鼻腔、副鼻腔、咽頭、口蓋など)や眼窩に好発する。典型例では鼻閉に伴い、鼻閉感、鼻汁、鼻出血を初発症状とすることが多い。他にも皮膚、軟部組織、消化管、精巣などもおかす。CHOP 療法には抵抗性であり、限局期症例に対しては放射線療法後に化学療法(2/3 量 DeVIC 療法)を行うことで治療成績の向上が得られている。しかしながら進行期症例は依然として予後不良である。病理学的には多彩な腫瘍細胞の血管中心性/血管破壊性といった特徴的な浸潤増殖像を示し、血栓形成や広範な壊死を認めることが多い。発症には EB ウイルスがかかわっており、免疫染色ではほとんどの症例で EB ウイルス陽性を示す。また CD56 や CD3ε も多くで陽性となる

LPD は、高齢者、臓器移植(骨髄移植を含む)患者、自己免疫疾患(関節リウマチなど)に対してメトトレキサートなどの免疫抑制剤を使用している患者においても認められる。これら免疫不全患者におけるリンパ腫の一部では、EBV やヒトヘルペスウイルス 8(HHV-8)が関与している。

また細菌の持続感染や自己免疫性疾患などによる慢性炎症もリンパ腫発症にかかわっている。特に MALT(粘膜関連リンパ組織(mucosa-associated lymphoid tissue))リンパ腫のうち 50%以上を占める胃 MALT リンパ腫では、*Helicobacter pylori* の胃粘膜感染による慢性的な抗原刺激が発症の一因となっている。

■ **臨床症状・検査成績** リンパ節腫脹のため、頸部・腋窩・鼠径部などの表在リンパ節領域に無痛性で可動性のある腫瘤として気づかれることが多い。急速に増大する場合には痛みを訴えることもある。腹腔内や縦隔内の深部リンパ節病変では腫脹に伴う圧迫症状として、咳、呼吸困難な

表 4-8-3 非 Hodgkin リンパ腫における主な染色体転座

	染色体異常	関連遺伝子	
濾胞性リンパ腫	<u>t(14;18)(q32;q21)</u>	*IGH*	*BCL2*
	t(2;18)(p12;q21)	*IGK*	*BCL2*
	t(18;22)(q21;q11)	*BCL2*	*IGL*
MALT(粘膜関連リンパ組織)リンパ腫	<u>t(11;18)(q21;q21.1)</u>	*API2*	*MALT1*
	t(14;18)(q32;q21.1)	*IGH*	*MALT1*
びまん性大細胞型 B 細胞リンパ腫	<u>t(3;14)(q27;q32)</u>	*BCL6*	*IGH*
	t(2;3)(p12;q27)	*IGK*	*BCL6*
	t(3;22)(q27;q11)	*BCL6*	*IGL*
	t(3;6)(q27;p21)	*BCL6*	*Histone H4*
	t(3;7)(q27;p12)	*BCL6*	*Ikaros*
マントル細胞リンパ腫	<u>t(11;14)(q13;q32)</u>	*CCND1*	*IGH*
	t(11;22)(q13;q11)	*CCND1*	*IGL*
Burkitt リンパ腫	<u>t(8;14)(q24;q32)</u>	*MYC*	*IGH*
	t(2;8)(p12;q24)	*IGK*	*MYC*
	t(8;22)(q24;q11)	*MYC*	*IGL*
未分化大細胞型リンパ腫	<u>t(2;5)(p23;q35)</u>	*ALK*	*NPM*
	t(1;2)(q25;p23)	*TPM3*	*ALK*
	t(2;3)(p23;q21)	*TPS*	*ALK*
	inv(2)(p23q35)	*ALK*	*ATIC*

___:同じ組織型のなかで最も頻度の高い転座

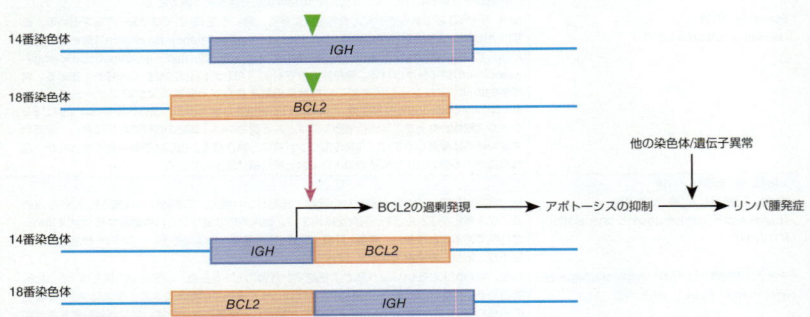

図 4-8-2 濾胞性リンパ腫での腫瘍化のメカニズム
▼:切断部位
たとえば FL にみられる t(14;18)(q32;q21)では, 14 番染色体にある *IGH*(免疫グロブリン重鎖)遺伝子のエンハンサー下流に *BCL2* 遺伝子を含む 18 番染色体の一部が転座する。これにより抗アポトーシス作用のある BCL2 は *IGH* 遺伝子のエンハンサーによる発現調節を受けることになり, *IGH* 遺伝子が発現する B 細胞において過剰発現する。このため, 抗原刺激後のリンパ節胚中心におけるアポトーシスが抑制される。さらに染色体の増幅や欠失, あるいは遺伝子変異が加わってリンパ腫へ進展する

どの呼吸器症状, 腹痛, 腰背部痛, 静脈・尿管圧迫による浮腫・尿閉, 胸水・腹水貯留などを認める。それ以外のリンパ組織では, 扁桃や脾臓が腫大することがある。T 細胞リンパ腫では皮膚浸潤による紅斑や掻痒感で発見されることもある。B 症状(6 カ月以内に 10% 以上の原因不明の体重減少, 発熱, 夜間盗汗)は進行例に認めることが多い。血管内大細胞型 B 細胞リンパ腫(intravascular large B-cell lymphoma:IVLBCL)では画像検査においても腫瘍影を認めないため不明熱の原因となる。

血液検査では血清 LDH(乳酸脱水素酵素)値, C 反応性蛋白(CRP), 可溶性インターロイキン 2 受容体(sIL-2R)の上昇がみられることが多く, これらは腫瘍量や病勢・治療効果の評価に用いられる。骨髄浸潤やリンパ腫関連血球貪食症候群(lymphoma associated hemophagocytic syndrome:LAHS)を合併すれば血球数の減少をきたす。

▶診断 診断は基本的に生検による摘出標本の病理学的診断により行われる。汎リンパ球マーカーである LCA(leukocyte common antigen), B 細胞マーカー(CD20 や CD79a など), T 細胞マーカー(CD3 や CD4 など), ナチュラルキラー(NK)細胞マーカー(CD56)などを用いて免疫染色を行い腫瘍細胞の起源を決定する。また BCL2(FL), BCL6(DLBCL), cyclin D1(マントル細胞リンパ腫〈mantle cell lymphoma:MCL〉), ALK1(未分化大細胞型リンパ腫〈anaplastic large cell lymphoma:ALCL〉)など特異的に発現が亢進している蛋白に対する染色も病型の特定に用いられる。

他には, 腫瘍細胞の染色体検査や遺伝子検査を行い, 前述したリンパ腫に特異的な染色体・遺伝子異常を検出し,

予後の予測や治療効果の評価が行われている。また，腫瘍細胞が少ない，あるいは特徴的な形質を示さないなどの理由で免疫染色のみでは診断が困難な場合には，補助診断としてサザンブロット法やポリメラーゼ連鎖反応(PCR)法により免疫グロブリン遺伝子やT細胞受容体遺伝子再構成のモノクロナリティを確認しリンパ系腫瘍と診断する。

リンパ腫の診断がなされた後は，CT・消化管内視鏡検査・骨髄検査などにより病変の広がりを調べ，Ann Arbor分類(20章 4-7「Hodgkin リンパ腫」参照)を用いて分類が行われる。陽電子放射型断層撮影(positron emission tomography：PET)では，CT などでは有意と判断できないような1cm以下の病変も検出可能である。また神経症状を認める場合や，中枢神経系への浸潤の多い精巣リンパ腫や Burkitt (バーキット)リンパ腫(Burkitt lymphoma：BL)では髄液細胞診が行われる。

■ **治療と薬理メカニズム**　NHL には以下の治療法がある。

1. 経過観察(watchful waiting)
2. 化学療法(抗がん剤)
3. 生物学的製剤(抗体療法)
4. 放射線療法
5. 造血幹細胞移植：自家移植，同種移植

経過観察(watchful waiting, 注意深い観察)：低悪性度NHLの場合，まったく無症状で何年も経過することも少なくない。また化学療法による治癒が期待できないと考えられてきたため，リンパ腫による症状が出たときにはじめて治療が行われてきた。しかし，リツキシマブの登場でFLなどの低悪性度NHLでも治療効果が飛躍的に向上したため，積極的に治療を行うようになっている。

化学療法：リンパ腫では腫瘤性病変以外にも診察や画像診断ではわからない微小な病変が存在すると考えられる。抗がん剤の経口や経静脈内投与を行う化学療法は微小病変に対しても効果が期待できるため，リンパ腫に対して一般的に行われる。一部の病型を除いて初発の症例に対しては CHOP(シクロホスファミド，ドキソルビシン，ビンクリスチン，プレドニゾロン)が標準的化学療法として行われる(表4-8-4)。化学療法による副作用は，抗がん剤により骨髄や消化管上皮，毛包といった細胞周期が早い正常細胞も傷害を受けるため，骨髄抑制，粘膜障害，脱毛がみられる。CHOP療法のその他の副作用にはドキソルビシンやシクロホスファミドによる心毒性，ビンクリスチンによる手足のしびれや便秘などの末梢神経障害，プレドニゾロンによる高血圧・高血糖・精神症状などがある。治療前の腫瘍量が多い場合には腫瘍崩壊症候群を起こしうる。

CHOP療法などの抗がん剤は脳血液関門(brain-blood barrier：BBB)を通過しないため，中枢神経系や精巣に病変のある場合には髄液移行のあるメトトレキサート・シタラビンの大量投与や髄腔内投与が行われる。

BL やリンパ芽球性リンパ腫(lymphoblastic lymphoma：LBL)に対しては急性リンパ芽球性白血病に準じて治療が行われる。

胃に限局する MALT リンパ腫のうち H. pylori 感染例では除菌によりリンパ腫の消退がみられる。しかし t(11；18)(q21；q21)による API2-MALT1 融合遺伝子を持つものでは除菌の効果は期待できない。

生物学的製剤：近年，リンパ腫に対して抗体療法が開発され臨床応用されている。成熟B細胞表面に発現している CD20 に対するにキメラ型モノクローナル抗体であるリツキシマブ(リツキサン®)が治療成績の向上をもたらしている。特に DLBCL に代表される中悪性度リンパ腫においては，リツキシマブ併用 CHOP 療法(R-CHOP 療法)はCHOP療法を上回ることが示され，現在ではB細胞リンパ腫の標準療法に組み込まれている。

リツキシマブは2つの作用機序，すなわち抗体依存性細胞介在性細胞傷害作用(antibody-dependent cell-mediated cytotoxicity：ADCC)と補体依存性細胞傷害作用(complement-dependent cytotoxicity：CDC)により B細胞を特異的に傷害する(図4-8-3)。

また抗 CD20 モノクローナル抗体に放射性同位元素を結合させたイブリツモマブ(ゼヴァリン®)も再発濾胞性リンパ腫に対して使用され，高い奏効率が得られている。これは放射性同位元素から出るβ線による内照射にて CD20 陽性の腫瘍細胞およびこれに隣接する腫瘍細胞を傷害する。

その他にもヒト化抗 CD20 抗体や，CD22，CD25，CD52，CCR4 などに対する抗体も開発が進められている。

放射線療法：放射線療法は照射した部位にしか効果が期待できない。このため局期(I/II期)症例のうち，低悪性度 NHL に対しては放射線単独，中・高悪性度 NHL に対しては化学療法と併用で用いられる。また，化学療法終了後に残存した局所病変に対して治癒をめざして行われる。このほか，神経圧迫所見を認める場合には緊急的に，また局所症状の強い場合には症状緩和目的にも行われる。

表4-8-4　(R-)CHOP 療法

(R-)CHOP 療法		
ドキソルビシン(DXR)	50 mg/m²	静注 day 1
シクロホスファミド(CPA)	750 mg/m²	静注 day 1
ビンクリスチン(VCR)	1.4 mg/m²(max 2.0 mg/body)	静注 day 1
プレドニゾロン(PSL)	100 mg/body	経口 day 1〜5
(リツキシマブ(RIT))	375 mg/m²	(静注 day 1 もしくは day 0)
CHOP療法で用いられる薬剤の作用順序		
ドキソルビシン	DNAと結合してDNAポリメラーゼおよびRNAポリメラーゼを阻害	
シクロホスファミド	DNA二重鎖間の架橋や異常塩基対(C-Gに代わってT-G)を形成することでDNAの複製およびRNAへ転写を阻害	
ビンクリスチン	微小管の構成成分である tubulin と結合することで紡錘体形成を阻害	
プレドニゾロン	DNAやRNA合成阻害効果やアポトーシス誘導	

造血幹細胞移植:中悪性度 NHL 再発で化学療法感受性のある症例においては,自家造血幹細胞移植を併用した大量化学療法が標準的治療法として確立している。大量の抗がん剤投与した後に,事前に採取・保存した自家造血幹細胞を移植することで造血能の回復を行う。同種造血幹細胞移植の有用性については現在も検討されている。

▶経過・予後 NHL を含め悪性リンパ腫では悪性度(病勢の進行度)をもとに低悪性度(indolent),中悪性度(aggressive),高悪性度(highly aggressive)の3群に分類される(表 4-8-5)。低悪性度リンパ腫では年単位で,中悪性度リンパ腫では月単位で,高悪性度リンパ腫では週単位で進行する。ただし CHOP 療法などの化学療法では,低悪性度リンパ腫の治癒は難しく,逆に中・高悪性度リンパ腫では治癒が期待できる。これは多くの抗がん剤が細胞周期にある腫瘍細胞に作用するため,悪性度が高く増殖能の高いリンパ腫のほうが高い治療効果を得やすいためである。

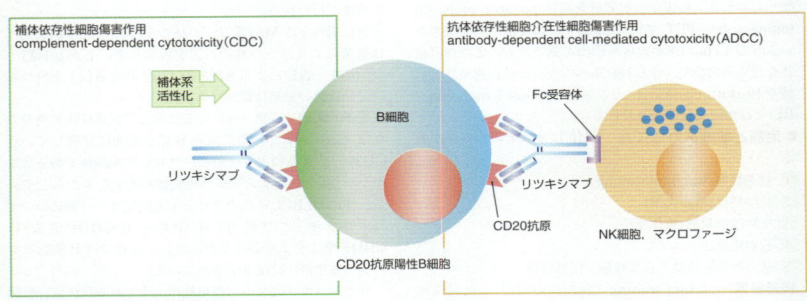

図 4-8-3 リツキシマブの作用機序

表 4-8-5 非 Hodgkin リンパ腫の悪性度

悪性度	B 細胞性	T/NK 細胞性
低悪性度/慢性(年単位の経過)	濾胞性リンパ腫(grade 1, 2, 3a) MALT リンパ腫 慢性リンパ球性白血病/小リンパ球性リンパ腫	菌状息肉症
中悪性度/亜急性(月単位の経過)	びまん性大細胞型 B 細胞リンパ腫 マントル細胞リンパ腫 濾胞性リンパ腫(grade 3b)	NK/T 細胞リンパ腫 未分化大細胞型リンパ腫 末梢性 T 細胞リンパ腫,非特異群
高悪性度/急性(週単位の経過)	B リンパ芽球性白血病/リンパ腫 Burkitt リンパ腫	T リンパ芽球性白血病/リンパ腫 急性型・リンパ腫型 ATL/L

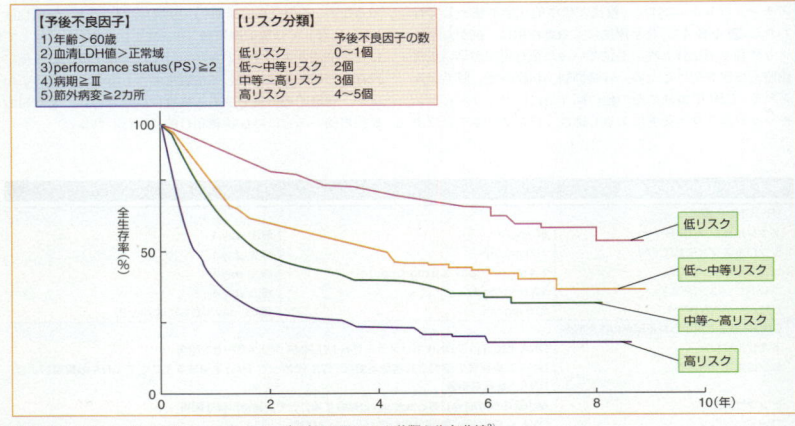

図 4-8-4 International Prognostic Index(IPI)によるリスク分類と生存曲線[3]

化学療法はCHOPあるいはR-CHOP療法であれば通常21日1サイクルで，6〜8コース繰り返して行われる。限局期中悪性度リンパ腫では3コース後に放射線療法が行われ，同等の治療成績が得られる。リンパ腫の病型にもよるが，約60〜80％で完全寛解が得られるものの，その半数で再発をきたす。再発例に対しては救援化学療法が実施される。

これまでの予後に関する研究で，染色体・遺伝子異常，遺伝子発現様式，治療反応性などの腫瘍の生物学的特性や，血清LDH値，節外病変数，巨大腫瘤，臨床病期などの病勢に関する因子，またperformance status (PS), 年齢などの患者側の要素が予後予測因子として報告されている。

予後予測モデルとしては，DLBCLを主とする中悪性度NHLに対してInternational Prognostic Index (IPI) (図4-8-4) が発表されている。IPIでは標準的療法であるCHOP療法などに対する治療反応性の予測のために，5つの予後因子を用いて4つのリスク群に分類を行っている。DLBCLでは中等〜高リスクあるいは高リスクと分類された症例には，再発予防のために自家末梢血幹細胞移植を併用した大量化学療法が行われることもある。

【宮田 泰彦・堀田 知光】

参考文献
1) Stein H et al : WHO classification of tumours of haematopoietic and lymphoid tissues, IARC Press, 2008
2) 岡本昌隆ほか：2000例を越える連続登録例の中央診断に基づいた悪性リンパ腫の病型頻度—WHO分類第4版もふまえて—. 日リンパ網内系会誌 49:86, 2009
3) The International Non-Hodgkin's Lymphoma Prognostic Factors Project. A Predictive Model for Aggressive Non-Hodgkin's Lymphoma. N Engl J Med 329:987-994, 1993

9 成人T細胞白血病/リンパ腫

▶**定義・概念** 成人T細胞白血病/リンパ腫 (adult T-cell leukemia-lymphoma：ATL) は，1977年に高月らにより提唱された疾患で，ヒトTリンパ球向性ウイルス1型 (human T-cell lymphotropic virus type 1：HTLV-1) により引き起こされる成熟T細胞性腫瘍で，CD4陽性 ($CD4^+$) T細胞，特に制御性T細胞の腫瘍化と考えられている[1]。

臨床病型は多様であり，臨床病型は急性型，リンパ腫型，慢性型，くすぶり型の4型に分けられ (表4-9-1)[2]，全国調査の結果で急性型63％，リンパ腫型24％，慢性型8％，くすぶり型5％であった。リンパ節腫大，皮疹，肝脾腫，末梢血T細胞増加，flower cellと呼ばれる特徴的な白血病細胞，高カルシウム血症の併発，多彩な臓器浸潤などの臨床像を呈し，患者の出身地が九州を中心とする西南日本に集中している。また強い細胞性免疫不全を伴い種々の感染症を併発することが多く，リンパ球系腫瘍のなかで最も予後の悪い腫瘍である。

▶**疫学** HTLV-1は西南日本，カリブ海周辺，中央アフリカ，南米，パプアニューギニア周辺に流行地がある。キャリアは全世界に1,000万〜2,000万存在し，日本ではキャリアは100万人，毎年約1,000人がATLにより死亡していると推定される。ATL患者の年齢中央値は58歳，男女比は1.5である。

▶**病因・病理病態と分子メカニズム** 病因であるHTLV-1はレトロウイルスの1種であるRNAウイルスで，ウイルスの構成蛋白をコードする *gag*, *pol*, *env*, *pX*領域からなり，*pX*はp40tax, rex, HTLV-1bZIP factor (HBZ) などをコードし，pX蛋白はHTLV-1の増殖と宿主の遺伝子の発現を制御する。HTLV-1が感染するだけでは腫瘍化は起こらず，p40 Taxが宿主のさまざまな遺伝子の転写を活性化し，HTLV-1感染細胞の増殖，抗アポトーシス，ゲノム不安定性などをもたらし，さらに付加的な宿主遺伝子の異常が加わり，HTLV-1感染細胞の単クローン性増殖をきたして，ウイルス感染後数十年の経過を経て腫瘍化すると考えられている。

ATLの発癌機構に関する特異的な異常はまだ見つかっていないが，最近 *pX* 領域のアンチセンス転写産物である *HBZ* 遺伝子が重要な役割を持つことが明らかになった[3]。またHTLV-1感染者の一部にHTLV-1関連脊髄症/熱帯性痙性不全対麻痺症 (HAM/TSP) が発症するほか，ぶどう膜炎，Sjögren (シェーグレン) 症候群，感染性皮膚炎などに関連しているとの報告がある。高カルシウム血症を生じることが多く，副甲状腺ホルモン関連蛋白 (PTH-rP) や膜型RANKL (NF-κB活性化受容体リガンド) が関連する。

HTLV-1の感染様式は母親から子への主に母乳を介した垂直感染と，主に男性から女性への性交渉を介した水平感染がある。輸血による感染は1986年から開始している抗HTLV-1抗体のスクリーニングによりほぼ阻止できている。ATLの発症は母乳による母児感染に生じることが示されており，多発地域の介入試験では断乳により母児感染率が20％から3％に減少している。キャリアは女性に多いが，ATL患者は男性に多く，家族内発症も比較的多いことから遺伝的背景に危険因子の存在する可能性が指摘されている。また母児感染からATL発症までに約60年という長い期間を経て，数％のキャリアがATLを発症することから，統計学的には5ステップ程度の多段階発癌によると考えられている。HTLV-1キャリアからATLの発症頻度は年間0.06〜0.1％前後，生涯の発症リスクは約5％と推定されている。

▶**臨床症状** 4型に分けられ (表4-9-1)，臨床像は病型により著しく異なるが，各病型に共通してT細胞性の免疫不全のため，日和見感染として真菌感染症やサイトメガロウイルスなどのウイルス感染症，ニューモシスチス肺炎を併発しやすい。また糞線虫症などもみられる。ツベルクリン反応は陰性化することが多いので注意が必要である。

初発症状として全身倦怠感，食欲不振，発熱などの全身症状のほか，腫瘍細胞の臓器浸潤によりそれぞれの臓器症状が出現する。また食欲不振，口渇，多飲多尿，意識障害などの高カルシウム血症の症状で発症することがある。リンパ節腫大 (70％)，肝腫大 (30％)，脾腫 (30％)，皮膚病変 (30％) にみられる。皮膚所見は紅皮症，皮膚腫瘤，結節，紅斑，丘疹などがみられる。ATLに特有の皮膚所見もある。くすぶり型や慢性型は，無症状の時期に，検診などでの末梢血中へのATL細胞の出現により発見される場合も多い。

急性型 (acute type)：末梢血に特徴的な切れ込みを持つ異常リンパ球 (flower cell) (図4-9-1) が多数出現し，白血球増加，皮疹，肝脾腫，全身リンパ節腫大，高LDH (乳酸

表4-9-1 成人T細胞白血病/リンパ腫（ATL）の臨床病型分類

	急性型	リンパ腫型	慢性型	くすぶり型
抗HTLV-1抗体[※1]	陽性	陽性	陽性	陽性
リンパ球数(/μL)[※2]		<4,000	≥4,000	<4,000
異常リンパ球[※3]	あり	≤1%	あり	≥5%
flower cell	あり	なし	時にあり	時にあり
LDH			≤2N	≤1.5N
補正Ca値(mg/L)[※4]			<11	<11
組織学的に腫瘍病変が確認されたリンパ節腫大		+		なし
腫瘍病変				
皮膚				[※5]
肺				[※5]
リンパ節		あり		なし
肝腫大				なし
脾腫大				なし
中枢神経			なし	なし
骨			なし	なし
腹水			なし	なし
胸水			なし	なし

空欄は他の病型で規定される条件以外の制約はないことを示す
N：正常値上限
[※1]：PA法あるいはEIAのいずれかで陽性であること。IF法やウエスタンブロット法により，陽性反応が確認されていることが望ましい。できるだけサザンブロット法によりHTLV-1プロウイルスの腫瘍細胞への取り込みを確認する
[※2]：正常リンパ球と異常リンパ球を含むリンパ球様細胞の実数
[※3]：形態的に明らかな腫瘍細胞
[※4]：補正カルシウム(Ca)値は以下の式で求める。補正Ca値(mg/dL)＝血清Ca(mg/dL)＋{4－血清アルブミン(g/dL)}
[※5]：他の項目が満たされれば必須ではない。しかし末梢血の異常リンパ球が5%以下の場合は組織学的に証明された腫瘍部位を必要とする

（文献2を改変）

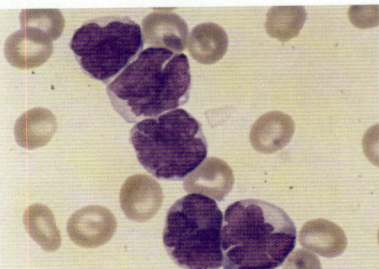

図4-9-1 急性型成人T細胞白血病/リンパ腫（ATL）にみられる「flower cell」(May-Giemsa染色)

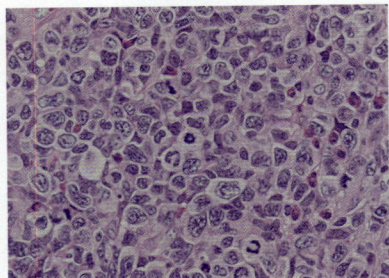

図4-9-2 成人T細胞白血病/リンパ腫の病理組織像
小型から大型の異常リンパ球の増殖がみられ，また一部に巨細胞もみられ，多形細胞型の組織像を示す

脱水素酵素）血症，高カルシウム血症をきたして，急速に経過する．

リンパ腫型（lymphoma type）：リンパ節腫大が中心で，末梢血に異常リンパ球はほとんどみられない．進行は急速である．

慢性型（chronic type）：異常リンパ球の増加や肝脾腫，リンパ節腫大や皮疹があるが，慢性に経過する．

くすぶり型（smouldering type）：末梢血中に少数の異常細胞を認め，しばしば皮膚病変や肺病変を認めるが，きわめて緩徐な経過をたどる．

慢性型やくすぶり型から非常に長い経過（数年～数十年）を経て，急性型に転化することがあるため，定期的な観察が必要である．

▶検査成績

末梢血白血球数は急性型や慢性型では1万/μL以上の増加を示すことが多いが，リンパ腫型やくすぶり型では白血球増加は通常みられない．他の急性白血病と異なり，貧血や血小板減少の頻度は高くない．血清LDHは上昇することが多く，急性型やリンパ腫型ではほとんどの例で上昇する．時に好酸球や好中球の増加がみられる．血清sIL-2R（可溶性インターロイキン2受容体）(CD25α鎖とも呼ばれる)の上昇は高頻度にみられ，LDHとともに腫瘍マーカーとしても有用である．

表面形質検査では腫瘍細胞はCD4⁺，CD8⁻，CD25⁺を示す．汎T細胞のマーカーのCD2, CD3, CD5は陽性である．CD3の発現は正常T細胞に比べて弱いことが多いが，T細胞受容体（TCR）αβ鎖は陽性である．まれに，CD4⁻/CD8⁺，CD4⁺/CD8⁺，CD4⁻/CD8⁻を示すことがある[1]．また転写制御因子forkhead/winged-helixファミリーに属する転写因子で，制御性T細胞のマーカーのFoxP3とケモカイン受容体の一種であるCCR4が陽性であることが多い．

リンパ節生検ではさまざまな組織型を示すが，典型例では小型から大型，一部には巨細胞がみられる「多形細胞型」と呼ばれる病理組織像を示す（図4-9-2）．

抗HTLV-1抗体が陽性で，腫瘍病変にはサザンブロット法でHTLV-1プロウイルスのモノクローナルな組み込みがみられる．

▶診断

ATLの診断は，臨床所見，末梢血または組織の異常リンパ球の形態（flower cell），腫瘍細胞の免疫形質（CD3⁺，CD4⁺，CD8⁻，CD25⁺），抗HTLV-1抗体陽性で，腫瘍病変のDNAにHTLV-1プロウイルスのクローナルな組み込みがみられるような典型例では，診断は容易である．鑑別は他の成人性白血病やリンパ腫であり，特に前T細胞白血病，菌状息肉症やSézary（セザリー）症候群は臨床像だけでは鑑別が難しいことがある．

血清学的な抗HTLV-1抗体のスクリーニング法として粒子凝集(PA)法，酵素免疫測定法(EIA)があり，確認の方法として間接免疫蛍光抗体法(IF法)，ウエスタンブロット

(WB)法がある．分子生物学的手法として，サザンブロット法やinverse PCR法によりHTLV-1プロウイルスDNAのクローナルな組み込みを末梢血ATL細胞やリンパ節などの腫瘍細胞に確認でき，確定診断が可能である．

▶治療と薬理メカニズム
病型を診断し，予後因子の検討により治療方針を決定する[4]．

くすぶり型，予後不良因子のない慢性型ATL：急性転化がなければ，積極的な治療は行わず，免疫不全に伴う感染症や重複癌の合併などに注意しながら経過観察が中心である．しかし欧米では抗ウイルス療法薬であるジドブジン(zidovudine(3-azide-3-deoxythymidine：AZT))/インターフェロンα療法が有用と報告されている．

急性型ATL，リンパ腫型ATLおよび予後不良因子のある慢性型ATL：高カルシウム血症や高LDH血症を伴い，急激に進行することが多いため，早急に多剤併用化学療法を実施する．代表的な治療法はVCAP(ビンクリスチン，シクロホスファミド，ドキソルビシン，プレドニゾロン)-AMP(ドキソルビシン，ラニムスチン，プレドニゾロン)-VECP(ビンデシン，エトポシド，カルボプラチン，プレドニゾロン)療法であるが，3年生存割合は24％で他のアグレッシブリンパ腫と比べて満足できる成績ではなく，骨髄抑制などの副作用が強く，高齢者には実施困難である．また上記以外の抗がん剤治療も実施されるが，寛解率は低く，効果が持続せず，再発が多く治療成績は不良であるため，実施可能な場合は造血幹細胞移植が施行されている．多くは同種造血幹細胞移植で，有害反応は強いが宿主片対ATL効果により治癒が期待される治療法である．血縁者間だけでなく，日本骨髄バンクを介した非血縁者間移植も実施され，最近では造血幹細胞移植時の治療強度を減らした骨髄非破壊的同種造血幹細胞移植も実施されるようになり，比較的高齢者にも実施されるようになったが，移植関連死亡も多く，さらなる研究が必要である．新規治療薬としてプロテアソーム阻害薬であるボルテゾミブや，ATL細胞に高率に発現するケモカイン受容体のCCR4を標的として作製された，ヒト化抗CCR4抗体が現在日本で開発中である[3〜5]．

▶経過・予後
多変量解析で示される予後不良因子は診断時年齢(40歳以上)，performance status(PS)の低下，高カルシウム血症(補正値)，高LDH血症，総病変数の5つで，慢性型ATLにかぎると血清LDH，血液尿素窒素(BUN)，アルブミンのいずれかが異常値を示す場合は急速に進行することがあるので注意が必要である．予後はきわめて不良で，平均生存期間は急性型6カ月，リンパ腫型10カ月，慢性型2年，くすぶり型3年以上である[2]．ATL細胞の多臓器浸潤，高カルシウム血症，免疫不全による種々の感染症が死因として重要である．

【鈴宮 淳司】

参考文献
1) Oshima K et al：Adult T-cell leukaemia/lymphoma. WHO Classification of Tumours of Haematopoietic and Lymphoid Tissues, 4th edition, edited by Swerdlow SH et al, p281-284, IARC Press, 2008
2) Shimoyama M：Diagnostic criteria and classification of clinical subtypes of adult T-cell leukemia-lymphoma. A report from the Lymphoma Study Group(1984-87). Br J Haematol 79：428-437, 1991
3) 塚崎邦弘：ATL．臨床血液 51：1595-1606, 2010
4) Tsukasaki K et al：Definition, prognostic factors, treatment, and response criteria of adult T-cell leukemia-lymphoma: a proposal from an international consensus meeting. J Clin Oncol 27：453-459, 2009
5) 宇都宮與：ATLの臨床．臨床血液 47：1502-1513, 2006

10 慢性リンパ性白血病とその類縁疾患

▶定義・概念
慢性リンパ性白血病(chronic lymphocytic leukemia：CLL)は，CD5陽性(CD5$^+$)の成熟B細胞がクローン性に増殖し，末梢血，骨髄，リンパ節，脾臓などに浸潤する疾患である．末梢血のリンパ球数は5×10^9/L以上となり，腫瘍細胞は小型から中型で濃縮したクロマチンを持つ成熟リンパ球様の形態をとる．高齢者に多く，進行は一般的に緩徐であるが，一部に比較的進行の速い症例も存在する．同様の腫瘍細胞が増殖するが，骨髄，末梢血浸潤に乏しく，リンパ腫様の病態をとるものは，小リンパ球性リンパ腫(small lymphocytic lymphoma：SLL)と呼ばれる．多くの類縁疾患が存在し，形態，表面マーカー，予後などが異なる．

▶疫学
欧米では白血病の約30％を占めるが，わが国では白血病の1〜3％と少ない．若年者にはまれであるが，40歳を過ぎると増加傾向となり，60歳以上が全体の約80％以上を占める．男女比は約1.5〜2：1で男性に多い．

▶病因・病態生理と分子メカニズム
CLLは，急性白血病や慢性骨髄性白血病と異なり，放射線，化学物質，薬剤曝露との関連は証明されていない．CLL患者の5〜10％に家族歴が認められ，遺伝的要因の可能性が示唆されている．

染色体異常として，13q14欠失，11q22-23欠失，12トリソミー(trisomy)，17p13欠失，6q欠失などが報告されている．このうち，17p13，11q22-23欠失は予後不良で，逆に13q14欠失は予後が比較的よい．欠損により機能を失う遺伝子は，17p13では癌抑制遺伝子である*TP53*遺伝子，11q22-23では*ATM*遺伝子と考えられている．

CD5は本来T細胞系の抗原であるが，一部のB細胞にも発現が認められる．CD5$^+$B細胞は，主に自己抗体産生に関与するとされ，分化様式，機能などが通常のB細胞とは異なる細胞群である．CLLが単純にCD5$^+$B細胞の腫瘍化といえるかは不明である．遺伝子発現プロファイリングの解析からは，CLL細胞の分化段階は記憶B細胞に類似しており，抗原刺激を受けた後のB細胞と考えられている．CLL患者の腫瘍細胞の免疫グロブリン遺伝子を調べてみると，選択されるV領域に偏りがあることが知られ，広く存在する自己抗原による刺激が発症に関与している可能性が示唆されている．

CLLと同様の表現型を持つ細胞のクローナルな増殖を認めるが，CLLの基準を満たさない病態は，単クローン性Bリンパ球増加症(monoclonal B lymphocytosis：MBL)と呼ばれる．年間，MBLの1％程度がCLLに進展する．

▶臨床症状・検査成績
初期には多くは無症状で，検診などで偶然発見されるケースが多い．進行すると，リンパ節腫脹，脾腫を伴うようになってくる．時に，感染症の発症を契機に発見されることもある．

リンパ節腫大は無痛性で，頸部，鎖骨上窩が多く，腋窩，

鼠径部がこれに次ぐ。脾腫の程度は病期によりさまざまであり、進行すると巨大脾腫となることもある。病状の進行とともに、貧血、血小板減少が出現する。

血液検査では、末梢血に小型から中型で濃縮したクロマチンを持つ成熟リンパ球様の細胞が $5 \times 10^9/L$ 以上に増加する（図4-10-1A）。典型的CLL細胞では核小体は目立たないが、一部の症例で、より大型で明瞭な核小体を持つ prolymphocyte を少数認めることがある。表面マーカーでは、CD5/CD19/CD20/CD23が陽性である。CD20および表面免疫グロブリンの発現は、他のB細胞腫瘍に比べると弱い。

骨髄にも同様の腫瘍細胞の浸潤が認められ、通常は全有核細胞の30%以上を占める。リンパ節では、正常のリンパ節構造は失われて小リンパ球様細胞のびまん性の浸潤が認められ、小リンパ球性リンパ腫（small lymphocytic lymphoma）の組織像を呈する。

免疫グロブリンの産生は低下することが多い。液性免疫の低下から細菌感染症をはじめとするさまざまな感染症を発症し、主な死因となる。

自己免疫性の血球減少が4〜9%程度に認められる。Coombs試験陽性の自己免疫性溶血性貧血が最も頻度が高いが、免疫性の血小板減少症や赤芽球癆を合併することもある。

▶診断　末梢血にCD5$^+$の成熟B細胞が $5 \times 10^9/L$ 以上に増加することで診断される。クロナリティの確認には、フローサイトメトリー（flow cytometry）にて免疫グロブリン軽鎖（κ/λ）の発現の乖離をみる方法、免疫グロブリン遺伝子の再構成を検出する方法がある。鑑別診断として、マントル細胞リンパ腫の白血化、B細胞性前リンパ性白血病、脾辺縁帯リンパ腫、濾胞性リンパ腫の白血化などがある。

マントル細胞リンパ腫は、通常CD5が陽性となることから最も重要な鑑別疾患である。CD23が陰性であること、t(11；14)転座を認めること、cyclin D1が陽性であることなどから鑑別する。前リンパ性白血病は、大部分が大型で核小体を持つ細胞となり、CD5の陽性率は低い。脾辺縁帯リンパ腫は、形態がvillous lymphocyteと呼ばれる細かい突起を持つ細胞形態を示し、通常CD5は陰性である。濾胞性リンパ腫は、CD5陰性、CD10陽性で、t(14；18)転座を示すことが多いことから鑑別できる。

▶治療と薬理メカニズム　CLLは、一般に進行が緩徐であり、無治療でも長期に観察できる症例もあるので、すべての症例が、診断後ただちに治療が必要となるわけではない。通常、①血球減少の進行、②リンパ節腫脹や脾腫の増大、③リンパ球数の急速な増加、④全身症状（発熱、体重減少、盗汗など）の出現、⑤ステロイド抵抗性の自己免疫性溶血性貧血、などが治療開始の基準となる。

CLLの治療として、古くはアルキル化薬であるクロラムブシル（日本未発売）やシクロホスファミドの内服が用いられてきた。外来治療が可能で副作用も軽度であるが、寛解にいたることはまれである。

今日では、フルダラビン、クラドリビンなどのプリンアナログを含む化学療法が一般的に行われる。ヒトマウスキメラ型抗CD20モノクローナル抗体であるリツキシマブも用いられる。フルダラビン＋シクロホスファミド（FR療法）や、フルダラビン＋シクロホスファミド＋リツキシマブ（FCR療法）などのすぐれた成績が報告されている。さらに、欧米では、ヒト化抗CD52モノクローナル抗体であるアレムツズマブが、フルダラビン抵抗性の症例や初発症例に対して、単独または他の薬剤との併用にて使用されている。

化学療法抵抗性または予後不良因子を持つ症例には造血幹細胞移植も選択肢となる。CLLは高齢者に多いので、適応となる症例はかぎられるが、強度軽減前処置による造血幹細胞移植にて一部に有効な成績が報告されている。

▶経過・予後　一般に進行は緩徐であり、20年以上の長期生存例も認められる一方で、1年以内に急速な進行を認める症例もある。

病期分類として、血球減少やリンパ節腫大、脾腫などを指標としたRai分類、Binet分類（表4-10-1）が古くから用いられており、疾患の進行度とある程度相関する。

予後因子として、近年、免疫グロブリン遺伝子V領域の点突然変異の有無が注目されている。V領域の点突然変異が陰性である群は、陽性である群より有意に予後不良である。しかし、両者のどんな生物学的差異が予後の違いをもたらすのかは不明な点が多い。

経過中、2〜8%の患者に、よりアグレッシブな組織型への形質転換が認められ、Richter（リヒター）症候群と呼ばれる。最も高頻度にみられるのが、びまん性大細胞型B細胞性リンパ腫への移行で、リンパ節腫大などが急速に進行する。形質転換後は、一般に治療抵抗性となり予後不良である。頻度は少ないが、Hodgkin（ホジキン）リンパ腫へ進展することもある。

末梢血におけるprolymphocyteの割合が徐々に増加してくるものはprolymphocytic transformationと呼ばれ、

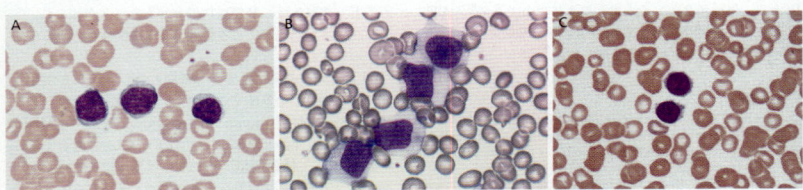

図4-10-1　CLL（慢性リンパ性白血病）関連疾患の末梢血塗抹標本（May-Giemsa染色，×1,000）
A：CLL．小型から中型で、濃縮したクロマチンを持つ細胞がみられる
B：B細胞性前リンパ性白血病（B-PLL）．大型で、明瞭な核小体を持つ細胞がみられる
C：ヘアリー細胞白血病（HCL）．小型から中型で、毛髪状の突起（hairy）を持つ細胞がみられる

表4-10-1 慢性リンパ性白血病の病型分類

Rai分類

病期		分類基準	生存期間(年)
低リスク	0	リンパ球増加（>5×10^9/L, 4週以上持続）	>10
中等リスク	I	リンパ球増加＋リンパ節腫大	7
	II	リンパ球増加＋脾腫または肝腫	
高リスク	III	リンパ球増加＋貧血（Hb<11 g/dL）	0.75～4
	IV	リンパ球増加＋血小板減少（<10万/μL）	

Binet分類

病期	分類基準	生存期間(年)
A	リンパ球増加＋腫大領域*0～2個	12
B	リンパ球増加＋腫大領域*3個以上	7
C	リンパ球増加＋貧血（Hb<10 g/dL）または血小板減少（<10万/μL）	2～4

＊：腫大領域として，頸部，腋窩，鼠径部の各リンパ節，脾腫，肝腫の5カ所を数える
Hb：ヘモグロビン

貧血，血小板減少の進行や脾腫の増大を伴う。この場合も，治療抵抗性となることが多い。

化学療法の進歩により寛解率は大幅に改善したが，いずれは再発し治療抵抗性となる症例がほとんどであり，依然として化学療法のみによる治癒は困難である。

CLL類縁疾患

B細胞性前リンパ性白血病

B細胞性前リンパ性白血病（B-cell prolymphocytic leukemia：B-PLL）は，中型で円形核を持ち，明瞭な核小体を持つ前リンパ球が末梢血，骨髄，脾臓などに浸潤する疾患である。リンパ増殖性疾患の1%ときわめてまれである。前リンパ球は，CLLでも少数みられることがあるが，PLLでは末梢血の55%以上を占める。60歳以上の高齢者に多い。

臨床症状としては，脾腫を特徴とし，しばしば巨大脾腫となる。リンパ節腫大は認めないことが多い。発熱，体重減少，盗汗などのB症状をしばしば伴う。

前リンパ球は，リンパ球の約2倍の大きさで，核は円形で粗大で凝集したクロマチンを持ち，明瞭な核小体を有する（図4-10-1B）。末梢血では前リンパ球が著増することが多い。進行すると，貧血，血小板減少を伴うようになる。前リンパ球は，CD19，CD20に加えて，B細胞の活性化抗原であるFMC7が陽性となる。CD5の陽性率は20～30%程度である。CLLと異なり，CD20，免疫グロブリンの発現は強い。約半数に17p13欠失が認められ，*TP53*の欠失と関連している。

臨床経過は一般に急速進行性で，CLLより予後は不良である。化学療法として，CLLと同様，プリンアナログやアレムツズマブ，リツキシマブが用いられるが，有効率はCLLほどではなく，奏効例でも早期再発が多い。巨大脾腫を呈する症例には脾摘が有効なことがある。

ヘアリー細胞白血病

ヘアリー細胞白血病（hairy cell leukemia：HCL）は，ヘアリー細胞と呼ばれる細胞膜から毛のような小突起を多数有するB細胞が，骨髄，脾臓を中心に浸潤する疾患である。リンパ増殖性疾患の2%とまれな疾患である。中高齢者に多い。

脾腫は高頻度にみられるが，リンパ節腫大を呈することは少ない。倦怠感，発熱などの全身症状を伴うこともある。汎血球減少を呈することが多く，末梢血にみられる腫瘍細胞は少数であることが多い。ヘアリー細胞は，小型から中型で，核は楕円形または切れ込みを有し，クロマチンの凝集は軽度の細胞で，細胞膜から毛髪様（hairy）の突起を多数有している（図4-10-1C）。表面マーカーでは，CD19，CD20などのB細胞抗原に加えて，CD103，CD11c，CD25，CD123などが発現することが特徴である。細胞化学では，酒石酸抵抗性酸性ホスファターゼ（tartrate-resistant acid phosphatase：TRAP）が陽性となる。単球減少も本疾患に特徴的にみられる。

骨髄は線維化のためしばしばdry tapとなる。一部の症例では，造血細胞が減少して低形成髄となり，再生不良性貧血との鑑別が問題となる。脾臓においては，腫瘍細胞の浸潤は赤脾髄に認められる。

hairy cell leukemia-variantという亜型が提唱されている。①白血球増加を示すことが多い，②PLLに似た明瞭な核小体を持つ，③単球減少を欠く，④dry tapの頻度が低い，⑤TRAPが弱陽性または陰性である，⑥CD25が陰性である，などの特徴を持つ。

進行は一般に緩徐である。化学療法として，プリンアナログであるペントスタチン，クラドリビンにより高い完全寛解率が得られる。インターフェロンα（IFN-α）も有効だが，プリンアナログの有効率が勝るため今日はあまり用いられない。これらの治療の進歩により，10年生存率は90%以上となっている。

【高山 信之】

参考文献

1) Müller-Hermelink HK et al：Chronic lymphocytic leukaemia/small lymphocytic lymphoma. WHO Classification of Tumours of Haematopoietic and Lymphoid Tissues, p180-183, 2008
2) Campo E et al：B-cell prolymphocytic leukaemia. WHO Classification of Tumours of Haematopoietic and Lymphoid Tissues, p183-184, 2008
3) Foucar K et al：Hairy cell leukaemia. WHO Classification of Tumours of Haematopoietic and Lymphoid Tissues, p188-190, 2008
4) Dighiero G et al：Chronic lymphocytic leukaemia. Lancet 371：1017-1029, 2008

11 悪性リンパ腫類縁疾患

はじめに

悪性リンパ腫の類縁疾患あるいは鑑別が必要となる疾患を表4-11-1に示した。ここでは主な疾患について記載する。

自己免疫疾患関連リンパ節症

■ **定義・概念** 自己免疫疾患関連リンパ節症(autoimmune disease associated lymphadenopathy)は自己免疫疾患の経過中にみられる反応性のリンパ節腫大で,関節リウマチ(rheumatoid arthritis:RA),全身性エリテマトーデス(systemic lupus erythematosus:SLE)では頻度が高い。これらの疾患は経過中に悪性リンパ腫を発症する頻度も高いことから,両者の鑑別は重要である。

■ **疫学** RAでは経過中に20～30%の頻度でリンパ節腫大がみられ,中年以降の女性に多い。活動性のSLEでは約50%の頻度でリンパ節腫大がみられる。

■ **臨床症状・検査成績** RAでは診断から数年の経過の後に,頸部のほか全身性にリンパ節腫大を生ずる。一般にSLEはRAと比べリンパ節腫大までの経過が短い。SLEでは初診時より全身性のリンパ節腫大を認めることがある。発熱などの全身症状を有する頻度も高く,時に悪性リンパ腫との鑑別が必要となる。

リンパ節腫大に伴う特異的な検査所見はない。メトトレキサート(methotrexate:MTX)などの免疫抑制剤で治療中の自己免疫疾患にリンパ増殖性疾患,または悪性リンパ腫が発症することがある。悪性リンパ腫の病型にもよるが,40～80%にEB(Epstein-Barr)ウイルスの関与が証明される。これらはMTXの中止で自然消退することもあるり,医原性疾患と認識されている。リンパ増殖性疾患発症までのMTXの平均投与期間は5.2年,MTXによる相対リスクは1.7との報告がある。

■ **診断** 臨床的に鑑別が困難な場合は,病理組織学的診断が必要となるが,リンパ節生検は侵襲的な検査であり,適応は慎重に検討する。組織像は多彩で,RAでは高度のリンパ濾胞の増生と濾胞間の形質細胞浸潤が,SLEではリンパ濾胞の増生,またはリンパ壊死などがみられる。

■ **治療と薬理メカニズム/経過・予後** 治療は原疾患の治療に準ずる。

Castleman 病

■ **定義・概念** Castleman(キャッスルマン)病(Castleman disease)は,1956年にCastlemanらにより胸腺類似の縦隔内リンパ節腫大として報告された良性のリンパ増殖性疾患である。リンパ節の病理組織学的所見から,濾胞内外の血管増生および小型で萎縮した胚中心を有した濾胞を特徴とする硝子血管型(hyaline vascular type:HV型)と,濾胞間の成熟形質細胞のシート状増生と,正～過形成性胚中心を有した濾胞が増生し,血管増生をほとんど認めない形質細胞型(plasma cell type:PC型),および両者の特徴を有する混合型(mixed type)に分類される。病態的には主に縦隔に孤在性病変を生ずる限局型と,全身に多発するリンパ節腫大に発熱,倦怠感,貧血などを伴う多汎中心型が

表4-11-1 病理組織学上,悪性リンパ腫の類縁疾患もしくは鑑別が必要となる疾患

境界病変
自己免疫疾患関連リンパ節症
Castleman 病
Rosai-Dorfman 病
胚中心進展性異形成
炎症性偽腫瘍
反応性病変
濾胞過形成
皮膚病変性リンパ節症
薬剤性リンパ節症
組織球性壊死性リンパ節炎(菊池病)
木村病
川崎病
感染症
細菌性ならびに原虫リンパ節疾患
ウイルス感染症:伝染性単核球症
他のウイルス性リンパ節炎
その他の腫瘍
顆粒球肉腫
組織球/樹状細胞関連腫瘍
組織球肉腫
Langerhans 細胞組織球症
悪性腫瘍の転移
リンパ節梗塞

(文献1を引用)

ある。前者はHV型が多く,後者の多くはPC型か混合型である(図4-11-1)。

■ **疫学** 比較的まれであるが,発症に関する正確なデータはない。HV型は30歳前後の若年者に多く,PC型は50～60歳代の中高年に多い。性差はない。欧米では後天性免疫不全症候群(acquired immune deficiency syndrome:AIDS)に関連した多中心型Castleman病の発症が多く,その大部分はヒトヘルペスウイルス8(human herpesvirus-8:HHV-8)が陽性である。

■ **病因・病態生理と分子メカニズム** 多中心型の多くは血清IL-6(インターロイキン6)が高値で,リンパ節の胚中心細胞にIL-6の発現がみられる。腫大リンパ節でのIL-6の過剰産生が,全身症状や炎症反応が高値となる原因と考えられている。

■ **臨床症状・検査成績(表4-11-2)** 限局型(HV型)は主に前上縦隔から肺門に無症候性の腫瘤を生じ,検診などで偶然発見されることが多いが,頸部,腹部,皮膚などに発症することもある。いずれも腫瘤による圧迫以外の症状は少ない。多中心型(PC型,混合型)は多発リンパ節腫大のほか,発熱,倦怠感,体重減少,皮疹,肝脾腫,内分泌障害など多彩な症状を呈し,浮腫や胸腹水の貯留を認めることもある。約15%に神経症状を認め,POEMS(多発ニューロパチー〈polyneuropathy〉,臓器腫大〈organomegaly〉,内分泌異常〈endocrinopathy〉,M蛋白〈M-protein〉,皮膚変化〈skin change〉)症候群(Crow-深瀬症候群)との異同が問題となる。

HV型の多くは検査所見に異常はないが,PC型では多クローン性高γグロブリン血症,低アルブミン血症,貧血,急性期蛋白(C反応性蛋白(CRP),フィブリノーゲン〈fibrinogen〉)上昇,ESR(赤血球沈降速度)亢進などを高頻

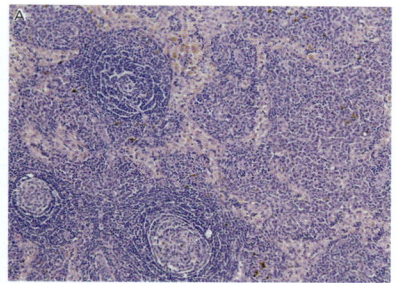
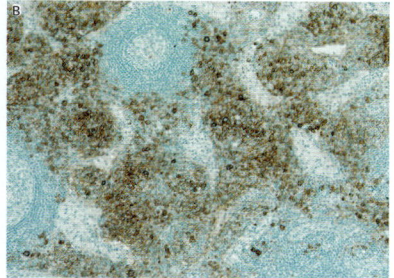

図4-11-1 多中心型Castleman病の病理組織像
A：HE染色（×100），B：CD138免疫染色（×100）
正~過形成性胚中心を有した濾胞の増生と，濾胞間に成熟形質細胞の増生を認める。血管増生はほとんどない
（溝口良順教授（藤田保健衛生大学）提供）

度に認める。血清IL-6や血管内皮増殖因子（vascular endothelial growth factor：VEGF）などのサイトカインが高値となる。FDG-PETは，一般に軽度~中等度の集積を認めるが，悪性リンパ腫に比し最大集積率（maximum standardized uptake value：SUVmax）は低値である。

■診断　診断は病理組織学的になされるが，類似した組織像を呈する疾患も多く，臨床的な除外診断が必要である。

悪性リンパ腫，特に多クローン性高γグロブリン血症を伴う血管免疫芽球性T細胞リンパ腫，反応性リンパ節炎，自己免疫疾患関連リンパ節症などが鑑別の対象となる。

■治療と薬理メカニズム／経過・予後　限局型，特にHV型は外科的切除で治癒する可能性が高い。切除が困難な場合は，放射線治療が有効である。多中心型は外科的切除の適応がない。症状，病態により副腎皮質ステロイドや悪性リンパ腫に準じた化学療法が用いられるが，特定の化学療法が有効とする知見はない。近年抗ヒトIL-6受容体モノクローナル抗体（トシリズマブ〈tocilizumab〉）が開発され，症状の改善に高い有効性が得られているが，対症的な治療であり継続投与が必要である。

限局型は外科的切除で良好な予後が期待できる。多中心型は緩徐ではあるが進行性で，重症感染症の合併や悪性リンパ腫の続発などにより，診断後の生存期間の中央値は14~30カ月とされる。

胚中心進展性異形成

胚中心進展性異形成（progressive transformation of germinal center：PTGC）は反応性リンパ濾胞の過形成を背景に，一部に拡大したマントル層の細胞が胚中心へ進入し，胚中心構造を置換する組織像を呈する原因不明の良性リンパ節症で，病変は濾胞に限局する。非特異的リンパ節炎の3.5%程度にみられ，若年成人の男性に多い。主に頸部に孤在性の無症候性リンパ節腫大を生ずる。

診断は病理組織学的になされる。組織像の類似性から，主に結節性リンパ球優位型Hodgkin（ホジキン）リンパ腫と濾胞性リンパ腫が鑑別対象となる。多くはリンパ節生検で治癒の状態となるが，若年者では再発率が高い傾向がある。

炎症性偽腫瘍

炎症性偽腫瘍（inflammatory pseudotumor）は，1988年にPeroneらが提唱した筋線維芽細胞（myofibroblast）の反応性増殖によるリンパ節腫大と，発熱，盗汗など非特異的な全身症状を呈する反応性病態である。発症はまれで，年齢分布は広く性差はない。原因は不明であるが，局所でのサイトカイン，おそらくIL-1の異常産生が原因と推測

表4-11-2　限局型と多中心型の臨床および病理組織学的特徴

	限局型	多中心型
年齢	若年成人（30歳前後）	中高年（50~60歳代）
リンパ節部位	主に縦隔，時に頸部	頸部ほか全身表在リンパ節
リンパ節の数，大きさ	単発，大きい	多発，大きさはさまざま
全身症状	まれ，時に臓器圧迫症状	発熱，倦怠感，体重減少，内分泌障害など
臓器腫大	なし	肝腫大（80%），脾腫大（65%）
臨床検査異常	なし 時に血清LDH上昇	貧血，血小板減少，ESR亢進 血清CRP，フィブリノーゲン，LDH，IL-2R，VEGF上昇 血清アルブミン低下，γグロブリン上昇（多クローン性）
病理組織型	主に硝子血管型，混合型	主に形質細胞型，混合型
濾胞形態	小型で萎縮胚中心	正~過形成性胚中心
胚中心の血管増生	顕著	ほとんどなし
その他の所見		濾胞間に成熟形質細胞のシート状増生
治療	外科的切除 切除困難例は放射線療法	副腎皮質ステロイド，多剤併用化学療法 抗ヒトIL-6受容体モノクローナル抗体（トシリズマブ）
予後	切除にて治癒，再発はまれ	進行性，予後不良

ESR：赤血球沈降速度，CRP：C反応性蛋白，LDH：乳酸脱水素酵素，IL-2R：インターロイキン2受容体，VEGF：血管内皮増殖因子

されている。周囲組織と癒合のあるリンパ節腫大のほか，発熱，盗汗，貧血，高γグロブリン血症などを認める。特異的な検査所見の異常はない。

診断は病理組織学的になされる。リンパ節実質内の小結節性病変からリンパ節結合組織に拡大し，結合組織の肥厚による実質の圧排と周囲の脂肪組織への進展を生じ，脂肪織炎に類似した所見を呈する。さらに進展すると，病変内に広範な硬化像を生ずる。治療法は確立しておらず，抗生物質，抗腫瘍薬，放射線療法などさまざまな治療が試みられているが，自然退縮することもある。

皮膚病性リンパ節症

皮膚病性リンパ節症（dermatopathic lymphadenopathy）は局所性または全身性の皮膚疾患，あるいはその既往に起因する所属リンパ節の反応性腫大であるが，指状嵌入細胞（interdigitating reticulum cell）（咬合樹状細胞），Langerhans（ランゲルハンス）細胞など，特異細胞の出現が特徴的で，他の反応性リンパ節腫様とは異なる。Hodgkinリンパ腫の一部，菌状息肉症，成人T細胞白血病/リンパ腫などが鑑別対象にあげられる。

薬剤性リンパ節症

薬剤性リンパ節症（drug-induced lymphadenopathy）は薬剤の過敏性反応に起因するリンパ節症で，フェニトイン，カルバマゼピン，フェノバルビタールなどの抗痙攣薬のほか，抗生物質，抗炎症薬，解熱鎮痛薬などで発現頻度が高い。リンパ節腫大（多くは全身性），発熱，皮疹は抗痙攣薬過敏症候群の三徴として知られている。原因薬の投与開始後数週から数カ月で発症するが，年余の経過の後に発症することもある。好酸球増加，肝脾腫，歯肉形成などを認めるが，通常は原因薬の中止で軽快する。

ウイルス性リンパ節炎や一部の悪性リンパ腫が鑑別の対象となる。血管免疫芽球性T細胞リンパ腫はリンパ節組織像および臨床像ともに類似性があり，鑑別上は服薬歴がきわめて有用な情報となる。

組織球性壊死性リンパ節炎（菊池病）

■ **定義・概念** 組織球性壊死性リンパ節炎（histiocytic necrotizing lymphadenitis）（菊池病）（Kikuchi disease）は1972年に菊池，藤本らにより記載された原因不明のリンパ節炎で，亜急性壊死性リンパ節炎と同義である。病理組織学的にリンパ節の基本構造は保たれ，傍皮質，時に皮質に部分的に多数の大型リンパ球（主にCD8陽性T細胞），形質細胞様樹状細胞，組織球が浸潤し，核崩壊物質や血球貪食像を認めるが，好中球，好酸球，形質細胞などの反応性浸潤を欠く病変と定義される。組織球の増加や著明な壊死を認めることがある（図4-11-2）。

■ **疫学** 40歳以下のアジア系の若年成人に好発し，女性に多い。

■ **病因・病態生理と分子メカニズム** 病因は明らかではないが，自己免疫機序は否定的である。発症時にしばしば感染症状と末梢血に異型リンパ球の出現，血球貪食所見を認めることから，ウイルス感染症を契機とする反応性病変の可能性が示唆されているが，特定のウイルスは同定されていない。

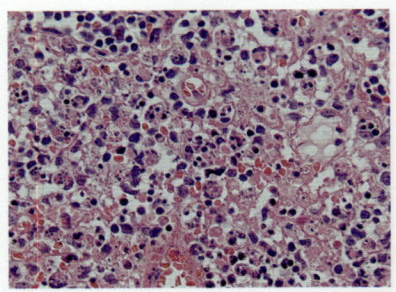

図4-11-2 組織球性壊死性リンパ節炎（菊池病）の病理組織像
（HE染色，×400）
傍皮質部位を中心に大型リンパ球と組織球の浸潤および核崩壊物質の貪食像を認める。好中球，好酸球，形質細胞などの反応性浸潤はない
（溝口良順教授（藤田保健衛生大学）提供）

■ **臨床症状** 発症は急性もしくは亜急性で，主に頸部に2cm程度までの有痛性あるいは圧痛のあるリンパ節腫大を生ずる。腋窩部や全身性に及ぶこともあるが，深在リンパ節の腫大はきわめてまれである。約半数に発熱，約20%には主に顔面，上半身に薬疹様の皮疹を認める。発熱はしばしば上気道症状を伴い1週間程度持続するが，時に1カ月に及ぶこともある。

■ **検査成績** サイトカインによると考えられる顆粒球減少と末梢血に少数の異型リンパ球の出現，貧血，血清LDH（乳酸脱水素酵素），アスパラギン酸アミノトランスフェラーゼ（AST）/アラニンアミノトランスフェラーゼ（ALT）の上昇，ESR亢進などがみられる。まれに汎血球減少と血球貪食症候群の所見を認める。FDG-PETは軽度〜中等度の集積を認めるが，悪性リンパ腫に比しSUVmaxは低値である。

■ **診断** 診断は病理組織学的になされるが，類似した組織像を呈する疾患も多い。組織所見以外に特異的な検査異常はないので，臨床的な除外診断が必要である。悪性リンパ腫の一部，SLE関連リンパ節症，感染症による反応性リンパ節炎などが鑑別の対象となる。

■ **治療と薬理メカニズム／経過・予後** 原因が不明であることから特異的な治療法はないが，病態はself-limitingであり，多くは2〜3カ月で自然軽快し治癒する。3〜4%には再発がある。再発や症状の遷延，重篤化がみられる場合は，血球貪食症候群を鑑別する必要がある。治療は必要に応じ対症的に行われ，発熱やリンパ節の疼痛などに対し非ステロイド性抗炎症薬（NSAIDs），症状が高度である場合は副腎皮質ステロイドが用いられる。

伝染性単核球症

伝染性単核球症（infectious mononucleosis）は主に小児から若年成人に発症するEB（Epstein-Barr）ウイルス感染疾患で，発熱，頸部リンパ節腫大，咽頭痛を三主徴とする。発熱は38℃以上で1，2週間持続することが多く，リンパ節腫大は全身性のこともある。約半数に脾腫を認める。近年では初感染年齢の上昇傾向があり，30歳代以降での発症もまれではない。類似した臨床症状はサイトメガロウイ

ス，アデノウイルスなどのウイルス感染のほか，リケッチア，トキソプラズマ感染などでも生ずることがある（詳細については24章10-3「Epstein Barr ウイルス感染症」参照）。

顆粒球，組織球（マクロファージ）および樹状細胞関連腫瘍

顆粒球肉腫

顆粒球肉腫（granulocytic sarcoma）は未熟骨髄球系細胞による腫瘍形成で，緑色腫（chloroma），骨髄細胞肉腫（myeloid sarcoma）と同義である。全急性骨髄性白血病の2〜12%に発症し，小児では眼窩，副鼻腔に発症する頻度が高いが，リンパ節やその他の臓器に発症することもある。急性骨髄性白血病を同時，異時的に認めるが，まれに顆粒球肉腫単独で発症することがある。

診断は病理組織学的になされるが，細胞表現形質ではミエロペルオキシダーゼ（myeloperoxidase：MPO），リゾチーム（lysozyme），CD13，CD33，CD34，CD43，CD68などが診断に有用である。治療は原疾患の治療に準ずる。

組織球肉腫

組織球肉腫（histiocytic sarcoma）は成熟組織球（マクロファージ）の腫瘍性増殖である。1966年に Rappaport が提唱した悪性組織球症（malignant histiocytosis）の概念の多くは，現在ではリンパ球の腫瘍（悪性リンパ腫）であることが明らかとなり，本症の発症頻度はきわめて低いと考えられる。若年成人に多いが幅広い年齢層に発症し，男性にやや多い。リンパ節病変は全体の1/3程度で，1/3は皮膚，他は消化管などに発症する。孤在病変から多発病変までさまざまで，発熱，体重減少や肝脾腫を生ずることもまれではない。組織球形態のみでは悪性リンパ腫との鑑別は困難で，免疫染色などでリゾチーム，CD68（KP1），CD11c，CD14など組織球・単球系の細胞表現形質が陽性であること，同時に MPO，CD33，CD34 などの顆粒球系の細胞表現形質は陰性であることが必要である。治療は悪性リンパ腫と同様の化学療法が選択されるが，一般に悪性リンパ腫に比し予後は不良である。

Langerhans細胞組織球症

Langerhans（ランゲルハンス）細胞組織球症（Langerhans cell histiocytosis）は Langerhans 細胞の腫瘍性増殖で，組織球症X（histiocytosis X），Langerhans 細胞肉芽腫症（Langerhans cell granulomatosis）と同義である。小児に好発するが，成人にもみられる。小児では100万人あたり年間2〜5人で，男児に多い。single system 型と multi system 型に分類され，前者は骨，皮膚，肺，下垂体，リンパ節などに発症する。原因は不明であるが，multi system 型は単クローン性であることが証明されている。成人の肺病変はクローナリティーがなく，喫煙と関連した反応性病変の可能性が示唆されている。症状は病変部位により異なる。皮膚では耳介後部や腋窩に紅斑，丘疹を生ずる。骨は頭蓋骨や長管骨に，溶骨性変化を伴う有痛性腫瘤を生ずることが多い。肺では間質性肺疾患を呈する。下垂体・視床下部では尿崩症を生ずることがある。

診断は組織生検で Langerhans 細胞の証明が必須である。CD1a，S100 蛋白，ビメンチンなどが陽性となるが，特異的ではない。電子顕微鏡検査で細胞質内に Birbeck（バーベック）顆粒を証明することが，診断上最も特異性が高い。治療は病変部位と症状により異なる。限局性の場合は自然消退もあり，成人の肺病変は喫煙の中止で改善することがある。有症状時には外科的処除，副腎皮質ステロイド薬や化学療法が用いられる。一般に予後は良好であるが，病変部位が多く，また若年者ほど予後不良とされる。

【岡本　昌隆】

参考文献

1) 菊池昌弘ほか編：最新・悪性リンパ腫アトラス，p325-387，文光堂，2004
2) 伊豆津宏二：K. Castleman 病．血液病学 第3版，浅野茂隆ほか編，p1596-1604，文光堂，2006
3) Gasper C：The aetiology and management of Castleman disease at 50 years: translating pathophysiology to patient care. Br J Haemato 129:3-17, 2005
4) Hutchinson CB et al：Kikuchi-Fujimoto disease. Arch Pathol Lab Med 134:289-293, 2010

12 多発性骨髄腫とその類縁疾患

多発性骨髄腫

■ 定義・概念　多発性骨髄腫（multiple myeloma：MM）は，B細胞の終末分化段階である形質細胞の単クローン性（腫瘍性）増殖とその産物である単クローン性免疫グロブリン（M蛋白）産生を特徴とする疾患である。長期間の多段階発癌過程を経て発症し，骨髄微小環境とのかかわりのなかで緩徐に増殖する（図4-12-1）。腫瘍細胞の起源は，リンパ胚中心で免疫グロブリン遺伝子可変領域の体細胞点突然変異（somatic hypermutation）とクラススイッチ（class switch）を終えた長期生存型の形質芽細胞（long-lived plasmablast）と考えられている。ほぼすべての骨髄腫はその前癌病変である MGUS（意義不明の単クローン性γグロブリン血症（monoclonal gammopathy of undetermined significance））期を経て発症すると考えられている。

現在，国際骨髄腫作業部会（International Myeloma Working Group：IMWG）によって提唱された診断基準が広く用いられている（表4-12-1）。本診断基準においては「治療対象となる骨髄腫」が明確に示されている。すなわち骨髄腫の臓器障害（myeloma-related organ impairment/end organ damage）を CRABO〔hypercalcemia（高カルシウム血症），renal insufficiency（腎不全），anemia（貧血），bone lesions（骨病変），others（その他）〔過粘稠度症候群（hyperviscosity syndrome），アミロイドーシス（amyloidosis），年2回を超える細菌感染症）〕と定義し，臓器障害のある骨髄腫を「症候性骨髄腫（symptomatic multiple myeloma）」と診断し，骨髄中の形質細胞割合や M 蛋白量にかかわらず，治療を要する骨髄腫とした。

臓器障害のない骨髄腫は「無症候性／くすぶり型骨髄腫（asymptomatic/smoldering multiple myeloma）」と定義された。MGUS とは，M 蛋白量〔血清 IgG（免疫グロブリン G）型 M 蛋白≧3.0 g/dL，血清 IgA≧2.0 g/dL，または尿 BJP（Bence Jones 蛋白）≧1.0 g/24 時間〕と骨髄形質細胞割合（10%以上）で区別される。無症候性骨髄腫は，診断後はじめの5年間で年間10%，診断後5〜10年で年間3%，診断後10年目以降は年間1%の頻度で症候性骨髄腫に進

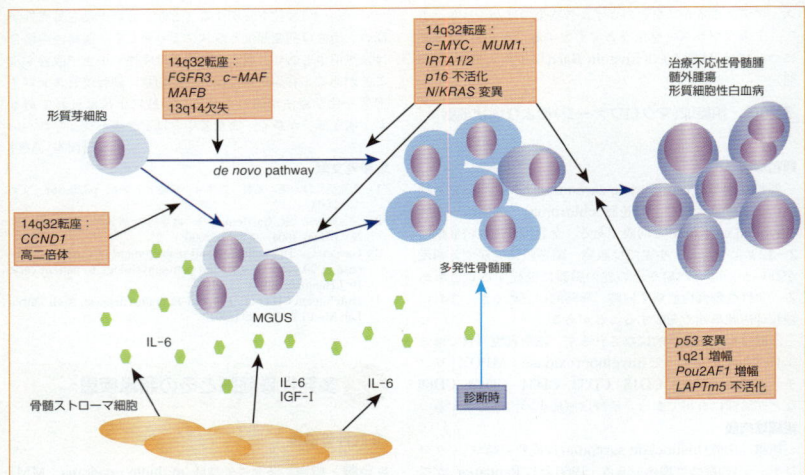

図 4-12-1 骨髄腫の多段階発癌過程にかかわる分子病態
リンパ節胚中心を経た形質芽細胞は主に MGUS(意義不明の単クローン性γグロブリン血症)期を経て症候性骨髄腫へと進展する。その過程で染色体 14q32 に位置する免疫グロブリン重鎖遺伝子座とさまざまな原癌遺伝子の染色体転座、染色体 13q14 欠失や高二倍体などが生じている。また骨髄腫の進展過程には、さらなる 14q32 座の転座、プロモーターメチル化による *p16* 遺伝子の不活化、*N/KRAS* 遺伝子の変異、染色体 1q21 の増幅、*p53* 遺伝子の欠失や変異などが関与している
IL-6:インターロイキン 6, IGF-I:インスリン様増殖因子 I

表 4-12-1 国際骨髄腫作業部会(IMWG)による形質細胞腫瘍の診断基準

病型	M 蛋白	骨髄形質細胞	臓器障害*	腫瘤形成	末梢血形質細胞
MGUS (monoclonal gammopathy of undetermined significance)	<3 g/dL(血清)	<10%	-	-	
無症候性骨髄腫 (asymptomatic myeloma(smouldering multiple myeloma))	≧3 g/dL(血清)or	≧10%	-	-	
症候性多発性骨髄腫 (multiple myeloma(symptomatic))	+(血清 or 尿)	+	+	+/-	
非分泌型骨髄腫 (nonsecretory myeloma)	-(血清・尿とも)	≧10%	+	+/-	
骨の孤立性形質細胞腫 (solitary plasmacytoma of bone)	+/-	-	-	骨 1 カ所に +	
髄外性形質細胞腫 (extramedullary plasmacytoma)	+/-	-	-	骨髄外に +	
形質細胞白血病 (plasma cell leukemia)	+/-	+	+/-	+/-	>2,000/μL and ≧20%/WBC

いずれの病型も、すべての項目を満たすこと
非分泌型骨髄腫における M 蛋白の検出は、免疫固定法検査による
MGUS:意義不明の単クローン性γグロブリン血症
*:臓器障害(以下のいずれかを満たす)
1 (C)高カルシウム血症 :補正血清 Ca>11 mg/dL または基準値より 1 mg/dL を超える上昇
2 (R)腎不全   :血清 Cr(クレアチニン)>2 mg/dL
3 (A)貧血   :Hb(ヘモグロビン)値が基準値より 2 g/dL 以上低下または 10 g/dL 未満
4 (B)骨病変   :溶骨病変または圧迫骨折を伴う骨粗鬆症(MRI, CT)
5 (O)その他   :過粘稠度症候群、アミロイドーシス、年 2 回を超える細菌感染

行する。同様に MGUS 患者は，年 1～2％の割合で多発性骨髄腫や原発性アミロイドーシスへ移行することが明らかにされている。

- **非分泌型骨髄腫(non-secretory myeloma)** 骨髄で異型形質細胞を 10％以上認め，なおかつ臓器障害があるにもかかわらず，免疫固定法(immunofixation electrophoresis：IFE)で血中・尿中の M 蛋白をいずれも検出できない骨髄腫であるが，免疫固定法より高感度の血清遊離軽鎖(serum free light chain)を測定すると，約 2/3 の患者では κ/λ 鎖比の異常が検出できる。
- **形質細胞白血病(plasma cell leukemia：PCL)** 末梢血中に異型形質細胞を 2,000/μL 以上またはは白血球分画の 20％以上認める骨髄腫と定義された IMWG 診断基準では，両者を満たす必要がある。初診時から末梢血中に異型形質細胞を認める原発性形質細胞白血病(primary PCL)と骨髄腫の経過中に発症する二次性形質細胞白血病(secondary PCL)とがある。
- **骨の孤立性形質細胞腫(solitary plasmacytoma of bone)，髄外性形質細胞腫(extramedullary plasmacytoma)** 骨または骨外に形質細胞腫が 1 カ所だけ存在し，骨髄所見に異常を認めず臓器障害も有さない。2 カ所以上の形質細胞腫を認めるにもかかわらず，骨髄所見が正常で臓器障害を有さない場合は，「多発性形質細胞腫(multiple solitary plasmacytoma)」と呼び，区別する。
- **疫学** 2003 年のわが国での骨髄腫の罹患者数は 4,485 人で男女比はほぼ 1：1，罹患率は 10 万人あたり 3.5 人/年と推定されている。わが国における骨髄腫による死亡者数も例年 4,000 人程度である。罹患率は，年齢とともに増加し，2003 年の統計によれば，診断時年齢中央値は 74 歳であった。65 歳未満の発症者は全体の 20％，80 歳以上の高齢発症者は 30％を占めていた。骨髄腫の罹患率には人種差があり，人口 10 万人あたりアフリカ系アメリカ人 11.7 人/年，欧米白人 5.2 人/年，アジア人 3.3 人/年である。
- **病因・病態生理と分子メカニズム** 骨髄腫の発症原因は不明であるが，これまでに原爆を含む放射線被曝，ベンゼンなどの有機溶媒，除草剤や殺虫剤，慢性抗原刺激，ヒト白血球抗原(HLA)との関連，そして自己免疫疾患や免疫不全症との関連が報告されている。MGUS および骨髄腫の多発家系がまれに報告されており，リン酸化蛋白(paratarg-7 など)に対する自己免疫反応が単クローン性形質細胞の出現につながる可能性が示唆されている。

腫瘍性形質細胞は，MGUS 期においてすでに著しい染色体不安定性を有している。染色体分からなる二倍体(hyperdiploid)を呈する骨髄腫と非高二倍体(non-hyperdiploid)を呈する骨髄腫が存在する。後者においては 14q32 座に存在する免疫グロブリン重鎖遺伝子(*IgH*)のスイッチ領域を切断点とする染色体転座(14q⁺染色体)が高頻度に認められる(図 4-12-2)。

その結果，*IgH* 遺伝子の 3′ αエンハンサーの影響を受けて転座相手染色体上に存在する *CCND1*(11q13)，*FGFR3* & *MMSET*(4p16)，*c-MAF*(16q23)，*MAFB*(20q11)遺伝子などの原癌遺伝子の過剰発現がもたらされる。13 番染色体長腕の欠失(13q⁻)も早期から認められる。*RAS* 癌遺伝子の点突然変異による活性化，TRAF3 の変異による非古典的経路を介した核内因子 κB(NF-κB)の活性化，1 番染色体長腕 q21 座の増幅(Amp1q21)，*p16* 遺伝子プロモーターのメチル化による不活化，17 番染色体短腕の欠失(17p⁻)，そして *c-MYC* 遺伝子や *MUM1/IRF4* 遺伝子の染色体転座による活性化は腫瘍の進展や増悪に関与する(図 4-12-1)。

骨髄腫細胞は CXCR4 を発現し，骨髄ストローマ細胞(支持細胞)から分泌されるケモカイン CXCL12(間質細胞由来因子 1α〈SDF-1α〉)に引き寄せられて骨髄内に帰巣する。骨髄内ニッチ(niche)を正常形質細胞や造血幹細胞と競合する。骨髄腫細胞はストローマ細胞と VLA4(α4/β1 integrin)/VCAM-1(血管細胞接着分子 1〈vascular cell adhesion molecule-1〉)などを介した接着や腫瘍壊死因子 α(tumor necrosis factor α：TNFα)の産生を介して，ストローマ細胞からみずからの生存と増殖に必要なサイトカインであるインターロイキン 6(interleukin-6：IL-6)やインスリン様増殖因子 I(insulin like growth factor-I：IGF-I)の供給を受けている。そして血管内皮増殖因子(vascular endothelial growth factor：VEGF)などの血管新生因子を分泌し，骨髄内血管新生を促している。さらに骨髄腫細胞はマクロファージ炎症性蛋白 1α/β(macrophage inflammatory protein-1α/β：MIP-1α/β)というケモカインを分泌し，ストローマ細胞の RANKL(NF-κB 活性化受容体リガンド〈receptor activator of NF-κB ligand〉)発現を亢進させる。RANKL は破骨細胞前駆細胞表面に発現している RANK に作用して破骨細胞への分化を促進し，骨の吸収が促進される。また骨髄腫細胞から分泌される Wnt/β-カテニン経路の可溶性抑制因子である dickkopf-related protein-1(DKK-1)や secreted frizzled-related protein-2(FRP-2)が間葉系幹細胞から骨芽細胞への分化を抑制する。

- **臨床症状** 多発性骨髄腫に認められる主要症候は以下のとおりである(図 4-12-3，図 4-12-4)。

溶骨病変：80％の患者に認められ，約半数は胸腰椎の圧迫骨折とそれによる疼痛を伴う。主に赤色髄をおかすため，躯幹骨および近位長管骨に骨打ち抜き像(punched out lesion)と呼ばれる溶骨病変を形成し，大腿骨近位部や上腕骨の病的骨折を合併することもある。

高カルシウム血症：診断時に 10％程度の患者に認められる。悪心・嘔吐，口渇，多尿や倦怠感ではじまり，進行すると意識レベルの低下をきたす。長期間持続すると腎機能障害をきたす。

腎障害：診断時に 10～20％の患者で認められるが，病勢が進行すると 50％以上の患者で認められる。Bence Jones(ベンス・ジョーンズ)型で高頻度に認められ，尿細管腔へ排泄された免疫グロブリン軽鎖が Tamm-Horsfall(タム-ホースフォール)蛋白と結合し，円柱(cast)を形成する骨髄腎(myeloma kidney)による。時に腎アミロイドーシスや軽鎖沈着病(light-chain deposition disease)による腎障害もある。解熱鎮痛薬の使用により急激に腎不全に陥る場合もあり，注意が必要である。

血球減少症：診断時に 50～60％の患者で Hb(ヘモグロビン)値 10 g/dL 未満の貧血を認め，進行に伴い白血球減少や血小板減少も現れる。末梢血スメアでは赤血球の連銭形成(rouleau formation)がみられる。

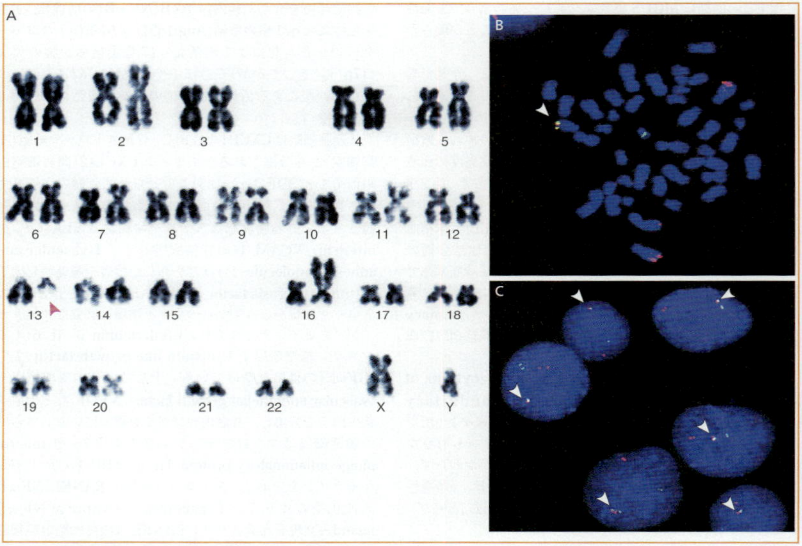

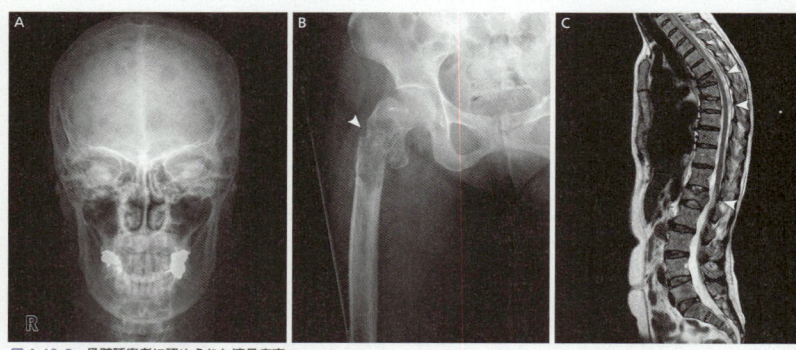

図 4-12-2 骨髄腫細胞に認められた染色体異常
A：13q 欠失を伴う非高二倍体型の染色体核型を示す（▶）。二重色 FISH（蛍光 in situ ハイブリダイゼーション）法にて t(4；14) 転座が証明された
B, C：t(14；16) 転座における免疫グロブリン重鎖遺伝子 (IgH) 座と c-MAF 遺伝子座の融合シグナル。分裂中期 metaphase(B)および間期核 interphase(C)における二重色 FISH 法における融合シグナルを▷で示す。緑色が IgH，赤色が c-MAF 遺伝子座のプローブである

図 4-12-3 骨髄腫患者に認められた溶骨病変
A：頭蓋骨に認めやすい骨打ち抜き像 (punched out lesion)
B：大腿骨頚部における病的骨折
C：胸腰椎の圧迫骨折による亀背

アミロイドーシス：診断時に 5％の患者でアミロイドーシスの合併を認める。骨髄腫に合併するアミロイド蛋白は，免疫グロブリン軽鎖に由来する AL 型であり，舌，筋肉，消化管，心，腎などに沈着する。臨床症状としては，手根管症候群，起立性低血圧，末梢神経障害，皮疹，皮下・粘膜下出血，巨舌，吸収不良症候群，腸閉塞，ネフローゼ症候群などがみられるが，心アミロイドーシスの合併例では心不全症状や刺激伝導障害を呈する。

過粘稠度症候群：診断時 6％に過粘稠度症候群を認める。IgA は多量体形成をしやすいため，IgG 型よりも高頻度に

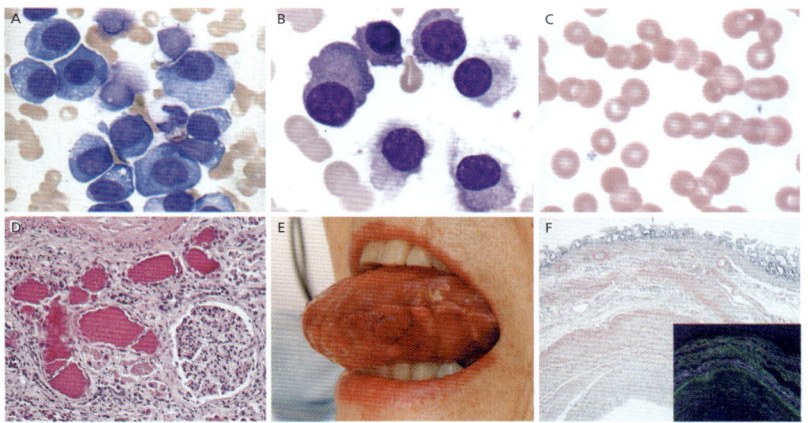

図 4-12-4　骨髄腫細胞，赤血球連銭形成，骨髄腫腎とアミロイドーシス
骨髄スメア標本での骨髄腫細胞の集簇像（A, B），末梢血赤血球の連銭形成（C），腎臓の尿細管内円柱形成による骨髄腫腎（myeloma kidney）（D），アミロイドーシスによる巨舌（E），腸管アミロイドーシスによる小腸筋層の破壊と Congo red 染色（F），右下に偏光顕微鏡でみた apple green に染まったアミロイド沈着を示す

合併する．倦怠感，脱力，頭痛，眩暈，精神神経症状，視力障害，呼吸障害，粘膜や皮下出血などを認め，重症化すると昏睡に陥る．特徴的な眼底所見を呈する．

感染症：初発症状として認められるのは10%程度である．患者死因の70%は感染症であり，診断後の感染症罹患率は年0.8〜2.2回と報告されている．呼吸器感染と尿路感染が多く，起因菌としては肺炎球菌やインフルエンザ桿菌，その他のグラム陰性桿菌などの頻度が高い．帯状疱疹などのウイルス感染も高頻度に合併する．

神経障害：椎体の圧迫骨折や腫瘤形成による脊髄や神経根の圧迫症状が時に認められる．アミロイド沈着による手根管症候群も高頻度に認められる．

その他：高アンモニア血症による意識障害や高アミラーゼ血症を認めることがある．また M 蛋白がクリオグロブリン活性を有することがある．

▶検査成績

検査の進め方

血清総蛋白高値，アルブミン低値を示し，高 γ グロブリン血症が疑われる場合は，血清/尿蛋白電気泳動法（serum/urine protein electrophoresis：SPEP/UPEP）を行い，M ピークを認めたら免疫電気泳動法（immunoelectrophoresis：IEP）または免疫固定法（immunofixation electrophoresis：IFE）で免疫グロブリンの class を決定する（図 4-12-5）．

M 蛋白の種類により IgG 型，IgA 型，IgD 型，Bence Jones 型，非分泌型に分類され，その頻度は 50%，20%，2%，15%，1〜2% である．骨髄穿刺または骨髄生検にて異常形質細胞の比率を評価する（図 4-12-4）．

表面抗原は，正常形質細胞は CD19$^+$56$^-$38$^+$138$^+$ であるのに対し，骨髄腫細胞の多くが CD19$^-$56$^+$/$^-$38$^+$138$^+$/$^-$ である．汎 B 細胞抗原である CD20 抗原は約 20% で陽性で，CD13, 33 などの骨髄系抗原の発現が約 1/4 で認められる．通常の Giemsa 分染法による骨髄液の染色体検査では，初発例で分裂像が得られることはまれであるが，その時点で染色体異常，特に 13 番染色体長腕欠失を認める例は予後不良である（図 4-12-2）．二重色 FISH（蛍光 in situ ハイブリダイゼーション（fluorescence in situ hybridization））法による染色体検査では 14q32 上の免疫グロブリン重鎖（*IgH*）遺伝子座を含む相互転座が約半数例に認められる（図 4-12-2）．

全身骨の X 線撮影は必須で，単純 X 線像で異常を認めない場合でも疼痛があれば積極的に CT や MRI による溶骨病変の評価を行う．髄外病変のスクリーニングには全身の CT 検査が有用であり，椎体病変の鑑別には MRI が威力を発揮する（図 4-12-3）．MRI では，骨髄腫病変は T1 強調画像で低信号域，T2 強調画像で低〜高信号域，脂肪抑制（STIR（short T1 inversion recovery））法で高信号域となる．ただし，潜在的な腎障害を有する骨髄腫患者では造影剤の使用は避けるべきである．FDG-PET/CT 検査は，髄外病変の描出に有用であるが，骨髄病変については偽陰性例もある．

アミロイドーシスの合併が疑われる場合には骨髄生検，皮下脂肪組織生検，口唇生検などを施行し，Congo red 染色と κ, λ 鎖に対する免疫染色にて診断する．Congo red 染色で橙赤色に染まり，偏光顕微鏡下で緑色の偏光を呈することが特徴である．特に心アミロイドーシスや腸管アミロイドーシスの合併は重篤な合併症であり，治療開始前に把握すべきであるが，重要臓器の生検は出血などによる急変の危険性が高く慎むべきである（図 4-12-4）．

最近は，血清中の免疫グロブリンの遊離軽鎖（free light chain：FLC）の測定が可能になった．FLC は健常者の血中にも存在し，正常域は κ 型軽鎖 3.3〜19.4 mg/L，λ 型軽鎖

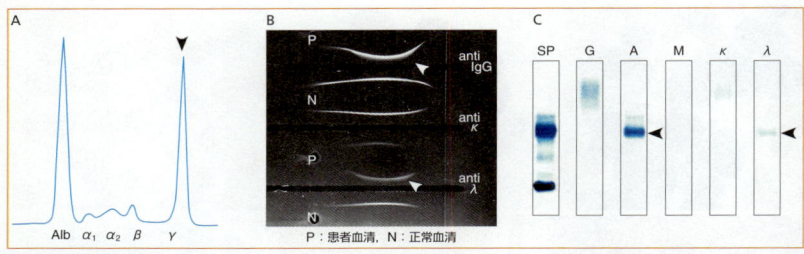

図 4-12-5 M 蛋白の同定
A：血清蛋白電気泳動法（serum protein electrophoresis：SPEP）のデンシトメトリー所見で γ 分画に M ピークと正常 γ グロブリンの低値を認める
B：特異血清を用いた免疫電気泳動所見，本患者においては IgG-λ 型を示す
C：免疫固定法（immunofixation electrophoresis）による M 蛋白の同定，本患者では IgA-λ 型であった
Alb：アルブミン

5.71～26.3 mg/L である。κ/λ 比の正常域は 0.26～1.65 であるが，骨髄腫患者においてはそのクローナリティを反映して κ/λ 比が異常値となる。血清 FLC 測定は，免疫固定法に比べて約 100 倍高感度である。また FLC の血中半減期は 2～6 時間であり，IgG の 20～25 日，IgA の 6 日，IgD の 3 日と比較して短いため，治療効果の迅速な評価にも応用可能である。さらに非分泌型骨髄腫や原発性アミロイドーシスにおける治療効果判定，そして Bence Jones 型骨髄腫においては患者負担の大きな 24 時間蓄尿を行わずに病勢をモニタリングすることが可能である。また，血清 FLC の κ/λ 比の異常は，MGUS，無症候性骨髄腫患者における症候性骨髄腫進展への独立した予後不良因子としても知られている。

■ 診断　国際骨髄腫作業部会（IMWG）による形質細胞腫瘍の診断基準（表 4-12-1）に従って病型診断を行う。鑑別疾患として，M 蛋白血症を呈する他疾患（原発性アミロイドーシス，原発性マクログロブリン血症を含む B 細胞性リンパ腫，慢性リンパ性白血病）を除外する。症候性骨髄腫と非分泌型骨髄腫と診断したら病期を決定する。以前は Durie & Salmon の分類が頻用されたが，最近はより簡便で予後の推定に有用な国際病期分類（International Staging System：ISS）が用いられている。

■ 治療と薬理メカニズム　骨の孤立性形質細胞腫や髄外性形質細胞腫では，40～50 Gy（20～25 分割）の局所放射線照射を行い経過観察し，症候性骨髄腫に移行した場合には化学療法を考慮する。10 年無再発生存割合は，骨の孤立性形質細胞腫で 15～45%，髄外性形質細胞腫で 50～80% と報告されている。

症候性骨髄腫患者に対する初期治療は，患者年齢と重要臓器機能により異なった治療指針が推奨されている。近年，自家造血幹細胞移植（autologous stem cell transplantation：ASCT）を併用した大量メルファラン療法や新規薬剤の導入によって免疫固定法でも M 蛋白が検出感度未満となる完全奏効（complete response：CR）が得られるようになり，CR に到達してそれを維持することが無増悪生存期間や生存期間延長効果の代替えマーカーとして示されている。効果判定に用いられている国際骨髄腫作業部会統一基準（uniform response criteria：IMWG）を示す（表 4-12-3）。

症候性骨髄腫に対する初期治療
● 65 歳未満で自家造血幹細胞移植の適応となる患者　自家造血幹細胞移植（ASCT）を併用した大量メルファラン療法が推奨される。寛解導入療法には，幹細胞採取に対する影響が少なく迅速な効果が得られる VAD（ビンクリスチン＋ドキソルビシン＋デキサメタゾン）療法が一般的であるが，中心静脈カテーテルの留置を必要とするため，欧米ではボルテゾミブ，サリドマイドやレナリドミドなどの新規薬剤とデキサメタゾンを併用した導入療法が好まれている。末梢血自家造血幹細胞の動員には大量シクロホスファミド療法と顆粒球コロニー刺激因子（granulocyte-colony stimulating factor：G-CSF）の併用，または G-CSF 単独療法が用いられ，患者体重 1 kg あたり 2×10^6 個以上の CD34$^+$ 細胞を採取し凍結保存する。移植前処置としては大量メルファラン療法（200 mg/m^2）が標準的に用いられるが，腎障害を有する患者に対しては 140 mg/m^2 への減量が行われる。

● 65 歳以上または年齢に関係なく自家造血幹細胞移植の非適応となる患者　65 歳以上，もしくは合併症による若年移植非適応患者の標準化学療法は経口投与が可能な MP（メルファラン＋プレドニゾロン）療法である。プラトー状態（M 蛋白がそれ以上増減もしない状態）に到達するまで治療を継続する。ただし欧米の臨床試験では MP 療法にサリドマイド，またはボルテゾミブなどの新規薬剤を併用した MPT 療法や MPB 療法，あるいはサリドマイドやレナリドミドにデキサメタゾンを併用する TD 療法や LD 療法によって，より高い奏効割合，CR 割合と無増悪生存期間の延長効果が得られることが示されており，わが国においても新たな標準治療となっていく可能性が高い。

● 維持療法　初回治療後の維持療法については，これまでプレドニゾロン単独，インターフェロン α（IFN-α）の有用性が示されてはいるが，長期投与に伴う毒性と経済的負担に見合ったほどの効果は得られなかった。最近，サリドマイド，レナリドミド，ボルテゾミブを用いた維持療法により，無増悪生存期間の延長が示されているが，全生存期間の延長効果は明らかではなく，日常臨床

表4-12-2 国際病期分類(ISS)による病期分類

ISS	血清 β_2MG(mg/L)		
	<3.5	3.5〜5.5	≧5.5
血清 Alb (g/dL) ≧3.5	I		
血清 Alb (g/dL) <3.5		II	III

病期	生存期間中央値(月)
I	62
II	44
III	29

病期 I, III のいずれにも属さないものを II 期とする

Alb:アルブミン, β_2MG: β_2 ミクログロブリン

表4-12-3 国際骨髄腫作業部会(IMWG)の統一効果判定基準

奏効レベル	M蛋白	骨髄中形質細胞割合	①髄外性形質細胞腫 ②その他
厳格な完全奏効 stringent CR(sCR)	血清遊離軽鎖 κ/λ 比が正常化	<5% かつ単クローン性形質細胞の消失	①消失 ②新病変なし
完全奏効 CR	免疫固定法で消失	<5%	①消失 ②新病変なし
最良部分奏効 VGPR	免疫固定法では検出されるが蛋白電気泳動法で消失、または90%以上の血清M蛋白減少+尿中M蛋白<100 mg/24時間まで減少	不問	①測定可能病変の積和が50%以上減少 ②新病変なし
部分奏効 PR	血清M蛋白で50%以上の減少、かつ尿中M蛋白で90%以上減少、または<200 mg/dLまで減少	不問、ただしM蛋白が測定可能でなく治療前の形質細胞が≧30%の場合は、形質細胞割合で50%以上の減少	①測定可能病変の積和が50%以上減少 ②新病変なし
安定 SD	CR, VGPR, PR, PD のいずれの基準も満たさない場合		
増悪/進行 progression/PD	血清M蛋白で25%以上(絶対値で0.5 g/dL以上)増加、または24時間尿中M蛋白量で25%以上(絶対値で200 mg/24時間以上)増加	治療前に比して25%以上(絶対値で10%以上)増加	①明らかな増大 ②骨病変や髄外性形質細胞腫の新たな出現、または高カルシウム血症の出現

CR: complete response, PR: partial response, SD: stable disease, PD: progressive disease

で推奨できる維持療法は確立していない。

治療抵抗例・再発・再燃時の治療法

初期治療終了後6カ月以上経過してからの再発・再燃であれば初期治療を再度試みることにより奏効が得られる可能性がある。しかし、最近では新規治療薬が新たな再発・再燃時の標準治療として確立している。ボルテゾミブ療法やLD(レナリドミド+デキサメタゾン)療法は40〜60%の高い奏効割合を示し、再発・再燃例を対象とした大量デキサメタゾン療法との無作為化臨床試験において無増悪期間のみならず全生存期間においても優越性が示されている。またサリドマイド単剤での奏効割合は25〜30%、デキサメタゾンとの併用(TD)療法では相乗効果を示し、約50%の奏効割合が示されている。

ボルテゾミブに代表されるプロテアソーム阻害薬、サリドマイドやレナリドミドなどの免疫調節薬(immunomodulatory drugs:IMiDs)は、骨髄腫細胞のアポトーシス誘導効果に加えて骨髄腫細胞と骨髄ストローマ細胞との接着阻害作用や、血管新生阻害作用を介して骨髄微小環境に対する作用も有している。IMiDsには、制御性T細胞の機能抑制や、細胞傷害性T細胞やナチュラルキラー(NK)細胞の活性化作用がある。しかし、それぞれ特有の毒性があり注意を要する。サリドマイドの有害事象としては眠気、皮疹、倦怠感、末梢神経障害、便秘のほかに重篤な深部静脈血栓症や肺塞栓症などがある。もちろん催奇形性があるため、避妊を確実に実施できる患者にしか投与は許されない。レナリドミドは好中球減少や血栓症の合併に注意が必要であり、催奇形性もある。また腎障害を有する患者に対しては適切な減量が必要となる。ボルテゾミブは、血小板減少、末梢神経障害や神経性疼痛、帯状疱疹の合併が多く、まれに間質性肺炎などの重篤な急性肺障害の合併が報告されている。

骨病変に対する支持療法

ビスホスホネート製剤であるゾレドロン酸の使用が推奨される。ゾレドロン酸の投与で骨関連事象の発生頻度が低下するのみでなく、骨髄腫患者の無増悪生存期間や全生存期間が延長されたとの報告もある。ただし腎毒性に加えて長期投与例における顎骨壊死(osteonecrosis of the jaw:ONJ)の合併に注意が必要であり、投与開始前に歯科医師による口腔内のチェックを受け、必要な歯科処置を済ませておくこと、投与期始後は口腔内ケアを十分に行うこと、抜歯などの侵襲的処置は最小限にとどめることなどの患者指導を行う。

椎体圧迫骨折や腫瘤形成に伴う脊髄圧迫症状などに対してはMRIなどによる病態把握とデキサメタゾンの投与、そして局所放射線照射や外科手術など可及的すみやかな対応が必要である。骨痛に対しては、ビスホスホネート製剤

の使用に加えて，オピオイド系鎮痛薬を使用する。アセトアミノフェン以外の非麻薬性鎮痛薬の使用は，腎障害のある患者では使用を避けるべきである。さらに，コルセットや松葉杖など適切な装具を使用し，早期から筋力低下を予防するためのリハビリテーションを行う。

同種造血幹細胞移植の位置づけ

同種造血幹細胞移植は，移植関連死亡率が20〜30%と高く，移植片対骨髄腫効果(graft versus myeloma effect)も限定的で，治癒の可能性のある患者も20〜30%にとどまる。しかも，進行期での移植成績はきわめて不良であり，前治療により奏効状態にありHLA一致ドナーを有する若年患者に対象を限定した研究的治療と認識すべきである。

● **経過・予後** 症候性骨髄腫患者の生命予後は，国際病期分類(ISS)の病期Ⅰ，Ⅱ，Ⅲにおいて各々62，44，29カ月と報告されている(表4-12-2)。骨髄腫患者の生存期間は，中央値でこれまで3〜3.5年であったが，新規薬剤登場後は4.5〜5年まで延長している。生物学的に重要な予後因子として，染色体異常に基づく高リスク病型がある。高リスク病型を特徴づける異常には，Gバンド法で染色体異常や13q欠失が認められること，FISH法で同定されるt(4;14)，t(14;16)，t(14;20)転座，17p13欠失，低二倍体などがある。反対に標準リスク病型は，高リスク病型の異常を認めないこと，高二倍体やFISH法でのt(11;14)，t(6;14)転座などを有するといった定義がなされている。新規薬剤登場前には，高リスク病型では生存期間中央値で24カ月，標準リスク病型では42〜50カ月との報告がされていた。しかし，13q欠失やt(4;14)転座陽性患者については新規薬剤の使用により生命予後の改善につながっている。また形質細胞白血病の治療は，前述した症候性骨髄腫に準じて行われるが，きわめて進行速度が速く生存期間中央値はわずか2〜7カ月と報告されている。しかし，新規薬剤を含む治療レジメンにより生存期間中央値が1年程度まで延長したことが報告されている。

原発性マクログロブリン血症

● **定義・概念** 原発性マクログロブリン血症は，単クローン性のIgMを産生するB細胞腫瘍である。1944年にWaldenströmが口腔・鼻腔出血，ESR(赤血球沈降速度)上昇，過粘稠，血球減少，リンパ節腫大，骨髄リンパ球浸潤を呈する2例を報告したのが最初である(Waldenström〈ワルデンシュトレーム〉マクログロブリン血症〈Waldenström macroglobulinaemia：WM〉)。その後，WMはリンパ形質細胞性リンパ腫(lymphoplasmacytic lymphoma：LPL)の一型と認識されるようになり，2008年のWHO分類 第4版においては，「骨髄浸潤と単クローン性IgM血症を伴うLPL」と定義されている。

● **疫学** LPLの発症頻度は非常に少なく，わが国では悪性リンパ腫の0.7%にすぎない。欧米の統計では，人口100万人あたり年間3人の発症頻度で，発症年齢のピークは60歳代，男性が55〜75%を占める。LPLの約70%がWMを呈する。

● **病因・病態生理と分子メカニズム** LPLは低悪性度B細胞腫瘍であり，小リンパ球から形質細胞までさまざまな分化段階の細胞から構成される。表面形質はIgM$^+$CD3$^-$CD10$^-$CD19$^+$CD20$^+$CD103$^-$，しばしばCD25$^+$と成熟B細胞パターンであるが，CD38$^+$と形質細胞分化を示すこともしばしばある。腫瘍細胞が産生する大量のIgMが，後述するさまざまな臨床症状を引き起こす。特徴的な染色体異常は認めないが，6q$^-$が最も高頻度(30%)な異常である。

● **臨床症状・検査成績** 血清IgMの上昇を認める。3g/dLを超えると，出血傾向，視力障害，意識混濁，脳虚血発作などの過粘稠度症候群を引き起こす。IgMは赤血球を凝集させ，凝固因子，血小板と結合して凝固・凝集能を低下させる。20%にクリオグロブリンが検出され，まれにRaynaud(レイノー)症状を示す。血漿浸透圧亢進により循環血漿量が増加し，心不全をきたす。IgMが腎糸球体，消化管，皮膚に沈着し，蛋白尿，下痢，皮膚丘疹・結節をきたすことがある。尿中に軽鎖を検出するが，腎不全はまれである。

高IgM血症に関連して，さまざまな自己免疫疾患を合併する。Schnitzler(シュニッツラー)症候群(掻痒疹，発熱，骨痛，関節痛)や，寒冷凝集素力価の上昇に伴う溶血性貧血，抗MAG(ミエリン関連糖蛋白(myelin-associated glycoprotein))抗体による脱髄性神経障害，抗糸球体基底膜抗体による糸球体腎炎などが報告されている。リンパ節腫大，肝脾腫を認めることがある。腫瘍細胞の骨髄浸潤により血球減少をきたすが，溶骨病変はまれである。

● **診断** 血清のIgM型M蛋白を検出する。蛋白電気泳動法ではγグロブリン位になだらかなMピークを認める。尿免疫電気泳動法により，尿中M蛋白(Bence Jones蛋白)を検出する。腫瘍細胞は小リンパ球から形質細胞化した多様な形態を示す(図4-12-6)。末梢血では赤血球の連銭形成が著明で，白血化を認めることがある。骨髄は過形成を示し，腫瘍細胞は結節性またはびまん性に浸潤する(骨梁間パターンが特徴とされている)。しばしばHE低染性，PAS陽性の核内封入体(Dutcher body)を認める。

● **治療と薬理メカニズム** 無症状の段階で治療を開始しても予後改善にはつながらず，表4-12-4に示す症候の発現をもって治療開始とする。重症度とIgMの値には相関がないが，IgMが5g/dL以上の場合は過粘稠度症候群高リスクのため，詳細な問診，診察，眼底検査(図4-12-6)で異常を早期発見し，治療開始のタイミングを逸しないことが重要である。過粘稠度症状があれば，血漿交換を施行する。

治療は化学療法が中心であるが，標準レジメンとして推奨されているものはない。シクロホスファミド，プリンアナログ，ベンダムスチン，デキサメタゾン，リツキシマブ，サリドマイドなどを単剤あるいは併用で使用する。リツキシマブは基幹薬剤であるが，投与後一過性にIgMが上昇することがあり(IgMフレア)，血清IgMが5g/dLを超える症例では単剤での使用は推奨されない。

65歳未満であればASCT併用の大量メルファラン療法を考慮するが，初発例に対する有用性は未確定である。

● **経過・予後** 進行は緩徐であるが治癒することはなく，再発と治療の繰り返しとなる。生存期間中央値は5〜10年と報告されており，7つの臨床試験グループ587例の解析から国際予後指標(international prognostic scoring system for WM：ISSWM)が提唱されている(表4-12-5)。

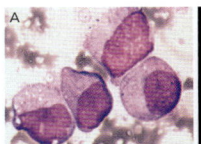
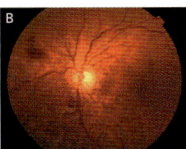

図 4-12-6　Waldenström マクログロブリン血症 (WM) 患者の骨髄に認められたリンパ形質細胞と眼底所見
A：骨髄像。異型リンパ球から形質細胞に近いものまで、多様な腫瘍細胞が浸潤している (May-Giemsa 染色、×1,000)
B：眼底写真。過粘稠度症候群による網膜静脈の蛇行と出血斑、白斑がみられる

表 4-12-4　Waldenström マクログロブリン血症 (WM) の治療開始基準

1) ヘモグロビン (Hb) <10 g/dL
2) 血小板 <10 万/μL
3) 著明なリンパ節腫大 or 臓器腫大
4) 過粘稠度症候群
5) 重度の神経障害
6) アミロイドーシス
7) 症候性クリオグロブリン血症
8) 寒冷凝集素症
9) 悪性度の進行

表 4-12-5　Waldenström マクログロブリン血症 (WM) の国際予後指標 (ISSWM)

危険因子	リスク群	定義	5 年生存率
年齢>65 歳 Hb≦11.5 g/dL Plt≦10 万/μL β_2MG>3 mg/L IgM≧7.0 g/dL	低リスク	1 項目以下かつ 65 歳以下	87%
	中等リスク	低/高リスク以外	68%
	高リスク	3 項目以上	36%

Hb：ヘモグロビン、Plt：血小板、β_2MG：β_2ミクログロブリン、IgM：免疫グロブリン M

AL アミロイドーシス

▶**定義・概念**　アミロイドは、β シート構造が積層した線維状蛋白の総称で、諸臓器に沈着して機能障害を引き起こす。M 蛋白軽鎖に由来するアミロイドは AL (amyloid light chain) と呼ばれ、これによる疾患が AL アミロイドーシスである。従来、多発性骨髄腫あるいは WM に合併したものを続発性 AL アミロイドーシス、それ以外を原発性 AL アミロイドーシスと称していたが、IMWG の診断基準が 2003 年に提唱され、原発性 AL アミロイドーシスも多発性骨髄腫に包含されることとなった。

▶**疫学**　1998 年の全国疫学調査では、AL アミロイドーシスの推定患者数は約 510 例である。年齢のピークは 60 歳代にあり、明らかな多発性骨髄腫を伴っていたのは約 30% であった。

▶**病因・病態生理と分子メカニズム**　免疫グロブリン軽鎖は重鎖に比べて過剰に産生されるため、血液中に遊離軽鎖として存在しており、各種プロテアーゼに抵抗性である。分子量は約 2 万 4,000 と小さいため腎糸球体で濾過され、尿中へ排泄される。AL アミロイドーシスの病因は、軽鎖が排泄不能な構造となり諸臓器に沈着することにあり、軽鎖のなかでも λ 鎖が多い。しかし、もともとアミロイドになる運命の軽鎖が産生されているのか、軽鎖が代謝・修飾されて不溶性となるのかは明らかではない。

▶**臨床症状・検査成績**　アミロイドの沈着は全身の諸臓器にみられるが、早期からおかされやすい部位は心臓、肝臓、腎臓、消化管、末梢神経である。厚生労働科学研究費補助金難治性疾患克服研究事業 アミロイドーシスに関する調査研究班による診断基準 (表 4-12-6) に主要症状がまとめられている。

心アミロイドーシスでは、刺激伝導系の障害や、心エコーにて心筋の肥厚とまだら輝度上昇がみられ、左室駆出率低下よりも 1 回拍出量低下が目立つ。肝アミロイドーシスでは、表面不整のかたい肝腫大がみられ、血清 ALP (アルカリホスファターゼ) 値の単独上昇が特徴的である。腎アミロイドーシスでは、アルブミン優位の蛋白尿が主体であり、しばしばネフローゼ症候群をきたす。消化管アミロイドーシスでは、吸収不良症候群や下痢がみられ、消化管出血を起こすこともある。末梢神経障害として、知覚障害、筋力低下、自律神経障害として、起立性低血圧、インポテンツ、胃腸運動障害、膀胱機能障害がみられる。

▶**診断**　診断確定には、皮膚・甲状腺・舌・口唇など疑わしい部位を生検する (図 4-12-4E, F)。M 蛋白の検出には免疫電気泳動法を行うが、より感度の高い免疫固定法でも 20% は検出されない。血中 FLC の κ/λ 比の異常は感度が高く、98% の症例で検出され、また治療効果の判定にも有用である。

■**治療と薬理メカニズム**　諸臓器に沈着したアミロイド蛋白を除去する方法は確立されておらず、単クローン軽鎖を産生している異常形質細胞を標的とした化学療法を行う。MP 療法は、効果発現までに 9 カ月を要し、生存期間中央値は 12～18 カ月と不良なことから推奨されていない。

ASCT 併用の大量メルファラン療法は、症例対照研究により標準化学療法よりすぐれていることが報告されている。MD (メルファラン+デキサメタゾン) 療法は、効果発現は 4.5 カ月以内と早く、移植適応がない患者では第一選択となる。MD 療法と自家造血幹細胞移植との無作為化臨床試験が行われ、前者が生存ですぐれているとの報告があるが、大量メルファラン療法の有用性を否定するにはいたっていない。

▶**経過・予後**　ASCT 施行例における生存期間中央値は約 2～5 年であり、ASCT 後 1 年以上生存し CR に到達した症例の生存期間は 10 年を超えている。MD 療法施行例における生存期間中央値は約 1～5 年と報告により幅があり、特に心アミロイドーシスが予後不良因子として指摘されている。FLC 比の正常化した患者では、徐々に臓器障害

表 4-12-6 AL アミロイドーシスの診断基準

主要症状および所見
1) 全身衰弱・体重減少・貧血・浮腫・呼吸困難・胸痛・胃腸障害，特に頑固な下痢・紫斑
2) 心電図異常(低電位・不整脈・ブロック・QS 型)・低血圧・起立性低血圧・心肥大
3) 蛋白尿・腎機能障害
4) 肝腫大・脾腫・時にリンパ節腫大
5) 巨舌
6) shoulder-pad sign, その他関節腫大
7) 多発ニューロパチー
8) 手根管症候群
9) 皮膚の強皮症様肥厚, 結節
10) 免疫グロブリン異常：血清 M 蛋白または尿 Bence Jones 蛋白

診断基準
1 可能性を考慮：1), 2)のいずれかが存在する場合は, 可能性を考慮する
2 疑い：1)～9)の 1 つ以上を認め, かつ 10)が陽性の場合は疑う
3 確実：上記に加え, 生検でアミロイドを検出する

(厚生労働科学研究費補助金難治性疾患克服研究事業 アミロイドーシスに関する調査研究班)

が改善することがある。

POEMS 症候群

●**定義・概念**　形質細胞増殖性疾患が存在し, 多発性神経炎を必発として, 臓器腫大(肝脾腫), 内分泌異常(女性化乳房, 甲状腺機能異常), M 蛋白血症, 皮膚症状(色素沈着, 剛毛, 血管腫), 骨硬化性病変など多彩な症状を呈する症候群である。わが国においては Crow-深瀬症候群, 欧米では POEMS 症候群と呼ばれることが多い。POEMS とは, 本症に特徴的な症状である多発ニューロパチー(polyneuropathy), 臓器腫大(organomegaly), 内分泌異常(endocrinopathy), M 蛋白(M-protein), 皮膚変化(skin changes)の頭文字をあらわしている。

●**疫学**　まれな疾患であり, 形質細胞腫瘍の 1～2％と推定されている。男女比は 1.5：1, 年齢は 20～80 歳代に分布し, 診断時の年齢中央値は男女ともに 48 歳で, 多発性骨髄腫の好発年齢に比して明らかに若い。2004 年の全国調査では, 国内に約 340 人の患者がいることが推定されている

●**病因・病態生理と分子メカニズム**　本症候群の病因は, 不明な点が多いが, 根底にあるのが形質細胞の増殖である。1997 年に患者血清中に血管内皮増殖因子(VEGF)が異常高値となっていることが報告されて以来, 形質細胞から分泌される VEGF が多彩な臨床症状を引き起こしていると考えられている。

VEGF は, 血管透過性亢進および血管新生作用を有するため, 浮腫, 胸・腹水, 皮膚血管腫, 臓器腫大などの臨床症状については説明できるが, 必須症状である末梢神経障害の発症機序については明確になっていない。VEGF による血管透過性亢進により血液神経関門が破綻し, 神経内膜の浮腫や微小循環障害が起こるなどの仮説があるが実証されてはいない。

●**臨床症状・検査成績**　末梢神経障害と M 蛋白はほぼすべての患者で認める。末梢神経障害は, 下肢より痛み, 冷感などの異常感覚からはじまり, 運動障害が感覚障害に続き, 末梢より対称性に徐々に進行する。一般に, 運動障害が感覚障害より強くなる。

M 蛋白は, IgG 型または IgA 型がほとんどであり, 軽鎖は全例が λ 型であるという特徴的な所見を呈する。M 蛋白は微量で, ほとんどが 2 g/dL 以下である。また, 骨髄中の形質細胞も少数である。

骨病変については, 約半数においては骨硬化性病変のみを認めるが, 残りの約半数においては, 骨硬化性病変と溶骨性病変の混合した所見を認める(図 4-12-7)。

そのほか, 臓器腫大(肝脾腫, リンパ節腫脹), 内分泌異常(性腺機能低下症, 甲状腺機能異常, 副腎機能障害など), 皮膚症状(色素沈着, 剛毛, チアノーゼ, 血管腫), 腎障害(血清 Cr 1.5 mg/dL 以上), 心血管障害(虚血性心疾患, 脳梗塞), 肺高血圧, 体重減少, 浮腫, 胸腹水(図 4-12-7), ばち指など多彩な所見を呈するが, POEMS のすべての所見を呈する患者は 30％前後である。

以上のようなさまざまな症状のなかで, 特に末梢神経障害が患者の日常生活動作(ADL)を著しく障害し, 末期には寝たきりの状態, 多臓器不全にいたる。

●**診断**　診断基準(表 4-12-7)に示すように, 大項目のなかでは末梢神経障害と単クローン性形質細胞増殖疾患を診断の必須項目としている。また本症候群において上昇している血清VEGF高値も大項目に組み込まれている。この大項目と少なくとも一つの小項目が診断には必要である。

●**治療と薬理メカニズム**　標準治療は確立されていない

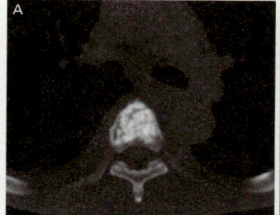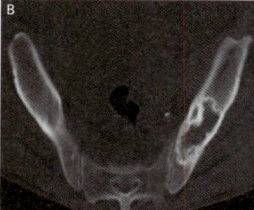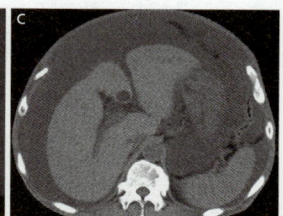

図 4-12-7　POEMS 症候群の CT 像
A：胸椎に骨硬化性病変を認める
B：左腸骨に骨硬化性病変と溶解性病変の混合した所見を認める
C：大量腹水とともに軽度の脾腫を認める

表4-12-7　POEMS症候群の診断基準

大項目(major criteria)
1) 多発ニューロパチー(polyneuropathy)
2) 単クローン性形質細胞増殖性疾患(ほとんどがλ鎖)(monoclonal plasma cell proliferative disorder)
3) 骨硬化性病変(sclerotic bone lesions)
4) Castleman病
5) VEGF高値(vascular endothelial growth factor elevation)

小項目(minor criteria)
6) 臓器腫大(organomegaly)(脾臓〈splenomegaly〉,肝臓大〈hepatomegaly〉,リンパ節腫大〈lymphadenopathy〉)
7) 血管外体液貯留(extravascular volume overload)(浮腫〈edema〉,胸水〈pleural effusion〉,腹水〈ascites〉)
8) 内分泌異常(endocrinopathy)(副腎〈adrenal〉,甲状腺〈thyroid〉,下垂体〈pituitary〉,性腺〈gonadal〉,副甲状腺〈parathyroid〉,膵臓〈pancreatic〉)
9) 皮膚変化(skin changes)(色素沈着〈hyperpigmentation〉,多毛〈hypertrichosis〉,多血症〈plethora〉,血管腫〈hemangioma〉,白色爪〈white nails〉)
10) 乳頭浮腫(papilledema)
11) 血小板増加症(thrombocytosis)/赤血球増加症(polycythemia)

他の徴候(other symptoms and signs)
ばち指(clubbing),体重減少(weight loss),多汗(hyperhidrosis),肺高血圧(plumonary hypertension),拘束性障害(restrictive lung disease),血栓性素因(thrombotic diathesis),下痢(diarrhea),ビタミンB₁₂低値(low VitB12 values)

関連症状(possible associations)
関節痛(arthralgia),心筋症(cardiomyopathy)(収縮障害〈systolic dysfunction〉),発熱(fever)

多発ニューロパチーと単クローン性形質細胞増殖性疾患以外に,少なくとも1つの大項目と1つの小項目を満たすことが診断に必要

(文献5を引用)

が,約75%の患者においてはなんらかの治療に反応する.孤立性の骨病変に対しては,放射線療法の効果が期待される.多発性あるいはびまん性病変に対しては,多発性骨髄腫に準じて,副腎皮質ステロイド,MP療法,ASCT併用の大量メルファラン療法,サリドマイド,あるいはボルテゾミブなどによる治療が試みられている.なかでも,ASCT併用の大量メルファラン療法は,長期の寛解をもたらし,生命予後を改善することが報告されている.ASCT非適応の患者,あるいは高齢患者に対しては,サリドマイド,レナリドミド,ボルテゾミブの有効性が散発的ではあるが報告されている.

■**経過・予後**　臨床経過は緩徐であるが,有効な治療法が行われない場合は,心不全,心タンポナーデ,胸水による呼吸不全,感染症,播種性血管内凝固(DIC)などを起こし,生命予後は不良である.生存期間中央値は13.7年との報告があるが,ばち指または浮腫・体腔液貯留をきたした患者では,それぞれ2.6年,6.6年と予後不良であった.

ASCT併用の大量メルファラン療法では,M蛋白の消失とともに末梢神経障害の改善が認められている.同時に生命予後も改善し,5年生存率は約90%以上と良好であるが,長期的な予後については不明である.

【飯田 真介・吉田 達哉・矢野 寛樹】

参考文献
1) Kyle RA et al : Multiple myeloma. N Engl J Med 351:1860-1873, 2004
2) 日本血液学会,日本リンパ網内系学会編:造血器腫瘍取扱い規約 第1版,金原出版株式会社,2010
3) Vijay A et al : Waldenström macroglobulinemia. Bood 109: 5096-5103, 2007
4) Cohen AD et al : Systemic light-chain amyloidosis: Advances in diagnosis, prognosis, and therapy. Hematology 287-294, 2010
5) Dispenzieri A : POEMS syndrome. Blood Rev 21:285-299, 2007

13　血球貪食症候群

■**定義・概念**　血球貪食症候群(hemophagocytic syndrome:HPS),または血球貪食性リンパ組織球症(hemophagocytic lymphohistiocytosis:HLH)(以下HPS/HLHと併記する)は,高熱と肝脾腫,汎血球減少,肝機能障害(アスパラギン酸アミノトランスフェラーゼ〈AST〉>アラニンアミノトランスフェラーゼ〈ALT〉),高LDH(乳酸脱水素酵素)血症,高フェリチン血症,高トリグリセリド血症,低フィブリノーゲン血症,播種性血管内凝固(DIC),ナチュラルキラー(NK)活性低下などに加え,網内系組織での非定型的な組織球の増殖と一部組織球による血球貪食像がみられる症候群である.

組織球は,病原体や老化血球,傷害を受けた血球などの貪食・処理を行うという生理的機能を有しているが,高サイトカイン血症の影響で異常に増殖・活性化し活発な血球貪食像を示し,特徴的な臨床像と検査値異常を呈する.以前からその存在が知られていた家族性/遺伝性のものは,家族性血球貪食性リンパ組織球症(familial hemophagocytic lymphohistiocytosis:FHL)と呼称されている.1966年にmalignant histiocytosis(MH)の概念が提唱されてからは,二次性の悪性のものとしてMHが広く用いられてきたが,1979年のRisdallらのMHとは異なる可逆性のウイルス関連血球貪食症候群(virus-associated hemophagocytic syndrome:VAHS)の報告で一大転機が訪れた.さらに1983年のJaffeらの報告もエポックメーキングであり,悪性リンパ腫(T/NKかB細胞性)に合併したリンパ腫関連血球貪食症候群(lymphoma-associated HPS/HLH:LAHS)の存在が浮き彫りとなり,基礎疾患・病態の多様性が認識されるようになってきた.

■**疫学**　疫学に関する信頼すべき資料は世界的にもなく,2005年に行われたわが国での全国アンケート調査結果が

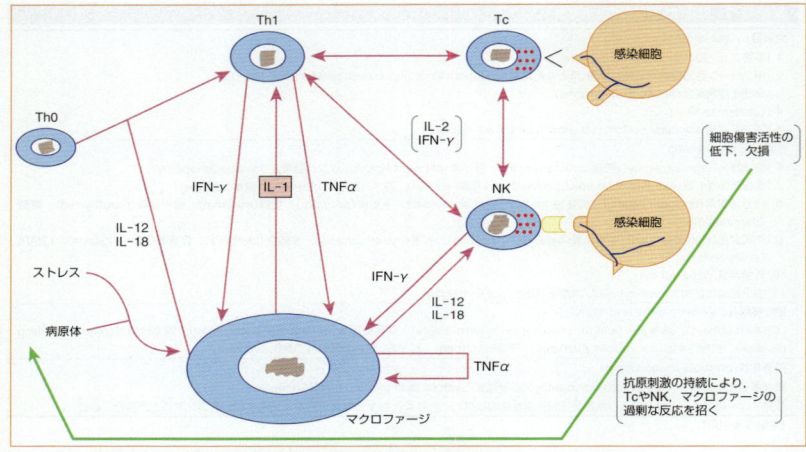

図 4-13-1　血球貪食症候群(HPS)/血球貪食性リンパ組織球症(HLH)の病態生理
IL-1：インターロイキン1，INF-γ：インターフェロンγ，TNFα：腫瘍壊死因子α，Tc：細胞傷害性T細胞，NK：ナチュラルキラー

唯一のものである。その概要は，5年間(2000〜2004)に診断されたHPS/HLH症例は799例(回収率64.5%)あり，小児(15歳以下)が53%(418例)，15〜29歳が10%，30〜59歳が18%，60歳以上が19%であった。

疾患別には，ウイルス関連HPS/HLHが最も多く(約40%)，ほとんどが小児例であった。2番目に多かったのがLAHSで22%を占め，すべて内科医からの報告であった。次に多かったのが自己免疫関連HPS/HLHで10.1%，ウイルス以外の感染症関連HPS/HLHが9.2%，基礎疾患が不明のもの8.7%，リンパ腫以外の悪性腫瘍関連が4.4%，FHLが4.1%であった。

● **病因・病態生理と分子メカニズム**　HPS/HLHの多彩な病態は，なんらかの原因により過剰に活性化されたT細胞やマクロファージが産生するサイトカインにより，サイトカインネットワークが破綻し高サイトカイン血症が持続することによるものと理解されている。その結果，ほぼ例外なく血清sIL-2R(可溶性インターロイキン2受容体)値の異常高値がみられ，さらに炎症性サイトカインである腫瘍壊死因子α(TNFα)やインターロイキン1(IL-1)，IL-6，Th1サイトカインのインターフェロン(IFN-γ)やIL-2，Th2サイトカインのIL-10，マクロファージ活性化因子のマクロファージコロニー刺激因子(M-CSF)などの高値が観察されてきた。つまり，抗原刺激を受け活性化したマクロファージはIL-1やIL-12，IL-18を産生し，T細胞，NK細胞を活性化・増殖させ，Tc(細胞傷害性T細胞)/NK細胞を動員する。その過程でそれぞれが産生するIL-2やIFN-γ，TNFαが相互的，相乗的に作用し，細胞性免疫が最大限に発揮されることになる(**図4-13-1**)。

ウイルス感染の場合，ウイルス感染細胞が動員されるTcやNK細胞のターゲットとなり破壊されると，新たなウイルスの供給が途絶え，一連の免疫反応(サイトカインの産生など)が鎮静化する。動員された活性化T，NK細胞も，サイトカインの供給が途絶えるとアポトーシスに陥り死滅する。しかしすべてのT細胞が死滅するわけではなく，一部のT細胞はメモリーT細胞として残存し，同一抗原に対する免疫能を記憶・維持することになる。FHLではTc，NK細胞の機能低下があるために，ウイルス感染細胞を効率よく排除することができない。その結果，抗原刺激(ウイルス感染)が持続することになり，マクロファージやT細胞の過剰な反応を招くことになる。

● **診断**　標準的な診断基準を**表4-13-1**に示した。発熱や2系統以上の血球減少，骨髄やリンパ節，肝臓，脾臓，脳脊髄液などでの組織球による血球貪食像が特徴である。高熱と血球減少があればまず本症を疑い，基礎疾患の有無を調べる。肝脾腫やリンパ節腫大，肝機能異常(AST・ALT)，高LDH血症，高フェリチン血症，さらにはNK活性の低下，高トリグリセリド血症，DIC，血中・尿中β2ミクログロブリン著増などがみられれば，骨髄やリンパ網内系の組織球の増殖と血球貪食像を証明する。血球貪食像が確認されなくても，臨床症状と特徴的な検査所見からHPS/HLHを疑い，一次性か二次性HPS/HLHかの鑑別診断を行う(**表4-13-2**)。

小児では家族歴や診察所見(奇形や白皮症の有無)，臨床経過(中枢神経症状や易感染性の有無)，NK活性低下などから一次性HPS/HLH(細胞傷害性顆粒の産生・搬送・分泌過程に関与する遺伝子に異常のあるものや，免疫システムの恒常性を維持するためのactivation-induced cell death機構になんらかの遺伝子異常を有するもの)やEBウイルス(EBV)感染症の鑑別が重要である。

一方成人では二次性HPS/HLHがほとんどで，その半数を悪性腫瘍関連HPS/HLHが占め，その大部分がLAHSである。LAHSはB-LAHSとT/NK-LAHSに2分される。

表 4-13-1 一次性/遺伝性血球貪食症候群(HPS)/血球貪食性リンパ組織球症(HLH)の診断基準

1. PRF1, Munc13-4, STX11 などの遺伝子異常がある
   または,
2. 以下の8項目のうち5項目以上を満たす場合
   1) 発熱
   2) 脾腫
   3) 血球減少
   4) 血球貪食像
   5) 高トリグリセリド血症, または低フィブリノーゲン血症
   6) NK 活性低下, または欠損
   7) 高フェリチン血症
   8) 可溶性インターロイキン2受容体(sIL-2R)の高値

表 4-13-2 血球貪食症候群(HPS)/血球貪食性リンパ組織球症(HLH)の分類

1. 一次性/遺伝性
   家族性 HPS(FHLH/FEL): パーフォリン, その他
   X連鎖リンパ増殖性症候群(XLP): SAP(SLAM 関連蛋白質)
   Griscelli 症候群
   Chédiak-Higashi 症候群: Lyst(lysosomal trafficking regulator)
   その他
2. 二次性/反応性
   1) 感染症によるHPS: ウイルス性(VAHS)
      　　　　　　　　　細菌性(BAHS)
      　　　　　　　　　真菌性
      　　　　　　　　　その他
   2) 基礎疾患を有するHPS
      ①悪性腫瘍: リンパ腫関連 HPS/HLH(LAHS)
      　　　　　　その他
      ②自己免疫疾患
   3) 薬剤アレルギーに起因するHPS
3. 造血幹細胞移植後早期のHPS

表 4-13-3 血球貪食症候群(HPS)/血球貪食性リンパ組織球症(HLH)の治療法

1. 一次性 HPS: 同種造血幹細胞移植の適応
   二次性 HPS:
   - 軽症型: 発熱や血球減少の程度が軽く, 全身状態も保たれている。輸血の必要性もなく, 経過観察か, プレドニゾロンやγグロブリン大量療法などの単剤療法(免疫調節のみ)でよい
   - 中等型: 軽症型と重症型の中間で, T細胞やマクロファージの異常活性化の抑制を目的にした免疫化学療法(プレドニゾロン+シクロスポリン+エトポシドの3剤併用)を行う
   - 重症型: 高熱が持続し汎血球減少症の程度も強く, 肝障害などの臓器障害や凝固異常, DIC, フェリチン値の異常高値(数千ng/mL<)などを呈し, 全身状態も悪い。中等症の免疫化学療法に不応の場合には, 悪性リンパ腫に準じた多剤併用化学療法を行い, 同種造血幹細胞移植の適応も考慮する
2. 治療の具体例
   第1段階
   ・プレドニゾロン 1〜2 mg/kg/日
   ・エトポシド 150 mg/m²/週
   ・シクロスポリン 3 mg/kg/日
   第2段階
   　多剤併用化学療法
   第3段階
   　造血幹細胞移植

DIC: 播種性血管内凝固

RIC)による移植で良好な成績が得られている。

基礎疾患の有無にかかわらず, 急性期治療はT細胞やマクロファージの異常活性化の抑制を目的としたものである。筆者らは, 二次性HPS/HLHの重症度を3段階に分けている。

まず軽症型(発熱や血球減少の程度が軽く, 全身状態も悪くない)の治療は, 無治療かステロイド薬, γグロブリン大量療法, シクロスポリンなどによる単剤あるいは2剤併用療法で対処可能である。EBV感染以外の感染症関連HPSやMAS以外の自己免疫関連HPSなどが該当する。

軽症型以外はすべて中等症以上で, 高熱が持続し血球減少やLDH高値, フェリチン値の上昇が続き, 全身状態の悪化がみられる場合である。T細胞やマクロファージの異常活性化の抑制を目的とした免疫化学療法(プレドニゾロン+シクロスポリン+エトポシドの3剤併用)が有効である。1〜2週で効果判定ができる。解熱し血球減少やフェリチン値, ASTなどが正常化すれば, まずエトポシドを中止し, 次にプレドニゾロンを減量する。シクロスポリン単独で検査値が安定し, EBV-HPS/HLHの場合は EBV-DNA量が定量法で陰性化(感度以下)すれば治療を終了する。

臨床症状も消失し検査値も正常化しているのに, 末梢血中のEBV-DNA量が測定感度以下にならずに遷延する例が散見される。慢性化する可能性(慢性活動性EBV感染症への移行?)が考えられるので注意深い経過観察が必要である。

免疫化学療法に抵抗性を示す場合や再燃を繰り返す場合が重症型で, 生命予後が悪い。躊躇せずに多剤併用化学療法に移行し, 多剤併用化学療法で治癒が期待できない場合には, ためらわずに造血幹細胞移植へと進む(表 4-13-3)。高サイトカイン血症による細胞・組織傷害は, 時間単位で進行し急激な経過をとるので, 治療法の選択は的確かつ迅速に行う必要がある。

前者の代表が血管内リンパ増殖症(intravascular lymphocytosis: IVL)で生前診断が困難である。後者の代表が EBV-associated T/NK cell lymphoma/leukemia であり, 早期診断に治療しないと死亡率が高い。感染症の場合は EBV 感染症が頻度も高く重症例が多い。自己免疫関連 HPS/HLH は, 原疾患の活動性に一致して発症するのが特徴であり, 特異的自己抗体の上昇や非特異的自己抗体の出現をみる。全身性エリテマトーデス(SLE)に次いで報告例が多く若年性関節リウマチのマクロファージ活性化症候群(macrophage activation syndrome: MAS)では, TNFαやIL-6, M-CSFの異常高値が知られている。薬剤性 HPS は drug fever が疑われる時に要注意で, 疑わしい薬剤をまず中止することが原則である。

造血幹細胞移植後にみられるHPSは, 移植後早期の生着前後の「cytokine storm」の時期にみられるものと生着後の造血機能の安定期にみられるいわゆる二次性HPS/HLHがある。移植後早期のHPSは, 移植前処置による組織傷害や同種免疫反応, 潜伏ウイルスの再活性化などにより, まさに高サイトカイン血症の真っただ中にある。時期的に血球数が参考にならないので, 発熱と血中フェリチン値の著増が指標になる。生着不全につながる危険性が高い。

■治療と薬理メカニズム/経過・予後　一次性 HPS/HLH を根治する唯一の方法は同種造血幹細胞移植であり, 骨髄非破壊的前処置(reduced-intensity conditioning:

表4-13-4 血球貪食症候群(HPS)/血球貪食性リンパ組織球症(HLH)のスコア

A	AST/ALT	<2	0
		2≦, <3	1
		3≦	2
B	LDH	<1,000	0
		1,000≦, <3,000	1
		3,000≦	2
C	フェリチン	<10,000	0
		10,000≦, <30,000	1
		30,000≦	2
D	血小板数	≧100,000	0
		<100,000	1

HPSスコア A〜Dの総和		化学療法,移植後HPSスコア A〜Cの総和	
0〜3点	軽症	0〜2点	軽症
4〜7点	中等症,重症	3〜6点	中等症,重症

AST:アスパラギン酸アミノトランスフェラーゼ
ALT:アラニンアミノトランスフェラーゼ
LDH:乳酸脱水素酵素

重症型では血漿交換や腫瘍溶解症候群(tumor lysis syndrome)に準じた電解質異常や腎機能障害対策としての血液透析も考慮する。LAHSや一部のEBV-HPS/HLHが重症型に該当する。これまで軽症型,中等症,重症型と便宜上分類してきたが,より客観性を持たせるためのスコア化を表4-13-4に示した。

【河 敬世】

参考文献

1) 河敬世:血球貪食症候群の新たな展開.綜合臨床 58:1759-1763, 2009
2) Filipovich AH : Hemophagocytic lymphohistiocytosis and other hemoohagocytic disorders. Immunol Allergy Clin N Am 28:293-313, 2008
3) Ishii E et al : Nationwide survey of hemophagocytic lymphohistiocytosis in Japan. Int J Hematol 86:58-65, 2007
4) Henter JI et al : HLH-2004: Diagnostic and therapeutic guidelines for hemophagocytic lymphohistiocytosis. Pediatr Blood Cancer 48:124-131, 2007
5) Cooper N et al : Stem cell transplantation with reduced-intensity conditioning for hemophagocytic lymphohistiocytosis. Blood 107:1233-1236, 2006

5 出血・血栓性疾患

1 血小板減少症と機能異常

はじめに

血小板は円盤状の無核の細胞で,その長径は約$2\mu m$である。血小板は止血機構に必要不可欠な細胞であり,血管損傷時にすみやかに損傷部位に粘着し止血する。血小板数の減少あるいはその機能に異常が存在すると出血傾向を呈する。

血小板減少症

■**定義・概念** 末梢血には約15万〜35万$/\mu L$の血小板が存在し,血小板数が10万$/\mu L$未満の場合,血小板減少と診断される。血小板減少を鑑別するためには,血小板の産生,寿命,分布などの過程を理解する必要がある。

血小板は巨核球造血の最終産物として産生される。巨核球はトロンボポエチンなどのさまざまなサイトカインにより造血幹細胞から分化・成熟する。巨核球の分化・成熟過程はきわめてユニークであり,成熟とともに核のDNA量は増加するが,細胞質の分裂は起こらず多倍体となり大型化し,最終的には血小板を産生する。産生された血小板は循環血液中で約7〜10日間の寿命を有し,老化とともに主として脾臓,肝臓の網内系にて処理される。また血小板全体の約1/3は脾臓にプールされる。循環血液中の血小板は,これら産生,破壊,分布のバランスにより一定数に保たれており,これらのバランスが崩れることにより血小板減少をきたす。

血小板減少症と出血傾向

血小板数が10万$/\mu L$未満に減少しても,すぐに出血傾向が現れるわけではない。出血傾向が明らかになるのは血小板数が5万$/\mu L$以下に減少した場合である。出血症状は,主として皮下出血,歯肉出血,鼻出血,性器出血などで皮膚粘膜の表在性出血である。血小板が1万$/\mu L$以下になると消化管出血や頭蓋内出血の危険性が高い。血友病など凝固因子欠損症でみられる関節内出血や筋肉内出血は,血小板減少症や血小板機能異常症では通常認めない。

■**分類/診断** 上記のように,血小板減少症は,血小板産生低下,破壊の亢進,もしくは分布異常に起因する。先天性および後天性の血小板減少症を表5-1-1に示す。

血小板減少症の鑑別診断には,表5-1-1の成因や疾患を念頭におき,まず病歴や家族歴の詳細な聴取により鑑別を進める。これらの情報は特に先天性血小板減少症を診断するうえで重要である。出血の種類,部位や発症の様式(急性か慢性か),基礎疾患の有無や薬剤歴,先行感染の有無の聴取も重要な項目である。血小板数が5万$/\mu L$以下の症例で易出血性を認めない場合でも,末梢血塗抹標本において血小板凝集(+)と記載がある場合には,EDTA(エチレンジアミン四酢酸)依存性偽性血小板減少症を疑う。EDTA存在下で免疫グロブリンが血小板同士を結合させることにより試験管内で見かけ上の血小板減少が誘導された状態である。塗抹標本や抗凝固薬なしで血小板数を測定し,血小板数が正常であることを確認する。この場合生体内では血小板数は正常であるため治療の必要はない。

以下に血小板減少症に関して,その病態がまったく異なる2つの疾患,特発性血小板減少性紫斑病と血栓性血小板減少性紫斑病に関して,その臨床像および病態生理を記述する。

特発性血小板減少性紫斑病

■**定義・概念** 特発性血小板減少性紫斑病(idiopathic thrombocytopenic purpura:ITP)は,抗血小板自己抗体

表 5-1-1 血小板減少症の成因による分類

先天性血小板減少症
- 先天性無巨核球性血小板減少症(congenital amegakaryocytic thrombocytopenia：CAMT)
- 橈骨欠損を伴う血小板減少症(thrombocytopenia with absent radius〈TAR〉syndrome)
- May-Hegglin 異常
- Bernard-Soulier 症候群
- Wiskott-Aldrich 症候群

後天性血小板減少症
1) 血小板産生低下
 ①巨核球の低形成
 ・再生不良性貧血
 ・骨髄浸潤(癌，白血病，骨髄異形成症候群など)
 ・放射線，抗がん剤などによる骨髄抑制
 ②無効造血
 ・巨赤芽球性貧血(ビタミン B_{12} または葉酸欠乏症)
 ・発作性夜間ヘモグロビン尿症
 ・骨髄異形成症候群
2) 血小板破壊・消費の亢進
 ①免疫機序
 ・特発性血小板減少性紫斑病(idiopathic thrombocytopenic purpura：ITP)
 ・同種免疫性血小板減少症
  新生児同種免疫性紫斑病
  輸血後紫斑病
 ・二次性血小板減少症(全身性エリテマトーデス，リンパ増殖性疾患など)
 ・薬剤性血小板減少症(キニジン，ヘパリンなど)
 ②非免疫機序
 ・播種性血管内凝固(disseminated intravascular coagulation：DIC)
 ・血栓性微小血管障害症(thrombotic microangiopathy)
  ・血栓性血小板減少性紫斑病(thrombotic thrombocytopenic purpura：TTP)
  ・溶血性尿毒症症候群(hemolytic uremic syndrom：HUS)
3) 血小板分布異常または希釈
- 脾機能亢進症(肝硬変，Banti 症候群など)
- 大量の保存血輸血による希釈
4) その他
- EDTA 依存性偽性血小板減少症

表 5-1-2 特発性血小板減少性紫斑病(ITP)の分類

	急性 ITP	慢性 ITP
好発年齢	2〜5 歳	20〜40 歳，60〜80 歳 小児では 10 歳以上
性差	男1：女1	若年発症例では男1：女3 高齢者では性差なし
好発時期	冬〜春	特になし
発症様式	急性の発症 発症時期が明確なことが多い	発症時期が不明なことが多い 検診などで見つかることあり
先行事象	ウイルス感染 予防接種	なし
出血症状	強い	症状を欠く場合もあり
経過	6 カ月以内に寛解	慢性に経過6 カ月以上

により主として脾臓での血小板の破壊が亢進し血小板減少をきたした自己免疫疾患であり，厚生労働省の特定疾患治療研究事業対象疾患(特定疾患)に認定されている。欧米では，自己免疫性血小板減少性紫斑病(autoimmune thrombocytopenic purpura, chronic immune thrombocytopenic purpura, primary immune thrombocytopenia)と呼ばれている。ITP はその発症様式と経過より，急性型と慢性型に分類され，6 カ月以内に自然寛解する病型は急性型，それ以後も血小板減少が持続する病型は慢性型と分類される。急性型は小児に多くみられ，ウイルス感染を主とする先行感染を伴うことが多い(表 5-1-2)。

■ **疫学** わが国における有病者数約 2 万人で，年間発症率は人口 10 万人あたり約 2.16 人と推計される。つまり年間約 3,000 人が新規に発症している。慢性 ITP は自己免疫疾患であり従来 20〜40 歳代の若年女性に発症することが多いとされていたが，最近では 60〜80 歳での発症ピークが認められるようになってきている。高齢者の発症には男女比に差はない。

■ **病因・病態生理と分子メカニズム** 慢性 ITP では血小板は抗血小板自己抗体(主に免疫グロブリン G〈IgG〉)により感作されている。この感作血小板は，脾臓を中心とした網内系においてマクロファージなどに存在する免疫グロブリンの Fc 部分に対する受容体(Fc 受容体)を介して早期に捕捉され，破壊される。ITP では，脾臓が主な血小板破壊部位であるとともに，抗血小板抗体産生部位でもある(図 5-1-1)。さらに最近では，血小板抗体が骨髄巨核球にも結合し巨核球の成熟障害や細胞傷害を誘導し，血小板産生の抑制にも作用することが指摘されている。

■ **臨床症状・検査成績** 臨床症状は，皮下出血，歯肉出血，鼻出血，性器出血などが皮膚粘膜出血が主症状である。血尿，消化管出血，吐血，網膜出血を認めることもある。高度の粘膜出血を認める場合は頭蓋内出血をきたす危険があり，早急な対応が必要である。

■ **診断** ITP の診断に関しては，いまだに他の疾患の除外診断が主体となる。血小板減少以外に特に異常所見を認めないが，出血の持続により鉄欠乏性貧血を示すことがある。白血球数，白血球分類には特に異常を認めない。

■ **治療と薬理メカニズム** 治療目標は，血小板数を正常化させることではなく，危険な出血を予防することである。一般的には血小板数 3 万/μL 以上を維持するように努める。一方，初診時血小板 3 万/μL 以上で出血傾向を認めない場合は，無治療での経過観察とする。標準治療は副腎皮質ステロイドおよび脾臓摘出術である。最近，ITP に対する *Helicobacter pylori* 除菌療法の有効性が示された(2010 年より保険適用)。*H. pylori* 陽性の ITP においては，除菌療法は 1 週間のみの投薬であるため血小板数 3 万/μL 以上であっても，まず試みるべき治療法である。除菌療法奏効例のうち約 60〜70％において血小板増加が認められる。

重篤な出血を認める症例や脾臓摘出術など外科的処置が必要な症例には，γグロブリン大量療法やメチルプレドニゾロンパルス療法にて血小板数をすみやかに増加させ，出血をコントロールする必要がある。血小板輸血は一般には行わないが，緊急時には血小板輸血も併用する。

血栓性血小板減少性紫斑病

■ **定義・概念** 血栓性血小板減少性紫斑病(thrombotic thrombocytopenic purpura：TTP)は，前述した出血性疾患である ITP とはその病態はまったく異なっており，TTP

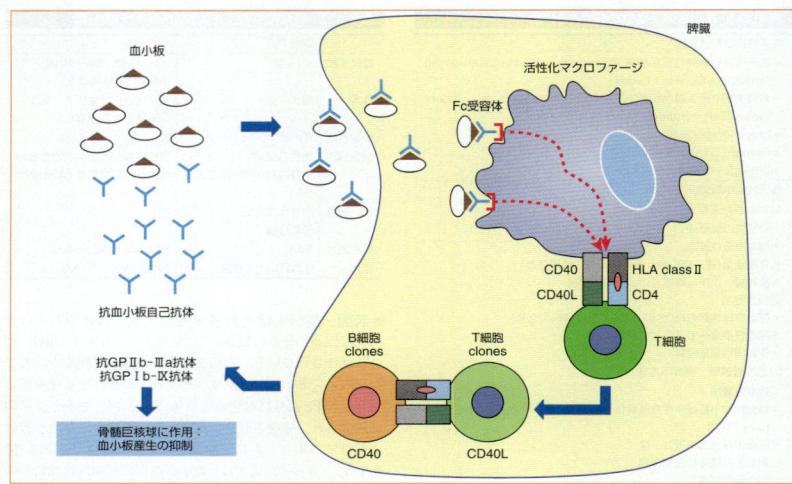

図 5-1-1 特発性血小板減少性紫斑病の発症メカニズム
特発性血小板減少性紫斑病では、脾臓が主な血小板破壊部位であるとともに、血小板自己抗体(主として抗 GPⅡb-Ⅲa 抗体や抗 GPⅠb-Ⅸ抗体)の産生部位でもある。また血小板自己抗体は、骨髄巨核球にも作用し血小板産生を抑制する
HLA:ヒト白血球抗原

においては血小板が活性化され細小血管に血栓を形成した結果として血小板が減少するため、本症は血栓性疾患に分類される。TTP は 1924 年に Moschcowitz により報告され、以下の五主徴を特徴とする疾患である。
1 細小血管性溶血性貧血
2 血小板減少
3 動揺性精神神経症状
4 腎機能障害
5 発熱

TTP においては、超高分子量の von Willebrand(フォン・ヴィルブランド)因子(von Willebrand factor:VWF)の存在がその病因として示唆されていたが、近年その原因が VWF 切断酵素(ADAMTS13 と呼ぶ)の欠損、あるいは ADAMTS13 に対する自己抗体に起因することが示された。先天性と後天性が存在する。
●**疫学** 発症頻度は不明。後天性 TTP に関して欧米では年間発症率は人口 100 万人あたり 3.7 人との報告がある。先天性 TTP は Upshaw-Schulman(アップショウ-シュールマン)症候群とも呼ばれて小児に先天的に欠損しているきわめてまれな疾患である。わが国においては現在までに、36 家系の Upshaw-Schulman 症候群が報告されている。
●**病因・病態生理と分子メカニズム** VWF の血中濃度は約 10μg/mL。VWF は血管内皮と骨髄巨核球で生合成された後、2,050 アミノ酸残基からなる一つのサブユニットがジスルフィド(S-S)結合により多量体(マルチマー)構造をとる。通常 VWF のサブユニットは、ADAMTS13 により Tyr842-Met843 間を特異的に切断され、分子量 500 kDa〜2 万 kDa のさまざまなマルチマー構造を形成するよ

うに制御されている。TTP では、この ADAMTS13 活性が著減するため、患者血漿中に通常ではみられない超高分子量の VWF マルチマー(unusually large VWF multimer:UL-VWFM)が出現する。

先天性 TTP(Upshaw-Schulman 症候群)は先天的な ADAMTS13 欠損に起因する。一方、後天性 TTP において典型例では ADAMTS13 に対する IgG 型自己抗体(インヒビター)が産生されることにより、ADAMTS13 の抗原量およびその活性が著明に減少することにより発症する。一方、上記五主徴を呈するものの、造血幹細胞移植後の TTP など ADAMTS13 活性が著減しない病態も存在する。

細小動脈など高いずり応力下において VWF は血栓形成に強く関与している(図 5-1-2)(「血小板機能異常症」の項参照)。VWF は高分子マルチマーになるほど血小板血栓形成能が増強するため、ADAMTS13 により高分子 VWF マルチマーの形成が制御されている。TTP では、ADAMTS13 活性が低下し高分子 VWF マルチマーが病的に形成されるため、細小動脈において血小板血栓を形成し、消耗性血小板減少による出血傾向、溶血や循環障害に伴う臓器機能障害を引き起こす(図 5-1-3)。
●**臨床症状** TTP の診断は五主徴を参考に行う。症状として五主徴がすべて出現するわけではないが、細小血管性溶血性貧血および血小板減少の出現が重要である。急激な血小板減少を認め、2 万/μL 以下になることが多い。
●**検査成績** 末梢血液像では多数の破砕赤血球の出現、著明な網赤血球増加、赤芽球の出現。検査所見として、乳酸脱水素酵素(LDH)の高値、Coombs 試験陰性、間接ビリルビンの増加、ハプトグロビンの減少があげられる。
●**診断** 後天性 TTP では ADAMTS13 活性の著減および

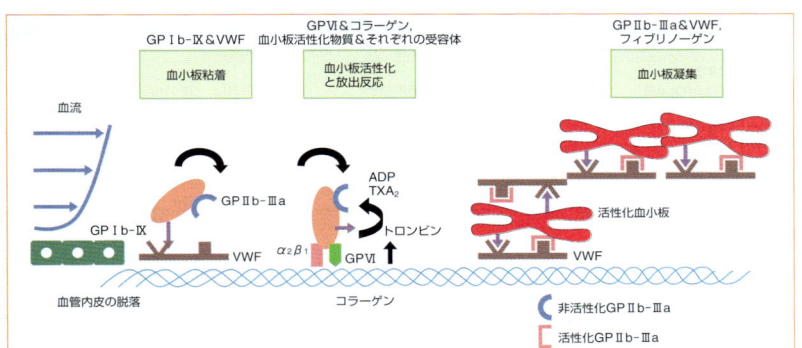

図 5-1-2 血小板の止血機構
血小板は，GPⅠb-ⅨやGPⅡb-Ⅲaといった血小板膜糖蛋白を介して血小板粘着，血小板活性化と放出反応，さらに最終段階として血小板凝集を起こし，損傷部位を塞ぐ
VWF：von Willebrand 因子，ADP：アデノシン二リン酸，TXA$_2$：トロンボキサン A$_2$

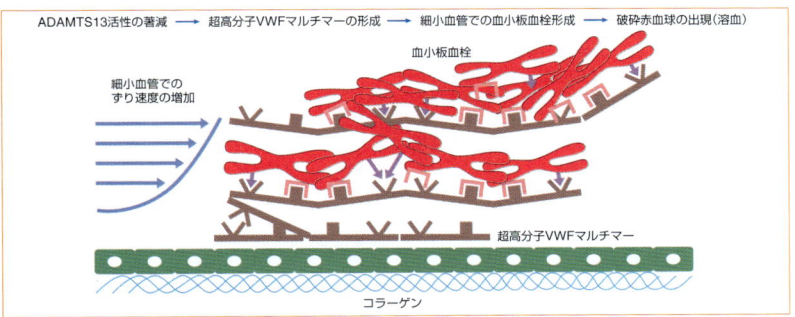

図 5-1-3 血栓性血小板減少性紫斑病の発症メカニズム
血栓性血小板減少性紫斑病ではADAMTS13活性の著減により，通常では形成されない異常高分子VWF（von Willebrand因子）マルチマーが形成され，さらに細小血管における高いずり速度とも連関し，血管内で血小板血栓を形成する

インヒビターの存在を証明できれば，診断は確定する。一方，TTPの類縁疾患として血小板減少，細小血管性溶血性貧血，急性腎不全を三主徴とする溶血性尿毒症症候群（hemolytic uremic syndrome：HUS）が知られている。HUSではADAMTS13活性は低下しないとされているが，TTPとHUSの鑑別が困難なことが多いこと，ADAMTS13活性が著減していないTTPが存在することより，これらを一括して血栓性微小血管障害症（thrombotic microangiopathy：TMA）として扱う場合が多い（表 5-1-1）。

■ **治療と薬理メカニズム** 先天性TTPの治療は，定期的な新鮮凍結血漿（FFP）の輸注によるADAMTS13補充で対応可能である。一方，自己抗体に起因する後天性TTPの治療の主体は，血漿交換である。血漿交換により自己抗体を除去するとともに，ADAMTS13を補充する。血漿交換は3～5日間連続で行い，血小板数などを参考に施行間隔を延長する。補助療法としては，ステロイド療法を併用する。

予後に関しては，無治療では90％以上の死亡率であるが，血漿交換療法の導入により80％以上の生存が得られるようになっている。

TTPの治療において，血小板輸血は原則禁忌。血小板輸血により病状が悪化する。

血小板機能異常症

血管損傷時には，血小板は損傷部位に露出したコラーゲン線維などの細胞外基質に粘着し，その後血小板が活性化し細胞内からアデノシン二リン酸（ADP）などを放出するとともに血小板と血小板が凝集し，損傷部位を塞ぎ止血する。血小板の機能が障害されると，上記止血過程が効率よく行われないため，易出血性を呈してくる。

血小板には種々の血小板膜蛋白（glycoprotein：GP）が存在しており，これらはVWFやフィブリノーゲンなどの接着蛋白の受容体として機能している。図 5-1-2 に血小

表 5-1-3　先天性血小板機能異常症の分類

機能異常	遺伝形式	遺伝子異常
血小板粘着の異常		
1) Bernard-Soulier 症候群	常染色体劣性	GPⅠbα, GPⅠbβ, GPⅨ
2) 血小板型 von Willebrand 病	常染色体優性	GPⅠbα
3) コラーゲン不応症		
a) GPⅠa 欠損症	?	?
b) GPⅥ欠損症（多くは後天性，一部先天性）	常染色体劣性	GPⅥ
血小板凝集の異常		
血小板無力症	常染色体劣性	GPⅡb, GPⅢa
血小板活性化および放出能の障害		
A) 放出機構の異常		
1) トロンボキサン A_2 受容体異常症	常染色体優性？	トロンボキサン A_2 受容体
2) ADP 受容体異常症	常染色体劣性	$P2Y_{12}$ 受容体
B) 顆粒欠損症（storage pool disease）		
1) α 顆粒欠損症（α-SPD）		
gray platelet syndrome	常染色体劣性	*NBEAL2* 遺伝子
2) 濃染顆粒欠損症（δ-SPD）		
a) Hermansky-Pudlak 症候群	常染色体劣性	HPS1 蛋白, AP-3
b) Chediak-Higashi 症候群	常染色体劣性	*LYST* 遺伝子
c) Wiskott-Aldrich 症候群	伴性劣性	WASP

ADP：アデノシンニリン酸

板の止血機構を示しているが，血小板の損傷部位への粘着，活性化と放出反応，血小板凝集が止血過程には重要である。なかでもGPⅠb-ⅨやGPⅡb-Ⅲaは血小板機能の中核をなしている。表5-1-3に，先天性血小板機能異常症とその分子異常の一覧を示す。一方，後天性血小板機能異常症としては，慢性腎不全，骨髄増殖性腫瘍，マクログロブリン血症，薬剤性などがあげられる。

以下に代表的な先天性血小板機能異常症であるBernard-Soulier 症候群（BSS）および血小板無力症を記述する。

Bernard-Soulier 症候群

Bernard-Soulier（ベルナール-スリエ）症候群（Bernard-Soulier syndrome：BSS）は常染色体劣性遺伝形式をとり，血小板減少と巨大血小板の出現を特徴とし，出血時間は著明に延長する（15分以上）。頻度は100万人に1人程度。血小板膜糖蛋白GPⅠb-Ⅸ-V複合体はVWFの受容体であり，BSSではGPⅠb-Ⅸの先天的異常により血小板の粘着機能が障害される。本症の血小板凝集能検査ではGPⅠb-ⅨとVWFの結合に依存するリストセチン凝集が欠如するが，GPⅡb-Ⅲaとフィブリノーゲンの結合に依存するADP凝集やコラーゲン凝集は正常である（図5-1-4）。巨大血小板の出現とリストセチン凝集の欠如，GPⅠb-Ⅸ複合体の欠損にて診断する。

前述したように血管内皮下組織はコラーゲン線維に富むためコラーゲンと血小板の結合が重要であるが，血管内皮により産生されたVWFや血中のVWFはコラーゲンとただちに結合する。この固相化されたVWFとGPⅠb-Ⅸの結合は，血小板粘着，特に細動脈など高いずり速度下での血小板粘着にきわめて重要であり，この結合により血小板が血管内皮下組織上で粘着するようになる（図5-1-2）。BSSでは血栓形成に必要な上記のステップが欠如するために血小板粘着が障害され，出血傾向をきたすと考えられる。

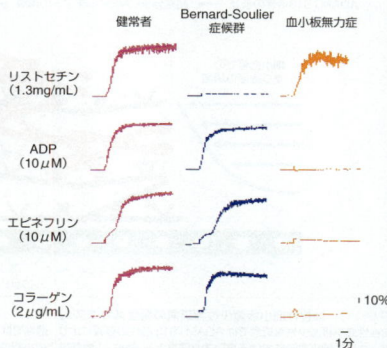

図 5-1-4　Bernard-Soulier 症候群および血小板無力症の血小板凝集異常
Bernard-Soulier 症候群の血小板凝集能検査ではGPⅠb-Ⅸとvon Willebrand 因子（VWF）の結合に依存するリストセチン凝集が欠如する。一方，血小板無力症ではGPⅡb-Ⅲaとフィブリノーゲンの結合に依存するADP（アデノシンニリン酸）凝集，エピネフリン凝集，コラーゲン凝集など，リストセチン凝集以外のすべての凝集が欠如する
（文献4を引用）

皮膚粘膜の小出血に関しては局所の処置およびトロンビン局所用いや抗線溶薬などにて対応する。DDAVPが有効であったとの報告もある。重篤な出血や外科手術においては血小板輸血が現在のところ唯一の治療法である。

血小板無力症

血小板無力症（Glanzmann〈グランツマン〉血小板無力症〈Glanzmann thrombasthenia：GT〉）も常染色体劣性遺伝形式をとるが，血小板数は正常であり，やはり出血時間は著明に延長する（15分以上）。頻度は約50万人に1人程度。

GPⅡb-ⅢaはVWFおよびフィブリノーゲンの受容体であり，止血過程の最終段階である血小板凝集に必須の受容体である．GPⅡb-Ⅲaが欠損すると血小板は凝集できない．血小板凝集能検査では，リストセチン凝集（GPⅠb-ⅨとVWFに依存）を除くすべての血小板凝集（GPⅡb-Ⅲaとフィブリノーゲンに依存）が欠如する（図5-1-4）．特徴的な血小板凝集異常およびGPⅡb-Ⅲaの欠損にて診断する．

GPⅡb-Ⅲaの発現が正常の5%以下に著減している type Ⅰ 血小板無力症では血餅退縮が欠如する．このことは血餅退縮にはフィブリンとGPⅡb-Ⅲaとの結合が必須であることを示している．一方，GPⅡb-Ⅲaの発現が正常の10～20%程度認められる type Ⅱ 血小板無力症では血餅退縮はほぼ正常に認められる．

皮膚粘膜の小出血に関しては局所の処置およびトロンビン局所用剤や抗線溶薬などにて対応する．しかしながら，重篤な出血や外科手術においては血小板輸血が現在のところ唯一の治療法である．また，リコンビナント活性型第Ⅶ因子（FⅦa）製剤が有効である．リコンビナントFⅦaはインヒビターを有する血友病Aまたは血友病Bにのみ適用があったが，2011年に新たに「血小板輸血不応性となった血小板無力症の患者における止血管理」に対しての適用が承認された．

【冨山佳昭】

参考文献
1) Greer J et al : Wintrobe's clinical hematology, 12th edition, Lippincott Williams & Wilkins, 2009
2) 冨山佳昭 : 特発性血小板減少性紫斑病．臨床血液 49:14-21, 2008
3) 松本東則ほか : 血栓性血小板減少性紫斑病（Thrombocytopenic Purpura : TTP）．血液疾患ハンドブック―日常診療の手引きと臨床データ集― 下巻，吉田彌太郎編，p216-227，医薬ジャーナル社，2006
4) 冨山佳昭 : 先天性血小板機能異常症について : どのような場合に疑い，治療はどのようにすればよいのか？ EBM血液疾患の治療 2005-2006，押味和夫ほか編，p637-644，中外医学社，2004

2 血管壁の異常

▶ **定義・概念** 血管壁に原因がある出血傾向は先天性と後天性に分類される（表5-2-1）．皮膚症状は血管性紫斑病（vascular purpura）とも呼ばれる．各疾患に共通する所見として血小板・凝固系検査に異常を認めない，毛細血管抵抗試験（Rumpel-Leede法など）が陽性となることがあるが，程度はさまざまである（表5-2-2）．先天性では遺伝性出血性毛細血管拡張症（Osler〈オスラー〉病），Ehlers-Danlos〈エーラース-ダンロス〉症候群，Marfan〈マルファン〉症候群などが，後天性では単純性紫斑病，老人性紫斑病，アレルギー性紫斑病，糖尿病やステロイド長期使用，Cushing〈クッシング〉病，ビタミンC欠乏（壊血病），症候性血管性紫斑病（膠原病やSjögren〈シェーグレン〉症候群，Wegener〈ウェゲナー〉肉芽腫，薬疹など）がある．そのほかSchamberg〈シャンバーグ〉病[1]，Majocchi〈マジョッキー〉紫斑病[2]などが知られている．

遺伝性出血性毛細血管拡張症（Osler病）[3]

▶ **病因・病態生理と分子メカニズム** 遺伝性出血性毛細血管拡張症（hereditary hemorrhagic telangiectasia : HHT）（またはOsler病〈Osler-Weber-Rendu病〉）は常染色体優性遺伝で2つのタイプに分類される．HHT1はendoglin遺伝子に，HHT2はALK-1（activin receptor-like kinase type 1）遺伝子に異常を認める．両者はともに，血管形成時の血管内膜の形成に関与している．近年HHT3としてSMAD4遺伝子の異常が報告されている．発生頻度に男女差はなく，5万～10万人に1人とされている．本来は3層である小静脈や毛細血管の壁が1層で，血圧によって末梢の血管が常に拡張しており，わずかな刺激で出血する．家族内でも表現型は異なることがある．

▶ **臨床症状・検査成績** 出血は全身の皮膚，粘膜，臓器で起こるが鼻出血が最も多い．顔面，口唇，舌，耳，結膜，体幹，四肢，手，指などに認められる（図5-2-1）．毛細血管の拡張は，思春期以降に気づかれることが多い．末梢血管拡張病変は直径1～3 mmで点状，くも状，まれに血管腫状で平滑，境界鮮明である．紫斑と異なり圧迫により消退する．出血は子どもよりも大人に多く，特に消化管出血は50歳以降に多いとされる．消化管の血管病変はバリウム検査では検出困難で内視鏡が必要とされる．呼吸器・尿路からの出血も起こることがある．

合併症として動静脈瘻の診断は重要である．肺，脳，肝臓に多い．肺動静脈瘻は重症では呼吸不全，チアノーゼ，さらに喀血などを起こし，脳動静脈瘻は，脳出血，脳梗塞をきたすことがある．

▶ **診断** 2000年にShovlinらが診断基準を提唱している（criteria of Curaçao）[4]．①自然に起こり繰り返す鼻出血，②皮膚や粘膜に多発する毛細血管拡張（口唇，口腔，指，鼻が特徴的），③肺，脳，肝臓，脊髄，消化管の動静脈瘻（動

表5-2-1 血管性紫斑病の原因

先天性
- 遺伝性出血性毛細血管拡張症（またはOsler病〈Osler-Weber-Rendu病〉）
- Ehlers-Danlos症候群
- Marfan症候群

後天性
- 単純性紫斑病
- 老人性紫斑病
- アレルギー性紫斑病（Henoch-Schönlein紫斑病を含む）
- 糖尿病
- ステロイド長期使用，Cushing病
- ビタミンC欠乏（壊血病）
- 症候性血管性紫斑病（膠原病やSjögren症候群，Wegener肉芽腫，薬疹など）
- Schamberg病
- Majocchi紫斑病

表5-2-2 血管壁の異常による出血傾向（vascular pupura）の検査所見

スクリーニング検査
血小板数：正常
（出血時間）：正常
活性化部分トロンボプラスチン時間（APTT）：正常
プロトロンビン時間（PT）：正常

特殊検査
毛細血管抵抗試験（Rumpel-Leede法など）：陽性（程度はさまざま）

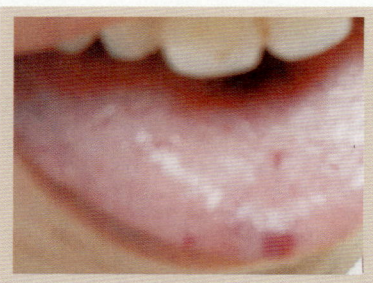
図 5-2-1　舌の血管拡張病変(Osler 病)

静脈奇形)、④一親等以内にこの病気の患者がいる。以上の4項目のうち、3つ以上あると確診(definite)、2つで疑診(probable or suspected)、1つだけでは可能性は低い(unlikely)とされる。

■ **治療と薬理メカニズム**　根本的な治療法はなく対症療法を行う。合併する貧血に対しては必要に応じて鉄剤の補充を行う。輸血が必要な場合もある。皮膚病変は、レーザー治療などが行われることがある。鼻出血で出血が止まらない場合には、血管内治療として塞栓術を行う場合がある。

● **経過・予後**　慢性の経過をとる。致死的出血は多くない。

Ehlers-Danlos 症候群[5]

● **病因・病態生理と分子メカニズム**　Ehlers-Danlos(エーラース-ダンロス)症候群(Ehlers-Danlos syndrome)は、皮膚の脆弱性、過伸展、多発性斑状出血、関節の過伸展などにより特徴づけられる結合組織の異常をきたす先天性疾患である。10種類以上の病型が知られるがⅣ型(血管型)Ehlers-Danlos 症候群は常染色体優性遺伝で、Ⅲ型コラーゲンの異常による最も重症なタイプである。皮膚症状と関節症状を主とするが、血管も脆弱で皮下出血を起こしやすい。僧帽弁逸脱症をはじめ種々の心疾患、創傷治癒異常などを合併する。

● **臨床症状・検査成績**　皮下出血のほか皮膚の過伸展や関節の過伸展がみられる。出血斑は全身各部分にみられる。心血管系の異常や脱臼などの関節症状、眼症状もみられる。

● **診断**　特徴的な皮膚関節症状、血管の脆弱性、心血管系の異常による。Ⅳ型は *COL3A1* 異常との関連が明らかになっている。

■ **治療と薬理メカニズム**　根本的な治療法はなく対症療法を行う。

● **経過・予後**　Ⅳ型は大血管、腸管、妊娠子宮の自然破裂をきたし予後不良であるが、他の type の予後は通常良好とされる。

Marfan 症候群

Marfan(マルファン)症候群(Marfan syndrome)は、15番染色体長腕にあるフィブリリン1(fibrillin-1:FBN-1)

の遺伝子異常が原因となる先天性結合組織異常によって生じる疾患である。心血管系の異常、骨格の異常、眼症状を呈する。血管の脆弱性により出血傾向をきたす。程度はさまざまである。

単純性紫斑病

● **病因・病態生理と分子メカニズム**　若年女性に多くみられる原因不明の点状出血である。通常紫斑が唯一の症状で他に出血症状を認めない。下肢の深在性紫斑である Devis 紫斑(遺伝性)なども単純性紫斑病に含まれる。

● **臨床症状・検査成績**　四肢、殿部に好発する、通常数 mm の点状出血である。打撲などの機械的刺激がなく発症する。紫斑は隆起を伴わず(non-palpable)、時に色素沈着を認める。

● **診断**　血小板減少症、血小板機能異常症、血液凝固異常症の除外が必要である。単純性紫斑病では血小板数、出血時間や凝固線溶系の検査は正常である。Rumpel-Leede 試験は時に陽性となる。

■ **治療と薬理メカニズム**　特に治療を要しない。

● **経過・予後**　数週で自然消退し予後良好であるが、再発しやすい。

老人性紫斑病

● **病因・病態生理と分子メカニズム**　老人の萎縮した皮膚に認められる紫斑で、血管、結合組織の異常が原因である。年齢とともに血管周囲にある結合組織(コラーゲン、エラスチン)や脂肪組織が減少し、血管の進展度が低下する結果、軽度の刺激で皮下出血を起こす。

● **臨床症状・検査成績**　前腕、手背、脚の前部、足背、顔面、首など、点状出血や斑状出血をきたす。色素沈着を残す。

● **診断**　主に 60 歳以上で、特に前腕や手背の萎縮した皮膚に斑状出血(ecchymosis)をみた場合、本症を疑う。血小板数や出血時間、凝固線溶系の検査は正常である。Rumpel-Leede 試験は時に陽性となる。

■ **治療と薬理メカニズム**　特に治療を要さない。皮膚の機械的刺激を避け皮膚を保護する。

● **経過・予後**　色素沈着を残すことがあるが、機能的障害はなく予後は良好である。

アレルギー性紫斑病(Henoch-Schönlein 紫斑病)[6]

● **病因・病態生理と分子メカニズム**　Henoch-Schönlein(ヘノッホ-シェーンライン)紫斑病(Henoch-Schönlein purpura)は、主に小児や若年者に認められる皮下出血斑、腹部症状、関節症状、腎障害など多臓器にわたる疾患である。ウイルスや細菌感染が先行することが多く、原因の一つと考えられる。病理学的には免疫グロブリン A(IgA)を主成分とする免疫複合体が血清中に認められる。皮膚血管や腎糸球体に IgA と補体 C3 の沈着をみる。腎病変は IgA 腎症と類似しており、両者の関連性が示唆されている。皮膚生検では血管壁のフィブリノイド壊死、多核白血球浸潤など血管炎の所見がみられる。消化管にも粘膜下浮腫、血管炎所見がみられる。

● **臨床症状**　3〜10 歳の小児に多い。典型的な例では、上気道感染症状の 1〜3 週間後に突然、紫斑が下肢、殿部、

腕の伸側に出現する。紫斑はしばしば丘疹状で(palpable purpura)数日〜数週間持続する。足関節，膝を中心に腫脹を伴う多発関節痛がみられる。消化管症状は腹痛，悪心・嘔吐，血便がみられる。25〜50%の患者で糸球体腎炎をきたし，蛋白尿，血尿をみる。全身の血管炎のため，まれに中枢神経障害，呼吸器，心臓，睾丸に障害をきたす。小腸穿孔，腸重積，ネフローゼ症候群，IgA腎症，時に腎不全を起こすことがある。

■ **検査成績** 止血機能に異常を認めない。すなわちスクリーニング検査(血小板数，活性化部分トロンボプラスチン時間〈APTT〉，プロトロンビン時間〈PT〉)は正常である。急性期に凝固XIII因子の低下を認めることを Rumpel-Leede 試験の陽性をみる。白血球増加(特に好酸球増加)，ESR(赤血球沈降速度)亢進がよくみられる。また一過性の血尿，蛋白尿をみる。血清IgAの上昇，IgAリウマトイド因子の存在，血清補体価の低下を認めることがある。

■ **診断** 典型例では診断は臨床症状から比較的容易である。典型的でない場合は皮膚生検を要する。鑑別すべきは血管炎を伴う膠原病(結節性多発動脈炎〈PN〉，全身性エリテマトーデス〈SLE〉など)，薬剤などによる過敏性血管炎，血小板機能異常などである。腹痛は急性腹症として，他の疾患との鑑別が重要である。

■ **治療と薬理メカニズム** 対症療法が主体である。関節痛には非ステロイド性抗炎症薬(NSAIDs)が用いられる。副腎皮質ステロイドは腸管の浮腫を抑え腹部症状を軽減する。重症例では凝固XIII因子製剤(フィブロガミン)が有効である。

■ **経過・予後** 一般に予後は良好であり，4週程度で自然軽快することが多いが，約半数に皮疹，腹痛の再発をみる。

糖尿病

血管内皮障害の結果，腎毛細血管の透過性亢進，腎出血がみられる。線条皮膚萎縮を合併することもある。

ステロイド長期使用，Cushing病

長期間のステロイド曝露により皮膚コラーゲン減少，結合組織の萎縮をきたす。マクロファージによる血管粉赤血球貪食の低下も紫斑の原因となる。典型的には下腹部に線条皮膚萎縮(striae atrophica)(皮膚の進展方向と直角に走る数本の線条)を起こし，しばしば出血を合併する。

ビタミンC欠乏(壊血病)

ビタミンCの欠乏による毛細血管のコラーゲン線維の異常などにより，毛細血管透過性の亢進と組織緊張性の低下による血管維持の低下によって起こる出血傾向である。ビタミンCはヒドロキシプロリンの合成に必須であるため，これが欠乏すると組織間をつなぐコラーゲンや象牙質，骨の間充組織の生成と保持に障害を受ける。成人では極端な偏食やアルコール中毒などでみられることがある。皮膚，粘膜出血，歯肉出血が多い。脱力や体重減少，鈍痛に加え，歯の異常，創傷治癒の遅れ，低色素性の貧血をみることがある。小児では特に生後6〜12カ月の間に発生し，Möller-Barlow(メレル・バロウ)病とも呼ばれ，軟骨や骨境界部での出血，血腫，骨組織の形成不全などをきたす。

症候性血管性紫斑病

膠原病やSjögren症候群，Wegener肉芽腫，皮膚アレルギー性血管炎，薬疹などの病気によって，血管壁に炎症が起こり，点状に出血することで紫斑が皮膚に現れることがある。これを症候性血管性紫斑病と呼ぶ。

【村田 満】

■参考文献
1) Draelos ZK et al：Schamberg's purpura in children：case study and literature review. Clin Pediatr(Phila) 26：659-661, 1987
2) Hoesly FJ et al：Purpura annularis telangiectodes of Majocchi：case report and review of the literature. Int J Dermatol 48：1129-1133, 2009
3) te Veldhuis EC et al：Rendu-Osler-Weber disease：update of medical and dental considerations. Oral Surg Oral Med Oral Pathol Oral Radiol Endod 105：e38-e41, 2008
4) Shovlin CL et al：Diagnostic criteria for hereditary haemorrhagic telangiectasia(Rendu-Osler-Weber syndrome). Am J Med Genet 91：66-87, 2000
5) Savasta S et al：Ehlers-Danlos syndrome and neurological features：a review. Childs Nerv Syst 27：365-371, 2011
6) Ruperto N et al：Paediatric Rheumatology International Trials Organisation(PRINTO). EULAR/PRINTO/PRES criteria for Henoch-Schönlein purpura, childhood polyarteritis nodosa, childhood Wegener granulomatosis and childhood Takayasu arteritis：Ankara 2008. Part I：Overall methodology and clinical characterisation. Ann Rheum Dis 69：790-797, 2010

3 凝固障害症

先天性凝固障害症

血液凝固因子の量的・質的異常による凝固因子欠乏〜低下により先天性の出血性素因をきたす。凝固因子により遺伝形式，出血症状の重症度，出血症状のフェノタイプ，初発時期などが異なる。発生頻度の高い疾患は血友病とvon Willebrand(フォン・ヴィルブランド)病(von Willebrand disease：VWD)である。VWDはvon Willebrand因子(VWF)の欠乏に起因する一次止血異常であるが，凝固障害も伴う。両者をあわせると先天性凝固障害症の80〜85%を占める。他の凝固障害症はrare bleeding disorders(RBDs)と称されている。無フィブリノーゲン血症，先天性第XIII因子欠乏症などの発生頻度が比較的高い(表5-3-1)。

血友病

■ **定義・概念** 血友病(hemophilia)は幼少期よりさまざまな出血症状を反復する代表的な先天性出血性素因疾患である。第VIII因子(FVIII)の欠乏・低下症が血友病A，第IX因子(FIX)の欠乏・低下症が血友病Bである。X連鎖劣性遺伝形式によることから通常男性に発症する。ヘテロ接合体である女性は保因者となる。女性血友病はホモ接合体，ダブルヘテロ接合体で女性血友病Aとして発症するが，保因者でも凝固因子の低下を伴い出血傾向をきたすことがある。

■ **疫学** 一般に血友病の発生頻度は男子5,000〜1万人に1人といわれている。したがって，わが国では6,000〜1万2,000人存在することになる。わが国では，全国的な血友病患者のデータベースはなく，実態はいまだに不明であるが，厚生労働省委託事業「血液凝固異常症全国調査」の平成

表 5-3-1 わが国の先天性凝固障害症の生存患者数および遺伝形式

疾患名	患者数	遺伝形式
血友病 A	4,394	XLR
血友病 B	952	XLR
von Willebrand 病	944	AD, AR
先天性フィブリノーゲン欠乏・低下/異常症	58	AD, AR
先天性プロトロンビン欠乏・低下/異常症	6	AR
先天性第V因子欠乏・低下/異常症	26	AR
先天性第Ⅶ因子欠乏・低下/異常症	54	AR
先天性第X因子欠乏・低下/異常症	15	AR
先天性第Ⅺ因子欠乏・低下/異常症	26	AR
先天性第Ⅻ因子欠乏・低下/異常症	23	AR
先天性第ⅩⅢ因子欠乏・低下/異常症	57	AR
先天性第V因子・第Ⅷ因子複合欠乏・低下/異常症	7	AR

XLR:X連鎖劣性遺伝，AD:常染色体優性遺伝，AR:常染色体劣性遺伝

(文献1を引用)

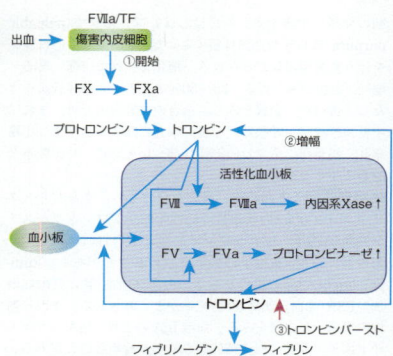

図 5-3-1 細胞基盤凝固機序
出血が起こると，傷害された血管内皮細胞上に発現した組織因子に活性型第Ⅶ因子(FⅦa)が結合して凝固反応が開始する(開始相)．微量なトロンビンが生成されるが，止血に必要なフィブリンを形成するには不十分である．血小板を活性化するとともに，第Ⅷ因子(FⅧ)を活性型第Ⅷ因子(FⅧa)に，第V因子(FV)を活性型第V因子(FVa)に変換することにより内因系の第X因子活性化反応(Xase)およびプロトロンビナーゼ(prothrombinase)活性を増幅する(増幅相)結果，大量のトロンビンが生成(トロンビンバースト)され，フィブリンが形成される

22年度報告書によると，5,346人の生存患者が集積されている．内訳は血友病A 4,394人，血友病B 952人である．女性血友病では血友病A 26人，血友病B 12人である[1]．

病因・病態生理と分子メカニズム

血液凝固機構については内因系と外因系に分かれて進行する古典的凝固カスケードセオリーをもとに理解されてきたが，近年は，活性化された血小板を反応の場として凝固が進行してトロンビンが生成される細胞基盤モデルが主体になりつつある．

第Ⅷ因子および第Ⅸ因子は第X因子活性化反応系(Xase複合体)における必須の凝固因子である．本モデルによると，出血部位で組織因子(TF)が露出され，活性型第Ⅶ因子(FⅦa)と複合体を形成して，凝固反応が開始する．この初期の反応により微量のトロンビンが生成される．止血に必要なフィブリン形成には不十分であるが，血小板，第Ⅷ因子および第V因子が活性化されXase複合体やプロトロンビナーゼ(prothrombinase)複合体が増幅され，トロンビンが爆発的に生成される(図 5-3-1)．活性化された第Ⅷ因子(FⅧa)の存在により活性型第Ⅸ因子(FⅨa)の第X因子活性化反応における最大反応速度(Vmax)は約20万倍に増幅される．したがって第Ⅷ因子や第Ⅸ因子の低下はトロンビン産生障害をきたすために重大な出血傾向をもたらすことになる．

血友病の本態はFⅧあるいはFⅨ遺伝子異常である．FⅧ遺伝子は186 kbにも及ぶ巨大な遺伝子で，X染色体長腕末端部のXq28に存在している．26個のエクソンと介在するイントロンから成る．約9 kbのFⅧ cDNAによりコードされた成熟FⅧ蛋白は2,332個のアミノ酸からなる一本鎖糖蛋白である(図 5-3-2)．血友病Aの遺伝子異常は，点変異(ナンセンス，ミスセンス)，逆位，欠失，スプライシング異常などが代表的である．なかでもイントロン22の逆位は血友病Aの最も特徴的な遺伝子異常で，重症型の約40%に検出される(図 5-3-3)．血友病Aにおける逆位以外の遺伝子異常のほとんどは欠失やナンセンス点変異，ミスセンス変異である．逆位，欠失，ナンセンス変異ではFⅧは産生されず，null遺伝子変異といわれ，後述するインヒビターの発生要因になる．血友病Aの遺伝子異常はデータベース化されており，ホームページからのアク

セスが可能である(http://europium.csc.mrc.ac.uk/)．

FⅨ遺伝子はXq27.1に存在し，全長は34 kbで8個のエクソンと介在する7個のイントロンから成り立つ．FⅨ遺伝子は大きく6つのドメインに分けられる(図 5-3-4)．血友病Bの遺伝子異常は血友病Aと異なり，90%以上が点変異である．遺伝子異常の検索はインターネット上で可能である(http://www.umds.ac.uk/mogen/haemBdatabase)．

臨床症状

血友病の出血症状はoozingと表現される内出血が主体である．新生児期にみられる頭蓋内出血を除き，一般に活動が高まる乳児期後半から出血症状が増加する．

皮下出血：血友病の出血症状として最も頻度が高い．点状出血はみられず，指頭大〜貨幣大(時にはそれ以上)の紫斑を呈し，皮下硬結(bruising)として触知される皮下血腫を形成する．皮下出血は，自然に吸収されるために治療の対象とはならないが，疼痛が激しい場合や運動制限を伴う場合，さらに，大きなサイズになると血管や神経を圧迫することがあるために治療を要する場合がある．注射部位の圧迫が不十分な場合にも，皮下出血がみられる．小児では虐待と疑われることもある．

関節内出血：血友病の最も特徴的で重要な出血症状である．一般に，歩行を開始する1歳以降から出現する．出血頻度は膝，足，肘関節の順に高いが，そのほか，肩や股関節などいずれの関節にも発症する．急性期の関節内出血では関節の違和感や倦怠感などの前兆の後，激しい疼痛や熱感を伴う関節の腫脹が出現する(図 5-3-5)．急性炎症機転も加わるために，関節出血部位の表面は発赤する．関節の可動域は大きく制限される．乳幼児では疼痛が明確でないときもあるが，当該関節の可動制限はほとんどの例でみられる．関節内出血を反復すると，血液の貯留に伴い，ヘモ

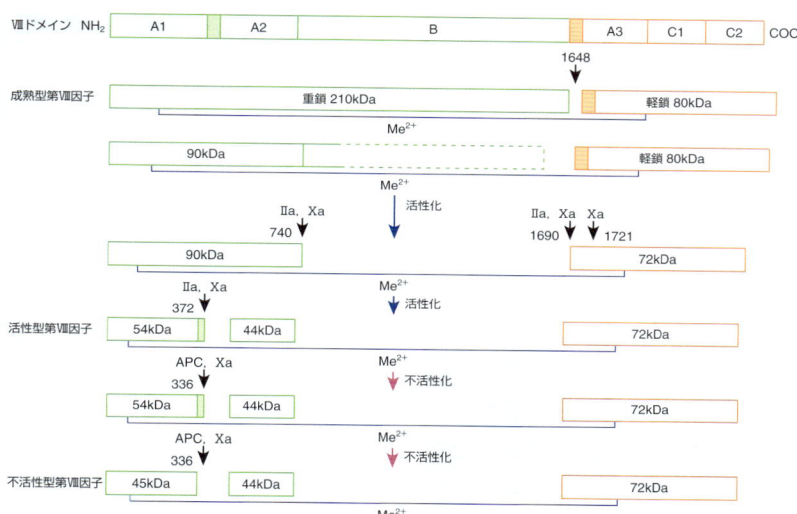

図 5-3-2 第Ⅷ因子の構造と活性化および不活性化
第Ⅷ因子はアミノ酸組成のホモロジーにより A1-A2-B-A3-C1-C2 の順に配列している。第Ⅷ因子はトロンビン(Ⅱa)や活性型第X因子(Xa)の限定分解により開裂され活性型第Ⅷ因子(FⅧa)に変換される。さらに、活性型プロテインC(APC)やXaにより不活性化される

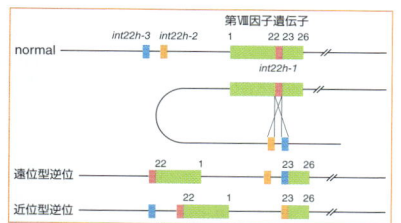

図 5-3-3 イントロン 22 逆位
第Ⅷ因子遺伝子イントロン22内に存在する遺伝子(int 22h-1)と相同の遺伝子が第Ⅷ因子遺伝子上流に2コピー存在する(int 22h-2, int 22h-3)。int 22-1 が int 22h-2 か int 22h-3 のいずれかと組換えが起こるため、第Ⅷ因子遺伝子がイントロン22内で分断される

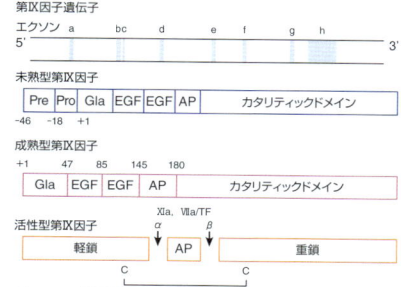

図 5-3-4 第Ⅸ因子の構造
第Ⅸ因子遺伝子は8個のエクソンと介在するイントロンから成り立っている。未熟型第Ⅸ因子蛋白はプレペプチド(Pre)、プロペプチド(Pro)、γ-カルボキシグルタミン酸(Gla)、第一EGF(上皮増殖因子)ドメイン、第二EGFドメイン、活性化ペプチド(AP)、カタリティックドメインで構成される。成熟型第Ⅸ因子は活性型第Ⅺ因子や活性型第Ⅶ因子/組織因子によりα位、β位で開裂を受けて活性型第Ⅸ因子に変換される

ジデリンが沈着して、関節滑膜の変性や炎症が進行する。さらに、血管新生も伴うことにより出血頻度はますます増加し、次第に慢性滑膜炎の病像を呈する標的関節(target joints)となり、日常生活に重大な支障をきたす。血友病性変形関節症が進行すると、まず関節軟骨が減少するために関節裂隙の狭小化が起こる。次に骨の変形および破壊過程により関節面が不整になり、骨の変性所見である骨硬化、嚢胞形成、骨棘像などがみられるようになる(図 5-3-6)。

筋肉内出血：関節内出血と並んで、運動機能障害を呈する重要な出血症状である。一般に、腓腹筋やヒラメ筋、大腿筋、殿筋、腸腰筋などの下肢の筋や前腕の屈筋などに発生しやすい。外傷や過激な運動、筋肉注射後に出現することが多いが、原因が明らかでない場合もある。疼痛と腫脹が

激しく、当該部位の運動障害をきたす。腸腰筋出血では股関節を屈曲する腸腰筋位(psoas position)を呈する。出血部位が右の場合には虫垂炎と診断される場合もある。筋肉内出血は血管や神経を圧迫していわゆる compartment (コンパートメント)症候群を発症することがある。また、骨膜下の筋肉内出血が漸次進行した場合、出血による壊死組織と凝血塊を内容とする嚢胞が形成され、周囲の組織が進行性に破壊されることがある。これは偽腫瘍と呼ばれ、摘出

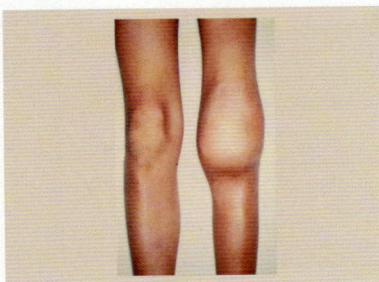

図 5-3-5 膝関節内急性出血

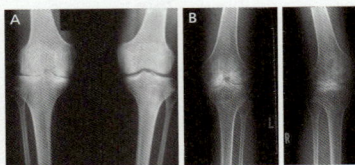

図 5-3-6 血友病性関節症の X 線像
A：左膝関節の関節裂隙は狭小化している
B：関節裂隙は消失し，骨の破壊像が著明である

のみが有効な治療法である．

血尿：血尿は重症型患者で頻度が高い．出血は糸球体あるいは尿細管由来である．一般に，腰部の違和感や疼痛などの前兆を伴うことが多い．しばしば再発する．遷延化することもある．

口腔内出血：軽微な切傷や咬傷によって歯肉，上口唇小帯，舌小帯，口唇および舌に発生する．しばしば血腫を形成する．歯周炎も出血の原因になりやすい．一般に，口腔は線溶活性が高く止血が困難で，遷延化・再出血することが多い．非血友病患者と同様に日常の歯および歯周囲病の予防が必要である．

重篤な出血症状：

- **頭蓋内出血** 出血死の原因としては最も多い．軽微な外傷や原因不明の自然出血の場合もある．臨床症状は頭痛，嘔吐，痙攣，混迷，復視などの視力障害，昏睡などである．特に，脳幹付近の脳実質内出血は重篤である．重症例で頭部外傷のあった場合には全例に補充療法の実施がすすめられる．通常，補充療法のみで経過観察できる場合が多いが，画像で明らかな出血巣が認められた場合には，外科治療も考慮して，早期に脳神経外科にコンサルトする．

- **消化管出血** 腹腔内出血は腹部の軽微な打撲でも発生することがある．進展は緩徐であるが，しばしば重篤な貧血を呈する．腹部に皮下出血をみたときには常に腹腔内出血に留意する必要がある．腸間膜内出血もよくみられる．強い腹痛が主訴であるが，出血の程度によりイレウスを呈する．MRI が診断に有用である．

- **頸部出血** 頸部出血の発生頻度は頭蓋内出血よりははるかに少ないが，窒息をきたすことがあり，致命率の高い非

常に危険な出血である．一般に，頸部の違和感にはじまる有痛性の頸部腫脹で気づかれる場合が多い．発声異常がみられた場合にはすでに出血により気道が圧迫されている可能性がある．臨床症状から診断は比較的容易であるが，MRI が特に有用である．まず，補充療法を行い，耳鼻咽喉科にもコンサルトし，出血巣の範囲，気道圧迫症状の程度を判断することが必要である．

● **診断** 血友病では内因系を反映する活性化部分トロンボプラスチン時間（APTT）が延長するが，外因系を反映するプロトロンビン時間（PT）は正常である．確定診断は第Ⅷ因子あるいは第Ⅸ因子の欠乏〜低下所見による．凝固因子の測定は欠乏血漿を用いた APTT を基盤とする凝固 1 段法による FⅧ あるいは FⅨ 活性測定が一般的である．固相酵素結合免疫測定法（ELISA）により FⅧ 抗原あるいは FⅨ 抗原測定も診断に有用である．抗原＞活性の場合は構造・機能異常を有する異常 FⅧ あるいは FⅨ である．VWF は正常〜上昇する．血友病の出血症状は第Ⅷ因子あるいは第Ⅸ因子の凝固活性によく相関する．活性が 1％ 未満を重症，1〜5％ が中等症，＞5％ を軽症と分類される．血友病性関節症の診断・評価は，臨床所見と X 線所見に基づく，De Palma の分類や Arnold の分類による（**表 5-3-2**）．滑膜炎やヘモジデリンの沈着など早期関節症の診断については MRI が有用である．

■ **治療と薬理メカニズム** 血友病の治療の基本は第Ⅷ因子製剤あるいは第Ⅸ因子製剤による補充療法である．補充療法は出血ごとに投与するオンデマンド補充療法と出血を予防する予防的補充療法に大別される．

オンデマンド補充療法

現在，使用されている補充療法製剤には血漿由来製剤と遺伝子組換え型製剤がある（**表 5-3-3**）．製剤の投与量は出血部位や出血症状の重症度により異なる．FⅧ 製剤の必要投与量は体重（kg）× 目標ピークレベル（％，国際単位は IU/dL）× 0.5，FⅨ 製剤の必要投与量は体重（kg）× 目標ピークレベル（IU/dL）×〔0.75-1.0〕（または FⅧ の必要投与量の 1.5〜2 倍量）で計算する．製剤投与 10〜15 分後にピークレベルに達する．遺伝子組換え型 FⅨ 製剤の回収率は症例により血漿由来製剤に比し低い場合もあり，症例ごとに投与試験を実施することが望ましい．血液中の半減期

表 5-3-2 血友病性関節症の分類
De Palma の分類[6]
grade 1　関節周囲の軟部組織の陰影増強
grade 2　骨端部の骨萎縮と過成長
grade 3　1) 骨端部の変化，2) 関節裂隙狭小化，3) 軟骨下嚢胞形成，4) 骨棘形成，5) 関節裂隙の部分的消失
A：2 項目を満たす
B：4 項目
C：全項目
grade 4　関節裂隙の完全消失
Arnold の分類[7]
stage Ⅰ　関節内血腫，軟部組織の腫脹，骨変化なし
stage Ⅱ　骨端の過成長，骨粗鬆
stage Ⅲ　軟骨下嚢胞形成，組織変化
stage Ⅳ　関節裂隙の狭小化，軟骨の破壊
stage Ⅴ　滑膜組織の破壊，関節裂隙の欠損，関節可動域の著明な減少

表 5-3-3 わが国における血友病治療製剤

治療法	種類	製剤名	製造/販売会社名	規格(溶解液量)
補充療法	血漿由来第VIII因子製剤	クロスエイトM®	日本赤十字社	250 単位(10 mL) 500 単位(10 mL) 1,000 単位(10 mL)
	遺伝子組換え型第VIII因子製剤	コージネイト®FS バイオセット	バイエル薬品株式会社	250 単位(2.5 mL) 500 単位(2.5 mL) 1,000 単位(2.5 mL) 2,000 単位(5 mL)
		アドベイト®	バクスター株式会社	250 単位(5 mL) 500 単位(5 mL) 1,000 単位(5 mL) 2,000 単位(5 mL)
	血漿由来第VIII因子/VWF複合体製剤	コンファクト®F	化学及血清療法研究所/アステラス製薬株式会社	250 単位(10 mL) 500 単位(20 mL) 1,000 単位(40 mL)
	血漿由来第IX因子製剤	クリスマシン®-M	ベネシス/田辺三菱株式会社	400 単位(4 mL) 1,000 単位(10 mL)
		ノバクト®M	化学及血清療法研究所/アステラス製薬株式会社	250 単位(5 mL) 500 単位(10 mL) 1,000 単位(20 mL)
	遺伝子組換え型第IX因子製剤	ベネフィクス®	ワイス株式会社	500 単位(5 mL) 1,000 単位(5 mL) 2000 単位(5 mL)
バイパス止血療法	血漿由来活性型プロトロンビン複合体製剤(aPCC)	ファイバ®	バクスター株式会社	500 単位(10 mL) 1,000 単位(20 mL)
	遺伝子組換え活性型第VII因子(rFVIIa)製剤	ノボセブン®	ノボノルディスクファーマ株式会社	1.0 mg(1.0 mL) 2.0 mg(2.0 mL) 5.0 mg(5.0 mL)

はFVIIIでは8〜10時間,FIXでは17〜24時間である.したがって,製剤を反復投与する必要のある場合,血友病B患者ではFIXの投与間隔は第VIII因子製剤の2倍とする.出血部位別の投与量や投与期間について,最近,日本血栓止血学会標準化委員会血友病部会より「インヒビターのない血友病の止血療法に関するガイドライン」が発表された(表5-3-4,表5-3-5)[2]).

製剤の投与は通常,間欠的(ボーラス)に経静脈的に投与する.しかしながら,頭蓋内出血などの重篤な出血や大きな外科手術の際は持続輸注療法がより効率的である.本方法ではまず目標因子レベルに上昇させるのに必要な製剤量をボーラスで1回輸注後,各製剤のクリアランス値(mL/kg/時間)を指標にシリンジポンプなどを用いて持続投与する.輸注速度(U/kg/時間)はクリアランス(mL/kg/時間)×目標因子レベル(U/mL)で計算する.クリアランス値はFVIII製剤で2.4〜3.4 mL/kg/時間,第IX因子製剤で3.8〜4.3 mL/kg/時間であるが[2],手術中や直後はクリアランスが高い.

予防的補充療法

あらかじめ製剤を投与して出血を予防する補充療法である.出張時や小児では遠足・運動会など通常より明らかに運動負荷が高く出血の発現リスクが高い場合にオンデマンドで実施する予防投与と,定期的に投与することにより長期間にわたって出血を予防する定期的補充療法とに分けられる.一般に,30〜40単位/kg,2〜3回/週,FVIIIあるいはFIX製剤を投与することで,トラフ(最低値)を>1 IU/dLに維持できる.最近,早期定期補充療法が血友病性関節症の発症と進行を防ぐことが明らかにされ[3],小児科領域では血友病の治療の主体はオンデマンドの補充から定期補充療法に移行している.近年,成人患者における定期補充実施例も増加している.

インヒビターとその対策

インヒビターとは補充療法の反復の結果,製剤中の第VIII因子あるいは第IX因子を非自己と認識して発生する抗第VIII因子あるいは抗第IX因子同種抗体のことである.インヒビターが発生すると以後の止血効果は激減〜消失する.

- **インヒビターの診断** 補充療法の止血効果が低下したときはインヒビターの発生を疑う.null遺伝子変異,インヒビターの家族歴,外科出術などのピーク治療などが発生要因として知られている.中等症〜軽症の患者でも,外科手術時などで強力な止血療法を実施するときは,インヒビターの出現に留意する.インヒビターは凝固1段法に基づくBethesda法により測定される.本方法は患者血漿と正常コントロール血漿を等量混合して2時間37℃で加温後残存する第VIII因子活性を測定する.残存活性を50%に低下させる抗体は1 Bethesda単位/mL(BU/mL)と定義される.インヒビター力価が高値の場合(>5BU/mL)を high responder(HR),低値の場合(<5BU/mL)を low responder(LR)と呼ぶ.HRの場合,補充療法製剤を投与すると,投与5〜7日後にインヒビターが急上昇する anamnestic 反応をきたす.

- **インヒビターの止血療法** インヒビターが検出された場合,インヒビター力価,反応性(HRかLR),出血症状の重症度により止血療法を決定する.インヒビターが<5BU/mLでLRの場合は一般的に補充療法の続行が第一選択になる.HRではバイパス止血療法が第一選択になる(図5-3-7).バイパス止血療法製剤は活性化プロトロンビン複合体製剤(aPCC)と遺伝子組換え型活性型第VII因子製剤(rFVIIa)の2剤が使用される(表5-3-3).インヒビター保有例の止血療法に関するガイドラインも,日

表5-3-4 血友病の急性出血症状に対する補充療法の指針

出血部位	目標止血レベル	投与の回数,期間の目安	その他
皮下	20～40 IU/dL		大きな血腫や頸部,顔面の場合は補充するが,通常は無治療
関節内	20～40 IU/dL	12～24時間ごと,症状の消失まで	局所の安静保持
筋肉内	20～40 IU/dL,以後は症状に応じて20～80 IU/dLで追加投与	関節内出血に準ずる	局所の安静保持,腸腰筋出血は入院が原則
口腔内	20～40 IU/dL,以後は症状に応じて20～80 IU/dL,舌,口唇小体や口唇裂傷は40～60 IU/dL	12～24時間ごとに1～2日,舌,口唇小体や口唇裂傷は3～7日以上	トラネキサム酸を併用する
消化管/腹腔内	80～100 IU/dL	12～24時間ごと,あるいは持続輸注投与,3～7日以上	入院が原則
血尿	20～40 IU/dL,疼痛のある場合,血尿が遷延する場合は40～60 IU/dL	12～24時間ごとに1～3日	原則は安静のみ,トラネキサム酸は禁忌
頭蓋内	100 IU/dL	持続投与が望ましい。困難な場合は12時間ごとに5～7日	入院が原則

表5-3-5 血友病の外科処置に対する止血療法の指針

処置	目標止血レベル	投与回数,期間の目安	その他
抜歯	20～80%	処置直前に1回,以後12～24時間ごとに1～3日	トラネキサム酸併用
関節腔穿刺	20～40%	必要に応じて12～24時間後に1回	
カテーテル挿入	20～80%	必要に応じて12～24時間ごとに1～4日間	
整形外科的外科手術	トラフ因子レベル80～100%目標に持続輸注,以後は漸減	5～10日間継続	理学療法開始後は目標ピーク因子レベル20～80%,24時間ごと,もしくは3回/週
一般外科的外科手術	トラフ因子レベル80～100%目標に持続輸注,以後は漸減	5～10日間継続	

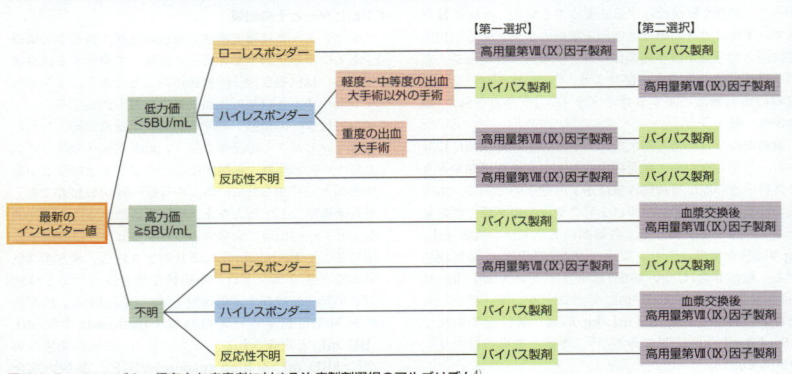

図5-3-7 インヒビター保有血友病患者に対する治療製剤選択のアルゴリズム[4]
BU:Bethesda単位

本血栓止血学会標準化委員会血友病部会から発表されている[4]。

- **免疫寛容導入療法**(immune tolerance induction:ITI)
インヒビター陽性例に凝固因子製剤の投与を継続してインヒビターの消失をはかる治療法で,インヒビター陽性例の最も重要な治療法になりつつある。特にインヒビター値が<10BU/mLに低下して開始された場合,有効率は70%以上といわれている。過去のピークインヒビター力価とITI開始時のインヒビター力価が低いことが有意のITIの成功因子である。国際的には200 U/kgを連日投与する高用量投与法と50 U/kgを週3～3.5回投与する低用量投与法がある。高用量のほうが免疫寛容にいたる期間が短いが,有効率は低用量と同等であるといわれている。しかしながら,免疫寛容にいたるまでの期間は高用量群のほうが短く,出血頻度は少ない。

von Willebrand病

- **定義・概念** von Willebrand(フォン・ヴィルブラン

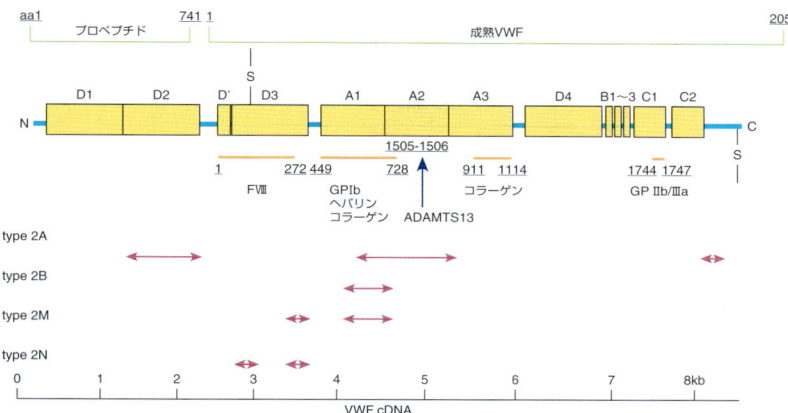

図 5-3-8 von Willebrand 因子(VWF)の構造と type2VWD の遺伝子変異
VWF サブユニットは小胞体で合成され,C末端側のS-S結合にてダイマーに変換される。その後,Golgi 体へ輸送される段階でN末端側のS-S結合でマルチマーが形成されるが,N末端の741のアミノ酸残基からなるプロペプチドが解離され,成熟 VWF マルチマーに変換される。VWF マルチマーは VWF 切断酵素(ADAMTS13)による開裂により制御されている。D'D3 ドメインには第Ⅷ因子,A1-A2 ドメインには GPⅠb,ヘパリン(heparin),コラーゲン(collagen),A2 ドメインには ADAMTS13,A3 ドメインにはコラーゲン,C1 ドメインには GPⅡb/Ⅲa 結合ドメインが存在する。type 2A の遺伝子変異は A および C2 ドメインに,type 2 の遺伝子変異は特に A1 および A2 ドメインに集中している

ド)病(von Willebrand disease:VWD)は von Willebrand 因子(VWF)の量的・質的異常症で,3 タイプに分類される。

type 1 および type 3 は量的異常で後者は欠損タイプである。type 2 は質的異常を伴うタイプである[5]。

■ **疫学** 臨床的に明らかな出血症状を伴う VWD 患者の有病率は 100 万人に 66～100 人であるが,臨床的に明らかでないものを含めると 1 人/100～1,000 人といわれている。type 1 が 75%,type 2 が 20～25% で type 3 は約 5% である。

■ **病因・病態生理と分子メカニズム** VWF は血管内皮細胞および骨髄巨核球で産生される糖蛋白で,分子量 25 万のサブユニットが重合してマルチマー構造を呈し,循環血漿中では第Ⅷ因子と結合して複合体を形成している。VWF は,大きく 2 つの機能を有する。第 1 に出血部位の血管内皮下に露出されたコラーゲンに粘着する結果,構造変化をきたした血小板膜糖蛋白である GpⅠbα や GpⅡb/Ⅲa を介して血小板に結合して血小板凝集を惹起する。第 2 に第Ⅷ因子の不活性化を防御して安定化する作用を有する。したがって,VWF の量的異常では,一次止血機構が障害されるとともに,第Ⅷ因子の低下も招いて凝固障害もきたす。VWF 遺伝子は 2 番染色体短腕 12p13.2 に存在するが,180kb にわたる長大な遺伝子で 52 のエクソンを有する。なお,VWF 遺伝子のエクソン 23～34 の塩基配列の 97% 相同性のある VWF 偽遺伝子が 22 番染色体に存在する。VWF 蛋白はアミノ酸組成の相同性により D,A,B,C のドメインに分けられ,N 末端より D1-D2-D'-D3-A1-A2-A3-D4-B(1～3)-C1-C2 の順に配列している(図 5-3-8)。VWF サブユニットは C 末端でのジスルフィド結合(S-S)により VWF ダイマーとなる。ダイマーは Golgi(ゴルジ)体に輸送され N 末端側の S-S 結合にてマルチマーが形成される。その後,D1 および D2 ドメインからなるプロペプチドが解離して成熟 VWF マルチマーとなる。

type 2 の遺伝子変異はミスセンス変異で D'～A2 ドメインに集中している。type 3 は欠失,点変異などが報告され遺伝子異常は全領域にみられる。ミスセンス変異の結果,ダイマー形成やマルチマー形成が障害される症例もある。type 1 における VWF 遺伝子異常の検出率は約 60% である。VWF が <20 IU/dL の場合は VWF 遺伝子異常に起因する VWF 低下が病因であるが,多くは産生・分泌障害が主な病態と考えられている。

■ **臨床症状** 鼻出血,異常生理出血,抜歯後出血,歯肉出血などの粘膜出血が多い。type 3 の出血症状は,重度で血友病と同様の関節内,筋肉内出血,消化管出血,頭蓋内出血などの深部出血もみられる。

■ **検査成績/診断** 典型的には出血時間が延長し,第Ⅷ因子の低下に伴い APTT は延長する。診断は VWF 抗原(VWF:Ag),リストセチンコファクター活性(VWF:RCo)の低下所見による。出血時間の VWF レベルに対する感度は低く約 30% である。VWF:Ag は通常,ELISA(固相酵素結合免疫測定法)やラテックス凝集法による。VWF の正常範囲は 50～240 IU/dL であるが,ABO 血液型 O 型では 25～30% 低く,type 1 VWD と判断されてしまう場合がある。さらに,さまざまな炎症では VWF が上昇するために VWD の低下がマスクされる危険性がある。VWF 活性の評価は VWF:RCo の測定が最も一般的である。本法では正常血小板と患者血漿を混和し,リストセチンを添加して血小板凝集を測定して実施する。VWD のサブタイプ分類には VWF マルチマーの評価が必須である。

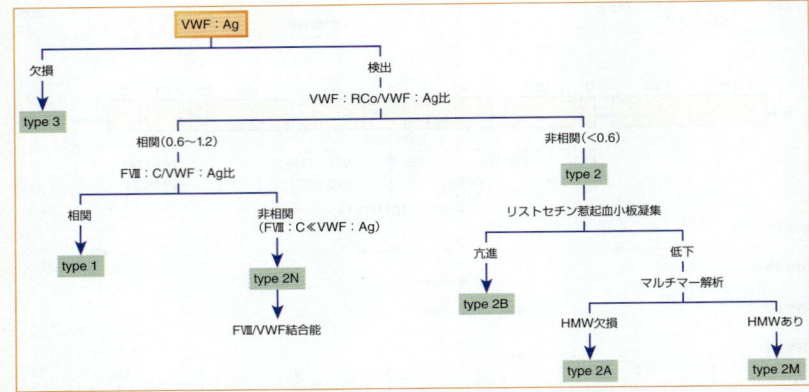

図 5-3-9 VWD(von Willebrand 病)サブタイプの診断フローチャート
VWF：Ag：von Willebrand 因子抗原, VWF：RCo：リストセチンコファクター活性, HMW：高分子量 VWF マルチマー

VWD のサブタイプ分類

検査学的分類（図 5-3-9）[6]：type 1 では VWF マルチマー構造は正常である。type 3 は VWF が完全に欠如する。type 2A はマルチマー重合障害および高分子量 VWF マルチマー（HMW）の分解亢進などが病態で, HMW が欠損する。type 2B では血小板膜蛋白 GPⅠb に対する結合能が増加し, しばしば血小板減少を伴う。HMW は減少する。type 2M は血小板への結合能が低下するが, マルチマー構造は正常である。type 2N は VWF の第Ⅷ因子結合ドメインの変異に基づく第Ⅷ因子との結合障害が病態である。本タイプでは第Ⅷ因子のクリアランスが亢進するために第Ⅷ因子が低下し, 血友病 A 様の出血症状を呈する。確定診断には第Ⅷ因子/VWF 結合試験が必要である。

臨床的重症度による分類：近年, 臨床的重症度を反映する新たな分類が提唱されている。本分類では出血症状の重症度や VWF レベルにより重症, 中等症, 軽症の 3 タイプに分類される。重症タイプの基準は生涯にわたる明らかな出血症状を有しており, 少なくとも過去 2 回は補充療法を受けていること, VWF：RCo が＜10 IU/dL もしくは第Ⅷ因子活性が＜20 IU/dL であることで, 本タイプは type 3 のみならず, 重症の type 1, type 2A および 2B, さらに VWF：RCo および第Ⅷ因子活性が低値である type 2N などが該当する。中等症は VWF：RCo が 10〜30 IU/dL および/または第Ⅷ因子活性が 20〜40 IU/dL である。軽症タイプは非常に軽度な出血症状で VWF：RCo も 30〜50 IU/dL および/または第Ⅷ因子活性が 40〜60 IU/dL で, 臨床的にもあまり問題にならないタイプである。軽症タイプでは特に明らかな家族歴がない場合, 「VWD」と「健常者における VWF 低下」との鑑別が困難である。

■ **治療と薬理メカニズム** type 1 の VWD の止血療法は軽症であれば酢酸デスモプレシンを第一選択とする。中等度以上の出血や type 3 や type 2 では第Ⅷ因子/VWF 複合体製剤（FⅧ/VWF）を使用する（表 5-3-3）。VWF 活性（リストセチンコファクター活性（VWF：RCo））1 IU/kg 輸注することで, 血漿 VWF：RCo は 1.5〜2.0 IU/dL 上昇する。半減期は 14〜18 時間である。type 3 や重篤な出血時では半減期は短縮することがある。

その他の血友病類縁疾患

血友病, VWD を除く先天性凝固因子欠乏症を rare bleeding disorders（RBDs）と総称している。いずれも常染色体性遺伝形式をとり, 凝固因子の遺伝子異常が病態であるが, 第Ⅴ因子・第Ⅷ因子複合欠乏症は細胞内凝固因子輸送障害, ビタミン K 依存性蛋白複合欠乏症は翻訳後修飾やビタミン K 代謝異常が本態である。RBDs の発生頻度は少なく, 病態の解明が不十分で, 診断や治療指針は確立されていなかった。近年, 分子生物学的解析が進歩し, また国際血栓止血学会 FⅧ/FⅨ 委員会を中心とした国際共同研究が進み, RBDs に関する知見が急速に集積されつつある[7]。

フィブリノゲン欠乏症

● **定義・概念** 一般に, フィブリノゲンレベルが＜150 g/dL の場合, 低フィブリノゲン血症（hypofibrinogenemia）, 検出されない欠損タイプを無フィブリノゲン血症（afibrinogenemia）と定義される。異常フィブリノゲンを有する質的異常症は異常フィブリノゲン血症（dysfibrinogenemia）と呼ばれる。

● **臨床症状・検査成績** 出血症状は血友病に比して軽度である。臍出血は最も頻度の高い出血症状で, 約 85％にみられる。筋肉内出血や関節内出血もみられるが, 軽度な場合が多い。鼻出血もしばしばみられる。学童期には脾破裂をきたすことがある。女性例での症状として月経過多, 習慣性流産や不妊があげられる。血栓症状も時にみられる。

● **診断** 凝固時間, APTT および PT の延長がフィブリノゲン欠乏症診断のトリガーで, 無フィブリノゲン血症ではすべて延長するが, 低フィブリノゲン血症や異常症では, これらの凝固時間の延長は顕著でなくトロンビン時

間のみ延長する場合がある。一般に，凝固時間が延長するのはフィブリノーゲンが＜100 mg/dLの場合である。トロンビン時間は1 volのトロンビン(100 NIH U/mL)と2 volの血漿を混和して測定する。
■ **治療と薬理メカニズム**　出血時は止血するまで＞100 mg/dLを維持するようにフィブリノーゲン製剤を投与する。一般に100 mg/dL上昇させるためには，およそ50 mg/kgの製剤が必要であるが，薬物動態的には個人差も高く，症例ごとのモニタリングが必要である。特に粘膜出血や抜歯後の止血に有用である。月経過多にはエストロゲン/プロゲステロン製剤を考慮する。妊娠を継続させるためには＞60 mg (できれば＞100 mg/dL)に維持する。分娩時は150～200 mg/dLに維持する。

第XIII因子欠乏症

■ **定義・概念**　第XIII因子は血漿中では2分子のAサブユニットと2分子のBサブユニットの複合体として存在している。先天性第XIII因子欠乏症は常染色体劣性遺伝をとる凝固障害症で，ほとんどがAサブユニット遺伝子異常によるAサブユニット欠乏症で，Bサブユニット異常症はきわめてまれである。発生率は200万人に1人である。
■ **臨床症状・検査成績**　臍出血が初発症状であることが多い。他の出血症状として，頭蓋内出血，皮下出血，外傷後の出血遷延などがあげられる。国際的なサーベイランスでは頭蓋内出血の発生頻度は25～35％と高い。創傷遅延，習慣性流産も重要な症状である。関節内出血や筋肉内出血は少ない。ホモ接合体異常では出血症状は重篤であるが，ヘテロ接合体例は一般に症状は軽度である。
■ **診断**　第XIII因子欠乏症の診断は5M尿素や酢酸添加によるクロット溶解能試験，ELISAによるAサブユニットやBサブユニット抗原測定による。
■ **治療と薬理メカニズム**　第XIII因子製剤を投与する。第XIII因子レベル＞5％で止血可能である。血液中半減期は10～14日である。10～20単位/kg 5～6週ごとの投与で止血レベルを維持できる。遺伝子組換え型Aサブユニット製剤が開発されている。

第VII因子欠乏症

■ **定義・概念**　第VII因子は現代の凝固反応の概念の基本となる細胞基盤機構において初期相のトリガーとして必須の凝固因子である。しかしながら，先天性第VII因子欠乏症において重篤な出血症状はまれである。これはノックアウトマウスによる実験結果で示されているように，完全欠損症は生存できないため存在しないことにもよる。遺伝形式は常染色体劣性である。
■ **疫学**　血友病やVWDを除くと第XI因子欠乏症に次いで多い先天性凝固障害で，有病率は50万人に1人である。男女差，人種差はない。
■ **臨床症状・検査成績**　一般に出血症状は軽度であり，鼻出血，紫斑，歯肉出血などが多い。重症例では消化管出血や中枢神経系の出血もみられ，特に乳児期までに多い。女性例の約2/3に月経過多がみられるが，他の出血症状は男性例より頻度は低い。また，無症候性の症例もある。血栓症もまれにみられる。
■ **診断**　PTは延長するがAPTTは正常である。確定診断は第VII因子活性の測定による。第VII因子抗原の測定により，異常第VII因子が検出できる。
■ **治療と薬理メカニズム**　従来は新鮮凍結血漿(FFP)やプロトロンビン複合体製剤などが使用されていたが，元来，血液中の第VII因子含量は低く，特に長期にわたっては止血治療が必要な場合には有用ではなかった。近年，血友病インヒビターのバイパス療法製剤である遺伝子組換え型第VII因子製剤が第VII因子欠乏症にも保険適用が認可された。投与量は血友病インヒビターより低く，15～30μg/kgである。

第X因子欠乏症

常染色体劣性遺伝形式で，発生率は50万人に1人であるが，出血症状を伴わないヘテロ接合体例も含めると500人に1人ともいわれている。診断はPTおよびAPTTの延長，第X因子レベルの低下による。第X因子測定には凝血学的な第X因子活性測定とELISAなどによる免疫学的な第X因子抗原測定法がある。生下時や新生児期の第X因子レベルは低く，ビタミンK欠乏症や他の後天性の原因との鑑別が必要である。出血症状は皮下出血と並び鼻出血が多いが，他の粘膜出血は少ない。関節内出血や中枢神経系の出血もみられる。女性例の半数に月経過多がみられる。血友病と異なり出血リスクは凝固因子レベルと相関しない。

止血治療に関するガイドラインは確立されていないが，現在止血治療に使用されているのは抗線溶薬，FFP，プロトロンビン複合体製剤である。第X因子の半減期は20～40時間で，止血レベルは10～20 IU/dLである。

第XI因子欠乏症

第XI欠乏症の発生率には人種差がある。特に，アシュケナージユダヤ家系に多発することが知られている。本家系では9.1％が第XI因子遺伝子異常を有し，0.22％が第XI因子欠乏症として発症する。第XI因子欠乏症の自然出血症状は少なく，鼻出血，口腔内出血，外傷関連性の出血や術後の出血過多が多い。重症例ではAPTTは延長するが，ヘテロ接合体例ではAPTT延長が軽度あるいは正常範囲の場合もある。治療は必要としない場合が多い。抗線溶薬のみで対応できる場合が多いが，外科手術時などは補充療法を必要とする。わが国では第XI因子製剤は市販されておらず，FFPを用いる。

第V因子欠乏症

先天性第V因子欠乏症は第V因子遺伝子異常に基づく第V因子の低下が本態であるが，出血症状は軽度から重度までさまざまである。頻度の高い出血症状は鼻出血，月経過多，口腔内出血，である。重篤な出血症状はまれである。第V因子活性レベルと出血症状とはあまり相関しない。止血治療にはFFPを用いる。半減期は36時間で，止血レベルは＞25 IU/dLである。通常15～20 mL/kgで開始し，以後は5 mL/kgを12時間ごとに投与する。PT，APTTや第V因子活性をモニタリングして，止血レベルを維持する。

第V因子・第VIII因子複合欠乏症

第V因子・第VIII因子複合欠乏症は第V因子および第VIII因子がいずれも5～20％に低下する常染色体劣性の凝固障害

症で，血友病Aや第V因子欠乏症とはまったく異なる疾患である．有病率は100万人に1人で，出血症状は単独欠乏症と比べて比較的軽度である．代表的な出血症状は，鼻出血，歯肉出血，紫斑などである．止血治療はFFPあるいは第VIII因子製剤である．本疾患の本態は *MCFD2*（multiple coagulation factor deficiency 2）と *ERGIC-53*（endoplasmic reticulum Golgi/intermediate compartment-53）の遺伝子変異による細胞から循環血漿中への第VIII因子あるいは第V因子の輸送障害と考えられている．*ERGIC-53* は凝固因子の糖鎖と結合し，*MCFD2* はポリペプチド鎖を認識することによって協働的に働いて凝固因子を輸送していると考えられている．

後天性凝固障害症

後天性凝固障害症は感染や自己免疫疾患などの基礎疾患を背景に凝固因子が単独あるいは複合して量的低下をきたす疾患群で，消費亢進，産生障害，クリアランスの増加，蛋白分解促進，自己抗体などが原因としてあげられる．

後天性血友病A

●**定義・概念** 第VIII因子に対する自己抗体が出現して，内因性の第VIII因子が低下するために出血症状を呈する疾患を後天性血友病Aと呼ぶ．

●**疫学** 後天性血友病Aの発生頻度は年間人口100万人あたり1.5人といわれている．したがって，わが国でも年間200人は発症していることになる．男女間に明らかな差はない．後天性血友病Aの疫学上の特徴として，発症が高齢者と分娩後の女性に多いことがあげられる．実際，わが国でも70歳代を頂点とする第1ピークと，20～30歳代を頂点とする第2ピークがそれである．第2ピークはほとんどが女性である．後天性血友病Aは，基礎疾患を背景に発症することが多い．約半数の症例でなんらかの基礎疾患が認められる．なかでも膠原病と悪性腫瘍が多い．内訳は前者では関節リウマチ（RA），全身性エリテマトーデス（SLE），Sjögren（シェーグレン）症候群，自己免疫性肝炎など，後者では胃，大腸，腎，肝，胆管，十二指腸，甲状腺，乳癌などである．その他の基礎疾患として糖尿病，分娩後，皮膚疾患などがあげられる[8]．

●**病因・病態生理と分子メカニズム** 自己抗体は先天性の血友病Aに発生するインヒビターと同様にIgG抗体で，凝固因子と結合して凝固因子の構造や機能に障害を与えるか，抗原/抗体複合体の形成によりクリアランスが上昇するために，循環血漿中の凝固因子の低下を招く．

●**臨床症状** 後天性血友病Aでは一般に，皮下や筋肉内出血が多いが，関節内出血はきわめてまれである．その他は消化管出血，口腔内出血などの粘膜内出血や血尿などの頻度が高い．後天性血友病Aでみられる皮下，筋肉内出血は広範である．したがって，重篤な貧血を合併する場合もまれではない．なお，出血症状の重篤度と第VIII因子活性レベルやインヒビター力価とはまったく相関しない．

高齢者や分娩後の女性で，いままでに出血症状がなく，また家族歴にも出血者がいない成人で，原因不明の出血症状をみたら本疾患を疑う必要がある．過半数の症例で基礎疾患がみられることから，後天性血友病Aの患者は必ずしも血液内科を受診するとはかぎらず，むしろ，膠原病/リウマチ科，腫瘍科，皮膚科，産婦人科などさまざまな科を受診する．本疾患は早期診断早期治療が必須であり，本疾患を啓蒙する必要がある．

●**検査成績／診断** 出血傾向がみられた場合，通常，血小板数，PT，APTTを実施する．後天性血友病Aは第VIII因子の低下が本態であり，血小板数やPTは正常であるがAPTTは延長する．さらに延長したAPTTは補正試験で補正されない．APTTに基づく補正試験は交差混合試験といわれ，日常診療のなかで凝固因子欠乏症とインヒビターとの鑑別に実施される．先天性の血友病Aであれば患者血漿に正常血漿を混和すると延長したAPTTが短縮するが，後天性血友病Aでは短縮しない．後天性血友病Aの最終診断は第VIII因子の単独低下～欠損と抗第VIII因子インヒビターの検出である[8]．後天性血友病Aの初診時の第VIII因子活性は，半数以上の症例で有意に第VIII因子が検出される．しかしながら，臨床的重症度と異なり，後天性血友病Aでは出血症状の重症度と第VIII因子活性レベルはまったく相関しない．この点が先天性血友病Aと大きく異なる点である．

後天性インヒビターの確定診断で抗第VIII因子インヒビターの検出は必須である．先天性血友病Aに発生するインヒビター（抗第VIII因子同種抗体）と同様にBethesda法にて測定する．高力価のインヒビターの場合，段階希釈した検体サンプルを用いて測定する．インヒビター力価は第VIII因子活性と同様に，必ずしも病勢の強さの指標とはならない．特に予後とも相関しない．

●**治療と薬理メカニズム** 後天性血友病Aの治療は，出血症状に対する止血療法とインヒビターの消失をはかる免疫学的治療に大別される．

止血療法：前述したように後天性血友病Aの出血症状は広範であり重篤な出血症状もみられるが，30％は軽度で止血治療の対象とはならない．つまり後天性血友病Aの治療はあくまでもインヒビターの消失をはかる免疫学的治療が主体であり，止血療法の対象となるのは重度の出血症状である．重度の出血症状の目安として，ヘモグロビン（Hb）が>3 g/dL低下，濃厚赤血球の輸血が必要な場合，頸部出血や消化管出血，compartment症候群，頭蓋内出血，肺出血，術後出血などがあげられている．先天性血友病Aの止血療法と異なり，第VIII因子製剤の有効性は乏しく，バイパス止血治療薬剤が第一選択となる．

免疫学的治療：後天性血友病Aにおける最も重要な治療法である．免疫学的治療は，たとえ出血症状が軽度であっても早期に開始することがすすめられている．免疫抑制剤の選択に関する指針はいまだに確立されていないが，文献的考察に基づくエビデンスが近年急速に集積されており，専門医の意見を加えたオピニオンベースの指針も近年発表されている[9]．免疫学的治療の基本は副腎皮質ホルモン製剤（プレドニゾロン（prednisolone：PSL））単独か，シクロホスファミド（cyclophosphamide：CPA）併用療法である．有効率は40～50％である．PSL投与量は経口で1 mg/kg 4～6週間投与で，CPA併用の場合は1.5～2 mg/kgを最大6週間投与するのがすすめられている．なお，免疫グロブリン製剤の有効性に関するエビデンスはなく，後天性血友病Aの免疫学的治療製剤としてはすすめられていない．

●PSL単独あるいはCPA併用療法が無効だった場合　本

疾患の治療はきわめて困難になる。他の免疫抑制剤ではアザチオプリン(azathioprin)，ビンクリスチン(vincristine)，シクロスポリン(cyclosporine)などが用いられてきたが，抗CD20モノクローナル抗体製剤であるリツキシマブ(rituximab)が注目されている。375 mg/m^2/週を最大4週までの投与で有効例が報告されている。残念ながら保険適用はないが，国際的にはPSLやCPA併用で無効な場合の第二選択治療製剤として，リツキシマブがすすめられつつある[10]。

- **経過・予後** 後天性血友病の予後は必ずしも良好ではない。この原因として，出血症状が重篤であること，基礎疾患を有する症例が多いこと，高齢者に多く抵抗力が弱いこと，免疫抑制療法や基礎疾患に起因する重症感染症の発症の危険性が高いことなどが考えられる。欧米での報告では後天性血友病の死亡率は9〜22%である。わが国の前向き調査では調査期間中にインヒビターが消失した例が52%，消失しなかった例が23%，死亡例が25%であった[8]。死亡原因の内訳は出血関連死50%で，頭蓋内出血，腹腔内出血などが多い。出血以外の死亡原因では肺炎や敗血症などの感染症が多い。

後天性 von Willebrand 病

- **定義・概念** 後天性VWDは後天性にVWFが低下することにより出血傾向を呈する疾患である。
- **疫学** 発症年齢の中央値は62歳である。ほとんどの症例でなんらかの基礎疾患がみられる。リンパ増殖性疾患，骨髄増殖性疾患，悪性腫瘍および自己免疫疾患，心血管疾患などの頻度が高い。特に，単クローン性蛋白を伴う疾患，骨髄腫，原発性マクログロブリン血症などが知られている。男女差はない。
- **病因・病態生理と分子メカニズム** VWFの低下の原因として，抗VWF抗体の出現による免疫学的な原因と，非免疫学的な原因がある。非免疫学的な機序では蛋白分解の亢進，腫瘍細胞表面への非特異的吸着および結合などによるVWFのクリアランスの増加が主要な原因と考えられている[11]。
- **臨床症状・検査成績** VWDと同様に紫斑，鼻出血および口腔内出血などの皮膚粘膜出血症状が主体である。
- **診断** 自己免疫疾患や悪性腫瘍などの基礎疾患を背景に，後天的に皮膚粘膜出血を主体とした出血症状みられた場合に本疾患を疑う。しかしながら，出血症状がみられない症例もある。合併症がみられない場合でも，本疾患が疑われた場合は，基礎疾患に対する精査が必要である。出血時間やAPTTは正常な例もあり，診断的価値は低い。第Ⅷ因子活性は約60%の症例で低下する。VWF抗原(VWF：Ag)は低下する例が多いが，正常な例もある。リストセチンコファクター活性(VWF：RCo)やコラーゲン結合能(VWF：CBA)などのVWF機能測定がより有用である。第Ⅷ因子インヒビターの測定と同様にBethesda法に基づいて，正常血漿と患者血漿を混合して残存したVWF活性の低下により診断できるが，感度は低い。ELISAにより特異的抗VWF抗体IgGを検出することは確定診断となる。約2/3の症例で高分子量VWFマルチマーの欠落を認める。
- **治療と薬理メカニズム** 一般に，DDAVPが第一選択の止血治療製剤としてすすめられている。本剤の有効性は症例により異なり，治療にあたっては試験投与によるBT，FⅧ：CおよびVWF機能測定による評価が必要である。DDAVPの無効例ではFⅧ/VWF複合体製剤を用いる。近年，欧米ではrFⅧaの有効例が報告されている。免疫学的治療では副腎皮質ホルモン製剤，免疫抑制剤，γグロブリン製剤が主に使用される。

後天性第Ⅴ因子インヒビター

後天性第Ⅴ因子インヒビターも高齢者に多く，背景とする病態やきっかけとして外科手術，悪性腫瘍，輸血，薬剤投与，感染症などがあげられる。頻度の高い出血部位は消化管，泌尿・生殖器系，外科手術部位，口腔内，皮膚，頭蓋内である。関節内出血はまれである。出血症状はなく，検査で発見される症例もある。診断のトリガーはPTおよびAPTTの延長で，確定診断は第Ⅴ因子活性の低下と第Ⅴ因子インヒビターの検出である。後天性血友病Aと異なり，第Ⅴ因子インヒビターは15分以内に完全に第Ⅴ因子活性を失活する。治療の主体はステロイドによる免疫抑制療法で，単剤での有効率は>70%といわれている。

後天性第Ⅹ因子欠乏症

後天性の第Ⅹ因子欠乏症はさまざまな病態で発生する。

第Ⅹ因子産生障害：肝疾患，ビタミンK拮抗薬やビタミンK欠乏症があげられる。先天性第Ⅹ因子欠乏症との鑑別が重要である。

アミロイドーシス：第Ⅹ因子抗原の低下が第Ⅹ因子活性の低下より顕著である。アミロイド線維に結合して第Ⅹ因子が循環血液中から除去される。

その他：骨髄腫，腫瘍，白血病などでも発生する。

後天性第ⅩⅢ因子欠乏症

後天性第ⅩⅢ因子欠乏症は産生障害，消費亢進，肝疾患，Crohn(クローン)病や潰瘍性大腸炎などの炎症性腸疾患，敗血症やアレルギー性紫斑病などの炎症，SLE，白血病などの基礎疾患を背景に出現する。さらに，抗第ⅩⅢ因子抗体の出現によっても第ⅩⅢ因子欠乏症を発症する。特にイソニアジド，ペニシリン，フェニトインなどの薬剤投与がトリガーとして知られている。

【嶋 緑倫】

参考文献

1) 厚生労働省委託事業 血液凝固異常症全国調査 平成22年度報告書
2) 松下正他：インヒビターのない血友病患者の急性出血，処置・手術における凝固因子補充療法のガイドライン．日本血栓止血学会誌 19：510-519, 2008
3) Manco-Johnson M et al: Prophylaxis versus episodic treatment to prevent joint disease in boys with severe hemophilia. N Engl J Med 357：535-544, 2007
4) 田中一郎他：インヒビター保有先天性血友病患者に対する止血治療ガイドライン．日本血栓止血学会誌 19：520-539, 2008
5) Sadler JE, et al: Update on the pathophysiology and classification of von Willebrand disease: a report of the Subcommittee on von Willebrand Factor. J Thromb Haemostasis 4：2103-2114, 2006
6) Nichols WL et al: von Willebrand disease(VWD): evidence-based diagnosis and management guidelines, the National Heart, Lung, and Blood Institute(NHLBI)Expert Panel report (USA). Haemophilia 14：171-232, 2008
7) Peyvandi F et al: Rare bleeding disorders. Haemophilia 14 (Suppl 3)：202-210, 2008
8) 田中一郎ほか：わが国における後天性凝固因子インヒビターの実

態に関する3年間の継続調査―予後因子に関する検討―. 日本血栓止血学会誌 19:140-153, 2008
9) 田中一郎ほか：後天性血友病A診療ガイドライン. 日本血栓止血学会誌 22:295-322, 2011
10) Huth-Kühne A et al：International recommendations on the diagnosis and treatment of patients with acquired hemophilia A. Haematologica 94:566-575, 2009
11) 毛利博：後天性フォン・ウィルブランド症候群. 日血栓止血会誌 14:82-90, 2003

4 血栓性疾患

播種性血管内凝固

▶**定義・概念** 2001年に国際血栓止血学会(ISTH)は,播種性血管内凝固(disseminated intravascular coagulation：DIC)を「DICは種々の原因によって引き起こされる広範な血管内の凝固活性化を特徴とする後天的な症候群であり,微小血栓は最小血管で生じるとともに,これに障害を与え,きわめて重症になると機能障害をきたすこともある」と定義し,DICの概念を「フィブリン関連マーカー(FRM)(可溶性フィブリン〈SF〉,フィブリンならびにフィブリノーゲン分解産物(FDP), Dダイマーなど)の生成と,これを反映した細小血管の後天的(炎症性)あるいは非炎症性障害を特徴とする疾患」と提案している.

また,ISTHはDICの病態を非代償性期であるovert-DICと代償性期のnon-overt-DIC(pre-DIC)に分けることを提案した.以前は,多発性微小血栓形成に起因する消費性凝固障害による著明な出血傾向(overt-DIC)が強調されたが,現在は微小血栓による血管内皮細胞傷害の状態(pre-DIC)での診断が重要と考えられている.

▶**疫学** 最初のDICの報告は産婦人科疾患であり,続いて白血病とであった.1998年の厚生省の調査では,DIC発症頻度の高い基礎疾患は急性前骨髄球性白血病(APL)や急性骨髄性白血病(AML)などの造血器腫瘍,前置胎盤や羊水栓塞などの産科疾患や劇症肝炎などであった.一方,絶対数が多いDICの基礎疾患は敗血症やショックなどの感染症や,肝臓癌や胃癌などの固形癌や非Hodgkin(ホジキン)リンパ腫などであった.プロスペクティブスタディでも,感染症,固形癌,造血器腫瘍,大動脈瘤の順にDICの頻度が多かった.

最近では,絶対数の多い感染症に対して焦点を絞った診断基準や治療ガイドラインが発表されている.また,高齢化や固形癌の5年生存率の向上などにより,固形癌DIC症例が増加し,固形癌DICに対する対策が必要とされている.

▶**病因・病態生理と分子メカニズム** DICは全身の血管内で持続的に凝固線溶系が活性化された状態であり,攻撃因子と防御因子とのバランスが崩れることにより発症する.

攻撃因子

●**組織因子** 直接血管内に組織因子(TF)が混入して起こるDICには,白血病,固形癌や産婦人科疾患などがある.白血病細胞,固形癌細胞や胎盤にはTFが存在して,大量に血中に放出される.TFにより急激に外因系凝固が活性化され,活性型第Ⅶ因子(FⅦa)続いてFXaが生成されることにより,大量のトロンビンが血中に生じる.トロンビンはフィブリノーゲンをフィブリンに変換させるとともに,種々の細胞のプロテアーゼ活性化受容体(PAR)に作用して細胞内にシグナルを送る.大量のフィブリン生成により血栓症や消耗性凝固障害が起こるとともに,PARを介して種々の細胞の活性化あるいは障害が起こる.固形癌では,癌細胞からTFが放出されるとともに,免疫反応により白血球のTF産生が亢進する.感染症においても,エンドトキシン(LPS)やサイトカインなどの増加により,白血球や血管内皮細胞におけるTF産生増加がDICの発症に重要である.

●**ケミカルメディエーター** 敗血症・熱傷・外傷・大手術などでは,種々の侵襲が加わることにより血液・血管内皮細胞が活性化され,炎症性サイトカインなどのケミカルメディエーターが産生・放出される.敗血症では,LPSやペプチドグリカンがToll様受容体(toll like receptor：TLR)とCD14にて,トロンビンはPARに作用し,核内因子κB(NFκB)を活性化させてサイトカイン産生を亢進させる.上記の過程によりTF産生は亢進し,線溶系は抑制され,臓器障害は増強される.活性化好中球はエラスターゼの放出などにより組織障害を起こす.

●**その他の因子** 腫瘍細胞や胎盤などの組織中には,TF以外にも種々の凝固活性化物質が存在する.また,組織型プラスミノーゲン活性化因子(t-PA)やその受容体であるアネキシンⅡはプラスミノーゲンを著しく活性化して,線溶優位のDICを起こす.

防御因子

活性化凝固・線溶因子を阻害する主な生理的プロテアーゼインヒビターには,プロテインC(PC),アンチトロンビン(AT),トロンボモジュリン(TM),プラスミンインヒビター(PI)などがある.AT,活性化プロテインC(APC)やTMは抗凝固作用とともに抗炎症作用を有する.フィブリノーゲンはトロンビンの基質になることで,結果的にトロンビンの作用を局所化する.網内系は細菌毒素や活性化凝固因子を処理する.

これらの欠乏や機能低下により,DICの発症ならびに悪化が起こりやすくなる.線溶系低下により微小血栓の溶解能が低下すると,臓器障害が進行して不可逆的になる.大動脈瘤,心停止,血腫瘤などでは,血流の異常により血栓形成が起こり,その血栓をもとにしてDICが発症する.

▶**臨床症状・検査成績** 造血器腫瘍では過凝固・過線溶状態となり,出血症状が優位となる.一方,感染症ではサイトカインやLPSなどが増加し,過凝固・低線溶状態となり,臓器症状が優位となる.以下に主な臨床症状を示す.

出血

最も典型的な症状は出血症状で,頻度が多いのは皮下出血斑,創部からの出血,穿刺部位出血などであり,脳出血,消化管出血や肺出血などでは致命的になる場合がある.

出血を起こしやすいDIC基礎疾患としては,APL,前立腺癌,大動脈瘤,メラノーマなどがある.出血の第一の原因は多発性微小血栓による消費性凝固障害で,多くは血小板数ならびにフィブリノーゲン値の減少による.出血の第二の原因は線溶亢進であり,FDPやプラスミン・α_2プラスミンインヒビター複合体(PIC)の著増ならびにフィブリノーゲンの著減が指標となる.

表 5-4-1 厚生省の DIC 診断基準と ISTH の overt-DIC 診断基準の比較

	厚生省の DIC 診断基準		ISTH overt-DIC 診断基準
	造血器腫瘍群	非造血器腫瘍群	
基礎疾患	1点	1点	必須項目
臨床症状	臓器症状 1点	臓器症状 1点 出血症状 1点	現在のところ無視
血小板数 ($\times 10^3/\mu L$)		80〜120 1点 50〜80 2点 50> 3点	50〜100 1点 50> 2点
FDP フィブリノーゲン	FDP($\mu g/mL$):10〜20 1点, 20〜40 2点, 40< 3点 100〜150 mg/dL 1点 100 mg/dL> 2点		FDP, Dダイマー, SF:中等度増加 2点, 著明増加 3点 100 mg/dL> 1点
PT	PT比:1.25〜1.67 1点, 1.67< 2点		PT秒:3〜6秒延長 1点 6秒以上延長 2点
DIC	4点以上	7点以上	5点以上

DIC:播種性血管内凝固, ISTH:国際血栓止血学会, FDP:フィブリン分解産物, PT:プロトロンビン時間, SF:可溶性フィブリン
(文献 1, 2 を改変)

臓器症状

厚生省班会議の調査では, DIC に伴う臓器障害は呼吸困難, 黄疸, 意識障害, ショック, 乏尿などの順にみられた. 臓器障害は微小血管内皮細胞の傷害により起こり, その傷害が著しい場合 capillary leak syndrome を呈し, AT や PC とともにアルブミンも血管外へ漏出して低下する. このような臓器障害/血管内皮細胞傷害を呈する症例は非常に予後が悪い.

ショック

ショックは心血管系の虚血性の臓器障害症状であるが, 種々のケミカルメディエーターによっても起こりうる.

微小血管障害性貧血

微小血管障害性貧血(MHA)は頻度は少ないが, 固形癌骨髄転移例では著明な溶血ならびに末梢血中に幼若骨髄芽球や赤芽球を認め, 赤白血病と間違われることさえある.

全身性炎症反応症候群

全身性炎症反応症候群(SIRS)は DIC の重要な基礎病態(敗血症)であり, DIC の症状でもある. SIRS 項目の陽性数が増えるほど, DIC への移行率や臓器障害の合併率ならびに死亡率が増加する.

■ **診断** 最もポピュラーな診断基準である厚生省の DIC 診断基準と ISTH の overt-DIC 診断基準を表 5-4-1 に示す. 両者は血小板数, プロトロンビン時間(PT), FRM, フィブリノーゲン値をスコア化するもので, 基本骨格はよく似ているが, いくつかの相違点がある. 大きな相違点は, 厚生省の DIC 診断基準では基礎疾患, 出血症状, 臓器症状もスコアリングされることである. また, 厚生省の DIC 診断基準では造血器腫瘍群と非造血器腫瘍群のスコアリングが少し異なる. その他, 各検査項目のカットオフ値や配点が微妙に異なる.

overt-DIC 診断基準はすでに確立されているが, 予後改善のためにより早期の治療が求められるようになった. このため, non-overt-DIC 診断基準や急性期 DIC 診断基準などが提唱され, より早期の DIC を診断する試みが行われている.

■ **治療と薬理メカニズム** 2009 年に日本血栓止血学会は, DIC 治療における各種治療法の有用性を検討し, 感染症に伴う DIC 治療のエキスパートコンセンサスとして公表した(表 5-4-2).

第一世代の DIC 治療法:基礎疾患の治療, 新鮮凍結血漿(FFP)や濃厚血小板(PC)などの補助療法ならびに未分画ヘパリン(UFH)による抗凝固療法などがある. その後, 主に FXa を抑制し, 出血の副作用が少ない低分子ヘパリン(LMWH)やダナパロイドナトリウム(DS)が開発された.

第二世代の DIC 治療法:出血の副作用が少ないメシル酸ガベキサート(GM)やメシル酸ナファモスタット(NM)が開発された.

第三世代の DIC 治療法:生理的プロテアーゼインヒビターには, AT, APC ならびに TM がある. これらの多くは抗炎症作用を有し, 感染症 DIC に治療効果が期待されている. しかし, リコンビナント APC は日本での保険適用は承認されていない.

第一世代の抗凝固薬は出血の合併症が多いのが問題であり, 今後は軽症例の血栓症予防に使用される可能性がある. 第二世代の抗凝固薬は出血の副作用は少ないが, 抗凝固作用も弱くない. 第三世代の抗凝固薬は抗凝固作用もある程度強い, さらに抗炎症作用を有し, 臨床試験にて有用性が示されているので, 最も期待される薬剤である. 第三世代の抗凝固薬の適応としては, 抗トロンビン低下例では AT 投与が, 凝生低下例では TM 投与が理想的である.

■ **経過・予後** 産生敗血症のプラセボ群では, 非 DIC 群の死亡率は約 22% であるが, DIC 合併群の死亡率は 40〜45% と倍増することから, DIC の合併は予後を悪化させる. バイアスも考慮しないといけないが, ヘパリン投与例で死亡率は 34.6%, APC や TM では 25〜28% と, 予後を改善させる.

感染症 DIC では, DIC 治療により死亡率が約 10〜15% 改善することが期待される. 一方, 非感染症 DIC の死亡率は 17〜40% と低く, DIC 治療が予後を改善する頻度は少ないが, 生活の質(QOL)を改善する.

特発性血栓症

■ **定義・概念** 頻回に静脈血栓塞栓症(VTE)を発症し, 血栓性素因を有すると考えられる病態. 若年で血栓症を発症し, 血縁者にも血栓症がみられることが多い.

■ **疫学** 整形外科手術後 VTE を除くと, VTE の約 10〜

表 5-4-2 各種治療法の病態別推奨度

DIC の病態		基礎疾患の治療	抗凝固療法 A						抗線溶療法	線溶療法	補充療法	
			UFH	LMWH	DS	GM	NM	AT			FFP	PC
総合的		○	C	B₂	C	B₂	B₂	B₂#	D	D	○*	○*
無症候型	輸血基準不適合	○	C	B₂	C	B₂	B₂	B₂#	D	D		
	輸血基準適合	○	C	B₂	C	B₂	B₂	B₂#	D	D	B₂*	B₂*
出血型	軽度	○	C	B₂	C	B₂	B₂	B₂#	D	D		
	著明	○	D	B₂	D	B₁	B₁	B₂#	C$	D	○*	○*
臓器障害型		○	C	B₂	C	B₂	B₂	B₂#	D	D		
その他の合併症	大血管の血栓合併	○	B₂	B₁	B₂	C	C	B₂#	D	注		
	TTP 合併	○	C	B₂	C	B₂	B₂	B₂#	D	D	D	D
	HIT 合併	○	D	D	D	B₂	B₂	B₂#	D	D		D

○：コンセンサス（科学的根拠の有無にかぎらず，診療上，常識的に行うべき治療）
A：その推奨の効果に対して強い根拠があり，その臨床上の有用性も明らかである
B₁：その推奨の効果に関する根拠が中等度である，または，その効果に関して強い根拠があるが臨床上の有用性がわずかである
B₂：十分な根拠はないが，有害作用が少なく日常臨床で行われている
C：その推奨の効果を支持する（あるいは否定する）根拠が不十分である，または，その効果が有害作用・不都合（毒性や薬剤の相互作用，コスト）を上回らない可能性がある
D：その推奨の有効性を否定する，または，有害作用を示す中等度の根拠がある
#：適応は血中 AT＜70％の症例に限定される
*：輸血基準適合症例に限定される
注：致死的な血栓症に対しては例外的に線溶療法が行われる場合がある．適応，投与時期・方法などは専門医に相談する必要があり，脳梗塞などでは禁忌になる場合もある
$：抗線溶療法は専門医に相談する
DIC：播種性血管内凝固，UFH：未分画ヘパリン，LMWH：低分子ヘパリン，DS：ダナパロイドナトリウム，GM：メシル酸ガベキサート，NM：メシル酸ナファモスタット，AT：アンチトロンビン，FFP：新鮮凍結血漿，PC：濃厚血小板，TTP：血栓性血小板減少性紫斑病，HIT：ヘパリン起因性血小板減少症．出血型：線溶亢進型，臓器障害型：線溶抑制型
DIC を病態別に分類すると，大きく無症候型，出血型，臓器障害型，その他の合併症に分けられる．それぞれの病態により適応薬剤が決まってくる
(文献 3 を改変)

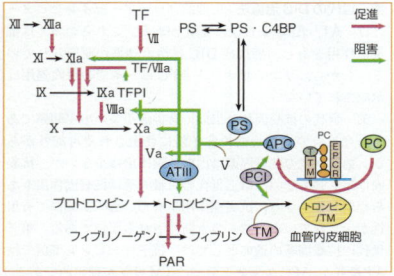

図 5-4-1 アンチトロンビン(AT)，プロテイン C(PC)，プロテイン S(PS)の作用機序
TF：組織因子，APC：活性化プロテイン C，TM：トロンボモジュリン，PCI：プロテイン C インヒビター，PAR：プロテアーゼ活性化受容体，TFPI：tissue factor pathway inhibitor

15％が先天性の血栓性素因であり，その内訳はアンチトロンビン(AT)，プロテイン C(PC)，プロテイン S(PS)の欠乏症がそれぞれ約 5％ずつである．PS 徳島は日本人には比較的多い遺伝子異常であるが，血栓症のリスクはそれほど高くない．

▶病因・病態生理と分子メカニズム（図 5-4-1）

アンチトロンビン(AT)異常症：AT は主にトロンビン，活性型第Ⅹ因子(Xa)などと結合して，その凝固活性を消失させる．ヘパリンの存在下で AT 活性化は約 1,000 倍増強する．AT が 70％以下に低下すると AT 製剤投与の適応となり，50％に低下すると血栓症合併の頻度が著しく増加する．AT 異常症のホモ接合体は流産してしまい，生存しない．

プロテイン C(PC)異常症：PC はトロンビンとトロンボモジュリン(TM)の複合体により活性化され，活性化プロテイン C(APC)となる．APC は Va と Ⅷa を分解して，その凝固促進作用を抑制する．また，APC はプラスミノーゲン活性化因子インヒビター 1(PAI-1)を抑制し，線溶系を亢進させる．PC の低下により VTE を発症する．PC 異常のホモ接合体では，新生児期に電撃性紫斑という DIC 状態を呈することが多い．

プロテイン S(PS)異常症：PS は APC の作用を増強させる働きがあり，PS 異常症でも VTE を発症する．炎症やホルモンなどにより PS 活性は後天的に影響を受けやすい．

▶臨床症状・検査成績

種々の血管の VTE を起こし，脳静脈洞血栓症(CST)，網膜静脈血栓症(RVO)，肺塞栓症(PE)，腸間膜静脈血栓症(MVT)，下大静脈血栓症，深部静脈血栓症(DVT)などを起こす．

CST や RVO では血栓だけでなく出血も認められることが多く，意識障害，麻痺などの脳神経症状や視力低下を呈する．重篤な PE では，意識障害や循環器/呼吸器症状を呈する．MVT では腸管の壊死を起こし，種々の腹部症状を呈する．下大静脈血栓症や DVT では下肢の腫脹や疼痛をきたす．血栓症マーカーとして，D ダイマー，可溶性フィブリン(SF)，フィブリノーゲン分解産物(FDP)の増加がみられる．原因因子として，AT，PC あるいは PS 活性の低下がみられる．

▶診断

AT 活性，PC 活性ならびに抗原，PS 活性ならびに抗原の測定により，70％以下で，先天性血栓性素因を疑う．確定診断は遺伝子診断で変異部位を同定する必要があ

表 5-4-3 血栓性疾患の鑑別診断

	DIC	TTP	APS	特発性血栓症	HIT
血栓形成部位	微小血管	微小血管	主に大きな血管	主に静脈	主に大きな血管
基礎疾患	敗血症,白血病,固形癌,産婦人科疾患など	O157感染,膠原病,移植,臓器障害など	膠原病,原発性	原発性(遺伝性)	ヘパリン投与例
発症機構	TFによる外因系凝固の活性化と線溶亢進	ADAMTS13異常かベロ毒素など	抗リン脂質抗体による止血系活性化	AT, PC, PSの異常による凝固系活性化	HIT抗体-PF4複合体による止血系活性化
症状	出血,臓器障害など	精神神経症状,出血,貧血,腎障害,高熱など	脳・心臓の虚血, VTEなど	VTE症状など	脳・心臓の虚血, VTE,シャント閉塞など
血小板減少	必発	必発	時々	まれ	必発
溶血	時々	必発	まれ	まれ	まれ
Dダイマー	著増	軽度増加	増加	増加	増加
APTT	まれに延長	正常	多くの場合延長	正常	ヘパリンによる延長
確定診断	DIC診断基準	臨床症状,ベロ毒素, ADAMTS13活性低下	臨床症状と抗リン脂質抗体	遺伝子診断 家族検索	ヘパリン投与の既往,抗PF4抗体,血小板凝集

DIC:播種性血管内凝固, TTP:血栓性血小板減少性紫斑病, APS:抗リン脂質抗体症候群, HIT:ヘパリン起因性血小板減少症, APTT:活性化部分トロンボプラスチン時間, TF:組織因子, VTE:静脈血栓塞栓症, AT:アンチトロンビン, PC:プロテインC, PS:プロテインS

る.また,血縁者に同様の活性低下を見つけることも重要である.PS徳島の診断は,PS活性や抗原量が十分低下しない症例もあり,遺伝子診断が必要である.確定診断は,三重大学の血栓止血異常症診療センター(http://www.medic.mie-u.ac.jp/th-center/accu.html)などに依頼するのも一つの方法である.

■ 治療と薬理メカニズム

急性期:基本的にはまずヘパリンが投与されるが,AT異常症には濃縮ATⅢ製剤を,PC異常症にはAPC製剤あるいは新鮮凍結血漿(FFP)を,PS異常症にはFFPを適宜投与する.ただし,AT異常症ではヘパリンならびにヘパリン類の作用は減弱する.

慢性期:ワルファリンあるいは新しい経口抗Xa製剤にて血栓症の二次予防を行う.

■ **経過・予後** 先天性血栓性素因を有しVTEの既往のある患者は,ワルファリンあるいは新しい経口抗Xa製剤などをほぼ一生服用する必要がある.特発性血栓症の長期予後のエビデンスは少ないが,経過中のアクシデントにて血栓症の再発をきたす症例も多い.

血栓性疾患の鑑別

血液疾患に起因する血栓性疾患には,①播種性血管内凝固(DIC),②血栓性血小板減少性紫斑病(TTP)関連疾患,③抗リン脂質抗体症候群(APS),④特発性血栓症,⑤ヘパリン起因性血小板減少症(HIT)などがある.表5-4-3にこれらの鑑別を示す.

血栓形成部位は,DICやTTPが主に微小血管で,APSやHITは主に大きな血管,特発性血栓症は主に静脈である.

基礎疾患では,TTPがO157感染,膠原病,移植,臓器障害など,APSが膠原病,原発性疾患などで,HITはヘパリン投与例にみられる.

発症機構では,TTPはADAMTS13異常かベロ毒素によるものが約2/3で,原因不明のTTPも1/3ぐらい存在する.APSは抗リン脂質抗体により,いくつかの止血系機序が活性化される.HITはヘパリン投与により血小板のPF4に対する抗体が産生され,血小板を含め止血系が活性化される.

臨床症状は,TTPでは動揺性の精神神経症状,血小板減少による出血,破砕赤血球を伴う溶血性貧血,腎障害,高熱などの五徴を示し,APSやHITは種々の血栓症状を呈し,HITはシャント閉塞などの原因にもなる.血小板減少は,DIC, TTPやHITなどで必発であり,APSでもしばしば認められる.溶血性貧血はTTPで必発であり,破砕赤血球を伴うとTTPの可能性が高くなる.DダイマーはDICで著明増加し,APSや特発性血栓症の静脈血栓塞栓症(VTE)発症時は高値であり,TTPでも正常値以上に増加する.APSでは抗リン脂質抗体により高頻度に活性化部分トロンボプラスチン時間(APTT)が延長する.これらの血栓症の鑑別ならびに確定診断のためには,ADAMTS13活性,抗HIT抗体,遺伝子診断などが簡単に行える必要がある.

【和田 英夫・片山 直之】

■ 参考文献

1) Taylor Jr FB et al : Towards definition, clinical and laboratory criteria, and a scoring system for disseminated intravascular coagulation – On behalf of the Scientific Subcommittee on disseminated intravascular coagulation (DIC) of the International Society on Thrombosis and Haemostasis (ISTH). Thromb Haemost 86:1327-1330, 2001
2) Wada H : Disseminated intravascular coagulation. Clin Chim Acta 344:13-21, 2004
3) Wada H et al : Japanese Society of Thrombosis Hemostasis/DIC subcommittee: Expert consensus for the treatment of disseminated intravascular coagulation in Japan. Thromb Res 125:6-11, 2010
4) Takemitsu T et al : Prospective evaluation of three different diagnostic criteria for disseminated intravascular coagulation. Thromb Haemost 105:40-44, 2011
5) 和田英夫:三重大学での血栓止血異常症診療センターにおける診療.日本血栓止血学会誌 21:640-641, 2010

21章 腎・尿路疾患

1. 腎疾患の特徴 ……………………………………… 1452
2. 腎臓の働きと腎疾患の主要徴候 ………………… 1453
3. 腎と高血圧 ………………………………………… 1455
4. 蛋白尿 ……………………………………………… 1458
5. 腎疾患と水・電解質異常 ………………………… 1459
6. 腎疾患の検査法 …………………………………… 1460
7. 腎疾患の治療 ……………………………………… 1462
8. 原発性糸球体疾患 ………………………………… 1473
9. ネフローゼ症候群 ………………………………… 1482
10. 先天性ネフローゼ症候群 ………………………… 1489
11. 全身性疾患と腎障害 ……………………………… 1490
12. 間質性腎炎 ………………………………………… 1516
13. 腎と血管障害 ……………………………………… 1519
14. 腎と妊娠 …………………………………………… 1525
15. 尿細管疾患 ………………………………………… 1526
16. 腎不全 ……………………………………………… 1539
17. 嚢胞性腎疾患 ……………………………………… 1547
18. 閉塞性腎・尿路疾患 ……………………………… 1549
19. 尿路感染症 ………………………………………… 1550
20. 尿路結石 …………………………………………… 1552
21. 腎・尿路腫瘍 ……………………………………… 1553
22. 先天性腎・尿路奇形 ……………………………… 1555

1 腎疾患の特徴

はじめに

腎臓は老廃物の排泄や水・電解質の調節に加え，ビタミンD・エリスロポエチンなどのホルモン産生という多彩な役割を担っている．そのため腎臓機能の廃絶によって引き起こされる尿毒症が高血圧，電解質・体液量調節の破綻，中枢・末梢神経系の異常のほかに，貧血，凝固異常，消化器症状，骨代謝異常など多岐にわたる全身症状を呈することが大きな特徴である．したがって慢性腎不全の末期においては常に全身のさまざまな症状や徴候の出現に気を配り，透析開始の時期を正しく判断する必要がある．ただし現在世界中でその増加が大きな問題となっている慢性腎臓病（CKD）の初期においてはほとんど無症状であることも多く，そのため腎臓も肝臓と同様に「沈黙の臓器」と呼ばれている．学校健診や職場健診にて尿異常や高血圧などの存在を早期に発見して適切に対応することが望ましい．

一方，腎疾患はしばしば他の臓器由来の疾患に合併することも多い．たとえば糖尿病，全身性エリテマトーデス（SLE），多発性骨髄腫などの全身疾患が腎障害を契機として診断されることも珍しくない．特に2型糖尿病による末期糖尿病性腎症で糖尿病自体のコントロールはすでに良好となっている症例では，過去の糖尿病の存在が腎障害と網膜症，神経症などによりようやく明らかになる場合も散見される．また重症感染症では感染症自体による腎機能低下のほかに抗生物質による腎障害の可能性も考慮する必要がある．また抗がん剤，免疫抑制剤，造影剤などもしばしば腎障害を引き起こすので，十分な注意が必要である．

慢性腎不全

慢性腎不全は基本的には機能ネフロン数の低下によって生じる慢性進行性の病態である．実際，慢性腎不全においては原疾患にかかわらずある一定以上の腎機能低下が生じると，それ以降の進行性腎機能低下は避けられないことが多い．これにはいくつかの因子の関与が想定されているが，おそらく成人の糸球体上皮細胞（ポドサイト）が増殖能を持っていないため，糸球体バリアー機能の修復能力に限界があることが根源にあると考えられている．糸球体上皮細胞の障害・脱落がネフロンの硬化を促し，最終的に機能ネフロン数の低下につながる．さらに，機能ネフロン数の低下が今度は残存ネフロンの負荷を増加させ，さらなるネフロン硬化を促すことにより悪循環が形成されてしまう．このいわゆる hyperfiltration セオリーは，多数の基礎研究により裏づけられており，現在でも慢性腎不全における腎機能保護については，残存ネフロンの負荷軽減をめざしたレニン・アンジオテンシン・アルドステロン系阻害薬が治療の基本となっている．しかし年々増加する維持透析症例数を鑑みるとこうした治療だけでは腎不全の進行予防は不完全であり，より有効な腎不全の進行防止対策が必要であると考えられている．

最近の2型糖尿病の爆発的な増加により，CKDから末期腎不全，慢性透析へといたる症例も増え続けている．腎臓はその機能が完全に廃絶した後に，臓器移植なしでも透析療法によって生命が維持できる数少ない主要臓器である．しかし慢性維持透析症例は心血管系リスクや感染症，悪性腫瘍発生率がきわめて高く，透析療法の飛躍的な進歩にもかかわらず，透析症例の総死亡率は非常に高いままである．さらに透析症例における生活の質（QOL）の低下や治療に対する満足度の低さなども繰り返し指摘されており，現在の透析療法が種々の問題を抱えているのも事実である．

CKDと心血管リスク

近年，末期腎不全にはいたらない中程度の腎障害を伴うCKD症例においても心血管系リスクが有意に増大していることが広く認識されるようになってきた．実際に透析療法にいたる症例数は氷山の一角であり，それをはるかに凌駕する数のCKD症例が存在するともいわれている．こうした中程度のCKD症例においては，末期腎不全にいたる率よりもむしろ心筋梗塞や脳卒中など心血管系イベントにより命を落とす率のほうが高いともいわれている．したがってCKDの進行を食い止めるだけでなく，CKDに合併する心血管系イベントの予防を含む総合的なCKD対策の確立が急務となっている．

腎炎・ネフローゼ

腎炎・ネフローゼの分野では，最近特発性膜性腎症の抗原がようやく同定され，抗体価を指標とした新規治療法の開発に大きな期待が寄せられている．またIgA腎症の発症原因の一つとしてIgA糖鎖異常の意義が大きな注目を集めている．微小変化型ネフローゼ症例の尿中に集合管ENaC（上皮型Na^+チャネル）活性化因子が存在することが報告され，ネフローゼにおける浮腫形成メカニズムの解明も進んでいる．しかし多くの特発性腎炎・ネフローゼの原因はいまだ解明されておらず，治療法についても従来のステロイドおよび免疫抑制剤を中心としたものが継続されている．

遺伝性尿細管疾患

一方，近年の分子生物学の進歩により主要な遺伝性尿細管疾患の原因遺伝子はほぼすべて解明された．具体的な例としてはBartter（バーター）症候群（NKCC2, ROMKなど），Liddle（リドル）症候群（ENaC），尿細管性アシドーシス（AE1, H-ATPaes, NBCe1）などがあげられた．一部WNK系キナーゼ群によるNCCの調節など予想外の遺伝子も同定されてはいるが，大部分は過去の微小灌流法，マイクロパンクチャー法，パッチクランプ法などの腎生理学的手法により，それぞれのセグメントごとに同定されていた主要なイオン輸送体の性質や生理的役割を裏づけるものであった．こうした知見は電解質，酸塩基平衡異常や高血圧発症機序の理解を大きく進めている．また腎不全にいたる遺伝子疾患のなかで最も頻度の高い常染色体優性の多発性嚢胞腎の責任遺伝子（PKD1, PKD2）も同定され，基礎的研究に基づいた嚢胞増大を防止する治療の試みもすでにはじまっている．

【関 常司・藤田 敏郎】

2 腎臓の働きと腎疾患の主要徴候

腎臓の働き

腎臓は体内環境の恒常性の維持に中心的な役割を果たしている。全身の細胞が生きていくうえで体内環境として求められるものには，①周辺の細胞外液に栄養分や酸素が常に供給されること，②細胞が産生する老廃物や二酸化炭素が細胞周辺から運び去られること，③細胞周辺を満たす細胞外液の温度，浸透圧，電解質濃度，酸性度などが一定に保たれること，などがある。

細胞周辺に栄養分や酸素が供給されること，細胞周辺から老廃物や二酸化炭素が運び出されることは，細胞外液が体内を循環するシステムによって行われているが，腎臓は尿量や尿中ナトリウム(Na)排泄量を調節して細胞外液量を一定に保つほか，レニン・アンジオテンシン・アルドステロン(RAA)系の調節などを介して血圧を一定に維持することで，細胞外液の循環システムを維持する役割を担っている。また，腎臓は尿中へのNa，カリウム(K)，塩素(Cl)，カルシウム(Ca)，リン(P)，マグネシウム(Mg)，水素(H)イオンなどの排泄量を調節することで，これらの細胞外液濃度，浸透圧，酸性度の恒常性を維持する。

こうした役割に加え，腎臓は体内で産生された老廃物を尿として最終的に体外に排泄するほか，エリスロポエチンの産生や，ビタミン D_3 の活性化，インスリンその他のホルモンの代謝など，ホルモンの分泌，代謝にも密接にかかわっている（表2-1）。

腎疾患の主要徴候

腎疾患の徴候は，尿量や尿の性状の異常と腎機能の異常として現れる（表2-2）。自覚症状を伴う場合と，健康診断その他の機会に身体所見や検査の異常によって発見される場合とがあるが，自覚症状は腎疾患が進行してから出現することが多いことから，健康診断その他によって検査所見などの異常を早期に発見し，早期治療することが臨床的には重要である。

尿量・排尿の異常

乏尿，無尿

腎臓の機能が正常に働いている条件では，尿量は水分の摂取量と喪失量（不感蒸泄，発汗，下痢，嘔吐など）によって決まる。これは尿量を変化させることで体内水分量を一定に保とうとする調節機構が働くためである。通常の条件下では400〜2,500 mLの範囲内で1日尿量は変動する。

1日尿量が400 mL以下のとき，これを乏尿(oliguria)として扱う。乏尿になるのは，腎臓に障害がある場合のほか，体内水分量が著しく減少した場合がある。体内水分量の減少が著しい場合，生体は尿量を減少させ体内水分量を維持しようとする。これは体内水分を維持する生体の防御反応であるが，1日尿量が400 mL以下まで減少すると，老廃物の排泄が十分には行えず高窒素血症を生じることから病的な状態となる。

乏尿には，①脱水や心拍出量の減少が原因となるもの，②糸球体性疾患，虚血や腎毒性物質による尿細管細胞障害など腎実質の障害が原因となるもの，③両側尿管もしくは下部尿路の閉塞が原因となるもの，などがあり，それぞれ腎前性，腎性，腎後性の乏尿に分類される。

乏尿のなかでも1日尿量が50〜100 mL以下の状態は無尿(anuria)として扱われる。無尿になるのは，強い血圧低下，腎皮質壊死，急性糸球体腎炎，腎後性腎不全などかぎられた原因の場合である。

多尿，夜間尿

1日尿量が2,500〜3,000 mLを超えるとき多尿(polyuria)として扱う。飲水量が増加すれば尿量はそれに応じて増加しうるが，通常の日常生活では尿量が2,500 mLを超えるほど飲水することは少ない。多尿になるほどに飲水量が増加するのは，心因性多飲症など精神疾患による渇感の亢進によることが多い。多尿は尿濃縮力の低下によっても生じるが，その原因としては抗利尿ホルモン(ADH)の分泌が低下する場合（尿崩症）と，ADHに対する腎の反応

表2-1 腎臓の働き

1. 体内循環の維持・調節
   1) 細胞外液量の維持・調節
   2) 血圧の維持・調節
2. 細胞外液の恒常性の維持
   1) 浸透圧
   2) 電解質濃度
   3) 酸塩基平衡
3. 老廃物の尿中への排泄
4. ホルモンの産生，代謝，不活化
   1) エリスロポエチンの産生
   2) ビタミン D_3 の活性化
   3) インスリンなどの不活化

表2-2 腎疾患の主要徴候

尿量・排尿の異常
1) 乏尿，無尿
2) 多尿，夜間尿
3) 頻尿

尿の性状の異常
1) 着色尿
   肉眼的血尿，ヘモグロビン尿，ミオグロビン尿，ビリルビン尿，ポルフィリン尿，薬剤による着色
2) 混濁尿
   膿尿，乳び尿
3) 蛋白尿

腎機能の障害による症状
1) 浮腫
2) 高血圧
3) 貧血
4) 水・電解質・酸塩基平衡異常
   - 腎不全
     水・Na貯留（浮腫，高血圧），高カリウム血症，低カルシウム血症，高リン血症，高マグネシウム血症，高Cl性代謝性アシドーシス
   - 尿細管機能異常(Fanconi症候群など)
     低カリウム血症，低リン血症，高Cl性代謝性アシドーシス
5) 尿毒症状
   神経症状（全身倦怠感，意識低下，restless legs syndrome，羽ばたき振戦），消化器症状（嘔気・嘔吐），出血傾向，肺うっ血，心外膜炎

性が低下する腎性尿崩症の場合がある。その他、糖尿病で尿糖が多量になる場合(浸透圧利尿)と、急性腎不全の回復期にも多尿となる。慢性腎不全では糸球体濾過量(GFR)が低下しているにもかかわらず、尿細管障害による尿細管での再吸収の低下により多尿傾向になることが多い。

夜間は水分を摂取しないため、健常者では、夜間の尿量、回数ともに減少するが、慢性腎不全や心不全では夜間の尿量、尿回数が多くなる(nocturia)。慢性腎不全では尿濃縮力が障害されること、心不全では安静により心拍出量が増加することが原因となる。

尿回数が増加する状態を頻尿(pollakiuria, pollakisuria)という。尿回数の増加の原因としては多尿のほか、膀胱炎、膀胱容量の減少などがある。

尿の性状の異常

尿の性状の異常としては、尿の着色、混濁など肉眼的に観察しうる異常と、蛋白尿、尿中の赤血球や円柱の増加、など尿検査の異常の場合とがある。頻度的には尿検査の異常によって腎・尿路系疾患が発見されることが多い(尿検査の異常の種類、評価については21章4「蛋白尿」、21章6「検査法」参照)。

着色尿、肉眼的血尿

正常の尿の色は、尿の濃縮の程度により、水のような無色透明から淡黄色まで変化する。そうした尿濃縮の変化とは明らかに異なる色に着色した尿が出現することがある。頻度が高く、臨床的に問題となるのは肉眼的血尿で、赤〜赤褐色、時に黒褐色の色を呈する。血尿と同様の外観を呈するものにミオグロビン尿とヘモグロビン尿がある。

ミオグロビン尿は薬剤や外傷などによって起きる横紋筋融解症で生じる。また、ヘモグロビン尿は不適合輸血、発作性夜間ヘモグロビン尿症、寒冷凝集素症などの血管内溶血によって生じる。ミオグロビン尿もヘモグロビン尿も、尿潜血反応陽性となるので、血尿を疑わせる着色尿の場合には、尿沈渣に多数の赤血球を認めるか否かを確認して鑑別する必要がある。また、血清CK(クレアチンキナーゼ)の値や、血中や尿中のミオグロビン、溶血を示唆する貧血の進行などの有無も鑑別の参考となる。

糸球体から、尿細管、腎盂、尿管、膀胱、下部尿路のどこの出血でも肉眼的血尿を呈する可能性があるが、頻度が多いのは表2-3に示すような疾患である。高齢者では悪性腫瘍の頻度が、若年者では糸球体疾患や腎静脈圧迫(ナッツクラッカー〈nutcracker〉現象)、女性では尿路感染症の頻度が多くなる。

出血の原因により、予後、治療法が異なるので、その原因を鑑別することが重要である。尿蛋白、赤血球円柱を伴う場合には糸球体疾患を疑う。また、乏尿、浮腫、高血圧、血清Cr(クレアチニン)値や血液尿素窒素(BUN)の上昇、などを伴う場合も糸球体疾患であることが多い。

糸球体疾患以外の血尿を疑う場合には、尿沈渣(白血球、異常細胞の有無)、尿細管性蛋白尿(β_2ミクログロブリン、α_1ミクログロブリン)、尿細胞診、超音波検査(腎・膀胱部の悪性腫瘍、結石、ナッツクラッカー現象などの有無)、CT、MRI、経静脈的腎盂造影、膀胱鏡、などの検査異常の有無を調べ、尿路感染症、尿路結石症、間質性腎炎、尿路悪性腫瘍などを鑑別する。

表2-3 肉眼的血尿の原因

糸球体疾患
急性糸球体腎炎、IgA腎症、半月体形成性糸球体腎炎

非糸球体疾患
1) 間質性腎炎
2) 尿路感染症
3) 尿路結石症
4) 尿路系悪性腫瘍(腎細胞癌、腎盂尿管癌、膀胱腫瘍、前立腺癌)
5) 腎静脈圧迫(ナッツクラッカー現象)
6) 血液凝固異常
7) 尿路外傷

その他の着色尿の原因としてビリルビン尿、ポルフィリン尿、大黄やセンナなどの薬剤、がある。

混濁尿(膿尿、乳び尿、結晶の析出・沈殿)

尿を放置するとリン酸塩、尿酸塩、炭酸塩などの塩類が析出し、尿が混濁することがあるが、病的意義はない。こうした混濁の影響を除く意味で、採尿直後に観察することが必要である。採尿直後の尿が混濁している場合には、血尿、膿尿、乳び尿などを考える。

膿尿は尿路感染症で出現し、尿中に白血球と細菌尿を認める。膿尿を認めた場合には、中間尿の定量培養にて、菌数、菌の同定、菌の薬剤に対する感受性を調べる。10^5コロニー/mL以上の菌数を認めた場合、有意な細菌尿と考える。膿尿であるにもかかわらず10^5コロニー/mL以上の菌数を認めない場合(無菌性膿尿)には、結核菌など特殊な菌での感染症を疑う。

乳び尿はリンパ液が尿中に混入することで白色牛乳様の混濁尿となる。フィブリンが凝固し膠様凝塊を生じ、排尿時に違和感や疼痛を伴うことがある。原因としては悪性腫瘍やフィラリア、外傷などによるリンパ流の障害が原因となる。

腎機能の障害による症状

浮腫

浮腫の発生機序は、細胞外液の増加による毛細血管内静水圧の上昇と低アルブミン血症による膠質浸透圧の低下とに分類される。毛細血管内静水圧の上昇による浮腫の原因としては、心不全や腎不全がある。膠質浸透圧の低下による浮腫の原因としては、ネフローゼ症候群、肝硬変、蛋白漏出性胃腸症などがある。

急性糸球体腎炎では、糸球体での濾過の減少が生じるが、尿細管での食塩水の再吸収は維持されているため、食塩水の排泄障害が強く生じ、浮腫が出現する。慢性の糸球体疾患による慢性腎不全では、GFRの減少が緩徐に進むことに加え、尿細管障害による尿細管での再吸収低下も並行して生じるため、GFRの低下の程度に比し浮腫は出現しにくい。一般的には、GFRが正常の30%程度以下になる頃から浮腫の出現が多くなる。

ネフローゼ症候群で浮腫が出現する機序に関しては尿中への蛋白喪失による低蛋白血症が主な原因となるが、ネフローゼ症候群をきたした糸球体病変によるGFRの減少も浮腫の原因に関与する(21章9「ネフローゼ症候群」参照)。

高血圧

腎疾患で生じる高血圧には、腎動脈の狭窄が原因となる腎血管性高血圧とGFRの減少による細胞外液量増加が原

因となる腎実質性高血圧とがある(21章3「腎と高血圧」参照)。

GFRの減少は高血圧の頻度を増加させるが、その傾向はGFRが30%程度以下で強くなり、末期腎不全では90%以上に高血圧が認められる。

貧血

骨髄での造血を促すエリスロポエチンが尿細管周囲の間質に存在する細胞によって産生される。腎疾患ではエリスロポエチン産生障害による貧血を生じる。慢性腎不全ではGFRが30%程度に低下する頃からその頻度が多くなる。慢性腎不全の貧血には、赤血球寿命の短縮、エリスロポエチンに対する反応性の低下も関与する。

水・電解質・酸塩基平衡異常

腎機能低下に伴うNa排泄の障害により細胞外液が増加して浮腫・高血圧が生じる。Naと水の排泄障害は並行して進行するが、末期腎不全では低ナトリウム血症に傾く。

GFRの減少が進むと、尿中K排泄量が減少し高カリウム血症が出現する。血清K値の上昇はアルドステロン分泌を刺激し、このアルドステロンが尿中や糞便中へのK排泄の増加を促すため、血清K値の上昇は抑制されている。アルドステロンの分泌や作用を抑制する薬剤が投与されると、腎機能の軽度の低下でも高カリウム血症に傾きやすい。

GFRの減少による尿中P排泄の低下により高リン血症に傾く。高リン血症とビタミンD_3の腎での活性化障害により低カルシウム血症が生じる。

代謝により体内で産生されるH^+の排泄は、滴定酸とアンモニウムイオンとして排泄される。これらには、尿の酸性化と尿細管細胞によるアンモニア産生の2つが重要であるが、腎不全ではこれらが障害され、H^+の排泄障害に伴う高Cl性代謝性アシドーシスを生じる。GFRの減少が強くなると尿酸やその他の酸の蓄積も生じ、アニオンギャップが開大するアシドーシスの要素も加わる。

これらの高カリウム血症、高リン血症、低カルシウム血症、高Cl性代謝性アシドーシスはGFRが正常の30%程度に低下する頃から、その頻度が多くなる。一方、尿細管機能の障害が主体であるFanconi(ファンコーニ)症候群などの場合には、低カリウム血症、低リン血症と高Cl性代謝性アシドーシスとが出現する。

尿毒症症状

窒素代謝産物をはじめとする老廃物の蓄積が高度になると、全身の細胞機能が障害され、神経症状(全身倦怠感、意識低下、restless legs syndrome、羽ばたき振戦)、消化器症状(嘔気・嘔吐)、出血傾向、心不全、心外膜炎、その他の尿毒症症状が出現してくる。尿毒症症状はGFRが正常の10%以下に低下する頃から現れる。

【菱田 明】

3 腎と高血圧

はじめに

腎臓は血圧調節、特に長期にわたる血圧調節に主要な役割を果たしている臓器である。腎臓に備わった多くの機能のうち、主に体液量・血液量の調節メカニズムが血圧調節

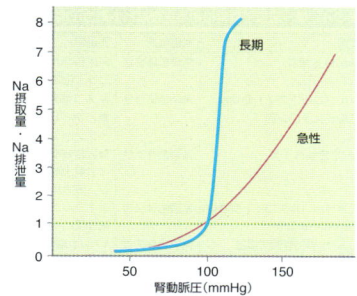

図3-1 腎における圧Na利尿曲線

と密接に関連している。腎疾患ではその初期から高血圧を伴うことが多い。そして原因の如何を問わず、腎疾患の進行とともに腎機能が低下すると高血圧の頻度が高くなる。一方、高血圧が存在すると、腎障害も早く悪化していく。すなわち腎疾患は高血圧の原因であるとともに、高血圧それ自体が腎障害を進行させる主な要因となるという悪循環が形成される。末期腎不全を予防するためには、この悪循環を断ち切るように治療を行う必要がある。

高血圧の成因における腎臓の役割

本態性高血圧症

高血圧患者の90%以上を占める本態性高血圧症の病因に腎臓におけるナトリウム(Na)・体液量調節のなんらかの異常が寄与している。腎臓が血圧調節に重要な役割を果たすことは、①本態性高血圧症で末期腎不全に陥った患者に正常血圧者からの腎移植を行うと血圧が正常化する、②腎移植後の血圧調節に要する降圧薬の必要量は腎臓ドナーの高血圧家族歴の有無によって影響される、③本態性高血圧症患者事故死例の成績で腎臓ネフロン数が少ない、④腎臓ネフロン数が少ないと想定される低出生体重児で将来の高血圧が発症しやすいこと、などから支持される。

腎臓が司る多くの機能のうち、血圧調節と密接に関連するのはNa排泄能である。Na排泄能は糸球体濾過量(GFR)と尿細管再吸収量で規定され、種々の神経体液性因子の調節を受ける。正常腎では血圧が上昇すると腎臓からのNa、水排泄が増加し、体液量を減少させ、血圧を正常に戻すというNa利尿システムが存在し、腎Na排泄能は腎灌流圧に強く依存している(図3-1)。Guytonはこのシステムに注目し、短・中期的な血圧調節を司る神経系や内分泌系に比べ、腎によるNa排泄と体液量の調節が長期的な血圧値の決定に最も重要であると指摘している。この考えでは高血圧が持続するためには、このNa利尿曲線が右方に偏位していることが必要条件となる。

本態性高血圧症の成因に関連する遺伝子検索が精力的に行われているが、現在までアンジオテンシノーゲン遺伝子多型性などレニン・アンジオテンシン・アルドステロン(RAA)系の遺伝子や、尿細管Na再吸収調節にかかわる細胞骨格蛋白アデュシン遺伝子などの異常とのかかわりが指

表3-1 単一遺伝子異常による主要なヒト高血圧疾患

疾患	遺伝様式	表現型	原因遺伝子(染色体)
Liddle症候群	常染色体優性	腎尿細管Na^+チャネル活性亢進, 低カリウム血症, 低レニン, 低アルドステロン	$β/γENaC$ ($SCNN1B$, $SCNN1G$) 遺伝子(16p12-p13)
グルココルチコイド奏効性アルドステロン症	常染色体優性	キメラ酵素(11β-水酸化酵素/アルドステロン合成酵素), ACTH依存性アルドステロン増加, 18-水酸化コルチゾール増加	$CYP11B1/CYP11B2$のキメラ遺伝子(8q22)
AME症候群1型	常染色体劣性	腎尿細管細胞内コルチゾール増加, 11β-水酸化ステロイド脱水素酵素2型活性低下, 低カリウム血症, 低レニン, 低アルドステロン	$HSD11B2$遺伝子(16q22)
ミネラルコルチコイド受容体 gain of function	常染色体優性	ミネラルコルチコイド受容体活性亢進, 妊娠早期の重症高血圧	MCR($NR3C2$)遺伝子(4q31.1)
17α-水酸化酵素欠損症	常染色体劣性	17α-水酸化酵素活性低下, 血中デオキシコルチコステロン増加, 男性仮性半陰陽, 無月経, 二次性徴欠如	$CYP17A$遺伝子(10q24.3)
11β-水酸化酵素欠損症	常染色体劣性	11β-水酸化酵素活性低下, 血中デオキシコルチコステロン増加, 男性化	$CYP11B$遺伝子(8q21-22)
Gordon症候群 偽性低アルドステロン症II型	常染色体優性	高カリウム血症, 代謝性アシドーシス, 糸球体濾過量正常	$PRKWNK1$遺伝子(12p13.3) $PRKWNK4$遺伝子(17q21)

AME: apparent mineralocorticoid excess, ACTH: 副腎皮質刺激ホルモン

摘されている.

単一遺伝子異常による高血圧

単一遺伝子の異常によって発症し, メンデルの法則に従う, まれな高血圧の存在が明らかになっている(表3-1). 代表的な疾患としてNa^+チャネルのβあるいはγ鎖遺伝子異常によるLiddle(リドル)症候群がある. この症例による末期腎不全患者での高血圧, 低カリウム血症も健常者からの移植で改善することが知られており, その主因が腎臓に存在することが想定されていた.

Liddle症候群を含む表3-1にあげたすべての高血圧では, 腎尿細管でのNa再吸収が増加し, その結果として血圧が上昇すると考えられる. 一方, Na再吸収にかかわる輸送体の機能低下をもたらす遺伝子異常が一般住民の血圧値のバリエーションを説明できる可能性も指摘されている.

腎実質性高血圧

二次性高血圧のうち最も高頻度である. 腎疾患の病因は多岐にわたるが, 多くの腎疾患でその初期から高血圧を認める. 最近, シスタチンCで評価される腎機能のわずかの低下によって高血圧の発症頻度が高まることが確認され, 「本態性高血圧症」でも早期の腎障害が存在するのではないかという考え方も成り立つ. 一般に尿細管間質疾患よりも糸球体疾患で高血圧を伴いやすい. そして腎機能低下が進行するにつれて高血圧を合併しやすく, 一般にGFRと高血圧の頻度は負の相関を示す. 末期腎不全にいたると病因にかかわらず, 90~95%に高血圧が認められる.

腎障害の進行に伴い, GFRが減少するので, 尿細管でのNa再吸収を減少させるよう, Na排泄を促すシステムが作動すると考えられる. しかし, 厳密な食塩摂取制限が実行されないかぎり, その適応現象にも限界があり, 結局は体内へのNa貯留および体液量の増加が生じ, 血圧が上昇すると考えられる. さらにRAA系, エンドセリン, 交感神経系などの昇圧系の亢進, キニン, プロスタグランジン, 一酸化窒素などの降圧系の減弱などのメカニズムも加わって, 最終的な腎実質性高血圧の病態が形成されている(腎血管性高血圧については21章13「腎と血管障害」参照).

血圧上昇の機序

以上のようにほぼあらゆるタイプの高血圧の成因として腎Na排泄障害が指摘されている. 腎Na排泄能が低下すると, 体内へNaが貯留し体液量が増加するため, その是正のために圧Na利尿システムが働き, 血圧が上昇することによって体液量の恒常性, Naバランスが保たれると説明されるが, その詳細な機序についてはまだ不明な点が多い.

Guytonは自動調節能(autoregulation)という概念を提唱している. Naが貯留すると, 一時的に血漿Na濃度が上昇し, 浸透圧が上昇する. 抗利尿ホルモンが脳下垂体から分泌され, 腎集合管での水再吸収が増加し, 血管内水分量が増え, 浸透圧は正常化するが, 体液量・血漿量は増加する. これに伴い心拍出量が増加し, 組織血流量も増え, 各組織は必要な代謝量に応じて細動脈を収縮させて血流量を調節する. このためNa貯留が是正されないかぎり, 血管抵抗の上昇に基づく高血圧が維持されることになる.

高血圧の標的臓器としての腎臓

腎障害の危険因子としての高血圧

血圧値が高いほど末期腎不全に陥る確率が高いこと, 腎障害の進行が速いことが疫学および臨床成績で証明されている. すなわち本態性高血圧や腎疾患における高血圧が腎障害を促進すると考えられ, 高血圧は腎障害の危険因子である.

わが国を含む先進国では末期腎不全によって維持透析療法にいたる患者の基礎疾患として糖尿病性腎症および腎硬化症の頻度が増加しており, 維持透析患者数の増加を抑える意味からも高血圧の適切な治療が望まれる. さらに高血圧ならびに腎障害それ自体が心血管病の危険因子であり, 実際に末期腎不全よりも心血管病イベント発症率がより高頻度であることから, 降圧治療は腎障害患者の予後の改善にも通じる.

表 3-2 腎硬化症と糸球体腎炎の鑑別

	腎硬化症	糸球体腎炎
病歴	高血圧が蛋白尿・腎障害に先行	蛋白尿・腎障害が高血圧に先行
蛋白尿	軽度，多くても1g/日未満	多量，ネフローゼ症候群を示すこともある
血尿	稀	伴うことが多い
円柱	硝子円柱を除いてまれ	顆粒円柱，細胞性円柱
心肥大	存在することが多い	腎障害進行例を除き早期には認めることは少ない
腎機能低下速度	悪性例を除いて緩徐	症例によって進行が速い
病理	細動脈硬化が主体	糸球体障害が主体

表 3-3 腎障害を伴う高血圧での治療方針

- レニン・アンジオテンシン系阻害薬使用
  ACE阻害薬，ARB，レニン阻害薬，併用療法
- 血圧コントロール
  目標値：<130/80 mmHg
- 蛋白尿コントロール
  目標値：<1〜0.5/日，<1〜0.5 g/gCr
- 血糖コントロール
- 脂質異常症コントロール
- 禁煙

ACE：アンジオテンシン変換酵素，ARB：アンジオテンシンⅡ受容体拮抗薬

高血圧による腎障害のメカニズム

腎障害の進展には腎障害に対する血行動態，形態および代謝面それぞれの適応現象が重要と考えられている。なかでも糸球体高血圧，糸球体過剰濾過あるいは糸球体肥大という概念が注目されている。

糸球体血圧は輸入細動脈と輸出細動脈の血管抵抗により調節されており，正常では40〜50 mmHgである。糸球体血圧が上昇すると，毛細血管係蹄の拡張やメサンギウム細胞の伸展が生じ，細胞外基質の産生が増加し，糸球体硬化が進行する。このプロセスに組織RAA系が関与することが推測されている。

本態性高血圧症では輸入細動脈血管抵抗が増加しているので，全身血圧の上昇がただちには糸球体高血圧をもたらすわけではない。一般に腎障害の頻度も低く，進行も遅い。なお米国黒人での高血圧性腎疾患は血圧管理が良好でも腎障害の進行を抑えることは困難で，*MYH9*，*ApoL1* などの遺伝子との関連が明らかにされている。

一方，糸球体腎炎や糖尿病性腎症では初期より輸入細動脈血管抵抗が低下しているので，全身血圧の上昇が糸球体高血圧を起こす可能性が高く，腎障害の進展も速い。腎障害が進むと高血圧はさらに悪化し，腎機能を代償しようとする残存機能ネフロンで糸球体高血圧が生じ，悪循環が形成される。

腎障害を伴う高血圧患者の病態

主に本態性高血圧症による腎硬化症，腎実質性高血圧（種々の糸球体腎炎，糖尿病性腎症，多発性嚢胞腎など）を鑑別して治療を行う必要がある。さらに症例によっては腎血管性高血圧・虚血性腎症やアテローム（コレステロール微小）塞栓症などの腎血管疾患，臓器障害の進行した二次性内分泌性高血圧，高血圧性心不全などの可能性についても配慮する。頻度の高い腎硬化症と糸球体腎炎の鑑別点を表3-2に示す。

腎障害を伴う高血圧治療の現状

腎障害期患者での降圧治療は一般の本態性高血圧例に比べて難しく，しかも推奨されている血圧目標値130/80未満が低いこともあり，目標値にまで実際に到達できている症例の割合は低く，せいぜい30〜40％であると報告されている。特に拡張期血圧に比べて収縮期血圧のコントロール率が低い。降圧目標に達するためには3〜4種類の降圧薬が必要である。3剤以上の多剤併用療法を行えば，腎障害に伴う高血圧の50％以上の症例で目標が達成されることがAASK研究などで確認されている。

腎障害を伴う高血圧での降圧治療の意義

最近の大規模臨床試験から腎障害患者では末期腎不全にいたる例よりも，脳梗塞，虚血性心疾患，心不全など心血管病を発症する確率が圧倒的に高いこと，腎障害が進むほど心血管病のリスクが高くなることが証明されている。

この事実から腎障害を伴う高血圧患者での降圧治療の目標として，①腎障害が進行して末期腎不全にいたることを予防すること，②心血管病の発症を抑制することの2点があげられる。この目標を達成するためには高血圧のみならず高血糖，脂質異常症および喫煙など伝統的な心血管病危険因子のすべてを改善するよう努める必要がある（表3-3）。

腎障害患者で降圧治療により高血圧が是正されると，到達血圧値に応じて腎障害の進行がゆるやかになることが確認されている。特に達成された収縮期血圧レベルとの関連が重要である。さらに糖尿病性腎症をはじめとして，降圧治療により心血管病イベントが減少することも示されている。

蛋白尿・アルブミン尿の意義

腎疾患・腎障害に高頻度にみられる蛋白尿そのものが腎障害ならびに心血管病の危険因子であることも明らかになっている。特に蛋白尿のうちアルブミン特異的測定法に基づくアルブミン尿では，正常範囲内でもその増加とともに心血管病リスクが高まることが疫学成績で観察されている。現在ではアルブミン尿は内皮傷害を含めた全身の血管病変を反映する指標と考えられている。

腎疾患患者の降圧治療では，血圧のみならず蛋白尿を減少させなければ腎保護作用は期待できない。また蛋白尿が減少すれば心血管病イベントの減少につながることも認められている。

治療方針

腎疾患・腎障害に伴う高血圧では蛋白尿を伴うことが多く，腎障害の進行予防のために降圧とともに蛋白尿減少効果が確実なアンジオテンシン変換酵素（ACE）阻害薬，アンジオテンシンⅡ受容体拮抗薬（ARB）が第一選択薬として推奨される（表3-3）。

これらの降圧薬は輸入細動脈に比べ，輸出細動脈を相対的に強く拡張させて糸球体内圧を低下させ，さらに糸球体基底膜の透過性を改善させて蛋白尿を減少させる。ACE

阻害薬，ARB の使用時には血清 Cr（クレアチニン）や K 値の経時的な観察が必要である．特に血清 Cr が 30% 以上急激に上昇する場合には，両側性腎動脈狭窄や単腎での腎動脈狭窄など，特殊な病態を考慮する必要がある．蛋白尿の多い例では蛋白尿絶対量を指標に，ARB あるいは ACE 阻害薬の認可最大量まで増量することが大事である．なお症例によっては ARB と ACE 阻害薬の併用，アルドステロン拮抗薬の追加も蛋白尿減少を強化するために有効である．

降圧目標値は 130/80 mmHg 未満と低く設定されている．蛋白尿が多い例では 125/75 mmHg 未満も提唱されている．血圧コントロール率を高めるためには，単に ACE 阻害薬，ARB のみを使用することで満足せず，メカニズムの異なる 2 種以上の降圧薬の併用療法を行う必要がある．腎障害患者では早期から体内へ Na が貯留するために体液（細胞外液）量が増加することが血圧上昇の基本にある．浮腫を認めなくとも体重の 5～10% が増加した細胞外液量に相当する．腎障害が進行すればするほど Na および体液量の増加の要素が大きくなるので，食塩制限あるいは利尿薬の使用が必須である．食塩制限と利尿薬の併用は ARB と ACE 阻害薬の蛋白尿減少効果を増強する．軽度の腎障害ではサイアザイド系利尿薬は降圧作用を示すが，中等度以上の腎障害ではループ利尿薬が必要となる．その場合，作用時間が長い製剤が好ましい．

心血管病予防のために全身血圧の管理をきちんとコントロールすることも重要であるので，目標値に到達できない例ではさらに Ca 拮抗薬，β 遮断薬なども追加する．

【後藤 淳郎】

4 蛋白尿

蛋白尿の成因

尿中に出現する蛋白尿には 3 種類の成因がある．

腎前性蛋白尿

糸球体毛細血管壁のサイズバリアーは，分子量約 6 万 9,000 のアルブミンは通過させないが，もっと分子量の小さい低分子蛋白なら自由に通過させる．血液中に病的な低分子蛋白が大量に出現した場合，これが尿中に出現したものである．代表は多発性骨髄腫でみられる Bence Jones（ベンス・ジョーンズ）蛋白（免疫グロブリン軽鎖の二量体，分子量約 4 万 4,000）である．他に横紋筋融解症のときに血中に放出されるミオグロビン（分子量約 1 万 7,000）がある．試験紙法では検出できない，大量に排泄されても低蛋白血症にならない，などの点でアルブミン尿と鑑別できる．

腎後性蛋白尿

尿路からつけ加わった蛋白である．炎症，腫瘍，結石による出血などが原因となる．量的にはわずかである．

腎性蛋白尿

糸球体性蛋白尿

一次性糸球体腎炎，糖尿病性腎症をはじめとする各種二

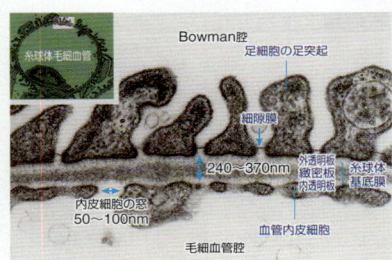

図 4-1 糸球体毛細血管壁の構造[2]

次性糸球体障害など主要な糸球体疾患でみられる蛋白尿で，アルブミンが主体である．高度になると免疫グロブリン G（IgG）のような大分子蛋白も漏出する．1 日蛋白尿排泄が 3.5 g 以上になると，低アルブミン血症，浮腫，高コレステロール血症をきたし，これをネフローゼ症候群と呼ぶ．

糸球体毛細血管壁の血清蛋白に対するバリアーにはサイズバリアーとチャージバリアーがある．血管壁が障害されサイズバリアーが破壊されると，アルブミンが尿中に漏出するようになる（図 4-1）．また糸球体基底膜（GBM）もアルブミンもマイナスにチャージしているため，これがチャージバリアーになっているが，GBM のチャージバリアーが破壊されると，アルブミンが漏出しやすくなることもある．

このバリアーが糸球体毛細血管壁のどの部分に存在するかに関しては長い間の論争がある．すなわち，GBM の緻密層（lamina densa）にあるのか，あるいは上皮細胞足突起間の slit membrane にあるのかという論争であるが，1998 年に新たな展開があった．新生児にみられるフィンランド型ネフローゼ症候群という先天的疾患があるが，この疾患の本体が slit membrane を構成する nephrin という蛋白を code する遺伝子の異常であることがわかったのである．この発見によってアルブミンに対するバリアーは slit membrane に存在する説が有力となった．

尿細管性蛋白尿

腎実質の障害ではあるが，糸球体ではなく尿細管がおかされている際に尿中に出現する蛋白である．2 通りの機序があり，一つは正常の糸球体から漏出するが尿細管における再吸収が十分に行われないため尿中に出現するものであり，β_2 ミクログロブリンと α_1 ミクログロブリンがその代表である．もう一つは，傷害された尿細管細胞の細胞質由来の蛋白で，N-アセチル-β-D-グルコサミニダーゼ（NAG）が代表である．

蛋白尿の意義

尿蛋白は腎疾患の最も確実にして簡便な検査法である．特にアルブミンが重要である．アルブミンは分子量約 6 万 9,000 の血漿蛋白であるが，これより大きい分子量の蛋白は糸球体毛細血管の壁を通過しない．健常者でも 24 時間で 150 mg 以内の蛋白尿は排泄しているとされるが，その大部分は分子量 4 万以下の低分子量蛋白であり，アルブミ

ンはきわめてわずかである。アルブミンをはじめとする糸球体性蛋白尿は，糸球体に組織的傷害があることを意味する。アルブミンは試験紙法により簡便に瞬時に検出できるので，腎疾患特に糸球体疾患の最も基本的な検査法といえる。

糖尿病性腎症の早期には，ごく微量のアルブミン排泄のある時期があるが，この程度のアルブミンは従来の試験紙法では検出できない。ELISA(固相酵素結合免疫測定法)のような鋭敏な方法を用いれば検出できる。これを微量アルブミン尿といい，この時期に厳密な血糖コントロールを行えば，腎症の進展を予防できるとされる。1日量にして30～300 mgが微量アルブミン尿である。それ以上は顕性アルブミン尿という。最近は微量アルブミンを検出する鋭敏な試験紙も開発されている。

腎機能障害があるにもかかわらずアルブミン尿が認められないときは，尿細管間質障害を疑って尿細管性蛋白尿を検査するべきである。$β_2$ミクログロブリンや$α_1$ミクログロブリンとNAGがともに高値のときは活動性の尿細管間質障害が，前者のみ高値のときは慢性の尿細管間質障害が疑われる。

一般的な治療法

蛋白尿は腎傷害の結果として生じるものなので，原因となる疾患を治療するのが先決である。しかし，漏出したアルブミンが尿細管から再吸収される過程で間質を障害するという最近の説もある。アンジオテンシン変換酵素(ACE)阻害薬やアンジオテンシンⅡ受容体拮抗薬(ARB)，抗血小板薬などに蛋白尿減少効果が認められている。

【山田 明】

参考文献
1) Kestilä M et al : Positionally cloned gene for a novel glomerular protein—nephrin—is mutated in congenital nephrotic syndrome. Mol Cell 1 : 575-582, 1998
2) 坂井建雄ほか：カラー図解 人体の正常構造と機能 Ⅴ腎・泌尿器, 日本医事新報社, 1999

5 腎疾患と水・電解質異常

はじめに

腎臓は水・電解質代謝調節の中心的役割を果たしており，腎疾患ではさまざまな水・電解質代謝異常を伴う。特に腎不全では糸球体濾過量(GFR)の低下による直接の影響としては高血圧や浮腫，高カリウム血症，代謝性アシドーシス，高リン血症を呈する。これらを中心として腎疾患に伴う水・電解質異常について解説する。

水とナトリウムのバランスの異常

腎不全の状態ではGFRの低下に伴いしばしば体液貯留をきたし，高血圧や浮腫の原因となる。腎不全に伴う高血圧ではアンジオテンシン変換酵素(ACE)阻害薬やアンジオテンシンⅡ受容体拮抗薬(ARB)，Ca拮抗薬などの標準的な治療に加え，塩分制限や利尿薬(主としてループ利尿薬)が重要な意味を持つ。

腎不全ではしばしば浮腫や胸腹水をきたすが，特に糖尿病性腎症による慢性腎不全では比較的早期から「水あふれ」の状態になりやすい。塩分制限と利尿薬が治療の中心となるが，コントロールがつかない場合には透析療法が必要になる。一方，保存期慢性腎不全では腎の濃縮能の低下もあり，状況によっては簡単に脱水になりうるので注意が必要である。

ネフローゼ症候群では低アルブミン血症による血漿浸透圧の低下のため，Starlingの法則に従い血管内から間質への細胞外液の移動があるが，これに加えなんらかのメカニズムにより腎でのナトリウム貯留があると考えられ，これらがネフローゼ症候群でみられる全身性の浮腫や胸腹水の原因である。この場合も塩分制限と利尿薬(ループ利尿薬に加えアルドステロン拮抗薬も用いられる)で治療する。

尿の濃縮の異常は先天性の腎性尿崩症(バソプレシン受容体や腎尿細管の水チャネルの異常などが報告されている)に加え，間質性腎炎でもみられることがある。

カリウム代謝異常

進行した腎不全の状態ではGFRの低下によりカリウムの排泄が低下し，高カリウム血症をきたす。腎疾患ではしばしばACE阻害薬やARBを用いるが，それらの薬剤も高カリウム血症の原因になりうる。

糖尿病性腎症では腎機能の低下が軽度でも高カリウム血症がみられることがある。その原因としてはインスリンの(細胞内へカリウムを取り込む)作用の不足，ACE阻害薬やARBの作用の影響のほか，低レニン性低アルドステロン症(Ⅳ型尿細管性アシドーシス，糖尿病性腎症ではしばしば傍糸球体装置のレニン分泌細胞が障害を受けることにより低レニンの状態になる)などが考えられる。

これらの慢性の高カリウム血症に対しての治療としては，食事のカリウム制限やカリウム吸着レジンなどが用いられる。腎不全でみられる代謝性アシドーシス(後述)も高カリウム血症を増悪させるので，その治療(重炭酸ナトリウム投与)も有効である。また体液貯留に対して用いるループ利尿薬もカリウムの排泄を助ける。一方アルドステロン拮抗薬は高カリウム血症を増悪させるので，腎不全の状態では一般的に禁忌である。

急性腎不全でみられる急性の高カリウム血症は，慢性のものに比べ症状が重篤になることがあり，緊急の治療が必要な場合がある。高カリウム血症の際に最も重篤な症状は心室細動などの重症の不整脈である。心電図で明らかな異常がみられる場合には，まずグルコン酸カルシウム静注を行う。これにより重篤な不整脈は予防できるが，血清のカリウム値が下がるわけではなく，またその効果は30分程度しか持続しない。グルコース・インスリン療法は細胞内へカリウムを移動させることにより血清のカリウムをすみやかに低下させるが，カリウムを体外に排泄させるわけではない。アシドーシスがある場合には重炭酸を経静脈的に投与することもカリウムを細胞内に移動させる効果がある。最も確実にカリウムを低下させるのは透析療法であるが，施行までに準備の時間が必要である。これらの治療法を併用して対応する。

一方，Ⅰ型，Ⅱ型，Ⅲ型の尿細管性アシドーシス(後述)では低カリウム血症をきたしうる。

酸塩基平衡異常

腎疾患でよくみられる酸塩基平衡異常は代謝性アシドーシスである。保存期の慢性腎不全ではしばしばアニオンギャップの増加を伴わない代謝性アシドーシスがみられる。腎実質の減少によりアンモニア産生の低下などを含め、尿の酸性化能が低下することによる。治療としては経口の重炭酸ナトリウムが用いられるが、これが腎不全の進行を防止する作用（腎保護作用）もあるとされており、積極的に治療すべきである。

腎不全がさらに進行すると不揮発酸の排泄ができなくなり、体内に蓄積することによりアニオンギャップが増加する代謝性アシドーシスを呈する。この状況では保存的な治療では対応できず、透析療法が必要になる。

尿細管性アシドーシスは尿の酸性化能の障害で、Ⅰ型（遠位型）、Ⅱ型（近位型）、Ⅲ型（近位＋遠位型）、Ⅳ型（低レニン性低アルドステロン症〈前述〉）に分類される。これらではアニオンギャップが正常の代謝性アシドーシスを呈する。

カルシウム・リン代謝異常

カルシウムとリンの代謝は密接に関連しているので別個に議論することはできない。

慢性腎不全ではGFRの低下によりまず軽度の高リン血症をきたし、このため線維芽細胞増殖因子23（FGF23）の作用が増加する。FGF23は近年同定されたリン代謝の中心的なホルモンで、腎からのリンの排泄を増加させ、腎でのビタミンDの活性化を抑制させる。このように高リン血症はFGF23の増加を介して活性型ビタミンDの低下をきたす。また慢性腎不全では腎実質の減少もビタミンDの低下に関与している。これらの結果として腎不全ではしばしば低カルシウム血症がみられる。低カルシウム血症は副甲状腺ホルモンの分泌を促し、二次性副甲状腺機能亢進症をきたす。高リン血症と二次性の副甲状腺機能亢進症は腎不全に伴いしばしばみられるカルシウム・リン代謝異常であり、動脈硬化の危険因子にもなるので臨床的に重要である。治療としてはリン摂取の抑制が重要で、食事のリンの制限に加え、各種のリン吸着剤（炭酸カルシウム、塩酸セベラマー、ランタンなど）が用いられる。また近年二次性副甲状腺機能亢進症に対する治療としてカルシウム受容体作動薬（シナカルセト）が用いられるようになり、治療成績は向上した。

高カルシウム血症は急性腎不全を合併することがある。高カルシウム血症のよくみられる原因は原発性副甲状腺機能亢進症、悪性腫瘍による傍腫瘍症候群、活性型ビタミンDの投与による医原性のものの三者であるが、後二者は重症になることがあり、急性腎不全の原因となりうる。治療としては生理食塩水輸液の大量投与（高カルシウム血症による多尿の結果として生じる脱水を補正すると同時に、血漿カルシウムを低下させる作用もある）、カルシトニン、ビスホスホネートを用いる。

【谷口　茂夫】

6 腎疾患の検査法

はじめに

腎臓は、特殊な構造を有する血管系、部位ごとに生理作用の異なる多彩な尿細管、間質などから成り立っており、それらが複雑に三次元的に構成されることによってきわめて複雑な機能を果たしている。腎疾患の病態を考える場合には、構造的にどこに障害が存在するのかを考えると同時に、炎症なのか腫瘍なのかなどの病態の性格についても判断する必要が生じる。さらに、経時的にどのように病態が変化しているのかを考え、適切な時期に適切な治療介入を検討することが必要になる。

腎はその構造的にも、機能的にもきわめて複雑であるため、その病態・治療を考える場合にも単一の検査では不十分であり、いくつかの検査を駆使する必要が生じる。ここでは、一般的に行われている検査法を記述し、それらの検査法の意義と限界について議論したい。

尿検査

定性検査

試験紙を用いた定性検査は特殊な器具がなくとも実施でき、安価であるという利点があるため、検診などを含め、非常に広く一般的に行われている。通常、比重、蛋白、潜血、糖などの検査が実施されている。

尿蛋白：基本的には濃度を検出しているため、希釈尿ではたとえ病的蛋白が存在しても陰性に出ることもありうる。逆に濃縮尿の場合は、生理的範囲の蛋白尿であっても陽性に出ることがあるので、尿比重を参考に判断したほうがよい。また、試験紙法での蛋白検査は、アルブミンに対する特異性は高いが、Bence Jones（ベンス・ジョーンズ）蛋白やβ_2ミクログロブリンには反応性が低いため、これらの蛋白が多量に尿中に出現していても陰性となりうる[1]。また、逆にある種の薬剤を使用している場合には定性法の蛋白が偽陽性になることもあるので、蛋白尿の有無を検討する場合には定量法も同時に用いることが望ましい。

尿潜血：尿潜血自体は、尿路のどこから血液が混入しても陽性となるため、潜血が陽性であっても糸球体疾患をあらわすとはかぎらない。一般的には蛋白尿を合併しているような場合は糸球体疾患であることが多いが、炎症などによる滲出液や多量の出血が生じた場合には、糸球体疾患がなくとも尿蛋白が陽性となることもある。糸球体由来の赤血球は一般的に変形が強いとされている。糸球体以外では腎尿路系の結石、腫瘍、炎症、全身的出血傾向などさまざまな疾患で陽性となりうる。糸球体疾患で蛋白尿を伴わず、潜血のみ陽性となることもあるが、そういう場合は一般的には予後良好であることが多い。なお、横紋筋融解が生じてミオグロビンが多量に尿中に排泄されても潜血反応は陽性となる。

尿糖：糸球体で濾過された糖は近位尿細管で再吸収されるため、その閾値以上の糖が濾過された場合に尿糖が陽性となる。糖尿病などで血糖が高値となった場合や、近位尿細管障害などで陽性となる。また腎性糖尿の場合も陽性とな

る。

尿沈渣：尿の一部を低速で遠沈し，尿中に存在する有形成分を検討する検査であり，細胞成分，円柱，結晶，細菌などを検討することができる。円柱は蛋白とさまざまな成分が尿細管内で固まったものであり，内部を構成している成分が尿細管より上流に由来することを意味する。したがって，赤血球円柱があれば，その赤血球は糸球体由来である可能性が高くなる。一般に多彩な円柱を認める場合は腎炎の活動性が高い可能性を考える必要がある。白血球円柱を認める場合は尿路感染症を疑う。細菌などを認めることもあるが，通常の尿検査は無菌的には採取されていないので，細菌などの検査が必要な場合には，できるかぎり無菌的採尿を行い，培養などの検索を行う必要がある。尿を放置するとさまざまな結晶が析出することがある。

尿定量検査

前述したように，尿蛋白の試験紙法による定性検査は，偽陰性，偽陽性がありうるため，腎疾患の存在を疑った場合には尿蛋白の定量検査を加えることが望ましい。1日蓄尿して定量することが望ましいが，外来診療においては多少の困難を伴う。

スポット尿の場合はスポット尿で蛋白とクレアチニン（creatinine：Cr）を同時に測定し，蛋白濃度を Cr 濃度で割り，尿蛋白を gCr あたりで表現すると便利である。蓄尿の尿蛋白とスポット尿での gCr あたりの尿蛋白は良好な相関を示すことが知られている[2]。1日蓄尿検査では，時間が不正確となったり蓄尿が不完全であったりすることも多いが，スポット尿での検索は，簡便なだけでなく，ある程度体格を補正し標準化した値とみなすことができるという利点がある。なお，糸球体における hyperfiltration や糸球体障害の指標を検討するうえでは尿中のアルブミンを検討することが有意義であるが，残念ながら現時点では保険で承認される疾患がかぎられている。

その他，尿を用いてさまざまな物質の分析が可能である。尿の採取はほとんど侵襲なく実施でき，多くの物質・代謝物が腎から排泄されるので，腎からの排泄量を検討することは病態を理解するうえできわめて有効である。詳細はあまりに多岐にわたるのでここでは割愛し，基本的な考え方のみ示す。

腎は生体の恒常性維持のための主要臓器なので，生体の状態から本来腎はどのように反応すべきであるかを考慮したうえで排泄量の意味を考える必要がある。簡単な例を示す。食塩を多量に摂取している状況では尿中 Na 排泄が多量であることは正常な反応であるが，脱水状態があるにもかかわらず尿中 Na 排泄が多量であれば，なんらかの腎における Na 代謝異常を考える必要が生じる。

腎機能検査

糸球体濾過量（GFR）を測定することは，患者の腎機能を評価するうえできわめて重要である。現在わが国でできる検査で最も正確に GFR を測定できる検査はイヌリンクリアランス（Cin）の測定であると考えられる。内因性の Cr を用いたクレアチニンクリアランス（creatinine clearance：Ccr）も腎機能評価として有用であるが，Cr は尿細管からも分泌されるので Ccr は GFR より大きい値となる。

Cin, Ccr の測定は多少煩雑であるので，血清 Cr 濃度，年齢，性別などから推定糸球体濾過量（eGFR）を算出する以下の推定式が，わが国でも日本腎臓学会により制定された[3]。

$$eGFR(mL/分/1.73 m^2) = 194 \times Cr^{-1.094} \times Age^{-0.287}$$
（女性はこれに×0.739）

この式は，疫学研究などには有効と思われるが，個々の患者自身の腎機能を評価する場合には前述した Cin や Ccr を測定する必要があることが多い。

その他，腎尿細管はその部位により機能が異なるので，その機能を考えて尿細管のいくつかの部位の機能検査をすることも可能であるが，詳細は他稿に譲る。

画像診断

腎臓の画像診断として一般的に用いられている検査として，超音波検査，CT検査，MRI検査，核医学検査，血管造影検査などがある。主に腎の形態学的異常の検討に利用されるが，ある程度機能を検討することも可能である。特に，超音波検査は患者への侵襲もなく，また外来などでも実施しやすいのできわめて有用な検査である。急性腎不全の患者を診た場合にはすみやかに実施し，閉塞性腎症のような回復可能な病態を見落とさないようにしたいものである。

腎の嚢胞性疾患，腫瘍，尿路閉塞などの診断に有用である。腎の腫瘍性病変を発見した場合，それが嚢胞であるのか充実性の腫瘍であるのかの鑑別はきわめて重要である。通常の超音波所見でも特徴の違いが存在するが，超音波ドプラ法を実施することができれば，腫瘍内部の血流の有無を検討でき，鑑別がより容易となる。超音波ドプラ法を用いて腎血管の抵抗を検討することができ，腎動脈狭窄の検討をはじめとして腎機能評価にも用いられる[4]。超音波検査はきわめて有用な検査ではあるが，検者の熟練度に依存する部分が多いのが欠点である。

CT検査やMRI検査は腫瘍をはじめとする形態の検討にきわめて有用であることはいうまでもない。特に造影検査を併用するとその有用性は増大するが，CT検査で用いられるヨード系の造影剤による腎障害には，特に腎機能が低下している患者などでは十分注意する必要がある。またMRI検査の際，造影剤として用いられるガドリニウム含有製剤はかつては腎機能低下患者でも使用できると考えられた時期もあったが，腎機能障害患者では全身性の線維化を生じることがありうることが判明したので，重篤な腎機能障害患者では避けるべきである[5]。機種にもよるが，CT検査やMRI検査では，得られた画像データをコンピュータ処理により三次元的に表現し，造影検査などと併用すると血管の情報を立体的に表現できることもある。

放射性同位元素を用いたシンチグラフィでは異なる時相で観察することにより，血流相，機能相，排泄相などを形態学的に表現することができる。さらに，レノグラムとしてグラフ化すると特に左右差が明瞭になる。このように，必ずしも高い精度ではないが，ある程度の画像検査とある程度の分腎機能検査をほとんど侵襲なく同時に実施できるという長所を有する。

血管造影検査は血管の走行，形態，狭窄の程度，腫瘍な

どの血流の検討などに有用な検査である。しかし，近年ではCT検査やMRI検査などで血管の情報もかなり得られるようになってきているので，その有用性はかつてほど高くはなくなりつつある。しかし，狭窄血管の拡張術や塞栓術などの治療を実施する場合には血管造影を行いながら実施せざるをえず，不可避的検査となる。

腎生検

腎生検は腎の組織を形態学的に検討することにより，腎病変を直接的に観察することができるきわめて診断価値の高い検査法である。ただし，腎臓は血流の豊富な組織であるので，かなり侵襲性の高い検査である。腎生検の危険性としては出血や，術後の動静脈瘻などがある。その危険性と得られる情報からなにが患者へ還元できるかを十分考慮したうえで実施を検討するべきである。腎生検のトラブルが生じたときに対応できるよう実施方法を検討し，熟練した者の指導の下，可能なかぎり安全性が十分担保されるような体制下で実施することが望ましい。

腎生検の適応は患者の状態や要望などによっても変化しうるが，慢性的状態では一般的にはある程度の蛋白尿（0.5～1g/日以上）が存在する場合に実施されることが多い。糸球体性血尿が強く疑われる場合も適応となりうるが，蛋白尿を伴わない血尿のみが持続する場合は予後がよいことも多いので，他の検査所見や家族歴などを考慮し，その適応，実施する場合はそのタイミングなどを判断する必要がある。比較的急速に腎機能が増悪し，その原因を確定することにより治療をめざした介入が可能なような病態，たとえば急速進行性糸球体腎炎などが疑われるような状況では適切な時期に腎生検を行い，可及的すみやかに治療開始をはかることが望ましい。

多くの施設で，エコーガイド下での経皮的腎生検が行われているが，形態学的に実施困難な場合や出血傾向が認められる場合，トラブルが生じた場合の術後の影響が大きいような場合には避けることが望ましい。一般的には，片腎の場合，多発性もしくは大きな嚢胞が存在する場合，水腎症が生じている場合などは避けたほうが無難である。また，慢性腎不全が強く疑われる場合も，危険性が高いにもかかわらず，患者に還元できる情報が得られる可能性があまりないことが多いので，適応とならないことが多い。糖尿病性腎症が強く疑われる場合も腎生検により治療法が変わることもあまりなく，よい適応ではない。

なお，エコーガイド下での経皮的腎生検が禁忌と考えられるような状態にもかかわらず，臨床的にどうしても腎生検が必要な場合は，開放腎生検や腹腔鏡下腎生検などが行われる場合がある。

【髙市 憲明】

参考文献
1) 髙市憲明：蛋白・グロブリン．腎と透析 67:767-769, 2009
2) Ginsberg JM et al : Use of single voided urine samples to estimate quantitative proteinuria. N Engl J Med 309:1543-1546, 1983
3) Matsuo S et al : Collaborators developing the Japanese equation for estimated GFR. Revised equations for estimated GFR from serum creatinine in Japan. Am J Kidney Dis 53:982-992, 2009
4) Radermacher J et al : Use of Doppler ultrasonography to predict the outcome of therapy for renal-artery stenosis. N Engl J Med 344:410-417, 2001
5) Swaminathan S et al : Nephrogenic systemic fibrosis, gadolinium, and iron mobilization. N Engl J Med 357:720-722, 2007

7 腎疾患の治療

1 生活指導，食事療法，薬物療法

腎疾患治療の基本的考え方 ―生活習慣修正と薬物療法の関係

腎疾患の徴候であるアルブミン尿・蛋白尿または腎機能低下が末期腎不全のみならず独立した心血管イベントの危険因子（心腎連関）と考えられ，これらが3カ月以上継続する場合は慢性腎臓病（CKD）と定義されている。現在，CKDの原疾患の頻度は，糖尿病，高血圧，肥満などの生活習慣病を原疾患とする二次性腎疾患が原発性腎疾患を上回り，高齢化社会の進行とともにさらに増加傾向にある。また，CKDの病期進行（腎機能低下）の要因としては，高血圧（高食塩食），高蛋白・高脂肪食（欧米型食事習慣），喫煙，肥満，睡眠障害など生活習慣に関連する因子が多く，動脈硬化危険因子との共通性が高い。

したがって，これらの生活習慣の関連要因に対する介入は，CKDの予防・治療に潜在的効力を持ち，末期腎不全，心血管抑制や生命予後改善にも有用であり，医療経済的負担や副作用も少ない利点もある。しかし，生活習慣の変更には精神的な不快感を伴うこともあり，患者のアドヒアランスは必ずしも高くない。したがって，腎保護や心血管イベント抑制の科学的根拠（エビデンス）が明確でない過剰な生活規制は生活の質（QOL）や医師-患者関係の面からは避けるべきである。一方，薬物療法は，医学の進歩に伴って作用機序の明確な薬物（分子標的治療薬）が多数開発され，今後も薬物治療の選択肢が増加することは確実である。さらに，薬物に関しては，臨床試験・治験などを通じて，有効性や副作用も明確化され，製剤技術の進歩もあって服薬アドヒアランスも良好なものが多い。しかしながら薬物療法は，医療経済的負担を伴い，体内では外来性因子であるため未知の副作用の危険は常に潜在する。

したがって，生活習慣改善と薬物療法は腎疾患治療の両輪であるが，ともに長所と短所がある。個々の患者の精神的，身体的，社会的状況や病態に応じてエビデンスがあり，副作用やQOLの悪化が少ない方法を選択すべきである。また，いずれの方法でもアドヒアランスの向上のための工夫や努力，効果と副作用に関する検証は常に必要である。

生活習慣の指導

腎疾患の進行予防に対するエビデンスのある以下の生活習慣[1]に関する指導・教育を患者個人の状況に応じて可能なかぎり実施する。

身体活動度

身体活動度の指標として，安静時酸素消費量（3.5 mL/

表 7-1-1 慢性腎臓病(CKD)に対する食事療法基準

stage(病期)	エネルギー(kcal/kg/日)	蛋白質(g/kg/日)	食塩(g/日)	カリウム(mg/日)
stage 1(GFR≧90)				
尿蛋白量 0.5 g/日未満*2	27〜39*1	ad lib	10 未満*3	
尿蛋白量 0.5 g/日以上	27〜39*1	0.8〜1.0	6 未満	
stage 2(GFR 60〜89)				
尿蛋白量 0.5 g/日未満*2	27〜39*1	ad lib	10 未満*3	
尿蛋白量 0.5 g/日以上	27〜39*1	0.8〜1.0	6 未満	
stage 3(GFR 30〜59)				
尿蛋白量 0.5 g/日未満*2	27〜39*1	0.8〜1.0	3 以上 6 未満	2,000 以下
尿蛋白量 0.5 g/日以上	27〜39*1	0.6〜0.8	3 以上 6 未満	2,000 以下
stage 4(GFR 15〜29)	27〜39*1	0.6〜0.8	3 以上 6 未満	1,500 以下
stage 5(GFR<15)	27〜39*1	0.6〜0.8*4	3 以上 6 未満	1,500 以下
stage 5D(透析療法中)	以下の表(血液透析,腹膜透析)に示す			

kg:身長(m)^2×22 として算出した標準体重,GFR:糸球体濾過量(mL/分/1.73 m^2),ad lib:任意
*1:厚生労働省策定の「日本人の食事摂取基準 2005 年版」と同一とする。性別,年齢,身体活動レベルにより推定エネルギー必要量は異なる
*2:蓄尿ができない場合は,随時尿での尿蛋白/クレアチニン比 0.5
*3:高血圧の場合は 6 未満
*4:0.5 g/kg/日以下の超低蛋白食が透析導入遅延に有効との報告もある

stage 5D[血液透析(週 3 回)]

エネルギー(kcal/kg/日)	蛋白質(g/kg/日)	食塩(g/日)	水分(mL/日)	カリウム(mg/日)	リン(mg/日)
27〜39*1	1.0〜1.2	6 未満	できるだけ少なく (15 mL/kgDW/日以下)	2,000 以下	蛋白質(g)×15 以下

kg:身長(m)^2×22 として算出した標準体重,kgDW:ドライウエイト(透析時基本体重)
*1:厚生労働省策定の「日本人の食事摂取基準 2005 年版」と同一とする。性別,年齢,身体活動レベルにより推定エネルギー必要量は異なる

stage 5D[腹膜透析]

エネルギー(kcal/kg/日)	蛋白質(g/kg/日)	食塩(g/日)	水分(mL/日)	カリウム(mg/日)	リン(mg/日)
27〜39*1	1.1〜1.3	尿量(L)×5 + PD 除水(L)×7.5	尿量+除水量	制限なし*2	蛋白質(g)×15 以下

kg:身長(m)^2×22 として算出した標準体重
*1:厚生労働省策定の「日本人の食事摂取基準 2005 年版」と同一とする。性別,年齢,身体活動レベルにより推定エネルギー必要量は異なる
*2:高カリウム血症では血液透析と同様に制限
(文献 6 を引用)

---

kg/分)を 1MET(metabolic equivalent)とした相対的な酸素消費量(METs 表)を参考にする。腎疾患患者の生活指導指針である日本腎臓学会編の「腎疾患の生活指導・食事指導ガイドライン」[2]では,主として専門家のコンセンサスに基づいて,各原疾患,病期ごとに成人の生活指導区分を A〜E の 5 段階に区分した生活指導の基準を用いる。また小児では,成長や教育面に対する運動効果への配慮から,学童・生徒(6 歳〜)には腎臓病管理指導表(日本学校保健会)が作成され,幼児では小児に準じた監視下における指導に重点をおいた生活指導区分表が使用されている。

強度が立位運動負荷(無酸素運動)は,短期的には,糸球体機能(腎血漿流量〈RPF〉および糸球体濾過量〈GFR〉の低下,糸球体内圧増加に伴う尿蛋白排泄の増加と尿細管機能(尿濃縮能の低下,β_2MG,α_1MG 尿中排泄増加)〉へ影響を及ぼし,高血圧,糖尿病・肥満,急性腎障害(AKI)や CKD の患者ではより顕著である[3]。その結果,前述の診療指針では,急性腎炎,急速進行性糸球体腎炎やループス腎炎の活動期,ネフローゼ,腎不全,末期腎不全などの場合には強度の運動制限または安静がすすめられている[2]。しかし,多くの病態において,床上安静の腎保護効果は臨床的には証明されず,かえって予後の悪化を招くとのメタ解析結果もある[4]。また,安定した保存期および透析期 CKD では,5〜6 METs 程度の有酸素運動は,長期的には血圧,血管内皮,心機能,耐糖能,脂質異常,肥満,筋力などの改善によって,腎疾患および心血管疾患の予後,および患者の日常生活動作(ADL)や生活の質(QOL)を改善することが証明されている[5]。

そこで,科学的根拠に基づいた「CKD 診療ガイドライン」(日本腎臓学会編,2009 年)では,少なくとも安定した CKD においては,合併症などの身体状況が許すかぎり,運動疲労を残さない程度の運動(5 METs 程度)が推奨されている。一方,急性・急速進行性糸球体腎炎,CKD の急性増悪,ネフローゼ症候群などに対する運動療法の効果や悪影響はまだ証明されていないので,これらの急性期・活動期の病態では,従来のガイドライン(1998 年)に準じた生活指導を行うが,今後の新たな検討が望まれる。

食事療法と嗜好品

適正カロリーと体重管理

「日本人の食事摂取基準 2005 年版」では,推奨される摂取カロリーを年齢,性別,生活強度別に規定している。「慢性腎臓病に対する食事療法基準 2007 年版」[6]では,それに準拠して,CKD 病期による違いは設定していない(表 7-1-1)。

肥満,特に内臓脂肪型肥満は,高血圧,脂質代謝異常(高トリグリセリド血症,低 HDL〈高比重リポ蛋白〉血症),耐糖能異常(インスリン抵抗性)を合併し,心血管イベントの病因とされ,一定の基準を満たした場合にメタボリックシン

表 7-1-2 糖尿病性腎症の食事療法

病期	総エネルギー (kcal/kg*1/日)	蛋白 (g/kg*1/日)	食塩 (g/日)	カリウム (g/日)	備考
第1期 (腎症前期)	25～30		制限せず*2	制限せず	糖尿病食を基本とし,血糖コントロールに努める。蛋白質の過剰摂取は好ましくない
第2期 (早期腎症)	25～30	1.0～1.2	制限せず*2	制限せず	
第3期A (顕性腎症前期)	25～30	0.8～1.0	7～8	制限せず	
第3期B (顕性腎症後期)	30～35	0.8～1.0	7～8	軽度制限	浮腫の程度,心不全の有無により水分を適宜制限する
第4期 (腎不全期)	30～35	0.6～0.8	5～7	1.5	
第5期 (透析療法期)	維持透析患者の食事療法に準ずる				

*1：標準体重
*2：高血圧合併例では7～8g/日以下に制限する
(厚生省糖尿病調査研究班)

ドロームと診断される。近年,肥満やメタボリックシンドロームがCKDの発症・進行因子であることが証明されている。また,保存期CKDでは,体蛋白の異化・喪失を防ぐためには,35kcal/kg/日以上が推奨されており,腎機能健常者と大きな相違はない。一方,進行したCKD(CKD stage 4～5)では,食欲不振によって推奨カロリー摂取が困難となることが多く,低栄養状態が一般的である。特に透析患者(CKD stage 5)では,保存期に比較して高カロリーが要求され,肥満度が生存率と正相関する非CKD者とは逆の疫学的事実(reverse epidemiology)が存在する。したがって,腎機能低下が軽微なCKDの場合(CKD stage 1～2),推奨される摂取カロリーを遵守した肥満防止・解消に留意し,腎機能低下が進行した場合(CKD stage 4～5)は,極度の肥満の是正が必要であるが,むしろ栄養障害に注意すべきである。一方,糖尿病性腎症では血糖コントロールのためのカロリー制限を加味した食事療法の指針が別に設定されている(表7-1-2)。

蛋白制限

低蛋白食による腎保護効果に関しては,多くの臨床研究での結果からは結論はさまざまである。しかし,非糖尿病CKD患者を対象としたメタ解析では,0.6g/kg/日までの低蛋白食は蛋白摂取量の低下に依存した有意な糸球体濾過量(GFR)低下の抑制を認めている[7]。しかし,さらに厳格な低蛋白食(0.6g/kg/日未満)の相加効果に関しては,評価が一定していない。また,糖尿病合併CKD患者を対象とした低蛋白食の腎保護効果のメタ解析では,統計学的有意差は認めていないが非糖尿病CKD患者と同様の傾向にある[8]。

一方,極度の低蛋白食では低栄養も危惧されるので,「慢性腎臓病に対する食事療法基準 2007年版」[6]では腎機能低下(CKD病期)の進行に伴い,蛋白摂取量を0.8～0.6g/kg/日程度に抑制するが,透析患者では血液透析,腹膜透析別に蛋白喪失も考慮してやや緩和することを推奨している(表7-1-1)。一般に,低蛋白食は,アドヒアランスが低い傾向にあり,食事指導の内容や方法によってアドヒアランスや臨床的効果が異なってくる可能性が高い。

Na, リン, K制限

日本人は食塩感受性の遺伝背景が高頻度であり,高血圧予防の観点から食塩摂取量は150mg/kg/日未満,15歳以上では10g/日未満が望ましいとされる(第6次改定日本人の栄養所要量)。高血圧患者の食塩摂取量は,日本高血圧学会のガイドライン(JSH2009)では,CKDの有無にかかわらず6g/日未満が推奨される。CKD患者の高血圧は,早期にはレニン・アンジオテンシン(RA)系依存性機序が主体であるが,進行すると食塩感受性の要素が強まる。CKDでの食塩感受性の難治性高血圧または浮腫・胸腹水など体液貯留傾向の顕著な例では,食塩摂取量を4～5g/日未満とさらに制限する。

CKD患者では,Ca・P代謝異常(高リン血症,血清Ca×P積上昇)が冠動脈石灰化,心血管イベントと関連するので,低リン食が望ましい。さらに,腎機能低下が進行(CKD stage 3～4以降)して,血清K値が5.5 mEq/L以上であれば,危険な高カリウム血症の予防のためK摂取量を制限する(表7-1-1)。

嗜好品(禁煙・飲酒), 常用薬, 健康食品・サプリメント

喫煙は,1型および2型糖尿病性腎症,他の原発性糸球体疾患患者で腎機能低下の進行因子[9]であり,特に高血圧,糖尿病を合併する男性でその傾向が強いとされる。すべての腎疾患患者で禁煙が原則である。

飲酒は軽度(エタノール換算で24g/日以下)では末期腎不全,血圧や血管障害の発症率(オッズ比)は非飲酒者より低い傾向にあるが,大量飲酒(女性では40mL/日以上,男性では80mL/日以上)では逆に発症率は急上昇する(Jカーブ現象)[10]。また,大量飲酒では,高尿酸血症,高血圧,代謝性アシドーシス,Mg, Ca, P欠乏など腎機能低下と血管障害の誘因となる代謝異常を惹起する。したがって,飲酒量の自己管理が可能な患者では節酒をすすめ,不可能な患者では禁酒が原則である。

漢方薬や非ステロイド性抗炎症薬(NSAIDs)の常用は,偽性アルドステロン症による高血圧や間質性腎炎などの発症に注意する。健康食品やサプリメントに関しては,副作用の可能性は常にあるので,腎保護のエビデンスがないものは積極的にはすすめられない。しかし,一概に否定するのでなく,医師-患者関係を考慮して,科学的根拠についてよく説明し,使用は患者の自己責任であることを理解してもらうべきである。

睡眠・生活パターン

慢性腎疾患患者では睡眠障害，睡眠時無呼吸症候群(sleep apnea syndrome：SAS)が高頻度に認められ，高血圧，腎障害および生命予後と相関する[11]ので，睡眠時無呼吸に対する注意を家族に喚起することによって早期発見・治療に努めるべきである。また，透析患者では皮膚の搔痒感や末梢神経障害なども加わって睡眠障害の頻度がさらに高まり，患者のQOLにも影響する。持続的気道陽圧(CPAP)療法とともに，透析条件の改善や入眠薬，睡眠持続薬の適応も考慮すべきである。

妊娠対策・指導

膜性増殖性糸球体腎炎，巣状糸球体硬化症，発症後1年以内の急性糸球体腎炎および腎組織で急性病変が強い糸球体腎炎や膠原病，血糖コントロールの悪い糖尿病性腎症などを除けば，GFR 70 mL/分以上の軽度の腎機能低下や不完全寛解Ⅰ型までの蛋白尿では，正常血圧であれば妊娠・分娩が母体の機能や胎児へ与える影響はないので，妊娠制限は必要ない。一方，GFR 70 mL/分未満，蛋白尿や腎組織で活動性病変を呈する患者や慢性透析患者では，早・流産や母体の腎機能低下がやや高率だが，血圧などの管理が良好であれば妊娠・分娩は不可能ではない[12]。また，糖尿病合併患者では，流産や胎児奇形の予防のため妊娠第一期におけるインスリン療法を中心とした低めの血糖コントロールが基本である。したがって，可能なかぎり血糖の良好な状況での計画妊娠をすすめるべきである。

一般に腎疾患患者の妊娠では，腎生検による腎組織学的診断，母体の腎機能，糖尿病の有無などの情報に基づき，胎児の予後，母体の腎・生命予後に対する影響の可能性を説明し，インフォームドコンセントを得たうえで，妊娠継続の可否を決定する。妊娠継続の場合も，急速に腎機能や眼底所見が悪化，また管理不能の高血圧が持続する場合は，母体保護を優先して，中絶をすすめざるをえない場合もある(厚生省特定疾患「進行性腎障害調査研究班」の「腎炎・ネフローゼ患者の妊娠・出産に関する基準(1989)」「腎疾患患者の妊娠に関する診療の手引き(平成19年1月修正案)」参照)。

腎疾患の薬物療法

腎疾患の薬物療法は，原疾患に特異的な治療と腎疾患に共通する腎機能低下抑制(腎保護)や腎不全病態改善を目的とする治療に分けられる。

原疾患治療

免疫抑制療法

ネフローゼ症候群，急性間質性腎炎，ループス腎炎など多くの免疫学的機序で発症する活動性の腎疾患治療には，副腎皮質ステロイド，各種免疫抑制剤(プリン代謝拮抗薬，アルキル化薬，その他)の使用が基本である。急性の炎症性腎疾患のみならずIgA腎症のような慢性糸球体腎炎でも早期の組織診断に基づいたステロイド治療で，多くの場合に臨床的，組織学的寛解の可能性がある。

一方，これら薬剤の使用は免疫抑制による感染症など重篤な副作用の可能性もあり，個々の患者の年齢，栄養状態，ADLなどに配慮して，治療効果の科学的証拠(エビデンス)に基づいて適応を決定すべきである。

糖尿病性腎症の血糖コントロール

糖尿病性腎症の発症・進展予防における血糖コントロールの重要性は，1型糖尿病でのDiabetes Control and Complications Trial(DCCT)，2型糖尿病を対象としたわが国の熊本スタディ，英国のUnited Kingdom Prospective Diabetes Study(UKPDS)などの臨床研究で証明されている。

さらに，早期からの厳格な血糖コントロールによる腎症発症・進展抑制効果は，治療終了後長期間にわたって持続する(遺産効果)と報告され[13]，腎症細小血管障害の発症・進行抑制のための血糖コントロールは，空腹時血糖値120 mg/dL，食後2時間値170 mg/dL，HbA1c(NGSP) 6.9%未満とされている。

治療法は，食事・運動療法を基本として，インスリン抵抗性とインスリン分泌不全の程度によって，経口糖尿病薬またはインスリン(アナログ)を使い分ける。また，糖尿病患者に，血糖・血圧・RA系阻害薬の使用に加え，生活改善による体重管理やスタチンによる血清脂質管理，アスピリン服薬を併用した微量アルブミン尿期の患者に対する集学的強化療法(multi-factorial intensive therapy)を行えば，腎症などの細小血管studyと同時に大血管障害の抑制が同時に可能(Steno-2研究)で，その治療効果にも遺産効果があることが証明されている[14]。

原疾患によらない共通の腎保護・腎不全病態改善治療

血圧管理

血圧管理目標は，日本高血圧学会のガイドライン(JSH2009)では，多くのエビデンスを踏まえて130/80 mmHg，特に1g/日以上の蛋白尿を呈する患者では125/75 mmHg未満としている。治療法に関しては，CKDでは肥満対策，食塩制限，禁煙などの生活習慣の修正に加え，薬物療法を初期から開始する。

レニン・アンジオテンシン系抑制

CKDにおける降圧薬使用の目標は，①降圧目標の達成，②レニン・アンジオテンシン(RA)系の抑制，③尿中アルブミン・尿蛋白排泄量の減少である。降圧作用とは独立したアルブミン尿・蛋白尿の減少，腎機能低下抑制効果と心血管イベントの抑制が多くの臨床研究で証明されているRA系阻害薬(アンジオテンシン変換酵素(ACE)阻害薬，アンジオテンシンⅡ受容体拮抗薬(ARB))である。「糖尿病治療ガイド」と日本高血圧学会のガイドライン(JSH2009)では，糖尿病，CKD合併の高血圧にはRA系阻害薬を第一選択薬として，降圧とアルブミン尿(糖尿病性腎症で30 mg/日未満，慢性糸球体腎炎300 mg/日未満)の到達目標が達成されない場合は，長時間作用型Ca拮抗薬または利尿薬との併用が推奨されている。

血糖コントロール，十分な降圧とRA系抑制により，慢性進行性と考えられていた糖尿病性腎症が，1型，2型を問わず，微量アルブミン期(2期)からは50%程度，顕性蛋白尿期(3期)からも20～30%程度が寛解するとの多くの報告がある。

高脂血症治療薬

HMG-CoA還元酵素阻害薬（スタチン）は，一般にLDL（低比重リポ蛋白）コレステロール，non-HDLコレステロールの低下のみならず炎症反応や酸化ストレスを抑制し，心血管イベント，総死亡を抑制する．スタチンは，CKD stage 4までの保存期には，腎機能健常者に比較してより顕著に心血管イベントを抑制する[15]が，透析患者（CKD stage 5D）での有意な抑制効果は証明されていない．また，スタチンはアルブミン尿・蛋白尿に対する抑制効果がメタ解析で証明されている[16]．さらに，一部の臨床研究では，スタチンによって腎機能（推定GFR）が改善したとの報告もあるが，複数のメタ解析での結果は一定しない．

したがって，脂質異常症（LDLコレステロール，non-HDLコレステロールの高値）合併のCKD患者では，横紋筋融解などの筋障害に注意しながら，早期からスタチンの使用を考慮すべきである．

腎不全の病態改善

CKDがある程度進行した場合，RA系活性化と体液過剰による高血圧，メタボリックシンドローム（インスリン抵抗性）と類似の脂質代謝異常，腎性貧血，酸化ストレス亢進，高リン血症，代謝性アシドーシス，血中ホモシステイン増加，尿毒症などの腎不全に起因する病態が発症する．

腎不全病態の治療には，貧血に対するエリスロポエチン製剤，Ca/P代謝異常に対する活性型ビタミンD製剤，P吸着剤やCa感受性受容体アゴニスト，アシドーシスに対する重曹，高カリウム血症に対するK制限食・K吸着レジン，透析導入遅延効果を期待した活性炭（クレメジン®）などがあり，エビデンスのある薬物を必要に応じて使用する．それらのなかで，エリスロポエチン製剤[17]，ビタミンDアナログやCa擬似薬（シナカルセト）などでは，腎不全病態改善のみならず，腎保護，心血管イベント抑制や生命予後改善のエビデンスがある．

【渡辺　毅】

参考文献

1) Ritz E et al : Lifestyle modification and progressive renal failure. Nephrology 10:387-392, 2005
2) 日本腎臓学会編：生活指導・腎疾患の生活指導・食事指導ガイドライン，東京医学社，1998
3) Taverner D et al : Effects of exercise on renal function in patients with moderate impairment of renal function compared to normal men. Nephron 57:288-292, 1991
4) Allen C et al : Bed rest, a potentially harmful treatment needing more careful evaluation. Lancet 354:1229-1233, 1999
5) Fuhrman I et al : Principles of exercising in patients with chronic kidney disease, on dialysis and for transplant recipients. Clin Nephrol 61(Suppl 1):S14-S25, 2004
6) 慢性腎臓病に対する食事療法基準 2007年版. 日本腎臓学会誌 49:871-878, 2007
7) Fouque D et al : Low protein diets for chronic kidney disease in non diabetic adults. Cochrane Database of Syst Rev(3):CD001892, 2009
8) Robertson L et al : Protein restriction for diabetic renal disease. Cochrane Database of Syst Rev(4):CD002181, 2007
9) Jones-Burton C et al : Cigarette smoking and incident chronic kidney disease: a systematic review. Am J Nephrol 27:342-351, 2007
10) Perneger TV et al : Risk of end-stage renal disease associated with alchol consumption. Am J Epidemiol 150:1275-1281, 1999
11) Benz RL et al : Potential novel predictors of mortality in end-stage renal disease patients with sleep disorders. Am J Kid Dis 35:1052-1060, 2000
12) Imbasciati E et al : Pregnancy in CKD stages 3 to 5: fetal and maternal outcomes. Am J Kid Dis 49:753-762, 2007
13) Nathan DM et al : Diabetes Control and Complications Trial/Epidemiology of Diabetes Interventions and Complications (DCCT/EDIC) Study Research Group : Intensive diabetes treatment and cardiovascular disease in patients with type 1 diabetes. New Engl J Med 353:2643-2653, 2005
14) Gaede P et al : Effect of a multifactorial intervention on mortality in type 2 diabetes. New Engl J Med 358:580-591, 2008
15) Strippoli GF et al : Effects of statins in patients with chronic kidney disease : meta-analysis and meta-regression of randomised controlled trials. BMJ 336:645-651, 2008
16) Douglas K et al : Meta-analysis: the effect of statins on albuminuria. Ann Intern Med 145:117-124, 2006
17) Gouva C et al : Treating anemia early in renal failure patients slows the decline of renal function: a randomized controlled trial. Kidney Int 66:753-760, 2004

2　血液透析，血液浄化療法

■ **疫学**　わが国では2009年末現在，約29万人の末期腎不全患者が存在し，その数は毎年約1万人ずつ増加している．このうち血液透析（hemodialysis：HD）を約97%の患者が受けている．平均年齢は全体で約66歳，導入患者（透析を新たにはじめる患者）では約68歳に達する．腎不全の原因となる疾患を原疾患と呼ぶが，原疾患では従来から糖尿病が増加しており，近年高齢化に伴い，高血圧性の腎疾患である腎硬化症の頻度も増加傾向にある．わが国で透析治療が保険適用となったのは1967年だが，最長透析歴は約42年，20年以上の透析歴を持つ患者も約8%に達する．

透析導入基準

末期腎不全患者がこうした血液透析の適応・対象となるが，一般には，表7-2-1に示すような，透析導入基準が示されていて，腎機能だけではなく，症状・日常生活への障害度などを総合的に勘案し，透析を開始する．一方，クレアチニンで代表される腎機能について，どの段階で透析を導入するかについては意見が分かれており，従来からの早期導入をすすめる意見のほかに，最近の報告（IDEAL Study）では，症状が出るか，推定糸球体濾過量（eGFR）7 mL/分/1.73 m²まで透析導入を待ったとしても，予後には影響しなかったとするものもある[1]．なお，わが国での透析開始時のeGFRは平均5.43 mL/分/1.73 m²と低い[2]．

患者側での準備

血液透析において，患者側で必要な準備は，バスキュラーアクセスと呼ばれる血液を体外に導き出すための専用の血管をつくることである．通常の表在静脈には，血液透析治療を行うのに十分な量の血液は流れていない．このため，動脈あるいは中心静脈にアクセスしやすくするための処置が行われる．一般的には内シャントと呼ばれる血管が使用される．内シャントは，一般的には利き手でない側の上肢で，動脈と静脈を局所麻酔下での手術で吻合し，毛細血管をバイパスさせ，1本の静脈に集中して動脈血を流すことによって，静脈に動脈血が流れるようにしたものである．治療中に，この静脈の部分に留置針を留置し，血液を取り出す．なお，吻合に適切な血管が存在しない場合には，

表 7-2-1　透析導入基準

Ⅰ　臨床症状
　1) 体液貯留 (全身性浮腫, 高度の低蛋白血症, 肺水腫)
　2) 体液異常 (管理不能の電解質・酸塩基平衡異常)
　3) 消化器症状 (悪心・嘔吐, 食思不振, 下痢など)
　4) 循環器症状 (重篤な高血圧, 心不全, 心包炎)
　5) 神経症状 (中枢・末梢神経障害, 精神障害)
　6) 血液異常 (高度の貧血症状, 出血傾向)
　7) 視力障害 (尿毒症性網膜症, 糖尿病性網膜症)
　これら 1)~7) の小項目のうち 3 個以上のものを高度 (30 点), 2 個を中等度 (20 点), 1 個を軽度 (10 点) とする

Ⅱ　腎機能

血清クレアチニン (mg/dL) (クレアチニンクリアランス ＜mL/分＞)	点数
8 以上 (10 未満)	30
5~8 未満 (10~20 未満)	20
3~5 未満 (20~30 未満)	10

Ⅲ　日常生活障害度
　尿毒症症状のため起床できないものを高度 (30 点)
　日常生活が著しく制限されるものを中等度 (20 点)
　通勤, 通学あるいは家庭内労働が困難となったものを軽度 (10 点)

Ⅳ　年少者 (10 歳未満), 高齢者 (65 歳以上), 全身性血管合併症のあるものについては, 10 点を加算

以上の合計点数が 60 点以上を透析導入とする

わが国では, 1991 年に策定された透析導入基準が使用されている. 臨床症状, 腎機能, 日常生活障害度, 年齢などをスコア化し, 60 点以上の場合, 透析導入を考慮する
(文献 5 を引用)

人工血管で動静脈を吻合し, この人工血管に穿刺を行うこともある.

内シャントの欠点として, 発達すると 1 L/分を超える血液が流れることもあり, 心負荷のリスクがある. また, 作製しても, 実際に使用可能となるまでには約 2 週間期間が必要である. このため, 前者の欠点を補うために, 動脈表在化法, 長期留置カテーテルなどが開発されている. また後者の理由から, 実際にはまだ透析療法が必要ではない eGFR 15 mL/分/m²程度の段階で, あらかじめ内シャントを作製しておくことが推奨される.

なお, バスキュラーアクセスが存在する肢での, 血圧測定, 採血, 血液透析以外での留置針の穿刺は, バスキュラーアクセスが閉塞する危険があり, 行わない.

使用される医療機材・薬剤と実際の治療

医療機材

血液透析に使用される医療機材としては, ダイアライザー, 血液回路, 透析装置が, 薬剤として透析液と抗凝固薬がある (図 7-2-1).

ダイアライザー

ダイアライザーが治療の中心となる医療機材である. ダイアライザーには, 中空糸型あるいは積層型があるが, 一般的に使用されているのは, 中空糸型である. ダイアライザーは, 図 7-2-2 に示すように全体は円筒形の構造をしており, そのなかに径 0.3 mm の中空糸が約 1~2 万本束ねられている. 中空糸のなかを血液が, 外を透析液が逆向きに流れることにより, 物質の除去・補充が行われる. 中空糸の血液が接する部分の面積 (膜面積) は 1~2 m² に達する.

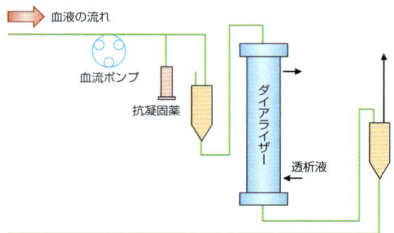

図 7-2-1　血液透析の回路
体外に血液ポンプで取り出された血液は, ダイアライザーに流れ込み, ここで腎臓の機能が補助される. その後, 体に戻される

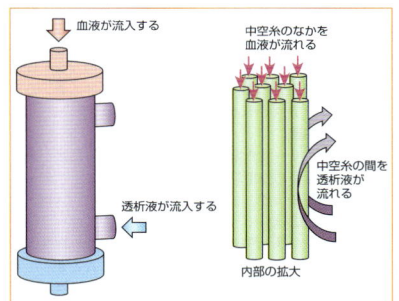

図 7-2-2　ダイアライザーの構造
ダイアライザーは血液透析で最も重要な医療器具である. 円筒形の構造をしているが, なかには中空糸があり, 中空糸のなかを血液, 外を透析液が, 互いに逆向きに流れている

透析液

透析液は, 後述する拡散による物質の除去になくてはならないものである. 一般的には 400~500 mL/分の透析液が使用され, 1 回の治療で約 120~150 L の透析液が使用される. 通常, 粉末あるいは濃縮液の状態の製品を, 施設内で作製される純水 (逆浸透水) を用いて希釈し, 透析液として利用する. 近年のダイアライザーの性能の向上により, 透析液中に不純物が存在した場合には, 体内に注入されてしまう. 特に, 配管・機器内部に細菌が繁殖すると, その菌体成分のエンドトキシン (フラグメント) がダイアライザーを介して体内に流入し, 慢性炎症などの原因となる可能性が指摘されている. このため, 逆浸透水・透析液の水質については, 厳格な基準が各種団体から提唱され, 各施設でこれに基づいた作製が行われている.

透析装置 (患者監視装置)

血液透析を円滑・確実・安全に行うための装置が透析装置である. 透析装置は, ①ダイアライザーに血液と透析液を流す, ②除水量を設定し, コントロールする, ③血液の循環が円滑に行われているかをモニタリングする, ④気泡が体内に注入されないように監視する, などの機能を持っている.

抗凝固薬

血液回路・ダイアライザーは，血液透析では直接血液に接するが，回路内・ダイアライザー内部で血液が凝固すると，治療が行えなくなってしまう。このため，抗凝固薬が，血液透析では必須である。一般的にはヘパリンが使用されるが，出血がみられる場合，あるいはまれにアンチトロンビンIIIが欠損している場合，ヘパリン誘発性血小板減少症を持つ場合には，他の薬剤（アルガトロバン，メシル酸ナファモスタット）が使用される。

実際の治療

血液透析は，原則的には，医療機関ですべて行われる。1回の治療が4～5時間，週3回が一般的である。このため，年間約150回の通院が必要となる。一方，午後5時以降にも治療が行われるなど，社会生活にできるかぎり影響を与えないような配慮がなされている。

血液透析でサポートされる腎臓の機能は，老廃物（尿毒症物質）の排泄・電解質濃度の調整と，体液量のコントロールであり，腎臓が持つ内分泌機能（エリスロポエチンの産生，ビタミンDの活性化）はサポートされない。

拡散と限外濾過

ダイアライザーでの物質の移動・補充には，拡散と限外濾過という2つの作用が関与している。ダイアライザーでは血液と透析液とが，中空糸の壁を介して接している（図7-2-2，図7-2-3）。

中空糸の壁は多孔質で，分子量30 kDa程度の物質は通過する。このため，透析液の物質の濃度は表7-2-2に示すようになっており，濃度勾配に従って受動的に物質が移動し，血液の濃度が高いものは血液から除去され，透析液の濃度が高いものは血液へ補充される。血液と透析液を循環させることにより，血液を介して，体内から不要な物質は除去され，重炭酸イオン・カルシウムが補充される。

一方，限外濾過は，主に水・ナトリウムの除去に利用される機構である。血液側に陽圧，透析液側に相対的な陰圧をかけ，ダイアライザーの中空糸の内外で圧力差をつくると，血液から水溶液が濾過される。濾過される水溶液の容量は圧力差に比例するため，圧力差をコントロールすることで除去される溶液量をコントロールする。具体的には，最適な体液量と考えられる状態での体重をドライウェイトとして設定し，透析前の体重との差分だけ，体液量過剰と考え，透析により除水を行う。たとえば，ドライウェイト60 kgの場合，透析前に62 kgであれば，2 kg（2 L）の体液過剰と考え，2 Lの除水を行う。

透析の量

拡散・限外濾過の双方により，血液透析中には物質が除去される。拡散では，クリアランスは非常に高いが，大きな分子量の物質の除去に劣る。一方，限外濾過では分子量20 kDa程度までの比較的大きな物質の除去にはすぐれるが，水溶液として物質を除去するため，クリアランスを増加させるには補充液が必須である。拡散によるクリアランスを決定するのは，①血流量，②透析液流量，③ダイアライザーの膜面積，④透析時間である。

一般的な条件では，尿毒素物質と考えられている小さな物質の除去には，血流量と透析時間が大きく影響を与える。このため血液透析では，一般的に大量の血液を循環さ

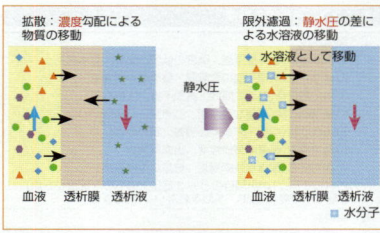

図7-2-3 拡散・限外濾過による物質・水の除去
血液透析では，拡散と限外濾過により，物質・水が除去される。拡散は濃度勾配により，限外濾過は圧力により物質・水が移動する

表7-2-2 各種物質の血液の正常値と透析液の濃度

	物質	正常値	透析液
腎不全で増加するもの	尿素	さまざま	0
	カリウム	4～5.5 mEq/L	2 mEq/L
	リン	2～6 mg/dL	0 mg/dL
腎不全で減少するもの	カルシウム	8.4～10.4 mg/dL	10～12 mg/dL
	重炭酸イオン	22～26 mEq/L	30 mEq/L

透析液に含まれる物質を中心に血中濃度と透析液の濃度を比較した。腎不全で増加する物質については，透析液の濃度が低く設定されている。重炭酸イオン・カルシウムは，血中濃度より透析液の濃度が高く設定されており，補充される

せる必要（通常200 mL/分程度）があり，バスキュラーアクセスが必要となる。また，導入期に不均衡症候群を予防するためには，血流量を抑え，小さなダイアライザーを使用して透析を行う。一方，限外濾過では，β_2ミクログロブリンなど比較的大きな物質の除去にすぐれる。

通常，拡散によるクリアランスの指標としては，尿素の濃度の変化が用いられる。こうした小分子のクリアランスについてはガイドラインにより最低値が決められているが，上限値については無作為化臨床試験（RCT）による検討（HEMO study）[3]の結果から，ある一定以上はクリアランスを増加させても予後は改善しないことが示されている。ただし，連日夜間血液透析を行うと，さらに大きなクリアランスを得ることができ，通常行われる血液透析よりは予後の改善効果が得られることが示されている[4]。しかし，さまざまな制約から広く行われている治療ではない。

血液透析の特徴と合併症

血液透析では，腎機能が最低限しか補助されないという腹膜透析と共通した欠点があるほか，通院の必要性があること，間欠治療であるという問題点が存在する。一方，腹膜透析と異なり，単独で長期間にわたって腎臓の機能をサポートできるという利点が存在する。

腎機能が最低限しかサポートされないため，いくつかの合併症の原因となる。β_2ミクログロブリンの蓄積は長期透析の合併症である透析アミロイドーシスの原因となる。また，エリスロポエチンの産生障害は，腎性貧血をもたらす。

間欠治療の問題点

血液透析の特徴で，医学的に最も重要なのが，間欠治療

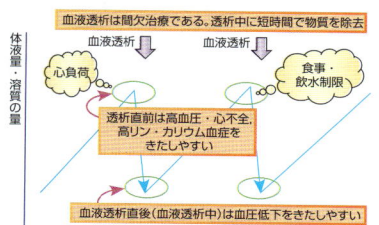

図7-2-4 血液透析は間欠治療である
血液透析は間欠治療であるため,透析直前には水・溶質の量が多くなり,直後には少なくなり,それぞれ臨床上問題となる。このため,食事制限・飲水制限が必要となる

であるという点である。1週間あたり12時間の治療であるため,残りの93%の時間は腎臓の機能がサポートされない。透析を行っていない期間に摂取された水・溶質,あるいは体内で産生された物質は,次の血液透析まで蓄積し,透析直前には体液量・溶質とも最も多い状態となる。これを4時間程度のかぎられた時間で除去するため,体液量・電解質濃度,溶質の濃度が時間経過で大きく変動する(図7-2-4)。

透析直前には,体液量過剰は血圧上昇,心負荷の増加,心不全の原因となり,溶質の増加は高カリウム血症・高リン血症の原因となる。一方,透析直後は,特に体液量の減少から血圧低下を認めることがある。こうした血圧の上昇,他のさまざまな疫学的要因,血液学的異常などから,血液透析患者における心血管合併症の頻度は高い。透析直前の体液過剰・溶質の過剰を起こさないために,透析間の食事・飲水量の制限が重要なポイントとなる。

不均衡症候群

透析中に急激に溶質が除去されるということは,導入期にみられることがある「不均衡症候群」の原因ともなる。血液透析では,血液からしか溶質が除かれず,血管外あるいは細胞内との間に不均衡が生じる。こうした溶質は浸透圧を持つため,細胞内液の増量,あるいは間質の浮腫の原因となる。特に,頭蓋内は浮腫が頭蓋内圧亢進に関連するため,頭痛・嘔吐などの不均衡症候群と呼ばれる症状をきたすことがある。このため,透析導入期には血流を遅く,小さなダイアライザーを使用するとともに,高浸透圧の溶液(グリセリン溶液など)を使用して,不均衡症候群の予防をめざす。

今後の課題

高齢者の増加,長期透析患者の増加は,日常生活動作(ADL)の低下をきたす。このため,通院が必須である,血液透析を継続するうえでは障害となる可能性がある。血液透析で要求される自己管理は,食事制限・飲水制限,確実な内服など複雑である。一方,透析患者では認知障害を認めることも多く,治療の遂行のうえで障害となる可能性がある。さらに,低栄養の頻度も血液透析患者では多いことが明らかになっており,予後との関連も指摘されている。

こうした高齢者,低栄養に対する対策が,従来の心血管合併症に対する対策と並び,今後重要なポイントになる可能性がある。

【花房 規男】

参考文献

1) Cooper BA et al : A randomized, controlled trial of early versus late initiation of dialysis. N Engl J Med 363 : 609-619, 2010
2) Nakai S et al : An overview of regular dialysis treatment in Japan (as of 31 December 2007). Ther Apher Dial 13 : 457-504, 2009
3) Eknoyan G et al : Effect of dialysis dose and membrane flux in maintenance hemodialysis. N Engl J Med 347 : 2010-2019, 2002
4) Pierratos A et al : Nocturnal hemodialysis : three-year experience. J Am Soc Nephrol 9 : 859-868, 1998
5) 川口良人ほか:透析導入ガイドラインの作成に関する研究. 平成3年度厚生科学研究:腎不全医療研究事業報告書, p125-132, 1992

3 腹膜透析

はじめに

治療技術の進歩により末期腎不全患者の長期生存が可能となった。

末期腎不全に対する腎代替療法には透析療法(腹膜透析〈peritoneal dialysis : PD〉,血液透析〈hemodialysis : HD〉)および腎移植がある。腎不全医療に携わる者は,いずれの療法の特徴も理解し,個々の患者に適した腎代替療法を適切に情報提供し,患者および支援者の主体的な腎不全ライフをサポートしていくことが望まれる。腎代替療法の導入や合併症対応を担当する基幹施設の医療者と生活支援を主に担当する地域診療所のスタッフが方向性を共有して,有機的な連携をとることが重要である。ここでは腎代替療法のうち,PDについて概説する。

治療の全体像

図7-3-1に腎不全ライフの全体像を示す。PDは,患者(または支援者)自身が行う治療であるため,患者および支援者の主体的な腎不全ライフを支援しやすい透析療法といえる一方,自己管理が重要となる。

患者(または支援者)がPD腎不全ライフを受け入れ,主体的に取り組むことが可能な段階にいたっていると,自己管理を無理なく長期に継続しやすいと思われる。よりよい腎不全ライフのためには保存期ケアが重要となる。

人間はおかれている状況により変化しうるものである。患者個々により有効なアプローチは異なり,また継時的に変化する。このため,腎不全とともに社会生活を生きる患者の診療においては,視点の異なる多職種によるチームで共有し,多角的に継続的に支援するという考え方が重要である。

腎不全保存期から多職種で患者教育に取り組むと,患者の主体的なライフを引き出しやすくなるためか,PDの選択率が高くなり,透析導入後の長期予後の改善も知られている。

わが国ではPDの普及率は3%台と低いが,保険診療上の問題により保存期の診療に多職種関与が実施困難な状況も起因しているのであろう。

保存期の最後から腎代替療法の開始時期にかけては,慢性腎不全治療の大きな転換期であり,この時期をライフス

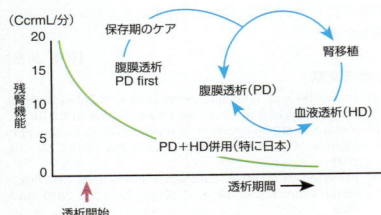

図 7-3-1　包括的腎不全治療の概要

タイル変化が少なく，かつ身体的にも残腎機能低下への影響が少ないと考えられる PD で腎代替療法を開始する方法を PD first という。

PD 導入

内科的管理

- 1990 年代までは溶質除去を重視した診療指針であったが，近年体液管理を含めた総合的管理が重要と認識されている。保存期管理の延長が原則であるが，食塩制限・水分制限を基本とした血圧管理がよりいっそう重要となる。残腎機能の低下により，低栄養・炎症・動脈硬化症候群（malnutrition, inflammation, atherosclerosis syndrome）や心臓・腎臓・貧血症候群（cardio renal anemia syndrome）を認めるため，適切に処方強化・教育を行っていくことが重要である。このように残腎機能の低下にあわせて PD を段階的に強化していく方法をインクリメンタル PD という。降圧薬を使用している場合は体液過剰と考えたほうがよく，体液管理不十分な状態が一定期間継続されると，心拡大・腹膜機能低下など生命予後・PD 継続困難にいたる。
- 蛋白摂取は，従来保存期の 0.6〜0.8 g/kg/日から 1.2〜1.4 g/kg/日へ緩和とされていたが，近年では残腎機能保護の観点から，特に残腎機能を有する時期には制限を推奨する考えが有力である。
- 以上の食事療法に加えて，カテーテル出口部管理（感染対策）が患者教育のポイントである。体液管理不十分と感染がわが国の PD 離脱の主因である。
- 導入期は患者にとり，新たな腎不全ライフの礎づくりとなる重要な時期である。患者の腎不全ライフの受け入れの段階に応じた治療介入が必要となる。患者教育が重要であるが，人生の文脈を重視しながら，適切に行動形成していくことが重要となる。腎不全ライフの受け入れがまだ不十分な場合には，人生の文脈を重視する機能的な手法である acceptance and commitment therapy（ACT）や narrative based medicine（NBM）などが有用であろう。受け入れがある程度進んでいる場合には，適切な行動管理を目標とした，いわゆる患者教育や従来型の認知行動療法（cognitive behabioral therapy：CBT）などの機械的な手法が効果的である。

カテーテル管理

- テンコフカテーテルや PD の操作は，PD 導入に際して患者に付加される道具といえる。無理なく，安全に長期継続するには，道具に慣れ，上手に使いこなすことが必要である。医療者は良好な注排液を保障し（カテはね・腹腔内臓器巻絡・リークがない），感染に強い（長い皮下トンネル・カテーテル出口部を観察しやすい）ことが重要である。

PD＋HD 併用療法

残腎機能が消失した場合には，PD 単独では体液管理や溶質除去が不十分となることがある。患者が PD 中心の治療生活を希望される場合，併用療法が適応となる。併用療法は，PD から HD への移行にあたり，PD を完全に中止せずに両者のメリットを生かすという治療法である。HD から PD への移行時にも，残腎機能が消失している場合が多く，併用療法が適応となることが多い。

週 5〜7 日の PD と週 1 回の HD を併用すると，患者のライフスタイルを変更することなく，適切な溶質除去と体液管理の達成が可能となる。いったん HD を開始すると決定したら PD を完全に中止してもよいと考えがちであるが，患者にとっては週 1 回の通院と週 3 回の通院では著しいライフスタイルの違いがある。

このように併用療法は，包括的腎機能代行療法の一環として，特に腎移植の少ない日本において，今後の普及が望まれる治療法である。2010 年春より正式に保険適用として認められた。

PD の中止・離脱

硬化性腹膜炎（encapsulating peritoneal sclerosis：EPS）は PD の重大な合併症であるが，その病態や対策が明らかになってきた。患者が社会生活スタイル上の理由で PD 中心の腎不全生活を希望したとしても，到死的な合併症をきたしてはいけない。腹膜に問題がある可能性を認める場合，計画的に PD 離脱を検討する必要がある。

PD 導入時よりリスクを説明することで，患者の腎不全ライフを患者みずからがつくり出すために必要な時間的猶予を持つことができる。2001 年より中性低 GDP 透析液が使用可能となり，腹膜長期保持の期待がもたれており，現在検討段階にある。

診断は，中皮細胞の変化（反応性中皮細胞と扁平大型細胞の出現を評価）と腹膜血管透過性変化（腹膜平衡試験で血管障害を推測する）を定期評価し，経時変化をみることが有用である。

【石橋　由孝】

参考文献

1) Mendelssohn DC et al：Reformulating the integrated care concept for the new millennium. Perit Dial Int 22：5-8, 2002
2) 日本透析医学会：腹膜透析ガイドライン. 日本透析医学会雑誌 42：285-315, 2009
3) フランシスコ・ヴァレラほか，田中靖夫訳：身体化された心 仏教思想からのエナクティブ・アプローチ，工作舎，2001

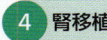　腎移植

移植の種類・分類

腎提供者（ドナー）の種類による分類：健康な生体ドナーから片腎を提供していただく生体腎移植と，脳死あるいは心

停止後に本人の意志および家族の同意のもとに腎臓の提供をしていただく献腎移植に分類され，献腎移植はそれぞれ脳死下移植と心停止下移植と呼ばれる(図7-4-1)。

ドナーと受給者(レシピエント)との血液型での分類：血液型が完全に一致している場合は血液型適合腎移植，輸血ができる間柄(O型→A, B, AB型, A, B→AB型)の場合は血液型不一致移植と呼ぶ。一方，上記以外の間柄は血液型不適合移植と呼ばれる。血液型不適合腎移植は生体腎移植のみ施行可能である。

血縁関係での分類：親族からの移植である血縁者間腎移植と主に夫婦間の移植である非血縁者間腎移植に分類される。

■**疫学**[2),3)]　わが国における2009年の移植総数は1,312件と年々増加している。そのうち生体腎移植が1,123件(85.6%)，献腎移植が189件(14.4%)であり，生体腎移植の割合が多いというのがわが国の特徴である。国際的(イスタンブール宣言)にも，またわが国(日本移植学会倫理指針)でも本来臓器移植は屍体移植(献腎移植)を基本とすべきとされているが，わが国はさまざまな理由で献腎移植が普及していない。しかし2010年7月改正臓器移植法が施行され，今後献腎移植の増加が見込まれる。2009年に透析療法を受けている患者数は約30万人であり，現在も移植後に生着している患者数は1万4,000人(4.7%)と，腹膜透析患者数9,856人を超えている。現在わが国では血液型不適合腎移植が全体の約25%を占め，透析療法を介さない先行的(preemptive)腎移植は約10%である。また非血縁者間腎移植(主に夫婦間)の割合が増加しており，約35%が非血縁者間である。生体腎移植および献腎移植を受けるレシピエントの平均年齢は44歳および50歳であり，後者の年齢が高いことは献腎移植の待機期間の長さの影響を受けていると考えられる(献腎移植の平均待機期間約15年)。透析療法と異なり，原疾患は慢性糸球体腎炎が最多であり，糖尿病性腎症の占める割合は約17%と少ない。この理由として，糖尿病性腎症による末期腎不全患者は高齢であることが多く，さまざまな合併症のため，移植が困難である場合が多いからであると考えられる。

適応

レシピエント

免疫学的問題

拒絶反応は，基本的にレシピエントの血液中を循環している抗ドナー抗体(ドナーの血管内皮細胞に発現している抗原に対する抗体)によって生じる。抗ドナー抗体で最も重要なものはABO血液型抗原に対する抗血液型抗体(抗A, B抗体)である。現在では血液型不適合腎移植は術前の抗体除去療法(血漿交換，リツキシマブ)により問題なく施行することが可能で，血液型適合腎移植と成績は変わらない。

その他の抗ドナー抗体の多くはヒト白血球抗原(HLA)に対する抗体である。抗HLA抗体は，多くの場合，循環血液中には有意な量が存在しないため，レシピエントとドナーのHLAが不一致であっても問題となることは少ない。抗HLA抗体が有意に存在するかどうかはドナーのリンパ球とレシピエントの血清を反応させるいわゆるクロスマッチ試験で判定する。クロスマッチ試験が陽性では原則とし

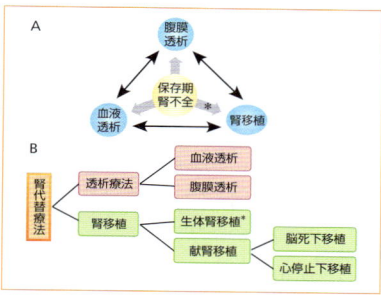

図7-4-1　包括的腎不全治療(A)と腎代替療法の分類(B)
*：preemptive腎移植は生体腎移植のみで可能

て，腎移植は禁忌である。

医学的条件

透析が導入されていれば，生体および献腎移植ともに適応となるが，近い将来(6カ月〜1年以内程度)に透析導入となる状態，あるいは高度保存期腎不全(具体的には糸球体濾過量(GFR)<15 mL/分/1.73 m^2)であれば生体腎移植にかぎりpreemptive腎移植が可能である。年齢による禁忌はないが，生命予後が10年未満などと予想される場合(80歳以上)は推奨されない。

原疾患に関して問題となるのは移植後の再発であり，原発性オキサローシスは確実に再発するため腎単独移植禁忌で，肝腎同時移植が必要となる。その他原疾患を再発する可能性が高いものは原発性巣状糸球体硬化症や膜性増殖性糸球体腎炎II型などが知られている。免疫抑制剤の影響などにより，移植後の悪性腫瘍の発生率が高く，若年をはやめる可能性がある。そのため，術前に悪性腫瘍に罹患していないことの確認が必要である。治療後の場合には移植は禁忌ではないが，根治後の無再発期間が経験的に決められている。同様に，免疫抑制剤の使用によって感染症が悪化する可能性が高く，潜在性あるいは活動性の感染症を術前に除外しておく必要がある。活動性感染症は術前に治癒していることが前提となる。

腎移植レシピエントの死因の第1位を占めるのが心血管疾患(cardio vascular disease：CVD)であるが，術前にCVDがあっても，術前に治療を受け，周術期のリスクが許容される程度であれば禁忌とはならない。むしろ腎移植によって，心機能の改善，動脈硬化性病変の進展抑制，CVDイベント発症率の有意な低下を認めることから，特に若年で，既存のCVDの存在やCVDリスクの高い患者には腎移植を積極的に検討すべきである。

生体腎ドナー

生体ドナーの適応ガイドラインで最も汎用されているものはアムステルダムフォーラムガイドラインである[4)]。主に医学的適応(腎機能，高血圧，肥満，脂質異常症，糖尿病，腎機能，尿異常，悪性腫瘍，感染症，CVD，生活習慣病など)について詳細に基準が定められているが，欧米人のエビデンスを日本人にそのままあてはめることは適切で

はなく，わが国においては各施設で適応基準を制定しているのが現状である。

禁忌
活動性感染症や悪性腫瘍を有するドナーからの腎提供は禁忌である。年齢による禁忌はないが，70歳を超えるドナーからの腎提供は慎重に適応を検討すべきである。またわが国においては生体腎ドナーになりうるのは6親等以内の親族あるいは3親等以内の姻族とされ，戸籍などによる間柄の確認や，金銭授受や脅迫などによる腎提供の強制を防止するために，第三者（主に精神科医など）による腎提供の意思の自発性の有無の確認が望まれる。

免疫抑制剤
免疫抑制療法は，副作用軽減とさまざまな免疫経路の抑制を目的に多剤併用療法を中心としている。現在は導入療法として抗IL-2（インターロイキン2）受容体拮抗薬であるバシリキシマブ，カルシニューリン阻害薬（calcineurin inhibitor：CNI）としてタクロリムスあるいはシクロスポリン，代謝拮抗薬としてミコフェノール酸モフェチルあるいはミゾリビン，ステロイドの4剤が主流である。また血液型不適合腎移植や抗ドナー抗体保有レシピエントに対し，抗CD20モノクローナル抗体であるリツキシマブの術前投与と血漿交換によって，従来から行われてきた脾臓摘出を回避する方法として好成績をおさめている。

維持免疫抑制療法は，CNI，代謝拮抗薬，ステロイドの3剤併用を中心とするが，ステロイドの副作用回避のためのステロイド離脱プロトコルも試みられている。

● **経過・予後** 移植後レシピエントの慢性腎臓病（CKD）はCKD分類上，各stageの数字の後に「Transplant」の「T」を添付して表記する。この理由は，移植後であっても腎機能は推定糸球体濾過量（eGFR）で平均約50 mL/分/1.73 m²程度であり，約70〜90%がCKD-3Tに分類されることと，一般CKD同様CVDリスクが高い集団であることはもとより，レシピエント特有のCKD進展様式が存在するためにより注意を促す目的が含まれている。拒絶反応は10〜20%のレシピエントが経験するとされているが，移植腎生検により早期に診断しめ的確に治療できれば奏効することが多い。生体腎移植の場合1年，5年生存率は約97%，91%，1年，5年生存率は約99%，97%である[5]。免疫抑制剤の進歩により早期〜中長期の拒絶反応（免疫学的因子）に対してはかなり改善しているが，現在問題となっているのは非免疫学的因子（CNIやステロイドの長期使用に伴うメタボリック因子の悪化・腎毒性，蛋白尿，感染など）による腎障害や，これらに起因するメタボリックシンドローム，CVD，感染症などによる死亡——death with graft function（腎機能保有状態での死亡）が増加している。さらには再発腎炎なども移植腎予後の改善とともに頻度が高くなってきている。このように，移植医療は周術期を除くと内科的管理が中心であり，より多くの腎臓内科医の移植医療への参画が望まれている。

【谷澤 雅彦・柴垣 有吾】

参考文献
1) Kasiske BL et al：Preemptive kidney transplantation: The advantage and the advantaged. J Am Soc Nephrol 13：1358-1364, 2002
2) 日本臨床腎移植学会：腎移植臨床登録集計報告（2010）2009年実施症例の集計報告．移植 45：237-242, 2010
3) 日本透析医学会統計調査委員会編：2009年末の慢性透析患者に関する基礎集計，図説 わが国の慢性透析療法の現況（2009年12月31日現在），日本透析学会，2010
4) Delmonico F：Council of the Transcation Society：A Report of the Amsterdam Forum On the Care of the Live Kidney Donor: Date and Medical Guidelines. Transplantation 79 (Suppl 6)：S53-S66, 2005
5) 日本移植学会広報委員会編：臓器移植ファクトブック 2009，日本移植学会，2009

5 泌尿器科的治療法

はじめに
ここでは泌尿器科的治療を要する腎機能低下，すなわち腎後性腎不全の原因，治療について概説する。

さまざまな疾患により水腎症（hydronephrosis）となる。原因となる疾患を表 7-5-1 にまとめた。片側，もしくは両側性の水腎症が進行性であり，腎機能低下をきたす場合に治療の対象となる。腎後性腎不全の診断には血液生化学検査・尿検査をはじめとして超音波診断（ultrasonography：US），CT，腎シンチグラフィ，逆行性腎盂造影排尿機能検査（尿流量検査，尿流動態検査など），尿道・膀胱造影などを用いて行い，治療の適応について判断する。悪性腫瘍（癌，卵巣癌など）の腹膜播種の場合は後腹膜に占拠性病変を認めないことが多く注意を要する。また，形態学的に水腎症をきたしていても機能障害がない場合は治療の適応とはならない。

臨床的に実施する頻度の高い泌尿器科的治療法について述べる。

尿管ステント留置術
麻酔：通常，脊椎麻酔（まれに全身麻酔）により行う。耐術能の評価として循環器，呼吸器，凝固機能の精査が必要である。留置が平易に行えることが予想される場合は無麻酔（多くは女性）にて行う。

必要な機器：操作用膀胱鏡，透視機器が必要となる。まれに悪性腫瘍の膀胱浸潤により尿管口の存在が不明瞭な場合，経尿道的腫瘍切除を行うことがあり，切除鏡が必要なこともある。

体位：砕石位にて行う。

方法：操作用膀胱鏡を膀胱に挿入し，膀胱内を観察する。尿管口にガイドワイヤーを通した尿管カテーテルを挿入する。腎盂内，もしくは予想される狭窄部位を通過した後，いったんガイドワイヤーを抜く。カテーテルから流出する尿の性状を確認する（血尿，膿など）。必要に応じて細胞診，培養検査に提出する。また，膿の場合は可及的に吸引しドレナージを行う。まれにカテーテルが尿路外へ迷入することがあり，確実に尿路であることを確認するため造影検査を行う。

その後，再びガイドワイヤーを挿入し，腎盂内でループさせる。尿管カテーテルを引き抜き，DJ（double J）カテーテル（腎盂，膀胱内でループ型となるもの）を留置して終了する。

その他：カテーテルによる膀胱の刺激症状（頻尿，排尿痛など），血尿，側腹部鈍痛などの症状についても術前に説明が必要である。

表 7-5-1 水腎症をきたす疾患

腎		
	先天性疾患	多発性囊胞腎, 腎囊胞, 腎盂尿管移行部狭窄症, 傍腎盂囊胞, 腎尿管移行部の異常血管
	悪性疾患	Wilms 腫瘍, 腎細胞癌, 腎盂癌, 多発性骨髄腫
	炎症性疾患	結核, エキノコックス症
	代謝性疾患	結石
尿管		
	先天性疾患	狭窄, 腎盂癌, 尿管膀胱逆流症, 尿管弁, 下大静脈後尿管, prune-belly 症候群
	悪性疾患	尿管癌, 転移性癌
	炎症性疾患	結核, 子宮内膜症
	その他	後腹膜線維症, 大動脈瘤, 放射線療法後, リンパ腫, 外傷, 妊娠
膀胱, 尿道		
	先天性疾患	後部尿道弁, 包茎, 尿道狭窄
	悪性疾患	膀胱癌, 前立腺癌, 尿道癌, 陰茎癌
	その他	前立腺肥大症, 神経因性膀胱, 骨盤臓器脱

(文献 1〈Table 37-1〉を改変)

悪性腫瘍による腎後性腎不全の場合, 腫瘍の圧排にてステントが有効でない場合がしばしばある. 留置後に腎機能が改善しない場合は後述する経皮的腎瘻造設術が必要となる.

ステント交換は 3〜6 カ月が一般的であるが, 最近は長期(1 年)留置可能なタイプもある.

経皮的腎瘻造設術

麻酔: 局所麻酔にて行う. まれに手技に必要な息止め, 体位維持が困難な症例は全身麻酔にて行うことがある.

必要な機器: US, 穿刺用超音波プローブ, 透視装置, 経皮的腎瘻造設キット.

体位: 腹臥位で行う. 腸骨と背部が平坦となるように臍下に枕を入れる. 腹部にストーマがある場合は圧迫に注意する.

方法: 第 12 肋骨から腸骨の間で穿刺用超音波プローブを用いて観察し, 拡張した腎杯を描出する. 葉間動脈の走行を考慮して穿刺は腎盂でなく腎杯に行う. 腎杯を穿刺できるルートを確認後, 23 G カテラン針を用いて局所麻酔を筋層, 腎被膜に十分に行う. 太め(12〜14 Fr)のカテーテルを留置する場合は後の拡張操作での疼痛管理のために特に十分麻酔を行う.

次に同部位にメスにて小切開を加え, 穿刺用針(18〜20 G)にて腎杯を穿刺する. 先の尿管ステント留置と同様に流出する尿の性状を確認し, 適宜検体を採取する. 造影にて確実に腎盂が造影されることを確認する. ガイドワイヤーを可及的に尿管下方へ挿入し, 穿刺針を抜去する. 留置するカテーテルの太さに応じて筋膜ダイレーターを用いて穿刺ルートを拡張してカテーテルを留置する. 拡張の際に腹側の腎盂粘膜を損傷しないようにガイドワイヤーの緊張を適宜調節することが重要である.

手術後: カテーテルの固定, 留置した深さの確認が肝要である. 腎盂の虚脱により深さが変わりドレナージの効率が悪くなるので注意する. 急激な利尿による水分の出納, 電解質の管理を行う. 局所麻酔による手術であるため, 脱水の調節は点滴に加えて経口摂取による調整も有効である.

膀胱留置カテーテル設置

下部尿路閉塞疾患による腎後性腎不全には膀胱留置カテーテルが必須である. 腎不全の改善後は原因疾患の治療(経尿道的前立腺切除術など)を行う. また, 男性ばかりでなく女性の尿閉(糖尿病, 神経疾患によるもの, 骨盤臓器脱: 腟から膀胱, 子宮, 直腸などが脱出するもの, 尿道瘻など)も少なくないので注意が必要である.

【藤村 哲也・本間 之夫】

参考文献
1) Wein AJ et al eds : Campbell-Walsh Urology, 9th edition, p1196, Saunders, 2007

8 原発性糸球体疾患

管内増殖性糸球体腎炎

● 定義・概念 溶連菌感染後急性糸球体腎炎が代表的であるが, そのほか感染性心内膜炎, シャント腎炎, 骨髄炎性腎炎などが存在し, 同様な管内増殖性糸球体腎炎(endocapillary proliferative glomerulonephritis)を呈する.

● 疫学 全世界で推定約 47 万人の患者に発症し, そのうち 97%の方が発展途上国で起こる. 発症率は, 10 万人あたり 9.5〜28.5 人である. 先進国では過去 30 年以上にわたり発症率は減少している. 60 歳以上の高齢者と 5〜12 歳の小児で予後が悪い.

● 病因・病態生理と分子メカニズム 先行感染由来抗原とそれに対する抗体により形成された免疫複合体の糸球体沈着が原因となり, 補体活性や炎症を惹起する.

● 臨床症状・検査成績 A 群 β 溶血性レンサ球菌を代表とした細菌やウイルス感染症の後, 1〜3 週間程度の期間を経て, 血尿, 蛋白尿, 浮腫, 高血圧, 腎機能低下を急激に発症する経過をとる. 抗ストレプトリジン O 抗体(ASO), 抗ストレプトキナーゼ抗体(ASK)などの抗体価の上昇, 血清補体価の低下をみる. 低補体は通常 2 カ月以内に正常に戻る.

● 診断(図 8-1) 急性腎炎症候群の臨床経過, 血清学的所見(補体低下, ASO, ASK)などから行われる. 発症時の臨床所見が軽度の場合には, 保存的治療が中心となるため腎生検は行わないが, ネフローゼ症候群, 腎機能低下をきたす症例などでは腎生検を行う.

光学顕微鏡では, 好中球, 単核などの浸潤細胞が毛細血管内に充満するように増殖し, 毛細血管内を閉塞する(管内増殖)(図 8-1A). 溶連菌感染後急性糸球体腎炎の急性期では Masson 染色で赤染する上皮下沈着物(hump)が認められる(図 8-1B の▶). 免疫蛍光抗体法では, 免疫グロブリン G(IgG), C3 が基底膜に微細顆粒状に染色される(図 8-1C). 急性期には, 糸球体基底膜および一部メサンギウムに顆粒状の C3 単独や C3 と IgG の沈着が認められ, C3 が IgG に比べ強陽性となる. また, 回復期ではメサンギウ

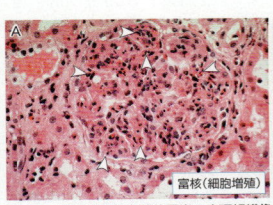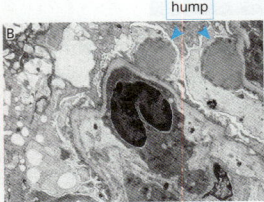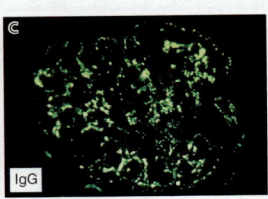

図 8-1　管内増殖性糸球体腎炎の病理組織像

ム領域のみ陽性像となる。電子顕微鏡では，基底膜上皮側に高電子密度沈着物（hump）を認める。hump は免疫複合体とされており，病理学的診断価値が高い。

■ **治療と薬理メカニズム**　細菌が残存している場合は，抗生物質の投与と，急性期の対症療法として，安静，食事療法，浮腫に対する利尿薬投与，高血圧に対する降圧療法を行う。

● **経過・予後**　予後良好で，保存的治療のみで治癒することが多い。ただし，半月体形成を伴う場合には，成人では特に予後不良であるため，ステロイドの使用を検討する必要がある。

IgA 腎症

● **定義・概念**　IgA 腎症（IgA nephropathy）は糸球体メサンギウム領域に IgA の沈着を特徴とする慢性糸球体腎炎である。

● **疫学**　世界で最も頻度の高い糸球体腎炎で，わが国でも原発性糸球体腎炎の約 40％を占める。診断後 20 年以上の観察で 30～40％が末期腎不全に陥る代表的進行性疾患の一つである。

● **病因・病態生理と分子メカニズム**　病因として，複数の疾患感受性遺伝子の存在，IgA 産生系の異常，ウイルス，細菌，食物，自己抗原などによる免疫複合体の関与，IgA1 分子ヒンジ部の糖鎖不全，メサンギウム細胞における IgA 受容体の存在などが考えられているが，いまだ十分には解明されていない。

● **臨床症状・検査成績**　大部分の症例は無症状で，わが国では，学校検診や職場検診にて血尿・蛋白尿で偶然発見されることが多い。持続的顕微鏡的血尿はほぼ必発所見であり，頻発所見として間欠的または持続的蛋白尿がある。上気道感染や尿路感染に続く肉眼的血尿によって発見されることもある（潜伏期はなし）。血清 IgA は約 60％の症例で高値（315 mg/dL 以上）を示す。

● **診断**（図 8-2）　確定診断には腎生検が必須である。すなわち，光顕でさまざまな程度のメサンギウム増殖を認め（図 8-2A），免疫蛍光抗体法ではメサンギウム領域を主体とする IgA の顆粒状沈着（図 8-2B），そして電顕ではメサンギウムおよびパラメサンギウム領域を中心に高電子密度沈着物が観察される（図 8-2C の▶）。

■ **治療と薬理メカニズム**　IgA 腎症の治療は，生活指導，食事療法，薬物療法の 3 つからなる。表 8-1 に示したリスク群別治療指針[4]に準じた治療を行うことが推奨される。本患者を「透析導入リスクの層別化」に基づき，①低リスク群，②中等リスク群，③高リスク群，④超高リスク群のいずれかに分類し，それぞれの群における治療指針に従う。いずれの群においても食事療法として，摂取カロリー 30～35 kcal/kg 標準体重/日食塩の制限（6 g/日未満），蛋白質制限（0.6～0.8 g/kg 標準体重/日）が基本である。必要に応じてカリウム制限を行う。

尿蛋白量，高血圧の有無や腎組織所見を参考に，抗血小板薬，降圧薬や副腎皮質ステロイド（パルス療法を含む）を用いる。降圧には，アンジオテンシン変換酵素（ACE）阻害薬，アンジオテンシン II 受容体拮抗薬（ARB）を第一選択とし，降圧目標が達成できないときには第二選択薬として利尿薬または Ca 拮抗薬の併用を考慮する。特に，糸球体に急性活動性病変を認め，尿蛋白が 0.5 g/日以上で，推定糸球体濾過量（eGFR）が 60 mL/分/1.73 m^2 以上の場合には，副腎皮質ステロイド療法（パルス療法を含む）の適応を積極的に考慮する。ただし，慢性病変が糸球体病変の主体をなす場合には，副腎皮質ホルモン療法の適応については慎重に考慮すべきで，病態によっては慢性腎不全の治療を行う。現在わが国で，治療法の一つとして扁桃摘出術（病巣感染除去）と副腎皮質ステロイドパルス療法の併用の有効性について調査・研究が行われている。

● **経過・予後**　腎症の進行は一般に緩慢であるが，罹病期間が長期になるに従い腎機能低下をきたす例は増加し，有効な治療介入が施行されない場合，20 年の経過で約 40％の患者が末期腎不全に移行する。

IgA 腎症の進展に関連する腎病理所見とこれを用いた予後分類が，2009 年にオックスフォード国際分類として報告された。この分類では，メサンギウム細胞増殖（M），分節性糸球体硬化（S），管内細胞増殖（E），間質線維化/尿細管萎縮（T）が予後関連因子とされた。

わが国では，「IgA 腎症診療指針　第 3 版」で，診断時の組織学的重症度（表 8-1）と臨床的重症度（表 8-2）の両者を加味した透析導入リスクの層別化（表 8-3）が提示されている。

膜性増殖性糸球体腎炎

● **定義・概念**　光顕上，以下のような特徴を呈する場合に膜性増殖性糸球体腎炎（membranoproliferative glomerulonephritis：MPGN）と診断される。大多数の糸球体に diffuse にメサンギウムの増加と係蹄内の白血球の浸潤およびメサンギウム細胞増殖が顕著であり，しばしば分葉状（lobular）に観察される。開存している係蹄腔は拡大し，PAM 染色で係蹄壁の二重化（double contour）がみられる。

● **疫学**　特発性 MPGN は 8～30 歳代の若年層にほぼかぎ

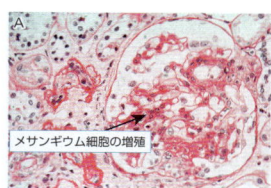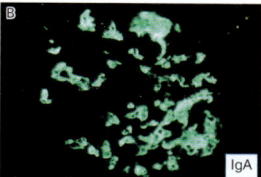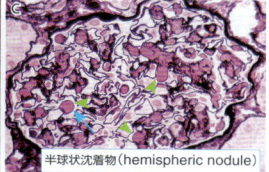

図8-2 IgA腎症の病理組織像

メサンギウム細胞の増殖 / IgA / 半球状沈着物（hemispheric nodule）

表8-1 IgA腎症の組織学的重症度分類

	全節性硬化＋分節性病変*を有する糸球体／総糸球体数	急性病変のみ	急性病変＋慢性病変	慢性病変のみ
H-grade I	0〜24.9%	A	A/C	C
H-grade II	25〜49.9%	A	A/C	C
H-grade III	50〜74.9%	A	A/C	C
H-grade IV	75%以上	A	A/C	C

*：以下の所見を分節性病変と表現する
急性病変（A）：細胞性半月体，線維細胞性半月体
慢性病変（C）：分節性硬化，線維細胞性半月体
（文献4を引用）

表8-2 IgA腎症の臨床的重症度分類

	尿蛋白(g/日)	eGFR(mL/分/1.73 m²)
C-grade I	<0.5	
C-grade II	0.5≦	60≦
C-grade III		<60

（文献4を引用）

表8-3 IgA腎症患者の透析導入リスクの層別化

	H-grade I	H-grade II	H-grade III+IV
C-grade I	低リスク	中等リスク	高リスク
C-grade II	中等リスク	中等リスク	高リスク
C-grade III	高リスク	高リスク	超高リスク

● 低リスク群：透析療法にいたるリスクが少ないもの
● 中等リスク群：透析療法にいたるリスクが中程度あるもの
● 高リスク群：透析療法にいたるリスクが高いもの
● 超高リスク群：5年以内に透析療法にいたるリスクが高いもの
※ただし，経過中に他のリスク群に移行することがある
（文献4を引用）

られ，それ以降に発症するものは，ほとんどが続発性であるとされている。

MPGN（I型，III型）のネフローゼ症候群全体の病型分類では6.1%，二次性を除いた一次性糸球体疾患の病型分類では6.6%，ネフローゼ症候群における年齢層別の病型頻度ではどの年代でも10.8〜2.1%であった。

● **病因・病態生理と分子メカニズム** 補体系の活性化は血清遊走因子であるC5a，オプソニンとしてのC3b，そして最終的にmembrane attack complexであるC5b-9の形成が，本症における特異な病像の形成に関与していると考えられている。MPGN病変は，種々の免疫複合体疾患や感染症に続発する。続発性MPGNとして以下のものがある。

自己免疫疾患：全身性エリテマトーデス（SLE），まれに関節リウマチ，Sjögren（シェーグレン）症候群に続発することがある。

感染症：特にC型肝炎ウイルス（HCV），B型肝炎ウイルス（HBV）の慢性感染状態に続発する。その他，感染性心内膜炎，マラリア，住血吸虫，Hansen（ハンセン）病など。HCV感染に伴うMPGNは特発性のものに比べて，肝機能異常，クリオグロブリン陽性，低補体血症の頻度が高い。

血栓性微小血管障害（thrombotic microangiopathy）：著しい血管内皮細胞障害により，腎糸球体ではMPGNの組織像を呈することがある。慢性移植腎症，抗リン脂質抗体症候群（APS），血栓性血小板減少性紫斑病（TTP）／溶血性尿毒症症候群（HUS），factor H欠損症，などでMPGN合併の報告がある。

異常蛋白血症（dysproteinemias）：単クローン性のIgGまたはIgAの沈着による糸球体病変の多くはMPGNの組織像を呈する。クリオグロブリン血症や多発性骨髄腫，アミロイドーシスがない症例も多い。

その他：上記のほかリポジストロフィー，慢性リンパ性白血病，非Hodgkin（ホジキン）リンパ腫，腎細胞癌などで報告がある。

● **臨床症状・検査成績** 血尿と蛋白尿の両者を認めることが多い。増殖性糸球体腎炎においてはメサンギウム細胞の増殖もしくはmesangiolysisが起こる際に係蹄壁が破綻し，血尿を生じるとされる。

持続性の低補体血症を認めた場合には本症を疑うが，低補体血症が認められない症例もある。通常MPGN I型，MPGN III型とクリオグロブリン陽性MPGNの場合にはclassical pathwayを介しての補体の活性化が起きているため，C4，CH50値の低下を認め，C3値は正常の場合もある。MPGN II型の場合にはalternative pathwayを介して補体の活性化が起きているため，C3，CH50値の低下が主であり，C4は正常を示す。

C3 nephritic factorはalternative pathway C3 convertase（C3bBb）に対する自己抗体であり，C3を活性化する。MPGN II型では約60%で検出される。

● **診断（図8-3）** 腎生検により確定診断される。光顕上，糸球体係蹄壁の肥厚と分葉状（lobular appearance）の細胞増殖病変を呈する。係蹄壁の肥厚（基底膜二重化）は，mesangial interpositionといわれる糸球体基底膜（GBM）と内皮細胞間へのメサンギウム細胞（あるいは浸潤細胞）の間入の結果である。またメサンギウム細胞の増殖とともに局所に浸潤した単球マクロファージによる管内増殖も認められる。I型では，病期が進行するとメサンギウム基質の

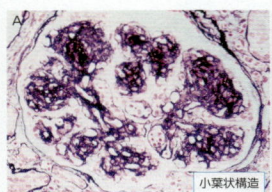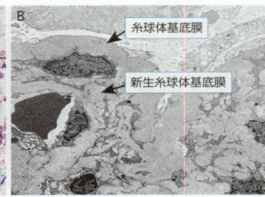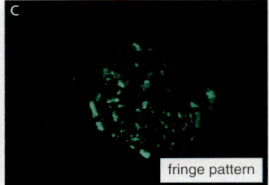

図 8-3 膜性増殖性糸球体腎炎(MPGN)の病理組織像

増生による Kimmelstiel–Wilson(キンメルスティール-ウィルソン)様の結節性病変を示す。

主に電顕所見上の特徴から,下記の3つの病型に分類される。

MPGN Ⅰ型:MPGN のなかでは最も多い。メサンギウム領域および内皮下腔に高電子密度沈着物を認める。免疫蛍光抗体法では,メサンギウムと内皮下に C3 の fringe pattern を示す著明な沈着がみられる。免疫グロブリンは IgG,IgM などが軽度沈着する場合が多い。時として,IgA や C1q の沈着もみられる。

MPGN Ⅱ型:dense deposit disease(DDD)ともいわれる。糸球体基底膜内にリボン状の高電子密度沈着物を認める。またこの沈着は尿細管,Bowman(ボーマン)嚢の基底膜にもみられる。病理組織学的な類似点から MPGN に含まれるが,病因論的には他のタイプとは異なっており,WHO(世界保健機関)分類(1995年)では独立した疾患として記載されている。免疫蛍光抗体法では,原則的に C3 のみの沈着である。メサンギウムならびに係蹄壁に沿ったcoarse granular な沈着である。免疫グロブリンの沈着はない。

MPGN Ⅲ型:内皮下よりも上皮下に高電子密度沈着物がみられる。免疫蛍光抗体法では,メサンギウムと内皮下,上皮下に C3 の沈着がみられる。原則的に免疫グロブリンの沈着は軽度だが,Ⅰ型より IgG,IgM,IgA,C1q などの沈着があることが多い。それらの沈着が強い場合は,続発性 MPGN の可能性を考慮せねばならない。

- クリオグロブリン陽性 MPGN においては,C1q,C3 の沈着に加え,クリオグロブリンを構成している免疫グロブリンの沈着が免疫組織上認められ,電顕ではこの沈着物の微細構造は tubular もしくは fimely fibrillar と形容される特徴を呈する。

■ **治療と薬理メカニズム**

特発性 MPGN:小児を対象とした試験で,特発性 MPGN Ⅰ型にプレドニゾロン(PSL)(2 mg/kg/隔日から開始して 20 mg/隔日を維持量とする)で腎機能は安定していたと報告されている。欧米ではステロイドパルス療法と経口ステロイド2年間の治療により約半数で尿所見が正常化し,腎機能も維持できたと報告されているが,わが国での報告はほとんどない。

続発性 MPGN:基礎疾患の鑑別診断とその治療を優先する。感染症のコントロールにより軽快することも期待できる。肝炎ウイルス感染が原因であると考えられる場合,特に腎病変が中等度までのとき,インターフェロン(IFN)を中心とした抗ウイルス療法によって腎所見が改善すること

がある。HBV による MPGN では副腎皮質ステロイドは不要であるし,むしろウイルスの活性化による肝炎の増悪をきたす場合もある。一方,HCV による MPGN でⅡ型クリオグロブリン血症を伴い,多量の蛋白尿あるいは進行性の腎機能低下を認める場合,抗ウイルス療法(IFN にリバビリンを併用)に加えて,クリオグロブリンの産生抑制を目的として,リツキシマブやシクロホスファミド,あるいは副腎皮質ステロイドパルス療法を行うことが推奨されている。

● **経過・予後** 特発性 MPGN は緩徐に進行し予後不良である。無治療の場合 50~60%は 10~15 年で末期腎不全にいたる。25~40%は腎機能が維持され,10%未満では自然寛解する。ネフローゼ症候群,腎機能低下,高血圧,病理組織所見で半月体の存在,病変の分布(diffuse glomerular involvement),尿細管間質病変などが不良な腎機能と関連する。

微小変化型ネフローゼ症候群

● **定義・概念** 元々は,Munk によって lipoid nephrosis と呼ばれていた(尿中の脂肪円柱,尿細管の脂肪変化がみられるため)疾患が,概念の基礎となる。わが国の臨床医の間で広く用いられている「微小変化型ネフローゼ症候群(minimal change nephrotic syndrome:MCNS)」という呼称のほかに,「微小変化群(MCD)」などの同義語がある。WHO 分類がさす「微小糸球体病変」はあくまでも,形態学上の分類であり,MCD と混同してはならない。臨床的に特発性ネフローゼ症候群を呈するが,光顕上糸球体は正常かごく微小な変化で,有意な免疫グロブリン,補体の沈着を認めないものをいう。電顕では足突起の消失が特徴的な所見である。

● **疫学** MCNS は,小児に好発する疾患であるが,成人においても多く,わが国の一次性ネフローゼ症候群の 38.7%を占める重要な疾患である。

● **病因・病態生理と分子メカニズム** 病因は明らかではないが,T 細胞の機能異常により糸球体の蛋白透過性亢進状態が生じることが一因と考えられている。多くは一次性であるが,ウイルス感染や非ステロイド性抗炎症薬(NSAIDs)などの薬剤,Hodgkin リンパ腫などの悪性腫瘍やアレルギーなどに合併することがある。

● **臨床症状・検査成績** 臨床的には急激な発症が特徴であり,突然の浮腫をきたすことが多い。高度の蛋白尿や低アルブミン血症,脂質異常症が認められ,胸腹水の貯留をきたすこともある。尿蛋白の選択性は高選択性のことが多く,治療に対する反応が良好である。成人において顕微鏡的血尿が観察されることはまれではなく,約 20~30%に

報告されている。急性腎不全をきたす症例もあり，高齢，高血圧，高度蛋白尿をきたす症例に多い。

▶**診断**（**図 8-4**）　通常，腎生検による組織学的検査を行い診断する。腎生検では光顕上，糸球体に明らかな異常は認められず，蛍光抗体法では免疫グロブリンや補体の特異的な沈着はない。電顕では，びまん性の足突起の消失のみがみられる。

■ 治療と薬理メカニズム

初期治療と再発時の治療

初期治療における第一選択薬は副腎皮質ステロイド（PSL 0.8～1.0 mg/kg/日，最大 60 mg/日）で，反応性が高く，その多くは投与開始後 10 日～2 週間前後で完全寛解に入る。維持および再発時の治療についてはエビデンスとなりうる比較対照研究がないが，長期投与による副作用を考慮しつつ，患者の病態に応じて除々に漸減する。

完全寛解後の再発率は高く，わが国の報告でも 30～70%に再発が認められたことが報告されている。寛解後も家庭での自己検尿を推奨し，尿蛋白陽性（2+）以上が 2, 3 回持続した場合に再発と判断して早期にステロイドを投与することが賢明と思われる。再発時の治療としては，一般に副腎皮質ステロイドで治療を行う。PSL 20～30 mg/日もしくは初期投与量を目安とし，実際の投与量は患者の病態に応じて決定する。

初期治療に際し，早期寛解導入目的あるいは内服ステロイドへの反応不良例に対してステロイドパルス療法が行われる場合もある。通常，メチルプレドニゾロン 500～1,000 mg/日が 3 日間，静脈内に投与される。

頻回再発型・ステロイド依存性微小変化型ネフローゼ症候群の治療

頻回再発型（6 カ月間に 2 回以上再発する場合）・ステロイド依存性微小変化型ネフローゼ症候群（ステロイドを減量または中止後再発を 2 回以上繰り返すため，ステロイドを中止できない場合）の治療については，再発時に副腎皮質ステロイドを増量し，再発予防と副腎皮質ステロイドを減量する目的で免疫抑制剤の併用を考慮する。現在，わが国で頻回再発型・ステロイド依存性微小変化型ネフローゼ症候群に対して保険適用とされている免疫抑制剤はシクロスポリンのみである。保険適用上は 1.5 mg/日が用量とされているが，血中濃度を検討のうえ，ステロイド抵抗性の場合と同様 3 mg/kg/日まで使用可能と思われる。シクロスポリンの投与により寛解にいたれば投与量を漸減し，寛解が得られる最小量にて 1～2 年間は治療を継続する。高血圧や腎障害を惹起する可能性があり，血中濃度や臨床状の評価，ならびに必要に応じて腎生検を考慮する必要がある。

シクロホスファミドの有効性も多数報告され，重要な治療選択肢の一つと考えられるが，腺機能抑制や発癌のおそれなどの副作用が指摘されており，短期間の使用にとどめて副作用に十分な注意をはらうことが必要である。

ステロイド抵抗性微小変化型ネフローゼ症候群の治療

ステロイド抵抗性微小変化型ネフローゼ症候群（十分量のステロイドのみで治療して 1 カ月後の判定で完全寛解または不完全寛解 I 型にいたらない場合）は，再生検で巣状分節性糸球体硬化症と診断されることがあり，副腎皮質ステロイドに反応しない症例では初回腎生検組織の再評価を

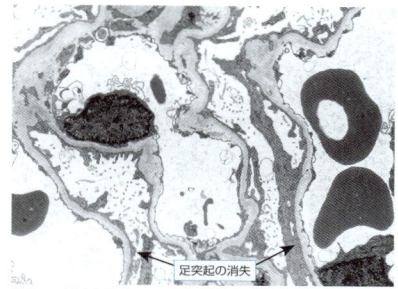

図 8-4　微小変化型ネフローゼ症候群（MCNS）の病理組織像

行い，必要ならば再生検も考慮する。

成人のステロイド抵抗性微小変化型ネフローゼ症候群における確立した治療法はないが，シクロスポリンの有効性が報告されており，治療薬として推奨されている。現在わが国で，ステロイド抵抗性ネフローゼ症候群に対して保険が適用されている免疫抑制剤は，シクロスポリンとミゾリビンの 2 剤のみである。成人の微小変化型ネフローゼ症候群で，副腎皮質ステロイドやシクロスポリンの治療を行っても 6 カ月以上寛解が得られない場合はミコフェノール酸モフェチルや類似の代謝拮抗薬であるミゾリビンを検討すべきである。

ネフローゼ症候群が持続する症例では HMG-CoA 還元酵素阻害薬（スタチン）や抗凝固薬を考慮し，高血圧症例では ACE 阻害薬や ARB の投与を考慮する。

▶**経過・予後**　一般に末期腎不全まで進行する症例は少なく，腎機能面だけを考えた場合その予後は良好といえる。一方，MCNS の再発率は前述したように高く，頻回再発例は 20～30%とされる。その際，ステロイドや免疫抑制剤などの使用期間が長期に及び，副作用の問題が生じるため，再発を抑えることは非常に重要である。

巣状分節性糸球体硬化症

▶**定義・概念**　巣状分節性糸球体硬化症（focal segmental glomerulosclerosis：FSGS）は，MCNS と同じような発症様式・臨床像をとりながら，MCNS と違ってしばしばステロイド抵抗性の経過をとり，最終的に末期腎不全にもいたりうる難治性ネフローゼ症候群の代表的疾患である。初期には大部分の糸球体には変化を認めない一方で，主として傍髄部領域の糸球体（focal＝巣状）の一部分（segmental＝分節状）に硬化を認めるという病理形態学的特徴を有し，病期進行とともに硬化病変が広がっていく。典型的なネフローゼ症候群を呈する原発性 FSGS のほかに，肥満関連腎症あるいは逆流性腎症など，形態学的にまったく同じような組織像を示す続発性 FSGS の存在もよく知られている。

▶**疫学**　わが国のネフローゼ症候群の原因疾患としては 7.6%（二次性を除いた一次性糸球体疾患では 11.1%）の発症率である。65 歳以上の高齢者では 8.5%を占める。

▶**病因・病態生理と分子メカニズム**　原発性 FSGS の病因については現在もなお不明な部分が多いが，MCNS と同様に T 細胞の機能異常に伴う糸球体上皮細胞障害が主要な

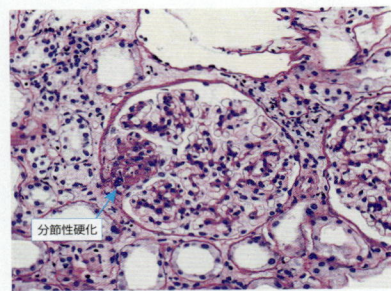

図 8-5 巣状分節性糸球体硬化症(FSGS)の病理組織像

機序の一つとして想定されている。また皮質部糸球体と傍髄質部糸球体の循環動態の違いなど血行力学的要因も関与するとされる。

▶**臨床症状・検査成績** しばしば突然発症するネフローゼ症候群で発症し，難治性ネフローゼ症候群(ステロイド治療開始後，1カ月以上経っても尿蛋白が消失せず，さらに他の免疫抑制剤などの治療にも反応性が悪く，6カ月経った後も尿蛋白が1g/日を切らない状態)をきたす頻度が高い疾患である。アルブミン主体で尿蛋白の選択性が低い(選択性の高い MCNS との鑑別点)。血尿はあってもわずかである。血中総蛋白，アルブミンやグロブリンがネフローゼ症候群を反映して著しく低下し，同時にコレステロール値は上昇する。補体は多くの場合正常範囲である。

▶**診断(図 8-5)** 診断は腎生検により病理組織学的に行われるが，病変の分布が巣状であるため，診断の決め手になる分節状硬化がかぎられた腎生検標本のなかでは見つからないことがある。硬化病変は一般的には係蹄壁の外側に存在し，多くの場合 Bowman 囊と癒着している。特に血管極と尿細管極に硬化病変が起きやすく，病変はしばしば拡大してこれらの部分を巻き込む。免疫蛍光抗体法では，基本的には免疫グロブリンの沈着をみないことが多いが，硬化部に IgM，C3，時に IgG の沈着を認める場合もある。

■**治療と薬理メカニズム** ネフローゼ症候群から脱しきれない症例の予後がきわめて不良であるのに対して，不完全寛解Ⅰ型(1日尿蛋白量1g未満)以上まで改善した症例の予後は比較的良好であることから，不完全寛解Ⅰ型をめざして積極的に治療を行っていく必要がある。

ステロイド

まず，PSL 1 mg/kg/日相当のステロイド療法を少なくとも4週間行うことを基本とする。最近はステロイドのさまざまな副作用を避ける意味から，月単位に及ぶ長期大量投与はなるべく避け，シクロスポリンなどの免疫抑制剤との併用療法を早期に開始するとともに，可能なかぎり早期にステロイドの減量をはかるのが一般的である。

経口ステロイド治療で効果が不十分な場合や，重症例では当初からパルス療法を行うことも考慮される。わが国ではメチルプレドニゾロン 500〜1,000 mg/日点滴静注3日間連続投与を1クールとし，2週間隔ほどで3クールまで繰り返すのが一般的である。

免疫抑制剤

わが国では保険適用上の制約があり，使用可能なのは，シクロスポリンとミゾリビンに限定される。特に寛解率の高さや，血中濃度がモニタリングしやすい点などからシクロスポリンが広く使われている状況である。

- **シクロスポリン** 臨床効果に関して，エビデンスの十分な集積にいたっていないが，欧米では実際には免疫抑制剤のなかで第一選択薬としての役割を果たしている。最近用いられるようになったマイクロエマルジョン製剤では，食前1日1回投与がより効率的に血中濃度を上昇させるといわれ，2〜3 mg/kg 標準体重を朝食前に一括投与し，C2(投与2時間後の薬物血中濃度)が600〜900 ng/mL になるように調整することが有用と考えられる。C2値は，治療効果，副作用を観察しながら，1,200 ng/mL くらいまで増量可能と思われる。副作用がないかぎり6カ月間投与にて効果を判定し，不完全寛解Ⅰ型以上の効果が得られたら原則として1年は使用する。
- **ミゾリビン** わが国で開発されたプリン代謝拮抗薬で，細胞毒性が弱く，長期にわたる使用にも耐えられる薬剤として広く使用されている。シクロスポリンと同様に朝一括投与，あるいは1週間に2日間だけ投与するパルス療法も試みられている。長期投与で効果が発現することもあるので，副作用がないかぎりは2年程度の使用を考える。なお，この薬剤は腎排泄性であり，腎機能低下時には減量を必要とする。
- **シクロホスファミド** アルキル化薬には骨髄抑制，出血性膀胱炎，間質性肺炎などの重大な副作用が知られており，悪性腫瘍を発症するおそれもあるので，その使用は，シクロスポリンやミゾリビンの効果がみられない場合に限定すべきと思われる。具体的な使用法としては，1日量 50〜100 mg を1回ないし2分割での服用を原則とし，3カ月以上の長期使用はなるべく避けるようにすべきである。

補助療法

ステロイド療法・免疫抑制療法のほかに，以下の補助的療法を追加して行う。

- **降圧薬** 高血圧を有する場合には，減塩などの食事療法とともに降圧薬を積極的に使用する。他の腎疾患の場合と同様に，ACE 阻害薬，ARB は，単なる降圧効果にとどまらない尿蛋白減少効果が期待できるだけでなく，抗酸化作用や抗炎症作用などもあるといわれており，第一に選択すべき薬剤である。なお，使用開始にあたっては高カリウム血症の出現に注意が必要である。
- **脂質異常治療薬** ネフローゼ症候群の治療においては，脂質異常症の治療によって免疫療法の効果が促進され，かつ糸球体硬化病変の進行抑制や腎機能保持にも寄与することが期待される。FSGS 難治例では LDL アフェレーシス療法を積極的に行うことが推奨されるが，アフェレーシス療法を行わない場合でも，脂質異常症に対してスタチンの投与がすすめられる。ARB と同様に抗酸化作用や抗炎症作用などの効果を有することも報告されている。なお，スタチンには横紋筋融解症や血清 CK(クレアチンキナーゼ)上昇などの副作用が知られており，特にシクロスポリン併用時に注意が必要である。
- **抗血小板薬・抗凝固薬** ステロイド抵抗性ネフローゼ症

候群に対し蛋白尿減少などの治療効果のある抗血小板薬のジピリダモールが保険適用になっている。ネフローゼ症候群では血液凝固能が亢進して動脈血栓症などの合併症が併発しやすいので、血栓症予防のためにワルファリンなどの抗凝固療法の併用を行う。ワルファリンの投与量はプロトロンビン時間国際標準比（PT-INR）が2.0（1.5～2.5）になるように調節するのが一般的である。

- **LDLアフェレーシス療法**　前述したように、脂質異常症の治療によって糸球体硬化病変の進行抑制や腎機能保持効果をもたらすことが期待され、FSGSに対しLDLアフェレーシス療法はすでに保険認可された治療法である。高LDLコレステロール血症を伴う難治性例に対しては試みるべきである。

▶**経過・予後**　腎生存率（透析導入率）は10年で85.3％、15年で60.1％、20年で33.5％であった。初期の寛解導入の可否がその後の腎機能予後に大きく影響し、完全寛解および不完全寛解Ⅰ型の10年腎生存率が90％以上であるのに対し、不完全寛解Ⅱ型および無効例では約50％に低下している。このため、可能なかぎりネフローゼ状態から寛解に持ち込むことが重要で、発症初期の段階から治療反応性を予測し、長期的な治療戦略を立てる必要がある。

膜性腎症

▶**定義・概念**　膜性腎症（membranous nephropathy）は、糸球体基底膜の上皮側に免疫複合体が沈着することにより惹起される疾患で、糸球体基底膜の蛋白透過性が亢進し、ネフローゼ症候群をきたす。中高年者においてネフローゼ症候群を呈する疾患のなかで、最も頻度が高い。多くは原因不明であるが、続発性の症例も20％程度認められる。

▶**疫学**　40～50歳代の成人男性に好発する（男性：女性＝2～3：1）。ネフローゼ症候群の27.1％、うち二次性を除いた一次性糸球体疾患の37.8％であった。一次性ネフローゼ症候群の年齢層別の頻度では、40歳以後では54.6～58.2％、65歳以上の37.8％を占める。

▶**病因・病態生理と分子メカニズム**　膜性腎症には、膠原病や悪性腫瘍などに続発する例や、抗リウマチ薬などによる薬剤性も知られており、まずこれらの可能性を検索する必要がある。一方、特発性膜性腎症は糸球体上皮の抗原を標的とする抗体の集積によって、in situで発症するとの説が以前から有力であり、その抗体としてIgG4が報告されているが、最近、M型ホスホリパーゼA2受容体が抗原であるとの研究が注目を集めている。

糸球体基底膜下に免疫複合体が沈着する機序として、①流血中の免疫複合体が沈着する、②流血中の抗原が上皮下に沈着し、そこに抗体が結合して局所で免疫複合体が形成される、③上皮細胞上の抗原に抗体が沈着して免疫複合体が形成される、の3つが想定されている。

沈着した免疫複合体により補体が活性化され、糸球体基底膜および糸球体上皮細胞が障害されて、蛋白尿が出現すると考えられている。

▶**臨床症状・検査成績**　蛋白尿は高度で、70～80％でネフローゼ症候群を呈する。しかし、ネフローゼ症候群を呈しても、尿蛋白の増加が必ずしも急速ではないため、浮腫なども目立たず、むしろ脂質異常症などが本症発見のきっかけとなることもある。血尿は約20％にみられ、軽度なことが多いとされている。尿蛋白選択性は高いものから低いものまでさまざまであり、高いものほど予後良好であるといわれている。高血圧は10～35％に併発する。

▶**診断**（図8-6、図8-7）　膜性腎症は病理診断で確定するため、腎生検の実施は必須である。

腎生検所見では、びまん性の糸球体係蹄壁肥厚を特徴とし、メサンギウム細胞の増殖はみられない。免疫複合体の沈着によって引き起こされる基底膜の変化は、主として電顕での性状に基づいて、stage 1～4に分類される。

- **stage 1**　基底膜上皮下に小さな散在性の高電子密度沈着物を認める。基底膜の肥厚はなし。
- **stage 2**　係蹄壁上皮下の高電子密度沈着物の数、大きさが増加し、lamina densaから突出した基底膜基質（spike）で境界される。基底膜の肥厚は強い。
- **stage 3**　上皮下の高電子密度沈着物は基底膜内に陥入する（膜内沈着物〈intramembranous deposit〉）。基底膜の肥厚が強い。
- **stage 4**　基底膜内に取り込まれた高電子密度沈着物は消失し、肥厚した基底膜は一部虫食い様になる。基底膜の不規則な肥厚が認められる。

光顕的な変化としては、stage 1ではほとんど変化を認めず、stage 2になると、PAM染色でspikeが明瞭になる。stage 3では、spikeとともにbubblingといわれる肥厚基底膜内の空胞変化が認められる。stage 4ではspikeは消失し、肥厚基底膜（bubblingもみられる）を認める。

▶**治療と薬理メカニズム**　治療の主体はステロイドを含む免疫抑制剤であるが、長期予後を観察した結果、30％程度は自然寛解するといわれている。患者が高齢者であることを考慮すれば、副作用の多い免疫抑制剤の使用は、尿蛋白の減少効果を期待するレニン・アンジオテンシン（RA）系阻害薬にて経過を観察することも一つの選択肢である。特発性ネフローゼ症候群の治療に関して最近行われたワークショップでは、尿蛋白が4 g/日以下の場合は、ACE阻害薬やARBが第一選択薬として勧告されている。しかし、長期間ネフローゼ状態が持続すればさまざまな合併症を引き起こすおそれがあるため、年齢や尿蛋白量を勘案しながら早期の寛解をめざすために、ステロイドや免疫抑制剤を主体とした治療法を検討する必要がある。

ステロイド

初期投与量は他のネフローゼ症候群と比較してやや少なく、PSL 0.6～0.8 mg/kgの服用が妥当と考えられるが、年齢や合併症を考慮して増減が必要である。一般に、ステロイド抵抗性か否かを見極めるために、1ヵ月以上は単独で投与するが、高齢者などで長期投与による副作用のおそれがある場合には、単独投与は2週間程度として他の免疫抑制剤を併用し、ステロイドは早期の減量が望ましい。

免疫抑制剤

免疫抑制剤の単独使用による有効性を示した報告はほとんどなく、ステロイドとの併用が原則である。わが国で保険適用上使用可能な薬剤は、シクロスポリンとミゾリビンに限定される。最近B細胞モノクローナル抗体（リツキシマブ）の使用も国外から報告されている（シクロスポリンとミゾリビンの使用については「巣状分節性糸球体硬化症」の項参照）。

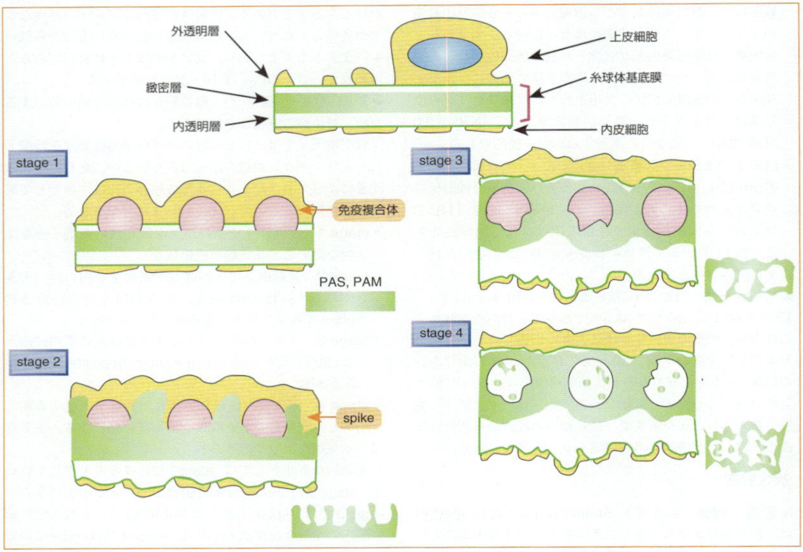

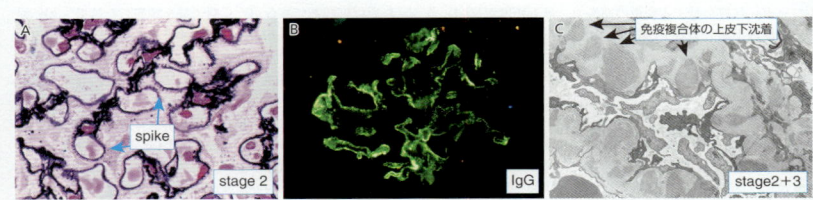

図 8-6 膜性腎症の病期

図 8-7 膜性腎症の病理組織像

補助療法

膜性腎症の治療の中心は，免疫抑制療法であるが，高血圧症，脂質異常症，動静脈血栓症などの合併症が併発しやすく，これらが全身状態の悪化や腎障害の進行にかかわるおそれがあるので，その対策として補助療法が必要である。

- **降圧薬** 高血圧は膜性腎症の併発症として頻度が高く，進行因子としても報告されている。他の腎疾患と同様，ACE 阻害薬や ARB は，抗酸化作用や抗炎症作用などもあるといわれ，第一に考えるべき薬剤であるが，高カリウム血症の出現には十分な注意が必要である。一方，シクロスポリン投与時にみられる輸入細動脈を主体とした狭窄による高血圧に対しては，Ca 拮抗薬が適応になる。
- **脂質異常改善薬** 高コレステロール血症は，糸球体硬化の進行因子であるとともに，膜性腎症にみられるように高齢者で長期間持続するので，早期からの対策が必要である。スタチンは，ARB と同様，抗酸化作用や抗炎症作用も指摘されているので，併用を試みるべき薬剤である。ただし，前述したようにシクロスポリンの併用などでは CK 上昇や横紋筋融解症の発症に注意しなければならない。
- **抗血小板薬，抗凝固薬** ステロイド抵抗性ネフローゼ症候群に対してジピリダモールが保険適用とされているが，膜性腎症に対する効果は明らかでない。膜性腎症では動静脈血栓症の併発が多いとされているので，それらの予防のためにも併用が考えられるが，実際にその危険性が高い場合には，ワルファリンのような抗凝固薬を使用すべきである。

■ **経過・予後** 膜性腎症の腎生存率（透析導入率）は 10 年で 89%，15 年で 80%，20 年で 59% と長期予後は不良である。各種危険因子の検討では，①男性，②60 歳以上，および③初診時ですでに腎機能障害を有していること（Ccr 70 mL/分未満）が末期腎不全にいたる有意な危険因子で，腎生検所見では，①20% 以上の糸球体における分節性硬化病変，および②20% 以上の間質病変の存在が危険因子であっ

表8-4　臨床所見のスコア化による重症度分類						
スコア	血清クレアチニン(mg/dL)*	年齢(歳)	肺病変の有無	血清CRP(mg/dL)*	臨床所見学的重症度	総スコア
0	[　]<3	<60	無	<2.6	grade I	0～2
1	3≦[　]<6	60～69		2.6～10	grade II	3～5
2	6≦[　]	≧70	有	>10	grade III	6～7
3	透析療法				grade IV	8～9

*：初期治療時の測定値
CRP：C反応性蛋白
(文献10を引用)

た。寛解導入ができた例での腎生存率は高い(20年でも90%)が、非寛解導入例では10年で70%、20年では30%ときわめて不良であった。また、治療法を問わず完全寛解もしくは不完全寛解I型へ導入できた症例は、全体の59%であった。

急速進行性糸球体腎炎

■ **定義・概念**　急速進行性糸球体腎炎(rapidly progressive glomerulonephritis：RPGN)は、WHOにより「急性あるいは潜在性に発症する肉眼的血尿、蛋白尿、貧血、急速に進行する腎不全症候群」と定義されている。

RPGNの腎病理組織像は半月体形成性壊死性糸球体腎炎を呈するのが典型的である。蛍光抗体法では、その病態により、免疫複合体の係蹄壁・メサンギウム領域への顆粒状沈着(granular型)、係蹄壁への線状沈着(linear型)、および免疫複合体の沈着を認めない(pauci-immune型)場合がある。

上記腎組織所見、および抗好中球細胞質抗体(anti-neutrophil cytoplasmic anitibody：ANCA)、抗GBM(糸球体基底膜(glomerular basement membrane))抗体、抗DNA抗体、免疫複合体などの血清学的指標を加味して、pauci-immune型RPGN、抗GBM抗体型RPGN(Goodpasture〈グッドパスチャー〉症候群を含む)、免疫複合体型RPGNの3つに大別され、さらに pauci-immune 型はMPO(ミエロペルオキシダーゼ〈myeloperoxidase〉)-ANCA陽性RPGN(顕微鏡的多発血管炎〈microscopic polyangitis：MPA〉を含む)とPR3(プロテイナーゼ3〈proteinase 3〉)-ANCA陽性RPGN(Wegener〈ウェゲナー〉肉芽腫症：WG)、ANCA陰性型に病型分類される。

■ **疫学**　2008年度のわが国のRPGNによる新規受療者は約1,500～1,800人と推定された。Japan Kidney Disease RegistryのうちRPGNは3.4%を占めていた(2009年12月現在)。わが国の症例ではANCA陽性例のなかで圧倒的にMPO-ANCA陽性例が多く、欧米と大きく異なっている。RPGN症例全体の60～70%、MPA、pauci-immune型半月体形成性糸球体腎炎では80～90%超までもがMPO-ANCA陽性例である。ANCA陽性例中MPO-ANCAのみ陽性例は85.6%、PR3-ANCAのみ陽性例は4.1%、両陽性、抗GBM抗体との同時陽性例を含めたMPO-ANCAの陽性頻度は95.4%であった。PR3-ANCA単独陽性例は有意に若年に多く、抗GBM抗体同時陽性例は女性に多く、PR3-ANCA単独陽性例は男性に多い。

■ **病因・病態生理と分子メカニズム**　わが国のRPGN例で最も多いpauci-immune型半月体形成性糸球体腎炎やMPAでは血清中にANCAがしばしば陽性となる。ANCAはエタノール固定したヒト好中球の間接蛍光抗体法によるパターンからcytoplasmic ANCA(c-ANCA)とperinuclear ANCA(p-ANCA)に分類される。c-ANCAの標的抗原はPR3であるのに対し、p-ANCAの主な標的抗原はMPOであり、PR3-ANCAはWegener肉芽腫症、MPO-ANCAはMPAやpauci-immune型半月体形成性糸球体腎炎でしばしば陽性となる。

■ **臨床症状・検査成績**　初発・前駆症状としては、全身倦怠感、発熱、食欲不振、上気道炎症状、関節痛、体重減少、浮腫などがみられる。腎外症状として、間質性肺炎、肺胞出血、多発単神経炎、紫斑、下血、心疾患を伴うことがある。腎機能障害としての血清Crの上昇と同時に、全身性の高度炎症所見を反映し、CRP(C反応性蛋白)高値や赤血球沈降速度(ESR)亢進や、腎機能のわりに高度の貧血を認めることが多い。無症候蛋白尿・血尿、時として肉眼的血尿もみられる。尿沈渣で高度の腎炎所見として赤血球円柱や白血球円柱、変形赤血球も認められる。

■ **診断**　最近公表された「急速進行性腎炎症候群診療指針 第2版」[10]では、「①数週から数カ月の経過で急速に腎不全が進行する。②血尿(多くは顕微鏡的血尿、肉眼的血尿もみられる)、蛋白尿、円柱などの腎炎性尿所見を認める。③過去の検査歴がない場合や来院時無尿状態で尿所見が得られない場合は臨床症候や腎超音波検査、CTなどにより、腎のサイズ、腎皮質の厚さ、皮膚境界、尿路閉塞などのチェックにより、慢性腎不全との鑑別を含めて、総合的に判断する」とされているが、可能なかぎり腎生検を施行し、確定診断を行うことが望ましい。

■ **治療と薬理メカニズム**　「急速進行性腎炎症候群診療指針 第2版」[10]では、年齢、血清Cr、肺病変の有無、血清CRPの4つの因子でスコア化した臨床的重症度を用いている。臨床的重症度は、生命予後をよく反映しており(特に6カ月以内の短期予後に関して)、生命予後予測や治療法選択の有力な分類法である(**表8-4**)。

ANCA陽性RPGN、抗GBM抗体型RPGN、免疫複合型RPGNの治療に関しては、基本的にステロイド(+免疫抑制剤)を用いるが、年齢、臨床重症度によって、使い分けることが重要である。図8-8～図8-10に各疾患のアルゴリズムを示す。

■ **経過・予後**　わが国でRPGNにより透析導入となる患者数は1994年の145人から2009年の451人に約3.1倍増加しており、透析導入原疾患のなかで第5位を占めている。

【白井 小百合・木村 健二郎】

参考文献

1) Rodriguez-Iturbe B et al：The current state of poststreptococcal glomerulonephritis. Am Soc Nephrol 19：1855-1864, 2008

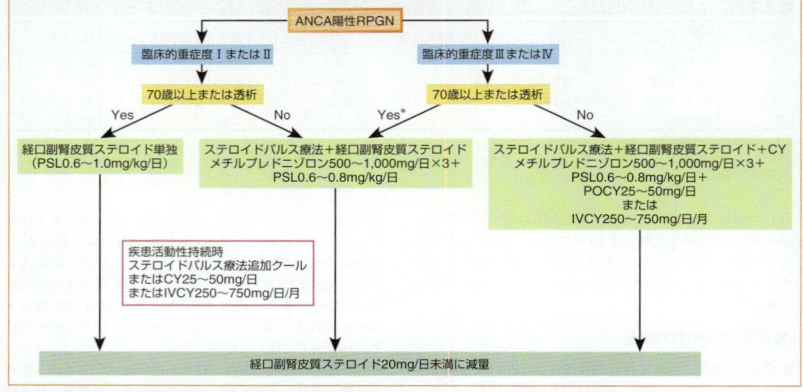

図 8-8　ANCA 陽性急速進行性糸球体腎炎(PRGN)の治療指針
＊：70 歳以上では、ステロイドパルス療法を行わないなど、さらにもう 1 ランク治療を弱めた治療法も考慮される
PSL：プレドニゾロン、CY：シクロホスファミド、IVCY：シクロホスファミド間欠的点滴静注療法、POCY：シクロホスファミド経口連日投与

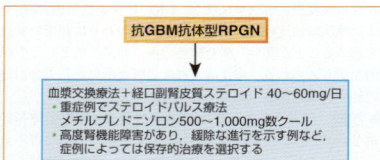

図 8-9　抗 GBM 抗体型急速進行性糸球体腎炎(RPGN)の治療指針

図 8-10　免疫複合型急速進行性糸球体腎炎(RPGN)の治療指針

2) A Working Group of the International IgA Nephropathy Network and the Renal Pathology Society, Coppo R et al : The Oxford classification of IgA nephropathy: rationale, clinicopathological correlations, and classification. Kidney Int 76：477-480, 2009
3) 川村哲也：IgA 腎症．腎と透析 69：755-762．2010
4) 厚生労働省難治性疾患調査研究進行性腎障害に関する調査研究班，IgA 腎症分科会：IgA 腎症診療指針 第 3 版，2011
5) Nasr SH et al : Proliferative glomerulonephritis with monoclonal IgG deposits. J Am Soc Nephrol 20：2055-2064, 2009
6) Shirai S et al : Preprandial microemulsion cyclosporine administration is effective for patients with refractory nephrotic syndrome. Clin Exp Nephrol 13：123-129, 2009
7) Muso E et al : Beneficial effect of low-density lipoprotein apheresis(LDL-A)on refractory nephrotic syndrome(NS)due to focal glomerulosclerosis(FGS). Clin Nephrol 67：341-344, 2007
8) Beck LH Jr et al : M-type phospholipase A2 receptor as target antigen in idiopathic membranous nephropathy. N Engl J Med 361：11-21, 2009
9) 厚生労働省難治性疾患調査研究進行性腎障害に関する調査研究班，難治性ネフローゼ症候群分科会：ネフローゼ症候群の診療指針，2011
10) 厚生労働省難治性疾患調査研究進行性腎障害に関する調査研究班，急速進行性腎炎分科会：急速進行性腎炎症候群診療指針 第 2 版，2011

9 ネフローゼ症候群

● **定義・概念**　ネフローゼ症候群(nephrotic syndrome)とは、血液濾過装置である糸球体係蹄壁に免疫学的あるいは非免疫学的機序により障害が生じ、高度の蛋白尿と低蛋白血症を認める疾患群であり、多くは浮腫と脂質異常症を伴う(表 9-1、表 9-2)。

● **疫学**　平成 20 年度厚生労働省患者調査(傷病分類編)によると、年間 3,200 人が新たにネフローゼ症候群を発症し、患者総数は 2.3 万人とされている。
　ネフローゼ症候群は小児では 80％近くが微小変化型ネフローゼ症候群(minimal change nephrotic syndrome：MCNS)であり、成人では日本腎臓学会の腎生検レジストリーに登録された患者の約 20％がネフローゼ症候群で、一次性ネフローゼ症候群では、微小変化型が 38.7％、膜性腎症(membranous nephropathy：MN)37.8％、巣状分節性糸球体硬化症(focal segmental glomerulosclerosis：FSGS)11.1％、膜性増殖性糸球体腎炎(membranoproliferative glomerulonephritis：MPGN)6.6％、メサンギウム増殖性糸球体腎炎 2.9％、半月体形成性壊死性糸球体腎

表9-1 成人ネフローゼ症候群の診断基準

1) 尿蛋白：3.5 g/日以上が持続
   随時尿で尿蛋白/尿クレアチニン比3.5 g/gCr以上もこれに準ずる
2) 低アルブミン血症：血清アルブミン値 3.0 g/dL 以下
   血清総蛋白量 6.0 g/dL 以下も参考になる
3) 浮腫
4) 脂質異常症（高LDLコレステロール血症）

1)と2)は必須条件。3)と4)は必須ではないが、浮腫は重要な所見である。卵円形脂肪体は診断の参考となる

（文献2を引用）

表9-2 分類と主な原因疾患

先天性ネフローゼ症候群
フィンランド型ネフローゼ症候群、常染色体劣性ステロイド抵抗性ネフローゼ症候群、常染色体優性家族性巣状糸球体硬化症

後天性ネフローゼ症候群
- 一次性（原発性）ネフローゼ症候群
  微小変化型ネフローゼ症候群
  巣状分節性糸球体硬化症
  膜性腎症
  膜性増殖性糸球体腎炎
  IgA腎症
- 二次性（続発性）ネフローゼ症候群
  全身疾患：糖尿病、アミロイドーシス、SLE
  感染症：溶連菌、HBV、HCV、マラリア
  悪性腫瘍：胃癌、大腸癌、肺癌、乳癌、白血病、悪性リンパ腫
  薬物：金製剤、ペニシラミン、ブシラミン、水銀、ヘロイン、NSAIDs、インターフェロンα

SLE：全身性エリテマトーデス、HBV：B型肝炎ウイルス、HCV：C型肝炎ウイルス、NSAIDs：非ステロイド性抗炎症薬

炎1.4%であった（表9-3）。一次性ネフローゼ症候群のうち10%が難治性ネフローゼ症候群であり、膜性症40%、巣状分節性糸球体硬化症20%である。二次性ネフローゼ症候群では糖尿病性腎症によるネフローゼ症候群が増加している。

▶病因・病態生理と分子メカニズム

尿蛋白の機序とネフローゼ症候群の病因

糸球体は血液の濾過装置であり、ポドサイトの足突起間のスリット膜は目の細かいサイズバリアーとして、基底膜はⅣ型コラーゲン、ラミニン、フィブロネクチンなどによるメッシュ構造で目の粗いサイズバリアーとプロテオグリカンサルフェートの陰性荷電によるチャージバリアーとして、アルブミンなど陰性に荷電する蛋白の濾過障壁となっている。糸球体内皮細胞も glycocalyx の陰性荷電で蛋白濾過障壁として機能している。著者のマイクロパンクチャー法による原尿の検討で、正常では分子量2万以下の低分子蛋白は血中の98%が濾過され、一方、分子量6.8万のアルブミンは血中の0.06%しか濾過されない。健常者では約3.5 g/日のアルブミンが糸球体で濾過され、その97%が尿細管で再吸収される。しかし、糸球体係蹄壁に障害が起こると血清蛋白が多く原尿に漏れ、尿細管の再吸収能力を超え、尿蛋白を生じることになる。代表的な一次性ネフローゼ症候群の病因（表9-3）と尿蛋白の機序を示す（図9-1）。

微小変化型ネフローゼ症候群ではT細胞系リンパ球が糸球体濾過促進因子を産生し、基底膜の陰性荷電減少や、スリット膜のネフリン減少により蛋白尿を呈する。フィンランド型先天性ネフローゼ症候群ではネフリンをコードする NPHS1遺伝子の異常で微小変化型ネフローゼ症候群が生じる。足突起癒合・消失は大量の蛋白尿のときにみられるポドサイト形態変化であるが、エンドサイトーシスが亢進し、選択的アルブミン尿への関与が示唆される。

巣状分節性糸球体硬化症では糸球体過剰濾過の非免疫学的機序やスリット膜関連構成分子 podocin、CD2AP、α-アクチニン-4やポドサイトのCa²⁺チャネルの transient receptor potential cation channel 6（TRPC6）の遺伝子異常などでポドサイトが剥離し、非選択性蛋白尿を生じる。ポドサイトが脱落するとBowman 嚢基底膜と癒着が起こり、特に血管極付近の癒着から分節性硬化がはじまる。残存する糸球体はさらに過剰濾過になり硬化が進行する。

膜性腎症はB型肝炎ウイルスなど病原微生物や腫瘍抗原、薬剤に対する抗体や自己組織抗原に対する抗体がり、循環血液中の免疫複合体が濾過膜の糸球体上皮下に沈着する、あるいはポドサイトの clathrin-coated pit の局所で in situ に免疫複合体が形成され、補体が活性化され、membrane attack complex（C5b-9）によりポドサイトや基底膜が障害され、非選択的な蛋白尿が生じる。最近、特発性膜性症の70%は M-type ホスホリパーゼA₂ 受容体（PLA2R）が抗原となり免疫複合体が形成されることが示された。

IgA腎症や膜性増殖性糸球体腎炎などでは免疫複合体の沈着で補体が活性化され、浸潤細胞により糸球体係蹄壁に断裂や裂孔が生じ、血尿を伴う非選択的蛋白尿を生じる。

感染症や自己免疫疾患、悪性腫瘍などに伴い免疫の機序により発症する場合や糸球体過剰濾過や糸球体高血圧など非免疫的機序による場合においてもサイトカイン、スーパーオキシドや一酸化窒素（NO）などの活性酸素種、細胞間接着分子1（ICAM-1）、血管細胞接着分子1（VCAM-1）などの接着分子や酸化LDL、脂肪酸、補体などは糸球体障害を仲介する重要なメディエーターであり治療標的分子となっている。

ネフローゼの病態生理

- **浮腫** 低蛋白血症による膠質浸透圧の低下による血漿から間質への体液移動で浮腫が起こり、循環血漿流量は低下しているとする説（underfill theory）では、代償性のレニン・アンジオテンシン・アルドステロン（RAA）系の亢進によるNa貯留やバソプレシン（vasopressin）の増加による水貯留により浮腫が増悪する。一方、近位尿細管へのアルブミン負荷によるNa⁺-H⁺交換輸送体（NHE3）の亢進や遠位尿細管・集合管の上皮型Na⁺チャネル（ENaC）の亢進によるNa⁺再吸収の増加と、集合管のANP（心房性ナトリウム利尿ペプチド）感受性低下によるNa排泄低下により、循環血液量が増加して浮腫が生じるとする説（overfilling theory）が考えられている。多くのネフローゼでは overfill 状態であるが、小児の微小変化型ネフローゼでは underfill 状態であることが多く、病態や病期により2つの機序は混在している。

- **脂質異常** 膠質浸透圧の低下で肝での低比重リポ蛋白（LDL）と超低比重リポ蛋白（VLDL）、リポ蛋白(a)の合成が亢進し、また肝外組織で産生された過剰なコレステロールをアシル化し輸送可能な高比重リポ蛋白（HDL）にするレシチンコレステロールアシルトランスフェラー

表 9-3 主な一次性ネフローゼ症候群の特徴

	微小変化型ネフローゼ症候群 (MCNS)	巣状分節性糸球体硬化症 (FSGS)	膜性腎症 (MN)	膜性増殖性糸球体腎炎 (MPGN)
概念	高度の蛋白尿で突然発症し、糸球体は正常でステロイド反応性がよい。尿細管上皮空胞変性から別名 lipoid nephrosis	巣状かつ分節性に硝子様物質の沈着と硬化を認め、治療抵抗性で腎不全に進行	糸球体基底膜上皮下に IC が in situ または circulating IC として沈着	メサンギウム細胞増殖と係蹄壁肥厚を呈し、低補体血症を伴い治療抵抗性
病因	● T 細胞由来リンホカイン、VEGF など糸球体透過性促進因子 ● hemopexin, heparanase による GBM 陰性荷電消失でアルブミン透過性亢進	● 糸球体上皮細胞障害 ● 糸球体過剰濾過 ● 糸球体肥大 ● 脂肪代謝異常 ● スリット膜関連分子の遺伝子異常 ● 循環液性因子(<30 kD)	● 自己組織抗原 PLA₂R, NEP, αエノラーゼ ● 腫瘍抗原：CEA, PSA ● 病原微生物 ● 薬剤	● I 型：内皮下 IC 沈着と補体 classical pathway 活性化：C4NeF, クリオグロブリン, HCV ● II 型：基底膜内 IC 沈着と補体第2経路活性化：C3NeF, Factor H 欠損 ● III 型：上皮下/内皮下 IC 沈着と C5b-9 活性化：NeFt
頻度	一次性ネフローゼ症候群の 38.7%	一次性ネフローゼ症候群の 11.1%	一次性ネフローゼ症候群の 37.8%	一次性ネフローゼ症候群の 6.6%、近年減少傾向
年齢・性別	小児 2～6歳(男：女、2：1)、若年成人(1：1)	各年齢。成人では男に多い	中高年層に多い。男性に多い	10～30歳、男女ほぼ同じ
発症様式	● 急激に発症 ● 全身浮腫(anasarca) ● 上気道感染症が先行	● 次第に蛋白尿が増加 ● 上気道感染後に急激に発症 ● ネフローゼ症候群(2/3)	● 緩徐に発症 ● ネフローゼ症候群 70% ● 無症候性蛋白尿 30%	● 上気道感染症の先行 50% ● ネフローゼ症候群 50% ● 無症候性蛋白尿 30% ● 急性糸球体腎炎 20%
尿所見	● 選択性蛋白尿：SI<0.1 ● 血尿：なし ● 卵円形脂肪体・脂肪円柱、硝子円柱	● 非選択性尿蛋白：SI>0.2 ● 血尿：microhematuria 70% ● 卵円形脂肪体・脂肪円柱、上皮円柱、硝子円柱	● 非選択性尿蛋白 ● 血尿：microhematuria 10～20% ● 卵円形脂肪体・脂肪円柱、顆粒円柱	● 非選択性尿蛋白 ● 血尿：microhematuria 100%、macrohematuria 30% ● 赤血球円柱、顆粒円柱、白血球円柱
合併症	● 花粉症、アレルギー性鼻炎、IgE 高値 ● 高血圧：なし ● 腎機能低下：なし	● 高血圧 30% ● 腎機能低下 30%	● 腎静脈血栓症 ● 悪性腫瘍 10% ● 高血圧 10～35%	● 持続性補体低下 100% ● C 型肝炎 20～60% ● クリオグロブリン血症 70% ● 腎機能低下 50% ● 高血圧 30%
二次性疾患	● アレルギー疾患：花粉症、食物アレルギー、虫刺 ● 感染：ウイルス、細菌、寄生虫 ● 腫瘍：Hodgkin リンパ腫、白血病、胃癌、肺癌 ● 薬剤：非ステロイド性抗炎症薬、IFN-α	● 家族性：ポドシン、α-アクチニン-4、TRP6、WT1 ● ウイルス：HIV、パルボウイルス B19、CMV ● 薬剤：ヘロイン腎症、リチウム、パミドロネート ● 構造、機能適応反応 ・ネフロン減少：片腎、逆流性腎症、先天性片側腎無形成、移植腎 ・ネフロン数正常：糖尿病、高血圧、肥満、チアノーゼ性先天性心疾患、鎌状赤血球症	● 膠原病：SLE, RA, MCTD, Sjögren 症候群 ● 感染症：HBV, Helicobacter pylori、梅毒、マラリア ● 悪性腫瘍：肺癌、胃癌 ● 薬剤：金製剤、D-ペニシラミン、ブシラミン、カプトプリル ● サルコイドーシス、慢性甲状腺炎	● 感染症：HCV、シャント腎症、感染性心内膜炎 ● 自己免疫疾患：MCTD, SLE, SSc, Sjögren 症候群、低補体性蕁麻疹様血管炎 ● 悪性腫瘍：白血病、悪性リンパ腫 ● 肝疾患 ● 遺伝疾患：α₁アンチトリプシン欠損症、先天性補体因子欠損(C1q, C2, C4, C3, factor H 欠損) ● partial lipodystrophy, HUS、移植腎
鑑別診断	● 巣状分節性糸球体硬化症 ● 非IgAメサンギウム増殖性腎炎(IgM 腎症)	● 微小変化群 ● 糖尿病性腎症 ● 軽鎖沈着症	● 微小変化群 ● アミロイドーシス(spicula) ● 糖尿病性腎症	● 溶連菌感染後急性糸球体腎炎 ● ループス腎炎、クリオグロブリン血症、thrombotic microangiopathy、軽鎖沈着症
治療	● 副腎皮質ステロイド(プレドニゾロン 0.8～1.0 mg/kg/日) ● 頻回再発やステロイド抵抗性：免疫抑制剤	● ACE 阻害薬/ARB/抗アルドステロン薬(RAA 系阻害薬) ● スタチン ● 副腎皮質ステロイド、免疫抑制剤 ● LDL 吸着療法	● 蛋白尿 1～4 g/日以下：RAA 系阻害薬、抗凝固・抗血小板薬 ● 蛋白尿 4 g/日以上：副腎皮質ステロイド(プレドニゾロン 30～40 mg/日)、免疫抑制剤	● カクテル療法 副腎皮質ステロイド/ステロイドパルス療法、免疫抑制剤、抗凝固・抗血小板薬 ● HCV 陽性ではインターフェロン、リバビリン
予後	● 予後良好、再発率 50% ● ステロイド抵抗性 10% ● 頻回再発、ステロイド依存性 20～30%	● 予後不良：20 年腎生存率 40% ● 間質病変高度で予後不良	● 自然寛解 20～30% ● 比較的予後良好：10 年腎生存率 90%、20 年 60%	● 予後不良：10 年腎生存率 50% ● 小児の早期例は治療に反応 ● II 型は予後不良

VEGF：血管内皮細胞増殖因子、GBM：糸球体基底膜、SI：selectivity index、IFN-α：インターフェロン α、HIV：ヒト免疫不全ウイルス、CMV：サイトメガロウイルス、ACE：アンジオテンシン変換酵素、ARB：アンジオテンシン II 受容体拮抗薬、RAA：レニン・アンジオテンシン・アルドステロン、IC：免疫複合体、PLA₂R：ホスホリパーゼ A₂ 受容体、NEP：neutral endopeptidase、CEA：癌胎児性抗原、PSA：前立腺特異抗原、SLE：全身性エリテマトーデス、RA：関節リウマチ、MCTD：混合性結合組織病、HBV：B 型肝炎ウイルス、HCV：C 型肝炎ウイルス、SSc：全身性硬化症、HUS：溶血性尿毒症症候群、C4NeF：C4 nephritic factor、NeFt：terminal complement nephritic factor

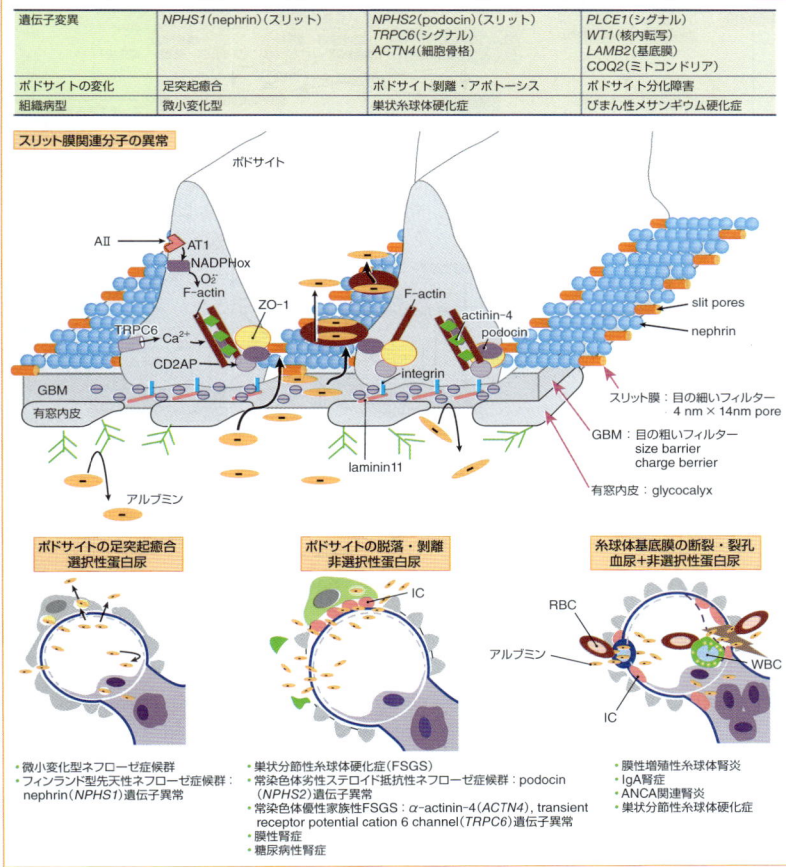

図 9-1 尿蛋白の機序
AⅡ：アンジオテンシンⅡ，GBM：糸球体基底膜，RBC：赤血球，WBC：白血球，IC：免疫複合体

ゼ (lecithin cholesterol acyltransferase：LCAT) やLDL受容体の活性低下に伴うコレステロールの除去・分解系が低下する．VLDLやカイロミクロン中の中性脂肪を脂肪酸とグリセロールに分解するLPL (リポ蛋白リパーゼ (lipoprotein lipase)) 活性の低下により中性脂肪 (トリグリセリド〈TG〉) は上昇し，HDLaは尿中への喪失で低下する．ネフローゼでは冠動脈疾患による死亡のリスクが約5倍に増加する．

- **凝固亢進** 肝臓での凝固因子の合成亢進でⅠ (フィブリノーゲン，340 kDa)，Ⅴ，Ⅶ，von Willebrand 因子の血中濃度は上昇し，Ⅱ (プロトロンビン，72 kDa)，Ⅸ，Ⅹ，ⅩⅠ，ⅩⅡは尿中喪失もあり低下ないし不変であるが，凝固阻害因子のプロテインS，アンチトロンビンⅢの尿中喪失，血小板凝集亢進，血管内脱水による血液濃縮，安静などにより凝固亢進状態を生じる．下肢の深部静脈血栓症や腎静脈血栓症，肺血栓塞栓症を生じ，また心筋梗塞，脳梗塞など動脈血栓症もみられる．

- **易感染性** 尿中への免疫グロブリンG (IgG) の喪失や低補体血症による細菌のオプソニン化 (C3b) 低下，またステロイド治療により感染症のリスクも高い．

● **臨床症状・検査成績** (表9-3) 臨床症状は顔面および下腿の浮腫，乏尿，倦怠感，食欲低下であり，特に微小変化型ネフローゼ症候群では急速に体重増加をきたし，胸水，腹水などを伴う全身浮腫 (anasarca) を呈する．上気道

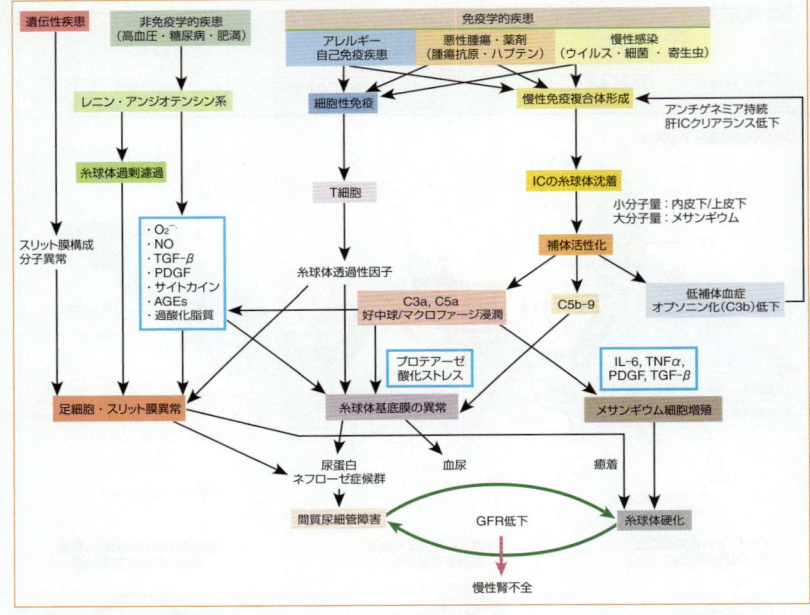

図 9-2 ネフローゼ症候群の発症機序
NO：一酸化窒素，TGF-β：トランスフォーミング増殖因子β，PDGF：血小板由来増殖因子，AGEs：終末糖化産物，IC：免疫複合体，IL-6：インターロイキン6，TNFα：腫瘍壊死因子α，GFR：糸球体濾過量

感染などの先行感染後に発症することが多い。肉眼的血尿，下腿紫斑，間質性肺炎の有無，既往歴では高血圧，糖尿病，膠原病，悪性腫瘍，HCV（C型肝炎ウイルス），HBV（B型肝炎ウイルス），HIV（ヒト免疫不全ウイルス）感染症などの有無，非ステロイド性抗炎症薬（NSAIDs）やリウマチ治療薬の使用，家族歴で腎疾患の有無は鑑別に役立つ。

尿検査試験紙法で尿蛋白が3+以上で，24時間蓄尿で3.5g/日以上を呈する。尿沈渣では卵円形脂肪体や脂肪円柱はネフローゼ症候群に特徴的であり，また硝子円柱の数は尿蛋白が多いと増加し，治療により減少する。IgGとトランスフェリンのクリアランスの比 selectivity index（SI）でみた尿蛋白の選択性が0.1以下でよい場合は，微小変化型ネフローゼ症候群の可能性が高く，ステロイド反応性がよい。尿蛋白の選択性が悪く（SI＞0.2），腎機能の低下や高血圧がみられる場合は巣状分節性糸球体硬化症の可能性が高い。肥満に伴う巣状分節性糸球体硬化症では尿アルブミン血症は軽度である。尿潜血が陽性で，沈渣で赤血球円柱や赤血球の変形がみられると糸球体由来の血尿でIgA腎症，膜性増殖性糸球体腎炎，進行した巣状分節性糸球体硬化症，ANCA（抗好中球細胞質抗体）関連腎炎などが疑われる。空胞変性円柱は糖尿病性腎症によるネフローゼでみられる。尿比重が増加し，上皮円柱と尿中N-アセチル-β-D-グルコサミニダーゼ（NAG）の増加がみられ，血清Cr（クレ

アチニン）が上昇してきた場合は急性尿細管壊死による急性腎不全が疑われる。

血液検査で血清総蛋白，アルブミン，Cr，血液尿素窒素（BUN），総コレステロールの測定のほかに，免疫学的検査として，IgG，IgA，IgM，抗核抗体，CH50，C3，C4や必要により抗ストレプトリジンO抗体（ASO），ANCA，抗GBM（糸球体基底膜）抗体などを測定し鑑別診断に用いる。

低補体血症を呈する場合は膜性増殖性糸球体腎炎，ループス腎炎，クリオグロブリン血症や一過性低下では溶連菌感染後急性糸球体腎炎が鑑別にあがる。中高齢者の膜性腎症では悪性腫瘍の合併が約10％にみられ，精査が必要である。高齢者で低血圧や心電図の低電位，巨舌などがあるとアミロイドーシスが疑われ，腰痛や貧血を伴う場合は骨髄腫なども疑い，尿および血液のM蛋白や免疫電気泳動を調べる。ANCA関連腎炎ではネフローゼはまれではあるが，高齢者で副鼻腔炎や中耳炎など慢性感染症があり，尿潜血，急速進行性の血清Crの上昇がみられる場合はANCA関連腎炎が疑われ，間質性肺炎や神経炎，消化管出血など腎外病変も評価すべきである。MRSA（メチシリン耐性黄色ブドウ球菌）関連腎炎ではネフローゼ症候群と急速進行性腎炎を認める。

腎エコー検査によりアミロイド腎や糖尿病性腎症によるネフローゼやANCA関連急速進行性腎炎に伴うネフロー

表9-4 主な一次性ネフローゼ症候群の病理組織像

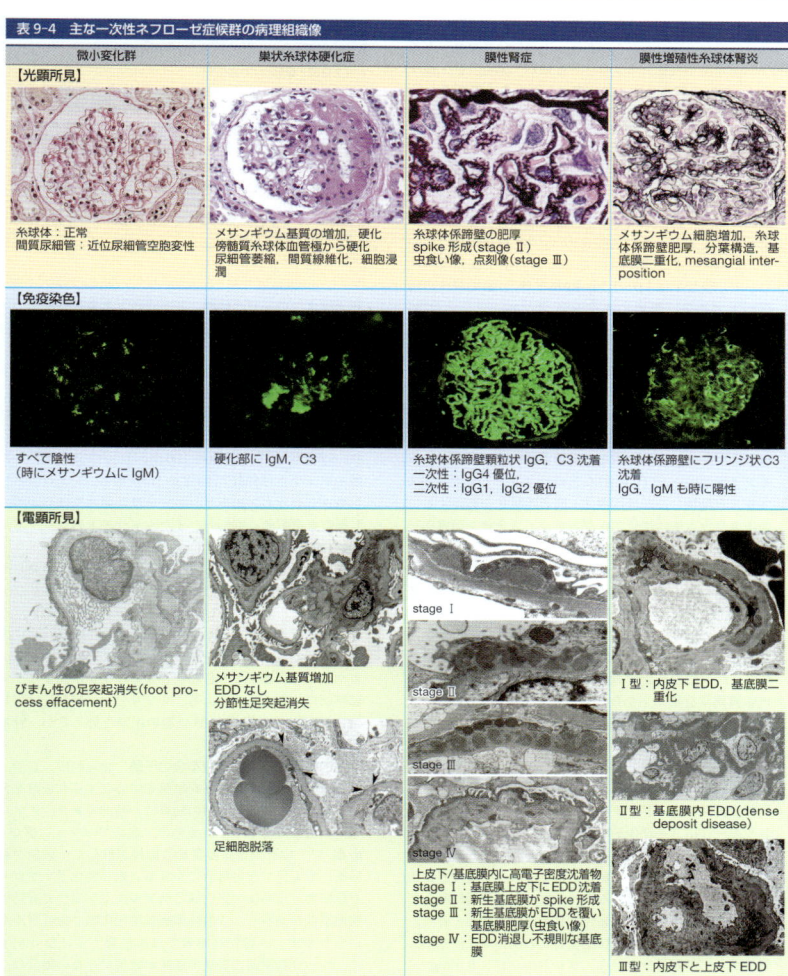

IgM：免疫グロブリンM，EDD：electron dense deposit

ゼでは腎サイズは腫大している。腎長径が9 cm以下に萎縮し、蝋様円柱や幅広円柱がみられる場合は慢性腎不全であり、腎生検の適応にならない。

ネフローゼ症候群の確定診断は腎生検によりなされ、ステロイド治療の適応や有効性、予後を知るために組織診断は必要である。主な一次性ネフローゼ症候群の病理組織を表9-4に示す。

■ **治療と薬理メカニズム** ネフローゼ症候群の治療は、減塩などの食事療法と利尿薬でNa貯留による浮腫を改善し、RAA系阻害薬や抗アルドステロン薬で尿蛋白減少をはかる。その間に、腎生検を施行し、組織型により副腎皮質ステロイドや免疫抑制剤を投与する（表9-3）。抗凝固薬・抗血小板薬は血栓予防対策として、またHMG-CoA還元酵素阻害薬（スタチン）は脂質異常症対策として使用されるが、これらにも尿蛋白減少作用がある。糖尿病性腎症やアミロイド腎ではステロイドは無効である。特殊な治療とし

て巣状糸球体硬化症のLDL吸着療法やループス腎炎などで血漿交換や免疫吸着療法がある。小児ではネフローゼの80%以上が微小変化型ネフローゼ症候群であり、腎生検を行わず、副腎皮質ステロイド治療がなされる。表9-5に治療効果の判定基準を示す。

食事療法
- **食塩制限** 一般に食塩摂取量は6g/日以下とし、特に浮腫、高血圧を伴うときは食塩摂取量3〜5g/日以下の厳重な制限を行う。
- **蛋白質制限** 蛋白尿減少効果、腎機能保持への有用性が認められており、蛋白制限食(0.8g/kg 標準体重/日)の適応となる。低アルブミン血症が強い微小変化型ネフローゼ症候群では1.0〜1.1g/kg標準体重/日の程度の制限にとどめる。筋肉の異化を防ぐためカロリーは35kcal/kg/日と十分摂る。

薬物療法
- **RAA系阻害薬** アンジオテンシン変換酵素(ACE)阻害薬、アンジオテンシンⅡ受容体拮抗薬(ARB)は糸球体輸出細動脈を拡張して糸球体内圧を低下させ尿蛋白を減少させるので、第一選択薬となる。レニン・アンジオテンシン・アルドステロン(RAA)系阻害薬はトランスフォーミング増殖因子β(TGF-β)などのサイトカインや酸化ストレスを抑制し、糸球体硬化・間質線維化を抑制する。血中カリウム値に注意しながらアルドステロン阻害薬を併用すると、さらに尿蛋白が減少する。
- **抗凝固薬、抗血小板薬** 全身の凝固系が亢進し動静脈血栓ができやすく、また糸球体内血小板凝集は糸球体病変や腎機能に影響し、抗凝固薬(ヘパリン、ワルファリン)・抗血小板薬(ジピリダモール、塩酸ジラゼプ)が試みられる。特に膜性腎症では腎静脈血栓症などがみられ、血栓予防対策が必要である。
- **抗脂質異常薬** ネフローゼ症候群では高LDLコレステロール血症を中心とする脂質代謝異常を伴いスタチンやエゼチミブによる治療を行う。ステロイドの反応性がよい微小変化型ネフローゼ症候群では脂質異常症は急速に改善するので治療を要しないことが多い。
- **副腎皮質ステロイド** 免疫調節作用、抗炎症作用、抗アレルギー作用、糸球体基底膜の透過性亢進の抑制作用やメサンギウム細胞の増殖抑制作用などにより、蛋白尿減少効果がある。微小変化型などのネフローゼ症候群の治療には第一選択とされる。ステロイドの使用に際しては、易感染性、糖尿病の悪化・発症、骨粗鬆症・骨折、消化性潰瘍、高血圧、精神症状などの副作用に注意が必要であり、予防対策を行う。プレドニゾロン0.6mg〜1mg/kg 標準体重/日を4〜8週間投与し、効果判定後5〜10mgずつ2〜4週間隔で漸減する。ステロイド抵抗性やループス腎炎、半月体形成を伴う場合などではステロイドパルス療法を行う。
  - 頻回再発型:6カ月間に2回以上再発。
  - ステロイド抵抗性:十分量のステロイド治療の1カ月後の判定で完全寛解または不完全寛解Ⅰ型に達しない症例。
  - ステロイド依存性:ステロイド減量中あるいは中止後再発を2回以上繰り返すためステロイドを中止できない症例。

表9-5 ネフローゼ症候群の治療効果判定基準

治療効果の判定は治療開始後1カ月、6カ月に行う
- 完全寛解:尿蛋白<0.3g/日
- 不完全寛解Ⅰ型:0.3g/日≦尿蛋白<1.0g/日
- 不完全寛解Ⅱ型:1.0g/日≦尿蛋白<3.5g/日
- 無効:尿蛋白≧3.5g/日

1) 蓄尿ができない場合は、随時尿の尿蛋白/尿クレアチニン比(g/gCr)でもよい
2) 6カ月時の完全寛解、不完全寛解Ⅰ型には、臨床症状と血清蛋白の改善を含む
3) 再発は完全寛解から、尿蛋白1g/日(1g/gCr)以上か(2+)以上が2〜3回持続する場合

(文献2を引用)

- **難治性ネフローゼ症候群** ステロイドと免疫抑制剤の併用など6カ月以上の治療期間で完全寛解ないし不完全寛解Ⅰ型にならないもの
- **免疫抑制剤** 頻回再発型やステロイド抵抗性の難治性ネフローゼ症候群、急速進行性腎炎、ループス腎炎などに用いられる。シクロスポリン(2〜3mg/kg/日)、シクロホスファミド(50〜100mg/日)、ミゾリビン(150mg/日)、アザチオプリン(50〜100mg/日)、ミコフェノール酸モフェチル(MMF)(1〜2g/日)がある。シクロスポリンやタクロリムスのカルシニューリン阻害薬はヘルパーT細胞を選択的に抑制し、またポドサイトのシナプトポジンに結合し脱リン酸化による分解を抑制し、F-アクチン細胞骨格を安定化する。しかし、中止により再発しやすく、慢性腎毒性に注意が必要である。シクロホスファミドやアザチオプリンは性腺障害、催腫瘍性があり、近年使用頻度が低下している。末梢血リンパ球が500/μL以下になるとニューモシスチス・カリニ肺炎やサイトメガロウイルス感染など日和見感染のリスクが高まり、骨髄抑制に注意が必要である。ミゾリビン、MMFはプリン合成阻害薬でT細胞/B細胞の増殖を抑えるが、腎毒性がない。
- **浮腫の薬物治療と急性腎不全の予防** 食塩制限、安静、下肢挙上に加えてループ利尿薬を中心とする利尿薬を使用する。アルブミン製剤の効果は一時的であり、ステロイドの反応性を低下させるので、血清アルブミン値が2g/dL以下で有効循環血漿量の維持が難しく、尿量が利尿薬にしても保てない場合にかぎる。微小変化型ネフローゼ症候群では高度の蛋白尿と低アルブミン血症で有効循環血漿量が減少し、虚血性尿細管壊死に陥り急性腎不全になりやすい。特に高齢者では急性腎不全になりやすく、ループ利尿薬の静注で尿量が維持できない場合は、アルブミン静注が必要であり、肺水腫や心不全により透析療法が必要になることもある。

特殊な治療
- **LDL吸着療法** 薬物治療に抵抗性の巣状糸球体硬化症ではLDL吸着療法により脂質異常症を是正すると寛解する。
- **血漿交換** 全血から血漿を分離し病因となる液性因子を除去すると、巣状糸球体硬化症、ANCA関連腎炎、抗GBM抗体型急速進行性糸球体腎炎、ループス腎炎などに有効である。

▶ **経過・予後**(表9-3) 微小変化型ネフローゼ群は非常に予後がよく、完全寛解をめざした治療を行うべきであ

る。50％は再発をするがステロイド治療や免疫抑制剤に反応性がよく、20年の腎生存率は100％である。しかし、ステロイド治療抵抗性になるケース(10％)は再生検で巣状分節性糸球体硬化症に移行していることがある。巣状分節性糸球体硬化症は間質線維化の強いものほど予後が悪く、20年腎生存率は40％である。膜性腎症では20年後の腎生存率は60％と低い。膜性腎症は高齢者に好発し、悪性腫瘍を合併し、悪性腫瘍などで死亡する例もあり、RAA系阻害薬などの保存的治療も含め、個々の症例で腎予後より生命予後を重視した治療選択が重要である。膜性増殖性糸球体腎炎は小児では治療反応例は予後がよいが、成人では予後不良である。二次性ネフローゼでは糖尿病性腎症でネフローゼになると非可逆的に進行し、新規透析導入患者の約40％を占め予後が悪い。

【藤乘 嗣泰】

参考文献
1) Jennette JC et al eds：Heptinstall's Pathology of the Kidney, 6th edition, Lippincott Williams & Wilkins, 2007
2) 厚生労働省難治性疾患克服研究事業進行性腎疾患に関する調査研究班難治性ネフローゼ症候群分科会：ネフローゼ症候群診療指針. 日本腎臓学会誌 53：78-122, 2011

10 先天性ネフローゼ症候群

● **定義・概念** 小児に多い微小変化型ネフローゼ症候群の大半は3～4歳以上で発症する。一方、先天性ネフローゼ症候群(congenital nephrotic syndrome：CNS)は出生後3カ月以内に発症したネフローゼ症候群と定義される。遺伝性ネフローゼ症候群の原因としては表10-1のようなものが現在知られているが、出生直後から発症するCNSは事実上nephrin(ネフリン)分子異常(NPHS1)に限定される。ここではNPHS1について記す。CNS(NPHS1)は出生前の胎児期からすでに蛋白尿を排泄しており、ほとんどの症例は出生後1週間以内にネフローゼ症候群を呈する。胎盤重量が大きいことが特徴の一つである。CNSはフィンランドに多発するため、フィンランド型ネフローゼ症候群とも呼ばれ、遺伝形式は常染色体劣性遺伝形式である。

● **疫学** フィンランドでのNPHS1発症率は1：8,200出生とされる[1]。フィンランド以外では世界的にもまれでこれまで報告された症例の半数はフィンランドからである。わが国での発症率に関して正確な統計はないが、これまでの報告例は100例に満たない。CNSは後述するnephrin分子異常により発症するが、フィンランド人のCNS患者の大半は、nephrinをコードするNPHS1遺伝子にFin-majorという遺伝子異常をホモ接合体で有しており、founder効果(創始者効果)と考えられている。この事実がフィンランドにCNSが多い理由である。

● **病因・病態生理と分子メカニズム** 1998年に先天性ネフローゼ症候群の原因分子としてnephrinが同定された[2]。糸球体毛細血管を構成する上皮細胞の足突起(foot process)同士はおよそ400Åの長さを持つスリット膜(slit diaphragma：SD)と呼ばれる特異的な膜構造により連結されている(図10-1)。糸球体濾過液は、内皮細胞のfenestrae→基底膜→スリット膜という経路で限外濾過され、スリット膜は蛋白濾過障壁の最も重要な成分となっている。nephrinは腎臓内ではスリット膜に限局して存在し、スリット膜の主要な構成分子と考えられている。

nephrinは、免疫グロブリンスーパーファミリーに属する180 kDの一回膜貫通型接着因子であり、細胞外に8個

表10-1 主要な遺伝性ネフローゼ症候群

nephrin gene mutations(NPHS1)(Finnish type of CNS：CNF)
podocin gene mutations(NPHS2)
WT1 gene mutations(Denys-Drash, isolated CNS)
LamB2 gene mutations(Pierson syndrome, isolated CNS)
PLCε1 gene mutations
LMX1B mutations(nail-patella syndrome)
LamB3 gene mutations(Herlitz junctional epidermolysis bullosa)

(文献3を改変)

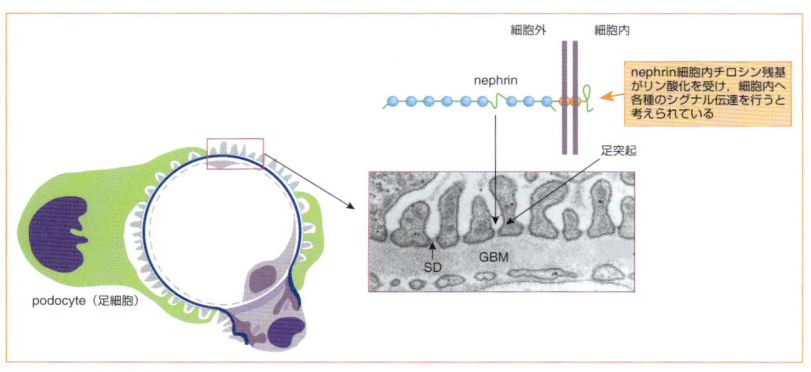

図10-1 糸球体毛細血管の構造
SD：スリット膜、GBM：糸球体基底膜

表 10-2　先天性ネフローゼ症候群(CNS)の診断基準

1）母体血清および羊水中のα-フェトプロテイン高値
2）胎盤重量＞出生体重の 25％以上
3）胎生期よりはじまる重度の蛋白尿
　①血清アルブミン＜1.0 g/dL
　②血清アルブミン 1.5 g/dL 以上のときに尿蛋白 2.0 g/dL 以上
4）他の原因の CNS の除外
5）生後 6 カ月までは正常 GFR
6）家族歴あり
7）NPHS1(nephrin をコード)遺伝子異常

GFR：糸球体濾過量
(文献 1 を引用)

の Ig 様領域と 1 個のフィブロネクチン III 型領域を持つ[2]。nephrin は相対する足突起から伸び，細胞外領域同士が逆向きに homophylic head-to-head interaction によりジッパー様構造を呈していると考えられている．nephrin 分子間に形成される孔がアルブミンの分子径に相当し，この孔が限外濾過部位ではないかと想定されている．前述したように nephrin は先天性ネフローゼ症候群の責任遺伝子であり，またそのノックアウトマウスもネフローゼ症候群を呈することが示され，nephrin の異常がネフローゼ症候群の直接的原因となることが示されている．

短い細胞内 C 末端領域はセリンおよびチロシン残基が豊富に存在し，Src family of tyrosine protein kinase である Fyn によりリン酸化を受けることが知られており，シグナル伝達を行っている．

● **臨床症状・検査成績**　CNS(NPHS1)の臨床症状はかなり均一である[3,4]．大半の CNS の児は未熟児で出生し，胎盤重量は正常の 25％以上である．CNS の児は腎外症状は呈さないが，ネフローゼ症候群を呈している期間に筋力低下や心肥大を示すことがある．最初の数カ月は血尿が顕微鏡的であり，また血清 Cr(クレアチニン)レベルも正常である．

● **診断**　表 10-2 に Holmberg らによる先天性ネフローゼ症候群の診断基準を示す．nephrin 遺伝子に異常を認められれば診断はより確実である．

■ **治療と薬理メカニズム**　小児期に発症するネフローゼ症候群と異なり，ステロイドや免疫抑制剤は CNS にはまったく効果を示さない．これは，CNS がスリット膜という蛋白濾過障壁を形成している分子そのものの構造異常であることからも容易に想像できる．

ネフローゼを呈している間には，著明な浮腫による感染，血栓症などに十分な注意をはらわなければならず，最終的に腎臓摘出とならざるをえない．

● **経過・予後**　根治的治療は，腎臓摘出と腎移植以外にはない．腎移植が適切に施行された場合は基本的にネフローゼの再発は認めず，予後は移植腎の管理による．

【関根 孝司】

参考文献
1) Holmberg C et al：Congenital nephrotic syndrome. Pediatric Nephrology, 4th edition, edted by Barratt TM et al, p765-777, Lippincott Williams & Wilkins, 1999
2) Kestila M et al：Positionally cloned gene for a novel glomerular protein-nephrin-is mutated in congenital nephrotic syndrome. Mol Cell 1：575-582, 1998
3) Jalanko H：Congenital nephrotic syndrome. Pediatr Nephrol 24：2121-2128, 2009
4) Patrakka J et al：Congenital nephrotic syndrome(NPHS1)：features resulting from different mutations in Finnish patients. Kidney Int 58：972-980, 2000

11 全身性疾患と腎障害

1 糖尿病性腎症

● **定義・概念**　糖尿病性腎症(diabetic nephropathy)は，長期の糖尿病を背景とする慢性腎障害で，網膜症・神経障害と並んで糖尿病に合併する細小血管障害の一つである．病理学的には，早期には糸球体肥大，メサンギウム領域拡大，糸球体および尿細管基底膜の肥厚，進行すると結節形成，糸球体硬化，間質の線維化を生じる．臨床的には，蛋白尿，高血圧，浮腫，腎機能低下を認め，最終的には末期腎不全にいたる．糖尿病性腎症は，近年提唱された慢性腎臓病(chronic kidney disease：CKD)の主たる原疾患としても重要であり，心血管疾患の高リスク群である．

● **疫学**　糖尿病患者の増加に伴い，糖尿病性腎症による末期腎不全は増加の一途を辿っている．1998 年以降，新規維持透析導入患者の基礎疾患として第 1 位であり，2010 年末の全国集計では 43.5％を占めている(図 11-1-1)．糖尿病患者における腎症発症の割合は，1 型で 20～40％，2 型で 20～30％との報告があり，糖尿病患者のすべてに発症するわけではない．腎症発症に関与する遺伝的素因として，レニン・アンジオテンシン・アルドステロン(RAA)系に関係する遺伝子，ナトリウムハンドリングや高血圧関連遺伝子などが想定されているが，決定的なものはいまだ不明である．

● **病因・病態生理と分子メカニズム**　慢性的な高血糖が腎障害を惹起するメカニズムとして，以下のような要因が指摘されている．なお，下記の因子は単独のみならず相互に作用して腎障害を形成していると考えられている．

代謝異常(ポリオール経路，ヘキソサミン経路の亢進，プロテインキナーゼ C(PKC)の活性化)：ポリオール経路は解糖系の側副経路であり，グルコース→ソルビトール→フルクトースと変換される．細胞内浸透圧の上昇，終末糖化産物(advanced glycation end products：AGEs)(後述)の蓄積，NADH/NAD+(還元型ニコチンアミドアデニンジヌクレオチド/ニコチンアミドジヌクレオチド)比が上昇することによる細胞内偽虚血状態などから腎機能が障害される．ヘキソサミン経路は解糖系の中間産物であるフルクトース 6-リン酸からグルコサミン 6-リン酸，UDP(ウリジン 5'-二リン酸)-N-アセチルグルコサミン 6-リン酸が産生される経路で，細胞外基質産生により糸球体肥大や間質の線維化を引き起こすとされるトランスフォーミング増殖因子β(TGF-β)の発現の増強を介して腎障害を引き起こす．また，高血糖によりジアシルグリセロールの産生が亢進することで PKC が活性化され，腎障害に関与することが考えられている．実際，PKC 阻害薬によりアルブミン尿の低下や腎機能低下抑制効果が報告されている[1]．

酸化ストレス：腎症のみならず糖尿病合併症発生因子とし

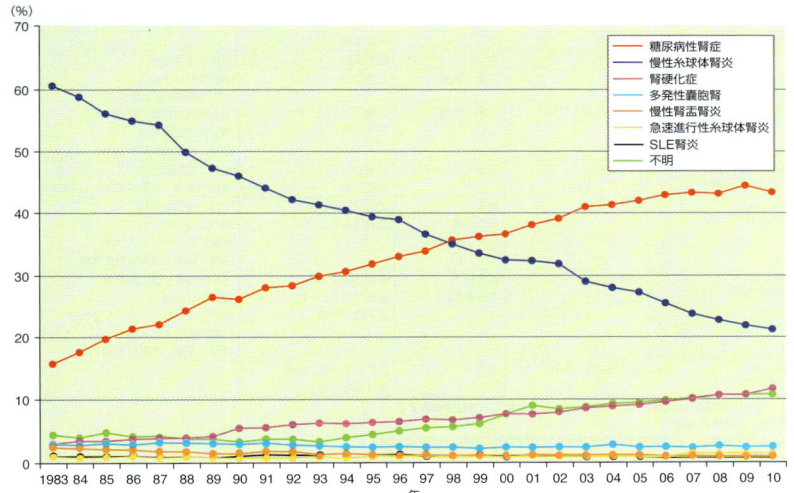

図 11-1-1　年次透析導入患者の主要原疾患の推移
(日本透析医学会統計調査委員会：わが国の慢性透析療法の現況〈2010年12月31日現在〉)

て，以前より酸化ストレスの関与が指摘されている．酸化ストレスは，前述したポリオール経路亢進，PKC 活性化やグルコース自己酸化などの代謝異常，NOS（一酸化窒素合成酵素）アンカップリング，ミトコンドリア機能異常，AGEs–RAGE（AGE 受容体）などを介した活性酸素種の産生，および，グルタチオンペルオキシダーゼ，カタラーゼ，スーパーオキシドジスムターゼ（SOD）など活性酸素種消去機能の低下によって生じる．ミトコンドリア起因の酸化ストレスと細胞内代謝異常が相互に連鎖している可能性も提唱されている．

AGEs の形成：慢性高血糖下では，アミノ酸や蛋白質と還元糖が非酵素的に反応して AGEs が形成され，細胞機能変化や酸化ストレス増加などを介して腎障害を生じる．AGEs はその受容体の一つである RAGE を介して種々の血管障害を惹起することも示されている．われわれも，RAGE を血管内皮に高発現したマウスに，メサンギウムに発現するセリンプロテアーゼインヒビターである megsin を高発現させることで，ヒトの糖尿病性腎症に非常によく似た病理組織像を示す糖尿病性腎症モデルの作製に成功している[2]．

RAA 系の亢進：RAA 系は，糖尿病性腎症のみならず，さまざまな疾患における腎機能障害の発症，増悪因子として考えられており，そのメカニズムとしては，糸球体輸出細動脈収縮による糸球体内圧上昇と尿細管間質の虚血，メサンギウム細胞からの TGF-β の分泌促進，ナトリウム再吸収増加による体液貯留・高血圧，酸化ストレス増加などが考えられている．糖尿病患者では循環血中で測定される RAA 系は抑制されているが，後述するようにアンジオテンシン変換酵素（ACE）阻害薬やアンジオテンシン II 受容体拮抗薬（ARB）が腎症の発症，進展を抑制することが複数の大規模臨床試験で証明されており，腎局所での RAA 系の活性化が起きていると考えられている．なお，アンジオテンシン II と独立して，レニンやプロレニンの直接的な腎障害への関与も報告されており，新たな治療ターゲットとしても注目されている．

RhoA–Rho キナーゼ系の活性化：RhoA は低分子量 GTPase の一つで，エフェクターとしての Rho キナーゼが細胞内シグナル伝達を制御し，多様な細胞機能に関与している．糖尿病性腎症においては，メサンギウム細胞の細胞膜における RhoA–Rho キナーゼ系が活性化され，メサンギウム細胞からの TGF-β 分泌やフィブロネクチンの産生促進などにより，腎障害の進展に関与することが報告されている[3]．

metabolic memory：糖尿病においては，初期の血糖コントロール不良が，その後の血糖コントロールの改善にもかかわらず長期的な合併症につながることが観察されており，この現象は metabolic memory と呼ばれる．その機序としてヒストンのメチル化などエピジェネティック（epigenetic）な変化[4]が長期的な分子の発現に影響を及ぼすことが想定されている[4]．

● **臨床症状・検査成績**　検査としては，尿蛋白（初期は尿アルブミン）および血清 Cr（クレアチニン）値から推定される推定糸球体濾過量（eGFR）が重要で，これらによる病期分類が臨床的に頻用されている（表 11-1-1）．通常，病期が進行すると持続性の顕性蛋白尿（1 g/日以上）を呈し，ネフローゼレベル（3.5 g/日以上）の蛋白尿を伴うことも多

表 11-1-1 糖尿病性腎症の病期分類と臨床所見,主な治療方針

病期	臨床所見		主な治療	
	蛋白尿	GFR	薬物治療	食事・生活指導
第1期 (腎症前期)	なし	正常〜高値	血糖コントロール	糖尿病の食事療法 (蛋白過剰摂取は避ける)
第2期 (早期腎症期)	微量アルブミン尿	正常〜高値	血糖コントロール 降圧治療	高血圧あれば塩分制限 糖尿病の運動療法 勤務・家事の制限なし
第3期A (顕性腎症前期)	顕性蛋白尿	正常	血糖コントロール 降圧治療	塩分・蛋白制限食 勤務・家事・運動は原則として制限なし
第3期B (顕性腎症後期)	顕性蛋白尿	低下 (60未満)	厳格な降圧治療 血糖コントロール	塩分・蛋白制限食 高カロリー食 必要に応じカリウム制限 勤務・家事・運動は軽度制限
第4期 (腎不全期)	高度蛋白尿	高度低下 (30未満)	厳格な降圧治療 血糖コントロール 透析導入準備	厳格な塩分・蛋白制限食 高カロリー食 必要に応じカリウム,リン制限 必要に応じ水分制限 勤務・家事・運動は制限
第5期 (透析治療期)	顕性蛋白尿〜無尿	透析中	透析患者一般の管理 腎移植を考慮	

*:増殖性網膜症合併症例では,病期にかかわらず激しい運動は制限する
GFR:糸球体濾過量
(日本糖尿病学会,日本腎臓学会糖尿病性腎症合同委員会報告,1999を改変)

い。末期腎不全にいたれば,電解質異常,酸塩基平衡異常,貧血などの検査異常および多彩な尿毒症症状を呈するが,いずれも非特異的である。

他の糖尿病合併症として,網膜症の存在はきわめて重要である。糖尿病性腎症患者の90%に網膜症の合併がみられるとされ,顕性蛋白尿で網膜症が合併していれば糖尿病性腎症と考えてよい。一方,顕性蛋白尿があって網膜症を欠如する場合の negative predictive value は報告により20〜80%と差がある。なお,糖尿病網膜症患者における腎症の合併は40%程度とされ,腎症を伴わない網膜症は十分ありうる。

● **診断** 糖尿病性腎症の病期は**表11-1-1**に示すとおりである。

- **第1期** 臨床的には腎症と診断できない状態だが,病理学的にはびまん性病変がすでに存在しうる。糸球体過剰濾過を呈する症例も存在するため,糸球体濾過量(GFR)は高値となることがある。
- **第2期** 微量アルブミン尿(蓄尿による30〜299 mg/日あるいは随時尿による30〜299 mg/gCr)を認める。
- **第3期A** 顕性蛋白尿(アルブミン尿が300 mg/日(300 mg/gCr)以上,あるいは蛋白尿500 mg/日(500 mg/gCr)以上が目安)を認める。
- **第3期B** 顕性蛋白尿に加えて GFR 低下(60 mL/分未満が目安)を認める。
- **第4期** 腎不全期で GFR(クレアチニンクリアランス〈Ccr〉)30 mL/分以下が目安となり,電解質異常やアシドーシス,腎性貧血,体液量過剰などの所見がみられるようになる。
- **第5期** 維持透析療法を開始した段階である。

糖尿病性腎症自体の診断は,**表11-1-2**に示すような所見から基本的には臨床的に診断する。確定診断は腎生検であるが,適応はかぎられる。すなわち,血尿や円柱などを認め糸球体腎炎の合併が疑われる場合や,急激な蛋白尿増加や腎機能の悪化を呈する場合,糖尿病歴が短い場合などに腎生検を検討する。

病理所見は,初期には糸球体基底膜の肥厚が起こり,メサンギウム領域の拡大や糸球体肥大などのびまん性病変も認められる。進行すると細胞外基質蛋白の蓄積による無細胞性の結節性病変(Kimmelstiel-Wilson〈キンメルスティール-ウィルソン〉病変)が代表的である(**図11-1-2A**)。滲出性病変はびまん性病変や結節性病変と併存してみられ,fibrin cap(係蹄毛細管基底膜内側の均一な物質の沈着)や capsular drop(Bowman〈ボーマン〉囊内側の均一な物質の沈着)を呈する(**図11-1-2B**)。糸球体以外では,輸出入細動脈の硝子化もみられる。

なお,微量アルブミン尿は糖尿病性腎症に特異的な所見ではなく,細動脈硬化の初期の徴候と考えられており,心血管イベントの危険因子であることも示されている。また,アルブミン尿や蛋白尿が陰性ながら GFR が低下する症例も少なからず存在することが近年明らかにされてきており,注意された。

■ **治療と薬理メカニズム** **表11-1-1**に示すように薬物療法と食事療法,生活指導が中心となる。

食事は,病期により異なるが,塩分制限と蛋白制限,適度なエネルギー摂取が基本である。第3期B以降では,カリウムやリンの制限も必要となる。高血圧を合併した糖尿病では,腎症病期にかかわらず食塩摂取量6g/日未満の減塩指導を行う。蛋白摂取量に関する指導は0.6〜0.8 g/kg体重を目安として行われていることが多い。蛋白制限は尿毒症症状を軽減するが,糖尿病性腎症の腎機能障害進行自体を有意に抑制するというエビデンスは乏しい。カロリーは初期症例や肥満例では25〜30 kcal/kg体重にて血糖コントロールを優先するが,進行期では30〜35 kcal/kg体重とし,腎保護(体構成蛋白の分解を防ぐ)を優先する。正常および微量アルブミン尿期では中等度以下の強度の運動を行うことが推奨される。顕性腎症から腎不全期では散歩など

表 11-1-2 糖尿病性腎症を示唆する所見

- 長期の糖尿病歴(少なくとも5～10年以上)
- 進行すると多量の蛋白尿を有する
- 血尿はないかあっても軽度
- 他の腎疾患を疑う所見(低補体,ANCA,膠原病など)を認めない
- 末期まで腎萎縮を認めない
- 網膜症や神経障害を合併する
- 腎機能低下は比較的急速(蛋白尿が多量の場合)

ANCA:抗好中球細胞質抗体

を推奨し,日常生活における身体活動量の極度の低下に注意するが,進行期では過度の運動や過労を避けることも必要である。また,運動療法は腎不全や増殖性網膜症を呈する場合は制限すべきとされている。喫煙している患者には,禁煙を指導する。

薬物療法としては,血糖コントロールのための各種薬剤が用いられるが,ビグアナイドは軽度の腎機能低下がある時点で禁忌となる。チアゾリジン薬も浮腫・心不全の副作用,スルホニル尿素(SU)薬も腎不全患者では排泄遅延による低血糖が問題となりやすく,速効型インスリン分泌促進薬も腎不全患者では慎重投与とされ,低血糖に注意が必要となる。近年わが国でも使用可能となったDPP-4阻害薬やGLP-1受容体作動薬についても,中等度以上の腎機能障害において慎重投与または禁忌とされているものがほとんどで,腎不全患者に対しての有効性,安全性は確立していない。以上のように経口薬は使用しづらいものが多く,第4期以降はインスリン治療が中心となる。ただし,腎不全が進行するとインスリンのクリアランス低下などにより血糖コントロールはかえって改善することが多く,インスリン投与量も適切に減量しなければならない。

血圧は,第2～3期以降は130/80 mmHg 未満(蛋白尿が1 g/日以上では125/75 mmHg 未満)と厳格な降圧が求められる。本症に対する降圧薬の第一選択として,蛋白尿減少効果や腎症の進行抑制のエビデンスのあるレニン・アンジオテンシン(RA)系阻害薬(ACE阻害薬,ARB)が「高血圧治療ガイドライン2009」に明記された。しかし単剤では十分なことも多く,病態に応じて利尿薬やCa拮抗薬を併用する。レニンの阻害薬であるアリスキレン[5]や,アルドステロン阻害薬[6]についてもアルブミン尿減少効果が報告されており,腎保護作用が期待されるが,いずれも高カリウム血症に注意が必要である。前述したRhoキナーゼ阻害薬の腎障害抑制作用も報告されており,今後の臨床応用が期待される。このほか,脂質異常症や高尿酸血症,貧血など,腎機能増悪因子を総合的にコントロールし,集約的治療を行う(各薬剤の作用機序の詳細については他稿および成書参照)。

▶経過・予後 厳格な血圧,血糖コントロールを中心に,上記のような集約的治療を行うことで,蛋白尿の改善や腎症の進行抑制が認められたとする報告が増加してきている。しかし,RA系阻害薬を投与しても高度蛋白尿が持続したり,多数の降圧薬の併用でも十分な降圧が困難な症例も多く,糖尿病性腎症による新規透析導入患者が増加している現状をみても,現在使用可能な治療オプションを用いて本疾患を克服することは困難と思われる。糖尿病性腎症を基礎疾患とする透析患者では,他疾患に比して予後が悪

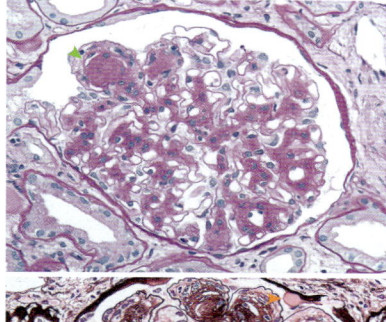

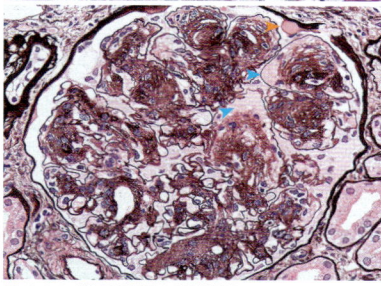

図 11-1-2 糖尿病性腎症の病理組織像
A:糸球体基底膜の肥厚,メサンギウム領域の拡大,結節性病変(Kimmelstiel-Wilson 病変)(▶)がみられる(PAS染色)

B:糸球体は全体に肥大し,fibrin cap(▶),capsular drop(▶)といった滲出性病変を認める(PAM染色)

いことが知られており,透析医療上も重大な問題となっている。食事療法や生活指導などは,コメディカルとも連携し,患者の社会背景も考慮しながら治療意欲を高める工夫を考案し,対応すべきである。社会的には,CKDの概念をさらに普及させ,一般内科医と専門医が連携し,なるべく早期から適切な治療介入を開始できるシステムの構築が望まれる。病因メカニズムや疾患関連遺伝子のさらなる解明が新たな治療戦略につながることに期待したい。

【本西 秀太・和田 健彦・南学 正臣】

参考文献
1) Tuttle KR et al : The effect of ruboxistaurin on nephropathy in type 2 diabetes. Diabetes Care 28 : 2686-2690, 2005
2) Inagi R et al : A severe diabetic nephropathy model with early development of nodule-like lesions induced by megsin overexpression in RAGE/iNOS transgenic mice. Diabetes 55 : 356-366, 2006
3) Peng F et al : RhoA/Rho-kinase contribute to the pathogenesis of diabetic renal disease. Diabetes 57 : 1683-1692, 2008
4) Louisa M et al : Epigenetic histone H3 lysine 9 methylation in metabolic memory and inflammatory phenotype of vascular smooth muscle cells in diabetes. Proc Natl Acad Sci U S A 105 : 9047-9052, 2008
5) Parving HH et al : Aliskiren combined with losartan in type 2 diabetes and nephropathy. N Engl J Med 358 : 2433-2446, 2008
6) Mehdi UF et al : Addition of angiotensin receptor blockade or mineralocorticoid antagonism to maximal angiotensin-converting enzyme inhibition in diabetic nephropathy. J Am Soc Nephrol 20 : 2641-2650, 2009

2 尿酸代謝と腎

はじめに

尿酸はプリン体であるアデニン，グアニンの代謝産物として産生される。下等生物にはウリカーゼという酵素が存在し，尿酸はアラントインに代謝されて処理されるが，霊長類と鳥類ではウリカーゼが欠失しており，尿酸が最終代謝産物で主に腎から排泄される。高尿酸血症が腎に及ぼす影響としては，従来から痛風とのかかわりで論じられてきたが，最近は痛風を伴わない無症候性の高尿酸血症による腎障害が注目されている。ここでは両者を区別することなく記述するが，痛風については17章4「プリン体代謝異常」を参照されたい。

▶**定義・概念** 痛風腎は痛風に合併して生じる腎障害と定義されてきた。すなわち痛風関節炎を呈する患者が長期にわたって痛風を罹患した結果生じる腎障害のことである。痛風の原因とされる尿酸結晶は特有の針状結晶であり，血清尿酸値が7.0 mg/dL以上で析出するとされる。したがって，痛風腎ではこの尿酸結晶が腎の尿細管腔や間質に析出あるいは沈着するために発症すると考えられてきたが，最近では炎症，酸化ストレスなどとの関連が指摘されている。

▶**疫学** 直近の日本透析医学会の透析患者数の統計[1]によると，現在の透析患者数29万人のうちで痛風腎によるものは1,192人（0.4%）とされ，また新規導入患者では3万7,000人のうちわずか84人（0.2%）とされている。しかし痛風腎のみで末期腎不全になるというよりは，図11-2-1に示すように多くの患者で同時にメタボリックシンドロームを合併しており，糖尿病，高血圧，脂質異常症などによる腎不全進行も密接に関連している可能性がある[2]。したがって透析導入時の原因疾患としては痛風腎以外の疾患になっているものと思われ，痛風の患者数自体は現在でも90万人と試算されており，痛風腎あるいは高尿酸血症を原因とした腎障害の可能性を過小評価してはいけないと思われる。

▶**病因・病態生理と分子メカニズム** 痛風腎が尿酸結晶の析出によるとされた時代は，尿細管腔内の析出であれば，尿流を妨げる結果腎障害を惹起すると考えるのはイメージしやすい。また腎間質への析出であれば痛風関節炎との類似発想から間質の炎症を引き起こす尿細管間質障害をきたすであろうことは想像しやすい。

最近の考えは，高尿酸血症自体で炎症が生じ，血管内皮細胞あるいは血管平滑筋細胞に障害をもたらすというものである。実際高尿酸状態にすると輸入細動脈の肥厚が観察されレニン分泌が亢進しているとされる。また腎細管腔に尿酸塩結晶がみられなくとも尿酸濃度が最も高くなり，かつ尿が酸性に傾く腎髄質を中心に尿細管間質の炎症が起こる可能性もある。同時に，図11-2-1で示したように高血圧，糖代謝異常，脂質代謝異常も加わり，最終的に動脈硬化性の腎病変が加わって痛風腎の病態は形成されていくものと考えられる。

▶**臨床症状・検査成績／診断** 痛風でみられる腎障害では尿蛋白を呈する頻度は低く，知らないうちに腎機能低下が進行していることが多い。早期発見のためには血清Cr

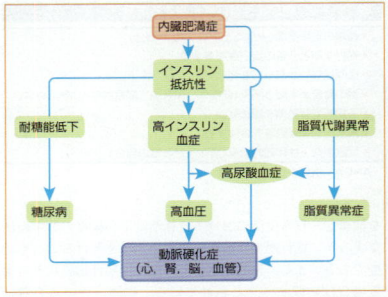

図11-2-1 メタボリックシンドロームと高尿酸血症の関係[2]

（クレアチニン）測定では不十分であり，早期発見できる血清シスタチンCや推定糸球体濾過量（eGFR）で評価すべきである。さらに尿酸塩の沈着はあっても髄質が主体であり，かつ巣状であるため，腎生検の組織所見は前述したように慢性の尿細管間質性炎の病理を示す。また尿路結石を認めることがあるが，尿酸結石が出現しても尿酸はX線透過性の物質であり，腹部X線で尿酸塩の沈着や尿路結石を認めることは困難である。

▶ 治療と薬理メカニズム

食事療法，生活指導：尿酸の1日生成量は約700 mgとされる。そのうち体内で生成されるものと食事のプリン体に由来するものとに大きく分かれる。体内での生成は，通常では一定と考えられる。食事中のプリン体摂取は食生活と密接な関係がある。プリン体を豊富に含む食品としては，肉類，あん肝，レバー，魚介類の卵，イワシ，ひもの，ビール，ラーメンのスープなどである。日常生活では飲水励行をすすめ，尿中尿酸濃度は50 mg/dL以下に抑え，尿pHは6〜7が望ましい。

薬物療法：食事療法，生活指導を行っても血清尿酸値の下降が十分でない場合は，薬物療法を必要とする。大きく2種類に分けられる[3,4]。一つは尿酸生成抑制薬であるアロプリノールである。特に高尿酸血症のタイプが尿酸生成亢進型であればまずは本薬を投与して尿中尿酸排泄量を500 mg/日以下にもっていく。尿路結石を有する患者では尿中尿酸排泄量が多くなくとも本薬が第一選択薬である。ただし腎機能低下例にアロプリノールを使用する場合には，残存腎機能に応じてアロプリノール投与量を減量する必要がある。もう一つの薬物は尿酸排泄促進薬であるベンズブロマロンである。近位尿細管での尿酸再吸収にかかわる輸送体を阻害するために尿酸利尿を起こすことが知られている。

痛風腎の治療とは離れるが，痛風発作の治療はまったく別の治療戦略が必要である。他稿で触れられるが，発作時はコルヒチンと非ステロイド性抗炎症薬（NSAIDs）を投与し，炎症が落ち着いてから血清尿酸値を徐々に下降させる。血清Crが1.5〜2 mg/dL以上と中等度以上の腎機能低下があるときは，NSAIDsの代わりに副腎皮質ステロイドを短期間用いる。

▶**経過・予後** 高尿酸血症が腎に及ぼす影響としては痛風腎と無症候性高尿酸血症による腎障害が考えられる。痛

痛腎では痛風に対する治療が行われるが、無症候性のものでは放置されることが多い。一方、慢性腎臓病（CKD）、特に腎機能が低下する stage 3 以降では、高尿酸血症を合併することがきわめて多い。これまで腎機能低下に伴う尿酸値上昇はほぼ必発のものとして捉えられており、介入すべきという共通認識はいまだ乏しい。しかし、高尿酸血症では心血管事故や腎機能低下との関連を示唆する結果もあり、危険因子である可能性も注目されている。

【内田 俊也】

参考文献
1) 日本透析医学会統計調査委員会編：図説 わが国の慢性透析療法の現況（2010 年 12 月 31 日現在），日本透析医学会，2011
2) 内田俊也：痛風腎、腎疾患・透析 最新の治療 2011-2013，横野博史ほか編，南江堂，2011
3) 日本腎臓学会編：CKD 診療ガイド 2009，東京医学社，2009
4) 日本痛風・核酸代謝学会編：高尿酸血症・痛風の治療ガイドライン第2版，メディカルレビュー社，2010

3 全身性エリテマトーデス —ループス腎炎

● **定義・概念** 全身性エリテマトーデス（systemic lupus erythematosus：SLE）は多様な自己抗体の出現を特徴とする自己免疫疾患であり、皮膚、関節・筋、腎、心、肺、血管、神経系などの多臓器が障害される全身性炎症性疾患である。とりわけ腎は SLE の主要な標的臓器であり、これをループス腎炎（lupus nephritis）という。ループス腎炎とは SLE を原因とする「糸球体腎炎」のことを意味するが、尿細管・間質や糸球体外の血管も障害され、その臨床病理像は多彩である。

● **疫学** 平成 21 年度末に厚生労働省特定疾患医療受給証を所持する SLE 患者の総数は全国で 5 万 7,253 人と報告されている。そのうち 90% が女性である。発症のピークは 20 歳代を中心とする若年層にあり、性と年齢が大きく影響する疾患の一つである。ループス腎炎は SLE の初発症状として発症する場合と、SLE の診断確定後に遅れて発症する場合とがある。全経過を通じてのループス腎炎の発症率は 50〜70% であり、SLE の臓器合併症としてその頻度は高い。白人に比べて、黒人やアジア系民族ではループス腎炎合併率が高いとされている。

● **病因・病態生理と分子メカニズム** ループス腎炎は免疫複合体型糸球体腎炎の代表である。免疫複合体は、糸球体基底膜の内皮細胞側、上皮細胞側およびメサンギウム領域に沈着する。まれではあるが尿細管基底膜や糸球体外血管壁などへの沈着も観察される。沈着する部位により組織の反応が異なる。糸球体基底膜上皮細胞側への沈着は基底膜の肥厚をもたらし（膜性ループス腎炎）、内皮細胞側への大量の沈着物はワイヤーループ病変として観察され、管内増殖性変化（増殖性ループス腎炎）を誘導する（図 11-3-1）。尿細管基底膜や血管壁への沈着は、それぞれ間質性腎炎や血管壁の壊死性変化（lupus vasculopathy）を伴う場合がある。最近では免疫複合体沈着が関与しない糸球体上皮細胞障害（lupus podocytopathy）、全身性血管炎でみられるような pauci-immune 型メカニズムによる糸球体炎、抗リン脂質抗体症候群（APS）に合併する血栓性の腎障害などにも注目されている。その多くは免疫複合体型糸球体腎炎と

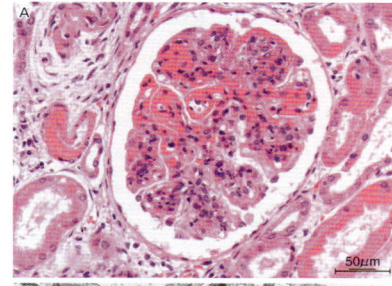

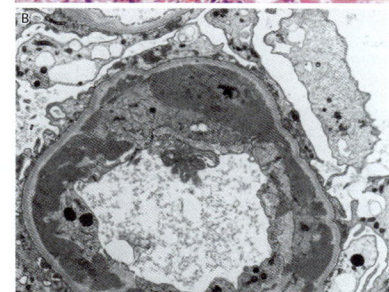

図 11-3-1　ループス腎炎の病理組織像
ISN/RPS 分類　IV-G(A)型
A：HE 染色，B：電顕像（内皮下への沈着）

共存して認められるものであり、正確な頻度や臨床像との関連は必ずしも明確にされていない。

免疫複合体沈着のメカニズムには、流血中で形成された免疫複合体が糸球体に捕捉される説と、糸球体局所で抗原抗体反応が起こる *in situ* 説とがある。*in situ* 説では、糸球体を構成する抗原（α-actinin や laminin など）に自己抗体が直接結合するモデルと、糸球体基底膜に陽性荷電のヌクレオソームが先に沈着し、それを後からヌクレオソームを構成する DNA やヒストンに対する自己抗体が認識するモデルとが提唱されている。いずれのモデルにせよ、免疫複合体沈着により補体の活性化などを通じて糸球体の炎症や基底膜の肥厚が引き起こされる。

免疫複合体を形成する抗原と抗体の本体は、いまだ確定されていない。最も精力的に解析されてきたのは抗 DNA 抗体、特に二本鎖 DNA に対する抗 dsDNA 抗体である。その重要性を示唆する知見としては、血中の抗 DNA 抗体がループス腎炎の発症や活動性と相関すること、ループス腎炎患者の腎組織から溶出される抗体に抗 DNA 活性が証明できたこと、抗 DNA モノクローナル抗体をマウスに投与することによりループス腎炎様病態を誘導できたことなどがあげられる。しかし、抗 DNA 抗体の存在はループス腎炎発症の必要十分条件ではないことを示唆する報告も数多い。

● **臨床症状・検査所見** 臨床的には無症候性蛋白尿・血尿、急性腎炎症候群、慢性腎炎症候群、急速進行性腎炎症

表11-3-1　国際腎臓学会/腎病理学会(ISN/RPS)によるループス腎炎の2003年分類

Ⅰ型　微小メサンギウムループス腎炎(minimal mesangial lupus nephritis)
光顕において糸球体は正常であるが、免疫蛍光法ではメサンギウムに免疫沈着物が認められる

Ⅱ型　メサンギウム増殖性ループス腎炎(mesangial proliferative lupus nephritis)
光顕でメサンギウム細胞増殖(程度は問わない)もしくはメサンギウムに限局した基質拡大が認められ、メサンギウムに免疫沈着物が認められる。免疫蛍光法あるいは電顕において孤立性の上皮下ないし内皮下沈着物がわずかに認められる場合もあるが、光顕では認められない

Ⅲ型　巣状ループス腎炎[a](focal lupus nephritis)
活動性もしくは非活動性、分節状ないし全節状、管内性ないし管外性の巣状糸球体腎炎で、全糸球体の<50%に病変が認められる。典型例では巣状の内皮下免疫沈着物が認められ、メサンギウム変化は伴っても伴わなくてもよい
- Ⅲ(A)型　　　　活動性病変：巣状増殖性ループス腎炎
- Ⅲ(A/C)型　　活動性および慢性病変：巣状増殖性および硬化性ループス腎炎
- Ⅲ(C)型　　　　糸球体瘢痕を伴う慢性非活動性病変：巣状硬化性ループス腎炎

Ⅳ型　びまん性ループス腎炎[a](diffuse lupus nephritis)
活動性もしくは非活動性分節状ないし全節状、管内性ないし管外性のびまん性糸球体腎炎で、全糸球体の≧50%に病変が認められる。典型例ではびまん性の内皮下免疫沈着物が認められ、メサンギウム変化は伴っても伴わなくてもよい。この型は、病変を有する糸球体の≧50%が分節状病変を示すびまん性分節性(Ⅳ-S)ループス腎炎と、病変を有する糸球体の≧50%が全節性病変を示すびまん性全節性(Ⅳ-G)ループス腎炎に分けられる。分節状とは、病変部分が糸球体係蹄の半分未満の糸球体病変と定義される。びまん性のワイヤーループ状沈着物を有するが、糸球体増殖は軽度あるいは存在しない症例もこの型に含まれる
- Ⅳ-S(A)型　　　　活動性病変：びまん性分節性増殖性ループス腎炎
- Ⅳ-G(A)型　　　　活動性病変：びまん性全節性増殖性ループス腎炎
- Ⅳ-S(A/C)型　　活動性および持続性病変：びまん性分節性増殖性および硬化性ループス腎炎
- Ⅳ-G(A/C)型　　活動性および持続性病変：びまん性全節性増殖性および硬化性ループス腎炎
- Ⅳ-S(C)型　　　　瘢痕を伴う持続性非活動性病変：びまん性分節性増殖性ループス腎炎
- Ⅳ-G(C)型　　　　瘢痕を伴う持続性非活動性病変：びまん性全節性増殖性ループス腎炎

Ⅴ型　膜性ループス腎炎(membranous lupus nephritis)
光顕により、あるいは免疫蛍光法ないし電顕により、全節性または分節性の上皮下免疫沈着物、もしくはそれらの形態学的遺残が認められる。メサンギウム変化は伴う場合と伴わない場合がある。Ⅴ型ループス腎炎はⅢ型もしくはⅣ型と複合する場合があり、その場合には両者を診断名とする。Ⅴ型ループス腎炎は進行した硬化性病変を示す場合がある

Ⅵ型　進行した硬化性ループス腎炎(advanced sclerosis nephritis)
糸球体の≧90%が全節性硬化を示し、活動性は残存していない

注：尿細管萎縮、間質の炎症と線維化、動脈硬化および他の血管病変の程度について明記し、グレーディング(軽度、中等度、高度)を行うこと
[a]：活動性病変および硬化性病変を有する糸球体の割合を、明記すること
[b]：フィブリノイド壊死および(または)細胞性半月体を有する糸球体の割合を明記すること

(文献1を引用)

候群、ネフローゼ症候群など、原発性糸球体腎炎のあらゆるタイプに相当する臨床像をとりうるのがループス腎炎の特徴である。急性期には蛋白尿に加えて赤血球円柱や顆粒円柱など多彩な尿沈渣所見(telescoped sediment)を認める。抗核抗体はほぼ100%の症例で陽性となり、活動性の高い症例では抗dsDNA抗体の高値と補体値(CH50、C3、C4)の低下を伴うことが多い。

病理組織分類

ループス腎炎でみられる多様な組織像に対して、1974年に作成されたWHO(世界保健機関)分類およびその改訂版が広く世界で使用されてきた。2003年新たに、「国際腎臓学会(International Society of Nephrology)/腎病理学会(Renal Pathology Society 2003 Classification of Lupus Nephritis)」、略してISN/RPS分類が提唱された[1]。新分類ではループス腎炎の組織型と各病変について、明確なわかりやすい記述がなされ、WHO分類では不十分であった診断の標準化が促進された。

表11-3-1にISN/RPS分類の詳細を示す。病理組織分類と臨床像にはある程度の相関が認められる。Ⅰ型は尿所見、腎機能とも正常のことが多い。Ⅱ型では、軽度の尿蛋白がみられるが、活動性の尿沈渣所見を認めることは少なく、腎機能も保たれていることが多い。Ⅲ型、Ⅳ型の場合、尿蛋白、尿潜血とともに陽性で、ネフローゼ症候群や活動性の尿沈渣所見を認めることが多く、また進行性の腎機能低下を伴いやすい。血清補体値の低下もよくみられる所見である。Ⅴ型はⅢ型やⅣ型と共存することも多いが、Ⅴ型のみの場合はしばしばネフローゼ症候群を示すものの、尿潜血は軽微で活動性の尿沈渣所見を伴わないことが多い。腎機能低下の進行はⅢ/Ⅳ型に比べると緩徐で、また血清補体値も正常範囲のことが多い。Ⅵ型は高度腎不全状態を示すループス腎炎の終末像である。

▶**診断**　SLEと臨床診断された患者に、尿所見異常や腎機能障害を認めればループス腎炎を疑う。SLEの臨床診断は米国リウマチ学会(American College of Rheumatology：ACR)のSLE分類基準を参考にして行う(19章2-2参照)。尿所見異常とは、持続性の蛋白尿(1日0.5 g以上)や赤血球円柱などの細胞性円柱であり、多彩な尿沈渣所見(telescoped sediment)は活動性ループス腎炎の指標となる。こうした尿所見異常に加えて、典型的なSLEの臨床徴候や血清学的異常(抗核抗体、抗dsDNA抗体、低補体血症など)を伴っていれば、ループス腎炎の診断は容易である。臨床的にループス腎炎の診断が明らかであっても、治療反応性や予後を判定するために、病理組織像は有用な情報源となる。また、腎炎徴候がSLEの初発症状として単独で出現し、他のSLE徴候が出そろわず臨床診断に苦慮する場合も腎生検のよい適応である。

■**治療と薬理メカニズム**　ループス腎炎の治療は、寛解導入療法と寛解維持療法とに分けて考えられる。寛解導入

療法とは蛋白尿・血尿の消失と腎機能の安定化をめざす治療であり，寛解維持療法とは再発を防ぐ治療である．ISN/RPS分類Ⅰ/Ⅱ型に対しては，腎炎そのものに強力な治療の必要はなく，腎外病態に応じて治療方針が決定される．ネフローゼ症候群や腎機能障害をきたすⅢ～Ⅴ型のループス腎炎の寛解導入療法としては，ステロイドホルモンの大量投与が基本であり，これに免疫抑制剤を併用すると，長期的な予後が改善されることが明らかにされている．Ⅵ型では免疫抑制療法の効果は期待できず，降圧療法や食事療法などの保存的治療が主体となる．

ステロイドホルモン：ステロイドは炎症や免疫応答の種々の段階に働いて抗炎症作用や免疫抑制作用を発揮する．急性期の活動性ループス腎炎に対して，プレドニゾン1 mg/kgの経口投与が一般に用いられる．初期投与量を4～6週継続した後，漸減する．重症型では，ステロイドパルス療法（メチルプレドニゾロン500～1,000 mgの点滴静注を3日間）が選択される．寛解維持期では5～15 mg/日が投与されるが，長期連用に伴う代謝や骨の副作用の問題があり，下記に示す免疫抑制剤をうまく使用しながら最少用量のステロイドで維持することが望ましい．

シクロホスファミド（CY）：CYは nitrogen mustard（ナイトロジェンマスタード）系の抗がん剤であるが，免疫抑制剤としても古くから使用されている．1～2 mg/kg/日を経口投与する方法と，500～1,000 mgの大量を間欠的（2～4週に1度）に点滴静注するシクロホスファミド間欠的点滴静注療法（intravenous cyclophosphamide：IVCY）とがある．効果は同等であるが，副作用が少ないことから，臨床現場ではIVCYが好んで使用されている．ループス腎炎に対するCYの有効性は，ステロイド単独療法（パルス療法を含む）を比較対照に検証され，長期腎予後にすぐれることが報告されている．信頼に足る無作為化臨床試験（RCT）から抽出した228例のメタ解析では，血清Cr（クレアチニン）が2倍に上昇する相対リスクを0.59（95% CI, 0.40～0.88）に減少させている[2]．寛解導入時の使用が一般的であり，寛解維持目的的に使用されることは少ない．副作用はCYの細胞傷害作用に基づくものであり，特に性腺機能障害や発癌は若年女性に多いSLEの治療薬として大きな欠点である．

代謝拮抗薬：アザチオプリン（azathioprine：AZP），ミゾリビン（mizoribine：MZR），ミコフェノール酸モフェチル（mycophenolate mofetil：MMF）がループス腎炎に使用される．CYが広く細胞傷害性を示すのに対し，これらのプリン代謝拮抗薬はリンパ球への特異性が高く，副作用の少ない免疫抑制剤といえる．このなかではMMFの免疫抑制効果が最も強く，ループス腎炎の寛解導入期に，CYとほぼ同等の効果が期待できることが多くのRCTやメタ解析により明らかにされている[3]．CYに比べて妊孕性などへ与える影響も少ないことから，欧米ではMMF使用症例が増加している．わが国では，臓器移植の拒絶反応抑制のみに保険承認されているものの，ループス腎炎には適用外である．なお，MZRは1990年にループス腎炎に適用取得，AZPも2010年からSLEを含む治療抵抗性のリウマチ性疾患に対して適用外使用が可能となった．いずれも寛解維持期の治療薬として使用される機会が多い．

カルシニューリン阻害薬：シクロスポリンA（cyclosporin A：CsA）とタクロリムス（tacrolimus：TAC）はT細胞シグナル伝達系のカルシニューリンを阻害することにより薬効を発揮する免疫抑制剤である．共通の副作用として，高血圧，腎機能障害，糖代謝異常などがある．CsAはループス腎炎を含む難治性ネフローゼ症候群に対して保険承認されており，血中濃度をモニタリングしながら投与する手法が確立されている．海外からの報告では，Ⅴ型のループス腎炎寛解導入において，IVCYとCsAはステロイド単独にまさるが，中止後の再発率がIVCYに比べてCsAで有意に多かった[4]．TACは in vitro での免疫抑制作用がCsAよりも強力である．わが国ではステロイドで効果が不十分なループス腎炎に対してTACは保険承認された．市販後3年間にわたる全例調査が開始され，最長10年に及ぶ長期予後の追跡が予定されている．本調査から，TACに関する有効性と安全性に関する有用な情報が提供されることが期待される．

●**経過・予後** 1990～2000年にかけて，ヨーロッパで1,000人（白人97%）のSLE患者を対象とした前向き調査が行われ，全体の10年生存率は92%，ループス腎炎合併例でも88%であった[5]．診断と治療の進歩によりループス腎炎の生命予後は著しく改善したといえる．その一方，長期にわたる薬物療法に伴う易感染性，骨・代謝障害，心血管障害などの合併症などへの対策が今後の課題になっている．また，末期腎不全へ到達する症例も依然として存在する．日本透析医学会の資料によると，ループス腎炎を原因として末期腎不全にいたる患者数は年間300人前後を推移している．末期腎不全への危険因子は，人種，年齢，性別，観察開始時の血圧や腎機能障害，抗リン脂質抗体症候群の合併，病理組織像（Ⅳ型，慢性病変の混在）などがあげられている．非寛解や再発も末期腎不全への強力な危険因子である．

【野島 美久】

参考文献

1) Weening JJ et al：The classification of glomerulonephritis in systemic lupus erythematosus revisited. J Am Soc Nephrol 15：241-250, 2004
2) Flanc RS et al：Treatment of diffuse proliferative lupus nephritis：a meta-analysis of randomized controlled trials. Am J Kid Dis 43：197-208, 2004
3) Appel GB et al：Mycophenolate mofetil versus cyclophosphamide for induction treatment of lupus nephritis. J Am Soc Nephrol 20：1103-1112, 2009
4) Austin HA et al：Randomized, controlled trial of prednisone, cyclophosphamide, and cyclosporine in lupus membranous nephropathy. J Am Soc Nephrol 20：901-911, 2009
5) Cervera R et al：Morbidity and mortality in systemic lupus erythematosus during a 10-year period. A comparison of early and late manifestations in a cohort of 1,000 patients. Medicine 82：299-308, 2003

4　全身性強皮症，その他の膠原病

はじめに

ここでは，主に全身性強皮症，その他，Sjögren症候群および筋炎に伴う腎病変について，解説する．

全身性強皮症に合併する腎病変

強皮症に伴う腎症は，軽度の尿所見異常も含めると臨床的には約50%程度にみられる．頻度は，限局型強皮症の

1％，びまん性強皮症の10〜15％と報告されている。強皮症腎は，表11-4-1に示すような場合，診断される。そして，病態により3つのタイプに大別できる(表11-4-2)。

高血圧性腎クリーゼ

著明な高血圧を呈する強皮症腎を高血圧性腎クリーゼと呼ぶ。発症の誘因は，びまん性強皮症で発症4年以内，皮膚症状の進行が速い，抗RNAポリメラーゼ抗体陽性，貧血，15 mg/日以上のステロイド投与，新規心病変の合併である。病態の主体は，弓状〜小葉間動脈レベルの血管の内皮細胞の傷害による血管内膜のムコイド様肥厚と細小動脈も含めた血管のフィブリン血栓による血管内腔の狭窄からの虚血である。この際，傍糸球体装置からレニンが分泌されて高レニン血症がみられるが，これが原因か結果かは不明である。

発症頻度は10％程度と少ないが，血圧コントロールが奏効しないと1年以内に持続的透析にいたるか死亡する確率が80％と予後不良であるため，早期治療が必要である。治療はアンジオテンシン変換酵素(ACE)阻害薬を第一選択薬とする。早期には短時間型のACE阻害薬であるカプトプリルを，130/80 mmHg以下を目標に最大限まで増量し，3日以内に降圧をはかり，その後は持続型ACE阻害薬へ変更し，継続投与する。血圧コントロール目的で，アンジオテンシンⅡ受容体拮抗薬(angiotensinⅡ receptor blocker：ARB)やCa拮抗薬の併用も行うが，ARB自体の有効性は確立していない。またエンドセリン1(ET-1)受容体拮抗薬を併用することもある。

血栓性微小血管障害様腎クリーゼ

高血圧を伴わない強皮症腎のなかで，血管内皮細胞傷害による微小血管障害性溶血性貧血と血小板減少症を示す，TMA(血栓性微小血管障害(thrombotic microangiopathy))様腎クリーゼがある。腎組織所見は小動脈のフィブリノイド壊死とメサンギウム細胞の融解である。これは，血栓性血小板減少性紫斑病(thrombotic thrombocytopenic purpura：TTP)に類似した病態と考えられ，一部の症例では，von Willbrand factor cleaving proteaseであるADAMTS13の活性低下が報告されている。

治療は，TTPに順じ，新鮮凍結血漿の補充あるいは血漿交換療法を早期に施行する。

ANCA陽性腎クリーゼ

強皮症腎のなかでMPO-ANCA(抗好中球細胞質ミエロペルオキシダーゼ抗体)陽性で，腎組織学的にも壊死性糸球体腎炎や半月体形成性糸球体腎炎を呈するものがある。ANCA陽性強皮症腎は，高齢で強皮症罹患歴が長く，限局型強皮症が多い。検査所見では，抗核抗体などの自己抗体陽性例も多い。治療は，ANCA関連血管炎に順じ，ステロイド大量投与と免疫抑制剤が主体である。

予後は，これら3タイプともに，一時的に透析導入にいたる症例は少なくないが，そのほとんどが2年以内に離脱できる。一方，維持透析にいたる症例が20〜50％にみられる。現段階で生存率は1年80％，5年60〜70％，10年

表11-4-1 強皮症腎クリーゼの診断

限局性あるいはびまん性強皮症のなかで下記を認める
1) 新規発症で，24時間以内に少なくとも2回以上，150/85 mmHg以上の高血圧を認める。しかし，正常血圧の場合もある
2) 推定糸球体濾過量(eGFR)が，少なくとも30％低下している

その他，下記の所見も傍証となる
1) 末梢血スメアにおける微小血管障害性溶血性貧血(microangiopathic haemolytic anemia：MAHA)
2) 悪性高血圧症においてみられる網膜障害(>60％)
3) 肺水腫(>50％)
4) 脳症(20％)
5) 痙攣(10％)
6) 新規発症の蛋白尿あるいは血尿
7) 進行性の乏尿あるいは無尿
8) 腎生検にて腎組織上の異常所見

表11-4-2 強皮症腎の分類

	高血圧性腎クリーゼ	TMA様腎クリーゼ	ANCA陽性腎クリーゼ
高血圧	(+)	(−)	(−)
要因	レニン高値	時にADAMTS13の低下	MPO-ANCA陽性
病態	血管内皮細胞の傷害による血管内膜の肥厚とフィブリン血栓による虚血	血管内皮細胞の傷害によるフィブリン血栓とメサンギウム溶解	ANCAにより活性化された好中球による血管内皮細胞傷害に伴う壊死性血管炎
障害される腎内の血管レベル	主に弓状〜小葉間動脈，時に小動脈や糸球体	主に小動脈，糸球体	主に小動脈，糸球体，傍尿細管毛細血管
腎組織像	弓状〜小葉間動脈 　1)動脈のムコイド様内膜肥厚 　2)内膜の著明な細胞増殖によるonion-skin lesion 　3)慢性期の内膜の線維化と内弾性板の二重化 輸入細動脈・糸球体 　1)フィブリノイド壊死と血栓	輸入細動脈 　1)フィブリノイド壊死と血栓 糸球体 　1)内皮細胞の腫大 　2)内皮下腔の拡大 　3)メサンギウム細胞の融解 　4)慢性期の係蹄壁の二重化	糸球体 　1)巣状・分節状壊死性糸球体腎炎 　2)壊死性半月体形成性糸球体腎炎 尿細管・間質 　1)尿細管間質性腎炎 　2)傍尿細管毛細血管炎
治療	ACE阻害薬 　ARBやCa拮抗薬の併用 　エンドセリン1受容体拮抗薬の併用	血漿輸注あるいは血漿交換	ステロイド大量(ステロイドパルス療法も含む) 免疫抑制剤(間欠的シクロホスファミド点滴静注法) 血漿交換

TMA：血栓性微小血管障害，ACE：アンジオテンシン変換酵素，ARB：アンジオテンシンⅡ受容体拮抗薬，MPO-ANCA：抗好中球細胞質ミエロペルオキシダーゼ抗体

35〜50％と依然，予後不良である．予後不良因子は，高齢，男性，透析導入歴，正常血圧，腎組織にて内膜肥厚とフィブリノイド壊死の存在と報告されている．

Sjögren症候群に合併する腎病変

Sjögren（シェーグレン）症候群に伴う腎病変は16〜67％と報告によりさまざまであり，主体は尿細管間質障害である．発症機序は尿細管に浸潤したリンパ球による抗体産生，唾液腺破壊による逸脱した細胞内構成成分に対する抗体産生が引き金となり，尿細管細胞の表面に自己抗原が検出され，抗体（H^+-ATPaseや炭酸脱水酵素に対する抗体など）と反応して抗原抗体反応を起こすなどの免疫学的機序が考えられているが，明らかではない．以下のように大別される．

尿細管間質性腎炎
血液・尿検査および生検により診断する．治療は，ステロイド中等量〜大量投与である．

尿細管機能異常
遠位尿細管性アシドーシス（renal tubular acidosis：RTA）：遠位尿細管にてH^+分泌が障害されているため，尿の酸性化ができず，尿のpH 6.5以上を呈し，かつアニオンギャップ正常の代謝性アシドーシスを呈する．塩化アンモニウム負荷試験において尿の酸性化（pH 5.5以下）ができないことで証明される．症状は，低カリウム血症による四肢脱力・麻痺，イレウス，心筋障害，尿アルカリ化と骨からのカルシウム動員による腎石灰化・尿路結石，骨軟化症，尿濃縮力障害による口渇・多尿である．治療は，重曹，カリウム補充，カルシウム補充である．

近位RTA：遠位RTAより頻度は少ない．近位尿細管にて重炭酸イオン（HCO_3^-）の再吸収が障害されることにより，生じる．時にFanconi（ファンコーニ）症候群をきたす．

糸球体腎炎
まれではあるが，免疫複合体型の膜性増殖性糸球体腎炎，膜性腎症，メサンギウム増殖性糸球体腎炎などが報告されている．治療は腎炎に準じ，ステロイドおよび免疫抑制剤である．

多発性筋炎・皮膚筋炎に合併する腎病変

筋炎の腎病変は，横紋筋融解症に伴う腎症と免疫複合体型糸球体腎炎の2つに大別される．頻度としてはそれほど高くなく，20％程度との報告がある．

横紋筋融解症に伴う腎症
急激な筋破壊によりミオグロビンの血中濃度が上昇し，尿排泄が十分できないため生じる急性腎不全である．治療は，大量の補液に加え，現病に対する治療を行うが，一時的に透析にいたる例もある．

免疫複合体型糸球体腎炎
免疫学的機序の違いから，多発性筋炎はメサンギウム増殖性糸球体腎炎，皮膚筋炎は膜性腎症を発症しやすいが，両者とも蛍光抗体法にてメサンギウム領域や基底膜に免疫複合体の沈着を認める．治療は，ステロイド大量および免疫抑制剤である．

【神田浩子】

参考文献
1) 神田浩子：膠原病 膠原病と腎臓病変．日本内科学会雑誌（膠原病・リウマチ性疾患診療のより深い理解を目指して）98：2476-2485, 2009
2) 近藤啓文：多発性筋炎—皮膚筋炎．別冊日本臨牀（領域別症候群シリーズ 腎臓症候群 下），p427-430, 1997
3) Takizawa Y et al：Polymyositis associated with focal mesangial proliferative glomerulonephritis with depositions of immune complexes. Clin Rheumatol 26：792-796, 2007

5 骨髄腫腎，アミロイド腎

骨髄腫腎

●**定義・概念** 多発性骨髄腫（multiple myeloma）は形質細胞の腫瘍性・増殖性疾患である．骨髄腫細胞から産生される単クローン性免疫グロブリン軽鎖（Bence Jones〈ベンス・ジョーンズ〉蛋白〈BJP〉）は通常二量体を形成し，尿細管沈着などを介してさまざまな尿細管障害・腎機能障害を引き起こす．多発性骨髄腫患者の約20％に腎障害が認められる．

●**病因・病態生理と分子メカニズム** BJPによってもたらされる急性・慢性腎障害を総称して骨髄腫腎（myeloma kidney）と呼んでいるが，その病態形成にはさまざまな要因が関与している．免疫グロブリン軽鎖は約22 kDaの分子量を持ち，容易に糸球体で濾過され，主に近位尿細管で再吸収される．そのために通常，尿中に排出される軽鎖は30 mg/日以下となるが，多発性骨髄腫によって産生過剰が生じると，尿中軽鎖排泄が増加し，100 mg〜20 g/日に達する．骨髄腫で認められる代表的な病態として，軽鎖の尿細管内における析出を主因とするcast nephropathy，腎糸球体へのアミロイド・軽鎖沈着による腎アミロイドーシス，軽鎖沈着病（light chain deposition disease：LCDD）などがあげられる．

cast nephropathy
血清・尿中の単クローン性免疫グロブリン軽鎖の過剰状態（plasma cell dyscrasia）によってもたらされる．骨髄腫でみられる腎病変の40〜60％以上を占め，他のタイプの腎病変に比べて腎不全に陥る割合が最も高い．糸球体で濾過された軽鎖が尿細管を直接障害したり，管腔内で円柱を形成し，管腔内閉塞を引き起こしたりして急性・慢性の腎障害を引き起こす．軽鎖はHenle（ヘンレ）ループの太い上行脚で合成されるTamm-Horsfall（タム-ホースフォール）（ムコ）蛋白（THP）と特異的に結合するため，尿細管閉塞をきたす円柱は通常，遠位尿細管に認められる．

本病態では多くの症例で腎不全に陥る一方，軽鎖による毒性が腎障害に限定し，糸球体濾過そのものは保持される症例も認められる．濾過された軽鎖は主に近位尿細管で再吸収されて細胞内に蓄積し，結晶を形成することで病態が惹起され，臨床所見としては，近位尿細管性アシドーシスやカリウム喪失などのFanconi（ファンコーニ）症候群が認められる．

腎アミロイドーシス
多発性骨髄腫患者におけるネフローゼ症候群の出現や，試験紙法による尿蛋白陽性所見は，腎アミロイドーシスやLCDDを示唆する．cast nephropathyとは異なり，本病態では糸球体からのアルブミン漏出が認められるため，試

験紙法による尿蛋白検査は陽性所見となる。AL型アミロイドーシスでは，組織学的にCongo red染色陽性のβシート構造を持つアミロイド線維が認められる。

LCDD

軽鎖沈着病も病態的には腎アミロイドーシスと共通点を有するが，沈着する軽鎖fragmentはアミロイド線維を形成せず，Congo red染色も陰性である。本病態では通常，アルブミン漏出を伴う蛋白尿が主要な所見となり，腎不全を呈することはまれである。病態形成にはメサンギウム細胞が重要な役割を果たし，ここで病的な軽鎖が線維素や顆粒状沈着物に変換される。

多発性骨髄腫に関連する急性腎不全は多因子性であることが多く，高カルシウム血症や体液量減少，高尿酸血症，高粘稠度症候群，造影剤による腎毒性，薬剤(非ステロイド性抗炎症薬〈NSAIDs〉，アンジオテンシン変換酵素〈ACE〉阻害薬やアンジオテンシンⅡ受容体拮抗薬〈ARB〉など)の使用など，さまざまな要因が関与する。高カルシウム血症は多発性骨髄腫に伴う骨吸収のために比較的高頻度で認められる合併症であり，多尿や尿濃縮障害を呈するほか，腎内の血管収縮や尿細管カルシウム(Ca)沈着を介して腎不全の病態形成に関与する。体液量減少はcast nephropathyにおいて尿細管内流量を減少させ，管腔内凝集を促進させることで腎機能低下のリスクを高める。

● **臨床症状・検査成績** 多発性骨髄腫の腎病変に関連する所見としては，蛋白尿が多い。BJPは尿細管上皮細胞障害を引き起こすため，近位尿細管性アシドーシスやFanconi症候群の原因となる。

また，急性および慢性腎不全も高頻度に認められる問題であり，多発性骨髄腫全症例の約20%は診断時に血清Cr(クレアチニン)値が2.0 mg/dLである。40歳以上(特に男性)で検査所見上貧血，高カルシウム血症を伴い，他に説明が困難な急性・慢性腎不全を認めた場合，骨髄腫腎症(とりわけcast nephropathy)を疑う必要がある。

● **診断** 多発性骨髄腫では約60〜90%の症例で蛋白尿を伴い，尿沈渣所見は通常，非炎症性のパターンを呈する。蛋白尿の大部分を占める免疫グロブリン軽鎖は試験紙法で検出されないため，臨床的に多発性骨髄腫が疑われる場合にはスルホサリチル酸法による蛋白尿検査を施行すべきである。一方，多発性骨髄腫症例における試験紙法での蛋白尿陽性所見は，腎アミロイドーシスやLCDDの合併を示唆する。

免疫グロブリン軽鎖の同定は血清／尿蛋白電気泳動法と免疫固定法によって行う。また，糸球体障害の確認，鑑別には腎生検を検討される。

■ **治療と薬理メカニズム／経過・予後** 治療は原疾患の治療に準じて行う。骨髄腫腎症でcast nephropathyを呈する患者では終末期を除き，化学療法を施行して軽鎖の減少をはかる。また，骨髄腫腎における急性腎不全の成因は多因子的であり，補液療法による体液量減少中の予防と尿細管腔内流量の確保，および高カルシウム血症の是正は残腎機能を保持する観点からも重要である。

尿のアルカリ化は軽鎖とTHPとの荷電相互作用を減少させ，またコルヒチンは管腔内へのTHP分泌を減少させることから，それぞれ腎障害を軽減させる可能性がある。

末期腎不全の症例においては，血液透析や腹膜透析などの血液浄化療法を検討する。

アミロイド腎

アミロイドーシス(amyloidosis)は，アミロイドと呼ばれるβシート構造を有する線維状蛋白が組織に蓄積することを本態とする疾患で，進行性の多臓器障害を引き起こす。アミロイド原性蛋白は今日まで20以上同定されているが，臨床的に腎障害をきたすのは主として，原発性アミロイドーシスで認められる免疫グロブリン軽鎖(AL)，続発性(二次性)アミロイドーシスで認められるアミロイドA蛋白(AA)である。その他，まれな家族性アミロイドポリニューロパチー(familial amyloid polyneuropathy：FAP)Ⅰ型におけるトランスサイレチン(transthyretin)，長期透析患者の骨・関節病変などに関与する$β_2$ミクログロブリンなどがあげられる。

■ **病因・病態生理と分子メカニズム** AL型アミロイドーシスではアミロイドの糸球体沈着が主であり，多くはnephrotic rangeの蛋白尿や浮腫を伴う。尿沈渣所見上，炎症を示唆する所見はなく，また血清Cr濃度も正常または軽度上昇にとどまる。しかしながらネフローゼ症候群を呈する患者の約20%は将来的に末期腎不全に陥る。一方，関節リウマチに続発するAA型アミロイドーシスでは，糸球体アミロイド沈着はより頻繁であり，腎予後も不良である。また，アミロイドは糸球体以外にも小動脈や細小動脈，尿細管基底膜にもその沈着を認めることがある。

原発性アミロイドーシス

AL型アミロイドーシスの線維は単クローン性免疫グロブリン軽鎖の可変領域に由来する。疾患の本態は形質細胞の単クローン性増殖であり，monoclonal gammopathyが認められる。診断は組織学的なアミロイド線維の証明に基づいて行われる。

続発性アミロイドーシス

AA型アミロイドーシスは慢性炎症性疾患に続発して生じる。関節リウマチの関与がそのうち約40%を占め，その他の基礎疾患としては強直性脊椎炎，乾癬性関節炎，炎症性腸疾患，悪性新生物(腎癌やHodgkin〈ホジキン〉リンパ腫)などがあげられる。血中の急性相反応蛋白である血清アミロイドA(SAA)に由来するAA蛋白が組織に沈着し，本病態を形成する。

■ **臨床症状・検査成績** 臨床所見はアミロイドの沈着部位により異なるが，ALおよびAAアミロイドーシスでは蛋白尿，ネフローゼ症候群および腎不全を呈することが多い。

■ **診断** 消化管粘膜や腹壁脂肪組織などの生検を行い，組織学的にアミロイドの沈着を証明することで診断する。アミロイドーシスでは，光顕上Congo red染色陽性の所見が，電顕上幅7〜10 nmのアミロイド線維がそれぞれ認められる。腎糸球体へのアミロイド沈着は光顕上，PAS(periodic acid Schiff's)染色弱陽性の無構造沈着物質として認識される。最初はメサンギウムに認められ，その後，管腔内にも認められるようになる。アミロイドーシスの病型診断は免疫組織化学的にアミロイド構成蛋白を同定することにより行われる。AL型アミロイドーシスでは(免疫)蛍光染色において，λおよびκ鎖に対する陽性所見が認められる。

■ **治療と薬理メカニズム** 原発性アミロイドーシスに対

する根本的な治療法は確立されていない。その一方で、続発性アミロイドーシスのように原疾患が存在する場合は、これに対する治療を行う。原発性アミロイドーシスに対して、単クローン性蛋白の除去と形質細胞の根絶を目的にメルファランとプレドニゾロンを用いた化学療法が行われることがあり、生命予後の改善に一部有効と考えられている。

腎アミロイドーシス(renal amyloidosis)から末期腎不全に進行した症例では、血液浄化療法が行われる。血液透析(HD)・腹膜透析(CAPD)ともに有効と考えられるが、腎外病変の存在や低血圧(HD)、腹膜炎(CAPD)の合併などが制限要因となる。透析の導入は生存期間の延長に有効であるものの、本疾患の生命予後自体は概して良好とはいえず、とりわけ心アミロイドーシス(cardiac amyloidosis)を伴う症例では予後不良である。

【田中 哲洋】

参考文献

1) Bladé J et al : Renal failure in multiple myeloma : presenting features and predictors of outcome in 94 patients from a single institution. Arch Intern Med 158 : 1889-1893, 1998
2) Clark AD et al : Renal failure and multiple myeloma : pathogenesis and treatment of renal failure and management of underlying myeloma. Blood Rev 13 : 79-90, 1999
3) Winearls CG : Acute myeloma kidney. Kidney Int 48 : 1347-1361, 1995
4) Glenner GG : Amyloid deposits and amyloidosis. The beta-fibrilloses (first of two parts). N Engl J Med 302 : 1283-1292, 1980
5) Glenner GG : Amyloid deposits and amyloidosis. the beta-fibrilloses (second of two parts). N Engl J Med 302 : 1333-1343, 1980
6) Dember LM : Amyloidosis-associated kidney disease. J Am Soc Nephrol 17 : 3458-3471, 2006
7) Kyle RA et al : A trial of three regimens for primary amyloidosis : colchicine alone, melphalan and prednisone, and melphalan, prednisone, and colchicine. N Engl J Med 336 : 1202-1207, 1997

6 結節性多発動脈炎

■ **定義・概念** 現在全身に発症する血管炎は、おかされる血管サイズに基づき分類されている(表11-6-1)。そのなかでも結節性多発動脈炎(polyarteritis nodosa : PAN〈PN〉)は全身の中・小筋型動脈を全周性におかす壊死性血管炎である。本疾患の亜系として、小型の血管炎として発症する顕微鏡的多発血管炎(MPA)、Wegener(ウェゲナー)肉芽腫症、アレルギー性肉芽腫性血管炎が同定されるようになったため、これまでの病型は「古典的結節性多発動脈炎」と呼ばれるようになってきている。

血管層性フィブリノイド壊死が特徴的である。病変は血管分岐部に好発し結節を形成する。

急性炎症期には発熱・体重減少や全身諸臓器の血管炎による症状がみられる。肉芽期・瘢痕期になると、血管の破壊・閉塞・線維化による臓器虚血による症状が主体となる。
■ **疫学** まれな疾患であり、年間発病率は人口100万に対して0.5人程度であり、MPAの約1/10の発症率である。男性に多い傾向があり(男女比2：1程度)、発症年齢は40～60歳代に多い。

■ **病因・病態生理と分子メカニズム** 本疾患の発症機序は遺伝因子、環境因子などが相互に作用して免疫複合体の形成や自己反応性T細胞が出現し、Ⅲ、Ⅳ型アレルギー反応にて血管壁の炎症が発生すると考えられている。現在免疫の標的となる自己抗原は不明であるが、約10％でB型肝炎表面抗原(HBs)が陽性となることがある。

■ **臨床症状** 発熱、体重減少などの全身症状のほかに各臓器の炎症症状(多発性単神経炎、多発関節炎、多発筋痛など)、虚血による症状(腎梗塞、心筋梗塞、皮膚潰瘍など)が特徴的で、高レニン活性を伴う高血圧をみることもある。
■ **検査成績** ESR(赤血球沈降速度)亢進、CRP(C反応性蛋白)陽性、白血球増加などの急性炎症の所見をみる。血漿

表11-6-1 原発性血管炎の分類

分類	血管炎	
大血管の血管炎	高安動脈炎	大血管とその主要な分枝の肉芽腫性炎症で、通常50歳以下に発症する
	側頭動脈炎(巨細胞動脈炎)	大動脈とその主要な分枝の肉芽腫性血管炎で、頸動脈の頭蓋外分枝を主としておかし、しばしば側頭動脈に病変を認める。通常、発症年齢は50歳以上で、しばしばリウマチ性多発筋痛症を併発する
中血管の血管炎	結節性多発動脈炎 (古典的結節性多発動脈炎)	中～小動脈の壊死性炎症で、糸球体腎炎や毛細血管、細動脈、細静脈には炎症を認めない
	川崎病	大～中～小動脈の血管炎で、粘膜皮膚リンパ節の病変を伴う。冠動脈がしばしばおかされる。大動脈や静脈にも変化を伴うことがある。通常、小児に発症する
小血管の血管炎	顕微鏡的多発血管炎	小血管(毛細血管、細静脈、細動脈)の壊死性血管炎で、免疫複合体の沈着を認めない。小～中動脈の動脈炎を伴うこともある
	Wegener肉芽腫症	気道の肉芽腫性炎症と小～中血管(毛細血管、細静脈、細動脈、小動脈)の壊死性血管炎で、通常、壊死性糸球体腎炎を伴う
	アレルギー性肉芽腫性血管炎 (Churg-Strauss症候群)	好酸球浸潤を伴う気道の肉芽腫性炎症で、小～中血管の壊死性血管炎。気管支喘息や好酸球増加症を伴う
	Henoch-Schölein紫斑病	小血管(毛細血管、細静脈、細動脈)の血管炎で、IgAを主体とする免疫複合体の沈着を認める典型例では皮膚、腸管、腎糸球体が障害され、関節痛や関節炎を伴う
	本態性クリオグロブリン血症	小血管(毛細血管、細静脈、細動脈)の血管炎で、血管壁に免疫複合体の沈着を認める。血清中にクリオグロブリンを認める。皮膚と腎糸球体がしばしばおかされる
	皮膚白血球破砕性血管炎	皮膚に限局した白血球破砕性血管炎で、全身性血管炎や糸球体腎炎を伴わない

IgA：免疫グロブリンA
(Chapel Hill分類、1994)(文献1を改変)

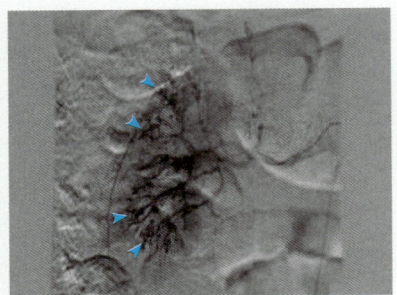

図11-6-1 結節性多発動脈炎の血管造影像
血管分枝に多発する動脈瘤(▶)を認める
(東京大学医学部附属病院腎臓・内分泌内科症例)

レニン活性の高値やHBs抗原陽性をみる場合がある。腎梗塞などを発症すれば血清Cr(クレアチニン)値，血液尿素窒素(BUN)などの腎機能障害の所見がみられる。画像検査としては中・小型動脈の炎症により，多発性の小動脈瘤や狭窄を生じ，腹部大動脈分枝の腎・腸間膜および肝動脈領域に血管造影所見で確認できることが多い。

■ **診断** 血管造影検査にて多発性小動脈瘤と狭窄・閉塞所見があれば確定診断となる(図11-6-1)(19章2-10参照)。急性期には動脈瘤の所見が得られない場合があるため，生検検査での診断が必要となる。皮膚，筋肉，神経，腎臓など症状が出現した臓器が対象になるが，下肢に多発性単神経炎や筋肉痛があれば，腓腹筋の筋生検により比較的安全で高率に診断ができる。組織所見としてはフィブリノイド変性を示し，血管壁と周囲に炎症性細胞浸潤を伴う全層性の壊死性血管炎の所見が得られる。

鑑別診断：血管炎を合併する全身性エリテマトーデス(SLE)，悪性関節リウマチ，クリオグロブリン血症，Behçet(ベーチェット)病などの基礎疾患の有無を確認すること。多発動脈炎以外の血管炎(大動脈炎，Wegener肉芽腫症，側頭動脈炎，Buerger〈バージャー〉病)などと鑑別が必要である。

■ **治療と薬理メカニズム** 中枢神経，腎，心血管病変が生命予後を決定する。急性炎症期には大量の副腎皮質ステロイド投与の適応となる。重症の場合には副腎皮質ステロイドパルス療法を考慮する。免疫抑制剤，特にシクロホスファミドの併用により再発が有意に抑えられるとの報告がある。

肉芽期，瘢痕期の治療は血管閉塞症状に対する治療が中心となり，抗凝固療法，抗血小板療法，末梢血管拡張薬などが使用される。

■ **経過・予後** 副腎皮質ステロイドと免疫抑制剤の併用療法で予後が改善され，5年生存率が約80%との報告がある。血管炎の死因としては免疫抑制作用のある薬剤の使用により併発した感染症の割合が高いため，十分に感染症の合併に注意する。

【大庭 成喜】

参考文献
1) Jennette JC et al : Nomenclature of systemic vasculitides. Proposal of an international consensus conference. Arthritis Rheum 37 : 187-192, 1994

7 ANCA関連血管炎，Goodpasture症候群

急速進行性糸球体腎炎

急速進行性糸球体腎炎(rapidly progressive glomerulonephritis：RPGN)とは，蛋白尿，血尿などの腎炎様尿所見を認め，数週から数カ月の経過で急速に腎不全が進行する予後不良な臨床症候群である。病理組織学的には，多数の糸球体に細胞性から線維細胞性の半月体形成を認める，壊死性半月体形成性糸球体腎炎を呈することが多い。半月体形成性糸球体腎炎以外にもRPGNの原因疾患は表11-7-1のように多岐にわたるが，わが国では，RPGNの多くはMPO-ANCA(抗好中球細胞質ミエロペルオキシダーゼ抗体)陽性の顕微鏡的多発血管炎であることが特徴である。

肺腎症候群

肺出血や間質性肺炎などのびまん性肺病変とRPGNを合併した場合をさす。Goodpasture(グッドパスチャー)症候群は典型的であるが，最も多いのは，MPO-ANCA陽性の顕微鏡的多発血管炎(MPA)であり，腎限局型と比べてきわめて予後が悪い。RPGNに胸部X線所見の異常を認めたときは，感染，肺うっ血や腎不全による尿毒症肺が混在することもしばしばあり，鑑別は困難なことが多いが，まず虚血所見，画像所見，血液検査所見，抗生剤の効果などから感染症の有無を鑑別することが最も重要である。その後の免疫抑制療法の可否を左右するからである。

前駆症状として全身倦怠感や発熱，食欲不振，上気道炎様症状，体重減少などからはじまり，蛋白尿，血尿を認め，腎不全が進行すると乏尿・無尿，浮腫が出現する。肺出血を認める場合には，血痰や喀血を認める。全身の血管炎症状として間質性肺炎による呼吸困難，消化管出血，末梢神経障害，紫斑を認める場合もある。

ANCA関連血管炎

■ **定義・概念** 好中球細胞質成分に対する抗体(抗好中球細胞質抗体〈anti-neutrophil cytoplasmic antibody：ANCA〉)を血中より検出し，小血管(細小動静脈・毛細血管)の壊死性血管炎による急速進行性の多臓器障害をきたす重篤な自己免疫性疾患である(表11-7-2)。

歴史：1982年，オーストラリアのDaviesはヒト好中球を基質として間接蛍光抗体法により多数の抗核抗体を検出していた。彼は，腎生検で壊死性半月体形成成性腎炎と診断された症例において，核ではなく細胞質とのみ反応する自己抗体を発見し，抗好中球抗体と命名した。この抗体の染色パターンにより細胞質が顆粒状に染まるcytoplasmic patternと核周辺に染まるperinuclear patternに分け，それぞれcytoplasmic-ANCA(c-ANCA)，peripheral-ANCA(p-ANCA)と名づけられた。1985年にオランダのWoudeはc-ANCAがWegener〈ウェゲナー〉肉芽腫症(WG)(多発血管炎性肉芽腫症〈granulomatosis with polyangiitis：GPA〉)に，1988年に米国のJennetteらはp-ANCAが顕微鏡的多発血管炎(MPA)にそれぞれ高率に検出されるこ

表 11-7-1 急速進行性糸球体腎炎(RPGN)をきたす疾患

A. 一次性
　半月体形成性糸球体腎炎
　　a. 抗糸球体基底膜(GBM)抗体型　4.6%
　　b. 免疫複合体型腎炎　2.0%
　　c. pauci-immune(微量免疫)型　42.0%
　　d. 混合型　1.7%
　　e. 分類不能な半月体形成性糸球体腎炎　1.6%
B. IgA 腎症　2.4%
C. 膜性増殖性糸球体腎炎　0.8%
D. 膜性腎症　0.3%
E. その他　0.7%
1. 全身性
　　a. Goodpasture 症候群　1.5%
　　b. 顕微鏡的多発血管炎　19.4%
　　c. Wegener 肉芽腫症　2.6%
　　d. ループス腎炎　3.7%
　　e. 紫斑病腎炎　2.0%
　　f. クリオグロブリン血症　0.7%
　　g. 関節リウマチ　1.4%
　　h. 悪性腫瘍　0.2%
　　i. その他の全身疾患　2.3%(強皮症)
　感染症に伴うもの　3.1%
　　a. 溶連菌感染後急性糸球体腎炎　0.6%
　　b. 感染性心内膜炎,シャント腎炎　0.3%
　　c. C型肝炎　0.1%
　　d. その他　1.1%
2. 薬剤性　0.6%
3. その他　1.0%
4. 不明　5.6%

表 11-7-2 ANCA 関連血管炎の分類

Ⅰ PR3-ANCA 関連血管炎・腎炎
1) 特発性(腎限局性)
2) 全身性(Wegener 肉芽腫症*)
Ⅱ MPO-ANCA 関連血管炎・腎炎
1) 特発性(腎限局性)
2) 全身性
　①顕微鏡的多発血管炎(MPA)
　②Churg-Strauss 症候群(アレルギー性肉芽腫性血管炎)
　③非high血圧性強皮症腎クリーゼ
　④薬剤誘発性(プロピオチオウラシル,ヒドラジンなど)
　⑤硅肺誘発性

*:2011年多発血管炎性肉芽腫症(GPA)に名称変更
PR3-ANCA:抗好中球細胞質プロテイナーゼ3抗体,MPO-ANCA:抗好中球細胞質ミエロペルオキシダーゼ抗体

規模の研究によるものであり,今後の大規模研究により確立されるものと期待される。MPO や PR3 の好中球上の発現異常については,エピジェネティック制御の関与が一因であると最近報告されている。

環境因子:シリカの MPO-ANCA 血管炎との関連が確立されている。シリカは鉱物中に大量に存在するほか,砂に含有されガラスの原料となるため,レンガ職人,鉱山業者,陶磁器工業者,トンネル工事従事者,ビル解体業者などにおいて職業性曝露が発生する。わが国では,阪神淡路大震災後の数年間 MPO-ANCA 陽性の血管炎の多発が観察された。また,黄色ブドウ球菌感染が WG の発症と再燃に関連することが示されている。

薬剤:抗甲状腺薬であるプロピルチオウラシル(PTU)と MPO-ANCA 血管炎の関連が確立している。そのほか,抗生剤であるミノサイクリン,降圧薬であるヒドラジンなどとの関連が報告されている。

ANCA

ANCA は好中球や単球の細胞質顆粒に存在する特定の蛋白に対する抗体である。現在のところ表 11-7-3 のような自己抗体が報告されており,全身性血管炎症候群(特に WG と MPA)および壊死性半月体形成性糸球体腎炎の患者に高頻度に検出される。健常者の末梢血好中球をエタノール固定したものを基質として用い,これに患者血清を加え,抗ヒト IgG-FITC と反応させる間接蛍光抗体法により検出される。蛍光染色パターンにより細胞質がびまん性かつ顆粒状に染色される c-ANCA と核膜辺のみが染色される p-ANCA に分類される(図 11-7-1)。c-ANCA の主な標的はプロテイナーゼ3(PR3)であり,好中球アズール顆粒中に存在する29 kD の中性セリンプロテアーゼである。p-ANCA の主な標的はミエロペルオキシダーゼ(MPO)という酵素である。p-ANCA 染色パターンを示す他の標的酵素には表 11-7-3 のようにさまざまあるが,血管炎との関連が確実とされているのは MPO に対する抗体(MPO-ANCA)だけである。MPO-ANCA は MPA を筆頭に,Churg-Strauss(チャーグ-ストラウス)症候群(CSS),WG にもさまざまな頻度で検出される。血清 ANCA 抗体価の絶対値と疾患活動性は必ずしも比例しないが,血管炎寛解期に ANCA 抗体価の上昇を認める場合には,再発の予兆の可能性として注意して観察する必要がある。

とを報告した。さらに 1990 年代前半に抗原分析が進められ c-ANCA の標的はプロテイナーゼ3(PR3),p-ANCA の標的はミエロペルオキシダーゼ(MPO)であることが明らかとなった。その後,in vitro の解析を中心に ANCA が好中球を活性化するメカニズムが詳細に研究されたが,実際に ANCA 自体に病原性があることを in vivo の系で示したのは,2002 年の Xiao らの報告である。彼らはマウスモデルを用いて MPO-ANCA が壊死性糸球体腎炎と微小血管炎を引き起こしうることをはじめて示すことに成功した。

● **疫学**　厚生労働省の調査によると,1989 年以降のわが国の RPGN 症例 1,342 例のうち 67.6% が ANCA 関連腎炎によるものであり,ANCA 陽性例では 94.6% で MPO-ANCA が陽性であった。また,ANCA 関連血管炎の疾患プロファイルには日本と欧米で大きな相違がある。発症頻度はほぼ同等(約 14 人/100 万人)であるが,わが国では MPO-ANCA 陽性の MPA が圧倒的に多いのに対し,欧米では PR3-ANCA 陽性の WG(GPA)がより多いという差異が認められる。この相違の背景として,わが国では 65 歳以上の高齢での発症が多いことに加え,遺伝・環境因子,緯度の差異などが示唆されている。実際に欧州においても地域差がみられ,北部では WG,南部では MPA が多いといわれている。

● **病因・病態生理と分子メカニズム**

遺伝因子:本疾患は稀少疾患であることから,大規模研究により確立した疾患感受性遺伝子は少ない。欧米と日本の間には遺伝的背景の違いがあり,日本人では HLA-DR9 陽性例が多い。ヒト白血球抗原(HLA)以外の遺伝子にも多くの疾患感受性遺伝子候補が示唆されているが,いずれも小

● **臨床症状**　WG(多発血管炎性肉芽腫症(GPA)),MPA,CSS いずれの血管炎も高齢者に好発し,若年での発症はま

表 11-7-3 ANCA の対応抗原と疾患との関連

PR3	c-ANCA	Wegener 肉芽腫症(WG)
MPO	p-ANCA	顕微鏡的多発血管炎(MPA), Churg-Strauss 症候群(CSS), RLV
エラスターゼ	p-ANCA	薬剤誘発性血管炎
カテプシン G	p-ANCA	潰瘍性大腸炎(UC), 原発性硬化性胆管炎(PSC)
ラクトフェリン	p-ANCA	UC, PSC
アズロシジン	p-ANCA	薬剤誘発性血管炎, PSC, ヒドララジン誘発血管炎
h-lamp-2	p/c-ANCA	RLV
BPI 非定型	c/p-ANCA	肺感染症(緑膿菌), 気管支拡張症
HMG1/2	p-ANCA	自己免疫性肝炎, UC, CSS

PR3:プロテイナーゼ3, MPO:ミエロペルオキシダーゼ, RLV:腎限局型血管炎

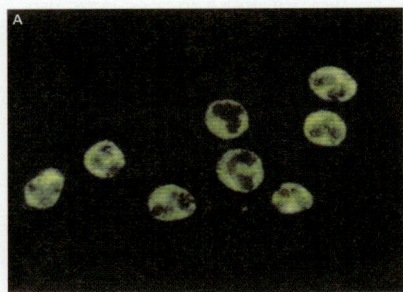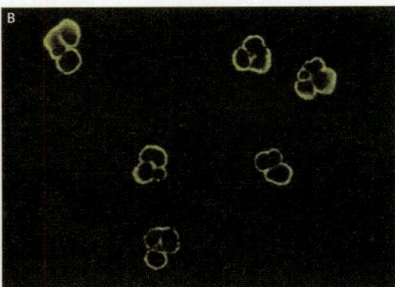

図 11-7-1 ANCA の間接免疫蛍光抗体法による検出
A:PR3-ANCA による c-ANCA 染色パターン
B:MPO-ANCA による p-ANCA 染色パターン
(塩沢俊一教授〈神戸大学〉提供)

れである。発熱,食欲不振,体重減少,関節痛などを前駆症状とし,急速進行性の腎不全や肺出血など特定の臓器障害に伴う症状を呈するのが典型的であるが,数年にわたって寛解,再燃を繰り返す症例(くすぶり型)も存在する。WG では上気道の肉芽腫や耳鼻咽喉症状(中耳炎,副鼻腔炎,鞍鼻など)を伴うこと,CSS では気管支喘息を伴うことが疾患の定義のなかに含まれている。皮膚症状は全身性血管炎のいずれにおいても 50% 前後の頻度で認められ,網状皮斑,紫斑,潰瘍,有痛性皮下結節などが主として下腿に認められる。消化器症状もまれではなく,血管炎が腹腔動脈領域に及ぶと出血性の胃・十二指腸潰瘍や膵炎,胆嚢炎を,腸間膜動脈の病変では腹痛を認め,下血や腸管穿孔をきたす。肺病変として WG では胸部 X 線上,結節性および空洞形成性の肉芽腫性病変を認めることがあり,他の血管炎でも肺の毛細血管炎により肺出血をきたすことがある。MPA の肺病変としては,肺出血に加え,間質性肺炎による急性呼吸不全を呈することが多い。神経病変として神経周囲の血管炎により多発性単神経炎を認めることが多い。腎病変は MPA ではほぼ必発であり WG でも高頻度であるが,CSS では 25% 前後である。RPGN の経過をとることが多く,尿検査により赤血球円柱を伴う血尿や蛋白尿で見つかることが多い。病理組織学的には壊死性半月体形成性糸球体腎炎を呈するのが典型的である(図 11-7-2)。

● 検査成績
末梢血液検査:白血球増加を認め,白血球分画において

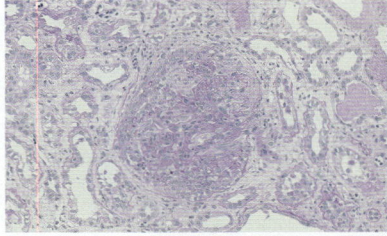

図 11-7-2 MPO-ANCA 陽性半月体形成性糸球体腎炎症例の細胞性半月体

MPA では好中球,CSS では好酸球が増加する。炎症に伴い血小板が増加する場合も多い。出血性病変がない場合にも,正球性の貧血を呈することが多く,フェリチン高値を示す。疾患活動性と並行してアルブミンの低下を認め,蛋白分画ではγグロブリンの高値を呈し,免疫グロブリン定量では免疫グロブリン G(IgG)が高値を示すことが多い。C 反応性蛋白(CRP)は全身性血管炎では上昇する例が多いが,腎限局性病変では必ずしも上昇しない。赤血球沈降速度(ESR)は CRP 陰性例でも高値を示すことが多い。尿検査において血尿は腎病変を認める場合必発であり,糸球体性血尿(変形赤血球)を認める。疾患活動性に応じて赤血球

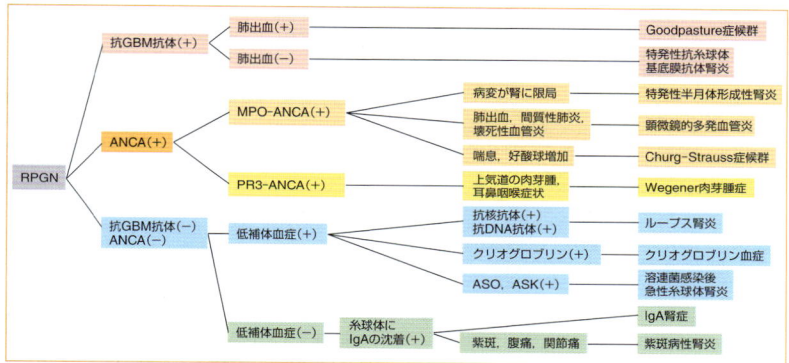

図 11-7-3　ANCA 関連血管炎の鑑別診断フローチャート
RPGN：急速進行性糸球体腎炎，GBM：糸球体基底膜，ANCA：抗好中球細胞質抗体，MPO-ANCA：抗好中球細胞質ミエロペルオキシダーゼ抗体，PR3-ANCA：抗好中球細胞質プロテイナーゼ3抗体，IgA：免疫グロブリンA，ASO：抗ストレプトリジンO，ASK：抗ストレプトキナーゼ抗体

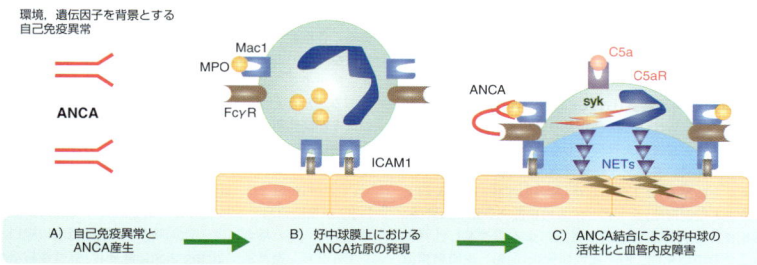

図 11-7-4　ANCA 関連血管炎の発症メカニズム
ANCA：抗好中球細胞質抗体，MPO：ミエロペルオキシダーゼ，ICAM1：細胞間接着分子1，NETs：好中球細胞外トラップ現象

円柱や白血球円柱も検出される。逆に血尿を認めない場合は本疾患による腎病変は否定的である。蛋白尿は糸球体病変が進行すると認められるが，ネフローゼを呈することはまれである。感染症や一般的な炎症と類似した検査所見を呈するため，ANCAの測定が決め手となることが多い。

鑑別診断：臨床現場では，発熱や体重減少，白血球増加症を呈するために，感染症を疑われ長期間にわたり抗生剤を投与されることが多い。しかし，抗菌薬に抵抗性を示す例として，血尿や腎不全の検査所見から腎臓専門医に紹介されてくる場合が多い。実際に感染症が合併して血管炎発症の契機となっている場合もあり，ステロイドや免疫抑制剤の開始にあたり苦慮するところである。RPGNを呈する場合の鑑別診断を図11-7-3に示す。また，コレステロール塞栓症も多臓器障害，好酸球増加，急速進行性腎不全などを呈し鑑別が必要である。呼吸不全を認める場合は，間質性肺炎，細菌性肺炎，肺水腫の合併を考える。

●経過・予後

生命予後：厚生労働省研究班によると 2003 年以降 MPA の 6 カ月生存率は 82.6％，1 年生存率は 79.3％，2 年生存率は 73.3％であった。診断時に重度の腎機能障害があれば生存期間が短縮する。予後不良因子としては，年齢，性別，肺病変の有無，罹患臓器数，治療開始時腎機能，CRP などである。ANCA血管炎・腎炎の重症度判定には，病理組織学的分類と臨床的分類がある。腎生検所見による病理組織学的重症度分類は，腎機能の予後の判定に有用である。①糸球体の半月体形成率，②半月体の病期（細胞性，線維細胞性あるいは線維性），③尿細管・間質病変の程度などが判定基準となる。また，臨床重症度分類は治療方針の決定に重要であり血清 Cr，年齢，肺病変の有無，全身性炎症反応（CRP）などに基づく。

ANCA 関連血管炎の発症メカニズム（図 11-7-4）

- **step1**　ANCAの産生：B 細胞，Th17 細胞，制御性 T 細胞などの制御不全などによる自己免疫寛容の破綻を背景とする。ANCAの産生機序として現在までに大きく 2 つの説が提唱されている。

  1　auto-antigen complementarity（自己抗原相補性）説：自己抗原に対する相補的構造を持つエピトープに対する免疫反応。

2 molecular mimicry(分子模倣)説：グラム陰性菌の抗原と好中球や血管内皮に存在するANCAの標的抗原LAMP-2の相同性が高いために，細菌感染により産生された抗体が交叉反応することによって血管炎を惹起するという説。

- step2 好中球のプライミング：ANCA抗原（MPOとPR3）のエピジェネティックな遺伝子発現調節異常を背景に，先行感染などを契機として腫瘍壊死因子α(TNFα)やC5aの刺激により，普段は細胞内顆粒に格納されているMPOやPR3および白血球接着因子が好中球や単球の表面に過剰発現する（プライミング）。
- step3 好中球の活性化による血管内皮傷害：ANCAが抗原（MPOとPR3）を認識して結合し，Fc受容体を架橋することにより好中球が活性化する。活性化好中球・単球からの脱顆粒や活性酸素の放出により血管内皮細胞が傷害され，糸球体基底膜の破綻から半月体形成にいたると考えられている。好中球の浸潤や活性化の増幅過程に補体因子C5aが重要な役割を果たしていることがわかっており，治療薬開発の標的となっている。
- 好中球細胞外トラップ(捕捉)現象(NETs)：細菌などが感染すると好中球は顆粒状蛋白分解酵素（MPO，エラスターゼなど）とクロマチン（DNAとヒストン）からなる網様構造を細胞外に放出して，細菌をからめとって死滅させる。ANCA関連血管炎においてもNETs形成が腎臓などの炎症の激しい組織に検出され，自己免疫異常や臓器障害への関与が示唆されている。

▶分類

多発血管炎性肉芽腫症(GPA)（旧名：Wegener〈ウェゲナー〉肉芽腫症〈WG〉）：30〜70歳の中高年に男女差なく発症する難治性肉芽腫性血管炎である。①上気道症状（鼻用，膿性鼻汁，鼻炎，鼻出血，副鼻腔炎，鞍鼻，鼻中隔穿孔，中耳炎，上強膜炎）と下気道症状（肺の肉芽腫：胸部X線上結節陰影と空洞形成）を主体とする壊死性肉芽腫性血管炎，②壊死性半月体形成性糸球体腎炎による急速進行性腎不全，③全身の壊死性・肉芽腫性血管炎（発熱，皮膚粘膜潰瘍，紫斑，末梢神経障害など）の3つを特徴とする。PR3-ANCAが主に検出され特異性が高いが，MPO-ANCA陽性例も存在する。鞍鼻は特徴的な外見上の所見である。上下気道に病変がとどまる限局型と病変が上下気道と腎臓に及ぶ全身型に分けられる。

顕微鏡的多発血管炎(MPA)：全身の小血管（細動脈，毛細血管，静脈）をおかす壊死性血管炎である。WGに比してより高齢者に好発する。腎病変は壊死性半月体形成性糸球体腎炎，肺にはびまん性肺胞出血や間質性肺炎を呈し，消化管病変としては消化管穿孔や下血などを起こす。神経症状として多発性単神経炎の頻度が高い。MPO-ANCA陽性率が高い。わが国ではRPGNの原因疾患として最も多いが，MPAの腎（壊死性半月体形成性糸球体腎炎）（図11-7-2）あるいは肺（肺胞出血や間質性肺炎）のみに臓器障害を認める場合には，腎限局型血管炎および肺限局型血管炎と呼ばれる。なお，古典的PAN（結節性多発動脈炎）は系球体には病変はなく中・小型の筋型動脈にだけ壊死性動脈炎を呈し，ANCAは陰性である。腎動脈造影で小動脈瘤，血管壁不整，血管狭窄を認める。

アレルギー性肉芽腫症(AG)(Churg-Strauss〈チャーグ-ストラウス〉症候群〈CSS〉)：重症の気管支喘息あるいは鼻炎が先行する。好酸球増加を特徴とし，全身の中小動脈に多数の好酸球を含んだ肉芽腫性壊死性血管炎を呈する。肺では好酸球浸潤により肉芽腫性血管炎を呈する。しかし，腎病理組織でこれらが観察されることは珍しく，腎病変はWGやMPAと同様に壊死性半月体形成性糸球体腎炎が主体である。臨床的には，気管支喘息が先行した後，好酸球の増加を伴って発症にいたる。腎症の合併は25%ほどで，MPAと比べると緩慢な腎不全の経過をとることが多い。ANCAは約50%の症例で陽性となり，そのほとんどはMPO-ANCAである。ANCA陽性CSS患者では腎病変の頻度や肺出血，紫斑，多発性単神経炎の頻度が高く血管炎症状を反映するのに対し，ANCA陰性例では腎病変の頻度が低く，肺や心臓への好酸球の組織浸潤が主体となると報告されている。

▶治療と薬理メカニズム

寛解導入療法：年齢，腎機能，肺病変，炎症反応などに応じて臨床重症度を判定し，治療のランクを決定する。一般的にはステロイド大量療法にシクロホスファミド(CY)による免疫抑制療法を併用するのが標準的である。また，肺出血を認める重症例には，血漿交換療法の併用を行うことが多い。しかし，結核をはじめ感染症を合併している場合や担癌患者にはこれらの免疫抑制治療は施行できない場合が多く，慎重な判断を要する。また，治療に伴う感染症，発癌，骨粗鬆症などの有害事象が頻発することが大きな問題となっている。治療初期の有害事象（特に感染症）による死亡例が多く，より副作用の少ない代替療法の開発が急務である。たとえば，CY経口内服療法よりCYパルス療法のほうが副作用をきたしにくいことが最近示された。難治性症例にはγグロブリン大量療法(IVIG)やB細胞除去抗体であるリツキシマブ（抗CD20抗体）などの有効性が示されている。わが国では，最近CSSによる多発単神経炎に対しIVIGが保険適用となった。初期治療により疾患のコントロールがついた場合には，治療開始後8週間以内に経口プレドニゾロン換算量で20mg未満に減量し，寛解維持治療に移行する。

寛解維持療法：寛解が導入された後，血管炎が再発しないようにコントロールしながらステロイドや免疫抑制剤を漸減していくことが目標である。疾患活動性が陰性化後，通常2年程度は維持期の治療が必要である。疾患活動性マーカーとしては，CRP，ESR，白血球数，血清Cr値，ANCA値などである。再発に先立ってANCAの抗体価は必ずしも上昇しない。最近の研究でアザチオプリンは再発予防効果においてCYと同程度であることが示された。免疫抑制療法開始後2〜4週間には，日和見感染予防にST（トリメトプリム-スルファメトキサゾール）合剤の投与を行う。ST合剤は血管炎の再発予防効果も報告されている。また，ステロイドによる骨粗鬆症予防のため，ビスホスホネート製剤を用いることが多い。一部の免疫抑制剤は，発癌リスクを高めるため使用は最小限とし，適宜全身の悪性腫瘍のスクリーニングを行う。

治療における注意点：欧米ではCYとステロイド大量投与の併用療法が標準的治療法として用いられ予後は著しく改善したが，感染症など重篤な副作用も発生し，再発も少なくない。わが国では高齢者が多いことやMPO-ANCA型が多いことが特徴であるため，欧米の治療基準をそのまま適用することは副作用の危険が高まるとして，わが国独自

の治療プロトコルが策定されている。

新規代替療法：難治性症例には、ミコフェノール酸モフェチル(MMF)や日本人が細菌由来成分から発見した塩酸スペリミシンが有効であるとした報告もある。生物学的製剤の試みとして、抗原提示細胞上のCD80/86に結合しT細胞上のCD28との結合を阻害してT細胞活性化共刺激を抑制するアバタセプト(CTLA4-Ig)や、補体経路を抑制する抗C5aモノクローナル抗体であるエクリズマブなどが有望視されているが、これらの有効性は今後の臨床試験によって検証されるであろう。

Goodpasture症候群

●定義・概念 腎糸球体基底膜(GBM)に対する抗体が血液中から検出され、急速進行性糸球体腎炎および肺出血を呈する重篤な自己免疫疾患である。1919年にGoodpastureにより肺出血と腎炎を呈する症例が報告され、1958年にSantonらがGoodpasture(グッドパスチャー)症候群として確立した。Goodpasture症候群は抗GBM抗体(主にIgG1)がかかわる臓器特異的自己免疫疾患である。病理組織学的には、免疫蛍光染色により糸球体基底膜に沿ってIgGが線状に染まる半月体形成性糸球体腎炎を特徴とする。典型的にはRPGNを呈することが特徴であり、しばしばびまん性肺胞出血をきたし生命を脅かす。肺出血を認めない場合は、抗GBM抗体型RPGNあるいは抗GBM抗体半月体形成性糸球体腎炎と呼ばれる。

●病因・病態生理と分子メカニズム 近年の分子生物学の著しい進歩により、自己抗体が認識するのはGBM内のⅣ型コラーゲンのα3鎖の非コラゲナーゼ1(NC1)ドメイン[α3(Ⅳ)NC1]であることが判明した。この抗基底膜抗体は肺胞に存在するⅣ型コラーゲンにも反応して肺病変を起こす。正常の生体内においては、NC1ドメインはヘキサマー(六量体)を形成し、この特異的立体構造によりGoodpasture抗原のエピトープ(抗原決定基)は内部に隠されて抗原性を生じない。ところが、有機溶媒の吸入や喫煙、ウイルスといった環境因子によりNC1六量体の立体構造に変化が起こり、抗原エピトープが露出されることにより自己免疫応答が惹起されると考えられている。すなわち、Goodpasture抗体の結合には立体構造変化(conformational change)が必要である。さらに、自己抗体自体が抗原の立体構造に変化をもたらし、エピトープを露出させるエピトープ拡大現象をもたらす可能性も示唆されている。

●臨床症状 Goodpasture症候群は肺腎症候群をきたす患者の20%を占め、抗GBM抗体に加え1/3の患者でp-ANCA陽性となる。肺腎症候群は一般に生命に危険が及ぶ重症例が多く、他にはANCA関連血管炎や全身性エリテマトーデス(SLE)などが主な原因となる。喫煙、有機溶媒吸入曝露、コカイン中毒が誘因となることもある。咳、血痰、疲労を伴う呼吸困難が共通した症状で、筋痛、関節痛、体重減少は全身炎症の症状である。Goodpasture症候群を他の肺腎症候群をきたす疾患(WGなど)からすみやかに鑑別することが重要である。

■治療と薬理メカニズム すみやかに診断し、検査結果を待たずして早期の血漿交換とステロイドやCYなどによる免疫抑制療法を行うことにより、90%の患者を急性期のGoodpasture症候群から救出することができるとされる

が、診断されない場合の生命予後はきわめて不良である。
【平橋 淳一】

参考文献
1) ANCA関連血管炎の診療ガイドライン、厚生労働科学研究費補助金難治性疾患克服研究事業、2011
2) 平橋淳一：ANCA関連血管炎と好中球. 腎と透析 68：84-88, 2009
3) Ronald JF et al : ANCA disease : Where is this field heading? J Am Soc Nephrol 21：745-752, 2010
4) David JS : Goodpasture's disease—New secrets revealed. N Engl J Med 363：4, 2010
5) Berden AE et al : Histopathologic classification of ANCA-associated glomerulonephritis. J Am Soc Nephrol 21：1628-1636, 2010

8 血栓性微小血管障害症

●定義・概念 血栓性微小血管障害症(thrombotic microangiopathy：TMA)とは、微小血管内血栓による臓器障害、血小板減少、溶血性貧血(microangiopathic hemolytic anemia：MAHA)を呈する病態の総称である。TMAを示す疾患は、血栓性血小板減少性紫斑病(TTP)と溶血性尿毒症症候群(HUS)、およびその他の原因(薬剤、臓器移植、悪性腫瘍、自己免疫疾患、HIV〈ヒト免疫不全ウイルス〉感染など)に分類することができる(表11-8-1)。

最近の著しい分子生物学的研究の進歩により、TTPには止血因子であるvon Willebrand(フォン・ヴィルブランド)因子(VWF)の分解酵素であるADAMTS13が関与していることが明らかにされた。一方、HUSは小児に好発し腸管出血性大腸菌O157：H7株による感染性腸炎に続発して集団発生する疾患として注目されてきた疾患であるが、これ以外にも成人に主に発症する非典型HUS(aHUS)は補体調節因子の異常が原因であることが明らかにされた。実際には、腸管出血性大腸菌感染、補体因子異常やADAMTS13欠損などの特定の原因が明らかでないかぎり、症状のみでHUSをTTPから鑑別することは容易ではないことから、近年はTMAという病態診断名がよく使用される。

血栓性血小板減少性紫斑病

●定義・概念 血栓性血小板減少性紫斑病(thrombotic thrombocytopenic purpura：TTP)は、①微小血管障害性

表11-8-1 血栓性微小血管障害症(TMA)の原因

1) 溶血性尿毒症症候群(HUS)
　①D+HUS
　②D-HUS(aHUS)
　③自己免疫型HUS
2) 血栓性血小板減少性紫斑病(TTP)
　①先天性(ADAMTS13欠損)
　②後天性(ADAMTS13阻害型自己抗体)
3) 自己免疫疾患(全身性エリテマトーデス〈SLE〉、抗リン脂質抗体症候群、強皮症)
4) 移植関連
5) 感染症
6) 腫瘍
7) 妊娠
8) 薬剤関連

溶血性貧血，②血小板減少，③急性腎機能障害，④発熱，⑤動揺性精神神経障害を五徴とする全身性の重篤疾患である。

● **病因・病態生理と分子メカニズム** VWFは血管内皮細胞と巨核球で合成される止血因子で，生理的には血管損傷部位での血小板の接着と凝集を助ける。産生直後のVWFは超巨大分子構造を持ち，超大型VWF多量体（unusually large VWF multimer：UL-VWFM）と呼ばれる。VWFの特異的切断酵素（VWF-cleaving protease：VWF-CP），別名ADAMTS13（a disintegrin-like and metalloproteinase with thrombospondin type 1 motifs 13）は，主に肝星細胞で産生され，大型VWF多量体を捕捉して基質サブユニットを切断する（図11-8-1）。

血管内皮が分泌した大きなVWF多量体は高ずり応力によってほどかれて細長くなるが，病的にADAMTS13活性が低下している場合，VWF-血小板結合，血小板凝集，微小血管血栓形成が促される。

● **疫学** TTPにおいてADAMTS13活性が欠損している原因として，同遺伝子異常に基づく先天性TTPと，同酵素に対する阻害性自己抗体が産生される後天性TTPに分類される。したがって罹患年齢は新生児から老人までと幅広いが，一般には10～40歳代，特に30歳代に発症しやすいとされる。男女比では2：3で女性に多く，発症率は人口100万人に4人と推計されているが実際にははるかに多いと考えられる。先天性ADAMTS13欠損による慢性再発性TTPは新生児期より血小板減少と溶血性貧血重症症状を認め，Upshaw-Schulman（アップショー-シュールマン）症候群として知られる。急性TTPを呈する後天性TTP患者においては，ADAMTS13の阻害性自己抗体がほとんどの症例に検出される。後天性ADAMTS13欠損には血小板抑制薬であるチクロピジンとクロピドグレルが関与する症例も存在する。正常の10％までADAMTS13活性が低下すると臨床的に明らかな症状を呈するとされる。

● **臨床症状** 発熱や血小板減少に起因する紫斑，網膜出血，血尿，血便などの出血症状を認める。また，錯乱，譫妄，情感，痙攣，昏睡，麻痺，失行症，運動失調症などの動揺性中枢神経症状を呈することが特徴である。また，腎症状として蛋白尿，血尿，腎不全症状を認める。

● **検査成績**
- **末梢血** 白血球数は増加し好中球の増加，左方移動を認める。三角形，分裂赤血球（schistocyte），ぎざぎざ細胞（burr cell），helmet cellなどの破砕赤血球（fragmented red blood cell）（図11-8-2）が出現し，正球性正色素性貧血，網赤血球の著明な増加，赤芽球の出現，顕著な血小板減少と微小血管障害性溶血性貧血の所見を示す。
- **生化学検査** 血清間接ビリルビン，LDH（乳酸脱水素酵素）上昇，ハプトグロビン低値などの溶血性貧血の所見を呈する。腎障害をきたす場合は，血液尿素窒素（BUN），クレアチニン（Cr）の上昇を認める。
- **凝固学的検査** 血小板減少による出血時間の延長を認めるが，活性化部分トロンボプラスチン時間（APTT），プロトロンビン時間（PT）は正常であることから，播種性血管内凝固（DIC）とは鑑別される。
- **免疫学的検査** Coombs試験陰性，抗血小板抗体やLE細胞も陰性である。

● **腎病理組織** 病態が重篤な場合が多いため腎生検が施行されることはまれである。

■ **治療と薬理メカニズム** 先天性TTPにおいては，新鮮凍結血漿（FFP）を繰り返し輸注してADAMTS13酵素を補充することにより，発症予防治療を行う。血小板輸血は禁忌である。後天性TTPでは無治療の場合の死亡率は90％に達するが，血漿交換治療により20％まで低下する。TMA全体の約1/3の症例でADAMTS13活性は著減し，これらはほぼ全例にADAMTS13に対する自己抗体が検出されるため，FFP単独投与では不十分で，血漿交換療法が第一選択となる。この際，ステロイド療法が併用されることが多い。血漿交換実施前の血小板輸血は禁忌である。難治例に対しては免疫抑制剤の使用，脾摘なども考慮される。最近，CD20に対する抗体であるリツキシマブが有用との報告もある。

溶血性尿毒症症候群

溶血性尿毒症症候群（hemolytic uremic syndrome：HUS）は次の①～③を三主徴とする。
1. 微小血管障害性溶血性貧血：破砕赤血球を伴うヘモグロビン（Hb）10g/dL以下の溶血性貧血。
2. 血小板減少：10万/μL以下。
3. 急性腎機能障害：血清Cr濃度が，年齢別基準値の97.5％以上で，各個人の健常時の値の1.5倍以上の上昇。

感染性大腸炎による下痢に続発するものが大半を占め，これを典型HUSあるいは（D+HUS）と呼び，5歳以下の小児に多い。一方HUSの10～15％は，下痢に関連しないタイプとして非典型HUS（D-HUSあるいはaHUS）と呼ばれ，成人に頻度が高い。非典型HUSは予後が悪く死亡率は25％にのぼり，半数は末期腎不全に陥る。最近の研究の成果から，非典型HUSが補体系の制御不全に起因することが明らかとなった。

病理組織上，典型HUSと非典型HUSは区別できず，血管内皮が腫大し剥離する血管内皮下に蛋白と細胞debrisが蓄積する。血管内皮下領域は拡大し，血小板血栓が血管内を閉塞する（図11-8-3）。溶血により破砕された赤血球が血液スメアにて明らかとなる。病変は典型的には腎臓（特に糸球体と動脈）に起こるが，脳，心臓，肺，消化管や膵臓に及ぶこともある。また超音波検査では，急性の腎皮質の壊死を反映して腎表面に線状の高輝度を呈する。腹部単純X線写真やCTでも腎表面に点状または線状の高吸収域がみられる。

典型的HUS（D+HUS）

HUS患者の80～90％を占め，志賀毒素（ベロ毒素）産生大腸菌（血清型：O157：H7のほか，O111：H8，O103：H2，O123，O26など）などの腸管出血性大腸菌や肺炎レンサ球菌感染に起因する。志賀毒素の受容体であるグロボトリアロシルセラミド（Gb3）は血管内皮細胞と単球上に存在する。最近の研究で，志賀毒素が補体制御因子factor Hにも結合し補体第3経路を活性化することがわかり，感染による典型的HUSも遺伝因子と関係があることが次第に明らかとなりつつある。

腸管出血性大腸炎：潜伏期は通常4～8日で，水様性下痢と腹痛で発症し，翌日ほとんどの症例で血便がみられる。発症後1週間ほど経過すると，患者の約10％にHUSが続

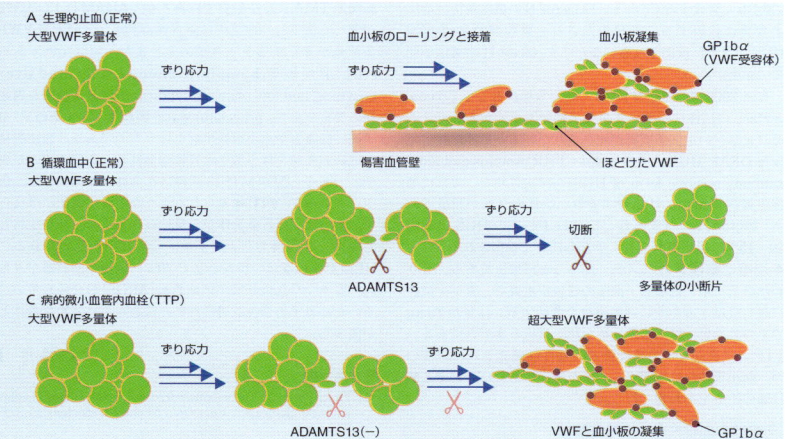

図 11-8-1 TTP(血栓性血小板減少性紫斑病)における微小血管内血栓形成メカニズム
A：傷害血管における生理的止血(正常)。VWF多量体は高ずり応力下の血流状態において，立体構造変化を起こし，血小板の接着と凝集に必要な種々の結合ドメインを露出する。VWF受容体である血小板上のGPIbαとの結合から一連の止血反応がはじまる
B：正常循環血中。VWF多量体はADAMTS13により小断片に切断される
C：ADAMTS13欠損によるTTP。VWF多量体はずり応力によりほどかれるが，ADAMTS13欠損のため切断されず，VWF・血小板凝集を助長して微小血管内血栓にいたる

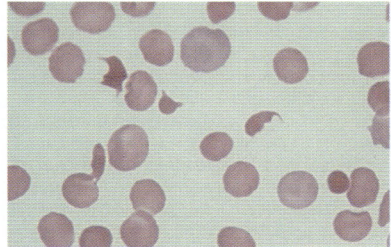

図 11-8-2 微小血管障害性溶血性貧血の末梢血スメア
多数の破砕赤血球(分裂赤血球〈schistocyte〉，ぎざぎざ細胞〈burr cell〉，helmet cell)を認める

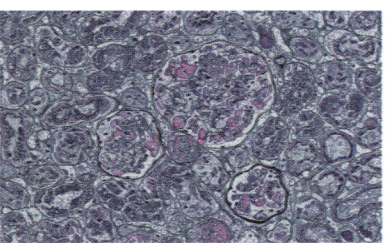

図 11-8-3 小児HUS(溶血性尿毒症症候群)患者剖検例の糸球体内微小血栓(PAM染色)
糸球体内微小血栓，内皮下の滲出および小動脈にも内皮傷害と血栓形成を認める
(宇於崎宏先生〈東京大学医学部附属病院〉提供)

発する。意識障害を随伴することも多く，重篤例では痙攣，昏睡に陥る。腸管出血性大腸炎の多くは小児，高齢者にみられ，夏期に食中毒や飲水汚染により集団発生することが多い。1982年，米国でハンバーガーによる集団食中毒が発生し，起因菌として腸管出血性大腸菌O157：H7が発見された。わが国では1990年埼玉県浦和市の幼稚園で井戸水の，1996年大阪府堺市において小学校給食のそれぞれO157：H7汚染による大規模な集団感染が起こり，多くのHUS患者が発生した。出血性大腸炎でみられる腸管壁の血行障害による粘膜下腫脹や浮腫腸管壁を反映して，腹部単純X線写真や注腸造影では親指で圧迫したような辺縁鮮鋭な欠損像として認められる「thumb-printing」サイン，CTでは中央に低吸収帯を挟んだ3層の腸管壁の肥厚として認められ，「double-wall」サインと呼ばれる。治療法は，志賀毒素除去のための輸液，利尿薬，血液透析，血漿交換と臨床症状に応じて，感染症に対する抗生剤治療や高血圧・中枢神経症状に対する治療も必要となることがある。急性期死亡率は2～3%である。

非典型HUS(D-HUS, aHUS)

下痢がない形態の非典型HUSであり，成人に多くHUS患者の10～15%を占める。発症は自然発症で家族性である。このタイプは補体調節機構の障害に起因することがわかっている。特に補体alternative pathwayのconvertase C3bBbの活性と安定性を制御するfactor H，MCP/CD46，factor Iなどの機能喪失型遺伝子変異に起因する場合や，

C3bBbを構成するC3あるいはfactor Bの機能獲得型遺伝子変異に起因することが報告され、概ね50％の非典型HUSの患者に検出される。なかでも、factor Hの遺伝子変異の頻度が高い。

また2009年、非典型HUSの新たな原因としてC3 convertaseの活性に影響する凝固系制御因子であるトロンボモジュリンの遺伝子変異が報告された。また最近、自己免疫型DEAP-HUS (deficient for CFHR proteins and autoantibody positive form of HUS)が同定された。これは補体阻害物質factor Hに対する自己抗体の存在が特徴である。factor Hに対する自己抗体はすべてのHUS患者の10～15％に検出され、特に子どもに多く検出される。

■**治療と薬理メカニズム** 基本は支持療法である。とりわけ厳重な水・電解質・血圧の管理が重要で、腎不全徴候に対してはすみやかに透析療法を開始する。体重が20 kg以下の乳幼児では、腹膜透析を第一選択とすべきである。TTPとは異なり、血漿交換の有効性は確立されていないが、血小板輸血は回避する。また脳症があれば、痙攣と脳浮腫の治療をあわせて行う。

その他の血栓性微小血管障害症

コバラミン代謝異常：先天的なコバラミンC欠損による常染色体劣性遺伝性HUSである。高ホモシステイン血症とメチルマロン酸の酸性尿を呈する。通常、数日あるいは数カ月の段階で成長、摂食障害を認め、嘔吐を呈する。代謝性アシドーシス、消化管出血、溶血性貧血、血小板減少、重度の呼吸不全、肝不全、腎不全を認める。腎生検所見は慢性TMAを示す。高ホモシステイン血症は正常の10倍に達することもあるが、ヒドロキシコバラミンの連日投与で是正される。

キニーネ：マラリア特効薬であるキニーネは薬剤あるいは食品添加剤として投与され、TMAの発症に関連する。突然の悪寒戦慄、筋肉痛、嘔吐と乏尿が、本剤に曝露後ただちに出現する。治療は血漿交換による除去である。ADAMTS13活性は典型的には正常である。

HIV：HIV感染患者において、HUSは急性あるいは急速進行性腎不全の最たる原因である。後天性免疫不全の進行よりも死亡率が高い。HIV感染患者の約1/3に起こる。

悪性腫瘍：悪性腫瘍（胃癌、前立腺癌、大腸癌など）と直接関連するのか、マイトマイシンなどの抗がん剤と関連するのか、明確でない症例も多い。サイトメガロウイルスやHHV-6 (ヒトヘルペスウイルス6) 感染が関連することもある。ゲムシタビンは肺癌、膵臓癌、尿管癌に使用されるが、TMAの原因となりうる。ステロイドと血漿交換によって回復する例もある。

カルシニューリン阻害薬と移植：TMAは肝臓、腎臓、心臓、肺、膵、骨髄移植の後に、シクロスポリンAとタクロリムスによる免疫抑制とともに起こる。これらの薬剤は血管収縮を起こし、腎血流を減少させて血管内皮を向血栓性にする。TMAは血液幹細胞移植、骨髄移植の数カ月後にも起こるが、因果関係は不明である。

妊娠：経口避妊薬との関連は不明であるが、TMAは出産可能年齢の女性に多い。妊娠に関連したTMAは妊娠最終3カ月と周産期に集中し、しばしば子癇との鑑別が難しい。正常妊娠でもADAMTS13の活性は中等度低下するが、妊娠関連TMAには少例ではあるが、ADAMTS13の活性が著しく低下し、血漿中に阻害性自己抗体と超大型VWF多量体が存在するケースがある。また、類似疾患であるHELLP症候群(hemolytic anemia, elevated liver enzymes, and low platelets syndrome)は妊娠晩期と周産期の異常であり、preeclampsia(妊娠高血圧症＋蛋白尿)や子癇に肝障害や血小板減少症を伴うものである。血液所見は破砕赤血球を伴う微小血管性溶血性貧血を呈するのが典型的である。ADAMTS13活性は正常妊娠に比較すると低下しているが、TTPにみられるような著しい低値にはならず、超大型VWF多量体が血漿に存在しない。初発症状として多くの症例で右上腹部痛・心窩部痛が認められる。HELLP症候群は合併症として20％に胎盤早期剥離がみられ、腎不全や急性呼吸促迫症候群(ARDS)の合併も多い。そのため母子の予後改善のためにはただちに分娩することが望ましい。

【平橋 淳一】

■参考文献
1) Zipfel PF et al：Thrombotic microangiopathies: new insights and new challenges. Curr Opin Nephrol Hypertens 19：372-378, 2010
2) Noris M et al：Hemolytic Uremic Syndrome. J Am Soc Nephrol 16：1035-1050, 2005
3) Noris M et al：Atypical hemolytic-uremic syndrome. N Engl J Med 361：1676-1687, 2009
4) 望月俊雄ほか：TTP/HUS. 腎と透析 70：89-93, 2011

9 肝疾患と腎障害

■**定義・概念** 共通の病因によって、肝と腎が同時に障害されることは広範な疾患においてみられる。①ショック、心不全のような循環障害、②敗血症や各種感染症、③全身の血管炎や膠原病、クリオグロブリン血症、サルコイドーシス、アミロイドーシス、④播種性血管内凝固(DIC)、⑤薬剤などによる中毒性障害やアレルギーなどでみられる。また肝疾患に伴う特異的な腎障害は2つに大別される。①肝硬変や劇症肝炎による肝不全状態にみられる機能的腎不全で肝腎症候群が代表である。②肝硬変や急性・慢性肝炎にみられる糸球体病変。ここでは肝腎症候群と肝炎ウイルス感染に伴う糸球体病変を中心に概説する。

肝腎症候群

肝腎症候群(hepatorenal syndrome：HRS)は肝硬変など進行した肝障害にみられる機能的な腎障害である[1]。本症候群の病態は腎での血管収縮と全身の血管拡張で特徴づけられる。全身の体液量は増加するものの、有効循環血液量が低下し、特に腎血流量が低下することにより急性腎機能障害が生じるものと考えられる（図11-9-1）[2]。HRSは2種類に分けられる（表11-9-1）[3]。

1型：細菌感染症、肝炎、急性アルコール性肝炎などに発症し、急性腎不全は急激に進行し乏尿、肝性脳症、高ビリルビン血症を呈し、予後不良である。

2型：利尿薬でコントロール不能の腹水が長期に持続し、腎障害を伴う。

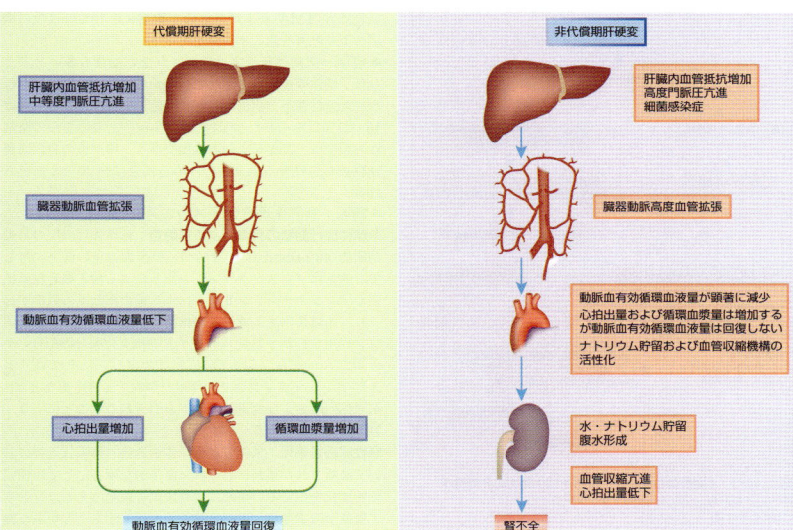

図 11-9-1　肝腎症候群の発症機序
(文献 2 を改変)

表 11-9-1　肝腎症候群(HRS)の診断基準

大項目
1) 肝不全進行と門脈圧亢進症を伴う慢性肝疾患あるいは急性肝疾患
2) 糸球体濾過値の低下　血清 Cr 値>225 μM/L(=2.54 mg/dL) あるいは Ccr<40 mL/分
3) ショック,細菌感染症進行,腎毒性薬剤による最近の治療,過剰な体液喪失(消化管出血を含む)などが除外されている
4) 等張性生理食塩水 1.5 L による体液量増加でも腎機能改善がみられない

付帯項目(診断に必要ではないが通常認められる)
1) 尿量:1 日 500 mL 未満
2) 尿中ナトリウム濃度:10 mEq/L 未満
3) 尿浸透圧>血漿浸透圧
4) 尿沈渣赤血球:50 個/毎視野未満
5) 血清ナトリウム濃度:130 mEq/L 未満

- 1 型の HRS は予後不良であり,2 週間での死亡率 80%に達する。肝機能改善とともに腎機能も自然に改善する。急性肝不全,アルコール性肝炎,肝硬変での急性肝不全後に発症することが多い。患者は通常,黄疸および凝固系異常を伴う。死因は,肝不全,腎不全,食道静脈瘤出血の併発である
- 2 型の HRS は利尿薬抵抗性の腹水患者で発症する。腎不全は緩徐な経過を辿り,数カ月にわたり腎機能低下は進行する。やはり予後は不良だが 1 型 HRS よりは生存期間は長い

(文献 3 を改変)
Cr:クレアチニン,Ccr:クレアチニンクリアランス

肝硬変に伴う糸球体病変

肝硬変では尿所見異常の合併より高頻度に組織学的な糸球体病変が報告されている。cirrhotic glomerulosclerosis あるいは hepatic glomerulosclerosis とも総称されるが,この病変の特徴は,蛍光抗体法で 50〜80%にメサンギウム領域を中心に免疫グロブリン A(IgA)の沈着がみられることである。IgA の糸球体への沈着から,IgA を抗体とする免疫複合体の沈着の可能性が考えられ,IgA 腎症の成因とも関連して関心がもたれる。現在では IgA 腎症と肝硬変糸球体腎炎の IgA 沈着は同一の機序で発症すると考えられるようになった。

B 型肝炎ウイルスと腎症

B 型肝炎ウイルス(HBV)による慢性肝炎や HBV 抗原持続陽性の無症候キャリアに蛋白尿,血尿ないしネフローゼ症候群を伴う腎症が報告されている。膜性腎症が最も多く,膜性増殖性糸球体腎炎(MPGN),増殖性腎炎なども認められる。膜性腎症を呈するものでは,HBe 抗原を抗原とする免疫複合体の関与が想定される。HBV 抗原に対する抗体が出現して seroconversion が起きた際に,大量の抗原抗体複合体が生じ,これが糸球体に沈着するために発症する(図 11-9-2)[4]。また HBV が関与する結節性多発動脈炎なども報告されている。

C 型肝炎ウイルスと腎症

C 型肝炎ウイルス(HCV)に起因する腎障害は C 型慢性

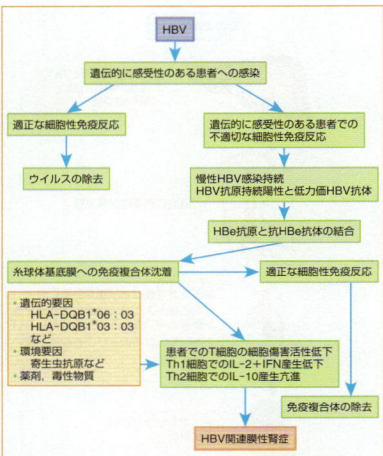

図11-9-2　B型肝炎ウイルスによる糸球体腎炎の発症機序
HBV：B型肝炎ウイルス，IL-2：インターロイキン2
(文献4を改変)

肝炎あるいは肝硬変患者の約2%に合併するといわれる[5]。HCV抗原抗体複合体が糸球体に沈着して引き起こすと考えられている。混合型のクリオグロブリンが陽性であることが多く，クリオグロブリンのなかにはHCV-RNAおよびHCV抗体が濃縮されている。MPGNの組織型でネフローゼ症候群を呈することも多い。しばしば低補体血症，リウマチ因子陽性を認める。クリオグロブリン血症の症状として紫斑，関節痛，末梢神経障害を伴うこともある。

自己免疫性の肝疾患では，原発性胆汁性肝硬変（PBC）で尿細管性アシドーシス（RTA）を高率に合併したり，自己免疫性肝炎（AIH）でも糸球体病変を認めることがある。

【桑田　昇治】

参考文献
1) Ginès P et al：Hepatorenal syndrome. Lancet 362：1819-1827, 2003
2) Ginès P et al：Renal failure in cirrhosis. N Engl J Med 361：1279-1290, 2009
3) Salerno F et al：Diagnosis, prevention and treatment of hepatorenal syndrome in cirrhosis. Gut 56：1310-1318, 2007
4) Bhimma R et al：Hepatitis B virus-associated nephropathy. Am J Nephrol 24：198-211, 2004
5) Kidney Disease：Improving Global Outcomes (KDIGO)：KDIGO clinical practice guidelines for the prevention, diagnosis, evaluation, and treatment of Hepatitis C in chronic kidney disease. Kidney Int 73(Suppl)：S1-S99, 2008

10　薬剤性腎障害

■ **定義・概念**　腎障害の原因となる薬剤は多岐にわたる。主な機序として，糸球体血行動態の異常，急性尿細管壊死，間質性腎炎，糸球体障害，尿細管閉塞性障害，血栓性微小血管障害（TMA）があげられる。薬剤によっては複数の機序により障害を起こす場合がある。

■ **疫学**　薬剤性腎障害は診断されない場合も多いと考えられ，全体の頻度は必ずしも明らかではない。腎生検が行われた急性腎不全症例において，急性間質性腎炎の所見は15～27%にみられたと報告されている[1]。このなかで薬剤性の頻度は，75%を上回る程度であり，薬剤性の急性間質性腎炎が急性腎不全全体に占める割合は約20%と推定される。

■ **病因・病態生理と分子メカニズム**（表11-10-1）

糸球体血行動態の異常による腎障害：糸球体は内圧の自動調節能（autoregulation）を持つ。循環血流量の低下に対して，通常はプロスタグランジンなどによる輸入細動脈の拡張やアンジオテンシンIIなどによる輸出細動脈の収縮が起こり，糸球体内圧・濾過量が維持される。プロスタグランジン作用を抑制する非ステロイド性抗炎症薬（NSAIDs）やカルシニューリン阻害薬（シクロスポリン，タクロリムス），アンジオテンシンIIの作用を抑制する降圧薬などは，糸球体内圧および濾過量の低下を引き起こすことにより，腎障害の原因となる。

急性尿細管壊死：尿細管が糸球体濾過後の再吸収過程において濃縮された薬剤に曝され，直接的な障害として急性尿細管壊死を生じる。薬剤により尿細管細胞のミトコンドリア機能が障害され，尿細管輸送能が低下することが主な機序と考えられている。障害の程度は薬剤の用量に依存する。

糸球体障害：薬剤自身がハプテン（不完全抗原）として働くことにより，あるいは直接的な細胞障害を引き起こすことにより抗原性物質が生成され，免疫複合体が基底膜に沈着して糸球体障害が発症すると考えられている。ネフローゼ症候群を呈することがある。

間質性腎炎：
● **急性間質性腎炎**　自己免疫疾患や感染症などの非薬剤性の機序によっても起こりうるが，薬剤性のものが75%以上を占める。薬剤性急性間質性腎炎は，アレルギー反応による過敏性障害であり，用量には依存しない。原因薬剤が抗原に結合，あるいはみずから抗原となり間質に沈着することにより発症する。薬剤特異的な反応であり，報告されている原因薬剤は多岐にわたる。

● **慢性間質性腎炎**　薬剤である可能性は急性間質性腎炎の場合より小さいと考えられる。急性型から慢性化する場合と，潜在的に発症し慢性に進行する場合がある。末期腎不全にいたる可能性があることから，早期診断が重要な意味を持つ。

尿細管閉塞性障害：原因薬剤が，主に遠位尿細管腔内で濃縮されて結晶を形成することにより尿細管を閉塞させ，腎不全を発症する。尿細管内で酸性化により析出が促進される場合がある。また続発して間質性障害を起こすことがある。

TMA：原因薬剤による血管内皮細胞の傷害を契機として，微小血管内の血小板凝集によって臓器障害が引き起こされる血栓性血小板減少性紫斑病（TTP）として発症する。

その他：炭酸リチウムによる腎性尿崩症，抗悪性腫瘍薬ビンカアルカロイドによる抗利尿ホルモン分泌異常症候群（SIADH），脂質異常症治療薬を原因として発症する横紋筋融解症による二次性急性腎不全などがある。

表11-10-1 薬剤性腎障害の主な機序と原因薬剤	
機序	代表的な原因薬剤
糸球体血行動態の異常	レニン・アンジオテンシン系阻害薬、カルシニューリン阻害薬（シクロスポリンほか）、NSAIDs
急性尿細管壊死	アミノグリコシド系抗生物質、抗真菌薬（アムホテリシンB）、抗ウイルス薬（アシクロビルほか）、抗悪性腫瘍薬（シスプラチンほか）、造影剤
糸球体障害	抗リウマチ薬（金製剤、ペニシラミン）、抗悪性腫瘍薬（マイトマイシンC）
急性間質性腎炎	抗菌薬（β-ラクタム系、テトラサイクリン系、グリコペプチド系、ニューキノロン系、ST合剤、抗結核薬）、NSAIDs、消化性潰瘍治療薬（プロトンポンプ阻害薬、ヒスタミンH_2受容体拮抗薬）
慢性間質性腎炎	鎮痛薬（NSAIDs、アセトアミノフェン）、カルシニューリン阻害薬、炭酸リチウム
尿細管閉塞性障害	メトトレキサート、サルファ剤、抗ウイルス薬（アシクロビルほか）、トリアムテレン、造影剤
血栓性微小血管障害	抗血小板薬、免疫抑制剤（シクロスポリンほか）、抗悪性腫瘍薬（マイトマイシンCほか）

NSAIDs：非ステロイド性抗炎症薬

■ **臨床症状・検査成績／診断** 経過から原因と考えられる薬剤が存在し、腎機能の低下や尿所見の異常が認められれば薬剤性腎障害が疑われる。診断のためには、他の腎障害を起こしうる原因を除外しながら、薬剤性の可能性を積極的に疑うことが必要となる。

尿所見の異常は、糸球体や尿細管などの病変の局在を反映する。尿細管（間質）障害の場合には$β_2$ミクログロブリン（$β_2MG$）やN-アセチル-$β$-D-グルコサミニダーゼ（NAG）などのマーカーの上昇がみられ、血尿・白血球尿が認められることも多いが、蛋白尿は比較的少量（1g/日以下）にとどまる。糸球体病変があれば、場合によりネフローゼレベルの尿蛋白（3.5g/日以上）を伴うことがある。

急性間質性腎炎に特徴的な所見として、急性反応症状としての発熱、発疹、関節炎を伴い、血中および尿中の好酸球増加、血中IgE（免疫グロブリンE）高値、Gaシンチグラフィによる腎への集積所見があげられるのが示唆的である。Gaシンチグラフィの所見は急性尿細管壊死との鑑別にも有用となる。原因薬剤を同定するためのリンパ球刺激試験（DLST）の陽性率は必ずしも高くない。診断確定のためには腎生検が必要である。病理所見として間質の細胞浸潤と線維化、尿細管の萎縮がみられる。慢性間質性腎炎は、間質性腎炎の一般所見以外には特徴的な所見に乏しい。病理所見として間質への慢性炎症細胞浸潤と進行した線維化、尿細管の萎縮や消失が認められる。

TMAは血小板減少、Coombs試験陰性の溶血性貧血、急性腎不全、破砕赤血球の存在などにより疑われる。

■ **治療と薬理メカニズム** 発症の危険因子として、脱水、高齢（60歳以上）、糖尿病、うっ血性心不全、敗血症、既存の腎機能低下（糸球体濾過量（GFR）60 mL/分未満）が知られている[2]。また原因となりうる複数の薬剤が投与されることも発症の危険因子となる。これらの危険因子を可能なかぎり減らすことが発症の予防となる。造影剤や抗悪性腫瘍薬（特にシスプラチン）の投与に際しては、投与前後を通じて、主に生理食塩水を用いた補液が発症予防に有用である。

薬剤性腎障害を発症した際の一般的な治療の原則として、原因薬剤を中止することが重要である。腎不全の程度に応じて腎代替療法が行われる。

急性間質性腎炎に対しては薬物療法として、副腎皮質ステロイド（経口あるいはパルス療法）の投与が有効である可能性が報告されている[3]。発症から1〜2週間以内で細胞浸潤が認められ、かつ間質線維化が比較的軽度の場合に適応となる。免疫抑制剤も考慮されることもある。

薬剤性の血栓性微小血管症に対しては、原因薬剤の中止によっても改善が十分でない場合に、血漿交換療法の適応を検討する。

■ **経過・予後** 比較的急性の経過で、原因薬剤の中止による腎機能の改善が得られれば、予後は比較的良好である。改善が十分でない場合、あるいは経過が慢性である場合には末期腎不全にいたり、腎代替療法を要することがある。

【里中　弘志】

参考文献
1) Praga M et al : Acute interstitial nephritis. Kidney Int 77 : 956-961, 2010
2) Naughton CA : Drug-induced nephrotoxicity. Am Fam Physician 78 : 743-750, 2008
3) González E et al : Early steroid treatment improves the recovery of renal function in patients with drug-induced acute interstitial nephritis. Kidney Int 73 : 940-946, 2008

11 感染症と腎疾患

はじめに

感染症により発症ないし増悪する腎疾患としては溶連菌感染後の急性糸球体腎炎やIgA腎症が知られている。これらは感染により産生された免疫複合体の沈着によるものであるが、それ以外にも感染性心内膜炎に伴う腎炎、シャント腎炎、MRSA（メチシリン耐性黄色ブドウ球菌）腎炎、B型肝炎ウイルス（HBV）、C型肝炎ウイルス（HCV）などによる腎炎がこれにあたる。ヒト免疫不全ウイルス（HIV）による腎症はウイルスによる直接的な障害によるものと考えられている。病原体から産生された毒素による病態として、溶血性尿毒症症候群（hemolytic uremic syndrome：HUS）などがある。また、病原体感染による液性因子や感染による微小循環障害により腎障害が生じるものもある。

細菌感染や肝炎ウイルス、HIVによる腎炎は公衆衛生の改善や治療の進歩などにより減少傾向にあるが、マラリア感染による腎障害などは開発途上国で依然問題となっている。

感染性心内膜炎

感染性心内膜炎に合併する腎炎は感染により生じた免疫複合体の沈着によるものである。蛋白尿、血尿がみられるが、尿蛋白がネフローゼレベルになることは少ない。また、補体の低下がみられる。組織は巣状分節性糸球体硬化症（FSGS）や膜性増殖性糸球体腎炎（MPGN）、溶連菌感染後急性糸球体腎炎（PSAGN）などさまざまで、半月体形成もみられる。免疫染色では糸球体係蹄壁やメサンギウムに免疫グロブリンG（IgG）、IgM、C3などの沈着がみられる。また敗血症性塞栓がみられることがある。起因菌は黄色ブ

ドウ球菌、緑色レンサ球菌などがみられるが、血液培養陰性例も多い。治療は抗生剤による感染の治療を行う。感染の改善により軽快する[1]。

シャント腎炎

シャント腎炎は水頭症治療のための脳室心房シャントの感染に合併し、感染により生じた免疫複合体の沈着によると考えられる。蛋白尿、血尿に加え補体の低下がみられる。起因菌は黄色ブドウ球菌(Staphylococcus aureus)やStaphylococcus albus、表皮ブドウ球菌(Staphylococcus epidermidis)などであるが、血液培養で起因菌を同定できないことも多い。組織はMPGNやメサンギウム増殖性糸球体腎炎である。免疫染色では糸球体係蹄壁にIgG、IgM、C3の沈着がみられることがある。治療は抗生剤による感染の治療を行うが、感染のコントロールができなければシャントの抜去が必要となる[2]。

MRSA腎炎

MRSA腎炎はMRSA感染後にMHC classⅡによる抗原提示を介さないスーパー抗原による反応で、過剰に産生された免疫複合体により起きると報告されている。MRSA感染数週間後にネフローゼ症候群や急速進行性糸球体腎炎(RPGN)を起こす。検査では蛋白尿、血尿以外に血清IgG、IgAの高値がみられる。補体の低下はみられない。組織は半月体形成を伴うメサンギウム増殖性糸球体腎炎、管内増殖性糸球体腎炎で、間質性腎炎の合併もみられる。免疫染色では糸球体係蹄壁やメサンギウムにIgG、IgA、C3などの沈着がみられる。

治療は抗菌薬の投与や感染巣のドレナージなど感染のコントロールである。主にわが国から報告されていたが、抗MRSA薬の進歩などにより近年では減少傾向にあるといわれている。

HIV関連腎症

HIV感染では尿蛋白や軽度の腎機能障害は比較的多い合併症である。最も多いのはHIV関連腎症(HIV associated nephropathy:HIVAN)であり、虚脱性巣状分節性糸球体硬化症(collapsing focal segmental glomerulosclerosis:CFSGS)と尿細管の微小嚢胞様拡張、間質へのリンパ球浸潤と間質の線維化を特徴とする。HIVAN以外にも虚脱型でない通常のFSGSやMPGN、IgA腎症などもみられる。一方、CFSGSはHIVANに必ずしも特異的なものではなく、他のウイルス感染などでもみられる。

FSGSを持つアフリカ系アメリカ人のゲノムワイド関連解析(GWAS)により、22番染色体にあるMYH9付近にFSGS、HIVAN、高血圧による末期腎不全(ESRD)との相関のピークがみられたと報告された。MYH9はポドサイトに発現する蛋白であるため疾患との関係が示唆されたが、その後の解析により現在は同じ染色体のアポリポ蛋白L1(apolipoprotein L1:APOL1)の変異が関係していると考えられている。APOL1蛋白はトリパノソーマに対する感染防御に関係すると考えられており、in vitroではこの変異をもつAPOL1だけがアフリカ・トリパノソーマ症(アフリカ睡眠病)の原因微生物の一つであるTrypanosoma brucei rhodesienseを溶解することができるため、自然淘汰によりアフリカ系アメリカ人の間で広まったと推測されている[3]。

HIVANはネフローゼレベルの蛋白尿と腎機能障害を特徴とし、未治療では数週間から数カ月以内に末期腎不全となる。発症率は2〜10%程度といわれているが、アフリカ系アメリカ人で多い傾向がある。アフリカ系アメリカ人では剖検で12%にHIVANがみられたとの報告がある。危険因子はアフリカ系アメリカ人、高血圧、糖尿病、腎臓病の家族歴、CD4陽性細胞(200/μL、HIV-RNA)4,000/mLなどである。後天性免疫不全症候群(AIDS)を発症したコントロール不良例での発症が典型的であるが、AIDS発症前にHIVANを発症することもある。臨床症状はネフローゼレベルの蛋白尿がみられるが潜血は少ない。また尿蛋白が多くても浮腫がみられない傾向にあり、高血圧も少ない。腎臓は腫大傾向にあり、エコー輝度が上昇する。

組織では糸球体は虚脱し、硬化病変(CFSGS)に加えポドサイトの腫大や過形成はpseudo-crescentと呼ばれる。尿細管の微小嚢胞様の拡張(microscopic dilation)と間質へのリンパ球浸潤と線維化がみられる。HIVによるFSGS発症の機序は明らかにされていないが、糸球体上皮細胞、メサンギウム細胞、尿細管細胞へのHIVの感染が関与していると考えられている。HIVANに対し確立された治療法はないが、高活性抗レトロウイルス療法(HAART)に加えアンジオテンシン変換酵素(ACE)阻害薬またはアンジオテンシンⅡ受容体拮抗薬(ARB)を投与することは有益であると考えられている。ステロイドなどの免疫抑制療法の有用性は確立していない[4]。

その他

マラリアは全世界で毎年3億人以上が罹患し、増加傾向にある。熱帯熱マラリア(Plasmodium falciparum)では数%が急性腎障害(AKI)をきたし、この場合死亡率は15〜45%に及ぶとの報告がある。特に適切な抗マラリア治療や腎代替療法が行われなかったときに重篤となる。AKIは微小循環障害による虚血性の急性尿細管壊死、Th1リンパ球浸潤による間質性腎炎、メサンギウム増殖性糸球体腎炎などの複合的な関与によると考えられている。

四日熱マラリア(Plasmodium malariae)感染はメサンギウム領域への免疫複合体の沈着による糸球体腎炎で、ネフローゼとなるものが典型的である。5〜8歳をピークとする若年に多い。抗マラリア治療を行っても3〜5年で末期腎不全となる[5]。

ハンタウイルスによる腎障害は腎症候性出血熱(hemorrhagic fever with renal syndrome:HFRS)と呼ばれ、蛋白尿、血尿に加え腎機能の急激な悪化がみられる。腎障害は毛細血管内皮細胞の傷害による血管透過性の亢進や腫瘍壊死因子α(TNFα)やトランスフォーミング増殖因子β(TGF-β)などの液性因子による尿細管間質性腎炎によると考えられている。リバビリンで死亡率が改善したとの報告があるが、治療は基本的に対症療法のみである。

レプトスピラ感染症のWeil(ワイル)病、住血吸虫感染症でも腎機能障害がみられる。

【鈴木 正志】

参考文献
1) Majumdar A et al : Renal pathological findings in infective

endocarditis. Nephrol Dial Transplant 15：1782-1787, 2000
2) Haffner D et al：The clinical spectrum of shunt nephritis. Nephrol Dial Transplant 12：1143-1148, 1997
3) Genovese G et al：Association of trypanolytic ApoL1 variants with kidney disease in African Americans. Science 329：841-845, 2010
4) Atta MG：Diagnosis and natural history of HIV-associated nephropathy. Adv Chronic Kidney Dis 7：52-58, 2010
5) Barsoum RS：Malarial acute renal failure. J Am Soc Nephrol 11：2147-2154, 2000

12 悪性腫瘍と腎障害

はじめに

悪性腫瘍と腎障害は，互いに一般集団に比べて合併する確率が高いことが指摘され，実際に合併する異常は多様であることが示されてきた．ここではこれらの腎障害について要点をまとめる（悪性腫瘍の治療に伴う腎障害も臨床の現場では重要であるが，それについては他稿参照）．

糸球体障害

糸球体疾患に悪性腫瘍の合併が多いことは古くから指摘されてきた．一般にネフローゼ症候群の11〜13％に悪性腫瘍の合併が認められるとされている．デンマークの臨床研究によると，悪性腫瘍発症後4年以内の患者では糸球体疾患を合併する確率は一般集団と比較して2.4〜3.5倍高率であると報告されている[1]．固形腫瘍としては，男性では肺癌・皮膚癌，女性では大腸癌が合併することが多く，血液疾患としては，非Hodgkin（ホジキン）リンパ腫の発症は一般集団と比較して6.4〜7.4倍高率であることが報告された．

一方で，悪性腫瘍患者に糸球体疾患が発症する頻度も一般集団に比べて有意に高い．腫瘍の浸潤や転移に起因せず，腫瘍細胞より産生される各種ホルモンや成長因子・サイトカイン・腫瘍抗原などにより惹起される糸球体障害をparaneoplastic glomerulopathyと呼ぶ[2]．以下に頻度の多い糸球体疾患をあげ，概説する．

膜性腎症

中高年のネフローゼ症候群の原因疾患として重要な糸球体疾患であるが，悪性腫瘍に合併して二次的に発症する膜性腎症も多く，膜性腎症の10〜20％に悪性腫瘍を合併していると考えられる．特に60歳以上の膜性腎症患者では悪性腫瘍の合併が20％以上に認められるという報告があり[3]，高齢の膜性腎症患者には悪性腫瘍の検索が必要である．多くは肺癌・大腸癌のような固形腫瘍に併発するが，慢性リンパ性白血病などの血液疾患に続発する場合もある．

病理学的機序としては，なんらかの腫瘍抗原が糸球体内へ沈着し，これに抗体の結合・補体系の活性化が続くと考えられているが，詳細はまだ明らかではない．原疾患の治療の奏効とともに改善・寛解する例が多い．

アミロイドーシス

アミロイドーシスは，アミロイド前駆蛋白が全身諸臓器に沈着することによって機能障害をもたらす予後不良な疾患群である．全身性アミロイドーシスのうち，腎へのアミロイド沈着により尿所見異常・腎機能障害がもたらされる病態をアミロイド腎症と呼んでいる．アミロイド腎症をきたす全身性アミロイドーシスとしては，主として免疫細胞性ALアミロイドーシスと反応性AAアミロイドーシスがあり，沈着アミロイド前駆蛋白はそれぞれ免疫グロブリン軽鎖と血清アミロイドA蛋白である．

臨床的には蛋白尿優位の尿所見異常により発見されることが多く，蛋白尿が大量にネフローゼ症候群を示すことも多い．高齢者のネフローゼ症候群の9〜13％は本症であるといわれている．悪性腫瘍の観点からは，ALアミロイドーシスは後述する多発性骨髄腫患者の10〜20％程度に認められることが知られている．AAアミロイドーシスはHodgkinリンパ腫・慢性リンパ性白血病や腎細胞癌など種々の悪性腫瘍に合併しうる（19章2-16「アミロイドーシス」参照）．

微小変化群・巣状分節性糸球体硬化症

微小変化型ネフローゼ症候群が合併する代表的な悪性腫瘍として，Hodgkinリンパ腫は古くから知られている．ある研究では悪性腫瘍に合併したネフローゼ症候群の症例のうち，24％は微小変化群であり，また，Hodgkinリンパ腫にネフローゼ症候群が合併した症例のうち，50％は微小変化群であったことが報告されている[4]．この両者に共通する病態としては，T細胞機能異常（Thバランスの異常）・インターロイキン13（IL-13）の過剰発現・NF-κBの過剰発現などがある．一方，巣状分節性糸球体硬化症が悪性腫瘍に合併することは比較的まれとされる．

膜性増殖性糸球体腎炎

膜性増殖性糸球体腎炎（membranoproliferative glomerulonephritis：MPGN）は糸球体基底膜の肥厚と増殖性病変によって特徴づけられる免疫介在性疾患である．悪性腫瘍のなかでは慢性リンパ性白血病に高頻度に合併することが知られているが，そのほかに非Hodgkinリンパ腫，悪性黒色腫，腎細胞癌などへの合併が報告されている．

IgA腎症

60歳未満のIgA腎症158症例に固形癌合併を認めなかったのに対して，60歳以上のIgA腎症26症例中6人に固形癌合併を認めたという報告があり，60歳以上のIgA腎症患者では悪性腫瘍のスクリーニングが望ましいという意見がある．

一方，消化管癌患者の剖検所見でメサンギウム領域にIgA沈着を認めるという報告もあり，腫瘍細胞の粘膜浸潤がIgA上昇・沈着をもたらす可能性が示唆されている．

多発性骨髄腫に合併する腎障害

多発性骨髄腫は形質細胞が腫瘍化し，その直接浸潤や腫瘍細胞から産生される異常蛋白により骨をはじめとする全身にさまざまな症候をきたす血液悪性疾患である．腎障害を合併する頻度は50〜60％と，他の悪性腫瘍に比べて格段に高いという特徴がある．腎障害としては，骨髄腫腎（myeloma kidney）の頻度が高いが，そのほかにアミロイド腎症・軽鎖沈着症・尿酸腎症・高カルシウム血症性腎症など多彩な病態をきたしうる．IgD, Bence Jones（ベン

ス・ジョーンズ）型骨髄腫に腎障害が多い。

骨髄腫腎は臨床的には急性腎障害・慢性腎不全で発症することが多い。腫瘍細胞から異常産生される単クローン性免疫グロブリン軽鎖が尿細管から分泌されるTamm-Horsfall（タム-ホースフォール）糖蛋白と結合して尿細管閉塞を生じることが主な病態であると考えられている（詳細については他稿参照）。

血栓性微小血管障害

血栓性微小血管障害（thrombotic microangiopathy：TMA）のうち、溶血性尿毒症症候群（hemolytic uremic syndrome：HUS）・血栓性血小板減少性紫斑病（thrombotic thrombocytopenic purpura：TTP）ともに悪性腫瘍患者に起こりうる。特に、急性腎不全・血小板減少・微小血管症性溶血性貧血の三徴を示す患者にはこれを疑うべきである。

転移性胃癌の6%にTMAが発生し、悪性腫瘍に合併するTMAの半数以上を占める。機序は完全には解明されていないが、異常血管新生による血管内皮傷害・ムチン産生・腫瘍細胞の直接浸潤・腫瘍塞栓・循環血中の免疫複合体などが関与していると想定されている。また、マイトマイシンC・シスプラチンとブレオマイシンの併用など、化学療法剤投与に伴うTMAにも注意が必要である。

腫瘍崩壊症候群

腫瘍崩壊症候群（tumor lysis syndrome：TLS）は悪性腫瘍の急速な進展や、放射線・化学療法後に生じ、大量の腫瘍細胞の崩壊により血中に放出される電解質・蛋白質・代謝産物などのために急性腎不全にいたる症候群である。Burkitt（バーキット）リンパ腫・リンパ芽球性リンパ腫・急性白血病などの増殖能の高い血液系腫瘍や、放射線・化学療法に感受性の高い固形腫瘍でも発症するリスクが高い。

発症した場合は急性の経過をたどり、水・電解質異常からうっ血性心不全・不整脈などを呈して致死的となる可能性もあるため、十分な予防と迅速な対応が必要である。

尿路閉塞

担癌患者の腎障害の原因として、悪性腫瘍の浸潤による尿路閉塞は比較的頻度が高い。尿路の圧迫・閉塞による水腎症を呈し、両側性に起こった場合は腎機能低下をきたすことがある。

治療としては圧迫・閉塞の解除が重要であり、上部尿路の閉塞解除には尿管ステント留置や瘻孔の造設が選択される。尿路閉塞が長期にわたった場合、間質の線維化が進展し、腎機能障害が不可逆となることがあるため早期の対応が必要である[5]。

おわりに

以上にあげた疾患のほかに、悪性腫瘍による高カルシウム血症（腫瘍随伴体液性高カルシウム血症・局所性骨溶解性高カルシウム血症）により惹起される尿細管間質障害・尿細管機能異常や腫瘍浸潤、産生サイトカインによる毛細血管漏出症候群などが腎障害をきたす可能性がある。

【和田 健彦】

📚参考文献
1) Birkeland SA et al：Glomerulonephritis and malignancy：A population-based analysis. Kidney Int 63：716-721, 2003
2) Ronco PM：Paraneoprastic glomerulopathies：New insights into an old entity. Kidney Int 56：355-377, 1999
3) Zech P et al：The nephritic syndrome in adults aged over 60：Etiology, evolution, and treatment of 76 cases. Clin Nephrol 17：232-236, 1982
4) Eagen JW et al：Glomerulopathies of neoplasia. Kidney Int 11：297-306, 1977
5) Wong LM et al：Malignant ureteral obstruction：outcomes after intervention. Have things changed? J Urol 178：178-183, 2007

12 間質性腎炎

● **定義・概念**　間質性腎炎（interstitial nephritis）は病理組織学的な診断概念であり、主たる炎症の場が尿細管・間質にある病態の総称である。尿細管間質性腎炎（tubulointerstitial nephritis：TIN）とも称される。糸球体疾患や血管炎に伴う尿細管間質病変、腎虚血や腎毒性物質による急性尿細管壊死などは狭義の間質性腎炎からは除外される。

臨床経過と病理組織所見から急性間質性腎炎（acute interstitial nephritis）と慢性間質性腎炎（chronic interstitial nephritis）に分類される。急性間質性腎炎は急激に発症し、間質の浮腫や炎症細胞浸潤を認める。慢性間質性腎炎は慢性の経過を示し、間質の線維化や尿細管の萎縮を主体とする。

● **疫学**　間質性腎炎の正確な有病率や発症率は不明であるが、急性間質性腎炎は腎生検の1〜2%に認められるという報告や、原因不明の急性腎不全における腎生検で約10%を占めるという報告がみられる。また、末期腎不全患者における慢性間質性腎炎の頻度は国・地域により3〜30%までさまざまな報告がある。

● **病因・病態生理と分子メカニズム**　表12-1に間質性腎炎の病因による分類を示す。急性間質性腎炎では薬剤（71%）が原因として最も多く、その1/3は抗菌薬である。次いで感染症（15.6%）、特発性（7.8%）、急性間質性腎炎にぶどう膜炎を伴うTINU（tubulointerstitial nephritis and uveitis）症候群（4.7%）の順である。慢性間質性腎炎の原因は薬剤・重金属（31%）、特発性（27%）が主で、無治療の急性間質性腎炎から慢性化する場合も多い。そのほかに遺伝性疾患、代謝異常、免疫異常、血液疾患、感染症、尿路の閉塞や逆流などがある。

広義の間質性腎炎の発症機序は、①免疫学的機序、②直接的尿細管毒性、③その他に大きく分けられる（表12-2）。免疫学的機序によるものが狭義の尿細管間質性腎炎であり、I〜IV型まですべての免疫反応型をとりうる。

急性過敏性間質性腎炎は、薬剤や感染因子を抗原とした免疫機序による過敏反応である。薬剤の用量には依存しない。発熱、発疹、関節痛などが全身症状を伴うことがある。浸潤細胞中の好酸球が特徴的で、末梢血でも好酸球増加を認めることが多い。

グリコプロテイン3 M-1やTIN-Ag/TIN1など尿細管基底膜（TBM）の構成因子、Tamm-Horsfall（タム-ホースフォール）糖蛋白など尿細管で分泌される蛋白質、免疫複合体に由来する非腎性の蛋白質などが実験モデルで原因抗

表 12-1 尿細管間質性腎炎の病因による分類

病因	急性尿細管間質性腎炎	慢性尿細管間質性腎炎
薬剤・毒物	抗菌薬(ペニシリン, リファンピシン, サルファ剤, バンコマイシン, シプロフロキサシン, セファロスポリン, エリスロマイシン, ミノサイクリン, ST合剤, エタンブトール), 抗ウイルス薬(アシクロビル), NSAIDs, 利尿薬(サイアザイド, フロセミド, トリアムテレン), カプトプリル, シメチジン, ラニチジン, オメプラゾール, フェノバルビタール, フェニトイン, バルプロ酸ナトリウム, カルバマゼピン, アロプリノール, インターフェロン, インターロイキン2, 抗CD4抗体, メサラジン	鎮痛薬, シクロスポリン, シスプラチン, リチウム, 鉛, Chinese herbs(アリストロキア酸), Balkan 腎症
感染症	急性腎盂腎炎, 全身性感染症(レジオネラ, ブルセラ, ジフテリア, レンサ球菌, ブドウ球菌, エルシニア, サルモネラ, 大腸菌, カンピロバクター, EBウイルス, サイトメガロウイルス, ハンタウイルス, HIV, ヘルペスウイルス, ポリオーマウイルス, B型肝炎ウイルス, マイコプラズマ, リケッチア, レプトスピラ, 結核菌, 住血吸虫, トキソプラズマ, クラミジア)	慢性腎盂腎炎, 全身性感染症
免疫異常	TINU 症候群, 川崎病, 抗TBM抗体, 移植腎の急性拒絶, SLE, Sjögren症候群	SLE, Sjögren症候群, サルコイドーシス, 移植腎の慢性拒絶, IgG4関連疾患
腎虚血	虚血性腎症(出血, 脱水, 下痢, 術後)	放射線腎炎, 加齢, 高血圧
遺伝性疾患		常染色体優性多発性嚢胞腎, 髄質嚢胞性疾患, ネフロン癆, Alport 症候群
代謝異常	横紋筋融解症(ミオグロビン)による尿細管壊死, 腫瘍崩壊による高尿酸血症, エチレングリコール中毒によるシュウ酸カルシウム結石	高カルシウム血症, 低カリウム血症, 高尿酸血症, 高シュウ酸尿症, シスチン尿症, ポルフィリン症
血液疾患	多発性骨髄腫の cast nephropathy, 溶血(ヘモグロビン)による尿細管壊死	多発性骨髄腫, リンパ腫, 軽鎖沈着症, 発作性夜間血色素尿症, 鎌状赤血球症
尿路閉塞		逆流性腎症, 膀胱尿管逆流, 尿路腫瘍, 尿路結石, 後腹膜線維症
特発性	特発性	特発性

腎虚血は狭義の尿細管間質性腎炎には含まれない
NSAIDs:非ステロイド性抗炎症薬, HIV:ヒト免疫不全ウイルス, SLE:全身性エリテマトーデス

表 12-2 尿細管間質性腎炎の発症機序

機序	病型	主な原因	特徴的所見
免疫学的機序	I型アレルギー:急性薬剤過敏性尿細管間質性腎炎	β-ラクタム系抗菌薬, NSAIDs, ヒスタミンH$_2$受容体拮抗薬, アロプリノール	発熱, 発疹, リンパ節腫脹, 関節炎, 血清 IgE 上昇, 血中好酸球増加, 尿中好酸球
	II型アレルギー:抗TBM/GBM 抗体型	メチシリン, 移植腎拒絶反応, 抗GBM抗体疾患	TBM に IgG の線状沈着
	III型アレルギー:免疫複合体型	ループス腎炎, Sjögren症候群	各膠原病に特徴的な症状, TBM に IgG, C3, C4 の顆粒状沈着
	IV型アレルギー:細胞性免疫型	薬剤性尿細管間質性腎炎, TINU症候群, サルコイドーシス, Wegener 肉芽腫症	IgG や補体の沈着を認めない, 遠位尿細管障害を呈することが多い(尿濃縮力障害, Na 保持・K 排泄の障害, 遠位尿細管性アシドーシス)
直接的毒性	急性中毒性尿細管間質性腎炎	アミノグリコシド系抗菌薬, シスプラチン, アリストロキア酸, ミオグロビン, ヘモグロビン	近位尿細管障害(再吸収障害による尿中 β_2 ミクログロブリン, α ミクログロブリンの上昇), 尿細管壊死(尿中 NAG 上昇), Fanconi 症候群(腎性糖尿, アミノ酸尿, 低分子蛋白尿), 近位尿細管性アシドーシス
その他	遺伝, 感染, 虚血	髄質嚢胞性疾患, ネフロン癆, シスチン尿症, 細菌, ウイルス, 真菌	腎嚢胞, シスチン結晶(正六角形板状), 尿中白血球, 細菌尿

直接的毒性は狭義の尿細管間質性腎炎には含まれない
TBM:尿細管基底膜, GBM:糸球体基底膜, NSAIDs:非ステロイド性抗炎症薬, NAG:N-アセチル-β-D-グルコサミニダーゼ, IgE:免疫グロブリンE

原と認められている。多くの急性間質性腎炎は薬剤など腎外性抗原により惹起される。その機序は,腎臓に結合する,腎原性蛋白の抗原性を修飾するハプテンとして作用する,腎원性抗原に類似する,交差性免疫反応を起こす,免疫複合体として間質に沈着すると考えられている。

免疫複合体による間質性腎炎では IgG(免疫グロブリンG)抗体が関与しているが,標的抗原はほとんど不明である。免疫複合体による補体の活性化,化学遊走物質の放出,ケモカイン・サイトカイン・プロテアーゼ・活性酸素の放出を伴う白血球の活性化により尿細管間質が傷害される。

細胞性免疫機序による間質性腎炎では,CD4 陽性(CD4$^+$)T 細胞およびマクロファージによるタイプと CD4$^+$T 細胞および CD8$^+$T 細胞によるタイプがある。間質で免疫複合体形成や間質へのT細胞浸潤により炎症反応が生じる。遠位曲尿細管は細胞性免疫反応により傷害されることが多い。

血中 IgG4 が高値で,自己免疫性膵炎,後腹膜線維症,Mikulicz(ミクリッツ)病などを呈する IgG4 関連疾患に間質性腎炎を伴うことがある。間質に IgG4 産生形質細胞を認め,ステロイド治療が有効である。タイプII炭酸脱水酵素に対する自己抗体が病態に関与している可能性がある[5]。

急性間質性腎炎の炎症反応は早期に発見して治療を行え

表 12-3 尿細管間質性腎炎の代表的な病理所見

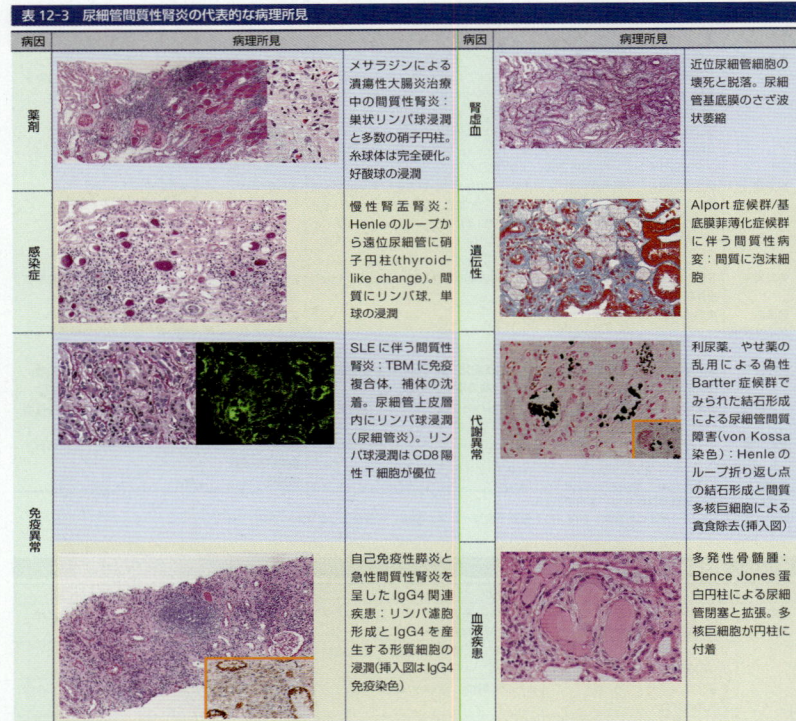

腎虚血は狭義の尿細管間質性腎炎には含まれない
SLE：全身性エリテマトーデス，TBM：尿細管基底膜

ばほとんどの症例で可逆的に消退するが，放置すると間質の線維化が進み，慢性間質性腎炎に移行する。慢性間質性腎炎では薬剤，毒物，結晶体，感染，閉塞，免疫異常，虚血などにより，化学遊走物質の放出や白血球接着分子の発現を介して炎症細胞が間質に誘導される。尿細管細胞は抗原提示細胞としてヒト白血球抗原（HLA）を発現し，補体成分や血管作用性伝達物質を分泌してT細胞やマクロファージを活性化する。尿細管細胞やマクロファージから放出された血小板由来増殖因子（PDGF）やトランスフォーミング増殖因子β（TGF-β）により線維芽細胞が増殖し，基質が増大する。腎間質の線維化における線維芽細胞の起源については，内在性の線維芽細胞，循環血中の造血幹細胞抗原CD34⁺細胞の組織傷害部位への進入，尿細管上皮細胞から間葉系細胞への形質転換（epithelial-mesenchymal transdifferentiation：EMT）などの説がある。

● **臨床症状・検査成績** 多くは症状に乏しく潜行性である。進行すると腎機能障害に加え，尿細管障害による症状として夜間多尿などの尿濃縮力障害，電解質異常，尿細管性アシドーシスなどを認める。尿試験紙法では蛋白±～+，尿蛋白量は1g/日以下であることが多い。尿細管性蛋白が中心で，尿中β₂ミクログロブリン，α₁ミクログロブリン，N-アセチル-β-D-グルコサミニダーゼ（NAG）が上昇する。尿沈渣で赤血球，白血球や白血球円柱，好酸球を認める。

画像検査：急性間質性腎炎では腎のサイズは正常か腫大している。超音波検査では腎皮質が高輝度を呈し，腎乳頭は浮腫により腫大し低輝度にみえる。ガリウムシンチグラフィで腎への集積を認めることが多い。慢性間質性腎炎では腎は萎縮傾向を示す。逆流性腎症では尿路造影検査で膀胱尿管逆流（VUR）を認める。

腎生検：急性期には間質の浮腫や炎症性細胞（好中球，リンパ球，形質細胞など）の浸潤を認める。慢性期には間質の線維化や尿細管の萎縮を主体とし，尿細管の管腔が拡大する。進行すると糸球体の硬化を伴うようになる。**表 12-3**に代表的な疾患の腎組織像を示す。

● **診断**　尿蛋白が少なく（多くは1g/日以下），原因不明の急性腎不全では急性間質性腎炎を疑う。鑑別診断として急性尿細管壊死，急性糸球体腎炎，急速進行性糸球体腎炎，

腎虚血などがあげられる。また，腎機能低下の速度が比較的緩徐で蛋白尿が軽度の症例では，慢性間質性腎炎を疑う。慢性糸球体腎炎や高血圧性腎硬化症などが鑑別診断にあげられる。服薬歴など詳細な病歴聴取，感染症や自己免疫疾患など合併症の検索，尿検査・血清学的検査・画像検査などで鑑別を進め，早期に腎生検により確定診断を行う。

■ **治療と薬理メカニズム** まず原因薬剤の中止あるいは原因疾患の治療を行い，間質性腎炎の経過を観察する。腎機能が改善しない場合，腎生検で間質に浸潤細胞を多く認める急性期の症例ではステロイド療法を考慮する。ステロイドは中等量(0.5〜0.8 mg/kg/日)で開始し，4週間程度継続した後，漸減する。乏尿を伴う急性腎不全では必要に応じ透析療法を行う。間質の線維化が高度に進行し慢性腎不全をきたした症例ではステロイド療法の効果は乏しく，アンジオテンシン変換酵素(ACE)阻害薬やアンジオテンシンⅡ受容体拮抗薬(ARB)により血圧コントロールを行い，腎保護をはかる。慢性腎臓病(CKD)の進行に応じて蛋白制限や食塩制限などの食事療法を併用する。末期腎不全にいたれば維持透析療法が必要となる。

■ **経過・予後** 急性間質性腎炎では早期に薬物などの病因を除去することにより腎機能は可逆的に回復することが多く，予後は比較的良好である。慢性間質性腎炎は緩徐に進行し，慢性腎不全にいたる症例もある。予後は間質の線維化など病理組織所見の程度や原因疾患による。

【浅羽 研介・藤乘 嗣泰】

参考文献
1) Feehally J et al : Comprehensive clinical nephrology, 3rd edition, Mosby, 2007
2) Jennette JC et al : Heptinstall's pathology of the kidney, 6th edition, Lippincott Williams & Wilkins, 2006
3) Praga M et al : Acute interstitial nephritis. Kidney Int 77 : 956-961, 2010
4) Zeisberg M et al : Mechanisms of tubulointerstitial fibrosis. J Am Soc Nephrol 21 : 1819-1834, 2010
5) Nishi H et al : Anti-carbonic anhydrase Ⅱ antibody autoimmune pancreatitis and tubulointerstitial nephritis. Nephrol Dial Transplant 22 : 1273-1275, 2007

13 腎と血管障害

1 腎血管性高血圧と腎硬化症

腎血管性高血圧

■ **定義・概念** 腎血管性高血圧(renovascular hypertension)は腎動脈の血行力学的な有意な狭窄により発症する高血圧である。

■ **疫学** 腎動脈狭窄はかなり頻度の高い病態であり，冠動脈造影時に腎動脈造影を行った場合，約15%の症例に有意な腎動脈狭窄を認めたという報告もある。一方腎動脈狭窄が高血圧の原因になっているのは高血圧患者の約1%である[1]。

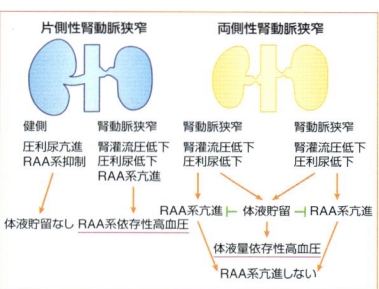

図 13-1-1 腎血管性高血圧の病態生理
RAA：レニン・アンジオテンシン・アルドステロン

表 13-1-1 腎血管性高血圧を疑う臨床所見
- 30歳以下または50歳以上で発症の高血圧
- 高血圧の病歴が短い，あるいは最近増悪
- 治療抵抗性の著しい高血圧あるいは眼底病変の進行
- 他の部位に血管疾患の症状または所見
- アンジオテンシン変換酵素(ACE)阻害薬またはアンジオテンシンⅡ受容体拮抗薬(ARB)治療開始後の血清クレアチニン値の上昇(特に両側性)
- 心窩部での血管雑音(収縮期から拡張期に及ぶ高調性連続性雑音が特徴)
- 腎サイズの左右差(10 mm以上)
- 低カリウム血症(二次性アルドステロン症による)
- 説明しがたい腎不全，うっ血性心不全，肺水腫

(文献1を改変)

■ **病因・病態生理と分子メカニズム**

腎動脈狭窄の原因
アテローム性動脈硬化が最も多い。若年女性に多い線維筋性異形成がこれに次ぐ。その他大動脈炎症候群，腹部大動脈瘤，腎動脈梗塞，腎外からの腎動脈圧迫などがある。

腎動脈狭窄により高血圧を発症するメカニズム
腎動脈狭窄により高血圧を発症する病態は，片側性の腎動脈狭窄の場合と両側性の腎動脈狭窄の場合では異なると考えられている(図 13-1-1)。

- **片側性腎動脈狭窄** 狭窄側の腎灌流圧が低下してレニン・アンジオテンシン・アルドステロン(RAA)系が亢進して高血圧を発症すると考えられている。一方健側の腎臓では血圧上昇により圧利尿が亢進し Na 排泄が増えるので Na 貯留は起こらない。また健側の腎臓では RAA 系はむしろ抑制されている。

- **両側性腎動脈狭窄** 両側腎で腎灌流圧が低下して圧利尿が障害されるために Na 貯留をきたし，体液量は増加する。この体液量増加が高血圧の原因になる。RAA 系は腎灌流圧低下で活性化される方向に動くが，一方で体液量増加のため RAA 系は抑制され，結果として相殺されて血漿レニン活性は上昇しない。

また片側性腎動脈狭窄でも長期間高血圧が続くと健側の腎臓に腎実質性の障害が起こり，Na 排泄が障害され結果的には両側性腎動脈狭窄と同じ病態になることもある。

■ **臨床症状・検査成績** 表 13-1-1 に腎血管性高血圧を

疑う臨床所見を列挙する．若年発症の高血圧，逆に50歳以上で発症の高血圧，急激に増悪した高血圧，治療抵抗性の高血圧などいわゆる二次性高血圧を疑う所見があれば腎血管性高血圧も疑う．

腎動脈狭窄は特に高齢者ではアテローム性動脈硬化によるものが多いので，閉塞性動脈硬化症，脳卒中，心筋梗塞などの既往があれば腎動脈にも動脈硬化性病変が存在する可能性が高い．RA系阻害薬の投与後に血清Cr（クレアチニン）が上昇すれば両側性腎動脈狭窄を疑う根拠になる．腹部の血管雑音は出現頻度は低いものの，もしも聴取すれば腎動脈狭窄を疑う．腎動脈狭窄が続くと腎実質障害が進み腎臓が萎縮する．したがって腎サイズに左右差がある場合は腎動脈狭窄を疑う．両側性腎動脈狭窄が続くと腎実質障害が両側性に進行して腎不全にいたることがある．近年虚血性腎症と呼ばれる病態である．したがって原因がはっきりしない腎不全症例は両側性腎動脈狭窄を疑う必要がある．また両側性腎動脈狭窄の場合はNa利尿が障害されるために容易に体液量が増えてうっ血性心不全，肺水腫になりやすい．したがって繰り返すうっ血性心不全，肺水腫の症例は，両側性腎動脈狭窄を疑う必要がある．前述したように血漿レニン活性の測定はあまり診断に役立たない．

▶**診断** ①腎動脈が形態的に狭窄していることの証明（形態的診断），②腎動脈狭窄が高血圧の原因になっていることの確認（機能的診断），③腎動脈狭窄を解除すると血圧が下がることを期待できるかどうかの予測の3段階である．

腎動脈が形態的に狭窄していることの証明（形態的診断）：造影CT検査，ガドリニウム（Gd）造影MR angiography（MRA）は腎動脈狭窄を検出するすぐれた検査法である．最終的には大動脈造影，腎動脈造影を後述する腎静脈レニンサンプリング時に行うことが多い．しかしながら近年両側性腎動脈狭窄による腎機能障害を伴う症例が増えているので，造影CT検査ができないことも多い．またガドリニウムはヨードの造影剤よりは腎毒性が低いといわれていたが，最近ガドリニウムによる皮膚線維化が問題になっており（腎性全身性線維症），ガドリニウム造影検査時にはガドリニウムの使用も慎重に考慮する必要がある．腎機能障害症例にも行える検査は超音波検査を用いた腎動脈血流ドプラ検査である．腎動脈本幹の収縮期最高血流速度（peak systolic velocity）が1.8 m/秒以上で，腎内の区域動脈で狭窄後パターン（post-stenotic pattern）を示す場合に腎動脈狭窄を疑う．

腎動脈狭窄が高血圧の原因になっていることの確認（機能的診断）：カプトリル負荷レノグラムはこの目的のためによく行われる．強度の腎動脈狭窄があるとレノグラム曲線のピークに到達するまでの時間（Tmax）は正常側に比べて延長する．カプトリルを内服させると狭窄側の腎血流がさらに低下するので，狭窄側のTmaxはさらに延長する．ただし両側性腎動脈狭窄，腎機能障害症例ではカプトリル負荷の意義は低くなる．腎静脈レニンサンプリングは両側腎静脈より採血して血漿レニン活性を測定する検査であり，狭窄側で1.5倍以上値が高ければ腎血管性高血圧と診断される．

腎動脈狭窄を解除すると血圧が下がることを期待できるかどうかの予測：腎小葉間動脈でresistance index（RI）=〔1-(end-diastolic velocity/maximal systolic velocity)〕×100を測定する方法が広く用いられている．腎実質障害が進むと拡張期の血流が減るので，RIが高値を示すようになる．この値を用いてRI>80の症例では腎動脈狭窄を解除しても血圧は下がらず，腎機能も改善しない症例が多いことが示されている[2]．

▶**治療と薬理メカニズム**　治療は薬物による降圧療法，腎動脈を拡張後にステントを挿入する経皮的腎動脈形成術（PTRA），外科的治療に大別される．

薬物療法：RAA系を抑制するアンジオテンシン変換酵素（ACE）阻害薬，アンジオテンシンⅡ受容体拮抗薬（ARB）を中心にβ遮断薬，Ca拮抗薬などを用いる．両側性腎動脈狭窄の症例ではACE阻害薬，ARBを使用すると両側腎の血流が低下して腎機能が急激に悪化する可能性があるので，原則的にはこれらの薬物は使用禁忌である．

PTRA：狭窄した腎動脈をバルーンカテーテルで拡張後にステントを挿入する手技である．手技的には確立していて多くの施設で行えるが，薬物療法よりも有効かどうかについてはまだ意見が分かれている．

外科的治療：薬物療法に抵抗性でPTRAも施行が困難な症例には，バイパス術などの血行再建を考慮する．また腎動脈狭窄により腎機能は低下していても大量にレニンを産生する腎臓は摘出術の適応になる．

▶**経過・予後**　PTRA後に高血圧が完治する（薬物療法が不要で血圧が正常化する）症例は10%程度であるという報告がある[3]．一方PTRAが無効な症例は30%程度あると報告されている[3]．また薬物療法とPTRAの効果を比較した小規模前向き研究では血圧のコントロール，腎機能の温存の双方とも薬物療法に比べてPTRAがすぐれているという結果は出ていない．今後の大規模な前向き研究の結果が待たれる．

腎硬化症

▶**定義・概念**　腎硬化症（nephrosclerosis）は高血圧により進行する腎障害に対する病理学的診断名であり，良性と悪性に分類される．良性はさらに細動脈硬化性腎硬化症と細動脈硬化性腎硬化症に分類される．

動脈硬化性腎硬化症は，腎動脈あるいは腎内の比較的大きな動脈に生じる動脈硬化病変（アテローム性動脈硬化）に基づく腎病変である．細動脈硬化性腎硬化症は，腎内の小・細動脈（小葉間動脈から輸入細動脈）にかけての病変により生じる腎病変である．悪性腎硬化症は悪性高血圧による腎病変である．通常腎硬化症といえば細動脈硬化性腎硬化症のことであり，ここでは細動脈硬化性腎硬化症を中心に述べる．

▶**疫学**　日本透析医学会がまとめた2009年末の統計によると，末期腎不全で透析導入になった患者の10.7%は腎硬化症が原疾患であり，糖尿病性腎症，慢性糸球体腎炎に次いで3番目に多い原疾患である．しかしながら腎硬化症の正確な疫学はわからない．なぜならばほとんどの腎硬化症の診断は臨床的な除外診断であり，糖尿病性腎症，慢性糸球体腎炎などの明らかな基礎疾患が除外されて尿蛋白が少ないときに腎生検を施行せずに診断されている例が多いので，さまざまな疾患が混入している可能性が高い．

▶**病因・病態生理と分子メカニズム**　もともと腎硬化症は持続する高血圧により発症すると考えられてきた．

かに高血圧はもともと存在する腎機能障害をさらに悪化させる重要な危険因子であることは疑う余地がない。しかしながら形態的に正常な腎臓を持つ人が高血圧を発症した場合に高血圧のみで腎機能障害が進行するかどうかは必ずしも明らかでない。現在考えられている病因として高血圧以外に，①人種，遺伝的素因，②腎autoregulation障害，③動脈硬化巣からの微小血栓飛散による腎塞栓，④低ネフロン数，⑤肥満などの関与が想定されている[4,5]。

人種，遺伝的素因： もともと黒人は高血圧による腎障害を起こしやすいことが知られている。またラットの高血圧モデルでは，腎障害を起こしやすいモデルから起こしにくいモデルまで存在することが知られている。

腎autoregulation障害： 体血圧が上昇してもあるレベルまでは腎糸球体よりも手前の血管が収縮して抵抗血管として働くので，体血圧上昇は糸球体へは直接伝搬しない。この機能は腎臓のautoregulationと呼ばれている。この機能が破綻すると，体血圧がそのまま糸球体へ伝わるので糸球体の障害を起こしやすくなる。腎硬化症の腎病理標本で輸入細動脈の拡張，糸球体サイズの増大を示すものが報告されていて，この説を支持している。

動脈硬化巣からの微小血栓飛散による腎塞栓： 腎硬化症の症例のなかには腎動脈を含め全身の大血管からの血栓，コレステロール塞栓が飛んで腎臓に塞栓を起こした症例が混入していることが指摘されている。

低ネフロン数： 低出生体重児はネフロン数が少ないことが知られている。ネフロン数が少ないと高血圧を発症しやすく，また高血圧による腎障害が進行しやすいと考えられている。

肥満などの関与： もともと肥満により巣状糸球体硬化症様の糸球体病変を呈することはよく知られている。したがって肥満が腎硬化症の進行に関与するという考えもある。

■**診断**　腎硬化症は本来病理学的診断名であり，腎生検により診断されるべきかもしれないが，糸球体の炎症が少なく蛋白が少ないことが多いので，腎生検は施行されずに臨床的に診断される場合が多い。組織学的には輸入細動脈の硝子様硬化がみられ，糸球体は虚血によって基底膜の蛇行(wrinkling)から虚脱に陥り，最後は完全硬化にいたる（図13-1-2）。

間質も虚血が進行すれば線維化をきたし，尿細管萎縮がみられる。典型的な臨床像は長い高血圧歴があり，高齢者で眼底所見など高血圧による臓器障害を疑わせる所見があ

り，尿蛋白が1日1g未満で他の腎疾患を積極的に疑わせる所見がない場合に診断される。しかしながらなかには高血圧歴のない腎硬化症も存在する。

■**治療と薬理メカニズム**　本疾患に特異的な治療法はない。慢性腎臓病に対する一般的な食事療法（塩分制限，低蛋白食）と降圧療法である。降圧はRA系阻害薬を中心に少量の利尿薬，Ca拮抗薬などを併用して130/80 mmHg未満に降圧する。また高血圧以外に関与の可能性のある因子，たとえば肥満，高脂血症なども積極的に治療する。

■**経過・予後**　前述したとおり，腎硬化症はさまざまな病因による腎障害が混在する疾患概念である可能性が高く，経過・予後もさまざまである。一般的には純粋な高血圧による腎障害の進行は非常に緩徐であり，末期腎不全にいたるのはまれであると考えられている。しかしながら進行した動脈硬化病変，肥満などを合併すると，腎障害の進行は早くなる可能性は十分にある。

【鈴木 越】

参考文献

1) 日本高血圧学会高血圧治療ガイドライン作成委員会編：高血圧治療ガイドライン2009，日本高血圧学会，2009
2) Radermacher J et al : Use of Doppler ultrasonography to predict the outcome of therapy for renal-artery stenosis. N Engl J Med 344：410-417, 2001
3) Garovic VD et al : Renovascular hypertension and ischemic nephropathy. Circulation 112：1362-1374, 2005
4) Luft FC : Hypertensive nephrosclerosis-a cause of end-stage renal disease? Nephrol Dial Transplant 15：1515-1517, 2000
5) Marcantoni C et al : A perspective on arterionephrosclerosis : from pathology to potential pathogenesis. J Nephrol 20：518-524, 2007

2　腎乳頭壊死

■**定義・概念**　腎乳頭壊死(renal papillary necrosis)とは，腎臓の髄質内層のうち腎錐体先端の乳頭(papilla)部が壊死に陥る状態である。男性より女性にやや多くみられ，年齢別では，sickle cell disease(鎌状赤血球症)(主に40歳以下)を除くと中高年から高齢者に多い。原因はさまざまであるが，臨床経過より急性(劇症型)と慢性(潜在型)に分けられる。腎乳頭部の壊死組織は，病理学的にふつう周囲の非壊死部分と明確に区別され，尿路感染症が主体の場合は境界部に白血球の浸潤巣がみられる。

■**病因**

腎乳頭壊死の原因として，糖尿病，尿路感染症(腎盂腎炎)，尿路閉塞，鎮痛薬(特にフェナセチン)ないし非ステロイド性抗炎症薬(NSAIDs)，腎結核，腎梗塞，sickle cell

表13-2-1　腎乳頭壊死の原因

1) 鎮痛薬(特にフェナセチン)，NSAIDs
2) 腎盂腎炎
3) 閉塞性腎症
4) 糖尿病
5) 腎結核
6) 腎梗塞
7) sickle cell disease(鎌状赤血球症)
8) 腎盂癌
9) その他

NSAIDs：非ステロイド性抗炎症薬

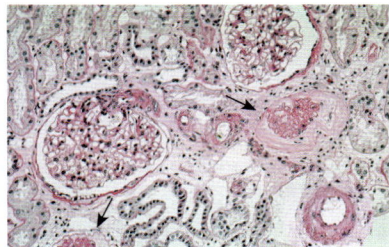

図13-1-2　腎硬化症の病理組織像
動脈の細動脈硬化像と硬化した糸球体(→)を認める

disease(鎌状赤血球症)、腎盂癌などが知られている(表13-2-1)。このうち頻度が高いのは、鎮痛薬の濫用、劇症型の腎盂腎炎、糖尿病、なかでも糖尿病患者が尿路感染・尿路閉塞を伴った場合であり、海外では sickle cell disease(鎌状赤血球症)によるものが多い。頻度は低いが、腎静脈血栓、クリオグロブリン血症、血管炎、肝疾患などでも腎乳頭壊死合併の報告がある。腎乳頭壊死は、尿路感染、尿路閉塞、梗塞などでは片側性に生じ、鎮痛薬、sickle cell disease(鎌状赤血球症)では両側にみられることが多い。

▶病態生理

虚血、中毒(薬剤)、感染、炎症のいずれか、あるいは複数が関与する。特に虚血の関与が大きく、尿路感染(腎盂腎炎)がしばしば増悪因子になる。腎髄質内層部は、主に糸球体(特に傍髄質部に位置するもの)の輸出細動脈から伸びた下行直血管から血流を受けており(一部は小腎杯周囲の小動脈からも供給)、腎血流の最末梢側に位置しているため、腎乳頭部は特に血流不足に陥りやすくなっている。

糖尿病患者で腎乳頭壊死の頻度が高いのは、動脈硬化による腎血流障害、尿路感染、水腎症(膀胱尿管逆流)など腎乳頭壊死を生じやすい条件がそろっているためと考えられる。

NSAIDsは、シクロオキシゲナーゼの阻害および髄質間質細胞の直接的な障害により、血管拡張作用を有するプロスタグランジンの産生を抑制し、髄質部の血流が著明に減少、この部分が虚血性壊死に陥ると考えられる。さらに、薬剤は腎髄質部で濃縮されやすく、それ自体、あるいはその代謝物が髄質部に蓄積し、用量依存性に腎障害を起こす。フェナセチンが代表的であり、代謝産物であるN-アセチル-P-アミノフェノールあるいはアセトアミノフェンが腎障害作用を発揮すると考えられている。一方、フェナセチンの代謝物は発癌作用を有しており、長期濫用により腎盂あるいは尿管癌を合併することがある。

sickle cell disease(鎌状赤血球症)は、ヘモグロビンの1アミノ酸が変異したヘモグロビンS(HbS)により、赤血球が鎌状に変形する遺伝性疾患である。アフリカ系の中年女性に多く、変形赤血球による血管閉塞のため全身臓器の塞栓ないし虚血症状をきたす。特に低酸素状態では溶解度が低下して血液がゲル状となりやすい。腎髄質は酸素分圧が低く、これに高浸透圧、低pHなどの要因が加わって血管塞栓を生じやすい環境が形成される。腎血管系のなかで特に髄質の直血管(vasa recta)が影響を受け、さらに髄質集合管のうっ血が加わって、乳頭部が虚血に陥り、腎梗塞ないし乳頭壊死にいたると考えられる。ヘテロ保因者では髄質の腎細胞癌の頻度が高いことが知られ、これも乳頭壊死の原因となる。

腎盂腎炎は、高度の場合それ自体が腎髄質障害をきたすだけでなく、尿路感染がその他の原因に合併すると、しばしば腎乳頭障害の誘因となる。腎盂に接する髄質内層部は特に障害を受けやすい。腎結核は単独でも腎乳頭壊死をきたすが、他の尿路にも(尿管、膀胱など)結核性変化を伴うことが多い。

▶臨床症状・検査成績／診断

急性期(劇症型)の症状は、悪心・嘔吐、側背部痛、発熱、肉眼的血尿などで、広汎な壊死あるいは壊死組織による尿路閉塞のため腎不全(AKI〈急性腎障害〉)をきたすことがある。特に敗血症を伴

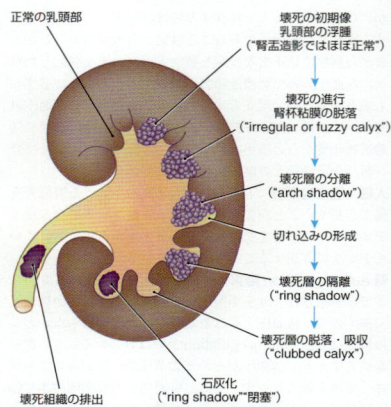

図 13-2-1 腎乳頭壊死の病変の進行と画像所見

う重症の急性腎盂腎炎、腎梗塞に伴ってみられることが多い。

一方、鎮痛薬の濫用や sickle cell disease(鎌状赤血球症)による場合は通常慢性的な経過をとり、初期には無症状のことが多い。尿所見は膿尿、顕微鏡的血尿などであり、軽度から中等度の蛋白尿もみられる。尿路感染をしばしば伴い、急性増悪の原因になる。起因菌は大腸菌、クレブシエラ属(Klebsiella)などのグラム陰性桿菌やカンジダ属(Candida)が多い。乳頭壊死が広汎に及ぶと腎機能悪化を示すが、基礎疾患である糖尿病性腎症、慢性腎盂腎炎、鎮痛薬による間質性腎炎などが原因のこともある。この際、腎髄質障害のため比較的初期より尿濃縮障害をきたすことが特徴の一つで、夜間尿・多尿が高頻度にみられる。一方、尿希釈力は保たれるのがふつうである。また、遠位尿細管障害により、塩類喪失、高カリウム血症または低カリウム血症を伴う代謝性アシドーシス(遠位尿細管性アシドーシス)を呈することも多い。腎乳頭壊死の原因となる鎮痛薬としては、前述したフェナセチン単独、あるいはフェナセチンとアスピリンまたは他のNSAIDsとの併用による場合が多い。NSAIDsの濫用は間質性腎炎の原因となるが、単独で腎乳頭壊死を起こすかどうかは議論のあるところである。

このように、表13-2-1に示す基礎疾患を持つ人が側腹部痛、血尿、膿尿などの症状を示した場合は、腎乳頭壊死も疑ってみることが重要である。最終的には、腎エコー、CT、腎盂造影などの画像で臨床的に診断する。典型的には、腎盂造影で腎乳頭部のアーチサイン(arch shadow)、リングサイン(ring shadow)がみられる(図 13-2-1)。劇症型では、腎乳頭の壊死組織が尿中に排出されることもあるので、尿培養(抗酸菌培養も含む)のほか、尿細胞診も提出しておく。

■治療と薬理メカニズム

治療は、原疾患に対する治療、および増悪因子の除去・予防が中心となる。たとえば、NSAIDsを服用していればこれを中止し、他の腎血流低下

をきたす薬剤もできるかぎり休止する。脱水にならないように注意し、水分摂取を促すとともに必要に応じて補液を行う。尿路感染は腎乳頭障害の原因、増悪因子のいずれにもなりうるので、普段から予防に努めるとともに、尿路感染が疑われる場合は尿培養を行い、抗菌薬により適切に対処する。誘因となる尿路閉塞も可及的に取り除くようにする。腎不全に対しては、通常の保存的治療や必要に応じて透析療法を考慮する。

【要 伸也】

参考文献
1) Eknoyan G et al: Renal papillary necrosis: An update. Medicine 61:55-73, 1982
2) Griffin MD et al: Renal papillary necrosis—A sixteen-year clinical experience. J Am Soc Nephrol 6:248-56, 1995
3) Bach PH et al: Renal papillary necrosis—40 years on. Toxicol Path 26:73-91, 1998
4) Erix AE: Renal papillary necrosis. Toxicol Path 30:672-674, 2002

3 コレステロール塞栓症

■**定義・概念** コレステロール塞栓症(choresterol crystal embolism: CCE)とは、胸部・腹部大動脈の粥状硬化巣に含まれるコレステロール成分が脱落・飛散し、コレステロールの小結晶が末梢血管に捕捉される結果、諸臓器の小〜細動脈に塞栓と局所の炎症性病変を生じ、各組織にさまざまな虚血症状を引き起こす疾患群をいう。頻度が高いのは、皮膚(特に下肢)、腎臓、消化管である。典型的には、動脈硬化の強い高齢の男性が、なんらかの血管内操作や大動脈イベントの直後〜数週間後に発症する。経過から、急性型ないし亜急性型と慢性型に分けられる。

■**病因**
危険因子と誘因

アテローム性の大動脈プラークが発生源になる。このため多くの症例は、背景に高血圧、喫煙歴、脂質異常症、糖尿病などの危険因子を有しており、大動脈のほか末梢動脈、冠動脈、頸動脈に動脈硬化性病変を認めることが多い。

自然発生例が約10〜20%にみられるが、残りの大部分は医原性である。誘因には、血管造影、経皮的動脈拡張術などの血管内操作、動脈瘤形成術などの大動脈の手術、外傷などがある。抗凝固薬や血栓溶解療法なども誘因となるが、ワルファリン使用の有無によって発生率に差はなかったとの報告もある。

■**病態生理**
発症メカニズム

初期(結晶塞栓期)、中間期(炎症期)、晩期(線維化・完全閉塞期)に分けて考えるとわかりやすい。散布されたコレステロールの結晶は、内径100〜200μm程度の小〜細動脈に捕捉され、塞栓の程度が強ければ、血管内膜から動脈壁にかけて局所的な炎症が惹起される。この時期には、マクロファージ、好酸球を含む炎症細胞の浸潤や血管壁の血管平滑筋細胞の増殖像がみられる。次いでそれらが線維性成分に置き換わり、数週〜数カ月の経過で血管閉塞へいたる。このように、コレステロール塞栓症の病態形成には単なる機械的閉塞だけでなく、血管炎様の炎症機転が関与していると推測される(図13-3-1)。このような塞栓機序は繰り返し生ずることも多く、臨床像をより複雑にしている。

病理

罹患臓器を生検すると、小動脈内にコレステロール結晶(cholesterol crystals)の存在を示唆する針状のコレステロール裂隙(cholesterol cleft)がみられ、それ以外の血管内腔を線維成分が満たして不完全〜完全閉塞をきたしている所見が観察される(図13-3-2)。裂隙がみられるのは、

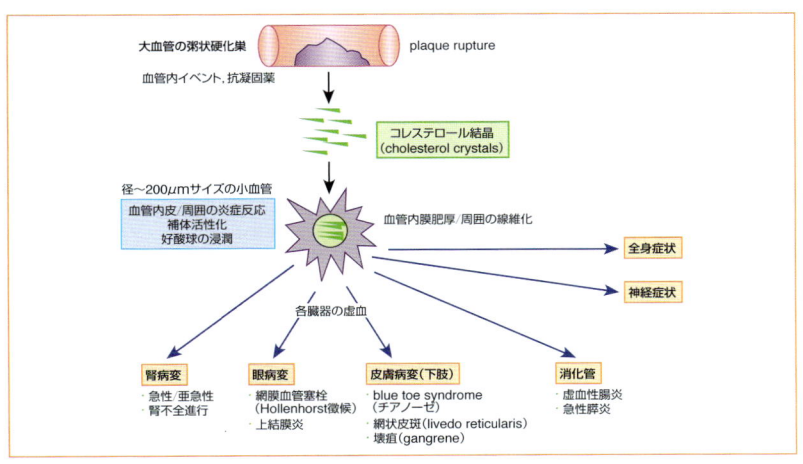

図13-3-1 コレステロール塞栓症の発症メカニズム

表13-3-1 どのような場合にコレステロール塞栓症を疑うか？

1) 男性，高齢（60歳以上），複数の動脈硬化危険因子の存在（高血圧，喫煙など）
2) 動脈硬化性血管病変（冠動脈，末梢動脈の閉塞病変）の存在
3) 胸部または腹部大動脈における粥状硬化巣の存在
4) 血管操作・手術，抗凝固薬投与などの誘因後に発症
5) 亜急性〜急性の腎機能悪化
6) 末梢皮膚病変（下肢の網状皮斑，blue toe syndrome）
7) 炎症反応陽性，好酸球増加症，低補体血症
8) 眼底のHollenhorst徴候（網膜血管の塞栓所見）

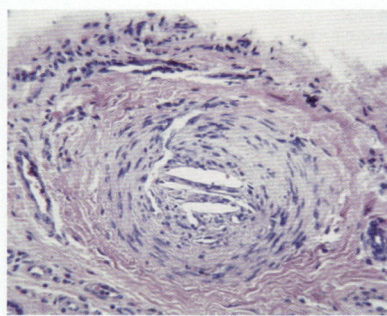

図13-3-2 コレステロール塞栓の病理組織像
小動脈の針状のコレステロール裂隙（cholesterol cleft）

アルコール固定の段階でコレステロール塞栓の針状の結晶が溶出するためであり，この病理所見により診断が確定する．種々の程度のマクロファージや好酸球の浸潤もみられる．

● **臨床症状・検査成績**　あらゆる臓器に塞栓が起こる可能性があり，症状は多彩である．また，発症の仕方もさまざまである．血管内操作に伴うものでは多くは急性〜亜急性の経過で発症するが，自然発症例では潜行性に症状が進むことが多い．臨床症状が現れやすいのは，皮膚（特に下肢），腎臓，腸管，眼底，中枢神経である．非特異的症状として，微熱，倦怠感，筋肉痛，食欲不振，体重減少などがある．検査所見では，白血球数増加，CRP（C反応性蛋白）上昇，ESR（赤血球沈降速度）亢進などの炎症所見のほか，活動期に好酸球増加を認めることが比較的特徴的である．時に低補体血症がみられる．

局所所見のうち皮膚症状は最もよく認められ，四肢末梢，特に下腿から足指に好発する．典型的なのは，下腿の網状皮斑（livedo reticularis）と足指先のチアノーゼ（blue toe syndrome）である．それぞれ，虚血による低酸素血症のため，静脈拡張を伴うチアノーゼが下腿の静脈，あるいは指先にみられるものをいう．いずれも圧迫で退色するが，進行すると紫斑，さらに足指の壊疽・潰瘍へいたることも多い．時に閉塞性動脈硬化症（ASO）と鑑別を要するが，コレステロール塞栓症では罹患血管は小動脈であるため，足背動脈の拍動は失われない点がポイントとなる．

腎所見では，腎機能低下が急性あるいは亜急性（数週から数カ月）の経過で進行する．ふつう尿所見は乏しく，軽度の蛋白尿，顕微鏡的血尿，顆粒円柱などがみられるが，多量の蛋白尿をきたすことは少ない．腎臓のコレステロール塞栓症を，atheroembolic renal disease（AERD）と呼ぶことがある．

消化器症状も多く，腹痛，下痢，消化管出血などの非特異的な腸管虚血症状のほか，重篤な場合には膵炎，胆嚢炎などを併発する．

眼底所見では，網膜血管の塞栓を示すHollenhorst徴候が特徴的であり，疑い症例では必ず眼底検査を行っておくことが重要である．一過性の片側性視力低下（amaurosis fugax）を生ずることがある．そのほか，一過性脳虚血発作，脳梗塞，意識障害などの種々の神経症状がみられる．

● **診断**　血管内操作手技の普及に伴い患者数も増加傾向にあるが，見逃されることも多い．特に，大動脈硬化や動脈硬化病変を有する高齢の男性が，血管造影後などに腎障害や皮膚症状などの多臓器症状を示した場合には，まず疑ってみることが重要である（表13-3-1）．好酸球増加症の存在，炎症反応陽性は可能性を高める．しかし，重症度や罹患臓器はさまざまであり，典型的な所見を示さない場合は組織診断がなければ確定診断できないこともある．特に自然発症例では組織診断は必須である．皮膚，腎臓，消化管の生検が施行されるが，皮膚所見があればまず皮膚生検を行う．眼底検査も非侵襲的に行えるため必ず施行する．

鑑別診断：動脈塞栓症，顕微鏡的多発血管炎（MPA），クリオグロブリン血症，抗リン脂質抗体症候群（APS），Raynaud（レイノー）病，心不全などに伴うチアノーゼ，ミキソーマ，感染性心内膜炎，などがある．一方，腎不全の鑑別として，造影剤腎症，薬剤による間質性腎炎，急性糸球体腎炎，急速進行性糸球体腎炎や血管炎，虚血性腎症，悪性高血圧症，などがあげられる．

画像所見で胸部・腹部大動脈に血管内プラークを認めることが診断の参考になるため，CTや心エコー，頸動脈エコー，MRI，血管造影などを適宜施行する．

● **治療と薬理メカニズム／経過・予後**　強い動脈硬化を背景にコレステロール塞栓症の予後は不良で，特に腸管虚血，腎不全をきたした症例では悪い．その他の予後不良因子として，糖尿病，心不全の存在，急性/亜急性の経過，などが知られている．

治療としては，中等量までのステロイドが活動期の症例に有効との報告があるが，確立したものではない．無効な場合も多く，投与に際しては副作用のリスクを考慮し，慎重に適応を決めるべきである．抗凝固薬は中止する．中長期的には，動脈硬化の進展予防（危険因子の除去）が重要であり，なかでも禁煙は必須である．アスピリン，HMG-CoA還元酵素阻害薬（スタチン）も投与される．スタチンは腎不全，生命予後の改善効果が期待できるとの報告も多く，積極的に考慮する．そのほか，有効性は不明であるが，プロスタグランジン製剤，LDLアフェレーシスが行われることがある．

外科的治療は壊疽に対する処置以外は通常行われないが，繰り返す塞栓の原因と考えられるプラークが存在する場合は，アテローム除去術が考慮される．

【要　伸也】

参考文献

1) Modi KS et al : Atheroemboli renal disease. J Am Soc Nephrol

2) Scolari FS et al : The challenge of diagnosing atheroembolic renal disease. Clinical feagures and prognostic factors. Circulation 116 : 298-304, 2007
3) Liew YP et al : Atheromatous embolization. Vasc Med 10 : 309-326, 2005
4) Jucgla A et al : Cholesterol embolism : Still an unrecognized entity with a high mortality rate. J Am Acad Dermatol 55 : 786-793, 2006
5) Ben-Horin S et al : Cholesterol crystal embolization to the digestive system : characterization of a common, yet overlookded presentation of atherolembolism. Am J Gastroenterol 98 : 1471-1479, 2003

14 腎と妊娠

はじめに

妊娠に伴い体内の血行動態は大きく変化し，腎機能にも大きな影響を及ぼす。妊娠に伴う腎機能の変化と，妊娠中に起きる可能性の高い腎機能障害や，血圧の変化を伴う合併症について述べる。

正常妊娠に伴う腎機能，血圧の変化

妊娠が成立すると，妊娠初期(2～3週頃)より糸球体濾過量(GFR)が増加する。10週頃には約40%増加し，20週には50%の増加となり，満期までその値を維持する。また胎児の蛋白合成により，蛋白は同化傾向となる。

これらの変化を反映し，BUN(血液尿素窒素)濃度は30～40%低下(妊娠中の正常上限12 mg/dL)する。Cr(クレアチニン)濃度も約20%減少し(妊娠中の正常上限0.8 mg/dL)，同様に尿酸値も低下(妊娠中の正常上限4.5 mg/dL)する。したがって，妊娠中に血清Crの正常内高値が判明した場合は妊娠前に腎機能障害が存在していた可能性がある。

血圧は，妊娠に伴い低下傾向となる。10週頃に血圧は20%程度低下し，その後徐々に上昇し，満期頃には非妊娠時の通常血圧となる。したがって，妊娠後にはじめて血圧を測定した場合は妊娠前の軽度高血圧が見逃される可能性もあり，注意が必要である。

腎疾患患者の妊娠

腎疾患患者の妊娠の可否を判断するときは，尿蛋白，腎機能(必要に応じ腎生検も)などによる腎機能の再評価が必要となる。各々の腎疾患に対し，関連学会などによる妊娠許可基準が設けられており，妊娠にさしつかえないとされる条件を以下に示す。

- 慢性腎炎症候群[1]
  - クレアチニンクリアランス(Ccr)90以上であれば尿蛋白2.0 g以上，拡張期血圧95 mmHg以上でも可。
  - Ccr 70以上なら尿蛋白2.0 g未満，拡張期血圧95 mmHg未満で可。
- ネフローゼ症候群[1]
  - 完全寛解。
  - 不完全寛解I型(尿蛋白1～2 g／日)かつCcr 70以上。
- 糖尿病性腎症　2期(尿中微量アルブミン陽性)まで。
- ループス腎炎[2]　Ccr 70以上，少なくとも1年以上の活動性なし，など。

腎機能障害が軽度(Cr 1.4 mg/dL以下)であれば，合併症(妊娠中の高血圧や腎機能低下，産後の高血圧や腎機能低下)の発生頻度は低く，生児を得る確率も高い。しかし腎機能障害の進行に伴い，合併症が半数程度に出現し，早産傾向や児の出生時体重の低下が顕著となる。

妊娠高血圧症候群

■ **定義・概念**　妊娠20週以降，分娩12週後まで高血圧(140/90 mmHg以上)がみられる場合，または高血圧に蛋白尿(0.3 g/日以上)を伴う場合のいずれかで，かつこれらの症状が単なる妊娠の偶発合併症によるものでないものをいう。病型分類を以下に示す。

妊娠高血圧腎症(preeclampsia)：妊娠20週以降(典型的には妊娠後期)にはじめて高血圧が発症し，かつ蛋白尿を伴うもので分娩後12週までに正常に復する場合。

妊娠高血圧(gestational hypertension)：妊娠20週以降にはじめて高血圧のみが発症し，分娩後12週までに正常に復する場合。

加重型妊娠高血圧腎症(superimposed preeclampsia)：
- 高血圧が妊娠前あるいは妊娠20週以前に存在し，20週以降に尿蛋白を伴う場合。
- 高血圧と蛋白尿が妊娠前あるいは20週以前に存在し，20週以降にいずれか，または両症状が増悪する場合。
- 蛋白尿のみを呈する腎疾患が妊娠前あるいは20週以前に存在し，20週以降に高血圧が発症する場合。

子癇(eclampsia)：妊娠20週以降にはじめて痙攣発作を起こし，てんかんや二次性痙攣が否定されるもの。

上記の根本的な治療法は妊娠終結(termination)である。終結までの保存的療法としては安静・食事療法・血圧管理(特に初期にはα-メチルドパ，塩酸ヒドララジンなど)があげられる。

その他妊娠中に合併し，重篤な急性腎不全を合併する可能性があり，かつ緊急治療を要する疾患として代表的なものを次に示す。

- **HELLP症候群**　妊娠高血圧症候群に肝障害や血小板減少症を伴う病態で，病因として血管内皮傷害が最も考えられている。妊娠中の発症平均時期は32週である。HELLP(hemolysis, elevated liver enzymes, low platelet count)が発症すれば合併症として胎盤早期剝離がみられ，腎不全や急性呼吸促迫症候群(ARDS)の合併も多く認められている。母体の予後改善のために診断がつけばただちにterminationすることが望ましい。
- **TTP-HUS**　血栓性血小板減少性紫斑病(TTP)および溶血性尿素症症候群(HUS)は，微小血栓に伴い血管内溶血を引き起こし血小板減少と貧血を呈する点はHELLPに似ているが，肝障害ではなく神経症状を呈するのが特徴である。HELLPと異なりterminationにて軽快しない。HUSの場合突然の乏尿と血尿から発症することが多く，血清Cr，ビリルビン，乳酸脱水素酵素(LDH)の上昇が認められ，血液浄化療法を必要とする場合が多い。診断は腎生検による血栓性微小血管障害の証明により確定される。
- **急性妊娠脂肪肝**　急性妊娠脂肪肝(acute fatty liver of pregnancy：AFLP)は妊娠高血圧症候群を合併している

ことがリスクの一つである。低血糖や急激な肝機能障害を発症し、急速に肝不全や腎不全が進行し、透析療法が必要になる場合もある。根本的な治療は termination である。

【長谷川 礼子・加藤 哲夫】

参考文献
1) 厚生省特定疾患進行性腎障害調査研究班，1998
2) 日産婦会誌 60：N45-N47, 2008
3) Sharon EM et al：Pregnancy and the Kidney. J Am Soc Nephrol 20：14-22, 2009
4) David C et al：Outcome of Pregnancy in Women with Moderate or Severe Renal Insufficiency. N Engl J Med 335：226-232, 1996

15 尿細管疾患

1 Fanconi 症候群，Dent 病および他の近位尿細管疾患

■ **定義・概念** Fanconi（ファンコーニ）症候群（Fanconi syndrome）は先天的・後天的な原因により近位尿細管細胞における電解質や蛋白の全般的な再吸収機能障害が生じるために、多尿、糖尿、高リン(P)尿、高カルシウム(Ca)尿、高尿酸尿、汎アミノ酸尿、蛋白尿（低分子蛋白尿）、重炭酸尿などをきたす疾患である。上記のすべての所見がみられる場合を完全型、いくつかの所見が不足している場合を不完全型と呼ぶ。De Toni, Debré, Fanconi らにより 1930 年代にはじめて記載された。

Dent（デント）病（Dent disease）は出生時から近位尿細管機能障害を呈し、加齢とともに遠位尿細管障害が加わり成人になってから糸球体硬化による腎機能低下をきたす X 染色体性の遺伝疾患である。わが国固有の疾患とされていた特発性尿細管性蛋白尿症は Dent 病と同一疾患である。

■ **疫学** さまざまな原因で Fanconi 症候群が生じるため、頻度は不明である。原因疾患の頻度は、Lowe（ロウ）症候群は 10 万〜20 万人に 1 人、シスチン症は 10 万〜20 万人に 1 人、ガラクトース血症は 20 万人に 1 人、グリコーゲン病（糖原病、グリコーゲン蓄積病）(GSD) I 型（von Gierke〈フォン・ギールケ〉病）は 10 万人に 1 人、Wilson（ウィルソン）病は 3 万人に 1 人程度とされる。わが国では学校検尿により蛋白尿陽性を指摘されたことを契機に Dent 病が診断されることが多い。

■ **病因・病態生理と分子メカニズム**（表 15-1-1）
Fanconi 症候群：先天的・後天的な原因により近位尿細管細胞における電解質や蛋白の再吸収や分泌に関与するチャネル（channel）やトランスポーター（transporter）の機能に障害が生じて、近位尿細管における全般的な再吸収機能障害が生じる。その結果、多尿、糖尿、高 P 尿、高尿酸尿、汎アミノ酸尿、蛋白尿（低分子蛋白尿）、重炭酸尿などを発症する。その他、Dent 病や Lowe 症候群では Ca 再吸収障害による高 Ca 尿を呈する。成人では多くは二次性で、薬剤や Sjögren（シェーグレン）症候群などの自己免疫性疾患が原因となる。一方、小児では薬剤、先天性代謝異常症、ミトコンドリア異常症が原因となることが多い。

Dent 病：約 60％は近位尿細管におけるエンドサイトーシ

表 15-1-1 Fanconi 症候群の原因

先天性 Fanconi 症候群
Dent 病
Lowe 症候群
ミトコンドリア異常症
シスチン症
ガラクトース血症
遺伝性フルクトース不耐症
グリコーゲン蓄積病 I 型（von Gierke 病）
Fanconi-Bickel 症候群
チロシン血症 1 型
Wilson 病
特発性 Fanconi 症候群
二次性 Fanconi 症候群
ネフローゼ症候群
骨髄腫
Sjögren 症候群
腎移植
TINU 症候群
自己免疫性間質性腎炎，髄性腎症
神経性食欲不振
未治療時の遠位尿細管性アシドーシス
外因性 Fanconi 症候群
薬剤
化学物質
重金属

ス（endocytosis）の機能を担う chloride channel 5（ClC-5）遺伝子 *CLCN5* の異常が、約 10％はイノシトールリン脂質の代謝に関与しエンドサイトーシスの機能維持に必要なイノシトールポリリン酸-5-ホスファターゼに類似する蛋白の遺伝子をコードする Lowe 症候群の原因遺伝子 *OCRL1* の異常が原因である。これらの蛋白の機能異常はエンドサイトーシスを障害し、低分子蛋白尿の原因となる（図 15-1-1）。さらに、近位尿細管でエンドサイトーシスされ分解される副甲状腺ホルモン（PTH）が減少するため、尿細管管腔内から PTH が近位尿細管細胞に取り込まれビタミン D が活性化され、消化管からの Ca の吸収が増加して尿中への Ca 排泄が亢進し、高カルシウム尿症となる。さらに、エンドサイトーシスの trafficking（recycling）障害により、近位尿細管管腔側膜に存在する Na-P cotransporter（NaPi2）が細胞質（subapical）のエンドソーム（endosome）膜に移動するため、高リン尿症となる。Dent 病にみられる腎石灰化の原因は不明である。集合管細胞の管腔側に Ca などの結晶が付着すると、一部の集合幹細胞には近位尿細管細胞と同様のエンドソームの作用により、この結晶を取り込み分解して処理する機序が存在する。ClC-5 は集合管細胞の管腔側膜と細胞内に発現する。ClC-5 の異常はこの機序を障害し、集合管内での結晶の処理障害（その結果として尿路結石）やエンドソーム内での処理障害（腎石灰化）をきたすことが推定されている（crystal agglomeration）。本症の患者にみられる尿路結石の成分は遠位尿細管性アシドーシス患者と同様のリン酸カルシウム結石である。本症の患者の集合管細胞では、本来管腔側膜に発現すべき H^+-ATPase が基底膜側に移動するため尿中への H^+ の排泄が低下し、尿酸性化障害が生じる。

ミトコンドリア異常症：原因はミトコンドリア遺伝子の異常である。

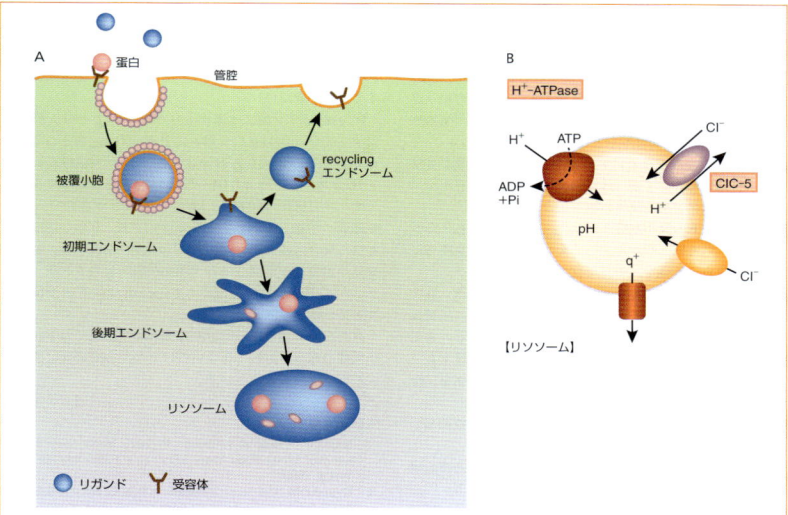

図 15-1-1 近位尿細管細胞における蛋白再吸収機序
A：尿中蛋白は近位尿細管細胞表面の megalin と cubilin に結合し，エンドソーム内に取り込まれ，リソソーム内で分解される
B：H$^+$-ATPase と ClC-5 によりリソソーム内の pH は 3〜4 に保たれている。ClC-5 の障害により pH が低下せず，エンドソームの recycling が障害され，蛋白の再吸収が阻害される
ATP：アデノシン三リン酸，ADP：アデノシン二リン酸

シスチン症：原因は lysosomal transport protein である cystinosin をコードする遺伝子 *CTNS* の異常である。
ガラクトース血症：原因はガラクトース-1-リン酸ウリジルトランスフェラーゼ（galactose-1-phosphate uridyltransferase）をコードする遺伝子 *GALT1* の異常である。
遺伝性フルクトース不耐症：原因はアルドラーゼ B（aldorase B）をコードする遺伝子 *ALDOB* の異常である。
グリコーゲン蓄積病 I 型（von Gierke 病）：原因はグルコース-6-リン酸-α（glucose-6-phosphatase-α）をコードする遺伝子 *G6PDA* または glucose-6-phosphatase transporter をコードする遺伝子 *G6PT* の異常である。
Fanconi-Bickel 症候群：Fanconi-Bickel（ファンコーニ-ビッケル）症候群の原因は糖輸送担体 2（glucose transporter 2：GLUT2）をコードする遺伝子 *SLC2A2* の異常である。
チロシン血症 1 型：原因はフマリルアセト酢酸水解酵素（fumarylacetoacetate hydrolase）を高度する遺伝子 *FAH* の異常である。
Wilson 病：原因は P 型銅輸送 ATPase β polypeptide enzyme をコードする遺伝子 *ATP7B* の異常である。
二次性 Fanconi 症候群：原因となる疾患はネフローゼ症候群，骨髄腫（myeloma），Sjögren 症候群，腎移植後，TINU（tubulointerstitial nephritis with uveitis）症候群，未治療時の遠位尿細管性アシドーシス（dRTA）などである。Sjögren 症候群，腎移植後，TINU 症候群では自己抗体などの免疫学的機序が原因となる。未治療時の dRTA では細胞内に H$^+$ が蓄積することにより，細胞内 pH が低下しエンドサイトーシスの機能が障害され低分子蛋白尿が発症する。
外因性の Fanconi 症候群：原因は劣化したテトラサイクリン，アミノグリコシド，サリチル酸，バルプロ酸，ハーブ，抗がん剤（イホスファミド，クロロアセトアルデヒド，シスプラチンなど），分子標的治療薬（イマチニブ），抗 HIV（ヒト免疫不全ウイルス）薬（アデホビル，シドホビル，テノホビルなど），化学薬品（パラコート，6-メルカプトプリン，トルエンなど），重金属（カドミウム，クロミウム，プラチナ，鉛など）である。これらの薬剤は GLUT，エンドソームの H$^+$-ATPase，ミトコンドリアを障害することが Fanconi 症候群の原因となる。

▶ 臨床症状・検査成績

Fanconi 症候群：初期は無症状である。進行すると，尿濃縮力障害による多尿，骨病変によるくる病，骨粗鬆症が出現する。そのほかに，Fanconi 症候群の原因となる疾患に起因する疾患に特徴的な臨床症状が出現する。
Dent 病：初期には低分子蛋白尿が主体で，加齢とともに尿濃縮力障害，尿中 Ca，P 排泄増加，尿細管性アシドーシス，腎石灰化などのさまざまな尿細管機能異常と糸球体硬化が進行し，40 歳代以降に末期腎不全にいたる。
Lowe 症候群：高カルシウム尿症，多尿，白内障・緑内障などの眼球異常，中枢神経障害，知能障害，特異な顔貌を

呈する．30〜40歳代で末期腎不全となる．

ミトコンドリア異常症：中枢神経，心血管，眼，肝，消化管，腎を含む全身の多彩な異常を合併する．発症年齢，臓器症状，重症度などが患者ごとに異なることが特徴である．

シスチン症：シスチンが全身に蓄積する．小児期の繰り返す脱水による発熱，成長障害，くる病を特徴とし，未治療では10歳までに末期腎不全となる．

ガラクトース血症：全身にガラクトース-1-リン酸が蓄積する．患児は嘔吐，下痢，成長障害，発達障害，肝不全，凝固障害，尿細管機能障害，脳浮腫などを呈する．

遺伝性フルクトース不耐症：新生児・乳児期に母乳・ミルク摂取後に低血糖，嘔吐を呈して突然死する．成長障害，肝腫大，肝硬変，腎石灰化を呈する．

グリコーゲン蓄積病Ⅰ型(von Gierke病)：低血糖，肝臓腫大，高コレステロール血症，高中性脂肪血症，高尿酸症，乳酸性酸血症，白血球減少，成長障害を呈する．典型例は生後6〜8カ月頃に痙攣と肝腫大を主訴に発症することが多い．思春期・成人期に75%の患者が肝細胞癌を発症する．

Fanconi-Bickel症候群：成長障害，くる病，粗野な顔貌，肝脾腫大を呈する．

チロシン血症1型：肝障害，凝固障害，低血糖，肝細胞腫を発症する．感染症罹患時に急性肝不全を発症する．

Wilson病：全身に銅が蓄積するため，肝不全，錐体外路障害，発語・嚥下障害，協調運動の障害，よだれ，Kayser-Fleisher(カイザー-フライシャー)角膜輪などの症状を呈する．

■ **診断** 多尿，小児期の成長障害(低身長)，糖尿，高P尿，高尿酸尿，汎アミノ酸尿，蛋白尿(α_1ミクログロブリンやβ_2ミクログロブリンなどの低分子蛋白が高値となるだけでなく，蛋白尿全体の70%以上を占める)，高重炭酸尿などの近位尿細管機能障害がみられ，その結果として血清P，尿酸，重炭酸イオン低値(酸血症)がみられる場合，本症と診断する．小児では尿へのカルニチン排泄の亢進，活性型ビタミンD産生障害，くる病による骨変化もみられる．

Dent病とLowe症候群では高カルシウム尿症を呈する．シスチン症は生後6〜12カ月時にFanconi症候群を発症し，脱水による発熱を繰り返すことで診断の契機となる．Dent病は小児期には無症状で，わが国では学校検尿にて蛋白尿が発見されることを契機に診断されることが多い．

Fanconi症候群と診断した場合には，原因となる疾患を明らかにする(表15-1-1)．欧米では小児のFanconi症候群の原因となる最も頻度の高い疾患はシスチン症である．

■ **治療と薬理メカニズム** Fanconi症候群の原因疾患の治療を優先する．原因疾患の治療によりFanconi症候群の改善・治癒を期待できる．

低リン血症などの電解質異常にはできるだけ経口的に補充療法を行う．薬物療法は代謝性アシドーシス，低カリウム血症を正常化し，成長障害，骨塩量の低下，骨折などの合併症を予防あるいは治療することを目的とする．アシドーシスを補正するためには一般に大量のアルカリが必要で，重炭酸イオンとして5〜15 mEq/kg/日分3〜4にて投与する．ただし，大量のアルカリ投与は集合管へのナトリウム(Na)負荷とアルドステロン作用の結果低カリウム血症を増強するので，K剤の補充や，ヒドロクロロチアジド(hydrochlorothiazide)1〜3 mg/kg/日分3投与などの利尿薬を併用して必要なアルカリ量を減らすことができる．重症例では，以上の治療でもアシドーシスを完全に補正することができない．

Pの補充(リン酸二水素ナトリウム1.94 gとリン酸一水素ナトリウム0.34 gの合剤中にPが500 mg含まれる．成人でPとして2〜10 mg/kg/日分3を投与する)や活性型ビタミンD(αカルシドール0.01〜0.1 μg/kg分2またはカルシトリオール0.005〜0.041 μg/kg分2)の投与が有効である．

■ **経過・予後** 原因疾患が明らかにされ，有効な治療が行われた場合にはFanconi症候群は改善・消失する．特に，有効な治療法が開発されたWilson病，シスチン症，ガラクトース血症などに起因するFanconi症候群の予後は改善している．

有効な治療法がないDent病，Lowe症候群ではFanconi症候群の進行を抑制できないだけでなく，40歳代に患者は末期腎不全となることが多い．

【五十嵐 隆】

参考文献
1) Igarashi T：Fanconi syndrome. Pediatric Nephrology, 6th edition, vol 1, edited by Avner ED et al, p1039-1068, Springer-Verlag, 2009
2) Wrong OM et al：Dent's disease: a familial renal tubular syndrome with hypercalciuria, tubular proteinuria, rickets, nephrocalcinosis and eventual renal failure. Q J Med 77：1086-1087, 1990
3) Lloyd SE et al：A common molecular basis for three inherited kidney stone diseases. Nature 379：445-449, 1996

2 Bartter症候群，Gitelman症候群

■ **定義・概念** Bartter(バーター)症候群(Bartter syndrome)はネフロンにおけるHenle(ヘンレ)の上行脚，Gitelman(ギテルマン)症候群(Gitelman syndrome)は遠位尿細管の，それぞれの細胞膜に存在するNa再吸収に関与する輸送体・チャネルの異常によって正常なNa再吸収が阻害されるため起こる[1]．

歴史

Bartter症候群は1962年にBartterらが脱水，低カリウム血症，高レニン・アルドステロン血症を有し乳幼児から認められる症例を報告したのが最初である．Gitelman症候群は1966年にGitelmanらが筋脱力発作と皮膚症状(低マグネシウム血症による)を持つ2症例を最初に報告した．この両疾患は発症年齢(Bartterが若年発症)の違いはあったが，病態は類似(脱水，正常〜低血圧，低カリウム血症，高レニン・アルドステロン血症，代謝性アルカローシス)しており，Gitelman症候群はBartter症候群の軽症型と昔は分類された．発症年齢の差以外に尿検査でBartter症候群が高カルシウム尿症を，Gitelman症候群は低カルシウム尿症を認める．薬理学的に利尿薬の反応にも違いがあり，Bartter症候群はループ利尿薬であるフロセミド(furosemide)で感受性が乏しく，Gitelman症候群は遠位尿細管へ作用する利尿薬であるサイアザイド(thiazide)で感受性が乏しい傾向にあった(表15-2-1)．

■ **疫学** 両疾患とも常染色体劣性遺伝形式をとる．Bart-

表 15-2-1 両疾患で異なる症状・所見

	Bartter症候群	Gitelman症候群
発症年齢	出生前後, 乳児	子どもから大人
成長障害	+	+/-
多尿	+	
テタニー		+
低マグネシウム血症		+
高カルシウム尿症	+	
尿中 PGE_2 上昇	+	
軟骨石灰化症		+
異常部位	Henleの上行脚	遠位尿細管

PGE_2 : プロスタグランジン E_2

ter症候群は非常にまれな疾患であり, 1人/100万人程度の発症頻度である. Gitelman症候群は1人/4万人の発症であるが, 腎尿細管遺伝子病のなかで最も頻度が高い. ヘテロの遺伝子異常を持つものは全人口の1%にのぼるが, 特に臨床症状はないとされる.

● **病因・病態生理と分子メカニズム**（図15-2-1, 表15-2-2） 1996年, Simonらが Bartter症候群の患者から Na^+-K^+-$2Cl^-$共輸送体（NKCC2）の遺伝子変異を発見した[2]. この NKCC2 は Na^+, K^+ と Cl^- を尿細管腔内での再吸収を担う, 利尿薬のフロセミドの阻害部位である. この後, Bartter症候群は Henleの上行脚に存在するチャネルなどの遺伝子異常が次々と発見されたので, 現在

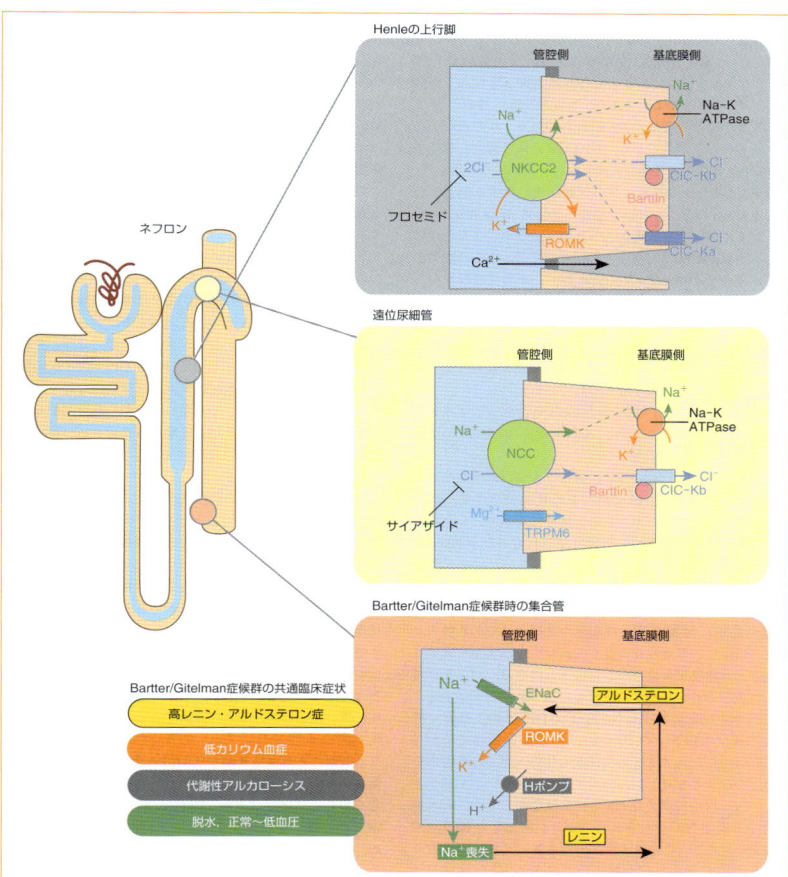

図15-2-1 Bartter/Gitelman症候群に関与する輸送体チャネル
NKCC2 : Na^+-K^+-$2Cl^-$共輸送体, NCC : Na^+-Cl^-共輸送体, ROMK : renal outer medullary potassium channel

表15-2-2 Gitelman症候群とBartter症候群の分類

名前		OMIM	原因遺伝子	つくられる蛋白質	性質		臨床症状の特徴
Gitelman症候群		263800	SLC12A3	NCC	Na^+-Cl^-共輸送体	軽症	
Bartter症候群	type I	601678	SLC12A1	NKCC2	Na^+-K^+-$2Cl^-$共輸送体	新生児型	PGE_2高値
	type II	241200	KCNJ1	ROMK	K^+チャネル	新生児型	PGE_2高値 出生時高カリウム血症
	type III	607364	CLCKB	ClC-Kb	Cl^-チャネル	古典型	
	type IVa	602522	BSND	Barttin	Cl^-チャネルのサブユニット	新生児型	PGE_2高値 感音性難聴
	type IVb	613090	CLCKA, CLCKB	ClC-Ka, ClC-Kb	Cl^-チャネル	新生児型	PGE_2高値 感音性難聴

OMIM：Online Mendelian Inheritance in Man, NCC：Na^+-Cl^-共輸送体, NKCC2：Na^+-K^+-$2Cl^-$共輸送体, ROMK：renal outer medullary potassium channel, PGE_2：プロスタグランジンE_2

まで4つに分類されている[注]。ROMK(renal outer medulla potassium channel)と呼ばれるK^+チャネルは細胞内から尿細管腔へK^+を出すことで、また電位依存性Cl^-チャネルの一つであるClC-Kbは$NKCC2$により細胞内へ再吸収されたCl^-を血管(基底膜)側へ移動させて$NKCC2$の働きを調整する。これらのチャネルの遺伝子異常から機能低下が起こると、$NKCC2$自体の機能も落ちてBartter症候群が起こる。

近年、Bartter症候群に感音性難聴を合併する患者からClC-Ka/Kbの2つを欠損する遺伝子異常(type IVb)[3]、もしくはClC-Ka/Kbを基底膜へ移動するために必要なサブユニット(Barttin)[4]の遺伝子異常でClC-Ka/Kbの機能が低下する患者が報告されている(type IVa)。感音性難聴を起こす説明として内耳の蝸牛管血管条細胞内にClC-Ka/KbとBarttinがともに存在して内リンパ管内をK高濃度に維持する働きを持っている。type IVはClC-KaとClC-Kb両方の機能がないために内リンパ管内のK濃度が維持できず、正常な機能を失うためと考えられている。

Gitelman症候群も1996年Simonらがサイアザイド阻害先である遠位尿細管のNa^+-Cl^-共輸送体(NCC)の遺伝子異常であることを報告した[5]。

・注：Henleの上行脚の基底膜側にカルシウム感知受容体(calcium-sensing receptor：CaSR)が存在する。この機能亢進型遺伝子異常で常染色体優性遺伝形式をとるのはBartter症候群のV型に分類されていたがBartter症候群の主要所見の一つである低カリウム血症を認めず、現在はBartter類似疾患に分類される。またIVbをBartter症候群のVに分類する場合もある。

▶**臨床症状・検査成績** 両疾患の共通所見である脱水、正常〜低血圧、低カリウム血症、高レニン・アルドステロン血症と代謝性アルカローシスの発症機序は、利尿薬を慢性的に投与されている状態と合致する。図15-2-1下に示すように、ネフロンにおけるNa再吸収(Henleの上行脚で約25%、遠位尿細管で約10%を担う)が阻害されて尿からNa喪失が起こる。Naと一緒に水も体外へ出されて脱水や低血圧の症状となり、高レニン・アルドステロン血症をきたす。一方、尿中に増えたNaの代償反応にて下流にある集合管で上皮型Na^+チャネル(ENaC)が増加してNa^+の再吸収量を増やす。この陽イオンであるNa^+を細胞内へ取り込む代わりに尿中へ同じ陽イオンであるK^+やプロトン(H^+)の排泄が増えて、低カリウム血症や代謝性アルカローシスが生じる。Henleの上行脚ではCa^{2+}の再吸収を主に細胞間の接着因子が担っているが、Bartter症候群はNKCC2の機能低下から細胞間を通るCa^{2+}の再吸収の減少が起こるため、高カルシウム尿症となる。遠位尿細管はCa^{2+}、Mg^{2+}も細胞内を通って再吸収される。Mg^{2+}の再吸収はTRPM6が担う。NCCの機能低下がTRPM6のMg^{2+}再吸収をも減少させるため、Gitelman症候群の患者で低マグネシウム血症が起こると考えられている。

▶**診断** Bartter症候群の新生児型(antenatal)は、胎児期から多尿があり羊水過多などの周産期異常を認めて早産となりやすい。出生後も多尿と高度の電解質異常を引き起こす。高カルシウム尿症のため腎石灰化と腎間質障害が生じ、早期治療に反応しない場合は小児期で末期腎不全にいたる。古典(classic)型は新生児型と比べて軽症ではあるが、それでも乳児期から幼児期までに体重増加不良や成長障害で見つかることが多い。持続的な多尿から下痢などを契機に低カリウム血症と脱水が進行し、脱力発作や意識障害が起こり、発見されることもある。Gitelman症候群の多くは成長障害もなく無症状である。学童期もしくは成人になってから見つかることも多い。しかし診断前から低マグネシウム血症による手足の痙攣や時にテタニー症状に悩まされている場合や、低血圧や全身倦怠感症状の精査で偶然に見つかることもある。

診断には高血圧がないのに低カリウム血症や代謝性アルカローシスの存在を認めることだが、成人の場合は鑑別診断が重要である。問診によりたとえば頻回や習慣性嘔吐がある場合、やせ願望(神経性食思不振症)などによる利尿薬使用や健康食品などに含有される利尿成分の有無を確認する。特に医療関係者などに多いとされるフロセミドの使用で低カリウム血症などBartter症候群様の所見を満たす場合(これを偽性Bartter症候群と呼ぶ)は、患者申告ではわからないことが多く、尿中のフロセミドの確認が必要となることがある。Bartter/Gitelman症候群は利尿薬の反応性の違いにより多くは診断できる。

▶**治療と薬理メカニズム** 低カリウム血症には経口カリウム製剤により血清K値が3.5 mEq/L以上を目標にする。低マグネシウム血症は酸化マグネシウム内服で下痢に注意しながら正常化を試みる。Bartter症候群はレニン分泌過剰による高プロスタグランジンE_2(PGE_2)血症は正のため、COX-2(シクロオキシゲナーゼ2)阻害作用を持つ非ステロイド性抗炎症薬(NSAIDs)(インドメタシン(indometacin)など)を使用する。高アルドステロン血症の臓器障害を防止するため抗アルドステロン作用を持つK保持

性の利尿薬のスピロノラクトン(spironolactone)やトリアムテレン(triamteren)を、日本では承認されていないがENaC阻害薬であるアミロライド(amiloride)を欧米では使用する。

● **経過・予後** Gitelman症候群は健常者と同様であるが、加齢とともに軟骨石灰化による関節変形を認める場合もある。Bartter症候群の長期予後はよくわかっていないが、治療により高カルシウム尿症や電解質異常が是正される場合は良好とされる。

【山田 秀臣】

参考文献

1) Seyberth HW : An improved terminology and classification of Bartter-like syndromes. Nat Clin Pract Nephrol 10:560-567, 2008
2) Simon DB et al : Bartter's syndrome, hypokalaemic alkalosis with hypercalciuria, is caused by mutations in the Na-K-2Cl cotransporter NKCC2. Nat Genet 2:183-188, 1996
3) Schlingmann KP et al : Salt wasting and deafness resulting from mutations in two chloride channels. N Engl J Med 350:1314-1319, 2004
4) Estévez R et al : Barttin is a Cl⁻ channel beta-subunit crucial for renal Cl⁻ reabsorption and inner ear K⁺ secretion. Nature 414:558-561, 2001
5) Simon DB et al : Gitelman's variant of Bartter's syndrome, inherited hypokalaemic alkalosis, is caused by mutations in the thiazide-sensitive Na-Cl cotransporter. Nat Genet 1:24-30, 1996

3 Liddle 症候群

● **定義・概念** Liddle(リドル)症候群(Liddle syndrome)は、若年(10代)で発症する「低レニン・低アルドステロン性高血圧症」である[1]。腎集合管のNa⁺輸送が亢進しているため、食塩感受性高血圧症となる。本疾患では、尿中へのK⁺分泌・H⁺分泌を促進する尿細管内負電位が大きくなるので、二次的に低カリウム血症・代謝性アルカローシスを伴う。臨床症状は、原発性アルドステロン症と類似するが(gain-of-function)、血漿アルドステロン濃度(plasma aldosterone concentration : PAC)は低い。腎集合管主細胞におけるMR(ミネラルコルチコイド受容体〈mineralocorticoid receptor〉)シグナルは抑制されているので、スピロノラクトン(spironolactone)(MR拮抗薬)の投与は、症状の改善にとって無効である。一方、トリアムテレン(triamterene)(Na⁺輸送阻害効果あり)の投与が有効であることは、当時から明らかになっていた。

● **疫学** 腎尿細管イオン輸送に関連する機能分子(例:レニン〈renin〉、アンジオテンシノーゲン〈angiotensinogen〉、アンジオテンシン変換酵素〈ACE〉、プロスタサイクリン合成酵素〈prostacyclin synthase〉、成長ホルモン〈growth hormone〉、インスリン様増殖因子I〈IGF-I〉、ANP〈心房性ナトリウム利尿ペプチド〉受容体、インスリン受容体〈insulin receptor〉、グルココルチコイド受容体〈glucocorticoid receptor : GR〉、レプチン受容体〈leptin receptor〉)の遺伝子バリアントが原因で高血圧になる疾患は多く見つかっているが[2,3]、Liddle症候群は、集合管主細胞(管腔膜)に発現する(まれな)「上皮型Na⁺チャネル(epithelial sodium〈Na⁺〉channel : ENaC)」の単一遺伝子異常である[4]。ENaCβサブユニットの遺伝子多型(例:遺伝子SCNN1BのThr594Met)は、アフリカ系アメリカ人(米国黒人)、南ロンドンに居住する黒人に多くみられる(常染色体優性遺伝)。一般的に、「黒人が白人に比べ食塩感受性高血圧になりやすいこと」「血圧が正常域内でも黒人の若者のほうが血漿低レニン・低アルドステロンであること」と、「Liddle症候群(Thr594Met)に黒人が多いこと」との因果関係が注目されている。

● **病因** Liddle症候群の本態は、単一遺伝子(ENaC)異常による、①集合管主細胞(管腔膜)に組み込まれたENaC蛋白の発現量増加と、②チャネル活性(Na⁺輸送活性)の亢進である。患者尿検査において、低(PAC/尿中K⁺分泌)を示すENaC(α, β, γ)バリアントについては文献5(表1)参照。フィンランド人の(低レニン・低アルドステロン)本態性高血圧患者集団から、βENaC(G589S)とγENaC(V546I)バリアントが高血圧の発症に重要であることがわかった。

● **病態生理と分子メカニズム** ENaCは、体内Na⁺輸送上皮組織(例:大腸、汗腺、唾液腺、気道、腎遠位部尿細管)において、「Na⁺流入の律速段階(rate-limiting step)」として機能している(図15-3-1)。したがって、ENaC発現量の増加、機能活性の亢進は、上皮組織のNa⁺輸送量の増加に直結する。腎臓におけるNa⁺再吸収調節は、アルドステロン(aldosterone)感受性遠位尿細管(aldosterone-sensitive distal nephron : ASDN)(具体的には遠位曲尿細管〈distal convoluted tubule : DCT〉、結合尿細管〈connecting tubule : CNT〉、皮質集合管〈cortical collecting tubule : CCD〉)で行われているので、腎集合管における Na⁺再吸収亢進の結果、細胞外液量(extracellular fluid volume : ECF〈ECFV〉)が増加し高血圧になる。これは、視床下部にある浸透圧受容器が正常であるかぎり、ECFの浸透圧を正常域に保持することが優先され、抗利尿ホルモン(ADH)(バゾプレシン)が放出されるので、Na⁺再吸収に見合った水の再吸収が起こるからである。ADHは、V₂R(バゾプレシンV₂受容体〈vasopressin V2 receptor〉)-cAMP(環状アデノシン一リン酸)-PKA(プロテインキナーゼA〈protein kinase A〉)系を介して、ADH依存性水チャネル(アクアポリン2〈aquaporin 2 : AQP2〉)の集合管主細胞(管腔膜)の発現量増加・活性亢進だけでなく、ENaCの管腔膜発現量を増加させる(図15-3-1)[6]。しかし、マウス腎集合管に変異遺伝子を導入した実験によって、集合管のENaCのみ選択的に機能低下させても、Na⁺バランスには影響しないことがわかった。一方、集合管におけるNa⁺輸送亢進は尿細管内負電位を大きくするので、主細胞のROMK(renal outer medulla potassium〈K⁺〉channel)・閉在細胞のH⁺ATPaseから尿中へのK⁺分泌・H⁺分泌が亢進し、低カリウム血症・代謝性アルカローシスになる。

ENaCの分子構造

3種類4個のサブユニット($2\alpha + \beta + \gamma$)でENaC 1分子を形成するといわれていたが、最新の結晶構造解析の結果、3種類3個のサブユニット($\alpha + \beta + \gamma$)でENaC 1分子を形成する可能性が高くなった[6]。現在知られているチャネル分子構造異常(遺伝子異常)は、βサブユニット(11カ所)、γサブユニット(3カ所)である。これらのチャネル分子の構造異常——主にPYモチーフ(proline-rich〈Pro-Pro-x-

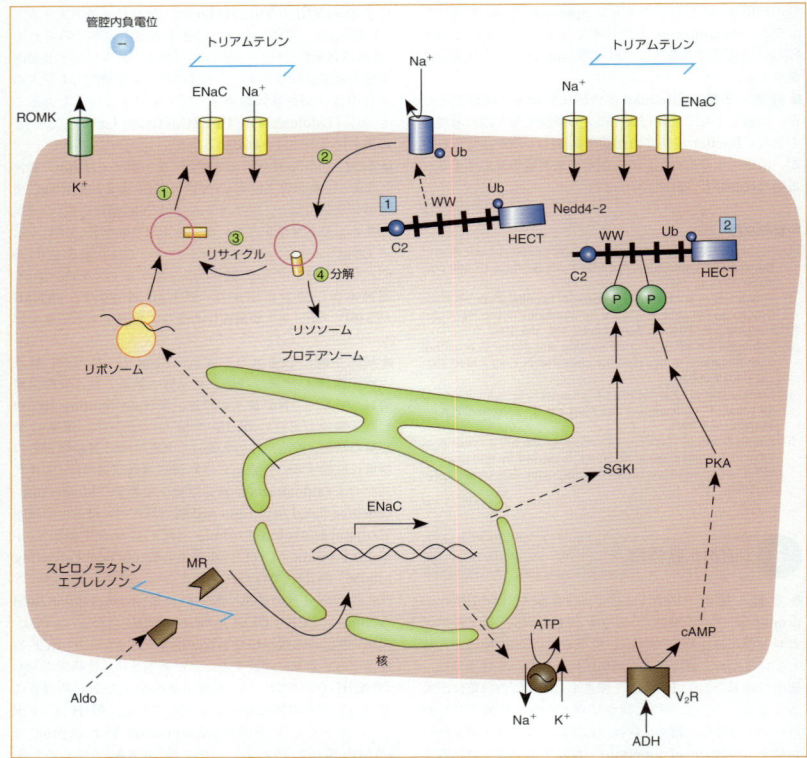

図 15-3-1 集合管主細胞(管腔膜)ENaC のユビキチン化およびアルドステロン・バゾプレシン(AVP=ADH)による発現調節
細胞膜(側底膜)を透過したアルドステロン(Aldo)が，細胞質 MR(ミネラルコルチコイド受容体)に結合すると(Aldo-MR 複合体)，複合体は核内に移動する。複合体は，核内で DNA 応答エレメントに結合し，Na$^+$ 輸送亢進に関係する遺伝子群(上皮型 Na$^+$ チャネル〈ENaC〉，Na$^+$-K$^+$-ATPase, SGK1〈serum and glucocorticoid kinase1〉)の転写を促進する(AIT〈aldosterone-induced transcript〉)
❶ENaC は管腔膜に組み込まれ Na$^+$ 流入を増加させる。❷Nedd4-2(neural precursor cell-expressed developmentally downregulated protein)は，ENaC をユビキチン化し細胞内に取り込み(1)，管腔膜に発現する活性型 ENaC 量をコントロールする。細胞内に取り込まれた ENaC の一部分は再利用(❸リサイクル)または分解(❹)。ADH は，バゾプレシン V$_2$ 受容体(V$_2$R)(側底膜)に結合すると，下流のプロテインキナーゼ A(PKA)を活性化する。SGK1 と PKA は，リン酸化により Nedd4-2 を不活性化し(❷ 2)，管腔膜上の活性型 ENaC の発現を増加させる。管腔内負電位(⊖)の増加は，ROMK(renal outer medullary potassium〈K$^+$〉channel)を介して K$^+$ 分泌を増加させる

Tyr)motif)の変異・欠失により(図 15-3-2A)，集合管主細胞の細胞内プール-細胞膜 trafficking のバランスがくずれ，管腔膜にとどまる ENaC 分子数が増える(図 15-3-1)。
結果として，Na$^+$ 電流(Na$^+$ 再吸収量)が増加する(gain-of-function)。一方，ENaC の構造変異による機能低下症(肺の溢水/尿中への Na$^+$ 喪失)は，pseudohypoaldosteronism type 1(PHA-1)と呼ばれる(loss-of-function)。
gain-of-function の分子メカニズム
Liddle 症候群患者の腎集合管における Na$^+$ 再吸収亢進の原因として，①主細胞(管腔膜)における ENaC 発現量の増加(membrane trafficking 異常)と，②膜に組み込まれた ENaC 活性の異常な亢進がある。Liddle 症候群の ENaC 変異型は，Nedd4-2(neural precursor cell-expressed developmentally downregulated protein)によるユビキチン化を受けにくくなり，細胞膜上の ENaC が細胞内にリサイクルされず，細胞膜上にとどまることによる(図 15-3-1 の❷ 2)[3),7]。これとは別のメカニズムで，変異型 ENaC は細胞内 Na$^+$ による抑制シグナルを受けにくくなり，Na$^+$ 再吸収量が増加する。
●**membrane trafficking の異常** 集合管主細胞(管腔膜)の ENaC 発現量は，ENaC 合成/組み込みシグナル(aldosterone-MR-AIP〈aldosterone-induced protein〉系)

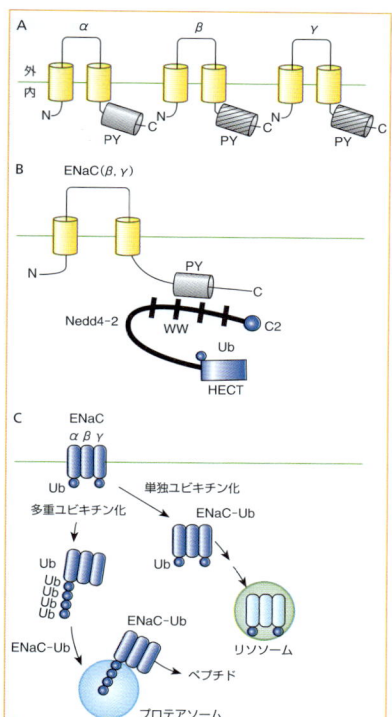

図 15-3-2　ENaC の分子構造とユビキチン化
A：二回膜貫通型 ENaC（上皮型 Na^+ チャネル）α, β, γ サブユニットの模式図。Liddle 症候群患者の ENaC（β, γ サブユニット）C 末端の PY モチーフは、構造異常している（PY 斜線）
B：Nedd4-2 neural precursor cell-expressed developmentally downregulated protein の WW ドメインと ENaC の PY モチーフ。PY モチーフが、Nedd4-2 と結合しユビキチン化されると、ENaC は細胞内に取り込まれる
C：ENaC α, β, γ サブユニットの単独ユビキチン化（monoubiquitination）は、リソソームへ、多重ユビキチン化（polyubiquitination）はプロテアソームへの輸送シグナルになる

（図 15-3-1 の❶）と管腔膜から細胞質への取り込みシグナル（ユビキチン化）（図 15-3-1 の❷）のバランスのうえに成り立っている。ユビキチン化は、E1、E2、E3 の 3 酵素（ubiquitin ligase）が連続的に働くことが必要である（図 15-3-2B、C）。特に Nedd4-2（E3）が ENaC-PY モチーフと直接的に結合して細胞内に取り込むので、ENaCβ, γ サブユニットの PY モチーフの変異・欠失は、管腔膜の ENaC 発現量を増加させる。生理的にも、serum and glucocorticoid kinase 1（SGK1）による Nedd4-2 のリン酸化は PY モチーフとの結合を阻害するので、管腔膜の ENaC 発現量が増加して Na^+ 輸送を充

進させる（図 15-3-1 の❷ 2）。
● **ENaC 活性の異常**　変異型 ENaC は、trafficking とは別のメカニズムで細胞内 Na^+ による抑制シグナルを受けにくくなるので、管腔内から細胞内への Na^+ 流入が持続的に亢進し、Na^+ 再吸収量が増加する。
■ **臨床症状・検査成績／診断**　若年性（10代）高血圧患者で、低レニン、低 PAC、代謝性アルカローシスを示す者。一般に、常染色体優性遺伝の家族性高血圧症であるが、まれに孤発例も見つかっている。鑑別診断として、原発性アルドステロン症を除外するのはもちろんのこと、低レニン・低アルドステロンの高血圧患者で、下記の 5 疾患を除外する。①偽性アルドステロン症（グリチルリチンの過剰摂取）、②apparent mineralocorticoid excess（AME）、③Cushing（クッシング）症候群、④deoxycorticosterone（DOC）、コルチコステロン産生腫瘍、⑤副腎性器症候群。上記疾患はすべて、スピロノラクトン（MR 阻害薬）、エプレレノン（選択的 MR 阻害薬）の投与が有効である。
■ **治療と薬理メカニズム**　集合管 ENaC の発現量、機能活性の亢進による Na^+ 輸送量の増加が病因なので、①塩分摂取制限、②トリアムテレン（ENaC 機能阻害薬）の投与、③アミロライド（ENaC 阻害薬〈わが国では未承認〉）の投与を行う。MR の発現量が減少しているので、スピロノラクトン、エプレレノンの投与は無効である。減塩食が重要な理由は、Liddle 症候群モデルマウスで、①消化管における Na^+ 吸収亢進が証明されており、②減塩食で飼育したマウスは高血圧にならなかったことによる。
■ **経過・予後**　塩分制限とトリアムテレンが著効すれば、予後は良好。降圧が不十分な場合、利尿薬（サイアザイド）、Ca 拮抗薬を追加投与する。

〔河原　克雅〕

参考文献
1) Liddle GW et al：A familial renal disorder simulating primary aldosteronism but with negligible aldosterone secretion. Trans Assoc Am Physicians 76：199-213, 1963
2) Lang F et al：Renal tubular transport and the genetic basis of hypertensive disease. Clin Exp Nephrol 9：91-99, 2005
3) Rotin D：Role of the UPS in Liddle syndrome. BMC Biochem 9（Suppl 1）：S5-S11, 2008
4) Shimkets RA et al：Liddle's syndrome：heritable human hypertension caused by mutations in the β subunit of the epithelial sodium channel. Cell 79：407-414, 1994
5) Ambrosius WT et al：Genetic variants in the epithelial sodium channel in relation to aldosterone and potassium excretion and risk for hypertension. Hypertension 34：631-637, 1999, Erratum in：Hypertension 41：1e, 2003
6) Schild L：The epithelial sodium channel and the control of sodium balance. Biochim Biophys Acta 1802：1159-1165, 2010
7) Eaton DC et al：Regulation of epithelial sodium channel trafficking by ubiquitination. Proc Am Thorac Soc 7：54-64, 2010

4　尿細管性アシドーシス

はじめに

腎臓は体液の酸塩基平衡の維持にとって 2 つの重要な役割を担っている。まず一つは糸球体で濾過された重炭酸を再吸収することであり、大部分（85％程度）は近位尿細管において再吸収され、残りの部分についてはそれ以降のセグメントによりほぼ完全に再吸収されている。もう一つは 1

表 15-4-1 遺伝性尿細管性アシドーシス

RTA の種類	遺伝形式	臨床症状	蛋白	遺伝子	OMIM
遠位尿細管性アシドーシス（Ⅰ型RTA）	優性	低カリウム血症、高カルシウム尿症、腎結石、腎石灰化、くる病、骨軟化症	AE1	*SLC4A1*	179800
	劣性	溶血性貧血、東南アジアでの報告のみ	AE1	*SLC4A1*	602722
	劣性	腎石灰化、脱水症状、成長障害、くる病、幼少期から の感音性難聴	H^+-ATPase の B1サブユニット	*ATP6V1B1*	267300
	劣性	腎石灰化、脱水症状、成長障害、くる病、時に年長期に感音性難聴	H^+-ATPase の a4サブユニット	*ATP6V0A4*	602722
近位尿細管性アシドーシス（Ⅱ型RTA）	劣性	重度の酸血症、眼症状（白内障・緑内障・帯状角膜変性症）、低カリウム血症、成長障害、片頭痛	NBCe1	*SLC4A4*	604278
混合型尿細管性アシドーシス（Ⅲ型RTA）	劣性	低カリウム血症、骨大理石病、腎石灰化、失明、難聴	CAⅡ	*CA2*	259730

RTA：尿細管性アシドーシス、OMIM：Online Mendelian Inheritance in Men (http://www.ncbi.nlm.nih.gov/omim)

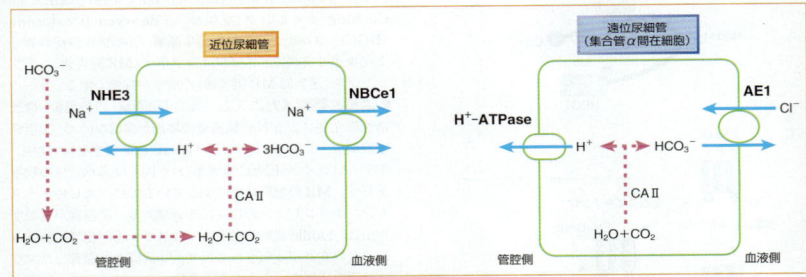

図 15-4-1 近位尿細管および遠位尿細管（集合管α間在細胞）における酸塩基輸送
近位尿細管では主に Na^+-H^+ 交換輸送体タイプ3 (NHE3)、NBCe1 により重炭酸の再吸収が行われる。一方、集合管α間在細胞では主に H^+-ATPase と AE1 の働きにより酸分泌/重炭酸新生が行われる。CAⅡ：タイプⅡ炭酸脱水酵素

日あたり 50±100 mmol に達する体内への酸負荷に見あった重炭酸を産生することであり、この過程は遠位尿細管（主に集合管）からの酸分泌により達成される。この2つのプロセスのいずれかが障害された病態が尿細管性アシドーシス (renal tubular acidosis：RTA) であり、高 Cl^- 性アニオンギャップ正常の代謝性アシドーシスを呈する。臨床で比較的よく遭遇するものは二次的な原因によるものが多く、たとえば多発性骨髄腫や Sjögren（シェーグレン）症候群、薬剤性のものなどがあげられる。遺伝性のものは比較的まれなものが多いが、責任遺伝子が同定されたことにより、個々の酸塩基輸送体の役割や腎外合併症を含む尿細管性アシドーシスの病態生理について分子レベルでの理解が大きく進んでいる。表 15-4-1 は遺伝性尿細管性アシドーシスの分類をまとめたものである。

近位尿細管性アシドーシス

図 15-4-1 に示すように近位尿細管での重炭酸再吸収においては主に管腔側膜の Na^+-H^+ 交換輸送体タイプ3 (NHE3) によって Na^+ の再吸収と交換に H^+ が分泌される。細胞内のタイプⅡ炭酸脱水酵素 (CAⅡ) の働きにより細胞内の OH^- が HCO_3^- へ変換され、最終的に Na^+ と HCO_3^- は基底側膜の Na^+-HCO_3^- 共輸送体 NBCe1 により血中へと再吸収される。ヒトの近位尿細管性アシドーシス症例で NBCe1 と CAⅡ の変異はすでに同定されているが、NHE3 変異はいまだ同定されていない。

一方、近位尿細管はグルタミンの脱アミノ反応の過程で重炭酸とアンモニアを産生し、前者は血中へ運ばれ、後者は尿細管管腔内へ分泌され、遠位尿細管からの効率的な酸分泌を促している。このアンモニア産生経路はアシドーシスで亢進することが知られている。

臨床の場においては多発性骨髄腫や薬剤（カドミウム、シスプラチンその他）などによって近位尿細管機能全般が障害される Fanconi（ファンコーニ）症候群のほうが多い。よりまれな狭義の近位尿細管性アシドーシス（Ⅱ型RTA）は幼少期の一過性のものが多く、重炭酸再吸収機構は障害されるが、その他の近位尿細管機能は保たれるため、糖・アミノ酸尿は伴わない。また遠位尿細管からの酸分泌は保たれているため、アルカリ未投与で酸血症が強い場合には尿も酸性（pH 5.5 以下）へ傾くことができる。遺伝性の場合には低身長などの成長障害を伴うが、くる病は呈さない。

酸血症の治療として、大量のアルカリ投与が必要 (HCO_3^- 量換算で 10 mmol/kg/日程度以上) とされている。低カリウム血症が助長されるため、完全な補正は困難であることも多いが、重炭酸治療がある程度成長を促すとする報告もされている。

常染色体劣性遺伝形式の近位尿細管性アシドーシスで帯状角膜変性症、緑内障、白内障などの眼症状を伴うタイプは、Na^+-HCO_3^- 共輸送体 NBCe1 (SLC4A4) の変異による[1]。NBCe1 には腎近位尿細管に強く発現する腎型ヴァリ

アント(NBCe1A)のほかに，幅広い組織に発現する膵型ヴァリアント(NBCe1B)が存在する．後者は膵臓，腸管などに加えて，特に眼内の各組織（角膜内皮，レンズ上皮など）に強く発現し，眼組織の恒常性維持に重要な働きをしており，そのためにNBCe1変異が多彩な眼症状を発症させると考えられている[2]．また最近ではNBCe1変異症例の一部で片頭痛の合併も報告されており，これはNBCe1が脳内神経シナプス内のpH調節を担っているためと考えられている[3]．

また細胞内 CA II の欠損により大理石病を伴う尿細管性アシドーシスを呈することが知られている．このタイプは主に近位尿細管性アシドーシスを示すが，CA II は遠位尿細管における酸分泌にも関与しているため，遠位尿細管性アシドーシスの要素も合併する（III型RTA）．近親婚による常染色体劣性遺伝形式をとることが多い[4,5]．

遠位尿細管性アシドーシス

尿の最終的な酸性化は遠位尿細管における少量の重炭酸再吸収に加え，集合管におけるリン酸塩を含む滴定酸の排出，および管腔内でのアンモニアからアンモニウムへのH^+受け渡しなどによってなされている．図15-4-1に示すようにこの部位での酸分泌の主体は集合管α間在細胞が担っている．管腔側膜の起電性のVタイプ・プロトンポンプ(vacuolar-type H^+-ATPase)が酸分泌を司り，細胞内で産生された重炭酸は基底側膜のCl^--HCO_3^-交換輸送体AE1(SLC4A1)によって血中へ運ばれる．

古典的な遠位尿細管性アシドーシス（I型RTA）では，H^+分泌機構は障害されているが，K^+分泌機構は保たれているために低カリウム血症を伴うことが多い．多尿，高カルシウム尿症，腎結石，尿路結石などに加え成長障害を呈することが多い．酸血症の度合いは重症から軽症までさまざまであり，酸負荷試験によってはじめて診断されるもの（不完全型）もある．酸血症の補正は近位尿細管性アシドーシスと比べ，少量（HCO_3^-量として1〜3 mmol/kg/日程度）のアルカリ投与で可能である．アルカリ治療により尿中Ca^{2+}排泄および尿路結石の頻度も減少し，骨成長障害も改善する．

臨床の場では後天的な原因のものが多く，Sjögren症候群などの自己免疫性疾患との合併が有名であり，プロトンポンプの発現低下などが原因とされている．遺伝性のものは常染色体優性のタイプ，および常染色体劣性で難聴を伴うものと伴わないタイプが存在する．

常染色体優性遺伝形式を呈する遠位尿細管性アシドーシスはCl^--HCO_3^-交換輸送体AE1の変異によって引き起こされる．ただし現在までに常染色体優性遠位尿細管性アシドーシス症例で同定されたAE1変異はAE1の輸送活性をほとんど障害しないため，AE1の単純な輸送活性低下では優性遺伝形式の発症をうまく説明できない．一方，AE1などの輸送体は実際には複数の分子同士が集合体を形成して機能するため，発症メカニズムとして野生型・変異型集合体の細胞内貯留や変異体の管腔側へのミスターゲティングなど変異体のドミナントネガティブ作用を介した機構が想定されている[4-6]．

常染色体劣性遺伝形式を呈する遠位尿細管性アシドーシスでは，まれに赤血球形態異常を伴うAE1変異なども報告

されているが，大半がVタイプ・プロトンポンプ変異による．このプロトンポンプは多数のサブユニットから構成されている．最初に主に中近東の血族結婚症例から同定されたのがプロトンポンプのB1サブユニット（ATP6V1B1）変異であり，症例は幼少時から腎石灰化，成長障害などに加え感音性難聴を呈する[5]．ATP6V1Bは腎のほかに内耳蝸牛殻に発現しており，ここでのプロトンポンプが内リンパ液のpH調節を担っていることが難聴の原因と考えられている．

一方，難聴を伴わないタイプの常染色体劣性遠位尿細管性アシドーシス症例では当初特異的と考えられたプロトンポンプの別のサブユニット（ATP6V0A4）の変異が同定された．しかしその後，このサブユニットも腎だけでなく内耳にも発現していることが確認された．実際にはATP6V0A4変異による遠位尿細管性アシドーシスで年長期に難聴を呈する症例も報告されている[5]．

いわゆるIV型RTAは高カリウム血症を伴う遠位尿細管性アシドーシスであり，副腎不全やミネラルコルチコイド受容体やNa^+チャネル（ENaC）の異常による偽性低アルドステロン症I型や，レニン・アンジオテンシン系阻害薬の副作用などによって生じることが多く，尿中Na喪失と低血圧などを特徴とする（IV型RTA，高カリウム血症に高血圧を合併する「偽性低アルドステロン症II型」については21章15-5参照）[5]．

【関 常司】

参考文献

1) Igarashi T et al：Mutations in SLC4A4 cause permanent isolated proximal renal tubular acidosis with ocular abnormalities. Nat Genet 23：264-266, 1999
2) Usui T et al：Molecular basis of ocular abnormalities associated with proximal renal tubular acidosis. J Clin Invest 108：107-115, 2001
3) Suzuki M et al：Defective membrane expression of the Na^+-HCO_3^- cotransporter NBCe1 is associated with familial migraine. Proc Natl Acad Sci U S A 107：15963-15968, 2010
4) Alper SL：Genetic diseases of acid-base transporters. Annu Rev Physiol 64：899-923, 2002
5) Fry AC et al：Inherited renal acidoses. Physiology (Bethesda) 22：202-211, 2007
6) Karet FE：Inherited distal renal tubular acidosis. J Am Soc Nephrol 13：2178-2184, 2002

5 偽性低アルドステロン症II型

■ **定義・概念** 本症は1970年Gordonが発見したことによりGordon（ゴードン）症候群と呼ばれているが，病態から偽性低アルドステロン症II型（pseudohypoaldosteronism type II：PHA II）または家族性高カリウム性高血圧（familial hyperkalemic hypertension：FHH）とも呼ばれる．高血圧，高カリウム血症，代謝性アシドーシスなどを呈する，遺伝性尿細管疾患である．常染色体優性遺伝形式をとり，家族内発症がみられる．

他の遺伝性尿細管疾患が輸送体やチャネルの異常によるものであることに対し，本症ではキナーゼの異常が発症原因となるものがあることが判明し，このキナーゼが遠位尿細管〜集合管における体液調節の重要な因子であることが明らかにされたこともあって，近年注目を集めている．

表 15-5-1 偽性低アルドステロン症Ⅱ型(PHAⅡ)の責任遺伝子

OMIM：145260

表現型	部位	責任遺伝子	異常
PHAⅡ-1	12q13.3	PRKWNK1	intron欠失
PHAⅡ-2	17q21	PRKWNK4	ミスセンス変異
PHAⅡ-3	1q31-42	不詳	不詳
PHAⅡ-4	不詳	不詳	不詳

OMIM：Online Mendelian Inheritance in Man
（文献5を引用）

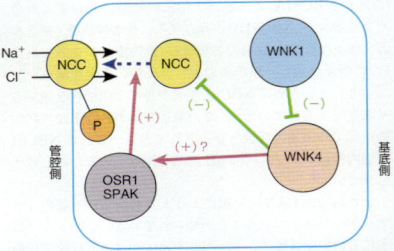

図 15-5-1 遠位尿細管におけるNa$^+$-Cl$^-$共輸送体(NCC)の調節機構
NCCは遠位尿細管においてWNK1, WNK3, WNK4, OSR1/SPAKの調節を受ける。(+)：刺激, (−)：抑制

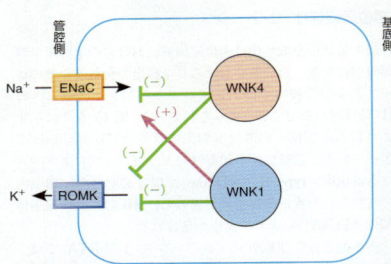

図 15-5-2 集合管におけるNa$^+$, K$^+$の調節
集合管においてはWNK1およびWNK4が上皮型Na$^+$チャネル(ENaC)およびROMK(renal outer medullary potassium channel)の調節を行っている。(+)：刺激, (−)：抑制

■**疫学** 世界で約50例、日本では孤発例1例、家族内発症1家系の報告があり、非常にまれな疾患である。この疾患による異常が判明する年代は乳児期～50歳代と幅広い。男女比は3：2～2：1程度と男性に多い。

■**病因・病態生理と分子メカニズム** これまで判明している病型は4つある(表 15-5-1)。そのうち2つについては、発症原因はWNK(with-no-K(lysine))キナーゼ1または4の変異にあることが証明された。

WNK1は当初、MAPK/ERKのfamilyを探索する過程で、セリン/スレオニンキナーゼ(serine-threonine kinase)の一つとして同定された。アミノ酸配列はcatalytic domainにlysine(K)がないという他のキナーゼにはない特徴があり、命名の由来となっている。その後の研究で、WNKにはWNK1を含め4つのhomologue(WNK1, WNK2, WNK3, WNK4)があり、その作用も各種のメディエーターを介し、細胞容積の調節、細胞増殖、神経伝達など多岐にわたることが判明した。

2001年にWilsonらが、WNK1とWNK4の変異がPHA-Ⅱの原因となることを解明して以来、尿細管のイオン輸送におけるWNKキナーゼの作用についての研究が進んでいる。

遠位尿細管においてNaClを再吸収する主要な輸送体はNa$^+$-Cl$^-$共輸送体(NCC)である。NCCは細胞内での各種刺激を受け、管腔側細胞膜上に移動するとともにリン酸化され活性型となり、尿細管内のNa$^+$とCl$^-$を1：1で細胞内に取り込む。このNCCの細胞膜への移行はWNK4によって抑制されるとされているが、NCCの輸送活性自体はWNK4によって活性化されるOSR1(oxidative stress responsive 1)/SPAK(STE20/SPS1-related Pro/Ala-rich kinase)によって逆に活性化されると考えられている。またWNK4はWNK1によって抑制される(図 15-5-1)。

集合管においてNa, Kを主に調節するのは上皮型Na$^+$チャネル(epithelial Na$^+$ channel：ENaC)とrenal outer medullary potassium channel(ROMK)である。ENaCは管腔側からNa$^+$を細胞内に取り込み、ROMKはK$^+$を尿細管腔に分泌する。

PHA-Ⅱの1型および2型においてはWNKの機能異常によりNCCの管腔側膜への移動とリン酸化が亢進し、その結果NCCの機能亢進をきたすことが考えられている。このため尿細管腔からのNaClの再吸収が亢進し、体液増加と高血圧をきたす。

この疾患における高カリウム血症の成因については諸説ある。有力なものの一つは、WNK4が集合管でROMKの機能を抑制する機能があり、WNK4の異常のためROMKの機能がさらに抑制され、高カリウム血症を誘発するというものである(図 15-5-2)。

また、他の説としては、遠位尿細管でNaClの再吸収が亢進することにより、その先の遠位尿細管および集合管に到達するNa$^+$は減少する。この部位で細胞内に取り込まれるNa$^+$が減少すると、管腔側が負電位となる経尿細管上皮電位差が生じにくくなる。その結果K$^+$の尿細管腔への分泌が減少し、高カリウム血症になるといわれている。

ごく最近、Liftonらが新たな責任遺伝子としてkelch-like 3(*KLHL3*)およびcullin 3(*CUL3*)を同定した。KLHL3およびCUL3はユビキチン化に関与する蛋白であり、発症メカニズムのさらなる解明も期待される。

■**臨床症状・検査成績／診断** 主要な所見は低レニン性高血圧、高カリウム血症、代謝性アシドーシスである。高クロール血症を伴うこともある。重症例では高カリウム血症による筋力低下、アシドーシスによる発達障害や精神遅滞を合併する。アルドステロン値は特定の傾向を示さず、カリウム値に依存する。他の原因による高カリウム血症などを除外することが重要である。

■**治療と薬理メカニズム** 本症のメカニズムがNCCの機能亢進によるものゆえ、NCC抑制作用のある、サイアザイド系利尿薬を投与することが効果的である。

■ **経過・予後** 早期に診断され，適切な治療を受ければ，予後は比較的良好である．

【堀田 晶子】

参考文献
1) Brenner BM et al：Brenner and Rector's The Kidney, 8th edition, p1415, Elsevier, 2008
2) Alpern R et al：Seldin and Giebisch's The Kidney, 4th edition, p1399, Elsevier Academic Press, 2008
3) Gordon RD et al：Hypertension and severe hyperkalaemia associated with suppression of renin and aldosterone and completely reversed by dietary sodium restriction. Aust Ann Med 4：287-294, 1970
4) Wilson FH et al：Human Hypertension Caused by Mutations in WNK Kinases. Science 293：1107, 2001
5) San-Cristobal P et al：WNK Kinases, Renal Ion Transport and Hypertension. Am J Nephrol 28：860-870, 2008
6) Yang SS et al：Molecular Pathogenesis of Pseudohypoaldosteronism type II：Generation and Analysis of a Wnk4$^{D561A/+}$ Knockin Mouse Model. Cell Metabolism 5：331-344, 2007
7) Boyden LM et al：Mutations in kelch-like 3 and cullin 3 cause hypertension and electrolyte abnormalities. Nature 482：98-103, 2012

6 腎性尿崩症

■ **定義・概念** 尿濃縮力低下により多尿が起こるが，そのメカニズムは，①抗利尿ホルモン（arginine vasopressin：AVP）の作用低下と，②髄質高浸透圧の形成障害による．腎性尿崩症（nephrogenic diabetes insipidus）は，腎のAVPに対する反応性低下のため尿濃縮力低下（多尿）をきたす病態である．腎性尿崩症には先天性と後天性がある．先天性腎性尿崩症にはAVP V_2受容体遺伝子と水チャネルAQP2（アクアポリン2）遺伝子異常がある．前者が90%を占め伴性劣性遺伝であり，後者は常染色体劣性遺伝と優性遺伝を示す．小児では先天性が，成人では後天性がほとんどである．後天性の原因としては，①薬剤性（リチウム，デメクロサイクリン，アムホテリシンB，アミノグリコシド系薬剤，メトキシフルレンなど），②高カルシウム血症，③低カリウム血症，④Sjögren（シェーグレン）症候群，⑤サルコイドーシス，⑥腎・泌尿器疾患（尿路閉塞，逆流性腎症，髄質嚢胞性疾患，ネフロン癆，シスチン尿症，Bartter（バーター）症候群，慢性腎不全，間質性腎炎）などがある．双極性障害治療薬のリチウム服用や高カルシウム血症によるものが多い．

■ **病因・病態生理と分子メカニズム**

集合尿細管での水輸送経路と遺伝子異常：集合尿細管主細胞におけるAVP V_2受容体を介したAQP2機能発現による水輸送の細胞内機序を図示する（図15-6-1）．

AVPは集合尿細管主細胞の血管側細胞膜にあるAVP V_2受容体に結合後，刺激性G蛋白（Gs）を介してアデニル酸シクラーゼを活性化して環状アデノシン一リン酸（cAMP）を産生し，プロテインキナーゼA（PKA）を活性化する．活性化されたPKAが管腔側細胞膜直下にある細胞内小胞の膜蛋白として存在する水チャネルAQP2をリン酸化する．すると小胞自体が管腔側細胞膜に移行し，膜と癒合する．管腔側細胞膜に組み込まれたAQP2により水の透過性が亢進し，水の再吸収が行われる．再吸収された水は血管側細胞膜にあるAQP3/AQP4により体内に取り込まれる．

V_2受容体遺伝子はX染色体長腕q27-28に存在し，V_2受容体はアミノ酸371個，七回膜貫通型のG蛋白受容体である．V_2受容体遺伝子の変異によりAVPとの結合が障害される．これまで160種類以上の変異が見つかっている．AQP2遺伝子は染色体12q13に存在し，今日まで30種類

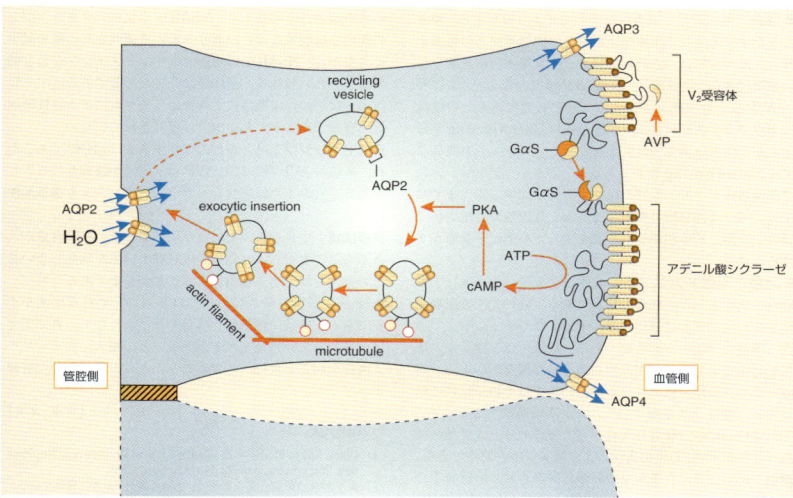

図15-6-1　集合尿細管主細胞での水再吸収メカニズム
（文献4を改変）

以上の変異が見つかっている。多くの変異がAQP2の管腔側細胞膜への移行，発現を障害するため，AQP2として機能できない場合が多い。膜に発現できても膜蛋白の異常で水チャネルとして機能しないこともある。

リチウム：後天性尿崩症の原因で多いリチウムは集合尿細管管腔側細胞膜に存在する上皮型Na^+チャネル(ENaC)を介して細胞内に移行する。蓄積したリチウムは細胞内でのAVP V_2受容体を介したAQP2機能発現を阻害し，水透過性を低下させる。glycogen synthase kinase 3 (GSK3)を介したシグナル系を阻害し，水チャネルAQP2の機能を障害することもその一因である。

高カルシウム血症：20%に尿量と多飲を引き起こす。高カルシウム血症は水チャネルAQP2をダウンレギュレーションさせたり，髄質にカルシウムが沈着することで間質障害を起こしたり，間質の浸透圧勾配形成を阻害するさらに高カルシウム血症によりHenle(ヘンレ)係蹄や集合尿細管のカルシウム感知受容体(CaSR)が活性化されることも濃縮力障害と関係する。理由はCaSR活性化によりHenle係蹄ではNaClの再吸収が阻害され髄質の浸透圧勾配形成を障害されること，また髄質の集合尿細管ではAVPによる水透過性の亢進が抑制されるためである。

● **臨床症状** 先天性では出生以前には羊水過多で気づくことがある。生後1週間以内に多尿，多飲がみられる。発熱，嘔吐，哺乳力の低下，便秘，体重増加不良などがある。特に十分な飲水を補給しないと脱水状態となる。多尿による水腎症，水尿管症や夜尿症，尿路感染など泌尿器系の症状も多い。後天性では尿量の程度は比較的軽度である。

● **検査成績** 多尿と低張尿がみられる。尿比重は1.005以下，尿浸透圧は100〜200 mOsm/kgとなる。血漿浸透圧は基準値内あるいは軽度上昇し，血漿AVP濃度は基準値上限を超える。

● **診断** 臨床所見と尿濃縮障害の所見により診断する。多尿をきたす疾患，特に中枢性尿崩症と心因性多飲との鑑別を行う。最終診断には水制限試験や高張食塩水負荷試験を行い血漿浸透圧，尿浸透圧，血漿AVP濃度の変化，および腎のAVP反応性を明らかにすることが必要である。中枢性尿崩症では負荷試験により尿浸透圧は300 mOsm/kgを超えるが，腎性尿崩症では低張尿が続き，ピトレシン負荷にても300 mOsm/kg以下であることが多い。ピトレシンにて尿浸透圧が上昇しなければ完全腎性尿崩症，45%までの上昇の場合は部分腎性尿崩症である。先天性腎性尿崩症では確定診断と治療法開発への道を開くため遺伝子診断がすすめられる。

■ **治療と薬理メカニズム** 基本は必要量の水摂取による脱水，高ナトリウム血症の防止である。特に先天性尿崩症が主体の乳幼児には適切に対応する。またトイレがすぐ使える環境のサポートが重要である。成人では基礎となる疾患の是正である。薬剤が原因の場合は原因薬剤の中止，高カルシウム血症，低カリウム血症の場合はその是正にて軽快する。慢性で高度のリチウムによる尿崩症では，すでに非可逆的な尿細管間質性変化が起こっており，非可逆的であることが多い。以下の方法により尿量低下が期待できる。

減塩：通常食では食事由来の尿から排泄される溶質は1日に600〜900 mOsmである。そのほとんどがNaClとKCl，そして蛋白質由来の尿素であり，これらは腎に対して溶質負荷(浸透圧負荷)となる。たとえば最大の尿濃縮力が150 mOsm/kgしかないと仮定する。必要な溶質の排泄を750 mOsmとすると，尿量は5 L (750 mOsm÷150 mOsm/kg)である。仮に食事の溶質の量を減らし450 mOsmとすれば，尿量は3 L (450 mOsm÷150 mOsm/kg)に減少する。このような理由で減塩は尿量を減少させる。同様な理由で蛋白質制限も有用と考えられるが，乳幼児では成長障害を起こしすすめられない。

サイアザイド系利尿薬：サイアザイド系利尿薬は体液量を減少させるため，近位尿細管でのNaと水の再吸収を増加させ，AVPの作用する集合尿細管への水の輸送は減少する。そのため尿量は低下する。ループ利尿薬も同様に体液量を減少させるが，Henle係蹄でのNaCl再吸収を阻害するため，これが髄質の浸透圧勾配の形成を阻害し集合尿細管での水の透過性を抑制する。そのため腎性尿崩症での尿量減少には有効でない。またサイアザイドは最大希釈力を障害するため投与により尿の浸透圧を上昇させることも期待できる。この作用はAVPがないときでも起こる。もし尿崩症で最大浸透圧が150 mOsm/kgしかないとしても，サイアザイドによる最大希釈力障害により250 mOsm/kgまで上昇できれば，尿量は5 L (750 mOsm÷150 mOsm/kg)から3 L (750 mOsm÷250 mOsm/kg)に減少させることが可能である。サイアザイドと減塩にて50%まで尿量を減少できるとの報告がある。ダイクロトライド25〜100 mg/日またはフルイトラン2〜6 mg/日を処方する

非ステロイド性抗炎症薬(NSAIDs)：尿量減少に用いられる。NSAIDsがプロスタグランジン産生を抑制することによる。プロスタグランジンはAVP作用に拮抗する。またプロスタグランジンは髄質の血流も増やし髄質の浸透圧物質を洗い流し，またHenle係蹄でNaCl再吸収を抑制するため，髄質の浸透圧勾配の形成を阻害し集合尿細管での水の透過性を抑制する。NSAIDsでプロスタグランジンの作用を抑制することにより，水の透過性を高め尿量減少につながる。NSAIDsのなかでもインドメタシンが最も効果が高いといわれる。副作用に注意が必要である。アミロライドはその作用機序により特にリチウムによる腎性尿崩症に有効であるが，わが国では認可されていない。

デスモプレシン：ほとんどの腎性尿崩症は部分性であるため，多量のAVP投与にてAVPの反応性が改善されることがある。点鼻またはスプレーでデスモプレシンを適宜使用する。

排尿訓練：尿量が多いため残尿が溜まり，膀胱容量が大きくなることがある。完全排尿訓練や排尿を我慢しないなどの習慣を幼児期より指導することが必要である。

● **経過・予後** 成人においては多尿のため日常生活が不便である以外は，腎予後，生命予後は悪くない。乳幼児では尿量分の水分の補充が十分でないと，脱水，高ナトリウム血症を起こし致死的になることがあるため，十分な管理が必要である。

〔竹本 文美〕

■ **参考文献**

1) Black RM et al：Rose & Black's Clinical Problems in Nephrology, 2nd edition, p18-29, Little Brown, 1996
2) 佐々木成：腎・泌尿器系疾患領域における遺伝子解析．腎性尿崩症．腎と透析 61：853-856，2006
3) Sands JM et al：Nephrogenic diabetes insipidus. Ann Intern

Med 144:186-194, 2006
4) Morello JP: Nephrogenic diabetes insipidus. Annu Rev Physiol 63:607-630, 2001
5) 根東義明:腎性尿崩症. 日本腎臓学会誌 53:177-180, 2011

16 腎不全

1 急性腎不全／AKI

■ **定義・概念／分類** 急性腎不全(acute renal failure)の定義は,突然に糸球体濾過量(glomerular filtration rate:GFR)の障害が生じ,①蛋白代謝の終末代謝産物である血清尿素窒素(SUN),クレアチニン(Cr),尿酸などの含窒素物質をはじめとした尿毒症性物質が体内にとどまる病態で,同時に,②体の恒常性維持にかかわる体液や電解質のin-outの異常を生じる病態である。

その一方で腎臓には,尿の濃縮,電解質・アミノ酸の再吸収,ホルモン産生など多くの機能があるが,GFRの低下を伴わないこれらの機能の単独の障害は腎不全とは呼ばない点には留意する必要がある。急性腎不全は,一般に血清Cr値の上昇または尿量減少をもとに診断される。しかし,それらをどのように定量的に評価して診断をつけるかについては従来より定見がなく,少しずつ異なった定義がなされてきた。そのため急性腎不全の臨床研究を調査すると,30以上の診断のための定義を拾うことができる。また,急性腎不全は発症起点が不明なことが多く,重症度もまちまちであるため,このような点を考慮しないで治療介入を実施した従来の臨床研究は失敗に終わるものがほとんどであった。そして,血清Cr自体は腎機能不全状態になってから一定時間(通常24〜48時間)経過しないと上昇してこないため,診断に遅れが生じることや,慢性腎臓病(CKD)で用いられる推定糸球体濾過量(estimated GFR:eGFR)計算式はあてにならないことが知られている。

そこで,このような問題点を克服し,より早期に急性腎不全を診断し,治療介入する目的で急性腎障害(acute kidney injury:AKI)という概念がAcute Dialysis Quality Initiative(ADQI)groupおよびAcute Kidney Injury Network(AKIN)により提唱され,同時にRIFLE(Risk, Injury, Failure, Loss, and ESKD(End-stage Kidney Disease))分類,AKIN分類といった新しいAKI診断基準が作成された。

急性腎不全を診断していく際にこれらの分類をもとに実施していくとわかりやすい。表16-1-1に現在よく用いられるRIFLE分類とAKIN分類を示した。では,実際にどのように臨床では運用するかを,表16-1-2の血清Cr値をもとに概説しよう。ここでは,それぞれの症例がRIFLE分類のRiskまたはAKIN分類のstage 1に該当するかどうかを検討してみる。それにより,両分類の微妙な違いを実感できるであろう。発症前のベースラインの血清Cr値がわかっている場合は,それを表中に示した。

まずAでは,48時間以内に両方の分類を満たす。Bでは,1週間以内に血清Cr値はベースラインから50％以上の上昇を認めず,RIFLEでは診断がつかない。一方,AKINではDay 1からDay 2の48時間以内に血清Cr値0.3 mg/dL以上の上昇を示し,AKINの診断ができる。逆にCでは,ベースラインから50％以上の上昇を認めるためRIFLEのRiskの診断がつくのに対して,経過中48時間以内に0.3 mg/dL以上の上昇を示さないため,AKIN分類では診断できない。D〜Fはベースラインの血清Cr値がわかっていない。Dでは1週間の経過で血清Cr値が1.0まで低下しており,これをおそらくベースラインとみなすことでRIFLEでは診断がつくが,AKIN分類では上昇をもとに診断しているので診断がつかない。Eでは,ベースラインがよくわからないが,acute on CKDと考えて血清Cr値のベースラインが1.6 mg/dLとしても50％の上昇は認められないため,RILFEでは診断がつかない。AKIN分類ではDay 1〜Day 3へ0.3 mg/dLの上昇があるので,stage 1の診断がつく。そしてFでは,両方の分類をあてはめてもAKIの診断がつけられないことがわかるであろう。

このように,血清Cr値のわずかな変化によって急性腎

表16-1-1 AKIの重症度分類

AKIの重症度をRIFLEではRisk, Injury, Failure, Loss, ESKDと分類し,AKINではstage 1, 2, 3と分類して治療成績評価への反映をはかっている。RIFLEでは値の変動での評価を許容しているまた、FailureがCKDに発症した場合(acute-on-chronic)はRIFLE-Fcとし,尿量基準で分類した場合はRIFLE-Fo(無尿)と示すことを推奨している。 ■はRIFLE, ■はAKINの分類を示す。今後両者をあわせたKDIGOの重症度分類が発表されるが,いまのところRIFLE分類でのエビデンスが先行している

RIFLE	GFR基準 (1週間以内)		尿量基準	血清Cr上昇 (48時間(h)以内)	AKIN
	血清Cr上昇	GFR低下			
Risk	1.5倍	25%	0.5 mL/kg/h 未満が6時間	0.3 mg/dL以上 or ベースラインの 1.5〜2倍	stage 1
Injury	2倍	50%	0.5 mL/kg/h 未満が12時間	ベースラインの 2〜3倍	stage 2
Failure	3倍以上 or 4 mg/dL 以上で 0.5 mg/dL 以上の急性 上昇	75%	0.3 mL/kg/h 未満が24時間 or 無尿12時間	ベースラインの 3倍以上 or 4 mg/dL以上で 0.5 mg/dL以上の 急性上昇	stage 3
Loss	AKIが4週間以上遷延				
ESKD	3カ月以上続いた場合				

表16-1-2 血清Cr(クレアチニン)の推移とAKIの診断

症例	ベースライン	Day 1	Day 2	Day 3	Day 7	RIFLE	AKIN
A	1.0	1.3	1.5	2.0	1.0	Yes	Yes
B	1.0	1.1	1.2	1.4	1.0	No	Yes
C	0.4	0.5	0.6	0.7	0.4	Yes	No
D	?	3.0	2.6	2.2	1.0	Yes	No
E	?	1.8	2.0	2.2	1.6	?	Yes
F	?	3.0	3.1	3.0	2.9	?	No

- RIFLE分類 Risk(ただし,1週間以内の変動)
- AKIN分類 stage 1(ただし,48時間以内の上昇)
- ?は,AKI罹患前のベースラインの血清Cr値が不明であることを示す

以上により診断を行う場合については本文参照

表 16-1-3 急性腎不全の分類とその成因

腎前性	腎実質性	腎後性
A 循環血液量減少 　ショック，出血，脱水，利尿薬，下痢，火傷	A 急性尿細管壊死 　1 虚血 　2 腎毒性物質 　　抗生物質，抗がん剤（CDDP），造影剤，免疫抑制剤（CsA, FK506），ヘモグロビン，ミオグロビン	A 膀胱の閉塞 　抗コリン性薬剤，自律神経障害，腫瘍，感染
B 心機能低下，心筋梗塞，うっ血性心不全，不整脈，心タンポナーデ	B 間質性障害，腎盂腎炎 　薬剤（NSAIDs，ハーブ）	B 尿管の閉塞 　後腹膜線維症，腫瘍，結石，凝血塊
C 腎血管の閉塞 　解離性大動脈瘤，動脈塞栓症（コレステロール塞栓），腎動脈血栓，腫瘍	C 血管炎および糸球体病変 　急速進行性糸球体腎炎, PN, SLE, TTP, PSS	C 尿路の閉塞 　前立腺肥大，前立腺癌，尿道狭窄

CDDP：シスプラチン，CsA：シクロスポリン，FK506：タクロリムス，NSAIDs：非ステロイド性抗炎症薬，PN：結節性多発動脈炎，SLE：全身性エリテマトーデス，TTP：血栓性血小板減少性紫斑病，PSS：進行性全身硬化症

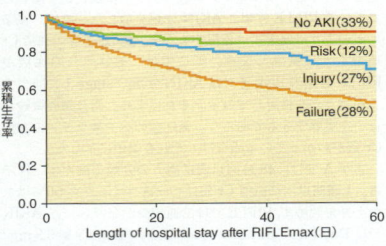

図 16-1-1　AKI と生存率
Risk 症例の半分以上が Injury か Failure へ移行した。RIFLE 最大指標で分類し，各グループで病院滞在日数が伸びるほど生存率が低下することがわかる。（　）内は本解析期間を通して分類された割合を示す
（文献 1 を改変）

不全/AKI を診断できるようにしたことと，重症度を層別化して解析できるようにした点は，AKI の疫学検討を行ううえで非常に有意義で，AKI の最近 10 年間の臨床で進歩の著しかった点であるといえる。これらの分類の弱点を修正した新たな分類が，Kidney Disease：Improving Global Outcome（KDIGO）により近々に提唱される。

以上近年の新たな分類について解説したが，急性腎不全の成因と結びついた腎前性・腎性・腎後性の従来からの分類を念頭に治療をすすめる必要がある。この分類については次項で解説する。AKI の分類では，この点がまったく反映されていないので，両方を組み合わせて病態を把握する必要がある。

●**病因・病態生理と分子メカニズム**　急性腎不全は，病態生理学的に 3 つの成因からアプローチした分類が従来より用いられている。まず，①腎血流量を減少させるような病歴（脱水，出血，血圧低下，心不全など）を伴う病態で腎前性急性腎不全。次に，②腎臓固有な病態や障害による腎実質性急性腎不全で，急性尿細管壊死や急性糸球体腎炎などがこの病態に該当する。そして，③尿路の通過障害により尿路内圧が上昇し，糸球体濾過圧が低下して GFR が低下する病態で，腎後性急性腎不全である。それぞれの成因となる病態について表 16-1-3 に詳しくまとめた。成因を理解することで，具体的な治療への道が拓けるため，この分類の重要性は変わらない。

●**疫学／経過・予後**　集中治療室（ICU）でみられる重症急性腎不全については，生命予後にかかわる独立の危険因子であることはすでによく知られている。一方，近年 AKI の分類が整備されたことを受けて，図 16-1-1 のように軽度血清 Cr 値上昇で示される軽症症例さえもが生命予後悪化の大きな要因となることがはじめて明らかにされた。これは，現在まで複数の 1,000 症例以上の大規模な疫学検討で確認されている。

また，RIFLE 分類の R（Risk）に分類されている症例の 50% 以上はその後の追跡で I（Injury）や F（Failure）へと増悪することがわかった。次に，臨床的に acute-on CKD といわれる病態があり，従来は CKD stage 4 や stage 5 からの末期腎不全への一連の流れとして理解されていた。急性腎不全としては強く認識されていなかったが，AKI の分類ではこの部分を掘り下げている。図 16-1-2，図 16-1-3 に示すように eGFR 45 mL/分に満たない CKD では，AKI を生じると短期的にも長期的にも生命予後が悪く，血液浄化療法を恒常的に必要とするようになるリスクも高いことが示された。また，糖尿病性の場合にはより高率であることもわかっている。

●**診断**　AKI 分類は，急性腎不全の臓器障害を早期にとらえるための指標で，その成因を切り分けることはできない。治療に向けては，その成因を明確化した診断を得る必要がある。そのためには，表 16-1-4 に示す従来からの分類（「病因・病態生理と分子メカニズム」の項参照）で尿生化を利用した鑑別診断法と超音波診断法を併用して実施する。

腎前性では腎血流量低下に伴う乏尿を反映して，尿の濃縮が加わる生理現象を生じるため，尿比重は高くなり，Na 再吸収が亢進し尿 Na 濃度は低くなる。また，尿素窒素の再吸収も亢進し，SUN 値の上昇が目立つようになる。腎性では，腎尿細管の壊死などによる障害のため，GFR が低下し乏尿となっても腎前性のような尿細管の調整能は認められない。また評価にあたっては，利尿薬を投与する前のスポット尿を用いる必要がある。SUN が特に高値を示す場合には，出血に関連した一連の腎前性の病態を念頭におく必要がある。

超音波診断は簡便で診断価値が高い。まず，腎後性急性腎不全かどうかは尿路閉塞の有無ですぐに画像的に鑑別できる。初見で診察する症例が，血清 Cr 値高値を示した場合，AKI か CKD かを区別するのは難しいかもしれない。超音波診断を用いることでしばしば鑑別可能となる。腎臓のサイズが萎縮し皮質が菲薄化している場合は CKD の可

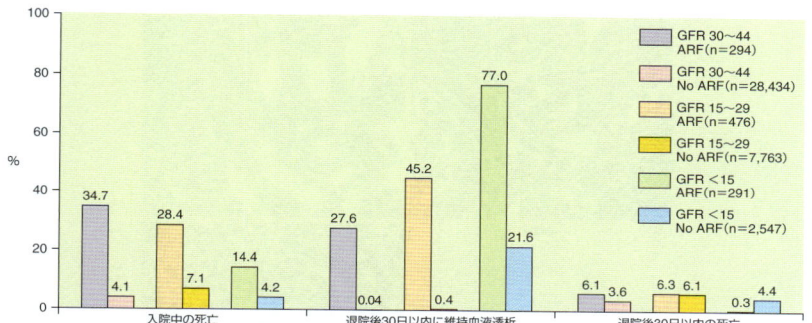

図 16-1-2　CKD（慢性腎臓病）症例で AKI のエピソードの有無による入院中および入院直後のアウトカム
ARF：AKI(+)，No ARF：AKI(-)。入院前の推定糸球体濾過量（eGFR）で層別化して評価した
（文献 2 を改変）

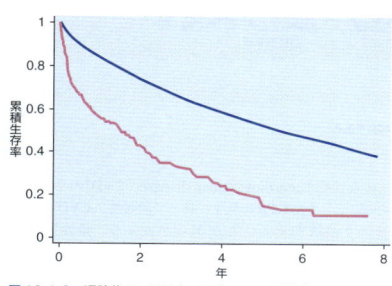

図 16-1-3　退院後 30 日以内に死亡または透析導入されなかった CKD（慢性腎臓病）症例の生存曲線（——）と AKI を入院中に発症した場合の生存曲線（——）
（文献 2 を改変）

表 16-1-4　腎前性，腎実質性急性腎不全の鑑別診断

	腎前性	腎実質性
Uosm(mOsm/kg・H$_2$O)	>500	<350
比重	>1.020	1.010～1.012
U$_{Na}$(mEq/L)	<20	>40
クレアチニン(Cr)U/P 比	>40	<20
FE$_{Na}$(%)	<1	>2
RFI	<1	>2
SUN/Cr	>20	10～20

$$FE_{Na}(\%) = \frac{C_{Na}}{C_{cr} \times 100} = \frac{\frac{U_{Na} \times UV}{P_{Na}}}{\frac{U_{cr} \times UV}{P_{cr}}} \times 100 = \frac{U_{Na} \times P_{cr}}{P_{Na} \times U_{cr}} \times 100$$

$$C_{Na} = \frac{U_{Na} \times UV}{P_{Na}}$$

$$C_{cr} = \frac{U_{cr} \times UV}{P_{cr}}$$

$$RFI = \frac{U_{Na}}{U_{cr}/P_{cr}} = \frac{U_{Na} \times P_{cr}}{U_{cr}}$$

FE$_{Na}$：Na 排泄率，U$_{Na}$：尿 Na，RFI：腎不全指数，SUN：血清尿素窒素

能性が高い。AKI では腫大していることが多く，腎被膜に毛羽立ちのような所見を認めることが多い。ただし，糖尿病性腎症が疑われる症例では注意が必要である。腎血流の状況をパワードプラを用いることで容易に把握することができる。

病理診断で急性腎不全を確定診断できるとよいが，タイムリーな腎生検で典型的な所見を得ることは案外難しい。図 16-1-4 に示すように，近位尿細管をはじめとした刷子縁の脱落や，尿細管閉塞，尿細管腔の拡大，尿細管間隙の開大を主な特徴としている。薬剤性による場合の一部では，上記の所見のほかに，中毒性顆粒（toxic granule）や空胞変性を尿細管細胞内に認めることが多い。急性腎不全が遷延して回復が遅れると，尿細管基底膜の肥厚や間質の線維化が認められるようになり，慢性化して，CKD へと移行する。

■ **治療と薬理メカニズム**　腎前性腎不全に対しては，その原因を見出して対策を講じると同時に，循環動態の改善をはかるため必要に応じて輸液，輸血を行い，中心静脈圧や下大静脈径の正常化，ヘマトクリットの改善をめざす。輸液治療に対する反応性をもとに AKI を分類するほうが

合理的であるとする考え方が生まれてきており[3]，今後 volume responsive AKI, volume unresponsive AKI という分類が用いられるようになる可能性がある。

乏尿，無尿で溢水を呈する場合は，水分制限をかけ，その際の目安は「前日尿量＋400 mL」程度である。一方，回復期には，尿素窒素をはじめとした溶質が尿中排泄され，しばしば多尿を呈するため体液・電解質バランスを保つ必要がある。

高カリウム血症に対しては，グルコン酸カルシウム，重炭酸ナトリウム，ブドウ糖＋インスリン，カリウム交換樹脂の順で緊急時に対処する。その際，カルシウム製剤は，ジギタリス中毒の発現を促進しやすいので注意を要し，また重炭酸ナトリウムは Na の負荷となる点に注意するとともに，投与経路は別とする。

急性腎不全による溶質の急激な蓄積，特に高カリウム血症や体液貯留による溢水状態に対しては，保存的治療によ

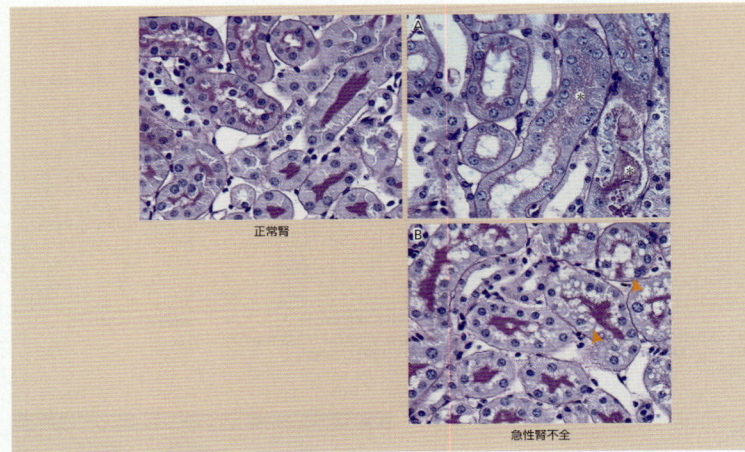

図 16-1-4 急性腎不全の病理組織像
正常腎の近位尿細管に特徴的刷子縁は、急性腎不全では喪失している
A：尿細管腔は開大し、一部の尿細管腔内の閉塞所見（*）を認める
B：薬剤による急性腎不全の一部では、空胞変性（▶）を認め、刷子縁の消失は軽微である

り改善が認められない場合、血液浄化療法により病態改善をはかる必要がある。

● 予防　造影剤による AKI 発症予防は、GFR 60 mL/分/1.73 m² 以下の場合に必要で、0.9％生理食塩水による補液が最も効果的である。これは、等張補液により血管攣縮に対して一定の血管内ボリュームが確保されるためであると考えられる。造影剤投与の 4〜12 時間前より開始し、終了後 12〜24 時間までの継続が一般的である。造影剤の腎毒性を助長する薬剤（非ステロイド性抗炎症薬（NSAIDs）、利尿薬、アミノグリコシド系抗生剤、ビグアナイド系薬剤など）の使用は造影剤検査の前後 2 日程度は可能なかぎり避けることが望ましい。

【野入 英世】

参考文献
1) Hoste EA et al：RIFLE criteria for acute kidney injury are associated with hospital mortality in critically ill patients: a cohort analysis. Crit Care 10：R73, 2006
2) Hsu CY et al：Nonrecovery of kidney function and death after acute on chronic renal failure. Clin J Am Soc Nephrol 4：891-898, 2009
3) Himmelfarb J et al：Evaluation and Initial management of acute kidney injury. Clin J Am Soc Nephrol 3：962-967, 2008

2　慢性腎不全と CKD

● 定義・概念　慢性腎不全とは、数カ月から数年の経過で糸球体濾過量（glomerular filtration rate：GFR）が低下する状態をさし、最終的には不可逆的腎機能障害のために腎代替療法を必要とする末期腎不全（end-stage renal disease：ESRD）にいたる。一方、軽微な腎機能障害であっても心血管疾患（cardiovascular disease：CVD）のリスクになること、また GFR の低下に伴って段階的に CVD 発症のリスクが増加することが明らかとなり、慢性腎臓病（chronic kidney disease：CKD）という概念が提唱された。CKD は表 16-2-1 のように定義され、GFR によって 5 段階に分けられる（表 16-2-2）。推定糸球体濾過量（estimated GFR：eGFR）は年齢と血清 Cr（クレアチニン）値から算出され、わが国では表 16-2-2 に示す式が用いられる。CKD は単に ESRD にいたる前段階ではなく、CVD を高率に発症する高リスク群として認識すべきであり、早期からの介入が生命予後の改善に重要と考えられる。また CKD と CVD は密接に関係し共通する危険因子を有する（図 16-2-1）。

● 疫学　世界の CKD 患者数は人口の十数％と推定され、わが国では 12.9％（約 1,330 万人）と報告されており、CKD は日常診療で出会う common disease といえる。慢性に経過するすべての腎疾患が CKD の原因となりうる。1990〜2010 年の間に世界の ESRD（CKD stage 5D）の患者数は約 43 万人から 5 倍に増加したといわれ、わが国では 2009 年末で約 29 万人であった。ESRD のため透析療法を新たに開始する患者の原疾患は、1998 年以降糖尿病性腎症が最も多く、次いで慢性糸球体腎炎、腎硬化症と続いている。

● 病因・病態生理と分子メカニズム　腎臓の機能単位であるネフロン数の減少が GFR 低下の原因と考えられる。残存ネフロンの適応機構についての仮説がいくつかあるが、過剰濾過仮説（hyperfiltration theory）はその一つである。すなわち、慢性糸球体腎炎や糖尿病、高血圧症といった全身性疾患などによる腎への障害によって機能ネフロン数が減少すると、その機能を代償するため残存ネフロンに

表 16-2-1 CKD の定義

① 尿検査, 画像診断, 血液検査, 病理所見で腎障害の存在が明らか (特に蛋白尿の存在が重要)
② GFR<60 mL/分/1.73 m²
①, ②のいずれか, または両方が 3 カ月以上持続する場合を CKD と定義する

GFR:糸球体濾過量

表 16-2-2 CKD の stage 分類と eGFR

stage	重症度	GFR (mL/分/1.73 m²)
1	GFR は正常または亢進	≧90
2	GFR 軽度低下	60〜89
3	GFR 中等度低下	30〜59
4	GFR 高度低下	15〜30
5	腎不全	<15

18 歳以上では,日本人の GFR 推算式を用いて GFR を推定する (eGFR)
 eGFR(mL/分/1.73 m²)=194×Cr$^{-1.094}$×Age$^{-0.287}$
  (女性には×0.739)
 Cr:酵素法で測定された血清 Cr 値

透析患者の場合には D, 移植患者の場合には T をつける (例:CKD stage 3T)

eGFR:推定糸球体濾過量, GFR:糸球体濾過量, Cr:クレアチニン

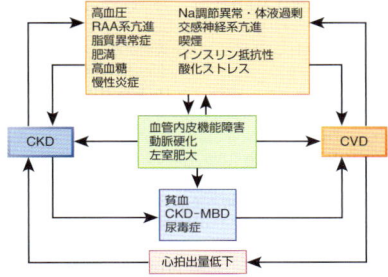

図 16-2-1 CKD と CVD の関係
CVD:心血管疾患, RAA:レニン・アンジオテンシン・アルドステロン, CKD-MBD:CKD-mineral and bone disorder

過剰の負荷がかかり,単位ネフロンあたりに過剰濾過が生じる.この過剰濾過が糸球体内圧の上昇から糸球体硬化を引き起こし,機能するネフロン数がさらに減少するため悪循環を形成し,腎機能が進行性に低下する.糸球体高血圧のほかに,糸球体上皮細胞(足細胞)障害,レニン・アンジオテンシン・アルドステロン(RAA)系の亢進などによる酸化ストレスの賦活化などが糸球体病変を進展させることが知られている.さらに,尿細管間質障害は糸球体病変の病態にかかわらず CKD の予後を規定する因子であることが知られており,その障害メカニズムとして虚血・低酸素,炎症細胞浸潤の誘導などから尿細管間質線維化が誘導されることが知られている.

▶経過・予後 CKD の初期段階はほぼ無症状で,微量アルブミン尿,蛋白尿などの尿異常からはじまることが多い.CKD の早期発見のためにはその存在を疑うことが重要で,尿検査や eGFR による評価(表 16-2-2)は有用である.CKD が進行すると GFR の低下に伴い以下に述べるようなさまざまな病態を呈する.また,CKD の stage が上昇に伴って CVD の発症率は増加し,ESRD にいたるリスクよりもむしろ CVD で死亡するリスクのほうが高いとまでいわれている.

高血圧(体液過剰)

CKD では腎におけるナトリウム・水の調節機構の異常のために体液過剰となり,血圧上昇をきたす.その一方で,高血圧は CKD を発症・増悪させる危険因子であり(腎硬化症など),高血圧と CKD は悪循環を形成する.高血圧は CVD の危険因子でもあるため,CKD における血圧上昇は CVD の発症を加速しうる.

電解質・酸塩基平衡異常

腎機能が低下すると腎からの酸排泄低下のため,血液中の重炭酸イオン(HCO$_3^-$)が消費されてその濃度は減少する.CKD stage 3〜5 では AG(アニオンギャップ)正常の高 Cl 性代謝性アシドーシスがみられ,さらに腎機能が低下すると(GFR<10),硫酸やリン酸など内因性の無機陰塩の排泄が低下して AG 上昇を伴う代謝性アシドーシスがみられることがある.腎機能低下による代謝性アシドーシスでは血中 HCO$_3^-$ 濃度はほぼ 12〜20 mEq/L の範囲にあるが,より高度の代謝性アシドーシスの場合は他の原因(下痢,生理食塩水の大量輸液,アミノ酸製剤の投与など)の存在を考える必要がある.アシドーシスの補正は骨脆弱性および筋萎縮の防止のほか,CKD 進行を抑制する可能性も指摘されており,炭酸水素ナトリウムによる補正が行われる.

GFR 低下が高度に進展した CKD では,急速な塩分制限・食欲低下や利尿薬投与に対して腎でのナトリウム調節機構が十分に適応できず,低ナトリウム血症をきたすことがある.そのため,食欲低下時や入院時の塩分制限などの際に利尿薬減量などの対策が必要となることがある.

CKD における高カリウム血症には,腎からのカリウム排泄障害に加えて RAA 系阻害薬の投与(アンジオテンシン変換酵素(ACE)阻害薬やアンジオテンシン II 受容体拮抗薬(ARB)など)やカリウム摂取過剰が関与することが多い.β遮断薬,非ステロイド性抗炎症薬(NSAIDs),メシル酸ナファモスタット,トリメトプリムなどの薬剤でも高カリウム血症が起こることがある.糖尿病性腎症では低レニン性低アルドステロン症による IV 型尿細管アシドーシスのため,比較的 GFR が保たれていても高カリウム血症を認めることがある.慢性的な高カリウム血症に対しては原因の除去,カリウム制限食,陽イオン交換樹脂,利尿薬(ループ利尿薬やサイアザイド系利尿薬)などによる治療が行われる.

CKD-MBD

これまで CKD における骨ミネラル代謝異常は腎性骨異栄養症(renal osteodystrophy:ROD)と呼ばれていたが,この病態は骨病変のみならず,血管を含めた全身の石灰化を介して生命予後に影響することが明らかとなり,CKD-mineral and bone disorder(CKD-MBD)という新しい概念が提唱されるにいたった.前述したように CKD は CVD の高リスクであるが,その原因として CKD-MBD による血管石灰化・動脈硬化進展が大きく関与していると考えら

れている。CKD-MBDにおいては，以下のような骨ミネラル代謝異常が生じる。

CKDが進行して腎からのリン排泄が低下すると，血清リン値は上昇する。また，腎での1α-水酸化酵素の活性低下→1,25-ジヒドロキシビタミンD_3〈$1,25(OH)_2D_3$〉の低下→腸管からのカルシウム吸収低下などによって血清カルシウム値の低下がみられる。高リン血症，低カルシウム血症，$1,25(OH)_2D_3$低下は副甲状腺ホルモン（PTH）の合成分泌を促進する（二次性副甲状腺機能亢進症）。高リン血症によってリン利尿ホルモンである線維芽細胞増殖因子23（fibroblast growth factor 23：FGF23）が上昇するが，FGF23は$1,25(OH)_2D_3$の産生低下を介して二次性副甲状腺機能亢進症の発症に関与する。CKD-MBDの評価のためにはカルシウム（低アルブミン血症があれば補正）・リン・副甲状腺ホルモンの血中濃度を定期的に測定する必要がある。治療はリン制限，薬剤としてリン吸着剤である炭酸カルシウム製剤や活性型ビタミンD製剤が用いられるが，GFRが低下している場合はこれらの薬剤による高カルシウム血症およびそれに伴う血管石灰化に注意が必要である。

貧血

CKDにおける血液疾患として，腎性貧血が広く知られている。腎性貧血は主に腎からのエリスロポエチン産生低下に起因し，尿毒症性物質による造血障害や赤血球寿命の低下にも関与するが，緩徐に進行するため自覚症状に乏しい。腎性貧血では一般に正球性正色素性貧血であり，網状赤血球数の相対的減少を認め，貧血があるにもかかわらずエリスロポエチン濃度は正常〜低値である。腎性貧血の治療は造血因子の補充でありerythropoiesis stimulating agent（ESA）が用いられる。ESA投与による過度のHb（ヘモグロビン）値上昇はCVDのリスクを増加させることが知られているため，Hb値10〜12g/dLを目標にESAを投与することが推奨されている。またCKDにおける貧血の原因として，腎性貧血以外に消化管出血や鉄欠乏性貧血などの他疾患の可能性もあることに注意し，積極的にこれらの疾患の検索・治療を行うことも重要である。

尿毒症

GFRが低下しCKD stage 5になるとインドキシル硫酸などの尿毒症物質が蓄積し，食欲低下，嘔気・嘔吐，心external炎，末梢神経障害，精神神経症状（意識障害や痙攣など），皮膚掻痒感，出血傾向などのさまざまな症状を認めるようになる。これらの尿毒症症状を認める場合はただちに透析導入が必要であることが多い。CKD stage 4〜5では特殊な活性炭である経口吸着剤によって尿毒症物質を含むさまざまな物質を吸着し便として排泄することで，尿毒症の改善と透析導入の遅延が試みられる。

■ 臨床症状・検査成績
CKD患者の診察では自覚症状（尿毒症症状の有無），既往歴（CKD危険因子やCVDの既往），妊娠歴（妊娠高血圧症候群の有無），家族歴（Alport〈アルポート〉症候群，囊胞性腎疾患，Fabry〈ファブリー〉病などの遺伝性疾患），生活歴（喫煙など）を聴取するとともに，尿異常出現前後の経過（いつ頃からどのような異常があるか），過去の検査成績（健康診断での血液検査や検尿の異常など），薬剤・健康食品の使用状況などについての情報を得る。

身体所見としては，意識レベル（尿毒症による意識障害），バイタルサイン，体格（肥満の有無，食欲低下による体重減少），尿量，結膜貧血，頸静脈怒張または虚脱（体液量の評価），頸動脈雑音（動脈硬化），心不全徴候（心雑音，肺水腫，胸水），心膜摩擦音（尿毒症性心外膜炎），腹部血管雑音（腎動脈狭窄），腎の触診（多発性囊胞腎），前立腺肥大（尿路閉塞），四肢浮腫（体液貯留），関節痛・変形（痛風，膠原病），指の毛細血管再充満の遅延（2〜3秒以上で体液量低下），皮膚ツルゴール低下（脱水），皮膚などについて評価する。各疾患に特徴的な所見の有無も評価する。

CKDの早期発見・フォローアップに尿検査（尿蛋白・尿潜血）が有用であり，特に蛋白尿の存在が重要である。蛋白尿陽性者では24時間蓄尿による尿蛋白の定量評価が望ましいが，蓄尿が不可能な場合は早朝尿または随時尿で測定した尿蛋白濃度と尿中Cr濃度を用いて1gCrあたりの尿蛋白量（g/gCr）を計算し，1日尿蛋白量を推定する。血液検査では**表16-2-2**の式を用いてeGFRを算出し，CKDのstageを決定する。また，過去の血清Cr値やeGFRのデータがあれば，横軸に時間，縦軸に1/Cr（Crの逆数）またはeGFRをとってプロットすると，腎機能の経過を把握することができる（**図16-2-2**）。蛋白尿が0.5g/gCr以上または2+以上，蛋白尿と血尿がともに陽性（1+以上），eGFR＜50mL/分/1.73m²，の場合は腎生検を含めた精査を要することが多いため，腎臓専門医受診が推奨される。

腎エコーではCKDのstageが進行すると腎萎縮（ただし，糖尿病性腎症，アミロイドーシス，多発性囊胞腎では腎萎縮を認めない），腎皮質厚の減少，腎辺縁の不整，腎皮質エコー輝度の上昇を認める。

■ 治療と薬理メカニズム
CKD治療のポイントは，CKD進行を抑制する治療，CKDに合併する病態に対する治療，適切なタイミングでの腎代替療法の選択，である。

CKD進行を抑制する治療，合併する病態に対する治療

CKD進行の危険因子として，年齢，高血圧，蛋白尿，糖尿病，脂質異常症，肥満，喫煙などがあげられており，介入可能な因子を治療し，CKD進行を抑制することが原則である。

高血圧はESRDへの進展およびCVD発症のリスクでもあるため，血圧コントロールは最も重要である。夜間高血圧や早朝高血圧はCKDを悪化させる危険因子であり，その診断には家庭血圧の測定が有用である。CKD患者における降圧目標は130/80mmHg未満（尿蛋白が1g/日以上では125/75mmHg未満）であり，緩徐に目標血圧まで低下させる。治療は減塩指導（6g/日未満）を行い，薬物療法では腎保護効果が証明されているACE阻害薬・ARBが第一選択である。ACE阻害薬やARBの開始・増量時は高カリウム血症や血清Cr値の上昇に注意を要するが，軽度の血清Cr上昇（30%以内）は腎保護効果の指標と考えられており，投与を継続すべきである。体液過剰があれば利尿薬を使用する。降圧目標を達成するためCa拮抗薬などの他の降圧薬の併用も行われる。

尿蛋白が多いほどESRDに進展しやすく，CVDを発症しやすいことが知られているため，そのコントロールは重要である。尿蛋白の目標は0.5g/gCr未満である。ACE阻害薬やARBは糸球体輸出細動脈を拡張させ，その結果糸球体内圧を低下させる。この作用は尿蛋白減少効果をもたらし，他の降圧薬に比して尿蛋白減少効果にすぐれている

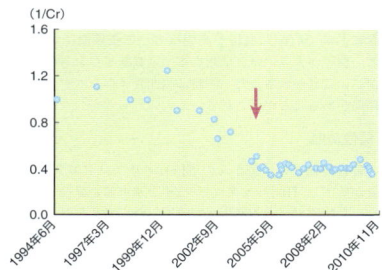

図 16-2-2　血清クレアチニンの逆数(1/Cr)の経時的変化
ある時点から 1/Cr の値の傾きが変化していると,その頃に CKD の進行速度に影響を与える原因があったと推定される.→ の時点から定期的に通院し,アンジオテンシンⅡ受容体拮抗薬(ARB)などによる血圧管理,塩分制限,蛋白質制限などの介入が行われ,腎機能低下速度(1/Cr の低下速度)がゆるやかになった

表 16-2-3　CKD の治療のまとめ

血圧管理
- 診察室血圧で 130/80 mmHg 未満(尿蛋白 1 g/日以上では 125/75 mmHg 未満)
- ACE 阻害薬や ARB が第一選択(高カリウム血症や血清 Cr 上昇に注意)

蛋白尿
- ACE 阻害薬や ARB などにより 0.5 g/gCr 未満をめざす

食事指導
- 塩分制限 6 g/日未満
- 蛋白質制限(stage 3 以上)
- カリウム制限(高カリウム血症があるとき)

血糖値管理
- HbA1c 6.5%未満を目標
- stage 3 以上ではビグアナイド薬は避け,SU 薬やインスリンによる低血糖に注意

貧血
- 腎性貧血以外の原因検索,鉄欠乏対策
- 腎性貧血に対して ESA 製剤を使用,Hb 10〜12 g/dL 程度を目標

CKD-MBD
- 血清カルシウム(低アルブミン血症では補正),血清リン,副甲状腺ホルモン値の評価
- stage 3〜5 では活性型ビタミン D,カルシウム製剤による高カルシウム血症に注意

カリウム・代謝性アシドーシス
- 高カリウム血症の原因検索,カリウム制限食,薬剤(陽イオン交換樹脂,利尿薬など)
- 炭酸水素ナトリウムによるアシドーシス補正

脂質管理
- LDL コレステロール 120 mg/dL 未満を目標に食事療法・運動療法・薬物療法
- stage 4 以上ではフィブラート系はクリノフィブラート以外禁忌

生活習慣
- 肥満対策,禁煙

尿毒症対策
- stage 4 以上では経口吸着剤を考慮

その他
- CVD 対策
- 腎機能を増悪させる要因を避ける(脱水,NSAIDs,造影剤など)

ACE 阻害薬:アンジオテンシン変換酵素阻害薬,ARB:アンジオテンシンⅡ受容体拮抗薬,Cr:クレアチニン,SU 薬:スルホニル尿素薬,ESA:erythropoiesis stimulating agent,Hb:ヘモグロビン,CKD-MBD:CKD-mineral and bone disorder,CVD:心血管疾患,NSAIDs:非ステロイド性抗炎症薬

ことから,第一選択薬として用いられる.

早期からの厳格な血糖コントロールは糖尿病性腎症の発症を抑制する.糖尿病性腎症における血糖コントロール目標は HbA1c 6.5%未満である.チアゾリジン薬は CKD stage 4 や 5 での使用は困難であり,ビグアナイド薬は CKD stage 3〜5 では使用しない.腎機能の低下した CKD 患者ではインスリンの半減期が延長するため,スルホニル尿素(SU)薬やインスリン製剤による低血糖のリスクがある.HbA1c やグリコアルブミンは,それぞれ貧血や低アルブミン血症があるときには血糖の管理状態を正確に反映しないため,その評価に注意する.

生活習慣病やメタボリックシンドロームは CKD 発症と関係しており,肥満によってインスリン抵抗性が強くなれば蛋白尿が出現しやすいという報告や,肥満は ESRD の危険因子という報告がある.また,腎機能が低下するとインスリン抵抗性も強くなり,悪循環が生じる.さらに CKD は高血圧や脂質異常症などの他の危険因子を悪化させ,この両者間にも悪循環が生じる(図 16-2-1).喫煙は CKD 進行の危険因子とみなされており,喫煙本数が多いほど腎機能低下リスクは高まるという報告がある.CKD の発症・進展抑制には食事療法・運動療法,禁煙などで生活習慣を改善することが重要であるといえる.

食事療法として塩分制限(6 g/日未満),カリウム制限(高カリウム血症のとき)以外に,蛋白質制限が行われる.CKD stage 3 以上では蛋白質制限により腎機能障害進行が抑制されるという報告がある.CKD の stage や病態に応じて摂取蛋白質の量を制限する(0.3〜0.8 g/kg 標準体重/日).高度の蛋白質制限の場合はエネルギー不足による蛋白異化亢進に注意を要する(CKD に合併する病態に対する治療については他稿参照).CKD における治療のまとめを表 16-2-3 に示した.

腎代替療法の選択

上記のような治療にもかかわらず CKD が進行し腎代替療法(renal replacement therapy:RRT)が必要になる場合,その適切なタイミングを見極めて RRT を開始する.尿毒症症状の出現,利尿薬で管理不能な体液過剰,高度あるいは保存的治療に抵抗性の高カリウム血症・代謝性アシドーシスなどが RRT 開始の条件となる.可能なかぎり ESRD にいたるよりも前に十分な準備期間を設け,近い将来必要となる RRT の治療法オプション(血液透析,腹膜透析,腎移植)について説明を行う.患者は ESRD および RRT について十分理解してもらったうえで治療方針を決定することが重要である.血液透析であれば内シャントなどのバスキュラーアクセスの作成,腹膜透析については腹腔内カテーテル挿入をあらかじめ行うことで,緊急透析導入を避けることができる.また腎移植に向けた準備(生体腎移植における腎提供者の評価など)も早めにはじめることができる.

【浜崎 敬文・土井 研人】

参考文献
1) 日本腎臓学会編:CKD 診療ガイド 2009,東京医学社,2009

2) 日本腎臓学会編：エビデンスに基づくCKD診療ガイドライン 2009. 東京医学社, 2009
3) Go AS et al：Chronic kidney disease and risks of death, cardiovascular events, and hospitalization. N Engl J Med 351：1296-1305, 2004
4) Imai E et al：Prevalence of chronic kidney disease in the Japanese general population. Clin Exp Nephrol 13：621-630, 2009

3 慢性透析患者の病態

慢性透析患者の実際

1944年Kolfが戦傷者の急性腎不全患者1人を救命し、1960年ScribnerとQuintonが繰り返し使用可能なバスキュラーアクセス(VA)として外シャントを開発したことで慢性維持透析が開始された。現在、末期腎不全患者の生命維持療法としては慢性透析(血液透析〈hemodialysis：HD〉、腹膜透析〈peritoneal dialysis：PD〉)と腎移植があげられる。2009年末わが国で慢性透析療法を実施している患者数は29万675人であり、一般人に比すれば短いものの、5年生存率60.4%、20年生存率17.8%を誇る。その治療形態は昼間HD 82.2%、夜間HD 14.4%、在宅HD 0.1%、PD 3.4%の割合である[1]。腎臓移植件数は、2010年度1,400を超えたが、いまだ需要に追いつかない状態である。

慢性透析患者の維持療法の根幹をなすものは、HDであると考えられる。

HDの原理は、透析膜を通して行われる拡散(diffusion)による物質除去と限外濾過(ultrafiltration)による水分調節が主体である。しかも腎臓は、1週間168時間機能している。これに対しHDは、標準的に12時間/週しか行われない。PDは、持続治療であるが透析量はHDより少ない。当然健常者に比して尿毒症物質の蓄積とそれによる歪みが生じる。

心血管疾患

日本透析医学会の統計調査によれば、2009年の透析患者の死因の第1位は心不全(23.9%)で、脳血管障害(8.4%)、心筋梗塞(4.1%)などを加えたいわゆる心血管疾患が全死因の30%以上を占める[1]。米国の透析患者の5年生存率が25%であるのに対し、日本の5年生存率は60%を超える。また日本のCVD(心血管疾患〈cardiovascular disease〉)発症率は、米国や欧州に比して低いことが報告されている。日本の透析患者は、他国に比して生命予後がよくCVD発症も少ない。それでも死因の28%を占めるCVDは、透析患者特有の合併症である。

現在では、透析患者のみならず、慢性腎臓病(chronic kidney disease：CKD)が心血管イベントの危険因子であるとされている。透析患者では体液の過剰、体液量の変動、腎性貧血、バスキュラーアクセス、Ca, P代謝異常に伴う冠動脈をはじめとする血管石灰化(CKD-MBD〈CKD-mineral and bone disorder〉)、糖尿病患者の増大に伴う脂質代謝異常などのリスクが大きい。また、元来高血圧のことが多く、心肥大、心筋の線維化、左室拡張能の低下、次いで収縮能の低下が生じ、心不全の発症となる。夜間降圧が得られない場合も多い(non-dipper)。日本の透析患者において収縮期血圧が高いほど、拡張期血圧が低いほど、脈圧が大きいほど全死亡率、冠動脈イベントの危険率が高いことが示された。同時に脳血管イベントも、同様の傾向があることが示されている。

腎性貧血

腎性貧血とは、腎からのEPO(エリスロポエチン)産生量が低下し、Hb(ヘモグロビン)値を基準値に維持できなくなった状態で、その原因が腎障害以外に考えられない状態である。他に原因のある貧血の場合(出血や、鉄欠乏)の血中EPO濃度は、Hbの低下に応じて上昇するが、腎性の場合EPOの産生が低下するため、Hbの低下に対するEPOの上昇が生じない。しかし、広い意味ではEPO産生以外の要因も加味され、腎機能低下という病態全体がもたらす貧血を腎性貧血と呼んでいる。

しかし腎性貧血はESA(erythropoiesis stimulating agent)療法の開発とともに飛躍的に改善された。Silverbergらはうっ血性心不全患者にCKDや貧血を併発することが多く、予後不良となるとの観察研究や、赤血球造血刺激因子製剤の対象となっている貧血の改善が、心拍出量、脈拍、左室心筋重量係数(LVMI)の改善および最大酸素消費量の増大をもたらすこと、入院日数の軽減、腎不全の進行抑制効果などから慢性腎不全-腎性貧血-慢性心不全の密接な悪循環にCRA症候群(cardio renal anemia syndrome)を提唱した(図16-3-1)[2]。

日本透析医学会の統計調査では、ESA製剤が日本に導入された1994年以後心不全死が減少しており[1]、透析導入後の生命予後改善にかかわっている可能性が示唆されている。一方、貧血と腎機能低下の因果関係も証明されている。各国でガイドラインが作成され、目標Hb値が検討されている。日本のガイドライン(2008年)ではHb値10〜11.0 g/dL上限を12 g/dLと定めた[3]。ただ腎性貧血では目標Hbを遵守するだけでなく、Hbの変動を抑えることも重要である。

CKD-MBD

腎性骨異栄養症(renal osteodystrophy：ROD)は腎不全に伴って起きる骨病変の総称であった。骨生検により線維性骨炎、骨軟化症、無形成骨、微小変化型、混合型の5分類がなされてきた。それぞれ異なった発症機構を有すると同時に1人の患者の骨に同時に存在する病態である。1,25-ジヒドロキシビタミンD_3(1,25(OH)$_2D_3$)(カルシトリオール)の発見とその臨床応用により劇的にRODが改善した。また、ビタミンDパルス療法の普及によって1,25(OH)$_2D_3$が直接副甲状腺ホルモン(PTH)の分泌合成を抑制することが明らかになった。カルシウム含有リン吸着剤の使用ともあいまって、腎不全患者特有の低カルシウム血症はほとんどみられなくなり、逆にCaの付加が問題となってきた。一方透析患者の「Ca・P代謝異常」が、骨代謝ばかりでなく血管病変と重要なかかわりがあることが明らかになり、「RODと呼ばれていた病態」は生命予後にかかわる合併症としての比重が増加した。

最近では全身性疾患としてとらえられるようになり、「慢性腎臓病に伴う骨・ミネラル代謝異常(CKD-MBD

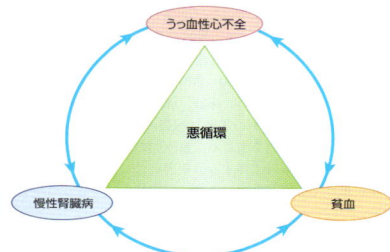

図16-3-1 CRA症候群
慢性腎不全-腎性貧血-慢性心不全の密接な悪循環を示す。腎性貧血が最も改善させやすい

〈CKD-minaral and bone disorder)）」という概念が提唱された[4]。ROD という用語は,骨病変そのものに限定して使われるようになり,KDIGO (Kidney Disease：Improving Global Outcome)は,①代代謝回転(turnover),②骨石灰化(mineralization),③海綿骨単位骨量(volume)のパラメータの程度で具体的に表す TMV 分類を提唱した。CKD-MBD は,①Ca,P,PTH などの検査値異常,②骨の異常,③血管石灰化の3つの異常の組み合わせによって構成される。CKD-MBD の治療とは,それぞれの異常を治療し心血管イベントの低下,骨折率の低下,ひいては生命予後の改善を果たすことが目標となった。

2006年に日本透析医学会(JDST)よりデータベースをもとに生命予後をアウトカムとしてつくられた,「透析患者における二次性副甲状腺機能亢進症ガイドライン(JSDTガイドライン)」が作成された[5]。現在活性型ビタミン D_3 に加え Ca 受容体作動薬なども使用可能となり,P,Ca がPTH より生命予後に重くかかわること,骨代謝への配慮を含めて 2011 年時点でガイドラインの見直しが行われている。

透析アミロイドーシス

透析アミロイドーシス(dialysis related amyloidosis：DRA)は透析患者にみられる全身のアミロイドーシスである。主に β_2 ミクログロブリン(β_2MG)を中心にムコ多糖類などが沈着し,同部位ではコンドロイチン硫酸やヘパラン硫酸が増加している[6]。

β_2MG は分子量 11.8 kDa のポリペプチドでヒト白血球抗原(HLA)の class I 分子の β 鎖から生じる。そのほとんどは糸球体で濾過され,近位尿細管で分解されるため血中濃度が保たれている。腎機能低下が β_2MG 上昇の主因であるが,炎症,腫瘍などで細胞表面から遊離して血中濃度の増加を促している。透析患者では正常の 10~40 倍,血中濃度にして 20~80 mg/L まで上昇する。沈着した β_2MG が終末糖化産物(advanced glycation end products：AGEs),脂質過酸化最終産物(advanced lipoxidation end products：ALEs)を受け,サイトカイン,酸化ストレスもあいまってアミロイド形成が促進するといわれている。免疫組織学的な検討では,初期の β_2MG 沈着は AGEs 化されておらず,10 年以上で高率に AGEs 化されていることが報告されている。

感染

透析患者の死亡原因の第1位はあいかわらず心不全であるが,2007 年の頻度は 24.0% で前年と比較して 0.9% 減少した。しかし,1996 年以降は 24~25% 程度で推移し,横ばいの傾向である。一方,感染症は 2007 年では 18.9%と前年より 1.0% 減少したが,2009 年 20.8%(第2位)と漸増傾向は明らかである[1]。糖尿病性腎症患者の増大,末梢血管障害の増加など原因はさまざまであるが,透析患者に特徴的な病態である。

おわりに

慢性透析患者の特徴的な病態に関して概説した。他にも,脳血管合併症,低栄養,後天性嚢胞性疾患(ACDK)をはじめとする悪性腫瘍など,特殊な病態が透析患者には存在する。腎移植の啓蒙,長時間の在宅透析,携帯型人工腎臓の開発など根本にかかわる治療も模索されているが,現在のわれわれにできることは,目の前の病態を改善させることにすぎない。

【角田 隆俊・深川 雅史】

参考文献
1) 日本透析医学会統計調査委員会編：図説 わが国の慢性透析療法の現況(2009 年 12 月 31 日現在),日本透析医学会,2010
2) Silverberg DS et al：The cardio renal anaemia syndrome：dose it exist? Nephrol Dial Transplant 18(Suppl 8)：viii7-viii12, 2003
3) 2008 年版日本透析医学会「慢性透析患者における腎性貧血治療のガイドライン」.日本透析医学会雑誌 41：661-716, 2008
4) Moe S et al：Definition, evaluation, and classification of renal osteodystrophy：A position statement from Kidney Disease：Improving Global Outcomes(KDIGO). Kidney Int 69：1945-1953, 2006
5) 日本透析医学会：透析患者における二次性副甲状腺機能亢進症治療ガイドライン.日本透析医学会雑誌39：1435-1455, 2006
6) Gejyo F et al：Current clinical and pathogenetic understanding of beta 2-m amyloidosis in long-term hemodialysis patients. Nephrology(Carlton)8(Suppl)：S45-S49, 2003

17 嚢胞性腎疾患

多発性嚢胞腎

多発性嚢胞腎(polycystic kidney disease)は,常染色体優性多発性嚢胞腎(ADPKD)と常染色体劣性多発性嚢胞腎(ARPKD)に分類される。

常染色体優性多発性嚢胞腎

■ **定義・概念** 常染色体優性多発性嚢胞腎(autosomal dominant polycystic kidney disease：ADPKD)は両側の腎の皮質,髄質に多数の嚢胞を形成し,また腎実質の萎縮と線維化を伴う疾患である(図17-1)。

■ **病因・病態生理と分子メカニズム** 患者の 85% は 16 番染色体短腕 16p13.3 に位置する遺伝子 PKD1 の異常により発症し,15% は 4 番染色体長腕 4q21-23 に位置する遺伝子 PKD2 の異常による。患者のうち約半数は,60 歳代までに透析導入を必要とする。両側腎の表面および割面に嚢胞が多数認められ,腎は腫大し数 kg に及ぶこともある。

囊胞により腎が腫大していくスピードが速いと腎機能低下も著しい。

● **疫学** ADPKDの頻度は3,000～7,000人に1人であり、わが国の透析患者における導入原疾患別割合の2～3%である。典型的な常染色体優性遺伝形式を示し、男女差はない。

● **臨床症状**(図17-2) 腎の腫大による圧迫感、鈍痛に加えて、囊胞の破裂や、小動脈瘤からの出血により血腫が生じ、疼痛を伴う。出血が尿路に交通した場合、血尿を生じる。囊胞の感染により、腎盂腎炎症状を呈する。10～30%に尿路結石が生じる。腎外症状としては高血圧が70～80%に生じる。肝囊胞を60～70%に認め、女性や腎機能が低下している患者に多い。膵臓、卵巣、甲状腺に囊胞を認めることがある。20%の患者に頭蓋内動脈瘤を認め、8%の患者に頭蓋内出血を生じる。家族内の集積が認められ、頻度は年齢とともに上昇する。死因としては、心不全、冠動脈疾患、くも膜下出血および、囊胞感染による敗血症が多い。

● **検査成績／診断** 典型例では、腫大した腎表面が凹凸不整にふれる。超音波検査、CTで両側に多発する腎囊胞を認める。成人例では診断は容易であるが、小児例では困難なことがある。小児の重症例には結節性硬化症を合併することがある。

● **治療と薬理メカニズム** 高血圧、尿路感染が腎不全の増悪因子であるので、治療が必要である。アンジオテンシンⅡ受容体拮抗薬(ARB)は、Ca拮抗薬よりもADPKDの腎不全の進行を抑止する長期効果にすぐれている。一部の症例では著しい疼痛、出血、反復感染のために、腎の摘出を必要とすることがある。腫大した腎により、消化管の閉塞が起こる場合は、腎動脈塞栓により腎を縮小する。

鑑別診断：ARPKD、結節性硬化症、多発腎囊胞、von Hippel-Lindau(フォン・ヒッペル-リンドウ)病があげられる。

常染色体劣性多発性囊胞腎

● **疫学／病因** 常染色体劣性多発性囊胞腎(autosomal recessive polycystic kidney disease：ARPKD)は新生児の約1万～4万人に1人の割合で発症する遺伝疾患であり、周産期に発見され出生後短期間で死亡することが多いが、病態によって成人期まで生存する。単一の遺伝子異常により発症すると考えられ、責任遺伝子は6番染色体上の*PKHD1*である。

● **病態生理／臨床症状** ARPKDは肺の低形成による呼吸不全により、両側腎には径1～2 mmの小さな囊胞が多

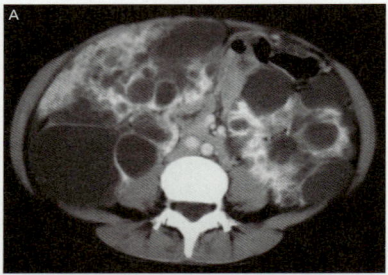
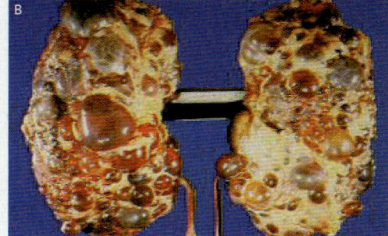

図17-1 常染色体優性多発性囊胞腎(ADPKD)
A：CT像。両側腎に多数の腎囊胞を認める
B：病理標本。大小不同の腎囊胞が腎表面に多数認められる

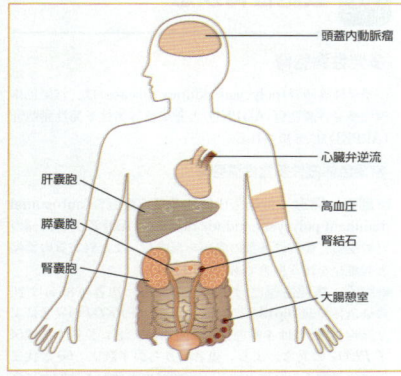

・高血圧：腎機能が正常な患者の70%に生じる
・心臓弁逆流：30%にAR、MR
・頭蓋内動脈瘤：10%
・家族集積性あり
・大腸憩室、門脈拡張症、大動脈瘤

図17-2 常染色体優性多発性囊胞腎(ADPKD)の合併症
AR：大動脈弁逆流、MR：僧帽弁逆流

数形成され，腎は正常の10倍にも腫大する(ARPKDは羊水過少症を伴う腎発生異常を生じるPotter(ポッター)症候群のI型に分類されている)。新生児以後の異常が顕現してくる軽症型では囊胞形成に加え間質の線維化が進行する。腎不全による低成長，高血圧，浮腫を生じる。肝では線維化とCaroli(カロリ)病と共通する胆管の形態異常と肝内胆管の拡張がみられ，門脈圧拡張症を生じる。

■ **検査成績／経過・予後／治療と薬理メカニズム** 超音波検査では，腎囊に囊胞がびまん性に存在するため，全体に高エコー輝度になる。重症肺低形成を伴う新生児以外は長期生存が可能であることが明らかになっている。生後1カ月間生存した症例について，生後1年の腎生存率が86％，15年で67％と報告されている。治療は腎移植，透析療法，肝移植である。

鑑別診断：小児発症のADPKDとの鑑別が問題になるが，肝病変の存在はARPKDを示唆する。

その他

単純性腎囊胞

単純性腎囊胞(simple renal cyst)は年齢とともに頻度が高くなる。超音波検査で発見されることが多い。傍腎盂に発生したものは尿路の閉塞を起こすことがある。出血や感染を伴い，囊胞穿刺を必要とすることがある。両側に多発する場合はADPKDとの鑑別が必要となる。

多胞性囊胞腎

多胞性囊胞腎(multilocular renal cyst)は片側腎に多房性の囊胞を形成する疾患である。しばしば囊胞壁に腎細胞癌を合併する。

多囊胞化萎縮腎

■ **疫学／病態生理／臨床症状** 多囊胞化萎縮腎(acquired cystic disease of the kidney：ACDK)は腎不全進行後に両側腎に囊胞が発生した病態をさす。3年以上経過した透析患者の75％に認められる。無症状で推移することが多いが，囊胞感染や出血，また高率に腎細胞癌を併発する。

■ **経過・予後** 腎細胞癌の発症のチェックに年1回はCTでの検査が望ましい。

若年性ネフロン癆

■ **疫学／病因** 若年性ネフロン癆(juvenile nephronophthisis)は小児腎不全の10～20％を占める。腎は縮小し髄質を中心に多数の囊胞を認める。腎不全，貧血，塩喪失，低張尿がみられる。*NPHP1*遺伝子異常による常染色体劣性遺伝が多い。

■ **臨床症状** 多飲，多尿，成長障害，筋力低下などの小児腎不全症状に加え，網膜色素変性，小脳失調，知能低下，骨形成不全などがみられる。

髄質海綿腎

■ **疫学，病因** 髄質海綿腎(medullary sponge kidney：MSK)は集合管に囊胞状拡張を形成する疾患である。MSKの頻度は一般人口の5,000人に1人，泌尿器科患者の1,000人に1人とされており，結石保有者のうちMSKの占める割合は女性に多い。先天性半身肥大，歯牙欠損，Ehlers-Danlos(エーラース-ダンロス)症候群，成人型囊胞腎，Caroli病，馬蹄腎などに合併することがある。

■ **臨床症状・検査成績** 腎結石を有し，腎仙痛発作，肉眼的血尿，尿路感染症を初発症状とすることが多い。尿濃縮能と尿酸性化能の低下を認める。X線単純撮影では，腎錐体部に一致して1～2mm，時に7mmくらいの小結石が多発し，排泄性尿盂撮影では囊胞状に拡張をきたした集合管に造影剤が貯留し，pyramidal brush，bunch of grapesと呼ばれる特徴的な所見を示す。

■ **治療と薬理メカニズム** 水分摂取を促し，尿路結石および尿路感染症を予防する。高カルシウム尿症を伴う症例ではサイアザイド系利尿薬が有効である。

【堀江 重郎】

18 閉塞性腎・尿路疾患

■ **定義・概念／病因・病態生理と分子メカニズム** 閉塞性腎・尿路疾患(obstructive nephropathy〈obstructive uropathy〉)は，腎盂，尿管，膀胱，尿道のどこかが急性あるいは慢性に閉塞される尿路通過障害により，尿が排泄されず，腎臓の機能が低下する病態をいう。水腎症(hydronephrosis)は尿路通過障害の結果，腎盂腎杯の拡張と腎実質の萎縮，腎機能障害をきたした病態である(図18-1)。

■ **診断** 両側性の尿路閉塞は，急性期には無尿になる。急性腎不全の原因検索の結果明らかとなることが多い。片側性の場合には，尿路結石のように側腹部痛など症状を呈する場合に画像診断で発見される。慢性的な尿路閉塞は，画像診断で偶然に発見されることが多い。

■ **臨床症状** ①病変が片側性か両側性か，②閉塞が完全か不完全か，③閉塞期間が短期間か長期間か，により大きく異なる。

尿路閉塞の主な症状としては，肉眼的血尿と腎の腫脹に

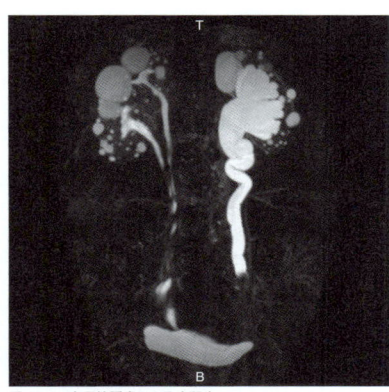

図18-1 **左尿管腫瘍による水腎症**
右重複腎盂尿管および両側腎囊胞を合併

表18-1 尿路閉塞をきたす疾患

腎盂
腎盂癌，結石，感染症(結核)，薬剤性(鎮痛薬性腎症に伴う乳頭部壊死)，異常血管による圧迫，腎盂尿管移行部狭窄

尿管
膀胱尿管逆流症，先天性尿管閉塞(congenital anomalies of the kidney and urinary tract：CAKUT)，尿管癌，尿管瘤，尿管異所開口，後下大静脈性尿管，後腹膜線維症(特発性，外傷性，放射線治療，悪性腫瘍，動脈瘤，薬剤性)，骨盤腔内腫瘍の浸潤，圧迫(子宮癌，卵巣癌，大腸癌，悪性リンパ腫など)，その他(尿管アミロイドーシスなど)

膀胱
結石，異物，膀胱癌，膀胱頸部硬化症，神経因性膀胱

前立腺
前立腺肥大症，前立腺癌

尿道
狭窄，結石，尿道癌，外傷，異物，真性包茎，尿道弁

よる疼痛(背部痛，側腹部痛)である。疼痛の特徴としては，数時間続く間欠的なものが多く，排尿時に背部に放散する痛みを伴う。疼痛が強いときには麻痺性イレウスや，嘔気・嘔吐などの消化器症状を呈することもある。

急性の両側性尿路閉塞では尿量は著明に低下する。慢性的な尿路閉塞では尿の濃縮力低下が顕在化して多尿になることもある。下部尿路閉塞では，残尿感，夜間尿，尿路感染症をみる。高血圧，尿細管性アシドーシスを伴うことがある。片側性尿路閉塞では，健側腎の代償機能により，水・電解質異常が顕在化することは少ない。

■ **検査成績** 尿路閉塞の診断には超音波検査が簡便かつ正確である。腎盂の拡大をみる場合には，尿路に閉塞があることを示す。閉塞部位の局在診断にはCT，逆行性腎盂造影が有用である。腎シンチグラフィは分腎機能や残存腎機能を知るうえで有用である。

原因疾患(表18-1)

閉塞性尿症の原因疾患の分類は，閉塞の部位による分類と成因による分類とがある。腎盂尿管を上部尿路，膀胱尿道を下部尿路と呼ぶ。

上部尿路閉塞

尿路結石，腎盂尿管移行部狭窄症のほかに，悪性腫瘍の後腹膜転移による閉塞(胃癌，大腸癌，卵巣癌，膀胱癌，精巣腫瘍など)および後腹膜線維症の頻度が高い。妊娠9〜10カ月の妊婦では，60%に上部尿路の拡張をみる。妊娠2カ月頃から生じ，分娩後に軽快する。

● **後腹膜線維症(retroperitoneal fibrosis)** 後腹膜に炎症が波及し線維化する過程で腎管が巻き込まれ，尿路閉塞として発見されることが多い。後腹膜線維症の原因としては，原発性，特発性，外傷性，放射線療法，悪性腫瘍，動脈瘤，周辺炎症，薬剤性などがある。ステロイド療法が有効であることが多い。

下部尿路閉塞

残尿を伴い，尿路感染症を合併することが多い。脊髄，末梢神経の障害による神経因性膀胱が多い。小児では二分脊椎が多く，成人では外傷性，糖尿病，多発性硬化症などによる。

● **膀胱尿管逆流症** 膀胱尿管移行部の発達異常で，排尿時に尿が腎盂へ逆流する。小児にみられ，成長とともに改善することが多いが，尿路感染を生じるため，抗菌薬の投与や手術を必要とすることがある。

● **悪性腫瘍** 前立腺癌，膀胱癌の浸潤により，尿路閉塞が起こる。

● **進行した前立腺肥大症** 残尿を生じ，尿路閉塞を生じる。急性期は尿閉と呼ばれる。尿閉が慢性的になると，持続的に尿失禁が起こる溢流性尿失禁を生じる。

● **腎移植後** 膀胱尿管縫合部の狭窄，尿路結石，血塊による尿管閉塞などがある。

■ **治療と薬理メカニズム** 診断がつき次第，上部尿路閉塞では経皮的に腎瘻あるいは経尿道的に尿管ステント，下部尿路閉塞では尿道バルーンカテーテルまたは膀胱瘻を設置し，尿路の閉塞を解除する。両側性では，閉塞解除後に大量のナトリウム利尿がつく(postobstructive diuresis)ため，水・電解質管理に十分な配慮が必要である。

〔堀江 重郎〕

19 尿路感染症

● **定義・概念** 尿路感染症(urinary tract infection：UTI)は最も頻度の高い細菌感染症であり，各科の医師が日常的に遭遇する疾患の一つである。主として細菌の上行性感染によって引き起こされる腎・尿管・膀胱・尿道の非特異的炎症をさす。無症候性細菌尿から敗血症性ショックまで幅広い病態を含み，適切な診断と治療が必要である。

● **疫学** 尿路感染症は，症状の経過から急性と慢性に，基礎疾患の有無によって単純性と複雑性に分けられる。また，炎症が膀胱より遠位に限局する下部尿路感染症と，腎盂尿管に波及する上部尿路感染症に分けられる。単純性尿路感染症は急性であることが多く，性的活動期の女性と中高年期の女性に多く発症する。複雑性尿路感染症は，小児期(尿路奇形に伴う)と老年期(排尿障害や尿路悪性腫瘍に伴う)に二峰性の発症ピークがある。

● **病因・病態生理と分子メカニズム** 単純性尿路感染症の多くは腸管細菌の上行性感染によって生じ，侵入する菌量や細菌側の病原性の強さ(ビルレンス)によって発症する。複雑性尿路感染症は，尿流の停滞(水腎症，排尿障害など)，尿路内の異物(結石，腫瘍，尿路カテーテルなど)などの尿路疾患あるいは糖尿病などの全身疾患を背景に生じる。尿路内の異物や破綻した尿路上皮にはバイオフィルムが形成され，抗菌薬投与による耐性菌の出現が加わって病態が複雑になっている。

単純性尿路感染症の起因菌は *Escherichia coli* が約80%を占め，*Proteus mirabilis*, *Klebsiella pneumoniae* などを加えたグラム陰性桿菌が90%以上を占めている。*Staphylococcus saprophyticus* や *Staphylococcus epidermidis* などのグラム陽性球菌も時に検出される。複雑性尿路感染症の起因菌は *E. coli*, *Enterococcus faecalis*, *Pseudomonas aeruginosa* が3大起因菌であるが，分離頻度は各々10〜20%程度であり，メチシリン耐性黄色ブドウ球菌(MRSA)を含む種々の菌種が検出される。カテーテル留置例では *E. coli* の検出頻度がより低くなることが知られている。

● **臨床症状** 急性膀胱炎では排尿時痛・頻尿・尿混濁などを主症状とし，一般的に発熱を伴わない。発熱を伴うとき

表19-1 尿路感染症における推奨薬剤

病態	投与経路	薬剤	投与日数	効果判定
急性単純性膀胱炎	経口	ニューキノロン系薬	3日間	症状および尿所見の改善
		新経口セフェム系薬	7日間	
		β-ラクタマーゼ阻害薬配合ペニシリン系薬		
急性単純性腎盂腎炎	経口	ニューキノロン系薬	7〜14日間	症状および尿所見の改善・末梢血白血球数正常化
		新経口セフェム系薬	14日間	
	注射	第1,第2世代セフェム系薬	解熱後に経口薬に切り替え、合計14日間	
		β-ラクタマーゼ阻害薬配合ペニシリン系薬（±アミノグリコシド系薬）		
		注射用ニューキノロン→経口ニューキノロンへの切り替えも可能		
複雑性膀胱炎	経口	ニューキノロン系薬	7〜14日間	症状および尿所見の改善
		新経口セフェム系薬		
		β-ラクタマーゼ阻害薬配合ペニシリン系薬		
複雑性腎盂腎炎	注射	病態や推定される起因菌により第2,第3世代セフェム系薬・β-ラクタマーゼ阻害薬配合ペニシリン系薬・アミノグリコシド系薬・カルバペネム系薬などを使い分ける	解熱後に経口薬に切り替え、合計14日間	症状および尿所見の改善・末梢血白血球数正常化

は急性腎盂腎炎や,男性では急性前立腺炎・精巣上体炎の合併を考慮すべきである。急性腎盂腎炎では,急性膀胱炎の症状に加え,発熱,悪寒戦慄,患側の背部痛や嘔気・嘔吐などの消化器症状を伴うことが多い。重症例では敗血症性ショックにいたることもある。慢性尿路感染症では,急性増悪時以外には症状がないか,あっても軽度であることが多い。

● **検査成績** 膿尿（無遠沈尿で白血球（WBC）≧10/mm³,沈渣で WBC≧5/HPF）と細菌尿（定量培養で≧10³（中間尿では10⁴）cfu/mL）を検出する。近年,耐性菌の出現が問題になっており,薬剤感受性を含めた細菌培養検査も必要である。膿尿にもかかわらず起因菌が検出されないときは,必要に応じて尿結核菌検査を追加する。上部尿路感染では白血球増加や CRP（C 反応性蛋白）上昇などの急性炎症の所見があるほか,重症例では播種性血管内凝固（DIC）を伴うこともある。

● **診断** 膿尿・細菌尿の検出が診断上重要であるが,急性感染の発症初期には細菌数が少ないこともある。また,尿路の閉塞を伴っている場合には尿所見に異常を認めないこともある。一方,慢性尿路感染症に発熱を伴った場合,尿所見のみでは尿路感染症が発熱の原因とは診断できない。尿所見・血液検査所見のみに頼らずに臨床所見とあわせて診断することが重要である。

■ **治療と薬理メカニズム** 尿路感染症の治療の基本は適切な抗菌薬の投与である。他領域の感染症治療と同様に,PK/PD 理論に基づいて標準的な薬剤とその処方が推奨されている。多くの抗菌薬は腎排泄型で尿中濃度も高いため,主に起因菌の薬剤感受性と安全性を基準に薬剤を選択する。複雑性尿路感染症では,背景となる疾患の治療が感染制御に必須であることが多く,泌尿器科的な処置が必要となることも多い。表19-1 に「抗菌薬使用のガイドライン」にある推奨薬剤を示した。

急性単純性膀胱炎：主に大腸菌を標的とした薬剤が選択される。欧米では ST 合剤が第一選択であるが,わが国では新経口セフェムないしニューキノロン系薬が第一選択とされている。近年キノロン耐性大腸菌が増加傾向にあり,耐性率の高い地域ではニューキノロン系薬以外を第一選択としたほうがよい。

急性単純性腎盂腎炎：中等症までは経口薬での治療が可能であり,ニューキノロン系薬または新経口セフェム薬を7〜14日投与する。ただし,キノロン耐性大腸菌の検出率の高い地域やキノロン薬禁忌の患者に対しては,β-ラクタマーゼ阻害薬配合ペニシリン系薬や第3世代までのセフェム系薬が選択される。重症例では注射薬が用いられ,「抗菌薬使用のガイドライン」に記載された薬剤のほか,ニューキノロン系注射薬や第3,第4世代セフェム系薬が推奨できる。通常治療開始3〜5日で解熱し,経口薬に切り替え可能である。3日間で解熱しない場合には,再度の細菌学的検査のほか,基礎疾患の精査のため CT や超音波検査などの画像検索を行う。

複雑性尿路感染症：バイオフィルム形成の原因となっている異物や基礎疾患が存在するかぎり,抗菌薬による完全な除菌は一般に困難である。抗菌薬は浮遊細菌に対しては有効であるものの,バイオフィルム内の細菌は抵抗性である。したがって,臨床症状の乏しい慢性期には基礎疾患の除去と監視培養が治療の中心であり,抗菌薬投与は急性増悪期にかぎられ,急性期症状の改善が治療の目標となる。監視培養の結果に従って抗菌薬を選択するが,ない場合には病態から起因菌を推測して empiric に抗菌薬を選択する。カテーテル留置例では緑膿菌の検出頻度が高くなるため,緑膿菌をカバーする抗菌薬を選択する。

● **経過・予後**

単純性尿路感染症：おおむね抗菌薬に対する反応は良好であるが,敗血症を伴う急性腎盂腎炎や,気腫性腎盂腎炎・腎膿瘍のような重症感染症には注意が必要である。

複雑性尿路感染症：基礎疾患の除去が困難なことが多く,感染症との共生を目標に過剰な抗菌薬投与を控えることが結果的に耐性菌出現の予防となる。

【榎本 裕】

■ **参考文献**

1) 日本感染症学会, 日本化学療法学会編：抗菌薬使用のガイドライン 第1版, 協和企画, 2005

20 尿路結石

■**定義・概念** エジプトのミイラから膀胱結石が見出されているように，尿路結石（urolithiasis）は最も古くから知られてきた疾患の一つである。泌尿器科的治療法の進歩にもかかわらず発症頻度は増加し続け，近年では肥満やメタボリックシンドロームとの関連が指摘されるようになり，典型的な現代病の一つと考えられるようになってきた。

■**疫学** 尿路結石はその存在部位により上部尿路結石（腎結石（renal stone）・尿管結石（ureteral stone））と下部尿路結石（膀胱結石（bladder stone）・尿道結石（urethral stone））に分けられる。わが国では2005年の全国調査[1]によると上部尿路結石が約96％を占めており，男女比は2.4：1で男性に多い。上部尿路結石の罹患率は人口10万人対134人（男192人，女79人）で，1965年の調査と比較して約3倍に増加している。生涯罹患率は男性15.1％，女性6.8％と推計されている。男性では以前は30歳代に発症ピークがあったが，最近では30〜50歳代に幅広い発症ピークがあり，女性では20〜50歳代にピークが高齢化してきている。

■**病因・病態生理と分子メカニズム** 以前より尿流停滞と尿濃縮（尿中物質の過飽和状態）が結石形成の主なメカニズムであると考えられてきた。結石形成に関連する代謝異常としては，高カルシウム尿症・高シュウ酸尿症・高尿酸尿症・低クエン酸尿症・低マグネシウム尿症・原発性副甲状腺機能亢進症・Cushing（クッシング）症候群・尿細管性アシドーシス・シスチン尿症・APRT（adenine phosphoribosyltransferase）欠損症などがあげられる。

尿中物質の過飽和状態のみが結石形成を規定しているわけではなく，多くの尿中高分子物質によって結石形成が促進ないし抑制されている。また，遠位・集合尿細管内で生じた微小な結晶による尿細管上皮の障害が結石形成に寄与している。

以前より肥満・糖尿病・動脈硬化と尿路結石との関連が指摘されていたが，近年では尿路結石はメタボリックシンドロームの一部であるとの考え方が一般的になっており，全身の代謝異常としてとらえる必要がある。

■**臨床症状** 尿路結石の主症状は疼痛と血尿である。急激に発生する腰背部痛が典型的で，疼痛発作と呼ばれる。結石が下降すると鼠径部から陰嚢・外陰部に疼痛部位も移動することが多い。悪心・嘔吐などの腹部症状，冷汗・頻脈などの自律神経症状を伴うことも多く，消化器疾患や大動脈疾患を鑑別する必要がある。下部尿管や膀胱の結石では頻尿などの膀胱刺激症状がみられる。膀胱・尿道結石では排尿時痛・排尿困難などを生じる。一方でまったく疼痛のない尿路結石も多くあり，注意を要する。血尿は顕微鏡的血尿が多く，肉眼的血尿は少ない。腎盂腎炎など尿路感染を合併した場合には発熱がみられる。

■**検査成績** 尿路結石に特異的なものはないが，尿検査（沈渣）にて血尿がみられることが多い。感染の随伴により白血球数やC反応性蛋白（CRP）の上昇，結石の数と部位・水腎症の程度により腎機能異常がみられる。再発性尿路結石患者では血清カルシウム，リン，尿酸，副甲状腺ホルモン（通常血中PTHを測定する）の異常がみられることがある。

■**診断** 疝痛発作時には，特有の臨床症状に加えて尿検査による血尿の確認，腹部超音波検査および腎尿管膀胱部単純撮影（KUB）によってはほとんどの結石が診断可能である。腹部超音波検査は侵襲がなく，ベッドサイドで施行でき，結石の存在のみならず，随伴する水腎症や腎盂外尿溢流なども描出でき，救急時にはまず施行されるべき検査である。尿路結石の90％以上はX線非透過性であり，KUBは超音波検査よりも結石の検出率は高い。単純CTではX線陰性石も含めほとんどの結石が検出可能で，一次検査として行われることも多い。CT値による結石成分の推定もある程度可能である。排泄性腎盂造影は結石の存在診断・尿路閉塞の評価のため二次検査として施行されることが多いが，CTの普及によって施行頻度は減少してきている。

尿路結石にはしばしば尿路悪性腫瘍が合併することが知られており，尿路結石の診断にあたっては尿路腫瘍の鑑別のみならず腫瘍の合併を常に考慮しなければならない。

■**治療と薬理メカニズム** 疝痛発作時には十分な鎮痛薬の投与が必要である。通常非ステロイド性抗炎症薬（NSAIDs）の座薬を用いるが，効果が不十分なときには非麻薬性鎮痛薬であるペンタゾシンが用いられる。

尿管結石の60％は自然排石され，特に8〜10 mm以下のものは自然排石が期待できるとされている。排石促進のために飲水指導（1日尿量2〜2.5 L）や運動の推奨が経験的に行われているが，その効果を明確に示したエビデンスはほとんど存在しない。排石促進のために以前より使用されてきた薬剤として漢方薬や植物エキス製剤があるが，その作用機序はよくわかっていない。Ca拮抗薬やα_1遮断薬の投与によって尿管結石の排石が促進されるとする比較試験があり，有効な治療法である可能性がある。

薬物療法によって溶解が期待できるのは尿路閉塞のない尿酸結石とシスチン結石で，大多数を占めるCa含有結石

表20-1 尿路結石に対する標準的外科治療

		ESWL	TUL	PNL	開放手術	備考
腎結石	20 mm以下	◎	○	○	△	ESWL抵抗例はTULないしPNL併用
	20 mm以上	○	○	◎	△	
	珊瑚状結石	○	○	◎	△	PNL, ESWLの併用療法が第一選択
尿管結石	上部尿管結石	◎	○	○	△	
	中部尿管結石	◎	○	×	△	
	下部尿管結石（10 mm以上）	○	◎	×	△	
	下部尿管結石（10 mm以下）	◎	○	×	△	

ESWL：体外衝撃波結石破砕術，TUL：経尿道的尿管砕石術，PNL：経皮的腎砕石術

では溶解療法による効果は限定的である。尿酸結石ではクエン酸製剤による尿のアルカリ化が有効である。高尿酸血症や高尿酸尿症を伴っている場合には尿酸合成阻害薬であるアロプリノールを併用する。シスチン結石ではクエン酸製剤およびチオプロニンが用いられる。

積極的に外科処置を行うべき結石は、①持続する上部尿路閉塞で腎機能の低下が懸念される場合、②繰り返す疝痛発作、③尿路感染の合併のいずれかがある場合である。無症状の結石に対する外科治療は、腎機能障害や尿路感染などのリスクと患者の希望をあわせて決定するべきである。外科治療の方法には体外衝撃波結石破砕術(extracorporeal shock wave lithotripsy：ESWL)のほか、経尿道的尿管砕石術(transurethral ureterolithotripsy：TUL)、経皮的腎砕石術(percutaneous nephrolithotripsy：PNL)などの内視鏡的手術が中心であり、開腹/腹腔鏡手術が必要な症例はごくわずかである(手術方法の選択については「尿路結石症診療ガイドライン」[2]参照)(表20-1)。

尿路結石は生活習慣病としての側面を持っており、適切な再発予防を行うことも重要である。再発予防の基本は十分な飲水指導である。結石の成分分析の結果によっては適宜食事指導を行う[2]。シュウ酸カルシウムやリン酸カルシウム結石の患者に対してはクエン酸製剤の投与による再発予防を行うことがある。高カルシウム尿症を伴う場合にはサイアザイド系薬剤を使用することもある。

■ 経過・予後　尿路結石自体は適切に管理・治療されれば生命予後のよい疾患であるが、高い再発率が問題となる。尿路結石に伴う合併症や治療に伴う腎機能障害を最小とするように治療方針を立てる必要がある。

【榎本　裕】

参考文献
1) Yasui T et al：Prevalence and epidemiological characteristics of urolithiasis in Japan: National trends between 1965 and 2005. Urology 71：209-213, 2008
2) 日本泌尿器科学会、日本 Endourology・ESWL 学会、日本尿路結石症学会編：尿路結石症診療ガイドライン，金原出版，2002

21　腎・尿路腫瘍

腎細胞癌

■ 定義・概念　腎細胞癌(renal cell carcinoma：RCC)は腎尿細管より発生する悪性腫瘍で、腎腫瘍の約90%を占めている。病理組織学的には、①淡明細胞癌、②乳頭状細胞癌、③嫌色素細胞癌、④Bellini(ベリニ)管癌(集合管癌)、⑤その他に分類される。またこれらの組織型はいずれも肉腫様変化(sarcomatoid differentiation)を起こしうるが、このような症例の予後は不良である。

■ 疫学　日本における罹患率は10万人あたり男性で8.2人、女性で3.7人である。発生頻度はヨーロッパで高く、北アメリカが続き、アジア、中南米では低いことが知られている。好発年齢は50～60歳代で、男女比は約3：1である。

1990年代以降は検診での超音波検査、CTなどの普及により、症状がなく偶然発見される偶発腫瘍(incidentaloma)が増えている。また近年は他疾患の通院治療中や精査中に偶然発見される症例も多いが、これも広い意味でincidentalomaに含まれる。

近年、腎細胞癌は増加しているが、これは検診の普及によるincidentalomaの増加だけが原因ではないとされている。

■ 病因・病態生理と分子メカニズム　組織型ごとに発生母地やかかわっている遺伝子は異なっている(表21-1)。

■ 臨床症状　以前は古典的三徴として血尿、側腹部痛、腫瘤の触知があげられていたが、実際にこれらの症状を示す症例は30%程度にすぎない。近年では前述したように特に症状のない症例が増えたが、それでも発熱、体重減少、食欲不振などの尿路外症状により発見される症例も多く認められる。

■ 検査成績　腎細胞癌に特異的な腫瘍マーカーはない。一方で、赤血球沈降速度(ESR)の亢進、CRP(C反応性蛋白)陽性などといった炎症所見の存在する症例は予後不良である。また後述するが高カルシウム血症、LDH(乳酸脱水素酵素)高値(＞基準値の1.5倍)、貧血の存在も予後不良と相関することが知られている。

■ 診断　淡明細胞癌の多くは dynamic CT、造影CTにより診断は比較的容易である(図21-1)。乏血行性腫瘍や小径腫瘍では診断が困難なことがある。このような症例に対する生検は以前禁忌とされていたが、最近では一部の症例には行われるようになっている。

■ 治療と薬理メカニズム　原発巣については手術療法が第一に選択される。根治手術とは Gerota(ジェロタ)筋膜ごと腎を摘除する術式であるが、副腎を温存することも多い。また、ある程度小さなものに対しては腎部分切除術が選択されている。腎摘除術を施行した場合、片腎となるため、多くの症例が慢性腎臓病(CKD)となることから、最近は腎機能温存についても注意する必要があることがいわれている。

転移を有する症例では、一般に、可能であれば腎摘除術を行った後に全身療法が行われる。全身療法としては、以前は免疫療法(インターフェロン〈INF〉、インターロイキン〈IL〉)が主体であったが、最近では各種の分子標的薬が

表 21-1　腎細胞癌の主な組織型

	頻度	発生母地	原因遺伝子	CT 像
淡明細胞癌(clear cell RCC)	80%	近位尿細管	VHL 遺伝子	富血行性
乳頭状細胞癌(papillary RCC)	10～15%	近位尿細管	MET 遺伝子 FH 遺伝子	乏血行性
嫌色素細胞癌(chromophobe RCC)	5%	集合管介在細胞	BHD 遺伝子	乏血行性
集合管癌(collecting duct carcinoma)	1%	集合管	不明	乏血行性髄質主体

FH：fumarate hydratase，BHD：Bird-Hogg-Dubé

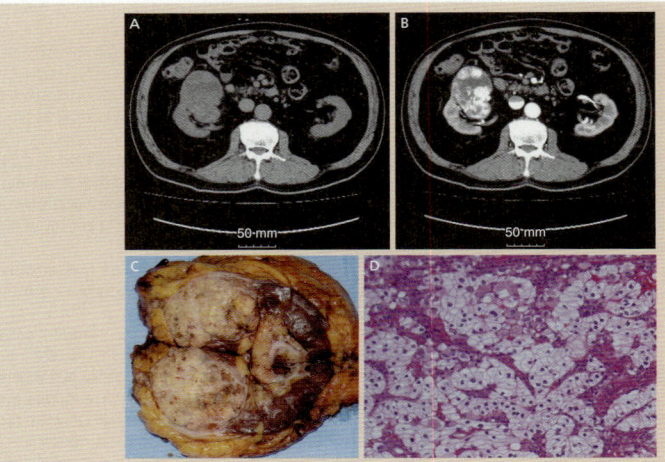

図 21-1 淡明細胞癌の CT 像,病理組織像
A:単純 CT 像.腫瘍は正常腎実質とほぼ同一の吸収度である
B:造影 CT 像(動脈相,造影剤注入から 30 秒程度).腫瘍は正常腎実質よりも不均一に強く造影される.図には示さないが排泄相(5 分程度)では逆に腫瘍部分が wash out され低吸収になる
C:肉眼像.黄白色調の内部が不均一な腫瘍である.ところどころに出血や壊死部分,硝子化した部分を認める
D:病理組織像.淡明な胞体を有する癌細胞が敷石状に配列している

出現し,治療戦略に大きな変化が認められている.

分子標的薬は主に VEGF(血管内皮増殖因子)作用を阻害するもの,mTOR(mammalian target of rapamycin)という分子を阻害するものに大別される.前者では VEGF のモノクローナル抗体であるベバシズマブ(bevacizumab),VEGF 受容体の阻害(チロシンキナーゼ阻害薬〈tyrosine kinase inhibitor:TKI〉と呼ばれている)であるソラフェニブ(sorafenib),スニチニブ(sunitinib)などがあり,後者ではエベロリムス(everolimus),テムシロリムス(temsirolimus)があげられる.いずれの薬剤もその有効性は大規模臨床試験で確認されているが,それぞれ患者背景が異なっているので,実際の使用にはこれらの背景を考慮する必要がある.

▶**経過・予後** 原発巣が 4 cm 以下の転移のない例では,手術後転移をきたす確率は 5 年間で 2~3%程度,4~7 cm の症例では 5 年間で約 8%,7 cm 以上の方の症例では 5 年間で 10%程度である.

転移を有する症例ではその後の評価のためしばしば MSKCC リスク分類(Memorial Sloan-Kettering Cancer Center)が用いられる.これは performance status が悪い,LDH 高値(>基準値の 1.5 倍),補正 Ca 高値(>10 mg/dl),貧血の存在(低ヘモグロビン)の 5 つの危険因子がまったくない群(favorable),1~2 個ある群(intermediate),3 個以上の群(poor)に分けたものであるが,全生存期間はおおよそ 30 カ月,14 カ月,5 カ月と報告されている.

尿路上皮腫瘍

▶**定義・概念** 腎盂,尿管,膀胱に発生する悪性腫瘍で,ほとんどは尿路上皮癌(urothelial carcinoma)(移行上皮癌〈transitional cell carcinoma〉とも呼ばれている)である.腺癌や扁平上皮癌の合併も認められる.膀胱癌では進達度で表在性(粘膜,粘膜下層)および浸潤性(筋層以上)に分けて論じられることが多い.

▶**疫学** 膀胱癌が最も多い.いずれも 70 歳代に最も多く発生する.男女比は 3~4:1 程度で男子に多い.

▶**病因・病態生理と分子メカニズム** 発癌の危険因子としては化学物質,喫煙などが知られている.化学物質としてはベンヂジン,ナフチラミン,アミノビフェニルなどが有名で,一部は職業性膀胱癌の発生に関与している.

このほか,北アフリカではビルハルツ住血吸虫により扁平上皮癌が発生することが知られている.

分子メカニズムとしては 9 番染色体,11 番染色体,17 番染色体のヘテロ接合性消失(LOH),*p53* 遺伝子や *Rb* 遺伝子の変異などが発生や進展に関与すると考えられている.

▶**臨床症状** 膀胱癌では無症候性の肉眼的血尿を認めることが多い.しかし,切迫性尿失禁や頻尿で発見される例,難治性の膀胱炎で発見される例もあるので,非典型例では疑ってかかる必要がある.腎盂尿管癌でも肉眼的血尿で発見される症例が多いが,腫瘍による尿路の閉塞で水腎症をきたし,これがきっかけとなって発見される症例も多い.

▶**検査成績** 一般尿検査では血尿が認められることが多いが,よく観察すると異型細胞を見出すこともできる.尿

細胞診でも陽性となるが，必ずしも全例ということではなく注意を要する。
- **診断**　膀胱癌では膀胱鏡により診断され，経尿道的膀胱腫瘍切除術(transurethral resection of bladder tumor：TUR-Bt)，または経尿道的膀胱生検術により組織学的な診断を得る。ただし上皮内癌は尿細胞診が陽性であるが膀胱鏡所見に乏しいため，経尿道的膀胱生検術による組織学的な診断が必須である。

腎盂尿管癌では各種尿路造影検査での腎盂や尿管の陰影欠損や不整像，CTやMRIでの腫瘍像などが画像診断として重要である。必要に応じ尿管カテーテルによる尿採取，尿管鏡などの検査が行われる。

転移の検索にはCT，骨シンチグラフィなどが重要である。
- **治療と薬理メカニズム**　表在性膀胱癌では経尿道的膀胱腫瘍切除術が第一に行われる。表在性膀胱癌は膀胱内に再発を繰り返す傾向が強いので，リスクの高い症例ではBCGなどの薬物を注入し再発を予防する。

浸潤性膀胱癌では根治手術が第一選択である。摘除後の尿路の再建術式には回腸導管，尿管皮膚瘻，代用膀胱などがある。一部の症例では抗がん剤の動注＋放射線照射することにより膀胱温存がはかられることがある。

転移を有する症例には全身化学療法が行われている。1990年代からはMVAC療法(メトトレキサート〈methotrexate〉，ビンブラスチン〈vinblastine〉，ドキソルビシン〈doxorubicin〉，シスプラチン〈cisplatin〉)，最近ではGC療法(ゲムシタビン〈gemcitabine〉，シスプラチン)が広く行われている。
- **経過・予後**　表在性膀胱癌の場合，転移の発生することはほとんどない。ただし膀胱内再発を起こすことが多く，50～70％程度が再発するといわれている。膀胱内再発の因子として重要なものは腫瘍の数，大きさ，再発までの期間，深達度，上皮内癌の有無，異型度などである。約30％の症例では再発を繰り返すうちに浸潤性膀胱癌に進展するといわれている。

浸潤性膀胱癌では転移のない場合の5年生存率は50％程度である。転移が発生した場合は予後不良で10％程度である。

前立腺癌

- **定義・概念**　前立腺癌(prostatic adenocarcinoma, prostate cancer)は前立腺より発生する腺癌で，近年日本で急増している悪性腫瘍である。
- **疫学**　わが国では，2009年の死亡数では肺，胃，大腸，肝，膵に次いで第6位，2005年の罹患率では胃，肺に次いで第3位である。2020年には罹患率は肺に次いで第2位となることが予想されている。世界的には米国黒人，次いで白人での罹患が多く，黄色人種では少ない。

前立腺癌にはラテント癌(剖検によりはじめて発見される癌)が多いことが知られているが，50歳以上では10～30％程度と報告されている。

前立腺癌の危険因子としては遺伝的要因，食生活が重要とされている。第一度近親者での前立腺癌の罹患者数と若年発症が前立腺癌のリスクを高めることが報告されている。また動物性脂肪の摂取の多い西洋風の食事様式がリスクを高める可能性が示されている。
- **臨床症状**　早期では前立腺癌自体での症状はほとんどないが，併存する前立腺肥大症を契機に発見されることも多い。ある程度進行すると，排尿困難，頻尿といった排尿関連の症状や，骨転移による疼痛などといった転移による症状をきたす。
- **検査成績**　前立腺特異抗原(PSA)はスクリーニングに有用であるが，必ずしも癌特異的というわけではなく，前立腺肥大症や前立腺炎でも上昇する。
- **診断**　経直腸または経会陰での針生検による組織診により診断される。病理組織学的な評価にはGleason scoreが用いられる。

原発巣の画像での評価はMRIや経直腸エコーが有用であるとされている。転移巣の検索には腹部CT，骨シンチグラフィが有用である。
- **治療と薬理メカニズム**　早期の症例では根治的前立腺摘除術，放射線療法などが行われる。

高齢者や転移を有する症例に対しては内分泌療法が行われる。内分泌療法には外科的去勢(両側精巣摘除)またはLHRH(黄体形成ホルモン放出ホルモン)アゴニストによる薬物での去勢が主体である。さらに抗アンドロゲン薬を併用することもしばしば行われる。

内分泌療法が不応になった症例に対して，最近ドセタキセルの有用性が報告され，わが国でも広まりつつある。

【久米　春喜】

22 先天性腎・尿路奇形

腎盂尿管移行部狭窄

腎盂尿管移行部狭窄(ureteropelvic junction stricture)は胎児期～小児期に水腎症(hydronephrosis)で発見される先天性のものと，成人になり水腎症が間欠的に増悪し疼痛を繰り返すものに分けられる。多量の水分摂取の際に水腎症が増悪し，腹痛・背部痛の発作を起こすことも多い。原因としては腎盂尿管移行部の筋層の先天的な発育障害による機能的な通過障害によるもの，腎盂尿管移行部付近での交差血管や索状物による機械的な通過障害によるものがあげられている。

診断は超音波検査や排泄性尿路造影などにより行われる。異常血管の存在には造影CTが有用である。また分腎機能の評価には^{99m}Tc-DTPA，MAG3を用いた腎シンチグラフィが用いられる。簡易的には超音波検査やCTでの腎皮質の厚みや水腎症の程度を評価することができる。重要な点は，特に成人例の場合は水腎症の鑑別診断を十分に行っておくことである。経過観察中に腎盂尿管癌が発見されることもあるので，定期的な尿細胞診，排泄性尿路造影，腹部CTは成人例の場合，重要である。

成人例で水腎症が軽度のもの，無症状のものや，疝痛の頻度が少ないものについては通常外来経過観察される。水腎症による腎機能低下が懸念される例や有症状のものは手術適応と考えられる。

手術は開腹術，腹腔鏡手術，尿管鏡手術がある。このう

ち開腹術や腹腔鏡手術では狭窄のある腎盂尿管移行部を切除し、健常部の腎盂と尿管を再吻合する腎盂形成術(Anderson-Hynes法)が標準術式である。尿管鏡手術では尿管鏡による狭窄部の切開を行う治療法で、侵襲の少ない治療法といわれているものの治療成績はそれほど高いものではなく、術後長期間のステントの留置や再手術も多い。

膀胱尿管逆流

尿は腎で産生され尿管を通って膀胱に流入するが、膀胱から尿が再び尿管や腎に逆流する現象を膀胱尿管逆流(vesicoureteral reflux:VUR)という。膀胱尿管接合部自体の問題により発生する原発性のものと神経因性膀胱や下部尿路通過障害に続発するものに大別される。

膀胱尿管接合部では尿管は垂直に膀胱内腔に入るのではなく、十分な距離を持って膀胱筋層内を斜走し入る。排尿時に膀胱内圧の上昇に伴い、膀胱筋層内の尿管が圧迫されることで逆流が防止されると考えられている。接合部でのさまざまな組織の発達の程度も重要と考えられる。

新生児・乳児では高率に膀胱尿管逆流があることが知られているが、通常は無症状で加齢とともに軽快する。症状としては逆流に伴う有熱性の尿路感染症がまずあげられる。有熱性の尿路感染症を繰り返すような症例ではまずこの疾患を疑う必要がある。

膀胱尿管逆流の診断は、排尿時膀胱造影などにより膀胱の造影剤が尿管に逆流することを確認することが必要である。逆流の程度、水腎症の程度で国際分類によりgradeⅠ〜Ⅴに分類されている。進行した症例では腎瘢痕、腎萎縮をきたし、腎機能障害が発生する。逆流性腎症とも呼ばれている。

尿路感染については尿沈渣や培養が必須である。逆流性腎症の評価には^{99m}Tc-DMSAシンチグラフィが分腎機能評価に有用である。簡便には超音波検査により水腎症の程度の評価、腎瘢痕の評価を行うことができる。また腹部X線では腎自体の大きさや、腎瘢痕の程度をじかに観察することができる。

軽度の逆流を持つ乳幼児では抗菌薬の予防的投与による保存的治療が基本である。手術療法については多くの術式が考案されているが、基本的には膀胱粘膜下トンネルを作成し、尿管が膀胱壁内を斜走するようになることを意図している。内視鏡的に尿管口付近にヒアルロン酸を注入する方法も発表されているが、まだ一般的ではない。

停留精巣

腹腔内にあった精巣は妊娠3カ月頃から下降しはじめ、9カ月頃までには陰嚢内に達する。この精巣の下降が不十分で、精巣が途中で止まっている状態を停留精巣(undesended testis)という。停留精巣は約3%認められるが、低出生体重児では20〜30%程度に認められる。生後3カ月頃までは精巣の自然下降が期待できるが、それ以降はあまり期待できないとされている。

停留している場所により、腹腔内精巣、鼠径管内精巣、鼠径管外精巣(外鼠径輪より末梢)、異所性精巣、移動性精巣などに分類される。

停留精巣を有する患者ではでは不妊、精巣腫瘍などのリスクが上昇することが知られているため、10カ月〜2歳に精巣固定術を行うことが推奨されている。

陰嚢水腫

精巣の陰嚢内への下降とともに腹膜も鼠径管に沿って下降し、鞘状突起を形成する。精巣周囲には鞘膜腔が形成されるが、精索部で鞘状突起に過剰な液体が貯留するものを精索水瘤、鞘膜腔に過剰な液体が貯留するものを陰嚢水腫(hydrocele testis)と呼んでいる。

小児では鞘状突起と腹腔とが交通していることが多いことが知られている。自然消退が期待できるため、乳幼児では経過観察するのが一般的である。

尿道下裂

尿道下裂(hypospadias)は、外尿道口が正常の亀頭部ではなく、それよりも近位の陰茎腹側に開口する先天奇形である。陰茎前部までに開口する遠位尿道下裂と陰茎後部より会陰側に開口する近位尿道下裂がある。多くは陰茎の屈曲を伴う。頻度は300人に1例程度で、胎児精巣からの内分泌異常や、妊娠中の内分泌環境が発生に影響するとされている。1〜2歳頃に手術を行うことが推奨されている。

【久米 春喜】

22章 神経疾患

1. 神経内科診療のアプローチ …… 1558
2. 神経学的診察法 …… 1559
3. 神経系の構造と機能 …… 1567
4. 神経画像 …… 1570
5. 神経生理学的検査 …… 1572
6. 神経遺伝学 …… 1577
7. 脳血管障害 …… 1585
8. 認知症性疾患 …… 1599
9. 神経変性疾患 …… 1605
10. 脱髄性疾患 …… 1621
11. 感染性疾患 …… 1628
12. 筋疾患,神経筋接合部疾患 …… 1652
13. 末梢神経疾患 …… 1672
14. 機能性疾患 …… 1682
15. 脳脊髄腫瘍 …… 1690
16. 頭部外傷 …… 1692
17. 脊椎・脊髄疾患 …… 1694
18. 先天代謝異常疾患 …… 1702
19. ビタミン欠乏性神経疾患 …… 1711
20. 中毒性神経疾患 …… 1713
21. 傍腫瘍性神経症候群 …… 1716
22. 神経疾患のリハビリテーション …… 1717
23. 神経疾患治療薬の作用機序と今後の研究開発 …… 1719
24. 神経難病の診療と療養 …… 1722

1 神経内科診療のアプローチ

■**定義・概念** 神経内科では，脳，脊髄，末梢神経，筋肉のどこかに主として器質的な異常が生じ，その結果，神経系のさまざまな症状をきたす疾患を対象とする．神経疾患のなかには，人名を冠した疾患名が多いこと，神経症候は実際にみてみないとわかりにくい，神経学的所見を解釈していくうえで解剖学の知識が必要とされること，神経疾患は種類が多い，などから，医学生にとっては，神経内科は難しいという印象を持たれがちな診療科である．

疾患名として人名を冠する名ということは，かつては，その発症機序がまったく不明であることから，その疾患を最初に記載した医師の名前をとって病名とすることが多かったわけである．しかしながら，最近の研究の進歩により，神経疾患の多くで，病因，病態機序が明らかにされてきており，疾患の理解が深まってきている．その結果，神経疾患が，医学生にとっても理解しやすいものとなってきている．特に遺伝性神経疾患については，分子遺伝学的研究の進歩にはめざましいものがある．治療法についても，血漿交換，インターフェロンなど新しい治療法が導入されてきており，以前に比べると治療により改善する神経疾患が増えてきている．

基本的考え方

神経内科における診断学は，①病因論的診断，②解剖学的診断という2つを軸として組み立てていくことが重要である．

病因論的診断：血管障害，感染症，変性疾患などといった，「どのような性質の疾患」である可能性が高いか，と考えるアプローチである．これは，主として病歴，臨床経過から組み立てていくことができる．たとえば急性の発症であれば血管障害を第一に考えるとか，潜在性に発症し徐々に進行性の経過を示していれば，神経変性疾患を第一に考え，再発・寛解を繰り返しているという場合は多発性硬化症などを考える，というような考え方である．したがって，病歴を詳しく把握できれば，病因論的診断が進めやすくなる．

解剖学的診断：神経系のどの部位に障害があるかを考えるもので，こちらは，神経学的診察所見に基づいて考える．神経学的診察のポイントとしては，患者の訴える症状，病歴に対応する診察所見は何か？ という点をしっかりととらえることである．神経系は高度に機能的に構築されていることから，障害の発生している解剖学的部位と神経学的所見を論理的に対応させることができる場合が多い．神経内科の診療において必要とされる解剖学的知識としては，錐体路，感覚伝導路など，基本的な解剖学を理解していれば十分であり，詳細な検討が必要な場合には成書を参考にする，というアプローチが実際的である．

さらに，最近はMRIなどの画像診断の進歩がめざましく，神経学的所見と画像所見を対比することによって，さらに綿密な解剖学的診断を得ることが可能になってきている．

病歴聴取のポイント

病歴聴取のポイントは，

1 病歴のうえでキーとなる症状は何と何であるかを把握すること
2 それぞれのキーとなる症状が時間経過のうえでどのように変化してきたのか

の2つを的確に把握することが大切である．逆に，この2点を押さえれば立派な「経過表」を作成することができる．学生のとる病歴は，しばしば，患者さんの言葉をただ受け身で書き留めただけということが多く，どこどこの病院に行った，というような記述に終始することにならないように注意する．

特に重要な点は，図1-1に示すように，症状の起こり方の把握である．突発性(秒，分の単位)に発症したのか，急性(時間～日の単位)に発症したのか，亜急性(日～週)に発症したのか，慢性(月～年)に発症したのか，を把握することが大切である．経過についても，進行性であるのか，不変であるのか，改善してきているのか，寛解と再燃を繰り返しているのか，1日のうちでも症状に変動があるのか，などについても正確に把握する必要がある．

神経学的診察のポイント

神経学的診察のうえで重要な点は，常に，一定の系統的な神経学的診察を行うことである．意識状態，高次脳機能，脳神経，運動系，感覚系，自律神経系，髄膜刺激症候などについて，順序よく短時間で要領よく所見をとる必要がある．認知症のある場合，失語症のある場合，意識障害が認められる場合などは，すべての項目について神経学的診察を行うことが困難なこともあるが，可能な範囲で要領よく診察する必要がある．

診断の組み立て方，検査計画の立案

前述したように診断は，主として臨床経過から，どのような性質の病気が生じているかを考える，すなわち，病因論的診断を行う．そして，神経学的所見から考えて，脳，脊髄，末梢神経，筋肉のどのような部位に障害が生じてい

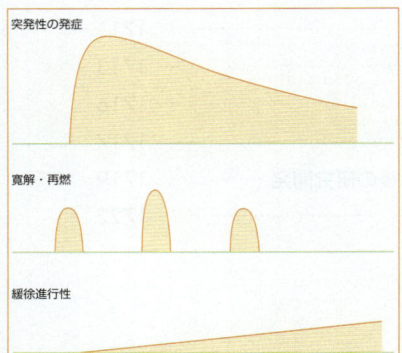

図1-1　神経疾患の症状の時間的推移

るかという解剖学的診断を行い，この両者を総合的に組み合わせることによって，最も可能性の高い診断を考える。そして，その疾患の診断を確定するためにどのような検査を行うことが必要であるか，鑑別しておかないといけない疾患としてどのようなものがあるかをリストアップする（鑑別診断）。

検査計画については，①入院時診断を確定するための検査計画，②鑑別診断について検討するための検査計画，を立てていく。

治療

以上のように，病歴，入院時のベッドサイドの診察から，入院時診断，鑑別診断を考え，これらについて確定していくための検査計画を立てる。診断が確定すれば，適切な治療計画を立てて治療を開始する。神経疾患においては，さまざまな機能障害を残すことも少なくないので，治療計画においては，疾患の治療だけでなく，特に退院後の療養計画など，それぞれの人の置かれている家庭状況，社会状況なども含めて総合的に考えていく必要がある。

【辻 省次】

2 神経学的診察法

▶ **定義・概念** 神経学的診察法とは基本的には理学所見のみによって中枢神経，末梢神経，筋の異常を見出す方法であり，熟練によって病変部位とその病理診断を特定可能な診断方法である。さまざまな異常をもとに診断するが，その基本には，運動麻痺や感覚鈍麻，腱反射の低下のような正常機能の低下と，不随意運動，異常反射の出現，異常感覚など正常では存在しない症状の出現を検出するということがある。この際に神経所見の解釈には慎重を期すべきだということを付け加えたい。すなわち，一つの系の異常を確認するためにはそれに関係する複数の異常所見の積み重ねをもって行うべきだということを忘れてはならないのである。

神経学的診察法では診察をはじめる前に病歴の聴取が不可欠である。すなわち，主訴がいつからどのようにはじまったのか，突然発症か数週間かけて進行しているのかを尋ねる必要がある（図2-1）。またその症状が途中で改善するようなことはあったのかという視点も必要である。Parkinson（パーキンソン）病での便秘のように診断に参考になるが，患者本人は主訴と関係あるとはまったく自覚していない場合もあるし，先天性の筋疾患のように運動能力が他人に劣っていたことは自覚していたが特に主訴と関連づけられていない場合もあるので，診断名を絞り込む段階でこちらから臨機応変に質問を変えていく必要もあるし，遺伝性疾患が疑われるときは家族歴を詳細に尋ねる必要がある。脳血管障害では危険因子としての高血圧，耐糖能異常，脂質代謝異常，喫煙歴の聴取も必須である。

図2-2に神経学的診察法で使用する道具を示す。

各項目の評価法

意識の評価

神経救急の場面をはじめとして，意識障害の評価は非常に重要である。わが国で開発されたJapan Coma Scale（JCS）（表2-1）は初療時のとっさの評価にすぐれている。一方で，Glasgow Coma Scale（GCS）（表2-2）のように経時的に意識状態を観察していくのにすぐれているものの双

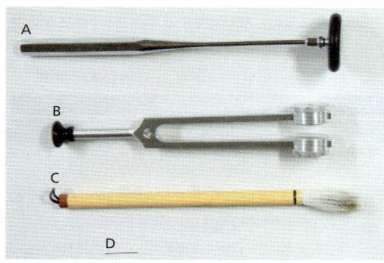

図2-2 神経学的診察法で使用する道具
A：ハンマー（腱反射），B：音叉（振動覚，聴覚），C：筆（触覚），D：虫ピン（痛覚，Babinski徴候）

表2-1 意識障害JCS		
I 刺激がなくとも覚醒している状態	1	清明とはいえない
	2	見当識障害がある
	3	自分の名前，生年月日がいえない
II 刺激がなくなると眠り込む状態	10	普通の呼びかけで目を開ける。「右手を握れ」などの指示に応じ，言葉も話せるが間違いが多い
	20	大声で呼ぶ，体を揺するなどで目を開ける
	30	痛み刺激をしながら呼ぶとかろうじて目を開ける。「手を握れ」など簡単な指示に応じる
III 刺激をしても覚醒しない状態	100	痛み刺激に対し払いのけるような動作をする
	200	痛み刺激で少し手足を動かしたり，顔をしかめる
	300	痛み刺激に反応しない

JCS：Japan Coma Scale

図2-1 病歴のパターンによる鑑別診断

- 超急性発症
  - 分単位で特定可能
  - くも膜下出血
- 急性発症
  - 分〜時間単位
  - 脳梗塞，脳出血
- 慢性発症
  - 月，年の単位
  - 神経変性疾患
- 亜急性発症
  - 週の単位
  - 傍腫瘍症候群
- 階段状の進行
  - 多発性脳梗塞
- 再発寛解
  - 多発性硬化症

方が現場では用いられている。

運動機能の評価

筋低下の訴えは神経内科疾患の主訴として最も多いのかもしれない。ある筋肉を動かすためにはさまざまな部位の正常な働きが必要であるが、このうち大脳運動野の上位運動ニューロン、脳幹脊髄の下位運動ニューロン、神経筋接合部、筋肉そのもののどれに異常があっても麻痺が生じる（表 2-3）。

上位運動ニューロンによる筋低下を最も鋭敏に検知できる方法は Barré（バレー）徴候であろう。上肢の場合は両上肢を水平挙上し、手掌を上向きに保持させ、閉眼させる。筋低下がある場合にはその側が回内し、上肢が下がる。下肢の場合は腹臥位で両下腿を斜め屈曲挙上させる。患側では下腿が下がる。

筋力をより定量的に評価する方法は徒手筋力試験である。個々の筋について数値化した筋力の測定が可能であるが、治療効果の判定など経時的変化をみるのでなければ診断時には大きな意味はない。ただ、その数値化の基準を理解することは筋低下が近位筋優位なのか、遠位筋優位なのか、それとも末梢神経の支配域に合致するのかなどを検討するうえでは意味がある（表 2-4）。

筋萎縮の評価

筋萎縮とは筋の容積が減少することであり、下位運動ニューロンの障害、筋そのものの障害の双方で生じる。重要なのは、筋の発達状態には個人差が大きいため、左右差や近位、遠位のバランスを参考にしなければならない点である。そして、るいそうや栄養障害による全身均一な「やせ」との鑑別が非常に重要である。

一般に、初期の下位運動ニューロン障害では筋萎縮の強いわりに筋力が保たれていることが多く、筋障害では筋萎縮が軽いわりに筋力の低下が目立つことが多い。筋萎縮を判定するときに役立つのは本来凸に膨らんでいる筋が凹にくぼんでいる場合である。すなわち、手指の母指球、小指球、第一背側骨間筋、下肢では前脛骨筋などが判定しやすい。

筋トーヌスの異常

筋にはそれぞれ力を抜いても一定の緊張が存在する。十分に力を抜いた状態で検者が関節を他動的に動かすことで評価する。

痙縮（spasticity）：痙縮では最初は強い抵抗があるがすぐに抵抗がなくなる。折りたたみナイフ現象と呼ばれ、上位運動ニューロン徴候であり、下肢においてよくみられる。痙縮が高度の場合、足クローヌスが出現することがある。

筋強剛、固縮（rigidity）：関節を動かす際に最初から最後まで正常より強い抵抗を感じる。抵抗が一定の場合は鉛管様固縮（lead-pipe rigidity）、間欠的な場合は歯車様固縮（cogwheel rigidity）と表現し、なんらかのパーキンソニズムの存在を示唆する。このうち、Parkinson 病の場合、初期から手関節の筋強剛を呈する点が特徴的である。

トーヌスの低下（hypotonus）：筋トーヌス（tonus）の低下をきたす場合、小脳障害の存在が示唆される。一般に左右差ある小脳症状の場合、一側の関節の伸展性が大きくなることや可動性の亢進でトーヌス低下を検出する。他に Huntington（ハンチントン）病や脊髄癆での筋トーヌス低下が特徴的である。

反射の評価

深部反射：腱を殴打することで、筋紡錘からの伸展刺激がⅠa 感覚線維を介して α 運動ニューロンを興奮させ、筋が収縮する。このため、求心路、反射中枢、遠心路のどれに障害があっても反射（reflex）は低下ないし消失するし、反射中枢より中枢側での障害があれば亢進する。主な腱反射を示す（図 2-3、表 2-5）。

- **足間代（足クローヌス）（図 2-3）** 膝関節を軽く屈曲させ、足底を持ち足関節を背屈させる。それにより下腿三頭筋の律動的な収縮が生じることを足クローヌスといい、強い痙縮の存在を示唆する。

表 2-2 意識障害 GCS

大項目	小項目	スコア
開眼（E）	自発的開眼	4
	呼びかけに対して開眼	3
	疼痛刺激に対して開眼	2
	開眼しない	1
言語反応（V）	見当識あり	5
	混乱した会話	4
	短く不適切な言葉	3
	理解できない声音	2
	言語反応なし	1
最良の運動反応（M）	命令に従う	6
	疼痛刺激部にもってくる	5
	逃避反応	4
	異常屈曲	3
	伸展	2
	動きなし	1

GCS : Glasgow Coma Scale

表 2-3 筋力低下

障害部位	筋力低下の特徴	筋萎縮	筋線維束性攣縮	筋トーヌス	腱反射	Babinski 徴候	代表的疾患
上位運動ニューロン	運動開始の遅延	−	−	↑	↑	+	脳血管障害、脳腫瘍、運動ニューロン疾患、多発性硬化症、脊髄疾患
下位運動ニューロン		+	+	↓	↓	−	運動ニューロン疾患、末梢神経障害、頸椎症
神経筋接合部	反復運動による変化	−	−	→	→	−	重症筋無力症、Lambert-Eaton 症候群
筋		+	−	↓	↓	−	ミオパチー、筋ジストロフィー

表2-4	徒手筋力試験
5	十分な抵抗に抗して運動範囲全体にわたって動かすことができる
4	ある程度の抵抗に抗して運動範囲全体にわたって動かすことができる
3+	ある程度の抵抗に抗して運動範囲の50%未満にわたって動かすことができる
3	重力に抗して運動範囲の100%にわたって動かすことができる
3−	重力に抗して運動範囲の50%以上100%未満にわたって動かすことができる
2+	重力に抗して運動範囲の50%未満にわたって動かすことができる
2	重力のない状態であれば関節可動域の100%にわたって動かすことができる
2−	重力のない状態であれば関節可動域の50%以上100%未満にわたって動かすことができる
1+	重力のない状態であれば関節可動域の50%未満にわたって動かすことができる
1	筋収縮はあるが,関節は動かない
0	筋収縮がまったくない

表在反射:皮膚や粘膜の刺激で生じる多シナプス性反射である(表2-5)。
- **角膜反射(corneal reflex)**(図2-3) 角膜を刺激すると眼を閉じる(結膜を刺激してはいけない)。消失している場合は三叉神経,顔面神経の障害を示唆する。
- **咽頭反射(gag reflex)** 咽頭後壁の刺激により吐き気を起こす反射。消失している場合は球麻痺の存在を示唆する。

病的反射:正常では認められない反射である。
- **吸引反射(sucking reflex)** 口を軽く開かせ,上口唇から口角にかけて軽くこすることで口をとがらす反射がみられる。前頭葉,または両側大脳の広範な機能障害を示唆する。
- **口とがらし反射(snout reflex)**(図2-3) 上口唇の上を軽く叩くことで口がとがる。両側錐体路徴候である。
- **手指屈筋反射(finger flexor reflex)**(図2-4) 正常でも出うるが,左右差を持った場合に主に異常ととるべきである。刺激の加え方によっていくつかの方法があるが,結果として母指の屈曲を検出する点において本質的に同じ現象である。
 ・Hoffmann(ホフマン)反射(Hoffmann's reflex)(図2-4):中指を中手指節関節で伸展させ,指の末節を叩く。刺激の強さは最も弱い。
 ・Trömner(トレムナー)反射(Trömner's reflex)(図2-4):中指の末節を伸展させ,指先をはじく。
 ・Wartenberg(ワルテンベルグ)手指屈筋反射(Wartenberg's finger flexor reflex)(図2-4):第2〜第5指を軽く屈曲させ,検者の指を引っかけるようにして,患者の第2〜第5指を伸展させる方向にハンマーで叩く。
- **把握反射(grasp reflex)** 手掌を軽くこすることで手指が屈曲し,握ろうとする反射である。いったん握るとそれを取り去ろうとしても手探りで引かれるようにみえ,magnet現象といわれる。前頭葉障害や広範な大脳機能障害でみられる。
- **手掌頤反射(palmomental reflex)** 母指球をこすることで同側の頤(おとがい)の筋の収縮が生じる。錐体路障害,前頭葉障害で生じうるが,正常でも出現することがあるので両側性に出現する場合は診断的価値は高くない。
- **Babinski(バビンスキー)徴候(Babinski's sign)**(図2-3) 足底外側をかかとから小趾側,そして母趾の方向へとこすることで,母趾の背屈と母趾以外の4趾が開く。Chaddock(チャドック)徴候は足底外側をこすることで同様の反応を検出する方法である。

感覚異常の評価(図2-5)

感覚は客観的に評価をすることが困難な症候であり,評価には患者の協力が不可欠である。感覚にはさまざまな様式があり,大きく分けて皮膚や粘膜に由来する表在覚,骨膜,筋肉,関節に由来する深部覚,そして上記の2つの感覚が大脳皮質で処理されて感ずるようになる識別覚がある。表在覚には痛覚,温度覚,触覚が,深部覚には振動覚,関節位置覚が,識別覚には2点識別感覚,立体認知,重量認知などがある。感覚障害の診察で最も重要なことは,それぞれ適切な刺激を与えてその結果患者の感覚障害の程度,範囲を様式ごとに明らかにすることである。図2-5(dermatome)におおまかな脊髄の髄節支配,および末梢神経支配の領域を示す。

温痛覚(temperature and pain sensation):皮膚の受容器は痛覚と温度覚では異なるが,それらを伝える線維は無髄か細い有髄神経であり,外側脊髄視床路を伝わるため,多くの疾患では共通しておかされる。温度覚では温水か冷水もしくは冷たすぎない氷を,痛覚には虫ピンを使用するのがよい。実際に不快にならない程度の刺激を与えてそれが十分に認識できるかを尋ねていく。まずはおおまかに行い,左右,上下,遠位,近位の別を判定し,その後に細かい境界を判定していく。結果としては温痛覚の鈍麻,消失,過敏などの反応を記載する。

触覚(tactile sensation):通常は「皮膚を軽く触った感覚」をさす。脱脂綿や毛筆などを使い,温痛覚と同様に判定する。

振動覚(vibration sensation)(図2-6):骨膜の受容体から脊髄後索を伝わる感覚である。音叉を使用して判定する。頸骨頭,腓骨頭,尺骨頭,橈骨頭など皮膚直下に骨のあるところを選ぶことが多い。可能なかぎり一定の刺激で音叉を鳴らし,それを骨にあてて振動がわからなくなるまでの時間で判定する。使用する音叉や検者の刺激方法などによって値は変わるため,検者ごとに正常値をあらかじめ知っておくべきである。

位置覚(position sensation):関節の角度を知る感覚である。通常指趾で検査する。患者に力を抜くように指示し,他動的に関節を底屈もしくは背屈させ,その方向をあてさせる。位置覚障害が高度の場合には大関節の位置覚も障害されることがある。このような場合には「母指さがし試験」といい,検者によって動かされた本体の母指を目を閉じたまま握ることが可能かを検査する。

自発痛:しばしば主訴となる。末梢神経障害による神経痛(neuralgic pain),末梢神経の挫滅後に生じる焼けるようなカウザルギー(causalgia),視床の脳血管障害後に生じる視床痛(thalamic pain)がある。

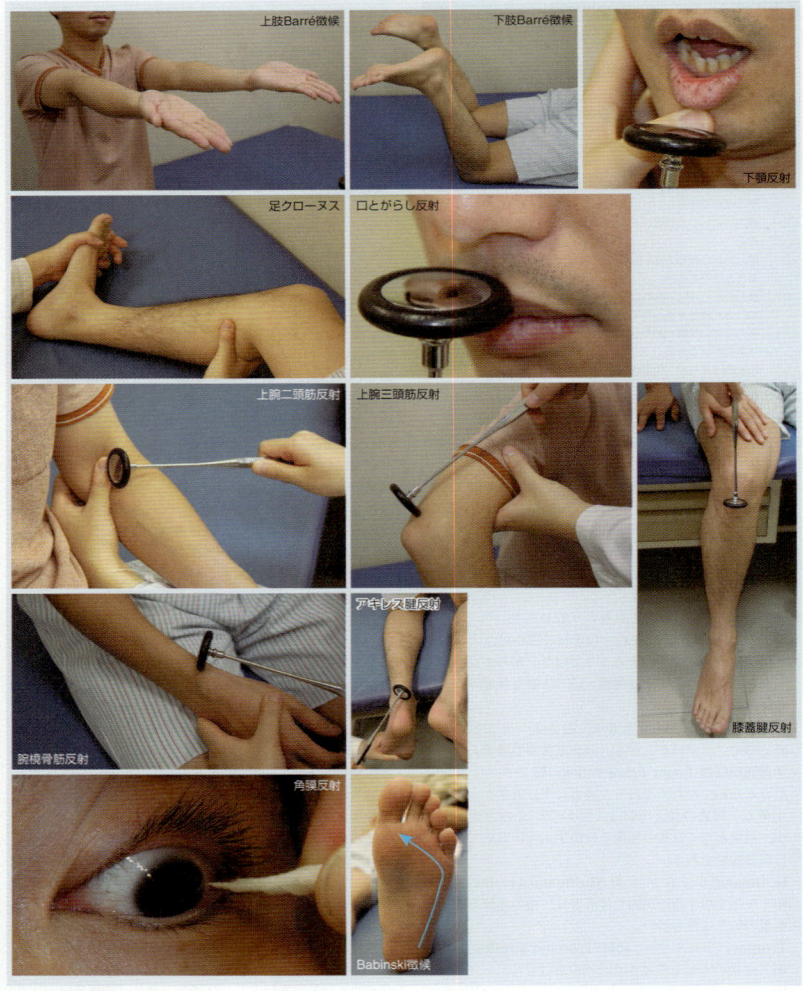

図 2-3 各種徴候，反射

代表的な感覚障害：
- **神経根障害（図 2-7A）** 髄節支配領域に合致した全感覚障害である。
- **脊髄障害（図 2-7B）** ある髄節レベル以下の障害である。
- **末梢神経障害（図 2-7C）** 手袋靴下型の障害である。末梢にいくほど強い。
- **Wallenberg（ワレンベルク）症候群の痛覚障害（図 2-7D）** 顔面と体幹以下での交代性の痛覚障害である。
- **半身の障害（図 2-7E）** 橋以上のレベルでの障害である。

不随意運動の評価

不随意運動（involuntary movement）とは患者に観察されるほとんどすべての異常運動をさす。通常睡眠時には消失し、心理的負荷によって増強する。

表2-5 反射

深部反射

反射名	求心性神経	中枢	遠心性神経
下顎反射	三叉神経	橋	三叉神経
頭後屈反射	三叉神経	C1〜4	上部頸髄前根
上腕二頭筋反射	筋皮神経	C5>6	筋皮神経
上腕三頭筋反射	橈骨神経	C6<7>8	橈骨神経
腕橈骨筋反射	橈骨神経	C5<6	橈骨神経
回内筋反射	正中神経	C6〜T1	正中神経
胸筋反射	外, 内胸神経	C5〜T1	外, 内胸神経
膝蓋腱反射	大腿神経	L2〜4	大腿神経
内転筋反射	閉鎖神経	L3〜4	閉鎖神経
アキレス腱反射	脛骨神経	L5, S1〜2	脛骨神経

表在反射

反射名	求心性神経	中枢	遠心性神経
角膜反射	三叉神経	橋	顔面神経
咽頭反射	舌咽神経	延髄	迷走神経

振戦(tremor)：一定のリズムを持った不随意運動である。その速さによって疾患ごとの特徴がある。8〜12Hz程度の速く振幅の小さい振戦は精神的緊張や甲状腺機能亢進症で生じる。5〜8Hzの姿勢時振戦は本態性振戦であることが多い。一方Parkinson病では4〜7Hz程度の振戦が初期は安静時に目立つが，進行すると姿勢時にも生じるようになる。いわゆるpill rolling tremorと形容される対立した指の腹をこすりあわせるような振戦である。さらに遅い3〜6Hzの姿勢時振戦は近位筋の関節の動きであることが多く，代表的なものは多発性硬化症でみられる企図振戦で，目標に「達すると」振幅が大きくなる特徴がある。小脳の障害で認められる振戦も企図振戦と表現されるが，この場合は目標に「達するにつれて」振幅が大きくなる。日常診療でよくみかけるものとしては本態性頸部振戦があるが，これは頸部を横向きに振るような動きである。

舞踏運動(chorea)：不規則な四肢の動きであるが，運動のパターンや速度は随意運動であるかのように自然な動きであることが多い。Huntington病，歯状核赤核淡蒼球ルイ体萎縮症(DRPLA)，脳血管障害，糖尿病，薬剤などで生じる。

ミオクローヌス(myoclonus)：多くの筋の短時間の不随意収縮による陽性ミオクローヌスと，不随意脱力による陰性ミオクローヌスがある。前者は代謝性疾患，ミオクローヌスてんかん，Creutzfeldt-Jacob(クロイツフェルト-ヤコブ)病などで生じる。一方，後者は一定の姿勢維持が困難な固定姿勢維持困難(asterixis)として，一見本態性振戦と間違うような不随意運動を呈する。

バリスム(ballism)：数秒に1回程度，不規則に生じる四肢を投げ出すような激しい不随意運動である。視床下核よりの脳血管障害の急性期にみられることがあるが，次第に消失する。

アテトーゼ(athetosis)：頸部，顔面，四肢の比較的ゆっくりした，随意的にはまねの難しいようなゆっくりとした不随意運動である。四肢末梢部の関節の肢位異常を伴うことが多く，脳性麻痺などでみられることが多い。

ジストニア(dystonia)：本来は姿勢異常をさす言葉ではあるが，不随意運動としてはゆっくりとした捻転するような動きで，アテトーゼより遅いものをさす。運動は反復し，持続する常同性(stereotype)を示し，知覚トリック(sensory trick)として知覚刺激での一時的軽減，早朝効果(morning benefit)としての起床後の改善，オーバーフロー現象(overflow phenomenon)としての動作時の環境での悪化，フリップフロップ現象(flip-flop phenomenon)としてなんらかのきっかけでの突然の増悪や軽快を示すこともある。ある動作のみに伴って症状が現れる動作特異性(task-specificity)を示すこともある。原因別には特発性ジストニーと二次性の症候性ジストニーに分類される。部位別には全身性，局所性，分節性に分類される。

- **全身性(generalized)** 幼少期より発症する先天性の疾患。
  - 早発発症捻転ジストニア(DYT1)。
  - 瀬川病(DYT5)。
- **局所性(focal)** 痙性斜頸，眼瞼痙攣，書痙，痙攣性発声障害など。
- **分節性(segmental)** 局所性ジストニアがその近傍に波及する。反側眼瞼痙攣が進展してMeige(メージュ)症候群となる場合。
- **症候性**
  - 薬剤性ジストニア。

チック(tic)：顔，頸部，肩など，さまざまな筋に不規則に反復して急激に生じる運動である。一部は意識的な一時抑制が可能である。

ジスキネジア(dyskinesia)：本来は向精神薬によって誘発された不随意運動に対して使われる形容である。口をモグモグさせるようなもの(口唇ジスキネジア)，頸部を後屈さ

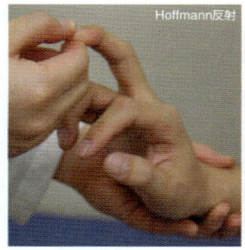
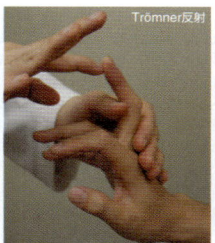
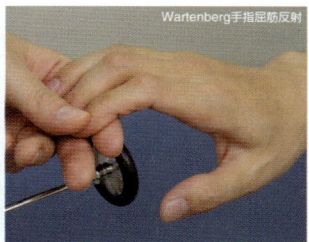

図2-4 手指屈筋反射

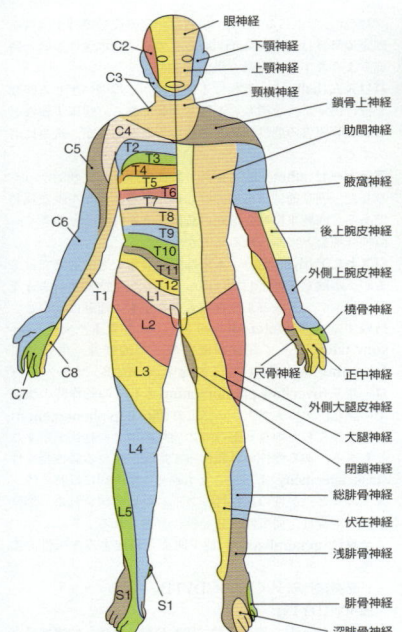

図 2-5 体性感覚の皮膚分節と末梢神経支配

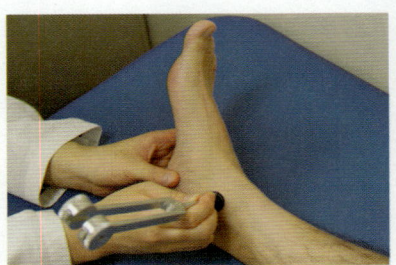

図 2-6 下肢振動覚

せるものや四肢のさまざまな動きを生じうる。原因薬剤の中止が必要だが、難治性であることが多い。一方、老人では誘因なく口唇ジスキネジアを生じる場合がある。

ミオリトミー(myorhythmia):口蓋に限局する不随意運動で、軟口蓋が1～3 Hzで律動的に挙上する。歯状核、赤核、下オリーブよりなるGuillain-Morralet（ギラン-モラレ）三角の障害に起因するといわれる。

小脳症状の評価

小脳障害では筋力に異常がないのにもかかわらず多くの筋肉が調和を保って円滑な運動を遂行する能力、すなわち協調運動に障害をきたす。この協調運動障害を見出すための方法として以下のものがあげられる。

指鼻試験(finger-to-nose test)・**指耳試験**(finger-to-ear test):臥位または座位の患者に示指の先端を鼻の頭や耳たぶに持ってくるように指示する。臥位のほうが鋭敏である。正常であれば肩関節と肘関節の動きがスムーズに協同して行われるので指先はきれいな弧を描いて到達する。小脳失調があると非常にぎくしゃくとした動きになり、目標に到達しないか(測定過小〈hypometria〉)、目標を過ぎてしまう(測定過大〈hypermetria〉)。目標に到達する際に振戦様の動きを呈することがあり、terminal oscillationと呼ばれる。

手回内回外試験(hand pronation-supination test):肘を屈曲した状態で前腕の回内、回外をすばやく繰り返させる。片手ずつで試行することで左右差を判定する。小脳症状があると不規則となり、また肘の固定が悪くなる。評価には、利き手と非利き手では利き手のほうが通常は上手であることも考慮が必要である。この試験が下手であると反復運動拮抗不能(adiadochokinesis)と判定し、小脳障害を鋭敏に検出できる。

踵膝脛試験(heel knee shin test:HKST)(図 2-8):下肢の協調運動障害を検出する方法である。背臥位で一方の下肢を挙上してかかとで対側の膝の上を叩き、その後かかとを他方のすねの上を滑らせてかかとが足背に達したら元の位置に戻させる。小脳障害があるとかかとをうまく膝に乗せることができず、すねを滑らす際も動揺が目立つ。

小脳性協調収縮不能(asynergia):背臥位で腕組みをさせ、起き上がるように指示する。小脳障害がある場合、起き上がることが困難で患側の下肢が高く上がる。この検査は、片麻痺患者で試行した場合は正常で生じるべきかかとでの床の押さえつけがうまくいかず、やはり患側が挙上する。

脳神経の評価

脳神経は左右12対で構成され、それぞれ前述した項目の評価法を応用することで検査可能であるが、いささか特殊であるため独立して解説することとする。

嗅神経(olfactory nerve〈Ⅰ〉):その名のとおり嗅覚を司る。嗅覚の検査のためには、タバコや香水などのにおいの判別が可能かどうかを尋ねるが、正確な嗅覚試験のためにはOSIT(odor stick identification test)などの標準化試験を行う必要がある。昨今Parkinson病での初期よりの嗅覚識別障害が報告され、診断的に重要である。

視神経(optic nerve〈Ⅱ〉):視覚を司る。視力、視野の検査、そして眼底の観察が行われる。

動眼神経、滑車神経、外転神経(oculomotor nerve〈Ⅲ〉, trochlear nerve〈Ⅳ〉, abducens nerve〈Ⅵ〉):眼球運動を司る。このうち動眼神経は上眼瞼の挙上と内転筋、すなわち瞳孔の運動を司る。動眼神経障害のあるときには眼瞼下垂および散瞳を生じる。瞳孔の異常をみるためには対光反射の観察が重要である。すなわち暗い部屋でペンライトの光を視野の外から視野に入れることですばやく縮瞳を生じるかを観察する。眼球運動の観察のためには指標を置き、それを追視させる。動眼神経障害では眼球の上内転や上転が、滑車神経障害では下内転が、外転神経障害では外

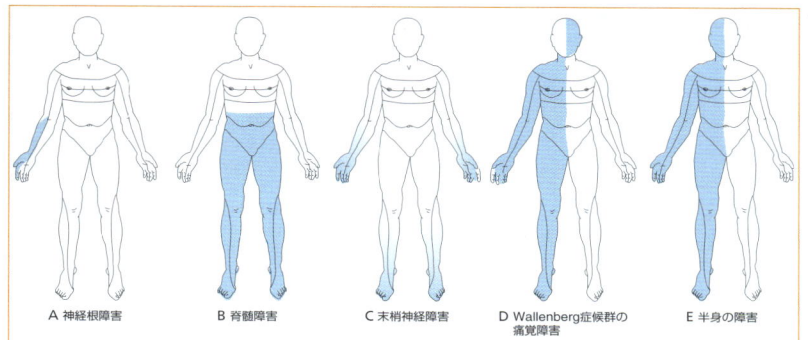

図 2-7 感覚障害のパターン
A 神経根障害　B 脊髄障害　C 末梢神経障害　D Wallenberg症候群の痛覚障害　E 半身の障害

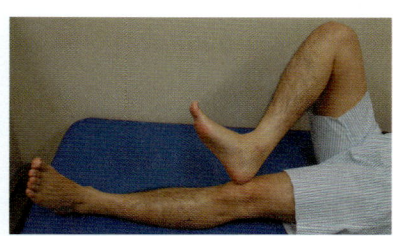

図 2-8 踵膝脛試験（HKST）

転が障害される。

三叉神経（trigeminal nerve〈Ⅴ〉）：三叉神経には感覚枝と運動枝がある。感覚枝は顔面や眼球の感覚を司り，運動枝は咬筋と側頭筋の運動を司る。感覚枝には三種類があるが，第1枝は額の，第2枝は頬の，第3枝は下顎や耳介の一部，歯肉，そして舌の味覚以外の感覚を支配する。

顔面神経（facial nerve〈Ⅶ〉）：上顔面筋の麻痺があれば眉を上げるように指示した際に額のしわの左右差が生じ，閉眼の際にまつげが隠れないまつげ徴候（ciliary sign）を認める。下顔面筋の麻痺があれば，口角を左右に引いた際の左右差を生じる。また，顔面神経は舌の前2/3の味覚を支配する。

聴神経（acoustic nerve〈Ⅷ〉）：聴力および前庭機能を司る。詳細は耳鼻科領域となるが，感音性難聴と伝音性難聴の鑑別にはWeber（ウェーバー）試験とRinne（リンネ）試験の組み合わせが重要である。Weber試験は額に音叉をあてると，感音性難聴では健側に，伝音性難聴では患側に音が偏る現象である。Rinne試験は乳突蜂巣にあてた音叉の音が聞こえなくなったときに外耳にその音叉を移動して音が聞こえることが正常であるが，聞こえない場合はその側の伝音性難聴が示唆される。

舌咽神経，迷走神経（glossopharyngeal nerve〈Ⅸ〉，vagus nerve〈Ⅹ〉）：声を出したときの軟口蓋の挙上の左右差や咽頭後壁の偏位（カーテン徴候）を評価する。舌咽神経は舌の後ろ1/3の味覚を司る。

副神経（accessory nerve〈Ⅺ〉）：僧帽筋上部と胸鎖乳突筋を支配する。

舌下神経（hypoglossal nerve〈Ⅻ〉）：舌筋を支配する。舌を前に出させたとき（挺舌）に舌全体の偏位がある場合は偏位する側の麻痺が存在する。また，舌の萎縮がある場合は舌溝が開大し，これは舌の下位運動ニューロン徴候である。

発話の評価

球麻痺（bulbar palsy）：舌，口蓋などの下位運動ニューロン性の麻痺による構音障害である。軟口蓋の麻痺による鼻声が特徴的である。

偽性球麻痺（pseudobulbar palsy）：舌，口蓋などの上位運動ニューロン性の麻痺による構音障害である。鼻声は目立たず，prosody（発話の抑揚，リズム，音調など）の障害が目立つ。

小脳性構音障害（cerebellar speech）：声の大きさやアクセントが乱れ，爆発性（explosive）の発話になる。また音節から音節への変換がスムーズでない断綴性発話（scanning speech），音節の発音が不明瞭となる不明瞭発話（slurred speech）を呈する。

Parkinson病の構音障害：声量の減少と軽度の早口が特徴的である。

歩行の評価

歩行の異常は患者の主訴であることが多く，観察によって障害部位を特定可能な場合がある。

痙性片麻痺歩行（spastic hemiplegic gait）：脳血管障害などでの痙性片麻痺による歩行の場合は，まず起立姿勢はMann-Wernicke肢位（上肢は肩関節で内転内旋，肘関節は屈曲し，前腕は回外位，下肢は伸展位ないし足関節は尖足位となる）をとり，健側を軸として患側の下肢を股関節を使って弧を描くように歩行する。

痙性対麻痺歩行（spastic paraplegic gait）：痙性対麻痺では下肢全体が突っ張り，内反尖足位になり膝関節が曲がらずに腰を回して歩く。かかとが地面につかず，また左右のつま先が交差するため，はさみ脚歩行（scissors gait）を呈する。

表 2-6 失語

病型	復唱の障害	流暢な発話	言語理解障害	物品呼称の障害
全失語 (global aphasia)	+	−	+	+
Broca 失語 (Broca aphasia)	+	−	−	+
Wernicke 失語 (Wernicke aphasia)	+	+	+	+
伝導失語 (conduction aphasia)	+	+	−	+
超皮質性混合失語 (transcortical mixed aphasia)	−	−	+	+
超皮質性運動失語 (transcortical motor aphasia)	−	−	−	+
超皮質性感覚失語 (transcortical sensory aphasia)	−	+	+	+
健忘失語 (amnestic aphasia)	−	+	−	+

小脳性歩行(cerebellar gait):いわゆる酩酊時の歩行である。両足を広げて(wide-based),上肢でバランスをとりながら大きくふらつきながら歩行する。初期か階段の下りが下手になり,直線の上を歩行できなくなり,またつま先とかかとをつけて歩くつぎ足歩行ができなくなる。

Parkinson 歩行(parkinsonian gait):Parkinson 病患者は前傾姿勢で両下肢をすりあわせるようにして小さな歩幅で歩く。患側の腕の振りが悪く,時には小走りになり止まらなくなる加速歩行を呈する。

小刻み歩行:多発性脳梗塞による偽性球麻痺を呈する患者では,Parkinson 歩行に似た歩行異常を呈することがある。Parkinson 病と異なる点は足が地面から離れないこと,前傾姿勢があっても軽度なこと,wide-based である点である。

鶏歩(steppage gait):垂足(drop foot)を呈するような患者では足関節の背屈障害があるため,患側の大腿を高く挙上してつま先から着地するような特異な歩容を呈する。

動揺歩行(waddling gait):下肢帯の筋力低下がある場合,一歩一歩くごとに脚側に上体を傾けるため,左右に揺れながら歩く。

間欠性跛行(intermittent claudication):脊柱管狭窄症や下肢の血管障害ではしばらく歩いていると下肢に痛みが生じ,休むと痛みが消失するということが繰り返される。診察室内のような狭い空間でこれを再現することは困難だが,病歴の聴取によって有無を判定する。

深部感覚障害による歩行障害:wide-based で常に足下をみながらこわごわとした歩行となる。視覚による補正がないとさらに悪化するため,閉眼での歩行はふらつきがさらに悪化する。以前は脊髄癆でみられたが,最近では高度の糖尿病性末梢神経障害でみられることが多い。

高次機能の評価

大脳の高度な処理を必要とする能力である。ヒトとしての特殊な能力が主に該当する。

失語(aphasia):さまざまな病型に分けられるうえ,現実には分類困難な症例があることも事実だが,物品の呼称,復唱の可否,発話の流暢さで表2-6のように分類可能である。

健忘症(amnesia):Alzheimer(アルツハイマー)病では短期記憶がおかされる。たとえば「さくら,猫,電車」といった互いに関係のない単語を復唱させ,3分後にどの程度いえるかを試験する。

失行(apraxia):失行にはさまざまなものがある。
- **観念運動失行**(ideo-motor apraxia) 口頭指示や模倣によって歯を磨く,髪をとかすなど日常生活で行う行為のまねができない。実際の生活や自発的に行う場合には異常がない。優位半球頭頂葉病変が示唆される。
- **観念失行**(ideational apraxia) 急須にお湯を入れてお茶を入れる,マッチにライターで火をつけてタバコを吸うなどの系列動作が指示によってもできない。大脳半球の後部病変で生じる。
- **口顔面失行**(bucco-facial apraxia) 舌を出す,口をとがらす,舌打ちをするなどの行為ができなくなる。優位半球前頭葉病変によって生じる。Broca(ブローカ)失語に伴うことが多い。
- **肢節運動失行**(limb-kinetic apraxia) 手指の巧緻性の低下を呈する。不透明な手袋はうまくはめられないが,透明な手袋であるとうまくはめられるといった視覚補正による改善がみられる。
- **着衣失行**(dressing apraxia) 左右どちらの半球病変によっても生じ,本質的には半側空間無視,視覚構成障害,観念失行などさまざまな要素が関係して生じる症状が,古典的には右頭頂葉障害による「失行」とされている。

失認(agnosia):
- **視覚性失認**(visual agnosia) ものはみえているが何か判別できない状態である。物品の名前にかぎらず用途や使用法も答えることができないが,触ったり聴いたりといった視覚以外の入力では答えられる。両側後頭葉病変で生じることが多い。
- **相貌失認**(prosopagnosia) 家族や有名人の顔をみただけでは誰か判別できない状態である。声を聴くなどすれば答えられる。両側後頭葉病変で生じることが多い。
- **半側空間無視**(hemispatial neglect):左右の空間のそれぞれに対する注意の障害で,右大脳半球後部による左半側空間無視が一般的である。症状としては曲がり角や壁に気づかずに通り過ぎてしまったり,無視側の食事に気づかず食べなかったりなどのものが出る。線分二等分試験や線分末梢試験で検出される。

認知症(dementia):従来「痴呆」とされていた症候がその名称に問題があるということで改称された。名前のとおりだと認知可能な状態が示唆されるが,実際には「さまざまなことの認知ができない状態」をさす。進行性に悪化する記憶・判断力などの障害によって,正常な社会生活が送れなくなった状態と定義される。

自律神経障害の評価

自律神経の異常を見出すには診察よりも問診が重要であることが多い。

循環器系
起立性低血圧による立ちくらみの有無:
- **Schellong テスト(能動的起立試験)** 10分間の安静臥位の後に10分間起立させる。起立後に立位のまま1分ごとに血圧を測定し,20~30 mmHg以上の収縮期低血

圧があれば，起立性低血圧と診断する。
膀胱直腸障害：
- **排尿障害**
  ・排尿回数の増減。
  ・排尿困難感の有無。
  ・尿失禁の有無。
- **便通** 便秘や便失禁の有無。

性機能：陰萎，早朝勃起の有無，生理周期の異常など。
発汗機能：
・発汗過多の部位。
・発汗過小の部位。

【岩田 淳】

3 神経系の構造と機能

はじめに

ここでは必要最小限度の情報のみを記載する（詳細については専門書参照）。

神経系の細胞構成（図3-1）

神経系には中枢神経と末梢神経がある。

ニューロンは細胞体，樹状突起，軸索からなり，軸索には中枢ではオリゴデンドログリアが，末梢ではSchwann（シュワン）細胞が髄鞘を形成して跳躍伝導による軸索でのシグナル伝達の効率化を担う。神経細胞では樹状突起からの入力がアナログ加算され，軸索の末端の神経終末から他の神経細胞へシナプスを介してシグナルを出力する。アストログリアはシナプスでの神経伝達物質の輸送や電気的安定化，神経細胞への栄養輸送，血液脳関門の形成などを担っている。

大脳皮質の構造（cerebrum）（図3-2）

前頭葉（frontal cortex）
- **前頭眼野（frontal eye field）** 眼球の随意運動。
- **Broca（ブローカ）野（Broca area）** 運動性言語中枢。
- **運動前野（premotor area）** 大脳辺縁系からの情報を中継する視床内側核からの入力を受ける。行動を起こしたための意欲を形成する。
- **補足運動野（supplementary motor area）** 頭頂連合野から視覚・体性感覚の情報を，側頭連合野から視覚・聴覚の情報を受け取る。間接的な運動支配を行う。
- **一次運動野（primary motor area）** 一次運動ニューロンが存在する。

側頭葉（temporal cortex）
- **Wernicke（ウェルニッケ）野（Wernicke area）** 優位半球の上側頭回に位置する。言語の理解に関与する。
- **下側頭連合野** 視覚パターンの弁別を行う。
- **一次聴覚野（primary auditory cortex）** 内側膝状体からの聴覚情報を受ける。聴覚の一次中枢である。

頭頂葉（parietal cortex）
- **一次体性感覚野（primary sensory cortex）** 視床後外側腹側核（VPL）と後内側腹側核（VPM）からの投射を受け，体性感覚を司る。

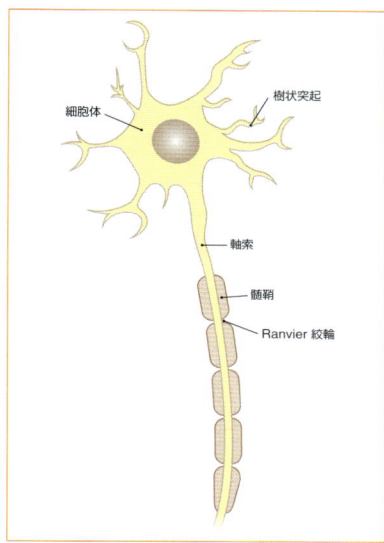

図3-1 神経細胞の構造

- **上頭頂連合野** 体性感覚や視覚の入力を受け，自己周囲の空間の定位と注意に関与する。
- **下頭頂連合野** 優位脳半球の縁上回と角回。視覚構成に関与する。

後頭葉（occipital cortex）
- **一次視覚野（primary visual cortex）** 視放線視覚の中枢である。
- **後頭連合野** 複雑な形態の特徴抽出を行う。

大脳辺縁系（limbic system）

本能に結びついた行動や情動の発現に深く関与し，内臓器の自律神経系支配にも影響を与える。
- **海馬（hippocampus）** 記憶の形成に関与する。
- **扁桃体（amygdala）** 嗅球，視床下部，中隔核とつながる。恐怖，笑いなどの感情に関与する。

基底核の構造（図3-3）

大脳基底核は，機能的には臓性機能，内分泌，本能行動に関係する扁桃体と，体性運動に関与する淡蒼球と線条体に分けられる。予測的運動を可能にしている。

Meynert基底核（basal nucleus of Meynert）
コリン作動性ニューロンが存在する。

視床の構造（thalamus）（図3-4，図3-5）

主に特運動，感覚の特定の入力を受けて一次運動野や一次体性感覚野へと投射する特殊核，広範な入力を受けて連合野へ投射する連合核からなる。

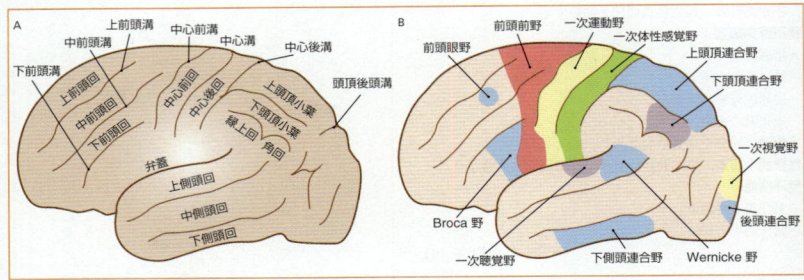

図 3-2 大脳皮質の構造

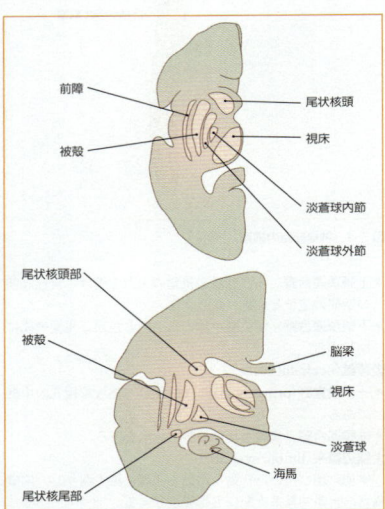

図 3-3 基底核，視床，視床下部の構造

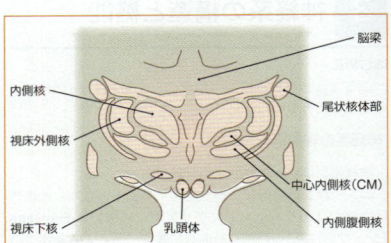

図 3-4 視床の冠状断構造

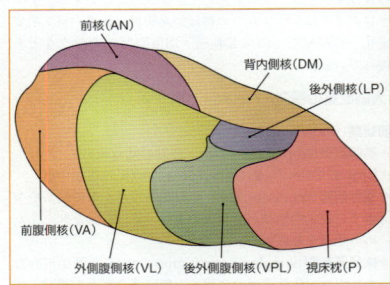

図 3-5 視床の立体構造

特殊核

● 感覚性中継核

- 後腹側核（ventral posterior nucleus〈VP〉）：後外側腹側核（VPL）と後内側腹側核（VPM）に分かれる。体性感覚。
- 外側膝状体（lateral geniculate body〈LGB〉）：視神経からの入力を受け，視覚野に出力する。
- 内側膝状体（medial geniculate body〈MGB〉）：下丘からの入力を受け，聴覚野に出力する。

● 運動性中継核（motor relay nuclei）

- 前腹側核（ventral anterior nucleus〈VA〉），外側腹側核（ventral lateral nucleus〈VL〉）：淡蒼球，小脳核からの入力受け，運動野に出力する。運動を調節する重要な閉鎖回路を形成する。

連合核（association nuclei）

- 視床枕（pulvinar〈P〉）：視覚の連合。
- 後外側核（lateral posterior nucleus〈LP〉）：頭頂連合野に広く投射する。
- 背外側核（lateral dorsal nucleus〈LD〉）：頭頂連合野に広く投射する。
- 背内側核（dorsal medial thalamic nucleus〈DM〉）：扁桃体，側頭葉から入力を受け，前頭連合野に投射する。記憶や情動に関与する。
- 前核群（anterior nuclear group〈A〉）：乳頭体から入力を

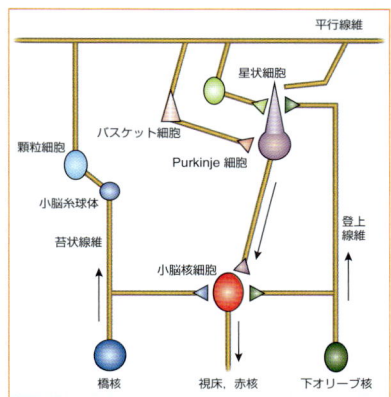

図 3-6 小脳の細胞構築

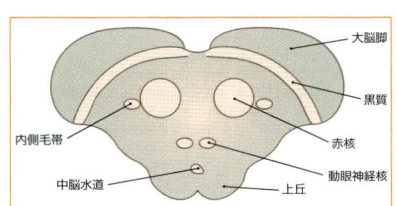

図 3-7 中脳の構造

受け、帯状回に投射する。記憶や情動に関与する。
松果体（pineal body）
メラトニンを分泌する。
手綱核（habenular nucleus）
大脳辺縁系の活動を中脳へと中継する。
視床下部（hypothalamus）
体温調節，食欲調節，性行動など自律神経系の最高中枢，下垂体を支配する。
乳頭体（mammillary body）
乳頭体，視床前核，帯状回，嗅内野，海馬から構成される Papez（パペッツ）の情動回路の一部。

小脳の構造（図 3-6）

小脳は脳幹の背側に位置し，それぞれ中脳，橋，延髄と上中下小脳脚で連絡する。小脳の役割は前庭，橋核，脊髄からの入力を受け，上小脳脚より赤核や視床 VL 核への出力を行うことである。オリーブ核，青斑核，縫線核からの入力は登上線維（climbing fibers）を経て，前庭や脊髄からの入力は苔状線維（mossy fibers）より顆粒細胞を経てその平行線維が星状細胞やバスケット細胞を経由して最終的に Purkinje（プルキンエ）細胞へいたる。Purkinje 細胞からのシグナルは小脳核細胞を経て最終的に出力される。

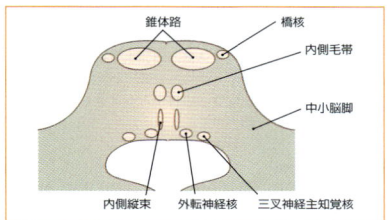

図 3-8 橋の構造

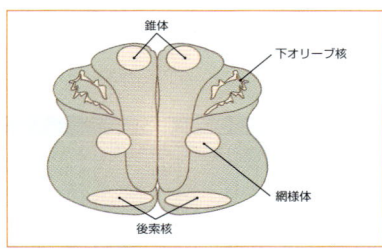

図 3-9 延髄の構造

脳幹の構造

脳幹を構成する要素としては上から中脳，橋，延髄がある。
中脳（mid brain）（図 3-7）
- 上丘　視性性運動反射の中枢。
- 下丘　聴覚の中継核。
- 動眼神経核，滑車神経核　眼球運動。
- 大脳脚　錐体路。
- 黒質　線条体へドパミンを放出する。
- 内側毛帯　延髄の後索核より起こり，頭部を除く体の識別性触圧覚を伝える伝導路である。
- 赤核　運動野から脊髄への中継，小脳との共同による運動制御。

橋（pons）（図 3-8）
- 橋核　大脳皮質と小脳とを中継する。
- 内側縦束　外転神経核から対側動眼神経核へのシグナル伝達による共同側方視。
- 正中傍橋網様体　側方中視中枢（同側外転神経核の興奮性刺激と対側外転神経核への抑制性刺激）。
- 運動性脳神経核　外転神経核（眼球運動），顔面神経核（顔面運動）。
- 感覚性脳神経核　三叉神経主知覚核，前庭神経核，蝸牛神経核。
- 内側毛帯　延髄の後索核より起こり，頭部を除く体の識別性触圧覚を伝える伝導路である。

延髄（medulla）（図 3-9）
- 錐体　錐体路が交差する。

- **後索核** 識別性触圧覚と深部感覚の中継核．T7以下は薄束から薄束核へ，T6以上は楔状束から楔状束核へいたり，それぞれ毛帯交叉で体側の内側毛帯へいたり，視床後外側腹側核を中継し，体性感覚野へいたる．
- **下オリーブ核** 大脳皮質や赤核からシグナルを受け，小脳へとシグナルを出力する．
- **延髄網様体** 意識，自律神経の中枢．

脊髄（spinal cord）

8対の頸髄神経，12対の胸髄神経，5対の腰髄神経，2対の仙髄神経を出す．末梢神経と脳幹を接続する構造である．

【岩田 淳】

4 神経画像

各種神経画像診断法の特徴とその適応（表4-1）

脳は複雑な神経解剖と機能局在のため，画像診断法の役割が大きい．なかでも磁気共鳴画像（MRI）はスクリーニングから精査までを担い，神経画像の中核である．コンピュータ断層撮影（CT）は出血や石灰化の描出が重要な場合，および小児や外傷・意識障害患者など短時間に検査を終了する必要のある場合に第一選択となる．CTはX線被曝があるため，スクリーニングでの使用や繰り返す経過観察などは控えるべきだが，神経症状を有する場合（特に救急）にはまったく問題とならない程度の少量の被曝である．MRI，CTとも造影剤には1万〜2万分の1程度の重篤な

表4-1 神経画像診断法の特徴とその適応

検査法	何をみるか	X線被曝	検査時の薬剤	特徴	適応	短所
単純X線	X線	あり	なし	透過光，全体が把握しやすい，簡便	頭部，トルコ鞍，副鼻腔，側頭骨，頭蓋頸椎移行部など（CTを行う場合はほとんどで省略可）	頭部では空気，骨しかわからない
CT	X線	あり	ヨード造影剤（造影の適応がある場合）	1. 骨，石灰化が直接描出できる 2. 検査時間が短い 3. 空間分解能が高い 4. 広範囲の撮影が可能 5. 出血の診断が容易 6. 普及率が高い 7. 比較的安価 8. 任意の断面の再構成が可能*	スクリーニング，外傷，副鼻腔，側頭骨・中耳・内耳，血管障害（CTA），石灰化確認	1. 被曝がある 2. 造影剤使用では副作用の可能性あり 3. 組織コントラストが低い 4. 骨のアーチファクトがある 5. 機能・生化学的情報が少ない
MRI	水素原子の状態	なし	ガドリニウム造影剤（造影の適応がある場合）	1. 組織コントラストが高い 2. 解剖学的情報が多い 3. 機能・生化学的情報が得られる 4. コントラストが変えられる 5. 骨のアーチファクトがない 6. 非侵襲的に流れの情報が得られる 7. X線被曝がない 8. 任意の断層像が得られる	すべての神経疾患	1. 検査時間が長い 2. 流れ，動きに弱い（アーチファクトが多い） 3. 石灰化・骨の観察が困難 4. 高磁場のため金属類は危険 5. 腎不全患者（eGFR<30）での造影は禁忌（NSF）
カテーテル血管造影	血管内の造影剤の動態	あり	ヨード造影剤必須	1. 血管の解剖のゴールドスタンダード 2. 血流の評価が容易 3. 疾患特異性が高い	手術を前提とした場合の脳血管障害（特にAVM），脳腫瘍の一部	1. 侵襲が大きく，合併症あり 2. 断層像ではない* 3. 組織コントラストが少ない 4. 血管以外の情報がない
超音波	超音波の反射	なし	なし**	1. 簡便で被曝もない 2. 組織コントラストが高い 3. 血管・血流の情報が得られる 4. 空間分解能（プローベの選択により）が高い	頸部内頸動脈狭窄のスクリーニング，経頭蓋超音波ドプラ（TCD）	1. 部位がかぎられる（空気や骨が途中にあるとダメ） 2. 術者の技量に影響される 3. 患者の体型によって大差がある
PET	体内からの放射線（^{18}F，^{11}C）	あり	放射線同位元素（FDGなど）	1. 脳血流の評価が容易 2. 脳機能を反映した画像 3. 各種代謝物のイメージが可能 4. 画像統計処理が容易	認知症，原発性脳腫瘍，脳血管障害	1. 解剖学的情報が少ない 2. 検査時間が長い 3. 特殊な設備と医療費
SPECT	体内からの放射線（^{123}I，^{99m}Tc）	あり	放射線同位元素	1. 脳血流の評価が容易 2. 脳機能を反映した画像 3. 画像統計処理が容易	認知症，脳血管障害	1. 解剖学的情報が少ない 2. 検査時間が長い

*：横断像からの多方向断層再構成（MPR）による
**：微小気泡の造影剤あるが，頭部では使わない
CTA：CT angiography，FDG：2-[^{18}F]フルオロ-2-デオキシ-D-グルコース，eGFR：推定糸球体濾過量，AVM：動静脈奇形，TCD：経頭蓋ドプラ法

表 4-2 MRI の主な撮像法とコントラスト

撮像法（一般名）	特徴	特徴的信号強度と有用な疾患
T1強調像 (T1WI)	水が黒い 白質が白い T1値が短いほど高信号 病変は通常、軽度低信号	高信号が特徴的信号強度 脂肪 亜急性期出血（メトヘモグロビン） 粘稠な液体（高蛋白濃度の液体） メラニン・常磁性体（Gd, Mn） 淡い石灰化
T2強調像 (T2WI)	水が白い 白質が黒い T2値が長いほど高信号 病変は通常、軽度高信号	低信号が特徴的信号強度 急性期出血（デオキシヘモグロビン） 慢性期出血（ヘモジデリン） 鉄沈着（フェリチン、ヘモジデリン） 石灰化、骨皮質、線維化、ガス、メラニン 通常の病変（高信号）に対する感度は高く、検出にも有用
FLAIR	自由水を黒くしたT2強調像 白質は黒い CSF内あるいは近傍の病変（傍脳室、皮質、髄膜）に有効	実質内はT2強調像と同じ 高信号病変の検出：MS、虚血・梗塞、転移の浮腫、PVL、傍脳室病変、皮質病変、髄膜病変、くも膜下出血
拡散強調像 (DWI)	超急性期脳梗塞が高信号 拡散が低下すると高信号 T2強調像の影響あり 脂肪抑制画像	著明な高信号が特徴的信号強度 急性期脳梗塞、脳膿瘍、脳炎・脳症、CJD、粘稠な液体（類上皮腫、脈絡叢嚢胞）
MRA	動脈のコントラストが高い 多数の元画像（T1強調系統）をMIP 流れの影響を受ける 狭窄や壁不整は強調	脳血管障害全般 脳動脈瘤、動脈狭窄・閉塞、血管攣縮

MRA：MR angiography, CSF：脳脊髄液, MS：多発性硬化症, PVL：脳室周囲白質軟化症, CJD：Creutzfeldt-Jakob病, FLAIR：fluid-attenuated inversion recovery, MIP：最大値輝度投影法
(文献1を改変)

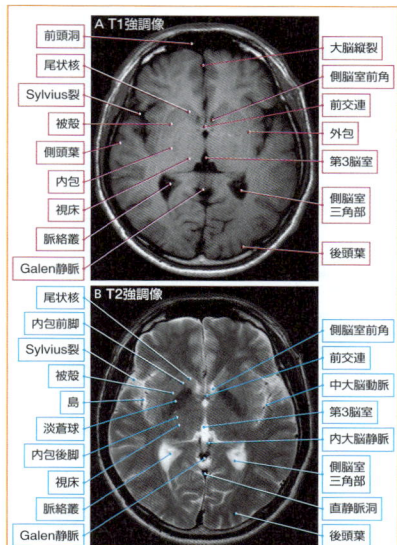

図 4-1　MRI像

副作用（アナフィラキシーショックなど）の可能性があるため、適応には注意が必要である。

SPECT/PET は脳血流や脳機能に関連する定量評価が可能で、認知症などにおける画像統計解析が行いやすい。超音波は頸部内頸動脈の画像評価の第一選択であり、頭蓋内への使用は血流評価に経頭蓋ドプラ法（TCD）が用いられる程度である。表のほかに脳磁図（MEG）や近赤外脳機能計測法（NIRS）なども研究に用いられることがあるが、画像診断としての臨床的有用性は確立していない。

MRI の撮像法とその特徴

MRI では高い組織および空間分解能とMR angiography（MRA）や拡散強調像（DWI）などにより種々の機能を含む情報が得られる。種々の撮像法があり、それぞれに得られる情報が異なり、総合するとより詳細な生化学的情報が得られるようになる。代表的な撮像法とその特徴を表4-2に示す。それらの撮像法における正常解剖（図4-1）と特徴的な信号強度は銘記する必要がある。特にT1強調像（T1WI）の高信号（亜急性期出血、高蛋白、脂肪）、T2強調像（T2WI）の低信号（急性期および慢性期出血、鉄沈着、石灰化、線維化）、拡散強調像の著明な高信号（急性期脳梗塞、脳膿瘍内容、脳炎・脳症）が重要で、病変の質的診断や病態の解釈に役立つ。

MRI は流れにも敏感で、MRA のように血管に特化した撮像法もあるが、通常の T1 強調像、T2 強調像でも flow void と呼ばれる流れによる無信号化がある。特に T2 強調像における flow void は簡便に血管の血流の有無をチェック可能で有用な所見である。

脳 MRI における画像診断の手順

画像は情報が多く、数値化もまだ一部のみであるため、臨床目的にかかわらず、一定の手順で解析する必要がある。臨床情報や神経症状から示唆される所見だけを拾いにいくのではなく、それらのバイアスなしで全体をみることが望ましい。また、病変が1つあった場合にもう1つある可能性は通常のスクリーニングよりずっと高いため、神経症状に合致する病変を見つけた場合でも、他の病変がないかチェックする必要がある。

実際の解析手順を図4-2に示す。脳は左右ほぼ対称なので、左右差による異常の検出が有効である。ただし、正中構造の変化には正常との比較が必要となる。脳室の左右差

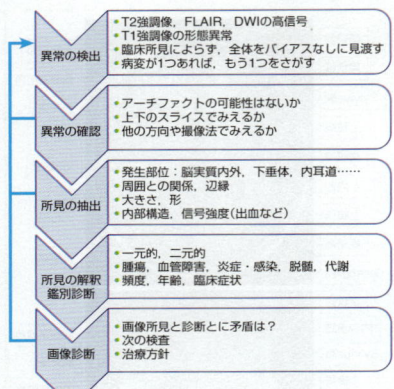

図 4-2 MRI の診断フローチャート
FLAIR: fluid-attenuated inversion recovery, DWI: 拡散強調像
(文献2を改変)

は正常でも多い。異常と思われる部位を見つけたら、それを確認する。神経症状に合致した異常が、脳溝の部分体積効果(partial volume effect)や血流による動きのアーチファクトなどでないことを、他の方向や上下のスライスで確認する。

本当に異常であることを確認した後、その病変の所見をさらに詳細に拾い上げる。発生部位や形態のほか、T1強調像高信号、T2強調像低信号などの特徴的所見が内部にないかなどに注意をはらう。周囲の腫脹・萎縮、浮腫の有無なども重要である。異常がないかどうかよくみて、所見を十分に拾い上げた後、特定の疾患かどうかを検討し、さらにその鑑別診断を考えることになる。

脊髄・脊椎

画像診断としては、単純X線写真、CT(矢状断などの再構成含む)、MRIが用いられる。頸椎症や椎体の骨自体の変化はMRIでは観察困難であり、脳よりも単純X線やCTの役割が大きい。ただし脊髄髄内病変(脱髄、脊髄炎、腫瘍など)に関しては、周囲が骨に囲まれていることもあり、CTでは髄内の組織コントラストが観察できず、MRIが内部の異常を観察可能な唯一の手段となる。頭尾に長い構造であることから、矢状断像が有用となる。脊椎骨髄の脂肪化や骨髄転移などの変化はMRIでよく観察でき、転移などが見つかる場合もあり、注意を心掛ける。

> **flow void**
> 動脈や流れの速い静脈、中脳水道や脊髄周囲などの脳脊髄液の流れが速い部位などでみられる。動脈瘤や静脈洞血栓症の診断にも重要な所見である。逆に、脳脊髄液の流れを病変と誤らないような注意も時に必要となる。
> **部分体積効果(partial volume effect)**
> 画素内の一部に異なる信号が存在した場合に、その影響で画素全体の信号に影響が及ぶこと。通常の二次元撮像では面内の分解能は1mm以下でも、スライス厚は5mmほどと厚いため、スライス前後の構造の影響を受けやすい。たとえば、脳溝が脳内にかなり入り込んだ部で脳溝の一部が隣のスライスの一部に入り込んだ場合に、その隣のスライスで実質が脳溝の信号に影響される。

【青木 茂樹】

参考文献
1) 青木茂樹:神経放射線学的検査 MRIの撮像法. 神経内科ハンドブック 第4版, 水野美邦編, p409, 医学書院, 2010
2) 青木茂樹:検査・読影法と正常解剖. 新版よくわかる脳MRI 第2版, 青木茂樹編著, p16-25, 秀潤社, 2004

5 神経生理学的検査

脳波

脳が示す電位活動の変化を頭皮上に貼った電極から導出して記録するものである。記録されるのは、個々の神経細胞の活動ではなく、神経細胞の集団からの電位である。具体的には、多数の大脳皮質細胞の樹状突起のシナプス後電位の総和と考えられている。

最もよく用いられる記録法は10-20法である。この方法は、基準点として鼻根部(nasion)、後頭結節、左右の外耳孔をとり、鼻根および後頭結節を基準に、その距離の10%にあたる部分をマークして、図5-1Aのように電極をつけていくものである。脳波(electroencephalogram:EEG)の記録には、単極誘導法と双極誘導法がある。前者は比較的脳波の影響を受けにくい耳朶などを基準電極として、頭皮上の電位差を記録するものである。後者は、頭皮上に貼った2つの脳波電極を結び、その電位差を記録するものである。双極誘導法は、後述するように棘波の局在を求めるときに有用である。通常sweepの速度を毎秒30mmとし、50μV/50mmのゲインで記録を行う。眼電図とともに記録される場合もある。

安静閉眼時に記録を行うとともに、軽睡眠時の脳波も記録する。睡眠時には異常脳波が得られやすいので、あるいはこれが得られない場合、トリクロホスナトリウム(トリクロリール®シロップ)などにより睡眠を誘発することもある。また、過呼吸や10〜30Hzの光刺激によって異常波を誘発することにより、異常の検出率が上がる。

記録される脳波は、周波数の帯域によってα波(8〜13Hz)、β波(14〜30Hz)、θ波(4〜7Hz)、δ波(0.5〜3Hz)に分けられている。δ波、θ波をまとめて、徐波、より周波数の高いβ波と呼ぶ。脳波は年齢によって異なり、幼小児期に大きく変化するが、ここでは成人の脳波について述べる。

健常成人の覚醒脳波では、閉眼時に後頭葉誘導優位にα波がみられ、基礎律動と呼ぶ。振幅は通常20〜70μV程度である(図5-1B)。ごくわずかのθ波を前頭部・側頭部に、またβ波の混入を全般性ないし前頭部に認めることがあるが、正常ではδ波はみられない。左右の誘導には左右差がない(20%以内)。α波の振幅は大きくなったり、小さくなったりを繰り返す(waxing and waning)。開眼のときに

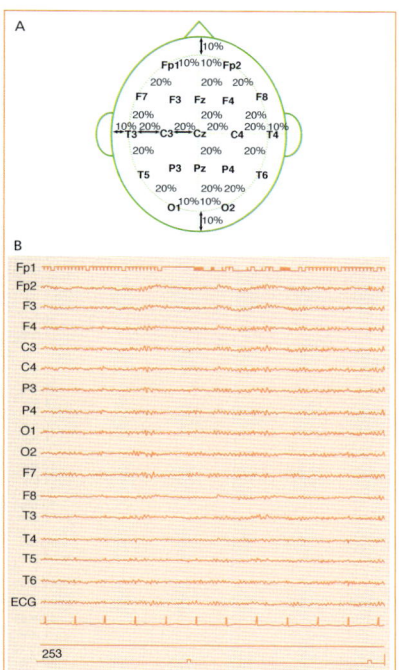

図 5-1 脳波
A：10-20法による電極配置
B：正常脳波

は α 波は抑制される。

正常の睡眠時の脳波は，睡眠のステージにより異なる。第1段階では α 波が減少し，θ 波が増加する。頭頂鋭波（瘤波（hump））も出現する。第2段階では睡眠紡錘波（spindle）も出現する。睡眠紡錘波は 12〜14 Hz の連続した群発波で，頭頂によくみられる。δ 波は 20% 以下である。第3段階では，δ 波が量・振幅ともに増加し，全体の 20〜50% に達する。第4段階では，50% 以上が δ 波で構成されるようになる。通常脳波検査では第1〜第2段階までの睡眠の記録が得られるが，第3〜第4段階までは達しないことが多い。REM（急速眼球運動（rapid eye movement））睡眠期には，比較的振幅の小さい入眠期のような脳波を認めるが，急速眼球運動と筋緊張の低下を伴う。

実際の脳波の判読においては，正常の脳波と比較して病的脳波がないかをみていくわけであるが，まず基礎律動の周波数，持続，振幅，開眼時の抑制について観察する。次に波形の連なりがどのようなパターンで出現しているかも重要である。異常所見が時間的に突発性か，それとも持続的（非突発性）かをみる。てんかん性発射は突発性の脳波として認められやすい。また持続性（非突発性）の異常脳波については，器質的病変に伴う脳の持続的機能障害や代謝異常などを示唆することがある。たとえば三相波は陰-陽-陰の三相性波であるが，さまざまな代謝性脳症で，特に肝性脳症に特徴的である。

また異常所見が広汎にみられるか，局在性にみられるかを観察する。左右半球のどちらか一側性か，一側のかぎられた部位に局所性なのか，あるいはかぎられた一点の焦点性なのかを検討する。たとえば広汎な異常脳波は，両側性の病変や種々の代謝疾患のように脳全体の機能低下を示唆したり，視床など大脳深部の病変を示唆する。局在性の異常は病変などの局在を反映することがある。左右差も重要な所見であり，左右どちらか一側で脳波の振幅が目立って小さいか，欠如した場合には，怠慢活動（lazy activity）という。そうした場合，その部位，その側の脳に器質的障害がみられることがある。

てんかん性発射とは，周囲の背景脳波に比べて明らかに性格の異なる発作性の波である。先の尖った波である棘波（spike）（持続 1/12 秒以下）・鋭波（sharp wave）（持続 1/12〜1/5 秒）などがあり，さらにこれに徐波が続く棘徐波結合もある。棘波に引き続く徐波は，異常な興奮に引き続く抑制を反映していると考えられている。発作的に出現する，律動的な徐波などもてんかん性の発射に含まれる。これらの所見は量にかかわらず，てんかん性異常と考えられる。

棘波の局在を求めるには，位相の逆転（phase reversal）が用いられる。これは双極誘導で記録した脳波において，隣接する2つの双極記録で棘波の位相が逆転するものである。この部位に棘波の局在が最も近いと考えられる。

脳死では 2μV 以上の脳由来の活動のない，平坦脳波を認める。後述する聴性脳幹反応とともに脳死の判定に用いられる。

筋電図

筋電図（electromyogram：EMG）は筋肉の収縮に伴う筋の活動電位を記録するものである。針電極を筋肉内に刺入して記録する針筋電図と，筋肉の表面に表面電極を貼って筋肉全体の筋活動を記録する表面筋電図がある。

針筋電図

臨床的に特によく用いられているのが針筋電図である。針筋電図は同心円型の針電極を筋肉に刺入し，運動単位の波形および出現パターンを調べることにより，筋力低下・筋肉の萎縮などの疾患の原因が筋肉そのものにあるか（筋原性疾患），それを支配している神経の側にあるか（神経原性疾患）を判定するものである。

正常では被験者が力を抜いているとき（安静時）は，電気的に silent である。弱収縮時には，運動単位電位（motor unit potential：MUP）の発火がほぼ独立したかたちで同定できる（図 5-2A）。脊髄の前角細胞，その軸索，それが支配する骨格筋の筋線維をまとめて，運動単位（motor unit）と呼ぶが，MUP は一つの運動単位が活動したときに出る電位と考えられる。個々の MUP は被験筋にもよるが，振幅が 0.5〜4 mV 程度（多くは 0.5〜1 mV）であり，持続時間は 2〜10 ms 程度である。収縮を強めていくと，段々振幅の大きい MUP も動員されるようになってくる

(Henneman size principle)(図5-2B)。最大収縮時(図5-2C)には多数のMUPが動員され,基線がみえなくなってくる(干渉波形(interference pattern))。個々のMUPの発火頻度も収縮の強さとともに増加し,弱収縮では5～10Hzだが,最大収縮で20～30Hz以上に達する。

神経原性病変では運動単位の数の減少を反映して,MUPの数が減少する。そのため最大収縮をしても干渉波形が得られにくい。慢性の神経原性変化では,筋肉を支配する神経線維の本数が減少するため,運動単位の数が減少する。さらに残った神経線維が筋線維を再支配するので,個々の運動単位に属する筋線維数が増加する。そのため,個々のMUPの振幅が大きくなり,持続が長いMUPが出現するようになる(高振幅,長持続時間(high amplitude, long duration))。ただし神経原性病変でも経過の早いものでは,必ずしもMUPが大きくならない場合もある。安静時にみられる所見として,線維性収縮(fibrillation),陽性鋭波(positive sharp wave),線維束攣縮(fasciculation)などがある。これらは神経原性変化が進行しつつある場合にみられることが多い。安静時の自発放電は筋萎縮性側索硬化症(ALS)でも認めることが多いので,ALSの診断に有用である。

下位運動ニューロンが正常で,上位運動ニューロンが障害されている場合には,MUPの発火頻度が低下し,干渉波形が得られにくくなるが,MUPの持続時間・振幅は正常範囲である。この場合,あるいは振戦のある症例では,MUPが群をなして発火する群化放電(grouping discharge)がみられる。

筋原性病変においては,一つの運動単位に属する筋線維自体が障害されるため,MUPの振幅は小さく,持続も短くなる(低振幅,短持続時間(low amplitude, short duration))。運動単位の数は保たれる。1本1本の筋線維の収縮力が弱いため,弱収縮でも多数の筋線維が動員される傾向がある(earlyないしrapid recruitment)。そのため弱い筋の収縮でも干渉波形が得られやすい。自発放電は認めないことが多いが,筋炎などの疾患では,安静時には,線維性収縮,陽性鋭波などの自発放電を認めることがある。これは筋肉内の炎症に伴い筋内の神経線維が障害されることと関係があると考えられる。

筋緊張性ジストロフィーでは,針の刺入や機械的刺激によって単一運動単位が毎秒100回以上もの高頻度で自発放電を続け,次第に振幅と頻度を減少させるような発火であるミオトニー放電(myotonic discharge)を認める。

表面筋電図

表面筋電図は,筋腹に皮膚の上から表面電極(脳波電極などのペーストをつけたもの,ないしはシール状の電極)を貼ることにより,その直下の一つの筋全体の筋活動をとらえるものである。通常いくつかの筋で同時に計測を行う。振戦,ミオクローヌス,ジストニアなどの不随意運動に伴う筋活動を記録するのに用いられる。筋放電の持続,振幅,周期,出現頻度,規則性について評価する。また後述する神経伝導検査の記録電極として用いられる。

神経伝導速度

神経伝導検査は,末梢神経の機能をみる検査で,運動神

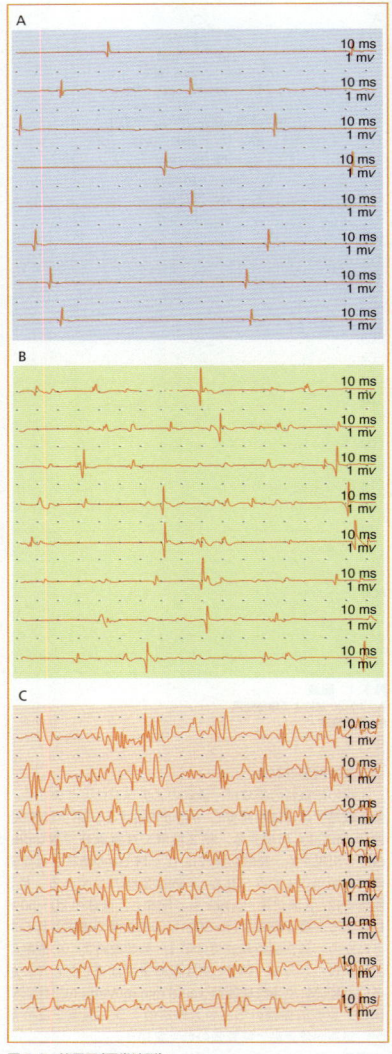

図5-2 筋電図(正常波形)
A:弱収縮時,B:中等度の収縮時,C:最大収縮時

経伝導検査,感覚神経伝導検査の2種類がある。

運動神経伝導検査

通常の運動神経伝導検査では,神経幹を電気刺激し,支配筋の筋活動を表面電極を用いて記録する。運動神経伝

速度は，運動神経の神経幹を皮膚の上より近位部と遠位部の2点で別々に最大上刺激を与えて刺激し，末端の支配筋の筋腹より誘発されたM波の筋活動電位（compound muscle action potential：CMAP）を導出し，両者の潜時差で2点の距離を割り算し，m/secの単位で表示したものである（図5-3A）。M波は正常では二相性または三相性のなめらかな波形をしている。

感覚神経伝導検査

感覚神経伝導検査も同様の方法により計算される（図5-3B）。検査時の興奮伝導が生理的な伝導と同じか，異なるかにより，順行法と逆行法による記録がある。たとえば正中神経の感覚伝導検査を行う場合には，示指にリング電極を巻いて刺激をし，手首と肘などにゲタ電極を皮膚の上から神経走行の直上に置き，インパルスがその直下を通る際に記録される三相性の感覚複合電位（sensory nerve action potential：SNAP）を記録する。順行性と逆行性の測定で感覚神経伝導速度に大差はない。感覚性ニューロパチーで異常が認められるが，しびれがみられる疾患であっても，脊髄疾患や神経根疾患（頸椎症など）では異常を認めない（頸椎症で圧迫を受けるのは後根神経節細胞の中枢側の軸索である）。

神経伝導検査でみるのは，神経伝導速度のほかに振幅，波形および異常の分布範囲であり，これらの所見をあわせて末梢神経の脱髄性および軸索変性の疾患の鑑別ができる。神経伝導検査では神経伝導速度だけでなく，得られた波形から以下のものを読み取る——①神経伝導速度，②遠位（終末）潜時，③M波振幅，④波形の時間的分散（temporal dispersion），⑤伝導ブロック。ただし有髄神経の減少の程度が軽度であれば，活動電位の振幅や伝導速度に異常を認めないので，結果の解釈に注意を必要とする。

以下にそれぞれの所見について説明をする。

1本の神経は大径有髄神経，小径有髄神経および無髄神経線維の束からなるが，神経伝導速度として測定できるのは，一番伝導速度の速い，したがって最も大径の神経線維の伝導速度である。神経は軸索とこれを取り巻く髄鞘からなるので，軸索の変性が主体となる疾患（軸索変性）と髄鞘が主として侵される疾患（脱髄）がある。

脱髄

脱髄が起こると神経伝導速度は低下する。これは髄鞘が障害されるために，インパルスが神経を跳躍伝導しながら伝わる効率が低下するからである。脱髄が高度になると神経伝導速度がさらに低下するだけではなく，神経線維ごとの伝導速度の速度分布が不均一になるために波形が時間的分散をきたすようになる。この傾向は記録部位との距離が長い近位部での刺激でより顕著になる。Guillain-Barré（ギラン-バレー）症候群，慢性炎症性脱髄性ニューロパチー（CIDP），脱髄型の遺伝性ニューロパチーなどがこのパターンをとる。

軸索変性

神経線維の数が減少するのを反映して振幅が低下する。しかし，残っている線維の伝導は正常なので，神経伝導速度は保たれる。軸索型の遺伝性ニューロパチーや有機溶剤による末梢神経障害などでみられる。

遠位潜時（終末潜時）は神経遠位部の刺激からM波の立ち上がりまでの潜時をいう。遠位潜時の延長は，近位部で

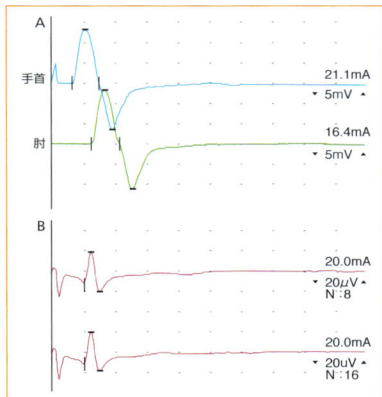

図5-3　末梢神経伝導検査（正常波形）
A：運動神経（——：手首刺激，——：肘刺激）
B：感覚神経（手首部での刺激，再現性をみるため2回同様の記録をしている）

の神経伝導速度が正常でも遠位刺激点からM波導出部位の間になんらかの障害があることを示す。たとえば手根管症候群では，障害側の正中神経で遠位潜時の延長を認める。これは正中神経が手首（手根管）部で圧迫されて，その部位での伝導が遅れるからである。

伝導ブロックは，遠位部の神経刺激では正常に近い振幅のM波が誘発できるのに，近位部の刺激ではM波が著しく低下するものである。近位部から遠位部にはインパルスが伝わる間に，一部の神経線維に髄鞘などの障害が生じインパルスが伝わらなくなるために，振幅が低下すると考えられる。脱髄性の障害で認めることが大部分であるが，一部軸索変性でもみられることがあるという。CIDPなどでみられる。

障害の分布も重要な情報である。単ニューロパチーでは一つの神経のみに異常がみられる。多発ニューロパチーでは，すべての神経に同様の異常を認める。結節性多発動脈炎やサルコイドーシスによるість性ニューロパチーなど，多発性単ニューロパチーにおいては神経によって障害の程度が異なるのが特徴である。筋電図とあわせ，障害部位の判断を行うことができる。

連続刺激試験

重症筋無力症やEaton-Lambert（イートン-ランバート）症候群など筋無力症候群のように，神経筋接合部での障害を検出するのに用いられる検査である。運動神経伝導検査を行う方法と同様のやり方で記録を行い，末梢神経を3Hz，5Hz，10Hz，場合により20Hz，30Hzなどの高頻度で刺激する。

重症筋無力症では，3Hz，5Hzで末梢神経を連続刺激すると，誘発される複合筋活動電位（CMAP）の大きさが段々減衰するウェイニング（waning）現象が特徴的である。他方，Eaton-Lambert症候群では高頻度刺激を行うと，1発

目の刺激に対する CMAP は小さいが,刺激をしているうちに,振幅が著明に増大するワキシング(waxing)現象を認める。

誘発電位

感覚神経(視神経・聴神経・体性感覚)に感覚刺激を加え,脊髄や脳幹など感覚伝導路に沿って大脳皮質へと電位変化が生じる様子を記録したものである。発生する誘発電位は低振幅の微弱な電位で脳波にまじっているので,数百回から千回程度の反応を時間的に加算して得られる。

感覚の種類により,体性感覚刺激で行えば体性感覚誘発電位,聴覚刺激では聴性脳幹誘発電位,視覚であれば視覚誘発電位などがある。各成分の潜時と極性によって,各成分の波形を命名している。陰性の波には N,陽性の波には P をつけ,その後に潜時をあらわす数値をつける。

たとえば陽性の成分で刺激後の潜時が 100 ms でみられる波形なら,P100 のような呼び方をする。各成分の潜時の発生起源は知られているので,これらの潜時から感覚路の各部位を伝導する伝導時間を計測する。その伝導時間が正常と比較して,延長しているか否かによって,経路上の障害部位を知ることが可能になる。

体性感覚誘発電位(図 5-4A)

体性感覚誘発電位(somatosensory evoked potential:SEP)は,末梢神経刺激後に脊髄から大脳にいたる神経活動を記録したものである。上肢では正中神経刺激,下肢では脛骨神経刺激が用いられる。導出法により各成分の波形・潜時と,起源が異なるが,ルーティンでは Fz を不関電極として,刺激体側の感覚野上の頭皮,C2,C6 棘突起上,鎖骨上窩 Erb 点などに関電極を置いて記録する。

記録法では,上肢 SEP では,N9 が腕神経叢から,N13 が下部頸髄から脳幹,N20 が大脳一次感覚野より発生すると考えられている。感覚路の走行に沿って大脳まで,いずれの部位に病変があるかを検出することができる。

視覚誘発電位(図 5-4B)

視覚誘発電位(visual evoked potential:VEP)は,視覚刺激を与えて後頭葉より電位を記録するものである。一般に後頭結節上方 5 cm およびその左右の頭皮上に関電極を置き,基準電極を鼻根部より 12 cm 上の前額部に置いて記録を行う。視覚刺激としてはチェッカーボードのパターンリバーサルの図形(格子の大きさは 30 秒から 1 度程度,半径 8〜16 度)が用いられる。

正常では主な成分として刺激後 75 ms,100 ms,145 ms後付近に,N75,P100,N145 の三成分が記録される。いずれも後頭葉の視覚野より生じると考えられている。多発性硬化症など視神経,視放線の病変のある症例において,視覚路の病変の有無を検討するうえで有用である。

聴性脳幹誘発電位(図 5-4C)

聴性脳幹誘発電位(auditory brain stem evoked response:ABER)は,イヤホンなどで 10〜20 Hz の頻度でクリック音(音圧 100〜120 dB)を聴かせ,それに対する反応をみるものである。関電極を Cz に,不関電極を耳朶に置く。正常では 6〜7 ms くらいまでに I〜V 波までの成

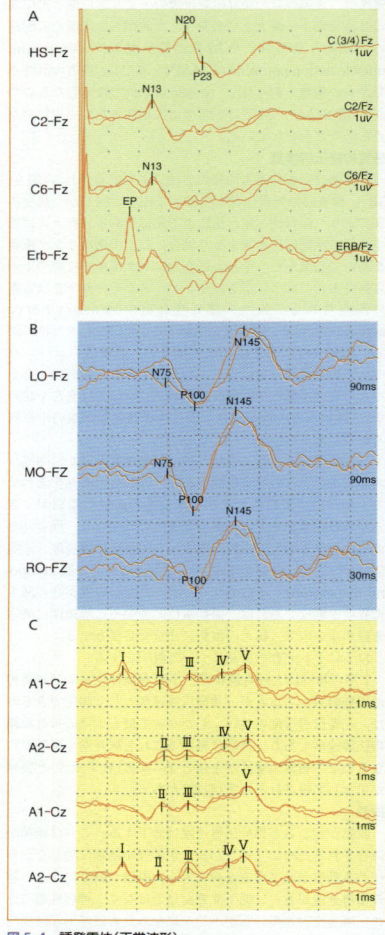

図 5-4 誘発電位(正常波形)
A:体性感覚誘発電位,B:視覚誘発電位,C:聴性脳幹誘発電位

分が記録される。これらは主として脳幹より生じるものであるため,聴性脳幹反応という。I 波は聴神経近位部,II 波は蝸牛神経核,III 波は上オリーブ核,IV 波は外側毛帯,V 波は下丘より生じるというが,諸説がある。脳幹の圧迫,器質的損傷を鋭敏に反映するので,脳死判定にも参考所見として用いられる。

磁気刺激

ワイヤーの導線を巻き,まわりにプラスチックのカバー

をつけたコイルを，頭皮などの上にのせ急激に変動する電流を通すと，電磁誘導で磁場が生じ，ほぼ抵抗なく頭蓋骨を貫通する。この変動磁場により脳のなかで渦電流が生じ，その電流が細胞膜を貫通して神経細胞ないしは軸索が刺激される。臨床的には皮質脊髄路の伝導検査として用いられる。上肢では第一背側骨間筋，短母指外転筋，下肢では前脛骨筋などに電極を置いて記録を行う。

頭部にコイルを置いて磁気刺激を行えば，頭部の運動野，たとえば上肢の運動野を経皮的に刺激できる（図5-5）。得られた大脳皮質潜時（cortical latency：Lcor）は運動野の細胞が activate されてから末梢の筋肉に反応が出現するまでの時間である。また頭部後方，腰部に磁気コイルを置けば，上肢ないし下肢筋を支配する運動神経根を刺激することもできる。この脊髄潜時（spinal latency：Lsp）はその筋肉を支配する脊髄神経が椎間孔を出てから末梢での筋肉が反応するまでの時間を示している（図5-5）。これら2つの筋電図の活動電位（motor evoked potential：MEP）の立ち上がりの潜時を差し引きすれば（Lcor-Lsp），頭部から頸部までの伝導時間が計算できる（腰部にもコイルを置けば腰部まで伝導時間がわかる）。この潜時がほぼ皮質脊髄路の伝導時間，すなわち中枢運動伝導時間（central motor conduction time：CMCT）を示していると考えられる。錐体交叉部の電気刺激による潜時も測定すれば異常が錐体交叉の上下のいずれにあるかということもある程度特定できる場合があり，臨床的に有用である。

これが皮質脊髄路の機能検査として磁気刺激を用いる際の原理である。痛みを伴わずに刺激ができることから，最近では皮質脊髄路の機能検査としてだけではなく小脳の機能検査，さらにさまざまな生理学的研究の手段として広く応用されるようになっている。

脳磁図

脳磁図（magnetoencephalography：MEG）は，脳波が脳から発する電気（電位）をはかるのに対して，脳から発する磁場を計測する装置である。

地磁気が 10^{-5} T（テスラ）のオーダーだとすると，心筋の収縮に伴う磁場は，1.0×10^{-10} T，脳内に生じる磁場は $10^{-12} \sim 10^{-13}$ T = 100〜1,000 fT（フェムトテスラ）のオーダーである。

磁束計は，このような微弱な磁場を計測するために工夫された非常に高い磁気感度を有する装置である。近年では頭全体を覆う200〜300チャンネルにも及ぶ多チャンネルのものが主流となっており，計測には液体ヘリウムで冷やした超電導コイル（超電導量子干渉素子（SQUID））が用いられる。磁場は頭脊髄液，頭蓋骨，頭皮をほぼ抵抗なく透過できるため，脳内の電気現象により生じた磁場は頭蓋外からでも歪まないかたちで計測できる。

脳波と脳磁図で記録する脳活動は類似しているようにみえるが，脳内の神経細胞活動から生じる電磁波の異なる側面をみている。脳波で計測されるのは主として細胞外電流であるのに対し，脳磁図で頭蓋外から計測できるのは，ほとんど細胞内電流により生じる磁場と考えられている。また視床，基底核などから生じる磁場は頭蓋外からは計測しにくい。脳波と同じようにてんかんの臨床検査に広く用いられるほか，脳機能研究の手段としても広く応用されるよ

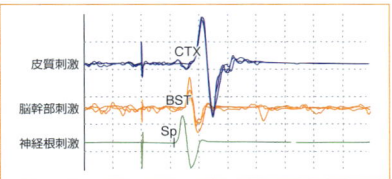

図5-5 磁気刺激（正常波形）
―：大脳皮質運動野刺激，―：脳幹部（錐体交叉部での刺激），
―：神経根刺激
CTX：大脳，BST：脳幹，Sp：神経根

うになっている。

電流双極子の位置を頭部MRIなどの画像に重ねあわせ，皮質活動の局在と時間経過を記録する。たとえば，体性感覚誘発磁場の発生源を，一個の電流双極子として近似して同定したりするのに有用である。電流源の性格にもよるが，理想的な場合には時間解像度は数 mm 以下，空間解像度は2〜3 mm にも達する。

【寺尾 安生】

参考文献

1) 柴崎浩ほか：神経生理を学ぶ人のために 第2版，医学書院，1997
2) 水野美邦編：神経内科ハンドブック 第4版，医学書院，2010
3) 大熊輝雄：臨床脳波学 第5版，医学書院，1999
4) 木村淳ほか：神経伝導検査と筋電図を学ぶ人のために，医学書院，2003
5) 園生雅弘ほか編：神経筋電気診断の実際，星和書店，2004

6 神経遺伝学

■定義・概念　神経筋疾患には，遺伝性疾患が少なくない。罹患率（有病率）の高い疾患では，孤発性の神経変性疾患や神経疾患の罹患率をいくらか若干下回るオーダーで，遺伝性疾患の診療を行うことはまれということでは決してない。しかしながら遺伝性疾患の種類はきわめて多く，きわめて頻度の低い稀少な疾患も数多く，すべての疾患を経験することは事実上ありえない。一般には比較的頻度の高い疾患と，いくつかのきわめて稀少な疾患を経験しうる。

臨床的に鑑別が困難な疾患ないし疾患群も神経筋疾患には多く，遺伝的異質性というが，異なる遺伝子によって類似疾患をきたすもの，遺伝性疾患と孤発性疾患とが類似しているものなどがある。前者の例としては，肢帯型筋ジストロフィー，Charcot-Marie-Tooth（シャルコー-マリー-トゥース）病，遺伝性脊髄小脳失調症，遺伝性痙性対麻痺などがあげられる。後者の例としては，遺伝性脊髄小脳失調症と遺伝性痙性対麻痺を含む脊髄小脳変性症，Alzheimer（アルツハイマー）病，Parkinson（パーキンソン）病，筋萎縮性側索硬化症などがあげられる。遺伝子診断が可能になったことにより，これらの疾患分類および鑑別診断が大きく進歩している。

各々の疾患の患者数は必ずしも多くはなく，数はかぎられてはいるものの，有効な治療法ないし発症の予防が行え

る疾患が少しずつではあるが増えている。これらの疾患では，早期に診断し，適切に治療を行っていくことが重要である。

遺伝性疾患の種類と頻度

遺伝性疾患の種類は多く，全遺伝性疾患の種類がどの程度あるかは正確にはいえないが，少なくとも数千種類（3,000〜4,000 ?）は存在する。そのうち現在までに2,800以上の疾患の遺伝子が同定されている。それらのうちで，神経筋疾患は数百種類にのぼると推測される。各疾患の正確な罹患率は必ずしも明らかではないが，高いもので人口10万人対数人〜数十人程度，低いものでは日本全体で数家系未満（数人）である。比較的頻度の高い代表的な疾患を表6-1に示した。これらは，診療において経験する可能性は高く，最低限知っておく必要がある。

表現促進現象と反復配列の異常伸長

表現促進現象とは，遺伝性疾患において世代を経るに従って発症年齢の早期化，重症化することを指している。筋強直性ジストロフィー1型，Huntington（ハンチントン）病においては，20世紀初頭より真偽が議論されてきたが，これらの疾患がCTGあるいはCAGの3塩基反復配列の不安定な異常伸長によることが明らかにされた。すなわち，表現促進現象が単なる観察上のバイアスによるものではなく，その一つの機序が反復配列の不安定な異常伸長である。表現促進現象を呈する典型的な疾患としては，筋強直性ジストロフィー1型，Huntington病，歯状核赤核淡蒼球ルイ体萎縮症があげられ，これらではしばしば児の診断をきっかけに親の診断がなされることがある。

反復配列の異常伸長による疾患を表6-2に示した。多くは神経筋疾患である。反復配列の単位配列には3塩基以外のものもある。反復配列の位置は必ずしもコーディング領域とはかぎらない。疾患によって，専ら反復配列の異常伸長のみによるもの，他のタイプの変異もあるものがある。発症機序は必ずしもすべて十分には解明されてはいない。疾患によって異なった機序が働いているが，共通した機序が想定されるグループも存在する。

予防および治療可能な疾患

種類は必ずしも多いわけではないが，有効な治療法，予防法が確立している疾患があり，表6-3にそれらを示した。これらの疾患では，家系内の発症リスクを有する個人に対して，早期に診断し適切な指導，治療の導入を行っていくことが肝要である。基本的に積極的な立場に立つべきであり，対象者がすみやかに発症リスクを理解・受容し，治療・予防を忠実に維持していくことができるようにすることが重要である。

遺伝カウンセリング

詳細については4章1-7「遺伝カウンセリング」を参照されたいが，遺伝性疾患の診療，あるいは診療にあたって遺伝性疾患の可能性・鑑別を考えた際には，大なり小なり，常に遺伝カウンセリングの要点ないし配慮されている点を意識しておくことが必要である。言い換えれば，専門的な遺伝カウンセリングのみが遺伝カウンセリングということではなく，遺伝性疾患の診療一般において遺伝カウンセリングの側面がかかわっている。

ガイドライン

遺伝医学，遺伝情報に関する倫理，人権についての国際連合教育科学文化機関（UNESCO）や世界保健機関（WHO）の宣言，ガイドラインをはじめ，種々の遺伝医療に関連するガイドラインがあり，それらの内容を理解し遵守することが，遺伝性疾患の診療・研究において求められる。遺伝性の神経筋疾患の診療において遺伝子診断の重要性は大きく，日本神経学会より「神経疾患の遺伝子診断ガイドライン」が発行されている。

【後藤 順】

参考文献

1) 日本神経学会監修，「神経疾患の遺伝子診断ガイドライン」作成委員会編：神経疾患の遺伝子診断ガイドライン2009，医学書院，2009

表6-1 主な遺伝性神経筋疾患（高頻度ないし代表的疾患）

疾患			遺伝子[*3]			備考
疾患名[*1]	MIM	遺伝形式[*2]	染色体座	遺伝子記号	MIM	
脳血管障害						
Cerebral arteriopathy, autosomal dominant, with subcortical infarcts and leukoencephalopathy (CADASIL)	#125310	AD	19p13.2-p13.1	NOTHC3	*600276	遺伝性の凝固因子異常による脳出血，遺伝性の血管異常などもある
認知症						
Alzheimer disease 1 (AD1)	#104300	AD	21q21.3-22.05	APP	*104760	
Alzheimer disease 3 (AD3)	#607822	AD	14q24.3	PSEN1	+104311	
Alzheimer disease 4 (AD4)	#606889	AD	1q31-q42	PSEN2	+600759	
Prion diseases						
Familial Creutzfeldt-Jakob disease (CJD)	#123400	AD	20pter-p12	PRNP	*176640	プリオン遺伝子の解析，特に孤発性のCreutzfeldt-Jakob病と思われる場合に，家族（遺伝）性のCreutzfeldt-Jakob病の突然変異が認められることがあり，注意を要する
Gerstmann-Straussler disease (GSD)	#137440	AD	20pter-p12	PRNP	*176640	
Huntington disease-like 1 (HDL1)	#603218	AD	20pter-p12	PRNP	*176640	
Familial fatal insomnia (FFI)	#600072	AD	20pter-p12	PRNP	*176640	

表6-1 つづき1

疾患			遺伝子[*3]			備考
疾患名[*1]	MIM	遺伝形式[*2]	染色体座	遺伝子記号	MIM	
錐体外路疾患						
Huntington disease (HD)	+143100	AD	4p16.3	HTT	+143100	
Torsion dystonia 1, autosomal dominant (DYT1, Dystonia musculorum deformans 1)	#128100	AD	9q34	TOR1A	*605204	
Familial Parkinson disease type 1 (PARK1, PD1)	#168601	AD	4q21	SNCA	*163890	
Familial Parkinson disease type 4 (PARK4, PD4)	#605543	AD	4q21	SNCA	*163890	
Parkinson disease 2, autosomal recessive juvenile (PARK2)	#600116	AR	6q25.2-q27	PARK2	*602544	若年性パーキンソニズムのおおよそ半数を占める
脊髄小脳変性症						
遺伝性運動失調症						わが国における常染色体優性遺伝の脊髄小脳失調症では、MJD, SCA31, SCA6, DRPLAの4病型の頻度が高い。しかしながら地域差も著明で、たとえば、宮城県、山形県、北海道などではSCA1の頻度が高く、近畿、中国地方ではMJDが少ないなど、地域によって病型の頻度は異なっている
Spinocerebellar ataxia 1 (SCA1)	#164400	AD	6p23	ATXN1	*601556	
Spinocerebellar ataxia 2 (SCA2)	#183090	AD	12q24	ATXN2	*601517	
Machado-Joseph disease (MJD, Spinocerebellar ataxia 3, SCA3)	#109150	AD	14q32.1	ATXN3	*607047	
Spinocerebellar ataxia 6 (SCA6)	#183086	AD	19p13	CACNA1A	*601011	
Spinocerebellar ataxia 31 (SCA31)	#117210	AD	16q21	BEAN1	*612051	
Dentatorubral-pallidoluysian atrophy (DRPLA)	#125370	AD	12p13.31	ATN1	*607462	
Friedreich ataxia (FRDA)	#229300	AR	9q13	FXN	*606829	欧米において頻度の高い疾患で、歴史的にも最も古く疾患単位として確立した遺伝性の脊髄運動失調であるが、日本人患者はこれまで確認されていない
Ataxia, early-onset, with oculomotor apraxia and hypoalbunemia (EAOH)	#208920	AR	9p13.3	APTX	*606350	
Ataxia-telangiectasia (AT, Louis-Bar syndrome)	#208900	AR	11q22.3	ATM	*607585	
Marinesco-Sjögren syndrome (MSS)	#248800	AR	5q31	SIL1	*608005	
Familial isolated deficiency of vitamin E (VED)	#277460	AR	8q13.1-q13.3	TTPA	*600415	
Fragile X tremor/ataxia syndrome (FXTAS)	#300623	XR	Xq27.3	FMR1	*309550	
家族(遺伝)性痙性対麻痺(SPG)						常染色体優性遺伝を呈する家系が多い。そのうち約40%程度がSPG4である。諸外国においても同様
Spastic paraplegia 4, autosomal dominant (SPG4)	#182601	AD	2p22-p21	SPAST	*604277	
Spastic paraplegia 11, autosomal recessive (SPG11)	#604360	AR	15q21.1	SPG11	*610844	
Sjögren-Larsson syndrome (SLS)	#270200	AR	17p11.2	ALDH3A2	*609523	
運動ニューロン疾患						
家族性筋萎縮性側索硬化症(FALS)						
Amyotrophic lateral sclerosis 1 (ALS1)	#105400	AD	21q22.1	SOD1	*147450	FALSのうち、ALS1は欧米では20%程度、わが国では30~40%程度と思われる
脊髄性筋萎縮症・遠位型運動ニューロパチー/ニューロパチー						
Spinal muscular atrophy						
Spinal muscular atrophy, type I (SMA1, Werdnig-Hoffmann disease)	#253300	AR	5q12.2-q13.3	SMN1	*600354	
Spinal muscular atrophy, type II (SMA2, Intermediate type)	#253550	AR	5q12.2-q13.3	SMN1	*600354	
Spinal muscular atrophy, type III (SMA3, Kugelberg-Welander syndrome)	#253400	AR	5q12.2-q13.3	SMN1	*600354	
Spinal muscular atrophy, type IV (SMA4)	#271150	AR	5q12.2-q13.3	SMN1	*600354	
Spinal and bulbar muscular atrophy, X-linked 1 (SMAX1, SBMA)	#313200	XR	Xq11-q12	AR	*313700	わが国に多い疾患である

表6-1 つづき2

疾患名[*1]	MIM	遺伝形式[*2]	染色体座	遺伝子記号	MIM	備考
遺伝性ニューロパチー						
遺伝性運動感覚ニューロパチー（Charcot-Marie-Tooth病）						
Charcot-Marie-Tooth disease, demyelinating, type 1A(CMT1A)	#118220	AD	17p11.2	PMP22	*601097	CMT1Aは、CMT1のおおよそ2/3、遺伝性ニューロパチーの半分程度を占めると見込まれる
Charcot-Marie-Tooth disease, demyelinating, type 1B(CMT1B)	#118200	AD	1q22-q23	MPZ	*159440	
Charcot-Marie-Tooth disease, X-linked1 (CMTX1)	#302800	XR	Xq13.1	GJB1	*304040	
Charcot-Marie-Tooth disease, axonal, type 2A2(CMT2A2)	#609260	AD	1p36.2	MFN2	*608507	
Hereditary neuropathy with liability to pressure palsies(HNPP)	#162500	AD	17p11.2	PMP22	*601097	
アミロイドニューロパチー						
Amyloidosis I	+176300	AD	18q11.2-q12.1	TTR	+176300	肝移植有効
筋疾患						
筋ジストロフィー関連疾患						
Muscular dystrophy, Duchenne types (DMD)	#310200	XR	Xp21.2	DMD	*300377	頻度の高い遺伝性疾患
Muscular dystrophy, Becker type (BMD)	#300376	XR	Xp21.2	DMD	*300377	DMDの軽症型
Muscular dystrophy, limb-girdle, type 2A(LGMD2A)	#253600	AR	15q15.1-q21.1	CAPN3	*114240	
Miyoshi(三好) myopathy(MM)	#254130	AR	2p13.3-p13.1	DYSF	*603009	
Emery-Dreifuss muscular dystrophy, X-linked(EDMD)	#310300	XR	Xq28	EMD	*300384	
Facioscapulohumeral muscular dystrophy 1A(FSHMD1A)	#158900	AD	4q35	D4Z4		
Fukuyama(福山) congenital muscular dystrophy(FCMD)	#253800	AR	9q31	FCMD	*607440	創始者効果によりわが国に多い疾患
先天性ミオパチー・その他のミオパチー						
Nemaline myopathy 3(NEM3)	#161800	AD	1q42.1	ACTA1	+102610	
Hereditary inclusion body myopathy 2 (IBM2)	#600737	AR	9p12-p13	GNE	*603824	
悪性高熱症候群						
Malignant hyperthermia susceptibility 1 (MHS1)	#145600	AD	19q13.1	RYR1	*180901	麻酔薬の選択などにて予防可能
筋強直（ミオトニー）性疾患・その他						
Dystrophia myotonica(DM, Steinert disease)	#160900	AD	19q13.2-q13.3	DMPK	*605377	頻度の高い遺伝性疾患
Autosomal dominant myotonia congenita(Thomsen's disease)	#160800	AD	7q35	CLCN1	*118425	
Autosomal recessive myotonia congenita(MCR, Becker disease, Generalized myotonia)	#255700	AR	7q35	CLCN1	*118425	
Paramyotonia congenita of von Eulenburg(PMC)	#168300	AD	17q23.1-q25.3	SCN4A	+603967	
発作性・周期性疾患						
周期性四肢麻痺						
Periodic paralysis I (Hypokalemic periodic paralysis, HOKPP)	#170400	AD	1q32	CACNA1S	*114208	
Periodic paralysis II (Hyperkalemic periodic paralysis, HYPP, Gamstorp disease)	#170500	AD	17q23.1-q25.3	SCN4A	+603967	
片(偏)頭痛						
Familial hemiplegic migraine 1(FHM1, MHP1)	#141500	AD	19p13	CACNA1A	*601011	
周期性（発作性）失調症						
Myokymia with periodic ataxia(Episodic ataxia type 1, EA1)	#160120	AD	12p13	KCNA1	*176260	
Myoclonus epilepsy of Unverricht and Lundborg(EPM1)	#254800	AR	21q22.3	CSTB	*601145	
Progressive myoclonus epilepsy 2 (EPM2A, Lafora disease)	#254780	AR	6q24	EPM2A	*607566	

表6-1 つづき3

疾患名[*1]	MIM	遺伝形式[*2]	染色体座	遺伝子記号	MIM	備考
母斑症						
Neurofibromatosis, typeⅠ(NF1)	+162200	AD	17q11.2	NF1	+162200	頻度の高い遺伝性疾患
Neurpfibromatosis, typeⅡ(NF2)	#101000	AD	22q12.2	NF2	*607379	
Tuberous sclerosis 1(TSC1)	#191100	AD	9q34	TSC1	*605284	
Tuberous sclerosis 2(TSC2)	#191100	AD	16p13.3	TSC2	*191092	
von Hippel-Lindau syndrome	#193300	AD	3p25.3	VHL	*608537	
精神発達遅滞・自閉症						
Fragile X syndrome(Martin-Bell syndrome)	#300624	XR	Xq27.3	FMR1	*309550	
Rett syndrome(RTT)	#312750	XD	Xq28	MECP2	*300005	
代謝異常						
糖尿病・糖代謝異常						
Glycogen storage diseaseⅡ(Pompe disease)	#232300	AR	17q25.2-q25.3	GAA	*606800	酵素補充療法の適応
アミノ酸・ビタミン代謝異常						
Phenylketonuria(PKU)	#261600	AR	12q24.1	PAH	*612349	フェニルアラニン制限食が有効。新生児スクリーニングの対象
DOPA-responsive dystonia(DRD, 瀬川病)	#128230	AD	14q22.1-q22.2	GCH1	*600225	レボドパが著効
有機酸代謝異常						
Carnitine palmitoyltransferaseⅠdeficiency	#255120	AR	11q13	CPT1A	*600528	
Carnitine palmitoyltransferaseⅡ(CPTⅡ) deficiency	#255110	AR	1p32	CPT2	*600650	
Carnitine-acylcarnitine translocase (CACT) deficiency	+212138	AR	3p21.31	SLC25A20	+212138	
Refsum disease(Heredopathia atactica polyneuritiformis)	#266500	AR	10pter-p11.2	PHYH	*602026	フィタン酸制限食
胆汁酸・ステロール・ステロイド代謝異常						
Cerebrotendinous xanthomatosis(CTX)	#213700	AR	2q33-qter	CYP27A1	*606530	
核酸代謝異常						
Lesch-Nyhan syndrome(LNS)	#300322	XR	Xq26-q27.2	HPRT1	*308000	
ポルフィリア						
Acute intermittent porphyria(AIP)	#176000	AD	11q23.2-qter	HMBS	*609806	バルビツールなどを避けることが必要
トランスポーター障害						
Menkes syndrome	#309400	XR	Xq12-q13	ATP7A	*300011	
Wilson disease	#277900	AR	13q14.3-q21.1	ATP7B	*606882	キレート剤、亜鉛などの薬物療法が有効。肝不全に対して肝移植有効
Adrenoleukodystrophy(ALD)	#300100	XR	Xq28	ABCD1	*300371	造血幹細胞移植有効
Adult-onset typeⅡ citrullinemia (CTLN2)	#603471	AR	7q21.3	SLC25A13	*603859	肝移植有効
ミトコンドリア脳筋症・エネルギー代謝						
Mitochondrial myopathy, encephalopathy, lactic acidosis, and stroke-like episodes(MELAS)	#540000	Maternal	mtDNA	MTTL1	*590050	
Myoclonic epilepsy associated with ragged-red fibers(MERRF)	#545000	Maternal	mtDNA	MTTK	*590060	
Kearns-Sayre syndrome(KSS), Chronic progressive ophthalmoplegia(CPEO) with myopathy	#530000	*de novo*	mtDNA			
リピドーシス						
Fabry disease(Angiokeratoma corporis diffusum)	#301500	XR	Xq21.3-q22	GLA	*300644	
Tay-Sachs disease(TSD; G_{M2} gangliosidosis, typeⅠ)	#272800	AR	15q24.1	HEXA	*606869	
Tay-Sachs disease, AB variant(G_{M2} gangliosidosis, type AB)	+272750	AR	5q31.3-q33.1	GM2A	+272750	
Sandhoff disease(G_{M2} gangliosidosis typeⅡ)	#268800	AR	5q13.3	HEXB	*606873	
白質ジストロフィー・白質脳症						
Metachromatic leukodystrophy(MLD)	#250100	AR	22q13.31-qter	ARSA	*607574	

疾患名	MIM	遺伝形式	染色体座	遺伝子記号	MIM	
Krabbe disease (Globoid cell leukodystrophy)	#245200	AR	14q31	GALC	*606890	
Alexander disease	#203450	AR	17q21	GFAP	*137780	
Pelizaeus-Merzbacher disease (PMD)	#312080	XR	Xq22	PLP1	*300401	
酸性ムコ多糖症						
Hurler syndrome	#607014	AR	4p16.3	IDUA	*252800	酵素補充療法の適応
Mucopolysaccharidosis, type Ⅱ	+309900	XR	Xq27.3-q28	IDS	+309900	酵素補充療法の適応

■ : 相対的に頻度の高い疾患

*1 : 疾患名. "Mendelian Inheritance in Man"に準拠. "Mendelian Inheritance in Man"は Online Mendelian Inheritance in Man™ (OMIM™)として公開されている(http://www.ncbi.nlm.nih.gov/omim; http://omim.org/)。MIMは"Menderian Inheritance in Man"での登録番号

*2 : 遺伝形式. AD : 常染色体優性, AR : 常染色体劣性, XD : X連鎖優性, XR : X連鎖劣性, de novo : 新生突然変異

*3 : 遺伝子. 遺伝子記号は, HUGO Gene Nomenclature Committee (http://www.genenames.org/)に準拠. ヒトの遺伝子は大文字イタリックで記載するのが正規の記載法

表 6-2 反復配列の異常による疾患

疾患			遺伝子*3		突然変異				主臓器
疾患名*1	MIM	遺伝形式*2	染色体座	遺伝子記号	MIM	反復配列	位置	その他の突然変異*4	
A. 反復配列の異常伸長									
1. 3塩基反復配列									
ⅰ) 翻訳配列									
a) ポリグルタミン病									
Huntington disease (HD)	+143100	AD	4p16.3	HTT	+143100	CAG	翻訳領域		中枢神経
Spinocerebellar ataxia 1 (SCA1)	#164400	AD	6p23	ATXN1	*601556	CAG	翻訳領域		中枢神経
Spinocerebellar ataxia 2 (SCA2)	#183090	AD	12q24	ATXN2	*601517	CAG	翻訳領域		中枢神経
Machado-Joseph disease (MJD, Spinocerebellar ataxia 3, SCA3)	#109150	AD	14q32.1	ATXN3	*607047	CAG	翻訳領域		中枢神経
Spinocerebellar ataxia 6 (SCA6)	#183086	AD	19p13	CACNA1A	*601011	CAG	翻訳領域		中枢神経
Spinocerebellar ataxia 7 (SCA7)	#164500	AD	3p21.1-p12	ATXN7	*607640	CAG	翻訳領域		中枢神経
Spinocerebellar ataxia 17 (SCA17)	#607136	AD	6q27	TBP	*600075	CAG	翻訳領域		中枢神経
Dentatorubral-pallidoluysian atrophy (DRPLA)	#125370	AD	12p13.31	ATN1	*607462	CAG	翻訳領域		中枢神経
Spinal and bulbar muscular atrophy, X-linked 1 (SMAX1, SBMA)	#313200	XR	Xq11-q12	AR	*313700	CAG	翻訳領域		中枢神経
b) ポリアラニン病									
Oculopharyngeal muscular dystrophy (OPMD)	#164300	AD	14q11.2-q13	PABPN1	*602279	GCG	翻訳領域		骨格筋
Holoprosencephaly 5 (HPE5)	#609637	AD	13q32	ZIC2	*603073	GCN	翻訳領域	MS, FS, del	中枢神経
Congenital central hypoventilation syndrome	#209880	de novo	4p12	PHOX2B	*603851	GCN	翻訳領域	MS, FS, del	中枢神経
X-linked mental retardation with isolated growth hormone deficiency (MRGH)	#300123	XR	Xq26.3	SOX3	*313430	GCN	翻訳領域		中枢神経
Mental retardation, X-linked, with or without seizures, ARX-related (MRX-ARA)	#300419	XR	Xp22.13	ARX	*300382	GCN	翻訳領域	MS, NS, FS, del	中枢神経
Partington X-linked mental retardation syndrome (PRTS)	#309510	XR	Xp22.13	ARX	*300382	GCG, GCN	翻訳領域		中枢神経
Blepharoptosis-ptosis-epicanthus inversus syndrome	#101400	AD	3q23	FOXL2	*605597	GCN	翻訳領域	MS, NS, FS, PE	中枢神経
Synpolydactyly syndrome 1 (SPD1)	#186000	AD	2q31	HOXD13	*142989	GCN	翻訳領域	MS, NS, splice, clustered del	骨格系
Hand-foot-uterus syndrome	#140000	AD	7p14	HOXA13	*142959	GCN	翻訳領域	MS, NS, clustered del	骨格系
Cleidocranial syndrome (CCD)	#119600	AD	6p21	RUNX2	*600211	GCN	翻訳領域	MS, NS, FS, splice, del	骨格系

表6-2 つづき

疾患			遺伝子[*3]			突然変異			主臓器
疾患名[*1]	MIM	遺伝形式[*2]	染色体座	遺伝子記号	MIM	反復配列	位置	その他の突然変異[*4]	
ii) 非翻訳配列等									
Spinocerebellar ataxia 12 (SCA12)	#604326	AD	5q32	PPP2R2B	*604325	CAG	5'-非翻訳領域		中枢神経
Fragile X tremor/ataxia syndrome (FXTAS)	#300623	XR	Xq27.3	FMR1	*309550	CCG	5'-非翻訳領域		中枢神経
Fragile X syndrome (Martin-Bell syndrome)	#300624	XR	Xq27.3	FMR1	*309550	CCG	5'-非翻訳領域	MS, NS, FS, splice	中枢神経
X-linked mental retardation associated with fragile site FRAXE	+309548	XR	Xq28	AFF2	*300806	CCG	5'-非翻訳領域	del	中枢神経
Huntington disease-like 2 (HDL2)	#606438	AD	16q24.3	JPH3	*605268	CTG	エクソン		中枢神経
Spinocerebellar ataxia 8 (SCA8)	#608768	AD	13q21	ATXN8OS	*603680	CTG			中枢神経
Friedreich ataxia (FRDA)	#229300	AR	9q13	FXN	*606829	GAA	イントロン	MS, NS, FS, splice	中枢神経
Dystrophia myotonica (DM, Steinert disease)	#160900	AD	19q13.2-q13.3	DMPK	*605377	CTG	3'-非翻訳領域		骨格筋
2. 4塩基以上の反復配列									
i) 翻訳配列									
Prion diseases									
Familial Creutzfeldt-Jakob disease (CJD)	#123400	AD	20pter-p12	PRNP	*176640	24bp	翻訳領域	MS	中枢神経
Gerstmann-Straussler disease (GSD)	#137440	AD	20pter-p12	PRNP	*176640	24bp	翻訳領域	MS	中枢神経
Huntington disease-like 1 (HDL1)	#603218	AD	20pter-p12	PRNP	*176640	24bp	翻訳領域		中枢神経
ii) 非翻訳配列									
Myoclonus epilepsy of Unverricht and Lundborg (EPM1)	#254800	AR	21q22.3	CSTB	*601145	CCCC-GCCCC-GCG	プロモーター領域	MS, NS, FS, splice	中枢神経
Myotonic dystrophy type 2 (DM2)	#602668	AD	3q13.3-q24	CNBP	*116955	CCTG	イントロン		骨格筋
Spinocerebellar ataxia 10 (SCA10)	#603516	AD	22q13-qter	ATXN10	*611150	ATTCT	イントロン		中枢神経
Spinocerebellar ataxia 31 (SCA31)	#117210	AD	16q21	BEAN1	*612051	TGGAA	イントロン		中枢神経
Spinocerebellar ataxia 36 (SCA36)	#614153	AD	20p13	NOP56	*614154	GGCCTG	イントロン		中枢神経
Amiotrophic lateral sclerosis with frontotemporal dementia 1	#105550	AD	9p21.2	C9ORF72	*614260	GGGGCC	イントロン		中枢神経
B. 反復配列の圧縮									
Facioscapulohumeral muscular dystrophy 1A (FSHMD1A)	#158900	AD	4q35	D4Z4	*606009	Macro-satellite			

[*1]: 疾患名。"Mendelian Inheritance in Man"に準拠。"Mendelian Inheritance in Man"はOnline Mendelian Inheritance in Man™(OMIM™)として公開されている(http://www.ncbi.nlm.nih.gov/omim; http://omim.org/)。MIMは"Mendelian Inheritance in Man"での登録番号
[*2]: 遺伝形式。AD:常染色体優性，AR:常染色体劣性，XD:X連鎖優性，XR:X連鎖劣性，de novo:新生突然変異
[*3]: 遺伝子。遺伝子記号は，HUGO Gene Nomenclature Committee(http://www.genenames.org/)に準拠。ヒトの遺伝子は大文字イタリックで記載するのが正規の記載法
[*4]: その他の突然変異。MS:missense mutation，NS:nonsense mutation，FS:frame shift，PE:position effect，splice:splicing abnormality，del:deletion

表6-3 予防ないし有効な治療法のある疾患(遺伝性ないし家族性のてんかんおよびParkinson病を除く)

疾患			遺伝子[*3]			予防ないし治療法						
疾患名[*1]	MIM	遺伝形式[*2]	染色体座	遺伝子記号	MIM	予防法	食事療法	補充・薬物治療	酵素補充療法(ERT)	肝移植	造血幹細胞移植	その他
Torsion dystonia 1, autosomal dominant (DYT1, Dystonia musculorum deformans 1)	#128100	AD	9q34	TOR1A	*605204							深部脳刺激(DBS)
Amyloidosis I (Transthyretine amyloidosis)	+176300	AD	18q11.2-q12.1	TTR	+176300					有効		

表6-3 つづき1

疾患名[*1]	MIM	遺伝形式[*2]	染色体座	遺伝子記号	MIM	予防法	食事療法	補充・薬物治療	酵素補充療法(ERT)	肝移植	造血幹細胞移植	その他
Malignant hyperthermia susceptibility 1(MHS1)	#145600	AD	19q13.1	RYR1	*180901	麻酔薬の選択		ダントリウム				
Glycogen storage disease Ⅱ(Pompe disease)	#232300	AR	17q25.2-q25.3	GAA	*606800				組換えヒトα-グルコシダーゼ			
Phenylketonuria (PKU)	#261600	AR	12q24.1	PAH	*612349		フェニルアラニン制限食					
DOPA-responsive dystonia(DRD, 瀬川病)	#128230	AD	14q22.1-q22.2	GCH1	*600225			レボドパ				
Segawa syndrome, autosomal recessive	#605407	AR	11p15.5	TH	*191290			レボドパ				
Dystonia, DOPA-responsive, due to sepiapterin reductase deficiency	+182125	AR	2p14-p12	SPR	+182125			レボドパ				
Homocystinuria	+236200	AR	21q22.3	CBS	+236200			ピリドキシン				
Hyperammonemia due to carbamoylphosphate synthetase 1(CPS1) deficiency	#237300	AR	2q35	CPS1	*608307		蛋白質調整, 必須アミノ酸調整	フェニル酪酸ナトリウム, シトルリン				
Hyperammonemia due to ornithine transcarbamylase deficiency(OTC)	#311250	XR	Xp21.1	OTC	*300461		蛋白質調整, 必須アミノ酸調整	フェニル酪酸ナトリウム, シトルリン				
Argininosuccinic aciduria(Arginosuccunase deficiency)	#207900	AR	7cen-q11.2	ASL	*608310		蛋白質制限	アルギニン				
Argininemia	#207800	AR	6q23	ARG1	*608313		アルギニン制限	安息香酸ナトリウム				
Maple syrup urine disease(MSUD)							ロイシン制限			有効		
Maple syrup urine disease, type ⅠA(MSUD ⅠA)	#248600	AR	19q13.1-q13.2	BCK-DHA	*608348							
Maple syrup urine disease, type ⅠB(MSUD ⅠB)	#248600	AR	6p22-p21	BCK-DHB	*248611							
Maple syrup urine disease, type Ⅱ(MSUD Ⅱ)	#248600	AR	1p31	DBT	*248610							
Lactic acidosis due to lipoamide dehydrogenase deficiency(Maple syrup urine disease, type Ⅲ)	#248600	AR	7q31-q32	DLD	*238331							
Refsum disease (Heredopathia atactica polyneuritiformis)	#266500	AR	10pter-p11.2	PHYH	*602026		フィタン酸制限					血漿交換
Porphyria						危険薬剤・増悪因子回避		ヘム, 大量ブドウ糖				
Acute intermittent porphyria (AIP)	#176000	AD	11q23.2-qter	HMBS	*609806							
Porphyria variegata	#176200	AD	1q22	PPOX	*600923							
Coproporphyria	#121300	AD	3q12	CPOX	*612732							
Delta-aminolevulinate dehydratase(ALAD) deficiency	#612740	AR	9q34	ALAD	*125270							

表6-3 つづき2

疾患			遺伝子[*3]			予防ないし治療法						
疾患名[*1]	MIM	遺伝形式[*2]	染色体座	遺伝子記号	MIM	予防法	食事療法	補充・薬物治療	酵素補充療法（ERT）	肝移植	造血幹細胞移植	その他
Wilson disease	#277900	AR	13q14.3-q21.1	ATP7B	*606882							
Adrenoleukodystrophy(ALD)	#300100	XR	Xq28	ABCD1	*300371						有効	
Adult-onset type Ⅱ citrullinemia (CTLN2)	#603471	AR	7q21.3	SLC25A13	*603859					有効		
Hyperornithinaemia-hyperammonaemia-homocitrullinuria(HHH) syndrome	#238970	AR	13q14	SLC25A15	*603861		蛋白質制限	シトルリン、アルギニン				
Gaucher disease, type Ⅰ	#230800	AR	1q21	GBA	*606463				組換えヒトβ-グルコシダーゼ			
Fabry disease (Angiokeratoma corporis diffusum)	#301500	XR	Xq21.3-q22	GLA	*300644				組換えヒトα-ガラクトシダーゼ			
Krabbe disease	#245200	AR	14q31.3	GALC	*606890						有効	
Hurler syndrome	#607014	AR	4p16.3	IDUA	*252800				組換えヒトα-L-イズロニダーゼ		有効	
Mucopolysaccharidosis type Ⅱ	+309900	XR	Xq27.3-q28	IDS	+309900				組換えヒトイズロン酸-2-スルファターゼ			

[*1]〜[*3]：表6-2参照

7 脳血管障害

1 脳梗塞

● **定義・概念** 脳梗塞（cerebral infarction）とは、虚血により脳実質が壊死に陥ったものをいう。血栓または塞栓による脳動脈の閉塞あるいは高度の狭窄が原因となって、脳局所が虚血に陥り梗塞を生じる。静脈の閉塞によるうっ血から血流障害をきたした場合（22章7-6「脳静脈血栓症」参照）は、通常の脳梗塞には含めない。

● **疫学** 脳血管疾患は悪性新生物、心疾患に次いで日本国民の死因の第3位であり、2009年の死亡数は12万2,350人であった。また介護が必要となった原因疾患の第1位（27.3%）であった（平成19年国民生活基礎調査の概況）。

病型の発症数では、1960年代には80%ほどであったラクナ梗塞が減少する一方で、アテローム血栓性脳梗塞、心原性脳塞栓症の割合が増加し、3病型の割合はほぼ同頻度となっている。

アテローム血栓性脳梗塞の危険因子としては、高血圧、糖尿病、脂質異常症、喫煙、大量の飲酒、肥満・メタボリックシンドロームがあげられる。心原性脳塞栓症は、心房細動、弁膜症、人工弁、心筋症、陳旧性心筋梗塞、心内膜炎、心不全などを原因とする。ラクナ梗塞の最大の危険因子は高血圧である。

● **病因・病態生理と分子メカニズム**
脳梗塞は3つの代表的な臨床病型に分類される（NINDS Ⅲ脳血管疾患分類）

● **アテローム血栓性脳梗塞**（atherothrombotic cerebral infarction）（図7-1-1） 脳主幹動脈のアテローム硬化を背景に動脈の狭窄・閉塞をきたし脳梗塞となったもの。長い年月の間に血管壁にできた粥腫（アテローム〈atheroma〉）は動脈硬化斑（プラーク〈plaque〉）を形成するが、プラーク中への出血などを内膜側の破綻（plaque rupture）をきたし急激に血管内腔に血小板血栓を形成し、血管を閉塞する。これが典型的な血栓症（thrombosis）の発症機序で、支配する血管領域に広範な梗塞巣を生じる。

またアテローム上に形成された血小板血栓は剝離して末梢の動脈を閉塞することがある。これは artery-to-artery embolism と呼ばれる塞栓症で、支配領域の皮質に起こる。

高度な血管狭窄があり灌流圧が低下している場合は、血圧の低下などが加わり十分に末梢の血流を維持できなくなると梗塞をきたしたり（血行力学性梗塞〈hemodynamic infarction〉）、病巣から遊離した微小な血栓が灌流圧の低い領域の血管に塞栓症を起こしたりする（微小塞栓症〈microembolism〉）。これらは血管支配の境界領域に起きる梗塞（境界領域梗塞〈border-zone infarction〉、分水嶺梗塞〈watershed infarction〉）の機序として重要である。

また主幹動脈からの分岐する穿通枝が、分岐部付近のアテロームにて閉塞する場合を分枝アテローム病（branch atheromatous disease：BAD）といい、進行性に穿通枝

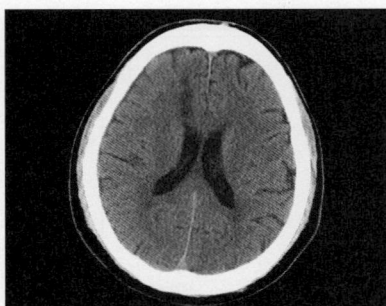

図7-1-1 アテローム血栓性脳梗塞の頭部単純CT像
前大脳動脈と中大脳動脈の境界領域に脳梗塞を認める

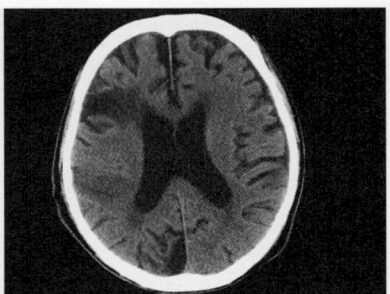

図7-1-2 心原性脳塞栓症の頭部単純CT像
中大脳動脈領域および後大脳動脈領域に皮質梗塞を認める

領域に沿った細長い梗塞巣を生じる。発症初期には限局したラクナ梗塞との鑑別が困難である。
- **心原性脳塞栓症(cardioembolism)**(図7-1-2) 心房細動,心筋症,陳旧性心筋梗塞,心不全などに伴って,心臓内の血流のうっ滞した部分や病巣の表面にフィブリン血栓が形成される。この血栓が大動脈に流出し,脳血管を閉塞するのが心原性脳塞栓症である。
  皮質枝が閉塞すると皮質梗塞を生じるが,主幹動脈が閉塞した場合には支配領域全域の梗塞を生じる場合と,穿通枝領域に限局した大型の梗塞を生じる場合とがある。また血栓が溶解し再開通しやすいのが特徴で,その際には虚血で脆弱となった血管が破綻して出血性梗塞(hemorrhagic infarction)となりやすい。
- **ラクナ梗塞(lacunar infarction)**(図7-1-3) 脳穿通枝動脈が脂肪硝子変性(lipohyalinosis)をきたし閉塞すると,穿通枝領域に径1.5 cm以下の小梗塞を生じる。ラクナ(lacuna)とはギリシャ語で小さな空洞を意味し,病理学的には小軟化巣を生じるためこう呼ばれる。

脳浮腫,脳ヘルニア

脳浮腫の成因は,細胞傷害性浮腫(cytotoxic edema)と血管原性浮腫(vasogenic edema)の2つに分類される。細胞傷害性浮腫は虚血時にまず生じる浮腫で,酸素とグルコースの不足から脳細胞,特にアストロサイトがエネルギー不全をきたし,細胞膜でのNa^+の細胞外への汲み出しができなくなり,細胞内へのNa^+および水の貯留をきたすものである。一方,血管原性浮腫は細胞傷害性浮腫よりも後期に出現し,虚血による血液脳関門(blood-brain barrier)の破綻の結果,血漿成分が血管外に漏出し,浸透圧により脳浮腫をきたす。

脳組織は頭蓋骨でおおわれ,小脳テントによってテント上腔と下腔(後頭窩)に分けられる。テント上腔はさらに大脳鎌によって右・左両腔に分けられる。脳梗塞により病巣に浮腫を生じると,圧迫された脳は隔壁を越えて隣接する区域に押し出されてしまう。これが脳ヘルニアで,進行性の意識障害をきたし,脳梗塞の直接死因として最も重要である。

臨床上重要な脳ヘルニアはテント切痕ヘルニアで,これには一側大脳半球の病変により側頭葉の内下部にある鉤,海馬回がテント切痕から内下方に押し出される鉤ヘルニア(uncal herniation)と,大脳半球の正中に近い病変,両側性の病変によって視床下部,乳頭体が下方に偏倚する中心性テント切痕ヘルニア(central herniation)の2種類がある。
- **鉤ヘルニア** 最初に生じる徴候は患側の散瞳である。眼瞼下垂,眼球運動障害がこれに続く。意識障害は動眼神経麻痺に遅れて進行する。Kernohan(カーノハン)圧痕(Kernohan notch)により反対側大脳脚が圧迫されると,病巣側の片麻痺が加わり四肢麻痺となる。進行すると除脳硬直,呼吸停止をきたす。
- **中心性テント切痕ヘルニア** 重要な初期徴候は,意識レベルの低下と両側または一側のHorner(ホルネル)症候群である。また,かなり初期より錐体路徴候が両側性に出現する。

臨床症状
発症経過
- **アテローム血栓性脳梗塞** しばしば梗塞巣が完成する前に高度狭窄に伴う灌流圧の低下やプラークからの微小塞栓症による一過性脳虚血発作(transient ischemic attack:TIA)が先行する(22章7-2「一過性脳虚血発作」参照)。また症状は数時間から数日にわたって階段状に進行することが多く,この時期を脳梗塞切迫期(impending stroke)ともいう。
- **心原性脳塞栓症** 再開通した場合には症状が軽快するが,完全に症状が消失しTIAとなる頻度はアテローム血栓性脳梗塞よりも低く,しばしば突然に重篤な症状で発症する。また続けて複数の血管に塞栓を生じることもあり(図7-1-2),一つの血管支配領域では説明がつかないような症状の場合,心原性脳塞栓症が強く疑われる。
- **ラクナ梗塞** TIAが先行することはまれで,比較的軽度な神経症状が突発する。
- **BAD** 軽度な神経症状で発症し画像上も穿通枝領域に限局した病巣であるためラクナ梗塞と鑑別が困難な場合があるが,発症後に症状が進行することがあり注意が必要である。

臨床症状
障害された脳血管の支配領域に応じた神経症状を呈する。
- **前大脳動脈** 一次運動皮質には支配する身体部位の局在

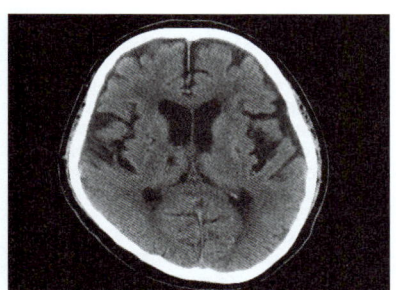

図 7-1-3 ラクナ梗塞(視床)の頭部単純 CT 像

性がある(inverted motor homunculus)ため,前大脳動脈の閉塞により対側の下肢に強い片麻痺をきたす。また前頭葉の障害による運動性失語,失禁,意欲の喪失(無為〈abulia〉),原始反射の出現(吸引反射,口とがらし反射,把握反射,手掌頤〈おとがい〉反射)などを生じる。

- **中大脳動脈** 前頭葉の障害により運動性失語,対側片麻痺,病側への共同偏視などが生じる。また頭頂葉の障害により感覚性失語,皮質性感覚障害,観念運動性失行を生じる。優位半球では Gerstman(ゲルストマン)症候群,劣位半球では半側空間無視,身体失認,病態失認,地誌的失認を生じる。また視放線,後頭葉の障害により対側の同名半盲を生じる。
- **内頸動脈** 全領域の梗塞を生じる場合は,前大脳動脈領域の症状と中大脳動脈の症状をあわせて生じる。また臨床症状として,総頸動脈からの分岐部に狭窄を有する場合は狭窄音(carotid bruit)を聴取する。
- **後大脳動脈** 同名半盲の中核に,失語,失読,記銘力障害,不全片麻痺,視床症候群を生じる。
- **視床症候群** 傍正中視床動脈の閉塞により,意識障害,垂直性眼球運動障害,動眼神経麻痺を生じる。視床膝状体動脈の閉塞により不全感覚障害,手口感覚症候群,対側の不全片麻痺,視床痛を生じる。
- **脳底動脈** 脳底動脈が閉塞すると,脳幹部を中心に,小脳,後頭葉に梗塞を生じる。脳梗塞のなかでは最も重症で,意識障害,呼吸不全から急死することもある。アテローム血栓性脳梗塞の場合,一過性めまい,意識障害,頭痛,構音障害,四肢の脱力発作が先行することがあり,また発症後も症状を動揺しながら進行することが多い。心原性脳塞栓症の場合,脳底動脈を閉塞しながら血栓が移動すると小脳,脳幹部に散在性の病変を生じ,やがて脳底動脈先端部に血栓が詰まる(top of the basilar syndrome),中脳,両側視床,後頭葉に梗塞を生じる。
- **脳幹部梗塞** 脳幹は基本的に,①傍正中動脈,②短周辺動脈,③長周辺動脈によって灌流されている。頻度も高く特徴的な症状を有するのが延髄外側症候群(Wallenberg〈ワレンベルグ〉症候群)で,椎骨動脈または後下小脳動脈の閉塞により,病側の小脳失調症状,顔面の温痛覚障害,Horner 症候群,舌咽・迷走神経麻痺,および対側の上下肢の温痛覚障害をきたす。
- **小脳梗塞** 小脳を支配する血管は後下小脳動脈,前下

脳動脈,上小脳動脈の 3 対であるが個人差が大きく,また末梢で豊富な吻合を形成する。上小脳動脈の灌流域が最も広いが,小脳梗塞は後下小脳動脈の領域に好発する。めまい,ふらつき,頭痛にて発症し,眼振,四肢の運動失調,体幹失調,構語障害を認める。大きい梗塞では脳幹部を圧迫し意識障害をきたし,さらに小脳扁桃ヘルニアや上行性ヘルニアを生じ呼吸停止をきたす。

● **検査成績** 一般採血にて,脂質異常症,糖尿病,血小板減少症,凝固異常症を評価する。

頭部単純 CT 像では,発症後 3〜6 時間後から初期 CT 徴候(early CT sign)として,「レンズ核構造の不鮮明化,皮質髄質境界の消失,脳溝の消失,島皮質の消失」などを認める。また発症直後より「hyperdense MCA sign(中大脳動脈主幹部閉塞),dot sign(中大脳動脈分枝閉塞)」として血管内血栓を認めることがある。発症 6〜12 時間すると,脳梗塞巣は徐々に低吸収域として鮮明となる。さらに発症一週間目をピークに脳浮腫の増悪を認め,側脳室の圧排,中心線の偏位(midline shift),帯状回ヘルニアや中心性テント切痕ヘルニアが出現してくる。心原性脳塞栓症では,発症 2 日目以降に梗塞巣内に出血を認めることがある(hemorrhagic transformation)。

頭部単純 MRI 像では,細胞傷害性浮腫を反映して発症数時間から拡散強調画像にて脳梗塞巣が検出される。拡散強調画像は急性期の梗塞だけを早期から明瞭に描出することができ,急性期脳梗塞の診断にきわめて有用である。また MR angiography(MRA)では発症直後から閉塞・狭窄血管を描出することができる。その後,発症 6 時間ほどからは梗塞巣は FLAIR 法にて高信号域として描出される。

頸動脈エコーは分岐部付近の内頸動脈の評価に適している。狭窄の程度やプラークの性状,潰瘍形成を評価できる。経頭蓋心エコー,経食道心エコーは心内血栓,弁膜症,心壁運動異常,心筋症などを描出するのに有用である。

● **診断** 突然発症する神経症状を認め,神経学的所見から推測される病巣が血管の支配領域で説明できる場合,脳血管障害を疑い,頭部 CT を撮像する。CT では急性期梗塞巣は描出されないが,脳出血が否定できれば脳梗塞の可能性が高くなる。MRI 拡散強調画像,MRA にて急性期梗塞巣,閉塞血管を検索する。さらに頸動脈エコー,心エコーにて原因病巣を評価する。

■ **治療と薬理メカニズム**

急性期治療

脳梗塞の治療にあたっては,「脳卒中治療ガイドライン 2009」[1] が指針となる。

血栓溶解・血栓除去療法:脳梗塞発症 3 時間以内はアテローム血栓性脳梗塞,心原性脳塞栓症,ラクナ梗塞のいずれの場合も,遺伝子組換えプラスミノーゲン活性化因子(rt-PA〈アルテプラーゼ〉)静注による血栓溶解療法が適応となる[2]。発症様式を含めた現病歴,既往歴や合併症の有無,NIH Stroke Scale による重症度の評価,採血,CT などをもとに適応,慎重投与,禁忌を判断したうえで治療を開始する。治療開始後は頻回に神経学的診察を行い,特に脳出血の合併による症状の悪化を見逃さないようにする。

また発症後 8 時間以内の急性期脳梗塞では,rt-PA 静注療法の治療適応外または rt-PA 静注療法でも血流再開が得られなかった患者に,Merci リトリーバーを用いた血栓摘

除治療が有効とされ,わが国でも承認された。遠位端にらせんループを有するワイヤー状の医療機器で,マイクロカテーテル内に誘導することにより頭蓋内動脈に到達し急性脳動脈閉塞の原因となっている血栓を回収できる。

また中大脳動脈の塞栓性閉塞において,重症度が中等度以下で,CT上梗塞巣を認めないか軽微な梗塞にとどまり,発症から6時間以内に治療開始可能なものに対して経動脈的局所線溶療法の有効性が報告されている(MELT-Japan[3])。

その他バルーンカテーテルを用いた経皮的血管形成術 (percutaneous transluminal angioplasty:PTA) による血管拡張が試みられることもある。

その他の抗血栓療法

- **アテローム血栓性脳梗塞** 急性期の治療法としては,抗血小板作用を有するオザグレルナトリウム点滴やアスピリン経口投与,または抗凝固薬であるアルガトロバン点滴を用いる。
- オザグレルナトリウムはトロンボキサンA_2合成酵素の阻害薬であり,発症5日以内の脳血栓症に対して適応がある。
- アスピリン160~300 mg/日の経口投与は発症早期(48時間以内)のアテローム血栓性脳梗塞患者の治療法として用いられることがあるが,経口投与なので誤嚥に注意する。
- 発症48時間以内で病変最大径が1.5 cmを超すような脳梗塞には,選択的トロンビン阻害薬であるアルガトロバンを点滴投与する。特に脳梗塞切迫期では主幹動脈が高度に狭窄しているため,抗凝固作用により梗塞の進展を阻止する。
- 急性期において,ヘパリン,低分子ヘパリン(保険適用外),ヘパリノイド(保険適用外)は使用することを考慮することもあるが,十分な科学的根拠はない。アルガトロバンと同様に,脳梗塞切迫期では高度に狭窄した主幹動脈における血流維持を期待してヘパリンが投与されることがある。
- **心原性脳塞栓症** 塞栓症においては血栓が一瞬にして動脈を閉塞してしまうため,抗血栓薬により病巣の進展を抑制することはできない。むしろ塞栓症における抗血栓症の重要性は塞栓症の再発予防にある。再発予防の観点からは,塞栓症に対する抗凝固療法はなるべく早期に行うことが望ましいが,出血性梗塞となる可能性があり,リスクの高い場合は発症後少なくとも7日間は抗凝固療法を見合わせ,それ以外の場合には発症24~48時間以降に抗凝固療法を開始する。ヘパリンをボーラス注射後に持続静注し,症状が安定したところでワルファリンの経口投与に移行する。抗トロンビン薬アルガトロバン,トロンボキサンA_2合成阻害薬オザグレルナトリウムは塞栓症に適応はない。
- **ラクナ梗塞** 急性期の治療には,抗血小板薬オザグレルナトリウムの点滴またはアスピリンの経口投与(81 mgまたは100 mg腸溶錠)が用いられる。発症早期の画像(MRI拡散強調画像など)では通常のラクナ梗塞の所見を呈しながら進行性の経過をとる場合,BADと考え,ヘパリンやアルガトロバンを経験的に使用する。

脳浮腫管理:脳浮腫に対して,①高張グリセロール(10%)静脈内投与は,心原性脳塞栓症,アテローム血栓性脳梗塞のような頭蓋内圧亢進を伴う大きな脳梗塞の急性期に推奨される。②マンニトール(20%)は脳梗塞の急性期に使用することを考慮してもよいが,十分な根拠はない。③ステロイド療法は脳梗塞急性期に有効とする根拠はない。

また中大脳動脈領域全体のうち梗塞巣が少なくとも50%以上あり,発症後48時間以内の症例では外減圧術が機能予後の改善に有効である。小脳梗塞でも,画像上,脳幹部圧迫を認め,意識低下が進行する症例では減圧開頭術が推奨される。

脳保護薬:脳保護作用が期待されるエダラボンは,脳梗塞(血栓症・塞栓症)患者に発症後24時間以内に開始し14日間投与する。高齢者や腎機能が低下している場合には重篤な腎障害を起こす可能性がある。

リハビリテーション:発症直後から,急性期,回復期,維持期にわたって,一貫した流れでリハビリテーションを行うことがすすめられる(22章 7-8「脳卒中のクリニカルパス」参照)。

特に廃用症候群を予防し,早期の日常生活動作(ADL)向上と社会復帰をはかるために,十分なリスク管理のもとにできるだけ発症後早期から積極的なリハビリテーションを行うことが強くすすめられる。具体的には医学的に可能なら発症から24~48時間以内に寝返り,座位,セルフケアなどの自動運動を開始する。

移動,セルフケア,嚥下,コミュニケーション,認知などの複数領域に障害が残存した例では,急性期リハビリテーションに引き続き,より専門的かつ集中的に行う回復期リハビリテーションを実施することがすすめられる。

回復期リハビリテーション終了後の慢性期脳梗塞患者に対して,筋力,体力,歩行能力などを維持・向上させるために,訪問リハビリテーションや外来リハビリテーション,地域リハビリテーションについての適応を考慮する。

慢性期治療

- **抗血栓療法による再発予防** アテローム血栓性脳梗塞,ラクナ梗塞では再発予防の目的で抗血小板薬(アスピリン,クロピドグレル,シロスタゾール)を投与する。チクロピジンはクロピドグレルと同等な再発予防効果を有するが,肝機能障害などの副作用のリスクが高いため,現在内服中の場合を除き新たに使用しない。

心原性脳塞栓症には抗凝固薬を用いる。ワルファリンでプロトロンビン時間国際標準比(PT-INR)が2.0~3.0(高齢者は1.6~2.6)となるよう調節する。2011年,心房細動患者の脳卒中発症予防に経口抗凝固薬ダビガトランが承認された。ダビガトラン150 mg/回,2回/日はRe-Ly試験[4]にてワルファリンよりも「脳卒中(出血性を含む)または全身性塞栓症の発症」が少なく,「出血性脳卒中」が少ないことが報告された。しかもワルファリンのような凝固機能のモニタリングは不要であり,きわめて有用と考えられる。

- **危険因子のコントロール** 高血圧は脳梗塞の強力な危険因子であり,再発予防のためには食生活の改善,降圧薬により治療する。脳梗塞既往者の降圧の目標値は140/90 mmHgとされ,降圧薬の種類により脳卒中再発予防効果にほとんど差はないと考えられ,十分な降圧が最も重要である[5]。ただし主幹動脈に狭窄があり側副血行路

の発達の悪い症例では，降圧によって脳梗塞を発症することがあり注意が必要である．

糖尿病によりアテローム血栓症のリスクが高くなるため，HbA1cが6.5%未満となるように，栄養管理，投薬により血糖コントロールが必要である．

脂質異常症のうち，LDL(低比重リポ蛋白)コレステロール高値，HDL(高比重リポ蛋白)コレステロール低値は脳梗塞の危険因子であり，HMG-CoA還元酵素阻害薬(スタチン)による治療により脳梗塞の発症が抑制される．スタチンにはプラークの退縮効果も報告されている．

内臓肥満，メタボリックシンドロームは脳梗塞の危険因子であり，栄養管理，適切な運動が必要である．

● **後遺症の治療** 脳卒中後抑うつ(post-stroke depression)に対して，適切な抗うつ薬を投与する．しびれ・めまい感，頭重感，不眠などの自覚症状に対し，抗不安薬，脳循環・代謝改善薬，睡眠薬などを考慮してよいが，漫然と用いないように気をつける．痙性麻痺，痙攣発作などの神経症状に対して，筋弛緩薬，抗痙攣薬などを投与する．また頻尿，便秘などの自律神経症状が合併すれば適宜加療する．

● **手術治療** 症候性頸動脈高度狭窄では，頸動脈内膜剝離術(carotid endarterectomy：CEA)や頸動脈ステント留置術(carotid artery stenting：CAS)による再発予防を検討する．心不全などの心疾患，重篤な呼吸器疾患，対側頸動脈閉塞，対側喉頭神経麻痺，頸部手術・放射線治療の既往，CEA非狭窄例，80歳以上などのCEAのリスクが高い症例ではCASを考慮する．

症候性内頸動脈および中大脳動脈閉塞・狭窄症では，定量的脳循環測定にて中大脳動脈領域の安静時血流量が正常値の80%未満かアセタゾラミド脳血管反応性が10%未満に障害されている場合に，頭蓋外-頭蓋内バイパス術(extracranial-intracranial〈EC-IC〉bypass)が有効とのわが国のエビデンスがある(JET Study)．

● **経過・予後** 最良の治療によっても1年以内の再発率は約10%，10年以内の再発率は50%である．1年以内の再発率は心原性脳塞栓症で最も高く9%，アテローム血栓性脳梗塞で8%，ラクナ梗塞で5%と報告される．

抗血栓薬，危険因子のコントロール，手術などを適宜考慮して再発予防を行う．

【伊藤 義彰・鈴木 則宏】

参考文献
1) 脳卒中合同ガイドライン委員会：脳卒中治療ガイドライン2009，協和企画，2010
2) rt-PA(アルテプラーゼ)静注療法適正治療指針．脳卒中 27：327-354，2005
3) Ogawa A, et al : Randomized trial of intraarterial infusion of urokinase within 6 hours of middle cerebral artery stroke : the middle cerebral artery embolism local fibrinolytic intervention trial(MELT)Japan. Stroke 38：2633-2639, 2007
4) Connolly SJ et al : Dabigatran versus warfarin in patients with atrial fibrillation. N Engl J Med 361：1139-1151, 2009
5) 日本高血圧学会：高血圧治療ガイドライン2009，ライフサイエンス出版，2009

2 一過性脳虚血発作

● **定義・概念** 一過性脳虚血発作(transient ischemic attack：TIA)とは，脳局所または網膜の虚血により短時間に認められた神経機能不全のエピソードのことで，画像検査にて急性期脳梗塞の所見を認めないものと定義される[1]．臨床症状は典型的に1時間以内に消失するものが多いが，持続時間は定義には含まれない．

かつては虚血症状の持続時間は24時間以内のものとされ，24時間以上続いた場合は脳梗塞と診断されたが，24時間以内に症状が消失しても脳梗塞の検査，特にMRI拡散強調画像にて高率に梗塞巣が見つかることが明らかにされた．特に症状の持続が1時間を超える場合に梗塞巣が出現することが多いため，TIAの持続時間の「目安」は1時間以内といわれる．

重要なことは，TIAは短時間あるいは軽度ですが虚血症状であり，病態としては脳梗塞急性期と連続しているということであり，TIAに対する検査・治療は脳梗塞に準じて行う必要がある．ただし，臨床では症状の持続時間だけを根拠にした古い定義がいまだに用いられることもある．

● **疫学** 臨床病型によってTIAが先行する頻度は異なる．アテローム血栓性脳梗塞では，しばしば，梗塞巣が完成する前に高度狭窄に伴う灌流圧の低下やプラークからの微小血栓塞栓症によりTIAが先行する．心原性脳塞栓症では，再開通した場合には症状が軽快するが，完全に症状が消失し梗塞巣が出現しないTIAとなる頻度はアテローム血栓性脳梗塞よりも低い．続けて複数の血管支配領域に由来するTIAが起きたときは，心原性脳塞栓症が強く疑われる．ラクナ梗塞ではTIAが先行することはまれである．

● **病因・病態生理と分子メカニズム** TIAの代表的な成因は，以下の3つの病態からなる．

微小塞栓症(microembolism)：主幹動脈のアテローム上に形成された血小板血栓が剝離して末梢の脳動脈や網膜動脈を一過性に閉塞し，その後に再開通するもの．網膜動脈に起きた場合を一過性黒内障(amaurosis fugax)または一過性単眼盲(transient monocular blindness)という．

血行力学的機序(hemodynamic mechanism)：主幹動脈にアテロームによる狭窄・閉塞があり側副血行路の発達が不十分な場合，血圧の変動により虚血症状をきたす．微小塞栓症と血行力学的機序が組み合わされた病態として，「微小塞栓が血行力学的に脆弱な血管支配の境界領域の細動脈に一過性に詰まる」場合がある．

心原性脳塞栓症(cardioembolism)：心臓内に形成された血栓が大動脈に流出し脳血管を一過性に閉塞するが，その後に再開通するものである．

ラクナ梗塞の症状が24時間以内に消失することはしばしばあるが，画像では急性期梗塞巣を認めるならばTIAではなく，あくまで梗塞に分類すべきである．

また，その他のさまざまな特殊な脳梗塞の原因疾患が，梗塞ではなくTIAを引き起こす可能性がある．

● **臨床症状**

発症経過

症状の持続は10分以内が最も多い．起立時，横臥位から座位に変わったとき，など血圧の低下に伴って一過性の神経徴候をきたすときは，血行力学的機序が示唆される．発作回数，間隔はさまざまで，1回だけのことも，1日に多発することもある．

臨床症状

障害された脳血管の支配領域に応じた神経症状を呈する。

頸動脈系では,運動障害として対側の片麻痺(時に単麻痺)・巧緻運動障害を,感覚障害として対側の上下肢(時に一肢)の感覚消失・異常,一過性黒内障,同名半盲,失語・構音障害・失読・失書・失計算などをきたす。limb shakingといわれる上肢の不規則な震えは,頸動脈狭窄による血行力学性TIAに特異的な症状とされる。

椎骨脳底動脈系では,片麻痺だけでなく四肢麻痺のこともある。まれに続けて起きたTIAで片麻痺のサイドが変わる(交代性)こともある。感覚障害では顔面・口を含んだ四肢のさまざまな組み合わせで感覚消失・異常をきたす。また同名半盲・両側性皮質盲や運動失調・平衡障害をきたす。回転性めまい,複視,嚥下障害,構音障害のいずれか単独の場合は特異性が低く,「TIA疑い」とする。

▶ **検査成績** 一般採血にて,脂質異常症,糖尿病,血小板減少症,凝固異常症などを評価する。

頭部単純CT・MRI像では,急性期脳梗塞巣を認めない。一方,陳旧性脳梗塞を認める場合があり,TIAの原因となるアテロームや基礎心疾患が示唆されることがある。MR angiography(MRA)では閉塞・狭窄血管を描出することができる(図7-2-1)。

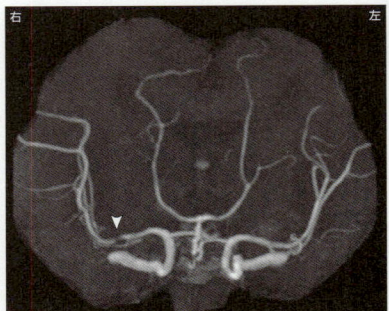

図7-2-1 左片麻痺にて発症した一過性脳虚血発作症例のMRA像
右中大脳動脈M1の高度狭窄を認める(▷)

頸動脈エコーは分岐部付近の内頸動脈の評価に適している。経頭蓋ドプラ法にて,脳血管内の微小栓子を検出できることがある。経胸壁心エコー,経食道心エコーは心内血栓,弁膜症,心壁運動異常,心筋症などを描出するのに有用である。

SPECTなどの脳血流検査にて主幹動脈狭窄・閉塞による血流不全を評価する。

▶ **診断** 突然発症する一過性の神経症状を認め,神経学的所見から推測される病巣が血管の支配領域で説明できる場合,一過性脳虚血発作が疑われる。頭部単純CT像・MRI拡散強調画像にて急性期脳梗塞を除外する。

MRAなどにて閉塞・狭窄血管を検索する。さらに頸動脈エコー,心エコーにて原因病巣を評価する。

■ 治療と薬理メカニズム

急性期治療

TIAの治療は,それぞれの基礎疾患における脳梗塞切迫期と考え,病巣の進展を抑制するための急性期治療法および再発予防法を適応すべきである。

急性期抗血栓療法

● **アテローム血栓性脳梗塞を起こしかかっているTIA** 抗血小板作用を有するオザグレルナトリウム点滴やアスピリン経口投与または抗凝固薬であるアルガトロバン点滴にて梗塞への進展を阻止する。アルガトロバンと同様に,TIAでは高度に狭窄した主幹動脈における血流維持を期待してヘパリンが投与されることがある。

● **心原性脳塞栓症を起こしかかっているTIA** 出血合併のリスクが高くない場合,TIA発症後すみやかに抗凝固療法を開始する。ヘパリンをボーラス注射後に持続静注し,症状が安定したところでワルファリンの経口投与に移行する。

慢性期治療

抗血栓療法による再発予防,危険因子のコントロール,血管病変の手術治療など,脳梗塞再発予防と同じ基準で梗塞予防をはかる。

▶ **経過・予後** TIAを起こすと3カ月以内に10.5%が脳梗塞を発症するが,その約半数は48時間以内であると報告されている[2]。すみやかに病態を明らかにし,一刻も早く進展抑制,再発予防を開始することがきわめて重要である。

【伊藤 義彰・鈴木 則宏】

参考文献
1) Albers GW et al : Transient ischemic attack—proposal for a new definition. N Engl J Med 347 : 1713-1716, 2002
2) Johnston SC et al : Short-term prognosis after emergency department diagnosis of TIA. JAMA 284 : 2901-2906, 2000

3 脳出血

▶ **定義・概念** 脳出血(intracerebral hemorrhage)とは,原因によらず脳実質内に出血したものをいう。脳出血にくも膜下出血や脳室内出血が合併することもある。

▶ **疫学** わが国における脳出血の頻度は減少傾向にあり,50〜100人/10万人・年とされる[1]。血圧管理が国民に行きわたったのが最も効果的であったと考えられる。

脳出血の危険因子としては,男性,高血圧,大量飲酒,高齢者があげられる。男性の脳出血は女性の3.7倍である。高血圧症の相対リスクは3.7倍である。アルコールは少量であっても脳出血のリスクを高め,量が多いほどリスクが高くなり,相対リスクは3.4倍である。年齢は10歳高齢になるごとに2倍ずつリスクが高まる。喫煙,糖尿病と脳出血の相関は低い。アジア人の脳出血の頻度は,白人,黒人,ヒスパニックの2倍である。近年,抗血栓薬内服患者が増加しており,こうした患者での脳出血が増加している。

▶ **病因・病態生理と分子メカニズム** 脳出血の原因としては,一次性として,高血圧性,アミロイド血管症を背景に出血をきたす場合があげられる。二次性の脳出血としては,血管異常(動脈瘤,動静脈瘻,海綿状血管腫),脳静脈・静脈洞閉塞症,硬膜動静脈瘻,血管炎,脳動脈解離,もやもや病,頭部外傷,脳腫瘍(原発性,転移性),凝固異常症(白血病,播種性血管内凝固〈DIC〉,血小板減少症,

友病，肝不全，腎不全），薬剤性（抗凝固薬，血栓溶解薬，抗血小板薬）などがあげられる。

高血圧性脳出血では，高血圧の結果，穿通枝の中膜において平滑筋細胞が増скуа・過形成をきたし，さらに中膜壊死・フィブリノイド変性に陥る。その結果，脆弱になった動脈が拡張し，Charcot-Bouchard（シャルコーブシャール）動脈瘤と呼ばれる小動脈瘤を脳実質内に形成し，これが破綻すると脳出血となる。破綻してもフィブリンによる止血がすみやかで大きな出血にならなかった場合を微小出血（microhemorrhage または microbleeds）と呼び，頭部単純MRIのT2*（スター）強調画像にて境界明瞭な低信号域として検出される。

一方，高齢者に多い出血の原因としてアミロイド血管症（amyloid angiopathy）があげられる。脳で産生されたアミロイドβ蛋白は血管周囲のVirchow-Robin（ウィルヒョー-ロバン）腔を通って脳表へ運ばれると考えられるが，動脈の中・外膜に沈着すると血管が脆弱となり，血圧変動や軽度の外傷などにより容易に破綻する。出血を繰り返したり同時に多発したりすること，認知症をしばしば伴うことが特徴である。

脳出血の病態としては，まず脳出血によって形成された血腫は周辺の脳組織を圧迫する。血腫の周辺には脳浮腫が形成され，さらに脳圧を亢進させる。また脳室内に出血が穿破すると水頭症となり，これも脳圧を上昇させる。こうした結果，頭蓋内圧亢進が進行すると脳ヘルニアをきたし，意識レベルの低下，呼吸不全をきたす。

血腫の増大は，大部分6時間以内に起きる。3時間での増大率は36〜38%とされる。脳圧が亢進すると反応性に高血圧を引き起こし，さらに血腫の増大や多発性脳出血をきたす。

脳出血の好発部位は，被殻（46%）（図7-3-1)，視床（32%），皮質下（9%），橋（7%），小脳（7%）となっている（慶應義塾大学病院データ）。

▶臨床症状
発症経過
突然の神経症状にて発症する。運動麻痺，感覚異常，高次脳機能障害といった巣症状および，頭痛，めまい感，意識障害，呼吸異常などの非特異的症状で発症する。

その後，血腫の増大，脳浮腫，水頭症，脳ヘルニアなどに伴い症状の増悪を認めることが多く，特に発症後3〜6時間は血腫増大により意識障害が進行し，呼吸抑制が出現するなど症状が劇的に進行しやすい。

臨床症状
局在神経症状，非特異的徴候（頭痛，めまい感，悪心，興奮），全身徴候（意識障害，呼吸異常，高血圧，不整脈，発熱）などをきたす。

出血部位に特徴的な局所症状を部位別に示す。

- **被殻出血**（図7-3-1) 小出血では，対側の不全片麻痺，半身の感覚障害を認め，一般には片麻痺のほうが感覚障害よりも重篤である。大出血では，対側の弛緩性麻痺・感覚障害，病巣を向く眼球共同偏倚，失語，失認などがみられる。さらに血腫増大により脳ヘルニア徴候をきたす。

- **視床出血** 半身の感覚障害を認め，血腫の圧迫や進展により内包後脚が傷害されると片麻痺をきたす。発症時よ

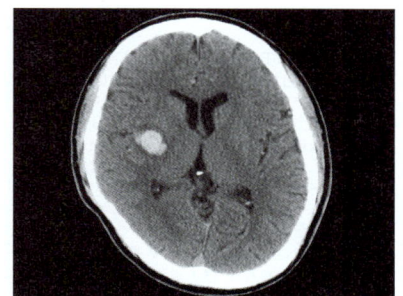

図7-3-1 被殻出血

りしびれ感を訴えることが多いが，慢性期には視床痛（thalamic pain），ヒペルパチーという激烈な痛みに変わりやすい。感覚は全感覚が障害されるが特に深部感覚障害が強く，特徴的な手指の位置をとる（thalamic hand）。また限局した病巣では，手掌橈側と口周囲に感覚障害を認め，手口症候群（手口局在（cheiro-oral topography））といわれる。
中等度以上の出血では血腫は脳幹上部に及び，「鼻先をにらむ」ような内下方を向く眼球の共同偏倚を認める。病巣側への共同偏倚も多いが，まれにテント上病変であるのに対側への共同偏倚を認めることがある（wrong side deviation）。また顕著な意欲低下（無動無言（akinetic mutism））を生じる。優位半球側では自発言語に乏しい視床失語（thalamic aphasia），非優位半球では身体失認，半側空間無視を認める。

- **皮質下出血** 出血の部位により，同名半盲，失語，上肢に強い片麻痺，感覚障害などをきたす。運動皮質付近の出血では痙攣発作を起こすこともある。

- **橋出血** 頭痛，めまい，意識障害にて発症し，テント上脳出血に比較して少量の出血であっても容易に四肢麻痺から昏睡に陥る。水平性の眼球運動は障害されているが，垂直性の眼球運動は保たれていることが多い。また特徴的な眼球浮き運動（ocular bobbing），縮瞳（針先瞳孔（pinpoint pupils））を呈する。斜偏倚（skew deviation）や麻痺側を向く共同偏倚を認めることもある。慢性期に意識が回復しても四肢麻痺が続くと閉じ込め症候群（locked-in syndrome）となる

- **小脳出血** 突然激しい回転性めまい，頭痛，反復する嘔吐にて発症する。構音障害，注視方向性眼振，平衡障害，四肢失調症状を認める。血腫の増大に伴い脳幹を圧迫したり，第4脳室圧迫による水頭症をきたしたり，大後頭孔・テント切痕ヘルニアをきたすと，意識障害，呼吸抑制，瞳孔異常をきたす。

- **全身徴候** 脳圧の亢進によって徐脈，高血圧をきたすものをCushing（クッシング）現象という。脳出血では血腫そのものにより発症早期より脳圧の亢進をきたしやすく，Cushing現象を介した二次的な高血圧となりやすく，もともと脳出血の背景にある高血圧症を増悪させる。また脳出血では中枢性の発熱をきたしやすい。

● 検査成績
一般採血では，血小板数，凝固能の評価が重要である。
- **CT** 頭部単純CT像では，発症直後から高吸収域として描出される(図7-3-1)。発症後数日より脳浮腫が増強し，1〜2週でピークに達する。このころより徐々に血腫は分解され，血腫辺縁より高吸収域の信号は低下する。その後，血腫の分解が進むと血腫は等吸収域から低吸収域に変化し，さらに数カ月のうちに完全に分解され最後はスリット状の囊胞となる。
- **MRI** 頭部単純MRI像では，24時間以内ではT1強調画像にて等信号域として，T2強調画像では高信号域として描出される。その後，数日から数週間はT1強調画像では高信号域に変わる。また血腫周辺に浮腫が形成され，T2強調画像にて血腫周囲の高吸収域として描出される。数カ月して血腫が吸収され囊胞化するとT1強調画像では低信号となる。このように脳出血のMRIは複雑で特異度が低いためこれまで脳出血の診断にはCTのほうが有用であってきた。最近普及したT2*強調画像は，急性期から慢性期にいたるまで血腫が低信号域として描出され特異度が高いためきわめて有用である。またT2*強調画像は無症候性の微小出血を検出することができ，脳出血のリスクを評価するのに役立つ。
また二次性の脳出血の評価を進めるうえでも画像診断は重要であり，基礎にある器質性疾患を検索する。

● **診断** 突然発症する神経症状を認め，頭部CTで出血を認めれば診断は容易である。梗塞と異なり出血は発症直後から描出され，小さな出血をきたすような出血はきわめて微小であってもCTで検出できる。一方，すぐに撮像・読影できる状況ならばT2*強調画像を含めたMRIだけで脳出血を診断してもかまわない。

■ 治療と薬理メカニズム
急性期治療
脳出血の治療にあたっては，「脳卒中治療ガイドライン2009」が指針となる。
- **手術以外の治療** 血液凝固系に異常がない場合，血液凝固因子を含めた血液製剤の投与は推奨できない。
脳出血急性期の高血圧は血腫増大，再出血と密接に関与していることが知られており，十分な降圧が必要である。高張グリセロール静脈内投与は，頭蓋内圧亢進を伴う大きな脳出血の急性期に推奨される。マンニトールは進行性に頭蓋内圧が亢進した場合やmass effectに随伴して臨床所見が増悪した場合には，考慮してもよい。
- **手術療法** 脳出血の部位に関係なく，血腫量10 mL未満の小出血または神経学的所見が軽度な症例は手術の適応にならない。また意識レベルが深昏睡の症例でも血腫除去は機能予後を改善しない。
部位別では，被殻出血では，血腫量が31 mL以上でかつ血腫による圧迫所見が高度な場合手術の適応がある。皮質下出血では，脳表からの深さが1 cm以下のものでは特に手術の適応を考慮してもよい。視床出血では血腫除去の適応はないが，脳室内穿破により脳室拡大の強いものには脳室ドレナージ術の適応がある。小脳出血では，大径が3 cm以上の小脳出血で神経学的症候が増悪している場合，または小脳出血が脳幹を圧迫し脳室閉塞による水頭症をきたしている場合には，手術の適応となる。脳幹出血では血腫除去の適応はない。

- **リハビリテーション** 脳梗塞と同様に脳出血でも，発症直後から，急性期，回復期，維持期にわたって，一貫した流れでリハビリテーションを行うことがすすめられる。

慢性期治療
高血圧性脳出血では血圧のコントロール不良例での再発が多く，再発予防のために特に拡張期血圧を75〜90 mmHg以下にコントロールするようすすめられる。
その他，遅発性痙攣発作，脳卒中後うつ症状，しびれ・めまい感などの合併に気を配る。

● **経過・予後** 最良の治療によっても急性期死亡率は橋で50%，被殻で22%，視床で8%，小脳で20%である(慶應義塾大学病院データ)。予後不良因子として，発症早期の意識障害，年齢，発症前の心不全の合併，糖尿病や反応性高血糖の合併があげられる。

【伊藤 義彰・鈴木 則宏】

参考文献
1) Sutherland GR et al : Primary intracerebral hemorrhage. J Clin Neurosci 13 : 511-517, 2006

4 くも膜下出血

● **定義・概念** くも膜下出血(subarachnoid hemorrhage)とは，原因によらず，くも膜下腔に出血したものをいう。脳動脈瘤破裂の頻度が最も高いが，動脈解離の破綻，外傷などが原因の場合もある。

● **疫学** わが国におけるくも膜下出血の頻度は20人/10万人・年とされ，年次推移は男性では横ばい，女性では増加傾向にある[1]。男女比は1:1.5と女性に多い。発症は地域により差があり，中東地域では1.04人/10万人・年と最も少なく，フィンランドや日本は最も頻度が高い。
危険因子としては，脳動脈瘤や脳動静脈奇形などの出血源が存在することが最もリスクが高くなる要因であるが，このほかに，喫煙習慣，高血圧，過度の飲酒が危険因子にあげられる。高血圧と喫煙の両方の危険因子がある場合は，オッズ比は10.5ときわめて高くなる。一方，コレステロール，糖尿病，肥満との相関は低い。精神的緊張度との関連は報告により一定しない。家族性に動脈瘤を認める家系(多発性囊胞腎，Ehlers-Danlos〈エーラス-ダンロス〉症候群IV型，Marfan〈マルファン〉症候群，神経線維腫症1型)がある。男性では50歳に，女性では70歳に発症のピークがある。

● **病因・病態生理と分子メカニズム** くも膜下出血の原因としては，脳動脈瘤破裂が85%であり，そのほかに脳動脈解離，脳動静脈奇形，硬膜動静脈瘻，脊髄血管奇形，細菌性動脈瘤，下垂体卒中，頭部外傷，脳出血(脳表，脳室周囲)のくも膜下腔への流出，可逆性脳血管収縮症候群(reversible cerebral vasoconstriction syndrome)，脳血管検査・治療中の医原性くも膜下出血，中脳周囲非動脈瘤性くも膜下出血などがあげられる[2]。
脳動脈瘤の発生部位は，内頸動脈・後交通動脈分岐部が40%，中大脳動脈分岐部が28%，前交通動脈が22%と分岐部に多い。Wermerらのメタ解析では，未破裂脳動脈瘤の年間破裂率は，サイズ5 mm以下で0.5%，5〜10 mmで

表 7-4-1　Hunt and Kosnik 分類

grade 0	非破裂性脳動脈瘤症例
grade 1	無症状または軽い頭痛と項部硬直を示す症例
grade 1a	固定した神経症候を有する慢性期の症例
grade 2	中等度ないし高度の頭痛, 項部硬直を示すが, 脳神経障害以外の神経症候を有しない症例
grade 3	傾眠, 錯乱状態あるいは軽度局所神経症候を有する症例
grade 4	昏迷, 中等〜高度片麻痺, 時に初期の除脳硬直, 自律神経障害を有する症例
grade 5	昏睡, 除脳硬直, 瀕死の状態の症例

高血圧, 糖尿病, 高度動脈硬化, 慢性肺疾患などの全身疾患を有するか, 脳血管造影上高度の脳血管攣縮を認める症例は, grade を悪いほうに 1 段階下げる

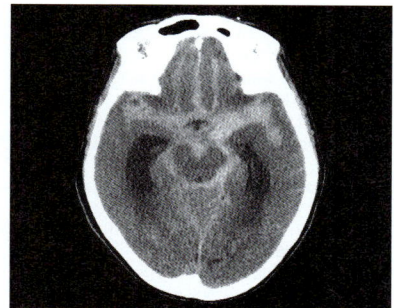

図 7-4-1　くも膜下出血急性期の頭部単純 CT 像
脳底部, 脳幹周囲の脳槽に大量の出血を認める

1.2％, 10 mm 以上で 1.5％であった[3]。サイズが大きいもの, 椎骨脳底動脈系に生じたもの, 症候性, 多発性および多房性の動脈瘤は破裂のリスクが高いといわれる。

病態としては, くも膜下腔への出血は激しい頭痛を引き起こす。重篤な症例では, 大量のくも膜下腔への血液流入, 脳内出血の合併, 脳浮腫, 急性水頭症などにより頭蓋内圧が亢進し, 脳ヘルニアをきたして急速に生命徴候が悪化する。再出血すると予後は著しく悪化する。

くも膜下出血発症後, 数日から 2〜3 週の間に約 40〜50％の症例で脳血管攣縮を生じる。特に脳底部脳槽などに血液量が多い症例では高率に血管攣縮を合併する。攣縮により, その動脈の支配領域に広範な脳梗塞をきたす。その結果, 脳浮腫, 脳圧亢進がさらに悪化する。血管攣縮の機序は不明で, 化学的因子 (プロスタグランジン, セロトニン, オキシヘモグロビンなど), 器質的・物理的因子, 神経因子などが関与すると報告されている。

▶臨床症状

発症経過

突然これまで経験したことのない激しい頭痛で発症し, 悪心・嘔吐を伴うことが多い。頭痛は「バットで殴られたように」「頭が割れるように」突然に激しく, 後頭部から頭頂部に放散することが多い。

脳動脈瘤破裂の患者では, 大きい出血を起こす前に, 約半数で一過性の軽い頭痛, 視力障害, 複視, めまい感が先行し, 微小な血液流出 (minor leakage) があると考えられる。この時期での診断, 治療が望ましい。

出血が多量な場合, 急速に昏睡に陥る。

臨床症状

神経学的所見では, 項部硬直, Kernig (ケルニッヒ) 徴候などの髄膜刺激症状がみられるが, 発症直後には認めず, 発症数時間後から 2 日以内に発現し, 1〜3 週間持続する。

局在性神経症状を欠くことが多いが, 脳内血腫を伴う場合や, 内頚動脈・後交通動脈分岐部動脈瘤の圧迫による動眼神経麻痺のように出血源によっては発症時より局所神経症状を呈する。

血腫などにより脳圧が亢進すると, 脳ヘルニア症状や両側外転神経麻痺などをきたす。

数日後に血管攣縮により脳梗塞を生じた場合は支配領域の症状を呈する。眼底には網膜前出血や乳頭浮腫をしばしば認める。

また, さまざまな全身徴候として, 意識障害, 呼吸異常, 高血圧, 中枢性肺水腫, 不整脈 (時に致死的心室性不整脈), たこつぼ型心筋症, 発熱など自律神経異常を含めた多彩な症状をきたす。

重症度分類には, 意識レベル, 脳神経障害および項部硬直の有無に基づき, Hunt and Kosnik 分類 (表 7-4-1) が頻用される。

▶検査成績

- **CT**　頭部単純 CT 像では, 脳底部の鞍上槽, Sylvius (シルヴィウス) 裂あるいは脳溝といったくも膜下腔に血腫による高吸収域を認める (図 7-4-1)。出血が多量の場合, 高吸収域はびまん性に分布するが, 出血が少量の場合, 高吸収域は出血源近くに限局するため, 出血源が同定できることもある。脳室内にも逆流した血腫を認めることがある。前交通動脈の動脈瘤破裂の場合, 前頭葉内に血腫を形成することもある。造影 CT 像にて脳動静脈奇形などで出血源が明らかとなることもある。動脈瘤が疑われる場合, 3D-CTA にて動脈瘤の部位, 形態を検索する。minor leakage など少量のくも膜下出血では CT 上血腫が検出されないため, 髄液検査にて血性 (直後から) あるいはキサントクロミー (2〜3 時間後から) を確認する。髄液採取は最小限にしないと髄圧低下から再出血を助長する。
- **MRI**　頭部単純 MRI 像では, FLAIR 法が脳溝内の血腫の検出にすぐれる。また MR angiography (MRA) にて動脈瘤を検索すると同時に, 血管攣縮の評価を行う。単純/造影 MRI にて動脈瘤以外の出血源を評価する。
- **脳血管撮影**　動脈瘤が疑われる場合, 脳血管撮影を行う。脳動静脈奇形が明らかになることもある。脳血管攣縮の評価にも血管撮影は有用である。初回の血管撮影にて動脈瘤が描出されなくても繰り返しの脳血管撮影による再検査にて新たに 1〜12.5％の同定が可能となる[1]。
- **診断**　突然の頭痛と悪心で発症し, 頭部 CT でくも膜下腔に出血を認めれば診断は容易である。少量の出血や, 出血後時間が経ってからでは頭部 CT にて血腫を認めないことがあり注意が必要である。その場合は髄液検査を行うとともに, 画像検査にて動脈瘤などの出血源の検索を行う。

小脳出血は激しい頭痛と嘔吐にて発症することが多く,

くも膜下出血に似る。めまい感が強いこと，眼振，失調症状などの神経学的所見を認めることが鑑別点になる。頭部CTにて小脳出血を評価する。まれに後下小脳動脈の動脈瘤からの出血が小脳出血を伴ったくも膜下出血を起こすこたも，出血源の評価を必ず行う。

■**治療と薬理メカニズム** くも膜下出血の治療にあたっては，「脳卒中治療ガイドライン2009」[1]が指針となる。

初期治療
発症直後は再出血を予防するため，十分な安静，鎮痛，降圧が望ましい。高張グリセロール静脈内投与は，頭蓋内圧亢進を伴う大きなくも膜下出血の急性期に推奨される。

急性期脳動脈瘤治療
1. Hunt and Kosnik分類（表7-4-1）のgrade 0～3では早期（発症72時間以内）に再出血予防処置を行う。搬入時すでに出血後72時間を過ぎている場合では，遅発性脳血管攣縮の時期が過ぎるのを待って再出血防止処置を行う。
2. grade 4では，患者の年齢，動脈瘤の部位，合併する頭蓋内病態（急性水頭症，脳内血腫など）を考慮して外科的治療の適応を判断する。
3. 最重症例（grade 5）では，再出血予防処置の適応は乏しいが，状態の改善がみられれば再出血予防の処置を考慮する。

動脈瘤の治療法の種類
- **外科的治療** 一般的には脳動脈瘤頸部クリッピング術（ネッククリッピング）を行う。クリッピングが困難な場合には，動脈瘤トラッピング術，親動脈近位部閉塞術，動脈瘤壁を補強する動脈瘤被包術（コーティング術，ラッピング術）などを行う。
- **血管内治療** コイル塞栓術が好ましいが，やむをえず血管内親動脈閉塞術を行うこともある。いずれも出血後早期に施行するべきである。一般的には脳血管攣縮の発症率が低い。

遅発性脳血管攣縮の予防・治療
予防法として，早期手術の際，脳槽ドレナージ留置による脳槽内血腫の早期除去に努める。

全身的薬物療法として，ファスジルやオザグレルナトリウムの投与を考慮する。合併する脳循環障害に対してはtriple H（循環血流量増加〈hypervolemia〉，血液希釈〈hemodilution〉，人為的高血圧〈hypertension〉）を組み合わせた治療法（triple H療法）を考慮する。循環血流量を増加させる代わりに，心機能を増強させるhyperdynamic療法も考慮してもよい。

血管内治療として，パパベリンの選択的動注療法や経皮的血管形成術（PTA）などを考慮する。

■**経過・予後** 破裂脳動脈瘤を保存的に治療すると，最初の1カ月で20～30%が再出血し転帰を悪化させる[1]。意識レベルなどの全身状態を考慮しながらすみやかな手術療法を考慮しなければならない。

【伊藤 義彰・鈴木 則宏】

参考文献
1) 脳卒中合同ガイドライン委員会：脳卒中治療ガイドライン2009，協和企画，2010
2) van Gijn J et al : Subarachnoid haemorrhage: diagnosis, causes and management. Brain 124:249-278, 2001
3) Wermer MJ et al : Risk of rupture of unruptured intracranial aneurysms in relation to patient and aneurysm characteristics: an updated meta-analysis. Stroke 38:1404-1410, 2007

5 もやもや病

■**定義・概念** 両側内頸動脈終末部に慢性進行性の狭窄を生じ，側副血行路として脳底部に異常血管網（もやもや血管）が形成されるため，Willis（ウィリス）動脈輪閉塞症（occlusive disease in circle of Willis）（鈴木）もしくはもやもや病（moyamoya disease）（工藤）と病名がつけられた。2009年，MRI，MRA（MR angiography）の普及に基づき診断基準が改訂された（表7-5-1）。

■**疫学** 若林ら[2]の1994年度の全国の疫学調査の報告によると，もやもや病の罹患者数は人口10万人あたり3.16人であり，発生率は人口10万人・年あたり0.35人である。MRI，MRAの普及により診断される件数は増加している。男女比は1：1.8～1.9と女性に多い。患者の10%に家族歴を認める。発症年齢は10歳未満の大きなピークと20歳代後半から30歳代にかけてのゆるやかなピークの二峰性を呈している。世界的には，日本，中国，韓国を含めたアジア人に報告が集中しており，白人での報告は少ない。

■**病因・病態生理と分子メカニズム** 病初期には，もやもや血管はほとんど認められず，もやもや血管は脳虚血を補うために発達した側副血行路と考えられる。この時期の主たる病理所見は内頸動脈終末部における狭窄・閉塞であり，中膜での平滑筋細胞の変性・細胞死が中膜の菲薄化をもたらす一方で，内膜では内弾性板の弯曲と多層化，壊死した細胞成分の蓄積・血管平滑筋細胞の増殖による内膜肥厚を引き起こし，血管内腔を狭小化する。

血流不全が進行すると，啼泣，激しい運動，熱いものを食べるとき，ハーモニカ演奏などの過換気後に，血管収縮から大脳の虚血をきたし一過性脳虚血発作，脳梗塞として発症する。すなわち小児では虚血型の発作がほとんどであるが，成人になるともやもや血管からの出血で発症することが多くなり，出血型は虚血型を上回るようになる（図7-5-1）。

家族性もやもや病は全体の10%と報告される。遺伝子座としてはゲノムワイド関連解析（GWAS）では，3p24-p26および8q23，染色体レベルでの検索では，6q25（D6S441），17q25が報告されている。具体的に遺伝的要因と環境要因の相互作用が，血管中膜の平滑筋に変性を誘発する機序は不明である。

■**臨床症状**
初回発作
過換気に伴い脱力発作（四肢麻痺，片麻痺，単麻痺），感覚障害，意識障害，痙攣，頭痛などが一過性脳虚血発作（TIA）として反復発作的に出現する「TIA型」と，脳梗塞にて発症する「脳梗塞型」をあわせた「虚血型」が全体の60%を占める。症状は常に同側に発現する例が多いが，病側が左右交代する例もある。舞踏病，limb shakingなどの不随意運動もみられる。

成人例では頭蓋内出血で発症することが多く，脳内出血，くも膜下出血，脳室内出血をきたし，出血部位に応じた症状を呈する。

表7-5-1　もやもや病の診断基準

(1) 診断上，脳血管撮影は必須であり，少なくとも次の所見がある
　①頭蓋内内頸動脈終末部，前および中大脳動脈近位部に狭窄または閉塞がみられる
　②その付近に異常血管網が動脈相においてみられる
　③①と②の所見が両側性にある

(2) ただし，MRIとMRAの所見が下記のすべての項目を満たしうる場合は，脳血管撮影は省いてもよい
　①MRAで頭蓋内内頸動脈終末部，前および中大脳動脈近位部に狭窄または閉塞がみられる
　②MRAで大脳基底核部に異常血管網がみられる
　　注：MRI上，大脳基底核部に少なくとも一側で2つ以上の明らかなflow voidを認める場合，異常血管網と判定してよい
　③①と②の所見が両側性にある

(3) もやもや病は原因不明の疾患であり，下記の基礎疾患に伴う類似の脳血管病変は除外する
　①動脈硬化，②自己免疫疾患，③髄膜炎，④脳腫瘍，⑤Down症候群，⑥von Recklinghausen病，⑦頭部外傷，⑧頭部放射線照射後の脳血管病変，⑨その他

(4) 診断の参考となる病理学的所見
　①内頸動脈終末部を中心とする動脈の内膜肥厚と，それによる内腔狭窄ないし閉塞が通常両側性に認められる．時に肥厚内膜内に脂質沈着を伴うこともある
　②前大脳動脈，後大脳動脈などWillis動脈輪を構成する動脈に，しばしば内膜の線維性肥厚，内弾性板の屈曲，中膜の菲薄化などいろいろな程度の狭窄ないし閉塞が認められる
　③Willis動脈輪を中心として多数の小血管（穿通枝および吻合枝）がみられる
　④しばしば軟膜内に小血管の網状集合がみられる

（文献1を引用）

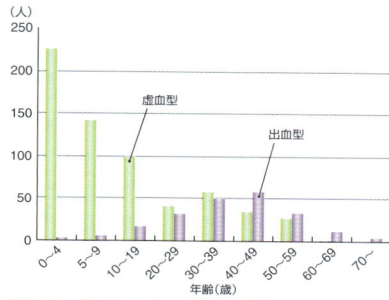

図7-5-1　虚血型および出血型の発症年齢[1]

また頭痛を初発症状とする症例や，無症状のまま脳ドックにて発見される例が最近増加しており，MRI，MRAの普及で本疾患が発見されやすくなっている．

臨床経過

脳虚血発作は自然に軽快する例もあるが，脳虚血発作を繰り返す例では精神発達遅滞や知能低下をきたし脳萎縮を認めることや，脳梗塞による後遺症が残存することがある．後大脳動脈は保たれることが多いが，一部の症例では障害されて視野障害を呈する．成人の虚血発作は脳梗塞になりやすい．

脳出血は少量の出血で症状が軽度なものから，後遺症が残存したり，重篤となり死亡したりするものまである．特に女性の場合，妊娠・分娩の際に重篤な頭蓋内出血をきたしやすい．再出血は，初回と同一または異なる部位から生じるが，機能予後を悪化させ死亡率を上昇させる．

無症候性もやもや病では，経過中にTIA，脳梗塞，脳出血を発症するリスクが年間3.2%とかなり高率であることが報告されている[1]．

● **検査成績**　脳血管撮影は本疾患の確定診断に必須であり，内頸動脈病変，異常血管網を評価する．もやもや血管の発達から消退にあわせて，病期は，第1期carotid fork狭小期，第2期moyamoya初発期（わずかな，もやもや血管），第3期moyamoya増勢期（中および前大脳動脈が脱落し，もやもや血管が太くなる），第4期moyamoya細微期（後大脳動脈が脱落し，もやもや血管の1本1本が細くなる），第5期moyamoya縮小期，第6期moyamoya消失期，と分類される．

MRAでは，内頸動脈，前大脳動脈，中大脳動脈の評価を行うとともに，基底核の異常血管網を評価する．またMRIにてflow voidが2つ以上認められる場合，異常血管網と判定される．

脳血流SPECTやPETによる脳循環動態の評価は，脳血行再建術の適応，治療効果，予後の判定のために意義がある．

小児もやもや病の脳波では，過換気後に皮質脳血流量の回復遅延によると考えられるre-build-up現象を認める．

● **診断**　TIA，脳梗塞，脳出血に対してはMRI，MRAを施行し，内頸動脈終末部に狭窄・閉塞病変を認めれば，本疾患を疑い，血管撮影を行う．

基礎疾患に合併して内頸動脈終末部を中心に狭窄・閉塞がみられ，異常血管網を伴うものを「類もやもや病」という．基礎疾患は多彩で，動脈硬化，自己免疫疾患，髄膜炎，頭部外傷，放射線照射，Down（ダウン）症候群などがあげられる．

片側性もやもや病は，基礎疾患を伴わないで片側の内頸動脈終末部の狭窄・閉塞およびもやもや血管の形成を伴うものである．片側型から両側型への移行は10〜39%である[1]．

■ **治療と薬理メカニズム**　もやもや病の治療にあたっては，「脳卒中治療ガイドライン2009」[3]が指針となる．

外科治療：虚血型のもやもや病に対しては血行再建術がまず検討されるべきで，TIA，脳梗塞のリスク，術後ADL（日常生活動作），長期的高次脳機能予後などの改善が得られることが報告されている．

血行再建術には，浅側頭動脈・中大脳動脈吻合術（STA-MCA吻合術）による直接血行再建術のほか，筋肉，硬膜などの血管と脳実質の血管の吻合を促す間接血行再建術が用いられる．

出血型もやもや病において，血行再建術を行うことを考慮してもよいが，十分な科学的根拠はない．

内科治療：内科的にはアスピリンの内服が推奨されるが，長期アスピリン投与は症状が虚血性から出血性に変わる可能性があるため注意を要する．クロピドグレルも同様に推奨される．

● **経過・予後**　脳血行再建術の効果を検証した無作為化臨床試験（RCT）は存在しないが，脳血行再建術を実施した場合，その術式にかかわらずTIAは消失あるいは減少し，

脳梗塞の再発はきわめてまれで，自然歴と比較すると機能予後は良好である。

出血型の場合，保存的治療だけでは，30〜65%の症例において初回の出血から2〜20年後に再出血が生じ，観察期間が長いほど高率となる。

いずれにしても，長期にわたる経過観察が必須である。

【伊藤 義彰・鈴木 則宏】

参考文献
1) 厚生労働科学研究費補助金難治性疾患克服事業 ウィリス動脈輪閉塞症における病態・治療に関する研究班：もやもや病（ウィリス動脈輪閉塞症）診断・治療ガイドライン．Surg Cereb Stroke 37: 321-337, 2009
2) Wakai K et al：Epidemiological features of moyamoya disease in Japan: findings from a nationwide survey. Clin Neurol Neurosurg 99(Suppl 2) : S1-S5, 1997
3) 脳卒中合同ガイドライン委員会：脳卒中治療ガイドライン2009．協和企画，2010

6 脳静脈血栓症

■**定義・概念** 脳表静脈およびそれらが集合・流入する脳静脈洞が血栓によって閉塞し，血液のうっ滞から頭蓋内圧亢進症状と局所循環不全症状を示すものを脳静脈血栓症（cerebral venous thrombosis）または脳静脈・静脈洞血栓症という。また血栓以外の原因を含めて脳静脈・静脈洞閉塞症という。

■**疫学** さまざまな原因が脳静脈血栓症を起こすため，発症年齢は新生児から高齢者までと幅広い。原因として妊娠・出産に続発するものがやや多いため，発症は若年の女性でやや多い。

■**病因・病態生理と分子メカニズム** 従来は副鼻腔炎や中耳炎から感染が頭蓋内に波及する感染性が多かった。

最近は非感染性疾患によるものが増加し，頭部外傷，頭部手術，妊娠・産褥，経口避妊薬，脱水，心不全，溶血性貧血，夜間発作性ヘモグロビン尿症，潰瘍性大腸炎，糖尿病，悪性腫瘍，自己免疫疾患などの凝固能を亢進する基礎疾患からの発症が多い。

静脈のうっ滞により脳実質の血管内圧が亢進し，血管原性脳浮腫を生じる。さらに上矢状静脈洞などの閉塞では髄液の静脈洞での吸収も阻害され，脳圧亢進を増悪させる。静脈のうっ滞は灌流不全から脳梗塞をきたし，さらには内皮細胞の破綻から脳出血を起こす（図7-6-1）。

■**臨床症状** 頭蓋内圧亢進症状として頭痛で発症することが多く，経過は急激で激しい痛みを認めすみやかに進行する場合から，慢性的に頭痛が遷延する場合までさまざまである。頭痛には悪心・嘔吐を伴うことが多く，重篤な場合には急速に意識障害に陥る。全身性痙攣を起こすこともある。眼底にはうっ血乳頭や眼底静脈の拡張を認める。

脳梗塞や脳出血により局所症状を呈する。上矢状静脈洞血栓症では，痙攣（下肢からはじまる部分発作，全身発作），下肢に強い片麻痺，感覚障害，失語，半盲をきたす。横静脈洞血栓症では半盲，Gerstmann（ゲルストマン）症候群，軽度な片麻痺をきたすことが多い。海綿静脈洞炎では眼部痛，眼球突出，眼窩周囲浮腫，眼球運動障害をきたす。

■**検査成績** 血液検査では，凝固能の異常や凝固能に影響する基礎疾患を検査する。

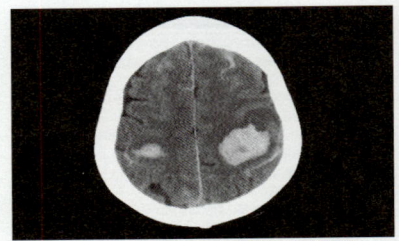

図7-6-1　上矢状静脈洞血栓症による皮質下出血と脳浮腫

■**CT** 単純CTでは脳浮腫および動脈支配に一致しない脳梗塞の所見を認める。しばしば，その一部に脳出血を認める（図7-6-1）。静脈洞にはdense delta signとして上矢状静脈洞内の血栓が高吸収域を認めたり，脳表静脈に形成された血栓が脳表に沿って索状の高吸収域を示すcord signを認めたりする。造影CTではempty delta sign（上矢状静脈洞の造影欠損），tentorial enhancement（大脳鎌や小脳テントの造影効果），gyral enhancement（脳回に沿った造影効果）を認める。

■**MRI** 亜急性期以降にT1強調画像にて高信号域として静脈洞内の血腫が容易に同定できる。またMR静脈撮影（MR venography）にて静脈洞の閉塞が描出される。

■**脳血管撮影** 静脈洞および静脈洞への流入静脈の欠損や，動脈相から毛細血管相にかけての造影遅延，静脈の異常拡張や蛇行（cork-screw sign）を認める。

■**診断** 頭痛，痙攣にて発症し，強い浮腫を周辺に伴った皮質下出血を認めたときは，本症を疑うことが重要である。

MRIにて静脈洞内に血栓を確認し，MR静脈撮影にて閉塞した静脈を評価する。これらのMR検査により脳血管撮影を行わずとも診断がつくことが多い。

■**治療と薬理メカニズム** ヘパリンによる抗凝固療法が第一選択となる（「脳卒中治療ガイドライン2009」[1)]）。頭蓋内出血を伴う症例でも大量でなければヘパリンの使用は禁忌ではない。

血栓溶解療法の効果については十分なエビデンスはない。重症例では血栓溶解薬（ウロキナーゼや組織型プラスミノーゲン活性化因子（t-PA））の局所投与を試みてもよい。

また痙攣に対し，抗痙攣薬を投与する。頭蓋内圧亢進症にグリセロールを使用する。頭蓋内圧亢進が著明な症例では，減圧開頭術や血腫除去術などを考慮する。

原因によっては抗凝固療法にて慢性期の再発を予防する。

■**経過・予後** 梗塞・出血にて重篤な後遺症を残す症例も多いが，閉塞した静脈・静脈洞が自然再開通して後遺症をほとんど残さない予後良好例もある。

【伊藤 義彰・鈴木 則宏】

参考文献
1) 脳卒中合同ガイドライン委員会：脳卒中治療ガイドライン2009．協和企画，2010

7 高血圧性脳症

▶定義・概念
高血圧性脳症(hypertensive encephalopathy)とは、急激または著しい血圧上昇により脳循環自動調節能が破綻し脳に障害をきたすもので、頭痛、視覚障害、進行性の意識障害、全身痙攣などを主症状とする。慢性的な高血圧患者では220/110 mmHg以上で、急性の高血圧患者では160/100 mmHg以上で発症しやすい[1]。

▶疫学
高血圧性脳症は、早期・軽症例で可逆的な段階で治療されるものから、急速に進行し治療にもかかわらず後遺症状を残す症例や死にいたる症例まで重症度の幅が広い。こうしたことから本疾患の発症頻度などの正確な疫学データはない。近年、高血圧性脳症は、頭部MRIにより後頭葉白質を中心とした可逆性浮腫病変(posterior reversible encephalopathy syndrome：PRES)[2]として容易に検出されるようになった。

▶病因・病態生理と分子メカニズム
脳血管には血圧の変動によらず血圧を一定に保つ仕組み「自動調節能」があるが、血圧の急激な上昇や慢性で著しい高血圧により自動調節能の範囲を越えると、血管内皮損傷、血液脳関門の破綻によって血管原性浮腫を生じ、画像上白質病変として検出される。この段階では可逆的であるが、さらには脳血管攣縮をきたし虚血症状をきたしたり、脳出血を合併したりすると不可逆的な障害となる。

高血圧性脳症は高血圧緊急症の一つであり、乳頭浮腫、急性左心不全、大動脈解離、急性冠症候群、急性または進行性の腎不全、褐色細胞腫クリーゼ、子癇などと並び、緊急に血圧管理を行う必要がある。

▶臨床症状
悪化する頭痛、悪心・嘔吐、視覚異常、意識障害、全身痙攣にて発症する。巣症状は比較的まれである。

▶検査成績
頭部MRIのFLAIR法では頭頂〜後頭葉の白質を中心に皮質に及ぶ血管原性浮腫の所見として高信号域を認める(図7-7-1)。この部分は交感神経の支配が弱く高血圧に対し脆弱であると考えられている。浮腫の範囲は、前頭葉、側頭葉下部、小脳に及ぶこともまれではない。同部位はCTでは低吸収域として描出される。

▶診断
異常な高血圧を背景に特徴的な臨床症状を呈し、頭部MRIにて特異な分布を示す病変を認めれば診断は容易である。高血圧以外にPRESの画像所見を呈する疾患として、子癇、腎疾患(糸球体腎炎、血栓性血小板減少性紫斑病/溶血性尿毒症症候群、肝腎症候群)、免疫抑制治療(シクロスポリン、タクロリムス、インターフェロン)、高用量副腎皮質ホルモン、細胞障害性薬剤(シタラビン、シスプラチン、CHOP療法〈シクロホスファミド、ドキソルビシン、ビンクリスチン、プレドニゾロン〉)など多剤併用療法、骨髄移植、輸血、エリスロポエチン投与、術中不安定血圧などがあげられる。

また頭痛、悪心、視覚異常で発症した椎骨脳底動脈系の虚血病変を鑑別する必要がある。すなわち脳梗塞の場合、降圧により症状が増悪してしまうので注意する。

▶治療と薬理メカニズム
用量を調節しやすい静注薬(持続静注)で治療をはじめる。血圧をモニタリングしながら、開始2〜3時間で25%程度の降圧がみられるように調

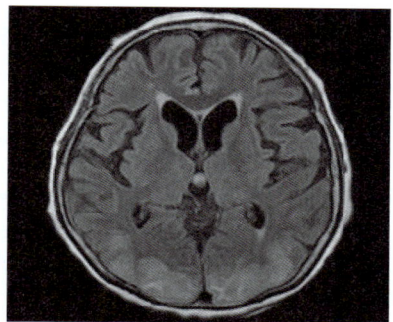

図 7-7-1 PRES(posterior reversible encephalopathy syndrome)の頭部MRI像(FLAIR法)
後頭葉を中心に皮質・皮質下の高信号域を認める

節する[1]。次の2〜6時間では160/110〜100 mmHgを目標とするが、発症前の血圧がそれほど高くなかった場合は、降圧目標値はさらに低くする。急な降圧による脳虚血症状の出現に注意する。薬剤には、ジルチアゼム、ニカルジピン、ニトロプルシドを用いる。ニカルジピン、ニトロプルシドは脳血管を拡張し脳圧を亢進させるため、頭蓋内圧亢進では注意が必要である。細胞外液の増加を伴う例や耐性を生じた場合にはフロセミドを併用する。

初期降圧目標に達したら、内服薬を開始し、注射薬は用量を漸減しながら中止する。

▶経過・予後
適切に治療されなければ、脳出血、意識障害、昏睡、死にいたる。

【伊藤 義彰・鈴木 則宏】

■参考文献
1) 日本高血圧学会：高血圧治療ガイドライン2009. ライフサイエンス出版, 2009
2) Hinchey J et al : A reversible posterior leukoencephalopathy syndrome. New Engl J Med 334：494-500, 1996

8 脳卒中クリニカルパス

▶定義・概念
クリニカルパス(clinical pathways)またはクリティカルパス(critical pathways)とは、治療の質を高めるために治療過程を標準化する方法である。クリニカルパスの施行により臨床行為上のばらつきが減少し、エビデンスに基づいた、体系化され能率的な治療が可能となり、より治療効果があがることが証明されている。具体的には、それぞれの症例の予期される臨床経過に対して、複数の領域でエビデンスに基づいた最適な治療を時間経過とともにまず設定し、経過とともに再調整しながら最良のゴールをめざす方法である。

クリニカルパスの実際

脳卒中急性期診療クリニカルパス
脳卒中の病型ごとに標準化された急性期の入院診療計画書である。診療のコアとなる点滴、内服の時間的な計画、

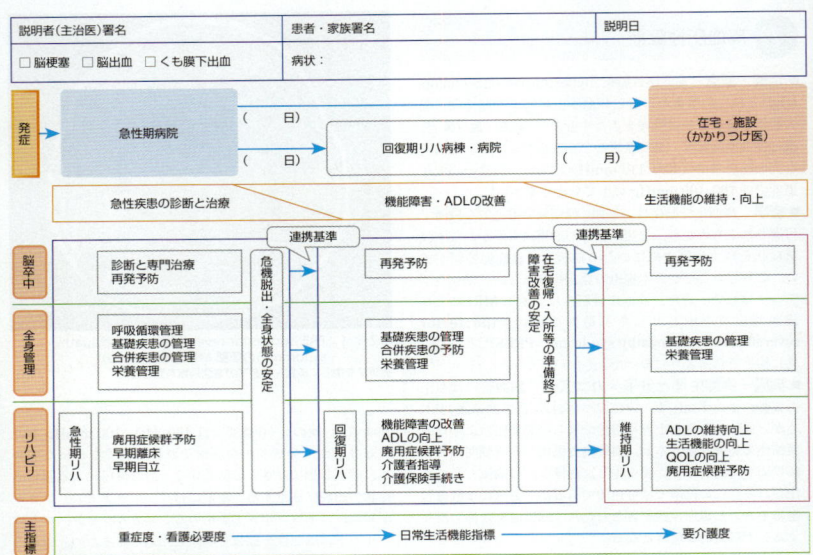

図 7-8-1 脳卒中地域連携計画オーバービューパス[1]
(全国回復期リハビリテーション病棟連絡協議会作成)

安静度・食事・更衣, 排泄, 移動, 会話などの離床計画, ベッドサイドリハビリテーション, 車椅子移動練習, 立位・歩行練習などのリハビリテーション計画などが, 重症度ごとに予想される標準的な回復過程に基づいて有機的に計画される.

クリニカルパスを設定することにより, 医師, 看護師, 理学療法士, 作業療法士, 言語聴覚士などがお互いの領域の経過情報を共有しながら回復過程にあわせた医療を提供することができ, 医療資源を最適に利用した効率のよい診療を実施することが可能となる.

一方で, 患者の病状は千差万別で, 標準的な回復過程どおりに推移することはむしろまれである. また合併症により治療, リハビリテーションが遅れることや日常生活動作 (ADL) が低下することもある. こうしたことから, 臨床においては脳卒中急性期診療クリニカルパスからの脱落が少なくない.

脳卒中地域連携クリニカルパス

脳卒中治療は急性期, 回復期, 維持期の3つに分けることができるが, 診療を担当する施設も, ①発症直後を担当する急性期病院, ②急性期の治療終了後に社会復帰をめざしてリハビリテーションを行う回復期リハビリテーション病院, ③慢性期の維持期を過ごす自宅や施設, の3つに分けることができる.

各時期によって必要となる医療設備, 医療スタッフなどは異なるため, それぞれの段階に特化した施設で診療を行うのは最も好ましいことである. ところが, 患者やその家族にとっては, こうした施設の移動は大きな負担であり, 時に回復しつつある疾患に対するリスクともなる. また医療資源の面では, 適切な段階で最適な施設に移動できないと, 特化した施設を十分に生かせなくなり無駄が生じてしまう.

機能分化に伴うこれらの問題点を克服し, 最も効率的な医療を提供するためには, 地域におけるそれぞれの施設が有機的に連携していることが必要である. こうした医療事情を反映し, 医療制度のうえでは脳卒中を対象として「地域連携診療計画管理料」が設定され, 地域における医療機関相互の連携に対する診療報酬が改定された.

地域連携計画(オーバービューパス)の構築

オーバービューは, 患者・家族への説明のためだけでなく, それぞれの患者において急性期, 回復期, 維持期の医療計画を立て, 各医療機関の連携および最終的なゴールを設定するためにも重要である.

● 急性期 入院後に, 病状がある程度安定し予後が予測できるようになったらなるべく早期にオーバービューパスを作成する(図7-8-1). 予後については, 病型, 重症度, 合併症などから, 回復期, 維持期に必要な医療(医療スタッフ, 設備), 最終的な機能回復の見込みなどを予測する. そして作成されたオーバービューパスを患者・家族だけでなく回復期病院, 在宅施設に提示し, 早期より地域が一体となった取り組みをはじめる. またこうした外部への発信だけでなく, 急性期病院内部でもオーバービューパスを共有し医師, 看護師, リハビリテーション

療養士が連携をとりながら，切れ目なく回復期リハビリテーションに引き継げるような医療を提供する。
- 回復期　急性期のクリニカルパスのように入院期間をあらかじめ確定することがきわめて困難であり，ADL の回復にあわせて入院期間を調整する。ADL の評価には Barthel Index や FIM（Functional Independence Measure）を用いる。
- 維持期　自宅や施設における地域での生活を確立することにある。かかりつけ医やケアマネージャーは，入院中に設定されたケアプランが有効に機能しているかを経時的に評価し，必要に応じて介護保険サービスの追加や変更を行う。特に退院後 3 カ月間は機能が低下しやすい時期であり，適切なリハビリテーションが行われずに ADL が低下したままとなり，低下したレベルに対して介護サービスが継続されてしまうことがあり注意する。

脳卒中診療情報用紙（連携シート）の作成
オーバービューと異なり，より詳細な情報を記載していくのが連携シートである。これにより患者情報のデータベース化を行う。具体的な項目を以下に記す。
- 患者情報　患者名，ID，生年月日，年齢，性別，住所。
- 病院情報　病院名，病院住所，入退院日。
- 社会的背景　キーパーソン，家族構成，職業，住居，退院・転院先，身体障害者手帳，障害者年金，介護保険。
- 治療経過　診断名，既往歴，発症日，意識レベル，重症度，治療経過，手術名，手術日，処方内容，治療中の合併症，検査データ，画像，リハビリテーションを行ううえで配慮が必要な事項，キーパーソン・本人への病状説明内容。
- 現在の医学的管理状況　身長，体重，気管切開，経管栄養，点滴，経口摂取，義歯，膀胱カテーテル，排泄，睡眠，監視・抑制，問題行動，抑うつ，疼痛，褥瘡。
- リハビリテーションの状況　①発症前の ADL，②機能障害（運動麻痺，失調症，失語症，半側空間無視，構音障害，認知機能低下，疼痛，筋緊張度，関節可動域，握力，体幹機能，基本動作，③能力低下（ADL 評価，移動手段，上肢実用度，介護負担度），④リハビリテーションの問題点。

現状と将来像
中・小規模の地域においては，急性期・回復期・維持期を担当する施設が密接に連絡をとりやすく，一体となって問題に取り組みやすい。大都市では，規模の大きさ，多数の施設の混在，昼間と夜間の人口の移動，リハビリテーション資源の不足などから，一元化した地域医療連携をとりにくい。

これらを解決するために IT を活用したニーズと資源のマッチング法などが模索されている。

【伊藤　義彰・鈴木　則宏】

参考文献
1) 全国回復期リハビリテーション病棟連絡協議会：http://www.rehabili.jp/index2.html

8 認知症性疾患

1 Alzheimer 病

● **定義・概念**　認知症とは，いったん正常に発達した知的機能が持続的に低下し，複数の認知機能障害のために社会生活に支障をきたした状態と定義される。Alzheimer（アルツハイマー）病（Alzheimer's disease：AD）は初老期から老年期に発症する認知症をきたす代表的な神経変性疾患である。症状は常に進行性の経過をとり，記憶障害に加えて，高度の見当識障害，失語・失行などの大脳局所症状，精神症状などを生じ，寝たきりとなる。AD では早期から日常生活全般に介護が必要となることも多く，問題行動への対処も重要であり，患者本人や家族のみならず社会全体に対する影響・損失の甚大な疾患である。

● **疫学**　わが国の 65 歳以上在宅高齢者の老年期認知症有病率は軽症例を含めると約 4～6％，中等症以上にかぎっても約 2～3％とされてきたが，近年の統計では有病率を 10％とするものもある。病型別にみると，従来わが国では脳血管性認知症が多いとされていたが，1990 年を境に AD 型の認知症が優位となり，現在では老年性認知症の半数以上を AD が占めると考えられている。このように認知症患者が増加傾向にあるなか，なかでも AD の有病率が急速に増大していることが疫学的に示されている。

● **病因・病態生理と分子メカニズム**　AD の病因，病態生理の解明は，その病理学的構造物である老人斑および神経原線維変化の蛋白生化学的解析からはじまった（図 8-1-1）。

老人斑は鍍銀染色により同定される斑状構造で，細胞外に蓄積したアミロイドと腫大した神経突起，反応性グリア細胞の突起などが含まれる構造物である。老人斑アミロイドの主要構成蛋白は 40～43 アミノ酸からなる分子量 4 kD の amyloid β protein（Aβ）と命名された蛋白で，この Aβ の配列をもとにした cDNA クローニングにより，695～770 アミノ酸からなり，細胞膜を 1 回貫通する前駆体蛋白（β-amyloid precursor protein：APP）が同定された。

一方神経原線維変化（neurofibrillary tangle：NFT）は銀染色にて神経細胞体の細胞質に火炎状の形態をとって染色される構造物で，過剰にリン酸化された微小管結合蛋白のタウ蛋白である。

1990 年代以降はごくまれに存在する FAD（家族性 AD〈familial AD〉）家系の連鎖解析により，まず *APP* 遺伝子上にミスセンス変異が発見され，続いて FAD 病因遺伝子産物として新規にプレセニリン 1（presenilin 1：PS1），さらに PS1 に高い相同性を示すプレセニリン 2（presenilin 2：PS2）上に FAD 発症にかかわる変異が同定された。その後の研究で，PS1 および PS2 は APP から Aβ が産生されるにあたり，Aβ の C 末端部位を切断する γ セクレターゼの触媒サブユニットそのものであり，PS1 および PS2 の変異により，いずれも Aβ のうち凝集性の高い Aβ 42 の産生比率が上昇することがわかっている。

一方タウについてはタウ遺伝子の変異により AD とは異

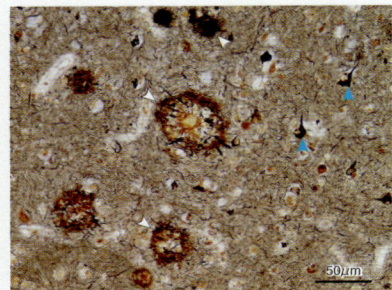

図 8-1-1 Alzheimer病(AD)の神経病理変化
ADは神経細胞脱落に加えて、細胞外に出現する老人斑(▷)と神経細胞体内に出現する神経原線維変化(▶)の出現を特徴とする。Bielschowsky染色

なる前頭側頭葉型認知症を発症することから、神経細胞死、そして認知症の発症には深くかかわっているものの、AD発症に関しては、Aβのその下位に位置するものと考えられている。すなわち、ADの最初の病理変化としてまず老人斑の主要構成蛋白成分であるAβの脳内沈着がはじまり、Aβの毒性によって神経原線維変化や神経細胞死が生じるとするアミロイドカスケード仮説が提唱されるにいたった。しかしながら、現在も老人斑産生からNFT産生までの経路およびAβによる神経細胞の機能異常、そして細胞死にいたる機序は不明のままである。

また、遅発型FADの原因遺伝子として19番染色体上の*APOE*遺伝子が報告された。*APOE*にはε2、ε3、ε4の3種類の遺伝子多型があるが、FADではε4の頻度が高いことがわかった。その後孤発性ADでもε4の頻度が有意に高いことが示され、*APOE*のε4アレルはADの遺伝的危険因子と考えられるにいたったが、ε4多型がアミロイドカスケードにどのような影響をあたえ、AD発症を促進させるのか、その機序も不明のままである。

▶**臨床症状** ADの主要症状は、記憶障害で、数年の後に失語、失行、失認などの大脳皮質症状と、物事を計画し順序立てて遂行する実行機能障害が加わる。これらの症状によって社会生活や日常生活の遂行が障害され認知症を呈することとなる。記憶障害をはじめとする各機能障害により、行動・心理症状(behavioral and psychological symptoms of dementia: BPSD)が出現してくる。一方で、初期には運動麻痺やパーキンソニズム、感覚障害などはほとんどみられない。経過とともにミオクローヌスが出現し、約10%に痙攣がみられる。晩期には言語を介したコミュニケーションが完全に不可能となり、運動障害も出現し、寝たきり状態となる。死亡までの罹病期間は8～10年である。

記憶障害のみの場合には社会生活や日常生活への影響が限局的であり、認知症の定義を満たさない場合もあり、このような状態は軽度認知機能障害(minimal cognitive impairment: MCI)と呼ばれている。MCIのなかにはADへ移行するものも含まれており、根本治療薬の実現を見据えると、その定義や診断方法の確立は重要な課題である。

▶**検査成績** ADの診断に有用な検査は大別すると神経心理学的検査、血液、脳脊髄液検査、そして画像検査になる。

神経心理学的検査では、記銘力や各種皮質症状を評価するバッテリーとしてMMSE(Mini-Mental State examination)やわが国で生まれたHDS-R(改訂長谷川式簡易認知症スケール)が実際の診療現場で用いられ、心理士などによるより専門的な評価としてADAS-cog(Alzheimer's Disease Assessment Scale-cognitive subscale)やWMS-R(Wechsler Memory Scate-Revised)が用いられている。

ADのステージングとしてのFAST(Functional Assessment Staging)やCDR(Clinical Dementia Rating)、介護者へのインタビューにより重点をおき日常生活動作(ADL)の状況を判断の材料とするADCS-ADL(Alzheimer's Disease Cooperative Study Group-Activities of Daily Living)やFAQ(Functional Activity Questionnaire)、BPSDの評価項目としてNPI-Q(Neuropsychiatric Inventory Questionnaire)なども有用である。

治療可能な認知症(treatable dementia)を発見する目的で、一般血液検査による血算、栄養状態、血糖、電解質(Na, K, Cl, Ca, P)、甲状腺機能、梅毒感染の有無、ビタミンB_1、B_{12}値の評価は必須である。

より特異度の高い検査としての髄液Aβ42、総タウ、リン酸化タウの測定の有用性が確立しており、測定のELISA(固相酵素結合免疫測定法)キットは商用化しているが、測定は商用化にまではいたっていない。

画像診断では、MRIによる他疾患の鑑別と進行性萎縮の確認が最も重要である。注意すべきことは、海馬の大きさは認知症をきたしうる高齢者になると個人差が大きいことから、1枚のMRI画像から認知症をきたしているか、あるいは病的な海馬萎縮といってよいかどうか、判断することは非常に難しい点である。

機能画像として、脳血流SPECTあるいはFDG-PETによる評価が一般的である。いずれの検査でも3D-SSP(3-dimensional stereotactic surface projection)などを用いた統計解析で、後部帯状回および楔前部の血流低下あるいはブドウ糖代謝の低下が初期より認める変化であることが知られているが、判断に迷うようなケースもあり、臨床症状の特徴や進行具合も加味して総合的に診断する必要がある。

近年、βシート構造を特異的に認識するチオフラビンの誘導体を^{11}Cでラベルした^{11}C-PIBによるアミロイドPETが開発され、リアルタイムの脳内における老人斑あるいはアミロイドアンギオパチーの蓄積状況をPETカメラの分解能ではあるものの可視化することが可能となっている。同様の^{18}F標識のアミロイド構造認識のトレーサーも開発中であり、いずれ使用が可能となるものと期待されている。

▶**診断** ADの診断は詳細な病歴聴取と神経学的診察、神経心理学的検査による認知症の有無と重症度の評価および経過観察による緩徐な進行の確認による。現在の診断基準としては、米国精神医学会の診断基準(DSM-Ⅳ)およびNINCDS-ADRDA(National Institute of Neurological and Communicative Disorders and Stroke and Alzheimer's Disease and Related Disorders Association)work groupの診断基準が広く使用されている。その要点は、①記憶障害が主要症状であること、②失語、失行、

失認の大脳皮質症状や遂行機能に障害があること，③緩徐な発症と進行性の経過をとること，④これらの症状により発症以前に比べて社会生活や日常生活が障害されていること，⑤認知症の原因として AD 以外の認知症疾患が鑑別されていること，である．

■**治療と薬理メカニズム** AD の薬物治療は，認知機能の改善効果をめざす薬剤，BPSD のコントロールという対症療法，そして根本治療薬をめざすものとに大別される．

現在認知機能の改善効果をめざす薬剤としては，まずアセチルコリンエステラーゼ阻害薬であるドネペジル，ガランタミン，リバスチグミンである．これは AD 脳内ではアセチルコリンが減少しているとの知見に基づき，脳内のアセチルコリン分解を抑制し，その濃度を上昇させる薬剤である．ガランタミンはこの作用に加えて，アセチルコリンニコチン作動性受容体にアロステリックに作用し，アゴニストが結合した際の陽イオンの流入量を増加させる作用を持つあわせもつ．またリバスチグミンはグリア細胞が持つブチリルコリンエステラーゼ阻害作用もあわせ持ち，グリオーシスの進んだ AD 脳内でアセチルコリンの分解を 2 種類の酵素とも抑制することで阻害することを狙いとしている．

もう一つの治療薬であるメマンチンは NMDA（*N*-メチル-D-アスパラギン酸）受容体拮抗薬である．AD 脳内では不必要なグルタミン酸放出が起き，その結果 NMDA 受容体を介した細胞内への Ca^{2+} 流入が過剰となり神経細胞死を招くとの仮説に基づき，これを抑えることを目的としている．

BPSD に対する対症療法は症状にもよるが，鎮静をめざしたものとしては漢方薬である抑肝散，非定型抗精神病薬，うつ状態については抗うつ薬，感情を安定させることを目的とした抗てんかん薬などが一般的に用いられている．

時に過剰なアセチルコリンエステラーゼ阻害薬の処方により，過興奮や易怒性などの BPSD を呈している症例もあり，病期に応じて各種薬剤を見直し，場合によっては減量を考慮する必要がある．

非薬物療法として，わが国では軽症から中等度認知症患者に介護保険制度に基づくデイケアを利用した在宅介助が行われ，運動療法やレクリエーションなどが試みられている．実際にデイケアがよいとするエビデンスも得られている．また，患者がデイケアを利用している時間は，介護者は介護から解放されることができ，結果として患者本人の介護をより長く実施することにつながることも期待される．

また認知症やその症状である BPSD を正しく理解し対処法を学ぶことは，BPSD 自体を減少させ，介護者の負担を減らすことにもつながることから，重要な介入方法である．

根本治療薬として，前出したアミロイドカスケード仮説に基づき，Aβ の産生を抑制する，あるいは蓄積した Aβ を除去することをめざした治療法が開発段階である．

【古和 久朋】

2 Lewy 小体病

■**定義・概念** Lewy（レヴィ）小体病（Lewy body disease：LBD）は，比較的新しい疾患概念であり，臨床的には初老期または老年期，まれにはより若年に発症し，パーキンソニズムを主症状とする進行性の神経変性疾患で，認知症を伴うことも少なくないが，認知症が先行することも少なくない．病理学的には，中枢神経系や交感神経系に多発する Lewy 小体と Lewy 関連神経突起（Lewy ニューライト〈Lewy neurites〉）とその好発部位における神経細胞脱落を特徴とする疾患である．

現在は病理学的な Lewy 小体の分布により，脳幹型，移行型，びまん型，そして大脳型に分類されているが，そのうち脳幹型が Parkinson（パーキンソン）病そのものである．

LBD の概念は，1984 年に Kosaka らにより提唱されたびまん性 Lewy 小体病（diffuse Lewy body disease：DLBD）を基礎としている．DLBD は LBD の分類ではびまん型に分類されるものである．

一方 Lewy 小体型認知症（dementia with Lewy bodies：DLB）は，Lewy 小体病のうち認知症症状が前景に立つものの臨床診断名であり，新皮質型（neocortical type），辺縁型（limbic type）あるいは移行型（transitional type），脳幹型（brainstem type）の 3 型に分類され，これらは前述した Lewy 小体病の各分類にほぼ一致している．

ここでは認知症状を呈する DLB について概説する（脳幹型 LBD である Parkinson 病については 22 章 9-1「錐体外路性疾患」参照）．

■**疫学** 正確な発症人数や有病率は明らかでないが，わが国の疫学調査によれば，認知症疾患のなかでは Alzheimer（アルツハイマー）病，脳血管性認知症に次いで多いとされている．全認知症患者の 10% 前後が DLB とする報告が多い．

■**病因・病態生理と分子メカニズム** 病理学的には脳幹型，および皮質型 Lewy 小体の出現が特徴的であるが（図 8-2-1），発症要因については現在までのところほとんどわかっていない．Lewy 小体の主要構成蛋白は α シヌクレインであること，α シヌクレインはリン酸化かつユビキチン化を受け Lewy 小体に蓄積していること，α シヌクレインの変異により家族性 Parkinson 病（DLB ではない）が発症することから，この蛋白が発症に大きく関与していると考えられる．

■**臨床症状・検査成績** 2003 年の国際ワークショップで提唱された診断基準（表 8-2-1）のなかに，DLB の特徴的症状が記載されている．すなわち DLB の定義である，正常な社会的・職業的機能に支障をきたすほどの進行性認知機能低下は当然のこととして，その理由が Alzheimer 病のような記銘力低下や失見当識が前面に出るのではなく，認知機能の著明な変動，非常に具体的かつ繰り返される幻視（子どもが立っている，たんすに虫が這っているなど）が特徴的な所見である．また DLB の診断にいたる以前に，前述した症状に対して抗精神病薬を処方され，症状がさらに悪化する場合がままならずあり，抗精神病薬への過敏性として，これも特徴とされている．そのほか，LBD である Parkinson 病同様，特発性のパーキンソニズム，REM 睡眠行動障害，自律神経障害（起立性低血圧，便秘など），抑うつなどの症状を呈しうる．

DLB の診断をより積極的に支持する検査所見としては，脳血流 SPECT あるいは FDG-PET での後頭葉の低活性が

表 8-2-1 Lewy 小体型認知症(DLB)診断基準 改訂版

中心的特徴(診断に必須)
- 認知症(正常な社会的・職業的機能に支障をきたすほどの進行性認知低下)
- 早い時期には著明な,または持続性の記憶障害は必ずしも起こらなくてもよいが,通常は進行とともに明らかになる
- 注意や実行機能や視空間能力のテストでの障害が特に目立つこともある

コア特徴(probable DLB の診断には 2 つ,possible DLB の診断には 1 つ)
1) 注意や明断性の変明な変化を伴う認知の変動
2) 典型的には構築された具体的な繰り返される幻視
3) 特発性のパーキンソニズム

示唆的特徴(1 つ以上のコア特徴があり,1 つ以上の以下の特徴があれば,probable DLB の診断が可能。コア特徴がなくても,1 つ以上の示唆的特徴があれば possible DLB の診断には十分。probable DLB は示唆的特徴だけでは診断するべきではない)
1) REM 睡眠行動障害
2) 重篤な抗精神病薬への過敏性
3) SPECT または PET で示される基底核でのドパミントランスポーターの取り込み低下

指示的特徴(普通はあるが,診断的特異性は証明されていない)
- 繰り返す転倒や失神,一過性の説明困難な意識消失
- 重篤な自律神経障害:たとえば,起立性低血圧,尿失禁や幻覚
- 系統的な妄想
- 抑うつ
- CT/MRI での内側側頭葉の比較的保持
- SPECT/PET での後頭葉低活性を伴う全般的低活性
- MIBG 心筋シンチグラフィでの取り込み低下
- 脳波での側頭葉の一過性鋭波を伴う目立った徐波化

DLB の診断の可能性が乏しい
- 局所性神経徴候や脳画像でみられる脳血管障害の存在時
- 部分的あるいは全般的に臨床像を説明しうる他の身体疾患または脳疾患の存在時
- 重篤な認知症の時期にはじめてパーキンソニズムが出現した場合

症状の時間的連続性
DLB は,認知症がパーキンソニズムの前か同時に起こったときに診断されるべきである。Parkinson 病認知症(PDD)は,明らかな Parkinson 病の経過中に起こった認知症を記載するのに使用されるべきである。実際の場では,その臨床状況に最も適した用語が使用されるべきで,Lewy 小体病(Lewy body disease)といった総称がしばしば役立つ。DLB と PDD の区別が必要な研究では,現存する one-year rule が推奨されるが,臨床神経病理学的研究や臨床治験などの場合には,両者は Lewy 小体病とか α-synucleinopathy といったカテゴリーにまとめられてもよい

___ :1996 年の CDLB ガイドラインにはなく,新たに加えられたもの

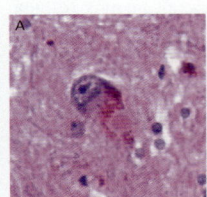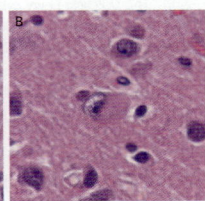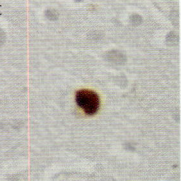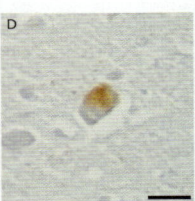

図 8-2-1 Lewy 小体
A:脳幹型 Lewy 小体(HE 染色),B〜D:皮質型 Lewy 小体。HE 染色(B),抗リン酸化αシヌクレイン抗体(C)および抗ユビキチン抗体(D)による免疫染色。スケールバーはいずれにも共通で 20 μm

あげられる。また LBD の特徴である交感神経節後線維の障害を反映した MIBG 心筋シンチグラフィでの血管支配域によらない広範な取り込み低下も診断に有用である。

■**診断** 現時点では前述した特異的とされる臨床症状や検査所見を含めた DLB 診断基準が提唱されており,それに基づいて診断されている(表 8-2-1)。

■**治療と薬理メカニズム** 認知機能障害に対して,アセチルコリンエステラーゼ阻害薬(ドネペジル,リバスチグミン,ガランタミン)が用いられることが多く,幻視の減少や認知機能の変動が,時に低用量でも改善する場合がある。元来 Alzheimer 病の治療薬として開発された薬剤であるが,DLB 脳内では Alzheimer 病と同等,あるいはそれ以上にアセチルコリン濃度が低下しているために,ある程度の効果が期待されると考えられている。わが国での保険上での使用はまだ認められておらず,一部の薬剤について臨床試験が進められている。漢方薬の抑肝散は,DLB の幻視の改善に効果的であるとして使用されている。より症状が強い場合,非定型抗精神病薬を投与する必要があるが,前述した過敏性の問題もあり,投与量や投与期間に十分配慮する必要がある。

パーキンソニズムについては,Parkinson 病治療薬が有効であるが,薬剤誘発性の幻視に Parkinson 病患者以上に

留意する必要があり，結果として少量しか用いられず，十分な運動改善効果を得られない場合もある．REM睡眠行動障害については，クロナゼパムが有効である．

DLBの治療に際しては，いずれの薬剤についても少量で使用を開始し，必要最小限量で維持することが重要である．

■ **経過・予後** 前述した治療はいずれも対症療法であり，疾患の進行を阻止する根本治療薬はない．比較的緩徐に進行する例から，認知機能の低下，特に幻視が急激に悪化することで在宅療養が早期に困難となる例などさまざまである．Parkinson病に比べて，運動症状の進行は緩徐な印象がある．

【古和 久朋】

参考文献
1) McKeith IG et al : Diagnosis and management of dementia with Lewy bodies: Third report of the DLB consortium. Neurology 65 : 1863-1872, 2005

3 前頭側頭葉型変性症

■ **定義・概念** Alzheimer（アルツハイマー）病，Lewy（レヴィ）小体型認知症が頭頂側頭葉の障害を主体とするのに対して，前頭側頭葉型変性症（frontotemporal lobar degeneration：FTLD）は前頭，側頭葉を中心とした萎縮，変性を主体とした一群の疾患であり，臨床的，病理学的には多様な種々の疾患を含む概念である．病変の主座を反映し，行動異常，発話と言語の異常を主体とする．

近年になり，神経細胞内に蓄積する異常蛋白質の種類による病理学的分類が提唱されるようになった．すなわち，タウ陽性封入体の存在する一群（tauopathy），TDP-43陽性の封入体の存在する一群（TDP-43 proteinopathy）と大きく分けられる．しかしながら，それらのどちらにも属さない病理学的特徴を持ったものも存在するため，それらに蓄積している蛋白質の同定が待たれる．

本疾患群の理解を困難にしている一つの原因は，さまざまな病理学的変化とさまざまな臨床症状の重なりがある点である．そのため，臨床診断名と病理診断名が対応しない症例が多いことを理解しなければならない（表8-3-1）．臨床的にはPick（ピック）病をはじめとする前頭側頭葉型認知症（FTD），進行性非流暢性失語（PNFA），意味性認知症（SD）の3病型に分けられるため，ここではあくまでも臨床の立場からそれぞれの臨床症状について記載することとする．

■ **疫学** 臨床的診断が困難な場合が多く，過小評価されている可能性があるが，おおよそ1/1万人程度の有病率で，男女差はなく，45〜65歳に好発年齢がある．欧米では家族歴を認める症例が多いが，わが国ではほとんどが孤発型である．家族性FTLDの原因遺伝子としては，*MAPT*（タウ），*VCP*，*CHMP2B*，*PGRN*が報告されている．

■ **病因・病態生理と分子メカニズム**

tauopathy：タウは神経細胞において微小管の重合および安定化を担っている．これがなんらかの原因によって異常にリン酸化され，神経細胞内に蓄積することで神経細胞死を引き起こすメカニズムが想定される．タウはAlzheimer病でも神経細胞内に蓄積しているが，FTLDでは病的な変化としての老人斑の蓄積は認めない．タウにはスプライスバリアントとして3リピートタウ，4リピートタウが存在するが，前者はPick病で，後者は皮質基底核変性症，進行性核上性麻痺，嗜銀顆粒病での蓄積が特徴的である．

TDP-43 proteinopathy：TDP-43は細胞核内でRNAの品質管理に関与していることが想定されている．FTLD患者脳では異常にリン酸化されたTDP-43が細胞質内に凝集蓄積しており，それによる神経細胞死が想定される．重要なことは，TDP-43はALS（筋萎縮性側索硬化症）患者の運動ニューロン細胞質内にも蓄積していることが示されたことであり，両者に共通の病理学的基盤のあることが想定される（図8-3-1）．

***C9ORF72*の（GGGGCC）n延長**：前頭側頭葉型認知症と筋萎縮性側索硬化症を合併する家系において9番染色体の*C9ORF72*遺伝子のイントロンのGGGGCC繰り返し配列の延長が認められることが近年報告され，海外においてはこの異常は同疾患の原因としてかなりの割合を占めることが示唆されている．この異常は*C9ORF72*の発現低下と関連しており，今後の詳細な病態のメカニズムの解明が待たれる．

■ **臨床症状・検査成績** 臨床病型としては以下に示すようなものがある．

検査としては神経心理学的検査と画像診断が主体となる．進行期ではCTスキャンでも異常が明らかとなる（図8-3-2）．MRIは進行すれば特徴的であるが（図8-3-3），初期には異常を見出せないこともあり，SPECT，PETなどの機能画像が有用である．

前頭側頭葉型認知症（frontotemporal dementia：FTD），**Pick病**：臨床的にはさらに脱抑制型，無欲型，常同型の3つに分類される．それぞれおかされる前頭葉の部位による差と考えられるが，重なりを持ち，必ずしも分類にあわない症例もある．

- **脱抑制型** 古典的にはPick病と診断される．going my way behaviorといわれる周囲を顧みない行動や，万引き，隣人との関係悪化などが目立ち，診察時にもいわゆる「立ち去り行動」がみられ，病識も欠如するため，診療に支障をきたすこともしばしばである．典型的には前頭葉眼窩面の萎縮が目立つ．

- **無欲型** 会話をしなくなる，日課をしなくなるなどの症状で発症するため，しばしば抑うつと混同される．前頭

表8-3-1 前頭側頭葉型変性症（FTLD）

臨床診断	病理診断	古典的疾患名
前頭側頭葉型認知症（frontotemporal dementia：FTD）	FTLD-tau	Pick病，皮質基底核変性症（corticobasal degeneration），嗜銀顆粒病（argyrophilic grain disease）
進行性非流暢性失語（progressive nonfluent aphasia：PNFA）	FTLD-TDP	認知症を伴う筋萎縮性側索硬化症（ALS）
意味性認知症（semantic dementia：SD）	FTLD-UPS	?

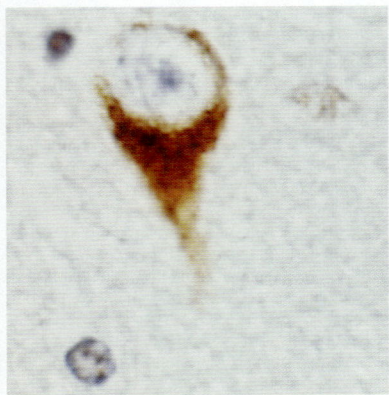

図 8-3-1 前頭側頭葉型変性症(FTLD)における TDP-43 陽性封入体
(岩坪威先生(東京大学)提供)

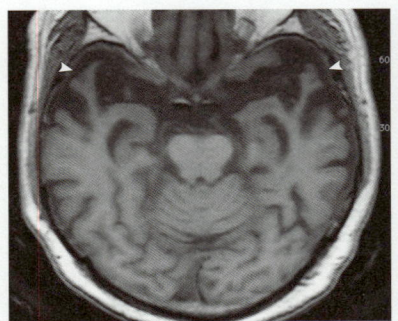

図 8-3-3 意味性認知症(SD)の頭部 MRI 像
側頭葉前方部(▷)の萎縮が著明である

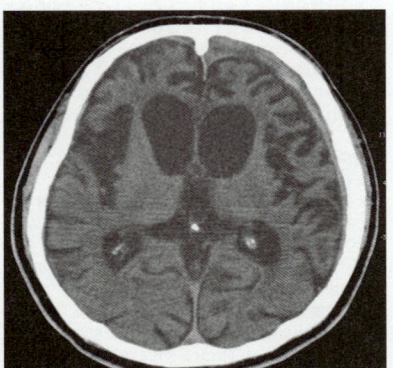

図 8-3-2 進行した前頭側頭葉型変性症(FTLD)の頭部 CT 像
左硬膜下血腫を合併している

葉穹窿面の機能不全が想定される。
- **常同型** 前方連合野から大脳基底核への抑制が外れた状態である。いわゆる時刻表的行動といわれ,毎日決まった時間に決まった場所に散歩に行く,決まった食事に固執するなどの症状を呈する。滞続言語(保続),反響言語などがみられる。

進行性非流暢性失語(progressive nonfluent aphasia:PNFA):優位半球前頭葉下前頭回の障害として,自発語がおかされる。当初は発話スピードが遅く,努力様で,Broca(ブローカ)失語に似る。進行すると単語のみの発語になり,さらに言語機能が喪失する。口顔面失行を呈する。

意味性認知症(semantic dementia:SD):優位半球側頭葉前方部の症状として,進行性の意味記憶障害が特徴である。特徴的なのはものの名前がいえないという症候で,ヒントを与えてもできない。たとえば「利き手はどちらですか」と尋ねても,「利き手ってなんですか」という答えが返ってきたり,ペンをさして「これはなんですか」と尋ねても,名前がいえず,「ペ」ではじまる物ですよねとヒントを与えても,続かないにもかかわらず,「なにに使う物ですか」と尋ねると,「こうやって書く物です」とその用途は説明できる。病変が劣位半球に強い場合は,相貌失認などの視覚性認知障害を呈する。側頭極の萎縮は時に knife edge appearance と形容される(図 8-3-3)。

■ **診断** 特徴的な臨床症状,機能画像などより診断するが,最終的には病理診断となる。家族歴のある症例では遺伝子診断が有用である。

■ **治療と薬理メカニズム/経過・予後** 進行性であり,十分なエビデンスを持って症状を改善させるような薬剤は存在しない。そのために対症療法が主体となる。Alzheimer 病とは異なり記銘力が保たれている点を利用し,作業療法を導入したり,情動行動を逆に利用するなどの介護療法がとられる。失語が目立つ症例ではコミュニケーション障害に対するいらいらや不満のため暴力が問題となることがある。反社会的行動や暴力が目立つ場合は向精神薬などでの鎮静がはかられる。次第に運動機能がおかされ,寝たきりとなる。

PNFA と SD はあくまでも臨床診断名であり,病理的には Alzheimer 病や皮質基底核変性症の可能性もあることを忘れてはならない。

【岩田 淳】

9 神経変性疾患

1 錐体外路性疾患

Parkinson病

● 定義・概念 Parkinson(パーキンソン)病(Parkinson disease:PD)は,安静時振戦,筋強剛,寡動・動作緩慢・姿勢反射障害などの運動障害を主な症候学的特徴とし,認知障害や自律神経障害などさまざまな随伴症状を呈する進行性の神経変性疾患である.90%以上は家族歴が明らかでない孤発性であり,5～10%は家族性である.家族性Parkinson病の一部でαシヌクレイン(α-synuclein)(*SNCA*),パーキン(parkin)(*PARK2*),*PINK1*,*DJ-1*,*LRRK2*などが原因遺伝子として報告されている.

● 疫学 神経変性疾患としてはAlzheimer(アルツハイマー)病に次いで頻度が高く,60歳以上の高齢者においては1%程度の罹患頻度であり,加齢とともに増加する.わが国の罹患頻度は人口10万人あたり100～150人と推定される.発症年齢は50歳代後半から60歳代前半にかけての発症が多いが,10～20%は45歳以下の発症である.人種差が大きいが,わが国では優性遺伝家系の5～10%でαシヌクレイン(*SNCA*)変異やパーキン(*PARK2*)変異を認め,若年発症例の20～40%でパーキン(*PARK2*)変異(多くはエクソンの欠失・重複変異)を認める.

孤発性Parkinson病の遺伝因子としては*GBA*,αシヌクレイン(*SNCA*),*LRRK2*などが報告されている.環境因子としては,喫煙やカフェイン摂取を行わない集団で罹患頻度が高いという報告がある.また1-methyl-4 phenyl 1,2,3,6 tetrahydropyridine(MPTP),マンガン,シアン化合物,トルエンなどの環境毒によってParkinson症状をきたすことが知られている.

● 病因・病態生理と分子メカニズム 病理学的特徴は,黒質緻密帯のドパミン神経細胞の脱落である.残存するドパミン神経細胞にはLewy(レヴィ)小体と呼ばれるαシヌクレイン抗体反応陽性の封入体が認められる.神経細胞脱落は交感神経や,ノルアドレナリン神経細胞を含む青斑核などにもみられる.これまで同定された原因遺伝子の機能解析により,αシヌクレイン蛋白質の過剰発現・病的蓄積,ミトコンドリアの機能障害,ユビキチン・プロテアソーム系の障害,酸化ストレスなどが孤発性Parkinson病とも共通する機序として推測されている.

● 臨床症状・検査成績 初発症状は片側性であることが多く,片側上肢の安静時振戦や動作緩慢,下肢の歩行障害が多い.

安静時振戦:4～5 Hzの周期的規則正しい震えで,姿勢動作や随意運動で減弱・消失する.ピルローリング(pill rolling)と呼ばれる丸くこねるような動きが特徴的である.罹患部位に注意が向いていないときに強く現れるので,病歴を話しているとき,非罹患部位の動作時や歩行時などに注目する.顔面では舌や下顎にみられることもある.

筋強剛:弛緩した状態で筋を受動的に伸展したときの抵抗(筋トーヌス)がほぼ一様に上昇していることをさす.頸部,肩,肘,手首,膝,足首で診察する.痙縮は抵抗が最初は強くてある時点で急に低下するような変化がある(折りたたみナイフ現象)ので区別できる.ゲーゲンハルテン(gegenhalten)は随意的に抵抗するような動きがある.筋トーヌスが全体に一様に上昇している場合は「鉛管様」と呼び,歯車のように断続的な抵抗がある状態を「歯車様」という.診察側と反対側の上肢で随意運動(腕の上げ下げや,離握手など)を行ってもらうと,筋強剛の程度が増強される.日常生活の訴えとしては,筋のこわばり感や痛みを伴う不快感が多い.

寡動・動作緩慢:動作の開始遅延および連続的な動作を行うときの速度・振幅の進行性低下性が特徴である.早い反復運動を行うと,進行性の振幅・速度の低下として観察できる.母指と示指のタップ(finger tapping)や,腕の回内・回外運動,足で床をタップする動作をできるだけ速く大きく行ってもらうと観察しやすい.横書きで字を書いてもらうと,典型的には右肩上がりで字がだんだんと小さくなる.粗大な動作より細かい動作が障害されるため,日常動作の訴えとしては,ボタンかけや歯磨きのしづらさ,書字の困難さ,キーボードの打ち間違え,ポケットから小さなものが出しづらい,などが多い.またしゃべりにくさ(速度の低下,声量の低下)の訴えもしばしばみられる.進行すると椅子からの立ち上がり,寝返りをうつなども困難になる.

姿勢反射障害:バランスを崩しそうになったときに姿勢を元に戻すことが困難になる.患者の後ろに立ち,両肩を軽く後ろに引いてみると,後方に小走りの状態になったり,足が動かず倒れてしまったりする(retropulsion).通常,PDでは病初期にはあまり目立たないため,診断的価値は低い.病初期から姿勢反射障害が強い場合は,後述する進行核上性麻痺の可能性を考える.

座位・立位・歩行障害:さまざまな程度で現れる.椅子に深く腰をかけると立ち上がるのに時間がかかることもある.座ったとき,片側に傾いた斜めの姿勢もしばしばみられる.立位では,首や腰をやや前屈し,肘をやや屈曲した前傾前屈姿勢をとることがある.歩きはじめに時間がかかったり(すくみ足),特に狭い場所での方向転換に時間がかかったりする.また歩行時に手の振りが小さいことが観察される.歩いているうちに歩幅が小さくなり加速される(加速歩行)ことがある.外的な刺激(手拍子や床の目印など)によって歩幅の速度・振幅が改善することもしばしばみられる.

その他,便秘,起立性低血圧,発汗過多,流涎,脂漏性顔貌,男性の勃起障害など,自律神経障害による症状はしばしばみられる.このような特徴的なParkinson症状以外にうつ状態,易疲労感,腰痛,REM 睡眠障害(悪夢をみる,睡眠中に手足をばたばた動かす,ベッドから転落する),むずむず脚症候群,嗅覚障害など非特異的な周辺症状にも留意する.

● 診断 Parkinson症状をきたす原因,疾患は多岐にわたる(表9-1-1).Parkinson病に特異的な検査法があるわけではなく,前述した安静時振戦,筋強剛,寡動・動作緩慢,姿勢反射障害,座位・立位・歩行障害,自律神経障害などに注目した病歴聴取,神経学的診察を行い,臨床的に診断する.薬剤性パーキンソニズムの頻度も高いので,内服の

確認は重要である。

何点か，診察法・検査・鑑別に注意すべき点をあげる。眼球運動では，垂直方向の注視制限は進行性核上性麻痺，注視眼振は多系統萎縮症の可能性を考える。Myerson（マイアーソン）徴候（眉間を繰り返し叩いたとき，そのたびに眼輪筋の収縮が起こり，それが持続する現象）もParkinson病の診断に有用である。錐体路障害の合併は進行性核上性麻痺，多系統萎縮症，大脳皮質基底核変性症などの可能性を考える。正常圧水頭症の歩行障害はParkinson病とよく似ているが，歩行時の両足の間隔が広い傾向があり，外的な刺激（手拍子や床の目印など）による歩行の改善は認められない。血管性パーキンソニズムでは症状は下肢に強く，歩行時の両足の間隔が広い傾向があり，加速歩行は認められない。起立性低血圧の評価は，安静臥位時と能動的起立後3分間の血圧を測定するSchellong試験が一般に行われる。収縮期血圧30 mmHg以上・拡張期血圧15 mmHg以上の血圧低下を有意と考える。Parkinson病でも起立性低血圧の頻度は高いが，運動障害の程度に比して重篤であったり運動障害に先行したりする場合は多系統萎縮症の可能性を考える。Lewy小体型認知症（dementia with Lewy bodies：DLB）の可能性を考慮した病歴聴取，認知機能評価も重要である。

頭部MRIでParkinson病に特徴的な所見はない。橋・中小脳脚・小脳の萎縮，橋の十字徴候，被殻外側のスリット状T2強調画像高信号域は多系統萎縮症の可能性を考える。中脳被蓋の萎縮は進行性核上性麻痺の可能性を考える。皮質下白質や基底核の多発性梗塞・虚血性病変は血管性パーキンソニズムの可能性を考える。脳室の拡大と高位円蓋部の脳溝狭小化は正常圧水頭症の可能性を考える。淡蒼球のT2強調画像低信号化と内部の高信号域（虎の目徴候）はHallervorden-Spatz（ハラーホルデンスパッツ）症候群の可能性を考える。中小脳脚のT2強調画像高信号域は脆弱X関連振戦・失調症候群（fragile X-associated tremor/ataxia syndrome：FXTAS）の可能性を考える。

Parkinson病では交感神経節後線維の変性が起こるため，^{123}I-MIBG心筋シンチグラフィ検査では心臓への集積低下が観察され，多系統萎縮症などParkinson症状をきたす変性疾患との鑑別に有用である。ドパミン神経系の機能画像もしばしば鑑別に有用である。ドパミン神経系の節前線維はフルオロドパ（^{18}F-DOPA）にて取り込まれシナプス前のドパミン終末に蓄積される）やドパミントランスポーター（シナプス前のドパミン再取り込み）を標識し評価する。節後線維はドパミン受容体（D_1およびD_2受容体）を標識し評価する。

■ **治療と薬理メカニズム** 現時点では病態の進行を抑制する根本的治療法はなく，Parkinson症状を軽減する薬物療法が基本となる。減少したドパミンを補充する目的で，レボドパ（levodopa）とドパミン受容体アゴニストが治療の基本となる。

レボドパは中枢でドパミンに変換されるが，末梢組織でもドパミンに代謝されてしまうので，末梢性ドパ脱炭酸酵素阻害薬との合剤を用いる。レボドパは長期服用に伴う運動合併症（wearing-off現象，on-off現象，ジスキネジアなど）が問題になることがある。ドパミン受容体アゴニストはドパミン受容体に直接結合して作用する。一般にレボドパと比べると作用が弱いが，作用の持続が長いので日内変動を減らすことができる。ドパミン受容体アゴニストは，単独でもレボドパとの併用でも用いられ，その使い分け・開始時期には議論がある。一般的には若年者ではドパミン受容体アゴニストを優先し，高齢者や認知障害がある場合はレボドパを優先する。

それ以外の薬物は，状況に応じて補助的に使用する。抗コリン薬はドパミン低下により相対的に過剰となっている線条体のアセチルコリン受容体をブロックする。振戦に有効だが，高齢者では精神症状，認知機能低下，抗コリン作用に伴う副作用（口渇，霞眼，尿閉，便秘など）が問題になるので適応は慎重にする。塩酸アマンタジンは，線条体ドパミン神経細胞終末よりドパミン放出を促進する。寡動・動作緩慢や歩行障害への効果を期待して使用し，幻視など精神症状の副作用に留意する。モノアミン酸化酵素B（MAD-B）阻害薬やカテコール-O-メチルトランスフェラーゼ（COMT）阻害薬はドパミン代謝を阻害し，レボドパの作用時間を延長する効果を期待する。ドロキシドパは，脳内でノルアドレナリンに変換され作用する。すくみ足や起立性低血圧への効果を期待する。脳深部刺激療法は，外科手術により視床下核など特定の位置に留置した電極からの電気刺激によりその部位の活動を抑制する治療法で，内服薬の減量が可能となり，症状の日内変動やジスキネジアの改善などが期待される。

■ **経過・予後**

薬物療法によって生命予後は一般人口とそれほど大きく変わらないと考えられており，発症から10年経過しても多くの場合は歩行可能である。しかし症状の進行には個人差が大きいので，一概に予測することは難しい。歩行困難・臥床状態となり，嚥下障害が出現すると嚥下性肺炎など感染症が問題となる。

なお，レボドパを長期に服用していた患者が急に服薬を中止したとき，悪性症候群と呼ばれる症状・所見（発熱，筋強剛の増悪，血清CK（クレアチンキナーゼ）の著明な上昇，ミオグロビン尿）が生じることがある。重篤な場合，意識障害，横紋筋融解症およびそれに伴う急性腎不全，播種性血管内凝固（DIC）をきたす。脱水，電解質異常，感染症など

表9-1-1　Parkinson症状を起こす原因・疾患

頻度の高い原因・疾患
- Parkinson病
- 血管性パーキンソニズム
- 薬剤性パーキンソニズム
  （ドパミン遮断薬，Ca拮抗薬，バルプロ酸など）

変性疾患・代謝疾患
- 多系統萎縮症
- 進行性核上性麻痺
- 大脳皮質基底核変性症
- Hallervorden-Spatz症候群
- 脆弱X関連振戦・失調症候群
- Wilson病
- G_{M1}ガングリオシドーシス（成人型）

その他
- 正常圧水頭症
- 基底核の腫瘍性病変
- 脳炎後パーキンソニズム
- 中毒（マンガン，一酸化炭素など）

が誘発因子である．治療は，十分な補液とともにレボドパを再開し，ダントロレンナトリウムなどを投与する．

進行性核上性麻痺

■ **定義・概念** 進行性核上性麻痺(progressive supranuclear palsy：PSP)は，核上性注視麻痺・Parkinson 症状を主な症候学的特徴とし，脳幹・基底核・小脳・前頭葉など多系統の障害をきたす進行性の神経変性疾患である．

■ **疫学** 罹患頻度は人口10万人あたり5～6人と推定される．発症年齢は50～70歳代にかけての発症が多く，男性に多い傾向がある．きわめてまれに家族性発症が報告されている．

■ **病因・病態生理と分子メカニズム** 病理学的特徴は，淡蒼球・視床下核・黒質・脳幹被蓋・小脳歯状核など多系統の神経細胞脱落，および神経細胞・グリア細胞における異常なリン酸化タウ蛋白質の沈着である．PSPに特徴的な所見として，グリア細胞の一種アストロサイトにおいて，中心部から放射状に配列された突起にタウ蛋白質が沈着している所見があり，tuft-shaped astrocyte と呼ぶ．PSPはタウ蛋白質の障害(tauopathy)による代表的な疾患の一つと位置づけられている．

■ **臨床症状・検査成績** Parkinson 症状を呈するが，Parkinson 病と比べると安静時振戦が目立たない，筋強剛が頸部・体幹に強い，易転倒性が強いことが特徴である．なかでも易転倒性は初期から著しく，繰り返す転倒を主訴にすることが多い．姿勢反射障害に加えて徐々に認知障害，下方視の障害，上肢の寡動・動作緩慢を合併することが多く，頻回の転倒による外傷が介護上の大きな問題である．

垂直方向の注視麻痺は PSP の大きな特徴だが，初期には目立たないことがある．下方視が障害されるため，ネクタイが結びにくい，食事のときこぼしてしまう，階段を下りるのが怖くなるなど，日常生活で気づかれることがある．症状が進行すると水平方向の注視や瞬目も障害され，特徴的な顔貌になる．眼球運動障害は外眼筋・外眼神経自体が麻痺しているわけではなく，外眼神経の上位の障害(核上性)なので，眼球頭位反射によって眼球運動がみられる(人形の眼現象)．

初期には筋強剛は四肢に目立たず頸部・体幹に強いため，背筋を伸ばして緊張した姿勢のような印象を受けることがある．進行すると頸部は後屈する．認知障害は自発性・関心の低下，うつ状態，無動・無言，保続など前頭葉機能障害がしばしばみられる．無動・無言状態にみえても反応に時間がかかるだけで答えが返ってくることもある．把握反射など前頭葉徴候がみられることもある．頭部 MRI など画像検査では，典型的には中脳被蓋の萎縮，第3脳室の拡大を認める．頭部 MRI の正中矢状断像における中脳被蓋部の萎縮でハチドリのくちばしのようにみえることから「humming bird appearance」と呼ばれている．

■ **診断** 発症から1～2年程度経過し，ある程度の症候がそろった典型例では診断は容易であるが，病初期や非典型例では診断がしばしば困難である．非典型例としては無動・すくみ足が目立つ場合(pure akinesia with gait freezing)，小脳症状が強い場合，非流暢性失語が前景に立つ場合などがある．

■ **治療と薬理メカニズム** Parkinson 病に準じた薬物療法が基本であるが，あまり有効ではない．初期には抗 Parkinson 病薬が有効であることがあるが，徐々に効果がなくなる．

■ **経過・予後** 発症から2～3年で車椅子，4～5年で臥床状態になり，5～9年以内に死亡することが多い．球麻痺による嚥下障害，転倒による頭部外傷が予後を規定する．

大脳皮質基底核変性症

■ **定義・概念** 大脳皮質基底核変性症(corticobasal degeneration：CBD)は，左右差の強い失行・Parkinson 症状・錐体路障害を主な症候学的特徴とし，前頭葉・頭頂葉・基底核など多系統の障害をきたす進行性の神経変性疾患である．

■ **疫学** 罹患頻度は人口10万人あたり2人程度と推定される．発症年齢は60～80歳代が多く，女性に多い傾向がある．

■ **病因・病態生理と分子メカニズム** 病理学的特徴は，前頭葉・頭頂葉に強い大脳皮質・視床・視床下核・赤核・黒質・脳幹被蓋・小脳歯状核など多系統の神経細胞脱落および神経細胞・グリア細胞における異常なリン酸化タウ蛋白質の沈着である．CBDに特徴的な所見として，グリア細胞の一種アストロサイトの突起の遠位部にタウ蛋白質が沈着して斑状にみえる形態的所見が知られており，astrocytic plaque と呼ぶ．CBD はタウ蛋白質の障害(tauopathy)による代表的な疾患の一つと位置づけられている．

■ **臨床症状・検査成績** 症状の著明な左右差が特徴であり，片側の上肢から発症することが多い．Parkinson 症状に加えて皮質症状である失行・失認・失語を伴い，失行が前景に立つことが多い．失行は初期には肢節運動失行(麻痺や Parkinson 症状では説明のつかない巧緻運動障害)として現れ，ある程度進行すると観念運動失行，観念失行が出現することがある．観念運動失行は自動的な動作はできるのに，口頭で命令された客体なしの動作ができないことが特徴である．診察としては，実物がない状態で動作の真似をしてもらう．観念失行は運動の概念そのものの障害と理解されている．

診察としては，実物がない状態で動作の真似ができないときに，実物を与えてもなおかつできなければ観念失行の可能性が高い．Parkinson 症状が強いとき，失行を評価することは困難である．失行の類縁症状として，他人の手徴候が知られている．自分の上肢が自分のものであるという概念が障害された状態であり，異常な肢位や不随意にみえる動きがみられる．ジストニア，姿勢時・動作時振戦，ミオクローヌスなどの不随意運動もしばしばみられる．皮質症状である失認(半側空間無視，触覚性失認など)や非流暢性失語も時にみられるが，失行と比べると目立たないことが多い．顔面・舌の失行(顔面や舌の命令動作が困難になるが自然な動きはできる状態)，構音失行(意味のある発話はできないが，字を書くことで表現ができる)も時にみられる．

SPECT や PET など機能画像検査では，典型的には片側の前頭葉・頭頂葉の機能低下を反映する所見を呈し，頭部 MRI など画像検査では同部位の萎縮を認める．

■ **診断** 臨床診断はしばしば困難である．CBD を病理学

的診断名として用い，臨床的には大脳皮質基底核症候群（corticobasal syndrome：CBS）という診断名を用いることもある。

■ **治療と薬理メカニズム**　Parkinson病に準じた薬物療法が基本であるが，あまり有効ではない。各種の不随意運動に対して対症療法を行うことがある。

● **経過・予後**　発症から約5〜10年で臥床状態となり死亡することが多い。

多系統萎縮症

● **定義・概念**　多系統萎縮症（multiple system atrophy：MSA）は，自律神経症状に加え，Parkinson症状または小脳失調症状を主な症候学的特徴とし，脳幹・基底核・小脳・自律神経など多系統の障害をきたす進行性の神経変性疾患である。

臨床的に小脳症状が前景に立つ小脳型（MSA-C）とParkinson症状が前景に立つパーキンソニズム型（MSA-P）に分類される。かつては臨床的に別個に位置づけされていたオリーブ橋小脳萎縮症（olivopontocerebellar atrophy：OPCA），線条体黒質変性症（striatonigral degeneration：SND），Shy-Drager（シャイドレーガー）症候群（Shy-Drager syndrome：SDS）は，発症時の表現型が異なるだけの同一疾患とみなされている。

● **疫学**　臨床診断の困難さと病型の広がりがあり，正確な罹患頻度は不明であるが，わが国の罹患頻度は人口10万人あたり7人程度と推定され，欧米に比べてやや多い。発症年齢は40〜60歳代で，50歳代前半が多く，男性に多い傾向がある。わが国ではMSA-Cが大部分（80〜90%）であるのに対し，欧米ではMSA-Pが過半数（約60%）と報告されており，人種差による遺伝因子の関与が示唆されている。きわめてまれに家族性発症が報告されている。MSA患者の血縁者にParkinson病患者が多いという報告もある。遺伝因子として，欧米ではαシヌクレイン（α-synuclein）（SNCA）遺伝子との関連が報告されているが，日本人では結果は再現されていない。環境因子としては，農業や有機溶剤に曝露しやすい集団や喫煙を行わない集団で罹患頻度が高いという報告がある。

● **病因・病態生理と分子メカニズム**　病理学的特徴は，小脳・中小脳脚・橋・延髄オリーブ核・黒質・線条体などの神経細胞脱落，およびグリア細胞における細胞質内封入体（glial cytoplasmic inclusion：GCI）である。

GCIはMSAに特異的な所見であり，鍍銀染色で明瞭に観察され，免疫組織化学染色でユビキチン，αシヌクレインなどが陽性になる。ヒトαシヌクレインをオリゴデンドログリア細胞特異的に過剰発現させたトランスジェニックマウスでは，GCIの特徴を持つ封入体と神経細胞脱落が報告されており，Parkinson病とともにαシヌクレイン蛋白質の障害（synucleinopathy）による疾患の一つと位置づけられることがある。

● **臨床症状・検査成績**　発症時の症状は臨床的亜型により異なる。小脳失調症状としては立位・歩行の不安定さで気づかれることが多く，書字や上肢の細かい動作の障害，構音障害もみられる。Parkinson症状としては，寡動・動作緩慢による運動障害で気づかれることが多く，Parkinson病と比べると安静時振戦が目立たない。自律神経症状が強

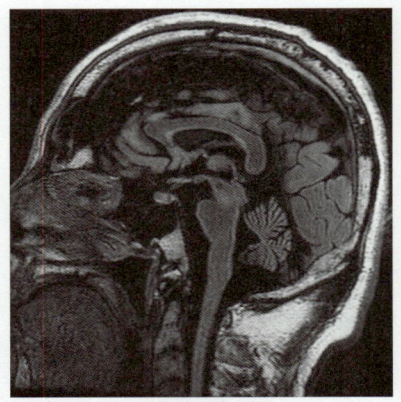

図9-1-1　MSA-C患者のMRI像（矢状断）
橋の底部・下部に強い萎縮を認める

い，進行が早くレボドパの反応が悪いことが特徴である。

自律神経症状としては起立性低血圧，排尿障害，男性の勃起不全などがみられる。排尿障害は蓄尿障害（頻尿・尿意切迫）・排出障害（排尿開始遅延，排尿時間延長，残尿）が起こる。睡眠時無呼吸症候群，吃逆発作などの呼吸の異常もしばしば合併する。進行期には錐体路障害（深部腱反射の亢進，Babinski（バビンスキー）背屈反応）を伴うことも多い。

頭部MRIなど画像検査では，橋・中小脳脚・小脳の萎縮を認める。橋の萎縮は底部・下部に強いことが特徴である（**図9-1-1**）。中小脳脚の橋横走線維の選択的萎縮・グリア細胞増生を反映して，T2強調画像にて橋に十字状の高信号域（十字徴候（cross sign））を認める（**図9-1-2**）。また基底核では被殻背側部にT2強調画像低信号域，およびその外側に隣接して線状・弧状の高信号域を認めることがある。

自律神経障害を評価する検査は診断・病勢評価に有用である。起立試験は，安静臥位時と能動的起立後3分間の血圧を測定するSchellong試験が一般に行われる。収縮期血圧30 mmHg以上・拡張期血圧15 mmHg以上の血圧低下を有意とする。血圧低下を代償する脈拍増加反応にの欠如も自律神経障害を示唆する所見である。心電図R-R間隔変動検査ではR-R間隔変動が低下する。排尿障害の評価として超音波残尿検査は有用であり，30 mLを超える残尿を有意と考える。その他，[123]I-MIBG心筋シンチグラフィ検査において，MSAでは交感神経節前線維の変性が起こるため心臓への集積低下が起こらないのに対して，Parkinson病では交感神経節後線維の変性が起こるため鑑別に有用である。睡眠中の呼吸障害およびそれに関連した突然死は臨床的に大きな問題であり，声帯麻痺の有無，嚥下機能，睡眠時無呼吸の程度の評価は時に必要である。認知障害が臨床的に問題となることは多くないが，前頭葉機能障害を示唆する報告がある。

● **診断**　発症から1〜2年程度経過し，ある程度の症候がそろった典型例では診断は容易であるが，病初期では診断がしばしば困難である。MSA-Cでは遺伝性脊髄小脳変性

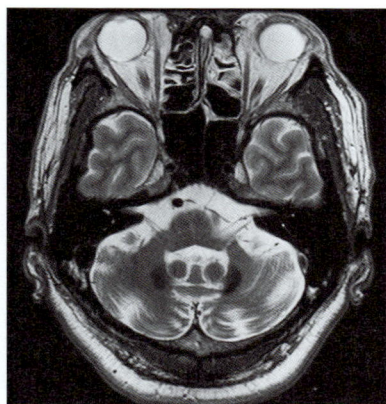

図 9-1-2 MSA-C 患者の MRI 像（T2 強調画像，水平断）
橋・中小脳脚・小脳の萎縮，および橋の十字徴候を認める

症，孤発性の皮質性小脳萎縮症との鑑別が問題になる。画像上の橋萎縮，錐体路障害，自律神経障害の合併が鑑別点である。MSA-P では Parkinson 病，進行性核上性麻痺（PSP）などとの鑑別が問題になる。MSA-P でも初期には黒質変性が線条体変性に先行することもあり，レボドパの反応がみられることもあるが，病勢の進行とともに反応は低下する。PSP や大脳皮質基底核変性症と比べると MSA の発症年齢は平均 50 歳代前半とやや若い傾向がある。

■ 治療と薬理メカニズム

Parkinson 症状に対しては Parkinson 病に準じた薬物療法が基本であるが，あまり有効ではない。小脳症状に対して TRH（甲状腺刺激ホルモン放出ホルモン）誘導体であるタルチレリンを処方することがあるが，あまり有効ではない。自律神経症状に対しては，個別の症状に応じた対症療法となる。起立性低血圧は生活指導（飲水励行，急に立ち上がらないなど日常生活動作〈ADL〉の注意，夜間の頭部挙上，弾性ストッキングによる下肢の圧迫など）に加え，アメジニウムメチル硫酸塩（ノルアドレナリン再取り込み阻害薬），ミドドリン塩酸塩（α_1 作動薬），ドロキシドパ（ノルアドレナリン前駆体）などを用いることがある。排尿障害は，蓄尿障害に抗コリン薬，排出障害にコリン作動薬，利尿筋括約筋協調不全に α_1 遮断薬などを用いる。間欠導尿が必要になる場合もある。声帯麻痺など窒息の危険がある場合は気管切開を行う。

■ 経過・予後 発症から約 3 年で歩行に補助が必要になり，約 5 年で車椅子，約 8 年で臥床状態となる。嚥下障害，呼吸障害，自律神経障害が予後を規定する。

Huntington 病

■ 定義・概念

Huntington（ハンチントン）病（Huntington disease：HD）は浸透率 100％の常染色体優性遺伝性疾患で，舞踏運動・精神症状・認知障害を主な症候学的特徴とし，尾状核・被殻・前頭葉など多系統の障害をきたす進行性の神経変性疾患である。原因遺伝子は 4 番染色体にある *huntingtin*（*HTT*）遺伝子の CAG 繰り返し配列（正常では 12〜30 回）の伸長変異（HD では 36〜100 回以上）である。エクソン内のコドン CAG はグルタミン酸をコードするため，CAG 繰り返し配列の伸長による疾患をポリグルタミン病と総称し，HD はその代表的疾患の一つである。

■ 疫学 わが国の罹患頻度は人口 10 万人あたり 0.5 人程度で欧米の約 1/10 以下である。発症年齢は 30〜40 歳代の発症が多いが，20 歳以下の若年発症（HD の約 10％）や 65 歳以上の高齢発症例もある。

■ 病因・病態生理と分子メカニズム 病理学的特徴は，線条体・前頭葉など多系統の神経細胞脱落および神経細胞における伸長ポリグルタミン陽性・ユビキチン陽性の核内封入体である。伸長した CAG 繰り返し配列を持つ *HTT* のトランスジェニックマウスは，HD と病理学的・臨床的に類似した所見を呈する。

トランスジェニックマウスの検討では，臨床的に発症する前から神経細胞内に核内封入体が出現することが知られている。CAG 繰り返し数が多いほど発症年齢が若く，かつ重症である。世代を経るごとに繰り返し数は増加する傾向があり（表現促進現象〈anticipation〉），変異が父親由来の際に増加の程度が強い。Huntingtin 蛋白質はさまざまな組織で発現されているが，その生理学的機能は不明な点が多い。

■ 臨床症状・検査成績 舞踏運動を中心とする不随意運動，精神症状をさまざまな程度に認め，臨床像は家系内でも一定ではない。初期には巧緻運動障害，軽度の不随意運動，軽度の精神症状（うつ状態，易刺激性の亢進，易怒性など）を認め，進行すると舞踏運動が明らかになることが多い。

舞踏運動は，初期には神経質な動きの癖ととらえられていることが多く，随意的な動作や精神的緊張により誘発・増悪される。顔面では舌打ち，口すぼめ，しかめ面，瞬きのような動きが多く，進行すると構音や嚥下機能を障害する。

不随意運動は他にジストニア，ミオクローヌス，振戦もしばしばみられる。病勢の進行とともに前頭葉機能障害を中心とする認知障害，精神症状が明らかになる。てんかん発作を認めることもある。時に精神症状から発症し，統合失調症として治療されていることもある。

精神症状は人格変化（易刺激性，易怒性，情動不安定），うつ状態などである。アルコール依存，ギャンブル依存，自殺企図の頻度も少なくなく，注意が必要である。

認知障害は遂行機能障害に代表され，計画を立てる能力，思考の柔軟さ，抽象的な思考，不適切な行為を抑制するなどの機能が障害される。若年発症（特に Westphal 型と呼ぶことがある）では，認知障害や痙攣発作が目立ち，ジストニアやミオクローヌス，寡動・筋強剛などの Parkinson 症状を呈する頻度が高い。頭部 MRI など画像検査では，尾状核頭部の萎縮が特徴的で，側脳室前角が拡大する。

■ 診断 優性遺伝性の家族歴と特徴的な症状，画像検査から臨床的診断は比較的容易である。遺伝子診断による確定診断，および予後や介護などに関する情報提供が可能になる。

歯状核赤核淡蒼球ルイ体萎縮症（dentato-rubro-pallido-luysian atrophy：DRPLA）は優性遺伝形式の舞踏運動，認知障害を呈するが，画像検査でHDは尾状核頭の萎縮があること，DRPLAは白質病変（T2強調画像高信号域）を呈することなどから鑑別する．有棘赤血球を伴う舞踏病（chorea-acanthocytosis）は舞踏運動と尾状核頭の萎縮を伴うが，劣性遺伝形式であること，認知障害は伴わないこと，有棘赤血球を認めることなどから鑑別する．

なお本疾患にかぎらず一般に遺伝性疾患では，当該患者のみならず血縁者の診断につながりうるという遺伝学的問題が生じることを念頭におき，そのような遺伝学的問題を含めた推定病名告知・検査説明を行い，同意のうえで遺伝子検査を行うよう配慮する必要がある．発症前診断，出生前診断を含む遺伝学的問題に関する相談を患者から受けることもあり，臨床遺伝学の専門的知識・経験を有する医療機関・医師への紹介・連携が必要なことがある．

■**治療と薬理メカニズム**　現時点では病態の進行を抑制する根本的治療法はなく，舞踏運動を軽減する薬物療法が基本となる．舞踏運動に対してはドパミン受容体遮断薬が有効であり，チアプリド，ハロペリドール，ペルフェナジンなどを用いる．

■**経過・予後**　認知障害，精神症状から介護が困難であることもある．発症から10～20年で臥床状態となり，死亡することが多い．

ジストニア

■**定義・概念**　ジストニア（dystonia）は体の一部ないし全身に不随意の持続性筋収縮（拮抗筋どうしが同時に収縮する）によって捻転・反復運動・異常肢位をきたす症候を呈す．ジストニアを主症状とする疾患群の総称に用いることもある．発症年齢，罹患範囲によりジストニアを分類すると，若年発症では家族性・全身性が多く，成人発症では孤発性・局所性（痙性斜頸，書痙，顔面ジストニアなど）が多い．

■**疫学**　成人発症の局所性ジストニアは，若年発症の全身性ジストニアと比べて約10倍頻度が高い．局所性ジストニアのなかでは痙性斜頸が最も多く，人口10万人あたり3人程度と推定される．

■**病因・病態生理と分子メカニズム**　基底核・視床・視床下核病変（周産期障害，血管障害，炎症，外傷，低酸素障害，腫瘍など）から二次的にジストニアをきたすことがあるが（症候性ジストニア），そのような器質的障害が認められないジストニア（原発性ジストニア）の原因は不明である．原発性ジストニアは多様であり臨床型も多岐にわたるが，原因遺伝子がいくつか同定されている．DYT1変異に伴う捻転ジストニア（dystonia musculorum deformans）は浸透率30～40％の常染色体優性遺伝性疾患でTorsin-1A（*TOR1A*）遺伝子の変異による．瀬川病（ドパ反応性ジストニア）（DYT5）は浸透率30％程度（女性優位に発症）の常染色体優性遺伝性疾患でGTPシクロヒドロラーゼⅠ（*GCH1*）遺伝子の変異からドパミン合成の補酵素であるビオプテリンの低下からドパミン神経細胞の機能障害をきたす．

■**臨床症状・検査成績**　ジストニアは罹患部位の拮抗筋が同時・持続性に収縮した状態であり，その症候学的診断が第一義である．随意運動によって罹患部位のジストニアは増悪する．異常肢位を制御しようと随意運動を行うことで律動的な運動が生じることがある．また精神的ストレスや疲労により増悪し，睡眠によって軽快・消失する．罹患部位の感覚刺激によりジストニアが軽減することが知られており，感覚トリックと呼ぶ．

痙性斜頸は，30～50歳代発症で女性に多い．罹患部位は胸鎖乳突筋，僧帽筋など頸部・肩甲部の筋で，持続的に首の回旋・左右の傾き・屈曲・伸展が生じ，律動的な頸部の運動を合併する．頸部・肩甲部の痛みの訴えも多い．書痙は，30～40歳代発症で男性に多い．書字動作に伴って手内・上肢の筋が不随意に収縮し，手関節の異常肢位を伴う障害である．職業的に細かく手を使う場合に，その動作に関連したジストニアを示すことがある（作家の書痙，ピアニストや楽器演奏者のジストニアなど）．顔面ジストニアは，40歳代以降の発症で女性に多い．閉眼に関連した顔面筋全体の不随意な持続的収縮（眼瞼痙攣）と，それに加えて口部・下顎のジストニアを伴うことがある．初期には瞬目回数の増加を示し，進行すると閉眼筋の不随意収縮のため開眼が困難になる．

*TOR1A*変異によるジストニア（DYT1）は，幼少時期発症の全身性捻転ジストニアの多くを占める（10～50％）．幼少時期から青年期に発症し，下肢の局所性ジストニアより上肢・全身に広がる．重症例では随意運動や歩行などで異常な筋収縮が誘発され，奇妙な肢位・姿勢をとったり，歩行が大きく障害されたりする．安静時の筋トーヌスは正常で深部腱反射異常や感覚異常は認めない．瀬川病によるジストニア（DYT5）は，発達期は正常だが幼少時期に発症し，初発症状は歩行時の足のジストニア肢位（内反尖足）が多い．10歳代半ばまで症状は四肢に広がり進行するが，30歳以後は進行しない．症状の日内変動（夕方になると症状が悪化する），レボドパによる症状の著明な改善が特徴である．髄液検査でドパミンの代謝産物であるホモバニリン酸の低下を認める．

■**治療と薬理メカニズム**　対症的に抗コリン薬（トリヘキシフェニジルなど），ベンゾジアゼピン（クロナゼパムなど），ドパミン遮断薬などを用いる．罹患筋が限局している場合，ボツリヌス毒素の罹患筋への注射が有効なこともある．その他，脳深部刺激療法を試みることもある．

本態性振戦

■**定義・概念**　本態性振戦（essential tremor：ET）は，姿勢時・動作時の振戦（規則的で両方向性の運動）を主症状とする原因不明の良性疾患である．

■**疫学**　ETは最も頻度の高い神経疾患の一つであり，ごく軽症例を含めると40歳以上の罹患頻度は4.0～5.0％と報告されている．加齢とともに発症・罹患頻度が増加する．家族内集積性が高いこと，人種差があることが報告されており，遺伝因子が背景にあることが示唆される．双生児研究では二卵性双生児の一致率27～42％に対して一卵性双生児の一致率は60～63％と低く，環境因子の関与も示唆されている．

■**病因・病態生理と分子メカニズム**　病因・病態生理は不明な点が多い．家族内集積性が高いが，特定の原因遺伝子は同定されていない．神経変性が生じている可能性を示唆する報告もあるが，剖検例に乏しく確認されていない．

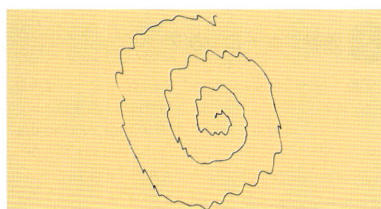

図 9-1-3　本態性振戦患者の描く渦巻き模様

● **臨床症状・検査成績**　一般的には姿勢時・動作時の両側上肢の比較的速い（4～12 Hz）振戦である。姿勢時振戦は上肢を体の前に伸ばして指をそろえる肢位などで誘発される。動作時振戦は字を書く，液体を注ぐ，箸を使うなどの日常的な動作で誘発される（図 9-1-3）。精神的な緊張によって症状は増強される（人前で字を書く，お酒を注ぐなど）。アルコール摂取で症状は軽減される。安静時には振戦は通常消失するが，軽度にみられることもある。頭部や発声の際の震えを伴うこともある。

● **診断**
　振戦の鑑別として，Parkinson 病，甲状腺機能低下症，Wilson（ウィルソン）病，ジストニアに伴う律動的運動，ミオクローヌスなどがある。生理的振戦を増悪させる嗜好品・薬剤としてカフェイン，喫煙，リチウム，プレドニゾロン，バルプロ酸，β 刺激薬などがある。
　Parkinson 病では通常，症状の左右差がある。安静時振戦が目立ち，寡動・動作緩慢，筋強剛を伴う，などから鑑別するが，時に難しいこともある。甲状腺機能亢進症は比較的頻度の高い疾患であり，症候学的に区別が難しいこともあるため，ET を疑っていても甲状腺機能を検索すべきである。甲状腺機能亢進症では体重減少，頻脈，下痢，暑がりになるなどの身体症状を伴うことがある。若年発症例では Wilson 病の可能性も念頭におく。ジストニアに伴う律動的運動やミオクローヌスでは振動に規則性がなく，振動の方向性があることなどから区別する。

● **治療と薬理メカニズム**　β 遮断薬（プロプラノロール，インデノロール）が第一選択薬であるが，喘息・房室ブロックなどの不整脈・糖尿病を増悪させることもあるので合併疾患に注意する。プリミドン（バルビツール酸系）を第一選択薬とする考えもある。ジアゼパム（ベンゾジアゼピン系）もしばしば用いられる。クロナゼパム，ゾニサミド，ガバペンチン，トピラマートなどの抗てんかん薬を用いることもある。視床中間腹側核への脳深部刺激療法を試みることもある。

● **経過・予後**　症状は進行することもあるが，基本的には良性疾患である。生命予後は一般人口と変わらないと考えられている。

Gilles de la Tourette 症候群

● **定義・概念**　Gilles de la Tourette（ジル・ド・ラ・トゥレット）症候群（Gilles de la Tourette syndrome）は，小児期発症の慢性チックを特徴とする症候群で，注意障害・強迫性障害・自閉症・気分障害を伴うことがある。

● **疫学**　客観的な診断基準をつくることが困難であり，正確な罹患頻度は不明である。軽症例を含めると学童児の 0.5～1.0％という報告もある。男児が女児に比べて多い傾向がある。

● **病因・病態生理と分子メカニズム**　中枢神経の形態的異常，組織学的異常は指摘されていない。かつては心因性と考えられていたが，自閉症などと同様に神経発達の障害と考えられるようになってきた。家族内集積性もあり遺伝因子の関与も推定されているが，特定の遺伝子との関連はまだわかっていない。最近，優性遺伝形式をとる Gilles de la Tourette 症候群の 1 家系で，ヒスタミン生合成を制御する L-ヒスチジン脱炭酸酵素（L-histidine decarboxylase）の変異が報告され，病態との関連が注目されている。

● **臨床症状・検査成績**　チックは古典的に運動性チックと音性チックに分類する。

- **運動性チック**　不規則で方向性のある運動であり，単純な動作から複雑な動作である。たとえば，顔面のすばやい動き（まばたき，顔をしかめる），首を振る，腕や肩を振りまわす，体をねじったり揺すったりする，他人の体や周囲のものなどに触る，など型どおりの動作である。

- **音性チック**　咳払い，鼻をする，短い叫び声，汚言症（罵りや卑猥な内容），うなり声，ため息をつくなどがある。

他の多くの不随意運動と異なり，症状に先駆して抵抗できない内的な緊張（罹患部周囲の不快な感覚など）が生じ，それを緩和するためにチックを行う。自分の意志によってある程度は抑制することができるが，我慢した結果リバウンド現象が生じることがある。

● **診断**　チックの症候学的診断が第一義である。ミオクローヌスは一般にチックより速度が速く，症状に先駆する内的緊張を伴わない。自閉症などにみられる常同行動は，一般的に持続の長い繰り返し運動である。チックを合併しうる器質的原因・疾患として Huntington 病，Wilson 病，Lesch-Nyhan（レッシュ-ナイハン）症候群，コカイン・アンフェタミン中毒などがある。

● **治療と薬理メカニズム**　多くの場合，自然軽快するため薬物療法の適応は慎重にする。ハロペリドールなどドパミン受容体遮断薬やリスペリドンなど非定型抗精神病薬（ドパミン受容体のほか，セロトニン受容体などに作用する）が広く用いられている。内的緊張を緩和させるため行動療法を行うこともある。

● **経過・予後**　典型的には 6～8 歳で頭頸部の運動性チックより発症し，10～12 歳まで症状は増悪する。思春期から青年期にかけて症状は軽快する傾向があり，就業に問題が生じることは少ない。強迫性障害，自閉症など合併疾患の存在が機能的予後を規定する。

Hallervorden-Spatz 症候群

● **定義・概念**　Hallervorden-Spatz（ハラーホルデン-スパッツ）症候群（Hallervorden-Spatz syndrome）は，常染色体劣性遺伝形式をとり，幼少時期発症の錐体外路障害・錐体路障害を症候学的特徴とし，淡蒼球・尾状核・黒質などの鉄沈着，軸索の腫大・変性（spheroid）を特徴とする進行性の神経変性疾患である。

近年，共通の病態を持つ類縁疾患を含めいくつかの原因遺伝子（*PANK2*, *PLA2G6*, *FTL*, *CP*）が同定され，それらを neurodegeneration with brain iron accumulation（NBIA）と総称することもある．古典的な Hallervorden-Spatz 症候群は *PANK2* 関連 NBIA に対応し，ここではその特徴を記載する．

● **疫学** 疫学データは乏しいが，罹患頻度は 100 万人あたり 1～3 名程度と推定され，明らかな人種差はないと考えられている．NBIA 全体の約 50% で *PANK2* 変異を認める．

● **病因・病態生理と分子メカニズム** *PANK2* は補酵素 A の生合成に関連するパント酸キナーゼをコードしており，その変異によってミトコンドリアの補酵素 A 欠乏，脂肪酸 β 酸化障害をきたし，酸化ストレスへの脆弱性を惹起するなどの病態が考えられている．なぜ特定の組織が障害されるのかという組織特異性，生化学的な病態パスウェイについて不明な点が多い．

● **臨床症状・検査成績** 平均 3～4 歳の発症で，運動のぎこちなさやジストニアによる歩行障害で発症することが多い．錐体外路症状としてジストニア，舞踏運動，アテトーシス，構音・嚥下障害，筋強剛を認める．さらに錐体路障害による痙性麻痺が加わる．精神発達遅延・知能障害，強迫性障害を伴うこともある．てんかん発作はまれである．網膜色素変性症，視神経萎縮の合併がしばしばみられる．有棘赤血球を認めることがある．頭部 MRI では淡蒼球の鉄沈着を反映した T2 強調画像低信号化を認め，さらに内部に高信号域（虎の目徴候）を認める．

● **診断** *PANK2* 関連 NBIA 以外の NBIA では，淡蒼球の T2 強調画像低信号化は一様で内部の高信号域（虎の目徴候）は認められない場合がある．鑑別のポイントになる．幼少時期発症の錐体外路障害をきたしうる鑑別疾患として Wilson 病，Huntington 病，Lesch-Nyhan 症候群，有棘赤血球を伴う舞踏病（chorea-acanthocytosis）などがある．

● **治療と薬理メカニズム** ジストニアに対する対症療法（バクロフェンなど筋弛緩薬，抗コリン薬，ボツリヌス毒素注射，脳深部刺激療法など）が中心になる．鉄キレート療法，パントテン酸大量投与療法が試みられたことがあるが，有効性は示されていない．

● **経過・予後** 典型的には 6 歳未満で発症し，発症から 10～15 年以内に歩行不能となる．10 歳代前半に発症し，進行が比較的緩徐な亜型例も存在する．

【三井 純】

参考文献

1) パーキンソン病治療ガイドライン（日本神経学会）：http://www.neurology-jp.org/guidelinem/parkinson_index.html
2) 厚生労働省精神・神経疾患研究委託費「神経疾患の予防・診断・治療に関する臨床研究」班，厚生労働科学研究費補助金（難治性疾患克服研究事業）「神経変性疾患に関する調査研究」班：進行性核上性麻痺（PSP）診療とケアマニュアル（http://www.nanbyou.or.jp/pdf/psp2009_1.pdf）
3) Stefanova N et al：Multiple system atrophy: an update. Lancet Neurol 8:1172-1178, 2009
4) Tarsy D et al：Dystonia. New Engl J Med 355:818-829, 2006
5) Louis ED：Essential tremor. Lancet Neurol 4:100-110, 2005
6) Rickards H：Tourette's syndrome and other tic disorders. Pract Neurol 10:252-259, 2010
7) Hayflick SJ et al：Genetic, clinical, and radiographic delineation of Hallervorden-Spatz syndrome. N Engl J Med 348:33-40, 2003

2 運動ニューロン疾患

● **定義・概念** 横紋筋の運動を司る神経には大脳運動野の上位運動ニューロン，そして脊髄前角の下位運動ニューロンがある．運動ニューロン疾患（motor neuron disease：MND）はなんらかの原因によりこれらのどちらか，もしくは両方が選択的におかされる疾患である．

筋萎縮性側索硬化症

● **疫学** 筋萎縮性側索硬化症（amyotrophic lateral sclerosis：ALS）の発病率は 10 万人あたり 0.4～1.9 で，有病率は 2～7 とされる．男女比は 2：1 でやや男性に多い．発病率のピークは 50～60 歳代であり，危険因子としては遺伝的素因に加えて外傷などが報告されている．全 ALS の 5～10% は常染色体優性遺伝であり，表 9-2-1 のような遺伝子が同定されている．

● **病因・病態生理と分子メカニズム** 本疾患は神経変性疾患の一群であり，病態の本質はいまだ不明といわざるをえない．遺伝性で原因遺伝子が特定されているものについても，それらの分子の発症への関与のメカニズムは完全に解明されたとはいえない．いままでで最も研究が進んだ領域は SOD1 と TDP-43 についての研究であるが，少なくとも SOD1 の本来の機能である活性酸素の解毒機能の発症への関与は否定的であること，TDP-43 の運動ニューロン中の凝集蓄積による神経毒性が強く想定されることがあげられる（図 9-2-1）．その他には AMPA 受容体のサブユニット GluR2 の RNA 編集異常やミトコンドリア機能異常などが発症への関与として検討されている．病理学的には運動ニューロン内に Bunina（ブニナ）小体という構造物を認めることが特徴的とされるが，SOD1 の変異を伴う ALS などではその所見は認めない．いずれにせよ，本疾患は運動ニューロンが選択的に細胞死を生じることによって発症する疾患と考えられ，その細胞選択性の解明が発症メカニズムの解明の鍵となることは間違いがない．

● **臨床症状** 進行性の筋力低下と筋萎縮が特徴的である．これらは下位運動ニューロン症状であるが，左右差を持ってはじまる場合が多く，上下肢の一肢の麻痺を主訴に来院することもまれではない．一方，球麻痺を初発症状とする場合は構音障害や嚥下困難を主訴とするし，呼吸筋麻痺が主に進行し拘束性呼吸不全で発症する場合もある．なんらかの緩徐進行性筋力低下を主訴とする患者の場合は常に鑑別診断にあげるべき疾患といえよう．

診察で重要なのは筋萎縮の分布と筋力低下の分布である（図 9-2-2）．すなわち，頸椎症や腰椎症，神経叢障害，末梢神経障害でも同様の症状を呈する場合はあるが，それらの場合での分布は髄節や末梢神経の支配域に沿って障害があるべきであり，ALS はそれらに合致しない分布をとること，また脳神経領域にも同様の所見を呈すること，そして感覚障害がないことにより診断される．さらに診断に重要な所見としては筋線維束性攣縮であり，大腿内側広筋，頤（おとがい）筋などでみられることが多く，また物理的刺激により誘発される場合があるため，注意深く観察すべき所見である．一方，上位運動ニューロン徴候は目立たない場合も多い，特に筋萎縮の進行した場合などでは痙

表 9-2-1 筋萎縮性側索硬化症（ALS）

ALS#	遺伝形式	遺伝子座	遺伝子名	遺伝子産物
ALS1	AD	21q22.1	SOD1	superoxide dismutase1
ALS2	AR	2q33	ALS2	alsin
ALS3	AD	18q21	不明	
ALS4	AD	9q34	SETX	senataxin
ALS5	AR	15q15.1-q21.1	SPG11	spatacsin
ALS6	XR	16p11.2	FUS	fused in sarcoma
ALS7	AD	20p13	不明	
ALS8	AD	20q13.3	VAPB	vesicle-associated membrane protein/synaptobrevin-associated membrane protein B
ALS9	AD	14q11.2	ANG	angiogenin
ALS10	AD	1p36.2	TARDBP	TDP-43
ALS11	AD	6q21	FIG4	fig4 homolog
ALS12	AR	10p15-p14	OPTN	optineurin

AD：常染色体優性，AR：常染色体劣性，XR：X連鎖劣性

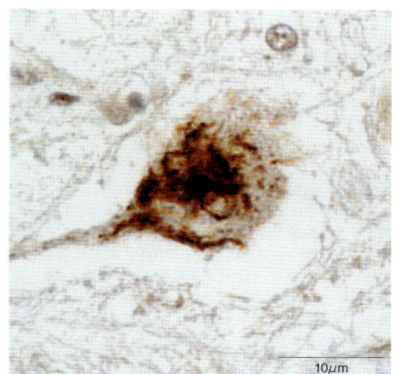

図 9-2-1 筋萎縮性側索硬化症（ALS）における TDP-43 陽性封入体
古典的には skein like inclusion と呼ばれる構造物
（岩坪威先生〈東京大学〉提供）

縮が目立たず，Babinski（バビンスキー）徴候が陽性とならないことは珍しくはないため，腱反射の亢進のみを呈する場合があることも忘れてはならない。

● **検査成績** 臨床検査で最も重要なものは針筋電図である。これにより活動性神経原性変化，すなわち線維束性収縮電位，陽性鋭波，運動単位の減少と多相性化などが出現する。上位運動ニューロン障害の検出には経頭蓋窩運動皮質刺激による皮質脊髄路の伝導速度低下と刺激閾値上昇が，臨床所見上上位運動ニューロン徴候が目立たない場合で有用である。

血液，髄液で診断に有用なマーカーは現段階では存在しないが，他の治癒可能な疾患を見逃さないためには施行すべきである。この場合，血清 CK（クレアチンキナーゼ）が 500 U/L 程度まで上昇することはまれでないし，脳脊髄液でも蛋白が 50 mg/dL 程度の軽度上昇することもあるため，それらのデータ異常にとらわれることのないようにしたい。

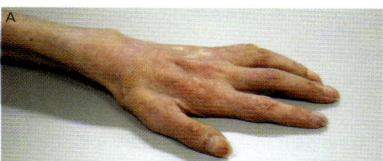
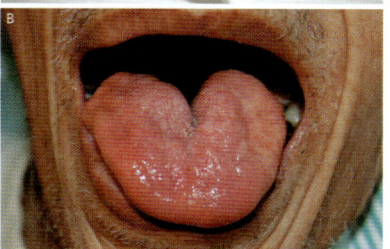
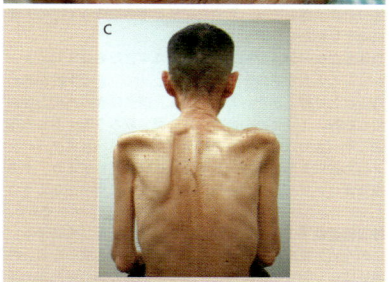

図 9-2-2 筋萎縮性側索硬化症（ALS）の臨床像
A：背側骨間筋の著明な筋萎縮を認める
B：舌の萎縮を認める
C：上肢肩甲帯の左右差を持った筋萎縮

画像診断では MRI T2 強調画像での中心前回の低信号，皮質脊髄路の高信号が報告されるが，診断的であるとはいえない。脳血流 SPECT では運動野の特異的な血流低下が

認知症を伴うALS：前頭側頭葉型変性症（FTLD）を合併する場合がある。神経細胞内にTDP-43の蓄積が認められる。
▶ **診断** 症状より鑑別を要する疾患は多い。特にALSという診断名は患者の生命予後についても言及する重大な診断であることをまず念頭におくべきである。すなわち，頚椎症，腰椎症，神経叢障害，多発ニューロパチー，炎症性疾患，遺伝性痙性対麻痺，脊髄腫瘍，重症筋無力症など，予後がよいか，あまり良好でなくとも十分な治療法が存在する疾患を見逃してはならない。このためには針筋電図だけでなく，末梢神経伝導速度，中枢神経系のMRIの画像診断を補助診断とし，脳脊髄液の検査も可能なかぎり行って除外診断をはかるべきである。筋生検は必須ではないが，非典型的な症例や鑑別が困難な場合は行うこともある。他に特に鑑別を要する疾患として，球脊髄性筋萎縮症，伝導ブロックを伴う多巣性運動ニューロパチー，若年性一側上肢筋萎縮症（平山病），封入体筋炎がある（他章参照）。
▶ **治療と薬理メカニズム** 残念ながら決定的なものはない。近年になりグルタミン酸の興奮毒性を阻害するリルゾールがわが国でも認可され，数カ月ではあるが延命効果が認められている。

ALSの治療において最も重要なことは患者のおかれた状況に共感し，患者や家族との信頼関係を築き，起こりうるさまざまな問題点について事前に話しあい，方針を決めておくことである。医師としての本質的な能力を試される疾患であるといっても過言ではない。治癒不可能な疾患であるからこそ患者の生活の質（QOL）をいかに高く保つかを最優先とするべきで，疾患の本質についての十分な説明はもちろんのこと，対処可能な症状に対する対症療法を積極的に行うべきである。

進行性の筋力低下の結果として以下のような症状を呈する。

嚥下機能低下： 嚥下筋の筋力低下に対しては補助栄養法の導入が不可欠である。誤嚥性肺炎の防止のためにも嚥下障害の目立つ患者では，経内視鏡的胃瘻造設のうえでの栄養補給を早期から検討すべきである。

コミュニケーション能力の低下： 音声言語をコミュニケーションの大きな手段とするヒトにとって，その手段が奪われることは耐えがたい苦痛である。構音障害の高度な症例でも熟練によってその会話内容を聞き取ろうとする努力は惜しむべきではないし，発話訓練などのリハビリテーションは非常に重要である。それでも症状は進行するが，その場合はコンピュータを介し残存筋によって指示を与えることでコミュニケーションをはかる手段を考慮すべきである。

呼吸機能低下： 呼吸筋の機能低下は生命予後に直結する。このため，生命維持のためには呼吸補助が必要となる。呼吸障害が軽度の段階ではマスク型の非侵襲的呼吸器の装着が呼吸苦を和らげるためにも有用である。しかしながら，進行した呼吸障害には十分ではなく，この場合は気管切開のうえでの侵襲的人工呼吸器装着が必要となる。

その他の訴え： 有痛性痙攣，流涎，抑うつ状態を呈することが多く，それぞれに対する対症療法はQOLを向上するために強く推奨される。

球脊髄性筋萎縮症

▶ **定義・概念** 球脊髄性筋萎縮症（spinobulbar muscular atrophy：SBMA）はX染色体劣性遺伝形式をとる下位運動ニューロン疾患であり，男性で発症する。アンドロゲン受容体遺伝子（AR）の第一エクソンのCAGリピートの増加によって生じる。正常では34以下のリピートが36以上になると発症し，リピート数が多いほうが若年発症で，かつ重症化する。
▶ **疫学** わが国での患者数は2,000人程度と推定される。
▶ **病因・病態生理と分子メカニズム** 神経変性疾患のなかでは比較的病態が解明されている。すなわち，増加したCAGリピートはグルタミン鎖へと翻訳されるが，長いグルタミン鎖を持つアンドロゲン受容体はジヒドロテストステロンと結合し，細胞核内において転写異常などの神経細胞に対する毒性を呈すると考えられている。
▶ **臨床症状・検査成績** 通常30〜40歳代に下肢の筋力低下や有痛性痙攣で発症する。診察所見では上下肢の近位筋優位の筋萎縮と筋力低下，腱反射低下，高度の舌萎縮を呈するが，構音障害は比較的軽度である。contraction fasciculationが特徴的で，会話時の顔面筋のぴくつき，手を保持による上肢の姿勢時振戦を呈する。上位運動ニューロン徴候は認めない。下肢優位の軽度の感覚低下を認めることがある。アンドロゲン不全による女性化乳房，性欲減退，乏精子症，陰萎などが認められる（図9-2-3）。

血液検査では1,000 U/L程度のCK，そしてグルタミン酸オキサロ酢酸トランスアミナーゼ（GOT），グルタミン酸ピルビン酸トランスアミナーゼ（GPT）の軽度上昇を認める。耐糖能異常，脂質代謝異常を認める場合があり，場合によっては適切な治療が必要となる。他にアンドロゲン異常による黄体形成ホルモン（LH），卵胞刺激ホルモン（FSH）の高値を認める。針筋電図では巨大振幅電位と運動単位の現象が特徴的である。
▶ **診断** 臨床症状より診断が可能な場合が多いが，針筋電図を補助診断とし，遺伝子検査で確定診断とする。
▶ **治療と薬理メカニズム** 現段階では対症療法が主体である。上肢の振戦にはβ遮断薬が有効である。有痛性攣縮にはダントロレンナトリウム（ダントリウム®）などの筋弛緩薬が有効である。

現在，分子病態に即した治療法の試みがなされている。すなわち異常アンドロゲン受容体の細胞核内移行を阻害するために黄体形成ホルモン放出ホルモン（LHRH）アナログの投与が試行され，動物実験では有効性が示された。現在，ヒトを対象とした臨床試験が進行中である。
▶ **経過・予後** 誤嚥，呼吸不全を呈することがあるが，ALSのような早い経過ではなく，緩徐な経過であるため，高齢になり歩行困難をきたすことで車椅子生活となることは多いが，生命予後に脅威となることはあまりない。しかしながら，死因は肺炎や声帯麻痺による窒息などがありえ，注意が必要である。

脊髄性筋萎縮症

▶ **定義・概念** 脊髄性筋萎縮症（spinal muscular atrophy：SMA）は，常染色体優性遺伝を呈する小児期発症の疾患である。主なものは5番染色体の*SMN*（survival of

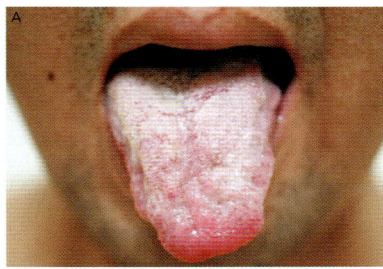
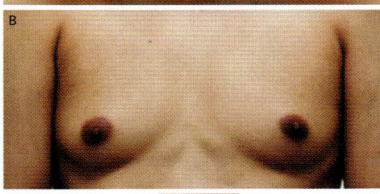
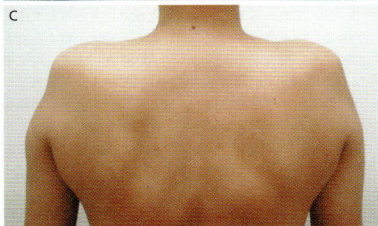

図9-2-3　球脊髄性筋萎縮症(SBMA)の臨床像
A：舌の萎縮，B：女性化乳房，C：上肢帯筋萎縮
(山本知孝先生〈東京大学〉提供)

motor neuron)遺伝子の異常によるものであるが，それ以外にもさまざまな病型が報告されている．*SMN*遺伝子には相同性の高い*SMA1*と*SMA2*があり，それぞれが5番染色体の近傍に存在する．本質的には*SMA1*遺伝子の欠失により疾患が発症するが，同時に*SMA2*遺伝子の重複が生じることで病型に変化が生じる．
● **疫学**　出生数1万に対して1程度の発症といわれる．
● **臨床症状・検査成績**　発症時期，重症度により以下のように分類される．

SMA I 型(Werdnig-Hoffmann病)：Werdnig-Hoffmann(ウェルドニッヒ-ホフマン)病は妊娠後期の胎動が少ないことで気づかれることもあり，通常出生時にはfloppy infantである．出生3カ月までに体幹近位筋の筋力低下で発症する．球麻痺，呼吸筋麻痺をきたし1.5歳までに死亡することが多い．

SMA II 型(中間型)：1.5歳までの発症で，立位はとれない．2歳程度で死亡することが多い．

SMA III 型(Kugelberg-Welander病)：Kugelberg-Welander(クーゲルベルク-ヴェランダー)病は1.5歳以上の発症で進行は緩徐である．程度により生命予後はさまざまである．

SMA IV 型(late onset)：思春期から成人期の発症でやはり近位筋優位の筋力低下と萎縮を呈する．緩徐に進行し歩行不能となる可能性はあるが，生命予後は良好である．
● **診断**　臨床症状から疑い，*SMN*遺伝子の欠失や重複をもって診断する．
■ **治療と薬理メカニズム**　予想される生命予後に応じて下位運動ニューロン障害に対する対症療法を行う．
【岩田 淳】

3　脊髄小脳変性症

● **定義・概念**　脊髄小脳変性症(spinocerebellar degeneration：SCD)は，小脳もしくはその連絡線維の系統的な変性により，運動失調を主徴とする疾患群の総称である．SCDでは小脳性運動失調を主徴とする疾患群が大部分であるが，痙性対麻痺を主徴とし，脊髄の錐体路，後索，脊髄小脳路の系統的な変性を主体とする遺伝性痙性対麻痺(hereditary spastic paraplegia：HSP)も含まれる．
● **疫学**　有病率は，人口10万人あたり約18人(厚生労働省の2002年度特定疾患交付件数から推定)．

頻度は，SCDにおける厚生労働省の2002年度特定疾患医療受給者証交付件数は2万3,483人であった．そのうち情報が得られた1万487人においては，孤発性脊髄小脳失調症(spinocerebellar ataxia：SCA)が67.2％，常染色体優性SCA(autosomal dominant SCA：ADSCA)が27％，常染色体劣性SCA(autosomal recessive SCA：ARSCA)が1.8％，遺伝性痙性対麻痺(HSP)が占める割合は4.7％であった．

小脳性運動失調を主徴とする疾患群

孤発例が約70％，遺伝性疾患が約30％である．
・**非遺伝性**　孤発群においては，多系統萎縮症(multiple system atrophy：MSA)のMSA-C型をあらわすオリーブ橋小脳萎縮症(olivoponto cerebellar atrophy：OPCA)が約2/3を占め，変性が小脳に限局し緩徐進行性の皮質性小脳萎縮症(cortical cerebellar atrophy：CCA)が，約1/3を占める．
・**遺伝性**　小脳性運動失調を主徴とする遺伝性SCAの約90％が常染色体優性SCA(ADSCA)で，残りの約10％が常染色体劣性SCA(ARSCA)である．ADSCAの発症頻度には地域差がみられ，Machado-Joseph(マシャドジョセフ)病(Machado-Joseph disease：MJD)が全国的には最も頻度が高いが，西日本では脊髄小脳失調症6型(SCA6)が最も多い．そのほか，わが国に多いSCA31，歯状核赤核淡蒼球ルイ体萎縮症(dentatorubral-pallidoluysian atrophy：DRPLA)の占める割合が高い．

痙性対麻痺を主徴とする疾患群

遺伝性痙性対麻痺(HSP)では遺伝形式により，常染色体優性HSP(autosomal dominant HSP：ADHSP)，常染色体劣性HSP(autosomal recessive HSP：ARHSP)，X連鎖劣性HSP(X-linked recessive HSP：XRHSP)に分類される．ADHSPが多くを占め，ARHSPは少なく，XRHSPはまれである．わが国においてはADHSPの約1/2を痙性対麻痺4型(spastic paraplegia type 4：SPG4)が占めてい

■ 病因・病態生理と分子メカニズム　MSAでは特徴的な嗜銀性封入体（glial cytoplasmic inclusion：GCI）がオリゴデンドログリア内に存在している．神経細胞質内においても，封入体（neuronal cytoplasmic inclusion：NCI）が同定されている．これらの封入体の主成分として，リン酸化α-synucleinが見出され，MSAはα-synucleinの異常に伴うsynucleiopathyとされている．皮質性小脳萎縮症（CCA）の発症機序は不明である．

遺伝性SCDの原因遺伝子は，分子遺伝学的手法の発展とともに次々に同定された（表9-3-1）．ADSCAは，近年，原因遺伝子座が同定されると，SCAの何番というように，病名がThe Human Genome Organization（HUGO）により機械的に番号つけが行われている．わが国のADSCAにおいては，これまでに80％強の原因遺伝子が同定されているが，未同定の家系が20％近く残っている．そこには頻度の低いADSCAが含まれると推測されている．

これまでに判明しているADSCAの原因遺伝子異常は，トリプレットリピートの異常伸長によるものが多い．トリプレットリピート病と呼ばれることもある．トリプレットリピート病のほとんどが，CAGの3塩基の異常伸長による．翻訳領域内のCAGリピートはポリグルタミン鎖をコードする．したがって，トリプレットリピート病の患者では，正常サイズのポリグルタミン鎖のほかに正常より数倍に伸長した（伸長の程度は疾患による）ポリグルタミン鎖が産生される．伸長したポリグルタミン鎖は凝集して核内に移行し，転写機構の阻害などを引き起こして神経細胞機能障害をきたすと考えられている．

HSPについても，現在までに50近いHSPの遺伝子座が同定されており，そのうち約半数において原因遺伝子が同定されている（表9-3-1）．

● 臨床症状

小脳症状：SCAの中核症状をなす．小脳性運動失調により，四肢の協調運動障害，体幹失調が生じ，起立，歩行障害を呈する．歩行は不安定で，開脚して歩くwide based gaitを呈するが，次第に歩行困難となってくることが多い（障害の程度は疾患による）．小脳性構音障害（不明瞭発語，断綴性発語，爆発性発語），眼振，筋トーヌスの低下などが付随する．

錐体路症状：筋トーヌスの亢進（痙縮），四肢腱反射の亢進，Babinski（バビンスキー）徴候などがみられる．痙性対麻痺は，両下肢の麻痺（対麻痺）および痙縮を主徴とし，歩行ははさみ脚歩行を呈する．

随伴症状：SCDでは，錐体外路症状（パーキンソニズム（parkinsonism）），自律神経障害（起立性低血圧，膀胱直腸障害，陰萎など），脊髄後索性失調，末梢神経障害，眼症状（複視，びっくり眼，slow eye movement，眼球運動失行，網膜色素変性，黄斑変性など），認知機能低下，痙攣，難聴などの症状も伴い，疾患により症状が特徴的に組み合わさって呈する．痙性対麻痺では，随伴症状の有無により純粋型と複合型に分類されている．基本的に痙性対麻痺のみを呈する純粋型痙性対麻痺に対して，複合型痙性対麻痺は精神発達遅滞，痙攣，難聴，脳梁の菲薄化，網膜色素変性などを伴う．

脊髄小脳変性症の代表的な疾患

孤発性SCA

- **オリーブ橋小脳萎縮症（OPCA）**　孤発性SCAの約2/3を占める．臨床，病理所見からMSAの小脳症状を主徴とするMSA-C型に分類される．小脳症状を主徴とするが，自律神経症状，パーキンソニズムを伴う．錐体路症状を呈することが40～70歳代にみられるが，50～60歳代で発症することが多い．進行は他のSCDに比べて速く，小脳性運動失調症で発症し，次第に自律神経症状，パーキンソニズムが生じ，経過約5年で車椅子レベル，10年で臥床状態となる．嚥下障害に伴う誤嚥性肺炎や，睡眠時無呼吸などの呼吸障害が生命予後にかかわり，突然死も生じる．

- **皮質性小脳萎縮症**　小脳性運動失調および構音障害が緩徐に進行する．60歳前後で発症することが多いが，70歳代や80歳代の発症例もみられる．緩徐進行性で，独歩が保たれる場合もある．同じ孤発性SCAのOPCAに比べ，本疾患は生命予後が良好である．

常染色体優性脊髄小脳失調症（ADSCA）

- **Machado-Joseph病（MJD/SCA3）**　ポルトガル領のアゾレス諸島から米国へ移住した家系に見出された疾患であるが，世界各国に家系が存在し，地域差はあるがわが国においては最も頻度の高いADSCAである．原因遺伝子*ATXN3*（ataxin 3）内のCAGリピート異常伸長により生じる．小脳性運動失調，構音障害，眼振，錐体路症状といった中核症状に加えて，進行性外眼筋麻痺，末梢神経障害，筋萎縮を呈する．びっくり眼と呼ばれる特徴的な顔面所見に加えて，ジストニアなど錐体外路症状や顔面ジスキネジアを呈することもある．

- **DRPLA**　わが国に多い疾患である．原因遺伝子*ATN1*（atrophin-1）内のCAGリピート異常伸長により生じる．DRPLAは0～60歳代までの幅広い年齢層で発症し，発症年齢により臨床像が異なる．CAGリピートが長い若年発症例（20歳未満発症）では，進行性ミオクローヌスてんかんの臨床像を示し，知能低下を伴う．成人後期発症例では，CAGリピートの伸長の程度が若年発症例に比べて軽く，小脳性運動失調，舞踏運動などの不随意運動，認知機能低下が主体となる．DRPLAでは，世代を経るとCAGリピートが伸長しやすく，発症年齢の低下や重症化が生じやすいという表現促進現象（anticipation）が知られている．特に，父親由来のほうがCAGリピート伸長が生じやすいと報告されている．

- **SCA6**　小脳性運動失調を主体とする緩徐進行性の疾患である．近畿，中国地方ではADSCAのなかで最も頻度の高いSCAとなっている．原因遺伝子*CACNA1A*（calcium channel, voltage dependent, P/Q type, α1A subunit）内のCAGリピート異常伸長により生じる．通常，40歳以降に発症し，比較的，高齢発症のSCAである．小脳性運動失調，構音障害を主体とするが，反復するめまい発作が小脳症状に先立って出現することがある．そのような一群では，頭位変換時に垂直下向き眼振を伴うことが多い．生命予後は比較的良好である．

- **SCA31**　SCA6と同様，小脳性運動失調，構音障害を主徴とする緩徐進行性の疾患であり，SCA6と臨床症状か

表 9-3-1　主な遺伝性脊髄小脳変性症および原因遺伝子

疾患			遺伝子			
疾患名		遺伝形式	遺伝子座	遺伝子記号	遺伝子名	リピート伸長

常染色体優性脊髄小脳失調症

疾患名		遺伝形式	遺伝子座	遺伝子記号	遺伝子名	リピート伸長
spinocerebellar ataxia 1	SCA1	AD	6p23	ATXN1	ataxin 1	CAG リピート伸長（翻訳領域）
spinocerebellar ataxia 2	SCA2	AD	12q23-q24.1	ATXN2	ataxin 2	CAG リピート伸長（翻訳領域）
Machado-Joseph disease/spinocerebellar ataxia 3	MJD/SCA3	AD	14q32.12	ATXN3	ataxin 3	CAG リピート伸長（翻訳領域）
spinocerebellar ataxia 5	SCA5	AD	11q13.2	SPTBN2	β-spectrin, nonerythrocytic 2	
spinocerebellar ataxia 6	SCA6	AD	19p13	CACNA1A	calcium channel, voltage dependent, P/Q type, α1 A subunit	CAG リピート伸長（翻訳領域）
spinocerebellar ataxia 7	SCA7	AD	3p21.1-p12	ATXN7	ataxin 7	CAG リピート伸長（翻訳領域）
spinocerebellar ataxia 8	SCA8	AD	13q21	ATXN8OS	ATXN8 opposite strand (non-protein coding)	CTG リピート伸長（3' 非翻訳領域）
spinocerebellar ataxia 10	SCA10	AD	22q13	ATXN10	ataxin 10	ATTCT リピート伸長（イントロン）
spinocerebellar ataxia 11	SCA11	AD	15q15.2	TTBK2	tau tubulin kinase 2	
spinocerebellar ataxia 12	SCA12	AD	5q32	PPP2R2B	protein phosphatase 2	CAG リピート伸長（5' 非翻訳領域）
spinocerebellar ataxia 13	SCA13	AD	19q13.33	KCNC3	potassium channel, voltage-gated, shaw-related subfamily, member 3	
spinocerebellar ataxia 14	SCA14	AD	19q13.4	PRKCG	protein kinase Cγ	
spinocerebellar ataxia 15	SCA15	AD	3p26.1	ITPR1	inositol 1, 4, 5-triphosphate receptor, type 1	
spinocerebellar ataxia 17	SCA17	AD	6q27	TBP	TATA box-binding protein	CAG リピート伸長（翻訳領域）
spinocerebellar ataxia 23	SCA23	AD	20p13	PDYN	prodynorphin	
spinocerebellar ataxia 27	SCA27	AD	13q34	FGF14	fibroblast growth factor 14	
spinocerebellar ataxia 28	SCA28	AD	18p11.21	AFG3L2	ATPase family gene 3-like 2	
spinocerebellar ataxia 31	SCA31	AD	16q22.1	BEAN1 TK2	brain expressed, associated with NEDD4, 1 thymidine kinase 2	(TGGAA)n などの5塩基繰り返し配列の挿入（イントロン）
spinocerebellar ataxia 35	SCA35	AD	20p13	TGM6	transglutaminase 6	
spinocerebellar ataxia 36	SCA36	AD	20p13	NOP56	NOP56	GGCCTG リピート伸長（イントロン）
dentatorubral-pallidoluysian atrophy	DRPLA	AD	12p13.31	ATN1	atrophin-1	CAG リピート伸長（翻訳領域）

常染色体劣性脊髄小脳失調症

疾患名		遺伝形式	遺伝子座	遺伝子記号	遺伝子名	リピート伸長
Friedreich ataxia	FRDA	AR	9q21.11	FXN	frataxin	GAA リピート伸長（イントロン）
ataxia, early-onset, with oculomotor apraxia and hypoalbuminemia/ataxia-oculomotor apraxia 1	EAOH/AOA1	AR	9p13.3	APTX	aprataxin	
spinocerebellar ataxia autosomal recessive 1/ataxia-oculomotor apraxia 2	SCAR1/AOA2	AR	9q34	SETX	senataxin	
spinocerebellar ataxia autosomal recessive 8	SCAR8	AR	6q24.2-q25.3	SYNE1	spectrin repeat containing, nuclear envelope 1	
spinocerebellar ataxia autosomal recessive 9	SCAR9	AR	1q42.11	ADCK3	aarF domain containing kinase 3	
ataxia-telangiectasia/Louis-Bar syndrome	AT	AR	11q22-q23	ATM	ataxia telangiectasia mutated	
ataxia-telangiectasia-like disorder	ATLD	AR	11q21	MRE11	MRE11 meiotic recombination 11 homolog A(S. cerevisiae)	
spinocerebellar ataxia with axonal neuropathy(SCAN1)	SCAN1	AR	14q32.11	TDP1	tyrosyl-DNA phosphodiesterase 1	

表9-3-1 つづき

疾患			遺伝子			
疾患名		遺伝形式	遺伝子座	遺伝子記号	遺伝子名	リピート伸長
cerebellar ataxia, Cayman type	ATCAY	AR	19p13.3	ATCAY	ataxia, cerebellar, Cayman type (Caytaxin)	
Marinesco-Sjögren syndrome	MSS	AR	5q31	SIL1	SIL1 homolog, endoplasmic reticulum chaperone (S. cerevisiae)	
spastic ataxia, Charlevoix-Saguenay type	SACS	AR	13q11	SACS	spastic ataxia of Charlevoix-Saguenay (sacsin)	
familial isolated deficiency of vitamin E	VED	AR	8q12.3	TTPA	alpha tocopherol transfer protein	
X連鎖劣性脊髄小脳失調症						
fragile X tremor ataxia syndrome	FXTAS	XR	Xq27.3	FMR1	fragile X mental retardation 1	CGGリピート伸長（5'非翻訳領域, intermediate size）
常染色体優性痙性対麻痺						
spastic paraplegia type 3A	SPG3A	AD	14q21.3	ATL1	atlastin GTPase 1	
spastic paraplegia type 4	SPG4	AD	2p24-p21	SPAST	spastin	
spastic paraplegia type 6	SPG6	AD	15q11.2	NIPA1	non imprinted in Prader-Willi/Angelman syndrome 1	
spastic paraplegia type 8	SPG8	AD	8q24.13	KIAA0196	KIAA0196	
spastic paraplegia type 10	SPG10	AD	12q13.13	KIF5A	kinesin family member 5A	
spastic paraplegia type 12	SPG12	AD	19q13	SPG12	spastic paraplegia 12 (autosomal dominant)	
spastic paraplegia type 13	SPG13	AD	2q33.1	HSPD1	heat shock 60 kDa protein 1 (chaperonin)	
spastic paraplegia type 17	SPG17	AD	11q13	BSCL2	Berardinelli-Seip congenital lipodystrophy 2 (seipin)	
spastic paraplegia type 31	SPG31	AD	2p11.2	REEP1	receptor accessory protein 1	
spastic paraplegia type 42	SPG42	AD	3q	SLC33A1	solute carrier family 33 (acetyl-CoA transporter), member 1	
常染色体劣性痙性対麻痺						
spastic paraplegia type 5A	SPG5A	AR	8q21.3	CYP7B1	cytochrome P450, family 7, subfamily B, polypeptide 1	
spastic paraplegia type 7	SPG7	AR	16q24.3	SPG7	spastic paraplegia 7 (pure and complicated autosomal recessive)	
spastic paraplegia type 11	SPG11	AR	15q13-q15	SPG11	spastic paraplegia 11 (autosomal recessive)	
spastic paraplegia type 15	SPG15	AR	14q23.3	ZFYVE26	zinc finger, FYVE domain containing 26	
spastic paraplegia type 20	SPG20	AR	13q13.1	SPG20	spastic paraplegia 20 (Troyer syndrome)	
spastic paraplegia type 21	SPG21	AR	15q21-q22	SPG21	spastic paraplegia 21 (autosomal recessive, Mast syndrome)	
spastic paraplegia type 35	SPG35	AR	16q23	FA2H	fatty acid 2-hydroxylase	
spastic paraplegia type 39	SPG39	AR	19p13.2	PNPLA6	patatin-like phospholipase domain containing 6	
spastic paraplegia type 44	SPG44	AR	1q41-q42	GJC2	gap junction protein, gamma 2, 47 kDa	
spastic paraplegia type 48	SPG48	AR	7p22.1	KIAA0415	KIAA0415	
X連鎖劣性痙性対麻痺						
spastic paraplegia type 1	SPG1	XR	Xq28	L1CAM	L1 cell adhesion molecule	
spastic paraplegia type 2	SPG2	XR	Xq22	PLP1	proteolipid protein 1	

遺伝子座はHUGOによる
AD：常染色体優性, AR：常染色体劣性, XR：X連鎖劣性

ら鑑別することは難しい。両方向性に転写される *BEAN*（brain expressed, associated with NEDD4, 1）と *TK2*（thymidine kinase 2）遺伝子のイントロンにおける（TGGAA）nなどの5塩基繰り返し配列からなる挿入変異により生じる。平均発症年齢は60歳前後と高齢発症のことが多く，孤発例と考えられていた小脳失調症にお

いて，遺伝子診断により SCA31 と診断されることもある．本疾患はわが国からのみ報告され，南九州地域や長野県では最も頻度の高い ADSCA となっている．

- SCA1　若年から成人において小脳性運動失調にて発症し，構音障害，嚥下障害，錐体路症状を伴う．進行期には筋萎縮，不随意運動，声帯麻痺も生じる．原因遺伝子 *ATXN1* (ataxin 1)内の CAG リピート異常伸長により生じる．わが国ではまれな疾患であるが，山形県，宮城県，北海道の家系が多い．
- SCA2　若年から成人において小脳性運動失調にて発症する．40歳前後の発症が多い．原因遺伝子 *ATXN2* (ataxin 2)内の CAG リピート異常伸長により生じる．特徴的な所見として緩徐眼球運動(slow eye movements)を伴う．わが国ではまれな疾患であるが，パーキンソニズムや末梢神経障害，認知機能低下を伴うことがある．

常染色体劣性脊髄小脳失調症(ARSCA)

- Friedreich 失調症(Friedreich ataxia：FRDA)　欧米では最も高頻度の遺伝性 SCD であるが，日本人での報告はない．原因遺伝子 *FXN* (frataxin)の GAA リピート異常伸長により生じることが多い．通常，10歳代～25歳くらいまでに発症する．脊髄後索性失調を主体とし，深部感覚障害，Romberg (ロンベルク)徴候，構音障害，Babinski 徴候，下肢腱反射消失，pes cavus を伴う．小脳萎縮は軽度で，心筋障害，糖尿病を合併する．
- 家族性ビタミンE単独欠乏症(familial isolated deficiency of vitamin E：VED)　ビタミン E 輸送蛋白である α-tocophenol transfer protein の欠損により生じる．他の脂溶性ビタミンであるビタミン A，D は正常範囲であり，ビタミン E の単独欠損である．原因遺伝子は *TTPA* (alpha tocopherol transfer protein)である．小児期から成人期まで発症がみられる．まれな疾患であるが，わが国は世界中で比較的発症者が多い地域である．Friedreich(フリードライヒ)失調症と同様，進行性の脊髄後索性失調と深部感覚障害を主徴とする．Romberg 徴候がみられ，四肢腱反射は消失する．しばしば，Babinski 徴候，頭部振戦がみられ，網膜色素変性を伴う症例もある．
- 眼球運動失行と低アルブミン血症を伴う早期発症型脊髄小脳失調症(ataxia, early-onset, with oculomotor apraxia and hypoalbuminemia：EAOH/ataxia-oculomotor apraxia 1：AOA1)　幼小児期発症の緩徐進行性の小脳性運動失調を主体とし，病初期には眼球運動失行を認める．30歳代から低アルブミン血症が明らかとなり，進行期には末梢神経障害，眼振，眼球運動障害を呈する．振戦や舞踏運動などの不随意運動を認めることもある．わが国の ARSCA のなかでは，頻度の高い疾患である．原因遺伝子は *APTX* (aprataxin)である．
- ataxia-telangiectasia (AT) (Louis-Bar(ルイ・バール)症候群)　幼小児期に発症し，小脳性運動失調と皮膚や眼球結膜の毛細血管拡張が生じる．免疫不全(IgA(免疫グロブリンA)著減など)のために易感染傾向がみられる．また，高率にリンパ系悪性腫瘍を合併する．原因遺伝子は *ATM* (ataxia telangiectasia mutated)である．

常染色体優性遺伝性痙性対麻痺(ADHSP)

- SPG4　欧米では ADHSP の約 40％を占める病型であ

り，わが国においても最も頻度の高い HSP である．原因遺伝子は *SPAST* (spastin)である．緩徐進行性で，痙性対麻痺以外の神経症状を欠く純粋型 HSP を呈する．ヨーロッパの44家系238人における SPG4 の臨床像の解析では，平均発症年齢は 29±17 歳 (0～74 歳) で，44 家系中 41 家系が純粋型であり，残りの 3 家系では認知機能障害を伴う複合型であった．

常染色体劣性遺伝性痙性対麻痺(ARHSP)

- SPG11　痙性対麻痺に精神運動発達遅延を伴い，脳梁の菲薄化を呈する複合型の ARHSP である．原因遺伝子は *SPG11* である．日本人1家系を含む20家系38人について報告された SPG11 の臨床像は，発症年齢は2～27歳，平均発症年齢 14.0±5.9 歳で，79％が歩行障害，16％が精神運動発達遅延で発症していた．20家系中13家系(65％)は明らかな常染色体劣性遺伝形式を示したが，7例(35％)では神経疾患の家族歴は認めない孤発例であり，このうち 5 例は近親婚も認めていなかった．頭部 MRI 像では脳梁の菲薄化を 95％の症例で認め，白質病変(69％)，大脳皮質萎縮(81％)も認めた．

▶**検査成績／診断**　SCD の診断については，病歴および家族歴聴取，神経学的診察が重要である．MRI をはじめとする画像検査も有用である．MRI 検査は，軸位断に加えて矢状断でも撮像し，小脳・脳幹の萎縮の有無について評価を行う(図 9-3-1)．DRPLA の遅発成人型では大脳白質，脳幹などに MRI の T2 強調画像や FLAIR 法にて高信号域を認めることが多い(図 9-3-2)．痙性対麻痺は，脊髄の腫瘍・炎症や脊椎疾患などを除外する目的で全脊椎の MRI 検査も行う．パーキンソニズムが疑われる場合には，^{123}I-MIBG 心筋シンチグラフィ検査も参考になる．Parkinson (パーキンソン)病では MIBG の心臓への取り込みは低下するが，多系統萎縮症では保たれることが多い．

SCD には多数の病型があり，臨床所見のみで見きわめるのは難しい面もある．孤発性 SCD の場合は，画像検査で小脳腫瘍・小脳血管障害などの占拠性病変を除外するとともに，慢性アルコール中毒や薬剤の副作用，腫瘍随伴症候群などの小脳性運動失調をきたす疾患を鑑別することは重要である(表 9-3-2)．

原因遺伝子が同定されている遺伝性 SCD については，遺伝子診断が診断の確定に有効なことが多い．SCA6 や SCA31 は，比較的高齢発症の緩徐進行性の疾患のため，家族歴が明らかではなく，孤発例と考えられていた症例において，遺伝子診断にて見出される場合もある．

トリプレットリピート病では遺伝子診断は比較的容易であるが，トリプレットリピート異常伸長以外の SCD の遺伝子異常については，遺伝子診断が容易でない場合も多く，現時点では，個々の遺伝子ごとに直接塩基配列決定法，DNA マイクロアレイ，CGH アレイなどの遺伝子解析方法を組み合わせて解析されている．

▶**治療と薬理メカニズム**　現時点では，SCD のほとんどの疾患で根本的治療は確立しておらず，対症療法が中心である．ビタミンE欠乏症に伴う小脳性運動失調症は，ビタミンE(ユベラ®)の投与で症状の進行を抑えられる可能性がある．

小脳性運動失調に対しては，酒石酸プロチレリン(ヒルトニン®)およびタルチレリン(セレジスト®)が用いられ

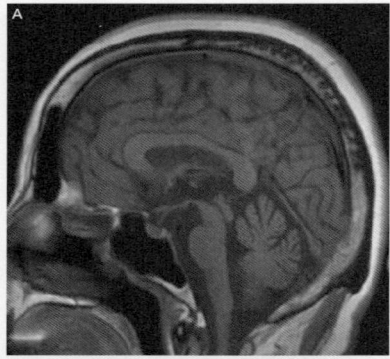

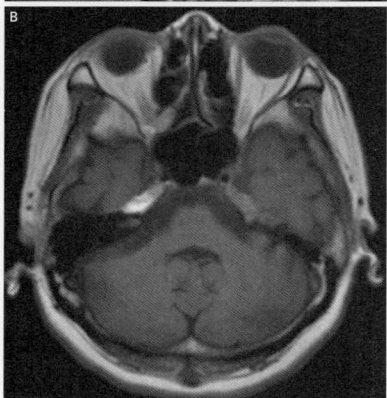

図9-3-1 Machado-Joseph病(MJD)のMRI像(T1強調画像)
A：正中矢状断．小脳虫部で小脳裂の開大を認める
B：軸位断．中小脳脚の萎縮を認める

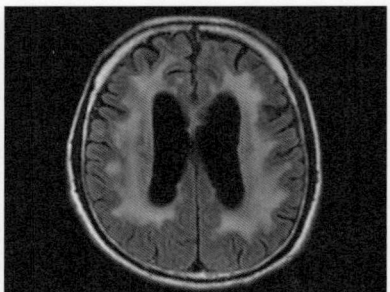

図9-3-2 歯状核赤核淡蒼球ルイ体萎縮症(DRPLA)のMRI像(FLAIR法，軸位断)
大脳深部白質にびまん性の高信号域を認める

表9-3-2 孤発性脊髄小脳変性症の鑑別疾患

代謝性疾患	甲状腺機能低下症，Wilson病，ビタミンE欠乏症，ビタミンB₁欠乏症など
中毒性疾患	慢性アルコール，薬剤（フェニトイン，リチウム，ベンゾジアゼピン，抗がん剤など），有機溶媒（トルエンなど），有機水銀，鉛
吸収不良	Celiac病（グルテン失調症），ビタミン欠乏症
傍腫瘍症候群	亜急性小脳変性症（抗Yo抗体，抗Hu抗体，抗Ma-2抗体など）
腫瘍・血管障害	小脳腫瘍，小脳出血，小脳梗塞
奇形	Arnold-Chiari奇形，頭蓋底陥入症
脱髄性疾患	多発性硬化症
炎症性疾患	急性小脳炎，Fisher症候群，神経Behçet病など

る．酒石酸プロチレリン（甲状腺刺激ホルモン放出ホルモン：TRH）は小脳性運動失調のモデルマウスであるRolling mouse Nagoyaに投与したところ小脳症状の改善がみられたことから，わが国で治験が行われ，小脳性運動失調の治療薬として認可された．本剤は注射薬であり，2週間に1度の投与は患者への負担も大きかった．そこで，経口投与可能なTRHアナログであるタルチレリン（セレジスト®）が開発された．作用機序は解明されていないが，アセチルコリンなどの神経伝達物質の遊離促進，神経栄養因子の作用などが関与していると考えられている．

痙縮に対しては，バクロフェン（リオレサール®）などの抗痙縮薬の内服投与が一般的に行われている．近年，重度の痙性麻痺に対して，髄腔内バクロフェン療法が行われることがある．腹部に植え込んだポンプから，微量のバクロフェンをカテーテルを通じて髄腔内に直接，持続的に投与する治療法である．GABA_B（γ-アミノ酪酸B）受容体作動薬であるバクロフェンは髄液移行性が悪いため経口投与での効果は少なかったが，直接投与することで痙縮は改善傾向を示す．痙縮が軽減することにより，下肢の突っ張りがきかず，かえって立位保持困難となる場合もあり，本治療の適応および投与量については慎重に検討する必要がある．

▶ 経過・予後　SCDの経過はおおむね緩徐進行性である．MSAに分類されるOPCAの進行は，同じ孤発性SCAであるCCAや他の遺伝性SCAに比べ一般に早い．わが国の特定疾患臨床調査個人票の集計結果をもとにした解析では，少なくとも1本杖で歩行可能な患者の割合は，罹病期間1年以内ではOPCAが約80％，CCAが90％，遺伝性SCAのMJD，SCA6，DRPLAではほぼ100％であったが，罹病期間4～5年ではOPCAが約30％，CCAが60％，MJDが約75％，SCA6が80％強，DRPLAが60％強であった．罹病期間が8～9年目となると，CCAではその割合は約60％のままであるのに対し，OPCAでは約20％と少なくなり，遺伝性SCAではSCA6は70％弱であるが，MJD，DRPLAでは約45％となった．

トリプレットリピート病ではリピート数が発症年齢と逆相関すること，リピート伸長が長いほど重症化する傾向が知られており，患者ごとに経過は異なる．DRPLAでみられる表現促進現象（anticipation）は，この逆相関に対応した現象である．

常染色体劣性遺伝性のSCDは若年発症が多く，緩徐進行性の経過をとるものが多い．

現時点では、SCDに対する根本的な治療法は確立していない。病型にもよるが、進行とともに、歩行困難、立位保持が困難となり、車椅子生活や臥床状態を余儀なくされることも多い。嚥下障害から生じる誤嚥性肺炎が、死因となりやすいため、誤嚥には注意が必要である。

【市川 弥生子】

参考文献
1) Tsuji S et al : Sporadic ataxias in Japan—a population-based epidemiological study. Cerebellum 7 : 189-197, 2008
2) 「神経疾患の遺伝子診断ガイドライン」作成委員会：神経疾患の遺伝子診断ガイドライン，医学書院，2009
3) Fonknechten N et al : Spectrum of SPG4 mutations in autosomal dominant spastic paraplegia. Hum Mol Genet 9 : 637-644, 2000
4) Stevanin G et al : Mutations in SPG11 are frequent in autosomal recessive spastic paraplegia with thin corpus callosum, cognitive decline and lower motor neuron degeneration. Brain 131 : 772-784, 2008

10 脱髄性疾患

1 多発性硬化症

■**定義・概念**　多発性硬化症(multiple sclerosis : MS)は、中枢神経系のあらゆる部位に時間的・空間的に多発する炎症性脱髄病巣を生じる疾患であり、再発・寛解を繰り返しながら徐々に二次進行型に移行する。神経症状は病変の生じる部位により多様である。

■**疫学**　MSは高緯度地域での有病率が高い。欧米白人での有病率が高く日本人には少ないと考えられてきた疾患であるが、わが国で1972〜2004年の間に行われた4回の全国疫学調査によると、この30年間で、日本人MS患者は4倍に増加し、女性の比率が高く、発症年齢のピークが30歳代から20歳代に移行したこと、また、視神経・脊髄の障害が軽症化したことが明らかになった。この変化は、わが国での環境が欧米化したことに関連するのではないかと考えられている。

高緯度地域に多い理由としては、日照時間とビタミンD摂取量、微生物環境などが要因であると考えられている。

■**病因・病態生理と分子メカニズム**　中枢神経系の白質が、自己免疫的機序により主に髄鞘が傷害され、大小さまざまな脱髄病巣を生じる。比較的早期から、軸索変性も生じており、脳萎縮を伴う二次進行型に進展する要因として重視されている。MSの免疫学的病態については、実験的脊髄炎動物モデルやMS患者の髄液・脳組織の解析からさまざまな知見が得られているが、まだ一定の結論にはいたっていない。従来のTh1/Th2バランスの偏位のみでは説明が困難であり、Th17細胞やB細胞の関与も明らかになってきている。

■**臨床症状・検査成績**　MSの典型例では、数日の経過で進行する身体部位の感覚障害、筋力低下、小脳失調、排尿・排便障害、痙直、視力障害、めまいなどを生じる。また、MSに特徴的な症候として、疲労感、核間性眼球運動障害を伴う複視、Lhermitte(レルミット)徴候(頭を前屈す

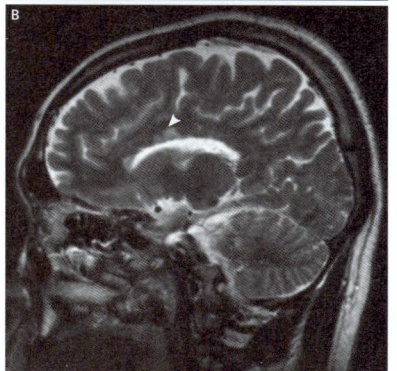

図10-1-1　多発性硬化症(MS)の頭部MRI像(T2強調画像)
A：側脳室外側から側方に伸びるovoid lesion(▷)
B：脳梁から上方に伸びる高信号病変(▷)

る際、背中から両脚に放散する異常感覚)、Uhthoff(ウートフ)徴候(体温の上昇により神経症状が増強する)、発作性過敏症状(筋痙攣、疼痛、しびれなど)、うつ症状、認知機能障害などがある。

誘因として、過労、ストレス、感染症、出産などが多い。

特徴的なMRI像、髄液でのIgG(免疫グロブリンG)インデックス高値、オリゴクローナルバンド(oligoclonal band : OB)の出現が診断上有用である。特に、高感度な等電点電気泳動法によるOBの検出はMSの70%以上に認められるとされ、診断的意義が大きい(図10-1-1)。

■**診断**　MSの症状は多彩であり、診断に特異的な検査がないため、他疾患を広く鑑別する必要がある。また、MSの再発時の症状は軽重さまざまであることも急性期治療の必要性を判断するうえで難しい場合がある。

MSの診断には、再発性であるという時間的多発性が重視されてきたが、良好な予後を得るためにはできるだけ早期に再発予防の治療を開始するほうがよいと考えられるた

め，初回（clinically isolated syndrome：CIS）でもMSと診断するための基準が求められた。この場合に最も有用とされるのがMRIである。2010年に改訂されたMcDonald criteriaによれば，空間的多発性として，脳室周囲・皮質近傍・テント下・脊髄のうち，少なくとも2カ所にT2強調画像で高信号の病変が1個以上あること，時間的多発性として，フォローアップ時のMRIで新たなT2病変あるいはガドリニウム（Gd）造影病変がある，あるいは造影される病変と造影されない病変が同時に存在する，ことが重視されている。

■治療と薬理メカニズム
MSの急性増悪期にはステロイドパルス療法（メチルプレドニゾロン1g/日を3〜5日間）を1ないし2クール行うことが多い。これにより抗炎症・免疫抑制作用，血液脳関門の破綻抑制，T細胞活性化抑制，血管内皮細胞や単球の接着分子発現抑制，炎症性サイトカインの産生抑制などの作用が想定されている。ステロイドパルス療法の効果が不良の場合，血漿交換療法，大量γグロブリン療法が選択される。

再発予防の目的としては，現在わが国ではインターフェロンβ製剤（IFN-β）のみが保険適用となっており，隔日皮下投与のベタフェロン®（IFN-β-1b）あるいは週1回筋肉内投与するアボネックス®（IFN-β-1a）が使用されている。投与時の感冒様症状，注射部位反応などの副作用があるものの，比較的安全に使用され，再発予防効果は30%以上とされる。なお，視神経脊髄炎（neuromyelitis optica：NMO）ではIFN-β製剤での再発予防効果はないとされ，本剤導入にあたっては，あらかじめ抗アクアポリン4抗体（AQP4-Ab）が陰性であることを確認すべきである。

最近，病態を考慮した新規治療薬の開発が相次いでいる。臨床治験が開始あるいは予定されているものとして，ヒト免疫グロブリンの月1回静脈内投与，SIP1受容体アゴニストでリンパ組織からリンパ球移出を阻害する経口薬であるフィンゴリモド，抗VLA-4抗体のナタリズマブ，合成ポリペプチド製剤のグラチラマー酢酸塩，抗CD52モノクローナル抗体であるアレムツズマブなどがある。

■経過・予後
急性期のすみやかな治療，CISも含めた再発予防の治療によりMSの予後は良好になった。しかしながら，やはり再発性，慢性，難治性疾患であることは否めず，特に若年女性に好発することは就学，就労，結婚，出産などにさまざまな影響を与えるものであることから，長期のきめ細かい継続加療が必要である。また，長期経過後，脱髄病変に加え軸索変性が進行することで二次進行型になる場合が多く，軸索変性に対する有効な治療が模索されている。

【田中 惠子】

参考文献
1) Osogawa M et al：Temporal changes and geographical differences in multiple sclerosis phenotypes in Japanese：nationwide survey results over 30 years. Mult Scler 15：159-173, 2009
2) Swanton JK et al：Modification of MRI criteria for multiple sclerosis in patients with clinically isolated syndromes. J Neurol Neurosurg Psychiatry 77：830-833, 2006
3) Freedman MS et al：Recommended standard of cerebrospinal fluid analysis in the diagnosis of multiple sclerosis：a consensus statement. Arch Neurol 62：865-870, 2005
4) Polman CH et al：Diagnostic criteria for multiple sclerosis：2010 revisions to the McDonald criteria. Ann Neurol 69：292-302, 2011

2 視神経脊髄炎

●定義・概念
視神経脊髄炎（neuromyelitis optica：NMO）は視神経炎および脊髄炎を呈する自己免疫性炎症性疾患である。

診断基準に用いられるのは，1）視神経炎，2）急性脊髄炎，3）以下の3つの支持項目のうち最低2つを満たすもの（①MRIで，3椎体長以上に及ぶ脊髄の連続病変を認める。②MRI上，多発性硬化症（multiple sclerosis：MS）の診断基準に合致しない脳病変を認める。③血清NMO-IgG/抗アクアポリン4抗体〈AQP4-Ab〉が陽性）の1），2），3）の3つの項目すべてを満たすものである。このうち，AQP4-Ab陽性の項目が最も重要であり，診断時点ですべての基準を満たさない場合でも，抗体が陽性であれば，病態が共通の一群として，NMO spectrum disorders（NMOSD）と呼称される。

●疫学
従来，わが国のMSの約20%は視神経脊髄型を呈すると考えられていた（optic-spinal MS：OSMS）が，AQP4-Ab検査が浸透した現在では，その多くがNMOであることが明らかになった。NMOは，MSのように高緯度地域に多いという地域差がない。また，MSが近年増加傾向であるのに対し，NMOの発症頻度は一定である。NMOでも過半数は大脳・脳幹病変を有し，痙攣を呈する例もある。NMOは二次進行型に移行することがきわめてまれである。

●病因・病態生理と分子メカニズム
NMO-IgG/AQP4-Abが結合する対応抗原は，中枢神経系での発現が多い水チャネル蛋白アクアポリン4（AQP4）であり，脳表軟膜直下のglia limitans，中小血管の外膜に接する部位，脳室壁上衣細胞に接する部位などでアストロサイトのendfeetに多く発現している。このような局在から，血液脳関門の機能を担う可能性が考えられ，脳浮腫にも関連することが示されている。

AQP4-AbはIgG1サブクラスに属し，補体の活性化に関与する。NMOの神経組織では，活性化補体の沈着がみられ，抗体が組織傷害にかかわることが想定されてきた。抗体産生は主に末梢リンパ系であるが，抗体が補体とともに髄腔内に移行して病変形成に関与すると考えられる。実際，ラットにMSのモデルとされる実験的アレルギー性脳脊髄炎（experimental allergic encephalomyelitis：EAE）を誘導して，NMO患者由来のIgGを投与すると，ラットの中枢神経組織にNMOと同様の病理変化が生じる。また，マウスの脳内にNMO患者のIgG分画をヒト補体（新鮮血漿）とともに直接投与しても，NMOと同様の組織変化が生じることが示されている。

●臨床症状・検査成績（図10-2-1，図10-2-2）
本症の臨床的特徴は，①平均発症年齢が43歳と比較的高齢で，②女性の比率がきわめて高く90%に及ぶ，③病初期に再発が多く身体機能障害度が高い，④視神経障害が高度で失明にいたる頻度が高い，⑤脳幹病変で初発し，難治性吃逆や呼吸障害を生じる場合がある，⑥MRIで脊髄から胸髄に3椎体長以上に及ぶ，中心灰白質から周辺に広がる連続性の

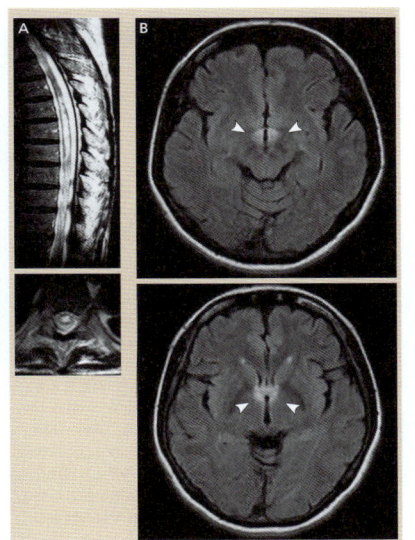

図 10-2-1　視神経脊髄炎(NMO)の頭部，脊髄 MRI 像
A：T2強調画像．脊髄中心部に3椎体長以上に及ぶ高信号病変を認める
B：FLAIR 法．過眠を呈した第三脳室周辺の病変

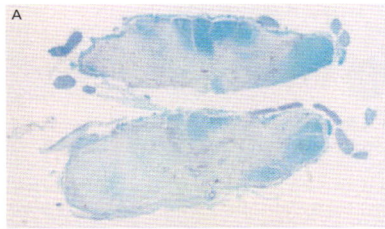

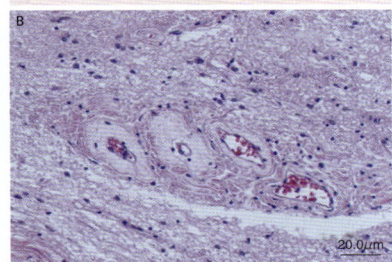

図 10-2-2　視神経脊髄炎(NMO)の脊髄病変
A：皮質・髄質に及ぶ広汎な壊死性病変(KB 染色)
B：小血管壁の肥厚

病巣が認められ，急性期には腫脹していることが多く，長い経過で萎縮性となる．⑦急性期の髄液で細胞増加があり，オリゴクローナルバンド(oligoclonal band)の出現頻度は低い，⑧他の自己免疫疾患で出現する各種自己抗体が生じやすく，時に慢性甲状腺炎やSjögren(シェーグレン)症候群などを合併する．⑨急性期の髄液でアストロサイトの傷害を反映すると考えられるグリア線維性酸性蛋白質(glial fibrillary acidic protein：GFAP)が増加している，などである．剖検では，大脳・脊髄に多数の脱髄病巣を認めるとともに，軸索変性，白質・灰白質での組織壊死を伴う空洞形成もみられ，小血管壁は肥厚し，ヒアリン化を認める．新鮮な脱髄病巣では血管周囲に IgG や活性化補体の沈着がみられ，免疫組織染色で AQP4 が広汎に脱落している．

■ 診断　急性発症で眼痛を伴う視力障害を呈し，多くは下肢の運動・感覚障害・排尿障害などを呈する脊髄症状を伴う．時に，延髄病変に起因する難治性の吃逆，両側視床下部病変を有し，過眠症状を呈する場合などがある．
　血清中 AQP4-Ab が陽性であれば，視神経炎と脊髄炎の両者が出現していなくても NMOSD ととらえうる．また，MRI で脊髄中心部に縦長の連続性病変を認める場合も NMO を疑う根拠となる．しかしながら，臨床的に NMO の特徴に合致するものの，AQP4-Ab が陰性の場合があり，診断上の問題となっている．

■ 治療と薬理メカニズム　急性期にはすみやかにステロイドパルス療法(メチルプレドニゾロン1g/日を3～5日間)を1ないし2クール行い，改善が不良の場合は，血液浄化療法(単純血漿交換，トリプトファンカラムによる免疫吸着)を加える．急性期を過ぎた後は，再発予防を目的として，5～20 mg/日の副腎皮質ステロイド内服，またはステロイドに加え，アザチオプリン，タクロリムスなどの免疫抑制剤を追加して長期投与し，抗体産生系を抑制する．疾患の活動性と並行して抗体価の変動がみられる場合もあるが，抗体価と病勢とは必ずしも並行しない．

■ 経過・予後　通常，NMO は病初期から重度の視神経・脊髄病変を生じ，機能障害度の高い後遺症を生じる例が多い．また，病初期には再発頻度が高く，再発・寛解型の経過をたどるが，進行性の経過となることはまれである．AQP4-Ab の有無を早期に検査し，抗体産生抑制を目的とした積極的な急性期治療および慢性期の再発予防の治療継続により，良好な経過を呈する例が増加している．

〔田中　惠子〕

参考文献

1) Lennon VA et al：IgG marker of optic-spinal multiple sclerosis binds to the aquaporin-4 water channel. J Exp Med 202：473-477, 2005
2) Misu T et al：Loss of aquaporin 4 in lesions of neuromyelitis optica：distinction from multiple sclerosis. Brain 130：1224-1234, 2007
3) Kinoshita M et al：Neuromyelitis optica：Passive transfer to rat by human immunoglobulin. Biochem Biophys Res Commun 386：623-627, 2009
4) Bradl M et al：Neuromyelitis optica：Pathogenicity of patient immunoglobulin in vivo. Ann Neurol 66：630-643, 2009
5) Yanagawa K et al：Clinical course and pathological characterization of a limited form of neuromyelitis optica with myelitis.

3 急性散在性脳脊髄炎

▶**定義・概念** 急性散在性脳脊髄炎(acute disseminated encephalomyelitis：ADEM)は，中枢神経白質に急性の経過で散在性に炎症性脱髄病変を生じる疾患である。ウイルスや細菌感染後(感染後 ADEM)，あるいはワクチン接種後(予防接種後 ADEM)に発症することが多い。通常単相性の経過をとり，神経症状は多彩である。

▶**疫学** 小児に多いが，どの年代にも生じる。小児では5～8歳に発症のピークがあり，発症率は，厚生労働省の調査研究班による疫学調査(2008年度)によれば，0.8人/10万人であり，米国の0.4人/10万人より多い。70～77％に先行感染あるいはワクチン接種の既往があり，ウイルス感染の流行期である冬から春にかけての発症が多い。男女比は1：0.6～0.8で，先行感染としては，麻疹，帯状疱疹，風疹などのウイルス感染症，A群溶連菌やレジオネラ，サルモネラ，マイコプラズマ感染症などで多彩である。各種ワクチン接種後にも生じる(0.01/10万件，1994～2004年)。

▶**病因・病態生理と分子メカニズム** ADEM では，感染後，ワクチン接種後に脳脊髄炎を発症することから，なんらかの神経組織抗原に対する自己免疫機序により発症すると考えられる。ミエリン塩基性蛋白などの髄鞘蛋白をアジュバントとともに動物に免疫して発症させることができる急性脳脊髄炎は，単相性の経過をとることや，病理組織学的所見からも ADEM と類似しており，病態モデルと考えられている。

▶**臨床症状・検査成績** ウイルス感染症やワクチン接種の2日～4週を経て，発熱，全身倦怠感，頭痛，嘔気・嘔吐が出現し，その後4～5日の間に髄膜刺激症状や意識障害を呈する。この時期には，脳内に多巣性の病変を生じていることから，病変部位に応じてさまざまな神経症候を呈する。頻度の高い症候としては，意識障害，痙性対麻痺や片麻痺，失調，脳神経障害，視神経炎，痙攣発作などがある。発症年齢によってやや異なり，小児では発熱や頭痛が続き，興奮，昏迷，行動異常や痙攣発作が多くみられる。時に痙攣重積状態になることもある。視力低下や視野障害も小児に多い。重症例では，呼吸不全により人工呼吸器の装着が必要となることもある。脊髄病変は横断性となることが多く，対麻痺，四肢麻痺，膀胱直腸障害，全感覚障害を生じる。成人では感覚障害の出現頻度が高く，40％前後の例では末梢神経障害を合併する。通常単相性の経過をとるが，再発する場合がある(再発性(recurrent)，多相性〈multiphasic〉ADEM)。

血液検査所見に特異なものはないが，脳脊髄液では単核球優位の細胞増加，蛋白増加がみられる。また，IgG(免疫グロブリンG)インデックスが高値となり，オリゴクローナルバンド(oligoclonal band)の検出率は低い。

▶**診断(表10-3-1)** ウイルスや細菌感染後，ワクチン接種後などに急性の経過で，髄膜刺激症状や意識障害，多彩な神経症候を呈する。急性の散在性中枢神経病変を呈する脳症にはさまざまな原因が考えられることから，病初期には多くの疾患をすみやかに鑑別する必要がある。特に，細菌性・ウイルス性・真菌性髄膜脳炎の鑑別を要し，髄液検査・画像検査を行うとともに，治療的診断も兼ねて抗生剤や抗真菌薬が投与されることが多い。MRI で局所性の大きな病変がみられる場合は，脳腫瘍，脳膿瘍，結核腫，トキソプラズマ感染症などの鑑別が必要となる。臨床の左右対称性の病変の場合，急性壊死性脳症，大脳深部静脈血栓症，高ナトリウム血症，橋外髄鞘崩壊症，日本脳炎後脳症などが，線条体病変の場合は，organic aciduria，溶連菌感染後 ADEM，線条体壊死などが鑑別の対象となる。

MRI は ADEM の診断にきわめて有用ではあるが，多発性硬化症との鑑別は必ずしも容易ではない。両疾患とも，T2強調画像，FLAIR(fluid-attenuated inversion recovery)法で大脳深部白質，皮質下白質に加え，脳幹，小脳，脊髄に散在性の高信号領域が認められる。多くは，症状の軽快とともに6カ月以内に消失するが，残存する場合もある。通常，ガドリニウム(Gd)による増強効果がみられるが，増強されない場合もある。脊髄 MRI では胸髄中心に脊髄の腫瘍を伴う大きな病変を生じる場合がある。

▶**治療と薬理メカニズム** ADEM は比較的頻度が低く，初期には MS やウイルスの直接感染が否定できない場合もあり，治療標準化に関しての研究はまだ十分なされていない。現在，主に用いられているのは，急性期には，メチルプレドニゾロンパルス療法(1g/日，3日間)，後療法として経口プレドニゾロン(プレドニン®)を2週間～2カ月投与する。ワクチン接種後 ADEM では免疫グロブリン大量療法(1～2g/kgを1回あるいは3～5日間)が選択されることもある。

狂犬病ワクチン接種後，血清中にミエリン塩基性蛋白やガラクトセレブロシドに対する抗体が証明された例があることから，血清中に抗体が生じていることを想定して，抗体除去を目的に血漿交換療法が行われることがある。早期に施行すると，経過が良好であるとの報告もある。ステロイドが無効，あるいは投与困難例に対して免疫抑制剤を投与することもある。

▶**経過・予後** ADEM は通常単相性であるが，発症から3カ月以内では症状の再増悪，あるいは新たな病変が加わることがある。発症から3カ月以降，あるいは初期からのステロイド治療が終了して1カ月以上経ってから，初回病変と同じ部位に再燃する場合は，再発性(recurrent)ADEM と称される。再発性の病変が，以前の部位とは異なる新たな部位に多発性に生じ，初回とは異なる神経症状を新たに生じる場合は，多相性(multiphasic)ADEM と呼称される。しかしながら，これらの例で，後に MS の診断にいたった例が9.5～27％とされ，また視神経炎あるいは脊髄炎を生じる例のなかに，視神経脊髄炎(neuromyelitis optica：NMO)が含まれる場合があることが指摘されている。

一般的には，急性期の十分な治療によりその後の経過もよい。しかしながら，小児例で遅発性に痙攣を生じた例，

表10-3-1 急性散在性脳脊髄炎(ADEM)と急性ウイルス性脳炎(AVE)の MRI の特徴

ADEM	AVE
多発性病変 (両側深部白質，基底核，脳幹，脊髄)	単発またはびまん性病変 (大脳皮質灰白質，皮質直下白質)

行動異常や注意集中困難を呈し、知的機能に障害が残った例は6～50％との報告もある。

欧米の調査では、ワクチン接種後ADEMの死亡率は30～50％と高率であり、回復後に痙攣や知能障害、行動異常を後遺症として残す例があることが指摘されている。一方、感染性ADEMの場合、たとえば、麻疹感染後ADEMでは25％が死亡、30～35％は後遺症を残す。しかし、麻疹感染後ADEMの発症率は1例/1,000例であるのに対し、麻疹ワクチン接種後ADEMは1例/100万例とされることから、ワクチン接種によりADEMの発症率は飛躍的に抑制されるということになる。

【田中 惠子】

参考文献
1) Leake JAD et al : Acute disseminated encephalomyelitis in childhood: epidemiologic, clinical and laboratory features. Pediatr Infect Dis J 23 : 756-764, 2004
2) Nakayama T et al : Vaccine adverse events reported in postmarketing study of the Kitasato Institute from 1994 to 2004. Vaccine 25 : 570-576, 2007
3) Krupp LB et al for the International Pediatric MS Study Group : Consensus definitions proposed for pediatric multiple sclerosis and related childhood disorders. Neurology 68 (Suppl 2) : S7-S12, 2007
4) Tenembaum S et al : Acute disseminated encephalomyelitis: a long-term follow-up study of 84 pediatric patients. Neurology 59 : 1224-1231, 2002
5) Dale RC et al : Acute disseminated encephalomyelitis, multiphasic disseminated encephalomyelitis and multiple sclerosis in children. Brain 123 : 2407-2422, 2000

4 白質ジストロフィー

副腎白質ジストロフィー

■**定義・概念** 主として中枢神経系の広範な脱髄を示すX連鎖劣性遺伝性疾患である。副腎不全を合併することがあることから、副腎白質ジストロフィー(adrenoleukodystrophy)と呼ばれる。好発年齢は5～15歳の男児であるが、成人発症例も少なからずみられる。

■**疫学** わが国では、男性3万～5万人に1人程度の発生率と推定されている。白質ジストロフィーのなかでは最も頻度が高い。好発年齢は5～15歳の男児であるが、生化学的および遺伝子診断法の進歩により、成人発症例が約半数を占めるようになっている。

■**成因・病態生理と分子メカニズム** 本疾患に特異的な生化学的異常として、白血球、赤血球、血清などにおいて炭素数で24、25、26といった極長鎖飽和脂肪酸が増加している。さらに、副腎皮質や脱髄を生じた大脳白質において炭素数が22以上の極長鎖飽和脂肪酸を有するコレステロールエステルの蓄積を認める。本疾患の原因遺伝子(ABCD1遺伝子)は1993年に発見され、その遺伝子産物はペルオキシソームで物質の輸送にかかわる蛋白であると推定されている。しかしながら、極長鎖飽和脂肪酸増加の機序や、脱髄、副腎不全が生じることの機序などについてはまだ十分には解明されていない。

■**臨床症状**

小児期発症例:学習障害、視力障害、聴力低下、歩行障害などが初発症状となることが多い。四肢麻痺は徐々に進行し、除皮質硬直ないし除脳硬直を示すようになる。経過中、痙攣発作が高頻度に出現する。皮膚色素沈着、嘔吐、低血圧などの副腎不全症状が認められる例もある。経過は常に進行性で、通常1～3年で植物状態に陥る(小児大脳型と呼ばれる)。

思春期あるいは成人発症例:多くみられるのは、痙性対麻痺を主症状とする副腎ミエロニューロパチー(adrenomyeloneuropathy:AMN)である。歩行障害、四肢の腱反射の亢進、知覚障害(脊髄性のパターンをとることが多い)、尿失禁、軽度の末梢神経障害(電気生理学的に証明できる程度の軽度のものが多い)などが特徴である。このほかにも、病初期に脱髄病巣が小脳白質、脳幹部の錐体路にみられる例や、小児期にみられるのと同様の広範な大脳白質の脱髄を示し進行性の経過を示す例もあり、その場合は、性格変化、知的機能の低下、錐体路症候などがみられる。通常女性キャリアは発症しないが、なかには、高齢になってから、軽度の痙性対麻痺で発症する症候性ヘテロ接合例(symptomatic heterozygote)の存在も知られている。

■**検査成績** 血中コルチゾールの低下やACTH(副腎皮質刺激ホルモン)刺激試験で副腎皮質機能低下を示す例があり、これを認めた場合は診断の参考になるが、臨床的に明らかな副腎不全症状を示す例はむしろ少ない。

画像所見:CTでは、脱髄の生じた部分が低吸収域、MRIではT2強調画像で高信号域を呈する。後頭頭頂葉の白質、脳梁、錐体路、聴覚伝導路、視覚伝導路などの高信号域がよく観察される。CT、MRIで、脱髄の進行している領域に一致して造影効果が認められる。

髄液所見:蛋白の軽度の増加を認める例が多い。

確定診断:血清のスフィンゴミエリン中の極長鎖飽和脂肪酸の分析を行い、C24:0、C25:0、C26:0の増加(正常の2～3倍程度の増加)を証明することにより行う。なお、C26:0という表記は、炭素数26の飽和脂肪酸(不飽和結合がゼロ)という意味である。これまでに100種類以上の多種類の変異が同定されているが、同一の遺伝子変異を有していても臨床型が多様であること、すなわち遺伝子変異型から臨床病型の予測ができないことが知られているが、その理由はまだ十分には解明されていない。

病理学的所見:病理学的には、大脳白質の広範な脱髄と血管周囲の単核球の浸潤が特徴である。副腎の萎縮と束状帯(zona fasciculata)の細胞の膨化と脂肪の蓄積を認める。電顕では、副腎の腫大細胞や、脳のマクロファージなどの細胞質内に針状構造物が認められる。これらは極長鎖飽和脂肪酸を有するコレステロールエステルが主成分であるといわれている。

■**診断**

小児期発症例:学習障害、視力障害、聴力低下、歩行障害などを認め、特徴的な画像所見(広範な大脳の脱髄所見)を認めれば本疾患の可能性を考える。

思春期あるいは成人発症例:痙性対麻痺、あるいは認知症などを呈して画像所見で大脳白質病変を呈する場合は、本疾患の可能性を考える。確定診断は血清スフィンゴミエリンの極長鎖飽和脂肪酸の分析によって行う。ABCD1遺伝子の検査も有用である。

鑑別すべき疾患:異染性白質ジストロフィー、Krabbe病、Alexander病、Canavan病、Nasu-Hakola病、進行性多

巣性白質脳症，などとの鑑別が必要である．また，ズダン好性白質ジストロフィーと呼ばれ，病因の確定していない白質ジストロフィーもある．

■ 治療／経過・予後　ステロイドホルモンは，副腎不全症状には有効であるが，神経症状に対しては無効である．小児期発症例について，発症早期の段階で造血幹細胞移植を行えば，症状の進行が抑えられ，効果的である．成人発症例に対しては，対症療法にとどまるが，造血幹細胞移植の適応拡大が検討されている．

分子生物学からの視点

ALD遺伝子産物（ALD proteinと呼ばれる）は，ABC half transporterであって，ペルオキシソーム膜における物質輸送にかかわっていると考えられている．詳細な機序は未解明であるが，ペルオキシソームの機能の一つに，極長鎖飽和脂肪酸の短鎖化があり（極長鎖飽和脂肪酸を部分分解して，ミトコンドリアでβ酸化できる程度の長さに短くする），この機能の障害が極長鎖飽和脂肪酸の増加につながっているものと推定されている．ALDの臨床病型については，非常に多彩であるが，同一家系内において，同一の遺伝子変異を持っていながら，一方は小児大脳型，もう一方は副腎ミエロニューロパチー（adrenomyeloneuropathy：AMN）というように臨床病型が大きく異なることが多くあり，ALD遺伝子変異と臨床病型の間に明らかな相関関係はないことが見出されている．このことから，ALDの発症や臨床病型の決定には，ALD遺伝子変異だけではなく，なんらかの体質的な要因や，環境要因が関与している可能性が指摘されている．

異染性白質ジストロフィー

■ 定義・概念　リソソーム水解酵素の一つであるセレブロシドスルファターゼ（cerebroside sulfatase）（アリルスルファターゼA（arylsulfatase A）とも呼ばれる）の欠損によりその基質であるスルファチドが，主として脳および腎に蓄積する．中枢神経系では高度の脱髄が認められ，スルファチドの蓄積を反映してトルイジンブルーで異染性を示す顆粒が神経細胞，グリア細胞，末梢神経ではSchwann（シュワン）細胞内に認められることから，異染性白質ジストロフィー（metachromatic leukodystrophy）の名で呼ばれる．

遺伝子座は22番染色体（22q13.31-qter）に存在し，遺伝形式は常染色体劣性遺伝である．

■ 疫学　正確な疫学データはないが，まれな疾患である．
■ 成因・病態生理と分子メカニズム　アリルスルファターゼAはすべての体細胞で発現しているが，本症では，この酵素欠損により，スルファチドの代謝の盛んな神経系，腎および胆嚢でスルファチドが蓄積する．スルファチドは，中枢神経系および末梢神経系の髄鞘を構成する主要な糖脂質であり，本酵素の欠損によりスルファチドが蓄積し，その結果ミエリン膜が不安定となり脱髄が起きると考えられている．
■ 臨床症状　発症年齢により乳幼児型，若年型，成人型に分類される．

乳幼児型：生後15～18カ月に発症する．初発症状は歩行障害で，知能発育の停止が認められるとともに，運動失調，緊張性発作（tonic seizure），視力低下などが出現してくる．症状は進行性で末期には除脳硬直となる．

若年型：発症年齢は6～12歳，学業低下，精神運動発達の障害，行動異常，歩行障害，痙性麻痺などを示す．

成人型：発症は成人になってからで，初発症状は，集中力の低下と知能低下である．精神症状が前景に出て，統合失調症と診断されることも少なくない．末梢神経障害に関しては，神経伝導速度は著明に低下する．腱反射は低下することもあるが，むしろ亢進していることのほうが多い．また，凹足などの足の変形の存在が診断のヒントになることがある．経過は進行性で，見当識障害，知的機能の低下が進行し，末期には除皮質硬直状態，植物状態となる．
■ 検査成績
画像所見：大脳白質のびまん性の脱髄像（CTでは低吸収域，MRIではT2強調画像で高信号域）を示す．末梢神経伝導速度が一様に低下し，大脳白質の脱髄像と末梢神経障害の存在は，本疾患や，Krabbe（クラッベ）病などの可能性を考えるヒントになる．
病理学的所見：中枢神経系では高度の脱髄が認められ，スルファチドの蓄積を反映してトルイジンブルーで異染性を示す顆粒が神経細胞，グリア細胞，末梢神経ではSchwann細胞内に認められる．
■ 診断　小児期発症例については精神運動発達の遅れ，退行，成人例では知的機能の低下などの臨床像と，CT，MRIによる画像診断から白質ジストロフィーを疑う．これに加えて，末梢神経伝導速度の著明な低下が認められるときは，本症およびKrabbe病を強く疑う．

確定診断：末梢白血球のアリルスルファターゼA活性を測定し，酵素活性の著明な低下を証明する．遺伝子診断も可能である．

白質ジストロフィーの鑑別：異染性白質ジストロフィー，副腎白質ジストロフィー，Alexander（アレキサンダー）病，Canavan（カナヴァン）病，Nasu-Hakola（那須-ハコラ）病，diffuse leukoencephalopathy with spheroids，cerebral autosomal recessive arteriopathy with subcortical infarcts and leukoencephalopathy（CARASIL），cerebral autosomal dominant arteriopathy with subcortical infarcts and leukoencephalopathy（CADASIL），vanishing white matter disease，進行性多巣性白質脳症（progressive multifocal leukoencephalopathy），CNSループス（CNS lupus）など膠原病に伴う中枢神経病変などとの鑑別が必要である．また，ズダン好性白質ジストロフィー（sudanophilic leukodystrophy）と呼ばれ，病因の確定していない白質ジストロフィーもある．

■ 治療／経過・予後　現在のところ根本的な治療法は確立されていないが，酵素蛋白の解析や，遺伝子変異の解析など分子遺伝学的な研究は大変進んでおり，遺伝相談に応用されている．

Krabbe病（グロボイド細胞白質ジストロフィー）

■ 定義・概念　Krabbe（クラッベ）病（Krabbe disease）はリソソーム酵素の一つであるガラクトシルセラミドβ-ガラクトシダーゼ（galactosylceramide β-galactosidase）（ガラクトセレブロシダーゼ（galactocerebrosidase））の欠損により，大脳白質に，広範な脱髄をきたす．脱髄病巣にグロボイド細胞（globoid cell）と呼ばれる大型多核細胞の出現を特徴とし，グロボイド細胞白質ジストロフィー（globoid cell leukodystrophy）とも呼ばれる。遺伝子座は14番染色体（14q21-q31）にあり，遺伝形式は常染色体劣性遺伝性である。

■ **疫学** 正確な疫学データはないが，まれな疾患である。

■ **成因・病態生理と分子メカニズム** ガラクトシルセラミドβ-ガラクトシダーゼの基質としては，脳白質の主要糖脂質であるセレブロシドガラクトシルセラミドとそこから脂肪酸が離脱したサイコシン（psychosine）が存在するが，セレブロシドはG_{M1}ガングリオシドβ-ガラクトシダーゼ（ganglioside β-galactosidase），ガラクトシルセラミドβ-ガラクトシダーゼのどちらの酵素によっても分解されうるのに対し，サイコシンはガラクトシルセラミドβ-ガラクトシダーゼによってのみ分解されることから，本疾患においてはサイコシンの代謝障害が最も重要なポイントと考えられている。

サイコシンは細胞毒性がきわめて強いため，わずかの蓄積でも，乏突起神経膠細胞を障害して，広範な脱髄が起きることが本疾患の病態の本質であろうと考えられている。セレブロシドはグロボイド細胞には蓄積しているが，白質全体でみるとセレブロシドはあまり蓄積せず，むしろ乏突起神経膠細胞の脱落とその結果としての脱髄が特徴的である。

■ **臨床症状** 多くは，生後3～6カ月に発症する。幼児期ないしは若年期発症例も，まれではあるが報告されている。

乳幼期発症の典型的な臨床経過：生後3～5カ月頃から外界の刺激に対し過敏になり，四肢筋緊張亢進し，精神運動発達が停止，その後精神運動機能の退行が進行し，除皮質硬直を呈するようになる。症状が進行すると除脳硬直状態となり，その後，筋緊張はむしろ低下し，発症後1年以内に死亡する。また，末梢神経も障害されるため，腱反射と神経伝導速度が低下する。

若年発症例：発症年齢が1～10歳くらいで，脳白質にびまん性の脱髄，すなわち汎発性硬化症の臨床像を示し，症状としては，刺激に対する過敏性，知的機能の低下，筋緊張亢進，視力低下などが特徴である。

成人発症例：まれであるが，知的機能の低下，痙性歩行，凹足，内反尖足などの足の変形，末梢神経障害，広範な白質障害などが特徴である。

■ **検査成績** 脳脊髄液では蛋白が増加する。画像所見では，脳白質のびまん性の脱髄像（CTでは低吸収域，MRIではT2強調画像で高信号域）を示す。末梢神経伝導速度が一様に低下し，大脳白質の脱髄像と末梢神経障害の存在は，本疾患や異染性白質ジストロフィーなどの可能性を考えるヒントになる。

病理学的所見：病理学的には，広範な脱髄とグロボイド細胞（globoid cell）と呼ばれる大型多核細胞の出現を特徴とする。

■ **診断** 臨床経過と，画像診断から本症を含め白質ジストロフィーを疑い，末梢血白血球，皮膚線維芽細胞などのガラクトシルセラミドβ-ガラクトシダーゼ活性を測定し，酵素活性の著明な低下を証明し診断を確定する。遺伝子診断も可能である。

白質ジストロフィーの鑑別：異染性白質ジストロフィー，副腎白質ジストロフィー，Alexander病，Canavan病，Nasu-Hakola病，diffuse leukoencephalopathy with spheroids, cerebral autosomal recessive arteriopathy with subcortical infarcts and leukoencephalopathy (CARASIL), cerebral autosomal dominant arteriopathy with subcortical infarcts and leukoencephalopathy (CADASIL), vanishing white matter disease, 進行性多巣性白質脳症，CNSループスなど膠原病に伴う中枢性病変などとの鑑別が必要である。また，ズダン好性白質ジストロフィーと呼ばれ，病因の確定していない白質ジストロフィーもある。

■ **治療／経過・予後** 現在のところ根本的な治療法は確立されていないが，酵素学的な解析や，遺伝子変異の解析など分子遺伝学的な研究は大変進んでおり，遺伝相談に応用されている。

Alexander病

■ **定義・概念** 発症年齢により，乳幼児型（infantile form），若年型（juvenile form），成人型（adult form）に分類される。乳幼児型は，白質脳症，頭囲拡大，痙攣，球麻痺・偽性球麻痺，知的機能の低下を主徴とする。若年型は，球症状，痙性，失調，頭囲拡大などがみられる。成人型は，失調症状，球症状，痙性を主徴とすることが多い。

■ **疫学** わが国では270万人に1人の有病率と推定されている。

■ **臨床症状・検査成績**

画像所見：乳幼児型および若年型においては，頭囲の拡大，前方優位の白質脳症を呈する。成人型でみられる延髄～脊髄の萎縮も多く認められる。成人型では，白質変化は乳幼児型や若年型に比較してあまり目立たず，延髄～上部脊髄の著明な萎縮が認められる。延髄から上部脊髄が萎縮する一方で橋の大きさは保たれ，脳幹全体がオタマジャクシ様にみえる様子は，tadpole appearanceと呼ばれる。

分子遺伝学：病因遺伝子として，*GFAP*（glial fibrillary acidic protein）遺伝子が見出されており，通常ヘテロ接合性で発症する。家族歴を有する場合には，常染色体優性遺伝を呈する疾患である。乳幼児型・若年型においては両親に変異が認められないことが多く，新生突然変異（de novo mutation）が多くを占めると考えられている。

病理学的所見：大脳白質の高度の変性，線維性グリオーシス，Rosenthal（ローゼンタール）線維（Rosenthal fiber）と呼ばれ，エオジン好性に染まる大小不同，不整円形の構造物が特徴で，アストログリアの変性産物であるといわれている。このローゼンタール線維のなかにα-B-crystallinが多く含まれていることが見出されている。

橋中心髄鞘崩壊

■ **定義・概念** 橋中心髄鞘崩壊（central pontine myelinolysis）は橋底部の原発性脱髄を主変化とする疾患で，Adamsらにより報告され，慢性アルコール中毒の既往を持つものが多いとされているが，低ナトリウム血症に対して急速な電解質の補正を行った際に高頻度に発症することが知られている。

■ **成因・病態生理と分子メカニズム** 低ナトリウム血症に対して，血清ナトリウムの補正が12 mEq/L/日以上で急速に行うことが発症の原因となると考えられているが，髄鞘崩壊の詳細な機序は不明である。

▶**臨床症状** 血清ナトリウム値の急速補正の1〜3週後に，急速に進行する意識障害，四肢麻痺，眼球運動障害，構音障害，嚥下障害などがみられる。
▶**検査成績** CTで橋の中心部に低吸収域，MRI T2強調画像で橋の中心部に高信号域がみられる。時に橋以外の部位に脱髄巣がみられることがある(extrapontine myelinolysis)。
病理学的所見：橋底部の対称性の脱髄病巣がみられる。
▶**診断** 急激な血清ナトリウムの補正後に急速に生じる意識障害などの神経症候と，画像所見での特徴的な白質の病変から診断する。脳幹梗塞，多発性硬化症，神経膠腫(glioma)などの腫瘍性疾患と鑑別する。
■**治療／経過・予後** 有効な治療法がなく，予防が重要である。低ナトリウム血症の補正に際しては，最初の24時間で10 mEq/L以内に，48時間以内で21 mEq/L以内にとどめるようにする。

【辻 省次】

参考文献
1) Scriver CR et al eds：The Metabolic and Molecular Bases of Inherited Disease, 8th edition, McGraw-Hill, 2001
2) McKusick VA：Mendelian Inheritance in Man. A catolog of human genes and genetic disorders, Johns Hopkins University Press, 1998
3) 小野寺理ほか：副腎白質ジストロフィー(Adrenoleukodystrophy, ALD)—治療法研究の進歩—Annual Review 神経 2002, 中外医学社，2002
4) 加藤俊一：副腎白質ジストロフィーにおける造血幹細胞移植. 神経研究の進歩 59：339-346, 2007

11 感染性疾患

1 髄膜炎

▶**定義・概念** くも膜・軟膜およびその両者に囲まれたくも膜下腔の炎症。髄膜炎(meningitis)は持続する頭痛と発熱を主徴とし，髄膜刺激徴候を認め，髄液細胞数の増加を示す。
　主な病因として，細菌，結核菌，真菌，ウイルスなどがある。髄膜炎には，初療が診断の転帰に大きく影響する。神経学的な緊急対応を要する疾患(neurological emergency)が多い。
▶**疫学／予防** わが国の髄膜炎全体の年間発症数は約3万人だが，流行で変動する[1]。病因が確定できなかった無菌性髄膜炎が最も多い。病因確定したウイルス性髄膜炎は年間約6,000人で，エンテロウイルスが約80%，ムンプスウイルスが続く。しかし，流行により，発症数は年次で大きく変動する。一方，細菌性髄膜炎は約1,500人(小児が3/4で，成人が1/4)，結核性髄膜炎は260人，真菌性髄膜炎は50人と推定されている[1]。
　細菌性髄膜炎の主要起因菌は発症年齢で異なる。わが国の年齢階層別の細菌性髄膜炎の主要起因菌の割合を示す(図11-1-1)。本症の起因菌を推定し治療を開始するうえで重要である。また，わが国の真菌性髄膜炎の90%はクリプトコックスによる。なお，クリプトコックス性髄膜炎は健常者でも発症する。
　髄膜炎の死亡や後遺症を減らすには，費用対効果や耐性菌の点からも，ワクチン接種による発生抑制が最善である。わが国における細菌性髄膜炎に関するワクチンの導入として，2008年12月インフルエンザ菌ワクチンと2009年10月の7価肺炎球菌結合型ワクチン(PCV-7)が承認された。インフルエンザ菌ワクチンをすでに導入している米国では，小児のインフルエンザ菌性髄膜炎の患者が激減した。一方，PCV-7は，従来の肺炎球菌多糖体ワクチンと異なり，乳児や低年齢児でも免疫を誘導でき，高リスクグループであるHIV(ヒト免疫不全ウイルス)感染症・血液腫瘍患者・骨髄移植などにも免疫を誘導できる。米国では2000年の導入後，肺炎球菌性髄膜炎の発症が30%減少し，2歳以下および65歳以上の発生率は，各々64%と54%減少した。わが国においても，これらワクチンが広く実施された場合には，インフルエンザ菌や肺炎球菌による髄膜炎の発症頻度の抑制が期待される。
▶**病因・病態生理と分子メカニズム** 病原体が感染巣から髄膜へ播種することで発症する。髄膜炎を起こす病原体を示す(表11-1-1)。感染経路として，①血行性と②直達性がある。①には，肺結核からの結核性髄膜炎や菌・ウイルス血症からの細菌・ウイルス性髄膜炎などがあげられる。②には，副鼻腔炎や頭・頸部の術後感染巣からの細菌性髄膜炎があげられる。髄液腔は血液脳関門により無菌で，免疫担当細胞の流入も制限される。したがって，いったん細菌などが侵入すると，急速に増殖し急激な転帰を呈することが多い。一方，髄膜炎の病態は単に病原体の侵襲だけではなく，感染に伴う宿主免疫応答に基づくサイトカイン・ケモカインなどのカスケードも大きく作用し，浮腫・炎症の惹起，さらにそれに伴う脳血管障害の併発もみられる。したがって，このカスケードの制御も治療上重要である。
　具体例として細菌性髄膜炎の発症メカニズムを示す(図11-1-2)。
▶**臨床症状** 発熱と病変部位による症状・症候としてとらえる。ただし，遅発性ウイルス感染症やプリオン病は発熱を認めない。
　髄膜炎の基本症状は，発熱と髄膜刺激症状(頭痛，嘔気・嘔吐)である。髄膜炎における発症経過の相異を示す(表11-1-2)。しかし，病因推定上重要である。
　神経学的に髄膜刺激症候として，項部硬直，Kernig(ケルニッヒ)徴候，Brudzinski(ブルジンスキー)徴候，neck flexion testおよびjolt accentuationの陽性を認める。乳幼児や高齢者では，これら典型的な臨床像を呈さず，易刺激性や錯乱あるいは持続する不明熱の場合もあり留意する。なお，結核性髄膜炎は脳底部髄膜炎を呈することが多いため，脳神経麻痺(特に，Ⅲ，Ⅵ)を伴うことが20〜30%と比較的に多い。
▶**検査成績** 髄膜炎および脳炎は，神経系感染症という一つの範疇でとらえ，検査を行う。初診にて患者の病歴，全身および神経所見から頭蓋内占拠性病変(脳膿瘍や脳出血など)を疑った場合には緊急にて頭部CTを施行し，これを除外後に髄液検査をする。腰椎穿刺する前に頭部CTを考慮すべき場合として，年齢が60歳以上，免疫不全患者や免疫抑制剤の服用患者，脳卒中などの中枢神経系疾患の

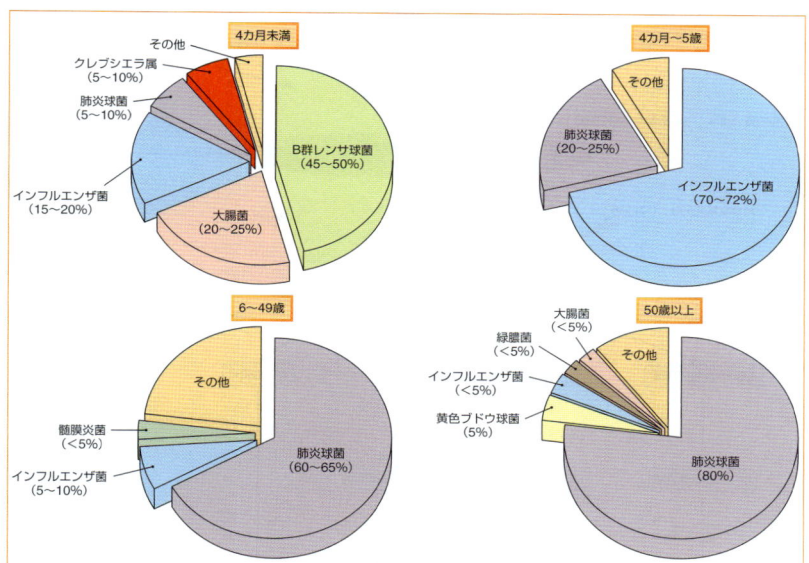

図 11-1-1 わが国における年齢階層別の細菌性髄膜炎における主要起因菌の割合
米国では，インフルエンザ菌に対するワクチンの実施以後，発症頻度が激減している．したがって，わが国においても今後ワクチンの広汎な導入がなされた場合には，主要起因菌が変化する可能性がある
（文献2を改変）

既往，意識障害，神経巣症状，1週間以内の痙攣発作，乳頭浮腫などがあげられる．

さらに，腰椎穿刺の留意点として脳ヘルニアがある．一側または両側の瞳孔固定・散大，除脳・除皮質肢位，Cheyne-Stokes（チェーン-ストークス）呼吸，固定した眼球偏位など脳ヘルニアの徴候を認めたら，髄液検査せずに治療を開始する．なお，頭部 CT 所見のみで脳ヘルニアを予測することは困難であり，症候から判断する．

検査は，臨床的な病因推定する神経学的診断と病因確定診断とを初診時より並行して行う．脳炎や髄膜炎は，早期治療が予後のうえから重要であり，早期病因診断が望まれる．しかし，病因確定には一定の時間を要するため，神経学的診断より病因を推定し，確定を待たずに治療を開始し，その後逐次治療を再考する．

髄膜炎を疑った場合，最も重要な検査は髄液検査である．各種髄膜炎（髄膜脳炎）における髄液所見を示す（表 11-1-3）．

本症では，急性期に頭部 CT や MRI で異常を認めない場合も多い．髄膜炎を疑った場合の頭部 CT 異常検出率は 24％である．しかし，感染源の検索や脳膿瘍の有無などの判断もあり，入院時に可能なかぎり施行する．一方で，神経放射線学的検査の実施のために治療が遅れてはならない．細菌性髄膜炎において，入院時から治療開始までの平均は 4 時間で，これが 6 時間を超えると有意に死亡率が高

表 11-1-1 髄膜炎の各種病原体

病原体		髄膜炎
細菌		細菌性髄膜炎 肺炎球菌，髄膜炎菌，インフルエンザ桿菌，大腸菌，B群レンサ球菌，リステリア菌，クレブシエラ，緑膿菌など
放線菌		結核性髄膜炎
スピロヘータ		髄膜血管性梅毒 Lyme 病（ボレリア髄膜炎）
真菌		真菌性髄膜炎 クリプトコックス，アスペルギルス，カンジダ，接合菌（ムコール菌など）
ウイルス	DNAウイルス	ウイルス性髄膜炎 ヘルペスウイルス（単純ヘルペスウイルス，水痘・帯状疱疹ウイルス，サイトメガロウイルス，Epstein-Barr ウイルス，ヒトヘルペス 6 ウイルス）など
	RNAウイルス	ウイルス性髄膜炎 ムンプスウイルス，風疹ウイルス，エンテロウイルス（ポリオウイルス，コクサッキーウイルス，エコーウイルスなど），麻疹ウイルス，インフルエンザウイルス，ヒト免疫不全ウイルス 1 型（HIV-1）　その他
リケッチア		つつが虫病（髄膜炎）
寄生虫		好酸球性髄膜炎（広東住血線虫など）

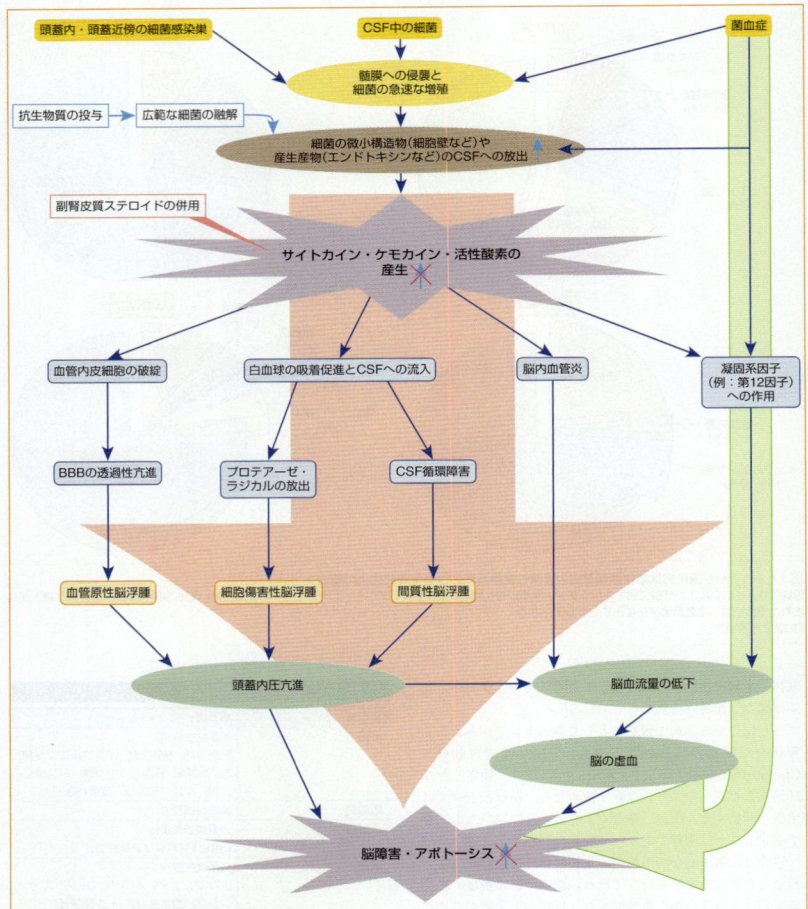

図 11-1-2　細菌性髄膜炎の発症メカニズム
- 起因菌が髄膜へ播種し急速な増殖をすると、細菌の細胞壁や膜関連産物(タイコ酸, ペプチドグリカン, エンドトキシンなど)が髄液内へ遊離する。抗菌薬の投与は急速な菌融解を呈するので、その際に壁産物の放出が増強される。これら産物は、腫瘍壊死因子α(tumor necrosis factor：TNFα)、インターロイキン1β (interleukin-1β：IL-1β)、IL-6、血小板活性化因子(platelet activating factor：PAF)、酸化窒素、プロスタグランジンなど炎症性サイトカイン・ケモカイン・活性酸素の産生を惹起する。これらの放出は、脳血管内皮細胞の破綻や白血球の吸着促進受容体を活性化させ、血液脳関門の透過性亢進による血管原性脳浮腫やプロテアーゼやラジカルの放出による細胞傷害性脳浮腫を惹起する。一方、蛋白濃度や細胞数の増加で髄液粘稠度は上昇し、髄液循環障害を起こし間質性脳浮腫が出現する。以上より脳浮腫は増強し、頭蓋内圧亢進を呈する。頭蓋内圧亢進は、髄液循環障害の増強、脳内の虚血の増悪、脳の代謝異常や脳血流の変化をきたし、脳障害やアポトーシスが進行する。一方、末梢血管拡張作用のあるメディエーターを介した炎症亢進による血管炎の併発からも脳内の虚血をもたらす
- 抗菌薬とともに投与直前に副腎皮質ステロイドを併用すると、TNFαやIL-1βのmRNA転写およびプロスタグランジンやPAFの産生を抑制し、脳浮腫を軽減し酸化窒素の産生(⟶)が抑えられ、結果として脳障害が軽減される。血小板減少が有意な転帰影響要因であることが知られており、菌血症を基盤とした播種性血管内凝固(DIC)などの凝固異常に基づく凝固系因子に対して(⟶)、早期からの治療的介入が転帰のうえから副腎皮質ステロイドによるサイトカイン・ケモカインカスケードの抑制とあわせ重要である

CSF：髄液、BBB：血液脳関門

表11-1-2 髄膜炎・脳炎における発症経過の違い

発症経過	疾患
急性発症(通常1週間以内)	細菌性髄膜炎 ウイルス性髄膜炎 ウイルス性脳炎(髄膜脳炎) その他
亜急性発症(通常2週間〜1カ月)	結核性髄膜炎 真菌性髄膜炎 癌性髄膜炎(髄膜癌腫症) HIV関連認知症 その他
慢性発症(通常1カ月以上)	神経梅毒 真菌性髄膜炎の一部 HIV関連認知症 遅発性ウイルス感染症 プリオン病 その他

HIV:ヒト免疫不全ウイルス

くなる。また,結核性髄膜炎でも抗結核薬開始が入院から24時間以上遅れると有意に転帰不良となる。したがって,CTやMRIが迅速にできない場合は,まず治療を開始してから検査する。

結核性髄膜炎では,造影CTやMRIで脳底部に造影増強効果を認める場合や結核腫を伴う場合(図11-1-3)もある。また,細菌性・結核性髄膜炎では,血管炎による脳梗塞(図11-1-4),また真菌性髄膜炎では菌の血管内皮への侵襲から血管の狭窄や動脈瘤を形成し,脳梗塞やくも膜下出血を呈する場合があり,入院後の神経放射線学的なフォローアップも重要である。

▶診断 頭痛,発熱を呈し髄膜刺激症候を認め,髄液細胞増加を認めれば,髄膜炎と診断する。臨床経過,髄液一般所見,神経放射線学的所見などをもとに,病因を推定する。この神経学的診断に基づきただちに治療を開始する。なお,並行して検査した病因確定診断の検査結果から確定診

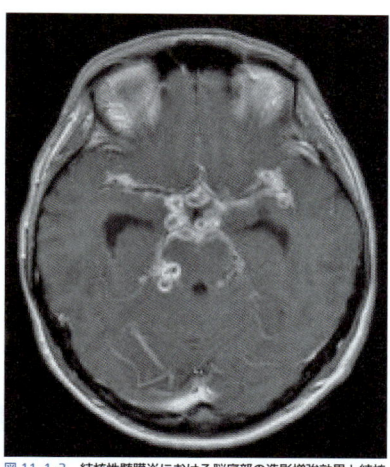

図11-1-3 結核性髄膜炎における脳底部の造影増強効果と結核腫

断を行う。以下,疾患別に要点を神経学的診断と病因診断に区分し示す。

細菌性髄膜炎
神経学的診断:
1. 急性発症経過。
2. 血液一般:赤血球沈降速度(ESR)の亢進,白血球の増加,C反応性蛋白(CRP)の上昇を示す。ウイルス性髄膜炎・脳炎との鑑別では,CRP値>2.0が一つの目安である。

表11-1-3 各種髄膜炎における髄液所見

	外観	初圧(側臥位)(mm髄液柱)	細胞数(/μL)	蛋白濃度(mg/dL)	糖濃度(mg/dL)	病原診断
正常	水様透明	100〜150	5未満	15〜40	50〜75	
細菌性髄膜炎	混濁,膿性	上昇	増加 多形核球優位[*1]	高値	低値	細菌塗抹/培養陽性 細菌抗原陽性(ラテックス凝集法など) 髄液PCR法で細菌陽性
結核性髄膜炎	水様〜混濁	上昇	増加 単核球優位[*2]	高値	低値	結核菌塗抹/培養陽性 髄液ADA高値 髄液PCR法で結核菌陽性
真菌性髄膜炎	水様〜混濁	上昇	増加 単核球優位	高値	低値	真菌塗抹/培養陽性 クリプトコックス抗原陽性 髄液PCR法で真菌陽性
ウイルス性髄膜炎	水様	上昇	増加 単核球優位[*3]	高値	正常〜低値	髄液からのウイルス分離培養 髄液PCRでウイルス陽性 髄液ウイルス抗体価の経時的上昇 髄腔内抗体産生所見陽性[*4]
癌性髄膜炎	水様〜混濁	上昇	増加 単核球優位	高値	低値	腫瘍細胞出現 腫瘍マーカー高値

*1:細菌性髄膜炎において,前医で抗菌薬による部分的加療を受けた場合,単核球優位になる場合がある
*2:結核性髄膜炎において,発症急性期に時に多形核球優位を呈する場合がある
*3:ウイルス性髄膜炎において,発症急性期に時に多形核球優位を呈する場合がある。なお,ウイルス性脳炎では細胞数が正常の場合もある
*4:髄腔内抗体産生所見が臨床診断上有用性が確立しているのは,単純ヘルペスウイルス
ADA:アデノシンデアミナーゼ,PCR:ポリメラーゼ連鎖反応

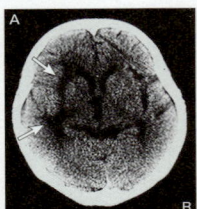
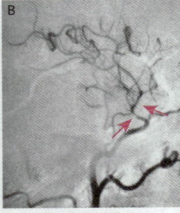

図11-1-4 血管炎による脳梗塞を伴った結核性髄膜炎
A：頭部単純CT像．左大脳白質の低吸収域
B：左頸動脈像．左内頸動脈末端部・中大脳動脈基幹部にかけての動脈の狭窄
（著者自験例）

3. 髄液所見：多形核球優位の細胞増加，蛋白濃度の高値，糖濃度の低値．ただし，入院前にすでに抗菌薬の投与を受けた状態（partially treated bacterial meningitis）やリステリア菌性髄膜炎の30％の症例はリンパ球優位を呈する．

病因診断：

1. 髄液の塗抹/培養による細菌の同定（確定診断）：信頼性が高いが，塗抹の最小検出感度は 10^5 colony forming units（CFU）/mLで，毎視野に菌を検出するには 10^7 CFU/mL以上必要である．しかし，リステリア菌は通常 10^3 CFU/mL以下であり，塗抹の検出率は低い．培養の検出率は，未治療では70〜80％だが，抗菌薬の前投与では50％以下となる．培養結果を待たずに，初療を開始する．

2. 早期迅速診断法．
   - 細菌抗原の検索：ラテックス凝集法によるインフルエンザ菌，肺炎球菌，髄膜炎菌，B群レンサ球菌の抗原検索．

表11-1-4 主な髄膜炎の治療

疾患名	病原体	年齢	治療
細菌性髄膜炎[*1]	菌未確定	4カ月未満	アンピシリン＋第3世代セフェム系（セフォタキシムまたはセフトリアキソン）
		4カ月〜16歳未満	カルバペネム系（パニペネム/ベタミプロンまたはメロペネム）＋第3世代セフェム系（セフォタキシムまたはセフトリアキソン）
		16〜50歳未満	カルバペネム系（パニペネム/ベタミプロンまたはメロペネム）または第3世代セフェム系（セフォタキシムまたはセフトリアキソン）＋バンコマイシン
		50歳以上 慢性消耗疾患や免疫不全を有する場合	アンピシリン＋第3世代セフェム系（セフォタキシムまたはセフトリアキソン）＋バンコマイシン
		最近の外科的手術の既往を有する場合	カルバペネム系＋バンコマイシン または第3・4世代セフェム系＋バンコマイシン
	グラム陽性球菌	肺炎球菌（PISPやPRSP含む）	カルバペネム系（パニペネム/ベタミプロンまたはメロペネム）または第3世代セフェム系（セフォタキシムまたはセフトリアキソン）＋バンコマイシン
		B群レンサ球菌	第3世代セフェム系（セフォタキシムまたはセフトリアキソン）またはアンピシリン
		ブドウ球菌（MRSA含む）	バンコマイシンまたは第3・4世代セフェム系またはカルバペネム系 ただし，MRSAはバンコマイシン
	グラム陰性球菌	髄膜炎菌	第3世代セフェム系（セフォタキシムまたはセフトリアキソン）
	グラム陽性桿菌	リステリア菌	アンピシリン
	グラム陰性桿菌	インフルエンザ菌（BLNARなど含む）	第3世代セフェム系（セフォタキシムまたはセフトリアキソン）またはメロペネムまたは両者併用
		緑膿菌	第3・4世代セフェム系またはカルバペネム系
		大腸菌群	第3・4世代セフェム系またはカルバペネム系
結核性髄膜炎[*2]	結核菌		イソニアジド，リファンピシン，エタンブトール，ピラジナミドの4者併用で2カ月，その後イソニアジド，リファンピシンは10カ月間継続投与
真菌性髄膜炎	クリプトコックス カンジダ		アムホテリシンB（またはアムホテリシンBのリポソーム製剤）とフルシトシン併用，その後フルコナゾールによる地固め療法
	アスペルギルス		ボリコナゾール
ウイルス性髄膜炎	ウイルス	エンテロやムンプスなど	一般に対症療法で全治する．ヘルペスウイルスには，アシクロビル用いる
Lyme病	ボレリア		髄膜炎の場合：セフォタキシム（またはセフトリアキソン）
つつが虫病	ツツガムシ		テトラサイクリン系抗菌薬

*1：細菌性髄膜炎では，いずれの場合も抗菌薬投与10〜20分前に副腎皮質ステロイドの投与を行う．投与法は，デキサメタゾン0.15 mg/kg/6時間ごとの静注で2〜4日間の短期大量換法で行う
*2：結核性髄膜炎では，患者が非HIV感染者である場合，重症度にかかわらず，全例で副腎皮質ステロイドの併用投与を行う．軽症ではデキサメタゾン0.3 mg/kg/日の静注で1週間，中等症〜重症ではデキサメタゾン0.4 mg/kg/日の静注で1週間投与する．その後1週間ごとに0.1 mg/kgずつゆっくり減量して比較的長期に投与する

PISP：ペニシリン中間型肺炎球菌，PRSP：ペニシリン耐性肺炎球菌，MRSA：メチシリン耐性黄色ブドウ球菌，BLNAR：β-ラクタマーゼ陰性アンピシリン耐性インフルエンザ菌

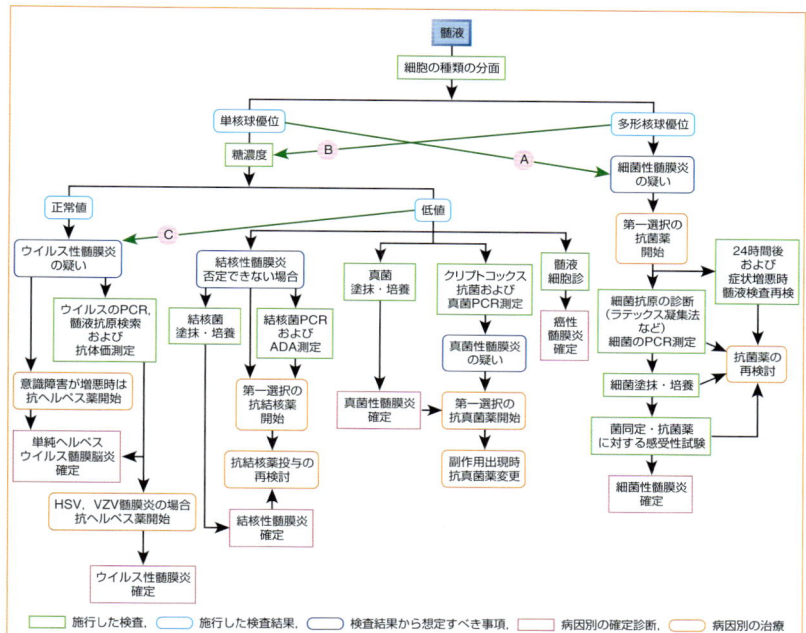

図 11-1-5 髄液所見からみた髄膜炎の診療フローチャート
髄液の一般所見からどのような病因の髄膜炎を推定し，初期治療を開始し，さらに病因確定診断へ導くのかについてのフローチャートを示す．ただし，本図は急性期における副腎皮質ステロイドについては記載していない（本文参照）
A：partially treated meningitisやリステリア菌性髄膜炎では，細菌性髄膜炎でも単核球優位を示す場合がある
B：ウイルス性髄膜炎や結核性髄膜炎の初期では，多形核球優位を呈する場合がある
C：髄液糖濃度の低値をウイルス性髄膜炎（ムンプスウイルス）や単純ヘルペス脳炎の急性期でも示す場合がある
HSV：単純ヘルペスウイルス，VZV：水痘・帯状疱疹ウイルス，ADA：アデノシンデアミナーゼ

これら抗原診断は，検出標的が可溶性の莢膜多糖類抗原であるため，抗菌薬の先行投与により起因菌が死滅した場合でも陽性を示す可能性がある．
● ポリメラーゼ連鎖反応（PCR）法による髄液中の細菌DNAの検出：利点として，測定が迅速であり，partially treated meningitisでも検出する可能性があげられる．さらに，耐性菌か否かも判断できる．欠点は，肺炎球菌，インフルエンザ菌，髄膜炎菌など対象となる菌がかぎられていることである．

結核性髄膜炎
神経学的診断：
1 亜急性発症経過．ただし，約30％の患者で急性経過を呈する．
2 髄液所見：圧上昇，リンパ球優位の細胞増加，蛋白濃度の上昇，糖濃度の低下（血糖値の50％未満）を認めたら，ただちに抗結核薬の治療を開始する．しかし，初回髄液の28％は多形核球優位を示すので留意する．なお，肺結核や粟粒結核に伴って起きることもあるが，伴わな

いこともある．
病因診断：
1 髄液の塗抹／培養による結核菌の同定（確定診断）：塗抹は，従来 Ziehl-Neelsen 染色，現在は auramine 染色などの蛍光法，培養は従来小川培地，現在は mycobacterial growth indicator tube（MGIT）などの液体培地を用いる．さらに感受性試験も行う．培養結果は通常4～8週間を要する．結核菌の検出率は，塗抹にて10～22％，培養 43～50％と高くない．

2 早期迅速診断法．
● 髄液 ADA（アデノシンデアミナーゼ〈adenosine deaminase〉）値の上昇：感度 65～95％，特異度 75～92％．髄液 ADA は早期診断上一定の有用性はあるが，細菌性髄膜炎おいて偽陽性を認めるので注意．
● PCR 法による髄液中の結核菌 DNA の検出：培養にて菌を同定された確診例や臨床的に強く疑われた症例で，感度は 57～100％，特異度 90～100％である．陽性の持続は約3～4週間．ただし，PCR 法の最小検出感度が不十

分だと検出できない。したがって，高感度の nested PCR 法や定量性のある nested real-time PCR 法による検索が必要。

- クオンティフェロン検査：結核菌の特異蛋白 ESAT-6 や CFP-10 抗原に対し特異的に産生されるインターフェロンを ELISA（固相酵素結合免疫測定法）で検出する方法。利点として BCG の影響を受けない。結核感染症（カットオフ値 0.35 IU/mL）における感度 70〜92％，特異度 90〜98％であり，測定時間 20 時間と迅速。結核性髄膜炎における有用性は，若年者の結核の既往や肺結核併発のない症例における補助診断にかぎられる。

ウイルス性髄膜炎
神経学的診断：
1. 急性発症経過。
2. 髄液所見：単核球優位の細胞増加と蛋白濃度の上昇（無菌性髄膜炎の所見）。

病因診断：
1. 髄液よりウイルス分離培養（確定診断）：エンテロウイルス系による髄膜炎では高頻度に分離される。たとえば，エコーウイルスでは病初期に約 90％で分離される。
2. 経過に一致した髄液ウイルス抗体価の有意な上昇（血清抗体価の変動だけでは不十分）。
3. ウイルス抗体の髄腔内抗体産生所見の確認（単純ヘルペスウイルスにおいて，確立されている評価法）。
4. PCR 法による髄液中のウイルス DNA や RNA の検出。

真菌性髄膜炎
神経学的診断：
1. 亜急性〜慢性発症経過。
2. 髄液所見：単核球優位の細胞増加，蛋白濃度の高値，糖濃度の低値。

病因診断：
1. 髄液の塗抹／培養による菌体の検出（確定診断）：未治療における培養でも検出率は 60％。病因としては，クリプトコックスが最も多く，残りはカンジダ，アスペルギルス，その他である。
2. 早期迅速診断法。
- 髄液中クリプトコックス抗原検出：ラテックス凝集法でグルクロノキシロマンナン抗原を検出する方法。感度 93〜100％，特異度 93〜98％と高い。通常，8 倍以上で本症を強く疑う。抗原価は菌量を反映し，治療効果判定として用いられる。ただし，HIV 患者では効果判定に用いることはできない。
- 血清 β-D-グルカン測定：真菌の細胞膜を構成している β 配位した多糖体で，正常なヒトには存在しない。結合様式から 1,3 と 1,6 の 2 種類あるが，通常測定するのは 1,3 である。β-D-グルカンを有するカンジダやアスペルギルスでは高値になるが，クリプトコックスはこの多糖体を多く含まず高値になりにくい。また，接合菌類（ムコール菌を含む）にはこれがなく，陰性になる。血液透析・血液製剤の使用で偽陽性になる。
- PCR 法による真菌（カンジダなど）の核酸検出。

■ **治療と薬理メカニズム** 主な髄膜炎の治療を示す（**表 11-1-4**）。

髄膜炎の治療は確定診断が判明してからでは遅い。入院時より，病因を推定して適時治療を開始する。髄液所見か

らみた鑑別と治療のフローチャートを示す（**図 11-1-5**）。

脳血管障害の併発： 細菌性髄膜炎や結核性髄膜炎では，血管炎や血管攣縮に基づく脳梗塞を呈する。結核性髄膜炎の併発頻度は 45％。治療としては，血小板凝集抑制薬だけでなく，副腎皮質ステロイドの投与が炎症抑制の点から必要。一方，真菌性髄膜炎でもアスペルギルスや接合菌類（ムコール菌を含む）で高頻度に認められる。真菌性髄膜炎では，真菌が血管親和性を有し，血管に浸潤することにより脳梗塞のほか，動脈瘤によるくも膜下出血も起こしうる。したがって，抗真菌薬の脳血管障害治療を基本として，副腎皮質ステロイドの併用は行わない。なお真菌性髄膜炎の動脈瘤は，血管が脆弱化しており，外科的なクリッピングは行わない。これら脳血管障害の併発は転帰不良要因である。

■ **経過・予後** 予後は，細菌性髄膜炎では死亡率 15〜35％，後遺症 10〜30％。結核性髄膜炎でも死亡率 20〜57％（先進国でも 14〜28％），後遺症 20〜30％であり，真菌性髄膜炎でも死亡率 6〜25％と高い。特に，中枢神経系のアスペルギルス感染の死亡率は 90％以上といわれている。近年の抗真菌薬の進歩にもかかわらず，これら疾患の予後は不良であり，いまだ満足すべき成績ではない。一方，ウイルス性髄膜炎は，通常予後良好な疾患である。

【亀井 聡】

参考文献
1) Kamei S et al：Nationwide survey of the annual prevalence of viral and other neurological infections in Japanese inpatients. Intern Med 39：894-900, 2000
2) 細菌性髄膜炎の診療ガイドライン作成委員会：細菌性髄膜炎の診療ガイドライン．神経治療学 24：71-132, 2007
3) Thwaites G et al：British Infection Society guidelines for the diagnosis and treatment of tuberculosis of the central nervous system in adults and children. J Infect 59：167-187, 2009
4) Perfect JR et al：Clinical Practice Guidelines for the Management of Cryptococcal Disease：2010 Update by the Infectious Diseases Society of America. Clin Infect Dis 50：291-322, 2010
5) Walsh TJ et al：Treatment of aspergillosis：clinical practice guidelines of the Infectious Diseases Society of America. Clin Infect Dis 46：327-360, 2008

2 脳炎

■ **定義・概念** 脳炎（encephalitis）は，脳実質の炎症である。発熱と意識障害や精神症状などの脳症状を主徴とし，髄膜脳炎はこれに髄膜刺激症状を伴う。病因として，急性ウイルス性脳炎が多く，散発性では単純ヘルペスウイルス脳炎（herpes simplex virus encephalitis：HSVE）が最も多い。HSVE は，neurological emergency である。

■ **疫学** わが国の脳炎全体の発症数は約 2,200 人で，約半数が病因未確定。病因が確定した脳炎ではウイルス性が最も多く，そのなかでは単純ヘルペスウイルスが年間約 400 人と最も多い。HSVE の発症頻度は世界中同様である。

■ **病因・病態生理と分子メカニズム** 脳実質への病原体による感染（感染性脳炎），または感染やワクチン接種後のアレルギー的機序（急性散在性脳脊髄炎〈acute disseminated encephalomyelitis：ADEM〉）や抗原抗体反応による機序（抗 NMDA〈N-メチル-D-アスパラギン酸〉受容体脳炎）あるいは感染に基づく宿主免疫応答を基盤としたサイトカインストームおよびアポトーシスによる機序（インフ

表11-2-1 脳炎の各種病原体と病因

病原体・病因		
		脳炎・脳症(髄膜脳炎,脳脊髄炎を含む)
細菌		脳膿瘍
放線菌		結核性脳膿瘍
真菌		クリプトコックス性肉芽腫
		真菌性脳膿瘍
スピロヘータ		麻疹性認知症
		Lyme病(ボレリア脳脊髄炎)
ウイルス	DNAウイルス	ウイルス性脳炎
		ヘルペスウイルス(単純ヘルペスウイルス,水痘・帯状疱疹ウイルス,サイトメガロウイルス,ヒトヘルペスウイルス6,ヒトヘルペスウイルス7,EBウイルスなど)
		遅発性ウイルス感染症
		進行性多巣性白質脳症(JCウイルス)
	RNAウイルス	ウイルス性脳炎
		アルボウイルス(日本脳炎ウイルス,ダニ媒介ウイルス),ムンプスウイルス,麻疹ウイルス,エンテロウイルス(ポリオウイルス,コクサッキーウイルス,エコーウイルス),風疹ウイルス
		狂犬病
		HIV-1 関連認知/運動コンプレックス
		遅発性ウイルス感染症
		亜急性硬化性全脳炎(変異麻疹ウイルス)
プリオン		Creutzfeldt-Jakob病
		Gerstmann-Sträussler-Sheinker病
		kuru(クール―)
原虫		トキソプラズマ症
		マラリア脳症
		アメーバ性脳炎
リケッチア		つつが虫病(脳炎)
マイコプラズマ		マイコプラズマ症(脳炎・髄膜脳炎)
寄生虫		日本住血吸虫
脳症(アレルギー的機序)		急性散在性脳脊髄炎
抗原抗体反応		抗NMDA受容体脳炎(抗グルタメート受容体抗体NR1による)
宿主免疫応答		インフルエンザ脳症

ルエンザ脳症)で発症する。感染性脳炎の経路として,①血行性,②直達性,および③神経向性がある。①として,肺結核からの結核性脳膿瘍などがあげられる。②として,副鼻腔炎からの細菌性や真菌性脳膿瘍などがあげられる。③として,三叉神経節に潜伏感染していたウイルスが再活性化し発症する小児・成人のHSVEがあげられる。ただし,新生児HSVEは,①ウイルス血症による全身感染の一部として発症する。

脳炎の各種病原体および病因を示す(表11-2-1)。

感染性脳炎として,小児や成人のウイルス再活性によるHSVEの発症メカニズム(図11-2-1)と,それ以外として抗NMDA受容体脳炎の発症メカニズム(仮説)(図11-2-2)を示す。

● **臨床症状** 脳炎の基本症状は発熱と脳症状(精神症状,意識障害,痙攣など)で,さらに髄膜刺激症状が加わると髄膜脳炎になる。神経学的には,脳症候として意識障害,精神症状,不随意運動,片麻痺,小脳失調,痙攣,健忘,記憶障害などを認める。脳炎では,発熱や意識障害が出現する前に精神症状で発症する症例がHSVEや抗NMDA受容体脳炎で知られている。また,日本脳炎でも運動麻痺が先行して,脳血管障害と類似する場合がある。一方,HHV-6(ヒトヘルペスウイルス6(human herpes virus-6)脳炎では,即時記憶障害を73%と高頻度で認める。したがって,小児・成人も移植後に即時記憶障害が出現した場合,ただちにMRIを行い迅速な治療開始が重要である。

● **検査成績** 検査については「髄膜炎」(22章11-1)と同様に進める。各検査所見を以下に示す。

血液所見:細菌性脳炎(脳膿瘍)やADEMでは白血球数増加やC反応性蛋白(CRP)の高値を認める。ウイルス性脳炎では炎症所見は目立たない。

髄液所見:病因推定上,きわめて重要である。細菌,結核菌,真菌,ウイルス別の所見について,「髄膜炎」(22章11-1の表11-1-3および図11-1-5)を参照し病因推定を行う。また,髄液を用いた病因診断として,髄液の塗抹/培養による病原体の同定(細菌,結核菌,真菌),髄液を用いたポリメラーゼ連鎖反応(PCR)法による病原体の塩基配列の検出(細菌,結核菌,真菌,ウイルス)を同時に検索する。このほか,ADEMを疑った場合には,髄液中のオリゴクローナルバンドやミエリン塩基性蛋白を検査に加える。

神経放射線学的所見:各種脳炎の神経放射線学的所見を示す(表11-2-2)。特に,頭部MRIはCTよりも早期に病巣を検出しうる可能性がある。具体例として,HSVEおよび各種脳炎の神経放射線学的所見(図11-2-3,図11-2-4)を示す。このほか,SPECT(単一光子放射断層撮影〈single photon emission computed tomography〉)も,脳炎の発症早期から病巣部位においてradiotracerの集積を認める。

脳波所見:発症早期から高頻度に異常を検出できる。HSVEでは周期性一側てんかん型放電(periodic lateralized epileptiform discharges:PLEDs)が特徴的所見である(図11-2-3)。

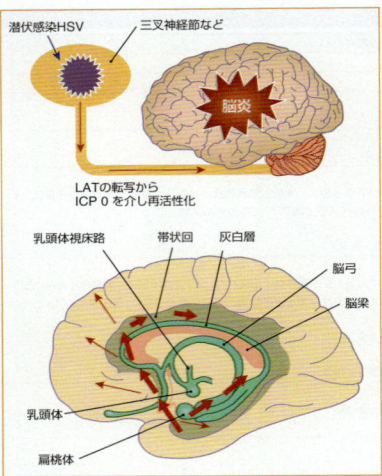

図 11-2-1 単純ヘルペスウイルス脳炎(HSVE)小児・成人例の発症メカニズム
単純ヘルペスウイルス(HSV)には神経細胞に潜伏感染する特徴がある。三叉神経節などに潜伏していたウイルスが、潜伏関連転写産物(latency associated transcripts)の転写から増殖感染で発現する前初期遺伝子(infected cell polypeptide 0)を介し再活性化し、上行性に脳に行き脳炎を発症する。脳では脳幹から辺縁系を伝播し、そこから側頭葉や前頭葉に広がる
LAT : latency associated transcripts(潜伏関連転写産物)
ICP 0 : infected cell polypeptide 0(増殖感染で発現する前初期遺伝子)

● **診断** 発熱、頭痛、および脳症状(意識障害、精神症状、痙攣、不随意運動など)で来院し、神経学的に脳症候を認め、髄液で細胞増加や蛋白濃度高値を認めたら、脳炎を強く疑う。ただし、ウイルス脳炎や抗 NMDA 受容体脳炎では、髄液所見が正常の場合もあり、髄液所見のみから脳炎を除外してはいけない。臨床経過、髄液一般所見、神経放射線学的検査所見、および脳波所見などの神経学的診断法をもとに、病因を推定し治療を開始する。なお病因診断の検査結果から治療の再考および確定診断を行う。以下、代表的疾患についての要点を神経学的診断と病因診断に区分し示す(急性散在性脳脊髄炎については 22 章 10-3 参照)。

単純ヘルペスウイルス脳炎
神経学的診断:
1. 急性発症経過。
2. 臨床症状にて、側頭葉・辺縁系症状(人格変化、異常行動、記銘力障害、感覚性失語、性行動異常など)が多く、運動麻痺は少ない。異常行動などの精神症状が発熱や意識障害より先行する場合もあり留意する。
3. 髄液所見: 単核球優位の細胞増加と蛋白濃度上昇(ただし、正常値もある)。
4. 頭部 CT: 左右差のある側頭葉を中心に前頭葉(直回、眼窩回)や島回に分布する低吸収を 77% で認める。出血を示唆する高吸収域(33%)や線状の造影増強効果(16%)も認めるが、発症 1 週間以内の検出感度は低い。
5. 脳波所見: 発症直後よりほぼ全例で異常を認め、棘性異常(非発作性 56%、発作性 45%)が特徴。PLEDs は、約 1/3 の症例でみられるが、発症早期から出現するので病因推定上は重要である。
6. 頭部 MRI: CT よりも感度が高く、発症早期より左右差のある側頭葉内側など辺縁系病巣が検出可能である。
7. SPECT: 側頭葉の radiotracer の異常集積を発症早期より認める。

病因診断:
1. 血清学的診断法:
   ● 経過に一致した髄液の HSV(単純ヘルペスウイルス〈herpes simplex virus〉)抗体価の有意な上昇。
   ● 髄腔内抗体産生所見。
2. ウイルス学的診断法:
   ● PCR 法による髄液内 HSV DNA の検出: 本症の病因診断の標準的検査法。ただし、診断に必要な最小検出感度の点から nested PCR 法、高感度 real time PCR 法が推奨される。一方、これら高感度 PCR 法でも、PCR 法の陽性率は発症 48 時間以内と発症 14 日以後、さらにアシクロビル投与 1 週間以後は低くなり、臨床的な意味での偽陰性を呈する可能性がある。発症早期に陰性の場合は治療を継続し、PCR 法の再検が推奨される。
   ● 髄液からの HSV の分離同定(新生児 HSVE では約 20%、成人 HSVE では約 5% 以下)。

日本脳炎
神経学的診断:
1. 発症時期。アカイエカで伝播し、夏から初秋に発症する。最近は年間 10 人以下で、九州地方が好発である。しかし、近年の外国との交流の点から、インドやパキスタンなどの好発地域からの帰国者の輸入感染症として、季節や地域から本症を除外するのは注意が必要である。
2. 筋強剛、振戦といったパーキンソニズムやジストニアなどの錐体外路症候を呈することが多い。また、運動麻痺(片麻痺や四肢麻痺)が約 30% の患者でみられ、HSVE より多い。なお、運動麻痺が発熱や意識障害に先行して認められる場合があり、脳血管障害様の経過を呈する場合がある。
3. 頭部 CT・MRI: 基底核、視床、および脳幹に病変を認めることが多く、HSVE と鑑別できる。

病因診断:
1. 血清学的診断法: 日本脳炎ウイルスの抗体価で診断する。ペア血清で補体結合(CF)法や赤血球凝集阻止(HI)法で 4 倍以上の上昇、または単一血清において CF 法 16 倍、HI 法 320 倍以上を基準とする。
2. ウイルス学的診断法: 逆転写 PCR 法により髄液の日本脳炎ウイルス RNA の検出が可能となっている。

HHV-6 脳炎
神経学的診断:
1. HHV-6 は突発性発疹の病原として同定されたが、造血幹細胞移植後の辺縁系脳炎の病原ウイルスとしても知られるようになった。本症は小児例のみならず成人例でも知られてきている。
2. 急性期の症候は、非常に HSVE と類似し、急激に増悪

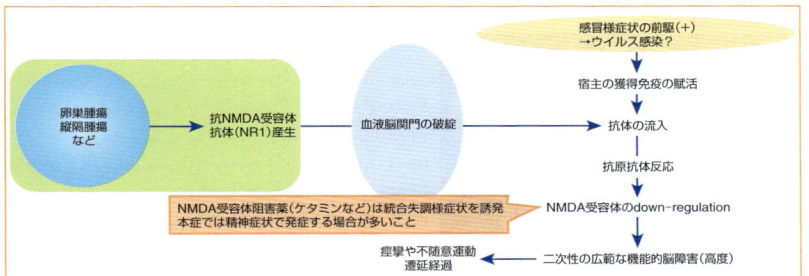

図 11-2-2　抗 NMDA 受容体脳炎の発症メカニズム（仮説）
抗 NMDA 受容体脳炎は，卵巣奇形腫などから抗 NMDA 受容体抗体，特に抗 NR1 抗体が出現していると考える．多くの患者が感冒様前駆を呈していることから，なんらかのウイルス感染を契機として宿主の獲得免疫の賦活が起こり，血中の抗 NMDA 受容体抗体が血液脳関門の破綻から流入し，抗原抗体反応を基盤に，NMDA 受容体の down-regulation を呈し，二次性の広汎な高度の機能的脳障害を惹起し，痙攣や不随意運動がみられ遷延経過を示すと考える

表 11-2-2　各種脳炎の神経放射線学的所見

疾患名	検査名	比較的特徴とされる所見
単純ヘルペスウイルス脳炎	CT	側頭葉，前頭葉の低吸収域
		造影による線状増強効果
		同部位の高吸収域（出血性壊死性脳炎の場合）
	MRI	側頭葉内側から辺縁系を中心に T2 強調画像や FLAIR 法で異常高信号域．造影で同部位の増強効果
HHV-6 脳炎	MRI	辺縁系を中心に T2 強調画像や FLAIR 法で異常高信号域
日本脳炎	CT	視床，基底核などの低吸収域
	MRI	基底核，視床，脳幹などの異常信号領域
トキソプラズマ脳炎	MRI	大脳皮質から皮髄境界に多発性の類円形病巣，造影で病巣の増強効果を示す．リング状の病巣において，target sign（abscess core が拡散強調画像で正常白質に比し等/低信号，ADC map で高信号）を認める
急性散在性脳脊髄炎	CT	大脳白質と基底核的非対称性の低吸収域
	MRI	大脳白質，脳幹などに T2 強調画像で非対称性の多発性異常高信号域
抗 NMDA 受容体脳炎	MRI	約 3/4 の症例は異常がみられない．残りの 1/4 は辺縁系などに FLAIR 法で異常高信号域
インフルエンザ脳症	CT	大脳全体のびまん性低吸収域，皮髄境界不鮮明，視床の低吸収域など
	MRI	T2 強調画像における両側前頭葉，頭頂後頭葉，基底核の高信号や脳梁部病変

HHV-6：ヒトヘルペスウイルス 6，FLAIR：fluid-attenuated inversion recovery，ADC map：apparent diffusion coefficient map，NMDA：N-メチル-D-アスパラギン酸

し，中枢性低換気・昏睡となり，治療が遅れると死亡や記憶障害などの後遺症を呈する．本症の特徴として，即時記憶障害の出現頻度が非常に高い．したがって，移植後の患者に即時記憶障害が出現した場合には，MRI による検索を行い，早期に治療開始することが重要である．

3　頭部 MRI：FLAIR 法にて辺縁系に高信号域を認める（図 11-2-4）．

病因診断：ウイルス学的診断法：髄液を用いた PCR 法で HHV-6 DNA の同定．

抗 NMDA 受容体脳炎
神経学的診断：

1　急性から亜急性の発症経過．若年成人女性に好発する．しかし少数ながら男性例も存在する．約 90％は感冒様の前駆症状あり．初発神経症状として精神症状や記憶障害が多い．痙攣・意識障害・不随意運動（特に口部ジスキネジア様の不随意運動は比較的特徴的）を呈し，経過中に中枢性低換気により人工呼吸器の装着が約 70％で必要．男性例の症候は，女性例と同様であるが転帰は女性よりやや不良．本症には軽症例の存在も指摘されている．

2　本症は，卵巣奇形腫などの神経組織からの抗 NMDA 受容体 NR1/NR2 heteromer 抗体により発症する．急性期は重篤な場合が多いが，長期的には発症 1 年以後も徐々に軽快し，長期的転帰は比較的良好である．したがって，急性期の全身管理と早期の腫瘍検索がきわめて重要である．腫瘍（図 11-2-5）としては，卵巣奇形腫のほかに，縦隔奇形腫，肺小細胞癌，セミノーマ，子宮の低分化神経内分泌癌などが報告されている．

3　頭部 MRI：3/4 の症例は正常であるが，残り 1/4 で FLAIR 法にて辺縁系に淡い高信号域を認める．経過に伴い大脳萎縮がみられるが，長期的には萎縮は可逆性に軽快する．

4　SPECT（3D-SSP）および PET：辺縁系のみならず大脳の広範な障害を検出する．

病因診断：急性期の髄液や血清における抗 NMDA 受容体 NR1/NR2 heteromer 抗体の検出．

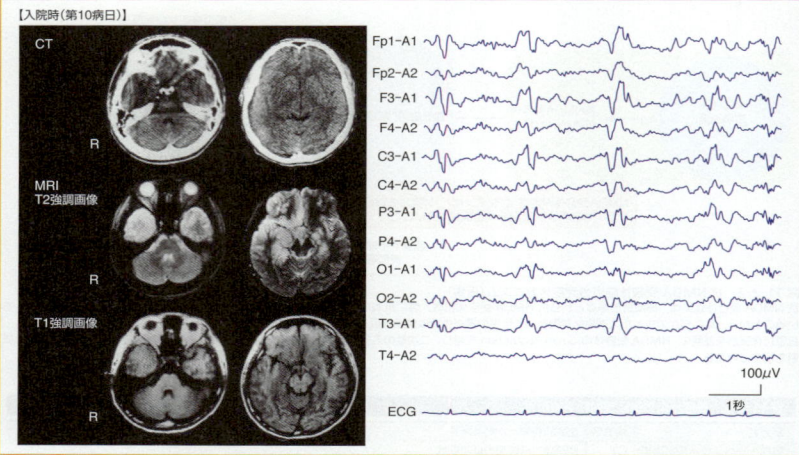

図 11-2-3 単純ヘルペスウイルス脳炎（HSVE）の CT・MRI 像，脳波所見
左の入院時の頭部 CT では病巣がはっきりしないが，頭部 MRI T2 強調画像で右優位に側頭葉内側面を中心に両側辺縁系に高信号域を認める。右の入院時脳波では，周期性一側てんかん型放電を認める

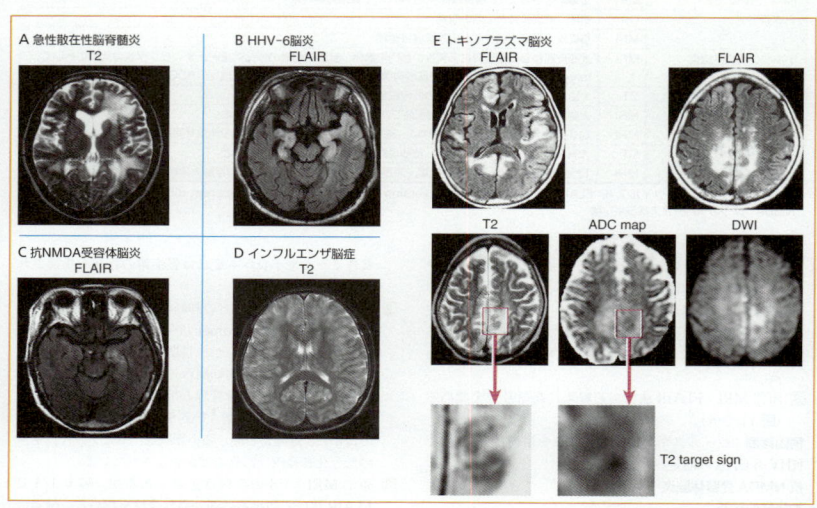

図 11-2-4 各種脳炎・脳症の MRI 像（いずれも成人例）
A：T2 強調画像にて大脳白質に多発性の高信号域を認める
B：骨髄異形成症候群にて骨髄移植後に発症した例。両側海馬に病巣を認め，髄液を用いた PCR 法でヒトヘルペスウイルス 6（HHV-6）を同定した
C：子宮原発の低分化神経内分泌癌による抗 NMDA 受容体脳炎例で，両側海馬に高信号域を認めた
D：T2 強調画像にて両側前頭葉から頭頂葉，側頭葉，後頭葉の皮質から白質に広範な淡い高信号の散在を認め，皮髄境界が不鮮明になっている
E：大脳皮質／皮髄境界に類円形の多発病巣。T2 強調画像で中心が等信号，その外側が高信号，最外側が等信号の T2 target sign を呈し，abscess core が ADC map で高信号で，本症を疑いトキソプラズマ抗体の高値を認め，治療で軽快した

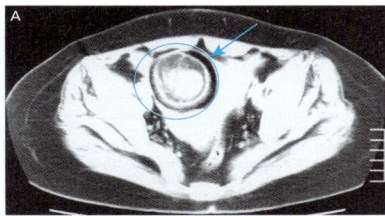
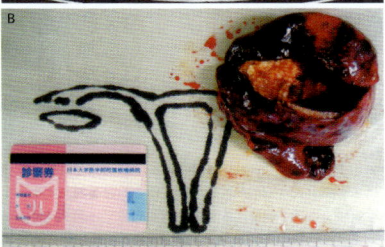
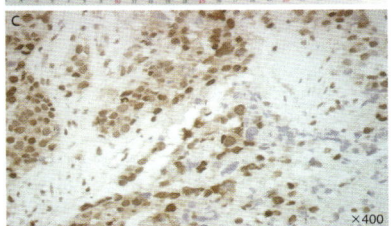

図 11-2-5 抗 NMDA 受容体脳炎でみられた腫瘍
A：患者の腹部 CT 像．径 5 cm の腫瘤影を認め，卵巣嚢腫の診断にて，付属器切除術を施行した
B：卵巣の肉眼像．卵巣は全体的に出血・壊死の状態で，内部に毛髪や粥状物を認め，成熟奇形腫であった
C：子宮の低分化神経内分泌癌で確認した抗 NR1 抗体の同定

インフルエンザ脳症

1. 通常傾眠ないし譫妄以上を呈し，意識障害は 12～24 時間以上持続する．しかし二相性の経過をとることもある．
2. 発症はインフルエンザに続発し，一般に有熱期に発症する．臨床症状としては，痙攣，嘔吐，意識障害，乳頭浮腫，脈拍・血圧・呼吸の変化，瞳孔・眼球運動の異常，肢位・運動の異常などを示す．
3. 検査所見：小児では，しばしば血液生化学的な異常所見（多くは非特異的）を伴う．髄液細胞数は正常が多い．
4. 頭部 CT・MRI：さまざまなパターンの浮腫性変化（図 11-2-4）が描出されることが多い．
5. 予後：死亡や後遺症をもたらすこともあり，早期の治療が重要である．

トキソプラズマ脳炎

神経学的診断：

1. トキソプラズマ脳炎は免疫不全例での脳内多発性病変を呈する代表的な疾患である．しかし，免疫能正常例でもまれであり，この場合には診断に苦慮する．
2. 血清学的診断法：抗トキソプラズマ抗体（特に免疫グロブリン M（IgM））の検出．しかし，感度，特異度とも低い．不顕性感染も 10％あり，IgG 抗体の検出では診断にいたらない．
3. 頭部 MRI：特徴的所見としては，①類円形，②造影効果を伴う，③多発性，④大脳皮質／皮髄境界に好発するがあげられる．近年，T2 target sign（図 11-2-4）が本症に特徴的とする報告がある．なお，ring-enhancement を伴う病変の場合，悪性リンパ腫との鑑別が問題となるが，タリウム SPECT 所見が有用である．

病因診断：

1. 髄液のトキソプラズマ DNA PCR 法：偽陰性率が約 30％あるため PCR 陰性によりトキソプラズマ脳炎を除外できない．
2. 脳生検による病理学的検索は非常に有用である．しかし，侵襲的な検査である．

■ **治療と薬理メカニズム**　細菌性，結核性，真菌性髄膜炎から髄膜脳炎に進展した患者の治療については「髄膜炎」（22 章 11-1）と同様である ADEM については 22 章 10-3 参照）．ここではウイルス脳炎やその他の脳炎について述べる．まず，気道確保などの一般全身管理，痙攣や脳浮腫に対する治療を行う．疾患特異性の治療がある場合，これを加える．疾患特異性の治療を疾患別に示す．

単純ヘルペスウイルス脳炎

- 第一選択薬は，アシクロビル（aciclovir）である．わが国の診療ガイドライン（2005 年）では，10 mg/kg/8 時間の 14 日間の投与が推奨されている．しかし，最近のヨーロッパのガイドライン（2007 年）や米国感染症学会（IDSA）のガイドライン（2008 年）では，小児・成人の投与期間が 2～3 週間に延長している．一方，米国のガイドラインでは，新生児では 20 mg/kg/8 時間が推奨されている．新生児の病態は，ウイルス血症を基盤に発症し，小児・成人の再活性化の場合（図 11-2-1）よりもウイルス量が多い．
- 多変量解析による転帰不良要因として，①年齢，②治療開始時の意識障害の程度（Glasgow Coma Scale）があげられる．つまり，意識障害が高度になる前の早期治療が重要である．
- 治療効果が不十分と判断したら，第二選択薬の adenine-arabinoside を併用する．
- 最近，アシクロビルと副腎皮質ステロイドの併用が転帰の点から有用と報告されており，現在，ヨーロッパで二重試験による治験が開始されている．なお，副腎皮質ステロイドの併用の有効性の機序は，インターロイキン 6（IL-6）のような炎症性サイトカイン（proinflammatory cytokine）の抑制にある．

サイトメガロウイルス脳炎

- 本症は健常者でもまれに発症するが，後天性免疫不全症候群（AIDS）にしばしば合併する．
- AIDS 患者の場合，脳炎以外のサイトメガロウイルス感染では有効なガンシクロビルやホスカルネットの単剤では効果がない．
- ガンシクロビルとホスカルネットとの併用で有効との報

告がある。
HHV-6脳炎
- HHV-6は、チミジンキナーゼ(thymidine kinase)活性がないためアシクロビルは有効でない。
- ガンシクロビルとホスカルネットが有効であり、早期の治療開始が転帰のうえから重要である。
- 小児科医のみならず、移植医・放射線科医・内科医における、本症に対する理解と迅速な対応が重要である。

抗NMDA受容体脳炎
- 腫瘍合併例では早期の腫瘍切除と免疫療法の併用療法が推奨される。腫瘍未切除例では死亡率が高い。また、難治例ではシクロホスファミド大量療法やリツキシマブが奏効することも報告されている。
- Dalmauらのグループから提唱された400例の臨床データに基づく新しい治療アルゴリズム(2011年)では、免疫療法を第一選択治療(ステロイドパルス療法、免疫グロブリン大量療法および血漿交換療法)と第二選択治療(リツキシマブやシクロホスファミド)に分けている。第一選択治療開始後10日以内に改善がみられない場合には、躊躇することなく第二選択治療を開始すべきであると提唱されている。

インフルエンザ脳症
- 脳症が確定、あるいは脳症の疑いと診断された段階で特異的治療が考慮される。オセルタミビルには脳症自体への治療効果、ないし予防効果は証明されていない。しかし発熱がすみやかに解熱し、病状が改善することを介しての効果が期待される。γグロブリン大量療法は広く施行され、有効例の報告が増加している。このほか、メチルプレドニゾロン大量療法(パルス療法)も早期に施行するほど有効性が期待できるとされている。
- 特殊療法としては脳低体温療法、血漿交換療法、シクロスポリン療法、アンチトロンビンⅢ大量療法、さらにフリーラジカル消去作用を期待したエダラボンも推奨されている。

トキソプラズマ脳炎
ピリメタミンおよびスルファジアジンにて治療を行う。なお、ピリメタミンには葉酸拮抗作用があり、ロイコボリンを併用する。治療により本症の予後は良好であるが、AIDS患者では継続的服用がなされる。

●経過・予後
HSVEでは、未治療において60～70%の死亡率が、アシクロビルの開発により19～28%に低下した。しかし死亡と高度後遺症をあわせた転帰不良率は約30～50%といまだ高く、社会生活への復帰も約半数である。したがって、いまだ満足できる治療成績ではなく、死亡が避けられても後遺症により社会復帰できない患者も多い。後遺症では多彩な認知機能障害を認め、社会生活への復帰を妨げている。日本脳炎の致死率は約30%で、抗NMDA受容体脳炎の死亡率は10%以下である。急性期の重篤な状況を考えると、転帰は比較的良好。インフルエンザ脳症の死亡率は未治療で約30%であったが、ガイドラインの整備により、この数年は8～9%と改善している。しかし後遺症率は約25%といまだ高く、あいかわらず重篤な疾患である。

【亀井 聡】

参考文献
1) Kamei S et al : Evaluation of combination therapy using both aciclovir and corticosteroid in adult patients with herpes simplex encephalitis. J Neurol Neurosurg Pyschiatry 76:1544-1549, 2005
2) Kamei S et al : Prognostic value of cerebrospinal fluid cytokine changes in herpes simplex virus encephalitis. Cytokine 46:187-193, 2009
3) Tunkel AR et al : The Management of Encephalitis: Clinical Practice Guidelines by the Infectious Diseases Society of America. Clin Infect Dis 47:303-327, 2008
4) Solomon T et al : Viral encephalitis: a clinician's guide. Pract Neurol 7:288-305, 2007
5) Dalmau J et al : Clinical experience and laboratory investigations in patients with anti-NMDAR encephalitis. Lancet Neurol 10:63-74, 2011

3 脳膿瘍

▶**定義・概念** 脳膿瘍(brain abscess)は、化膿性病原体による脳実質内の限局性膿貯留である。頭蓋内圧亢進による頭痛と占拠性病変による巣症状が主徴で、発熱は認める場合と認めない場合がある。病因は、耳鼻科・眼科的感染巣・外傷からの直達性と肺感染巣や心内膜炎からの血行性に細菌や真菌などが進展し発症する。治療は抗菌薬投与と脳外科的手技である。

▶**疫学** 脳内占拠性病変の1～2%。抗菌薬の進歩でまれとなっているが、最近の臓器移植、後天性免疫不全症候群(AIDS)などの免疫不全宿主の増加により、真菌による本症の頻度は増加している。

▶**病因・病態生理と分子メカニズム** 直達性感染として、副鼻腔炎・中耳炎・乳突炎からの波及、穿通性頭部外傷や脳の手術からの感染があげられる。一方、血行性感染として肺感染症(肺膿瘍、気管支拡張症)、細菌性心内膜炎などがあげられる。先天性心疾患(右→左へのシャント)や肺動静脈瘻の患者は、脳膿瘍を形成しやすい。しかし、約1/4の患者は原発巣が不明である。細菌では嫌気性菌(バクテロイデス属*Bacteroides*と嫌気性レンサ球菌など)やブドウ球菌が多い。肺炎球菌、髄膜炎菌、インフルエンザ菌はまれである。一方、真菌による脳膿瘍は、カンジダ属(*Candida*)とアスペルギルス属(*Aspergillus*)が多く、予後は不良。

脳膿瘍の形成過程
以下のように区分される。
- 早期限局性脳炎期 限局性炎症を伴った膿の貯留のない壊死巣で脳実質炎の初期段階(発症1～3日)。
- 晩期限局性脳炎期 壊死巣の拡大とともに、周囲に炎症を伴った膿が貯留する(発症4～9日)。
- 早期被膜形成期 壊死巣の周囲に被膜を形成しはじめる被膜形成の初期段階(発症10～13日)。
- 晩期被膜形成期 中心部の壊死、辺縁の炎症細胞と線維芽細胞、密なコラーゲン層からなる被膜、被膜の外の新生血管、および被膜の外に浮腫とグリオーシスを認める(発症14日以後)。

▶**臨床症状** 脳膿瘍の症状は、頭蓋内圧亢進による頭痛と占拠性病変による巣症状(運動麻痺、痙攣、視野障害、記憶・注意障害、小脳失調など)が基本である。頭痛は75%

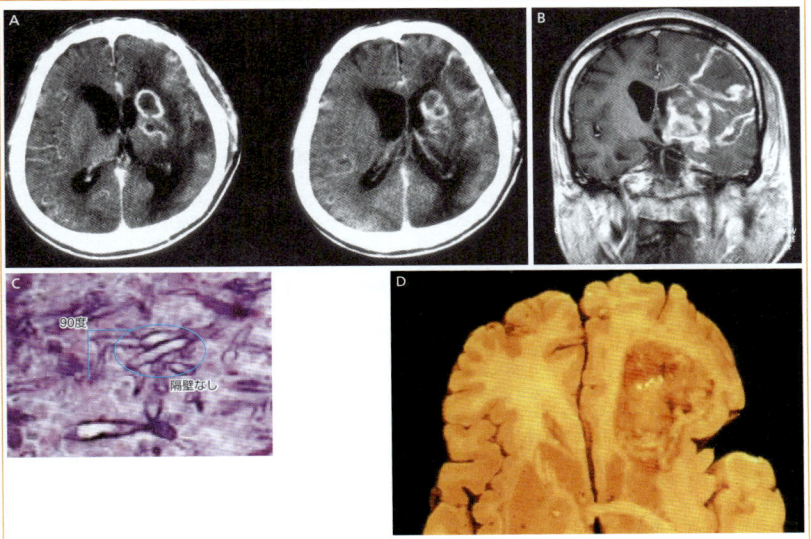

図 11-3-1 脳膿瘍の画像所見
52歳男性。既往にコントロール不良の糖尿病・副鼻腔炎。1カ月前から顔面痛
4日前から、発熱・眼痛・頭痛を呈し来院。軽度の意識障害と右不全片麻痺を認め、頭部 CT を施行
A：頭部造影 CT 像。左頭頂・側頭葉から被殻にかけて多発性の脳膿瘍を認める。膿瘍は中心部が低吸収域の輪状の増強効果を示している。また膿瘍の周囲には浮腫と炎症による低吸収域が広がっている
B：頭部造影 MRI 像（前額断）。CT よりも鮮明に脳膿瘍の広がりを確認できる
C：病理組織像（PAS 染色）。同症例は、副鼻腔からムコール菌を検出した。ムコール菌は、菌体に隔壁がなく、分枝はほぼ直角に出る。本例は、外科的ドレナージと抗真菌薬としてアムホテリシン B を投与するも死亡した
D：剖検脳の肉眼病理像。前頭葉皮質下に中心部が壊死で、被膜を有する脳膿瘍が存在した
（著者自験例）

以上の患者でみられる。しかし、発熱は約半数の患者でしか認めない。発熱がなくても脳膿瘍の可能性を除外してはならない。

▶検査成績
- **神経放射線学的検査** 頭部 CT は、診断および手術の適応上重要である。被膜形成前の限局性脳炎では低吸収域を示し、被膜が形成されると中心部が低吸収で、造影により膿瘍壁が輪状の増強効果（ring enhancement）を示す（図 11-3-1）。また、周囲の浮腫や炎症が低吸収域として認められる。膿瘍は、多発性の場合もある。頭部 MRI は、CT よりも高感度に限局性脳炎や小さな脳膿瘍を検出できる。さらに前額断や矢状断で膿瘍の広がりや部位を判断できる（図 11-3-1）。なお、治療効果の判定のために、脳膿瘍の大きさ・性状を経時的に頭部 CT・MRI にて観察することが重要である。
- **血液生化学検査** 末梢血の白血球増加、C 反応性蛋白（CRP）の高値が認められる場合がある。しかし、認めない場合も多い。
- **髄液検査** 通常、圧上昇・軽度の細胞数と蛋白増加を認める。しかし、髄液所見が正常のことも多い。また、髄液からの細菌や真菌培養は陰性であることが多い。なお、膿瘍による頭蓋内圧亢進が想定される場合、腰椎穿刺は禁忌である。

▶診断
頭痛、発熱、巣症状を認め、血液にて炎症所見があり、頭部 CT・MRI にて輪状増強効果を示す占拠性病変を認めれば、診断は容易である。しかし、発熱がなく、血液や髄液にて炎症所見もない場合、脳腫瘍（中心部に壊死巣を伴う転移性脳腫瘍、多形膠芽腫、悪性リンパ腫）との鑑別が難しい場合がある。このような場合、副鼻腔炎など耳鼻科疾患や肺・心疾患の有無の確認、発症経過、各種神経放射線学的検査による腫瘤の部位と所見から鑑別するが、腫瘍との鑑別に苦慮する場合には以下の方法を用いる。

- **磁気共鳴スペクトルスコピー（MRS）** 腫瘍部のスペクトル分析で、酢酸が脳膿瘍の特異的マーカーであると報告されている。細菌は糖を発酵させブドウ糖をつくり、ブドウ糖が酢酸や乳酸に変換されエネルギー源としている。したがって、酢酸、ブドウ糖、および乳酸の存在は、膿瘍での細菌による代謝産物を検出していると考えられる。
- **タリウムによるシンチグラフィ** 投与後 3〜4 時間の遅

延髄にて、腫瘍の場合は輪状の集積を認める。

■ **治療と薬理メカニズム**　抗菌薬を基盤とし、脳外科的ドレナージを適応に従って併用するのが基本。治療選択は脳膿瘍の形成過程により異なる。なお、抗浮腫薬や抗痙攣薬は適宜併用する。

抗菌薬は、脳膿瘍の形成過程のいずれの段階でも用いる。通常、起因菌が不明のことも多いので広域、特に嫌気性菌をカバーする抗菌薬で、髄液移行のよい薬剤の併用を行う。また、感染原発巣と考えられる耳鼻科疾患や肺疾患にてすでに判明している菌種と主要起因菌を参考にして決める。免疫正常者の市中感染の場合には、第3世代セフェム系抗菌薬(セフォタキシムなど)とメトロニダゾールの併用。頭部外傷や頭部術後の場合は、シュードモナス属(*Pseudomonas*)を考慮し第3世代セフェム系抗菌薬のセフタジジムとメチシリン耐性黄色ブドウ球菌(MRSA)を想定しバンコマイシンとの併用、またはメロペネムとバンコマイシンを併用する。一方、真菌の場合には、アムホテリシンB(または脂質製剤)やボリコナゾール(アスペルギルス属の場合)を用いる。また、トキソプラズマ原虫には、スルファジアジン、プリメタミンおよびロイコボリン(プリメタミンによる葉酸拮抗作用による貧血の予防)を併用する。なお、メトロニダゾールは、わが国では静注薬は発売されてなく、経口薬のみ発売されている。脳膿瘍に対する本薬の薬理メカニズムは、病原体の核酸合成を阻害し、増殖を抑制することにある。投与期間は、画像にて脳膿瘍が消失するまで投与する。少なくとも4～6週にわたる。

脳外科的治療は、限局性脳炎期や径2cm以下の非破裂性脳膿瘍では抗菌薬による治療を第一選択とするが、抗菌薬を投与するも膿瘍が増大する場合には、定位脳手術で吸引、ドレナージを行う。膿瘍径2cm以上(単一、多発性にかかわらず)や状態の不良な患者では、最初から抗菌薬と外科的吸引、ドレナージを併用する。破裂性脳膿瘍に対する外科的アプローチについては、開頭にて排膿や脳室洗浄などの報告はあるが、一定の見解はない。

■ **経過・予後**　脳膿瘍全体での死亡率は15%以下である。予後の主な要因として、脳深部の膿瘍、破裂性脳膿瘍、重度の神経障害があげられる。一方、宿主免疫不全状態(多くは真菌による)では、予後はきわめて不良(死亡率は90%以上)となる。

【亀井 聡】

参考文献
1) Lu CH et al : Bacterial brain abscess: microbiological features, epidemiological trends and therapeutic outcomes. QJM 95: 501-509, 2002
2) Gupta DR et al : Role of in vivo proton magnetic resonance spectroscopy in the diagnosis and management of brain abscess. Neurosurgery 42: 37-42, 1998
3) Takeshita M et al : Current treatment strategies and factors influencing outcome in patients with bacterial brain abscess. Acta Neurochir (Wien) 140: 1263-1270, 1998

4　神経梅毒

■ **定義・概念**　神経梅毒(neurosyphilis)は、*Treponema pallidum*による中枢神経系への感染である。脳・脊髄の髄膜、血管系および実質を障害し、多彩な病型をとる。治療はペニシリンG。本症はまれな疾患となっていたが、後天性免疫不全症候群(AIDS)に伴う神経系合併症の一つとして増加している。

■ **病因・病態生理と分子メカニズム**　神経梅毒の病態・病型の進展を示す(図11-4-1)。最近では、髄膜血管型が実質型より増加している。

■ **臨床症状**

無症候性神経梅毒

神経症状はなく、髄液所見で細胞数や蛋白増加を認め、髄液VDRL(venereal disease research laboratory)法が陽性になる。未治療の潜伏期梅毒の25%でみられる。将来、神経症状を合併する可能性が高いとされている。病理学的には軽度の脳軟膜炎。

髄膜血管型神経梅毒
- **梅毒性髄膜炎**　初感染後1～2年以内の発症が多い。症状は、通常のウイルス性髄膜炎と同様で、リンパ球優位の細胞数増加を認める。脳底部髄膜炎では、水頭症や脳神経麻痺を伴う。限局型は、髄膜の限局性肉芽腫形成(ゴム腫)による占拠性病変による巣症状を示す。髄膜血管型神経梅毒の病理組織像を図11-4-2に示す。
- **脳の血管型**　脳での動脈内膜炎による血栓で脳梗塞を起こす。初感染から5～10年以後に発症する。臨床像は、通常の脳梗塞と異なり、頭痛、回転性めまいなどを伴って、亜急性髄膜炎の後に発症することが多い。中大脳動脈の閉塞が多い。
- **脊髄の髄膜・血管型**　脊髄の髄膜炎と脊髄の動脈内膜炎により障害を起こす。臨床像は、前者は髄膜・脊髄炎の症状を示し、後者は脊髄梗塞の症状を示す。

実質型神経梅毒
- **進行麻痺**　初感染後、10～20年後に多く発症する。*T. pallidum*が脳実質、特に前頭葉および側頭葉の皮質をおかす。臨床像は、人格変化と判断力の低下ではじまり、記憶障害、精神症状(易刺激性、妄想、幻覚、錯乱)を認める。瞳孔異常、特にArgyll Robertson(アーガイル・ロバートソン)瞳孔(対光反射の消失・縮瞳・輻輳反射の保持)は診断上有用である。末期には痙攣も合併する。
- **脊髄癆**　初感染後、14～25年後にみられる。病理学的には、脊髄の後根と索索の変性である。臨床像は、進行性の歩行失調、下肢腱反射の消失、Romberg(ロンベルク)徴候陽性、下肢深部感覚障害・排尿障害を示す。特徴的な症状として、下肢の電撃痛や内臓痛発作、関節の無痛性腫脹(Charcot〈シャルコー〉関節)、アキレス腱の圧痛の欠如(Abadie〈アバディー〉徴候)、およびArgyll Robertson瞳孔などがある。なお、視神経萎縮はしばしば脊髄癆に合併する。

■ **検査成績／診断**　神経梅毒の診断は、神経症状と血清および髄液の梅毒血清反応によりなされる。血清反応検査は非*Treponema*検査と特異的*Treponema*検査に分けられる。非*Treponema*検査としては、RPR(rapid plasma reaction)法とVDRL法があり、いずれもカルジオリピン・コレステロール・レシチン抗原に対する抗体価を測定する。梅毒感染後2～4週間後に陽性となり、通常第2期梅毒から早期潜伏梅毒にかけて最も高くなる。髄液VDRL法は特異度は高いが、感度は低い。感度は、髄膜血管型神経梅毒や進行麻痺で最も高く、無症候性神経梅毒や脊髄癆では低

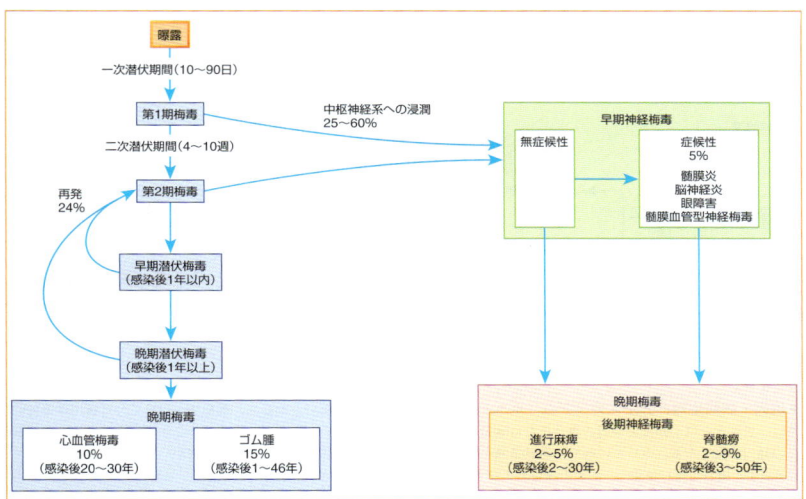

図 11-4-1　梅毒の進展経過と神経梅毒の関連

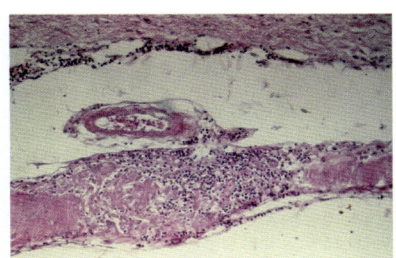

図 11-4-2　髄膜血管型神経梅毒の病理組織像（HE 染色）
肉芽腫性髄膜炎を形成し，リンパ球の細胞浸潤を認める

い．RPR 法や VDRL 法の抗体価は，疾患の活動性と相関するが，偽陰性を示す場合がある．生物学的偽陽性（biological false positive：BFP）と呼ばれ，膠原病，慢性肝疾患，結核や HIV（ヒト免疫不全ウイルス）患者で認められる．*Treponema* を用いる検査は，TPHA 法（トレポネーマ受信赤血球凝集反応〈*Treponema pallidum* hemagglutination〉）と FTA-ABS 法（トレポネーマ蛍光抗体吸収反応〈fluorescent treponema antibody absorption〉）がある．梅毒感染の有無は，非 *Treponema* 検査より鋭敏な TPHA 法や FTA-ABS 法で行う．しかし，これらは治療の指標とはならない．したがって，両法を用いて診断し治療する．

■ **治療と薬理メカニズム**　治療の基本は，梅毒の早期に十分な治療を行い，神経梅毒の進展を防ぐことである．2006 年の米国疾病管理・予防センター（CDC）の治療指針では，無症候性でも診断後ただちに治療を開始する．本症の確立した治療は，現在でもペニシリン G である．通常，水溶性ペニシリン G を 1,800〜2,400 万単位/日，連日 10〜14 日静注する．なお，代替としてプロカインペニシリン 240 万単位筋注 1 日 1 回とプロベネシド 500 mg 内服 1 日 4 回，17 日間の併用の推奨もある．なお，治療開始 24 時間以内に，大量の *T. pallidum* の死滅により悪寒，発熱，頭痛などを起こす Jarisch-Herxheimer（ヤーリッシュ-ヘルクスハイマー）反応に注意．髄膜血管型神経梅毒にはこの治療で著効を示すが，実質型神経梅毒では神経障害の悪化の抑制効果しか得られない．

【亀井　聡】

参考文献
1) Golden MR et al：Update on syphilis: resurgence of an old problem. JAMA 290：1510-1514, 2003
2) Centers for Disease Control and Prevention：Sexually transmitted diseases treatment guidelines. MMWR 55：1-94, 2006
3) Ginsberg L et al：Chronic and recurrent meningitis. Pract Neurol 8：348-361, 2008

5　ポリオ（急性脊髄前角炎）

● **定義・概念**　ポリオ（polio）（急性脊髄前角炎〈acute anterior poliomyelitis〉）は，ポリオウイルス（poliovirus）による乳幼児の中枢神経系への感染である．髄膜・脊髄を障害し，左右差のある下肢の弛緩性麻痺を示す．治療は対症療法だが，予防にはワクチンが有効．発症から数十年後に，進行性運動麻痺を示すポリオ後症候群がある．

● **疫学**　わが国では，1970 年以後，ほとんどみられない．しかし，2006 年でナイジェリアやインドを中心に年間約 2,000 例がみられる．当該地域への旅行者はワクチン接種

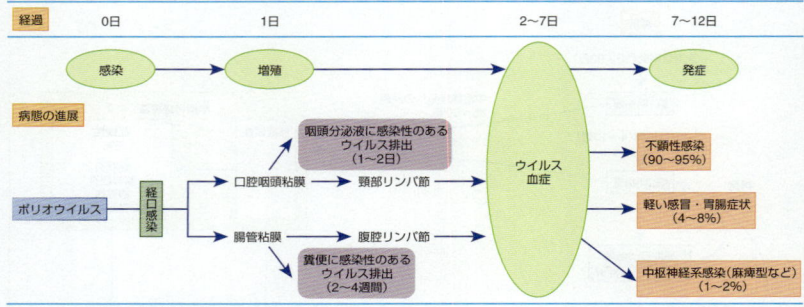

図 11-5-1 ポリオの病態の進展経過

が望まれる。

■ **病因・病態生理と分子メカニズム** ポリオの感染経路は，患者または不顕性感染者の糞便または咽頭分泌液からの経口感染である。ポリオの病態の進展経過を図11-5-1に示す．腸管上皮に感染し，次いで扁桃およびPeyer(パイエル)板の粘膜下リンパ組織で増殖する．その後，各所のリンパ節に伝播しウイルス血症を呈する．ウイルス血症から筋肉に侵入すると，神経筋接合部から軸索を介し脊髄前角細胞に伝播する．感染から発症までの潜伏期は3～21日で，通常は7～12日である。

■ **臨床症状** ポリオウイルス感染の90～95%は無症状で，いわゆる不顕性感染である．3～6日の潜伏後に約5%が発熱，倦怠感，下痢，のどの痛み，筋肉痛などの感冒様または胃腸症状を呈する(不全型ポリオ)．これらの症状は3日以内に軽快する．しかし，約1%の患者が無菌性髄膜炎を起こす(非麻痺型ポリオ)．麻痺は，症状のなかで最も低い頻度であるが，髄膜炎症状の出現後，1～5日に，頸部・背中の筋肉の激しい痛みを生じ，筋萎縮が出現する．小児では，髄膜炎が軽快後に1～2日して麻痺を呈する二相性経過を示す場合も多い．麻痺は，熱性期に出現し，解熱後はみられない．筋萎縮・麻痺は，左右非対称性で，四肢，特に下肢近位部に多い．通常，出現3～5日後にピークとなり，その後回復に向かう．改善は数カ月までで，約2/3の患者が後遺症として残存麻痺を残す．なお，顔面神経などの脳神経麻痺，小脳失調，横断性脊髄障害を認める場合もある．さらに，重症では延髄障害により呼吸筋が麻痺する場合もある．

ポリオ感染後，数十年後に緩徐進行性の筋萎縮と線維束攣縮を伴った筋力低下を認める場合がある．この病態をポリオ後症候群(postpolio syndrome)という．ポリオ後症候群は，最初の感染で失われた運動ニューロンの機能を残存ニューロンが代償性に筋線維を再支配することにより運動単位が大きくなり，残存ニューロンに負担がかかり，緩徐進行性に機能不全に陥ると考えられている．したがって，ポリオウイルスの持続感染や活性化によるものではない．

■ **診断** ポリオの確定診断は，神経症状と糞便または咽頭ぬぐい液からのウイルス分離によりなされる．特に糞便からの分離は，麻痺を認めてから2週間程度までは検出する可能性が高い．ただし，糞便中へのウイルス排出は間欠的であるので，繰り返し検査することが必要である．血清診断は，補体結合反応や中和反応が一般的であるが，他のエンテロウイルス感染と同様に，診断の補完的な意味であり，確定診断はウイルス分離による．

髄液一般所見は，ウイルス性髄膜炎と同様の所見であり，麻痺筋の筋電図所見は神経原性変化を示す．また，MRIでは脊髄前角部で造影増強効果を急性期に認めたとの報告がある．なお感染症新法では，ポリオは，二類感染症としてただちに届け出を要す．報告の基準は，症状や所見からポリオが疑われ，ポリオウイルスの分離・同定により病原体診断がなされたものと規定されている．

■ **治療と薬理メカニズム** ポリオに対する特異的な治療はない．治療は，安静，拘縮予防，運動療法，温浴療法など対症療法が主体である．

本症の基本は，ワクチンによる予防である．経口生ワクチンは，接種率が高くなくても流行を抑制でき，長期に免疫確保できる．しかし，まれに麻痺(ワクチン関連ポリオ)を起こす．米国ではワクチン関連ポリオが年間数例発症していたが，2000年に不活化ワクチンに替わりなくなった．ただし，不活化ワクチンは安全性が高いが，免疫を維持するには反復接種が必要で，流行を抑制するには高い摂取率が必要である．

【亀井 聡】

参考文献
1) Alexander LN et al : Vaccine policy changes and epidemiology of poliomyelitis in the United States. JAMA 292:1696-1701, 2004
2) Jubelt B et al : Characteristics and management of postpolio syndrome. JAMA 284:412-414, 2000
3) Thompson KM et al : Eradication versus control for poliomyelitis: an economic analysis. Lancet 369:1363-1371, 2007

6 遅発性ウイルス感染症

■ **定義・概念** 遅発性ウイルス感染症(slow virus infection)とは，①感染後発症するまでの潜伏期が著しく長く，

数カ月から数年にわたる，②発症後，緩徐に進行し，重篤または死にいたる，③感染は単一の宿主にかぎられ，病変は単一臓器または組織系にかぎられる，と定義される．ヒトでは，変異麻疹ウイルスによる①亜急性硬化性全脳炎(subacute sclerosing panencephalitis：SSPE)，JCウイルスによる②進行性多巣性白質脳症(progressive multifocal leukoencephalopathy：PML)および風疹ウイルスによる③進行性風疹全脳炎(progressive rubella panencephalitis：PRP)が知られている．各項目別に3疾患の概要を示す．

▶疫学

SSPE：麻疹罹患者10万～50万人あたり1人の発症．麻疹ワクチンの導入以後，発生は減少している．本症の患者は，一般より早期の麻疹罹患(2歳未満)歴があり，7～9年の潜伏期を経て進行性の神経障害が発症する．発症年齢は3～14歳の小児で，特に6～9歳が多い．

PML：わが国では年間約10人ほど発症し，人口100万人あたり1人，後天性免疫不全症候群(AIDS)に合併する本症が増加(AIDS症例の約5%)している．男性がやや多い．発症年齢は40～60歳が主で，若年成人でもみられる．基礎疾患・状況として，リンパ増殖性疾患(リンパ球性白血病，Hodgkin〈ホジキン〉病など)，癌，全身性エリテマトーデス(SLE)および免疫抑制剤の使用があげられる．

PRP：きわめてまれ．これまでに，わが国の1例の報告を含め，20例未満であり，多くは1970～1980年代に報告されている．風疹ワクチンの普及後は，発生がない．男性のみ．発症年齢は8～21歳で，特に10～12歳の小児が多い．先天性風疹症候群例または出生後の風疹感染例に8～19年の潜伏期を経て発症する．

▶病因・病態生理と分子メカニズム

SSPE：変異麻疹ウイルス(SSPEウイルス)の脳内増殖で起こる．麻疹ウイルスに感染した後，脳内で持続感染を起こし，遅発性に発症する．

PML：ポリオーマウイルス科のJCウイルスが，脳のグリア細胞に感染し，乏突起グリア細胞の破壊により脱髄を起こす．JCウイルスは，広くヒトに浸透しており，大多数のヒトは小児期に無症候性感染を受けている．この潜伏感染していたJCウイルスが免疫不全状態にある患者の脳内で再活性化，増殖し発症する．

PRP：本症は免疫が未熟な状態で感染し，持続感染が成立したと考えられている．詳細は不明．

▶臨床症状・検査成績

SSPE：亜急性・進行性経過で，頭痛・発熱を伴わない知能低下，性格変化，痙攣，失立発作，持続性のミオクローヌスで発症．その後，知的退行は進行し，ジストニーヌスの増加を認め，さらに伸筋の筋緊張が亢進し除脳状態・昏睡にいたり，死亡する．脳波では，3～8秒と長い周期の高振幅鋭徐波からなる周期性同期性放電(periodic synchronous discharge：PSD)を認める(図11-6-1)．頭部MRIは，初期にはしばしば正常だが，中期以後に大脳白質，基底核，脳幹にT2強調画像で高信号域を認める．その後，脳室の拡大や大脳皮質の萎縮を認める．髄液でIgG(免疫グロブリンG)増加，IgGインデックスの上昇，オリゴクローナルバンドが認められ，麻疹ウイルス抗体価の高値を呈する．麻疹ウイルスは脳組織から特殊な共培養系で分離

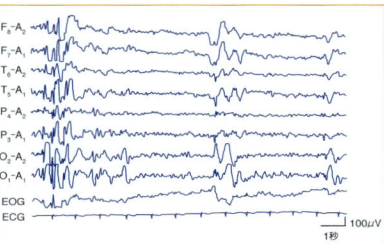

図11-6-1　亜急性硬化性全脳炎(SSPE)の脳波所見

され，ウイルスゲノムは蛍光 *in situ* ハイブリダイゼーション(FISH)法やポリメラーゼ連鎖反応(PCR)法で検出される．

PML：進行性の脱髄病巣による巣症状(片麻痺・四肢麻痺，知能障害，視力障害，意識障害，失調，痙攣など)を認める．これら巣症状が次第に拡大し，末期には無動無言となる．一般に髄膜刺激症状はない．脱髄病巣が小脳や脳幹に及ぶと，小脳・脳幹症状を認める．頭部MRIにて，境界鮮明な多巣性，非対称性，癒合性の白質病変を脳室周囲，半卵円中心，頭頂部，後頭部および小脳で認める．これらの異常は血管障害の分布と一致せず，浮腫や圧排所見は伴わない．一般に，造影増強効果は認めない(90%)．JCウイルスは，健康な成人の80%以上に感染しており，血清・髄液のJCウイルス抗体は診断には役に立たない．PCRによる髄液JCウイルスDNA検出は，感度はさまざまだが特異度は高い．したがって，髄液からJCウイルスDNAを検出，特有な遺伝子配列を確認すれば本症の確率が高くなる．

PRP：慢性進行性に小脳失調，知能低下，痙攣，ミオクローヌスなどを認める．小脳失調と知能低下は，必発である．血清および髄液にて抗風疹ウイルス抗体価の上昇を認める．脳波では，全例で異常を認める．SSPEと同様にPSDを認める症例もある．画像所見は，脳室の拡大と小脳萎縮である．

▶診断

SSPE：厚生労働省のプリオン病及び遅発性ウイルス感染症に関する調査研究班による臨床診断基準によれば，上記臨床症状に脳波上PSD，髄液IgGおよびIgGインデックスの上昇，そして血清および髄液中麻疹ウイルス抗体価の上昇があれば確定となる．

PML：臨床症状と神経放射線学的所見および基礎疾患の存在を認め，髄液PCRで陽性であれば確定診断となる．なお，生検脳から電顕，免疫染色およびFISH法により乏突起グリア細胞の核内に増殖したJCウイルスを証明することでも確定診断される．

PRP：先天性風疹症候群の男児にて，10歳頃より進行性の認知症および小脳失調を示し，髄液所見で風疹ウイルス抗体価の上昇を認め，画像にて小脳萎縮と脳室拡大を呈したら，本症を強く疑う．SSPEと比較し，PRPは発症年齢が高く，より緩徐な慢性進行性経過を示し，ミオクローヌ

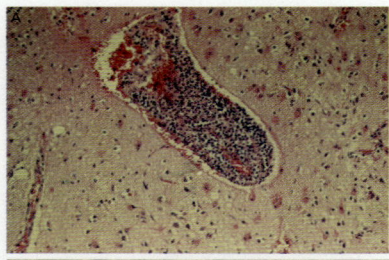
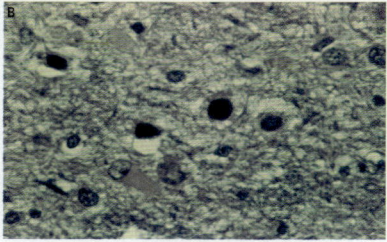

図 11-6-2 遅発性ウイルス感染症の病理組織像
A：亜急性硬化性全脳炎（HE 染色，弱拡大）。血管周囲のリンパ球浸潤のほかに，周りの大脳髄質でも広汎な炎症所見を認める。著明なグリオーシスがあり，杆状ミクログリアが散見される
B：進行性多巣性白質脳症（Kluver-Barrera 染色，強拡大）。炎症所見はほとんどみられず，核全体を占める核内封入体を有する巨大なオリゴデンドログリアが認められる

スを認めることが少ない。確定診断は，病理診断による。遅発性ウイルス感染症の病理組織像を示す（図11-6-2）。

■ 治療と薬理メカニズム

SSPE：免疫調整作用のあるイノシンプラノベクス（イソプリノシン®）が，症状の一時的寛解，進行の一時的停止および生存期間の延長において有効性が認められている。さらに，リバビリンとインターフェロン α（INF-α）との併用による脳室内投与で一時的に病勢を抑える有効性が報告されている。麻疹のワクチン接種率のさらなる向上が望まれる。

PML：本症に対し種々の治療が試みられているが，いまだ確立された治療法はない。

PRP：確立された治療法はない。

■ 経過・予後

SSPE：通常，発症〜死亡するまで平均で約 6 年と PRP より短い。

PML：多くは，3〜6 カ月で死にいたる。1 年以上の生存はまれ。

PRP：発症から死亡まで期間は約 10 年と SSPE に比較し，経過は長い。

【亀井 聡】

参考文献

1) 亜急性硬化性全脳炎（SSPE）診療ガイドライン（案）（厚生労働科学研究費補助金難治性疾患克服研究事業 プリオン病及び遅発性ウイルス感染症に関する調査研究班 SSPE 分科会）: http://prion.umin.jp/guideline/guideline_sspe.html
2) 進行性多巣性白質脳症（PML）の診断および治療ガイドライン（厚生労働科学研究費補助金難治性疾患克服研究事業 プリオン病及び遅発性ウイルス感染症に関する調査研究班 PML 分科会）: http://prion.umin.jp/guideline/guideline_PML.html
3) Hosoya M et al : High-dose intravenous ribavirin therapy for subacute sclerosing panencephalitis. Antimicrob Agents Chemother 45 : 943-945, 2001

7 AIDS

■ 定義・概念
HIV（ヒト免疫不全ウイルス（human immunodeficiency virus））感染患者の神経疾患罹患率は非常に高い。その主要疾患を**表 11-7-1** に示す。①免疫不全に伴う日和見感染症や腫瘍，②HIV 感染によると考えられているものとして，無菌性髄膜炎，HIV 関連神経認知障害（HIV-associated neurocognitive impairment/disorders：HNCI または HNCD），ミエロパチー，末梢性ニューロパチー，ミオパチーがあげられる。なお，HNCD は，詳細な精神神経学的検査でとらえられる無症候性神経認知障害，軽度神経認知障害（mild neurocognitive disorders：MND），および重篤な HIV 関連認知症（HIV associated dementia：HAD）（HIV脳症）が含まれる。一方，最近では，多剤併用療法による，強力な抗レトロウイルス療法（HAART）の導入に伴い，免疫再構築症候群（immune reconstitution inflammatory syndrome：IRIS）による神経合併症として neuro-IRIS が問題となっている。

■ 疫学
わが国の 2010 年の新規 HIV 感染者は 1,050 人（過去 3 位），新規エイズ患者は 453 人（過去最高）が集計され，変動はあるが増加傾向を示している。HAART 導入後，日和見感染症や HIV 脳症の頻度は減少している。

■ 病因・病態生理と分子メカニズム
無菌性髄膜炎は末期を除いた HIV 感染症のすべての病期でみられるが，AIDS（後天性免疫不全症候群〈acquired immunodeficiency syndrome〉）発症後はまれ。HIV 脳症は末期に発症するが，その正確な病因はいまだ不明。しかし，HIV の直接的な侵入と併発する免疫系の活性化が組み合わさって発症すると考えられる。HIV は HIV 脳症の脳内のマクロファージ，ミクログリア，多核巨細胞で検出される。その感染経路は感染した単球や CD4 陽性（CD4$^+$）T 細胞を介し侵入すると考えられている。一方，感染マクロファージやミクログリアなどからサイトカインやケモカイン，酸化窒素などが細胞傷害性に放出され，また HIV 関連蛋白も免疫系を介し神経細胞に毒性的に作用する。一方，neuro-IRIS は抗レトロウイルス療法で免疫系が回復し，すでに存在していた病原体に影響を与え，JC ウイルスや HIV では CD8$^+$T 細胞，結核菌やクリプトコックスでは Th1 型の CD4$^+$T 細胞を介して抗原特異免疫応答が増悪し，結果として JC ウイルスは進行性多巣性白質脳症（PML），HIV は脳症，結核菌やクリプトコックスは髄膜炎を惹起し，しかも炎症性サイトカインやケモカインが血液脳関門や中枢神経系損傷を呈すると考えられている。

■ 臨床症状・検査成績
無菌性髄膜炎：初回感染の急性期に頭痛などウイルス性髄膜炎と同様の症状を示す。時に，顔面神経などの脳神経障害を伴う。髄液所見は単核球優位の細胞増加，蛋白・糖は

表11-7-1 HIV感染でみられる神経疾患

病因	疾患
日和見感染症	クリプトコックス症
	サイトメガロウイルス感染症
	トキソプラズマ症
	梅毒
	結核
	HTLV-1(ヒトTリンパ球向性ウイルス1型)感染症
腫瘍	原発性中枢神経系リンパ腫
	Kaposi肉腫
HIV感染によると考えられている	無菌性髄膜炎
	HIV関連神経認知障害(HNCI, HNCD)
	無症候性神経認知障害
	軽度神経認知障害(mild neurocognitive disorders : MND)
	HIV関連認知症(HIV associated dementia : HAD=HIV脳症, AIDS脳症, AIDS認知症コンプレックス)
	ミエロパチー
	空胞性脊髄症
	深部感覚障害性運動失調
	末梢性ニューロパチー
	急性炎症性脱髄性多発ニューロパチー(Guillain-Barré症候群)
	慢性炎症性脱髄性多発ニューロパチー(CIDP)
	多発単神経炎
	遠位型感覚性多発ニューロパチー
	ミオパチー

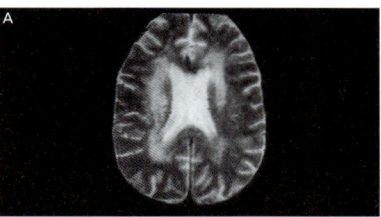

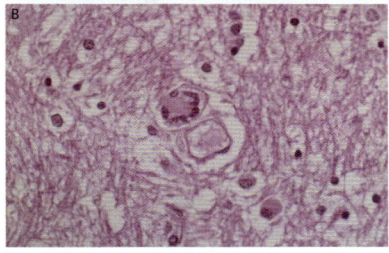

図11-7-1　HIV脳症の画像所見
A：頭部MRI像(T2強調画像)。軽度のびまん性大脳萎縮と側脳室周囲の深部白質の高信号域を認め、本例の剖検脳ではグリオーシスと多核巨細胞が認められた
B：病理組織像(HE染色)
(著者自験例)

正常で、多くは2〜4週間の経過で自然に軽快する。

HIV脳症：記憶力と集中力の低下で発症し、AIDS末期になると進行性の認知症に麻痺や失調などの運動障害を呈し、無動状態となり死亡する。

　Alzheimer(アルツハイマー)病などの皮質性認知症と異なり、失語・失認などは通常伴わず、皮質下認知症といえる。認知症に加え、運動障害や無関心・自発性の欠如などの行動異常もみられる。早期にHNCDを検出するうえから、HIV感染と診断されたら、Mini-Mental State examination(MMSE)を早期に行っておくと、その後の変化から早期に認知機能の低下を客観的評価ができる。本症はAIDS指標疾患(HIV感染者がこの病気を発症するとAIDSと診断)の一つで、頻度はAIDS患者の25%。しかし、剖検例では高率に認められる。検査として、以下の所見があげられる。

1. 血液および髄液所見：通常、血液でのCD4$^+$T細胞数は200/μL未満で、本症の発症危険因子とされている。髄液では、細胞増加・蛋白増加を認める。髄液にてHIV-RNAの検出やHIV-1が分離される場合もあるが、これは本症に特異的な所見ではなく、HIVが髄液中に存在することとHIV脳症とは関連はない。ただし、髄液検査は日和見感染との鑑別にて重要。
2. 脳波所見：前頭葉優位の全般性徐波を示す。
3. 頭部CT・MRI所見：大脳の萎縮と白質の低吸収域(CT)や異常信号領域(MRI)を認める(図11-7-1)。

ミエロパチー：空胞性脊髄症は、亜急性経過で痙性対麻痺、失調性歩行、下肢の知覚障害を認める。頻度はAIDS患者の約20%。HIV脳症の一症状となることが多い。脊髄MRIで萎縮や異常信号域の存在の報告もあるが、多くは異常を示さない。一方、後索をおかして純粋な深部感覚障害性の運動失調を呈するものもある。これら脊髄障害は抗レトロウイルス療法にあまり反応しない。

末梢性ニューロパチー：急性炎症性脱髄性多発ニューロパチーはHIV感染初期に発症することが多く、Guillain-Barré(ギラン-バレー)症候群と同様に、急性に両下肢から上肢に及ぶ弛緩性麻痺を認め、時に呼吸筋麻痺も呈する。腱反射は消失する。しかし、時には緩徐に発症し、慢性経過を示す場合もある。髄液所見はGuillain-Barré症候群に類似するが、軽度細胞増加を呈することが異なる。慢性炎症性脱髄性多発ニューロパチー(CIDP)は、どの病期でもみられる。進行性の脱力、反射消失、軽度の感覚障害を呈する。末梢神経生検では血管周囲の細胞浸潤を認める。

日和見感染症：AIDSでは、多種の日和見感染を起こす。しかも、病原体は1種のみならず複数の場合もまれならずみられる。これら疾患の臨床像は、非AIDS患者の定型的な臨床像と異なり、炎症所見に乏しく、症状も非定型であることが多い。したがって、しばしば、画像やポリメラーゼ連鎖反応(PCR)法を含む検査所見の結果から診断が明らかとなる場合も多い。しばしば鑑別が難しいのは、トキソプラズマ症と中枢神経系原発のリンパ腫である(AIDSでは、トキソプラズマの抗体価は、両者の鑑別上有用ではない)。画像診断上、両者とも多発性の円形腫瘤を示し、造影にて輪状増強効果を示すことも多い。タリウムSPECTは両者の鑑別に有用。

免疫再構築症候群による神経合併症(neuro-IRIS)：HAARTはHIV感染患者の免疫を回復させ、死亡率や罹病

率を低下させた．IRISは治療による免疫系回復を基盤に二次的にかえって病像を悪化させることで，日和見感染を含むいろいろな病原体で呈するが，中枢神経系のIRISは予後不良の要因となる．発症する疾患として，HIV脳症，PML，トキソプラズマ脳炎，結核や真菌性髄膜炎などがあげられる．検査成績としては，$CD4^+$T細胞や$CD8^+$T細胞の活性や$CD8^+$T細胞のオリゴクローナルな変化を観察することはIRISを惹起する免疫を観察するうえで有用である．また髄液サイトカイン（特にインターロイキン6〈IL-6〉）やケモカインの変化をみることも有用である．全身性または肺外結核，真菌血症，クリプトコックスの高抗原価は，IRISの危険因子として知られている．

● 診断　主要神経疾患について，米国神経学会から診断基準が提示されている．いずれの疾患も，全身性のHIV-1感染またはAIDSの診断が十分になされていることが条件である．以下に具体例として，HIV脳症とneuro-IRISの診断について概略を示す．

HIV脳症：前述した進行性に悪化する認知・行動障害の存在に，神経学的にびまん性かつ対称性の中枢神経症状を示し，眼球および四肢の運動の緩慢化，失行，深部腱反射の亢進，筋トーヌスの亢進，前頭葉徴候などを認め，神経心理学的評価で前頭葉，精神運動スピード，非言語性記憶を含む2領域の障害があり，MRIなどで大脳深部白質に対称性の信号域を伴うびまん性の大脳萎縮を確認すると記載されている．なお，髄液検査などにより日和見感染症や精神病・中毒・代謝障害など認知症をきたす疾患を除外するとなっている．

neuro-IRIS：本症は免疫再構築に伴い多様な病因で起こる．したがって，特異的なバイオマーカーはなく，臨床的基準で診断される．その概要は，①HAARTを受けたHIV患者であること，②神経症候の発症とHAARTの開始との間で時間的な密接な関連があること，③MRIや中枢神経系の組織にて炎症反応の存在がみられること，および④他の病因が除外されることによりなされる．

■ 治療と薬理メカニズム　AIDSの治療は，1996年以後プロテアーゼ阻害薬を含む多剤併用療法による，強力な抗レトロウイルス療法（highly active antiretroviral therapy：HAART）が行われている．HAARTは，ウイルス量を低レベルに維持し，$CD4^+$T細胞の低下を抑制することにより，AIDSの死亡率と日和見感染症の発症を低下させた．AIDSに伴う中枢神経疾患についても，HAARTはその発症率を低下させることが，明らかとなっている．しかし，HAARTが広く実施されてきた現在においても，HNCDにおいてHIV脳症の頻度は減少したが，MNDの頻度は減少しておらず，今後の課題である．

neuro-IRISでは，病原体に対する治療のほかに副腎皮質ステロイドが多く用いられている．最近，IRISの結核症を対象にした二重盲検においてステロイドの有用性が報告されている．しかし，この検討ではneuro-IRISや重篤な呼吸不全は除外されており，今後neuro-IRISの投与基準についてはさらなる研究が望まれる．一方，ステロイド以外では，ケモカイン受容体CCR5の拮抗薬であるマラビロクと抗レトロウイルス療法の併用がIRISの管理上有用との報告やTNFα（腫瘍壊死因子α）中和抗体が有効であったとの症例報告もある．

● 経過・予後　原疾患も含め予後不良．特に，神経疾患を合併すると転帰は不良となる．

【亀井 聡】

■ 参考文献
1) Martin-Blondel G et al：Pathogenesis of the immune reconstitution inflammatory syndrome affecting the central nervous system in patients infected with HIV. Brain 134：928-946, 2011
2) Heaton RK et al：HIV-associated neurocognitive disorders persist in the era of potent antiretroviral therapy：CHARTER Study. Neurology 75：2087-2096, 2010
3) Cysique LA et al：Dynamics of cognitive change in impaired HIV-positive patients initiating antiretroviral therapy. Neurology 73：342-348, 2009
4) Antinori A, et al：Updated research nosology for HIV-associated neurocognitive disorders. Neurology 69：1789-1799, 2007
5) McArthur JC et al：Neurological complications of HIV infection. Lancet Neurol 4：543-555, 2005

8　破傷風

■ 定義・概念　破傷風（tetanus）は，土壌に分布する破傷風菌（*Clostridium tetani*）が産生する毒素の一つである神経毒素（テタノスパスミン）により強直性痙攣を引き起こす感染症で，小児期における三種混合（ジフテリア，百日咳，破傷風）ワクチンによる予防接種で頻度は減少したが，年間に70～100例前後の発症があり，10人前後の死亡例が現在も報告されている（図11-8-1）．本症は，五類感染症に定められており，7日以内に保健所に届け出る．感染部位から感染し，3～21日の潜伏期の後，特徴的な筋強直・開口障害などの症状を示す．感染から症状発現までの期間が短いほど，予後は不良である．早期治療が重要．

■ 病因・病態生理と分子メカニズム　破傷風菌は，通常高い抵抗性を示す芽胞の形態で土壌に広く分布している．創傷部位から進入し，混合感染とともに嫌気性下で発芽・増殖し，毒素を産生する．このテタノスパスミンは，軽鎖と重鎖がS-S結合されているポリペプチドであるが，軽鎖には亜鉛依存性の蛋白分解作用がある．これにより神経終末のシナプトブレビン（神経伝達物質の分泌に関与する蛋白）が阻害され，シナプスから神経伝達物質が分泌されなくなり，痙攣や筋強直が発現する．転倒などの事故や土いじりによる受傷部位からの感染が多いが，傷を自覚していない場合や薬物依存者の溶解液や注射器からの感染にも留意する．

■ 臨床症状・検査成績　本症に特異的な検査はなく，多くは臨床像から診断し，治療する．臨床的に，局所破傷風と全身性破傷風に区分される．なお，新生児破傷風は1995年以降わが国では報告されていないので省く．

局所破傷風：宿主が，破傷風に対する免疫を有する場合，創傷部近くの筋肉のみが障害され，筋痙攣や筋強直を起こす．頻度はまれ．

全身性破傷風：破傷風の多くは，この病型で発症する．一般に，平均7日の潜伏期を経て，以下の4期の経過を示す．なお，経過中，意識障害は認めない．

● 第1期　潜伏期の後，口を開けにくくなる．首筋が張り，歯ぎしりなどの症状が1～2日間続く．
● 第2期　咬筋の筋強直による開口障害（牙関緊急（trismus））が強くなる．顔面筋の筋強直により，しわが深く

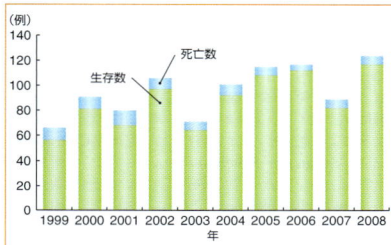

図 11-8-1　わが国における破傷風患者の発症数と死亡数

なり，一見笑い顔に似た顔貌を示す(痙笑〈risus sardonicus〉)．
- 第3期　全身性痙攣，さらに背筋の痙攣による後弓反張(opisthotonus)や呼吸障害が出現する．この時期には，著明な自律神経症状(発汗，著明な血圧変動，頻脈など)を伴い，集中治療室(ICU)などでの呼吸循環管理を必要とする．死亡例は，この時期に多い．
- 第4期　全身性痙攣は消失し，筋強直も徐々に軽快する．本症に特異的な検査はなく，髄液所見も正常である．創傷部位からの破傷風菌の分離同定は，検出されれば意義があるが，検出できないことも多い．
- **診断**　破傷風の診断は，臨床症状から行う．
- **治療と薬理メカニズム**　治療の基本は，破傷風菌毒素の中和と破傷風菌の増殖抑制である．神経に結合した毒素には無効だが，血中や創傷中にある毒素を中和するので，著しく死亡率を低下させる．したがって，ただちに破傷風ヒト免疫グロブリン(TIG)を投与する．一方，菌の増殖抑制として，創傷を開放性にし，汚染した異物や壊死組織を除去(debridement)し，ペニシリンやテトラサイクリンなどの抗菌薬を投与する(破傷風菌には効果があるが，毒素には無効)．なお，筋痙攣にはジアゼパムを用いる．対症療法として，抗痙攣薬の投与，呼吸や血圧の管理も重要である．第2期から第3期までの期間が24時間以内の症例は予後不良で，ICUにて綿密な呼吸循環動態の管理を要する．
- **経過・予後**　呼吸循環管理を要する破傷風および高齢者の破傷風の致死率は高い．

【亀井 聡】

参考文献
1) 病原微生物検出情報(IASR) 破傷風(国立感染症研究所感染症情報センター)：http://idsc.nih.go.jp/disease/tetanus/index.html

9　ボツリヌス症

- **定義・概念**　ボツリヌス症(botulism)は，土壌に分布するボツリヌス菌(*Clostridium botulinum*)により産生されるボツリヌス毒素により発症する．主要病型として，食餌性ボツリヌス症(ボツリヌス中毒)と乳児ボツリヌス症がある．前者は食品中で産生された毒素を摂取することで，後者は生体内で菌が増殖し，毒素を産生し発症する．ボツリヌス毒素は，神経終末からのアセチルコリンの放出を阻害し，神経症状(麻痺，自律神経障害)を発現する．治療は，早期に抗毒素血清を投与する．
- **病因・病態生理と分子メカニズム**　ボツリヌス菌の毒素は8種類あり，7種が神経毒で，残りが細胞毒である．経口摂取または腸管で産生された神経毒素は血管系から神経・筋接合部や副交感神経節後線維の末端や末梢神経節におけるコリン作動神経のシナプス末端に作用し，アセチルコリンの放出を阻害する．ボツリヌス症の病態生理を示す(図 11-9-1)．

食餌性ボツリヌス症：ボツリヌス菌に汚染された食品(ハム，ソーセージ，芥子レンコン，など)内で毒素が産生され，毒素を含む食品の摂取で発症する生体外毒素型中毒(食中毒)である．なお，毒素は加熱処理(85℃以上・5分間)で失活する．

乳児ボツリヌス症：食品(蜂蜜など)のボツリヌス菌の芽胞(毒素でない)を経口摂取し，乳児(多くは生後3週〜8ヵ月)の腸内で菌が増殖し，毒素を産生し発症する生体内毒素型中毒である．乳児は腸内細菌叢が未発達のため，ボツリヌス菌が繁殖する．

- **臨床症状・検査成績**

食餌性ボツリヌス症(ボツリヌス食中毒)：汚染食品摂食後，通常18〜36時間の潜伏期を経て症状が出現するが，毒素の量で数時間から数日と幅がある．運動麻痺は頭部・眼症状から両下肢へと下降性に進み，自律神経症状も示す．麻痺として眼症状(複視〈外眼筋麻痺〉，視力低下〈内眼筋麻痺〉，眼瞼下垂〈上眼瞼挙筋の麻痺〉，散瞳や対光反射の遅延〈瞳孔筋麻痺〉など)から球麻痺，四肢麻痺，呼吸筋麻痺へと進行する．また，唾液分泌の低下，便秘，麻痺性イレウスなどを伴う．通常，発熱，感覚障害および意識障害は伴わない．なお，消化器症状は毒素血症でなく，食品の分解産物や他の菌の混合感染によるものといわれている．血液・髄液・脳液・神経放射線学的検査は正常であり，患者の糞便・吐物・血液，摂食した残存食品からの菌，毒素の検出と反復誘発筋電図により，高頻度刺激でM波振幅の漸増 waxing(Lambert-Eaton〈ランバート-イートン〉症候群と類似の所見)を認める．

乳児ボツリヌス症：初発症状が明らかでないことも多いが，一般に便秘が多い．その後，筋力・筋緊張の低下，吸乳力低下，泣き声が弱くなり，「floppy infant」へと進行する．乳児突然死症候群(sudden infant death syndrome：SIDS)の一病因である．

- **診断**　食餌性ボツリヌス症は，同じ食品を摂取した罹患者の多発と消化器症状の後に重症筋無力症と類似した運動麻痺症状を示す．この特徴ある臨床像により，診断は容易である．診断が難しいのは，乳児ボツリヌス症である．原因不明の「floppy infant」をみたら，本症も病因の一つとして疑うことが必要である．

- **治療と薬理メカニズム**

食餌性ボツリヌス症：本症が疑われたら，早期に抗毒素血清を投与し，麻痺の進行を抑制する(抗毒素は血中毒素を不活化するが，神経に取り込まれた毒素は不活化できない)．重症では，呼吸管理が必要となる．嚥下性肺炎などの合併がないかぎり，抗菌薬の投与はしない．

乳児ボツリヌス症：対症療法が主体である．抗毒素血清は，ショックや血清病の危険性があるため用いない．ただし，

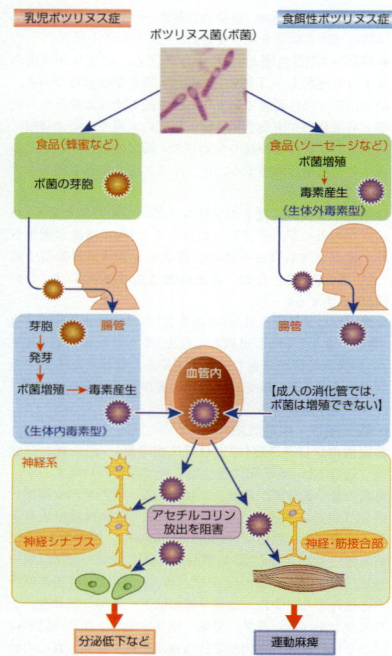

図 11-9-1 ボツリヌス症の成因と病態生理

米国では非ヒト型抗毒素でないヒトボツリヌス免疫グロブリンがあり、有効性（入院期間の短縮）が明らかとなっている。

● **経過・予後** 致死率は、食餌性ボツリヌス症では5〜20％、乳児ボツリヌス症では約3％以下である。この致死率の相異は、前者が毒素を小腸上部にて大量に吸収するのに対し、後者では繁殖部位が大腸であり、毒素の吸収がより少ないためと考えられている。

【亀井 聡】

参考文献

1) Arnon SS et al：Human botulism immune globulin for the treatment of infant botulism. N Engl J Med 354：462-471, 2006
2) Caya JG et al：Clostridium botulinum and the clinical laboratory: a detailed review of botulism, including biological warfare ramifications of botulinum toxin. Arch Pathol Lab Med 128：653-662, 2004

10 プリオン病

● **定義・概念** プリオンとは、核酸を持たない伝播（感染）性を持つ蛋白粒子。プリオン病（prion disease）は、脳内の細胞膜に存在する正常プリオン蛋白（PrP^c）が、分解されにくい立体構造の異なる異常プリオン蛋白（PrP^{sc}）に変換され蓄積し、神経細胞を障害し発病する進行性・致死性疾患である。その特徴は異常プリオン蛋白そのものが伝播（感染）能力を有する、人獣共通感染症である。ヒトでは病因により、①特発性（発症機序が不明）の孤発性Creutzfeldt-Jakob（クロイツフェルト-ヤコブ）病（CJD）、②PrP遺伝子変異による遺伝性プリオン病として、家族性CJD、Gerstmann-Sträussler-Scheinker（ゲルストマン-ストロイスラー-シャインカー）病（GSS）、および致死性家族性不眠症（fatal familial insomnia：FFI）、③感染源が判明している感染性プリオン病として、kuru、医原性CJD、およびウシBSE（海綿状脳症）感染牛の摂取による変異型CJDに区分される。本症は五類感染症に分類されており、診断後7日以内に保健所へ報告する。

● **疫学** わが国のCJDサーベイランス委員会は1999〜2009年までに1,324例のプリオン病を同定した。罹患率は100万人あたり1.3人。病型別にみると、孤発性CJDが1,019例（77％）、遺伝性プリオン病が220例（16.6％）、硬膜移植後CJDが80例（6.0％）、変異型CJDが1例（0.1％）であった。硬膜移植例は過去の分を合計すると138例であった。硬膜移植後CJDの発生は減少傾向にあり、硬膜移植後から発症までの年数の最長は30年であった。

● **病因・病態生理と分子メカニズム** プリオン蛋白の一つの特徴として、PrP^cとPrP^{sc}という立体構造は異なるが同じアミノ酸配列を有する蛋白質（アイソフォーム）が、ともに染色体遺伝子にコードされている点があげられる。ヒトのPrP遺伝子は20番染色体の短腕に位置し、そのエクソンにある蛋白質のアミノ酸配列を決定する翻訳領域は253個のアミノ酸からなり、遺伝性プリオン病では各種コドンの点変異が臨床像を規定している。つまり、プリオン蛋白は遺伝子の最終産物としての蛋白質であるということが、感染（伝播）性であると同時に、また遺伝性疾患として発現しうる理由といえる。なんらかの理由で中枢神経に発生（伝播）したPrP^{sc}が、正常にある伝播性を持たないPrP^cの三次元立体構造をαヘリックスを多く含む構造からβシート構造に富む構造に変化させる。これにより、PrP^cがプロテアーゼで蛋白分解されるのに対して、PrP^{sc}になると分解されにくくなり、不溶性の凝集体やアミロイドとして沈着し、蓄積してニューロンを障害する。PrP^cからPrP^{sc}への変換メカニズムとして、重合による説とヘテロダイマーによる説が考えられている。また、細胞膜表面に発現している正常プリオン蛋白の機能として、抗酸化活性の調整による神経細胞保護機能や海馬の神経細胞死との関連、リンパ球の活性化や分化といった免疫系への関与、シグナル伝達系に関与し小脳顆粒細胞の神経突起に対する関連など多くの関与が報告されているが、いまだ確定した機能は判明していない。これら基礎的な機能やメカニズムが十分に解明されていないことが、本症の治療を困難にしている理由の一つといえる。なお、最近では、蛋白折りたたみ異常疾患（protein misfolding disease：PMD）という概念で、プリオン病、Alzheimer（アルツハイマー）病、Parkinson（パーキンソン）病などが考えられている。

● **臨床症状・検査成績**

孤発性CJD

孤発性Creutzfeldt-Jakob病（sCJD）は50〜60歳代の初

老年に発症（平均 67±10 歳）。プリオン蛋白遺伝子の変異はなく，孤発性古典型と呼ばれている代表的な病型（Parchi 分類の MM1 型や MV1 型 sCJD）では急速に進行する認知症とミオクローヌスを特徴とする。歩行障害，視覚障害（視力低下・視野狭窄・色覚異常など），精神症状で発症（前期：1～2 カ月）し，その後亜急性に進行する認知症とミオクローヌスや小脳失調を呈し，会話不能で起立・歩行不能に陥る（進行期：数カ月）。この時期に，脳波上の周期性同期性放電（periodic synchronous discharge：PSD）（図 11-10-1），頭部 MRI 拡散強調画像における大脳皮質・基底核の高信号（図 11-10-2），髄液の 14-3-3 蛋白やタウ蛋白の高値および神経特異エノラーゼ（NSE）の上昇など，比較的特徴的な所見を呈する。その後，無動無言となり発症から 1～2 年で死亡する。

プリオン蛋白遺伝子検査の意義は，遺伝性プリオン病としてのプリオン蛋白遺伝子の点変異の有無を確認するだけでなく，sCJD ではプリオン蛋白遺伝子の正常多型のタイプにより臨床症状が異なる（病型を規定する）ことが知られており有用である（表 11-10-1）。

皮質型や視床型（MM2 型 sCJD）および失調型（MV2 型や VV2 型 sCJD）と呼ばれる非典型的病型もある。MM2 型 sCJD では，認知症以外に皮質型では失語・失行・空間失見当識といった皮質症候を，視床型では不眠・自律神経障害を認め，進行が比較的緩徐である。失調型では，認知症のほかに失調を認める。この場合，脳波上 PSD の出現はまれである。

遺伝性プリオン病

プリオン蛋白遺伝子の変異で起こり，常染色体優性遺伝を示す。しかし，浸透率が低い場合もあり，sCJD と鑑別がつきにくいこともある。したがって，プリオン蛋白遺伝子検査は重要である。臨床症状・経過は，原因となるプリオン蛋白遺伝子の変異により大きく異なる。

- **家族性 CJD**　欧米では E200K（コドン 200 のグルタミン酸（E）がリシン（K）に変換したという意味）変異 CJD が多い（わが国では 2 番目に多い）が，わが国では V180I（コドン 180 のバリンがイソロイシンに変換）変異型 CJD が多い。E200K 変異の臨床症状は sCJD に類似し急速に進行する認知症とミオクローヌスである。脳波でも PSD を認める。V180I 変異では，緩徐に進行する認知症で，経過中ミオクローヌスの出現はまれで，脳波で PSD を

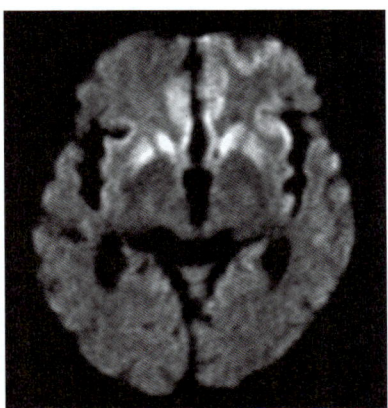

図 11-10-2　孤発性 Creutzfeldt-Jakob 病（sCJD）の頭部 MRI 像（拡散強調画像）
大脳皮質の萎縮および前頭葉皮質に沿った高信号域と基底核部の高信号域を認める

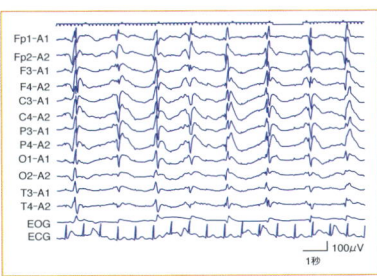

図 11-10-1　孤発性 Creutzfeldt-Jakob 病（sCJD）の脳波における周期性同期性放電
約 1 秒の周期で，全誘導で同期する高振幅鋭波を認める

表 11-10-1　プリオン蛋白遺伝子コドン 129 の多型と異常プリオン蛋白型の相違による sCJD の臨床病型

コドン 129 多型・蛋白型	MM 1/MV 1	MM 2	MV 2	VV 1	VV 2
病型	典型的 CJD	皮質型/視床型	失調型	認知症型	失調型
PrP[sc]の沈着パターン	シナプス型	シナプス型	シナプス型 プラーク型	シナプス型	シナプス型 プラーク型
ミオクローヌス	+	−	+	−	+
脳波 PSD	+	−	まれ	−	まれ
髄液 14-3-3 蛋白	+	+	まれ	+	+
発症年齢	60 歳代	60 歳代	60 歳代	20 歳代	60 歳代
進行速度	亜急性	緩徐	緩徐	亜急性	亜急性

プリオン蛋白遺伝子のコドン 129 におけるメチオニン（M）とバリン（V）の正常多型において，組み合わせで MM，MV，VV に分けられる（V は白人だと半数以上，日本人では 10％未満）。一方，異常プリオン蛋白はプロテアーゼ処理後にウエスタンブロットすると，糖鎖の数により 3 本のバンドが検出される。このバンドのパターンによりタイプ 1 とタイプ 2 に区分される。このコドン 129 の正常多型と異常プリオン蛋白のタイプの組み合わせで臨床病型が規定される

sCJD：孤発性 Creutzfeldt-Jakob 病，PrP[sc]：異常プリオン蛋白，PSD：周期性同期性放電
（文献 1 を改変）

認めない。これまで，V180Iで家族内発症が確認された報告はなく，一見孤発性であり，また症状が非典型的であり診断がつきにくい。

- Gerstmann-Sträussler-Scheinker 病（GSS） 病理学的に kuru 斑（ニューギニアの先住民における儀式的食人で感染した）を認める。P102L（コドン 102 のプロリンがロイシンに変換）変異 GSS と P105L 変異 GSS がある。前者は小脳失調が主体で経過は緩徐。PSD はみられない。後者は，わが国で報告されている変異で，発症は 40～50 歳と比較的若年。認知機能障害や不随意運動などで発症し，認知症や錐体路徴候を認め，痙性対麻痺を半数で認める。進行は緩徐。
- 致死性家族性不眠症（fatal familial insomnia：FFI） プリオン蛋白遺伝子のコドン 178 のアスパラギン酸がアスパラギンに変異し，コドン 129 の多型がメチオニン（M）であった場合に FFI を生じる。コドン 178 の変異を持っていても 129 番目の多型がバリン（V）である場合は CJD となり FFI とはならない。40～50 歳代に発症し，記憶力低下，進行性の不眠症，自律神経失調（高体温，発汗，頻脈）などを呈する。やがてミオクローヌス，認知症が出現し，1 年ほどで無動無言になる。

感染性プリオン病

- kuru ニューギニアの先住民の儀式的食人風習により感染したプリオン病。kuru（クールー）患者の脳を食べることで伝播したと考えられている。kuru の脳では，病理学的に異常プリオン蛋白の集合体である kuru 斑を認める。
- 医原性 CJD 硬膜移植，角膜移植，ヒト下垂体由来成長ホルモンなどでみられる。わが国では硬膜移植による CJD が問題となった。ヒト凍結乾燥硬膜は，当初アルカリ処理されておらず，プリオンの感染性が失活されていないことにより発症した。潜伏期は約 1～30 年（平均 12 年）で，発症は 50 歳代に多く，sCJD と比べると若い。初発症状は小脳失調が多く，眼球運動障害や視覚異常の出現頻度も高い。PSD やミオクローヌスが出現する。しかし，30％の患者は非古典型（プラーク型）による緩徐進行性の経過を呈し，ミオクローヌスや PSD がみられない場合もある。現在，ヒト凍結乾燥硬膜はアルカリ処理されている。
- 変異型 CJD（variant CJD：vCJD） BSE 感染牛の経口摂取によってウシからヒトに伝播したと考えられている。1996 年より英国を中心に発生し，わが国でも 1 例報告がある。平均 27 歳と若年であることが特徴である。90％は精神症状で発症し，全例で認知症を認める。失調（97％），ミオクローヌスを含む不随意運動（94％），持続する有痛性感覚障害（63％）も多い。罹病期間は平均 14 カ月である。頭部 MRI 拡散強調画像で，特徴的な視床枕の高信号域（視床枕徴候（pulvinar sign））を認めることが多い。sCJD でみられた大脳皮質のリボン状の高信号は認められない。臨床症状は矛盾しないが視床枕に高信号を認めない vCJD 疑いの症例では，口蓋扁桃生検で PrP^{sc} の蓄積を証明できる。病理では，kuru 斑を海綿状変化が花弁状に取り囲んだ florid plaque が認められる。
- 診断 臨床症状と検査所見から診断は比較的容易である。なお，厚生労働省のプリオン病及び遅発性ウイルス感

染症に関する調査研究班や世界保健機関（WHO）から診断基準が公表されている。遺伝性プリオン病では浸透率が低い場合，家族内発症を確認できず sCJD との鑑別が難しい場合がある。この点から，プリオン蛋白遺伝子の検討は重要である。

■ **治療と薬理メカニズム／予防** 現在，本症に有効な治療薬や予防薬として確立されたものはなく，対症療法である。quinacrine（抗マラリア薬）や pentosan polysulfate などは，培養細胞や動物実験で PrP^{sc} の蓄積を抑制できるのがわかっていた。しかし，患者を対象とした quinacrine の臨床研究や pentosan polysulfate の脳室内投与も試みられてきたが，いまだ有効性を確認できていない。最近では正常プリオン蛋白の発現を調整することによる治療戦略も考えられてきている。一方，伝播性を有する PrP^{sc} は，非常に安定した蛋白質で熱，紫外線，化学物質に抵抗性であり，医療器具などの滅菌・消毒に注意が必要である。

プリオン病の診療における二次感染の予防については，プリオン病及び遅発性ウイルス感染症に関する調査研究班から予防ガイドライン（2008 年）（http://prion.umin.jp/guideline/cjd_2008all.pdf）が公表されている。推奨されている滅菌・消毒法は，①適切な洗剤による十分な洗浄＋3％ SDS（ドデシル酸硫酸ナトリウム）溶液で 3～5 分煮沸処理，②アルカリ洗剤を用いたウォッシャーディスインフェクタ（90～93℃）洗浄＋真空脱気プリバキューム式高圧蒸気滅菌 134℃で 8～10 分，③軟性内視鏡については適切な洗剤による十分な洗浄＋過酸化水素低温ガスプラズマ滅菌 2 サイクルである。

■ **経過・予後** 通常，発症～死亡まで 1～2 年。

【亀井 聡】

参考文献

1) 厚生労働科学研究費補助金難治性疾患克服研究事業 プリオン病及び遅発性ウイルス感染症に関する調査研究班・プリオン病のサーベイランスと感染予防に関する調査研究班：http://prion.umin.jp/prion/index.html
2) Creutzfeldt-Jakob disease（CJD）and variant CJD（vCJD）（WHO）：http://www.who.int/zoonoses/diseases/Creutzfeldt.pdf
3) Heath CA et al：Validation of diagnostic criteria for variant Creutzfeldt-Jakob disease. Ann Neurol 67：761-770, 2010
4) 日詰正樹ほか：プリオンとプリオン病. Brain Medical 18：309-314, 2006
5) Safar JG et al：Diagnosis of human prion disease. Proc Natl Acad Sci U S A 102：3501-3506, 2005
6) Soto C：Prion hypothesis: the end of the controversy? Trends Biochem Sci 36：151-158, 2011

12 筋疾患，神経筋接合部疾患

1 炎症性筋疾患

■ **定義・概念** 炎症性筋疾患は自己免疫機序により筋線維が障害される疾患で，骨格筋を主に標的とする病態は筋炎としてまとめられるが，骨格筋以外を炎症の主座とし，炎症の波及として筋が障害される疾患としては，サルコイドーシス，筋浸炎，血管炎などが存在する。従来より，筋

炎は皮膚症状の有無から多発筋炎(polymyositis：PM)と皮膚筋炎(dermatomyositis：DM)に分類されてきた。しかし近年，合併病態を含む臨床像，検出される筋炎特異自己抗体，および筋炎の組織学的特徴の関係が明らかになるにつれ，筋炎の病態機序はさまざまであることが明らかになりつつある。一方，まれな疾患であるが炎症性機序と同時に筋線維の変性像を認め，治療抵抗性の疾患として封入体筋炎がある。

多発筋炎，皮膚筋炎

- **疫学** 年間発病率は人口10万あたり0.2〜0.5人，有病率は人口10万あたり約6人と推定されている。発症年齢には小児と30〜50歳という2つのピークがあり女性に多い。特に高齢者では悪性腫瘍合併例がみられる。
- **病因・病態生理と分子メカニズム** DMの病態として，補体による筋内鞘の血管破壊に伴う虚血が重要であると考えられてきたが，現在までに血管内皮細胞に対する抗体は見つかっていない。近年では，筋周膜の血管周囲の炎症細胞の産生するインターフェロンα/β(IFN-α/β)により誘導される遺伝子産物が病態機序に重要な役割を果たす可能性が指摘されている。PMの病態は，さまざまな病態を含むと考えられている。このなかには，CD8陽性(CD8$^+$)T細胞による細胞傷害性機序が関与した群(組織学的PM)や，間質性肝炎を伴うことの多いアミノアシルtRNA合成酵素抗体を伴う群，壊死性ミオパチーの像をとる抗SRP抗体陽性筋症の群が含まれる。筋炎は単一の疾患ではなく，病態機序的にも複数の病因が背景に存在すると考えられている。
- **臨床症状** DMもPMも亜急性の経過で，左右対称性の四肢近位筋優位の筋力低下が進行する。重症例では高度の嚥下障害や呼吸筋の障害がみられる場合がある。一般に顔面筋の障害は軽度で外眼筋は障害されない。腱反射は保たれることが多い。筋痛の出現は30%以下であるが，筋痛や関節痛のために十分に筋力が出せない場合がある。DMの典型例では上眼瞼を中心に出現する浮腫性かつ紫紅色の紅斑(ヘリオトロープ疹)，手指関節伸側の落屑性紅斑(Gottron(ゴットロン)徴候)を認める。また，爪周囲紅斑や爪床部小梗塞，頸部から上胸部の落屑性紅斑(V徴候)，項部から肩の後面の落屑性紅斑(ショール徴候)などを認める。皮疹が日光に過敏性である場合や掻痒感が非常に強い場合もある。皮疹は，筋炎の発症のいずれの時期にも生じるが先行する場合が多い。

全身所見としては，間質性肺炎の頻度が高く，特にアミノアシルtRNA合成酵素に対する自己抗体(抗ARS抗体)を持った患者に多く認める。まれであるが，心伝導系のブロックや頻脈，心筋炎や心筋症，偽性腸閉塞，吸収障害，糸球体腎炎を合併することがある。皮膚症状のみで筋症状を伴わない例があり，clinically amyopathic DM(CADM)と呼ばれる。CADMでは筋力低下やCK(クレアチンキナーゼ)上昇を認めないが，進行性の治療抵抗性の間質性肺炎を生じ，呼吸不全となり不幸な転帰をとる場合が多い。
- **検査成績** 血清CKは高値を示し，病勢に伴い変化する。心障害がないのにCK-MBアイソザイムが上昇することがあり，筋再生によると考えられている。針筋電図では，筋原性変化と豊富な安静時放電を認める。安静時放電の存在は筋炎に特異的ではないが特徴的であり，筋炎の診断，生検部位の選択，ステロイド性のミオパチーとの鑑別において参考になる。
- **筋炎に関連する自己抗体** 筋炎には，筋炎に特異的に見出される筋炎特異自己抗体と，筋炎以外にも他の膠原病でも見出される筋炎関連自己抗体の2種類が出現する。筋炎特異自己抗体の出現頻度は20〜25%といわれ，代表的なものとして，アミノアシルtRNA合成酵素に対する自己抗体(抗ARS抗体)とそれ以外の抗体が知られる。抗ARS抗体は対応するアミノ酸のtRNA合成酵素によって種類が異なり，現在8種類の自己抗体が知られている。抗ヒスチジル(抗Jo-1)抗体が全体の約30%と頻度は高く，その他には，抗スレオニル(抗PL-7)抗体，抗アラニル(抗PL-12)抗体，抗イソロイシル(抗OJ)抗体，抗グリシル(抗EJ)抗体，抗アスパラギニル(抗KS)抗体，抗フェニルアラニル(抗Zo)抗体，抗チロシル(抗YRS)抗体が存在する。抗ARS抗体陽性症例では，間質性肺炎，機械工の手，Raynaud(レイノー)現象，関節炎，発熱などの筋外症状を呈するなど共通の特徴を持ち，抗ARS症候群と呼ばれる。また，その他の抗体として抗Mi-2抗体，抗SRP(signal recognition particle)抗体などが知られている。抗Mi-2抗体はDMでの出現頻度が高く，成人例に多く，ショール徴候，V徴候などの皮疹を有し，発症は亜急性，ステロイド治療に反応良好という特徴がある。抗SRP抗体は，蛋白の粗面小胞体膜や細胞外への移動の調節を行う細胞質リボ核蛋白に対する抗体で，皮疹はなく，亜急性の経過で重症化し，呼吸，嚥下，心筋の合併症を起こしやすい。また，治療抵抗性の急速進行性間質性肺炎を合併することがある clinically amyopathic DM に特徴的な抗体として抗CADM-140(MAD5)抗体，悪性腫瘍との関連がある抗体として抗p155/140(TIF-γ)抗体が近年明らかになった。
- **骨格筋MRI・CT** 典型的な場合は炎症および浮腫の部位に一致し，T2強調画像，脂肪抑制で高信号を示すが(図12-1-1)，全例で変化を認めるわけではない。骨格筋CTでは脂肪性変化の同定は不可能であるが，全身の筋萎縮や脂肪化の程度が把握できる。骨格筋CTで選択性を伴う脂肪化を示す筋が確認される場合は，慢性経過の筋疾患の可能性を考え，封入体筋炎や特殊な慢性筋炎，筋ジストロフィーなどを鑑別する。
- **筋病理所見** 筋炎の診断には凍結切片を用いた免疫染色が必須であり，生検時には凍結ブロックを作製する必要がある。従来より，筋炎の病理像の特徴としては，筋線維の壊死再生像と筋繊維細胞浸潤の存在が強調されていたが，本所見は他のミオパチーでも認める非特異的な所見である。筋炎では免疫染色を用いた検討で非壊死筋線維細胞膜上にMHC(主要組織適合性複合体)classⅠの発現亢進を認める所見が特徴的であり，この所見に各亜群の特徴が加わる。DMでは，炎症の主体は筋周膜と筋周膜の血管周囲であり，束束の周辺部で筋線維の変性・萎縮を示す所見(perifascicular atrophy：PFA)を認める場合がある(図12-1-2)。免疫染色では，筋周膜の炎症細胞はB細胞が主体で，CD4$^+$T細胞，マクロファージを伴う。筋内鞘の血管には膜傷害複合体(membrane attack complex：MAC)の沈着を認める場

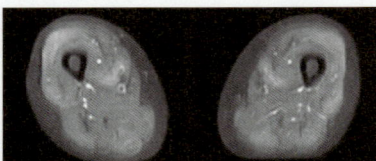

図 12-1-1　骨格筋 MRI 像(T2 強調画像, STIR 法)
骨格筋内の炎症像が斑状に認められる

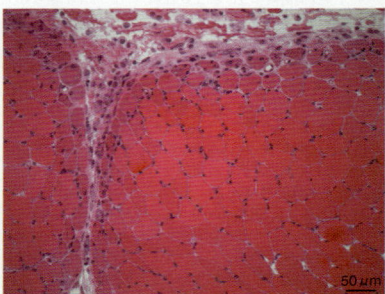

図 12-1-2　DM(皮膚筋炎)で認める perifascicular atrophy の病理組織像
筋束の周辺部で筋線維の変性・萎縮を示す

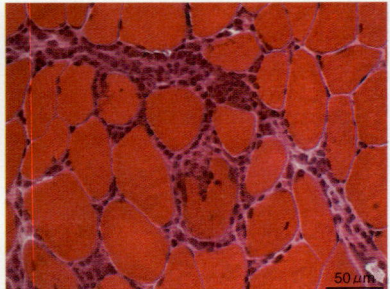

図 12-1-3　組織学的 PM (多発筋炎) の病理組織像
筋内鞘へ CD8$^+$T 細胞を中心とした炎症性単核球が浸潤し, 非壊死筋線維を取り囲み侵入する像を認める

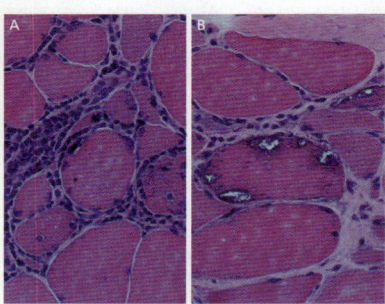

図 12-1-4　封入体筋炎の病理組織像
炎症性単核球が浸潤し, 非壊死筋線維を取り囲み侵入する炎症像(A)と縁取り空胞を伴う変性筋線維の多発(B)が特徴である

合がある。

PM には, さまざまな亜群があり, 群ごとに病理所見が異なるが, 組織学的 PM では筋内鞘へ CD8$^+$T 細胞を中心とした炎症性単核球が浸潤し, 非壊死筋線維を取り囲み侵入する像を認める(図 12-1-3)。抗 Jo-1 抗体陽性筋炎では炎症の主体は筋周膜の結合組織であり, 筋内鞘の小血管への補体沈着は少ない。抗 SRP 抗体陽性筋炎では壊死筋線維が多発するが, 炎症細胞浸潤が乏しい壊死性ミオパチーの像をとることが多い。

■ **治療と薬理メカニズム／経過・予後**　副腎皮質ステロイドが筋炎治療の主体となる。プレドニゾロン換算で体重あたり 0.75〜1.0 mg より開始し 1〜2 カ月持続後, 病勢をみながら徐々に減量する。治療抵抗性の症例, 重症間質性肺炎などの多臓器障害合併にはメチルプレドニゾロンを用いたパルス療法が行われることがある。免疫抑制剤はステロイド抵抗性の場合やステロイド減量中に再発を認めた場合, 筋組織以外の臓器障害を認めた場合に用いられることが多い。メトトレキサート, アザチオプリンが用いられることが多い。治療抵抗例に対して, シクロホスファミド, シクロスポリン A, タクロリムスの有効性も報告されている。治療抵抗性例には静脈内への免疫グロブリン投与(400 mg/kg/日)が有効である。

封入体筋炎

封入体筋炎(inclusion body myosis)は, 多くは 50 歳以上で発症し, 男性に多いまれな疾患である。緩徐進行性に四肢の遠位と近位の筋力低下と筋萎縮が進行する。上肢遠位の深指屈筋群, 大腿四頭筋, 嚥下筋が早期に障害されやすい。障害に左右差がある場合もある。

血清 CK は上昇しても正常の 10 倍程度で正常より軽度高値にとどまる例が多い。針筋電図では, 筋原性変化と豊富な安静時放電を認める。筋生検では, 組織学的 PM と同様に筋線維上の MHC class I 抗原の発現亢進と筋内鞘へ CD8$^+$T 細胞を中心とした炎症性単核球が浸潤し, 非壊死筋線維を取り囲み侵入する像を認めるほか, 炎症と異なる部位では縁取り空胞を伴う変性筋線維の多発を認める(図 12-1-4)。変性筋線維内の免疫染色ではユビキチン陽性封入体とアミロイド沈着を認め, 電子顕微鏡観察では 16〜20 nm のフィラメント状封入体を核や細胞質内に認める。

有効な治療法はない。副腎皮質ステロイド, 各種免疫抑制剤, 免疫グロブリン静注投与により, 局所の筋に効果を認める例もあるが一時的であり, 症状は進行する。症状の進行に伴い, 膝折れ, 手指の筋力低下が目立つようになり, 杖, 歩行器, 装具などが必要になる。

【清水　潤】

2 筋ジストロフィー

■ **定義・概念** 筋ジストロフィー（muscular dystrophy）は，「筋線維の壊死と変性を主病変とし（図12-2-1），臨床的に進行性の筋萎縮と筋力低下を呈する，遺伝性疾患」と定義される。臨床的特徴と骨格筋組織病理学的所見により確立された疾患概念である。臨床像が異なるさまざまな病型からなる疾患群であり，30以上の疾患原因遺伝子が同定されている。

■ **病因・病態生理と分子メカニズム** おおまかには以下のような病型に分類される。

Duchenne（デュシェンヌ）型ジストロフィー（Duchenne muscular dystrophy：DMD）：ジストロフィン蛋白の欠損により生じるX染色体連鎖性遺伝の筋ジストロフィーである。ジストロフィンは分子量427 kDaの大きな蛋白で，筋細胞膜直下に局在し，N末端側で筋細胞内のアクチンフィラメントに，C末端側で筋細胞膜のジストロフィン関連蛋白に結合することで，細胞骨格と細胞膜とを繋ぎとめる。DMD患者ではジストロフィン欠損のため骨格筋細胞膜の裏打ち構造が脆弱になり，筋細胞の壊死をきたすと考えられている。ジストロフィン蛋白をコードする遺伝子はX染色体短腕に存在し（染色体座Xp21），79のエクソンからなるヒト最大の遺伝子である。ジストロフィン蛋白の欠損をもたらす遺伝子変異として，1つないし複数のエクソンにまたがる欠失によるフレームシフト変異が最も多く，DMD患者の60〜70%を占める。また，1つないし複数のエクソンにまたがる部分が重複するためにフレームシフトが生じるDMD患者が15〜20%，点変異（数塩基の欠失や挿入および塩基置換）によるフレームシフトないしナンセンス変異の患者が15〜20%を占める。まれに染色体異常により発症することがある。母からの遺伝により発症する患者は60〜70%であり，患者の30〜40%は突然変異によるとされる。X染色体連鎖性であるので，典型的臨床像を呈する患者は原則として男性のみであるが，保因者である女性に筋力低下や心不全といった症状を呈することがある（有症状保因者という）。

Becker（ベッカー）型ジストロフィー（Becker muscular dystrophy：BMD）：ジストロフィン蛋白の部分欠失により生じるX染色体連鎖性遺伝の筋ジストロフィーである。疾患原因遺伝子はDMDと同じジストロフィン遺伝子であるが，BMDはインフレーム変異であり，アミノ酸の一部を欠いた変異ジストロフィン蛋白が発現する。そのためBMDでは，DMDと同様の臨床症状を呈するものの，DMDよりも発症と進行が遅い。DMDとBMDをあわせて，ジストロフィノパチーと総称する。

肢帯型筋ジストロフィー（limb-girdle muscular dystrophy：LGMD）：元来，DMDと同様の臨床症状を呈するが，発症者に性差がない病型として提起された。常染色体優性の病型を1型（LGMD1），常染色体劣性の病型を2型（LGMD2）とされる。2011年までに優性遺伝の8病型（LGMD1A〜LGMD1H）と劣性遺伝の14病型（LGMD2A〜LGMD2N）が報告されている。LGMDのいずれかの病型と診断された患者のうち，90%以上が2型（劣性遺伝）であり，なかでもLGMD2A（カルパイン3変異による）とLGMD2B（ジスフェルリン変異による）が多い。同定されたLGMD原因遺伝子の多くが，筋細胞膜ないしその周辺でジストロフィンと関連して機能する蛋白をコードしており，LGMDの臨床的定義が分子遺伝学的に裏づけられることとなった。

顔面肩甲上腕型筋ジストロフィー（facioscapulohumeral muscular dystrophy：FSHMD）：顔面筋，肩甲帯，上腕という特徴的な筋萎縮の分布を呈する，常染色体優性の筋ジストロフィーである。4番染色体長腕（染色体座4q35）にあるD4Z4と名づけられた3.3 kbの繰り返し配列が患者では短縮している。発症メカニズムはまだ十分に解明されていない。

Emery-Dreifuss（エミリードレフュス）型ジストロフィー（Emery-Dreifuss muscular dystrophy：EDMD）：筋萎縮に加えて，関節拘縮と不整脈が生じる筋ジストロフィーである。X染色体連鎖性であるEDMD1は，核膜に発現するエミリンの変異による。常染色体優性のEDMD2と常染色体劣性のEDMD3は，いずれもラミンA/Cの変異による。ラミンA/Cの変異はLGMD1Bを呈することがある。EDMDにはこれらのほかに4病型が2011年までに報告されている（EDMD4〜EDMD7）。

三好型遠位型筋ジストロフィー（Miyoshi distal muscular dystrophy）：躯幹や近位筋が主に障害される多くの筋ジストロフィーと異なり，腓腹筋やヒラメ筋の筋萎縮による足関節底屈筋力低下からはじまる常染色体劣性の筋ジストロフィーである。LGMD2Bと同じくジスフェルリンの変異により発症する。遠位筋優位に障害されるこの病型を呈する患者と，LGMD2Bの病像を呈する患者とが同一家系内に混在することがあると報告されている。

眼咽頭型筋ジストロフィー（oculopharyngeal muscular dystrophy：OPMD）：眼瞼下垂と咽頭筋障害が壮年ないし中年期以降に生じる常染色体優性の筋ジストロフィーである。*PABPN1*遺伝子のGCG反復配列が患者で延長している。わが国ではまれである。

先天性筋ジストロフィー（congenital muscular dystrophy：CMD）：前述した各病型では一般に，いったん獲得した起立や歩行といった運動機能が疾患の進行とともに失われる。一方，フロッピーインファントや歩行を獲得しないなど，新生児期ないし乳児期から筋力低下を呈する筋ジストロフィーの一群をCMDと総称する。わが国では，福山型先天性筋ジストロフィー（Fukuyama congenital muscular dystrophy：FCMD）が大多数である。FCMDは常染色体劣性で，フクチン遺伝子の3'非翻訳領域に3 kbのレトロトランスポゾンの挿入をみる。この挿入は患者の約80%でホモ接合性であるが，約20%はこの挿入と点変異との複合ヘテロ接合性変異で発症する。この挿入によりフクチン遺伝子mRNAのスプライシングに異常が生じ，C末端側が変異した異常フクチン蛋白がつくられることが最近明らかとなっている。フクチン蛋白は，ジストロフィン関連蛋白であるα-ジストログリカン（α-dystroglycan：α-DG）の糖鎖修飾に関与するので，その変異によるα-DGの異常が病態の本質と考えられている。同様にα-DGの糖鎖修飾酵素の変異により発症する筋眼脳病（muscle-eye-brain disease：MEB）やWalker-Warburg（ウォーカーワールブルク）症候群（Walker-Warburg syndrome：WWS）も

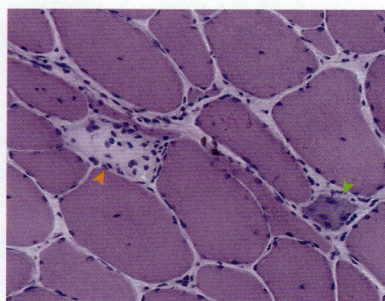

図 12-2-1 Becker型筋ジストロフィー(BMD)の骨格筋病理組織像(HE染色)にみられる壊死線維(▶)と再生線維(▶)

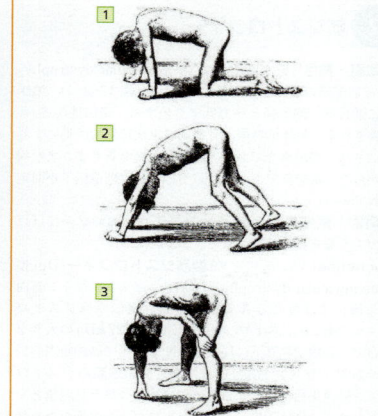

図 12-2-2 登攀性起立(Gowers徴候)
(Gowers, 1879)

CMDを呈する。さらにα-DG異常を呈するいくつかのまれな劣性遺伝LGMDをあわせ、ジストログリカノパチーという概念が提唱されている。CMDとして他に、基底膜のメロシン蛋白(ラミニンα2鎖)の欠損を伴うCMDや、VI型コラーゲンの変異によるUllrich(ウルリッヒ)型先天性筋ジストロフィー(Ullrich congenital muscular dystrophy:UCMD)など多くの病型があるが、いずれもまれである。

類縁疾患:筋強直性ジストロフィーは筋ジストロフィーと分類されることがあるが、*DMPK*遺伝子3'非翻訳領域にあるCTG反復の延長によりさまざまな遺伝子の転写調節に異常をきたすことで、骨格筋にとどまらない多彩な症状を呈する。特徴的筋症状からミオトニー症候群の一病型として扱われることがある。新生児期ないし乳幼児期より筋力低下を呈し、筋病理学的に筋形質の異常構造物や小径タイプ1線維、筋線維タイプ不均等(多くはタイプ1優位)といった所見で特徴づけられる群を先天性ミオパチーと総称する(22章12-3参照)。

▶ **疫学** 筋ジストロフィー全体の有病率は2.6〜5.5×10^{-5}と報告されている。厚生労働省患者調査(2008年)において、筋ジストロフィー(ICD-10におけるG71.0)の総患者数は全国で約5,000人と推計されている。わが国では、患者数が最も多いDMDが3,000〜5,000人、FCMDが1,000〜2,000人、FSHMDとBMDとLGMDはそれより少なく、他はまれとされる。

▶ **臨床症状** 幼児期以降に発症する筋ジストロフィーでは、筋力低下による運動障害で気づかれることが多い。運動能力低下と骨格異常は程度の差はあれ、ほぼすべての病型に共通する。進行すると、筋変性に伴う呼吸・心臓・嚥下・消化管などの機能低下が問題となる。

四肢・体幹の筋力低下:

- **DMD** よく転ぶ、走るのが遅い、ジャンプできないといったことで5歳頃までに気づかれることが多い。筋力低下に従って歩行は動揺性になる。大殿筋や大腿四頭筋が弱いため、床から立ち上がるとき膝についた手で大腿をよじ登るように立ち上がる登攀性起立(Gowers〈ガワーズ〉徴候)を呈する(図12-2-2)。DMDでは12歳ま

でのある1年間に「手すりにすがればなんとか階段を歩けるレベルから、起立不能になり、次いで平地の自力歩行もできなくなって、さらに伝い歩きも難しくなり車椅子を使用しはじめる」という急速な運動機能の低下をみる。

- **BMD** 発症と進行がゆるやかであり、階段を上りづらい、腕を挙げづらいといった四肢近位筋力低下による症状をまず患者が自覚することが多い。筋力がほぼ保たれ、心不全でBMDが発見されることがある。なおジストロフィノパチーのうち、12歳までに歩行不能となったものをDMD、16歳までは歩行可能であったものをBMD、その間を中間型(IMD)と分類するようになった。ジストロフィノパチー有症状保因者の筋力低下は、BMDと同程度かそれより軽度ないし進行が遅い。筋力低下に左右差を認めることがある。

- **LGMD** 筋力低下の臨床像はジストロフィノパチーに似る。発症時期や進行の速度は患者により多様である。

- **FSHMD** 顔面、肩甲帯、上腕という特徴的な筋力低下で発症する。肩甲骨を固定する前鋸筋などが麻痺し、上肢前方挙上が困難になるとともに翼状肩甲を呈する。思春期に上肢挙上困難や翼状肩甲で発症に気づくことが多いが、10歳までに症状を呈する重症例がまれにある。顔面筋萎縮のため閉眼や構音の障害を呈することがあるが、咽頭機能は比較的保たれる。上腕は萎縮する一方、前腕は保たれる。筋萎縮に左右差を呈することがしばしばある。FSHMDが進行すると腰帯や殿部の筋力低下のため起立困難になる。

- **EDMD** 筋力低下はジストロフィノパチーやLGMDと似るが、関節拘縮による運動障害が前景に立つことが多い。

- **三好型遠位型筋ジストロフィー** 腓腹筋やヒラメ筋の筋力低下による足関節底屈筋力低下で歩行障害を呈し発症

する．進行すると近位筋も侵される．
- CMD　乳児期までに筋力低下が生じ，重症例ではフロッピーインファントを呈する．運動発達は遅く，座位保持や這行までは獲得しても，歩行を獲得しない患者が多い．

偽性肥大：DMDやBMDのほぼ全例，多くのFCMDや一部のLGMDで，腓腹に偽性肥大を呈する．腓腹は太いだけでなくかたい．進行して腓腹が萎縮してもかたさだけは残存する患者をよくみる．歩行可能なDMDでは，過度の運動の後で筋細胞壊死のため，腓腹をはじめとして筋が腫脹し痛みを訴えることがある（さらにミオグロビン尿を伴うこともある）．

骨格異常
- DMD　骨格の成長期より前に筋萎縮が進行するDMDでは，10歳頃より脊柱弯曲を呈する．CMDにも脊柱変形は多い．内臓の位置を制限するほど強い変形を呈することがしばしばあり，拘束性呼吸障害や気管腕頭動脈瘻，消化管機能障害などの問題の遠因となる．
- BMD　骨格が成長した後に筋萎縮が進行するBMDや多くのLGMDでは，脊柱の変形は乏しい．しかし筋変性の分布と程度に応じて，四肢関節に拘縮が生じることがある．上肢帯が麻痺した患者では肩関節亜脱臼が生じることがある．
- EDMD　脊柱と肘・手・足関節の拘縮が特徴的である．脊柱の可動域制限は，脊椎硬直症候群との鑑別を要することがある．
- UCMD　肩・股関節が拘縮する一方，手・足関節の過伸展をみる．

呼吸障害：筋ジストロフィーの呼吸障害には，呼吸筋麻痺や胸郭変形による換気障害（拘束性呼吸障害）と，呼気流量減少による気道クリアランス低下との両面がある．換気障害は高炭酸ガス血症を伴う低酸素血症（いわゆるⅡ型呼吸不全）をもたらす．気道クリアランス低下は唾液や痰による気道閉塞や肺炎の原因となる．ほとんどの筋ジストロフィーで進行すると呼吸障害が問題となるが，LGMD2Aのようにほとんど呼吸障害をきたさない病型もある．人工呼吸療法導入例で気胸を繰り返す患者がある．気管切開例では，胸郭変形のため気管と腕頭動脈が近接していると，気管切開チューブの圧迫により潰瘍が生じ，気管腕頭動脈瘻となって致死的出血をきたすことがある．

心臓障害：筋ジストロフィーの心臓障害には，心不全と不整脈の両面がある．ジストロフィノパチーやFCMDでは心不全をきたしやすく，EDMDでは致死的な心伝導障害が特徴的である．一方でLGMD2Aのようにほとんど心臓障害をきたさない病型もある．心不全の程度は骨格筋萎縮の程度と必ずしも平行しない．BMDやジストロフィノパチー有症状保因者では，骨格筋筋力低下が軽いほど心負荷がかかりやすく，心不全が進行しやすい．そのため心不全が診断の契機となることがある．不整脈は，EDMDのような病型特異的な伝導障害のほかに，心不全の終末期に不整脈管理に難渋することがある．

嚥下障害：筋力低下や咬合不全，高口蓋といった要因で，咀嚼・嚥下機能が低下する．FCMDでは他の病型より早期に嚥下機能の低下が問題となる．

消化管障害：腸管運動低下により，便秘の患者が少なくない．また陽圧式人工呼吸や腰椎前弯が強い患者に急性胃拡張が生じることがある．

知的障害：FCMDの多くは知的発達が遅滞する（遅滞するが成人にかけてゆっくりと発達する）．DMDには知的発達障害や自閉症圏などの心理的問題がある患者が比較的多い．

■ **検査成績／診断**　筋ジストロフィーを含む原発性筋疾患の可能性を示唆する検査と，診断確定および病型診断に寄与する検査とがある．

血液生化学検査：筋線維の壊死に伴い血清CK（クレアチンキナーゼ〈creatine kinase〉）が上昇する．筋炎や横紋筋融解症，心筋梗塞や甲状腺機能低下症といった，CK上昇をきたす他の疾患に留意する．筋の壊死で上昇する筋逸脱酵素にはCKのほかにアスパラギン酸アミノトランスフェラーゼ（AST），乳酸脱水素酵素（LDH），アルドラーゼなどがある．

筋電図：筋萎縮が筋原性か，もしくは末梢神経原性かを判断するうえで，最も重要な検査である．随意収縮時に運動単位電位の早期動員がみられ，低電位で短持時の運動単位電位が多数観察される．筋線維の節性壊死により運動神経の支配を失った部分が生じると，安静時脱神経放電が観察される．このような筋原性パターンは筋疾患に共通であり，筋炎など他の筋疾患との鑑別や筋ジストロフィー病型診断には寄与しない．

筋画像検査：萎縮や変性を呈した筋の分布をみることは，筋疾患の有無を判断するのみならず，筋ジストロフィー病型診断にも役立つ．全身に分布する骨格筋の病変を概観するには，X線CTが有用である．甲状軟骨，肩峰，乳頭，臍，恥骨結合，大腿，下腿の断面をみることが多い．X線CTでは脂肪変性病変はよくわかるが，炎症性病変はCT値の変化が乏しくわかりにくい．炎症性変化の検出にはMRIが適する．

筋生検（筋病理学的検査）：筋ジストロフィーの定義である筋線維の壊死と変性を確認するためには，筋生検で得られた組織を用いた筋病理学的検査が必須である．急速凍結法により固定された生検筋がほとんどの分析に用いられる．光顕で筋線維の壊死や変性や萎縮，筋内構造の乱れ，異常構造物，筋線維タイプの分布といった観点から検索し，微細構造につき電顕的に解析する．疾患原因蛋白に対する抗体を用いた免疫組織化学検査に異常があれば，病型診断が確定する．多くの病型で免疫組織化学検査による疾患原因蛋白の欠損ないし発現低下の証明が病型確定に寄与するが，カルパイン3変異によるLGMD2Aやラミン A/C 変異によるEDMD2，EDMD3は，免疫組織化学による診断ができず遺伝子診断を要する．

遺伝子検査：ジストロフィノパチーのうち，ジストロフィン遺伝子の複数のエクソンにまたがる欠失および重複は，MLPA（Multiplex Ligation-dependent Probe Amplification®）法を用いた遺伝子検査で検出可能である（保険適用）．この検査によりジストロフィノパチー患者の約60％は診断可能である．フクチン遺伝子3'非翻訳領域の3 kbレトロトランスポゾン挿入は遺伝子検査で検出可能である（保険適用）．現在のところ，遺伝子検査よりも生検筋免疫組織化学検査のほうがほとんどの病型診断に効率的である．

■ **治療と薬理メカニズム**　筋ジストロフィー診療での注

表 12-2-1　筋ジストロフィー診療での注目点

運動機能
・起立，歩行
・座位保持
・手指機能

骨格，姿勢
・脊柱側彎
・関節拘縮
・褥瘡

呼吸
・換気不全
・気道閉塞
・呼吸器感染症
・気胸
・気管出血（気管腕頭動脈瘻，気管肉芽）

心臓
・心不全
・心伝導障害，不整脈

嚥下
・誤嚥

消化管
・急性胃拡張
・腸管麻痺

栄養状態
・体重の変化
・摂食量の変化

その他
・骨折
・脱水症
・ケトアシドーシス
・血栓症
・痙攣
・全身麻酔時の悪性高熱
・各病型に特有なその他の合併症

目点を表 12-2-1 にまとめた。

運動機能：できるだけ運動機能を維持することが望ましいが，痛みや倦怠感が翌日まで遷延するほどの運動は過負荷といえる。小児 DMD の筋力と運動機能に対する副腎皮質ステロイドの有用性が示されている。

骨格，姿勢：早期より脊柱弯曲や四肢関節拘縮の予防をはかりたい。脊柱弯曲が生じた患者は，内臓の位置関係の把握や，気胸の原因となる肺気腫性囊胞を確認するため，定期的に胸腹部 CT を撮影することが望ましい。

呼吸障害：換気障害は肺活量や動脈血ガス分析で評価する。呼吸筋麻痺による低酸素血症はまず夜間から生じるので，終夜 SpO$_2$（経皮的動脈血酸素飽和度）モニタが有用である。胸郭コンプライアンスの維持向上を目的とした呼吸リハビリテーションは，人工呼吸療法の導入を遅らせるだけでなく，導入後の安定した継続にも有益である。換気障害を補助する人工呼吸療法は，まず鼻マスク式人工呼吸から導入するのが一般的であるが，呼吸筋麻痺がさらに進行すると限界に達し，気管切開人工呼吸に移行する。人工呼吸療法の導入には，緊急時の対応方法や予備電源の手配といった，十分な教育と準備が必要である。気道クリアランスは，1 秒量（FEV$_1$）や呼気最大流量，咳最大流量が参考になる。自力での排痰が困難になる時期に備え，早目に家族とともに排痰訓練を受けるのが望ましい。補助装置として痰吸引器のほかに，カフアシストやパーカッショネアが有用である。

心臓障害：心不全の評価には，体重測定，胸部 X 線写真，血漿 BNP（脳性ナトリウム利尿ペプチド），心エコー，心シンチグラフィを実施する。筋ジストロフィー患者の心不全では浮腫が生じにくいので，定期的な医学的評価が重要である。心不全徴候が顕在化する前に，アンジオテンシン変換酵素（ACE）阻害薬ないしアンジオテンシン II 受容体拮抗薬（ARB），および β 遮断薬を導入する。不整脈の評価には，12 誘導心電図だけでなく，必要に応じ Holter 心電図を実施することが望ましい。

嚥下障害：流涎の増加や湿声，肺炎の反復は嚥下障害の進行を示唆する。必要に応じ嚥下造影検査で評価する。食形態や食事姿勢の工夫でできるかぎり経口摂食を継続したいが，それが困難な場合は経管流動栄養に移行せざるをえない。

栄養：嚥下障害だけでなく，呼吸筋麻痺や心不全の悪化でも摂食量が減少する。体重減少が病状進行の指標になることが多い。

新たな治療

特定のエクソン欠失を持つ DMD を対象とするアンチセンスオリゴヌクレオチドによるエクソンスキッピング療法が第 III 相試験に進んでいる。FCMD では患者の 3 kb レトロトランスポゾンの機能をアンチセンスオリゴヌクレオチドにより抑制する治療研究がはじまろうとしている。遺伝子導入や細胞移植はまだ研究段階にある。

■ **経過・予後**　主に呼吸不全や心不全に対する治療の進歩により，筋ジストロフィーの生命予後は劇的に改善した。1980 年代に約 20 歳であった DMD の平均死亡年齢は，2010 年には約 34 歳となった。正確な病型診断により，生じうる臨床的問題を予測し，的確な計画に基づいて診療することで，予後の向上が期待できる。

【尾方 克久】

参考文献
1) 埜中征哉：臨床のための筋病理　第 4 版，日本医事新報社，2011
2) 小牧宏文編：小児筋疾患診療ハンドブック，診断と治療社，2009
3) Pestronk A：Neuromuscular disease center, Washington University (http://neuromuscular.wustl.edu/index.html)
4) Emery AEH：Muscular dystrophy: the facts, 3rd editon, Oxford University Press, 2008

3　先天性ミオパチー

■ **定義・概念**　先天性ミオパチー（congenital myopathy）は出生ないし小児期から筋緊張低下や筋力低下，運動発達の遅れがみられる，遺伝子異常による筋線維の顕微鏡的な形態異常を示す筋疾患である。主に筋組織学的特徴の内容によって分類されている。特に呼吸機能低下などに適切に対応する必要がある。

■ **臨床症状**　多くは乳幼児期からの筋力低下があり，典型的には顔が細長く，表情には乏しい顔面筋罹患があり，咀嚼力は弱く，硬口蓋が高く狭い高口蓋（narrow high-arched palate）を示し，頸部筋力や横隔膜の筋力は弱い。

重症度はさまざまな場合がある。重症例では出生時に筋緊張が低い floppy infant で，換気障害のために人工呼吸器が必要で，嚥下障害のために経管栄養を必要とすることも

多い。これを重症乳児型(severe infantile type)という。母体胎内で胎動が少なく，嚥下障害から羊水過多を生じることもある。より軽症な場合は，運動発達の遅れがあるが，嚥下障害はあっても呼吸障害は当初はなく，心筋障害もないことが多い。これを良性先天型(benign congenital type)という。

小児期には発達があるため，進行がはっきりしないことも多い。そのため，昔は非進行性といわれたこともあった。しかし長期的にみれば進行はみられる。思春期に身長の伸びとともに，脊柱側弯変形が進行することもある。また呼吸筋罹患が進行し，呼吸機能が低下していくと，呼吸筋疲労から全身状態の急激な悪化をはじめて呼吸不全に気づかれる場合がある。覚醒時の頭痛や，疲労，食事量や体重の減少などの症状の出現には注意が必要であり，その場合には睡眠中の呼吸状態の観察が重要である。呼吸機能検査ができるようになったら，定期的な検査での追跡が望まれる。特に軽症例では，小児期に気づかれず，成人で筋力低下の進行，呼吸機能低下や心機能低下を生じて気づかれることもある。四肢筋力低下は一部で著しくなることがある。

成人で見出された場合は成人発症型(adult-onset type)ということがある。しかし，ネマリンミオパチーには遺伝子異常ではなく，後天的にM蛋白を伴い発症するネマリンミオパチーがあるので，混同されやすい。病歴などから良性先天型といえる場合は，成人発症型という言葉は用いないことが望まれる。

家系内発症もあるが，同一の遺伝子異常でも個人差があり，同胞で年齢を考慮しても重症度が異なることはまれではない。

▶**病理** 筋病理学的には，多くの場合に1型線維優位，2B型線維欠損，1型線維萎縮がみられる。さらに特徴的な微細構造異常の有無で分類している。

▶**分類** 多い病型について記す。

先天性ネマリンミオパチー(nemaline myopathy)：ネマリン小体は顕微鏡では糸くず状にみえる構造で，Z線蛋白の変性ないし過剰合成によると考えられている。ネマリン小体の量は，筋束によって異なることもあるが，筋生検反復例で年齢とともに増えるとの報告がある。遺伝形式は常染色体劣性遺伝のことも優性遺伝のこともある。病因遺伝子もα-actin遺伝子(*ACTA1*)，nebulin遺伝子(*NEB*)など多数知られているが，遺伝子がまだ解明されていない家系もある。筋萎縮が上肢優位の場合，大腿四頭筋や殿筋優位の場合など，家系や症例によってさまざまであるが，呼吸筋や心筋の障害で気づかれることもある。

セントラルコア病(central core disease)：筋線維の中央部に筋小胞体やミトコンドリアが分布せず，NADH-TR染色でコア構造がみられる。コア構造では筋原線維の配列には乱れがみられる。臨床的には顔面筋罹患は軽度で，傍脊柱筋罹患による脊柱側弯が目立つことが多い。大多数は，悪性高熱(malignant hyperthermia)と同じ1型リアノジン受容体遺伝子(*RYR1*)の変異であり，常染色体優性遺伝形式をとる。ただし，筋線維の中央にコアがある典型的な筋病理所見では悪性高熱の素因にはならず，コアが筋線維の辺縁にあったり複数あったりする場合に，CICR(Ca誘発性Ca放出〈Ca-induced Ca release〉)試験の異常がみられ，悪性高熱の素因がある。

・注：微細形態でコア構造が中央に一つでなく，小さなものが多い場合，multi(core)minicore diseaseという。強直脊椎や側弯変形を伴うことが多いが，*RYR1*遺伝子異常とはかぎらず，selenoprotein N遺伝子(*SEPN1*)異常も知られている。

中心核ミオパチー(centronuclear myopathy)：筋線維の中央に核がみられる。病因遺伝子は複数で，常染色体優性遺伝形式のdynamin-2遺伝子(*DNM2*)変異や，常染色体劣性遺伝形式のamphiphysin2遺伝子(*BIN1*)変異などがある。脊柱変形や軽度の眼筋麻痺を示すこともある。

X連鎖性ミオチュブラーミオパチー：筋線維はperipheral haloを伴い，核が中央にある。myotubularin遺伝子(*MTM1*)変異による。男児にみられ，両側眼瞼下垂や外眼筋麻痺による眼球運動制限がある。乳児重症型では肝出血や肝腫大，肝炎などの肝合併症や胆石を伴うことも多い。軽症の女性症候保因者もいる。

先天性筋線維タイプ不均等症：生検組織で特徴的な構造が認められない場合である。1型線維優位のみの場合もある。ただし，別の部位を，もしくは時間をおいて組織学的な検討を行えば，なんらかの特徴的な構造がみられる可能性は残る。

▶**診断**

鑑別疾患

先天性筋強直性ジストロフィー，なかにはミトコンドリアミオパチーなどが類似した臨床所見を示すことがある。Pompe(ポンペ)病などでも先天性ミオパチーに類似した報告例があり，他疾患の除外にも針筋電図や筋生検などが必要である。

傍脊柱筋が萎縮とともに短縮する強直脊椎症候群(rigid spine syndrome)は，先天性ミオパチーより筋ジストロフィーに分類されることも多い(強直脊椎筋ジストロフィーともいう)。X染色体にある*FHL1*遺伝子異常では男性が女性より重症だが，病型としては還元小体ミオパチーという先天性ミオパチー，強直脊椎症候群，肢帯型筋ジストロフィー，遠位型ミオパチーなどの臨床症状を示しうる。

なお，Prader-Willi(プラダー-ウィリー)症候群はfloppy infantの鑑別でしばしば問題になる。筋組織は正常ないし非特異的であり，先天性ミオパチーではない。低身長，過食による肥満などを伴う先天奇形症候群である。

▶**検査成績** 血清CK(クレアチンキナーゼ)値は運動量にもよるが軽度高値にとどまる。病型によっては筋CTに脂肪浸潤などの特徴的な分布がみられる。筋電図は筋原性変化を示すが，肥大筋線維が多い残存部位では神経原性変化と間違えるような所見を示すこともある。呼吸機能は定期的に評価し，経過を把握する必要がある。心機能や嚥下の評価，歯科検診も適宜行う。

▶**治療と薬理メカニズム** 他の筋疾患と同様に変形予防にストレッチなどを行う。呼吸機能低下には，最大強制吸気量(maximum insufflation capacity：MIC)の維持訓練や，非侵襲的陽圧換気(NIPPV)，理学療法や排痰補助機器(カフレーター〈mechanical insufflator/exsufflator：MI/E〉)による咳介助などが重要になる。気管切開は他の筋疾患と同様に，嚥下障害の悪化，日常生活動作(ADL)の低下をきたしうるために可能なかぎり行わない。心機能低下に

はβ遮断薬やアンジオテンシン変換酵素(ACE)阻害薬を導入する。脊柱側弯手術では悪性高熱の危険を考え、筋検杳もCICR試験も含め考慮する必要がある。

【大矢 寧】

4 筋強直性ジストロフィー

● **定義・概念** 筋強直性ジストロフィー(dystrophia myotonica, myotonic dystrophy:DM)は筋強直(ミオトニア)と筋萎縮とが生じる疾患である。日本人ではほとんどが1型(DM1)であり、頻度が高い。北欧系では多い2型(DM2)はまれである。ともに常染色体優性遺伝である。DM1は先天性の重症型から、握力などが弱い軽症例、筋痛があって疲労しやすい軽微な例まで多彩である。咀嚼、嚥下、排痰、換気に障害が生じやすい。典型例は顔や歩き方が特徴的で、筋萎縮の分布や筋強直から臨床診断する。筋以外に白内障や糖尿病など多臓器に及ぶ。無気肺や誤嚥・窒息への対策、ADL(日常生活動作)維持をはかる。合併症での入院では安静臥床は極力避ける。死因は肺炎や呼吸不全が多いが、気管切開は臥床状態になるのを避けたい。本人の自覚と他覚的異常との差が大きいこともあり、対応が難しいことが多い。家系内の重症度もさまざまで、ADLが低下した患者を軽症の親族が介護することも多い。また症状がほとんどなくても遺伝の問題がありうる。

DM1

● **臨床症状** 顔は下顎が小さく細面(hatchet face〈斧様〉)のことも丸顔のこともあるが、側頭筋や咬筋などの咀嚼筋が萎縮し、噛む力(咬合力)が弱い。眼瞼下垂や眼輪筋などの顔面筋力低下があり、睡眠中に閉眼できないことも多い。咳の勢いが弱く、開鼻声のことも多い。脱毛しやすく、男性は前頭部禿頭になりやすい。筋萎縮は頸部、前腕や下腿で生じやすく、遠位優位ではなく前腕下腿優位である。前腕は手指DIP関節屈曲、次いで手関節背屈が、下腿は足関節背屈ないし底屈が弱くなる。胸鎖乳突筋や腹直筋も萎縮しやすく、頸部や体幹の前屈が弱い。手内筋・足内筋は比較的残り、手はIP関節やDIP関節での屈曲が弱く、母指IP・示指DIP関節や3〜5指PIP関節が過伸展になりやすい。大殿筋と腰部傍背柱筋が残ると前傾姿勢で歩き、腹部が萎縮すると腰を反らして歩くが、大腿四頭筋の萎縮が生じると歩行困難になりやすい。

筋強直(ミオトニア〈myotonia〉):筋収縮が弛緩しにくい現象で、体表面では冷えると強まり、反復運動で軽減する。手内筋や舌で生じやすく、力を入れると(把握後に開きにくい)や叩打で生じる(舌は叩くとクローバー現象を示す)。把握やしゃべりはじめで困るときは、メキシレチンやフェニトインなどの内服を試みる。筋萎縮が進むと筋強直は目立たなくなる。

● **検査成績** CTでは筋萎縮・脂肪浸潤のほかに、上部優位に食道は拡張しやすい。針筋電図は安静時にミオトニア放電(myotonic discharge)がみられる。これはバイクのふかし音や急降下爆撃に似た音であり、慢性神経原性変化にでも他の筋疾患でも出現しうる非特異的所見だが、本疾患ではふつう高頻度である。随意収縮では筋原性変化だが、ミ

オトニア放電も誘発されやすい。高CK(クレアチンキナーゼ)血症は軽度にあることが多い。血清γ-GTP(γ-グルタミルトランスペプチダーゼ)高値は多い。γ-GTPのアルカリホスファターゼ(ALP)なども上昇するときは胆石の存在を疑う。耐糖能異常や脂質異常症(高コレステロール,高トリグリセリド血症)に注意する。血清IgG(免疫グロブリンG)低値例が多く、ふつう免疫不全には結びつかない。呼吸機能や心電図を経過観察する。肺活量低下に比較して、ピークフローが低く、動脈血酸素飽和度が低いことが多い。心電図では房室ブロック、心房細動・粗動が多い。慢性心房細動・粗動では完全房室ブロックがあることも多い。

DNA診断:優性遺伝で、19番染色体長腕の *DMPK*(myotonin protein kinase)遺伝子のセントロメア側にある3'非翻訳領域にCTG反復配列があり、白血球での反復回数は正常5〜37回だが、成人発症は約100〜1,700回、先天性は約1,000〜3,000回に伸長している。反復長が長いほど、発症は早く症状が重い傾向はあるものの、個人差も大きく加齢とともに症状は進行しうる。

ポリメラーゼ連鎖反応(PCR)法は反復長が短いときの判定に有効で、反復長が長いと十分な増幅が得られず、異常バンドが検出できず、サザンブロット法が必要になる。*Eco*RIによる解析では約1kbp挿入の多型があり、これのみでは不十分で、*Bgl*Iなど複数の酵素消化で評価する。通常はスメアを引き、おおよその反復長で評価している。

促進現象(anticipation)がしばしばあり、軽症の患者が先天性の児をもうけることがあるが、CTG反復長もPCR法では必ずしも決定できず、反復長のみでは重症度は必ずしも判断できないため、遺伝相談や出生前診断は単純ではない。

罹患への対応:尖足や膝関節屈曲傾向では、歩行不能になりやすく、ストレッチが重要になる。眼輪筋も弱いため、眼瞼下垂で眼瞼挙上術は兎眼になり不適当で、一時的な挙上のみ可能である。外眼筋萎縮が進行すれば外斜視も生じるが、複視は自覚しないことが多い。下垂足は靴の工夫や補装具で対応しうる。下腿筋の脂肪置換により末梢循環不良・浮腫も生じる。頸部筋力低下が進行すると車椅子などでのヘッドレストが必要になる。

合併症:白内障、糖尿病、脂質異常症、腰痛、肝胆道系酵素上昇、胆石、便秘、イレウス、耳下腺多型腺腫、顎関節脱臼、難聴、性腺機能低下(男性で睾丸萎縮、女性で月経異常)、不妊、また子宮筋腫・子宮内膜症も多い。羊水過多による切迫早産での子宮収縮薬の塩酸リトドリン使用は横紋筋融解症を生じやすい。

咀嚼障害:狭い高口蓋(narrow high-arched palate)があることも多い。咬合力は低い。歯列不整や開咬も少なくない。咀嚼筋力が低いと、丸飲み込みで窒息しやすい。筋力低下で歯磨き動作が困難になると、う歯も生じやすいが、咀嚼能力の保持にも誤嚥・肺炎の対策にも、口腔内衛生が重要である。

嚥下障害:舌の動きが悪く、送り込みが遅く、喉頭蓋谷や梨状陥凹に貯留する。誤嚥してもむせ込みにくく、咳も弱いことが多い。食道が拡張し蠕動運動は低下する。空嚥下の反復を、特に頸部回旋で行うと咽頭残留は改善することが多い。

換気障害・呼吸不全:横隔膜は萎縮しうるが、中枢性低換

気の要素もある．安静より軽度の運動で改善し，睡眠中に高度の低酸素状態になりうる．病識が乏しい患者が多い．腹部肥満では臥位で呼吸は悪化しやすく，睡眠時無呼吸も目立ち，肥満対策は重要である．全身麻酔，開腹手術での抜管困難は下葉無気肺のことが多い．肺炎や無気肺には，理学療法の用手やカフレーターによる咳介助(mechanically-assisted cough)や非侵襲的陽圧換気(NIPPV)を行う．呼吸不全の末期は臥位になれずに座位のまま眠り，臥位では少量の痰でも死亡しうる．舌咽呼吸ができる患者はまれで，最大強制吸気量の維持訓練やNIPPVは，食道拡張により腹部膨満が生じやすく経鼻胃管を要するなど限界がある．しかし気管切開は唾液嚥下や発語ができずに，臥床状態になりやすい．

心不全：不整脈に比し心筋症の頻度は低いが，後下壁〜びまん性の壁運動の低下には，β遮断薬やアンジオテンシン変換酵素(ACE)阻害薬を導入する．筋萎縮症では血清Cr(クレアチニン)値が下がるため腎機能低下に気づきにくく，治療薬による高カリウム血症に注意する．

耐糖能異常：インスリンの効果が低く，初期にインスリン過分泌になり，時に反応性低血糖も生じる．膵分泌能が枯渇すると，糖尿病はインスリン必要量が著しく多くなり，コントロールが困難になる．インスリン分泌があるうちはインスリン抵抗性改善薬が有効である．後縦靱帯骨化症の合併も多い．

中枢神経病変：日中過眠も多い．電動車椅子使用では注意力や判断力の低下が問題になることが多い．高齢になって認知症(dementia)を呈しうる．画像では一般に頭蓋骨が肥厚し，脳室拡大があることが多い．大脳白質病変が側頭極と島回皮質下に生じやすい．病理学的には加齢とともに扁桃・前方海馬・海馬傍回などに神経原線維変化がみられる．老人斑は生じやすくはないが，Lewy(レヴィ)小体は生じることがある．

先天性筋強直性ジストロフィー：胎児の嚥下障害で羊水過多，横隔膜・肺の低形成から出生時には人工呼吸管理になることもある．哺乳・嚥下障害のあるfloppy infantのことが多い．上口唇が三角形で開口し，内反尖足傾向のことも多い．精神発達遅滞を伴うことが多い．筋強直は乳児期にはみられず，4〜5歳以降でみられる．成長で改善する面もあるが，筋萎縮などは進行しうる．ほとんど母由来で，父由来はまれである．floppy infantの母親の診察は脊髄性筋萎縮症1型(Werdnig-Hoffmann〈ウェルドニッヒ-ホフマン〉病)や先天性ミオパチーとの鑑別診断に役立つことが多

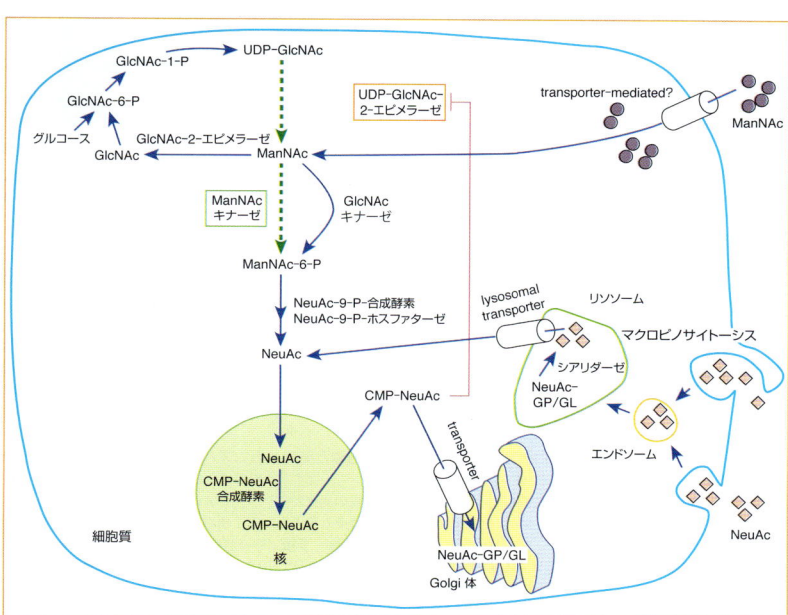

図 12-5-1 シアル酸代謝経路と治療戦略
UDP-GlcNAc-2-エピメラーゼ/N-アセチルマンノサミンキナーゼはシアル酸代謝経路の律速酵素である．シアル酸合成は，最終産物シチジンモノリン酸-N-アセチルノイラミン酸によるネガティブフィードバックにより調節されている．ManNAcとNeuAcは異なる経路をとって細胞内に取り込まれる．ManNAcの投与ではGlcNAcキナーゼを用いた経路によりManNAc-6-リン酸が合成される
ManNAc：N-アセチルマンノサミン，NeuAc：N-アセチルノイラミン酸，UDP-GlcNAc：ウリジン 5'-ニリン酸-N-アセチルグルコサミン，GlcNAc：N-アセチルグルコサミン，CMP-NeuAc：シチジンモノリン酸-N-アセチルノイラミン酸

DM2

ZNF9(zinc finger protein 9)遺伝子のイントロン1にCCTG反復の異常伸長がある。成人発症のDM1に似ている患者も、肢帯型筋ジストロフィーにみえる患者もいるが、先天型はみつかっていない。北欧に多いが日本人にはまれである。

【大矢 寧】

5 縁取り空胞を伴う遠位型ミオパチー

▶**定義・概念** 縁取り空胞を伴う遠位型ミオパチー(distal myopathy with rimmed vacuoles：DMRV)は、一般に若年成人で発症する常染色体劣性遺伝形式をとる緩徐進行性の遠位型ミオパチーで、前脛骨筋の筋力低下が強く、病理学的に縁取り空胞を認める。シアル酸合成の律速酵素であるウリジン5'-二リン酸-*N*-アセチルグルコサミン(UDP-GlcNAc)-2-エピメラーゼ/*N*-アセチルマンノサミン(ManNAc)キナーゼ(GNE/MNK)をコードする*GNE*遺伝子の変異が原因である。埜中ミオパチー、あるいは欧米ではhereditary inclusion body myopathy(hIBM)ともいわれている。最近ではGNEミオパチーの名称も提唱されている。

▶**疫学** 正確な有病率は不明である。わが国には400人程度の患者がいると推察されている。海外ではユダヤ人に多く発症し、イスラエルや米国に患者が多い。韓国や中国にも患者が存在することが知られている。

▶**病因・病態生理と分子メカニズム** *GNE*変異によりシアル酸合成系の最終産物であるシチジンモノリン酸-*N*-アセチルノイラミン酸(CMP-NeuAc)の産生が低下する(図12-5-1)。モデルマウスを用いた治療研究では低シアル酸の改善により表現型が回復することから、*GNE*遺伝子変異によるシアル酸生合成の低下が筋萎縮や筋線維内での変性を引き起こすと考えられる。

▶**臨床症状** 幼児期に明らかな異常はない。10歳代後半から発症者が出現し、40歳代までに発症する例がほとんどである。初発症状はつまずきや歩容の異常が多く、次第に前脛骨筋や中殿筋・内転筋の筋力低下による下垂足とlordosisを伴った特徴的な歩容を呈する。進行に伴い手指筋力や頸部前屈などが低下し、遠位筋のみならず近位筋の筋力低下も重度になる。呼吸障害や嚥下障害は通常みられないが、ごく一部の重症例では呼吸不全を伴う。発症して10年程度で歩行不能になる症例も多いが、60歳代でも歩行可能な患者が存在するなどばらつきが大きい。重症度を規定する因子は知られていない。

▶**検査成績** 症状の自覚がないときからCK(クレアチンキナーゼ)上昇が観察され、1,000程度までの上昇を認めるが、筋萎縮の進行につれて正常化する。針筋電図では筋原性変化を呈する。骨格筋CTでは罹患筋の分布に沿った筋萎縮・脂肪置換を示す(図12-5-2)。筋病理所見では大小不同や縁取り空胞を伴った萎縮筋線維を認める(図12-5-3)。縁取り空胞はアミロイド沈着や電子顕微鏡でミエリン小体や核内封入体などの所見を認めるが、DMRVにかぎら

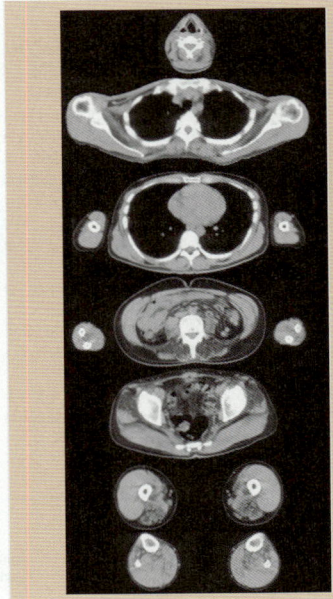

図12-5-2 縁取り空胞を伴う遠位型ミオパチー(DMRV)の骨格筋CT像
29歳男性。独歩可能。胸鎖乳突筋、上腕二頭筋、前腕筋群の萎縮がみられる。傍脊柱筋、中殿筋、大腿屈筋・内転筋群、前脛骨筋、ヒラメ筋は萎縮に加え脂肪置換がみられる

ず縁取り空胞を持つ筋疾患(封入体筋炎や眼咽頭遠位型筋ジストロフィーなど)でみられる非特異的な所見である。

▶**診断** 特徴的な筋分布のパターンや筋生検所見で炎症所見のない縁取り空胞があれば遺伝子診断を行う。なお臨床・病理学的にDMRVに類似した症例で、*GNE*遺伝子異常がみられない症例が存在する。一部は他の遺伝子異常によると考えられ、*GNE*変異によらない病態の可能性がある。

■**治療と薬理メカニズム** 装具などの対症療法にとどまる。ステロイドは無効である。NeuAcを用いたシアル酸生合成の回復がモデルマウスの表現型を改善したことから、患者を対象とした第Ⅰ相試験が進行中である(図12-5-1)。

▶**経過・予後** 呼吸筋障害がなければ生命予後は良好である。発症して10年程度で歩行不能になる症例も多いが、60歳代でも歩行可能な患者が存在するなどばらつきが大きい。

【森 まどか】

参考文献
1) 野口悟ほか：縁取り空胞を伴う遠位型ミオパチーのモデルマウスと糖化合物による治療．Brain and Nerve 62：601-610，2010
2) 埜中征哉：臨床のための筋病理 第4版，p92-97，医事新報社，

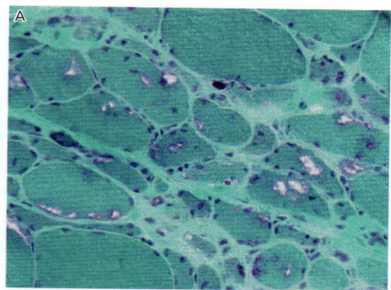
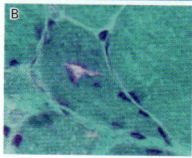
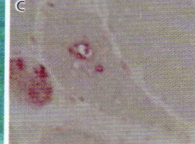

図 12-5-3 筋生検所見(上腕二頭筋)
A, B : modified Gomori-trichrome 染色
C : 酸性ホスファターゼ染色. 赤色の縁取りを伴う空胞が多数観察される

2011
3) Malicdan MC et al : Prophylactic treatment with sialic acid metabolites precludes the development of the myopathic phenotype in the DMRV-hIBM mouse model. Nat Med 15:690-695, 2009

6 筋緊張症候群

▶**定義・概念** 筋に随意的または機械的刺激を与えた後,筋がすぐに弛緩しないで緊張状態が持続する状態をミオトニアという.臨床的には力いっぱい握った手がすぐに開けない現象(grip myotonia)や,筋をハンマーで直接に叩打すると筋が局所的に収縮してなかなか弛緩しない(percussion myotonia)などの症候として現れる.ミオトニアを主症状とする疾患を筋緊張症候群と呼び,これらの疾患には,ここで扱う先天性筋強直症と Schwartz-Jampel 症候群のほかに筋強直性ジストロフィー(22 章 12-4「筋強直性ジストロフィー」参照),高カリウム性周期性四肢麻痺,正カリウム性周期性四肢麻痺,先天性パラミオトニア(22 章 12-7「周期性四肢麻痺」参照)が含まれる.

先天性筋強直症

▶**定義・概念／病因・病態生理と分子メカニズム** 先天性筋強直症(myotonia congenita)には,常染色体優性の Thomsen(トムゼン)病と常染色体劣性の Becker(ベッカー)病がある.両者ともに染色体 7q35 上の骨格筋電位依存性 Cl⁻チャネル遺伝子 *CLCN1* の異常で発症するチャネル病の一つである(22 章 12-7 参照).
▶**臨床症状・検査成績** Thomsen 病,Becker 病ともにミオトニアが主症状であり,筋強直性ジストロフィーのように進行性の筋萎縮や臓器障害を伴わない.発症時期は Thomsen 病が生下時から乳児期であるのに対して,Becker 病は幼児期から 10 歳代とやや遅い.強い閉眼後の開限の遅れ,四肢のかたさ,歩行時の第一歩の出にくさ,などのミオトニアに伴う動作開始のにぶさなどで気づかれる.ミオトニアによる筋の弛緩遅延に対して筋を用いるために筋肥大が生じ,筋肉質の体型を呈する.短距離走は,躓きや動作開始の遅さから最初のうち困難であるが,持続するうちに速く走れるようになるという特徴を有する.繰り返し運動で軽減する warm-up 現象を認め,寒冷による増悪は認めない.症状は年齢とともに軽減する傾向がある.Thomsen 病では筋力は正常であるが,Becker 病では軽度の四肢遠位の筋力低下や萎縮を伴う場合がある.血清 CK(クレアチンキナーゼ)は正常であるか軽度の上昇を示す.針筋電図ではミオトニア放電を認める.筋生検では肥大線維と中心核の増加を認める.
▶**診断** ミオトニアの存在や筋電図所見が参考になる.本疾患では筋強直性ジストロフィーで認めるような特徴的な顔貌や全身臓器合併症はない点,本疾患のミオトニアは先天性パラミオトニアと異なり寒冷で増悪しない点が他のミオトニアを示す疾患との鑑別点となる.確定するには *CLCN1* の遺伝子解析が必要である.
▶**治療と薬理メカニズム** 多くは治療を必要とせず,運動により症状が改善をする.筋強直を減少させるためにジフェニルヒダントイン,塩酸メキシレチンなどの薬物が用いられる.

Schwartz-Jampel 症候群

Schwartz-Jampel(シュワルツ-ヤンペル)症候群(Schwartz-Jampel syndrome)はミオトニアと軟骨の異形成による全身の奇形をきたす先天性のまれな疾患で,臨床症状から 1 型と 2 型に分けられる.

1 型は常染色体劣性遺伝であり,原因として 1q36.1 に遺伝子座がある perlecan(*HSPG2*)に変異があり,2 型の原因遺伝子は 5p13 に遺伝子座がある白血病抑制因子受容体(leukemia inhibitory factor receptor : *LIFR*)に変異がある.

perlecan は骨端軟骨以外にも筋細胞の基底膜にも存在し,ジストロフィン結合蛋白の一つである α-dystroglycan と相互作用していることが知られている.1 型では発達に伴い,乳児期から 3 歳頃にかけて全身のミオトニア,筋肥大,軟骨の異形成による特徴的な顔貌(眼裂縮小,耳介異常,鼻の変形),低身長,長管骨の短縮,関節脱臼,知能発達遅滞を認める.2 型も先天性であり生下時より関節拘縮,骨形成異常,低身長を認めるが,筋緊張はむしろ低下している.

【清水 潤】

7 周期性四肢麻痺

▶**定義・概念** 周期性四肢麻痺(periodic paralysis)は発作性,間欠的に四肢筋の弛緩性麻痺をきたし,ある時間を過ぎると回復するというエピソードの繰り返しを主症状とする症候群である.臨床的に発作時の血清カリウム値によ

表 12-7-1　遺伝性周期性四肢麻痺の特徴

	Ca^{2+}チャネル	Na^+チャネル	
	低カリウム性	高カリウム性	先天性パラミオトニア
遺伝子異常	CACNA1S	SCN4A	SCN4A
発症年齢	10歳代	<10歳	<10歳
遺伝形式	常染色体優性	常染色体優性	常染色体優性
性差	男>女	男=女	男>女
脱力発作	(+)	(+)	(+)
ミオトニア	(−)	(+)	(+)
脱力発作の頻度	数週〜年に1回	1日に2〜3回	寒冷で誘発，通常はまれ
発作時間	数時間〜1日	1時間以内〜1日以上	数時間〜1日
発作中のカリウム	低下	上昇または正常	ふつうは正常
寒冷の影響	発作の誘発	発作の誘発，ミオトニア	発作の誘発，ミオトニア
食事の影響（特に糖）	発作の改善	発作の改善	発作の改善
カリウム投与	発作の予防	発作の増悪	発作の増悪
発症	夜間睡眠中，糖分の多い食事後	空腹，ストレス，運動後の安静，カリウムの多い食事	空腹，ストレス，運動後の安静
筋力低下の固定	(+)	(+)	(+)

表 12-7-2　続発性の周期性四肢麻痺の原因

低カリウム性
甲状腺機能亢進
下痢，嘔吐，利尿薬，甘草
原発性アルドステロン症
Bartter症候群
尿細管アシドーシス
その他のカリウム喪失

高カリウム性
腎不全
Addison病
抗アルドステロン薬
カリウム過剰投与

り低カリウム性，高カリウム性，正カリウム性の3型に分類され，原因としては遺伝性のものと続発性のものに分類される．近年，遺伝性の周期性四肢麻痺が筋緊張症候群とともに原因としてイオンチャネルの異常を持ち，両者の病態が関連していることが明らかになってきた．

現在では，これらの疾患は筋細胞膜のCa^{2+}チャネル，Na^+チャネル，K^+チャネル，Cl^-チャネルなどのイオンチャネルをコードする遺伝子の異常により生じることが明らかになり，チャネル病と呼ばれる．Ca^{2+}チャネルは低カリウム性の周期性四肢麻痺と関連，Na^+チャネルの異常は主に高カリウム性の周期性四肢麻痺と先天性パラミオトニアと関連，K^+チャネルの異常は重症不整脈と同時に周期性四肢麻痺を起こすAnderson（アンダーソン）症候群と関連する（表12-7-1）．また，Cl^-チャネルの異常はThomsen（トムゼン）病やBecker（ベッカー）病などの筋強直症症候群と関連する（22章 12-6「筋緊張症候群」参照）．一方，続発性の周期性四肢麻痺の原因としては，低カリウム性のものが多く，日本人においては甲状腺機能亢進症に伴うものが多い．また，二次的な電解質異常に伴うものが知られている（表12-7-2）．

● 病因・病態生理と分子メカニズム／臨床症状・検査成績

遺伝性周期性四肢麻痺

- **低カリウム性周期性四肢麻痺**　常染色体優性遺伝の疾患で，原因は，大部分の例ではCa^{2+}チャネル遺伝子CACNA1Sに変異があるが，約10%はNa^+チャネルのαサブユニットの遺伝子であるSCN4Aに変異がある．発作時では血清カリウムの濃度は3.0 mEq/Lおよびそれ以下に低下する．最初の発作はたいてい思春期であるが，4歳頃に生じることも50歳代の遅い時期に生じることもある．男性のほうが女性より多く，性差は2:1である．発作はたいてい夜間や朝起床時に生じる．特に前の夜に糖質やナトリウムを多く含む食事を多量摂取した翌朝に生じることが多い．長時間の運動後の安静により誘発される場合もある．下肢の軽度の筋力低下から，全身性の麻痺まで麻痺の程度と広がりはさまざまである．通常，咽頭筋や呼吸筋は症状が重症でも保たれることが多い．発作は数時間〜1日以上持続するものもあり，発作の間隔は長い場合は1年で，短い場合には毎日生じる場合もある．発作中には腱反射は消失し，筋は電気的刺激に対して無反応である．表在感覚は正常であり，全身所見は伴わない．発作の合間では，筋力や血清のカリウム値は正常であるが，患者によっては軽度の近位筋の筋力低下が持続する場合もある．一般的に発作は年齢とともに減少し，40〜50歳頃に消失することが多い．筋力低下が固定する場合もあるが，大抵は軽度である．筋生検では筋線維内の空胞形成あるいは小管状物質の集合（tubular aggregate）を認める．筋電図や神経伝導検査は正常である．

- **高カリウム性周期性四肢麻痺**　常染色体優性遺伝の疾患でSCN4Aに変異がある．発作中の血清中のカリウム値は上昇することもあるが，正常であることもある．カリウムの投与により発作が誘発される点が特徴である．多くは10歳以下で発症する．発作は日中に生じ，低カリウム性に比較して短く，程度も軽い．また発作は，空腹，運動後の安静，寒冷により誘発される．発作時に眼瞼や舌にミオトニアを認める場合がある．発作間欠期には神経伝導検査は正常で，筋電図は発作中にも発作間欠期にも筋強直性放電（ミオトニア放電）を認める場合が多い．筋生検で筋線維内に空胞を認める．

- **正カリウム性周期性四肢麻痺**　常染色体優性遺伝の疾患で，高カリウム性周期性四肢麻痺のallelic variantとされ，SCN4Aに異常がある．頻度は低く，発作中の血清

カリウム値が正常であることを除いては高カリウム性周期性四肢麻痺に類似する。
- **先天性パラミオトニア** 常染色体優性遺伝の疾患で高カリウム性と同じ $SCN4A$ に変異がある。高い浸透率を持つ疾患であるが，わが国ではまれである。周期的な麻痺の発作にミオトニアを伴う点を特徴とする。発作中のカリウム値は正常または高値である。ミオトニアは運動中に出現し，運動の持続中により増悪する（paradoxical myotonia）。また，寒冷に伴い筋力低下とミオトニアがあわせて出現し，障害筋は全身性であったり，冷やされた体の局所であったりすることもある。一度生じると筋力低下は，体があたためられても数時間持続する。
血清 CK（クレアチンキナーゼ）は軽度の上昇を示す。間欠期の神経伝導検査は正常であるが，筋の冷却によりしばしば複合筋活動電位の振幅は減少する。筋電図ではまん性に筋強直性放電（ミオトニア放電）を認めるが，筋の冷却により消失する。
- **Anderson 症候群** 常染色体優性遺伝の疾患で K^+ チャネルに異常があるまれな疾患である。浸透度は不完全で表現型は多様である。脱力発作時のカリウム値は，高値のものから低値のものまであり，家系間では異なるが家系内では一定している。脱力発作以外に，不整脈，奇形（低身長，側弯，両眼解離，小耳介，耳介低位，小顎）などの臨床的特徴を有する。不整脈は重症で，QT 延長，心室期外収縮を生じ，ペースメーカが必要となる。

甲状腺中毒性周期性四肢麻痺
遺伝性低カリウム性の症状と類似する。わが国では若い男性に多く，甲状腺中毒症が女性に多いことと対比をなす。基礎にある甲状腺疾患の治療により発作は軽減する。
- **診断** 発作の特徴，家族歴，発作中の血清カリウム値，甲状腺機能亢進の有無が参考になる。発作誘発試験は危険を伴い，また現在では遺伝子診断も可能なため必ずしも必要ない。孤発例では，甲状腺機能亢進症や，他の原因による低カリウム血症に伴う麻痺との鑑別が必要である。原因にかかわらず低カリウムの持続は，急性の四肢の麻痺と血清中の高 CK 血症，ミオグロブリン尿症を生じる。
- **治療と薬理メカニズム** 低カリウム性周期性四肢麻痺では，発作時の治療としてカリウム製剤の投与をするが，静脈注射は危険なために避け，経口投与をする。投与にあたっては筋力と同時に心電図もモニタリングする。KCl を 2～10 g を経口投与し，発症具合により追加投与を行う。間欠期には Na，糖質の摂取を制限し，発作が多いときには KCl を経口投与する。甲状腺機能亢進があればその治療も行う。高カリウム性周期性四肢麻痺では，頻回に発作を起こす場合には，アセタゾラミド（acetazolamide）（125～1,000 mg/日）が予防的に有効である。

【清水 潤】

8 ミトコンドリア病

▶定義・概念／疫学／病因・病態生理と分子メカニズム
ミトコンドリア病（mitochondrial disease）はミトコンドリアの機能低下によって起こる疾患の総称である。ミトコンドリアはエネルギーを産生する細胞内小器官であ

り，機能異常が起きるとエネルギー依存度の高い細胞が障害を受けやすく中枢神経，骨格筋の症状が前景に出ることが多い。また，障害は多臓器にわたり，心筋障害，難聴，糖尿病，腎障害なども高頻度に認め，まれに胃腸障害，末梢神経障害を生じる。なおミトコンドリア病は，ミトコンドリア脳筋症とも呼ばれる。

ミトコンドリア病は，エネルギー代謝にかかわるさまざまな酵素の機能異常により生じ，生化学的には電子伝達系の障害（複合体Ⅰ～Ⅴの障害），基質の転送障害（カルニチンパルミトイルトランスフェラーゼ欠損，カルニチン欠損），基質の利用障害（ピルビン酸カルボキシラーゼ欠損，ピルビン酸脱水素酵素複合体欠損，β 酸化の障害），TCA 回路の障害（フマラーゼ欠損，α-ケトグルタル酸脱水素酵素欠損），酸化的リン酸化共役の障害（Luft（ルフト）病）などが原因となる。臨床的には電子伝達系の複合体Ⅰ，またはⅣあるいは両者に異常を認めることが多い。電子伝達系酵素複合体の多くはミトコンドリア DNA（mtDNA）上にコードされているが，一部は核 DNA にコードされている。ミトコンドリア病は生化学的異常と遺伝子変異のされ方により，さまざまな臨床像をとるが，逆に同じ臨床病型でありながら遺伝子変異や生化学的異常が異なる場合も多く，遺伝子変異，生化学的異常，臨床症状は互いに 1 対 1 に対応しない。

受精卵の mtDNA はすべて卵由来であるため，ミトコンドリア病のうち mtDNA に異常が存在する場合には母系遺伝形式をとる。mtDNA は 1 細胞に数千コピーが存在するが，ミトコンドリア病では同じ細胞内に変異型 mtDNA と正常 mtDNA が混在してみられることが多い（ヘテロプラスミー）。そして，受精卵が細胞分裂を繰り返し各臓器の原基に分化していく過程で，異常ミトコンドリア DNA がある閾値を超えるときに臓器症状が出現すると考えられている。なお，mtDNA の点変異異常は母系遺伝形式をとるが，欠失の場合はほとんどが孤発例であり，mtDNA の特殊な複製過程で組換えが起こると考えられる。また，電子伝達系以外の酵素欠損は核 DNA 上に存在する遺伝子変異であり，通常は常染色体劣性遺伝形式である。まれであるが，mtDNA の多重欠失による常染色体優性遺伝例が報告されている。

▶臨床症状・検査成績
ミトコンドリア病の主な臨床像は，慢性進行性外眼筋麻痺（chronic progressive external opthalmoplegia：CPEO），赤色ぼろ線維・ミオクローヌスてんかん症候群（myoclonus epilepsy associated with ragged-red fibers：MERRF），ミトコンドリア脳筋症・乳酸アシドーシス・脳卒中様発作症候群（mitochondrial myopathy, encephalopathy, lactic acidosis, and stroke-like episode：MELAS）の 3 大病型をとることが多い（表 12-8-1）。遺伝子異常は CPEO では欠失，MELAS と MERRF では点変異によることが多い。

慢性進行性外眼筋麻痺，Kearns-Sayre 症候群

▶臨床症状
発症は小児より成人まで幅広く，10～20 歳に気づかれることが多い。眼瞼下垂で気づかれ，その後，眼球運動障害が出現し進行するが複視の訴えは乏しい。眼筋症状のみの例も存在するがまれで，多くは四肢の緩徐進行性の筋萎縮や筋力低下を示す。

表12-8-1 代表的なミトコンドリア病の特徴

	CPEO	MERRF	MELAS	Leigh脳症
発症年齢	小児〜70歳	小児〜40歳	2〜15歳	乳児
低身長	+	+	+	−
知能低下	−〜±	+	+	+
筋力低下	+	+	+	+
感音性難聴	+	+	+	−
特徴的な臨床症状	外眼筋麻痺,網膜色素変性,心伝導障害	ミオクローヌス,小脳失調,痙攣	周期性頭痛・嘔吐,皮質盲,脳卒中様症状,痙攣	筋緊張低下,知的障害,基底核・脳幹病変
母系遺伝	まれ	欠失	+	+(20%)
ミトコンドリアDNA変異	欠失	点変異	点変異	点変異
変異頻度	70%	80%(A8344G) 少数(T8356C)	80%(A3243G) 10%(T3271C)	20%(T8993G/C)
酵素欠損	複合体Ⅳ>Ⅰ	複合体Ⅳ	複合体Ⅰ	複合体Ⅳ(10%) PDHC(5%)
RRF	+	+	+	−
SSV	まれ	+	+	−

CPEO:慢性進行性外眼筋麻痺,MERRF:赤色ぼろ線維・ミオクローヌスてんかん症候群,MELAS:ミトコンドリア脳筋症・乳酸アシドーシス・脳卒中様発作症候群,RRF:赤色ぼろ線維,SSV:高SDH反応性血管,PDHC:ピルビン酸脱水素酵素複合体

また,低身長である場合が多く,症状の進行に伴い網膜色素変性,心伝導障害,感音性難聴も出現する.知能低下,腎障害(Bartter〈バーター〉症候群やFanconi〈ファンコーニ〉症候群),内分泌障害(糖尿病,副甲状腺障害)を伴う場合がある.特に若年者で網膜色素変性と心伝導障害を伴うCPEOはKearns-Sayre〈カーンズ-セイヤー〉症候群(KSS)と呼ばれ,症状が多臓器に及ぶ傾向があり重症型と考えられる.

■検査成績

筋病理所見・遺伝子検査:筋生検では赤色ぼろ線維(ragged-red fiber:RRF)(図12-8-1)の存在,シトクロムC酸化酵素染色で酵素活性が欠損した線維(部分欠損)を認める.骨格筋内のmtDNAには変異がみられるが,血液から分離したDNAには変異はみられない.本疾患の約70〜80%の患者にmtDNAの欠失を認める.大きな欠失を持つ変異型mtDNAと正常mtDNAとあわせ持つヘテロプラスミー例が多く,CPEOでは40〜65%,KSSでは90%以上の症例で認められる.ごくまれな例として常染色体遺伝性の例が報告されている.常染色体優性遺伝性のCPEOとして,ANT1遺伝子(4q),C10orf2遺伝子(10q),POLG遺伝子(15q)の変異が知られている.常染色体劣性遺伝性のものとしては,POLG遺伝子の変異によるものが知られている.

■治療と薬理メカニズム/経過・予後

緩徐に進行し,眼球はほとんど動かなくなり四肢の筋力低下も進行する.治療として,エネルギー代謝に影響を与えるコエンザイムQ10や各種ビタミン類が用いられることがあるが,効果は明らかではない.ミトコンドリアに悪影響を与えるバルプロ酸,大量の乳酸の入った輸液,アルコールを避ける.

MERRF

■臨床症状

発症は小児期から成人までと幅が広い.通常10歳前後に発症し,ミオクローヌスもしくはミオクローヌスてんかんと小脳失調を特徴とし,四肢筋萎縮や筋力低下,認知症を伴う.個人差があるが,末梢神経障害,後索障害,視神経萎縮,難聴,心筋障害,脂肪腫,糖尿病を伴う例もある.一般的に外眼筋麻痺や網膜色素変性は認めない.

■検査成績

筋病理所見・遺伝子検査:筋生検ではRRF,シトクロムC酸化酵素部分欠損,筋組織内の小動脈の平滑筋細胞に異常ミトコンドリアが増加している像(高SDH反応性血管〈SSV〉)などを80%以上の患者で認める.原因としてmtDNAのリジンtRNA領域の塩基番号8344におけるアデニン(A)からグアニン(G)への点突然変異(A8344G)を約80%の症例で認める.また,同じリジンtRNA領域のT8356C変異やA8296GとG8363Aの重複変異,多重欠失も報告されている.mtDNAの点突然変異は血液から分離したDNAでも確認できる.

■治療と薬理メカニズム/経過・予後

症状の進行のスピードはさまざまである.また,遺伝子異常を持つものが必ずしも発症するとはかぎらず,遺伝子診断から発症の予知,重症度,予後については推定できない.抗てんかん薬でてんかん発作,ミオクローヌスをコントロールする.ミオクローヌスの治療にはクロナゼパムが有効である.

MELAS

■臨床症状

脳卒中様発作と高乳酸血症を特徴とする.孤発例もしくは母系遺伝を示し,15歳未満で発症するものが約80%を占める.

臨床症状はきわめて多彩で繰り返す嘔吐,頭痛発作,痙攣発作,脳卒中様発作,四肢近位筋優位の筋力低下,筋萎縮,感音性難聴,知能低下など多彩な臓器障害を伴う.脳卒中様症状が出現する前から低身長,易疲労性,軽度の筋力低下をみることが多い.脳卒中様症状は,嘔吐を伴う発作性の頭痛,痙攣,意識障害,片麻痺,失語,視野障害で数日続き,高乳酸血症による代謝性アシドーシスをみせた後,症状は通常はすみやかに回復するが繰り返す.症状の繰り返しにより後遺症を残すことがある.

■検査成績

筋病理所見・遺伝子検査:血液,特に髄液の乳酸値が正常の2倍以上と高くなる.脳卒中様発作時には,脳CT,MRI

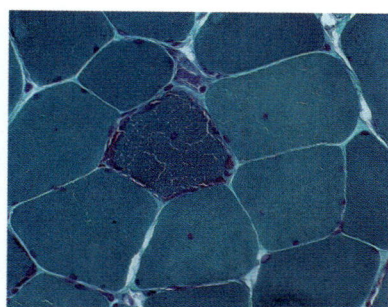

図 12-8-1　CPEO(慢性進行性外眼筋麻痺)症例に認めた赤色ぼろ線維(RRF)

で，梗塞様の変化の出現をみるが，画像上血管の支配領域に必ずしも一致しない点が特徴的である．病理学的には全身の血管(小動脈)の血管平滑筋に異常ミトコンドリアが増加して血管内腔が狭くなっている．生検筋でも同様の所見を認め SDH(コハク酸脱水素酵素〈succinate dehydrogenase〉)染色で高活性を示すため，高 SDH 反応性血管(strongly SDH-reactive blood vessel : SSV)と呼ばれる．原因としてロイシン転移 mRNA の 1 塩基置換が多く，なかでも塩基番号 3243 の A が G に変異している症例(A3243G)が 80% を占める．生化学的には複合体 I の欠損が最も多いが，複合体Ⅳ，複合体 I+Ⅳの欠損も認められ一定していない．

■ 治療と薬理メカニズム／経過・予後　発作時に脳浮腫のコントロールと痙攣に対する抗てんかん薬の投与を行う．バルプロ酸ナトリウムはミトコンドリア代謝を阻害するので避ける．脳梗塞様の発作は繰り返すに従い機能障害が加わり進行する．

Leber 遺伝性視神経萎縮症(Leber 病)

思春期から成人期にかけて，急性あるいは亜急性の視力低下で発症する遺伝性の視神経萎縮症である．男性に多く，ほとんどが両側性に同時発症する．眼科的所見では，中心または傍中心暗点を伴い，眼底所見は乳頭浮腫，乳頭周囲の異常血管拡張や出血を示し，進行により視神経萎縮を示す．複合体 I のサブユニット 4 番領域内に点変異が認められ，日本人では mtDNA の塩基番号 1178 の G が A に変異している症例(G1178A)が約 80% を占める．視神経以外にも心症状，脳幹や基底核の神経症状を伴うことがある．

MNGIE

mitochondrial neurogastrointestinal encephalomyopathy(MNGIE)は，10〜20 歳代にかけて，消化器症状(下痢，腹痛，悪心・嘔吐，偽性消化管閉塞)，眼瞼下垂，末梢神経障害，広範な白質脳症で発症する．ほとんどの例で髄液中の蛋白が増加し，2/3 の例で高乳酸血症を認める．常染色体劣性で 22 番染色体長腕上の TP(thymidine phosphorylase)遺伝子の機能喪失型変異が原因である．

Leigh 脳症(亜急性壊死性脳症)

Leigh(リー)脳症(亜急性壊死性脳症)は乳幼児期に運動発達遅滞および退行，筋力の低下などで発症し，痙攣，異常眼球運動，視神経萎縮などの眼症状，呼吸障害，小脳症状がみられる．急速に呼吸不全に陥り死にいたることが多い．原因としてピルビン酸代謝に関係する多くの酵素異常が報告されており，PDHC(ピルビン酸脱水素酵素複合体〈pyruvate dehydrogenase complex〉)欠損症，ミトコンドリア電子伝達系酵素複合体Ⅳ(シトクロム C 酸化酵素)欠損症，複合体 I，Ⅱ，ビオチニダーゼ欠損症などが報告されている．

血液中の乳酸，ピルビン酸の高値を認め，髄液中乳酸が血液中乳酸より高値を呈することが多い．筋生検ではミトコンドリア異常を示唆する RRF は認められず特異所見は乏しい．頭部 MRI では，大脳基底核に限局した両側対称性の変化を認め，病巣は T2 強調画像で高信号，T1 強調画像で低信号を示す．病理学的には，線条体，小脳，黒質，橋被蓋，脊髄後索などに左右対称性の壊死巣を認める．

核 DNA 変異による複合体 I 欠損症

ミトコンドリア内膜にある複合体 I は多くのサブユニット蛋白からなり，7 つを除く多くが核 DNA にコードされている．そのため，核 DNA のサブユニット蛋白の変異により複合体 I の機能低下を生じる．臨床症状としては，Leigh 脳症などの重篤な中枢神経障害を伴うものが多いが，心筋症などとの合併を示すものも報告されている．

その他

小児期に慢性進行性の外眼筋麻痺と拡張型心筋症を伴い，サザンブロット解析で多数のミトコンドリアの DNA 欠失がみられる ARCO(autosomal recessive cardiomyopathy and opthalmoplegia)，精神運動発達遅滞，痙攣，末梢神経障害，失調，網膜色素変性を呈する NARP(neuropathy, ataxia, retinitis pigmentosa)，感覚失調性末梢神経障害，構音障害，外眼筋麻痺を主症状とする SANDO(sensory ataxia, neuropathy, dysarthria and opthalmoplegia)，MELAS と同じ 3243 変異を認め，糖尿病と難聴だけが存在する症例，mtDNA1555 変異を伴いアミノグリコシド系抗生物質により難聴をきたした家系が知られている．まれであるが，多臓器障害を伴わず四肢の筋力低下と疲労のみを認める純粋ミオパチー型も存在する．

【清水　潤】

参考文献
1) 禁中征統：ミトコンドリア病を疑う臨床症候．Clin Neurosci 24: 650-652, 2006
2) 後藤雄一：ミトコンドリアとミトコンドリア病．日本臨牀 60(増刊号): 287-297, 2002

9　糖原病

■ 定義・概念　グリコーゲン病(糖原病〈glycogenosis〉，グリコーゲン蓄積病〈glycogen storage disease〉)(以下 GSD)とは，グリコーゲン代謝にかかわる酵素の欠損による先天性代謝異常症である．グリコーゲン代謝は主に筋肉

と肝臓で行われるため、筋肉と肝臓を病変の主座とする。欠損酵素の種類により14型に分類される（17章9「グリコーゲン病、グリコーゲン代謝異常症・ブドウ糖代謝異常症」参照）。

●**疫学** わが国での統計によると1991～2001年の間の患者数は101人でⅡ型、Ⅴ型、Ⅲ型の順に多い[1]。確定診断のためには疾患を疑って酵素活性検索・染色や遺伝子検索をする必要があるため、実際の患者はより多い可能性がある。

●**病因・病態生理と分子メカニズム** Ⅳ型・Ⅷ型・Ⅸ型の一部のみX連鎖性で、他は常染色体劣性遺伝形式を呈する。エネルギー供給途絶による横紋筋融解（筋痛やミオグロビン尿）・疲労と、代謝物の異常な蓄積による筋組織の変性、筋力低下・肝腫大などの臓器障害が生じうる。

●**臨床症状** 筋症状は筋力低下と、ミオグロビン尿や筋痛などの筋融解症状が主な場合がある。横紋筋融解は運動負荷時（等尺性運動）に好発するが、病歴上明らかな誘因が特定できないことがある。筋痛や筋痙攣などを運動がしてきた場合、脂質代謝異常によるミオパチーでも同様の症状をきたすことがあるが、GSDでは運動負荷後必ず10分以内に症状が出現するのに対し、脂質代謝異常症では10分より長く、かつ飢餓や飲酒、寒冷などが誘因になることがある点がGSDと異なっている。低血糖による意識障害や痙攣、魚鱗癬様皮疹がみられることもある。

●**検査成績** 血液検査では、筋障害（クレアチンキナーゼ〈CK〉、尿中・血中ミオグロビン、アルドラーゼ、アスパラギン酸アミノトランスフェラーゼ〈AST〉＝グルタミン酸オキサロ酢酸トランスアミナーゼ〈GOT〉、乳酸脱水素酵素〈LDH〉）、肝機能障害とともに、高尿酸血症などのプリン代謝異常や高コレステロール血症、溶血性貧血所見（高ビリルビン血症、ハプトグロビンの低下）をスクリーニングする。筋型では前腕阻血下運動負荷試験が鑑別に有用である。完全阻血より、部分的前腕阻血下運動負荷試験のほうが患者の苦痛が少なく、精度は大きく変わらない（図12-9-1）。肝型はグルカゴン負荷試験で血糖・乳酸値の増加を検索するが、重症例では低血糖やアシドーシスに注意する。肝腫瘍・末梢神経障害・中枢神経障害の合併の有無、筋電図や筋CTで筋病変の有無も確認する。

●**診断** 確定診断は病理学的・生化学的な酵素活性の低下や欠損の証明、あるいは遺伝子変異の同定が必要である。2003年「筋ジストロフィーおよび関連疾患の臨床病態解明と治療法開発に関する研究」班の提唱する診断フローチャートを掲載する（図12-9-2）。

●**治療と薬理メカニズム** 著明な改善がみられるのは酵素補充療法の可能なⅡ型のみである。低血糖をきたすものについてはコーンスターチによる低血糖の予防、糖分のまめな補給や過度の運動・飢餓の回避など対症的治療にとどまる。極端なミオグロビン尿をきたした場合は腎不全の予防が必要になることがある。

●**経過・予後** 比較的軽症とされる表現型のなかでも、例外的重症例が存在するため、長期の経過観察が必要である。

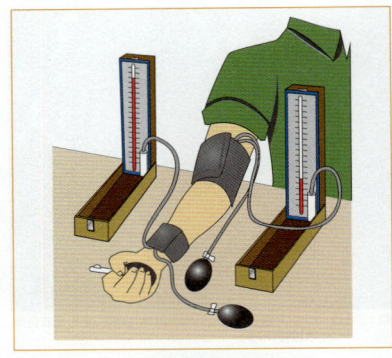

図12-9-1 部分的前腕阻血下運動負荷試験の方法
1 30分安静臥床後、検査対側から前採血する
2 検査側手首に小児用マンシェットを巻き、200 mmHgに固定する
3 上腕に成人用マンシェットを巻き、中間血圧[(最大＋最少)/2]で固定する
4 握力計またはゴム球を毎秒1回2分間握る動作を行う（握力計の場合、5秒ごとにその目盛りを記録すると参考になる）
5 運動後すぐ上腕の圧を200 mmHgまで2分間上げる
（文献2を改変）

主要臨床病型の要点

GSD 0 型

GYS1（glycogen synthase1）遺伝子変異により、骨格筋グリコーゲン合成がなされない病態である。これまでに4例のみ症例報告がある。最近、当施設でも日本人での発症を確認した。*GYS1*の欠損によるグリコーゲンの欠損により、緊急時のエネルギー需要を満たすことができない。肝型は主に空腹時の低血糖を主体とし、筋型は運動不耐や心筋症、突然死、意識消失発作が報告されている。痙攣や知能低下がみられることもあるが因果関係は不明である。筋CTでは近位筋に軽度の脂肪置換、筋電図で筋原性変化を認める。心電図異常や心肥大、不整脈がみられる。筋病理所見ではPAS染色でグリコーゲンがまったく染色されない。

GSDⅡ型—Pompe病、酸性マルターゼ欠損症

●**定義・概念** GSDⅡ型（Pompe〈ポンペ〉病、酸性マルターゼ欠損症）は、筋型GSDのなかで最も頻度が高いこと、無治療では心筋・呼吸筋障害により致死的であり、さらに酵素補充療法により治療可能であることから、見落としてはならない疾患である。

●**疫学** 発生頻度は1/40万といわれる。国内では100人以上存在すると考えられるが誤診されやすく、実数はさらに多いと思われる。国外ではアフリカ系アメリカ人、中国、オランダに多い。

●**病因・病態生理と分子メカニズム** GSDのなかで唯一のリソソーム蓄積疾患である。重症度は基本的に残存酵素活性に規定されると考えられる。

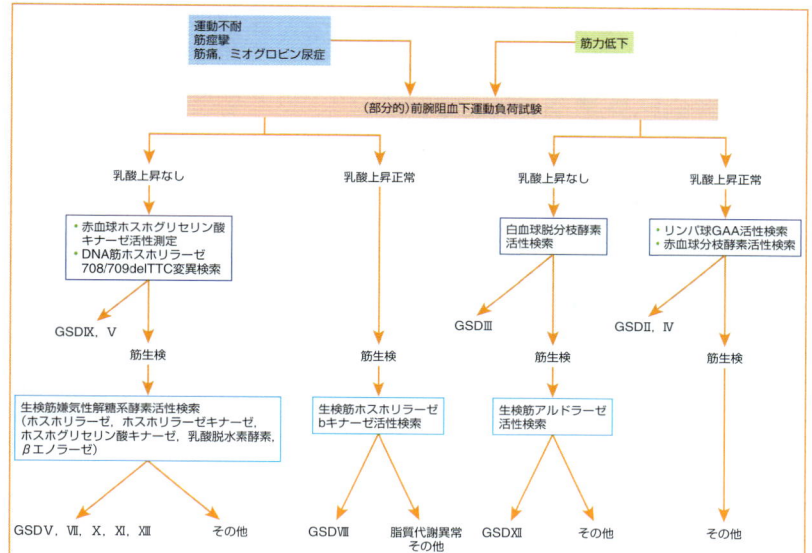

図 12-9-2　筋型糖原病の診断フローチャート
GSD：糖原病
（文献 1 を改変）

● **臨床症状**　発症年齢と症状により以下のように分類される

乳児型：新生児期から乳児期前半（6 カ月未満）に発症し，巨舌，肥大型心筋症，肝脾腫，筋肥大，筋緊張低下（floppy infant）を特徴とし，無治療では心不全により1歳前に死亡する．最重症のタイプで，古典型ともいわれる．患者のGAA活性はほとんどの場合，完全欠損である．通常生後2カ月頃には哺乳障害で気づかれ，発育不良や頻呼吸，チアノーゼ，心雑音や奇異性呼吸を認める．血液検査ではCKなど筋逸脱酵素の上昇，胸部X線や心エコーでは著明な肥大型心筋症の像を呈する．

若年型：生後6〜12カ月以降に発症し，進行は緩徐で病変は骨格筋に限定される．2歳以降に発症した例では心肥大はまれである．運動発達の遅れ，近位筋の筋力低下，夜間の呼吸不全，慢性下痢がみられる．呼吸障害は緩徐に進行し，まず夜間のみにみられるため注意が必要である．

成人型：小児期から60歳代で幅広く発症し，小児期の運動機能が正常のこともある．骨格筋を病変の主座とする緩徐進行性の近位筋筋力低下をとり，しばしば筋ジストロフィーと誤診される．呼吸障害が強い点に留意が必要である．半数の患者では，人工呼吸器の導入は歩行喪失の前に必要となる．肩甲帯の筋萎縮が強く翼状肩甲をとることも多い．ミオグロビン尿や筋痛はきたさない．心筋障害もみられない．脳血管の動脈瘤や血管拡張などの合併がみられることもある．若年型・成人型あわせて遅発型と総称することもある．

● **検査成績**

● **血液検査**　CKやAST（GOT），LDHなどの筋逸脱酵素の上昇を認める．歩行可能な患者ではCKは2,000程度まで上昇するが，歩行不能になって長期間が経過すると正常値あるいは低値になる．阻血下前腕運動負荷試験は正常反応を呈する．

● **生理機能検査**　成人型や若年型では重篤な拘束性呼吸障害をきたすため，定期的な呼吸機能検査は不可欠である．また呼吸障害は夜間に初発するため，肺活量が低下した患者には夜間の酸素飽和度モニタリングが欠かせない．心電図検査や心エコー検査では乳児型で肥大型心筋症の所見がみられる．筋電図検査ではミオトニー放電の多い筋原性変化を認める．

● **筋病理所見**　乳児型では大小不同や中心核線維などの筋原性変化のほか，酸性ホスファターゼ染色やPAS染色で空胞のなかにグリコーゲンの貯留が認められるが，若年型では空胞の頻度が減少し，成人型ではグリコーゲンの貯留がほとんど認められず封入体や大小不同のみのことがあるため，酵素活性測定をしないと診断がつかないことがある（図12-9-2）．凍結やパラフィン切片ではグリコーゲンが流出してしまうため，Pompe病を疑った場合，Epon包埋切片のPAS染色が診断に有用である．電子顕微鏡で血管内皮や骨格筋内のリソソーム内外にグリコーゲンの異常蓄積が観察される．

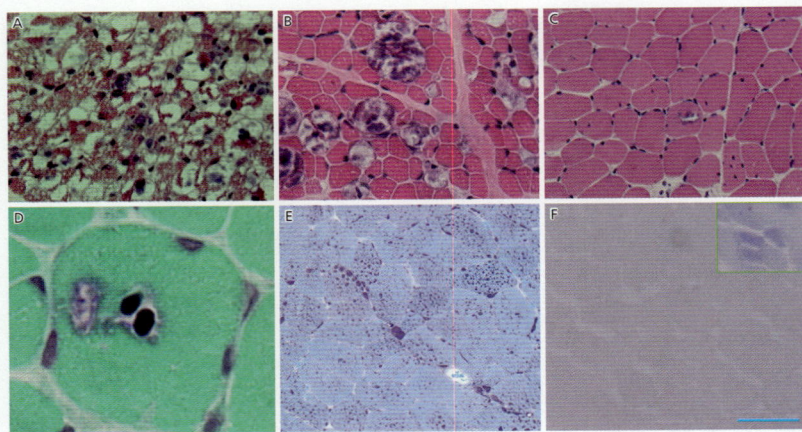

図 12-9-3　Pompe 病の筋生検所見
A：乳児型
B：若年型
C：成人型。年齢が進むにつれて空胞が少なくなり、Cのようにほとんど空胞がみられない例すら存在する
D：若年型・成人型では modified Gomori-Trichrome 染色で濃染する封入体様構造がみられる。乳児型では空胞構造による組織変化が強くわかりにくい
E：Epon-PAS を行うことでグリコーゲンの蓄積が明瞭に描出される。成人型
F：GSDⅦ型（垂井病）患者骨格筋のホスホフルクトキナーゼ染色。コントロール（枠内）でみられる染色性が消失している
（A～D：西野一三先生〈国立精神・神経医療研究センター〉提供）

- **酵素活性**　線維芽細胞や骨格筋、白血球の GAA 活性が診断に有用である。台湾では白血球を用いた新生児スクリーニングにより発症前診断・早期治療が可能である。日本人の約3%は pseudodeficiency を呈するため、筋病理所見でのグリコーゲン貯留の確認や遺伝子検査が必要である。
- **遺伝子検査**　GAA 遺伝子の変異による診断も可能である。オランダのライデン大学のホームページに既知の変異リストが掲載されている[5]。

■ **治療と薬理メカニズム**　遺伝子組換え GAA による酵素補充療法が劇的な効果をもたらす。乳児型は1歳未満で致死であったが治療後は長期生存が可能となり、若年型や成人型においても症状が改善し、歩行消失例が歩行を再獲得する例も報告されている。乳児型では、酵素補充療法で投与された遺伝子組換え GAA に対する抗体が産生されてしまい、治療効果が乏しい症例が存在する。治療効果は cross-reactive immunologic materials（CRIM）の有無と抗体価により予測でき、また組換え GAA への免疫反応の強い症例で免疫抑制療法が有効である可能性が報告されている。将来的には遺伝子治療や再生治療などの適応と考えられる。

- **経過・予後**　乳児型は1歳未満で死亡する疾患であったが酵素補充療法の出現で長期生存が可能となった。若年型や成人型の死因である呼吸障害にも酵素補充療法が有用であるため、今後は生命予後が改善すると考えられる。

GSDⅢ型

- **疫学**　3：1以上の割合で男性に多く発症する。
- **臨床症状・検査成績**　乳児発症のものでは肝腫大、成長障害、低血糖をきたすが、成長とともに消失し筋症状は生じない。4歳以下での死亡例の報告がある。小児期以降の発症は筋力低下主体の予後良好型で、肝腫大や心筋症を伴うが軽度とされる。しかし、成人後の死亡例もあるので注意する。成人発症では遠位優位になる筋力低下、CK 上昇や呼吸機能低下を伴い、ミオグロビン尿はごくまれである。筋電図では筋原性変化を呈する。時に末梢神経障害を伴う。筋病理所見では肝型を含めて筋内空胞が多く、Epon 包埋切片では PAS 陽性物質が筋線維内に蓄積するが、酸性ホスファターゼ活性の上昇はみられない。PAS 陽性物質は末梢神経にも観察される。

■ **治療と薬理メカニズム**　低血糖を避け、対症療法にとどまる。コーンスターチの投与などでの低血糖の予防とミオパチーに対しての高蛋白食を指導する。末期肝硬変で肝移植の有効例がある。

GSDⅣ型—Anderson 病

GSDⅣ型（Anderson〈アンダーソン〉病）は、α-1,4 結合のグルコースポリマーに α-1,6 結合のグルコースを結合させる分枝酵素欠損により、水溶しにくい直鎖型グリコーゲン（アミロペクチン）が全身に蓄積する。重症乳児型では肝硬変や筋力低下により小児期に死亡する。神経筋型とし

て出生時の筋緊張低下や中枢神経障害をきたす例，成人発症で神経系に多糖体小体（polyglucosan body）がみられる例（多糖体小体病）がある。重症度の相違は残存活性の差と考えられている。肝・筋生検でPAS陽性の多糖体小体の蓄積がみられる。

GSD V型—McArdle病

▶**病因・病態生理と分子メカニズム** GSD V型（McArdle〈マッカードル〉病）は，筋ホスホリラーゼ欠損によりグリコーゲン分解によるATP（アデノシン三リン酸）産生が制限されてグリコーゲンが蓄積する。日本人では single codon deletion（708/709）が好発する。

▶**臨床症状・検査成績** 10〜30歳代にかけて，筋痛や筋のこわばりで発症する。新生児の致死的呼吸不全や乳児型など，ごく少数非典型的重症例の報告がある。短距離走などの激しい運動や，登山などの持続的な運動負荷の後で生じる。運動を続けていくと疼痛が軽減，消失する現象がみられ，second wind といわれる。これは，筋血流が増加すると遊離脂肪酸やアミノ酸がエネルギー源として利用されるためといわれる。

前腕阻血下運動負荷試験では乳酸値の上昇を欠き，アンモニアの過剰な上昇がみられる。CK値の上昇が安静時からみられ，運動によりCK，アンモニア，尿酸なども上昇する。ATP産生不足により筋プリンヌクレオチドの再利用が亢進するためである。確定診断は筋生検のホスホリラーゼ染色性のなさおよび遺伝子検査により行われる。筋生検ではホスホリラーゼの染色性を欠き，PASでの染色性が亢進し，慢性例では空胞や壊死線維もみられる。

GSD VII型
—垂井病，筋ホスホフルクトキナーゼ欠損症

臨床症状はほぼV型と同様で，運動時の筋痛・ミオグロビン尿や嘔気，軽度の溶血亢進がある。second wind 現象はV型より頻度が少ない。臨床検査では溶血性貧血所見や赤血球2,3-ビスホスホグリセリン酸低下，プリン体異化亢進による尿酸値の上昇，前腕阻血下運動負荷試験で乳酸の上昇を欠く。診断は筋病理所見でホスホフルクトキナーゼ欠損（図12-9-3）を認めるか，酵素活性や遺伝子検索を行う。

GSD VIII型

ホスホリラーゼキナーゼ欠損によりホスホリラーゼ活性化が障害され，グリコーゲン分解障害をきたし，グリコーゲンが沈着する。ホスホリラーゼキナーゼは4つのサブユニット（$\alpha\beta\gamma\delta$）からなる酵素で，遺伝子支配が複雑であり罹患臓器および遺伝形式によりX染色体劣性（肝型），常染色体劣性（肝・筋），筋ホスホリラーゼキナーゼ欠損症，心筋ホスホリラーゼキナーゼ欠損症に分けられている。肝筋ホスホリラーゼキナーゼ欠損症は乳児期の肝腫瘍・成長障害とともに筋緊張低下をきたし，筋ホスホリラーゼキナーゼ欠損症では筋痛・ミオグロビン尿をきたす。

【森 まどか】

参考文献
1) 福田冬季子ほか：筋型糖原病の全国調査及び浜松市発達医療総合センターにおける筋型糖原病診断症例の比較検討．臨床神経学 43：243-248，2003
2) 中島弘ほか：グリコーゲン病VII型（筋ホスホフルクトキナーゼ欠損症）．別冊日本臨症候群シリーズNo.18 先天代謝異常症候群 遺伝子解析の進歩と成果 上巻 , p41-55, 1998
3) Dimauro S et al: Metabolic disorders affecting muscle. Myology, 3rd edition, edited by Engel AG et al, p1535-1586, McGraw-Hill, 2004
4) 埜中征敬：臨床のための筋病理 第4版，p132-151，医事新報社，2011
5) LIACS : http://chromium.liacs.nl/LOVD2/home.php?select_db=GAA

10 悪性高熱

▶**定義・概念** 悪性高熱（malignant hyperpyrexia）は，遺伝的に感受性のある患者がハロタンなどの吸入麻酔薬やサクシニルコリンのような脱分極性の筋弛緩薬を投与されたときに発症する筋の異常な代謝亢進状態である。いったん発症すると急激な経過をたどり適切な治療が早期になされないと死にいたる病態である。

▶**疫学** 成人では5万〜15万例に1例という報告があるが，軽症例や気づかれない症例も含むと頻度はもっと高いと考えられる。19歳以下の子どもが約半数で，男性のほうが多いとされる。ハロタンなどの吸入麻酔薬をサクシニルコリンとの併用または単独で用いたときに発症する。まれではあるが吸入麻酔薬なしのサクシニルコリンのみで発症した例も報告されている。初回の麻酔時に発症する場合もあるが，数回目の麻酔時に発症する場合もある。約半数の患者では過去に問題なく麻酔を受けているとの報告がある。

▶**病因・病態生理と分子メカニズム** 感受性のある患者では，誘引となる麻酔薬の作用で筋小胞体からカルシウムの異常放出を起こし，筋の異常な代謝亢進状態を引き起こす。ハロタンはCa誘発性Ca放出（CICR）をきたすカフェインに類似した作用を持っているため，筋小胞体のリアノジン受容体に作用することでCa放出チャネルが開口状態となり，筋細胞内のCa濃度が増加し，筋の異常代謝亢進が生じる。悪性高熱の患者では約50％にリアノジン受容体（*RyR1*）遺伝子の点変異（常染色体優性形式）が証明されている。本遺伝子はセントラルコア病の遺伝子座でもあり，セントラルコア病では本疾患の発症のリスクがある。また Duchenne（デュシェンヌ）型/Becker（ベッカー）型筋ジストロフィー，先天性筋強直性ジストロフィーの小児にも発症が報告されている。

▶**臨床症状・検査成績** ハロタン，イソフルラン，エンフルランなどを用いた麻酔中に，高二酸化炭素血症，洞頻脈，心室期外収縮，急速な発熱（Ca分で1℃以上，40℃以上），横紋筋融解（ミオグロビン尿），頻脈，頻呼吸が生じる。麻酔開始早期の endo-tidal CO_2（$ETCO_2$）の上昇が早期の徴候であり，診断上重要である。血清Kの上昇，高クレアチンキナーゼ血症，代謝性・呼吸性のアシドーシス，凝固系の異常が生じる。重症な場合には播種性血管内凝固（DIC）を発症して死亡する場合もある。リアノジン受容体の異常に関しては遺伝子診断が可能であるが，異常が見つかるのは約半数であり，未同定の遺伝子異常が原因である例が多い。発症予知に，生検筋のスキンドファイバーを用いたカフェイン・ハロタン拘縮法とCa誘発性Ca放出法が

あるが、すべての患者の診断に有効とはいえない。悪性高熱と診断された場合には、他の家族に関しても病気の可能性の説明と診断が必要である。
■ **治療と薬理メカニズム** 即座に原因薬物を中止し、筋障害の進行予防にダントリウムの静脈注射をする。ダントリウムの静脈注射は、カルシウムの筋小胞体からの放出を抑制し、過収縮した筋を弛緩させる。発熱には身体を冷却し、アシドーシスを補正し、不整脈をコントロールする。ミオグロビン尿による急性腎不全には輸液と利尿薬による尿維持に努め、反応が悪い場合には人工透析を行う。

〔清水 潤〕

参考文献
1) 菊地博之：悪性高熱症の発症機序・検査法と治療、日本医事新報 3812:11-16, 1997

13 末梢神経疾患

1 Guillain-Barré 症候群

● **定義・概念** Guillain-Barré（ギラン-バレー）症候群（Guillain-Barré syndrome：GBS）は二肢以上の筋力が、進行性に低下する自己免疫性の末梢神経疾患である。腱反射は消失（低下）し、症状は2～4週程度でピークを迎える。神経突起である軸索の周囲を取り巻く髄鞘が崩壊すること（脱髄）が主因とされてきたが、最近では軸索そのものをプライマリーに傷害する場合もあると考えられている。
● **疫学** 人口10万人あたり、年間1～2人の発生があるとされる。また、Campylobacter jejuni 感染による下痢患者の2,000人に1人で GBS 患者が発生するとされる。
● **病因・病態生理と分子メカニズム** 70％程度の患者に明らかな先行感染が認められる。通常 GBS 発症の2～4週前（時に数日前）に下痢、感冒様症状（咳嗽、咽頭痛など）が発症し、下痢には C. jejuni、感冒様症状にはサイトメガロウイルス（cytomegalovirus）、Mycoplasma pneumoniae、Haemophilus influenzae などが原因微生物としてあげられている。これらの微生物がヒトの神経に存在するガングリオシドなどの糖脂質（図13-1-1）に類似する糖鎖構造を有しており、感染の際に、誤って抗糖脂質抗体が産生され、髄鞘や神経をターゲットとする免疫反応が生じるとされる（分子相同性仮説）。たとえば、C. jejuni は G_{M1} ガングリオシド様の糖鎖を持つことが示されており、C. jejuni 感染後GBSでは抗 G_{M1} 抗体が上昇することが多い。また、マイコプラズマにはガラクトセレブロシド（galactocerebroside）（Gal-C）様の糖鎖構造が存在することが報告されており、マイコプラズマ肺炎後 GBS では抗 Gal-C 抗体が上昇することが多い。また、先行感染、たとえば下痢を起こした患者のごくわずかしか GBS を発症しないことから、発症には患者自身の遺伝的あるいは環境的背景も関係すると推定される。また抗糖脂質抗体の陽性率は約60％であり、陰性の患者の発症機序については、今後の検討が必要である。
● **臨床症状・検査成績** 運動神経の障害を主体である。ほとんどの場合には左右対称性に四肢筋力低下や脳神経障

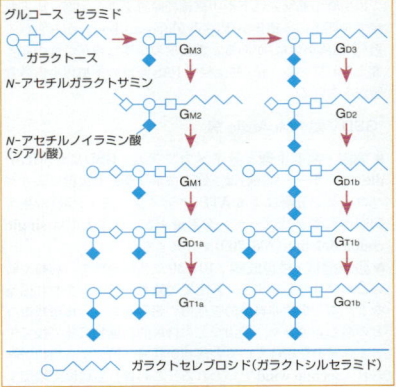

図13-1-1　糖脂質の構造
→：ヒトでの主たる生成過程
ガングリオシド（G）とはシアル酸を有する糖脂質をさし、1(M), 2(D), 3(T), 4(Q)とシアル酸の数により名称のアルファベット部分が決まる。たとえばシアル酸1つの場合に G_M となる。その後の数字は基本糖鎖構造（図の白抜き部分）が G_{M1} 型の場合に1、1つ少ないものは2、2つ少ないものは3、galactosylcerebroside タイプを4とつける。a、b はシアル酸の総数が2以上であるときに、還元末端側のガラクトース（図では右）に付加するシアル酸の数が1の場合は a、2の場合は b となる

害が出現する。脳神経障害としては、顔面神経麻痺、眼球運動障害、眼瞼下垂、嚥下・構音障害などが多い。症状の極期には呼吸筋麻痺が出現し、呼吸器管理となる場合があり、特に感冒様症状が先行した GBS では注意が必要である。四肢末端優位のぴりぴりとしたしびれ感や、表在感覚・深部感覚低下などの感覚神経障害は頻繁にみられる。血圧低下、頻脈、排尿障害、発汗異常などの自律神経障害もみられることがあり、生命予後に直結する事項として重要である。神経学的所見として、腱反射は低下～消失する。髄液中の細胞数が正常で、蛋白の上昇（細胞蛋白解離）がみられる。これは発症直後にはなく、1週間後以降にみられることが多い。

前述したように血清中の抗糖質抗体が約60％の患者で陽性になる。抗体の種類により、特徴的な症状が出現することが知られ、たとえば抗 G_{Q1b} 抗体（大部分は G_{T1a} にも反応する）は眼球運動麻痺、運動失調、球麻痺に関連し、G_{D1b} に特異的に反応する抗体は感覚性運動失調に関連する。G_{M1}、G_{M1b}（G_{M1} のシアル酸が末端のガラクトースに転移したもの）、G_{D1a}、GalNAc-G_{D1a}（G_{D1a} に N-アセチルガラクトサミンが付加したもの）などに対する抗体は、軸索障害型の GBS にみられる。

最近、単独のガングリオシドではなく、複数のガングリオシドが形成するエピトープを特異的に認識する抗体（抗ガングリオシド複合体抗体）が報告され、特に G_{D1a} と G_{D1b} の複合体や G_{D1b} と G_{T1b} の複合体に対する抗体陽性例では人工呼吸器が必要となる頻度が高くなることが指摘されている。

神経伝導検査では、末梢神経の遠位潜時の延長、複合筋

活動電位の低下,伝導速度の低下,F波の出現頻度低下などがみられるが,これらの所見は発症数日以内にはみられない場合もある.一方,発症1週間後ではなんらかの異常がみられることが多い.

■ **診断** 基本的に,病歴・臨床症状と神経学的所見によって診断する.血清中抗ガングリオシド抗体,髄液の細胞蛋白解離や神経伝導検査所見を参考にする.鑑別診断として,撲發性溶剤であるヘキサカーボン(n-ヘキサンなど)や有機リン中毒,急性間欠性ポルフィリン症,ジフテリア感染,鉛中毒,ポリオ,ボツリヌス中毒,ヒステリーなどがあげられる.

■ **治療と薬理メカニズム** 免疫グロブリン大量静注療法(IVIg)(0.4g/kg体重×5日間)やアルブミンと置換する単純血漿交換が大規模比較対照試験で有効性が示されている.両者は同等に有効である.免疫吸着カラムを用いた血液浄化療法もわが国ではしばしば用いられ,有効と考えられている.ステロイド内服およびパルス療法の単独治療は無効である.IVIgとステロイドパルス療法の組み合わせは,治療効果が上昇する傾向があるとされるが,大規模比較対照試験では有意差は得られなかった.

■ **経過・予後** 通常2～4週でピークに達し,その後,徐々に回復傾向を示し,完治する例も多い.しかし,欧米の文献では,約15%の患者が歩行補助具なしで歩けなくなり,死亡率は約5%と報告されており,必ずしも予後良好とはいいがたい.ただわが国の死亡率はそれよりも低い.先行感染が下痢であること,高齢者,極期の麻痺が高度であることは,予後不良因子となる.再発はまれであり,数%以下である.

Fisher症候群

Fisher(フィッシャー)症候群はGBSの類縁疾患と考えられ,眼球運動麻痺,運動失調,腱反射消失(減弱)の三主徴を特徴とする.血清中抗G_{Q1b}抗体が高率に陽性となる.治療は,GBSと同様に免疫グロブリンの静注が罹病期間の短縮に有効であるが,最終的な予後には関係しないと報告される.

【平野 牧人・楠 進】

参考文献
1) Hadden RD et al: Preceding infections, immune factors, and outcome in Guillain-Barre syndrome. Neurology 56:758-765, 2001
2) Kusunoki S et al: Anti-Gal-C antibodies in GBS subsequent to mycoplasma infection: evidence of molecular mimicry. Neurology 57:736-738, 2001
3) Hirano M et al: A family with Campylobacter enteritis: anti-GD1a antibody with/without Guillain-Barre syndrome. Neurology 60:1719-1720, 2003
4) van Koningsveld R et al: Effect of methylprednisolone when added to standard treatment with intravenous immunoglobulin for Guillain-Barre syndrome: randomised trial. Lancet 363:192-196, 2004
5) Mori M et al: Fisher syndrome. Curr Treat Options Neurol 13:71-78, 2011

2 慢性炎症性脱髄性多発ニューロパチー

■ **定義・概念** 慢性炎症性脱髄性多発ニューロパチー(chronic inflammatory demyelinating polyneuropathy:CIDP)は2カ月以上にわたる慢性進行性あるいは再発・寛解性で,左右対称に四肢筋力低下・感覚障害をきたす免疫性末梢神経疾患である.少々正確さを欠くが,慢性,再発性のGuillain-Barré(ギラン-バレー)症候群ということ,わかりやすい.

■ **疫学** 厚生労働省免疫性神経疾患に関する調査研究班による全国調査(2004年9月～2005年8月)では,有病率は人口10万人あたり1.61人で,男性にやや多い(2.01対1.23).年齢別では15歳未満の小児は0.23人,15歳以上55歳未満の成人は1.50人,55歳以上の高齢者は2.31人であった.地域的な特異性はない.

■ **病因・病態生理と分子メカニズム** 末梢神経髄鞘の構成成分に対する自己免疫異常により,髄鞘が破壊される脱髄が生じるためとされているが,詳細は不明である.

■ **臨床症状・検査成績** 典型的CIDPは2カ月以上にわたる慢性進行性あるいは再発・寛解性で,左右対称性の四肢の遠位,近位筋の筋力低下・感覚障害があり,四肢の腱反射は低下あるいは消失する.髄液検査では細胞数は正常で,蛋白の上昇を示す細胞蛋白解離がみられる.MRIでは,馬尾神経,腰仙髄,頸髄神経根,あるいは腕神経叢,腰神経叢の神経肥厚とガドリニウム造影効果がみられる.腓腹神経生検では,局所性の脱髄や再生がみられる(図13-2-1).神経伝導検査では脱髄所見(後述)がみられる.

■ **診断** 正確な診断は,しばしば困難であるため,さまざまな診断基準が提唱されてきた.近年,European Federation of Neurological Societies/Peripheral Nerve Society (EFNS/PNS) Guideline on management of CIDP (2005年制定,2010年改訂)による診断基準が設定され,A. 臨床診断基準,B. 電気診断基準,C. 支持基準の各項目の組み合わせで,Definite(確実),Probable(ほぼ確実),Possible(疑い)の3段階の診断を行うことが提唱された(詳細については文献1, 2参照).

また,以下の疾患に伴ってCIDPが発症することも知られているが,病理学的にも,特発性CIDPと区別することはしばしば困難である――糖尿病,HIV(ヒト免疫不全ウイルス)感染,慢性活動性肝炎,意義不明のIgG(免疫グロブ

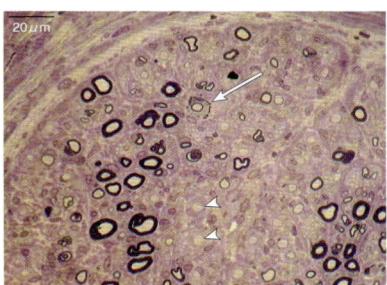

図13-2-1 慢性炎症性脱髄性多発ニューロパチー(CIDP)の腓腹神経生検像

髄鞘(濃紫色のリング状構造物)が局所的に崩壊している(脱髄).活動性の脱髄(⇒)と完了した脱髄(▷)を示す
(岡伸幸先生(国立病院機構南京都病院)提供)

リンG）またはIgA単クローン性γグロブリン血症，抗MAG（myelin-associated glycoprotein）抗体を伴わないIgM単クローン性γグロブリン血症，全身性エリテマトーデスまたは他の結合組織病，サルコイドーシス，甲状腺疾患．

臨床的診断基準

典型的CIDPとは，少なくとも2カ月以上にわたる慢性進行性あるいは階段性，再発性の左右対称性の四肢近位および遠位筋力低下・感覚障害がある．脳神経が障害されることもある．四肢の腱反射は消失あるいは低下する．

以下の疾患を除外する．①ニューロパチーの原因となりうるジフテリアや薬剤，中毒物の曝露，②遺伝性ニューロパチーの家族歴，足の変形，手足の切断，網膜色素変性，魚鱗癬，圧脆弱性麻痺，③括約筋障害，④多巣性運動ニューロパチー，⑤抗MAG抗体陽性．

電気診断基準

神経伝導検査上，重視されるのは，脱髄と考えられる以下の所見が2つ以上の神経でみられることである．①遠位潜時の延長（正常上限の50％以上の遅延），②伝導速度の低下（正常下限の30％以上の低下），③F波潜時の延長，④F波の消失，⑤伝導ブロック，⑥複合筋活動電位（CMAP）除性部分の持続時間の延長（9 msec以上）．

支持基準

以下の所見はCIDPの診断を支持する．①髄液所見（細胞蛋白解離），②MRI画像診断，③神経生検（電顕・ときほぐし検査で脱髄所見），④免疫治療後の臨床的改善．

■ 治療と薬理メカニズム

免疫抑制効果のあるステロイド内服，ステロイドパルス療法または免疫グロブリン大量静注療法（IVIg），血漿交換療法が症状の改善に有効である．しかし通常は，再発し，徐々に症状が進行する．難治例では，シクロスポリンなどの免疫抑制剤を用いる場合がある．

■ 経過・予後

慢性進行性や再発性の経過をとり，筋萎縮や重度の身体障害に陥ることが多い．呼吸障害や褥瘡からの感染により死亡する場合もある．しかし，自然寛解も時にみられる．

〔平野 牧人・椎 進〕

参考文献

1) European Federation of Neurological Societies/Peripheral Nerve Society Guideline on management of chronic inflammatory demyelinating polyradiculoneuropathy. Report of a joint task force of the European Federation of Neurological Societies and the Peripheral Nerve Society. J Peripher Nerv Syst 10：220-208, 2005
2) European Federation of Neurological Societies/Peripheral Nerve Society Guideline on management of chronic inflammatory demyelinating polyradiculoneuropathy. Report of a joint task force of the European Federation of Neurological Societies and the Peripheral Nerve Society-First Revision. J Peripher Nerv Syst 15：1-9, 2010
3) Lozeron P et al：Advances in the treatment of chronic inflammatory demyelinating neuropathies in 2010. J Neurol 258：1737-1741, 2011

3 ビタミン欠乏性ニューロパチー

■ 定義・概念

ビタミン欠乏性ニューロパチー（vitamin deficiency neuropathy）は生命活動に必須であるビタミンの欠乏により生じる末梢神経障害である．神経は糖を唯一のエネルギー源としており，糖分解過程に必要な補酵素の構成成分としてビタミンB群は重要である．特に，ビタミンB_1欠乏症は脚気として有名である．ビタミンB_{12}や葉酸欠乏症は悪性貧血の原因としてよく知られるが，亜急性連合性脊髄変性症やニューロパチーの原因にもなる．

また，神経系は非常に多くの酸素要求度があり，それに関連して活性酸素の発生と核酸DNA，蛋白，脂質などの酸化障害も多い．抗酸化作用のあるビタミンE欠乏症も神経障害を引き起こす．

■ 疫学

江戸時代に玄米から白米への食習慣の変化がみられ，脚気（ビタミンB_1欠乏症）は「江戸患い」として相当数の患者が発生し，その後も大正時代には結核と並び国民病とされ，一説によると戦地では数十万人の脚気発症と数万人の死者が発生したとされる．近年その数は他のビタミン欠乏症とともに減少している．厚生労働省の発表している平成20年患者調査によると，ビタミンB欠乏症の推計患者数は1,200人（調査日当日に医療機関に受診した患者総数）となっている．それ以外のビタミン欠乏症はあわせてもその半数程度となっている．一方，同じ資料で，現代の国民病となっている高脂血症は11万8,900人である．このようにビタミン欠乏症は，もはや国民病とはいえないが，最近は無理なダイエットや神経性食思不振症などによるビタミンの摂取不足や，消化管手術後の吸収不良が報告されており，治療可能な病気として依然重要である．

ビタミンB_{12}欠乏症や葉酸欠乏症に関してであるが，すべての患者に神経障害を合併するわけではない．悪性貧血をきたした入院患者の解析では，ビタミンB_{12}欠乏症50例中40例（80％）がニューロパチーを合併し，葉酸欠乏症では34例中18例（53％）が合併していた．一方，有名な亜急性連合性脊髄変性症は，それぞれ16例（32％）と0例とむしろ少なかった．

■ 病因・病態生理と分子メカニズム

ビタミンB_1欠乏症

ビタミンB_1（チアミン）は体内でリン酸化されチアミン二リン酸になる．これは，ピルビン酸脱水素酵素（解糖系で生まれるピルビン酸からアセチルCoAを産生する酵素）の補酵素となる．末梢神経障害は，脚気性ニューロパチーともいわれる．アルコールの大量摂取，経口摂取の困難なとき（IVH管理，無理なダイエット，偏食など），胃切除に伴う吸収障害では，欠乏症に陥る．飲酒によって，腸管からの吸収，肝への蓄積，さらに活性化に必要なリン酸化の阻害が生じるとされる．ビタミンB_1が多く含まれている食品は穀物の胚芽・外皮（玄米に含まれる），豆類，豚肉，卵黄，肝臓などである．ビタミンB_1は従来，小腸上皮で吸収されるとされていたが，近年胃粘膜からの吸収が多いことがわかってきた．ビタミンB_1欠乏症では同時に心血管系障害（浮腫，心拡大など）やWernicke-Korsakoff（ウェルニッケ-コルサコフ）症候群（認知障害）を合併することもまれではない．

ビタミンB_6欠乏症

摂取不足以外に，抗結核薬であるイソニアジド（INH）や重金属中毒やリウマチ治療に用いるD-ペニシラミン投与時に欠乏症となりやすい．これらの薬剤がビタミンB_6の関

与する補酵素ピリドキサールなどに結合し，尿中排泄を促進するからと考えられている．

ビタミンB_{12}欠乏症

ビタミンB_{12}(コバラミン)は，メチルコバラミンやアデノシルコバラミンに変換され，前者は葉酸と共同して，ホモシステインからメチオニンを合成するメチオニンシンターゼの補酵素となる．また，後者はメチルマロニル CoA ムターゼの補酵素になる．ビタミンB_{12}は血中に取り込まれる際に胃から分泌される内因子蛋白が必要である．このため，胃全摘による内因子分泌不全，自己抗体である抗内因子抗体の産生による内因子欠乏，blind-loop syndrome(胃切除後の BillrothⅡ法後に起こる盲端症候群)での腸内細菌の異常繁殖によるビタミンB_{12}の消費，空腸切除による吸収障害などによって欠乏状態が生じる．

葉酸欠乏症

摂取不足のほか，妊婦では相対的に葉酸が欠乏しやすい．葉酸は体内でテトラヒドロ葉酸に変換され，ホモシステインからメチオニンを合成するメチオニンシンターゼの反応をビタミンB_{12}の活性型であるメチルコバラミンと共同で促進する．

ビタミンE欠乏症

遺伝的にビタミンEが単独で欠乏する常染色体劣性遺伝病であるビタミンE欠乏性失調症(AVED)や脂溶性ビタミンが全般に欠乏するβリポ蛋白欠損症は，わが国にも少数だが報告がある．ビタミンEは腸管から吸収されると，カイロミクロンに取り込まれ，門脈から肝臓に運ばれ，ここでα-トコフェロールトランスファープロテインという転移蛋白によって，脂肪を運ぶ血中蛋白である超低分子リポ蛋白(VLDL)に組み込まれる．AVEDではこの転移蛋白に異常がある．これら先天的異常症では，ニューロパチーに，小脳失調が加わることが多い．

後天的なビタミンE欠乏症は，胆汁の排出路を変更する手術後，膵全摘などの脂肪分解酵素の分泌障害のある患者で生じることが多い．小脳失調は目立たず，ニューロパチーが前景に立つ．

● 臨床症状　ビタミン欠乏ニューロパチーでは左右対称性の四肢末梢のじんじんとした，あるいはぴりぴりしたしびれが多い．その後，両下肢中心の筋力低下をきたす．腱反射は特に下肢で低下または消失する．ビタミンB_{12}や葉酸欠乏症では，いわゆる亜急性連合性脊髄変性症を発症しうる．この場合，胸髄レベル以下の感覚障害(特に関節位置覚や振動覚低下)と錐体路障害(筋力低下や病的反射)が出現しやすい．通常，膝蓋腱反射は亢進し，アキレス腱反射は低下する．

● 検査成績(図 13-3-1)　それぞれのビタミン血中濃度の低下が基本であるが，それに加え，ビタミンB_1欠乏症では，血中・脳液中のピルビン酸濃度の上昇がみられる．ビタミンB_{12}欠乏症では，総ホモシステインやメチルマロン酸の高値がみられる．葉酸欠乏症では総ホモシステインが上昇する．

また，ビタミンB_{12}欠乏症や葉酸欠乏症では大球性貧血(悪性貧血)が合併することもある．

神経伝導検査では，主として軸索障害所見を示し，複合筋活動電位や感覚神経活動電位の低下，運動・感覚神経伝

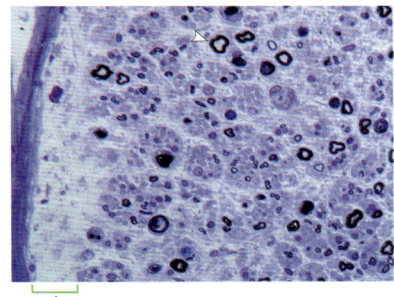

図 13-3-1　ビタミンB_1欠乏症ニューロパチーの腓腹神経生検像
大径有髄線維(▷)優位に脱落と軸策変性があり，神経周膜下に浮腫(*)がみられる．
(岡伸幸先生提供(国立病院機構南京都病院))

導速度の軽度から中等度の低下が認められる．ビタミンB_{12}，葉酸欠乏では感覚神経障害が主体となる．

亜急性連合性脊髄変性症では，脊髄 MRI で T2 強調画像，または拡散強調画像で後索が高信号となる場合がある．

● 診断　食事やアルコール摂取歴，手術歴などからビタミン欠乏症を疑うことが重要である．ニューロパチーの存在を証明するには神経伝導検査が有効である．主として，軸索変性の所見が認められる．ビタミンB_{12}，葉酸欠乏では感覚神経障害が主体となる．

ビタミン欠乏の証明は，血中濃度の測定が重要であるが，ビタミンB_{12}は，糖質の摂取量に応じて必要度が異なり，正常値内の下限付近でも欠乏といえる状態が多い．ビタミンB_{12}欠乏症では，①血清ビタミン$B_{12}<150$ pmol/Lを2回以上認めること，②ビタミン$B_{12}<150$ pmol/Lでかつ総ホモシステイン$>13\mu$mol/Lまたはメチルマロン酸$>0.4\mu$/L(ただし，腎不全や葉酸やB_6欠乏症は除外されていること)と定義されているが，実際には，血液中のビタミンB_{12}が低下しておらず，総ホモシステインやメチルマロン酸の高値のみがみられることが報告され，注意が必要である．

■ 治療と薬理メカニズム　欠乏したビタミンの投与が主体となる．ただし，経口摂取では吸収できない場合があり(特にビタミンB_1，B_{12})，非経口的(注射)に投与を必要とする場合がある．症状が比較的急速に進行しているようであれば，ビタミンB群やEには過量摂取による副作用は知られていないので，確定診断を待たずに補充療法を考慮すべきである．ただし，ビタミンB_{12}欠乏症のときは，葉酸のみの単独投与をすると，かえって神経症状が悪化する場合があり，注意が必要である．

● 経過・予後　ニューロパチーは，通常は補充療法により改善を示す．しかし，欠乏状態が長期間で高度であれば，後遺症を残すことがある．ビタミンB_{12}欠乏症の場合には，神経系の障害が約50％の患者で完治し，残りの90％の患者では障害が半減以上に改善する．しかし，10％では高度の障害が残るとされる．

【平野 牧人・楠 進】

■参考文献
1) Kril JJ : Neuropathology of thiamine deficiency disorders. Metab Brain Dis 11:9-17, 1996
2) Reynolds E : Vitamin B12, folic acid, and the nervous system. Lancet Neurol 5:949-960, 2006
3) 高野敦子ほか：ビタミンE欠乏症によつ末梢神経障害をきたした1例．日本内科学会雑誌 83:1822-1823，1994
4) Tamaru Y et al : alpha-Tocopherol transfer protein gene : exon skipping of all transcripts causes ataxia. Neurology 49:584-588, 1997

4 絞扼性ニューロパチー

- **定義・概念** 絞扼性ニューロパチー（entrapment neuropathy）は末梢神経が隣接する組織（靱帯，筋，腱，骨など）の機械的刺激・圧迫によって，局所的な障害あるいは炎症を生じたもの．手関節周囲（手根管症候群，Guyon（ギヨン）管症候群など），肘関節から前腕部（肘部管症候群，円回内筋症候群など），腕神経叢部（胸郭出口症候群など），股関節周辺（梨状筋症候群など），膝関節周囲（総腓骨神経絞扼障害など），足関節周囲（足根幹症候群など）に頻発する．
- **疫学** 手関節で，正中神経が圧迫される手根管症候群が最も多いものの一つであるが，その有病率は，1980年代に行われたオランダの調査では成人女性で9.2％，男性で0.6％と推定されている．
- **病因・病態生理と分子メカニズム** 動物実験では，末梢神経の圧迫により髄鞘が歪められた像が観察され，また別の実験では神経内静脈還流が障害されたと報告されている．すなわち，圧迫の直接的変化として髄鞘の機能・形態障害と血流不全による二次的障害の2つが重要と考えられている．いずれにしても，慢性的圧迫が持続すると，神経細胞の突起である軸索の変性が生じるとされる．
- **臨床症状・検査成績** 下記に示すように，絞扼される神経により症状は異なる．神経伝導検査では絞扼部位の前後での神経伝導にかかる潜時の延長がみられる．絞扼部位が末梢部の場合は，遠位潜時（刺激から筋活動までの潜時）の延長を示すことが多い．その他，複合筋活動電位の低下，感覚神経活動電位の低下を伴うことが多い．他のニューロパチーと異なり，絞扼部以外での神経伝導速度が正常もしくは正常に近いことが多い．近位部の病変では，体性感覚神経誘発電位（SEP）で潜時の延長を証明できることもある．MRIは疾患によっては絞扼部位や原因を明らかにするために有効な手段である．

手根管症候群
正中神経が，手首にある手根管（手根骨と横手根靱帯により囲まれる部位）で圧迫され生じる．症状は，1指の尺側，2〜4指の橈側のびりびりとしたしびれが最も多い．進行すると短母指外転筋の筋力低下，筋萎縮がみられる．しびれは，手を握るなどの動作をよく行った日の翌朝に多く，夜間しびれで覚醒することもある．しびれがあるときに，手の開閉を行うとしびれが解消することも多く，これは夜間に静脈還流が停滞して，手根管内圧の上昇が生じることが一因とされる．

圧迫の原因として，職業病に代表される使いすぎによる，腱の肥大が最も多い．その他，内科疾患を背景として発症する場合もあるので，本症候群と診断した場合には精査が必要である．糖尿病，甲状腺機能低下症，痛風，リウマチ，先端巨大症（成長ホルモン分泌過剰症），透析によるアミロイドの沈着が原因として知られる．また，まれに手根内のガングリオンが圧迫の原因となる場合がある．特に，若年者で，片側性の場合には疑う必要があり，手首のMRIが診断に有用である（図13-4-1）．その他の要因の場合には，正中神経の肥大やT2高信号化がみられることがある．

正中神経の神経伝導検査で，手首から肘での神経伝導速度が正常であるにもかかわらず，手首における遠位潜時の延長があること，運動神経刺激時の複合筋活動電位の低下や感覚神経活動電位の低下が診断に有用である．

Guyon管症候群
尺骨神経が手首で絞扼されて生じる．小指と環指尺側（小指側）のしびれが出現し，尺骨神経領域の筋萎縮，筋力低下をきたしやすい．

肘部管（肘管）症候群
尺骨神経が肘部において尺側手根屈筋の腱膜を通る部位で絞扼される．薬指，小指の尺側の疼痛やしびれ，同部の感覚低下，さらに小指外転筋，小指対立筋，母指内転筋，骨間筋の筋力低下，握力の低下，萎縮の結果，鷲手が生じる．外科治療は，筋力低下例で行われる．

円回内筋症候群
正中神経が肘関節周辺で円回内筋により，圧迫されることにより肘関節前面に痛みが生じたり，手根管症候群と同様の手のしびれが生じる．

胸郭出口症候群
腕神経叢（第5頸神経から第1胸神経から形成）と鎖骨下動脈は，前斜角筋と中斜角筋の間，鎖骨と第1肋骨間の肋鎖間隙，小胸筋の肩甲骨烏口突起停止部の後方を走行するが，それぞれの部位で絞扼されうる．腕を挙げる動作により，手から前腕尺側の上肢にびりびりとしたしびれや，肩や腕，肩甲骨周囲の痛みが生じる．また，握力低下や巧緻運動障害に加え，手内筋の萎縮が出現する．鎖骨下動脈が圧迫されると，上肢の血行不良に伴い痛みが生じる．

梨状筋症候群
大坐骨孔において，仙骨と大腿骨基部の大転子をつなぐ梨状筋によって，坐骨神経および血管が圧迫されて起こる．下臀部，鼠径部，会陰部，腰臀部，後大腿から下腿，足の痛みおよびびりびりとしたしびれ，感覚低下が生じる．症状は，座った姿勢や，股関節を屈曲，内転，内旋させる運動や，そういった姿勢を長時間持続することで悪化する．

総腓骨神経絞扼障害
総腓骨神経が，膝の腓骨頭外側部を通過する際に，絞扼されやすい．下腿の外側から足背ならびに第5趾を除いた足趾背面にかけてびりびりとしたしびれや，感覚の低下が生じる．足首（足関節）と足指（趾）が背屈障害をきたし，下垂足（drop foot）になる．

足根管症候群
後脛骨神経が足関節の内踝の後下方において，屈筋支帯により絞扼されて生じる．長く歩いたり，立っていることで，足底の異常感覚，疼痛が生じる．夜間の増悪がある．

- **診断** 病歴上で絞扼を誘発する既往歴，職業歴などがあれば，絞扼性ニューロパチーを疑う．絞扼部を軽く叩打す

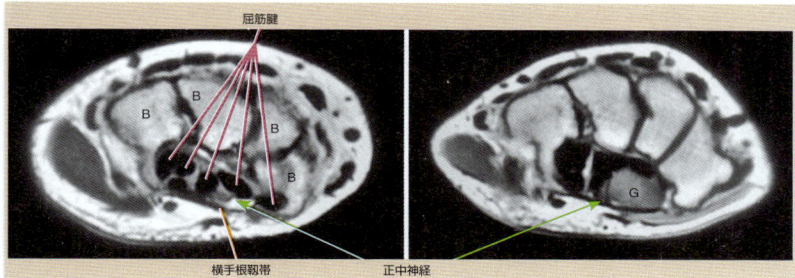

図 13-4-1　手根管横断面の MRI 像（T1 強調画像）
掌を下にして撮影．図の左側が尺側を示す．手根管は手根骨と横手根靱帯で囲まれた管状構造物．屈筋腱と正中神経が通る．左の対照に比べ，右の患者では手根管内ガングリオンにより正中神経が圧迫されている
B：手根骨，G：ガングリオン

るとその神経領域に疼痛が走るいわゆる Tinel（ティネル）徴候は，絞扼を疑う重要な所見である．神経伝導検査で圧迫部位の前後での神経伝導にかかる潜時の延長，末梢部の遠位潜時の延長が証明されれば，診断が可能である．MRI 所見は診断の参考になる．

■治療と薬理メカニズム

手根管症候群

安静が最も簡便に行える治療であるが，しばしば困難である．ステロイド内服あるいは局所注射は有効性が証明されているが，効果は持続しないため，継続治療を要する．このため，副作用が出現し中止を余儀なくされることもある．また，糖尿病を合併する場合には，ステロイドで悪化するので注意を要する．横手根靱帯の切開を手術的に（内視鏡下も可）行うことで，症状の軽減から消失が可能である．

その他の症候群でも，安静や消炎鎮痛薬の投与がまず試されることが多い．しかし，絞扼の原因が腫瘍などの場合には，手術療法を初期から考慮するべきである．また，糖尿病や甲状腺機能低下症ではさまざまな絞扼性ニューロパチーを生じるが，まずは原病の治療を優先するべきである．

■経過・予後

手根管症候群の場合には，手術的に圧迫を解除すれば，予後は比較的良好である．ただし，透析中のアミロイド沈着に基づく場合には，手術後に悪化することがある．女性の場合は，閉経により，無治療でも改善することがある．

その他の疾患においても，安静や鎮痛薬の内服療法を行い，効果が乏しい場合には手術療法を考慮するが，成績は疾患や原因によってさまざまである．

〔平野　牧人・楠　　進〕

参考文献
1) 神経治療学会：標準的神経治療：手根管症候群．神経治療学 25：63, 65-84, 2008
2) 平野牧人ほか：MRI が病態把握に有用であった手根管内ガングリオンによる手根管症候群の 1 例．臨床神経学 35：80-82, 1995

5　遺伝性ニューロパチー

■定義・概念
遺伝性ニューロパチー（hereditary neuropathy）は運動・感覚神経障害を主体とする遺伝性運動・感覚ニューロパチー（hereditary motor and sensory neuropathy：HMSN）と，感覚・自律神経障害の遺伝性感覚・自律神経ニューロパチー（hereditary sensory and autonomic neuropathy：HSAN）とに大別される．

HMSN の代表は Charcot–Marie–Tooth（シャルコー–マリー–トゥース）病（CMT）であり，最も多い．しかし，これは単一の疾患ではなく，臨床病型や原因遺伝子によって多数に分かれる（表 13-5-1）（OMIM 番号は http://www.ncbi.nlm.nih.gov/omim にアクセスし，詳細な説明を得ることができるので，付記した）．遺伝形式は常染色体優性，劣性，X 染色体連鎖性遺伝がある．CMT ではないが，類縁疾患に，常染色体優性遺伝の遺伝性圧脆弱性ニューロパチー（hereditary neuropathy with pressure palsy：HNPP）があり，軽度の圧迫による麻痺が繰り返す疾患である．HSAN はわが国では少ないため概略を表 13-5-2 に示すにとどめ，ここでは CMT を中心に記す．

CMT1 は，常染色体優性遺伝であり，神経伝導速度が 38 m/秒以下であるものとされ，脱髄性のニューロパチーを主体とする．CMT2 は CMT2B1, 2B2, 2H 以外，常染色体優性遺伝であり，伝導速度が 38 m/秒を超える軸索変性ニューロパチーを主とする．CMT3 は 2 歳未満発症で重症型の CMT として Dejerine–Sottas（デジュリン–ソッタス）症候群（DSS）とされたが，実は CMT1 や後述する CMTX の原因遺伝子の *de novo* 変異（両親に遺伝子異常はなく，患者のみに遺伝子異常が生じる）により発症することも多く，現在は，混乱を避けるために典型的 DSS は CMT4F に分類された．常染色体劣性遺伝の CMT は CMT4, X 染色体連鎖性遺伝は CMTX と分類される．

■疫学
CMT 全体として，有病率は，人口 10 万人あたり 10〜40 人である．CMT1A が最も多い．CMT1A の原因としては，原因遺伝子 *PMP22* の存在する 17p.11 領域の重複が CMT 全体の 70〜80％ と最も多い．

表 13-5-1 Charcot-Marie-Tooth 病(CMT)の分類と遺伝子異常

病型	遺伝形式	遺伝子	OMIM	特徴
CMT1A	AD	PMP22	118220	古典的 CMT，PMP22 の重複・点変異
CMT1B	AD	MPZ	118200	古典的 CMT
CMT1C	AD	SIMPLE/LITAF	601098	古典的 CMT
CMT1D	AD	EGR2	607678	古典的 CMT
CMT1E	AD	PMP22	118300	感音性難聴，PMP22 の点変異・小欠失
CMT1F	AD	NEFL	607734	一部家系では劣性遺伝
CMT2A1	AD	KIF1B	118210	古典的 CMT2
CMT2A2	AD	MFN2	609260	重症型
CMT2B	AD	RAB7	600882	感覚神経障害優位
CMT2B1	AR	LMNA	605588	近位優位，急速進行，心筋障害
CMT2B2	AR	MED25	605589	成人発症
CMT2C	AD	TRPV4	606071	声帯麻痺，呼吸障害
CMT2D	AD	GARS	601472	手の萎縮
CMT2E	AD	NEFL	607684	一部家系には巨大軸索
CMT2F	AD	HSPB1	606595	古典的 CMT2
CMT2G	AD	Unknown	608591	古典的 CMT2
CMT2H	AD	Unknown	607731	錐体路徴候群合併
CMT2I	AD	MPZ	607677	古典的 CMT2
CMT2J	AD	MPZ	607736	聴力低下，瞳孔異常
CMT2K	AD	GDAP1	607831	重症型
CMT2L	AD	HSPB8	608673	古典的 CMT2
CMT4A	AR	GDAP1	214400	重症型，声帯麻痺，横隔膜麻痺
CMT4B1	AR	MTMR2	601382	重症型，顔面筋麻痺
CMT4B2	AR	SBF2/MTMR13	604563	重症型，緑内障
CMT4C	AR	SH3TC2	601596	重症型，脊髄弯曲
CMT4D	AR	NDRG1	601455	重症型，難聴，大脳白質障害
CMT4E	AR	EGR2	605253	古典的〜重症型
CMT4F	AR	PRX	145900	Dejerine-Sottas 症候群
CMT4G	AR	Unknown	605285	Russe 型
CMT4H	AR	FGD4	609311	CMT1 に類似
CMT4J	AR	FIG4	611228	CMT1 に類似
CMTDIA*	AD	Unknown	606483	軸索変性とオニオンバルブ形成
CMTDIB	AD	DNM2	606482	有髄線維の減少，局所的髄鞘肥厚
CMTDIC	AD	YARS	608323	髄鞘の菲薄化，オニオンバルブなし
CMTIDD	AD	MPZ	607791	軸索障害が主体
CMTX1	XD	GJB1	302800	古典的 CMT，男性で重症
CMTX2	XR	Unknown	302801	難聴と知能低下
CMTX3	XR	Unknown	302802	痙性対麻痺を合併
CMTX4	XR	Unknown	310490	Cowchock 症候群，難聴，知能低下
CMTX5	XR	PRPS1	311850	難聴，視神経萎縮

＊：DI-CMTA と同義，DI＝dominant intermediate＝神経伝導速度 25〜45 m/秒
AD：常染色体優性，AR：常染色体劣性，XD：X 染色体連鎖優性，XR：X 染色体連鎖劣性

表 13-5-2 遺伝性感覚・自律神経ニューロパチー(HSAN)の分類と遺伝子異常

疾患名	遺伝形式	遺伝子	OMIM	特徴
HSAN I A	AD	SPTLC1	162400	神経痛など感覚神経障害が主体だが，運動神経障害もさまざまな程度に合併．無髄線維の障害が主体
HSAN I B	AD	不明 3p22-p24	608088	咳，胃食道逆流を合併する
HSAN I C	AD	SPTLC2	613640	四肢先端の潰瘍形成を伴う，無痛症．運動神経障害を伴うことがあるが，自律神経障害はないか軽度．無髄線維の障害が主体
HSAN II A	AR	HSN2	201300	重度の感覚障害で四肢先端の潰瘍形成や先端骨溶解症をきたす
HSAN II B	AR	FAM134B	613115	重度の感覚障害．多汗症，失禁などの自律神経障害も合併
HSAN III	AR	IKBKAP	223900	自律神経障害が主体であり，familial dysautonomia あるいは Riley-Day 症候群といわれる
HSAN IV	AR	NTRK1	256800	先天性無痛症，無汗症，知能低下も合併．無髄線維の障害が主体
HSAN V	AR	NGFB	608654	先天性無痛症．自律神経障害はないか軽度．知能障害もない．無髄線維の障害が主体

AD：常染色体優性，AR：常染色体劣性

病因・病態生理と分子メカニズム

CMT1Aの原因蛋白PMP22は末梢神経の髄鞘を形成するミエリンに含まれ，遺伝子の重複により通常より多く発現した蛋白質は凝集をつくり，結果として機能の低下を引き起こしていると推定されている。一方HNPPでは*PMP22*遺伝子の欠失がみられ，ハプロ不全(2つの対立遺伝子の1つでも欠失すると機能障害が生じる)として発症すると考えられている。これら2疾患は，臨床的にも病理学的にも類似する点がある。

CMT1Bの原因遺伝子*MPZ*のコードするP0蛋白はミエリン構成蛋白としては最も多く含まれ，接着因子としてミエリンの構造形成に重要である。変異蛋白は正常蛋白とともに存在し，変異蛋白が正常蛋白の機能を阻害するいわゆるドミナントネガティブ効果を発揮すると考えられている。

CMTXの原因蛋白GJB1にコードされるconnexin32蛋白はSchwann(シュワン)細胞間を低分子やイオンが通過するギャップ結合(gap junction)の傍Ranvier(ランビエ)絞輪部に局在している。変異により，CMT1類似のニューロパチーを起こす。女性では男性より軽症である。

臨床症状・検査成績

CMT1

発症はさまざまで，臨床型によっても異なる。また，同じ遺伝子異常であっても大きく異なることもある。CMT1Aでは，平均10歳代後半で下肢の筋力低下，凹足変形を初発とする。四肢，特に下肢末梢の筋萎縮が目立つ。逆シャンパンボトル徴候といわれる所以である。感覚障害は自覚されていないことが多いが，軽度の表在覚・深部覚低下を示すことが多い。深部反射は消失する。頸部，肘部，膝関節部では表面から神経の肥厚を触知できることが多い。

神経伝導検査では，運動神経伝導速度が38 m/秒以下になる。伝導ブロックや時間的分散は生じない。

腓腹神経生検では，典型的にはオニオンバルブ(onion bulb)形成，有髄神経の脱落を認める。この所見は年齢とともに顕著になる(図13-5-1)。

CMT1Aの頸髄・腰髄MRIでは神経根の肥厚や造影効果が認められる。

CMT2

発症はCMT1よりも若干遅く20〜30歳代が多い。中枢神経障害を合併することがある。神経肥厚はなく，神経伝導検査では，運動神経伝導速度は軽度低下から正常範囲である。複合筋活動電位の低下，感覚神経活動電位の低下がみられる。腓腹神経生検では軸索障害が主体であり，オニオンバルブはみられない。

CMTX

症状・所見はCMT1とCMT2の両者に類似する場合がある。難聴や視力障害，中枢神経障害が合併することがある。腓腹神経生検では軸索変性が主体であるが，小形で頻度は低いがオニオンバルブがみられることがある。

HNPP

通常，外部からの圧迫が起こりやすい手根管，肘部などで急性に運動・感覚神経障害が生じる。神経伝導検査では，麻痺の生じている部分のみならず，全般的に神経伝導速度が低下していることが多い。麻痺部の伝導遅延が症状とは一致しないこともしばしば生じる。腓腹神経生検では，トマクラと呼ばれる局所性の神経肥厚を特徴とするが，オニオンバルブなどCMT1に類似した病理像を示すこともある。

診断

まず，蛍光プローブを用いた蛍光*in situ*ハイブリダイゼーション(fluorescence *in situ* hybridization：FISH)法により，*PMP22*遺伝子領域の重複または欠失を判定する(図13-5-2)。これで異常がない場合には，腓腹神経生検により特徴的な所見を得られれば臨床診断が可能である。CMT1A以外にも遺伝子診断が可能な疾患も多いが，すべてを網羅的に診断するのは，日常診療では困難な場合が多い。しかし近い将来に，全エクソンシークエンス

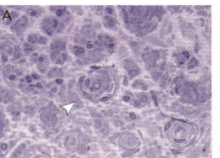
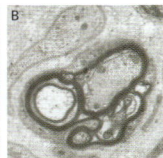

図13-5-1 CMT1B症例の末梢神経生検像
A：光顕像，中央に典型的なオニオンバルブ(onion bulb)像がみられる
B：電顕像，ミエリンの周囲にSchwann細胞が取り囲んでいる像がみられる

(三井良介先生〈近畿大学〉提供)

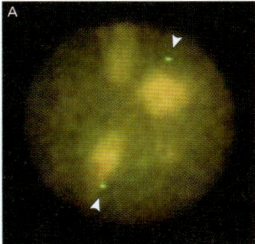
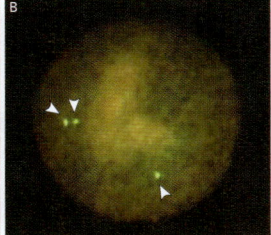
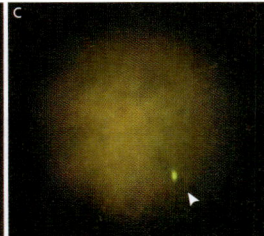

図13-5-2 FISH法による診断
A：正常では，蛍光(▷)が2カ所に認められる
B：CMT1A患者では，*PMP22*遺伝子の重複により，3カ所に増加する
C：HNPP患者では，同遺伝子の欠失のため，逆に1カ所に減少する

や全ゲノムシークエンスが普及すれば、既知の遺伝子の変異は現在より容易に診断可能になると考えられる。

■ **治療と薬理メカニズム** 現在のところ、有効な治療法はない。急速に症状が進行する場合に慢性炎症性脱髄性多発ニューロパチー（CIDP）の合併が報告されており、そのような例ではステロイド療法、免疫グロブリン大量静注療法が有効な場合もある。

CMT1AではビタミンCの投与により、動物モデルでの症状改善が報告されたが、ヒトでの臨床研究では有意差が証明されていない。

■ **経過・予後** CMTは、慢性の経過で進行性である。時にHNPP様に発作性の麻痺が出現することがある。抗がん剤のビンクリスチンの使用は禁忌であり、使用するとGuillain-Barré（ギラン・バレー）症候群様の急速な末梢神経障害を起こす。

HNPPでは、麻痺発作が完全に治らない場合もあり、徐々に機能が失われることが多い。

【平野 牧人・楠 進】

参考文献

1) Banchs I et al：Diagnosis of Charcot-Marie-Tooth disease. J Biomed Biotechnol 2009：985415, 2009
2) Kochanski A et al：Early onset Charcot-Marie-Tooth type 1B disease caused by a novel Leu190fs mutation in the myelin protein zero gene. Eur J Paediatr Neurol 8：221-224, 2004
3) 三井良介ほか：新しいP0蛋白の変異を認めたCharcot-Marie-Tooth病IB型の1家系. 臨床神経学 34：1162-1167, 1994
4) Passage E et al：Ascorbic acid treatment corrects the phenotype of a mouse model of Charcot-Marie-Tooth disease. Nat Med 10：396-401, 2004
5) Burns J et al：Ascorbic acid for Charcot-Marie-Tooth disease type 1A in children：a randomised, double-blind, placebo-controlled, safety and efficacy trial. Lancet Neurol 8：537-544, 2009

6 神経痛性筋萎縮症

■ **定義・概念** 神経痛性筋萎縮症（neuralgic amyotrophy）は元来、腕神経叢の神経支配領域、特に肩甲部、三角筋、頸部筋に急性の痛みとその後の筋萎縮をきたす疾患である。Parsonage-Turner（パーソネージ-ターナー）症候群、または腕神経叢神経炎（brachial plexus neuritis）とも呼ばれる。最近では、腰仙骨神経叢、横隔神経領域にも生じるとされる。

■ **疫学** 年間発生率は人口10万人に2～3人とされていたが、それよりも10倍程度多いとの推定もある。遺伝性も報告され、孤発性の約1/10とされる。

■ **病因・病態生理と分子メカニズム** 一般的に孤発性の原因は不明であるが、急性期の腕神経叢に炎症細胞浸潤が認められ、一部症例では先行感染や血清中抗ガングリオシド抗体陽性となる場合もあることから、免疫異常の関与が指摘されている。また、関節の屈曲伸展などに起因する機械的な損傷も誘因とされる。常染色体優性に遺伝する家系も知られており、原因は細胞の遊走や誘導に関するseptin9をコードする*SEPT9*遺伝子の点変異あるいは重複であることが報告されている。この場合、血液-神経関門が機械的な損傷に脆弱となっていると推定されている。

■ **臨床症状・検査成績** 肩や頸部の側面、肩甲部、上腕に痛みが急激に出現し、数時間で最大に達する。痛みは、これまで経験のないほど強く、通常は夜間に悪化し、睡眠も妨げられ、期間は1週間以上、平均で4週間程度続く。5%以下の症例では24時間以内に収まる。痛みが軽減した後に、上肢、肩甲帯の筋力低下と萎縮が出現する。特に長胸神経支配の前鋸筋に生じることが多いとされる。症状は両側に起こることもある。感覚低下はないか軽度であるが、肩に部分的に生じることもある。母指や示指に異常感覚を生じることもあり、痛みや感覚障害の神経支配領域と、筋萎縮の分布が一致しないこともしばしばある。腰仙骨神経叢の場合には、症状は殿部から下肢に生じ、横隔神経では、頻呼吸や横隔膜麻痺が片側性または両側性に生じる。

針筋電図では、軸索変性によると考えられる、脱神経と神経の再支配の所見が得られることが多い。神経伝導検査はそれほど有用ではないとされる。

血清中にGuillain-Barré（ギラン-バレー）症候群などの免疫性神経疾患でみられる抗ガングリオシド抗体が陽性の場合がある（表13-6-1）。

■ **診断** 孤発性の場合には、特徴的な臨床症状と、他疾患の除外により診断する。特に、肩関節周囲炎や頸椎ヘルニアとの鑑別が必要である。神経痛性筋萎縮症は、通常一峰性の症状となるが、時に再発を繰り返す場合がある。しかし、1回の発作で痛みが3ヵ月以上持続することはまれである。針筋電図所見は診断の参考になる。

遺伝性の場合には、*SEPT9*遺伝子解析が確定診断となる。シークエンス解析により点変異、real time PCR法などで遺伝子の重複を検出する。

■ **治療と薬理メカニズム** 免疫機序の関与が考えられるため、炎症を抑制する内服ステロイド投与が行われることがあるが、有効性は多数例で証明されていない。また、症例報告としては、わが国では保険適用はないが、免疫グロブリン大量静注療法により早期に症状が回復する場合があ

表13-6-1 抗GalNAc-GD1a抗体陽性となった神経痛性筋萎縮症患者

症例	1	2	3	4
年齢	34	26	54	37
性別	女	女	男	男
先行感染	発熱、嘔吐	上気道感染症	発熱	不明
臨床症状	右上肢痛	両下肢痛	右上肢痛	右上肢痛
抗ガングリオシド抗体	IgM GalNAc-GD1a	IgM GalNAc-GD1a	IgM GalNAc-GD1a+GM2	IgG GalNAc-GD1a
治療	IVIg	IVIg	なし	IVIg
転帰	改善	改善	改善	不変

GalNAc-GD1a：*N*-acetylgalactosaminyl GD1a、IVIg：免疫グロブリン大量静注療法

る(表13-6-1)。

■**経過・予後** 予後は通常よく，80～90％の症例で，2,3年後には完治する。しかし，筋萎縮が急速に出現するのに比べ，回復は遅く，1年以上かけて回復することもまれではない。頻度は低いが，同側または対側の肩に症状が再発することがある。

【平野 牧大・楠 進】

参考文献
1) Kuhlenbaumer G et al : Mutations in SEPT9 cause hereditary neuralgic amyotrophy. Nat Genet 37: 1044-1046, 2005
2) van Alfen N : Clinical and pathophysiological concepts of neuralgic amyotrophy. Nat Rev Neurol 7: 315-322, 2011
3) Moriguchi K et al : Four cases of anti-ganglioside antibody-positive amyotrophy with good response to intravenous immunoglobulin infusion therapy. J Neuroimmunol 238: 107-109, 2011
4) Nakajima M et al : Partial but rapid recovery from paralysis after immunomodulation during early stage of neuralgic amyotrophy. Eur Neurol 55: 227-229, 2006
5) van Alfen N et al : Treatment for idiopathic and hereditary neuralgic amyotrophy (brachial neuritis). Cochrane Database Syst Rev: CD006976, 2009

7 放射線性ニューロパチー

■**定義・概念** 放射線性ニューロパチー(post-radiation neuropathy, radiation neuropathy)は，癌に対する放射線療法を受けた患者で，直接・間接的に生じる末梢神経障害である。神経への直接作用により急性に発症する直接障害と，慢性に生じる周囲組織の線維化や虚血が神経を二次的に障害する間接障害がある。また，髄鞘を形成するSchwann(シュワン)細胞の増殖障害も一因とされる。腕神経叢領域と腰仙骨神経叢領域に多いとされるが，放射線療法を行うすべての部位に起こりうる。

■**疫学** 正確な頻度は不明であるが，腕神経叢領域の場合，総照射線量60Gyで5年以内に約5％の発症と考えられており，それより多いとさらに増加するとされる。また，1回線量が2Gy以上でも増加するとされる。

原因となる癌は，腕神経叢領域では，乳癌が40～75％と最も多く，次いで肺癌，リンパ腫である。腰仙骨神経叢領域では，骨盤内腫瘍や精巣癌である。

■**病因・病態生理と分子メカニズム** 急性障害は，放射線による神経内の酵素障害，ミクロチューブル構成障害，血管透過性異常などが原因とされる。実験的には，これらの障害は照射2日以内に生じ，照射量に依存し，不可逆的な変化である。

慢性障害は，照射1～3年後(多くは10～22カ月後)に生じる間質の線維化とそれに続く硝子化が主体とされる。これにより，神経周囲の弾性が消失し，神経と周囲組織が癒着し，脱髄が生じるとされる。また，線維化された組織への栄養血管の減少も神経障害をきたす。

■**臨床症状・検査成績** 障害される神経により異なる。腕神経叢領域では，手や指に異常感覚や痛みが生じ，その後筋力低下が生じることが多い。腰仙骨神経叢の場合にはL5～S1領域を中心に筋力低下，萎縮が生じる。痛みは約半数の症例で認められる(表13-7-1)。

MRIのT2強調画像で低信号または高信号を呈する場合

表13-7-1 放射線照射による腕神経叢と腰仙骨神経叢の障害

傷害部位	原疾患	症状
腕神経叢	乳癌，肺癌，リンパ腫など	腕や肩の異常感覚，痛み，感覚低下。その後脱力
腰仙骨神経叢	子宮癌，卵巣癌，直腸癌，膀胱癌，精巣癌など	下肢の脱力が主体。痛みは約半数。膀胱直腸障害はまれ

があり，またSTIR法で膝下神経が浮腫と腫脹しているところを描出できる場合がある。

神経伝導検査所見は運動神経で神経伝導速度の低下，複合筋電位の低下，F波潜時の遅延または消失，感覚運動神経では活動電位の低下がしばしばみられる。

針筋電図では，障害部位と一致した脱神経と再支配の所見。安静時に特有な筋放電であるミオキミア放電をみることがある。

■**診断** 放射線の照射歴と，部位に一致した神経徴候があれば診断可能であるが，癌の浸潤などの他の要因を除く必要がある。特に，癌浸潤との鑑別は必ずしも容易ではないが，腕神経叢の放射線障害を支持する所見としては，上神経幹(C5～6)の障害(下神経幹は鎖骨により放射線から保護)，痛みよりむしろ異常感覚で発症，皮膚の放射線障害，リンパ浮腫の存在，60Gy以上の線量があげられる。腰仙骨部については，感覚障害より麻痺が前景にたつことがあげられる。検査所見としては，針筋電図でのミオキミア放電は放射線障害に多いが，現在ではMRIなどの画像所見で癌の浸潤・再発がないことをもって鑑別することが多い。

■**治療と薬理メカニズム** 有効性が確立された治療法はない。慢性の障害については，線維化した組織から神経を外科的に開放することで，改善する場合がある。線維化は通常進行性であり，治療はできるだけ早いほうがよいとされる。しかし，治療により症状が悪化することもあり，個々の症例について慎重な検討が必要である。ステロイドや抗凝固薬ワルファリンなどで症状が緩和する場合もある。

■**経過・予後** 慢性的な放射線性ニューロパチーは通常進行性である。手術や薬物療法の効果は症例によって異なる。

【平野 牧大・楠 進】

参考文献
1) Gikas PD et al : Post-radiation sciatic neuropathy: a case report and review of the literature. World J Surg Oncol 6: 130, 2008
2) van Wilgen CP et al : Morbidity of the neck after head and neck cancer therapy. Head Neck 26: 785-791, 2004
3) Dropcho EJ : Neurotoxicity of radiation therapy. Neurol Clin 28: 217-234, 2010
4) Emami B et al : Tolerance of normal tissue to therapeutic irradiation. Int J Radiat Oncol Biol Phys 21: 109-122, 1991
5) 嶋崎晴雄ほか：放射線による脊髄障害と神経叢障害. Brain and Nerve 60: 115-121, 2008

14 機能性疾患

1 てんかん

■**定義・概念** てんかん(epilepsy)は，てんかん発作(epileptic seizure)を繰り返してきたす慢性の中枢神経疾患である。てんかん発作は脳の神経細胞の同期した過剰な異常放電によって一過性の症状(発作)が発現するものと定義される。てんかん発作には，異常放電をきたす脳領域とその伝播の仕方による種々の発作型がある。発作型は国際分類に基づいて診断する。てんかん発作は，部分(焦点性)発作と全般発作に分類される。部分発作には，意識が保たれる単純部分発作と意識減損をきたす複雑部分発作がある。てんかんは小児から高齢者のすべての年齢でみられる。てんかんの原因は多く，病因の特定できない場合もある。てんかん発作以外には併存する症状がまったくない場合から，種々の医学的合併症を持つ場合がある。

てんかんは，代謝障害(尿毒症，低血糖，高血糖，肝不全など)，薬物中毒，感染(脳炎など)などが原因となることもある。これらは急性症候性発作(acute symptomatic seizure)と呼ばれる。

■**疫学** てんかんの有病率は，各国ほぼ同じとされており，0.5～1％である。発展途上国では，感染(寄生虫を含む)や外傷などのためやや有病率が高い。世界で約4,000万～5,000万人の患者が存在するとされている。わが国では0.8％の有病率であり，患者数約100万人である。てんかんはすべての年齢でみられるが，小児・思春期と高齢者での発症率が高い。

■**病因・病態生理と分子メカニズム** てんかんの病因は，脳腫瘍，血管障害，皮質形成異常，先天性障害，外傷，低酸素脳症，感染，自己免疫をはじめとして多岐にわたる。これらの脳の特定された器質病変によるてんかんが症候性てんかんである。てんかん発作以外に明らかな症状がなく，症候性となる原因がない場合が特発性てんかんである。分子生物学の進歩により，特発性と考えられていたてんかんの遺伝子異常が明らかにされている。これらの遺伝子異常の多くが神経のイオンチャネルに存在するため，これらのてんかんはチャネル病ととらえることができる。

■**臨床病状**

てんかん発作型分類(seizure classification)(表14-1-1)

てんかんの分類には，てんかん発作型とてんかん症候群の分類がある。発作型は臨床発作症状と脳波をもとに診断する。脳の限局した領域から発作活動が起始するものが部分発作(焦点発作)であり，発作の最初から両側半球が同時に発作活動をきたすものが全般発作である。

部分発作：部分発作のうち，意識が保たれるのが単純部分発作であり，意識減損をきたす発作が複雑部分発作である。単純部分発作で意識が保持されるのは，てんかん放電が及ぶ皮質領域がかぎられており，てんかん放電が伝播していない領域で意識が十分維持できているからである。側頭葉てんかんに複雑部分発作をきたすのは，記憶や情動に関与する側頭葉領域に広く発作活動が伝播するためで

表14-1-1 てんかん発作型分類

Ⅰ 部分発作(焦点性発作)
(a)単純部分発作(意識減損がない)
運動発作
感覚発作
自律神経発作
精神発作
(b)複雑部分発作(意識減損を伴う)
(c)部分発作の二次性全般化
Ⅱ 全般発作(両側対称性で焦点起始を認めない)
(a)欠神発作(小発作)
(b)ミオクロニー発作
(c)間代発作
(d)強直発作
(e)強直間代発作(大発作)
(f)脱力発作
Ⅲ 分類不能てんかん発作(情報が不十分または不完全)

(国際抗てんかん連盟(ILAE)，1981)

ある。全般てんかん発作では前兆なく意識消失をきたすのは(ミオクロニー発作を除く)，最初から両側半球にてんかん放電が広く生じるからである。

●**単純部分発作**
・運動発作：身体の一部が痙攣をきたすものである。大脳皮質の運動野にてんかん放電が生じることにより，その運動皮質に支配される筋群が痙攣をきたすものである。Jacksonian march はてんかん放電活動が隣接する運動皮質に連続して伝播していくことにより，痙攣が手→腕→肩というように筋痙攣が広がっていく発作である。
・感覚発作：発作症状が感覚症状であるもので，患者は発作を知覚するが他者の観察では通常発作症状が明らかでない。頭頂葉皮質(第一次感覚野)に起始する発作では，身体の一部が痛い，しびれるといった体性感覚が生じる。後頭葉の視覚野に起始する発作では，視野の一部からはじまる光がみえるといった発作症状をきたす。聴覚野が焦点の発作では幻聴をきたす。そのほかの特殊感覚発作としては，金属のような味がするというような味覚発作，変なにおいがするといった嗅覚発作などが知られている。
・自律神経発作：上腹部不快感，嘔気・嘔吐，発汗，立毛，頻脈，徐脈などの自律神経症状をきたす発作であり，多くは大脳辺縁系のてんかん焦点に起因する。
・精神発作：既視感，未視感，恐怖感，離人感などの多彩な症状があり，多くは側頭葉にてんかん活動が生じるための大脳高次機能の一過性の機能障害の発作である。単純部分発作単独で出現することはむしろまれであり，大部分は複雑部分発作の最初の症状として出現する。

●**複雑部分発作(精神運動発作，焦点性認知障害発作)** 意識減損があるので患者は発作中に話しかけても応答はできなくて，発作後に発作中のことを覚えていない。発作持続時間は通常1～3分である。発作中には衣服をまさぐる，口をもぐもぐ動かしぺちゃくちゃと鳴らすといった，自動症(automatisms)がみられる。てんかん活動が基底核に伝播することにより，発作起始側と対側上肢にジストニア肢位をきたす。約80％は発作起始焦点が側頭葉にあるが，隣接部位から側頭葉へのてんかん活動の伝播によっても生じる。前頭葉に発作起始焦点のある複雑

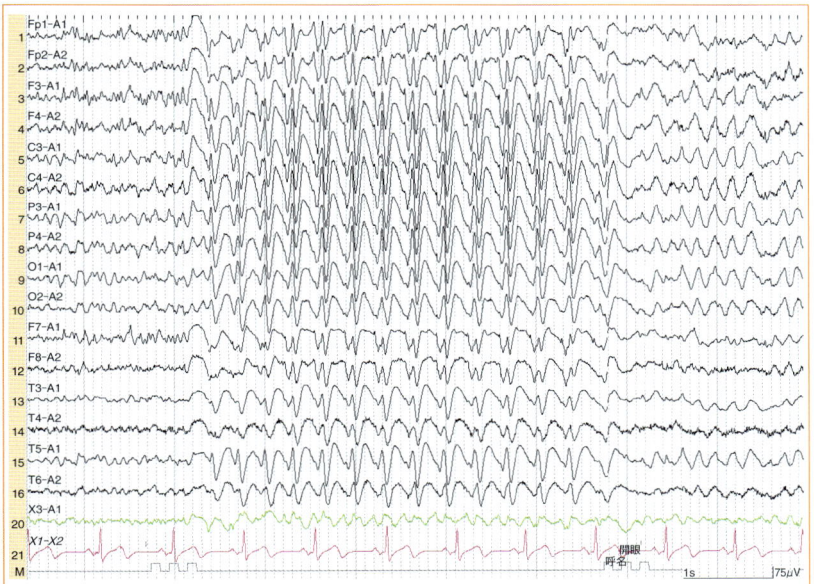

図 14-1-1　全般性 3 Hz 棘徐波複合，欠神発作

部分発作は側頭葉起始発作と比較すると，発作持続時間が短い，激しい自動症をきたす，発作頻度が多い，などの特徴がある。2010 年の新しい国際分類では複雑部分発作に代わり，焦点性認知障害発作（focal dyscognitive seizure）の呼称が提唱されている。

全般発作

- **欠神発作（小発作）**　突然行っている動作が止まる，ボーとして凝視する，反応がなくなる，という症状の発作である。持続時間は通常 2〜10 秒くらいである。軽度の自動症や顔面の間代痙攣やミオクローヌスを伴うことも多い。脳波で全般性 3 Hz 棘徐波複合がみられる。小発作（petit mal）とも呼ばれる（図 14-1-1）。
- **強直間代発作（大発作）**　最もよく知られているてんかん発作型で，前兆なしに全身痙攣発作をきたす。突然全身の筋の強直痙攣ではじまり，呼吸筋や咽頭筋の強直によるうめき声や叫び声を発作の最初にきたすこともある。転倒するので外傷をしばしばきたす。失禁や咬舌がみられることがある。発作は強直相から間代相に移行し，多くは 1 分間程度で終息する。発作中には呼吸筋も痙攣をきたすので，チアノーゼもみられる。発作後は，発作後もうろう状態に移行する。発作に引き続いて睡眠に移行することもある。発作間欠期脳波では全般性棘徐波もしくは棘徐波複合がみられる。
- **ミオクロニー発作**　突然のショック様のぴくんとした筋痙攣である。全身に生じることもあれば一部の筋群のこともある。ミオクローニーは単発で生じることも，反復性に生じることもある。脳波では全般性多棘波もしくは多棘徐波複合がみられる点が，不随意運動のミオクローヌスと異なる。
- **強直発作**　全身の筋の強直をきたす発作であり，間代相に移行しない。
- **間代発作**　最初から間代痙攣をきたす全身痙攣発作である。
- **脱力発作**　突然の筋脱力をきたす発作である。頭部筋の脱力のため，頭部ががくんと垂れ，四肢筋群の脱力のために転倒をきたす。

てんかん症候群

年齢，てんかん発作型，検査所見をもとにてんかん症候群診断を行う。代表的なてんかん症候群を示す。

- **West（ウェスト）症候群**　大部分が 1 歳未満に発症し，頭部・躯幹・四肢の短い（2 秒以下）急激な屈曲をきたす発作（infantile spasm：礼拝攣縮）で，点頭てんかんと呼ばれる。精神発達の遅滞がみられ，脳波ではヒプスアリスミアを呈する。原因疾患は多岐にわたる。ACTH（副腎皮質刺激ホルモン）療法が発作軽減に有効であるが，精神発達の予後は不良のことが多い。
- **Lennox-Gastaut（レノックス-ガストー）症候群**　1〜6 歳に発症するてんかん症候群である。発作型は多彩で，短い強直発作，ミオクロニー発作，脱力発作などを呈する。脱力発作は本症候群に特徴的な発作であり，頻回で難治なことが多いが，脳梁離断術での治療効果が高い。脳波は，全般性遅棘徐波が特徴である。知能障害の合併

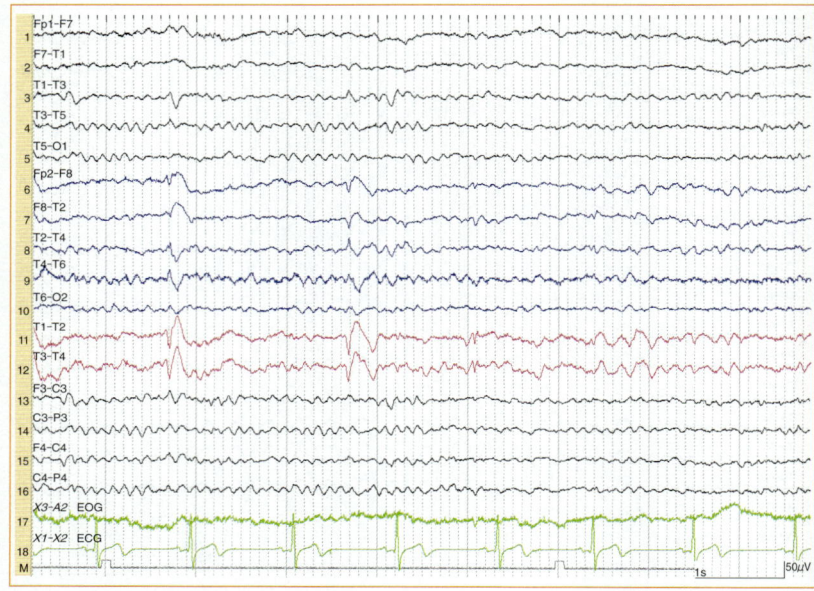

図 14-1-2　右側頭部棘波，複雑部分発作

や難治例が多い。

- **小児良性部分てんかん（ローランドてんかん）**　2〜14歳で発症し，単純部分発作の運動発作をきたす。二次性全般化発作がみられることもある。脳波は特徴的な中心・側頭部てんかん波を認める。16歳までに寛解する予後良好な症候群である。
- **小児欠神てんかん**　4〜12歳に発症し，欠神発作をきたす。脳波は全般性3Hz棘徐波複合を示す（図14-1-1）。バルプロ酸が第一選択薬でエトサクシミドも効果がある。成年するまでに多くは寛解する。
- **若年性ミオクロニーてんかん**　12〜20歳に発症し，ミオクロニー発作，強直間代発作をきたす。ミオクロニー発作は起床後すぐに起こることが多く，びくんと震えて朝食時に物をこぼすといった訴えになることがある。強直間代発作の初発時に病院受診することが多い。脳波で全般性多棘徐波複合がみられる。抗てんかん薬としてはバルプロ酸，ラモトリギンを選択する。病因としては遺伝的要因のことが多く，年余にわたる治療が必要なことも多い。
- **内側側頭葉てんかん**　半数以上に熱性痙攣の既往がある。初発年齢は5〜10歳が多いが，思春期以降の発症もある。単純部分発作および複雑部分発作をきたす。脳波で側頭前部に発作間欠期に棘波がみられる（図14-1-2）。発作時の脳波では律動性のてんかん波がみられる。最も多い病因は海馬硬化症で，MRI画像検査で海馬萎縮と信号変化がみられ，PETでは糖代謝低下をきたす（図14-1-3）。発作は抗てんかん薬では難治性であるが，病変側の海馬切除が非常に有効である。

● 検査成績

脳波：てんかん発作の病態は電気的現象であるので，脳波が確定的な診断となる。脳波の棘波・鋭波はてんかん性放電と呼ばれ，てんかんの診断と分類の根拠になる。てんかん患者のうち1回の脳波検査でてんかん波が記録されるのは50〜70％程度とされている。睡眠賦活や繰り返し検査を行うことにより，最終的には約90％でてんかん放電が記録できる。脳波で発作間欠期にてんかん波がないことは，てんかん診断の否定の根拠にはならない。

てんかんの病因および焦点の検索としてはMRIが有用な検査である。CTは緊急時の検査としては適当であるが，病変の検出感度はMRIが高い。ベンゾジアゼピン受容体分布を反映するイオマゼニルSPECT，糖代謝を反映するFDG-PET検査はてんかん外科術前検査として焦点検索に用いられる。

● 診断

発作性疾患の診断においては，発作の情報が最も重要である。発作の状況について詳細に問診する。意識を失う場合が多いので，目撃者からの病歴が必須である。診察時に同行しているとはかぎらないので，電話で発作の様子を目撃者に聞くこともある。てんかん発作と鑑別が必要な疾患は，失神発作，一過性全健忘，一過性脳虚血発作，片頭痛，過呼吸発作，パニック障害，心因性非てんかん性

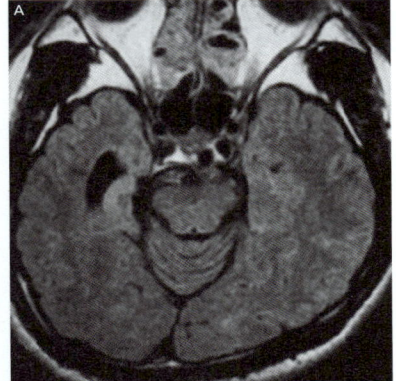
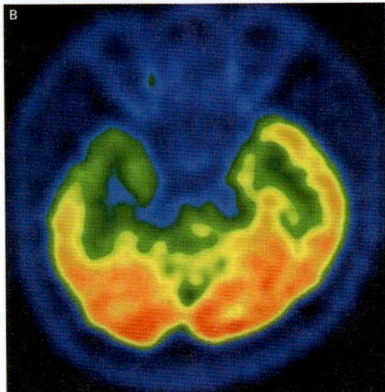

図 14-1-3　内側側頭葉てんかんの頭部 MRI 像（A），FDG-PET 像（B）
A：右海馬の萎縮と高信号化がみられる．難治性側頭葉てんかんで複雑部分発作をきたした患者である．手術標本病理所見は，海馬硬化症であった
B：右側頭葉の糖代謝低下所見

表 14-1-2　発作型に基づく抗てんかん薬の選択	
焦点性てんかん発作	全般性てんかん発作
カルバマゼピン	バルプロ酸
フェニトイン	ラモトリギン
バルプロ酸	トピラマート
フェノバルビタール	フェノバルビタール
ゾニサミド	ゾニサミド
ガバペンチン	レベチラセタム
トピラマート	クロナゼパム
ラモトリギン	
レベチラセタム	

発作（擬似発作）などがある．てんかん発作か否かの診断は，発作の病歴と脳波所見から行う．てんかん発作とみなされる病歴があり脳波でてんかん性放電が確認されれば，てんかんの診断は確定するといってよい．脳画像やその他の検査はてんかんの病因の診断に用いる．発作型，病歴，検査所見をもとにてんかん症候群の診断を行う．長時間持続ビデオ脳波同時記録（モニタ）検査は，てんかん手術治療を行う場の焦点決定および心因性非てんかん性発作の診断確定（非てんかん発作では発作時にてんかん波がない）のために行う．

■ **経過・予後**　てんかん症候群診断および病因の特定が予後の推定に重要である．West 症候群や Lennox-Gastaut 症候群は，予後不良の場合が多い．小児良性部分てんかんは，通常 16 歳以降には治癒する予後良好なてんかんである．若年性ミオクロニーてんかんは大部分が抗てんかん薬治療で発作が抑制されるが，中止により再発し生涯の治療が必要なことも多い．焦点性てんかんでは，50～70％で抗てんかん薬治療により発作が寛解する．

てんかん患者全体では，約 70％の患者で抗てんかん薬により発作は完全に抑制される．しかしながら，30％は薬物治療で発作が寛解しない難治性てんかんである．

■ **治療と薬理メカニズム**　抗てんかん薬による発作抑制が，てんかん治療の主体である．抗てんかん薬により 70％の患者で発作が完全に抑制され，通常の生活を送ることができる．抗てんかん薬は発作型に基づいて選択する（表 14-1-2）．部分発作にはカルバマゼピンを，全般発作にはバルプロ酸を第一選択薬とする場合が多い．患者個別の要因により他の薬剤を選択することもある．長期の治療を行うので薬剤の副作用に注意する．2 年以上発作が抑制されている場合は，抗てんかん薬の減量または中止が可能か検討する．

睡眠不足の過度のアルコールは発作の誘発因子となりうるので，生活指導を行う．危険な作業や入浴についても，発作抑制の状況にあわせた適切なアドバイスが必要である．自動車運転免許については，道路交通法に基づいたアドバイスを行う．

妊娠可能年齢の女性については，適切なカウンセリングが必要である．抗てんかん薬の新生児に対する催奇形性と発達に対する影響を考え，妊娠中は発作抑制に必要最小限の薬剤で治療を目標とする．バルプロ酸は神経管閉鎖障害による奇形のリスクがある．葉酸補充が奇形リスク低減のために推奨されている．

難治性てんかんに対する外科治療：限局性脳病変を原因とするてんかん，海馬硬化症をもとにする内側側頭葉てんかん，小児の片側巨脳症は，代表的な手術治療が可能なてんかんである．これらのてんかん患者の多くは抗てんかん薬治療抵抗性である．生活に支障をきたした後遺症がない範囲の脳切除で発作治療ができる場合は手術治療の適応がある．内側側頭葉てんかんでは，海馬を含む切除手術で約 80％の患者で発作が消失する（図 14-1-2，図 14-1-3）．しかしながら，新皮質てんかんには，有効率はやや低い．脱力発作には，脳梁離断術が有効である．緩和療法として，迷走神経刺激術，ケトン食療法が行われている．

〔赤松　直樹・辻　貞俊〕

■ **参考文献**
1) French JA et al：Initial Management of Epilepsy. N Engl J Med 359：166-176, 2008

2) Schuele SU et al : Intractable epilepsy: management and therapeutic alternatives. Lancet Neurol 7:514-524, 2008
3) Meador KJ et al : Pregnancy registries in epilepsy: A consensus statement on health outcomes. Neurology 71:1109-1117, 2008
4) Brodie MJ et al : Epilepsy in elderly people. BMJ 331:1317-1322, 2005

2 頭痛

頭痛の分類について

　頭痛の分類および診断は、国際頭痛学会頭痛分類委員会により2003年に改訂された「国際頭痛学会頭痛分類 第2版(The International Classification of Headache Disorders, 2nd edition：ICHD-Ⅱ)」に基づき行われる[1),2)]。ICHD-Ⅱでは頭痛を一次性頭痛、二次性頭痛および頭部神経痛、中枢性・一次性顔面痛およびその他の頭痛の3部に分けている(**表14-2-1**)。一次性頭痛は、慢性頭痛とも呼ばれ、片頭痛、緊張型頭痛、群発頭痛を含んでいる。二次性頭痛は脳出血や髄膜炎などのような器質的疾患に起因する頭痛群である。二次性頭痛の原因となる疾患については他稿で述べているので、ここでは一次性頭痛のうち、片頭痛、緊張型頭痛および群発頭痛を中心に説明する。

片頭痛

■ **定義・概念**　片側性、拍動性の頭痛で、随伴症状として悪心や光過敏・音過敏を伴うことが多い。**表14-2-2**のようにさまざまなタイプがあるが、大きく「前兆のない片頭痛」と「前兆のある片頭痛」に二分される。治療として、発作急性期には、トリプタン系薬剤が第一選択薬となる。発作予防療法としては、ロメリジンやバルプロ酸が用いられる。

■ **疫学**　わが国における15歳以上の片頭痛の有病率は約8.4%（男性3.6%、女性13.0%）であり、その傾向は欧米諸国でも同様で、女性が男性に対し約3倍多いと報告されている。思春期以前における有病率の男女比はほぼ同数であるが、以後閉経年齢まで年齢の増加に従い女性の有病率が増える傾向にある。

■ **病因・病態生理と分子メカニズム**　片頭痛発作における前兆は、なんらかの誘因により、①片頭痛発生器が活性化され、②cortical spreading depressionが誘発され生じるのではないかと考えられている。その後、③三叉神経血管系の異常な活性化が起こり、脳血管および脳硬膜動脈の拡張や脳硬膜の神経原性炎症により頭痛が生じると考えられている(**図14-2-1**)。

片頭痛発生器：片頭痛発作のtriggerとなる部位で、脳幹の縫線核、青斑核および中脳水道周囲灰白質(periaqueductal gray matter：PAG)などが想定されている。特に、PAGは、前頭葉や視床下部からの入力を受け、三叉神経脊髄路核や脊髄後角へ投射する下行性疼痛抑制系の神経回路を形成する一部であることから、片頭痛発生器の有力な候補にあげられている。

cortical spreading depression：脳局所の神経細胞やグリア細胞の細胞膜に30〜60秒の脱分極が生じた後、15〜30分間電気的活動が抑制された状態が約2〜3mm/分の速

表14-2-1　国際頭痛学会の頭痛の分類

第1部　一次性頭痛（機能性頭痛）
1) 片頭痛
2) 緊張型頭痛
3) 群発頭痛およびその他の三叉神経・自律神経性頭痛
4) その他の一次性頭痛

第2部　二次性頭痛（症候性頭痛）
5) 頭頸部外傷による頭痛
6) 頭頸部血管障害による頭痛
7) 非血管性頭蓋内疾患による頭痛
8) 物質またはその離脱による頭痛
9) 感染症による頭痛
10) ホメオスターシスの障害による頭痛
11) 頭蓋骨、頸、眼、耳、鼻、副鼻腔、歯、口あるいはその他の顔面頭部の構成組織の障害に起因する頭痛あるいは顔面痛
12) 精神疾患による頭痛

第3部　頭部神経痛、中枢性・一次性顔面痛およびその他の頭痛
13) 頭部神経痛および中枢性顔面痛

（国際頭痛学会頭痛分類 第2版(ICHD-Ⅱ)、2003）
（文献1、2を引用）

表14-2-2　片頭痛の分類

1.1	前兆のない片頭痛
1.2	前兆のある片頭痛
	1.2.1　典型的前兆に片頭痛を伴うもの
	1.2.2　典型的前兆に片頭痛様の頭痛を伴うもの
	1.2.3　典型的前兆のみで頭痛を伴わないもの
	1.2.4　家族性片麻痺性片頭痛
	1.2.5　孤発性片麻痺性片頭痛
	1.2.6　脳底型片頭痛
1.3	小児周期性症候群（片頭痛に移行することが多いもの）
	1.3.1　周期性嘔吐症
	1.3.2　腹部片頭痛
	1.3.3　小児良性発作性めまい
1.4	網膜片頭痛
1.5	片頭痛の合併症
	1.5.1　慢性片頭痛
	1.5.2　片頭痛発作重積
	1.5.3　遷延性前兆で脳梗塞を伴わないもの
	1.5.4　片頭痛性脳梗塞
	1.5.5　片頭痛により誘発される痙攣
1.6	片頭痛の疑い
	1.6.1　前兆のない片頭痛の疑い
	1.6.2　前兆のある片頭痛の疑い
	1.6.5　慢性片頭痛の疑い

（文献1、2を引用）

さで周囲に伝播する現象で、日本語では、大脳皮質拡延性抑制と呼ばれる。この現象は動物実験により報告されたが、近年ヒトにおいても片頭痛発作前兆期に観察され、片頭痛発作への関与が明らかにされている。

三叉神経血管系の異常な活性化：硬膜血管や脳血管には三叉神経節由来の無髄神経線維が分布し、頭蓋内の痛覚を中枢へ伝えている。また、三叉神経節を実験的に刺激すると、これらの神経を介して逆行性に刺激が伝わり硬膜の血管拡張および神経原性炎症が生じることから、これらの現象が頭痛を起こしているのではないかと考えられている。

■ **臨床症状・検査成績**　片頭痛は、**表14-2-2**のようにいくつかの病型に分類されるが、大きく「前兆のない片頭痛」と「前兆のある片頭痛」に二分される。しかし、頭痛の性

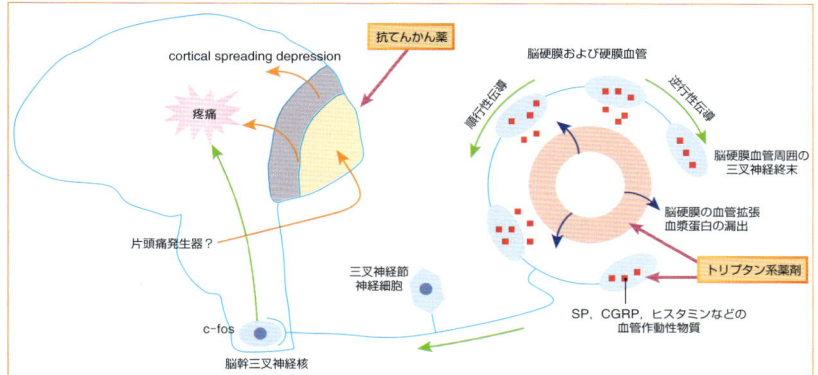

図 14-2-1　片頭痛の病態生理
- 硬膜血管周囲の三叉神経の軸索になんらかの刺激が加わり，サブスタンス P(substance P：SP)やカルシトニン遺伝子関連ペプチド(calcitonin gene-related peptide：CGRP)などが遊離され，血管拡張，血漿蛋白の漏出および肥満細胞からのヒスタミンの遊離などにより神経原性炎症が生じる．三叉神経終末の刺激が順行性に伝えられると三叉神経核にいたり，大脳にいたり痛みとして自覚される
- トリプタン系薬剤は，頭蓋内血管平滑筋に存在する 5-HT₁B 受容体を介し血管収縮作用を示し，三叉神経終末に存在するセロトニン受容体のなかの 5-HT₁D 受容体により神経ペプチドの放出を抑制し，神経原性炎症を抑制して，頭痛発作改善に効果を示すと考えられている
- 三叉神経系を活性化させる trigger として cortical spreading depression(CSD)や片頭痛発生器からの信号などの可能性が示唆されている

表 14-2-3　「前兆のない片頭痛」の診断基準

A．B〜D を満たす頭痛発作が 5 回以上ある
B．頭痛の持続時間は 4〜72 時間(未治療もしくは治療が無効の場合)
C．頭痛は以下の特徴の少なくとも 2 項目を満たす
　1．片側性
　2．拍動性
　3．中等度〜重度の頭痛
　4．日常的な動作(歩行や階段昇降など)により頭痛が増悪する，あるいは頭痛のために日常的な動作を避ける
D．頭痛発作中に少なくとも以下の 1 項目を満たす
　1．悪心または嘔吐(あるいはその両方)
　2．光過敏および音過敏
E．その他の疾患によらない

(文献 1，2 を引用)

表 14-2-4　「典型的前兆に片頭痛を伴うもの」の診断基準

A．B〜D を満たす発作が 2 回以上ある
B．少なくとも以下の 1 項目を満たす前兆があるが，運動麻痺(脱力)は伴わない
　1．陽性徴候(きらきらした光・点・線など)および・または陰性徴候(視覚消失)を含む完全可逆性の視覚症状
　2．陽性徴候(チクチク感)および・または陰性徴候(感覚鈍麻)を含む完全可逆性の感覚症状
　3．完全可逆性の失語性言語障害
C．少なくとも以下の 2 項目を満たす
　1．同名性の視覚異常または片側性の感覚症状(あるいはその両方)
　2．少なくとも 1 つの前兆は 5 分以上かけて徐々に進展するか，および・または異なる複数の前兆が引き続き 5 分以上かけて進展する
　3．それぞれの前兆の持続時間は 5 分以上で 60 分以内
D．1「前兆のない片頭痛」の診断基準 B〜D を満たす頭痛が，前兆の出現中もしくは前兆後 60 分以内に生じる
E．その他の疾患によらない

(文献 1，2 を引用)

状は，それぞれのタイプでほぼ共通であり，「前兆のない片頭痛」にみられるような，片側性・拍動性で，中等度から重度の強さを持ち，4〜72 時間持続するものである．また頭痛は動作により増悪する．随伴症状として悪心や光過敏・音過敏を持つ．

前兆は通常 5〜20 分にわたり徐々に進展し，かつ持続時間が 60 分未満の可逆性脳局在神経症状と定義される．「前兆のある片頭痛」のなかで視覚症状，感覚症状あるいは言語症状のいずれか 1 つ以上からなる前兆のある片頭痛は「典型的前兆に片頭痛を伴うもの」に分類される．視覚性の前兆は最も一般的な前兆で，閃輝(輝く部分：陽性徴候)暗点(みえにくい部分：陰性徴候)として出現する場合が多く，患者は「眼前のチカチカ」と表現することが多い．

●**診断**　ここでは「前兆のない片頭痛」および「典型的前兆に片頭痛を伴うもの」の診断基準について解説する(その他については ICHD-II[2] 参照)．

「前兆のない片頭痛」：ICHD-II の診断基準を**表 14-2-3**に記す．項目 B〜D には発作時間，頭痛の性状および随伴症状などが列挙され，項目 E には二次性頭痛の可能性を否定することが記載されている．

「典型的前兆に片頭痛を伴うもの」：頭痛の性質としては項目 D に「前兆のない片頭痛」の診断基準 B〜D を満たす頭痛が，前兆の出現中もしくは前兆後 60 分以内に生じると記載されている(**表 14-2-4**)．典型的前兆としては視覚症状，感覚症状，言語症状があげられている．

■ **治療と薬理メカニズム**　片頭痛の薬物療法は，急性期

表 14-2-5 わが国で使用可能なトリプタン系薬剤の用量および用法

一般名	商品名	用量・用法
コハク酸スマトリプタン	イミグラン®錠50	成人1回50 mg　200 mg/日以内 50 mgで効果不十分のとき次回より100 mg投与可 追加投与間隔　2時間以上
	イミグラン®キット皮下注3 mg	成人1回3 mg　6 mg/日以内 追加投与間隔　1時間以上
	イミグラン®点鼻液20	成人1回20 mg　40 mg/日以内 追加投与間隔　2時間以上
ゾルミトリプタン	ゾーミッグ®錠2.5 mg	成人1回2.5 mg　10 mg/日以内 追加投与間隔　2時間以上
	ゾーミッグ®RM錠2.5 mg	成人1回2.5 mg　10 mg/日以内 追加投与間隔　2時間以上
臭化水素酸エレトリプタン	レルパックス®錠20 mg	成人1回20 mg　40 mg/日以内 追加投与間隔　2時間以上 次回発作以降1回40 mg投与可
安息香酸リザトリプタン	マクサルト®錠10 mg	成人1回10 mg　20 mg/日以内 追加投与間隔　2時間以上
	マクサルト®RPD錠10 mg	成人1回10 mg　20 mg/日以内 追加投与間隔　2時間以上
ナラトリプタン塩酸塩	アマージ®錠2.5 mg	成人1回2.5 mg　5 mg/日以内 追加投与間隔　4時間以上

RM：口腔内速溶，RPD：口腔内崩壊

治療と予防療法に分かれ，急性期治療としてセロトニン 5-HT$_{1B/1D}$受容体のアゴニストであるトリプタン系薬剤，エルゴタミン製剤などの特異的治療と鎮痛薬や制吐薬による非特異的治療がある。「前兆のない片頭痛」および「典型的前兆に片頭痛を伴うもの」では通常トリプタン系薬剤が第一選択薬となるが，片麻痺性片頭痛や脳底型片頭痛では，トリプタン系薬剤は禁忌とされている。

わが国で使用可能なトリプタン系薬剤はスマトリプタン，ゾルミトリプタン，エレトリプタン，リザトリプタンおよびナラトリプタンの5種類である(表14-2-5)。スマトリプタンは錠剤のほか皮下注射薬(在宅自己注射が可能)および点鼻薬としての投与も可能である。トリプタン系薬剤は，三叉神経終末に存在する5-HT$_{1D}$受容体を介し神経ペプチドの放出を抑制するとともに，頭蓋内血管平滑筋に存在する5-HT$_{1B}$受容体を介し血管を収縮させ片頭痛に対し効果を示すと考えられている。

予防療法としてCa拮抗薬であるロメリジンおよび抗てんかん薬のバルプロ酸が保険適用となっているが，β遮断薬，抗うつ薬，アンジオテンシン変換酵素(ACE)阻害薬，アンジオテンシンⅡ受容体拮抗薬(ARB)，漢方薬なども投与されることがある。抗てんかん薬はcortical spreading depressionに影響し効果を示すと考えられている。

●**経過・予後**　片頭痛発作頻度の多い症例では，慢性片頭痛への移行が報告されている。慢性片頭痛は，片頭痛の特徴とされる光過敏・音過敏や悪心・嘔吐などが減少し，拍動性の要素はあるが，その他は緊張型頭痛に類似した性質の頭痛が頻回に(月の半分以上かつ3カ月以上)出現するものである。慢性片頭痛では治療に抵抗性の場合が多いため，移行を防ぐためにも片頭痛発作に対する適切な治療が必要となる。

緊張型頭痛

●**定義・概念**　圧迫感または締めつけ感を呈する頭痛で，頭頸部筋肉への緊張が病因とされている。鎮痛薬，筋弛緩薬および抗不安薬などが用いられる。

●**疫学**　わが国での有病率は22.3%で，性別では男性が18.1%，女性26.4%と，女性が男性の1.5倍で，男性は10～40歳代に多く，女性では20歳代，30歳代，50歳代に多い。

●**病因・病態生理と分子メカニズム**　緊張型頭痛の発生機序については不明な部分が多いが，精神的，社会的なストレスが誘因といわれている。その他，不安，抑うつ，神経症などの精神的な因子，姿勢異常，頸椎病変，顎関節異常，眼科疾患など頭頸部の筋肉に緊張を与える病態が影響し，緊張型頭痛を引き起こすと考えられている。

●**臨床症状・検査成績／診断**　両側性に出現する圧迫感または締めつけられる感じを持つ軽度〜中等度の頭痛を呈する。発作の出現頻度や随伴症状により稀発反復性緊張型頭痛，頻発反復性緊張型頭痛，慢性緊張型頭痛および緊張型頭痛の疑いの4型に分けられている。それぞれ診断基準を有するが，ここでは臨床的に遭遇する機会の多い頻発反復性緊張型頭痛の診断基準を記載する。

稀発反復性緊張型頭痛：頻度が低く(平均して1カ月に1日未満(年間12日未満)の頻度で発現する頭痛が10回以上)，数分〜数日間持続する頭痛で，痛みは一般に両側性，性状は圧迫感または締めつけられる感じで，強さは軽度〜中等度，日常的な動作による増悪はない。悪心はないが，光過敏または音過敏を呈することがある。

頻発反復性緊張型頭痛(表14-2-6)：頻度が多く，数十分から数日間持続する。頭痛の性状は稀発反復性緊張型頭痛と同じである。「前兆のない片頭痛」と合併する場合も多く，患者に起こった頭痛が片頭痛かまたは緊張型頭痛なのかを理解し，それぞれの頭痛に対し適切な治療を行うことが必要とされる。

慢性緊張型頭痛：反復性緊張型頭痛から進展した疾患で，数分から数日間持続する頭痛が連日または非常に頻繁に発

表14-2-6 頻発反復性緊張型頭痛の診断基準

A. 3カ月以上にわたり，平均して1カ月に1日以上，15日未満(年間12日以上180日未満)の頻度で発現する頭痛が10回以上あり，かつB〜Dを満たす
B. 頭痛は30分〜7日間持続する
C. 頭痛は以下の特徴の少なくとも2項目を満たす
　1. 両側性
　2. 性状は圧迫感または締めつけ感(非拍動性)
　3. 強さは軽度〜中等度
　4. 歩行や階段の昇降のような日常的な動作により増悪しない
D. 以下の両方を満たす
　1. 悪心や嘔吐はない(食欲不振を伴うことはある)
　2. 光過敏や音過敏はあってもどちらか一方のみ
E. その他の疾患によらない

(文献1, 2を引用)

表14-2-7 群発頭痛の診断基準

A. B〜Dを満たす頭痛発作が5回以上ある
B. 未治療で一側性の重度〜きわめて重度の頭痛が眼窩部，眼窩上部または側頭部のいずれか1つ以上の部位に，15〜180分持続する
C. 頭痛と同側に少なくとも以下の1項目を伴う
　1. 結膜充血または流涙(あるいはその両方)
　2. 鼻閉または鼻漏(あるいはその両方)
　3. 眼瞼浮腫
　4. 前頭部および顔面の発汗
　5. 縮瞳または眼瞼下垂(あるいはその両方)
　6. 落ち着きがない，あるいは興奮した様子
D. 発作頻度は1回/2日〜8回/日である
E. その他の疾患によらない

(文献1, 2を引用)

現する．頭痛の性状は他の緊張型頭痛と同じであるが，軽度の悪心，光過敏または音過敏を伴うことがある．

緊張型頭痛の疑い：それぞれの緊張型頭痛の診断基準を満たさないものは疑いに分類される．

■ **治療と薬理メカニズム**　薬物療法として鎮痛薬(アセトアミノフェン，非ステロイド性抗炎症薬(NSAIDs))，筋弛緩薬(塩酸エペリゾン，塩酸チザニジン)および抗不安薬(ジアゼパム)などが用いられる．非薬物療法として頸部指圧，鍼灸，タイガーバーム，催眠療法，頭痛体操などがある．

群発頭痛

■ **定義・概念**　片側の眼窩周囲や眼窩に生じる疼痛で群発期と寛解期を持つ．頭痛と同側に流涙，結膜充血，鼻閉，鼻汁などの自律神経症状を伴うことが特徴で，海綿静脈洞付近の機能異常が病態に関係すると考えられている．スマトリプタンの皮下注射および純酸素投与が急性期には有効である．

■ **疫学**　群発頭痛の有病率は約0.07〜0.09%とされており，片頭痛と比べると少ない．

■ **病因・病態生理と分子メカニズム**　疼痛部位が主に三叉神経第一枝領域を中心とすることや交感神経症状を呈することから，病変として内頸動脈分岐部遠位から海綿静脈洞付近が想定されている．さらに発作中にみられる流涙や鼻汁分泌などは中間神経から翼口蓋神経節を経て分布する大浅錐体神経の副交感神経線維の亢進症状と考えられる．これら三叉神経血管系や副交感神経系の活性化により血管周囲に炎症を起こし，三叉神経第一枝や交感神経にも影響を及ぼし，特有の症状を形成するものと推察される．このような末梢性の病変を視床下部が時間的な調節を行い，頭痛が発症するのではないかと考えられている．

■ **臨床症状・検査成績／診断**　片側の眼窩周囲や眼窩など三叉神経第一枝領域を中心に1時間程度続く激しい疼痛で，就寝直後に認められることが多く，毎日のように頭痛が生じる群発期に，頭痛を認めない寛解期がある．激痛のため頭痛発作中はじっとしていることができず，落ち着きなく動き回る症例が多い．頭痛と同側に流涙，結膜充血，鼻閉，鼻汁などの副交感神経亢進症状やHorner(ホルネル)徴候(縮瞳・眼瞼下垂)などの自律神経症状が出現するためICHD-Ⅱでは群発頭痛およびその近縁疾患について，三叉神経・自律神経性頭痛として分類している．群発期が7日〜1年間続き，30日以上の寛解期をはさむ例は反復性群発頭痛，寛解期をはさまず1年以上にわたり群発期が続く症例あるいは寛解期が30日に満たない症例は慢性群発頭痛とそれぞれ呼称されている．表14-2-7に群発頭痛の診断基準を示す．

■ **治療と薬理メカニズム**　急性期治療としては，スマトリプタンの皮下注射，純酸素投与(7L/分で15〜20分間)が有効である．スマトリプタン鼻腔やゾルミトリプタンの経口投与の有効性も報告されており，選択肢に考慮してもよい．群発頭痛の発作回数が多い場合，予防療法として，Ca拮抗薬，バルプロ酸などによる治療を，また難治症例では，神経ブロック，ガンマナイフによる治療や脳深部刺激療法の適応も考慮する．

【清水 利彦・鈴木 則宏】

参考文献

1) Headache Classification Subcommittee of the International Headache Society : The International Classification of Headache Disorders, 2nd Edition(ICHD-Ⅱ). Cephalalgia 24(Suppl 1) : 1, 2004
2) 日本頭痛学会・国際頭痛分類普及委員会訳：国際頭痛分類 第2版 新訂増補日本語版．医学書院，2007
3) 日本頭痛学会編：慢性頭痛の診療ガイドライン．医学書院，2006

3　ナルコレプシー，睡眠異常

ナルコレプシー

■ **定義・概念**　ナルコレプシー(narcolepsy)は，日中の過剰な眠気EDS(excessive daytime sleepiness)，居眠り，睡眠麻痺，情動脱力発作(カタプレキシー)，入眠時幻覚を特徴とする慢性疾患である．ナルコレプシーの病態は睡眠覚醒リズム機構の異常であり，入眠時REM睡眠を特徴とする．中核群では視床下部外側に存在するオレキシン神経細胞の障害が病因とされる．

■ **病因・病態生理と分子メカニズム**　ナルコレプシーの病態生理学的な特徴は，症状である日中の居眠りの多くがREM睡眠であることである．入眠時にREM睡眠ではじまるので，sleep onset REM(SOREM)と呼ばれる．睡眠麻痺，情動脱力発作，入眠時幻覚もREM睡眠に関連した症状である．さらに夜間の睡眠もREM睡眠ではじまることが多い．加えてnon-REM睡眠の3期と4期が減少し

ており，睡眠構築の乱れが認められる．以上より睡眠覚醒機能の異常の疾患ととらえることができる．ナルコレプシーの睡眠覚醒機能の異常をきたす原因として，オレキシンの伝達異常が最近注目されている．オレキシン含有神経細胞は外側視床下部に存在しており，脳の広範な領域に投射している．オレキシンは，睡眠覚醒，摂食，体温調節，内分泌などの機能に関与しているとされている．ナルコレプシー患者の髄液では多くの例でオレキシン濃度が低下しており，オレキシン神経伝達障害が認められている．
病理：ナルコレプシーの95%は孤発性であり，後天的な要因が病因として考えられている．カタプレキシーを伴うナルコレプシーでは，大部分がHLADQB1*0602陽性であることから遺伝的要因も病因として関与している．脳脊髄液のオレキシン濃度低下に加えて，剖検では外側視床下部のオレキシン含有細胞の減少が報告されている．
■ **疫学** 日本人での有病率は，1,000人あたり1～5人と推定されている．北米・ヨーロッパではわが国の1/5の有病率とされている．
■ **臨床症状** ナルコレプシーの四主徴は，日中の過剰な眠気と居眠り，情動脱力発作(カタプレキシー)，睡眠麻痺，入眠時幻覚である．日中の過剰な眠気は全例にみられ，日常生活に支障をきたす．情動脱力発作は約3/4の患者でみられ，情動により惹起される全身の筋力発作で意識障害がないものである．睡眠麻痺は，睡眠から覚醒したときに四肢が動かせないこと(いわゆる金縛り)であり，約半数の患者でみられる．入眠時にみられる幻覚も約半数の患者が経験する．
■ **検査成績** 多重睡眠潜時試験(multiple sleep latency test：MSLT)で，客観的に眠気の程度を検査することができる．MSLTは脳波検査室で昼間に，2時間ごとに5回ベッドに横になり入眠するまでの時間(睡眠潜時)を測定するものである．正常は10分以上であるが，ナルコレプシーでは8分以内に短縮し，2回以上SOREMが記録される．特にSOREMは診断に有用で，感度0.78，特異度0.93と報告されている．他の睡眠障害を否定するためにポリソムノグラフィ検査を行う．症候性のナルコレプシーが疑われる場合には，視床下部病変がないかMRI検査を行う．脳脊髄液でのオレキシン110pg/mL以下は診断的価値がある．
■ **診断** 睡眠障害国際分類 第2版(ICSD-2)診断基準に基づいて行う．この診断基準の骨子は，①3カ月以上のほとんど毎日の日中の過度の眠気 ②MSLTで2回以上のSOREMもしくは脳脊髄液オレキシン低下，③他に過眠をきたす原因がない のすべてを満たすものである．
■ **経過・予後** 思春期～20歳代で多くが発症する．発症後は慢性に経過し，通常寛解はみられない．
■ **治療と薬理メカニズム** 夜間の十分な睡眠時間の確保，短時間の昼寝は過剰な眠気の軽減に効果がある．薬物療法としては，モダフィニル，メチルフェニデートが用いられる．脱力発作には，クロミプラミンが有効である．外傷，腫瘍，炎症などに起因する視床下部病変による症候性ナルコレプシーは原疾患の治療を行う．

その他の睡眠異常

REM睡眠行動障害(REM sleep behavior disorder)：睡眠の後半，つまり明け方に生じることが多く，激しい暴力的な行動を睡眠中に突然起こす症状である．そのため外傷を負ったり，ベッドパートナーに危害を加えることがある．本人はそのエピソードの記憶がない．Parkinson(パーキンソン)病およびParkinson症候群で発病前からみられることがある．
Kleine-Levin(クライネ-レヴィン)**症候群**：過眠と過食が長ければ数週間続くエピソードが，2～12カ月の間欠期をもって再発することを特徴とする症候群である．過眠期には，失見当識，健忘，性欲亢進，過敏性，うつなどの症状を伴うことがある．思春期に発症し，中年期には寛解する．病態生理はよくわかっていない．
睡眠相後退症候群：本症は概日リズム睡眠障害の一つで，入眠・覚醒リズムが後退し，入眠障害と起床困難をきたす．遅刻・欠勤・不登校などの社会不適応状態を呈することも多い．睡眠日誌，アクチグラム，ポリソムノグラムなどの検査が診断の補助となる．さまざまな治療が試みられているが確立したものはない．

【赤松 直樹・辻 貞俊】

15 脳脊髄腫瘍

■ **定義・概念** 脳腫瘍とは，頭蓋内に発生した新生物(neoplasm)をさす．脳実質内から発生したものばかりでなく，髄膜や下垂体，脳神経など脳実質外から発生したものでも頭蓋内にあれば脳腫瘍と呼ぶ．また，頭蓋内に発生した転移性腫瘍も含まれる．最新のWHO 2007年版中枢神経系組織腫瘍分類では，脳腫瘍は神経上皮性腫瘍，脳神経および脊髄神経腫瘍，髄膜の腫瘍，悪性リンパ腫と造血器腫瘍，胚細胞腫瘍，トルコ鞍部腫瘍，転移性腫瘍に大別されている．
■ **疫学** 脳腫瘍は人口10万人に対し10～15人程度の発生頻度と考えられている．原発性脳腫瘍における腫瘍別頻度は，脳腫瘍全国統計によると，髄膜腫(27.1%)が最も多く，神経膠腫(26.6%)，下垂体腺腫(18.2%)，神経鞘腫(10.5%)である．その他，頭蓋咽頭腫(3.6%)，悪性リンパ腫(3.1%)，胚細胞腫瘍(2.7%)の頻度である．
■ **病因・病態生理と分子メカニズム／臨床症状** 脳腫瘍による症状は，頭蓋内圧亢進症状と巣症状に大別される．頭蓋内の占拠性病変による慢性的な頭蓋内圧亢進症状として，頭痛，嘔気・嘔吐，うっ血乳頭が三主徴である．頭蓋内圧亢進が急速に進行すると脳ヘルニアとなり，意識障害，患側の瞳孔散大，対側の半身運動麻痺，除脳硬直や除皮質硬直を引き起こす．巣症状は脳の機能局在によって傷害された部位の症状が出現する(表15-1)．多くの神経膠腫や髄膜腫の症状は腫瘍の局在診断にもまた有用である．

下垂体腺腫には，ホルモン産生性の腫瘍と非産生性の腫瘍がある．ホルモン産生性腫瘍では，プロラクチンによる乳汁分泌・無月経症候群，成長ホルモン過剰による先端巨大症や巨人症，副腎皮質ホルモン過剰によるCushing(クッシング)病がある．非機能性の下垂体腫瘍や頭蓋咽頭腫では，視床下部・下垂体系の機能低下による尿崩症，甲状腺機能低下症，副腎皮質機能低下症などが出現する．非機能性腺腫は大きくなってから両耳側半盲で発見されるこ

表15-1 脳の機能局在と巣症状

前頭前野	人格の変化や活動性の低下
前頭葉一次運動野	対側の半身麻痺や痙攣発作が起こる
頭頂葉	感覚障害、失行・失認(非優位半球) 失書・失読・手指失認・左右失認(優位半球)
側頭葉	感覚性失語,精神運動発作
後頭葉	同名半盲
小脳	体幹や四肢の失調、協調運動障害、眼振

表15-2 主な脳腫瘍の生存率

	生存率(%)		
	1年	3年	5年
神経膠腫	74.5	46.7	41.0
星細胞腫	91.5	75	68.3
退形成性星細胞腫	72.9	41	33.9
膠芽腫	55.1	12.3	6.9
神経鞘腫	99.4	98.1	98.0
髄膜腫	98.1	96.2	95.3
下垂体腺腫	98.9	97.9	97.4

(脳腫瘍全国集計,2009)

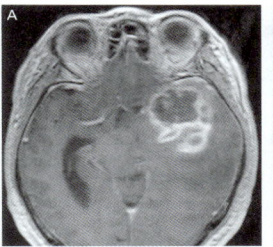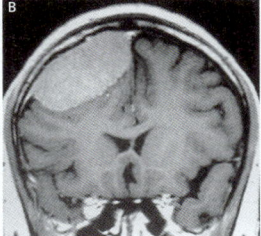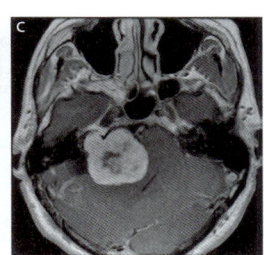

図15-1 脳腫瘍の造影MRI像
A:側頭葉の膠芽腫,B:円蓋部髄膜腫,C:神経鞘腫(聴神経腫瘍)

とが多い。

神経鞘腫は聴神経に発生するものが最も多く(聴神経腫瘍),耳鳴り,難聴,めまいで発症する。

脳腫瘍の発生原因は,一部を除きいまだ解明されていない。最も悪性の膠芽腫では,上皮増殖因子受容体(EGFR)の増殖とPTENの変異,10qのloss of heterozygosity (LOH)がみられる原発性の膠芽腫とp53遺伝子の変異後に19q, 10q染色体のLOHが起こる二次性の膠芽腫に分けられると考えられている。

遺伝性の脳腫瘍としては,VHL遺伝子の異常によるvon Hippel-Lindau(フォン・ヒッペル-リンドウ)病,神経線維腫症1型,神経線維腫症2型などが知られている。

■検査成績/診断
診断にはCTやMRIなどの頭部の断層画像が有用である。情報量の多さから最近ではMRIのほうが多用される。MRIでは多くの腫瘍はT1強調画像で低信号,T2強調画像で高信号に描出され,ガドリニウムで造影される(図15-1)。T1強調画像で高信号となる病変は,腫瘍内出血や頭蓋咽頭腫の嚢胞内容液,悪性黒色腫などがかぎられることで特徴的である。また,類上皮腫は,通常のMRIでは髄液と等信号なのでわかりにくいが,拡散強調画像で高信号となるのが特徴である。

脳血管撮影では腫瘍は濃染されることが多い。特に血流の豊富な髄膜腫や血管芽腫,悪性の神経膠腫などでは診断的意義が高い。PETでブドウ糖代謝をみて悪性度の診断に役立てることもあるが,脳はもともとブドウ糖代謝が高いので,注意が必要である。

腫瘍マーカーとしては,悪性リンパ腫における髄液中β_2ミクログロブリンや血清のsIL-2R(可溶性インターロイキン2受容体)値の上昇がみられ,一部の胚細胞腫瘍では血清中のα-フェトプロテイン(AFP)やヒト絨毛性ゴナドトロピンβサブユニット(hCG-β)の上昇がみられる。

■治療と薬理メカニズム
手術
良性の腫瘍では全摘出ができれば治癒が見込まれる。また,悪性のグリオーマでも摘出度が高いほど予後がよいことが知られている。したがって組織型によって細かな摘出方針の違いはあるものの,基本的には手術による摘出度をあげたほうがよい。一方で,良性腫瘍でも部位や周囲の状況により必ずしも全摘出ができないことがあり,術後に放射線療法や化学療法を追加することになる。

放射線
悪性の神経膠腫(WHOのgrade 3, 4の腫瘍)では術後に放射線照射を行う。全脳照射と局所照射をあわせて,放射線照射量は60 Gyが標準的である。grade 1の腫瘍は経過観察とするが,grade 2の腫瘍の放射線照射は議論があるところである。

聴神経腫瘍や髄膜腫などの小型の良性腫瘍に対しては,術後の残存腫瘍も含めて,ガンマナイフなどの定位放射線治療も有効である。

化学療法
悪性神経膠腫に対し,わが国ではかつてニトロソウレア剤のニムスチン(ACNU)が主に使用されていたが,現在の主流はテモゾロミドである。テモゾロミドはアルキル化剤に属する経口の抗腫瘍薬で,悪性神経膠腫に対してはじめて放射線単独治療にまさる治療成績が得られている。放射線治療期間中に開始できる。テモゾロミドは,O^6-メチルグアニン-DNA メチルトランスフェラーゼ(O^6-methyl-guanine-DNA-methyltransferase:MGMT)のメチル化がない例では効果が期待できないことが知られている。

その他,腫瘍別に一定の効果が得られる化学療法とし

て，悪性リンパ腫への大量メトトレキサート療法，胚細胞腫瘍へのICE療法（イホスファミド，シスプラチン，エトポシド）などがある。また，プロラクチン産生腫瘍へのカベルゴリンやブロモクリプチン，成長ホルモン産生腫瘍へのオクトレオチドなども有効である。

▶ **経過・予後** 主な脳腫瘍の術後生存率を**表 15-2** に示す。神経膠腫のなかでも星細胞腫の5年生存率が68%であるのに対し，最も悪性の膠芽腫の5年生存率は6.9%である。一方，良性腫瘍の神経鞘腫，髄膜腫，下垂体腺腫では，5年生存率は95〜98%である。

【斉藤 延人】

参考文献
1) 日本脳神経外科学会，日本病理学会編：脳腫瘍取扱い規約 第3版，金原出版，2010
2) The committee of brain tumor registry of Japan : Report of brain tumor registry of Japan(1984-2000), 12th edition. Neurol Med Chir 49(Suppl), 2009

16 頭部外傷

▶ **定義・概念** 頭部外傷とは，頭部に加わる器質的および機能的損傷の総称である。主に損傷や出血の生じる部位によって診断がなされる。

頭皮の外傷

頭皮と軟部組織は，外側から，表皮，真皮，僧帽腱膜，骨膜からなり，その内側に頭蓋骨がある。頭皮と軟部組織の損傷は，まず開放性損傷と閉鎖性損傷に分類される。閉鎖性損傷では出血によりいわゆるこぶとなるが，血腫の貯留した部位によって，皮下血腫，僧帽腱膜下血腫，骨膜下血腫に分類される。骨膜下血腫では縫合線を越えて血腫が移動することはないのが特徴である。

頭蓋骨骨折

頭蓋骨骨折は頭蓋外との交通の有無によって，閉鎖性骨折（closed fracture）と開放性骨折（open fracture）に大別される。また，骨折の形状によって，線状骨折（linear fracture），陥没骨折（depressed fracture），粉砕骨折（comminuted fracture）に分類される。さらに骨折の部位によって，円蓋部骨折，頭蓋底骨折（skull base fracture），視神経管骨折（optic canal fracture）などがある。

頭蓋底骨折のうち，錐体骨の骨折ではBattle（バトル）徴候（Battle's sign）と呼ばれる耳介後部の皮下出血斑がみられる。また，前頭蓋底骨折では，パンダの目徴候（panda's eye sign）と呼ばれる眼球周囲の出血斑がみられる。

頭蓋内の出血

出血の広がる部位によって，急性硬膜外血腫，急性硬膜下血腫，脳挫傷，外傷性脳出血，外傷性くも膜下出血などに分類される。

- **急性硬膜外血腫** 頭蓋骨と硬膜の間の出血。中硬膜動脈など硬膜の動脈からの出血によることが多い。頭蓋骨の板間静脈や静脈洞からの出血が原因のこともある。当初の意識障害が軽度でも，後に意識障害が悪化する可能性があるので注意を要する（意識清明期（lucid interval））。特に頭蓋骨骨折を伴う場合には，中硬膜動脈の損傷により出血が拡大する可能性がある。

- **急性硬膜下血腫** 硬膜とくも膜の間の出血。脳表の動静脈や架橋静脈が出血の原因となる。脳挫傷や外傷性くも膜下出血を合併することが多い。

- **脳挫傷，外傷性脳出血，外傷性くも膜下出血** 脳の損傷は脳挫傷（cerebral contusion）と呼ばれ，出血が拡大すると外傷性脳出血と呼ばれる。脳表の出血がくも膜下腔に広がると外傷性くも膜下出血と呼ばれる。

脳挫傷の発生機序は，急激な加速や減速の際の脳と頭蓋骨などの衝突や，角加速度による剪断力によって生じると考えられている。打撃などの加わった側に直撃損傷（coup injury）が生じるばかりでなく，反対側にも対側損傷（contrecoup injury）が生じうる。

びまん性軸索損傷

剪断力などによって生じる広範な軸索や髄鞘の損傷により，脳の神経細胞死が引き起こされる。病理ではretraction ballと呼ばれる断裂した軸索の形態が特徴的で，Wallerian（ワーラー）変性と呼ばれる。

臨床的には受傷直後には頭蓋内出血などがなくとも，意識障害が長く続く場合にはびまん性軸索損傷（diffuse axonal injury）を疑う。受傷直後の障害部位は小さいが，脳梁，中脳，脳室周辺の損傷が特徴的とされる。数カ月後には脳の広範囲な萎縮がみられるようになる。広範性脳腫脹（diffuse brain swelling）は似た用語であるが，両側大脳半球が広範に腫脹する病態をさし，小児や若年者にみられる。

頭蓋内異物

刃物やガラス片，傘，針，箸などによる穿通性の外傷によることが多い。異物の除去と硬膜閉鎖やデブリードマンが必要となる。手術室に入室する前に突き刺さった異物を除去するのは禁忌である。

脊髄・脊椎外傷

脊椎・脊髄の外傷は，交通事故やスポーツ，転落などで発生する閉鎖性損傷が多い。年間人口100万人に対して40人の発生頻度である。脊椎の過伸展や過屈曲，圧迫が原因である。脊椎や靱帯の損傷により，痛みや可動性の制限が起こるが，脊髄損傷があれば神経症状を呈する。

急性期の治療は安静と固定である。骨折が疑われたら，その部位をむやみに動かさないようにする。頸髄から上部胸髄の損傷では，脊髄ショック（spinal shock）となるので，呼吸や循環の維持治療が重要となる。脊髄損傷に対し受傷8時間以内のメチルプレドニゾロンの大量療法は有効性が示されている。脊椎の骨折や脱臼に対しては，修復術や固定術が行われることがある。

▶ **病因・病態生理と分子メカニズム**

頭蓋内圧亢進と脳ヘルニア

脳は非常に脆弱である。脳血流の停止（虚血）に弱く，再生能力がほとんどない。そのような脳を保護するために，頭蓋骨があり，脳血流の自動調節能があり，エネルギー代謝を支える機構がある。脳への血流は平均血圧と頭蓋内圧（ICP）の差で維持され，これを脳灌流圧（cerebral perfusion pressure：CPP）と呼ぶ。正常の頭蓋内圧は5〜15mmHgでよくコントロールされている。出血や脳浮腫で頭蓋内圧が上昇するとCPPが低下し，脳虚血となる。するとさらに頭蓋内圧が上昇し悪循環に陥る。このように急性に発生した脳の臓器不全で意識障害が引き起こされる。

意識障害は脳ヘルニアによっても進行する。脳が嵌頓す

る部位によりテント切痕ヘルニア(鈎ヘルニアと中心性ヘルニア),大孔ヘルニア,上向性テント切痕ヘルニアに分類される。代表的なのは鈎ヘルニアである。これは一側大脳半球内の出血や腫脹により,鈎回がテント切痕より下方に嵌頓した状態である。このため,同側の中脳や動眼神経が圧迫され,意識障害,同側の瞳孔散大,対側の除脳硬直肢位が起こる。その他,対光反射の減弱消失や呼吸障害が起こり,末期には脳死にいたる。

■ **臨床症状・検査成績** 頭部外傷を臨床症状のみから,単純型,脳震盪型,脳挫傷型,頭蓋内出血型の4つに分けた荒木の分類が古くからよく使用されている(表16-1)。

頭部外傷による重篤な臨床症状は意識障害である。意識レベルを表記するのに,Japan Coma Scale(JCS)や Glasgow Coma Scale(GCS)が使用される。GCSは15点満点であるが,GCS 8以下の意識障害がある場合を重症頭部外傷と呼ぶ。意識障害で注意しておかなければならないのは,急性硬膜外血腫における意識清明期である。出血の増大による意識障害の進行を知っておかなければならない。

その他,脳や脊髄の損傷部位に応じた症状が出現する。

■ **診断** 頭皮の損傷は視診や触診で出血の有無を確認する。頭蓋骨骨折の診断には頭部単純X線やCTを行う。急性期の頭蓋内出血を診断するにはMRIより頭部CTのほうが有用である。CTでは出血は高吸収域の病変として描出される(図16-1)。急性硬膜外血腫では凸レンズ型の血腫が,急性硬膜下血腫では凹レンズ型の血腫が特徴的である。

■ **治療と薬理メカニズム** いわゆるこぶは経過観察でよいが,開放性損傷の場合には,感染に対処するためデブリードマンなどの処置が行われる。頭蓋骨骨折はそれのみであれば慎重な経過観察は要するものの整復などの治療は必要ないが,やはり開放性の場合にはデブリードマンを含めた外科的処置が必要となる。特殊な骨折として,眼窩吹き抜け骨や陥没骨折で後日整復を行うことがあるが,あわてる必要はない。頭蓋内異物や穿通性の外傷では髄膜炎・硬膜外膿瘍・脳膿瘍などの予防のため,汚染された組織の除去のほか,髄液漏があれば閉鎖し,抗生物質を投与する。

意識障害が強い例や,頭蓋内の出血などの重症頭部外傷例では,以下のような適応で手術を含めた治療が必要になる

頭蓋内圧測定とコントロール

GCSスコアが8以下,低血圧,CTで正中偏位や脳槽の消失がみられる場合には,頭蓋内圧(ICP)をモニタリングすることが望ましい。頭蓋内圧管理が必要な例では鎮静と筋弛緩薬による不動化を行い,人工呼吸器の管理下におく。ICPは15~20 mmHg程度に,脳灌流圧は60~70 mmHg以上に維持することが目標となる。

頭蓋内圧を下げる方法は,まず頭位挙上である。ベッドを15~30度頭位挙上する。次いで,マンニトールやグリセオール®,利尿薬を使用する。重傷頭部外傷に対するステロイドの効果は否定的な考えが多く,あまり使用されない。以上の方法を行ってもICPを20 mmHg以下にコントロールすることができない場合には,過換気療法を追加し,動脈血二酸化炭素分圧($PaCO_2$)を30~35 mmHgにコントロールする。それでも効果が不十分な場合には,$PaCO_2$を25~30 mmHgまで下げることもあるが,なるべく短期間で終了する。さらにコントロールが難しい場合には,バルビツレート療法が行われる。

保存的方法でICPがコントロールしがたい場合には,外減圧術や内減圧術を行う。血腫除去術が必要な症例では同時に減圧術を行うこともある。脳室からの髄液ドレナージも頭蓋内圧コントロールには有効であるが,このような病態では脳の腫脹により脳室が閉塞しているため,脳室ドレナージの設置そのものが難しい場合が多い。なお,頭蓋内

表16-1 頭部外傷の分類(荒木の分類)

第1型(単純型)	意識障害,神経症候など脳の症状をまったく伴わない
第2型(脳震盪型)	意識障害が一過性のものとして起こり,受傷後6時間以内(多くは2時間以内)に消失する。脳の局所症状はないが,頭痛,嘔吐,めまいなどは短時日続くことがある
第3型(脳挫傷型)	意識障害が受傷後6時間以上持続する。もしくは脳の損傷を示す局所症候がある
第4型(頭蓋内出血型)	意識清明期を経て意識障害が急激に増悪する。もしくは意識障害が進行して頭蓋内圧の神経症状が出現増悪し,脳ヘルニアの徴候を示す

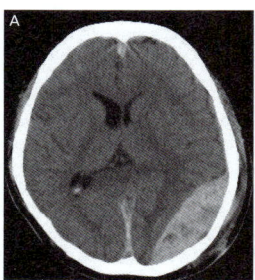 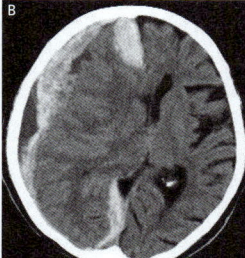 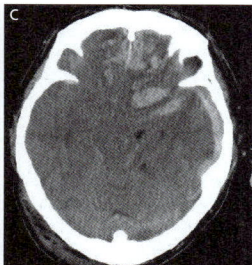

図16-1 急性期の頭蓋内出血のCT像
A:急性硬膜外血腫。硬膜外腔に広がる凸レンズ型の高吸収域像が特徴
B:急性硬膜下血腫。硬膜下腔に広がる凹レンズ型の高吸収域像が特徴。半球間裂にも硬膜下出血がみられる
C:脳挫傷。前頭蓋底部の脳挫傷を認める。この例では左側頭部の急性硬膜下血腫と外傷性くも膜下出血も合併している

圧亢進時には腰椎からの髄液ドレナージは脳ヘルニアを惹起するために禁忌である。

緊急開頭術の適応基準

頭蓋内血腫が大きく、意識障害を伴う場合には開頭血腫除去術の適応となる。以下に神経外傷学会による「重症頭部外傷治療・管理のガイドライン 第2版」による各種頭蓋内の出血の手術適応を示す。

急性硬膜外血腫：
1. 厚さ1〜2 cm以上の血腫、または20〜30 mL以上の血腫（後頭蓋窩は15〜20 mL以上）や合併血腫の存在時には、原則として手術を行う。
2. 神経症状が進行性に悪化する場合には緊急手術の適応となる。
3. 神経症状がない場合には厳重な監視下に保存的治療を行うことも可能である。

急性硬膜下血腫：
1. 血腫の厚さが1 cm以上の場合。
2. 明らかなmass effectがあるもの。血腫による神経症状を呈する場合。
3. 当初意識レベルがよくても神経症状が急速に悪化する場合。
4. 脳幹機能が完全に停止し長時間経過したものは通常適応とはならない。

脳内血腫、脳挫傷：
1. 以下のいずれかのCT所見がみられる場合。
   ①血腫（高吸収域）の直径が3 cm以上。
   ②広範囲の挫傷性浮腫。
   ③脳底槽、中脳周囲槽の消失など。
2. 神経症状が悪化するもの。
3. 頭蓋内圧が制御不能（30 mmHg以上）の場合。

●**経過・予後** 重症頭部外傷の予後は、意識障害の程度（GCS）と年齢に大きく左右される。GCS 8以下は死亡率が高く、年齢が高いほど予後が悪く、逆に若年の場合には、意識障害が強くても死亡率は低い。

外傷後の特殊な病態

- ●**慢性硬膜下血腫** 慢性硬膜下血腫は、軽微な頭部外傷後約1カ月後に発症する特殊な病態である。時間をかけて硬膜とくも膜の間に血腫ができる。血腫は暗褐色の液状で皮膜を持つ。約10%は両側性である。大脳半球を徐々に圧迫して、頭痛、片麻痺、認知症で発症する。治療は血腫洗浄ドレナージ術で、症状も消失する。再発が5〜10%にみられる。
- ●**外傷性てんかん** 頭部外傷後にてんかん発作が起こることがある。外傷後1週間以内のものを早期てんかん、それ以後に初発するものを晩期てんかんと呼ぶ。早期てんかんに対し抗痙攣薬の予防的投与は有効である。晩期てんかんの予防効果は定かではない。
- ●**髄液鼻漏、髄液耳漏、気脳症** 保存的治療を1〜3週間行う。髄液ドレナージを行うこともある。治癒しない場合には、硬膜閉鎖術を行う。
- ●**外傷性血管障害** 外傷による血管の損傷により、偽性脳動脈瘤や動脈閉塞が起きることがある。外傷性脳動脈瘤および外傷性動脈閉塞症と呼ばれる。これらの損傷は頭蓋底骨折を合併した頭蓋底部に発生しやすい。特に海綿静脈洞内に内頸動脈瘤が発生して破裂すると外傷性頸動脈海綿静脈洞瘻となる。

また、頸部でも外傷により頸動脈や椎骨動脈の閉塞が起こることがある。それぞれ、外傷性頸動脈閉塞症、外傷性椎骨動脈閉塞症と呼ばれる。頸部の過伸展や下回転のあった場合には、留意が必要である。
- ●**外傷性脳神経の損傷** 頭部外傷により脳神経が障害を受けることがある。嗅神経、顔面神経、視神経、動眼・滑車・外転神経麻痺の順に多い。

【斉藤 延人】

■参考文献
1) 重症頭部外傷治療・管理のガイドライン作成委員会：重症頭部外傷治療・管理のガイドライン 第2版．神経外傷29（Suppl）:1-115, 2006

17 脊椎・脊髄疾患

1 変形性脊椎症

●**定義・概念** 変形性脊椎症（spondylosis deformans）とは、脊椎の退行変性による疾患で、一般には単純X線での椎間板の狭小化、椎体辺縁の骨硬化・骨棘形成、椎間関節の狭小化・反応性骨増殖などの所見に基づいて診断される（**図17-1-1**）。これらのX線上の所見を脊椎症性変化（spondylotic change）と総称することもある。頸椎、胸椎、腰椎の変形性脊椎症は、それぞれ、頸椎症、胸椎症、腰椎症とも呼ばれる。

骨棘などの脊椎症性変化は、以前から疼痛、特に腰痛の原因と長く信じられてきた。しかしX線上の脊椎症性変化は、中高年においては無症状例にも高頻度にみられるため、現在では、軽度の脊椎症性変化は、多くの場合無症候性であって病的意義はないとする意見が強い。脊椎の変性が進行し、脊椎の変形、すべり、アライメントの異常などを伴う場合には、脊椎症自体が、疼痛・可動域制限の原因となることもある。

変形性脊椎症は、脊柱管狭窄による神経障害の原因としても重要である。変性した椎間板、骨棘、肥厚した靱帯などにより、脊髄や神経根が圧迫されると、しびれや麻痺といった神経症状が出現する。頻度が高く重要な関連疾患として、頸椎における頸椎症性脊髄症、頸椎症性神経根症、腰椎における腰部脊柱管狭窄症がある。

●**疫学** 変形性脊椎症は、20〜30歳頃からみられることがあり、加齢につれて頻度が増加する。頸椎では、50歳代以降では約3/4にX線上の脊椎症性変化がみられ、その多くは無症候性である。腰椎では、わが国での大規模コホートでの調査によれば、60歳以上の約3/4にX線上の脊椎症性変化がみられる。脊椎症性変化の起こる部位は、頸椎、腰椎に多く、胸椎は少ない。

●**病因・病態生理と分子メカニズム** 脊椎の変性は、椎間板の変性からはじまると考えられている。椎間板は、中央の髄核とその周囲を囲っている線維輪からなる。加齢に伴って、髄核の保水機能が減少し、椎間板が外側へと膨隆するようになる。また線維輪の椎体辺縁への付着部

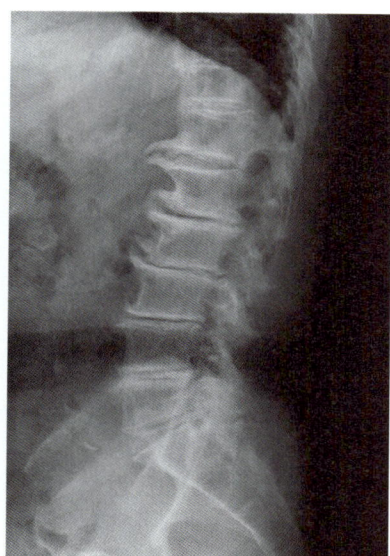

図 17-1-1　変形性脊椎症の腰椎単純X線側面像
椎間板の狭小化，椎体辺縁の骨硬化・骨棘形成がみられる

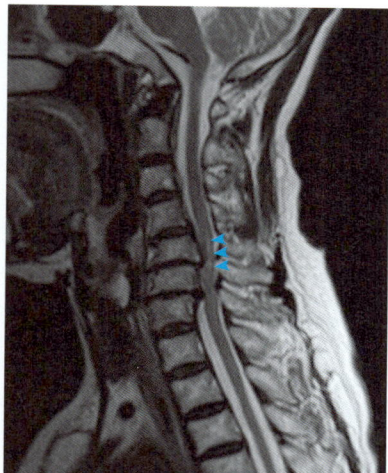

図 17-1-2　頸椎症性脊髄症のMRI像（T2強調画像，矢状断）
多椎間での硬膜管の圧迫がみられ，脊髄内に信号変化がみられる（▶）

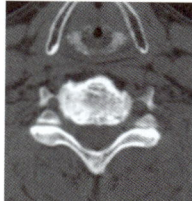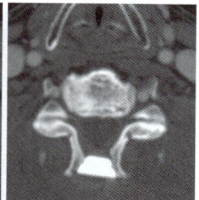

図 17-1-3　頸椎椎弓形成術のCT横断像
術前（左）に比較して術後（後）では脊柱管が拡大されているのがわかる

では骨棘が形成される．椎間板の変性がさらに進行すると，後方の椎間関節への負担が増加し，椎間関節の関節症を生じるようになる．

▶ 臨床症状

局所症状：脊椎変性の進行に伴い，脊柱やその周囲の疼痛や脊柱の可動性の減少などがみられる．

神経根症状：頸部や腰部の神経根が圧迫されると，それぞれ上肢，下肢の痛み・しびれが生じる．

脊髄症状：脊髄の圧迫性障害によって，手足のしびれ，手指の巧緻性障害，歩行障害（足がもつれる，歩きづらい），四肢の筋力低下などの症状が出現する．膀胱直腸障害やふらつきを訴える場合もあるが，これらの症状が単独でみられることはまれである．

▶ 検査成績／診断

X線上の脊椎症性変化は，しばしば無症候性であり，病的なものではない．したがって，疼痛の原因を安易に変形性脊椎症に帰することがないよう，診断に際しては注意が必要である．強い安静時痛がある場合には，疼痛の原因が他にないか十分な検索を行うことが必要である．特に感染，転移性脊椎腫瘍には注意を要する．これらはMRIの撮像を行わないと診断にいたらないことが多い．痛みが安静や非ステロイド性抗炎症薬（NSAIDs）により軽快しない場合は，漫然と経過をみてはならない．

病歴：症状の発現，姿勢や運動との関連について聴取する．間欠跛行や膀胱直腸障害の有無，癌の既往について確認する．

神経学的検査：神経根障害や脊髄症の有無をチェックする．まず上下肢や体幹にしびれや感覚鈍麻がないかをみる．頸椎症性脊髄症の場合には，上肢のしびれが最も頻度が高い症状であり，診断の手がかりとなる．頸部の神経根障害を疑う場合には，Spurling（スパーリング）テストが有用である．脊髄症の有無は，腱反射をみることで確認できる．Hoffmann（ホフマン）反射，大腿四頭筋反射は比較的感度が高く，スクリーニングに向いている．一方 Babinski（バビンスキー）反射は感度が低いため初診時には有用性が低い．

血液生化学検査：通常，異常所見はみられない．

画像検査：
- **単純X線**　前後像，側面像の2方向を撮像する．前後屈側面像は，すべり症の合併など伸展，屈曲の動きに伴う異常の有無を診断する際に有用である（動的因子の評価）．
- **MRI**　椎間板や脊髄・神経組織の描出にすぐれており，圧迫性脊髄症を疑った場合にはまず行われるべき検査で

ある(図17-1-2). 脊髄が圧迫された部位では、脊髄の信号変化(MRI T2強調画像にて高信号)がみられる。これは脊髄内の浮腫, 変性を示唆すると考えられている。
- **CT** 後縦靱帯骨化や黄色靱帯骨化といった脊柱靱帯骨化や椎体辺縁の骨棘の評価に有用である。脊髄造影検査は侵襲的であるため、かぎられた症例に行われる。椎間孔部での狭窄など、診断が難しい症例では、脊髄造影検査後にCTを行うことで、より詳しい情報が得られる場合がある。

■ 治療と薬理メカニズム
局所症状: NSAIDs, 筋弛緩薬の内服, 理学療法(牽引, 温熱療法)などの保存治療が適応となる。

神経根症状: 上記に加えて、カラーなどの外固定や、ステロイド, プレガバリンの内服などが行われる。ブロック注射による治療も併用されることがある。

脊髄症状: 進行性の脊髄症がみられるものは除圧手術(図17-1-3)の適応となる。

■ 経過・予後　X線上の脊椎症性変化は無症状の人にも高頻度にみられ、それ自体は病的なものではない。しかしこれらは脊椎の変性が進行している証左であり、脊髄や神経根の圧迫が将来的に起こりやすくなっている状態と考えられる。経時的に神経症状の出現がないか注意するべきである。

【筑田 博隆・中村 耕三】

■ 参考文献
1) 日本整形外科学会診療ガイドライン委員会編: 頸椎症性脊髄症診療ガイドライン, 南江堂, 2005
2) Clarks R eds: The Cervical Spine 4th edition, Lippincott Williams & Wilkins, 2005
3) Muraki S et al: Prevalence of radiographic lumbar spondylosis and its association with low back pain in elderly subjects of population-based cohorts: the ROAD study. Ann Rheum Dis 68: 1401-1406, 2009
4) Chikuda et al: Correlation between pyramidal signs and the severity of cervical myelopathy. Eur Spine J 19: 1684-1689, 2010
5) 柳下章編: 脊椎脊髄疾患のMRI 第2版, 三輪書店, 2010

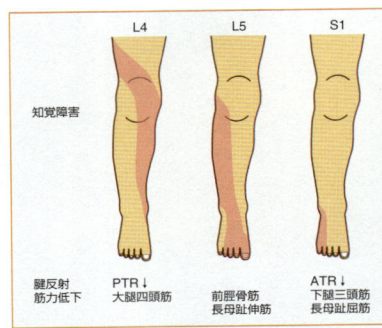

図17-2-1　障害された神経根による症状の違い
PTR:膝蓋腱反射, ATR:アキレス腱反射

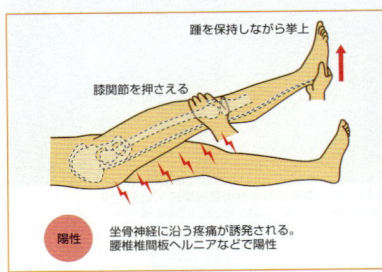

図17-2-2　下肢伸展挙上試験(SLRT)
腰椎神経根の圧迫を調べるテスト。仰臥位とし、検者は片方の手で膝関節上から押さえ、片方の手でかかとを保持しながら、少しずつ下肢を挙上する

2　椎間板ヘルニア

■ 定義・概念　脊柱を構成する組織の一部である、椎間板が原因となり生じた神経の症状のことを一般的に椎間板ヘルニアと称するが、実は「椎間板ヘルニア(disc(disk) herniation)」とは正確に定義が確立された疾患ではない。原因となる椎間板の高位により、頸椎椎間板ヘルニア, 胸椎椎間板ヘルニア, 腰椎椎間板ヘルニアと診断されるが、ここでは最も頻度の高い腰椎椎間板ヘルニアに焦点をあてて解説をする。

■ 疫学　腰椎椎間板ヘルニアは一般的な疾患であるが、有病率についての詳細な報告はない。米国においては、人口の約1%が罹患し、手術患者は人口10万人あたり年間46人という報告がある。男女比は約2～3:1程度であり、好発年齢は20～40歳代であるが、高齢者の罹患も少なくない。またヘルニアの好発部位はL4/5とL5/S1間であり、この2ヵ所で全体の90%程度を占める。

■ 病因・病態生理とメカニズム　椎間板ヘルニアの発症には環境因子と遺伝的要因が指摘されている。環境因子として重労働や車の運転[1], 喫煙が危険因子としてあげられているが、スポーツがヘルニア発生を誘発するとはいえない[2]。また、特に若年者のヘルニアには家族集積性があるという報告が多く、遺伝的要因の関与が指摘されているが、現在のところ原因遺伝子は同定されておらず、またそれぞれの環境因子と遺伝的要因がどの程度ヘルニア発症に影響しているかは明らかになっていない。

■ 臨床症状・検査成績　片側の殿部から下肢にかけて放散する痛みが主症状である。安静時にも痛みが存在することが多い。椎間板の高位および障害された神経根の部位により痛みの部位は異なる。腰部神経根が単独で障害された場合、おおよそ神経学的所見によりどの神経根障害か見当をつけることができる。図17-2-1では、各神経根の単独障害の場合の診断指標(知覚・筋力・腱反射)について記載する。なお、血液・尿検査は特異的な異常所見はない。

■ 診断　診断は下記の手順に沿って行うのが一般的である。

[1] 神経根症状(radiculopathy)の把握。前述したとおり、問診および神経診察により、神経支配に一致する知覚, 筋力, 反射の低下, あるいはしびれや痛みを把握し、椎

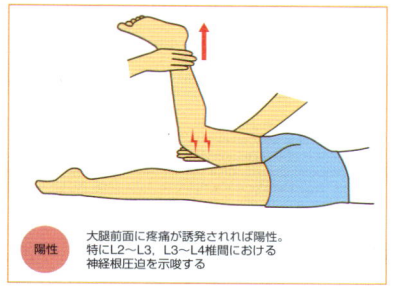

陽性 大腿前面に疼痛が誘発されれば陽性。
特にL2〜L3,L3〜L4椎間における
神経根圧迫を示唆する

図 17-2-3　大腿神経伸展試験(FNST)
上位腰椎神経根の圧迫を調べるテスト。腹臥位にし，膝関節を90度屈曲し，膝関節と足部を持ち上げるように股関節を伸展させる

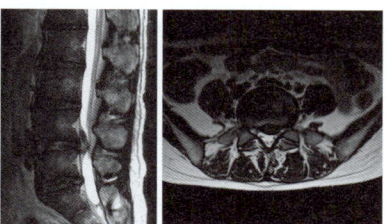

A T2 sagittal像　　B T2 axial像
図 17-2-4　腰椎椎間板ヘルニアのMRI像

間板ヘルニアの存在および障害神経根を推定する。
2 下肢伸展挙上試験(straight leg raising test：SLRT〈図17-2-2〉)や大腿神経伸展試験(femoral nerve stretch test：FNST〈図17-2-3〉)により神経根刺激症状を把握する。
3 上記で推定した診断を確定するために，MRIなどの画像診断を実施する。(図17-2-4) ただしMRIは偽陽性がある，すなわちヘルニアが存在しても症状を起こさないもの(無症候性ヘルニア)があることに注意する必要がある。

■ **治療と薬理メカニズム**　腰椎椎間板ヘルニアの治療としては，保存療法が主体である。非ステロイド性抗炎症薬(NSAIDs)の投与や，仙骨部硬膜外ブロック，神経根ブロックなどを実施することが多い。牽引やspinal manipulationは十分な科学的根拠を示した研究がなく，効果は不明である。激痛のため動きがとれなくなることが少なくないが，治療として安静を支持する科学的裏づけはなく，むしろ反論を示唆する論文が多くみられる。臨床現場では患者自身が動ける範囲で徐々に活動性を上げていくように指示すればよい。

50％の症例においては6週以内に急性発作から回復し，ほとんどの場合は保存療法が奏効するが，まれに長期にわたり改善しないケースも存在する。手術療法を強く考慮する症状としては，膀胱直腸障害(尿閉，失禁など)の出現や，高度の下肢麻痺などがあげられるが頻度は低い。手術の相対的適応としては，保存療法に抵抗性である，患者自身が社会的な事情により早期の社会復帰を希望される場合などがあるが，予後および手術合併症についての十分なインフォームドコンセントが必要である。なお，手術術式としてはわが国では内視鏡下髄核摘出術またはLove(ラヴ)変法が用いられることが多い。

■ **経過・予後**　予後を示す正確なデータはないが，多くの症例が自然経過ないしは保存療法だけで改善する。これまでの報告によると，強い症状を呈するか，病状が長期に及ぶ患者群において，手術にいたるのは10〜30％程度である。保存療法と手術療法とを比較すると，臨床症状に関しては手術療法のほうが短期的には良好な予後を示すが，長期的には手術が良好であるという報告と，両者間に有意差がない報告の両方が存在する[3)-5)]。復職率に関しては両者間に差は認められない。

【原 慶宏・中村 耕三】

■ **参考文献**
1) Heliovaara M：Occupation and risk of herniated lumbar intervertebral disc or sciatica leading to hospitalization. J Chron Dis 40：259-264, 1987
2) Mundt DJ et al：An epidemiologic study of sports and weight lifting as possible risk factors for herniated lumbar and cervical discs. The Northeast Collaborative Group on Low back pain. Am J Sports Med 21：854-860, 1993
3) Weber H：Lumbar disc herniation. A controlled, prospective study with ten years of observation. Spine 8：131-140, 1983
4) Nykvist F et al：Severe sciatica：A 13-year follow-up of 342 patients. Eur Spine J 4：335-338, 1995
5) Atlas SJ et al：Surgical and nonsurgical management of sciatica secondary to a lumbar disc herniation：Five-year outcomes from the Maine Lumbar Spine Study. Spine 26：1179-1187, 2001

3　脊柱靱帯骨化症

■ **定義・概念**　脊柱靱帯骨化症は脊椎の安定性に寄与する靱帯が成年以降に肥厚・骨化し症状をきたすアジア，特にわが国での頻度が高い疾患である。後縦靱帯骨化症(ossification of the posterior longitudinal ligament：OPLL)(図17-3-1)・黄色靱帯骨化症・前縦靱帯骨化症があり，特に前二者は神経障害をきたすため特定疾患治療研究事業対象(公費対象)に指定されている。

■ **疫学**　X線上の靱帯骨化巣の頻度は1.9〜3.2％であるが，神経症状をきたす真の「脊柱靱帯骨化症」の頻度はそれよりも低いと推測されている。障害の強い公費対象患者は現在1万人強である。

■ **病因・病態生理と分子メカニズム**　脊柱靱帯骨化は異所性の内軟骨骨化で，メカニカルストレスなどの反応として骨形成蛋白(BMP)やトランスフォーミング増殖因子β(TGF-β)などのサイトカインが発現することで[1)]，靱帯の過形成および軟骨細胞の増殖がみられる[2)]。家族集積性や同胞内で発症する相対リスクが約10倍ある。代表的な候補遺伝子として，これまでCOL11A2[3)]，COL6A1，NPPS，TGF-βなどが報告されている。現在厚生労働科学研究の研究班で200対の同胞サンプルによる症例対照相関解析が行われている。

■ **臨床症状・検査成績**　神経障害で重篤なものは横断性

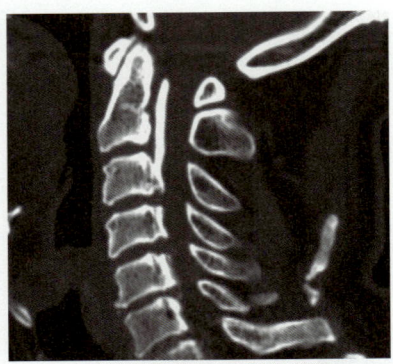

図 17-3-1　頸椎後縦靱帯骨化症の CT 再構成矢状断像
上位から中位にかけて後縦靱帯骨化症(OPLL)がある。頸部後面を走る項靱帯の骨化もある

不全四肢麻痺となり，上肢の巧緻運動障害と歩行障害，さらに膀胱直腸障害が現れる．痛みは侵害受容性疼痛として頸部痛のほか，頸部や肩甲部周囲の筋肉のこり・こわばりなどがあり，神経障害性疼痛として，上肢の痛み・しびれや障害部位以下，特に両下肢のしびれが生じる．前縦靱帯骨化症は咽頭後面で骨化巣が肥厚するために嚥下障害を引き起こす．

X 線で明瞭でない場合や胸椎の骨化巣は CT が有効である．神経圧迫の把握には MRI が必須である．
■ **診断**　麻痺をきたす疾患，すなわち脳血管障害や神経筋疾患との鑑別が必要で，病歴とともに神経学的所見と MRI 画像上の圧迫所見に整合性を有することが重要である．
■ **治療と薬理メカニズム**　神経障害には神経除圧術が行われる．頸椎後縦靱帯骨化症には脊椎後方から骨を後ろへずらす椎弓形成術[4]が広く行われている．

疼痛には四肢や体幹の拘縮や筋委縮に対するストレッチや筋力訓練などのリハビリテーションが最も重要である．
薬物治療では軽症の疼痛は非ステロイド性抗炎症薬(NSAIDs)や筋弛緩薬，各種外用薬によく反応するが，一部の症例では神経障害性疼痛の要素が高い．その場合，プレガバリンや三環系抗うつ薬などを試みる．
■ **経過・予後**　骨化巣は長期には増大する．しかし，骨化の小さなものは無症状のままでいる場合が大多数と考えられている．

脊髄圧迫の強い症例では 10 年以上の経過観察で一部に脊髄症が発症すること，またわが国での骨傷のない脊髄損傷の 34 %が後縦靱帯骨化症であったこと[5]などから，予防手術の必要性が吟味されつつある．

手術治療は神経障害に対してはすぐれているが，痛み・しびれに対する効果は一段劣る．

【竹下　克志・中村　耕三】

参考文献
1) Kawaguchi Y et al : Association between polymorphism of the transforming growth factor-beta 1 gene with the radiologic characteristic and ossification of the posterior longitudinal ligament. Spine 28 : 1424-1426, 2003
2) Ono K et al : Pathology of ossification of the posterior longitudinal ligament and ligamentum flavum. Clin Orthop 359 : 18-26, 1999
3) Koga H et al : Genetic mapping of ossification of the posterior longitudinal ligament of the spine. Am J Hum Genet 62 : 1460-1467, 1998
4) Seichi A et al : Long-term results of double-door laminoplasty for cervical stenotic myelopathy. Spine 26 : 479-487, 2001
5) Chikuda H et al : Acute cervical spinal cord injury complicated by preexisting ossification of the posterior longitudinal ligament : A multicenter study. Spine 36 : 1453-1458, 2011

4　脊髄血管障害

脊髄血管の解剖的特徴（図 17-4-1）

脊髄は前根動脈が形成する前脊髄動脈と後根動脈が形成し背面の傍正中帯を縦走する 2 本の後脊髄動脈の 3 列の縦吻合路により養われる．前脊髄動脈に達する前根動脈の 1 本は他の前根動脈よりもかなり太く，Adamkiewicz(アダムキーヴィッツ)動脈と称され，第 9～第 12 髄節の間にあることが多い．頭側では左右の椎骨動脈から分枝した両側の枝が合流して前脊髄動脈となる．
前脊髄動脈：髄節ごとに脊髄の前正中裂の深部に枝として脊髄中心動脈(溝動脈)を出す．これらの枝は左右交互に分枝し脊髄の前 2/3 に存在する前角・中間質の灰白質と前索および側索腹側部の白質を栄養する．
後脊髄動脈：脊髄周囲に多くの吻合をつくり，そこから脊髄実質内に入り脊髄の 1/3 に存在する後角，後索と側索背側を栄養する．側索のなかで皮質脊髄路は多くの場合，後脊髄動脈系から灌流される．

脊髄梗塞

脊髄梗塞は，全身の血圧低下，大動脈から根動脈にいたる脊髄外の血管病変，脊髄固有の血管病変が原因となるが，頻度的には脊髄外の動脈病変が原因となることが多い．大動脈のアテローム動脈硬化や解離性大動脈瘤による根動脈の閉塞，膠原病や梅毒による血炎，大動脈手術時の血流遮断などが原因となる．

■ **定義・概念／疫学／病因・病態生理と分子メカニズム／臨床症状**
前脊髄動脈症候群：好発年齢は若年から高年まで広く分布しており，若年の場合は外傷や動脈の解離が原因のことがある．高年では解離のほかに，糖尿病などによる動脈硬化が原因となりやすい．好発部位は上部胸髄，下部胸髄である．発症時にはしばしば障害部位に一致した疼痛を伴い，突然の障害部位以下の弛緩性麻痺，膀胱直腸障害，温痛覚鈍麻を生じるが，深部感覚は保たれる(解離性感覚障害)．時間が経つにつれ，下肢に痙性が生じ，腱反射は亢進し Babinski(バビンスキー)反射は陽性になる．
後脊髄動脈症候群：後脊髄動脈は脊髄周囲に多くの吻合をつくるため梗塞に陥りにくく，まれな病態である．後索および一部の錐体路が障害される．やはり，突然の発症であり，髄節に一致した激しい疼痛がある．障害部以下の振動覚，位置覚の低下，後根・後角の障害による障害髄節の全感覚脱失と腱反射消失，膀胱直腸障害，さまざまな程度の

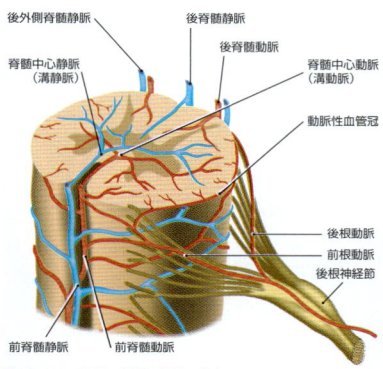

図17-4-1 脊髄の動脈と静脈の分布

錐体路徴候を呈する。側副路が豊富なため障害パターンもさまざまで、症候は多彩である。

● **検査成績** 診断には MRI が有用である。急性期には T2 強調画像で高信号病巣が認められ、造影 T1 強調画像では病巣辺縁が造影される。髄液は正常であることが多い。頸髄レベルの脊髄梗塞を疑った場合には、前脊髄動脈や後脊髄動脈の主幹動脈である椎骨動脈の異常が原因のことがあるため、頭部 MRA(MR angiography)で椎骨動脈の評価を行う必要がある(図 17-4-2)。脊髄血管造影は血管奇形との鑑別に有用であるが、脊髄梗塞では所見の異常を得ることは困難である。CT スキャンは大動脈解離の有無を評価するのに有用である。血液検査では、凝固・線溶系の評価、抗リン脂質抗体症候群、梅毒性や膠原病に伴う血管炎の評価が必要である。

■ **治療と薬理メカニズム／経過・予後** 大動脈解離が存在する場合には手術が必要になることがあるため、すみやかに血管外科に紹介する。大動脈解離が存在しない場合には、一般に進行性の病態ではなく、予後は障害部位の水平、縦方向の広がりの程度に左右される。治療としては保存的療法と合併症の予防を行う。急性期には脊髄浮腫が生じるのでステロイド大量投与、パルス療法、高浸透圧利尿薬、高圧酸素療法も試みられるが治療効果に関しては明らかではない。大動脈解離がない場合には血小板凝集抑制薬を用いるが、効果に関してのエビデンスは明らかではない。十分な補液を行う。

脊髄出血

● **定義・概念／疫学** 出血部位により硬膜外出血、硬膜下出血、くも膜下出血、脊髄実質内出血に分けられる。原因により外傷性と特発性に分類されるが、特発性のなかには原因として血管奇形あるいは血管性腫瘍が原因となる場合がある。

● **病因・病態生理と分子メカニズム／臨床症状**
脊髄硬膜外血腫：硬膜外静脈叢の外傷性損傷、凝固異常および抗凝固療法中の患者における腰椎穿刺、脊髄硬膜外麻酔、脊髄血管奇形などが原因となる。根性疼痛を伴う頸

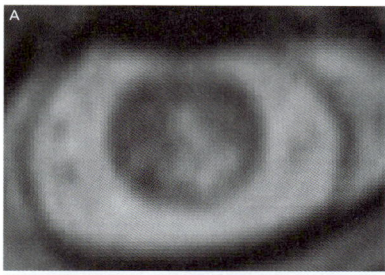

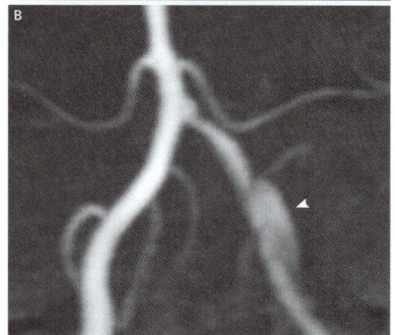

図17-4-2 脊髄梗塞
A：頸髄 MRI 像(T2 強調画像)。高位頸髄左側の前脊髄支配領域に一致して梗塞巣を認める
B：頭部 MRA 像。左椎骨動脈に血管解離を認める

痛や背部痛で発症し、脊髄横断症状が急速に進行する。MRI により診断が容易になったが、脊髄横断症状を呈さず、出血の程度の軽いものや自然吸収されてしまうものも存在する。

脊髄硬膜下出血：腰椎穿刺により引き起こされることが多い。症状や治療は硬膜外血腫と同様である。

脊髄くも膜下出血：全くも膜下出血の約 1% を占める。血管奇形、脊髄腫瘍、外傷、凝固異常などが原因となる。急激な背部痛、根性疼痛で発症し、髄膜刺激徴候を伴う。通常は血液が貯留して脊髄を圧迫するほどの血腫をつくることはなく、脊髄横断症状はまれである。

脊髄実質内出血：脊髄実質内の出血であり、灰白質、中心管付近に生じやすい。外傷性のものが多い。非外傷性の原因としては脊髄動静脈奇形、動脈瘤、海綿状血管腫、血管芽腫などの腫瘍や脊髄空洞症内からの出血がある。また、抗凝固薬使用中、出血傾向のある疾患も原因となる。

障害高位の激しい突発性の疼痛で発症する。血腫は上下に広がり脊髄は腫脹し、脊髄横断症状を生じる。急性期には自律神経症状としての脈拍や血圧の変動、発汗、発赤などをみることがある。髄液は血清ないしキサントクロミーを示し、蛋白が増加することが多い。鑑別には MRI を用いる。海綿状血管腫が MRI で術前に同定できる場合があり、繰り返す出血の原因として重要である。

■ **検査成績** 急性発症の脊髄症候から血管障害を疑う。MRIで出血の有無，部位と広がりを確認し，脊髄の腫脹や脊髄圧迫の程度から脊髄障害の程度を確認する。原因不明の場合には，脊髄血管造影を行うことで出血の原因となる病変の有無を確認することができ，今後の管理のために必要である。

■ **治療と薬理メカニズム／経過・予後** 治療としては，脊髄硬膜外血腫や硬膜下血腫では，緊急の脊髄除圧および血腫除去が必要である。麻痺発生後，24時間以内のものの予後は良好であるが，48時間以上経過したものの予後は不良であり，すみやかに診断し手術をする必要がある。

出血の原因として抗凝固薬使用中の場合はビタミンKの投与をしたうえで血腫の除去を行う。

【清水 潤】

5 脊髄動静脈奇形

■ **定義・概念／病因・病態生理と分子メカニズム／臨床症状** 脊髄動静脈奇形 (arteriovenous malformation of spinal cord) は脊髄血管系の動脈と静脈が短絡し，動脈血が静脈に流入することで血流うっ滞による低酸素状態をきたし脊髄障害を生じる病態である。脊髄動静脈奇形は，流入動脈が硬膜動脈か硬膜内動脈か，病変の存在部位が脊髄髄内か髄外かにより，①硬膜動静脈瘻 (dural arteriovenous fistul：dural AVF)，②硬膜内髄辺縁部動静脈瘻 (perimedullary arteriovenous fistula：perimedullary AVF)，③硬膜内髄内動静脈奇形 (intramedullary arteriovenous malformation：intramedullary AVM) に大別される。

dural AVF：流入血管は根動脈あるいは硬膜枝であり，椎間孔近傍の硬膜表面に動静脈短絡が形成されている。導出静脈が硬膜を貫通し脊髄表面の髄質静脈と短絡するタイプと硬膜表面から硬膜外静脈叢に直接流出するタイプがある。前者では，導出静脈は脊髄表面を太く怒張していくり，脊髄表面をおおうようになる。この静脈が動脈血を含むためにred veinと呼ばれ静脈圧は高くなり，静脈還流障害による脊髄症 (congestion myelopathy) を呈する。下肢の運動障害，感覚障害で発症することが多く，背部痛で発症することもある。熱い風呂に入った後に下肢で一過性の脱力を訴える場合や，姿勢による症状の変化が認められる場合もある。治療が遅れると不可逆的な亜急性脊髄壊死 (Foix-Alajouanine〈フォアーアラジュアニン〉症候群) に陥る。dural AVFは50歳代以降の男性に多くみられ，外傷歴，脊椎手術歴のある患者に多いことから，後天的要素が強いと考えられている。

perimedullary AVF：流入血管は前脊髄動脈幹あるいは後脊髄動脈幹から由来し，脊髄表面で動静脈短絡を形成する。脊髄表面のうっ滞による血流障害で慢性進行性に脊髄症をきたすことが多い。また，導出静脈が時に大きな静脈瘤を形成し脊髄を圧迫することで症状を出す場合や，盗血現象により症状を呈してくる場合もある。

intramedullary AVM：主たる流入血管は前脊髄動脈幹あり時には後脊髄動脈幹から由来し，動静脈の短絡部位は髄内に存在しglomusを形成する。動脈瘤を伴うことはまれで

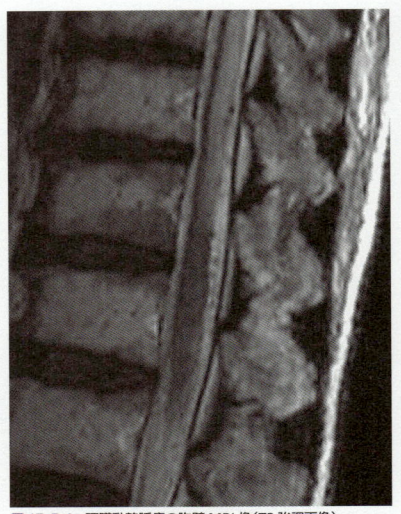

図17-5-1 硬膜動静脈瘻の胸髄MRI像 (T2強調画像)
下部胸髄から脊髄円錐にかけて脊髄内に浮腫を認める。拡張血管が脊髄や馬尾を取り巻くように認められる

ある。若年者に多くみられ，髄内出血やくも膜下出血で発症する場合や，動脈性盗血による急性脊髄症にて発症する場合もある。

■ **検査成績** MRIによる異常血管のflow voidを確認するのが最も簡便で侵襲が少ない診断法である。拡張した導出静脈や静脈瘤はflow voidとして描出される (**図17-5-1**)。また，脊髄うっ滞を起こすperimedullary AVFやdural AVFでは，脊髄は腫れ，髄内はT2高信号域となる。症状が進行した例では血液脊髄関門の破綻により病変部の脊髄が造影効果を受けるようになる。急性期の出血は低吸収域，慢性期の古い出血はヘモジデリン沈着のため低吸収域として残存する。ミエログラフィでは，脊髄表面あるいは脊髄根表面を走行する異常血管の陰影 (warm-like defect) が認められる。

脊髄血管造影は診断と治療計画には必須である。脊髄への栄養血管となりうるすべての血管を造影する。大動脈から分岐する左右の肋間動脈ばかりでなく，病巣が頸髄～上位胸髄にある場合には椎骨動脈系・鎖骨下動脈の造影が必要であり，腰髄や馬尾に病巣がある場合には腸骨動脈の造影も行う。

■ **治療と薬理メカニズム／経過・予後** 外科的手術や，マイクロカテーテルを用いた塞栓術により動静脈短絡を遮断する。dural AVFでは手術による動静脈短絡のほうが根治率の点ですぐれているが，手術が困難な例では塞栓術も行われる。perimedullary AVFでは，病変近傍までのカテーテルの挿入は困難であり，手術による動静脈短絡の遮断を行う。また，脊髄圧迫を示す静脈瘤がある場合には切除する。intramedullary AVMでは，一般には手術療法も

血管内治療も困難な場合が多い。治療の合併症としては、外科的手術、塞栓術ともに、過剰に導出静脈を閉塞することによる静脈うっ滞による脊髄症状の悪化や、脊髄栄養血管閉塞のための脊髄梗塞のリスクがある。

いずれのタイプの治療においても、治療が不十分な場合には再発の危険性が高く、MRIや脊椎血管造影での経過観察が必要である。

【清水 潤】

参考文献
1) 桑山直也：脊髄動静脈シャント疾患の分類．脊椎脊髄ジャーナル 24：244-249，2011
2) 淺野剛：脊髄動静脈奇形に対する血管内治療．脊椎脊髄ジャーナル 24：279-287，2011

6 HTLV-1 関連脊髄症

▶ **定義・概念／疫学** HTLV-1 関連脊髄症 (HTLV-1 associated myelopathy: HAM) は、レトロウイルスの一つであるヒトTリンパ球向性ウイルス1型 (HTLV-1) が関与した慢性の脊髄症であり、痙性脊髄麻痺を起こす。発症機序として自己免疫が推定されている。HTLV-1キャリアの約1/1,000に発症するとされ、わが国には1,500人の患者がいると考えられている。男女比は1：2～2.5と女性に多く、成人発症の孤発例が多いが、若年あるいは家族内発症例も報告されている。北海道から沖縄まで広く分布しているものの、九州地区（特に南九州）に多い。カリブ海を中心に発生している熱帯性痙性対麻痺（tropical spastic paresis：TSP）でもHTLV-1感染は80％であり、TSPとHAMは同一疾患とされ、総称としてHAM/TSPの名称も用いられる。HTLV-1の感染経路として、輸血、母児感染、性行為などがあげられているが不明なことも多い。

▶ **病因・病態生理と分子メカニズム** 病理所見では胸髄の中部から下部の側索を中心とした脱髄と軸索の変性脱落およびグリオーシスを認め、血管周囲を中心とした単核細胞の浸潤がみられる。HTLV-1感染細胞に対する細胞傷害性T細胞反応、HTLV-1感染による直接的神経障害、サイトカインを介する間接的神経障害、中枢神経抗原に対する自己免疫反応などの仮説があるが、詳細な機序は不明である。

▶ **臨床症状** 中～高年の時期に緩徐進行性の痙性歩行、排尿障害、感覚障害の症状で発症することが多い。まれに高齢発症で急速進行例が存在する。高度の排尿障害が前景に立つ例もある。両下肢の高度の痙縮、腱反射の著明な亢進、病的反射の出現、排尿障害、便秘、発汗障害、軽度の下肢感覚障害を認める。まれに小脳症状、眼球運動障害、錐体外路障害を認める。肺、関節、ぶどう膜、唾液腺などの慢性炎症性病変の合併やSjögren（シェーグレン）症候群、慢性甲状腺炎を伴うこともある。特に肺病変はHTLV-1 associated bronchopneumonitis (HAB) とよばれる。

▶ **検査成績** 血清と髄液のHTLV-1抗体が陽性である。髄液では、単核球優位の軽度～中度の細胞増加を認め、蛋白は正常から軽度増加し、糖は一般に正常である。免疫グロブリンG（IgG）の増加、オリゴクローナルバンドの出現をしばしば認める。血液、髄液中にATL（成人T細胞白血病（adult T-cell leukemia））様の異型リンパ球を少数認める。約25％の症例で抗核抗体、RA（関節リウマチ）因子の陽性をみる。なお血清抗HTLV-1抗体が陽性であるキャリアは、髄液の抗HTLV-1抗体は通常陰性である。MRIでは脊髄の萎縮を認め、大脳に血管周囲細胞浸潤、血管炎に対応すると考えられる多発性深部白質病変を認める。下肢体性感覚誘発電位や運動誘発電位で中枢神経伝導時間が遅延している。

▶ **治療と薬理メカニズム** 長期的に有効な方法は確立されていない。プレドニゾロン1 mg/kg/日経口投与により軽度であるが一過性の改善が得られることが多い。しかし、副作用のために投与できない症例や投与中に再燃を認める症例もある。急速進行例にメチルプレドニゾロン大量静注がなされ有効な場合がある。インターフェロンαの有効性が報告されている。その他、血液浄化療法、間欠大量ビタミンC療法などが試みられる場合がある。

【清水 潤】

参考文献
1) Izumo S et al: Interferon-alpha is effective in HTLV-I-associated myelopathy: A multicenter, randomized, double-blind, controlled trial. Neurology 46: 1016-1021, 1996

7 脊髄空洞症

▶ **定義・概念** 脊髄中心管付近を中心に液体を満たした空洞が生じる疾患群である。組織学的に空洞周辺がグリオーシスでおおわれたsyringomyeliaと空洞周辺が上皮組織でおおわれた（中心管の拡張）hydromyeliaとに分ける場合もあるが、臨床的には区別がつかずまとめて考える場合もありsyringohydromyeliaと呼ばれる。空洞が中心管と交通した交通性脊髄空洞症と、空洞がくも膜下腔との交通のない非交通性脊髄空洞症に分けられる。

▶ **疫学／病因・病態生理と分子メカニズム** 交通性脊髄空洞症の2/3の症例は、Arnold-Chiari (アーノルド-キアリ) I型奇形に合併する。非交通性脊髄空洞症は、外傷、脊髄腫瘍、脊髄くも膜炎後、脊髄血管腫瘍害後に発症するものが知られている。発生機序に脳脊髄液の灌流障害が関連すると考えられているが不明な点が多い。先天性にMagendie (マジャンディ) 孔やLuschka (ルシュカ) 孔に通過障害があり、中心管の内圧が高まり一部に空間を生じるという説、軽症のChiari (キアリ) 奇形により、小脳扁桃が後頭孔のほうへ落ち込んで通過障害を起こす説などがある。潜在性二分脊椎などを合併する場合もあり、先天奇形によるとの説もある。

▶ **臨床症状** 発症年齢は20～50歳代にわたる。障害部位は上部頸髄～胸髄にかけて認めることが多い。空洞部位の髄節性の症状として、上肢の筋萎縮や筋力低下を示すことが多いが、先行し皮膚の一部に疼痛、異常錯感覚、感覚鈍麻、無痛の部位が存在する場合がある。特徴的なのは中心管周辺を走る外側脊髄視床路の髄節性の宙吊り型の解離性感覚障害を示すことであり、障害髄節に沿って温痛感覚の低下はみられるが、触覚は保たれている。障害が一側性の場合には後角において線維が障害されている場合がある。空洞の伸展に伴い解剖学的に障害部位に一致した症状を認める。感覚障害に次いで多いのは自律神経症状

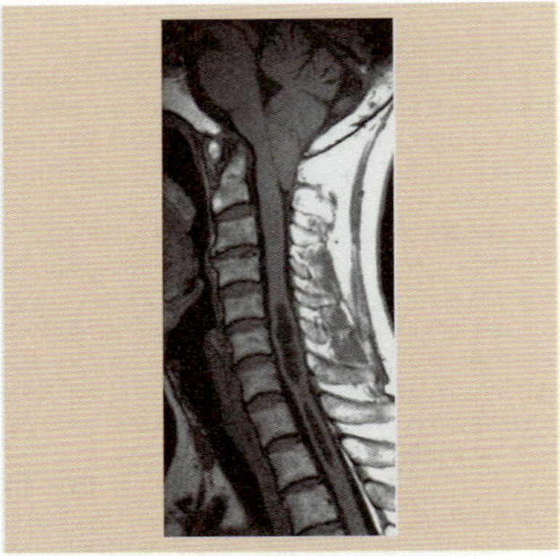

図 17-7-1　頸髄空洞症のMRI像（T1強調画像，矢状断）
脊髄内に空洞を認める．Arnold-Chiari I 型奇形を合併しており，小脳扁桃の脊柱管内への嵌入を認める

で胸髄が好発部位であり，中間外側角に障害が及んで，発汗障害，皮膚萎縮，体毛皮膚脂腺などの皮膚付属器の萎縮，起立性血圧低下，インポテンツ，排尿障害，骨萎縮を生じる．空洞が拡大すると錐体路，後索も障害され，下肢の筋力低下や深部感覚障害も出現する．延髄空洞症では顔面にも解離性感覚障害が出現する．

▶ **検査成績／診断**　診断は，臨床的特徴から疑い，MRI で空洞を確認する（図 17-7-1）．骨X線では頸椎部において脊椎茎間距離の開大を認める場合があり，頭蓋底陥入，後頭骨と第一頸椎の骨癒合など先天奇形を伴う場合がある．また，脊柱側弯症を示す場合がある．MRIでは，脊髄の空洞の広がりのほか小脳扁桃の陥入を確認できる．無症状の症例が偶然発見される場合もある．

▪ **治療と薬理メカニズム**　自覚症状が乏しくMRIで偶然に見つかったような例は経過観察となる．脊髄症状を発生した例や空洞が大きい例では外科的治療の適応となる．Chiari奇形に対しては後頭蓋窩減圧術が行われる．症状が進行拡大性である場合は脳外科的に空洞を縮小するために，空洞のドレナージなどが行われる．後頭頭蓋窩減圧術，空洞-くも膜下腔吻合術，空洞-腹腔吻合術などの術式が試みられている．

【清水　潤】

◾ 参考文献
1) 阿部俊昭ほか：脊髄空洞症の症状推移と神経症状発現機序についての考察．臨床神経学 32:979-983, 1992

8 放射線脊髄症

▶ **定義・概念**　放射線照射による脊髄障害は，急性，亜急性，晩発性に分けられる．このうち晩発性の障害が放射線脊髄症（radiation myelopathy）と呼ばれる．急性反応は，治療開始当初に発生する可逆性反応で，放射線による血管拡張作用や毛細血管の透過性亢進により脊髄浮腫が発生する．亜急性反応は，脊髄の耐用線量以下で起こるミエリンの障害による一過性の脱髄現象で回復可能なものである．晩発性障害は，耐用線量以上の照射による毛細血管内皮細胞の傷害に基づく血行障害性壊死と考えられており，病理学的に壊死や，出血，脱髄に脊髄梗塞を伴う．

▶ **疫学**　脊髄腫瘍，脊椎腫瘍，傍脊柱管腫瘍に対する高線量放射線治療によって生じる．脊髄は放射線耐性の低い器官として知られ，2 Gy/日，総線量 50 Gy 以上で放射線障害の危険率が高度になるとされる．また，メトトレキサートなどの化学療法との併用で危険率が増す．照射後，75%は30カ月以内，平均12カ月の潜伏期を経て発症するとの報告がある．

▶ **臨床症状**　温痛覚の障害，異常感覚が下肢から照射部位の高さまで数カ月から数年かかり亜急性に上行し，その後，痙性歩行，膀胱直腸障害，下肢筋力低下などの運動麻痺を認める．

▶ **検査成績**　MRIでは，急性期には脊髄実質内はT2強調画像で高信号であり脊髄の腫脹を認め，慢性期になると造影効果は減少し脊髄の萎縮を認める．

▶ **診断**　鑑別診断として，脊髄内外の腫瘍，髄膜転移，椎体による脊髄圧迫を除外する必要がある．特に脊髄内腫瘍の放射線治療後には，腫瘍の再発か放射線障害によるものかは経過をみなければ鑑別できないこともある．

▪ **治療と薬理メカニズム**　有効な治療法はないが，ステロイド投与が脊髄症の進行の抑制に有効なことがある．排尿管理，理学療法などの対症的療法を行う．

【清水　潤】

◾ 参考文献
1) 兼平千裕：放射線脊髄症の分析—脊髄耐用線量の時間-線量関係—．日本医学放射線学会雑誌 47:606-620, 1987

18 先天代謝異常疾患

1 脂質蓄積症

▶ **定義・概念**　神経系にはスフィンゴ脂質をはじめとして，多量の脂質が存在する．これらのスフィンゴ脂質はリソソームにおいて糖鎖部分が加水分解を受け分解されていくが，この過程に関与する加水分解酵素が先天的に欠損すると，その基質であるスフィンゴ脂質が蓄積する．その蓄積は，これらのスフィンゴ脂質の神経系における活発な代謝を反映して主として神経系に蓄積が生じる．このような一群の疾患をスフィンゴリピドーシス（sphingolipidosis）と呼ぶ．

▶ **疫学**　正確な疫学データはないが，いずれもまれな疾患である．そのなかでは，Gaucher（ゴーシェ）病，Fabry（ファブリー）病が比較的頻度が高い．

▶ **分類**　スフィンゴ脂質の代謝経路と，欠損酵素の位置を図 18-1-1 に示す．いずれの疾患も頻度としてはまれな疾患であるが，小児期発症の典型例についてはその臨床的な特徴から，臨床診断は比較的容易である．最近になり軽

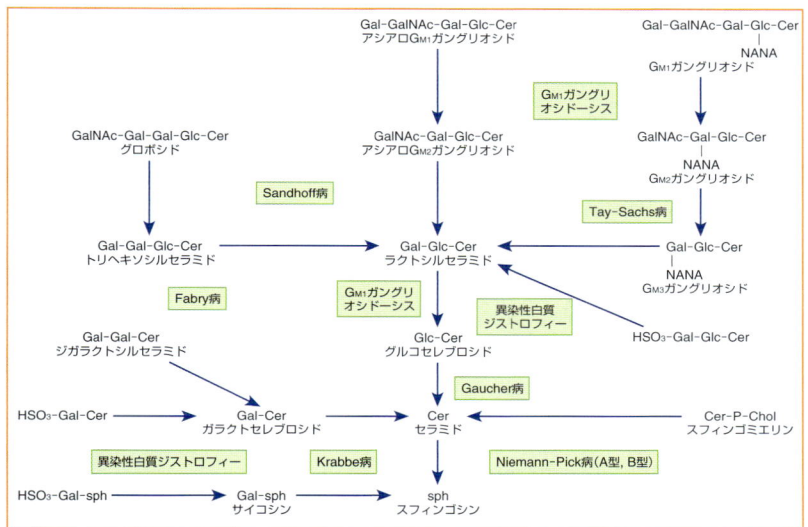

図 18-1-1 スフィンゴ脂質の代謝経路とスフィンゴリピドーシス

例や成人発症例など非典型的な臨床像を呈する症例も多く報告されてきており，このような例では臨床症候が典型例とはかなり異なることがあり，診断には注意を要する．

診療上のポイント：臨床的な観察から少しでも本疾患群の可能性が考慮される場合は，積極的に酵素活性の測定を行うことが重要である．通常は，ルーティンで行われる白血球の酵素活性の測定で欠損を証明することにより診断を確定できる．まれに，スフィンゴリピドーシスの可能性が考えられるにもかかわらず，ルーティンで行われる合成基質を用いた酵素活性の測定で手がかりが得られない場合には，天然基質を用いた酵素活性の測定を考慮する．直腸粘膜生検などを行い，神経細胞内に membranous cytoplasmic body（MCB）を証明するなど，病理形態学的に脂質蓄積を証明することが有用な場合もある．

G_{M2} ガングリオシドーシス

■**定義・概念** ガングリオシド（ganglioside）はシアル酸を含む糖脂質で神経系に多く含まれている．細胞内ではリソソームにおいて，不要となったガングリオシドがそれぞれのガングリオシドに特異的な酵素により分解（加水分解）が行われているが，このような酵素に欠損があると基質であるガングリオシドが神経細胞内に大量に蓄積して神経細胞の機能を障害する．

代表的な臨床型としては，Tay-Sachs（テイ-サックス）病，Sandhoff（サンドホフ）病があり，ともに乳児期に発症し重度の精神運動発達遅延を呈するものであるが，最近になり，発症年齢が遅く（時に成人発症），脊髄小脳変性症様の症状や運動ニューロン疾患様の症状を呈する非定型例の存在も知られるようになってきている．

Tay-Sachs 病

■**定義・概念** Tay-Sachs（テイ-サックス）病（Tay-Sachs disease）は 15 番染色体（15q23-24）に存在する β-ヘキソサミニダーゼ α サブユニット遺伝子に異常があることにより，β-ヘキソサミニダーゼ A 欠損を生じ，中枢神経系に G_{M2} ガングリオシドなどが蓄積する疾患である．遺伝形式は常染色体劣性遺伝を示す．

■**疫学** 正確な疫学データはないが，まれな疾患である．

■**病因・病態生理と分子メカニズム** G_{M2} ガングリオシドは，リソソームにおいて活性化蛋白（activator protein）の存在下に β-ヘキソサミニダーゼ A によって加水分解を受け代謝される．したがって β-ヘキソサミニダーゼ A，または活性化蛋白のいずれかの遺伝的欠損により，リソソーム内に G_{M2} ガングリオシドの蓄積が生じる．ヘキソサミニダーゼには，ヘキソサミニダーゼ A および B と呼ばれる 2 種類の酵素があり，ヘキソサミニダーゼ A は α サブユニットと β サブユニットで構成され，ヘキソサミニダーゼ B は β サブユニットのみから構成される．したがって G_{M2} ガングリオシドーシスは，酵素学的には次に示すように 3 つの場合がある．

1. ヘキソサミニダーゼ α サブユニットの欠損により，ヘキソサミニダーゼ A 欠損を生じる場合（B variant とも呼ばれる）．
2. ヘキソサミニダーゼ β サブユニットの欠損により，ヘキソサミニダーゼ A および B の欠損が生じる場合（O variant とも呼ばれる）．
3. 活性化蛋白の欠損により，β-ヘキソサミニダーゼ A 蛋白そのものには異常はないのに G_{M2} ガングリオシドの加

水分解ができず，G_{M2}ガングリオシドの蓄積をきたす場合（AB variantとも呼ばれる）。

Tay-Sachs病は乳児期に発症して，重度の精神運動発達遅滞を呈するものを指すが，このほかにも発症年齢の違いにより，若年型（juvenile）G_{M2}ガングリオシドーシス，成人型（adult-onset）G_{M2}ガングリオシドーシスなどの病型が知られている。発症年齢の違いに関しては，β-ヘキソサミニダーゼAの残存活性に違いが相関があるといわれている（Tay-Sachs病では正常値の0.1%，late-infantile formでは0.5%，adult formでは2~4%）。

● **臨床症状**
Tay-Sachs病：生後6カ月頃から，周囲に無関心となり，精神運動発達が停止し，さらに退行する。音に対し過敏となり，音に誘発されるミオクローヌスがよく観察される。眼底黄斑部にcherry-red spotが出現し，視力が漸次低下する。初期には筋緊張は低下するが，後には亢進してくる。痙攣発作がみられるようになり，次第に除脳硬直状態となり，2~3歳頃までに死亡する。

若年型G_{M2}ガングリオシドーシス：発症年齢は2~6歳頃で，運動失調，知的機能の低下，痙性，てんかん，視力低下などが徐々に進行し，10~12歳には寝たきりの状態となることが多い。乳児型と比較してcherry-red spotの出現頻度は低い。このほかにも，発症は幼児期であるが知能は比較的保たれ，脊髄小脳変性症様の症状を呈し，進行は緩徐で成人まで生存する例も知られている。

成人型G_{M2}ガングリオシドーシス：発症は遅く，脊髄小脳変性症に類似の症状や，下位運動ニューロンが主として障害されて運動ニューロン疾患様の臨床像を呈する場合が知られている。

病理
病理学的変化は，神経系に認められ，大脳皮質，小脳では，神経細胞は減少し，残存した神経細胞は脂質の蓄積のために膨化し，核は偏在する。電顕的には，神経細胞質中に層状の小体 membranous cytoplasmic body（MCB）が多数認められる。

● **診断** 乳児期発症の典型例については診断は比較的容易であるが，発症年齢が遅くなるにつれて臨床から診断をつけるのが困難となる。知的機能の低下や中枢神経系の変性症を思わせるような臨床経過を示す例については，（近親婚がみられる場合は特に）スフィンゴリピドーシスの可能性を疑うことが重要で，本症にあげる末梢血白血球などを用いて各種リソソーム酵素の測定を行い，β-ヘキソサミニダーゼA活性の低下を証明することにより診断する。なお，本疾患においては，β-ヘキソサミニダーゼB活性は正常である。

鑑別診断：本症に掲げるさまざまのスフィンゴリピドーシス，糖蛋白代謝異常症などが鑑別として重要である。臨床的な特徴からある程度の鑑別は可能であるが，酵素学的な解析を行うことによって最終的な鑑別を行わないといけない。

● **治療** 現在のところ根本的な治療法は確立されていないが，遺伝子変異の解析など分子遺伝学的な研究は大変進んでおり，遺伝相談に応用されている。

Sandhoff病

● **定義・概念** Sandhoff（サントホフ）病（Sandhoff disease）は5番染色体（5q13）に存在するβ-ヘキソサミニダーゼβサブユニットの遺伝的欠損により，β-ヘキソサミニダーゼA，Bの両酵素の欠損が生じ，G_{M2}ガングリオシドに加えてアシアロG_{M2}ガングリオシド，グロボシドなどの糖脂質が蓄積する疾患である。遺伝形式は常染色体劣性遺伝である。

● **疫学／病因・病態生理と分子メカニズム** 「Tay-Sachs病」の項参照。

● **臨床症状**
乳児型Sandhoff病：発症年齢，臨床症状ともに，Tay-Sachs病と同様であるが，それに加えて，軽度の肝脾腫が認められる。

若年型Sandhoff病：発症年齢は3~10歳頃で，構音障害，失調，失調，知的機能の低下などを呈する。視力は正常で乳児型（infantile）と異なり，cherry-red spotなどはみられない。

● **診断** 末梢血白血球のリソソーム酵素の測定を行い，β-ヘキソサミニダーゼAおよびBの欠損を証明することにより診断する。

鑑別診断：β-ヘキソサミニダーゼA欠損症（前記）をはじめとして，スフィンゴリピドーシス，糖蛋白代謝異常症などを鑑別する必要があり，末梢血白血球などを用いた酵素学的な解析などを行う。

● **治療** 現在のところ根本的な治療法は確立されていないが，遺伝子変異の解析など分子遺伝学的な研究は大変進んでおり，遺伝相談に応用されている。

活性化蛋白欠損症（AB variant）

● **定義・概念** G_{M2}ガングリオシドの加水分解には，β-ヘキソサミニダーゼAに加えて活性化蛋白と呼ばれる蛋白の存在が必要であり，この活性化蛋白の欠損により，β-ヘキソサミニダーゼA，Bによる基質である糖脂質の分解ができなくなる。遺伝形式は常染色体劣性遺伝である。臨床症状は，Tay-Sachs病や乳児型Sandhoff病と同様である。

通常リソソーム酵素活性の測定では合成基質を用いて行われるが，合成基質を用いた場合，活性化蛋白が欠損しても，β-ヘキソサミニダーゼA，B活性は低下を示さない。臨床的にTay-Sachs病，乳児型Sandhoff病が疑われ，合成基質を用いた酵素測定で異常のない場合は，G_{M2}ガングリオシドを基質としてヘキソサミニダーゼ活性の測定を依頼することが必要となる。

G_{M1}ガングリオシドーシス

● **定義・概念** リソソーム酵素の一つであるG_{M1}ガングリオシドβ-ガラクトシダーゼが遺伝的に欠損することにより，神経系にはG_{M1}ガングリオシドが，また，腹腔内臓器にはムコ多糖および糖蛋白が蓄積する疾患である。

● **成因・病態生理と分子メカニズム** 病因遺伝子は，3番染色体（3p21-p14.2）に存在し，G_{M1}ガングリオシドβ-ガラクトシダーゼをコードする。遺伝形式は常染色体劣性遺伝である。基質となる物質は，G_{M1}ガングリオシド，ムコ多糖，糖蛋白などで，非還元末端にガラクトースがβ

位で結合している．なお，ムコ多糖症のなかでムコ多糖症ⅣB(Morquio〈モルキオ〉症候群 B 型)ではやはり同じ β-ガラクトシダーゼが欠損するが，変異 β-ガラクトシダーゼによる G_{M1} ガングリオシドの加水分解は比較的可能であるために，中枢神経症状を呈さず，骨格系の変化のみを呈し，ムコ多糖症の臨床型をとると考えられている．

● **臨床症状** 発症年齢から次の3つの臨床型に分類されることが多い．すなわち，乳児型 G_{M1} ガングリオシドーシス(type 1 とも呼ばれる)，若年型 G_{M1} ガングリオシドーシス(type 2 とも呼ばれる)および成人型 G_{M1} ガングリオシドーシス(type 3 とも呼ばれる)の3型に分類される．

乳児型：生後6カ月までに発症する．生後哺乳障害，体重増加不良，進行性の知的機能の低下，退行がみられる．末期には除脳硬直状態となる．cherry-red spot は 50% の症例でみられる．そのほか，ムコ多糖症様の身体的特徴(ガーゴイル様顔貌，肝脾腫，骨格の変形など)を認める．

若年型：発症年齢は1歳以降．運動失調，内斜視，巧緻運動の障害などがみられ，知的機能の低下，退行，てんかんなどを示すが，乳児型と比較すると症状はやや軽い．

成人型：発症年齢は10歳代以降で，初発症状は歩行障害のことが多く，構音障害もよくみられ，顔面や，四肢のジストニアやパーキンソニズムなどの錐体外路症状が特徴的な臨床症状であることが多い．知能障害はないか，あっても軽度なものである．

病理
病理学的には，Tay-Sachs 病と同様に，神経細胞内に MCB を認める．そのほか，Hurler(ハーラー)病などのムコ多糖症に認められる細胞内封入体を肝などに認める．

● **診断** 小児例ではスフィンゴリピドーシスを疑わせる臨床症状(知的機能の低下)があり，ガーゴイル様顔貌や骨格の変形などがあれば，また成人例では，ジストニアなどの錐体外路症状に軽度の骨格変形などをみれば本症を疑う．確定診断は，末梢血白血球の β-ガラクトシダーゼ活性の著明な低下を証明することにより行う．

鑑別診断：ムコ多糖症，髄鞘白代謝異常症として分類される疾患が鑑別診断の対象となる．さらにジストニーが主症状の場合には，特発性捻転ジストニー，Wilson(ウィルソン)病，Hallervorden-Spatz(ハラーフォルデン-シュパッツ)病，パーキンソニズムを呈する疾患なども鑑別する必要がある．

■ **治療** 現在のところ根本的な治療法は確立されていないが，遺伝子変異の解析など分子遺伝学的な研究は大変進んでおり，遺伝相談に応用されている．

Niemann-Pick 病 (スフィンゴミエリン脂質症)

● **定義・概念** Niemann-Pick(ニーマン-ピック)病(Niemann-Pick disease)(スフィンゴミエリン脂質症(sphingomyelin lipidosis)は，臨床的には肝脾腫，骨髄中の泡沫細胞の出現などが特徴で，生化学的には，網内系の組織にさまざまな程度のスフィンゴミエリン，コレステロール，糖脂質などが蓄積することが特徴である．

● **疫学** 正確な疫学データはないが，まれな疾患である．
● **成因・病態生理と分子メカニズム** 病因からは，11番染色体上の酸性スフィンゴミエリナーゼの欠損によるもの の(A 型，B 型)と，18 番染色体上の NPC1 遺伝子の欠損により，遊離型コレステロールの細胞内転送過程に障害があり，リソソームにコレステロールが蓄積するもの(C 型)の2つに分かれる．遺伝形式は，いずれも常染色体劣性遺伝である．

● **臨床症状**
スフィンゴミエリナーゼ欠損症
● **A 型** 発症年齢は乳児期で，重度の肝脾腫，リンパ節腫大，哺乳障害，知的機能の低下，痙攣などを示し，通常5歳までに死亡する．約半数の例で cherry-red spot が観察される．酸性スフィンゴミエリナーゼ活性は 5% 以下，50% の例に cherry-red spot がみられる．末梢血リンパ球の空胞化や骨髄中の泡沫細胞の出現が特徴である．

● **B 型** 幼児期に肝脾腫で気づかれることが多い．神経症状として，知的機能の低下，失調，眼底の cherry-red spot を呈する症例があると報告されているが，症例によりかなりのばらつきがある．骨髄中に泡沫細胞がみられる．このほかに，まれに成人発症の例もある．肝脾腫，骨髄中の泡沫細胞などにより発見されることが多い．神経症状はないか，あっても軽度で，小脳失調や cherry-red spot の報告された例がある．

NPC1 欠損症
● **C 型** 発症年齢は幅広いが，乳児期に発症する場合は，重度の肝脾腫，知的機能の低下を示す．症例によっては黄疸を呈することがある．幼児期から 18 歳くらいの発症では，知的機能の低下，垂直性核上性眼球運動障害，骨髄泡沫細胞，肝脾腫などが特徴である．まれに成人例の報告があり，進行性の認知症，垂直性核上性眼球運動障害，小脳失調，肝脾腫などを示す．

● **診断** A 型，B 型に関しては，白血球，皮膚線維芽細胞などを用いて酸性スフィンゴミエリナーゼの測定を行い欠損を証明する．C 型に関しては，酸性スフィンゴミエリナーゼ活性の値は A 型，B 型のような欠損は示さず，軽度の低下を示す例から，むしろ高値を示す例もある．培養皮膚線維芽細胞を用いて，遊離型コレステロールの蓄積，コレステロールのエステル化反応の低下が診断上有用である．最近になり，C 型の病因遺伝子が同定されたので，遺伝子診断も可能になってきている．

鑑別診断：Ⅰ型，Ⅱ型の鑑別が重要である．また，Gaucher(ゴーシェ)病をはじめとする他のスフィンゴリピドーシスも鑑別する必要がある．これらの鑑別は，各種リソソーム酵素活性の測定により行われる．

■ **治療** 現在のところ，有効な治療法はない．両疾患とも原因遺伝子が単離されており，遺伝相談が可能である．

Gaucher 病

● **定義・概念** Gaucher(ゴーシェ)病(Gaucher disease)はリソソーム水解酵素の一つである，グルコセレブロシダーゼの遺伝的欠損によりその基質であるグルコセレブロシドが主として網内系の細胞に蓄積する疾患である．わが国ではスフィンゴリピドーシスのなかでは比較的よく経験する疾患である．発症年齢および神経症状を呈するかどうかにより，1型，2型，3型に分類される．遺伝子座は 1 番染色体長腕(1q21)にあり，遺伝形式は常染色体劣性遺伝である．

■ **疫学** まれな疾患であるが，脂質蓄積症のなかでは比較的頻度が高い疾患である。

■ **臨床症状**

1型(慢性非神経型)：発症年齢が幼児期から成人までと幅が広く，肝脾腫で発見されることが多い。肝腫瘤，脾機能亢進により貧血，血小板減少をきたすことがある。マクロファージ，Kupffer(クッパー)細胞などの網内系の細胞にグルコセレブロシドが蓄積し，腫大したGaucher細胞が骨髄をはじめとして網内系の各所にみられる。Gaucher細胞の浸潤により，骨痛，病的骨折などの骨合併症や，時に呼吸不全などもみられる。

2型(急性神経型)：生後3カ月までに発症し，肝脾腫に加えて，知的機能の低下，斜視，嚥下困難，筋緊張亢進による牙関緊急(trismus)，後弓反張(opisthotonus)などが特徴である。

3型(亜急性神経型)：発症は幼児期から思春期にかけてと幅が広い。全身症状は1型と同様，神経症状としては，徐々に進行性の認知症，ミオクローヌス，核上性眼球運動障害などが特徴である。症例によっては，核上性眼球運動障害や軽度の脳波異常のみを呈する軽症例もある。

■ **診断** 白血球，培養皮膚線維芽細胞などを用いてグルコセレブロシダーゼの欠損を証明する。

■ **治療** 1型については酵素補充療法(非還元末端の糖鎖部分をマンノースが露出するように改変し，細胞への取り込み効率をよくしている)が良好な成績をあげており，わが国でも保険収載されるようになっている。

Fabry病(びまん性被角血管腫)

■ **定義・概念** Fabry(ファブリー)病(Fabry disease)はリソソーム水解酵素の一つであるα-ガラクトシダーゼAの遺伝的欠損のために，全身の血管壁，細胞内系細胞，一部の神経系にセラミドトリヘキソシド(ceramide-trihexoside：CTH)やセラミドジガラクトシド(ceramide-digalactoside：CDG)などの糖脂質が蓄積する脂質蓄積症である。遺伝子座はX染色体(Xq22)で，遺伝形式はX連鎖劣性遺伝である。

■ **疫学** まれな疾患であるが，脂質蓄積症のなかでは比較的頻度が高い疾患である。

■ **臨床症状**

一般症状：7～16歳頃，皮疹(被角血管腫(angiokeratoma))が出現する。これは，暗赤色の紅斑ないしは丘疹で，最初臍周囲に出現し，膝と臍部との間に広がる。大部分のものは，心肥大を認める。20歳前後から，蛋白尿，尿沈渣に赤血球，白血球および重層折性を有する顆粒を含む大型細胞(malberry cell)が出現し，次第に腎機能が低下し，多くは30～40歳で尿毒症のため死亡する。神経症状が前景に出ず，腎不全，心筋症などで発症する例も少なくない。

神経症状：幼少児から無汗症と反復性下痢が出現する。この疾患で最も特徴的な神経症状は「Fabry pain」と呼ばれる激痛発作で，四肢，特に手指と足指に強い。そのほか，神経性難聴，尿崩症が出現することがある。また，脳血管障害の合併のため，片麻痺，小脳症状を伴うことがある。若年者の原因が明らかでない脳血管障害例の4%程度において，Fabry病が存在することが指摘されている。脳底動脈の拡張や挙上などがよく観察される。本疾患はX連鎖劣性遺伝であるが，女性保因者の発症が少なくないことに留意する。

■ **診断** 特有の神経症状，皮膚の被角血管腫，原因不明の腎不全，心筋症などをみれば本症を疑う。確定診断は，末梢血白血球のα-ガラクトシダーゼA活性の著明な低下を証明する。

鑑別診断：神経症状の鑑別としては，膠原病や，さまざまの原因による末梢神経障害との鑑別を要する。先天代謝異常症で被角血管腫を呈することのあるものとしては，ガラクトシアリドーシス，フコシドーシス，asparatylglucosaminuria，Kanzaki(神崎)病(N-アセチルガラクトサミニダーゼ欠損症)などがある。

■ **治療** 最近になり酵素補充療法の有効性が報告され，わが国でも保険収載されている。疼痛発作に対して，ジフェニルヒダントインとカルバマゼピンが有効である。腎不全に対して腎移植が行われているが，高窒素血症は改善されても，腎以外の臓器における糖脂質の代謝異常改善効果は認められない。

〔辻 省次〕

参考文献

1) Scriver CR et al eds：The Metabolic and Molecular Bases of Inherited Disease, 8th edition, McGraw-Hill, 2000
2) McKusick VA：Mendelian Inheritance in Man: A Catalog of Human Genes and Genetic Disorders, 11th edition, Johns Hopkins University Press, 1994 (http://omin.org)
3) 宮谷信行ほか：リピドーシスの臨床と生化学，神経精神薬理 4：729，1982
4) 辻省次：Adrenoleukodystrophy. Annual Review 神経 1991, p264, 中外医学社, 1991

2 糖蛋白代謝異常症

■ **定義・概念** ムコ多糖症と同様の全身的な臨床症状に加えて，スフィンゴリピドーシスを思わせるような知的機能の低下やその他の中枢神経症状を示し，尿中のムコ多糖の排泄には異常のない一群の疾患がある。従来，ムコ多糖症とスフィンゴリピドーシスの名前をあわせて，ムコリピドーシス(mucolipidosis)という名で呼ばれたが，その欠損酵素はフコシダーゼ，マンノシダーゼなどのように，主として糖蛋白，オリゴ糖の加水分解にかかわる酵素であることが示され，最近では，糖蛋白代謝異常症という名で統一されるようになってきている。糖蛋白代謝異常症として分類されるものに，シアリドーシス，ガラクトシアリドーシス，I-cell病，マンノシダーゼシス，フコシドーシス，asparatylglycosaminuriaなどがある(これら糖蛋白代謝異常症の臨床的な特徴については**表18-2-1**参照)。

ガラクトシアリドーシス

■ **定義・概念／病因・病態生理と分子メカニズム** 白血球や培養皮膚線維芽細胞のβ-ガラクトシダーゼ活性とシアリダーゼ活性がともに低下することから，ガラクトシアリドーシスという名で呼ばれてきたが，その本態は保護蛋白と呼ばれる蛋白の欠損で，結果的にβ-ガラクトシダーゼ活性とシアリダーゼ活性がともに低下する。遺伝形式は常染色体劣性遺伝である。

表 18-2-1 糖蛋白代謝異常症の臨床的特徴

疾患名	欠損酵素	遺伝形式 遺伝子座	臨床的特徴
シアリドーシス	シアリダーゼ		
ムコリピドーシス I	(sialidase, neuraminidase とも呼ばれる)	AR 6p21.3	乳幼児期の発症，骨格の変形，知的機能の低下，cherry-red spot，ミオクローヌス
cherry-red spot myoclonus 症候群	同上		発症年齢は 10 歳以降，cherry-red spot，ミオクローヌス，知能はほぼ正常
ガラクトシアリドーシス	保護蛋白の欠損（結果的に β-ガラクトシダーゼ，シアリダーゼの活性低下）	AR 20q13.1	骨格の変形，ガーゴイル様顔貌，皮膚の被角血管腫 (angiokeratoma)，cherry-red spot，知能軽度低下，ミオクローヌス，小脳失調
ムコリピドーシス II	UDP-GlcNAc : glycoprotein GlcNAc-1-phosphotransferase（結果的に皮膚線維芽細胞で多数のリソソーム酵素が欠損する）	AR 4q21-q23	臨床症状は乳幼期，Hurler 症候群に類似の臨床像。ただし角膜混濁なし。骨格の変形，知的機能の低下，退行，皮膚線維芽細胞での細胞質封入体
ムコリピドーシス III	同上		ムコリピドーシス II に比べると発症年齢も遅く軽症
マンノシドーシス	α-マンノシダーゼ	AR 19p13.2-q12	骨格の変形，肝脾腫，知的機能の低下
フコシドーシス	α-フコシダーゼ	AR 1p34	骨格の変形，肝脾腫，知的機能の低下，皮膚の被角血管腫
asparatylglycosaminiuria	asparatylglucosamine amide hydrolase	AR 4q23-q27	知能低下，不随意運動，角膜混濁，ガーゴイル様顔貌，肝脾腫

AR：常染色体劣性（autosomal recessive）

- **疫学** まれな疾患であるが，わが国では比較的よくみられる疾患である。
- **臨床症状** 臨床的な特徴は，10〜20 歳代に発症し，ガーゴイル様顔貌，椎体の扁平化などの骨格の変形，Fabry（ファブリー）病でみるのと同様の被角血管腫 (angiokeratoma)（関節の伸側など，男性では陰嚢によく認められる）に加えて，cherry-red spot，ミオクローヌス，小脳失調，軽度の知能低下などが特徴である。
- **診断** 特徴的な身体徴候と神経症状から臨床診断できる。診断は，白血球や培養皮膚線維芽細胞の β-ガラクトシダーゼ活性とシアリダーゼ活性の低下があれば，確実と考えてよい。保護蛋白の遺伝子検査による確定診断も可能である。
- **治療／経過・予後** 現在のところ根本的な治療法は確立されておらず，対症療法にとどまる。わが国では特定の変異が多いことが知られており，遺伝相談も可能になってきている。

シアリドーシス

- **定義・概念** リソソーム水解酵素の一つであるシアリダーゼ（sialidase, neuraminidase とも呼ばれる）の一次的な欠損によって引き起こされる疾患をいう。ガラクトシアリドーシスにおけるシアリダーゼ活性の低下は保護蛋白の異常によるものであるので，シアリドーシスのなかには含めない。
- **疫学** 正確な疫学データはないが，まれな疾患である。
- **臨床症状** 発症年齢により，乳幼児期に発症する場合と，10 歳以降に発症する場合がある。前者はムコリピドーシス I とも呼ばれるもので，後者は cherry-red spot myoclonus 症候群という名でも呼ばれる。

ムコリピドーシス I：生後 6 カ月頃までに発症し，Hurler（ハーラー）症候群でみられるような骨格の変形，ガーゴイル様顔貌，cherry-red spot，肝脾腫，重度の知的機能の低下を示す疾患である。

一方，発症年齢が 10 歳以降の場合には，cherry-red spot，ミオクローヌスの神経症状を示す (cherry-red spot myoclonus 症候群と呼ばれる)。神経症状はガラクトシアリドーシスと類似するが，知能は正常で顔貌，骨格系の異常は認めない点が，ガラクトシアリドーシスとは異なる点である。

- **治療／経過・予後** 現在のところ根本的な治療法は確立されておらず，対症療法にとどまる。

【辻 省次】

参考文献
1) Scriver CR et al eds：The Metabolic and Molecular Bases of Inherited Disease, 8th edition, McGraw-Hill, 2000
2) McKusick VA：Mendelian Inheritance in Man: A Catalog of Human Genes and Genetic Disorders, 11th edition, Johns Hopkins University Press, 1994 (http://omin.org/)
3) 宮谷信行ほか：リピドーシスの臨床と生化学．神経精神薬理 4：729, 1982

3 ムコ多糖症

- **定義・概念** ムコ多糖症（mucopolysaccharidosis）は，ムコ多糖を加水分解するリソソーム水解酵素の欠損によりその基質であるデルマタン硫酸，ヘパラン硫酸，ケラタン硫酸などのムコ多糖（mucopolysaccharide）が，結合織，神経系に蓄積する疾患である。I-cell 病などのように，ムコ多糖症と，スフィンゴリピドーシスの臨床症状をあわせ持つ一群の疾患をムコリピドーシス (mucolipidosis) という名前で呼ぶ場合があるが，最近では，より本質的な代謝障害を表す言葉として糖蛋白代謝異常症という名前で統一されつつある（22 章 18-2「糖蛋白代謝異常症」参照）。
- **疫学** 正確な疫学データはないが，まれな疾患である。
- **臨床症状** 基本的な臨床症状はすべてのムコ多糖症に

表 18-3-1 ムコ多糖症の臨床的特徴

疾患名(型)	欠損酵素	蓄積物質[*1]	遺伝形式[*2] 遺伝子座	臨床的特徴
Hurler(MPS I H)	α-iduronidase	DS, HS	AR 4p16.3	ムコ多糖症のなかで最も重症型 生後6カ月~1歳で発症。低身長, 脊椎, 骨盤, 手根骨などの著しい骨変形(多発性異骨症), 関節の拘縮, ガーゴイル様顔貌, 角膜混濁, 難聴, 肝脾腫, ヘルニア, 知的機能の低下
Scheie(MPS I S)	α-iduronidase	DS, HS	AR 4916.3	上記(Hurler症候群)と同様だが知能はほぼ正常
Hunter(MPS II)	sulfoiduronate sufatase	DS, HS	XR Xq28	Hurler症候群と同様だが, 軽症。知能障害は軽度, 角膜混濁なし
Sanfilippo A(MPS III A)	heparan N-sulfatase	HS	AR	A~Dの各グループは臨床的には同様で区別がつかない。重度の知能低下, 退行。角膜混濁なし, 骨変化や関節拘縮軽である
Sanfilippo B(MPS III B)	α-N-acetyl-glucosaminidase	HS	AR	
Sanfilippo C(MPS III C)	heparan-N-acetyl-transferase	HS	AR 14	
Sanfilippo D(MPS III D)	N-acetylglucosamine 6-sulfate sulfatase	HS	AR 12q14	
Morquio A(MPS IV A)	galactose 6-sulfatase	KS	AR 16q24	低身長, 骨格の変形, 短胴性小人症, X脚, 角膜混濁, 難聴, 心弁膜症, 知能正常
Morquio B(MPS IV B)	β-galactosidase	KS	AR 3p21-p14.2	古典的なMorquio症候群に比し, 軽症例が多い
Maroteaux-Lamy (MPS VI)	arylsulfatase B	DS	AR 5q11-q13	低身長, 骨格変形, 角膜混濁, 難聴, 肝脾腫, 知能正常
Sly(MPS VII)	β-glucuronidase	DS, HS	AR 7q21.11	骨格の変形, 肝脾腫, 知的機能の低下

[*1]: 蓄積物質。DS:デルマタン硫酸(dermatan sulfate), HS:ヘパラン硫酸(heparan sulfate), KS:ケラタン硫酸(keratan sulfate)
[*2]: 遺伝形式。AR:常染色体劣性(autosomal recessive), XR:X鎖劣性(X-linked recessive)

共通するものである。すなわち, ガーゴイル様顔貌, 低身長, 脊柱後側弯(kyphoscoliosis)などの骨格の異常, 椎体の扁平化や anterior beaking と呼ばれる変形, 関節拘縮, 角膜混濁, 心雑音, 肝脾腫, ヘルニアなどに加えて, 知的機能の低下を伴うことが多い(表18-3-1)。

さらに, ムコ多糖の局所的な蓄積により, 手根管症候群, 脊髄の圧迫によるミエロパチーや神経根の圧迫症状, 髄膜の肥厚により髄液の通過障害による水頭症, などがある。

■**検査成績** 検査所見としては, 末梢血リンパ球の空胞化(特殊染色は必要とせず, 通常の末梢血の染色標本で観察できる), 骨のX線検査で, 多発性異骨症(dysostosis multiplex)と呼ばれる全身の骨の変形像や, トルコ鞍の皿状の拡大(J字型とも呼ばれる)などの特徴を認める。

■**診断** 確定診断は, 白血球, 培養皮膚線維芽細胞などを用いて, それぞれの酵素活性を測定して欠損酵素を同定すること, あるいは, 尿中のムコ多糖の総排泄量の増加があるかどうかを調べ, 尿中ムコ多糖の排泄量が増加していれば, さらにその分画を調べ, どの種類のムコ多糖が増加しているかを調べることで確定診断ができる(個々のムコ多糖の種類とそれぞれの臨床的特徴については表18-3-1参照)。

■**治療** 最近になり, わが国でも, ムコ多糖症I型, ムコ多糖症VI型, ムコ多糖症II型に対する酵素補充療法が承認され, 有効な治療法として用いられている。

〔辻 省次〕

参考文献

1) Scriver CR et al eds: The Metabolic and Molecular Bases of Inherited Disease, 8th edition, McGraw-Hill, 2000
2) McKusick VA: Mendelian Inheritance in Man: A Catalog of Human Genes and Genetic Disorders, 11th edition, Johns Hopkins University Press, 1994 (http://omin.org/)
3) 折井忠夫:ムコ多糖症。小児疾患とDNA診断, 黒田泰弘ほか編, p109. 三輪書店, 1994

4 Wilson病, Menkes病

はじめに

Wilson病, Menkes病はいずれも銅輸送膜蛋白である copper-transporting ATPase(ATP7B, ATP7A)の遺伝的な欠損により生じる銅代謝異常症である。ヒト成人では体内の銅含量は約100mgである。臓器別では筋肉(約35mg), 脳(約20mg), 肝臓(約20mg), 血液(約10mg)などに銅含量が多い。

ヒトは1日約5mgの銅を経口摂取し, そのうち約2mgが小腸から吸収される。吸収された銅は門脈を経て肝臓に運ばれ, 一部がセルロプラスミン(ceruloplasmin:Cp)の生合成に利用される。Cpは肝臓から血中に分泌されるが, 血中銅の約95%はCpと結合している。肝臓からは1日約2mgの銅が胆汁中に排泄され, 結果的に経口摂取量と同じ1日約5mgが糞便中に排泄される。このような銅輸送・代謝にATP7B, ATP7Aが重要な役割を担っている(図18-4-1)。

Wilson病

■**定義・概念** Wilson(ウィルソン)病(Wilson disease)は, 常染色体劣性遺伝形式をとる銅代謝異常症である。原因遺伝子は *ATP7B* (13q14.3に局在)である。ATP7Bの欠損により, 肝臓や脳, 角膜, 腎臓などに過剰な銅が蓄積す

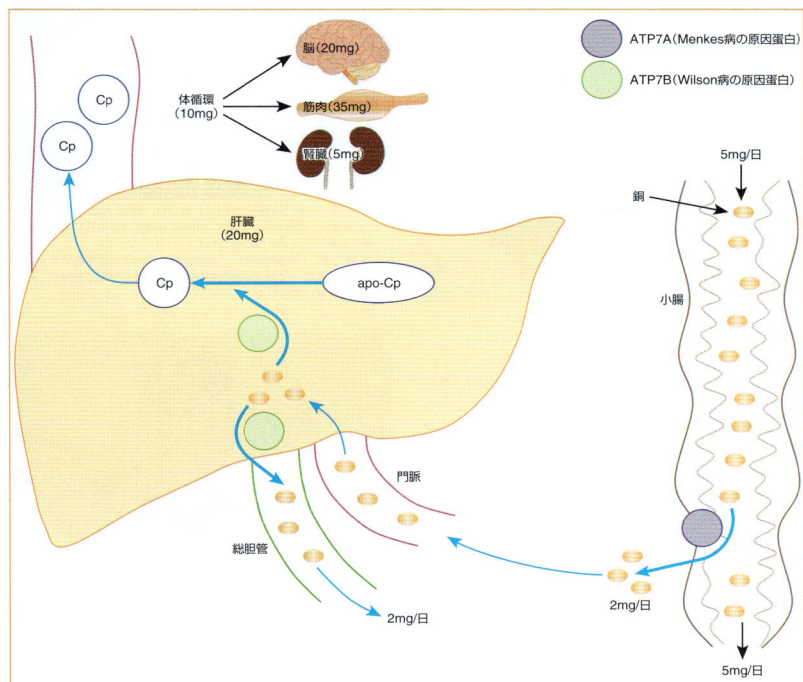

図 18-4-1　生体における銅の輸送
数字は成人での銅含量を示す

る。「肝レンズ核変性症 (hepatolenticular degeneration)」とも呼ばれる。
- **疫学**　頻度は, およそ3万5,000～4万5,000人に1人と推定される。
- **病因・病態生理と分子メカニズム**　ATP7Bの主な機能は肝細胞から胆汁中への銅の排泄とCpの前駆体であるアポセルロプラスミン (apo-Cp) への銅の抱合である。apo-Cpは銅と結合して活性型Cp (holo-Cp) となり, 血中に分泌される。ATP7Bの欠損により, 肝細胞から胆汁中への銅の排泄が障害され, 銅は肝細胞内に蓄積する。またCpの生合成が障害され, 血中Cpが低下する。
- **臨床症状**　発症年齢は広く3歳～50歳代に分布するが, 小児期 (思春期以前) 発症が多い。臨床的には肝障害 (肝硬変), 神経症状, Kayser-Fleischer (カイザー-フライシャー) 輪が三主徴である。Kayser-Fleischer 輪は角膜後面のDescemet (デスメ) 膜に銅が沈着して茶緑色調を呈するもので (図 18-4-2), 神経・精神症状をきたす症例では約90%にみられる。一般に肝障害と神経症状に基づいて3つの病型に分類される。

肝型:肝症状, 肝機能障害で発症する病型である。一過性の急性肝炎, 慢性肝炎～肝硬変, 劇症肝炎～急性肝不全などさまざまな病態を呈する。本症は小児の慢性肝疾患としては最も頻度が高い。

神経型:肝症状や肝機能障害が明らかではなく, 神経症状で発症する病型である。肝型に比べてやや発症年齢が遅い。錐体外路障害による言語障害, 動作緩慢, 羽ばたき振戦, ジストニア, 歩行障害がみられる。抑うつ, 落ち着きのなさ, 易怒性, 集中力低下, 意欲減退などの精神症状もよくみられる。進行すれば知能低下にいたる。

肝神経型:肝症状や肝機能障害, 神経・精神症状がともにみられる病型である。

他に溶血性貧血, 腎尿細管障害による汎アミノ酸尿, 尿細管アシドーシスがみられる。
- **検査成績**　血清Cp低下, 尿中銅排泄増加がみられる。血清Cpの低下に伴い血清銅も低下する。肝臓内の銅含量は増加する。頭部画像検査では, 両側の被殻, 淡蒼球, 視床, 中脳などに異常がみられる (図 18-4-3)。
- **診断**　年齢を問わず, 肝機能障害, 神経症状, 精神症状を有する患者では本症を疑う。検査所見では血清Cpの低下と尿中銅排泄量の増加が重要である。最も診断的価値が

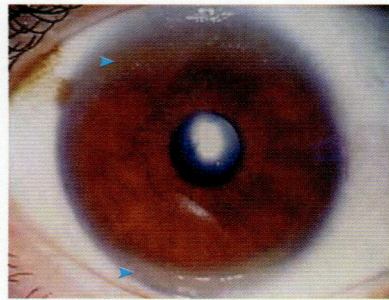

図 18-4-2　Kayser-Fleischer 輪
44 歳男性

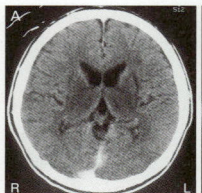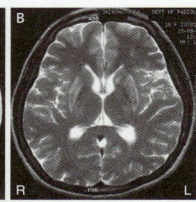

図 18-4-3　Wilson 病の頭部 CT 像(A)，頭部 MRI 像(B)
A：13 歳女性。両側被殻，淡蒼球，視床に低吸収域がみられる。被殻外側にも線状の低吸収域がみられる
B：18 歳女性。T2 強調画像にて両側被殻は広汎に高信号を呈する。視床，尾状核の一部も淡い高信号を呈する。被殻外側にも線状，円弧状の高信号がみられる

高いのは肝銅含量の増加（250 μg/g 肝乾燥重量以上）を確認することである。なお *ATP7B* の遺伝子変異を同定できれば診断は確定的であるが，経験的に約 10 % の症例では遺伝子変異が同定できないとされる。

■ **治療と薬理メカニズム**　銅制限食（低銅食）と銅キレート剤（D-ペニシラミン，塩酸トリエンチン）あるいは亜鉛薬（酢酸亜鉛）による除銅を行う。銅制限食は特に治療初期には重要である（通常 1 mg/日以下，乳幼児では 0.5 mg/日以下）。銅含量が多い食品としては，甲殻類（エビ，カニなど），レバー，チョコレート，ナッツ類，キノコなどがある。銅キレート剤は血中の銅と結合して尿中排泄を促進させる。銅キレート剤としては，D-ペニシラミンが第一選択薬であるが，副作用の出現率が高い（20～25 %）のが問題である。重篤な副作用として，骨髄抑制，ネフローゼ症候群，全身性エリテマトーデス様症状，筋無力症候群などがある。塩酸トリエンチンは D-ペニシラミンに比べて銅キレート効果は劣るが，副作用が少なく使いやすい。亜鉛薬は腸管からの銅吸収を阻害するため，酢酸亜鉛の有効性は D-ペニシラミンと同等とされる。薬物治療は生涯にわたって継続する必要がある。劇症肝炎や肝不全を呈する症例，あるいは副作用などにより薬物治療が困難な症例では肝移植が考慮される。ただし，肝移植が神経症状の改善にどの程度有効かはまだ結論が得られていない。

■ **経過・予後**　発症から治療開始までの時間が予後を左右するため，早期の診断，治療開始がきわめて重要である。また薬物治療は根本的治療ではないため意慾により症状の再燃・増悪がみられる。良好な予後を得るために服薬は規則正しく継続しなくてはならない。死亡の原因としては，肝硬変に伴う肝不全，食道静脈瘤破裂などである。

Menkes 病

■ **定義・概念**　Menkes（メンケス）病（Menkes disease）は，伴性劣性遺伝形式をとる銅代謝異常症である。原因遺伝子は *ATP7A*（Xq12-q13）に局在）である。本態は小腸粘膜からの銅の吸収障害による銅欠乏症である。特徴的な毛髪から「kinky-hair disease」とも呼ばれる。

■ **疫学**　頻度は出生男児 10 万人に 1 人程度である。

■ **病因・病態生理と分子メカニズム**　小腸粘膜の

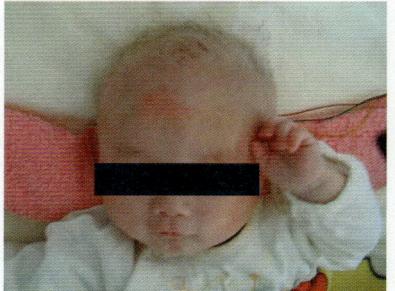

図 18-4-4　Menkes 病の 6 カ月男児
色が薄く，縮れた特徴的な毛髪（kinky-hair）がみられる
（住田裕先生〈地方独立行政法人りんくう総合医療センター〉提供）

ATP7A の欠損により，経口摂取された銅が吸収されず，体内に銅欠乏が生じる。肝臓での銅欠乏の結果，Cp の生合成が障害される。血液脳関門を構成する血管内皮細胞やアストロサイトの ATP7A が欠損することにより脳内への銅供給も不足する。細胞内では ATP7A は Golgi（ゴルジ）体膜に存在し，細胞質から Golgi 体内への銅輸送にかかわる。Golgi 体内に輸送された銅は銅含有酵素の生合成に不可欠である。ATP7A 欠損の結果，神経細胞をはじめとする種々の細胞において，シトクロム C 酸化酵素（cytochrome C oxidase），ドパミン β-水酸化酵素（dopamine β-hydroxylase），スーパーオキシドジスムターゼ（superoxide dismutase）など，生体に必要なさまざまな銅含有酵素の活性低下をきたす。

■ **臨床症状**　ATP7A の残存酵素活性の程度により，重症型（古典的 Menkes 病），軽症 Menkes 病，極軽症 Menkes 病（occipital horn syndrome）に大別される。通常，Menkes 病といえば，古典的 Menkes 病をさす。

古典的 Menkes 病では，低体重出生が多い。新生児期には低体温，遷延性黄疸，低血糖，毛髪異常がみられるが，この時点では気づかれないことも多い。生後 2～3 カ月から筋緊張低下，精神運動発達遅延，哺乳力低下，痙攣などが出現する。毛髪異常（色が薄く赤茶けて短く捻じれた毛髪〈kinky-hair〉）が特徴的である（図 18-4-4）。さらに全身

的な血管形成異常(蛇行，迂曲，狭窄など)，骨粗鬆症，関節・皮膚の過伸展，膀胱憩室などがみられる。

■ **検査成績** 血清 Cp, 血清銅は低下する。頭部画像検査では，脳萎縮，白質変性，硬膜下血腫などがみられる。MR angiography (MRA) では，脳血管の蛇行や迂曲がみられる。脳波ではてんかん性異常波が高頻度にみられる。

■ **診断** 臨床症状と血清 Cp, 血清銅低値から本症を疑う。標識した銅を取り込ませた培養皮膚線維芽細胞のパルスチェイス実験により，標識銅の細胞外への排泄障害(細胞内への銅の残留)を証明すれば，診断は確定的である。*ATP7A* の遺伝子診断も可能である。

■ **治療と薬理メカニズム** ヒスチジン銅の筋肉注射，皮下注射が行われる。これにより血清 Cp 値や血清銅値は改善する。ただし，生後 2 カ月以降では神経症状の軽減は期待できないため，できるかぎり早期の治療開始が望まれる。

■ **経過・予後** 古典的 Menkes 病では 3 歳までに死亡することが多い。

【吉田 邦広】

参考文献
1) Culotta VC et al: Disorders of copper transport. The Metabolic and Molecular Bases of Inherited Disease, 8th edition, edited by Scriver CR et al, p3105-3126, McGraw-Hill, 2001
2) 清水教一: Wilson 病. 神経内科 71: 481-485, 2009
3) 藤澤千恵ほか: Menkes 病. 神経内科 71: 503-510, 2009

19 ビタミン欠乏性神経疾患

1 ビタミン B₁ 欠乏症

■ **定義・概念** ビタミン B_1 は水溶性ビタミンで，十二指腸や上部小腸から吸収された後，肝臓でリン酸化され活性型ビタミン B_1 のかたちで存在する。体内貯蔵量は 25〜30 mg であり，健常者では 3 mg/日程度の摂取で十分と考えられているが，体内に貯留しないためなんらかの原因によって摂取不足が続くと欠乏状態が発生する。低栄養状態，アルコール過飲，妊娠悪阻，胃切除や空腸吻合などの外科的手術後や高カロリー輸液時などの需要亢進に対する相対的欠乏時に出現しやすい。神経症状が前面に出る神経型，心不全が前面に出る循環型，慢性下痢といそうが前面に出る消化器型がある。神経型は，慢性の欠乏により生じる末梢神経障害，急性発症で意識障害を伴う Wernicke (ウェルニッケ) 脳症，Wernicke 脳症から回復した患者に後遺症としてみられる Korsakoff (コルサコフ) 症候群がある。Wernicke 脳症の多くが慢性期に Korsakoff 症候群を呈することから，Wernicke-Korsakoff 症候群と総じて呼ばれることがある。

末梢神経障害

■ **病因・病態生理と分子メカニズム** 末梢神経障害は長期のビタミン B_1 欠乏に伴い生じ，具体的にはアルコール過飲や低栄養状態に伴い発症することが多い。

■ **臨床症状** 亜急性〜慢性経過の四肢の感覚・運動性多発神経障害 (軸索障害型) の像を呈する。四肢，特に下肢末

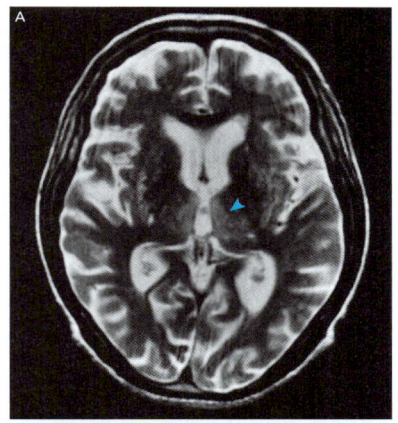

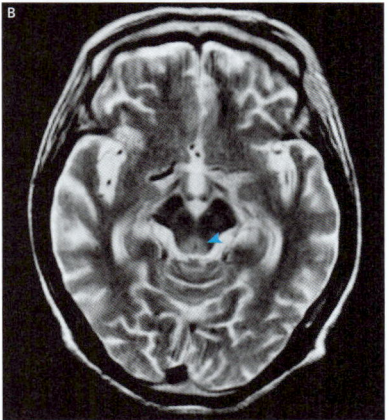

図 19-1-1 Wernicke 脳症の MRI 像 (T2 強調画像)
第 3 脳室周囲，中脳水道周囲に本症に特徴的な高信号変化を認める (▶)

梢に強いビリビリとした異常感覚を生じ，進行すると感覚鈍麻，アキレス腱反射の消失，四肢遠位の筋力低下が生じる (dry beriberi)。また，心不全を合併し，浮腫を伴うことがある (wet beriberi)。

■ **検査成績** 血液検査では血中ビタミン B_1 濃度低値・赤血球トランスケトラーゼ (transketolase) 活性低下・TPP (チアミンピロリン酸〈thiamine pyrophosphate〉) 効果の上昇 (TPP を添加した後でトランスケトラーゼ活性値が 15% 以上に上昇した場合に陽性) が診断の補助になるが，結果が出るまでは時間がかかるため，疑われる場合にはビタミン B_1 を投与し，治療反応性をみることが大事である。末梢神経伝導検査，神経生検で軸索障害型の異常を認める。

■ **治療と薬理メカニズム** ビタミン B_1 製剤を 25〜100

mg/日を内服投与し，食事指導を行う．

Wernicke 脳症

■ **病因・病態生理と分子メカニズム** Wernicke 脳症は診断が遅れると重大な後遺症を残すので早期の診断が必要であると同時に，医原性の症例をつくらないように注意が必要である．特に低栄養状態や妊娠悪阻などの需要増加時にビタミン B_1 の補充なしで高カロリー輸液などの糖質のみの点滴が大量に行われると，末梢からの輸液であっても残存しているビタミン B_1 を消耗して数日で医原性の脳症を発症することがある．

■ **臨床症状** 外眼筋麻痺，小脳失調，意識障害を三主徴とするが，すべての症状を呈するのは 1/3 以下である．通常は眼球運動障害や眼振，運動失調が先行し，意識障害発症前に複視やふらつきを訴えることが多い．意識障害は傾眠から昏睡まださまざまである．意識障害で十分な発動が得られない場合でも，他の脳幹反射が保たれ眼球頭反射が消失している場合には，眼球運動障害の存在を疑い本症の可能性を念頭におくことが大事である．

■ **検査成績** MRI では急性期に第3脳室・中脳水道周囲・視床内側・乳頭体に T2 強調画像で高信号域/T1 強調画像で低信号域の病変を認めることがある（図 19-1-1）．病理学的には乳頭体・第3脳室・第4脳室周囲・中脳水道周辺灰白質，下丘・眼球運動諸核・延髄前庭神経核に出血を伴う壊死，血管の増生，グリオーシスを認める．

■ **治療と薬理メカニズム** Wernicke 脳症の症状は，治療開始から時間の単位で遅れても後遺症の程度に影響するとされる．最初にビタミン B_1 製剤 500~1,000 mg を静注し，数日間は同じ量を点滴にも添加する．糖のみを投与すると症状が悪化する．慢性の方に対してはビタミン B_1 150 mg/日の内服をさせ，食事指導を行う．

Korsakoff 症候群

Korsakoff 症候群は失見当識・健忘・作話を三主徴とする．ビタミン B_1 欠乏による Wernicke 脳症がすみやかに治療されても半数以上が慢性期に Korsakoff 症候群に移行する．Korsakoff 症候群では失見当識はあるが，意識障害はなく，質問に対する返答は良好である．健忘は前向性および逆行性の両方の要素を有し，特に前向性健忘が顕著となる．また健忘のために失われた記憶を埋めるように作話をする特徴がある．ビタミン B_1 製剤で多少の症状の改善を認めることもあるが，多くは症状の遷延を認め，後遺症を残す．

【清水 潤】

2 ビタミン B_{12} 欠乏症

■ **定義・概念** ビタミン B_{12} は生体内では産生されず，動物性食品にのみ含まれる補酵素で，葉酸やメチルマロン酸の代謝に関係する．摂取されたビタミン B_{12} は胃壁細胞から生まれる内因子と結合した後に回腸下部で吸収される．欠乏は胃切除後や慢性胃炎などによる胃内因子分泌欠如，抗内因子抗体や抗胃壁細胞抗体を伴う悪性貧血などによることが多いが，回腸末端での吸収不良，妊娠による需

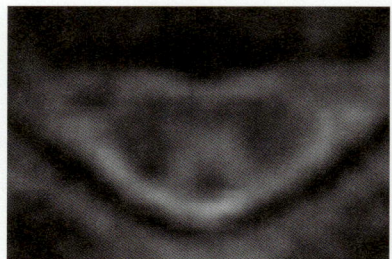

図 19-2-1　亜急性脊髄連合変性症のMRI像（T2強調画像）
頸髄の後索（楔状束に目立つ）に本症に特徴的な高信号変化を認める

要増大，肝障害による活性化障害，まれに食事性の摂取不足（菜食主義など）のこともある．薬剤性のものとしてコルヒチン，ビンブラスチン，プロトンポンプ阻害薬などによるものが知られている．慢性の経過で発症し，全身状態としての倦怠感，Hunter（ハンター）舌炎，胃無酸症，貧血（大球性正色素性貧血，赤芽球性貧血）に伴う症状などを認める．神経症状としては亜急性脊髄連合変性症，多発ニューロパチー，視神経障害，脳症などを生じる．

亜急性脊髄連合変性症

■ **臨床症状** 最も目立つ症状は四肢末梢の異常錯感覚であり，振動覚と位置覚の低下が目立ち，感覚性失調を示す．歩行は失調性歩行となり，Romberg（ロンベルク）徴候はしばしば陽性である．上位運動ニューロン障害としては筋トーヌスの亢進，深部反射の亢進，Babinski（バビンスキー）徴候を認めることがあるが，四肢の筋力低下はあっても軽い．末梢神経障害は感覚神経障害優位で四肢遠位の異常錯感覚が目立ち，進行すると深部反射は低下してくる．視神経障害による視力障害も認めるが，視神経萎縮の頻度は 1% 以下とされる．起立性低血圧低下，嗅覚鈍麻，味覚障害を伴うことがある．脳症を合併すると，性格変化，記銘力低下，失見当識，うつ，幻覚などを呈するが，障害の程度はさまざまである．診断には吸収不全をきたす病歴と特徴的病歴，大球性貧血の存在より疑う．

■ **検査成績** 血液のビタミン B_{12} の濃度が 200 pg/mL 以下であることが多いが，正常下限である例も存在する．血液のビタミン B_{12} の欠乏の場合には血液中のメチルマロン酸とホモシスチンが増加する．ビタミン B_{12} を経口投与しても尿中のビタミン B_{12} が上昇しない場合には吸収障害が疑われ，内因子の同時投与で改善すれば内因子欠如が示唆される（Schilling 検査）．MRI では脊髄後索と側索に T2 強調画像で高信号と造影効果を認めることがある（図 19-2-1）．神経伝導検査では軸索型の感覚運動性末梢神経障害が示唆される．脳症を伴う例では頭部の MRI FLAIR 法で大脳白質に散在性の高信号病変を認める．葉酸の投与を受けている患者では，血液所見がマスクされ B_{12} の欠乏の診断が遅れることがあり，注意を要する．

■ **治療と薬理メカニズム** ビタミン B_{12} 1 日 1 mg の筋注を 2 週間継続後，月 1 回 1 mg 筋注する．一般的に症状は 3 カ月で改善傾向をみせるが，治療が遅れた例では機能

障害が残存することが多い．内因子欠乏患者では経口ビタミン B_{12} の吸収は悪いため，非経口的に投与を続ける必要がある．

【清水 潤】

20 中毒性神経疾患

▶**定義・概念** 中毒とは医薬品や化粧品以外の化合物によって起きた有害作用，あるいは医薬品や化粧品では正しい使用法以外の方法で行われたときに起きた有害作用（adverse effect）をいう．薬物の有害作用については，一般に適切適量の薬物摂取によって発生した場合は副作用（side effect）と呼び，不適切あるいは過量摂取によって発生した障害を中毒（intoxication）と呼ぶことが多いが，副作用と中毒の区別は明確なものではない．

副作用を含め，医療行為によって発生した疾病は医原性疾患（iatrogenic disease）とも呼ばれる．アルコール，麻薬，覚せい剤，有機溶剤（シンナー）などの中毒には，有害作用という意味のほかに，乱用（addiction）や依存症（dependency）という意味も含まれる．

▶**疫学** 麻薬や食中毒，医薬品の副作用などは，行政に報告された発生数が公表されているが，実数よりは少ない．薬物の副作用は，高齢者で発生頻度が高い．その理由は，老化による臓器障害（特に腎機能低下）と細胞の薬物感受性の変化による．

▶**病因・病態生理と分子メカニズム** 中毒性神経障害を原因の側からみると，表20-1のように大別される．自然界に存在する細菌，真菌，植物，動物，食品などに含まれる神経毒（このうちの一部は医薬品としても使用），金属，有機物，ガス，加えて医薬品など多彩であり，原因ごとに傷害の部位と機序，症状が異なる（これらのなかで，中毒物質〈アルコール，食品，自然毒など〉，環境要因〈水銀など〉による疾患，および薬物依存症については12章「中毒・環境要因による疾患」参照）．

▶**臨床症状・検査成績** 傷害部位と主要症状の側からみた神経系の中毒を，原因物質を医薬品と医薬品以外とに分けて表20-2に示す．これらのなかで，重要な疾患あるいは話題を紹介する．

SMONとキノホルム

SMON（スモン）は subacute myelo-optico-neuropathy（亜急性脊髄・視神経・末梢神経障害）の頭文字をとったもので，わが国では「薬害の原点」と呼ばれている．1950年代から腸内殺菌薬として広く使用されていたキノリン誘導体のキノホルム（chinoform）の過量投与による中毒性神経障害であり，1960〜1970年代に全国的に大流行し，1万人以上の患者，自殺を含めると600人以上の死亡者が出て大きな社会問題となった．下痢や腹痛のような消化器症状に引き続いて，下肢の耐えがたい異常感覚，痙性麻痺，膀胱障害，視神経障害，痙攣などが亜急性に出現し，慢性後遺症として，しびれ感，痙性麻痺，視力低下などが残った．原因がキノホルムであることが解明され，1970年に販売と使用が禁止された以降は新規発生はなくなったが，歴史的に記憶にとどめておくべき重要な疾患である．

水俣病と有機水銀中毒

工場排水のなかの水銀が食物連鎖により魚介類に蓄積され，それを食べたヒトに起こった重症の有機水銀中毒で，大脳・小脳・末梢神経にさまざまな程度の障害を生じる．熊本県の水俣湾から有明海沿岸と新潟県の阿賀野川下流域で大量発生し，Minamata disesase として世界的にも注目された深刻な公害病である．患者認定や補償について，発生から50年を超えたいまでも問題が解決していない．

睡眠薬・抗不安薬

かつてはバルビツール酸が主流であったが，現在は大部分がベンゾジアゼピン系薬物である．慢性使用で習慣性が生じ，服薬量の増加や依存症を起こすことがある．禁断症状として，興奮，振戦，痙攣を起こすので，依存症では漸減離脱を試みる．

誤用あるいは自殺目的で大量摂取すると，意識障害に陥り，傾眠〜昏迷〜昏睡に陥る．重症例では，さらに呼吸抑制と自律神経調節障害（低体温，速脈，血圧低下など）が加わり，脳波は平坦化し，ショックに陥って死亡することも

表20-1 中毒性神経障害の原因

自然界	1	細菌，真菌産生毒	破傷風毒素，ジフテリア毒素，ボツリヌス毒素，キノコ毒
	2	植物毒，蛇毒，魚介毒，虫毒	麦角アルカロイド，クラーレ，蛇毒，フグ毒（テトロドトキシン），貝毒，ダニ・昆虫の刺傷・咬傷
環境，産業	3	重金属	水銀，鉛，ヒ素，マンガン，有機リン，タリウム
	4	ガス，有機溶剤	一酸化炭素，過酸化水素，酸化エチレン，有機溶剤（トルエン，n-ヘキセン）
	5	物理的原因，その他	熱，放射線，電気
嗜好品	6	耽溺性・習慣性薬物	アルコール，タバコ，麻薬（阿片）
薬品	7	医用麻薬，鎮痛薬	モルヒネ，合成麻薬，鎮痛薬
	8	睡眠薬・抗不安薬	バルビツール酸，ベンゾジアゼピン誘導体（睡眠薬・抗不安薬）
	9	抗精神病薬	定型群（ブチロフェノン誘導体，フェノチアジン誘導体，ベンザミド誘導体），非定型群（セロトニン・ドパミン拮抗薬，クロザピン類似化合物，ドパミン受容体部分アゴニスト）
	10	抗うつ薬，（抗躁薬）	三環系，四環系，セロトニン再取り込み阻害薬，（リチウム）
	11	抗てんかん薬	フェニトイン，カルバマゼピン，バルプロ酸など
	12	覚せい剤，幻覚誘発剤	アンフェタミン，コカイン，大麻，LSD，エクスタシー，
	13	抗がん剤，免疫抑制剤	ビンクリスチン，白金，メトトレキサート，フルオロウラシル，シクロスポリン，タクロリムス，サリドマイドなど
	14	抗生物質，抗菌薬	キノホルム，ペニシリン，セファロスポリン，アミノグリコシド抗生物質，アシクロビル，エタンブトール，イソニアジド
	15	その他の薬物	循環器用薬，消化器用薬，脳循環代謝改善薬，解熱鎮痛薬など

表 20-2 中毒性神経障害症状と原因物質

神経障害名	医薬品	その他の原因物質
急性・亜急性脳症（意識障害，痙攣など）	睡眠薬・抗不安薬（フェノバツール酸，ベンゾジアゼピン誘導体），抗てんかん薬，抗精神病薬，抗うつ薬	一酸化炭素，アルコール，鉛，水銀，マンガン，タリウム，シンナー，ヒ素，錫
白質脳症（意識障害，認知症）	抗がん剤，放射線，ワクチン	一酸化炭素，アルコール，水銀，鉛，マンガン，アルミニウム，シンナー（トルエン），錫
Reye(Reye様)症候群	アスピリン，解熱鎮痛薬，ホパンテン酸カルシウム	
意識障害（譫妄）と幻覚・妄想	抗Parkinson病薬，ステロイド，イソニアジド，三環系抗うつ薬，リチウム，アンフェタミン	水銀，アルコール禁断，大麻，LSD，その他
痙攣発作	ペニシリン，他の抗生物質，抗精神病薬，三環系抗うつ薬，その他の抗うつ薬，アンファタミン	アルコール
パーキンソニズム，静座不能症	抗精神病薬（フェノチアジン誘導体，ブチロフェノン誘導体，ベンザミド誘導体，非定形抗精神病薬），制吐薬，レセルピン，脳循環改善作用Ca拮抗薬（フルナリジン，シンナリジン），胃腸機能調整薬（メトクロプラミド，シサプリド）	マンガン，MPTP
舞踏運動，ジスキネジア	L-ドパ，ドパミン受容体作用薬，制吐薬，抗精神病薬，フェニトインと他の抗てんかん薬	マンガン，水銀
振戦	$β_2$アドレナリン受容体刺激薬，リチウム，バルプロ酸，アミオダロン，アンフェタミン	アルコール，水銀，マンガン
小脳失調症	抗てんかん薬（フェニトイン，カルバマゼピン）	アルコール，シンナー，水銀
聴力障害	アミノグリコシド抗生物質，アスピリン乱用，キニーネ	
視神経障害	エタンブトール，クロロキン，クロラムフェニコール，キノフォルム	メチルアルコール，ニコチン
硝子体混濁	ステロイド，クロロキン，アミオダロン	
脊髄障害	抗菌薬，キノフォルム	シンナー（トルエン），亜酸化窒素（笑気），latyrism（ラチルス豆中毒），錫
末梢神経障害	抗結核薬（イソニアジド），抗がん剤（ビンクリスチン，白金，サリドマイド），クロロキン，キノフォルムなど	金，鉛，ヒ素，水銀，タリウム，アルコール，シンナー（n-ヘキサン），アクリラミド，有機リン，有機溶剤
神経筋接合部遮断	ペニシラミン，アミノグリコシド抗生物質，ボツリヌス毒素，抗コリンエステラーゼ	ボツリヌス毒素，有機リン系農薬，サリン
筋障害	利尿薬，甘草，高脂血症治療薬（スタチン，クロフィブラート），ステロイド，クロロキン，アミオダロン，ジドブジン	アルコール

___ ：副作用のために使用禁止あるいは適用取り消しになり，現在は使用されていない
MPTP：1-methyl-4-phenyl-1,2,3,6-tetrahydropyridine

ある。誤嚥に注意しながら薬を吐かせ，胃洗浄し，全身管理と輸液で覚醒を待つ。重症例では，全身管理とレスピレーター使用で覚醒を待ち，必要なら血液浄化療法を行う。

抗精神病薬

定型群の脳ドパミン受容体遮断作用は，ブチロフェノン誘導体，フェノチアジン誘導体，ベンザミド誘導体の順に強く，それによる副作用として，錐体外路症状（パーキンソニズム，不随意運動（ジスキネジア），悪性症候群，静座不能症），自律神経調節障害を起こす。非定型群（セロトニン・ドパミン拮抗薬，クロザピン類似化合物，ドパミン系安定化作用薬）は，ドパミン遮断作用が弱いために，定型群に比較して錐体外路系副作用と自律神経調節障害を起こしにくいので，いまは統合失調症の第一選択薬として定型群に取って代わりつつある。

- **パーキンソニズム（parkinsonism）** 投与量の増加に伴って発生頻度は増加するが，少量でも出現することがある。仮面様顔貌，筋強剛，動作緩慢，振戦がそろった典型的なParkinson（パーキンソン）病に似るが，左右差が目立たず，進行が速く数週間から数ヵ月で悪化する点が異なる。原因薬の減量や中止で改善する。
- **悪性症候群（neuroleptic malignant syndrome）** 中枢ドパミン受容体遮断作用により出現し，重症例では死亡率が高く集中治療の対象になる。高熱，意識障害（昏迷や譫妄），高度の錐体外路症状（筋強剛，無動，振戦），自律

神経症状（発汗亢進，頻脈）を特徴とし，強い筋強剛により横紋筋融解を生じて，高CK（クレアチンキナーゼ）血症，ミオグロビン血症/尿症を起こし，ミオグロビン尿症により尿細管壊死を起こす急性腎不全を起こす。軽症例では，原因薬を中止し，輸液，クーリング，ドパミン受容体作用薬投与を行う。重症例は集中治療室で全身管理を行う。筋強剛と高熱には筋弛緩薬のダントロレン静注が著効する。腎不全例には血液浄化療法を実施する。

- **遅発ジスキネジア（tardive dyskinesia）** 口周囲，顔面，首，四肢，体幹に出現する不随意運動で，ジストニア（dystonia）（筋の異常緊張と姿勢異常）を伴うことが多い。長期投与例に出現しやすく，原因薬を中止しても回復しないものがあるので，早期対応が重要である。ドパミン遮断薬，ドパミン作用薬，抗コリン薬などが使用されるが，治療抵抗性である。
- **静座不能症（akathisia）** 精神的にいらいらするためにじっとしていることができず，落ち着きなく動き回る症状である。通常は，原因薬の中止で改善・消失する。

抗うつ薬

脳内モノアミン系，特にセロトニン作動系を活性化することにより抗うつ作用を発揮する。頻度の高い副作用は，精神症状（不安，不穏，焦燥，興奮）と抗コリン作用（起立性低血圧，頻脈，不整脈，排尿困難，眼圧上昇）である。

- **セロトニン症候群（serotonin syndrome）** MAO（モノ

アミノ酸化酵素）阻害薬と選択的セロトニン再取り込み阻害薬（SSRI）併用時に発生しやすい。昏迷、軽躁状態、不穏、ミオクローヌス、腱反射亢進、発汗、振戦、高体温が出現する。原因薬を中止し、輸液を行うことで回復する例が多い。重症例では集中治療室で全身管理を行う。悪性症候群との鑑別が必要である。

抗てんかん薬

急性中毒症状として小脳失調、眼振、傾眠、複視、不随意運動が出現し、大量服用では昏睡となる。フェニトインの慢性神経毒作用によって小脳の肉眼的萎縮を生じ、組織学的にはPurkinje（プルキンエ）細胞が脱落減少する。

抗がん剤

- **白質脳症（leukoencephalopathy）** ピリミジン代謝拮抗薬のフルオロウラシル誘導体（カルモフールやテガフール）は、白質傷害により意識障害、譫妄、記憶障害、運動失調、錐体路・錐体外路症状を起こし、重症例では昏睡や昏睡が出現し死亡率が高い。早期に脳波が徐波化し、MRI T2強調画像では大脳白質に対称性に広範な高信号域を認め、剖検では白質の壊死と脱髄を認める（図20-1）。

葉酸拮抗薬であるメトトレキサートは、髄腔内あるいは全身投与により白質脳症を起こす。脳への放射線照射併用で、発生頻度は高まる。

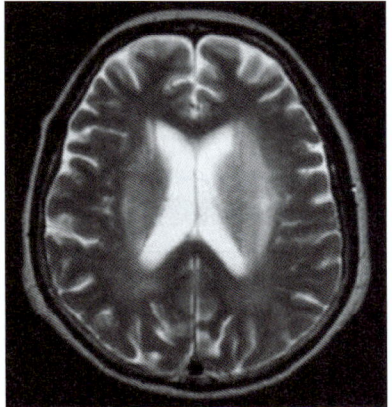

図20-1 フルオロウラシル誘導体による白質脳症のMRI像（T2強調画像）
大脳白質に対称性に広範な高信号域を認める

- **多発ニューロパチー（polyneuropathy）** ビンクリスチンは、チュブリンと結合して微小管重合を阻害することにより、有糸分裂を阻害し、抗癌作用を発揮する。同様の機序によって神経軸索流を阻害し、感覚障害優位の多発ニューロパチーを高率に起こす。中枢神経障害により痙攣を誘発することもある。

DNA合成阻害剤の白金製剤は用量依存性に神経軸索を傷害し、多発ニューロパチーや聴覚障害を起こす。

- **Reye症候群、Reye様症候群** 薬物中毒性の急性肝障害を伴う脳症で、意識障害、昏睡、脳浮腫、代謝性アシドーシス、高乳酸血症、低血糖が出現し、重症化しやすく死亡率が高い。原因として、小児では急性ウイルス感染症時に投与されるアスピリンや解熱鎮痛薬により誘発されたと考えられている。GABA（γ-アミノ酪酸）誘導体のホパンテン酸カルシウムは、わが国で開発され脳代謝賦活薬として脳障害を有する小児と高齢者に汎用されたが、服用者に本症が多発し死亡者も出た（適用取り消し）。

有機溶剤中毒

有機溶剤とは、脂質をよく溶かす揮発性の低分子化合物で、有機物の溶剤として使用され、トルエン、キシレン、n-ヘキセン、酢酸エチルなどがある。中毒が発生するのは、本剤を含む接着剤、洗浄液、ペンキ溶剤などを扱う産業従事者か、酩酊気分を目的に吸引するシンナー乱用者においてである。侵入経路は経皮的、あるいはガス吸入により肺胞を通じてである。

- **急性脳症、慢性白質脳症、脊髄症** 有機溶剤は気化してガスとして吸入され、急性脳症として、頭痛、酩酊気分、幻覚、失調、眠気、意識障害を起こす。大量吸入では痙攣、昏睡・呼吸停止を起こして死因となる。慢性吸引者には、意識清明下で統合失調症様の幻覚・妄想状態、無気力、認知症などの精神症状が出現することもある。

MRIでは、大脳、小脳、脊髄の白質に広範で対称性の異常信号が出現する。

- **多発ニューロパチー** 亜急性・慢性中毒症状として発生し、手袋・靴下型の運動麻痺と感覚障害、自律神経障害、腱反射の消失などを起こす。n-ヘキセンによる場合には、神経生検で末梢神経軸索に神経細繊維の集積である軸索腫大を認める。

中毒性の神経筋接合部障害

神経筋接合部の伝達物質はアセチルコリンであり、筋肉細胞側のアセチルコリン受容体との間で興奮伝達が行われる。神経終末から放出された過剰なアセチルコリンは、接合部間隙に存在するアセチルコリンエステラーゼによって分解される。この部に作用する薬物によって、重症筋無力症に似た障害が起こる。

- **アセチルコリンエステラーゼ阻害作用物質** 有機リンによる中毒や、重症筋無力症治療薬の抗コリンエステラーゼ薬の過剰投与によっても生じる。アセチルコリンが分解されないために、過剰にシナプス部にたまり神経伝達が阻害され、呼吸筋麻痺、四肢筋麻痺、嚥下障害を生じ、自律神経症状の気管分泌亢進を伴う（コリン作動性クリーゼ）。硫酸アトロピンが拮抗薬である。重症例では集中治療室管理で、人工呼吸器使用が必要となる。サリンは猛毒神経ガスで、化学兵器としてテロに使用された。

- **ボツリヌス毒素** 運動神経終末からのアセチルコリン放出阻害により神経伝達を阻害する。この作用を利用して、眼瞼痙攣、顔面筋痙攣、痙縮などの治療に筋注使用される。過量投与で筋麻痺も起こす。

- **その他** アミノグリコシド系抗生物質やベンゾジアゼピン誘導体にも、神経筋伝達阻害作用があり、筋力低下の原因になる。

【葛原 茂樹】

参考文献

1）高倉公朋ほか監修：最新脳と神経科学シリーズ5 薬物が起こす神

経障害，メジカルビュー社，1987
2) Ropper AH et al：Alcohol and alcoholism. Adams and Victor's Principles of Neurology, 9th edition, p1131-1144, McGraw-Hill, 2009
3) 葛原茂樹：中毒性神経疾患．内科学Ⅱ，金澤一郎ほか編，p2768-2776，医学書院，2006
4) Brust JCM et al：Environmental Neurology, Merritt's Neurology, 12th edition, edited by Rowland LP et al, p1076-1101, Wolters Kluwer/Lippincott Williams & Wilkins, 2010

21 傍腫瘍性神経症候群

●**定義・概念**　担癌患者に合併する神経障害のなかで，自己免疫的機序により生じる一群が傍腫瘍性神経症候群（paraneoplastic neurological syndrome：PNS）である。神経症状は腫瘍の発見に先んじて発症することが多く，神経症状発症早期から，腫瘍と関連して血清・髄液中に特徴的な自己抗体が検出される。抗体は本症の診断・悪性腫瘍の早期発見マーカーとして有用である。PNSに関連する腫瘍で最も多いのは，成人では小細胞肺癌（small cell lung cancer：SCLC），小児では神経芽細胞腫（neuroblastoma：NB）が知られている。

●**疫学**　PNSの頻度について正確な統計はない。悪性腫瘍患者全体の0.01～1％前後に生じると考えられていた比較的まれな病態であるが，PET-CTなど近年の腫瘍検出技術の進歩によりPNSと診断される例が増加している。背景腫瘍として，SCLC，卵巣癌・子宮癌・乳癌などが多いが，他の臓器を原発とする未分化腺癌の報告も散見される。最初に発見された腫瘍とは別に，本症に関連するきわめて小さな腫瘍が併存する例も知られている。腫瘍の発見に数年を要した例もあるが，多くは2年以内に発見され，4年を経ると腫瘍が発見される頻度は低くなる。

●**病因・病態生理と分子メカニズム**　PNSは，腫瘍に発現する神経組織と共通の抗原に対して免疫応答が生じ，神経傷害を引き起こす可能性が考えられている。多くの場合，病型特異的な抗神経自己抗体が検出され，抗体の検出がPNSの診断および潜在する悪性腫瘍の発見に有用である。細胞内抗原に対する抗体を有する場合は，抗体除去療法に抵抗性であることが多く，神経組織・腫瘍浸潤細胞，末梢血中のT細胞の解析結果も踏まえて，神経障害には細胞傷害性T細胞（cytotoxic T lymphocyte：CTL）が関与する可能性が示唆されている。チャネルや受容体など細胞表面抗原に対する抗体を生じる群では，一般に抗体を除去し産生を抑制する治療が奏効し，抗体介在性に神経障害を生じると想定されている。神経症状出現早期に，併存する腫瘍が発見され，腫瘍に対する治療がすみやかに行われれば，神経症状の予後も比較的よい。

●**臨床症状・検査成績**　主たる症候から臨床病型が分けられ，多くの場合，患者の血清・髄液中に，それぞれの病型に関連する特徴的な自己抗体が検出され，また各病型に関連して比較的一定の腫瘍が見出される（表21-1）。一般に，神経症状は亜急性に進行し，高度の身体機能障害が生じる。約80％の例で神経症状の発症と抗体の検出が，腫瘍発見に数カ月から数年先行するため，抗体の検出がPNSの診断および腫瘍早期発見のマーカーとして有用である。一方，PNSで抗体が検出されるのは50％以下とされ，神経症候自体もPNSに特異的というわけではないため，PNSの診断には困難を伴うことが少なくない。このような場合，腫瘍の治療が直接的に神経症状を改善させる場合はPNSを強く示唆することになる。

●**診断**　亜急性に出現する脳脊髄炎，辺縁系脳炎，小脳失調，感覚性運動失調型ニューロパチー，難治性高度自律神経障害などがみられた場合，原因精査を進めるとともにPNSの可能性も考慮する。病型に応じて生じる可能性の高い抗体の検出を行うとともに，悪性腫瘍の検索を進める。

■**治療と薬理メカニズム**　PNSであれば，精力的に腫瘍の発見に努め，早期に腫瘍に対する治療を行うとともに，神経症状に対しては，免疫反応の抑制および抗体の除去を目的に血漿交換療法，大量γグロブリン投与，ステロイドパルス療法などを積極的に行う。腫瘍が発見できない場合も多いので，定期的な腫瘍検索を継続する。

●**経過・予後**　一般に，細胞内抗原に対する抗体を有する

表21-1　傍腫瘍性神経症候群（PNS）の主たる病型

PNS	神経症候	腫瘍	自己抗体
脳脊髄炎	記銘障害，意識障害 錐体路症候，不随意運動 筋力低下，感覚障害	SCLC，睾丸癌，胸腺癌，乳癌	Hu, CRMP5, Ri, Ma-2, amphiphysin
小脳変性症	小脳失調	卵巣癌，乳癌，SCLC	Yo, Tr, VGCC, Ri, Hu, CRMP5, Ma-2
辺縁系脳炎	記銘，意識障害 精神症状，痙攣	SCLC，精巣癌 奇形腫，胸腺腫	Ma2, Hu, CRMP5, amphiphysin, NMDAR, VGKC, LGI-1
オプソクローヌス・ミオクローヌス	オプソクローヌス ミオクローヌス 小脳失調	神経芽細胞腫 乳癌，肺癌	Ri, Hu, Ma2, Yo
感覚性運動失調型ニューロパチー	異常感覚・深部感覚障害	SCLC	Hu, CRMP5
LEMS	易疲労性，筋力低下 自律神経症状	SCLC	VGCC
全身硬直症候群	体幹・四肢近位筋硬直	乳癌，胸腺腫 SCLC	amphiphysin GAD

LEMS：Lambert-Eaton筋無力症候群，SCLC：小細胞肺癌，CRMP5：collapsin response mediator protein 5，NMDAR：N-メチル-D-アスパラギン酸受容体，VGKC：電位依存性K^+チャネル（voltage gated potassium channel），VGCC：電位依存性Ca^{2+}チャネル（voltage gated calcium channel），LGI-1：leucine-rich glioma inactivated-1，GAD：グルタミン酸脱炭酸酵素（gultamic acid decarboxylase）
（文献5を引用）

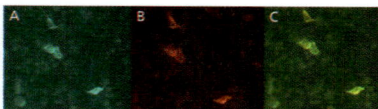

図 21-1 NMDA 受容体 NR1 および NR2 サブユニットを共発現させた HEK 細胞に対する抗 NMDA 受容体抗体
A：患者髄液/FITC-抗ヒト IgG
B：抗 NMDAR NR1 抗体(rabbit)/PE-抗ウサギ IgG
C：merged

PNSは，発症時にすでに神経組織傷害が高度であることが多く，加療に反応しての症状の改善が期待できないため，対症療法やその後の療養体制整備に重点をおく．一般に，神経症状は一定程度に進展した後は安定化する．

細胞表面抗原に反応する抗体を有する群では（図 21-1），抗体除去，抗体産生抑制療法により症状の改善を得る可能性が高いことから，血漿交換，ステロイドパルス療法，大量 γ グロブリン投与，免疫抑制剤投与などを組み合わせて積極的な治療を行うことで，良好な予後を得る場合が多い．

【田中 恵子】

参考文献

1) Voltz R : Pananeoplastic neurological syndromes: an update on diagnosis, pathogenesis, and therapy. Lancet Neurol 1 : 293-305, 2002
2) Gultekin SH et al : Paraneoplastic limbic encephalitis: neurological symptoms, immunological findings and tumour association in 50 patients. Brain 123 : 1481-1494, 2000
3) Dalmau J et al : Anti-NMDA-receptor encephalitis: case series and analysis of the effects of antibodies. Lancet Neurol 7 : 1091-1098, 2008
4) Dalmau J et al : Clinical analysis of anti-Ma2-associated encephalitis. Brain 127 : 1831-1844, 2004
5) Lai N et al : Investigation of LGI1 as the antigen in limbic encephalitis previously attributed to potassium channels: a case series. Lancet Neurol 9 : 776-785, 2010

22 神経疾患のリハビリテーション

神経疾患に対するリハビリテーションの考え方

リハビリテーションは，ラテン語の re（再び）＋habilis（適した），すなわち「再び適した状態になること」「本来あるべき状態への回復」を語源とし，身体的，精神的，社会的に最も適した生活水準の達成を可能とすることによって，各人がみずからの人生を変革していくための手段を提供していくことをめざすものである．歴史的にみると，まず骨・関節系やポリオなどの末梢神経系による障害がその対象となり，次いで脳血管障害，脊髄障害，脳性麻痺などの中枢性神経障害に対するリハビリテーションが加わり，さらに高次脳機能障害が対象として取り上げられるようになってきた．このように神経系の疾患は常にリハビリテーションの重要な対象であった．

昨今の研究の進展により，以前は原因不明といわれていた神経領域におけるさまざまな疾患の病態が解明されてきている．しかし依然として治療法が明らかでない疾患も多く，診断確定後，治療法がないという理由だけで十分なリハビリテーション医療の恩恵を受けられないことがないようにする必要がある．たとえ根治的な治療法がない疾患の場合でも，疾病で惹起される障害の軽減をめざし，自立性の向上をはかることが重要であり，時には本人ならびに家族の生活の質（QOL）を考え，装具や車椅子の処方，環境調整などを通じて生活しやすい状況を整えていくことが，医療としての大きな役目になりうる．神経疾患の多くは永続的な障害を残すのみならず，進行性の病気も多いため，障害の軽減や自立性の向上をめざしてリハビリテーションを行い，いかに患者の社会的不利益を少なくするかを考えていくことも医療の重要な責務である．

リハビリテーションのチーム医療

リハビリテーション医療にはさまざまな専門職種が必要であり，それぞれの資格制度が整備されつつある．チームに参加する職種には，医師，看護師のほか，理学療法士，作業療法士，言語聴覚士，鍼灸マッサージ師，臨床心理士，義肢装具士，社会福祉士，介護福祉士などがある．多面的な障害を持つ神経疾患のリハビリテーションには数多くの専門職種の関与を必要とすることが多い．それぞれの専門職種には業務内容の差があり，以下に代表的な理学療法，作業療法，言語聴覚療法について説明する．

理学療法（physical therapy：PT）：運動療法によって身体機能の改善をはかる．運動療法として関節可動域の拡大，筋力の増強，麻痺を回復させる神経生理学的運動練習などが行われる．他に，寝返り・起き上がり・起立・歩行などの練習・指導による日常生活動作（ADL）の回復，残存機能による代償，予防可能な二次的障害として，過剰な安静や不適切な介護により生じる廃用症候群の予防・改善，移動能力獲得のための装具の調整なども目的とする．温熱療法や電気療法，水治療法など物理的な刺激による鎮痛，機能回復を目的とした物理療法も治療に応用する．

作業療法（occupational therapy：OT）：身体的・精神的障害を評価し，作業を通じてその障害の回復を促進することを目的とする．身体的障害では，巧緻動作の回復など主に上肢機能の回復をはかる訓練が主体となる．その他，自助具・装具の使用，環境整備を含む，食事，整容，更衣，排泄，入浴，家事動作などに対する ADL 訓練，職業復帰に向けた訓練，高次脳機能障害の評価訓練などを行う．

言語聴覚療法（speech therapy：ST）：言語概念の障害である失語症と言語発達遅滞，麻痺性構音障害，吃音，難聴に伴う言語障害などに対する言語評価，治療を目的とする．また咀嚼・嚥下障害に対するリハビリテーションも言語聴覚士が中心となり，医師，看護師，栄養士などと連携して行う．

神経症候とリハビリテーション

神経疾患によって生じる神経症候は多彩であり，そのなかで最も一般的な神経症候である運動障害は，ADL に与える影響が大きく，リハビリテーションの意義が大きい．これには運動麻痺，錐体外路障害，運動失調，高次脳機能障害，感覚障害に基づくものなどがある．

運動麻痺：運動麻痺には，中枢神経障害，末梢神経障害，筋疾患，神経筋接合部障害によるものなどがある．同じ運

動麻痺でも中枢性障害による麻痺と末梢性障害による麻痺では，筋トーヌス，腱反射，病的反射の有無などに差異がみられるように，リハビリテーションの面でも画一的ではなく状況にあわせた療法を取り入れていく必要がある。末梢性障害による運動麻痺に対しては，筋力強化訓練，関節可動域訓練，筋力の補強や変形防止のための装具使用などのアプローチが行われる。これらに加えて，中枢性障害による運動麻痺では，たとえば脳血管障害のように，症状改善の過程などにおいて筋トーヌス，反射などに違いや変化がみられることもあるため，随時，障害の評価，回復過程，訓練の評価を行い，その時々にあわせて神経生理学的アプローチを含めた療法を行うことになる。

錐体外路障害：錐体外路による運動障害には，Parkinson（パーキンソン）病に代表される筋固縮や運動減少を主徴とするタイプと，Huntington（ハンチントン）病に代表される不随意運動を主徴とするタイプに大別することができる。Parkinson病における振戦や，不随意運動を主徴とするタイプでのジストニアといった姿勢異常がADLに影響を及ぼすこともあるが，2つのタイプを厳密に区別することは難しい。リハビリテーションにおいては，筋固縮，運動減少，姿勢，不随意運動の程度などにあわせ，Parkinson病のように薬物療法が可能な疾患では，その治療効果や動きやすくなる時間帯なども考慮しながら，関節可動域訓練，姿勢矯正訓練，交互動作の訓練，姿勢反射の訓練など行っていく。

運動失調：協調運動障害と平衡障害に大別される。また，責任病巣により脊髄性，小脳性，前庭性などに分けられ，さらに脊髄性は脊髄後索性，脊髄小脳性に，小脳性は小脳半球，小脳虫部などに分けられる。同じ運動失調でもそのタイプと責任病巣を鑑別・評価してリハビリテーションを行っていく必要がある。場合によっては重錘をつけてバランスをとったり，深部覚を高めるためのベルトを使用するなどさまざまな工夫が行われているが，運動失調のリハビリテーションは，運動麻痺のそれと比べるとまだ遅れている領域である。

高次脳機能障害：失語をはじめとして，失行，失認，失読，失書，半側空間無視その他の高次脳機能障害に対しても，積極的なリハビリテーションが行われるようになってきている。高次脳機能障害に対するリハビリテーションでは，障害の像をさまざまな検査を通して評価し，患者の正確な障害像を把握することからはじめ，そのうえでADL上大きな問題となる障害を中心に訓練を行う。一般に簡単な課題から開始し，徐々に複雑な課題に取り組み，それを実生活で試していくといった方法がとられ，不足している機能の代償として道具を使う訓練や環境の調整も並行して行っていく。

感覚障害：運動を行う際には感覚のフィードバックが必要である。感覚障害にはさまざまな種類があり，その分布も病変部位によって多彩である。深部覚と温痛覚は中枢神経内での伝導路が異なるため，両者の障害程度が解離する感覚障害などもリハビリテーションを行う際には問題となることがある。

主な神経疾患とリハビリテーション

主な神経疾患をいくつか取り上げてリハビリテーションについて説明する。

脳血管障害：一般のリハビリテーション病院で対象としている疾患の代表である。これは，症例数が多いということにあわせ，リハビリテーションのよい適応であるという理由による。一般に脳血管障害におけるリハビリテーションは，急性期，回復期，維持期に大きく分けられる。リハビリテーションのチーム医療は医師の評価，目標設定，疾病管理，リスク管理，リハビリテーション治療計画，リハビリテーション処方に基づき，理学療法士，作業療法士，言語聴覚士をはじめとする各専門職種がそれぞれの専門性を発揮し，できるだけすみやかに患者の最大の能力を引き出すべく効率的に行われる。2008年度より，「厚生労働省における医療の効率的な提供の推進に関する施策」のなかで，地域内での各医療機関の役割の明確化，連携の強化に関する新たな医療計画が開始され，その方策の一つとして，地域完結型医療の実現に向けたすべての医療機関で共有できる診療情報である脳卒中地域連携クリニカルパスの導入がすすめられ，多くの医療機関が用いるようになってきている。

Parkinson病：リハビリテーションのために紹介されてくるのは，Hoehn & Yahrの重症度分類にてstageが進行し，介助を要するようになってからの場合が多い。しかし，その段階では学習障害も生じていることが多く，また，wearing-offやon-off現象といった症状の特徴的変動を示す場合もあるため，患者本人の動機づけが容易でない。そのため，介助を要する前の段階よりADLを中心としたhome exerciseを指導することが大切である。初期より頸部や胸腰部の可動性を維持してよい姿勢を保ち，日常生活の活動量を維持することを目標とし，経過に応じて杖や自助具の使用を，また地域施設の利用を進めていく。症状が進行すれば，障害に応じたリハビリテーションを追加する。たとえば，すくみ足や姿勢調節障害により，特に歩きはじめや歩行変換時に転倒しやすくなるのを予防するために，腕の振りを大きく歩幅を広くし，歩行の開始と停止，方向変換に重点をおくとともに，テレビや床に引いた線などの視覚的手がかりを利用した歩行訓練なども取り入れていく。障害が進行した段階では，廃用症候群の予防をはかるとともに，嚥下機能の評価による食事法，食形態などの検討，移動やコミュニケーションにおける代償手段の提供など，医療・福祉機器を利用した療養生活環境の構築がリハビリテーションの目的になる。

脊髄小脳変性症：小脳または小脳への入力（脊髄からの線維を含め），小脳からの出力線維，あるいは両者が系統的に変性に陥る一連の疾患の総称であるが，属する疾患は多彩である。特にこのなかで遺伝性のタイプについては，分子遺伝学の発達により原因遺伝子が明らかにされたものも多い。大きくは遺伝性と孤発性（非遺伝性）に分類され，各疾患ごとに錐体外路症状，錐体路症状，小脳症状，自律神経症状などを呈する。リハビリテーションとしては，基本的にはParkinson病と同様の対応をとるとともに，小脳症状に対してはFrenkel（フレンケル）体操，荷重負荷など，固有感覚や視覚を利用した方法も取り入れていく。

筋萎縮性側索硬化症：二次的な関節拘縮，筋萎縮の予防にあわせ，残存する筋力に応じて装具や車椅子などを用い，可能なかぎり日常生活の介助量を軽減することがリハ

ビリテーションの目的となる。筋力を使わないと廃用による筋力低下が生じてしまうが、逆に使いすぎても筋力低下の危険性があるため、適切な運動量の調節が必要である。構音障害が進行すると言語によるコミュニケーションが困難になるため、身体機能に応じて文字盤やコミュニケーション機器を取り入れていくといったコミュニケーション環境の調整も重要な点である。

進行性筋ジストロフィー：進行性筋ジストロフィーにもさまざまなタイプがあるが、たとえば最も頻度の高いDuchenne（デュシェンヌ）型筋ジストロフィーは通常2〜4歳頃に歩行異常で発症し、11歳頃から自力歩行不能となる。歩行が可能な期間は関節拘縮の進行を抑えることが重要である。家庭でも関節可動域訓練を十分に行うように指導する。機能障害や能力障害の維持〜改善のためには、立位、歩行の補助となる長下肢装具などの装具や自助具を用いる。歩行が不安定になった場合は、日常の移動手段として車椅子を使用し、さらに上肢の筋力低下が進行すると車椅子の自操が困難になるため、電動車椅子の使用も検討する。

他にも、感染性疾患、脱髄性疾患、炎症性筋疾患、末梢神経疾患、頭部外傷、脳腫瘍に対する手術の後遺症などさまざまな疾患にとってリハビリテーションは不可欠であり、いずれの領域に携わる場合も、個々の疾患の病態や障害についての十分な理解が必要である。

【中原 康雄・芳賀 信彦】

23 神経疾患治療薬の作用機序と今後の研究開発

はじめに

神経疾患に用いる治療薬は、近年、最も発展が著しい分野である。2000年には1%であった薬品のシェアは、2005年には19%と増加しており、増加率も最も高い。神経疾患はかつては診断が難しく、最も難治性の分野として位置づけられてきたが、治療薬の開発は急速で治療における薬の重要性が上昇している。ここでは現在の治療の主役となっている薬について、疾患ごとに取り上げるとともに今後の治療薬研究についても概説する。

認知症

スコポラミンの投与によりラットの迷路学習能力が低下することから、ムスカリン性アセチルコリン受容体の学習能力への関与が注目されていたが、Alzheimer（アルツハイマー）病患者脳で大脳皮質のアセチルコリン神経細胞が減少し、同時にアセチルコリン合成酵素の低下が明らかにされ、アセチルコリンの減少が病態に関与することが明らかにされた（図23-1）。

アセチルコリンエステラーゼ阻害薬は、アセチルコリンの分解酵素を抑制しシナプス間でのアセチルコリンを増加させることから、以前から副交感神経作用薬として用いられ、腸管麻痺や排尿障害の治療薬として用いられてきた。中枢へ移行するコリンエステラーゼ阻害薬にはフィゾスティグミン（エゼリン）が一部の国で用いられていた。記銘力低下に対する臨床試験では効果が確認されていたが、てんかんなどの重篤な副作用があり、認知症の治療には用いられていなかった。米国では産官学の共同研究からタクリンが認知症の治療薬として市販されたが肝障害などのために用いられなかった。

診療に広く応用された、最初の中枢性のコリンエステラーゼ阻害薬はドネペジルである。副交感神経の機能亢進に伴い不整脈や腸管の蠕動亢進による下痢や錐体外路系障害、頻尿などを軽減させるため、漸増法で用いる。同効薬としてガランタミン、リバスティグミン（貼付薬）が市販された。

また、グルタミン酸神経のN-メチル-D-アスパラギン酸（NMDA）受容体拮抗薬には脳の賦活作用があることからメマンチンが用いられている。メマンチンは腎から排泄されるため中等度から重度の腎障害では、投与量を半量にして用いる。ドネペジルはCYP3A4、およびCYP2D6で代謝を受けることから、イトラコナゾール、エリスロマイシン、グレープフルーツジュース、あるいはキニジンなどとの併用で血中濃度が上昇する。また、フェニトイン、デキサメタゾン、カルバマゼピン、フェノバルビタールの併用では代謝酵素の誘導により血中濃度が低下する。ガランタミン、リバスティグミンの代謝酵素はCYP2D6、CYP3A4であり、アミトリプチリン、フルボキサミン、パロキセチン、キニジンやイトラコナゾール、エリスロマイシンとの併用で血中濃度は上昇する。治療薬の効果はいずれも60%程度でみられ、投与開始により記銘力が改善し、数カ月間で治療開始時のレベルに戻るが、プラセボ群と比較すると改善は1年以上持続する。

Alzheimer（アルツハイマー）病の原因は不溶性のアミロイドβ（Aβ）の蓄積が原因と考えられ、これを脳から除く治療薬が研究されている。抗体やワクチンが臨床研究中であり、一部の治療では効果を示唆する結果も得られているが、いまのところ大きな効果は得られていない。Aβの蓄積により神経細胞はアポトーシスを起こしており、臨床症状を発症するときには多くの神経細胞は変性・脱落しており、進行した段階で治療を開始しても神経変性は停止せず、治療開始時期としては遅い可能性があげられている。臨床的な発症前での治療開始やTau蛋白、あるいは変性途中の神経細胞を破壊するグリア細胞の抑制や、神経栄養因子を産するグリア細胞をターゲットした治療薬が検討されている。

Alzheimer病は記銘力低下が主要な症状であるが、これに伴い周辺症状として、物盗られ妄想、徘徊、介護への抵抗などが起こる。これに対しては少量のドパミン・セロトニン拮抗薬が奏効する。ただ、これらの治療薬では血糖が上昇し、またパーキンソニズムを起こして予後を悪化させることも報告されているため、投与量と投与期間に注意を要する。

片頭痛

片頭痛の機序としては複数の機序があげられており、三叉神経の興奮が引き金となり、カルシトニン遺伝子関連ペプチド（CGRP）が放出されて血管周囲に炎症が起こり、痛みが起こる（三叉神経説）。また血小板からセロトニンが放出され血管拡張により痛みが起こる（セロトニン説）（図23-2）、などがある。

最近CGRP受容体の拮抗薬が治療に用いられるように

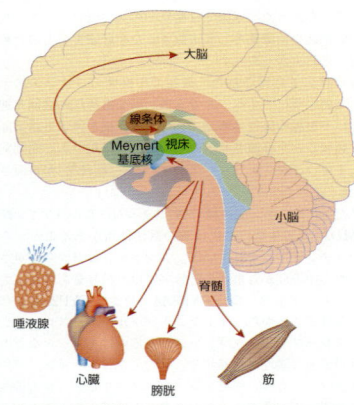

A) ムスカリン受容体

作用薬：ピロカルピン，セビメリン，ベタネコール
拮抗薬：アトロピン，トリヘキシフェニジル，ベンズトロピン，プロフェナミン

部位と作用　（　）は拮抗薬の作用	
大脳皮質	記銘力（記銘力の低下）
線条体・脚内核	カタレプシー・無動，固縮（自発運動の亢進，筋緊張低下）
副交感神経節後線維	唾液分泌，縮瞳，消化管運動の亢進（口渇，散瞳，消化管運動の低下）
心臓	徐脈（頻脈）

B) ニコチン受容体

作用薬：ニコチン
拮抗薬：ロクロニウム，ベクロニウム，パンクロニウム

部位と作用　（　）は拮抗薬の作用	
筋	骨格筋の収縮（弛緩）

図 23-1　アセチルコリン

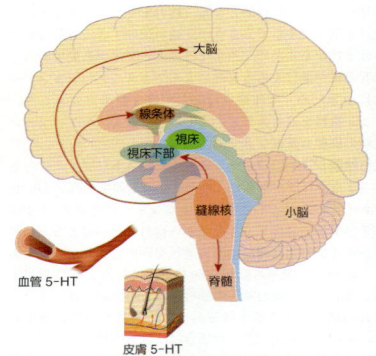

A) 5-HT$_{1A}$作動薬：タンドロスピン，ブスピロン
B) 5-HT$_{1D}$作動薬：スマトリプタン
C) 5-HT$_{2A}$拮抗薬：ケタンセリン，シプロヘプタジン
D) 5-HT作動薬：抗うつ薬，SSRI，三環系抗うつ薬
E) 5-HT$_3$拮抗薬：グラニセトロン，オンダンセトロン
F) 5-HT$_4$作動薬：モサプリド

部位と作用　（　）は拮抗薬の作用	
皮膚組織「肥満細胞」	かゆみ
血漿「血小板」	血管の収縮（弛緩）
大脳	気分，睡眠，食欲
脳幹	嘔吐（鎮嘔）
脊髄	感覚・痛みの抑制

図 23-2　セロトニン
SSRI：選択的セロトニン再取り込み阻害薬

ニトインの開発によりてんかんが医療機関で治療されるようになった。さらに 1960 年代にベンゾジアゼピン系薬物が登場し，1970 年代にバルプロ酸が使われるようになった。

2000 年代になってガバペンチン，トピラマート，レベチラセタムが市販されている。抗痙攣薬はいずれも神経細胞の異常な興奮を抑制する作用が認められ，GABA（γ-アミノ酪酸）チャネルの作用を強める。

Parkinson 病治療薬

Parkinson（パーキンソン）病の治療薬としては八升豆が使われた記録がある。江戸時代には食料として栽培されていたが，現在では一部の国で除草のために栽培されている。われわれの検討ではわが国で栽培されていた品種では 5%，北米で栽培されている品種では 8% の L-ドパが含まれており，十分量を服用すれば効果が期待できる。ただ，煮ることにより L-ドパは減少し，生のままでは食用に適さず，大量（10 g 以上）の毎回服用は困難である。抗コリン作用のあるベラドンナはヨーロッパで種々の疾患の治療に用いられ，18 世紀にはかなり使用されていたらしい。わが国の植物ではハシリドコロに含まれている。

Parkinson 病の本格的な治療は 1945 年頃から開発された抗コリン薬にはじまる。トリヘキシフェニジルやビペリデンなどがある。1957 年にはレセルピン誘発のカタレプシー（無動）動物が L-ドパで改善することが発見され，ドパ

なった。また，血管を収縮させるトリプタン系のセロトニン受容体作動薬（5-HT$_{1B/1D}$作動薬）や麦角アルカロイド系が用いられている。トリプタン系治療薬は注射薬から経口薬，また点鼻薬，自己注射薬が開発されており，製剤の開発が著しい。服用，あるいは注射するタイミングをはかることにより治療効果を高めることができる。

片頭痛は古典型，普通型とともに群発頭痛がある。群発頭痛にはセロトニン系薬物の効果が十分でなく，副腎皮質ホルモンなども用いる。また片頭痛と緊張型頭痛とが合併していることも多く，非ステロイド性抗炎症薬（NSAIDs）の併用も有効である。

抗てんかん薬

てんかんは古くから知られていた症状であるが，しばしば悪霊による症状やヒステリーとされてきた。フェニトインが開発されてから医療機関におけるてんかんの治療が定着した。フェニトインの合成は古い（Biltz, 1908 年）。フェニトインの骨格がバルビタールに似ていることから Merritt と Putman は抗痙攣作用を見出している（1938 年）。しかし，治療薬として承認されるのは 1950 年代である。フェ

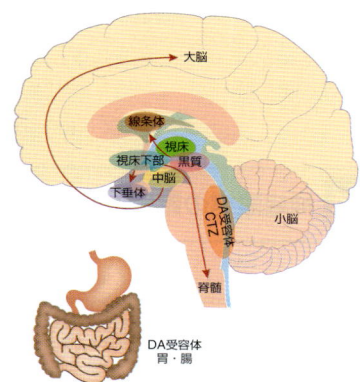

作用薬：	アポモルヒネ、ブロモクリプチン、ペルゴリド、カベルゴリン、プラミペキソール、ロピニロール、ロチゴチンなど
拮抗薬：	ハロペリドール、クロルプロマジン、スルピリド、ドンペリドン、リスペリドンなど

部位と作用　（　）は拮抗薬の作用

線条体	自発運動の亢進、ジスキネジア（パーキンソニズム）
大脳皮質	幻覚、興奮・報酬行動、意欲（鎮静）
胃腸	消化管運動の抑制、便秘（消化管運動の亢進）
脳幹	嘔吐・嘔気（食欲の亢進）
視床下部	睡眠の促進、プロラクチンの抑制（放出）
脊髄	感覚の調節

図 23-3　ドパミン

ミンが運動に関与することが注目され（図23-3），1960年にParkinson病の脳でドパミンの低下が発見されてParkinson病のL-ドパ治療が試みられた。1970年頃にはParkinson病治療薬としてレボドパ療法が確立された。その後，L-ドパ脱炭酸酵素阻害薬，ドパミン代謝抑制薬のMAO（モノアミン酸化酵素）阻害薬，レボドパのカテコール-O-メチルトランスフェラーゼ（COMT）阻害薬が臨床応用されている。

ドパミン受容体作動薬のアポモルヒネの合成は古く1870年にさかのぼる。経口投与では吸収されないために1994年になってウェアリングオフのレスキューの注射薬として臨床応用が開始された。経口薬としては麦角アルカロイドのブロモクリプチンが最初に応用され、ペルゴリド、カベルゴリンが開発された。

ドパミンの構造から合成された非麦角アルカロイドでは、タリペキソールが最初である。臨床試験ではブロモクリプチンに有意差を持って効果を確認できた唯一のドパミンアゴニストであったが眠気が強く、次に開発されたプラミペキソールが汎用されている。次いでロピニロールが開発された。麦角アルカロイドはセロトニン5-HT$_{2B}$刺激作用があり、血管内膜を増成させる。このために心臓弁膜症を起こすことがあり、定期的なエコー検査が必要である。現在、非麦角アルカロイドを第一選択薬として用いるが、非麦角アルカロイドは突発性睡眠に対する注意が必要である。

申請中の治療薬にはドパミンアゴニストの貼付薬（ロチゴチン），アデノシン受容体拮抗薬（イストラデフィリン）がある。貼付薬は血中濃度を一定にする特徴があり、消化器症状の軽減や効果の変動を少なくすることが期待できる。アデノシン受容体拮抗薬はまったく新しいParkinson病治療薬であり、大脳基底核の間接経路に作用することが推定されている。既存の治療薬で得られない非運動症状にも効果が期待される。開発が検討されているものには神経栄養因子がある。直接脳室内へ投与する試験が行われてきたが、感覚症状が強くなり応用できなかった。現在、複数の栄養因子遺伝子導入が検討されている。線条体へのL-ドパ脱炭酸酵素の遺伝子治療や視床下核へのGABA合成酵素（GAD）の遺伝子治療も臨床試験中である。Parkinson病におけるドパミン神経細胞の変性抑制の試験も行われている。チャレンジングな試験であるが、抗アポトーシス薬、コエンザイムQ10、クレアチン、抗生物質のミノサイクリン、αシヌクレインの凝集抑制などが検討されている。

抗うつ薬

抗うつ薬は抗精神病薬の臨床試験中に医療の現場で見出されている。手術時のショック予防薬として開発された「抗アレルギー薬」のクロルプロマジンに鎮静作用のあることから、外科医と精神科医の協力により抗精神病薬のクロルプロマジンが開発された。クロルプロマジンの構造をもとに多くの抗精神病薬が研究開発されたが、試験を行った精神病（統合失調症）には無効であったが、担当した精神科医によりうつ症状への効果が発見された。

その後、うつ病の治療薬として最初の三環系抗うつ薬のイミプラミンである。この研究からセロトニンの関与が明らかにされ、四環系抗うつ薬、さらに選択的セロトニン再取り込み阻害薬（SSRI），セロトニン・ノルアドレナリン再取り込み阻害薬（SNRI）が開発された（図23-2，図23-4）。うつ病ではセロトニン受容体のup-regulationがみられ、これの調整が抗うつ薬の主要な機序と考えられている。

三環系抗うつ薬には抗ヒスタミン作用や抗コリン作用があり、眠気や口渇などの副作用がみられる。SSRIはセロトニン受容体に選択的に作用するため、口渇などの副作用は軽い。消化管のセロトニン受容体への作用が副作用としてあげられる。

抗不安薬

神経系に作用する治療薬のほとんどは、自然界に存在する草木を起源としているが、抗不安薬は理論をもとに実験室で研究が開始され、偶然に発見されたベンゾジアゼピン系薬物が広く用いられている。GABA受容体に存在するベンゾジアゼピン結合部位に作用し、脳内抑制性入力を高めて鎮静、睡眠を誘発する。効果の持続の短いものは睡眠薬として、長いものは抗不安薬や抗痙攣薬として臨床応用されている。

睡眠薬は単回ではよく眠れるが、作用時間は短いためにリバウンドと考えられる不安感の増強やてんかんの誘発に注意する。いずれも作用時間の長い薬物と併用することにより軽減できる。安全性の高い治療薬で服薬自殺による死亡はほとんどなくなった。なお催奇性が問題となったサリドマイドは、ベンゾジアゼピン系以前に開発された睡眠薬である。

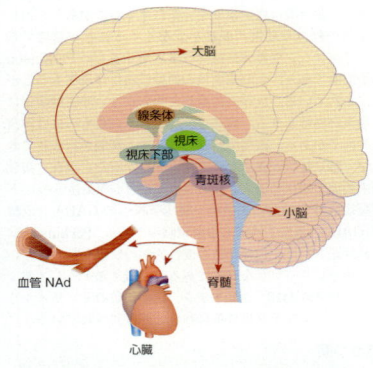

部位と作用

副腎	血圧
交感神経節後線維	血管の収縮,心拍数の増加,散瞳
青斑核	睡眠,覚醒,ムード,感覚・痛みの抑制

図 23-4 ノルアドレナリン

神経痛治療薬

疼痛に対してはシクロオキシゲナーゼ阻害薬の NSAIDs が用いられる。炎症を抑制し,また痛み神経の終末で感度を維持するプロスタグランジンの合成を抑制して鎮痛作用を現している。しかし,神経自体の障害による痛みに対しての効果は十分でない。

抗てんかん薬のカルバマゼピンは三叉神経痛などの神経痛に用いられてきた。また,三環系抗うつ薬は実験的に強い鎮痛効果を認めることから臨床でも応用される。セロトニンは疼痛神経に対して抑制的に作用することから SSRI の抗うつ薬は神経痛治療薬の作用を認める。また SNRI も有効である。

最近,神経の興奮性を低下させるメキシレチンとプレガバリンが神経痛治療薬として承認された。前者は抗不整脈薬であるが,Na^+チャネルの開口をブロックし,糖尿病性疼痛に適応されている。後者はCa^{2+}チャネルに作用して,神経伝達物質の放出を抑制する。末梢性神経障害性疼痛に広く承認されている。常用量は 1 日 300 mg で 600 mg までが承認用量であるが,300 mg/日でふらつきやめまい感を訴えることが多く,150 mg でも十分な例が多い。

筋弛緩薬,抗痙縮薬

抗痙縮薬は肩こりや血管障害,あるいは神経変性疾患での痙縮の治療薬として開発されている。実験的には作用がみられるが,臨床的な効果は部分的である。痙縮の特に強い症例には脊髄腔内へのバクロフェンの持続注入が承認された。確実な作用が得られるが,痙縮は脱力を補い歩行に有用なことも少なくないため,適応を十分に見きわめることが重要である。

おわりに

脳神経系は現在最も研究が進められている分野であり,治療薬の研究も盛んである。inovation の可能性が高い分野であり,今後も治療薬の発展が期待できる。治療薬の研究開発には医療機関と研究機関の取り組みが必須であり,今後の基礎的研究開発に期待し,医療現場での取り組みをいっそう活発にしていきたい。

【野元 正弘】

24 神経難病の診療と療養

はじめに

神経内科領域には,いまだ分子病態の詳細が明らかでなく,そのために進行抑制治療や根治的治療法が開発されていない筋萎縮性側索硬化症,多系統萎縮症などの系統変性疾患やプリオン病などの難治性疾患が数多く残されている。これらの多くは厚生労働省により特定疾患治療研究事業の対象疾患として指定されており,「神経難病」と総括される。ここでは神経難病を,Alzheimer(アルツハイマー)病や難治性てんかんなどの「神経系の難治性疾患」は含めず,特定疾患に指定された難治性神経疾患の意味で扱う。

特定疾患制度の問題点

厚生労働省が指定する特定疾患には,調査研究事業対象の 130 疾患と研究奨励分野の 214 疾患がある。このうち,医療費の自己負担が一部公費で補助される特定疾患治療研究事業の対象は調査研究事業対象疾患の一部の 56 疾患(2011 年 1 月現在)だけである。病態や介護負担はこれら 56 疾患と同等でありながら,治療研究事業の対象には指定されていない数多くの難治性神経疾患では,自己負担を軽減する方法が高額療法費の還付以外にはない。

特定疾患医療費の総額は年々増加の一途を辿っており,当初は全額公費負担された医療費の自己負担分にも,軽快者制度の導入など,事業の維持のために自己負担が求められるようになってきている。それでも治療研究事業の対象疾患とそうでない疾患との格差が大きいために,当事者に不公平感が生まれている。また,小児慢性疾患治療研究事業に指定された疾患でも,対応する成人の制度が用意されていないと,18 歳以上では基本的には事業の対象からはずれてしまうことになる。

こうしたさまざまな「制度の谷間」をこれ以上放置することはできなくなってきたために,現在,特定疾患制度全体の見直しが進められている。

神経難病医療を支える理念

神経難病では病状が進行すると,医療への依存度も介護への依存度も次第に大きくなっていく。しかし,こうした疾患のケアに最も適しているとみなされる緩和ケア(ホスピスケア)病棟への入院は,わが国では悪性腫瘍末期と後天性免疫不全症候群(AIDS)に限定され,神経難病は受け入れられていない。人工呼吸器を常用する神経難病患者が長期に入院すると,悪性腫瘍患者のターミナルケアに対応する病床が足りなくなるためとみなされる。しかし,神経難病患者の長期的な入院に対応できる神経難病病棟や,人工呼吸器療法に対応する療養介護病床の数はニーズに対し

て十分ではない。

そこで，患者・家族が地域で自立した生活をおくることを望む場合には，介護者の大きな負担のうえで在宅療養を選ばざるをえない。この場合，神経難病の多くは厚生労働省から「特定疾病」に指定されているので，40歳以上65歳未満の介護保険第二種被保険者にも介護保険は適応される。しかし，現状では家族が同居して主たる介護者になるほかはなく，そのうえに地域で当事者を支える療養体制を用意しなければならない。

地域における生活の主体者として，当事者の全人間的復権をめざすことは，地域リハビリテーションの最も基本的な理念である。その精神は1993年にようやく成立した障害者基本法に基本理念として採用されたノーマライゼーションの理念と同義であることは，改めて指摘するまでもないであろう。しかし，こうした理念が神経難病の医療・福祉にかかわるすべての人たちに共有されているとは，いまなおいいがたい。まずなによりも大切なのは，関係者がこうした基本的理念を再認識し，共有することである。

神経難病に対して根治的な治療法は未開発であるが，医療的ケア，福祉的ケアが十分用意できれば，これらの疾患を抱えても，地域で生活の質（QOL）を高く保ちつつ，前向きな生活を維持していくことができるようになってきている。医療者が神経難病の克服をめざした治療研究に取り組むことは当然であるが，治療を目的とした医療だけではなく，神経難病の諸症状を緩和しながら，患者・家族の生活を地域で支えていく医療および介護を確立することが求められる時代である。こうした「治す医療」から「支える医療」へのパラダイムシフトの必要性は，神経難病だけでなく，障害児（者）や認知症など，他の多くの医療分野にも広く共通する認識でもある。関係者はこうした認識を共有し，医療と福祉を統合した包括的なシステムを確立するために，費用負担のあり方を含めた総合的な制度設計を国民の合意のもとに進めていく必要がある。

同時に，患者・家族には当事者としての「自立」が求められる。現状では必ずしも十分とはいえない支援体制のなかでも，在宅で療養生活を続けるためには，それなりの自覚，覚悟が必要になるのである。当事者の「自立」に向けた意識を高めるための取り組みも，あわせて進めていかなければならない。

介護保険制度の導入後は，神経難病の患者・家族の生活を地域で支援する体制を構築するためには，専門職としてのケアマネージャーがコーディネーターとして果たす役割が大きくなっている。しかし，ケアマネージャーのなかには，神経難病についての知識・経験が乏しいために，十分な対応ができない場合もある。ケアマネージャーが神経難病の在宅療養について，まず最も基本的な理念を理解し，病状の変化や進行に応じて適切な対応がすみやかにとれるように，その資質を向上させていくことがきわめて重要な課題である。

神経難病の在宅療養支援体制

わが国の国民皆保険制度は医療へのアクセスの公正さを確保するうえで有効に機能してきたといえるが，神経難病が対象となると，全国どこの地域においても，神経内科医のもとですみやかに診断を確定し，適切なケアを開始できる体制にはなっていなかった。そこで2000年頃から，全国の自治体にまず，重症神経難病患者の入院施設確保を目的とした拠点病院，協力病院を整備する事業がはじめられた。次いで神経難病に関する福祉面の充実をはかるために，難病相談支援センターの整備もはじめられた。

その結果，現在では各自治体に，難病医療の連携・充実を目的とした難病医療ネットワークと，難病に関する福祉面の連携・充実を目的とした難病相談支援センターが開設され，それぞれ難病の医療と介護を支える車の両輪として機能する体制が構築されている。しかし，それぞれの自治体によって，対応に大きな差があるのが実情である。

難病医療ネットワークの課題は，担当する難病医療専門員の身分保障が不十分であることであり，結果として離職者も多い。専門職としてのモチベーションを保つことができるように，その処遇を改善し，経済基盤を確立する必要がある。

難病医療ネットワークに求められている重要な機能はレスパイト入院の調整である。在宅療養を継続するためには，主たる介護者である家族の休養が欠かせないが，その方策の一つであるレスパイト入院の受け入れ先を確保することが困難になってきている。

2010年度から厚生労働省は難病医療拠点病院へのレスパイト入院を促進するための事業を開始しているが，急性期医療を担当することが多い拠点病院が常時レスパイト用に空きベッドを確保しておくことは，厳しい経営環境のもとでは現実的ではない。一方，特に夜間の看護・介護力が十分でない施設に，医療・介護への依存度の高い難病患者がレスパイト入院しても，看護・介護側は十分な対応ができず，当事者側は在宅よりもQOLが低下してしまうために，双方にストレスを残す結果にしかならない。レスパイト入院は在宅療養を支えるために必要な制度であり，これを受け入れることができる施設が増えるよう，制度をさらに充実させなければならない。

難病相談支援センターは難病に関するあらゆる相談に対して，きめこまやかに対応できる能力が求められる。運営主体は自治体により，難病団体，NPO，行政機関などさまざまであり，当事者が運営に参画していない場合も多い。当事者がみずから参加して，ピアカウンセリングを担当できるようになることが望ましい。また難病相談支援センターへの最近の相談は福祉だけでなく，就労に関するものが増えている。難病患者の就労支援にはハローワークなど，より広汎な組織との連携が求められている。

在宅療養の課題と対策

訪問看護ステーションは，医療・介護依存がともに高い神経難病患者の在宅療養を支えるうえで，最も重要な組織として機能してきた。しかし，7対1看護体制の導入後，看護師の地域から病院へのシフトが起こり，地域における看護力が低下している。24時間対応が可能なステーションは都市部にかぎられ，神経難病の在宅療養を支えられない地域が広がっている。訪問の制限を撤廃し，事業として成立するように診療報酬上もいっそうの配慮を行わなければ，神経難病に対応する訪問看護ステーションの経営は成り立たず，その衰退は今後も避けられないであろう。これは最も緊急に対応を要する課題の一つである。

神経難病の在宅療養ではさまざまな医療行為が必要になる。人工呼吸器療法施行者に対して介護ヘルパーが喀痰の吸引を行うためには，50時間もの講習（実技ではない）を受けるように検討されている。しかし，在宅療養の現場では実地の訓練こそが重要である。当事者と介護者の間に信頼関係が成立すれば，介護者は家族が実施しているものと同等の医療・介護処置を行うことが可能になる。喀痰の吸引や経管栄養の実施などは，「生活を支えるための医療的ケア」なのである。在宅医療を推進することをわが国の医療福祉政策の基本方針とするのであれば，これらの処置を「医行為」と規定し，実施対象者を限定し，やむをえない場合には実施しても違法性を阻却するという現在の枠組みは，当事者のニーズからあまりにかけ離れている。在宅でもこうした医療的ケアが安全に実施できるように配慮することは当然であるが，安全を名目とする過度の規制は改めなければならない。

　介護職がパーソナルアシスタントとして契約すれば，生活を支えるための医療的ケアを24時間体制で担当できる体制は構築できないだろうか。こうしたいわば専属のアシスタントがレスパイト入院などにも付き添えるように制度を早急に整備する必要がある。人工呼吸器療法を施行している神経難病患者とのコミュニケーションには多くの時間をとられることがあり，このような場合にも入院施設へのパーソナルアシスタントの参画は有効である。ケアハウスや通所施設などの介護施設にも，看護職員を配置することは現状では困難であろうが，こうした施設における医療的ケアにも，指定されたアシスタントの同伴が可能になるとよい。また訪問看護師が介護施設で医療的ケアを実施できるようにする必要もある。

　神経難病患者が在宅療養と医療・介護施設との連携をスムーズに行うためには，ケアマネージャーのみではもはや対応が困難であろう。神経難病の特性を理解したうえで，関係する多職種の業務にも精通し，医療的ケアに関するサービス調整が実施できる「在宅コーディネーター」の制度化と養成が必要である。

おわりに

　今後のわが国は経験のない超高齢化社会を迎える。神経難病の領域でニーズが制度に先行するかたちで開拓されてきたさまざまな試みは，高齢者に共通する課題に対しても有効に機能することが期待される。地域における神経難病医療・介護ネットワークの構築に向けて，神経内科医の果たすべき役割はいっそう大きくなっている。

【西澤　正豊】

23章 老年疾患と老年症候群

1. 老年症候群の概念 …………………………………… 1726
2. 認知症と周辺症状 …………………………………… 1727
3. 廃用症候群 …………………………………………… 1729
4. 高齢者の心不全 ……………………………………… 1732
5. 高齢者の高血圧 ……………………………………… 1733
6. 高齢者の糖尿病,メタボリックシンドローム ……… 1736
7. 高齢者の脂質異常症 ………………………………… 1738
8. 嚥下機能障害と誤嚥性肺炎 ………………………… 1740
9. 骨粗鬆症―転倒・骨折と転倒リスク評価 ………… 1742
10. 高齢者の関節疾患とロコモティブシンドローム … 1745
11. 排尿障害 ……………………………………………… 1748
12. 高齢者の消化器症状 ………………………………… 1752
13. 高齢者に多い不定愁訴 ……………………………… 1755
14. 高齢者の睡眠障害 …………………………………… 1756
15. 低栄養と栄養管理 …………………………………… 1757

老年症候群の概念

はじめに

高齢者に多くみられる，高齢期に特徴的な臨床徴候を老年症候群(geriatric syndrome)という．誤嚥，転倒，認知機能障害，尿流障害などが代表的な老年症候群である(表1-1)．いわゆる寝たきりも老年症候群の一種である．老年症候群に属する臨床徴候はいずれも生活の質(quality of life：QOL)に対する影響が大きく，機能障害を起こし，最終的に要介護状態につながる可能性が高いことを特徴とし，原因となっている病態の治療とともに，対症的な対応が必要となる．

誤嚥

誤嚥(嚥下機能障害)は脳血管障害，意識障害，Parkinson(パーキンソン)病などの神経疾患，悪性疾患の末期や日常生活動作(ADL)の低下した長期臥床患者，食道アカラシア，胃切術後などの消化器疾患などのさまざまな病態において生じるが，高率に誤嚥性肺炎やびまん性嚥下性細気管支炎を引き起こすことが臨床的に問題となる．

誤嚥性肺炎を繰り返す例では経口摂取ができないことから患者のQOLが著しく障害され，また長期入院の原因ともなる．したがって，誤嚥の予防，嚥下機能障害の治療が重要となる．また，誤嚥しても肺炎を予防するというアプローチも必要であり，このためには口腔ケアが有効である．

米山ら[3]は，老健施設の入所者470人(平均年齢82歳)を対象に，毎食後の約5分間の口腔ケア(ブラッシング，不十分な場合1%ポビドンヨードによる消毒を追加)を行った群と行わなかった群の2群に分け，肺炎の発症と肺炎による死亡をその後2年にわたり前向きに追跡した．その結果，対照群における肺炎の発症率が19%であったのに対し，口腔ケアを行った群では11%と有意に低下し，死亡率もそれぞれ16%，7%と半分以下に低下し，口腔ケアにより高齢者の肺炎の発症を半分近くまで抑制することが証明された．このことは医療経済的にも大きな効果のあることが理解される．

表1-1 代表的な老年症候群

1) 誤嚥とそれによる肺炎(誤嚥性肺炎)
2) 認知機能障害
   ① Alzheimer病
   ② 血管性認知症
   ③ Lewy小体病，前頭側頭型認知症，その他の認知機能障害を呈する疾患
   ④ 甲状腺機能低下症
   ⑤ 脳外科的疾患など
3) 転倒：頭部外傷，骨折など
4) 尿流障害(尿失禁)
5) 虚弱
6) 感覚器障害：白内障，老人性難聴，味覚障害
7) 咀嚼障害
8) 褥瘡
9) 寝たきり：脳血管障害，高齢による衰弱，転倒・骨折，認知機能障害などが主要な原因

転倒

転倒の原因としては，脳血管障害後遺症や骨関節疾患などによる歩行障害・バランス障害のほか，筋力低下，認知機能障害，視覚障害，起立性低血圧，食後低血圧などの循環障害，向精神薬の副作用など多くのものがある．

表1-2に転倒の危険因子と相対リスクを示すが，筋力低下，バランス障害，歩行能力の低下は転倒のリスクを3～5倍に増加させる．転倒は外傷だけでなく，脳出血(脳内出血，硬膜下血腫)，大腿骨頸部骨折などを起こし，寝たきりの原因となる．そこで，転倒をいかに防ぐかが問題となり，原因療法はもちろんのこと，転倒を予防する住環境の整備，歩行時の介助，転倒の衝撃をやわらげ骨折を予防するヒッププロテクターの装着などが重要となる．

認知機能障害

認知機能には，記憶，見当識，言語，視空間認知，行為，遂行機能などがあるが，これらの一部または全部が障害され，社会生活に支障をきたしている状態が認知機能障害(認知症)である．認知症はさまざまな原因で起こる症候群であり，原因により治療の考え方が大きく異なってくるため，原因疾患の鑑別診断が重要である．

認知症の原因には，Alzheimer(アルツハイマー)病に代表される神経変性疾患，脳血管障害，甲状腺機能低下症などの内分泌疾患，脳腫瘍，慢性硬膜下血腫，正常圧水頭症(normal pressure hydrocephalus：NPH)などの脳外科的疾患など，多くのものがある．脳外科的疾患，内科疾患による認知症は「treatable dementia」と呼ばれ，特異的な治療が可能であるため，鑑別が特に重要である．また，認知症様症状を呈する薬物も，向精神薬，睡眠薬，副腎皮質ホルモンなど多数あるため，内服薬のチェックも必須である．

尿流障害

尿流障害(尿失禁)とは，自分の意思に反して尿がもれる症状をいう．高齢者の尿失禁には，咳をして腹圧が高まったときに起こる腹圧性，尿意が我慢できずに起こる切迫性などがあり，その原因も尿道の閉鎖不全，膀胱の過活動など多彩である．前立腺肥大や薬剤の副作用が原因のこともある．

このように高齢者の尿失禁にはさまざまな原因があるが，いずれも日常生活に対する影響が大きく，高齢者のQOLを大きく損なうことが多い．尿失禁を管理するうえではその原因の究明が重要で，原因が特定できれば的確な

表1-2 転倒の危険因子と相対リスク

危険因子	オッズ比(95%信頼区間)
筋力低下	4.9(1.9～10.3)
バランス障害	3.2(1.6～5.4)
歩行障害	3.0(1.7～4.8)
視覚障害	2.8(1.1～7.4)
移動能力制限	2.5(1.0～5.3)
認知能力の低下	2.4(2.0～4.7)
身体機能の低下	2.0(1.0～3.1)
起立性低血圧	1.9(1.0～3.4)

(文献4を引用)

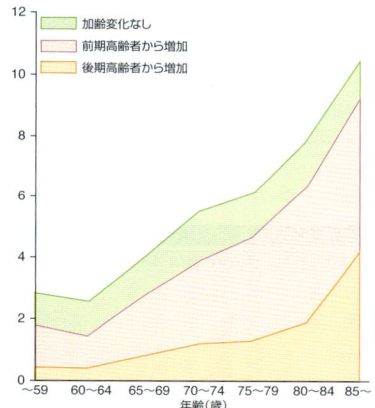

図 1-1 加齢変化からみた老年症候群の分類[1),2)]
ADL：日常生活動作

治療，介護（排泄ケア）を行うことができる。しかし，羞恥心から医療機関の受診をためらう患者も多く，きちんと診断がついていない場合も多い。

虚弱

加齢とともに，体重低下，筋肉の減少による筋力低下が出現し，動作が緩慢となり，全体的な身体活動性が低下していく状態を虚弱（frailty）という。食欲も低下し，栄養状態の悪化を合併することが多い。虚弱状態にある高齢者を虚弱高齢者（frail elderly）と呼び，脳血管障害に次いで寝たきりの第二の原因となっている。虚弱の大きな要素を占めるのが筋肉減少症（サルコペニア〈sarcopenia〉）であるが，ミトコンドリア機能の低下による筋肉細胞の機能障害，酸化ストレス耐性の低下，腫瘍壊死因子 α（TNFα），インターロイキン 6（interleukin-6：IL-6）などの炎症性サイトカインの関与などが考えられており，このような病態解明の研究を通して，サルコペニアの治療，予防法の確立が期待されている。

感覚器の障害，咀嚼障害

味覚障害，聴覚障害，視力障害などの感覚器の障害，咀嚼機能も重要である。これらはいずれも生命予後に大きな影響を与えないが，高齢者のQOLに対する影響が大きく，きちんと対応しなければならないものである。

加齢変化からみた老年症候群

老年症候群とされる徴候はこれ以外にも多くのものがあるが，それぞれの加齢変化を調べると，①めまい，息切れ，頭痛，不眠，転倒，リンパ節腫脹などの加齢変化の少ない徴候，②認知機能障害，脱水，浮腫，骨関節の変形，喀痰，咳嗽，喘鳴，麻痺など，高齢前期に徐々に増加する徴候，③嚥下障害，骨折，譫妄，頻尿，抑うつ，褥瘡など，高齢後期に増加するものの，3つのパターンに分類できる（図 1-1）。

これらのうち，第 1 群の徴候は急性疾患に付随することが多いもので，頻度的には若年者と大差ないものである。第 2 群は主として慢性疾患に付随し，第 3 群は要介護と密接な関係にある。

【大内 尉義】

参考文献
1) 大内尉義ほか：高齢者の新しい総合機能評価方法の開発とその応用．日本老年医学会雑誌 37：469-471，2000
2) 大内尉義：何をもって老年症候群とするか．綜合臨牀 52：2051-2053，2003
3) Yoneyama T et al : Oral care reduces pneumonia in older patients in nursing homes. J Am Geriat Soc 50：430-433, 2002
4) Rubenstein LZ et al : Gait disorders of aging-falls and therapeutic strategies, p309-326, Lippincott-Raven, 1997

2 認知症と周辺症状

●**定義・概念** 認知症（dementia）は，記憶の障害・見当識の障害・判断力の障害・実行機能の障害などの「中核症状」のみでなく，しばしば妄想・不眠・身体的攻撃性・徘徊などの「心理症状」や「行動症状」を伴う。これらの心理症状や行動症状は，認知症に伴う周辺症状と呼ばれていたが，1996年米国で行われた国際老年精神医学会（International Psychogeriatric Association：IPA）のシンポジウムで，BPSD（behavioral and psychological symptoms of dementia）と命名され呼称の統一がはかられた。症状群は，表 2-1 のように分類され，対処の難度に応じてグループⅠ～Ⅲに区分された。BPSD はわが国では，「認知症に伴う行動障害と精神症状」と訳されている。

BPSD の代表的な症状は「妄想（物盗られ妄想）」や「徘徊」である。介護者には，中核症状よりも BPSD に伴う精神的・肉体的負担が大きい。

表 2-1 BPSD の症状

	グループ I (やっかいで対処が難しい症状)	グループ II (やや処置に悩まされる症状)	グループ III (比較的対処しやすい症状)
心理症状	妄想, 不眠, 幻覚, 不安, 抑うつ	誤認	泣き叫ぶ, ののしる, 無気力, 繰り返し訊ねる, つきまとい
行動症状	身体的攻撃性, 徘徊, 不穏	焦燥, 社会通念上の不適当な行動, 性的脱抑制, 部屋のなかを行ったり来たりする, わめき声	

BPSD：認知症に伴う行動障害と精神症状(behavioral and psychological symptoms of dementia)
(国際老年精神医学会(IPA)による分類)
(文献 2 を改変)

■ **疫学** BPSD のある患者は, 認知症症例の 20～70% と施設間で報告に大きな差がある(表 2-2)。内科系診療科よりも精神神経科で対応している場合が多い。

■ **病因・病態生理と分子メカニズム** 記憶力の低下や失見当識は, 認知症の中核症状として共通してみられる。一方, BPSD は, 必ずしもすべての症状がすべての認知症患者にみられるわけではない。BPSD は, 認知症患者が生活していくなかで, 不安, 孤独, 被害的な感情から起こる。環境や介護があわないとき, 身体の不調(炎症, 便秘, 脱水など)があるときにも生じやすい。

軽度認知機能障害(mild cognitive impairment：MCI)の時期からすでに出現している場合が少なくない。そのような症例では, 認知症の経過とともに BPSD が一時的に軽減することもあるが, 認知症が進行すると再び出現しやすくなる。

■ **臨床症状・検査成績** BPSD の症状は多岐に及ぶが,「心理症状」と「行動症状」に大別される(表 2-1)。

■ **診断** 認知症の診断は, Mini Mental State examination (MMSE), 改訂長谷川式簡易知能評価スケール (HDS-R)などの心理検査と画像検査(頭部 CT, MRI や SPECT)で行う。原因疾患の大きな部分を占める Alzheimer(アルツハイマー)病では, CT や MRI で海馬の萎縮が認められる。脳血管性認知症は多発小梗塞が特徴である。ビタミン欠乏や甲状腺機能低下, 慢性硬膜下血腫などの治療可能な疾患を除外する必要がある。

BPSD は, 症状を的確に把握するための問診が最重要であるが, 評価法の一つに Cummings らによって開発された認知症の精神神経症状評価(neuropsychiatric inventory：NPI)がある。介護者に対する観察内の評価尺度で, 妄想, 幻覚, 興奮, 不安, うつ, 多幸, 無為, 脱抑制, 易刺激性, 異常行動の 10 項目を頻度(0,1,2,3,4)×重症度(0,1,2,3)の 12 点, 総計 120 点で評価を行う方法である。その判断基準は, 次のような内容である。

- **頻度** 0 点：なし。1 点：週に 1 度未満。2 点：ほとんど週に 1 度。3 点：週に数回だが毎日ではない。4 点：1 日 1 度以上。
- **重症度** 1 点：行動は破綻をもたらすものだが, 気を紛らわせたり, 安心させることでコントロールできる。2 点：行動は破綻をもたらすものでコントロールは難しい。3 点：攻撃性が非常に破綻的で人を傷つけるおそれがある。

BPSD が急激に出現した場合には, 認知症のみによる症状なのか, あるいはなんらかの器質的な疾患が合併したのかを検討する必要がある。そのためには, 血液検査(炎症反応, 電解質, 貧血など)や頭部 CT を含めた鑑別などが必須

表 2-2 BPSD の有病率

徴候・症状	報告された頻度(患者に対する%)
妄想	20～73
幻覚	15～49
うつ病	～80
躁病	3～15
人格の変化	～90
行動障害	～50
攻撃/敵意	～20

BPSD：認知症に伴う行動障害と精神症状(behavioral and psychological symptoms of dementia)
(文献 2 を引用)

である。

■ **治療と薬理メカニズム** BPSD が生じると, 患者自身は困惑し, 家族・介護者も生活の質(QOL)を大きく損なう。このため, 症状を緩和させコントロールする治療が重要である。症状が緩和されると, 介護者の負担を軽減させることができる。BPSD の治療には, 非薬物療法と薬物療法がある。

非薬物療法は, 副作用が生じる可能性が少なく, 医師以外でも行うことができる長所がある。逆に, 人手や費用がかかり, コントロールしきれないことも多く, 長期化すると介護疲れを招くことにもなる。薬物療法は, 過鎮静, 転倒, 誤嚥性肺炎が, 非薬物療法よりも生じやすいため, 注意が必要である。しかしながら, 確実に早く効果を期待することができ, 特別な介護テクニックが必要なく, 介護者の負担が軽減できるよい点もある。

BPSD の程度・頻度, 介護者の状況をみて, 非薬物療法と薬物療法を組み合わせることが現実的である。

非薬物療法

介護環境を整え, 現実見当識訓練で, 日にち, 名前, 生年月日を反復的に呈示することで, 見当識を強化させ, 安心感の促進をはかる。回想法は, 昔話をして, 幸福感を促進し感情を安定化させることができる。

徘徊は, どこともなく歩きまわっている状態である。介護者が目を離した隙に, 外出して, 事故に遭遇する可能性もあり, 介護者に心理的・時間的な負担がかかる。扉にセンサーをつけたり, 患者に GPS(global positioning system)をつけたりして見守りを行う。

薬物療法

陰性症状の抑うつには抗うつ薬が推奨されている。陽性症状の不安・興奮・幻覚・妄想・暴力・不穏には, 非定型抗精神病薬(リスペリドン, クエチアピンフマル酸塩, オランザピン)が推奨されるが, 抗精神病薬は, 死亡率を上昇させるとの報告があり, 使用するかどうか慎重に検討し, 十

分なインフォームドコンセントのもと，少量より投薬し，経過をみていく必要がある。

認知症患者の睡眠障害には，ベンゾジアゼピン系薬物が多く使用されているが，鎮静や筋弛緩作用があり，慎重に投与すべきである。長時間作用型睡眠薬は，日中の傾眠，混乱，運動失調，筋緊張低下による転倒の危険性が高い。短時間作用型睡眠薬のほうをまず使用すべきである。成人通常使用量の1/2か1/3程度の用量から開始することが安全である。

コリンエステラーゼ阻害薬は，無関心，精神症状，脱抑制，気分，異常行動に対して効果が期待できる。

その他の治療として，近年，漢方薬の抑肝散もBPSDの治療に有効であることが証明された。

▶**経過・予後** BPSDは，治療・介入に反応し，軽快，消失する可能性が高く，介護負担は軽減する。

【亀山 祐美】

参考文献
1) 日本神経学会監修，「認知症疾患治療ガイドライン」作成合同委員会編：認知症疾患治療ガイドライン2010，医学書院，2010
2) 日本老年精神医学会監訳：痴呆の行動と心理症状，アルタ出版，2005

3 廃用症候群

▶**定義・概念** 廃用症候群（disuse syndrome）とは，「長期臥床により，心身の活動性が低下してきたことにより引き起こされる病的状態」と定義されている。病的状態とは具体的には，骨格筋萎縮，関節拘縮，代謝障害（骨粗鬆症，尿路結石），循環障害（起立性低血圧，静脈血栓症，沈下性肺炎，褥瘡），肛門・尿道括約筋障害，心理的荒廃などが指摘されている。疾病そのものによる身体の器質的障害，すなわち一次障害の回復は，生体の回復能力そのものに規定されているが，疾病に合併する廃用症候群，すなわち二次障害は予防可能である。

筋骨格系

病態生理

筋力低下と筋萎縮：長期間の絶対安静の状態では，筋力は抗重力筋を中心に1週間で10〜15％の低下を生じ，3〜5週間で50％まで低下する。筋萎縮も並行して進行し，2カ月以内に，筋腹は半分になる。筋萎縮は筋線維の直径の減少によって起こり，筋細胞核や神経筋接合部の変化は少ない。筋力低下と筋萎縮は，遅筋（typeⅠ）線維，速筋（typeⅡ）線維のいずれにも起こり，その比率についての報告は一定していない。

関節拘縮：長期臥床や関節固定などの不動化の影響で，筋や関節に組織学的・生化学的変化が生じたために関節の完全可動域が失われた状態を示す。

不動により生じる関節変化として，関節包の短縮や関節内結合組織の増殖，関節軟骨の萎縮，コラーゲン線維・基質の架橋形成の増加，コラーゲン線維間のなめらかさの減少などが数日から数週間で生じることが知られている。同時に筋内の結合組織増加や筋重量の減少，組織学的な筋膜変化が生じ，最終的には関節構造体すべてに組織学的変化が認められる。

骨萎縮：骨に対する重力負荷や筋活動は骨吸収と骨形成のバランスにとって不可欠な刺激である。荷重により骨組織に圧電位が発生すると，骨にカルシウムが沈着するため，骨量が増加する。また，荷重は直接骨芽細胞を活性化すると同時に，骨組織の血流増加により間接的に骨芽細胞を活性化する作用を有する。非荷重下では骨量は減少し，破骨細胞の活性化による骨吸収促進と骨芽細胞の活性低下による骨形成抑制により骨萎縮が生じる。Levlancの臥床実験では，17週間の長期安静臥床により，骨量は全身骨で1.4％の減少，踵骨で10.4％の減少，頭蓋骨では3.2％の増加が得られており，上半身と下半身で異なった影響が認められた。また，皮質骨と海綿骨では骨代謝回転の差があり，海綿骨は表面積が大きいため機械的刺激が少なくなると急速に骨量が減り，皮質骨よりも非荷重による影響を受けやすい。

評価

徒手筋力テスト（manual muscle testing：MMT），関節可動域（range of motion：ROM）の測定により評価される。

筋萎縮の評価には，CTスキャンやMRIによる筋断面積の測定，超音波検査による筋腹の測定が行われる。関節のX線所見により，拘縮と強直の鑑別，関節包の石灰化，異所性骨化の有無を評価する。骨量，骨密度の測定に，二重エネルギーX線吸収法（DXA），定量的超音波法を用いる。また血中，尿中のカルシウム，無機リン酸，マグネシウム，アルブミン，副甲状腺ホルモン，活性型ビタミンD，骨代謝マーカーの測定はカルシウム代謝の分析に有用である。

予防と治療

筋力増強訓練，関節可動域訓練，基本動作（寝返り・起き上がり・座位保持など）訓練，立位・歩行訓練を行う。また，ベッド上ではクッションや足底板，ハンドロール，大転子ロールなどを用い，良肢位を保つようにするのが基本である。

筋力がMMTで2以上であれば，自動介助関節可動域訓練（MMT2），自動関節可動域訓練（MMT3）や抵抗訓練（MMT4〜5）による筋力増強訓練が行われる。筋力増強訓練は，運動の強度と繰り返し回数に留意する。筋力の増強を目的とする場合には，最低でも最大筋力の60〜65％の運動強度で，4〜10回繰り返す必要がある。最大筋力の2/3の強度で毎日6秒間筋収縮を行うと，1週間で5％程度の筋力増強効果が得られる。一方，筋持久力増強の場合には12〜20回繰り返すことのできる程度の運動強度とする。負荷強度が大きくなりすぎると血流量が少なくなり，最大筋力の60％以上になると血流が遮断されてしまう。一方20％以下では疲労せずに訓練効果が得られないことから，最大筋力の20〜30％が最も効果的といわれている。筋力維持・筋萎縮予防のためには，1日数秒間の最大筋力の20〜30％の等尺性筋収縮が推奨される。MMTが1の場合には筋電図バイオフィードバックが，MMTが0の場合には治療的電気刺激（therapeutic electrical stimulation：TES）が有用である。

拘縮の予防のためには，関節可動域訓練を，1日1〜2回，各々の関節を全可動域にわたって3回ずつ行う。この

とき、加齢による生理的可動域減少を考慮する。また治療目的で関節固定を必要とする場合でも、なるべく短期間で固定解除できるように留意する。

拘縮をきたしてしまった場合には、温熱を加えながら持続伸張を20〜30分行う。固定後の関節可動域訓練では過度の靱帯への負担を防ぐため、痛みや違和感の出現に注意する。持続伸張で改善が得られない場合には、装具、自助具、シリアルキャスティング、動的スプリントなどで数日間の持続伸張を検討する。保存的治療で効果が上がらない場合には関節受動術、瘢痕剝離、腱延長術などで外科的治療を検討する。

可能なかぎり早期から tilt table などでの立位訓練を開始し、下肢への体重負荷や等尺性・等張性筋収縮により骨への刺激を加えることが推奨される。この際、疼痛が出現しない程度の荷重レベルから開始する。基本動作訓練から開始し、平行棒内歩行と姿勢矯正が可能になったら、各患者の原疾患や性別・年齢・併存疾患を考慮した運動負荷強度の有酸素運動を処方する。

循環器系

病態生理

循環血漿量の減少：立位時に下肢に移動した700 mLの血液量は、臥床時には肺と右心系に戻ってくる。長期の安静臥床により静脈還流量が増加し、心房の圧受容器が刺激された状態が維持される。その結果、抗利尿ホルモンの放出が抑制され、ベッド上臥床から数日で利尿現象がもたらされ血液量は減少する。血液量の減少は、赤血球よりも血漿量の減少によるため、血液粘稠度は増加し、静脈血栓形成の危険が高まる。安静臥床後2週間で8〜12%、2〜4週間で15〜20%の血漿量の減少が生じる。

心機能・全身持久力の低下：安静臥床により、心拍数と1回心拍出量は、静脈還流量の増加で当初は増加するものの、心房の圧受容体の作用により心拍出量は6〜13%減少する。この変化は、前述した循環血漿量の減少に加え、心筋の萎縮も影響している。

一方、全身持久力は、最大酸素摂取量で評価されるが、20日間の安静臥床で最大酸素摂取量は26.4%減少したとする報告がある。最大酸素摂取量がベッド上安静により減少するのは、四肢筋の酸素利用能の低下、心血管系機能の低下が相乗して起こると考えられているが、現状ではどれが本質的な因子であるかはまだ特定できていない。

起立性低血圧：臥位から立位をとる際、正常時は交感神経系の活動により、心拍数の上昇と下肢の持続的血管収縮が生じるため、血圧は不変か軽度上昇を認める。長期の安静臥床により、交感神経系の活動が障害されるため、下肢の血管収縮が不十分で血液が下肢に移動したままとなる結果、静脈還流量が減少し、1回心拍出量の低下をもたらし、脳血流の低下を引き起こす。循環血漿量の減少や心機能の低下も起立性低血圧の原因となる。健常者では3週臥床後で、高齢者や重症患者では2〜3日の臥床で起立性低血圧を起こしうる。

深部静脈血栓症・肺血栓塞栓症：長期臥床による下腿三頭筋のポンプ作用減少による血液の停滞と循環血漿量減少により血液凝固能が亢進すると、下肢の深部静脈血栓（deep venous thrombosis：DVT）が引き起こされる。安静臥床期間とDVT発生には関連があることが報告されている。肺塞栓の機序は不明な点が多いが、急性肺塞栓症の95%以上はDVTが原因とされる。DVT発症から肺塞栓症合併までの期間は短く、同時に発症することもまれではない。

評価

長期臥床後に運動をはじめる際には、運動負荷前後の血圧、脈拍測定を行う。臥位と起立位で収縮期血圧が20 mmHg以上、拡張期血圧で10 mmHg以上の低下がないか（起立性低血圧）、運動負荷後の心拍数が予測最大心拍数の何%程度かなどを評価しながら、徐々に安静度拡大、運動量の増加をはかる。また、下腿を観察し、局所浮腫、発赤、腓腹筋の疼痛、熱感、Homans（ホーマンス）徴候（足関節の他動的背屈により腓腹部に痛みが出現）の有無（深部静脈血栓症）を確認する。

予防と治療

安静期間を短縮するとともに、臥床時から十分な水分、塩分摂取を促し、等尺性の運動を行うことは血漿量の維持や起立性低血圧の予防に効果的である。深部静脈血栓症予防のため、足関節自動運動、弾性ストッキング、弾性包帯、間欠的空気圧迫法を検討する。長期の安静臥床後に運動をはじめる場合には、当初は運動強度を予測最大心拍数の65%以下にし、心拍数を20上昇させる程度の運動負荷を運動強度の目安とする。起立性低血圧がある場合には、血圧に注意しながら座位、立位時間を徐々に延長する。高度の場合には、斜面台を使用し、傾斜角度を徐々に増加させる（起立性低血圧、深部静脈血栓症、肺血栓塞栓症の診断・薬物療法については他稿参照）。

呼吸器系

病態生理

安静臥床により横隔膜の下降は制限され、また呼吸補助筋である肋間筋の動きが低下し、胸郭の動きが減少することから、1回換気量、分時換気量、肺活量および機能的残気量は低下する。結果として呼吸は浅くなり、肺胞内呼吸は不十分となり、呼吸回数が増加する。上胸部優位の浅く速い呼吸パターンとなり、下葉は局所性低換気に陥り、肺が虚脱しやすい状態となる。呼吸筋の筋力低下により、効果的な咳ができず、気道内分泌物が貯留し、末梢気道が閉塞、肺胞が虚脱しやすいこともあいまって、無気肺や肺炎に容易に移行してしまう。

評価

スパイロメトリーによる肺気量分画と努力呼気曲線（flow volume curve）の測定、動脈血ガス分析、拡散機能の測定、closing volume（CV）の測定により評価する。

予防と治療

体位変換、深呼吸・腹式呼吸の励行、呼吸介助法、呼吸訓練器（incentive spirometry）の使用、huffingの指導、体位ドレナージといった呼吸リハビリテーションに加え、座位・立位の励行が推奨される。

泌尿器系

病態生理

尿路結石や尿路感染症が発症しやすい。安静臥床により腎血流が増え、尿量は増加し、その結果、カルシウムとリン酸の尿中排泄が増加する。さらに、腎盂や尿管からの尿の排泄は重力下でないと制限されるため、尿のうっ滞が生じる。膀胱に尿がうっ滞すると、尿を分解する細菌の増殖が起こりやすくなり、アンモニアが増加、尿中のpHが上昇するため、カルシウムとリン酸が沈殿し、膀胱結石が生じる。結石形成により、細菌の増殖が生じやすくなり、尿路感染症をきたしやすくなる。

評価

尿路結石は、尿検査、腎尿管膀胱部単純撮影(KUB)、排泄性腎盂造影、CTスキャン、超音波検査で診断される。

予防と治療

予防のためには、十分な水分摂取とビタミンCの服用による尿の酸性化が推奨される。また立位や座位で排尿することによって、完全に膀胱を空にすることができる。膀胱留置カテーテルは、細菌感染や結石形成の原因となるので、できるだけ除去すべきである。

褥瘡

病態生理

褥瘡は、同一部位に長時間力が加わることによる、血行障害によって生じた虚血性壊死と定義され、局所にかかる圧力と虚血に対する組織の耐久性の低下が褥瘡発生の原因となる。毛細血管は32 mmHg以上の力で圧迫されると血行が遮断される。安静保持や意識障害による体動の制限や感覚障害により、骨突起部とその周囲に限局性の応力が長時間加わると、皮膚深部にある軟部組織の血行障害が起こり、褥瘡が生じる。

また、皮膚に対する摩擦や軟部組織のずれ、皮膚の湿潤、低栄養、低アルブミン血症は組織の耐久性を低下させる。褥瘡は仰臥位で後頭・肩甲骨・肘頭、仙骨・踵に、側臥位では耳介、肩関節、側胸、腸骨稜・大転子・膝関節外側・外果の各部位に好発する。

評価

深達度と病期の評価を行う。深達度は、NPUAP分類としてⅠ度(表皮にとどまる)、Ⅱ度(真皮に達する)、Ⅲ度(脂肪組織に達する)、Ⅳ度(筋肉ないし骨組織に達する)に分類される。病期は、黒色期、黄色期、赤色期、白色期に分けられ、この組み合わせで治療方針が変わってくる。

わが国では、日本褥瘡学会が提案したDESIGNが汎用されている。具体的には、①深さ(depth)、②滲出液の有無、量、質(exudate)、③創部の大きさ(size)、④炎症と感染の有無(inflammation/infection)、⑤創傷治癒に寄与する肉芽組織の有無(granulation)、⑥取り除かれるべき壊死組織の量、質(necrosis)の6点により評価する。

次に、発生要因を評価する。発生要因には、直接因子(圧迫)と間接因子(外的因子(摩擦、ずれ、失禁や発汗による皮膚の湿潤)、内的因子(低栄養、貧血、基礎疾患、加齢))がある。特に栄養状態の評価は重要である。

予防と治療

70〜100 mmHgの圧力が2時間皮膚に加わると組織損傷徴候が現れるとされているが、健常者は睡眠中に15分ごとに「寝返り」をうつことにより、局所の持続的圧迫を回避している。寝返りができない場合は、原則として2時間を一単位とした規則的な体位変換を行う。体位変換が難しい場合には、体位変換用マットレスや除圧用マットレスを適切に選択し使用する。対象者の身体の移動には、剪断応力によるずれを除くよう配慮する。良肢位を保ち、体圧の局所への偏在を予防する。側臥位をとる際には、左右の踝同士など骨突出部が直接接触することがないよう、適切なクッションやフォームを使用する。

栄養不良は褥瘡の発生を招く。貧血は血流障害への耐性を低下させるため、各自の栄養状態に応じて個別の栄養介入を行う。失禁や発汗による皮膚の湿潤も褥瘡の発生に関与するため、清潔保持も必要である。

褥瘡ができてしまったら、深達度に応じて治療法が追加される。

Ⅳ度の褥瘡:保存的に治癒をはかるのは困難であり、褥瘡部の切除と有茎皮弁や筋皮弁による形成術が行われる。

Ⅲ度の褥瘡:まず肉芽形成を妨げる壊死組織の除去(デブリドマン)を行う。ポケットを形成している場合には、切開法あるいは陰圧閉鎖療法が選択される場合がある。

Ⅰ〜Ⅱ度の褥瘡:保存的療法が主となる。感染の有無を確認しながら、微温生理食塩水による流水洗浄と湿潤閉鎖性創傷被覆剤が使用される。創の消毒を目的としたアルコールやイソジン液の塗布は、肉芽形成を抑制する場合があり、極力用いないことが原則である。創部を湿潤に保持することが表皮形成の促進に有効であるが、あまりにも滲出液が多い場合は、水吸収能力の高い外用剤(カデキソマー・ヨウ素やポビドンヨード・シュガー)やポリウレタンフォームを用いる。肉芽・上皮形成期で乾燥傾向にあれば、肉芽形成促進作用を持った外用剤(プロスタグランジンE_1やトレチノイントコフェリル)を用いる。

その他の廃用症候群

消化器系では、食欲低下、蠕動運動の低下、栄養吸収率の減少により便秘と低蛋白症が生じる。便秘予防のためには、食後の時間的排便訓練が重要である。

内分泌系では、基礎代謝の低下、耐糖能の異常、高インスリン血症、副腎皮質刺激ホルモンや上皮小体ホルモンの増加が知られている。

社会的孤立や活動性の低下により、協調性の低下、情緒不安定、不安、神経質なふるまい、抑うつ状態を生じる。判断力、問題解決力、学習能力、記憶力、課題遂行能力、注意力も減退する。各種心理テストにより評価を行うとともに、グループ療法や気晴らしの作業など、早期から適切な身体的および精神社会的な刺激を提供することが重要である。

【山口　潔】

参考文献
1) 辻村也ほか：廃用による障害（廃用症候群）．最新リハビリテーション医学 第2版，米本恭三監修，p74-85, 医歯薬出版, 2005
2) 日本褥瘡学会編：在宅褥瘡予防・治療ガイドブック，照林社, 2008

4 高齢者の心不全

▶**定義・概念**　高齢者の心不全では，病態把握や基礎疾患の管理だけでなく，加齢による生理的な心血管系および他臓器の機能低下を考慮する必要がある．また，医学的な観点に加え，家族や社会への負担を視野においた人間科学的な対応や包括的治療が求められる．

▶**疫学**　65歳を過ぎると心不全の発症率は急激に増加する．特に，超高齢者における心不全の発症率は，男性で45.6%，女性で41.0%と高頻度であることが報告されている．

▶**病因・病態生理と分子メカニズム**　心不全を左室収縮のレベルで分類すると，①収縮障害性心不全（収縮不全〈pump failure〉）と②収縮機能が保持されている心不全（heart failure with preserved systolic function: HFPSF）に大別される（左室収縮不全の詳細な分子機序は13章5「心不全」参照）．

一方，高齢者心不全の病態には「拡張不全」を背景として起こっている頻度が多く，HFPSFの大半が拡張不全である[1]．典型的な病態としては，求心性の左室肥大により内腔拡大を伴わない壁厚増加を呈する病態や心筋線維化である．逆に，左室拡張末期容積の増加を伴わない左室拡張末期圧の上昇こそが拡張機能障害の本質である．一般的には拡張不全は収縮不全に比べて高齢者や女性に多く，高齢者心不全の約30〜40%にも及ぶ．

▶**臨床症状・検査成績**　心不全では，心拍出量低下に伴う臓器血流障害による症状と，全身や肺へのうっ血による症状が出現する（詳細については13章5参照）．

特に高齢者では，全身の動脈硬化，腎機能や呼吸器機能の低下，栄養状態の不良などが潜在的に存在していることが多く，心不全によりこれらの臓器不全が重篤化することも少なくない．さらに，心不全の症状が上記に示すようなものではなく，「ただなんとなく元気がない」あるいは「意識レベルの低下」「認知症様精神症状」といった非定型的なものである可能性があり，**表4-1**に示す高齢者心不全診療における問題点を熟慮しながら慎重な観察が必要である．

高齢者は早期再入院や長期入院症例が多く，悪循環をきたして寝たきりになりやすい．また，心不全治療の著しい進歩も影響し，高齢心不全患者の生存例が急増する一方，介護力の不足から自宅退院ができない症例も少なくなく，入院が長期化する傾向も出てきている．再入院率が高くなっている因子として，過去における心不全入院の既往の有無だけでなく，少ない通院回数（1カ月に1回未満または受診なし），長期入院（14日以上）であったかどうか，専門医によるサポートがない，なども大きく影響する．

▶**診断**　病歴聴取と身体所見確認をきちんと行ったうえで，血漿 BNP（B型ナトリウム利尿ペプチド）値の上昇，胸部X線上での心胸郭比や肺うっ血像，心電図，心臓超音波（心エコー）検査などによる評価は必須である．また，体重のわずかな推移，食欲の程度なども非常に有用な指標である．

心エコーにより，左室拡張能も具体的に評価することができる．左房から左室への僧帽弁弁口部流入血流速波形を測定し，E波（拡張期の急速流入期最高血流速度）とA波（心房収縮期の最高血流速度）を測定し，その比（E/A）を左室拡張能として評価する．加齢変化および拡張機能の低下に伴い，E波は低下しA波は相対的に増大する．また，他にE波の減速時間（DcT），そして組織ドプラによる僧帽弁輪部移動速度（e'）を測定し，僧帽弁血流速波形（E）との比（E/e'）が肺動脈楔入圧とよく相関することから，拡張機能の指標としても用いられる．

▶**治療と薬理メカニズム**　一般的治療として，塩分・水分過剰摂取の制限や安静，誘因の除去，基礎疾患の評価と治療は必須である．高齢者心不全の基礎疾患には冠動脈疾患によるものも少なくなく，現在，日常生活動作（ADL）の保たれている高齢者には積極的に冠動脈インターベンションが実施されている．特に薬剤溶出性ステント（drug eluting stent: DES）が広く普及していることから，長期間にわたる強力な抗血小板療法が必要とされている．しかし，出血傾向（脳出血や消化管出血など）や肝障害，血球系の異常など，時に致死的な副作用につながる可能性があるため，より慎重な観察や適応の判断が必要である．

薬物治療

薬物治療においては，高齢者は体内水分量の低下や腎機能低下などにより，薬物の血中半減期は延長し中毒症状が出現しやすい．特に腎機能に関しては，血清クレアチニン（Cr）値が正常であっても通常量の投与で中毒症状が出現することがありうるので，少量からの慎重投与が必要である．心不全収縮能を急速に改善するほとんどの薬剤は，慢性心不全の予後を改善しないことが示された．慢性心不全の多くは，交感神経系やレニン・アンジオテンシン（RA）系が賦活化されていることから，従来から使用されてきた利尿薬やジギタリス製剤に加えて，β遮断薬やRA系阻害薬が長期的には慢性心不全の予後を改善することが明らかになってきた．

表4-1　高齢者心不全診療における特徴と問題点

1) 病歴の聴取が難しい（認知機能低下，難聴，構語・発音障害，独り暮らしなど）
2) 非典型的な心不全徴候が多い
3) 他の疾患の症状とまぎらわしい
4) 複数の疾患が関与していることが多い
5) 多臓器不全を生じやすい
6) 拡張障害による心不全が多い
7) 種々の増悪因子の関与が大きい
8) より高齢者には侵襲的検査が行いづらい
9) deconditioning（骨格筋の廃用性萎縮，呼吸筋仕事量の増大，調節機構不全など）が起こりやすく，日常生活動作（ADL）の低下につながりやすい
10) 治療に不従順な症例が多い（服薬状況が不安定，塩分制限ができない，など）
11) 治療薬の安全性が狭い
12) 心不全増悪による再入院例が多い
13) 高齢者を対象にした心不全治療のエビデンスが乏しい

（文献2を改変）

RA系阻害薬（アンジオテンシン変換酵素〈ACE〉阻害薬／アンジオテンシンⅡ受容体拮抗薬〈ARB〉）：60歳以上の心不全を対象にしたELITEⅡ試験でARBロサルタンが予後に関してACE阻害薬と同等に有効であり、さらにVal-HeFT試験ではACE阻害薬にARBバルサルタンを追加することにより再入院を含めたイベントが減少した。しかし、高齢心不全患者だけを対象にした臨床試験はまだ不十分であり、特に拡張不全の病態に対する薬剤介入試験では十分によい結果が得られていない。ACE阻害薬とARBの併用に関しては、心不全の進展を抑制するという点では有効であるとのメタ解析の結果もあるが、併用における副作用の発現頻度が高率であることも明らかにされ、特に高齢心不全患者への併用療法には慎重に考えねばならない。

β遮断薬：気管支喘息や耐糖能障害などの増悪により、特に高齢者には避けられてきたが、高齢心不全患者においても早期からの慎重投与により予後の改善が報告され、従来よりも適応が拡大している。

利尿薬：ループ利尿薬（フロセミド）がよく用いられ、前負荷の軽減に最も有効である。高齢者では浮腫が残存するにもかかわらず血管内脱水となりやすく、血栓形成や腎機能障害の悪化を促進しやすい。副作用としては電解質異常（低カリウム血症など）を起こしやすく、定期的チェックおよび補正が必要である。逆に、高齢や慢性心不全患者へカリウム保持性利尿薬（スピロノラクトンなど）やRA系阻害薬などが投与された場合、高カリウム血症の出現にも注意する。

ジギタリス製剤：陽性変力作用とともに陰性変時作用を持つことにより、特に高齢者に多い頻脈性心房細動を伴う心不全においては有用である。しかし、高齢者では全身の筋肉量の減少によってジギタリスの分布容積も少なくなり、腎機能障害が軽度であっても血中濃度が上昇しやすく、結果的に中毒症状（消化器症状など）が出現しやすいため、血中濃度に注意しながら投与する必要がある。

高齢者総合的機能評価による包括的チーム管理

高齢心不全患者を管理するうえで最も重要な点は、急性期を脱した後の早期離床、早期リハビリテーションの開始である。不要な安静継続は結果的にADLを低下させ、最終的に寝たきりをつくり、呼吸器感染症や四肢の廃用性萎縮などの二次的な疾病を招く。

そこで、心機能の改善・保持という視点だけでなく、その患者に対する「高齢者総合的機能評価（comprehensive geriatric assessment：CGA）」がきわめて重要である。医療に携わるさまざまな職種の者がチーム医療として、その患者の医学的および社会的背景を考慮し、病態や治療方針だけでなく、他の視点（リハビリテーション、介護、福祉、退院援助など）からもかかわっていく必要がある。実際、患者や家族への教育、適切な食事療法、服薬指導、リハビリテーションなど総合的に多方面からの多職種介入（multi-disciplinary intervention）を通して、QOL（生活の質）改善、再入院の減少、医療費軽減の効果も得られている（図4-1）[3],[4]。また、CGAに基づいて包括的なチーム管理をすることにより、入院回数・入院期間とも1/3〜1/4に減少できたとの報告もある[5]。一方、認知機能の低下を伴う心不全症例では、病識や服薬状況などにも十分配慮する必要がある。服薬状況の向上のために、積極的に服薬カレン

ダーや服薬ケースを導入、内服薬メニューの単純化や一包化など工夫をこらすべきである。

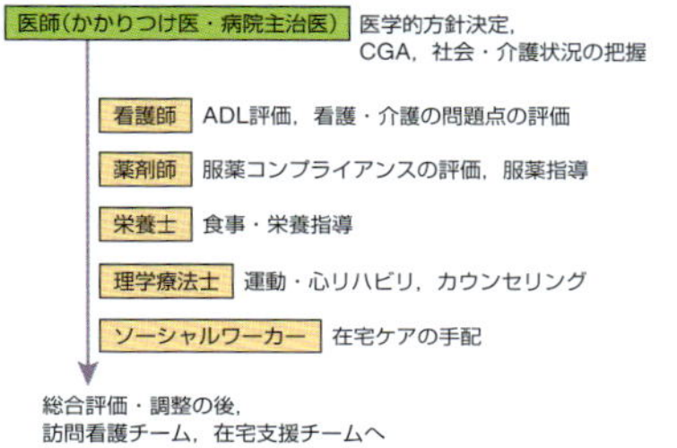

● **経過・予後** 高齢者では生命予後の改善だけが必ずしも治療の第一目標ではない。多職種による包括的チーム医療を実施しながら、機能を総合的に評価し、患者だけでなく家族に対しても支援および教育をすすめ、地域連携ネットワークを運用しながら十分かつ頻回なフォローアップを行うことが必要である。また、最終的には廃用性萎縮などのdeconditioningやADLの低下をきたさないように管理し、QOLの適切な改善につながる治療法や治療薬の選択をしていくことが重要である。

【飯島 勝矢】

参考文献
1) Zile MR et al：Diastolic heart failure–abnormalities in active relaxation and passive stiffness of the left ventricle. N Eng J Med 350：1953-1959, 2004
2) 松崎益徳ほか：循環器病の診断と治療に関するガイドライン（2004年度合同研究班報告）：慢性心不全治療ガイドライン（2005年改訂版）
3) Rich MW et al：A multidisciplinary intervention to prevent the readmission of elderly patients with congestive heart failure. N Engl J Med 333：1190-1195, 1995
4) 日村好宏：慢性心不全の地域連携 プライマリ・ケア医の外来マネジメント方法. 治療 89：2058-2063, 2007
5) 西永正典ほか：高齢慢性心不全患者に対する包括的診療計画：総合評価病棟と一般病棟との比較. Geriat Med 38：1048-1050, 2000

医師（かかりつけ医・病院主治医）　医学的方針決定、CGA、社会・介護状況の把握

看護師　ADL評価、看護・介護の問題点の評価
薬剤師　服薬コンプライアンスの評価、服薬指導
栄養士　食事・栄養指導
理学療法士　運動・心リハビリ、カウンセリング
ソーシャルワーカー　在宅ケアの手配

総合評価・調整の後、
訪問看護チーム、在宅支援チームへ

図4-1　高齢者総合的機能評価（CGA）を中心とした多職種介入（multidisciplinary intervention）による包括的チーム管理
ADL：日常生活動作

---

5 高齢者の高血圧

● **定義・概念** わが国の統計によると、65歳以上の高齢者では約60％が高血圧に罹患している。大動脈壁の伸展性低下により、収縮期血圧は上昇し拡張期血圧はむしろ低下傾向になり、脈圧の開大が著しくなる。また、頸動脈洞や大動脈弓に存在する圧受容器を介した血圧自動調節能（autoregulation）が低下しているため、標的臓器の血流が障害されやすい。そのため、急激かつ過度な降圧はこれら臓器の血流障害をより悪化させる可能性がある。また、高齢者では脳動脈硬化、脳血流量の自動調節能の右方偏位、白質病変などが進行し、認知機能低下に大きくかかわる可能性もある。**表5-1**に高齢者高血圧の特徴を示す。

表 5-1	高齢者高血圧の特徴
	● windkessel（ふいご）機能の低下による大動脈壁の伸展性低下
	・収縮期血圧の増加（孤立性収縮期高血圧）と脈圧の開大（80 mmHg以上）
	● 血圧の変動・動揺性
	・起立性低血圧，食後低血圧，季節変動
	・生理的日内変動の破綻：夜間非降圧型（non-dipper型）／夜間昇圧型（riser型）および早朝高血圧（モーニングサージ），夜間の過度降圧（extreme dipper型）
	・白衣高血圧・仮面高血圧
	● 食塩感受性が高い
	● 臓器血流の低下
	・脳循環，腎循環，冠循環の低下，自動調節能の破綻
	● 内分泌性因子の変化・代謝異常の併存
	・低レニン・低アルドステロン，血中カテコールアミン上昇
	・インスリン抵抗性の増大，耐糖能障害
	● 服薬アドヒアランスが低い

● **疫学** 数多くの疫学調査から，血圧値と心血管疾患発症リスクは，高齢になるに従い勾配はゆるやかになるものの，各年代において絶対リスクは増大する。これはわが国の久山町研究や NIPPON DATA80（75歳以上の高齢者に対する19年間の追跡研究），約100万人を対象とするメタ解析（61の前向き研究）からも証明されている。80歳以上の超高齢者に対する降圧療法のメタ解析では，心血管イベント発症を有意に低下させるが，総死亡には効果がなかった。しかし，HYVET試験（Hypertension in the very elderly trial）（平均年齢83歳）では強化治療群でイベント発症だけでなくさまざまな死亡リスクまで有意に低下させた。一方，心血管病発症に対する血圧レベルの閾値の存在，いわゆるJカーブ現象の報告も示唆されている。

また，血管性認知症のリスクに関して，久山町研究において65歳以上の160/95 mmHg以上群で，また縦断研究でも中高年層の管理不良の高血圧症例においては，高齢期の認知機能の障害が出やすく，それは160/95 mmHg以上に有意にリスクとなりうるという報告がある。HYVET[1]のサブ研究によるHYVET-COGも含むメタ解析でも，高齢者高血圧の降圧治療によって認知機能悪化が抑制されることが示されている。よって，一般的に軽症高血圧への降圧は認知症発症に対して抑制効果が十分期待できる。

以上より，高齢者においても原則的には降圧治療を実行することが心血管リスク軽減につながるが，年齢や病態，既往歴などに応じて治療の幅を持たせる必要がある。

● **病因・病態生理と分子メカニズム** 高齢者では大動脈を含めた動脈壁の硬化が進み，伸展性が低下する。これはコラーゲン沈着，石灰化，弾性線維の主成分であるエラスチンの変性・脱落などが複合的に起こり，血管壁硬化が進む。windkessel（ふいご）機能が低下し，孤立性収縮期高血圧や脈圧の開大を強く惹起する。さらに，圧受容器を介した血圧自動調節能が低下しやすく，結果的に標的臓器の血流障害が起こりやすい。

高齢者の血圧変動・動揺性には，加齢に伴う神経系（圧受容器反射の障害，β受容体機能の低下など）および体液性血圧調節機構（レニン-アンジオテンシン〈RA〉系，カリクレイン-キニン系，プロスタグランジン系，腎ドパミン系）などの昇圧系・降圧系の障害が関与している（13章22「高血圧症」参照）。

● **臨床症状・検査成績**

日内変動の異常―早朝高血圧（モーニング・サージ）や夜間高血圧：通常の血圧日内変動では，夜間血圧は昼間覚醒時に比較して約10～20%低下（dipper型）を示す。高齢者においては，この夜間の血圧低下が少ないnon-dipper型や夜間昇圧型（riser型）が多く認められる。また，早朝高血圧には夜間高血圧から移行するタイプと朝方に急激に血圧が上昇するサージタイプがあり，心血管イベント発症の高いリスクである[2]。夜間から早朝にかけて交感神経活性やRA系，血小板凝集能などが亢進しやすく，高齢者では血圧変動も増大しやすい。24時間自由行動下血圧測定（ABPM）によっておこってくるモーニングサージ（morning surge）や血圧変動の増大は，無症候性脳梗塞も含めた心血管イベントだけでなく，左室肥大などの臓器障害のリスクにもなる。降圧治療中で診察室血圧が良好に管理されていても，早朝高血圧を認めるケースが少なくないため，家庭血圧測定による確認を積極的に行う。

過度な血圧変動・血圧動揺性：高齢者では血圧の動揺性が著しいために，日常臨床において診察室血圧での単回測定の血圧値だけで評価せず，家庭血圧測定やABPMが有用である。それにより，白衣高血圧や仮面高血圧（逆白衣高血圧）を判定できる。また，起立性低血圧や食後低血圧なども起こしやすい。起立性低血圧は立位血圧（起立直後3分以内）の測定が重要であり，自律神経障害が疑われる症例では積極的に評価すべきである。血管硬化化による自動調節能の低下した高齢者では，過度の降圧療法により立ちくらみやふらつきなどの症状を誘発しやすく，転倒による骨折から寝たきりへの悪循環となるリスクを十分念頭におき診療する必要がある。また，相対的脳虚血による症状を自覚しにくいことも特徴なので注意が必要である。

食塩感受性が高い：他の生活習慣と独立して食塩摂取と高血圧の間に正の相関があるが，より高齢者の場合は個人差が非常に大きい。食塩感受性高血圧は非感受性高血圧に比べて心血管病発症リスクが高く，その機序として糸球体高血圧と血圧日内変動の異常（non-dipper型）が指摘されている。減塩による降圧の有効性は認められているが，高齢者における過剰な減塩により，循環血漿量の減少，交感神経系やRA系の亢進，インスリン抵抗性の増悪などが懸念される。

標的臓器障害や合併症の診断・二次性高血圧の鑑別：高齢者では無症候性の臓器障害を複数有することが少なくないため，潜在的な合併症の発見に努める。頸動脈における高度狭窄を認める症例では，至適血圧がどの程度なのか十分検討する。また，二次性高血圧，特に腎血管性高血圧や原発性アルドステロン症，薬剤誘発性高血圧の鑑別が必要であるため，臨床所見上，腹部血管雑音や低カリウム血症傾向の有無などに注意をはらう。よって，甘草を含む漢方薬や健康食品などの摂取状況の聴取も必要になってくる。

● **治療と薬理メカニズム**

降圧目標：最近の大規模臨床試験における到達血圧や疫学研究の結果に基づき，「高血圧治療ガイドライン2009（JSH2009）」では原則的に高齢者高血圧における降圧目標は140/90 mmHg未満としている[3]。降圧スピードに関しては，起立性低血圧や副作用の発現に留意し緩徐な降圧を心掛ける。特に脳梗塞や心筋梗塞の既往のある患者，より

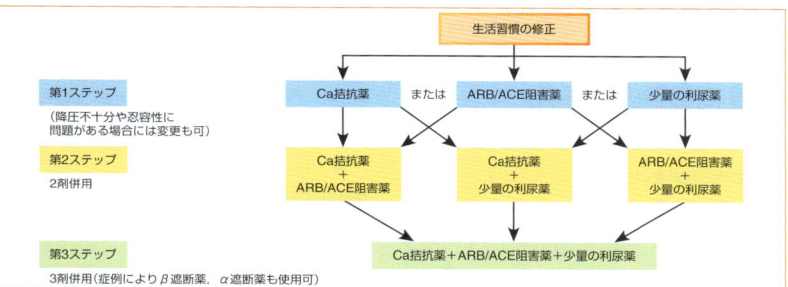

図 5-1 高齢者高血圧の治療計画[3]
降圧薬の初期量は常用量の1/2量から開始し、4週間〜3カ月の間隔で増量する。最終降圧目標は140/90 mmHg未満とする。ただし、75歳以降で収縮期血圧160 mmHg以上の場合は、150/90 mmHg未満を中間目標として緩徐に降圧する。ARB：アンジオテンシンⅡ受容体拮抗薬、ACE：アンジオテンシン変換酵素

高齢の症例においては緩徐な降圧が必要となる。75歳以上で収縮期血圧が160 mmHg以上の患者では150/90 mmHg未満を中間目標とする。

過度な降圧を避ける：Jカーブ現象を示す結果としては拡張期血圧に関するものが多く、逆に収縮期血圧に関するJカーブ現象の存在については明確な結論はない。SHEPでは拡張期血圧60 mmHg未満で心血管イベントが増加し、Syst-Eurサブ解析は、虚血性心疾患合併の収縮期高血圧患者において、拡張期血圧70 mmHg未満でのリスク増大を報告している。一方で、最近の高齢者高血圧を多数含む大規模臨床試験のINSIGHT、ALLHAT、VALUEなどでは、血圧が135〜138/75〜82 mmHg程度まで下降してもJカーブ現象は認められていない。以上から、拡張期血圧の低い症例においては、拡張期血圧の推移と虚血性心疾患に十分注意しながら、収縮期血圧の降圧目標達成をはかることが必要である。

生活習慣の修正：高齢者は一般的に食塩感受性が高く、減塩は有効である。特に夜間高血圧の病態にはますが推奨される。食塩制限は1日6〜8gを目標にするが、過度の減塩は脱水の原因となるので注意する。虚血性心疾患や心不全などがなく日常生活動作(ADL)の保たれている高齢者ならば、運動療法も推奨される。

降圧薬による降圧治療：高齢者高血圧の特徴を十分把握したうえで、合併症の存在も考慮し薬剤の選択が必要である。図5-1に示すように、第一選択薬としてはCa拮抗薬、アンジオテンシンⅡ受容体拮抗薬(ARB)/アンジオテンシン変換酵素(ACE)阻害薬、あるいは少量のサイアザイド系利尿薬が適当である。降圧効果の不十分な場合や忍容性に問題がある場合には、第一選択薬の他薬物への変更や併用療法も可能である。近年では長時間作用型降圧薬の使用が普及しているが、それでも早朝血圧が高い場合は朝夕2分割処方するなどの工夫が必要である。

- **Ca拮抗薬** わが国において最も頻用されている降圧薬であり、数多くの大規模臨床試験で脳卒中抑制効果を中心に有効性が証明されている。他の降圧薬との併用範囲も広い。

- **RA系阻害薬(ARB/ACE阻害薬)** ARBは副作用が少ないことから忍容性の高い薬剤で、高齢者高血圧の第一選択薬となりうる。高齢者に多い収縮期高血圧に対して、LIFEとSCOPEのサブ解析、そしてVALISHにより有用性が示されている。ACE阻害薬について、STOP Hypertension-2や60歳以上の高齢者を3年間経過観察したPATE-Hypertensionにおいて、少なくともCa拮抗薬と同等の効果が示されているが、咳による忍容性の低さもある。逆に、近年では咳反射を亢進させることで、高齢者での誤嚥性肺炎の頻度を減らすことが報告されている。

- **降圧利尿薬** 多くの大規模臨床試験で有用性が証明され、Ca拮抗薬やARB/ACE阻害薬の併用薬としてはきわめて有用である。最近では80歳以上の高齢高血圧患者を対象としたHYVET試験でも降圧治療群の基礎薬としてインダパミドが用いられている[2]。使用にあたり少量から開始し、高尿酸血症、耐糖能障害、脂質異常症などへの影響に注意する。

ちなみに、β遮断薬やα遮断薬は、起立性低血圧も含めた使用上の注意が必要な場合が多いこともあわせて、高齢者高血圧の第一選択薬とはなりにくい。

● **経過・予後** 60歳以上の高齢者高血圧治療に対する9つの主要大規模臨床試験のメタ解析によると、降圧薬治療により全死亡12%、脳卒中死36%、虚血性心疾患死25%といずれも有意な抑制がみられている[4]。以上、高齢者においても積極的に降圧療法を行うことが推奨されるが、特に後期高齢者になってくると個人差も大きく、140 mmHg未満まで降圧することの有用性を証明するエビデンスはまだ不十分であり、総合的および慎重に評価・治療が必要となる。

【飯島 勝矢】

参考文献

1) Beckett NS et al: HYVET Study Group: Treatment of hypertension in patients 80 years of age or older. N Engl J Med 358: 1887-1898, 2008
2) Kario K: Clinician's manual on early morning risk management in hypertension. Science Press, p.1-68, 2004
3) 日本高血圧学会高血圧治療ガイドライン作成委員会編：高血圧治療ガイドライン2009. ライフサイエンス出版, 2009

4) Insua JT et al: Drug treatment of hypertension in the elderly: a meta-analysis. Ann Intern Med 121: 355-362, 1994

6 高齢者の糖尿病，メタボリックシンドローム

高齢者糖尿病患者の推移

加齢に伴い耐糖能は低下し糖尿病の頻度が増加することが知られているが，厚生労働省の糖尿病実態調査や国民健康・栄養調査結果では「糖尿病が強く疑われる人」と「糖尿病の可能性を否定できない人」をあわせると，1997年に1,370万人であった人数が2002年には1,620万人，2007年には2,210万人と増加しており，なかでも60歳代と70歳代以上の高齢者における増加が目立つ（図6-1）。2007年には「糖尿病が強く疑われる人」約890万人のうち，60歳以上が500万人を超え，糖尿病患者全体の2/3に達しており，高齢者の約5人に1人は糖尿病を有していると推定される[1]。

高齢者における耐糖能低下，糖尿病増加の要因，背景としては，加齢に伴う体組成変化（骨格筋減少，脂肪組織増加），身体活動量低下，インスリン抵抗性増大，インスリンの初期分泌遅延，糖新生増加，骨格筋での糖取り込み低下などがあげられる。また，高齢者糖尿病では若年者，壮年者と比べてその罹病期間が長く，動脈硬化，臓器障害，血管病変のリスクがより高いとされる。日本人糖尿病の死因調査によると，糖尿病患者では虚血性心疾患，腎障害などの血管障害が多く認められ，死亡時年齢では日本人平均寿命に比べて男性，女性それぞれ平均9.6歳，13.0歳短命であった。また，70歳以上の高齢者糖尿病患者における剖検例では，70歳未満の症例と比べて虚血性心疾患，脳血管障害，感染症による死亡が高頻度に認められた[2]。

高齢者糖尿病の特徴および診断

加齢に伴う耐糖能低下の機序のうち，インスリン抵抗性増大に関しては，骨格筋を主体とする除脂肪体重の減少と，体脂肪増加，内臓脂肪の相対的増加が関与していると考えられる。高齢者の耐糖能異常は impaired glucose tolerance（IGT）や軽症糖尿病に近く，食前血糖にはあまり変化が認められない一方で，食後血糖の上昇が特徴の一つとされ，インスリン抵抗性に加えて膵β細胞疲弊によるインスリン初期分泌の低下，遅延も関与していると考えられる。加齢に伴うインスリン感受性の変化として，身体活動量低下による骨格筋ミトコンドリア機能低下の可能性や，酸化的リン酸化の低下，細胞内脂肪酸の蓄積などによりインスリン抵抗性を呈する可能性が示唆されている。また，運動刺激に伴う AMP キナーゼ（AMPK），PPARγ（ペルオキシソーム増殖因子活性化受容体γ）coactivator-1α（PGC-1α）の活性化によりインスリン感受性やミトコン

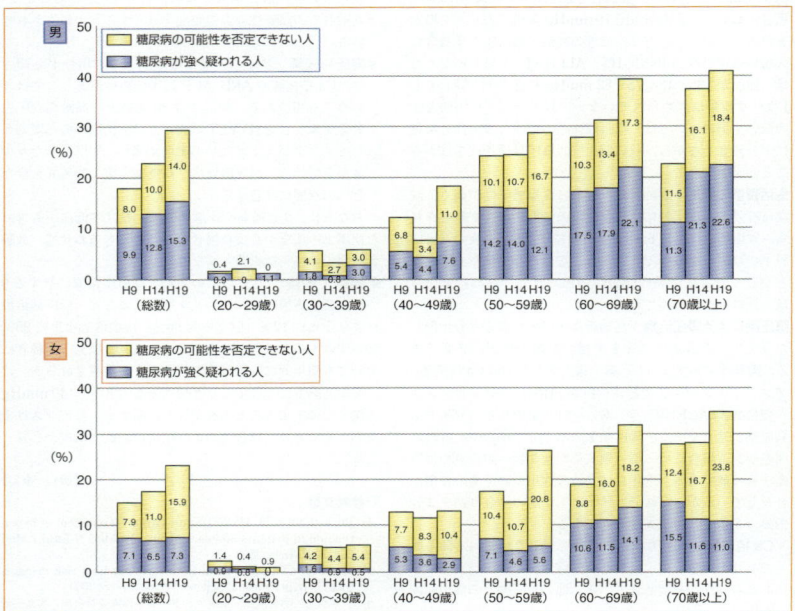

図6-1　糖尿病患者数の男女別，世代別年次推移[1]

ドリア機能が改善，回復する可能性も考えられている。

高齢者糖尿病ではこうした病態特性に加えて，非定型的な愁訴，症候，検査成績を呈する点，生命予後や生活の質（QOL）を規定している点，合併症を認めやすい点，ふらつき，認知機能低下，うつ様症状などの非典型的低血糖症状を呈する点，老年症候群の併発により自立障害が認められる点などの臨床的な疾患特性を有する。

高齢者糖尿病の診断に際しては日本糖尿病学会の診断基準に従い基本的に若年者，壮年者と同様の手順，基準値（空腹時血糖 126 mg/dL 以上，あるいは経口ブドウ糖負荷試験（OGTT）後 2 時間値 200 mg/dL 以上）を用いて行うが，高齢者では空腹時血糖よりも OGTT によって糖尿病と診断される頻度が高くなる点，糖尿病型であっても基準値を少し超えるだけの場合には，境界型同様に生活指導などの非薬物療法を行って経過を観察するのがよい点などが考慮される。

高齢者糖尿病の合併症のうち，高度の高血糖あるいは低血糖による昏睡は重要な急性合併症である。なかでも糖尿病性ケトアシドーシスと高齢者に多く認められる高血糖高浸透圧症候群には十分留意し，治療原則として速効型あるいは超速効型インスリンの持続静脈内投与による高血糖の是正と，十分な輸液による脱水，電解質の補正を行う。また，高齢者糖尿病では食事療法の乱れ，服薬コンプライアンス低下，腎機能低下などから低血糖を起こしやすい一方で，低血糖の際に冷汗，動悸，手の震えなどの交感神経症状が出現しにくく，その一因として低血糖に対するグルカゴン，エピネフリンの反応が低下している可能性が考えられている。治療として経口または経静脈性のすみやかな糖質補給が行われ，グルカゴン筋注も一時的には有効である。糖尿病治療に際しては，細小血管合併症（網膜症，腎症，神経障害）と大血管障害（脳梗塞，心筋梗塞，末梢動脈閉塞症）の発症予防，進展抑制が重要であり，血糖コントロールに加えて，血圧，脂質コントロールの重要性も多くの大規模臨床試験などで示されている。

高齢者糖尿病の治療

高齢者糖尿病の治療に際しては，治療により QOL を低下させることがないように十分留意し，身体的，精神・心理的，社会的背景を十分考慮したうえで治療を行うことが重要である。

食事療法は，基本的には一般成人と同様であるが，①蛋白質の減少ならびに糖質の増加，②味覚低下に伴う塩分過剰摂取，③咀嚼能力低下，④自分の嗜好が変えにくい，などの傾向があり，こうした点を十分考慮して個人の認知能力に応じた病初期からの栄養指導を行う必要がある。

運動療法では，身体能力低下を念頭においたうえで散歩などの安全な運動を実施し，①運動中の脱水，②低血糖などにも十分配慮する。

薬物療法に際しては，高齢者の多剤服用および副作用，相互作用に注意し，腎機能，肝機能の定期的な評価が必要となる。

高齢者糖尿病の軽症例では，食前に比べ食後血糖が高値を示すことが多いので，腸管からの糖吸収を遅延させる α-グルコシダーゼ阻害薬，肝臓からの糖放出を抑制するビグアナイド薬，骨格筋などの末梢インスリン抵抗性を改善するチアゾリジン誘導体，非スルホニル尿素（SU）系インスリン分泌促進薬などを用いる。また，インスリン分泌促進，抵抗性改善作用を有する SU 薬についても高齢者糖尿病に対し有効性が認められている。これらの経口血糖降下薬の増量，併用によっても血糖コントロールが不十分な場合や SU 薬の二次無効を呈する場合などには糖毒性解除のためインスリン治療が導入されうる。超速効型インスリンは効果発現が速く作用時間が短い一方で，遅効溶解型インスリンは 24 時間安定した基礎インスリン分泌が維持でき，高齢者における遷延性低血糖の予防面からも有用性が高い。薬剤選択に際しては，服薬や注射時間の厳格な遵守が前提であり，服薬コンプライアンス低下の有無を確認する。特に，治療目的，注意点の理解，インスリン注射手技の習熟度，血糖自己測定の実施，低血糖や sick day への対処，家族の理解や対応，薬剤・物品管理などに注意を要する。また，SU 薬による（遷延性）低血糖，ビグアナイド薬による乳酸アシドーシス，チアゾリジン薬による浮腫，心不全，α-グルコシダーゼ阻害薬による腸閉塞などの薬剤副作用は，高齢者でより顕在化しやすく少量から開始するなど留意する。近年注目されているインクレチン関連薬については，高齢者糖尿病治療における評価や安全，適正な使用方法の確立が今後進むと考えられる。

また，高齢者糖尿病を管理するためには，疾患治療に加えて患者の医学的，身体的，精神・心理的，社会的評価，指標に基づく患者評価が重要であり，包括的機能評価（CGA）が用いられる。CGA の実施により患者の問題点や変化を個別に抽出，把握できるようになり，主治医を中心に看護師，理学療法士，作業療法士，臨床心理士，栄養士，ソーシャルワーカーなどのコメディカルと，キーパーソンとなる家族を含めたチームにより全人的，包括的医療が可能となる。

高齢者糖尿病の治療目標

高齢者糖尿病の治療に際しては，その特性，多様性を十分理解し，患者の QOL，希望などを尊重したうえで血糖コントロール目標を設定することが重要である。米国，欧州などの高齢者糖尿病の治療ガイドライン等では，個別に設定する点，機能障害，合併疾患，老年症候群，平均余命などを考慮する点，機能障害がなく健康な高齢者と虚弱高齢者（併発疾患，機能障害，老年症候群合併，低血糖リスクが大きいなど）とで異なる HbA1c 目標値を設定する点，患者希望を尊重する点が示されている。高齢者糖尿病の治療目標を決める際に，糖尿病罹病期間も重要な要素であり，高齢になって発症した場合と青年・壮年発症で高齢になった場合とに分けて考えるべきであり，患者年齢と罹病期間，慢性合併症の発症に要する年月を考慮して，血糖コントロール目標を決定するとされる[3]。

日本糖尿病学会の「科学的根拠に基づく糖尿病診療ガイドライン」[4]では，高齢者糖尿病について血糖値の正常化をはかることが望ましいが，それが難しい場合には空腹時血糖 140 mg/dL，HbA1c（JDS）7.0% 未満を治療目標値とするとし，成人よりも高い目標値を設定している。また，他疾患や高度の糖尿病合併症などで長期余命が期待できない場合，認知症，ADL（日常生活動作）低下，うつ状態，意欲低下などにより糖尿病や低血糖などへの教育や対応が困難な例など

の虚弱高齢者では，個々の患者ごとに設定するよう定められている．高齢者糖尿病における網膜症，腎症などの合併症発症や進展抑制のために設けられた「老年者の糖尿病治療ガイドライン」（厚生省長寿科学総合研究〈井藤班〉）では，①空腹時血糖が140 mg/dL以上，②糖負荷後血糖が250 mg/dL以上，HbA1c 7.0%以上，③糖尿病性網膜症あるいは微量アルブミン尿を認める，のいずれかを満たす場合に厳格な血糖コントロールが必要とされている．

一方，米国老年医学会の「高齢者糖尿病のケアを改善するガイドライン」[5]では，比較的健康でよい機能状態が維持されている場合にはADA（米国糖尿病学会基準）と同じHbA1c 7.0%（国際標準値）以下とし，虚弱高齢者，余命5年以内の高齢者，厳格なコントロールの危険が利益を上回る場合には目標値8%（国際標準値）と高めに設定している．今後，虚弱高齢者における糖尿病治療目標の設定に向けて，血糖コントロール，治療効果を含めたさらなるデータの蓄積が進むことが期待される．

高齢者のメタボリックシンドローム

生活習慣病は，食習慣，運動習慣，休養，喫煙，飲酒などの生活習慣に起因する疾患であり，生活習慣，遺伝的素因，環境因子などさまざまな要因が相互に作用しあうことで引き起こされると考えられている．そのため高齢者においても，生活習慣病の発症，進行，再発の予防をめざすうえで，こうした背景の要因を考慮しながら生活習慣への介入を行っていくことが重要である．

わが国においては脳血管障害，骨折などによる寝たきり老人の数は多く，寝たきり老人をつくらないためにも虚血性心疾患や脳血管障害などの血管病，動脈硬化の予防は重要であり，その危険因子ともなりうる高血圧症，脂質異常症，糖尿病，肥満症などの生活習慣病の管理が不可欠である．メタボリックシンドロームは，内臓肥満を基盤として，耐糖能障害，高血圧，脂質異常などが複合した病態と理解されるが，高齢者においては心血管疾患リスクに加え，ADL低下，認知機能低下と関連することが明らかになってきており，健康寿命，生活機能障害の点でもその治療，管理は重要となる．

メタボリックシンドロームの管理では，過剰栄養摂取の制限や身体活動量の増加を行い，インスリン抵抗性，アディポサイトカインの是正，危険因子の改善をめざす．実際的には運動療法，食事療法の導入を基本とし，高血圧・糖尿病・脂質異常に対しては薬物療法の併用も行われる．食事療法では，25 kcal/kg標準体重を目安に個々の体格や活動性，実現性を考慮して摂取カロリーが設定されることが多いが，高齢者に対して積極的食事療法を導入した際の合併症予防・改善効果，ADL・QOL向上に関するエビデンスは十分ではなく，栄養管理を中心とした生活習慣改善は非高齢者に比べると厳格性は小さい可能性も考えられる．肥満を伴う高齢者のメタボリックシンドロームの治療に際しては，減量に伴う低栄養，活動性低下，易感染性などの出現を十分考慮しながら，個別の治療，管理目標設定を行う．薬物療法においては，チアゾリジン誘導体（TZD），メトホルミン，レニン・アンジオテンシン（RA）系阻害薬などがインスリン抵抗性の改善につながる薬剤としてあげられる一方で，高齢者では適応，副作用にも注意した，より慎重な治療や管理が必要となる．このように高齢者生活習慣病，メタボリックシンドロームに対する治療，管理を適切に行うことにより，ひいてはADL・QOLの維持向上，健康寿命の延長につながると考えられる．

【小川 純人】

参考文献
1) 平成19年国民健康・栄養調査結果の概要（厚生労働省）：http://www.mhlw.go.jp/houdou/2008/12/h1225-5a.html
2) 堀田－ほか：アンケート調査による日本人糖尿病の死因―1991〜2000年の10年間，18,385名での検討，糖尿病 50：47-61，2007
3) 日本糖尿病学会編：糖尿病治療ガイド2010，文光堂，2010
4) 日本糖尿病学会編：科学的根拠に基づく糖尿病診療ガイドライン2010，南江堂，2010
5) California Healthcare Foundation/American Geriatrics Society : Guidelines for improving the care of the older person with diabetes mellitus. J Am Geriatr Soc 51：S265-S280, 2003

7 高齢者の脂質異常症

● **定義・概念** 高齢者においても，脂質異常症の定義は，一般成人と変わりはない．しかしながら，脂質異常症の治療の主な目的が動脈硬化性疾患の予防であるという視点から考えた場合，高齢者では，脂質異常症以外の動脈硬化危険因子（特に高血圧，糖尿病）を合併することが多いこと，加齢そのものが重大な危険因子であること，などから動脈硬化性疾患の危険因子としての相対的意義は一般成人と比べ相対的に低下する．

● **疫学** 血中LDL（低比重リポ蛋白）コレステロール値は加齢とともに変動する．男性においては，中年期（40〜59歳）にピークを迎え，高齢期には漸減する．一方で，女性は男性よりもやや遅れて，閉経後の50〜69歳でピークを迎え，その後やはり漸減する[1]．したがって，このような加齢変化を反映して，高LDLコレステロール血症患者の有病率は，男性では中年期，女性では高齢期にピークとなり，その後加齢に従ってなだらかに減少する．

● **病因・病態生理と分子メカニズム** 上記のような加齢に伴うLDLコレステロール値の変動の原因の多くは不明である．生活習慣の変化が関連すると思われるが，詳細な分子メカニズムは十分には検討されていない．女性においては，閉経に伴う内因性エストロゲンの低下が関連している．そのメカニズムの一つとして，エストロゲンによる肝臓LDL受容体の活性制御があげられる．一方，加齢に伴う骨格筋量の低下と内臓脂肪の増加は，インスリン抵抗性を引き起こし，低HDL（高比重リポ蛋白）コレステロール血症ならびに高トリグリセリド血症の形成に寄与していると考えられる．

● **臨床症状** 脂質異常症による症状はないが，動脈硬化性疾患による虚血症状（狭心症，間欠性跛行など）が存在するかどうかは，チェックしておく必要がある．

身体所見としては，家族性高コレステロール血症であれば，アキレス腱の肥厚や黄色腫が認められる．低HDLコレステロール血症ならびに高トリグリセリド血症に関しては，肥満，特に内臓脂肪の蓄積との関連が重要であり，腹囲の測定は必須である．BMIでは，加齢に伴う骨格筋の低下により内臓脂肪の量を過少評価する可能性があり，注意

7 高齢者の脂質異常症

【空腹時採血】
LDLコレステロール＝
総コレステロール−HDLコレステロール−トリグリセリド/5

図7-1 Friedwaldの式
トリグリセリドが400mg/dL以上の場合は適応できない

【空腹時採血】
高LDLコレステロール血症：LDLコレステロール≧140mg/dL
低HDLコレステロール血症：HDLコレステロール≦40mg/dL
高トリグリセリド血症：トリグリセリド≧150mg/dL

図7-2 脂質異常症の診断基準[1]
治療開始基準とは異なることに注意する

が必要である。

- **検査成績** 血液検査としては，空腹時において血清総コレステロール値，HDLコレステロール値，トリグリセリド値を測定し，さらにFriedwaldの式を用いてLDLコレステロール値を計算する（図7-1）。LDLコレステロール値，HDLコレステロール値，トリグリセリド値を脂質異常症の診断に用いる。LDLコレステロールの直接測定法は，現時点では標準化がされておらず，いまのところ推奨はできない。またFriedwaldの式は，トリグリセリド値が400mg/dL以上の場合には，適応できないことに留意しておく必要がある。続発性の脂質異常症，なかでも甲状腺機能低下症とネフローゼ症候群は高齢者において重要な病態であり，血清TSH（甲状腺刺激ホルモン），遊離サイロキシン（FT4），遊離トリヨードサイロニン（FT3）や蛋白尿の有無を確認しておく必要がある。

- **診断** 診断に関しては，一般成人と同様に，LDLコレステロール140mg/dL以上，HDLコレステロール40mg/dL未満，トリグリセリド150mg/dL以上の3項目のうち，いずれか一つを満たすものを，脂質異常症と呼ぶ（図7-2）。ただし，この数値が治療，特に薬物治療の開始基準ではないことに注意をする必要がある。

- **治療と薬理メカニズム** 高齢者における血中コレステロール値と血管イベント発症との関連についていえば，確かに80歳代であっても，有意な正の相関があることが疫学研究からは示されている[2]。しかしながら，一般成人と比較すると，その関係は弱くなっていて，危険因子としての重みは減ってきている。

高齢者を対象とした LDLコレステロール低下療法による薬物介入試験は非常に少ない。そのなかで，PROSPER試験は，70～82歳の高リスクな男女5,804例を対象とし，プラバスタチンの効果を検討した臨床試験である[3]。平均年齢は75歳であり，女性が約52％を占めていた。プラバスタチン投与により血清LDLコレステロール値が34％低下し，それとともに冠動脈イベントの有意な減少（19％）が認められている。しかしながら，そのサブ解析の結果からは，明らかな血管疾患の既往のない一次予防に相当する患者群では，その有効性は確認されなかったことが示されている。

以上のように，現在のところ，後期高齢者のLDLコレステロール管理に関しては，まだ十分なエビデンスがあるとはいえない。実際に2007年に発表された日本動脈硬化学会の「動脈硬化性疾患予防ガイドライン」でも，前期高齢者においては，一般成人と同様に扱ってもよいが，後期高齢者においては高LDLコレステロール血症と心血管イベントの関係が弱く，かつ介入試験のエビデンスが乏しいことから，「その治療に関する意義は明らかでなく主治医の判断で個々の患者に対応する」とされている[4]。一方で，高齢者においては，むしろこれらの動脈硬化性疾患の発症リスクは高まっている。したがって後期高齢者の高LDLコレステロール血症に対する薬物療法の有効性に関するエビデンス構築は急務であると思われる。

高齢者においても，脂質異常症の管理の基本は生活習慣の改善である。高齢者に対する食事指導，運動療法は，一般成人と比較し特別な配慮が必要となる。一般的には，長年つづけてきた生活習慣を修正することは容易ではなく，生活習慣に対する介入の効果は，高齢者においては限定的である，と考えておいたほうがよいと思われる。

食事療法：摂取エネルギーの適正化，コレステロールの摂取制限（1日300mg以下），飽和脂肪酸の摂取制限などが推奨されるが，一般的に高齢者では食事の量が少ないため，過度の制限は骨格筋量の減少や食欲の低下，栄養バランスの悪化などにより，かえって健康を損なう生活の質（QOL）を悪化させる可能性がある，ことに注意すべきと思われる。

運動療法：定期的な運動や身体活動の増加は，高齢者であってもHDLコレステロール値の上昇，トリグリセリド値の低下に加えインスリン抵抗性の改善などが期待できる。可能であれば，1日30分以上の歩行などの有酸素運動がよいが，骨格筋量が低下している高齢者であれば，軽度の筋力トレーニングも有用である。ただし，高齢者では，関節に障害をかかえている場合も多く，また動脈硬化性疾患や心機能，肺機能に問題をかかえており運動療法のリスクが高いケースもあり，安全性の面からその適応には注意が必要となる。

薬物療法：高齢者は，他の慢性疾患を数多く合併しており，それらに対する薬物療法を受けている場合も多いと考えられる。また，潜在的に臓器障害を有することも多いため，薬物相互作用や薬物有害事象が問題になる場合もある。したがって，薬物療法を考慮する際にも，脂質低下作用のみならず安全性に配慮した薬物の選択，処方の仕方が大事である。たとえば，一般成人の通常投与量であっても結果的に過量投与となる場合もあることから，少量投与（一般成人の半量が目安となる）から開始し有害事象を注意深く観察しながら，必要なら増量していくという心掛けが重要である。薬物の選択に関していえば，実際には，一般成人において心血管イベントリスク低下に関するエビデンスの豊富なスタチン系薬物が第一選択となる。コレステロール吸収阻害薬や陰イオン交換樹脂などを必要に応じて併用，あるいは単独で使用する。

- **経過・予後** 後期高齢者における脂質異常症の治療の意義はいまだ明らかではないため，個々の症例に応じた慎重な判断が必要である。

【江頭 正人】

参考文献

1) Arai H et al : Serum lipid survey and its recent trend in the general Japanese population in 2000. J Atheroscler Thromb 12:98-106, 2005

2) Prospective Studies Collaboration, Lewington S et al : Blood cholesterol and vascular mortality by age, sex, and blood pressure: a meta-analysis of individual data from 61 prospective studies with 55,000 vascular deaths. Lancet 370:1829-1839, 2007
3) Shepherd J et al : Pravastatin in elderly individuals at risk of vascular disease(PROSPER): a randomised controlled trial. Lancet 360:1623-1630, 2002
4) 日本動脈硬化学会編:動脈硬化性疾患予防ガイドライン 2007年版,日本動脈硬化学会,協和企画,2007

表8-1 嚥下性肺疾患の原因となりうる病態の例

- 陳旧性ないし急性の脳血管障害
- 嚥下機能障害をきたしうる神経変性疾患 (Parkinson病,脊髄小脳変性症,ALSなど)
- 意識障害
- 高度の認知症
- 食道の通過障害や胃食道逆流,胃切除後
- 気管切開

ALS:筋萎縮性側索硬化症

8 嚥下機能障害と誤嚥性肺炎

▶ **定義・概念** 嚥下とは,食物を,口腔,咽頭,食道を通して消化管に送り込む運動のことである.誤嚥とは食べ物などの異物が気道に侵入してしまうことをいう.嚥下性肺疾患は,嚥下機能の障害によって発症する肺疾患の総称であり,そのうち,誤嚥性肺炎(aspiration pneumonia)は,誤嚥により肺に侵入した微生物の感染による肺炎をさしている.

▶ **疫学** 平成19年人口動態統計によるわが国の死亡原因の第4位は肺炎であり(全死亡者数の9.9%),その多くは,高齢者に発症する誤嚥性肺炎である.施設入所中の高度認知機能障害の患者を18カ月観察した米国の報告では,肺炎の発症率は,実に41.1%にのぼった[1]。

▶ 病因・病態生理と分子メカニズム

嚥下のメカニズム

摂食・嚥下運動は,Leopordの摂食・嚥下運動の分類に従って5期に区分することができる.すなわち,食物を認知する先行期,食物を取り込み,咀嚼し,食塊を形成する準備期,舌の随意運動により食塊を咽頭に送り込む口腔期(嚥下第一期),咽頭が収縮し食塊を食道へ送り込む咽頭期(嚥下第二期),食道の蠕動運動により食塊が食道を通過する食道期(嚥下第三期)で,摂食・嚥下運動は構成されている.口腔期までは随意的な動作であり,その後の咽頭期と食道期は不随意運動である.

特に誤嚥とのかかわりが深いのは,口腔期から咽頭期の障害である.咽頭期では,舌背が硬口蓋に密着して口腔への逆流を遮断し,また鼻腔への逆流を防ぐために鼻咽腔も遮断される.さらに喉頭が挙上することにより,喉頭蓋が喉頭の入口部を閉鎖し,さらに仮声帯や声帯も閉鎖することで,食塊の気道への侵入を防いでいる.したがって,咽頭期には,呼吸は停止する.そして咽頭が収縮し,食道入口部が開大することにより,食塊は食道へ送り込まれる.このように,嚥下運動は,多くの筋群が協調して働く複雑な運動である.

嚥下機能の低下にかかわる因子

味覚低下,唾液分泌量の低下,そのほか,多くの神経機能の低下が嚥下機能の加齢変化に関与している.非嚥下時の喉頭の位置が加齢とともに下垂し,咽頭期の喉頭挙上が不十分になりやすいとも考えられている.そして,高齢者に多い脳血管障害や神経変性疾患の発症は,嚥下機能の加齢変化に加わり,誤嚥を誘発する.表8-1に,嚥下性肺疾患の背景となりうる病態を示した.

誤嚥の分類

誤嚥は,顕性誤嚥と不顕性誤嚥に分類される.この分類は,嚥下機能障害と肺炎の関連を考えるうえで非常に重要である.

- **顕性誤嚥** 食事中や嘔吐時に異物が気道に侵入する誤嚥であり,誤嚥激しくむせこみ,外から一見してわかる.
- **不顕性誤嚥** 少量の口腔内分泌物や消化管からの逆流が気道内にしらずしらずに侵入する誤嚥であり,誤嚥の場面を外からみることはできない.

そして,誤嚥性肺炎の原因として,不顕性誤嚥が重要であることが明らかになってきた.ヒトの口腔内には,常に唾液などの分泌物が産生されており,また少量の消化液が逆流していることも多い.健常者の唾液中には,約10^8/mLの菌が常在しており,不衛生な口腔内では,その数はさらに増える.このような細菌が,不顕性誤嚥とともに気道内に侵入し感染を起こすと,誤嚥性肺炎が発症する.

誤嚥性肺炎の起因菌

誤嚥性肺炎の起因菌を気管支鏡下無菌的擦過培養により同定した報告では,起因菌として,肺炎球菌や黄色ブドウ球菌,肺炎桿菌,腸管のグラム陰性桿菌が多く認められた[2].さらに,このような培養検査では同定されないが,嫌気性菌の混合感染が起こっているケースも多いと考えられている.これは,口腔内の常在菌の大部分が嫌気性菌であることによる.

▶ 臨床症状・検査成績

嚥下機能障害

嚥下機能の低下を疑う臨床症状は,食事中のむせこみや,食後の喀痰の増加,喘鳴などである.また,高齢者が頻回に発熱を繰り返すときにも誤嚥の存在が疑われる.

嚥下機能を評価する代表的な検査として,水飲み試験,簡易嚥下誘発試験,嚥下造影検査がある.水飲み試験や簡易嚥下誘発試験は,ベッドサイドでの嚥下検査として利用され,前者は少量の水を飲む様子を観察することで嚥下機能を評価し,後者は咽頭腔内に注入した水滴に対する嚥下反射の有無,潜時を評価するものである.

嚥下造影検査は,現在,嚥下機能評価のゴールドスタンダードに位置づけられている.造影剤を嚥下する様子をX線透視により撮影し,ビデオに記録するものである.本検査では,誤嚥の有無を直接観察できるだけではなく,嚥下の各相にどのような異常があるかを解析することも可能である.そのほか,嚥下の様子を内視鏡により観察する嚥下内視鏡検査も施行されることがある.

誤嚥性肺炎

誤嚥性肺炎の臨床症状は,典型的には,細菌性肺炎の症状と同じであり,発熱に加えて,咳,痰などの気道症状を

伴い，重症であれば，呼吸困難感，頻呼吸を呈する。しかし高齢者では，意識障害や食欲不振のような非特異的な症状を主訴とする誤嚥性肺炎がしばしばみられる。

血液検査所見では，好中球を中心とする白血球数の上昇やC反応性蛋白（CRP）などの炎症マーカーの上昇がみられる。胸部X線検査では，細菌性肺炎の所見に相当する浸潤影が認められる。胸部CTでは，より鮮明に浸潤影をみることができ，時として気管支透亮像を伴う。なお，誤嚥性肺炎は，誤嚥した異物が重力に従って侵入し病巣を形成するため，下葉に好発し，しばしば多発性である（図8-1A）。

肺炎の診断が確定すれば，喀痰の細菌培養検査により起因菌の同定に努める。ただし，高齢者は，喀痰をうまく排出できないことも多いうえ，嫌気性菌は喀痰培養検査では培養されないため，口腔内常在菌しか培養されないことも多い。

● 診断　誤嚥性肺炎と嚥下機能障害の関与しない肺炎を明確に鑑別することは困難である。あきらかな誤嚥のエピソードに続いて肺炎をきたした症例では誤嚥性肺炎と診断できるが，そのような症例は実際には少ない。表8-1に示したような嚥下機能障害の背景と肺炎の部位などを考慮して誤嚥性肺炎と判断することが多い。

■ 治療と薬理メカニズム

誤嚥性肺炎の治療

誤嚥性肺炎の治療は，全身状態の管理と抗生剤の投与である。

嚥下機能障害を背景に持つ患者であり，急性期には経口摂取を中止し補液により体液管理を行う。呼吸状態によっては酸素療法を併用する。経口摂取再開の時期は，意識レベルや炎症所見，呼吸状態の改善を確認し，さらに嚥下機能を評価しながら判断する。誤嚥のリスクの高い症例では，次項の「嚥下リハビリテーション」を導入する。

誤嚥性肺炎と診断されれば抗生剤の投与を開始する。特に誤嚥性肺炎では，嫌気性菌の関与を考慮する必要があるため，嫌気性菌に有効なアンピシリンやクリンダマイシンを含めて，肺炎球菌，肺炎桿菌，腸管由来のグラム陰性桿菌にも有効な抗生剤を組み合わせる。代表的な処方例としては，アンピシリンとβ-ラクタマーゼ阻害薬の合剤の投与や，セフェム系抗生剤とクリンダマイシンの併用が用いられる。カルバペネム系抗生剤も有効であるが，耐性菌の出現を防ぐために，漫然と投与することは慎むべきである。

喀痰培養により起因菌が同定されれば，臨床経過もあわせて，投与する抗生剤を再考する必要がある。

嚥下リハビリテーション

低下した嚥下機能については，嚥下リハビリテーションにより改善を試みる。嚥下リハビリテーションには，アイスマッサージや発声練習などにより嚥下にかかわる筋群を刺激する間接訓練と，嚥下しやすい食物形態のものを実際に経口摂取する直接訓練がある。特に直接訓練においては，適切な食事指導が重要であり，これは後述の誤嚥性肺炎の予防にもつながる。

嚥下機能の低下した症例においては，ゼリーやとろみのついたものが嚥下しやすく，水やぱさぱさしたものは誤嚥しやすい。介助下で食事をする場合には，30度ほど頭側を起こし，軽く頸部を前屈して食事をすると，最も誤嚥

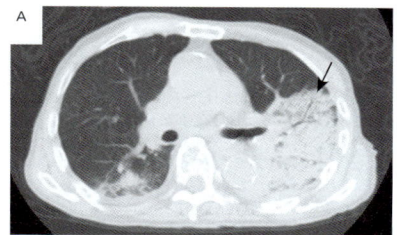
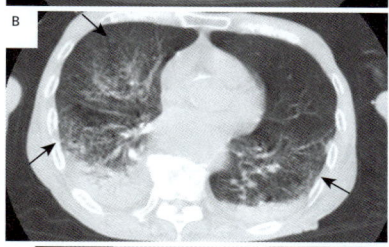
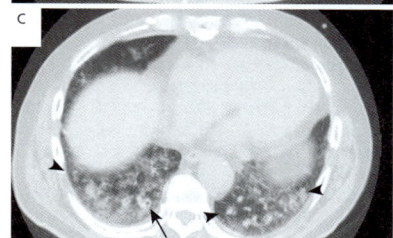

図8-1　嚥下性肺疾患のCT像
A：誤嚥性肺炎。左肺下葉全域および右肺下葉の一部に明瞭な気管支透亮像（→）を伴う浸潤影が多発性にみられる
B：Mendelson症候群。両肺にびまん性にスリガラス様陰影，網状影（→）が広がる
C：びまん性嚥下性細気管支炎。両肺の背側に気管支壁の肥厚（→）と小葉中心性小粒状影（▶）がみられる

しにくいとされている。消化液の逆流を予防するために，食後すぐに仰臥位にならないことも重要である。

経管栄養

嚥下リハビリテーションによっても，十分な栄養を経口摂取できないケースも多い。一部の症例では，外科的に嚥下機能の改善や誤嚥予防をはかることもあるが，適応となる症例はかぎられている。経口摂取のできない症例では，経腸栄養，経静脈栄養の継続を考慮しなければならない。経鼻胃管や胃瘻を通して，流動性の栄養剤を注入する経腸栄養では，消化管を通した生理的なエネルギー摂取が可能である。ただし不顕性誤嚥は続くので，経口摂取の中止下でも誤嚥性肺炎は発症しうることを理解していなければならない。また，認知症の終末期のようなケースでは，経腸栄養による延命の是非についても，議論の多いところである。

● 予防　嚥下機能の低下した高齢者は，しばしば肺炎を再

発する．誤嚥性肺炎の治療と同時に再発予防をはじめなければ，誤嚥を繰り返すことにより治療に難渋することにもなる．誤嚥性肺炎の予防としては，口腔ケアと前述した適切な食事指導が重要である．

不衛生な口腔内の細菌数は，衛生的な口腔内の細菌数の10倍にのぼる[3]．不顕性誤嚥の存在下では，このような細菌数のコントロールが肺炎を予防する．加えて，口腔ケアによる口腔の刺激も誤嚥の予防に寄与しているのかもしれない．実際，口腔ケアをした群と口腔ケアをしない群を約2年にわたって観察した報告では，肺炎の発症率は，口腔ケアをした群で有意に抑制された[4]．

そのほか，薬物による誤嚥性肺炎の予防についての知見も得られている．アンジオテンシン変換酵素（ACE）阻害薬は，アンジオテンシンの活性化の抑制に働くだけではなく，ブラジキニンやサブスタンスPの分解を抑制する．特にサブスタンスPの分解の抑制が，嚥下反射の改善に寄与していると考えられており，脳血管障害の既往のある患者を対象とした複数の研究において，肺炎の発症がプラセボと比較して有意に抑制された[5]．

その他の嚥下性肺疾患

嚥下性肺疾患には，誤嚥性肺炎のほか，Mendelson症候群やびまん性嚥下性細気管支炎が含まれる．

Mendelson症候群

Mendelson（メンデルソン）症候群は，吐物を大量に誤嚥することにより発症する化学性肺炎である．塩酸を肺内に投与する動物実験の結果から，本症の本態は，胃酸が肺内に広範に吸入されることによる肺損傷と考えられている．

Mendelson症候群の臨床症状は激烈である．嘔吐反に，急速に呼吸状態が悪化し，しばしば著明な喘鳴，チアノーゼを伴い，著しい低酸素血症を示す．血圧低下，尿量の減少を伴うことも多い．急性肺損傷（ALI）と同様の全身管理がなされるが，救命できない症例も多い．

血液検査所見では，白血球数上昇やCRP上昇の炎症所見に加えて，腎機能低下，肝障害の多臓器障害の所見を示すことが多い．胸部X線や胸部CTによる画像検査では，ALIに相当する所見を示す（図8-1B）．すなわち，肺門部から全肺野にびまん性に広がる透過性の低下，気管支壁の肥厚がみられる．

びまん性嚥下性細気管支炎

びまん性嚥下性細気管支炎は，日常的に繰り返される不顕性誤嚥により異物を含む細気管支炎の病理像を呈する病態である．びまん性嚥下性細気管支炎の症例では，特に食後を中心に喘鳴がしばしばみられ，そのほか，咳嗽，喀痰，微熱のような，慢性の気道感染にかかわる臨床症状を呈する．胸部X線では，明らかな肺炎の所見はみられず，胸部CTにて，小葉中心性の小粒状影，気管支壁の肥厚がみられる（図8-1C）．

びまん性嚥下性細気管支炎による喘鳴は，ステロイド吸入にはあまり反応せず，増悪時には，誤嚥性肺炎と同様の抗生剤治療を施行する．加えて，口腔ケアや食事指導のような，誤嚥性肺炎の予防が重要である．

〔山口　泰弘〕

参考文献

1) Mitchell SL et al : The clinical course of advanced dementia. N Engl J Med 361 : 1529-1538, 2009
2) 丸茂一義ら：嚥下障害と呼吸管理 嚥下性肺炎—生理的評価と臨床対応．日本呼吸管理学会誌 9 : 276-281，2000
3) 日本呼吸器学会呼吸器感染症に関する診療ガイドライン作成委員会編：呼吸器感染症に関するガイドライン：成人市中肺炎診療ガイドライン，2007
4) Yoneyama T et al : Oral care and pneumonia. Lancet 354 : 515, 1999
5) Sekizawa K et al : ACE inhibitors and pneumonia. Lancet 352 : 1069, 1998

9　骨粗鬆症—転倒・骨折と転倒リスク評価

はじめに

骨粗鬆症（osteoporosis）は，「骨強度の低下を特徴とし，骨折のリスクが増大しやすくなる骨格疾患」と定義され，骨量減少，骨質低下によって脆弱性骨折が起こりやすくなる病態をさす．骨粗鬆症の発症には加齢のほか多くの危険因子が関与し，骨量減少や骨質低下，およびそれに基づく腰背部痛，骨折，脊柱変形などを主症状とする疾患群の一つとみなされている．

骨粗鬆症の治療方針として，危険因子の除去に加えて薬物療法や日常生活指導を含めた非薬物療法などが行われている．近年の新たな薬剤や骨代謝マーカーの開発，臨床応用などに伴い，骨粗鬆症の診断，治療エビデンスも発展，蓄積されてきており，わが国でも2006年に『骨粗鬆症の予防と治療ガイドライン』が改訂されるにいたった[1]．また，高齢者における骨折の発生には，骨粗鬆症に伴う骨強度減少のほか，筋肉量減少，筋力低下による転倒予防機能の低下が大きな危険因子となることが知られている．高齢者の転倒には複数の内的・外的要因が関与し，"Up and Go" test，転倒スコアなどを用いた易転倒性評価，転倒要因の抽出を行ったうえで，転倒予防に向けた介入，環境改善が重要である．

● **診断**　骨粗鬆症は，初期には無症状のことも多く，病状の進行や圧迫骨折に伴い自覚症状が現れることが多い．具体的には，起立時や重い物を持つ際の腰背部痛，姿勢異常，身長短縮などがあげられ，重度になるにつれて転倒時の骨折性も認められるようになり，圧迫骨折に伴う変形椎体による神経圧迫により，遅発性の脊髄神経症状を呈する場合もある．

骨粗鬆症を疑った際には，まず骨粗鬆症や骨折の危険因子の有無を聴取することが重要であり，身体所見に加えて，自覚症状，月経歴，既往歴，手術歴，服薬歴，骨折歴，食事内容，飲酒，喫煙歴，運動歴，家族歴などを調べる．FOSTA（Female Osteoporosis Self-assessment Tool for Asia）指標（体重（kg）×0.2−年齢（歳）×0.2）が−4未満の場合や4cm以上の身長短縮，亀背などがある患者では，積極的に骨密度測定や脊椎X線像による脆弱性骨折，骨粗鬆化の評価を進めていく．

骨粗鬆症はその病因により「原発性」と「続発性」とに分類され，診断に際して続発性骨粗鬆症をはじめ，腰痛症，変形性脊椎症，椎間板ヘルニアなどの類似症状を呈する疾患や悪性腫瘍の骨転移，副甲状腺機能亢進症などの低骨量をきたす疾患との鑑別が必要になる．

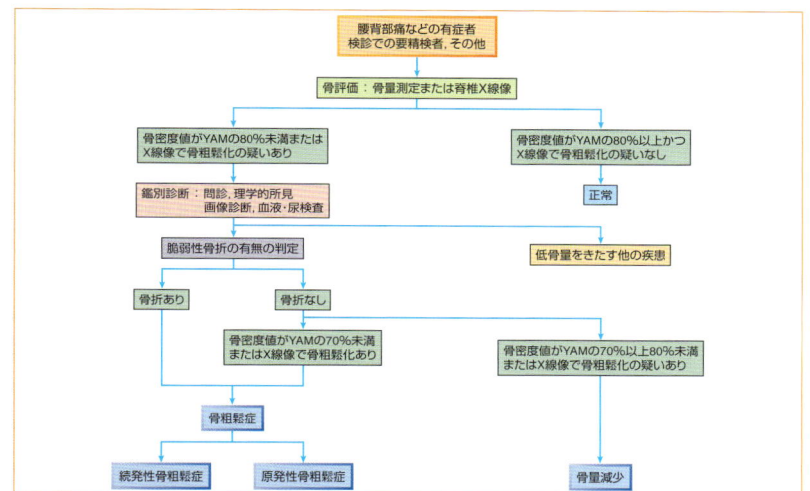

図 9-1　原発性骨粗鬆症の診断フローチャート[2]
YAM：若年成人平均値

　原発性骨粗鬆症の診断基準では，脆弱性骨折の有無，骨密度値または脊椎X線像による骨粗鬆化の程度により診断を行うこととされている（図9-1）[2]。そこでは骨密度値が若年成人平均値（young adult mean：YAM）との比較であらわされており，骨粗鬆症診断基準値は YAM 70％と，国際的な基準値である T スコアでの-2.5 SD にほぼ一致する。

　骨密度の測定部位として，腰椎前後方向，大腿骨頸部があげられるが，前者では大動脈の石灰化や変形性脊椎症の影響を受けることもある。この点からも，脊椎 X 線像によって，骨粗鬆化の評価目的以外に脊椎の状態を正確に把握しておくことは，正確な骨密度測定を行ううえでも重要である。また，これらのいずれの測定も実施困難な場合には，橈骨，中手骨，踵骨の骨量を参考とする。

■ **治療と薬理メカニズム**　骨粗鬆症の治療に際しては骨折危険性の抑制，QOL の維持改善をめざし，食事運動療法，食事療法，理学療法，薬物療法などが行われる。高齢者における骨折発生には，骨量減少のほか，反射神経の機能減弱や筋肉量減少（サルコペニア）による転倒リスクの増大が要因となるため，神経，筋肉機能改善による転倒防止，自宅廊下や風呂場に手すりを設置するなどの改善対策も求められる。

　骨粗鬆症の診断後，非薬物治療による骨量改善効果が期待できないと考えられる場合には，自覚症状がなくとも薬物治療を開始する場合が多い。特に，55 歳以前の早期低骨量者や，年間 3％以上の急速な骨量喪失を認める例，ステロイド使用例，甲状腺機能亢進症，運動機能障害例，胃切除例，栄養不良，体重減少などの合併症を有する場合には積極的な薬物療法を考慮する。2006 年に改訂された「骨粗

表 9-1　脆弱性骨折予防のための薬物治療開始基準

Ⅰ．脆弱性既存骨折がない場合
　1）腰椎，大腿骨，橈骨または中手骨骨密度が YAM 70％未満
　2）YAM 70％以上 80％未満の閉経後女性および 50 歳以上の男性で，過度のアルコール摂取（1 日 2 単位以上），現在の喫煙，大腿骨頸部骨折の家族歴のいずれか一つを有する場合

Ⅱ．脆弱性既存骨折がある場合（男女とも 50 歳以上）

YAM：若年成人平均値
（文献 1 を引用）

鬆症の予防と治療ガイドライン」では，薬物治療開始基準が骨粗鬆症診断基準とは別に定められ，骨密度値にかかわらず既存の脆弱性骨折がある場合や，骨量減少者（YAM 70～79％）で現在の喫煙，飲酒（1 日 2 単位以上），大腿骨頸部骨折の家族歴のいずれかを有する場合には，薬物治療を開始していく方向性が示された（表9-1）[1]。

　最近，世界保健機関（WHO）より骨折リスク評価ツール（FRAX）が提唱された。FRAX は，計 12 個のチェック項目（年齢，性別，体重，身長，骨折歴，両親の大腿骨近位部骨折歴，現在の喫煙，グルココルチコイド使用，アルコール摂取，大腿骨近位部 BMD〈骨密度〉，関節リウマチの有無，続発性骨粗鬆症の有無）から構成されており，今後 10 年間の絶対骨折リスク（主な骨粗鬆症骨折と大腿骨近位部骨折）について算出される[3]。またわが国では，FRAX®を薬物治療介入基準にどのように取り入れるか，ガイドライン改訂に向けた検討が行われている。

　また，最近になって糖尿病，高血圧，脂質異常症，肥満症をはじめとする生活習慣病と骨代謝，骨粗鬆症との間に共通した病因，病態の可能性が示されるなど臓器連関の存

在が示唆される[4]。生活習慣病における骨折リスク上昇には，骨量低下に加えて骨質劣化が関与していると考えられており，コラーゲン架橋異常であるAGEs（終末糖化産物）架橋による骨脆弱化，骨血管相関の分子基盤も次第に明らかになってきている。

骨粗鬆症治療薬の選択，併用，投与期間

骨は恒常的に骨形成，骨吸収を繰り返す一方でそのバランスが崩れ相対的に骨吸収が上回った際に骨量の減少が認められる。そのため骨粗鬆症の治療法は，骨吸収抑制，骨形成促進，あるいはその両作用を有することが期待され，現在では主として骨吸収抑制薬，骨形成促進薬とに大別されている。ビスホスホネートや選択的エストロゲン受容体モジュレーター（SERM）は前者に分類され，活性型ビタミンD，ビタミン K_2 などは両方の作用を有しているとされている。わが国ではCa製剤，エストロゲン製剤，SERM，活性型ビタミン D_3 製剤，カルシトニン製剤，イプリフラボン製剤，ビタミン K_2 製剤，ビスホスホネート製剤，PTH（副甲状腺ホルモン）製剤が保険適用になっており，薬剤選択にあたっては各薬物の特徴，適応，および禁忌などを十分理解し，長期間の投与となる場合が多い点や薬剤受容性などを考慮して，個々の症例に応じた投与を行う必要がある。

どの病態にどの薬剤が最も有効であるかという点に関する成績はまだ少ないが，「骨粗鬆症の予防と治療ガイドライン」では，国内外のエビデンスに基づき骨密度，椎体骨折，非椎体骨折に対する効果および総合評価（grade A～D）が各薬剤別に示されており，薬剤選択のうえで参考になる。また，病態把握，治療薬選択のうえで骨代謝マーカーである骨形成マーカー（血清BAP〈骨型アルカリホスファターゼ〉，血清ucOC〈低カルボキシル化オステオカルシン〉），骨吸収マーカー（尿DPD〈デオキシピリジノリン〉，尿 NT_X〈Ⅰ型コラーゲン架橋N末端テロペプチド〉，尿CTX〈carboxyterminal cross-linking felopeptide of bone collagen〉，血清 NT_X，血清TRAP-5b〈酒石酸抵抗性酸性ホスファターゼ5b〉）の測定は有用であり，薬物治療の導入を迷う場合や疾患必要性に対する患者理解度を高めるうえでも有意義である。健康保険の適用上では骨粗鬆症治療開始時と開始後6カ月以内，薬剤変更後6カ月以内に1回ずつの骨代謝マーカー測定が認められている。

骨粗鬆症治療薬については，単剤投与にて開発されてきた経緯に加え保険適用上も単剤投与を前提としており，多剤併用での臨床試験成績は少ない。こうした背景からも，薬物療法では原則として単剤投与で開始するのが妥当であり，その後1～2年経過をみたうえで効果がみられない場合や頭打ちになった場合，重症例においては，より効力の強い薬剤か，作用機序の異なった薬剤の併用を考慮する。高齢者への薬剤投与に際しては，比較的長期間投与となることが多いので，過剰投与とならないよう薬剤の組み合わせには注意する。特にCa製剤と活性型ビタミンD製剤との併用時にはカルシウム過剰となりやすいことに注意し，定期的に尿中，血中Ca値をチェックする。また，作用機序の異なる薬剤の併用効果に関しては今後の臨床試験成績の蓄積が期待される。

薬物治療をいつまで行うかという点についてのコンセンサスはないが，効果と安全性が確認されている間は継続可能と考えられる。多くの治療薬の効果は可逆的であり，投薬中止により元の骨代謝状態に戻ると考えられる。また薬剤の中止に際しては，中止に伴う急速な骨量減少が起こりうるので，注意深く経過観察を行うことが重要になる。骨粗鬆症に随伴する症状の一つに腰背部痛があり，その場合安静，湿布による局所療法のほか，カルシトニン製剤による週1～2回の治療（筋注）が有用であることが多い。

現在，ビスホスホネート製剤，SERM製剤，PTH製剤，ビタミンD製剤，RANKL（NF-κB活性化受容体リガンド）標的薬，カテプシンK阻害薬，カルシウム感知受容体（CaSR）拮抗薬などの新規治療薬が承認または開発中の段階であり，今後これらの多様な薬剤がわが国でも使用可能となることにより，骨粗鬆症，脆弱性骨折の治療，克服がさらに進むものと期待される。

骨粗鬆症治療の経過観察と効果判定

骨粗鬆症治療の経過観察には，骨折の有無，疼痛などの自覚症状，運動機能の評価，身長低下などの理学所見，さらに症状再出現の観察が重要である。その際，尿中や血中のカルシウム，リン，アルカリホスファターゼ（ALP），Cr（クレアチニン）値をはじめ肝機能，腎機能などの生化学検査も副作用発現や薬剤効果の評価に用いる。また，治療経過の観察に骨密度測定，脊椎X線撮影，骨代謝マーカーによる定期的な評価も有用である。治療後の骨量増加は治療開始後一定の期間を経てはじめて判定されるのに対して，治療後早期の骨代謝マーカーの改善がその後の骨量増加の予測因子となり，治療効果の早期判定の点からも有用とされている。

高齢者の転倒リスク評価

加齢に伴うさまざまな機能変化のなかでも，歩行能力，運動機能，視力，記銘力，腎機能をはじめとした人間の身体機能，生理機能は年齢とともに低下していくことが知られており，性ステロイドなどのホルモン動態にも大きな変化が生じてくる。

さらに，加齢に伴う筋肉量の減少，筋力低下（サルコペニア）により，高齢者の身体機能はいっそう低下し，日常生活動作（activities of daily living : ADL）の自立がより困難となり，結果的に転倒，骨折による要介護状態に陥る場合も多い。

このように複合的な成因，背景が想定される高齢者疾患では，骨粗鬆症に伴う脊椎圧迫骨折，変形性関節症，大腿骨頚部骨折，長期臥床に伴う廃用症候群，神経・筋疾患など，高齢者の運動機能，身体機能を低下させるばかりでなく，生命予後，ADLを規定し，高齢者本人，介護者の生活の質（quality of life : QOL）を低下させてしまう場合が多く，その対策は重要である。

平成16年度国民生活基礎調査（厚生労働省）の結果では，介護を必要とする原因として，転倒・骨折が脳血管疾患，高齢による衰弱に次いで第3位となっており，地域在住高齢者を対象とした調査でも年間転倒発生率が約20%認められるなど，転倒および転倒に伴う大腿骨頚部骨折などの骨折頻度は高齢者においてより顕著になってきている。また，高齢者は複数の慢性疾患を有することが多く，服用薬剤数が増える傾向にあり，転倒を起こしやすい薬剤（鎮静睡眠薬，抗うつ薬，抗精神病薬，利尿薬など）のほか，薬剤増加に伴う有害事象，転倒リスクの増加にも十分留意する

必要がある。

このように高齢者の転倒には複数の内的・外的要因が関与しており，バランス能力，筋力，歩行能力などの評価（"Up and Go" test，手045立ち試験，重心動揺検査，握力，下肢筋力検査，片足立ち持続時間，継ぎ足歩行など）や，転倒スコア[5]などを用いて易転倒性・転倒要因を評価，抽出したうえで，転倒予防に向けた効果的介入，内服薬整理，環境改善などを行うことが重要である。

おわりに

骨粗鬆症は加齢に伴う慢性，進行性の疾患であり，その治療は長期間にわたって必要となることが多い。そのため，患者の治療意欲，ライフスタイルにも配慮しつつ，病期，病態に応じた治療法，薬剤の正しい選択，定期的な治療効果の評価を行うことが大切となる。今後，FRAXの活用，臓器連関の解明，新規治療薬の開発，臨床応用などにより，骨粗鬆症に関する予防，診断，治療法のさらなる発展が期待される。また，介護予防，転倒予防に向けて，易転倒性評価法や効果的介入方法に関してさらなる研究，開発が期待される。

【小川 純人】

参考文献
1) 骨粗鬆症の予防と治療ガイドライン作成委員会編：骨粗鬆症の予防と治療ガイドライン 2006年版，ライフ・サイエンス出版，2006
2) 折茂肇ほか：原発性骨粗鬆症の診断基準 2000年度改訂版．日本骨代謝学会雑誌 18：76-82, 2001
3) The World Health Organization Fracture Risk Assessment Tool：http://www.shef.ac.uk/FRAX
4) 日本骨粗鬆症学会，生活習慣病における骨折リスク評価委員会編：生活習慣病骨折リスクに関する診療ガイドライン，ライフ・サイエンス出版，2011
5) 鳥羽研二ほか：転倒リスク予測のための「転倒スコア」の開発と妥当性の検証．日本老年医学会雑誌 42：346-352, 2005

10 高齢者の関節疾患とロコモティブシンドローム

■**定義・概念** ロコモティブシンドローム（locomotive syndrome）は，運動器の障害により日常生活の自立度が低下し，要介護の状態あるいは要介護となるリスクのある状態と定義される。ロコモティブシンドロームは，65歳以上の高齢者が人口の21％を超える超高齢社会に突入した日本において，運動器の退行性疾患に起因する転倒や閉じこもりが国民医療における重要問題となっていることを背景に，2007年に提唱された概念である。移動，歩行機能の大切さを医療関係者だけでなく国民全体に理解してもらうことも目標としており，国民検診や予防法の普及など国民全体への啓発活動も積極的に行われている。

■**疫学** 2009年の日本人の平均寿命は，女性が86.44歳，男性が79.59歳と過去最高を更新し続けている。2010年の高齢化率も22.57％と世界第1位である。そのようななか，2008年の統計では，要介護となった原因のうち関節疾患が12.2％，転倒・骨折が9.3％を占め，約5人に1人が運動器の障害が原因となっている。これは，運動器の耐用年数が延長する日本人の寿命に追いついていないことを意味しており，運動器の耐用年数を延ばすことが日本社会の課題である。

ロコモティブシンドロームの原因となる疾患は複数存在するが，そのうち変形性関節症（腰椎あるいは膝関節），骨粗鬆症（腰椎あるいは大腿骨頸部）についての疫学調査の結果を紹介する。日本における約3,000人の一般住民を対象とした横断研究の結果，Kellgren-Lawrence分類Ⅱ度（骨棘形成・関節裂隙狭小化の出現）以上の変形性関節症の40歳以上の有病率は，腰椎において男性80.6％，女性64.6％と高率であり，膝においては男性42.0％，女性64.6％であった。また，骨粗鬆症の40歳以上の有病率に関しては，腰椎において男性3.4％，女性19.2％であり，大腿骨頸部においては男性12.4％，女性26.5％であった。

この疫学調査から，この2疾患にかぎっても，日本で4,700万人がいずれかの疾患を有すると推計された。ロコモティブシンドロームを起こす病態としては，他にも関節リウマチや偽痛風といった関節疾患，サルコペニア（筋肉量減少）やリウマチ性多発筋痛症といった筋疾患，脊柱管狭窄やニューロパチーなどの神経疾患も存在し，ロコモティブシンドロームの有病率はさらに高いことが推測される。

サルコペニア：加齢による筋肉量の減少を意味する比較的新しい概念である。診断に関して確立された基準は存在しないが，二重エネルギーX線吸収法（dual X-ray absorptiometry：DXA）にて測定された四肢除脂肪軟組織量を身長の2乗で除した骨格筋指数（skeletal muscle index）の-1 SD未満をサルコペニア予備軍，-2 SDをサルコペニアとする基準が提唱されている。この基準によると，40歳以上の日本人においてサルコペニア予備軍およびサルコペニアの該当者は，男性でそれぞれ1.7％と28.8％，女性で2.7％と20.7％であった。

■**病因・病態生理と分子メカニズム** ロコモティブシンドロームをきたしうる主な加齢性疾患を表10-1に示す。運動器は，骨格，関節，筋肉および神経の働きが協調して機能している。したがって，これらの組織の退行性変化はそれぞれロコモティブシンドロームの原因となりうる。このうち，骨粗鬆症，変形性関節症，偽痛風に関して解説する。

骨粗鬆症

骨組織の退行性変化として骨粗鬆症（osteoporosis）があげられる。骨粗鬆症とは，骨がもろくなり骨折しやすくなる疾患である。骨折は生活機能や生活の質（QOL）の低下

表10-1 ロコモティブシンドロームの原因となる加齢性疾患

骨疾患
- 骨粗鬆症・脆弱性骨折

関節疾患
- 変形性関節症
- 関節リウマチ
- 偽痛風

筋疾患
- サルコペニア（筋肉量減少）
- リウマチ性多発筋痛症

神経疾患
- 脊柱管狭窄症
- 多発性ニューロパチー
- Parkinson症候群
- Alzheimer病
- 脳血管疾患

に結びつくため、骨折する前の時点での診断・介入が必要となる。このため、骨粗鬆症の疾患概念は予防医学的見地から定義されている。骨折のない無症状の方が骨粗鬆症患者かもしれず、治療が必要な方の20%程度しか、実際に診療を受けていないという調査結果も存在する。この事実は、医療者の側が診断基準の知識を持ち、積極的に問診・検査を行わないと、骨粗鬆症を見逃してしまうことを意味している。

現在、日本において用いられている診断基準は、日本骨代謝学会が2000年に改訂した診断基準である。この診断基準では、主として骨密度測定の結果に基づいて骨粗鬆症の診断を行う。骨密度測定を受けられない環境にも配慮し、単純X線にて判定することも可能な診断基準となっている。しかし、単純X線像は撮影条件にも左右され、判定には熟達を要するため、骨粗鬆症の診断においては、一度はDXAにて骨密度を測定できる施設での検査が望ましい。

骨粗鬆症の診断基準は、脆弱性骨折のある場合、若年成人平均(young adult mean:YAM)の80%未満、脆弱性骨折のない場合はYAMの70%未満が骨粗鬆症とされる。脆弱性骨折とは、軽微な外力によって生じた骨折であり、立った姿勢からの転倒やそれ以下の外力をさす。ある程度主観的な判断になるのはやむをえないが、問診時には骨折時の状況の聴取が大切である。

近年、骨密度の高い方も脆弱性骨折を起こしうることが注目されており、骨密度だけが骨強度を規定する要素ではないことが明らかとなっている。骨密度以外の骨強度低下の因子は、まとめて「骨質」と呼ばれる。しかし、現状では、骨質を評価する検査項目が確立していないため、既往歴・家族歴・生活歴などより危険因子を抽出し、骨質の評価の代用としている。具体的には、ミネラル以外の骨の構成要素(I型コラーゲンなど)や骨の微細構造(骨梁の構造や向き)などが「骨質」を規定する要素と考えられている。そのうち、コラーゲンは骨の体積の半分を占め、このコラーゲンの架橋構造が骨質に影響を与えると考えられている。糖尿病や酸化ストレスにより生じる終末糖化産物(advanced glycation endoproducts:AGEs)は、コラーゲン架橋の劣化を引き起こし、骨質の低下の原因になることが示唆されている。

変形性関節症

変形性関節症(osteoarthritis:OA)は、力学的負荷により関節軟骨が変形し、関節痛および関節の可動域制限が生じる疾患である。発症には、軟骨の成分であるII型コラーゲンの分解酵素であるマトリックスメタロプロテアーゼ(matrix metalloproteinase:MMP)や、軟骨を構成する細胞外基質の一つであるアグリカンを分解するADAMTS4(a disintegrin and metalloproteinase with thrombospondin motifs4)、ADAMTS5の活性亢進が重要であると考えられている。さらに、変形性関節症の背景には、炎症性サイトカインのシグナルおよび軟骨内骨化シグナルの関与も指摘されている。後者に関しては、変形性関節症の発症においては、長管骨の成長時に骨端線に出現する肥大軟骨層と類似した軟骨の分化が生じることが示されている。さらに血管新生や軟骨細胞のアポトーシスも変形性関節症の発症に関与している。血管の侵入しやすい関節辺縁部においては骨棘が形成され、血管の侵入しにくい関節内部においては軟骨の変性・破壊が生じると考えられる。

偽痛風

偽痛風(pseudogout)は、関節にピロリン酸カルシウムの結晶が沈着し急性関節炎を呈する疾患であり、高齢者に多い。海外の報告では84歳以上では半数の人でX線検査上、関節にピロリン酸カルシウムの沈着が認められるという。しかし、関節にピロリン酸カルシウムが沈着していても無症状の場合も多く、症状を有する偽痛風の患者の割合はそれほども低い。また、偽痛風は副甲状腺機能亢進症、低リン血症、低マグネシウム血症、ヘモクロマトーシスなどの疾患を背景に若年者にも発症することがある。急性関節炎は、膝関節に好発し、10～20日間持続する関節の腫脹・疼痛を伴う。時に、全身の発熱も伴う。これ以外にも、関節リウマチや変形性関節症に類似する症状を呈する症例、関節破壊が激しい症例も存在し、それぞれ偽性関節リウマチ型、偽性変形性関節症型、偽性Charcot(シャルコー)型と呼ばれる。

● **臨床症状・検査成績** ロコモティブシンドロームにおいては、まず高齢者が自分で気づくことができるように7項目のチェックリストが日本整形外科学会により提唱されている。

1 片脚立ちで靴下がはけない。
2 家のなかでつまずいたり滑ったりする。
3 階段をのぼるのに手すりが必要である。
4 横断歩道を青信号で渡りきれない。

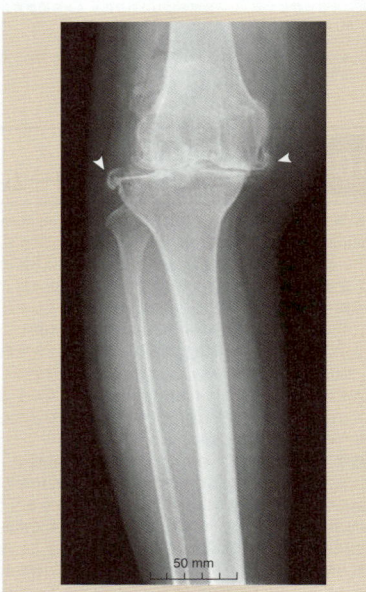

図10-1 変形性膝関節症の骨X線像
77歳女性の右膝関節。関節裂隙の狭小化、骨棘形成(▷)、関節周囲の骨硬化像を認める

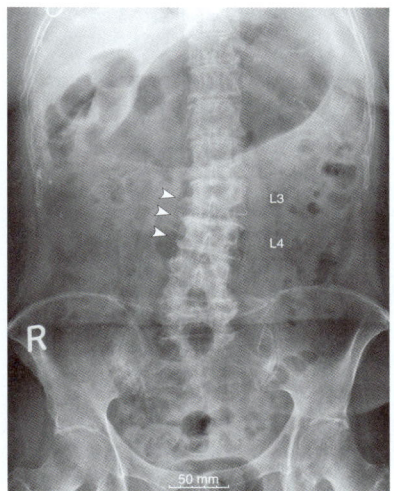

図 10-2 変形性腰椎症の骨 X 線像
80 歳女性の腰椎。椎間腔の狭小化，骨棘形成（▷），L4 椎体上面の関節周囲の骨硬化（終板硬化），椎体骨のアライメント不整を認める

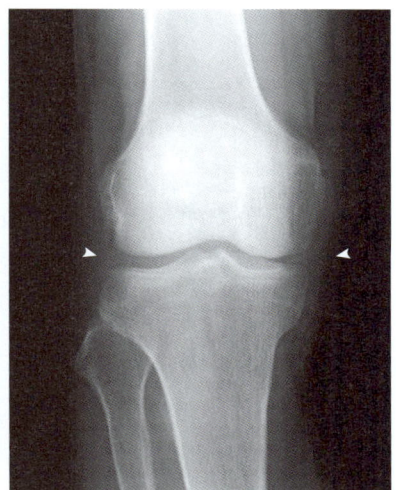

図 10-3 偽痛風の骨 X 線像
69 歳男性の膝関節。関節軟骨の石灰化像（▷）を認める。本症例は多発関節炎を呈し，関節リウマチの合併も認めた

5 15 分くらい続けて歩けない。
6 2 kg 程度の買い物（1 L の牛乳パック 2 個程度）をして持ち帰るのが困難である。
7 家のなかのやや重い仕事（掃除機の使用，布団の上げ下ろしなど）が困難である。

以上のうち一つでも該当する場合，ロコモティブシンドロームの可能性があり，医療機関への受診が推奨される。医療機関においては，ロコモティブシンドロームの背景疾患を念頭に，諸検査が実施される。

診察においては，関節痛や感覚障害，筋萎縮の有無などの局所診察および歩行機能の評価が行われる。また，必要に応じて採血，関節液検査，骨 X 線撮影，DXA による骨密度測定，脊椎 MRI などが行われる。

骨粗鬆症：脊椎の X 線撮影において脆弱性骨折が認められることがあり，DXA による骨密度測定において低値を示す。

変形性関節症：関節裂隙の狭小化，骨棘形成，関節周囲の骨硬化像を認めることが多い。図 10-1 に変形性膝関節症，図 10-2 に変形性腰椎症の画像を示す。

偽痛風：特徴的な関節軟骨の石灰化を認める（図 10-3）。ただし，関節軟骨の石灰化所見のみでは必ずしも偽痛風が関節炎の原因であるとは断定できないため，可能であれば関節液の検査においてピロリン酸カルシウムの結晶を検出することが望ましい。

脊柱管狭窄症（spinal canal stenosis）：MRI において椎体骨変形や椎間板の変性による突出，黄色靱帯の肥厚などによる脊柱管の狭小化，脊髄の圧迫所見を認める（図 10-4）。

また下肢の疼痛や異常感覚を訴える患者において椎間孔

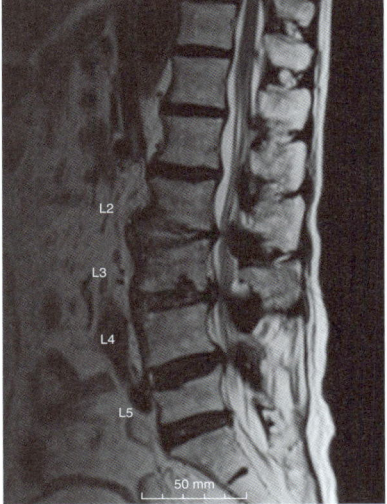

図 10-4 腰部脊柱管狭窄症の MRI 像（T2 強調画像）
80 歳女性の腰椎。L2/L3，L3/L4，L4/L5 間の椎間板の変性および後方の脊髄腔への突出を認め，脊髄の圧迫を受けている。図 10-2 と同一症例

の狭小化による神経根の圧迫所見をMRI検査で認めることがあり、これもロコモティブシンドロームの背景病変となりうる。

■ **治療と薬理メカニズム**　治療は諸検査により明らかとなったロコモティブシンドロームの基礎疾患に対する治療およびロコモティブシンドロームの予防トレーニングにより構成される。

骨粗鬆症

骨粗鬆症の治療ガイドラインにおいては、骨粗鬆症の診断基準とは別に、薬物治療開始基準が設けられ、骨質を意識した診療体系となっている。このガイドラインにおいて、脆弱性骨折を有する50歳以上の男女においては、骨密度がYAMの80%以下でも治療が必要であるとされ、さらに喫煙者、過度のアルコール摂取者（アルコール2単位以上）、大腿骨頸部骨折の家族歴を有する者（閉経後女性または50歳以上の男性）の3項目のうちいずれか2項目を有する場合、骨密度がYAMの70%以上80%未満であっても、治療が必要であるとされる。

近年、さまざまな危険因子を統合して算定した骨折のリスクを診療に生かす動きがある。そのなかで代表的なものが、世界保健機関（WHO）の国際共同研究グループが開発したFRAX®というアルゴリズムである。日本人用のプログラムも存在し、ここでは広島におけるコホート研究のデータが用いられている。問診で得られる基本的な項目および大腿骨頸部の骨密度によって、10年間の絶対骨折リスク（全身および大腿骨頸部）が算出される（http://www.shef.ac.uk/FRAX/にて無料で利用可能）。この絶対リスクには「年齢」という要素が加味されているため、高齢者の骨折の絶対リスクは高くなる傾向となる。ガイドラインにおいては、日本版FRAX®において主要骨粗鬆症性骨折10年リスク15%以上が薬物治療開始基準として採用されたが、高齢女性の絶対リスクは特に高値であるため、薬物治療開始基準として、女性は75歳未満でFRAX®を適用することとなった。

骨粗鬆症の治療は、続発性骨粗鬆症が否定されれば、原発性骨粗鬆症として治療を行う。食事療法は、カルシウム摂取を増やしたうえで、なるべく多くの品目の摂取を心掛ける。運動療法は、骨だけでなく筋肉も維持する効果があり、転倒予防の観点からも可能なかぎり行う。

薬物治療は、骨粗鬆症の程度、骨形成と骨吸収のバランス、薬ごとの副作用の特徴、併存疾患などを考慮して選択していく。内服薬としては、ビスホスホネート製剤および塩酸ラロキシフェンが比較的強い骨吸収抑制効果を有し、臨床試験においても有効性が確立している。また、充足状況に応じ、活性型ビタミンD_3、カルシウム製剤、ビタミンK_2が単独使用あるいは上記の骨吸収抑制剤と併用されることがある。注射製剤としては、カルシトニン製剤がある。骨吸収抑制効果に加え、鎮痛効果が得られるのが特徴であり、椎体骨折後の治療に用いられることが多い。2010年に骨形成促進薬である副甲状腺ホルモン製剤（テリパラチド）が日本において認可され、これまで骨吸収抑制薬が中心であった骨粗鬆症治療において新たな選択肢が増加した。このテリパラチドは連日の皮下注射が必要となる。

変形性関節症

軽度の場合は対症療法となる。湿布などの外用薬、アセトアミノフェン、非ステロイド性抗炎症薬（NSAIDs）といった内服の鎮痛薬、漢方薬の防已黄耆湯などが用いられる。より進行した場合は、ヒアルロン酸やステロイドの関節内注射も検討される。O脚あるいはX脚により膝関節の内側あるいは外側に過度の荷重がかかる場合は、高位脛骨骨切り術により荷重を均等にする手術も行われる。さらに進行した変形性関節症においては、人工関節への置換が行われる。

脊柱管狭窄症

プロスタグランジン製剤であるリマプロストが有効であるが、進行した場合には手術が検討される。また、変形性腰椎症に伴う神経根症状に対しては、対症療法として、湿布などの外用薬、アセトアミノフェン、NSAIDsといった内服の鎮痛薬、漢方薬の牛車腎気丸などが用いられる。NSAIDsでコントロールできない痛みに関しては、硬膜外ブロック注射やプレガバリン内服が行われる。

偽痛風

NSAIDs内服が有効なことが多い。内服薬としてコルヒチンが用いられることもある。NSAIDsでコントロールできない場合は、関節液の廃液および関節内へのステロイド注射が試みられる。腎機能障害や胃潰瘍、喘息の既往などによりNSAIDsが用いにくい場合は、アセトアミノフェンにより疼痛コントロールをはかるが、抗炎症作用に乏しいため強い効果は期待しにくい。関節破壊が激しい場合は、人工関節への置換術が考慮される。

■ **予防**　ロコモティブシンドローム全般の予防および運動療法として、日常生活において継続的に運動療法を行うことが望ましい。トレーニングとしては、開眼片脚起立訓練およびスクワットが推奨される。前者はバランス能力、後者は足腰の筋力増強を主眼としている。運動器の機能低下の状態に応じて、机や椅子を支えとして行うこともできる。

おわりに

このようにロコモティブシンドロームの治療には、骨粗鬆症の治療や運動療法のような予防的な治療と、すでに疼痛のある場合に行う対症的な治療が存在する。両者を併用しながら、運動器の耐用年数を寿命に近づけることにより、要介護期間を短くすることがロコモティブシンドロームの治療の意義である。

【東　浩太郎】

11　排尿障害

■ **定義・概念**　正常では、膀胱は尿を300〜400 mL溜め、残りなく排出することができる。排尿の問題はこの機能の異常によって引き起こされるが、実際には膀胱排尿筋だけでなく、膀胱頸部、尿道括約筋、骨盤底筋などの構造物の解剖学的・機能的な異常がさまざまに組み合わさって生じる。

膀胱の収縮力が弱い、あるいは前立腺肥大症など出口に閉塞があると排尿がうまくできなくなり（排尿障害）、膀胱が尿を溜める間に膀胱が不随意に収縮したり、尿道閉鎖圧が低下すると頻尿や尿失禁などの蓄尿障害が生じる。

11 排尿障害

表11-1 尿失禁の分類

切迫性	急に我慢できない強い尿意が生じ,トイレにたどりつく前に尿がもれてしまう(過活動膀胱)
腹圧性	咳,くしゃみ,運動時などで腹圧時に尿もれが生じる(尿道過可動,尿道閉鎖圧低下)
溢流性	排尿ができず,膀胱が尿で充満して一番抵抗の弱い尿道から尿がもれられる
機能性	認知障害があってトイレの位置がわからない,運動障害によりトイレに行く間にもれてしまう

表11-2 下部尿路症状

蓄尿症状—膀胱畜尿相にみられる症状
- 昼間頻尿:日中の排尿回数が多すぎるという愁訴(≧8回)
- 夜間頻尿:夜間に排尿のために1回以上起きなければならないという愁訴
- 尿意切迫感:急に起こる,抑えられないような,我慢することが困難で強い尿意
- 切迫性尿失禁:尿意切迫感とともに生じる尿失禁
- 腹圧性尿失禁:咳・くしゃみなどで腹圧時に生じる尿失禁

排尿症状—排尿相にみられる症状
- 尿勢低下:尿の勢いが弱いという愁訴
- 尿線分割・散乱:尿線が1本とならないという愁訴
- 尿線途絶:尿線が排尿中に1回以上途切れるという愁訴
- 排尿遅延:排尿開始が困難で,排尿準備ができてから排尿開始までに時間がかかるという愁訴
- 腹圧排尿:排尿の開始,尿線の維持または改善のために,力を要するという愁訴
- 終末滴下:排尿の終了が延長し,尿が滴下する程度まで尿流が低下する愁訴

排尿後症状
- 残尿感:排尿後に完全に膀胱が空になっていない感じがする愁訴
- 排尿後滴下:排尿直後に不随意に尿が出てくるという愁訴

過活動膀胱は,膀胱の不随意収縮により「我慢ができない突然生じる尿意(尿意切迫感)を中心に,頻尿や切迫性尿失禁を伴うこともある」症候群である。尿失禁の分類を表11-1に示す。

▶疫学

高齢者において尿失禁・排尿障害は頻度の高いものである。2003年に発表された疫学調査の結果,40歳以上で,尿失禁を有する人は2,100万人,排尿障害を有する人は2,500万人人と推定されて,今後人口の高齢化に伴いさらに増加すると考えられている。

頻尿(1日8回以上)かつ1週1回以上起こる尿意切迫感を有するもの(過活動膀胱)は810万人程度いると推定されており,男女を問わず加齢とともに増加し,70歳代で23%,80歳以上で35%となることが報告されている。尿失禁については,高齢者在宅住民では5〜15%,施設入所者では30〜80%に尿失禁がみられ,80歳以上では在宅住民でも20%はオムツをしている。

長期療養施設における尿失禁の原因は,泌尿器系の原因として,切迫性尿失禁が30%,腹圧性尿失禁が6%,溢流性尿失禁が5%であるのに対して,認知症が53%,寝たきりが45%,薬剤性が24%,糖尿病が18%と泌尿器系以外の原因が多いことが明らかとなっており,包括的な対応が求められる。

▶病因・病態生理と分子メカニズム

排尿筋の過活動:過活動膀胱・切迫性尿失禁。尿意切迫感がある状態で,頻尿・切迫性尿失禁などを伴う。「不随意に膀胱収縮がはじまりそうになる」には,膀胱からの知覚が非常に亢進し,中枢での尿意の情報処理に障害がある,排尿反射の抑制機能に障害があるなどの原因が想定されている。

膀胱の炎症,萎縮膀胱:膀胱炎,膀胱結石,間質性膀胱炎により膀胱刺激症状としての尿意切迫感や頻尿が,あるいは浸潤性膀胱腫瘍,放射線,加齢に伴う膀胱容量の低下によりやはり頻尿が出現する。

低活動膀胱:膀胱排尿筋の収縮機能が障害されて起こる排尿困難(尿勢の低下,排尿時間の延長,排尿開始時や排尿中にお腹に力を入れる「腹圧排尿」などの症状)を呈する状態をいう。同じような症状は慢性尿路閉塞でもみられる。排尿筋の収縮不全は,膀胱の血流や神経に障害(糖尿病や骨盤内手術後遺症による末梢神経障害など)がある場合や,筋肉そのものが萎縮する場合(加齢など)に起こる。

尿道の閉塞:前立腺肥大症。前立腺移行領域の尿道周囲腺や尿道内腺が加齢とともに線維腺腫ないし線維腺腫様構造の増生によって尿道を機械的に圧迫して排尿障害を引き起こす。病因として性ホルモンの不均衡とともに食生活(肉食)や性生活が関係しているといわれている。

尿道の弛緩:腹圧性尿失禁。尿道の括約筋の障害により,腹圧の上昇に伴い尿失禁が起こるもの。腹圧の上昇には,咳やくしゃみなどに伴う急激なものもあれば,重いものを持つ・立って移動するなどの急激でないものもある。尿道括約筋機能の障害には,尿道括約筋そのものの障害(萎縮など),尿道括約筋を支配している神経の障害(神経因性膀胱に合併することも多い),尿道括約筋以外の括約機能の障害(骨盤底筋の収縮障害・弛緩)などがある。

尿量増加:糖尿病,尿崩症,水分過剰摂取,低カリウム血症,高カルシウム血症,利尿薬投与時,加齢に伴う尿濃縮力低下,寒冷・飲酒に伴う抗利尿ホルモン(ADH)の抑制など,多様な原因で尿量の増加が起こる。

薬物:多くの薬物は排尿に影響を及ぼす。排出障害をきたす可能性のある薬物には,抗コリン薬,抗ヒスタミン薬,抗精神病薬,抗うつ薬,Ca拮抗薬,オピオイドなどがある。一方,蓄尿障害をきたす可能性のある薬物には,副交感神経刺激薬,コリンエステラーゼ阻害薬,利尿薬,ジギタリスなどがある。抗てんかん薬,Parkinson(パーキンソン)病治療薬,筋弛緩薬,α遮断薬・刺激薬,β遮断薬・刺激薬は排出障害,蓄尿障害のいずれも起こしうる。

心因性頻尿:緊張,不安など心因性の要因により頻尿となる場合がある。

▶臨床症状

下部尿路症状を表11-2にまとめる。下部尿路症状は下部尿路機能障害に特有な症状ではなく,尿路感染症,膀胱腫瘍などの疾患でも生じることに留意が必要である。

▶診断

一般内科医が行うべき検査
- **国際前立腺症状スコア(I-PSS)** 表11-3参照。I-PSSは前立腺肥大症の症状の評価のために作成されたものではあるが,女性の下部尿路症状の評価にも有効である。
- **国際尿失禁会議質問票ショートフォーム(ICIQ-SF)** 表11-4参照。
- **残尿測定・膀胱超音波検査** 排尿後に,膀胱の断面積(残

表11-3 国際前立腺症状スコア(I-PSS)

症状スコア

症状スコア重症度:軽度(0～7),中等度(8～19),重度(20～35)

どれくらいの割合で次のような症状がありましたか		まったくない	5回に1回の割合より少ない	2回に1回の割合より少ない	2回に1回の割合くらい	2回に1回の割合より多い	ほとんどいつも
Q1	この1カ月の間に、尿をした後にまだ尿が残っている感じがありましたか	0	1	2	3	4	5
Q2	この1カ月の間に、尿をしてから2時間以内にもう一度しなくてはならないことがありましたか	0	1	2	3	4	5
Q3	この1カ月の間に、尿をしている間に尿が何度も途切れることがありましたか	0	1	2	3	4	5
Q4	この1カ月の間に、尿を我慢するのが難しいことがありましたか	0	1	2	3	4	5
Q5	この1カ月の間に、尿の勢いが弱いことがありましたか	0	1	2	3	4	5
Q6	この1カ月の間に、尿をしはじめるためにお腹に力を入れることがありましたか	0	1	2	3	4	5
Q7	この1カ月の間に、夜寝てから朝起きるまでにふつう何回尿をするために起きましたか	0回	1回	2回	3回	4回	5回

QOL スコア

QOLスコア重症度:軽度(0, 1),中等度(2～4),重度(5, 6)

現在の尿の状況がこのまま変わらずに続くとしたら、どう思いますか	とても満足	満足	ほぼ満足	なんともいえない	やや不満	いやだ	とてもいやだ
	0	1	2	3	4	5	6

表11-4 国際尿失禁会議質問票ショートフォーム(ICIQ-SF)

最近1カ月間のあなたの尿もれの状態をお答えください

1 どれくらいの頻度で尿がもれますか?(1つだけ、○をつけてください)
- なし □=0
- おおよそ1週間に1回,あるいはそれ以下 □=1
- 1週間に2～3回 □=2
- おおよそ1日1回 □=3
- 1日に数回 □=4
- 常に □=5

2 あなたはどれくらいの量の尿もれがあると思いますか?(あてものを使う使わないにかかわらず、通常はどれくらいの尿もれがありますか)
- なし □=0
- 少量 □=2
- 中等量 □=4
- 多量 □=6

3 全体として、あなたの毎日の生活は尿もれのためにどれくらい損なわれていますか? 0(まったくない)から10(非常に)までの数字を選んで○をつけてください

0 1 2 3 4 5 6 7 8 9 10
まったくない　　　　　　　　　　　　非常に

4 どんなときに尿がもれますか?(あなたにあてはまるものすべてをチェックしてください)
1. なし。尿もれはない
2. トイレにたどりつく前にもれる
3. 咳やくしゃみをしたときにもれる
4. 眠っている間にもれる
5. 体を動かしているときや運動しているときにもれる
6. 排尿を終えて服を着たときにもれる
7. 理由がわからずにもれる
8. 常にもれている

尿量=(長径×短径×前後径)/2)を測定し、残尿量の測定を行う。残尿の重症度は、50 mL未満が軽度、50～100 mLは中等度、100 mL以上は重度とする。また膀胱充満時に、膀胱腫瘍、膀胱結石の有無、膀胱壁や膀胱頸部の異常も観察できるほか、後部尿道膀胱角(臥位安静時の矢状断面像における膀胱壁と尿道の角度)の増大から腹圧性尿失禁の確認も可能である。前立腺を観察し、前立腺容積の推定(前立腺容積=(前後径×左右径×上下径)/2)も可能である。さらに腎臓を観察し水腎症の有無を確認する。残尿測定だけであれば、排尿後にカテーテルを挿入し、用手的に膀胱を圧迫し、尿量を測定することで確認できる。

- **排尿記録** 1日総尿量、昼間排尿回数、昼間排尿量、夜間排尿回数、夜間排尿量、1回排尿量を2～3日つけてもらい、治療方針の決定や治療効果の判定を行う。
- **泌尿器系疾患のスクリーニング** 尿沈渣、尿培養検査、尿細胞診、腹部超音波検査、腹部単純X線写真、前立腺特異抗原(PSA)(男性のみ)などを行い、尿路結石、尿路感染症、尿路腫瘍、前立腺癌などを否定する。

泌尿器科医など専門医が行う検査

- **泌尿器科的・婦人科的診察** 陰部の感覚、肛門括約筋のトーヌスに加え、男性では直腸診にて、前立腺の大きさとかたさを診察する。女性性器では、会陰の萎縮、骨盤内臓器の下垂(膀胱瘤、直腸瘤、子宮脱)、骨盤内腫瘤、腟壁周囲の筋肉のトーヌスを診察する。
- **尿流動態検査** 尿流検査(uroflowmetry)や膀胱内圧測定(cystometrography)、外尿道括約筋筋電図が主に行われる。尿流率、尿意の程度、最大膀胱容量の評価に加え、排尿筋過活動(過活動膀胱・脳血管障害)、排尿筋・括約筋協調不全(脊髄損傷)、排尿筋無緊張(末梢神経障害)などの所見が確認できる。腹圧性尿失禁が疑われる場合、尿道内圧測定により尿道長、尿道閉鎖圧を評価し、尿道括約筋の閉鎖機能を検査する。
- **ストレステスト** 膀胱充満時に、大きな咳をさせ、尿もれがないか確認する。大きな咳ができない場合は、下腹

部を圧迫してもよい．砕石位で認められない場合は，立位で繰り返す．膀胱が充満していない場合は，残尿測定後に膀胱に生理食塩水を注入し行うとよい．パットをあてておき，もれた尿量を測定する．
- **その他** 膀胱内視鏡検査，前立腺生検に加え，CTスキャン，MRI（脳・脊髄も含む）に加えて，腎尿管膀胱部単純撮影（KUB），排出性膀胱造影，膀胱造影，シンチグラフィなどの画像検査が追加される．

■ 治療と薬理メカニズム
生活習慣の改善
- **過剰な水分摂取の制限** 1日の尿量が25～30 mL/体重kgくらいになるように．
- **夕方以降の水分摂取の変更** 夕方以降にとっていた水分を15時以前にとるように．
- **コーヒー，紅茶，緑茶，アルコールの制限** 利尿作用があるので夜間の摂取は夜間頻尿の原因となる．
- **便秘の解除** 便が直腸内に停滞すると尿失禁や排尿困難の原因となる．

行動療法
- **膀胱訓練** 排尿を我慢することによって蓄尿能力を高めようとするものである．切迫性尿失禁のある症例では，したいと思ったときにすぐトイレに行かないで他に楽しいことを考えたりして尿意切迫感が去ったところでトイレに行くと，もらさずにすむことがある．しかし，蓄尿能力の向上には限界があり，むしろ蓄尿能力をもともと有する人が，膀胱炎の予防ということで頻回にトイレに行っている場合に，少しずつ排尿間隔をあけるよう指導するのがよい．
- **骨盤底筋体操** 骨盤底筋体操は骨盤底筋の緊張低下による腹圧性尿失禁に有効であるとされてきたが，切迫性尿失禁でも有効である．骨盤底筋は肛門や膣を締める筋肉であり，肛門や膣を締めると同時に尿道括約筋も閉まる．1日に50～100回ほど繰り返す．朝食時，10時，昼食時，15時，夕食時，就寝時に10～15回，骨盤底筋をゆっくりと強く締め，5秒間保持する体操を，深呼吸しながら何回かに分けて行う．
- **排尿誘導** 介護者の負担の度合いも考えながら，2～4時間に1回排尿を促したり，介助する．認知障害やADL（日常生活動作）障害を有する虚弱高齢者の尿失禁に有効である．

薬物療法
- **α遮断薬** 尿道閉塞．膀胱三角部から前立腺部尿道にα交感神経終末が存在しており，α遮断薬の作用により膀胱出口部の緊張が軽減される．尿勢の低下，尿線途絶などの排尿症状だけでなく，残尿感といった排尿後症状，尿意切迫感や切迫性尿失禁などの蓄尿症状にも有効である．α遮断薬の副作用として，起立性低血圧に注意する．
- **抗コリン薬** 過活動膀胱．過活動膀胱の発症機序はいまだに解明されていないながら，膀胱排尿筋の過活動性は抗コリン薬によって抑えられる．抗コリン薬の副作用には，排尿筋収縮力低下による残尿の増大・尿閉，口腔内乾燥（唾液分泌の低下），便秘，認知障害の悪化などがあり注意．
- **交感神経刺激薬・女性ホルモン** 腹圧性尿失禁．腹圧性尿失禁の薬物療法としては，α刺激薬（フェニルプロパノールアミン〈phenylpropanolamine〉）やエストリオールの有効性が報告されているものの，効果はかぎられており我が国では一般的でない．現時点では，保存療法または手術療法がまず試みられるべきであると考えられている．また，β刺激薬である塩酸クレンブテロールは，わが国で臨床使用されているものの，無作為化臨床試験で有効性が確認されていない．
- **コリン作動薬** 低活動膀胱．臭化ジスチグミンや塩化ベタネコールは膀胱排尿筋の収縮力を増強させる可能性はあるが，単独での効果は疑問視されている．近年，α遮断薬との併用が有効であるとする報告もある．副作用として，コリン作動性クリーゼに注意する．
- **利尿薬・非ステロイド性抗炎症薬（NSAIDs）** 夜間多尿に対して朝食後の利尿薬や夕食後のNSAIDsが有効であるとの報告があるが，必ず効果があるとはかぎらないので，有効性を確認しながら処方する．利尿薬は，日中の尿量を増やすことにより夜間の尿量が減少するという機序で，NSAIDsは膀胱排尿筋に対する直接作用，あるいはプロスタグランジンを介した腎血流減少作用が想定されている．

手術療法
中等症から重症の前立腺肥大症に対しては，経尿道的前立腺切除術や開腹の前立腺摘出術などが検討される．

腹圧性尿失禁に対して，スリング手術であるTVY（tension-free vaginal tape）手術が行われる場合がある．

骨盤臓器脱に対しては，ペッサリー療法がまず検討されるが，通常3ヵ月に1回程度の交換が必要となる．根治術として，前腟壁形成術，後腟壁形成術，腟式子宮全摘術，肛門挙筋修復および会陰形成術を組み合わせた手術が行われる．

尿路管理
多量の残尿が存在すれば，清潔間欠導尿（clean intermittent catheterization：CIC），尿道留置カテーテル，膀胱瘻などの尿路管理が必要となる．ただし，安易なカテーテル留置は控えるべきであるが，具体的には，入院時に300 mL未満の残尿であれば，入院中の適切な管理によりカテーテルの長期留置が必要な症例はほとんどないという報告がある．

オムツの選択
オムツは，排尿に移る動作，普段のADL，尿意切迫感，尿失禁の程度などから，適切なものを選択する．パット部分では，失禁パット，失禁ガード，パンツ用パット，尿とり用パットがあり，パンツ部分は，布製の専用ショーツ，薄型パンツ，厚型パンツ，テープ型オムツなど多様な種類がある．

〔山口 潔〕

参考文献
1) 本間之夫ほか：排尿に関する疫学的研究．日本排尿機能学会誌 14：266-277，2003
2) 岡村菊夫ほか：一般内科医のための高齢者排尿障害診療マニュアル（http://www.ncgg.go.jp/hospital/manual.html）
3) 岡村菊夫ほか：高齢者尿失禁ガイドライン（http://www.ncgg.go.jp/hospital/manual.html）
4) 山元ひろみ：おむつの選択のアルゴリズムの作成に関する研究．高齢者排尿障害に対する患者・介護者，看護師治名の排泄ケアガイドライン作成 一般内科医向きの評価基準・治療効果判定基準の確立，普及と高度先駆的治療法の開発 平成16年度厚生労働省科学

研究費補助金(長寿科学総合研究事業)総括研究報告書, p57-62, 2005

12 高齢者の消化器症状

便秘

■ **定義・概念／疫学** 高齢者の診察にあたり，最も高頻度に遭遇する症候の一つに便秘がある．便秘の正確な定義はないが，「日常の便通と比較して弁が長時間にわたって腸管内にとどまり，水分が減少してかたくなり，排便に困難を伴う状態」と考えられる．

高齢者は排便回数または排便量の減少，排便時の力み，残便感などを便秘として訴える．便秘は加齢とともに増加し，70歳以上の高齢者の訴えは便通異常訴えのほとんどが便秘である．高齢者の便秘は悪性疾患の合併例があり，慎重に対処すべきである．

■ **病因・病態生理と分子メカニズム／分類** 加齢に伴う食事量や日常生活動作(ADL)の低下，生理的機能の低下，器質的疾患の増加が便秘の誘因となる．表12-1に便秘の原因となる加齢による生理的機能の低下を示す．このような生理的機能の低下に伴い，腸管の緊張や蠕動運動および筋力の低下をきたし，結腸の痙攣性収縮により便が直腸に輸送されず水分の吸収が増大しても兎糞状の便となり，正常な排便が障害され便秘が生じる．

高齢者に多い慢性便秘は，病態により機能性，器質性，症候性，薬剤性に分類される．

機能性便秘

弛緩性便秘：腸管の緊張や運動能低下により腸内容が停滞して起こる．高齢者，長期臥床者，食事摂取量の少ない人などによくみられる．

直腸性便秘：排便反射低下による直腸内の便塊排出が困難な状態．便意を抑制する習慣や，下剤・浣腸の濫用による直腸粘膜の感覚鈍麻が原因となりうる．弛緩性便秘を伴うことが多い．

痙攣性便秘：S状結腸を中心とする下部直腸の痙攣性収縮により直腸までの糞便の輸送が障害された状態で，水分の吸収も増大し，便は兎糞状になる．

器質性便秘

悪性疾患に伴う便秘：腸管，多臓器腫瘍に伴う狭窄，浸潤，癒着が通過障害の原因となる．

炎症性便秘：術後癒着，憩室炎などの炎症治癒に伴う瘢痕性収縮による通過障害が起こる．

症候性便秘

糖尿病，甲状腺機能低下症，神経疾患(脳血管障害，Parkinson病，多発性硬化症など)など，全身性疾患の部分症状として生じる二次的の便秘である．

薬剤性便秘

高齢者では合併する心血管系疾患や消化器疾患，神経疾患などさまざまな疾患に対して治療薬が投与されており，これらの多数の薬剤が便秘の誘因となることがある．抗コリン薬，制酸薬，麻薬，抗うつ薬などは腸管運動を抑制し，医原性の機能性便秘の原因となりうる．

表12-1 便秘の要因となる加齢に伴う生理的機能の低下

1) 身体活動や食事摂取量の低下
　→腸内容の減少，腸管壁への物理的＋拡張刺激の減弱，腸局所血流の低下
　→腸管の緊張や蠕動運動の低下
2) 腸管筋層の萎縮，結合織の増生
　→大腸の支持組織の緊張＋運動の低下
3) 大腸憩室の増加
　→腸管壁緊張低下の助長
4) Auerbach神経叢の変化
5) 腸管の分泌低下
　→便硬度の増大
6) ガス吸収機能の低下
　→腸管内腔の拡張，左右結腸弯曲部の異常弯曲
7) 直腸壁の感受性低下
　→排便反射の低下～消失
8) 排便に関する筋力(腹筋＋横隔膜筋＋骨盤底筋群など)の低下
　→腹圧の低下，直腸肛門角拡大力の低下
9) 高齢者に多くみられる疾患との関連
　→脳血管障害，肺気腫，心不全
10) 高齢者のライフスタイルと心理的要因
　→少ない食事量，繊維成分の少ない食事内容，水分摂取の低下，便意の抑制
11) 浣腸や下剤の習慣性

■ **診断** 高齢者では担癌患者も多く，常に器質的疾患が隠れていないかを念頭におくことが大切である．問診，身体所見のほか，便潜血反応，貧血の有無，腫瘍マーカー，内分泌疾患の有無，腹部X線所見，注腸造影検査などが有効である．基礎疾患を複数有する例も珍しくないため，疾患の種類や，それらの疾患に対する投薬内容を十分に問診し，二次性の便秘や薬剤の副作用についても検討する必要がある．

高齢者の便秘への対応

器質性便秘：まず原疾患の治療を行う．機能性便秘では生活指導や食事指導を行う．具体的には胃直腸反射を利用した朝食後の排便習慣を身につけ，腹圧を高めるために腹式呼吸や腹筋運動をすすめる．心理的要因の強い痙攣性便秘では規則正しい食生活や，心身の安定，ストレスの軽減を指導する．

弛緩性便秘：食物繊維の多い高残渣食をすすめ，便量を増やすことによって腸通過時間の短縮，便の水分量の増加，腸壁への刺激の増加をはかる．また，腸内細菌叢のビフィズス菌の割合が低下すると，腸内の異常発酵に伴う便秘をきたすので，ビフィズス菌やその増殖を助けるオリゴ糖，水溶性ビタミン類の摂取を促す．和式のしゃがむ姿勢は肛門直腸角を直線化し，肛門管を弛緩させるので排便を補助する．排便時の姿勢も工夫が必要である．

このような生活指導や食事指導が有効でない場合には，便通や便の性状にあわせて下剤を選択し使用する．直腸性便秘では内服薬ではなく座薬が有効なことがある．また，摘便や浣腸による肛門反射の誘発が有効なことも多い．

腹痛

■ **定義・概念／疫学** 腹痛(abdominal pain)とは，その言葉のとおり，腹部に感じる痛みであり，さまざまな原因

により発生し、日常臨床において最も頻繁に遭遇する症状の一つである。特に、急激に発生し、緊急手術の必要性が考慮される腹痛(いわゆる急性腹症)を呈する場合には、重篤な転帰をたどる場合もあり、迅速かつ機応変な臨床的対応が必要である。高齢者の場合、若年者と比較して、腹部症状が軽微な場合があり、時として急性腹症の診断が困難にであり、注意を要する。

● 病因・病態生理と分子メカニズム／分類
腹痛は疼痛の発生機序から、体性痛・内臓痛・関連痛に分類されるが、実際には混在して存在することも多い。

体性痛(somatic pain)：皮膚・皮下組織・壁側腹膜・横隔膜・腸間膜根部に分布している。脊髄神経の知覚神経終末の直接刺激により発生する痛みである。痛みは持続性であり、またその部位も明瞭である。多くの場合、筋性防御や反跳圧痛(rebound tenderness)などの腹膜刺激症状を伴うが、高齢者においては軽微な場合もあり、注意が必要である。局所の感染や壊死、消化液の腹腔内漏出による化学刺激によることが多い。このため、疼痛軽減に対して鎮痙薬は無効である。

内臓痛(visceral pain)：腹腔骨盤内各臓器の平滑筋内に分布している、知覚神経終末の直接刺激により発生する痛みである。すなわち、消化管や胆嚢のみならず、尿管や膀胱も痛みの発生源となる。原則として、通常の蠕動運動において痛みを感じることはないが、平滑筋の攣縮・伸展などの物理的刺激や虚血による酸素欠乏により疼痛が発生する。痛みは間欠性・発作性であり、その部位は不明瞭なことが多い。しばしば悪心・嘔吐、発汗、血圧低下などの自律神経反射症状を伴う。

関連痛(referred pain)：内臓の刺激が、ある特定の皮膚にもたらす疼痛であり、放散痛とも呼ばれる。体性痛・内臓痛の両者とも関連痛を発生しうる。代表的な体性痛に伴う関連痛としては、横隔膜の壁側腹膜の疼痛刺激により同側の肩や上腕に痛みを生じる、横隔膜痛が知られている。内臓痛による神経刺激が脊髄後角に入る際に、同じあるいは近接する部位の皮膚への求心性神経線維を刺激して、その支配領域の皮膚に疼痛を発生させると考えられている。急性胆嚢炎や急性膵炎における右背部痛が有名である。

● 診断
腹痛の診断において常に念頭におかなくてはならないことは、まずそれが緊急でインターベンション治療(外科手術、内視鏡手術、経皮的ドレナージ術など)を要するかどうか、あるいはインターベンション治療が必要な疾患を除外することである。特に高齢者においては、悪性腫瘍の頻度が高いこと、および動脈硬化の進行による虚血性消化管疾患(虚血性腸炎、上腸間膜動脈血栓症など)の可能性に留意すべきである。

腹痛の診断は問診、身体所見、臨床検査・画像診断から総合的に行われ、それぞれが膨大な情報を有しうる。ここでは、比較的頻度の高い、あるいは緊急性の高い所見を中心に述べることとする。

問診
まず腹痛の性状(いつから、どの部位に、内臓痛か関連痛か、食事・排便との関連の有無、随伴症状の有無など)について聴取する。既往歴や内服薬に関する情報も診断に有用である。たとえば、腹部手術歴があり、腹痛・嘔吐・排便/排ガスの停止があれば、癒着性腸閉塞を念頭において検査を進めるべきであろうし、心房細動や脳梗塞の既往があり、急激に発症した高度の体性痛があれば、上腸間膜動脈血栓症を念頭においてすみやかな対応を進めなければならない。

身体所見
一番はじめに確認しなければならないのは、いわゆるバイタルサイン(意識レベル、体温、血圧、脈拍数、呼吸状態)である。バイタルサインの変動がみられた場合、全身状態の管理をしつつ、急性腹症としての対応が必要になる。続いて以下のとおり腹部診察を行う。

視診：手術創の有無、腹部膨満の有無(腹水や鼓腸(腸管の膨満)の存在)、皮膚所見(肝硬変患者における毛細血管拡張(vascular spider)や静脈怒張(caput medusae)、重症急性膵炎における臍周囲の皮下出血(Cullen's sign)など)を確認する。また特に高齢者の場合、しばしば鼠径ヘルニア・大腿ヘルニア嵌頓による腸閉塞をきたすため、ズボンを下ろして、鼠径大腿部も含めてよく観察することが重要である。

聴診：腸管蠕動音を聴取する。機械性腸閉塞の場合、蠕動音は亢進し、金属性雑音(metallic sound)を呈する。機能性腸閉塞や腸管壊死の場合、蠕動音は低下する。その他、腹部大動脈瘤の場合、血管雑音を聴取する場合もある。

触診：患者を仰臥位とし、下肢を屈曲させる。腹壁の緊張を避けるために、触診は温かい手で行い、声かけをしながら触診する。痛みのない部位から触診し、最も痛みが強い部位を最後に触診することが重要である。圧痛の有無を確認する。筋性防御(muscular defense)を認めた場合、炎症が壁側腹膜に及んでいることを示唆するが、高齢者では、腹部の萎縮により不明瞭な場合があり、注意を要する。反跳痛(rebound tenderness)は腹膜刺激症状の代表的徴候であり、腹膜炎を疑う所見である。

打診：腹部膨満を認めた場合に、それがガスによるものであれば鼓音を呈する。腹水や血液によるものであれば、多量の場合には波動(fluctuation)を認める。

直腸診：通常左側臥位で行う。痔核・痔瘻の有無、直腸腫瘍の有無、血便の有無、Douglas窩の圧痛の有無について確認する。

画像診断
問診および身体所見に基づく必要な検査を行う。特に高齢者において、鉄欠乏性貧血を認める場合、慢性的な消化管出血、すなわち消化管悪性腫瘍の可能性を考えて内視鏡検査などを行う。急性腹症の場合、白血球が高値であれば、なんらかの炎症を疑う。血清・尿アミラーゼ高値は急性膵炎を示唆する。画像診断の第一選択は簡便性・非侵襲性・豊富な情報量の3点の理由で腹部超音波検査である。

■ 治療と薬理メカニズム
腹痛の原因に応じて治療を選択する(具体的な治療法については各論参照)。大切なことは、腹痛はその原因を知るための重要な症候であり、きちんと腹部診察を行った後に除痛をはかるべきであることと、腹痛は経過観察においても重要な症候であるので、鎮痛薬投与により症状増悪の徴候を見逃すことのないように注意をはらう必要があることである。

吐血・下血

▶**定義・概念／疫学** 吐血（hematemesis）とは，上部消化管（Treitz靱帯より口側）からの消化管出血により，口から血液を排出する症状であり，下血（melena）とは，上部消化管からの出血による血液が胃酸と交わることにより，黒色便・タール便として肛門から排出される症状である。また，下部消化管からの出血による血液が肛門から排出される症状を，血便（bloody stool）という。いずれも顕性消化管出血の症状である。すなわち，吐血・下血は上部消化管出血の症状であるが，ここでは，消化管出血全般について述べる。

▶**病因・病態生理と分子メカニズム／分類** 消化管出血の原因は多彩である。表12-2に，消化管出血を呈する主な疾患を部位別にまとめた。

消化管出血はその出血源の存在部位により，上部・中部・下部消化管出血の3つに分類される。すなわち，上部消化管出血とは，上部消化管（Treitz靱帯より口側，あるいは通常の上部消化管内視鏡検査にて診断可能な部位）からの出血であり，下部消化管出血とは，下部消化管（大腸，あるいは通常の下部消化管内視鏡検査で診断可能な部位，すなわち大腸および回腸末端）からの出血であり，小腸からの出血は中部消化管出血（mid GI bleeding）と定義されている。

なお，原因不明の消化管出血（obscure gastrointestinal bleeding：OGIB）とは，「通常の上部および下部消化管内視鏡検査にて明らかな出血源を認めない消化管出血」と定義されている。OGIBはさらに，出血が肉眼的に認識できるovert bleeding（顕性出血）と，認識できない（便潜血陽性，鉄欠失性鉄欠乏性貧血が相当する）occult bleeding（不顕性出血）に分類される。

▶**診断** 消化管は非常に長い臓器であり，消化管全長（口から肛門まで）は約10mにも及ぶ。確定診断および治療には消化管内視鏡検査が必要になることも多いが，問診および診察により出血部位・原因を推定して，出血源が発見されやすい検査法（上部あるいは下部消化管内視鏡検査）を選択することが重要である。ここでは，高齢者に比較的頻度の高い疾患を中心に述べることとする。

問診

消化管出血の性状（吐血なのか下血なのか，あるいは血便なのか）および発症時期について聴取する。既往歴も聴取する。肝疾患の既往がある場合，食道・胃静脈瘤の可能性を考える。内服薬についても確認する。非ステロイド性抗炎症薬（NSAIDs）は，高齢者の整形外科的疾患に伴う痛み止めとして処方されていることが多いが，NSAIDsは，

表12-2 消化管出血を呈する主な疾患

- **食道**：食道静脈瘤，食道癌，逆流性食道炎，Mallory-Weiss症候群
- **胃**：胃潰瘍，急性胃粘膜病変（AGML），胃癌，胃血管異形成，胃静脈瘤，門脈圧亢進症性胃症など
- **十二指腸**：十二指腸潰瘍，十二指腸癌，乳頭部腫瘍，胆道出血など
- **小腸**：小腸癌，消化管間葉性腫瘍（GIST），小腸リンパ腫，小腸血管拡張，小腸潰瘍，Crohn病，Meckel憩室出血など
- **大腸**：大腸癌，潰瘍性大腸炎，Crohn病，大腸憩室出血，虚血性腸炎，感染性腸炎，出血性直腸潰瘍，痔・肛門疾患など

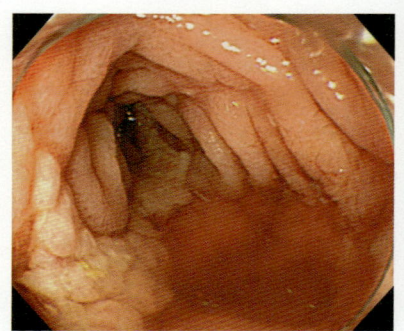

図12-1 虚血性大腸炎の大腸内視鏡像
縦走潰瘍を伴う

胃・十二指腸潰瘍および小腸潰瘍の危険因子である。また，高齢者は心疾患・脳血管障害に対して抗凝固薬を投与されている場合も多いが，抗凝固薬内服により，出血量が増加し，重篤な状態にいたるケースも散見されるため，注意を要する。

腹痛・発熱を伴う血便の場合，感染性腸炎（O-157腸炎など）を疑う。特に高齢者において，腸閉塞を伴う血便の場合，大腸癌の可能性を考える。便秘によるいきみの後に突然出現した血便や，動脈硬化症や血栓症の既往を有する症例における血便の場合，虚血性大腸炎（図12-1）の可能性を考える。

その他，過去の内視鏡検査歴も重要である。高齢者の場合，内視鏡検査歴を有している場合が多く，胃・十二指腸潰瘍の既往がある吐血・下血の場合，同疾患の再燃を疑うべきであるし，大腸憩室の指摘があり，抗凝固薬内服中の血便であれば，大腸憩室出血の可能性を考える。長期臥床中や高度便秘例における血便の場合，出血性直腸潰瘍を疑う。

身体所見

まずバイタルサイン（意識レベル，体温，血圧，脈拍数，呼吸状態）を確認する。ショック状態にある場合，内視鏡検査は禁忌であり，まずショックに対する治療を行った後に，必要に応じて内視鏡検査を行う。また，腹膜刺激徴候を認める場合，消化管穿孔の可能性もあり，内視鏡検査の可否については慎重な判断を要する。

明白な顕性出血の場合は必ずしも必要としないものの，消化管出血の診察において，直腸診はきわめて重要である。便性状の確認（黒色便か血便か，あるいはそれ以外なのか，粘液混入の有無），直腸腫瘤の有無，痔の有無について確認する。

画像診断

内視鏡検査が中心となる（詳細については各論参照）。

■**治療と薬理メカニズム** 出血の原因に応じて治療を選択する。消化管出血の治療において，内視鏡的止血術は中核をなすことは疑いの余地がないが，前述したとおりショック状態にある場合，内視鏡検査は禁忌であり，まずショックに対する治療を行う。また，内視鏡的止血術には

限界があることも認識すべきであり，内視鏡的止血が困難な場合には，血管カテーテル法や外科手術も含めた検討を行うことが重要である．

【深井 志保】

13 高齢者に多い不定愁訴

高齢者のめまいの種類と原因

めまいには，目がまわる感じ，目がかすむ感じなどの意味があり，身体の静的ならびに動的な平衡維持に関する末梢機構や中枢連絡機構のいずれかに障害が起こったときに感じられる異常な知覚であると定義される．高齢者は「めまい」という言葉でさまざまな異なる病態を表現するが，それらは回転感（vertigo），眼前暗黒感（faintness, presyncope），浮動・動揺感，動作時のふらつき感（dizziness, imbalance）に分類できる．めまいの種類と原因を表 13-1 に示す．

めまいは高齢者に最も多い訴えの一つである．若年者では上位中枢における情緒障害や心身症に関するめまいが多いのに対し，高齢者では前庭機能，脳血管障害，起立性低血圧や不整脈などの循環器疾患，頸椎・脊椎症，末梢神経障害，下肢の筋力低下，関節の不安定性，パーキンソニズムに伴うものが多く，さらに各種疾患に対する薬物の副作用としてのめまいが起こりうる．特に後期高齢者になると，末梢前庭系の加齢変化と中枢神経や筋骨格系の退行変性によって起こる，ふらつきやアンバランスが目立つようになる．

高齢者のめまいの検査と診断

めまいは自覚症状であるので，問診が重要である（表13-2）．実際，病歴からある程度の鑑別が可能であり，理学所見がこれを裏づけ，神経耳鼻科的検査や画像検査によって診断にいたる．特に高齢者の場合，高血圧，循環器疾患，糖尿病などのなんらかの基礎疾患を持っていることが多く，内服薬やその副作用として，めまいやふらつきがないかについても調べる必要がある．診断上の留意点としては，一般内科学的・理学的診察に加えて，表13-3 にあげた点に注意して診察する．

検査として最も簡便なのは「単脚立位試験」である．閉眼してから片足を持ちあげ，接地するまでの時間をはかる．症状により中枢性障害を疑うときは，MRI や CT などの画像検査がめまいの原因鑑別に必要である．そのほかの検査として，血算（貧血の有無）・生化学，血糖（低血糖の有無），動脈血ガス分析，心電図，胸部単純 X 線，聴力検査はできるだけ行い，必要に応じて Holter 心電図，内耳機能検査，脳波検査，頸椎単純 X 線，頭部 CT または MRI，MR angiography（MRA）を行う．

高齢者のめまいの代表的疾患とその対策

脳血管障害：めまいに関連する小脳や脳幹を灌流する椎骨脳底動脈系の循環不全，脳幹・小脳の出血・梗塞により，回転性めまいを生じる．通常，複視，構音障害などの脳神

表 13-1 めまいの種類と原因

種類	原因疾患，薬物など
回転性めまい (vertigo)	急性：脳血管障害（椎骨脳底動脈系の虚血，脳幹・小脳の出血・梗塞），薬物（アスピリン，アミノグリコシド，アレビアチン，フェニトイン，カルバマゼピンなど），内耳炎，中耳炎，前庭神経炎，Ramsy Hunt 症候群 反復性：Ménière 病，一過性脳虚血発作，片頭痛，多発性硬化症，痙攣，甲状腺機能低下症 頭位性：良性発作性頭位めまい症，外傷，感染症
眼前暗黒感，失神の前兆 (faintness, presyncope)	起立性低血圧，不整脈，てんかん，脳血管障害，鎖骨下動脈盗血症候群，情緒障害，過換気症候群，低血糖，低酸素血症
動作時のふらつき感 (dizziness, imbalance)	薬物（抗不安薬，睡眠薬，筋弛緩薬など），感覚障害，頸椎疾患，筋力低下，関節の不安定性，小脳性運動失調，末梢神経障害，脊髄障害，パーキンソニズム，脊髄小脳変性症，聴神経腫瘍などの脳腫瘍
その他	視覚の異常（調節障害，弱視，外眼筋麻痺），情緒障害，うつ病，不安神経症，薬物（抗不安薬，睡眠薬，抗ヒスタミン薬など）

表 13-2 問診のポイント

1) めまいの種類：回転感（天井がぐるぐるまわる，臥位でも横転しそうな感じがする），眼前暗黒感，浮動・動揺感，動作時のふらつき感（身体がふらふらするが座位や臥位では安定する），その他（ぼんやりする）など
2) 発症は急性か，慢性か
3) 頻度は単発性か，反復性か
4) 持続時間
5) 誘引：体位変換，睡眠不足，薬剤（降圧薬，利尿薬，血管拡張薬などの服用），アルコール摂取など
6) めまい以外の症状の有無：複視，難聴，耳鳴り，悪心・嘔吐，四肢動力，感覚障害，発汗，動悸など
7) 食事，排尿・排便，入浴との関連

表 13-3 診察上の注意点

1) 血圧測定は臥位と立位で行う
2) 自発眼振の有無の確認，頭位変換に伴う眼振の誘発
3) 協調運動検査
4) 深部感覚（振動覚，位置覚など）の異常の有無
5) Romberg 徴候の有無，歩行の観察，単脚立位試験，重心動揺検査

経症状，手足のしびれなどを伴うことが多い．

良性発作性頭位めまい症：高齢者のめまいとしては最も頻度が高い．一定の頭位をとったときにめまいが起こるが，その頭位をとり続けるうちに次第にめまいは軽減する．通常持続時間は 1 分以内である．一般に，安静にしているだけで軽快，消失する．その旨を患者によく説明する．反復する場合は，頭をゆっくり動かすよう指導する．症状が強い場合には一時的に抗めまい薬を投与し，発作時のめまい軽減をはかる．

起立性低血圧：仰臥位に比し立位にて収縮期血圧20 mmHg以上の血圧低下を起立性低血圧と診断する。高齢者では疾患に伴う脱水や減塩によって，容易に起立性低血圧をきたしうる．急に立ちあがったときにめまい感や眼前暗黒感を自覚し，ひどいときには転倒によって頭部外傷や大腿骨頸部骨折などの事故につながる．薬物，Parkinson（パーキンソン）症候群，糖尿病性神経障害などが背景にあることが多い[1,2)]．また，起立性低血圧を呈する高齢者では，食後の血圧低下を認めることも多い．日常生活上の留意点として，急激な起立を避け，下肢に血流が貯留するのを防ぐために弾性ストッキングの着用を指導する．

食後低血圧：食後低血圧は食後30分〜1時間前後に血圧が下がることが特徴である[3)]．顔面蒼白，冷汗，めまい，さらには失神することもある．食後，腸管に血流が集中し，脳への血流が減少するため，すなわち，自律神経の調節異常が原因であるとされている．対策としては，一度にたくさん食べないことや，塩分を多めにとること，食後の安静が重要である．

前庭神経炎：急性で聴覚障害を伴わない回転性めまいをきたす．上気道炎などのウイルス感染や血管障害によることが多い．発作は数日から数週間続くが，後遺症なく回復し，再発しないことが多い．

Ménière 病：Ménière（メニエール）病は反復性の回転性めまい，耳鳴り，難聴を三主徴とする．悪心・嘔吐を伴い，1回の発作は数分から数時間持続する．耳鳴りと難聴は発作間欠期にも持続することが多い．内リンパ管の腫脹が原因とされ，高齢者では難聴は進行性で両側性となる．

薬物：高齢者では薬物によるめまいの頻度が高い．アスピリン，アミノグリコシド，アレピアチン，フェニトイン，カルバマゼピン，フロセミドなどで回転性めまいを，降圧薬（特にα遮断薬，中枢性降圧薬），血管拡張薬，アルコール，抗精神病薬[4)]，抗コリン薬，抗Parkinson病薬などで起立性低血圧を，抗不安薬，睡眠薬，筋弛緩薬などで身体動揺感をきたしうる．原則として投薬の中止により症状は消失する．

高齢者のめまいは複数の原因が複合していることが多く，診断は一つの検査や所見だけで確定することが困難であり，問診・身体所見や検査結果を総合的に判断することが重要である．

【深井 志保】

参考文献
1) Robertson D et al : Causes of chronic orthostatic hypotension. Arch Intern Med 154 : 1620-1624, 1994
2) Mets TF : Drug-induced orthostatic hypotension in older patients. Drugs Aging 6 : 219-228, 1995
3) Jansen RWMM et al : Postprandial hypotension : Epidemiology, pathophysiology, and clinical management. Ann Int Med 122 : 286-295, 1995
4) Mackin P : Cardiac side effects of psychiatric drugs. Hum Psychopharmacol 23 (Suppl 1) : 3-14, 2008

14 高齢者の睡眠障害

■ **定義・概念** 米国睡眠障害連合診断分類操作委員会（ICSD，1990）では，「睡眠の開始と維持の障害」を睡眠障害と定義している．

■ **疫学** 高齢者の約20〜30%に睡眠障害の訴えがある（ナルコレプシーと睡眠異常については22章14-3，睡眠時無呼吸症候群については14章6-1参照）．

■ **病因・病態生理と分子メカニズム** 睡眠は概日リズム（サーカディアンリズム〈circadian rhythm〉）によりパターンが決定されている．そのサーカディアンリズムは，約24時間周期で変動する生理現象で内在的に形成されるものであるが，光・温度・食事など外界からの刺激によって修正される．

高齢者ではサーカディアンリズムの中枢である視交叉上核の容積，細胞数の減少がみられる．Alzheimer（アルツハイマー）型認知症患者では，その傾向がより強い．高齢者では，日中の脳の覚醒機能が低下しているのでウトウトや昼寝が増加する．加えて，白内障や網膜の光受容機能の低下で光を十分に感じない，運動量は減少する，社会から孤立する，食事の規則性が消失するなど，サーカディアンリズムが乱れやすい．結果として，夜間の睡眠障害が生じる．

加齢に伴う睡眠の質の変化：加齢に伴い，床に入ってから寝るまでの睡眠潜時の延長，中途覚醒の増加，睡眠効率の低下，睡眠の分断化などが生じる．ポリソムノグラフィ検査では，20歳代では深い睡眠のnon-REM睡眠段階（stage 3, 4）が睡眠の前半で出るのに対し，高齢者ではnon-REM睡眠段階の時間が減り，眠りが浅くなる．また，ステージシフト（睡眠段階が変わること）が頻回に起こり，睡眠中に何度も覚醒状態にいたるようになる．

加齢以外の睡眠障害の原因：①身体の病気，②症状（息が苦しい，胸焼けがする，痛み，頻尿・失禁），③うつ病，認知症などの精神の病気や心理的なストレス，④薬の副作用などが高齢者では，睡眠を妨げる原因となりやすい．

生活習慣病と睡眠障害：糖尿病患者は，健常者に比べて不眠の合併が約2倍みられる．その原因として，高血糖による口渇感，夜間頻尿，神経障害による痛みやしびれがあげられる．また，不眠が糖尿病の発症を促す機序として，不眠でインスリン抵抗性が悪化することや，レプチン分泌の低下に伴う肥満，グレリン分泌の上昇に伴う肥満などが糖尿病発症・悪化につながると考えられている．

高血圧患者の約30%に不眠の訴えがある．不眠による交感神経の亢進，食欲亢進による肥満，昼間のQOL（生活の質）低下による運動療法の制限などが原因としてあげられる．

肥満は睡眠時無呼吸症候群の誘因となり，不眠をもたらすことも少なくない．睡眠時間が短いと血中中性脂肪の上昇，HDL（高比重リポ蛋白）コレステロール低下が生じるとした報告もあり，脂質異常症と不眠との間に正の相関があると考えられる．

その他の疾患と不眠の関係：胃食道逆流症，前立腺肥大による夜間頻尿は，高齢者に多い疾患であり，睡眠に悪影響を与える．

■ **臨床症状・検査成績** ①入眠困難，②中途覚醒，③早朝覚醒，④熟眠感の欠如，⑤過眠などの症状がある．高齢者は睡眠障害による日中の傾眠，混乱，筋緊張低下により，転倒の危険性が高くなる．

■ **診断**

レストレスレッグス症候群（restless legs syndrome）：む

ずむず脚症候群とも呼ばれる。入眠前に下肢異常感覚および「脚を動かしたい」という強い衝動によって睡眠が妨げられる。「虫が這っている」「むずむずする」という訴えがあり、貧血、尿毒症に伴って出現することもある。70〜80%に周期性四肢運動障害（periodic limb movement disorder）が合併する。夕方から夜にかけて症状が起こり、特に寝床に入ってから最も症状が現れやすいのが特徴で、そのために睡眠が十分にとれず、不眠に悩まされることが多くなる。

REM 睡眠時行動障害（REM sleep behavior disorder）：REM 睡眠の時期に、筋緊張の抑制が障害されるために夢でみたことをそのまま行動に移してしまう。半数が原因不明だが、Parkinson（パーキンソン）病、びまん性 Lewy（レヴィ）小体病に合併しやすい。夢中遊行症（夢遊病）とは異なる。

睡眠時無呼吸症候群（sleep apnea syndrome：SAS）：高齢者の20%に合併している、という報告もあり、加齢に伴い合併頻度が高くなる（詳細については 14 章 6-1 参照）。

■ **治療と薬理メカニズム** 高齢者の睡眠障害では、安易に睡眠薬に頼らずに、まず生活療法を試みることが大切である。規則正しい生活、長い時間昼寝をしない、適度に運動する、日中太陽光を浴びる、痛みかゆみで眠れない場合は鎮痛薬やかゆみ止めを内服する、夜間頻排泄が心配な場合は薬や尿漏れパッドを使用する、カフェインの摂取を控えるなどである。

高齢者の睡眠薬の使用に際しては、副作用（持ち越し効果、記憶障害、筋弛緩作用など）が出現しやすいため、成人使用量の1/2からはじめるのが安全である。

メラトニン受容体アゴニストは、効果と安全性からみて高齢者に使用しやすく、概日リズムを調節し、自然な睡眠を誘導する。

■ **経過・予後** 高齢者の睡眠障害は、うつや QOL を低下させる原因ともなる。また睡眠障害そのものでも、睡眠薬の副作用としても、転倒のリスクを高める原因となる。適度な睡眠が得られるよう生活療法と睡眠薬を組み合わせ、必要がなくなれば睡眠薬は中止するようにする。

【亀山 祐美】

15 低栄養と栄養管理

■ **定義・概念** 低栄養とは、生体が生命を維持するために必要な栄養素が不足している状態をさし、主に蛋白質および総エネルギー量が欠乏した蛋白・エネルギー栄養障害（protein-energy malnutrition：PEM）のことをさす。さらに PEM は、エネルギー不足を主体とする marasmus（マラスムス）型と蛋白質不足を主体とする kwashiorkor（クワシオルコル）型、両者が混在する混合型の3つのタイプに分類できる。

- **marasmus 型** 骨格筋や脂肪組織の消耗が著明で体重の減少が著しいが、内臓蛋白は比較的保たれており、浮腫をみない。
- **kwashiorkor 型** 蛋白合成の抑制と異化の亢進によって内臓蛋白の低下が著しく、下腿を中心に高度の浮腫を伴う。

低栄養の明確な診断基準はないが、体重やその変化、および血清蛋白などから総合的に判断する。わが国では、加齢に伴いやせ（BMI〈body mass index〉<18.5）の割合が上昇することが知られており、その大きな原因の一つとして PEM が関与していると考えられる。特に、入院時の栄養状態は、その後の予後や合併症、疾患の改善などに影響を及ぼしていることがわかり、わが国では、2006 年には栄養管理実施加算が、2010 年には栄養サポートチーム加算が新たな診療報酬として収載され、栄養介入の重要性が認識されるようになった。

■ **病因／診断** 高齢者の低栄養を引き起こす原因で重要なのは、大きく疾患的要因、薬物的要因、環境的要因の3つに分けられる。

疾患的要因：鑑別には、図 15-1 に示すように食事摂取量

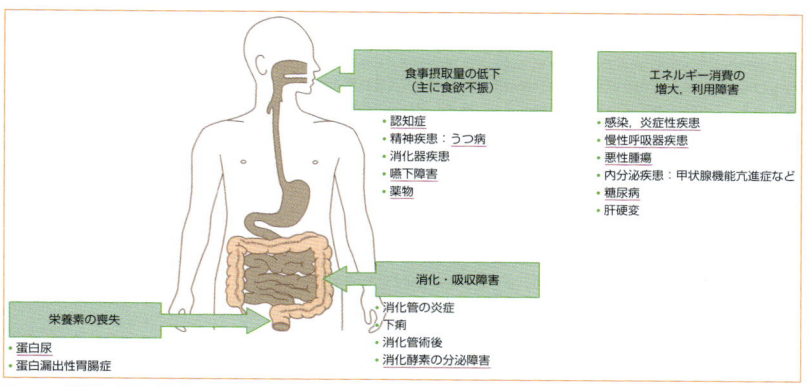

図 15-1 低栄養の原因と鑑別疾患
＿＿：高齢者で頻度が高いものを示す

表 15-1 食欲低下を起こす主な薬物
● ジギタリス製剤
● テオフィリン製剤
● 選択的セロトニン再取り込み阻害薬(SSRI)
● 非ステロイド性抗炎症薬(NSAIDs)
● ビタミンD製剤:高カルシウム血症
● 鉄剤
● H₂受容体拮抗薬,プロトンポンプ阻害薬(PPI):亜鉛欠乏
● 抗菌薬
● 抗がん剤

の低下によるもの,消化・吸収障害によるもの,栄養素の喪失によるもの,エネルギー消費の増大・利用障害によるものに大別され,それぞれの評価を行い,鑑別診断を進めていく。また,高齢者に多発する骨・関節疾患などに伴う疼痛が食欲を低下させている場合や,嚥下機能の低下や義歯の不具合などが食事に対する嫌悪感を生み,食事量が低下している場合もあり,これを見逃してはならない。

薬物的要因:薬物の副作用が低栄養の原因となっている場合である。特に注意すべき薬物を**表15-1**に示す。一般的に高齢者では,疾患を数多く持っており,多剤内服者が多い。これまで長期にわたって投与されていた薬物でさえ,加齢に伴う臓器での薬物代謝の遅延や体脂肪の増加による脂溶性薬物の脂肪組織への蓄積,さらには新たに投与された薬物との相互作用により,突然,出現してくることも少なくない。そのため,食欲が低下してきた高齢者では,注意深く内服薬の投与量や相互作用,サプリメントの有無などについて確認し,患者の年齢や臓器障害の程度にあわせて薬物内容を見直していくことが重要であり,食欲低下の原因として疑われた場合には,薬物の中止や変更などを検討する。

環境的要因:最も見逃されやすいのが環境的要因である。独居の高齢者は,孤立感や疎外感を感じやすく,うつの合併も多い。うつや日常生活動作(ADL)の低下は,買い出しや食事の準備などを億劫に感じることにより,結果として食事不足や偏食を起こし,低栄養となることがあり,これらに対しては,環境改善へのアドバイスや,うつの評価,必要な場合には介護環境の整備を行っていくことが必要である。このほかにも,経済的な問題や,介護不良,虐待などの問題があり,その場合には適切なサービスおよび措置が受けられるように,所轄機関の窓口に相談することも必要である。このような環境的要因の評価を怠った場合は,不必要な入退院を繰り返してしまうことがある。

▶**病態生理** 低栄養が医学的に問題となる場合には,急速に進行している低栄養の問題と慢性的に経過している低栄養の2つの問題に分けられる。

● **急速に進行している低栄養** 急性疾患などを合併して起こることが多く,身体の安静時エネルギー消費量(resting energy expenditure:REE)が高い状態にもかかわらず,エネルギー摂取ができないため,急速に栄養障害が進行し,体組織でさまざまな悪影響が出てきている状態である。急性疾患などの合併により,いったん絶食状態や極度の低栄養に陥ると,肝や筋肉内からのグリコーゲン分解が主なエネルギー源として利用されるようになるが,これらは約24時間で枯渇してしまう。その後は,脂肪組織や筋組織の分解・異化が起こり,主だったエネルギー源として使用され,急速に体重減少をきたすようになる。蛋白質の不足による影響としては,アルブミンなどの血清蛋白の減少が,臓器や組織での有効循環血液量を低下させ,臓器障害を引き起こしたり,リンパ球や抗体産生の低下により,**bacterial translocation**などの新たな感染を引き起こすことで,原因疾患の遷延化および栄養障害のさらなる進行を加速させる要因となる。そして,最終的に健常時の体蛋白の約30%程度を急速に失った場合には,臓器蛋白の崩壊などにより,生命維持が困難となり,窒素死と呼ばれる死にいたることとなる。

● **慢性的に経過している低栄養** REEが低くなってはいるが,全体としての栄養バランスが負であり,徐々に栄養障害が進行した状態である。このような低栄養では,筋肉量の減少によるサルコペニアや骨折などのリスクがあることが知られており(11章4-4「栄養,サルコペニア」参照),さらにこのような患者が急性疾患を発症した場合には,より深刻な栄養障害を引き起こし,死亡率が高いことがわかっている。

栄養評価

低栄養を診断していく過程では,まず簡便な主観的方法でスクリーニングを行い,栄養リスクの有無について評価し,リスクありと判断した場合には,客観的な方法で栄養障害の程度についての栄養アセスメントを行っていく。

スクリーニング方法としては,さまざまなものが存在するが,その代表的なもので,主観的包括的アセスメント(subjective global assessment:SGA)があり,①体重変化,②食事摂取変化,③消化器症状,④身体活動度,⑤基礎疾患ならびにその代謝的ストレス,⑥身体所見(皮下脂肪,筋肉,浮腫の評価)などの情報から主観的に評価する方法である[2]。さらに,高齢者における低栄養のスクリーニング方法としては,高齢者特有の栄養リスクである多剤内服,ADL障害やうつ・認知症などの項目が含まれたMini Nutritional Assessment(MNA®)[1]がよく用いられ(**表15-2**),入院高齢患者において,MNA®スコアが低いほど,入院日数が延長し,死亡率が高いことが知られている。

主な栄養アセスメントの方法を**表15-3**に示す。身体計測では,現体重および体重変化,四肢の筋肉量の推定値などから評価し,血液生化学検査では,血清蛋白により,栄養障害の程度評価を行うが,この際,体重は浮腫・腹水などの血管外での体液貯留による影響を受けることや,血清蛋白は炎症反応により,低下しやすいことをふまえて総合的に評価することが大切である。

またこれらの評価は,治療後の効果判定のため,経時的に観察をしていくことが大切であり,その際アルブミンは半減期が長く,効果を判定しにくいため,プレアルブミンやトランスフェリンなどのrapid turnover protein(RTP)と呼ばれる血清蛋白を用いて効果判定を行うことが多い。

栄養計画・栄養管理

栄養投与経路

栄養評価が終わり,実際に栄養計画を立てる際には,まず栄養の投与経路を決定する。この時点で高齢者の多くは,経口からの食事のみでは,蛋白・総エネルギー量が不足していることが多く,その他の方法による栄養投与が必

表15-2 Mini Nutritional Assessment(MNA)®

スクリーニング

A 過去3カ月間に食欲不振,消化器系の問題,咀嚼・嚥下困難などで食事量が減少しましたか?
  0=強度の食事量の減少
  1=中等度の食事量の減少
  2=食事量の減少なし

B 過去3カ月で体重の減少がありましたか?
  0=3 kg以上の減少
  1=わからない
  2=1〜3 kgの減少
  3=体重減少なし

C 運動能力
  0=寝たきりまたは車椅子を常時使用
  1=ベッドや車椅子を離れられるが,外出はできない
  2=自由に外出できる

D 精神的なストレスや急性疾患を過去3カ月間に経験しましたか?
  0=はい 2=いいえ

E 神経・精神的問題の有無
  0=高度の認知症またはうつ状態
  1=中等度の認知症
  2=精神的問題なし

F BMI指数:体重(kg)÷身長(m)²
  0=BMIが19未満
  1=BMIが19以上,21未満
  2=BMIが21以上,23未満
  3=BMIが23以上

スクリーニング値:小計(最大14ポイント)

12ポイント以上:正常,危険なし
  →これ以上の検査必要なし
11ポイントまたはそれ以下:栄養不良の疑いあり
  →検査続行

アセスメント

G 独立して生活(介護施設,入院していない)
  0=いいえ 1=はい

H 1日に3種類以上の処方薬を内服
  0=はい 1=いいえ

I 身体のどこかに圧痛または皮膚の潰瘍(褥瘡)がある
  0=あり 1=なし

J 1日に何回食事を摂っていますか?
  0=1回 1=2回 2=3回

K 蛋白質摂取状態を示す指標
  • 1日に少なくとも1品の乳製品(牛乳,チーズ,ヨーグルトなど)を摂取
    はい□ いいえ□
  • 1週間に豆腐または卵を2品以上摂取
    はい□ いいえ□
  • 肉類,魚のいずれかを毎日摂取
    はい□ いいえ□
  0.0=「はい」が0〜1つ
  0.5=「はい」が2つ
  1.0=「はい」が3つ

L 1日に2品以上の果物または野菜を摂取
  0=いいえ 1=はい

M 水分(水,ジュース,コーヒー,茶,牛乳など)を1日どのくらい摂取しますか?
  0.0=コップ3杯以下
  0.5=3〜5杯
  1.0=5杯以上

N 食事の状況
  0=介助者なしでは食事不可能
  1=多少困難ではあるが自分で食事可能
  2=困ることなしに自分で食事可能

O 栄養状態自己評価
  0=栄養状態は不良と思う
  1=わからない
  2=問題ないと思う

P 同年齢の他人と比べ自分の健康状態をどう思いますか?
  0.0=よいとは思わない
  0.5=わからない
  1.0=同じだと思う
  2.0=他人よりよいと思う

Q 上腕(利き腕ではないほう)の中央の周囲値(cm):MAC
  0.0=MACが21未満
  0.5=MACが21以上,22未満
  1.0=MACが22以上

R ふくらはぎの周囲値(cm):CC
  0=CCが31未満 1=CCが31以上

評価値・小計(最大16ポイント)

合計スコア(最大30ポイント)

判定:17〜23.5(栄養不良のリスクあり)
  17未満(栄養不良)

(文献1を改変)

表15-3 主な栄養アセスメントの方法

身体計測

• BMI(body mass index)=体重(kg)÷〔身長(m)〕²
  18.5〜25未満 標準
  18.5未満 やせ
• %IBW(ideal body weight)=現体重(kg)÷IBW(kg)×100
  *IBW(kg)=〔身長(m)〕²×22
  90以上 正常
  80〜90未満 軽度栄養障害
  70〜80未満 中等度栄養障害
  70未満 高度栄養障害

• %loss of body weight
  =〔平常時体重(kg)−現体重(kg)〕÷平常時体重(kg)×100

体重減少の期間	有意な体重減少	重度の体重減少
1週間	1〜2%	2%以上
1カ月	5%	5%以上
3カ月	7.5%	7.5%以上
6カ月	10%	10%以上

• TSF(上腕三頭筋皮下脂肪厚)(cm)
• AMC(上腕筋周囲長)(cm)=AC−π×TSF
• AMA(上腕筋面積)(cm²)=AMC²÷4π
• CC(下腿周囲長)(cm)

血液生化学検査

		アルブミン	トランスフェリン	プレアルブミン
半減期		17〜23日	8〜10日	2〜3日
栄養障害	軽度	3.0〜3.5 g/dL	150〜200 mg/dL	10〜15 mg/dL
	中等度	2.0〜3.0 g/dL	100〜150 mg/dL	5〜10 mg/dL
	高度	2.0 g/dL以下	100 mg/dL以下	5 mg/dL以下

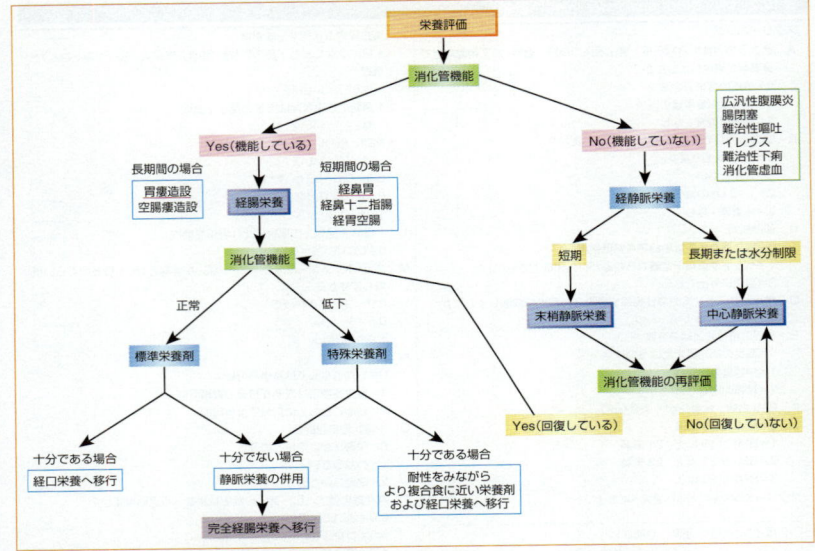

図15-2 米国静脈経腸栄養学会(ASPEN)による栄養投与経路のアルゴリズム
(文献5を改変)

要となる。図15-2に米国静脈経腸栄養学会(ASPEN)による栄養投与経路のアルゴリズムを示す[3]。以前,わが国では低栄養のものに対して経静脈栄養を用いることが多かったが,消化管を使わないことによる消化管粘膜の萎縮や消化管機能の低下,bacterial translocation,胆汁うっ滞などの問題や,中心静脈栄養法によるカテーテル関連血流感染症(catheter-related blood stream infection:CRBSI),耐糖能障害の合併,医療コストなどの問題から,現在では,可能なかぎり消化管を用いた経腸栄養が推奨されるようになっており,低栄養の予測される期間により,胃瘻増設などの方針を決定していく。

栄養計画

栄養の投与経路が決定したら,栄養投与目標量を決める。

一般的な必要総エネルギー量の推定式には,Harris-Benedictの式が用いられる。これは,体重,身長,年齢から基礎代謝量を求め,身体活動度の係数,疾患および治療に伴うストレスの係数を掛けて求められるが,一般的には,21~70歳までのものを対象につくられた式であるため,高齢者では参考値となる。また,比較的簡便でよく用いられるものに,標準体重〔身長(m)^2×22〕に30を掛けた計算式がある。

次に必要蛋白質量を決定する。高齢者であっても,蛋白質の需要は低下しないことがわかっており,腎疾患など特別な場合を除いて,通常,体重あたり1.1g程度で行い,疾患や治療によるストレスがあれば,さらに十分な蛋白質の投与を検討する。ここで注意すべきは,投与したアミノ酸が効率よく蛋白合成に利用できるように,NPC/N(投与非蛋白熱量/投与窒素量(non protein calory/N))比を把握しておくことである。窒素量は投与蛋白質量/6.25,もしくは蛋白質の投与製剤に記載されている窒素量から,投与非蛋白熱量は総エネルギーから蛋白質(g)×4kcalを引いた値から計算する。通常,NPC/N比は150~200,重症感染症などでは100程度,腎不全では300~500になるように,エネルギーおよび蛋白質の量を調整していく。NPC/N比は,経腸栄養では通常バランスのよい比率となっており,問題とはならないが,経静脈栄養の際にNPC/N比を低めの設定で開始し,栄養療法経過中に血液尿素窒素(BUN)が上昇してきた場合などには,蛋白,総エネルギー量の再検討を行う。

次に,脂質投与量を決定する。通常,総エネルギーの約15~40%で検討し,慢性閉塞性肺疾患(COPD)や糖代謝障害がある場合には,その比率を高めに設定する。注意すべきは,経静脈的に脂肪を持続的に投与する際には,投与速度を時間あたり体重×0.1g程度に抑えることが重要であり,肝機能が低下したものではさらに投与速度を抑える必要がある。

最後に糖質投与量であるが,これは単純に総エネルギー量から,蛋白熱量(4kcal/g)と脂肪熱量(9kcal/g)を引いたエネルギー量(kcal)を,糖質1gあたりのカロリーである4(kcal)で除して,投与量(g)を求める。

総エネルギー・三大栄養素の投与目標が決定したら,現在の摂食可能なエネルギー量を差し引き,1日の栄養摂取

量が目標に近くなるような経腸栄養剤あるいは輸液製剤のメニューを選択していく。メニューが決まったら，次に水分量および電解質量を確認していく。水分量は現体重(kg)に30〜35を掛けた量(mL)が目標となる。この際，経腸栄養では投与重量=投与水分量ではなく，約70〜80%程度が実際の水分量であり，特に高カロリーの経腸栄養剤では，水分量が不足しやすいことや，経静脈栄養ではその他の薬剤投与による水分・ナトリウムの過剰投与に注意する。またほとんどの経腸栄養剤では，含有ナトリウムが少なく設定されており，長期にわたり経腸栄養を行う予定である場合や低ナトリウム血症がある場合には，ナトリウムの補充を行う。

ビタミン類および微量元素に関しては，経腸栄養剤の場合には通常含有されており，問題となることは少ない。一方，経静脈栄養の場合にはビタミン類の投与を忘れずに行い，栄養障害が長期にわたっている場合や栄養療法中に突然の原因不明の肝障害や貧血が出現した場合には，微量元素欠乏を疑い投与を検討することが必要である。

最後に，実際の栄養開始量と栄養増量計画を決める。長期間の絶食や低栄養が続いたものに，急激な栄養投与を行うと，インスリンの分泌が高まり，グルコースの細胞内移動が起こることで，細胞外のカリウム，リン，マグネシウムが急速に細胞内へ移行したり，合併する炎症性疾患や糖代謝過程におけるビタミンB_1の需要増大から，重篤な低カリウム，低リン，低マグネシウム血症，ビタミンB_1欠乏が発生し，最悪，心停止や呼吸停止により死にいたることがある。これらは，refeeding syndromeと呼ばれ，高齢者はその高リスクとして知られているため，長期間にわたり低栄養が続いた患者の栄養開始量では目標エネルギーの50%以下より開始し，電解質などの変化を確認しながら，徐々に増量していくことが必要である。

栄養管理

以上の栄養計画をもとに，実際に栄養を投与した後は，定期的に栄養の再評価を行い，改善が乏しい場合，あるいは病態の変化や新たな合併症，身体活動度の変化などがあった場合には，栄養計画を再度つくりなおし，これを繰り返していく。また，身体活動度に見合わない過剰な総エネルギーの慢性的な投与は，いたずらに内臓脂肪を増加させ，かえってリスクを増やしてしまう可能性もあるため，定期的な筋肉量およびウエスト周囲径による評価で，栄養過多が疑われた場合においても，栄養計画の見直しが必要となる。

最後に，栄養計画で求めた総エネルギー量や蛋白質量の数値は，あくまでも推定値であることを十分に理解し，栄養投与後の栄養アセスメントの推移をもとに，増減を行っていくことが栄養管理の本質であることを忘れてはならない。

経腸栄養

経腸栄養には，大きく分けて成分栄養剤および半消化態栄養剤がある。

- **成分栄養剤** 窒素源がアミノ酸のみで構成され，ほとんど消化を必要としないため，腸の消化機能に問題がある場合などに用いられる。また，脂肪がほとんど含有されていないため，長期間にわたる投与では経静脈的に脂肪を補充する必要性がある。
- **半消化態栄養剤** 一般的な経腸栄養剤であり，栄養学的にもバランス・栄養価ともにすぐれており，消化機能に問題がなければ通常こちらを選択する。さまざまな種類があり，特に病態別栄養剤として耐糖能障害，腎機能障害，肝機能障害，呼吸器疾患などに対応した栄養剤があり，それぞれの疾患に対して最適な栄養組成となっており，積極的に利用すべきである。

経腸栄養時の合併症として最も多くみられるのが下痢である。数日間，消化管を用いなかっただけでも，腸の粘膜萎縮は急激に進むため，特に経腸栄養開始時に起こりやすい。成分栄養剤では，浸透圧が高いことから，下痢が起こりやすく，はじめは薄めて使用し，徐々に濃度・投与速度を上げていく。一方，半消化態栄養剤による下痢では，最適な浸透圧に設定されていることが多く，通常薄めたりはせず，投与速度および投与量により調節する。薄めることで，低浸透圧による下痢を誘発することもある。

近年，半消化態栄養剤の一つに，栄養剤の粘稠度を上げた半固形化栄養剤が次々と出てきている。栄養剤自体の粘稠度が高いもの，栄養剤投与前に増粘剤を投与するものなど。半固形化栄養剤は食事にかなり近い形態であり，経腸栄養で問題となる下痢や誤嚥，耐糖能障害などのリスクが低下する可能性が高いと考えられる。また最大の利点としては，短時間での投与が可能なことである。栄養投与時間が長時間に及ぶと，①栄養剤内の細菌増殖リスクが高まる，②ベッドサイドでの拘束時間が増えることで褥瘡や廃用症候群の原因となる，③介護者の負担が大きいなどの問題があったが，半固形化栄養剤を用いることで，これらの問題の多くが改善し，結果として生活の質(QOL)が上昇することが期待できる。

【野村 和至】

参考文献

1) Vellas B et al : The Mini Nutritional Assessment (MNA) and its use in grading the nutritional state of elderly patients. Nutrition 15 : 116-122, 1999
2) Detsky AS et al : Evaluating the accuracy of nutritional assessment techniques applied to hospitalized patients : Methodology and comparisons. JPEN 8 : 153-159, 1984
3) ASPEN Board of Directors and the Clinical Guidelines Task Force : Guidelines for the use of parenteral and enteral nutrition in adult and pediatric patients. JPEN J Parenter Enteral Nutr 26(1 Suppl) : 1SA-138SA, 2002
4) 日本病態栄養学会編 : 認定NSTガイドブック2008改訂版, メディカルレビュー社, 2008
5) 日本静脈経腸栄養学会編 : 静脈経腸栄養ガイドライン 第2版, 南江堂, 2006

24章 感染症・寄生虫疾患

1. 臓器別感染症 …………………………………………… 1764
2. グラム陽性球菌による感染症 ………………………… 1773
3. グラム陽性桿菌による感染症 ………………………… 1779
4. グラム陰性球菌による感染症 ………………………… 1790
5. グラム陰性桿菌による感染症 ………………………… 1793
6. 抗酸菌感染症 …………………………………………… 1812
7. スピロヘータ感染症 …………………………………… 1817
8. マイコプラズマ・クラミジア・リケッチア感染症 ……… 1822
9. 真菌による感染症 ……………………………………… 1830
10. DNAウイルスによる感染症 …………………………… 1842
11. RNAウイルスによる感染症 …………………………… 1854
12. HIV感染症 ……………………………………………… 1864
13. 呼吸器ウイルスによる感染症 ………………………… 1868
14. ウイルス性下痢症 ……………………………………… 1873
15. ウイルス性出血熱 ……………………………………… 1876
16. 寄生虫疾患概論 ………………………………………… 1878
17. 原虫感染症 ……………………………………………… 1880
18. 蠕虫感染症 ……………………………………………… 1891

1 臓器別感染症

1 皮膚・軟部組織感染症

●定義・概念
皮膚・軟部組織感染症は，病変の深度によって分類できる．蜂窩織炎は，真皮深層および皮下組織のびまん性炎症で，黄色ブドウ球菌によって起こることが多い．丹毒は，溶血性レンサ球菌(溶連菌)(主にA群)感染によって起こる表皮基底層および真皮浅層の感染で，リンパ系を介し，蜂窩織炎より境界明瞭な浮腫性紅斑(おそらく菌体あるいは毒素に対する免疫反応)を起こす(臨床的には鑑別が難しいことも多い)．毛囊炎は毛囊・汗腺に限局した皮膚膿瘍で，皮下組織に炎症が進展すると癤(せつ)，複数の癤が癒合すると癰(よう)と呼ばれる．壊死性筋膜炎は，皮膚・皮下組織・筋膜(および筋組織)に壊疽(感染や末梢循環不全により組織が広範囲に壊死すること)が生じたもので，Ⅰ型(複数菌の混合感染：多くは腸内細菌・嫌気性菌)とⅡ型(単一菌：A群(時にC・G群)溶連菌)に分けられる．感染部位・発症機序により，Fournier(フルニエ)壊疽(外陰部・鼠径部に生じる重症感染症(多くは男性))，ガス壊疽(組織内でガスが産生される(通常クロストリジウム属によって起こるが，広義には他のガス産生菌によるものもさす))と呼ばれるものもある．

●疫学
表皮の感染症(伝染性膿痂疹，皮膚真菌症，疥癬など)は，接触感染によって伝播する．丹毒は，小児や高齢者がかかりやすく，最近は顔面(頬・鼻梁)より下肢に起こることが多い．特にリンパ液や静脈血がうっ滞する部位(乳房切除術や骨髄計画除去術後など)に生じやすい．皮膚・軟部組織感染症が重症化する危険因子には，糖尿病，末梢循環障害，静注薬の乱用，肥満，栄養失調，免疫不全，慢性腎不全などがある．しかし，時に基礎疾患のまったくない人が壊死性筋膜炎を起こすことがある．糖尿病患者では，免疫能低下・血流障害・末梢神経障害により壊疽(特に下肢)を生じやすい．

黄色ブドウ球菌とA群溶連菌(時にB，C，G群)は最も重要な病原体で，ほとんどの皮膚・軟部組織感染症で考慮すべきである．海外では，市中獲得型MRSA(メチシリン耐性黄色ブドウ球菌)の流行が大きな問題になっているが，いまのところわが国ではこの菌による感染症はまれである．他に，感染部位・発症機序によってさまざまな病原体が原因になりうる(鼻・眼周囲の感染では肺炎球菌・インフルエンザ菌，外陰部の感染では腸内細菌・レンサ球菌・嫌気性菌などの腸管内常在菌，咬傷後の感染では相手の口腔内常在菌など)．皮膚炭疽は，炭疽菌に汚染された動物・動物由来製品との接触によって起こるが，わが国ではまれな疾患であり，バイオテロの可能性も考える必要がある．

●病因，病態生理と分子メカニズム
通常，皮膚の損傷部から病原体が侵入することによって起こるが，丹毒や壊死性筋膜炎では受傷既往がはっきりしないこともある．感染場所から離れた場所に，病原体の播種，毒素(水疱性膿痂疹・ブドウ球菌性熱傷様皮膚症候群・猩紅熱など)，播種性血管内凝固(電撃性紫斑病)，免疫反応(感染性心内膜炎など)によって皮膚病変が生じることがある．黄色ブドウ球菌・溶連菌による毒素性ショック症候群やガス壊疽では，外毒素がスーパー抗原として働き，T細胞の非特異的活性化やサイトカインの過剰産生を誘導して，感染部位の組織破壊や全身状態の悪化を起こす(表1-1-1)．

●臨床症状・検査成績
病変部に熱感・紅斑・浮腫・疼痛・硬結が生じる(皮膚炭疽，硬性下疳では無痛のことが多い)．毒素や毒素が血中に入ると，発熱・悪寒などが生じる．顔面の蜂窩織炎では，眼窩や海綿静脈洞に進展し，眼球運動障害・結膜浮腫・髄膜刺激症状を起こすことがある．壊死性筋膜炎では，外見より強い疼痛・紅斑部位を越える腫脹・皮膚の紫色化・水疱などが生じ，全身状態が急激に悪化する(数時間でショックにいたることがある)．消化器症状(下痢・嘔吐)を伴うことも多い．皮膚に捻髪音・握雪感を認める場合は，ガス壊疽を強く示唆する(単純X線でガスを認めることが多い)．糖尿病患者・癩病患者では，神経障害のため疼痛の自覚がないことが多く，骨に達する皮膚潰瘍を起こすことがある．腸内細菌や嫌気性菌(クロストリジウム属，バクテロイデス属など)が感染すると，悪臭を伴う．

●診断
臨床所見から診断できることが多い．起因菌を確定するために，検体を適切に採取する．有熱患者では血液培養を行う．膿・組織のGram染色は，初期治療に用いる抗菌薬の決定に有用である．皮膚表面と交通している部位から検体を採取した場合は，定着菌の汚染が生じやすいので，培養結果とGram染色所見を照会して起因菌を決める．嫌気性菌の感染を疑う場合は，検体を適切な容器に入れ，すみやかに検査室に提出する．壊死性筋膜炎における病変の進展や，糖尿病性壊疽における骨髄炎の合併を知るには，MRIが有効である．

●治療と薬理メカニズム
初期治療は，感染部位と臨床徴候によって決める(表1-1-1)．癤は，排膿によりすみやかに軽快するので，通常抗菌薬投与は必要ない．発熱などの全身症状，顔面の蜂窩織炎，病変の拡大，免疫不全状態がある場合には，起因菌を想定した抗菌薬投与が必要である．起因菌が確定したら，適切な抗菌薬に変更する．膿瘍・壊死組織がある場合は，抗菌薬投与のみでは十分に治療できないことが多く，それぞれ切開排膿・外科的切除(重症な場合は切断)が必須である．血行再建術，高圧酸素療法を行うこともある．壊死性筋膜炎では，血圧維持などの全身管理とすみやかな外科的対応が必要である．

外傷の治療では，十分な洗浄と壊死組織の除去が必要である．必要であれば破傷風トキソイドを接種する．状況によっては，他のウイルス性疾患の予防(狂犬病：海外でイヌ・アライグマ・スカンク・コウモリなどに咬まれた場合，Bウイルス：霊長類との曝露)も考慮する．抗菌薬の予防投与の有効性は議論があるが，創が深い場合，ヒト・ネコにかまれた場合，手を受傷した場合などでは行うこともある．

●経過・予後
通常の蜂窩織炎では7〜10日間抗菌薬を投与する．丹毒は，再発再燃をしばしば繰り返す．

【人見 重美】

参考文献
1) Pasternack MS et al：Cellulitis, necrotizing fasciitis, and subcutaneous tissue infections. Mandell, Douglas, and Bennett's Principles and Practice of Infectious Diseases, 7th edition,

1 臓器別感染症

表1-1-1 皮膚・軟部組織感染症の起因菌と初期治療抗菌薬

発症機序・感染部位	主な起因菌 黄色ブドウ球菌	溶連菌(主にA群)	腸内細菌	緑膿菌	嫌気性菌	その他	初期治療抗菌薬	抗菌薬以外の治療
表皮						真菌	抗真菌薬	
伝染性膿痂疹	○	○					APen-BLI, ML MRSA感染を疑う場合:ST, TC, CLDM	保清
皮下膿瘍								
外陰部	○		○		○		APen-BLI, aPsBL-BLI	切開排膿
それ以外	○			○ (汚染水との曝露)			重症例:ST, TC, CLDM	ホットパック(軽症例) 切開排膿
蜂窩織炎, 丹毒								
顔面	○	○				肺炎球菌, インフルエンザ菌	CTRX, APen-BLI	
四肢・体幹	○	○					CEZ, APen-BLI, CLDM MRSA感染を疑う場合:aMRSA	
糖尿病に合併	○	○	○ (重症例)		○ (重症例)		APen-BLI 重症例:aPsBL-BLI (MRSA感染を除外できるまではaMRSAを追加)	血糖調整 末梢血流障害の評価 免荷 壊死組織切除
リンパ浮腫に合併		○					APen, ML, CLDM	
壊死性筋膜炎	○	○	○	○	○		Gram染色所見を参考 市中発症例:CTRX+CLDM+APen 院内発症:aPsBL-BLI+aPsAG	壊死組織切除(緊急) 全身管理
溶連菌によるもの		○					APen+CLDM	壊死組織切除(緊急) 全身管理 γグロブリン?
褥創感染	○	○	○	○	○		APen-BLI 重症例:aPsBL-BLI (MRSA感染を除外できるまではaMRSAを追加)	壊死組織切除 免荷
外傷後感染	○	○	○	○ (汚染水との曝露)	○ (クロストリジウム)	エロモナス(汚染水との曝露), エリシペロトリクス(食肉, 魚介類), 抗酸菌, 真菌	ST, CLDM 重症例:aMRSA+aPsBL-BLI(Gram染色所見を参考)	破傷風予防 壊死組織切除
手術後感染								
消化管・女性生殖器	○	○	○		○		APen-BLI 重症例:aMRSA+aPsBL-BLI	排膿, 洗浄
それ以外	○	○					ST, CLDM 重症例:aMRSA, Gram染色で陰性桿菌を認める場合はAPen-BLIを追加	排膿, 洗浄
咬傷	ネコ:パスツレラ ヒト:緑色レンサ球菌, コリネバクテリウム, エイケネラ, バクテロイデス ネズミ:ストレプトバシラス, スピリルム						APen-BLI	洗浄・壊死組織切除 破傷風予防
熱傷(敗血症合併時)	○	○	○	○			aMRSA+aPsBL±aPsAG	

略語については表1-2-1(次ページ)の表下の説明参照

edited by Mandell GL et al, p1289-1312, Elsevier Churchill Livingstone, 2009
2) Pasternack MS et al : Myositis and myonecrosis. Mandell, Douglas, and Bennett's Principles and Practice of Infectious Diseases, 7th edition, edited by Mandell GL et al, p1313-1322, Elsevier Churchill Livingstone, 2009

2 骨・関節感染症

▶**定義・概念** 骨髄炎は、骨および骨髄の炎症で、ほとんどが細菌感染で生じる。急性骨髄炎と慢性骨髄炎(再発を繰り返すもの)に分けられる。感染性関節炎は、細菌・ウイルス感染で起こる。特定の病原体が他の部位に感染した後に、反応性関節炎が起こることがある(溶連菌感染症後関節炎、Reiter〈ライター〉症候群など)。

▶**疫学** 血行型骨髄炎では、黄色ブドウ球菌の播種(主に小児・高齢者・静脈血管カテーテル留置者では長管骨、成人では椎骨)が最も多い。鎌状赤血球症患者ではサルモネラ、静注薬乱用者・透析患者では緑膿菌・腸内細菌が播種することがある。隣接型骨髄炎は、外傷(糖尿病性足潰瘍・褥創を含む)・手術・人工感染に合併する。

血行型関節炎は、通常単(あるいは2)関節に起こり、黄色ブドウ球菌が原因であることが最も多い(性的活動の高い患者では、淋菌も多い)。多発関節炎は、播種性細菌感染症のほか、Lyme〈ライム〉病やウイルス感染(パルボウイルスB19、風疹ウイルス、B型肝炎ウイルス、Chikungunya〈チクングニヤ〉ウイルス、ヒトTリンパ球向性ウイルス〈HTLV〉)でも起こる。人工関節感染の80〜90%は、おそらく術中に付着したコアグラーゼ陰性ブドウ球菌・黄色ブドウ球菌によって、術後2年以内に起こる(それ以降の時期では血行性)。細菌性関節炎の危険因子として、関節リウマチ・ヘモグロビン症・免疫不全・性行為感染症・麻薬使用などがあげられる。加えて、高齢・糖尿病・ステロイド使用・栄養失調・他部位の感染・術後感染の既往などが、人工関節感染の危険因子になる。

▶**病因・病態生理と分子メカニズム** 病原体の侵入経路には、他の一次感染巣から血行性に骨・関節へ播種する場合(血行型)と、隣接する感染組織から直接伝播する場合(隣接型)との二通りがある(表1-2-1)。

▶**臨床症状・検査査成績** 血行型の急性骨髄炎・関節炎では、感染局所の急な疼痛(椎体炎では背部痛)・腫脹・紅斑、および菌血症に伴う全身症状(発熱、悪寒、盗汗、体重減少など)が生じる。糖尿病灶壊症に伴う骨髄炎では、末梢神経障害のため自覚症状に乏しい。黄色ブドウ球菌、A群溶連菌による関節炎では、急激な強い疼痛と関節運動障害が生じるが、コアグラーゼ陰性ブドウ球菌による人工関節感染では、疼痛や全身症状はかなり軽く慢性的に経過する。真菌、抗酸菌、ボレリア(Lyme病)・梅毒トレポネーマなどによる関節炎は、比較的亜急性に進行する。播種性淋菌感染症では、皮疹を生ずることがある。

▶**診断** 血行型感染では、病歴聴取と診察から一次感染巣を特定することが重要である。起因菌を確定するため、繰り返し血液培養を行う。隣接型感染では、血液培養の陽性率は高くないが、発熱などの全身症状があるときは行う。

表1-2-1 骨・関節感染症の起因菌と初期治療抗菌薬

発症機序・感染部位	主な起因菌						初期治療抗菌薬	抗菌薬以外の治療
	黄色ブドウ球菌	溶連菌(主にA群)	腸内細菌	緑膿菌	嫌気性菌	その他		
骨髄炎								
血行型	○	(小児:A群、新生児:B群)	(新生児)			サルモネラ(鎌状赤血球症)	CEZ, CLDM MRSA感染を疑う場合:aMRSA、陰性桿菌を認める場合:aPsBL, CPFXを追加	
隣接型								
糖尿病性足潰瘍	○	○	○	○	○		骨組織の培養結果による 敗血症症状がある場合:aMRSA+aPsBL-BLI	壊死組織除去 血行再建術
人工物感染	○		○			コアグラーゼ陰性ブドウ球菌	aMRSA+(aPsBLあるいはCPFX)	人工物除去
慢性骨髄炎	○	○	○	○	○		骨組織の培養結果による	感染組織除去
関節炎								
血行播種	○		○(小児)			肺炎球菌、インフルエンザ菌(小児)、淋菌(成人)	aMRSA+CTRX	排膿、洗浄
関節穿刺後	○					コアグラーゼ陰性ブドウ球菌	関節液の培養結果による	排膿、洗浄
人工関節感染	○		○(股関節)			コアグラーゼ陰性ブドウ球菌	関節液の培養結果による	人工物除去
滑膜炎	○						aMRSA	

aMRSA:抗MRSA薬(バンコマイシン、リネゾリド、ダプトマイシン)、APen:天然型ペニシリンあるいはアミノペニシリン(アモキシシリン、アンピシリン)、APen-BLI:β-ラクタマーゼ阻害薬配合アミノペニシリン(アモキシシリン・クラブラン酸、アンピシリン・スルバクタム)、aPsAG:抗緑膿菌活性を持つアミノグリコシド(ゲンタマイシン、アミカシン)、aPsBL:抗緑膿菌活性を持つβ-ラクタム(セフタジジム、セフェピム、アズトレオナムなど)、aPsBL-BLI:β-ラクタマーゼ阻害薬配合抗緑膿菌β-ラクタム(ピペラシリン・タゾバクタム)あるいはカルバペネム系、CEZ:セファゾリン、CLDM:クリンダマイシン、CPFX:シプロフロキサシン、CTRX:セフトリアキソン、ML:マクロライド系(クラリスロマイシン、アジスロマイシン)、ST:ST合剤、TC:テトラサイクリン系(ドキシサイクリン、ミノサイクリン)、MRSA:メチシリン耐性黄色ブドウ球菌

骨髄炎の診断は，生検した骨組織（経過が非定型的な場合，結核菌・真菌感染を疑う場合は開窓生検）の組織学的・微生物学的検査により確定できる。感染骨組織あるいはその周囲の膿瘍の針吸引も診断に役立つ。瘻孔から排出する膿汁の培養結果は，感染骨組織の培養結果と一致しないことが多い。単純X線検査での骨皮質の破壊と骨周囲の骨新生像は骨髄炎を示唆する所見だが，発症初期にははっきりしないことが多い。MRIは，軟部組織感染症と骨髄炎の鑑別，椎体炎での硬膜外膿瘍合併の検索に有用である。

関節炎では，関節液を採取しGram染色と培養を行う（反応性関節炎・痛風・偽痛風との鑑別にも有用）。Gram染色は起因菌の推定に有用だが，播種性淋菌感染症では菌体を検出できないことが多いため，尿道・頸管・直腸・咽頭の分泌物の検索も行う。人工関節感染では，皮膚常在菌が真の起因菌になりうるので，関節穿刺時には皮膚の消毒を十分行う。単純X線検査上で人工物の緩みを認めることが多いが，機械的な緩みとの区別が困難である。

■ **治療と薬理メカニズム**　治療方針の立案には，正確な起因菌の特定が必須である（表1-2-1）。急性骨髄炎・関節炎では，検体採取後すみやかに起因菌を想定した抗菌薬の投与を開始し，起因菌が確定したら適切な抗菌薬に変更する。急性関節炎では，膿性関節液を吸引する（貯留が続く場合はドレナージ）。隣接型骨・関節炎では，全身状態が重篤でなければ起因菌の確定を優先する。隣接感染部位に壊死組織がある場合は切除する。人工関節感染では，感染した人工物を除去しないと治癒は困難である。

■ **経過・予後**　急性骨髄炎では，抗菌薬を長期間投与（4〜6週間（骨は血流が乏しく抗菌薬が移行しにくい））し，再発・慢性化を防ぐ。ESR（赤血球沈降速度）値は，慢性骨髄炎の治療指標になる。急性関節炎では2〜4週間抗菌薬を投与する。

【人見 重美】

参考文献
1) Ohl CA : Infectious arthritis of native joints. Mandell, Douglas, and Bennett's Principles and Practice of Infectious Diseases, 7th edition, edited by Mandel GL et al, p1443-1456, Elsevier Churchill Livingstone, 2009
2) Berbari EF et al : Osteomyelitis. Mandell, Douglas, and Bennett's Principles and Practice of Infectious Diseases, 7th edition, edited by Mandel GL et al, p1457-1467, Elsevier Churchill Livingstone, 2009
3) Brause BD : Infections with prostheses in bone and joints. Mandell, Douglas, and Bennett's Principles and Practice of Infectious Diseases, 7th edition, edited by Mandel GL et al, p1469-1474, Elsevier Churchill Livingstone, 2009

3 感染性胃腸炎，食中毒

■ **定義・概念**　『感染症の予防及び感染症の患者に対する医療に関する法律』（感染症法）では，感染性胃腸炎を細菌またはウイルスなどの感染性病原体による嘔吐，下痢を主症状とする感染症と定義している。また食品衛生法では食中毒患者を，食品，添加物，器具もしくは容器包装に起因して中毒した患者もしくはその疑いのある者と定義している。

病原生物による食中毒は，毒素型と感染型に大別される。毒素型食中毒は病原体が食品中に産生した毒素が原因で起きる食中毒であり，感染型食中毒は病原体が消化管を直接に傷害して症状が出現する感染侵入型食中毒と，病原体が腸管内で毒素を産生し，その毒素により症状が出現する感染毒素型食中毒に分けられる。感染性胃腸炎が意味する内容と感染型食中毒が意味する内容は，かなりの部分が重なっており，感染性胃腸炎は感染型食中毒とほぼ同じ内容であると考えてよい。

■ **疫学**　表1-3-1に2007〜2009年のわが国における原因物質別食中毒の患者数，発生件数および死者数を示した。食中毒には届出義務があり，これは届出がなされた食中毒を厚生労働省がまとめ公表したもの[1]をもとに作成したものである。しかし，届け出されていない食中毒も多数あり，わが国における食中毒の真の状態を明らかにすることは不可能であろう。特に家庭内で発生した食中毒や患者数の少ない食中毒は，届け出されない場合が多いと推測される。

この表1-3-1から，最近はノロウイルス，カンピロバクター・ジェジュニ/コリ（*Campylobacter jejuni/coli*）による食中毒患者が多く，以前に患者数が多かった腸炎ビブリオ食中毒が極端に減少していることがわかる。感染性食中毒は感染性胃腸炎とほぼ同義であると解釈すれば，感染性胃腸炎の主要病原体はノロウイルス，カンピロバクター・ジェジュニ/コリ，サルモネラ属（*Salmonella* sp.）である。以前からいわれていることであるが，1件あたりの患者数が多いものはウェルシュ菌による食中毒で，これは耐熱性芽胞の存在によるものである。

■ **病因・病態生理と分子メカニズム**

感染性胃腸炎・感染型食中毒

わが国における感染性胃腸炎・感染型食中毒は，ウイルス感染と細菌感染が主流である。前述したように日本国内の感染ではノロウイルス，カンピロバクター（*C. jejuni, C. coli*），非チフス性サルモネラ（non typhoidal *Salmonella* sp.）が多く，下痢原性大腸菌（腸管毒素原性大腸菌（ETEC），腸管病原性大腸菌（EPEC），腸管出血性大腸菌（EHEC）），エロモナス（*Aeromonas hydrophila, Aeromonas sobria*）が比較的よくみられる病原体である。

また，海外での細菌感染の場合は，カンピロバクター，非チフス性サルモネラ，ETEC，EPEC，腸管凝集性大腸菌（EAEC）（腸管凝集付着性大腸菌（EAggEC）とも呼ばれている），エロモナスに加え，赤痢菌（*Shigella* sp.），チフス菌（*Salmonella* Typhi），パラチフスA菌（*Salmonella* Paratyphi A），プレジオモナス（*Plesiomonas shigelloides*）が腸管感染症の病原体としてよく知られている。

寄生虫疾患として，国内感染では赤痢アメーバ（*Entamoeba histolytica*），ランブル鞭毛虫（*Giardia lamblia*），アニサキス（*Anisakis simplex, Pseudoterranova decipiens*，および*Anisakis physeteris*の3種類），日本海裂頭条虫（*Diphyllobothrium nihonkaiense*）によるものが，熱帯・亜熱帯地域の感染では，ランブル鞭毛虫，クリプトスポリジウム（*Cryptosporidium hominis*），サイクロスポーラ（*Cyclospora cayetanensis*）が主要な病原体である。

日本国内のウイルス性胃腸炎では，ノロウイルス以外にロタウイルス，サポウイルス，アストロウイルス，アデノウイルスによるものが知られている[2,3]。

毒素型食中毒

黄色ブドウ球菌食中毒，嘔吐型のセレウス菌食中毒，ボ

表 1-3-1 原因物質別食中毒の患者数，発生件数および死者数

原因物質	2007年			2008年			2009年		
	患者数	件数	死者数	患者数	件数	死者数	患者数	件数	死者数
ウイルス	18,750	348		11,630	304		10,953	290	
●ノロウイルス	18,520	344		11,618	303		10,874	288	
●ロタウイルス	230	4		12	1		79	2	
細菌	12,964	732		10,331	778	1	6,700	536	
●*Campylobacter jejuni/coli*	2,396	416		3,071	509		2,206	345	
●サルモネラ属	3,603	126		2,551	99		1,518	67	
●ウェルシュ菌	2,772	27		2,088	34		1,566	20	
●ブドウ球菌	1,181	70		1,424	58		690	41	
●腸炎ビブリオ	1,278	42		168	17		280	14	
●腸管出血性大腸菌	928	25		115	17		181	26	
●その他の下痢原性大腸菌	648	11		501	12		160	10	
●セレウス菌	124	8		230	21	1	99	13	
●その他の細菌	34	7		183	11		0	0	
化学物質	93	10		619	27		552	13	
自然毒	355	113	7	387	152	3	290	92	
その他	20	8		47	17		19	17	
不明	1,295	78		1,289	91		1,735	100	
総数	33,477	1,289	7	24,303	1,369	4	20,249	1,048	0

ツリヌス食中毒が毒素型食中毒の代表である。黄色ブドウ球菌食中毒は，黄色ブドウ球菌(*Staphylococcus aureus*)が食品中で増殖する際に産生した耐熱性エンテロトキシンが，食品とともに摂取され腸管のクロム親和性細胞に作用してセロトニン分泌を誘発し，症状が出現すると推測されている。セレウス菌食中毒は嘔吐型と下痢型に分けられ，嘔吐型の場合は食品中でセレウス菌(*Bacillus cereus*)が産生した耐熱性のセレウリドと呼ばれる毒素が食品とともに摂取され嘔吐が出現する。ボツリヌス食中毒は，食品中でボツリヌス菌(*Clostridium botulinum*)が産生したボツリヌス毒素が原因で，この毒素は神経細胞末端のアセチルコリン放出を阻害する。ボツリヌス毒素は100℃で1～2分間加熱すれば失活する。

化学物質による食中毒は，ヒスタミン食中毒がよく知られている。ヒスタミン食中毒は鮮度が低下したサバ，マグロ，ブリなどの体内で産生されたヒスチジンがヒスタミンに変化し，それがヒトに摂取されて発生する。自然毒食中毒は植物性と動物性に分けられ，植物性食中毒には毒キノコ食中毒(キノコを植物に分類する是非は別にして)，ジャガイモのソラニン食中毒などがあり，動物性食中毒にはフグ食中毒，シガテラ食中毒，貝毒食中毒などがある。カビ毒(マイコトキシン)による食中毒も通常は自然毒食中毒に分類されているが，病原生物による毒素型食中毒に分類してもよいように思われる。

● 臨床症状・検査成績

感染性胃腸炎や食中毒の主症状は下痢と嘔吐であるが，原因病原体や毒素の種類により，下痢が主体となる場合と嘔吐が主体となる場合がある。細菌による感染性胃腸炎(細菌による感染性胃腸炎)では下痢が主症状となることが多い。下痢，嘔吐以外には，腹痛，発熱，気分不快などがある。なお，真菌が産生するマイコトキシンは下痢，嘔吐，腹痛などの急性期症状の原因である以外に，悪性腫瘍の誘因であるとも考えられている。

臨床的特徴

感染性胃腸炎や食中毒には潜伏期(病原体や毒素が体内に入ってから症状が出現するまでの期間)がある。表 1-3-2 に代表的な感染性胃腸炎および食中毒の潜伏期を示した。原因食品を摂取した直後の発症でないことを理由に，感染性胃腸炎や食中毒を否定してはならない。

表 1-3-2 代表的な感染性胃腸炎および感染型食中毒の病原体別潜伏期

原因病原体	潜伏期
感染性胃腸炎・感染型食中毒	
●ノロウイルス	1～2日
●カンピロバクター*	1～7日
●非チフス性サルモネラ	6時間～2日
●腸炎ビブリオ	6時間～2日
●腸管出血性大腸菌(EHEC)O157	2～7日
●EHEC O157 以外の下痢原性大腸菌	0.5～3日
●セレウス菌(下痢型)	8～16時間
毒素型食中毒	
●黄色ブドウ球菌	0.5～6時間
●ボツリヌス菌	8～36時間
●セレウス菌(嘔吐型)	1～5時間

* : *Campylobacter jejuni/coli*
●ここに示した数値よりも短いあるいは長い場合があり，潜伏期は摂取病原体量や患者の状態により異なる

● 診断

感染性胃腸炎・感染型食中毒：患者から病原体そのものを分離して，あるいは病原体の抗原や遺伝子を検出して診断する。分離する検査材料として便が用いられるが，この際には抗菌薬を投与する前の便を検査に使用することが重要である。残っていた食材が検査用検体として用いられることもある。

毒素型食中毒：便や嘔吐物または原因と推測される食品から，毒素や毒素産生能のある病原体を分離して診断されている。

■ 治療と薬理メカニズム

感染性胃腸炎・感染型食中毒：自然治癒する傾向があり，病原体によるものであっても，必ずしも抗病原体薬の投与

表 1-3-3 患者背景からみた抗菌薬の適応

症状が重症*あるいは菌血症が疑われるもの
- 発熱，下痢，血便など

免疫能が低下している中等症例**
- 年齢：小児，高齢者
- 基礎疾患：糖尿病，慢性肝疾患，腎不全，免疫不全，胃疾患(低酸，無酸，胃切除後)，腸疾患(炎症性腸疾患，腸管術後)，悪性腫瘍，アルコール中毒，体内デバイス挿入など
- その他：臨月の妊婦

社会的・疫学的条件
- 途上国からの帰国者(旅行者下痢症)
- 食品取り扱い者
- 二次感染を起こす可能性がある集団生活者(保育園，施設など)
- 保菌により就業上の制限を受けるもの

*：体温 38℃以上，1日の下痢回数 10 回以上，血便，強い腹痛，嘔吐などのうち，下痢項目を含む 2 項目以上が該当するもの(冬期はウイルス性が多いことに留意)
**：体温 37〜38℃，1日の下痢回数 6〜9 回，その他重症例と同じ
(文献 4 を引用)

表 1-3-4 起因菌からみた抗菌薬の適応

常に適応あり
赤痢菌，チフス菌，パラチフス A 菌，コレラ菌(O1，O139 型)

患者の状態によって適応あり
非チフス性サルモネラ，カンピロバクター，下痢原性大腸菌各型，エルシニア，MRSA，*Clostridium difficile*

通常は適応なし
腸炎ビブリオ，非 O1・O139 型コレラ菌，エロモナス，プレジオモナス，ウェルシュ菌，黄色ブドウ球菌，セレウス菌，ボツリヌス菌

MRSA：メチシリン耐性黄色ブドウ球菌
(文献 4 を引用)

が必要とはかぎらない．脱水対策として，経口や経静脈補液などの対症療法が行われる．無投薬あるいは乳酸菌製剤や酪酸菌製剤を投与して経過観察を行うこともよく行われる．抗病原体薬の投与については，一定の基準はなく個々の医師の判断に任されている．参考までに感染性腸炎研究会が提案している抗病原体薬の投与基準を**表 1-3-3** と**表 1-3-4** に示す[4]．抗病原体薬として，細菌が原因である場合，成人であればフルオロキノロン系抗菌薬やホスホマイシンが，小児であればホスホマイシンやフルオロキノロン系抗菌薬のノルフロキサシンが投与されることが多い．なお，ノロウイルスやロタウイルスなどのウイルス性胃腸炎や食中毒に有効な薬剤は実用化されていない．

毒素型食中毒 病原体が食品中に産生した毒素が原因であるため，通常は抗病原体薬投与の対象とはならず，脱水に対する対症療法などを行うことになる．ボツリヌス食中毒では，通常，抗毒素血清の投与が行われ，さらに呼吸麻痺をきたした場合に人工呼吸器による呼吸管理が必要となることがある．

●**経過・予後** 一般的に，一部のものを除けば感染性腸炎と感染型食中毒の予後はよい．前述したように，自然経過で治癒するものが多いが，下痢や嘔吐が続く場合や高齢者では脱水に留意する．毒素型食中毒のなかでボツリヌス食中毒は，呼吸筋麻痺を起こし死亡することがある．

法的対応

感染症法

感染症法で規定されている胃腸の感染性疾患として，コレラ，細菌性赤痢，腸チフス，パラチフス，腸管出血性大腸菌感染症が三類感染症に，ボツリヌス症が四類感染症に，アメーバ赤痢，クリプトスポリジウム症，ジアルジア症(ランブル鞭毛虫症)が全数把握の五類感染症に，さらに感染性胃腸炎が指定届出機関が届ける小児科定点把握五類感染症に指定されている．三類感染症と四類感染症はただちに，全数把握五類感染症は七日以内に，定点把握五類感染症は翌週月曜日または翌月初日に最寄りの保健所に届け出ることとされている．

食品衛生法

食品衛生法第 58 条で食中毒患者，もしくはその疑いのある者を診断し，またはその死体を検案した医師は，ただちに最寄りの保健所にその旨を届け出なければならないとされている．その届出方法は，文書，電話，口頭で 24 時間以内に行うことと食品衛生法施行規則第 72 条に規定されている．

【大西 健児】

参考文献

1) 食中毒に関する情報．4 食中毒統計資料．(2) 過去の食中毒発生状況(厚生労働省)：http://www.mhlw.go.jp/topics/syokuchu
2) 吉田靖子ほか：東京都におけるウイルス感染症の発生動向．東京健安研セ年報 56：3-15, 2005
3) 永野美由紀ほか：都内における胃腸炎集団発生例のウイルス検索(平成 19-20 年度)．東京健安研セ年報 60：55-59, 2009
4) 第 50 回感染性腸炎研究会総会 2010 年度資料 2011 年度研究計画書．p14-15, 2010

4 性感染症

はじめに

従来，性行為によって粘膜や皮膚に感染する疾患を性病(venereal diseases)と呼んだ．しかし近年，性の自由化，性行為の多様化に伴い，狭義の性行為，すなわち性交のみでは感染しえないような多くの疾患が感染症として認識されるようになった．

今日では，広義の性的接触によって感染するあらゆる感染症を性感染症(sexually transmitted infection：STI)と総称する．STI には性器と性器，性器と口唇，性器と肛門，口唇と肛門などの接触によると思われる疾患が含まれる．**表 1-4-1** に主な STI とその原因微生物を示す．

● **疫学／病因・病態生理と分子メカニズム** STI は感染症のなかでも，患者数の多い疾患である．2002 年の全国調査では，全国で約 79 万人(男性 36 万，女性 43 万)が STI に罹患したと考えられている[1]．その後，患者数は減少に転じており，STI の発生は時代の経済や社会状況により変化するといわれる(**図 1-4-1**)．男性では尿道炎，女性では子宮頸管炎の症例が多い．病原微生物としては *Chlamydia trachomatis* が最も多く，次いで淋菌(*Neisseria gonorrhoeae*)である．年齢分布は，男性では 20 歳代前半から増加し，20 歳代後半から 30 歳代前半がピークとなる．女性では 10 歳代後半から増加し，20 歳代前半がピークとなる．

男性における感染源は，女性性風俗従事者および一般女

表 1-4-1 主な性感染症の病原微生物

病原体	疾患
スピロヘータ	
Treponema pallidum	梅毒
細菌	
Neisseria gonorrhoeae	淋菌感染症
Haemophilus ducreyi	軟性下疳
Shigella, Salmonella, Campylobacter などの腸内細菌	腸内感染症
マイコプラズマ	
Mycoplasma genitalium	尿道炎, 子宮頸管炎
Ureaplasma urealyticum	尿道炎[*]
Mycoplasma hominis	子宮頸管炎[*]
クラミジア	
Chlamydia trachomatis (D-K)	性器クラミジア感染症
Chlamydia trachomatis (L1-3)	性病性リンパ肉芽腫症
ウイルス	
herpes simplex virus (HSV)	性器ヘルペス, 口唇ヘルペス
human papillomavirus (HPV)	尖圭コンジローマ
molluscum contagiosum virus	性器伝染性軟属腫
human immunodeficiency virus (HIV)	AIDS (後天性免疫不全症候群)
hepatitis virus (HAV, HBV, HCV など)	肝炎 (A 型, B 型, C 型 など)
cytomegalovirus (CMV)	サイトメガロウイルス感染症
EB (Epstein-Barr) virus (EBV)	伝染性単核球症
原虫	
Trichomonas vaginalis	腟トリコモナス症
Entamoeba histolytica	赤痢アメーバ症
真菌	
Candida albicans	性器カンジダ症
寄生虫	
Phthirus pubis	ケジラミ症
Sarcoptes scabiei	疥癬

[*] : 病原性に関するエビデンスが不足している

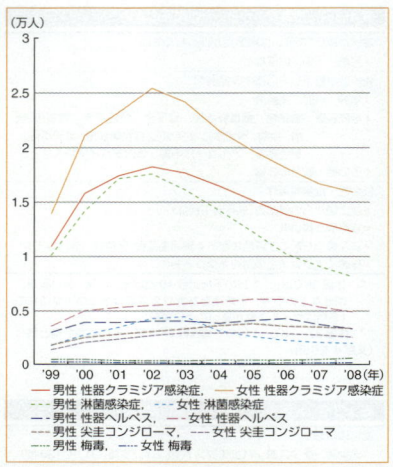

図 1-4-1 定点観測によるわが国における性感染症患者の推移 (厚生労働省)

性である。近年,オーラルセックスを行う女性性風俗従事者からの感染例が増えている。女性患者では,夫や恋人といった特定の相手が感染源であることが多いが,若年層においては不特定男性からの感染例が増加している。

● **臨床症状** STI の症状は多様であり,複数の病原体が同じ症状を呈したり,梅毒のようにその病期により症状が異なることも多い。以下,症状から考えられる疾患,鑑別すべき疾患を示す[2),3)]。

尿道炎

尿道炎とは,尿道分泌物と排尿痛を主訴とする症候群である。STI 以外の原因でも起こりうるが,一般的には尿道炎は STI によるものをさす。尿道炎は従来,淋菌が検出される淋菌性尿道炎と,淋菌が検出されない非淋菌性尿道炎に分類されてきた。*C. trachomatis* が核酸増幅法などにより正確に検出されるようになり,*C. trachomatis* が検出されるものをクラミジア性尿道炎と呼ぶようになった。淋菌も *C. trachomatis* も分離されない尿道炎を,非クラミジア性非淋菌性尿道炎と呼ぶ。非クラミジア性非淋菌性尿道炎の病原体はさまざまで,*Trichomonas vaginalis*, *Mycoplasma genitalium*, *Ureaplasma urealyticum*,単純ヘルペスウイルス,アデノウイルスなどがその候補としてあげられる。*T. vaginalis*, *M. genitalium* の病原性はほぼ明らかとなっている。また,淋菌性尿道炎の約 20〜30% の症例

で *C. trachomatis* が検出される。

淋菌性尿道炎と非淋菌性尿道炎には,潜伏期間,発症,排尿痛の程度,尿道分泌物の量と色調などに差がある。一般に非淋菌性尿道炎は淋菌性尿道炎と比較し,症状も軽度で,比較的緩徐に発症する。淋菌と *C. trachomatis* では有効な抗菌薬が異なるため,両者の鑑別は重要である。臨床症状からある程度鑑別可能であるが,最も重要な検査は,尿道分泌物または初尿の尿沈渣の Gram 染色であり,顕微鏡下にグラム陰性球菌である淋菌を検出することである。淋菌が証明されたら,淋菌に対する治療を開始する。*C. trachomatis* 検査を同時に行い,その結果をみて *C. trachomatis* の治療を開始する。

近年,淋菌の薬剤耐性株の増加が問題となっており,尿道分泌物の培養検査,薬剤感受性検査は非常に重要である。培養法は最も基本的な淋菌検出法である。淋菌, *C. trachomatis* の検出には,核酸増幅法や EIA (酵素免疫測定法) も使用できる。さらに近年オーラルセックスが一般化し,淋菌, *C. trachomatis* の咽頭保菌が問題となっている。性器から淋菌, *C. trachomatis* が検出された患者では,咽頭保菌の割合が高い。

非クラミジア性非淋菌性尿道炎において,*T. vaginalis* は尿沈渣の直接検鏡にて観察される。白血球とほぼ同じ大きさで,波動性のある原虫を観察することで診断可能である。*M. genitalium*, *U. urealyticum* などの病原体の診断は,わが国では保険適用となっておらず,現在のところ実験室レベルである。

精巣上体炎, 前立腺炎

精巣上体は精巣の上端からはじまり,下端で精管に移行する臓器である。急性精巣上体炎は精巣上体の急性炎症である。尿路感染症の起因菌である一般細菌のほか,*C. trachomatis*,淋菌などが尿道から精管を上行して精巣上体に

表1-4-2 性感染症としての潰瘍性疾患，腫瘍性疾患と鑑別すべき疾患

潰瘍性疾患		腫瘍性疾患	
男性	女性	男性	女性
性器ヘルペス	性器ヘルペス	尖圭コンジローマ	尖圭コンジローマ
梅毒（硬性下疳）	梅毒（硬性下疳）	梅毒（初期硬結）	梅毒（初期硬結）
軟性下疳	軟性下疳	（扁平コンジローマ）	（扁平コンジローマ）
鼠径リンパ肉芽腫症	鼠径リンパ肉芽腫症	鼠径リンパ肉芽腫症	鼠径リンパ肉芽腫症
外陰皮膚粘膜カンジダ症	淋菌感染症	pearly penile papule	伝染性軟属腫
帯状疱疹	外陰・腟カンジダ症	Bowen 様丘疹症	疥癬
Behçet 病	腟トリコモナス症	陰囊被角血管腫	hairy nymphae（腟前庭乳頭腫症）
固定薬疹	帯状疱疹	Fordyce 状態	脂漏性角化症
接触性皮膚炎	Behçet 病・急性外陰潰瘍	脂漏性角化症	epidermolytic acanthoma
外傷	接触性皮膚炎	基底細胞癌	基底細胞癌
乳房外 Paget 病	外傷	有棘細胞癌	Bowen 病
開口部形質細胞炎	乳房外 Paget 病	Bowen 病	乳房外 Paget 病
その他	その他	乳房外 Paget 病	その他
		紅色肥厚症	
		その他	

炎症を引き起こす．精巣上体の腫脹，局所の疼痛が主症状であるが，悪化すると陰囊内容は一塊となり，大きく腫脹する．発熱を伴うことがある．陰囊を挙上すると，疼痛が軽減する（Prehn〈プレーン〉徴候）．

直腸診にて前立腺に圧痛を認める患者から，STIの病原体を検出することがあるが，STIの病原体と前立腺炎との関連は，現在も議論中である．

直腸炎

直腸炎は一般的な腸管感染症の一つで，下痢，腹痛，発熱などの症状を呈する．しかし，STIにおける直腸炎は重要な鑑別疾患であり，男性同性愛者のみならず，異性間性交渉でも肛門性交を行う場合には発症しうる．病歴とともに，肛門性交の有無を確認することが診断のポイントである．しかし女性では肛門性交歴がなくても，腟分泌物が直腸へと流れ，淋菌性，またはクラミジア性直腸炎を起こすことがある．直腸炎の症状から，原因微生物を特定するのは困難である．

淋菌や単純ヘルペスウイルスによる直腸炎は，排便時，肛門性交時に強い疼痛を訴えることがある．単純ヘルペスでは，さらに肛門周囲の皮膚にヘルペスによる水疱や潰瘍を形成する．クラミジア性直腸炎では，直腸に限局する円形〜類円形の顆粒状小隆起が特徴であるが，無症状の症例も多い[4]．淋菌または *C. trachomatis* による直腸炎では，肛門スワブまたは内視鏡下で採取した検体にて，培養や遺伝子検査を行う．染色法による淋菌の検出は，腸内細菌が混在するため困難である．

赤痢アメーバ腸炎の主症状は粘血便と残便感であることが多い．症状が進むと，アンチョビソースの外見を呈する悪臭の強い便となる．男性同性愛者に粘血便，血便がみられる場合には赤痢アメーバを第一に疑う．逆に，海外渡航歴のない若年者で赤痢アメーバと診断した場合には，男性同性愛者，HIV（ヒト免疫不全ウイルス）感染者である可能性を念頭におく．第一期梅毒では *Treponema pallidum* の侵入部位に一致して無痛性の潰瘍（下疳）を形成するが，肛門部，直腸に下疳を形成すると，二次感染により有痛性となりうる．HIV 感染者において梅毒の合併例が多く，梅毒による直腸炎や肛門部に病変を呈する場合には，HIV 感染を疑う．このほか急性 HIV 感染症では，肛門性交による潰

瘍，直腸炎が，進行期の HIV 感染症ではサイトメガロウイルスによる直腸炎などがみられる．

帯下

感染性帯下は，女性の STI の重要な症状である．腟帯下は腟トリコモナス症，腟カンジダ症，細菌性腟症で，子宮頸管帯下は主に淋菌，または *C. trachomatis* による子宮頸管炎でみられる．骨盤内炎症性疾患（pelvic inflammatory diseases：PID）でも子宮頸下がみられることがある．

腟トリコモナス症は腟トリコモナス原虫によって起こり，帯下感，希薄な膿様の帯下をきたす．腟内容は時に泡沫状，悪臭を呈する．診断は帯下の鏡検にて波動性のある原虫を観察する．腟カンジダ症は，外陰カンジダ症を合併することが多く，強い搔痒感と帯下を主訴とするが，非 STI 症例でも起こりうる．細菌性腟症は，腟内の細菌叢のうち，乳酸桿菌（*Lactobacillus* sp.）が減少し，好気性の *Gardnerella vaginalis* や嫌気性のバクテロイデス属（*Bacteroides*），モビルンカス属（*Mobiluncus*）などが異常に増殖した状態である．軽度の帯下を訴えるが，半数は無症状である．sex-associated disease といわれることもある．

帯下を主訴とする STI で最も重要なものは，淋菌性およびクラミジア性子宮頸管炎である．淡黄色または帯黄白色で粘液膿性の分泌物が子宮頸管から流出する．子宮腟部は発赤，びらんを呈する．培養，遺伝子検査，EIA により検出する．

下腹部痛

STI が原因で，女性の下腹部痛を呈する疾患の大半は PID である．PID は小骨盤腔にある臓器の細菌感染症の総称で，付属器炎，卵巣膿瘍，Douglas（ダグラス）窩膿瘍，骨盤腹膜炎が代表的疾患である．STI として子宮頸管炎を起こした淋菌，*C. trachomatis* が上行性に感染する以外，一般細菌（好気性，嫌気性菌）によっても PID が発症する．下腹部痛，帯下，発熱，白血球増加などをみる．淋菌，*C. trachomatis* では子宮頸管スワブの遺伝子検査を行うが，*C. trachomatis* の抗体検査も有用である．子宮外妊娠との鑑別が必要である．

潰瘍性疾患

陰部，性器に潰瘍またはびらんを生ずる疾患はさまざまであり，常に STI である可能性を考慮すべきである（表1-

4-2)。男性の性器ヘルペスは亀頭部、陰茎体部などの外性器に水疱を生じ、破れて浅い潰瘍となる。一般に症状は軽微で、時に発熱、鼠径部リンパ節の腫大を伴う。再発例では、陰部から大腿、殿部などに小水疱、潰瘍を生ずるが軽症である。女性では、初感染時に強い症状を呈することがある。大陰唇、小陰唇、腟前庭、会陰部にかけて水疱が多発し、破れると潰瘍となる。高熱を伴うことがあり、鼠径部リンパ節の腫大と圧痛、排尿時疼痛を伴う。疼痛のため歩行困難となることもある。再発では症状は軽くなるが、頻回に再発を繰り返す例もまれではない。梅毒は、感染部位に硬結(初期硬結)を生じ、潰瘍化する(硬性下疳)。多くは疼痛を伴わない。

わが国ではきわめてまれだが、*Haemophilus ducreyi* による軟性下疳も、潰瘍性病変を呈する疾患である。アフリカ、東南アジア、南米に流行地があり、わが国でみられるのは、国外からの持ち込み例である。男性では亀頭部、冠状溝周辺に、女性では大小陰唇、腟口に辺縁が鋸歯状の深い潰瘍を生ずる。鼠径リンパ節の腫大があり、潰瘍部の疼痛は強い。潰瘍部の疼痛が強いことから、潰瘍面からの検体採取は困難である。

女性の腟感染症、腟トリコモナス症、腟カンジダ症などの炎症性疾患では、帯下により外陰部にびらんを生じ、疼痛を伴うことがある。

腫瘍性疾患

陰部、性器に腫瘍性病変を生ずる疾患もさまざまであり、常にSTIである可能性を考慮すべきである。腫瘍性病変では癌の除外診断も含め、組織検査が重要である(**表1-4-2**)。

尖圭コンジローマはヒトパピローマウイルス(human papillomavirus:HPV)による感染症で、大部分がSTIとして感染する。感染部位は外陰部、肛門および周囲、尿道口、腟、子宮頸管などで、乳頭状腫瘍が多発する。視診でほぼ判断できるが、男性では pearly penile papule(陰茎冠状溝に沿って配列する小結節)、女性では hairy nymphae(腟前庭、小陰唇内側に多発する丘疹)といわれる生理的変化と混同しないようにする。梅毒の初期硬結、硬性下疳や扁平コンジローマ、性器の伝染性軟属腫などとの鑑別が必要である。

咽頭感染とSTI

近年、オーラルセックスとSTIとの関連が明らかとなってきた。本来性器で検出されていたSTIの病原体が、咽頭から検出される。また、性器の疾患が口腔粘膜にも生ずる。逆に、口腔内や咽頭で検出されるSTI起因菌は、性器のSTIの感染源になりうる。

口腔内の淋菌感染症は古くから知られた病態で、主に男性同性愛者の咽頭より淋菌が検出される。わが国では、男性同性愛者のほか、性風俗店に勤務する女性から検出されることが多い。また、性器から淋菌が検出される一般男女の咽頭からも、淋菌が検出される。咽頭の約90%は無症状であるが、時に急性咽頭炎や急性扁桃炎の症状を呈する。咽頭に存在する淋菌は除菌しにくく、感染源として重要である。診断は淋菌の培養と遺伝子検査による。分離培養では modified Thayer Martin 培地や New York 培地を用いる。遺伝子検査法では咽頭ぬぐい液を用い、SDA法、TMA法により行う。口腔内のクラミジア感染症も、淋菌感染症と同様、軽度の咽頭炎症状を起こし、同時に感染源となる。口腔内のクラミジア感染症の90%以上は無症状だが、時に咽頭の違和感、咳嗽を呈する。診断は遺伝子検査による。

わが国の高齢者は、単純ヘルペスウイルス1型の抗体保有率が高い。母子間で感染していたと考えられるが、現在、若年者ではSTIとして発症するものが多い。口腔内の初感染としては疱疹性歯肉炎、ヘルペス性咽頭炎、回帰感染としては口唇ヘルペスがある。逆に口唇ヘルペスがオーラルセックスにより、性器ヘルペスの原因にもなる。第一期梅毒が口腔内に生ずることもある。感染機会の約3週間後に接触部位の口唇、舌尖、口蓋扁桃に1〜2cmの、暗褐色の結節(初期硬結)を形成する。数日後、潰瘍(硬性下疳)を形成し、約1週間で自然消退する。

伝染性単核球症はEB(Epstein-Barr〈エプスタイン-バー〉)ウイルスによる感染症で、欧米では kissing disease として知られる。わが国でも、若年者の症例が増加している。

眼疾患とSTI

眼疾患のなかにも、STIと考えられる症例がある。すでに性器のSTIと診断され、さらに眼症状を訴える症例や、眼科受診からさらにSTIが発見される症例である。眼症状とSTIとが結びつかないことも多く、時に対応が遅れることもある。

C. trachomatis による眼感染症の代表はトラコーマであり、現在もアフリカやアジアの一部の地域では多くの患者を出している。これとは別に、性器クラミジア感染症の分泌物による眼の汚染(多くは手指による)により、クラミジア結膜炎(成人型封入体結膜炎)が発症する。結膜の充血、粘液性の眼脂、眼瞼腫脹などを呈する。多くは性器クラミジア感染症を合併する。

淋菌の眼感染症は、淋菌感染妊婦より垂直感染した新生児結膜炎(新生児膿漏眼)が有名である。近年、成人でも同様の結膜炎をみることがあり、性器の淋菌感染症分泌物の眼の汚染による。症状は強く、激烈な炎症症状をきたし、多量の膿性眼脂、眼瞼腫脹、結膜の著明な発赤をきたす。結膜穿孔を起こすこともある。

第2期以降の梅毒では、眼にもさまざまな症状(虹彩毛様体炎、網脈絡膜炎、視神経炎、視神経網膜炎、視神経鞘炎、角膜実質炎など)をきたす。HIV感染の際には、HIV網膜炎、サイトメガロウイルス網膜炎、眼瞼の伝染性軟属腫、眼部帯状疱疹、眼トキソプラズマ症、クリプトコックス網脈絡膜炎、ニューモシスチス脈絡膜炎などをきたす。ケジラミ症では、ケジラミが睫毛や眉毛に寄生することもある。

【濱砂 良一・松本 哲朗】

参考文献

1) 熊本悦明ほか:日本における性感染症サーベイランス 2002年度調査報告.日本性感染症学会誌 15:17-45, 2004
2) 守殿貞夫ほか:性感染症診断・治療ガイドライン 2011. 日本性感染症学会誌 22:1-156, 2011
3) Workowski KA et al:Sexually transmitted diseases treatment guidelines, 2010. MMWR Recomm Rep 59:1-110, 2010
4) 大川清隆ほか:消化器内科におけるSTDの経験―アメーバ大腸炎とクラミジア直腸炎について.日本大腸肛門病学会雑誌 59:841-845, 2006

2 グラム陽性球菌による感染症

1 ブドウ球菌感染症

ブドウ球菌の微生物学的特徴

ブドウ球菌属（*Staphylococcus*）は、コアグラーゼ産生（陽性）菌と、コアグラーゼを産生しないコアグラーゼ陰性ブドウ球菌（coagulase-negative staphylococci：CNS）に大別される。コアグラーゼ産生菌のほとんどは黄色ブドウ球菌（*Staphylococcus aureus*）であり、一方、CNS には表皮ブドウ球菌（*Staphylococcus epidermidis*）や *Staphylococcus haemolyticus*, *Staphylococcus hominis*, *Staphylococcus capitis* など約30種類が含まれる。

S. aureus はヒトや動物の鼻腔、皮膚などに常在している。健常成人の鼻腔からは20〜30％で検出される一方、湿疹からは50％以上、アトピー性皮膚炎では100％近く検出される。莢膜を持ち、貪食作用に抵抗するほか、コラーゲンなど結合組織に結合する蛋白を持ち、組織定着を容易にしている。さらに赤血球溶解毒素やエンテロトキシン、表皮剥脱毒素（エクスフォレアチン）、核酸分解酵素、ヒアルロニダーゼなどさまざまな毒素、菌体外酵素を産生し、病原性が高い。

CNS も皮膚、粘膜に普遍的に存在する。*S. aureus* に比べて病原性は低いが、器具や組織表面に接着しやすく、さらに粘液（スライム）を産生し、抗菌薬で排除されにくい性質がある。なお例外的に、*Staphylococcus lugdunensis* は病原性が高く、菌血症や心内膜炎を生じ、*Staphylococcus saprophyticus* は膀胱壁に接着するために尿路感染症をきた しやすいという特徴がある。

黄色ブドウ球菌感染症

黄色ブドウ球菌の薬剤感受性と MRSA

S. aureus はオキサシリン（oxacillin）とセフォキシチン（cefoxitin）の感受性により、メチシリン感受性黄色ブドウ球菌（methicillin-sensitive *Staphylococcus aureus*：MSSA）とメチシリン耐性黄色ブドウ球菌（methicillin-resistant *Staphylococcus aureus*：MRSA）とに分けられる（表 2-1-1）。MRSA は、ペニシリン結合蛋白である PBP2' をコードする遺伝子 *mecA* を保有しているが、PBP2' はペニシリンとの結合力が弱いため、MRSA はペニシリン系、セフェム系、カルバペネム系に広く耐性を獲得する。なお、*mecA* 遺伝子はカセット状の構造（staphylococcal cassette chromosome *mec*：SCC *mec*）のなかに存在しており、そもそもこの構造が、常在菌叢の中の他菌から *S. aureus* に移動してきた（伝達された）と推測されている。

MRSA はわが国では1980年代から増加を続けており、医療施設内で分離される *S. aureus* の約60％を占めるまでになっている。

臨床的特徴

癤（せつ）、癰（よう）、膿瘍、褥瘡、蜂窩織炎、壊死性筋膜炎といった皮膚軟部組織感染症に関与することが非常に多い。皮膚病変や皮膚創傷に続発して菌血症をきたすこともある。

一方、皮膚から侵入しやすく、人工物に付着・増殖しやすい特徴から、カテーテル由来血流感染症（catheter-related blood stream infection：CRBSI）、ペースメーカの感染、その他の人工物（人工弁、人工血管、人工関節、関節固定のためのインプラントなど）への感染もしばしばみ

表 2-1-1 MSSA、MRSA の感受性パターン（例）

菌種	MSSA		MRSA	
	MIC 値	判定	MIC 値	判定
ペニシリン G（penicillin G）	>8	R	>8	R
アンピシリン（ampicillin）	>8	R	>8	R
オキサシリン（oxacillin）[*1]	≦0.25	S	>2	R
アンピシリン/スルバクタム（ampicillin/sulbactam）	≦8	S	≦8	R[*2]
セファゾリン（cefazolin）	≦8	S	>16	R
イミペネム（imipenem）	≦1	S	>8	R
ゲンタマイシン（gentamicin）	>8	R	>8	R
アルベカシン（arbekacin）	<1	S	<1	S
エリスロマイシン（erythromycin）	>4	R[*3]	>4	R
クリンダマイシン（clindamycin）	≦0.5	S[*3]	>2	R
ミノサイクリン（minocycline）	≦2	S	>8	R
レボフロキサシン（levofloxacin）	>4	R	>4	R
バンコマイシン（vancomycin）	≦0.5	S	2[*4]	S
テイコプラニン（teicoplanin）	≦2	S	≦2	S
ST 合剤	≦1	S	≦1	S

MSSA：メチシリン感受性黄色ブドウ球菌、MRSA：メチシリン耐性黄色ブドウ球菌、MIC：最小発育阻止濃度、S：感受性、R：耐性
[*1]：オキサシリンはメチシリン類似の抗ブドウ球菌用ペニシリンで、これが感受性ならば MSSA、耐性ならば MRSA と判定する。なお、感受性試験のみで臨床的には使用できない
[*2]：MRSA となったら、MIC 値が低くとも、ペニシリン系、セフェム系、カルバペネム系はすべて R と判定する
[*3]：エリスロマイシンが R、クリンダマイシンが S のときは、クリンダマイシンに誘導耐性がある可能性があるので、D-test を行って確認する（誘導耐性がなければ S と判定する）
[*4]：近年、MRSA のバンコマイシンに対する MIC が上昇しており（MIC creep）、治療効果が低い例がみられる

られる。さらに血流感染症に続いて，種々の遠隔臓器に感染巣や敗血症性塞栓を生じやすい(感染性心内膜炎，化膿性椎体炎，腸腰筋膿瘍，骨髄炎，硬膜外膿瘍，脳膿栓，肺塞栓，皮下・筋肉内膿瘍，髄膜炎など)。加えて，肺炎や尿路感染症，腸炎の原因になることもある。

また，食品中で本菌が増殖したり，調理器具が汚染されて，エンテロトキシンが混入した食物を摂取することにより，2～3時間で嘔吐などの食中毒症状が現れる(ブドウ球菌食中毒)。この場合，エンテロトキシン自体は耐熱性であるため，加熱した後の食品であっても生じうる。

さらに毒素性ショック症候群毒素(TSST-1)は，①毒素性ショック症候群(toxic shock syndrome：TSS)(突発的な発熱，発疹，低血圧)，②新生児TSS様発疹症(neonatal TSS-like exanthematous disease：NTED)(発熱と発疹)を，表皮剥脱毒素は，ブドウ球菌性熱傷様皮膚症候群(staphylococcal scalded skin syndrome：SSSS)(熱傷様の皮膚の剥脱)をきたす。

薬剤感受性と治療

病原性が高いため，侵襲性の感染症では治療をすみやかに開始しなければならない。MSSAの場合，90%近くはペニシリナーゼを産生するため，もはやペニシリン単剤で治療を行う例は少なくなっている。第1世代セフェム系や，β-ラクタマーゼ阻害薬配合ペニシリンが治療に適している。

MRSAでは，治療の第一選択はグリコペプチド系抗菌薬(バンコマイシン，テイコプラニン)である。なおバンコマイシンはMRSAの治療に長期にわたって用いられてきたが，近年薬剤感受性試験においてバンコマイシンの最小発育阻止濃度(MIC)が上昇してきており(MIC creep)，特が2μg/mL以上の例では治療成績が悪くなっているとの報告がある。このためトラフやピークの血中濃度を測定して，投与量を調節し，個別に投与設計していくのがよいとされている。

なおグリコペプチド系に低感受性・耐性のMRSAをそれぞれバンコマイシン低感受性黄色ブドウ球菌(VISA)(またはグリコペプチド低感受性黄色ブドウ球菌(GISA))，バンコマイシン耐性黄色ブドウ球菌(VRSA)と呼ぶが，van遺伝子を持つVRSAはこれまで世界でごくわずかしか発見されていない。VISAは1996年にわが国で発見されており，細胞壁が厚くなっていることが低感受性の一因と推測されている。

MRSAに対するその他の薬剤としては，リネゾリドやアルベカシン，ダプトマイシン，チゲサイクリン(わが国では未承認)があるが，リネゾリドには腎機能低下例でも投与量の減量が不要という特長がある。ダプトマイシンは軟部組織への移行がよく，軟部組織感染症や菌血症に向いている(一方で肺炎での治療効果はよくない)。なおST合剤やリファンピシンも感受性がある場合に選択可能であるが，慢性感染での長期抑制などその用途はかぎられている。

MRSAの感染対策と市中感染型MRSA

MRSAの伝播と蔓延，さらに難治化により，感染対策の徹底による新たな感染の予防がますます重要になっている。手指消毒の徹底，マスク，ガウンなどの着用，個室管理，環境整備，抗菌薬の適正使用などを効果的に行うことで，感染率，新規発生率を低くすることが可能である。

なおこれまでMRSAの感染は施設内での伝播が主体の医療機関関連感染(healthcare-associated infection)であったが，2000年代に入り，市中感染型MRSA(community-acquired MRSA：CA-MRSA)が欧米を中心に急速に広まっている。市中感染型MRSAは，白血球毒(Panton-Valentine leukocidin)を産生し，健常者や小児に皮膚軟部組織感染症や壊死性肺炎を生じる。そして，薬剤感受性，遺伝子型，mec遺伝子のカセット型のいずれも医療機関関連型のMRSAとは異なっている。世界でMRSAの疫学は大規模に変化しつつある。

コアグラーゼ陰性ブドウ球菌感染症

臨床的特徴

表皮に多く常在するため，皮膚の瘍，癰，膿瘍のほか，血管内カテーテル感染症を生じることが多い。その他，人工関節や人工血管，ペースメーカの感染，さらには感染性心内膜炎(特に弁置換術後のprosthetic valve endocarditis〈PVE〉の原因となる。

薬剤感受性と治療

mecA遺伝子の保有率が高いため，一般的にバンコマイシンが用いられる。しかしながら人工物に付着しやすい性質のため，人工物の感染症は難治であり，抜去を余儀なくされることが多い。CNSによるPVEではバンコマイシンにアミノグリコシド系やリファンピシンを併用する。

【吉田 敦・鈴木 弘倫】

2 肺炎球菌感染症

肺炎球菌の微生物学的特徴

肺炎球菌(*Streptococcus pneumoniae*)は，2個の菌体が対をなす双球菌状，または短い連鎖状の配列を示す。周囲に莢膜を持つのも特徴で(図2-2-1)，血液寒天培地上ではα溶血を示し，自己融解遺伝子を持つため中心が窪んだコロニーを形成する(図2-2-2)。莢膜多糖体の抗原型(血清型)には98種類が知られているが，型により病原性や薬剤感受性が異なっており，地域や年齢でもその分布は異なる(後述)。

肺炎球菌は，鼻咽腔に常在する一方，高い組織侵入性と病原性を示す。特に低γグロブリン血症などの液性免疫障害があったり，補体欠乏症や脾臓摘出後でオプソニン化の障害があると重症化することが知られている。一方で肺炎球菌は，検体中や人工の培地上では非常に死滅しやすい特徴がある。

臨床的特徴

市中肺炎の最も多い起因菌であり，胸膜炎や膿胸の合併もしばしばみられる。慢性閉塞性肺疾患(COPD)の急性増悪にも関与する。また急性中耳炎，急性副鼻腔炎の主要な起因菌でもある。肺炎や中耳炎，副鼻腔炎から菌血症を起

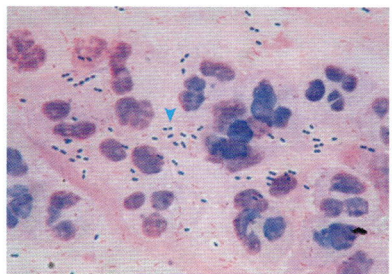

図 2-2-1　肺炎球菌(Gram 染色)
喀痰の Gram 染色所見。双球菌で、周囲に莢膜(抜けた部分)を認める

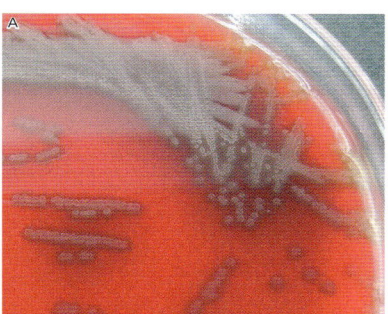

図 2-2-2　肺炎球菌のコロニー
A：自己融解したコロニー
B：血清型 3 に特徴的なムコイド形成コロニー

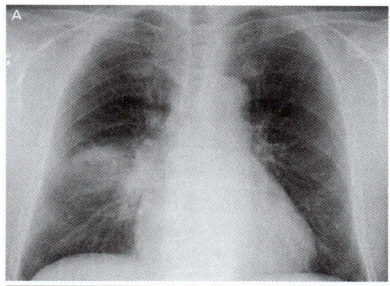

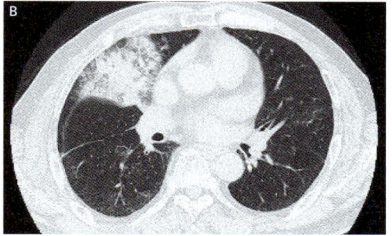

図 2-2-3　肺炎球菌性肺炎の胸部 X 線像(A)，胸部 CT 像(B)

こしやすく，さらに血行性に播種されて髄膜炎をきたす。他にも心内膜炎，関節炎，椎体炎，腹膜炎，骨髄炎，脳膿瘍，軟部組織感染症を生じることがある。

肺炎球菌性肺炎は，古典的には大葉性肺炎が有名であり，区域性で液体貯留の強い肺胞性陰影を呈するが，実際にはさまざまな陰影がみられる(図 2-2-3)。なおインフルエンザ罹患後に肺炎球菌性肺炎に罹患すると重症になりやすく，高齢者や基礎疾患のある者では予後不良になること も多い。

薬剤感受性と治療

以前はペニシリンに良好な感受性を示したが，ペニシリン結合蛋白(PBP)の変異による耐性が出現し，わが国では 90 年代後半からペニシリン低感受性ないし耐性の肺炎球菌(それぞれ PISP，PRSP)が急速に増加した。つまりペニシリン G に対する最小発育阻止濃度(MIC)は，1980 年以前は $0.008\mu g/mL$ 程度であったが，2000 年代になると $0.12\mu g/mL$ 以上の株(＝PISP，PRSP)が全体の 60％を占めるほどに上昇した。

しかしながら，呼吸器感染症ではペニシリン系(ペニシリン G やアンピシリン，アモキシシリンなど)を十分投与すれば満足する臨床効果が得られるという結果が集積され，米国 CLSI(Clinical Laboratory Standards Institute)は，髄膜炎とそれ以外の感染症に分けてペニシリン系のブレイクポイントを設定した(表 2-2-2)。これ以降，呼吸器系でのペニシリン感受性率は見かけ上高くなっている。一方で髄膜炎の場合は，ブレイクポイントは以前と変更がないので，わが国でのペニシリン耐性率はおよそ 60％である。PRSP による髄膜炎には，第 3 世代セフェム系やカルバペネム系，バンコマイシンが用いられる。

肺炎球菌はその他，マクロライド系やクリンダマイシンに対しても耐性を獲得している。ニューキノロン系では，レスピラトリーキノロンと呼ばれる一群が肺炎球菌性肺炎に使用できるとされているが，重症度や他の病原体のカバーの必要性から投与の適応を判断し，濫用を避けるように努める。

表2-2-2 肺炎球菌のペニシリンに対するブレイクポイント

		感受性のカテゴリー		
		感受性(S)	中間(I)	耐性(R)
以前の判定基準(ブレイクポイント)		≦0.06	0.12～1	≧2
現在の基準[*1]	髄膜炎の場合(ペニシリン静注)	≦0.06	[*2]	≧0.12
	髄膜炎以外(ペニシリン静注)	≦2	4	≧8
	髄膜炎以外(ペニシリン内服)	≦0.06	0.12～1	≧2

[*1]:臨床状況とペニシリンの投与経路により決める
[*2]:現在の基準では髄膜炎での中間(I)にはブレイクポイントは設定されていない
(文献1を引用)

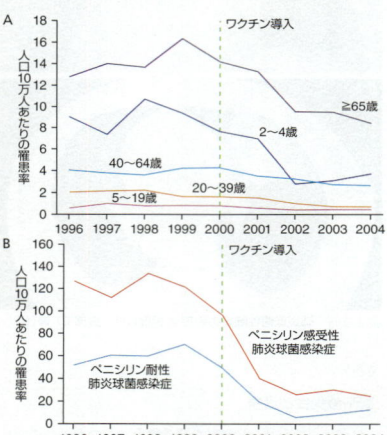

図2-2-4 小児への肺炎球菌ワクチン接種の効果[2]
A:各年齢層での肺炎球菌感染症発症率。65歳以上でも減少がみられ、集団免疫の効果と考えられる
B:ペニシリン耐性肺炎球菌感染症の減少。ペニシリン耐性の血清型が少なくなり、感受性が回復した

予防とワクチン

予防には2種類のワクチンが用いられている。一つは23種類の莢膜多糖体を混合した23価肺炎球菌莢膜多糖体ワクチンで、①脾摘出後ないしは機能的無脾症の患者、②65歳以上、③心肺の慢性疾患、糖尿病、腎不全、肝硬変、髄液漏の患者、④免疫不全者(多発性骨髄腫やリンパ腫など)が対象で、敗血症や髄膜炎などの侵襲性感染症を有意に減少させる。また効果は1回の接種で数年以上続くため、現在は初回接種から5年経過後に再接種を考慮することになっている。なお、インフルエンザワクチンと両方接種した場合、単独での接種よりも肺炎の発症率が大きく減少することが明らかにされており、米国では高齢者に対し、国をあげて両者の接種率を向上させている。

もう一方は、莢膜多糖体を蛋白に結合させたコンジュゲート(conjugate)ワクチンである。この場合、T細胞依存性となるため、23価のワクチンの効果が小さい小児であっても抗体産生が強く、長く惹起される。米国では2000年に7価ワクチンが発売され、2歳以下の小児に接種されたが、侵襲性感染症ばかりでなく、中耳炎や鼻咽頭の保菌までが

減少し、さらに高齢者の肺炎球菌感染症も少なくなった(集団免疫(herd immunity)による効果)(図2-2-4)。さらにワクチンによりペニシリン耐性株も減少したため、ペニシリンに対する肺炎球菌の薬剤感受性もよくなった。わが国では2010年に接種が開始されたが、米国ではワクチン導入後、7価ではカバーしていない抗原型による感染症が増加したため、13価のワクチンに置き換わっている。

【吉田 敦・鈴木 弘倫】

参考文献

1) Centers for Disease Control and Prevention (CDC): Effects of new penicillin susceptibility breakpoints for *Streptococcus pneumoniae*-United States, 2006-2007. MMWR 57:1353-1355, 2008
2) Kyaw MH et al: Effect of introduction of the pneumococcal conjugate vaccine on drug-resistant *Streptococcus pneumoniae*. N Engl J Med 354:1455-1463, 2006

3 レンサ球菌感染症

A群レンサ球菌感染症

A群レンサ球菌の微生物学的特徴

血液寒天培地上ではβ溶血を示す(図2-3-1)。ヒトはA群レンサ球菌(group A *Streptococcus*: GAS)(*Streptococcus pyogenes*)の自然宿主であり、キャリアでは咽頭に保菌している。成人より小児での保菌率が高く、唾液・鼻汁の飛沫感染により伝播すると考えられている。組織破壊が強く、病原性が高いのが特徴で、細胞表面に存在し、好中球による貪食、殺菌に抵抗するM蛋白や、発赤毒素(SPE)、溶血毒素(ストレプトリジンO〈streptolysin O〉とS。前者に対する抗体が抗ストレプトリジンO抗体(ASO)である)、DNA分解酵素、ヒアルロン酸分解酵素、ストレプトキナーゼ(抗体は抗ストレプトキナーゼ(ASK))、リポタイコ酸、C5aペプチターゼなどさまざまな病原因子を持つ。なおemm遺伝子がコードするM蛋白には多くの遺伝子型が存在するため、疫学マーカーとして用いられている。また、SPE Aはスーパー抗原として毒素性ショック症候群(STSS〈streptococcal toxic shock syndrome〉)に関与するとされている。

臨床的特徴

多彩な感染症を引き起こすが、菌の病原性そのものと、菌に対する免疫反応によるものとに分けられる。前者には、咽頭炎、扁桃炎、膿痂疹、丹毒、リンパ管炎、蜂窩織

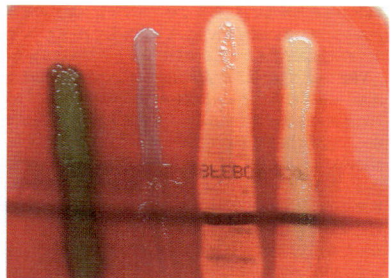

図 2-3-1　左から肺炎球菌，腸球菌，A 群レンサ球菌（GAS），GBS の溶血性の違い
GAS：赤血球が完全に溶血し培地（血液寒天培地）後ろの文字がはっきりと確認できる
GBS：溶血環も小さく溶血も弱いため文字がはっきりしない

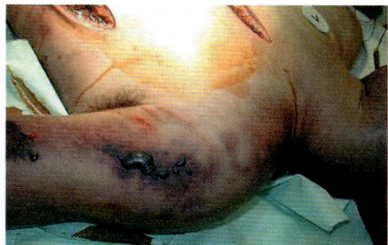

図 2-3-2　GAS による劇症型溶血性レンサ球菌感染症
30 歳代男性。咽頭炎症状出現後 2 日でショック状態に陥った。血液，咽頭培養のほか，一見健常にみえる皮下組織を培養したところ A 群レンサ球菌（GAS）が検出された

炎，筋膜炎，肺炎，菌血症，心内膜炎，劇症型レンサ球菌感染症（STSS），猩紅熱が，後者には糸球体腎炎やリウマチ熱がある。近年は，猩紅熱やリウマチ熱が激減している一方，高齢者での菌血症例，劇症例が目立つ。

咽頭炎，扁桃炎の約 10～20% は，GAS によるものと推測されている。典型的には，急激に発症し，咽頭痛と咽頭発赤が強く，扁桃には滲出物を認め，発熱も伴いやすい。なかには扁桃周囲膿瘍や咽後膿瘍に進展する例もある。そして多くの *emm* 型による地域的，季節的な流行を起こす。なお罹患 1～3 週間後に GAS に対する免疫複合体が二次的に腎障害を生じ，急性糸球体腎炎を合併することがある。

劇症型レンサ球菌感染症（STSS）では，軟部組織感染が急速に進行するとともに，血圧低下，肝障害，腎障害，呼吸不全などの多臓器不全状態となる（図 2-3-2）。血液や胸水，組織などの無菌検体から GAS が分離されるが，増殖が速いため，末梢血液標本上で GAS を認める場合がある。なお初期には発熱や筋肉痛，倦怠感といった非特異的な症状ではじまるため，このような時期に診断するのはかなり難しく，軽度の軟部組織感染と全身徴候を見逃さずに疑うことが重要である。臓器障害が生じてくると救命が難しくなる。なお咽頭の GAS の抗原検査が早期診断に役立つことがある。

薬剤感受性と治療

ペニシリン系が第一選択であり，セフェム系などその他の抗菌薬は感受性試験上では感受性になっても，その効果はペニシリン系に劣る。敗血症や STSS などの侵襲性感染症においてはペニシリン G の大量投与を行う。さらに STSS では毒素産生を抑制する目的で，クリンダマイシンや免疫グロブリンの併用が行われる。なお，現在のところペニシリン耐性は報告されていないが，マクロライド系に対してはわが国では 20% 程度が耐性である。

壊死性筋膜炎や STSS の治療においてさらに重要なのは，早期に外科的診察を行い，できるかぎり傷害された組織のデブリードマンを行うことである。抗菌薬のみでの治療成績は思わしくなく，外科的治療が 12～24 時間遅れると死亡率は 4 倍になるという。

C 群・G 群レンサ球菌感染症

C 群・G 群レンサ球菌の微生物学的特徴

C 群レンサ球菌，G 群レンサ球菌は，菌種として，*Streptococcus dysgalactiae* subsp. *equisimilis*（SDSE）と同定されることが多く，臨床的な意義もほとんど同じであるため（分離頻度は G 群のほうが多い），ここでは一括する。皮膚や咽頭，女性性器の常在菌であり，時に侵襲性感染症を生じるが，GAS と同様の発赤毒素や溶血毒素を持ち，GAS との間に遺伝子の交換を行っていると推測されている。

臨床的特徴

咽頭炎，敗血症，壊死性筋膜炎，蜂窩織炎，感染性心内膜炎，劇症型レンサ球菌感染症（STSS），関節炎などを生じる。臨床像は GAS による場合と似ているが，GAS が小児から若年成人に好発し，進行が速いのに対し，SDSE は中高年以降で，基礎に糖尿病や慢性の浮腫，悪性腫瘍，脳血管障害を有する例で多い。菌血症においては，皮膚や血管内カテーテルといった侵入門戸がはっきりしている場合もあるが，不明の場合もしばしば経験する。

薬剤感受性と治療

侵襲性感染症の診断は比較的容易であるが，急速に進行する菌血症，STSS では血液培養の結果が判明する前に，死亡する例もある。本来ならば選択すべき抗菌薬はペニシリン系（特にペニシリン G）であるが，初期投与薬として実際に選択され，投与が継続されているのはセフェム系が多い。ペニシリン G に比べセフェム系の抗菌力は劣っており，迅速な検体採取とともに，結果判明後のすみやかな切り替えが望まれる[1]。なお GAS の STSS と同様，ペニシリン G とクリンダマイシンの併用を支持する意見がある。

B 群レンサ球菌感染症

B 群レンサ球菌の微生物学的特徴

弱い β 溶血を示し，消化管，泌尿・生殖器に常在する。B 群レンサ球菌（group B *Streptococcus*：GBS）（*Streptococcus agalactiae*）は莢膜を有し，そのタイプには Ⅰa，Ⅰb，

II、III～IX、non-typable の 11 種類が知られている。特にIII型は新生児で侵襲性感染症と関連が強い。またI b型はわが国で近年増加が著しいものである。

臨床的特徴および薬剤感受性と治療

妊産婦・新生児の感染症と、中高年の成人での侵襲性感染症に大別できる。前者は、GBSを腟内、直腸内に保菌する妊婦（10～30％が陽性）での子宮内・産道感染による早産や、新生児敗血症・髄膜炎である。新生児感染症のうち、生後1週間以内の発症を早発型と呼ぶが、早発型の死亡率は14％といわれている。このため妊娠33～37週に腟や直腸内のGBSスクリーニングを行い、陽性者には分娩開始時に経静脈的に抗菌薬の投与を行って、垂直感染を予防することがすすめられている。

中高年の成人での侵襲性感染症例は増加傾向にある。蜂窩織炎、筋膜炎、菌血症、心内膜炎、髄膜炎、骨髄炎などを生じる。糖尿病や脳梗塞などの基礎疾患を有する例に多い。劇症型になることもあるが、概してGASによるものに比べて軽い。治療にはペニシリン系が推奨されるが、皮膚・軟部組織感染症では外科的治療も考慮する。

腸球菌感染症

腸球菌の微生物学的特徴

腸球菌は腸管、泌尿・生殖器の普遍的な常在菌であり、皮膚や口腔内からも検出される。病原性は弱いが、6.5％食塩水や胆汁中でも生存できるなど、厳しい条件でも増殖でき、一般の環境で長期に生存できる。*Enterococcus faecalis*、*Enterococcus faecium*、*Enterococcus avium* などが知られるが、*E. faecalis* がおよそ80％を占める。

臨床的特徴

菌血症、血管内カテーテル感染症、心内膜炎、腹腔内感染症、胆道感染症、尿路感染症をきたす。腹腔内感染症では、腸管穿孔や腹膜炎などで他の腸内細菌と同時に検出されることが多い。肺炎や髄膜炎、肛門周囲膿瘍の原因になることもある。宿主の全身状態が低下していたり、広域抗菌薬の投与後であることが非常に多い。

薬剤感受性と治療

腸球菌は多くの抗菌薬に対し自然耐性であり、耐性を獲得しやすい性質も持つ。通常セフェム系、カルバペネム系、キノロン系は無効である。*E. faecalis* であればアンピシリンに感受性である（ただしその MIC は高い）が、その他の腸球菌ではアンピシリンは耐性であることが多い。なお、腸球菌による心内膜炎においては、アミノグリコシド薬を併用するが、この際には通常の薬剤感受性試験とは異なる基準を用いて高濃度耐性の有無を調べ、併用可能か判断する。

バンコマイシン耐性腸球菌

van 遺伝子を有し、バンコマイシンの作用部位である細胞壁のペプチドグリカンを変化させたバンコマイシン耐性腸球菌（vancomycin-resistant enterococci：VRE）が1987年にヨーロッパで分離され、その後世界的に拡大した。

VREの発生と増加には、家畜でバンコマイシン類似のアボパルシンが大量に使用されたことや、ヒトでのバンコマイシンの使用量が増えたことが背景にあると推測されている。

VREのほとんどは、*E. faecalis* ではなく *E. faecium* である。*vanA* ないしは *vanB* 遺伝子を持つ場合が多く、さらに他菌に伝達可能でもあるので、治療が難しいばかりでなく、感染対策上きわめて重要でもある。なおVREは、腸管内に存在している状態では何も症状を起こさない。しかし、基礎疾患を持っていたり、免疫抑制状態であったり、腹部外科手術後に、広域抗菌薬の投与後である場合には菌血症など侵襲性感染症を生じる。さらに感染が明らかになった時点で、すでに医療従事者の手指や環境面などを介して、VREの伝播が起こっていることが多い。

治療薬は非常にかぎられており、リネゾリドやキヌプリスチン・ダルホプリスチンといった薬剤になる。一方、感染対策としては、接触感染予防策を厳密に行う必要がある。個室にて手袋・ガウン着用を行うほか、病院環境に存在する腸球菌が伝播することがあるため、環境整備や清拭、退室後の清掃を徹底する。

viridans streptococci（緑色レンサ球菌群）

口腔内などの上気道、消化管、女性器の常在菌である。主に α 溶血を示すレンサ球菌を意味し、*Streptococcus mitis* group、*Streptococcus mutans* group、*Streptococcus salivarius* group、*Streptococcus sanguinis* group に大別される。一般的に病原性は低いと考えられ、内毒素を持たず外毒素も産生しないが、心弁膜への付着と増殖を促すデキストランを産生する。

う歯や歯槽膿漏など歯性感染症の原因となる。さらに心内膜炎の原因となるほか、化学療法後の粘膜障害をきっかけに好中球減少性発熱を起こすこともある。ペニシリン系に感受性を示すことが多かったが、近年では低感受性や耐性を示す例がある。またキノロン耐性も報告されている。

Streptococcus milleri group

Streptococcus constellatus、*Streptococcus anginosus*、*Streptococcus intermedius* は互いに似た生化学的性状を示し、まとめて *Streptococcus milleri* group（SMG）と呼ばれる。SMGは広くは viridans streptococci に含まれるが、他の viridans 群の菌とは異なって、胸膜炎、肺膿瘍、肝膿瘍、脳膿瘍など深部病変を形成しやすい特徴がある。さらに胆道感染症や特発性細菌性腹膜炎（SBP）の原因ともなる。また、男性に多い傾向もある。β 溶血性レンサ球菌に比べペニシリンGのMICは高めであるが、治療にはペニシリン系が有効である。

Streptococcus bovis（*gallolyticus*）

腸管内に常在しており、胆道感染などをきっかけとして時に菌血症を起こす。いくつかの亜種が存在するが、特に *Streptococcus gallolyticus* subsp. *gallolyticus* の菌血症・感染性心内膜炎では、大腸癌や前癌病変が基礎にあることが多いので注目されている。

Streptococcus suis

Streptococcus suis は元来ブタやウシ、ウマが保菌するレ

ンサ球菌であり，わが国におけるブタでの保菌率は30%以上にのぼる．家畜ではほとんどがまったく無症状であるが，一部は髄膜炎や敗血症，肺炎，心内膜炎を生じる．次いで保菌している家畜や肉に直接接触することでヒトへの感染が生じ，髄膜炎や菌血症を発症するが，しばしば重症となり，時に集団発生もみられる．

【吉田 敦・鈴木 弘倫】

参考文献
1) 厚生労働科学研究費補助金（新型インフルエンザ等新興・再興感染症研究事業）重症型のレンサ球菌・肺炎球菌感染症に対するサーベイランスの構築と病因解析，その診断・治療に関する研究：http://strep.umin.jp/beta_hemolytic_streptococcus/streptococcus_3.html

3 グラム陽性桿菌による感染症

1 リステリア症

■ **定義・概念** リステリア症（listeriosis）はリステリア菌が主に食品を介してヒトに感染して惹起される人獣共通感染症の一つである．リステリア属（*Listeria*）の6種のうち，ヒトへの感染は大半が *Listeria monocytogenes* による．健常者の発症は少なく，時に発熱性下痢症を起こす程度だが，妊婦の流死産の原因や，新生児・高齢者・免疫不全者における重篤な疾患（敗血症・髄膜炎など）の原因となるため注意が必要である．

■ **疫学** 発生は夏季に多く，大半は散発例だが時に集団発生もみる．発生頻度は米国（2009年）・ヨーロッパ（2007年）では人口10万人あたり0.3人程度とされる．わが国（2002年）では0.065人の推定値があるが，実際にはそれより多いと予想される．感染の性差・人種差はなく，高リスクグループとしては妊婦，新生児，高齢者，免疫不全者（血液腫瘍，ステロイド使用，臓器移植，糖尿病，末期腎不全など）があげられる．特に妊婦は通常の20倍のリスクがあり，全感染例の30%を占める．妊婦以外の感染例では高齢者を含む免疫低下者が70%を占め，危険因子のない症例は10%程度とされる．近年，ヨーロッパなどで特に65歳以上の高齢者の感染例増加も報告されており，一因として食品の低温保存流通，低塩分化の影響が指摘されている．

細菌学的特徴

L. monocytogenes はヒト，家畜をはじめ環境中に広く分布する通性嫌気性〜微好気性のグラム陽性桿菌（図3-1-1）で，コロニーは弱いβ溶血性を呈する．少なくとも13のserotypeに分類されるが，感染例の大半は1/2a，1/2b，4bである．ヒトへは汚染された食品を介して感染し，水系感染やヒト-ヒト感染はないとされる．したがって通常は患者の隔離は必要ない．自然にみえる動物も保菌しており，魚介類や食肉などの動物由来の食品が汚染されやすい．ready-to-eat食品は加熱せずに摂取されることから，特に感染源として重要である．野菜も家畜由来の肥料などから汚染される．本菌は食品保存に利用される酸性・高塩分濃度や冷蔵保存下でも増殖可能なため，微量の汚染でも保存中に増殖して食中毒の原因となりうる．ただし無芽胞

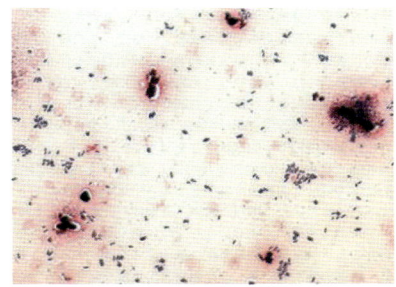

図 3-1-1 *Listeria monocytogenes*
（日暮芳己先生〈東京大学医学部附属病院細菌検査室〉提供）

表 3-1-1 リステリア症を考慮すべき臨床状況
1) 50歳以上の高齢者，あるいは免疫不全者の髄膜炎
2) 脳実質病変を伴う髄膜炎
3) 皮質下脳膿瘍
4) 妊娠中，特に妊娠後期の発熱
5) 新生児の敗血症・髄膜炎
6) 無菌部位の Gram 染色で確認された diphtheroids
7) 通常の培養で起因菌が同定されない発熱性下痢症

菌であり，加熱殺菌や消毒薬の多くは有効なため，摂食前の加熱が感染予防に有用である．

■ **病因・病態生理と分子メカニズム** 食品を介して経口摂取された *L. monocytogenes* は腸管壁から吸収された後，肝・脾などで増殖し血行性に中枢神経・胎盤などに播種する．通性細胞内寄生菌で，本来，食食機能を持たない細胞への食食を誘導し，zipper mechanism によって細胞内に取り込まれる．細胞内では取り込まれた食胞内から細胞質に移動し，増殖する（細胞質内増殖）．そして，みずからの運動により細胞膜を破って隣接細胞に陥入して感染を拡げる（細胞間感染）．マクロファージなどの食細胞内でも増殖可能で，この細胞質内増殖と細胞間感染により，一部の免疫認識から逃れている．本菌感染の分子メカニズムはよく解析されており，細胞内寄生菌のモデルとなっている．すなわち internalin A/E-cadherin 相互作用など internalin family を介して細胞内に取り込まれると，listeriolysin O（LLO）や phosphatidylinositol-specific phospholipase C（PI-PLC）の作用で食胞から逃避し，hexose phosphate transporter（Hpt）などを使って細胞質内で増殖する．本菌は鞭毛を有するが37℃下では機能が弱く，ActAにより actin polymerization を誘導し，それを原動力に隣接細胞に細胞-細胞感染する．また，これら多くの病原因子の発現は positive regulator factor A（PrfA）によって調節されている．

■ **臨床症状・検査成績** 潜伏期間は明確ではないが数日〜数週間とされ，集団発生は曝露後3〜70日程度で起きている（表3-1-1）．免疫正常例では非侵襲性リステリア症として，発熱・水様性下痢・嘔吐などの発熱性下痢症を呈する．一方，高齢者を含む免疫低下例では侵襲性リステリア症に進行し，菌血症や中枢神経感染症を発症することが

多い。中枢神経感染症では髄膜炎のほか、基礎疾患のない高齢者では脳幹脳炎も特徴的病態の一つであり、また時に脳膿瘍の形成もみる。特に脳実質病変や皮質下膿瘍を伴う高齢者の髄膜炎では、リステリア感染症の可能性を考慮する。他の細菌性髄膜炎と比較して髄膜刺激症状が少ないことにも留意する。脳幹脳炎では発熱・頭痛に引き続き、非対称性の脳神経所見や小脳症状などを呈する。

妊婦では多くが細胞性免疫の最も低下する妊娠後期（第3期）に感染し、菌血症を特徴とする。中枢神経感染はまれである。典型的には発熱、悪寒、筋肉痛、関節痛などのインフルエンザ様の症状で発症し、時に無症状である。母体自身の症状は軽微で、菌血症は無治療でも軽快するが、胎盤・胎児感染から早産、流死産などの重篤な結果をもたらすため注意を要する。特に発熱の持続は羊膜炎の合併を疑う。周産期感染では20％が死産や新生児死亡をきたし、生産でも70〜90％の児が感染をみる。妊娠関連の新生児感染では出生早期の敗血症や出生2〜4週後の髄膜炎などがあり、重症例は胎児敗血症性肉芽腫症（granulomatosis infanticepticum）を呈する。

本菌はグラム陽性桿菌に分類されるが、特に臨床検体では球形を呈することやグラム陰性に染色されることも多く、Gram染色ではしばしば diphtheroids や *Haemophilus* spp. と誤認されることがある。中枢神経感染例では髄液中の多形核白血球増加と蛋白増加を認め、特に蛋白高値例は予後不良とされる。一方、多くの細菌性髄膜炎と異なり髄液中の糖低下を認めるのは40％程度の症例にとどまる。なお感染ウサギで末梢血中の単球増加がみられることが「monocytogenes（モノサイトゲネス）」の命名の由来となったが、ヒトではあまり認めない。

- **診断** 診断は通常、血液・髄液・羊水の培養検査でなされる。血培養は髄膜炎、脳幹脳炎、脳膿瘍のいずれの中枢神経感染症においても60〜70％で陽性となる。髄液培養は髄膜炎ではほぼ全例で陽性となるが、髄膜炎以外の中枢神経感染症での陽性率は25〜40％である。便培養には選択培地を用いるが、感度・特異度ともに低く、特に全身感染症では検査されない。また妊婦での便・膣分泌液の培養検査も診断的価値はなく、ルーティンでのスクリーニング検査も推奨されない。リステリアに対する抗体はブドウ球菌や腸球菌などの他のグラム陽性菌に対して交差反応を示し、また逆に培養陽性感染例においても陰性となることがあるため、診断的価値は低い。抗LLO抗体は非侵襲性リステリア症の後方視的診断に有用との報告もあるが、急性期診断での有効性は確認されていない。近年ではポリメラーゼ連鎖反応（PCR）法も、特に抗菌薬投与後の検出などの場合に、有用になることがある。中枢神経病変、特に脳幹脳炎などの検索には、CTよりMRIが有効である。

- **治療と薬理メカニズム** 免疫正常例の下痢症は重篤化することなく自然軽快するため、通常は抗菌薬投与を行わない。下痢症への抗菌薬投与の有効性を示すデータはないが、妊婦などの侵襲性リステリア症の高リスク者では、下痢症や汚染食品の摂取のみでも7日程度の経口投与が考慮される。

L. monocytogenes には多くの抗菌薬が有効で、それらの効果を比較した臨床試験はないが、一般にはアンピシリンが好まれる。重篤な敗血症・髄膜炎・心内膜炎などではシ

表 3-1-2 リステリア症の予防

一般的注意
1) 動物由来の食品は内部温度が十分に上昇するまで完全に調理する
2) 生野菜は摂取前に十分に洗浄する
3) 未調理の肉類は野菜や調理済みのものと分ける
4) 生乳や未殺菌の牛乳、あるいはそれらからつくられた食品の摂取は避ける

妊婦など高リスク者の注意
1) 滅菌済みの牛乳からつくられていないかぎりソフトチーズの摂取は避ける
2) 保存されていた食品や ready-to-eat 食品、デリカテッセンは摂取前によく加熱する
3) 電子レンジは加熱が不十分なことがあるため使用しない
4) 冷蔵のパテ、ミートスプレッド、魚介類の燻製などの摂取は避ける
5) ハムやチキン、タマゴ、ツナ、シーフードなどのパック詰めされたサラダの摂取は避ける

（CDC（米国疾病管理予防センター）勧告を改変）

ナジー効果を期待してゲンタマイシンの併用を考慮する。ただし併用の有用性は *in vitro* で示されているが、動物実験や臨床では必ずしも確認されていない。β-ラクタマーゼは産生しないため、スルバクタムなどの阻害薬との合剤を使用する必要はない。代替薬としてはST合剤が有効だが、妊娠例には注意する。カルバペネム、ニューキノロン（シプロフロキサシンは低感受性、レボフロキサシン・モキシフロキサシンを使用）、リネゾリドなども選択肢の一つとなりうる。時にバンコマイシンも使用されるが、治療失敗例も報告されているので注意する。重要なことは *L. monocytogenes* にはセファロスポリンが無効なことである。髄膜炎の初期治療では、リステリア感染のリスクが増加する50歳以上に対しては、通常選択される第3世代セフェムやバンコマイシンにアンピシリンを併用する。

投与期間は通常、菌血症で2週間、髄膜炎で3週間、心内膜炎で4〜6週間、脳幹脳炎・脳膿瘍で6〜8週間以上とされている。免疫不全者では菌血症3〜6週間、髄膜炎4〜8週間など、より長期の投与が推奨される。また妊婦では臨床的に胎盤感染を認めなくても、治療不十分では抗菌薬中止後に進行する可能性があるため、3〜4週間の投与を推奨する専門家もいる。アミノグリコシドの併用は反応の出現を避けるため、臨床的改善を確認後、1〜2週間程度で中止する。

- **経過・予後** 健常者の下痢症は通常、数日で自然軽快する。一方で免疫低下例の侵襲性リステリア症の死亡率は20〜30％程度とされ、特に脳幹脳炎・脳膿瘍では死亡率が高く、生存例でも高率に重度の障害を残す。妊婦では菌血症は無治療で軽快し母体死亡はまれだが、放置されれば早産や流死産、あるいは感染児出産の原因となる。出産前の母体の治療開始は児への感染を低減し、死亡率を下げるため、妊婦の発熱例、特にインフルエンザ様症状や消化器症状を呈する症例では血液培養の採取を考慮すべきである。

- **予防** 現時点でワクチンは存在せず、汚染の可能性が指摘される食品を避け、十分に加熱処理してから摂取することが重要となる。米国疾病管理予防センター（CDC）より予防のための勧告が出されている（表 3-1-2）。

【後藤 耕司・四柳 宏】

参考文献
1) Lober B : *Listeria monocytogenes*. Mandell, Douglas, and Ben-

nett's Principles and practice of infectious diseases, 6th edition, edited by Mandell GL et al, p2478-2484, Elsevier Churchill Livingstone, 2005
2) Schlech WF 3rd et al : Foodborne listeriosis. Clin Infect Dis 31 : 770, 2000
3) Ray K et al : Life on the inside : the intracellular lifestyle of cytosolic bacteria. Nat Rev Microbiol 7 : 333, 2009
4) Cossart p et al : *Listeria monocytogenes*, a unique model in infection biology : an overview. Microbes Infect 10 : 1041, 2008

2 ジフテリア，その他のコリネバクテリウム感染症

■ **定義・概念**　ジフテリア（diphtheria）は *Corynebacterium diphtheriae* の飛沫・接触感染により種々の粘膜組織に惹起される感染症で，感染症法では二類感染症に分類されている．感染部位により鼻ジフテリア，咽頭ジフテリア，喉頭ジフテリア（真性クループ），皮膚ジフテリア，生殖器ジフテリアなどを生じる．わが国での報告は年間数例と激減しているが，治療をすみやかに開始できるか否かが予後を左右するため，特に嚥下困難や呼吸困難，心筋炎などを伴う咽頭炎患者では本疾患を鑑別に考えなければならない．

■ **疫学**　呼吸器ジフテリアは温帯地方の冬～春に多い．皮膚ジフテリアは主に熱帯地方にみられ，近年では米国のアルコール依存症患者などにおけるアウトブレイクも報告されている．近年のワクチン普及によりこれまで患者の中心であった小児の発症は激減したが，依然として流行地域（**表 3-2-1**）は残っている．また自然感染の減少と追加接種の未実施から多くの成人で免疫が低下し，非流行地でも散発例がみられる．高リスクグループとしては高齢者，アルコール依存症患者，低所得者，密集市街地生活者などがあげられ，男性同性愛者や静脈注射薬使用者などでも集団発生がみられる．また近年，毒素非産生株による咽頭炎，侵襲性疾患（感染性心内膜炎，感染性動脈瘤，骨髄炎など），さらには致死的呼吸器ジフテリアの報告も散見される．

細菌学的特徴

C. diphtheriae は芽胞非形成，無莢膜，無運動性のグラム陽性桿菌（**図 3-2-1**）で，gravis，intermedius，mitis の3つの biotype が知られる．ジフテリア毒素を産生する *tox* 遺伝子は溶原性ファージにより持ち込まれ毒素産生株となる．保菌宿主はヒトのみで，無症候性保菌者・発症者が主な感染源とされる．気道分泌物から飛沫感染し，多くは上気道から侵入するが，皮膚，性器，眼などへも感染する．皮膚ジフテリアは病変部位への接触で伝播し，皮膚ジフテリアだけでなく呼吸器ジフテリアの原因ともなる．時に汚染されたミルクなどを媒介して流行することもある．

■ **病因・病態生理と分子メカニズム**　通常，*C. diphtheriae* の感染は局所にとどまり，全身症状は菌体の播種ではなくジフテリア毒素の循環による．産生された毒素はまず局所組織の炎症と破壊を惹起し，壊死細胞，フィブリン，菌体などからなる偽膜を形成する．局所組織の破綻により毒素が全身に散布されると，特に心臓（心筋炎），神経（脱髄・脂肪変性），腎臓（尿細管壊死）などを障害する．また局所での偽膜形成の進行は気道閉塞をもたらす．

tox 遺伝子の発現は corynebacterial iron-binding repressor（DtxR）により制御される．鉄存在下で *tox* 遺伝子のオペロンに結合していた DtxR-鉄複合体が，鉄の消費

表3-2-1　ジフテリアの流行地域

地域	国
アフリカ	アルジェリア，アンゴラ，エジプト，ニジェール，スーダン，サハラ砂漠以南の国々
南北アメリカ	ボリビア，ブラジル，コロンビア，ドミニカ共和国，エクアドル，ハイチ，パラグアイ
アジア/南太平洋	アフガニスタン，バングラデシュ，ミャンマー，カンボジア，中国，インド，インドネシア，ラオス，マレーシア，モンゴル国，ネパール，パキスタン，パプアニューギニア独立国，フィリピン，タイ，ベトナム
中東	イラン，イラク，サウジアラビア，シリア，トルコ，イエメン
ヨーロッパ	アルバニア，旧ソ連諸国

（CDC〈米国疾病管理予防センター〉：http://wwwnc.cdc.gov/travel/yellowbook/2010/chapter-2/diphtheria.aspx）

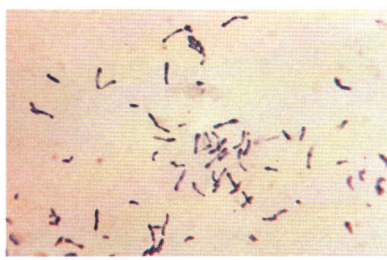

図 3-2-1　*Corynebacterium diphtheriae*
（CDC〈米国疾病管理予防センター〉提供）

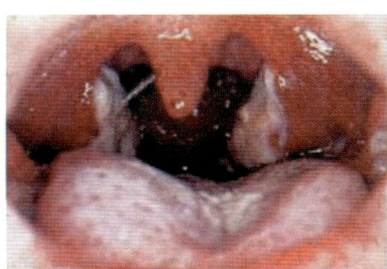

図 3-2-2　偽膜
（国立感染症研究所提供）

により解離すると，ジフテリア毒素が産生される．ジフテリア毒素は受容体結合部位（B-domain）と活性部位（A-domain）からなる外毒素で，細胞内に入った A-domain は，蛋白合成に必須な eEF2 の diphthamide と呼ばれるヒスチジン残基に NAD$^+$ から ADP リボースを転移（ADP リボシル化）することで eEF2 を不活化し，細胞死をもたらす．理論的には1分子の A-domain が細胞質内に取り込まれれば細胞死に十分であり，ヒトの致死量は体重1kgあたり 0.1μg とされる．

■ **臨床症状・検査成績**　呼吸器ジフテリアは1～10日の

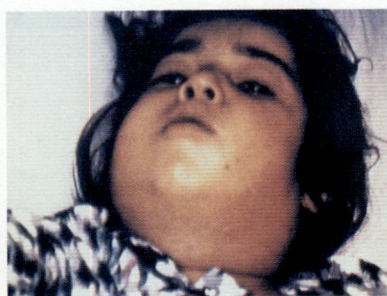

図 3-2-3 頸部腫脹（bull-neck sign）
（CDC〈米国疾病管理予防センター〉提供）

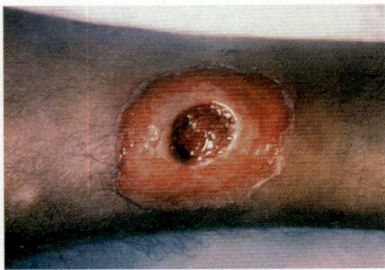

図 3-2-4 皮膚ジフテリア
（CDC〈米国疾病管理予防センター〉提供）

表 3-2-2 ジフテリアを疑う臨床徴候

非特異的な咽頭炎に加え，下記の症状を認めた場合はジフテリアの可能性を考える

1) 咽頭に付着した偽膜（特に口蓋垂から軟口蓋に及ぶもの）
2) リンパ節腫脹や頸部腫脹
3) 嗄声・喘鳴
4) 口蓋麻痺
5) 偽膜形成を伴った血性漿液性の鼻汁
6) 微熱（通常 39℃ は超えない）

潜伏期（多くは 2〜4 日）を経て，微熱，鼻汁，咽頭痛などの一般的な上気道症状で発症し，咽頭後壁から扁桃に潰瘍を伴う灰白色〜黒緑色の特徴的な偽膜を形成する（図 3-2-2）。偽膜は下層組織に強固に癒着し，無理に剝離すれば出血する。偽膜が喉頭から下気道へ波及すれば，嗄声・喘鳴・犬吠様咳嗽・呼吸困難などを呈する。軟組織の浮腫やリンパ節腫脹による頸部腫脹（bull-neck sign）も特徴的である（図 3-2-3）。

局所症状に少し遅れて心筋炎，多発神経炎などの晩期障害を生じる。心筋炎は臨床的に明らかなものは 20〜30％ の症例に，軽微なものは 60％ 程度の症例に認める。典型的には発症 1〜2 週間後から出現し，上気道症状が改善していても進行の可能性がある。主な病態は不整脈とうっ血性心不全で，心電図上は ST-T 変化，QT 時間延長，伝導障害（ブロック）などを呈する。心筋炎が明らかでなくても心電図をモニタリングし，生化学検査で心筋逸脱酵素を測定する。

神経障害は 5％ 程度の症例に認め，典型的には発症後数日（多くは 2 週以内）から球症状（軟口蓋〜咽頭後壁の麻痺による嚥下障害・構音障害など）を呈する。眼筋麻痺もよくみられる。発症数週間後，時に脳神経症状の回復期に，低血圧・膀胱直腸障害などの自律神経障害を伴った運動麻痺や感覚障害をきたすことがある。運動麻痺は軽度の起立困難から四肢麻痺まであり，重症例では体幹まで侵されて呼吸筋麻痺から人工呼吸器が必要となる。感覚障害は運動麻痺より少ないが，典型例は Guillain-Barré（ギラン-バレー）症候群に類似した手袋・靴下型（glove-and-stocking type）の障害を生じる。神経障害出現例は嚥下性肺炎などの二次的合併症にも注意する。

皮膚ジフテリアは熱帯地方で外傷後の難治性潰瘍の病像をとる（図 3-2-4）。水疱・膿疱から数 cm 程度の punched-out lesion に進展し，潰瘍面は灰白色の膜を被る。初期には疼痛を伴うが，やがて消失し滲出液を分泌する。多くは *tox* 遺伝子を持たない毒素非産生株だが，毒素産生株が起因菌となっても全身症状を呈することはまれである。

● 診断　診断は局所検体からの菌体の分離と毒素産生試験による。分離培養にはレフレル培地，亜テルル酸塩加血液寒天培地（荒川培地，チンスダール培地）などが使用される。毒素産生試験には寒天内沈降反応法（Elek 法），酵素免疫測定法（EIA），Vero 細胞培養法，毒素遺伝子を検出するポリメラーゼ連鎖反応（PCR）法などが施行される。Gram 染色で特徴的な柵状あるいは松葉状・開指状配列を呈し，異染小体染色（Loffler 染色，ナイセル染色など）により異染小体を伴った菌体が観察されれば診断に有用である。しかし，発症からジフテリア抗毒素投与までの時間が予後を大きく左右するため，培養結果を待たずに初期症状から推定してすみやかに治療を開始しなければならない（表 3-2-2）。

■ 治療と薬理メカニズム　治療にはジフテリアウマ抗毒素（diphtheria antitoxin：DAT）と抗菌薬が投与される。DAT はジフテリア毒素が細胞内に取り込まれる前にしか中和できないため，可及的すみやかに投与する。投与量は感染部位と発症からの期間により決定する。10％ 程度に過敏反応を認めるため，投与前のアレルギー検査とアナフィラキシーショックに対する準備が必須となる。効果を考えた場合，過敏反応は絶対禁忌ではなく，脱感作を試みる。

in vitro では多くの抗菌薬が有効だが，実際の治療にはエリスロマイシンあるいはペニシリンが用いられる。治療期間は通常 14 日間で，摂取可能ならば経口で投与する。治療終了後，24 時間以上あけた連続 2 回の培養陰性をもって治療有効とする。無効例は 10 日間追加投与し，培養検査を反復する。除菌が確認できるまで患者は隔離し，院内感染対策を行う。気道確保，呼吸管理，心筋炎・ブロックへの対応，二次性肺炎の予防など，支持療法も重要となる。また，罹患後に必ずしも防御抗体は得られないため，治癒後に抗毒素価を測定し，必要ならワクチンを接種する。ただし，DAT が投与された症例では終了後 6 カ月経過してから抗毒素価を測定する。

表 3-2-3 日本での三種混合ワクチン(DTaP*)接種の推奨接種スケジュール

1期	初回：生後3カ月~7歳半の間に3~8週の間隔で3回接種 （標準は3~12カ月末満） 追加：初回終了後6カ月以上において1回接種（標準は初回終了後12~18カ月末満）
2期	二種混合ワクチン(DT)を11~12歳で接種（標準は11歳）

*：現行ワクチンは化学的に不活化したジフテリア毒素と破傷風ワクチン・百日咳ワクチンとの混合ワクチンが主流である。以前は百日咳全菌ワクチンによるDTwP(full-level diphtheria/tetanus toxoid and whole-cell pertussis vaccine)が使用されていたが、副作用のため近年は百日咳無細胞ワクチンによるDTaP(full-level diphtheria/tetanus toxoid and acellular pertussis vaccine)に置換されている。またDPTワクチンの副作用の大部分がpertussis成分によるため、成人にはTd(tetanus toxoid and reduced diphtheria toxoid)が使用されていたが、同様に近年の百日咳無細胞ワクチンの登場により、米国では2005年から成人に対してTdap(tetanus toxoid and reduced diphtheria toxoid/acellular pertussis vaccine)が推奨されている。Tdapはわが国では未導入である

表 3-2-4 主なdiphtheroids

Corynebacterium ulcerans	人獣共通感染症
Corynebacterium pseudotuberculosis (also known as C. ovis)	ジフテリア毒素産生に注意
Corynebacterium jeikeium(i. e. group JK)	ヒト常在菌
Group D2(also known as C. urealyticum)	主にデバイス関連感染(菌血症など)
Arcanobacterium haemolyticum (formerly C. haemolyticum)	
Corynebacterium pseudodiphtheriticum (also known as C. hofmannii)	

患者との接触者は咽頭培養を施行すると同時に、培養陰性であっても全例に対して予防投与を考慮し、非接種者・接種不明者にはワクチンを接種する。予防投与はエリスロマイシンの7~10日間経口投与かベンザシンペニシリン1回筋注を行う。

● **経過・予後** 全身性障害の出現頻度は感染局所の重症度と発病から抗毒素投与までの時間に比例する。死亡率は一般に5~10%とされ、気道閉塞や心筋障害などにより発症から1週間以内の死亡が多い。臨床的心筋炎・心電図異常例は心電図正常例に比して死亡率が3~4倍高い。特に房室解離や左脚ブロック出現例の死亡率は60~90%と高く、生存例でも伝導障害を残すことが多い。末梢神経炎は数週間から数カ月かけて進行し、回復は遅いが通常は後遺症を残さずに治癒する。

● **予防** 患者からの伝染期間は、未治療の場合、発症後2~6週間だが、抗菌薬投与により4日程度に短縮する。抗毒素価が0.01~0.1 IU/mL以上であれば発症リスクは低いため、小児期のワクチン接種とその後の追加接種が予防に重要となる。ワクチン接種者も発病しうるが、発症しても軽症で終わる。わが国では予防接種法による定期接種の一類疾病に分類されている(表 3-2-3)。抗体価は追加接種や自然感染がないと次第に低下するため、免疫維持のためには10年ごとの追加接種が推奨されており、特に流行地域への渡航者は追加接種が重要となる。

その他
ジフテリア菌以外のコリネバクテリウム属(Corynebacteria)、いわゆるdiphtheroids(表 3-2-4)が培養検体から検出された場合、これまでは常在菌のコンタミネーションと考えられてきたが、近年では特に免疫不全者において病原性が認識されはじめている。

diphtheroidsはヒトの皮膚・粘膜面に常在し、血管内カテーテルや脳室ドレーンなどのデバイス関連感染の原因となったり、菌血症や髄膜炎・脳膿瘍、骨髄炎、化膿性関節炎、尿路感染症などを惹起することがある。また*Corynebacterium ulcerans*や*Corynebacterium pseudotuberculosis*などは動物に常在する人獣共通感染症で、この2菌種はジフテリア毒素を産生しジフテリア様疾患の報告があるため、分離時には毒素産生試験が求められる。多くのdiphtheroidsの培養には特殊培地を必要とし、遅発育性のものもあるため培養同定には注意する。一般には多くの抗菌薬が有効だが、*Corynebacterium jeikeium*や*Corynebacterium urealyticum*は多剤耐性を示す。菌種により感受性が異なるため感受性検査がすすめられる。

【後藤 耕司・四柳 宏】

参考文献

1) MacGregor RR : Corynebacterium diphtheria. Principles and practice of infectious diseases, 6th editon, edited by Mandel GL et al, p2457-2465, Churchill Livingstone, 2005
2) Meyer DK et al : Other coryneform Bacteria and Rhodococcus. Principles and practice of infectious diseases, 6th editon, edited by Mandel GL et al, p2465-2478, Churchill Livingstone, 2005
3) Farizo KM et al: Fatal respiratory disease due to Corynebacterium diphtheriae: case report and review of guidelines for management, investigation, and control. Clin Infect Dis 16 : 59, 1993
4) Den Q et al : Molecular mechanisms of the cytotoxicity of ADP-ribosylating toxins. Annu Rev Microbiol 62 : 271, 2008
5) Zhang Y et al : Diphthamide biosynthesis requires an organic radical generated by an iron-sulphur enzyme. Nature 465 : 891, 2010

3 クロストリジウム感染症

破傷風

● **定義・概念** 破傷風(tetanus)は、嫌気性有芽胞菌である破傷風菌(*Clostridium tetani*：CT)が産生する神経毒(テタノスパスミン〈tetanospasmin：TeTX〉)によって起こる痙性麻痺(spastic paralysis)を特徴とする神経障害である。全身性破傷風、新生児破傷風、局所破傷風、頭部破傷風などがある。

● **疫学** 破傷風トキソイドの非接種者、接種は受けたが十分な効果が得られなかった者に散発的に発生する。60歳以上の高齢者の約10%は、血清中の破傷風毒素に対する抗体のレベルが破傷風を予防できるレベル(>0.1 IU/mL)に達していないという。わが国では毎年60~120人程度の患者の報告があり、60歳以上の高齢者が多い。破傷風トキソイド未接種の地域では新生児(tetanus neonatorum)や幼児にもみられ、その致死率は高い。

● **病因・病態生理と分子メカニズム** 刺傷、裂傷、擦過傷などの外傷創部や潰瘍・膿瘍などの慢性皮膚病変部から混入した土壌中のCTの芽胞が嫌気的となった組織中で発芽・増殖し、TeTXを産生、自己融解により組織中に遊離

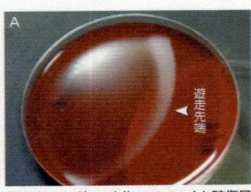 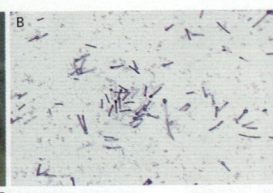 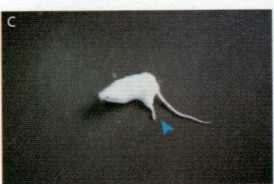

図 3-3-1 *Clostridium tetani* と破傷風
A：*C. tetani* の嫌気性血液寒天培地上で遊走する集落
B：*C. tetani* の Gram 染色所見で確認される太鼓ばち状の菌体
C：テタヌス毒素(TeTX)のマウス左股部筋肉内接種により出現した痙直性麻痺（注射した部位への尾の偏位と下肢の伸展）

する。CT の神経毒（TeTX）を暗号する遺伝子（*tetX*）はプラスミド上に存在する。菌体内で一本鎖蛋白として産生された TeTX は, 菌体外で神経細胞への結合と侵入に関わる H 鎖（100 kDa）と亜鉛結合性メタロプロテアーゼである L 鎖（50 kDa）の二本鎖となる。ボツリヌス毒素（BoNT）に類似の構造と機能を有する。しかし, 神経筋接合部で作用する BoNT とは異なり, TeTX は運動神経末端からシナプス小胞を利用して神経細胞内に侵入し, 軸索を逆行性に細胞体へと進み, シナプスを移動して脊髄の抑制性介在ニューロンのシナプス前末端部に達して作用する。TeTX は抑制性介在ニューロンの末端部でシナプス小胞と神経細胞膜との結合・融合に関与する SAP-25/VAMP と呼ばれる SNAREs 蛋白質（soluble *N*-ethylmaleimide-sensitive fusion protein receptors proteins）を切断する。その結果, シナプス小胞からの抑制性神経伝達物質（グリシン）の遊離が阻害され, 結果として神経筋接合部での興奮性神経伝達物質（アセチルコリン）の遊離が増加し, 痙直性麻痺を起こす。TeTX は脊髄の灰白質外側で節前交感神経にも作用し, 抑制性神経伝達物質（γ-アミノ酪酸（GABA））の遊離を阻害するので, 節後交感神経の過剰興奮が起こる。

● **診断／臨床症状・検査成績**　破傷風の診断は臨床的に行う。潜伏期は平均 7 日（3〜14 日以上）である。破傷風（全身型）の症状は咀嚼筋の硬直（開口障害（lock jaw））ではじまるのが典型的で, 発汗, よだれ, 不機嫌, 嚥下困難, 頸部・肩・背中の痛みを伴う筋肉の痙攣がみられる。顔面の筋硬直によるしかめ面や痙笑, 背筋の収縮による後弓反張を起こす。痙攣発作は軽微な刺激（光, 音など）で誘発され, 呼吸不全, 喉頭痙攣, 心停止を起こす。高血圧, 頻脈, 不整脈, 発熱, 多汗, 血漿や尿中カテコールアミンの上昇などの自律神経系の障害も現れる。白血球増加があるが, 脳脊髄液は正常である。筋電図では連続的な活動電位が現れる。心電図は特に変化はない。血清の酵素レベルの上昇がある。口腔内疾患, ストリキニーネ中毒, ジストニアを呈する薬物中毒, 低カルシウム血性テタニーなどとの鑑別が必要である。新生児破傷風は通常生後 2 週間以内に発症する全身型であり, 予後は悪い。破傷風（局所型）は感染部位近くの筋肉のみに持続性の不随意性収縮が出現するもので, 予後はよい。頭部破傷風は, 顔面や頭部の創に続発する局所型の一型であるが, 致死率が高い。

確定診断のため細菌検査を行う。CT は遊走能が強く通常使用する寒天培地上で集落形成がみられないスリガラス状発育や端在性の芽胞を持つ太鼓ばち状の菌体の存在が特徴的である（図 3-3-1）。

● **治療と薬理メカニズム**　治療の基本は, ①体内の神経細胞に結合していない TeTX の中和, ②創部の発見とデブリドマン, ③TeTX の作用が消退するまでの安静の 3 つである。ヒト破傷風免疫グロブリン（TIG）3,000〜6,000 単位を投与する。重症には, 筋弛緩薬（ジアゼパムなど）による筋肉痙攣のコントロールや集中治療室（ICU）での呼吸管理が必要となる。さらに, 交感神経の異常興奮に対する対応が必要となる。症状はすべて毒素に起因するので抗菌薬療法は補助的である。

● **経過・予後／予防**　人工呼吸管理と酸素モニタリング装置の使用により, 予後は著しく改善された。4〜6 週以上にわたる管理が必要となる。強直や多少の痙攣は数カ月続くことがある。通常は完全に回復する。創傷時には, 抗体による受動免疫やトキソイド接種を行う。

CT の芽胞は消毒率, 乾燥, 熱に抵抗性である。121℃ 15〜20 分で不活化するが, 100℃ 20 分の加熱では不活化されない。また, グルタラールアルデヒド以外の消毒薬では不活化されない。

ボツリヌス症／ボツリヌス中毒

● **定義・概念**　ボツリヌス症（botulism）は嫌気性グラム陽性有芽胞菌ボツリヌス菌（*Clostridium botulinum*：CB）が産生する神経細胞に特異的に結合するボツリヌス毒素（botulinum toxin：BoNT）によって起こる両側性下行性の弛緩性麻痺（flaccid paralysis）を特徴とする疾患である。食餌性ボツリヌス症（ボツリヌス食中毒）, 乳児ボツリヌス症および創傷ボツリヌス症の 3 型が知られている。

● **疫学**　BoNT は血清学的に BoNT/A〜G の 7 種に分類されているが, ヒトにボツリヌス症を起こすのは BoNT/A, B, E, および F である。BoNT/A, B を産生する株は土壌に, BoNT/E を産生する株は海底や湖底に分布する。通常 1 つの菌株は 1 つの型の BoNT を産生する。型により毒素の神経親和性に差異があり, BoNT/A, BoNT/E, そして BoNT/B の順で高い。BoNT/A, B, E, F の遺伝子（*boNT/A, B, E, F*）は染色体上にある。

Clostridium butyricum や *Clostridium barati* の一部の株が産生する BoNT に近似する神経毒（BuNT/E, BaNT/F）によって起こるボツリヌス症もある。

わが国では魚の発酵食品を原因食品とする BoNT/E によるボツリヌス食中毒が多く報告されてきたが, 缶詰, 瓶詰, 密封食品などを原因食品とする BoNT/A や BoNT/B

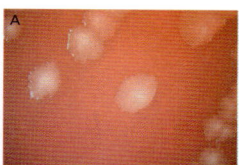 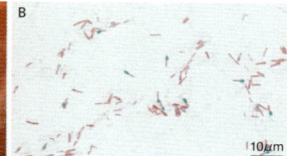 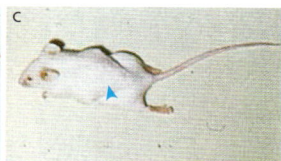

図 3-3-2　*Clostridium botulinum* とボツリヌス症
A：*C. botulinum* の血液寒天培地
B：芽胞染色所見(亜端在性芽胞)
C：ボツリヌス毒素(BoNT)の腹腔内接種によってみられるマウスの弛緩性麻痺(腹壁陥凹所見)

による食中毒も発生している。生後 3 週～1 歳未満の乳児にみられる乳児ボツリヌス症は約 20 例の報告があるが、半数以上は蜂蜜を食べて発症していて BoNT/A によるものが多い。創傷ボツリヌス症の報告例はない。

▶病因・病態生理と分子メカニズム

食餌性ボツリヌス症：殺菌が不適切であった食品中に蓄積された BoNT の摂取が原因の食中毒である。CB の芽胞は土や泥、動物の腸管内に存在する。したがって、果物、野菜、海産物、肉類などは芽胞汚染を受けやすい。芽胞は沸騰水中で 2 時間は生残可能で、加熱処理が不適切であった保存食品中で生残した芽胞は、水分の存在、pH4.6 以上、温度 10℃ 以上、嫌気性環境などの条件が整うと発芽・増殖して、BoNT を産生する。

乳児ボツリヌス症：BoNT を産生する CB の芽胞が経口的に摂取され、正常細菌叢の確立していない乳児の結腸で発芽増殖し、毒素を産生する。この毒素が吸収されて発症する。特殊な病態下にある幼児以降の子どもや大人で疑わしい食品の摂取歴や創傷の既往がないにもかかわらず、ボツリヌス症と診断される症例がある。これらの症例では乳児ボツリヌス症と同様に、腸管内部で芽胞が発芽・増殖し、BoNT を産生した可能性がある。

創傷ボツリヌス症：芽胞の汚染を受けた創部組織中で産生され、そこで遊離した BoNT が領域リンパ節で吸収され、血液を介して神経のターゲットに達する。

食品中で BoNT は無毒成分と結合し、230～900 kDa のボツリヌス毒素複合体として存在する。胃酸や消化酵素に安定なボツリヌス毒素複合体は腸管で吸収され、リンパ節内で BoNT と無毒成分に解離する。BoNT は血行性に末梢の神経筋接合部や節後副交感神経末端などに運ばれ作用する。分子量約 150 kDa(H 鎖と L 鎖)の蛋白毒素である。H 鎖には神経筋接合部の神経細胞膜上の受容体に結合し、エンドサイトーシスにより細胞内に侵入する働きがあり、L 鎖(亜鉛結合性メタロプロテアーゼ)には SNAREs 蛋白質(SNAP-25 など)を切断する働きがある。SNAREs 蛋白質とは神経伝達物質を内在するシナプス小胞が神経細胞膜へ結合・融合する際に必須の蛋白質複合体である。この切断はシナプス小胞に内在する神経伝達物質(アセチルコリン)のシナプス間隙への放出を阻害する。アセチルコリンが筋肉細胞の受容体に結合しないことから、神経の興奮が筋肉に伝達せず、筋肉は弛緩性麻痺に陥る。

▶診断／臨床症状・検査成績

本症の診断は臨床的に行われる。抗毒素投与前の血液 30 mL と糞便(25～50 g)を検査用として冷蔵庫に保存する。

食餌性ボツリヌス症：潜伏期は通常 18～96 時間である。最も早いもので 2～3 時間、長いもので 8 日以上の例がある。下行性弛緩性麻痺を特徴とする。眼球麻痺(複視)、咽頭麻痺、喉頭麻痺が初発症状である。頭部、頸部、上肢、胸部、下肢へと筋肉の麻痺は両側性に上から下へと進行する。呼吸筋が麻痺すると呼吸不全となる。唾液減少による口腔内や咽頭の乾燥・麻痺性イレウス、便秘・尿閉はよくみられる。眼瞼は下垂し、対光反射は低下する。しかし、発熱、知覚異常はない。髄液所見も正常である。筋電図では非特異的な T 波が特徴的である。重症筋無力症、脳血管障害、Guillain-Barré(ギラン・バレー)症候群、各種中毒などとの鑑別診断が重要である。

乳児ボツリヌス症：便秘・筋力低下・倦怠感をきたし、摂食が不能になる。眼球麻痺のほか、成人のボツリヌス症に似た麻痺症状も出現する。この病態での抗毒素と化学療法薬の効用については不明である。

創傷ボツリヌス症：ボツリヌス食中毒の場合と同様の症状を呈する。発熱がみられることがあるが胃腸症状はない。

確定診断のために細菌検査が行われる(図 3-3-2)。血液、糞便のほかに胃内容物や吐物、腸内容物、創部の滲出液や組織、推定原因食品が検査対象物となる。

▶治療と薬理メカニズム

呼吸不全の発現に注意する。呼吸管理を含めた支持療法が、本症の予後・転帰を決定する重要な因子である。診断した場合には 7 日間程度の入院による経過観察が必要である。発症早期の BoNT 抗毒素(ウマ血清)の大量投与は神経末端に未結合の BoTN の中和に有用である。しかし、乳児ボツリヌス症ではヒトボツリヌス免疫グロブリンが投与される。食中毒が疑われる場合には胃洗浄が、創傷ボツリヌス症には抗菌薬投与が適応となる。

▶経過・予後　予防

呼吸不全に対する呼吸管理が適切であれば、食中毒の場合の死亡率は 10% 以下に抑えることができる。乳児ボツリヌス症の致死率も低い。ただし、重症例では人工呼吸管理が数カ月必要となる。また、麻痺や自律神経障害が 1 年ほど続く場合がある。

BoTN の推定致死量は 1μg 以下と強力である。しかし、易熱性で 100℃ 10 分の加熱により破壊、また 0.1N 水酸化ナトリウム液で不活化される。

ガス壊疽

▶定義・概念
ガス壊疽(gas gangrene, myonecrosis)

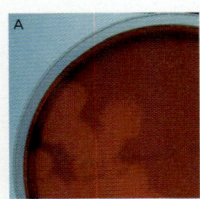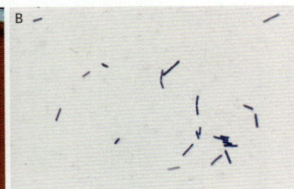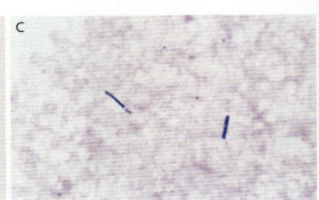

図 3-3-3　ガス壊疽菌群とガス壊疽
A：*C. perfringens* の嫌気性血液寒天培地上の集落
B：A の Gram 染色所見（通常は芽胞は確認できない）
C：滲出液の Gram 染色所見。車両型の菌体のみが認められ、病巣部の炎症細胞は観察できない。外毒素（ホスホリパーゼ C〈PLC〉、perfringolysin O〈PFO〉）のためである（永田邦彦氏（公立玉名中央病院）提供）

は、通常嫌気性有芽胞桿菌である「ガス壊疽菌群」と呼称される毒素産生性のクロストリジウムが関与する外傷性筋壊死（クロストリジウム性筋壊死〈clostridial myonecrosis〉）をさす。毒素による筋肉の溶解壊死、菌の増殖によるガス産生、毒素血症による全身症状（ショック）を呈して病状は急速に悪化、放置すれば致死的経過をとる。「ガス壊疽菌群」とは *Clostridium perfringens*, *Clostridium novyi* type A, *Clostridium septicum*, *Clostridium histolyticum*, *Clostridium sordellii* などである。

▶疫学　筋肉（腓腹筋、膝窩腱、大殿筋、大腿直筋など）の深部にまで達するような戦場や農場での外傷の後にまれにみられる壊疽死は古典的ガス壊疽と呼ばれている。今日では外傷のほか、外科手術、筋肉内注射（麻薬常用者の汚染された麻薬の筋肉内注射）などの後に発症する。このほか、*C. septicum* や *C. perfringens* が消化管の病巣から筋肉に移動して発症する非外傷性ガス壊疽がある。*C. perfringens* ガス壊疽が最も高頻度にみられる。

▶病因・病態生理と分子メカニズム　ガス壊疽は、菌が筋肉内に侵入増殖して、筋壊死を起こしている状態で、皮膚表在性感染症（clostridial contamination）、嫌気性蜂巣炎（clostridial (anaerobic) cellulitis）、クロストリジウム性壊疽性筋膜炎（clostridial necrotizing fasciitis）とは異なる。筋壊死は正常な筋肉内で急速に浸潤し、ガス産生を伴い、全身性の中毒症状を呈する。筋壊死の筋肉内浸潤には「ガス壊疽菌群」の産生する外毒素が深く関与する。

たとえば、*C. perfringens* ガス壊疽では致死毒 α 毒素（α toxin）（ホスホリパーゼ C〈phospholipase C：PLC〉）と theta toxin（perfringolysin O：PFO）が、*C. novyi* type A ガス壊疽では浮腫毒である Tcn α が、*C. septicum* や *C. histolyticum* ガス壊疽では、致死毒である α 毒素が、そして *C. sordellii* ガス壊疽では致死毒 TcsL や出血毒 TcsH などの外毒素が関与する。上記の毒素のうち Tcn α、TcsL、TcsH は、培養細胞に対して毒性を示す大きな毒素（分子量 250〜308 kDa）であることから、large clostridial cytotoxins（LCCs）と呼称される。LCCs の本体はグリコシルトランスフェラーゼ（glycosyltransferase）で、シグナル伝達に重要な Rho GTPases をグルコース付加により不活化する作用がある。結果として、細胞のアクチン細胞骨格を変化させ細胞死へと導く。

ガス壊疽全体の 80％ を占める *C. perfringens* ガス壊疽では、PLC と PFO が主要な病原因子となる。両外毒素は相乗的に作用し、血圧の低下、低酸素状態、心拍出量の減少を誘導する。グラム陰性菌敗血症での血圧低下は、心拍出量の増加で補われるが、PLC は心筋の収縮を抑制するため補うことができない。PLC は溶血毒、白血球毒、血小板毒であり、また血管透過性の亢進作用がある。さらに、PFO は PLC とともに好中球の集積・血管内皮細胞への粘着・さらにその遊出に対して抑制的に作用する。また、両毒素は血管内の血小板凝集や血小板と白血球の凝集、そして血管内血栓形成を起こす。その結果として感染局所には急性炎症反応はみられず、白血球もほとんどみられない。

▶診断／臨床症状・検査成績　診断は臨床に行う。創部由来の検体の塗抹標本の Gram 染色は *C. perfringens* ガス壊疽の推定に有用である。典型的には炎症細胞が少なく、芽胞が確認できない車両型の大型のグラム陽性桿菌のみが観察される（図 3-3-3C）。

受傷後の *C. perfringens* ガス壊疽は、感染後 6〜8 時間以内に成立する。先駆症状は徐々に強くなる受傷部の疼痛である。腫脹、浮腫も徐々に顕著になる。疼痛の激化とともに心拍数が増加する。皮膚はもろくなり、分泌物は初期には水様性、後に血性となる。抗菌薬の投与に反応することなく、正常な筋肉は 1 時間に数 cm の速度で急速に破壊されていく。壊死組織は漿液・血液状の液体・滲出液で満たされる。感染後 1 週以内に低血圧、腎不全を起こすが、そのような状態でもガスの発生ははっきりしていない。

C. septicum ガス壊疽や *C. histolyticum* ガス壊疽の場合の潜伏期は 2〜3 日である。また、*C. novyi* ガス壊疽の場合の潜伏期は 5〜6 日とさらに長くなる。*C. perfringens* ガス壊疽や *C. septicum* ガス壊疽の場合には血液培養で菌が分離されることがある。

筋肉内のガス像は診断の補助となる。しかし、ガス発生は後期になって明らかになるが、嫌気性蜂巣炎の場合ほど顕著ではないことが多い。また、*C. novyi* ガス壊疽は後期でもガスの発生がほとんどない。

▶治療と薬理メカニズム／経過・予後／予防　ガス壊疽治療の基本は外科手術である。全身状態を落ち着かせ、入念なデブリドマンを実施する。早期の高圧酸素療法は有効な場合がある。デブリドマンができない部位には、ウマ抗毒素血清の局所投与も選択肢の一つとなる。ガス壊疽菌群に対しては抗菌薬としてペニシリンが選択される。しか

し，クリンダマイシンの毒素産生抑制作用を期待した使用もある．ガス壊疽では毒素による血管内血栓形成などにより局所の血流遮断が早期に起こるので，抗菌薬投与よりも外科的処置が優先される．救命のための四肢などの切断がしばしば考慮される．

クロストリジウム腸炎・偽膜性大腸炎

Clostridium perfringens type A による腸炎 —食中毒と食中毒以外の腸炎

■ **定義・概念** *Clostridium perfringens* 食中毒（food-borne-disease）とは，CPE（腸管毒素《*Clostridium perfringens* enterotoxin》）産生性の *C. perfringens* type A の栄養型菌を大量摂取して起こる．それらが腸管内で CPE を産生することで急性の腹痛と下痢を起こす．また *C. perfringens* 食中毒と類似の症状を呈する食品との関連が明確でない腸疾患（non-food-borne disease）を含む．

■ **疫学** わが国での *C. perfringens* 食中毒アウトブレイクの報告は年間平均30件である．*C. perfringens* type A の芽胞により汚染された食材（肉類，魚類）が食中毒の主原因と考えられている．本菌は環境，動物の腸管に広く分布していて，わが国で流通している食肉や魚介類からは高頻度に *C. perfringens* type A が検出される．しかし，通常菌量は少なく，CPE を暗号する遺伝子 *cpe* 陽性株は分離菌の数％程度であるという．

C. perfringens type A の0〜5％の株が CPE を産生する．染色体に *cpe* を持つ株はプラスミド上に持つ株よりも耐熱性が強く，食中毒を起こしやすいが，*cpe* をプラスミド上に持つ株もアウトブレイクからしばしば分離されることが近年明らかとなった．

■ **病因・病態生理と分子メカニズム** CPE 産生性の *C. perfringens* type A による食中毒の発症には，菌数にして約 10^8 個以上が，また CPE 量として8〜10 mg が必要とされる．これらは発育至適温度が44〜45℃，増殖可能温度域が25〜50℃である．大量の肉のゆっくりとした加熱は本菌の芽胞形成を促進させる．自然冷却の際に芽胞は発芽・増殖し，栄養型細胞となる．給仕直前の不適切な再加熱が菌の増殖を促す．栄養型細胞はアルカリ性の腸管内で芽胞を形成し，CPE を産生する．CPE 産生は芽胞形成の誘発にはじまり，数時間にわたり亢進する．CPE は分子量3万5,000の易熱性蛋白毒（一本鎖ポリペプチド）で，腸の上皮細胞のタイトジャンクションの構成蛋白（cloudin）に作用し，細胞膜の構造を破壊し，細胞内へのカルシウムの流入が起こる．その結果，腸の上皮細胞の細胞死が起こる．これが腹痛と下痢の原因である．

■ **診断／臨床症状・検査成績** CPE 産生性 A 型菌による食中毒では，平均10時間（1〜24時間）の潜伏期の後に，急性の腹痛（〜90％）と下痢（〜95％）が起こる．下痢は1〜3回水様性または軟便で，血液や粘液を含むことは通常ない．悪心（50％程度），頭痛（〜40％）を訴えたり，嘔吐，発熱（〜20％）も時に訴えることがある．一般的に症状は軽く，平均2.3日（1〜10日）で回復する．

病院内などで多発する食事との関連が確定できない腸炎では，下痢の程度はひどく，遷延する傾向があり，便に血液や粘液を混じることもしばしばである．高齢者に多い．

肉類，魚類の摂取の有無，同一食品を食したヒトの間での患者の多発の有無を問診により確かめる．多発している場合には，糞便や推定原因食品などの細菌検査が試みられる．糞便や推定原因食を培養し，①推定原因食品中の菌数が 10^5/g 以上，②症状のある複数の人の糞便中の菌数が 10^6/g 以上，③推定原因食品由来の株と患者由来の株のタイプが同一，そして④発病初期の便中 CPE の検出の4点が確認できれば，*C. perfringens* 食中毒と確定できる．しかし，健康保菌者（10^6/g 以上）が存在するので，分離株のタイピングの必要性が高くなる．Hobbs の型別（1〜17型）や TW 血清型別（1〜74型），そして分子生物学的タイピングが行われる．糞便中の CPE の検出には逆受身ラテックス凝集反応を利用したキットが使用できる．

■ **治療と薬理メカニズム** *C. perfringens* 食中毒は一般的に軽症で，症状も8〜24時間でおさまるため，患者は医療機関を受診しない場合が多い．下痢の激しい場合，高齢者の場合，経口摂取ができず衰弱している場合には輸液が必要である．抗菌化学療法は不要である．

■ **経過・予後／予防** 患者の症状が重篤な場合やアウトブレイクの場合には，公衆衛生学的な見地から調査が行われる．原因食品の廃棄と食品の調理過程での不備の発見と適切な指導が目的である．食品の取り扱いに対する注意，特に肉の十分な加熱，加熱後すぐ給仕しない場合の食品の冷蔵，給仕直前に肉を再加熱する際の設定温度に対する注意が重要である．

医療・養護施設で集団発生することがある食中毒以外の腸炎（抗菌薬関連腸炎）では，交差感染（院内感染）も考えられているので，下痢患者の便の取り扱いに注意する．

Clostridium difficile 関連疾患

■ **定義・概念** *Clostridium difficile*（CD）関連疾患とは，主に抗菌薬の使用後に生じる大腸の常在細菌叢の破綻に伴って起こる大腸の疾患である．経口的に摂取された嫌気性グラム陽性有芽胞桿菌である CD 毒素産生株の芽胞が，消化管内で発芽増殖し，毒素を産生し発症する．院内で発症する下痢の重要な起因菌である．抗菌薬関連下痢症（antibiotic-associated diarrhea：AAD），抗菌薬関連大腸炎（antibiotic-associated colitis：AAC），偽膜性大腸炎（pseudomembranous colitis：PMC）（図 3-3-4），そして下痢をみることなく急性腹症のかたちで発症する劇症型などの病型がある．市中感染の報告例もある．

■ **疫学** PMC，AAC，AAD に CD が関与する率は，それぞれ100％，60〜75％，11〜33％である．AAD の多くは CD 以外の原因である．

患者の入院期間が長くなるにつれて CD の保菌率が増加する傾向にある．CD は病院内で交差感染を起こすことから，患者から分離した CD のタイピング（PFGE タイピング，PCR リボタイピングなど）が行われる．同一タイプの菌株が病棟を越えて広がり，院内伝搬しやすい菌である．菌株により毒素産生量の違うことが知られている．近年，北米・ヨーロッパの各国で大流行した027（PCR リボタイプ）/NAP-1（PFGE タイプ）株は毒素産生量が高いという．入院患者には CD 毒素に抵抗性のヒトと，感受性のヒトがいる．宿主側の因子が発症，再発，重症度と関連する．重篤な基礎疾患のある患者は重症化しやすい．

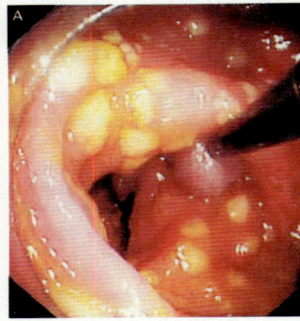
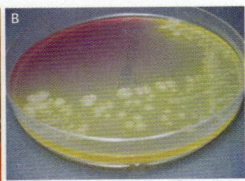
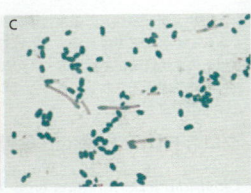

図 3-3-4 *Clostridium difficile* と偽膜性大腸炎
A：偽膜性大腸炎の内視鏡所見
B：*C. difficile* の嫌気性血液寒天培地およびサイクロセリン・セフォキシチン・フラクトース含有培地での特徴的な集落
C：*C. difficile* の芽胞染色所見（緑色の楕円形が芽胞）

　危険因子は抗菌薬である．1カ月前までの抗菌薬投与歴について問診する．本質的にすべての化学療法薬との関連が示唆されている．セファロスポリン系，アンピシリン，クリンダマイシン，フルオロキノロンなどである．その他の危険因子として，高齢，病院の入院歴，介護施設の居住歴や腸管の手術，制酸薬投与などがある．

▶病因・病態生理と分子メカニズム
抗菌薬の治療を受けた後の腸の細菌叢変化が，腸管内での毒素産生性のCDの増殖と大量の毒素産生を許す．CD毒素産生株は，非毒素産生株にはみられない毒素遺伝子群（*PaLoc*遺伝子群）を有する．*tcdA*の産物であるToxin A（TcdA），*tcdB*の産物であるToxin B（TcdB）が病原因子として重要で，細胞の自己融解によって菌体外に放出される．TcdAはエンテロトキシン，TcdBはサイトトキシンである．TcdA, TcdBは培養細胞に対して毒性を示す分子量が大きな毒素（LCTs）である．本体はglycosyltransferaseで，たとえばRho GTPasesの作用をグルコース付加により不活化する作用がある．その結果シグナル伝達系を障害し，細胞のアクチン細胞骨格を変化させ，細胞死へと導く．患者からは，TcdAとTcdBの両方を産生するA^+B^+株とTcdBのみを産生するA^-B^+株が分離される．TcdAとTcdBに補助的に働くとされる第三の毒素 binary toxin（CDT）の存在も知られる．CDT産生株はA^+B^+株にみられる．欧米での流行株NAP-1はTcdAとTcdBを大量産生し，CDTをも産生する．毒素産生調節（抑制）遺伝子である*tcdC*に欠失が認められ，さらに*gyrA*遺伝子にも変異が認められている．

▶臨床症状・検査成績
下痢（軟便，水様便，粘液便，時に血便）が一般的な症状である．下痢便に特有の悪臭（馬小屋臭）がある．20％に発熱や腹痛が，50％に白血球増加がみられる．麻痺性イレウスへの移行に注意する．抗菌薬投与歴のある症例で原因不明の白血球増加（1万5,000/mm³以上）のある場合にはCD関連疾患を疑う．下痢のない症例はCD関連疾患の合併症や敗血症の危険性が高い．

　CD感染を診断する最も簡便な方法は酵素抗体法により下痢便中のTcdA, TcdBを検出あるいは測定する方法であるが，感度が低く偽陰性が多い点が問題である．したがって，操作は複雑であるが最も高感度な診断法である下痢便のアルコール処理によるCDの分離と分離菌の毒素産生性の検査からなる culture-toxin test 法が採用される傾向にある．検体は新鮮な下痢便（5 mL以上）とし，保存の必要な場合は凍結または4℃保存とする．

▶治療と薬理メカニズム
AADの患者のほとんどは特別な治療を必要としない．まず誘因となっている抗菌薬投与の中止を行い，細菌叢の正常化を試みる．2～3日で軽快しない場合，CDが起因菌であると確認された重症例の場合，そして抗菌薬投与中止後に発症した場合には，化学療法が行われる．メトロニダゾールまたはバンコマイシン10～14日間内服投与が標準的である．内科的治療で効果がみられない場合や腸管穿孔がある場合には，外科的処置（結腸切除）が考慮される．

▶経過・予後／予防
全体の20％（15～30％）の患者に再発（再燃・再感染）がみられる．再発例では，再発を繰り返す傾向にある．再発時の治療も最初のエピソードの場合と同様のバンコマイシン経口投与が，また2回目の再発の場合にはバンコマイシンの漸減療法・パルス療法が試みられる．プロバイオティクスの投与，免疫グロブリン療法などのアプローチも試みられている．重症合併症（メガコロン，腸管穿孔）の出現に注意しながら経過観察する．

　CDは病院や介護施設などでみられる下痢の重要な起因菌の一つである．CDの芽胞は患者が生活する部屋の床，ベッドパン，トイレから分離され，環境汚染を通してヒトからヒトへと伝搬される．病院内で吸引した空気中にCDの芽胞が検出されることがある．医療従事者の白衣や手からも芽胞が分離される．

　予防には抗菌薬の使用制限が効果的である．特に強い抗嫌気性菌作用のある抗菌薬や広域スペクトルの抗菌薬の不必要な使用を制限することで症例数が減る．

〔渡邉 邦友・田中 香お里〕

参考文献
1) Pellizzari R et al : Tetanus and Botulinum neurotoxins : mechanism of action and therapeutic uses. Phil Trans R Soc Lond B 354 : 259-268, 1999
2) Finegold SM : Intoxication due to Anaerobic bacteria. Anaerobic bacteria in Human Disease, p472-487, Academic Press, 1977
3) Smith LD : Clostridium wound infection. The Pathogenic Anaerobic Bacteria, p321-324, Charles C Thomas, 1975
4) Lindstrom M et al : Novel insights into the epidemiology of

Clostridium perfringens type A food poisoning. Food Microbiol 28：192-198, 2011
5) Salyers AA et al：Pseudomembranous colitis. Bacterial Pathogenesis：A moleculr approach, p282-289, ASM, 1994

4 放線菌症（アクチノミセス症）

▶**定義・概念** 放線菌症（アクチノミセス症〈actinomycosis〉）は，放線菌属（アクチノミセス属〈*Actinomyces*〉）の細菌によって引き起こされる緩徐進行性感染症である。

▶**疫学** ヒトの口腔内，消化管，女性器などの細菌叢の構成菌であり，微好気性または嫌気性のグラム陽性桿菌である。*Actinomyces israelii* や *Actinomyces odontolyticus* がアクチノミセス症の主な起因微生物となる。

▶**病因・病態生理と分子メカニズム** 粘膜バリアーの破綻の結果として局所の感染成立が起こり，破壊性に隣接臓器に波及し，まれに血行性播種も起こる。

▶**臨床症状・検査成績** 口腔，顔面，頸部，胸部，腹部，骨盤内，筋骨格系などさまざまな臓器に膿瘍，腫瘤性病変を形成し，ノカルジア症を含むその他の細菌感染症や悪性腫瘍との鑑別を要する（図 3-4-1）。血行性播種病変は比較的まれである。胸部病変においては肺実質に加えて胸膜にも病変を伴うことも多く，膿胸の原因となる。また，臓器内膿瘍が皮膚への瘻孔をきたすこともある。

▶**診断** 病変部位の病理組織の検索における菌の検出により診断されるが，口腔，消化管，女性器由来の検体では常在菌の可能性もあるため，診断は慎重に行うべきである。菌の存在とともに硫黄顆粒という菌塊の存在が確認されれば診断的意義が高い。塗抹検査においてはノカルジア属（*Nocardia*）と同様に枝分かれしたフィラメント状のグラム陽性桿菌の形態を呈するが，抗酸菌染色は陰性である。培養検査においてはコロニーの発育は緩徐で 4 週間を要することもあり，検体を嫌気的に培養しなければ発育は得られにくい。

▶**治療と薬理メカニズム** 高用量のペニシリン G を 2～6 週間静注投与後にアモキシシリンを経口投与（合計 6～12 カ月投与）するのが標準治療である。ペニシリンアレルギーの患者においてはエリスロマイシン，テトラサイクリン，クリンダマイシンによる治療の報告もある。膿瘍を形成した場合には内科的治療に加えて，外科的なドレナージも考慮する。

▶**経過・予後** 一般的に内科的治療に反応するが，短期間のみの抗菌薬投与により再発を繰り返す例がある。

【渋江　寧・原田 壮平】

参考文献
1) Mandell GL et al eds：Mandell, Douglas, and Bennett's Principles and Practice of Infectious Diseases, 7th edition, Elsevier Churchill Livingstone, 2009
2) Smego RA Jr et al：Actinomycosis. Clin Infect Dis 26：1255-1261, 1998
3) Acevedo F et al：Actinomycosis：a great pretender. Case reports of unusual presentations and a review of the literature. Int J Infect Dis 12：358-362, 2008
4) Sudhakar SS et al：Short-term treatment of actinomycosis：two cases and a review. Clin Infect Dis 38：444-447, 2004
5) Fauci AS et al eds：Harrison's Principles of Internal Medicine, 17th edition, McGraw-Hill Professional, 2008

5 ノカルジア症

▶**定義・概念** ノカルジア症（nocardiosis）は，ノカルジア属（*Nocardia*）の細菌により引き起こされる疾患をさす。

▶**疫学** *Nocardia* は世界中の土壌に存在する好気性の化膿性放線菌類であり，*Nocardia asteroides*，*Nocardia farcinica*，*Nocardia brasiliensis* などが感染症の起因微生物として重要である。一般には免疫低下状態での肺疾患，播種性疾患を起こすことが多く，特に細胞性免疫が低下している状況では感染症のリスクが増大する。

▶**病因・病態生理と分子メカニズム** 肺疾患は菌体の吸入により，皮膚疾患は外傷後などの皮膚への病原体曝露により感染をきたす。ノカルジア症の特徴的な組織学所見は著明な好中球浸潤を伴う膿瘍と広範な壊死像である。

▶**臨床症状・検査成績** 頻度が高いものは呼吸器疾患，皮膚疾患，脳などへの播種性病変であり，その他に腎臓，骨，筋肉などに感染巣を形成しうる。呼吸器疾患では亜急性に発症する咳嗽，喀痰，発熱，全身倦怠感を伴い，胸部画像検査で浸潤影や単発，多発の結節または空洞性陰影，腫瘤影を呈する。各臓器の病変はその他の細菌性膿瘍や腫瘍などと鑑別を要する。

▶**診断** 臨床検体の Gram 染色で枝分かれしたフィラメント状のグラム陽性桿菌を検出する。*Nocardia* は弱酸を用いた抗酸菌染色（変法 Kinyoun 法，Ziehl-Neelsen 法など）で抗酸性を示す（図 3-5-1）。また銀染色で陽性となる。発育は比較的緩徐であり，コロニー形成に 2～4 週間を要

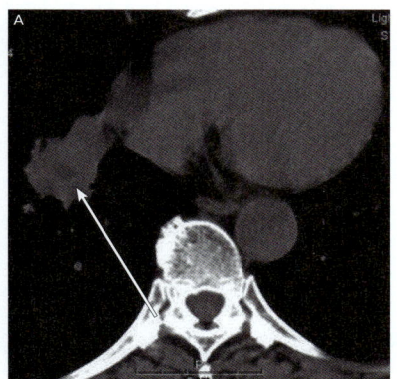
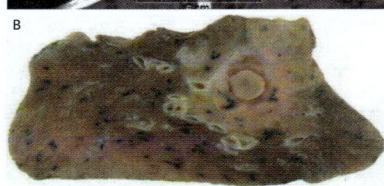

図 3-4-1　肺アクチノミセス症の胸部 CT 像（A），肺切除標本（B）

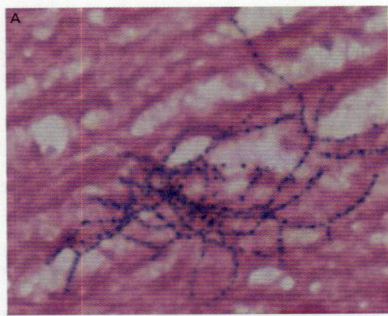

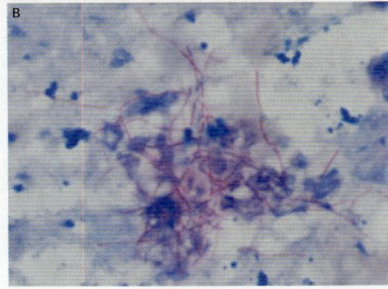

図 3-5-1　ノカルジア症の皮下膿瘍 Gram 染色(A), 抗酸菌染色(B)
(宮川康宏先生(岩見沢市立総合病院)提供)

することもある。特に免疫不全宿主の病変においては, 真菌・寄生虫など多岐にわたる病原体との鑑別が重要となり, 喀痰塗抹検査・培養検査の感度は必ずしも高くないことから, 積極的に侵襲的検査による検体採取を考慮すべきである。標準的な生化学的検査での菌種の同定は難しく, 必要時は 16S rRNA 遺伝子の塩基配列を解析することにより *Nocardia* の菌種同定が行われる。

■ **治療と薬理メカニズム**　ST 合剤が第一選択薬として使用されるが, 近年耐性菌が増加しているとする報告もあり, 特に播種性病変を有する重症例においてはアミカシンおよびイミペネムまたはセフトリアキソンなどとの併用を推奨する意見もある。感染臓器により治療期間は異なるが, 通常は 3〜12 カ月の長期間を要し, 時に外科的な吸引, 切除を要することもある。

■ **経過・予後**　中枢神経系以外の病状では死亡率は 5% 以下であるが, 中枢神経系疾患では死亡率は比較的高い。

【渋江　寧・原田　壮平】

参考文献

1) Mandell GL et al eds : Mandell, Douglas, and Bennett's Principles and Practice of Infectious Diseases, 7th edition, Elsevier Churchill Livingstone, 2009
2) Ambrosioni J et al : Nocardiosis: updated clinical review and experience at a tertiary center. Infection 38:89-97, 2010
3) Uhde KB et al : Antimicrobial-resistant nocardia isolates, United States, 1995-2004. Clin Infect Dis 51:1445-1448, 2010
4) Peleg AY et al : Risk factors, clinical characteristics, and outcome of Nocardia infection in organ transplant recipients: a matched case-control study. Clin Infect Dis 44:1307-1314, 2007
5) Fauci AS et al eds : Harrison's Principles of Internal Medicine, 17th edition, McGraw-Hill Professional, 2008

4　グラム陰性球菌による感染症

1　髄膜炎菌感染症

■ **定義・概念**　髄膜炎菌 (*Neisseria meningitidis*) により引き起こされ, 髄膜炎や敗血症などの致死的な疾患の原因となりうる。

■ **疫学**　髄膜炎菌は好気性グラム陰性双球菌である。上咽頭部に何カ月間も定着が可能であり, 無症候性保菌者が存在する。髄膜炎菌は莢膜多糖体の血清学的型により分類されており, ヒトに感染を起こすものとして group A, B, C, X, Y, W-135, L などが知られている。地域的な流行や, 施設などでの集団発生が世界各地でみられており, 後述するように予防的な抗菌薬投与, ワクチン接種が重要である。

■ **病因・病態生理と分子メカニズム**　上咽頭部に定着した髄膜炎菌は粘膜細胞から粘膜下組織へ侵入し, そこから血流へ侵入することが可能である。このメカニズムに関しては環境要因, 自然免疫に関連する遺伝子やその他の遺伝子多型, 粘膜抗体の欠如などが関連するとされる。また, 補体の活性化の最終経路または第二経路の欠損状態は, 宿主反応と臨床症状の重症度に影響しているといわれている。

髄膜炎菌の毒性に関連があるとされる菌側の因子として外膜構成要素 (莢膜, 外膜蛋白, リポオリゴ糖) がある。莢膜は貪食作用を阻止し, 菌体に乾燥への抵抗性を付与する。外膜蛋白は線毛を構成し, 付着を促進している。リポオリゴ糖は炎症性サイトカインの誘導に関与しているとされる。

髄膜炎菌が血流に侵入した後に増殖が緩徐であれば, 菌は髄膜, 関節や心膜などの局所に播種する。一方, 血流中での増殖が速い場合には, 局所に感染する前に播種性血管内凝固 (disseminated intravascular coagulation : DIC) や菌血症の徴候である点状出血や紫斑という症状を呈するといわれている。

■ **臨床症状・検査成績**　代表的な病態は髄膜炎と菌血症である。菌血症の患者の多くは髄膜炎を併発しており, 両者が重複した臨床像を呈する。しかし菌血症の 10〜30% の患者は髄膜炎の症状を伴わない。菌血症患者の多くは発熱, 悪寒, 悪心・嘔吐, 筋肉痛などを伴うが, 特に皮疹の存在が特徴的であり, 紅斑性丘疹や点状出血, さらに水疱, 紫斑を呈する (図 4-1-1)。Waterhouse-Friderichsen (ウォーターハウス-フリードリクセン) 症候群といった劇症型の DIC 症状を呈することもある。

髄膜炎菌性髄膜炎はその他の細菌性髄膜炎と同様に頭痛, 悪心・嘔吐, 嗜眠, 錯乱などの症状を呈し, 髄液所見

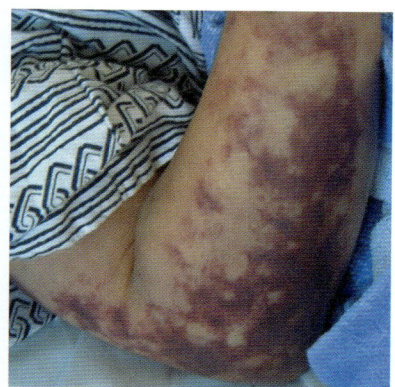

図 4-1-1 髄膜炎菌による敗血症患者の皮疹
(皿谷健先生, 倉井大輔先生 (杏林大学) 提供)

で髄液中の好中球増加, 糖の減少, 蛋白増加などがみられる. その他には関節炎や心膜炎, 肺炎なども起こす.

▶診断　無菌的な部位 (血液, 髄液, 関節液など) や皮膚病変から髄膜炎菌を検出することで確定診断とされる. 髄膜炎菌は低温で死滅するために臨床検体は低温を避けてすみやかに培養に供する必要がある.

■ 治療と薬理メカニズム　経験的治療には同様に皮疹を伴う敗血症や髄膜炎をきたしうる肺炎球菌やインフルエンザ菌などもカバーするように第 3 世代セファロスポリン系 (セフォタキシムやセフトリアキソン) やメロペネムなどを選択することが推奨されている. 培養検査結果を確認し, 感受性を有していればペニシリン G も使用可能である.

▶予防　国際的には 2 歳以上で, 補体欠損, 鎌状赤血球性貧血, 無脾症, 脾摘などの場合やメッカへの巡礼者, サハラ以南のアフリカ (特に 6~12 月の乾季) や他の髄膜炎菌感染症流行地域に旅行する場合には 4 価髄膜炎菌多糖体ワクチン (血清型 A, C, Y, W-135) 接種が推奨されているが, わが国では承認されていない. また, 家庭内やその他の患者との濃厚接触による髄膜炎菌の感染率は一般集団よりも高いといわれており, 濃厚接触歴がある場合には予防的抗菌薬投与としてリファンピシン, シプロフロキサシン, セフトリアキソンなどの使用が推奨されている (いずれもわが国では保険適用外).

【渋江 寧・原田 壮平】

📚 参考文献
1) Mandell GL et al eds : Mandell, Douglas, and Bennett's Principles and Practice of Infectious Diseases, 7th edition, Elsevier Churchill Livingstone, 2009
2) Stephens DS et al : Epidemic meningitis, meningococcaemia, and Neisseria meningitidis. Lancet 369 : 2196-210, 2007
3) Brooks R et al : Increased case-fatality rate associated with outbreaks of Neisseria meningitidis infection, compared with sporadic meningococcal disease, in the United States, 1994-2002. Clin Infect Dis 43 : 49-54, 2006
4) Tan LK et al : Advances in the development of vaccines against Neisseria meningitidis. N Engl J Med 362 : 1511-1520, 2010
5) Fauci AS et al eds : Harrison's Principles of Internal Medicine, 17th edition, McGraw-Hill Professional, 2008

② 淋菌感染症

▶ 定義・概念　淋菌感染症 (gonococcal infection) は淋菌 (Neisseria gonorrhoeae) による感染症であり, 主に男性の尿道炎, 女性の子宮頸管炎を起こす. 淋菌は高温にも低温にも弱く, 二酸化炭素要求性であり, 通常の環境での生存はできない. 主にヒトからヒトへ性感染症 (STI) として生存していく. 男性では精巣上体炎を, 女性では骨盤内炎症性疾患 (pelvic inflammatory diseases : PID) を併発することがある. 近年の性行動の多様化を反映し, 咽頭や直腸感染など性器以外の感染例が増加している.

▶ 疫学/病因・病態生理と分子メカニズム　男性の淋菌感染症の患者数は, 2002~2003 年をピークとして減少している. わが国では, 男子尿道炎患者の 30~40% から淋菌が検出され, 欧米と比較し検出頻度は高い. また, 淋菌性尿道炎の 20~40% でクラミジアを合併感染する. 女性子宮頸管炎患者からの淋菌の検出頻度は低く, 約 10% 程度である.

淋菌は STI として主に男女間の性交によって感染する. 肛門性交を行う男性同性愛者, また女性では男性性器-直腸間で, 男女を問わずオーラルセックスにより性器-口腔・咽頭, 直腸-口腔・咽頭間で感染する.

▶ 診断　淋菌感染症の診断の原則は淋菌の検出で, Gram 染色による標本の検鏡, 培養検査, 核酸増幅法が行われる. 淋菌はグラム陰性の球菌で, 尿道分泌物中では白血球内に貪食されたソラマメ型の双球菌を認める (図 4-2-1). しかし, 子宮頸管, 直腸スワブ, 咽頭スワブ検体では, 他の細菌の混在による核酸による鏡検は困難である. 核酸増幅法としてポリメラーゼ連鎖反応 (polymerase chain reaction : PCR) 法, strand displacement amplification (SDA) 法, transcription mediated amplification (TMA) 法が使用される. 検体として尿道分泌物, 男性初尿, 子宮頸管スワブ, 咽頭スワブを用いるが, PCR 法は口腔内のナイセリア属 (Neisseria) と交差反応があるため, SDA 法, TMA 法が推奨される[1]. これらの検査法は, 同一検体で Chlamydia trachomatis の検出が可能である. わが国では多剤耐性淋菌が増加しているため, 分離培養と薬剤感受性検査の重要性が増している. 淋菌は New York 培地, Thayer Martin 培地, チョコレート寒天培地を用いて, 二酸化炭素環境下で培養する. 口腔の淋菌の培養には, 口腔常在菌を抑制するための薬剤を添加した MTM (modified Thayer Martin) 培地を用いる.

▶ 臨床症状
● 淋菌性尿道炎　感染後, 2~7 日の潜伏期間の後, 尿道炎症状 (排尿痛, 尿道分泌物) を呈する. 排尿痛は非淋菌性尿道炎と比較すると強く, 尿道分泌物は多量で膿性で黄白色を呈する. 初尿の尿沈渣では白血球を多数認める.
● 淋菌性精巣上体炎　淋菌性尿道炎より淋菌が上行すると, 精巣上体炎をきたす. 片側性が多いが, 時に両側性となる. 陰囊は腫大し, 陰囊内容を一塊として触れ, 疼痛を伴う. 発熱, 白血球増加を伴う場合が多い.
● 淋菌性子宮頸管炎　淋菌の子宮頸管への感染症であり,

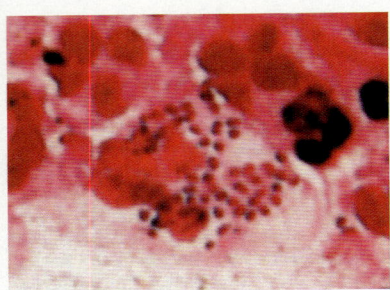

図 4-2-1 淋菌の検鏡像（Gram 染色）

膿性の子宮頸管帯下，陰部の悪臭を認める。時に Bartholin（バルトリン）腺膿瘍を合併し，局所の腫大，疼痛をきたす。しかし，多くは無症状または無自覚であることが多い。子宮頸管から上行性に感染が波及すると，PID を併発する。

- **骨盤内炎症性疾患（PID）** 子宮付属器炎（卵管炎，卵巣炎），骨盤内腹膜炎のほか，卵巣膿瘍，Douglas（ダグラス）窩膿瘍が含まれ，単独または同時に起こる。半数程度の症例で発熱，腹部仙痛による急性腹症を呈する。症状はクラミジア性 PID より一般に強いが，症状が自覚されない場合もある。進行すると，肝周囲炎，肝周囲膿瘍などを起こす。診断には，子宮頸管からの淋菌の検出が重要である。
- **淋菌性咽頭感染症** オーラルセックスに関連し，淋菌が咽頭から検出される症例が増加している。性器淋菌感染症患者の 10〜30％の咽頭から淋菌が検出される。約 90％の症例は無症状であるが，時に急性咽頭炎や急性扁桃炎の症状を呈する。淋菌の咽頭感染は，感染源として重要で，また抗菌薬による治療に難治性である。
- **淋菌性結膜炎**
 - 新生児膿漏眼：淋菌性子宮頸管炎の妊婦より，産道感染によって新生児の淋菌性結膜炎が起こる。予防的に 1％硝酸銀，エリスロマイシン，テトラサイクリンの眼科用軟膏や点眼薬が用いられる。生後 2〜4 日で発症し，多量の膿性眼脂がみられる。結膜充血，浮腫，眼瞼腫脹が強い。時に角膜穿孔により失明する。
 - 成人型淋菌性結膜炎：性器淋菌感染症の分泌物が，手指などを介して眼に入ると，淋菌性結膜炎を起こす。感染後，12〜48 時間で発症し，激烈な炎症を起こす。症状は新生児膿漏眼と同様である。
- **播種性淋菌感染症（disseminated gonococcal infection：DGI）** 菌血症を伴う全身性の淋菌感染症である。さまざまな表現型があり，免疫機能を含めた宿主の因子がかかわる[2]。軽度の発熱，倦怠感，移動性多発関節痛または多発関節炎，あるいは膿疱性皮膚病変を四肢末端に起こすもの（関節炎-皮膚症候群）から，急激に発症し，関節痛，発熱，運動制限を伴うもの，心膜炎，心内膜炎，髄膜炎，肝周囲炎を起こすものもある。性器の淋菌感染が明らかでないものもある。関節液や血液の培養が診断に有用である。

■ **治療と薬理メカニズム** わが国の淋菌は，抗菌薬に対して多剤耐性化が著しい[3]。ペニシリンに対しては，ペニシリナーゼ産生淋菌の割合は低いものの，ほとんどの株が遺伝子性に耐性を示す。第 3 世代経口セフェム系抗菌薬，注射用セファロスポリンに対して，それぞれ 30〜50％，約 50％の株が耐性を示す。ニューキノロン系抗菌薬およびテトラサイクリン系抗菌薬に対する耐性率は 80％程度である。現在，淋菌に対して 95％以上の有効率が見込まれる抗菌薬は，セフトリアキソン（ceftriaxone），セフォジジム（cefodizime），スペクチノマイシン（spectinomycin）のみである。淋菌性尿道炎および子宮頸管炎の患者の再診率が低いことを考慮し，さらに咽頭淋菌を単回投与で治療可能な薬剤はセフトリアキソンのみである。各疾患に対する日本性感染症学会ガイドライン[1]による治療法を示す。

- 淋菌性尿道炎および淋菌性子宮頸管炎
 - セフトリアキソン 1 g 点滴静注：単回投与。
 - セフォジジム 1 g 点滴静注：単回投与。
 - スペクチノマイシン 2 g 筋注：単回投与。
- 淋菌性精巣上体炎および淋菌性骨盤内炎症性疾患
 - セフトリアキソン 1 g 点滴静注：1〜2 回/日。1〜7 日間投与。
 - セフォジジム 1 g 点滴静注：1〜2 回/日。1〜7 日間投与。
 - スペクチノマイシン 2 g 筋注：単回投与。重症例では 3 日後に 2 g 筋注。
 ※投与量，投与日数は重症度により判断する。
- 淋菌性咽頭炎
 - セフトリアキソン 1 g 点滴静注：単回投与。
 - セフォジジム 1 g 点滴静注：1〜2 回/日。1〜3 日間投与。
- 播種性淋菌感染症
 - セフトリアキソン 1 g 点滴静注：1〜2 回/日。3〜7 日間投与。
 - セフォジジム 1 g 点滴静注：1〜2 回/日。3〜7 日間投与。
 ※投与量，投与日数は重症度により判断する。
- 淋菌性結膜炎
 - スペクチノマイシン 2 g 筋注：単回投与。
 - 保険適用はないが，セフトリアキソン 1 g，セフォジジム 1 g の単回投与も有効である。

セファロスポリンにアレルギーのある症例では，薬剤感受性を確認し，ニューキノロン系抗菌薬またはミノサイクリン（minocycline）を使用する。米国疾病管理予防センター（CDC）のガイドライン[4]ではセフトリアキソンの投与量，投与法が異なる。また，CDC ガイドラインでは推奨薬となっているセフィキシム（cefixime）の臨床効果は，わが国では低い[5]。

C. trachomatis と合併感染している症例では，まず淋菌の治療を行い，その後 C. trachomatis が陽性なら C. trachomatis に対する治療を開始する。セックスパートナーの治療は積極的に行い，できるかぎり淋菌の有無を確認する。

【濱砂 良一・松本 哲朗】

■ **参考文献**
1) 守殿貞夫ほか：性感染症診断・治療ガイドライン 2011. 日本性感染症学会誌 22：1-156，2011
2) Levens E：Disseminated gonococcal infection. Prim Care

Update Ob/Gyns 10: 217-219, 2003
3) Matsumoto T et al : Single dose of cefodizime completely eradicated multidrug-resistant strain of Neisseria gonorrhoeae in urethritis and uterine cervicitis. J Infect Chemother 12: 97-99, 2006
4) Workowski KA et al : Sexually transmitted diseases treatment guidelines, 2010. MMWR Recomm Rep 59: 1-110, 2010
5) Deguchi T et al : Treatment of uncomplicated gonococcal urethritis by double-dosing of 200 mg cefixime at a 6-h interval. J Infect Chemother 9: 35-39, 2003

5 グラム陰性桿菌による感染症

1 ヘモフィルス感染症

● **定義・概念** インフルエンザ菌(*Haemophilus influenzae*)による感染症であり，肺炎，喉頭蓋炎，髄膜炎，中耳炎などの原因となる。

● **疫学** インフルエンザ菌は莢膜多糖体に対する6種類の血清型が同定されており，これによりa〜f型に分けられ，それ以外に莢膜を有さない型別不能型が存在する。臨床的には血清型b型 *Haemophilus influenzae* type b(Hib)と型別不能型 nontypeable *H. influenzae* が重要である。飛沫や接触で感染をすることが多く，型別不能型は健常成人の上気道にも常在することも多い。

● **病因・病態生理と分子メカニズム** Hib は気道から血行性に播種し，髄膜や関節，骨などの遠隔部での感染を引き起こす。b型莢膜多糖体はオプソニン作用を回避して感染を引き起こす病原因子として重要と考えられている。一方，型別不能型は粘膜表面に付着して局所性に感染する。侵襲性病変の頻度は比較的少ないが，時に菌血症を起こすことがあり，新生児菌血症などの原因として重要である。

● **臨床症状・検査成績** Hib は髄膜炎や急性喉頭蓋炎，時に小児での肺炎，胸膜炎などの侵襲性感染症の原因となり，型別不能型は COPD (慢性閉塞性肺疾患〈chronic obstructive pulmonary disease〉)患者の急性増悪，気管支炎，肺炎，中耳炎，副鼻腔炎などが代表的な病態である。Hib 髄膜炎の多くの場合は2歳未満の小児に発症し，発熱，中枢神経症状が一般的な症状である。死亡率は約5%であり，生存者においても聴覚障害など，1/4の例はなんらかの重篤な障害を残し，軽度の身体障害を加えると生存者の半数以上に後遺症を残すといわれている。

喉頭蓋炎は喉頭蓋と声門上部の蜂巣炎であり，咽頭痛，発熱，嚥下困難，流涎などの症状を呈し，急性の上気道閉塞をきたしうる。型別不能型インフルエンザ菌は成人市中肺炎の代表的な起因菌の一つであり，特に COPD，後天性免疫不全症候群(AIDS)，糖尿病，アルコール多飲が危険因子となる。肺炎の症状として発熱，咳嗽，膿性喀痰などがあり，50〜60%に斑状影の気管支肺炎像，30〜40%に非区域性の浸潤影，肺胞性肺炎像を呈する。

● **診断** 感染部位由来の検体から培養により菌を検出することで確定診断される（図5-1-1）。インフルエンザ菌はグラム陰性小桿菌であるが，多形性を示すことから球桿菌と認識されることもある。外界では死滅しやすいため臨床

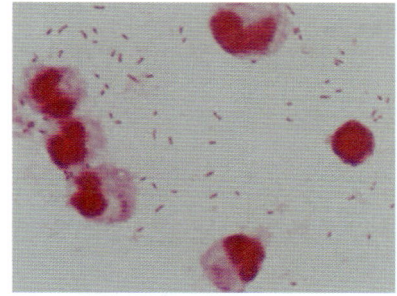

図 5-1-1 髄膜炎の髄液 Gram 染色
(宮川康宏先生〈岩見沢市立総合病院〉提供)

検体はすみやかに培養を行う必要がある。血液，髄液，関節液，胸水，心嚢液など，通常は無菌である体液から菌が培養されれば感染症と診断できる。上気道に常在しうるため，喀痰から検出されても感染症の存在を意味しないこともあるが，肺炎患者の喀痰の Gram 染色標本で多核白血球が多数存在し，グラム陰性球桿菌が優位に存在すれば診断の補助となりうる。

■ **治療と薬理メカニズム** Hib 髄膜炎に対する初期治療には，感受性が保たれている第3世代セフェム系抗菌薬であるセフトリアキソンやセフォタキシムの投与が推奨されている。Hib 髄膜炎患者にグルココルチコイドを投与することで，抗菌薬により殺菌された細菌の細胞壁成分によって惹起される炎症反応が抑制され，神経系合併症の発生が減少するとされている。その他の侵襲性疾患も同様の初期治療と感受性が確認された抗菌薬による標的治療が行われる。一方，型別不能型による中耳炎，副鼻腔炎，COPD 急性増悪などの多くの場合では，経口抗菌薬投与で治療可能である。インフルエンザ菌による感染症の治療には古典的にアンピシリンが用いられていたが，わが国では1990年代後半頃から耐性菌が増加し，現在では耐性菌の割合は40%程度にのぼる。インフルエンザ菌のアンピシリン耐性機序は β-ラクタマーゼ産生によるものとペニシリン結合蛋白の変異によるもの(β-lactamase-negative ampicillin-resistant *Haemophilus influenzae* : BLNAR)があり，わが国では諸外国と比して後者の分離頻度が多いのが特徴である。

● **予防** 小児における Hib ワクチン接種が普及した諸外国では鼻咽頭の Hib 定着率が減少し，Hib 髄膜炎の頻度も減少したことが報告されている。わが国において Hib ワクチン接種は現時点で任意接種の扱いである。

Hib 感染症患者が家族内にいる場合には二次感染のリスクが高いため，ワクチン接種が完了していない4歳未満の小児がいる家庭では，Hib 感染症患者に曝露した家族全員（妊婦を除く）のリファンピシンの予防内服が推奨されている。また，予防接種が完了していない小児がいる保育施設内で，侵襲性 Hib 感染症が60日以内に2人以上発症した場合には，すべての園児と職員に対して同様の予防投与が適応となる（これらの予防投与はわが国では保険適用外）。

【渋江 寧・原田 壮平】

参考文献

1) Mandell GL et al eds : Mandell, Douglas, and Bennett's Principles and Practice of Infectious Diseases, 7th edition, Elsevier Churchill Livingstone, 2009
2) American Academy of Pediatrics : Red Book: 2009 Report of the Committee on Infectious Diseases, 28th edition, American Academy of Pediatrics, 2009
3) Murphy TF et al : Nontypeable Haemophilus influenzae as a pathogen in children. Pediatr Infect Dis J 28:43-48, 2009
4) Murphy TF et al : Persistent colonization by Haemophilus influenzae in chronic obstructive pulmonary disease. Am J Respir Crit Care Med 170:266-272, 2004
5) Fauci AS et al eds : Harrison's Principles of Internal Medicine, 17th edition, McGraw-Hill Professional, 2008

2 サルモネラ症

表 5-2-1 サルモネラ症の疫学的特徴

起因菌	非チフス性サルモネラ症	チフス菌、パラチフスA菌
感染源	ほとんどの野生動物、家畜、ペット（ミドリガメなど）、ヒト（患者、保菌者）	保菌者（特に胆道系長期保菌者、近年はまれ）
感染経路	汚染食品（食肉、卵、乳製品）、汚染飼料（動物）、ヒト	ヒト、汚染食品
発生状況	食中毒、散発例として発生	国内例はまれ、海外感染が主
年齢層	全年齢層（特に小児と高齢者、基礎疾患有者が問題）	青壮年層（海外例を反映）
好発季節	通年性、夏季に増加	通年性

表 5-2-2 発症機序と臨床像

発症機序	臨床像
小腸腸管粘膜上皮細胞/M 細胞に付着侵入	
↓	
粘膜下マクロファージで増殖	
↓	
腸間膜リンパ節	→胃腸炎
↓	→虫垂炎、腹膜炎など
リンパ管	
↓	
血流	→菌血症
↓	→髄膜炎、骨髄炎、関節炎、心内膜炎など
細網内皮系	
↓	
菌血症（第二次）	→腸チフス・パラチフス

● **定義・概念** サルモネラ症（salmonellosis）はサルモネラ属（*Salmonella*）による感染症である。チフス菌、パラチフス A 菌による感染症は腸チフス・パラチフス（チフス性疾患）、その他のサルモネラによるものは非チフス性サルモネラ症と呼ばれる。腸チフス・パラチフスは 1999 年施行の感染症法では二類感染症に類型化され、感染症指定医療機関で診療が行われていた。その後三類感染症に変更され、2007 年 6 月以降は一般医療機関で診療が行われている。

サルモネラ属は腸内細菌科に属し、2 菌種（*Salmonella enterica* と *Salmonella bongori*）、6 亜種に分けられる。2,000 以上の血清型があり、チフス菌、パラチフス A 菌は血清型で、*Salmonella* Typhi、*Salmonella* Paratyphi A と記載される。非チフス性では Typhimurium、Enteritidis などが代表的な血清型であるが、病院検査室では日常業務には煩雑なため血清群別を行っており、各々 O4、O9 群に属する。

● **疫学** 圧倒的に多いのは非チフス性サルモネラ症である。細菌性食中毒の筆頭起因菌であったが、対策により減少している。近年治療薬であるニューキノロン系抗菌薬に対する低感受性菌や耐性菌が増加している。

● **病因・病態生理と分子メカニズム** 腸チフス、パラチフスは細網内皮系での増殖を経て菌血症と腸管局所の潰瘍性病変を引き起こす全身性疾患である。非チフス性サルモネラ症は基本的には感染性腸炎であるが、時に菌血症、髄膜炎、腹膜炎などの腸管外感染を伴う。

Salmonella Typhimurium を用いた感染実験によれば、胃酸の殺菌作用を免れて腸管に達した菌は小腸粘膜上皮細胞や Peyer（パイエル）板の M 細胞に付着、ラフリング（ruffling）と呼ばれる上皮細胞膜の変性により組織へに侵入するが、侵入後細胞膜はもとの正常な状態に戻る。その後、菌は細胞の基底部から放出され、直下のマクロファージに貪食されるが、その殺菌機構を逃れて細胞内で増殖、腸間膜リンパ節のマクロファージで一次増殖する。ほとんどの非チフス性サルモネラはここにとどまり腸炎を起こす。上皮細胞内に取り込まれた菌は炎症性サイトカイン産生を誘発して炎症を引き起こす。

チフス菌やパラチフス A 菌は、主に回腸末端から大腸起始部で Peyer 板の M 細胞から侵入する。マクロファージ内で増殖した菌が腸間膜リンパ節を経由して胸管中に流出して血中に入り第一次菌血症を起こす。血流中の菌は肝、脾、骨髄などの細網内皮系細胞で増殖、第二次菌血症を起こし発症する。菌は多くの臓器に侵入、いわゆるチフス結節を形成する。

サルモネラの病原遺伝子の多くは *Salmonella* pathogenicity islands（SPI）と名づけられる複数の大きな遺伝子カセット内およびプラスミド上に存在する。付着、侵入、各病原因子の発現調節などに関与している。

● **臨床症状・検査成績**（表 5-2-1、表 5-2-2）

非チフス性サルモネラ症

臨床像は急性胃腸炎のほか、菌血症、髄膜炎、骨髄炎、関節炎、心内膜炎、虫垂炎、腹膜炎などの腸管外感染および保菌者である。易感染性宿主は小児と高齢者、糖尿病や体内デバイス挿入など基礎疾患を持つ人々である。胃腸炎の潜伏期間は 12～36 時間で、一般的に症状が重い。発熱、水様性下痢のために急性脱水症を起こすなど、他の起因菌に比べて重症化しやすく、回復も遅れる傾向がある。菌血症の頻度は健常者では 1～4％であるが、乳幼児や高齢者では高い。また反応性関節炎を合併することがある。HLA-B27 抗原保有者に多い。白血球数、C 反応性蛋白（CRP）は増加する。保菌者には無症状健康保菌者と病後保

表5-2-3 腸チフス・パラチフスの臨床経過と腸管の病理学的変化

症状・所見	腸管の病理学的変化
第1病週	
階段的体温上昇（39〜40℃）比較的徐脈*，バラ疹*，肝脾腫*，舌苔，便秘，下痢	髄様腫脹期回腸粘膜リンパ節腫脹
第2病週	
極期　稽留熱（40℃）腹部膨満，鼓腸，黒褐色舌苔，無欲状顔貌（チフス顔貌），意識障害，難聴，気管支炎	痂皮形成期リンパ節壊死→痂皮形成
第3病週	
弛張型熱で徐々に解熱（渙散）腸出血，腸穿孔の危険	潰瘍形成期痂皮剝離→潰瘍形成
第4病週	
解熱，回復	治癒期瘢痕を残さず治癒

*：三主徴とされている

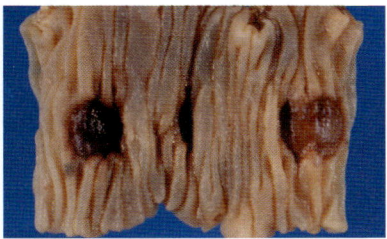

図5-2-1　腸出血切除標本
（旧都立豊島病院例，1980年代）

菌者がある。サルモネラ症発症後の回復期に排菌する病後保菌者は発症後3〜6カ月，遅くとも1年以内に排菌が停止し，長期保菌者はまれである。

腸チフス・パラチフス（チフス性疾患）

潜伏期間は8〜14日間。経過を表5-2-3に示す。

検査所見で特異的といわれる白血球減少，リンパ球増加は病初期には少ない。発病2週間以内には白血球数は正常〜軽度増加，好中球優位である。アスパラギン酸アミノトランスフェラーゼ（AST），アラニンアミノトランスフェラーゼ（ALT），乳酸脱水素酵素（LDH）は病初期から軽度〜中等度に上昇する。

流行期には胆嚢内長期保菌者が感染源としてマークされていたが，近年は国内ではほとんどみられなくなった。

● **診断**　非チフス性サルモネラ症では糞便および有熱期の血液培養による。チフス性疾患では有熱期の血液培養が最優先する。その他，穿刺液，リンパ節，胆汁などから菌を検出する。Widal（ウィダール）反応は特異性が低く，国内では行われない。

■ 治療／経過・予後

非チフス性サルモネラ症

自然治癒傾向が強いので，対症療法を優先する。腸内細菌叢の攪乱による除菌の遅れと耐性菌誘発を防ぐため，単純な胃腸炎では抗菌薬を使わない。

重症例や菌血症など腸管外感染が疑われる例や易感染性宿主では抗菌薬が投与される。選択薬はニューキノロン系抗菌薬，ホスホマイシン，耐性菌ではアジスロマイシン（AZM〈健康保険適用外〉）のいずれかである。腸管外感染の場合，チフス性疾患に準じて治療を行う。

対症療法が適正に行われるかぎり予後は通常良好であるが，易感染性宿主，特に高齢者では時に死亡例がある。

腸チフス・パラチフス

対症療法と抗菌療法を行う。腸出血（図5-2-1）と治療後の再発・再燃は適正治療を行っても避けられない。腸管に潰瘍性病変が多発し，回復期に腸出血，腸穿孔が起こりやすいため，解熱後1週間まで安静と食事制限を行う。保菌者も抗菌薬治療対象とする。

従来の治療選択薬はクロラムフェニコール，アンピシリン，アモキシシリン，ST合剤であった。1990年代にはニューキノロン系抗菌薬が第一選択薬となったが，耐性菌の出現により第3世代セフェム系抗菌薬（セフトリアキソン，セフォタキシム）やAZMが使用されるようになった。三類感染症であるため，法的に就業制限があり，除菌の確認が必要である。発症後1カ月以上で，抗菌薬終了後48時間以降に24時間以上の間隔で連続3回の糞便培養が陰性であれば，法的に病原体を持たないと判定される。予後は通常良好であるが，まれに感染性動脈瘤などによる死亡例がある。

【相楽　裕子】

参考文献

1) 国立感染症研究所感染症情報センター：サルモネラ症2009年6月現在．病原微生物検出情報 30：203-204，2009
2) 山本友子：サルモネラ，微生物感染学，光山正雄編，p84-93，南山堂，2005
3) 坂崎利一：*Salmonella*，新訂食水系感染症と細菌性食中毒，坂崎利一編，p.90-138，中央法規出版，2000
4) 相楽裕子：腸チフス・パラチフス，日本臨牀 65（S3）：84-90，2007

3　細菌性赤痢

● **定義・概念**　細菌性赤痢（shigellosis）は，赤痢菌の経口摂取によって起こる急性の細菌感染症である。途上国からの帰国者に輸入感染症として発症する例が中心であるが，国内発生例も認められる。感染力が強く，二次感染にも注意が必要な腸管感染症である。

● **疫学**　細菌性赤痢は，以前は国内でも流行していた感染症である。戦後の衛生環境が整っていない時期には年間5万〜10万人以上の患者発生が報告されていた。しかし，その後の衛生環境改善などによって1960年代半ばから患者数が激減し，1999年に感染症法で二類感染症に指定された後は年間500〜1,000人程度の発生となっていた。その後の法改正により三類感染症に変更されてからは，さらに年間報告数が減少している。

本症は，世界的にはいまも衛生環境の悪い途上国で蔓延している腸管感染症である。インドや東南アジアなどからの帰国者による輸入感染例が多いが，輸入食品などを原因とした食中毒としての国内発生もある。感染力が強いため，保育園や福祉施設における集団発生，汚染された水や食品による散発的な集団発生も起こっている。

細菌性赤痢は，感染症法の改定によって，感染症指定医

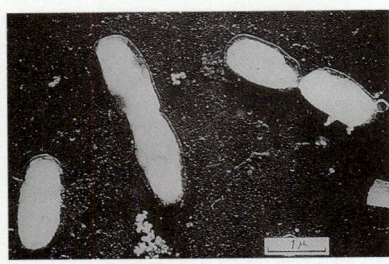

図 5-3-1　赤痢菌の電顕像
鞭毛はない
(東京都健康安全研究センター提供)

療機関で対応すべき疾患から，一般病院でも診療可能な疾患に変更された。これによって，菌の同定が行われてない例が増えていることが予想され，二次感染例の増加が危惧されている。

■ **病因・病態生理と分子メカニズム**　赤痢菌は，*Shigella dysenteriae*，*Shigella flexneri*，*Shigella boydii*，*Shigella sonnei* の4菌種に分類される（**図 5-3-1**）。そして，これらの菌種はさらに多くの血清型に分類されている。*S. dysenteriae* は志賀毒素を産生するが，この毒素は腸管出血性大腸菌が産生するベロ毒素と同じものとされており，より重症となりやすい。一方，近年の流行の中心となっている *S. sonnei* は比較的軽症例が多いというのが特徴である。

経口的に摂取された赤痢菌は，大腸粘膜細胞へ侵入し増殖することで，上皮細胞の壊死や脱落を起こし，下痢を発症させる。さらに潰瘍を形成することによって血性の下痢を起こすこともある。このように，細菌性赤痢の主要な病変は大腸に発生することから大腸型の下痢となり，頻回の便意を催しても下痢の量はコレラのようには多くなりにくい。

感染経路は，患者や保菌者の便中の赤痢菌に汚染された食物や水による経口感染が中心である。腸管感染症のなかでも感染力は強く，10～100個の少ない菌量でも発症することがあることから，ヒトからヒトへの二次感染にも注意が必要である。

■ **臨床症状**　潜伏期間は1～5日で，感染してから通常は3日以内に発症する。典型例では，発熱，腹痛，下痢が出現。血便やテネスムス（しぶり腹）を伴うこともある。発熱が先行することもあり，1～2日で解熱することがほとんどである。基本的には大腸型の急性腸炎が中心で，途上国の乳幼児で敗血症や髄膜炎の報告はあるものの腸管外の発症はまれである。かつて疫痢と呼ばれた小児に特異的な重症の病型があったが，現在ではみられなくなっている。*S. dysenteria* は毒素を産生することによって他の菌種の場合よりも症状が強く，溶血性尿毒症症候群（HUS）を起こすこともある。しかし，現在は *S. sonnei* が中心となっており，一般的に症状は軽いことが多く，軽症の下痢や無症状の例もしばしばみられる。

■ **検査成績**　血液検査は非特異的な炎症所見を示すのみ

である。そして，重症では脱水所見による電解質異常，あるいは腎機能障害の検査所見となることがある。

■ **診断**　近年は *S. sonnei* による軽症の赤痢が増加しているため，その症状のみで他の菌による食中毒と鑑別することは不可能である。熱帯・亜熱帯地域への渡航者からの輸入感染例が多いことから，渡航歴を確認することが必要である。また，輸入食品や二次感染による国内発生もあるため注意が必要である。

診断確定のためには，便の培養検査により赤痢菌を分離同定することが必要であり，DHL寒天培地やMacConkey寒天培地などの分離培地を用いて菌を培養して同定する。

■ **治療と薬理メカニズム**　細菌性赤痢は少数の菌量でも感染が広がる危険性があるため，有症状の患者だけでなく保菌者に対しても治療が行われる。

以前投与されたテトラサイクリン，クロラムフェニコール，アンピシリンなどは，薬剤耐性菌が増加し再発菌例もみられるようになったため選択されなくなった。このため現在の第一選択薬はニューキノロン系の抗菌薬となり，小児にはホスホマイシンまたはノルフロキサシンによって治療を行う。さらに近年は，ニューキノロン耐性菌も報告されるようになっており，この場合にはアジスロマイシンなどの選択を考慮する。

■ **経過・予後**　細菌性赤痢は感染症法において三類感染症に指定されており，診断が確定した場合にはただちに最寄りの保健所へ届け出なければならない。また，治療後は，抗菌薬の内服終了後48時間以上を経過し，24時間以上の間隔をおいた連続2回の便培養での菌消失によって病原体を保有していないことを確認することとなっている。

S. dysenteriae などでまれにHUSなどを合併して重症化することがあるものの，現在流行している *S. sonnei* は軽症例が多いこともあり，現在の細菌性赤痢における予後は比較的良好である。

二次感染を防ぐために排便後の十分な手洗いを行うように指導し，飲食物を扱う業務では病原体を保有しなくなるまで就業制限を行う必要がある。

【今村　顕史】

■ **参考文献**
1) 角田隆文：細菌性赤痢の治療．Mod Physician 22：889-892, 2002
2) 大仲賢二ほか：ニューキノロン耐性赤痢菌の耐性機序の解明．感染症学雑誌 72：365-370, 1998
3) Ahamed J et al：Mechanisms of quinolone resistance in clinical isolates of *Shigella dysenteriae*. Antimicrob Agents Chemotyher 43：2333-2334, 1999
4) 相楽裕子：細菌性赤痢．治療 77：2618-2621, 1995
5) 相楽裕子：細菌性赤痢．ダイナミック・メディシン 5，下条文武ほか監修，西村書店，2003

4　ビブリオ感染症

コレラ

■ **定義・概念**　コレラ（cholera）は，世界の途上国を中心に流行している下痢を主症状とした急性の細菌性腸炎である。コレラ菌（*Vibrio cholerae*）による感染のうち，血清型がO1あるいはO139で，コレラ毒素を産生する菌によって発症した場合のみをコレラと診断することとなっている。

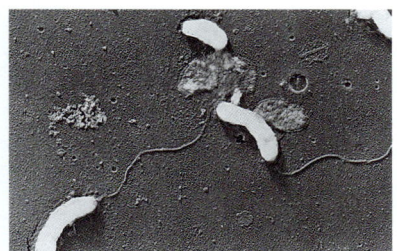

図 5-4-1　コレラ菌の電顕像
極単毛性鞭毛を持つ
(東京都健康安全研究センター提供)

● **疫学**　血清型 O1 の通常流行しているコレラは，1817 年以降 7 回の世界的な流行が繰り返されてきた。最終の第七次流行は 1961 年にはじまったが，現在も終息することなく世界で流行が続いている状況となっている。一方，1992 年にインドで新たに発生し流行した血清型 O139 のコレラ菌は，新興感染症としてコレラと診断されることとなった。

わが国における最近の発生状況では，10～100 例程度とばらつく年はあるものの，年間 50 例程度の報告で推移している。多くはインド，東南アジア，その他の流行国への渡航者による輸入感染症として発症している。しかし，食中毒として発生する国内例も増えていることから今後も注意が必要である。

● **病因・病態生理と分子メカニズム**　コレラ菌は，ビブリオ科ビブリオ属のグラム陰性桿菌である(図 5-4-1)。表面抗原(O 抗原)により多くの血清型に分類されているが，O1 と O139 の 2 種類の血清型を示し，さらにコレラ毒素を産生する菌のみがコレラと診断されている。血清型 O1 のコレラ菌は，さらに古典型かエルトール型の 2 型，あるいは小川型，稲葉型，そして彦島型の 3 型に分類することもある。この定義にあてはまらないコレラ菌による感染症は NAG (non-agglutinable) ビブリオと呼ばれ，感染症法における三類感染症のコレラとは区別されている。

本症は，患者や保菌者の便中のコレラ菌に汚染された食物や水による経口感染によって感染し，典型例では小腸型の大量の水様性下痢を特徴とする。

● **臨床症状**　コレラを発症する潜伏期間は数時間～5 日で，感染してから 1 日前後の経過で下痢や嘔吐によって発症する。発熱や腹痛を伴うことはまれである。典型的なコレラの症状では，いわゆる「米のとぎ汁」様の大量の水様性下痢と嘔吐をきたし，著明な脱水による「コレラ様顔貌」や腎不全や，低カリウム血症による腓腹筋痙攣などが起こる。現在も世界的な流行が続いているエルトール型のコレラでは，これまでの流行でみられた古典型のコレラと比較して症状の軽いことが多いとされる。しかし，栄養状態の悪い途上国での小児や高齢者においてはいまも多くの死亡例がある。

● **検査成績**　血液検査は非特異的な炎症所見を示し，脱水所見による電解質異常(低カリウム性の代謝性アシドーシスをきたしやすい)，あるいは腎機能障害の検査所見となる。

● **診断**　現在流行しているコレラは軽症例が多く，その臨床症状のみで一般的な食中毒と区別することは困難である。確定診断のためには，便培養によってコレラ菌を分離して血清型が O1 か O139 であることを確認し，さらに毒素産生または毒素遺伝子を証明することが必要である。本症は，感染症法により三類感染症に指定されており，患者や保菌者を診断した場合には，ただちに保健所へ届け出る義務がある。

■ **治療と薬理メカニズム**　大腸性の腸炎である赤痢と比べて，コレラは小腸性で大量の下痢と嘔吐をきたしやすい。したがって，本症の重症例においては，輸液によって脱水や電解質異常の補正をしっかりと行うことが大切である。特に，医療が不十分で補液が簡単に行えない途上国の流行地では，脱水によって多くの命が奪われていたこともあり，このような地域では適切なブドウ糖濃度で吸収しやすくし，電解質補正も行える経口補水液(oral rehydration solution : ORS) の利用がすすめられている。

本症の治療においてはニューキノロン系の抗菌薬が第一選択であり，抗菌薬の投与により排菌期間の短縮化が期待できる。

● **経過・予後**　早期の脱水と電解質異常に対応をすれば予後は良好である。胃切除後や制酸薬内服者では，胃酸のなかを通過する時点での殺菌作用がなくなり重症化することがあるため注意が必要である。

コレラと診断が確定した場合にはただちに最寄りの保健所へ届け出る必要があり，飲食物を扱う業務では病原体を保有しなくなるまで就業が制限される。治療後は，抗菌薬の内服終了後 48 時間以上を経過し，24 時間以上の間隔をおいた連続 2 回の便培養での菌消失によって，病原体を保有していないことを確認することがすすめられている。

腸炎ビブリオ

● **定義・概念**　腸炎ビブリオ感染症は，腸炎ビブリオ (*Vibrio parahaemolyticus*) の感染によって起こる腸管感染症であり，食中毒の起因菌の一つである。

● **疫学**　腸炎ビブリオの増殖には適度な塩分と温度が必要であるため，7～9 月の魚介類による食中毒としての発生が多い。

1950 年，国内のシラス干しによる食中毒で起因菌が発見された。その後は発生数も増加していたが，近年は魚介類の低温管理などの保管や流通の進歩もあり，発生数が減少傾向となっている(図 5-4-2)。

● **病因・病態生理と分子メカニズム**　好塩性のグラム陰性桿菌である腸炎ビブリオ (*V. parahaemolyticus*) は汚染された食品を経口摂取することによって感染する。本菌は，3～5％の塩分濃度で，30～37℃と比較的高い温度が増殖に最も適している。感染が成立するためには 10^6～10^7 と比較的多い菌量が必要であるが，増殖が速いため，適切な条件がそろえば急速に感染菌量に達してしまう。

● **臨床症状**　最適な塩分と温度で急速に増殖するため潜伏期間は短く，通常は原因食の摂取後 4～24 時間以内に発症する。症状は，腹痛，下痢が中心であり，血便はまれである。また，嘔気・嘔吐や発熱を伴うこともある。肝硬変や大酒家では症状が重くなりやすいとされ，高齢者では脱

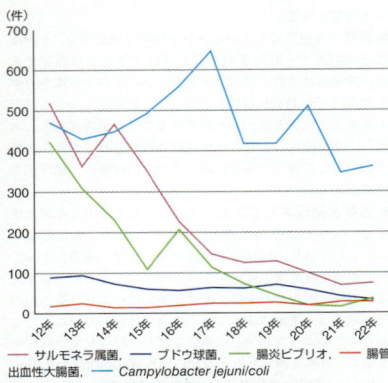

図 5-4-2　主な食中毒菌別の事件数(年次推移)
(厚生労働省：食中毒統計資料)

水や電解質異常による重症化に注意が必要である。
- **検査成績**　非特異的な炎症所見が中心となり，重症例では電解質異常や脱水に伴う腎機能障害などがみられる。
- **診断**　夏期に魚介類の摂取後1日以内に起こった下痢症では本症を疑う。診断には選択培地としてTCBS寒天培地を用いて便培養を行い，さらに各確認培地に接種することで菌を同定する。
- **治療と薬理メカニズム**　通常は脱水や電解質異常を補う輸液などの対症処方のみで軽快するため，抗菌薬は使用せずに経過観察を行う。重症例では抗菌薬投与を選択することもありうるが，その場合にはホスホマイシンあるいはニューキノロン系抗菌薬が選択される。魚介類の冷蔵保存の徹底，衛生環境の悪い状況での生食は避け加熱調理するなど，予防的な対応をしておくことも大切である。
- **経過・予後**　通常は3〜5日程度で自然軽快し，予後は良好である。高齢者，肝硬変や免疫不全のある患者においては，重症化することもあり注意が必要である。

Vibrio vulnificus

- **定義・概念**　腸炎ビブリオと同じビブリオ科に属する*Vibrio vulnificus*(ビブリオ・バルニフィカス)による感染症である。*V. vulnificus*が健常者における食中毒の起因菌として問題となることは少ない。しかし，基礎疾患を持つ患者においては，血行性に蜂巣炎や敗血症を起こし重症化することがあるので注意が必要である。
- **疫学**　感染の原因としては，皮膚の創傷部に汚染された海水などが接した場合，あるいは魚介類や甲殻類の摂取で感染する場合などがある。特に前者の感染経路は一般的な食中毒である腸炎ビブリオとは違う点であり，本症が海岸近くで発生することが多い原因ともなっている。世界的には比較的暖かい海での発生が多く，わが国では海水温が上昇する夏を中心に増える傾向がある。
- **病因・病態生理と分子メカニズム**　*V. vulnificus*は塩分濃度が高い海水で増殖するため，海水中の魚介類やプランクトンなどに付着したり，海水中に遊出して存在している。感染の経路には，汚染された魚介類の摂取による食餌性感染と，皮膚の創傷から菌が入ることで感染する創傷感染がある。また，血清鉄が菌の増殖を高めることから，貧血で鉄剤を投与されている患者の場合にも注意が必要である。
- **臨床症状・検査成績**　汚染された魚介類の摂取，あるいは創傷の汚染から，数時間から数日以内の潜伏期間の経過後に発症する。健常者においては，汚染された魚介類を摂取しても，軽い下痢や腹痛を起こす程度のことがほとんどである。また創傷で感染しても局所病変にとどまることが多い。しかし，肝硬変，糖尿病などの基礎疾患，免疫不全状態がある場合には，菌が血行性に全身へ広がり重症化する危険性がある。
- **診断**　上記のような基礎疾患を有する患者が，海水に接した後に蜂巣炎や敗血症を起こした場合には本症を疑わなければならない。軽症の食餌性感染では便培養，重症例においては，血液培養によって*V. vulnificus*が証明されることで診断される。
- **治療と薬理メカニズム**　第3世代セフェムやテトラサイクリン系の抗菌薬がすすめられている。さらに敗血症を起こした場合には，血圧低下などの全身症状に対する集中治療も必要となる。
- **経過・予後**　基礎疾患や免疫不全のある患者が重症化して敗血症を起こした場合の予後は不良であり，適切な抗菌薬を投与しても死亡率は50％以上となる。肝硬変などのある患者においては，夏季の魚介類の生食を避けて，加熱調理したものを食べるようにすべきである。また，創傷のあるときに汚染された海水が付着しにくいようにしたり，海岸や岩場を歩くときにも裸足で歩かないなどという注意も必要である。

【今村 顕史】

参考文献
1) 山崎伸二：コレラ菌の病原性. 化学の領域 24:864-870, 2008
2) Saha D et al: Single-dose azithromycin for the treatment of cholera in adults. N Engl J Med 354:2452-2462, 2006
3) 滝沢金次郎ほか：*Vibrio parahaemolyticus*. 食水系感染症と細菌性食中毒, p154-179, 中央法規出版, 1991
4) Wright AC et al: Role of iron in the pathogenesis of *Vibrio vulnificus* infection. Infect Immun 34:503-507, 1981
5) 相楽裕子：コレラ・腸炎ビブリオ腸炎. ダイナミックメディシン 5, 下条文武ほか監修, 西村書店, 2003

5　カンピロバクター感染症

- **定義・概念**　カンピロバクター感染症は，*Campylobacter jejuni*, *Campylobacter coli*, *Campylobacter fetus*などによって発症する胃腸炎を中心とした感染症である。近年はGuillain-Barré(ギラン-バレー)症候群の原因としても重要な感染症となっている。
- **疫学**　1982年，カンピロバクターは国内でも食中毒の起因菌として指定された。現在，細菌性腸炎の原因として同定されるカンピロバクターのほとんどは*C. jejuni*によるものであり，その他の菌種は数％以下となっている。

カンピロバクターによる食中毒は厚生労働省食中毒統計の年次推移でも，腸炎ビブリオなどにかわって食中毒の代表的な起因菌の一つとなってきている。

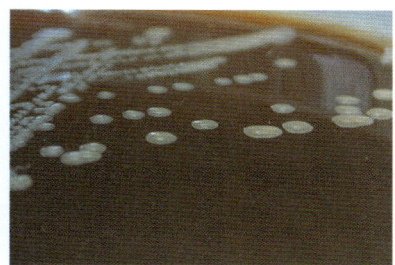

図 5-5-1 Skirrow 培地上の Campylobacter jejuni 集落
(小原竜動：カンピロバクター．ダイナミック・メディシン5，下条文武ほか監修，西村書店，2003)

● **病因・病態生理と分子メカニズム**　カンピロバクター菌は，グラム陰性らせん状桿菌で，両極にそれぞれ1本の鞭毛を持っている（図5-5-1）．微好気条件，37～42℃が発育の適温であるが，低温にも比較的強いのが特徴である．カンピロバクター属の菌は多くの種類があるが，ヒトに感染して腸炎を起こす主な菌は，C. jejuni，C. coli，C. fetus などで，このうち最も多いのが C. jejuni である．

カンピロバクター菌は，トリ，ブタ，ウシなどの家禽・家畜，そしてイヌやネコなどのペットなど，多くの動物が保菌している．したがって，これら動物が保有している菌によって汚染された食品や水を介しての経口感染が，カンピロバクター感染症の主な感染経路である．カンピロバクターは感染してから発症までの潜伏期間が比較的長いことから，感染の原因となった食品などが不明となることも多い．しかし，鶏に発生数は多く，生の鶏肉，鶏レバー，十分に加熱していない鶏肉などが原因となっている例の報告も多い．さらにヒトからヒトへの二次感染，イヌやネコなどのペットからの感染例も報告されている．

● **臨床症状・検査成績**　C. jejuni と C. coli では，感染してから2～7日の潜伏期を経過後に下痢，腹痛，嘔気・嘔吐などの胃腸炎症状で発症することが多い．下痢は頻回の水様性であることが多く，時に血便となることがある．また，発熱，関節痛，頭痛などの症状を伴うこともある．腸管外への感染は，髄膜炎，虫垂炎，胆嚢炎，腹膜炎，膿瘍，菌血症などの報告がある．感染から1～2週後以降に起こることがある反応性関節炎は，下痢症状が改善した後も数週間以上持続することもある．また，Guillain-Barré症候群の原因としても重要であり，その約30％でカンピロバクターの感染が先行しているともいわれる．カンピロバクターに感染1～3週間後より運動神経優位の末梢神経障害を発症するが，他の原因による場合と比べて，呼吸筋障害によって死亡する例や，後遺症として歩行障害を残すような重症例が多い傾向がある．

C. fetus を原因とするカンピロバクター感染症の発症はまれである．しかし，糖尿病，肝硬変，悪性腫瘍，HIV（ヒト免疫不全ウイルス）感染症などの免疫が低下した患者に発症した場合には，敗血症，膿瘍，心内膜炎，骨髄炎などの重篤な感染症を発症することがあり注意が必要である．

● **診断**　腸炎の場合には，選択培地を使用して便培養を行い菌を分離することで診断する．C. fetus では血行性感染が中心となるため，血液培養によって診断されることが多い．

● **治療と薬剤メカニズム**　一般的には補液などの対症療法のみで自然軽快することがほとんどである．しかし，ひどい血便や菌血症を伴う重症例，免疫不全者の場合などには抗菌薬の投与が適応となる．C. jejuni と C. coli では，仮にニューキノロン感性であっても投与後数日で耐性化することがある．現在は，世界でキノロン系抗菌薬の耐性化が進んだためマクロライド系抗菌薬が第一選択となっているが，近年マクロライド耐性の菌も出現してきており問題となっている．また，C. fetus による感染症の場合には，アミノグリコシド系やカルバペネム系が選択される．

● **経過・予後**　胃腸炎のみの場合には予後は良好であり，多くは数日以内に自然軽快する．しかし，高齢者や幼小児では脱水や電解質異常による重症例も起こりうるので注意が必要である．Guillain-Barré症候群を発症した場合には，抗菌薬の治療を行っても症状の改善はなく長期経過をとることもある．また，免疫不全患者に発症した C. fetus による菌血症では重症例が多くなる．

軽快しても排菌が数週間も続く例もあること，まれに遷延例や再燃例もあることから，手洗いの指導をしっかりと行っておくことも必要である．少ない菌量でも感染することから，まな板などの汚染された調理器具からの感染にも注意すべきである．また，乾燥や高温には弱いが，低温には比較的強いので冷蔵庫を過信しないことも大切である．

【今村 顕史】

参考文献
1) 国立感染症研究所感染症情報センター：カンピロバクター感染症．感染症動向調査週報（IDWR）2005年第19週号
2) 相楽裕子：腸管感染症．臨床と微生物 30：11，2003
3) 相楽裕子：腸管感染症．抗菌薬使用のガイドライン，日本感染症学会はか編，p129-133．協和企画，2005
4) Mishu Allos B：*Campylobacter jejuni* infections as a cause of the Gullain-Barre syndrome. Infect Dis Clin North Am 12：173-184, 1998
5) 小原竜動：カンピロバクター．ダイナミック・メディシン5，下条文武ほか監修，西村書店，2003

6　下痢原性大腸菌

● **定義・概念**　大腸菌（*Escherichia coli*）は本来ヒトの腸内にも存在する常在菌の一つであり，腸管内では特に下痢などの症状を起こすことはない．これに対して，ヒトに下痢などを起こす病原性を持った大腸菌群があり，これらを下痢原性大腸菌と呼び，腸内常在細菌である大腸菌と区別している．

● **疫学**　下痢原性大腸菌のなかでも，特に感染力が強いのが腸管出血性大腸菌（EHEC）であり，過去にも大規模な集団発生が各地で起こってきた．1982年には米国で集団食中毒が発生し，ハンバーガーから腸管出血性大腸菌O157が分離された．この事例によって腸管出血性大腸菌O157は広く世界に知られることとなった．わが国においては，1990年に埼玉県の幼稚園でO157によって汚染された井戸水による集団発生があり，319人が感染し2人の園児が死亡したことで社会的な問題となった．また，1996年に日

表 5-6-1　下痢原性大腸菌の分類
腸管毒素原性大腸菌（enterotoxigenic *E. coli*：ETEC）
腸管病原性大腸菌（enteropathogenic *E. coli*：EPEC）
腸管出血性大腸菌（enterohemorrhagic *E. coli*：EHEC）
腸管侵入性大腸菌（enteroinvasive *E. coli*：EIEC）
腸管凝集性大腸菌（enteroaggregative *E. coli*：EAEC）

本全国で起こった O157 の事例は, 堺市では約 6,000 人の患者が発生するなど, 世界的にも注目されるほど大規模なものとなった。

これまでの EHEC 感染症の集団発生例では O157 が中心であったが, 最近では以外の血清型による集団発生事例も増えてきている。2011 年には, 国内で「ユッケ」を汚染源とした O111 による集団感染が起こったことをきっかけに生肉の扱いが大きく取り上げられることとなった。同じ 2011 年にドイツから発生した O104 による集団発生は, 欧州各国へと広がる大規模なものとなった。

近年は, 食品流通網の発達, コンビニの全国展開, ネット販売の増加などで, 比較的簡単に食品が日本全国へ配送されるようになっている。このため, 現在の EHEC による食中毒では, ほぼ同時多発的なアウトブレイクが各地で発生するという傾向がある。

一方, EHEC 以外の下痢原性大腸菌については, 途上国を中心にして蔓延していることから, 海外渡航後に発症する下痢症の起因菌として散発的にみられることが多い。

▶**病因・病態生理と分子メカニズム**　以前は, 下痢などの症状を起こす大腸菌を病原性大腸菌と呼んでいた。しかし, その後さまざまな病原因子が明らかになってきたことから, 病原性を持つ大腸菌群全体を下痢原性大腸菌と呼び, さらにその病原因子によって各種大腸菌が分類されるようになっている。ヒトに下痢などの症状をきたす下痢原性大腸菌は大きく 5 つに分類されている（表 5-6-1）。

大腸菌は O 抗原と H 抗原を持ち, この組み合わせによって多くの血清型に分類される。特に近年, 世界中で流行が続いている EHEC では, 血清型 O157 が最も多く, その他にも O26, O111 など複数の種類の血清型がみられている。

●**腸管出血性大腸菌（EHEC）**　起因菌が腸管上皮に接着し蛋白成分を分泌, さらに赤痢菌と同じ志賀毒素を産生することで下痢や血便などをきたす。

●**腸管毒素原性大腸菌（ETEC）**　コレラ菌と似た毒素を産生するため, 小腸性の多量の水様性下痢を起こしやすい。

●**腸管病原性大腸菌（EPEC）**　線毛に接着してある種の蛋白成分を分泌し上皮での分泌と吸収に障害を起こすことで下痢などの症状をきたす。

●**腸管侵入性大腸菌（EIEC）**　大腸粘膜の上皮細胞に侵入, 壊死, 脱落, 潰瘍という赤痢菌に似た臨床像を起こす。

●**腸管凝集性大腸菌（EAEC）**　線毛によって上皮に凝集接着し下痢を起こすとされている。

EHEC が重症化する原因となっているのは, この菌が産生するベロ毒素（vero toxin：VT）である。このベロ毒素は赤痢菌が産生する志賀毒素と同じものであることがわかっている。この毒素は, 大腸のみでなく, 腎臓や脳の血管内皮にも影響を及ぼし, 溶血性尿毒症症候群（HUS）や脳症を引き起こす。感染力が強く, 通常の食中毒菌では 100 万個以上の菌がないと症状が出ないことが多いのに対し, 本症ではわずか 10〜100 個という少数の菌量で感染する。ウシを中心とした家畜が腸内に保菌していたため, 食肉の汚染が多いが, 少ない菌量でも感染が成立することから, サラダなどのような肉以外の食材や飲料水が汚染される危険性もある。さらに家族内, 保育施設や療養所など, ヒトからヒトへの二次感染による集団感染も起こることがある。

▶**臨床症状・検査成績**　現在, 国内で最も多く発生している EHEC では, 2〜10 日という比較的長い潜伏期をおいて, 腹痛, 下痢で発症し, 血便や発熱を伴うこともある。また産生する毒素による血管障害によって, HUS や脳症などの合併症を起こし重症化することがある。

HUS は, 下痢の出現 3〜7 日後に合併することが多く, 溶血性貧血, 血小板減少, 急性腎不全を起こす。腸炎のみであれば, 非特異的な炎症所見を示す程度であるが, HUS を合併すると尿蛋白や尿潜血の出現, 乳酸脱水素酵素（LDH）の上昇, 血小板減少, 溶血性貧血, 腎機能障害などの検査所見を呈するようになる。さらに脳症を合併すると, 意識レベルの低下, 痙攣, 麻痺などが出現する。

ETEC は小腸型の下痢を起こすため, その臨床像はコレラに類似する。水様性下痢の量は多いが, 腹痛や発熱を伴うことはまれである。東南アジアやアフリカなど, 海外渡航後の下痢症としての発生頻度が高い。EPEC はサルモネラなどによる一般的な食中毒の症状をきたす。EIEC は輸入感染症としての発症がほとんどで, 赤痢のような, 下痢, 粘血便, 腹痛, しぶり腹などの症状をきたす。EAEC は健常者ではごく軽度の下痢症ですむことが多く, 免疫不全などがある場合に症状が悪化しやすい。

▶**診断**　診断には, 患者や保菌者の便培養によって大腸菌を分離する。下痢原性大腸菌では, 菌の O 抗原を検査して血清型を決定する。正式には菌の鞭毛が持つ H 抗原の検査も行われ O157：H7 というように表現されるが, 通常の検査では省略され, 単に O157 と示されることが多い。EHEC では, ベロ毒素を産生しない菌は下痢の起因菌として扱わないことになっているため, 便培養による菌分離, 血清型検査を行った後に, ベロ毒素の産生についての検査が行われる。さらに詳細な病原因子については, 地方衛生研究所や国立感染症研究所などで遺伝子学的の検索が行われている。

感染症法では, 下痢原性大腸菌のうち EHEC が三類感染症に分類されており, 全例の届出が義務づけられている。その他の下痢原性大腸菌については, 食中毒が疑われる場合に届け出ることとなっている。

▶**治療**　一般的に EHEC 以外の下痢原性大腸菌では, 経過観察や補液などの対症療法のみで自然軽快することがほとんどである。EHEC に対する抗菌薬の使用についてはさまざまな議論があり, 早期に抗菌薬を投与することで HUS の発症率を下げるという報告が多いが, 一方では抗菌薬投与によって毒素の放出が促進され HUS が多くなるという報告もある。止痢剤の使用が HUS を起こす危険性を高めるという報告もあり, 原則的に使用しないこととなっている。

▶**経過・予後**　EHEC 以外の下痢原性大腸菌の予後は良好で, 短期間に自然軽快することが多い。一方, EHEC の場合には小児や高齢者での重症例が多くみられる。HUS

や脳症を合併し重症化した場合には死亡する危険性が高くなり，回復しても脳障害による後遺症を残すこともある。

【今村 顕史】

参考文献

1) 甲斐明美ほか：下痢原性大腸菌の分類．臨床と微生物 18：493，1991
2) Slutsker L et al : *Escherichia coli* O157 : H7 diarrhea in the United States : Clinical and epidemiologic features. Ann Intern Med 126：505-513, 1997
3) Boyce TG et al : *Escherichia coli* O157 : H7 and the hemolytic-uremic syndrome. N Engl J Med 333：364-368, 1995
4) Tarr PI et al : Shigella-toxin-producing *Escherichia coli* and hemolytic uremic syndrome. Lancet 365：1073-1086, 2005

7 腸内細菌による腸管外感染症

大腸菌

細菌学的特徴

大腸菌(*Escherichia coli*)はヒトをはじめ哺乳動物の腸管内の常在菌である。ヒトの便中には10^{10} CFU/g以上の細菌が存在し，その多くは偏性嫌気性菌であるが，大腸菌は便中において優勢を示す通性嫌気性グラム陰性桿菌の代表である。大腸菌は表層にグラム陰性菌に共通する外膜を有しており，その構成成分である内毒素(lipopolysaccha-ride)の抗原性(O抗原性)により血清分類される。これまでに170種類を超える内毒素の抗原型が報告されており，大腸菌O157に代表されるように，ある種のO抗原型と病原性との関連が知られている。また，運動性に関与する鞭毛はH抗原型として分類される。

大腸菌が保有する病原因子としては，内毒素や鞭毛に加え，菌体外毒素(熱安定性・熱不安定性腸管毒素，ベロ毒素など)，宿主細胞への付着因子(線毛など)，標的細胞に対する毒素の注入装置(Ⅲ型毒素分泌機構)などが重要である。以下に，大腸菌による代表的な腸管外感染症について概説する。

大腸菌腸管外感染症

尿路感染症：本菌が原因で生じる腸管外感染症としては，健常者(特に女性)に発症する単純性膀胱炎，腎盂腎炎が最も重要である。特に閉経前女性にみられる単純性膀胱炎の85〜95%は本菌が原因であり，排尿困難，頻尿，尿混濁，排尿痛などがみられる。発熱，背部痛がみられた場合には腎盂腎炎の合併を考え，この場合には敗血症などの全身感染症への進展も考慮する必要がある。抗菌薬療法により通常5〜10日で解熱するが，発熱や白血球数の増加が持続する場合には腎臓内膿瘍，腎周囲膿瘍，男性では前立腺などの合併を疑う。妊婦は腎盂腎炎を合併しやすいことにも注意する必要がある。

腹部および骨盤内感染症：大腸菌は腸管内の常在菌であることから，腹部および骨盤内感染症の起因菌としても重要である。種々の原因(外傷・炎症・腫瘍など)で腸管が穿孔した場合の急性腹膜炎，透析関連性腹膜炎，憩室炎，虫垂炎，腹腔内膿瘍(後腹膜，肝臓，膵臓，脾臓など)，胆管炎/胆嚢炎などに続発して大腸菌による腹腔内感染症が発症す

る。腸管内の大腸菌が原因の場合には，その他の細菌(嫌気性菌，他の腸内細菌，腸球菌など)との混合感染の頻度が高いことに注意する必要がある。

肺炎：健常者の上咽頭に大腸菌が存在することはまれである。しかし，免疫不全宿主，抗菌薬投与患者，高齢長期療養患者などの口腔では大腸菌の定着率が上昇し，その誤嚥により大腸菌肺炎が発症することになる。大腸菌をはじめとする腸内細菌による肺炎では組織破壊が強く，肺の壊死性変化がみられる頻度が高い。感染防御機構の障害された宿主に発症することから，死亡率が高いことに注意する必要がある。

髄膜炎：大腸菌は，B群溶血性レンサ球菌とともに新生児の髄膜炎の原因として重要である。これは出産時の産道通過時に母体由来の大腸菌に曝露されることが原因と考えられる。健常者において大腸菌性髄膜炎がみられることはまれであるが，頭蓋骨手術後，外傷による髄膜損傷，肝硬変患者などにおいては本菌髄膜炎が発症することがある。

蜂巣炎/骨軟部組織感染症：褥瘡部潰瘍や糖尿病性四肢潰瘍において，大腸菌が感染の原因となる。特に先行する病変が会陰部に近い場合には大腸菌をはじめとする腸内細菌の汚染を受け，感染症へと進展する。また骨髄炎の原因として大腸菌は重要であり，本菌の血行性散布に続発して骨髄炎(特に椎体)が発症する。大腸菌による骨髄炎，関節炎，筋炎がみられた場合には，その侵入門戸として常に腸管を考えながら対応することが重要である。

菌血症/敗血症：大腸菌による敗血症は前述した感染症に続発して，あるいは腸管に存在する大腸菌が局所の感染防御機構の破綻に伴い，毛細血管・リンパ管などに侵入して発症することが多い。臨床的には尿路感染症に合併してみられることが最も多く，これに次いで消化管，胆嚢・胆管が原因となることが多い。新生児や白血球減少患者，化学療法などにより腸管粘膜障害がみられる患者，熱傷患者などにおいては，腸管粘膜の透過性が亢進し腸管に存在する細菌が生体内に侵入し(bacterial translocation)，いわゆる経腸管的敗血症(内因性敗血症)が発症することになる。

抗菌薬療法

第1世代セフェム系抗菌薬，第2世代セフェム系抗菌薬に対しては80〜90%の株が感性を示しているが，近年，耐性株の増加が報告されている。特に基質拡張型β-ラクタマーゼ(extended spectrum β-lactamase：ESBL)を示す株が外来患者から分離されるようになり，第1・第2世代セフェム系抗菌薬だけでなく，第3世代セフェム系抗菌薬に対しても耐性を示す株が報告されている。カルバペネム系抗菌薬に対して耐性を示す大腸菌は現在のところきわめてまれである。一方，フルオロキノロン系抗菌薬に耐性を示す大腸菌の増加が報告されており，わが国で分離される大腸菌の20〜30%がフルオロキノロン耐性となっている。

クレブシエラ

細菌学的特徴

クレブシエラ属(*Klebsiella*)は，ヒトおよび動物の下部消化管において正常細菌叢を構成する通性嫌気性グラム陰性桿菌の一つである。糞便中からしばしば分離され，大腸

菌とともに腸内細菌科に属する代表的な細菌である。大腸菌よりやや大型（短径0.3～1.5μm，長径0.5～6μm）で，食品，土壌，河川水，下水など自然界からも広く分離される。*Klebsiella pneumoniae*（肺炎桿菌）と*Klebsiella oxytoca*が代表的な菌種であり，特に前者が起炎菌として分離されることが多い。肺炎桿菌は，通常，莢膜多糖体を多量に産生しコロニーは膨潤した光沢のある形態（ムコイド）を示し，特に血液分離株では，粘稠な莢膜多糖体を産生する場合が多い。

その莢膜血清型としてはK1型からはじまり，現在までに少なくとも77種類の異なる型が確認されている。特に，K1型，K2型，K21型莢膜多糖体など特定の血清型の莢膜多糖体を産生する株は，好中球などによる貪食殺菌に抵抗性を示すことが知られている。

臨床的特徴

高齢者，新生児，術後患者，悪性腫瘍などの消耗性基礎疾患，感染防御能の低下した患者において，肺炎や尿路感染症，腹膜炎，敗血症，髄膜炎などの起因菌となる。特に本菌による肺炎は，アルコール依存症，糖尿病，慢性閉塞性肺疾患患者などに発症することが多く，典型的な症例では胸部X線において「bulging fissure」サイン（緊満性の浸潤影で周囲組織を圧迫）を示すことがある。患者は粘稠性の高い喀痰（「糸を引くような」と形容される）を排出し，肺組織の破壊が強くしばしば膿胸を合併することが特徴である。本菌による尿路感染症は膀胱カテーテル装着患者にみられることが多い。

最近になって，台湾からK1型莢膜多糖体で高い粘稠性を示す肺炎桿菌による肝膿瘍症例が多数報告されている。その多くは糖尿病などの基礎疾患を有する宿主に発症しているが，骨髄炎や前立腺炎などの転移性病変をつくることが多く予後不良であり，注意する必要がある。また，抗菌薬投与中に*K. oxytoca*が原因と考えられる出血性腸炎が発症することがある。アモキシシリンなどの経口ペニシリンの投与後3～7日目に発症することが多く，急激な血性下痢を示すことが多い。

抗菌薬療法

本菌の多くはペニシリン分解酵素を保有しており，アンピシリンなどの薬剤は無効である。第1～第3世代セフェム系抗菌薬が有効なことが多いが，最近になって，基質拡張型β-ラクタマーゼ産生菌の増加が報告されており注意する必要がある。わが国では，基本的にカルバペネム系抗菌薬に耐性を示す株はほとんどみられていないが，欧米ではカルバペネムを分解する酵素（*K. pneumoniae* carbapenemase：KPC）を産生する株の増加が報告されている。わが国でKPCを産生する株はまれであるが，腸内常在細菌叢の一部として水面下で蔓延している可能性も指摘されており注意する必要がある。大腸菌と異なり，わが国ではフルオロキノロン系抗菌薬に耐性を示す肺炎桿菌の頻度は低い。

セラチア

セラチア属（*Serratia*）は腸内細菌科に属する小型の通性嫌気性グラム陰性短桿菌で，動物，湿潤環境などから分離されるが，健常者における定着はまれである。セラチア属菌としては10菌種以上が知られているが，ヒトの感染症の起因菌としては*Serratia marcescens*が最も重要である。院内感染症の起因菌として分離されることが多く，医療従事者の手指をはじめとして，流し場，人工呼吸器装置，血圧モニタ，洗浄液・消毒液などが原因の院内感染が報告されている。最近では，点滴や輸液ルートの汚染が原因と思われる血流感染例が報告されている。セラチア属菌は低温環境でも増殖できることに注意しなければならない。

*S. marcescens*のなかには脂溶性の赤色色素（プロジギオシン）を産生するものがある。13世紀イタリア（ボルセナ）の教会で，ミサの際に用いたパンがセラチアの増殖で赤変し，キリストの血（霊）が宿ったとされた「ボルセナの奇跡」にちなんで「霊菌」という和名がつけられている。

プロテウス

プロテウス属（*Proteus*）は腸内細菌科に属する通性嫌気性グラム陰性桿菌で変形菌とも呼ばれ，ヒトの糞便からもしばしば分離される。*Proteus mirabilis*と*Proteus vulgaris*が感染症の起因菌として重要である。プロテウス属菌は周毛性の鞭毛を有しており，活発な遊走性を示すことが特徴である（swarming）。また，増殖に伴いウレアーゼを産生しアンモニアを発生するため，独特の異臭を放つ。尿路カテーテル挿入患者，泌尿器系手術後などの複雑性尿路感染症の起因菌として重要である。また，本菌は免疫不全宿主において院内肺炎，副鼻腔炎，腹腔内膿瘍，胆管感染症，皮膚軟部組織感染症，骨髄炎などの原因となることもある。新生児では，臍部から本菌が侵入し髄膜炎が発症したという報告もみられる。

*P. vulgaris*は，染色体上に誘導型β-ラクタマーゼ遺伝子を保有しており，セフェム系抗菌薬に耐性を示すことがある。また，プロテウス属菌においても，大腸菌や肺炎桿菌同様に基質拡張型β-ラクタマーゼ（第3世代セフェム系抗菌薬に耐性）を産生する株の増加がみられていることに注意しなければならない。*P. vulgaris*のO抗原のなかでOXK，OX19，OX2などは，リケッチアと共通抗原性を示すことが知られており，その特徴を用いてリケッチア症の血清抗体価診断（Weil-Felix〈ワイル-フェリックス〉反応）に応用されてきた。OXK抗原はツツガ虫病，OX19抗原は発疹熱や発疹チフス，OX2抗原は紅斑熱リケッチアとの交差反応性を示すが，その特異性は低い。

エンテロバクター

エンテロバクター属（*Enterobacter*）は腸内細菌科のグラム陰性桿菌であり，臨床的に分離頻度の高いものとしては*Enterobacter cloacae*，*Enterobacter aerogenes*が重要である。本菌が健常者から分離されることはまれであるが，免疫不全宿主，熱傷・外傷患者，人工呼吸器装着患者，尿路カテーテル留置患者などから高率に分離される。頻度的には少ないが，*Enterobacter sakazakii*はミルクの汚染などを介して新生児・未熟児の髄膜炎，敗血症の原因となる。

エンテロバクター属菌はもともと第1世代・第2世代セフェム系抗菌薬に耐性を示し，また治療の経過中に第3世代セフェム系抗菌薬に対しても耐性を獲得しやすいことが知られている。いわゆる誘導型β-ラクタマーゼ（AmpC β-

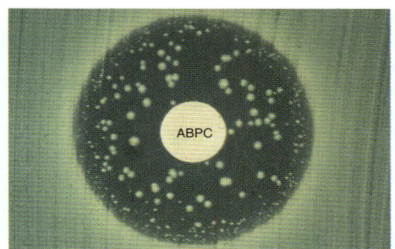

図 5-7-1　エンテロバクター属菌においてみられたβ-ラクタマーゼ高度産生突然変異コロニー
抗菌薬による阻止円の内側に多数の耐性コロニーの出現が観察される。これらの耐性コロニーではβ-ラクタマーゼの過剰産生が生じている

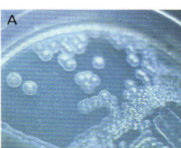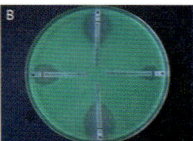

図 5-8-1　緑膿菌のコロニーと緑色色素産生
A：ラフ型を示す緑膿菌のコロニー
B：緑色色素（ピオシアニン）の産生がみられる

lactamase)の脱抑制によるβ-ラクタマーゼ高度産生株の出現による耐性である(図5-7-1)。現在のところ, カルバペネム系, アミノグリコシド系, フルオロキノロン系抗菌薬のエンテロバクター属菌に対する抗菌活性は良好である。

シトロバクター

シトロバクター属(*Citrobacter*)としては, *Citrobacter freundii*, *Citrobacter koseri*が重要である。本菌もエンテロバクター属菌と同様に健常者から分離されることはまれであり, 免疫不全宿主においては尿路感染症の起因菌として重要であり, そのほかに呼吸器, 胆道系, 皮膚軟部組織感染症などの原因となる。*C. koseri*は新生児髄膜炎の原因となることがあり, この場合には脳膿瘍を合併する頻度が高い。*C. freundii*は抗菌薬に対する耐性化傾向が強く第1世代・第2世代セフェム系抗菌薬は無効であることが多い。エンテロバクター属菌と同様に, 治療の経過中に耐性度の上昇, 耐性スペクトルの拡大がみられることがあるので, 治療に抵抗性を示す場合には薬剤感受性試験を再実施することが必要である。

【舘田 一博】

8　ブドウ糖非発酵菌による感染症

緑膿菌

細菌学的特徴

緑膿菌(*Pseudomonas aeruginosa*)はブドウ糖非発酵の偏性好気性グラム陰性桿菌であり, ヒトに対しては主に日和見感染症としてその病原性を発揮する。本菌は, 院内環境では湿潤, トイレなどの湿潤環境に高濃度に存在し, またヒトの腸管, 上気道, 外耳などに定着している場合もある。本菌はもともと広く抗菌薬に対して耐性を示すことから, その抗菌薬療法はしばしば困難となる。重症の緑膿菌感染症に対してはカルバペネム系抗菌薬, 第3世代・第4世代セフェム系抗菌薬, フルオロキノロン系抗菌薬, アミノグリコシド系抗菌薬が使用されてきた。しかし最近, これら抗菌薬すべてに耐性を示す, いわゆる多剤耐性緑膿菌(multiple drug resistant *P. aeruginosa*：MDRP)が出現し問題となっている。

臨床から分離される緑膿菌の多くは特徴的な青緑色の色素(ピオシアニン)を産生する(図5-8-1)。この色素は細胞障害活性を示す病原因子の一つとして知られているとともに, 本菌の名前の由来ともなっている(aeruginosa=緑青色)。そのほか, 緑膿菌は菌体外酵素(プロテアーゼ, エラスターゼ, ホスホリパーゼなど), 菌体外毒素(ExoA, ExoS, ExoT, ExoUなど), 菌体外多糖体(アルギネート), 菌体構成成分(エンドトキシン, 鞭毛, 線毛)など多数の病原因子を保有しており, これが緑膿菌感染症の慢性化, 難治性および重篤化と密接に関連している。本菌の細胞障害性に関しては, 菌が生体細胞にシリンジ様構造物を突き立て, 前述した毒素を細胞内に直接注入することが明らかとなっている。Ⅲ型毒素分泌機構と呼ばれる病原因子であるが, 生体細胞障害と菌の組織内侵入を考えるうえで重要なメカニズムとなっている。

緑膿菌感染症のもう一つの特徴として, バイオフィルム形成による慢性化・難治化病態の形成が重要である。前述したように, 本菌のなかには菌体外多糖(アルギネート)を多量に産生する株(ムコイド株)が存在し, これが人工呼吸器挿管チューブなどの異物表面に付着しバイオフィルムが形成される(図5-8-2)。いったんバイオフィルムが形成されると, いかに強力な抗菌薬療法を実施しても菌の除菌は不可能に近い。ただし, このムコイド型株は白血球による食菌殺菌に対して抵抗性を示すが, 血中の補体で容易に殺菌されるという特徴がある。したがって, ムコイド株が血中に侵入し全身感染症を惹起することはきわめてまれである。

最近になって, 緑膿菌は環境における自身の密度を的確に感知し, その濃度変化に応じて病原因子の発現やバイオフィルム形成を巧妙に制御していることがわかってきた。autoinducerと呼ばれるシグナル伝達物質を介した遺伝子発現調節機構, すなわちquorum-sensingと呼ばれるシステムである。これはビブリオ属細菌の培養において, 菌の増殖に応じて蛍光物質の産生がみられるという現象から見つかってきたものであるが, その後, 緑膿菌をはじめとする多くの病原細菌が本システムを用いて病原因子発現をコントロールしていることが明らかとなっている。緑膿菌はホモセリンラクトン(HSL)と呼ばれる分子をautoinducerとして用いており, 菌数の増加とともに環境中のHSL濃度も上昇, これがある閾値に達したとき病原因子遺伝子の活性化が生じることになる。

単細胞生物である細菌が, それぞれの環境のなかでみず

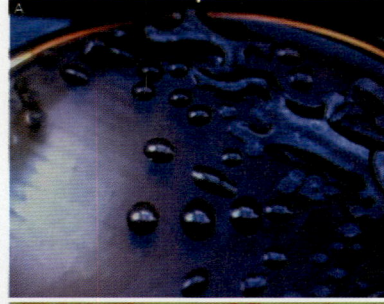

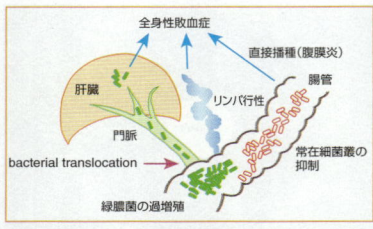

図 5-8-3 緑膿菌による経腸管的内因性敗血症の発症メカニズム
- 抗菌薬,免疫抑制剤などの投与により常在細菌叢が撹乱され,腸管内に潜在する緑膿菌の過増殖が生じる
- 緑膿菌は腸管粘膜を傷害し門脈内に侵入,肝臓を経て全身性敗血症が発症する(bacterial translocation)。これ以外にリンパ行性,あるいは直接播種による敗血症発症の可能性も考えられる

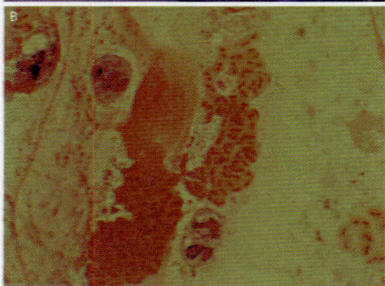

図 5-8-2 緑膿菌のムコイド型コロニーと検体中にみられた緑膿菌 Gram 染色
A:ムコイド型を示す緑膿菌のコロニー
B:菌体の周りにグラム陰性に染まる厚い多糖体が観察されている。生体内で産生される菌体外多糖はバイオフィルム形成に関与し,感染症の慢性化・難治化の原因となる

からの置かれた状況を感知し,このシグナルを伝達・交換しながら集団として対応する。ある意味で,細菌の多細胞生物的な一機能とも考えられるこのシステムは,本菌感染症の感染病態を理解するうえで重要な要因と考えられている。

臨床的特徴

本菌による感染症の発症病態は,外因性感染と内因性感染に区別される。前者は,緑膿菌で汚染された手指,医療器具を介した伝播感染であり,本菌感染症の多くがこの病態により発症していると考えられる。一方,内因性感染は,もともと宿主が自分の常在細菌叢のなかに持っている緑膿菌が過剰に増殖し,これが二次的に肺に到達し感染が発症するものである。好中球減少患者においては,抗菌薬の投与による腸内細菌叢の撹乱とあいまって腸管内の緑膿菌が過剰に増殖し,これが腸管粘膜を傷害して門脈に侵入,肝臓を経て肺に到達し感染症を惹起することがある(図 5-8-3)。いわゆる経腸管的 bacterial translocation を介した感染であるが,緑膿菌は組織侵入性が高い細菌であり,高度免疫不全宿主(特に血液疾患患者,好中球減少患者)においては,本病態の関与の可能性を考慮する必要がある。

近年,人工呼吸器装着中の宿主に発症する人工呼吸器関連肺炎(ventilator-associated pneumonia:VAP)の原因として緑膿菌やアシネトバクター属菌などのブドウ糖非発酵菌が注目されている。臨床症状だけから本菌肺炎を鑑別することはできないが,発熱,膿性痰,呼吸困難などの一般的な肺炎症状に加えて,重症例では血性痰,チアノーゼ,不穏・錯乱などもみられる。特に,好中球減少患者あるいは VAP として緑膿菌肺炎がみられる場合には高い死亡率を呈する。局所で増殖した菌は前述した多数の病原因子を産生し,気道上皮細胞,粘膜障害,肺胞出血などの変化を引き起こす。鞭毛による運動性で菌は血中に侵入し,敗血症,転移性病変の形成,急性呼吸促迫症候群(ARDS),多臓器不全(MOF)などの病態が生じることになる。胸部 X 線では,典型的には結節性の浸潤影や気管支肺炎像がみられるが,大葉性の肺炎像として発症することもある。

本症の確定診断には細菌学的検査が必須である。下気道から膿性分泌物が得られた場合にはただちに Gram 染色による塗抹鏡検検査を実施する。Gram 染色性・形態だけから緑膿菌であると確定することはできないが,前述したようにムコイド型緑膿菌の場合にはかなりの確度でこれを推定することができる。培養検査により翌日には緑膿菌を疑うコロニーの発育を確認することができる。特徴的なコロニー形態,色素産生性,特徴的な臭い(線香の香り),オキシダーゼ試験陽性などの所見から緑膿菌を疑うことができる。

抗菌薬療法

緑膿菌は抗菌薬に対して耐性化傾向が強く,特に最近ではカルバペネム系抗菌薬イミペネムに 16 μg/mL 以上,アミノグリコシド系抗菌薬アミカシンに 32 μg/mL 以上,ニューキノロン系抗菌薬シプロフロキサシンに 4 μg/mL 以上の耐性を同時に示す,いわゆる MDRP が出現し問題となっている。現時点での MDRP の分離頻度は緑膿菌の 1〜3%とそれほど高率ではないが,本菌感染症が高度免疫不全宿主に発症しやすいこと,強力な抗菌薬療法にかかわらず高い死亡率を示すことからも,施設ごとの MDRP 分離頻度およびその感染症の発症動向には特別な注意をはらう必要がある。

MDRP が原因の場合には,抗菌薬の併用療法が行われ

ることになるが，モノバクタム系抗菌薬のアズトレオナムとアミノグリコシド系抗菌薬（アミカシン，ゲンタマイシン，トブラマイシンなど）の併用が行われることが多い。また，上記薬剤とコリスチンの併用療法の有効性も報告されている。MDRPによる感染症は五類感染症として定点把握の対象となっている。

Acinetobacter baumannii

細菌学的特徴

アシネトバクター属（*Acinetobacter*）はナイセリア科に属する細菌であり，ブドウ糖非発酵グラム陰性桿菌に分類される。その他のナイセリア科が主に恒温動物の体内に生息しているのに対し，アシネトバクター属菌は院内を含め自然環境にも広く分布することが特徴である。特に，緑膿菌などのブドウ糖非発酵菌が水回りに分布するのに対し，本菌はメチシリン耐性黄色ブドウ球菌（MRSA）などと同様に，乾燥環境からも高頻度に分離される。この特徴からアシネトバクター属菌は「Gram-negative MRSA」とも形容されている。

これまでに少なくとも30菌種のアシネトバクターが報告されているが，臨床検体から分離されるもののほとんどが *Acinetobacter baumannii*（アシネトバクター・バウマニ）（以前 *A. calcoaceticus* var. *anitratus* と呼ばれていたもの）である。アシネトバクター属菌は栄養要求性が低く（炭素源として多くの物質を利用できる），これが乾燥・低温環境における本菌の増殖性と関連している。最近，アシネトバクター属菌においても緑膿菌と同じように，カルバペネム，アミノグリコシド，フルオロキノロンの3系統に同時に耐性を示す多剤耐性アシネトバクターが出現し問題となっている。

臨床的特徴

アシネトバクター属細菌の半数以上が喀痰・鼻咽頭拭い液などの呼吸器検体から分離されていることが特徴であり，これに次いで尿，皮膚（褥瘡など）から分離されることが多い。本菌感染症の多くはなんらかの感染防御能の低下した宿主に発症する。アシネトバクター属細菌による院内感染の危険因子としては，長期入院，外傷・手術，抗菌薬投与，カテーテル留置，便からの本菌の分離，非経口栄養，気管切開，人工呼吸器使用などがあげられる。特に気管切開あるいは気管内挿管患者における人工呼吸器関連肺炎（VAP）の起因菌として重要である。

本菌肺炎に特徴的な所見はない。一般にアシネトバクター属細菌によるVAPでは多発性の病変を示す頻度が高く，その他に空洞形成，胸水，気管胸膜 fistula などが報告されている。もともと基礎疾患として重篤な呼吸不全があることもあり，VAPとして本菌肺炎を合併した場合の死亡率はきわめて高い。緑膿菌およびアシネトバクター属細菌による院内肺炎の死亡率として30〜75%との報告もみられる。

抗菌薬療法

本菌感染症に対する抗菌薬療法として興味深い知見は，β-ラクタマーゼ阻害薬の有効性である。スルバクタムを代表とする β-ラクタマーゼ阻害薬はもともと β-ラクタム薬分解酵素（β-ラクタマーゼ）に結合し，その活性を阻害するという目的で開発された。その β-ラクタマーゼ阻害薬がアシネトバクター属菌に対して直接の抗菌活性を有することが *in vitro*, *in vivo* および臨床的に報告されている。また，通常はグラム陰性菌に対しては無効なはずのリファンピシンが本菌に対して強い殺菌作用を有することが報告されている。

Burkholderia cepacia, *Stenotrophomonas maltophilia*

Burkholderia cepacia（バークホルデリア・セパシア），*Stenotrophomonas maltophilia*（ステノトロフォモナス・マルトフィリア）は以前シュードモナス属（*Pseudomonas*）に分類されていた細菌であり，運動性を有する好気性のブドウ糖非発酵グラム陰性桿菌である。*S. maltophilia* はルーティンで使用される培地で良好に発育し，通常，1日で淡黄色のアンモニア臭を有するコロニーが観察される。*B. cepacia* のコロニー形成には2〜3日必要であり，汚染菌の混入が多い場合には選択培地が必要になることもある。病原因子としては，抗菌薬耐性に加え，接着因子（人工物への付着），菌体外毒素（エラスターゼ）などが知られている。特に *B. cepacia* は，菌体表層にムチン結合蛋白を有しており，これが後述する呼吸器感染症の発症に重要な役割を果たしている。緑膿菌と同様に，*B. cepacia*, *S. maltophilia* は自然界の水系・土壌に広く存在し，特に院内環境では流し台，風呂，ネブライザー，加湿器，人工呼吸器などと湿気の多い環境に生息する。また，入院患者の口腔，あるいは頻度は低いものの糞便からも検出される。*B. cepacia*, *S. maltophilia* は免疫不全宿主における呼吸器，尿路，軟部組織感染症の原因となるとともに，消毒剤の汚染あるいは点滴への混入によりいわゆる「line sepsis」の原因としても分離される。*B. cepacia* は欧米人における遺伝性疾患である嚢胞性肺線維症患者における慢性呼吸器感染症の起因菌としても重要である。

このほかにバークホルデリア属（*Burkholderia*）のなかでヒトに病原性を示す菌種として *Burkholderia pseudomallei*（類鼻疽菌），*Burkholderia mallei*（鼻疽菌）が知られており，それぞれ類鼻疽，鼻疽の原因となる。いずれもわが国には常在しておらず，海外滞在中あるいは輸入感染症としてみられることがある。鼻疽菌はモンゴル，中国，インド，フィリピン，インドネシアなどに分布し，自然界ではウマ，ロバ，ラバ，イヌ，ネコ，ヒツジ，ヤギなどに感染する。これら感染動物の鼻汁，潰瘍部，膿，粘膜などを介してヒトに伝染される。一方，類鼻疽菌は東南アジア，オーストラリア北部などの熱帯地域の水や土壌に常在している細菌で，ブタ，ウマ，ヤギ，ウシなどの動物に感染する。ヒトへの感染は，土壌から傷ついた皮膚を介して，あるいは汚染した水・食肉などを介した経口感染としてみられることが多い。類鼻疽，鼻疽ともに，いったん発症した場合には重症化する頻度が高く，抗菌薬療法に対しても難治性を示すことが多い。

【舘田 一博】

9 百日咳

● **定義・概念** 百日咳(pertussis, whooping cough)は、小型の好気性グラム陰性球桿菌である百日咳菌(*Bordetella pertussis*)の感染を原因とする急性伝染性呼吸器感染症である。

● **疫学** 百日咳菌はヒトにのみ感染し、主に飛沫感染、まれに接触感染によって伝播する。家族内接触者での二次感染率は50〜100%と報告されており、感染力がきわめて強い。世界保健機関(WHO)の報告によると、全世界で毎年約5,000万人が感染し、途上国の乳幼児を中心に約30万人が死亡していると推定されている。これまでは乳幼児を中心とする小児に流行する疾患とされてきたが、近年成人での報告数が増加している。

● **病因・病態生理と分子メカニズム** 感染した患者が咳嗽をする際、百日咳菌はエアロゾル化した飛沫とともに放出される。その飛沫を吸入することによって感染が伝播する。吸入された菌は、鼻咽頭の線毛上皮に接着して増殖した後、線毛のある下気道に広がる。百日咳菌は多数の化学物質を産生することが知られており、その一部は線毛上皮を傷害し、気道分泌物の排出を低下させ局所の炎症を起こすとされている。気道上皮を越えて血流に侵入し、全身に播種することはない。百日咳菌の病態生理の詳細の多くはまだ解明されていない。

● **臨床症状・検査成績** 飛沫を吸入して約7〜10日で発症する。発症後3週間が最も感染力が高い。臨床症状は、カタル期、発作期、回復期の3期に分類される。カタル期は約1〜2週間続き、感冒に類似した鼻汁、流涙を伴う結膜炎、軽度の発熱、軽度の咳嗽などを特徴とする。発作期は1〜6週間続き、特有の発作性痙攣性咳嗽が増強する。典型的には、一度の呼気で10〜15回の咳嗽が連続し、発作終期に吸気努力が増大する結果高調性の笛声(whoop)が聴取される。チアノーゼや発作後嘔吐、さらに重篤な場合には無呼吸や痙攣発作を伴う場合もある。通常1〜6週間で咳嗽は徐々に減弱し回復期となるが、その後数カ月は他の感染を契機にしばしば咳嗽発作が再燃する。検査所見に特徴的なものはないが、小児では末梢リンパ球の増加がみられることがある。

臨床症状は、年齢、免疫、抗菌薬使用の有無、他の呼吸器感染症の有無などによって異なる。ワクチン未接種、あるいは免疫不十分な6カ月未満の乳幼児で、肺炎、痙攣、死亡などの重篤な合併症を発症するリスクが高い。乳幼児では咳嗽が目立たず、無呼吸が唯一の症状のこともある。思春期・成人では症状は一般的に軽度で、典型的な発作性咳嗽がみられることは少ない。

● **診断** 2週間以上続く咳嗽と、特徴的な臨床症状(発作性咳嗽、吸気性笛声、咳嗽後嘔吐)により診断される。しかし、非典型的な症状を呈する場合も多く、持続する咳嗽をみた際には臨床的に疑うことが重要である。診断確定のための病原体検査には、培養法のほかに、ポリメラーゼ連鎖反応(PCR)法や抗体検査が用いられる。培養およびPCR法には後鼻咽頭拭い検体あるいは鼻咽頭吸引検体を用いる。採取後はすみやかに専用運搬容器に入れるか、培地に接種することが必要である。発症から時間が経過するほど感度が低下することが知られており、培養であれば発症2週間以内、PCR法なら4週間以内の採取が望まれる。培養結果は3〜4日程度で判明する。感度は条件により異なるが、特異度は高いため、培養は確定診断、アウトブレイクの確認、感受性の確認に重要である。一方、PCR法は感度が高く、結果判定に要する時間が短い点ですぐれるが、特異度が大きく異なるため、培養とともに用いられることが多い。抗体検査法として、凝集素価法や、百日咳毒素(PT)に対するIgG抗体を測定するEIA(酵素免疫測定法)などがある。凝集素価法は、わが国で簡便検査として広く用いられている。ワクチン未接種の小児では、流行株(山口株)かワクチン株(東浜株)のいずれかに対し、シングル血清で40倍以上の凝集素価であれば診断的であると考えられているが、ワクチン接種者や思春期以降のものでは、ペア血清で4倍以上の上昇を確認することが基本であるとされる。PT-IgG抗体価についても、思春期以降のものにおける確立された診断基準は存在しないが、ペア血清で2〜4倍以上の抗体価の上昇、あるいはシングル血清で100 EU/mL以上の抗体価であれば最近の感染を示唆する(感度76〜78%、特異度98〜99%)と考えられている。

■ **治療と薬理メカニズム** 抗菌薬治療により鼻咽頭に定着した菌を排除できる。しかし、症状の緩和や感受性がある周囲の者への感染伝播防止が期待できるのは、発症早期に投与した場合にかぎられる。無治療でも多くの患者で3〜4週間以内に菌を自然に排除する。抗菌薬は臨床症状の出現後2週間以内に投与することが望ましいが、確定診断には時間を要するため、臨床を疑うことが重要となる。通常、咳嗽の出現後3〜4週間以内(1歳未満では6週間以内)であれば投与の適応と考えられる。医療従事者、妊娠女性、職業上幼児と接する者では、咳嗽の出現後8週間まで投与を考慮する。患者の咳嗽が出現してから3週間以内に接触した家族(特に1歳未満の乳幼児、妊娠後期の妊婦などの高リスク者)は治療と同様の用法・用量・投与期間の予防を考慮する。治療、および曝露後予防にはアジスロマイシン、クラリスロマイシン、エリスロマイシンが用いられる。副作用、薬物相互作用、耐容性、服用の簡便さを考慮して選択する。

ワクチン接種は最も有効な予防手段である。百日咳ワクチンには、全菌体ワクチンと無細胞ワクチン(精製ワクチン)がある。全菌体ワクチンは安価であり、途上国で主に用いられているが、脳症や局所反応などの副反応が比較的多い。無細胞ワクチンは、複数の種類の百日咳抗原を用いて作製され、菌全体ワクチンに比べ副反応が少ない。無細胞ワクチンは先進国で用いられ、わが国ではジフテリアトキソイド、破傷風と組み合わせて三種混合(DPT)ワクチンとして小児の定期予防接種に含まれている。無細胞ワクチンによる免疫は最低5〜6年持続するといわれているが、成人が主たる菌のリザーバーとなるため、米国をはじめとして抗原量を減らして副作用を減らした思春期・成人用の三種混合ワクチン(Tdap〈tetanus toxoid, reduced diphtheria toxoid and acellular pertussis vaccine〉)の追加接種が行われている国もある。その有効性が確認されていることから、わが国でも検討が進行中である。

【岡本 耕・畠山 修司】

参考文献

1) Waters V et al : *Bordetella pertussis*. Mandell, Douglas, and Bennett's Principles and Practice of Infectious Disease, 7th edition, edited by Mandell GL et al, p2955-2964, Elsevier Churchill Livingstone, 2009
2) Pertussis (Whooping cough) (Center for Disease Control and Prevention) : http://www.cdc.gov/pertussis/
3) Tiwari T et al : Recommended antimicrobial agents for the treatment and postexposure prophylaxis of pertussis: 2005 CDC Guidelines. MMWR Recomm Rep 54 (RR-14) : 1-16, 2005

10 レジオネラ感染症

■**定義・概念** レジオネラ感染症は,細胞内に寄生する好気性グラム陰性桿菌である *Legionella pneumophila*(レジオネラ・ニューモフィラ)を代表とする約20種のレジオネラ菌 (*Legionella* spp.)による感染症である。レジオネラ菌は,1976年に米国ペンシルベニア州で発生した肺炎のアウトブレイクの原因微生物としてはじめて同定された。レジオネラ感染症には,肺炎と肺炎を伴わないインフルエンザ様の発熱症状(ポンティアック熱)の2つ病型が知られている。そのほか,肺外感染症も非常にまれにみられる。*L. pneumophila* は少なくとも16の血清型に分類される。なかでも血清型1が最も多く,市中発症のレジオネラ肺炎の原因の約90%を占めるとされる。

■**疫学** レジオネラ菌は25~40℃の温暖な水性環境を好み,河川,湖などの自然環境から冷却塔,配水管,湯沸かし器などの人工環境まで幅広く存在する。レジオネラ感染症は,散発的にみられる場合とアウトブレイクとしてみられる場合がある。レジオネラ菌は,市中肺炎(全市中肺炎の1~5%)および院内肺炎の重要な起因菌であり,また旅行関連肺炎の原因としても知られている。米国では毎年8,000~1万8,000人がレジオネラ肺炎によって入院していると推測されている。ただし,報告によって頻度は大きく幅があり,散発例では経験的に治療されていることが多いこと,検査の偽陰性が多いことなどを考えると,実際の数はもっと多い可能性がある。細胞性免疫の低下,喫煙,心・腎疾患,糖尿病などが危険因子となる。

■**病因・病態生理と分子メカニズム** レジオネラ菌は,環境中の菌を含むエアロゾルの吸入,微小誤嚥などによって肺に到達する。肺胞マクロファージに取り込まれ,その細胞内で増殖した後細胞外に放出され,肺炎を起こす。ポンティアック熱も菌を含むエアロゾルの吸入によって引き起こされると推測されているが,詳細はいまだ不明である。レジオネラ菌はヒト-ヒト感染を起こすことはない。

■**臨床症状・検査成績** レジオネラ肺炎は,飛沫の吸入後,約2~10日で発症する。臨床症状に特異的なものはないが,膿性痰がみられるのは約半数にとどまる。喀痰,咳嗽,胸痛などの肺炎に伴う呼吸器症状のほかに,全身症状(高熱,筋肉痛など),肺外症状(消化器症状,神経症状など)が目立つ場合がある。血液検査では低ナトリウム血症,低リン血症,トランスアミナーゼの上昇,腎障害,血小板減少などがみられることがある。胸部X線写真は,末梢の斑状浸潤影ではじまり,肺葉全体あるいは対側肺に広がるのが典型的とされるが,その他にもさまざまな像を呈する

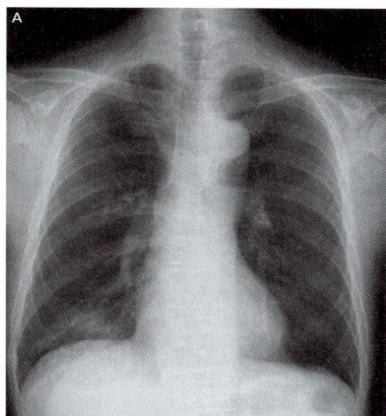

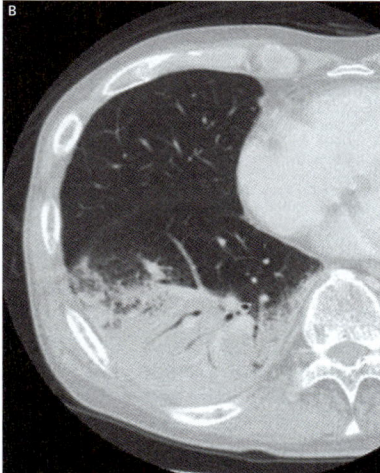

図5-10-1 レジオネラ肺炎の胸部X線像(A),胸部CT像(B)

場合がある(図5-10-1)。

ポンティアック熱では,飛沫の吸入後,数時間~3日で発症する。インフルエンザ様の発熱,筋肉痛,頭痛がみられるが,肺炎を生じることはない。アウトブレイクの際の曝露後の発病率は,80~90%と高率である。

肺外病変は主に免疫不全患者でみられ,肺炎からの直接波及による膿胸,あるいは膿瘍などの転移性病変が知られている。

■**診断** 主に培養と尿中抗原が用いられる。ともに感度に幅があるが,特異度は非常に高い。培養は,*L. pneumophila* 以外の菌種も検出可能であるが,BCYE培地などの特

殊培地を必要とし, 症状が軽度の場合感度が低下する. 尿中抗原は, 特異度は高いものの, *L. pneumophila* 血清型1しか検出できず, 感度は70〜80%である. いずれも治療開始前もしくは開始後数日以内に検査を行う必要がある. 抗体価での診断は, 8〜12週後のペア血清での抗体価上昇を確認する必要があることから, 主に疫学調査で用いられる.

■ 治療と薬理メカニズム
一般にレジオネラ肺炎に対しては, 細胞内寄生菌に有効なマクロライド系, キノロン系, テトラサイクリン系抗菌薬が有効である. 抗菌薬の選択や治療期間は, 重篤度や免疫不全の有無などによって異なる. 現在の第一選択はアジスロマイシン, レボフロキサシンである. β-ラクタム系, モノバクタム系, アミノグリコシド系抗菌薬は無効である. ポンティアック熱は自然軽快するため抗菌薬の投与は行わない. レジオネラ感染症に対するワクチンは存在しない.

■ 経過・予後
レジオネラ肺炎では, 通常治療開始12〜24時間以内に全身症状の改善がみられる. 呼吸器症状も数日以内に改善する. 臨床症状が改善しても初期には胸部X線像の悪化をみる場合がある. レジオネラ肺炎による死亡率は, 患者背景によって非常に大きく異なるが, 散発例では約10〜15%と推測されている. ポンティアック熱では通常3〜5日で症状は軽快する.

【岡本 耕・畠山 修司】

参考文献
1) Edelstein PH et al: Legionella. Mandell, Douglas, and Bennett's Principles and Practice of Infectious Disease, 7th edition, edited by Mandell GL et al, p2969-2984, Elsevier Churchill Livingstone, 2009
2) Shimada T et al: Systematic review and metaanalysis: urinary antigen tests for Legionellosis. Chest 136: 1576-1585, 2009
3) Diederen BM: *Legionella* spp. and Legionnaires'disease. J Infect 56: 1-12, 2008

11 ペスト, その他のエルシニア感染症

ペスト

● **定義・概念**　エルシニア属 (*Yersinia*) のうち, ヒトに病原性を持つのは *Yersinia enterocolitica*, *Yersinia pseudotuberculosis*, そして *Yersinia pestis* の3種である. このうち *Y. pestis* はペストの起因菌として, 前2種による一般的なエルシニア感染症とは明確に分けられている. ペスト (plaque) は, ペスト菌 (*Y. pestis*) によって起こる致死率の高い感染症であり, 感染症法でも一類感染症に分類されている. また, その致死率の高さから生物テロにも使われる可能性が危惧されている.

● **疫学**　14世紀に起こったヨーロッパでの大流行では, ペストによって人口の1/3が死亡したともいわれ, 黒死病と呼ばれ恐れられた. わが国では1899年に船倉のネズミによってペストが持ち込まれ, 約3,000人のペスト患者が発生している. しかし, その後はノミやネズミの駆除, 衛生環境の改善などにより国内でのペスト発生は激減し, 1926年以降はわが国でのペストの発生報告はない. しかし, 世界の各地では現在もペストの発生が続いており, 旧ソ連, アジア中南東部, アフリカの一部など, 北米, 南米, あるいは衛生環境の悪い途上国からの報告が多くみられている. その多くは局所病変にとどまる腺ペストであるが, 1994年にはインド東部の都市で約2,500人の肺ペスト患者発生も報告されている (図 5-11-1).

● **病因・病態生理と分子メカニズム**　ペスト菌はノミに媒介されることで, 森林などに生息するノネズミ, ウサギ, リス, プレーリードッグなどのげっ歯類に感染する. したがって, ペスト菌を保有しているノミの刺咬による感染, あるいは感染したげっ歯類との接触により体液が傷口などから入ることでの感染が起こりうる. また, ペストに感染しているペットの体液によっても感染する可能性がある. その発症によって, 腺ペスト, 敗血症性ペスト, そして肺ペストに分類されているが, 肺ペストを発症するとヒトからヒトへも感染が拡大する.

現在の海外渡航者や輸入ペットの増加, あるいはペスト発生地での森林開発などを考えれば, 世界に存在するペストが輸入感染症として国内に入ってくる可能性は高まっている. また, ペスト菌は生物兵器としてバイオテロに利用される危険性が高い病原体であるとも考えられている.

● **臨床症状・検査成績**

腺ペスト: ペストのなかで最も多い病型である. 経皮的に感染して2〜6日の潜伏期の後, ペスト菌がリンパ節に達

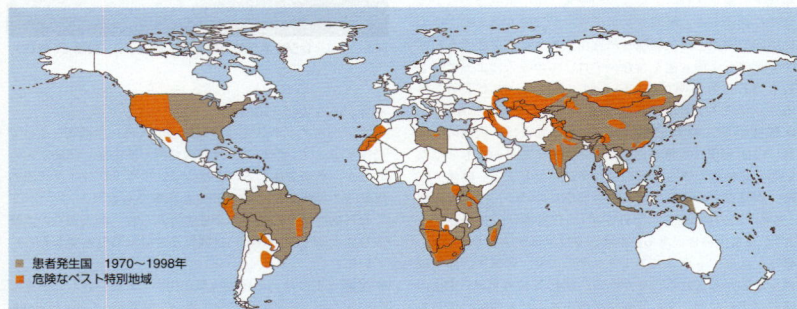

■ 患者発生国　1970〜1998年
■ 危険なペスト特別地域

図 5-11-1　世界におけるペストの発生地域

してリンパ節炎を起こす。リンパ節は疼痛を伴って腫脹し、やがて膿瘍や潰瘍を形成する。全身症状として、発熱、筋肉痛、意識障害などを伴うことがある。

敗血症性ペスト：リンパ節への感染後に血行性に全身に播種、あるいは感染部位から直接血行性に全身に広がることで、敗血症性ショックや髄膜炎などを起こす。敗血症性ペストとなった場合の死亡率は約50%といわれる。

肺ペスト：肺ペストが発症する原因としては、腺ペストや敗血症性ペストの合併症として発症する場合と、肺ペストを起こしている患者からの飛沫感染によって直接発症する場合がある。感染して1〜7日の潜伏期の後、発熱、喀血などで発症し、呼吸困難が急速に進行する。発症早期に治療を開始しなければ死亡率はきわめて高くなる。

■ **診断** ペスト流行地域への渡航後で、特に森林などで宿主となるげっ歯類と接触している患者が、リンパ節腫脹や発熱をきたした場合には本疾の可能性も疑う必要がある。腺ペストではリンパ節の穿刺液、敗血症性ペストでは血液培養、そして肺ペストでは喀痰培養にてペスト菌を検出することで診断される。また、ペア血清で抗体価が4倍以上に上昇することや、ペスト罹患歴やワクチン接種歴がなく単血清での抗体価が128倍以上でも診断が可能である。ペストは一類感染症であり、本疾が強く疑われる場合や診断確定された場合には、ただちに届け出をする必要がある。

■ **治療と薬理メカニズム** ペストと診断された場合には、国内では一類感染症の対応医療機関で診療が行われる。治療としては、ストレプトマイシン、テトラサイクリン、クロラムフェニコール、あるいはレボフロキサシンなどの抗菌薬が投与される。また、肺ペスト患者との濃厚接触者に対しては抗菌薬の予防投与も行われる。

■ **経過・予後** 予後はきわめて不良で、致死率の高い疾患である。敗血症性ペストでは死亡率50%以上、肺ペストでは発症早期に治療を開始しなければ救命が困難となる。

その他のエルシニア感染症

■ **定義・概念** エルシニア属でペスト以外にヒトに病原性を持つのは、腸炎エルシニア(*Yersinia enterocolitica*)と仮性結核菌(*Yersinia pseudotuberculosis*)の2種の菌であり、これらによって起こる感染症をエルシニア感染症と呼んでいる。

■ **疫学** 1972年、はじめて下痢症の患者から*Y. enterocolitica*が分離された。エルシニアによる食中毒の頻度は高くはないが、1980年には沖縄県で1,000人以上の集団食中毒も起こっている。

一方、*Y. pseudotuberculosis*は、わが国では1973年に虫垂炎患者からはじめて分離されている。本菌による発生はほとんどが散発例であり、集団発生例は少ないとされている。1991年に青森県で起こった732人の集団発生は、世界的にもまれな例として報告されている。

■ **病因・病態生理と分子メカニズム** *Y. enterocolitica*と*Y. pseudotuberculosis*は、腸内細菌科に属するグラム陰性桿菌である。*Y. enterocolitica*は、ブタ、ネズミ、イヌ、ネコなどの動物が保菌していることがあり、これらの動物の便を介して、あるいは汚染された飲食物によって経口的に感染し、下痢や腹痛などの腸炎症状を発症する。また、*Y. pseudotuberculosis*は、ネズミやタヌキなどが保菌していることが知られており、これらの野生動物の糞便によって汚染された井戸水などによる集団感染も報告されている。どちらも多彩な全身症状を起こすことがあるが、後者のほうがより胃腸炎症状以外の全身症状が中心となりやすい。

■ **臨床症状・検査成績** *Y. enterocolitica*は、感染から3〜7日の潜伏期をおいて、下痢、腹痛を中心とした胃腸炎症状で発症する。また、発熱、虫垂炎、腸間膜リンパ節炎、敗血症などの全身症状、さらに頭痛、咳、発疹、関節痛などの多彩な随伴症状を伴うことがある。一般的に、幼少時では下痢が主体であるが、年齢が高くなるほど症状が複雑となる傾向があるとされる。

*Y. pseudotuberculosis*では、胃腸炎症状よりも発熱や発疹などの全身症状が主体となる。発熱、下痢、腹痛、嘔吐、発疹、咽頭炎、頭痛、口唇の紅潮、結膜充血、肺炎、肝機能障害、関節痛など多彩な症状をきたすことが多い。

■ **診断** 便培養による*Y. enterocolitica*、*Y. pseudotuberculosis*の同定によって診断する。菌血症を起こせば血液培養によっても証明される。また、抗体価測定も可能であり、初期と回復期における抗体価の上昇によって本症が疑われる。

■ **治療と薬理メカニズム** 食中毒としての*Y. enterocolitica*については、通常は抗菌薬は投与せず、補液などの対症療法で軽快することがほとんどである。全身症状を伴う重症例については、キノロン系、ST合剤、アミノグリコシド系、ドキシサイクリンなどが有効である。*Y. pseudotuberculosis*もペニシリン以外の抗菌薬に広く感受性がある。

■ **経過・予後** 軽症の腸炎では対症療法のみでも自然軽快する。多くの抗菌薬が有効であり、治療を行えば予後は比較的良好である。

【今村 顕史】

参考文献
1) Kenneth LG et al: Prevention of Plague, recommendations of the advisory committee on immunization practices. MMWR 45(RR-14): 1-15, 1996
2) CDC: Fatal human plague–Arizona and Colorado. JAMA 278: 380-382, 1997
3) 丸山努：最近注目される細菌性腸炎 (3)Yersinia 腸炎，臨床消化器内科 9：1445-1452，1994
4) 豊川安延ほか：青森県野辺地町における*Yersinia pseudotuberculosis* 血清型 5a による集団感染症．感染症学雑誌 67:36-43，1993

12 Q熱(コクシエラ症)

■ **定義・概念** リケッチア科コクシエラ属(*Coxiella*)の*Coxiella burnetii*による人獣共通感染症で、病名は「query fever(不明熱)」に由来する。

■ **疫学** 1935年オーストラリアの屠畜場で流行した熱性疾患として発見されて以降、世界中で報告されている。感染動物は主に家畜や愛玩動物だが、野生動物でも保菌は認められる。感染動物は多くは無症状で、尿、便、乳などから菌が排泄され、ヒトは汚染された環境中の粉塵やエアロゾルを吸入し感染する。妊娠しているウシやヒツジの感染で流産や死産を起こし、胎盤や羊水から集団感染する事例も報告されている。ネコの出産や流産時の感染も多い。ヒト-ヒト間の感染はほとんどない。

わが国では近年は年間10例以下の報告となっている。都市での散発例が多く，飼っている愛玩動物が原因と考えられているが，特定できない症例も多い。

▶病因・病態生理と分子メカニズム
*C. burnetii*は偏性細胞内寄生細菌で，増殖時には大型菌体（large cell variant：LCV）と小型菌体（small cell variant：SCV）の2形態がある。ともに感染性だが，LCVは浸透圧への抵抗性が低いのに対し，SCVは芽胞様構造を示し，熱，乾燥，消毒薬に強い。そのためダニなどを媒介せず感染が成立する。また，*C. burnetii*はI相菌およびII相菌と呼ばれる相変異を起こす。I相菌は野外株で菌体表面にリポ多糖（LPS）を保有し，II相菌はI相菌を長期継代し弱毒化した株でLPSを保有しない。

▶臨床症状
急性型と慢性型との2型があり，急性型の潜伏期は一般的に2～3週間で，曝露菌量が多いとより短い。症状は発熱，頭痛，筋肉痛，全身倦怠感，呼吸器症状などインフルエンザ様症状を呈する。皮疹はまれである。

▶検査成績
肝酵素の上昇，血小板数の減少，貧血などがみられる。慢性型は心内膜炎，慢性疲労症候群を主徴とする。

▶診断
血清診断は主に間接蛍光抗体法で行われる。急性型では，まずII相菌に対する抗体が上昇し，そのあとにI相菌に対する抗体が上昇する。一般に，I相菌よりII相菌に対する抗体価が高い。抗体価は初感染から数カ月～数年持続する。急性型の診断は，II相菌あるいは双方を用い，急性期と回復期のペア血清での4倍以上の抗体価の上昇を証明する。慢性型の診断は，一般にI相菌の抗体価がII相菌の抗体価より高いことから判定される。

急性期の血液からポリメラーゼ連鎖反応（PCR）法により遺伝子を検出することも可能である。外膜蛋白質，スーパーオキシドジスムターゼ遺伝子などを標的としたPCR法が利用される。

■治療と薬理メカニズム
抗菌薬はドキシサイクリンなどテトラサイクリン系が選択される。妊婦などテトラサイクリンが使用できない場合，ST合剤が代用される。治療期間は，急性型では2～3週間であるが，慢性型では心内膜炎の場合，最低18カ月で，数年にわたる投薬が行われることもある。

▶経過・予後
急性型の多くは自然軽快するが，2～10%は慢性型に移行する。慢性型は予後が悪く，投薬が行われても十分に効果が得られないこともある。

【北沢 貴利】

参考文献
1) 国立感染症研究所感染症情報センター：Q熱．感染症発生動向調査週報（IDWR）2002年第9週号
2) Marrie T et al：*Coxiella burnetii*（Q Fever）. Mandell, Douglas, and Bennett's Principles and Practice of Infectious Diseases, edited by Mandell GL et al, p2511-2519, Elsevier Churchill Livingstone, 2009

13 ブルセラ症

▶定義・概念
ブルセラ症（brucellosis）は，ブルセラ属菌（*Brucella*）による人獣共通感染症である。

▶疫学
地中海地域，西アジア，アフリカ，南米などに分布し，一部では増加している。感染動物（ウシ，ヒツジ，ヤギ，ブタ，ラクダ，水牛，野生反芻獣，アザラシ）の乳や乳製品の喫食，感染動物やその死体，および流産組織などとの接触により感染する。酪農従事者，獣医師，屠畜場従事者による職業的な感染もある。

▶病因・病態生理と分子メカニズム
ブルセラ属は*Brucella abortus*，*Brucella suis*，*Brucella neotomae*，*Brucella ovis*，*Brucella canis*，*Brucella maris*が含まれるが，ヒトへの感染では*Brucella melitensis*が主となる。菌はグラム陰性の短桿菌で，食細胞，非食細胞のいずれにも感染する。免疫防御を誘導する主要な抗原はS-LPSで，菌の細胞内寄生に関与する。S-LPSは腸内細菌LPSに比べ，マクロファージに対する毒性，発熱性と鉄欠乏誘導性も低い。

▶臨床症状
潜伏期間は1～4週である。波状熱の熱型をとり，全身の筋肉痛，倦怠感，衰弱，およびうつ状態などが認められる。

▶検査成績
血球減少や軽度の肝機能障害を認めることがある。

▶診断
病原体診断は，血液，リンパ節生検材料，骨髄穿刺材料を培養する。培養は*B. abortus*である場合を考慮し，炭酸ガス培養を行う。37℃で2～14日間培養し，菌数の少ない臨床の検索には増菌培養も行う。予備的な同定は形態，培養性状，および血清学的方法で，確定的な同定はファージ型別，酸素代謝，または遺伝子型別によって行う。

日常診断では血清抗体検査が使用され，標準的に試験管内凝集反応が行われる。感染早期ではIgM（免疫グロブリンM）抗体が検出され，活動型の感染では，IgAとIgG抗体の検出が指標となる。

■治療と薬理メカニズム
抗菌薬はドキシサイクリンなどテトラサイクリン系抗菌薬を6週間投与と，アミノグリコシド系抗菌薬1～3週間の併用投与が一般的である。髄膜炎や心内膜炎などの合併症がある場合には，リファンピシン，テトラサイクリン，およびアミノグリコシド系抗菌薬を併用する。小児で合併症がない場合には，リファンピシンとST合剤の併用が推奨される。

▶経過・予後
症状は軽症で自然治癒する場合もあるが，重症化することもある。発症期間は2～3週間～数カ月間である。

【北沢 貴利】

参考文献
1) 国立感染症研究所感染症情報センター：ブルセラ症．感染症発生動向調査週報（IDWR）2002年第10週号
2) Penn LN：Brucella species. Mandell, Douglas, and Bennett's Principles and Practice of Infectious Diseases, edited by Mandell GL et al, p2921-2925, Elsevier Churchill Livingstone, 2009

14 野兎病

▶定義・概念
野兎病（tularemia）は，野兎病菌（*Francisella tularensis*）による人獣共通感染症である。

▶疫学
ノウサギやげっ歯類などの野生動物の間で保菌され，マダニなどの吸血節足動物を介しヒトが感染する。北米，北アジアからヨーロッパにかけての北緯30度以北

に分布する．米国やスウェーデンなどでは集団発生が報告されている．わが国での近年の報告はきわめてまれだが，野生動物園では保持されていると考えられる．生物テロに使用される可能性のある病原体として注目された．

● **病因・病態生理と分子メカニズム**　野兎病菌はグラム陰性の小桿菌だが，多形性を示す．好気性，細胞内寄生細菌である．野兎病菌は水や泥，死体中で数週間は生存可能である．

血清型は単一だが，生化学的性状および病原性などから3亜種に分類される．北米に分布する強毒型の subsp. *tularensis* と，わが国を含むユーラシア，北米に分布する subsp. *holarctica* が主流で，中央アジアから旧ソ連の一部に分布する subsp. *mediasiatica* はまれである．

● **臨床症状・検査成績**　1週間以内の潜伏期間の後，38〜40℃の発熱，悪寒戦慄，頭痛，筋肉痛，関節痛などが認められる．その後弛張熱を呈する．目などの粘膜や健康皮膚からも侵入し，関連リンパ節の腫大，膿瘍，皮膚潰瘍を起こす．3週目頃に一過性に蕁麻疹様，多形滲出性紅斑などの多様な皮疹が現れることがある．一般検査では白血球増加，ERS（赤血球沈降速度）亢進，肝機能障害，CRP（C反応性蛋白）高値，蛋白尿などを認めるが非特異的である．

● **診断**　診断は臨床症状，野外活動状況，動物との接触歴から疑い，病巣部拭い液，リンパ節，咽頭拭い液から病原体の分離・同定，ゲノム DNA の検出，もしくは血清中の特異抗体陽性で確定する．菌の分離培養は長時間を要し困難な場合も多い．16Sリボソーム RNA遺伝子，外膜蛋白質遺伝子などを対象としたポリメラーゼ連鎖反応（PCR）法などが開発されている．血清抗体価は発病2週間から上昇し，高値が長期間維持される．凝集反応で，ペア血清で4倍以上の上昇，あるいは単一血清で40倍以上を陽性とする．

● **治療と薬理メカニズム**　ストレプトマイシン，ゲンタマイシン，もしくはトブラマイシンを10〜14日間，分割静注する．もしくはドキシサイクリン，シプロフロキサシンを2〜3週間内服する．ペニシリン系，セファロスポリン系抗菌薬は無効である．

膿瘍化したリンパ節は，2〜3回の穿刺排膿で消退する．切開排膿は難治性瘻孔をつくりやすく，完全な掻爬を必要とする．

〔北沢　貴利〕

📖 参考文献
1) 国立感染症研究所感染症情報センター：野兎病．感染症発生動向調査週報(IDWR) 2006年第22週号
2) Penn LN：Franciella tularensis(Tularemia). Mandell, Douglas, and Bennett's Principles and Practice of Infectious Diseases, edited by Mandell GL et al eds p2927-2937, Churchill Livingstone, 2009

15 バルトネラ感染症

ネコひっかき病

● **定義・概念**　ネコひっかき病(cat-scratch disease)は，バルトネラ菌(*Bartonella henselae*)による人獣共通感染症であり，ネコを介して感染する．

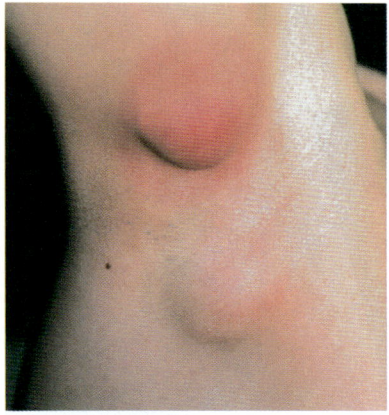

図 5-15-1　ネコひっかき病
小児がネコに手背を咬まれた後，同側の腋窩に有痛性の急性リンパ節腫大を認めた
(Source：Wolff K, Johnson RA：Fitzpatrick's Color Atlas and Synopsis of Clinical Dermatology, 6th Edition〈http://www.accessmedicine.com〉)〈Copyright©The McGraw-Hill Companies, Inc. All rights resrved.〉

● **疫学**　世界全体の飼いネコで保菌しており，ネコノミによりネコ−ネコ間を伝播する．発症数は近年増加の傾向にあり，わが国でも散見されるが，全国的な患者数に関する統計はない．ただし，わが国での抗体陽性率は，ネコの飼育・受傷歴のない健常者で 2.3％，飼育歴・受傷歴のある健常者で 12.5％，患者の同居家族で 21.4％，患者で 39〜50％であった．

● **病因・病態生理と分子メカニズム**　*B. henselae* はグラム陰性の短桿菌で，ネコの体内では無症候性に菌血症を呈することができる．ヒトでは赤血球，血管内皮細胞，樹状細胞などに感染し，血管新生，肉芽組織の形成を誘導するが，分子機構の詳細は不明な点も多い．

● **臨床症状・検査成績**　ネコによる受傷後，3〜10日目に虫刺されに似た病変が形成され，丘疹から水疱に，時に化膿や潰瘍に発展する．これらの初期病変から1〜2週後に鼠径部，腋下あるいは頸部に，一側性のリンパ節の有痛性腫脹が現れ(図 5-15-1)，数週から数カ月間持続する．発熱，悪寒，倦怠，食欲不振，頭痛などを示す．検査では急性期に肝機能障害，血小板減少，貧血を呈する．

● **診断**　ネコによる外傷後に起きたリンパ節の腫大，皮膚反応，あるいはバイオプシー検体中に多形性，Warthin-Starry 銀染色陽性，グラム陰性桿菌の存在を顕微鏡学的に確認することで行われてきた．

患者血液，リンパ節生検材料から菌を分離することは難しく，また培養から同定までに時間がかかる．これらの材料を用いたポリメラーゼ連鎖反応(PCR)法により *B. henselae* の遺伝子を検出する方法も有用である．

血清抗体検査では間接蛍光抗体法(IFA)が開発され，抗体価が64倍以上，またはペア血清で4倍以上の抗体価の

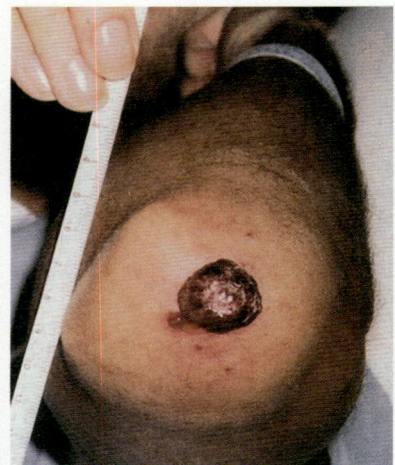

図 5-15-2　細菌性血管腫
AIDS(後天性免疫不全症候群)患者における肘の皮膚病変。斑状の紫色の疣贅を形成し、表面の潰瘍部分から滲出液を認める。1カ月前にcherry状の小血管腫として発症し、その後3病変となり、1週間で1病変へと巨大化した。ドキシサイクリンにて退縮した
(Source: Mandell, Douglas, and Bennett's Principles and Practice of Infectious Diseases-Chapter 235-Bartonella, Including Cat-Scratch Disease, p2997) (Copyright©2011 Elsevier Inc. All rights reserved.)

上昇を示すことと、ネコによる受傷の有無などに基づいて判定される。

■**治療と薬理メカニズム**　抗菌薬の有効性について議論があるが、重症例ではアジスロマイシンの投与が考慮される。

●**経過・予後**　抗菌薬を投与せずに2～3週間で自然に治癒する。

その他のバルトネラ感染症

●**定義・概念**　*B. henselae*は、ネコひっかき病以外に細菌性血管腫(bacillary angiomatosis)や感染性心内膜炎などをきたす。*B. henselae*以外のバルトネラ感染症には*Bartonella quintana*による塹壕熱などがあげられる。

●**疫学**　塹壕熱は、第一次・第二次世界大戦中の兵士を中心とした流行の後は沈静化していたが、1998年マルセイユのホームレス71人中10人から*B. quintana*が検出され、21人に高い抗体価が認められた。コロモジラミ体内で増殖した*B. quintana*が糞とともに排泄され、掻爬により皮膚から侵入し、感染すると考えられている。全世界的に症例報告が存在し、わが国でも採取されたコロモジラミやヒト血清から*B. quintana*の遺伝子がPCR法で検出されている。

●**病因・病態生理と分子メカニズム**　*B. henselae*が免疫不全状態のヒトに感染した場合、細菌性血管腫を起こす。血液の充満した囊腫を特徴とした皮膚の血管増殖性疾患で、実質臓器に囊腫が波及した場合、細菌性肝臓紫斑病、脾臓性紫斑病とも呼ばれる。

*B. quintana*は、皮膚表面で増殖した後、赤血球に感染し、全身症状を引き起こす。

●**臨床症状・検査成績**　*B. henselae*の非定型的な症状は5～10％の割合で発生する。細菌性血管腫はKaposi(カポジ)肉腫のような紫色や無色の小胞あるいは囊胞性皮膚病変である(図5-15-2)。心内膜炎では発熱をきたさない例もあり、塞栓所見を伴う例は43％である。

塹壕熱は3日～1カ月の潜伏期間の後、最短で4日、最長で6週間の持続する発熱をきたす。頭痛、めまい、関節痛などを認め、検査では白血球増加、蛋白尿をきたすことがある。

●**診断**　心内膜炎で血液培養から菌が分離されることはまれであり、間接蛍光抗体法でネコひっかき病と同様に行う。

■**治療と薬理メカニズム**　細菌性血管腫にはクラリスロマイシン、アジスロマイシン、シプロフロキサシン、重篤例に対してはドキシサイクリンとリファンピシンの併用が行われる。治療期間は8週間である。感染性心内膜炎に対してはセフトリアキソンを6週間と低用量ゲンタマイシンを14日間、必要に応じてドキシサイクリンを6週間併用する。

塹壕熱にはドキシサイクリンが第一選択薬となる。

●**経過・予後**　HIV(ヒト免疫不全ウイルス)感染症などで免疫力の低下した状態にあると、心内膜炎を起こし、突然死にいたることもある。

【北沢　貴利】

参考文献
1) 丸山統一：話題の感染症　猫ひっかき病　Cat Scratch Disease. モダンメディア 50:203-211, 2004
2) Slater LN et al：Bartonella, including cat-scratch disease. Mandell, Douglas, and Bennett's Principles and Practice of Infectious Diseases, edited by Mandell GL et al, p2995-3009, Elsevier Churchill Livingstone, 2009

6　抗酸菌感染症

1　肺外結核

●**定義・概念**　肺外結核は文字どおり肺実質以外の結核性疾患の総称である。結核はほとんどあらゆる臓器/組織に病変を引き起こしうる。播種性結核、結核性胸膜炎、肺門縦隔リンパ節炎は一般に肺外結核に分類されることに注意が必要である。特に播種性結核は肺野病変が顕著であっても原則肺外結核に分類される。結核菌のいわば敗血症である「粟粒結核」は常に肺野病変が明らかであるとはかぎらないため、「播種性結核」という呼び名のほうが好ましい。

●**疫学**　全結核中の肺外結核の比率は疫学的状況や構成人口の性、年齢、人種、免疫状態などに左右される。わが国の現状では全結核患者の20％程度が肺結核の併存していない肺外結核であり、最も多い病型が結核性胸膜炎で次が表在性リンパ節の結核である。乳幼児期や細胞性免疫抑

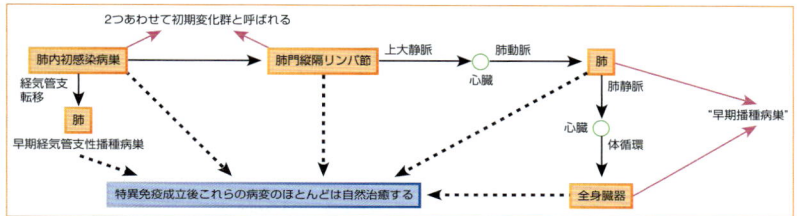

図 6-1-1　結核感染初期の全身への播種

制状態では肺外結核の率が高い．女性では一般に全結核中肺外結核の占める割合が男性よりも高い理由は不明である．

● **病因・病態生理と分子メカニズム**　肺外結核の成因には次の4つがあげられ，同じ臓器の肺外結核でもさまざまな成因によって発症しうる．

1. 血行性転移：図6-1-1 に示すように結核は感染初期に全身への菌の血行性転移が起こる．こうした血行性転移が多くの肺外結核の病因となっていると推測されている．肺外臓器に播種された結核性病変のほとんどは自然治癒するが，臨床的な肺外結核に進展する場合には，肺結核と同じく播種された病巣が直接進行する例と，いったん治癒した後の再燃による発病例があるものと考えられている．このほかにも二次的な血行性転移や順行ないし逆行性のリンパ行性転移なども想定される．
2. 管内性転移：管腔臓器の内腔へ達した菌が管内性に転移し，粘膜下のリンパ装置などに侵入して病変を形成する．大量の結核菌を含んだ喀痰の嚥下による消化管の結核や，経耳管転移で発症する中耳結核，腎結核からの経尿路転移による尿路結核などが代表的である．
3. 隣接臓器からの連続進展：隣接臓器の病巣が連続進展する．慢性膿胸の胸壁への進展，リンパ節結核の皮膚や気管支への波及，脊椎結核の腸腰筋への波及や流注膿瘍がある．漿膜炎（胸膜炎，腹膜炎，心膜炎）や髄膜炎，関節炎もこの型に属することが多く，漿膜，髄膜，滑膜下の固形臓器結核病巣から漿膜腔などへ病変が波及し，漿膜腔などに結核菌が侵入して発症する．
4. 接種性結核：皮膚外傷部分への菌曝露による皮膚結核，結核菌を含むみずからの喀痰で汚染された手指による目への接種，結核菌に汚染された医療器具や注射器具（ないし検査器具使用の医療従事者が排菌）使用時の関節，中耳，皮膚ないし皮内への接種により直接肺外結核が生じることがあり，時に集団感染に発展する．

● **臨床症状**　病変の部位や炎症の程度，病変の広がりによって症状はさまざまである．同じ臓器の肺外結核であっても，その病型や臨床症状・検査所見は症例により非常に差異が激しく，特定の肺外結核に特定の臨床像を結びつけてイメージすることは適切ではない．こうしたことは肺結核と同じでいわば結核性疾患の特徴でもある．播種性結核ですら無熱の場合がありうる．また，消化管の結核では潰瘍形成が主体であることもあれば肉芽腫によるポリープ様の病変を形成する場合もある．

● **検査成績**　一般には症状面でも血液検査でも炎症所見があまり顕著でない場合が散見される．炎症所見が乏しい（ないしは端的にない）場合でも結核性炎症疾患の除外はできない．

● **診断**　原則は肺結核診断と同様，結核菌の検出である．血液所見が診断に寄与するところは少ない．肺外結核での活動性，陳旧性肺結核，正常胸部X線を伴う割合は報告によりさまざまだが，大雑把にはそれぞれ1/3程度である．いずれの肺外結核でも胸部X線や胸部CT正常をもって肺外病変を非結核性と結論することはできない．また結核性病変は自然軽快に向かう場合があり，「抗結核薬を投与しなくても臨床像の軽快がみられた」という理由で活動性の肺外結核を否定することはできない．

穿孔性膿胸や一部の結核性膿瘍を除き，病変内菌量が少ないことが多く，菌検出率は一般に高くないが，できるだけ菌検出に努めることが大切である．髄膜炎など，早期治療開始が生命および機能予後や最終的治癒状態に大きな影響を与える場合もあり，活動性肺結核を合併していない例では病理診断や推定診断に基づく診断的治療に頼らざるをえない場合も多い．

組織診や細胞診で，乾酪壊死に伴う巨細胞や類上皮肉芽細胞が検出されれば，抗酸菌性炎症を強く示唆するが（結核性か非結核性抗酸菌性かは鑑別できない），cat scratch diseaseなど例外もある．逆にこれらの病理所見のない場合でも結核を否定する根拠にはならず，肺外結核では非特異的肉芽像しかみられないことも多い．類上皮肉芽腫のみの検出では他の感染症，異物性肉芽腫，サルコイドーシス，Crohn（クローン）病などの可能性を除外する必要がある．組織診や細胞診は可能であれば複数回行い，培養検査にもできるだけ多くの全体をまわすことが重要である．

● **治療と薬理メカニズム**　治療期間も含め，喀痰塗抹陽性肺結核に準じた化学療法を基本とする．播種性結核，髄膜炎を含む肺外結核のほとんどは肺結核同様の化学療法のみで治癒し，細菌学的な再発率は一般に非常に低い．全剤感受性であれば基本的に喀痰塗抹陽性肺結核と同様の化学療法を行い，経過順調で外科的ドレナージ不要なら治療期間も肺結核と同じで一般的には十分である．

一部の肺外結核は万が一再発した場合の重篤さや後遺症を警戒して，治療期間の延長が推奨される場合があるが，延長する対象や延長期間に関する推奨は学会によって異なっている．米国胸部疾患学会では骨関節結核は6〜9カ

月，中枢神経系の結核は9～12カ月，他は播種性結核を含み6カ月治療を推奨し，米国小児科学会では骨関節の結核，髄膜炎，播種性結核のみ12カ月の治療を，英国では髄膜炎，脊髄障害を合併する脊椎結核，中枢神経病変を有する播種性結核の場合のみ12カ月治療を推奨している（いずれも薬剤耐性がない場合で標準治療を用いた場合）。

適切な化学療法開始後であっても，臨床的改善の遅延，新たな病変の出現や膿胞の拡大，瘻孔の形成などの臨床的悪化をみることがあり，肺結核の治療中に肺外結核が発病，顕在化することもある。これら臨床的改善の遅延や治療後の臨床的悪化は免疫学的な反応にすぎず，細菌学的な治療失敗であることはほとんどない。多くは同一治療の継続により再び改善に向かい，薬剤を追加する意義は乏しい。しかし，臨床的改善の遅延や治療後の臨床的悪化を示す例で，時に著しい治癒遷延例がある。こうした治癒遷延例の多くは，（慢性膿胸や穿孔性膿胸を除き）菌培養再陽性化や獲得耐性を示さず，細菌学的な治療失敗はまれである。肺外結核では管腔臓器を除き死菌や菌体成分を含んだ膿を排出することが困難なため，死菌成分に対する炎症反応が膿の吸収を上回った場合にこうした治癒遷延が起こると推測される。治癒遷延例では長期の化学療法で治癒可能な場合もあるが，外科的ドレナージにより治癒を促進することが可能である。

いずれの肺外結核でも局所への抗結核薬投与は有効性，耐性化のリスク，安全性は不明であり，少くとも全剤感受性であれば適応はない。化学療法終了後の臨床的悪化の場合にも菌陰性のことが多く，真の細菌学的な再発か死菌成分に対する反応にすぎないのか不明の場合も多く，外科的ドレナージのみで治癒する場合も多い。

以下では最も多い肺外結核である結核性胸膜炎と表在性リンパ節結核の診断と治療について記載する。

結核性胸膜炎

▶ 診断

胸水検査：通常藁様色，時に淡血性である。白血球数はさまざまで，早期（1週間程度）は好中球優位だがその後リンパ球優位となり，胸水が貯留したまま長期を経過し膿胸化すると再び好中球優位に転ずると推測される。白血球分画上90％以上がリンパ球であることが多いが，穿刺の時期により50％前後如いしその下の場合もある。HIV（ヒト免疫不全ウイルス）合併例を除き，胸水中間膜中皮が5％以上となるはまれとされるが特異性に乏しい。胸腔内の炎症は一般に激しく，胸水中リンパ球の軽度異型化（class 3～4程度）をみることがある。胸水塗抹陽性はまれである。培養陽性例は特発性胸膜炎で10％程度だが，続発性胸膜炎ではこれよりも若干高い（20～30％）。核酸増幅法は培養検査よりも低感度である。胸水中糖濃度測定は鑑別診断にそれほど寄与しない。胸水中ADA（アデノシンデアミナーゼ）の測定は診断に有用である。リンパ球優位の胸水でかつ40～50 IU/L以上の場合は，結核性胸膜炎を強く疑う。HIV合併例でも不変であるが，低値傾向にあるとする報告もある。血清中ADAとの比較は不要である。40 IU/L以下なら結核性胸膜炎は否定的とする教科書もあるが，ADAが20 IU/L以下の菌陽性胸膜炎例もまれではなく絶対視できない。ADAが40～50 IU/L以上の高値を示す他疾患は，①細菌性膿胸（胸水は好中球優位），②悪性胸腺腫や悪性リンパ腫による胸水（リンパ球優位の胸水では注意を要し，悪性リンパ腫でのADAは時に1,000 IU/L以上）や癌性胸水（まれ），③膠原病やサルコイドーシスの胸膜炎，④寄生虫による胸水，⑤リケッチアやマイコプラズマなど異型肺炎による胸水（リンパ球優位が多い），⑥乳び胸（chyrothrax），⑦胸水中の溶血などである。他に利尿薬や胸水吸収による濃縮機転でADA値が上昇する場合もある。

胸膜生検：ADAなどの胸水マーカー検査で，診断がほぼ確実なら行われないことが多い。病理学的診断が可能な例は50％前後とされる。胸膜生検材料の培養検査が望ましく，菌検出率を向上させるとの報告もある。胸腔鏡検査は生検は診断率が非常に高いとされるが，適応は他疾患との鑑別困難な例に限定されることが多いようである。

▶ 治療と薬理メカニズム

肺野に結核性病変を認めないいわゆる特発性胸膜炎はself-limitedな疾患で，無症状の場合でもほとんどが2～4カ月で自然治癒し，一般抗生剤使用中に胸水の完全な吸収や臨床症状の消失をみる場合がある。この場合でも化学療法を行わなければ，その後40～60％が肺結核を発病するため，化学療法を行う必要がある。

適切な化学療法開始後，胸水の一過性の増加や新たな肺内病変ないし対側胸水の出現をみる場合があるが，ほとんどは免疫学的反応による一過性の悪化であり，治療変更や薬剤追加の必要はない。胸水や胸膜肥厚の吸収過程は，化学療法終了後も1～2年程度持続する。胸水吸収の遅延，胸水や胸膜肥厚の残存，CRP（C反応性蛋白）陽性やESR（赤血球沈降速度）高値は獲得耐性や治療失敗を強く示唆する所見ではなく，治療期間を延長する必要はない。また化学療法の延長が最終的治癒状態を変えるとは考えにくい。

胸水ドレナージは発熱，胸痛，呼吸困難の軽快を促進するが，最終的治癒状態を改善しない。大量胸水による呼吸困難の場合，穿刺による間欠的ドレナージと化学療法で十分である。診断時の胸水穿刺時にできるだけ胸水ドレナージを行う意義ははっきりしない。気胸や細菌性膿胸の合併がなく胸腔鏡の予定もない場合にはチューブドレナージは禁忌で，強い陰圧で吸引しても肺はほとんど膨らまず活動性の結核性膿胸化や細菌による二次感染など合併症のリスクとなる。ステロイドは発熱，胸痛を軽減し胸水吸収を促進するが最終的治癒状態を改善せず，適応には否定的な意見が多い。発熱や胸痛の軽減には非ステロイド系抗炎症薬（NSAIDs）投与で十分である。

リンパ節結核

▶ 診断

病変部位は，頸部（80～90％），腋下，顎下，鼠径部の順となる。無痛性リンパ節腫大が典型的（有痛例は5％前後）で，熱や倦怠感などの全身症状は少ない（10％前後）。頸部では80％は複数リンパ節が腫大し，10％は両側性，わが国では50％前後は活動性肺結核を伴う。進行すれば乾酪壊死病巣が軟化融解して膿瘍となり，前後して表皮へ炎症が波及し（皮膚病変），皮膚瘻を形成して排膿する。体内で深部膿瘍や流注膿瘍を形成する例はきわめてまれである。

確定診断は病巣からの結核菌の検出による。膿や穿刺吸引細胞診（fine needle aspiration：FNA）やリンパ節生検を培養検体とする。HIVなど重度の免疫不全を除きリンパ節

検体が塗抹陽性となることはそれほど多くなく,培養陽性率も平均25%前後である.

リンパ節炎単独では穿刺吸引細胞診での病理学的診断を試み,それでも診断不明瞭ならリンパ節生検による病理診断とすることが多い.部分的生検は瘻孔を残す可能性が高く,罹患リンパ節ごとの生検とする.病理診断では結核性か非結核性抗酸菌性の判別は不可能だが,海外のBCG未接種者での報告では抗酸菌性リンパ節炎の場合,小児では非結核性抗酸菌＞結核,成人では結核＞非結核性抗酸菌である.BCG接種が広く普及するわが国ではどの年齢層でも結核性が多いと推測されるが,培養検査未施行例も多く実態は不明である.

■ **治療と薬理メカニズム**　非結核性抗酸菌性のリンパ節炎と異なり,外科的摘出のみでは高率に再発する.ステロイドの有用性は証明されていない.化学療法のみの場合,リンパ節の米粒大の縮小が理想的な治癒状態だが,1cm程度のかたい残存リンパ節であれば治療期間を延長せず経過観察でよい.大きな結核性リンパ節炎が軟化融解せずに残ることはまれである.初診時にリンパ節の軟化融解や皮膚瘻孔を呈する例でも最初化学療法で経過観察改善良好なら化学療法のみで終了できるが,1～2カ月の化学療法で改善不良か悪化する例では外科的処置を考慮する.有効な化学療法中でも時に新たなリンパ節の腫大,病変の増大や軟化融解化,皮膚瘻孔形成などの現象が出現する(いずれも約10%前後)が,免疫学的反応であることがほとんどで薬剤耐性が強く疑われないかぎり治療変更や薬剤追加は不要である.軟化融解や皮膚瘻孔以外は経過観察とする.化学療法中に出現した軟化融解,皮膚瘻孔形成例ではさらに1～2カ月前後の化学療法を行い,改善がないか悪化する場合は外科的処置を考慮する.外科的処置により治癒を促進し,瘻孔形成例では最終的に残る瘢痕が小さくてすむ例もある.

化学療法終了後,残存リンパ節の再腫大をみることがある.ほとんどの例では生菌は検出されず真の細菌学再発か免疫学的機序による腫大かの判断が難しいことが多い.経過観察で縮小する場合もある.この場合に化学療法の再開が必要かどうかははっきりしていないが,多くの例では外科的処置のみで治癒するようである.

【伊藤 邦彦】

参考文献
1) 伊藤邦彦:結核診療プラクティカルガイドブック,南江堂,2008

2　Hansen病

■ **定義・概念**　Hansen(ハンセン)病(Hansen disease)は,抗酸菌である *Mycobacterium leprae* (らい菌)によって起こる慢性肉芽腫性病変を生じる感染症である.1940年代初頭の近代的化学療法の発見以前は不治の病として大変恐れられていたが,サルファ剤(ダプソン(dapsone))による単剤療法の時代を経て,1990年代にリファンピシンを中心とする標準的多剤併用療法があまねく普及して以来,治療は劇的に変化した.1991年から行われた世界保健機関(WHO)の世界的キャンペーンにより,全世界で1,400万人以上が治癒したと報告されている.2010年の

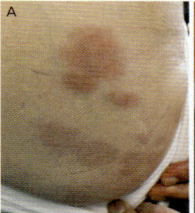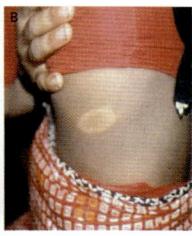

図6-2-1　Hansen病の臨床像
A:69歳日本人女性(体幹).BT(MB)leprosy 境界はやや不鮮明で不規則な楕円形をした紅斑で,近くに satellite lesion を思わせる小皮疹を伴う
B:20歳ベンガル人女性(体幹).T(SLPB)leprosy 境界鮮明な脱色素斑で,中心部は治癒傾向を示す.いずれも皮疹に一致した知覚低下を示す

新患登録は世界の130カ国で合計22万8,474人であり,このうち21万9,000以上がアジア,アフリカであったと報告されている[1].

病変は主に皮膚と末梢神経に生じるが,上気道粘膜,眼,睾丸などにも生じることがある.らい菌の増殖は,非常にゆっくりであるとともに,persisterと呼ばれる代謝を休止している状態があると考えられ,潜伏期間は1～20年以上にもぶことがある.感染はヒトからヒトへ起こり,感染経路は,飛沫感染とされているが,環境中の *M. leprae* の関与を指摘する人もいる.感染しても不顕性感染が大部分で発病する人は少ない.

■ **分類**　Hansen病は,宿主のらい菌に対する免疫応答の程度により広範な臨床像を示すため,病型分類が必要である.現在最もよく使われているのは,WHOの病型分類で,皮疹の数のみで分類し,5以下を寡菌型(pauch-bacillary:PB),6以上を多菌型(multi-bacillary:MB)とする.皮疹の数がただ一つだけのものを single lesion pauch-bacillary(SLPB)といい,区別することもある.もう一つは,Ridley-Joplingの分類[2]で,まれに病期の初期にみられる未定型群(indeterminate group)と,宿主のらい菌に対する細胞性免疫の強弱により病理組織学的に,類結核型(tuberculoid⟨T⟩),3つの境界群(borderline tuberculoid⟨BT⟩,borderline borderline⟨BB⟩and borderline lepromatous⟨BL⟩),lepromatous(L)の5つに分ける.また,皮疹がなく末梢神経症状のみの純神経型(pure neuritic:PN)は,アジアでは比較的よく存在するといわれている.

■ **臨床症状[3]**　Hansen病の臨床症状は,病初期に出現する皮疹,末梢神経の肥厚と,その結果手足や眼に生じるさまざまな末梢神経障害のために生じる変形,機能障害,および二次的内臓の結果生じるさらなる障害に大別することができる.皮疹の多くは,非常にゆっくりと出現し,程度の違いはあるが,必ず知覚麻痺を伴う斑,丘疹,結節,浸潤で,脱色素斑や紅斑である(**図6-2-1**).

後述する境界反応の場合で,それまで自覚されていなかった皮疹が比較的急速に自覚されることがあるが,この場合は皮疹に発赤,熱感があり,近くの末梢神経の肥厚や疼痛を伴うことが多い.末梢神経の肥厚は,神経幹と神経

経の双方にみられる。神経幹では、尺骨神経（尺骨神経溝）、総腓骨神経（腓骨頭）、大耳介神経（胸鎖乳突筋の上）で肥厚や圧痛が確認されることが多い。皮神経は、橈骨皮神経、尺骨皮神経、および皮疹の周囲で肥厚がみられる。眼病変としては、虹彩網様体炎、瞳孔の変形、角膜潰瘍と混濁、二次性緑内障などがある。

▶**診断**[4] 世界的には、①知覚麻痺を伴う皮疹、②末梢神経の肥厚、③皮膚のスメアからのらい菌、の証明のうちいずれか一つがあれば Hansen 病と診断してよい。わが国では、これらに加えて皮疹からの生検による組織診断が通常行われている（図 6-2-2）。

■ **治療と薬理メカニズム**[4] Hansen 病の治療は、らい菌に対する抗菌薬治療、らい反応に対する治療、手足や眼の障害の予防と治療に分けられる。

抗菌薬治療：WHO の世界戦略である多剤併用療法（multiple drug therapy：WHO/MDT）が標準であり、世界中でほぼ同じ治療が行われている。わが国では、菌指数の高い多菌型に対しては、より長期間の抗菌薬による治療がすすめられている[3]。現在保険薬としては、リファンピシン（rifampicin）、ダプソン、クロファジミン（clofazimine）、オフロキサシン（ofloxacin）の 4 種類が認められている。

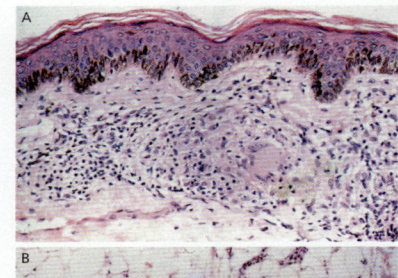

> **WHO 多剤併用療法（WHO/MDT）**
> ● 寡菌型（PB）：リファンピシン 600 mg/月、ダプソン 100 mg/日を 6 カ月間
> ● 多菌型（MB）：リファンピシン 600 mg/月、クロファジミン 300 mg/月、クロファジミン 50 mg/日およびダプソン 100 mg/日

小児量はほぼ半量とする。副作用としては、リファンピシンによる肝障害、クロファジミンによる皮膚の色素沈着、乾皮症、胃腸障害、ダプソンによる貧血、落屑性皮膚炎（exfoliative dermatitis）などがあり、落屑性皮膚炎はまれではあるが、致命的な可能性もあり注意すべきである。

ダプソンは、1980 年代まで世界的に単剤投与が行われた影響で耐性を獲得している場合があり、国内で治療を行う場合はポリメラーゼ連鎖反応（PCR）法によるダプソンを含む薬剤耐性の有無を調べたほうがよい（国立感染症研究所ハンセン病研究センターでサービスを行っている）。ダプソンによる貧血は、貧困国低栄養地域で治療を行う場合はコンプライアンス上問題になる。クロファジミンによる皮膚の色素沈着は、治療終了後数年間で徐々に吸収されるが、日本人では嫌がられるケースが多い。その場合は、セカンドラインのニューキノロン系抗菌薬（オフロキサシン、レボフロキサシン〈levofloxacin〉）などに代替する。

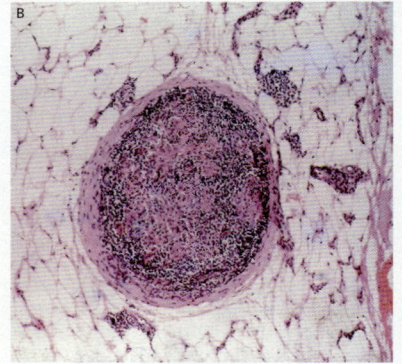

図 6-2-2 Hansen 病の病理組織像
A：BT leprosy 真皮上層の類上皮細胞を主体とする肉芽腫、リンパ球の散在、Langhans 巨細胞
B：BT leprosy 末梢神経内に生じた同様の肉芽腫

らい反応とその治療[4,5]：らい反応とは、Hansen 病の経過中に宿主の免疫応答が急激に変化することによって生じる急性反応であり、細胞性免疫の急速な活性化に伴い引き起こされる炎症過程を境界反応（borderline reaction）という。液性免疫が活性化されて抗原抗体複合体が全身に引き起こす炎症反応をらい性結節性紅斑（erythema nodosum leprosum：ENL）という。

● **境界反応** 既存の皮疹が熱感、発赤、疼痛を伴って隆起性病変を起こし、同時に末梢神経炎を伴うことが多い。境界群（BT、BB、BL）に起こりやすいが、T や L でも起こりうる。WHO の MB・PB の分類では頻度は論じがたい。Hansen 病の治療開始後、半年以内に起こりやすい。また、この状態ゆえに受診するケースも多い。随伴する末梢神経炎の早期発見と適切な治療を逸すると恒久的な麻痺（知覚、運動、交感）を生じ、生活の質（QOL）に大きな負担を生じる可能性がある。

● **らい性結節性紅斑** らい腫型に近いタイプ（L、BL）、あるいは MB 型のみに発生する。抗菌薬による治療中の患者により頻発する。全身症状として、39〜41℃の発熱、有痛性のリンパ節腫脹、全身倦怠感、末梢神経炎、関節痛などが生じる。患者は長期間続く全身症状と疼痛のため不眠、食欲減退、うつ状態に陥りやすい。その他、虹彩毛様体炎、精巣炎、指炎を合併し局所の腫脹と疼痛を生ずるとともに、放置すると機能障害が生じる。治療は、軽度の場合は、非ステロイド性抗炎症薬（NSAIDs）が用いられるが、神経麻痺の進行を伴うような重度の場合は、十分な量と期間の副腎皮質ステロイドの投与が必要である。らい性結節性紅斑にはサリドマイドが著効するが、催奇形性があるため、投与と管理を慎重に行う必要がある。

神経障害の予防と二次的外傷によるさらなる障害の予防[4]：Hansen 病は、現在は強力な抗菌薬の組み合わせである多剤併用療法により、比較的短期間に治癒する疾患になったが、恒久的末梢神経障害が残ったときは、適切な予

防対策が行われなければ、二次的な外傷により手足や眼に二次的な障害が生じることに注意しなければならない。末梢神経幹レベルで麻痺が進むと、それぞれの支配領域の知覚・運動障害が出現して、定型的な麻痺症状を呈する。兎眼、口角下垂(顔面神経)、鷲手(尺骨神経、正中神経)、下垂手(橈骨神経)、下垂足(総腓骨神経)などであり、放置すると筋力の低下・アンバランスや関節の拘縮を起こし、日常生活動作(ADL)の低下をもたらす。特に足底の知覚麻痺は、痛みという防御機構の欠如ゆえ、一部の皮下組織に異常な圧力がかかって壊死を起こし、傷をつくる。それを無視し細菌感染を繰り返すと皮膚の瘢痕治癒、骨髄炎による骨吸収などにより、アーチの消失による扁平足、足指の短縮などの結果、難治性の潰瘍を引き起こすことがある。長年の難治性潰瘍からは、まれに扁平上皮癌が発生する。

【石田 裕】

参考文献
1) WHO Leprosy today(WHO):http://www.who.int/lep/
2) Ridley DS et al: Classification of leprosy according to immunity. A five-group system. Int L Lepr Other Mycobact Dis 34: 255-273, 1966
3) 後藤正道ほか(日本ハンセン病学会・医療問題委員会・治療指針と治療判定基準に関する小委員会):ハンセン病治療指針 第2版. 日ハンセン病学会雑誌 75:191-226, 2006
4) Makino M et al: Leprosy—Science working towards dignity, p118-241, Tokai University Press, 2011
5) 大谷藤郎監修:総説現代ハンセン病医学, 東海大学出版会, 2007

7 スピロヘータ感染症

1 梅毒

■ **定義・概念** 梅毒(syphilis)は *Treponema pallidum* subsp. *pallidum* による感染症で、性感染症の重要な疾患である。初期には皮膚・粘膜病変をきたすが、全身臓器、神経臓器をおかす。妊婦では胎児に障害をきたす[1),2)]。

■ **病因・病態生理と分子メカニズム** *T. pallidum* はスピロヘータの一種であり長さ5～15μm、幅0.09～0.18μmのらせん状の単細胞の病原体である。皮膚・粘膜の小さな傷から *T. pallidum* が体内に侵入することで感染し、血行性に全身に移行し、さまざまな症状を引き起こす。主として性交によって性器に感染するが、オーラルセックスで口腔粘膜、口唇などに、肛門性交で肛門、直腸に感染する。胎児が胎盤感染したものを先天梅毒と呼び、その他後天梅毒と呼ぶ。また、皮膚・粘膜や臓器に症状を呈するものを顕症梅毒、梅毒血清反応が陽性で症状がないものを無症候性梅毒と呼ぶ。まれに患者の血液や粘液を介して感染する。

■ **疫学** 梅毒は感染症法による五類感染症で、全例を都道府県知事に届け出ることになっている。厚生労働省による統計では、2000年以降の年間報告数は、第1期梅毒、第2期梅毒、晩期顕症梅毒ともわずかながら増加傾向にある。2008年ではそれぞれ、172例、282例、65例であった。梅毒が増加している要因に、ヒト免疫不全ウイルス(HIV)との合併感染の増加があげられる。先天梅毒は年10例以下の報告数であり、2008年は9例であった。

■ **臨床症状**

第1期梅毒:感染後3週間後から、*T. pallidum* の侵入部位に小豆大～示指程度のややかたい硬結が生じる(初期硬結)。次第に中心が潰瘍化し、周囲がかたく盛りあがる(硬性下疳)。一般に痛みはない。多くは冠状溝、亀頭部、包皮、大小陰唇、子宮頸部に発症するが、肛門部、口唇などにも発症する。さらに、両側鼠径部のリンパ節が無痛性にかたく腫脹する。第1期は無治療でもほぼ2～3週間で消退する。

第2期梅毒:*T. pallidum* が血行性に全身に散布され、多彩な皮膚、粘膜症状を呈する。第1期梅毒が消退、3カ月後より出現し、その後3カ月から3年程度、種々の症状を繰り返しながら晩期梅毒へ移行していく。

● **梅毒性乾癬** 手掌、足底に生ずる丘疹で、赤褐色から赤銅色の発疹で、乾癬に類似する。

● **梅毒性バラ疹** 駆幹を中心に顔面、四肢にみられる淡紅色斑で、第2期の早期にみられる。

● **扁平コンジローマ** 外陰部、肛門周囲などに好発する淡紅色から灰白色の表面が顆粒状の扁平腫瘤。*T. pallidum* が多数存在し、感染源となる。

● **梅毒性アンギーナ** 扁桃を中心として軟口蓋に及ぶ発赤、腫脹、浸潤でて、びらん、潰瘍を伴う。

● **梅毒性脱毛** びまん性または小斑状脱毛。頭髪がまばらな印象を受ける。

● **膿疱性梅毒疹** 膿疱が多発する。

第3期梅毒:感染後3年以上を経過すると、結節性梅毒疹や皮下組織にゴム腫を生ずる。発生は非常に少ない。

第4期梅毒:梅毒による大動脈炎、大動脈瘤、脊髄癆、進行性麻痺などの症状が現れる。

無症候性梅毒

臨床症状は認められないが、梅毒血清反応が陽性のものをいう。生物学的偽陽性(biological false positive:BFP)を除外する必要がある。初感染後に症状を示さない症例、第1期から第2期の移行期、第2期の発疹消退期、陳旧性梅毒例である。

先天梅毒

梅毒に罹患している母親から出生した児で、生下時に肝脾腫、紫斑、黄疸、脈絡網膜炎、低出生体重などが体内感染を示す臨床症状、検査所見のある児童で、皮膚梅毒疹、骨軟骨炎など早期先天梅毒の症例、乳幼児期に症状は呈さず、学童期以降に Hutchinson(ハッチンソン)三徴(実質性角膜炎、内耳性難聴、Hutchinson歯)などの後期先天梅毒の症状を呈するものをさす。

HIV感染症に併発した梅毒

HIV症例の増加に伴い、梅毒症例、特に梅毒による潰瘍性病変を持つ症例では、HIV検査がすすめられる。HIV感染症に併発した場合、臨床症状や梅毒血清反応が非典型となる場合がある。HIV感染者では、第1期梅毒の期間に症状がなかったり、性器外の発症も多い。第2期梅毒では、潰瘍形成などが重症化する。

■ **診断**

スピロヘータの検出:初期硬結や硬性下疳の表面を擦過し、漿液をスライドグラスにとり、パーカー製ブルーブラックインクと混ぜて薄く延ばす。顕微鏡の油浸にて観察

し，らせん状のスピロヘータを観察する方法が，古くから用いられる。

梅毒血清反応：カルジオリピンを抗原とする非特異的なRPRカードテスト（rapid plasma reagin card test）を行い，陽性の場合には *T. pallidum* を抗原とする特異的なTPHA法（トレポネーマ受身赤血球凝集反応〈treponema pallidum hemagglutination test〉），FTA-ABS法（トレポネーマ蛍光抗体吸収反応〈fluorescent treponema antibody-absorption test〉）あるいは新規の *T. pallidum* を抗原とする検査法を施行し，陽性の場合に梅毒と診断する。陰性の場合にはBFPで梅毒ではない。しかし，感染後約4週間は陽性を示さないので，陰性でも梅毒の疑いが強いときには再検査を行う。

治療判定：梅毒の治癒判定は，カルジオリピンを抗原とする検査の抗体価とよく相関する。病期に応じた治療を行った後，臨床症状の持続や再発がないか，カルジオリピンを抗原とする検査を定期的に追跡して，定量値が8倍（8.0 RU）以下に低下することを確認する。治療後6カ月を経過しても，16倍（16.0 RU）以上を示すときには，治療は不十分である。このような例はHIV感染症に併発した梅毒のことが多いため，HIV抗体価の検査が必要である。*T. pallidum* を抗原とする検査の定量値は治療に必ずしも反応しないため，治癒判定には用いない。

■ **治療と薬理メカニズム**　梅毒に対しては殺菌的に働き，耐性の報告がないペニシリンを第一選択とする。経口ペニシリン（アモキシシリン〈amoxicillin：AMPC〉）またはアンピシリン（ampicillin：ABPC）500 mg，3回/日を使用する。第1期は2～4週間，第2期は4～8週間，第3期以降は8～12週間投与する。ペニシリンアレルギー症例では，ミノサイクリン（minocycline：MINO）100 mg，2回/日を，妊婦ではスピラマイシン（spiramycin〈アセチルスピラマイシン®〉）200 mg，6回/日を投与する。神経梅毒ではベンジルペニシリンカリウム（PCG）（Penicillin G®）200万～400万単位6回の点滴静注を10～14日投与する。先天梅毒でもPCGによる治療を行う。無症候性梅毒では，カルジオリピンを抗原とする検査で，抗体価が16倍（16.0 RU）以上を示す場合には治療を行う。治療後，*T. pallidum* の破壊に伴う高熱，全身倦怠感，悪寒，頭痛，筋肉痛，発疹の増悪がみられることがある（Jarisch-Herxheimer〈ヤーリッシュ-ヘルクスハイマー〉現象）。

【濱砂　良一・松本　哲朗】

参考文献

1) 守殿貞夫ほか：性感染症診断・治療ガイドライン2011．日本性感染症学会誌 22：1-156，2011
2) Workowski KA et al：Sexually transmitted diseases treatment guidelines, 2010. MMWR Recomm Rep 59：1-110, 2010

2　ボレリア症

はじめに

ボレリア（*Borrelia*）はスピロヘータの一種であり，ヒトにとって重要なボレリア感染症は，Lyme病と回帰熱である。

Lyme病

● **定義・概念／疫学**　Lyme（ライム）病（Lyme disease）は，北半球に広く分布する人獣共通感染症である。病原体となるボレリアは，多種の哺乳類や鳥類を保有体とし，山野に生息するマダニによって媒介される。北米やヨーロッパが流行地であるが，アジアでもみられることがある。米国では年間2万人以上の感染が報告されており，動物媒介性疾患では最多である。わが国では，中部以北を中心に年間5～15例程度の発症が報告されている。

病原体・媒介微生物

北米では *Borrelia burgdorferi*（sensu stricto）（ボレリア・ブルグドルフェリ）のみが分布している。一方，ヨーロッパでは *B. burgdorferi* に加え，*Borrelia garinii*（ボレリア・ガリニ）と *Borrelia afzelii*（ボレリア・アフゼリ）が病原体となる。わが国を含むアジアでは *B. garinii* と *B. afzelii* の分布が確認されている。多種のボレリアのうち，Lyme病の病原体として確定しているのはこの3種である。

媒介動物は，北米では主にスカプラリス・マダニ（*Ixodes scapularis*），ヨーロッパではリシナス・マダニ（*Ixodes ricinus*），わが国を含むアジアではシュルツェ・マダニ（*Ixodes persulcatus*）である。病原体を有するこれらのマダニが宿主を吸血することで，マダニ中腸内のボレリアが増殖し，唾液腺を経由して宿主に注入される。ボレリアが宿主に移行するためには24時間以上の吸血が必要である。マダニは，幼虫，若虫，成虫の各発育期で吸血を要するが，早期感染の報告が晩春から夏にかけて多いことから，若虫期での吸血による感染が最も多いと考えられている。

● **病因・病態生理と分子メカニズム**　*B. burgdorferi* は，生体侵入後3～32日間の潜伏期を経て，ダニ咬着部位の皮膚で増殖を開始する。その後，数日から数週間で全身に播種する。感染組織ではリンパ球および形質細胞の浸潤を認めるとともに，血管炎を呈するなど脈管侵襲を伴うこともある。抗菌薬を使用せずとも，みずからの自然免疫および適応免疫によって，数カ月以内に播種病変は制御され，全身症状は鎮静化する。ただし，ボレリアは数年間にわたって局所で生存しうるため，関節炎など慢性期症状が引き起こされる。これらの症状はボレリア由来の蛋白質に対する過剰免疫応答の結果と考えられている。最終的に免疫系はボレリアを排除し，症状は通常5年以内に消失する。

● **臨床症状**　Lyme病は，寛解と増悪を繰り返しつつ，病期ごとに異なった症状を呈する。早期感染は局在期および播種期で構成され，後期感染は数カ月から数年後に発現する慢性期として知られる。

早期感染（局在期，stage 1）：70～80％の症例でダニ咬着部位周囲に遊走性紅斑（erythema migrans：EM）が出現する。紅斑の性状は，中心に硬結や壊死を伴う均一性紅斑あるいは環状紅斑である。関節痛，倦怠感，頭痛，頸部痛，発熱などの症状を伴うことが多い。

早期感染（播種期，stage 2）：ボレリアの血行性播種によって多彩な全身症状が出現する。二次性の皮膚病変は，EMと類似するが，それよりやや小さい紅斑が多発する。中心の硬結はなく，辺縁は融合傾向を有する。EMおよびこれらの皮膚病変は3～4週間で消失する。約15％の症例で数カ月以内に神経症状を発症する（神経ボレリア症）。髄膜脳

炎，顔面神経麻痺などの脳神経炎，多発単神経炎，小脳失調や脊髄炎など多岐にわたる。また，約5％の症例で房室ブロックや心膜炎，心筋炎などの心合併症を発症するが，通常数週間で改善する。筋骨格系の疼痛も顕著であり，時に骨髄炎や筋炎などを呈することもある。眼病変の多くは結膜炎を呈する。

後期感染(慢性期，stage 3)：*B. burgdorferi* 感染未治療例の約60％に，発症から数カ月後，膝などの大関節を主体に間欠的な関節炎症状が引き起こされる(Lyme関節炎)。一度に1～2カ所の関節がおかされ，症状は数週間から数カ月間持続する。再燃率は年ごとに低下する。*B. burgdorferi* 感染未治療例の約5％で慢性神経ボレリア症を発症する。脊髄神経根痛や遠位対麻痺を呈する軸索性多発ニューロパチー，あるいは軽度の認知障害を伴うLyme脳症などが報告されている。*B. garinii* も慢性髄脳膜炎を発症することがある。痙性対麻痺，認知障害，脳神経障害などの症状がみられる。また，EMの後に慢性萎縮性肢端皮膚炎がみられることがあるが，ほとんどは *B. afzelii* の感染に関連する。

■ **診断** 確定診断は培養検査によるが，陽性結果が得られるのは通常早期感染の時期である。分離培養にはBSK (Barbour-Stoenner-Kelly)培地を使用する。EMの皮膚生検材料から分離されることが多く，血液培養からの分離頻度は低い。髄膜炎例では，まれに髄液から分離されることもある。後期感染では培養検査よりもポリメラーゼ連鎖反応(PCR)検査が有用であり，関節液，髄液などで陽性となる。

病原体の分離は困難なことが多いため，診断は，流行地でのダニ曝露歴，EMなどの特異的な臨床症状・徴候，血清学的な検査を総合して行う。米国では，*B. burgdorferi* に対するELISA(固相酵素結合免疫測定法)を行い，陽性例あるいは偽陽性例に対してウェスタンブロット法を行うという二段階の手順が推奨されている。ただし，発症後数週間は血清学的検査の感度は低いと考えられている。また，治療後も免疫グロブリンG(IgG)およびIgM抗体価は高い状態が続くことから，IgM陽性の場合でも既感染の可能性を考慮する必要がある。慢性期は，慢性疲労症候群との鑑別が問題となることもある[1]。

■ **治療と薬理メカニズム** 神経学的合併症がない場合，早期感染の第一選択薬はドキシサイクリン1回100mg，1日2回の経口投与である。小児および妊婦の場合，アモキシシリンが推奨される。セフロキシムアキセチルやエリスロマイシンも選択肢となる。いずれの薬剤も治療期間は14～21日間であり，治療後の再燃はまれである。神経ボレリア症の場合，セフトリアキソン2gの経静脈投与を14～28日間行う場合が多い。ペニシリンGの経静脈投与でも十分な効果が期待できる。高度の房室ブロックを伴う場合も経静脈薬による治療導入が望ましい。慢性期におけるLyme関節炎には，ドキシサイクリンあるいはアモキシシリンの経口投与を30日間行う。改善に乏しい場合は，14～28日間の経静脈投与を追加する。慢性神経ボレリア症の場合，14～28日間の経静脈薬投与，慢性萎縮性肢端皮膚炎では同期間の経口薬投与を行う。無症候性感染に対する治療の意義は確立されていないが，経口抗菌薬を使用する場合がある。

■ **予防** 流行地を避けることが最も重要である。マダニに刺された場合は，24時間以内に除去することで，ボレリアの移行を防ぐことができる。流行地(*B. burgdorferi* 感染率≧20％)においてスカプラリス・マダニに吸血されたとき，36時間以上の吸血が明らかな場合にかぎり，予防的抗菌薬として72時間以内のドキシサイクリン200 mg 1回投与が推奨されている[2]。

回帰熱

■ **定義・概念／疫学** 回帰熱(relapsing fever)は，ボレリアを病原体とし，発熱期と無熱期を周期的に繰り返すことから名づけられた，節足動物媒介性の人獣共通感染症である。ヒトジラミ(*Pediculus humanus*)によって媒介されるシラミ媒介性回帰熱(louse-borne relapsing fever：LBRF)とオルニソドロス属ダニ(*Ornithodoros*)によって媒介されるダニ媒介性回帰熱(tick-borne relapsing fever：TBRF)に分類される。前者は *Borrelia recurrentis* を原因とするが，後者は15種類以上のボレリアが病原体となる。

ほぼ世界中でみられる疾患であるが，輸入例を除くと日本国内での発症は数十年間報告されていない。LBRFはヒトからヒトへ伝播するため，社会経済的要因が疫学的分布に関与し，戦争や飢饉の際に蔓延することがある。ヒトジラミはヒトのみに寄生するが，オルニソドロス属ダニは自然環境に生息し，げっ歯類や鳥類，爬虫類を保有体とするため，TBRFは流行地での保菌動物との接触がリスクとなる。

■ **病因・病態生理と分子メカニズム** 発熱期に血液中でボレリアが急速に増殖するが，免疫によって血液中から排除されると無熱期に転じる。この間に，ボレリアは細胞壁外表面蛋白の抗原修飾を行うことで再度血液中に出現し，発熱期に回帰する。このような抗原多様性とそれに伴う抗体産生が，回帰熱の周期的な臨床症状の発現に関連している。

■ **臨床症状** LBRFおよびTBRFのいずれも類似の臨床症状を呈する。急激な発熱，頭痛，関節痛および筋肉痛，全身倦怠感などが出現し，点状出血，結膜充血，肝脾腫などを認める。リンパ節腫脹，黄疸がみられることもある。血尿・血咳などの出血症状や，意識障害，痙攣，髄膜炎などの神経学的異常の合併症は珍しくない。肺炎，虹彩炎，心筋炎，脳出血，肝不全はまれな合併症である。初回の発熱期は3～6日で収束し，7～10日の無熱期を経た後に再燃が起きる。再燃を繰り返すごとに症状は軽減し，各病期は短縮する。一般に，LBRFは1回のみの再燃であることが多く，発熱期および無熱期とも長い傾向があり，TBRFは複数回の再燃を繰り返す。

■ **診断** 発熱期の末梢血スメア中にボレリアを証明することで確定診断する。暗視野顕微鏡，あるいはライトGiemsa染色やアクリジンオレンジ染色で病原体を確認することができる。ただし，無熱期に視認することは困難である。分離培養にはBSK培地を使用する。

■ **治療と薬理メカニズム** LBRFの場合，テトラサイクリン0.5g，あるいはエリスロマイシン0.5gの経口1回投与を行う。TBRFの場合，テトラサイクリンあるいはエリスロマイシン1回0.5g, 6時間ごとの経口投与を5～10日

間継続する。髄膜炎合併例では，ペニシリンG，セフトリアキソンなどを経静脈的に14日以上投与する。抗菌薬投与によりJarisch-Herxheimer(ヤーリッシュ-ヘルクスハイマー)反応が生じることがある。

【石岡 春彦・畠山 修司】

参考文献
1) Steere AC : Lyme disease. N Engl J Med 345:115-125, 2001
2) Wormser GP et al : The clinical assessment, treatment, and prevention of lyme disease, human granulocytic anaplasmosis, and babesiosis: clinical practice guidelines by the Infectious Diseases Society of America. Clin Infect Dis 43:1089-1134, 2006

3 レプトスピラ症

● **定義・概念** レプトスピラ症は急性の発熱をきたす疾患であり，スピロヘータ目レプトスピラ科に属するらせん状細菌の*Leptospira interrogans*による人獣共通感染症である。軽症型のレプトスピラ症は発熱，頭痛，筋肉痛などのインフルエンザ様症状を呈する。重症型は黄疸，腎機能障害，出血傾向などを起こし，Weil(ワイル)病(Weil's disease)という。

レプトスピラ症はわが国では感染症法の四類感染症に定められており，診断した医師はただちに最寄りの保健所に届け出る必要がある。

● **疫学** 東南アジア，中南米など熱帯，亜熱帯地域に多くみられる(図7-3-1)。海外で感染した輸入感染例と国内感染例がある。集団感染もあり，2000年にボルネオで密林の川を泳いだ競技者158人中の68人(44％)が発症した事例がある。

米国では，1998年にイリノイ州，ウィスコンシン州でスプリングフィールド湖でのトライアスロン参加者830人中104人が発症した事例がある。

わが国では1970年代前半まで年間50人以上のレプトスピラ症による死亡者があった。が，衛生環境の改善により，それ以後レプトスピラ症は減少した。2003年11月～2011年4月までに170例の報告があった。夏から秋にかけての発生例が多い。沖縄八重山地方の河川などでの感染例が約半数を占めるが，全国から散発例があり，東京都で21例あった。水害の後に愛媛や宮崎で発生した例やドブネズミのいる下水道作業者の発生例などが報告されている。輸入感染例の感染地はマレーシア・ボルネオ島，インドネシア・バリ島，タイ，フィジーなどであった。

● **病因・病態生理と分子メカニズム** レプトスピラのなかで*L. interrogans*が主にヒトに病原性を持つ(図7-3-2)。そのなかで血清型*Leptospira icterohaemorrhagiae*または*Leptospira copenhageni*が重症型(Weil病)の病因になることが多い。

感染経路：主にネズミ類やイヌ，ウマ，ブタなどが病因となる*L. interrogans*に感染して腎臓に長期間保菌をし，尿中にレプトスピラが排泄される。そして河川，池などの水や土壌が汚染され，傷のある皮膚や粘膜や眼の結膜と接触して，そこからレプトスピラが侵入して感染する。時に汚染された水などが経口的に入り，口腔や咽頭や食道の粘膜から感染したり，感染した動物との直接的接触の後に感染することがある。ヒトからヒトへの感染はない。国内発症87例の感染経路は，農作業31例，河川や湖との接触(遊泳，レジャー，土木作業など)23例，河川以外の水との接触16例，ネズミとの接触17例，動物との接触(米国から輸入したアメリカモモンガなど)4例，不明6例であった。

レプトスピラが経皮的にあるいは経口的に体内に侵入後，レプトスピラ血症が起こり，全身の臓器に広がる。感染後4～10日後に血液や髄液からレプトスピラは検出される。レプトスピラは感染臓器の小血管壁に細胞浸潤を伴う

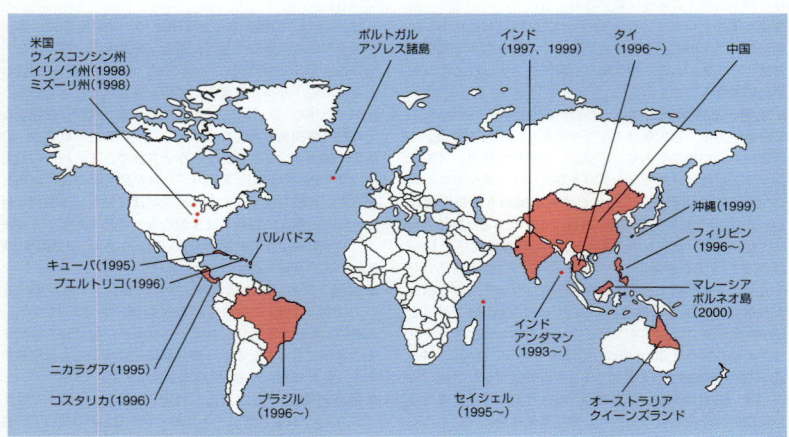

図7-3-1 世界でのレプトスピラ症の流行(最近10年間)
(文献5を改変)

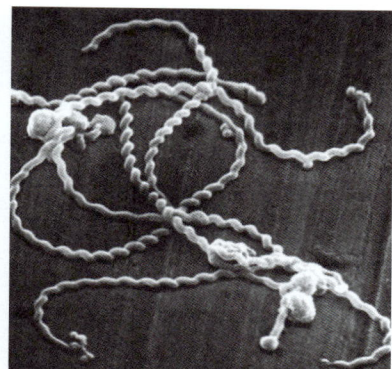

図 7-3-2 病原性レプトスピラ（*Leptospira interrogans*）の電子顕微鏡像[5]

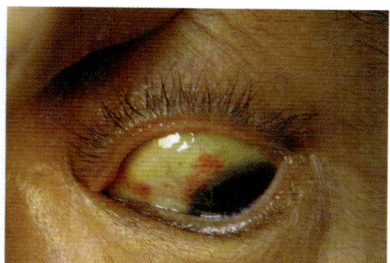

図 7-3-3 レプトスピラ症（Weil病）による黄疸と結膜出血
54歳男性。東京都内在住で家屋のネズミから感染。両下肢筋肉痛による歩行困難，発熱，呼吸困難で入院。出血性肺炎，急性腎不全，肝障害を合併しICUで治療。セフトリアキソン14日間で治癒した
（聖路加国際病院提供）

血管炎や出血性の細胞漏出をおこす。レプトスピラは主に肝臓，腎臓に感染するが，筋肉，その他全身諸臓器に感染しうる。

腎臓では間質性腎炎，尿細管壊死をおこす。肝臓では中心小葉壊死，Kupffer（クッパー）細胞増殖などがみられ，骨格筋では筋線維の腫脹，空胞化，巣状壊死をきたす。また諸臓器の血管炎により，微小循環障害，血管透過性亢進がおこり，諸臓器の障害や循環血漿量の低下がもたらされる。

レプトスピラに対する抗体が形成されるとやがて体内から排除されるが，一部は免疫的機序により無菌性髄膜炎やぶどう膜炎などがもたらされる。

● **臨床症状** レプトスピラ症の90%は比較的軽症で感冒様症状やインフルエンザ様症状を呈し，秋季レプトスピラ症（秋疫み）や，イヌ型レプトスピラ症などがこれに相当する。10%は重症型で黄疸出血性レプトスピラ症，すなわちWeil病であり，黄疸，腎不全，出血症状などを伴う（図7-3-3）。

臨床症状は，平均10日間（2～26日）の潜伏期の後に，急に発熱，悪寒，筋肉痛，頭痛などのインフルエンザ様の症状が75～100%の例で出現する。吐き気，嘔吐，下痢が50%にみられ，咳もみられる。肺出血を合併すると血痰，喀血，呼吸困難などがみられる。

身体所見は，重症型では数日後から黄疸が93%にみられる。眼球結膜充血が62%に，下肢などの筋肉の圧痛が92%にみられる。肝腫大が50%に，皮膚出血斑などの出血症状が70%に，また脾腫，腎腫大，リンパ節腫大などがみられる。

合併症としては，無菌性髄膜炎が50～85%にみられ，また急性腎不全，肺出血，急性呼吸促迫症候群，横紋筋融解症，心筋炎，ぶどう膜炎などがおこる。

● **検査成績** 末梢血白血球数1万/mm³以下が多いが，Weil病では白血球増加と核の左方移動がしばしばみられる。時に血小板減少がみられる。肝障害が40%に，CPK（クレアチンホスホキナーゼ）上昇が50%に，また腎不全，

尿蛋白，白血球尿，硝子様円柱などがみられる。
● **診断** 診断は，血液，尿，髄液などのKorthof培地などを用いた培養検査やポリメラーゼ連鎖反応（PCR）法，顕微鏡下凝集試験（MAT），ELISA（固相酵素結合免疫測定法）などによる血清抗体検査を行う。わが国では国立感染症研究所などの研究機関に検査を依頼する。

鑑別すべき疾患としてはつつが虫病，マラリア，腸チフス，デング熱，インフルエンザ，胆道系感染症などがある。
● **治療と薬理メカニズム** 治療は抗菌薬投与を行う。

比較的軽症例に対して：

- テトラサイクリン系：ドキシサイクリンまたはミノサイクリン1日100mg1日2回を経口投与。または，
- ペニシリン系：アモキシシリン1日500mg1日4回を経口投与。

中等症・重症例に対して：

- アンピシリン1回1.0gを1日4回点滴静注。または，
- ペニシリンG1回150万～200万単位を1日4回点滴静注。または，
- セフトリアキソン1回1.0gを1日1回点滴静注。

治療期間は，一般的に7日間であり，重症の場合は14日間投与する。
● **経過・予後** 予後は全体の90%は軽症ないし中等症で自然に治癒する。重症型のWeil病における死亡率は4～15%であるが，肺出血などを合併した重症例では52%にいたる。
● **予防** レプトスピラ感染を予防するためには，流行地の汚染地域の河川や池，湖などに素足や素手のままで入らないことが大切である。また流行地で曝露されるリスクがある場合，ドキシサイクリンを1回200mg週1回予防的に内服する方法がある。都会であってもネズミなどの駆除や衛生環境の整備が大切である。

【古川 恵一】

■ **参考文献**

1) 厚生労働省健康局結核感染症課，国立感染症研究所：レプトスピラ症2003年11月～2007年11月．病原微生物検出情報（IASR）29：1-2, 2008(http://idsc.nih.go.jp/iasr/29/335/tpc335-j.html)
2) Levett PN et al：Leptospira species(Leptospirosis). Mandell, Douglas, and Bennett's Principles and Practice of Infectious

diseases, 7th edition, edited by Mandell GL et al, p3059-3065, Elsevier Churchill Livingstone, 2009
3) Panaphut T et al : Ceftriaxone compared with sodium penicillinG for treatment of severe Leptospirosis. Clin Infect Dis 36 : 1507-1513, 2003
4) Everett ED et al : Microbiology, epidemiology, clinical manifestations, and diagnosis of leptospirosis. UpToDate 1-9, 2011
5) 国立感染症研究所細菌部：レプトスピラ感染症パンフレット

8 マイコプラズマ・クラミジア・リケッチア感染症

1 マイコプラズマ感染症

▶ **定義・概念** *Mycoplasma pneumoniae*（マイコプラズマ・ニューモニエ）は人工の無細胞培地で増殖できる最小の微生物であり、細胞壁を持たない。主として気道感染の原因となる。市中肺炎の原因として上位を占め、非定型肺炎の最も代表的原因微生物である。一般的には軽症例が多いが、まれに重症になる症例も存在する。また、多彩な肺外病変を呈することもある。

伝播経路：ヒト-ヒト感染であり、潜伏期間は約2～3週間である。家族内や軍隊などでの集団発生の報告がある。また、同一患者での再感染の報告もある。

▶ **疫学** 市中肺炎の頻度では肺炎球菌、インフルエンザ菌に次ぐ頻度である。5歳以下では上気道炎が多く、マイコプラズマ肺炎（*Mycoplasma* pneumonia）は小児から若年成人に多いとされる。

▶ **臨床症状** 発熱、倦怠感などの全身症状と咳が主症状である。症状の出現はゆるやかで、頑固な乾咳を伴うことが多い。数週にわたり症状が持続することもあり、初期には乾性咳嗽でも時間が経つと痰を伴う咳になることがある。

▶ **診断** 確定診断には喀痰などの臨床検体を用いた培養が有用であるが、PPLO培地など特別な培地を必要とするうえ、発育が遅く同定までに約2週間近くかかるため、実用的ではない。また、ポリメラーゼ連鎖反応（PCR）法を用いた診断法もあり、感度特異度がよく迅速性にすぐれるとされるが、一般の施設では行われていない。そのため、血清診断が中心となる。抗体検査には補体結合（complement fixation：CF）法、粒子凝集（particle agglutination：PA）法、酵素免疫測定法（enzyme immunoassay：EIA）などがある。免疫グロブリンM（IgM）を測定する場合には、病初期には偽陽性になりやすく、また陽性が長期に持続することもある。感度、特異度の点から、可能であればペア血清による診断が望ましい。寒冷凝集反応の上昇を認めることもあるが、マイコプラズマ肺炎に特異的な反応ではない。

また、臨床診断では日本呼吸器学会の市中肺炎のガイドラインが有効である。このガイドラインでは他国のガイドラインと異なり細菌性肺炎と非定型肺炎を鑑別している（表8-1-1）。非定型肺炎の多くを占めるマイコプラズマ肺炎の診断について、感度・特異度とも高く有効であると考えられる。

▶ **検査成績** 胸部単純X線では、スリガラス様陰影～浸潤影を呈する。高分解能CT（HRCT）では、斑状のスリガ

表8-1-1 細菌性肺炎と非定型肺炎の鑑別

1) 年齢60歳未満
2) 基礎疾患がない、あるいは軽微
3) 頑固な咳嗽がある
4) 胸部聴診上所見が乏しい
5) 喀痰がない、あるいは迅速診断で原因菌らしきものがない
6) 末梢血白血球数が1万/μL未満である

- 1)～5)の5項目中 3項目以上陽性　非定型肺炎疑い
　　　　　　　　　2項目以下陽性　細菌性肺炎疑い
- 1)～6)の6項目中 4項目以上陽性　非定型肺炎疑い
　　　　　　　　　3項目以下陽性　細菌性肺炎疑い

- 1)～5)の5項目中3項目陽性の症例では、マイコプラズマ肺炎の感度91.8%、クラミジフィラ肺炎の感度69.9%、非定型肺炎の特異度87.0%であった
- 1)～6)の6項目中4項目陽性の症例では、マイコプラズマ肺炎の感度86.3%、クラミジフィラ肺炎の感度63.1%、非定型肺炎の特異度93.0%であった

（文献1を引用）

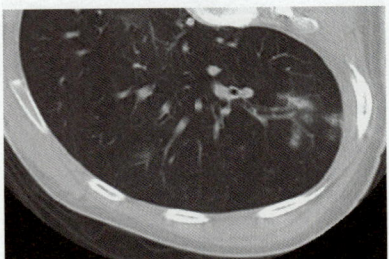

図8-1-1 マイコプラズマ肺炎のHRCT像

ラス様陰影～浸潤影を呈し、小葉中心性の分布をとりやすい（図8-1-1）。

肺外病変：*M. pneumoniae*には肺外病変についてもさまざまな病態が知られている。これらの病態のメカニズムには菌そのものによる直接的な障害と抗体などが原因の間接的障害の2つが考えられている。肺外病変の主なものには神経疾患（脳炎、髄膜炎、Guillain-Barré（ギラン・バレー）症候群など）、皮膚疾患（結節性紅斑）、血液疾患（溶血性貧血）、心疾患（心膜炎、心筋炎）、筋骨格系疾患（関節炎、筋炎）などが存在する。肺外病変は必ずしも肺病変を伴うわけではない。なお、喘息への関与を示唆する報告もあるが、いまのところ一定の見解を得られてはいない。

▶ **治療** マクロライド系、テトラサイクリン系、ニューキノロン系抗菌薬が有効である。細胞壁を有さないため、β-ラクタム系の抗菌薬は無効である。

ただし、わが国では、近年小児を中心にマクロライド耐性*M. pneumoniae*の報告もあり、今後注意が必要である。なお、治療薬により改善した後も菌が排出されることもある。

また、症例報告のレベルであるが、多彩な免疫反応を呈することから重症マイコプラズマ肺炎、溶血性貧血、中枢神経病変においてステロイドを使用し奏効した報告がある。

▶ **予防** マクロライド系抗菌薬の投与が発症を予防した報告があり、集団発生時には投与を検討する必要がある。

【倉井 大輔・後藤 元】

参考文献
1) 日本呼吸器学会呼吸器感染症に関するガイドライン作成委員会：呼吸器感染症に関するガイドライン；成人市中肺炎診療ガイドライン，p14-15, p24-27, 2007
2) Reittner P et al：*Mycoplasma pneumoniae* pneumonia: Radiographic and high-resolution CT features in 28 patients. Am J Roentgenol 174: 37-41, 2000
3) Waites KB et al：*Mycoplasma pneumoniae* and its role as a human pathogen. Clin Microbiol Rev 17: 697-728, 2004

2 クラミジア感染症

■**定義・概念** *Chlamydia* は異なる2つの形態──①感染性を持つ基本小体（elementary body），②分裂・増殖する網様体（reticulate body）を持ち，感染と増殖を繰り返す特異な生活環を有する微生物である．また，人工培地では増殖できず，細胞内でのみ増殖する偏性細胞内寄生性の微生物である．最近の遺伝子による分類で *Chlamydia* は *Chlamydia*（クラミジア属）と *Chlamydophila*（クラミドフィラ属）に分類された．ここで述べる *Chlamydia pneumoniae* と *Chlamydia psittaci* はともに *Chlamydophila* に分類された．

クラミジア（クラミドフィラ）肺炎

■**定義・概念**
Chlamydophila pneumoniae（クラミドフィラ・ニューモニエ）（*Chlamydia pneumoniae*）は肺炎を含め気道感染の原因になる（図8-2-1）．一般に軽症な症例が多く，複数菌感染が多い．
伝播経路：飛沫感染で潜伏期間は21日程度と長い．まれに，学校，軍隊，家族間での集団感染の報告がある．
■**疫学** クラミドフィラ肺炎（*Chlamydophila pneumonia*）の頻度は，報告によると市中肺炎の4〜8%を占めるとされ，季節性は認めない．また，クラミドフィラ肺炎は複数菌の混合感染が多いとされる．抗体には防御機能がないため，再感染する．
■**臨床症状・検査成績** 咳，発熱が一般的な症状で頭痛を伴う例も存在する．市中肺炎で入院を要したクラミドフィラ肺炎の約1/3の症例で，複数菌感染であったとの報告がある．白血球やC反応性蛋白（CRP）などの上昇を認めることがあるが，特異的な反応ではない．
■**診断** 診断方法は，直接的に証明する方法と間接的に診断する方法がある．前者は患者の臨床検体から *C. pneumoniae* を培養すること，その成分をポリメラーゼ連鎖反応（PCR）法などにより診断するものである．後者は血清抗体値により診断する方法である．

細胞培養やPCR法は通常の施設での実施は困難であり，抗体による血清診断が行われる．*C. pneumoniae* の診断にはMIF（microimmunofluorescence）法が標準とされるが，簡便ではない．わが国ではELISA（固相酵素結合免疫測定法（enzyme-linked immunosorbent assay））による診断が一般的であるが，抗体検査にも採血のタイミングや初感染と再感染との違いにより感度や特異度に問題が残る．

なお，臨床診断では日本呼吸器学会の市中肺炎のガイドラインが有効である（詳細については表8-1-1参照）．

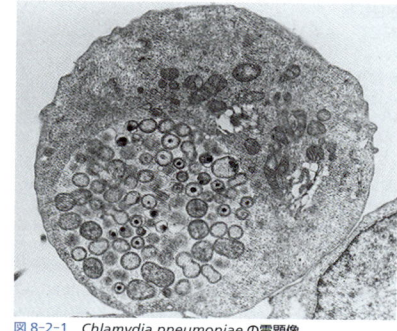

図8-2-1 *Chlamydia pneumoniae* の電顕像
（岸本寿男ほか：クラミジア・トラコマチス，ダイナミック・メディシン5．下条文武ほか監修，西村書店，2003）

■**治療と薬理メカニズム** テトラサイクリン系，マクロライド系，ニューキノロン系抗菌薬などが用いられる．なお有効な抗菌薬を投与して臨床症状は改善しても菌が消失しないことがある．β-ラクタム系の薬剤は無効である．治療期間には明らかな基準はないが10〜14日が一般的である．
■**経過・予後** 予後は一般的に良好である．
合併症：*C. pneumoniae* と慢性疾患について，冠動脈疾患患者の血清 *C. pneumoniae* 抗体価が高値であるとの報告などから動脈硬化性病変との関連が調べられた．さらに，*C. pneumoniae* が動脈硬化病変から検出されることから，菌が慢性的な炎症を引き起こし動脈硬化の原因になっていることが疑われた．そのため，*C. pneumoniae* に有効なマクロライド系の薬剤治療で心疾患のリスクが減少するかの臨床試験が複数行われたが，有効性は証明されなかった．また，喘息への関与を示唆する報告もあるが，いまのところ一定の見解を得られてはいない．

【倉井 大輔・後藤 元】

参考文献
1) 日本呼吸器学会呼吸器感染症に関するガイドライン作成委員会：呼吸器感染症に関するガイドライン；成人市中肺炎診療ガイドライン，p14-15, p24-27, 2007
2) Miyashita N et al：Clinical presentation of community-acquired *Chlamydia pneumoniae* pneumonia in adults. Chest 121: 1776-1781, 2002
3) 岸本寿男ほか：クラミジア肺炎．日本胸部臨床 64: 787-798, 2006
4) Burillo A et al：*Clamydophila pneumoniae*. Infect Dis Clin North Am 24: 61-71, 2010
5) Grayston JT et al：Azithromycin for the secondary prevention of coronary events. N Engl J Med 352: 1637-1645, 2005
6) 岸本寿男ほか：クラミジア・トラコマチス，ダイナミック・メディシン5．下条文武ほか監修，西村書店，2003

オウム病

■**定義・概念** オウム病（psittacosis）は *Chlamydophila psittaci* による感染症である．トリからヒトに感染する人獣共通感染症である．全身性の疾患であり，肺炎を呈しやすい．市中肺炎の起因菌としての頻度は低いが，重篤化することがあり，適切な治療が必要である．

伝播経路：感染したトリの糞や気道分泌物をヒトが吸い込むことで感染する。ヒト-ヒト感染については確定していない。

■ **臨床症状・検査成績**　潜伏期間は5～14日であり，症状は軽症例から重症例まで存在する。オウム病は通常，突然の発熱，頭痛，全身倦怠感，関節痛などの非特異的な症状で発症する。呼吸器症状は，全体の84%に認められたが，比較的軽度とされる。咳が最も多く，呼吸困難，胸痛がこれに続く。なお咳は病初期には伴わないことが多い。肝脾腫を約10%に認める。

■ **診断**　採取した検体から微生物を分離する方法として細胞培養や動物を用いる方法があるが，感染のリスクが高く，一般的には行わない。そのため，オウム病の診断は血清抗体値の測定によるものが中心となる。一般的に用いられている補体結合（complement fixation：CF）法は他のクラミジア種との鑑別ができないため，より感度・特異度の高いMIF法が望ましい。

■ **治療と薬理メカニズム**　臨床効果が期待できる第一選択薬はテトラサイクリン系抗菌薬である。抗菌薬治療には通常1～2日で反応し，解熱する。治療期間は解熱後10～14日程度が一般的である。また，治療に反応しても再発する例が存在する。代替薬としてはマクロライド系抗菌薬が用いられる。ニューキノロン系抗菌薬については，臨床での使用経験は乏しい。β-ラクタム系の薬剤は無効である。

■ **経過・予後**　抗菌薬治療が不十分のときの死亡率は高いとされる。適切な抗菌薬治療はこれを低下させると考えられる。トリとの接触歴があり，臨床的にオウム病が疑われれば診断の確定前に治療を開始することが望ましい。

■ **予防**　ペットのトリに口うつしによる給餌を避ける。病死したトリの処理に気をつける。

【倉井 大輔・後藤 元】

■ **参考文献**
1) 日本呼吸器学会呼吸器感染症に関するガイドライン作成委員会：呼吸器感染症に関するガイドライン；成人市中肺炎診療ガイドライン, p14-15, ザ・ソフト, 2007
2) Beeckman DS et al：Zoonotic Chlamydophila psittaci infections from a clinical perspective. Clin Microbiol Infect 15：11-17, 2009
3) Smith KH et al：Compendium of measures to control Chlamydophila psittaci (formerly Chlamydia psittaci) infection among humans (psittacosis) and pet birds. J Am Vet Med Assoc 226：532-539, 2005
4) Yung AP et al：Psittacosis-a review of 135 cases. Med J Aust 148：228-233, 1988

Chlamydia trachomatis 感染症

■ **定義・概念**　クラミジア感染症は *Chlamydia trachomatis*（クラミジア・トラコマティス）による感染症である（図8-2-2）。*C. trachomatis* は偏性細胞内寄生体であり，人工培地では増殖できないため，培養するには生きた細胞培養系が必要である。*C. trachomatis* は2つの生物型があり，生物型 lymphogranuloma venereum（LGV）は鼠径リンパ肉芽腫症の原因に，生物型 trachoma はトラコーマ（封入体結膜炎），性器クラミジア感染症，新生児クラミジア肺炎の原因となる。生物型 trachoma は14の血清型に分けられ，血清型A～Cはトラコーマの流行地で，血清型D～Kは非流行地の性器や新生児の眼から検出される（わが国は

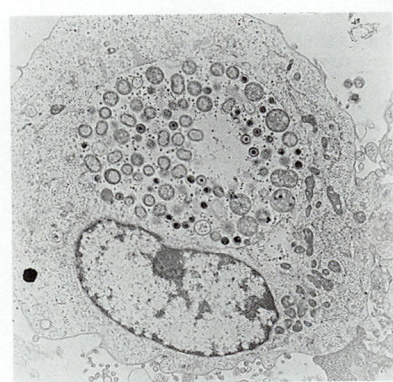

図8-2-2　*Chlamydia trachomatis* の電顕像
(岸本寿男ほか：クラミジア・トラコマチス. ダイナミック・メディシン5, 下条文武ほか監修, 西村書店, 2003)

非流行地で，血清型D，E，F，Gが検出される）。

C. trachomatis は特殊な生活環を持つ。細胞外では基本小体（elementary body：EB）という球形の形態を示す。EBは核とリボソームを充満した細胞質を持ち，感染性を持つ。EBが宿主細胞に感染すると，網様体（reticulate body：RB）というかたちに変わる。RBは核，細胞質の区別のない構造で，二分裂を繰り返しながら増殖し，宿主の細胞質内に封入体を形成する。感染後，20～24時間後に成熟すると，EBに変わり細胞を破って細胞外に出る。

■ **疫学／病因・病態生理と分子メカニズム**　わが国では *C. trachomatis* 感染症は性感染症（STI）として流行している。*C. trachomatis* は，男性尿道炎患者の30～40%の症例から分離される。また女性では，STIの60～70%を性器クラミジア感染症が占める。性器クラミジア感染症患者数は，男女とも2002～2003年以降減少傾向にある。*C. trachomatis* は主に男女間の性交によって感染する。肛門性交を行う男性同性愛者，また女性では男性性器-直腸間で，男女を問わずオーラルセックスにより性器-口腔・咽頭，直腸-口腔・咽頭間の感染経路が成り立つ。

トラコーマは北アフリカ，インド，中東などではいまだに高い発生率の国があるが，わが国において血清型A～Cによるトラコーマの発症はほとんどない。しかしクラミジア性結膜炎は，成人で性器クラミジア感染症の分泌物による眼の汚染により，新生児では産道感染により発症している。新生児のクラミジア肺炎も，産道感染によって起こり，*C. pneumoniae* とともにクラミジア肺炎（五類感染症）として定点報告がなされているが，正確な発生数はわかっていない。鼠径リンパ肉芽腫症はかつて第四性病と呼ばれ，わが国でも観察されたが，現在，発生はきわめて少なく，輸入感染症として発症する。

■ **臨床症状**

性器クラミジア感染症
男性性器クラミジア感染症：
● **クラミジア性尿道炎**　非淋菌性尿道炎のなかで最も頻度

が高い。感染1〜3週間後に、尿道炎症状（排尿痛、尿道分泌物）を呈する。発症は緩徐で、排尿痛は淋菌性尿道炎と比較すると軽い。症状は尿道不快感、違和感、尿道掻痒感のことも多い。尿道分泌物は少量で漿液性である。約半数が無症状であると考えられている。

- **クラミジア性精巣上体炎** *C. trachomatis* が上行し精巣上体炎をきたすことがあり、クラミジア性尿道炎の約5%に合併する。性的活動期男性の精巣上体炎では、まず本疾患を疑う。多くは片側性だが、治療されないと両側性となる。症状は比較的軽く、精巣上体尾部に限局することが多く、発熱も軽度である。

女性性器クラミジア感染症:

- **クラミジア性子宮頸管炎** *C. trachomatis* の子宮頸管への感染症で、感染後1〜3週間で帯下の増加、陰部の臭い、不正出血、性交痛を訴える。しかし、約80%の症例は無症状と考えられる。

- **骨盤内炎症性疾患（pelvic inflammatory disease：PID）** 子宮頸管炎に罹患後、*C. trachomatis* は子宮を上行性に侵入し、子宮付属器炎（卵管炎、卵巣炎）、骨盤内腹膜炎を発症する。急性腹症の症状をきたし、救急外来へ搬送されることはまれではない。子宮外妊娠との鑑別が重要である。進行すると、肝周囲炎（Fitz-Hugh-Curtis〈フィッツ・ヒュー・カーティス〉症候群）をきたす。また、卵管炎の後遺症として卵管内腔の狭小化や卵の輸送障害、卵管の可動性の障害をきたし、卵管妊娠や不妊の原因になる。

クラミジア性咽頭感染症

オーラルセックスにより、*C. trachomatis* が咽頭から検出される症例が増加している。性器クラミジア感染症患者の10〜20%の咽頭から *C. trachomatis* が検出される。ほとんどの症例が無症状であるが、時に慢性の咽頭炎、扁桃炎の症状を呈する。

トラコーマ（封入体結膜炎）

感染初期は結膜の著明な充血、眼脂があり、一般の急性結膜炎症状を呈する。眼瞼結膜が濾胞状に増殖し、慢性化すると結膜の瘢痕、角膜への血管侵入、角膜炎、角膜化すると眼瞼肥厚により睫毛が偏位し（いわゆる逆まつげ）、角膜を刺激する。その結果角膜潰瘍を形成し、失明することがある。

クラミジア性結膜炎

成人（成人型封入体結膜炎）では、性器クラミジア感染症の分泌物による汚染による。結膜の充血、眼脂、眼瞼腫脹を主訴とし、眼瞼結膜に濾胞をみる。新生児では、産道感染により起こる（新生児封入体結膜炎）。結膜の充血、眼脂、眼瞼腫脹がみられ、眼瞼結膜はビロード状を呈するが、濾胞形成はない。クラミジア肺炎を合併することが多い。

新生児クラミジア肺炎

C. trachomatis 感染妊婦より産道感染する。感染母体から生まれた新生児の発症率は、3〜20%といわれる。出生後、2〜12週間で発症する。繰り返す咳、頻呼吸、喘鳴の症状を呈する。一般に発熱はしない。胸部X線では両肺野にびまん性の間質性肺炎像を呈する。末梢血中に好酸球の増加を認めることが多い。

鼠径リンパ肉芽腫症

感染後2週間程度で、外陰部の丘疹が出現し、さらに潰瘍化する。発熱、頭痛、発疹を認めることが多い。鼠径部リンパ節が有痛性に大きく腫大し、自壊し排膿する。肛門性交を行う患者では、結腸直腸炎をきたす。時に結腸直腸から瘻孔を形成する。

■ **診断** クラミジア感染症の診断の基本は *C. trachomatis* の抗原検出法である。培養検査は難しく、特殊な場合を除いて行わない。抗原検出法には核酸増幅法とEIA（酵素免疫測定法〈enzyme immunoassay〉）がある。核酸増幅法の感度は良好であるが、結果が出るまでに数日間を要する。一方、EIAは1〜2時間程度で結果が出るが、核酸増幅法に比べて感度が落ちる。わが国で使用される核酸増幅法はポリメラーゼ連鎖反応（polymerase chain reaction（PCR））法、strand displacement amplification（SDA）法、transcription mediated amplification（TMA）法である。いずれも淋菌の同時検出が可能であるが、SDA法、TMA法は咽頭の淋菌、クラミジアの検出が可能である。検体は男性性器では初尿、女性性器では子宮頸管スワブ、咽頭では咽頭スワブを用いる。PIDの際、子宮頸管から検出されない場合には、血清抗体反応は有用である。

■ **治療と薬理メカニズム** *C. trachomatis* に対してはマクロライド系、テトラサイクリン系抗菌薬が第一選択薬となる[1〜3]。マクロライドのなかでもアジスロマイシン（azithromycin）2gは単回での治療が可能である。また、ニューキノロン系抗菌薬も症例により選択可能である。セックスパートナーの治療、患児の両親の治療も積極的に行う。

- 性器クラミジア感染症、咽頭クラミジア感染症、クラミジア性結膜炎（成人）
  - アジスロマイシン2gまたは1g：経口単回投与。
  - ドキシサイクリン（doxycycline）100mg：経口2回/日。7日間。
  - ミノサイクリン（minocycline）100mg：経口2回/日。7日間。
  - レボフロキサシン（levofloxacin）500mg：経口1回/日。7日間。
  - クラリスロマイシン（clarithromycin）200mg：経口2回/日。7日間。
- 精巣上体炎、PID
  - 重症度に応じて、ミノサイクリン100mg点滴静注：2回/日。3〜5日間を使用し、その後、上記内服薬に切り替える。
- 新生児クラミジア肺炎、新生児封入体結膜炎
  - エリスロマイシン（erythromycin）50mg/kg：経口4回/日。14日間。
- 鼠径リンパ肉芽腫症
  - ドキシサイクリン100mg：経口2回/日。21日間。
  - エリスロマイシン500mg：経口4回/日。21日間。

【濵砂 良一・松本 哲朗】

参考文献

1) 守殿貞夫ほか：性感染症診断・治療ガイドライン2011．日本性感染症学会誌 22：1-156, 2011
2) Workowski KA et al：Sexually transmitted diseases treatment guidelines, 2010. MMWR Recomm Rep 59：1-110, 2010
3) Lau CY et al：Azithromycin versus doxycycline for genital chlamydial infections：a meta-analysis of randomized clinical trials. Sex Transm Dis 29：497-502, 2002

4) 岸本寿男ほか：クラミジア・トラコマチス, ダイナミック・メディシン 5, 下条文武ほか監修, 西村書店, 2003

3 リケッチア感染症

●**定義・概念** リケッチア属（*Rickettsia*）は人工培地では増殖しない偏性細胞内寄生性の大きさ約 $0.5 \times 2.5\,\mu m$ の小型グラム陰性細菌で、多形性を示す。ダニ、ノミ、シラミなどのベクターを介してヒトに感染する。リケッチア類はこれらの特性と原病性や血清型などによって他の細菌から分類されてきたが、2001 年に遺伝子配列など分子生物学的性状に基づいた新たな分類が行われ、リケッチア目内での配置換えのほか、Q 熱や塹壕熱の病原体は他のグループ目に再分類されるなど、従来の分類から大きく変わってきている（表 8-3-1）。

わが国での代表的なリケッチア感染症としては、つつが虫病と日本紅斑熱が知られているが、いずれも死亡例が毎年のように報告があり、早期診断・治療が重要である。近年増加傾向もみられることから、より認知度を高める必要がある。両者の鑑別のための比較を表 8-3-2 に示す。

つつが虫病

●**疫学** つつが虫病（tsutsugamushi disease）はわが国におけるリケッチア感染症の代表的なもので、感染症法により四類全数把握届出疾患で年間 400〜500 例程度の報告があり、毎年のように死亡例も報告されている。かつての古典型つつが虫病は、アカツツガムシの幼虫が発生する夏季に山形県、秋田県、新潟県などの河川流域で発生する風土病として古くから知られていた。戦後患者が確認されて以後、主流となった新型つつが虫病は、媒介するタテツツガムシとフトゲツツガムシが秋〜初冬に孵化するため、この時期に北海道を除いた全国で患者が発生する。媒介ツツガムシの 0.1〜3% が菌を保有するとされている。古典型つつが虫病は、近年発生がみられなかったが、2009 年に 15 年ぶりに秋田県で患者が確認され、リケッチア保有アカツツガムシも感染推定地で確認された。またさらに最近では、沖縄で南方系のデリーツツガムシによる患者発生の報告もあり多様化している。フトゲツツガムシは低温に抵抗性であり、一越冬して春に活動を再開するため、東北地方では春〜初夏の患者が秋〜初冬より多い。また、さらにつつが虫病は広範囲のアジア地域に分布しており、輸入感染症としても重要である。

●**病因・病態生理と分子メカニズム** つつが虫リケッチア（*Orientia tsutsugamushi*）を保有する、小型のダニであるツツガムシの幼虫がヒトを刺咬することによって感染、発症する。*O. tsutsugamushi* には血清型が存在し、Kato、Karp および Gilliam の 3 つは標準型と呼ばれ、そのほかにも Kuroki、Kawasaki、Shimokoshi など新しい型も報告されている。

●**臨床症状** *O. tsutsugamushi* を保有するツツガムシに刺された後、5〜14 日で、39℃以上の高熱を伴って発症し、ダニの刺し口がみられ、その後数日で体幹部を中心に発疹が出る（図 8-3-1）。この発熱、刺し口、発疹の三主徴は、ほとんどの患者にみられる。また患者の多くは倦怠感、頭痛を訴え、半数に刺し口近傍の所属リンパ節あるいは全身のリンパ節の腫脹がみられる。高熱のわりに徐脈もみられる。治療が遅れて重症化すると播種性血管内凝固（DIC）、循環不全、呼吸不全、中枢神経症状などを呈し、しばしば死亡例が報告される。

●**検査成績** 白血球数の初期の減少（好中球比の増加、核左方移動）と後期の増加、血小板減少、CRP（C 反応性蛋白）上昇、アスパラギン酸アミノトランスフェラーゼ（AST）、アラニンアミノトランスフェラーゼ（ALT）、乳酸脱水素酵素（LDH）が上昇する。

●**診断** 診断確定には実験室診断が必要である。主に間接

表 8-3-1 主なリケッチア性疾患と関連疾患

病原体		病名	流行地	ベクター
目・科	属・種			
リケッチア目・リケッチア科				
発疹チフス群	*Rickettsia prowazekii*	発疹チフス	世界各地	シラミ
	R. typhi	発疹熱	世界各地	ノミ
紅斑熱群	*R. japonica*	日本紅斑熱	日本	マダニ
	R. rickettsii	ロッキー山紅斑熱	北米・中米・南米	マダニ
	R. conorii	ボタン熱（地中海紅斑熱）	地中海沿岸・アフリカ・インド	マダニ
	R. akari	リケッチア痘	北米・アフリカ・ロシア・韓国	小型のダニ
	R. afrikae, R. helvetica, R. honei など	African tick bite fever など	世界各地	マダニ
	Orientia tsutsugamushi	つつが虫病	日本（北海道を除く）・アジア各地	ツツガムシ
リケッチア目・アナプラズマ科	*Ehrlichia chaffeensis*	エーリキア症	北米・中米・南米・欧州・アフリカ・韓国	マダニ
	Anaplasma phagocytophilum	アナプラズマ症	北米・中米・南米・欧州・韓国	マダニ
	Neorickettsia sennetsu	腺熱	西日本	不明
リゾビウム目・バルトネラ科[*1,*2]	*Bartonella quintana*	塹壕熱	世界各地	シラミ
	B. henselae	ネコひっかき病	世界各地	―
レジオネラ目・コクシエラ科[*1]	*Coxiella burnetii*	Q 熱	世界各地	（マダニ）

*1：分子生物学的性状から、従来のリケッチア類から分けられている
*2：人工培地で増殖
___：四類感染症

表8-3-2 つつが虫病と日本紅斑熱の鑑別および対応の比較

事項	つつが虫病	日本紅斑熱(紅斑熱群でおおむね共通)
媒介種	フトゲツツガムシ(春と秋) タテツツガムシ(秋〜初冬) アカツツガムシ(夏)	春夏秋(幼若マダニが発生する夏〜秋に多い)
特異症状	吸着後7〜10日で発症	吸着後2〜8日(平均数日)と速い発症
熱型	38〜39℃の弛張熱	39〜40℃の弛張熱
発疹	主に躯幹(手掌や足底にみない)	全身(手掌や足底を含む),しばしば出血性
刺し口	径1cm内外の黒い痂蓋	つつが虫病より小さめの痂蓋
	(頭髪のなかや下着でおおわれた部位を含め全身を調べるのが最良)	
リンパ節腫脹	所属〜全身で++	みられないことが多い
その他	比較的徐脈,肝脾腫	比較的徐脈
	● 高サイトカイン血症に伴う全身性炎症反応症候群,また播種性血管内凝固(DIC)による重症化や臓器障害の可能性	
血液検査	病初(急性期)と1〜2週後(慢性期)のペア試料が望ましい	
好中球	++	++
異型リンパ球	++	±〜+
血小板	↓	↓
CRP	↑	↑
LDH	↑	↑
IgM/IgG抗体	● ペア血清につき免疫ペルオキシダーゼ法または間接蛍光抗体法にて上昇をみる(所管の衛生研究所,国立感染症研究所,ほか民間機関へ依頼)* ● 上記同様血清につき凝集反応やELISA研究者へ依頼	
Weil-Felix反応	● つつが虫病でOXK,紅斑熱でOX2かOX19が陽性ながら,低感度で不安定	
DNA診断	いまでは医療機関の検査室でも可能で診断的価値も高い(試料のコンタミネーションに留意) ● 生体試料(痂蓋>血液)でPCR(可能ならシーケンス)	
菌分離	急性期の治療前血液をL929細胞などで継代(検査法としてはやや煩雑)	
治療	テトラサイクリン系の投与 (海外では主にドキシサイクリン)	テトラサイクリン系の効果が低い場合にニューキノロンを併用

*:実施可能な都道府県市立の研究機関は全国の1/5程度にすぎず,商業ベースで的確な検査が可能な機関も僅少である。国立感染症研究所による行政検査は手続きがやや煩雑ながら可能である。現在進行中の厚生労働省研究班では,実践的な検査手技やレファレンス体制を都道府県に普及させる試みを急いでいる
CRP:C反応性蛋白,LDH:乳酸脱水素酵素,IgM:免疫グロブリンM,ELISA:固相酵素結合免疫測定法,PCR:ポリメラーゼ連鎖反応
(文献2を改変)

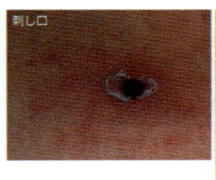
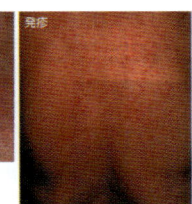

図8-3-1 つつが虫病症例の刺し口と発疹
(国立感染症研究所感染症情報センター:感染症の話 感染症発生動向調査週報 2002年第13週号)

蛍光抗体法(IFA)や免疫ペルオキシダーゼ法(IP)による血清学的診断が行われる。特定の血清型の抗体のみが上昇する場合があり,診断用抗原は標準3型に加え,Kawasaki,Kuroki,Shimokoshi型などを用いることが望ましい。また,投薬前の全血や刺し口の痂皮を用いたポリメラーゼ連鎖反応(PCR)法による*O. tsutsugamushi*遺伝子の検出が早期病原体診断として有効である。菌分離はP3実験施設を必要とし,時間もかかるので臨床には実用的でない。

■ **治療と薬理メカニズム** 患者の発症前の活動歴や生活環境,臨床症状から本症を疑い,早期に適切な治療を開始することが重要である。テトラサイクリン系抗菌薬,クロラムフェニコールが有効であり,24〜48時間以内に大部分の患者が解熱する。一方,ペニシリン系やセフェム系などのβ-ラクタム系薬やキノロン系薬は無効である。
● **予防** 発生時期に汚染地域に立ち入らないこと,立ち入る際には,長袖長ズボンなどダニの吸着を防ぐ服装をし,忌避剤の塗布やスプレーなどをする。草むらに服などを置かない,作業後には入浴し吸着したダニを洗い流す,などベクターとの直接接触を避ける。

日本紅斑熱

● **疫学** 日本紅斑熱(Japanese spotted fever)はわが国における紅斑熱群リケッチア感染症の代表的なもので,感染症法により四類全数把握届出疾患である。患者数は近年増加し,最近では年間100人を超え,死亡例も報告されている。患者発生時期は夏季を中心に報告されていたが,地域差があり,真冬を除けばどの月でも発生がありうるとの認識が必要である。日本紅斑熱の患者発生は関東以西の比較的温暖な太平洋側と一部日本海側にかぎられていたが,最近東北地域などで,*Rickettsia japonica*以外の紅斑熱リケッチアによる患者が相次いで確認されるなど,わが国の紅斑熱症も多様化してきている。

● **病因・病態生理と分子メカニズム** 日本紅斑熱は,野山で*R. japonica*を保有するマダニに刺咬されて感染し,発症する。マダニは哺乳動物を刺咬・吸血しながら幼虫,若虫,成虫と脱皮し,継卵伝播により次代にリケッチアを受け継ぐ。このサイクルにおいて哺乳動物はリザーバーになる。

● **臨床症状・検査成績** 発熱,発疹,刺し口が三主徴で

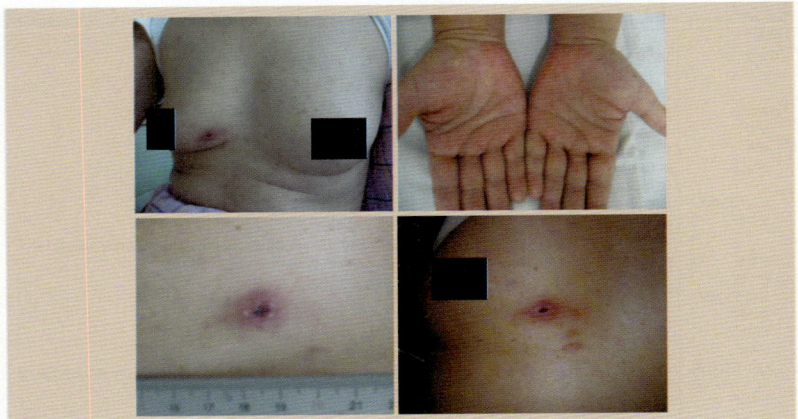

図 8-3-2 日本紅斑熱症例の刺し口と発疹
(川上万里先生〈まび記念病院〉提供)

ある(図8-3-2)。潜伏期間は2～8日とつつが虫病よりやや短く、頭痛、40℃前後の発熱、全身倦怠感をもって発症する。つつが虫病との臨床鑑別は困難であるが、つつが虫病の発疹が主に体幹部なのに対し、本症では手足、手掌、顔面など四肢末端部にやや多く出現する傾向がある。重症化例では、発疹は出血性となる。刺し口はつつが虫病の約10 mmに比べて小さく、つつが虫病では約90％以上でみられるのに比べて60％程度しか確認できない。

■ 診断　検査所見は、つつが虫病とほぼ同様である。尿蛋白、潜血軽度陽性などもみられる。確定診断は、IFAやIPによる血清診断で行われる。*R. japonica* の属する紅斑熱群リケッチアは世界中に分布し、その種間での血清学的交差反応が強い。また類症鑑別のため、つつが虫病の診断も行うことが望ましい。Weil-Felix(ワイル-フェリックス)反応はOX2またはOX19が陽性となる。PCR法による特異的遺伝子の検出も可能である。これらの検査は地方衛生研究所、国立感染症研究所や一部の大学において実施可能である。

■ 治療と薬理メカニズム　ミノサイクリンやドキシサイクリンなどのテトラサイクリン系の抗菌薬が著効を示す。またニューキノロン系薬も、中等症や重症例でのテトラサイクリン系薬との併用が推奨されている。β-ラクタム系、アミノグリコシド系、ペニシリン系抗菌薬は無効である。

■ 予防　予防ワクチンはなく、つつが虫病と同様にベクターとの直接的な接触を避けることが予防となる。マダニは口器が長く皮膚に深く刺咬しているため自己摘出では頭部が残存することが多く、付着に気づいた場合は皮膚科医により切開して除去することが望ましい。

ロッキー山紅斑熱、その他の紅斑熱

ロッキー山紅斑熱

■ 疫学　ロッキー山紅斑熱(Rocky mountain spotted fever)は、紅斑熱群リケッチアに属するロッキー山紅斑熱リケッチア(*Rickettsia rickettsii*)による感染症で、自然界ではダニ、げっ歯類、大動物(イヌなど)の間で感染環が維持されており、ヒトへの感染は本菌を保有するダニの刺咬による。北米や南米での患者発生が多く、重症例、死亡例の報告もあり、まだわが国での報告例はないが、今後輸入例が危惧されるため、感染症法により四類全数把握届出疾患に指定された。

■ 臨床症状・検査成績　潜伏期間は3～12日であり、頭痛、全身倦怠感、高熱などで発症する。通常、つつが虫病などでみられるような刺し口は認められない。高熱とほぼ同時に、紅色の斑丘疹が手足などの末梢部から求心性に多発し、部位によっては点状出血を伴う。時にリンパ節腫脹がみられる。その後、中枢神経系症状、不整脈、乏尿、ショックなどの合併症を呈する。

■ 診断　血清診断としては、*R. japonica* を抗原とするIFAで交差反応として陽性となるが、リケッチア種の特定はできないため、PCR法などで病原体の検出を血液や紅斑部の皮膚生検で行う。

■ 治療と薬理メカニズム　テトラサイクリン系の抗菌薬が著効を示す。重症化や死亡例を予防するため、発熱・発疹疾患ではアメリカ大陸への渡航歴や行動歴に留意し、本症の可能性を疑うことが重要である。

その他の輸入リケッチア症

近年、地中海紅斑熱などの輸入リケッチア症例もしばしば確認されている。2009年にはモザンビークからの帰国

者2人がAfrican tick bite fever (*Rickettsia africae*感染)であることが確認されている。今後も海外からの輸入リケッチア症は増えるものと考えられるので、問診での渡航歴と海外での行動歴に留意する必要がある。

発疹チフス

■ **疫学** 発疹チフス(epidemic typhus)は*Rickettsia prowazekii*がシラミの媒介によってヒトからヒトへ伝播する。戦争、天災、飢餓などの社会的悪条件下で流行することが多く、第一次大戦中の東ヨーロッパでは数百万の死者を出した。現在減少しているが、さまざまな社会的要因により衛生状態の悪化した国々で散発している。わが国では太平洋戦争後1946年に約3万人の患者が発生したが、1957年以来発生はみられていない。しかし本症は四類全数把握届出疾患であり、近年、路上生活者においてはコロモジラミが発生し、シラミから*R. prowazekii*も確認されたことから今後注意が必要である。

■ **病因・病態生理と分子メカニズム** *R. prowazekii*は患者とコロモジラミの間で感染環が維持される。リケッチア血症を起こしている患者をシラミが吸血し、その腸管細胞内で*R. prowazekii*が増殖する。シラミは吸血時に排便し、ヒトは掻痒感から糞便中やシラミに含まれるリケッチアを刺し口や皮膚の傷に擦り込むことによって感染する。

■ **臨床症状・検査成績** 潜伏期間は、6〜15日。発熱、頭痛、悪寒、脱力感、嘔気、嘔吐、手足の疼痛を伴って突然発病する。発熱は39〜40℃に急上昇する。発疹は発熱後2〜5日で体幹に出現し、数日で全身に拡がり、次第に暗紫色の点状出血斑となる。患者は重症感が非常に強いが、発熱からおよそ2週間後に急速に解熱する。重症例では神経症状が出現し、狂躁状態にいたることもある。治療しない場合の致死率は10〜40%である。発疹後免疫は一般に長期間持続するが、まれに潜性感染の状態となり、免疫能低下、低栄養などから数年後に再発する。これはBrill-Zinsser(ブリル-ジンサー)病と呼ばれ、軽症で致死率も低いが、新たな感染源になりうる。

■ **診断** 実験室診断では、IFAが血清診断として一般に特異性が高いが、発疹熱との鑑別が必要である。Weil-Felix反応はOX19とOX2が陽性となる。Brill-Zinsser病ではWeil-Felix反応は通常陰性。他に補体結合(CF)法やEIA(酵素免疫測定法)などが用いられることもある。PCR法による遺伝子診断では血液やシラミから検出される。

■ **治療と薬理メカニズム** テトラサイクリン系抗菌薬やクロラムフェニコールを使用する。

■ **予防** 清潔にしてシラミの発生を防ぐことが基本となる。

発疹熱

■ **疫学** 発疹熱は、*Rickettsia typhi*によるリケッチア症であり、古くからmurine typhus, endemic typhusなどとして世界中で散発的な流行があるが、近年ではオーストラリア、中国、ギリシャ、イスラエル、クウェート、タイ、米国南部、スペイン、韓国などで報告されている。わが国での感染発症例は、1950年代以降は4例の報告のみである。近年では主に東南アジアに旅行をして帰国後に発症した輸入事例が散発している。2008年には、インドネシアのバリ島からの帰国者2人と中国海南島からの帰国者1人が確認されている。

■ **病因・病態生理と分子メカニズム** 発疹熱は、主にネズミとネズミノミの間で維持されており、その環境にヒトが侵入してベクターの吸血を受けた際、吸血部や傷口がベクターの死骸、体液、排泄物によって汚染されることにより感染する。ヒトからヒトへの感染はない。

■ **臨床症状・検査成績** 6〜18日間(平均10日間)の潜伏期間の後、頭痛と発熱で発症し、その後発疹が出現する。発熱は弛張しながら2週間程度続く。通常は比較的軽症であるが、肝機能障害や血小板減少などはしばしばみられ、時に多臓器不全などの重症例があり高齢者では死にいたることもある。

■ **診断** *R. typhi*は、発疹チフス*R. prowazekii*と近縁で血清学的に交差し、紅斑熱群リケッチアとも若干の交差性を示す。病原体診断としては、投薬前の全血を用いたPCR法による遺伝子の検出が用いられる。

■ **治療と薬理メカニズム** テトラサイクリン系抗菌薬が有効である。流行地への旅行では、宿泊などに関して衛生状態に注意する。東南アジアや流行地に旅行をして帰国後に発疹、発熱で発症した事例では、本症の鑑別が必要である。

エーリキア症ほか

エーリキア症(ehrlichiosis)は、アナプラズマ科の細菌(Anaplasmataceae)の感染によって起こり、マダニや魚などに寄生する偏性細胞内寄生菌となる。この細菌は血液細胞の細胞質内に膜に包まれた空胞(封入体)をつくり、そのなかで増殖する。古くから家畜やペットに重要な病気を引き起こすことが知られていたが、近年ヒトにも感染することが明らかとなり注目されている。Anaplasmataceaeは0.2〜2μmの大きさの球状もしくは楕円状のグラム陰性細菌で、エーリキア属(*Ehrlichia*)、アナプラズマ属(*Anaplasma*)、ネオリケッチア属(*Neorickettsia*)の3属に分類される。感染すると哺乳動物の血液細胞内に封入体をつくり、そのなかで桑実胚(morula)と呼ばれるように桑の実状に増殖する。

ヒトアナプラズマ症

■ **疫学** マダニにより媒介される発熱性疾患で、顆粒球に特異的に感染するグラム陰性桿菌*Anaplasma phagocytophilum*が病原体である。アナプラズマ科細菌は古くから家畜やペットに重要な病気を引き起こすことが知られていたが、ヒトでも発熱性疾患をきたし、欧米では症例が多く報告されている。わが国での実態はほとんど不明であるが、最近、国内の一部のマダニが*A. phagocytophilum*を保有することや、患者が存在することが確認され、今後の実態解明が望まれている。

■ **臨床症状・検査成績** *A. phagocytophilum*を感染しているマダニに刺されると、5〜10日の潜伏期を経て発症する。感染初期はインフルエンザ様の風邪症状を示し、発熱、頭痛、食欲不振、抑うつ、筋肉痛などである。悪心・嘔吐、下痢、咳、関節痛、意識混濁を伴うこともある。まれに発疹がみられる。血液検査では肝酵素の増加、過γグロブリン血症、一時的な血小板、白血球の減少が認められる。治

療せずに放置すると重篤となる。発熱が長期間続き、腎不全、髄膜脳炎、呼吸促迫症候群、痙攣発作、昏睡状態に陥ることがある。致死率は2～3％とされる。
■ **診断** 血清診断法として、*A. phagocytophilum* を抗原とした IFA があるが、わが国ではまだ普及していない。病原体診断は PCR 法による病原体遺伝子の検出が行われる。
■ **治療と薬理メカニズム** テトラサイクリン系抗菌薬、通常ドキシサイクリンが用いられ、これらで治療すれば予後は良好である。

ヒト単球エーリキア症

■ **疫学** マダニにより媒介される発熱性疾患で、病原体は *Ehrlichia chaffeensis* である。病原体が単球系細胞内で増殖することからヒト単球性エーリキア症と呼び、すでに米国疾病管理予防センター（CDC）の血清学的調査によって米国30州で400人以上の症例発生と、その致死率は2～3％であることが確認されている。わが国での実態は不明である。
■ **臨床症状・検査成績** *E. chaffeensis* 感染に特徴的な症状はなく、他の熱性感染症との臨床的鑑別は難しい。
■ **診断** *E. chaffeensis* を抗原とした IFA があるが、わが国ではまだ普及していない。病原体診断は PCR 法による病原体遺伝子の検出が行われる。
■ **治療と薬理メカニズム** テトラサイクリン系抗菌薬、通常ドキシサイクリンが用いられ、これらで治療すれば予後は良好である。

腺熱リケッチア症

わが国では 1950 年代に腺熱患者から分離された *Neorickettsia sennetsu* が詳しく研究された。疫学調査により魚のボラが原因と考えられ、ボラに寄生する吸虫（*Stellantochasmus falcatus*）から *N. sennetsu* に類似したSF agent が分離された。近年わが国での報告はなく、実態はよくわかっていない。

【岸本 寿男】

参考文献
1) つつが虫病・日本紅斑熱 2006～2009. 病原微生物検出情報（IASR）31: 120-121, 2010
2) 高田伸弘：病気のはなし 最近のリケッチア症. 検査と技術 39: 262-268, 2011
3) 佐藤寛子ほか：秋田県において15年ぶりに確認された古典型つつが虫病の1例. 感染症学雑誌 84: 454-456, 2010
4) Ando S et al : Human *R. heilongjiangensis* Infection, Japan. Emerg Infect Dis 16: 1306-1308, 2010
5) Takeshita N et al : Murine typhus in two travelers returning from Bali, Indonesia: an under diagnosed disease. J Travel Med 17: 356-358, 2010

9 真菌による感染症

1 真菌症の診断

はじめに

表在性真菌症（superficial mycosis）の場合は、検体の採取や診断は比較的容易に行えるが、深在性真菌症（deep mycosis）の診断は困難な場合が多い。特異的な臨床所見を欠くため、患者背景（免疫能低下をきたす基礎疾患の有無やその他の危険因子の存在）、臨床症状（抗菌薬不応の発熱など）、画像所見などから本症を疑うことがまず重要である。確定診断には真菌学的検査が必要であるが、原因真菌の検出が困難な場合には、血清診断や遺伝子診断などの補助診断法が臨床診断に有用である。深在性真菌症の診断にいたるまでの概略（図 9-1-1）と主要な検査法の特徴（表 9-1-1）を示す。

検査法

顕微鏡検査

一般に原因菌種の特定までは困難だが、深在性真菌症の診断においてきわめて重要な検査法の一つである。目的に応じて適切な染色法を選択する必要がある。顕微鏡検査（直接鏡検または病理組織学的検査）の際に用いられる主な染色法を以下に示す。

Gram 染色法：日常的に細菌検出用として用いられており、多くの真菌は検出可能（グラム陽性）である。*Cryptococcus neoformans* など一部の真菌は染色不良である。

KOH 法/KOH・パーカーインク法：検体が透明化され真菌要素が検出されやすくなる。種々の検体に適用できる。

蛍光色素染色法：真菌の細胞壁成分に親和性のある蛍光色素（calcofluor white や fungiflora Y）で染色することにより、真菌細胞が明瞭に観察される。観察には蛍光顕微鏡が必要である。

墨汁法：*C. neoformans* の検出に有用である。

PAS 染色法：主に病理組織学的検査法に用いられる。大部分の真菌要素が赤紫色に染色されるが、菌糸は染まりにくい。

GMS 染色法：GMS（Gomori-Grocott methenamine silver）染色法は主に病理組織学的検査法に用いられる。大部分の真菌要素が黒褐色に染色される。すぐれた検査法であるが、熟練を要す。

HE 染色法：HE（ヘマトキシリン-エオジン）染色法は組織反応を観察するために用いる。接合菌を除き、真菌要素は検出されない。

その他：Wright 染色や Papanicoloaou 染色でも真菌要素が検出される。特異抗体を用いた蛍光抗体法や酵素抗体法も有用であるが、一般には普及しておらず熟練を要する。

培養検査

真菌症の診断において、原因真菌の分離・同定が重要であることはいうまでもなく、培養検査は積極的に行う必要がある（コクシジオイデスのような危険性が高い真菌の検査には技術的および設備的な配慮が必要であるが、国内ではきわめてまれである）。喀痰や尿など非無菌的検体から培養された菌種については定着菌の可能性を十分に考慮する。培養で得られた菌数が極端に少ない場合には、菌種に応じて汚染菌の可能性も考慮する必要があるが、通常は、本来無菌的な検体から真菌が検出されれば原因真菌と判断される。特に、真菌血症や播種性病変が疑われる患者は重篤であり、血液培養はきわめて重要である。このような患

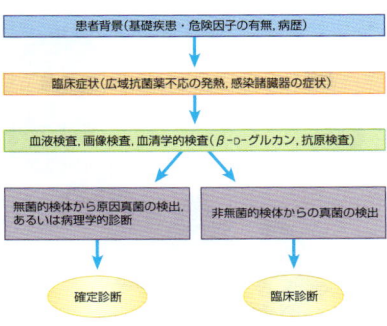

図 9-1-1　真菌症の診断フローチャート

検査の種類	長所	短所
顕微鏡検査（直接鏡検）	・簡便で迅速性にすぐれる ・熟練者であれば，菌種の推定や汚染菌との鑑別がある程度可能	・検出率が低い ・菌種の同定は困難 ・結果の解釈には熟練を要する
病理組織学的検査	・感染病巣における真菌の形態や生体の組織反応が確認できる	・生検組織の採取に侵襲的検査が必要 ・熟練を要する
培養検査	・菌種の同定や薬剤感受性試験が可能	・結果が出るまでに時間がかかる ・原因菌と汚染菌の鑑別が困難な場合がある ・熟練を要する
免疫血清検査	・簡便で迅速性にすぐれる ・通常，汚染菌や定着菌では陽性化しない ・病勢の推移や治療効果のモニタリングに利用可能	・一部の標的疾患（菌種）にかぎられる ・感度と特異度に限界がある ・原因菌の菌種を同定できない
遺伝子診断	・高感度（特に nested PCR 法を用いた場合） ・種々の検体に適用可能 ・スクリーニングや菌種の同定など目的に応じて利用可能 ・real time PCR 法では定量も可能	・通常の PCR 法は定性検査 ・原因菌と汚染菌の鑑別が困難な場合がある ・PCR マシンなど特殊な検査機器が必要 ・コストが高い（保険適用外，検査試薬が高価） ・熟練を要する ・広く普及していない（有用性の臨床評価が不十分）

表 9-1-1　深在性真菌症診断における各検査法の特徴

者では，仮に 1 回の検査が陰性であっても，適切な手法で繰り返し行う必要がある．その他，髄液や生検組織を採取した際には，必ず培養検査も行うべきである．

原因真菌の分離培養，純培養が成功すれば，菌種の同定を行う．形態学的な特徴を観察し，必要に応じて生化学的検査や特異抗体を用いた免疫学的検査も併用する．特定遺伝子をポリメラーゼ連鎖反応（PCR）法で増幅し，その塩基配列が判明すれば菌種が同定される．遺伝子学的な菌種の同定法は信頼性が高く有用であるが，一部の施設にかぎられている．

培養検査は，結果が判明するまでに時間がかかるため迅速診断には利用できないが，診断の確定や治療方針の決定・変更に重要な情報をもたらす．薬剤感受性試験を行うためにも培養は不可欠である．

免疫血清検査

特異抗体は，肺アスペルギローマのような慢性型の疾患ではしばしば検出される．しかし，免疫不全患者に発症した深在性真菌症の早期診断には適さず，宿主の抗体産生能低下による偽陰性やカンジダ属など常在菌に対する偽陽性の問題がある．現在，原因真菌の細胞成分あるいは特異抗原を検出するキットが臨床現場で頻用されている．

(1→3)-β-D-グルカン（β-D-グルカン）：真菌の細胞壁成分の一つ．多くの真菌が有しており，クリプトコックス症や接合菌症を除き，深在性真菌症のスクリーニングとして有用である．セルロース素材の透析膜，アルブミンや免疫グロブリンなどの血液製剤，β-D-グルカンを含有したガーゼの使用などで偽陽性をきたすことがあるため注意が必要である．

カンジダ症の血清診断法：従来は，易熱性糖蛋白抗原（カンジテック抗原）やカンジダ細胞壁の多糖成分の一つであるマンナン抗原をラテックス凝集法で検出するキット，カンジダの特異代謝産物である D-アラビニトールの測定キットが使用されていたが，現在では，マンナン抗原を ELISA（固相酵素結合免疫測定法）で検出するキットが最も普及している．しかし，感度・特異度にはいまだ問題があり，特に *Candida krusei* に対してはほとんど反応しない．

クリプトコックス症の血清診断法：*C. neoformans* はグルクロノキシロマンナンからなる莢膜を有する．このグルクロノキシロマンナン抗原の検出系は，感度・特異度ともに良好で，本症の補助診断法として有用であるほか，病勢のモニタリングや治療効果判定の一つの指標としても利用できる．髄液も検体として使用できる．播種性トリコスポロン症でも陽性化することには留意しておく必要がある．

アスペルギルス症の血清診断法：アスペルギルスのガラクトマンナン抗原を ELISA で検出するキットが，侵襲性アスペルギルス症の補助診断法として用いられている．感度・特異度の問題から，呼吸器内科領域と血液疾患領域では異なるカットオフ値が推奨されている．一般に，アレルギー性気管支肺アスペルギルス症や肺アスペルギローマでは，ガラクトマンナン抗原は検出されにくく，アスペルギルス沈降抗体の検出が臨床診断の一助となる．

遺伝子診断

現時点では，真菌症の一般的な補助診断法としては普及しておらず，臨床的な有用性の評価が不十分である．しかし，実質的に培養が不能であるニューモシスチスに対しては，補助診断法の一つとして広く利用されている．

画像診断

画像検査は原因真菌を確定することはできないが，深在性真菌症の診断において重要な補助診断法の一つである

（詳細については他項参照）。

【宮崎 泰可・河野 茂】

参考文献
1) 深在性真菌症のガイドライン作成委員会編：深在性真菌症の診断・治療ガイドライン2007, 協和企画, 2007
2) 山口英世：病原真菌と真菌症 改訂4版, 南山堂, 2007
3) Mandell GL et al eds：Madell, Douglas, and Bennett's Principles and Practice of Infectious Diseases, 6th edition, Elsevier Churchill Livingstone, 2005

2 カンジダ症

▶**定義・概念** カンジダ症（candidiasis）は，カンジダ属（*Candida*）による内因性真菌症であり，免疫能が低下した患者に好発する。病型は表在型（皮膚・粘膜カンジダ症）と深在型（カンジダ血症，内臓カンジダ症）に大別される。主な原因真菌は *Candida albicans* であるが，近年，non-albicans *Candida* の分離頻度が増加傾向にある。非無菌的検体（例：喀痰など）から検出された場合は，常在菌か感染の起因菌かを慎重に判断する必要がある。

▶**疫学** わが国の病理剖検例では，カンジダ症はアスペルギルス症に次いで2番目に多い真菌症である。しかしながら，欧米における侵襲性真菌症の年間発生頻度をみると，人口100万人あたり，カンジダ感染が72〜290例，クリプトコックス感染が30〜66例，アスペルギルス感染が12〜34例程度と報告されており，臨床現場で遭遇する侵襲性真菌症のなかではカンジダ症が最も多い。侵襲性真菌症の原因真菌は診療科や患者背景によってばらつきがあるが，一般内科でみる82%がカンジダによるもので，外科や新生児集中治療室（NICU），移植患者などを含めた全体のなかでも75%をカンジダ症が占める。

▶**病因・病態生理と分子メカニズム** カンジダ属の多くは，径4〜6μmの球形ないし卵形の酵母状細胞である。*C. albicans* は，二形性真菌と呼ばれ，環境の変化に応じて酵母形および菌糸形の発育形態を示す（図9-2-1A）。通常の培養条件下では酵母形であるが，病理学的に組織侵襲性の発育を呈しているときは菌糸の形成を認めることがある。*Candida glabrata* は小型（径1〜4μm）の酵母状細胞であり，試験管内で誘導する特殊な環境下を除き，菌糸を形成することはない（図9-2-1B）。その他の non-albicans *Candida* においても，多少の偽性（仮性）菌糸を形成することはあるが，*Candida dubliniensis* と一部の *Candida tropicalis* を除き，*C. albicans* のような真性菌糸の形成はみられない。

カンジダ症の発症要因として，好中球減少・機能低下，HIV（ヒト免疫不全ウイルス）感染などの細胞性免疫能の低下，広域抗菌薬の投与，悪性腫瘍，侵襲性の高い手術後（特に腹部手術後），広範囲の熱傷，監視培養で複数箇所に colonization を認める場合などがある。血管内カテーテルの留置は，カテーテル関連カンジダ血症の危険因子となる。また，留置カテーテルに付着しバイオフィルムを形成しているカンジダは抗真菌薬への抵抗性が増しており，カテーテルを抜去しなければ難治性である。

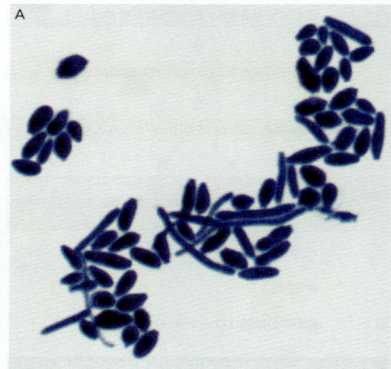

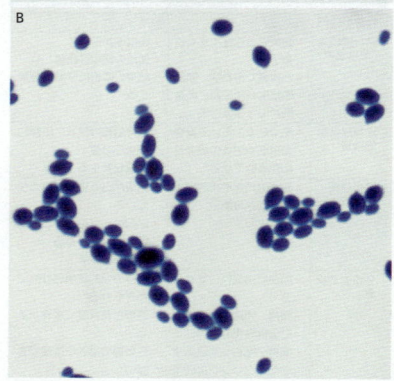

図9-2-1 カンジダ（Gram 染色）
A：*Candida albicans* は二形性真菌であり，酵母形（径4〜6μm）と菌糸形の発育形態がみられる
B：*Candida glabrata* は比較的小型（径1〜4μm）の酵母状細胞である

▶**臨床症状・検査成績**

表在型（皮膚・粘膜カンジダ症）

- **口腔咽頭カンジダ症** 舌・口腔粘膜の白苔，潰瘍，口内痛，味覚障害など。
- **食道カンジダ症** 嚥下痛，嚥下困難など。
- **その他** 消化管カンジダ症，性器カンジダ症（腟炎・外陰炎），皮膚カンジダ症（全身性皮膚カンジダ症，慢性粘膜皮膚カンジダ症，毛嚢炎，亀頭炎，爪囲炎，爪甲真菌症，肛門周囲カンジダ症）などがみられる。

深在型（カンジダ血症，内臓カンジダ症）

- **カンジダ血症** 広域抗菌薬に不応性の発熱。時に皮疹がみられる。血管内カテーテル留置患者に多い。一般に，CRP（C反応性蛋白）上昇など炎症反応を伴うが，白血球（好中球）数は基礎疾患の影響を受け低値のことも多い。
- **肺カンジダ症** 発熱，咳嗽，喀痰，血痰，呼吸困難。血液悪性腫瘍患者などの終末期にみられることがあり，カ

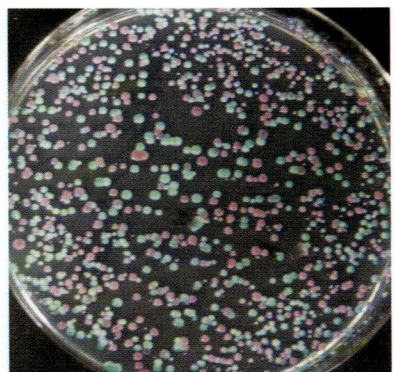

図 9-2-2　クロモアガーカンジダ上のコロニー
Candida albicans は明るい緑色，*Candida glabrata* は紫色のスムースなコロニーを呈する

ンジダの血行性播種による場合が多い．
- **慢性播種性カンジダ症（肝脾膿瘍）**　右季肋部痛，肝腫大．急性白血病患者に多い．肝組織生検でカンジダ菌が検出されれば診断が確定するが，陽性率は高くない．CTで多発小膿瘍の像を認め，血液培養が陽性であれば診断できる．
- **その他**　カンジダ眼内炎，腎カンジダ症，尿路カンジダ症，中枢神経カンジダ症，心カンジダ症，カンジダ心内膜炎，腹膜カンジダ症，カンジダ関節炎・骨髄炎・肋軟骨炎・筋炎など，全身性に多彩な病変を呈し，感染諸臓器の症状を認める．

■ **診断**　患者背景と臨床所見，免疫血清検査〔(1→3)-β-D-グルカン，カンジダ抗原〕，画像所見などで臨床診断が可能であるが，確定診断には感染巣（本来無菌的な部位）からのカンジダ菌の検出もしくは病理学的にカンジダの組織内侵入像を観察する必要がある．カンジダは正常菌叢の一部であるため，非無菌的検体（喀痰や腸管など）から検出されただけでは原因真菌と診断できない．カンジダDNAを検出する遺伝子診断は一般に普及していない．菌種の同定には，生化学的手法に基づいた種々の簡易キットが利用できる．クロモアガーカンジダでは，コロニーの色と形態で菌種の判別が可能である（*C. albicans*と*C. glabrata*の例を図9-2-2に示す）．

■ **治療と薬理メカニズム**
- **口腔・食道カンジダ症**　フルコナゾールあるいはイトラコナゾールが第一選択薬となる．
- **カンジダ血症，播種性カンジダ症**　一般に，臓器移植や造血幹細胞移植患者は予防投与の対象となり，本症の疑い例には経験的治療が行われる．一般内科領域も含め，臨床診断例に対しては，患者背景や臨床所見に応じて経験的治療あるいは標的治療が選択される．フルコナゾール，ボリコナゾール，イトラコナゾール，アムホテリシンB，またはミカファンギンの点滴静注が行われるが，*C. glabrata*や*Candida krusei*はフルコナゾールに低感

受性または耐性を示すことが多いため，ミカファンギンの使用が推奨される．ただしミカファンギン使用時には，トリコスポロンのブレイクスルー感染症に注意が必要である．予防投与が行われていた患者には，系統が異なる抗真菌薬の使用が推奨される．中心静脈カテーテル留置例では，可能なかぎりカテーテルを抜去する．血液培養陰性化後も2週間は治療を継続する．
カンジダ症の病型・診療科（患者背景）に応じて，治療指針や推奨される抗真菌薬の用法用量などが異なる（詳細については「深在性真菌症の診断・治療ガイドライン」参照）．

■ **経過・予後**　粘膜カンジダ症の経過・予後は比較的良好である．カテーテル関連カンジダ血症はカテーテル抜去により解熱する場合も多いが，カンジダ眼内炎の合併に注意が必要である．内臓カンジダ症は，早期診断・治療が重要であり，抗真菌薬による治療に加え，宿主の免疫能の回復が得られなければ，難治例や予後不良例も多くみられる．

〔宮﨑 泰可・河野 茂〕

参考文献
1) Pfaller MA et al : Epidemiology of invasive mycoses in North America. Crit Rev Microbiol 36 : 1-53, 2010
2) Edwards JE : *Candida* species. Madell, Douglas, and Bennett's Principles and Practice of Infectious Diseases, 6th edition, edited by Mandell GL et al, p2938-2957, Elsevier Churchill Livingstone, 2005
3) Calderone R : *Candida* and Candidiasis, ASM Press, 2002
4) 深在性真菌症のガイドライン作成委員会編：深在性真菌症の診断・治療ガイドライン2007, 協和企画, 2007

3　クリプトコックス症

■ **定義・概念**　クリプトコックス症（cryptococcosis）はクリプトコックス属（*Cryptococcus*）による外因性真菌症で，免疫不全患者のみならず健常者にも発症する．担子菌に属する*Cryptococcus neoformans*が原因真菌の大半を占める．肺クリプトコックス症が代表的で，他に中枢神経系や皮膚病変，時に真菌血症や播種性クリプトコックス症がみられる．

原因真菌の特徴
*C. neoformans*の生活環には有性世代と無性世代が存在し，有性世代の菌は酵母形で出芽により増殖する．環境やヒトから分離されるのは一倍体の酵母のみである．これらの酵母には2つの交配型（αおよびa）があり，特定の条件下で接合し有性世代をつくる．クリプトコックス症の原因真菌には*C. neoformans*と*Cryptococcus gattii*があり，それぞれの有性世代の菌（テレオモルフ）は*Filobasidiella neoformans*および*Filobasidiella bacillispora*と呼ばれる．*C. neoformans*は，ハトやニワトリなど鳥類の糞中や土壌に存在している．従来，*C. gattii*は，熱帯・亜熱帯地域とりわけオーストラリアのユーカリの樹木に多く，ユーカリの葉を餌とするコアラには*C. gattii*の保菌率が高いがヒトへの感染はまれといわれてきた．
しかし，1999年から温帯のカナダ・米国の太平洋沿岸北西部で*C. gattii*感染患者が増加し，高病原性クリプトコックス症としても注目を集めている．ここでは，種々の樹木や土壌から本真菌が検出され，ネコやイヌ，フェレット，イルカなど多種の動物で感染が確認されている．また，わ

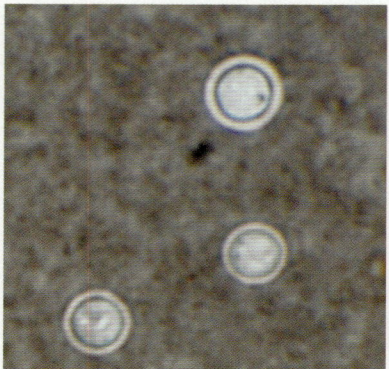

図 9-3-1 *Cryptococcus neoformans*（墨汁法）
莢膜を有する円形の C. neoformans 細胞が観察される

が国においても、カナダのバンクーバー島で集団発生した *C. gattii* と同一の遺伝子型株による国内発症例が 2010 年に報告されている。

C. neoformans は莢膜を有し、その主成分であるグルクロノキシロマンナンの抗原性の違いから、A、B、C、D の 4 つの serotype と A と D の二倍体である AD に分類される。*C. neoformans* には serotype A、D、AD があり、一方、*C. gattii* には serotype B、C がある。わが国のクリプトコックス症の約 95% は serotype A の感染であり、その他は serotype D および AD に起因する。

● **疫学** わが国におけるクリプトコックス症の年間発症者数は、人口 100 万人あたり 10 人以下と推定されているが、不顕性感染も多いため正確な発生率は明らかでない。

● **病因・病態生理と分子メカニズム** わが国では、肺クリプトコックス症患者の約半数は明らかな基礎疾患を有していない。残りの半数は、悪性腫瘍や血液疾患、腎疾患、膠原病など、細胞性免疫能の低下をきたす基礎疾患を有しており、ステロイド投与や HIV（ヒト免疫不全ウイルス）感染も危険因子である。クリプトコックス脳髄膜炎が最多で、次いで肝臓、脳・髄膜、脾臓に病変がみられる。クリプトコックス症の初期感染経路は、経気道感染が主体であるが皮膚感染もある。免疫不全患者では血行性に播種し、致死的経過をとることもある。剖検例では肺病変が最多で、次いで肝臓、脳・髄膜、脾臓に病変がみられる。

● **臨床症状・検査成績**
肺クリプトコックス症：原発性では無症状の場合が多く、検診で発見される例も多い。胸部 X 線および CT では、孤立性または多発性の結節影を認め、時に空洞形成もみられる。肺癌や肺結核が鑑別疾患としてあげられる。基礎疾患を有する患者に続発性に発症した場合は、発熱、咳嗽、喀痰、胸痛、呼吸困難などを呈することが多く、胸部 X 線・CT では浸潤影を認めることが多い。たとえ中枢神経症状がなくても、中枢神経系クリプトコックス症の併発には留意する必要がある。

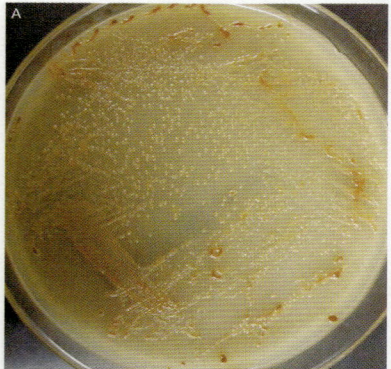

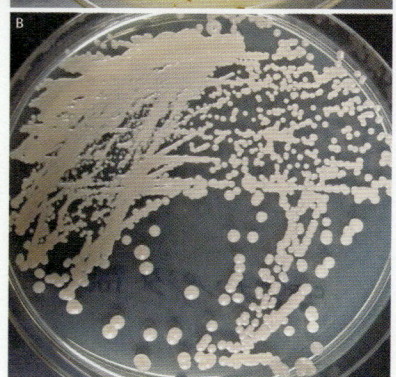

図 9-3-2 *Cryptococcus neoformans* のコロニー形態
バードシード培地(A)では茶褐色、クロモアガーカンジダ培地(B)では淡ピンク色で光沢のあるスムースなコロニーがみられる

クリプトコックス脳髄膜炎：発熱、頭痛、嘔気・嘔吐、項部硬直などの髄膜刺激症状がみられる。意識障害を伴う場合もある。本症は、経気道的な初期感染の後に発症すると考えられているが、明らかな肺病変を指摘できない症例も多い。初期には発熱と頭痛のみの場合が多く、明らかな髄膜刺激症状を呈するのは 20～30% 程度である。HIV 感染患者など本症の高リスク群に対しては、積極的に検査を行う。血清抗原検査は、感度、特異度ともに 95% 程度と高いため有用である。髄液所見は正常の場合もあるため注意が必要であるが、典型例では細胞数の増加と糖の低下がみられる。時に頭部 CT や MRI で脳実質に結節影が認められる。

その他：AIDS 患者では、しばしば皮膚病変（小丘疹、潰瘍、蜂巣炎など）、真菌血症、播種性クリプトコックス症がみられ、感染諸臓器の症状を呈する。

● **診断** 肺クリプトコックス症は、*C. neoformans* あるいは *C. gattii* が気道由来の検体から鏡検もしくは培養で検出

表 9-3-1 クリプトコックス症の治療指針

肺クリプトコックス症

第一選択	重症例および第一選択薬無効例
・(Fos-)FLCZ 200～400 mg/日(最初の2日間は400～800 mg/日) 1日1回点滴静注あるいは経口投与 ・ITCZ 200 mg/日 1日1回点滴静注あるいは経口投与(最初の2日間は1日2回投与)	・(Fos-)FLCZ あるいは F-FLCZ, ITCZ に 5-FC 100 mg/日経口投与の併用 ・VRCZ 200 mg/回(初日のみ 300 mg/回) 1日2回経口投与 ・AMPH-B 0.5～1.0 mg/kg/日あるいは L-AMB 2.5～5.0 mg/kg/日 1日1回点滴静注

クリプトコックス脳髄膜炎(非 HIV 症例)

第一選択	第二選択
・AMPH-B 0.5～1.0 mg/kg/日(あるいは L-AMB 2.5～6.0 mg/kg/日) 1日1回点滴静注と 5-FC 25 mg/kg/回 1日4回の併用を6～10週 ・上記治療2週後から(Fos-)FLCZ 200～400 mg/日(最初の2日間は400～800 mg/日) 1日1回点滴静注あるいは経口投与(10週以上)に変更可	・AMPH-B 0.5～1.0 mg/kg/日(あるいは L-AMB 2.5～6.0 mg/kg/日) 1日1回点滴静注を2週間,その後 VRCZ 4.0 mg/kg/回(初日のみ 6.0 mg/回) 1日2回点滴静注あるいは経口投与を10週以上

クリプトコックス脳髄膜炎(HIV 症例)

導入・地固め療法 第一選択	導入・地固め療法 第二選択
・AMPH-B 0.7 mg/kg/日(あるいは L-AMB 4.0～6.0 mg/kg/日) 1日1回点滴静注と 5-FC 25 mg/kg/回 1日4回の併用を2週間で導入,その後(Fos-)FLCZ 400 mg/日(最初の2日間は 800 mg/日) 1日1回点滴静注	・AMPH-B 0.7 mg/kg/日(あるいは L-AMB 4.0～6.0 mg/kg/日) 1日1回点滴静注と 5-FC 25 mg/kg/回 1日4回の併用を6～10週

維持療法

・(Fos-)FLCZ 400 mg/日 1日1回点滴静注あるいは経口投与で維持
・ITCZ 内用液(保険適用外)あるいはカプセル剤 200 mg/日 1日1回経口投与で維持

FLCZ:フルコナゾール, Fos-FLCZ:ホスフルコナゾール, ITCZ:イトラコナゾール, VRCZ:ボリコナゾール, 5-FC:フルシトシン, AMPH-B:アムホテリシン B, L-AMB:アムホテリシン B リポソーム製剤
注:Fos-FLCZ は静注

されるか,病理学的に生検組織内の菌体が確認された場合に診断が確定する。生検組織には PAS 染色,GMS 染色,ムチカルミン染色,アルシアンブルー染色,Papanicolaou 染色などが行われる。その他の検体には墨汁法が有用であり,径5～10μm で莢膜を有する酵母形の細胞が観察される(図 9-3-1)。バードシード寒天培地では,メラニン産生により茶褐色から黒色のコロニーがみられ,クロモアガーカンジダ培地上では,淡ピンク色で光沢のあるスムースなコロニーが観察される(図 9-3-2)。

クリプトコックス脳髄膜炎では,脳脊髄液の墨汁法あるいは培養検査で原因真菌が同定されれば確定診断となる。一般に,AIDS 患者が本症を発症した場合,80%以上が脳脊髄液の墨汁法で陽性となり,非 AIDS 患者では約半数の症例が陽性となる。

クリプトコックス症は,他の真菌症に比べ免疫血清検査の信頼性が高い。グルクロノキシロマンナン抗原が血清あるいは髄液から検出されれば,臨床診断例となる。しかし,比較的小型の孤立性陰影(径 2 cm 以下)のみの肺クリプトコックス症では,グルクロノキシロマンナン抗原を検出できない場合が多い。

■ **治療と薬理メカニズム** 肺クリプトコックス症,クリプトコックス脳髄膜炎ともに,原則として臨床診断例と確定診断例に対してのみ標的治療を行う(具体的な抗真菌薬の選択については表 9-3-1 参照)。抗真菌薬の使用に関しては,禁忌や併用薬との相互作用に注意が必要である。

● **経過・予後** 健常者の肺クリプトコックス症は,不顕性感染で自然寛解することも多いが,時に肉芽腫を形成して慢性化する。免疫不全患者に発症した場合は,急速な呼吸器症状の悪化と髄膜や血液への播種が起こり,しばしば致死的経過をとる。抗真菌薬治療により一時的な改善がみられても,宿主の免疫能が回復しないかぎり難治性で再発を繰り返す。

【宮崎 泰可・河野 茂】

参考文献
1) 深在性真菌症のガイドライン作成委員会編:深在性真菌症の診断・治療ガイドライン 2007, 協和企画, 2007
2) 山口英世:病原真菌と真菌症 改訂 4 版, 南山堂, 2007
3) Perfect JR:*Cryptococcus neoformans*. Mandell, Douglas, and Bennett's Principles and Practice of Infectious Diseases, 6th edition, edited by Mandell GL et al, p2997-3012, Elsevier Churchill Livingstone, 2005

4 トリコスポロン症

● **定義・概念** トリコスポロン症(trichosporonosis)は,トリコスポロン属(*Trichosporon*)による外因性および内因性真菌症である。病型は,表在型,深在型,アレルギー型に大別される。表在型皮膚トリコスポロン症の代表疾患である白色砂毛症は,毛髪のトリコスポロン感染症である。深在性トリコスポロン症(肺トリコスポロン症や播種性トリコスポロン症)の原因真菌には *Trichosporon asahii* と *Trichosporon mucoides* があり,これらはアレルギー型(夏型過敏性肺炎)のアレルゲンでもある。

ここでは深在性トリコスポロン症を中心に概説する(夏型過敏性肺炎については 14 章 8-3「過敏性肺炎」参照)。

● **疫学** 深在性トリコスポロン症は,現在わが国の深在性真菌症のなかで 5～10%を占めるとされている。ただし,患者背景や抗真菌薬の使用状況,検査・診断技術の普及の

程度により,施設間で分離率の違いがみられる。

■ **病因・病態生理と分子メカニズム** トリコスポロン属は,担子菌系不完全酵母の1属であり,30菌種以上が含まれている。多くは自然界,特に土壌中に生息し,経気道性に外因性感染する。免疫不全患者では,口腔,消化管,気道,膀胱などに定着し,そこから内因性感染する。皮膚損傷部や静脈カテーテル挿入部なども侵入門戸となりうる。深在型の多くは肺トリコスポロン症と播種性トリコスポロン症であり,わが国の深在性トリコスポロン症のほとんどは $T.\ asahii$ が原因真菌である。

トリコスポロン症は日和見感染症の一つであり,深在性トリコスポロン症発症例の80〜90%は好中球減少患者,とりわけ血液悪性疾患を基礎疾患に持つ場合にみられる。播種性病変は肺と腎臓に多く,その他,肝臓,脾臓,消化管,眼(脈絡膜,網膜)などにも病変をつくることがある。感染臓器では粟粒大の黄白色結節がびまん性に認められ,病理学的には組織反応に乏しい壊死性病変がみられる。本真菌が低感受性の抗真菌薬,特にミカファンギンの使用中にブレイクスルー感染症として発生することがあり,注意が必要である。

■ **臨床症状・検査成績** 深在性トリコスポロン症は,真菌血症から播種性トリコスポロン症へ進展することが多い。抗菌薬不応の発熱に加え,呼吸器症状(咳嗽,血痰,呼吸困難)や消化器症状(腹痛,下痢,下血),腎症状(血尿,乏尿,腎不全)など感染臓器の症状を呈する。また,約1/3の症例で皮膚病変(体幹や四肢の多発性丘疹または硬結性紅斑)を伴う。肺トリコスポロン症は,胸部X線・CTでびまん性の浸潤影や粒状影が認められる。

■ **診断** トリコスポロン症に特異的な臨床症状や画像所見はなく,診断には原因真菌の分離培養が必要である。血液,髄液などの無菌的検体から分離されれば原因真菌と判断されるが,喀痰や皮膚,尿,毛髪,糞便などから分離された場合は定着真菌との鑑別が困難である。病理学的検査で診断が確定する。

顕微鏡検査:鏡検では,卵円形の酵母状細胞と分節型分生子(2〜4×3〜9μm),出芽型分生子,菌糸が認められる(図9-4-1)。

培養検査:サブローデキストロース寒天培地では,酵母形のコロニー辺縁部で菌糸形優位の発育形態がみられる(図9-4-2A)。クロモアガーカンジダ培地で発育したコロニーは淡青色を呈する(図9-4-2B)。

病理学的検査:本症が疑われる患者は全身状態が悪く,侵襲性の高い検査は困難な場合が多いが,生検組織内に菌体を認めれば診断が確定する。トリコスポロンは,カンジダよりも大小不同や多形性を示す傾向があるが,病理標本のGMS染色やPAS染色ではカンジダとの鑑別は困難である。同定には抗トリコスポロン抗体を用いた免疫染色が有用である。$T.\ asahii$ による播種性トリコスポロン症患者の腎組織標本を図9-4-3に示す。

免疫血清検査:トリコスポロン血症や播種性トリコスポロン症では(1→3)-β-D-グルカンが陽性化するが,疾患特異性は低い。クリプトコックスと共通抗原を有しており,グルクロノキシロマンナン抗原の検出は迅速性にすぐれた補助診断法の一つである。

遺伝子検査:現時点では普及していないが,nested PCR法を用いてトリコスポロンのDNAを患者血清から検出可能であり,培養やグルクロノキシロマンナン抗原検査よりも高感度であるという報告もみられる。

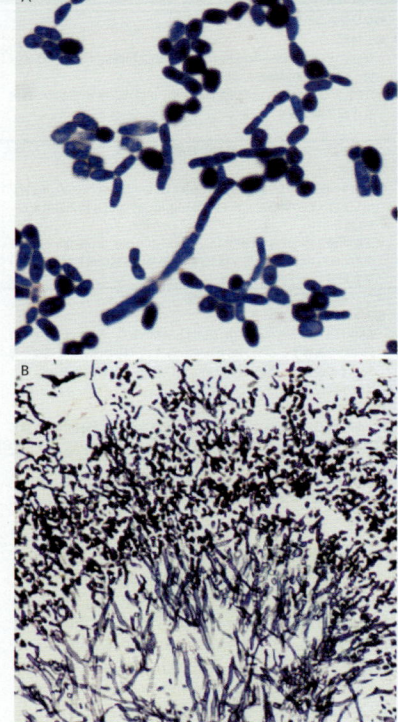

図 9-4-1 *Trichosporon asahii* の細胞形態
A:Gram染色。大小不同で球形〜卵円形の酵母状細胞と円柱形の分節型分生子,菌糸性の発育形態が混在している
B:GMS染色。中心部に菌糸形,周辺部に酵母形の発育形態がみられる(時松一成先生〈大分大学〉提供)

■ **治療と薬理メカニズム** 現時点ではトリコスポロン症の治療に関する質の高いエビデンスはない。*in vitro* では,ボリコナゾールに対する感受性が良好である。ボリコナゾール,イトラコナゾール,フルコナゾールによる少数の治療成功例が報告されている。従来,アムホテリシンBが使用されていたが,常用量では臨床効果が期待できず,高い血中濃度を維持することは臨床的に困難である。ミカファンギンの単剤投与は本症に対して無効である。

本症は,重篤な免疫不全患者に発症するため,原疾患の治療,特に好中球機能の回復が得られなければ,治癒は困難である。骨髄抑制例では顆粒球コロニー刺激因子(G-CSF)の使用も考慮する。

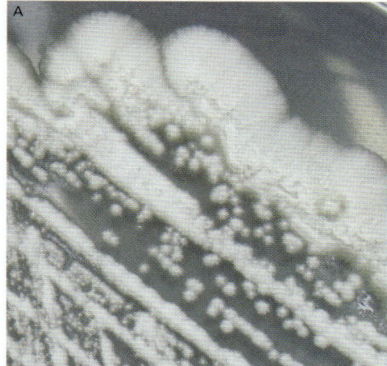

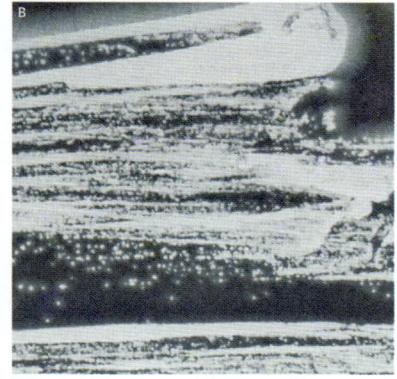

図9-4-2 *Trichosporon asahii* のコロニー形態
A：サブローデキストロース寒天培地．中心部に表面がスムースな白色コロニーがみられ，辺縁部には毛羽立った菌糸性の発育が観察される
B：クロモアガーカンジダ培地．淡青色のコロニーを呈する

● **経過・予後**　播種性トリコスポロン症は，患者背景や臨床所見から播種性カンジダ症と鑑別することは困難であるが，カンジダ症に比べ急速に致死的経過をとり，予後はきわめて不良である．

【宮﨑 泰可・河野 茂】

参考文献
1) 深在性真菌症のガイドライン作成委員会編：深在性真菌症の診断・治療ガイドライン 2007，協和企画，2007
2) 山口英世：病原真菌と真菌症 改訂4版，南山堂，2007
3) 時松一成ほか：新興深在性真菌症―トリコスポロン症の臨床．感染症誌 80：196-202，2006
4) Matsue K et al：Breakthrough trichosporonosis in patients with hematologic malignancies receiving micafungin. Clin Infect Dis 42：753-757, 2006

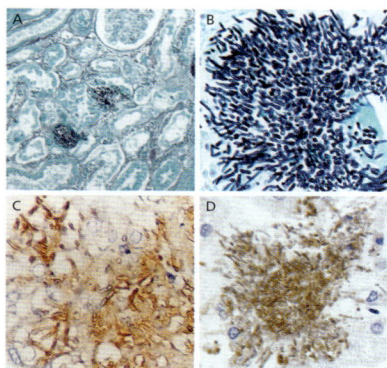

図9-4-3　播種性トリコスポロン症の腎病理組織像
GMS染色（A：弱拡，B：強拡），ポリクローナル抗体染色（C），D-8抗体染色（D）によって染色された *Trichosporon asahii* が認められる（時松一成先生〈大分大学〉提供）

5　アスペルギルス症

● **定義・概念**　アスペルギルス症（aspergillosis）はアスペルギルス属菌による感染症である[1]．宿主の全身的な免疫状態や基礎疾患（特に慢性肺疾患）により病型が異なる．侵襲性肺アスペルギルス症，慢性肺アスペルギルス症（いわゆる慢性壊死性肺アスペルギルス症，菌球型肺アスペルギルス症）に分類される．また厳密には感染とアレルギーとの境界領域に位置する疾患であるが，喘息様症状を併発するアレルギー性気管支肺アスペルギルス症も本菌による疾患である．

● **疫学**　わが国の剖検症例における深在性真菌症としてアスペルギルス症は最も頻度が高い[2]．海外の報告では基礎疾患により起因菌の頻度は異なるが，特に血液悪性疾患に合併する深在性真菌症のなかではアスペルギルス症の頻度が最も高い[3]．本症は近年の高度先進医療の発達に伴う免疫抑制患者の増加を背景に症例数の増加傾向がみられている．

● **病因・病態生理と分子メカニズム**　本菌は自然界に遍在する真菌であり，空気中にも浮遊している[1]．われわれは日常それを呼吸により吸入しており，主として鼻腔や気道を介して肺や気管支，副鼻腔へと侵入する．起因菌種として最も多いものは *Aspergillus fumigatus* である[1,4]．通常はさまざまな防御メカニズムにより菌体は排除され感染にはいたらないが，全身あるいは局所の免疫低下があれば定着，組織侵入を起こしうる．

● **臨床症状・検査成績**
侵襲性肺アスペルギルス症（invasive pulmonary aspergillosis：IPA）：抗悪性腫瘍薬投与中であったり，ステロイドや免疫抑制剤を服用中などの，全身的な免疫低下がある患者に起こることがほとんどであり，健常者に発症することはきわめてまれである．肺に初発病巣を形成することが多

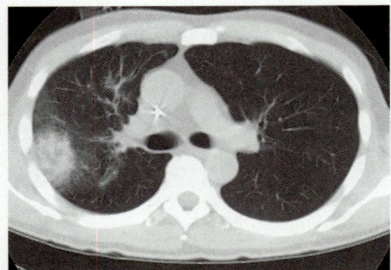

図 9-5-1 急性骨髄性白血病に合併した侵襲性肺アスペルギルス症
浸潤影の周囲に halo sign を認める
(千葉大学医学部附属病院血液内科症例)

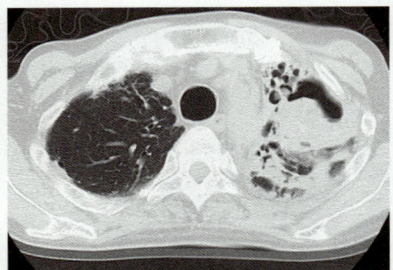

図 9-5-2 間質性肺炎に合併した慢性壊死性肺アスペルギルス症
空洞内に菌球様の構造物を認める

く,感染の進展に伴い皮膚軟部組織,中枢神経系などに播種する例もみられる。一般に進行は急激で,致命率もきわめて高い。免疫低下の程度が強いものほど重症度が高い傾向があるといわれている。近年は血液悪性疾患患者に対する造血幹細胞移植後の GVHD(移植片対宿主病)発症時期に侵襲性肺アスペルギルス症を発症するケースが増えてきている。血清学的検査にて$(1→3)-β-D-$グルカンが陽性となるが,陰性であることもしばしばみられる。本菌の細胞壁成分であるガラクトマンナンを検出するアスペルギルス抗原検査は感度・特異度ともにすぐれた検査法であるが,偽陽性,偽陰性も少なからず存在する。胸部単純X線・CT写真では急速に広がる,時に空洞を伴う強い浸潤影が典型的であり,浸潤影の周囲は淡い肺野濃度上昇域が存在する(halo sign)(図 9-5-1)。経過とともにいわゆる air-crescent sign が出現してくる場合もある。

菌球型肺アスペルギルス症:主に肺結核後遺症,気管支拡張症,肺線維症,肺気腫などの慢性呼吸器疾患を有する患者において,これらの基礎疾患による肺の空洞,囊胞,気管支拡張病変などにアスペルギルス属菌が入り込み,増殖して菌の塊(菌球)を形成したものを菌球型肺アスペルギルス症(肺アスペルギローマ(pulmonary aspergilloma)と呼ぶ[4])。発熱,咳嗽,血痰,喀血などを認めるが,症状は増悪,軽快を繰り返すこともあり,経過は数カ月~数年単位にわたることもある。時に致死的な大量喀血を呈することもあるので注意が必要である。画像上菌球周囲には通常厚い空洞壁が形成されている。

慢性壊死性肺アスペルギルス症(chronic necrotizing pulmonary aspergillosis:CNPA):菌球型肺アスペルギルス症と同様の基礎疾患を有する患者においてみられる,慢性に経過する肺アスペルギルス症を慢性壊死性肺アスペルギルス症,もしくは半侵襲性肺アスペルギルス症と呼ぶ[4]。病変は進行性で数週間から数カ月の経過で新たな浸潤影や結節影,空洞性陰影などの画像所見が出現する。症状は進行性で発熱,血痰,喀血,咳嗽,呼吸困難などを認める。しばしば菌球型肺アスペルギルス症を合併する(図 9-5-2)。

菌球型肺アスペルギルス症,慢性壊死性肺アスペルギルス症,いずれの病型でも$(1→3)-β-D-$グルカンは陽性となることが多いが,アスペルギルス抗原検査の陽性率は侵襲性肺アスペルギルス症よりもやや低い。抗アスペルギルス抗体検査(保険未収載)が陽性となることが多い。

● **診断** 上記のような基礎疾患,画像所見を有する患者からの喀痰検査,気管支鏡検査によって得られた検体の培養により本菌が証明されることが最も確定的診断となる。しかしながら,特に血液悪性疾患患者では実際には培養陽性を確認できる症例は少なく,一般抗菌薬不応性の発熱性好中球減少症,画像所見,血清学的検査などを根拠として推定治療を開始することが多い。慢性呼吸器疾患患者では呼吸器検体からの培養陽性率が比較的高いが,単なるコロニゼーションである例もあり,培養の陽性的中率は必ずしも高くない。同様に臨床症状や画像所見,血清学的検査などを総合的に判断し治療を開始する。

■ **治療と薬理メカニズム** ボリコナゾール,イトラコナゾールなどのアゾール系抗真菌薬,ミカファンギンなどのキャンディン系抗真菌薬,アムホテリシンBリポソーム製剤などのポリエン系抗真菌薬を用いる[1),4)]。また,しばしば内科的治療だけでは効果が不十分な例も多く,特に菌球型肺アスペルギルス症で切除可能な場合は病巣の外科的切除を考慮する。術後の再発例もあるため内科的治療は必ず併用する。

● **経過・予後** 近年,アスペルギルスを含めた糸状菌に対する抗菌活性を有する抗真菌薬が複数上市され,薬剤の選択肢が広がったものの,いまだに本症の予後は不良である。

【渡邉 哲】

参考文献

1) Richardson MD et al:*Aspergillus*. Clinical Mycology, 2nd edition, edited by Anaissie EJ et al, p271-296, Elsevier Churchill Livingstone, 2009
2) 久米光ほか:白血病(MDSを含む)剖検例における内臓真菌症の疫学―日本病理剖検輯報(1990, 1994, 1998, 2002年度版)の解析―. 日本医真菌学会雑誌 47:15-24, 2006
3) Pagano L et al:The epidemiology of fungal infections in patients with hematologic malignancies: the SEIFEM-2004 study. Haematologica 91:1068-1075, 2006
4) 深在性真菌症のガイドライン作成委員会編:深在性真菌症の診断・治療ガイドライン 2007, 協和企画, 2007

6 接合菌症(ムーコル症)

- **定義・概念** 接合菌症(zygomycosis)(ムーコル症〈mucormycosis〉)は糸状菌の一種である接合菌による感染症で,大部分は深部臓器に感染する深在性真菌症のかたちをとる.菌種としては *Rhizopus*,*Cunninghamella*,*Absidia* 属の菌が多い[1].いずれも土中,植物,腐敗物,食品などに広範に生息する真菌であり,胞子を形成し,空気中に大量の胞子を浮遊させる.他の多くの真菌と異なり,細胞壁に $(1{\rightarrow}3)\text{-}\beta\text{-}D\text{-}$グルカンをほとんど持たず,キトサンを持つ点が特徴的である(接合菌症とはムーコル症とエントモフトラ症とをあわせた概念であるが,わが国ではほぼ同義に用いられている).

- **疫学** 原則としてホストの防御機能が低下した際に感染する日和見感染であり,基礎疾患としては,白血病などで著しい好中球減少をきたしている状態(特に造血幹細胞移植後)などやステロイド投与,重症糖尿病(糖尿病性ケトアシドーシス),熱傷などが多い.また,鉄のキレート剤であるデフェロキサミン(deferoxiamine)(デスフェラール®)の使用も重要な危険因子となる[2].近年,先進諸国で増加しており,わが国でも同様の報告がある.

- **病因・病態生理と分子メカニズム** 主に空気中に浮遊する胞子を肺に吸い込んで肺炎を発症して全身に播種したり,副鼻腔に吸い込んで重篤な副鼻腔真菌症を発症しばしば中枢神経系に進展する[3].他に外傷・熱傷に伴う皮膚への直接接種や,消化器感染症も比較的多い.病型としては肺感染である肺型,副鼻腔から脳へと進展する鼻-脳型のほか,消化管型,皮膚型,全身播種などがあるが,肺型と鼻-脳型が最も多い.いずれの場合もこの菌は血管侵襲性が強く,血管内に入り込んで血栓形成,梗塞,壊死などを引き起こす.

- **臨床症状・検査成績** 肺病変ではいずれもアスペルギルス症に類似しており,発熱,胸痛,咳嗽などのほか,強い血管侵襲性のため喀血をきたしうることが多い.副鼻腔病変ではCTあるいはMRIで篩骨洞,蝶形骨洞を中心として片側性の副鼻腔病変を認める.鼻閉,鼻汁,鼻出血,顔面腫脹,眼球運動障害,視力障害,顔面神経麻痺と進展し,中枢神経系に病変が及ぶと意識障害を含めた様々の症状を呈する.特異抗原検査などの特異的な検査はなく,$(1{\rightarrow}3)\text{-}\beta\text{-}D\text{-}$グルカンは陰性である.胸部CTでは浸潤影(時に梗塞のために楔状を呈する),空洞(組織壊死による),多発性結節などを呈する(図9-6-1).

- **診断** 培養,病理組織検査によるが,培養の感度は概して不良である.病理所見は太い隔壁のない菌糸が認められるなど特徴的だが(図9-6-2),出血傾向などのため生検はしばしば困難で,生前の診断は容易ではない.

- **治療と薬理メカニズム** 有効な抗真菌薬がほぼアムホテリシンB(amphotericin B)にかぎられているうえ,抗菌力も十分ではないため,可能なかぎりの病変の切除とアムホテリシンB(リポソーム製剤を含む)を中心とした抗真菌薬投与を行う.基礎疾患(好中球減少,糖尿病など)の改善,ステロイド,鉄キレート剤の減量・中止も重要である.いずれも迅速な対応が必要であり,特に副鼻腔病変では脳に進展するため一刻を争う場合が多い.

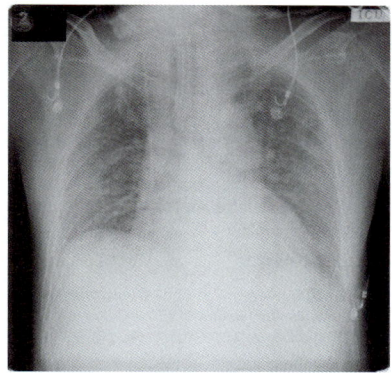

図9-6-1 腎不全・間質性肺炎とステロイド投与を基礎に発症した肺接合菌症の胸部X線像
両側びまん性の浸潤影に加えて左上肺野胸膜直下の空洞形成を認める.一般に本症の予後は不良で,急速な転帰をたどる例が多い

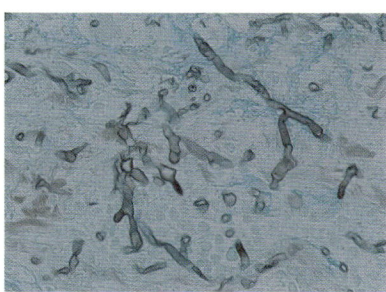

図9-6-2 接合菌症の病理組織像(Grocott染色,×400)
細胞壁が弱く菌糸幅が一定でなく,隔壁のほとんどない大型の菌糸が発育している.分岐角度が大きく,直角に近い例が多い

- **経過・予後** 予後は基礎疾患や病型により大きく異なるが,肺型,播種型病変では死亡率は80%以上に達する.

【亀井 克彦】

参考文献
1) Roden MM et al:Epidemiology and outcome of zygomycosis: a review of 929 reported cases. Clin Infect Dis 41:634-653, 2005
2) Symeonidis AS:The role of iron and iron chelators in zygomycosis. Clin Microbiol Infect 15(Suppl 5):26-32, 2009
3) Santos Gorjón P et al:Rhino-orbito-cerebral mucormycosis, a retrospective study of 7 cases. Acta Otorrinolaringol Esp 61:48-53, 2010

7 重要な輸入真菌症

はじめに
輸入真菌症とは原則としてわが国に棲息しない真菌が

原因で、流行地(表9-7-1)への渡航・居住により感染し、国内で発病もしくは診断された真菌感染症である[1]。近年の交通網の発達と国際交流の隆盛化を背景にその症例数が増加しており、注意が必要である。

通常の深在性真菌症と異なり、輸入真菌症の起因菌は健常者にも容易に感染することを特徴とする(マルネッフェイ型ペニシリウム症などを除く)[2]。きわめて感染力が強く、流行地域の旅行はもちろん、通過したのみで感染した例もあり、流行地への旅行歴を詳細に聴取する必要がある。人種的な相違などが要因で日本人では重篤化しやすいと考えられている疾患もある。

コクシジオイデス症

■**定義・概念** コクシジオイデス症(coccidioidomycosis)は *Coccidioides immitis* の胞子の吸入によって起こる深在性真菌症である。わが国では流行地域(表9-7-1)への旅行者が感染し帰国後発症する例が最も多い。本菌はきわめて感染力が強いため、短期間(あるいは短時間)の滞在歴も含め詳細に病歴聴取を行わなければならない。また、過去に感染し潜在性となっている患者がなんらかの理由で免疫低下状態となり、内因性に再発するという例も知られている。本症はわが国の感染症法で四類感染症に分類されており、診断後ただちに届出が義務づけられている。

■**病因・病態生理と分子メカニズム** 本菌は二形性真菌であり、生体内と自然環境下とにおける形態が異なっている。自然環境下では菌糸形をとり、発育すると感染形態である胞子(分節型分生子)を形成する。この分節型分生子の吸入により経気道感染を起こす。病巣内で分生子は成長し球状体と呼ばれる独特の形態へと変化する。原則としてヒト-ヒト感染は起こらない。

■**臨床症状・検査所見** 感染者の症状はさまざまで、無症状から時に感染後1~3週後に急性肺炎が出現することもある(急性肺コクシジオイデス症)。5~10%の患者に結節、薄壁空洞などの陳旧性病変を残す(慢性肺コクシジオイデス症(図9-7-1))。わが国で本症が診断される場合、最も一般的な病型はこの慢性肺コクシジオイデス症である。免疫不全患者では皮膚軟部組織、骨、関節、髄膜などへの播種性病変を起こしやすい。髄膜炎は重篤でしばしば水頭症を併発する。

■**診断** 病変部の生検による病理学的検査にて特徴的な菌体成分(内生胞子をいれた球状体など)を認めれば診断が確定する。血清コクシジオイデス抗体検査(免疫拡散〈ID〉法、補体結合〈CF〉法)、播種症例では抗原検査も有用である。本菌は危険度レベル3に分類されている。通常の培養方法により急速に発育し、きわめて飛散しやすい分節型分生子を容易に形成する。実験室内感染を防ぐためにも本症を疑った場合の検体の培養は、一般の病院では原則として行うべきではない。

■**治療と薬理メカニズム** 海外の治療指針では軽症の場合は経過観察が推奨されているが、人種による重症度の相違も指摘されているため、わが国では原則的に治療を行う。アゾール系薬による治療を基本とするが、重症例・播種症例の場合はアムホテリシンBによる治療を行う。治療期間は6カ月以上を要する[1]。

■**経過・予後** 慢性肺コクシジオイデス症の予後は良好

表9-7-1 輸入真菌症の主な流行地域

真菌症	主な流行地域	原因菌
コクシジオイデス症	米国(アリゾナ、カリフォルニア、ニューメキシコ、テキサス)、ブラジルなど中南米	*Coccidioides immitis*
ヒストプラスマ症	米国(オハイオ・ミシシッピー川流域)、メキシコなどの中南米、東南アジア、アフリカ	*Histoplasma capsulatum* または *H. duboisii*
パラコクシジオイデス症	ブラジルのほか、ベネズエラ、コロンビア	*Paracoccidioides brasiliensis*
ブラストミセス症	米国(オハイオ、ミシシッピー川流域、五大湖周辺)、カナダ、中南米、アフリカ	*Blastomyces dermatitidis*

であるが、髄膜炎を併発した播種症例はきわめて予後不良である。

ヒストプラスマ症

■**定義・概念** ヒトに感染するヒストプラスマ属(*Histoplasma*)は2つの菌種に分けられるが(*Histoplasma capsulatum*、*Histoplasma duboisii*)、わが国におけるヒストプラスマ症(histoplasmosis)の起因菌はほとんどが *H. capsulatum* である(カプスラーツム型)[1,2]。流行地域の洞窟探検後の集団発生事例が報告されている。*H. duboisii* による感染はアフリカ熱帯地域(ガボン、ウガンダ、ケニアなど)に特化している(ズボアジ型)。原則としてヒト-ヒト感染は起こらない。なお、少数ながら明らかな海外渡航歴のない本症患者もみられる。本症の国内での感染の可能性があり、診断の際には注意すべきである。

■**病因・病態生理と分子メカニズム** 本菌は二形性真菌である。通常、菌糸形から生じる小分生子を経気道的に吸入することで感染し、宿主の体内では酵母形をとる。

■**臨床所見・検査成績** 潜伏期は1~3週間であるが、多くの例では感染が起こっても無症状である。症状が出現する場合も微熱、発熱、頭痛、乾性咳嗽、胸痛などー般的なもので、通常10日前後で症状は自然寛解する。胸部画像所見は肺門部・縦隔のリンパ節腫脹、斑状浸潤影、結節影が主体である(図9-7-2)。治療後には石灰化像がしばしば残存する。

一部の患者では感染が進行し、慢性肺ヒストプラスマ症に移行する。特に高齢者、肺に既存の病変が存在する患者、免疫低下宿主に発症しやすい。症状としては微熱、湿性咳嗽、息切れ、体重減少、血痰などが多い。胸部X線写真では上葉~肺尖部に空洞と線維性病変がみられる。肺野やリンパ節の石灰化像、胸膜肥厚像も高頻度にみられ、結核や、特にサルコイドーシスとの鑑別が重要である。空洞は時に消失と出現とを繰り返す。

まれに進行性播種性ヒストプラスマ症を発症する場合がある。流行地域への居住者、高齢者、2歳以下の小児、AIDS(後天性免疫不全症候群)患者、免疫低下宿主などは高リスクである。体重減少、咳嗽、下痢、肝脾腫、口腔・咽頭粘膜の限局性の潰瘍(しばしば無痛性)、腸管粘膜の潰瘍(回盲部に多い)などがみられる。その他副腎疾患、心膜炎、慢性髄膜炎、脳実質病変などが出現することもある。口腔・咽頭に潰瘍がある場合は積極的に生検を行うべきで、潰瘍

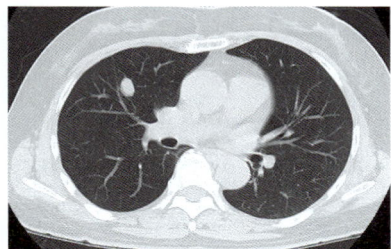

図 9-7-1　健診で発見された肺コクシジオイデスの胸部CT像
辺縁が明瞭な孤立結節影が存在している。流行地に2年間居住していた

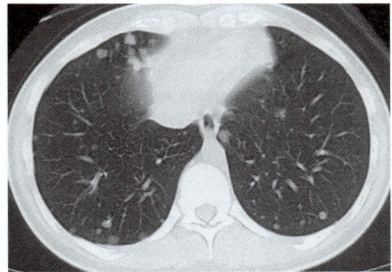

図 9-7-2　多発結節影を呈した肺ヒストプラスマ症の胸部CT像
流行地への旅行歴を有していた

の中心部にはマクロファージ内の酵母型の菌体が証明されやすい。

●**診断**　病変部の病理検査では肉芽腫性病変がみられ，マクロファージや多核巨細胞内に貪食された2〜5μm径の酵母を認める。しかし一部の酵母感染との鑑別は困難な場合がある。血清・尿中抗原検査（ELISA（固相酵素結合免疫測定法））が米国の検査会社で測定可能であるが，実際には偽陰性例がしばしばみられるなどの問題点も指摘されている。現在新しい抗原測定法の開発が進んでいる。抗体検査には主にCF法とID法があるが，あくまで補助的診断にとどまる。本菌は危険度レベル3に分類される高度病原菌であり，一般病院における培養・同定は検査中の感染事故の可能性を考えると推奨できない。

●**治療と薬理メカニズム**　イトラコナゾールもしくはアムホテリシンBによる治療を6〜12週間行う。慢性空洞性，進行性播種性では1〜2年間の治療を必要とする[1]。

●**経過・予後**　一般に予後は良好であるが，進行性播種性ヒストプラスマ症は致死率が高い。

パラコクシジオイデス症

●**定義・概念**　パラコクシジオイデス症（paracoccidioidomycosis）の起因菌は真菌である *Paracoccidioides brasiliensis* で，わが国には生息しておらず，症例はいずれも流行地で感染した輸入真菌症である。

●**疫学**　流行地は中南米各地に限局しているが，特にブラジルに多い。潜伏期が平均10年あまりときわめて長く，わが国では1985年頃からブラジル移民を中心に増加したが，現在は症例数が減少している。健常者の感染例が多く，多くは30〜50歳，男性が90％以上を占める。

●**病因・病態生理と分子メカニズム**　主に胞子の吸入により感染した後きわめて緩徐に間質性肺炎が進行し，粘膜（口腔など），皮膚，リンパ節（主に頸部）などに播種する。間質性肺炎は肺線維症へと進行する。慢性肺パラコクシジオイデス症，皮膚粘膜パラコクシジオイデス症などがある。

●**臨床症状・検査成績**
慢性肺パラコクシジオイデス症：緩徐に進行し（月単位から年単位），咳嗽，喀痰，血痰，労作時呼吸困難，胸痛，体重減少，発熱，盗汗などを呈する。胸部画像（図9-7-3）では，両側びまん性の多発性間質影や結節影，肺門リンパ節腫大，空洞などが認められ，やがて肺線維症による重篤な呼吸不全にいたる。
皮膚粘膜パラコクシジオイデス症：粘膜病変（口腔と鼻を中心とした有痛性潰瘍性病変）により咀嚼，嚥下障害，嗄声や喘鳴をもたらす。皮膚病変（丘疹，結節，疣贅，潰瘍など）は鼻や口などの顔面を中心に出現する。頸部などのリンパ節腫脹も伴うことがある。
その他：血行性あるいはリンパ行性に全身の広範な諸臓器に播種が認められることがある。

●**診断**　流行地での滞在歴，特徴的な臨床像から本症を疑い，肺病変，皮膚，粘膜病変など生検により病理学的検査を行う。特徴的な多極性出芽を伴う舵輪状の酵母を認めれば診断が確定する。補助的に血清中の抗体検出を行うこともある。

■**治療と薬理メカニズム**　アゾール系薬，アムホテリシンBにより6カ月間以上の治療を行うが，再発がきわめて多い点に注意する[1]。

●**経過・予後**　生命予後は比較的良好だが，肺線維症による呼吸不全が生活の質（QOL）の観点から重要である。

ブラストミセス症

●**定義・概念**　ブラストミセス症（blastomycosis）の *Blastomyces dermatitidis* による感染症である。わが国では現在のところ国内発症例は報告されていない[1]。

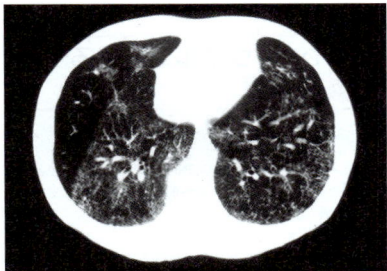

図 9-7-3　慢性肺パラコクシジオイデス症の胸部CT像
両側びまん性に網状影や浸潤影がみられる

■病因・病態生理と分子メカニズム
胞子の吸入により経気道的感染を起こし肺病変を形成する。病型は，通常の肺炎のみで終息する急性肺ブラストミセス症，慢性化して肺線維症を起こす慢性肺ブラストミセス症，全身播種をきたす播種性ブラストミセス症などがある。急性呼吸促迫症候群（ARDS）を併発する場合もある。

■臨床症状・検査成績
感染約4〜6週の潜伏期の後，約半数に臨床症状が出現するが，一般の市中肺炎との鑑別が困難である。大多数の症例では自然治癒するとされているが，数カ月後に播種性病変で再発することもある。播種する部位としては皮膚軟部組織，骨・関節，泌尿・生殖器，中枢神経系などが多い。また，肺炎は劇症化しARDSにいたることもある。急性肺炎症例の一部は慢性化し，長期にわたる湿性咳嗽，息切れ，血痰などの症状を呈するものもある。

AIDS患者，骨髄・臓器移植患者，血液悪性疾患患者，ステロイド使用患者などの免疫低下宿主では重症化しやすい。その他，高齢者，COPD（慢性閉塞性肺疾患）患者，担癌患者，アフリカ系人種の致死率が高いことが知られている。また，潜在性感染（幼少時の感染も含む）の再燃なども知られており，注意が必要である。血清検査にはCF法，ID法による抗体検出検査があるが，感度・特異度ともに満足できるような成績は得られていない。

■診断
確定診断は病変部の検体の塗抹検査，病理学的検査による特徴的な酵母の検出である。組織内では厚い壁を有する，さまざまな大きさの円形（8〜30μm径）の酵母形を呈する。なお，本菌の培養は他の輸入真菌症起因菌と同様，検査室内感染の危険が高いため原則として行わない。

■治療と薬理メカニズム
アムホテリシンBにて初期治療を行い，改善後にイトラコナゾールへの変更を行う。播種性感染の場合もほぼ同様である（中枢神経病変のある場合は除く）。高リスク患者の場合もほぼ同様の治療を行うが，免疫低下状態が続くかぎり二次予防薬が必要である[1]。

■経過・予後
通常は予後は良好であるが，播種性病変をきたした場合は予後は不良である。

【渡邊 哲・亀井 克彦】

参考文献
1) 亀井克彦ほか編：輸入真菌症等の診断・治療指針真菌症の診断・治療マニュアル，協和企画，2011
2) Anstead GM et al : Endemic mycoses. Clinical Mycology, 2nd edition, edited by Anaissie EJ et al, p355-373, Elsevier Churchill Livingstone, 2009

10 DNAウイルスによる感染症

ヘルペスウイルスについての基礎知識

ヘルペスウイルス感染症の理解には，ヒトを宿主とする8種のウイルスの共通点と例外的な点を対比してまとめるとよい（表10-1-1）。

潜伏感染
初感染後，数日のうちにヘルペスウイルス（herpesvirus）は潜伏感染（latent infection）を成立させる。それぞれのウイルス種に特異的な組織の細胞核内にDNAだけを潜伏させ，抗原となる蛋白を発現しない。そのため，免疫は感染細胞を認識し，排除することができず，宿主の生涯にわたって潜伏感染が維持される（図10-1-1）。

再活性化と回帰発症
潜伏感染しているだけでは子孫のウイルスを産生し，新たな宿主に感染を広げることができない。そこで，ウイルスは潜伏感染から増殖を再開しなくてはならないが，これを再活性化（reactivation）と呼び，顕性感染を起こす場合は回帰発症（recurrent infection）という。

初感染時は免疫がない状態で疾患を起こすが，回帰発症は宿主の免疫があるなかでの発症であるため軽い疾患となる傾向がある。潜伏や再活性化のメカニズムは不明であるが，宿主の免疫能低下時に回帰発症を起こしやすい。したがって，ヘルペス感染症患者を診たときには免疫を低下させる基礎疾患がないかどうか，逆に免疫不全患者ではヘルペスウイルスの日和見感染症の発症に注意することが必要である。

感染経路と感染率，そして顕性感染率
ヘルペスウイルスは唾液や尿，母乳，精液など体液に排泄され，直接的あるいは間接的接触によって伝染するため，家族内や親密な関係のヒトの間での伝染が多い。唯一の例外が水痘で，この疾患は結核，麻疹とともに空気感染することが知られている。感染性のウイルスが空気に漂って遠くまで飛んで小流行を起こすため，院内感染対策が難しい。唯一ワクチンが実用化されているので，医療従事者や免疫不全患者にはワクチン接種が望まれる。

ヘルペスウイルスは高度に宿主動物に適応したウイルスで，疾患を起こさないまま広く感染しているものが多い。人種にかぎらず，世界中の成人の80％以上がそれぞれのウイルスに感染しているが，単純ヘルペスウイルス2型とヒトヘルペスウイルス8だけは感染率が低く，日本人では5％に満たない。また顕性感染率が低く，症状がないままウイルスを排泄する例も多いが，水痘はおよそ80％，突発性発疹はおよそ60％と例外的に顕性感染率が高い疾患である。

【錫谷 達夫】

参考文献
1) 日本臨牀64（増刊号3 ヘルペスウイルス学 基礎・臨床研究の進歩），西山幸廣編，2006
2) 化療の領域26（ヘルペスウイルス科ウイルスによる感染症のすべて），化学療法会編，2010

1 単純ヘルペスウイルス感染症

■定義・概念
単純ヘルペスウイルス（herpes simplex virus：HSV）は1型（HSV-1）と2型（HSV-2）の2種に分類されるが，相同性は90％を超え，抗原性はかなり交差する。HSV-1は口周囲や眼，脳など上半身に，HSV-2は性器から殿部にかけた下半身に病変を起こすが，その棲み分けは厳密なものではなく，HSV-1による性器の病変もしばしばみられる。

■疫学
HSVは間接的な接触や性行為など直接的な接触で感染する。40〜50年前まで，日本人のおよそ80％は成人に達するまでにHSV-1に感染していた。ところが，日常生活のなかで本ウイルスに曝露される機会が減少し，現

表10-1-1 ヘルペスウイルス感染症

ウイルス名	日本人成人の感染率	初感染	回帰症状	まれな感染症	治療法・予防法
単純ヘルペスウイルス1型	若年者30%〜高齢者>80%	歯肉口内炎 口唇ヘルペス 角膜炎(樹枝状) 陰部ヘルペス	歯肉口内炎 口唇ヘルペス 角膜炎(円板状) Bell麻痺 陰部ヘルペス	脳炎 急性網膜壊死	アシクロビル バラシクロビル ビダラビン
単純ヘルペスウイルス2型	≒5%	陰部ヘルペス	陰部ヘルペス	新生児ヘルペス 急性網膜壊死	
水痘・帯状疱疹ウイルス	>95%	水痘	帯状疱疹 (Ramsay Hunt症候群)	急性網膜壊死(桐沢型)	生ワクチン アシクロビル バラシクロビル ファムシクロビル ビダラビン
EBウイルス	>95%	伝染性単核球症	さまざまな癌(胃癌など)	慢性活動性EBウイルス感染症 移植後リンパ増殖症	
サイトメガロウイルス	若年者70%〜高齢者90%	伝染性単核球症 先天性サイトメガロウイルス感染症	日和見感染症(肺炎, 脈絡網膜炎, 大腸炎)		ガンシクロビル バルガンシクロビル ホスカルネット
ヒトヘルペスウイルス6, 7	>95%	突発性発疹		日和見感染(脳炎)	
ヒトヘルペスウイルス8	≒1%		Kaposi肉腫	多発性Castleman病 原発性滲出性リンパ腫	

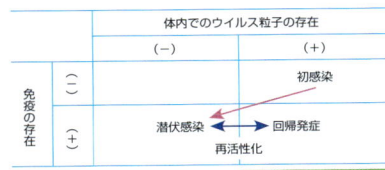

図10-1-1 ヘルペスウイルスの感染様式

在では大学生の1/3程度しか感染していない。一方, HSV-2の感染率は5%程度である。

■ **病因・病態生理と分子メカニズム** HSVは皮膚・粘膜と神経系に感染し, 病変を起こす。ヘルペスウイルスのなかでは増殖が速く, 細胞に強い細胞変性効果を現すのが特徴で, 皮膚や粘膜では小水疱, びらんを形成する。一方, 脳炎やBell(ベル)麻痺, 角膜炎では感染に伴う炎症反応が病態形成の主体をなす場合があり, ステロイドによる免疫抑制が著効する。新生児ヘルペスを除き, ウイルス血症にはならないが, 全身の後根神経節や脳神経節の知覚神経細胞に広く潜伏感染を成立させる。

HSV感染症の問題点は繰り返す回帰発症で, 感冒や月経, ストレス, 日焼けなどによって誘発される。HSV感染は不顕性感染から失明や死亡にいたる感染まで, その重症度と病変部位, さらに回帰発症の頻度に大きな個人差が認められる。症状を自覚する感染は20%程度で, 多くは症状がないままウイルスを排泄し, 感染源となる。

■ **臨床症状・検査成績**

歯肉口内炎, 口唇ヘルペス(図10-1-2)

原因のほとんどはHSV-1である。初感染時には口腔内の粘膜や口唇, 舌に小水疱が多発し, すぐにびらんとなって疼痛を生じる。所属リンパ節が腫脹し, 3〜5日にわたって発熱する場合もある。2週間程度で自然治癒するが, ウイルスは病変部に分布する知覚神経末端(三叉神経, 顔面神経)から神経節に存在する細胞核内に潜伏感染する。回帰発症は一般的に初感染より軽症で, 発症部位は初感染と同じとはかぎらない。そのため「這いまわる」という意味のギリシャ語を語源に「ヘルペス」と名づけられた。したがって, 同じ三叉神経が分布する角膜の炎症はHSVの角膜への初感染と, 口腔周囲に初感染したウイルスによる角膜での回帰発症が考えられる。また, 迷走神経に潜伏感染した場合には食道炎が起こることもある。アトピー性皮膚炎や脂漏性皮膚炎など皮膚のバリアー機能が破綻した患者ではHSVによる皮膚炎が広範囲に拡大し, 疱疹性湿疹(eczema herpeticum)あるいはKaposi(カポジ)水痘様疱疹症(Kaposi's varicelliform eruption)(図10-1-3)と呼ばれる皮膚炎を起こす。

陰部ヘルペス

クラミジア, 淋病に次いで多い性感染症である。性行為から数日〜1週間程度の潜伏期の後, 突然強い性器の疼痛とともに男性では亀頭, 陰茎, 恥骨部に, 女性では陰唇, 腟, 会陰部に小水疱が多発する。水疱はびらんとなり, 融合しながら不規則な形を呈し, 治癒には1〜2週間を要す。重症例では疼痛が激しく歩行や排尿が困難になる。また, 頭痛や項部硬直など髄膜刺激症状を伴う例や, 尿閉や便秘など仙髄神経麻痺が生じる例もある。原因にはHSV-1, HSV-2がほぼ半々でかかわっているが, 潜伏感染した仙髄神経節から再活性化する頻度はHSV-1が感染後1年間に1回以上であるのに対し, HSV-2では5〜6回と圧倒的に頻度が高いため, 回帰発症の90%以上はHSV-2による。回帰発症の症状は比較的軽く, 発症1〜2日前の神経痛様前駆状に引き続き水疱とびらんを生じる。ただ, このような顕性感染を起こすことはむしろまれであるため, 感染者の70%は無症候性のパートナーからの感染である。年に6回以上回帰発症を繰り返す患者には, 再発を予防するた

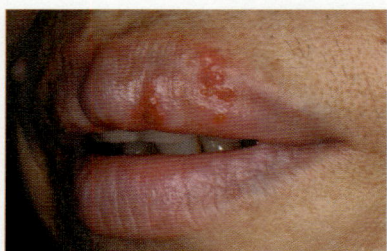

図 10-1-2 口唇ヘルペス

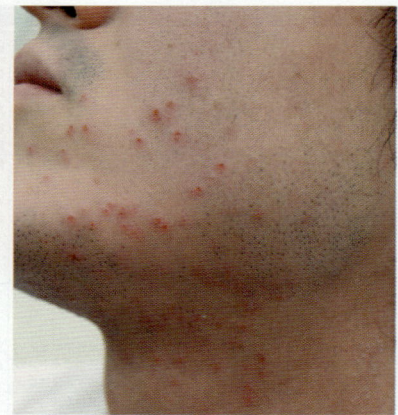

図 10-1-3 Kaposi 水痘様発疹症

めの抑制療法が試みられる。

単純ヘルペスの中枢神経系感染症

陰部ヘルペスでは HSV が後根神経節から上行性に中枢神経系に侵入し、横断性脊髄炎や無菌性髄膜炎の原因となることがある。HSV-2 による場合が多く、成人の無菌性髄膜炎の原因として最も多い。

ヘルペス脳炎は三叉神経節や他の脳神経から HSV-1 が脳に侵入して起こる。わが国では年間約 350 例発症し、散発性の脳炎として最も多い疾患である。季節性や地域性、好発年齢はない。典型例では発熱、頭痛、精神症状、痙攣、意識障害を起こすが、初期に精神症状しかない例では精神科を受診する場合もある。ウイルス性脳炎の可能性が否定できない症例では必ず本疾患を疑い、アシクロビルによる治療を早期にはじめなくてはならない。

顔面神経麻痺

原因不明の顔面神経麻痺を Bell 麻痺と呼び 10 万人に 20〜30 人発症する。この麻痺のおよそ 20% は HSV 感染による。顔面神経は運動神経と知覚神経の混合神経で、側頭骨の顔面神経管を通って表情筋や舌に分布する。HSV による炎症で神経が腫脹し、骨内で圧が高まり、運動神経を含めた機能不全に陥る。そこで、抗ウイルス療法を行いながら減圧を目的にステロイドで治療する。多くは予後良好な疾患である。

■ **診断** 過去の感染を知るには抗体価の測定が有用である。ただし、HSV-1 と HSV-2 の抗原は交差するため、型の判別はできない。型判別には糖蛋白 G に対する抗体価を固相酵素結合免疫測定法(ELISA)で測定する必要があるが、保険適用とはなっていない。びらんを拭って感染細胞を採取できる症例では抗原検査が迅速で診断価値が高い。特に蛍光抗体法は設備があれば 1 時間で判定できる。

直接病変部から検体を採取できない脳炎では髄液を用いたポリメラーゼ連鎖反応(PCR)法が広く使われ、診断的意義が高い。また、頭部 MRI で側頭葉内側を中心とした異常や、脳波で本症に比較的特徴的に認められる周期性一側性てんかん型放電などの所見が認められれば本症を疑う。

■ **治療と薬理メカニズム** アシクロビル(ACV)と経口薬であるバラシクロビルが広く用いられている。バラシクロビルは腸管からの吸収が悪い ACV にバリンを結合させ、吸収をよくしたプロドラッグで、体内で代謝されて ACV となる。ACV はデオキシグアノシンの誘導体で、HSV と水痘・帯状疱疹ウイルスが産生するチミジンキナーゼで一リン酸化される。その後、細胞の酵素で二リン酸化、三リン酸化された後、デオキシグアノシン三リン酸(dGTP)と競合して合成中の DNA に取り込まれ、DNA 合成を抑える。ACV は最初の一リン酸化が感染細胞内でしか起こらないことから選択毒性の高いすぐれた薬剤で、広く臨床で用いられている。

ACV で改善しない脳炎にはビダラビン(ara-A)が用いられる。この薬剤はアデノシン誘導体で、細胞の酵素によって三リン酸となり DNA 合成を抑制する。リン酸化がすべて細胞の酵素で行われるため選択毒性が低く、副作用も強い。しかし、ACV 治療に反応しない脳炎例では時機を逃さず使用すべきである。

年 6 回以上を目安に、再発を繰り返す陰部ヘルペスに対し、バラシクロビルを治療量の半量継続投与する抑制療法が保険適用となっている。回帰発症を抑えるほか、パートナーに感染させるリスクは大幅に減少する。ただ、抗ヘルペスウイルス薬はウイルスの増殖は抑えるものの、潜伏感染しているウイルスを排除するものではない。したがって、中止後に発症を繰り返す症例もある。

脳炎や Bell 麻痺、角膜炎で炎症反応が病態を悪化させている場合には、抗ウイルス薬でウイルスの増殖を抑えながら、ステロイドによる炎症の抑制を考慮する。

■ **経過・予後** 多くの HSV 感染症は不顕性感染、あるいは治療を要しない皮疹である。しかし、再発を繰り返す角膜ヘルペスや陰部ヘルペスは失明の危険性や生活の質(QOL)の著しい低下を招く。ヘルペス脳炎は ACV 治療の導入により死亡率が 60〜70% から 20% 程度へと改善された。しかし、重度の後遺症を残す例は多く、社会に復帰できるのは半数程度と予後の悪い疾患である。

〔錫谷 達夫〕

■ **参考文献**

1) Kamei S et al : Evaluation of combination therapy using aciclovir and corticosteroid in adult patients with herpes simplex

virus encephalitis. J Neurol Neurosurg Psychiatry 76:1544-1549, 2005
2) 白木公康ほか：性器ヘルペス再発抑制療法解説書，日本化学療法学会性器ヘルペス再発抑制療法検討委員会，日本性感染症学会性器ヘルペス再発抑制療法検討委員会編，臨床医薬研究協会，2006

2 水痘・帯状疱疹ウイルス感染症

■**定義・概念** 水痘・帯状疱疹ウイルス（varicella-zoster virus：VZV）の初感染により水痘が，潜伏感染した VZV の再活性化によって帯状疱疹が引き起こされる．

■**疫学** 水痘（varicella）は小児の疾患で，0～3 歳をピークに 5 歳までにほとんどの日本人が感染する．0 歳児保育が一般化し，感染が低年齢化する傾向は顕著で，30％の小児は 0 歳時に罹患する．一方，成人例では細菌性肺炎を合併し，入院加療が必要となる例がおよそ 20％存在する．患者の発生は通年認められ，感染力が強く，顕性感染率が 70～80％と高いことから幼稚園内や家族内で小流行を起こす．

水痘罹患時，ウイルス血症によってウイルスは全身の知覚神経節に潜伏感染を成立させ，免疫の低下によって帯状疱疹を発症する．好発年齢は VZV に対する免疫が弱くなる中年以降であるが，20 歳頃にも発症のピークがある．その多くは 0 歳時に水痘に罹患した例である．帯状疱疹（herpes zoster）はおよそ 7 人に 1 人発症する頻度の高い疾患であるが，2 度目の罹患は帯状疱疹患者の 2％以下である．

■**病因・病態生理と分子メカニズム** VZV は空気感染し，麻疹に次いで伝染力の強いウイルスである．上気道粘膜に感染したウイルスはリンパ組織で増殖後，リンパ球に感染して一次ウイルス血症を引き起こす（図 10-2-1）．肝臓や脾臓などに感染を広め，そこで増殖したウイルスが二次ウイルス血症を起こす．この 2 度目のウイルス血症の終期，感染しておよそ 2 週間の潜伏期間を経て水痘を発症する．水痘発症直後に免疫が成立し，皮膚の発赤や掻痒感はアレルギー反応によって生じる．発症 2 日前からすべての皮疹が痂皮化するまでウイルスは排泄され，感染源となる．

■**臨床症状・検査成績**

水痘（図 10-2-2）

軽い発熱，倦怠感，発疹で発症する（図 10-2-1）．発疹は顔からはじまり口腔内，体幹，四肢へと広がり，掻痒感が強い．一つ一つの皮疹は紅斑ではじまり，2～3 日で水疱，膿疱，痂皮へと進行するが，時期の異なる発疹が次々と現れ，混在するのが特徴である．痂皮は数日で脱落する．急性小脳失調症の合併率が 1/4,000，脳炎が 1/3 万 3,000 とされど重篤な合併症の頻度は高くないが，白血病患者などの免疫不全患者や成人例は重篤化しやすく，予防が重要である．また，妊娠初期の感染は流産の原因に，中期以降の罹患では水痘の罹患なしに新生児が帯状疱疹を発症することがある．

帯状疱疹（図 10-2-3）

VZV の再活性化によって起こる疾患で，激しい疼痛が特徴である．デルマトームに一致した疼痛や違和感が前駆症状として数日続いた後，同部に浮腫性紅斑と水疱が出現する．全身の知覚神経節に VZV は潜伏感染しているが，一般的には 1 本の神経に限局して帯状疱疹となる．水疱の新生はおよそ 1 週間続き，3～4 週間の自然経過で治癒する．

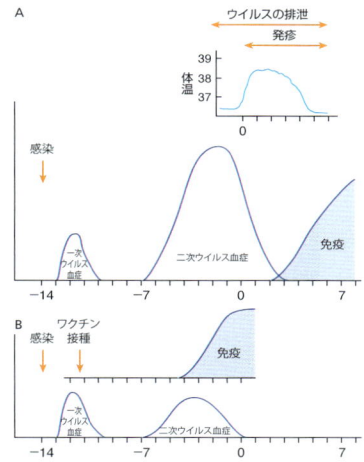

図 10-2-1 水痘の経過
A：水痘の自然経過
B：ワクチンを感染後すぐに接種すると二次ウイルス血症の時期に免疫が成立し，ウイルスの増殖を抑えることができる

しかし，本疾患の問題点はその痛みにある．数％の患者，特に高齢者に急性期の神経痛とは性質を異にする痛みが出現し，数カ月から年余にわたって続く場合があり，帯状疱疹後神経痛（postherpetic neuralgia）という．また，顔面神経節で再活性化した場合，①外耳道，耳介と口腔内の発疹，②顔面神経麻痺，③耳鳴り，難聴，めまいなどの内耳神経症状が起こり，これを Ramsay Hunt（ラムゼイ・ハント）症候群と呼ぶ．帯状疱疹はありふれた疾患であるが，発症の背景に癌など免疫能を低下させる疾患が潜んでいる場合も多いので，基礎疾患の有無に注意をはらう．

■**診断** 臨床像より診断は容易であるが，水痘がわずかしか出ない症例では HSV 感染症などと鑑別が困難な例も存在する．ペア血清による抗体上昇の確認や水疱底細胞のウイルス抗原の検出，ポリメラーゼ連鎖反応（PCR）法などが検査として用いられる．

■**治療と薬理メカニズム** HSV 同様，アシクロビルやバラシクロビルが有効である．またアシクロビルと同様の機序で抗ウイルス作用を発揮するペンシクロビルのプロドラッグ，ファムシクロビルも用いられる．抗ウイルス薬による治療は発症 72 時間以内に開始すべきで，帯状疱疹後神経痛の予防効果も期待できる．

水痘の予防接種として大阪大学の高橋らが開発した弱毒化生ワクチンが世界で広く用いられている．わが国では任意接種で接種率は低いが，欧米では定期接種により水痘の発症が激減している．小児の白血病などではしばしば水痘が致死的となるため，全身状態がよい時期にワクチンを接種すべきである．また，米国では帯状疱疹の予防のため，60 歳以上の高齢者へのワクチン投与が認可された．

本疾患の顕性感染率は高く，高濃度で曝露される兄弟例

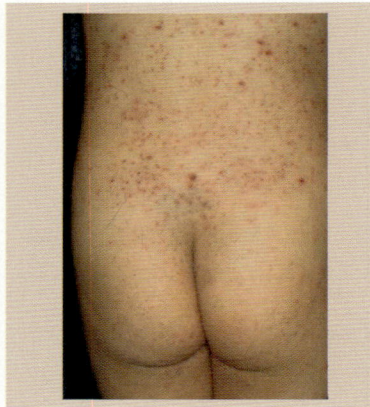

図 10-2-2　水痘

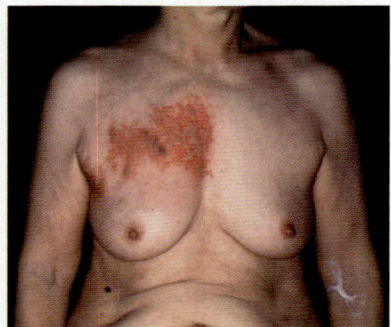

図 10-2-3　帯状疱疹

では90％にも及ぶ。接触後2～3日以内であればワクチン接種で、1週間前後であればバラシクロビルの投与で発症を予防あるいは軽症化させることができる。

■**経過・予後**　一般に予後良好であるが、すべての発疹が痂皮化するまで登校や就業は控えるべきであり、10日前後の休業が必要となる。生命予後はよいものの帯状疱疹後神経痛は著しくQOLを低下させるやっかいな疾患である。

【錫谷 達夫】

3　Epstein-Barr ウイルス感染症

■**定義・概念**　Epstein-Barr（エプスタイン-バー）ウイルス（EBV）の初感染により伝染性単核球症が、慢性感染によって慢性活動性EBV感染症が起こる。また、EBVは癌ウイルスで、発見の契機となったBurkitt（バーキット）リンパ腫をはじめ上咽頭癌や胃癌、Hodgkin（ホジキン）病など、癌の発症に深くかかわっている。

■**疫学**　ほとんどのヒトが幼少期にEBVに接触感染する。小児期の感染の90％以上は不顕性感染で、発症しても上気道炎で経過し、EBV感染症と診断されることはない。思春期以降の初感染では50％が伝染性単核球症を発症し、欧米ではキスで伝染する疾患として kissing disease と呼ばれる。宿主の免疫状態によって慢性活動性EBV感染症やEBV関連血球貪食性リンパ組織球症、日和見リンパ腫、移植後リンパ球増殖症の原因となる。日本人の胃癌のおよそ10％はEBV感染が関与する。

■**病因・病態生理と分子メカニズム**　EBVはアフリカの子どもに多いBurkittリンパ腫より発見されたヒト由来の最初の癌ウイルスである。B細胞を主な宿主細胞とし、in vitro ではB細胞は容易に不死化する。伝染性単核球症は不死化して異常増殖するB細胞をキラーT細胞が殺す免疫反応が病態を形成する。免疫が不十分で感染細胞を排除しきれないのが慢性活動性EBV感染症や移植後リンパ増殖症で、伝染性単核球症では多クローン性に感染細胞の増殖が起こるが、慢性活動性EBV感染症では進行とともに少クローン性さらに単クローン性へと連続的に悪性化する。そしてEBVが潜伏感染した1つの宿主細胞が癌化し、単クローン性に増殖する疾患がBurkittリンパ腫や上咽頭癌、胃癌である。宿主の免疫能の状態や宿主臓器（細胞）、環境要因などの違いが1種のウイルスで多彩な疾患を生じる原因となっている。

■**臨床症状・検査成績**
伝染性単核球症

伝染性単核球症（infectious mononucleosis）は、EBVに初感染し、約6週間の潜伏期後、発熱、咽頭炎、リンパ節腫大を三主徴として発症する。典型的な症例では39℃以上の発熱が1～2週間持続し、扁桃炎と咽頭の発赤、苺舌が認められ、溶血性レンサ球菌（溶連菌）感染症に似ている。実際に1/3の症例で溶血性レンサ球菌感染を合併する。眼瞼浮腫や肝脾腫を認める例では本症の診断的意義が高い。

検査所見では、末梢血中のリンパ球が増加し、全白血球の50％以上を占め、異型リンパ球または $CD8^+HLA-DR^+$ T細胞の増加が認められる。細菌性咽頭炎を疑ってアンピシリンを投与するとアンピシリンアレルギーを生じることが多いので、禁忌である。

慢性活動性EBV感染症

EBVがT細胞かナチュラルキラー（NK）細胞に感染し、持続的なクローン性のリンパ球増殖を起こす疾患で、背景にEBV感染細胞の増殖を許す免疫異常が存在する。さまざまな年齢で発症するが、1～15歳の小児に多い。発熱、肝脾腫、リンパ節腫大、発疹、慢性の肝炎、反復性の下痢など持続性の伝染性単核球症様症状や蚊刺過敏症を認めることが多い。末梢血中ではEBV抗体価やEBVゲノムコピー数の高値が認められる。約50％の症例で感染したリンパ球に染色体異常が認められる。

日和見リンパ腫、移植後リンパ増殖症

AIDS（後天性免疫不全症候群）患者や免疫不全症候群患者にEBVによるB細胞の異常増殖が起こり、日和見B細胞リンパ腫と呼ばれる。同様の病態が臓器移植後の免疫不全患者にもみられ、移植後リンパ増殖症という。初期には

増殖するB細胞は多クローン性であるが次第に少クローン性，単クローン性へと進展し，リンパ腫となる。
合併症
EBV感染症には血球貪食性リンパ組織球症，心筋炎，肝不全，腎炎，脳炎などが合併するほか，Hodgkin病や非Hodgkinリンパ腫，胃癌，上咽頭癌などさまざまな癌を生じる。
■ **診断** EBV感染後，最初に検出されるのが抗VCA（viral capsid antigen）抗体，次いで抗早期抗原（early antigen：EA）抗体，数週間から数カ月後に出現するのが抗EBV核内抗原（EBV nuclear antigens：EBNA）抗体である。したがって，抗VCA-IgG抗体陽性で抗EBNA抗体が陰性であれば，初感染と判断でき伝染性単核球症と診断できる。$CD8^+DR^+$T細胞の増加（≧10％）も重要な情報である。サイトメガロウイルスによっても同様の疾患が起こるので，抗体価の測定が必要である。
慢性活動性EBV感染症は，①伝染性単核球症様の症状，②抗体価（抗VCA-IgG，抗EA-IgG）やEBV-DNAコピー数の高値，③他の疾患の除外によって診断される。real-time PCR法による血中ウイルスDNA量の測定は疾患の進展を正確に判定する検査法としても用いられる。
■ **治療と薬理メカニズム** EBV感染症に有効な薬物療法はなく，対症療法を行う。慢性活動性EBV感染症では造血幹細胞移植が唯一の根治療法である。
■ **経過・予後** 伝染性単核球症は一般に予後のよい疾患である。一方，慢性活動性EBV感染症の予後は悪く，10年で約50％が死亡する。

【錫谷 達夫】

4 サイトメガロウイルス感染症

■ **定義・概念** サイトメガロウイルス（cytomegalovirus：CMV）は巨細胞封入体症の原因ウイルスとして発見されたウイルスである。病原性は非常に低く，疾患を起こすことなく人類の80％以上に感染するウイルスである。胎児期に経胎盤感染する先天性感染と日和見感染が医学上問題となる。
■ **疫学** CMVは唾液，尿，母乳，精液，腟分泌物などさまざまな体液に分泌され，多くは近親者より小児期に感染する。ところが日本人の感染率が急速に低下し，かつて90％以上の成人が感染していた本ウイルスに，近年では妊婦の70％程度しか感染していない。したがって妊娠中に感染することによる先天性CMV感染が起こる危険性がある。先天性CMV感染は300の出産に1人の割合で起こっており，その10％に小頭症や精神発達遅滞など高度の障害が，またその他の10％程度に高度両側性感音性難聴が起こり，日本人では1,000人に2～3人存在する言語獲得期以前の高度難聴の原因の15％を占める。また輸血や臓器移植も感染経路となる。
■ **病因・病態生理と分子メカニズム** 非常に病原性の低いウイルスで，初感染時も再活性化時もまったく疾患を起こさないのが特徴である。一方，宿主細胞域は広く，唾液腺，乳腺などの腺細胞，神経細胞やグリア細胞，血管内皮細胞，リンパ球，マクロファージ，線維芽細胞など広く全身に感染している。こういった慢性感染がどのような疾患に関与するのか明らかになっていないことも多い。
■ **臨床症状・検査成績**
単核球症
初感染時，まれにEB（Epstein-Barr）ウイルス（EBV）による伝染性単核症と臨床的には見分けのつかない単核球症を起こす。伝染性単核球症例の20％程度を占め，1歳以下の乳児ではCMVが，1歳以上ではEBVが原因となることが多い。通常1～2週間で軽快する。また，輸血によってCMVが持ち込まれ，輸血後に単核球症を起こすことがある。
日和見感染
臓器移植後の患者や免疫不全患者で間質性肺炎を起こす。高熱，乾性咳嗽，呼吸困難を呈し，胸部X線像で両側性のびまん性間質性あるいは肺胞性の浸潤像を認める。低酸素血症をきたす例では致死的な経過をとることがある。脈絡網膜炎を伴うこともある。
かつてAIDS（後天性免疫不全症候群）患者の1/3は死亡数カ月前にCMV脈絡網膜炎によって失明していた。しかし抗レトロウイルス療法の導入で，このような症例は激減した。
CMVによる大腸炎も日和見感染症として多いもので，免疫不全患者が下痢，腹痛，発熱を訴えたときには疑うべきである。大腸ファイバースコープで粘膜の紅斑，粘膜下出血，潰瘍などの所見を認める。また，潰瘍性大腸炎にしばしば合併し，増悪因子となるので注意が必要である。
■ **診断** 末梢白血球中のCMV抗原陽性細胞の検出（antigenemia）は迅速で定量性があり，広く利用されている。ウイルスの分離は一般的には尿から行われているが，CMVの増殖は遅く，ウイルス価が非常に高い先天感染例を除けば，分離には数週間を要する。したがって，最近はポリメラーゼ連鎖反応（PCR）法で診断することが多い。
■ **治療と薬理メカニズム** ガンシクロビル（GCV）と経口薬であるバルガンシクロビルが有効である。バルガンシクロビルはGCVのプロドラッグで，腸管から吸収後，代謝されてGCVとなる。GCVはアシクロビル同様デオキシグアノシン誘導体で，CMVがコードするUL97ホスホトランスフェラーゼによって一リン酸化される。その後，細胞の酵素で三リン酸化される後，DNAに取り込まれて合成を抑制する。アシクロビルに比較して副作用は強く，骨髄抑制が起こる。また，長期にわたって投与すると耐性ウイルスが出現する可能性があり，注意が必要である。耐性ウイルスに対してはピロリン酸の誘導体で，ウイルスのDNA合成を阻害する薬剤，ホスカルネットが用いられる。臓器移植例ではγグロブリン製剤を予防的に使用することがある。
■ **経過・予後** CMVは免疫能の低下が著しい患者に疾患を起こす日和見病原体であり，基礎疾患の治療が重要である。かつては造血幹細胞移植の死因の主たる原因がCMV肺炎であったが，ガンシクロビルの登場によってかなりコントロールできるようになった。

【錫谷 達夫】

5 ヒトヘルペスウイルス6, 7による感染症

▶**定義・概念** ヒトヘルペスウイルス6(human herpesvirus 6：HHV-6)とヒトヘルペスウイルス7(human herpesvirus 7：HHV-7)はともにヒト末梢血から分離されたウイルスである。HHV-6には同じ種のなかに性質が異なるウイルスが存在し、variant AとBに分類されている。HHV-6 variant BとHHV-7の初感染時に起こる熱性疾患が突発性発疹で、HHV-6 variant Aがどのような疾患を起こすのかはいまだ不明である。

▶**疫学** HHV-6による突発性発疹は移行抗体が消失する生後4カ月〜1歳に発症し、やや遅れて2歳頃までにHHV-7による2度目の突発性発疹が起こる。顕性感染率は60〜70%で、3歳頃までにはほぼすべてのヒトが両ウイルスに感染する。ウイルスは唾液や母乳に分泌されており、乳児は家族からの感染に頻繁に曝露されているが、移行抗体がなくなる時期に感染が成立し、発症する。

▶**病因・病態生理と分子メカニズム** HHV-6は主にT細胞に感染するほか、単球、ナチュラルキラー(NK)細胞、樹状細胞、グリア細胞に感染する。一方、HHV-7の受容体はHIVと同じCD4であり、CD4$^+$T細胞やマクロファージに感染する。基本的には血球の感染による熱性疾患の原因ウイルスであるが、HHV-6はグリア細胞に感染できることから脳炎や熱性痙攣など中枢神経系の感染も起こす。15歳以下のウイルス性脳炎/脳症の原因のおよそ10%を占め、インフルエンザウイルスに次いで2番目に多い。ウイルスに曝露された時期を特定することが困難なため潜伏期間は明確ではないが、1〜2週と考えられている。

▶**臨床症状・検査成績**

突発性発疹

突発性発疹(exanthem subitum)は、38〜39℃の高熱で突然発症し、3〜4日後、解熱とともに発疹が出現する。麻疹や風疹と似た鮮紅色の斑丘疹が体幹を中心に顔面や四肢に1〜2日間出現する。有熱期に口蓋垂の根本の両側に永山斑と呼ばれる紅色斑が出現し、診断の参考となる。予後のよい疾患と考えられてきたが、およそ10%に熱性痙攣の合併があること、脳炎/脳症を発症する例がわが国で年間70例程度あり、その半数は後遺症を残していることから決して予後のよい疾患とはいえない。

日和見感染

造血幹細胞移植2〜4週間後にHHV-6が再活性化する症例が存在する。そのなかに記憶障害を伴い、MRIで海馬に異常を示す脳炎を発症する例があり、注目されている。

▶**診断** 抗体価の測定やウイルス分離、定量的PCR法によるウイルスゲノムコピー数の測定などが行われる。しかし、検査に時間がかかるため突発性発疹には普通検査を行わない。臨床的には発疹出現によって突発性発疹の診断は可能であるが、発熱期に診断することは困難である。

▶**治療と薬理メカニズム** 有効な抗ウイルス薬はなく、対症療法を行う。

▶**経過・予後** 一般的には良好であるが、脳炎を発症した例では後遺症を残すことが多い。

【錫谷 達夫】

6 ヒトヘルペスウイルス8とKaposi肉腫

▶**定義・概念** AIDS(後天性免疫不全症候群)患者に多発するKaposi(カポジ)肉腫(Kaposi sarcoma)から原因ウイルスとしてヒトヘルペスウイルス8(human herpesvirus 8：HHV-8)が発見された。EBVと近縁の癌ウイルスで多発性Castleman(キャッスルマン)病(multicentric Castleman disease)と原発性滲出性リンパ腫(primary effusion lymphoma)の原因ウイルスでもある。

▶**疫学** HHV-8の感染率は人種で大きく異なり、日本人では約1%、欧米では約5%、アフリカでは40%近くのヒトが感染している国もある。一方、米国のHIV(ヒト免疫不全ウイルス)感染者では感染率が20%と高いことから、性行為によって感染する可能性は高い。しかし、アフリカでは小児でも感染していることから別の経路も存在する。唾液からウイルスを検出できることから、唾液による接触感染が考えられている。

▶**病因・病態生理と分子メカニズム** 主にB細胞に感染する癌ウイルスで、原発性滲出性リンパ腫を起こすとともに血管内皮細胞に感染してKaposi肉腫を起こす。HHV-8はウイルスゲノムにインターロイキン6(IL-6)をコードしており、IL-6の過剰産生によって起こる疾患、多発性Castleman病の一部に関与している。

▶**臨床症状・検査成績**

Kaposi肉腫(図10-6-1)

AIDS患者以外で本症をみることはまれであるが、男性同性愛AIDS患者の約30%に発生し、診断の指標ともなっている。四肢や顔面の皮膚、口腔粘膜に暗赤色の平坦な病変として出現し、融合しながら斑状の暗褐色隆起性病変、さらには皮下腫瘤へと進行する。最初は無痛性であるが、進行とともに浮腫や疼痛を伴う。進行すると消化管や肺にも病変を生じる。

多発性Castleman病

IL-6の過剰産生によって起こるまれな疾患で、わが国に1,500人程度の患者が存在すると推定されている。リンパ球の増殖、全身のリンパ節腫大、肝脾腫、発熱、全身倦怠感、体重減少、貧血などの症状を示す。

▶**診断** 病理組織学的な検査で確定診断する。免疫組織学的検査でHHV-8の抗原LANA(latency-associated

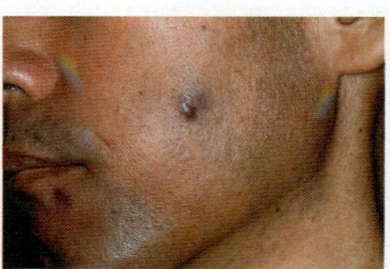

図10-6-1 AIDS患者に発症したKaposi肉腫
(山本俊幸先生(福島県立医科大学)提供)

nuclear antigen)を検出することが重要である。
■ **治療と薬理メカニズム** Kaposi肉腫は皮膚病変のみの場合には必ずしも治療の適応とはならないが,進行が激しい場合には放射線治療,抗がん剤治療,外科的切除が行われる。AIDSの治療が奏効し,免疫能が回復するとKaposi肉腫も消退することがあり,AIDSの治療を優先する。

多発性Castleman病に対してはトシリズマブ(ヒト化抗ヒトIL-6受容体モノクローナル抗体)が用いられる。
■ **経過・予後** Kaposi肉腫の初期病変の悪性度はさほど高いものではなく,治療率は高い。一方,内臓にまで病変が進行したものは予後が悪い。

【錫谷 達夫】

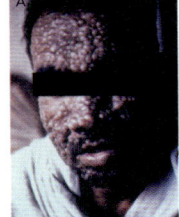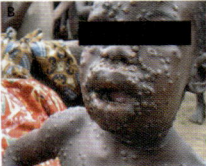

図10-7-1 天然痘患者(A)とヒトサル痘患者(B)の皮膚病変
(A:倉田毅博士〈国立感染症研究所〉提供。B:Muyembe-Tamfum博士〈コンゴ民主共和国国立生物医学研究所〉提供)

7 ポックスウイルス

天然痘(痘瘡)

■ **定義・概念** 痘瘡ウイルス(Variola virus)(ポックスウイルス科オルソポックス属(*Orthopox virus*))による全身感染症を天然痘(痘瘡)という。世界保健機関(WHO)の指揮下に1967年から全世界痘瘡根絶活動がはじまった。天然痘には,不顕性感染がなく(患者の周囲にだけ同ウイルスが存在する),痘瘡ウイルスの宿主がヒトだけであり,かつ熱に安定でかつ有効な乾燥天然痘ワクチンが開発されたことにより,1977年にソマリアでの患者を最後に天然痘は根絶された。

比較的致死率の高い大痘瘡(variola major)と致死率が1%以下の小痘瘡(variola minor)とがある。近年,痘瘡ウイルスがバイオテロリズム兵器として使用される危険性が指摘され,その対策が求められている。
■ **疫学** かつては世界中で流行していたが,現在は流行していない。
■ **病因・病態生理と分子メカニズム** 病原体は痘瘡ウイルスである。気道経路で痘瘡ウイルスに感染する。局所リンパ節で増殖し,ウイルス血症を伴って全身に感染が広がる。皮膚水疱性病変や咽頭,結膜などに存在するウイルスが感染源である。潜伏期間はおおよそ12日(7〜16日)である。細菌性二次感染や播種性血管内凝固(DIC)を伴うと重症化する。
■ **臨床症状・検査成績** 発症後2〜4日間の発熱,全身倦怠感などの前駆症状に引き続き,発疹,水疱,膿疱,そして痂皮の順に経過する皮膚症状が現れる(図10-7-1A)。天然痘の皮膚病変は顔,四肢,体幹の順に出現する。軽いものから重症なものまで,病型はさまざまである。特に扁平状皮膚病変(扁平型)や出血性皮膚病変(出血型)が出現するタイプの天然痘の致死率は高い。細菌性二次感染を合併した場合にこのような病型が起こることが多い。肺炎,骨髄炎,関節炎,結膜炎を伴うことがある。
■ **診断** 電子顕微鏡による水疱性病変中ウイルス抗原検出やポリメラーゼ連鎖反応(PCR)法によるウイルス遺伝子増幅法が最も迅速で確実である。ウイルス特異抗体の検出による血清学的診断も有用であるが,天然痘ワクチン接種を受けている人には用いられない。国内では,国立感染症研究所(東京)に診断システムが整備されている。
■ **治療と薬理メカニズム** 基本的に対症療法で治療する。動物実験の成績から抗ウイルス薬であるシドフォビルの早期投与が有効と考えられている。天然痘ワクチンが天然痘発症予防に有効であり,また感染後早期に天然痘ワクチンを投与することにより軽症化が期待できる。感染早期に一過性に免疫能が低下し,細菌性二次感染を伴うことがあるので,抗菌薬投与を考慮する。
■ **経過・予後** 天然痘ワクチン未接種患者では,適切に治療されなければ死亡する場合が多い。大痘瘡の場合は,致死率は約30%にのぼる。

ヒトサル痘

■ **概念・定義** サル痘ウイルス(monkeypox virus)(ポックスウイルス科オルソポックス属)による全身性感染症で,ヒトサル痘(human monkeypox)と呼ばれる。
■ **疫学** サル痘ウイルスの宿主は中央から西アフリカに分布するある種のリス類などのげっ歯類である。ヒトサル痘はこれまで中央〜西アフリカの熱帯雨林地域にかぎられた風土病的感染症である。2003年5〜6月にかけて,米国でヒトサル痘が流行した(71人のヒトサル痘患者が報告され,そのうち35人はウイルス学的に診断された)。西アフリカからペットとして輸入されたげっ歯類(ガンビアンラットなど)が感染源であった。
■ **病因・病態生理と分子メカニズム** サル痘ウイルスによる感染症である。天然痘の場合と異なり,比較的濃厚な接触がなければ感染しない。
■ **臨床症状・検査成績** 潜伏期間は7〜21日で,発熱,リンパ節腫脹,咽頭痛や咳嗽などの呼吸器症状,発疹が出現する。
■ **診断** ウイルス抗原の検出と同定が重要で,そのための方法としてウイルス分離,PCR法,病理組織学的ウイルス抗原検出が用いられる。
■ **治療と薬理メカニズム** 天然痘と治療と同様である。天然痘ワクチンはヒトサル痘症予防に有効である。
■ **経過・予後** コンゴ民主共和国での流行では致死率は約5%である。特に乳幼児では重症化することが多い。

伝染性軟属腫

■ **概念・定義** 伝染性軟属腫(molluscum contagiosum)

は、伝染性軟属腫ウイルス（molluscum contagiosum virus）（ポックスウイルス科モルスキポックスウイルス属《*Molluscipox virus*》）による良性疣状の丘疹を呈する皮膚感染症である。「水いぼ」と呼ばれる。
- **疫学** ヒトがこのウイルスの宿主である。保育施設などで集団発生が起こることがある。感染は性行為を含めた直接接触、タオルなどを介した接触による。
- **病因・病態生理と分子メカニズム** 伝染性軟属腫ウイルスが病原体である。
- **臨床症状・検査成績** 潜伏期は2〜7週であるが、さらに長期間の場合もある。発熱などの全身性症状はない。直径およそ5 mmで、中央に臍窩（デレ）が存在する。肌色から半透明の半球状丘疹が体幹、顔面、四肢に散在する。湿疹を有する児、HIV（ヒト免疫不全ウイルス）感染者を含めた免疫不全者では、病変が重症・難治化する傾向がある。
- **診断** ウイルス学的診断は可能であるが、一般的には臨床症状から診断される。
- **治療と薬理メカニズム** 病変は自然退縮するが、病変中心部を物理的に除去するとより早く治る。サリチル酸や乳酸などの皮膚剥脱剤、電気焼灼器、液体窒素などが病変除去に有用である。
- **経過・予後** 予後良好である。

【西條 政幸】

参考文献
1) 岡部信彦：天然痘（痘瘡, smallpox, variola）. 感染症発生動向調査週報（IDWR）2001年第40週号
2) 岡部信彦：天然痘（痘瘡）. 日本臨牀 65（増刊号3）: 48-53, 2007
3) 森川茂：サル痘. 感染症発生動向調査週報（IDWR）2006年第14週号
4) 森川茂：サル痘. 日本臨牀 65（増刊号3）: 150-153, 2007

8 パルボウイルス B19 感染症

- **定義・概念** パルボウイルス（parvovirus）は、小型のエンベロープを持たない単鎖DNAウイルスであり、4,500〜5,500のヌクレオチドからなる。ヒト以外にもトリや昆虫にも感染することが知られており、ヒトに感染する4つの型（アデノ関連ウイルス、パルボウイルス B19、Parv4/5ウイルス、ヒトボカウイルス）のうち、パルボウイルス B19（parvovirus B19）とボカウイルスのみがヒトに病気を発症する。
- **疫学** パルボウイルス B19 は、飛沫感染で伝播し、小児期に頻度の高い疾患で、15歳までに約半分の子どもに抗体が検出されると報告されている。また、輸血によっても感染する。潜伏期は4〜14日であるが、長いと21日までのこともある。伝染性紅斑による発疹と関節の症状は、感染後2〜3週間に出現する（表10-8-1）。
- **病因・病態生理と分子メカニズム** パルボウイルス B19 は、後期の赤芽球に感染する特徴を持つ。エリスロウイルス属（*Erythrovirus*）に属し、そして1〜3の3つの遺伝子型に分けられる。パルボウイルス B19 は、血液型を決定するP抗原（グロボシド）に感染するが、この抗原は、骨髄の赤血球の前駆細胞や巨核球、内皮細胞、胎盤、胎児の心筋細胞、胎児の肝臓などに発現しているので、これらの細胞に感染するとそれぞれの臨床症状を呈する。感染が成立

表 10-8-1　パルボウイルス B19 による疾患と宿主の特徴

疾患	宿主
胎児水腫、先天性貧血	胎児（在胎<20週）
伝染性紅斑	健康な小児
多関節症候群	健康な成人（特に女性）
持続的な貧血、赤芽球癆	免疫不全、あるいは免疫正常な患者
一過性の aplastic crisis	赤血球産生が増加した患者（ヘモグロビン異常症、鎌状赤血球症、脾機能亢進症など）

した2〜3週間後には免疫反応が起こり、伝染性紅斑に特徴的な発疹、関節痛、関節炎などが現れる。

一方で、ボカウイルスは、bovine（ウシ）と canine（イヌ）に感染することが知られており、その最初のアルファベットをとって bocaviruses と名前がついた。近年になって、ヒトに感染するウイルスは、乳幼児の急性の喘鳴、細気管支炎の原因ウイルスとして注目を集めている。しかしながら、他のウイルスや細菌との混合感染をきたすことが多く、ウイルスの病原性に関しては、不明な点が多い。

臨床症状・検査成績

伝染性紅斑（erythema infectiosum）：最も頻度の高いパルボウイルス B19 の感染症で、微熱と発疹をその主訴とする。通常、非特異的な発熱、筋肉痛、頭痛などが発疹の7〜10日前に出現する。その発疹の特徴は、頬を叩いた後に残るような「slapped cheek」様であり、口唇の周りが蒼白となる。それが、レース様の網目様の発疹として四肢と殿部に広がることもある。「slapped cheek」様は、小児において典型的であるが、成人では、明らかでないこともあり、またこれらの発疹は、他のウイルス感染症による発疹と区別が難しいこともある。一方、発熱、手足の末端の掻痒感、腫脹、点状出血、口腔内の変化を特徴とする papular-purpuric gloves and socks syndrome（PPGSS）は急性のパルボウイルス B19 の非典型的感染症として知られている。

多関節症候群（polyarthritis syndrome）：成人、特に女性に多い。関節症は対称性で、手指関節、足首、膝、手首の関節などに分布する。症状は数週間で治癒するが、症状が継続したり、再発も起こりうる。

胎児水腫（hydrops fetalis）、先天性貧血（congenital anemia）：妊婦に対するパルボウイルス B19 感染症は、流産や胎児水腫の原因となり、非免疫機序による胎児水腫の原因の約10〜20%を占めているといわれている。妊娠中の感染は、2〜6%の割合で胎児の死亡をきたす。そのリスクは、妊娠の前期（<20週）までに感染する場合に高い。また母親が妊娠中に感染した場合、眼や中枢神経系の先天奇形の報告もある。したがって、妊婦に感染させないことが重要であるが、流行の起こる可能性のある場所（学校など）で妊婦を勤務させないという推奨はされてない。しかしながら、妊婦が可能である女性の抗体価の測定によって、パルボウイルス B19 感染症に対しての免疫があるかどうかを判定し、そのリスクを推定することは可能である。

持続的な貧血・赤芽球癆（red cell aplasia）：持続的なパルボウイルス B19 感染症は、HIV（ヒト免疫不全ウイルス）感染者、移植後患者、リンパ球増殖性疾患を持つ患者、免疫不全患者で報告されている。患者は、網状赤血球の低下

する持続的な貧血と血清に高濃度のパルボウイルス B19 の DNA が検出される。化学療法を中止すること，免疫グロブリンの投与は，症状を軽快することがある。

一過性の aplastic crisis：赤血球の産生が継続的に必要な血液疾患を持つ患者において，パルボウイルス B19 感染症は，一過性の aplastic crisis をきたす。その場合，輸血などの治療を必要とする場合が多い。

■ **診断** パルボウイルス B19 はウイルスを培養することが難しく，通常，抗体価とポリメラーゼ連鎖反応（PCR）法で診断される。ウイルス血症は，免疫正常な患者においては 2～4 日で一過性であり，免疫グロブリン M（IgM）は，伝染性紅斑においては発疹がみられた頃に陽性となり，IgG は疾患の第 7 病日までには陽性となり，その後陽性が継続する。aplastic crisis の患者においては発症の 3 日までには IgM が陽性となり，感染後 2～3 カ月の間は陽性が継続することが知られている。PCR 法は，急性感染症の後に持続的に陽性となる。

■ **治療** パルボウイルス B19 には，有効な抗ウイルス薬は存在しない。しかしながら，パルボウイルス B19 のコントロールには，免疫グロブリンが大きな役割を果たすので，免疫不全患者の赤芽球癆に対する免疫グロブリン投与（400 mg/kg/日，5～10 日間）は，症状を軽快させることが期待できる。

■ **経過・予後** パルボウイルス B19 感染症は一過性のウイルス感染症であり，治療なしに自然治癒する。しかしながら胎児水腫はきわめて重篤な疾患であり，胎内死亡や流産など予後が悪い。また，免疫不全患者における aplastic crisis も予後の悪い疾患である。

【齋藤 昭彦】

参考文献

1) Long SS et al : Principles and Practice of Pediatric Infectious Diseases, 3rd edition, Elsevier Churchill Livingstone, 2008
2) American Academy of Pediatrics : Committee on Infectious Diseases. 2009 Report of the Committee on Infectious Diseases. Evanston, Ⅲ, American Academy of Pediatrics, 2009
3) Mandell GL et al eds : Mandell, Douglas, and Bennett's Principles and Practice of Infectious Diseases, 6th edition, Elsevier Churchill Livingstone, 2005
4) Feigin RD et al : Textbook of Pediatric Infectious Diseases, 6th edition, Elsevier Saunders, 2009

9 ヒトパピローマウイルス感染症

■ **定義・概念** パピローマウイルスは，ヒト以外にも，ウシ，イヌ，ウサギ，シカ，ウマなどの哺乳動物に感染する。ヒトパピローマウイルス（human papilloma virus：HPV）は，ヒトの皮膚表皮，ならびに粘膜に感染し，先進国では約 80％ の女性が感染するといわれており，最も頻度の高い性感染症である。

■ **疫学** HPV は，被膜のない，2 重鎖の DNA ウイルスで，約 8,000 塩基からなり，パピローマウイルス属（*Papillomavirus*）に分類される。100 以上の血清型が知られているが，それらのなかでも陰部に感染するのが約 40 種類以上，特にそのなかでも子宮頸癌に関与するものが血清型 16，18，31，45 であり口腔咽頭癌に関与するのが血清型 16，18 である。血清型 6，11 は尖圭コンジローマ，再発性気道パピロマトーシスなどとの関連がある（表 10-9-1）。

■ **病因・病態生理と分子メカニズム** HPV にはいくつかの重要な遺伝子があり，E6，E7 と呼ばれる遺伝子は癌遺伝子であり，これらの遺伝子産物は宿主のアポトーシスや DNA 修復を抑制することが知られている。L1 遺伝子は，HPV の表面蛋白をコードしており，ワクチンの抗原として重要である。

■ **臨床症状・検査成績**

子宮頸癌（cervical cancer）：扁平上皮癌であり，女性の最も頻度の高い悪性腫瘍である。ウイルスが子宮頸部上皮細胞に感染し，癌化するまでには，数年から数十年の時間を要する。その約 70％ が血清型 16 と 18 であり，それ以外にも血清型 31，33，45 などが代表的な原因である。血清型 18 は腺癌を引き起こすこともある。不正出血などの症状が出るのは病期が進んでからのことが多く，多くの場合無症状である。診断のためには，定期的な子宮頸部の内診が必要であり，子宮頸部の細胞擦過診（Papanicolaou スメア）によって，悪性細胞の有無を確認することが重要である。

皮膚の伝染性疣贅（cutaneous warts）：通常，隆起した無痛性の隆起性病変を形成し，病変の形や場所によってその血清型が異なることが知られている。扁平型は，血清型 3，10 によるものが多く，足底部の疣贅は血清型 1 型，通常の疣贅は 2 型によることが多い。

尖圭コンジローマ（condyloma acuminata）：最も頻度の高い陰部の HPV 感染症である。血清型 6，11 が約 90％ の感染をきたすことが知られている。性交渉を行う成人に多く発症し，外陰部に隆起した無痛性の隆起性病変を大腿上部，鼠径部や，女性では腟，子宮頸部，尿道など，男性では陰茎部に形成する。一方で，性交渉の年齢に達していない小児における尖圭コンジローマをみたときには，性的虐待を考えなくてはいけない。

気道パピロマトーシス（respiratory papillomatosis）：小児，成人の両方に発症するが，小児が全体の 2/3 を占める。若年性発症のものは，血清型 6，11 によって生下時に産道感染を起こし，通常 5 歳までに発症する。まれな疾患ではあるが，重篤な疾患である。米国のデータでは，10 万人あたり約 4 人の発症がある。咽頭，声門部位に隆起病変をつくるので，嗄声，弱い泣き声，喘鳴，経口摂取不良，それに伴う成長不良などの症状を呈することが多い。成人の感染は 20～40 歳での発症が多い。

疣贅状表皮異形成症（epidermodysplasia verruciformis）：まれな持続性の重症パピローマウイルス感染症であり，細胞性免疫異常が関与しているといわれている。病変は扁平疣贅と似ており，10 歳までに大腿，上皮に最初の症状が出現し，約 1/3 の患者に病変の悪性化が知られている。

■ **診断** HPV の皮膚，外陰部感染症の診断は病歴と臨床症状である。HPV による子宮頸癌の診断は，子宮頸部の Papanicolaou 検査，コルポ診によってなされる。HPV の核酸による診断は，核酸のハイブリダイゼーションやポリメラーゼ連鎖反応（PCR）法にて診断される。気道パピロマトーシスは病歴と気管支鏡が診断に必要である。

■ **治療** 疣贅に対する治療は，感染した細胞の直接的な破壊か，外科的切除が基本である。形成外科的な側面から切除する場合は，液体窒素などを用いる。気道パピロマトーシスに関しては，レーザーによる外科的な切除や治療不反

表 10-9-1 ヒトパピローマウイルスによる疾患と血清型,伝播

疾患	血清型	伝播
子宮頸癌	16, 18, 31, 33, 35, 45 など	性交渉
皮膚の伝染性疣贅	1, 2, 3, 4, 10 など	皮膚と皮膚の接触
外陰部疣贅	6, 11	産道感染, 性交渉
気道パピロマトーシス	6, 11	産道感染
尖圭コンジローマ	6, 11 など	皮膚と皮膚の接触

応例にはインターフェロンαの局注などが行われる。再発が多く,外科的切除が繰り返し行われることが多い。咽頭から気管,気管支,肺実質への浸潤は,予後と死亡率に影響を与える。子宮頸癌に対しての治療は,早期の場合,外科的切除,進行した場合には外科的切除に他の集学的治療を加える。

■ 経過・予後 皮膚の疣贅は,通常無治療で数カ月から数年の単位で改善する。子宮頸癌は,早期での外科的処置が行われれば,予後はよいが,病期が進んでからの治療には限界があるものの,予防することが最も重要である。気道パピロマトーシスは,再発を繰り返し,再度の外科的切除,治療を必要とすることが多い。

■ 予防

子宮癌検診:子宮頸癌の予防には,疾患を早期に発見することが重要で,検診による定期的な検査が推奨されている。わが国では,20, 25, 30, 35, 40歳の女性に癌検診を無料で行える制度となっている。細胞擦過診 (Papanicolaou スメア) で class 3 以上と診断されると,コルポ診による精密検査が必要になる。

HPV ワクチン:現在,HPV 感染症を予防するためのワクチンが市販され,接種が進んでいる。このワクチンの特徴的な点は,ウイルス様粒子 (virus like particle) によって免疫応答を促すもので,高い抗体価が誘導されることによって子宮頸部に抗体が滲出し,子宮頸部での HPV に対する免疫反応を誘導する。現在 2 つのワクチンがある。血清型 16,18 の 2 つに対する 2 価のワクチン (Cervarix®(GSK社)) と血清型 6, 11, 16, 18 の 4 つに対する 4 価のワクチン (Gardasil®(MSD 社)) である。これらのワクチンは,性交渉のはじまるできるだけ早い時期に 3 回 (初回接種後,2 価のワクチンは 4 週後,4 価のワクチンは 8 週後,そして両ワクチンの 3 回目を 24 週後),筋肉内に接種する。わが国では 2 価のワクチンは 10 歳以上,4 価のワクチンは 9 歳以上の女児に,米国では 11〜12 歳の女児に接種が推奨されている。その時期を過ぎ,接種の機会を逸した女性の年齢制限は特に設定されていないが,米国では米国小児科学会が 13〜26 歳まで,わが国では 15〜45 歳の女性にも推奨されている。

【齋藤 昭彦】

参考文献

1) Long SS et al : Principles and Practice of Pediatric Infectious Diseases, 3rd edition, Elsevier Churchill Livingstone, 2008
2) American Academy of Pediatrics : Committee on Infectious Diseases. 2009 Report of the Committee on Infectious Diseases. Evanston, Ⅲ, American Academy of Pediatrics, 2009
3) Mandell GL et al eds : Mandell, Douglas, and Bennett's Principles and Practice of Infectious Diseases, 6th edition, Elsevier Churchill Livingstone, 2005
4) Feigin RD et al : Textbook of Pediatric Infectious Diseases, 6th edition, Elsevier Saunders, 2009

10 アデノウイルス感染症

■ 定義・概念 アデノウイルス (adenovirus) は,被膜のない DNA ウイルスで,アデノウイルス科 (Adenoviridae) に含まれる (図 10-10-1)。ヒトのアデノイドから最初に検出されたことから,そのウイルスの名前がある。51 の血清型が知られており,それらは A〜F の 6 つのサブグループからなり,その血清型によって多彩な臨床症状を呈する。小児において,特に頻度の高い感染症であり,免疫正常な患者においては主に呼吸器,眼,消化器,尿路感染症を引き起こし,通常自然治癒するが,免疫不全患者においては全身感染症から時に致死的な感染症となることが知られている。

■ 疫学 アデノウイルスによる呼吸器感染症は飛沫感染で,消化器感染症は接触感染で伝播する。潜伏期は呼吸器感染症で 2〜14 日,消化器感染症で 3〜10 日である。その大きな特徴は,血清型によって感染する解剖学的部位が異なり,それによる感染症の臨床症状が大きく異なることである (表 10-10-1)。アデノウイルス感染症はすべての年齢に起こりうるが,6 カ月から 5 歳児にそのピークがある。ウイルスの感染性の強さから,病院関連感染症を引き起こし,新生児集中治療室 (NICU),骨髄移植,眼科病棟などでのアウトブレイクの報告もある。

■ 臨床症状・検査成績

呼吸器感染症:頻度は高く,すべての呼吸器感染症の約 2〜5 % を占める。その臨床所見は中耳炎,咽頭炎,扁桃腺炎,細気管支炎,肺炎など多彩である。特に血清型 3, 7 によるものが重症化することが知られている。一方で,アデノウイルス 14 型による重症の肺炎や死亡例が米国で最近報告されている。

眼感染症:流行性結膜炎の原因ウイルスであり,プール熱と呼ばれる咽頭結膜熱 (pharyngoconjunctival fever) や流行性角結膜炎 (epidemic keratoconjunctivitis) があげられる。咽頭結膜熱は,結膜炎に伴う発熱,咽頭炎,頸部あるいは耳介前部のリンパ節腫脹を伴う。流行性角結膜炎は徐々に進行する眼の違和感,光線過敏,視力障害,結膜と

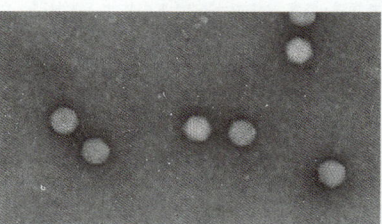

図 10-10-1 アデノウイルス
(鈴木宏:アデノウイルス.ダイナミック・メディシン 5,下条文武ほか監修,西村書店,2003)

表 10-10-1 アデノウイルスによる疾患と血清型

疾患	症状、徴候など	主な血清型*
呼吸器感染症		
上気道炎	鼻水、発熱、中耳炎、咽頭炎、扁桃腺炎など、下痢を随伴することもあり	1, 2, 3, 5, 7 (4, 6, 11, 18, 21, 29, 31)
下気道炎	鼻水、発熱、咳、気管支炎、クループ、細気管支炎、肺炎など	3, 4, 7, 21 (1, 2, 5, 6, 14, 35)
百日咳様咳	発作性の咳、嘔吐、発熱など、上気道炎症状を随伴することもあり	5 (1~3, 12, 19)
眼感染症		
咽頭結膜熱	咽頭炎、結膜炎、発熱、鼻水、頭痛、発疹、リンパ節腫脹など、下痢を随伴することもあり	2, 3, 4, 7, 14 (1, 5, 6, 8, 11, 16, 19, 37)
流行性角結膜炎	角膜炎、頭痛、耳介前部リンパ節腫脹など、下痢、咽頭炎を随伴することもあり	3, 8, 19, 37 (2, 4, 7, 10, 11, 13, 17, 20, 21, 23)
急性出血性結膜炎	結膜浮腫、結膜下出血、耳介前部リンパ節腫脹、発熱など	11 (1, 2~8, 9, 10, 14, 15~17, 19, 20, 22, 34, 37)
全身感染症		
伝染性単核球症様、あるいは川崎病様の症状	発熱、眼球結膜充血、頸部リンパ節腫脹、咽頭炎、発熱など	不明
免疫不全患者における感染症	下痢、発疹、上気道症状、肺炎、肝炎、出血性腸炎、出血性膀胱炎、播種性感染症など	1, 2, 3, 5, 7, 11, 34, 35 (21, 29~31, 37~39, 43, 45)
胎児、新生児	胎児水腫、心筋炎、肺炎、肝炎、播種性感染症など	3 (35)
その他の感染症		
消化器感染症	下痢、嘔吐、腹痛、腹膜リンパ節腫脹、偽虫垂炎様症状など	3, 5, 7, 31, 40, 41 (1, 2, 8, 12~17, 21, 25, 26, 29)
尿路感染症	出血性膀胱炎、腎炎、尿道炎、子宮頸部炎、睾丸炎、咽頭炎、発熱など	2, 11, 37 (1, 5, 7, 18, 19, 21, 31, 34, 35)
中枢神経系感染症	髄膜炎、脳炎、Reye症候群など	7 (35)
心臓の感染症	心筋炎、心外膜炎など	7, 21

*:( )内は頻度が低いが報告されているもの

眼瞼の浮腫、結膜下の出血などがその症状である。耳介前部のリンパ節腫脹を伴うこともある。感染力の強い疾患であり、医療従事者が感染した場合は、患者との接触を症状が出てから14日まで避けることが必要である。

全身感染症：アデノウイルス感染症は、発熱と伝染性単核球症様症状をきたし、EB（Epstein-Barr）ウイルス感染症、サイトメガロウイルス感染症、溶連菌感染症などとの鑑別を有する。川崎病との鑑別が難しいこともある。一方で、骨髄移植、固形臓器移植患者におけるアデノウイルス感染症は重症化しやすく、死亡率も高い。また頻度は低いが、胎児に経胎盤的に感染すると胎児水腫をきたし、新生児期、特に生後10日以内に感染すると予後が悪い。

消化器感染症：ウイルス性胃腸炎を引き起こし、下痢をその主症状とし、嘔吐、発熱を伴うこともある。3歳未満の児に多く、特に乳児に多い。下痢は、他のウイルス性胃腸炎（ロタウイルス、ノロウイルスなど）と比べて軽症であるが、1週間ほど続き、ウイルスの便への排出は10~14日間続く。ロタウイルス感染症の特徴的所見である白色便は、アデノウイルス感染症でもみられることがある。一方で、腸管リンパ節炎、虫垂炎、腸重積を引き起こすことも知られている。

尿路感染症：出血性膀胱炎が代表的な症状であり、それ以外にも腎炎、子宮頸部炎、睾丸炎などを引き起こす。出血性膀胱炎の患者で尿培養が陰性の場合、アデノウイルスによる膀胱炎を考えなくてはいけない。

● **診断**　アデノウイルスの診断法として、蛍光抗体法（direct fluorescent assay：DFA）、ウイルス培養、ポリメラーゼ連鎖反応（PCR）法、迅速診断などがあげられる。既存のPCR法においては、検査の感度が低いことが知られており、より効率のよい検出系をつくり上げることが今後の課題である。免疫クロマトグラフィを用いた迅速診断は、鼻咽頭拭い液、鼻腔吸引液、角膜拭い液、便検体での測定が可能であり、検体の種類によって多くのキットが国内で販売されている。これらの感度は疾患、ウイルスの血清型によって幅があるので、患者の臨床所見と検査結果を総合的に判断して診断することが重要である。なお、扁桃腺炎では白苔を伴うことが多く、溶連菌感染症、EBウイルス感染症との鑑別が重要である。血液検査においては、細菌感染症を示唆する所見（左方移動を伴う白血球上昇、CRP（C反応性蛋白）上昇など）を伴うので、細菌感染症との鑑別が重要である。なお、アデノウイルスに対する抗体検査は感受性が低く、他の抗体との交差性もあるので、通常診断には用いない。

■ **治療**　特異的な治療はない。抗ウイルス薬のなかでも、リバビリンやシドフォビルなどが免疫不全患者で使われ、効果があったという報告はあるがその効果は明らかではない。

● **経過・予後**　免疫の正常な患者での感染症は一般的に予後良好である。しかしながら、免疫不全患者における感染症は重症化し、時に死亡することもある。

【齋藤 昭彦】

参考文献

1) Long SS et al：Principles and Practice of Pediatric Infectious

Diseases, 3rd edition, Elsevier Churchill Livingstone, 2008
2) American Academy of Pediatrics：Committee on Infectious Diseases. 2009 Report of the Committee on Infectious Diseases. Evanston, Ⅲ, American Academy of Pediatrics, 2009
3) Mandell GL et al：Mandell, Douglas, and Bennett's Principles and Practice of Infectious Diseases, 6th edition, Elsevier Churchill Livingstone, 2005
4) Feigin RD et al：Textbook of Pediatric Infectious Diseases, 6th edition, Saunders/Elsevier, 2009
5) CDC：Acute Respiratory Disease Associated With Adenovirus Serotype 14—Four States, 2006-2007. MMWR 56:1181-1184, 2007
6) 鈴木宏：アデノウイルス．ダイナミック・メディシン5．下条文武ほか監修，西村書店，2003

11 RNAウイルスによる感染症

1 麻疹

▶定義・概念

感染経路：麻疹(measles)は麻疹ウイルス(measles virus)による急性発熱性発疹性疾患で，空気感染(飛沫核感染)，飛沫感染，接触感染いずれの経路でも感染する。

感染力：一人の患者が周りにいる感受性者何人に麻疹を発症させるかを示した基本再生産数(basic reproduction number：R_0)は12〜18[1]とされ，新型インフルエンザのR_0が1.2〜1.8[2]と推定されていることから考えても，麻疹の感染力の強さがわかる。

▶臨床症状 (図11-1-1)

麻疹ウイルスに感染後，約10〜12日の潜伏期を経て，発熱，咳，鼻汁，結膜充血，眼脂などで発症する。この時期をカタル期といい，数日間持続する。感染力が最も強いとされる。カタル期の最後になると，白歯近縁の口腔粘膜に麻疹に特徴的なKoplik(コプリック)斑(周りが赤味を帯びた白い粘膜疹)が認められる。Koplik斑は数日で消失するが，この頃いったん，熱が下がったかのようにみえた翌後すぐに39〜40℃台の高熱となる。Koplik斑出現翌日から耳後部近傍から融合性のある鮮紅色粟粒丘疹が出現し，その後顔面，躯幹，四肢末梢へと広がり，1日程度で全身に拡大する。発疹は融合するが一部健常皮膚面を残す。発疹は数日間続いた後，暗赤色となり，色素沈着を経て消失する。

麻疹ウイルスはリンパ組織を中心に感染し，細胞性免疫機能の低下が1カ月程度持続することから，ツベルクリン反応の陰性化や，結核の再燃などがみられることもある。血液検査では，白血球数や血小板数の減少が認められる。

肺炎は約15％に合併するとされ，中耳炎や下痢の合併も多い。成人では肝逸脱酵素(アスパラギン酸アミノトランスフェラーゼ〈AST〉／アラニンアミノトランスフェラーゼ〈ALT〉)の高値から，肝炎を疑われて入院する場合もある。クループ症候群や心筋炎，心外膜炎を合併する場合が時にある。脳炎は，麻疹患者1,000人に1人程度の割合で合併する。肺炎と脳炎は麻疹の2大死因とされる。また麻疹治癒後7〜10年ほど経ってから，亜急性硬化性全脳炎(SSPE)を発症する場合がある。その頻度は麻疹患者10万人に4人と推定されており[3]，0歳児で発症した場合は，5歳

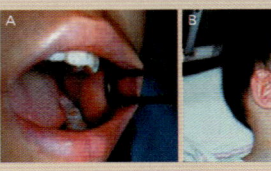

図11-1-1 麻疹
A：口腔内にみられるKoplik斑
B：顔面にみられる発疹
(国立感染症研究所感染症情報センター：麻疹，感染症発生動向調査週報 2003年第3週号掲載資料)

以上の年齢で発症した場合より合併頻度が16倍高いとされる[3]。

妊婦が発症すると，流産あるいは早産にいたることがあるため，妊娠前に予防接種を受けて，免疫を獲得しておくことが望まれる。

母親からの移行抗体が残存している乳児期早期，ワクチン接種後年数の経過とともに免疫が減衰してきた時期，γグロブリンの投与後などに感染を受けると，典型的な症状を欠く軽症の麻疹を発症する場合がある。発熱のみ，発疹のみの場合もあり，感染力は典型的な麻疹に比べると弱いが，感受性者に対する感染源になりうる。この病態を修飾麻疹といい，不活化麻疹ワクチン接種後に麻疹に罹患した場合に発症する異型麻疹とは異なる。

▶診断

これまで臨床症状のみで麻疹と診断されることが多かったが，2010年に厚生労働省から検査診断を求める課長通知が発出され，全国の地方衛生研究所で急性期の患者の血液，咽頭拭い液，尿などの臨床検体から，麻疹ウイルス遺伝子をRT-PCR法(逆転写PCR法)あるいはreal time PCR法などの方法により検出が行われている。麻疹は臨床診断のみでは確定例とは考えられていない。検査診断あるいは検査診断された麻疹症例との疫学的リンクが証明された質の高い患者サーベイランスが世界的に求められている。

麻疹ウイルスの遺伝子型がわかると，感染経路の推定にきわめて重要な情報となる。麻疹ウイルスの遺伝子型は23種類報告されており，これまでわが国で多くみられた遺伝子型D5やD3は最近ほとんど検出されていない。2011年4月現在，特にヨーロッパで流行中の遺伝子型D4の検出数が多い。また，アジアで流行中の遺伝子型D9の検出も比較的多い。2012年に入って遺伝子型D8の検出が相次いでいる。なお，ワクチンは遺伝子型Aであるが，他の遺伝子型の麻疹ウイルスであっても発症予防効果に問題はない。

麻疹ウイルス受容体であるSLAM(signaling lymphocyte activating molecule)を発現させたVero細胞，あるいはB95a細胞などで，麻疹ウイルスを直接分離培養する方法もある。

抗体検査で確定診断する場合は，急性期と回復期のペア血清で麻疹IgG抗体，中和抗体あるいはPA(ゼラチン粒子凝集)抗体価の陽転あるいは有意上昇で診断する必要がある。これまで，急性期の単血清で麻疹特異的IgM抗体の検出により診断されることが多かったが，IgM抗体価の測定は発疹出現後3日以内の検体では，麻疹であっても陽性に

表11-1-1 麻疹, 風疹, 流行性耳下腺炎の概要

	麻疹(measles)	風疹(rubella)	流行性耳下腺炎(ムンプス〈mumps〉)
原因ウイルス	麻疹ウイルス	風疹ウイルス	ムンプスウイルス
感染経路	空気感染(飛沫核感染), 飛沫感染, 接触感染	飛沫感染	飛沫感染
基本再生産数(R_0)	12~18	6~7	報告によりばらつきがみられるが, 風疹とほぼ同等
潜伏期	約10~12日	約14~21日(平均16~18日)	約14~21日(平均18日前後)
主な症状・所見	発熱, 発疹, 咳, 鼻汁, 眼球結膜の充血, 眼脂, 下痢, Koplik斑, 細胞性免疫機能の低下, 白血球数の減少, 血小板数の減少, AST/ALTの上昇	発熱, 発疹, リンパ節腫脹	発熱, 耳下腺の腫脹・疼痛
不顕性感染率	ほとんどない	約15%	約30~35%
合併症	肺炎, 中耳炎, クループ症候群, 心筋炎, 心外膜炎, 脳炎, 亜急性硬化性全脳炎	血小板減少性紫斑病, 脳炎, 関節炎	髄膜炎, 難聴, 脳炎, 精巣炎(睾丸炎), 卵巣炎, 膵炎, 関節炎, 甲状腺炎, 乳腺炎, 糸球体腎炎, 心筋炎, 心内膜線弾性症, 血小板減少症, 小脳失調症, 横断性脊髄炎
検査診断の方法	血液, 咽頭拭い液, 尿から麻疹ウイルスの直接検出(麻疹ウイルス遺伝子の検出あるいはウイルス分離). 麻疹IgG抗体あるいは中和抗体あるいはPA抗体の陽転あるいは有意上昇. 麻疹IgM抗体の高値(弱陽性は麻疹ではない可能性あり)	血液, 咽頭拭い液, 尿から風疹ウイルスの直接検出(風疹ウイルス遺伝子の検出あるいはウイルス分離). 風疹IgG抗体あるいはHI抗体の陽転あるいは有意上昇. 風疹IgM抗体の高値	血液, 咽頭拭い液, 尿からムンプスウイルスの直接検出(ムンプスウイルス遺伝子の検出あるいはウイルス分離). ムンプスIgG抗体あるいはHI抗体の陽転あるいは有意上昇. ムンプスIgM抗体の高値
妊婦への感染	流産, 早産	妊娠初期に発症すると出生児が先天性風疹症候群となることがある	妊娠第一三半期の妊婦が発症すると流産の頻度が高い
特異的な治療法	なし. 対症療法のみ. 途上国ではビタミンAの投与	なし. 対症療法のみ	なし. 対症療法のみ
予防方法	麻疹含有ワクチン(MRワクチンあるいは麻疹ワクチン)の2回接種	風疹含有ワクチン(MRワクチンあるいは風疹ワクチン)の2回接種	おたふくかぜワクチンの2回接種
予防接種	1978年から予防接種法に基づく定期接種	1977年から予防接種法に基づく定期接種	任意接種(予防接種法に基づかない)
2011年時点の定期接種対象者	1歳児と小学校入学前1年間の幼児(6歳になる年度)の2回接種 ※2008~2012年の5年間のみ, 中学校1年生に相当する年齢(13歳になる年度)と高校3年生に相当する年齢(18歳になる年度)に2回目の接種機会あり	1歳児と小学校入学前1年間の幼児(6歳になる年度)の2回接種 ※2008~2012年の5年間のみ, 中学校1年生に相当する年齢(13歳になる年度)と高校3年生に相当する年齢(18歳になる年度)に2回目の接種機会あり	—

AST:アスパラギン酸アミノトランスフェラーゼ, ALT:アラニンアミノトランスフェラーゼ, Ig:免疫グロブリン

ならない場合がある. 一方, パルボウイルスB19による伝染性紅斑や, ヒトヘルペスウイルス6(HHV-6)あるいはHHV-7による突発性発疹, 風疹, デング熱など他のウイルス感染症の急性期に麻疹IgM抗体価を測定すると, 低い値の陽性になる場合があることから, 1回の麻疹IgM抗体での診断には注意が必要である. 国立感染症研究所麻疹対策技術支援チームでは, 麻疹の検査診断の考え方を示して全例の検査診断を啓発している[4]).

■ **治療と薬理メカニズム** 麻疹ウイルスに特異的な治療法はなく, 対症療法のみであることから予防が最も重要な感染症である. 大阪で2000年に認められた麻疹の流行時の検討によると, 平均入院率は約40%, 思春期以降入院率は増加し, 成人では約80%である[5]).

● **予防** 麻疹含有ワクチンを2回受けることである. わが国では1978年から予防接種法に基づく定期接種に導入され, 1~6歳の幼児期に1回の麻疹ワクチン接種が義務づけられた. その後, 1989年からMMR(麻疹おたふくかぜ風疹混合)ワクチンが麻疹ワクチンの代わりに定期接種として使用可能となったが, おたふくかぜワクチンウイルスによる無菌性髄膜炎の多発で1993年にMMRワクチンの使用は中止となった. 1994年の予防接種法改正により, 1995年から生後12~90カ月未満の幼児に1回接種が努力義務接種(保護者は子どもに受けさせるように努める義務がある)となり, かかりつけ医による個別接種がはじまった.

しかし, 数年ごとに全国流行を繰り返し, 2001年には全国で約28万人の患者が発生し, 1歳前後のワクチン未接種者が多くを占めた. そこで, 1歳になったらすぐの予防接種を強く勧奨し, 患者数は年々減少してきていた.

2006年度からはMR(麻疹風疹混合)ワクチンが定期接種で使用可能となり, 6月からは1歳児と小学校入学前1年間の幼児(当該年度に6歳になる者)への2回接種がはじまった. しかし, 2006年に茨城県南部と千葉県ではじまった麻疹の流行は, 2007~2008年にかけて全国流行となり, 予防接種未接種ならびに1回接種後の10~20代と, 予防接種未接種の0~1歳児を中心とする数万人規模の流行が発生した. これを受けて, 2007年12月28日に麻疹に関

する特定感染症予防指針が厚生労働省から告示され，2008年1月から麻疹は感染症法に基づく五類感染症定点把握疾患から全数把握疾患に変更となり，麻疹と診断した場合は全員，予防接種とともに保健所に届け出ることが義務づけられた。また，2008年度から5年間の時限措置として，中学1年生相当年齢の者（当該年度に13歳になる者）と，高校3年生相当年齢の者（当該年度に18歳になる者）に対して，2回目の接種が定期接種に導入された。平成2年4月2日以降に生まれた者については定期接種として麻疹と風疹のワクチンを2回受ける機会が与えられたことになる。しかし，中学1年生相当年齢の者と高校3年生相当年齢の者の接種率が低く，70〜80％台にとどまっている。特に都市部の接種率が低く，50〜60％台にとどまる自治体もある。

麻疹患者と接触した場合の緊急予防方法としては，72時間以内の緊急ワクチン接種，接種後6日以内のγグロブリン投与があるが，確実に発症あるいは重症化を予防できるとはいえないことから，あらかじめ予防接種を受けておくことが最も重要である。

2012年麻疹排除（elimination）に向けて

日本を含めたアジア西太平洋地域は，2012年を麻疹排除の目標年にしている。麻疹排除の状態とは，「質の高いサーベイランス」を前提として，12カ月以上にわたりその地域で麻疹の伝播がないことと定義される。麻疹排除にはすべての地域で，1回目と2回目の麻疹含有ワクチンの接種率が95％以上を達成し，維持されることが目標とされており，検査診断された麻疹症例あるいは疫学的リンクのある麻疹症例が人口100万人あたり1人未満（日本では約120人未満／年）となると，麻疹排除が近いことになる。

麻疹症例から輸入例は除外されているが，2011年現在，ヨーロッパで大規模な麻疹の流行が発生しており[6]，フランスからの輸入例を先端として，首都圏で麻疹の患者数が急増している。約半数が20歳以上の成人であり，特に20代と30代に多い。小児では，1歳児が最も多く，0〜4歳，5〜9歳，10〜14歳，15〜19歳の順に多く，2007〜2008年にみられたような10代のピークは認められていない。これは，2008年度からはじまった中学1年生と高校3年生相当年齢への2回目の定期接種の効果かもしれない。

2011年第16週目までに報告された麻疹患者のワクチン歴は未接種が32％，1回接種歴ありが33％，接種歴不明が28％で，2回接種歴がある者の発症は7％と少ない（国立感染症研究所感染症情報センター〈http://idsc.nih.go.jp/disease/measles/index.html〉）。

麻疹の予防と同時に風疹の予防にも努めたいことから，MR（麻疹風疹混合）ワクチンによる予防を推奨したい。

おわりに

麻疹，風疹，流行性耳下腺炎（ムンプス）を項目別にまとめると表11-1-1になる。いずれも予防接種で予防可能な感染症であり，発症前の予防が望まれる。

【多屋 馨子】

参考文献

1) 厚生労働省健康局結核感染症課，国立感染症研究所：麻疹2006〜2007年．病原微生物検出情報（IASR）28：239-240，2007
2) Mills CE et al：Transmissibility of 1918 pandemic influenza. Nature 432：904-906, 2004
3) Miller C et al：The epidemiology of subacute sclerosing panencephalitis in England and Wales 1970-1989. Int J Epidemiol 21：998-1006, 1992
4) http://idsc.nih.go.jp/disease/measles/pdf01/arugorizumu.
5) 1999（平成11）〜2000（平成12）年大阪麻疹流行時の麻疹罹患者における合併症者（大阪感染症流行予測調査会）〈http://idsc.nih.go.jp/disease/measles/report2002/measles_top.html
6) WHO：Measles outbreaks in Europe. WER 86：173-176, 2011

2 風疹

▶定義・概念

感染経路：風疹（rubella）は風疹ウイルス（rubella virus）による急性発熱性発疹性疾患で，主な感染経路は飛沫感染である。

感染力：基本再生産数（basic reproduction number：R_0）[1]は6〜7とされ，麻疹より低くムンプスと同等である。

▶臨床症状（図11-2-1）

風疹ウイルスに感染後，約14〜21日（平均16〜18日）の潜伏期を経て，融合性のない淡紅色紅斑が全身に出現する。一般に3日程度で消失するが，長期間になる場合もある。発熱は約半数にみられ，耳後部，後頭下部，頸部リンパ節腫脹が特徴的である。不顕性感染は15％程度と報告されている。

血小板減少性紫斑病が風疹患者3,000〜5,000人に1人程度に合併し，風疹脳炎は風疹患者4,000〜6,000人に1人程度に合併する。成人が発症すると，関節炎を5〜30％程度で伴うとの報告もあるが，いずれも一般に予後は良好である。

しかし，妊娠初期の女性が風疹を発症すると，胎児に感染し出生児が先天性風疹症候群（congenital rubella syndrome）を発症することがある。先天性風疹症候群は感音性難聴，先天性白内障または緑内障，先天性心疾患（動脈管開存症，肺動脈狭窄，心室中隔欠損，心房中隔欠損など）を三主徴とし，血小板減少性紫斑病や溶血性貧血，間質性肺炎，髄膜脳炎，低出生体重などを認める場合がある。

▶診断

急性期の患者の血液，咽頭拭い液，尿などの臨床検体から，風疹ウイルス遺伝子をRT-PCR法（逆転写PCR法）あるいはreal time PCR法などの方法により検出する方法，ウイルス分離などの方法がある。

急性期に風疹IgM抗体の高値あるいは，急性期と回復期のペア血清でHI抗体あるいは風疹IgG抗体の陽転あるいは有意上昇で診断する方法もある。

▶治療と薬理メカニズム

風疹ウイルスに特異的な治療法はなく，対症療法のみである。先天性風疹症候群に対する特異的治療法もないことから，予防が最も重要な感染症である。

▶予防

風疹含有ワクチンを2回受けることである。わが国では1977年から予防接種法に基づく定期接種に導入され，中学生女子を対象に予防接種が行われてきた。しかし，この年齢の女子のみを対象とした予防接種では風疹の流行をコントロールすることはできず，数年おきに大規模な流行を繰り返していた。1989年からMMR（麻疹おたふくかぜ風疹混合）ワクチンが麻疹ワクチンの代わりに定期接種として使用可能となったが，おたふくかぜワクチンウイルスによる無菌性髄膜炎の多発で，1993年にMMRワクチンの使用は中止となった。その後1994年の予防接種法改正により，1995年から生後12〜90カ月未満の男女幼児

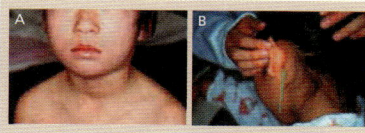

図 11-2-1 風疹
A：風疹による発疹．顔面および体幹全体にみられる
B：耳介後部リンパ節の腫脹がみられる
(国立感染症研究所感染症情報センター：風疹, 感染症発生動向調査週報 2001 年第 29 週号掲載資料)

と，中学生の男女が定期接種の対象となり，1 回接種が努力義務接種（保護者は子どもに受けさせるように努める義務がある）となり，かかりつけ医による個別接種がはじまった．しかし，幼児の接種率は比較的高く維持されたものの，中学生の接種率は学校での集団接種から個別接種に変わって激減した．これを受けて，2001 年 11 月 7 日に予防接種法が一部改正され，2003 年 9 月 30 日までの暫定措置として 1979 年 4 月 2 日～1987 年 10 月 1 日までに生まれた男女全員が経過措置の対象となった．

ところが 2004 年に入って，年長児から成人層に風疹の地域流行が認められ，10 人の先天性風疹症候群が報告された．2006 年度からは MR（麻疹風疹混合）ワクチンが定期接種で使用可能となり，6 月からは 1 歳児と小学校入学前 1 年間の幼児（当該年度に 6 歳になる者）への 2 回接種がはじまった．また，2008 年度から 5 年間の時限措置として，中学 1 年生相当年齢の者（当該年度に 13 歳になる者）と，高校 3 年生相当年齢の者（当該年度に 18 歳になる者）に対し，2 回目の接種が定期接種に導入された．これにより，麻疹と同様に，平成 2 年 4 月 2 日以降に生まれた者については，定期接種として 2 回の接種機会が与えられたことになる．しかし，中学 1 年生相当年齢の者と高校 3 年生相当年齢の者の接種率が伸び悩んでいることは 24 章 11-1「麻疹」に記載したとおりである．

また，現在 30～40 代の男性は，中学生女子のみに定期接種が実施されていた時代を過ごしており，予防接種を受ける機会も罹患する機会も少なく，その他の年齢層に比較して抗体保有率が低い[2]．女性は妊娠する前に風疹のワクチンを受けて，免疫を獲得しておくことが望まれ，男性も妊娠している家族や同僚に感染を広げないためにも予防接種を受けておくことがすすめられる．

2011 年は第 15 週時点ですでに 58 人の風疹患者が報告されており[3]，2010 年の同時期と比較しても今年の報告数は 2 倍以上多く，風疹の流行には注意が必要である．麻疹と同様に，海外で感染して帰国してから発症した者が目立っている．

【多屋 馨子】

参考文献
1) 西浦博ほか：感染症流行の予測：感染症数理モデルにおける定量的課題．統計数理 54：461-480, 2006
2) 感染症流行予測調査（国立感染症研究所感染症情報センター）：http://idsc.nih.go.jp/yosoku/index.html
3) 感染症発生動向調査週報 (IDWR)（国立感染症研究所感染症情報センター）：http://idsc.nih.go.jp/idwr/index.html

3 流行性耳下腺炎（ムンプス）

● 定義・概念
感染経路：流行性耳下腺炎（ムンプス〈mumps〉）は，ムンプスウイルス（mumps virus）による急性疾患で，主な感染経路は飛沫感染である．

感染力：基本再生産数（basic reproduction number：R_0）は研究者によって 9～15，6～7，4～31，3～4，10～12，4～7 とばらつきはみられるが，比較的感染力は強い[1]．麻疹より感染力は弱いものの，風疹とほぼ同等の感染力とされている．

● 臨床症状（図 11-3-1）
ムンプスウイルスに感染後，約 14～21 日（平均 18 日前後）の潜伏期を経て，発熱，耳下腺の腫脹・疼痛で発症する．顎下腺の腫脹もみられる場合がある．発症から 48 時間以内をピークとして，両側あるいは片側の耳下腺の腫脹が多い．多くは 1 週間程度で軽快するが，数多くの合併症がある．

年齢が低いほど不顕性感染率は高いが，おおむね 30～35％程度といわれている．

合併症としては，予後は良好であるが，無菌性髄膜炎の頻度が最も高い（1～10％）．ムンプス難聴（0.5～0.01％）は重篤な合併症であり，予後不良である．数百人に 1 人の割合で発症するという報告がある[1]．ムンプス脳炎（0.3～0.02％）の頻度は低いものの，重篤な後遺症を残すことがある．思春期以降に罹患すると精巣炎（睾丸炎）（40～20％）や卵巣炎（5％）を併発することがあり，精巣炎（睾丸炎）を合併すると，睾丸萎縮を伴い，精子数が減少すると報告されているが，不妊症の原因となるのはまれである．その他，膵炎，関節炎，甲状腺炎，乳腺炎，糸球体腎炎，心筋炎，心内膜線維弾性症，血小板減少症，小脳失調症，横断性脊髄炎など数多くの合併症があり，決して軽症疾患とはいえない．

妊娠第一三半期の妊婦が罹患すると先天奇形の報告は認められないものの，流産の頻度が高い．

● 診断
急性期の患者の血液，咽頭拭い液，尿などの臨床検体から，ムンプスウイルス遺伝子を RT-PCR 法（逆転写 PCR 法）あるいは real time PCR 法などの方法により検出，ウイルスを直接分離する方法がある．

急性期にムンプス IgM 抗体の高値あるいは，急性期と回復期のペア血清で HI 抗体あるいはムンプス IgG 抗体の陽転あるいは有意上昇で診断する方法もある．アミラーゼが高値を示す．

■ 治療と薬理メカニズム
ムンプスウイルスに特異的な治療法はなく，対症療法で回復を待つことになる．

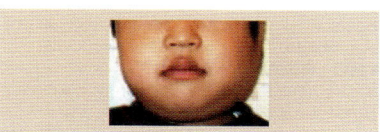

図 11-3-1 ムンプス
(国立感染症研究所：おたふくかぜワクチンに関するファクトシート 平成 22 年 7 月 7 日版掲載資料)

● **予防** おたふくかぜワクチンを2回受けることである。わが国では1989年からMMR(麻疹おたふくかぜ風疹混合)ワクチンが麻疹ワクチンの代わりに定期接種として使用可能となったが、1993年にMMRワクチンの使用は中止となった。その後は任意接種として接種が行われているが接種率は20〜30%程度と低い。

おたふくかぜワクチンが小児の定期接種に含まれていないのは、先進国ではわが国のみであり、おたふくかぜワクチンの2回接種を定期接種に導入している国では、ムンプスの患者数は激減し、大規模な流行は認められなくなってきている。わが国のような大規模な流行を繰り返しているのは、リビア以外のアフリカ諸国と東アジアの一部の国のみである[1]。

【多屋 馨子】

参考文献
1) おたふくかぜワクチン作業チーム報告書(予防接種部会ワクチン評価に関する小委員会、おたふくかぜワクチン作業チーム):http://www.mhlw.go.jp/stf/shingi/2r98520000014wdd-att/2r98520000016rqu.pdf

4 フラビウイルス感染症

● **定義・概念** 黄熱ウイルス、デングウイルス、日本脳炎ウイルス、ウエストナイルウイルスは、フラビウイルス科フラビウイルス属(*Flavivirus*)のウイルスであり、一本鎖RNA、エンベロープを有する直径約50 nmの球形ウイルスである(図11-4-1)[1]。フラビウイルス科フラビウイルス属には70数種のウイルスがあり、そのうち約40種がヒトに病原性を有するウイルスとされている。環境中ではウイルスそのものの抵抗性は弱く、すみやかに不活化される。節足動物によりヒトや脊椎動物にウイルスが伝播するという疫学的な共通性に基づいた概念であるアルボウイルスにも分類される。これらの4つのウイルスはいずれも蚊によって媒介される。

デング熱

● **定義・概念** デング熱(dengue fever)はデングウイルス(dengue virus)1, 2, 3, 4型の感染によって引き起こされる急性熱性疾患である。重篤な場合にはウイルス性出血熱の病態を示し、デング出血熱(dengue hemorrhagic fever)とも呼ばれる。さらにショック症状が現れた場合にはデングショック症候群(dengue shock syndrome)とも呼ばれる。

● **疫学** デング熱は世界の熱帯・亜熱帯地域ほぼ全域で患者発生があるが、特に東南アジア、南アジア、中南米において患者数が多い。毎年数千万人のデング熱患者と数十万人のデング出血熱患者が発生していると推察されている。わが国にはデングウイルスは侵入しておらず国内感染はないが、年間100人を超える輸入例が報告されている。

● **病因・病態生理と分子メカニズム** デングウイルスはヒトを自然宿主とし蚊-ヒト-蚊のサイクルで維持されており、ヒトは感染蚊に吸血されて感染する。デングウイルス1, 2, 3, 4型は抗原的に関連するウイルスであり、4つの血清型とも呼ばれる。いずれの型のデングウイルスによっても同様の病気が起こり、症状から感染したデングウ

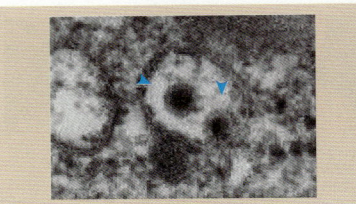

図11-4-1 ヒト単核球内のデングウイルス

イルスの型はわからない。ヒトが一つの型のデングウイルスに感染した場合、同じ型のデングウイルスに対しては終生防御免疫が成立するが、他の型のデングウイルスに対する防御免疫は短期間で消失するため、他の型のデングウイルスには感染し発症する。3度目以後の感染による発症はまれである。致死的な病態であるデング出血熱の病態形成にはウイルス自体の病原性の差や感染者の免疫機序がかかわっていると考えられているが、いまだ解明されていない。

● **臨床症状・検査成績** 潜伏期は2〜7日である。デング熱は、デングウイルス感染によって典型的な症状を示す患者の大多数を占める一過性の熱性疾患である。突然の発熱で発症する。頭痛、眼窩痛、腰痛、筋肉痛、関節痛が主症状であり、悪心、食欲不振、腹痛、嘔気・嘔吐、脱力感、全身倦怠感を伴う。第3〜第5病日には麻疹様発疹が駆幹、顔面に出現し、四肢に広がる(図11-4-2)。二峰性発熱(一度の解熱後再度発熱する)が特徴的である。全身のリンパ節腫脹、知覚過敏、味覚異常、呼吸器症状(咳嗽、咽頭痛、鼻炎)、結膜充血がみられることもある。末梢血白血球数の減少、血小板減少や出血傾向が認められることもある。症状は約1週間で消失し、通常後遺症なく回復するが、その後倦怠感が持続することもある。致死率はきわめて低い。

デング熱とほぼ同様に発症し経過するが、特に解熱時に血漿漏出および出血傾向を主症状とする重篤な病態が出現することがあり、デング出血熱と呼ばれる。デング出血熱の病態の主体は血管の脆弱化、透過性亢進、循環血液量の減少と血液凝固系の異常である。患者は不安、興奮状態となり、発汗がみられ、四肢は冷たくなる。血漿漏出によるヘマトクリットの上昇、胸水・腹水の貯留が高率にみられる。肝臓の腫脹、補体活性化、血小板減少(10万/mm^{3}以下)、血液凝固時間延長も認められる。出血傾向は点状出血、出血斑、注射部位からの出血、鼻出血、消化管出血、血便などの症状として認められる。時に中枢神経症状が出現する。重篤な例では播種性血管内凝固(DIC)が認められる。血漿漏出が進行すると循環障害を示し、適切な治療を施さないと致死率が高い。このようにショック症状が認められるものはデングショック症候群と呼ばれる。デングショック症候群は速く弱い脈拍および脈圧の低下、低血圧、冷たく湿った皮膚、興奮状態が特徴の症状である。

● **診断** デングウイルスの日本国内での感染はない。発症前に熱帯・亜熱帯地域へ旅行したか、あるいはこれらの地域からの旅行者であるかは臨床診断にあたって重要な情報となる。

血清・病原体診断:確定診断には血清、病原体診断が必須

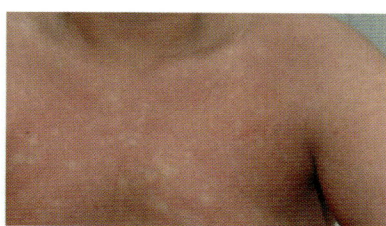

図11-4-2 デング熱患者の発疹
発疹のないところが白くみえる

である。①デングウイルスが分離されること、②デングウイルス遺伝子が検出されること、③特異的IgM（免疫グロブリンM）抗体が検出され、回復期において急性期に比べ上昇していること、④特異的IgG抗体が検出され急性期と回復期で4倍以上の上昇が認められること、のいずれかで確定診断しうる。再感染の場合、特異的IgMが認められない例があるので注意を要する。再感染時においては感染初期からデングウイルスに対するIgG抗体が高レベルである。

■ **治療と薬理メカニズム**　特異的な治療法はなく対症療法による。デング熱の患者に対しては対症療法が中心である。アスピリンの投与は、出血傾向の増悪やReye（ライ）症候群発症の可能性があるので禁忌である。血漿漏出により循環血液量が減少するデング出血熱の患者に対しては、ヘマトクリットを指標として補液を行う。ヘマトクリットが安定してきたら補液を止める。一般にデング出血熱の患者は、症状が回復しはじめると後遺症を残さず迅速に回復する。ワクチンは実用化されていない。

▶ **経過・予後**　デング熱は通常予後のよい急性熱性疾患である。一方、デング出血熱・デングショック症候群は適切な治療が行われないと致死的である。致死率は数％である。

黄熱

▶ **定義・概念**　黄熱（yellow fever）は黄熱ウイルス（yellow fever virus）によって起こる急性熱性疾患である。重篤な場合にはウイルス性出血熱の病態を示す。

▶ **疫学**　アフリカ大陸のサハラ以南、北緯15度〜南緯15度の地域、およびアメリカ大陸のパナマから南緯15度にいたる地域にまで広がっており、雨季に発生が多い。近年南米ではパラグアイやアルゼンチンでも患者発生がみられる。アジアと太平洋地域には現在黄熱は存在しない。

▶ **病因・病態生理と分子メカニズム**　ヒトは黄熱ウイルスに感染した蚊に吸血されることにより感染する。都市においてはヒトが自然宿主となっており、ウイルスは蚊ーヒトー蚊のサイクルで維持されている。森林においては蚊ーサルー蚊のサイクルで維持されており、ヒトが森林に入った折に蚊に吸血されることにより感染することが多い。黄熱の典型的な病態の主体は、黄熱ウイルスによる肝細胞の直接的な破壊であると考えられている。肝細胞の破壊が黄疸として現われる。出血傾向には、肝細胞障害による血液凝固因子の合成低下、血小板機能不全、DICの結果と考えられている。

▶ **臨床症状・検査成績**　潜伏期は通常3〜6日である。偶発的な実験室内感染では、10〜13日とより長い潜伏期の例が報告されている。発熱と頭痛が突然出現する。症状は頭痛、発熱、悪心・嘔吐、結膜充血、蛋白尿などであるが、1〜3日で回復する。典型例は感染期、緩解期、中毒期の3段階に明確に分けられる臨床経過が特徴である。

突然の発熱で発症し、悪寒、倦怠感、頭痛、腰背部痛、全身の筋肉痛、悪心、めまいを伴う。この時期は3〜4日間続くが、感染期と呼ばれ、ウイルス血症が認められる。これらの症状はいったん消失し2〜24時間の緩解期となる。患者によってはこのまま症状が消失し回復する。典型的には緩解期に続き、発熱、悪心・嘔吐、上腹部痛、黄疸、腎機能不全（高度の蛋白尿、乏尿）、出血傾向（鼻出血、歯肉出血、下血、点状出血、斑状出血など）が出現する。この時期は中毒期と呼ばれるが、この時期にはウイルス血症は存在しない。

▶ **診断**　発症前にアフリカ、南米の黄熱ウイルスの浸淫地域を旅行したか、あるいはこれらの地域からの旅行者であるかは臨床診断にあたって重要な情報となる。確定診断には血清、病原体診断が必須である。①黄熱ウイルスが分離されること、②黄熱ウイルス遺伝子が検出されること、③特異的IgM抗体が検出され、回復期において急性期に比べ上昇していること、④特異的IgG抗体が検出され急性期と回復期で4倍以上の上昇が認められること、のいずれかで確定診断しうる。10年以内に黄熱ワクチン接種歴があれば黄熱である可能性は低い。

■ **治療と薬理メカニズム**　特異的治療法はなく対症療法による。弱毒生ワクチンが広く使用されている。黄熱ワクチンは、世界的に広く用いられ、安全で防御免疫誘導の高いワクチンとして知られていた。しかし、近年、発熱、頭痛、筋痛症、肝機能障害、呼吸不全、意識障害、多臓器不全を主症状とする、死亡例を含む10例を超える重篤な副反応例が報告された[2〜4]。したがって、黄熱ワクチン使用時には、接種後の副反応に十分な注意が必要となる。国によっては入国に際し、黄熱ワクチンの接種証明書を求められることがある。

▶ **経過・予後**　黄熱ウイルス感染後の、顕性感染と不顕性感染の率は1：2〜1：20と考えられている。症状は急性熱性疾患から致死性の出血熱まで多様である。出血熱の症状を示す典型的な患者は、発症から7〜10日で死亡する。致死率は10〜20％である。

日本脳炎

▶ **定義・概念**　日本脳炎（Japanese encephalitis）は、日本脳炎ウイルス（Japanese encephalitis virus）に感染することによって引き起こされる。日本脳炎ウイルスは、主としてブタと蚊の間で感染環が維持され、蚊を介してヒトに感染し、脳炎を引き起こす。

▶ **疫学**　日本脳炎はアジア地域における最も重要なウイルス性脳炎で、その流行域は、東アジア、東南アジア、南アジア、北部オーストラリアの一部を含む。世界的に小児を中心に毎年約5万人が発症し、およそ1万人が死亡している。わが国では1966年まで毎年1,000人以上、時には約5,000人の患者発生があったが、予防接種政策とブタの

飼育環境，ヒトの居住環境の変化などの要因によって，1972年以降は100人を超えず，1992年以後は10人以下の発生にとどまっている。わが国などの温帯地域での主たる媒介蚊は水田などで発生するコガタアカイエカである。ブタは非常に効率のよい増幅動物となっている。

●**臨床症状・検査成績** 初発症状は発熱，倦怠感，頭痛，悪心・嘔吐などで，その後高熱が出て意識障害が出現し，項部硬直，振戦，筋硬直，不随意運動，さらには麻痺症状が出現し，病状の進行に伴い，脳浮腫による脳圧亢進，痙攣や呼吸不全をきたす。特異的治療法はなく，対症療法が中心となる。早期に診断し，脳圧降下，痙攣の予防，呼吸管理，発熱への対策，合併症の予防を念頭に治療を実施する。治療が長期化することが多いため，肺炎などの合併症の予防や早期発見も重要である。日本脳炎の臨床検査上注意すべき点は，発病早期（1～2日後）の髄液検査では，むしろ多核球優位の細胞増加を示す場合があることである。平石らも1967年に，多核球優位の髄液所見を示す症例を報告した。また，頭部MRIでは，視床，黒質，脳幹がT2強調画像で高信号域を認める。

●**診断**
1. RT-PCR法（逆転写PCR法）で髄液中あるいは血液（血清）中から日本脳炎ウイルス遺伝子が検出されること。
2. 日本脳炎ウイルスが分離されること。
3. 特異的IgM抗体が陽性であれば，単一血清でも診断が可能である。ただし，IgM抗体も症例によっては数カ月持続することもあり，ペア血清で抗体上昇を確認することが望ましい。髄液中のIgM抗体が陽性であれば，中枢神経系にウイルスが感染増殖したことを間接的に証明したことになる。
4. 赤血球凝集阻止（HI）法，補体結合（CF）法，中和（NT）法においてペア血清で4倍以上の抗体価上昇を認めること。CF法はHI法，NT法に比べて感度がやや劣る。IgG ELISAでも血清を段階希釈し，抗体価を測定することは可能であり，抗体価上昇を確認できる。

●**治療** 特異的治療法はなく対症療法が中心となる。脳浮腫対策として脳圧亢進に対して発症早期から脳圧降下薬を投与する。脳圧降下が十分でない場合はステロイドを投与する。脳低温療法[4]，また痙攣に対しては抗痙攣薬の予防投与などを行う。意識障害が持続することが多く，長期化する症例では合併症が予後を大きく左右するため，肺炎や褥瘡などの合併症の予防や早期発見が重要である。

●**経過・予後** 日本脳炎は脳炎を発症した場合，その約20％が死亡し，30％に後遺症が残る。

●**予防** 日本脳炎に対しては，不活化ワクチンがわが国をはじめ韓国，台湾，東南アジアなどでも広く使われている。このワクチンは従来マウスの脳でウイルスを増殖させてつくられていたが，現在わが国では培養細胞（Vero細胞）を用いて製造された不活化ワクチンが使用されている。ただし不活化ワクチンは5年で効果が薄れはじめるため，日本脳炎ウイルスの活動の活発な地域に居住あるいは転訓する人や流行地に出かけるときは，追加接種が必要である。

ウエストナイルウイルス

●**定義・概念** ウエストナイル熱（West Nile fever），ウエストナイル脳炎（West Nile encephalitis）は，ウエストナイルウイルス（West Nile virus：WNV）に感染することによって引き起こされる。ウエストナイルウイルスは，フラビウイルス属のウイルスのなかでも日本脳炎血清型群に分類され，日本脳炎ウイルスと非常に近縁なウイルスである。WNVはトリと蚊の間で感染環が維持され，主に蚊（イエカ，ヤブカなど60種類以上の蚊が媒介可能）を介してヒトに感染し，急性熱性疾患（ウエストナイル熱）や脳炎（ウエストナイル脳炎）を引き起こす。WNVは都会に生息する蚊とカラスやスズメなどの野鳥との間で感染環が成立するため，日本脳炎と異なり都市部での患者発生も多い。

●**疫学** WNVは，1937年にウガンダのウエストナイル地方の発熱患者から分離された。1990年中頃からヨーロッパでも流行し，1999年ニューヨークで流行したのが西半球でのはじめての流行であった。それまで西半球には存在しなかったウイルス感染症であり，当初抗体検査によりアメリカ大陸に常在するセントルイス脳炎と診断されたが，病原体診断の結果，WNVが原因であることが判明した。ウイルスはその後続々と，2004年にはアラスカ，カナダ北部を除く北米大陸にほぼ定着した。WNVの活動域はアフリカ，ヨーロッパ，中東，中央アジア，西アジアなど広い地域に分布している。

●**臨床症状・検査成績** ヒトにおける潜伏期間は2～15日で，約80％は不顕性感染に終わる。中枢神経症状を呈さない場合は非致死性の急性熱性疾患であり，短期間に回復する。ヒトの発病前の1～5日間はウイルス血症が存在する可能性がある。ウイルス血症の期間は，平均約6日間（1～11日間）である。中枢神経症状を呈した時点で，ウイルス血症はすでに存在しないことが多い。

ウエストナイル熱の臨床症状は発熱，頭痛，背部痛，筋肉痛，食欲不振などで症状は3～6日間続く。リンパ節腫脹や発疹が認められることもある。筋力低下が主症状となり，Guillain-Barré（ギラン・バレー）症候群様症状を呈したり，弛緩性麻痺（ポリオ様症状）を呈する症例が多く，脊髄前角細胞の破壊が主たる原因であると考えられている。このようにウエストナイルウイルス感染症では，脳炎以外に脊髄炎や髄膜炎の報告も多い。脳炎を発症した場合は，激しい頭痛，高熱，筋力低下，弛緩性麻痺および方向感覚の欠如，意識低下，眼痛，昏睡，振戦，痙攣などの髄膜炎・脳炎症状が出現し，感染者の約1％が重篤な症状を示すとされている。重症例の多くは高齢者であり，死亡率は髄膜脳炎患者の3～15％である。また，まれに膵炎，肝炎，心筋炎を起こすことがある。中枢神経症状を呈した場合は，髄液検査で，蛋白量・細胞数（リンパ球増加）の上昇をみる。MRI T2強調画像では大脳基底核や視床・橋・脳室辺縁部が増強される。これらの病変部位は日本脳炎の場合とほぼ同様である。

●**診断** 確定診断には血清，病原体診断が必須である。① RT-PCR法で髄液中あるいは血液中からウエストナイルウイルスが分離されること，②ウエストナイルウイルス遺伝子が検出されること，③特異的IgM抗体が検出され，回復期において急性期に比べ上昇していること，④HI法，CF法，NT法においてペア血清で4倍以上の抗体価上昇が認められることである。CF法はHI法，NT法に比べて感度がやや劣る。IgG ELISAでも血清を段階希釈し，抗体価を測定することは可能であり，抗体価上昇を確認できる。

■ **治療と薬理メカニズム／予防**　特異的治療法はなく、対症療法のみである。ウエストナイル脳炎の場合は、日本脳炎に準じて、脳浮腫対策や抗痙攣薬の投与を含めた治療を行う。一般的な急性脳炎に対する対症療法を行う。
● **経過・予後**　ウエストナイル熱は、非致死性の発熱疾患であり、後遺症を残さず軽快するが、脳炎を発症した場合、その約3～15％が死亡する。
● **予防**　ウエストナイルウイルスに対するヒト用ワクチンは実用化されておらず、主な予防手段は蚊に刺されないようにすることである。

【髙﨑 智彦・倉根 一郎】

参考文献
1) Gubler DJ et al : Flaviviruses. Fields Virology, 5th edition, edited by Kinpe MD et al, p1153-1252, Lippincott Williams & Wilkins, 2009
2) Kalayanarooj S et al : Early clinical and laboratory indicators of acute dengue illness. J Infect Dis 176:313-321, 1997
3) WHO eds : Dengue Guidelines for Diagnosis, Treatment, Prevention and Control, WHO, 2009
4) 池田ちづるほか：日本脳炎の1幼児例. 日本小児科学会雑誌 112:1390-1397, 2008
5) Weiss D et al : Clinical findings of West Nile virus infection in hospitalized patients, New York and New Jersey, 2000. Emerg Infect Dis 7:654-658, 2001

5 エンテロウイルス感染症

コクサッキーウイルス, エコーウイルス, エンテロウイルス

● **定義・概念**　コクサッキーウイルス(coxsackievirus)(A群, B群), エコーウイルス(echovirus), エンテロウイルス(enterovirus)(70型, 71型)はピコルナウイルス科に属するRNAウイルスである[1]。これらのウイルスは、同じエンテロウイルス属(*Enterovirus*)のポリオウイルスと区別するため、nonpolio virusと総称される。nonpolio virusはその遺伝的な類似性によって、A～Dの4つのグループに分類されている[2]。
● **疫学**　温帯気候の地域において、エンテロウイルス感染症は、夏から秋にかけて多く発症する。全年齢に感染するが、好発年齢は1歳以下で、女性よりも男性の罹患リスクが高い。これまで、エンテロウイルス71型による手足口病、エンテロウイルス70型／コクサッキーウイルスA24型による出血性結膜炎などの流行が報告されている。
● **病因・病態生理と分子メカニズム**　エンテロウイルスの主な感染経路は、経口感染である。しかし、コクサッキーウイルスA21型のように、主に気道分泌物を介して感染することもある。気道分泌物からは1～2週間、糞便からは1カ月以上ウイルスが排出されることがある。
● **臨床症状・検査成績**　エンテロウイルスの潜伏期は3～6日と報告されている。臨床症状は、患者の年齢、性別や免疫状態による。エンテロウイルスが感染する臓器は多岐にわたるため、さまざまな臨床症状を呈する(呼吸器, 皮膚, 中枢神経, 消化器, 眼, 心臓, 筋肉)。髄膜炎, ヘルパンギーナ, 手足口病, 出血性結膜炎などは、エンテロウイルスが原因となる疾患としてよく知られている。しかしウイルスに罹患しても無症状、もしくは軽度の感冒様症状のみで軽快する場合が多い。

髄膜炎のように、多くの血清型が引き起こすエンテロウイルス感染症が存在する一方、特定の血清型のみが疾患発症に関与する場合がある。たとえば、エンテロウイルス71型は手足口病やヘルパンギーナと、コクサッキーウイルスA16型は手足口病と、コクサッキーウイルスA24型やエンテロウイルス70型は出血性結膜炎と、コクサッキーウイルスB型は心筋炎や胸膜炎と関連していることが知られている。
● **診断**　エンテロウイルスの診断には、ウイルス分離、遺伝子検査、血清学的検査が用いられるが、それぞれに長所と短所がある。髄液検体では、ポリメラーゼ連鎖反応(PCR)法がウイルス分離と比較して感度が高く、診断に有用である。血清学的検査は、感度や特異度が低いことに加えて、エンテロウイルス属には多数の血清型が存在するため有用性に乏しい。
■ **治療と薬理メカニズム**　エンテロウイルスに対する特異的な治療法はなく、適切な対症療法が治療の中心となる。髄膜脳炎や心筋炎などの重症例や免疫不全者に対して、免疫グロブリンの有効性を示唆する報告はあるが、確立された治療法ではない。また、pleconarilは抗ウイルス作用を示すが、有効性は確立されていないため、臨床では用いられていない。

一般的な手洗いが、エンテロウイルスに対する最も有効な予防策である。特に、おむつ交換後の手指衛生は、感染拡大の予防に重要である。ポリオウイルスを除いたエンテロウイルス属に対する有効なワクチンはない。

ポリオウイルス

● **定義・概念**　ポリオウイルス(poliovirus)は、ピコルナウイルス科に属するRNAウイルスであり、その抗原性の違いによって、1～3型に分類される。本ウイルスによって発症するポリオ(polio)は、急性灰白髄炎や小児麻痺ともいわれ、ウイルスの中枢神経への感染によって引き起こされる。
● **疫学**　世界保健機関(WHO)が1988年に世界ポリオ根絶計画を提唱し、根絶への努力が続けられた結果、世界的にポリオの流行地は減少した。また、1999年のインドでの発症例を最後に、2型野生株ポリオウイルスの伝播は終息したが、1型および3型野生株ポリオウイルスによる発症例は、インド、パキスタン、アフガニスタン、ナイジェリアでみられる。これらの国から、野生株ポリオウイルスが他国へと伝播し、流行する事例(輸入ポリオ)も報告されている。

一方、ワクチン由来ポリオウイルス(VDPV)による流行が、近年ワクチン接種率が低下した地域で発生している。WHO西太平洋地域では、2000年に野生株ポリオウイルス伝播の終息が宣言されたが、その後も同地域ではVDPVによる小規模の流行が報告されている。

わが国では、1940年代ごろから各地で流行がみられ、1960年には5,000例以上の患者が発生する大流行が認められた。しかし、1961年に生ポリオワクチン(OPV)を海外から緊急輸入したことで、流行は急速に終息した。これを受けて、1963年にはOPVの定期接種が開始された。その結果、国内では1980年の発症例を最後に、野生型ポリ

オウイルスによる発症例は確認されていない。しかし、OPVの副反応であるワクチン関連麻痺（VAPP）の症例は、現在も報告されている[3]。

■病因・病態生理と分子メカニズム
ポリオウイルスの主な感染経路は糞口感染であるが、飛沫感染や接触感染もある。ウイルスは、咽頭や小腸の粘膜で増殖し、リンパ節を介して血液中に侵入する。その後、中枢神経系に達し、脊髄の前角細胞や運動神経ニューロンに感染・破壊することによって症状を呈する。感染後もウイルスは、糞便中に数週間にわたって排出される。

■臨床症状・検査成績
ポリオウイルスの潜伏期は9～12日（範囲5～35日）であるが、感染者の約95%は不顕性感染である。有症状者は全体の4～8%程度であり、発熱、頭痛、咽頭痛、悪心や腹痛など一般的な感冒様症状を呈する。このため、症状からは他のウイルス感染症と鑑別することは困難である。これらの症状に引き続き、無菌性髄膜炎を発症することもある。

典型的なポリオ症状を発症するのは、感染者の0.1～2%である。前駆症状を呈した後に、筋肉痛、筋痙攣を認め、四肢の非対称性の弛緩性麻痺が出現する。遠位筋よりも近位筋に、上肢よりも下肢に症状が出現しやすい。感覚障害を伴う例はきわめてまれであるため、その場合はGuillain-Barré（ギラン・バレー）症候群など、他の疾患を疑う必要がある。麻痺の進行は、発症から約1～3日継続することが一般的であるが、1週間程度続くこともある。

ポリオ症例のなかには、前駆症状を呈さずに麻痺が出現する例がある。また、嚥下障害や呼吸困難などの球麻痺症状を呈する例もある。横隔膜や肋間筋などの呼吸筋麻痺による呼吸不全は、生命にかかわる重要な合併症である。

重篤な麻痺症状を呈する例では、麻痺症状の完全回復はまれである。また、発症から9カ月以上経過した後の症状回復はあまり期待できない。ポリオによる死亡率は5～10%であるが、球麻痺を合併した例ではさらに高くなる。また、ポリオ発症後、安定した状態が数十年続いた後に、筋萎縮や歩行障害などが出現するポリオ後症候群（post-polio syndrome）を生じることがある。

■診断
ポリオの確定診断のためには、ウイルス分離が基本である。麻痺症状出現後、咽頭分泌液からは約1週間、糞便からは数週間ウイルスを分離することができる。分離されたウイルスが野生株かワクチン由来株かを判別することは、公衆衛生学的にきわめて重要である。

ウイルス分離が困難な場合、血清学的な検査や遺伝子検査などが行われる。ただし、発症早期から中和抗体価が上昇している例もみられる。また、血清学的な検査では、野生株とワクチン由来株の判別はできない。

■治療と薬理メカニズム
ポリオに対する特異的な治療法はないため、対症療法が中心となる。現在のところ、ポリオの予防にはワクチンの投与が最も効果的である。

多くの国ではポリオワクチンの普及により、野生株ポリオウイルスによる感染者はほとんどみられなくなった。しかし、世界では依然として野生株ポリオウイルスが流行している地域があるため、引き続き警戒が必要である。わが国では、OPVを2回投与する方式を採用しているが、世界的には3回以上投与する方式が一般的である。

OPVは確実な免疫効果が得られ、かつ経口投与が可能である利点がある一方で、VAPPの問題がある。そのため、野生株がコントロールされている多くの国では、OPVから不活化ポリオワクチン（IPV）に移行している。米国などでは、現在IPVの4回接種方式を採用している。現在、わが国でもIPVの導入が検討されている。

【柳澤 如樹】

参考文献
1) American Academy of Pediatrics : Red Book : 2009 Report of the Committee on Infectious Diseases. 28th edition, Elk Grove Village, 2009
2) Mandell GL et al eds : Mandell, Douglas, and Bennett's Principals and Practice of Infectious Diseases, 7th edition, Elsevier Churchill Livingstone, 2009
3) 厚生労働省健康局結核感染症課、国立感染症研究所：ポリオ2009年現在．病原微生物検出情報（IASR）30：171-172, 2009

6 狂犬病

■定義・概念
狂犬病（rabies）は、狂犬病ウイルス（rabies virus）による致死的な脳炎である。狂犬病はあらゆる感染症のなかで最も致死率が高く、ひとたび発病すれば、ほぼ100%死亡する。狂犬病ウイルスは一本鎖RNAウイルスで、ラブドウイルス科リッサウイルス属（*Lyssavirus*）に分類される。

■疫学
狂犬病は、世界の大部分の地域で発生しており、犠牲者は毎年3万～7万人と推定されている。なかでもアジア地域は狂犬病の多発地帯であり、特にインドでの発症例が多い。

わが国でも狂犬病の流行は江戸中期から報告されており、近年では第二次世界大戦後に流行がみられた。1949年には76人の狂犬病患者が発生した。このため、1950年に狂犬病予防法が制定され、飼いイヌの登録、イヌに対する狂犬病ワクチンの義務接種、野良イヌの取り締まりなどの狂犬病対策が進められた。その結果、狂犬病の国内感染例は、ヒトでは1954年を、動物では1957年を最後に認めていない。狂犬病宿主動物からの輸入狂犬病は、これまで3例（1970年に1例、2006年に2例）報告されている。

■病因・病態生理と分子メカニズム
狂犬病ウイルスは感染動物の唾液中に高濃度に含まれているため、咬傷による感染が最も一般的な感染経路である。咬傷部位から侵入したウイルスは、筋肉細胞内で増殖し、神経筋接合部を介して神経細胞中に入り、脊髄を経て脳に達する。脳内で増殖した後に、ウイルスは軸索を遠心性に移動し、唾液腺を含む各臓器に広がる。

狂犬病ウイルスは、ほとんどすべての哺乳類に感染しうるが、地域によってその伝播動物は異なる。アジア地域では、主にイヌが狂犬病伝播動物である。一方、西欧ではキツネが、米国ではキツネ、スカンク、コウモリ、アライグマが、アフリカではマングースやジャッカルが狂犬病伝播動物として重要である。

■臨床症状・検査成績
ヒトにおける狂犬病の臨床経過は、潜伏期、前駆期、急性神経症候期、昏睡期に大別される。潜伏期では、治癒していない咬傷部位の痛み以外の症状は認められない。狂犬病発症までの潜伏期間は通常は1～3カ月程度であるが、年余にわたる場合もまれにある。前駆期では、全身倦怠感、食欲不振、微熱、頭痛などの非

表11-6-1 咬傷のカテゴリー分類および推奨される曝露後発病予防

カテゴリー	狂犬病が疑われる,もしくは狂犬病と確定している動物[*1]との接触の程度	推奨される曝露後発病予防
I	・動物を触ったり,餌を与えた ・傷のない皮膚をなめられた	・接触歴が信頼できれば,治療は不要
II	・素肌を軽く咬まれた ・出血のない小さい引っかき傷,すり傷	・ただちに狂犬病ワクチンを投与[*2] ・10日の経過観察期間中,加害動物が健康である[*3],もしくは適切な検査法で狂犬病が陰性であると確認された場合,治療は中止可能
III	・1カ所以上の咬傷または引っかき傷 ・傷がある皮膚をなめられた ・唾液による粘膜汚染 ・コウモリに曝露した[*4]	・ただちに抗狂犬病免疫グロブリンと狂犬病ワクチンを投与 ・10日間の経過観察期間中,加害動物が健康である,もしくは適切な検査法で狂犬病が陰性であると確認された場合,治療は中止可能

[*1]:げっ歯類,家ウサギ,野ウサギへの曝露があっても,曝露後発病予防が必要なことはまれである
[*2]:狂犬病発生の少ない地域では,加害動物が外見上健康であり,観察が可能であれば,曝露後発病予防の開始を延期してもよい
[*3]:10日間という観察期間は,イヌとネコのみに適用される.種の保存が脅かされている動物または絶滅危惧種を除き,狂犬病が疑われる家畜や野生動物を安楽死させ,適切な方法で狂犬病の組織検査を行うべきである
[*4]:コウモリと接触した場合,曝露後発病予防を検討すべきである.ただし,咬まれた,引っかかれた,粘膜曝露したなどの接触歴が完全に否定できる場合は,検討の必要がない

(文献2を改変)

特異的な症状を呈する.また,一度治癒した咬傷部位に疼痛,搔痒感,知覚異常を認めることもある.急性神経症候期は,狂躁型と麻痺型に大別できるが,多くは狂躁型である.

- **狂躁型** 多動,発熱,意識の変容,流涎,痙攣などの症状が認められる.また,水分を摂取したときや,顔面に冷風があたったときに,咽頭部に激しい有痛性の痙攣が誘発されるため,患者は水や風を避ける(恐水症,恐風症).
- **麻痺型** 主症状は四肢麻痺であり,狂躁型ほど興奮は認められない.麻痺型では,脳炎による症状が晩期まで認められないことから,Guillain-Barré症候群などとの鑑別を要するため,診断は容易ではない.昏睡期では,患者の呼吸状態や循環動態が不安定になる.人工呼吸管理などの処置を実施しなければ,短時間で死亡することが多い.

▶**診断** 狂犬病の生前診断は,唾液,血清,髄液,皮膚などの検体を用いたウイルス分離,ウイルス抗原,ウイルス遺伝子の証明に基づいて行われる.しかし,いずれの検査法も,ウイルスが脳組織で増殖して,脳以外の部位に広がった後は有用であるが,病初期での診断には適さない.すなわち,狂犬病の生前早期の検査診断は不可能といえよう.仮に生前診断ができたとしても,有効な治療法が確立されてない状況では,患者を救うことはきわめて困難である.患者の死後,狂犬病の確定診断には,脳組織などからのウイルス分離や抗原検査,遺伝子検査を行う.

■**治療と薬理メカニズム** 狂犬病発病後の救命例は,2003年までに世界で合計5例報告されているが,全例で曝露前,もしくは曝露後のいずれかに狂犬病ワクチンが接種されていた.2004年には,世界ではじめて,狂犬病ワクチンを接種せずに,救命に成功した症例が報告された[1].しかし狂犬病の治療法は,いまだ確立されていない.現在のところ,狂犬病の発病を免れる最も確実な方法は,狂犬病ワクチンによる曝露後発病予防であるといえよう.

曝露後発病予防

狂犬病常在地で動物に咬まれた場合には,現地で可及的すみやかに狂犬病ワクチンによる曝露後発病予防を受けるべきである.予防の必要性は咬傷の程度によって,カテゴリーI~IIIまで分類されており,それぞれのカテゴリーで推奨される曝露後発病予防の方法は異なる(**表11-6-1**)[2].最も程度の重いカテゴリーIIIの咬傷の場合,局所を流水と石鹸で十分洗浄し,消毒(エタノール,ポビドンヨード)を行った後に,狂犬病免疫グロブリン(RIG)および組織培養不活化狂犬病ワクチンを接種する.

RIGにはヒトの血液からつくられた製剤(HRIG)と,ウマ血清からつくられた製剤(ERIG)がある.HRIGであれば20IU/kgで,ERIGであれば40IU/kgをできるだけ傷口に多く注射する.もし余分があれば,残りを肩に筋肉注射する.組織培養不活化狂犬病ワクチンは初回接種日を0日として,0日,3日,7日,14日,30日の計5回接種する.必要があれば,90日に6回目の投与を行う[3].

曝露前免疫

狂犬病ウイルスに曝露する可能性が高いことが予測できる場合は,狂犬病ワクチンによる曝露前免疫を受けるべきである.曝露前免疫を受けていれば,狂犬病の可能性のある動物による咬傷を受けた場合でも,狂犬病ワクチン2回(初回接種日を0日として,0日と3日)の追加接種により,すみやかに抗体が上昇する.また,カテゴリーIIIの咬傷であっても,RIGの投与は必要ない.RIGはわが国では入手不可能であり,狂犬病常在地でさえ供給が不十分である.このため,曝露後発病予防を確実にするため,曝露前免疫はきわめて重要である.

曝露前免疫は,狂犬病ワクチンを3回接種して,基礎免疫完了とされている.わが国では狂犬病ワクチン1.0 mLを4週間隔で2回,その6カ月後に3回目を接種するように指示されている(日本方式).

一方,海外では曝露前免疫を世界保健機関(WHO)が推奨する方法(WHO方式)に従い,0日,7日,28日(または21日)に接種が行われている.日本方式と異なり,WHO方式では1カ月で基礎免疫を完了することができる.国産狂犬病不活化ワクチンを用いて,WHO方式で接種した場合も有効性や安全性が示されているため[4],今後わが国でも導入されることが期待される.

また,狂犬病ワクチンの供給量が少ない場合,WHOは

1回接種量を減量した皮内接種法を推奨している。国産狂犬病ワクチンを用いて，1回接種量を 0.1 mL に減量して WHO 方式で皮内接種した場合も，有効性や安全性が報告されている[5]）。日本国内で使用可能な狂犬病ワクチンは化学及血清療法研究所製のもののみであり，供給量にはかぎりがある。そのため，ワクチンの需要が急激に増加した際は，接種量が減量できる皮内接種法はきわめて有用である。

【柳澤 如樹】

参考文献
1) Willoughby RE Jr et al : Survival after treatment of rabies with induction coma. N Engl J Med 352 : 2508-2514, 2005
2) WHO expert consultation on rabies : first report. WHO Technical Report Series No. 931, World Health Organization. 2005
3) 高山直秀：狂犬病ワクチン，ワクチンの辞典，日本ワクチン学会編，p224-228，朝倉書店，2004
4) Yanagisawa N et al : Pre-exposure immunization against rabies using Japanese rabies vaccine following the WHO recommended schedule. J Infect Chemother 16 : 38-41, 2010
5) Yanagisawa N et al : Immunogenicity of intradermal vaccination of Japanese rabies vaccine for preexposure immunization following WHO recommendation. J Infect Chemother, 2011

12 HIV 感染症

1 HIV 感染症と AIDS

▶**定義・概念** HIV 感染症は，T 細胞向性のヒトレトロウイルスであるヒト免疫不全ウイルス（human immunodeficiency virus：HIV）による感染症である。HIV には HIV-1，HIV-2 の 2 種類が存在するが，世界中で主に問題となっているのは HIV-1 であるため，ここでは HIV-1 について述べる。

HIV 感染症は，CD4 陽性（CD4$^+$）T 細胞（CD4）の減少により細胞性免疫不全に陥ることが特徴である。その結果さまざまな日和見感染症を発症し，後天性免疫不全症候群（acquired immunodeficiency syndrome：AIDS）にいたる。発見当初は死にいたる病と恐れられたが，1996 年の HAART（抗レトロウイルス療法〈highly active anti-retroviral therapy〉）の登場によりコントロール可能な慢性疾患となった。しかし，発見の遅れにより重篤な日和見疾患を発症し死亡する例もいまだにみられ，早期発見が重要である。

▶**疫学** 1981 年に原因不明の免疫不全疾患が米国で報告され，後天性免疫不全症候群（AIDS）と命名された。その後，1983 年には原因ウイルスが同定され，以後研究が急速に進んだ。HIV の起源はアフリカ西～南部に生息する霊長類に感染するサル免疫不全ウイルス（simian immunodeficiency virus：SIV）であると考えられており，1952 年にアフリカで採取された保存血清から最古の感染が確認されている。現在，HIV 感染症は世界中に流行しており，国連合同エイズ計画（UNAIDS）の 2009 年末の集計によると，世界の HIV 感染者は 3,330 万人と推定されている。新規感染者は年 180 万人で，主たる感染経路は性交渉である。特に発展途上国の占める割合が高く，なかでもサハラ砂漠以南のアフリカは最も深刻な流行地で，全世界の 72％を占める。

わが国では 2009 年の新規 HIV 感染者/AIDS 患者の報告件数は 1,452 人であり，累計報告件数は 1 万 7,984 人に達している。現在，新規感染者の約 70％が男性同性間性的接触によるもので，次いで異性間性的接触による感染が多い。

▶**病因・病態生理と分子メカニズム** HIV-1 はレトロウイルス科に属する RNA ウイルスであり，逆転写酵素による RNA から DNA への逆転写が特徴である。

感染経路としては，同性間および異性間の性的接触，血液および血液製剤によるもの，妊娠中，周産期あるいは母乳からの垂直感染がある。このようなルートから侵入したウイルスは，エンベロープ蛋白である gp120 および gp41 を介して，宿主の細胞膜に存在する CD4 受容体に結合する。その後，gp120 と補助受容体（CCR5 あるいは CXCR4）が結合する。これらの刺激がトリガーとなって膜融合が起こり，ウイルスコア蛋白が細胞質内に侵入することとなる。ウイルス RNA は，細胞質内でプロウイルス DNA となった（逆転写）後，核内に移行する。核内で宿主細胞の DNA の一部となる（組み込み，インテグレーション）。宿主に組み込まれたプロウイルス DNA から，ウイルス RNA が新たに産生される（転写）と，そこからウイルス構造蛋白が産生される（翻訳）。その後，プロテアーゼの働きにより，ウイルス構造蛋白が形成される（プロセッシング）。最終的には，細胞膜を介して新たなウイルス粒子として細胞外に放出される（出芽・成熟）（図 12-1-1）。

粘膜に侵入したウイルスは最初所属リンパ節で増殖し，その後感染した T 細胞とウイルス粒子が血流によって全身に伝播し，消化管，脾臓，骨髄などで増殖し，大量の宿主細胞に感染する。このとき，血中ではウイルス量は非常に高値となり，しばしば急性感染症状を呈する。その後，HIV 特異的 CD8$^+$T 細胞によってウイルス感染細胞は攻撃されて，血中のウイルス量は一時的に低値となる（セットポイント）。その間は無症候期となるが，ウイルスは複製を続け，CD4 数は徐々に低下し，最終的に免疫不全状態に陥る（図 12-1-2）。

▶**臨床症状・検査成績** HIV に感染すると，感染後 2～6 週程度で，50～90％の患者が急性 HIV 感染症と呼ばれる一連の症状を呈する。その症状はいずれも非特異的であり，見逃されることが多い。発熱が最も多い症状で，約 80～90％に出現する。咽頭痛や，頸部リンパ節腫大を伴うことが多く，非特異的な発疹や頭痛を伴うこともある。末梢血に異型リンパ球もみられることから，しばしば伝染性単核球症と診断される。症状は 1 週間～数週間持続し，自然に軽快することが多いが，一部は重症化し，無菌性髄膜炎を呈して，抗 HIV 療法の導入を必要とすることもある。

自然軽快後は，無症候期に移行する。この期間は基本的に無症状で，時に持続性の全身性リンパ節腫大を示す程度である。無症候期の期間は 2～15 年以上と個人差が大きく，平均 10 年間とされているが，近年は CD4 数減少の速度が速まっているという報告もみられる。進行すると体重減少や，鵞口瘡，帯状疱疹などをきたすようになる。検査所見では貧血，好中球減少，血小板減少などの血液異常がみられる。CD4 数が徐々に減少し，200/µL 以下まで低下すると重度の免疫不全となり，日和見感染症や悪性腫瘍を合併する危険性が非常に高まる。そして，ニューモシスチ

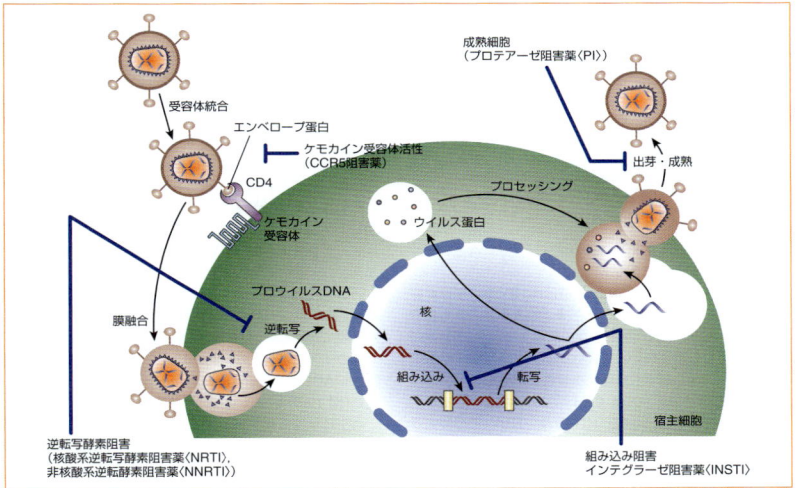

図 12-1-1　HIV のライフサイクルと抗 HIV 薬

ス肺炎のような AIDS 指標疾患を発症すると，AIDS と診断される。

■診断　HIV 感染症の診断は，「スクリーニング」「確定診断」の順で行われる。一般的なスクリーニング（第 2 世代，第 3 世代）には酵素免疫測定法（EIA）やイムノクロマト法による抗体の検出が用いられる。HIV への感染機会から，抗体が陽転化するまでに一般的に 3〜4 週間かかり，その後は抗体陽性価が持続することから，このようなスクリーニング検査を一定期間（約 90 日間）おいて行えば，見落としなく検査できる。しかし，抗体価の上昇まで時間がかかることから，感染早期においては抗体検査で検出できない時期があり（window period），急性感染期などでは見逃される原因となる。現在抗体のみならず p24 抗原を検出する抗原抗体法（第 4 世代）もスクリーニング検査として実用化されており，これを用いれば window period は約 2 週間まで短縮することができる。

一方で，スクリーニング検査では偽陽性が報告されており，スクリーニング検査で陽性であった場合には，ウエスタンブロット法あるいはポリメラーゼ連鎖反応（PCR）法による確認検査が必要である。以下，実際にどのような場合に HIV 感染を疑い検査を行うべきかについて記載する。

急性期：HIV 感染症の急性期は，発熱，咽頭痛など非特異的な症状のみであるが，これらの症状が遷延する例，性感染症の既往を有する例，リスクの高い生活歴（男性同性間性交渉歴，不特定多数との性交渉歴，静注薬物濫用歴，海外での輸血歴など）を有する例には，HIV 検査をすすめる必要がある。

無症候期：無症候期には免疫不全を示唆する症状は通常みられないが，未治療で放置されれば多くの症例は AIDS を発症するため，早期診断が重要である。このため，比較的

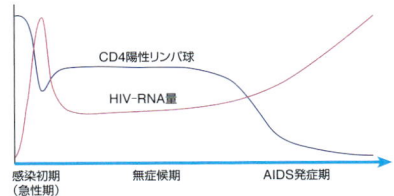

図 12-1-2　HIV 感染症の自然経過

免疫能が保たれた時期にも発症しうる口腔カンジダ症，帯状疱疹や，梅毒，クラミジア感染症，B 型肝炎などの性感染症を診断した際には HIV 検査を強くすすめるべきである。

AIDS 発症期：AIDS 発症まで HIV 感染症が診断されず，不幸な転帰をたどる例もいまだにみられる。AIDS を発症してしまった場合でも，早期に診断し，治療介入すれば通常の社会生活に復帰できる例は多く，免疫不全を示唆する状況では，積極的に HIV 検査を行うべきである。

■**治療と薬理メカニズム**　HIV 感染症の治療では，抗 HIV 薬を 3 剤以上併用した強力な抗レトロウイルス療法（HAART）が行われている。

現在強力な抗 HIV 薬が次々に開発されているが，いまだウイルスを体内から完全に排除することはできない。よって治療開始を決定したら，原則として血中ウイルス量を検出限界以下に抑え続けることを目標に，治療を継続する必要がある。それゆえ治療の目標は，HIV 感染症の進行を抑え，免疫能を保持し，生活の質（QOL）を改善し，HIV 感染に関連した臨床症状を改善し，死亡を減らすことをめざす

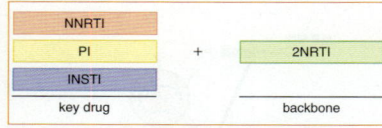

図 12-1-3 治療ガイドラインの基本戦略
key drug から1種類，backbone として NRTI から2種類選択する
NNRTI：非核酸系逆転写酵素阻害薬，PI：プロテアーゼ阻害薬，INSTI：インテグラーゼ阻害薬，NRTI：核酸系逆転写酵素阻害薬

ことにある．また，ウイルス量の減少により二次感染を減少させることも期待できる．

治療の開始時期については，以前は抗 HIV 薬の煩雑な服用や副作用のため，CD4 数の低下まで治療を遅らせる傾向にあった．しかし，副作用が少なく飲みやすい抗 HIV 薬の開発や，早期の治療開始の有効性を示す大規模臨床試験の結果により，2010 年の米国保健福祉省（DHHS）のガイドラインでは無症状であっても CD4<500 での治療開始が推奨されている．また，妊婦，HIV 腎症，HBV（B 型肝炎ウイルス）重複感染者で肝炎治療を必要とする患者での治療開始も推奨されている．

現在広く使用されている治療薬には，レトロウイルスの逆転写を阻害する核酸系逆転写酵素阻害薬（NRTI）および非核酸系逆転写酵素阻害薬（NNRTI），ウイルス蛋白の生成過程を阻害するプロテアーゼ阻害薬（PI），プロウイルスの DNA への取り込みを阻害するインテグラーゼ阻害薬（INSTI），補助受容体である CCR5 を阻害し，侵入機転を阻害する CCR5 阻害薬がある（図 12-1-1）．

上記の薬剤のなかから，NNRTI，PI もしくは INSTI からキードラッグとして1種類，NRTI からバックボーンとして2種類選択し，3剤併用して治療することが標準的である（図 12-1-3）．なお，これらの基準は常に新しくなるため，詳細については海外のガイドラインなどを参考にしていただきたい[6]．

● 経過・予後　1996 年の HAART の登場により，HIV 感染者の予後は劇的に改善された．HAART により 25 歳の感染患者の推定平均余命が約 40 年にまで延びたとの研究が発表され，HIV 感染症は死にいたる病から慢性疾患の様相を呈しているといっても過言ではない．これに伴い，HIV 感染症の現在の課題は日和見感染症を中心とした AIDS 合併症から，非 AIDS 合併症へと移行しつつあり，HIV 感染者の死亡原因として，非 AIDS 悪性腫瘍（肛門癌，子宮頸癌，肝癌，肺癌など），心血管系疾患，慢性腎臓病が重要性を増している．

【濱田　洋平・岡　慎一】

参考文献
1) DHHS Panel: Guidelines for the Use of Antiretroviral Agents in HIV-1-Infected Adults and Adolescents-. 2011
2) Viviana S et al: HIV/AIDS epidemiology, pathogenesis, prevention, and treatment. Lancet 368: 489-504, 2006
3) 国連合同エイズ計画（UNAIDS）：http://www.unaids.org/
4) エイズ予防財団：http://api-net.jfap.or.jp/
5) HIV 薬剤耐性インフォメーションセンター：http://www.hiv-resistance.jp/
6) AIDS info：http://www.aidsinfo.nih.gov/

2　AIDS 関連疾患

● 定義・概念　ヒト免疫不全ウイルス（HIV）に感染後，CD4 陽性（CD4$^+$）T 細胞（CD4）数の低下により免疫不全に陥ると，種々の日和見感染症や，リンパ腫などの悪性腫瘍が生じてくる．後天性免疫不全症候群（AIDS）とはこのように HIV に感染後，後天的に免疫不全状態が生じ，日和見合併症が生じた状態であり，本稿執筆時点では表 12-2-1 に示した AIDS 指標疾患の1つ以上が認められる場合が AIDS と定義されている．わが国では指標疾患のなかでニューモシスチス肺炎が最も多く，次いで食道カンジダ症，サイトメガロウイルス（CMV）感染症の順である．

各種日和見疾患の発症と CD4 数には相関がみられ，肺結核や悪性リンパ腫などは，比較的免疫不全が進行する前から起こりうる．CD4 が 200/μL 以下に低下すると，PcP 発症のリスクが高まり，50/μL 未満では CMV 網膜炎や播種性 MAC（*Mycobacterium avium* complex）症を発症しやすい（図 12-2-1）．

以下に主なものを概説する（ニューモシスチス肺炎については 14 章 7-5「ニューモシスチス肺炎や原虫・寄生虫疾患」参照）（表 12-2-2）．

トキソプラズマ脳炎

● 臨床症状　CD4>200/μL ではまれであり，特に CD4<50/μL で発症リスクが高い．原虫の一種である *Toxoplasma gondii* が原因微生物である．潜伏感染しているトキソプラズマの再活性化により発症する．

症状としては発熱，頭痛，意識障害や，巣症状を呈する．
● 診断　頭部 MRI では複数の腫瘍病変を認めることが多く，造影でリング状に増強する．また，ほとんどの場合血清トキソプラズマ抗体が陽性である．
■ 治療と薬理メカニズム　第一選択はスルファジアジン（sulfadiazine）+ピリメタミン（pyrimethamine）である．

結核

● 臨床症状　CD4 数にかかわらず発症するが，特に CD4<200/μL の免疫不全状態の患者では胸膜炎，心外膜炎，髄膜炎，粟粒結核などの肺外結核を呈することが多い．HIV 感染者では結核の発症率は健常者と比較し高値であり，潜在性結核から活動性結核を発症するリスクが，健常者の 3～12 倍という報告がある．
■ 診断／治療と薬理メカニズム　通常の結核に準ずる．抗結核薬と抗 HIV 薬の相互作用に注意が必要である．

播種性非結核性抗酸菌症

● 臨床症状　CD4<50/μL で起こりやすい．非結核性抗酸菌は通常肺病変をつくることが多いが，HIV 患者では免疫能の低下により菌血症，播種性病変のかたちをとることが多い．

持続する発熱，盗汗，体重減少，リンパ節腫大がみられることが多く，しばしば悪性リンパ腫と疑診される．また，下痢を呈することも多い．検査所見では貧血や ALP（アルカリホスファターゼ）高値が特徴的である．
● 診断　血液などの培養，ポリメラーゼ連鎖反応（PCR）

表 12-2-1 AIDS 指標疾患

真菌症
1) カンジダ症(食道, 気管, 気管支, 肺)
2) クリプトコックス症(肺以外)
3) コクシジオイデス症
   (1) 全身に播種したもの
   (2) 肺, 頸部, 肺門リンパ節以外の部位に起こったもの
4) ヒストプラズマ症
   (1) 全身に播種したもの
   (2) 肺, 頸部, 肺門リンパ節以外の部位に起こったもの
5) ニューモシスチス肺炎(原虫という説もある)

原虫症
6) トキソプラズマ脳症(生後1カ月以後)
7) クリプトスポリジウム症(1カ月以上続く下痢を伴ったもの)
8) イソスポラ症(1カ月以上続く下痢を伴ったもの)

細菌感染症
9) 化膿性細菌感染症(13歳未満で, ヘモフィルス, レンサ球菌などの化膿性細菌により以下のいずれかが2年以内に, 2つ以上多発あるいは繰り返して起こったもの)
   (1) 敗血症
   (2) 肺炎
   (3) 髄膜炎
   (4) 骨関節炎
   (5) 中耳, 皮膚粘膜以外の部位や深在臓器の潰瘍
10) サルモネラ菌血症(再発を繰り返すもので, チフス菌によるものを除く)
11) 活動性結核(肺結核または肺外結核)*
12) 播種性非定型抗酸菌症
    (1) 全身に播種したもの
    (2) 肺, 頸部, 肺門リンパ節以外の部位に起こったもの

ウイルス感染症
13) サイトメガロウイルス感染症(生後1カ月以後で, 肝, 脾, リンパ節以外)
14) 単純ヘルペスウイルス感染症
    (1) 1カ月以上持続する粘膜, 皮膚の潰瘍を呈するもの
    (2) 生後1カ月以後で気管支炎, 肺炎, 食道炎を併発するもの
15) 進行性多巣性白質脳症

腫瘍
16) Kaposi 肉腫
17) 原発性脳リンパ腫
18) 非 Hodgkin リンパ腫
    LSG 分類により
    (1) 大細胞型, 免疫芽球型
    (2) Burkitt 型
19) 浸潤性子宮頸癌*

その他
20) 反復性肺炎
21) リンパ性間質性肺炎/肺リンパ過形成(LIP/PLH complex)(13歳未満)
22) HIV 脳症(認知障害または亜急性脳炎)
23) HIV 消耗症候群(全身衰弱およびスリム病)

*: 11) 活動性結核のうち肺結核, および19) 浸潤性子宮頸癌については, HIV による免疫不全を示唆する症状または所見がみられる場合にかぎる

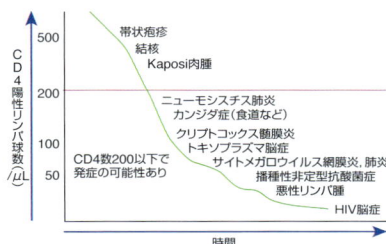

図 12-2-1 CD4 数と日和見感染症

表 12-2-2 AIDS 関連疾患

病原体	感染臓器または関連疾患
Pneumocystis jirovecii	肺
Toxoplasma gondii	中枢神経
Mycobacterium tuberculosis	肺, リンパ節, 回盲部, 中枢神経, 播種性病変(粟粒結核)など
非結核性抗酸菌	肺, リンパ節, 消化管, 皮膚など
カンジダ属	口腔, 食道, 陰部
Cryptococcus neoformans	中枢神経, 肺, 皮膚
CMV	網膜, 消化管, 中枢神経, 肺
EBV	AIDS 関連悪性リンパ腫
varicella-zoster virus	帯状疱疹
HHV-8	Kaposi 肉腫, Castleman 病
JC ウイルス	PML

CMV: サイトメガロウイルス, EBV: EB(Epstein-Barr)ウイルス, HHV-8: ヒトヘルペスウイルス8型, PML: 進行性多巣性白質脳症

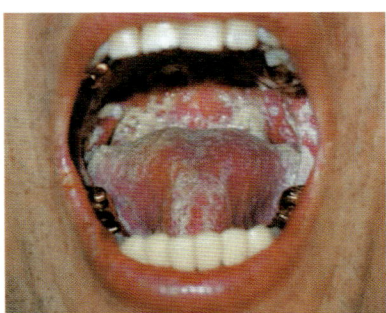

図 12-2-2 口腔カンジダ症

での抗菌薬の検出や, 骨髄生検やリンパ節生検での菌体の証明で行う。

■ **治療と薬理メカニズム** クラリスロマイシン, エタンブトール, リファブチンなどの併用療法を行う。

カンジダ症(図 12-2-2)

● **臨床症状** 口腔カンジダ症は CD4 数 200〜300/μL 前後でみられ, 比較的早期から発症する。酵母様真菌であるカンジダ属(*Candida*)による感染であり, *Candida albicans* の頻度が最も多い。口腔・食道カンジダ症が最も多く, 女性では腟・外陰部カンジダ症もみられる。粘膜面に容易に剝離する白苔を形成することが特徴である。

口腔カンジダ症は口内の違和感や疼痛の症状がみられる場合もあるが, 多くは無症状である。食道カンジダ症では嚥下時違和感や疼痛, 胸部焼灼感がみられる。陰部においては掻痒感が主である。

■**診断** 肉眼的あるいは内視鏡で特徴的な白苔を確認することで診断できる。確定診断は塗抹標本や生検標本で菌糸をのばした酵母状真菌を確認することで行うことができる。菌種の同定は培養で行う。

■**治療と薬理メカニズム** 治療の第一選択はアゾール系抗真菌薬の経口投与である。

クリプトコックス髄膜炎

■**臨床症状** ほとんどの場合 CD4<50/μL で発症する。*Cryptococcus neoformans* が主に経気道的に侵入し、中枢神経に感染することで発症する。亜急性に発症し、発熱、頭痛、意識障害を呈する。伝染性軟属腫に似た皮膚病変を合併することも多い。

■**診断** 髄液検査では初圧の上昇、単核球、蛋白の上昇がみられ、墨汁染色で厚い莢膜に囲まれた酵母状真菌が確認される。血清、髄液クリプトコックス抗原も診断に有用である。

■**治療と薬理メカニズム** アムホテリシンB、フルシトシン(5-FC)、フルコナゾールなどの抗真菌薬を用いる。

サイトメガロウイルス感染症

■**臨床症状** サイロメガロウイルス(CMV)感染症は CD4<50/μL で発症リスクが高く、潜伏感染状態からの再活性化により発症する。

HIV感染者では網膜炎の頻度が高く、大腸炎、食道潰瘍、中枢神経感染(脳炎など)、肺炎などの病型も呈する。

網膜炎では視野欠損・視覚障害の症状が出現するが、自覚症状がない場合もあり、CD4 低値値の場合は眼科に紹介することが重要である。眼底所見では血管に沿って乳白色綿花様病変がみられ、出血を伴うこともある。

■**診断** 網膜炎では眼底所見で診断する。大腸炎、食道潰瘍では内視鏡での多発性潰瘍の所見と、生検による核内封入体の証明で診断する。また、中枢神経感染では症状と髄液中の CMV-PCR で診断できる。血中の CMV 抗原や、PCR も補助診断に用いられている。

■**治療と薬理メカニズム** ガンシクロビル、ホスカルネットで治療する。

Kaposi 肉腫

■**臨床症状** Kaposi(カポジ)肉腫は CD4<200/μL で発症リスクが高いが、いつでも発症しうる。ヒトヘルペスウイルス8(HHV-8)の感染が背景にあり発症する肉腫である。

紫〜黒色の斑状の皮疹を形成し、四肢・体幹・顔面・口腔内などどこにでもできる。リンパ浮腫を合併することも多い。また、消化管や肺などの内臓病変もしばしば合併する。

■**診断** 肉眼所見と生検で診断する。

■**治療と薬理メカニズム** 治療の基本は HAART による免疫能の回復であるが、内臓病変の合併など重篤な場合はリポソーマルドキソルビシンなどの化学療法を併用する。

進行性多巣性白質脳症

■**臨床症状** 進行性多巣性白質脳症(PML)は、CD4<50/μL の高度免疫不全状態で発症しやすい。免疫不全による JC ウイルスの再活性化によって生じる中枢神経合併症であり、限局的な脱髄病変を形成することが特徴である。

数週間から数カ月の経過で徐々に進行する神経症状で発症し、認知障害、麻痺、失語、痙攣など病変部位により症状はさまざまである。

■**診断** MRI では T2 high、T1 low の白質病変を認め、通常 mass effect はみられない。約70〜90%の患者で PCR 法により髄液中の JC ウイルスが検出可能である。

■**治療と薬理メカニズム** 現時点では有効な治療法はなく、HAART 療法による免疫能の改善が唯一の治療法であるが、治療初期に細胞性免疫能の回復に伴う免疫反応の増強から症状の悪化をきたす場合がある(免疫再構築症候群)。

AIDS 関連悪性リンパ腫

HIV 感染者では悪性リンパ腫の合併が多く、CD4 数の低下につれて発症頻度も増加する。特に CD4 数 200/μL 未満あるいは AIDS の既往を持つ場合に発症しやすく、健常者と比較して diffuse large B-cell lymphoma(DLBCL)では相対リスクは 145 倍である。

ほとんどが DLBCL、Burkitt(バーキット)リンパ腫などの B 細胞系リンパ腫であり、発症には EB(Epstein-Barr〈エプスタイン-バー〉)ウイルス(EBV)や HHV-8 の感染が関与していると考えられている。また中枢神経原発悪性リンパ腫も多く、AIDS 関連非ホジキン(Hodgkin)リンパ腫の約15%を占める。予後は非 HIV 感染者と比較し悪く、非 Hodgkin リンパ腫では生存中央値は1年未満であったが、HAART の登場により治療成績は向上しつつある。

【濱田 洋平・岡 慎一】

参考文献

1) Prevention and Treatment of Opportunistic Infections in Adults and Adolescents Guidelines. MMWR 58, 2009
2) 厚生労働省エイズ動向委員会：サーベイランスのための HIV 感染症/AIDS 診断基準、2007
3) 味澤篤ほか：エイズ関連非ホジキンリンパ腫治療の手引き、日本エイズ学会誌 11:108-125, 2009
4) Rambaut A et al : The causes and consequences of HIV evolution. Nature Reviews Genetics 5:52-61, 2004

13 呼吸器ウイルスによる感染症

1 ウイルス性呼吸器感染症

■**定義・概念** 急性ウイルス性呼吸器感染症には、かぜ症候群、扁桃炎、喉頭炎、気管支炎、細気管支炎、肺炎などの異なる症候群が含まれる。かぜ症候群とは、鼻汁、鼻閉、咽頭痛、咳嗽、微熱、頭痛、倦怠感などを呈するウイルス性の上気道感染症をさし、麻疹、気管支炎、インフルエンザなどとは区別される。かぜ症候群の原因として、ライノウイルス(40〜50%)、コロナウイルス(10〜15%)、RS (respiratory syncytial) ウイルス(5%)、パラインフルエンザウイルス(5%)、ヒトメタニューモウイルス(5%)、アデノウイルス(5〜10%)、エンテロウイルス、ヒトボカウイルスなどが知られている[1]。ウイルス性市中肺炎はその診断の難しさからおそらく過小評価されていると考えられて

いるが、小児ではRSウイルス、インフルエンザウイルス、ライノウイルス、ヒトメタニューモウイルス、ヒトボカウイルス、パラインフルエンザウイルスなどが、成人ではインフルエンザウイルス、ライノウイルス、コロナウイルス、パラインフルエンザウイルス、アデノウイルス、ヒトメタニューモウイルスなどが主として関与する[2]。

ここでは、主な呼吸器ウイルスとして、ライノウイルス、コロナウイルス、RSウイルス、パラインフルエンザウイルス、ヒトメタニューモウイルスを取り上げる（アデノウイルス、インフルエンザウイルスについては他稿参照）。

ライノウイルス

■ **疫学／病因・病態生理と分子メカニズム**　ライノウイルス（rhinovirus）はピコルナウイルス科（Picornaviridae）に属する一本鎖RNAウイルスである。宿主はヒトにほぼかぎられており、小児および成人のかぜ症候群の主要な原因となる。成人は年間0.75回、小児は年間1.2回程度、ライノウイルス感染症に罹患する。1年を通じて発生がみられるが、秋（北半球では9〜10月頃）と春（同4〜5月）に流行のピークがある。夏は流行の程度は小さいが、いわゆる夏かぜの50％はライノウイルスによる。ウイルスを含む気道分泌物の飛沫を吸入することよりむしろ、手を介する接触が主たる伝播経路である。

■ **臨床症状・検査成績**　潜伏期は1〜2日である。喉の痛み（あるいはかゆみ）や鼻汁・鼻閉ではじまり、咳嗽、頭痛、微熱などを伴う。これらの症状は7日前後で自然治癒するが、2週間程度持続することも時にある。慢性呼吸器疾患（気管支喘息、慢性気管支炎、慢性閉塞性肺疾患（COPD））の急性増悪に関与することが少なくない。下気道合併症を生じることはまれであるが、ポリメラーゼ連鎖反応（PCR）法などにより網羅的に検索した場合、ウイルス性市中肺炎の10％前後でライノウイルスが検出される[2]。ライノウイルスによるかぜ症候群の臨床的特徴は、小児と成人でほぼ同様である。特異的な検査所見はない。

■ **診断／治療と薬理メカニズム**　かぜ症候群を生じる他のウイルスと臨床的に区別することは困難である。鼻咽頭分泌物からウイルス分離やPCR法で検出されれば診断されるが、かぜ症候群に対して疫学調査以外の目的でこれらの検査がなされることは少ない。ライノウイルスにはおよそ100の血清型があり、血清診断も現実的ではない。特異的治療は必要なく、対症療法のみである。

コロナウイルス

■ **疫学／病因・病態生理と分子メカニズム**　コロナウイルス（coronavirus）はコロナウイルス科（Coronaviridae）に属する一本鎖RNAウイルスである。ヒトに感染するヒトコロナウイルスは、主として上気道感染症の、まれに下痢症の原因となる。かぜ症候群の原因の15％程度を占め、温帯地域では晩秋から早春にかけて流行する（ライノウイルスと流行の時期が少しずれる）。

かぜ症候群を引き起こすヒトコロナウイルスとは別に、2002年秋に中国南部に端を発した重症急性呼吸器症候群（severe acute respiratory syndrome：SARS）の原因として、新たなコロナウイルス（SARSコロナウイルス）が同定された。その後SARSは、アジア、ヨーロッパ、北米、南米の28ヵ国で8,096人の罹患（うち死亡者774人）が確認された。SARSコロナウイルスの流行は2003年7月で終息し、その後は実験室感染や動物由来と推測される小規模の散発がみられたものの、2004年5月以降は報告例がない。

■ **臨床症状・検査成績**　ヒトコロナウイルスによるかぜ症候群の症状はライノウイルスによるそれと類似するが、潜伏期はやや長く（3日程度）、自然治癒までの期間はやや短め（6〜7日程度）である。気管支喘息、慢性気管支炎の急性増悪の原因となることがある。小児や成人のウイルス性市中肺炎の原因となることもあるがまれである[2]。

■ **診断／治療と薬理メカニズム**　ヒトコロナウイルスによるかぜ症候群に特異的なものはない。

RSウイルス

■ **疫学／病因・病態生理と分子メカニズム**　ヒトRS（respiratory syncytial）ウイルスはパラミクソウイルス科（Paramyxoviridae）に属する一本鎖RNAウイルスで、潜伏期は4〜6日である。上気道、下気道いずれにも感染症を引き起こすが、年齢や初感染または再感染の違いによって典型的な臨床症状が異なる。晩秋から春にかけて流行し、夏にはほとんどみられない。

RSウイルスは小児の気道感染症の主要な原因であり、特に乳児の下気道感染症の原因として最多である。細気管支炎で入院する乳児の40〜90％、肺炎で入院する乳児の50％がRSウイルスによる。1歳までに約半数が、3歳頃までにほぼ全員が一度はRSウイルスの感染を受ける。その後も生涯を通じて感染を繰り返し受けるが、乳児期よりも概して症状は軽い。

ウイルス排出は通常3〜8日続くが、乳児や免疫不全者では3週間続くこともある。感染経路は接触感染が主であるが、感染性飛沫を至近距離で浴びることによっても感染が成立する。家族内での伝播は高率に生じ、さらに病院内での伝播も問題となるため、注意を要する。

■ **臨床症状・検査成績**　乳児期や若年小児の初感染では、鼻汁、微熱、軽度の全身症状などからはじまり、しばしば細気管支炎、時に肺炎、気管気管支炎といった下気道感染症を呈する（30〜70％）。乳児のうち、6ヵ月未満のもの、心疾患や呼吸器疾患を持つものなどでは、下気道感染症の合併率はより高い。細気管支炎の場合、喘鳴を高率に聴取し、また乳児では無呼吸がみられることもある。胸部X線写真では、過膨張や気管支周囲の肥厚などが、肺炎を合併した場合はびまん性の間質性陰影や区域性の浸潤影がみられることがある。

5歳以上の小児や若年成人ではかぜ症候群や上気道感染症にとどまることが多い。一方、高齢者や免疫不全者では、肺炎などの重篤な下気道感染症の原因となることがある。

■ **診断／治療と薬理メカニズム**　病原体診断には、鼻腔洗浄液や鼻咽頭ぬぐい液などによるRSウイルス抗原の検出やウイルス分離が用いられる。ウイルス抗原の迅速検査は広く利用されており、ウイルス分離と比較したときの感度と特異度は80〜90％を超える。

治療は支持療法が主体である。細気管支炎を合併した乳児における気管支拡張薬の使用は大規模臨床試験やメタ解析ではルーティンに用いる必要は

ないが，気道閉塞の程度が重篤でβ刺激薬の吸入に反応がみられる場合には投与することが検討される。リバビリンは *in vitro* で抗 RS ウイルス効果を持つ薬剤である。RS ウイルスによる下気道感染症を生じた乳児に対するリバビリン吸入療法の効果は現時点では不定であり，米国小児科学会はルーチンで使用しないことを推奨している。骨髄移植後の成人では，早期にリバビリン吸入療法を行うことにより死亡率が低下することが示されている。

RS ウイルスの流行期を通じて1カ月ごとにパリビズマブ(RS ウイルスの F 糖蛋白質に対するモノクローナル抗体)を投与することによる重篤な RS ウイルス感染症の予防が，早産で生まれた乳児や，気管支肺異形成や血行動態異常を伴う先天性心疾患を持つ2歳以下の小児に対して考慮される。

パラインフルエンザウイルス

■ **疫学／病因・病態生理と分子メカニズム** パラインフルエンザウイルス(parainfluenza virus)はパラミクソウイルス科に属する一本鎖 RNA ウイルスで，1，2，3，4a，4b の5つの型に分類される。潜伏期は2~6日である。パラインフルエンザウイルス3型は年間を通じて分離されるが4~5月に流行のピークがある。1型と2型は秋に流行がみられ，それぞれが隔年ごとに流行することが多い。4型についてはよくわかっていない。パラインフルエンザウイルス3型の感染は生後6カ月以内にみられることが通常で，5歳までには1~3型のすべての感染を受けることが多い。

小児における気道感染症の主要な原因であり，特にパラインフルエンザウイルス3型は細気管支炎や肺炎の，1型はクループ(喉頭気管気管支炎)の原因として重要である。2型もクループを生じるが，より軽症である。生後6カ月までの乳児の下気道感染症の原因として，RS ウイルスに次いで頻度が高い。

■ **臨床症状・検査成績** 健常な小児では，咳嗽，咽頭痛，鼻症状，嗄声などの上気道症状が主体である。38℃ 以上の発熱(20~40%)や，中耳炎(30~50%)を伴うこともある。細気管支炎や肺炎を生じた場合，咳嗽の悪化，喘鳴，頻呼吸などがみられる。重篤なクループを生じた場合には発熱の遷延や咽頭痛の増悪がみられ，犬吠様咳嗽，吸気性喘鳴，呼吸困難などを呈する。年長児や成人では，咳嗽，嗄声など軽いかぜ症候群を呈することが多い。特異的な検査所見はない。

■ **診断／治療と薬理メカニズム** 病原体診断には，気道分泌物からのウイルス分離，抗原検出，PCR 法による遺伝子検出などがあるが，一般的ではない。急性期と回復期血清で4倍以上の抗体価(赤血球凝集阻止〈HI〉法，補体結合〈CF〉法，中和〈NT〉法)の上昇がみられれば血清学的診断となる。ただし，異なる型の間での交差反応がみられるため，血清診断は困難であることも多い。ウイルスに対する特異的治療はない。

ヒトメタニューモウイルス

■ **疫学／病因・病態生理と分子メカニズム** ヒトメタニューモウイルス(human metapneumovirus)はパラミクソウイルス科に属する一本鎖 RNA ウイルスであり，2001年に発見された。少なくとも50年以上前から，温帯地域におけるヒトの呼吸器感染症の原因となっている。冬から早春に流行のピークがあり，感染経路は RS ウイルスに似る。多くは5歳までに初感染を受け，その後も繰り返し感染を受けるようである。

■ **臨床症状・検査成績** 臨床症状は RS ウイルスのそれと類似するが，RS ウイルスよりも通常軽症で，頻度も低い。ただし，喘鳴を合併する頻度(50~60%)や気管支喘息の増悪への関与はより高いと考えられている。また RS ウイルスと重複感染することもあり，その場合，小さな子どもではより重症化することがある。

■ **診断／治療と薬理メカニズム** ウイルスに対する特異的治療はない。

【畠山 修司】

参考文献
1) Heikkinen T et al : The common cold. Lancet 361 : 51-59, 2003
2) Ruuskanen O et al : Viral pneumonia. Lancet 377 : 1264-1275, 2011

2 インフルエンザ

■ **定義・概念** インフルエンザ(influenza)は，インフルエンザウイルス(influenza virus)による急性の発熱性呼吸器疾患である。毎年冬季に流行し，高リスク者を中心に呼吸器合併症などによる入院率や人口全体の死亡率を押し上げる原因になる。

■ **疫学／病因・病態生理と分子メカニズム** インフルエンザウイルスはオルソミクソウイルス科(Orthomyxoviridae)に属し，A 型，B 型，C 型に分けられる。A 型および B 型インフルエンザウイルスは8本に分節した一本鎖 RNA を持つ。ウイルス表面に存在する赤血球凝集素(hemagglutinin：HA)とノイラミニダーゼ(neuraminidase：NA)が主要抗原であり，それらの抗原性の違いをもって，A 型インフルエンザウイルスの HA は16亜型(H1~H16)，NA は9亜型(N1~N9)に分類されている。B 型インフルエンザウイルスには亜型はない。C 型インフルエンザウイルスは大きく流行することはなく症状も軽微であるため，臨床的にはあまり問題にならない。

HA と NA のなかには特に重要な抗原領域が数カ所あり，その部位のアミノ酸変異によって，同じ HA 亜型・NA 亜型であっても抗原性が少しずつ変化する(抗原の連続変異〈antigenic drift〉という)。そのため，インフルエンザウイルスは毎年流行を繰り返す。さらに A 型インフルエンザウイルスでは，これまで流行していた亜型とは異なる，新たな HA 亜型または NA 亜型のウイルスが生じる(抗原の不連続変異〈antigenic shift〉という)。このような新型ウイルスに対しては大部分のヒトが免疫を持たないため，世界的な大流行(パンデミック)が起こることがある。A 型インフルエンザのパンデミックは数十年ごとに繰り返されている。1889年の A(H2N2)ウイルス，1901年の A(H3N8)ウイルス，1918年の A(H1N1)ウイルス(スペインインフルエンザ)，1957年の A(H2N2)ウイルス(アジアインフルエンザ)，1968年の A(H3N2)ウイルス(香港インフルエンザ)，そして2009年のブタ由来 A(H1N1)ウイルスがパン

デミックを起こした。

インフルエンザは世界中で流行がみられる重要な感染症の一つであり，季節性インフルエンザには，例年小児の20%，成人の5%程度が罹患する。インフルエンザの急性症状は数日間で自然治癒するのが通常だが，特に高齢者などの高リスク者においては肺炎などの二次性細菌感染症などにより死亡の転機を辿ることもある。パンデミック期間における日本でのインフルエンザに関連する死亡者数は年間1万人程度と推定されている。

2009年春にブタ由来のパンデミック2009 A(H1N1)ウイルスが出現して以降，季節性A(H1N1)ウイルス(Aソ連型)は姿を消し，2011年現在では，パンデミック2009 A(H1N1)ウイルス，A(H3N2)ウイルス，B型ウイルスの三者が流行している。流行初期のパンデミック2009 A(H1N1)インフルエンザによる死亡率は，米国では人口10万人あたり0.12人であったと推定されている[1]。

インフルエンザウイルスの伝播様式は主として飛沫感染である。接触感染や，まれには空気感染を生じることもあると考えられている。

● **臨床症状・検査成績** 潜伏期は1～3日程度である。半日程の前駆症状の後，突然高熱がみられ，咳嗽，咽頭痛，鼻汁，筋肉痛，関節痛，頭痛などを伴う。下痢や嘔吐などの消化器症状を伴うこともある。急激に発症する高熱と咳嗽の存在は，冬季ではインフルエンザを疑う重要なポイントとなる。しかし，微熱でかぜ症候群に似た症状や，呼吸器症状に乏しく発熱と衰弱が目立つものなど，幅広い症状を呈しうる。合併症がなければ通常2～5日程度で急性症状は軽快するが，咳嗽や倦怠感が遷延することもある。

合併症

インフルエンザの合併症は，2歳未満あるいは65歳以上のもの，基礎疾患を持つもの(心疾患，呼吸器疾患，肝・腎疾患，糖尿病，免疫不全など)，妊娠中の女性(特に第2，第3トリメスター)などで生じる可能性が高い(**表13-2-1**)。

・肺炎：インフルエンザの合併症として最も多いのは肺炎である。インフルエンザ関連肺炎は，二次性細菌性肺炎(secondary bacterial pneumonia)，原発性ウイルス性肺炎(primary viral pneumonia)，混合性肺炎(combined viral-bacterial pneumonia)に分けられる。

● **二次性細菌性肺炎** インフルエンザ関連入院や死亡例の多くに細菌感染が関与しており，インフルエンザの合併症として最も重要である。パンデミック期間では，インフルエンザのために入院が必要となった患者の44～57%に細菌性肺炎がみられ，インフルエンザ関連死亡の約25%は細菌性肺炎によることが報告されている。二次性細菌性肺炎を合併したものの経過は，インフルエンザの急性症状がいったん軽快した後に発熱や呼吸器症状が再度悪化するのが典型的である。胸部X線所見は一般的な細菌性肺炎と同様で，区域性あるいは肺葉性の浸潤影がみられる。インフルエンザに合併する二次性細菌性肺炎の起因菌は，黄色ブドウ球菌，肺炎球菌の頻度が高く，次いでヘモフィルス・インフルエンザ(*Haemophilus influenzae*)である。

● **原発性ウイルス性肺炎** 原発性ウイルス性肺炎は，インフルエンザウイルスの直接的な肺への浸潤によるウイルス性肺炎をさし，重篤な病型である。原発性ウイルス性肺炎は新型インフルエンザが出現した際に多く報告されているが，季節性インフルエンザに合併することはまれである。インフルエンザの急性症状が改善せず悪化し続け，咳嗽，呼吸困難，チアノーゼが急速に進行する。著明な低酸素血症を伴い，血痰がみられることもある。胸部X線写真では両側にびまん性あるいは多発性の陰影がみられ，斑状の浸潤影や広範なスリガラス様陰影を呈する。喀痰のGram染色および培養検査では有意細菌がみられない一方で，下気道検体(喀痰や肺胞洗浄液)のウイルス培養ではインフルエンザウイルスが高力価で培養される。

● **混合性肺炎** インフルエンザの流行期には，ウイルス性および細菌性の両方の特徴を有する肺炎を合併することも比較的よくあると考えられている。この場合，インフルエンザの急性症状が徐々に悪化するか，あるいは悪化の前にわずかな寛解期がある。原発性ウイルス性肺炎のように急速に進行することはない。喀痰などの下気道検体からは，インフルエンザウイルスおよび病原細菌のいずれもが検出される。関与する細菌は二次性細菌性肺炎と同様である。原発性ウイルス性肺炎ほど病変の範囲は広くなく，細菌感染の部分は適切な抗菌薬にしばしば反応する。

・その他の呼吸器合併症：中耳炎やクループ(小児でよくみられる)，慢性肺疾患や気管支喘息の増悪などがある。

・中枢神経合併症：特に日本においてインフルエンザに関連する脳炎，脳症の報告が多い。5歳未満の小児にみられることが多く，高熱，痙攣，意識障害を伴い急速に進行する。死亡率や後遺症を伴う割合が高い。

・その他の合併症：まれに，筋炎，横紋筋融解症，心筋炎，Reye(ライ)症候群などがある。

● **診断** 成人の場合，地域でインフルエンザの流行がはじまった後では，高熱と咳嗽などの所見だけで高率(75～85%)にインフルエンザであることが診断可能であるとされる。したがって，インフルエンザの流行状況を把握しておくことが望ましい。おおまかには，北半球では12月頃から発生しはじめ1～2月にピークをむかえ，4月頃まで流行が続くことが多い。

急性期には，鼻咽頭ぬぐい液や鼻腔洗浄液などからウイルスが検出される。最近ではインフルエンザウイルスの核蛋白質などを検出する迅速診断法が頻用されており，鼻腔ぬぐい液を用いウイルス分離と比較したときの感度は

表13-2-1 インフルエンザによる合併症の高リスク者

1) 2歳未満のもの(5歳未満のものも比較的リスクが高い)
2) 65歳以上のもの
3) 以下の基礎疾患を持つもの：喘息を含む慢性呼吸器疾患，心血管疾患(高血圧を除く)，腎疾患，肝疾患，血液疾患，糖尿病を含む代謝異常症，神経疾患(脳，脊髄，末梢神経，筋疾患，てんかん，脳卒中，精神発達障害などを含む)
4) 免疫不全者(免疫抑制剤やHIV(ヒト免疫不全ウイルス)感染症を含む)
5) 妊娠中または出産2週間以内の女性
6) 長期のアスピリン療法を受けている19歳未満のもの
7) 高度肥満(BMI 40以上)
8) ナーシングホームや長期療養施設にいるもの，など

(文献2を引用)

80〜95％，特異度は90〜95％以上である。

血清診断には赤血球凝集阻止（HI）法や補体結合（CF）法などがあり，急性期と回復期（2〜3週間後）のペア血清による4倍以上の抗体価の上昇で診断する。HI法は，インフルエンザウイルスの型および亜型（A(H1N1)，A(H3N2)，B型）の判定が可能である。CF法は，型別の判定（A型，B型，C型）は可能であるが，亜型の判定はできない。HI抗体は感染後早期に上昇がみられ，比較的長期間にわたって検出される。CF抗体は，HI抗体よりも遅れて上昇がみられ，感染後比較的すみやかに消失する。HI法がCF法よりも感度は高い。

■ 治療と薬理メカニズム

アマンタジン：A型インフルエンザウイルスのM2蛋白質のイオンチャネル活性を阻害することにより，ウイルスの脱殻を阻止し，抗ウイルス作用を発揮する。B型インフルエンザウイルスには無効である。アマンタジンは，成人では1日あたり200 mgを1〜2回に分けて5日間投与する。高齢者や腎機能障害を有するもの（クレアチニンクリアランス（Ccr）<50 mL/分）では減量が必要である。重要な副作用として，不安，不眠，ふらつき感，幻覚などの中枢神経症状が特に高齢者でしばしばみられ，そのため15％程度のものが内服の継続が不可能となる。

ただし，2003年頃からアマンタジン耐性A型インフルエンザウイルスが急増しているため，流行しているのが感受性ウイルスであることが確認できないかぎりA型インフルエンザの治療および予防にはアマンタジンを使用しないよう勧告されている。

ノイラミニダーゼ阻害薬：インフルエンザウイルスが細胞内で複製・増殖し細胞外へ出芽するとき，ウイルスは宿主細胞表面に存在するシアル酸と結合したままの状態となる。ノイラミニダーゼ（シアリダーゼ）の作用でその結合が切り離されることにより，子孫ウイルスが宿主細胞から遊離し，次の細胞へと感染していく。ノイラミニダーゼ阻害薬は，シアリダーゼを競合的に阻害することにより細胞内で増殖したウイルスが放出されること（出芽）を抑制し，抗ウイルス作用を発揮する。日本では現在，オセルタミビル（経口），ザナミビル（吸入），ペラミビル（注射），ラニナミビル（吸入）が利用できる。

ノイラミニダーゼ阻害薬を発症48時間以内に投与した場合，発熱などの有症状期間が1〜1.5日間程度短縮される。発症48時間以降にオセルタミビルやザナミビルの投与を開始した場合の効果は証明されていない。ただし入院を要するような重症者では，発症48時間以降に投与を開始した場合でも死亡率の低下に関連したことが報告されている。ノイラミニダーゼ阻害薬は有症状期間の短縮だけでなく，合併症（肺炎や中耳炎）あるいはインフルエンザ関連死亡を低下させる効果もある可能性が報告されている。一方で，下気道合併症の減少には寄与しないとするメタ解析もあり，ノイラミニダーゼ阻害薬が季節性インフルエンザの合併症や死亡率の減少に寄与するかどうかについて結論を出すにはデータが十分でない。パンデミック2009 A(H1N1)インフルエンザについては，ノイラミニダーゼ阻害薬の投与によって，入院を要する重症例では死亡率が，軽症例でも肺炎などの合併症が減少したことが，流行初期の検討において報告されている。2009 H1N1ウイルスが新たな季節性インフルエンザとして流行を繰り返すなかで，さらに知見が蓄積されていく必要がある。

対症療法：Reye症候群との関連から，解熱鎮痛薬としてサリチル酸は18歳未満のものには使用すべきでない。

インフルエンザにより入院を要する症例，重症例や急速な悪化がみられる症例，肺炎などの合併症を伴う症例，インフルエンザによる合併症の高リスク者（表13-2-1）に対しては，できるだけ早期に抗インフルエンザ薬を投与することが推奨される。健常な若年成人に対しては，臨床判断に基づいて投与を検討してもよい。少なくとも，有病期間の短縮が期待できるためである。ただしその場合には，発症から48時間以上経過したものや，すでに回復傾向にあるものに対しては抗インフルエンザ薬の利益は証明されていないため投与しない[2]。

● **予防**　インフルエンザに対するワクチンは不活化ワクチンと生ワクチンがあり，日本では不活化ワクチンのみが利用できる。季節性インフルエンザでは，ワクチン株と流行株がよく一致した場合の発病防止効果は50〜80％である。インフルエンザの合併症の高リスク者や，それらの患者に接触する者（医療従事者を含む）などには，毎年10〜11月頃に，インフルエンザワクチンを接種することが推奨されている。

化学予防として抗ウイルス薬が用いられることがある。オセルタミビル（75 mg/日）またはザナミビル（10 mg/日）による発症予防効果は70〜90％である。インフルエンザ患者の同居家族または共同生活者で，かつ高リスクの者などに考慮される。近年はアマンタジン耐性ウイルスが流行しているため，アマンタジンを化学予防薬として選択することは推奨されない。

【畠山　修司】

■ 参考文献

1) Fowlkes AL et al : Epidemiology of 2009 pandemic influenza A (H1N1) deaths in the United States, April-July 2009. Clin Infect Dis 52 (Suppl 1) : S60-S68, 2011
2) Fiore AE et al : Centers for Disease Control and Prevention (CDC). Antiviral agents for the treatment and chemoprophylaxis of influenza--- recommendations of the Advisory Committee on Immunization Practices(ACIP). MMWR Recomm Rep 60 : 1-24, 2011

3　高病原性鳥インフルエンザ A(H5N1)

● **定義・概念**　A型インフルエンザウイルスはヒトだけでなく，鳥類（カモなどの水禽類，ニワトリなどの家禽），ブタ，ウマなどの家畜，さらにクジラやアザラシなど，多くの動物に感染する。ただし，種ごとに適応した，かぎられた亜型のウイルスがそれぞれの宿主に効率的に感染を生じる。たとえば鳥のインフルエンザウイルスはヒトでは効率的に増殖することができない。そのため，動物のインフルエンザウイルスがヒトに感染することは通常ない。しかし，鳥インフルエンザウイルスのなかの3つの亜型（H5，H7，H9）が，ヒトに直接感染し疾病を引き起こした事例が確認されている。これらのウイルスは，ヒトのインフルエンザウイルスとの遺伝子組換えなど，ヒトに適応するように変化したウイルスではなく，鳥インフルエンザウイルス

そのものである。鳥インフルエンザウイルスによる感染症がヒトに生じた場合，(ヒトにおける)鳥インフルエンザと称する。

▶疫学／病因・病態生理と分子メカニズム　鳥インフルエンザウイルスは，鶏における病原性をもとに低病原性(軽度の呼吸器症状，産卵の減少などを呈するもの)と高病原性(高率に死亡するもの)に分けられ，H5またはH7亜型の一部が高病原性である。過去にヒトへの感染が確認されているのは，H5N1亜型，H9N2亜型とH7亜型である。ここでは，最も頻度が高く，重篤な症状を呈する高病原性鳥インフルエンザA(H5N1)を取り上げる。

1997年にはじめて高病原性鳥インフルエンザウイルスA(H5N1)のヒトへの感染が確認された。東南アジアを中心に60カ国以上で家禽での高病原性H5N1ウイルスの流行がみられ，2003年以降，そのヒトへの散発的な感染事例が相次いでいる。世界保健機関(WHO)によると，2003～2011年4月までの間でヒトが高病原性鳥インフルエンザウイルスA(H5N1)に感染したことが確認されているのは，インドネシア，エジプト，ベトナム，中国，タイなど15カ国で計549人であり，うち320人が死亡している。

現在のところ，高病原性鳥インフルエンザウイルスA(H5N1)に感染した家禽(特に病気や死にかけの鶏)と濃厚に接触したものが主として感染を受けている。ヒト－ヒト感染が効率的に生じることはなく，高病原性鳥インフルエンザA(H5N1)に罹患した患者の家族など濃厚に接触したものにかぎられている。

▶臨床症状・検査成績　潜伏期は2～5日(最大10日)である[1]。小児や若年成人が多数を占めるのが特徴的である。発熱，咳嗽，呼吸困難などの呼吸器症状がみられ，下痢や意識障害などを伴うこともある。原発性ウイルス性肺炎や急性呼吸促迫症候群(ARDS)などの重篤な肺炎を高率に合併し，急速に進行する例が多い。死亡率は50%を超え，発症から死亡までの期間の中央値は9日程度と短い[1]。

▶診断　気管内吸引物，肺胞洗浄液，咽頭ぬぐい液などからウイルスを検出する(鼻腔・鼻咽頭ぬぐい液を用いるよりも検出率が高いと考えられている)[1]。ウイルスの検出は，real time PCR法，ウイルス培養などで行う。

■治療と薬理メカニズム　支持療法に加え，すみやかに抗インフルエンザ薬を投与する。最も適切なノイラミニダーゼ阻害薬の種類や，投与量，投与期間は定まっていないが，WHOの推奨は以下のとおりである[2]。オセルタミビルは標準的治療法(150mg/日，5日間)に加え，特に，肺合併症や病状が進行する症例などに対しては，より高用量(300mg/日)で長期間(7～10日間)の治療も考慮する。吸入が可能であれば，ザナミビルも選択肢の一つとなるかもしれない。その他のノイラミニダーゼ阻害薬(ペラミビル，ラニナミビル)も，*in vitro*では鳥インフルエンザウイルスA(H5N1)に対する効力を有する。

もし鳥インフルエンザA(H5N1)がアマンタジンにも感受性であれば，オセルタミビルとアマンタジンを標準量で併用することを，特に肺病変が存在する場合や臨床的に悪化がみられる場合には考慮してもよい。高用量ステロイドの併用は効果が否定されており，使用すべきではない[2]。

【畠山 修司】

▣参考文献
1) Uyeki TM : Human infection with highly pathogenic avian influenza A(H5N1)virus : review of clinical issues. Clin Infect Dis 49:279-290, 2009
2) Schünemann HJ et al : WHO Rapid Advice Guideline Panel on Avian Influenza. WHO Rapid Advice Guidelines for pharmacological management of sporadic human infection with avian influenza A(H5N1)virus. Lancet Infect Dis 7:21-31, 2007

14 ウイルス性下痢症

▶定義・概念　ウイルスに起因する胃腸炎(下痢症)である。ロタウイルス(rotavirus)，ノロウイルス(norovirus)，サポウイルス，アストロウイルス，アデノウイルス，ヒトパレコウイルス，エンテロウイルス，アイチウイルス，ヒトボカウイルスなどが関係する[1,2]。このなかで，臨床上重要なのはロタウイルスとノロウイルスである。呼吸器疾患，免疫不全に伴うウイルス感染症でも胃腸炎がみられる(表14-1)。

ウイルス学的分類：ロタウイルスはレオウイルス科，ノロウイルスとサポウイルスはカリシウイルス科，アストロウイルスはアストロウイルス科，アデノウイルスはアデノウイルス科，ヒトパレコウイルス，エンテロウイルス，アイチウイルスはピコルナウイルス科，ヒトボカウイルスはパルボウイルス科に属する(表14-2)。

▶疫学　胃腸炎は呼吸器感染症に次いで小児に多い感染症で，世界では1年間に25億人の5歳以下の小児が感染し，150万人が死亡する。わが国では小児科外来の約10～15%が臨床的に胃腸炎と考えられる。世界では，ロタウイルス胃腸炎での死亡は50万人，ノロウイルス胃腸炎では20万人と推定されている。ロタウイルス胃腸炎では，米国では50～60人ほどの死亡，わが国では10人ほどの死亡が推定されている。世界で5歳未満の小児の死亡率をみると，新生児期の死亡，呼吸器感染症に続いて下痢症での死亡が多く14～15%を占める。わが国の小児ではウイルスによると思われる消化管感染症のなかで，ロタウイルス胃腸炎・ノロウイルス胃腸炎がそれぞれ20～30%，ヒトパレコウイルス胃腸炎・エンテロウイルス胃腸炎がそれぞれ5～10%，アストロウイルス胃腸炎・腸管アデノウイルス胃腸炎・サポウイルス胃腸炎がそれぞれ約5%，アイチウイルス胃腸炎・ヒトボカウイルス胃腸炎がそれぞれ1～3%である。ヒトパレコウイルス・エンテロウイルスは健常者にも症状下痢症としてあらわれ，どの程度両ウイルスが下痢に関係しているかはっきりしない。

全国3,000カ所の小児科定点における感染性胃腸炎(ウイルスおよび細菌などを含めた胃腸炎)の臨床的診断の1週間の合計(縦軸)と1月1日からの週ごとの数(横軸)を示す(図14-1)。1週間に10人以上だと流行と考えられる。

ノロウイルス胃腸炎は乳幼児では10～12月の初冬に多く，その後1～3月にかけ施設内あるいは二枚貝などの食品を介しての感染が主にみられる。ロタウイルス胃腸炎は2～4月に多くみられる。ピコルナウイルス科の場合には季節性があまりみられない。調理従事者・食品取扱者・医療従事者が感染していて周囲に広げる場合がある。感染経路

は糞口感染(ヒト-ヒト), 食品媒介感染, 嘔吐物が舞いあがることによる広義の空気感染に分けられる。

遺伝子型と疫学

- **ロタウイルス** 動物を含めてVP6でA〜G群に分かれ, ヒトではA, B, C群であるが, A群による胃腸炎が最も多い。B群ロタウイルスはわが国のヒトではみられない。C群ロタウイルスは1%前後である。ロタウイルス表面のVP4, VP7が抗原性に関係する。VP4のP遺伝子型(proteolytic cleavage のP)は現時点で32種類あり, 一方VP7のG血清型/遺伝子型(glycoprotein のG)は23種類が存在する。ロタウイルスの場合, G血清型は遺伝子型に一致する。ヒトに主に関係するのは1, 2, 3, 4, 9, 12のG遺伝子型であり, P遺伝子型との組み合わせはG1P[8]が多く, 続いてG2P[4], G3P[8], G4P[8], G9P[8]である。その他にG3P[6], G9P[6]など多彩な組み合わせがみられる。時にヒトおよび動物間の分節の組換えが起きる(P型は遺伝子で決定し, 血清型で行うことはないので[ ]で記載する)。
- **ノロウイルス** 5遺伝子グループ(genogroup)に分かれ, ヒトに多いのはGIとGIIで, それぞれ16, 23以上の遺伝子型(genotype)に分かれる。GIVもヒトに属す。特に亜型のGII/3とGII/4がヒトに多い。そのなかで2006年頃からGII/4の2006b株が全世界に広がり, 現在でも主流を占めている。現在はさらに2008a, 2010aがみられる[3]。
- **サポウイルス** 5つのグループに分かれGI, GII, GIVがヒトではみられる。GIが主流である。
- **アストロウイルス** 遺伝子型1〜8があるが, 多くはGIである。
- **ヒトパレコウイルス** 遺伝子型1〜14があるが, 多くは1〜4型で, そのなかでも下痢に関係するのは1型であ

表14-1 下痢症関連のウイルス

下痢症を示すウイルス
ロタウイルス, アデノウイルス, ノロウイルス, サポウイルス, アストロウイルス, ヒトパレコウイルス, アイチ(コブ)ウイルス, エンテロウイルス, ヒトボカウイルス

その他のウイルス(下痢以外で腸管で増殖するウイルス)
コロナウイルス, ピコビルナウイルス, エンテロウイルス(ポリオウイルスを含む), A型肝炎ウイルス, E型肝炎ウイルス

その他のウイルス(呼吸器疾患などに伴う下痢をきたすウイルス)
RSウイルス, インフルエンザウイルス, ヒトボカウイルス

免疫低下時にみられる下痢症ウイルス
サイトメガロウイルス, ヒトヘルペスウイルス6, 7

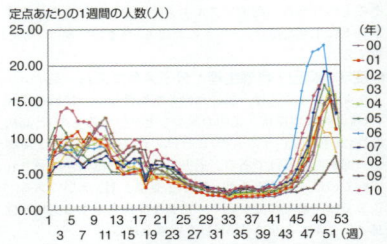

図14-1 日本(小児科3,000定点)における感染性胃腸炎サーベイランス[6]

る。髄膜炎は主に3型である。
- **アデノウイルス** 1〜54の遺伝子型があるが, 下痢に関係するのは主に40型と41型である。この2つの型は腸管アデノウイルスと呼ばれている。しかし他のアデノウイルスの型でも下痢をきたすことがある。
- **アイチウイルス** AとBの遺伝子型に分かれ, 主にAである。C型が最近報告されている。
- **ヒトボカウイルス** 1〜4型があり, 下痢症では1, 2型が注目されている。
- **エンテロウイルス** A〜D群に分かれており, それぞれ21, 60, 19, 4血清型がみられる。

一般的なことであるが, 一本鎖ウイルスは近縁の株間で分子内の組換えがみられる。組換え株が流行する場合は, おそらく感染者が十分な抗体を持っていない場合に起こると思われる。また時に2つ以上のウイルスの混合感染, ウイルスと細菌の混合感染がみられることもある。

● 病因・病態生理と分子メカニズム
ロタウイルスは上部小腸(回腸)の絨毛突起先端部の成熟上皮細胞で増殖し, これが脱落, 萎縮し, その結果として小腸からの吸収が障害される。また感染細胞からのエンテロトキシン(enterotoxin)が陰窩部の細胞に作用し相対的に腸管内へ分泌を亢進させ, 下痢となる。ロタウイルスは陰窩の底部の幹細胞には感染せず, この幹細胞が分化・増殖し, 約1週間で回復する。ノロウイルスは, 空腸の腸管上皮細胞で増殖する。絨毛が萎縮・扁平化(微絨毛が短縮)し, 単核球が浸潤し, 上皮細胞質内に空胞が形成される(腸管における水の再吸収量が極端に減少する)。

ヒトノロウイルスは細胞培養ができないため, 病態がまだわからないことがある。ロタウイルスのようなエンテロ

表14-2 ヒト胃腸炎ウイルスの性状

ウイルス名	科	大きさ(nm)	核酸	塩基数(kb)	ヒトに感染する群・遺伝子(血清)型	ウイルス培養
ロタウイルス	レオウイルス	70	dsRNA 11分節	18.5	A, B, C群 G(1, 2, 3, 4, 9, 12)血清型*	+
アデノウイルス	アデノウイルス	80	dsDNA	35	主として40, 41血清型*	+
ノロウイルス	カリシウイルス	30〜35	ss(+)RNA	7.5〜7.7	I, II, IV遺伝子型	−
サポウイルス	カリシウイルス	30〜35	ss(+)RNA	7.6	I, II, IV遺伝子型	−
アストロウイルス	アストロウイルス	30〜35	ss(+)RNA	7.2	1〜8遺伝子型	+
ヒトパレコウイルス	ピコルナウイルス	22〜30	ss(+)RNA	7.3	1〜8遺伝子型#	+
アイチウイルス	ピコルナウイルス	22〜30	ss(+)RNA	7.3	3遺伝子型	+
ヒトボカウイルス	パルボウイルス	20	ss(+ or −)DNA	4〜6	4遺伝子型	−

*: 血清型は遺伝子型と合致する。#: 遺伝子は14遺伝子型まである

トキシンの存在は現在のところみられない。ロタウイルスの場合は腸管細胞表面のシアル酸が受容体であり，ノロウイルスは組織血液型抗原（HBGA）が関係する[4]。ノロウイルスの型によってHBGAとの結合が異なる場合があるし，同じ型でも株によってHBGAとの結合力が異なる場合があり，罹りやすいヒトとそうでないヒトがいることを示す。

HIVII/4の2006b株はABOすべてに反応する。アデノウイルスはCAR（コクサッキーアデノウイルス受容体），CD46その他，ピコルナウイルスはCD55，細胞間接着分子1（ICAM-1），インテグリン，SCARB2などが受容体として関係する。多くの下痢症ウイルスに対して顕性，不顕性にかかわらず，細胞内で抗体保有率が高くなる。

▶臨床症状・検査成績

ウイルス性胃腸炎の主な症状は下痢（1日3回以上），嘔吐，腹痛，発熱である。細菌性の胃腸炎と比べ腹痛，発熱は少ない。通常，病初期に発熱と嘔吐がみられ，引き続いて下痢がみられる。著者の研究協力者が集めた成績では，下痢ありが98%，嘔吐ありが64%，発熱（38℃以上）が24%であった。不顕性感染もあり，これが感染源になることもある。結果的に脱水となることがしばしばある。乳幼児は脱水になることが成人より早い。高齢者は気づかないことが多い。脱水の症状（傾眠，乏尿，皮膚の乾燥，体重の減少など）を見落とさない。症状は多少患者によって異なる。

表14-3に臨床症状と重症度のスコアを示した。白色水様便，血便の場合もあるし，2つ以上のウイルスまたは細菌との混合感染の場合もある。最近，ロタウイルスを中心に合併症が報告されている。ロタウイルスの場合，約60%の乳幼児で抗原が血液中に見出されている[2]。ロタウイルス遺伝子も見出されている。ノロウイルスでも10～15%にロタウイルス遺伝子が明かかれている[2]。

腸重積，イレウスなどの消化器症状のほかに，呼吸器症状，無熱あるいは有熱性痙攣，脳炎，肝炎，胆道閉鎖，腎不全（腎前性，腎後性）などがある。ノロウイルス感染症は症状の出現が感染後1～2日でみられるが，ロタウイルスの場合は2～3日でみられる。ノロウイルスの下痢は激しいが3～4日で回復する。ロタウイルス，アデノウイルスの場合は1週間ほどである。一般にロタウイルスの場合は重症感が強いというが，最近は他のウイルスとほぼ同様である。

サポウイルス，ピコルナウイルスは一般にノロウイルスよりも症状が軽いと考えられる（表14-4）。しかしパレコウイルス3型のように髄膜炎，脳炎・脳症をきたすものもある。ロタウイルスあるいはノロウイルス感染による神経症状はサイトカインストームによるものといわれている。神経細胞内での増殖は認められていない。電解質の異常から高張性脱水，低張性脱水の場合もあるが，正常範囲のこともある。症状が治まっても3週間～1ヵ月間，糞便中にウイルス遺伝子を見出すことがある。

▶診断

検査法には，電子顕微鏡法，細胞培養法，免疫学的方法，遺伝子学的方法などがある。それぞれに特徴があるが，臨床診断は主に免疫学的方法としての抗原および抗体検査ならびに遺伝子増幅法が用いられる。最終的には遺伝子解析により型別，変異などの分子疫学的調査がなされる。

ロタウイルス，アデノウイルス，ノロウイルスでは，酵素抗体法やイムノクロマト法による抗原診断，遺伝子増幅法（ポリメラーゼ連鎖反応〈PCR〉法）による遺伝子診断法が用いられる。ヒトパレコウイルスやアイチウイルスは，従来は細胞培養，免疫学的診断であったが，いまでは遺伝子診断も用いられるようになった。糞便検体材料が主であるが，合併症の場合には血液，髄液からの抗原あるいは遺伝子検出を行うことがある。real time（RT-）PCRやnested（RT-）PCRは数個～100個のコピー/gの検出が可能で感度および精度が高い。通常の（RT-）PCRでは約10^6コピー/gの検出感度で，イムノクロマト法にほぼ匹敵する。ノロウイルスやサポウイルスは細胞培養ができないために，遺伝子増幅されたウイルスがすべて感染性を有するかは明らかではない。細菌との混合感染のこともあるので，臨床応変な検査の仕方が望まれる[2]。

▶治療と薬理メカニズム

ワクチン・予防

ロタウイルスは重篤な脱水で死亡する例が多かったことから，ワクチン開発が1980年頃から行われた。またワクチンを用いることによる経済的な便益性がある。現在ではRotaTeq®（MSD社）（ウシとヒトの組換え5価ワクチン〈RV5〉）とRotarix®（GSK社）（ヒトの1株〈RV1〉）という生ワクチンが海外では使用されている。乳児期に用いる経口の生ワクチンである。わが国ではこれらのワクチンの申請がなされ，2011年の冬季からの使用に向け承認を得た。

ロタウイルスのワクチンは感染を予防することよりも重症化するのを防ぐことを目標にしている[5]。現在広く使用されている米国では，ワクチンの使用により感染者が激減している。今後生のウイルスを続けるのがよいのか，他のワクチン同様不活化ワクチンがよいのか，またこれらのワクチンを免れるロタウイルスが出てきて流行するのかなど検討しなければならない。ノロウイルスに対してもワクチン開発が行われているが，多くのノロウイルスの型に反応するワクチンの開発は難しい[5]。

治療と対策

治療としては，脱水に対する輸液，経口補液，経口食が主となる。整腸薬，鎮吐薬は使われるが，止痢薬は便のなかにある微生物・毒性物質を体内に止めておくことになるので原則的には用いない。

表14-3 胃腸炎と重症度（胃腸炎スコア）

臨床症状と徴候			
下痢の期間（日）	<2日 1点	2～4日 2点	>4日 3点
最多下痢回数（日）	3回 1点	4～5回 2点	>5回 3点
嘔吐期間（日）	0日 1点	1～2日 2点	≧3日 3点
最多嘔吐回数（日）	1回 1点	2回 2点	3回 3点
脱水	なし	あり	
体温（腋窩）	<37.6℃ 1点	37.6～38.6℃ 2点	>38.6℃ 3点
入院	なし 0点	あり 3点	

8点未満：軽症～中等度，9～14点：重症，15点以上：極重症

（文献5を引用）

表 14-4 ウイルス性胃腸炎の臨床的特徴

ウイルス名	罹患年齢	感染経路	潜伏期間	症状期間	症状	特徴
ロタウイルス	乳幼児 高齢	糞口 ヒト-ヒト	2〜3日	数日〜1週間	嘔吐,下痢 発熱,脱水	散発,晩冬
ノロウイルス	乳幼児 成人,高齢	糞口,食品 ヒト-ヒト	1〜2日	1〜数日	嘔吐,下痢 腹痛	散発,初冬,集団
アデノウイルス	乳幼児中心	糞口 ヒト-ヒト	1〜2日	数日〜1週間	嘔吐,下痢 発熱	散発,年間
ヒトパレコウイルス	乳幼児中心	糞口 ヒト-ヒト	1〜数日	1〜数日	下痢,咳 脳炎,発熱	夏,冬

下痢症ウイルスは環境に強く,また10〜100個の生きているウイルス粒子でも感染をきたす。ロタウイルスは1g中に10$^{10\sim11}$個,ノロウイルスは10$^{8\sim10}$個が存在する。手についたロタウイルスは1時間後でも接触時の40%は感染力を持つ。また症状を示す前日からウイルスを半数ほどの児が排泄する。ロタウイルスの場合は遺伝子型が異なっても同じ型ほどではないが交差免疫があるため,感染を繰り返すごとに症状は軽くなる。ノロウイルスの場合,交差免疫は弱いので感染を繰り返しやすい。正しい手洗いを含めた感染症防止対策が必要である。また飲み水,食物,トイレ・糞尿処理場でのウイルス除去,不活化も大きな課題である。施設では個々人とチームでの感染症対策などが必要である。

● **経過・予後** ピコルナウイルス以外は,通常は一過性感染で予後がよいが,免疫不全状態では原疾患が改善されないかぎり,ウイルスが排泄される。また脳症などの合併症を有する場合は死亡あるいは後遺症を示す。ピコルナウイルスは神経細胞で増殖し,脳炎・髄膜炎をきたし,死亡することがある。

関連法規:現在,ロタウイルス,ノロウイルスによるものを含む感染性胃腸炎は,感染症法で五類感染症定点把握疾患に指定されている。

【牛島 廣治】

参考文献

1) 牛島廣治ほか:ウイルス性腸炎.別冊日本臨牀(新領域別症候群シリーズ No. 12 消化管症候群 第2版 下), p44-48, 2009
2) 牛島廣治:ウイルス性胃腸炎の診断法と疫学の過去,現在と今後の展望.ウイルス 59:75-90, 2009
3) Glass RI et al:Norovirus gastroenteritis. N Engl J Med 361:1776-1785, 2009
4) Marionneau S et al:Norwalk virus binds to histo-blood group antigens present on gastroduodenal epithelial cells of secretor individuals. Gastroenterology 122:1967-1977, 2002
5) Cortese MM et al:Prevention of rotavirus gastroenteritis among infants and children:recommendation of the Advisory Committee on Immunized Practices(ACIP). MMWR Recomm Rep 58(RR-2):1-25, 2009
6) 国立感染症研究所感染症情報センター:感染性胃腸炎,感染症発生動向調査週報(IDWR)

15 ウイルス性出血熱

1 ウイルス性出血熱概論

● **概念・定義** ウイルス性出血熱(viral hemorrhagic fever:VHF)は,発熱,出血(皮下,粘膜,臓器),多臓器不全ををひき起こすウイルス感染症と定義される。代表的なウイルス性出血熱は,それぞれエボラウイルス,マールブルグウイルス,クリミア・コンゴ出血熱ウイルス,ラッサウイルスによる Ebola(エボラ)出血熱,Marburg(マールブルグ)出血熱,Crimean-Congo(クリミア・コンゴ)出血熱,Lassa(ラッサ)熱である。南米出血熱(フニンウイルスなどの新大陸アレナウイルス感染症)を含めて狭義のVHFとされる。

● **疫学** VHFは人獣共通感染症か節足動物媒介ウイルス感染症である。そのため,それぞれのVHFは特定の地域で流行する(図15-1-1)。旅行者が流行地でこれらの病原体に感染し,帰国後にVHFを発症する場合(輸入感染)がある。最近の Ebola 出血熱と Marburg 出血熱の流行を表15-1-1にまとめた。

● **病因・病態生理と分子メカニズム** 各病原体の特徴およびその病態を表15-1-2にまとめた。エボラウイルスは,現在のところザイール,スーダン,アイボリーコースト,ブンジブギョ,レストンエボラウイルスの5種類亜属が知られている。レストンエボラウイルスは,フィリピンのカニクイザルやブタから分離された。残る4種類はアフリカ熱帯雨林地域で発生するEbola出血熱流行の原因となる。マールブルグウイルスは,レークビクトリアマールブルグウイルスの1亜属からなる。マールブルグウイルスの宿主は流行地域に生息するオオコウモリであることが明らかにされ,エボラウイルスについてもオオコウモリが宿主であると推定されている。Lassa熱の原因ウイルスはラッサウイルスで,マストミス属げっ歯類が宿主となる。ヒトはマストミスから排出されるウイルスに経気道経路で感染することが多い。クリミア・コンゴ出血熱ウイルスはある種のダニが有するウイルスで,感染ダニによる刺咬やウイルス血症を伴う哺乳動物(ヒツジなど,これらの動物も感染ダニに咬まれて感染する)との接触で感染する。しばしばこれらの VHF においても院内感染が発生する。発症機序はそれぞれの VHF により異なるが,重症化の原因は血管内皮の破綻とサイトカインストーム,多臓器不全,播種性血管内凝固(DIC)である。

● **臨床症状・検査成績** 発熱,悪寒,頭痛,筋肉痛,嘔気,嘔吐,胸痛,腹痛,咽頭痛,下痢,紫斑,吐血・下血,意識障害などの症状が認められる。Lassa熱の場合には,難聴を残すことがある。白血球減少,血小板減少,肝機能障害,腎機能障害などの所見が認められる。

● **診断** ウイルス学的診断には,ウイルス分離やウイルス遺伝子・抗原検出によるものと,それぞれに特異的な抗体の検出(急性期と回復期における抗体価の上昇の確認)によ

A Ebola出血熱

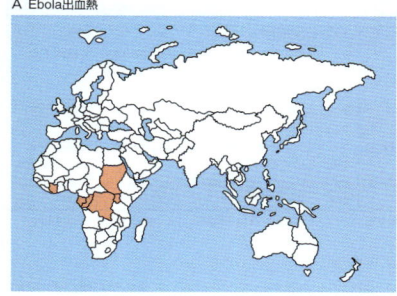

C Lassa熱

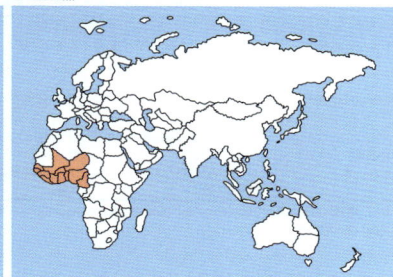

B Marburg出血熱

D Crimean-Congo出血熱

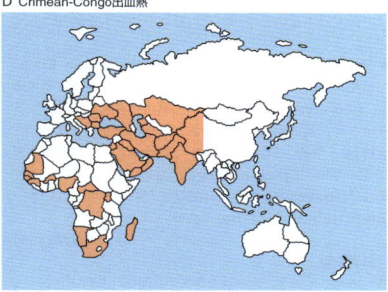

図15-1-1 各ウイルス性出血熱の流行地（■）

表15-1-1 Ebola出血熱とMarburg出血熱の流行

ウイルス	ウイルスの亜属	流行国	年	死亡者数/患者数
マールブルグウイルス	レークビクトリア	ドイツ，旧ユーゴスラビア	1967	7/31
	レークビクトリア	ジンバブエと南アフリカ	1975	1/3
	レークビクトリア	ケニア	1980	1/2
	レークビクトリア	ケニア	1987	1/1
	レークビクトリア	DRC*	1998/1999	52/76
	レークビクトリア	アンゴラ	2004/2005	357/423
	レークビクトリア	オランダ	2008	1/1
エボラウイルス	スーダン	スーダン	1976	151/284
	ザイール	DRC	1976	280/318
	ザイール	DRC	1977	1/1
	スーダン	スーダン	1979	22/34
	アイボリーコースト	アイボリーコースト	1994	0/1
	ザイール	DRC	1995	244/315
	ザイール	ガボン	1996	21/31
	ザイール	ガボンと南アフリカ	1996	45/60
	スーダン	ウガンダ	2000	149/394
	ザイール	ガボンとDRC	2001/2002	69/92
	ザイール	DRC	2003	29/35
	スーダン	スーダン	2004	7/17
	ザイール	DRC	2005	9/12
	ザイール	DRC	2007	187/264
	ブンジブギョ	ウガンダ	2007/2008	37/149

*DRC：コンゴ民主共和国

表 15-1-2 ウイルス性出血熱（VHF）の病原ウイルスの性質とヒトへの感染経路，病態

疾患名	ウイルス（科）	自然宿主	ヒトへの感染経路	病態
Ebola 出血熱	エボラウイルス（フィロウイルス）	オオコウモリ	ウイルス血症を伴う動物・患者との直接接触，ウイルスを含むオオコウモリの排泄物などとの接触（洞窟などで）	多臓器不全，DIC
Marburg 出血熱	マールブルグウイルス（フィロウイルス）	オオコウモリ	ウイルス血症を伴う動物・患者との直接接触	多臓器不全，DIC
Crimean-Congo 出血熱	クリミア・コンゴ出血熱ウイルス（ブニヤウイルス）	ヒツジなどの哺乳類動物，ダニ	ウイルス血症を伴う動物・患者との直接接触，感染ダニによる刺咬	多臓器不全，DIC, VAHPS
Lassa 熱	ラッサウイルス（アレナウイルス）	げっ歯類（マストミス属）	宿主から排出されるウイルスの吸入，患者との接触	多臓器不全，DIC

DIC：播種性血管内凝固（disseminated intravascular coagulation），VAHPS：ウイルス関連血球貪食症候群（virus-associated hemophagocytic syndrome）

るものがある．重症例では抗体上昇が認められないことがある．VHFのウイルス学的な診断は容易ではない．国内では，国立感染症研究所（東京）に診断システムが整備されている．

■ **治療と薬理メカニズム** Lassa 熱や Crimean-Congo 出血熱には抗ウイルス薬であるリバビリン投与が有効である．Ebola 出血熱・Marburg 出血熱には有効な抗ウイルス薬はない．基本的には対症療法による治療がなされる．

■ **経過・予後** Ebola 出血熱・Marburg 出血熱の致死率は 50〜90％，Crimean-Congo 出血熱のそれは 5〜40％である．Lassa 熱の死亡率の詳細はまだ明らかではないが，入院例での死亡率はきわめて高い．

【西條 政幸】

参考文献
1) 倉田毅：ラッサ熱．感染症動向調査週報（IDWR）2002 年第 35 週号
2) 西條政幸：クリミア・コンゴ出血熱．感染症発生動向調査週報（IDWR）2002 年第 31 週号
3) 佐多徹太郎：エボラ出血熱．感染症発生動向調査週報（IDWR）2002 年第 32 週号
4) 森川茂：マールブルグ病．日本臨牀 65（増刊号 3）：35-39, 2007

2 腎症候性出血熱，ハンタウイルス肺症候群

■ **定義・概念** ブニヤウイルス科ハンタウイルス属（*Hantavirus*）のハンタウイルス（hantavirus）による重症感染症のなかで，腎不全と出血症状を呈する疾患を腎症候性出血熱（hemorrhagic fever with renal syndrome：HFRS），呼吸不全を呈する疾患をハンタウイルス肺症候群（hantavirus pulmonary syndrome：HPS）という．

■ **疫学** HFRS はアジアからヨーロッパに流行する．また，ハンタウイルス肺症候群は米国，カナダの北米とアルゼンチン，ボリビア，ブラジル，チリ，パラグアイ，パナマなど中南米で流行する．

■ **病因・病態生理と分子メカニズム** HFRS の原因ウイルスは，ハンタウイルスのなかでもハンターン型，ドブラバ型，ソウル型，プーマラ型の 4 種が原因となり，ハンターン型とドブラバ型ウイルスによる HFRS が重症で，プーマラ型ウイルスによる HFRS は比較的軽症で流行性腎症と呼ばれる．HPS の原因ウイルスはアメリカ大陸に存在するシンノンブレウイルスやアンデスウイルスなどのハンタウイルスである．

■ **臨床症状・検査成績** HFRS では発熱が出現し，全身皮膚に点状出血が出ることがある．発症から死亡までの時間は 4〜28 日で，血液尿素窒素（BUN）は 50〜300 mg/dL に達する．常時高度の蛋白尿，血尿を伴う．一方，HPS では前駆症状として発熱と筋肉痛がみられ，呼吸困難が出現する．

■ **診断** 血液，尿（急性期）からの分離・同定による病原体の検出やポリメラーゼ連鎖反応（PCR）法による病原体の遺伝子の検出（白血球を用いる）による診断と，血清中 ELISA（固相酵素結合免疫測定法）または間接蛍光抗体法による IgM（免疫グロブリン）抗体の検出もしくはウイルス特異的抗体の検出（急性期と回復期における有意な上昇の確認）による診断とがある．

■ **治療と薬理メカニズム** 対症療法による治療が基本であり，有効な抗ウイルス薬はない．

■ **経過・予後** HFRS と HPS の致死率はそれぞれ 5〜10％と約 30〜40％である．

【西條 政幸】

参考文献
1) 有川二郎：ハンタウイルス．日本臨牀 68（増刊号 6）：335-338, 2010
2) 杉山和良：ハンタウイルス肺症候群．感染症発生動向調査週報（IDWR）2000 年第 25 週号
3) 岡部信彦：腎症候性出血熱．感染症発生動向調査週報（IDWR）2004 年第 51 週号

16 寄生虫疾患概論

■ **定義・概念** 広義の人体寄生虫には，単細胞の真核生物である原虫，多細胞生物である線虫，条虫，吸虫などの蠕虫類，また昆虫類，ダニ類などの幅広い生物種が含まれる．このうち昆虫類やダニ類などのように主に体表やその付属器に寄生するものは外部寄生虫と呼ばれ，体内の消化管，胆道，血管および諸臓器・組織内に寄生する内部寄生虫と区別されている．ここでは後者の狭義の人体寄生虫について概説する．

臨床で問題となりうる原虫（表 16-1）および蠕虫（表 16-2）一覧を示した．

■ **疫学** わが国を含む先進国では多くの寄生虫が撲滅されたが，熱帯・亜熱帯の特に途上国では，寄生虫はいまも蔓延しており，輸入感染症として注意が必要である．たとえば，元来わが国での分布が知られていないトリパノソーマ症，リーシュマニア症，回旋糸状虫症（オンコセルカ症），

表16-1 病原性原虫一覧

腸管寄生
赤痢アメーバ，ジアルジア（ランブル鞭毛虫），大腸バランチジウム，クリプトスポリジウム，サイクロスポラ，戦争イソスポラ，肉胞子虫，ブラストシスチス

血ача・組織寄生
マラリア原虫（熱帯熱，三日熱，四日熱，卵形），バベシア，リーシュマニア，トリパノソーマ（アメリカ・アフリカ），トキソプラズマ，自由生活性アメーバ（ネグレリア，アカントアメーバ，バラムチア）

その他
腟トリコモナス，アカントアメーバ（角膜）

表16-2 病原性蠕虫一覧

線形動物

線虫類
回虫，鞭虫，蟯虫，ズビニ／アメリカ鉤虫，東洋毛様線虫，フィリピン毛細虫，糞線虫，旋毛虫，メジナ虫，東洋眼虫，マレー・バンクロフト糸状虫，回旋糸状虫（オンコセルカ），ロア糸状虫，マンソネラ属糸状虫（常在糸状虫，オザード糸状虫）

人体幼虫移行症の原因となるその他の線虫類
イヌ・ネコ回虫（トキソカラ），ブタ回虫，ブラジル鉤虫，イヌ鉤虫，イヌ糸状虫，アニサキス類（アニサキス，テラノーバ），顎口虫，旋尾線虫，広東住血線虫，肝毛細虫，鉤頭虫

扁形動物

吸虫類
日本住血吸虫，メコン住血吸虫，マンソン住血吸虫，ビルハルツ住血吸虫，ウェステルマン肺吸虫，宮崎肺吸虫，肝蛭，膵蛭，巨大肝蛭，オピストルキス（タイ肝吸虫，ネコ肝吸虫），異形吸虫，横川吸虫，高橋吸虫，有害異形吸虫，肥大吸虫，棘口吸虫（浅田棘口吸虫，イロコス棘口吸虫），槍形吸虫

条虫類
裂頭条虫（日本海裂頭条虫，広節裂頭条虫），大複殖門条虫，無鉤条虫，有鉤条虫，小形条虫，縮小条虫，瓜実条虫，マンソン孤虫（マンソン裂頭条虫），芽殖孤虫，有線条虫，エキノコックス（単包条虫，多包条虫）

メジナ虫症などや，あるいはかつて日本に分布していたもののおおむね1960～1970年代を最後に国内新規感染例の知られていないマラリア，バンクロフトおよびマレー糸状虫症，日本住血吸虫症などはこの例であり，国際化の進展によりそのリスクは以前にも増して高まっている．

一方，国内の寄生虫疾患の蔓延については，1994年の寄生虫予防法の廃止以来，網羅的なサーベイランスが実施されず，感染症法で届出感染症に指定されている（以下カッコ内は2010年度届出件数）[1]，マラリア症（75），エキノコックス症（12），クリプトスポリジウム症（16），赤痢アメーバ症（831），ジアルジア症（79）以外のデータがない．しかし，症例数は多くないものの臨床例の報告はあり，国内から完全に消えたわけではない．たとえば，学童における蟯虫症の流行，春先から夏にかけて全国の寄生虫学教室に相談が寄せられる日本海裂頭条虫・大複殖門条虫症などの海産物由来の寄生虫症はよく知られている．また日和見感染症として問題となる寄生虫症では，AIDS（後天性免疫不全症候群）診断の指標疾患であるトキソプラズマ脳症，クリプトスポリジウムによる下痢症のほか，播種性糞線虫症がみられる．

さらに食品衛生上の観点から注意の必要な寄生虫疾患として，2011年4月に注意喚起のあった養殖ヒラメの粘液胞子虫（クドア），馬刺しの肉胞子虫を原因とする嘔吐下痢症をはじめ，ウェステルマン肺吸虫および宮崎肺吸虫症，横川吸虫症，旋毛虫症，アニサキス症，また水や食品を介して集団発生の原因となるクリプトスポリジウム症，ジアルジア症などがある．そのほか，幼虫移行症として問題となる寄生虫疾患としても，顎口虫症，マンソン孤虫症，旋尾線虫症，有鉤嚢虫症，アライグマ・イヌ回虫のヒト感染症などが要注意である．

● **病因・病態生理と分子メカニズム** 寄生虫は，寄生適応に伴い二次的に一部細胞構造や代謝を喪失したとみられる例外はあるものの，基本的に核，ミトコンドリアなどの細胞内オルガネラを保持し，ウイルス，細菌，リケッチアなどとはまったく異なる複雑かつ多様なライフサイクルを営む病原性の真核生物である．その感染経路には，経口，経皮，接触感染のほか，吸血昆虫などを介したベクター感染，また経胎盤感染などがあり，また人体内での寄生部位も，眼球，脳，肺，肝，胆囊，泌尿・生殖器などの臓器，皮膚，筋肉などの組織，さらに腸管腔，血液などさまざまである．宿主特異性についても，ヒトを固有宿主としてヒト人体内で増殖するものや成虫となって有性生殖により虫卵を産生するものが存在する一方で，ヒト以外を固有宿主とする寄生虫が存在し，ヒトは中間宿主として幼虫の感染を受ける．

このような各寄生虫の多様な生活環に応じ，寄生虫はさまざまな病原性を示すが，基本的にその病態は，感染・移行臓器，組織に対する虫体・虫卵による物理的・機械的作用と，寄生虫由来の異種抗原に対する宿主の炎症・免疫反応である．

● **検査成績／診断** 寄生虫疾患は，一般に発症経過が緩やかで慢性に経過し，無症候性の場合も少なくなく，その症状は特徴に乏しい．したがって，一般臨床での鑑別診断に寄生虫を疑い，検査・診断を進めていくことにはしばしば困難が伴う．しかし，問診において寄生虫疾患を想起させないインプットのキーワードがあり，疑われる場合には積極的な寄生虫検査が必要である．具体的には，ゲテモノ食い，生食などにより日常口にすることのないものを摂食した場合，また生活歴では，キャンプ，水泳などのほか，海外旅行歴，ペットの飼育などと居住歴，性行為歴，また免疫学的背景も日和見寄生虫症を考慮するうえで重要である．

寄生虫検査のゴールデンスタンダードは，虫体（成虫・幼虫）もしくは虫卵・嚢子・オーシストの検体からの直接検出である．検体としては，糞便，尿，胆汁，喀痰，気管支肺胞洗浄液（BALF）・髄液・血液・生検材料などが使用され，さまざまな手法による検査が実施可能である．そのほか，臨床検査薬としてわが国では承認されていないものが多いが，血中あるいは便中抗原を検出するキットが発売されている．また，特に虫体が組織内に移行・浸潤する場合には寄生虫特異的血清抗体価の上昇をみる場合があり，多くの幼虫移行症をみる蠕虫症において，またトキソプラズマ症，赤痢アメーバ症などの原虫症についても，特異的血清抗体の検出がコマーシャルベースで利用可能である．そのほか，特に蠕虫感染の一部では，末梢血の好酸球および特異的IgE（免疫グロブリンE）増加をみることがあり，必ずしも疾患特異的とはいえないものの，診断的価値がある．

■ **治療と薬理メカニズム**　寄生虫疾患の治療の基本は化学療法であり、大部分の寄生虫疾患には有効な治療薬が存在する。各治療薬の寄生虫に対する作用メカニズムは、寄生虫のライフサイクルと同様、実に多様であり、確実な寄生虫同定と治療薬の選択が欠かせない。また薬剤耐性の拡がりは、寄生虫感染症においても問題となっており、従来薬の使用では治癒が望めない寄生虫疾患もあり、最新の指針に従い治療を進める必要がある。加えて抗寄生虫薬は国内未承認であったり、あるいは承認薬であっても寄生虫治療についての保険適用がない場合があり、使用にあたっては注意が必要である（最新の治療指針、また未承認薬の入手・使用については熱帯病治療薬研究班[2]の情報参照）。

寄生虫疾患の特徴

寄生虫疾患は、先進国での症例数がかぎられることから、その臨床対応について十分な経験を積むことが困難であり、文献を頼りに手探りで診断・治療に臨むことになりがちである。時に死の転帰をとる危険な寄生虫疾患も含まれるため、寄生虫による病害が疑われる場合には、早急に専門家にコンサルトし、早期診断・治療につなげることが重要である。

【所 正治】

参考資料

1) 感染症発生動向調査週報（IDWR）（国立感染症研究所感染症情報センター）: http://idsc.nih.go.jp/idwr/index.html
2) 寄生虫症薬物治療の手引き 改訂（2010年）第7.0.1版（「国内未承認薬の使用も含めた熱帯病・寄生虫症の最適な診療体制の確立に関する研究班（略称：熱帯病治療薬研究班）」）: http://www.miyazaki-med.ac.jp/parasitology/orphan/index.html

17 原虫感染症

1 マラリア

■ **定義・概念・生活史**　マラリア（malaria）は原虫、アピコンプレックス門、住血胞子虫類（haemosporidia）プラスモジウム属（*Plasmodium* spp.）による感染症で、熱帯熱マラリア（*Plasmodium falciparum*）、三日熱マラリア（*Plasmodium vivax*）、四日熱マラリア（*Plasmodium malariae*）、卵形マラリア（*Plasmodium ovale*）、それに近年第五のヒトに感染するマラリアとして注目されているサルマラリア（*Plasmodium knowlesi*）がある。

ハマダラカ属（*Anopheles*）によって媒介される。蚊からスポロゾイトが注入されるとすぐに肝細胞に寄生する。そこで無性生殖により分裂体からメロゾイトと呼ばれる感染性のステージが血中に放出され赤血球に感染する。三日熱マラリアと卵形マラリアは肝細胞内に休眠型（hypnozoite）が形成され再発の原因となる。熱帯熱や四日熱ではこの休眠型はつくられず残存原虫が再び増殖する場合がある（再燃）。終宿主は蚊でありヒトでは無性生殖により赤血球内で分裂増殖する。赤血球内での発育状況によりまず輪状体（ring form, early trophozoite）、栄養体（amoebic form, late trophozoite）、分裂体（schizont）となり、赤血球が破壊され分裂体を構成していたメロゾイト（merozoite）が放出され新しい赤血球に感染する。また生殖母体（gametocyte）と呼ばれる雌雄に分かれた原虫も観察される。これらが蚊によって吸血されると、蚊の体内で有性生殖を行いスポロゾイトが形成され感染の機会を待つこととなる。これら5種類のマラリアのうち熱帯熱マラリアは致死性であり、特にマラリア非流行地の免疫のない患者では注意を要する。

■ **疫学**　世界では熱帯、亜熱帯、一部温帯の100カ国以上で流行がみられる。以前は年間200万～300万人の死者が報告されていたが、世界保健機関（WHO）によるRoll Back Malaria（RBM）が功を奏し、2010年の報告では死者は約80万人と推定されている。マラリアの種類により分布は異なり、熱帯熱マラリアは主としてサハラ以南のアフリカに多いがアジア、オセアニア（特にパプアニューギニアなど）にも広く分布する。三日熱マラリアはアフリカではまれであり、主としてアジアや南米でみられる。このマラリアはかつてわが国においても彦根で流行していた時期があり、媒介蚊であるシナハマダラカ（*A. sinensis*）が存在する韓国-北朝鮮の非武装地帯では韓国兵の感染が報告されている。またコーカサス地方などにおいても流行がみられ、潜伏期が長いのが特徴である。四日熱マラリアはアフリカが主たる流行地である。卵形マラリアも同様にアフリカが中心ではあるが、アジアにおいても認められている。サルマラリアのヒト感染例は現在まで東南アジアから報告されており、宿主であるカニクイザル（*Macaca fascicularis*）、ブタオザル（*Macaca nemestrina*）の分布と一致している[1]。

わが国においては2006～2010年までの報告数は日本人渡航者と外国人を含め226例であり、内訳はアフリカ127例で最も多く、次いでアジア58例、オセアニア23例であった。日本人渡航者における種類別、地域別罹患を最も重症な熱帯熱マラリアでみた場合、120例中100例がアフリカであり、とりわけ西アフリカが73例と最も多く注意を要する（**表17-1-1**）[2]。以前死亡例は熱帯熱マラリアで年間6～10例報告されていたが、感染症法では原則診断時のみの報告であり把握できていないと考えられる。また海外における発症例も報告の対象ではないことを考慮する必要がある。

■ **病因・病態生理と分子メカニズム**

熱帯熱マラリア：熱帯熱マラリアの病態生理は他のマラリアと異なる。熱帯熱マラリア原虫に寄生された赤血球表面にはpfEMP1などのリガンドが立ち上がり血管内皮細胞の細胞間接着分子1（ICAM-1）、トロンボスポンジン、CD36などの受容体に結合する。また血管内皮接着分子（VCAM）に結合することで赤血球のロゼッティングをきたす。血管内皮に感染赤血球が付着し、そこに感染する。あるいは正常赤血球がさらに付着することが熱帯熱マラリアの病態生理である（sequestration）。これらが脳内で発生すると機械的な虚血状態を惹起し、これによる低酸素、低血糖、代謝障害が発生し脳マラリアとなる。また同様の機序が各臓器で進行することで肺水腫、腎不全、肝機能障害が発生する。また感染赤血球が脾臓などで破壊され貧血や黄疸、肝脾腫が出現する[3]。

その他のマラリア：三日熱、四日熱、卵形マラリアは熱帯熱に比べ良性である。病態生理は感染赤血球が破壊される

表 17-1-1 熱帯熱マラリアの罹患地域

地域	地域（詳細）
アフリカ 100	西アフリカ 73
	東アフリカ 21
	中央アフリカ 4
	北アフリカ 2
アジア 13	東南アジア 9
	南アジア 3
	東アジア 1
オセアニア	2（パプアニューギニア）
2カ国以上 不明	2

n=120
（文献2を改変）

ことによる貧血と脾腫，発熱である．熱帯熱マラリアのように sequestration をきたさず予後は比較的よい．四日熱マラリア感染による IgM-malaria antigen complex が糸球体基底膜に沈着し糸球体腎炎，ネフローゼ症候群，そして腎不全へと進行する例もみられる．

● **臨床症状・検査成績**　熱帯熱マラリアの臨床症状は immune, semi-immune, non-immune の状態によって異なる．

- **immune の状態**　患者がマラリアにしばしば罹患し免疫状態になっていることである．よって症状は軽く感冒様症状で回復することがある．流行地では原虫血症を示しながらなんら症状を示さないものも見受けられる．
- **semi-immune の状態**　かつて流行地に居住し immune の状態であったものが長期間非流行地に居住するなどマラリアの曝露を受ける機会がなく免疫が落ちたもので，家族や友人を訪ねて（visiting friends and relatives：VFR），マラリアに罹患すると中等度の症状を示す．
- **non-immune の状態**　いままでマラリアに罹患したことがなく，まったく免疫が確立していないものをさし，罹患すると非常に重篤な症状を呈し診断治療の遅れが不幸な転機をとるものである．

潜伏期は種によって異なるが熱帯熱マラリアでは 9〜14 日である（表 17-1-2）．ここでは non-immune の状態における症状を記載する．発症初期はインフルエンザ様の症状，全身倦怠感，下痢などさまざまである．熱帯熱の発熱周期は 24〜48 時間と一定していないことが多いが，その他のマラリアでは時間が経過するとその種特有の発熱周期となる．熱帯熱マラリアでは治療がなされず，数日間放置された場合には合併症を伴い重症化する．マラリアの合併症は，①脳マラリア，②肺水腫，③循環不全，④腎不全，⑤貧血，⑥低血糖，⑦肝障害，⑧DIC（播種性血管内凝固）様血液凝固障害，⑨電解質異常とアシドーシスなどである．成人では黄疸を伴うこともあり，肝炎と誤診することもある．その他のマラリアでは溶血による貧血，脾腫，発熱が主症状である．

● **診断**　マラリアの診断は問診からはじまる．マラリア流行地への渡航の有無が非常に重要となる．三日熱マラリアの一部にみられる潜伏期の非常に長いものには注意が必要である．診断方法としては Giemsa 染色が必須である．Giemsa 染色はバッファーの pH を 7.2〜7.4 で行ったほうが虫体の染まりがよい．そのほか時間を短縮して行うフィールド染色やアクリジンオレンジを用いた染色法もある．アクリジンオレンジ法は集団のスクリーニングに適しており，わが国では一般的に行われている Giemsa 染色がすすめられる．

抗原を検出するイムノクロマト法としてはマラリア原虫の pLDH（plasmodium lactose dehydrogenase）や HRP（histidine rich protein），aldolase を検出するものがある（表 17-1-3）．これらのうち HRP を検出するものは感度が高く少数寄生でも検出することができる一方，治療後も数カ月の間陽性となる欠点がある．pLDH を検出するものでは少数寄生では感度は落ちるものの治癒によりすみやかに陰性化するため治癒判定に用いることができる．ともにプロゾーン現象（原虫血症が多すぎる場合陰性に出る）がみられることがあるので Giemsa 染色は必須である．一方，既存のイムノクロマトキットはヒトマラリアを対象としているため，サルマラリアでは熱帯熱マラリアや三日熱マラリアと判定されるものがあるので注意が必要である（表 17-1-3 の 1）．現在マラリアのイムノクロマト法は体外診断薬としては認可されていないことに注意する．特殊な検査としてはポリメラーゼ連鎖反応（PCR）法があり，マラリアの種類の判別が難しい場合に専門機関に依頼することが可能である．

Giemsa 染色による診断は基本的には血液をスライドグラスに 1 滴落とした厚層部分とストリッヒを引いた薄層部分を染色する．厚層部分でマラリアの有無を確認し，薄層部分で種類の鑑別を行う．しかしながら一般検査室では薄層標本で観察する場合が多い．形態的には感染している赤血球が腫大している場合には三日熱マラリアを疑う．熱帯熱マラリアは複数感染やクロマチンドットが 2 個観察されることがある．熱帯熱マラリアは一般的に末梢血にはリングステージのみが観察され，その他のマラリアではさまざまなステージがみられる．しかし熱帯熱マラリアであっても脾臓を摘出した患者の場合や非常に多くの原虫が寄生している場合には，末梢血中に後期栄養型（late trophozo-

表 17-1-2 ヒトマラリアの鑑別点

	熱帯熱	三日熱	四日熱	卵形
潜伏期	9〜14(12)日	12〜17(15)日 6〜12カ月	18〜40(28)日	16〜18(17)日
発熱周期	24, 36, 48 時間	48 時間	72 時間	48 時間
感染赤血球	すべて	網状赤血球	成熟赤血球	網状赤血球
分裂体中のメロゾイト数	8〜32	12〜24	6〜12	4〜16
再発	なし	あり	なし	あり
再燃	あり	なし	あり	なし
薬剤耐性	あり 広範に分布	クロロキン耐性 （ニューギニア）	なし	なし

表17-1-3 各種診断キットの検出抗原

診断キット	検出抗原	判定
1 OptiMAL-IT	Pf pLDH/pan pLDH	Pf/non-Pf
2 Entebe MC	Pf HRP-Ⅱ/Pv pLDH	Pf/Pv
3 SD, Ag	Pf pLDH/pan pLDH	Pf/non-Pf
4 SD, Ag Pf/Pan	Pf HRP-Ⅱ/pan pLDH	Pf/Pan
5 Pan-R MC	Pf specific antigen/pan malaria antigen	
6 BinaxNow	Pf HRP-Ⅱ/pan pAldolase	Pf/non-Pf

Pf：熱帯熱マラリア原虫，Pv：三日熱マラリア原虫
（文献5を引用）

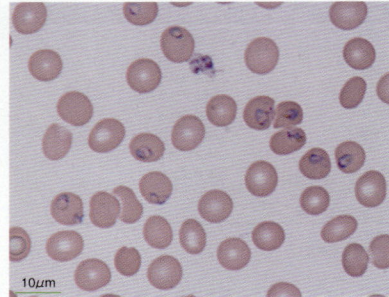

図 17-1-1　熱帯熱マラリア原虫
複数感染やクロマチンドットが2個みられる

ite）がみられることもある（**図 17-1-1**）。

■ **治療と薬理メカニズム**　マラリアの治療はすべてのマラリアで共通であるが，薬剤耐性が問題となっている熱帯熱マラリアでは他と異なり，合併症の有無で治療法を選択する必要がある。メフロキンを除いてわが国では認可されていないものが多く，合併症を有する場合の治療には「国内未承認薬の使用も含めた熱帯病・寄生虫症の最適な診療体制の確立」に関する研究班から薬剤を入手して使用する必要がある（http://www.med.miyazaki-u.ac.jp/parasitology/orphan/index.html）。よって以下に紹介する治療法は一般的には不可能である。しかし前述した研究班より緊急に薬剤を入手し使用することは可能である。クロロキンに感受性がある熱帯熱を含む5種のマラリアでは成人でクロロキン塩基600 mgを2日間投与し，3日目に300 mgを投与する（合計1,500 mg）。小児では10 mg塩基/kgを2日間投与し，3日目に5 mg塩基/kg投与する。休眠型となる三日熱マラリア，卵形マラリアではプリマキンによる追加治療を要する。投与量は成人で15〜30 mg塩基/日を4〜17日あるいは45 mg/週を8週間継続する。妊婦とG6PD（グルコース-6-リン酸脱水素酵素）欠損症には禁忌である。小児では1日量0.25 mg/kgを4〜17日投与あるいは0.75 mg/kg/週を8週間投与する。クロロキン耐性熱帯熱マラリア，あるいは原因が不明で合併症がなく経口摂取が可能な場合，以下の治療法がある。

1. メフロキン：成人15〜25 mg塩基/kgを2回投与する（6〜8時間あける）。わが国では15 mg塩基/kgを初回投与し（体重50 kgで3錠），6〜8時間後に10 mg塩基/kg（同2錠）を投与する場合が多い（メファキン®：275 mg錠，塩基250 mg）。小児25 mg塩基/kgを2回投与（6〜8時間あける）[4]。

2. マラロン（Malarone®：プログアニル100 mg＋アトバコン250 mg）：成人4錠1回/日を3日間投与する。小児11〜20 kgでは1錠，21〜30 kgでは2錠，31〜40 kgでは3錠を1日1回3日間投与する。

3. リアメットあるいはコアーテム（アーテメーター20 mg＋ルメファントリン120 mg）：成人1回4錠を1日2回（計8錠/日）3日間投与する。小児では15 kg未満には1錠，15〜25 kg未満には2錠，25〜35 kg未満には3錠を1日2回3日間投与する。

合併症を伴った重症マラリアでは注射薬あるいは座薬による治療が中心となる。ともに研究班からの入手となる。

● キニーネ（グルコン酸キニーネ（Quinimax®）：loading dose（初回投与量）16.6 mg/kgを5％ブドウ糖液あるいは生理食塩水500 mLで4時間かけて点滴静注。開始後8〜12時間ごとに8.3 mg/kgを4時間かけて点滴静注。併用薬としてクリンダマイシン1,200 mg/日を4回に分けて点滴静注する。またアーテスネート座薬（Plasmotrim® 200 mg）を併用することも可能である[4]。キニーネで治療を行う場合には低血糖，QT延長などの不整脈に注意し，モニタリングを頻回に行う必要がある。経口摂取が可能となればメフロキンなどの経口の抗マラリア薬にスイッチする。熱帯熱マラリアの重症例では脳症やDIC様の所見を示すがステロイドとヘパリンは禁忌とされている。抗マラリア薬投与後48時間で原虫数は減少するが，24時間では増殖がみられることがある。また急激な溶血による貧血や腎不全にも注意を要する。腎不全では透析が必要となる場合もある。

■ **経過・予後**　熱帯熱マラリア以外のマラリアでは経過も予後も良好であるが，熱帯熱マラリアでは診断，治療の遅れで重症化し死亡する場合もある。早期の診断，治療がなされれば後遺症を残さず治癒する。最近敗血症の重症マーカーとして注目されているプロカルシトニンの治療前の値が25 ng/mL以上で予後が悪いとの報告もある[5]。合併症で脳症，肺水腫，腎不全がある場合には予後は悪い。

■ **予防**　予防法は大きく分けて防蚊対策，抗マラリア薬の予防内服，適切な医療機関を受診できない特殊事情にある場合にマラリアと自己判断し抗マラリア薬を自分で服用するスタンバイ治療があるが，スタンバイ治療は議論の分かれるところでありここでは言及しない。

● **防蚊対策**　マラリアを媒介するハマダラカは夕方から朝にかけて活動するため夜間の外出は控えること，宿泊施設は上の階でエアーコンディショナーがあること，DEETなどの昆虫忌避剤を使用すること，殺虫剤に浸した蚊帳を使用することである（詳細についてはマラリア予防専門家会議編「日本の旅行者のためのマラリア予防ガイドライン」〈2005年〉参照）。

● **予防内服**　わが国ではメフロキン，ドキシサイクリンのみが入手可能である。研究班の保管するマラロンなどの薬剤は治療用であり予防内服には提供できない。メフロキンの予防内服は250 mg塩基を毎週1回服用する。小児では5 mg塩基/kgとする。体重が15 kg以下には投与しない。またメフロキンは心伝導障害を引き起こすこ

とがある。さらにめまいなどの神経症状も出現するためパイロットやスキューバダイビングを行う場合には注意を要する。タイ-カンボジア，タイ-ミャンマー国境などメフロキン耐性の熱帯熱マラリアの流行地ではドキシサイクリン100 mg 1錠を毎日服用する。予防内服は流行地に入る1〜2週前から開始し，帰国後4〜6週間継続する必要がある。予防内服の効果は100％ではないということに留意する。熱帯熱マラリアを見逃さない，重症化させないために発熱疾患ではマラリアを鑑別疾患の一つとして認識し，必ず海外渡航歴の聴取を行うと同時に通常からしかるべき医療機関を把握しておき，緊急の場合には早期転送を行う体制を整えておく必要がある。

【春木 宏介】

参考文献
1) Kawai S et al : Cross-reactivity in rapid diagnostic tests between human malaria and zoonotic simian malaria parasite *Plasmodium knowlesi* infections. Parasitology International 58：300-302, 2009
2) マラリア2006～2009年（国立感染症研究所感染症情報センター）：http://idsc.nih.go.jp/disease/malaria/2010week38.html
3) Warrell DA : Clinical features of malaria. Essential Malariology, 4th edition, Warrell DA et al eds, p191-205, A Hodder Arnold Publication, 2002
4) 三浦聡之：マラリア，寄生虫症薬物治療の手引き 改訂(2010年)第7.0.1版，「国内未承認薬の使用も含めた熱帯病・寄生虫症の最適な診療体制の確立」研究班編，p1-6, 2010
5) Chiwakata CB et al : Procalcitonin as a parameter of disease severity and risk of mortality in patients with *Plasmodium falciparum* malaria. J Infect Dis 183：1161-1164, 2001

2 トキソプラズマ感染症

● **定義・概念** トキソプラズマ感染症は，*Toxoplasma gondii* の感染による人獣共通感染症の一つである。病型は先天性と後天性トキソプラズマ感染症に分けられ，先天性は妊婦のトキソプラズマ初感染により経胎盤的に胎児に感染して生じる。後天性は妊婦，免疫能が正常な子供・成人における急性感染と免疫不全者における再然に分けられる。トキソプラズマ感染症妊婦や先天性トキソプラズマ症については他稿に譲り，ここでは主に健常者と免疫不全者におけるトキソプラズマ感染症について概説する。

● **疫学** トキソプラズマの生活環とヒトへの感染経路を**図17-2-1**に示した。このうち食肉を介した感染がヒトへの主な経路と考えられるため，国や食習慣によってヒトのトキソプラズマ感染率（抗体陽性率）は異なる。たとえば米国や英国では感染率は16〜40％，中南米やヨーロッパ大陸では50〜80％と推定されている。わが国では一般健常者の抗体保有率が10〜15％と報告されている。最近，米国のケースコントロール研究でトキソプラズマ感染症の新たな危険因子として牡蠣，蛤，ムール貝の生食が報告された[1]。これらの海産物を餌とするラッコのトキソプラズマ感染がすでに報告されており，ネコの糞便とともに排出されたオーシストが河川から海へ流入し，海産物を汚染しているためと推測されている[1]。同様のことがわが国で起こっているとすれば，海産物を好む日本人にもトキソプラズマ感染の新たなリスクになりうると考えられ興味深い。

● **病因・病態生理と分子メカニズム** オーシストやシ

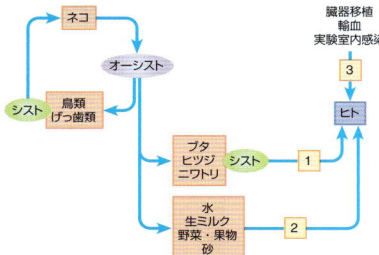

図17-2-1 トキソプラズマの生活環とヒトへの感染経路
● 自然界では終宿主のネコと中間宿主の鳥類・げっ歯類の間で生活環が維持されている。感染性を持つ *Toxoplasma gondii* のステージはオーシストとシストである。ネコの腸管上皮で形成されたオーシストは糞便中に排泄され，中間宿主が経口的に摂取すると神経組織や筋肉内にシストが形成され，次の終宿主への感染の機会を待つ
● ヒトへの感染経路は，①中間宿主内のシストの摂取，②オーシストで汚染された環境(砂，食品)を介して，③医療行為や実験室内感染の3つがある

ストを経口的に摂取すると，内部のスポロゾイトや緩増体が脱嚢し腸管壁に侵入する。そこで急増虫体に変化し，血行性またはリンパ行性に全身に播種する。トキソプラズマの分布には臓器親和性があり，脳・眼・骨格筋・心臓・肺で増殖して炎症を起こすと症候性となる。ただし急性感染の大多数は無症候性で経過し，症候性は約10〜20％である。その後，宿主の免疫応答により増殖が抑えられ，緩増虫体を含むシストを形成して長く潜伏感染する。局所でのトキソプラズマ増殖抑制は，原虫を認識した抗原提示細胞から産生されるインターロイキン12(IL-12)によって，ナチュラルキラー(NK)T細胞，CD4陽性(CD4$^+$)細胞，CD8$^+$細胞が活性化され，それらの細胞が産生するインターフェロンγ(INF-γ)とINF-γが誘導するSTAT-1(signal transducers and activators of transcription-1)依存性の抗寄生虫作用が知られている[2]。たとえばAIDS(後天性免疫不全症候群)患者ではCD4$^+$細胞数の減少だけでなく，CD8$^+$細胞・NK細胞活性やINF-γ産生低下などの免疫異常も生じており，高頻度にトキソプラズマの再然が起こる理由と考えられている[3]。

● **臨床症状・検査成績**
急性トキソプラズマ感染症
潜伏期は1〜2週間である。大多数は無症候性であるが，約10〜20％に発熱，頭痛，全身倦怠感，リンパ節腫脹，時に筋肉痛や消化器症状が出現する。血液検査所見ではリンパ球増加や異型リンパ球の出現，肝酵素の上昇がみられる。EB(Epstein-Barr〈エプスタイン-バー〉)ウイルス感染，サイトメガロウイルス感染，HIV(ヒト免疫不全ウイルス)感染(=伝染性単核球症様症状)との鑑別を要する。AIDS患者がトキソプラズマの急性感染を起こした場合，急性呼吸促迫症候群(ARDS)や敗血症性ショックのような循環動態異常を主体とする病態を起こす。免疫能が正常であっても，まれにこのような重篤な病態を起こすことがある。

免疫不全者のトキソプラズマ感染症
トキソプラズマIgG(免疫グロブリンG)抗体陽性のHIV

表17-2-1 トキソプラズマ感染症の治療

	薬剤	投与量	治療期間
急性感染	治療は推奨されない[*1]		
眼トキソプラズマ症（成人）	ピリメタミン	初日 200 mg/日，分2，その後 50〜75 mg/日	症状軽快後 1〜2 週まで
	+スルファジアジン	1〜1.5 g/日	
	+ロイコボリン	5〜20 mg/日，週3回	ピリメタミン中止後 1 週まで継続
	+プレドニゾロン	1 mg/kg/日，分2	ピリメタミン中止後 1 週まで軽快するまで
トキソプラズマ脳炎（AIDS 患者[*2]）	**標準治療**		症状軽快後 4〜6 週
	ピリメタミン	初日 200 mg/日，分2，その後 50〜75 mg/日	
	+ロイコボリン	10〜20 mg/日（最大 50 mg/日）	ピリメタミン中止後 1 週まで継続
	+スルファジアジン	4.0〜6.0 g/日，分4	
	またはクリンダマイシン	2,400 mg/日，分4（注射は最大 4,800 mg/日）	
	代替療法		症状軽快後 4〜6 週
	ST 合剤	トリメトプリムとして 10 mg/kg/日，分2	
	ピリメタミン	初日 200 mg/日，分2，その後 50〜75 mg/日	
	+ロイコボリン	10〜20 mg/日（最大 50 mg/日）	ピリメタミン中止後 1 週まで継続
	+以下の1つ		
	1) クラリスロマイシン	2 g/日，分2	
	2) アトバコン	3,000 mg/日，分4	
	3) アジスロマイシン	1,200〜1,500 mg/日	
	4) ダプソン	100 mg/日	

[*1]：症状が遷延するときや重症播種型の場合，成人眼トキソプラズマ症に準じた治療を行う
[*2]：治療後は CD4 陽性細胞数 200/mm³以上を 6 カ月間維持するまで二次予防としてピリメタミン 25〜75 mg/日，スルファジアジン 4.0〜6.0 g/日，分4，ロイコボリン 10〜25 mg/日を投与する

感染者では，CD4$^+$細胞数が 100/mm³以下に低下すると，予防投与を受けていない場合，約30％の確率でトキソプラズマの再燃がみられる。トキソプラズマ感染症を発症していない患者には一次予防として，ST 合剤 2 錠/日を投与する。AIDS 患者だけでなく悪性リンパ腫，臓器移植患者，免疫抑制剤を投与されている患者など細胞性免疫が低下している患者でもトキソプラズマの再燃がみられる。臓器移植（心臓，肺，腎臓など）前にはドナー/レシピエント両者のトキソプラズマ IgG 抗体を調べておく必要がある。トキソプラズマ IgG 陽性のドナー/IgG 陰性のレシピエントの組み合わせでは，やはり一次予防の対象となり，欧米では co-trimoxazole が推奨されている[4]。

免疫不全者のトキソプラズマ感染症で最も多いのは脳炎で，脳内に単発あるいは多発性膿瘍を形成する。髄膜刺激症状はまれで，意識変容・意識障害，痙攣，神経巣症状，視力障害などが出現する。頭部造影 CT・MRI 検査で病変はリング状あるいは不整形に造影される壁を有する低吸収域として認められ，周囲に浮腫状変化を伴う。

次いで多い肺炎では，咳，呼吸困難などの呼吸器症状に加え，発熱，筋肉痛，リンパ節腫脹，発疹といった非特異的症状を伴う。胸部画像所見は間質性パターンで，それを反映した乳酸脱水素酵素（LDH）の上昇，肝酵素の上昇が血液検査でみられる。

トキソプラズマ網脈絡膜炎は先天性，急性感染，再燃のいずれの病型にも出現するが，圧倒的に先天性に発症する。免疫不全者に発症する例が増えており注意を要する。視力障害，眼痛，羞明などの症状を呈する。網膜の白斑や硝子体の炎症所見がみられる。

■ **診断** 基本的には臨床所見と血清診断による間接的な証明，原虫の直接的な証明（組織，血液，髄液，硝子体液・眼房水からの原虫の検出またはポリメラーゼ連鎖反応〈PCR〉法による原虫遺伝子の検出）により診断する。

急性感染の診断はトキソプラズマ特異的 IgM 抗体の検出による。IgM 抗体は感染後 1 週間以内に出現し，数カ月で減少するといわれている。ところが数年にわたり陽性期間が持続するとの報告があり，1 回の検査で IgM が陽性であっても初感染と断定できず，必ずペア血清で評価する必要がある。また IgG 抗体の avidity（結合力）を測定することで急性期か慢性期かを判別することができる。

免疫不全者のトキソプラズマ症では，免疫診断で診断することは困難である。トキソプラズマ脳炎や肺炎が疑わしい場合には，髄液や気管支肺胞洗浄液（BALF），血液からの原虫遺伝子の検出が有用である。ただし原虫の遺伝子が検出されれば診断的価値があるが，たとえば髄液検査では偽陰性が約 40％あり，PCR 法の結果が陰性であっても感染を否定することはできない。

眼トキソプラズマ症の診断は，診断に慣れた眼科医の診察が一番である。硝子体液や前房水から原虫遺伝子が検出されれば診断に有用である。

■ **治療と薬理メカニズム** トキソプラズマ感染症に用いる治療薬の作用機序は，葉酸代謝阻害と蛋白合成阻害である。スルファジアジンなどのサルファ剤は葉酸代謝経路の 4-パラアミノ安息香酸（PABA）を阻害しトキソプラズマの増殖を抑制する。ピリメタミン，トリメトプリムは葉酸代謝経路のジヒドロ葉酸還元酵素（DHFR）を阻害し原虫的に作用する。ヒトも DHFR を持ち葉酸合成が阻害されるため，トキソプラズマ感染症の治療の際にはロイコボリンを併用する。クリンダマイシン，クラリスロマイシン，アジスロマイシンはリボソームに作用して蛋白合成を阻害する。治療薬の組み合わせや投与量を表17-2-1に示した。

■ **経過・予後** トキソプラズマ感染症の予後は宿主の免疫能に依存する。急性感染症は，通常，数カ月以内に症状が自然寛解し予後は良好であるが，免疫不全者におけるトキソプラズマ感染症は，治療しなければ致死的となる予後不良な疾患である。しかし，たとえば AIDS 合併トキソプラズマ脳炎の治療成功率は 70〜85％である。トキソプラ

ズマ脳炎であれば，86％の患者で治療開始後7日以内に臨床症状の改善がみられ，95％の患者で14日以内に画像所見の改善が認められる[5]．免疫不全者に発熱を伴った非特異的症状や中枢神経系・呼吸器症状が出現した場合には，トキソプラズマ感染症も鑑別疾患にあげて検査を進めることが重要である．

【中村 ふくみ・春木 宏介】

参考文献
1) Jones JL et al：Risk factors for Toxoplasma gondii infection in the United States. Clin Infect Dis 49：878-884, 2009
2) Tait ED et al：Advances in understanding immunity to Toxoplasma gondii. Mem Inst Oswaldo Cruz 104：201-210, 2009
3) Ferreira AS et al：Some aspects of protozoan infections in immunocompromised patients – a review. Mem Inst Oswaldo Cruz 97：443-457, 2002
4) Derouin F et al：Prevention of toxoplasmosis in transplant patients. Clin Microbiol Infect 14：1089-1101, 2008
5) Luft BJ et al：Toxoplasmic encephalitis in patients with the acquired immunodeficiency syndrome. N Engl J Med 329：995-1000, 1993

3 赤痢アメーバ症

● **定義・概念**　赤痢アメーバ症は，病原性腸管寄生原虫 *Entamoeba histolytica* によって起こる感染症をいう．臨床で検出される赤痢アメーバには，形態的に鑑別不能な病原性の *E. histolytica* と非病原性の *Entamoeba dispar* の2種類が含まれる．*E. dispar* 感染では易感染性宿主に病原性を示唆する報告はなく，治療の必要はない．一方，*E. histolytica* 感染においてもすべてが発症するわけではなく，無症候性シストキャリアの存在が知られているが，基本的に病原性赤痢アメーバが同定された場合には，全例が治療の適応となる[1]．

● **疫学**　本症は感染症法において五類届出疾患(全数把握)に指定されている原虫症のなかでも国内における報告件数が年間831件(2010年)と最多であり，しかもその数は1999年の276件からほぼ一貫して増加し続けてきた．このため，流行阻止のための対策構築が求められているが，急増の原因は不明である．

赤痢アメーバは患者の糞便中に排出される感染性嚢子の経口摂取によりヒトに感染し，小腸下部で脱嚢した栄養型が大腸に定着し寄生を成立させる．このため，水，食品，手指などを介した糞口感染が問題となっており，施設内の集団感染や衛生状態に問題のある途上国からの帰国者の下痢症が報告されてきた．一方，同性愛患者での高率の感染(全症例の約90％が男性)や女性症例数の増加もあり，性感染症としても注意が必要である[2]．

● **病因・病態生理と分子メカニズム**　栄養型の腸管粘膜上皮細胞下への浸潤(図17-3-1A)に伴う粘血便性の下痢を主症状とするアメーバ赤痢，また赤痢症状を伴わず水様便・粘液便を主徴とするアメーバ性大腸炎に大別される腸アメーバ症と，肝・肺・脳などの膿瘍を主徴とする種々の腸管外アメーバ症がみられる．

腸アメーバ症(アメーバ赤痢，アメーバ性大腸炎)：初発症状は，数週間継続する下痢(粘血便)と腹痛のゆっくりとした増強によることが多く，体重減少が特徴的である．感染が腸管に限定する場合には発熱はまれであり，比較的な急性

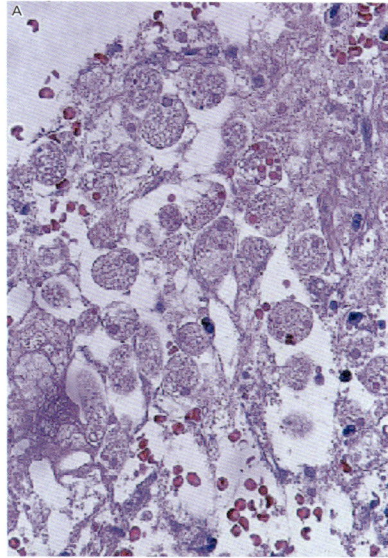

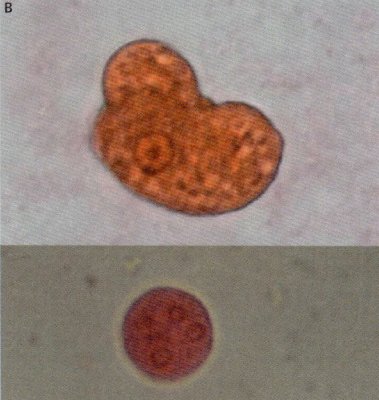

図17-3-1　赤痢アメーバ症
A：粘膜上皮細胞下へ浸潤した栄養型．一部は赤血球を貪食している．大腸粘膜生検(HE染色，×400)
B：赤痢アメーバの栄養型(上)と嚢子(下)．特徴的なカリオソームを伴う核がヨード染色により染まっている．成熟嚢子は4核である(MIF染色，×400)

発症で発熱を伴うことの多い細菌性下痢症とは異なる．
腸管外アメーバ症：しばしば腸間膜静脈を介して血行性に肝臓へ，さらに肺・脳といった多臓器に播種する．直接浸潤や心外膜炎，皮下膿瘍の症例もある．腸管外アメーバ症

では，糞便検査によっても赤痢アメーバが検出されず，腸アメーバ症をみないことがあり，注意が必要である．

■ 検査成績／診断 肉眼的血便を認めない場合でも，便潜血反応はほとんど陽性となる．また，粘血性下痢症を伴わない赤痢アメーバ性大腸炎もあり，潰瘍性大腸炎などの炎症性腸疾患との鑑別が重要となる．確定診断には，便検体の顕微鏡的検査および生検による組織学的検査による栄養型・嚢子の検出がキーとなるが（図17-3-1A, B），1回のみのサンプリングでは1/3以下の検出率であり，繰り返しの検査が望ましい．便中抗原検出のためのキットが各種発売されているが，診断薬としては国内未承認である．

アメーバ性肝膿瘍は成人男性に多く，典型的には発熱を伴う膿瘍として発症する．画像所見としては，肝臓における境界明瞭な占拠性病変が特徴的だが，生検では壊死層外縁部の正常組織に侵入した栄養型が検出される．肝機能は，軽度異常にとどまることが多い．

■ 治療と薬理メカニズム 未治療時の劇症化では死亡例もあり，確実な診断・治療が必要である．

赤痢アメーバ治療に用いられる薬剤には，組織内に侵入したアメーバ（腸アメーバ症における粘膜下浸潤を含む）に作用する extra-intestinal agents と腸管内に存在する栄養型・嚢子に作用する luminal agents に大別される．前者には，メトロニダゾール，チニダゾール，オルニダゾールなどのニトロイミダゾール系薬剤のほか，デヒドロエメチンやクロロキンなどがある．また後者には，パロモマイシン，ヨードキノール，フロ酸ジロキサニドなどがあり，赤痢アメーバ症治療には，これらの薬剤を組み合わせて使用するが，基本的にはニトロイミダゾール系薬剤の使用により組織侵入した栄養型を治療し，同時または引き続き，腸管腔内に残存した栄養型および嚢子の治療をパロモマイシンやフロ酸ジロキサニドで行う[2]．

■ 経過・予後 メトロニダゾールの効果は高く，通常，治療開始後数日で赤痢症状の改善をみる．また肝膿瘍においても，発熱などの周辺症状の改善は迅速であり，膿瘍の吸収・縮小には数カ月を要するもののドレナージを必要としないことが多い．しかし，再発・再感染が多いため，完治後の定期的な再検査によるモニタリングの継続が望ましい．

【所 正治】

参考文献
1) Stanley SL Jr : Amoebiasis. Lancet 361:1025-1034, 2003
2) 寄生虫症薬物治療の手引き 改訂（2010年）第7.0.1版（「国内未承認薬の使用も含めた熱帯病・寄生虫症の最適な診療体制の確立」に関する研究班（略称：熱帯病治療薬研究班））: http://www.miyazaki-med.ac.jp/parasitology/orphan/index.html

4 自由生活アメーバによる感染症

■ 定義・概念 本来寄生性でなく環境中に生息しているアメーバのヒトへの偶発感染によって起こる感染症を，自由生活アメーバ症と称し，ネグレリア属（*Naegleria fowleri*）が原因となる原発性アメーバ性髄膜脳炎（primary amebic meningoencephalitis：PAM），アカントアメーバ属（*Acanthamoeba* spp.）やバラムシア属（*Balamuthia mandrillaris*）による肉芽腫性アメーバ脳炎（granulomatous amebic encephalitis：GAE），そのほか，アカントアメーバによる角膜炎が含まれる．

■ 疫学 PAM，GAEはともに世界で数百例が報告されているが生存例はわずかである．国内では1979年以来8例が報告され，すべて死亡例である[1]．アカントアメーバ角膜炎は，コンタクトレンズ装用者10万人あたり0.5〜14.6件／年の発生率が報告され，国内においてもコンタクトレンズの不適切使用を原因とした症例の増加が危惧されている[2]．

■ 病因・病態生理と分子メカニズム

PAM：河川，プールなどの表層水や温泉に生息するネグレリア属アメーバが経鼻腔的に中枢神経系に侵入することで感染すると考えられ，ほとんどの患者は健常な小児または若年成人である．曝露から1〜2週間で，激しい頭痛，高熱，意識混濁や精神状態の変化を伴う劇症髄膜脳炎として発症し，通常は脳ヘルニアから昏睡状態となり，第10〜第14病日に死亡する．病変は大脳の嗅球，脳底部，小脳に強く，浮腫・出血を伴う化膿性炎症である．

GAE：免疫不全，糖尿病，悪性腫瘍，全身性エリテマトーデスなどの基礎疾患が感染危険因子となり，気道，鼻腔，皮膚などに時に無症候性に存在するアカントアメーバ属，バラムシア属が日和見感染として中枢神経系に移行し発症すると考えられる．発症は緩徐で徐々に増強する頭痛，軽度の発熱からはじまり，続いて，てんかん様発作などさまざまな神経症状を進行性に認め，最終的には数カ月程度で昏睡状態となり死亡する．病理学的には，大脳，小脳の肉芽腫性炎症である．

アカントアメーバ角膜炎：ソフトコンタクトレンズの装着時に，レンズケース内で増殖したアカントアメーバ属の栄養型が角膜表面に運ばれ，角膜表面の微小な傷を足がかりに角膜への感染を成立させる．片眼性の毛様充血，眼痛を生じ，偽樹枝状潰瘍，放射状角膜神経炎などを特徴とする．

■ 検査成績／診断 ネグレリア属の生活環には栄養型と嚢子の時期があるが，栄養型にはアメーバ型と2本の鞭毛で運動する鞭毛型の2型があり，人体内ではアメーバ型のみである．アカントアメーバ属とバラムシア属にも栄養型と嚢子の時期があるが，ともに人体内でも認められ，鞭毛型が存在しない点ネグレリア属とは異なる．栄養型の形態は，アカントアメーバ属では棘状の偽足が特徴的だが（図17-4-1），バラムシア属では樹枝状である．

脳炎では，脳脊髄液や脳生検材料中にアメーバの栄養型を検出することで診断する（アカントアメーバ属，バラムシア属では嚢子も検出される）．確定診断は培養により行い，ポリメラーゼ連鎖反応（PCR）法による分子分類が可能である．

角膜炎では，角膜病変の擦過小片をスライドグラスに塗抹あるいは圧平し，顕微鏡検査によって二重壁を有する特徴的嚢子を検出する．また，培養法による検出（図17-4-1），レーザー光源角膜共焦点顕微鏡による角膜内のアカントアメーバの直接検出も実施されている．

■ 治療と薬理メカニズム 自由生活アメーバ症における脳炎の治療はきわめて困難だが，生存例では，ほぼ全例でアムホテリシンBをベースに抗真菌薬・抗菌薬の併用による化学療法が実施され，また一部では脳実質の重症感染部位の外科的部分切除を組み合わせている[3]．併用療法に利用されている薬剤としては，ミコナゾール，イトラコナ

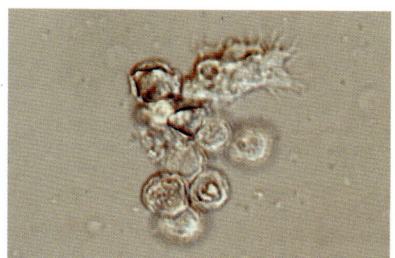

図 17-4-1 アカントアメーバ属の栄養型と嚢子の微分干渉像（×400）
栄養型には多数の棘状の偽足が、また嚢子には二重壁を認める。外側の嚢子壁は多角形の凹凸構造をとる

ゾール，フルコナゾール，リファンピシン，アジスロマイシン，クラリスロマイシン，オルニダゾール，スルファジアジン，ペンタミジン，ST合剤，ケトコナゾールなどだが，アムホテリシンBを含めいずれも保険適用外である。

アカントアメーバ角膜炎では，角膜表層の外科的掻爬とフルコナゾールやピリマシンなどの抗真菌薬の点眼，内服が実施され，また，ビグアナイド系消毒薬であるポリヘキサメチレン・ビグアナイドまたはグルコン酸クロルヘキシジンの点眼も使用されている。アメーバが角膜実質まで浸潤した場合，角膜混濁の回復は見込めず，角膜移植が必要となる。

■ 経過・予後　脳炎については，予後はきわめて悪い。しかし，自由生活アメーバ症が剖検で明らかになることが多かったこれまでの症例では，適切な治療自体の実施がなされていなかったとも考えられ，早期診断・治療により予後が改善する可能性がある。一方，臨床において幅広く認知されるようになったアメーバ角膜炎は，早期に診断され，ほとんどの症例でも重症化することなく治癒する。しかし，外科的掻爬と治療薬の使用は数カ月間にわたり必要なことも時にあり，再発・再感染も少なくないことから，治療終了には慎重な判断が求められ，また治癒後のモニタリングが望ましい。

【所　正治】

参考文献
1) 八木田健司：アメーバ性脳炎．病原微生物検出情報 (IASR) 31: 334-335, 2010
2) 石橋康久ほか：アカントアメーバ角膜炎．日本の眼科 79:721-726, 2008
3) Drugs for Parasitic Infections, 2nd edition, The Medical Letter, 2010

5 リーシュマニア症

■ 定義・概念　ヒトに病気を起こすリーシュマニア属 (*Leishmania*) は2亜属 (リーシュマニア〈*Leishmania*〉亜属とビアーニア〈*Viania*〉亜属) 約20種で，その多くはヒト以外の動物にも感染する。媒介者はサシチョウバエという約3mmの吸血性昆虫で，原虫は前鞭毛型で増殖し，サシチョウバエの吸血時に吐出されて感染する。血液を介したヒトからヒトへの感染も起こる。哺乳類ではマクロファージ内に無鞭毛型で寄生し増殖する (図17-5-1)。原虫種と宿主抵抗性の相違により種々の病型をとる。リーシュマニア症 (leishmaniasis) には大きく3病型があり，内臓，皮膚，粘膜皮膚に病変を形成する。

■ 疫学　旧大陸のヨーロッパ南部，アジア，アフリカと新大陸の中南米に広く分布し，感染者は1,200万人以上，毎年数万人が死亡していると推定されている。

■ 病因・病態生理と分子メカニズム　マクロファージ内のファゴソームはリソソームと融合するが，原虫表面にコートされた酸性ホスファターゼによって消化に抵抗し，活性酸素の産生を抑制して殺虫を免れる。

■ 臨床症状・検査成績
内臓リーシュマニア症：カラアザール（黒熱病）とも呼ばれる。*Leishmania donovani* と *Leishmania infantum* による。潜伏期は通常数カ月。発熱，肝脾腫，貧血，白血球減少，血小板減少，高免疫グロブリン血症などが起こる。肺炎，敗血症などの細菌感染症を併発しやすく，未治療では致死率が高い。回復後，カラアザール後遺皮膚病変 (post-kala-azar dermal leishmaniasis) と呼ばれる多数の結節状の皮膚病変を起こすことがある。

皮膚リーシュマニア症：*Leishmania tropica*（旧大陸），*Leishmania mexicana*（南米）などによる。限局性のもの（潰瘍性皮膚病変）と汎発性のもの（結節や丘疹からなる）がある。南米で耳介にできる潰瘍性病変はチクレロ潰瘍と呼ばれる。

粘膜皮膚リーシュマニア症：*Leishmania braziliensis*（南米）などによる。鼻から咽頭にかけて粘膜，皮膚，軟骨が広範に破壊される。

■ 診断　確定診断は原虫の検出による。種の同定にはポリメラーゼ連鎖反応 (PCR) 法が必須である。皮膚病変では組織液や生検組織，内臓型では血液や骨髄穿刺液を Giemsa 染色し鏡検する。液体培養も行われる。

■ 治療と薬理メカニズム　薬剤，投与期間は病型，原虫種によって異なる。主に静注や筋注の薬剤が使われ，投与期間が長く，副作用が起きやすいこと，薬剤耐性がみられることなどにより，治療は容易ではない。第一選択薬は5価アンチモン薬で，原虫のアデノシン三リン酸 (ATP) の産生を阻害すると考えられている。スチボグルコン酸ナトリ

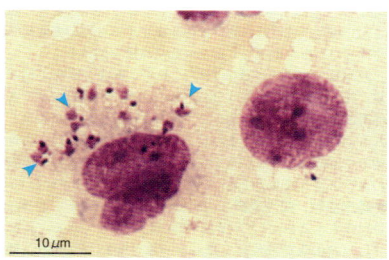

図 17-5-1　マクロファージ内で増殖した *Leishmania donovani* の無鞭毛型 (▶)

ウム注射液とアンチモン酸メグルミン注射液の2剤がある。近年，アムホテリシンBのリポソーム製剤（点滴静注用）と経口薬のミルテフォシンが開発されて，薬剤選択の幅が広がった。
- **処方例** 20 mg アンチモン/kg/日，筋注または静注。皮膚型には20日間，内臓型と粘膜皮膚型には28日間。
- ▶**経過・予後** 皮膚型の限局性病変は，一般に長い経過で自然に瘢痕治癒する。皮膚型の汎発性病変や粘膜皮膚型は薬に反応しにくい（粘膜皮膚型は初期の皮膚病変のうちに治療が望ましい）。内臓型は一般にアンチモン薬によく反応するが，インドでは耐性が問題となっている。

【熊谷 正広】

6 トリパノソーマ症

はじめに

トリパノソーマ症（trypanosomiasis）にはアフリカの睡眠病と中南米のChagas（シャーガス）病がある。

睡眠病

- ▶**定義・概念** ヒトに感染して睡眠病（sleeping sickness, human African trypanosomiasis）を起こすトリパノソーマ属（*Trypanosoma*）はガンビアトリパノソーマ（*Trypanosoma brucei gambiense*）とローデシアトリパノソーマ（*Trypanosoma brucei rhodesiense*）の2亜種のみ。未治療の場合には数カ月から数年かけて神経障害が進行して死亡する。一般にローデシアトリパノソーマ症は急速に，ガンビアトリパノソーマ症は緩慢に進行する。媒介者はツェツェバエという吸血性の昆虫で，原虫は上鞭毛型で増殖し，やがて感染型の錐鞭毛型となる。吸血時にハエの唾液腺中の錐鞭毛型が注入されて感染する。宿主細胞内には侵入せず，錐鞭毛型のまま血液中やリンパ液中などに存在する。
- ▶**疫学** ガンビアトリパノソーマは熱帯アフリカの中西部で主にヒトに感染し，ローデシアトリパノソーマは東部で主に野生動物に感染している。近年，毎年約1万人の新患者発生が報告されている。その95%はガンビア型で，5%がローデシア型である。
- ▶**病因・病態生理と分子メカニズム** 原虫表面をおおっている変異性表面糖蛋白質（variant surface glycoprotein）は，遺伝子スイッチによって周期的に抗原変異を起こし，宿主が抗原特異的な抗体を産生すると別の表面抗原を持った原虫が出現して宿主の免疫機構を回避する。

睡眠病ではさまざまな機序によって多様な病変が起こる。貧血は免疫複合体におおわれた赤血球が脾臓などで食作用によって破壊されることや原虫から溶血因子が放出されることなどによる。またリンパ節腫大と脾腫には，形質細胞や組織球の増殖が関与している。やがて脳組織や髄膜の血管周囲へ原虫が侵入し，それに伴う細胞浸潤が起こる。
- ▶**臨床症状・検査成績** 病期は，第1期（原虫が中枢神経系に侵入する以前）と第2期（侵入後）に分けられる。ツェツェバエの吸血部位にしばしば有痛性硬結ができる。発熱，頭痛，リンパ節腫大（後頸部リンパ節腫大はWinterbottom〈ウィンターボトム〉徴候という），脾腫，心筋炎（特にローデシア型で），貧血，血小板減少，白血球増加，免疫グロブリン高値（主に免疫グロブリンM〈IgM〉）が起こる。ローデシア型では第1期に死亡することもある。原虫が血液脳関門を通過して中枢神経に侵入すると，傾眠から次第に昏睡に陥り死亡する。
- ▶**診断** 確定診断は原虫の検出による。病期に応じてリンパ節穿刺液，血液，脳脊髄液を鏡検する。検体の液体培養やマウスへの接種，ポリメラーゼ連鎖反応（PCR）法によるDNAの検出や抗体検査も行われる。血清IgM濃度の著明な上昇も参考になる。
- ■**治療と薬理メカニズム** 治療薬はトリパノソーマの亜種と病期により異なる。重篤な副作用を考慮し，診断が確定したうえで使用する。ペンタミジンとスラミンが血液脳関門を通過しないこと，ローデシア型にはペンタミジンとエフロールニチンの効果が不確実なこと，メラルソプロールの毒性が強いことなどにより，およそ次のように選択される。ガンビア型の第1期にはペンタミジン（代替薬はスラミンまたはエフロールニチン），第2期にはエフロールニチン（代替薬はメラルソプロール）。ローデシア型の第1期にはスラミン，第2期にはメラルソプロール。

- **処方例**
  1. ペンタミジン：4 mg/kg/日，1日1回，筋注（2カ所以上に分けて）または点滴静注，7日間。作用機序は不明。
  2. スラミン：1日目に4〜5 mg/kgの試験静注を行い過敏性反応が起こらないことを確認し，20 mg/kg（最大1 g）を3，10，17，24，31日目に静注。アルブミンなどの血漿蛋白質と結合し，それを原虫が取り込み種々の酵素阻害を受ける。副作用として腎障害を起こしやすい。
  3. エフロールニチン：100 mg/kg，30分以上かけて点滴静注，1日4回（6時間ごと），14日間。原虫のオルニチン脱炭酸酵素を阻害。
  4. メラルソプロール：2.2 mg/kg，1日1回，静注，10日間。有機ヒ素化合物。脳症などの重篤な副作用が起きやすい。

- ▶**経過・予後** 早期の治療で多くは治癒可能である。第2期になると特にローデシア型で予後が悪く，後遺症や死亡の危険性が高まる。メラルソプロールによる治療後の再発率は3〜10%程度である。

Chagas病

- ▶**定義・概念／疫学** Chagas（シャーガス）病（Chagas' disease, American trypanosomiasis）はクルーズトリパノソーマ（*Trypanosoma cruzi*）による人獣共通感染症である。中南米に広く分布し，推定感染者約1,000万人。媒介者はサシガメというカメムシ目の吸血昆虫で，原虫は上鞭毛型で増殖し感染型の錐鞭毛型となり，サシガメの吸血時に糞とともに排出され，そこをヒトが掻くことによって刺咬部や結膜から侵入する。輸血による感染，サトウキビジュース（サシガメが潰され原虫が食道粘膜から侵入）による感染，垂直感染も起こる。アルマジロなどの野生動物やイヌ，ネコにも感染している。流行地の住居構造とも関係し，石壁などの隙間がサシガメの隠れ場になっている。
- ▶**病因・病態生理と分子メカニズム** 血流を介して全

身に広がり，心筋，骨格筋，神経節，マクロファージなどの細胞に侵入し，無鞭毛型となって増殖し，細胞を破壊する．また，原虫抗原が宿主細胞と共通抗原性を持つことによる自己免疫が関与していると考えられているが，詳細は不明である．

■ **臨床症状・検査成績**　急性期に感染部位に chagoma（結節状皮膚病変）や Romaña（ロマニャ）徴候（片側性眼瞼周囲浮腫）がみられることがある．発熱や全身の倦怠感などがみられることも，重篤な心筋炎で死亡することもある．数年から数十年後には拡張型心筋症，巨大食道や巨大結腸などの慢性期の症状・徴候が出現する．

■ **診断**　確定診断は原虫の検出による．急性期には末梢血から原虫を見つけやすいが，慢性期では難しい．患者を未感染のサシガメに吸血させ約3週間後にその腸内容を調べる媒介体診断法（xenodiagnosis）や血液培養も行われる．特異的IgG抗体検査は高感度であるが，偽陽性が出やすい．PCRによる原虫DNAの検出も行われる．

■ **治療と薬理メカニズム**　治療薬はベンズニダゾール（ニトロイミダゾール誘導体，経口薬）とニフルチモックス（ニトロフラン誘導体，経口薬）の2剤のみである．作用機序は不明．概して効果が確実でなく副作用が起きやすいが，早期ほど有効で，若年者ほど副作用が起きにくい．巨大食道，巨大結腸に対して手術も行われる．

● **処方例**
1) ベンズニダゾール：5〜10 mg/kg/日，分2，60日間．
2) ニフルチモックス：1 mg/kg/日，分3，90日間．

■ **経過・予後**　慢性感染の患者の10〜30％に心臓の病変や消化器の病変が起こる．予後はよくない．

【熊谷　正広】

7　ランブル鞭毛虫症（ジアルジア症）

■ **定義・概念**　ジアルジア症は病原性腸管寄生原虫ジアルジア（*Giardia intestinalis*（syn. *G. lamblia*, *G. duodenalis*））による小腸および胆道系の感染症である．日本寄生虫学会の和名表ではランブル鞭毛虫だが，感染症法にはジアルジア症と記載され，臨床にもこの名称が浸透してきている．

■ **疫学**　ジアルジアは世界中に蔓延し，途上国では特に小児で高率の感染をみる．しかし，成人ではほとんどが無症候性であり，感染率も低下する．

国内では，旅行者下痢症（輸入感染症），また施設内での集団感染の原因としても注目され，感染症法では五類届出疾患（全数把握）に指定され，2010年度は79件が報告された．しかし，ジアルジア症は米国では年間報告件数が1万件を超えており[1]，わが国では通常の検査メニューにジアルジアが存在しないことから，検査自体が実施されていない可能性が危惧される．

■ **病因・病態生理と分子メカニズム**　本原虫は，腸管内で2分裂により増殖する栄養型と，外部環境に耐性を持つ感染性の嚢子の形態をとり，糞便中に排出された嚢子の経口摂取（糞口感染）により感染する．潜伏期間は7〜10日．感染者の多くが無症候性嚢子排出者となるが，発症すると，泥状・水様の下痢（しばしば脂肪性），腹痛，鼓腸，お

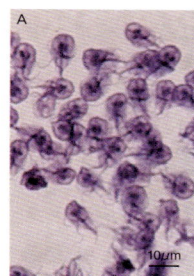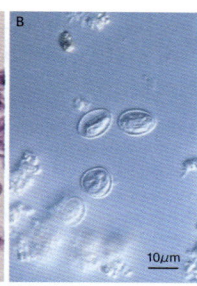

図 17-7-1　ランブル鞭毛虫症（ジアルジア症）
A：培養ジアルジア栄養型（Giemsa 染色，×400）．2核，中央小体，吸着円盤の辺縁がみえる
B：糞便サンプルに認められた嚢子の微分干渉像（×400）．長軸方向に走る縦線維と鈎状の曲刺が明瞭な嚢子壁に囲まれてみえる

くび・放屁（強い硫化水素臭），悪心・嘔吐を示す．ジアルジアは通常上部小腸に感染するが，時に総胆管へ侵入し，胆管・胆嚢炎を示す．血便や高熱は通常認めない．大部分は1〜2週間で自然治癒するが，一部は慢性に移行し，吸収不良・体重減少をみることがある．

■ **検査成績／診断**　便や十二指腸液の顕微鏡検査により，栄養型（図 17-7-1A）もしくは嚢子（図 17-7-1B）を検出することで診断する．集嚢子法／特異蛍光抗体法／各種染色法が有効．新鮮便の直接鏡検では，活発に運動する栄養型を検出可能である．また便中抗原検出のためのキットが各種発売されているが，診断薬としては未承認である．

■ **治療と薬理メカニズム**　ニトロイミダゾール系薬剤が治療に用いられる．メトロニダゾールでは日量500 mg〜1 gを5〜10日間，チニダゾールでは2g単回投与だが，いずれも保険適用はない．

■ **経過・予後**　通常は，治療開始後数日で下痢症の改善をみる．しかし，薬剤耐性株がしばしばみられるため，効果が認められない場合には即座に他薬（アルベンダゾール，ニタゾキサニドなど）へと切り替える[2,3]．また，低γグロブリン血症などの分泌型IgA（免疫グロブリンA）低下を伴う免疫不全が背景にある場合には，しばしば難治性となるため，1クールの治療を最長期間で実施し，再発の有無を確認する必要がある．

【所　正治】

参考文献
1) Morbidity and Mortality Weekly Report. CDC Surveillance Summaries."Giardiasis Surveillance United States, 1992-1997."August 11, 2000/Vol. 49/No. SS-7.
2) Solaymani-Mohammadi S et al : A meta-analysis of the effectiveness of albendazole compared with metronidazole as treatments for infections with *Giardia duodenalis*. PLoS Negl Trop Dis 4:e682, 2010
3) 寄生虫疾患治療の手引き　改訂（2010年）第7.0.1版（「国内未承認薬の使用も含めた熱帯病・寄生虫症の最適な診療体制の確立」に関する研究班（略称：熱帯病治療薬研究班））：http://www.miyazaki-med.ac.jp/parasitology/orphan/index.html

8 クリプトスポリジウム症，イソスポーラ症，サイクロスポーラ症

クリプトスポリジウム症

■ **定義・概念** 胞子虫綱コクシジウム類に属するクリプトスポリジウム属（*Cryptosporidium* spp.）の小腸感染による下痢症である。人獣共通感染症であるクリプトスポリジウムには多くの種があるが，ヒトから検出されるのは大部分が *Cryptosporidium hominis* と *Cryptosporidium parvum* の2種である。

■ **疫学** クリプトスポリジウムは世界中に分布し，小児の下痢症，旅行者下痢症の原因として，また，集団感染の感染源であるオーシストが通常の塩素殺菌に対して強い耐性を持っていることから水道水汚染による集団下痢症の原因としても知られ，感染症法の五類届出疾患（全数把握）である。日和見原虫症として免疫不全症例でしばしば経験され，AIDS（後天性免疫不全症候群）診断の指標疾患である。

■ **病因・病態生理と分子メカニズム** 経口摂取されたオーシストから脱嚢したスポロゾイトが小腸上皮細胞の微絨毛に侵入，分裂増殖することで下痢症を引き起こす。4～7日程度の潜伏期を経て，1日十数Lに及ぶこともある激しい水様性下痢，腹痛，悪心，倦怠感をみる。発熱は時にみられるが，高熱となることは少ない。健常者においては，これらの症状は10日前後，長くても1カ月程度で自然治癒するが，免疫不全状態では時に慢性化し，血行性の播種あるいは嘔吐物の誤嚥によると考えられる呼吸器感染や，胆管を介した十二指腸からの直接の波及により胆管・胆嚢・膵臓の慢性的な炎症をみることがある。

■ **検査成績／診断** クリプトスポリジウムのオーシストは蔗糖遠心浮遊法/抗酸染色法（図17-8-1A）/特異的免疫蛍光抗体法などによる顕微鏡的検査で糞便・十二指腸液・喀痰検体から形態的に検出可能である。便中抗原検出のためのキットが各種販売されているが，診断薬としては国内未承認である。また，生検において小腸粘膜上皮のクリプトスポリジウムの侵入像が検出されることがある（図17-8-1B）。ポリメラーゼ連鎖反応（PCR）法による検出は形態学的に鑑別不能な種や遺伝子型の同定には不可欠だが，通常は実施されていない。

■ **治療と薬理メカニズム** ニタゾキサニドをベースとした単剤もしくはアジスロマイシン，パロモマイシンなどを加えたコンビネーション治療が下痢の期間短縮に有効とされるが，免疫不全症例での効果は未確定である[1),2)]。したがって，高カロリー輸液を含めた対症療法とともに原疾患の治療が重要であり，後天性免疫不全症候群（AIDS）におけるHAART，また先天性免疫不全における骨髄移植などによる免疫機能の回復はクリプトスポリジウム症を終息させることが知られている。

■ **経過・予後** 通常は自然治癒するが，免疫不全におけるクリプトスポリジウム症は難治である。便中に排出される感染性のオーシストは，有症期はもちろん下痢が終息しても1カ月程度排出が続くことがあるため，患者便の取扱には注意が必要である。

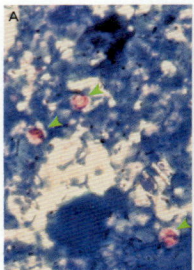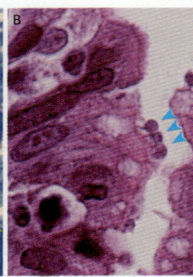

図17-8-1 クリプトスポリジウムの糞便塗抹標本の抗酸染色像（A），スナネズミによる実験感染例（B）
A：直径約5μmのオーシストがカルボールフクシンに赤く染まり，内部の無構造部分が間隙として抜ける（▶）（×1,000）
B：小腸粘膜上皮細胞刷子縁に侵入したクリプトスポリジウムがメロントの嚢状構造（▶）としてみえる（HE染色，×1,000）

イソスポーラ症，サイクロスポーラ症

■ **定義・概念／疫学** クリプトスポリジウムと同じ胞子虫綱コクシジウム類に属する原虫による下痢症である。人獣共通感染症であるクリプトスポリジウムとは異なり，ともにヒトのみを宿主とする。イソスポーラ症の病原体である *Isospora belli* は第一次世界大戦時の兵員の下痢症の原因として知られ，和名は戦争イソスポーラである。イソスポーラ症はAIDS診断の指標疾患であり，国内感染例も報告されている。サイクロスポーラ症は，1994年に命名された *Cyclospora cayetanensis* による新興感染症で，国内では主に旅行者下痢症として注目され，米国では中南米からの輸入野菜（ラズベリーなど）による集団感染が知られている[3)]。

■ **病因・病態生理と分子メカニズム** 両者ともに小腸の上皮細胞内で増殖し，主訴は下痢（しばしば粘液性）である。発熱，倦怠，腹痛を伴うが，血便はみられない。免疫が正常であれば5～10日程度で自然治癒をみるが，AIDSや成人T細胞白血病（ATL）などの免疫不全状態では間欠的な下痢症が数カ月から数年続くこともあり，吸収不良と体重減少をきたす。また，イソスポーラ症の重症化例では胆嚢・胆管炎，膵炎を起こすことがある。

■ **検査成績／診断** 診断は便の直接顕微鏡検査でそれぞれ特徴的な形態のオーシストを検出する。ホルマリン・エーテル法，蔗糖遠心浮遊法による検出が有効であり，また両原虫ともオーシスト壁がUV励起によるブルーの自家蛍光を有し，蛍光顕微鏡での観察が有用である。クリプトスポリジウムとは異なり，糞便中には未成熟オーシストが排出されるが（図17-8-2A，図17-8-3A），3～5日程度で各々2個（サイクロスポーラ）または4個（イソスポーラ）のスポロゾイトを含む2個のスポロシストが内部に形成され，感染性の成熟オーシストとなる（図17-8-2B，図17-8-3B）。

■ **治療と薬理メカニズム／経過・予後** ST合剤が著効を示すが，保険適用はない。AIDS患者では高率に再発がみられるが，下記治療後，週3回，1回バクタ®錠2錠の予防内服が有効である[4)]。

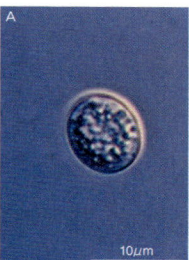
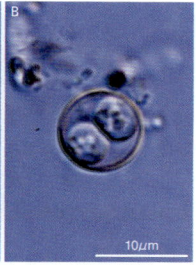

図 17-8-2　サイクロスポーラのオーシストの微分干渉像(×400)
A：排出直後の未成熟オーシストには融合体を包蔵する
B：発育試験 4 日後の成熟オーシストには 2 個のスポロゾイトを包蔵する 2 個のスポロシストを認める

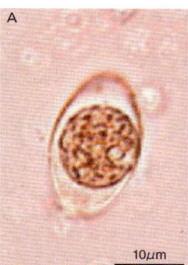
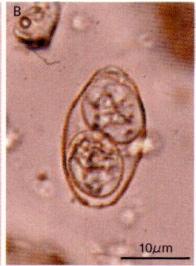

図 17-8-3　イソスポーラのオーシストの MIF 染色像(×400)
A：排出直後の未成熟オーシストには融合体を包蔵する
B：発育試験 4 日後の成熟オーシストには 4 個のスポロゾイトを包蔵する 2 個のスポロシストを認める

- **処方例**　バクタ®錠(スルファメトキサゾール 400 mg・トリメトプリム 80 mg)8 錠, 分 4, 10 日間.

【所　正治】

参考文献
1) 寄生虫症薬物治療の手引き 改訂(2010 年) 第 7.0.1 版(「国内未承認薬の使用も含めた熱帯病・寄生虫症の最適な診療体制の確立」に関する研究班(略称：熱帯病治療薬研究班))：http://www.miyazaki-med.ac.jp/parasitology/orphan/index.html
2) Abubakar I et al：Prevention and treatment of cryptosporidiosis in immunocompromised patients. Cochrane Database Syst Rev CD004932, 2007
3) Herwaldt BL：*Cyclospora cayetanensis*：a review, focusing on the outbreaks of cyclosporiasis in the 1990s. Clin Infect Dis 31：1040-1057, 2000
4) Drugs for Parasitic Infections, 2nd edition, The Medical Letter, 2010

9　腟トリコモナス症

- **定義・概念**　肉質鞭毛虫綱に分類される腟トリコモナス(*Trichomonas vaginalis*)による性感染症である.
- **疫学**　世界中に分布し, 年間 1 億 7,000 万〜1 億 9,000 万人が本症に感染しているとの WHO(世界保健機関)推計があり, 米国における 2001〜2004 年の調査では, 3.1％の女性に感染が認められた[1]. また, 本症については, HIV/AIDS(ヒト免疫不全ウイルス / 後天性免疫不全症候群)などの他の性感染症, 骨盤内炎症性疾患のリスクを高める危険性が指摘されている[3,4].
- **病因・病態生理と分子メカニズム**　トリコモナスは嚢子を形成せず, 鞭毛を持ち運動性のある栄養型が, 性行為を含む接触感染により直接感染する.

女性では, 腟, Bartholin(バルトリン)腺や子宮頸管, 尿路, また男性では尿道, 膀胱, 前立腺や精路への感染が起こりうる. 症状としては悪臭の強い膿性・泡沫状の帯下の増加, 外陰部掻痒感・刺激感が典型的に認められるが, 無症候性感染もあり, 男性では大部分が自覚症状を伴わない.
- **検査成績／診断**　診断は, 腟分泌物や尿沈渣の直接顕微鏡検査による腟トリコモナスの検出が基本だが, 培養による高感度な検出も実施される.
- **治療と薬理メカニズム**　ニトロイミダゾール系薬剤(メトロニダゾール, チニダゾール)が用いられる. 局所療法(腟錠)と内服薬の併用が効果的である. 男性の場合は, 内服薬のみを使用する. 他の性感染症と同様にセックスパートナーの同時治療が原則であり, 治療期間中のピンポン感染防止を徹底する.
- **経過・予後**　メトロニダゾール耐性トリコモナスが報告されており[4], 難治の場合には考慮する必要がある. また, 再発・再感染が少なくない.

【所　正治】

参考文献
1) Sutton M et al：The prevalence of *Trichomonas vaginalis* infection among reproductive-age women in the United States, 2001-2004. Clin Infect Dis 45：1319-1326, 2007
2) Van der Pol B：*Trichomonas vaginalis* infection：the most prevalent nonviral sexually transmitted infection receives the least public health attention. Clin Infect Dis 44：23-25, 2007
3) Laga M et al：Non-ulcerative sexually transmitted diseases as risk factors for HIV-1 transmission in women：results from a cohort study. AIDS 7：95-102, 1993
4) Dunne RL et al：Drug resistance in the sexually transmitted protozoan *Trichomonas vaginalis*. Cell Res 13：239-249, 2003

18　蠕虫感染症

1　線虫類

はじめに

線虫類の外観は細長い円筒形で, 体表は丈夫な角皮に覆われている. 頭部には口が開口し, 尾部に肛門を持ち, 雌雄異体である. ヒトを固有宿主とする寄生虫で中間宿主を必要としないもの(回虫, 鉤虫など)は, 卵細胞が虫卵内で 3 期幼虫(感染幼虫)にまで発育し, 経口あるいは経皮感染する. 中間宿主を必要とする線虫(糸状虫や広東住血線虫など)では 1 期幼虫が中間宿主に捕食され, その体内で 3 期幼虫にまで発育する. これを中間宿主とともに喫食して感染, あるいは中間宿主から遊出した 3 期幼虫が経皮感染する.

線虫類による感染症を次の3つに分ける。①腸管内に成虫が寄生する寄生虫病，②成虫が腸管以外の組織内に寄生する寄生虫病，③幼虫期の寄生虫が組織内に寄生する寄生虫病。ヒトを固有宿主としない③の場合，幼虫は成長することなく体内を移動しながら，さまざまな病害を引き起こす。これを幼虫移行症とよぶ。

腸管内寄生線虫症

成虫が消化管内に寄生するので，糞便検査で虫卵がみられる。虫卵の形態から寄生虫を同定し，駆虫薬を選択できる。少数寄生ではいずれの寄生虫症でもほとんど症状をみない。しかし，通常の寄生部位以外の臓器に迷入すると重篤な症状を起こすことがある。たとえば，回虫は虫体が胆管や膵管の十二指腸開口部を塞ぎ，急性胆嚢炎，胆嚢炎，急性膵炎を起こす。虫卵検査には，遠心沈殿法，浮遊法，直接塗抹法，濾紙培養法，寒天平板培養法があるが，それぞれの寄生虫の特徴に応じた選択が必要である。

回虫症

■ 疫学／臨床症状・検査成績　腸管内で孵化した幼虫は小腸粘膜から血流に乗り肺臓に移行する。ここで4期幼虫にまで発育する。この時期，咳嗽，発熱，一過性の肺炎がみられる。感染後2～3週間すると幼虫は気管支を上行し，喉頭から咽頭を経由して嚥下され，再び小腸に戻り最後の脱皮を行い成虫となる（図18-1-1）。感染から成虫にまで発育するのに2～3カ月を要し，寿命は1年ほどである。

少数寄生では無症状。虫体の自然排泄や，幽門部を越えて胃内に迷入すると胃痙攣を起こし，虫体を吐出して感染に気づく。胆管や胆嚢に迷入すると胆管炎，胆嚢炎を起こし，ここで産卵された虫卵や死滅した虫体が原因となって胆石が形成される。膵管に迷入すると急性膵炎を起こす。多数寄生では腸閉塞，腸穿孔，虫垂炎を起こす。

かつては国民の70％以上が感染していた。近年少なくなったとはいえ，いまでも迷入例を中心に症例報告がみられる。感染源としては輸入発酵食品，有機肥料野菜が疑われている。

■ 診断　1970年代までは回虫の多数寄生による腸閉塞症例もあったが，衛生インフラ整備が進み多数寄生はまれである。代わって，最近は雌や雄の単数寄生が多い。雄単数寄生では糞便内虫卵がみられず，排泄された虫体の形態から診断する。また雌単性寄生でみられる虫卵は不受精卵であり，受精卵とは形態が異なるので注意する（図18-1-2）。雌成虫は1日に20万～30万個の虫卵を産卵するため，薄層塗抹標本でも虫卵を検出しうるが，遠心沈殿法（図18-1-3）を実施すると確実である。

■ 治療と薬理メカニズム　第一選択薬はピランテルパモ酸塩10 mg/kg，単回服用。食事に関係なく服用できる。妊婦および2歳以下の小児への投与についての安全性は確立していない。第二選択薬はメベンダゾール200 mg/日，分2，3日間投与。動物実験では催奇形性が報告されている。

蟯虫症

■ 疫学／臨床症状・検査成績　少数寄生では無症状。多数寄生で倦怠感，腹痛，貧血，粘血便，下痢がみられる。

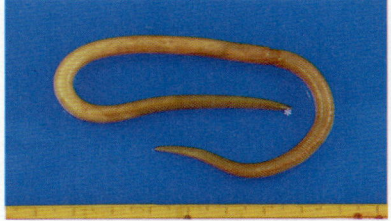

図18-1-1　回虫雌成虫
*：尾部。雄の尾部は彎曲する

重症例では直腸脱を起こす。また，慢性重症例では発育障害もみられる。

■ 診断　糞便検査で虫卵を確認する（図18-1-4A）。ただし，雌成虫の1日産卵数は回虫に比べ非常に少ないので遠心沈殿法で検査する。大腸内視鏡検査時に発見されることもある（図18-1-4B）。

■ 治療と薬理メカニズム　第一選択薬はメベンダゾール200 mg/日，分2，3日間投与。妊婦には投与しない。

鉤虫症

感染経路

人体に寄生する鉤虫にはズビニ鉤虫とアメリカ鉤虫がある。ズビニ鉤虫は温帯地域に分布し，経口感染と経皮感染の両方が起こる。アメリカ鉤虫は熱帯，亜熱帯地域に分布し，感染は経皮感染のみ。糞便とともに外界に排泄された虫卵は1～2日で幼虫包蔵卵にまで発育し，湿潤な土壌中で孵化するとラブジチス型幼虫（1期幼虫）からやがてフィラリア型幼虫（2期幼虫）へと発育する。さらに角皮下に3期幼虫ができあがるが，2期幼虫の角皮は脱皮せずそのまま被鞘として幼虫全体を覆う。

この幼虫は湿った土壌中で長期間生存し，経皮感染（アメリカ鉤虫）や経口感染（ズビニ鉤虫）する。経口感染したズビニ鉤虫幼虫は小腸粘膜下に侵入し，そのまま小腸上部で成虫にまで発育するものと，血流に乗り肺循環を行い，気管から小腸に戻ってきて成熟するものがある。感染から成虫が産卵を開始するまでに約1カ月を要する。経皮感染したズビニ鉤虫幼虫は肺循環を行ってから腸管に戻り発育を完了する。経皮感染を主とするアメリカ鉤虫も，ズビニ鉤虫の発育経路と似ているが，成熟までに要する期間はやや長く2カ月以上かかる。

■ 臨床症状・検査成績　国内からの報告は激減したが，いまでもお嬢者の報告はみられる。発見のきっかけとなるのは人間ドックや一般検診での便潜血検査である。便潜血陽性の精査の過程で虫卵が発見されたり内視鏡検査で虫体が発見されたりする。

少数寄生では便潜血反応陽性以外に目立った症状を示さない。多数寄生では，易疲労感，動悸，下痢，貧血，発育障害がみられる。

■ 診断　糞便検査によって虫卵を検出する（図18-1-5）。鉤虫卵は比重が小さいため，遠心沈殿法よりも飽和食塩浮遊法によって効率よく虫卵を検出しうる。ズビニ鉤虫とアメリカ鉤虫以外に，動物由来の鉤虫であるセイロン鉤虫も

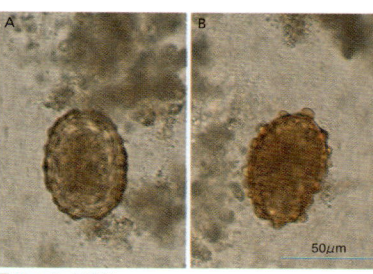

図 18-1-2 回虫卵
A：回虫受精卵，B：回虫不受精卵

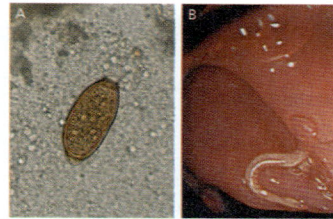

図 18-1-4 鞭虫卵（A）と大腸粘膜に寄生する成虫
（みやぎ県南病院症例）

```
小指頭大の糞便を生理食塩水の入った丸底試験管に取り，よく混和
しガーゼ1枚で濾過
↓
2,500rpmで3〜5分間遠心後上清を捨て，沈渣に10％ホルマリン生
理食塩水*2を加え20分静置
↓
酢酸エチルを2〜3mL加え，栓をしてよく混和*3
↓
ただちに2,500rpmで5分間遠心し，上清を一気に捨てる*4
↓
沈渣が多いときは生理食塩水を加えて希釈し鏡検する*5
```

図 18-1-3 ホルマリン酢酸エチル遠心沈澱法[*1]
- [*1]：蠕虫卵のみならず原虫のシストの検出も可能。栄養型は検出できない。常法と比べ，遠心回数を1回減じている
- [*2]：虫卵や嚢子から遺伝子を抽出する操作を行うときには10％ホルマリンに代えて蒸留水あるいは生理食塩水を用いる
- [*3]：濾過後，30分間放置して固定する操作を省いても結果に影響はない
- [*4]：糞便層が管壁内面に固着しているときは竹串などで管壁との間をほぐす。ホルマリン水は別途廃液処理する
- [*5]：原虫シストの観察にはスライドガラス上にヨードヨードカリ液（ヨウ化カリ10gを蒸留水100mLに溶解，ヨウ素5gを加え褐色瓶に保存。使用時5倍希釈。2，3週ごとに新調），よく混和してから鏡検する

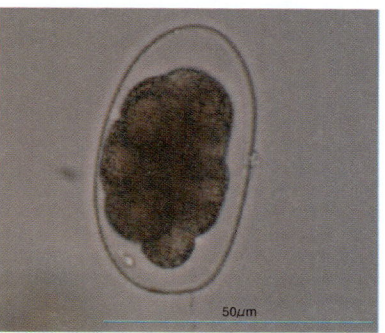

図 18-1-5 鉤虫卵

ヒトに感染し，成虫にまで発育する。しかし，いずれの鉤虫も虫卵の形態だけでは区別することはできない。さらに，糞線虫や東洋毛様線虫卵も鉤虫卵とよく似ている。これらを区別するためには濾紙培養法を行う。

■ **治療と薬理メカニズム** 　第一選択薬はピランテルパモ酸塩10 mg/kg，単回投与。第二選択薬はメベンダゾール（保険適用外）200 mg/日，分2，3日間投与。

蟯虫症

■ **疫学／臨床症状・検査成績** 　蟯虫症は幼児期の子どもにみられる。特に小学校低学年から幼稚園，保育園児に感染が起こりやすい。また，家族内感染もしばしばみられる。雌成虫が夜間肛門周囲に這い出し産卵するため，肛門部の搔痒感がある。そのため，皮膚を無意識に引っ搔くことによるびらんや湿疹が肛門部，会陰部に生じる。また，搔痒感のため注意力や集中力の欠如がみられる。

体外に這い出た成虫が腟や子宮，尿道，膀胱に迷入して炎症を引き起こすことがある。腸管壁にも侵入して虫垂炎の原因となる。産卵を終えた雌成虫は体外で死滅する。

産出直後の虫卵の発育は早く，翌朝までには幼虫包蔵卵になり感染力を持つ。そのため，再感染が容易に起こり駆虫を困難にしている。

■ **診断** 　糞便内に虫卵がみられることはまれである。雌成虫は夜間に肛門周囲に這い出てきて産卵を行うので，起床後すぐに肛囲検査用紙による検査が必要である（図18-1-6）。しかし，産卵は毎夜必ず行われるのではなく不規則である。そのため1回の肛囲検査で虫卵を確実に検出することは困難。通常2日間以上連続して検査を行う。ただし，1週間の連続検査でもすべての感染者を発見できないという報告もある。感染が疑われるときは繰り返しの検査が必要になる。

乳児の感染では，おむつのなかに成虫をみる。雌成虫は体長1cm，体幅0.4mmほどの白色で尾端が長く尖っている。雄成虫は雌の1/3〜1/6ほどと小さく，寄生に気づくことは少ない。

■ **治療と薬理メカニズム** 　虫卵は乾燥や低温にもよく耐え長期間感染力を持ち続けるため，感染者への駆虫だけでなく，同居者の検査と治療が必要となる。虫卵は紫外線に

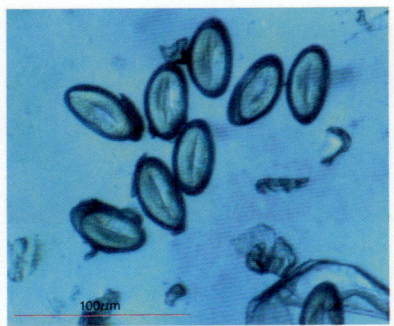

図 18-1-6 蟯虫卵

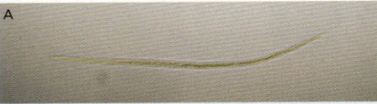
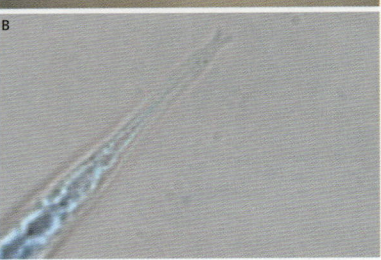

図 18-1-7 糞線虫 F 型幼虫（A）とその尾端の V 字型の切れ込み（B）

は弱く，寝具や衣服の天日干しや室内の清掃を行うことによって再感染の機会を減らすことができる。

第一選択薬はピランテルパモ酸塩 10 mg/kg，単回投与。ごくまれに腹痛，頭痛，悪心をみる。本剤は幼虫期には効果がないことから治療後 2 週目に再度投薬して治療を行うと効果があるとされる。最近，繰り返しの治療にもかかわらず虫卵を排出し続ける，ピランテルパモ酸塩耐性の蟯虫症を経験するといわれているが，確証はない。虫卵の徹底排除と繰り返しての投薬によってもなお虫卵が陰性化しない場合には駆虫薬を変更する。

第二選択薬はメベンダゾール 100 mg，単回投与。2 週後に再投与。妊婦には投与しない。副作用として肝機能障害がみられるので，投薬期間中は慎重な観察が必要である。

糞線虫症

感染経路

フィラリア型（F 型）幼虫の経皮感染で感染する。侵入した幼虫は血流に乗り，いったん肺臓に達した後，気管支を上行して嚥下され小腸にいたり，ここで成虫になる。体内では雌成虫しかみられず，単為生殖により産卵がはじまる（寄生世代）。虫卵は小腸内で孵化してラブジチス型（R 型）幼虫となり，糞便とともに外界に排泄される。一部の R 型幼虫は F 型幼虫に成長し，経皮感染する。また，R 型は外界で発育を続けて雄と雌の成虫となる経路もある（自由生活世代）。この雌雄が交尾を行うと地上で産卵と孵化が起こり，寄生世代と同様に R 型から F 型幼虫へと発育し経皮感染する。

小腸内の R 型幼虫が糞便とともに体外に排泄されてしまう前に体内で F 型幼虫になることがある。これはただちに腸管粘膜あるいは肛門周囲の皮膚から侵入して感染する（自家感染）。これによって，糞線虫に一度感染すると長期間感染が持続することになる。

● **疫学／臨床症状・検査成績**　宿主の免疫力が正常であれば，粘膜上皮内の R 型幼虫の発育や成虫の産卵は抑制され，不顕性感染となっていて症状を現さない。しかし，加齢などで免疫能が低下するにつれて，潜在していた幼虫や成虫が活動を開始する。これにより R 型幼虫が体内で増え

はじめる。また，自家感染を繰り返し，多数の R 型や F 型幼虫が腸管粘膜全域に認められるようになる（過剰感染）。

感染虫体数が増えるにつれて，喘鳴，咳嗽，呼吸促迫，湿性ラ音などの呼吸器症状や腹部膨満感，腹痛，皮疹，嘔吐，血便などの消化器症状が顕著になる。

ヒト免疫不全ウイルス（HIV）感染症や成人 T 細胞白血病（ATL）などの免疫能を低下させる感染症や臓器移植，免疫抑制剤投与，糖尿病，妊娠・分娩，栄養失調，慢性アルコール中毒などが顕性化の危険因子である。

重症化すると幼虫は全身の臓器から検出されるようになり，腸管内細菌群が幼虫の移行とともに血流に入り，敗血症，細菌性髄膜炎，細菌性肺炎を併発する（播種性糞線虫症）。

熱帯・亜熱帯地方に広く分布し，国内でも沖縄・奄美地方には不顕性感染者が多い。特に ATL との重複感染が多くみられ，ATL の発病を契機に糞線虫症が顕性化する例はしばしば報告されている。

● **診断**　糞便検査による R 型幼虫の検出により診断する。下痢が激しいときには虫卵をみることもある。重症例（播種性糞線虫症）では F 型幼虫や成虫が喀痰や皮膚生検組織中にも検出される。これは自家感染の結果，過剰感染が起こっているためと解釈されている。

幼虫の検出には直接塗抹法や遠心沈殿法よりも寒天平板培養法がすぐれている。ただし，糞線虫幼虫であることの確認には F 型に発育した幼虫を顕微鏡下に観察して特徴ある形態を確認しなければならない（図 18-1-7）。

糞線虫 F 型幼虫を抗原とする抗体検査も一部の研究機関で実施されている。適応となるのは，糞線虫症が疑われるにもかかわらず糞便検査や十二指腸液の検査で幼虫が見つからないときや感染経過のモニタリングのために行われる。ELISA（固相酵素結合免疫測定法）が特異性も感度も高い。IgG（免疫グロブリン G）抗体は治療開始後 6 カ月以内に低下しはじめる。

■ **治療と薬理メカニズム**　第一選択薬はイベルメクチン 200 μg/kg/日を空腹時，水とともに投与。2 週後に再度投

薬する。免疫不全患者あるいは播種性糞線虫症患者には糞便内幼虫が陰転化するまで1〜2週間隔で4回以上投薬する。さらに重症例では5〜7日間の連続投与を試みる。妊婦や小児に対する安全性は確立されていない。

低栄養状態, 貧血の改善などの支持療法を必要とする。また, 播種性糞線虫症では全身的な抗寄生虫薬を併用する。

旋毛虫症

感染経過

小腸上部に寄生する成虫の寿命は1カ月と短く, かつこの間に産出される幼虫は体外に排泄されることなく, ただちに腸管粘膜から侵入してしまうため, 糞便検査で幼虫は検出できない。侵入した幼虫は, リンパ行性あるいは血行性に肺循環から大循環に入り全身に散布される。このうち横紋筋細胞に入ることができた幼虫は筋細胞を変化させながら被嚢幼虫となり, 宿主の毛細血管網を周囲に発達させて栄養を奪い, 宿主の免疫防御機構からも逃れ, 長期にわたり寄生する。被嚢幼虫周囲には好酸球やリンパ球などの炎症細胞浸潤がみられ, 数年後には石灰化が起こるが幼虫は生存する。

▶**疫学／臨床症状・検査成績** ヒトをはじめ多くの哺乳動物が固有宿主となる。ヒトへの感染源として多いのはブタ肉であるが, イノシシやクマ肉でも感染する。ヨーロッパではウマ肉による感染も報告されている。1999年の食品衛生法施行規則改正にあわせ食中毒事件例も一部改正され, 旋毛虫などの寄生虫によるものであっても食中毒事案として24時間以内の保健所への届出が必要となった。汚染された食肉による感染はしばしば集団発生する。国内ではこれまで3件の集団発生が報告されている。また, 海外での感染例も散発している。

被嚢幼虫を含む獣肉の不完全加熱食品を喫食すると, 幼虫は小腸上部で脱嚢して, 感染後1週間ほどで成虫にまで発育する。雌成虫は子宮内で幼虫を形成し, これを産出する(卵胎生)ので糞便内に虫卵はみられない。その後, 1カ月間に1,000隻あまりの幼虫(新生幼虫)を生む。この時期には下痢, 悪心・嘔吐などの消化器症状がみられることから, 細菌性やウイルス性食中毒と誤診される。幼虫が横紋筋細胞内で被嚢幼虫となる時期には, 発熱, 皮疹, 筋肉痛に加え眼瞼浮腫が出現する。

▶**診断** 糞便検査で感染を確認することはできない。患者の問診で, 生や不完全加熱の獣肉喫食歴を確認する。確定診断は, 横紋筋細胞内に寄生した幼虫(被嚢幼虫)を病理組織学的に確認することで行われる(図18-1-8)。血清中の旋毛虫抗体により感染の有無を推測できる。血中抗体は感染後3, 4週目頃から陽性となる。幼虫が横紋筋に定着する時期には末梢血好酸球数は著明に増加し, 数カ月間持続する。また, LDH(乳酸脱水素酵素), CPK(クレアチンホスホキナーゼ)値が上昇する。

■**治療と薬理メカニズム** メベンダゾール(5 mg/kg, 分3, 5〜7日間)やアルベンダゾール(400 mg, 分2, 5日間)により成虫は駆虫できるが, 横紋筋内の被嚢幼虫にはどちらの駆虫薬も効果は期待できない。重症例にはプレドニゾロンを併用する。

予防には, 獣肉は加熱(被嚢幼虫は70℃以上の熱湯中で数分以内に死滅するが, 獣肉の中心まで完全に加熱する必

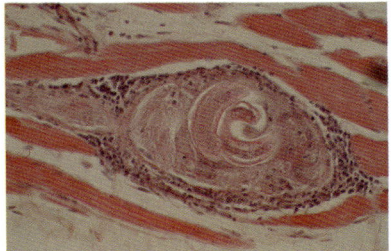

図18-1-8 横紋筋内被嚢幼虫

要がある)して食事に供するか, -30℃で1週間の凍結により筋肉内被嚢幼虫を殺処理できる。しかし, 旋毛虫の種類によっては冷凍に耐性を持つもの(*Trichinella nativa*)があるので注意が必要である。

成虫が組織内に寄生する線虫症

組織寄生虫症にはヒトを固有宿主とする糸状虫類(蚊が媒介), メジナ虫(ミジンコが中間宿主)のほかに, ヒト以外の動物が固有宿主となり, ヒトにも成虫の感染がみられる東洋眼虫(イヌ, ネコが固有宿主。メマトイが媒介), 肝毛細虫(固有宿主はげっ歯類)がある。

糸状虫症(フィラリア症)

フィラリア症ともいい, 成虫がリンパ管内に寄生するリンパ系糸状虫症と組織寄生糸状虫症に区別される。

リンパ系糸状虫症

▶**疫学／臨床症状・検査成績** Bancroft(バンクロフト)糸状虫症は平安時代から日本に存在していた。特に九州地方から沖縄先島諸島などには多くの感染者がいた。鹿児島県では1971年の1万1,645人の血液調査で91人のmf(ミクロフィラリア)陽性者が確認された。しかし1978年以降の調査ではmf陽性者は確認されなくなり, 1986年にフィラリア症根節宣言が発表された。沖縄県でも1978年を最後にmf陽性者はいなくなり, 1980年に根節宣言が出され, 国内からフィラリア症の新たな感染はなくなった。しかし, いまでも陰嚢水腫などの後遺症に苦しむ患者はみられる。

マレー糸状虫はかつて八丈小島にのみ流行がみられたが, 島民の移住によって流行は消滅した。

Bancroft糸状虫の流行地は東南アジア諸国, インド, スリランカ, マダガスカルを含むアフリカ中央部諸国, 中米カリブ海沿岸諸国で, マレー糸状虫は東南アジア諸国に流行地が点在する。

鼠径リンパ節, 腋窩リンパ節などに成虫は寄生し, 卵胎生によって血中にmfを産出する。成虫の寄生によってリンパ液の還流障害に起因するリンパ浮腫が起きる。成虫の寿命は4〜5年でmfの産出はなくなるが, 表皮の肥厚が徐々に進行し, やがて象皮病と呼ばれる不可逆的な結合織の増殖が起こる。

イエカやヤブカ, ハマダラカによって媒介される。mfは蚊の体内で感染幼虫となり, 次の吸血時にヒトに侵入す

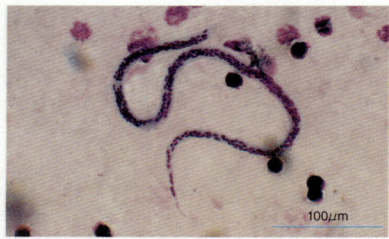

図 18-1-9　Bancroft 糸状虫ミクロフィラリア

る。感染から3カ月～1年ほどで成虫になるが、この間の移行経路については解明されていない。急性期には悪寒戦慄を伴う熱発作(くさふるい)やリンパ管炎、精索炎がみられる。しかし、糸状虫症の本態は慢性期の象皮病による身体機能障害による社会生活上の困難にある。

● 診断　血液中の mf を証明する(図 18-1-9)。mf は夜間定期出現性を持つので、採血は午後10時～午前2時頃に行う。mf の検出には膜濾過法を用いると少数の mf 血症の場合でも検出が可能となる。成虫が死滅した後でも mf を検出できない。その場合には、抗原検出キットによる成虫抗原の検出が行われる。市販のキットが入手可能である。

■ 治療と薬理メカニズム　ジエチルカルバマジン 6 mg/kg/日(マレー糸状虫は半量)、分3、12日間投与。mf には効果があるが、殺成虫作用は不十分である。

組織寄生糸状虫症

● 疫学／臨床症状・検査成績　回旋糸状虫(オンコセルカ)、ロア糸状虫、常在糸状虫、オザード糸状虫などがヒトの皮下組織(オンコセルカ、ロア糸状虫)や腹腔(常在糸状虫、オザード糸状虫)、胸腔(常在糸状虫)に寄生する。

オンコセルカ症は mf が全身の皮下組織を移動して皮膚の掻痒感、肥厚、萎縮、色素沈着などを起こすほか、前房水中にも出現して角膜炎を引き起こす。これをオンコセルカ性角膜炎といい、失明の原因となる。

ロア糸状虫の成虫は皮下組織に寄生するが、移動してしばしば眼球結膜に現れる。羞明、結膜炎、眼痛がみられる。

● 診断　いずれの糸状虫症でも、その糸状虫の生活史に基づいた方法により mf の検出や成虫の発見によって診断される。オンコセルカの成虫は皮下腫瘤を形成するが、摘出標本中に成虫断端が確認できた日本人症例の報告がある。アフリカでの感染が推測された例であった。

■ 治療と薬理メカニズム　オンコセルカ症にはイベルメクチン 150 μg/kg の単回投与。ジエチルカルバマジンは強い副作用がみられるので使用しない。

メジナ虫症

● 疫学／臨床症状・検査成績　国内には分布しない。かつては中近東からアフリカ中央部諸国に広く流行地がみられたが、世界保健機関(WHO)の撲滅プログラムにより、現在はガーナやスーダンおよび西アフリカの一部の国に限局してみられる。旧約聖書にも症状の記載があるほど古くから知られた寄生虫症で、雌成虫は皮下を移動し、下肢にドーム状丘疹を形成する。患者の足が水に触れると丘疹が破れ雌成虫の頭部が露出し、一気に幼虫が水中に放出される。ケンミジンコ体内で3期幼虫に発育し、ヒトはケンミジンコの混入した水を飲むことで感染する。

● 診断　丘疹から露出した成虫の形態から診断する。体内では幼虫を放出しないので生検での幼虫確認は不可である。また、抗体検査法も試みられていない。

■ 治療と薬理メカニズム　駆虫薬はない。皮膚から出た頭部を少しずつ巻き取って摘出するが、疼痛が激しい。感染予防のために流行地では、飲料水は煮沸するか、ケンミジンコを除去するために 0.1 mm ほどの開口径を持つナイロンネットで濾過する。

幼虫が組織内に寄生する線虫症(幼虫移行症)

ヒトを固有宿主としない寄生虫が感染すると、幼虫は成長することなく体内を移動し、さまざまな臓器に障害を与える。これを幼虫移行症といい、その原因となるものは線虫類に多い。成虫にまで発育できないため、糞便検査で診断はできない。生検材料からの虫体確認や抗体検査などにより診断する。病理組織標本中にみられる幼虫の形態的特徴を図 18-1-10 に示す。

アニサキス症

海産魚類(一部イカなどの海生軟体動物)の内臓に寄生するアニサキス幼虫によって起きる寄生虫症である。原因となるのは Anisakis simplex, Pseudoterranova decipiens の第3期幼虫が大部分を占めるが、Anisakis physeteris によるものもまれにみられる。原因となる寄生虫の種類にかかわらず、アニサキス症と呼ばれることが多い。

● 疫学／臨床症状・検査成績　感染してから数日間、消化管(口腔粘膜を含む)にとどまることがあり、この間に脱皮して4期幼虫にまで発育する。4期幼虫には頭端に3弁の口唇が形成されている。ヒトは偶発宿主であり、成虫にまで発育することはない(ごくまれに、幼若成虫を検出したという報告がある)。幼虫は胃粘膜、回腸末端粘膜上皮に頭部を刺入して寄生する。前者を急性胃アニサキス症、後者を急性腸アニサキス症と呼ぶ。しばしば大腸粘膜にも幼虫の刺入がみられる。粘膜下組織内に幼虫体が完全に穿入してしまうと肉芽腫を形成する。これを慢性アニサキス症と呼び、腫瘍性病変との鑑別が重要となる。また、幼虫体が腹腔内に逸脱することもある。このように消化管外にアニサキス幼虫が侵入する場合を異所寄生と呼ぶ。肝臓内や胸腔内寄生が報告されている。

原因食の摂食後数時間で発症する急性胃アニサキス症では、悪心・嘔吐、心窩部痛がみられ、喫食後数日の経過で発症する腸アニサキス症では腸壁の肥厚を伴う腸閉塞を起こす。また、蕁麻疹や呼吸困難、顔面紅潮などの即時型アレルギー反応を伴うことも多い。一方、自覚症状のまったくみられない緩和型もある。これは人間ドックなどで実施される内視鏡検査で偶然発見されるが、腹痛などの症状はない。

● 診断　胃あるいは大腸アニサキス症では内視鏡検査で幼虫を発見することで診断が確定する。刺入部位は発赤・出血を伴い、まれに潰瘍を形成する。腸アニサキス症では

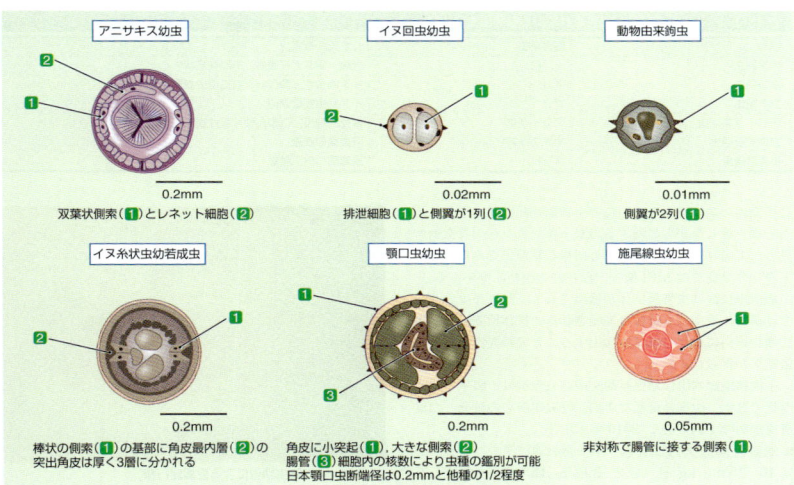

図18-1-10 組織寄生線虫類の断端構造
Barは100μm

幼虫の確認には手術以外にないが,手術適応外のアニサキス症が疑われるときは食歴などを参考に治療を開始する。

血清抗体検査は,日本人のIgG抗体保有者が70%を超えており,単回の抗体測定の診断的意義は乏しい。IgE抗体の消長が病態の推移と相関するとの報告がある。

■ **治療と薬理メカニズム** 粘膜に寄生する幼虫に直接効果のある駆虫薬はない。内視鏡による虫体の確認と鉗子による虫体の摘除ができれば治療は完結する。ただし,複数の幼虫が寄生していることもあるので,注意深い観察が必要である。また異所寄生によって肉芽腫を形成したものについては外科的摘出以外に治療法はない。

予防が大切である。70℃以上の熱湯で幼虫は数秒以内に死滅する。また,-20℃で48時間以上凍結すれば幼虫は死滅する。そのため,生食は冷凍保存後のものか,煮るあるいは焼くことによって感染を防ぐことができる。

動物由来回虫症

動物の回虫卵がヒトに感染して起きる寄生虫症である。ヒトへの感染が確認されているものは6種類ある(表18-1-1)。このなかで感染者の最も多いのがイヌ回虫やネコ回虫感染で,感染経路や病態が似ているため,両者をあわせてトキソカラ症と呼ばれている。ブタ回虫は形態的にはヒト回虫と似ているが,ヒトに感染してもほとんどの幼虫は成虫にまで発育せず,幼虫のまま体内移行する。アライグマ回虫がヒトに感染すると激しい神経症状が出現し,致死的経過をとる。眼球内に寄生すると失明する。国内で繁殖している野生アライグマからはアライグマ回虫の寄生は確認されていない。しかし,展示施設で飼育されていたアライグマにアライグマ回虫の寄生がみられたという報告はある。

■ **疫学／臨床症状・検査成績** 感染動物の糞便とともに排泄された虫卵は外界で2~3週間経つと幼虫包蔵卵にまで発育し感染力を持つ。幼虫包蔵卵以外の虫卵では感染は起きない。虫卵が嚥下されると,消化管内で虫卵は孵化し,幼虫は粘膜を穿通して門脈を経由,肝臓から肺臓にいたる。その後,中枢神経系を含む全身の組織に散布される。そのため,発熱,倦怠感,咳嗽などの呼吸器症状や肝腫大,皮疹,知覚異常といった多様な症状がみられる。血行性あるいは神経経性に眼球に侵入すると飛蚊症や視力低下を自覚する。中枢神経系へ侵入すると知覚異常,しびれ,脊髄炎を起こし,脳腫瘍との鑑別が必要となる。続発症としては関節リウマチ類似関節炎,血球貪食症候群,ネフローゼ症候群の出現が報告されている。

トキソカラ症の疾患概念が提唱された当初は患者のほとんどが幼小児であったことから,小児科領域の寄生虫症と思われていた。しかし現在では成人例が増加している。感染源は,①虫卵に汚染された公園の砂場,②感染動物の被毛に付着する虫卵,③待機宿主(ウシ,ニワトリなど)体内に寄生する幼虫を生あるいは不完全加熱調理食品として喫食,④虫卵の付着した生野菜が考えられている。

■ **診断** 眼以外の臓器に幼虫が寄生しているときには,血液生化学検査では末梢血好酸球増加,肝機能異常,γグロブリンの増加によるアルブミン/グロブリン(A/G)比逆転,高IgE血症がみられる。眼トキソカラ症では多くの場合,好酸球数は正常で眼底検査により白色腫瘤が後極部や周辺部に確認され,臨床的にはぶどう膜炎と診断される。症例によっては腫瘤の移動をみることがある。呼吸器症状を呈するときの胸部CT,MRI,X線検査で細気管支末梢

表18-1-1 ヒトへの感染が報告されている動物由来回虫類

種類	固有宿主	ヒトでの病変
イヌ回虫	イヌ科	肝臓、眼などに寄生。多彩な症状
ネコ回虫	ネコ	イヌ回虫症に類似。まれに成虫が寄生
ブタ回虫	ブタ	イヌ回虫症に類似
アライグマ回虫	アライグマ	致死的脳炎、びまん性片眼性網脈絡膜炎
コウモリ回虫	オオコウモリ	肝炎類似疾患
小兎唇回虫	ネコ科	頭頸部の皮下膿瘍

に多発性の結節像をみる。この小結節が短期間のうちに消退を繰り返しながら移動するのがトキソカラ症の特徴的所見としてあげられる。肝臓にも同様な結節影をみる。神経トキソカラ症ではMRI検査で孤在性の小結節像をみる。

血清中には幼虫特異抗体が検出される。眼トキソカラ症では硝子体液中にも抗体は証明される。抗体検査には幼虫代謝物蛋白に対する抗体を検出することで特異性の高い診断結果が得られる。

生検組織標本中に幼虫断端を確認した例は、眼トキソカラ症で3例、中枢神経型で1例、呼吸器疾患の続発した皮膚反症例の1例である(2010年末現在)。

■ **治療と薬理メカニズム**　第一選択薬はアルベンダゾール10〜15 mg/kg/日、分2〜3投与、臨床経過を観察しながら4〜8週間。一過性の肝機能障害が高い頻度で出現し、治療の継続が困難となる例がしばしば経験される。ステロイドの併用により虫体死滅によるアレルギー反応を抑制しうる。

眼トキソカラ症の治療については、投薬により幼虫が死滅するとアレルギー反応によって眼症状がかえって悪化するという考えがあり、駆虫薬の使用に関しては明確な指針はない。駆虫薬の投与とともに、局所あるいは全身のステロイド投与を考慮する。網膜に移動性腫瘤病変がみられる場合、レーザー凝固療法、凍結凝固療法で病巣の進展を阻止しうる。

動物由来鉤虫症

イヌやネコを固有宿主とするブラジル鉤虫やイヌ鉤虫、セイロン鉤虫(ヒト体内で成虫にまで発育可能)のフィラリア型(F型)幼虫の経皮感染によって起き、線状性皮膚爬行症を起こす(図18-1-11)。経皮感染した幼虫は皮膚内で早晩死滅する。

■ **疫学／臨床症状・検査成績**　皮膚の露出部分に爬行疹が出現する。搔痒感が強く紅斑や水疱を伴う場合もある。多数の爬行疹の出現は、同時に多数のF型幼虫が侵入したことを示唆している。最近の国内発症例のほとんどすべては海外(熱帯・亜熱帯地域)で感染したものである。好酸球数は正常ないし軽度上昇する。

■ **診断**　糞便検査で虫卵は見つからない。確定診断は生検標本の病理検査により特徴ある幼虫断端を表皮内に確認する(図18-1-10)。幼虫が確認できない場合でも、表皮に空洞があり、周囲に好中球や好酸球浸潤を伴う組織変化がみられれば鉤虫症の可能性を考える。抗体検査は実用化されていない。

動物由来鉤虫による爬行疹は表皮内を移動し、真皮や皮下組織にまで侵入することはほとんどない。顎口虫症や旋尾線虫幼虫による爬行疹では真皮や皮下組織に幼虫が侵入

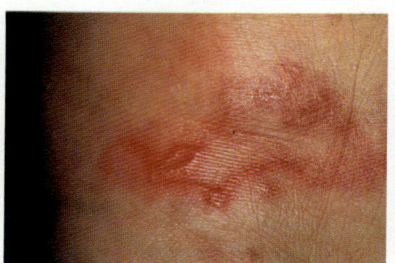

図18-1-11　鉤虫幼虫による皮膚爬行疹
(東京医科大学皮膚科例)

する。

■ **治療と薬理メカニズム**　第一選択薬はイベルメクチン200 μg/kg/日を空腹時、水とともに投与。

動物由来糸状虫症

■ **疫学／臨床症状・検査成績**　イヌ糸状虫はイヌ科の動物の肺動脈〜右室に寄生する線虫で、イエカ、ヤブカ、ハマダラカの胸筋内で感染幼虫となり、吸血時に人体内に侵入する。ヒトは非固有宿主であり、多くの場合、侵入局所で感染幼虫は死滅してしまう。しかし、生き残った幼虫が発育を続け、幼若成虫となって肺小動脈に塞栓を起こす。

無症状がほとんどで、人間ドックなどの検診時、あるいは他疾患で治療中の検査で胸部異常陰影を指摘されたのをきっかけに発見される。まれに、咳嗽や深呼吸時の胸痛を自覚した例もある。

ウシやウマ、イノシシに寄生する動物由来オンコセルカによる皮下腫瘤形成例も南西日本各地で報告されている。

■ **診断**　胸部X線あるいはCT上、胸膜に接するように孤立性の結節影としてみられ、銭形陰影(coin lesion)とも呼ばれる。通常、孤発性で母指頭大ほどの梗塞巣を形成する。右肺下葉に多い。喀痰細胞診、気管支肺胞洗浄液(BALF)の検査で悪性細胞や病原性細菌類が検出されず、経過観察によっても病巣の大きさも形態も変わらなければ、イヌ糸状虫症を疑う。

■ **治療と薬理メカニズム**　小動脈内で虫体はすでに死滅しているので駆虫薬の投与は不要。胸腔鏡下肺部分切除により摘出した組織を検査して虫体断端を同定する(図18-1-10)と同時に治療も完了する。

顎口虫症

■ **疫学／臨床症状・検査成績**　国内でみられる顎口虫症

の原因となるのは，①有棘顎口虫，②剛棘顎口虫，③ドロレス顎口虫，④日本顎口虫の4種類ある。いずれも皮膚に病変をみるが，有棘顎口虫の病変は「遊走性移動性腫瘤」と呼ばれ，顎口虫の寄生虫によって生じる腫瘤が皮膚の浅層と深層の間を移動するので，腫瘤が出現と消失を繰り返す。また中枢神経系や眼球内，肝臓などさまざまな臓器にも移行する。好酸球性髄膜炎や失明が起き，死亡することもある。②〜④の顎口虫は皮膚の比較的浅い部位（皮下組織内）を移動するので，蛇行しながら伸長する線状性皮膚炎がみられる。

感染源は第2中間宿主であるライギョ（有棘顎口虫），ドジョウ（剛棘顎口虫），マムシ（ドロレス顎口虫），ブラックバス，ブルーギル（ドロレス顎口虫，日本顎口虫）などである。淡水魚，両生類，爬虫類を生食する習慣のある日本や東南アジア各国が流行地で，海外で感染したと考えられる例も報告されている。いずれの顎口虫による感染でも末梢血好酸球は増加する。

■ **診断** 生検標本組織中に虫体を検出することによって確定診断が下される（図18-1-10）。腸管上皮細胞の形態と核数から虫種を区別することができる。血清抗体検査も補助診断として感染の有無を知るのに役立つが，種の同定はできない。

■ **治療と薬理メカニズム** 爬行疹の先端部分の生検で虫体が確認され，爬行疹の伸長がなければ治癒したと判定する。皮膚深部に腫瘤を形成する有棘顎口虫では生検による虫体摘除は困難である。生検のできない症例については以下の駆虫薬の投与を試みる。

アルベンダゾール10〜15 mg/kg/日，分2〜3投与，臨床経過を観察しながら3〜7日間。投与により腫脹の消失や爬行疹の進行が抑えられ，血清抗体価の低下や好酸球数の減少がみられれば効果ありと判定する。

広東住血線虫症

■ **疫学／臨床症状・検査成績** 家住性ネズミの肺動脈に寄生する広東住血線虫の中間宿主である陸生貝類（アフリカマイマイ，スクミリンゴガイ）や軟体動物（ナメクジ），陸生プラナリア（ニューギニアヤリガタリクウズムシ），あるいは待機宿主としてカエルやテナガエビなどの体内に寄生している感染幼虫を誤飲しての経口感染や傷ついた皮膚からの経皮感染がある。

国内では1969年の第1例目以来67例が報告されている（2010年末現在）。そのうち45例が沖縄県での感染が疑われる症例で，22例が本土あるいは海外での感染が疑われている。

症状は，激しい頭痛，悪心・嘔吐や頸部硬直に加え，知覚異常や意識障害などの神経症状もみられる（好酸球性髄膜脳炎）。しばしば眼球内寄生も報告されており，失明の原因となる。

■ **病原体** ヒトでは成虫にまでは発育できないが4期幼虫〜幼若幼虫にまでは発育し，くも膜下腔，脊髄などに寄生する。そのため，髄液中に幼虫を発見できることがある。好酸球増加が末梢血中のみならず髄液細胞中でもみられる。抗体検査も診断には有用である。

■ **治療と薬理メカニズム** 虫体を確実に殺滅する効果のある駆虫薬はない。対症療法を行う。腰椎穿刺を行って頭蓋内圧を軽減させ，ステロイドを投与することにより1週間程度で症状は軽快する。予後は比較的良好であるが，これまで1例の死亡例が報告されている。

旋尾線虫幼虫移行症

■ **疫学／臨床症状・検査成績** 皮膚に線状性爬行疹を起こす型と腸閉塞を起こす型，眼球内寄生型の3型が知られている。線状性爬行疹では，臍周辺から爬行疹が出現し，側腹部へと伸長する。そのスピードは顎口虫幼虫によるのよりも速く，紅斑や水疱を伴うことがある。腸閉塞型の潜伏期間は3日から長いときは1カ月である。悪心・嘔吐，下痢がみられ，腹部X線撮影でニボー形成がみられ，麻痺性腸閉塞の臨床症状を呈する。腸壁の肥厚を伴う通過障害もみられる。眼球内寄生型はこれまで3例の報告があり，1例は前眼房水中に，他の2例は虹彩炎を伴った硝子体液中から虫体が回収されている。

旋尾線虫幼虫移行症を起こすものはX(10)型幼虫と呼ばれている種類であるが，その成虫についてはいまだ明らかになっていない。この幼虫は，マダラ，ハタハタ，スルメイカ，ゲンゲ，ホタルイカなどの内臓に寄生しているが，患者のほとんどはホタルイカの生食後に発症している。それゆえ，ホタルイカの漁期にほぼ一致する春先から初夏にかけて患者の発生がみられる。ホタルイカの寄生率は3%程度である。

■ **診断** 問診でホタルイカの生食歴を確認する。幼虫は1 mm×0.1 mmほどの大きさのため，内視鏡で虫体を確認することは困難である。皮膚生検標本あるいは腸管切除標本中に虫体断端を証明する（図18-1-10）。補助的診断として幼虫薄切切片を抗原とする血清抗体測定が試みられている。

■ **治療と薬理メカニズム** 駆虫薬の有効性については確認されていない。爬行疹型では診断をかねた生検により爬行疹の伸長が止まれば治癒したと考える。腸閉塞型では，イレウス管の挿入や補液などの対症療法で経過を観察し，腸壁肥厚による物理的閉塞がある場合や眼球内寄生では外科的手術を選択する。

【赤尾 信明】

2 吸虫類

総論

■ **病原体／疫学** 吸虫類（trematode）は，条虫類とともに扁形動物という比較的原始的な体制を持つ動物に分類され，すべてが寄生性である。吸虫類は住血吸虫類を除いて雌雄同体であり，体腔がなく柔組織のなかに生殖器や排泄器が埋まっている。口吸盤と腹吸盤を持ち，消化管は盲端に終わり肛門を持たない。種類は多くさまざまに分類されるが，生活史や感染経路は，住血吸虫類とその他の吸虫類（肺吸虫，横川吸虫，肝吸虫，肝蛭など）と分けて把握しておくのがよい。

生活史には，成虫が寄生している終宿主のほか，幼虫が寄生する第1中間宿主と第2中間宿主を要する。第1中間宿主は淡水産あるいは陸産の巻貝，第2中間宿主は魚類や

甲殻類，植物など多彩である（図18-2-1）。成虫は脊椎動物の主に消化管かその付属器（肺，肝，胆管など）に寄生し産卵する。

終宿主の便などとともに外界に排出された虫卵は，河川や湖沼などの淡水に入って孵化し，ミラシジウムと呼ばれる繊毛を持った幼虫が泳ぎ出して第1中間宿主の巻貝に侵入する。吸虫にとって貝は必要不可欠で，中間宿主となりうる貝のいないところには吸虫も分布していない。幼虫は貝のなかで幼虫は無性的に増殖し，最終的にセルカリアという幼虫になって水中に遊出する。セルカリアは，魚類，甲殻類，植物などの第2中間宿主に接着または侵入し，メタセルカリアという感染型になって終宿主への感染を待つ。

住血吸虫類以外では，ヒトは第2中間宿主の淡水魚類や甲殻類などを食べて感染する。つまり，吸虫症はほとんどが食品由来の寄生虫疾患であり，どの食品を食べればどの吸虫に感染するかが決まっている（表18-2-1）。住血吸虫類では，貝から遊出したセルカリアが直接ヒトに経皮感染する。住血吸虫症への感染は，中間宿主貝が棲息している河川や湖沼，水田などで起きる。

● 病因・病態生理と分子メカニズム／臨床症状・検査成績／診断 吸虫症の病理変化の基本は，虫体あるいは虫卵周囲の好酸球を主体とした炎症である。特に虫体が組織内に侵入する場合には炎症が激しく，いわゆるTh2タイプの免疫応答が引き起こされ，末梢好酸球数の増加とともに血中のIgE（免疫グロブリンE）濃度も高値になる。臨床症状は，虫体がどの臓器に寄生しているかでほぼ決まるので，虫体が感染後にどの臓器にどのような経路で動いていくかが症状を理解する決め手になる。

吸虫類にとってヒトは終宿主であり，人体内で成虫になり産卵する。したがって，最も信頼できる診断法は虫卵の検出である。成虫の寄生部位は消化管や肺，肝，胆管が多く，虫卵がどの臨床サンプルから検出されるかは成虫がどこに寄生しているかによる。主な吸虫について虫卵が検出されうる検体を表18-2-1に示した。ヒトにしか感染しない吸虫というのは少なく，吸虫疾患の多くは人獣共通感染症である。

虫卵の検出に次いで抗体による診断が信頼できる。特に，住血吸虫症や肺吸虫症など，寄生虫が組織に侵入して宿主免疫系が寄生虫抗原に強く感作される場合ほど抗体検査は有効である。このような場合には同時に末梢血の好酸球増加もみられることが多く，虫卵が検出できなくても，好酸球と抗体のデータに基づいて診断可能である。

■ 治療と薬理メカニズム／経過・予後 すべての吸虫類に対してプラジカンテルの内服が有効である。虫種によって用量に違いがある。基本的に予後は良好だが，無治療のまま慢性に経過して組織破壊が進行した場合には，たとえ駆虫しても組織は完全には修復されず，対症療法で対応することになる。

肺吸虫症

● 病原体・疫学 肺吸虫症（paragonimiasis）は代表的な食品由来の寄生虫疾患である。わが国にはWesterman（ウェステルマン）肺吸虫（*Paragonimus westermani*）と宮崎肺吸虫（*Paragonimus skrjabini miyazakii*）が分布しており，日本国内の症例はこのどちらかが原因である。Wes-terman肺吸虫には第2中間宿主のモクズガニやサワガニ，あるいは待機宿主であるイノシシの肉を食べて感染する。イノシシから感染するのは，イノシシはサワガニを好んで食べるのでメタセルカリアを多数摂食するが，好適宿主ではないためメタセルカリアはイノシシの消化管から脱出した後に筋肉内で動きを止めてしまい，筋肉内に多数のメタセルカリアが蓄積するからである。一方，宮崎肺吸虫にはサワガニからのみ感染する。

モクズガニは地方によってモクゾウガニ，ズガニ，ヤマタロウなどさまざまな名前で呼ばれ，それぞれの地方で郷土料理として親しまれている。わが国では通常生では食べないが，中国や朝鮮半島ではカニを生のまま酒漬け，醤油漬け，あるいはキムチ漬けにした料理があり，海外からこのような食品を持ち込んで感染した例がある。サワガニについては，加熱不十分な唐揚げから感染したり，あるいは感染の危険について認識しないまま生で食べて感染する。タイなどではカニを潰してドレッシングに用いる調理法があり，日本在住のタイ人における感染が報告されている。

イノシシ肉にはしばしば多数のメタセルカリアが筋肉に蓄積しており，集団感染の原因になりうる。もっとも，イノシシ肉の危険性については広く知られているので明らかな生食はまれで，問診によっても生食が確認できないことが多い。

毎年少なくとも数十人から百人前後の肺吸虫症患者が発生していると推定されている。九州，特に宮崎，鹿児島などの南九州に集中しているが，北海道から沖縄まで発生がみられる。これは，サワガニなどの原因食品が全国的に流通しているのが原因と考えられる。従来から中高年の男性に多い疾患であるが，大都市圏において，タイ，韓国，中国出身の比較的若い女性の患者も多くみられる。これらの患者は来日して日が浅いものが多く，淡水産のカニを，前述したようなそれぞれの出身地の調理法で料理して感染している。

● 臨床症状・検査成績 肺吸虫のメタセルカリアを摂取すると，小腸でメタセルカリアは活性化して粘膜を破って腹腔内に脱出し，筋肉内に侵入，横隔膜，胸腔を経て最終的に肺実質内へと侵入する。したがって，症状も初期の段階では腹痛や皮下腫瘤などが起こりうる。

しかしながら，肺吸虫症の症状は，胸痛や咳，労作時呼吸困難などの胸部症状が主である。画像所見は胸膜侵入による気胸や胸水貯留，肺実質への虫体侵入による浸潤影，結節影，空洞形成などさまざまである（図18-2-2）。初診時の主訴が頭痛や腹部腫瘤であったのが，経過とともに胸水が貯留してきたという例もある。また，まったく自覚症状を欠き，定期健康診断などで胸部異常陰影を指摘されるような例も少なくない。

肺吸虫症を疑うきっかけとして多いのは，胸部症状に伴う末梢血好酸球増加症である。しかしながら，長期に気づかれなかった慢性感染では末梢好酸球数は正常のこともある。虫卵の検出率は高くなく，診断は主に血清抗体検査により行われる。

■ 治療と薬理メカニズム／経過・予後 治療はプラジカンテル75 mg/kg/日，分3を3日間投与する。この用量は添付文書にある指示より多いが，十分な治療効果を得るために必要である。胸水貯留がある場合はできるだけ胸水

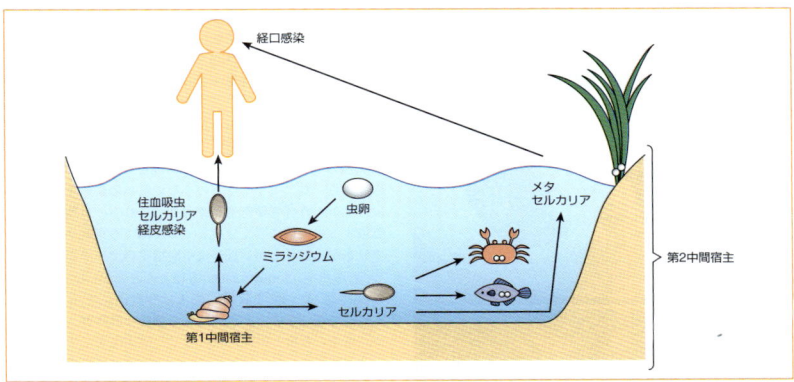

図 18-2-1　吸虫類の生活史

表 18-2-1　主な吸虫の感染源と主要症状，診断法

寄生虫	感染源	主症状	検査所見	診断
横川吸虫	アユ	腹痛・下痢		便虫卵検査
肝吸虫	コイ科淡水魚	腹痛・下痢 食思不振	肝機能障害 好酸球増加	便虫卵検査 抗体検査
Westerman 肺吸虫	サワガニ モクズガニ イノシシ	咳・血痰 呼吸困難 胸部痛・背部痛	肺異常陰影 好酸球増加	抗体検査 喀痰・胸水虫卵検査
宮崎肺吸虫	サワガニ	咳・血痰 呼吸困難 胸部痛・背部痛	肺異常陰影 好酸球増加	抗体検査
肝蛭	水草・野草・稲藁 ウシの肝	腹痛・下痢 食思不振	肝機能障害	抗体検査 十二指腸液虫卵検査
日本住血吸虫	水（経皮感染）	腹痛・下痢 食思不振	肝機能障害 好酸球増加 血便	抗体検査 便虫卵検査
Manson 住血吸虫	水（経皮感染）	腹痛・下痢 食思不振	肝機能障害 好酸球増加 血便	抗体検査 便虫卵検査
Bilharz 住血吸虫	水（経皮感染）	血尿	血尿	抗体検査 尿虫卵検査

を除去してから投与するほうが薬剤の効果が現れやすい。

ほとんどの症例では治療によく反応し，胸部陰影や好酸球数が正常化した後血清抗体が低下する。予後は良好で再感染がないかぎり治癒する。

住血吸虫症

▶病原体／疫学　住血吸虫症（schistosomiasis）は代表的な熱帯感染症で，食物由来ではなく経皮感染による。代表的なヒト寄生虫種としては，中国の揚子江流域やフィリピンで日本住血吸虫（*Schistosoma japonicum*），アフリカと南米で Manson（マンソン）住血吸虫（*Schistosoma mansoni*），アフリカと中近東で Bilharz（ビルハルツ）住血吸虫（*Schistosoma haematobium*）が分布している。このなかで，日本住血吸虫はヒト以外の多くの動物にも感染する人獣共通寄生虫症である。日本での感染はなく，新規国内患者はすべて海外の流行地に滞在中に感染した輸入症例である。

住血吸虫類は，吸虫のなかで例外的に第2中間宿主を必要とせず，中間宿主貝が分布している河川や湖沼で経皮的に感染する。感染後，セルカリアは血管内に入ってしばらく肺で過ごした後，最終的な寄生部位の血管へ移動する。日本住血吸虫と Manson 住血吸虫は腸管の静脈，Bilharz 住血吸虫は膀胱の静脈に寄生する。

かつてわが国にも日本住血吸虫症が風土病として存在する地域があり，農作業などの際に水に触れて感染した。これらの地域では，患者の治療と並行して中間宿主ミヤイリガイの生息環境の徹底的な破壊が実行された結果，今日わが国に日本住血吸虫症は存在しない。しかしながら，かつての流行地である筑後川流域や甲府盆地の出身者で，大腸の病理標本中に古い虫卵が見つかることがある（陳旧性日

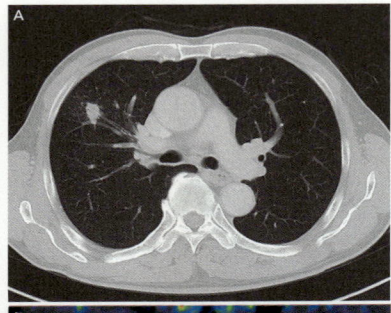

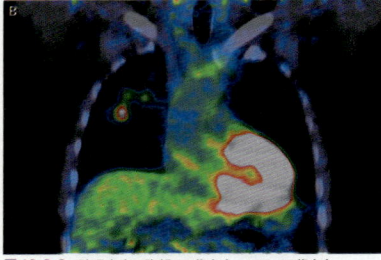

図18-2-2 肺吸虫症の胸部CT像(A), PET-CT像(B)

本住血吸虫症)。

■**臨床症状・検査成績** 感染最初期の症状として, セルカリアが皮膚を通過する際に, いわゆるセルカリア皮膚炎がみられ, 掻痒感を伴う湿疹が数日～2週間程度持続する。成虫が本来の寄生部位の血管に定着すると産卵を開始し, メスは静脈内で産卵して虫卵が塞栓を起こして虫卵周囲に激しい炎症を起こす(図18-2-3)。日本住血吸虫とManson住血吸虫では消化管, Bilharz住血吸虫では膀胱の粘膜組織が破壊される。日本住血吸虫とManson住血吸虫ではさらに虫卵が肝臓の血管で塞栓を起こし, 虫卵周囲の慢性炎症による肝線維化が進行し, 末期には肝硬変に移行する。

腸管住血吸虫症は感染後2～4か月で発症し, 発熱, 下痢, 全身倦怠感, 体重減少, 黄疸などを伴う。慢性期には肝線維化, 門脈圧亢進, 脾腫などを呈し, 進行した症例では腹水貯留や食道静脈瘤などを呈する。肝臓の超音波画像は, 肝線維化により特徴的な網目状の所見を呈する(図18-2-3)。尿路系住血吸虫症では膀胱壁の炎症が起こるので, 血尿, 排尿障害, 尿路系の二次感染などがみられる。

確定診断は虫卵を検出することによる。腸管住血吸虫症の急性期では集卵法による検便, または直腸生検で粘膜下組織中の虫卵を確認できる。尿路系住血吸虫症では尿沈, または膀胱壁の生検で虫卵を検出する。

■**治療と薬理メカニズム／経過・予後** 検便や尿中で虫卵が確認された場合にはプラジカンテル 40 mg/kg/日, 分2を2日間投与する。大腸粘膜などの生検で虫卵が検出された場合でも, 流行地に10年以上渡航していなかったり, 特異抗体が陰性の時は陳旧性であり駆虫は必要ない。

病初期に治療すれば予後は良好であるが, 組織破壊が進行した症例では完治は困難である。Bilharz住血吸虫症では慢性期に膀胱癌を併発するリスクが高いことが知られている。

肝吸虫症

■**病原体／疫学** 肝吸虫(*Clonorchis sinensis*)は, コイ科の淡水魚, 特にモツゴなどの小型の雑魚の鱗の下の筋肉内にメタセルカリアが寄生しており, これらの魚類の生食で感染する。極東に広く分布し, わが国でも東北から九州まで分布がみられたが, 近年は中間宿主のマメタニシが激減し, 肝吸虫症(clonorchiasis)もほとんど発生しなくなった。

■**臨床症状・検査成績** 成虫は胆管内に寄生して胆汁うっ滞を起こすので, 無症状から重篤な肝障害, 肝硬変まで, 感染の程度と時間経過に応じた臨床像を呈する。近縁のタイ肝吸虫では慢性期では胆管細胞癌の発生率が高いといわれている。中等～重症例では肝内胆管の拡張をエコー, CT, 内視鏡的逆行性胆管膵管造影(ERCP)などで認める。

確定診断は便中に虫卵を確認することである。産卵数が少ないので, 直接塗抹法による便虫卵検査では見逃されることがあり, 集卵法を実施する必要がある。免疫血清診断も補助診断として有用である。

■**治療と薬理メカニズム／経過・予後** 肝硬変にまで進行した症例では対症療法のみとなるので, 早期診断・早期治療が望まれる。治療にはプラジカンテルがきわめて有効である。駆虫は, 20～40 mg/kg/日, 分2を3日間あるいは75 mg/kg/日, 分3を1日間投与とする。

横川吸虫症

■**病原体／疫学** 横川吸虫(*Metagonimus yokogawai*)は日本を含むアジア諸国(中国, 韓国, インドネシアなど)に分布する。メタセルカリアはアユ, シロウオ, コイなどのうろこに潜んでいて, ヒトへはこれらの淡水産魚類を生食して感染する。わが国で重要な感染源はアユである。検診センターの検便で検出される虫卵の第1位は横川吸虫卵とされ, 潜在的患者数は多いと考えられている。メタセルカリアがヒトに摂取されると, 小腸上部で成長し, 約1週間で1～1.5 mmの成虫となって産卵をはじめる。

横川吸虫以外でも微々な消化管寄生性の吸虫類がおり, やはり淡水魚の生食で感染する。これらを総称して, 腸管寄生微小吸虫症という。

■**臨床症状・検査成績** 少数感染では無症状のことが多いが, 大量に感染すると持続的な下痢や腹痛の原因となり, 蛋白漏出性胃腸症の報告もある。下痢の原因として寄生虫感染症を鑑別にあげ, 検便を実施することが重要で, 虫卵の検出が確定診断になる。産卵数が少ないので, 直接塗抹法だけでなく集卵法を組み合わせて検査することが望ましい。

■**治療と薬理メカニズム／経過・予後** 治療はプラジカンテル 50 mg/kg/日, 分3を1～2日間投与する。予後は良好である。

【丸山 治彦】

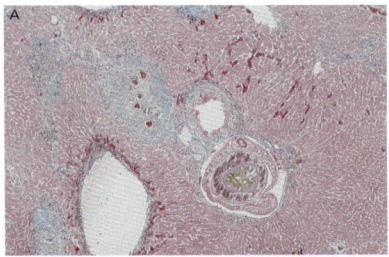
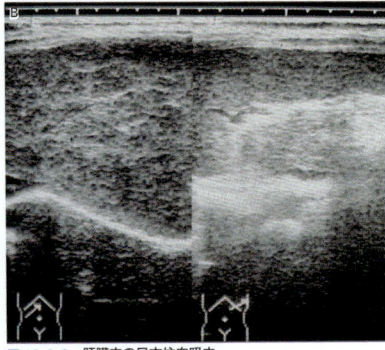

図 18-2-3 肝臓内の日本住血吸虫
A：マウス肝臓 HE 染色，B：肝エコー像

参考文献

1) ヒューマンサイエンス振興財団政策創薬総合研究事業「輸入熱帯病・寄生虫症に対する稀少疾病治療薬を用いた最適な治療法による医療対応の確立に関する研究」班編：寄生虫症薬物治療の手引き 改訂（2010 年）第 7.0 版, p31-38, 2010
2) Gryseels B et al：Human schistosomiasis. Lancet 368：1106-1118, 2006
3) Nakamura-Uchiyama F, Mukae H et al：Paragonimiasis : a Japanese perspective. Clin Chest Med 23：409-420, 2002
4) Sripa B et al：Cholangiocarcinoma : lessons from Thailand. Curr Opin Gastroenterol 24：349-356, 2008

3 条虫類

■ **定義・概念** ヒトを含む哺乳動物に寄生する条虫類（cestodes）はすべて，扁形動物門（Phylum Platyhelminthes），条虫綱（Class Cestoidea），多節条虫亜綱（Subclass Cestoda）に属するいわゆる真田紐のような扁平で長いサナダ虫の一群であり，擬葉目（Order Pseudophyllidea）と円葉目（Order Cyclophillidea）に大別される。

すべて寄生生活を営み，少なくとも 1 種類の中間宿主と終宿主を必要とする（表 18-3-1）。終宿主の消化管内で成熟した成虫（受胎片節）から排泄される虫卵は擬葉目条虫では中間宿主動物に感染性のある胚（embryo）に発育していないのに対し，円葉目条虫では受胎片節から排泄される虫卵は中間宿主動物への感染性を有している胚を形成している。すなわち，感受性を有する中間宿主動物が虫卵を摂取すれば，その場で感染することを意味する。

ここで扱う裂頭条虫症，大複殖門条虫症，Manson（マンソン）裂頭条虫症，弧虫症（Manson 弧虫症）は擬葉目条虫の感染，それに対し無鉤条虫症，有鉤条虫症，嚢虫症，エキノコックス症（単包虫症・多包虫症）は円葉目条虫の感染によって引き起こされる疾患である。

裂頭条虫症，大複殖門条虫症，Manson 裂頭条虫症，無鉤条虫症，有鉤条虫症はヒトの消化管内で成虫に発育する条虫寄生による条虫症（cestodiases）であり，中間宿主動物体内で発育した幼虫（metacestodes）を経口摂取して引き起こされる食品媒介寄生虫疾患である。地球規模でのヒトの移動が激増し，発展途上国を訪問し，安全性が確認されずに提供される食材を口にして感染し，帰国後に発症する例が多い。先進国での感染は滋養強壮などの目的で，いわゆるゲテモノ食いが原因となっている例が大半である。

一方，嚢虫症（cysticercosis）では終宿主，ヒト（有鉤条虫を宿しているヒト）から排泄された虫卵を，エキノコックス症（echinococcosis）（単包虫症（cystic echinococcosis），多包虫症（alveolar echinococcosis））では終宿主（主にイヌ科動物）に寄生している成虫から排泄された虫卵を，それぞれなんらかの機会に不特定多数のヒトが経口摂取し，虫卵内の胚（六鉤幼虫）が消化管内で孵化し，血流，リンパ流を通して体内を移動し，消化管外の中枢神経系，肝臓その他の臓器，組織内で幼虫に発育して引き起こされる幼虫条虫症（metacestodiases）と定義され，寄生部位により重篤な症状，突然死をきたすことが多い。弧虫症（sparganosis，Manson 弧虫症）はゲテモノ食いにより幼虫が感染し，皮膚爬行症（creeping disease）あるいは中枢神経系への迷入を引き起こす。

ヒトが終宿主になる場合（条虫症）とならない場合（幼条虫症）があるが，それは自然界における食物連鎖のなかでの感染であり，ヒトの体内で成虫に発育しない場合には，基本的に感染者を捕食する肉食獣が終宿主になる。しかし，現代の生活環境下では人体内で幼虫寄生が生じた場合にはその寄生虫に生活環を完成させる機会は残されていない。にもかかわらず，地球規模で寄生虫感染症が蔓延している現実は，衛生環境，衛生教育が行き届かない発展途上国において流行が拡大していることに起因している。さらに，ヒト以外の動物，特に野生動物間で生活環が完成しているものがあり，ゲテモノ食いによってヒトへの感染が派生することを示唆している。ただし，ヒトからヒトへの二次感染を引き起こす条虫症は有鉤条虫症であり，二次感染によって引き起こされる重篤な疾患が脳嚢虫症である。

頭節（scolex），頸部（neck），未熟片節（immature proglottid），成熟片節（mature proglottid），受胎片節（gravid proglottid）から構成され，頭節を残れば残りの体節（片節）の再生が起こる。エキノコックス属条虫は 1～7 mm と非常に小さく，糸くず状である。特に多包条虫は 1～3 mm と小さく肉眼で確認するのは困難である。エキノコックス属条虫では頸部，未熟片節が一つになっているものもあり，頭節を含め，3 ないし 4 節だけの種類もある。その他の属あるいは科に属する条虫は小さいもので数 cm，大きなもので 10 m の長さに達し，多数の未熟，成熟，受胎片節か

表 18-3-1 国内で遭遇する主な人体寄生条虫症と幼条虫症の特徴

	寄生虫の分類	ヒトへの感染源	寄生部位
条虫症			
日本海裂頭条虫症	擬葉目*	海産魚(主にサケ科)	消化管
大複殖門条虫症	擬葉目*	海産魚(主にイワシ)	消化管
Manson 裂頭条虫症	擬葉目*	ヘビ、スッポンなど	消化管
無鉤条虫症	円葉目**	牛肉	消化管
有鉤条虫症	円葉目**	豚肉	消化管
有線条虫症	円葉目**	ヘビ	消化管
瓜実条虫症	円葉目**	イヌノミ	消化管
縮小条虫、小形条虫症	円葉目**	コクヌストモドキなどの昆虫	消化管
幼条虫症			
Manson 弧虫症	擬葉目	ミジンコ、ヘビ、トリ、カエル	全身の臓器[a]
有鉤嚢虫症	円葉目	ヒトから排泄された虫卵	全身の臓器[b]
エキノコックス症	円葉目	イヌ科動物から排泄された虫卵	全身の臓器[c]
多包虫症		主にキツネ、イヌ	肝
単包虫症		主にイヌ	肝、肺

*vs**:擬葉目条虫と円葉目条虫の成虫頭節にはそれぞれ吸溝(bothrium)、吸盤(sucker)がある
[a]:主に皮下、その他脳、眼瞼
[b]:主に脳、脊髄、その他皮下、眼球、筋肉
[c]:主に肝、その他肺、脳、全身

ら構成される。

消化管寄生条虫症[1]

● **臨床症状** 消化管寄生条虫症はヒトに感染した種の違いにより症状が大きく異なることがないので、総括的に記載する。表 18-3-1 に示すように食品あるいは、いわゆるゲテモノ食い(Manson 裂頭条虫、有線条虫)により感染する。特別な症状はなく、排便時に白いキシメン様の長い虫体が肛門から垂れ下がる(裂頭条虫症、大複殖門条虫症、Manson 裂頭条虫症)、あるいは白い2~3 cm大の伸び縮みする受胎片節が肛門から能動的に出てくる(無鉤条虫症)か、排泄物のなかで動いている(有鉤条虫症)か、さらに小さな粟粒大の白いものが排泄物の上から見つかる(有線条虫症)で、感染者自身が気づく。成虫から排泄される虫卵が感染者を含む不特定多数のヒトに直接感染する条虫は有鉤条虫だけであり、治療にあたっても細心の注意が求められる。

■ **治療と薬理メカニズム** 有鉤条虫症以外はすべてプラジカンテル(10 mg/kg)が推奨される。駆虫薬ではないが、ガストログラフィンを用いることも少なくない。わが国では認可されていないが、ニクロスアミドは有鉤条虫を含むすべての条虫症に国外で広く用いられている。1日入院で、前日の夕食をとらずに、翌朝駆虫薬、2時間後に下剤(硫酸マグネシウム)、その後排泄される虫体の頭節を確認することにより完了するが、プラジカンテル投与時には虫体が破壊されることが多く、頭節が確認されないことが多い。

裂頭条虫症(広節裂頭条虫、日本海裂頭条虫)

ヒトに感染する裂頭条虫が何種類に分類されるかの再検討が必要であるが、地球規模で人体感染が確認されている種類は少なくとも上記の2種類である。カワカマスなどの淡水魚を食して感染し、北欧をはじめ北半球に広く分布している裂頭条虫が広節裂頭条虫(*Diphyllobothrium latum*)であり、日本国内の淡水魚からは発見されていない。日本海、太平洋における回遊性の海産魚、主にサケ科のシロザケ(トキシラズ)、サクラマス、カラフトマスを食して感染する裂頭条虫が日本海裂頭条虫(*Diphyllobothrium nihonkaiense*)である。南半球からも感染者が見つかっており、食品の流通経路を含め、捕獲地域の確認が求められる。

急速冷凍技術の発達により、世界各地で捕獲された海産魚が全世界で食卓にのぼること、南太平洋、大西洋を回遊している他の魚類からも遺伝子を異にする裂頭条虫が報告されていることから、上記2種ならびにその他の裂頭条虫の遺伝子鑑別が必要である。

日本国内でサケ科の海産魚を食べた後、数カ月後に発見される裂頭条虫はすべて日本海裂頭条虫であり、現在国内で最も症例数が多い条虫症である。ヨーロッパ、たとえばスイスなどでは以前から知られている広節裂頭条虫に加え、輸入食品を介しての日本海裂頭条虫感染例も散見されている。排便時に肛門から長く垂れ下がる(20~30 cmから1 m以上)ので本人が確実に気づく。

大複殖門条虫症

クジラ、アザラシなど、海産哺乳類の寄生虫と考えられている。日本、特に静岡から西の地域、四国、九州で症例が少なくないが、南米、ヨーロッパからも報告がある。ヒトへの感染源はイワシ類である。ヒトから自然に排出されることが非常に多い。すなわち、患者自身が排便時に大きな条虫の塊に気づき、受診するときにはこの条虫はすでに完全に自然排虫されている。特に春先のイワシに高率に感染していることが多く、春から夏にかけて患者が見つかることが多い。

Manson 裂頭条虫症

イヌ、ネコの寄生虫であり、人体内で成虫に発育する例は非常にまれである。医学的に重要なのは、この条虫の幼虫が人体内で成虫に発育せずに幼虫のままで体内を移行する Manson 弧虫症(sparganosis mansoni)である。ヘビ、トリ、カエルなどの肉を刺身で食べて感染する。

その他の条虫症

ヘビ肉(マムシ、シマヘビ)の生食で感染する有線条虫症(東海地方に感染者が集中)、昆虫など節足動物から感染す

る瓜実条虫症(イヌ条虫症)、縮小条虫症、小形条虫症がある。相対的に小児症例が多い(表18-3-1)。

無鉤条虫症

無鉤条虫症(taeniasis of *Taenia saginata*, beef tapeworm)は、無鉤条虫の幼虫、無鉤嚢虫(*Cysticercus bovis*)が寄生している牛肉を生、半生でよく噛まずに飲み込むことによって感染する。現在、国内での確実な感染例はないが、海外、特に発展途上国で感染して国内で確認される症例は少なくない。海外渡航者が増えていることから症例数も増加傾向にある。また、日本を訪れる外国人が感染している症例も少なくない。数mから10m前後の長いサナダムシであり、ほぼ毎日、1回から数回あるいは10回以上、伸び縮みする2～3cmの白色、扁平な受胎片節が感染者の肛門から能動的に脱出してくるため、感染者自身が確実に気づく。食肉の安全検査が重要であり、先進国で市場に出回る牛肉を食べている場合には感染の危険はないが、発展途上国で検査されずに地域住民に提供される牛肉から感染する例が多い。患者が自分の肛門から自然排出した片節に気づき、ほとんどの場合、片節を持参し受診している。

近年、東南アジア各国で、牛肉を食べないにもかかわらず無鉤条虫に感染している例が多数発見され、豚の内臓、特に肝臓を食べて感染する新種条虫、アジア条虫(*Taenia asiatica*)と命名されている[2,3]。しかし、最近の遺伝子解析結果から、無鉤条虫とアジア条虫との交雑個体が多く見つかり、同一種と結論されはじめている。このアジア条虫は発展途上国で、豚の内臓を生で食べる食習慣を有する少数民族の生活地域で流行している。タイ、中国などではこれらの条虫に加え、次に解説する有鉤条虫も流行しており、3種類が同所的に分布している地域も少なくない(図18-3-1)。

有鉤条虫症

有鉤条虫症(taeniasis of *Taenia solium*, pork tapeworm)は、有鉤条虫の幼虫、有鉤嚢虫(*Cysticercus cellulosae*)が寄生している豚肉を生、半生でよく噛まずに飲み込むことによって感染する。1～3mの細目の虫体で、頭節に11～13対の大小の鉤がある(図18-3-2)。本種は現在日本国内には分布していない。感染者は東南アジア(主にインド、中国、ネパール)、アフリカ、中南米の少数民族居住地などで、その土地の住民と同じ食事をして感染する。感染者は排泄物のなかに受胎片節があることで感染に気づくことが多いが、気にとめない場合も多く、気づかない感染者も少なくない。流行地住民間での流行とは別に、先進国からこのような辺境の地を訪問し、感染し、先進国に有鉤条虫を持ち帰り、先進国での二次感染、すなわち嚢虫症の流行を引き起こす例がイスラム圏も含めて増えてきている。この場合には、臨床医が経験したことがない脳疾患であり、後遺症を引き起こしかねない外科的治療が施される場合が少なくない。

人体寄生有鉤嚢虫症を引き起こす感染源となる有鉤条虫感染者の発見は困難で、最も突然死を引き起こしやすい有鉤嚢虫症、脳嚢虫症対策のネックとなっている。

プラジカンテル投与後半日以内に、てんかん(epilepsy)発作などの嚢虫症状が誘発される例が少なくなく、有鉤条虫症の治療薬としてプラジカンテルは使用しないほうが無難である。使用する場合には虫体の損傷に伴う急性の炎症、浮腫を抑えるためにステロイド投与が必要である。駆虫薬投与後数日たってから虫体が排泄されることが多い。

組織寄生幼条虫症

有鉤嚢虫症、脳嚢虫症(図18-3-3)

有鉤条虫に感染している感染者(保虫者, worm carriers)から排泄される虫卵を経口摂取したヒトで引き起こされる幼虫症が有鉤嚢虫症(cysticercosis)である。中枢神経系で嚢虫が発育して発症する脳嚢虫症(neurocysticercosis)は地球規模で深刻な問題を提起している。人体寄生テニア属条虫のなかで人体幼条虫症を引き起こすのは本種だけであり、有鉤条虫感染者の早期発見、治療を含め周囲の人たちへの虫卵による二次感染、嚢虫症の検査と継続的な啓発が必要である。脳嚢虫症では通常無症状患者が圧倒的多数であり、ある日突然てんかん発作やその他の脳症状が派生し、画像所見、血清検査所見から嚢虫症と診断される。大脳その他に寄生している1隻の嚢虫あるいは多数の嚢虫のうちの一部が、ヒトの免疫応答により損傷を受け嚢虫内部の嚢虫液が脳内に漏れ出し、浮腫(edema)を起こしはじめた時点で脳症状が発生するため、ステロイド投与による対症療法だけで十分であるという見解もある。アルベンダゾールあるいはプラジカンテルを投与し、嚢虫の死滅を促進させ、同時にステロイド投与により、炎症を抑える治療法が一般的である。最近はアルベンダゾールが推奨されている。好酸球増加、IgE(免疫グロブリンE)上昇も、無症状時にはほとんど認められない。術前診断法として、画像診断に加え、血清診断が推奨される[3,4]。

国外では最も重要な脳疾患の一つであるにもかかわらず、国内では術前確定診断がつかずに、外科的治療を受ける症例も少なくない。特に海外渡航歴がある患者の場合には、脳嚢虫症を常に意識して診断にあたるべきで、専門機関への術前相談が不可欠である。嚢虫症を疑うことなく外科的治療が施された場合には、病理標本を用いる遺伝子解析がすすめられる。感染地の特定が可能な場合が少なくない[4]。

現在、国内で血清診断ならびに遺伝子診断の両方ができるのは旭川医科大学だけであり、積極的に相談するほうがよい。

わが国では有鉤条虫症ならびに嚢虫症症例を厚生労働省に届け出るシステムが構築されていないが、国内で発見される有鉤条虫感染者から不特定多数の住民への二次感染、嚢虫症の流行対策も講じる必要がある。少なくとも有鉤条虫症患者と周囲の人たちの間での嚢虫症発症の有無の調査を実施するべきである。

弧虫症(Manson弧虫症)

ゲテモノ(ヘビ、スッポンなど)を生食し、遊走性皮膚爬行症症例として発見される例が一番多い。皮下以外では脳、眼窩寄生例も少なくない。皮膚爬行症を引き起こす寄生虫として、本症以外に、顎口虫(雷魚の生食)、旋尾線虫(ホタルイカの生食)の幼虫寄生があり、いずれも好酸球増加、IgEの上昇が特徴的である。血清検査と問診により、鑑別可能である。ただし、いずれの症例も外科的摘出以外により方法はない。

エキノコックス症(単包虫症、多包虫症)

地球規模で患者数が多いエキノコックス症(echinococ-

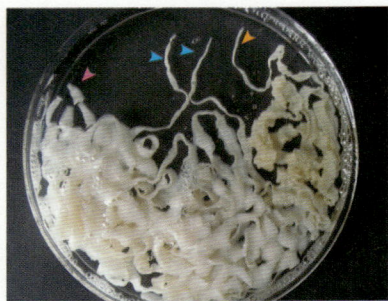

図 18-3-1　中国人少女から駆虫された 2 隻の無鉤条虫(約 4 m)と 1 隻の有鉤条虫(約 1 m)
無鉤条虫は中央から左側の白い虫。▶：頭部，▶：受胎片節
有鉤条虫は右側の少し黄色みがかった虫体。▶：頸部(頭節は鉤の有無の検査のため切除)
(Dr Li TY 提供)

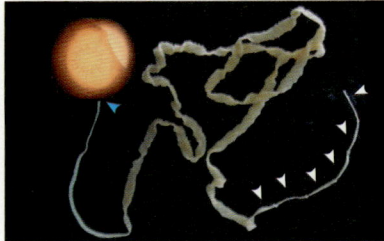

図 18-3-2　有鉤条虫の全体像(約 1 m)
▶：頭節とその拡大写真(頭節の一部，吸盤と大小 11 対の鉤が認められる)，▷：受胎片節
(Dr Li TY 提供)

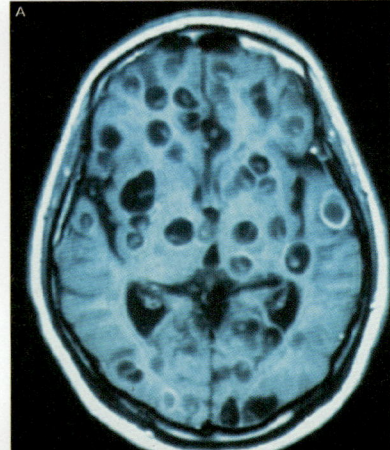

図 18-3-3　脳嚢虫症の MRI 像
典型的な嚢虫症(A)とブドウ状嚢虫症(B)[4]

cosis)は単包虫症(約 300 万人)，多包虫症(3 万人)であるが，南米特にブラジルを中心に *Echinococcus vogeli* 感染者が 100 人を超えている。アマゾン流域の開発とともに今後感染者が増加すると予測されている[5]。

単包虫症(cystic echinococcosis)：国内での流行は認められず，すべて輸入症例である。海外の流行地で感染し，海外あるいは帰国後に発症する例が少なくない。日本人症例以外では，モンゴル，中国，ネパール，インド，トルコ，中央アジアなどから日本に来て，発症する例が少なくない。特徴的な腹部画像所見を示す症例が多いこと，抗体検査が確立していることから専門機関，旭川医科大学への術前検査相談が強くすすめられる。

牧羊地域では全世界規模で流行しており，イヌが終宿主である。イヌから排泄された虫卵がヒトに誤って経口摂取されて発症する。日本には寄生しない疾患であるため，すべての症例ではなんらかの腹部症状が出てから受診しており，図 18-3-4A に示すような蜂巣状(honeycombing)，あるいは睡蓮(water-lily)様の特徴的な所見が得られ，ほとんどの症例で画像所見から確定診断が可能である。

治療法として胆管交通がないことが確認できる症例では PAIR(puncture, aspiration, injection and re-aspiration)法が世界保健機関(WHO)により推奨されている。化学療法として，アルベンダゾールの継続投与が推奨されている。

多包虫症(alveolar echinococcosis)：国内では北海道の地方病である。北半球の温帯から寒帯地域で流行が拡大しており，現在最も致死的な肝疾患の一つである。1 度の北海道旅行で感染した症例が 2010 年に関西で発見されており，日本人，外国人を問わず，北海道旅行歴があり，肝細胞癌様の病巣を有す症例では術前の多包虫症検査(画像診断〈図 18-3-4B〉，血清診断〈図 18-3-5〉)が不可欠である。血清

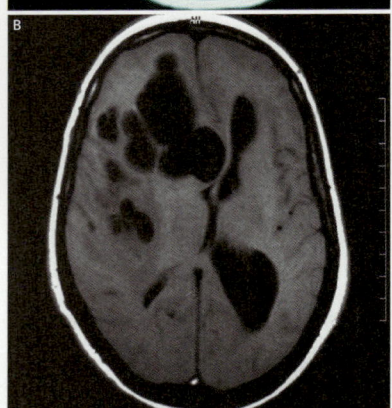

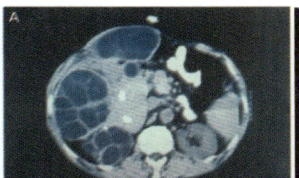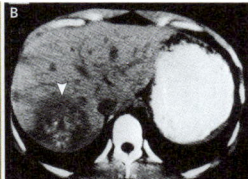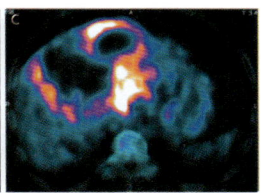

図 18-3-4　エキノコックス症の腹部画像所見[5]
A：単包虫症の腹部 CT 像，B：多包虫症の腹部 CT 像，C：多包虫症の PET 像

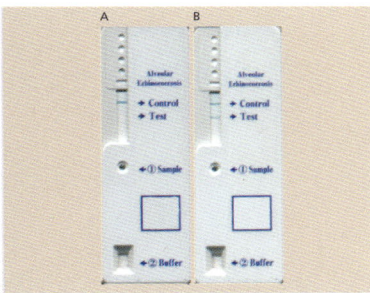

図 18-3-5　エキノコックス症(多包虫症)の迅速イムノクロマトキット[5]
A：陰性，B：陽性．偽陽性反応はほぼ皆無で，95%以上の多包虫症例が鮮血1滴を用い20分以内の簡単な検査で確認できる

診断法として旭川医科大学が開発した遺伝子組換え Em18 (RecEm18)を用いる検査法が国際標準検査法になっている．米国疾病管理予防センター(CDC)も，RecEm18-ELISA(固相酵素結合免疫測定法)を住民検診，確定診断に用いはじめている．ベッドサイドで利用可能な RecEm18 を用いる簡便な迅速イムノクロマトキットが旭川医科大学とアドテック(株)の共同開発品とし完成している(図 18-3-5)．旭川医科大学に相談すれば，検査結果報告の義務があるだけで，無償でキットの提供を受けることができる．また現在最も精度が高い RecEm18-ELISA，RecEm18-イムノブロット検査も無料で実施している．RecEm18 を用いる検査法が国内での住民検診，確定診断法として利用される必要がある．早期診断，早期外科治療が現在最優先の治療法であるが，アルベンダゾールの継続投与が病態の増悪を抑える効果を示す例が少なくないが完治は望めない．PET-CT(図 18-3-4C)が画像診断法として利用されはじめている．北海道の地方病であり，実績のある北海道大学病院，旭川医科大学病院に相談することが推奨される．

【伊藤 亮】

参考文献
1) Craig PS et al : Intestinal cestodes. Current Opinions Infect Dis 20 : 524-532, 2007
2) Flisser A et al : Chapter 51. Cysticercosis and taeniosis : *Taenia solium, Taenia saginata* and *Taenia asiatica*. Oxford Textbook of Zoonoses, edited by Palmer SR et al, p627-644, Oxford University Press, 2011
3) Ito A et al : Human taeniasis and cysticercosis in Asia. Lancet 362 : 1918-1920, 2003
4) Ito A et al : Neurocysticercosis : clinical manifestation, neuroimaging, serology and molecular confirmation of histopathologic specimens. Southeast Asian J Trop Med Public Health 37 (Suppl 3) : 74-81, 2006
5) 伊藤亮ほか：医学と医療の最前線　エキノコックス症に関する診断法の進展．日本内科学会雑誌 97 : 1900-1909, 2008

25章 心身医学的要因による疾患

1. 心身医学総論 …………………………………… 1910
2. 循環器系疾患 …………………………………… 1912
3. 呼吸器系疾患 …………………………………… 1915
4. 消化器系疾患 …………………………………… 1918
5. 内分泌・代謝系疾患 …………………………… 1920
6. 神経・筋骨格系疾患—緊張型頭痛,片頭痛 ………… 1923
7. 摂食障害 ………………………………………… 1925

1 心身医学総論

心身症

▶ **定義・概念** 心身症(psychosomatic disorders)とは,「身体疾患のなかで,その発症や経過に心理社会的因子が密接に関与し,器質的ないし機能的障害が認められる病態をいう。ただし神経症やうつ病など,他の精神障害に伴う身体症状は除外する」と定義される病態である(日本心身医学会,1991)(表1-1)。

つまり,心身症とは,まず「身体疾患」であることが必要で,さらに,その発症や経過に「心理社会的因子の密接な関与」が認められる「病態」である。ある疾患のなかで,この定義にあてはまる症例のみが心身症であるという意味で「病態」という表現が用いられている。心身症が含まれる代表的なものとしては,過敏性腸症候群,一次性頭痛,気管支喘息,消化性潰瘍,本態性高血圧,肥満症,2型糖尿病などの生活習慣病などがあげられる(表1-2)。なお,保険病名は,「身体疾患名(心身症)」[例:気管支喘息(心身症)]のように記載する。

▶ **診断** 心身症の診断は,病歴・現在・検査所見に基づく身体面からの情報と,面接による生活史の聴取や心理テストの結果などによる心理社会的側面からの情報を総合して多面的に行う。身体面のみに焦点をあてるのではなく,患者を取り巻く環境をも含めて全人的に診療していく姿勢が重要である。

具体的には,主訴,現病歴,既往歴のみならず,ライフイベントや日常生活におけるストレスや,ソーシャルサポート(他者から提供される有形または無形の援助のことで,主として家族や友人などからのサポートのこと),ストレスコーピング(ストレスへの対処行動)などの心理社会的因子の評価を行う。さらに必要な場合には,幼少期を含めた生育歴や,家族関係などの聴取も行う。図1-1のストレスモデルを想定しながら評価を行うとよい。また,心理テストによってパーソナリティや心理状態を把握することも有用だが,その役割は補助的である。病歴聴取の際の面接は,受容的態度による傾聴を基本とする。

摂食障害

摂食障害の主たる疾患として,神経性食欲不振症および神経性過食症が存在する。これらの疾患の核は,体型や体重に対する「認知の歪み」であり,通常,精神疾患に分類されるため,厳密には心身症ではない。

しかし,神経性食欲不振症の場合,低体重・低栄養・脱水に伴い,さまざまな身体的な異常所見・血液および尿検査の異常・生理学的検査の異常が認められ,心身症に準じて,心身両面からのアプローチが必要であり,心療内科で診療することの多い代表的な疾患である。また,低体重を伴わない神経性過食症であっても,排出行動による電解質異常などの血液検査の異常が認められ,身体面の管理も必要となる。さらに,特定不能の摂食障害に含まれる,むちゃ食い障害では肥満症を合併することも多く,心身症としての側面を兼ね備える(25章7「摂食障害」参照)。

鑑別診断(表1-3)

精神疾患で身体症状を主とするもの:心身症は,「身体疾患」の一部であるが,「精神疾患」のなかには,身体症状(身体疾患ではない点に注意)を呈する疾患があり,心身症との鑑別が必要となる。

表1-1 心身症の定義

- 身体疾患である
- 発症,あるいは経過(増悪)に心理社会的因子が密接に関与している
- 精神疾患による身体症状は除外する

表1-2 心身症が認められる内科疾患の例

1) 呼吸器系:気管支喘息
2) 循環器系:本態性高血圧,冠動脈疾患(狭心症,心筋梗塞)
3) 消化器系:過敏性腸症候群,胃・十二指腸潰瘍
4) 内分泌・代謝系:2型糖尿病,Basedow病
5) 神経・筋骨格系:緊張型頭痛,片頭痛

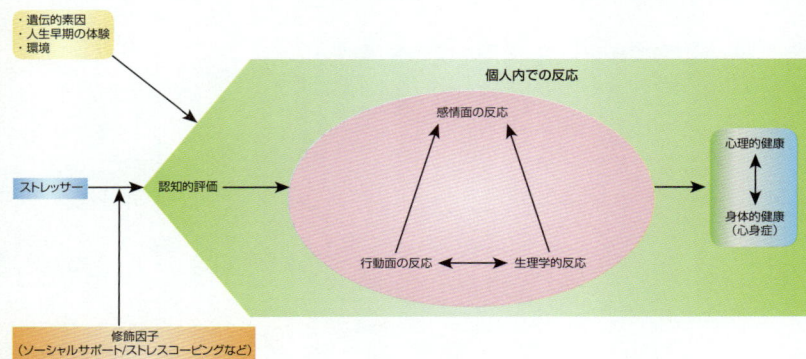

図1-1 ストレスモデル

表1-3 心身症の診断・鑑別のポイント

- 諸検査で異常が認められる
- 経過中（発症を含む）のどこかで、心理社会的因子と増悪との間に関連が認められる
- 身体症状は訴えるが、それに見合う身体的異常（検査異常）が認められない場合は、多くの場合、精神疾患であり、心身症ではない

最も鑑別が必要なのは、「身体表現性障害」と呼ばれる「精神疾患」で、痛みや消化器症状などさまざまな身体症状を訴えるが、それを説明できる身体疾患が認められないものである。これらの症状の多くは、心理的要因が関与していると考えられており、その点においては心身症と共通であるが、症状を説明可能な身体疾患が認められないこと、つまり諸検査によって異常が認められない点が心身症とは、異なる点である。

身体表現性障害のなかでも「転換性障害」は代表的なもので、古くは「ヒステリー」と呼ばれていたものである。主たる症状は、随意運動または感覚機能についての症状または欠落で、身体的異常では説明ができないものである。たとえば、神経学的には異常がないにもかかわらず、「足が動かない」「手が動かない」「耳が聞こえない」などの症状を呈する。繰り返しになるが、これらに共通しているのは、「身体的に異常がないにもかかわらず、身体症状を呈している」ということで、その点が、心身症とは異なる。

■ 治療と薬理メカニズム

心身症の治療の基本は、身体面のみの治療にとどまらず、心理社会的側面からのアプローチも含めて全人的に治療することである。治療の進め方としては、心身両面からの病態把握の後、治療目標と治療方針を決定する。その際、十分に説明を行い、患者との共同作業で決定していくプロセスを踏むことが重要である。

治療法は、薬物療法と非薬物療法に大別される。薬物療法としては、身体疾患の治療のための薬剤に加え、適宜、向精神薬（抗不安薬や抗うつ薬など）が併用される。非薬物療法としては、支持的精神療法が基本であるが、さらに専門的な心理療法や環境調整なども行われる。専門的な心理療法としては、精神分析的精神療法、認知行動療法、リラクセーション法（自律訓練法など）、家族療法などが行われる。これら専門的治療法の明確な選択基準は現在のところ存在しないが、認知行動療法およびリラクセーション法のエビデンスが蓄積されつつある。

薬物療法

不安・緊張、抑うつ、不眠などの精神症状が併存し、著しく生活に支障が生じている場合には、抗不安薬、抗うつ薬、睡眠薬が適宜用いられるが、近年、ベンゾジアゼピン系抗不安薬による常用量依存が問題となっており、漠然と長期間にわたって使用することは避けるべきである。また原則として、低用量から開始し、妊婦・乳幼児・小児・高齢者への投与や併用薬に対する用法・用量や注意・禁忌などに関して、必ず添付文書を確認することが必要である。

特に、選択的セロトニン再取り込み阻害薬（SSRI）に関しては、肝臓におけるシトクロム P450 の働きを阻害するため、これらの酵素によって代謝される他の薬剤との併用禁忌や併用注意が添付文書上に記載されている点と、SSRI でも個々の薬剤ごとにプロフィールが違うため、必ず添付文書の確認を行うことが必要である。

投薬の際には、目的・副作用に関して十分説明し、同意を得たうえで処方を行う。また、抗うつ薬に関しては、治療効果発現までに数週間かかる可能性が高いことを十分説明する。

心理療法

心身医学における心理療法の目的は、セルフコントロールの獲得をめざすということで、さまざまな治療法が用いられている。以下に、比較的エビデンスが集積されている治療法について概説するが、まずすべての心理療法に共通する医療面接技術の基礎を紹介する。

基本的な医療面接技術

基本的な態度

「受容的態度」で接することが重要である。受容的態度とは、患者が医師または医療関係者によって、「受け入れられている」と感じられるよう接することである。たとえば、患者の訴えを傾聴する、丁寧に身体的診察を行う、ことなどである。傾聴とは単に聞くことや聞き流すことではなく、話し手が自由に自己を表現できるように、相手の話を決して遮らずに、常に肯定的関心を持って耳と心を傾け聞くことで、患者に受容を実感させる最も効果的な態度であるとされる。

3つの質問法

質問の方法としては、以下の3種類の方法があるとされる。原則としては、「開かれた質問」から行うが、適宜これらの3種類の質問法を用いながら、情報を収集する。

開かれた質問：なにについてどう話すのかを、患者にゆだねた質問方法である。例としては、「今日はどうされましたか？」などである。利点は、患者が最も重要だと考えている点が明らかになることで、短い時間で多くの情報量が得られる。また、医師-患者の信頼関係が築きやすく、相互参加型・患者中心型の医療になる。ただし、欠点は、話がだらだらと際限なく続く患者には不向きであることである。

閉じられた質問：答えが Yes か No の質問方法。例としては、「頭痛はありますか？」などである。利点は、患者が十分に答えられないときに有効であることで、問診の最後に、得られた情報を確認・補足するときに有効である。欠点は、効率の悪い情報収集方法である点で、開かれた質問の、1/2〜1/5 の情報量しか得られない。また、医師-患者関係が対等な相互参加型・患者中心型になりにくいという欠点もある。

中立的質問：答えが一つしかない質問方法。例としては、名前、住所、職業などを尋ねる、などである。

面接のスキル

面接のスキルとしては、以下のようなものがあり、より面接をスムーズに効率よく効果的に行うためのものである。

促し：不安や緊張でうまく話せない患者に、続きを促す言葉や表情で対応する方法である。沈黙（相手に関心を持っていると態度で示しながら）、相づち・うなづき・微笑（話の流れを遮らない）、繰り返し（話の内容を繰り返して、次の話を促す）などがある。

要約：患者のまわりくどい話を、医師が手短に整理し、確

認する方法である。
共感：患者の立場に自分を置いて，感情を共有していることを言葉で伝えることである。正当化（患者の感情の動きを受け入れ，その妥当性を認めて伝える言葉），感情の反映・明確化（相手の感情に理解を示した言葉。相手の感情を表す言葉を返すこと）などがある。

認知行動療法

個人の行動と認知の問題に焦点をあて，そこに含まれる行動上の問題，認知の問題，感情や情緒の問題，身体の問題，そして動機づけの問題を合理的に解決するために計画された構造化された治療法であり，自己理解に基づく問題解決と，セルフコントロールに向けた教授学習のプロセスのことで，生活習慣病における行動変容や摂食障害における治療などに用いられる。

行動変容における従来の「指導」においては，生活上のよくない点を指摘して改善を促す一方向的な指導であり，改善の仕方に関する具体的な手がかりが十分に提案されていない，などの問題点があることが知られている。認知行動療法においては，健康に悪い「考え方や行動」を系統的に修正するが，その際，治療者と患者は，一方的に受動的に治療を受けるという関係ではなく，一つのチームとして共同作業で問題解決に取り組む「協同的経験主義」と呼ばれる関係で治療を進める点が従来の指導とは異なる。

リラクセーション法

リラクセーション法の一つである自律訓練法に関して，本態性高血圧や一次性頭痛などにおける効果が報告されている。自律訓練法（表 1-4）は，1932 年にドイツの精神医学者 Shultz（シュルツ）が発表したもので，心身ともにリラクスした状態を導くために作成された。自律訓練法は，次のような手順に従って行う。

基本は，「公式」と呼ばれる決まった文章を頭のなかで唱えることである。準備としては，なるべく静かな場所でかたくるしくない服装で行うことである。軽く目を閉じて，腹式呼吸をする。規則正しい呼吸を心掛け，呼吸が一定のリズムになった段階で，背景公式（「気持ちが（とても）落ち着いている」）を開始し，その後，第一公式（重感練習），第二公式へ移る。公式は，表 1-4 に示したとおり，第六公式まで存在するが，実際には第二公式までマスターできれば十分にリラクセーションの効果が得られることが多い。

【吉内 一浩・赤林 朗】

参考文献
1) 小牧元ほか編：心身症診断・治療ガイドライン 2006，協和企画，2006
2) 吉内一浩：心身症，今日の治療指針，山口徹ほか総編集，p706-707，医学書院，2007
3) 稲田修士ほか：肥満症の行動療法，認知行動療法，内分泌・糖尿病科 26：451-456，2008

表 1-4　自律訓練法の「公式」
- 背景公式：「気持ちが（とても）落ち着いている」
- 第一公式（重感練習）：「右腕が重たい」「左腕が重たい」「右脚が重たい」「左脚が重たい」
- 第二公式（温感練習）：「右腕が温かい」「左腕が温かい」「右脚が温かい」「左脚が温かい」
- 第三公式（心臓調整練習）：「心臓が静かに規則正しく打っている」
- 第四公式（呼吸調整練習）：「楽に呼吸をしている」
- 第五公式（腹部温感練習）：「お腹が温かい」
- 第六公式（額部涼感練習）：「額が心地よく涼しい」

2　循環器系疾患

心身症としての循環器疾患

心身症とは，「心身医学の新しい診療指針」（日本心身医学会教育研修委員会編，1991 年）において，「身体疾患の中でその発症や経過に心理社会的因子が密接に関与し，器質的ないし機能的障害が認められる病態をいう。ただし，神経症やうつ病など，他の精神疾患に伴う身体症状は除外する」と定義されている。詳しくは後述するが，循環器疾患においては心身症としての側面が強くみられるため，心理社会的因子との関係性を理解することは重要である。表 2-1 に，代表的な循環器心身症をあげる。

また，疾患に罹患することにより，心理社会面に影響が生じることが一般的によく知られている。循環器疾患では，生命危機にかかわる出来事として心理的影響を受けやすく，また活動が制限されるなど社会的な影響もみられる。そのため，循環器疾患に罹患することにより不安やうつなどの状態となり，それが循環器疾患の進行に影響を与えるということも考えられる。そのため，循環器疾患においては，狭義の心身症としての循環器疾患（心身症）ではなく，心理社会的因子と疾患，相互に影響を与えあうという双方向の病態としてとらえるほうがよい。

冠動脈疾患

冠動脈疾患に影響を与える心理社会的因子として，うつ，不安，性格傾向，ソーシャルサポートなどが知られている。

冠動脈疾患とうつ[1]

冠動脈疾患患者は，健常者と比較し，うつ病の罹患率が高く，特に急性心筋梗塞後は一般人口よりも 3 倍近くうつ病を合併するといわれている。うつ病と冠動脈疾患を併発すると循環器疾患の再発や死亡のリスクが高まることが，1990 年代後半以降に明らかとなり，冠動脈疾患におけるうつ病治療の重要性が認識されてきている。

うつ病が冠動脈疾患に合併する頻度は 15～20%，冠動脈バイパス術後の患者では 20～30% といわれており，他疾患と比較して明らかに多い。さらに，うつ病によって冠動脈疾患のリスクが増加することが知られている。2000 年までに発表された研究を解析した報告によると，うつ病により冠動脈疾患を発症する相対リスクは 1.64 で，うつ病は心疾患の独立した危険因子であることが示されている。

さらに，英国の前向きコホート研究では，心疾患の既往がないうつ病患者において，虚血性心疾患に罹患した際に死亡する確率が高くなることが報告されている。特に，現在や過去 12 カ月以内にうつ病を発症した患者では，うつ病の既往がない，もしくは 12 カ月以上罹患していない患者よりも死亡率が 2.7 倍も高い。心筋梗塞後 1 週間でうつ

表2-1 代表的な循環器心身症疾患

本態性高血圧
本態性低血圧症
起立性調節障害
心不全
冠動脈疾患（狭心症，心筋梗塞）
不整脈（発作性上室頻拍）
たこつぼ心筋症

（文献6を改変）

病になった患者は，ならなかった患者に比べ，6カ月以内に死亡するリスクが3～4倍高く，発症後18カ月以上経過しても，うつ病は心臓関連死の独立した危険因子であることが示された。また心筋梗塞後2年以内に死亡する割合は，うつ病合併例では，非合併例よりも2～2.5倍高いことが示された。

うつの寛解が冠動脈疾患患者の生存率を上げるかについて，SADHART-CHF trialにおいて，うつの寛解群と非寛解群の5年間の生存率が比較されている[2]。薬物治療によるうつの反応性については，469人の参加者のうち208人（44.3％）が寛解し，194人（41.4％）がうつのままであり，67人（14.3％）がドロップアウトまたはハミルトンうつ病評価尺度（HDRS）のアセスメントを受けずに亡くなっていた。寛解群の患者では，非寛解群に比べ有意に心血管イベントが少なかった。寛解群は女性患者よりもうつが寛解する傾向があった。寛解群は，非寛解群に比べもともとうつの症状が軽い傾向があった。以上より，心不全患者においてうつの寛解は心血管病の予後を改善させることが示された。

うつによって冠動脈疾患の死亡率が増加する機序としては，自律神経系機能や血小板凝集能，サイトカインなどが想定されている。うつ病合併患者において心拍変動に変化が認められることが報告されており，自律神経系の不均衡によって死亡率が上昇していると考えられている。さらにうつ病患者では，視床下部-下垂体-副腎皮質系と交感神経系がより活性化しているといわれている。コルチゾール濃度が上昇すると，血圧が上昇し，動脈硬化が進行し，血管内皮障害にいたる。交感神経系の活性は血漿カテコールアミンの上昇をもたらし，血管収縮や心拍数増加，血小板機能亢進に影響を与える。うつ病患者は健常対照者よりも血小板活性と凝集能が有意に高いことが報告されている。血小板が活性化されるとセロトニンが放出され，このセロトニンが血小板凝集，血栓形成を促進し，冠動脈疾患の原因となるといわれている。血管内皮障害は，インターロイキン1（IL-1），IL-6，腫瘍壊死因子α（TNFα）などの炎症性サイトカインを惹起し，動脈硬化を形成するといわれているが，うつ病患者ではこれらの炎症性サイトカインの血中濃度も高いことが報告されている。

冠動脈疾患とうつ病を併発した患者への対応に関しては，米国心臓協会（American Heart Association：AHA）が「うつと冠動脈疾患のためのガイドライン」を2008年に発表し，入院中や外来通院中を含め，冠動脈疾患患者においてうつ病をルーティンでスクリーニングすることをすすめている。ここで示されたアルゴリズムでは，うつ病の評価を9項目からなるThe Patient Health Questionnaire（PHQ-9）にて行う。まず患者をPHQ-9の最初の2項目（最近2週間以上の抑うつ気分と，興味・喜びの喪失）でスクリーニングし，どちらかを満たせば，PHQ-9で評価を続け，うつの程度にあわせた治療法を選択するよう指示されている。うつ病を認めた場合は専門科へ紹介，重症のうつ病や自殺の危険性がある場合は専門科救急へ紹介することが推奨されている。

冠動脈疾患と不安

うつほどではないが冠動脈疾患と不安との関係も指摘されている。急性心筋梗塞で入院した536人の患者でのコホート調査によれば，心筋梗塞患者の不安の症状は健常者に比べ，おおよそ2倍増加する。このように，冠動脈疾患に罹患することによって，不安を合併しやすいことが指摘されている。また，不安が強い患者では，その他の心疾患危険因子と独立して心筋虚血や心筋梗塞の再発のリスクが有意に増加することも指摘されている。メタ解析によると，健常者に不安がみられると，冠動脈疾患を発症するリスクは1.26倍高く，心臓死のリスクが1.48倍高くなると報告されている。

冠動脈疾患とパーソナリティー[3]

冠動脈疾患のリスクとなる性格傾向が知られている。1980年代にはタイプA性格傾向が関連していると考えられていた。タイプA性格傾向とは，①目標に向かってまい進する，②競争心が強い，③野心家，④時間にせきたてられている，⑤加速度的な思考と行動パターンを有する，⑥過敏性といった特徴を有するものである。タイプA性格行動パターンでは，対照的なタイプB性格傾向と比較して，平均20年間の追跡調査において約2倍狭心症の発症率が高かったと報告されている。最近では，Denollet らによって冠動脈疾患のリスクとなる性格としてタイプDパーソナリティーが注目されている。

タイプDとは，感情の問題や人間関係に困難を感じる傾向が認められるパーソナリティーである。社会的抑制（social inhibition）と否定的な感情（negative affectivity）の2つの特徴から構成され，社会的状況において不安など否定的な感情を感じたり，自己表現が苦手だったりする特徴を有する。Denollet らは，冠動脈造影で病変が確認された31歳以上の患者303人を平均8年間追跡した結果，タイプD性格傾向の患者はそれ以外の患者と比較して有意に死亡率が高かったと報告している。タイプDパーソナリティーが，虚血性心疾患患者の不良な予後と関連する詳細なメカニズムは不明である。

心不全

心不全患者において，うつや不安症の合併頻度は約40％であると報告されており，一般健常者と比較して高頻度である。また，心不全患者におけるうつの合併は，入院期間や死亡率を増加させることが指摘されている。心不全患者のうつに対する薬物治療の反応性について，SADHART-CHF trialによって検証されている[2]。その結果，抗うつ薬（セルトラリン）は心不全患者に対して安全に使用できるもののプラセボとの間に寛解率の差は認められなかった。うつの寛解が心不全患者の生存率を上げるかにつ

いては、寛解群と非寛解群との5年間の生存率が比較されており、寛解群の患者では、非寛解群に比べ有意に心血管イベントが少ないことが指摘されている。寛解、非寛解ともに約40%程度であり、男性のほうが女性よりもうつが寛解する傾向が認められている。寛解群は、非寛解群に比べてもともとうつの症状が軽い傾向があった。

本態性高血圧

本態性高血圧と心理社会的因子の関連に関しては、ストレスや性格傾向など多くの報告がなされている。代表的なものとして、職場におけるストレスがあげられる。職場ストレスの代表的なモデルの一つである Job Strain Model は、仕事の要求度と裁量度とのバランスに注目したモデルであり、要求される仕事量が多く、裁量範囲が少ないほど、その個人のストレスは大きくなるとされている。本態性高血圧においては、Job Strain Model に基づいた職場ストレスとの関連が報告されている。裁量度が低い群において、携帯型血圧計による血圧が、収縮期および拡張期ともに高値であったとの報告などがみられる[4]。

他には、本態性高血圧に特徴的な性格傾向として、Alexander は、攻撃的性格と挫折に伴う恐怖心を性格傾向として指摘している[3]。挫折や失敗を恐れるがあまり攻撃性を抑制すると、葛藤が生じる。蓄積した葛藤が血圧調節機構を通じて発散される結果、血圧が上昇するというモデルを提唱している。その他、本態性高血圧患者の強迫的性格などについての指摘も存在する。

精神的なストレスによって血圧上昇がみられるのは、ストレス反応性に交感神経系や視床下部-下垂体-副腎系が活性化し、心拍数の上昇や血管抵抗の上昇をきたした結果、血圧が上昇する機序による。最近、ストレス性の血圧上昇、頻脈、交感神経興奮反応を司る視床下部の部位が、視床下部背内側核（DMH）に局在していることが明らかにされている。

心理社会的因子の影響を受けている本態性高血圧患者にとって、精神的ストレスの管理を行うことは重要である。しかしながら、ストレス管理のみでは十分な降圧効果を得ることはできないとの報告もみられるために、場合によっては降圧薬を併用して治療することも必要となる。ストレス管理としては、リラクセーションの有効性が指摘されている。リラクセーション法の一つとして自律訓練法がある。自律訓練法は、Schultz JH（1932年）によって開発された精神生理学的な訓練法であり、心身のリラクセーションをすすめるうえで有力な方法である。心身症の治療法として頻用されており、特に、不安、緊張が強い心身症の治療に、他の治療法と併用されることが多い。具体的な方法について**表2-2**に示す。

不整脈

怒り、緊張、不安といった心理状態や精神的ストレスが、不整脈と関連した心臓突然死と関連していることが知られている。特に、先天性QT延長症候群やカテコールアミン感受性多形性心室頻拍などの疾患においては、精神的ストレスが誘因となって心室頻拍や心室細動を引き起こすことが知られている。Steinberg らは、NY 近郊在住の ICD 植込み患者において、2001 年のワールドトレードセンターで

表2-2 自律訓練法

①準備
最初はできるだけよけいな刺激のない状況で練習をする。締めつけの少ない服を着て、腕時計やベルト・ネクタイは外す。空腹時・満腹時は避け、便意があるときは用を足してから行う。急用はなるべく先に済ませてから行う。また、暑くも寒くもない騒音のない場所を選ぶ

②姿勢
椅子に座るか、ソファーに座るか、ベッドや布団の上で仰向けになり、なるべく体の力が抜けて楽な姿勢で行う。椅子に座って行う場合は、「どっこいしょ」という感じで座り、自然に肩の力が抜け、頭が少し垂れるくらいでよい。両足は、くっつけないで少し開く程度で、両手は軽く膝の上におく

③閉眼
①②が終わったら、両眼を閉じる

④背景公式
頭のなかで「気持ちが落ち着いている」と繰り返し唱える。無理に気持ちを落ち着けようとすると逆効果なので、気持ちがある程度落ち着いたと感じられれば、第1公式へ進んでもよい

⑤第一公式
右腕全体（腕の付け根から右手の指先まで）に「このへんに右腕があるな」と軽く意識を向けながら、「右腕が重い」と繰り返し頭のなかで唱える。なんとなく右腕が重い感じが出現したら次に進む（まったく感じられない場合は、ある程度感じられるまで重点的に練習する）。その後は、左腕→右脚→左脚→両腕両脚の順番で同様のことを行う（ある程度慣れてきて、すぐに重い感覚が出るときは、いきなり両腕両脚からはじめても構わない）

⑥第二公式
右腕全体（腕の付け根から右手の指先まで）に「このへんに右腕があるな」と軽く意識を向けながら、「右腕が温かい」と繰り返し頭のなかで唱える。なんとなく右腕が温かい感じが出現したら次に進む。その後は、左腕→右脚→左脚→両腕両脚の順番で同様のことを行う（ある程度慣れてきて、すぐに温かい感覚が出るときは、いきなり両腕両脚からはじめても構わない）

⑦消去の動作
重感、温感練習が終了したら、そのまま、眠ってしまうとき以外は、必ず消去の動作を行う。まず、両手を強く握ってこぶしをつくりそれをパッと開き、それを2〜3回繰り返す。それから、両腕の曲げ伸ばしを2〜3回繰り返し、深呼吸を2〜3回する

終了：⑦が終わったら、両眼を開けて、1回の練習が終了

のテロ前後30日の頻脈性不整脈の頻度を比較し、テロの後では、前に比べて頻脈性不整脈が2.3倍増加したと報告している。

ストレスによって、心臓自律神経系は交感神経優位の反応をきたす。交感神経刺激は、刺激伝導系に対して促進的に作用し、心室筋に対しては脱分極過程や再分極過程に影響を与える。脱分極過程においては、内向き Ca^{2+} 電流の増加によって遅延後脱分極を発生させる可能性が指摘されている。再分極過程においては、β 受容体刺激により、活動電位持続時間（APD）が短縮し心室不応期を短縮させる結果、リエントリー性不整脈の維持に寄与する可能性がある[5]。

不整脈に関連して心理的影響の一つとして、植込み型除細動器（ICD）によるものがあげられる。ICD 植込み術は、致死性不整脈による突然死を予防するための最も確実な方法であるが、ICD 植込み術後にうつや不安になる患者の存在が指摘されている。また、ICD 植込み術によって、自動車の運転が制限されたり、職場での配置転換や失職を経験したりなどして、ICD 植込みそのもの自体が心理社会的観点からストレスとなりうる。心不全を合併する患者を含み、かなりの数の患者が ICD 植込みの1年後も不安やうつ

の状態にあると報告されている。ICD植込み術を受けた患者のうち、若年者、女性、ICDショックを受けた人においては特に精神的苦痛を受けやすい。そこですべてのICD植込み患者に対して、不安やうつのスクリーニングを行うことが望ましいと考えられる。ICD植込み後の患者に対する、認知行動療法（CBT）や心理教育プログラムが精神的苦痛を和らげるとの報告がみられる。

たこつぼ心筋症

たこつぼ心筋症はさまざまな身体的ストレスを要因として発症することが知られているが、心理社会的因子を背景とした精神的ストレスによって発症することも病態の特徴の一つである。心筋障害を起こすメカニズムは意見の分かれるところであるが、急激な交感神経系の活性化、またはカテコールアミンの上昇により生じると考えられている。報告によると心理社会的因子を誘因としたたこつぼ心筋症は約20％であり、家族の事故、近親者の葬儀、喧嘩、興奮など、激しい感情変化を引き起こすようなイベントが発症の契機となっている。

心臓リハビリテーション

心理社会的因子の重要性が認識されている循環器領域の一つとして、心臓リハビリテーションがあげられる。心臓リハビリテーションは、心血管疾患、主には冠動脈疾患患者の生活の質（QOL）の改善、ならびに生命予後の改善を目的に行われる。一般的にQOLは、身体的、精神的、社会的の3つ面からなっていることから、近年発表された米国、ヨーロッパ、日本の心血管リハビリテーションにおけるガイドラインのなかに、心理社会的因子について言及がなされている。

心臓リハビリテーションにおいては、心理面（抑うつ、不安、怒り・敵意など）、社会的側面（社会的孤立、ソーシャルサポート、社会的・経済的地位など）、その他の側面（精神、仕事、家族の悩み、性的機能、物質乱用、精神・心理領域の投薬など）などの幅広い領域の評価が重要となる。心臓リハビリテーションにおける、具体的な心理社会的な介入としては、不安・緊張、ストレスへの対処療法である、リラクセーション法などのセルフコントロールを高める集団教育を患者個人の問題点に対し、そのニーズにあわせながら、問題改善に向けての手段を検討していく。たとえば、ソーシャルサポートが不足している患者に対して、ソーシャルサポートの強化として、家族にリハビリへの参加を働きかけることなどが行われる。心理療法的介入としては、抑うつや不安が強い患者に認知行動療法の介入や、怒りが強い患者には不安管理訓練を応用した介入などが試みられている。

【瀧本 禎之】

参考文献
1) 宮脇佳世ほか：冠動脈疾患とうつ病．日本臨牀（増刊号 冠動脈疾患 上 診断と治療の進歩），p604-608，2011
2) Jiang W et al, SADHART-CHF Investigators：Characteristics of depression remission and its relation with cardiovascular outcome among patients with chronic heart failure (from the SADHART-CHF Study). Am J Cardiol 107：545-551, 2011
3) 佐々木順子：心身症としての循環器疾患．循環器ストレス学、横山光宏監修、南山堂、2010
4) 吉内一浩：循環器心身症．循環器病学、川名正敏ほか編、西村書店、2010
5) 岡島克則：不整脈とストレス応答．循環器ストレス学、横山光宏監修、南山堂、2010
6) 日本心身医学会教育研修委員会編：心身医学の新しい診療指針、1991

3 呼吸器系疾患

● **定義・概念** 心身医学とは、端的にいうならば、心（心理社会的要因）と身体（症状と疾患）との関連現象を扱う医学である。そこで「心身医学的要因による疾患」とは、「呼吸器の身体疾患であって、それに心理社会的要因が密接に関係したもの」をさすことになる（ここで「心理社会的要因」は一般に「ストレス」といわれることが多く、以下、ストレス要因と表現する）。

呼吸器疾患では、特に密接にストレス要因が関与しやすいものとして、これまで気管支喘息と過換気症候群などが検討されてきた。今回は気管支喘息（以下、喘息）についての心身医学的な理解を述べるが、他の呼吸器疾患でも同様に理解することができる。

● **疫学**
心身症としての気管支喘息の疫学

喘息患者の病歴を作成するとき、ストレス要因と生活上の出来事を並行して聴取すると、ストレスの要因が症状を増悪させていることに気づく。ストレス要因が喘息発症の一因として認められるケースも決して少なくない。反対に、ストレス要因を適切に処理すると、難治であると考えられていたケースがすみやかに改善する事態も決してまれではない。

前述したように心身症は「ストレス要因が密接に関係した身体疾患」であるが、なにをストレス要因と判断するのか、どの程度の心身相関を「密接」とするのかなどによって疫学調査の結果は異なる。したがって厳密な調査はありえないことになり、これまで喘息患者に対し行われた調査結果には少なくない差がある。

筆者は以前、喘息患者500例を対象に精神症状・精神障害の合併率を調べたことがある。その結果、うつ病性障害の合併が18％、不安障害（パニック障害を含む）などの神経症圏の障害の合併が23％に認められた。また、直接不安やうつ症状を呈していない喘息患者でも、その44％にストレス要因との関連が認められた。このように、心身相関が認められる患者は全体の50％以上であるという報告が多い。

● **病因・病態生理と分子メカニズム** 精神神経免疫学（psychoneuroimmunology）などの進歩により、ストレス要因が情動を混乱させ、中枢性に自律神経系・内分泌系・免疫系の回路を介して気道の慢性炎症を増悪させることが明らかにされつつある[1)～3)]。しかし心身症の病因・病態生理は、個人の身体面に限定された生物学的なものに限定されない。すなわち、広義の病因・病態生理として、心理的ないし社会的な要因を含めたものとして考えるのである。ここでは、①ストレス要因、②行動上の問題やライフスタイルの乱れ、③不安と抑うつ、④生活の質（QOL）の低下、⑤基本的人間関係と生育歴上の問題、に分けて検討する。

まず、喘息の発症時や症状増悪時に、職場・学校・家庭などにおいて、ストレス要因が認められることがある。こ

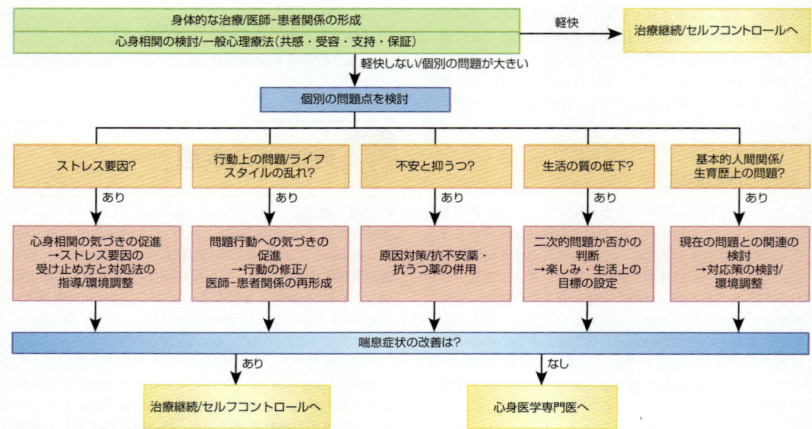

図 3-1　気管支喘息への心身医学的アプローチ

れらの要因が直接喘息の身体的病態を促進していると考えられる。

次に、みずからの行動によってストレス状況をつくり出す、ないしはストレス要因への対処をうまく行えないために喘息症状を出現させやすくしている、などの事態が存在することがある。また、睡眠不足や食事の不規則化、アルコールやタバコの摂取などライフスタイルの乱れが認められる場合があり、これらも喘息の悪化要因となる。

同じく行動上の問題であるが、受診の際の問題(受療行動上の問題)があることがある。これには、医師との関係に問題がある、治療アドヒアランスが悪いなどが含まれ、結果として喘息治療の効果を下げてしまう。

第三に、前述したように不安や抑うつが認められることがあり、いずれも喘息の身体的病態を悪化させ、また行動上の問題を生じさせることが多い。

第四に、生活の質(QOL)の低下の問題がある。喘息症状によって家庭や職場での役割、経済面などに問題が生まれ、それがまたストレス要因となるという悪循環を形成することが多い。

第五に、生育歴と現在の家族関係はその人の基本的信頼感や性格の形成、および行動様式の確立、認知の仕方などに影響を及ぼすが、それらがストレス状況を生じさせ、喘息症状の増悪に関連することがある。

●診断　心身症としての気管支喘息か否かという診断は、どのようにしたら可能になるのだろうか。

それは、喘息患者の病歴を作成するときに、発作および症状の経過と生活歴とを並行して聴取し、ストレス要因と症状の増悪とが関係しているか、関係しているとすればどの程度かを検討することによってである。身体的な重症度とともに、ストレス要因の大きさ、および心身相関の大きさが、治療の困難さ(心身医学的重症度)の指標になると考えられる。

■**治療と薬理メカニズム**　それでは、心身医学的な問題が明らかになったとして、どのような治療的アプローチを行えばよいのだろうか。

それは、当初より特別な治療を行うのではなく、一般的な喘息治療を行うことを前提とし、それに心身医学的アプローチを加えるものである。

まず、必要な身体的治療を行いながら、良好な医師-患者関係を形成するように努める。そして心身相関の検討を進め、病態の全体像を把握するようにする。さらに、一般的な心理療法として、患者の病苦に共感し、訴えを受容し、できていることを支持し、治療の取り組みの結果を保証する。

以上のような治療によって多くの患者は安定するが、それでも症状が軽減しない場合、ないし患者個別の問題の比重が大きい場合には、もう少し問題点を整理し、個別の心身医学的アプローチを行う(図3-1)[4]。

1️⃣ 明らかなストレス要因が認められる場合、心身相関への気づきを促し、ストレス要因の受け止め方と対処法を指導する。患者自身の対処が重要であるが、本人だけで解決できなければ、職場や学校、家族の協力を得るようにする(環境調整)。

2️⃣ 行動上の問題やライフスタイルの乱れが認められる場合、現実的で具体的な問題を取り上げ、患者がそれに気づいているか、またどのように考えどうしたいのかを聴き、患者が納得し実行に移せる方法で行動の修正をはかるようにする。受療行動上の問題があるときには、医師-患者関係の再形成に努める。

なお、感情への気づきが悪いために適切な対処行動がとれない場合、医師がモニタの役割を担い、繰り返し気づきを促す。身体感覚への気づきが悪い患者では、喘息症状や低酸素状態への気づきも悪く、処置が遅れて重症化しやすい。このような患者は、ピークフローメーターを使ったモニタリングによって自分の状態を把握する学習が有効である。

表 3-1 気管支喘息に対する向精神薬の適応
抗不安薬の適応
1) もともと不安を持ちやすい,ないしはパニックに陥りやすい傾向がある場合
2) 疾患や症状に対する不安が強い,ないしは緊張状態が続いている場合
3) 生活上や治療上でのストレス要因に伴い,不安,緊張,焦燥,不眠を示している場合
4) 治療薬(気管支拡張薬,副腎皮質ホルモン,鎮咳薬など)による副作用で不安,緊張,焦燥,不眠が現われている場合
抗うつ薬の適応
1) うつ病が合併している場合
2) 生活上や治療上のストレス要因に伴い,うつ状態を示している場合
3) 疾患の予後に対して悲観的に考え,治療意欲が低下している場合
4) 治療薬(副腎皮質ホルモンなど)の影響でうつ状態がみられる場合

表 3-2 心身医学専門医に紹介する必要性を見極めるポイント
1) ストレス要因を軽減するための工夫や環境調整を行っても症状が軽減しない場合
2) 行動上の問題やライフスタイルの乱れが大きく,症状のコントロールが困難な場合
3) 医師-患者間の信頼関係が崩れ,修復が困難な場合
4) うつ病や不安障害などの精神障害の合併があり,薬物でコントロールできない場合
5) 生活の質(QOL)の低下が症状の増悪因子となっていて,その回復が困難な場合
6) 基本的人間関係の問題や生育歴上の問題が大きく,それが症状の悪化につながっている場合

3 不安や抑うつが認められ,一般心理療法だけでは安定しないとき,また表 3-1 に示すような条件がある場合には,原因対策とともに向精神薬の使用を考える。

抗不安薬は,不安・緊張を軽減し,胸郭抵抗を低下させ,身体症状の悪化を防ぐ。現在は主にベンゾジアゼピン系化合物が使用されているが,一般的な副作用に加え,抗コリン作用,抗ヒスタミン作用,添加物の過敏症,呼吸抑制などに注意する。呼吸抑制は特に注意が必要で,まず少量から投与をはじめ,発作時ないし発作が予想されるときには使用を控えるようにする。抗コリン作用,抗ヒスタミン作用が大きな問題になることは少ないが,喀痰の粘稠性を増す可能性があるので,抗ヒスタミン作用を持つ他の薬剤との併用に注意する。反対に,抗コリン作用,抗ヒスタミン作用は喘息治療に有利に働く可能性があり,使用に際してその効果と副作用を総合的に判断する。

なお,セロトニン受容体部分作動薬であるクエン酸タンドスピロンも抗不安薬として使用され,その副作用は比較的軽度である。

現在睡眠導入薬として使用されているものも,主にベンゾジアゼピン系化合物である。その効果,副作用とも抗不安薬と同様であるが,いっそう呼吸抑制に注意し,またアルコールとの併用を避けるように指導する。

抗うつ薬は,うつ症状を軽減し,また身体症状の悪化を防ぐ目的で使用される。現在主に使用されているものは,選択的セロトニン再取り込み阻害薬(SSRI),セロトニン・ノルアドレナリン再取り込み阻害薬(SNRI),ノルアドレナリン作動性・特異的セロトニン作動性薬(NaSSA)がある。

抗うつ薬の副作用の種類,程度は製剤によって異なるが,一般的な副作用以外に以下の点に注意が必要である。すなわち,SNRI や NaSSA には抗コリン作用があり,それらの一部は抗ヒスタミン作用を持つ。その注意点は抗不安薬と同様である。また,鎮静作用があるものもあり,抗不安薬ほど強くはないものの,呼吸抑制に注意する。

なお SSRI であるマレイン酸フルボキサミンはテオフィリン製剤のクリアランスを 1/3 に低下させるので,処方する場合にはテオフィリンが過量にならないようにする。

4 QOL を改善するには,それが二次的問題であれば喘息症状を改善させることが重要であるが,それだけでなく,ゆとりのない生活を見直して,息抜き,保養,趣味,適度な運動などの楽しみ,生活上の目標設定を考える必要がある。

5 基本的な人間関係に問題がある場合には,現在生じている具体的な問題との関連を検討し,対応策を練り,環境調整をはかるようにする。

以上のアプローチで喘息症状の改善がみられる場合には治療を継続し,次第にセルフコントロールに移行させるようにする。症状がコントロールできない場合には,心身医学専門医による対応が望ましい[5]。専門医に紹介する必要性を見極めるポイントは,表 3-2 に示すとおりである。

▶経過・予後 心身医学的アプローチは,疾患そのものの経過にどのような影響を与え,どのような効果をもたらすのだろうか。

灰田ら[6]は,不安障害を有する喘息患者に対し抗不安薬を処方し,ピークフロー値の変化を観察した。その結果,4 週後に軽度改善以上の成績を示したものが 49% に達したと報告している。

われわれは,喘息患者への心身医学的アプローチを行った治療成績を調査した。一般心理療法を基本にし,それに抗不安薬,抗うつ薬の処方を加えたもので,一般的な治療のみを行った 48 例をコントロール群として比較を行った。1 年後の治療成績は,コントロール群の有効(重症度が 1 段階以上改善したもの)率が 33% であったのに対し,心身医学的アプローチの有効率は 96% であった。また,抑うつ状態を合併した喘息患者 20 例に対し,抗うつ薬を用いた心身医学的アプローチの成績を調査した。このとき,一般的な喘息治療のみを行った 20 例をコントロール群とした。1 年後の治療成績は,コントロール群では有効が 35% であったのに対し,心身医学的アプローチの有効率は 75% であった。

このように,心身医学的アプローチの効果は高いものと考えられる。しかし,まだ報告数は少なく,どのような対象にどのようなアプローチを選択するかによって結果が異なるものと思われ,検討を継続する必要がある。

【江花 昭一】

参考文献

1) Chrousos GP : Stress, chronic inflammation, and emotional and physical well-being. J Allergy Clin Immunol 106:275-291, 2000
2) Rozenkranz MA et al : Neural circuitry underlying the interaction between emotion and asthma symptom exacerbation.

3) Kullowatz A et al : Stress effects on lung function in asthma are mediated by changes in airway inflammation. Psychosom Med 70 : 48-475, 2008
4) 小牧元ほか編：気管支喘息(成人). 心身症診断・治療ガイドライン 2006, 協和企画, 2006
5) 桂戴作ほか編：気管支喘息の心身医療, 医薬ジャーナル社, 1997
6) 灰田美知子ほか：気管支喘息に対する抗うつ薬, 抗不安薬の臨床的有効性および有用性の検討. 呼吸器心身医学 14 : 20-24, 1997

4 消化器系疾患

はじめに

以前から、消化器疾患は心身医学的要因の関与が大きいことが知られている。ここでは、心身医学的要因による関与が大きい消化器疾患(消化器心身症)の代表的な2つの機能性消化器疾患について述べる。

機能性ディスペプシア

▶ **定義・概念** 機能性ディスペプシア(functional dyspepsia : FD)とは慢性的に上腹部由来の症状(胃もたれ, 悪心・嘔吐など)があるにもかかわらず, その症状を説明できる器質的疾患がみられない症状が続く疾患であり、以前から胃アトニー, 慢性胃炎, 神経性胃炎と呼ばれてきたものにほぼ相当する。ディスペプシアは元来「消化不良」という意味であるが, 現在も病態を示す適切な日本語はない。日常診療で遭遇する頻度が高く, 病態生理の解明が進んできたことなどから, 最近注目されている疾患である。

▶ **疫学** 消化器疾患のなかでは頻度が高く, 一般の人々における有病率は11.5~14.7%という報告がある[1]。

▶ **病因・病態生理と分子メカニズム** 病態生理としては, 胃排出遅延, 適応性弛緩(食塊が胃に流れ込んだときに胃底部が能動的に弛緩する反射)不全, 胃収縮異常などの運動機能不全, 胃拡張に対する知覚過敏や十二指腸の知覚異常, 脳腸相関, 精神心理学的異常, 先行感染症などさまざまなものが考えられている。以前からストレスなどの心理社会的要因の関与も大きいとされ, FD患者では, 心理的なかたよりや心気傾向が認められることや, 不安, 抑うつといった症状が関与することが知られている。

▶ **臨床症状・検査成績** 症状を説明できるような消化性潰瘍のような器質的疾患, あるいは全身性, 代謝性の疾患がないことが定義とされるため, 一般的な検査(上部消化管内視鏡検査(EGD)を含む)では異常を認めない。2006年に発表されたRomeⅢ基準(表4-1)では, ディスペプシア症状は「辛いと感じる食後のもたれ感」「早期飽満感」「心窩部痛」「心窩部灼熱感」の4つの表現に集約されている。自覚症状以外の指標がないことがポイントである。

▶ **診断** RomeⅢ基準が, 診断としては一番広く知られているが, そのなかでFDは大きく2つのカテゴリーに分類される。表4-1に診断基準を示す。その分類は, 食事により誘発される腹部の不快症状, 膨満感や飽満感を症状の中心とした食後愁訴症候群(postprandial distress syndrome : PDS)と, みぞおち(上胃部)や心窩部に限局した痛み, 灼熱感を症状の中心とした心窩部痛症候群(epigastic pain syndrome : EPS)である。

表4-1 機能性ディスペプシア(FD)の診断基準(RomeⅢ)

1 以下の症状の一つかそれ以上が存在し
 a. 辛いと感じる食後のもたれ感
 b. 早期飽満感
 c. 心窩部痛
 d. 心窩部灼熱感
 かつ
2 その症状を説明しうる器質的疾患を認めない
*上記症状要件は診断時期の少なくとも6カ月前にはじまり, 3カ月間持続していること

(文献2を引用)

ディスペプシア症状を呈する患者の臨床的内訳は, 消化性潰瘍, 胃部消化管悪性腫瘍, 胃炎, FDなどであり, そのなかで予後に影響する前二者をいかに効率よく診断・治療するかが重要で, その診断のためにはEGDは欠かせない。ただし, やみくもに診断をつけることにとらわれず, 患者の不安を取り除くために適切なタイミングで施行されるように工夫すべきである。

■ **治療と薬理メカニズム**

基本的対応：FDの治療の第一歩は説明と保証である。すなわち症状をきたしている病態を十分に説明し, 検査の結果生命を脅かすような重篤な疾患はないことを保証することが治療的である。サポーティブな説明や保証のためには, 患者の訴えをまずは主張どおり受け入れて, 患者がなぜ受診にいたったか, なにが心配なのか, どのように自分の症状を意味づけているかを正確に理解することが必要である。かつては, 内視鏡検査で異常が認められなければ「気のせいですよ」という説明で済まされた。「よかった」と安心して症状の改善を認める患者がいる一方で, 「身体症状をまともに取りあってもらえないという不満」や「症状が持続することへの不安」が患者側に残ることも少なくない。身体症状で受診してきていることを大切にして, 身体の病気としてとらえながら情緒面のサポートを積極的に行うことが大切である。

薬物療法：FDへの薬物療法の効果は大きくはない。しかし, 症状は患者の訴えを正直に取り上げているという医師側の態度を示すことでもあり, その意味では非常に治療的でもある。痛みに対しては, 酸分泌抑制薬であるヒスタミンH_2受容体拮抗薬, プロトンポンプ阻害薬(PPI)が, もたれ感や早期飽満感である場合には消化管運動改善薬(メトクラミド, ドンペリドン, モサプリドなど)が用いられることが多い。しかし, これらの薬剤で効果が不十分なケースもあり, 漢方薬や抗不安薬や抗うつ薬を併用することで症状の改善が得られる場合もある。

▶ **経過・予後** 一般的な予後は良好であるが, 慢性の経過をたどるものも少なくない。症状が自然に消失する患者は, 全体の約1/3である。症状の消失ではなく, 患者が満足できるレベルまでに症状を緩和して生活の質(QOL)を改善し, 患者に症状のセルフコントロールを身につけてもらうことが重要である。

過敏性腸症候群

▶ **定義・概念** 過敏性腸症候群(irritable bowel syndrome : IBS)とは, 腹部不快感または腹痛が排便または便通の変化に伴って生じ, 下痢や便秘などの排便障害を呈す

表 4-2 過敏性腸症候群(IBS)の診断基準(Rome Ⅲ)

腹痛あるいは腹部不快感が、最近3カ月のなかの1カ月につき、少なくとも3日以上を占め、下記の2項目以上の特徴を示す
1. それらの症状が排便により軽快する
2. 症状の発現が排便頻度の変化を伴う
3. 症状の発現が便形状(外観)の変化を伴う

1. 便秘型IBS:硬便または兎糞状便が便形状の25%以上、かつ、軟便または水様便が便形状の25%未満
2. 下痢型IBS:軟便または水様便が便形状の25%以上、かつ、硬便または兎糞状便が便形状の25%未満
3. 混合型IBS:硬便または兎糞状便が便形状の25%以上、かつ、軟便または水様便が便形状の25%以上
4. 分類不能型IBS:便形状の異常が不十分であって、上記いずれにもあてはまらないもの

*便形状は下痢止め、下剤を用いないときの糞便で評価する

(文献4を引用)

るが、その症状を説明できる器質的疾患がみられない疾患である。前述したFDと同様の機能性消化管疾患の一つであり、以前は慢性大腸炎、過敏性大腸、神経性下痢などさまざまな呼び方をされていた。炎症ではなく機能異常が中心であることや主たる症状は大腸であるが、消化管全体の過敏性に基づくことから、現在ではIBSという呼称が一般的である。

▶疫学 消化器診療のなかで最も多い疾患であり、IBSの有病率はおおよそ一般人口の10〜15%、1年間の罹患率は1〜2%と概算される[3]。男性は下痢型、女性は便秘型が多い。

▶病因・病態生理と分子メカニズム 病態生理としては、消化管運動異常(大腸だけでなく、全消化管にみられることもある)、内臓知覚過敏(消化管知覚の閾値が健常者より低く、ストレス負荷によりさらに低下することが知られている)、脳腸相関、精神心理学的異常などさまざまな要因が関与しているといわれている。また、腸炎に罹患してから数カ月後にIBSとなる場合があり、腸炎後IBSといわれ、なんらかの免疫異常が関与しているとも考えられている。

▶臨床症状・検査成績 消化管の機能性疾患の一つであるため、一般的な検査(便、尿、血液検査、大腸X線検査、上部および下部消化管内視鏡検査)では異常を認めない。2006年に発表されたRomeⅢ基準(表4-2)では「腹痛あるいは腹部不快感が、最近3カ月のなかの1カ月につき、少なくとも3日以上生じ、その腹痛あるいは腹部不快感が、①排便により軽快する、②排便頻度の変化ではじまる、③便性状(外観)の変化ではじまる、の3つの便通異常のうち2つ以上の症状を伴うもの」と定義されている。便通異常と腹部の症状がメインであるが、頭痛や頻尿などの全身症状や抑うつ、不安、排便にまつわる恐怖などの精神症状を伴うことも多い。

▶診断 IBSもFD同様に機能性疾患であるため、診断のポイントは器質的疾患の除外である。鑑別診断を要する重要な疾患としては、高齢者の悪性疾患、若年者の炎症性腸疾患である。検査は血液検査(血球計算、血液生化学、炎症反応)、腹部単純X線検査、便潜血検査などが一般に行われる。腹痛、腹部不快感、便通異常を慢性に訴えているならば、警告症状と危険因子の有無を評価し、必要であれば大腸内視鏡検査もしくは大腸造影検査を行う。警告症状と

は発熱、関節痛、粘血便、6カ月以内の予期しない3kg以上の体重減少、異常な身体所見(腹部腫瘤の触知など)である。危険因子とは、50歳以上での発症、大腸器質的疾患の既往歴または家族歴である。以上が否定的であれば、RomeⅢの基準を参考にし、IBSの積極診断を行っていく。RomeⅢの診断基準および下位分類を表4-2に示す。

■ 治療と薬理メカニズム

基本的対応:IBS患者は症状の訴えが一様でなく、さまざまな病像を示す。そこで、問診によって患者の病態生理をよく把握することが重要である。さらに、正しい患者教育(機能的疾患であること、検査の結果生命を脅かすような重篤な疾患ではないことを保証する)を行う。説明・保証においては、良好な医師-患者関係のもとで、患者が症状をどのように考えているかを十分に理解して情緒的なサポートをすることが必要である。慢性疾患であるため、症状を完全に取り去ることをめざすのではなく、患者が満足できるレベルまで症状を緩和してQOLを改善し、患者に症状のセルフコントロールを身につけてもらうことが最終的な目標となる。

生活指導:食事と生活習慣の改善を指導することはIBSの治療にはきわめて重要である。食事指導としては、増悪要因となるような高脂肪食、強い香辛料を含む食品、アルコール、カフェインの摂取を控えるようにすすめ、定時の規則正しいバランスのとれた食事摂取を促す。症状の誘因を少なくするために気分転換や適度な運動をすすめたり、不規則な生活の是正を促すことも重要である。また、これらの指導には患者自身が記入する症状日記が有効である。

薬物療法・その他の治療:高分子重合体(ポリカルボフィル)と消化管運動改善薬(トリメブチン)をメインとして、改善がなければ症状に応じてさらに薬物を選択する。高分子重合体は、小腸、大腸で高い吸収性を示し、便性状をゲル化させる働きがあるため、硬便、軟便どちらにも有効である。さらに下痢型には主として止瀉剤、抗コリン薬、便秘型には緩下剤(強力なものは避け、酸化マグネシウムなど)を用いる。最近では、下痢型のIBS(保険適用は男性のみ)に対して5-HT₃受容体拮抗薬のラモセトロンの有効性が示されている。しかし、これらの薬剤だけで効果が不十分なケースもあり抗不安薬や抗うつ薬などの向精神薬を併用することで症状の改善が得られる場合もある。

IBSの患者は、さまざまなストレスやライフイベントなどの影響で症状が増悪することが多いため、薬物療法が奏効しない難治性のIBS患者に対しては、ストレスマネジメントの指導などの心身医学的な治療が行われる。

▶経過・予後 一般にIBSは他の機能性消化管疾患であるFDと同様に生命に対する予後は良好であるが、患者のQOLを阻害し、長期にわたり増悪、寛解を繰り返す。

〔冨田 裕一郎〕

📖 参考文献

1) El-Serag HB et al:Systematic review: the prevalence and clinical course of functional dyspepsia. Alimental Pharmacol Ther 19:643-654, 2004
2) Tack J et al:Functional gastroduodenal disorders. Gastroenterology 130:1466-1479, 2006
3) Talley NJ:Irritable bowel syndrome: definition, diagnosis and epidemiology. Baillieres Best Pract Res Clin Gastroenterol 13:371-384, 1999
4) Longstreth GF et al:Functional bowel disorders. Gastroenter-

oloty 130：1480-1491，2006
5）福土審ほか監訳：RomeⅢ（日本語訳）機能性消化管障害，協和企画，2008

5 内分泌・代謝系疾患

はじめに

内分泌・代謝疾患は精神症状を伴いやすい。歴史的には古くから心身症の代表（seven holy diseases）の一つとしてBasedow病が含まれているように，甲状腺ホルモンなど多くのホルモンが生体の身体機能のみならず心理状態にも直接影響しているからである。反対に心理状態自身もこうしたホルモン動態に影響を与えている。ここでは，Basedow病と橋本病を中心に内分泌疾患を，また糖尿病と肥満症を中心に代謝性疾患を解説する。

甲状腺機能亢進症

■**定義・概念**　甲状腺機能亢進症（hyperthyroidism）は，血中に甲状腺ホルモンが増加することにより代謝亢進をきたした状態である。したがって，代謝亢進に伴う種々の身体症状，精神症状が現れる。原因として頻度が高いのは甲状腺自体の機能亢進により甲状腺ホルモンの血中濃度が上昇するBasedow（バセドウ）病である。他の原因として，甲状腺濾胞細胞が破壊されることで血液中の甲状腺ホルモン値が上昇する無痛性甲状腺炎や亜急性甲状腺炎，甲状腺ホルモンの過剰摂取あるいは結節性甲状腺腫などがある。

■**心身相関からみた病因・病態生理**　甲状腺機能亢進症の原因として最も頻度が高いのはBasedow病である。発症には精神的ショックなどのライフイベントや日常的苛立ちごとが関与している場合がある。本疾患は甲状腺関連自己抗体が甲状腺を刺激して甲状腺ホルモンが過剰に産生・分泌される自己免疫疾患と考えられているが，心理的ストレスが疾患発症にいかに関与しているのか，その因果関係を含め詳細は依然不明である。

以下，Basedow病を中心に解説する。

■**臨床症状・検査成績／診断**　身体所見として，頻脈，体重減少，手指の震え，発汗増加などの甲状腺中毒症所見，びまん性の甲状腺腫大，また眼球突出や複視などの特有の眼症状がみられることがある。精神症状として，いらいらして落ち着きがなく注意集中困難，活動的で多弁，神経過敏で興奮しやすく，軽躁状態になったり，逆に不安やうつ状態に陥ったりする。全員が同じ特徴を示すのではなく，本人の性格や精神的気質によってさまざまな精神症状がみられると考えてよい。全体的に最も多いのはいらいら，手指の震え，それに不安症状である。

診断にはこれらの身体・精神的臨床所見に加え，遊離トリヨードサイロニン（FT₃），遊離サイロキシン（FT₄）の高値と抑制された甲状腺刺激ホルモン（TSH）および抗TSH受容体抗体陽性がポイントとなる。

ただし，高齢者の場合，臨床症状が乏しく甲状腺腫が明らかでないことも多い。また小児では学力低下，身長促進，落ち着きのなさなどを認めることがある。

■**心身医学的アプローチ**　一般的に抗甲状腺薬の内服1～2カ月で甲状腺機能は正常化することが多いが，寛解を得るには1年以上の投薬が一般にすすめられている。手指の震えや動悸，あるいは不安症状が続く場合にはβ遮断薬を併用する（喘息合併例では注意が必要）。またいらいらや不安症状が強い場合はベンゾジアゼピンを併用し，抑うつ症状が強い場合には選択的セロトニン再取り込み阻害薬（SSRI）を，また精神病様の症状が強い場合には抗精神病薬も適宜併用する。

甲状腺機能亢進時に存在した種々の精神症状の多くは甲状腺中毒症によるものであり，甲状腺機能が正常化するに従い消失する。Basedow病の経過には，日常の心理的ストレス（仕事や人間関係，経済的問題など）が影響していることが多い。そうした心理的問題が経過に影響していることが予想される場合には，カウンセリングなどを行ってそれらの課題の解決をはかる。

■**経過・予後**　一般にBasedow病においては，2年間の治療で寛解が得られるのは約30％にすぎない。若年者や治療前の甲状腺腫が大きい例，機能正常化後もT₃/T₄比高値の場合，また抗TSH受容体抗体の低下しにくい例では寛解しにくいと報告されている。いらいら感や集中力の低下，あるいは神経過敏などの精神症状は甲状腺機能の不安定さに伴って同様に揺れることが多い。特に女性では慢性的な日常的ストレスが甲状腺機能に影響を与え，また喫煙も本疾患の寛解率の低下や再発の危険性を増大させる。

また甲状腺機能が正常化した後も多くの患者で心気症状，抑うつ，疲労感など精神症状が残存する例が存在する。特に再発群ではこうした精神症状が著明であると報告されている。これは精神症状が甲状腺中毒症（血中甲状腺ホルモンの過剰状態）のみで説明されないことを示唆している。

一方，不安障害（パニック障害を含む），うつ病，また摂食障害なども併存することがあり，甲状腺機能障害による症状との鑑別が必要となる。

甲状腺機能低下症

■**定義・概念**　甲状腺機能低下症（hypothyroidism）は，血中の甲状腺ホルモンが不足することにより全身の代謝が低下した状態である。甲状腺自体の機能低下により甲状腺ホルモンが減少した原因として最も一般的なものは慢性甲状腺炎（橋本病）である。

■**心身相関からみた病因・病態生理**　橋本病は自己免疫性疾患であり，その10～15％が甲状腺機能低下を示す。甲状腺が徐々に破壊されるにつれて，甲状腺の機能低下が進行する。甲状腺ホルモンは中枢神経系の活動に不可欠であるので，その低下により精神症状，なかでも認知機能や活動性の低下を示す。特に大脳は他の末梢組織の場合と異なり，T₃よりもT₄低下に影響をより受ける。

■**臨床症状・検査成績／診断**　甲状腺機能低下症では身体症状として眼瞼浮腫，便秘，脱毛，皮膚の乾燥（夏でも汗をかかない），嗄声，寒がり，体重増加などの特徴を示す。精神症状として無気力，易疲労感，集中力の低下，記憶力の低下，発語の減少，動作の緩慢化などがあり，高齢者では，一見Alzheimer（アルツハイマー）病や他の認知症と間違えられやすい。また気分障害である双極性障害罹患患者ではリチウム投与の有無のチェックが必要である。以下，鑑別を要する病態を示す。

表 5-1　2 型糖尿病発症の危険因子
加齢
家族歴
肥満
運動不足
高カロリー食物摂取
睡眠不足
母体の栄養不良
慢性の心理的ストレス

無症候性甲状腺機能低下症：TSH 値は高値であっても T_4 値が正常範囲内，あるいは TSH 値や T_4 値も正常範囲内であるが TRH（甲状腺刺激ホルモン放出ホルモン）負荷試験で TSH 分泌反応が亢進しているのみ，といった所見を示す。動脈硬化を伴いやすいと報告されている。甲状腺機能低下による症状はあっても軽度か，まったくない。中年期以降，特に高齢女性ではしばしば認められ，自律神経失調症や更年期障害として治療を受けている例に認められることがある。妊娠中の場合は，児の神経心理学的発達や生存率に影響すると報告されている。

低 T_3 症候群：甲状腺機能低下ではない低 T_3 症候群（ユーサイロイドシック症候群（euthyroid sick syndrome））にも注意が必要である。T_3 値は低下しているが T_4 値は正常かやや低下している（生物活性のないリバース T_3〈rT_3〉は高値，重篤な場合 T_4 低下を伴う）。TSH 値は正常範囲内であり，TRH 負荷で TSH 反応は正常，甲状腺自体の機能は正常である。本疾患は神経性食欲不振症や悪性腫瘍などの慢性消耗性疾患（非甲状腺疾患）でしばしば認められる。身体症状は中枢性甲状腺機能低下症や橋本病をはじめとする他の甲状腺機能低下症と類似した特徴を示す。本症候群は慢性消耗あるいは飢餓状態に対する生体の適応現象・防御反応であり，橋本病とは異なり甲状腺ホルモンの投与は不要である。

● **心身医学的アプローチ**　甲状腺機能が正常化しても種々の精神・身体症状が残存している場合は，甲状腺機能低下症によるものでないことを説明する。更年期障害やうつ病では甲状腺機能低下症のオーバーラップに注意を要する。橋本病は甲状腺ホルモン剤を一生継続して服用しなくてはならないので，患者の負担感への配慮は時として必要である。

● **経過・予後**　甲状腺ホルモンによる補充を漸増し，甲状腺機能低下に対する適切な治療を行えば予後良好といえる。しかし，特に高齢者の場合，甲状腺機能低下症の症状として記憶力低下があるので家族の協力が必要となる。

糖尿病

● **定義・概念**　さまざまなホルモンの働きによって正常では血液中の糖分は常に一定範囲内に調節されているが，この調節機構が破綻した結果，高血糖が持続した疾患が糖尿病（diabetes mellitus）である。

わが国の糖尿病患者数は食習慣をはじめとする生活習慣や社会環境の変化に伴って急速に増加し，いまや国民病といわれるまでになっている。先進国では正患者数が多いが，最も増加率の高い地域は発展途上国といわれ，都市化とライフスタイルの変化に伴って増加する傾向があり，食生活の「欧米化（coca-colonization）」と関連している。

● **心身相関からみた病因・病態生理**　糖尿病はインスリンの分泌または作用の相対的不足，絶対的不足のため，高血糖が持続する疾患である。

2 型糖尿病発症の危険因子として，①加齢，②家族歴，③肥満，④身体的活動の低下（運動不足），⑤高カロリー食物摂取による耐糖能異常（血糖値の上昇），⑥睡眠不足，⑦母体の栄養不良，そして，⑧慢性の心理的ストレスが代表的なものである（**表 5-1**）。これらは，インスリン抵抗性ならびに膵 β 細胞機能障害に関与している。

心理的ストレスを受けると 1 型も 2 型も血糖コントロール不良に影響する。交感神経と副腎髄質を通してカテコールアミン系の活動が刺激され，また血中コルチゾールの濃度が上昇，グルカゴンや成長ホルモンの分泌が促進される。これらはインスリン拮抗ホルモンであり，すべて血糖上昇作用を有している。最近の神経・免疫・内分泌学的研究により，心理的ストレスがこうしたいわゆる拮抗ホルモンを介して糖代謝に直接影響し，また免疫機能も低下させることが明らかになった。さらに，ストレスが食事や睡眠など日常生活における自己管理行動に影響し，それにより二次的に代謝コントロールに負の影響を与える。

特に体脂肪食を伴う高カロリー食物摂取自体が，炎症惹起性のアディポサイトカイン（adipocytokine）や遊離脂肪酸増加をもたらし，また中枢神経系による末梢血糖コントロールや膵 β 細胞のサイズや機能の減少・低下を引き起こす。一方，こうした食事は腸管内細菌叢を変化させ，低濃度のエンドトキシン産生や細胞の炎症を持続的に生じさせ，また GLP-1（グルカゴン様ペプチド 1〈glucagon-like peptide-1〉）や GLP-2 などの腸管ペプチドの産生・分泌の変化をもたらす。これらはすべて肥満やインスリン抵抗性，さらに糖尿病発症に寄与すると考えられている。

● **臨床症状・検査成績／診断**

心身医学的に注意を要する症状：第一にうつ病の合併である。精神症状よりも身体症状が前面に出る場合もある（いわゆる「仮面うつ病」）。うつ病の合併そのものが血糖コントロールに直接影響しているという報告もあり，糖尿病 1 型，2 型の両者ともに一般人口の 2～3 倍の高頻度であると報告されている。不眠あるいは食欲不振，また，頭痛，胸痛，腹痛，腰背部痛などの不定愁訴的な痛みが特徴的である。第二に不安障害の合併である。一般人口に比して高頻度と報告されている。第三に摂食障害の合併である。特に思春期から成人早期の 1 型女性患者において，血糖コントロール不良による血糖高値やケトアシドーシスなどがみられたら，体重増加の防止を目的としたインスリンの意図的自己中止（insulin omission）や必要量以下の投与の有無に注意する。

心理検査：心理社会的テストとして糖尿病感情負担尺度（Problem Areas in Diabetes Scale：PAID），糖尿病治療満足度尺度（Diabetes Treatment Satisfaction Questionnaire：DTSQ），糖尿病関連ウェルビーイング尺度（Well-being Questionnaire）などが有用であり，糖尿病に特異的なものである。

● **心身医学的アプローチ**　糖尿病はいったん発症すれば生涯にわたり血糖コントロールを良好に保つための治療が必要となる。日常生活において食事や運動といった薬物以

外の自己管理にゆだねる割合が非常に高い。糖尿病は慢性疾患であり，患者がそれに適応していくうえで，種々の日常生活におけるストレスとそれへの対処能力，さらには取り巻く環境を治療者が十分把握しておく必要がある。

そのためには，第一に良好な患者–医療者関係を構築することである。また患者の「糖尿病であることの受け入れ」はその治療モチベーションに深く関与することから，それに応じた対応が必要である。パーソナリティに配慮し，日常生活におけるストレス対処能力向上への援助（行動療法的アプローチ）を行いながら，患者家族と医療スタッフを含めたチーム医療を進めていくことが鍵となる。

● **経過・予後** 1型，2型ともに，種々のライフイベントに関連した心理社会的ストレスは血糖コントロール悪化に働く。さらに患者自身の糖尿病罹患にまつわる種々の感情的負担感も同様である。糖尿病治療へのアドヒアランスをいかに維持し，また糖尿病燃え尽き（diabetes burnout）を防ぐかが経過・予後を良好とするために重要となる。

一方，血糖コントロール不良の背景にパーソナリティの問題，あるいはうつ病や不安障害を合併しているケースもまれではあるが存在する。女性の1型糖尿病では，摂食障害を引き起こす危険性が2.4倍，気晴らし食いなど軽度の食行動異常が1.9倍高まると報告されている。したがって糖尿病合併症の発症率も高い。

肥満症

● **定義・概念** 肥満（obesity）とは体脂肪組織が過剰に蓄積した状態である。体格指数（BMI（body mass index））が25 kg/m²以上になると代謝性疾患や癌，心血管性疾患などを含む種々の疾患の罹患率が上昇しはじめる。世界的には25 kg/m²以上30 kg/m²未満を過体重（over weight），30 kg/m²以上を肥満としているが，人種差もあり，わが国では25 kg/m²以上を肥満と判定している。

肥満症とは，肥満と判定されたもののなかで肥満に起因ないし関連する疾患が存在するか，または減量しないと将来疾患を合併する可能性がある場合をいう。主として肥満の治療対象となるのは「内臓脂肪型肥満」であり，メタボリックシンドローム発症の危険因子である。

● **心身相関からみた病因・病態生理** 肥満はエネルギー摂取の過剰とエネルギー消費の減少によって生じるが，実際には，食べ過ぎや飲み過ぎといった食習慣，運動不足，環境因子や遺伝因子などの要因が複雑に絡みあって多因子性に生じる。特にそのなかでも，肥満者の食習慣の問題（ダラダラ食い，気晴らし食い，あるいは過食など）においては，日常生活で遭遇する不快刺激（心理的ストレス）からの回避，あるいは後述する摂食自体に快楽的（hedonic）刺激を求めるといった心理的問題が明らかになってきている。

脳機能と肥満（図5-1）

食習慣をかたちづくる摂食行動は，元来，本能的なものである。胃・腸・肝臓からの内臓知覚刺激は迷走神経を介して，またホルモン，ペプチドといった内分泌系の情報は血液あるいは迷走神経を介して，それぞれ中枢神経系に入力される。これらの情報は視覚，嗅覚，味覚といった知覚刺激とあいまって大脳皮質と大脳辺縁系の相互ネットワークで統合され，生体の内部環境を一定に保つように働いて

いる。これを生体のホメオスターシスに基づいた摂食＝「恒常性維持的摂食（homeostatic feeding）」と呼ぶ。野生動物ではこの調節機構が正常に働いており，食べ過ぎは生じない。しかしながら，ヒトではこれとは無関係な「嗜好的（快楽的）摂食（hedonic feeding）」が存在する。

恒常性維持的摂食では，レプチンやインスリンをはじめとする種々のホルモンやペプチドが血液を介して，あるいはグレリン，CCK（コレシストキニン〈cholecystokinin〉），PYY（ペプチドYY〈peptide YY〉），またGLP-1などの胃・腸管分泌ペプチドが迷走神経系を刺激し，延髄孤束核を経て，摂食中枢である視床下部腹内側核や外側野といった摂食中枢に伝達され，それに従って摂食は調節される。

しかしながらおいしい食物の過量摂取により，恒常性維持的摂食とは無関係に嗜好的摂食の要素が強化されることが明らかとなった。興味深いことに，嗜好的摂食により，薬物嗜癖（中毒）と同様の脳内報酬系ニューロンの機能変化が生まれる。特に側坐核（nucleus accumbens）や腹側被蓋野（ventral tegmental area）などの報酬系を司るドパミン神経系の異常がもたらされ，この報酬系からの抑制刺激に対する視床下部外側野（lateral hypothalamus〈空腹中枢〉）の反応性低下が惹起されることが明らかになっている。さらに絶食や心理的ストレス下では扁桃核からの神経刺激により，GABA（γ-アミノ酪酸）神経系を介して側坐核に同様の変化が起こり，「むちゃ食い（強迫的摂食）」をもたらすと報告されている。

したがって，肥満は不健康な食習慣による二次的な「脳の障害（brain disease）」が原因の一つと考えられている。

以上のようにおいしい高カロリー食物が容易に手に入る環境あるいは心理的にストレスフルな社会は肥満人口増加の危険因子である。摂食行動の快楽的（hedonic）側面を理解することは，今後の効果的な肥満症治療法の開発のために重要である。

● **心身医学的アプローチ** 肥満症の治療の基本は，①食事療法（低エネルギー食療法，超低エネルギー食療法（VLCD）），②運動療法，ならびに，③行動（認知行動）療法の3つである。高度肥満症には，④薬物療法，あるいは⑤外科的療法：手術（垂直遮断胃形成術，胃バイパス術，胆膵バイパス術）などがとられている。

肥満患者特有の認知のゆがみの修正，グラフ化体重日記や食事日誌の活用，体重モニタリング，多面的・段階的治療プログラムに沿った認知行動療法など，不適切な食べ方に焦点をあてた治療が提唱されている。特にむちゃ食いを伴った肥満患者では，心理的ストレスに対する反応＝代替摂食あるいは過食の摂食としての不適切な食行動が習慣化されており，これに焦点をあてた認知行動療法的アプローチが重要と考えられる。

● **経過・予後** 大多数の例で減量達成後のリバウンドあるいは減量の途中での脱落例が認められる。一般に，減量した後1年以内に1/3が，3～5年以内にそのほとんどが元の体重に戻るとされる。したがって，減量後のリバウンドをいかに防止するかが肥満治療成否のカギとなる。

さらに摂食障害と肥満は近接疾患と考えてよく，肥満者のなかには摂食障害と同じ心理相的特徴を有したサブグループが20～30％含まれている。これは以前，「難治性肥満」と呼ばれていたものである。長期的な転帰まで含めて，すべ

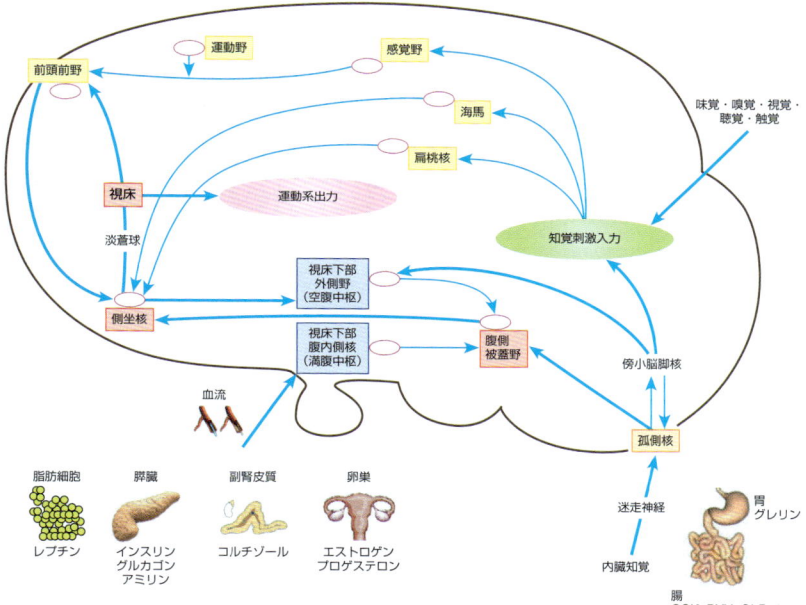

図 5-1 摂食行動を司る視床下部を中心とした摂食中枢と末梢摂食調節因子のシグナル伝達経路
CCK：コレシストキニン(cholecystokinin)，PYY：ペプチド YY(peptide YY)，GLP-1：グルカゴン様ペプチド 1(glucagon-like peptide 1)

ての人に効果的な治療法の確立が今後の課題といえる。

【小牧 元】

参考文献
1) Yoshiuchi K et al：Psychosocial factors influencing the short term outcome of antithyroid drug therapy in Graves' disease. Psychosom Med 60：592-596, 1998
2) Kahn CR et al eds：Joslin's Diabetes Mellitus, 14th edition, Lippincott Williams & Wilkins, 2005
3) Leahy JL et al：What is type 2 diabetes mellitus? Crucial role of maladaptive changes in beta cell and adipocyte biology. Translational Endocrinology & Metabolism, vol. 2, edited by Robertson RP, p9-42, The Endocrine Society, 2011
4) Bray GA et al eds：Handbook of Obesity, Marcel Dekker, 1998
5) Kenny PJ：Reward mechanisms in obesity：New insights and future directions. Neuron 69：664-679, 2011

6 神経・筋骨格系疾患 —緊張型頭痛，片頭痛

●**定義・概念** 現在頭痛の分類として広く用いられている「国際頭痛分類 第 2 版」[1]では，片頭痛と緊張型頭痛は一次性頭痛（頭痛を症状とし得る基礎疾患を認めない頭痛）に分類される頭痛である。片頭痛も緊張型頭痛も発症や経過に心理社会的因子が関連することが多いと臨床的に経験されており，すなわち心身症の病態をとることの多い疾患であると従来から考えられてきた。

●**疫学** 片頭痛の生涯有病率は 14％ と推定され，性比は女性で 2〜3 倍多く，30〜40 歳代に多い。緊張型頭痛の生涯有病率は 30〜78％ と推定され，やや女性に多く，やはり 40 歳代に多いとされている。これらのうち心身症の病態をとると考えられるケースの割合は明らかにはなっていない。しかしながら，片頭痛・緊張型頭痛とも，頭痛の誘発因子として心理的ストレスをあげる患者は 50〜80％ であるとの報告が複数存在する。

●**病因・病態生理と分子メカニズム**
●**片頭痛の病態生理** 現在三叉神経血管説が広く受け入れられている。頭蓋内血管周囲に分布する三叉神経終末がなんらかの原因で刺激され，カルシトニン遺伝子関連ペプチド(calcitonin gene-related peptide：CGRP) などの血管作動性物質が放出されることにより，血管が拡張し，血漿蛋白の血管外への漏出や肥満細胞の脱顆粒など神経原性炎症が生じ，疼痛や悪心などの随伴症状につながるというものである。また，前兆については，皮質拡延性抑制(cortical spreading depression：CSD) の関与が推定されている。

●**緊張型頭痛の病態生理** 以前は筋緊張の亢進が主な要因として考えられていたが，現在ではそればかりではないことがわかってきている。頭痛の頻度の低い稀発反復性緊張型頭痛および頻発反復性緊張型頭痛においては末梢性要素（頭頸部組織における疼痛への過敏性）が中心とな

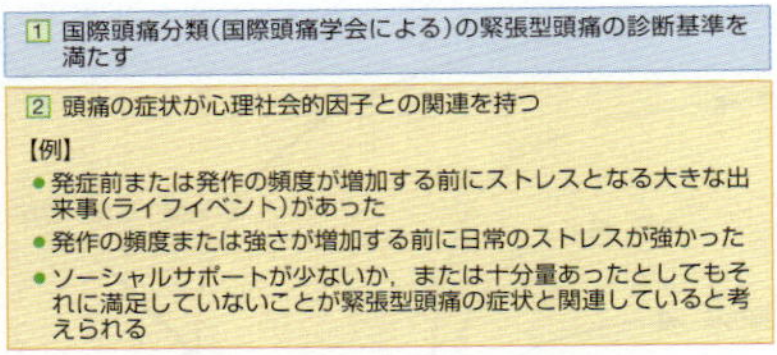

> 1 国際頭痛分類(国際頭痛学会による)の緊張型頭痛の診断基準を満たす
>
> 2 頭痛の症状が心理社会的因子との関連を持つ
>
> 【例】
> - 発作前または発作の頻度が増加する前にストレスとなる大きな出来事(ライフイベント)があった
> - 発作の頻度または強さが増加する前に日常のストレスが強かった
> - ソーシャルサポートが少ないか,または十分量あったとしてもそれに満足していないことが緊張型頭痛の症状と関連していると考えられる

図 6-1 緊張型頭痛(心身症)の診断フローチャート
1および2を満たした場合に緊張型頭痛(心身症)と診断される。2には心理社会的因子との関連について代表的なものを例示しているが,いずれかを満たすことが必須というわけではなく,例にあげた以外でも心理社会的因子との関連が認められれば心身症の病態であると診断される
(文献2を改変)

り,頭痛の頻度の高い慢性緊張型頭痛では中枢性要素(中枢における疼痛感受性の変化)が中心となっていると考えられている。

片頭痛も緊張型頭痛も,心理的ストレスや抑うつ気分・不安などの気分状態,ソーシャルサポート(周囲の人からの有形無形の支援),ストレス対処行動などの心理社会的因子が発症や経過に関与しているとする報告がある。そのメカニズムについて,特に心理的ストレスに関しては,ストレスに対する反応として内分泌系(特に視床下部−下垂体−副腎皮質系),自律神経系,免疫系などの変化が生じることから,それらの変化と頭痛の病態生理との関連が推測されている。しかしながら明確な機序は不明である。

● 臨床症状

片頭痛:前兆のない片頭痛では頭痛の性状は主に片側性・拍動性で中等度〜重度の強さで日常的な動作で増悪することが特徴的であり,その随伴症状として悪心や光過敏・音過敏を伴う。前兆のある片頭痛では,5〜20分にわたり徐々に進展する可逆性局在神経症状が前兆としてみられる。前兆には視覚症状(閃輝暗点と呼ばれるようなきらきらした点や線・視覚消失),感覚症状(チクチク感,痺れ),言語症状(失語性言語障害)などがある。前兆の後に続く頭痛は典型的な片頭痛の特徴を伴うことも伴わないこともある。また,頭痛の生じる数時間から1〜2日前に空腹感や情緒不安定などの症状がみられることがあり予兆と呼ばれる。さらに,通常は痛みとして知覚されない刺激(風にあたる,くしで髪をとくなど)を痛みと感じるアロディニア(異痛症)が二次的に生じることがある。

緊張型頭痛:頭痛の性状は主に両側性・非拍動性(圧迫感や締めつけ感)で,強さは軽度〜中等度であり,日常的な動作では増悪しないことが特徴である。随伴症状も,食欲不振はあっても悪心・嘔吐はなく光過敏や音過敏も両方そろうことはないとされる。

また,頭痛そのものの症状ではないが,片頭痛・緊張型頭痛とも,健常対照群よりも不安や抑うつ気分が強いという報告があり,これらが症状としてみられることもある。また気分障害や不安障害の併存率が高いことも指摘されている。

● 検査成績

片頭痛・緊張型頭痛とも特徴的な,あるいは診断に用いられるような検査はない。基礎疾患の検索・除外において

は必要に応じて画像検査などが施行される。

● 診断

片頭痛および緊張型頭痛の診断は,「国際頭痛分類 第2版」[1]の診断基準に基づいて行われ,基礎疾患の検索・除外と,頭痛の部位や性状および随伴症状の確認(問診あるいは頭痛日記による)によって行われる。

心身医学的な評価・診断としては,まず心身症であるか否かの病態評価が重要であり,すなわち頭痛の発症や経過に心理社会的因子が関連するか否かを評価することになる(図 6-1)[2]。

直接増悪因子や軽快因子を尋ねることにより心理社会的因子との関連が容易に明らかになることもあるが,患者自身が関連に気づいていない場合もあるため,面接・心理検査・頭痛日記などを用いて,心理的ストレスや気分状態・ソーシャルサポート・ストレス対処行動などについて,頭痛の経過とともに時系列を整理して評価することが必要である。特に心身症の病態を有する患者では過剰適応やアレキシサイミア(失感情症と訳され,自分の内な感情への気づきとその言語表現が制約された状態をさす)といった傾向を持つことが多く,心理社会的問題が表面化しにくいことはまれではないため,注意が必要である。

さらに,片頭痛患者および緊張型頭痛患者で抑うつ気分や不安が高いこと,気分障害や不安障害などの精神疾患の合併が多いこと,頭痛による作業効率の低下や社会生活機能の悪化などが指摘されていることから,頭痛が心理社会的側面に及ぼす影響にも注意して病態評価を行うことが臨床上重要である。

■ 治療と薬理メカニズム

一般的対処および薬物療法

- **片頭痛** 頭痛が生じたとき(発作急性期)には,暗く静かな環境で安静にするなどの対処のほか,頓用薬として,特異的なものとしてはトリプタン製剤,エルゴタミン製剤,非特異的なものとしては鎮痛薬(非ステロイド性抗炎症薬(NSAIDs)など),また随伴症状である悪心・嘔吐に対する制吐剤などが用いられる。また,予防には,不規則な生活やアルコール・誘因となる食品(チョコレート,チーズなど)を避けるほかに,予防薬として,Ca拮抗薬,β遮断薬,エルゴタミン製剤,抗うつ薬,抗てんかん薬などが用いられる。トリプタン製剤はセロトニン(5-HT)$_{1B}$および$_{1D}$受容体作動薬であり,血管収縮・血管作動性物質放出の抑制・神経原性炎症の抑制などの作用を示す。

- **緊張型頭痛** 発作急性期には鎮痛薬が用いられる。予防には,一定の姿勢・うつむき姿勢を長時間とることを避けるなどの生活習慣改善のほか,筋弛緩薬・抗不安薬・抗うつ薬が用いられる。

心身医学的治療法

片頭痛・緊張型頭痛とも,一般的な心身医学的治療法として,まず心理社会的因子が関与しているケースでは,心身相関を含めた病態生理の説明が治療的な意義を持つと考えられている。増悪因子となりうるストレス因子を避けるというような日常生活上の改善が提唱されることが多いが,単純にこれらの要因を避けるのは難しいことがまれではない。

専門的な心身医学的治療としては,リラクセーション法・バイオフィードバック療法・認知行動療法およびこれ

らの併用が代表的なものであり，単独あるいは薬物療法と併用で用いられ，それぞれ有効性を示唆する報告がなされている．

- ●リラクセーション法　ストレス反応の対極にあるリラックス状態にいたるための技法であり，代表的なものとして自律訓練法や漸進的筋弛緩法が用いられる．
- ●バイオフィードバック療法　通常は意識することのないような生理指標を可視化・可聴化して患者にリアルタイムに呈示し自身の生理的状態を把握できるようにすることを通し，生理的状態に対する自己制御を高め，結果としてリラックス状態にいたることを容易にする技法である．頭痛に対するバイオフィードバック療法では，生理指標として主に皮膚温や筋電図が用いられる．バイオフィードバック療法にはリラクセーション法が併用されることも多い．
- ●認知行動療法　疼痛や自覚的ストレス・不快気分などのもとには非合理的なもののとらえ方（認知）や不適応行動があると考え，それらの認知や行動に働きかける治療である．複数の要素を組み合わせたプログラムを実施することが多く，前述したリラクセーション法が認知行動療法の一部として実施されることも多い．また心理社会的因子の関与への介入のみならず，疼痛に対する適応的な対処行動の習得などの要素も含まれる．これらの専門的な心身医学的治療は，いずれも最終的にセルフコントロールをめざしている点が特徴であるといえる．

心身医学的治療の効果に関するこれまでの報告は，心身症の病態をとる患者に限定されたものではない．また緊張型頭痛に対する認知行動療法の効果は，気分障害や不安障害などの精神疾患の併存の有無で変わらないことが報告されている．専門的な心身医学的治療が奏効するメカニズムや適応については今後も検討が必要であるが，専門的な心身医学的治療法を考慮し心療内科などの専門科に紹介するタイミングについては，通常の薬物療法や一般的な心身医学的アプローチが十分に奏効しない場合にかぎらず，患者が非薬物療法を希望する場合などは状況に応じて早期から検討してもよいと考えられる．

▶ **経過・予後**　片頭痛および緊張型頭痛の予後に関する調査は少ないが，いずれも10年間で約40%が寛解したとする報告がある．慢性化・難治化に関連する因子としては，片頭痛・緊張型頭痛とも頭痛の頻度や鎮痛薬の使用頻度があげられているほか，心理的ストレスの存在や精神疾患の併存も関連するという報告がある．

また，経過中注意しなければならないのが薬物乱用頭痛である．これは発作急性期に頓用で用いられるエルゴタミン製剤，トリプタン製剤，鎮痛薬を慢性的に頻回に使用することにより，頭痛が引き起こされるものである．したがって頭痛が頻回に生じる場合には，頓用薬による対処のみでなく，薬物・非薬物療法による適切な予防治療を行うことが肝要であると考えられる．

【菊地 裕絵】

参考文献
1) Headache Classification Subcommittee of the International Headache Society : The International Classification of Headache Disorders: 2nd edition. Cephalalgia 24 (Suppl 1) : 9-160, 2004
2) 吉内一浩ほか：緊張型頭痛．心身症診断・治療ガイドライン 2006，

小牧元ほか編，p206-223，協和企画，2006

7 摂食障害

▶ **定義・概念**　摂食障害（eating disorder）とは，拒食や過食，嘔吐などの食行動の異常を主症状とし，強いやせ願望，肥満恐怖，ボディイメージの障害を伴う疾患である．さまざまな身体的合併症や精神症状を呈することも多い．主にやせを伴う神経性食欲不振症（anorexia nervosa：AN）と，やせの伴わない神経性大食症（bulimia nervosa：BN）に大別される．ANやBNの診断基準を満たさないものは特定不能の摂食障害（eating disorder not otherwise specified：ED-NOS）と分類される．

▶ **疫学**　摂食障害の頻度や有病率は調査対象や評価法により異なるが，女性におけるANの生涯有病率は約0.5%，BNの生涯有病率は1～3%である．一方，男性における有病率は女性の約1/10であるといわれている．

摂食障害は，産業化され，やせていることが魅力的とされる社会に多く，1980年代以降，日本でも患者数は増えている．15～30歳の思春期から青年期の発症が多いといわれているが，最近は30歳以降や10歳以下の発症報告も多い．また，新体操，クラシックバレー，陸上競技，モデルなど，外見の見栄えや競技技術の向上のために体重や体型をコントロールする必要があるスポーツや職種には，摂食障害が多いといわれている．

▶ **病因・病態生理と分子メカニズム**　摂食障害は，社会文化的要因，心理的要因，生物学的要因など多様な要因が複雑に関与して発症する多因子疾患と考えられている．Engel（エンゲル）が提唱したbio-psycho-social medical modelを摂食障害にあてはめた概念モデルを図7-1に示す．

発症準備要因としての社会文化的要因には，やせ礼賛と肥満蔑視の文化，ダイエットに関連するマスコミの報道や社会的風潮，生活の欧米化，飽食の時代，女性の社会進出などがあげられる．心理的要因としては，低い自己評価，家族内葛藤，認知の歪み，自立や成熟の拒否など，また生物学的要因としては，遺伝的素因，脳機能の異常，気分や摂食調節に関与する伝達物質の異常，摂食調節機構の変動，エネルギー消費・代謝系の脆弱性などが推定されている．

誘発要因は主に心理的ストレスであり，ダイエット，体重や体型に対するからかいやいじめ，虐待や性的暴力，受験勉強や就職といった出来事がきっかけになることが多い．

これらの諸要因が脳，特に間脳視床下部の機能障害を引き起こし，拒食や食欲不振，半飢餓状態，無月経などの症状を出現させる．またそれにより，生理的および精神的な変化が引き起こされ，疾病利得や現実逃避といった維持要因により症状は持続し，また場合によって悪化すると考えられている．

▶ **臨床症状**　患者個々の体重，病悩期間，食行動様式などによりさまざまであるが，身体面から心理・認知・行動面まで幅広い障害を有する（図7-2）．

特徴的身体所見・身体症状：ほとんどが半飢餓によるもの

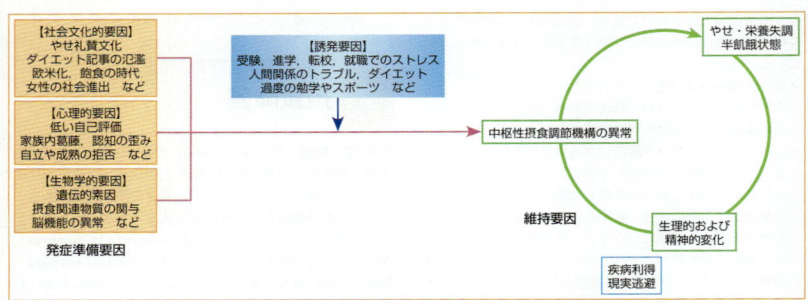

図 7-1 摂食障害の発症・維持要因

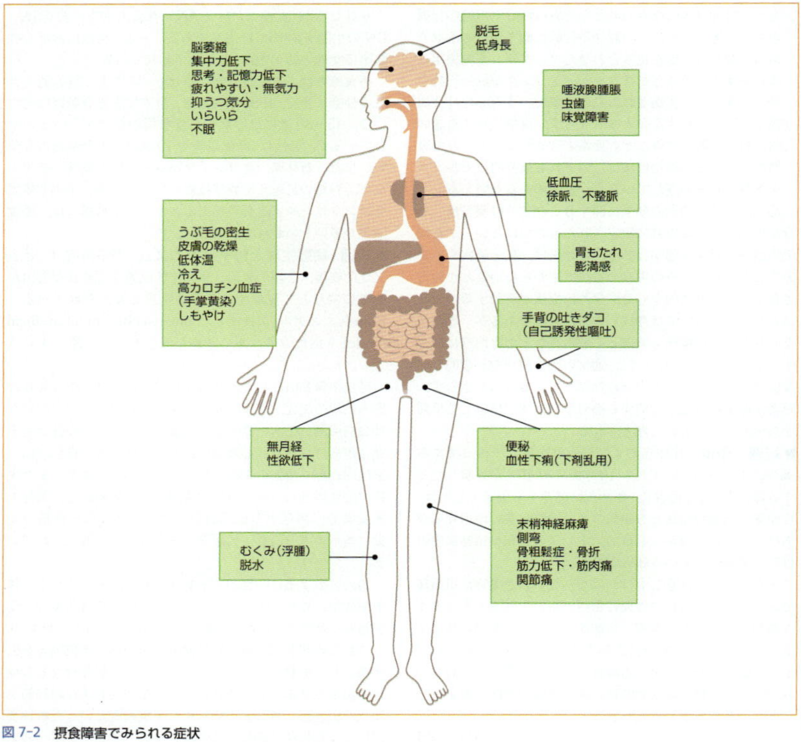

図 7-2 摂食障害でみられる症状

であり、無月経に加え、便秘、腹痛、耐寒性低下、傾眠、易疲労感といった訴えが多い。身体検査上最も明らかな所見はるいそうであり、低体温、低血圧、徐脈などを認める。うぶ毛の密生、脱毛、皮膚の乾燥、高カロチン血症に関連した皮膚の黄染、浮腫を認めることもある。また、嘔吐の繰り返しによる唾液腺(特に耳下腺)の腫大、胃酸による歯のエナメル質の侵食、手背の「吐きダコ(Russel's sign)」も特徴的である。骨量減少(カルシウム摂取量および吸収量

の低下，エストロゲン分泌の減少，およびコルチゾール分泌の増加に起因する)により骨折をきたし，寝たきりになる例もある．

行動と心理・認知の異常所見：不食や節食，むちゃ食い，嘔吐，下剤乱用などの食行動異常に加え，食物への執着，食事時間や食事内容の偏り，食事の食べ方に対する特有のルール(刻んで食べる，油分を拭いて食べるなど)や過活動が認められる．また，強迫傾向，対人関係不良，過剰適応傾向が認められることが多い．抑うつ・不眠などうつ病に類似した症状を呈することがあるが，低栄養・低体重に伴うことが多いため，精神疾患の診断は体重回復を待って評価すべきである．

● 検査成績
血液生化学検査所見
半飢餓に起因すると思われる汎血球減少，肝酵素上昇，低血糖，高コレステロール血症，高コルチゾール血症，甲状腺ホルモン異常(euthyroid sick syndrome，典型的には遊離トリヨードサイロニン(FT$_3$)低値)がみられることが多い．また，自己誘発性嘔吐・下剤や利尿薬の乱用で電解質異常(低カリウム血症，低ナトリウム血症，低クロール血症など)をきたすことがある．嘔吐による胃酸の喪失は代謝性アルカローシス(血漿重炭酸塩の上昇)を招き，下剤の乱用による頻繁な下痢の誘発は代謝性アシドーシスを起こすことがある．自己誘発性嘔吐例でよく認められる軽度の高アミラーゼ血症は，唾液腺の刺激による唾液腺型アイソザイムの上昇を反映していることが多い．一般検査では，ヘモグロビン(Hb)，総蛋白，アルブミン値は脱水のため，見かけ上正常のことも多く，補液などによる改善で顕在化する．なお，高コレステロール血症や低T$_3$血症は低栄養に伴う適応的な変化であるため，脂肪制限や甲状腺ホルモンの投与はかえって病態を悪化させる可能性が高く，不適切である．

脂肪細胞から分泌されるレプチンは，体重や体脂肪率に正の相関があり，ANでは低下している．成長ホルモン(growth hormone：GH)や胃から分泌されるグレリンはANで上昇することが多い．

その他の検査所見
- **胸部X線** 滴状心，縦隔気腫，皮下気腫，側弯など．
- **頭部CT** 脳萎縮，脳室/大脳比の増大(低栄養による)．
- **心電図** 洞徐脈，不整脈，QTc延長，低電位．
- **心エコー** 心嚢液貯留，僧帽弁逸脱など．
- **腹部X線・内視鏡検査** 食道炎，胃拡張など．
- **安静時エネルギー消費** しばしば著明に低下．
- **骨密度測定** 骨密度低下．

重篤な内科的合併症
- **低血糖昏睡** 慢性的に低体重の患者の場合，低血糖時でも頻脈，発汗，空腹感はないことが多い．食事時間が遅れたり，長時間の絶食後，特に早朝に起こりやすい．記銘力障害や呂律がまわらないことで気づかれる．
- **低カリウム血症** 下剤・利尿薬の乱用によりKが失われる．自己誘発性嘔吐で胃酸のH$^+$が失われることによるアルカローシスで尿中K排泄が増加する．さらに循環血漿量の減少によってレニン・アンジオテンシン・アルドステロン(RAA)系が刺激されて，腎からのK排泄は増加する(偽性Bartter〈バーター〉症候群)．筋力低下，イレ

表7-1 DSM-IVにおける摂食障害の診断基準

307.1 神経性食欲不振症(anorexia nervosa)

A. 年齢と身長に対する正常体重の最低限，またはそれ以上を維持することの拒否(例：期待される体重の85%以下の体重が続くような体重減少．また成長期間中に期待される体重増加がなく，期待される体重の85%以下になること)

B. 体重が不足している場合でも，体重が増えること，または肥満することに対する強い恐怖

C. 自己の体重または体型の感じ方の障害，自己評価に対する体重や体型の過剰な影響，または現在の低体重の重大さの否認

D. 初潮後の女性の場合は，無月経，すなわち月経周期が連続して少なくとも3回欠如する(エストロゲンなどのホルモン投与後にのみ月経が起きている場合，その女性は無月経とみなされる)

病型を特定せよ
- **制限型**：現在の神経性食欲不振症のエピソード期間中，その人は規則的にむちゃ食いや排出行動(つまり，自己誘発性嘔吐，または下剤，利尿薬，または浣腸の誤った使用)を行ったことがない
- **むちゃ食い/排出型**：現在の神経性食欲不振症のエピソード期間中，その人は規則的にむちゃ食いまたは排出行動(つまり，自己誘発性嘔吐，または下剤，利尿薬，または浣腸の誤った使用)を行ったことがある

307.51 神経性大食症(bulimia nervosa)

A. むちゃ食いのエピソードの繰り返し．むちゃ食いのエピソードは以下の2つによって特徴づけられる
  (1) 他とはっきり区別される時間帯に(例：1日の何時でも2時間以内)，ほとんどの人が同じような時間にして同じような環境で食べる量よりも明らかに多い食物を食べること
  (2) そのエピソードの期間では食べることを制御できないという感覚(例：食べるのをやめることができない，または何を，またはどれほど多く，食べているかを制御できないという感じ)

B. 体重の増加を防ぐために不適切な代償行動を繰り返す(例：自己誘発性嘔吐，下剤，利尿薬，浣腸，またはその他の薬剤の誤った使用．絶食，または過剰な運動)

C. むちゃ食いおよび不適切な代償行動はともに，平均して，少なくとも3カ月にわたって週2回起こっている

D. 自己評価は，体型および体重の影響を過剰に受けている

E. 障害は，神経性無食欲症のエピソード期間中にのみ起こるものではない

病型を特定せよ
- **排出型**：現在の神経性大食症のエピソード期間中，その人は定期的に自己誘発性嘔吐をする，または下剤，利尿薬，または浣腸の誤った使用をする
- **非排出型**：現在の神経性大食症のエピソード期間中，その人は絶食または過剰な運動などの他の不適切な代償行為を行ったことはあるが，定期的には自己誘発性嘔吐，または下剤，利尿薬，または浣腸の誤った使用はしたことがない

ウス，不整脈，横紋筋融解症，腎不全の原因になる．
- **低ナトリウム血症** 食事制限による摂取不足，水分の過量摂取のため水中毒，下剤・利尿薬の乱用による．低血圧，脱力感，筋力低下を認める．補正の際には中心髄鞘崩壊症(central pontine myelinolysis)の併発を予防するため補正速度は1〜2 mEq/L/時間を超えないようにする．
- **refeeding syndrome** 長期間の栄養不良状態患者において，栄養療法開始後，電解質・糖が細胞内に急速に取り込まれ，血清Pが低下する結果，横紋筋融解症・心不全・呼吸不全・精神神経症状を呈することがある．無症

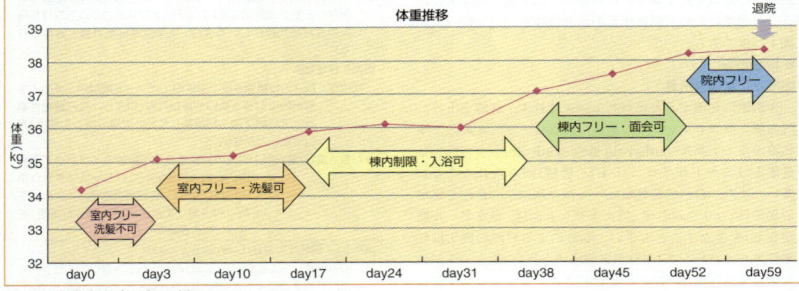

体重(kg)	安静度	面会	入浴	電話	TV	その他
35.0未満	室内フリー	不可	清拭のみ	不可	不可	
35.0以上～35.5未満	室内フリー	不可	洗髪可	不可	不可	
35.5以上～36.0未満	棟内制限	不可	シャワー2回/週	不可	不可	
36.0以上～36.5未満	棟内制限	不可	フリー	1回/日	可	
36.5以上～37.0未満	棟内制限	フリー	フリー	2回/日	可	
37.0以上～37.5未満	棟内フリー	フリー	フリー	フリー	可	
37.5以上～38.0未満	棟内フリー	フリー	フリー	フリー	可	
38.0以上～	院内フリー	フリー	フリー	フリー	可	外出・外泊可能 2週連続クリアで退院

図7-3 行動療法プログラム例
目標体重38.0 kgの場合

候性の低リン血症をきたすこともあり、注意を要する。
- **Mallory-Weiss症候群など** 自己嘔吐により逆流性食道炎やMallory-Weiss（マロリー-ワイス）症候群、またまれではあるが食道破裂や胃破裂を合併することもある。
- **上腸間膜動脈症候群（SMA症候群）** 内臓脂肪の減少により大動脈からの上腸間膜動脈の起始角が狭まり、間を通過する十二指腸が圧迫されて慢性イレウス状態になる。
- **下剤乱用症候群** 下剤乱用による大腸カタルや偽イレウスに伴う嘔気が出現する。

その他、たこつぼ心筋症、自然気胸・縦隔気腫、不整脈、結核・非定型抗酸菌症による肺炎などがある。

■ **診断** 現在最も広く使われている米国精神医学会による精神疾患の分類と診断の手引（Diagnostic and Statistical Manual of Mental Disorders, 4th edition：DSM-Ⅳ）のANおよびBNの診断基準を**表7-1**に示す。DSM-Ⅳの診断基準では標準体重の85%以下のやせ、となっているが、欧米に比べ平均体重の低い日本では80%以下が採用されている。他に、厚生労働省調査研究班の診断基準や、国際疾患分類ICD-10の診断基準がある。

確定診断のためには**表7-1**にあげたすべての項目が必要であるが、初診時には病識の欠如（やせ自体を病的だとは思っていない）症例や、肥満恐怖が目立たない症例も多い。その場合は、理想とする体重について質問したり、体重増加の試みに対して頑強に抵抗を示すかどうかを観察することが多い。また糖尿病の患者では、体重コントロールの手段としてインスリンの使用を控えていないかどうかを確認することも大切である。

鑑別診断：低体重をもたらす器質的疾患（Crohn〈クローン〉病・潰瘍性大腸炎・吸収不良症候群などの胃腸疾患、下垂体-視床下部腫瘍・胃癌などの悪性腫瘍、結核・後天性免疫不全症候群（AIDS）などの感染症、甲状腺機能亢進症、糖尿病、慢性膵炎など）を鑑別する。通常、これらの場合には患者は歪んだボディイメージは持たず、体重がさらに減少することは望んでいないことが多い。また、食欲低下をもたらす医薬品の投与や、食欲や食行動の異常を伴う他の精神疾患（うつ病、統合失調症など）は除外する。

■ **治療と薬理メカニズム** 摂食障害の患者はしばしば病識の欠如が認められ、みずから進んで医療機関を受診することは少なく、家族に連れられてしぶしぶ受診する症例も多い。またみずから進んで受診したとしても、治療に対して両価的な感情（例：病気を治したいけれど、治すことに不安を感じる）を有していることが多く、治療から脱落してしまうことも多い。そのためまず患者や家族の話を支持的に傾聴し、本人の希望や意思を尊重しながら、患者との信頼関係（ラポール）を築いたうえで、治療への動機づけを高める工夫が必要である。特に慢性例では治療効果を焦らずに、患者の心身の成長、発達を長い目で見守る姿勢が必要である。

AN

治療目標としては、第一に、低体重と低栄養状態の改善、ならびに食行動の正常化であり、第二に、食行動異常の背後にある心理的諸問題への対処法をさぐり、社会適応能力を身につけることである。

これらの治療目標を達成するために、内科的な身体管理、心理療法、薬物療法を適宜行うことが推奨されている。以下、それぞれの治療法について述べる。

- **内科的身体管理** 身体管理を要する緊急入院以外は外来治療が原則であるが、重篤な検査異常や合併症（低カリウム血症、低血糖昏睡、不整脈）を伴う場合や、著明な低体重、急激な体重減少、全身衰弱を認める場合には、

入院治療により合併症の治療ならびに低体重と低栄養状態の改善をはかる。栄養状態の改善は原則的には経口摂取によるが，脱水や低栄養のために輸液や濃厚流動食などが適応になる場合には，輸液量は必要最低限とし，時間をかけて改善をはかることが重要である。急激な栄養状態の改善は refeeding syndrome の誘発や，急激な体重増加や浮腫への嫌悪感・恐怖感のために医療不信を招き，治療から脱落する要因となりうるため，慎重な配慮が必要である。

- **心理療法** AN の心理面への治療としては，支持的精神療法，集団療法，認知療法，認知行動療法，対人関係療法，家族療法，芸術療法などさまざまな治療法があるが，無作為化臨床試験の結果によれば現在のところ，思春期に対する家族療法以外の治療効果はまだ実証されていない。図 7-3 に日本で AN に対して主に行われている行動療法のプログラム例を示す。行動療法とは望ましくない行動の変容をはかることを目的とし，好ましい反応には報酬を，好ましくない反応には嫌悪刺激を与えるといったオペラント条件づけの技法を用いる。具体的には，体重増加を目標体重まで小刻みに設定し，それが達成できたら安静度・面会・入浴・電話などの制限を徐々に解除していくようにする。
- **薬物療法** AN に有効な薬物療法は確立されていない。低エストロゲン血症とそれに合併して起こる無月経や骨量減少に対してホルモン補充療法を施行されることもあったが，最近ではホルモン補充療法の治療意義は疑問視されている。標準体重の 70％以下の場合は，体重回復が優先される。

BN

外来治療が基本である。無作為化臨床試験によると BN では過食や嘔吐の背後にある不自然な食習慣や対人関係，あるいは認知のゆがみに焦点をあてた認知行動療法が最も治療効果が高く，対人関係療法の効果も実証されている。また，抗うつ薬の一種である選択的セロトニン再取り込み阻害薬(selective serotonin reuptake inhibitors：SSRI)は抑うつ，むちゃ食い，衝動性のコントロールに有効な場合がある。入院の適応は AN に準ずるが，短期間が原則である。

■ **経過・予後** AN の死亡率は 5〜10％と高く，死因は低栄養や排出行為による衰弱(低血糖や心不全など)，不整脈による突然死，感染症，自殺が多い。BN の経過についてはあまり研究が進んでいないが，慢性化しやすく死亡率は約 0.3％との報告がある。日本における 4〜5 年以上経過した摂食障害の転帰調査では，回復 52〜56％，部分回復 7〜18％，不良 15〜20％，死亡は 7〜10％との報告がある。予後不良の因子は，低体重，排出行動，慢性化例，併存疾患あり，高齢発症などである。

【森屋 淳子】

参考文献

1) American Psychiatric Association：Diagnostic and Statistical Manual of Mental Disorders, 4th edition, 1994
2) 石川俊男ほか編：摂食障害の診断と治療ガイドライン，マイライフ社，2005
3) 日本摂食障害学会，厚生労働省精神・神経疾患研究委託費平成 17 年度〜平成 19 年度摂食障害治療ガイドラインの臨床実証及び治療ネットワークの確立研究班編：摂食障害救急患者治療マニュアル，2008
4) Fairburn CG et al：Eating disorders. Lancet 375：583-593, 2010
5) DM・ガーナーほか編，小牧元ほか訳：摂食障害治療ハンドブック，金剛出版，2004

索 引

- 和文索引 ……………………………………… 01
- 欧文索引 ……………………………………… 18

和文索引

- 冒頭の語が日本語の場合は和文索引に収録した
- 図表キャプションや図表内の語なども収録した
- 省略可能な語は [ ] 内に，言い換え可能な語は ( ) 内に示した

欧文索引

- 冒頭の語がアルファベット，数字，ギリシャ文字の場合は欧文索引に収録した
- 図表キャプションや図表内の語なども収録した
- 省略可能な語は [ ] 内に，言い換え可能な語は ( ) 内に示した

和文索引

あ

アイゼンメンジャー症候群　667
アイチウイルス　1874
亜鉛欠乏症候群　1154
アカントアメーバ角膜炎　1886
アカントアメーバ属　1886
亜急性壊死性脳症　1667
亜急性肝炎　926
亜急性硬化性全脳炎（SSPE）　1645
亜急性甲状腺炎　1191
亜急性脊髄連合変性症　1712
悪性胸膜中皮腫　828
悪性高熱　1671
悪性黒色腫　846
悪性腫瘍随伴高カルシウム血症（MAH）　1201
悪性症候群　1714
悪性胆管狭窄　983
悪性リンパ腫　856,1341,1348
悪性リンパ腫類縁疾患　1412
アグーチ関連ペプチド（AgRP）　164,1307
アクチノミセス症　1789
アクチノミセス属　1789
アクチン　542
アザチオプリン　196,1355
足クローヌス　1560
アシクロビル　190
アジソン病　1220
アシドーシス　725
アシネトバクター属　1805
アシネトバクター・バウマニ　1805
アシルCoA　359
アストロウイルス　1874
アスパラギン酸アミノトランスフェラーゼ（AST）　909,973
アスピリン　848
アスベスト　794,806
アスペルギルス症　1837
アセチルCoA　348,351
アセチルCoAカルボキシラーゼ（ACC）　235
アセチルCoA　276
アセチルコリン　256,543,1720
アセチルコリンエステラーゼ　256
アセトアミノフェン　944
アーチファクト　1572
圧外傷　738
圧支持換気（PSV）　739
圧痛点　869
圧平減時間（PHT）　622
アップショウ-シュールマン症候群　1430
圧補正式従量式換気（PRVC）　739
アディポカイン（アディポサイトカイン）　157,237,1033,1052,1130
アディポサイトカイン（アディポカイン）　157,237,1033,1052,1130
アディポネクチン　158,236,1033,1129
アディポネクチン仮説　1052
アディポネクチン受容体　1052
アテトーゼ　1563
アデニル酸シクラーゼ（AC）

225,542
アデノウイルス　1852,1874
アデノウイルス感染症　1852
アデノシン　544
アデノシン三リン酸（ATP）　542,1052
アテローム血栓症　1133
アテローム血栓性脳梗塞　1585
アテローム性動脈硬化　607
アテローム性プラーク　610
アドヒアランス　28
アトピー咳嗽　776
アトピー性皮膚炎　1299
アドレナリン　259,1307
アドレナリン作用薬　258
アドレナリン受容体　256,259
アナジー　390
アナフィラキシー　1302,1307
アナフィラキシーショック　1302
アナログ　387
アニオンギャップ　506
アニオンギャップ開大性代謝性アシドーシス　506
アニサキス症　1896
アヘン　532
アポトーシス　390
アポリポ蛋白　1101
アマンタジン　1872
アミオダロン　217,219
アミノグリコシド系　188
アミノ酸　1030
アミノ酸シグナル　367
アミノ酸代謝　906
アミラーゼ　974
アミリン　1059
アミロイド　1297
アミロイドーシス　636,1290,1500,1515
アミロイド腎　1500
アミロース　347
アミロペクチン　347
アムホテリシンB　185
アメーバ性膀胱炎　1885
アメーバ性大腸炎　1885
アメーバ赤痢　1885
アメリカ鉤虫　1892
アラニンアミノトランスフェラーゼ（ALT）　909,973
アルガトロバン　206
アルカリホスファターゼ（ALP）　909,973
アルカローシス　725
アルギニンバソプレシン（AVP）　1160,1176,1178
アルキル化薬　193,198
アルゴリズム法　82
アルコール　352
アルコール依存症　527
アルコール性過形成結節　961
アルコール性肝障害　911,941
アルコール性慢性膵炎　1011
アルゴンズ-デル-カスティージョ症候群　1184
アルストレーム症候群　160
アルタナティブスプライシング　8
アルツハイマー病　1599
アルドステロン　1213

アルドステロン拮抗薬　210
アルドステロン産生腺腫　707
アルドステロン受容体拮抗薬　215
アルドステロンブレークスルー現象　215
アルブミン　1354
アルブミン尿　1457
アレスチン　542
アレナウイルス出血熱　438
アレルギー　386,1297
アレルギー検査　1297
アレルギー性気管支肺アスペルギルス症（ABPA）　778,1316
アレルギー性気管支肺真菌症（ABPM/ABPF）　778,1316
アレルギー性胃腸炎　839
アレルギー性結膜炎　165,1297,1240
アレルギー性鼻炎　1434
アレルギー性喀痰性喘息　1309
アレルギー性好酸球性胃腸炎（AGA）　1275,1276,1320
アレルギー性肉芽腫症（AG）　1506
アレルギー性鼻炎　1299
アレル　106,387
アロディニア　714
アロプリノール　244
アクチノミセス属　1789
アンジオテンシノーゲン　157
アンジオテンシンⅡ1型（AT1）受容体　214,594
アンジオテンシンⅡ2型（AT2）受容体　214
アンジオテンシンⅡ受容体拮抗薬（ARB）　209,212,214,593,600
アンジオテンシン変換酵素（ACE）阻害薬　210,212,593,600
アンジオポエチン1（Ang1）　281
安全性連絡　262
アンダーソン病　1670
アンチトロンビンⅢ異常症　1448
安定プラーク　608
アンドロゲン　239,240
アンドロゲン補充療法（ART）　241
安楽死　502

い

イエローレター　262
胃炎　851
イオンチャネル　651
イオントラッピング　511
胃潰瘍　851
医学の歩み　4
胃カメラ　836
胃カルチノイド　858
胃癌　314,852
息切れ　744
胃憩室　885
医原性CJD　1652
移行上皮癌　1554
胃酸分泌抑制ポリペプチド（グルコース依存性インスリン分泌刺激ポリペプチド）（GIP）　234,1034,1079

医師-患者関係　28
意識障害　69,890
胃疾患　847
医師の職業倫理指針　26
胃・十二指腸潰瘍　848,887
萎縮性胃炎　853
異常Hb　1370
異常陰影　729
異常自動能　655
異常腫瘍　508
異常蛋白血症　1475
異常沈着物　170
胃上皮性腫瘍　852
異所性ACTH症候群　1213
異所性静脈瘤　891
石綿　794
胃腸腫　892
胃洗浄　509
移植　415,1356
移植後適合性　1359
移植後リンパ増殖症　1846
移植前処置関連毒性（RRT）　1359
胃食道逆流症（GERD）　841
移植片対宿主病（GVHD）　1355,1360
異所性白質ジストロフィー　1144,1626
イソスポーラ症　1890
イソプロテレノール　259
イタイイタイ病　517
イダルビシン　194
一塩基多型（SNP）　106,143,151,166
位置覚　1561
一次性下肢静脈瘤　694
一次性ネフローゼ症候群　1484
一次縫合　1484
一次評価　86
胃腸炎　1873
一過性脳虚血発作（TIA）　339,1589
一価不飽和脂肪酸　353
一酸化炭素中毒　518
一酸化炭素肺拡散能（D$_{LCO}$）　723
一酸化炭素ヘモグロビン（COHb）　519
一酸化窒素（NO）　519,543
一酸化窒素合成酵素（NOS）　543
逸脱酵素　909
遺伝カウンセリング　141,1578
遺伝学的検査　128
遺伝学の基礎　128
遺伝子　128
遺伝子異常　128
遺伝子異常による糖尿病　1056
遺伝子解析　139
遺伝子型（ジェノタイプ）　387,919
遺伝子・環境交互作用　105
遺伝子診断　138
遺伝子治療　304
遺伝子免疫療法　305
遺伝性　138
遺伝性圧脆弱性ニューロパチー（HNPP）　1677
遺伝性運動・感覚ニューロパチー（HMSN）　1677

遺伝性球状赤血球症 1367
遺伝性血圧異常症 169
遺伝性疾患 128,1578
遺伝性周期四肢麻痺 1664
遺伝性出血性毛細血管拡張症（HHT） 1433
遺伝性神経筋疾患 1578
遺伝性早老症 472
遺伝性代謝性肝疾患 951
遺伝性楕円赤血球症 1368
遺伝性ニューロパチー 1677
遺伝性尿細管疾患 168,1452
遺伝性プリオン病 1651
遺伝性フルクトース不耐症 1527
遺伝相談 141
胃透視 834
胃粘膜障害 887
イノシトール三リン酸（IP₃） 224
医の倫理 26
医の倫理綱領 26
胃非上皮性腫瘍 856
イベントレコーダー 559
胃ポリープ 898
イマチニブ 195,1392
意味性認知症（SD） 1604
イミプラミン 252
イリノテカン 181,194
医療安全 38
医療安全支援センター 40
医療関連感染症 423
医療従事者の感染症予防 427
医療提供体制 32
医療と法 30
医療のコスト 33
医療の質 33
医療の量 33
医療福祉サービス 499
医療面接 46
医療倫理の四原則 27
イレウス 860
イレウス管 862
除イオン交換樹脂（レジン） 221,1079
インクレチン 234,1034,1079
インクレチン関連薬 1079
インシデント 1027,1099,1231
インスリン 232,970,1030,1038
インスリンアナログ製剤 1077
インスリン依存型糖尿病（IDDM） 1045
インスリン遺伝子（*INS*） 149,1056
インスリンシグナル伝達経路 1035
インスリン自己抗体（IAA） 1061,1099
インスリン自己免疫症候群 1061,1099
インスリン受容体 11
インスリン受容体遺伝子 1059
インスリン受容体基質（IRS） 238,1035,1052
インスリン受容体抗体 1061
インスリン受容体抗体症候群 1099
インスリン製剤 237,1076
インスリン抵抗性 1037,1052
インスリン抵抗性改善薬 235,1073
インスリン非依存型糖尿病（NIDDM） 1045
インスリン分泌障害 1033
インスリン分泌促進薬 233,1072
インスリン様増殖因子I（IGF-I） 231,1035
インスリン療法 1078
除性斥力作用 219
除性反応性 85
インターフェロン（IFN） 246

インターフェロンα（INF-α） 189
インターフェロン（IFN-γ） 277
インターロイキン1（IL-1） 379
インターロイキン1β（IL-1β） 277
インテグラーゼ阻害薬 192
インテグリンファミリー 283
咽頭痛 756
咽頭の診察 53
咽頭反射 1561
インドシアニングリーン（ICG） 909
イントロン 7
イントロン1 143
イントロン2 1437
院内感染 423
院内肺炎（HAP） 424,760
除森水腫 1556
インヒビター 1439
インフォームドコンセント（IC） 3,18
除部ヘルペス 1843
インフラマソーム 373
インフルエンザ（flu） 756,1870
インフルエンザウイルス 1870
インフルエンザ菌 423,1793
インフルエンザ脳症 1639
インフルエンザワクチン 1872

う

ウィスコット・オールドリッチ症候群（WAS） 1326
ウィーニング 741
ウィリス動脈輪閉塞症 1594
ウイルス肝炎治療薬 246
ウイルス関連血球貪食症候群（VAHS） 1340
ウイルスジェノタイプ 919
ウイルス性胃腸炎 18,531,876
ウイルス性肝炎 922
ウイルス性下痢症 1873
ウイルス性呼吸器感染症 1868
ウイルス性出血熱（VHF） 1876
ウイルス性心筋炎 639
ウイルス性髄膜炎 19
ヴィルスング管 970
ウイルソン病 951,1153,1708
ウェゲナー肉芽腫症（WG） 781,1275,1277,1506
植込み型除細動器（ICD） 601,658
ウェスターマン肺吸虫 1900
ウエスト周囲長 1131
ウエスト症候群 1683
ウエストナイルウイルス（WNV） 1860
ウエストナイル熱 1860
ウエストナイル脳炎 1860
ウェルトニッヒ・ホフマン病 1615
ウェルナー症候群 472
ウェルニッケ脳症 1149,1711
ウォルフ・パーキンソン・ホワイト（WPW）症候群 653,655
右脚ブロック 662
右室 566
右室心検 585
後向き研究 93
右心補助人工心臓（RVAD） 602
うつ 252,1912
右房 566
右房生検 586
ウルソデオキシコール酸（UDCA） 938
ウロキナーゼ型プラスミノーゲン活性化因子（u-PA） 207
運動神経伝導検査 1574
運動性チック 1611

運動ニューロン疾患 1612
運動麻痺 72,1717
運動誘発アナフィラキシー（EIAn） 1311
運動療法 1069

え

英国SLE評価グループ（BILAG）指数 1250
エイコサペンタエン酸（EPA） 222,351,365
エイコサペンタエン酸製剤 1122
栄養管理 328,1761
栄養評価 1758
エヴァンス症候群 1368
疫学研究 19
疫学指標 104
腋窩リンパ節の診察 51
液性免疫不全 414,1321
エキノコックス症 964,966,1905
エコーウイルス 1874
エコノミークラス症候群（ロングフライト症候群） 811
壊死性胆炎 1764
壊死性腸炎 1273
エスケープ現象 229
エストロゲン 23,239
エゼチミブ 221,1120
壊血性回内炎 893
エタノール 507
エチレンジアミン四酢酸（EDTA） 909,1343
エトポシド 194
エナメル質形成 840
エネルギー消費量（EE） 357
エネルギー代謝 354
エネルギー貯蔵 1030
エネルギーバランス 357
エバルスタット 1092
エビザイム 135
エピゲノム異常 276
エピジェネティクス 162,471
エピジェネティック制御 9
エピジェネティック変化 278
エビデンス 19
エビデンス水準 20
エプスタイン・バーウイルス（EBV） 1846
エプレレノン 212
エベロリムス 196
エボラ出血熱 1876
エメリドレフュス型筋ジストロフィー（EDMD） 1655
エラスターゼI 974
エーラス・ダンロス症候群（EDS） 699,1434
エリーキア菌 1829
エリスロポエチン欠乏 1362
エルシニア感染症 1808,1809
エルシニア属 1808
遠位尿細管性アシドーシス（RTA） 1499,1535
円回内筋症候群 1676
嚥下機能障害 1740
嚥下下腺瘤 833
嚥下性肺炎 1740
嚥下リハビリテーション 1741
塩酸イリノテカン 184
炎症 276,396
炎症性偽腫瘍 1413
炎症性疾患 1652
炎症性腹部大動脈瘤（IAAA） 683
炎症と疫癌 276
エンテロカビル 189,247
エンテロウイルス 1861,1874
エンテロウイルス感染症 1861

エンテロバクター 1802
エンテロバクター属 1802
エンドセリン1（ET-1） 220
エンドポイント 94
エンピリックセラピー 186,408

お

横隔膜上膨室 885
黄色腫 1250
黄色肉芽腫性胆嚢炎 993
黄色ブドウ球菌 1773
黄色ブドウ球菌感染症 1773
黄体形成ホルモン（LH） 1160
黄体形成ホルモン放出ホルモン（LHRH） 1170
黄疸 946,971
嘔吐 310,833
黄熱 1859
黄熱ウイルス 1859
オウム病 1823
横紋筋融解 507,693
横紋筋融解に伴う腎病 1499
大型再生性結節 961
悪寒 509
オキサセフェム系 188
オキサゾリジノン系 188
オキサリプラチン 194
オキシトシン 1160
悪心 1859
オースチン・フリント雑音 60
オッディ括約筋 968
オートファジー 12
オーバービュー パス 1598
オピオイド系 188
オフポンプ冠動脈バイパス術（OPCAB） 615
オーメン症候群 1323
オリゴクローナルバンド（OB） 1621
折りたたみナイフ現象 72,1560
オリーブ橋小脳萎縮症（OPCA） 1616
オレイン酸 353
オレキシン 1690
音性チック 1611
温痛覚 1561

か

回帰熱 1819
回帰発症 1842
壊血病 1152,1435
介護 499
介護・医療関連肺炎（NHCAP） 762
介護保険施設 499
介護保険制度 500
外傷性胆嚢腫 964
外傷性くも膜下出血 1692
外傷性てんかん 1694
外傷性脳血管障害 9
外傷性脳出血 1692
咳嗽 710,757
回虫症 1892
改訂長谷川式簡易知能評価スケール（HDS-R） 78
外転神経 70,1564
ガイドライン 2,19
介入研究 93
海綿状血管腫 1708
潰瘍性大腸炎 329,872
解離性大動脈瘤 686
カイロミクロン（CM） 1101,1108
カイロミクロン停滞病 1111
下咽頭憩室 885
カウデン病 900
楓糖尿症（メープルシロップ尿症）

I146
加温ショック 509
化学放射線療法 297
踵骨脛試験(HKST) 1564
過換気症候群 753
核DNA変異による複合体I欠損症 1667
核医学 14
角化棘細胞性歯原性腫瘍 840
顎関節強直症 838
顎口虫症 1898
核酸 189
核酸アナログ 247
拡散強調[画]像(DWI) 982,1571
核酸系逆転写酵素阻害薬(NRTI) 192
覚醒度 69
覚醒レベル 69
拡張型心筋症(DCM) 587,633
拡張期血圧 701
拡張期雑音 59,554
拡張不全 671
獲得免疫 374
核内受容体 163
角膜反射 1561
系系図 128
過形成性ポリポーシス(HPP) 901
鵞口瘡 839
過剰腫 792
過誤腫性ポリポーシス 899
加算平均心電図 559
加重型妊娠高血圧腎症 1525
下垂体機能検査 1162
下垂体機能低下 1169,1172
下垂体後葉ホルモン 1160
下垂体疾患 1161
下垂体腺腫 1168
下垂体前葉ホルモン 1159
下垂体卒中 1172
ガス壊疽 1764,1785
ガストリノーマ 1027,1232
ガストリン 832
かぜ 756
仮性結核菌 1809
化生性胃炎 853
仮説演繹法 82,84
仮性嚢胞 1009
画像誘導放射線治療 299
家族性Ⅲ型高脂血症 1109,1143
家族性Ⅳ型高脂血症 1110
家族性Ⅴ型高脂血症 1109
家族性CJD 1651
家族性アミロイド多発ニューロパチー(FAP) 1290
家族性異常βリポ蛋白血症 1109
家族性原発性副甲状腺機能亢進症 1199
家族性高αリポ蛋白血症 1110
家族性高カリウム性高血圧(FHH) 1535
家族性高コレステロール血症(FH) 160,1109
家族性コレステロールエステル転送蛋白欠損症 1143
家族性腫瘍 274
家族性大動脈瘤(FAP) 897
家族性低βリポ蛋白血症 1111
家族性ビタミンE単独欠乏症(VED) 1619
家族性複合型高脂血症(FCHL) 1109
家族性リポ蛋白リパーゼ欠損症 1109
カタプレキシー 1689
カタラーゼ 176
カタル性間膜静脈(IMA) 830
脚気 1149
喀血 55,711

滑車上リンパ節の診察 51
滑車神経 70,1564
褐色細胞腫 706,1216
活性化T細胞核内因子(NF-AT) 196
活性化部分トロンボプラスチン時間(APTT) 1346
活性化酸素種(ROS) 277,483
活性炭 510
活性炭の繰り返し投与(MDAC) 511
活性窒素種(RNS) 277
喀痰 711
活動電位 651
活動電位持続時間(APD) 216
カットオフ値 80,286
家族性 701
カテコール-O-メチルトランスフェラーゼ(COMT) 1217
カテコールアミン 259,1032,1217
カテコールアミン誘発性多形性心室頻拍(CPVT) 664
カテーテルアブレーション 588,657
カテーテル関連尿路感染症(CA-UTI) 425
カテーテル由来血流感染症(CRBSI) 423,1773
カテプシンK阻害薬 244
カドミウム 517
ガドリニウム(Gd)造影剤 1347
ガバペンチン 254
カハール介在細胞 856
カビ[薬] 526
過敏性腸症候群(IBS) 863,1918
過敏性肺炎(HP) 779,1313
下部消化管内視鏡 834
カプセル内視鏡 876
下部尿路閉塞 1550
花粉症 1300
カベルゴリン 1168
カーボカウンティング 1067
カポジ肉腫 1848,1868
ガマ腫 840
鎌状赤血球貧血(SCA) 1370
仮面高血圧 701
カラーMモード心エコー法 560
カラアザール 1887
ガラクトシアリドーシス 1706
ガラクトース血症 1712
カラードプラ心エコー法 560
顆粒球コロニー刺激因子(G-CSF) 199,311
顆粒球肉腫 1415
顆粒球マクロファージコロニー刺激因子(GM-CSF) 199,820
カルシウム感知受容体(CaSR) 1196
カルシウム代謝 1196
カルシウム・リン代謝 1196
カルシトニン製剤 243
カルシニューリン阻害薬 196
カルチノイド 857,879
カルニチンパルミトイルトランスフェラーゼ(CPT-Ⅰ) 942,1081
カルニチンパルミトイルトランスフェラーゼ欠損症 1144
カルバペネム系 188
カルバマゼピン 254
カルボプラチン 193
加齢 473
加齢遺伝子 176
加齢黄斑変性症 485
加齢性難聴 485
加齢変化 475
ガレクチン2 144

カロリー過剰 338
カロリー飢餓 977
カロリー不足 340
癌(がん) 109,399,414,503
簡易Bernoulliの式 563,630
簡易呼吸機能検査(PEF) 775
肝移植 958
癌遺伝子 9,134,270
癌遺伝子依存性 274,301
眼咽頭型筋ジストロフィー(OPMD) 1655
肝炎ウイルス 279,917
肝炎後肝不全 1372
肝外門脈閉塞症(EHO) 890
感覚 71
感覚異常の評価 1561
感覚器の加齢変化 485
感覚・自律神経障害の遺伝性感覚・自律神経ニューロパチー(HSAN) 1677
感覚神経伝導検査 1575
癌幹細胞 267
癌幹細胞ニッチ 268
癌患者のコンサルテーション・リエゾン精神医学 322
癌患者の心理学的側面 321
眼感染症 1148
癌関連遺伝子 277
換気 739
換気血流比不均等 737
眼球乾燥症 1300
肝吸虫[症] 967,1902
管腔内超音波(IDUS) 990,1019
肝血管腫 913
閲欠性跛行 1566
肝結節性病変 912
眼瞼下垂 70
還元型ニコチンアミドアデニンジヌクレオチド(NADH) 348,355
還元型ニコチンアミドアデニンジヌクレオチドリン酸(NADPH) 349
癌検診 266
肝原発良性腫瘍 960
肝硬変(LC) 890,910,935
肝硬変合併肝細胞癌 911
肝再生医療 959
幹細胞 101,338
肝細胞核因子(HNF) 1045
肝細胞癌(HCC) 912,915,943,953
肝細胞性黄疸 960
肝細胞腺腫 960
幹細胞ニッチ 267
幹細胞を用いた薬効評価 453
ガンシクロビル 191
カンジダ血症 1832
カンジダ症 1832,1867
カンジダ属 1832,1867
肝疾患 904
肝疾患による糖尿病 1060
肝疾患の画像検査 911,914
肝疾患の血液検査 908
肝疾患の診察 907
肝疾患の診断 907
間質性腎炎 1512,1516
間質性肺炎(ILD) 802,1257
肝住血吸虫症 966
肝腫瘍 315
環式アデノシン一リン酸(cAMP) 225
肝障害 907
環状膵 1006
肝小葉 902
緩徐進行1型糖尿病 1047
眼振 70
肝腎症候群(HRS) 1510
カーンズ・セイヤー症候群 1665
癌性胸膜炎 827

癌性疼痛 318
肝性脳症 938
肝切除 955
関節症 61
関節リウマチ(RA) 165,1240,1241
肝線維化 943
感染型食中毒 1767
感染症 402,1764
感染症の類型 430
感染症法 429,1769
感染性胃腸炎 1767,1874
乾癬性関節炎(PsA) 1284
感染性肝炎 1766
感染性肺嚢胞 964
感染性心内膜炎 647,1513
感染性腸炎 866
感染性プリオン病 1652
完全奏効(CR) 295
完全大血管転位症(compl TGA's) 672
感染と発癌 279
完全内視鏡下冠動脈バイパス術(TECAB) 615
完全内臓逆位症 289,291
肝胆道回虫症 967
肝蛭症 967
感度 286
肝糖産生 1031
冠動脈 609
冠動脈CT(CTCA) 613
冠動脈硬化 610
冠動脈疾患 339,700,1912
冠動脈疾患リスク評価チャート 1115
冠動脈造影(CAG) 577
冠動脈攣縮 617
冠動脈バイパス術(CABG) 613,614
肝トキソカラ症 967
肝毒性 310
肝毒性評価 455
広本住血線虫症 1899
肝内結石症 991
肝内増殖性糸球体腎炎 1473
肝内胆管癌 916,958
観念運動失行 1566
観念失行 1566
肝膿瘍 913,963
肝膿瘍 913,962
癌の原因 114
癌の分子遺伝学 134
癌の予防 177
ガンビアトリパノソーマ症 1888
肝麻膿瘍 1833
カンピロバクター感染症 1798
カンピロバクター・コリ 1767
カンピロバクター・ジェジュニ 1767
カンプトテシン類 194
鑑別診断 81
肝包虫症 1866
ガンマナイフ 1165,1691
癌免疫療法 305
顔面肩甲上腕型筋ジストロフィー(FSHMD) 1655
顔面神経 71,1565
顔面神経麻痺 66,1844
顔面の診察 72
がん薬物療法 294
間葉系幹細胞(MSC) 459

癌抑制遺伝子 9,134,271
癌抑制遺伝子導入 304
癌予防 266
寒冷凝集素症 1368
裂隙性嚢胞 840
冠攣縮 619
肝レンズ核変性症 1709
関連痛 714,832
癌ワクチン 306
緩和ケア 321

き

偽 Pelger-Huët 核異常 1386
キアリフロンメル症候群 1166
記憶障害 75
機械的イレウス 860
気管支鏡検査 732
気管支喘息 222,774,1299,1915
気管支肺胞洗浄(BAL) 733
気管支肺胞洗浄液(BALF) 771,776,810
気管分枝部鋭室 885
胸郭 826
菊池病 1414
奇形癌腫 442
奇形腫 442
危険因子 18
起座呼吸 50,55
キサンチン酸化還元酵素阻害薬 245
基準範囲 79
偽性 Bartter 症候群 1530
偽性低血圧 1565
寄生虫疾患 1878
寄生虫性肝膿瘍 964
偽性低アルドステロン症II型(PHA II) 1535
偽性副甲状腺機能低下症 1203,69,1564
基礎代謝量(BEE) 358
偽麻痺 1746
拮抗薬 512
基底核の構造 1567
ギテルマン症候群 169,1528
気道パピロマトーシス 1851
キードラッグ 192
気脳症 1694
機能性イレウス 860
機能性消化管障害 864
機能性ディスペプシア(FD) 851,1918
キノフォルム 1713
キノロン系 188
稀発反復性緊張型頭痛 1688
偽ペルゲル-フェット核異常 1386
基本的日常生活動作(BADL) 487
偽膜性大腸炎(PMC) 1787
奇脈 644
逆血 662
逆流性食道炎(EE) 841
キャッスルマン病 1412,1848
吸引反射 1561
救急疾患 86
吸虫 832
吸収不良症候群 341,865
嗅神経 69,1564
急性胃炎 847
急性胃粘膜病変(AGDML) 847
急性胃十二指腸病変(AGML) 847
急性胃病変(AGL) 847
急性ウイルス性呼吸器感染症 1868
急性壊死性潰瘍性歯肉炎(ANUG) 839
急性炎症 397
急性咳嗽 710
急性灰白髄炎 1861
急性仮性嚢胞 1011
急性肝炎 330,910
急性冠症候群(ACS) 615
急性関節炎 1122
急性巨核芽球性白血病(AMKL) 1350
急性好酸球性肺炎(AEP) 777,1319
急性混乱(AMS) 537
急性甲状腺炎 1192
急性硬膜外血腫 1692
急性硬膜下血腫 1692
急性呼吸促迫症候群(ARDS) 748
急性骨髄性白血病(AML) 1349,1357,1379
急性散在性脳脊髄炎(ADEM) 1624
急性出血性大腸炎 888
急性心筋炎 638
急性腎障害(AKI) 1539
急性心不全 330,1539
急性心膜炎 642
急性腎炎 330,971,979,1008
急性脊髄前角炎 1643
急性前骨髄球性白血病(APL) 1381
急性単純性腎盂腎炎 1551
急性単純性膀胱炎 1551
急性中耳炎 971,976,992
急性中毒 508
急性トキソプラズマ感染症 1883
急性細網膜壊死 1512
急性妊娠脂肪肝(AFLP) 1525
急性肺損傷(ALI) 177
急性白血病 1341
急性リンパ性白血病(ALL) 1383
球脊髄性筋萎縮症(SBMA) 1614
急速進行性糸球体腎炎(RPGN) 1481,1502
吸虫類 1899
吸入気酸素濃度(F_iO_2) 734
吸入ステロイド薬(ICS) 222
球麻痺 1565
胸郭 61
胸郭出口症候群 1676
胸腔鏡 743
胸腔ドレナージ 741
狂犬病 1862
狂犬病ウイルス 1862
凝固障害症 1435
狭窄 578
共有激盟簗事 198
横出血 1591
狭心症 611
胸水 826,1814
胸水貯留 646
強制水法法 252
胸腺腫 797
胸膜の加齢変化 483
狭帯域光観察(NBI) 15
蟯虫症 1893
橋中心髄鞘崩壊(CPM) 1180,1627
強直性脊椎炎(AS) 1284
胸痛 56,551,714
強度変調放射線療法(IMRT) 297
強皮症 1256
強皮症腎クリーゼ 1498
胸部 CT 730
胸部 X 線 564

胸部 X 線 CT 730
胸部心動脈瘤 683
胸部単純 X 線 726
胸壁 742
胸膜陥入像 786
胸膜中皮腫 795
胸膜中皮腫の IMIG 分類 795
胸膜炎 715
共有決定モデル 30
胸・腰椎圧迫骨折 484
局所性骨溶解性高カルシウム血症(LOH) 1202
局所麻酔下胸腔鏡 743
極長鎖アシル CoA 脱水素酵素欠損症 1145
極長鎖脂肪酸 351
虚血性心疾患(CAD) 120,143,558,607
虚血性大腸炎 858
虚血性腸疾患 858
巨細胞性心筋炎 641
巨細胞性動脈炎(GCA) 1269,1271
虚弱 1727
巨赤芽球性貧血 1362
巨舌症 838
巨大血小板 1343
巨大腸腫 1163,1166,1168
寄与リスク 114
キラーT細胞(細胞傷害性T細胞)(Tc) 370,379
ギラン-バレー症候群(GBS) 1672,1798
起立性低血圧 1730,1756
筋萎縮 72,1729
筋萎縮性側索硬化症(ALS) 1612
筋萎縮の評価 160
近位尿細管性アシドーシス 1534
緊急安全性情報 171
菌球型アスペルギルス症 1838
緊急度判定 35
筋強剛 1560
筋強直性ジストロフィー(DM) 1660
筋緊張 72
筋緊張症候群 1663
菌血症 409,1801
筋繊維束 1722
筋ジストロフィー 171,1655
筋性肥大 838
筋性防御 62
金属の毒性 15
近代医学 4
緊張型頭痛 1688,1923
筋電図(EMG) 1573
筋トーヌス 72
筋トーヌスの異常 1560
筋トーヌスの低下 1560
筋肉 1030
筋肉質 757
筋力低下 72,1560

く

クヴォステク徴候 1205
空・回腸腫瘍 713
偶発腫 1222
空腹時血糖異常(IFG) 1094
空腹時血糖値 1042
空腹時血糖値 1099
クエン酸回路(TCA 回路) 348,506,545,595,1051
クーゲルベルク・ヴェランダー病 1615
くしゃみ 756
クスマウル呼吸 50
クスマウル徴候 553

薬手帳 39
口とがらし反射 1561
クッシング現象 1591
クッシング症候群 1210
グッドリーフ 42
グッドパスチャー症候群 1507
クッパー細胞 904,942
くも膜下出血 1592
クライネ-レヴィン症候群 1690
クラインフェルター症候群 1227
クラッベ病 1626
クラドリビン 194
クラミジア感染症 1823
クラミジア性結膜炎 1825
クラミジア性咽頭感染症 1825
クラミジア性子宮頸管炎 1825
クラミジア性精巣上体炎 1825
クラミジア性尿道炎 1824
クラミジア属 1823
クラミジア・トラコマティス 1824
クラミジア肺炎 1823
クラミドフィラ属 1823
クラミドフィラ・ニューモニエ 1823
クラミドフィラ肺炎 1823
グラム陰性桿菌による感染症 1793
グラム陰性球菌による感染症 1790
グラム陽性桿菌による感染症 1779
グラム陽性球菌による感染症 1773
グランツマン血小板無力症(GT) 1432
繰り返し配列 8
クリグラー-ナジャー症候群 947
グリコーゲン蓄積病(GSD) 1137,1667
グリコーゲン蓄積病 I 型 1527
グリコーゲン病 1137,1667
グリコペプチド系 188
グリセロール 157
グリセロセ 1072
クリニカルパス(クリニカルパス) 1597
クリニカルパス(クリティカルパス) 1597
クリネドド 234,1072
クリプトコックス症 1833
クリプトコックス髄膜炎 1868
クリプトコックス属 1833
クリプトコックス脳髄膜炎 1834
クリプトスポリジウム症 1890
クリプトスポリジウム属 1890
グリーフプロセス 42
クリミア・コンゴ出血熱 1876
クーレー 1652
グル音 62
グルカゴノーマ 1028,1232
グルカゴン 832,970
グルカゴン様ペプチド 1(GLP-1) 234,1034,1079
グルコキナーゼ(GK) 348,1035
グルココルチコイド(GC) 222,1060,1208,1209
グルコース 39
グルコース-6-ホスファターゼ(グルコース-6-リン酸分解酵素)(G-6-Pase) 348
グルコース-6-リン酸脱水素酵素 349
グルコース-6-リン酸脱水素酵素欠損症 1367
グルコース-6-リン酸分解酵素(グルコース-6-ホスファターゼ)(G-6-Pase) 348

グルコース依存性インスリン分泌刺激ポリペプチド(胃酸分泌抑制ポリペプチド)(GIP) 234, 1034,1079
グルコース代謝 349
クルーズトリパノソーマ 1888
グルタチオン S-トランスフェラーゼ(GST) 948
グルタミン酸オキサロ酢酸トランスアミナーゼ(GOT) 909,973
グルタミン酸ピルビン酸トランスアミナーゼ(GPT) 909,973
グルココルチコイド受容体(GR) 230
くる病 1148,1206
クレアチニン(Cr) 1454,1461
クレアチニンクリアランス(Ccr) 1461,1872
クレアチンキナーゼ(CK)(CPK) 507,909,1454
グレーアム・スティール雑音 60
グレーヴス病 1184
グレード 20
クレブシエラ 1801
クレブシエラ属 1801
クレーム 41
グレリン 159,832
クロイツフェルト-ヤコブ病 (CJD) 1650
クロストリジウム感染症 1783
クロストリジウム性筋壊死 1786
クロストリジウム腸炎 1787
クロスマッチ 1352
グロボイド細胞白質ジストロフィー 1626
クロマチン 135
クロモグリク酸ナトリウム (DSCG) 226
クロムフェニコール 188
クロルプロマジン 252
クロンカイト-カナダ症候群 900
クローン病 329,870,881
クワシオルコル型 1136,1757
群発頭痛 1689

け

ケアテイカー 273
経下大静脈右室生検法 585
経カテーテル大動脈弁置換術(TAVI) 622
経腸栄養 1741
経気管支生検(TBB) 733
経気管支肺生検(TBLB) 733
経気管支針生検(TBNA) 733
蛍光 in situ ハイブリダイゼーション(FISH)法 128,1679
経口胆離管下 1072
経口的胆道鏡(POCS) 996
経口糖尿病薬 232,233,1071
経口トロンビン阻害薬 207
経口ブドウ糖負荷試験(OGTT) 1042
軽鎖沈着病(LCDD) 1499,1500
憩室 885
形質細胞白血病(PCL) 1417
痙縮 1560
経上大静脈右室生検法 585
経腸静栄養法 346
頚静脈怒張 57
経食道心エコー法(TEE) 561
痙性対麻痺 1615
痙性対麻痺歩行 1565
痙性片麻痺歩行 1565
痙性麻痺 1783
経腸栄養[法] 343,1761
頸動脈エコー 1134
経鼻カニューレ 735

経皮経肝胆道鏡(PTCS) 996
経皮経肝胆嚢ドレナージ(PTGBD) 994
経鼻膵管ドレナージ(ENPD) 984
経皮的エタノール注入療法(PEIT) 955,1195
経皮的冠動脈インターベンション(PCI) 613,614
経皮的血管形成術(PTA) 1588
経皮的心肺補助装置(PCPS) 596,606
経皮的腎嚢造設術 1172
経皮的動脈血酸素飽和度(SpO₂) 735
頚部腫瘍 313,1782
頚部リンパ節 54
鶏卵 311
係留と調整のヒューリスティック 86
剖出 1型糖尿病 1047
劇症型心筋炎 640
劇症肝炎 926
繋色活動 622,1193
下血 833,890,1754
下剤 151
血圧 48,700
血圧測定 556,701
血液・造血器疾患 1342
血液ガス分析 724
血液灌流法 512
血液浄化療法 1466
血液透析(HD)[法] 331,612, 1466,1546
血液毒性 311
血液・免疫機能の加齢変化 482
結核 763,1812,1866
結核性髄膜炎 827,1814
結核性脊髄炎 1633
血管 Behçet 病 1274
血管拡張症 210
血管筋肉脂肪腫(AML) 962
血管再生細胞 463
血管細胞接着分子-1(VCAM-1) 607
血管作動性腸管ポリペプチド(VIP) 832,1028,1232
血管腫 961
血管新生 281,667
血管新生スイッチ 285
血管新生抑制薬 282
血管性紫斑病 1433
血管に常化 282
血管造影 CT 914
血管造影の合併症 580
血管内視鏡 573
血管内エコー法(IVUS) 582
血管内視鏡 583
血管内皮機能 546
血管内皮前駆細胞(EPC) 463
血管内皮増殖因子(VEGF) 281, 285
血管内皮増殖因子受容体(VEGFR) 285,301
血管新生 463
血管の構造 545
血球貪食症候群(HPS) 1425
血球貪食性リンパ組織球症(HLH) 1425
血行性関節炎 1766
血行型骨転移 1766
血行再建術 1766
血行転移 284
血行力学的機序 1589
血漿アルドステロン濃度(PAC) 706
血漿浸透圧 1177

血小板 1343
血小板機能異常症 1431
血小板系造血薬 200
血小板減少 1326,1428
血小板内皮細胞接着分子-1(PECAM-1) 1431
血小板無力症 1432
血小板由来増殖因子(PDGF) 281
血小板由来増殖因子受容体(PDGFR) 303
血漿レニン活性(PRA) 706
血清診断 419
血清トランスアミナーゼ 1173
血清反応陰性脊椎関節炎(SNSA) 1284
血清フェリチン 16
血清リポ蛋白 162
結節性硬化症 1345
結節性再生性過形成(NRH) 961
結節性多発動脈炎(PAN)(PN) 1273,1276,1501
結節性動脈周囲炎 1273
結節性紅斑 407
結節性リンパ球優位型 Hodgkin リンパ腫(NLPHL) 1401
血栓症 1254
血栓除去術 1587
血栓性血小板減少性紫斑病(TTP) 1429,1507,1525
血栓性疾患 1446
血栓性微小血管障害[症](TMA) 1475,1507,1512,1516
血栓性微小血管障害(TMA)様サークリーゼ 1498
血栓溶解剤 207
血栓溶解療法 1587
血漿 55
結腸癌 314
決定樹 19
血糖コントロール 1064
血糖自己測定(SMBG) 1067
血糖値 1042
げっぷ 833
血便 1754
血友病 1435
ゲートキーパー 273
解毒薬 512
ケトン体 906
ゲノム 128,130
ゲノム医学研究 132
ゲノム疫学 275
ゲノム異常 278
ゲノム・エピゲノム異常 278
ゲノムインプリンティング 9
ゲノム機序 230,231
ゲノム指針 97
ゲノム刷り込み 130
ゲノム不安定性 130
ゲノム薬理学 132,182
ゲノムワイド関連解析(GWAS) 107,133,146,166,169
ゲフィチニブ 185,193
ゲムシタビン 194
下痢 1754
下痢原性大腸菌 1799
下痢症 1873
減圧症 1538
嫌気性グラム陽性有芽胞菌ボツリヌス菌(CB) 1787
限局性皮疹症 1256
限局性結節性過形成(FNH) 913, 915,961
健康寿命の延伸 16
健康日本 21(21 世紀における国民健康づくり運動) 21,122,700
研修医制度 34

献腎移植 1471
検体採取 79
原虫 1878
原虫感染症 1880
見当識 69
原発性アミロイドーシス 1500
原発性アメーバ性髄膜脳炎(PAM) 1886
原発性アルドステロン症(PA) 705,1213
原発性インフル性肺炎 1871
原発性高 HDL コレステロール血症 1110
原発性高カイロミクロン血症 1109
原発性硬化性胆管炎(PSC) 996
原発性高コレステロール血症 1109
原発性高脂血症 1109
原発性骨髄線維症(PMF) 1397
原発性糸球体疾患 1473
原発性食細胞機能不全症 1329
原発性腺機能低下症 1227
原発性腺機能異常症 1227
原発性胆汁性肝硬変(PBC) 938
原発性低 α リポ蛋白血症 1112
原発性脳腫瘍 784
原発性副甲状腺機能亢進症(1°HPT) 1198,1201
原発性マクログロブリン血症 1422
原発性慢性副腎不全 1220
原発性免疫不全症候群 1321
原発性老化性疾患 479
顕微鏡的多発血管炎(MPA) 781,1275,1276,1506
健忘症 1566

こ

コアグラーゼ陰性ブドウ球菌(CNS) 1773
コアグラーゼ陰性ブドウ球菌感染症 1774
誤嚥 495
抗 CMV 薬 191
高 HDL 血症 1143
抗 HIV 薬 191
抗 HSV 薬 190
抗 IgE 抗体 226
高 IRI 血症 1057
抗 NMDA 受容体脳炎 1637
抗 RANKL 抗体 243
抗 U1-RNP 抗体 1264
抗 VZV 薬 190
抗悪性腫瘍薬 293
降圧薬 207,704
抗アドレナリン作用薬 259
高イシスタン血症 1037
抗インフルエンザウイルス薬 190
抗ウイルス薬 189
抗うつ薬 252,1721
口蓋裂 838
高カイロミクロン血症 354
抗ガストリン薬 250
硬化性血管腫 792
高カリウム血症 1140
高カリウム性周期性四肢麻痺 1664
高カルシウム血症 242,1199, 1201,1460
高カルシウム血症性疾患 1201
抗がん抗生物質 194
光干渉断層法(OCT) 583,837, 1086
交感神経系 256

和文索引

交感神経抑制薬 210
高感度C反応性蛋白（hs-CRP） 1134
口顔面失行 1566
高気圧酸素（HBO）療法 514,521
後期高齢者医療制度 500
抗寄生虫薬 189
抗凝固薬 205
抗菌薬 185,402,1769
抗菌薬関連下痢症（AAD） 1787
抗菌薬関連大腸炎（AAC） 1787
抗菌薬耐性菌 420
口腔アレルギー症候群（OAS） 1307
口腔咽頭カンジダ症 1832
口腔カンジダ症 839
口腔疾患 838
口腔の診察 53
口唇癌 1722
攻撃因子抑制薬 249
高血圧[症] 119,169,207,339,540, 700,1454,1455,1519,1733
高血圧管理計画 208
高血圧性腎クリーゼ 1498
高血圧性脳症 1597
抗血小板薬 204
抗血小板療法 583
抗血栓療法 1135,1588
高血糖高浸透圧昏睡（HONK） 1082
高血糖高浸透圧状態（HHS） 1082
抗原識別多様性 370
抗原提示機能 376
抗甲状腺薬 228
抗好中球細胞質抗体（ANCA） 781,1275,1502
抗好中球細胞質ミエロペルオキシダーゼ抗体（MPO-ANCA） 1502
抗コリン[作用]薬 226,250,255,258
高コレステロール血症 549,1142
交差適合試験 1352
好酸球性心筋炎 642
好酸球性筋炎 776,1318
抗酸菌 766
抗酸菌感染症 1812
高山病 536
高脂血症 1112
高次脳機能障害 75
拘縮 1729
抗腫瘍薬 192,293,325
抗腫瘍薬の毒性評価 308
甲状腺 54,1181
甲状腺機能検査法 1184
甲状腺機能亢進症 228,1920
甲状腺機能低下症 227,1189,1920
甲状腺刺激ホルモン（TSH） 1160,1181
甲状腺刺激ホルモン（TSH）産生腺腫 1168
甲状腺刺激ホルモン放出ホルモン（TRH） 1160,1170,1182
甲状腺疾患治療薬 227
甲状腺腫瘍 1183
甲状腺中毒症 1184
甲状腺中毒性周期性四肢麻痺 1665
甲状腺分化癌 227
甲状腺ペルオキシダーゼ（TPO） 1181
甲状腺ホルモン 1182,1184
甲状腺ホルモン不応症 1187
甲状腺ホルモン薬 227
口唇炎 839
口唇ヘルペス 839,1843
口唇裂 838
抗スクレロスチン抗体 244

抗精神病薬 256
後脊髄動脈症候群 1698
広節裂頭条虫 1904
抗喘息薬 223
構造蛋白質の異常 174
拘束性換気障害 719
酵素免疫測定法（EIA） 909,974, 1822,1825
抗体医療 195
高体温 508
抗体検査 433
高地脳浮腫 537
高地肺水腫 537
好中球 483
好中球機能異常 413
好中球減少症 309,412
好中球特殊顆粒欠損症 1332
鉤虫症 1892
後電位 652
抗てんかん薬 254,1720
後天性von Willebrand病 1445
後天性血友病A 1444
後天性第V因子インヒビター 1445
後天性第X因子欠乏症 1445
後天性第XⅢ因子欠乏症 1445
後天性副腎皮質腫瘍 1227
後天性免疫不全症候群（AIDS） 437,1646,1864
後天性溶血性貧血 1368
行動・心理症状（BPSD） 1711
高度房室ブロック 661
高トリグリセリド血症 1143
口内炎 65
口内粘膜炎 310
高尿酸血症 329,339,1122,1494
更年期障害 239
高比重リポ蛋白（HDL） 1101,1108
広汎性胸膜細胞抗体 198
高病原性インフルエンザA（H5N1） 223
抗不安薬 253,1721
後負荷 545
後腹膜線維症 1550
抗不整脈薬 215
高プロラクチン血症 1166
高分解能CT（HRCT） 733,820,1822
興奮−収縮連関 542
興奮伝導の抑制 216
鉤ヘルニア 1586
絞扼性ニューロパチー 1676
抗ヘルペスウイルス薬 190
硬膜動静脈瘻（dural AVF） 1700
硬膜内動内静脈奇形（intramedullary AVM） 1700
硬膜内髄膜辺縁部動静脈瘻（perimedullary AVF） 1700
肛門腫瘍 882
肛門部腫瘍 882
肛門周囲炎 880
肛門周囲膿瘍 880
抗利尿ホルモン（ADH） 1160,1176,1179
抗利尿ホルモン分泌異常症候群（SIADH） 1162,1174,1179
高リン血症 1460
抗リン脂質抗体（aPL） 1254
抗リン脂質抗体症候群（APS） 1254
高齢者救急疾患 495
高齢者に適した化学療法 316
高齢者の関節疾患 1745
高齢者の高血圧 1733

高齢者の脂質異常症 1738
高齢者の消化器症状 1752
高齢者の睡眠障害 1756
高齢者の糖尿病 1736
高齢者のメタボリックシンドローム 1738
高齢者のめまい 1755
高齢者の薬物動態 316
高齢者リハビリテーション 493
抗レトロウイルス薬 191
抗レトロウイルス療法（HAART） 1648,1864
誤嚥 1726,1740
コーエン症候群 160
誤嚥性肺炎 508,1740
コカイン 532
小刻み歩行 1566
呼気終末陽圧（PEEP） 737
呼吸異常 55
呼吸音 61,717
呼吸器ウイルスによる感染症 1868
呼吸器感染症 1852
呼吸器系の加齢変化 476
呼吸器疾患 146
呼吸機能検査 719
呼吸器リハビリテーション 744
呼吸困難 55,551,712,744
呼吸数 49
呼吸のパターン 61
呼吸不全 748
コクサッキーウイルス 1861
コクシエラ症 1809
コクシエラ属 1809
コクシジオイデス症 1840
黒熱病 1887
コケイン症候群（CS） 472
心のケア 321
ゴーシェ病 1144,1705
固縮 1560
コストマン症候群 1352
固相酵素結合免疫測定法（ELISA） 772,966,1819,1823,1827
弧立症 1081
骨萎縮 1729
骨委縮 1729
骨芽細胞 175
骨・関節感染症 1766
骨関節の加齢変化 484
骨幹端 375
骨シンチグラフィ 1347
骨髄異形成症候群（MDS） 1350,1358,1361,1385
骨髄炎 1766
骨髄検査 1343
骨髄腎 1499
骨髄腔 1344
骨髄増殖性疾患（MPD） 1394
骨髄増殖性腫瘍（MPN） 1350
骨髄毒性 309
骨髄不全 1361,1371
骨髄不全症候群 1385
骨髄瘻 1361
骨粗鬆症 174,242,331,484,1201,1206,1742,1745
骨粗鬆症−偽神経膠細胞症候群 176
骨代謝関連薬 176
骨代謝細胞 174
骨代謝マーカー 1744
骨軟化症 1148,1206
骨軟部組織感染症 1767
骨盤内炎症性疾患（PID） 1791,1825
骨盤内感染症 1801
骨・ミネラル代謝関連薬 242
骨リモデリング 174,241

骨量感知因子 164
コデイン 532
古典的Hodgkinリンパ腫（CHL） 1399
ゴナドトロピン（Gn）産生腺腫 1168
孤発性疾患 174
コプロポルフィリン（CP） 948
個別化医療 18,182
コホート研究 100
コミュニケーション・スキル 41,48
コラーゲン 1746
コリネバクテリウム感染症 1781
コリネバクテリウム属 1783
コリンエステラーゼ阻害薬 257
コリン作動性神経 256
コリン中毒 254
コルサコフ症候群 1711
コルチゾール 1160,1173,1210,1221
コレシストキニン（CCK） 338,832
コレステロール 352
コレステロールエステル転送蛋白（CETP） 1109
コレステロールエステル転送蛋白欠損症 1110
コレステロール塞栓症（CCE） 1523
コレステロール値 1106
コレラ 1796
コレラ菌 1796
コロトコフ音 556
コロナウイルス 1865
コロニー形成細胞（CFC） 1338
コロニー刺激因子（CSF） 199
根拠に基づいた医療（EBM） 92
混合静脈血酸素分圧（PvO2） 735
混合性結合組織病（MCTD） 1264
混合性肺炎 1871
混合性血血症 1382
コンサルテーション 322
昏睡 1081
コンセンサス 19
混濁尿 1454
コントラスト心エコー法 561
今野式 584
コンパートメント症候群 693
コンピュータ断層撮影（CT） 14,509,1521,1346,1570
根本原因分析 39

さ

サイアザイド系利尿薬 210,211
サイエンスの進歩 7
再灌流障害 693
細菌性腹膜炎 827
細菌性血管腫 1812
細菌性腟炎 1631
細菌炎 1795
細菌性脳膿瘍 650
細菌性肺炎 759
サイクロスポーラ症 1890
採血 79
再発感染症 1855
最小発育阻止速度（MIC） 418
再生医療 10,445,450,462
再生不良性貧血 1358,1361,1372
在宅 319
在宅栄養療法 319
在宅緩和ケア 320
在宅治療 319
サイトカイン 236,277,379
サリドマイド 195
サイトメガロウイルス（CMV） 1847

こ〜し | 07

サイトメガロウイルス感染症 1847,1868
サイトメガロウイルス脳炎 1639
再発性アフタ 839
再発性多発軟骨炎(RP) 1293
再発・難反応性 Hodgkin リンパ腫 1401
催中整脈作用 217
催中整脈性右室心筋症(ARVC) 634
再不貧 1372
細胞移植療法 458
細胞外マトリックス(ECM) 283
細胞間接着分子(ICAM) 283
細胞間接着分子1(ICAM-1) 607
細胞質内封入体(GCI) 1608
細胞傷害性Tリンパ球(キラーT細胞)(Tc) 370,379
細胞性免疫不全 413,1323
細胞内の細菌に対する易感染性を呈する症候群(MSMD) 1327
細胞内シグナル伝達 364
細胞病理学 16
細胞壁合成阻害薬 186
細胞療法 307,452
サイロキシン(T4) 227,1160,1182
サイロキシン結合グロブリン(TBG) 1183
サイログロブリン(Tg) 1181
左脚ブロック 662
鎖肛 884
鎖骨下動脈盗血症候群 689,690
左室 565
左室生検 585
左室造影(LVG) 579
左室リモデリング 632
左心補助人工心臓(LVAD) 602
殺細胞作用薬 193
殺細胞性抗がん薬 294
刷子縁 347
左房 566
サボウイルス 1873
左房粘液腫 680
寒気 757
サラセミア 1370
サルコイドーシス 635,818,1286
サルコペニア 491,1745
サルコメア蛋白 171
サルコレンマ 171
サル痘ウイルス 1849
サルモネラ症 1794
サルモネラ属 1794
酸塩基調節 724
酸塩基調節障害 725
酸化ストレス 277,1037
三環系抗うつ薬 217
三叉神経 71,1565
三次元心エコー法 561
三次元マッピング 588,655
三次評価 88
三種混合(DPT)ワクチン 1783,1806
酸性マルターゼ欠損症 1668
三尖弁狭窄症(TS) 628
三尖弁閉鎖(TA) 672
三尖弁閉鎖不全症(TR) 628
酸素 506
酸素運搬量 735
酸素解離曲線 725,735
酸素含有量 735
酸中和薬 250
サントリニ管 970
サントリーニ管 970
散発性原発性副甲状腺機能亢進症 1199

サンプリング 79
酸分泌抑制薬 249

し

シアノコバラミン 513
シアリダーゼ 1707
シアリドーシス 1707
ジアルジア 1889
ジアルジア症 1889
シェーグレン症候群(SS) 1261
シェーグレン病 839
ジェネリクス 162
ジェネティックタイプ(遺伝子型) 387,919
ジェンダー 23
耳介軟骨炎 1293
痔核 884
視覚性失認 1566
視覚誘発電位(VEP) 1576
歯牙腫 840
子癇 1525
磁気共鳴画像(MRI) 14,571,1347,1570
磁気共鳴胆管膵管造影(MRCP) 981
磁気刺激 1576
子宮癌 316
糸球体基底膜(GBM) 1458
糸球体疾患 1088
糸球体障害 1512,1515
糸球体腎炎 1499
糸球体性蛋白尿 1458
糸球体濾過量(GFR) 1454,1459,1461,1542
磁器胆嚢 993
軸索変性 1575
シグナル伝達 11
シクロオキシゲナーゼ(COX) 849,887
シクロオキシゲナーゼ2(COX-2) 223,230,849
シクロスポリン 196,395
シクロホスファミド 193,198,395
刺激性G蛋白(Gs) 542,1168
刺激性物質起因職業性喘息 1309
刺激伝導系の構造 651
歯原性腫瘍 840
自己拡張型金属ステント(EMS) 984
自己寛容 370,389
自己抗体 393
自己調節 611
自己複製能 1338
自己免疫疾患 165,392
自己免疫疾患関連リンパ節症 1412
自己免疫性1型糖尿病 1047,1049
自己免疫性肝炎(AIH) 933,940
自己免疫性膵炎(AIP) 979,1015
自己免疫性多腺性内分泌不全症-カンジダ症-外胚葉性ジストロフィー(APECED) 390
自己免疫性溶血性貧血(AIHA) 1368
歯根嚢胞 840
自殺遺伝子導入 305
持続事業 28
支持細胞 449
脂質異常症 160,219,329,339,1100,1738
脂質異常症治療薬 219
脂質異常症の疫学 1105
脂質異常症の診断 1112
脂質異常症の成因 1108

脂質異常症の治療 1117
脂質異常症の病態 1108
脂コア 615
脂質代謝 219,350,905,1108
脂質蓄積症 1702
視床下 154
視床下部-下垂体 1158
視床下部ホルモン 1159
視床出血 1591
糸状虫症フィラリア症 1895
視床の構造 1567
支持療法 317
視神経 1572
視神経脊髄炎(NMO) 1622
ジスキネジア 1563
シスタチオニンβ合成酵素(CBS)欠損症 1147
システイン 1527
システィニルロイコトリエン(CysLT) 1527
ジストニア 1563,1610
ジストロフィー 1625,1655
シスプラチン 193
姿勢 73
次世代シークエンサー 132
肢節運動失行 1566
施設ケア 499
自然免疫 371
自然歴 123
持続的気道陽圧(CPAP) 595,739
持続的血液濾過透析(CHDF) 602,991
持続皮下インスリン注入療法(CSII) 1066
肢帯型筋ジストロフィー(LGMD) 1655
シタラビン 194
シチジン代謝拮抗薬 194
市中肺炎(CAP) 760
疾患感受性遺伝子 138,148,151
疾患修飾性リウマチ薬(DMARDs) 1246
疾患特異的 iPS 細胞 453
失行 75,1566
実質型神経梅毒 1642
失神 55,552
失語 75,1566
自動体外式除細動器 620
シトクロムC酸化酵素 506,1710
シトクロムP450 519
シトクロム酵素 519
シトロバクター 1803
シトロバクター属 1803
歯肉口内炎 1843
シヌソイド 904
自発呼吸トライアル(SBT) 741
自傷癖 1511
紫斑 407
シーハン症候群 1172
ジヒドロコデイン 532
ジフテリア 1781
脂肪萎縮症 363
脂肪肝 340,354,916,942,948
脂肪酸(FA) 351,353
脂肪酸β酸化異常症 1144
脂肪分解 352
シャーガス病 1888
若年性特発性関節炎 1282
若年性ネフロン癆 1549
若年性ポリポーシス 899
若年性慢性下顎骨骨髄炎 840
若年性ミオクローニーてんかん 1684
若年発症成人型糖尿病(MODY) 1045,1056,1057
ジャクー変形 66
シャルコー・マリー・トゥース病

(CMT) 1677
シャント同定 1514
縦隔腫瘍 796
集学的治療 299
周期性好中球減少症 1329,1352
周期性四肢麻痺 1663
住血吸虫症 1901
自由行動下血圧測定(ABPM) 701
収縮期血圧 701
収縮期雑音 59,554
収縮性心膜炎 645
収縮不全 702
重症急性呼吸器症候群(SARS) 1869
重症筋無力症 1008
重症先天性好中球減少症 1329
重症度判定 86
重症複合免疫不全症(SCID) 1323
自由生活性アメーバ症 1886
修正大血管転位症 672
縦断像 123
十二指腸潰瘍 249,848
十二指腸癌 314
十二指腸壁 346
十二指腸乳頭部腫瘍 984
終末期医療 502
終末期リハビリテーション 504
終末糖化産物(AGEs) 1094,1133,1172
手回内外試験 1564
絨毛複合 672
粥腫 610
宿主蛋白標的療法 248
手根管症候群 1676
手根部症候群 1676
手指屈筋反射 1561
手術部位感染症(SSI) 425
手掌願反射 1561
樹上細胞 483
受動的診断 139
手段的日常生活動作(IADL) 487
出血傾向 1340,1428
出血・血栓性疾患 1428
出生前遺伝カウンセリング 142
出生前診断 139
シュードモナス属 1805
シェバッハマン症候群 1352
寿命遺伝子 176
腫瘍壊死因子α(TNFα) 277,365,390
腫瘍関連マクロファージ(TAM) 278
腫瘍血管新生 282,285
腫瘍随伴症候群 786
腫瘍性嚢胞 964
腫瘍性疾患 313
主要組織適合性複合体(MHC) 148,166,375
受容体 11
腫瘍内血管 281
腫瘍倍化時間(TDT) 791
腫瘍微小環境 268
腫瘍崩壊症候群(TLS) 1383,1516
腫瘍マーカー 285
腫瘍溶解性ウイルス 305
シュワックマン・ダイアモンド症候群 1332
シュワルツ・ヤンペル症候群 1663
循環器系の加齢変化 475
循環器疾患の疫学 547
循環器疾患の危険因子 547
循環器疾患の検査法 556
循環器疾患の診断 550
消炎鎮痛薬 200
消化 831
消化管カルチノイド 879

消化管間質腫瘍(GIST) 846,856, 875
消化管寄生条虫症 1904
消化管憩室 885
消化器疾患の診察 832
消化器疾患の問診 832
消化管出血 890,1754
消化管除染(GID)法 509
消化管内視鏡 836
消化管粘膜障害 887
消化管の機能 831
消化管の構造 830
消化管ポリポーシス 897
消化器感染症 1853
消化器系の加齢変化 477
消化器・心身症 1918
消化性潰瘍 329,848
消化性潰瘍治療薬 249
小球性貧血 1362
症候性血管性紫斑病 1435
症候性肥満 155
上室性不整脈 654
脂溶性ビタミン異常症 334
小線源治療 297
常染色体優性遺伝性痙性対麻痺(ADHSP) 1619
常染色体優性多発性囊胞腎(ADPKD) 168,1547
常染色体優性遺伝病 129
常染色体優性脊髄小脳失調症(ADSCA) 1616
常染色体劣性遺伝性痙性対麻痺(ARHSP) 1619
常染色体劣性遺伝病 129
常染色体劣性脊髄小脳失調症(ARSCA) 1619
常染色体劣性多発性囊胞腎(ARPKD) 1548
上大静脈(SVC)症候群 696
条虫症 1903
条虫類 1903
上腸間膜静脈(SMA) 830
小腸憩室 885
小腸潰瘍 875
小腸腫瘍性疾患 875
小腸線虫類 1898
小腸粘膜障害 887
小痘瘡 1849
情動脱力発作 1689
小児期遺伝カウンセリング 142
小児欠神てんかん 1684
小児脊椎関節炎 1284
小児麻痺 1861
小児良性部分てんかん 1684
小脳出血 1591
小脳症状の評価 1564
小脳性運動失調 1615
小脳性協調運動不全 1564
小脳性構音障害 1565
小脳性歩行 1566
小脳の構造 1569
上皮型Na⁺チャネル(ENaC) 1452,1531
上皮間葉変換(EMT) 284
上皮増殖因子(EGF) 270
上皮増殖因子受容体(EGFR) 301
上部消化管内視鏡[検査] 834, 849
上部消化管粘膜障害 887
上部尿路閉塞 1550
小胞体(ER) 11
小胞体ストレス 1037
静脈 546
静脈血栓塞栓症 673

静脈疾患 693
静脈瘤 695
職業性アレルギー疾患 1308
職業性過敏性肺炎 1311
職業性喘息 1308
職業性身体アレルギー 1311
職業性皮膚アレルギー 1311
食後高血糖改善薬 237
食後低血圧 1756
食餌性ボツリヌス症 1649
食事媒介性感染症(DIT) 337, 356,1069
食事療法 1066
褥瘡 1731
食中毒 524,1767
食道アカラシア 842
食道炎 887
食道癌 843,843
食道カンジダ症 1832
食道憩室 885
食道裂孔ヘルニア 841
食道損傷性疾患 843
食道小細胞癌 845
食道静脈瘤 892
食道内分泌細胞癌 845
食道肉腫 845
食道扁平上皮癌 845
食道良性腫瘍 846
食品衛生法 1769
食品交換表 1067
食物アレルギー 331,1299,1306
食物依存性運動誘発アナフィラキシー(FDEIAn) 1307,1311
食欲関連遺伝子 164
食欲調節機構 154
女性外来 25
女性のライフサイクル 24
女性ホルモン 23
女性ホルモン補充療法(HRT) 241
触覚 1561
ショック 605
処方箋 39
徐脈 589
徐脈性不整脈 659
徐脈頻脈症候群 659
自律神経系 256
自律神経作用薬 256
自律神経障害の評価 1566
自律性機能性甲状腺結節(AFTN) 1194
自律尊重原則 27
シルエットサイン 728
ジル・ド・ラ・トゥレット症候群 1611
ジルベール症候群 946
シロリムス 196
腎autoregulation障害 1521
心Fabry病 636
心アミロイドーシス 636
腎アミロイドーシス 1499
腎移植 1470
新医師臨床研修制度 35
人為的甲状腺中毒症 1187
新大山分類 929
心陰影 565
腎盂尿管移行部狭窄 1555
心エコー図 560
腎炎 1452
心音 58,553
心音図 564
心音の聴取 58
真核細胞開始因子(eIF) 367
心悸亢進 552
腎機能検査 1458
心機能評価 562
心胸郭比(CTR) 673
真菌(カビ) 526

心筋α-アクチン 633
心筋β-ミオシン重鎖 633
心筋血流SPECT 568
心筋血流シンチグラフィ 568
心筋梗塞(MI) 143,615,618
心筋細胞 454,651
心筋細胞の機能不全 592
心筋細胞の構造 542
心筋症 630
心筋生検の合併症 586
真菌性感染症 1634
針筋電図 1573
真菌による感染症 1830
心筋肥大(BMHD) 588
神経Behçet病 1280
神経遺伝学 1577
神経画像 577
神経学的診察[法] 1558,1559
神経型一酸化窒素合成酵素(nNOS) 543
神経幹細胞 446
神経筋接合部障害 1715
神経系の加齢変化 478
神経系の構造と機能 1567
神経系の細胞構成 1567
神経原性腫瘍 798
神経原線維変化(NFT) 1599
神経根障害 1562
神経疾患 1720
神経疾患治療薬 1719
神経疾患のリハビリテーション 1717
神経性食欲不振症(AN) 1925
神経精神SLE 1249
神経性大食症(BN) 1925
神経生理学的検査 1572
神経線維腫症1型 1025
神経体液性因子 594
神経痛性筋萎縮症 1680
神経痛治療薬 1681
神経伝達速度 1574
神経内科診療 1558
神経内分泌癌(NEC) 1024
神経内分泌腫瘍(NET) 1024, 1231
神経難病 1722
神経梅毒 1642
神経変性疾患 1605
心血管系の発生 665
心血管疾患 143,1546
腎血管性高血圧 705,1519
心血管病 700
心原性ショック 605
心原性脳塞栓症 1586,1589
腎硬化症 1520
人工呼吸 737
人工呼吸器関連肺炎(VAP) 424, 738,1804
人工呼吸器関連肺損傷(VALI) 738
新興・再興感染症 435
進行性核上性麻痺(PSP) 1607
進行性顔面半側萎縮症 838
進行性多巣性白質脳症(PML) 1645,1868
進行性の免疫不全 1326
進行性非流暢性失語(PNFA) 1604
進行性風疹全脳炎(PRP) 1645
人工多能性幹細胞(iPS細胞) 10,444,450
腎後性腎不全 1472
腎性タンパク尿 1458
深在性真菌症 1830
腎細胞癌(RCC) 1553
診察 48

診察 筋骨格系 64
診察 頭部 54
診察 呼吸器 60
診察 循環器 55
診察 腹部 69
診察 皮膚 67
診察 腹部 69
診察 リンパ節 51
心雑音 59,554,564
診察室血圧 701
心サルコイドーシス 635
腎疾患 168,1452
腎疾患の検査法 1460
腎疾患の主要徴候 1453
腎疾患の治療 1462
心室期外収縮(VPC) 657
心室細動(VF) 619,657
腎実質性高血圧 705,1456
心室性不整脈 634,656
心室中隔欠損症(VSD) 668
心室内伝導障害 662
心室肥大 623
心室補助装置(VAS) 596
人獣共通感染症 436
侵襲性肺アスペルギルス症(IPA) 769,1837
侵襲的陽圧換気 738
腎腫瘍 315
浸潤 283
腎症候性出血熱(HFRS) 1878
尋常性天疱瘡 839
心身症 1910
心腎連関 1462
心生検 585
腎生検 1462
腎性骨異栄養症(ROD) 1543,1546
新生児クラミジア肺炎 1825
新生児持続性高インスリン性低血糖症(PHHI) 1057,1058
新生児糖尿病 1057,1058
新生児・乳児消化管アレルギー 1307
新生児ヘモクロマトーシス 1153
新生児ループス 1249
真性赤血球増加症 1249
真性多血症(PV) 1394
腎性蛋白尿 1458
腎性糖尿 1038
腎性蛋白崩壊 1459,1537
腎性貧血 1362,1546
振戦 58,553,1563
腎前性蛋白尿 1458
新鮮凍結血漿 1353
心尖拍動 58
心臓CT 571
心臓MRI 571
心臓移植 603
心臓核医学検査 568
心臓再同期療法(CRT) 597,601
心臓腫瘍 679
心臓神経症 681
心臓突然死 615,662
腎臓の働き 1453
心臓弁膜症 621
心臓リハビリテーション 619,1915
心塞栓 1527
身体所見のとり方 48
身体表現性障害 1911
診断閾値 80
診断推論 84
心タンポナーデ 586,644,686
シンチグラフィ 1347
心電図(ECG) 556
浸透圧ギャップ 507
振動覚 1561

腎動脈狭窄 1519
心原性 310
腎原性 310
腎と血管障害
腎t高血圧 1455
腎と妊娠 1525
心膜炎 647
心内膜心筋生検法(EMB) 584
腎乳頭壊死 1521
腎・尿路腫瘍 1553
腎の加齢変化 482
塵埃 805
心白 48
心肥大 593
深部静脈血栓[症](DVT) 207, 673,693,810,1730
心不全 211,399,592,594,597,617, 649,1732,1913
腎不全 1539
深部反射 1560
心房細動(AF) 654
心房性期外収縮 655
心房性ナトリウム利尿ペプチド(ANP) 15,595
心房性不整脈 654
心房細動(AF) 655
心房中隔一次孔欠損 668
心房中隔欠損症(ASD) 667
心房中隔二次孔欠損 667
心房粗拍 654
心膜炎 2
心膜腫瘍 679
心膜摩擦音 60,555
診療ガイドライン 19

す

膵 Langerhans 島(Langerhans 島) 969,1059
膵 β細胞 232,1030
膵 β細胞機能低下 1052
膵 β細胞傷害 1049
膵 β細胞量 1034
膵液 970
髄膜耳瘻 1694
髄液鼻漏 1694
膵炎 1059
膵内腫瘍 1099
髄外性形質細胞腫 1417
膵外分泌疾患による糖尿病 1059
膵仮性囊胞 985,1011
水癌 839
膵癌 315,971,979,1017,1060
膵管内乳頭粘液性腫瘍(IPMN) 1019
膵管非癒合 1007
膵機能検査 1012
水銀 937
随時血糖値 1042
髄鞘細胞腫(MSK) 1549
膵疾患の画像検査 975,980
膵疾患の血液検査 972
膵疾患の診察 970,972
膵疾患の問診 971
膵漿液性嚢胞腫瘍(SCN) 1020, 1021
膵神経内分泌腫瘍 1024
水腎症 1472,1549
膵性糖尿病 1059
膵石症 1011
膵臓房細胞癌 1023
膵臓の機能 970
膵臓の構造 969
維体系障害疾患 1605
膵胆管合流異常症 988,1003
推定糸球体濾過量(eGFR) 1542
膵摘手術 1060
水痘 1845

膵島抗体(ICA) 1049
膵島細胞腫 1099
水痘・帯状疱疹ウイルス(VZV) 1845
水痘・帯状疱疹ウイルス感染症 1845
膵内分泌腫瘍(PNET) 1231
膵粘液性嚢胞腫瘍(MCN) 1020
膵嚢胞 1019
膵嚢胞性疾患 980
水疱性発疹 407
睡眠 1628,1801
髄膜炎菌 1790
髄膜炎菌感染症 1790
髄膜血管型神経梅毒 1642
睡眠異常 1689
睡眠時無呼吸症候群(SAS) 340, 751,1757
睡眠障害 1756
睡眠相後退症候群 1690
睡眠日誌 1888
睡眠麻痺 253
水溶性ビタミン異常症 332
スカベンジャー受容体BⅠ(SR-BⅠ) 1208
スタチン(HMG-CoA 還元酵素阻害薬) 220,1119
スタチンのプレイオトロピック効果 220
頭痛 757,1686
ステアリン酸 353
スティル病 1282
ステートメント 28
ステノトロフォモナス・マルトフィリア 1805
ステロイド[薬](副腎皮質ステロイド) 229,394
ステロイド抵抗性微小変化型ネフローゼ症候群 1477
ステロイド離脱 898
ステロイドの副作用 232
ステロイドホルモン合成経路 1224
ストレスモデル 1910
ストレートバック症候群 567
スニチニブ 282
スパイロメトリー 719
スーパーオキシドジスムターゼ 1710
スーパーローテーション 35
スピキュラ 786
ズビニ鉤虫 1892
スピロノラクトン 212
スピロヘータ 1818
スピロヘータ感染症 1817
スフィンゴミエリナーゼ欠損症 1705
スフィンゴミエリン脂質症 1705
スフィンゴリピドーシス 1702
スモン 1713
スリガラス様陰影(GGO) 786
スルホニル尿素(SU)薬 233
スワンガンツカテーテル 573

せ

生活習慣病 22,118
生活自立度 498
生活の質(QOL) 498
正カリウム性周期性四肢麻痺 1664
性感染症(STI) 1769
性器クラミジア感染症 1824
正義原則 27
制御性T細胞(Treg細胞) 370, 390,1306
生殖医療 23
静座不能症 1714

制酸薬 250
成人 ALL(急性リンパ性白血病) 1358
成人 T細胞白血病/リンパ腫(ATL) 1407
成人期遺伝カウンセリング 142
精神疾患 10
精神障害 69
成人成長ホルモン分泌不全症 1174
成人発症 Still 病 1282
性腺刺激ホルモン 1160
性腺刺激ホルモン放出ホルモン(GnRH) 1160
精巣炎 3
精巣上体炎 1770
生存期間中央値(MST) 791
成体幹(前駆)細胞 462
生体腎移植 1470
成長因子(GF) 281
成長ホルモン(GH) 1159,1163, 1174,1198
成長ホルモン(GH)産生腺腫 1168
成長ホルモン放出ホルモン(GHRH) 1159,1168
成長ホルモン放出ホルモン(GHRH)産生腫瘍 1163
成年後見制度 31
性病 1769
生物学的応答調節薬 195
性ホルモン 239
性ホルモン結合グロブリン(SHBG) 239
生命徴候 48
生命倫理 97
生理的老化 469
咳 55,710
赤芽球系 1361,1375,1850
赤色線条線・ミオクローヌスてんかん症候群(MERRF) 1665, 1666
脊髄空洞症 1701
脊髄くも膜下出血 1698
脊髄血管腫症 1698
脊髄梗塞 1698
脊髄硬膜外血腫 1699
脊髄硬膜下血腫 1699
脊髄実質内出血 1699
脊髄出血 1699
脊髄症 1715
脊髄障害 1562
脊髄小脳変性症(SCD) 1615
脊髄性筋萎縮症(SMA) 1614
脊椎・脊椎外傷 1694
脊髄静脈奇形 1700
脊髄瘤 1642
咳嗽感 710
脊柱管狭窄症 1747
脊柱靱帯骨化症 1787
脊椎関節炎(SpA) 1287
脊椎症性変化 1694
赤痢アメーバ症 1885
赤痢菌 1796
セクレチン 832
舌咽神経 71,1565
石灰化 567
舌下神経 71,1565
舌癌 838
セツキシマブ 195
セックス 23
赤血球(RBC) 1342
赤血球凝集素(HA) 1870
赤血球凝集阻止(HI)法 1860
赤血球系 1361
赤血球系造血異常 198
赤血球数 1367

赤血球沈降速度(ESR) 909
赤血球破砕症候群(RCFS) 1369
赤血球膜異常症 1369
接合菌症 1839
舌甲状腺 1181
接合部外収縮 654
舌小帯強直症 838
摂食障害 1910,1925
舌苔 3
絶対リスク(AR) 95
セフェム系 188
セミノーマ 797
セラチア 1802
セラチア属 1802
セリアックスプルー 865
セリン/スレオニンキナーゼ 1035
セルカリア 1900
セレコキシブ 201
セロコンバージョン(SC) 247
セロトニン 252,832,1720
セロトニン 5-HT$_{1A}$ 受容体作動薬 252
セロトニン・ノルアドレナリン再取り込み阻害薬(SNRI) 252, 253
線維芽細胞増殖因子 23(FGF23) 1198,1206,1460
線維芽細胞増殖因子(FGF)ファミリー 164
線維筋痛症(FM) 1294
線維筋痛症候群(FMS) 1294
線維性骨異形成症 838
線維性骨炎 1198
遷延性咳嗽 710
腺癌 785
潜血病 538
前細胞 1338
尖圭コンジローマ 1851
前部旧門 27
潜在性甲状腺機能低下症 1191
腺腫性ポリポーシス 897
染色体異常 128
染色体検査 128
染色体転座 127
全身性エリテマトーデス(SLE) 165,1248,1495
全身性炎症反応症候群(SIRS) 407,409,426,1447
全身性カルニチン欠乏症 1145
全身性強皮症に合併する腎病変 1497
全身性硬化症(SSc) 1256
全身性自己免疫疾患 392
全人的医療 25
前骨髄細胞性白血症候群 1698
喘息 222,774
喘息治療薬 6
選択的 IgA 欠損症 1321
選択的エストロゲン受容体修飾薬(SERM) 242
選択的セロトニン再取り込み阻害薬(SSRI) 252
選択的ムスカリン受容体拮抗薬 250
選択的免疫グロブリン A 欠損症 1321
先端巨大症 1162
蠕虫 1878
蠕虫感染症 1891
線虫症 1895
線虫類 1891
前庭神経炎 1756
先天性 QT 延長症候群(congenital LQTS) 663
先天性アミノ酸代謝異常症 1145
先天性巨大結腸症 884

先天性筋強直症 1663
先天性筋ジストロフィー(CMD) 1655
先天性筋線維タイプ不均等症 1659
先天性血小板機能異常症 1345
先天性好中球減少症 1352
先天性形質代謝異常 1142
先天性食道閉鎖症 883
先天性心疾患 665,667
先天性腎・尿路奇形 1555
先天性腎形成不全 1008
先天性膵疾患 1006
先天性胆管拡張症 986
先天性胆道閉鎖症 986
先天性糖代謝異常 1141
先天性ネフローゼ症候群(CNS) 1489
先天性ネマリンミオパチー 1659
先天性パラミオトニア 1665
先天性表皮水疱症 839
先天性貧血 1367
先天性風疹症候群 1856
先天性副腎皮質過形成(CAH) 1224
先天性補体欠損症 1333
先天性溶血性貧血 1367
先天代謝異常疾患 1702
前頭側頭葉型認知症(FTD) 1607
前頭側頭葉型変性症(FTLD) 1607
前頭葉障害 77
セントラルコア病 1659
腺腫リウマチ症 1830
旋尾線虫幼虫移行症 1899
潜伏感染 1842
腺ペスト 1808
旋毛虫症 1895
専門医制度 34
線溶系検査 1346
線溶療法 207
前立腺炎 1770
前立腺癌 1555
前立腺の加齢変化 482
前立腺肥大症 1550

そ

造影エコー(CE-US) 914
造影剤 980
臓器移植 415
早期後índex分極 652,655
臓器特異的自己免疫疾患 392
臓器別di検査 1764
臓器予備能 317
造血幹細胞 10,447,456,1338
造血幹細胞移植(HSCT) 415, 458,1356,1359
造血幹細胞ニッチ 448,457
造血器腫瘍 483
造血系 1338
造血不全 1371
造血薬 198
総合診療医 38
爪甲剥離 65
相互転座 275
総コレステロール値 1107
巣状分節性糸球体硬化症(FSGS) 1477,1484,1515
相対リスク(RR) 95
総胆管結石 983,988
総胆管腫瘍 986
総肺静脈還流異常症(TAPVR) 672
総腓骨神経絞扼障害 1676
総ビリルビン(T-Bil) 974
相貌失認 1566
僧帽弁逸脱[症](MVP) 624,697

僧帽弁狭窄症 621
僧帽弁置換術(MVR) 622
僧帽弁閉鎖不全症(MR) 622
早老症 472
足関節上腕血圧比(ABPI) 690, 1096
足趾痛 175
足根管症候群 1676
足趾上腕血圧比(TBPI) 691
側弯動脈炎 1271
続発性アミロイドーシス 1500
続発性骨粗鬆症 176
続発性免疫不全症候群 1334
鼠径リンパ節の診察 51
鼠径リンパ肉芽腫症 1825
組織型プラスミノーゲン活性化因子(t-PA) 207
組織幹細胞 445
組織寄生糸状虫症 1896
組織寄生線虫症 1905
組織球性壊死性リンパ節炎 1414
組織球増殖症 1415
組織ドプラ心エコー法 561
咀嚼 831
蘇生 88
速効型インスリン分泌促進薬 234
ゾニサミド 254
ソフトロー 32
ソマトスタチノーマ 1028,1232
ソマトスタチン 832,970,1160, 1232
ソマトスタチンアナログ 1235
ソラフェニブ 283
ゾリンジャー・エリソン症候群 1027
セロトニン・ドパミン拮抗薬(SDA) 256
尊厳死 502

た

第I相試験 125,326
第II相試験 125,326
第III相試験 125,326
第IV相試験 125
第V因子・第VIII因子複合欠乏症 1443
第VII因子欠乏症 1443
第VIII因子欠乏症 1443
第IX因子 1437
第IX因子欠乏症 1443
第X因子欠乏症 1443
第XI因子欠乏症 1443
第XII因子欠乏症 1443
第XIII因子欠乏症 1443
ダイアモンド・ブラックファン貧血 1375
ダイアライザ 1467
退院時療 496
退院支援 496
大うつ病 252
体液病理学 16
ダイエット 1068
体温 832
体外衝撃波結石破砕術(ESWL) 984,996
体外補液 448
大球性貧血 1362
帯下 1771
大細胞癌 785
体細胞ゲノム変異 132
対策型検診 267
胎児水腫 1871
胎児プログラミング仮説 138
体脂肪分布 157
代謝拮抗薬 193
代謝性アシドーシス 1460
体重減少 50

帯状ヘルペス 839
帯状疱疹 1845
帯状疱疹後神経痛 1845
体性感覚 71
体性感覚誘発電位(SEP) 1576
耐性能 186,420
体性癌 1849
大腿リンパ節の診察 51
大腸癌 314,876
大腸癌 1799,1801
大腸菌腸管外感染症 1801
大腸憩室 885
大腸腫瘍性疾患 875
大腸結核腫 897,889
大腸動脈障害 887
大腸ポリープ 885
タイフーン 542
多遺伝子性脂質異常症 161
大痘症 1849
耐糖能異常(IGT) 338,1038
耐糖能低下 1033
大動脈炎症候群 1269
大動脈解離 685,697
大動脈狭窄 567,683
大動脈縮弁症(CoA) 672
大動脈造影 580
大動脈バルーンパンピング(IABP) 606
大動脈弁逆流症(AR) 626
大動脈弁狭窄症(AS) 624,672
大動脈弁疾患 580
大動脈弁閉鎖不全 686
大動脈瘤 683
大動脈瘤解離 700
大動脈瘤破裂 684
大脳障害 519
大脳皮質基底核変性症(CBD) 1607
大脳皮質の構造 1567
代表性ヒューリスティック 85
タイプII炭酸脱水酵素(CA II) 1015
大複裂門虫症 1904
大便 832
対話に基づく医療(NBM) 18
多因子遺伝 130
多因子遺伝性疾患(多因子疾患) 9,132
多因子疾患(多因子遺伝性疾患) 9,132
ダウノルビシン 194
ダウン症候群 1350
唾液分泌 683
多価不飽和脂肪酸 353
高尿酸血症 687,1269
多関節症候群 1850
タキサン類 194
濁音界の移動 64
タクロリムス 196,395
多型 7
多形滲出性紅斑症候群 839
多形性心室頻拍症 655
多系統萎縮症(MSA) 1608
多血症 47
たこつぼ心筋症 1915
多剤性神経耐薬(MDRP) 1803
多剤服用 493
多剤併用療法 192,1816
多発性自己免疫症候群(APS) 1220
多発性自己免疫症候群1型(APS1) 390
多臓器不全(MOF) 490
多段階発癌 134
脱色 506
脱共役蛋白1 338
脱水 1155
脱髄 1575

脱髄性疾患 1621
脱ヨード化 1181
ターナー症候群 1228
多尿 1453
多能性幹細胞 442
多嚢胞化萎縮腎(ACDK) 1549
ダウン病 1138
タバコ 114
多発[性]筋炎(PM) 1259,1653
多発血管炎性肉芽腫症(GPA) 1279,1506
多発性 Castleman 病 1848
多発性肝嚢胞 964
多発性筋炎に合併する腎病変 1499
多発性硬化症(MS) 1621
多発性骨髄腫(MM) 1415,1515
多発性内分泌腺腫症(MEN) 1229
多発性内分泌腺腫症1型(MEN1) 1025,1169,1229
多発性内分泌腺腫症2型(MEN2) 1194,1229
多発性嚢胞腎(ADPKD) 168, 1547
多発ニューロパチー 1715
多標的分子標的薬 195
ダブルバルーン内視鏡 876,886
多分化能 1338
多包条虫 966
多胞性嚢胞腎 1549
多包虫症 966,1906
タモキシフェン 184
垂井病 1139,1671
樺状胸郭 716
痰 711
単一遺伝子疾患 140
単一遺伝子性疾患 160
単一光子放射断層撮影(SPECT) 15,568,1571
単因子遺伝性疾患 8
単核症 1847
胆管炎 988,989
胆管拡張 982
胆管癌 315,978,1004
胆管結石 971,978,982
胆管細胞癌(CCC) 913
単球走化性蛋白1(MCP-1) 608, 1126
単クローン性Bリンパ球増加症(MBL) 1409
短時間作用性β_2刺激薬(SABA) 222
単純性嚢胞 964
単純性紫斑病 1434
単純性腎嚢胞 1549
単純性尿路感染症 1550
単純ヘルペスウイルス(HSV) 1842
単純ヘルペスウイルス脳炎 1636
単純ヘルペスの中枢神経系感染症 1844
タンジール病 1143
単心室(SV) 672
単心室疾患 672
弾性線維仮性黄色腫 1156
男性ホルモン製剤 241
胆石症 992
胆石発作 971
断端心エコー法 560
胆道癌 315,1003
胆道系疾患 909
胆道疾患の画像検査 975,980
胆道疾患の血液検査 972
胆道疾患の診察 970,972
胆道疾患の問診 970

胆道ドレナージ 991
胆道の機能 968
胆道の構造 968
胆嚢炎 992
胆嚢癌 315,977,1003
胆嚢結石［症］ 976,992
胆嚢腺筋腫症（ADM） 977,1002
胆嚢ポリープ 977,1001
蛋白・エネルギー栄養障害（PEM） 1136,1757
蛋白合成阻害薬 187
蛋白チロシンキナーゼ阻害薬 195
蛋白尿 1457,1458
蛋白分解系 12
蛋白漏出性胃腸症 896
単包虫症 966,1906

ち

チアゾリジン薬 1074
チアゾリジン誘導体（TZD） 236,1074
チアノーゼ 51,57,61
チアマゾール 228,1187
チアミン 332
地域連携計画 1598
チェディアック・東症候群 1714
遅延後脱分極（DAD） 652,655
チェーン・ストークス呼吸 50
運足電位 591
チオナミド系薬 228
痔核 880
致死性家族性不眠症（FFI） 1652
チック 1563,1611
膣トリコモナス 1891
膣トリコモナス症 1891
知能障害 69
運発ジスキネジア 1714
運発性ウイルス感染症 1644
運発性肝不全（LOHF） 926
チフス性疾患 866,1795
着衣失行 1566
着床前診断 139
着色尿 1454
チャージ・ストラウス症候群（CSS） 1275,1320,1506
チャネル 11
チャネル病 172,174
注意障害 77
中間比重リポ蛋白（IDL） 1101,1108
中鎖アシル CoA 脱水素酵素（MCAD）欠損症 1145
中鎖脂肪酸 351
中心核ミオパチー 1659
中心性テント切痕ヘルニア 1586
虫垂炎 869
中枢神経浸潤 1383
中枢性塩類喪失失調症候群（CSWS） 1180
中枢性交感神経抑制薬 210
中枢性性腺機能低下症 1227
中枢性トレランス 390
中枢性尿崩症 1176
中性脂肪 1030
中性脂肪値 1107
注腸検査 834
中毒 506
中毒性神経疾患 1713
中毒性多発結節性甲状腺腫（TMNG） 1186
中皮腫 793
肘部管症候群 1676
中毒性（NT）法 1860
中性脂肪 351
腸アメーバ症 1885
腸炎エルシニア 1809

腸炎ビブリオ 1797
腸炎 62
超音波内視鏡（EUS） 835,837,977
超音波内視鏡ガイド下穿刺吸引針生検（EUS-FNA） 856,985
腸回転異常症 884
腸管 62
腸管外アメーバ症 1885
腸管感染症 866
腸管凝集性大腸菌（EAEC） 1800
腸管出血性大腸菌（EHEC） 1508
腸管出血性大腸菌（EHEC） 1800
腸管出血性大腸菌 O157 1799
腸肝循環 221
腸管上皮幹細胞 147
腸管侵入性大腸菌（EIEC） 1800
腸管毒素原性大腸菌（ETEC） 1800
腸管内寄生線虫症 1892
腸管病原性大腸菌（EPEC） 1800
腸間膜動脈閉塞症 860
腸管免疫 483
腸球菌感染症 1778
長鎖脂肪酸 351
長時間作用性β2刺激薬（LABA） 222
腸軸捻転症 860
長マシ法 584
腸疾患 858
長寿遺伝子 177
腸腫瘍 860
腸腫瘍性疾患 875
聴神経（内耳神経） 71,1565
聴性脳幹誘発電位（ABER） 1576
腸性肢端皮膚炎 1154
腸洗浄 510
腸チフス 1795
超低比重リポ蛋白（VLDL） 1101,1108
腸内細菌による腸管外感染症 1801
腸閉塞 860
直腸炎 1771
直腸癌 314
直腸肛門奇形 884
直腸肛門周囲膿瘍 881
直腸診 64
治療効果発現必要症例数（NNT） 95
痔瘻 881
チロシンキナーゼ阻害薬 195,303
チンパン血症 1 型 1527
陳旧性心・筋梗塞 618

つ

椎間板ヘルニア 1696
椎体圧迫骨折 484
痛覚過敏 714
痛風 1494
ツェンカー憩室 885
つつが虫病 1739
つつが虫病リケッチア 1826

て

手足口病 839
低 HDL 血症 1143
低 T3 症候群 227,1921
定位放射線治療（STI） 297
低カリウム血症 1459
低カリウム性周期性四肢麻痺 1664
低カルシウム血症 1203,1460
低カルシウム血症性疾患 1203

低血糖症 1098
低血糖性昏睡 1083
低酸素症 1083
テイ・サックス病 1703
低酸素誘導因子 1（HIF-1） 594
低侵襲冠動脈バイパス術（MIDCAB） 615
ディスエンジ 851,1918
低体温 508
低張性多尿 1177
ディッセ腔 904
低糖質ダイエット 1068
低尿酸血症 1125
低比重リポ蛋白（LDL） 1101,1108
低フィブリノゲン血症 1442
停留精巣 1228,1556
定量的冠動脈造影（QCA） 579
定量的心電図同期 SPECT（QGS） 570
低レニン・低アルドステロン性高血圧症 1531
デオキシリボ核酸（DNA） 128
テオフィリン薬 225
デキサメタゾン 1212,1227
デスモイド 898
デスモプレシン（DDAVP） 1179
鉄芽球性貧血 1364
鉄欠乏性貧血 331,1362,1364
鉄代謝異常 1364
徹底的検討法 82
テトラサイクリン系 188
テトラヒドロビオプテリン（BH4） 1146
テノホビル 189
デヒドロエピアンドロステロン（DHEA） 240,1208,1222
デヒドロエピアンドロステロンサルフェート（DHEA-S） 240,1221
デュシェンヌ型筋ジストロフィー（DMD） 1655
デュービン・ジョンソン症候群 947
テラプレビル 297
転移 283
転移性肝癌 913,958,959
転移性肝腫瘍 915
転移性肺腫瘍 789
転移性副腎腫瘍 1222
転移前のニッチ形成 285
転院・施設入所 1457
てんかん 1682
てんかん症候群 1683
電気水圧衝撃波結石破砕術（EHL） 983
電気生理学的検査（EPS） 588
デングウイルス 1858
デング出血熱 1858
デングショック症候群 1858
デング熱 434,1858
転座 275
電子ビーム CT（EBCT） 572
転写制御 11
伝染性紅斑 1850
伝染性単核球症 1414,1846
伝染性軟属腫 1849
伝染性膿痂疹 1851
転倒 1726
転倒スコア 1745
伝導ブロック 652
転倒リスク評価 1745
デント病 1526
天然痘 1849
デンプン 347

と

頭蓋咽頭腫 1172
頭蓋骨骨折 1692
頭蓋内圧亢進 1692
動眼神経 70,1564
動摇 56,552
同期間欠的陽圧換気（SIMV） 739
陶器様胆嚢 993
統計 17
糖原病 1137,1142,1667
糖質代謝 346,905
洞徐脈 659
糖生物 1031
透析 1466,1469,1546
透析アミロイドーシス（DRA） 1290,1547
痘瘡 1849
痘瘡ウイルス 1849
糖代謝調節 1030
糖蛋白代謝異常症 1706
疼痛コントロール 321
洞停止 659
糖尿病 118,138,232,549,1030,1038,1736,1921
糖尿病合併症 1040
糖尿病合併妊娠 1062,1064
糖尿病ケトアシドーシス（DKA） 1081
糖尿病性神経障害 1041,1090
糖尿病性腎症 329,1040,1087,1464,1490,1525
糖尿病性網膜症 485,1040,1085
糖尿病大血管障害 1093
糖尿病治療薬 238
糖尿病の疫学 1039
糖尿病の急性合併症 1081
糖尿病の診断 1041
糖尿病の治療 1044
糖尿病の成因 1044
糖尿病の分類 1044
糖尿病発症予防効果 1069
糖の流れ 349
洞輝脈 654
頭部外傷 1692
洞不全症候群（SSS） 659
動物由来回虫症 1897
動物由来鉤虫症 1898
動物由来糸状虫症 1898
頭部の診察 52
洞房ブロック 659
動脈 545
動脈ガス塞栓 538
動脈管開存症（PDA） 670
動脈血酸素分圧（PaO2） 724,734
動脈血酸素飽和度（SaO2） 734
動脈血検査 204
動脈血二酸化炭素分圧（PaCO2） 724
動脈硬化 397,548,607,609,1030
動脈硬化症 1133
動脈硬化性疾患 1105
動脈硬化性プラーク 219
動脈蛇行症候群 700
動脈瘤 1594
糖輸送担体（GLUT） 235
糖輸送担体 4（GLUT4） 1035
動揺歩行 1566
ドキシサイクリン 1812,1821
トキソプラズマ感染症 1883
トキソプラズマ脳症 1639,1866,1884
ドキソルビシン 194
特異体質反応 1304
特異度 286
毒性評価 308

毒素型食中毒 1767
毒素性ショック症候群(TSS) 1774
特発性1型糖尿病 1047
特発性間質性肺炎(IIPs) 802
特発性血小板減少性紫斑病(ITP) 1428
特発性血栓症 1447
特発性高コレステロール血症 1110
特発性高トリグリセリド血症 1110
特発性細菌性腹膜炎 937
特発性心筋症 588
特発性肺線維症 147
特発性門脈圧亢進症(IPH) 890
時計遺伝子 164
吐血 833,890,1754
ドコサヘキサエン酸(DHA) 351,365
吐根シロップ 511
徒手筋力試験 72,1561
トシル酸スプラタスト 226
ドセタキセル 194
突然変異 7
突発性発疹 1848
ドパミン 254,259,1721
ドパミンアゴニスト 255
トピラマート 254
トピロキソスタット 244
ドブタミン 259
トポイソメラーゼ阻害薬 194
ドライアイ 1261
ドライマウス 1261
トラコーマ 1825
トラスツズマブ 185,195
トランスフォーミング増殖因子β(TGF-β) 231,277
トリアムテレン 212
鳥インフルエンザウイルス 1872
トリグリセリド(TG) 160,351,1030
トリコスポロン症 1835
トリコスポロン属 1835
トリソミー 128
トリパノソーマ症 1888
トリパノソーマ属 1888
トリプシン 974
トリプレットリピート病 130
努力呼気曲線 719
努力肺活量(FVC) 719
トリヨードサイロニン(T$_3$) 1160,1182
トルソー徴候 1205
ドレナージ 741
トレポネーマ蛍光抗体吸収反応(FTA-ABS法) 1818
トレポネーマ受身赤血球凝集反応(TPHA法) 1818
トレムナー反射 1561
トレランス 389
ドレーン 741
トロポニンC 542
トロポニンI 542,616
トロンビン・アンチトロンビン複合体(TAT) 1346
トロンボポエチン(TPO) 200

な

ナイアシン 334
ナイアシン欠乏症 1151
内因性高トリグリセリド血症 1110
内科学 2,4
内科学の課題 43
内科学の進歩 7
内科専門医 38

内痔核 876
内視鏡 1,5836
内視鏡的逆行性胆管膵管造影(ERCP) 983,990,1016,1019
内視鏡的逆行性膵管造影(ERC) 1083
内視鏡的胆管ドレナージ(EGD) 994
内視鏡的乳頭括約筋切開術(EST) 983
内視鏡的乳頭大バルーン拡張術(EPLBD) 983
内視鏡的乳頭バルーン拡張術(EPBD) 983
内視鏡的ネクロセクトミー 985
内視鏡的粘膜下層剥離術(ESD) 837
内視鏡的粘膜切除術(EMR) 837
内耳神経(聴神経) 71,1565
ナイセリア 1791
内臓脂肪型肥満 156
内臓痛 832
内臓リーシュマニア症 1887
内側側頭葉てんかん 1547
ナイトロジェンマスタード 193
内皮型一酸化窒素合成酵素(eNOS) 230
内分泌系 1158
内分泌細胞 970
内分泌疾患 162,1158
内分泌疾患による糖尿病 1060
内分泌性高血圧 705
内分泌・代謝系の加齢変化 480
内膜中膜複合体厚(IMT) 1134
ナチュラルキラー(NK)細胞 370,483,904
七回膜貫通型 225
なまけ者の白血球症候群 1379
鉛中毒 516
涙目 757
ナルコレプシー 1689
ナロキソン 506
軟部組織感染症 1764

に

肉芽腫性アメーバ脳炎(GAE) 1886
肉眼的血尿 1454
ニコチンアミドアデニンジヌクレオチド(NAD) 394
ニコチン酸製剤 1121
ニコチン受容体 256
ニコチン誘導体 221
二次性Fanconi症候群 1527
二次性高血圧[症] 702,705
二次性高脂血症 1110
二次性細菌性肺炎 1871
二次性心筋症 635
二次性脂質血症 1112
二次性糖尿病 1059,1066
二次性貧血 1362
二次線溶 1346
二次評価 88
二重エネルギーX線吸収法(DXA) 1207
二重標識水法(DLW) 357
日常生活動作(ADL) 487
ニッチ 447
日本海裂頭条虫 1904
日本紅斑熱 1827
日本住血吸虫 966,1901
日本住血吸虫症 1901
日本脳炎 1636,1859
日本脳炎ウイルス 1859
ニーマン・ピック病 1144,1705
乳酸 157
乳酸アシドーシス(LA) 1073,1083

乳酸イオン 506
乳酸脱水素酵素(LDH) 909,974
乳児ボツリヌス症 1649
乳汁漏出症 1166
乳頭部癌 315,1004
乳び尿 1454
乳幼児突然死症候群(SIDS) 1145
ニューキノロン系 185
ニューモシスチス肺炎(PCP) 770,771
ニューロペプチドY(NPY) 164,337
尿管ステント留置術 1472
尿検査 1460
尿細管間質性腎炎(TIN) 1499,1516
尿細管疾患 1526
尿細管性アシドーシス(RTA) 1499,1533～1535
尿細管性蛋白尿 1458
尿細管機能性障害 1512
尿酸生成抑制薬 244
尿酸代謝 1494
尿酸代謝改善薬 244
尿酸排泄促進薬 244,245
尿失禁 1726,1748
尿潜血 1460
尿蛋白 1460,1485
尿沈渣 1454,1461
尿定量検査 1461
尿糖 1460
尿道 1770
尿道下裂 1554
尿毒症 1455,1544
尿のアルカリ化 511
尿崩症 1176
尿流障害 1726
尿路感染症(UTI) 1550,1801,1853
尿路結石 1552
尿路上皮癌 1554
尿路閉塞 315,1516,1549
任意型検診 267
妊娠 1525
妊娠合併症 1254
妊娠高血圧 1525
妊娠高血圧腎症 1525
妊娠時一過性甲状腺機能亢進症 1186
妊娠糖尿病(GDM) 1044,1046,1062
認知機能障害 1726
認知行動療法 1912
認知症 502,1566,1719,1727
認知知能疾患 580
認知症治療薬 256
認定遺伝カウンセラー 143

ぬ

ヌクレオシド 189
ヌクレオソーム構造 137
ヌクレオチド 189

ね

ネガティブフィードバック機構 1158
ネグレリア属 1886
ネコひっかき病 1811
熱痙攣 537
熱失神 537
熱射病 537
熱ショック蛋白90(HSP90) 223
熱帯熱マラリア 1880
熱中症 537

熱疲労 537
ネフローゼ 1452
ネフローゼ症候群 331,1459,1482,1525
粘膜皮膚リーシュマニア症 1887

の

ノイラミニダーゼ(NA) 1870
ノイラミニダーゼ阻害薬 190,1872
脳MRI 1571
脳炎 1634
脳幹の構造 1569
脳灌流圧(CPP) 1692
膿胸 763
脳血管障害 119,1585,1755
脳梗塞 339,1585
脳挫傷 1692
脳磁図(MEG) 1577
脳出血 1585
脳腫瘍 313,1690
脳静脈血栓症 1596
脳神経 67
脳神経の評価 1564
脳性ナトリウム利尿ペプチド(BNP) 15,595
脳脊髄液 1690
脳脊髄腫瘍 1690
脳卒中 700
脳卒中急性期診療クリニカルパス 1597
脳卒中クリニカルパス 1597
脳卒中診療情報用紙 1599
脳卒中地域連携クリニカルパス 1598
嚢虫症 1903
能動的な起立試験 1566
脳動脈瘤破裂 1592
脳内報酬系 530
膿尿 1454
脳嚢虫症 1905
脳膿瘍 1640
脳波(EEG) 1572
脳浮腫 1586
脳ヘルニア 1586,1692
嚢胞性疾患 1547
嚢胞性線維症 146
嚢胞性線維性骨炎 1199
農薬中毒 521
ノカルジア症 1789
ノカルジア属 1789
ノッチング 552
ノルアドレナリン 259,1722
ノルエピネフリン 542
ノロウイルス 525,867,1767,1873

は

把握反射 1561
肺アスペルギルス症 768
肺アスペルギローマ 768
肺うっ血 567
肺エキノコックス症 773
肺炎 759,1801
肺炎桿菌 1802
肺炎球菌 423,1774
肺炎球菌感染症 1774
肺炎球菌ワクチン 1776
肺炎随伴胸水 763
バイオテロリズム 438
バイオマーカー 15,1523
肺音 718
肺外結核 1812,1866
肺活量(VC) 719
肺癌 313,784
肺カンジダ症 1832
肺癌のTMN分類 788

和文索引 と〜ひ

肺気腫 798
肺吸虫症 772,1900
肺クリプトコックス症 770,1834
肺結核 763
敗血症 407,409,647,1801
敗血症性ペスト 1809
肺血栓塞栓症（PTE） 673,810,1730
肺糸状虫症 772
肺高血圧症（PH） 676,813,1266
胚細胞腫瘍 797
肺サーファクタント 820
肺サルコイドーシス 1289
肺真菌症 767
肺腎症候群 1502
肺シンチグラフィ 812
肺水腫 767
胚性幹細胞（ES 細胞） 10,442
胚性幹細胞（EC 細胞） 442
肺生検 733
肺性心 677
排痰の促進 511
バイタルサイン 48
胚中心の進展性異形成（PTGC） 1413
肺動脈性肺高血圧症（PAH） 813,1257
肺動脈弁狭窄症（PS） 629,672
肺動脈弁閉鎖不全症（PR） 630
梅毒 1817
肺毒性 310
梅毒性髄膜炎 1642
ハイドロキシアパタイト 1196,1206
排尿筋 1567,1748
肺膿瘍 763
肺浮腫 567
肺ペスト 1809
肺ガス交換 735
肺胞気酸素分圧（PaO₂） 734
肺胞気-動脈血酸素分圧較差（A-aDO₂） 724
肺胞蛋白症（PAP） 820
肺胞内結石症 146
廃用症候群 494,1729
胚葉体 442
ハイリスクストラテジー 109
肺良性腫瘍 791
破壊性甲状腺炎 1184
吐きダコ 1926
パーキンソニズム 1714
パーキンソン型 ALL 1384
パーキンソン病（PD） 123,1605
パーキンソン病治療薬 252,1720
白衣性高血圧 701
白質ジストロフィー 1625
白質脳症 1715
白内障 485
白板症 839
バークホルデリア・セパシア 1805
バークホルデリア属 1805
パクリタキセル 194
曝露後感染 1863
曝露後免疫 432
曝露後接種 428
曝露前免疫 1863
破骨細胞 175
パジェット病 882
橋本病 1191,1920
バージャー病 691
播種性血管内凝固（DIC） 1383,1446
播種性非結核性抗酸症（DGI） 1866
播種性淋菌感染症（DGI） 1792
破傷風 1648,1783
破傷風菌（CT） 1783
バセドウ病 1184,1920

バゾプレシナーゼ 1176
バゾプレシン 1160,1176,1179
バンター症候群 169,1528
パターン認識 82,84
ばち指 57,61,716
麦角アルカロイド 255
発癌リスク評価 113
白金系抗がん剤 193
白血球（WBC） 1342
白血球系疾患 1376
白血球系造血癌 199
白血球減少 311
白血球減少症 1377
白血球接着不全症候群（LAD） 1331
白血病 1376
白血病増加症 1376
白血病細胞 267
白血病裂孔 1381
発症前診断 139
発熱 757,1340
発熱性好中球減少症 412
発話の評価 1565
鼻の診察 53
ハッチンソン・ギルフォードプロジェリア症候群（HGPS） 472
バッドキアリ症候群（BCS） 890
発疹 1047
パニック障害 681
パニック発作の評価 683
バビンスキー徴候 1561
ハプロタイプ 1047
パラインフルエンザウイルス 1870
パラガングリオーマ 1217
パラコクシジオイデス症 1841
パラコート中毒 1841
パラチフス 1795
ハラーホルデン・スパッツ症候群 1611
パラシア属 1886
パリアー障害 412
パリズム 1563
針反応 1280
バルガンシクロビル 191
バルサルバ洞大動脈瘤 697
パルスオキシメータ 725
パルスオキシメトリー 725
パルスドプラ心エコー法 560
パルデービードル症候群（BBS） 160
バルトネラ感染症 1811,1812
バルトネラ菌 1811
バルプロ酸 254
バルボウイルス 1850
バルボウイルス B19 感染症 1850
バルヒナー腫瘍 353
バレー徴候 72,1560
破裂性大動脈瘤 685
汎下垂体機能低下症 1171
晩期障害 139
パンクロザイミン（PZ） 832
バンクロフト系状虫 1895
汎血球減少 1385
半月弁狭窄症 672
パンコースト腫瘍 785
バンコマイシン 1774
バンコマイシン耐性腸球菌（VRE） 422,1778
反射の評価 1560
斑状圧痕性浮腫 406
ハンセン病 311
半閉空間無視 1566
ハンタウイルス 1878
ハンタウイルス肺症候群（HPS）

438,1878
ハンター舌炎 1363
ハンター症候群 517
ハンター・ラッセル症候群 517
ハンチントン病（HD） 1609
ハンチントン舞踏病 8,10
パントテン酸 334,1152
万能（多能性）幹細胞 462
反応性関節炎（ReA） 1284
反復配列の異常伸長 173,1578
反復配列の異常による疾患 1582

ひ

非 Hodgkin リンパ腫（NHL） 1401
非 ST 上昇型心筋梗塞（NSTEMI） 615
非アルコール性脂肪肝炎（NASH） 340,948
非アルコール性脂肪性肝疾患（NAFLD） 340,948
非アルコール性慢性膵炎 1011
ヒアルロン酸 794
非運動性活動性熱産生（NEAT） 338,1829
ピオグリタゾン 1073
ビオチン 334
ビオチン欠乏症 1152
非家族性コンパートメント症候群 509
非外傷性挫滅症候群 509
非外傷性挫滅症候群／コンパートメント症候群 507,509
非核酸系逆転写酵素阻害薬（NNRTI） 192
被殻出血 1591
皮下脂肪型肥満 156
非カテコールアミン系アドレナリン作用薬 259
光干渉断層法（OCT） 583,837
脾機能亢進症 891
非機能性腫瘍 1028
ピグナナイド 235,1072
非結核性抗酸菌症（NTM） 766
非ゲノム疾患 70,230,232
肥厚性幽門狭窄症 883
久山町研究 100,548
皮質下出血 1591
皮質性小脳萎縮症 1616
脾腫 1591
微小巨核球 1386
微小血管障害性貧血（MHA） 1447
微小細胞腫 1386
微小腺癌 1166,1168
微小変化型（MCD） 1476
微小変化型ネフローゼ症候群（MCNS） 1476,1484,1515
微小変化群（MCD） 1476
非侵襲的陽圧換気（NPPV） 595,740
非心臓性胸痛（NCCP） 841
ヒ素 355,588,660
ヒスタミン H₁ 受容体拮抗薬 1307
ヒスタミン H₂ 受容体拮抗薬（H₂RA） 249,250,842,848,888
非ステロイド性抗炎症薬（NSAIDs） 200,848,887
ヒストプラスマ症 1840
ヒストン 276
ヒストンコード 277
ヒストン脱アセチル化酵素（HDAC） 138
ヒストン脱メチル化 138
ビスホスホネート（BP） 242
微生物検査 417

非セミノーマ 797
非選択的ムスカリン受容体拮抗薬 250
脾臓の触診 63
脾臓の打診 64
肥大型心筋症（HCM） 588,630
ビタミン A 333
ビタミン A 欠乏症 1147
ビタミン B₁ 332
ビタミン B₁ 欠乏症 1149,1674,1711
ビタミン B₂ 欠乏症 1150
ビタミン B₆ 欠乏症 1150,1674
ビタミン B₁₂ 欠乏症 1150,1675,1712
ビタミン C 333
ビタミン C 欠乏症 1152
ビタミン D 335
ビタミン D 欠乏症 1148
ビタミン D 受容体体（VDR） 1198
ビタミン D 誘導体 243
ビタミン E 335
ビタミン E 欠乏症 1148,1675
ビタミン K 335
ビタミン K 欠乏症 1149
ビタミン K 製剤 243
ビタミン異常症 332
ビタミン欠乏症 1147
ビタミン欠乏性神経疾患 1711
ビタミン欠乏性ニューロパチー 1674
ビタミン不足 1147
左前斜位像（LAO） 565
非チフス性サルモネラ症 1794
ピット細胞 904
ビデオ下胸腔鏡手術（VATS） 773
ヒト RS ウイルス 1869
ヒト T リンパ球向性ウイルス 1 型（HTLV-1） 1407
ヒトアナプラズマ症 1829
ヒトインスリン製剤 1076
ヒトゲノム 128
ヒトサル痘 1879
ヒト絨毛性ゴナドトロピン（hCG） 1182
ヒト絨毛性ゴナドトロピン β サブユニット（hCG-β） 796
ヒト絨毛性ソマトマンモトロピン（hCS） 1166
ヒト心臓由来脂肪酸結合蛋白（H-FABP） 674
ヒト単核エーリキア症 1830
ヒト脳性ナトリウム利尿ペプチド前駆体 N 端フラグメント（NT-proBNP） 15,674
ヒト発癌ハザード 112
ヒト白血球抗原（HLA） 148,166,1045,1047
ヒトパピローマウイルス（HPV） 1851
ヒトパピローマウイルス感染症 1851
ヒトパレコウイルス 1874
ヒトヘルペスウイルス 6（HHV-6） 1848
ヒトヘルペスウイルス 6,7 による感染症 1848
ヒトヘルペスウイルス 7（HHV-7） 1848
ヒトヘルペスウイルス 8（HHV-8） 1848
ヒトボカウイルス 1874
ヒトメタニューモウイルス 1870
ヒト免疫不全ウイルス（HIV） 1646,1864,1866
ヒドロキソコバラミン 513
泌尿器科の治療法 1472

ビノレルビン 194
非麦角アルカロイド 255
非びらん性胃食道逆流症(NERD) 841
皮膚型 PAN 1274
皮膚感染症 1764
皮膚筋炎(DM) 1259,1653
皮膚筋炎に合併する腎病変 1499
皮膚結核 1297
皮膚テスト 1297
皮膚粘膜パラコクシジオイデス症 1841
皮膚病性リンパ節症 1414
皮膚病変 68
皮膚ブリックテスト(SPT) 1307
ビブリオ感染症 1796
ビブリオ・バルニフィカス 1798
皮膚リーシュマニア症 1887
非分泌型骨髄腫 1417
鼻閉 757
ヒペルパチー 73
ヒポクラテス 4
ヒポクラテスの誓い 26
肥満[症] 120,138,154,329,338, 352,362,398,700,1125,1922
びまん性下性細気管支炎 1742
びまん性肝疾患 911
びまん性軸索損傷 1692
びまん性大細胞型 B 細胞リンパ腫(DLBCL) 483,1403
びまん性汎細気管支炎(DPB) 801
びまん性被角血管腫 1706
非メンデル遺伝性疾患 130
百日咳 1806
百日咳菌 1806
ヒヤリハット報告 38
ヒューリスティックバイアス 85
病院感染 423
病原性腸管寄生虫 1885
表現促進現象 1578
病原微生物 403
表在性血栓性静脈炎 696
表在性真菌症 1830
病的[反射] 1561
病的老化 469
表皮幹細胞 447
表皮ブドウ球菌 1773
表面面転写 1574
病態聴取 46
日和見感染症 1647
日和見リンパ腫 1846
平田病 1061
ピリジン代謝拮抗薬 193
微量アルブミン尿 1089
微量ミネラル 336
ビリルビン 946,974
ビリルビン UDP-グルクロン酸移転酵素(UGT1A1) 261,946
ヒルシュスプルング病 884
ビルハルツ住血吸虫 1901
ビレン酸 348
ピルビン酸キナーゼ欠損症 1367
ピルビン酸脱水素酵素(PDH) 348,359,545
ピルビン酸脱水素酵素複合体(PDC) 939
鼻漏 757
広場恐怖 683
ビンカアルカロイド類 194
ビンクリスチン 194
貧血 309,311,483,1340,1342,1361, 1455,1850
頻呼 1454,1748
頻発反復性緊張型頭痛 1688
ビンブラスチン 194
頻尿 590

ふ

ファーター乳頭 968
ファブリカ 5
ファブリ病 636,1144,1706
ファーマコゲノミクス 182
ファロー四徴症 671
ファンギゾン感受性 1801
ファンコーニ症候群 1526
ファンコーニ・ビッケル症候群 1140,1527
ファンコーニ貧血(FA) 1351
不安定 Hb 症 1370
不安定狭心症(UA) 615
不安定プラーク 608
フィッシャー症候群 1673
フィラリア系 222
フィラリア系疾患 1121
フィブリノーゲン欠乏症 1442
フィブリノーゲン分解産物(FDP) 1346
フィブリリン 697,1147
フィラデルフィア染色体 1389
フィブリル沈着症 1895
風疹 1855,1856
風疹ウイルス 1856
封入体 170
封入体筋炎 1654
封入体筋膜炎 1825
フェニトイン 254
フェニルケトン尿症(PKU) 1146
フェギキソスタット 244
フェリチン 31
不応期の延長 216
フォン・ヴィレブランド病(VWD) 1440
フォンダパリヌクス 206
フォンタン手術 673
フォン・ヒッペル・リンドウ病 1024
不完全型心内膜床欠損(ECD) 668
不均衡症候群 1469
腹腔神経叢ブロック 985
腹腔動脈 830
副交感神経系 256
副甲状腺機能低下症 1203
副甲状腺ホルモン(PTH) 1196,1198
副甲状腺ホルモン関連蛋白(PTHrP) 1198
副甲状腺ホルモン関連蛋白(PTHrP)産生腫瘍 1201
複合の癌免疫療法 308
複合免疫不全症 1323
副雑音 62,717
複雑性尿路感染症 1550
副作用 260,309
副視 70
副腎 1208
副腎悪性腫瘍 1222
副腎アンドロゲン 1208
副腎外発癌 1222
副腎癌 71,1565
副腎性 Cushing 症候群 1213
副腎性腺腫 1224
副腎白質ジストロフィー 1625
副腎皮質細胞癌 1222
副腎皮質刺激ホルモン(ACTH) 1160,1208
副腎皮質刺激ホルモン(ACTH)産生腫瘍 1168
副腎皮質刺激ホルモン放出ホルモン(CRH) 1160,1170
副腎皮質ステロイド(ステロイド[症]) 229
副腎皮質ホルモン 1208
副腎ミエロニューロパチー(AMN) 1625
腹水 64,937
腹水貯留 891
腹痛 832,1752
副鼻腔気管支症候群 710
副鼻腔の診察 710
腹部アンギーナ 860
腹部感染症 1801
腹部大動脈瘤 683
腹部超音波検査 835
腹部膨隆 62,833
腹膜透析(PD) 1469,1546
服薬管理 493
ブコローム 245
浮腫 57,1155,1454,1459,1483
不随意運動 1562
不整脈 215,557,591,617,651, 654,1914
縁取り空胞を伴う遠位型ミオパチー(DMRV) 1662
普通感冒 756
物理的アレルギー 1311
不定愁訴 1755
舞踏運動 1563
舞踏運動病 66
ブドウ球菌感染症 1773
ブドウ球菌属 1773
ブドウ糖 1030
ブドウ糖非発酵菌による感染症 1803
ブドウ糖非発酵グラム除性桿菌(NF-GNR) 422
舞踏病 66
ぶどう膜炎 91
負の選択 390
部分奏効(PR) 1572
部分体積効果 1572
不明熱 (FUO) 403,1809
分割照射 297
プライマリケア 36
プラーク 219,608,610,1133
プラーク破綻 205
ブラジキニン 212
プラスミミミン症 1346
プラスミノーゲン活性化因子 207
プラスミノーゲン活性化因子インヒビター 1 (PAI-1) 207,1133
プラスミン 1346
プラスミン・α2プラスミンインヒビター複合体(PIC) 1346
プラダー・ウィリー症候群(PWS) 159
フラビウイルス感染症 1858
プラミペキソール 255
プランダン・ヌーン腺膿瘍 840
プランマー・ヴィンソン症候群 839
プランマー病 1194
プリオン病 1650
プリン 196
プリン拮抗薬(プリン代謝拮抗薬) 196
プリン体 1494
プリン代謝異常 1122
プリン代謝拮抗薬(プリン代謝拮抗薬) 194
フルオロウラシル(5-FU) 193
ブルガダ症候群 664
プルキンエ線維 651
フルクトース 6-リン酸 347
フルシトシン 185
フルセミド 1810
フルセラ属菌 1810
フルダラビン 194
フルマゼニル 506
ブルーレジー 226
ブルンベルグ徴候 869
ブレイオトロピック効果 220
プロオピオメラノコルチン
(POMC) 159,164,337,1160
プログラム刺激 588
プロジェリア 472
プロスタグランジン(PG) 200, 222,230
プロ蛋白質変換酵素サブチリシン/ケキシン 9 型欠損症 1111
プロアーゼ阻害薬 192,248
プロテアソーム 304
プロテアソーム阻害薬 195
プロティナーゼ3(PR3) 781,1503
プロテイン C 異常症 1448
プロテイン S 異常症 1448
プロテインキナーゼ A 542,592,679
プロテインキナーゼ C(PKC) 1036
プロテウス 1802
プロテウス属 1802
プロトロンビン時間(PT) 1346
プロトロンビン時間国際標準比(PT-INR) 206,676
プロトンポンプ阻害薬(PPI) 184,249,888
プロピルチオウラシル 228,1187
プロブコール 221,1120
プロベネシド 245
フローボリューム曲線 720
フルマゼニル 506
ブロモクリプチン 255
プロラクチノーマ 1167
プロラクチン(PRL) 1160,1166
プロラクチン(PRL)産生腺腫 1168
分画化ヘパリン 206
分割照射 297
分枝鎖アミノ酸(BCAA) 154,330,935
分子標的[治療]薬 194,195,301,311,317,396
分子標的療法 301
分子薬理学 2
糞線虫症 1894
分類不能型原発性免疫不全症(CVID) 1321,1326
分裂促進因子活性化蛋白キナーゼ(MAPK) 230

へ

ベアメタルステント 583
ヘアリー細胞白血病(HCL) 1411
ベーイエソン・フォルスマン・レーマン症候群 160
閉経後骨粗鬆症 175
閉塞性睡眠時無呼吸症候群(OSAS) 751
閉塞性黄疸 911
閉塞性換気障害 719
閉塞性血栓血管炎 692
閉塞性腎症 1103
閉塞性腎症・尿路疾患 1549
閉塞性動脈硬化症(ASO) 689
壁応力 545
ヘキソキナーゼ 348
ペグインターフェロン(PEG-IFN) 247
ペグインターフェロンアルファ-2a 247
ペグインターフェロンアルファ-2b 247
ペスト 1808
ペスト菌 1808
ペースメーカ 652
ペースメーカ機能 651
ペースメーカ電位 652
ベーチェット病 1279

ベッカー型筋ジストロフィー (BMD) 1655
ベッド外検査・画像診断 88
ベッドサイド検査・画像診断 88
ヘテロ接合性消失 (LOH) 275
ペニシリン G 418
ペニシリン系 188,1775
ペネム系 188
ヘノッホ-シェーンライン紫斑病 1434
ヘバーデン 195,282
ヘパラン硫酸 206
ヘパリン 206
ペプシノーゲン 831
ヘム 516
ヘモグロビン (Hb) 519,1370
ヘモグロビン異常症 1370
ヘモグロビンの酸素解離曲線 725
ヘモクロマトーシス 952,1153
ヘモフィルス感染症 1793
ベラグラ 171
ヘリコバクター・ピロリ 249,848, 851,853,856
ペルオキシソーム増殖因子活性化受容体γ (PPARγ) 159,236, 1074,1129
ベルナール-スリエ症候群 (BSS) 1432
ヘルニア嵌頓 860
ヘルパー T 細胞 (Th) 379,381,393
ヘルパンギーナ 839
ヘルペスウイルス 191,1842
ヘルペスウイルス感染症 1842
ヘルペス性口内炎 839
ヘルペス脳炎 1844
ヘロイン 532
ペロ毒素 (VT) 1800
変異型 CJD (vCJD) 1652
弁逆流 579
変形性関節症 (OA) 484,1242, 1694
変形性脊椎症 1694
ベンス・ジョーンズ蛋白 1458
片頭痛 1686,1719,1923
ベンズフロマロン 245
片側性下顎骨過形成 838
ベンゾジアゼピン系薬物 254
鞭虫症 1892
扁桃体 682
便秘 833,1752
扁平上皮癌 785
扁平苔癬 839

ほ

ポイツ-ジェガース症候群 899
保因者診断 139
法 30
蜂窩織炎 1764
膀胱癌 315
膀胱直腸障害 1567
膀胱尿管逆流 [症] (VUR) 1550, 1556
膀胱・尿道の加齢変化 482
膀胱留置カテーテル 1473
房室回帰性頻拍 (AVRT) 653,654
房室結節リエントリー性頻拍 (AVNRT) 654
房室中隔欠損 (AVSD) 668
房室ブロック 660
放射性同位元素 (ラジオアイソトープ) (RI) 297,568
放射性ヨード摂取率 1184
放射性ヨード治療 1188
放射性ニューロパチー 1681
放射線脊髄炎 1702
放射線治療 296
放射線肺炎 807
放射免疫測定法 (RIA) 909,974
傍腫瘍性神経症候群 (PNS) 1716
放線菌症 1789
放線菌属 1789
蜂巣 1801
乏尿 1453
飽和脂肪酸 353
ボーエン病 882
歩行 73
歩行障害 74
歩行の評価 1565
ホジキンリンパ腫 1398
補助循環 602
補助人工心臓 (VAD) 602
補助調節換気 (A/C) 739
ホスカルネット 191
ホスファチジルイノシトール 3-キナーゼ (PI3K) 230,1035
ホスホエノールピルビン酸カルボキシキナーゼ (PEPCK) 348, 1036
ホスホジエステラーゼ (PDE) 1036
ホスホジエステラーゼ (PDE) 阻害薬 226
ホスホフルクトキナーゼ 1 (PFK1) 348
ホスホフルクトキナーゼ欠損症 1671
ホスホマイシン 188
ホスホリパーゼ (PLN) 542,592
ホスホリパーゼ A2 974
ホスホリパーゼ C (PLC) 1786
補体 383
補体結合 (CF) 法 1822,1872
補体欠損症 386
発作 1682
発作性上室頻拍 (PSVT) 655
発作性夜間ヘモグロビン尿症 (PCH) 1369
発作性夜間ヘモグロビン尿症 (PNH) 1369
発赤 406
ホットバイオプシー法 837
ボツリヌス菌 1649,1784
ボツリヌス食中毒 1649
ボツリヌス中毒 1784
ボツリヌス毒素 (BoNT) 1784
骨の退行性質的細胞腫 1417
ホフマン反射 1561
ホメオスタシス 1030
ホモシスチン尿症 1147
ポリオ 1643,1861
ポリオウイルス 1861
ポリクローナル抗体 198
ポリープ 878,897
ポリペクトミー法 837
ポリポーシス 897
ポリメラーゼ阻害薬 248
ポリメラーゼ連鎖反応 (PCR) 法 128,909,1791,1825
ホルター心電図 559
ホルネル症候群 716
ホルフィリン症 1152
ホルマリン酢酸エチル遠心沈渣法 1893
ホルモン医薬 195
ホルモンと加齢変化 480
ホルモン不応症 1236
ボレリア 1818
本態性血小板血症 (ET) 1395
本態性高血圧 [症] 169,702, 1455,1914
本態性振戦 (ET) 1610
ポンティアック熱 1807

奔馬調律 59

ま

マイクロ RNA (miRNA) 276
マイクロアレイ法 163
マイクロサテライト不安定性 275
マイコプラズマ感染症 1822
マイコプラズマ・ニューモニエ 1822
マイコプラズマ肺炎 1822
マウス 14
前向き研究 124
前向きコホート研究 92
膜蛋白複合体 (MAC) 383
膜性腎症 (MN) 1479,1484,1515
膜性増殖性糸球体腎炎 (MPGN) 1474,1484,1515
マクロ症 277,483
マクロファージコロニー刺激因子 (M-CSF) 175,199
マクロプロラクチン血症 1166
マクロライド系 188
マジックマッシュルーム 533
麻疹 1854
麻疹ウイルス 1854
麻疹おたふくかぜ風疹混合 (MMR) ワクチン 1855,1856,1858
麻疹排除 1856
麻疹風疹 (MR) ワクチン 1855, 1857
マッカードル病 1671
末梢血液像 1343
末梢血液検査 1342
末梢神経障害 310,1562,1672
末梢性トレランス 390
末梢性ニューロパチー 1647
末梢動脈疾患 (PAD) 689
マッチングステート 35
マトリックスメタロプロテアーゼ (MMP) 284,1746
麻薬 532
マラスムス型 1136,1757
マラリア 434,1880
マルチスライス CT (MDCT) 14, 572,730,980
マルチターゲットチロシンキナーゼ阻害薬 282,303
マルファン症候群 (MFS) 697, 1434
マールブルグ出血熱 1876
慢性胃炎 851
慢性壊死性肺アスペルギルス症 (CNPA) 769,1838
慢性炎症 397
慢性炎症性脱髄性多発ニューロパチー (CIDP) 1673
慢性咳嗽 710
慢性下顎骨骨髄炎 840
慢性仮性囊胞 1011
慢性活動性 EBV 感染症 1846
慢性肝炎 330
慢性気管支炎 798
慢性緊張型頭痛 1688
慢性血栓塞栓性肺高血圧症 (CTEPH) 1208
慢性高血糖 1042
慢性高山病 (CMS) 537
慢性甲状腺炎 1191
慢性硬膜下血腫 1629
慢性呼吸不全 330
慢性骨髄性白血病 (CML) 1350,1389
慢性骨髄増殖性疾患 1389
慢性骨髄性肺炎 (CEP) 776, 1318
慢性腎炎症候群 1525
慢性心筋炎 641
慢性進行性外眼筋麻痺 (CPEO) 1665
慢性腎臓病 (CKD) 399,1452, 1462,1542
慢性心不全 330,597
慢性腎不全 331,1459,1542
慢性膵炎 330,971,979,1002,1011
慢性胆囊炎 976,992,1003
慢性透析 1546
慢性肉芽腫症 (CGD) 1332,1379
慢性肺パラコクシジオイデス症 1841
慢性白質腰症 1715
慢性播種性カンジダ症 1833
慢性非化膿性破壊性胆管炎 (CNSDC) 939
慢性疲労症候群 (CFS) 1294
慢性閉塞性肺疾患 (COPD) 477, 677,798
慢性リンパ性白血病 (CLL) 1409
マンソン住血吸虫 1901
マントル細胞リンパ腫 (MCL) 1403

み

ミエロパチー 1647
ミエロペルオキシダーゼ 781, 1503
ミエロペルオキシダーゼ欠損症 1671
ミオクローヌス 1563
ミオグロビン 519
ミオシン 542
ミオシン軽鎖 (MLC) 224
ミオリトミー 1563
味覚障害 486
右前斜位像 (RAO) 565
ミコフェノール酸モフェチル (MMF) 196,396
水・電解質異常 1459
ミゾリビン 197,396
三日熱マラリア 1880
ミトコンドリア 585
ミトコンドリア異常症 9,1526
ミトコンドリア遺伝 130
ミトコンドリア遺伝子 1058
ミトコンドリア脳筋症・乳酸アシドーシス・脳卒中様発作症候群 (MELAS) 1665,1666
ミトコンドリア病 1665
水俣病 517,1713
ミネラルコルチコイド 1208
ミネラルコルチコイド受容体 (MR) 212
耳の診察 53
脈管形成 281,666
脈なし病 1269
脈拍 48
宮崎肺吸虫 1900
三好型遠位型筋ジストロフィー 1655
ミリッツィ症候群 992,998

む

無βリポ蛋白血症 1111
無危害原則 27
無機ヨード 53
無菌性髄膜炎 1646
無月経症候群 1195
無鉤条虫 1905
無効造血 1385
無鉤嚢虫 1905
ムコ多糖症 (MPS) 1142,1152,1707
ムコール症 1839

和文索引

無作為化臨床試験（RCT） 2
無症候性甲状腺機能低下症 1921
無症候性神経梅毒 1642
ムスカリン受容体 226,256,258
ムスカリン受容体作用薬 257
むずむず脚症候群 1756
無痛性甲状腺炎 1188
無尿 1453
胸焼け 833
無フィブリノーゲン血症 1442
ムンプス 1855,1857
ムンプスウイルス 1857

め

迷走神経 71,1565
メカニズム論 17
メジナ虫症 1896
メタ解析 96
メタボリックシンドローム 338, 398,1129,1738
メタロ-β-ラクタマーゼ産生菌 422
メチシリン感受性黄色ブドウ球菌（MSSA） 1773
メチシリン耐性黄色ブドウ球菌（MRSA） 420,1773
メチル化 276
メチル水銀 517
メッケル憩室 884,885
メデューサの頭 908,935
メトトレキサート 193,196,396
メトホルミン 235,1073
メトロニダゾール 189
メニエール病 1756
メニン 1229
メネトリエ病 896
眼の診察 53
メバロン酸カスケード 220
メープルシロップ尿症（楓糖尿症） 1146
めまい 1755
メラノコルチン 4 型受容体（MC4R） 159,337
免疫 1240
免疫遺伝学 387
免疫学 370
免疫記憶 370,377
免疫グロブリン（Ig） 377,483, 1323
免疫グロブリン E（IgE） 1306
免疫グロブリン G（IgG） 974
免疫再構築症候群による神経合併症 1647
免疫複合型糸球体腎炎 1499
免疫不全 411
免疫不全者のトキソプラズマ感染症 1883
免疫抑制剤 196
免疫療法 304
メンケス病 1153,1710
メンデル遺伝性疾患 129
メンデル遺伝病 8
メンデルソン症候群 1742

も

毛細血管拡張性運動失調症（AT） 1326
網赤血球 1342
盲腸 869
毛囊炎 1764
網膜体（RB） 1824
モデルマウス 44
モノクローナル抗体 198
モノソミー 128
モノバクタム系 188
もやもや病 1594

モリソン窩 911
モルヒネ 532
モンゲ病 537
門脈圧亢進症 890
門脈圧亢進症性胃症（PHG） 891

や

野兎病 1810
野兎病菌 1810
夜間尿 1453
薬剤応答性遺伝子 133
薬剤性過敏症症候群（DIHS） 1305
薬剤性甲状腺中毒症 1187
薬剤性腎障害 1512
薬剤性肺炎 808
薬剤性肺好酸球増加症 1320
薬剤性リンパ節症 1414
薬剤耐性 420
薬剤耐性ウイルス 192
薬剤耐性肝炎ウイルス 438
薬剤中毒 260
薬剤毒性評価 453
薬剤副作用 260
薬剤ハイスループットスクリーニング（HTS） 454
薬剤誘発性ループス症候群 1249
薬剤溶出性ステント（DES） 583
薬物アレルギー 1304
薬物過敏症 1304
薬物血中濃度モニタリング 180
薬物性肝障害 944
薬物相互作用 181,261
薬物動態学（PK） 180
薬物不耐性 1304
薬物有害事象 492
薬物有害反応（ADR） 260,1304
薬物療法 492
薬力学（PD） 180
薬理ゲノミクス 182
薬効評価 454
夜盲症 1148
ヤーリッシュ-ヘルクスハイマー現象 1818

ゆ

有害事象 297
有機水銀中毒 1713
有糸分裂阻害薬 194
有鉤条虫症 1905
有鉤嚢虫 1905
有鉤嚢虫症 1905
疣贅状表皮異形成症 1851
遊走性紅斑（EM） 1818
有痛性糖尿病性神経障害 1092
誘導型一酸化窒素合成酵素（iNOS） 775
尤度比 85
誘発電位 1576
遊離サイロキシン（FT$_4$） 1185,1190
遊離脂肪酸（FFA） 157,1030
遊離トリヨードサイロニン（FT$_3$） 1185
輸血 1352
輸血関連急性肺障害（TRALI） 1354
輸血後移植片対宿主病 1355
輸血後肝炎 922
輸血後感染症 1355
輸入真菌症 1839
ユビキチン-プロテアソーム系 12
指鼻試験 1564
指耳試験 1564

よ

溶血 1345
溶血性尿素症症候群（HUS） 1508, 1510
溶血性貧血 1362,1366
葉酸 334
葉酸［代謝］拮抗薬 193,196
葉酸欠乏症 1151,1675
陽性尤度比 85
幼虫移行症 1896
腰椎椎間板ヘルニア 1696
陽電子放射型断層撮影（PET） 15,570,1348,1571
溶連菌感染後急性糸球体腎炎 1473
予後の遺伝カウンセリング 142
抑制性 G 蛋白（Gi） 543
横川吸虫 1902
横川吸虫症 1902
四次評価 88
四日熱マラリア 1880
ヨード 1182
予防医学 17
予防医学の関与 80
予防接種 18
予防接種 429
予防接種法 429
予防の投与 189

ら

らい菌 1815
らい性結節性紅斑（ENL） 1816
ライター症候群 1284
ライノウイルス 1869
らい反応 1816
ライム病 1791
ラ音 62,718
ラクトフェリン 1015
ラクナ梗塞 1586
ラジオアイソトープ（放射性同位元素）（RI） 297,568
ラジオ波焼灼療法（RFA） 911, 957
ラステリ手術 673
ラッサ［出血］熱 438,1876
ラポール 28
ラモトリギン 254
ランゲルハンス巨細胞 687
卵形マラリア 1880
ランゲルハンス細胞組織球症 1415
ランゲルハンス島 970
卵巣癌 316
ランバート-イートン症候群 785
ランブル鞭毛虫 1889
ランブル鞭毛虫症 1889
卵胞刺激ホルモン（FSH） 1160

り

リアノジン受容体（RyR） 592
リウマチ性疾患 64,165,1240, 1275
リウマチ性多発筋痛症（PMR） 1267
リウマトイド血管炎 1242
リウマトイド結節 1242
リエゾン 322
リエントリー 653,654
リケッチア感染症 1826
リケッチア属 1826
リーシュマニア症 1887
リーシュマニア属 1887
梨状筋症候群 1676
リステリア症 1779
リステリア属 1779

リソソーム 11
リツキシマブ 195,1406
リドル症候群 1531
利尿薬 210,211
リー脳症 1667
リノール酸 354
リバース T$_3$（rT$_3$） 227
リバーゼ 974
リハビリテーション 493,504, 744,1717,1915
リバビリン 247,1878
リバロキサバン 207
リビドー心 1144
リプログラミング 450
リポイド副腎過形成 1226
リポ蛋白 1100
リポ蛋白代謝異常症 1142
流行性感冒 756
流行性耳下腺炎 1855,1857
流行性耳下腺炎 1855,1857
粒子凝集（PA）法 1822
粒子線治療 299
利用しやすさのヒューリスティック 86
良性多発性肝嚢胞 964
良性胆道狭窄 998
良性胆道腫瘍 1001
良性粘膜類天疱瘡 839
良性発作性頭位めまい症 1755
両側肺門リンパ節腫脹（BHL） 818
緑色レンサ球菌属 1778
緑内障 485
緑膿菌 421,1803
旅行医学 433
旅行者下痢症 433
リラクセーション法 1912
淋菌 1791
淋菌感染症 1791
淋菌性咽頭感染症 1791
淋菌性結膜炎 1792
淋菌性子宮頸管炎 1791
淋菌性精巣上体炎 1791
淋菌性尿道炎 1791
リンコマイシン 188
臨床遺伝専門医 143
臨床疫学 17
臨床研究 324
臨床検査 285
臨床研修制度 34
臨床試験 125,324
輪状膜 1006
臨床推論 2
臨床推論の統合モデル 83
臨床判断 19
臨床判断学 80
臨床判断値 80
臨床倫理 26
リンパ管炎 697
リンパ管疾患 696
リンパ管新生 284
リンパ管性下垂体炎 1172
リンパ系条状虫症 1895
リンパ行性転移 284
リンパ節炎 697
リンパ節結核 1814
リンパ節腫大 485
リンパ節腫脹 697
リンパ浮腫 696
リンパ脈管筋腫症（LAM） 821
リンパ濾胞性胃炎 856
リンホトキシン α 遺伝子（LTA） 143
倫理 26
倫理指針 96
倫理審査委員会 98

る

類洞 904
ルイ・バール症候群 1619
ループス腎炎 1248,1495,1525
ループ利尿薬 210,211

れ

レイノー現象 1257,1264,1368
レヴィ小体病(LBD) 1601
レクチン経路 384
レジオネラ感染症 1807
レジオネラ・ニューモフィラ 1807
レジオネラ肺炎 1807
レシチンコレステロールアシルトランスフェラーゼ(LCAT) 219,1109
レシチンコレステロールアシルトランスフェラーゼ(LCAT)欠損 1112
レジン(陰イオン交換樹脂) 221,1120
レストレスレッグス症候群 1756
レスパイト入院 1723
レチノイドX受容体(RXR) 1074,1183
レチノール 334
裂肛 882
裂頭条虫症 1904
レトロトランスポゾン 8
レナリドミド 195
レニン・アンジオテンシン・アルドステロン(RAA)系 211,592
レニン阻害薬 215
レノックス-ガストー症候群 1683
レバトア 389
レプチン 157,337,362,1033
レプトスピラ症 1820
レフルノミド 197
レベチラセタム 254
レボドパ 254
レンサ球菌感染症 1776
レンサ球菌性歯肉口内炎 839
連続刺激試験 1575
連続性雑音 59,555
連続波ドプラ心エコー法 560

ろ

ロイコトリエン(LT) 222,230
ロイコトリエン受容体拮抗薬(LTRA) 222,224
ロイシンアミノペプチダーゼ(LAP) 974
ロイス-ディーツ症候群(LDS) 700
老化 176,468
老化遺伝子 176
老化指標 470
老視 485
老人性骨粗鬆症 176
老人性紫斑病 1434
老人性歩行(IGDE) 74
老人肺 476
老年学 498
老年疾患 473,486
老年症候群 1726
ロコモティブシンドローム 1745
ロスムンド-トムソン症候群(RTS) 472
ロタウイルス 867,1873
ローター症候群 948
ロッキー山紅斑熱 1828
ロッキー山紅斑熱リケッチア 1828
ローデシアトリパノソーマ症 1888
ロビニロール 255
濾胞性リンパ腫(FL) 1403
ローランドてんかん 1684
ロングフライト症候群(エコノミークラス症候群) 811
ロンベルク徴候 73

わ

ワイル病 1820
ワイル-フェリックス反応 1828
ワクチン 370,429
ワルデンシュトレームマクログロブリン血症(WM) 1422
ワルテンベルグ手指屈筋反射 1561
ワルファリン 180,183,206
ワレンベルク症候群の痛覚障害 1562

欧文索引

数字

1°HPT (primary hyperparathyroidism) 1198,1201
25(OH)D 1148,1196,1204
1,25(OH)$_2$D 1148,1196,1204
25-ヒドロキシビタミン D〔25(OH)D〕 1148,1196,1204
1,25-ジヒドロキシビタミン D〔1,25(OH)$_2$D〕 1148,1196,1204
^{67}Ga 638,643,1347
(1→3)-β-D-グルカン 1831
^{67}Ga-citrate 635
1α-水酸化酵素 1202,1204
^{99m}Tc-HMDP 1347
1回換気量 719
^{99m}Tc-MDP 1347
1回拍出量 48
^{99m}Tc-MIBG 568
1型糖尿病 148,1039,1045,1047,1065,1066
^{99m}Tc-PYP 635,638,643
^{99m}Tc-tetrofosmin 568
1型糖尿病の遺伝 148
^{111}InCl$_3$ 1347
1型糖尿病の成因 1047
^{123}I-BMIPP 568
1度房室ブロック 660
^{123}I-MIBG 571,706
1秒量（FEV$_1$%） 719
^{131}I-MIBG 707,1219
1秒量（FEV$_1$） 719
^{131}I-アドステロール 706
2:1房室ブロック 661
^{201}Tl 568
2型糖尿病 151,338,398,1039,1045,1050,1065,1066
I a 群薬 216
I b 群薬 216
2型糖尿病の遺伝 151
I c 群薬 216
2型糖尿病の遺伝素因 1050
I 音 58,553,564
2型糖尿病の環境因子 1050
I 群薬 216
2型糖尿病の自然歴 1051
II 音 58,553,564
2型糖尿病の成因 1050
II 型コラーゲン 1746
2型糖尿病の病態 1050
II 群薬 217
2度房室ブロック 660
III 音 58,564
3-hydroxy-3-methylglutaryl coenzyme A (HMG-CoA) 219,352,365
III 型高脂血症 1161
III 群薬 217
3β-HSD 240
IV 音 59
3β-水酸化ステロイド脱水素酵素（3β-HSD） 240
IV 群薬 217
Xa 阻害薬 207
3β-水酸化ステロイド脱水素酵素欠損症 1226
3度房室ブロック（完全房室ブロック） 661

ギリシャ文字

3-ヒドロキシ-3-メチルグルタリルコエンザイム A（HMG-CoA）219,352,365
α$_1$ antitrypsin deficiency 146
α$_1$AT 896
5-FU 193
α$_1$アンチトリプシン（α$_1$AT） 896
5-HIAA 879
α$_1$アンチトリプシンクリアランス 896
5-HT$_{1A}$受容体 252
5-HT$_{2A}$受容体 252
α$_1$アンチトリプシン欠損症 146
5-MeO-DIPT 532
α$_1$受容体 544
5α-還元酵素 240
α-DG（α-dystroglycan）1655
5-ヒドロキシインドール酢酸（5-HIAA） 879
α-dystroglycan（α-DG）1655
α-fetoprotein（AFP）286
6-MP 196
α-GI（α-glucosidase inhibitor）237,1074
6-メルカプトプリン（6-MP） 196
α-glucosidase inhibitor（α-GI）237,1074
11β-HSD（11β-hydroxysteroid dehydrogenase） 229,1209
α-melanocyte-stimulating hormone（α-MSH）159,337
11β-hydroxysteroid dehydrogenase（11β-HSD） 229,1209
α-MSH（α-melanocyte-stimulating hormone）159,337
11β-水酸化酵素欠損症 1226
αβ遮断薬 210
11β-水酸化ステロイド脱水素酵素（11β-HSD） 229,1209
α-アミノ酸 906
α-アミラーゼ 237,341,347
12誘導心電図 557
α-ガラクトシダーゼ A 636,1706
17α-水酸化酵素欠損症 1226
α-カロテン 334
17β-HSD 240
α-グルコシダーゼ 237
17β-水酸化ステロイド脱水酸化酵素（17β-HSD） 240
α-グルコシダーゼ阻害薬（α-GI）237,1074
^{18}F-FDG 570,1348
α-ケトグルタル酸 906
21-水酸化酵素欠損症 1225
α-ケトグルタル酸脱水素酵素 332
21世紀における国民健康づくり運動（健康日本21）21,122,700
α-ケト酸 1146
α-ジストログリカン（α-DG）1655
23価肺炎球菌莢膜多糖体ワクチン 1776
α サラセミア 1370
α シヌクレイン 1605,1608
α 遮断薬 210
α-デキストリン 341
α 毒素 1786
α-トコフェロール結合蛋白 335
α トロポミオシン 633
α 波 1,572
α-フェトプロテイン（AFP）286,931
α-メラニン細胞刺激ホルモン（α-MSH）159,337
α-リノレン酸 354
α-リミットデキストリン 237
β$_1$受容体 386
β$_1$アドレナリン受容体刺激薬（β$_1$刺激薬）224
β$_1$インテグリン 386
β$_2$刺激薬（β$_2$アドレナリン受容体刺激薬）224
β$_2$受容体 224
β$_2$ミクログロブリン 388,1454,1547
β-agonist receptor kinase（β-ARK）542
β-ARK（β-agonist receptor kinase）542
β-D-グルカン 1831
β-lactamase-negative ampicillin-resistant Haemophilus influenzae（BLNAR）186,1793
β-アラニン 906
β-カテニン 272
β-カロテン 334
β 鎖 386
β サラセミア 1370
β 酸化 222,359
β シート構造 1600
β 遮断薬 210,600
β 波 1572
β-ヒドロキシ酪酸 1081,1233
β-ヘキソサミニダーゼ A 1703
β-ラクタマーゼ 1803
β-ラクタマーゼ阻害薬 1805
γ-glutamyl transpeptidase（γ-GTP）909,973
γ-GTP（γ-glutamyl transpeptidase）909,973
γ-アミノ酪酸（GABA）253,683,1783
γ-カルボキシグルタミン酸残基（Gla）336
γ-グルタミルトランスペプチダーゼ（γ-GTP）909,973
γ グロブリン 910,1321
γ 鎖 383,1339
γ 線 141,347
γ-ヒドロキシ酪酸（GHB）532
γ-リノレン酸 354
δ-アミノレブリン酸脱水素酵素（ALA-D）516
δ 波 1572
θ 波 1572
λ サイン 819

A

AAC（antibiotic-associated colitis）1787
AAD（antibiotic-associated diarrhea）1787
A-aDO$_2$ 724
AAV（ANCA-associated vasculitis）1275
AA アミロイドーシス 1290
ABCA1 欠損症 1112
ABCD1 1220
abdominal pain 1752
abducens nerve 1564
ABER（auditory brainstem evoked response）1576
abnormal automaticity 655
ABPA（allergic bronchopulmonary aspergillosis）778,1316
ABPF（allergic bronchopulmonary fungosis）778
ABPI（ankle-brachial pressure index）690,1096
ABPM（allergic bronchopulmonary mycosis）778,1316
ABPM（ambulatory blood pressure monitoring）701
absolute risk（AR）95
AB variant 1704
AC（adenylate cyclase）225
A/C（assist-controlled ventilation）739
ACC（acetyl CoA carboxylase）235
accessory nerve 1565
ACDK（acquired cystic disease of the kidney）1549
acetyl CoA 351
acetyl CoA carboxylase（ACC）235
ACE 阻害薬 210,212,593,600
Acinetobacter 1805
Acinetobacter baumannii 1805
acoustic nerve 1565
acquired cystic disease of the kidney（ACDK）1549
acquired immunodeficiency syndrome（AIDS）437,1646,1864
acrodermatitis enteropathy 1154
acromegaly 1160,1208
ACS（acute coronary syndrome）615
ACTH（adrenocorticotropic hormone）1160,1208
ACTH-independent macronodular adrenal hyperplasia（AIMAH）1210
ACTH 産生腺腫 1210
ACTH 非依存性大結節性過形成（AIMAH）1210
Actinomyces 1789
actinomycosis 1789
action potential duration（APD）216
activator protein-1（AP-1）223,230
activity of daily living（ADL）487
acute anterior poliomyelitis 1643
acute cholecystitis 992
acute coronary syndrome（ACS）615
acute disseminated encephalomyelitis（ADEM）1624
acute eosinophilic pneumonia（AEP）777,1319
acute fatty liver of pregnancy（AFLP）1525
acute gastric lesion（AGL）847
acute gastric mucosal lesion

（AGML） 847
acute gastro-duodenal mucosal lesion (AGDML) 847
acute heart failure 594
acute hemorrhagic colitis 888
acute kidney injury (AKI) 1539
acute lung injury (ALI) 748
acute lymphoblastic leukemia (ALL) 1383
acute megakaryoblastic leukemia (AMKL) 1350
acute mountain sickness (AMS) 537
acute myeloid leukemia (AML) 1349,1357,1379
acute myocarditis 638
acute occlusive disease 692
acute pancreatitis 1008
acute pericarditis 642
acute renal failure 1539
acute respiratory distress syndrome (ARDS) 748
ADAMTS13 1430,1508
ADCT (area detector CT) 572
Addison 病 1220
ADEM (acute disseminated encephalomyelitis) 1624
adenomyomatosis (ADM) 1002
adenovirus 1852
adenylate cyclase (AC) 225
ADH (antidiuretic hormone) 1160, 1176,1179
ADHSP 1619
AdipoR1 1052
AdipoR2 1052
ADL (activity if daily living) 487
ADL トレーニング 746
ADM (adenomyomatosis) 1002
ADPKD (autosomal dominant polycystic kidney disease) 168,1547
ADR 1304
adrenal androgen 1208
adrenergic nerve 256
adrenocorticotropic hormone (ACTH) 1160,1208
adrenogenital syndrome 1224
adrenoleukodystrophy 1625
adrenomyeloneuropathy (AMN) 1625
A-DROP システム 760
ADSCA 1616
adult genetic counseling 142
adult growth hormone deficiency 1174
adult T-cell leukemia-lymphoma (ATL) 1407
advanced glycation end products (AGEs) 1094,1133,1490
adverse drug events 492
adverse drug reaction 260
AED 620
AEP (acute eosinophilic pneumonia) 777,1319
AF (atrial fibrillation) 654
afibrinogenemia 1442
AFL (atrial flutter) 655
AFLP (acute fatty liver of pregnancy) 1525
AFP (α-fetoprotein) 286,931
after potential 652
AFTN (autonomously functioning thyroid nodule) 1194
AG 1506
AGA (allergic granulomatous angiitis) 1275,1320
AGDML (acute gastro-duodenal mucosal lesion) 847
AGEs (advanced glycation end products) 1094,1133,1490
aging gene 176
AGL (acute gastric lesion) 847
AGML (acute gastric mucosal lesion) 847
agnosia 75,1566
Agouti-related peptide (AgRP) 164,337
AgRP (Agouti-related peptide) 164,337
AIDS (acquired immunodeficiency syndrome) 437,1646,1864
AIDS 関連悪性リンパ腫 1868
AIDS 関連疾患 1866
AIH (autoimmune hepatitis) 933, 940
AIHA (autoimmune hemolytic anemia) 1368
AIMAH (ACTH-independent macronodular adrenal hyperplasia) 1210
AIP 1169
AIP (autoimmune pancreatitis) 1015
AIRE 1220
AKAP (A-kinase anchoring protein) 542
akathisia 1714
AKI (acute kidney injury) 1539
A-kinase anchoring protein (AKAP) 542
AKIN 分類 1539
Akita マウス 12
Akt 1035
ALA-D (δ-amino levulinic acid dehydrogenase) 516
alanine aminotransferase (ALT) 909,973
Alexander 病 1627
ALI (acute lung injury) 748
alkaline phospatase (ALP) 909,973
ALL (acute lymphoblastic leukemia) 1383
allele 106
allergic bronchopulmonary aspergillosis (ABPA) 778,1316
allergic bronchopulmonary fungosis (ABPF) 778
allergic bronchopulmonary mycosis (ABPM) 778,1316
allergic granulomatous angiitis (AGA) 1275,1320
allergy 1297
ALP (alkaline phospatase) 909,973
ALPS (autoimmune lymphoproliferative syndrome) 392
ALS (amyotrophic lateral sclerosis) 1612
Alström 症候群 160
ALT (alanine aminotransferase) 909,973
alternative splicing 8
Alu 8
alveolar echinococcosis 966,1906
Alzheimer 病 1599
AL アミロイドーシス 1290,1423
ambulatory blood pressure monitoring (ABPM) 701
amenorrhea-galactorrhea syndrome 1166
American trypanosomiasis 1888
AMKL (acute megakaryoblastic leukemia) 1350
AML (acute myeloid leukemia) 1349,1357,1379
AML (angiomyolipoma) 962
AMN (adrenomyeloneuropathy) 1625
amnesia 1566
AMP-activated protein kinase (AMPK) 942,950
AmpC 型 β-ラクタマーゼ産生菌 422
AMPK (AMP-activated protein kinase) 942,950
AMS (acute mountain sickness) 537
amyloidosis 636,1290,1500
amyotrophic lateral sclerosis (ALS) 1612
AN (anorexia nervosa) 1925
anal fissure 882
anal fistula 881
anaphylaxis 1302
Anaplasma phagocytophilum 1829
Anaplasmataceae 1829
ANCA (anti-neutrophil cytoplasmic antibody) 781,1275,1502
ANCA-associated vasculitis (AAV) 1275
ANCA 関連血管炎 (AAV) 781, 1275,1502
ANCA 陽性腎クリーゼ 1498
anchoring and adjustment heuristic 86
Anderson 症候群 1665
Anderson 病 1111,1138,1670
anemia 1361
anergu 1306
Ang1 (angiopoietin 1) 281
angina pectoris 611
angiogenesis 667
angiogenic switch 285
angiography 576
angiomyolipoma (AML) 962
angiopoietin 1 (Ang1) 281
angioscopy 583
angiotensin II receptor blocker (ARB) 209,212,214,593,600
angiotensin II type 1 (AT1) 受容体 214,594
angiotensin II type 2 (AT2) 受容体 214
angiotensin converting enzyme (ACE) 阻害薬 210,212,593,600
angiotensinogen 157
aniacinosis 1151
Anisakis simplex 1896
ankle-brachial pressure index (ABPI) 690,1096
ankylosing spondylitis (AS) 1284
annular pancreas 1006
anomalous function of the pancreaticobiliary duct 988
anorectal anomaly 884
anorexia nervosa (AN) 1925
ANP (atrial natriuretic peptide) 15, 595
antibiotic-associated colitis (AAC) 1787
antibiotic-associated diarrhea (AAD) 1787
anticipatory genetic counseling 142
antidiuretic hormone (ADH) 1160,1176,1179
anti-neutrophil cytoplasmic antibody (ANCA) 781,1275,1502
antiphospholipid antibodies (aPL) 1254
antiphospholipid syndrome (APS) 1254
ANUG 839
AOG (aortography) 580
aortic aneurysm 683
aortic dissection 685
aortic regurgitation (AR) 626
aortic stenosis (AS) 624
aortic valve stenosis 672
aortography (AOG) 580
AP-1 (activator protein-1) 223, 230
APC 876
APD (action potential duration) 216
APECED (autoimmune polyendocrinopathy-candidiasis-ectodermal dystrophy) 1220
aphasia 75,1566
APL 1358
aPL (antiphospholipid antibodies) 1254
aplastic anemia 1372
apoA 1101
apoA-I 異常症 1143
apoA-I 欠損症 1112
apoA-V 欠損症 162
apoB 1101
apoB-100 異常症 1142
apoC 1101
apoC-II 欠損症 1109,1143
apoE 1101
apoptosis 390
appendicitis 869
apraxia 75,1566
APS (antiphospholipid syndrome) 1254
APS (autoimmune polyglandular syndrome) 1220
APS1 (autoimmune polyglandular syndrome type 1) 391
APTT 1346
A→P 撮影 726
AR (absolute risk) 95
AR (aortic regurgitation) 626
ARB (angiotensin II receptor blocker) 209,212,214,593,600
ARDS (acute respiratory distress syndrome) 748
area detector CT (ADCT) 572
arginine vasopressin (AVP) 1160, 1176,1179
Argonz-del Castillo 症候群 1166
ARHSP 1619
ARPKD (autosomal recessive polycystic kidney disease) 1548
arrestin 542
arrhythmogenic right ventricular cardiomyopathy (ARVC) 634
ARSCA 1619
ART 241
arterial tortuosity syndrome 700
arteriosclerosis 607
arteriosclerosis obliterans (ASO) 689
arteriovenous malformation of spinal cord 1700
ARVC (arrythmogenic right ventricular cardiomyopathy) 634
AS (ankylosing spondylitis) 1284
AS (aortic stenosis) 624
Ascaris lumbricoides 967
ASD (atrial septal defect) 667
ASD primum 668
ASD secundum 668
ASO (arteriosclerosis obliterans) 689
asparate aminotransferase (AST) 909,973
aspergillosis 1837
Aspergillus fumigatus 1837
aspiration pneumonia 1740
assist-controlled ventilation (A/C) 739

AST (asparate aminotransferase) 909,973
asynergia 1564
AT (ataxia-telangiectasia) 1326, 1619
AT1 受容体 214,594
AT2 受容体 214
ataxia-telangiectasia (AT) 1326, 1619
atheromatous plaque 610
atherosclerosis 607
atherothrombosis 1133
atherothrombotic cerebral infarction 1585
athetosis 1563
ATL (adult T-cell leukemia-lymphoma) 1407
ATP 542,1052
ATP 感受性 K$^+$ (K$_{ATP}$) チャネル 367,543
atrial fibrillation (AF) 654
atrial flutter (AFL) 655
ballism 1563
atrial natriuretic peptide (ANP) 15, 595
atrial septal defect (ASD) 667
atrioventricular (AV) block 660
atrioventricular nodal reentrant tachycardia (AVNRT) 654
atrioventricular reciprocating tachycardia (AVRT) 654
atrioventricular septal defect (AVSD) 668
AT 異常症 1448
auditory brainstem evoked response (ABER) 1576
Austin Flint 雑音 60
autoimmune disease 392
autoimmune disease associated lymphadenopathy 1412
autoimmune hemolytic anemia (AIHA) 1368
autoimmune hepatitis (AIH) 933, 940
autoimmune lymphoproliferative syndrome (ALPS) 392
autoimmune pancreatitis (AIP) 1015
autoimmune polyendocrinopathy-candidiasis-ectodermal dystrophy (APECED) 390
autoimmune polyglandular syndrome (APS) 1220
autoimmune polyglandular syndrome type 1 (APS1) 390
autonomic nervous system 256
autonomously functioning thyroid nodule (AFTN) 1194
auto-PEEP 738
autoregulation 611
availability heuristic 86
AVNRT (atrioventricular nodal reentrant tachycardia) 654
AVP (arginine vasopressin) 1160,1176,1179
AVRT (atrioventricular reciprocating tachycardia) 653,654
AVSD (atrioventricular septal defect) 668
azathioprine 395
A 型肝炎 525
A 型肝炎ウイルス (HAV) 918
A 型急性肝炎 924
A 群レンサ球菌 (GAS) 1776

A 群レンサ球菌感染症 1776

B

Babinski 徴候 1561
bacterial pneumonia 759
bacterial translocation 343,1801, 1804
BADL (basic activity if daily living) 487
BAL (bronchoalveolar lavage) 733
BALF 771,776,810
ballism 1563
balloon-occulluded retro-venous obliteration (B-RTO) 895
Bancroft 糸状虫 1895
Bardet-Biedl 症候群 (BBS) 160
bare metal stent 583
Barker 仮説 13
barotrauma 738
Barré 徴候 72,1560
Barthel Index 488
Bartonella henselae 1811
Bartter 症候群 168,169,1528
basal energy expenditure (BEE) 358
Basedow 病 228,1184,1920
basic activity if daily living (BADL) 487
basic fetoprotein (BFP) 286
Bassen-Kornzweig 症候群 1111
Bayes の定理 84
BBS (Bardet-Biedl) 症候群 160
BCA225 (breast cancer antigen 225) 288
BCAA 154,330,935
B-cell prolymphocytic leukemia (B-PLL) 1411
B cell receptor (BCR) 387
BCR (B cell receptor) 387
BCR-ABL 融合遺伝子 43,1350, 1389
BCS (Budd-Chiari 症候群) 890
Becker 型筋ジストロフィー (BMD) 1655
BEE (basal energy expenditure) 358
beef tapeworm 1905
behavioral and psychological symptoms of dementia (BPSD) 1600,1727
Behçet 病 1279
Bence Jones 蛋白 1458
benign polycystic liver disease 964
Bentall 手術 698
Bernard-Soulier 症候群 (BSS) 1432
BFP (basic fetoprotein) 286
BH$_4$ 1146
BHL (bilateral hilar lymphadenopathy) 818
BILAG 指数 1250
bilateral hilar lymphadenopathy (BHL) 818
Bilharz 住血吸虫 1901
biliary tract cancer 1003
bilirubin 7
bilirubin UDP-glucuronyltransferase (UGT1A1) 261,946
biotin deficiency 1152
bisphosphonate (BP) 242
bizarre myocardial hypertrophy with disorganization (BMHD) 588
BL (Burkitt lymphoma) 1403
Blandin-Nuhn 腺嚢胞 840
Blastomyces dermatitidis 1841

blastomycosis 1841
BLNAR (β-lactamase-negative ampicillin-resistant Haemophilus influenzae) 186,1793
bloody stool 1754
Blumberg 徴候 869
BMD (Becker 型筋ジストロフィー) 1655
BMHD (bizarre myocardial hypertrophy with disorganization) 588
BMI (body mass index) 50,154, 1125,1136
BN (bulimia nervosa) 1925
BNP (brain natriuretic peptide) 15, 595
body mass index (BMI) 50,154, 1125,1136
bone marrow failure syndromes 1385
Bongiovanni 症候群 1226
BoNT (botulinum toxin) 1784
Bordetella pertussis 1806
Börjeson-Forssman-Lehmann 症候群 160
Borrelia 1818
botulinum toxin (BoNT) 1784
botulism 1649,1784
Bowditch 階段現象 544
bowel sound 7
Bowen 病 882
BP (bisphosphonate) 242
B-PLL (B-cell prolymphocytic leukemia) 1411
BPSD (behavioral and psychological symptoms of dementia) 1600, 1727
brain abscess 1640
brain natriuretic peptide (BNP) 15, 595
BRAP (BRCA1 associated protein) 144
BRCA1 associated protein (BRAP) 144
breast cancer antigen 225 (BCA225) 288
British Isles Lupus Assessment Group (BILAG) 指数 1250
bronchial asthma 774
bronchial tuberculosis 765
bronchoalveolar lavage (BAL) 733
B-RTO (balloon-occulluded retrograde transvenous obliteration) 895
Brucella 1810
Brucella melitensis 1810
brucellosis 1810
Brugada 症候群 664
brush border 7
BSS (Bernard-Soulier 症候群) 1432
BT-PABA 試験 970
Budd-Chiari 症候群 (BCS) 890
bulbar palsy 1561
bulimia nervosa (BN) 1925
Burger 病 691
Burkholderia 1805
Burkholderia cepacia 1805
Burkitt lymphoma (BL) 1403
Burkitt 型 ALL 1384
Burkitt 型リンパ腫 (BL) 1403
B 型肝炎 246,427
B 型肝炎ウイルス (HBV) 918, 928
B 型肝炎と腎症 1511
B 型肝炎治療薬 247
B 型急性肝炎 924
B 型慢性肝炎 928

B 群レンサ球菌 (GBS) 1777
B 群レンサ球菌感染症 1777
B 細胞 370,377,390,1324
B 細胞受容体 (BCR) 387
B 細胞性前リンパ性白血病 (B-PLL) 1411
B 細胞リンパ腫 1401

C

C3 384
Ca^{2+} チャネル 542
CA15-3 (carbohydrate antigen 15-3) 288
CA19-9 (carbohydrate antigen 19-9) 287,974
CA50 (carbohydrate antigen 50) 287
CA125 (carbohydrate antigen 125) 288
CAⅡ (carbonic anhydrase Ⅱ) 1015
CABG (coronary artery bypass grafting) 613,614
CAD (coronary artery disease) 143
CAG (coronary angiography) 577
CAH (congenital adrenal hyperplasia) 1224
Cajal 介在細胞 856
cAMP 225
Campylobacter coli 1767,1798
Campylobacter fetus 1798
Campylobacter jejuni 1767,1798
c-ANCA (cytoplasmic-ANCA) 781,1502
cancer stem cells 267
Candida 1832,1867
candidiasis 1832
CAP (community-acquired pneumonia) 760
caput medusae 908,935
carbohydrate antigen 15-3 (CA15-3) 288
carbohydrate antigen 19-9 (CA19-9) 287,974
carbohydrate antigen 50 (CA50) 287
carbohydrate antigen 125 (CA125) 288
carbonic anhydrase Ⅱ (CAⅡ) 1015
carboxyhemoglobin (COHb) 519
carcinoembryonic antigen (CEA) 286,974
carcinoid 857,879
carcinoma of anal canal 882
cardiac CT 571
cardiac MRI 571
cardiac neurosis 681
cardiac resynchronization therapy (CRT) 597,601
cardiac tamponade 644
cardiac tumor 679
cardioembolism 1586,1589
cardiogenic shock 605
care taker 273
Carney complex 1210,1230
carnitine palmitoyltransferase-Ⅰ (CPT-Ⅰ) 942,1081
Caroli 病 977
Ca sensing receptor (CaSR) 1196
case-only study 105
CaSR (Ca sensing receptor) 1196
Castleman 病 1412,1848
cast nephropathy 1499
catecholaminergic polymorphic ventricular tachycardia (CPVT) 664
catheter-associated urinary tract

infection (CA-UTI) 425
catheter-related blood stream infection (CRBSI) 423,1773
cat-scratch disease 1811
CA-UTI (catheter-associated urinary tract infection) 425
Ca 拮抗薬 209
Ca 排泄率 (FE$_{Ca}$) 1200
Ca 誘発性 Ca 放出 (CICR) 1659,1671
CB (Clostridium botulinum) 1649,1784
CBD (corticobasal degeneration) 1607
CBS 欠損症 1147
CCC (cholangiocellular carcinoma) 913
CCE (choresterol crystal embolism) 1523
CCK (cholecystokinin) 338,832
Ccr (creatinine clearance) 1461,1872
CCR6 167
CD4 370,376,1866
CD8 376
CD20 304
CD33 304
CDAD (CD-associated diarrhea) 889
CD-associated diarrhea (CDAD) 889
CD-CV 仮説 151,166
CDKAL1 1051
CDKN1B 1169
CDKN2A 143
CD 関連疾患 1787
CEA (carcinoembryonic antigen) 286,974
celiac artery 830
celiac sprue 865
cell therapy 452
central core disease 1659
central pontine myelinolysis (CPM) 1180,1627
central salt wasting syndrome (CSWS) 1180
centronuclear myopathy 1659
CEP (chronic eosinophilic pneumonia) 776,1318
cerebellar gait 1566
cerebellar speech 1565
cerebral infarction 1585
cerebral perfusion pressure (CPP) 1692
cerebral venous thrombosis 1596
Certified Genetic Counselor 143
cervical cancer 1851
cestodes 1903
cestodiases 1903
CETP (cholesterol ester transfer protein) 1109
CE-US (contrast-enhanced ultrasound) 914
CFC (colony forming cell) 1338
CFS (chronic fatigue syndrome) 1294
CFU (colony forming unit) 1338
CF 法 1822,1872
CGA (comprehensive geriatric assessment) 487,1733
CGD (chronic granulomatous disease) 1332
CH$_{50}$ 386
Chagas 病 1888
Charcot-Marie-Tooth 病 (CMT) 1677
CHDF (continuous hemodiafiltration) 602,991

Chédiak-Higashi 症候群 1379
chest pain 714
Cheyne-Stokes 呼吸 50
Chiari-Frommel 症候群 1166
chinorism 1713
CHL (classical Hodgkin lymphoma) 1399
Chlamydia 1823
Chlamydia pneumoniae 1823
Chlamydia trachomatis 1824
Chlamydia trachomatis 感染症 1824
Chlamydophila 1823
Chlamydophila pneumoniae 1823
Chlamydophila psittaci 1823
cholangiocellular carcinoma (CCC) 913
cholangitis 989
cholecystitis 992
cholecystokinin (CCK) 338,832
cholecystolithiasis 992
choledochal cyst 986
choledocholithiasis 988
cholelithiasis 992
cholera 1796
cholesterol ester transfer protein (CETP) 1109
cholinergic nerve 256
CHOP 療法 1405
chorea 1563
choresterol crystal embolism (CCE) 1523
chronic eosinophilic pneumonia (CEP) 776,1318
chronic fatigue syndrome (CFS) 1294
chronic gastritis 851
chronic granulomatous disease (CGD) 1332
chronic heart failure 597
chronic inflammatory demyelinating polyneuropathy (CIDP) 1673
chronic kidney disease (CKD) 1452,1462,1542
chronic lymphocytic leukemia (CLL) 1409
chronic mountain sickness (CMS) 537
chronic myeloid leukemia (CML) 1350,1389
chronic myocarditis 641
chronic necrotizing pulmonary aspergillosis (CNPA) 769,1838
chronic non-suppurative destructive cholangitis (CNSDC) 939
chronic obstructive pulmonary disease (COPD) 477,677,798
chronic pancreatitis 1011
chronic progressive external opthalmoplegia (CPEO) 1665
chronic thromboembolic pulmonary hypertension (CTEPH) 673
Churg-Strauss 症候群 (CSS) 1275,1276,1320,1506
Chvostek 徴候 1205
chylomicron (CM) 1101,1108
ciclosporin 395
CICR (Ca-induced Ca release) 1659,1671
Citrobacter 1803
CJD (Creutzfeldt-Jakob 病) 1650
cJun NH2-terminal kinase (JNK) 230,1036
CK (CPK) 909,1454
CKD (chronic kidney disease) 1452,

1462,1542
CKD-MBD (CKD-mineral and bone disorder) 1543,1546
CKD-mineral and bone disorder (CKD-MBD) 1543,1546
classical Hodgkin lymphoma (CHL) 1399
class スイッチ 377
clinical clerkship 3
clinical decision making 85
Clinical Geneticist 143
clinical pathways 1597
clinical reasoning 7
CLL (chronic lymphocytic leukemia) 1409
Clock 遺伝子 164
clonal deletion 1306
clonorchiasis 967,1902
Clonorchis sinensis 967,1902
clostridial myonecrosis 1786
Clostridium botulinum (CB) 1649,1784
Clostridium difficile 関連下痢症 (CDAD) 889
Clostridium difficile (CD) 関連疾患 1787
Clostridium perfringens enterotoxin (CPE) 1787
Clostridium perfringens 食中毒 1787
Clostridium tetani (CT) 1648,1783
CLR (C-type lectin receptor) 374
CM (chylomicron) 1101,1108
CMD (congenital muscular dystrophy) 1655
CML (chronic myeloid leukemia) 1350,1389
CMS (chronic mountain sickness) 537
CMT (Charcot-Marie-Tooth 病) 1677
CMV (cytomegalovirus) 1859
CNPA (chronic necrotizing pulmonary aspergillosis) 769,1838
CNS (coagulase-negative staphylococci) 1773
CNS (congenital nephrotic syndrome) 1489
CNSDC (chronic non-suppurative destructive cholangitis) 939
CoA (coarctation of the aorta) 672
CoA complex 672
coagulase-negative staphylococci (CNS) 1773
coarctation of the aorta (CoA) 672
Coccidioides immitis 1840
coccidioidomycosis 1840
Cockayne 症候群 (CS) 472
COHb (carboxyhemoglobin) 519
Cohen 症候群 473
colon cancer 876
colony forming cell (CFC) 1338
colony forming unit (CFU) 1338
combined immunodeficiency 1323
common cold 751
common disease-common variant (CD-CV) 仮説 151,166
common variable immunodeficiency (CVID) 1321,1326
community-acquired pneumonia (CAP) 760
compartment 症候群 693
compl TGA's (complete transposition of the great arteries) 672
complement 383
complement fixation (CF) 法 1822,1872
complete response (CR) 295

complete transposition of the great arteries (compl TGA's) 672
comprehensive geriatric assessment (CGA) 487,1733
computed tomography (CT) 14,509,571,1346,1570
COMT 1217
COMT 阻害薬 254
condyloma acuminata 1851
congenital adrenal hyperplasia (CAH) 1224
congenital anemia 1850
congenital bile duct atresia 986
congenital bile duct dilation 986
congenital esophageal atresia 883
congenital long QT syndrome (congenital LQTS) 663
congenital LQTS (congenital long QT syndrome) 663
congenital megacolon 884
congenital muscular dystrophy (CMD) 1655
congenital myopathy 1658
congenital nephrotic syndrome (CNS) 1489
congenital rubella syndrome 1856
constitutional jaundice 946
constrictive pericarditis 645
consultation 322
continuous hemodiafiltration (CHDF) 602,991
continuous positive airway pressure (CPAP) 595,739
continuous sutaneous insulin infusion (CSII) 1066
contrast-enhanced ultrasound (CE-US) 914
Coombs 試験 1368
COPD (chronic obstructive pulmonary disease) 477,677,798
coproporphyrin (CP) 948
cor pulmonale 677
Cori 回路 359
corneal reflex 1561
coronary angiography (CAG) 577
coronary artery bypass grafting (CABG) 613,614
coronary artery disease (CAD) 143
coronary spasm 619
coronavirus 1869
corrected transposition of the great arteries 672
corticobasal degeneration (CBD) 1607
corticotropin-releasing hormone (CRH) 1160,1170
cortisol 1160
Corynebacteria 1783
Corynebacterium diphtheriae 1781
cough 710
coupling 175
Cowden 病 473
COX (cyclooxygenase) 200,849,887
COX-2 (cyclooxygenase-2) 223,230,849
COX-2 阻害薬 200
Coxiella burnetii 1809
coxsackievirus 1861
CP (coproporphyrin) 948
CPAP (continuous positive airway pressure) 595,739
CPE (Clostridium perfringens enterotoxin) 1787
CPEO (chronic progressive external opthalmoplegia) 1665
CPM (central pontine myelinolysis) 1180,1627

CPP (cerebral perfusion pressure) 1692
CPR 1233
CPT-I (carnitine palmitoyltransferase-I) 942,1081
CPT-I 欠損症 1144
CPVT (catecholaminergic polymorphic ventricular tachycardia) 664
CR (complete response) 295
Cr (creatinine) 1454,1461
CRBSI (catheter-related blood stream infection) 423,1773
creatinine (Cr) 1454,1461
creatinine clearance (Ccr) 1461, 1872
Creutzfeldt-Jakob 病 (CJD) 1650
CRH (corticotropin-releasing hormone) 1160,1170
Crigler-Najjar 症候群 947
Crimean-Congo 出血熱 1876
critical pathways 1597
Crohn 病 329,870,881
Cronkhite-Canada 症候群 900
Crow-深瀬症候群 1424
CRP 508,777,1134
CRT (cardiac resynchronization therapy) 597,601
CRT-D 601,658
cryptococcosis 1833
Cryptococcus 1833
Cryptococcus neoformans 770, 1868
Cryptosporidium 1890
CS (Cockayne 症候群) 472
CSF 199
CSII (continuous sutaneous insulin infusion) 1083
CSS (Churg-Strauss 症候群) 1275,1276,1303,1506
CSWS (central salt wasting syndrome) 1180
CT (*Clostridium tetani*) 1648,1783
CT (computed tomography) 14, 509,571,1346,1570
CTA (CT angiography) 1570
CT angiography (CTA) 1570
CTCA (CT coronary angiography) 613
CT coronary angiography (CTCA) 613
CTEPH (chronic thromboembolic pulmonary hypertension) 673
CTLA4 150,166,1048
CTLA4-Ig 1242
CTR 673
C-type lectin receptor (CLR) 374
CT 値 730
Cushing 現象 1591
Cushing 症候群 705,1209,1210
Cushing 病 1435
cutaneous PAN 1274
cutaneous warts 1851
CVID (common variable immunodeficiency) 1321,1326
cyanosis 51
cyclin D1 270
cyclooxygenase (COX) 200,849, 887
cyclooxygenase-2 (COX-2) 223, 230,692
cyclophosphamide 395
Cyclospora cayetanensis 1890
CYFRA 288
CYP11B1 1208
CYP11B2 1208
CYP17A1 1208
CysLT 224

cystic echinococcosis 966,1906
cystic fibrosis 146
cystic tumor of the liver 964
cysticercosis 1903,1905
Cysticercus bovis 1905
Cysticercus cellulosa 1905
cytochrome *C* oxidase 1710
cytokine 277,379
cytomegalovirus (CMV) 1847
cytoplasmic-ANCA (c-ANCA) 781,1502
C 型肝炎 246,428
C 型肝炎ウイルス (HCV) 920,930
C 型肝炎ウイルスと腎症 1511
C 型肝炎治療薬 247
C 型急性肝炎 926
C 型慢性肝炎 926
C 群レンサ球菌感染症 1777
C タイプレクチン受容体 (CLR) 374
C 反応性蛋白 (CRP) 508,777,1134
C-ペプチド免疫活性 (CPR) 1233

D

DAD (delayed afterdepolarization) 652,655
Danon 病 1138
DCM (dilated cardiomyopathy) 633
DDAVP 1179
decision tree 19
deep mycosis 1830
deep venous thrombosis (DVT) 207,673,810,1730
De humani corporis fabrica 5
dehydroepiandrosterone (DHEA) 240,1208,1222
delayed afterdepolarization (DAD) 652,655
dementia 1566,1727
dementia with Lewy bodies (DLB) 1606
De Motu Cordis 5
dengue fever 434,1858
dengue hemorrhagic fever 1858
dengue shock syndrome 1858
dengue virus 1858
de novo 1526
de novo 説 876
Dent 病 1526
deoxyribonucleic acid (DNA) 128
dermatomyositis (DM) 1259,1653
dermatopathic lymphadenopathy 1414
DES (drug-eluting stent) 583
De Sedibus et Causis Morborum per Anatomen indagatis 5
developmental programming 9
DGI (disseminated gonococcal infection) 1792
DHA (docosahexaenoic acid) 351, 365
DHEA (dehydroepiandrosterone) 240,1208,1222
DHEA-S 240,1221
DI (disposition index) 1033
diabetes insipidus 1176
diabetes mellitus 1038
diabetic nephropathy 1087,1490
diabetic neuropathy 1090
diabetic retinopathy 1085
dialysis related amyloidosis (DRA) 1547

Diamond-Blackfan 貧血 1375
DIC (disseminated intravascular coagulation) 1383,1446
DIC-CT 980
diet-induced thermogenesis (DIT) 337,356,1069
differential diagnosis 81
diffuse large B-cell lymphoma (DLBCL) 483,1403
diffuse panbronchiolitis (DPB) 801
diffusion-weighted imaging (DWI) 982
DIHS (drug-induced hypersensitivity syndrome) 1305
dilated cardiomyopathy (DCM) 633
diphtheria 1781
Diphyllobothrium latum 1904
Diphyllobothrium nihonkaiense 1904
Dirofilaria immitis 772
disc herniation 1696
disease modifying anti-rheumatic drugs (DMARDs) 1246
disposition index (DI) 1033
dissecting aortic aneurysm 686
disseminated gonococcal infection (DGI) 1792
disseminated intravascular coagulation (DIC) 1383,1446
distal myopathy with rimmed vacuoles (DMRV) 1662
disuse syndrome 1729
DIT (diet-induced thermogenesis) 337,356,1069
DKA (diabetic ketoacidosis) 1081
DLB (dementia with Lewy bodies) 1606
DLBCL (diffuse large B-cell lymphoma) 483,1403
$D_{L}co$ 723
DLW (doubly labeled water method) 357
DM (dermatomyositis) 1259,1653
DM (myotonic dystrophy) (dystrophia myotonica) 1660
DMARDs (disease modifying anti-rheumatic drugs) 1246
DMD (Duchenne 型筋ジストロフィー) 1655
DMRV (distal myopathy with rimmed vacuoles) 1662
DNA (deoxyribonucleic acid) 128
DNA-RNA 合成阻害薬 187
DNA ウイルスによる感染症 1842
DNA チップ法 163
DNA のメチル化 136
docosahexaenoic acid (DHA) 351, 365
dose-intensity 295
doubly labeled water method (DLW) 357
Down 症候群 1350
DPB (diffuse panbronchiolitis) 801
DPP-4 阻害薬 234,1080
DPT ワクチン 1806
DRA (dialysis related amyloidosis) 1547
drainage of pleural space 741
drainage of thoracic cavity 741
dressing apraxia 1566
DRPLA 1616
drug allergy 1304
drug-eluting stent (DES) 583
drug hypersensitivity 1304
drug-induced hypersensitivity syndrome (DIHS) 1305
drug-induced liver injury 944
drug-induced lymphadenopathy 1414
DSCG 226
DSM-IV 1927
dual energy X-ray absorptiometry (DXA) 1207
Dubin-Johnson 症候群 947
Duchenne 型ジストロフィー (DMD) 1655
DUPAN-2 287,975
dural arteriovenous fistul (dural AVF) 1700
dural AVF (dural arteriovenous fistul) 1700
DVT (deep venous thrombosis) 207,673,810,1730
DWI (diffusion-weighted imaging) 982
DXA (dual energy X-ray absorptiometry) 1207
dynamic CT 914
dynamic MRI 917
dynamic study 980
dysbarism 538
dysfibrinogenemia 1442
dyskinesia 1563
dyslipidemia 1475
dyspepsia 851
dyspnea 712
dysproteinemias 1475
dystonia 1563,1610
dystrophia myotonica (myotonic dystrophy) (DM) 1660
D 型肝炎ウイルス (HDV) 921
D 型急性肝炎 925
D-キシロース試験 866
D ダイマー 8,111,346
D-ペニシラミン 1710

E

EAD (early afterdepolarization) 652,655
EAEC 1800
early afterdepolarization (EAD) 652,655
early goal directed therapy (EGDT) 407
eating disorder 1925
EBCT (electron beam CT) 572
EBM (evidence-based medicine) 2,18,19,92
Ebola 出血熱 1876
EBV (Epstein-Barr ウイルス) 1846
ECD (incomplete endocardial cushion defect) 668
ECG (electrocardiogram) 556
echinococcosis 964,1905
Echinococcus granulosus 773
Echinococcus multilocularis 773,966
Echinococcus vogeli 1906
echovirus 1861
eclampsia 1525
ECM (extracellular matrix) 284
EC 細胞 442
edema 1155
EDMD (Emery-Dreifuss 型筋ジストロフィー) 1655
EDS (Ehlers-Danlos 症候群) 699,1434
EDTA (エチレンジアミン四酢酸) 909,1343
EDTA 依存自小板減少症 1343
EE (energy expenditure) 357

C～F

EE (erosive esophagitis) 841
EEG (electroencephalogram) 1572
EGD (endoscopic gallbladder drainage) 994
EGDT (early goal directed therapy) 407
EGF (epidermal growth factor) 270
EGFR (epidermal growth factor receptor) 301
eGFR (estimated GFR) 1542
EGPA (eosinophilic granulomatosis with polyangiitis) 1277
EHEC 1800
EHL (electrohydrolic lithotripsy) 983
Ehlers-Danlos 症候群 (EDS) 699,1434
EHO (extra-hepatic portal obstruction) 890
Ehrlichia chaffeensis 1830
ehrlichiosis 1829
EIA (enzyme immunoassay) 909, 974,1822,1825
EIAn (exercise-induced anaphylaxis) 1311
eicosapentaenoic acid (EPA) 222, 351,365
EIEC 1800
eIF (eukaryotic initiation factor) 367
Eisenmenger 化 669
Eisenmenger 症候群 667
Elastase 1 287
electrocardiogram (ECG) 556
electroencephalogram (EEG) 1572
electrohydrolic lithotripsy (EHL) 983
electromyogram (EMG) 1573
electron beam CT (EBCT) 572
electrophysiological study (EPS) 588
elimination 1856
ELISA (enzyme-linked immunosorbent assay) 772,966, 1819,1823,1827
EM (erythema migrans) 1818
EMB (endomyocardial biopsy) 584
embryonic carcinoma cell (EC 細胞) 442
embryonic stem cell (ES 細胞) 10,442
emerging and re-emerging infectious diseases 435
Emery-Dreifuss 型筋ジストロフィー (EDMD) 1655
EMG (electromyogram) 1573
empiric therapy 186
EMR (endoscopic mucosal resection) 837
EMS (expandable metallic stent) 984
EMT (epithelial mesenchymal transition) 284
ENaC 1452,1531
encephalitis 1634
endocapillary proliferative glomerulonephritis 1473
endocrine system 1158
endomyocardial biopsy (EMB) 584
endoplasmic reticulum (ER) 11
endoscopic gallbladder drainage (EGD) 994
endoscopic mucosal resection (EMR) 837
endoscopic naso-pancreatic duct drainage (ENPD) 984
endoscopic necrosectomy 985
endoscopic papillary balloon dilation (EPBD) 983
endoscopic papillary large balloon dilation (EPLBD) 983
endoscopic retrograde cholangiography (ERC) 971
endoscopic retrograde cholangiopancreatography (ERCP) 983,990,1016,1019
endoscopic sphincterotomy (EST) 983
endoscopic submucosal dissection (ESD) 837
endoscopic ultrasonography (EUS) 835,837,977
endothelial nitric oxide synthetase (eNOS) 230
endothelial progenitor cell (EPC) 463
energy expenditure (EE) 357
ENL (erythema nodosum leprosum) 1816
eNOS (endothelial nitric oxide synthetase) 230
ENPD (endoscopic naso-pancreatic duct drainage) 984
Entamoeba histolytica 968,1885
Enterobacter 1802
enterovirus 1861
entrapment neuropathy 1676
enzyme immunoassay (EIA) 909, 974,1822,1825
enzyme-linked immunosorbent assay (ELISA) 772,966,1819,1823,1827
eosinophilic granulomatosis with polyangiitis (EGPA) 1277
eosinophilic pneumonia 776
EPA (eicosapentaenoic acid) 222, 351,365
EPBD (endoscopic papillary balloon dilation) 983
EPC (endothelial progenitor cell) 463
EPEC 1800
epidemic typhus 1829
epidermal growth factor (EGF) 270
epidermal growth factor receptor (EGFR) 301
epidermodysplasia verruciformis 1851
epigenetics 471
epigenome 135
epilepsy 1682
epistasis 106
epithelial mesenchymal transition (EMT) 284
EPLBD (endoscopic papillary large balloon dilation) 983
EPS (electrophysiological study) 588
Epstein-Barr ウイルス (EBV) 1846
Epstein-Barr ウイルス感染症 1846
ER (endoplasmic reticulum) 11
ERC (endoscopic retrograde cholangiography) 971
ERCP (endoscopic retrograde cholangiopancreatography) 983, 990,1016,1019
erosive esophagitis (EE) 841
erythema infectiosum 1850
erythema migrans (EM) 1818
erythema nodosum leprosum (ENL) 1816
ER ストレス 12
ESBL 産生菌 421
Escherichia coli 1799,1801

ESD (endoscopic submucosal dissection) 837
esophageal achalasia 842
esophageal carcinoma 843
esophago-gastro-duodenoscopy 849
ESR 909
essential hypertension 702
essential thrombocythemia (ET) 1395
essential tremor (ET) 1610
EST (endoscopic sphincterotomy) 983
estimated GFR (eGFR) 1542
ESWL (extracorporeal shockwave lithotrixy) 984,996
ES 細胞 10,442
ET (essential thrombocythemia) 1395
ET (essential tremor) 1610
ET-1 220
ETEC 1800
eukaryotic initiation factor (eIF) 367
EUS (endoscopic ultrasonography) 835,837,977
EUS-FNA (EUS-guided fine-needle aspiration biopsy) 856,985
EUS-guided fine-needle aspiration biopsy (EUS-FNA) 856,985
euthyroid sick syndrome 227
Evans 症候群 1368
evidence-based medicine (EBM) 2,18,19,92
exanthem subitum 1848
exercise-induced anaphylaxis (EIAn) 1311
expandable metallic stent (EMS) 984
extracellular matrix (ECM) 284
extracorporeal shockwave lithotriosy (ESWL) 984,996
extra-hepatic portal obstruction (EHO) 890
extramedullary plasmacytoma 1417
E 型肝炎 921
E 型肝炎ウイルス (HEV) 921
E 型急性肝炎 924
E カドヘリン 272,283

F

FA (Fanconi 貧血) 1351
FA (fatty acid) 351
Fabry 病 636,1144,1706
FAB 分類 1384,1387
facial nerve 1561
facioscapulohumeral muscular dystrophy (FSHMD) 1655
Fallot 四徴症 671
familial adenomatous polyposis (FAP) 897
familial amyloid polyneuropathy (FAP) 1290
familial combined hyperlipidemia (FCHL) 1109
familial hypercholesterolemia (FH) 160,1109
familial hyperkalemic hypertension (FHH) 1535
familial isolated deficiency of vitamin E (VED) 1619
Fanconi-Bickel 症候群 1140,1527
Fanconi 症候群 1526
Fanconi 貧血 (FA) 1351
FAP (familial adenomatous polyposis) 897

FAP (familial amyloid polyneuropathy) 1290
Fasciola gigantica 967
Fasciola hepatica 967
fascioliasis 967
fatal familial insomnia (FFI) 1652
fatty acid (FA) 351
fatty liver 948
FCHL (familial combined hyperlipidemia) 1109
FCRL3 167
FD (functional dyspepsia) 851, 1918
FDEIAn (food-dependent exercise-induced anaphylaxis) 1307,1311
FDG-PET 786
FDP (fibrinogen degradation product) 1346
FE_{Ca} (fractional excretion of Ca) 1200
femoral lymph nodes 52
FEV_1 719
$FEV_1\%$ 719
fever of unknown origin (FUO) 403
FFA (free fatty acid) 157,1030
FFI (fatal familial insomnia) 1652
FGF23 (fibroblast growth factor 23) 1198,1206,1460
FGFR4 1169
FGF ファミリー 164
FH (familial hypercholesterolemia) 160,1109
FHH (familial hyperkalemic hypertension) 1535
fibrin 1346
fibrinogen degradation product (FDP) 1346
fibroblast growth factor 23 (FGF23) 1198,1206,1460
fibroblast growth factor (FGF) ファ ミリー 164
fibromyalgia syndrome (FMS) 1294
fibromyalgia (FM) 1294
finger flexor reflex 1561
finger-to-ear test 1564
finger-to-nose test 1564
FiO_2 467
FISH 法 128,1679
Fisher 症候群 1673
FK506 結合蛋白 (FKBP12.6) 542,592
FKBP12.6 (FK506 結合蛋白) 542,592
FL (follicular lymphoma) 1403
FLAIR [法] 14,1571
floppy infant 1647
flow void 1572
flu (influenza) 756,1870
fluid-attenuated inversion recovery (FLAIR) [法] 14,1571
fluorescence *in situ* hybridization (FISH) 法 128,1679
fluorescent treponema antibody-absorption test (FTA-ABS 法) 1818
FM (fibromyalgia) 1294
fMRI (functional MRI) 14
FMS (fibromyalgia syndrome) 1294
FNH (focal nodular hyperplasia) 913,915,961
focal nodular hyperplasia (FNH) 913,915,961
focal segmental glomerulosclerosis (FSGS) 1477,1484
folic acid deficiency 1151

follicle stimulating hormone(FSH) 1160
follicular lymphoma(FL) 1403
Fontain 分類 690
Fontan 手術 673
food-born-disease 1787
food-dependent exercise-induced anaphylaxis(FDEIAn) 1307, 1311
food poisoning 524
Forbes-Cori 病 1138
fractional excretion of Ca(FE$_{Ca}$) 1200
frailty 1727
Framingham Heart Study 548
Framingham 研究 18,1133
Francisella tularensis 1810
Frank-Starling の法則 544
FRDA 1619
free fatty acid(FFA) 157,1030
fricrose 6-phosphate 347
Friedrichen 失調症(FRDA) 1619
Friedwald の式 1739
frontotemporal dementia(FTD) 1603
frontotemporal lobar degeneration(FTLD) 1603
FSGS(focal segmental glomerulosclerosis) 1477,1484
FSH(follicle stimulating hormone) 1160
FSHMD(facioscapulohumeral muscular dystrophy) 1655
FT$_3$ 1185
FT$_4$ 1185,1190
FTA-ABS 法(fluorescent treponema antibody-absorption test) 1818
FTD(frontotemporal dementia) 1603
FTLD(frontotemporal lobar degeneration) 1603
FTO 1051
functional dyspepsia(FD) 851,1918
functional MRI(fMRI) 14
FUO(fever of unknown origin) 403
FVC 719
FYX-051 244

G

G-6-Pase(glucose-6-phosphatase) 348
G6PD 欠損症 1367
GABA 253,683,1783
GAD 抗体 1049
GAE(granulomatous amebic encephalitis) 1886
gag reflex 1561
galactorrhea 1166
gallop rhythm 59
gas gangrene 1785
GAS(group A *Streptococcus*) 1776
gastric cancer 852
gastric inhibitory polypeptide(GIP) 234,1034,1079
gastrin 832
gastrinoma 1232
gastroesophageal reflux disease(GERD) 841
gastrointestinal stromal tumor(GIST) 846,856,875
gate keeper 273
Gaucher 病 1144,1705
GBM 1458
GBS(group B *Streptococcus*) 1777
GBS(Guillain-Barré 症候群)
1672,1798
GC(glucocorticoid) 222
GCA(giant cell arteritis) 1271
GCI(glial cytoplasmic inclusion) 1608
GCS(Glasgow Coma Scale) 70, 1559
G-CSF(granulocyte colony-stimulating factor) 199,311
GDM(gestational diabetes mellitus) 1044,1046,1062
Gd 造影剤 1347
Geckler 分類 711
gender-specific medicine 23
gene 128
gene-environment interaction 105
genome 128
genome-wide assosiation study(GWAS) 107,133,166,169
genomic action 230
genomic imprinting 130
GERD(gastroesophageal reflux disease) 841
geriatric syndrome 1726
germ cell tumor 797
gerontology 498
Gerstmann-Sträussler-Scheinker 病(GSS) 1652
gestational diabetes mellitus(GDM) 1044,1046,1062
gestational hypertension 1525
GF(growth factor) 281
GFR(glomerular filtration rate) 1454,1459,1461,1542
GH(growth hormone) 1159,1163, 1174,1198
GHB(γ-hydroxybutyric acid) 532
ghrelin 832
GHRH(growth hormone releasing hormone) 1159,1168
GHRH 産生腫瘍 1163
GH 産生腫瘍 1168
Gi 543
giant cell arteritis(GCA) 1271
giant cell myocarditis 641
Giardia intestinalis 1889
GID 法 509
Gilbert 症候群 946
Gilles de la Tourette 症候群 1611
Gitelman 症候群 169,1528
GIP(gastric inhibitory polypeptide) 234,1034,1079
GIP(glucose-dependent insulinotropic polypeptide) 234,1034,1079
GIST(gastrointestinal stromal tumor) 846,856,875
Gla 336
Glanzmann 血小板無力症(GT) 1432
Glasgow Coma Scale(GCS) 70, 1559
glial cytoplasmic inclusion(GCI) 1608
glomerular filtration rate(GFR) 1454,1459,1461,1542
glossopharyngeal nerve 1565
GLP-1(glucagon-like peptide-1) 234,1034,1079
GLP-1 受容体作動薬 232,237, 1080
glucagon 832
glucagon-like peptide-1(GLP-1) 234,1034,1079
glucagonoma 1028,1232
glucocorticoid(GC) 222,1208
glucocorticoid receptor(GR) 230
glucocorticoid responsive element(GRE) 223,230
glucokinase(GK) 348,1035
glucose transporter 4(GLUT4) 1035
glucose-6-phosphatase(G-6-Pase) 348
glucose-6-phosphate 347
glucose-6-phosphate dehydrogenase 349
glucose-dependent insulinotropic polypeptide(GIP) 234,1034,1079
GLUT 235
GLUT4(glucose transporter 4) 1035
glutamic oxaloacetate transaminase(GOT) 909,973
glutamic pyruvic transaminase(GPT) 909,973
glutathione S-transferase(GST) 948
glycerol 157
glycogen storage disease(GSD) 1137,1667
glycogenosis 1137,1667
G$_{M1}$ガングリオシドーシス 1704
G$_{M2}$ガングリオシドーシス 1703
GM-CSF(granulocyte macrophage colony-stimulating factor) 199, 820
GNAS 1168
GnRH 1160
gonadotropins 1160
gonococcal infection 1791
Goodpasture 症候群 1507
Good Tissue Practice(GTP) 449
GOT(glutamic oxaloacetate transaminase) 909,973
Gottron 丘疹 68,1260
gout 1122
GPA(granulomatosis with polyangiitis) 1279,1506
GPCR(G protein-coupled receptor) 224
G protein-coupled receptor(GPCR) 224
GPT(glutamic pyruvic transaminase) 909,973
Gq 544
GR(glucocorticoid receptor) 230
graft versus host disease(GVHD) 1355,1360
Graham Steel 雑音 60
granulocyte colony-stimulating factor(G-CSF) 199,311
granulocyte macrophage colony-stimulating factor(GM-CSF) 199,820
granulocytic sarcoma 1415
granulomatosis with polyangiitis(GPA) 1279,1506
granulomatous amebic encephalitis(GAE) 1886
grasp reflex 1561
Graves 病 1184
GRE(glucocorticoid responsive element) 223,230
ground grass opacity 786
group A *Streptococcus*(GAS) 1776
group B *Streptococcus*(GBS) 1777
growth factor(GF) 281
growth hormone(GH) 1159,1163, 1174,1198
growth hormone releasing hormone(GHRH) 1159,1168
Gs 542,1168
GSD(glycogen storage disease) 1137,1667
GSS(Gerstmann-Sträussler-Scheinker 病) 1652
GST(glutathione S-transferase) 948
GT(Glanzmann 血小板無力症) 1432
GTP(Good Tissue Practice) 449
Guillain-Barré 症候群(GBS) 1672,1798
Guyon 管症候群 1676
GVHD(graft versus host disease) 1355,1360
GWAS(genome-wide assosiation study) 107,133,166,169
G 群レンサ球菌感染症 1777
G 蛋白質連結型受容体(GPCR) 224

H

H1N1 1870
H$_2$RA(histamine H$_2$ receptor antagonist) 249,250,842,848, 888
H5N1 1872
HA(hemagglutinin) 1870
HAART(highly active antiretroviral therapy) 1648,1864
HAB(HTLV-1 associated bronchopneumonitis) 1701
HAD(HIV associated dementia) 1646
Haemophilus influenzae 1793
hairy cell leukemia(HCL) 1411
Hallervorden-Spatz 症候群 1611
HAM(HTLV-1 associated myelopathy) 1701
hamartoma 792
hand pronation-supination test 1564
Hansen 病 1815
hantavirus 1878
hantavirus pulmonary syndrome(HPS) 1878
HAP(hospital-acquired pneumonia) 424,760
Hardy 手術 1165
HAV(hepatitis A virus) 918
Hb(hemoglobin) 1370
HbA1c 1044
HBO 療法 514,521
HBV(hepatitis B virus) 918,928
HCC(hepatocellular carcinoma) 912,953
hCG(human chorionic gonadotropin) 1182
hCG-β 796
HCL(hairy cell leukemia) 1411
HCM(hypertrophic cardiomyopathy) 630
hCS(human chorionic somatomammotropin) 1166
HCV(hepatitis C virus) 920,930
HD(hemodialysis) 1466,1546
HD(Huntington 病) 1609
HDAC(histone deacetylase) 226
HDL(high-density lipoprotein) 1101,1108
HDL コレステロール値 1107
HDL 代謝 1123
HDL 代謝異常症 160
HDS-R 78
HDV(hepatitis D virus) 921
health care-associated endocarditis 648
healthcare-associated infection 423
heart failure 592

heat illness 537
heel knee shin test (HKST) 1564
HEENT 52
Heimlich 法 495
Helicobacter pylori 249,279,848, 851,853,856,1015
Helicobacter pylori 検査 835
HELLP 症候群 1525
hemagglutinin (HA) 1870
hemangioma 961
hematemesis 1754
hematopoietic stem cell 10,456
hematopoietic stem cell niche 457
hematopoietic stem cell transplantation (HSCT) 1356
hemispatial neglect 1566
hemochromatosis 1153
hemodialysis (HD) 1466,1546
hemodynamic mechanism 1589
hemoglobin (Hb) 1370
hemolytic anemia 1366
hemolytic uremic syndrome (HUS) 1508,1525
hemophagocytic lymphohistiocytosis (HLH) 1425
hemophagocytic syndrome (HPS) 1425
hemophilia 1435
hemoptysis 711
hemorrhagic fever with renal syndrome (HFRS) 1878
hemorrhoid 876,880
Henle ループ上行脚 168
Henoch-Schönlein purpura 1434
Henoch-Schönlein 紫斑病 1434
hepatic abscess 913
hepatic cyst 913
hepatic hemangioma 913
hepatitis A virus (HAV) 918
hepatitis B virus (HBV) 918,928
hepatitis C virus (HCV) 920,930
hepatitis D virus (HDV) 921
hepatitis E virus (HEV) 921
hepatocellular adenoma 960
hepatocellular carcinoma (HCC) 912,953
hepatocyte nuclear factor (HNF) 1045
hepatolenticular degeneration 1709
hepatorenal syndrome (HRS) 1510
hereditary hemorrhagic telangiectasia (HHT) 1433
hereditary motor and sensory neuropathy (HMSN) 1677
hereditary neuropathy 1677
hereditary neuropathy with pressure palsy (HNPP) 1677
hereditary sensory and autonomic neuropathy (HSAN) 1677
herpes simplex virus (HSV) 1842
herpes zoster 1845
herpesvirus 1842
Hers 病 1139
HEV (hepatitis E virus) 921
hexokinase 348
H-FABP 674
HFRS (hemorrhagic fever with renal syndrome) 1878
HGPS (Hutchinson-Gilford プロジェリア症候群) 472
HHS (hyperglycemic hyperosmolar state) 1082
HHT (hereditary hemorrhagic telangiectasia) 1433
HHV-6 (human herpesvirus 6) 1848
HHV-6 脳炎 1636
HHV-7 (human herpesvirus 7) 1848
HHV-8 (human herpesvirus 8) 1848
Hib 1793
HIF-1 (hypoxia inducible factor-1) 594
high-density lipoprotein (HDL) 1101,1108
highly active antiretroviral therapy (HAART) 1648,1864
high resolution CT (HRCT) 733,820,1822
high risk strategy 109
high-throughput screening (HTS) 454
Hippocrates 4
Hirschsprung 病 884
Hisayama study 100
His-Purkinje 系 652
histamine H2 receptor antagonist (H2RA) 249,250,842,848,888
histiocytic necrotizing lymphadenitis 1414
histiocytic sarcoma 1415
histone deacetylase (HDAC) 226
Histoplasma capsulatum 1840
Histoplasma duboisii 1840
histoplasmosis 1840
His 束 588,589,651,660
HIV (human immunodeficiency virus) 1646,1864,1866
HIV associated dementia (HAD) 1646
HIV associated nephropathy (HIVAN) 1514
HIVAN (HIV associated nephropathy) 1514
HIV 感染症 1864
HIV 関連認知症 (HAD) 1646
HIV 関連症 (HIVAN) 1514
HIV 脳症 1646
HI 法 1860,1872
HKST (heel knee shin test) 1564
HLA (human leukocyte antigen) 148,166,1045,1047
HLA-B27 関連脊椎関節症 1284
HLA 遺伝子 148
HLA 分子の型 387
HLH (hemophagocytic lymphohistiocytosis) 1425
HMG-CoA (3-hydroxy-3-methylglutaryl coenzyme A) 219,352,365
HMG-CoA 還元酵素阻害薬 (スタチン) 220,1119
HMSN (hereditary motor and sensory neuropathy) 1677
HNF (hepatocyte nuclear factor) 1045
HNF-1α 遺伝子異常 1057
HNPP (hereditary neuropathy with pressure palsy) 1677
Hodgkin リンパ腫 1398
Hoffmann 反射 1561
Holter 心電図 559
homocystinuria 1147
HONK (hyperosmolar non-ketotic diabetic coma) 1082
Hook 効果 1167
hormone resistance 1236
Horner 症候群 716
hospital infection 425
hospital-acquired pneumonia (HAP) 424,760
Hounsfield Unit (HU) 730
HP (hypersensitivity pneumonia) 779,1313
HPP (hyperplastic polyposis) 901
HPS (hantavirus pulmonary syndrome) 1878
HPS (hemophagocytic syndrome) 1425
HPS/HLH 1425
HPV (human papilloma virus) 1851
H. pylori 除菌療法 251
HRCT (high resolution CT) 733,820,1822
HRS (hepatorenal syndrome) 1510
HRT 241
HSAN (hereditary sensory and autonomic neuropathy) 1677
hs-CRP 1134
HSCT (hematopoietic stem cell transplantation) 1356
HSP90 223
HSV (herpes simplex virus) 1842
HTLV-1 (human T-cell lymphotropic virus type 1) 1647
HTLV-1 associated bronchopneumonitis (HAB) 1701
HTLV-1 associated myelopathy (HAM) 1701
HTLV-1 関連脊髄症 (HAM) 1701
HTS (high-throughput screening) 454
HU (Hounsfield Unit) 730
human African trypanosomiasis 1888
human chorionic gonadotropin (hCG) 1182
human chorionic somatomammotropin (hCS) 1182
human herpesvirus 6 (HHV-6) 1848
human herpesvirus 7 (HHV-7) 1848
human herpesvirus 8 (HHV-8) 1848
human immunodeficiency virus (HIV) 1646,1864,1866
human leukocyte antigen (HLA) 148,166,1045,1047
human metapneumovirus 1870
human monkeypox 1849
human papilloma virus (HPV) 1851
human T-cell lymphotropic virus type 1 (HTLV-1) 1647
Hunter-Russel 症候群 517
Hunter 舌炎 839,1363
Huntington 舞踏病 8,10
Huntington (HD) 1609
HUS (hemolytic uremic syndrome) 1508,1525
Hutchinson-Gilford プロジェリア症候群 (HGPS) 472
hydrocele 1556
hydronephrosis 1472,1549
hydrops fetalis 1850
hyperbaric oxygen (HBO) 療法 514,521
hyperglycemic hyperosmolar state (HHS) 1082
hyperosmolar non-ketotic diabetic coma (HONK) 1082
hyperpathia 73
hyperplastic polyposis (HPP) 901
hyperprolactinemia 1166
hypersensitivity pneumonia (HP) 779,1313
hypertensive encephalopathy 1597
hyperthyroidism 1920
hypertrophic cardiomyopathy (HCM) 630
hypertrophic pyloric stenosis 883
hyperuricemia 1123
hyperventilation syndrome 753
hypocalcemia 1203
hypofibrinogenemia 1442
hypoglossal nerve 1565
hypoglycemia 1098
hypospadias 1556
hypothetico-deductive method 82
hypothyroidism 1189,1920
hypotonus 1560
hypouricemia 1125
hypoxia inducible factor-1 (HIF-1) 594

I

IA-2 抗体 1049
IAA (insulin autoantibody) 1049
IAAA (inflammatory abdominal aortic aneurysm) 683
IABP (intra aortic balloon pumping) 606
IADL (instrumental activity if daily living) 487
IB-IVUS 582
IBS (irritable bowel syndrome) 863,1918
IC (informed consent) 3
ICA (islet cell antibody) 1049
ICAM (intercellular adhesion molecule) 283
ICAM-1 (intercellular adhesion molecule-1) 607
ICD (implantable cardiac defibrillator) 601,658
I-cell 病 1707
ICG 909
ICS 222
IDDM (insulin-dependent diabetes mellitus) 1077
ideational apraxia 1566
ideo-motor apraxia 1566
idiopathic gait disorders of elderly (IGDE) 74
idiopathic interstitial pneumonias (IIPs) 802
idiopathic portal hypertension (IPH) 890
idiopathic pulmonary fibrosis 147
idiopathic thrombocytopenic purpura (ITP) 1428
idiosyncracy 1304
IDL (intermediate-density lipoprotein) 1101,1108
IDUS (intraductal US) 990,1019
IFG (impaired fasting glucose) 1094
IFN (interferon) 246
Ig (immunoglobulin) 377,483,1323
IgA nephropathy 1474
IgA 腎症 1474,1515
IGDE (idiopathic gait disorders of elderly) 74
IgE (immunoglobulin E) 1306
IGF-I (insulin-like growth factor-I) 231,1035
IgG 974
IgG4 関連疾患 1015
IgG4 関連涙腺唾液腺病変 1172
IGT (impaired glucose tolerance) 1038
IIPs (idiopathic interstitial pneumonias) 802
IKK 229,364,383
IL-1 379
IL-1β 277
IL2RA 150
IL23R 167

IL28B 133
ILD 1257
ileus 860
IMA (inferior mesenteric artery) 830
immunoglobulin (Ig) 377,483,1323
immunoglobulin E (IgE) 1306
immunologic occupational asthma 1309
impaired fasting glucose (IFG) 1094
impaired glucose tolerance (IGT) 1038
Impella® 606
implantable cardiac defibrillator (ICD) 601,658
IMRT (intensity modulated radiation therapy) 297
IMT (intima media thickness) 1134
in vitro 検査 1298
in vivo 検査 1297
inborn error of amino acid metabolism 1145
incidentaloma 1222
inclusion body myosis 1654
incomplete endocardial cushion defect (ECD) 668
induced pluripotent stem cell (iPS 細胞) 10,444,450
ineffective hematopoiesis 1385
infected liver cyst 964
infectious gastroenteritis 866
infectious mononucleosis 1414, 1846
infective endocarditis 647
inferior mesenteric artery (IMA) 830
inflamasome 373
inflammatory abdominal aortic aneurysm (IAAA) 683
inflammatory pseudotumor 1413
influenza virus 1870
influenza (flu) 756,1870
informed consent (IC) 3
INF-α 189
INF-γ 277
inguinal lymph nodes 52
innate immunity 371
iNOS 775
INS 149,1048
instrumental activity if daily living (IADL) 487
insufficiency 1147
insulin autoantibody (IAA) 1049
insulin-like growth factor-I (IGF-I) 231,1035
insulin receptor substrate (IRS) 238,1035,1052
insulin-dependent diabetes mellitus (IDDM) 1045
insulinoma 1231
intensity modulated radiation therapy (IMRT) 297
intercellular adhesion molecule (ICAM) 283
intercellular adhesion molecule-1 (ICAM-1) 607
interferon (IFN) 246
intermediate-density lipoprotein (IDL) 1101,1108
intermittent claudication 1566
interstitial nephritis 1516
interventional radiology (IVR) 891
intestinal malrotation 884
intestinal obstruction 860
intima media thickness (IMT) 1134
intolerance 1304
intra aortic balloon pumping (IABP)

606
intracerebral hemorrhage 1590
intraductal papillary mucinous neoplasm (IPMN) 1019
intraductal US (IDUS) 990,1019
intrahepatic bile duct cancer 958
intrahepatic lithiasis 995
intramedullary arteriovenous malformation (intramedullary AVM) 1700
intramedullary AVM (intramedullary arteriovenous malformation) 1700
intravascular ultrasound (IVUS) 582
intron-1 143
invasive pulmonary aspergillosis (IPA) 769,1837
involuntary movement 1562
ion trapping 511
IP3 224
IPA (invasive pulmonary aspergillosis) 769,1838
IPEX 症候群 391
IPH (idiopathic portal hypertension) 890
IPMN (intraductal papillary mucinous neoplasm) 1019
iPS 細胞 10,444,450
IRF5 167
irritable bowel syndrome (IBS) 863,1918
irritant-induced occupational asthma 1309
IRS (insulin receptor substrate) 238,1035,1052
ischemic bowel disease 858
ischemic colitis 858
islet cell antibody (ICA) 1049
Isospora belli 1890
ITP (idiopathic thrombocytopenic purpura) 1428
IVR (interventional radiology) 891
IVUS (intravascular ultrasound) 582
IκB キナーゼ (IKK) 229,364,383

J

Jaccoud 変形 66
JAK2 遺伝子 1350
JAK-STAT 経路 383
Japan Coma Scale (JCS) 70,1559
Japan Diabetes Complication Study (JDCS) 550,1093
Japan Lipid Intervention Trial (J-LIT) 549
Japanese Board of Medical Genetics 143
Japanese encephalitis 1859
Japanese encephalitis virus 1859
Japanese spotted fever 1827
Jarisch-Herxheimer 現象 1818
JCS (Japan Coma Scale) 70,1559
JDCS (Japan Diabetes Complication Study) 550,1093
JIS スコア 936
J-LIT (Japan Lipid Intervention Trial) 549
JNK (cJun NH2-terminal kinase) 230,1036
juvenile idiopathic arthritis 1282
juvenile nephronophthisis 1549
juvenile polyposis 899

K

K⁺チャネル 214

K⁺電流 216,651
Kaposi 肉腫 1848,1868
K_ATP チャネル 367,543
Kayser-Fleischer 輪 1719
KCNQ1 133,152,1051
Kearns-Sayre 症候群 1665
Kerley B 線 598,621
key feature 47
Kikuchi disease 1414
Killip 分類 605
KL-6 15,803
Klebsiella 1801
Klebsiella pneumoniae 1802
Kleine-Levin 症候群 1690
Klinefelter 症候群 1227
KOH・バーカーインク法 1830
KOH 法 1830
Korotkoff 音 556
Korsakoff 症候群 1712
Kostmann 症候群 1352
KPC 産生菌 422
Krabbe 1626
KRAS 876
Kugelberg-Welander 病 1615
Kupffer 細胞 904,942
kuru 1652
Kussmaul 呼吸 50
Kussmaul 徴候 553
kwashiorkor 型 1137,1757
K 細胞 1079
K 保持性利尿薬 210,212

L

LA (lactic acidosis) 1083
LABA (long-acting β2-agonist) 222
lactic acidosis (LA) 1083
lactic dehydrogenase (LDH) 909, 974
lactoferrin 1015
lacunar infarction 1586
LAD (leukocyte adhesion deficiency) 1331
LAM (lymphangioleiomyomatosis) 821
Lambert-Eaton 症候群 785
Langerhans cell histiocytosis 1415
Langerhans 細胞組織球症 1415
Langerhans 島 (膵 Langerhans 島) 969,1059
Langhans 巨細胞 687
LAO (left anterior oblique) 565
LAP (leucine aminopeptidase) 974
Laplace の法則 545
large regenerative nodule 961
Lassa 出血熱 438,1876
late onset hepatic failure (LOHF) 926
late onset hypogonadism (LOH) 症候群 241
latent infection 1842
LBD (Lewy 小体病) 1601
LC (liver cirrhosis) 890,935
LCAT (lecithin cholesterol acyltransferase) 219,1109
LCDD (light chain deposition disease) 1499,1500
LDH (lactic dehydrogenase) 909, 974
LDL (low-density lipoprotein) 1101,1108
LDL コレステロール値 1108
LDL 病 1105
LDL 受容体異常症 1142
LDS (Loeys-Dietz 症候群) 700
Leber 遺伝性視神経萎縮症 1667
Leber 病 1667

lecithin cholesterol acyltransferase (LCAT) 219,1109
left anterior oblique (LAO) 565
left ventriculography (LVG) 579
Legionella pneumophila 1807
Leigh 脳症 1667
Leishmania 1887
leishmaniasis 1887
Lennox-Gastaut 症候群 1683
leptin 362
Leptospira interrogans 1820
leucine aminopeptidase (LAP) 974
leukocyte adhesion deficiency (LAD) 1331
leukoencephalopathy 1715
leukotriene receptor antagonist (LTRA) 222
leukotriene (LT) 222,230
Levine 分類 554
Lewy 小体型認知症 (DLB) 1606
Lewy 小体病 (LBD) 1601
LGALS2 167
LGMD (limb-girdle muscular dystrophy) 1655
LH (luteinizing hormone) 1160
LHRH (luteinizing hormone-releasing hormone) 1170
liaison 322
Liddle 症候群 1531
lifelong remodeling 632
life-style related diseases 178
light chain deposition disease (LCDD) 1499,1500
likelihood ratio 85
limb-girdle muscular dystrophy (LGMD) 1655
limb-kinetic apraxia 1566
lingual thyroid 1181
lipid core 615
lipogenesis 351,360
lipolysis 352
Listeria 1779
Listeria monocytogenes 1779
listeriosis 1779
liver abscess 962
liver cirrhosis (LC) 890,935
local osteolytic hypercalcemia (LOH) 1202
localized scleroderma 1256
locomotive syndrome 1745
Loeys-Dietz 症候群 (LDS) 700
LOH (local osteolytic hypercalcemia) 1202
LOH (loss of heterogeneity) 1199
LOH (loss of heterozygosity) 275
LOHF (late onset hepatic failure) 926
LOH 症候群 241
long-acting β2-agonist (LABA) 222
long-chain fatty acid 351
longevity gene 176
long tube 862
loss of heterogeneity (LOH) 1199
loss of heterozygosity (LOH) 275
Louis-Bar 症候群 1619
low-density lipoprotein (LDL) 1101,1108
LPL 欠損症 1143
LSD 532
LT (leukotriene) 222,230
LTA 143
LTRA (leukotriene receptor antagonist) 222
lupus nephritis 1495
luteinizing hormone-releasing hormone (LHRH) 1170
luteinizing hormone (LH) 1160

LVAD 640
LVG (left ventriculography) 579
Lyme 病 1818
lymphangioleiomyomatosis (LAM) 821
L 型 Ca^{2+} チャネル 542
L-グルタミン酸 906
L 細胞 1079

M

M2 阻害薬 190
MAC (membrane attack complex) 383
Machado-Joseph 病 (MJD) 1616
macroadenoma 1163,1166,1168
maculopapular rash 406
MAC 症 766
magnetic resonance cholangiopancreatography (MRCP) 981
magnetic resonance imaging (MRI) 14,571,1347,1570
magnetoencephalography (MEG) 1577
MAH (malignancy-associated hypercalcemia) 1201
major histocompatibility complex (MHC) 148,375
malabsorption syndrome 865
malaria 434,1880
malignancy-associated hypercalcemia (MAH) 1201
malignant hyperpyrexia 1671
malignant melanoma of the esophagus 846
MALT lymphoma (mucosa-associated lymphoid tissue lymphoma) 1403
MALT リンパ腫 1403
mammalian target of rapamycin (mTOR) 196,304,367,1236
Manson 住血吸虫 1901
Manson 裂頭条虫 1904
mantle cell lymphoma (MCL) 1403
MAO 阻害薬 254
MAPK (mitogen activated protein kinase) 230
maple syrup urine disease 1146
marasmus 1136,1577
Marburg 出血熱 1876
Marfan 症候群 (MFS) 697,1434
matrix metalloprotease (MMP) 284,1746
maturity-onset diabetes of the young (MODY) 1045,1056,1057
MBL (monoclonal B lymphocytosis) 1409
MC4R 159,337
MCAD 欠損症 1145
McArdle 病 1138,1671
MCD 1476
MCL (mantle cell lymphoma) 1403
MCN (mucinous cystic neoplasm) 1020
MCNS (minimal change nephrotic syndrome) 1476,1484
MCP-1 (monocyte chemoattractant protein-1) 608,1126
M-CSF 175,199
MCTD (mixed connective tissue disease) 1264
MDAC (multiple-dose activated charcoal) 511
MDCT (multidetector computed tomography) 14,572,730,980

MDMA 532
MDRP (multiple drug resistant P. aeruginosa) 1803
MDS (myelodysplastic syndrome) 1350,1358,1361,1385
measles 1854
measles virus 1854
Meckel 憩室 884,885
mediastinal tumor 796
medium-chain fatty acid 351
medullary sponge kidney (MSK) 1549
MEG (magnetoencephalography) 1577
MEG3A 1169
MELAS (mitochondrial myopathy, encephalopathy, lactic acidosis, and stroke-like episode) 1665,1666
MELD スコア 936
melena 1754
membrane attack complex (MAC) 383
membranoproliferative glomerulonephritis (MPGN) 1474,1484,1515
membranous nephropathy 1479
MEN (multiple endcrine neoplasia) 1229
MEN1 1169
MEN1 (multiple endocrine neoplasia type 1) 1025,1169,1229
MEN2 1194,1229
Mendelian disorder 8
mendelian susceptibility to mycobacterial diseases (MSMD) 1327
Mendelson 症候群 1742
Ménétrier 病 896
Ménière 病 1756
menin 1229
meningitis 1628
Menkes 病 1153,1154,1710
MERRF (myoclonus epilepsy associated with ragged-red fibers) 1665,1666
mesenchymal stem cell (MSC) 459
mesothelioma 793
metabolic equivalents (METs) 356,1069
metabolic memory 1491
metabolic syndrome 1129
metachromatic leukodystrophy 1626
Metagonimus yokogawai 1902
metastatic liver tumor 913
metastatic lung tumor 789
methicillin-resistant Staphylococcus aureus (MRSA) 420,1733
methicillin-sensitive Staphylococcus aureus (MSSA) 1773
methotrexate 396
METs (metabolic equivalents) 356,1069
MFS (Marfan 症候群) 697,1434
MHA 1447
MHC (major histocompatibility complex) 148,375
MI 143
MIC (minimum inhibitory concentration) 418
microadenoma 1166,1168
microembolism 1589
micromegakaryocyte 1386
microRNA (miRNA) 276
microscopic polyangiitis (MPA) 781,1275,1506
MIDCAB (minimally invasive direct coronary artery bypass) 615
Miller & Jones 分類 711

mineralocorticoid 1208
mineralocorticoid receptor (MR) 212
minimal change nephrotic syndrome (MCNS) 1476,1484
minimally invasive direct coronary artery bypass (MIDCAB) 615
Mini-Mental State examination (MMSE) 75
minimum inhibitory concentration (MIC) 418
Mirizzi 症候群 992,998
miRNA (microRNA) 276
mitochondrial disease 1665
mitochondrial myopathy, encephalopathy, lactic acidosis, and stroke-like episode (MELAS) 1665,1666
mitochondrial neurogastrointestinal encephalomyopathy (MNGIE) 1667
mitogen activated protein kinase (MAPK) 230
mitral regurgitation (MR) 622
mitral stenosis 621
mitral valve prolapse (MVP) 624
mitral valve replacement (MVR) 622
mixed connective tissue disease (MCTD) 1264
Miyoshi distal muscular dystrophy 1655
mizoribine 396
MJD 1616
MLC (myosin light chain) 224
MLPA® 法 128
MM (multiple myeloma) 1415
MMF (mycophenolate mofetil) 196,396
MMP (matrix metalloprotease) 284,1746
MMR ワクチン 1855,1856,1858
MMSE (Mini-Mental State examination) 75
MN 1484
MNGIE (mitochondrial neurogastrointestinal encephalomyopathy) 1667
Mobitz II 型 2 度房室ブロック 661
MODY (maturity-onset diabetes of the young) 1045,1056,1057
MOF (multiple organ failure) 490
Molluscipox virus 1850
molluscum contagiosum 1849
Monge 病 537
monkeypox virus 1849
monoclonal B lymphocytosis (MBL) 1409
monocyte chemoattractant protein-1 (MCP-1) 608,1126
monogenic disease 8
Morrison 窩 911
MOTT 症 766
moyamoya disease 1594
MPA (microscopic polyangiitis) 781,1275,1506
MPD (myeloproliferative diseases) 1394
MPGN (membranoproliferative glomerulonephritis) 1474,1484,1515
MPN (myeloproliferative neoplasms) 1350
MPO (myeloperoxidase) 781,1503
MPO-ANCA 781,1502
MPS (mucopolysaccharidosis) 1142,1152,1707

MR (mineralocorticoid receptor) 212
MR (mitral regurgitation) 622
MRA (MR angiography) 691,1571
MR angiography 691,1571
MRCP (magnetic resonance cholangiopancreatography) 981
MRI (magnetic resonance imaging) 14,571,1347,1570
MRS (MR spectroscopy) 14
MRSA (methicillin-resistant Staphylococcus aureus) 420,1773
MRSA 腸炎 1773
MR spectroscopy (MRS) 14
MR ワクチン 1855,1857
MS (multiple sclerosis) 1621
MSA (multiple system atrophy) 1608
MSC (mesenchymal stem cell) 459
MSK (medullary sponge kidney) 1549
MSMD (mendelian susceptibility to mycobacterial diseases) 1327
MSSA (methicillin-sensitive Staphylococcus aureus) 1773
MST 791
mTOR (mammalian target of rapamycin) 196,304,367,1236
mTOR 阻害薬 1236
mucinous cystic neoplasm (MCN) 1020
mucopolysaccharidosis (MPS) 1142,1152,1707
mucormycosis 1839
mucosa-associated lymphoid tissue lymphoma (MALT lymphoma) 1403
multidetector computed tomography (MDCT) 14,572,730,980
multidisciplinary treatment (therapy) 299
multifactorial disease 9,132
multilocular renal cyst 1549
multiple-dose activated charcoal (MDAC) 511
multiple drug resistant P. aeruginosa (MDRP) 1803
multiple endocrine neoplasia (MEN) 1229
multiple endocrine neoplasia type 1 (MEN1) 1025,1169,1229
multiple myeloma (MM) 1415
multiple organ failure (MOF) 490
multiple sclerosis (MS) 1621
multiple system atrophy (MSA) 1608
Multiplex Ligation-dependent Probe Amplification® (MLPA®) 法 128
multipotentiality 1338
mumps 1855,1857
mumps virus 1857
muscle guarding 62
muscular dystrophy 1655
mutation 7
MVP (mitral valve prolapse) 624
MVR (mitral valve replacement) 622
Mycobacterium avium 766
Mycobacterium avium complex (MAC) 症 766
Mycobacterium intracellulare 766
Mycobacterium leprae 1815
mycobacterium other than tubercle bacilli (MOTT) 症 766
Mycobacterium tuberculosis 763
mycophenolate mofetil (MMF) 196,396
Mycoplasma pneumoniae 1822

myelodysplastic syndrome (MDS) 1350,1358,1361,1385
myeloma kidney 1499
myeloperoxidase (MPO) 781,1502
myeloproliferative diseases (MPD) 1394
myeloproliferative neoplasms (MPN) 1350
myeloproliferative syndrome 1394
MYH (MUTYH) 関連ポリポーシス 899
myocarditis 638
myoclonus 1563
myoclonus epilepsy associated with ragged-red fibers (MERRF) 1665,1666
myonecrosis 1785
myorhythmia 1564
myosin light chain (MLC) 224
myotonia congenita 1663
myotonic dystrophy (dystrophia myotonica) (DM) 1660
M 蛋白 1419
M モード心エコー法 560

N

N_2 洗い出し曲線 721
$n-3$ 系多価不飽和脂肪酸 121,365
NA (neuraminidase) 1707,1870
Na^+-Ca^{2+} 交換体 (NCX) 542,592
Na^+-I^- 共輸送体 (NIS) 1181
$Na^+-K^+-2Cl^-$ 共輸送体 (NKCC2) 168
Na^+-K^+-ATPase 214
Na^+ チャネル 216,651
Na^+ 電流 216,651
NAD 355
NADH 348,355
NADPH 348
Naegleria fowleri 1886
NAFLD (nonalcoholic fatty liver disease) 948
NAG 1458
NAPQI 944
narcolepsy 1655
narrative based medicine (NBM) 18
narrow band imaging (NBI) 15
NASH (nonalcoholic steatohepatitis) 948
natural orifice transluminal endoscopic surgery (NOTES) 870
NBI (narrow band imaging) 15
NBM (narrative based medicine) 18
NBO (normobaric oxygen) 514, 521
NCCP (non-cardiac chest pain) 841
NCC-ST-439 288
ncRNA (non-coding RNA) 8
NCX (Na^+-Ca^{2+} 交換体) 542,592
NEAT (nonexercise activity thermogenesis) 338,1069
NEC (neuroendocrine carcinoma) 1024
necrotizing vasculitis 1273
Neisseria 1791
Neisseria gonorrhoeae 1791
Neisseria meningitidis 1791
nemaline myopathy 1659
Neorickettsia sennetsu 1830
nephrin 168,1458
nephrogenic diabetes insipidus 1537
nephrosclerosis 1520
nephrotic syndrome 1482

NERD (non-erosive reflux disease) 841
NET (neuroendocrine tumor) 1024,1231
neuralgic amyotrophy 1680
neuraminidase (NA) 1707,1870
neurocysticercosis 1905
neuroendocrine carcinoma (NEC) 1024
neuroendocrine tumor (NET) 1024,1231
neurofibrillary tangle (NFT) 1599
neurofibromatosis type 1 1025
neurogenic tumor 798
neuro-IRIS 1647
neuroleptic malignant syndrome 1714
neuromyelitis optica (NMO) 1622
neuron-specific enolase (NSE) 288
neuropeptide Y (NPY) 164,337
neurosyphilis 1642
NF-AT 196
NF-GNR (non-fermenting gram-negative rod) 422
NFT (neurofibrillary tangle) 1599
NF-κB (nuclear factor κB) 223, 229,277
NF-κB 活性化受容体 (RANK) 201,243
NF-κB 活性化受容体リガンド (RANKL) 175,201
NHCAP (nursing and healthcare-associated pneumonia) 762
NHL (non-Hodgkin lymphoma) 1401
niche 447
NIDDM (non-insulin-dependent diabetes mellitus) 1045
Niemann-Pick C1-like 1 (NPC1L1) 221,1102
Niemann-Pick 病 1144,1705
NIPPON DATA80 548
NIS (Na^+-I^- 共輸送体) 1181
nitric oxide synthase (NOS) 543
nitrite monoxide (NO) 519,543
nitrogen mustard 193
NKCC2 ($Na^+-K^+-2Cl^-$ 共輸送体) 168
NK 細胞 370,483,904
NLPHL (nodular lymphocyte predominant Hodgkin lymphoma) 1401
NLR (NOD-like receptors) 373
NMDA 受容体拮抗薬 256
NMO (neuromyelitis optica) 1622
nNOS 543
NNRTI (non-nucleoside reverse transcriptase inhibitor) 192
NO (nitrite monoxide) 519,543
Nocardia 1789
nocardiosis 1789
NOD-like receptors (NLR) 373
nodular lesion 407
nodular lymphocyte predominant Hodgkin lymphoma (NLPHL) 1401
nodular regenerative hyperplasia (NRH) 961
noma 839
nonalcoholic fatty liver disease (NAFLD) 948
nonalcoholic steatohepatitis (NASH) 948
non-cardiac chest pain (NCCP) 841

non-coding RNA (ncRNA) 8
non-erosive reflux disease (NERD) 841
nonexercise activity thermogenesis (NEAT) 338,1069
non-fermenting gram-negative rod (NF-GNR) 422
non-food-borne disease 1787
nongenomic action 230
non-Hodgkin lymphoma (NHL) 1401
non-insulin-dependent diabetes mellitus (NIDDM) 1045
noninvasive positive pressure ventilation (NPPV) 595,740
non-nucleoside reverse transcriptase inhibitor (NNRTI) 192
non-REM 睡眠 1159
non-secretory myeloma 1417
non-ST elevation myocardial infarction (NSTEMI) 615
nonsteroidal anti-inflammatory drugs (NSAIDs) 200,848,887
non-tuberculous mycobacterium (NTM) 症 766
normobaric oxygen (NBO) 514, 521
norovirus 867,1873
NOS (nitric oxide synthase) 543
nosocomial infection 423
notch sign 786
NOTES (natural orifice transluminal endoscopic surgery) 870
NPC1L1 (Niemann-Pick C1-like 1) 221,1102
NPC1 欠損症 1705
NPPV (noninvasive positive pressure ventilation) 595,740
NPSLE 1249
NPY (neuropeptide Y) 164,337
NRH (nodular regenerative hyperplasia) 961
NRTI (nucleoside/nucleotide reverse transcriptase inhibitor) 192
NS5 阻害薬 248
NSAIDs (nonsteroidal anti-inflammatory drugs) 200,848,887
NSAIDs 潰瘍 251,848
NSAIDs の副作用 202
NSE (neuron-specific enolase) 288
NSTEMI (non-ST elevation myocardial infarction) 615
NTM 症 766
NT-proBNP 15,674
NT 法 1860
nuclear factor κB (NF-κB) 223,229,277
nucleoside 189
nucleoside/nucleotide reverse transcriptase inhibitor (NRTI) 192
nucleotide 189
number needed to treat (NNT) 95
nursing and healthcare-associated pneumonia (NHCAP) 762
NYHA 心機能分類 56,551
N-アセチル-*L*-ベンゾキノンイミン (NAPQI) 944
N-アセチル-β-*D*-グルコサミニダーゼ (NAG) 1458

O

O157 1799
OA (osteoarthritis) 1242,1746
OAS (oral allergy syndrome) 1307
OB (oligoclonal band) 1621
obesity 1125,1922
obscure gastrointestinal bleeding

(OGIB) 1754
obstructive nephropathy 1549
obstructive sleep apnea sydrome (OSAS) 751
obstructive uropathy 1206
occlusive disease in circle of Willis 1594
occupational asthma 1308
OCT (optical coherence tomography) 583,837,1086
oculomotor nerve 1564
oculopharyngeal muscular dystrophy (OPMD) 1655
Oddi 括約筋 968
off-pump coronary artery bypass (OPCAB) 615
OGIB (obscure gastrointestinal bleeding) 1754
OGTT (oral glucose tolerance test) 1042
olfactory nerve 1564
oligoclonal band (OB) 1621
Omenn 症候群 1323
OMIM (Online Mendelian Inheritance in Man) 9,177
oncogene 9,134
oncogene addiction 274,301
Online Mendelian Inheritance in Man (OMIM) 9,177
OPCA 1616
OPCAB (off-pump coronary artery bypass) 615
OPMD (oculopharyngeal muscular dystrophy) 1655
optic nerve 1564
optical coherence tomography (OCT) 583,837,1086
oral allergy syndrome (OAS) 1307
oral glucose tolerance test (OGTT) 1042
organ-specific autoimmune disease 392
Orientia tsutsugamushi 1826
Orthopox virus 1849
OSAS (obstructive sleep apnea sydrome) 751
Osler-Weber-Rendu 病 1433
Osler 病 1433
osteitis fibrosa cystica 1199
osteoarthritis (OA) 1242,1746
osteomalacia 1206
osteoporosis 174,1742,1745
osteoporosis-pseudoglioma syndrome 176
oxidative stress 277
oxytocin 1160

P

$P2Y_{12}$ 阻害薬 206
p53 272
P450 酸化還元酵素欠損症 1226
PA (primary aldosteronism) 1213
$PaCO_2$ 724
PAC/PRA 比 706
PAD (peripheral arterial disease) 689
PADI4 167
Paget 病 882
PAH (pulmonary arterial hypertension) 813,1257
PAI-1 (plasminogen activator inhibitor-1) 207,1133
PAIR 法 1906
palmomental reflex 1561
PAM (primary amebic meningoencephalitis) 1886
PAN (PN) (polyarteritis nodosa)

1273,1276,1501
p-ANCA (peripheral-ANCA) 781,1502
Pancoast 腫瘍 785
pancreatic cancer 1017
pancreatolithiasis 1011
pancreozymin (PZ) 832
pancytopenia 1385
panhypopituitarism 1171
panic disorder 681
pantothenic acid 1152
P$_A$O$_2$ 734
PaO$_2$ 724,734
PAP (pulmonary alveolar proteinosis) 820
Paracoccidioides brasiliensis 1841
paracoccidioidomycosis 1841
paracrine neuroendocrine tumor (PNET) 1231
paraganglioma 1217
paragonimiasis 772,1900
Paragonimus miyazakii 772
Paragonimus skrjabini miyazakii 1900
Paragonimus westermani 772,1900
parainfluenza virus 1870
paraneoplastic neurological syndrome (PNS) 1716
parasitic cyst of the liver 964
parasympathetic nervous system 256
parathyroid hormone (PTH) 1196,1198
parathyroid hormone-related protein (PTHrP) 1198
parkinsonism 1714
Parkinson 病 123,1605
Parkinson 病治療薬 254,1720
Parkinson 病の構音障害 1565
Parkinson 歩行 1566
paroxysmal cold hemoglobinuria (PCH) 1369
paroxysmal nocturnal hemoglobinuria (PNH) 1369
paroxysmal supraventricular tachycardia (PSVT) 295
partial response (PR) 295
partial volume effect 1572
particle agglutination (PA) 法 1822
parvovirus 1850
patent ductus arteriosus (PDA) 670
pathergy test 1280
pathological aging 469
P→A 撮影 726
PA 法 1822
PBC (primary biliary cirrhosis) 938
PCH (paroxysmal cold hemoglobinuria) 1369
PCI (percutaneous coronary intervention) 613,614
PCL (plasma cell leukemia) 1417
PCP (*Pneumocystis* pneumonia) 771
PCPS (percutaneous cardiopulmonary support) 596,606
PCR 法 128,909,1791,1825
PC 異常症 1448
PD (Parkinson 病) 123,1605
PD (peritoneal dialysis) 1469,1546
PD (pharmacodynamics) 180
PDA (patent ductus arteriosus) 670
PDC (pyruvate dehydrogenase complex) 939
PDE (phosphodiesterase) 1036
PDE 阻害薬 226
PDGF (platelet-derived growth factor) 281

PDGFR (platelet-derived growth factor receptor) 303
PDH (pyruvate dehydrogenase) 348,349,545
peak expiratory flow (PEF) 775
PECAM-1 (platelet endothelial cell adhesion molecule-1) 608
pediatric genetic counseling 142
PEEP (positive endoexpiratory pressure) 737
PEF (peak expiratory flow) 775
PEIT (percutaneous ethanol injection therapy) 955,1195
pelvic inflammatory disease (PID) 1791,1825
PEM (protein-energy malnutrition) 1136,1757
PEPCK (phosphoenolpyruvate carboxykinase) 348,1036
peptic ulcer disease 848
percutaneous cardiopulmonary support (PCPS) 596,606
percutaneous coronary intervention (PCI) 613,614
percutaneous ethanol injection therapy (PEIT) 955,1195
percutaneous transhepatic gallbladder drainage (PTGBD) 994
percutaneous transluminal angioplasty (PTA) 1588
periarteritis nodosa 1273
pericardial tumor 679
perimedullary arteriovenous fistula (perimedullary AVF) 1700
perimedullary AVF (perimedullary arteriovenous fistula) 1700
periodic paralysis 1663
peripheral-ANCA (p-ANCA) 781,1502
peripheral arterial disease (PAD) 689
peritoneal dialysis (PD) 1469,1546
peroxisome proliferator activated receptor γ (PPARγ) 159,236,1074,1129
peroxisome proliferator response element (PPRE) 236
persistent hyperinsulinemic hypoglycemia of infancy (PHHI) 1099
pertussis 1806
PET (positron emission tomography) 15,570,1348,1571
PET-CT 15,981,1348
petechiae, purpuric eruption 407
Peutz-Jeghers syndrome 899
PFK1 (phosphofructokinase 1) 348
PFS (pollen-food allergy syndrome) 1307
PG (prostaglandin) 200,222,230
PGx (pharmacogenomics) 2,182
PH (pulmonary hypertension) 676,813
PHA II (pseudohypoaldosteronism type II) 1535
phalanx 細胞 282
pharmacodynamics (PD) 180
pharmacogenomics (PGx) 2,182
pharmacokinetics (PK) 180
phenylketonuria (PKU) 1146
pheochromocytoma 1216
PHG (portal hypertensive gastritis) 891
PHHI (persistent hyperinsulinemic hypoglycemia of infancy) 1099
phosphatidylinositol 3-kinase (PI3K) 230,1035
phosphodielasease (PDE) 阻害薬 226

phosphodiesterase (PDE) 1036
phosphoenolpyruvate carboxykinase (PEPCK) 348,1036
phosphofructokinase 1 (PFK1) 348
phospholamban (PLN) 542,592
phospholipase C (PLC) 1786
PHT (pressure half time) 622
physical allergy 1311
physiological aging 469
Ph 染色体 1389
PI3K (phosphatidylinositol 3-kinase) 230,1035
PIC 1346
Pickwick 症候群 340
Pick 病 1603
PID (pelvic inflammatory disease) 1791,1825
pit 細胞 904
PIVKA-II (protein induced by vitamin K absence or antagonist-II) 287,931
PK (pharmacokinetics) 180
PKA (protein kinase A) 542,592,679
PKC (protein kinase C) 1036
PKU (phenylketonuria) 1146
PK 欠損症 1367
plague 608,610,1808
plasma cell leukemia (PCL) 1417
plasminogen activator 207
plasminogen activator inhibitor-1 (PAI-1) 207,1133
Plasmodium falciparum 1880
Plasmodium knowlesi 1880
Plasmodium malariae 1880
Plasmodium ovale 1880
Plasmodium vivax 1880
platelet 1343
platelet endothelial cell adhesion molecule-1 (PECAM-1) 608
platelet-derived growth factor receptor (PDGFR) 303
platelet-derived growth factor (PDGF) 281
PLC (phospholipase C) 1786
pleural effusion 646,826
pleural fluid 826
pleural indentation 786
Plummer-Vinson 症候群 839
Plummer 病 1186
pluripotent stem cell 442
PLN (phospholamban) 542,592
PM (polymyositis) 1259,1653
PMC (pseudomembranous colitis) 1787
PMF (primary myelofibrosis) 1397
PML (progressive multifocal leukoencephalopathy) 1645,1868
PMR (polymyalgia rheumatica) 1267
PN (PAN) (polyarteritis nodosa) 1273,1276,1501
PNET (paracrine neuroendocrine tumor) 1231
pneumoconiosis 805
Pneumocystis carinii 771
Pneumocystis jiroveci 771
Pneumocystis pneumonia (PCP) 771
pneumothorax 826
PNFA (progressive nonfluent aphasia) 1604
PNH (paroxysmal nocturnal hemogulobinuria) 1369
PNS (paraneoplastic neurological syndrome) 1716
POCS 996

podocin 168
POEMS 症候群 1424
polio 1643,1861
poliovirus 1861
pollakisuria (pollakiuria) 1454
pollakiuria (pollakiuria) 1454
pollen-food allergy syndrome (PFS) 1307
polyarteritis nodosa (PAN) (PN) 1273,1276,1501
polyarthritis rheumatism 1850
polycystic kidney disease 1547
polycystic liver disease 964
polycythemia vera (PV) 1394
polygenic disease 9
polymerase chain reaction (PCR) 法 128,909,1791,1825
polymorphic ventricular tachycardia 655
polymorphism 7
polymyalgia rheumatica (PMR) 1267
polymyositis (PM) 1259,1653
polyneuropathy 1715
polyp 878
polypharmacy 493
POMC (proopiomelanocortin) 159,164,337,1160
Pompe 病 1138,1668
POP 研究 303
pork tapeworm 1905
porphyria 1152
portal hypertension 890
portal hypertensive gastritis (PHG) 891
position sensation 1561
positive endoexpiratory pressure (PEEP) 737
positron emission tomography (PET) 15,570,1348,1571
postherpetic neuralgia 1845
post-radiation neuropathy 1681
PPARγ 1051
PPARγ (peroxisome proliferator activated receptor γ) 159,236,1074,1129
PPARγ アゴニスト 1074
PPI (proton pump inhibitor) 249,888
PPRE (peroxisome proliferator response element) 236
PR (partial response) 295
PR (pulmonic regurgitation) 621
PR3 (proteinase 3) 781,1503
PR3-ANCA 781,1503
Prader-Willi 症候群 (PWS) 159
Prader 症候群 1226
preeclampsia 1525
premature senility 472
premetastatic niche 285
prenatal genetic counseling 142
pressure half time (PHT) 622
pressure regulated volume controlled ventilation (PRVC) 739
pressure support ventilation (PSV) 739
primary aldosteronism (PA) 1213
primary amebic meningoencephalitis (PAM) 1886
primary biliary cirrhosis (PBC) 938
primary hyperparathyroidism (1°PHP) 1198,1201
primary lung cancer 784
primary myelofibrosis (PMF) 1397
primary sclerosing cholangitis (PSC) 996
prion disease 1650

PRKAR1A 1169
PRL (prolactin) 1160
PRL 産生腫瘍 1168
Pro12Ala 151
PROBE 法 94
pro-gastrin-releasing peptide (ProGRP) 288
progenitor cell 1338
progeria 472
programmed stimulation 588
progressive multifocal leukoencephalopathy (PML) 1645, 1868
progressive nonfluent aphasia (PNFA) 1369
progressive rubella panencephalitis (PRP) 1645
progressive supranuclear palsy (PSP) 1607
progressive transformation of germinal center (PTGC) 1413
ProGRP (pro-gastrin-releasing peptide) 288
prolactin (PRL) 1160
proopiomelanocortin (POMC) 159, 164, 337, 1160
prosopagnosia 1566
prospective study 124
prostaglandin (PG) 200, 222, 230
prostate cancer 1555
prostate-specific antigen (PSA) 288
prostatic adenocarcinoma 1555
protein kinase C (PKC) 1036
proteinase 3 (PR3) 781, 1503
protein-energy malnutrition (PEM) 1136, 1757
protein induced by vitamin K absence or antagonist-II (PIVKA-II) 287, 931
protein kinase A (PKA) 542, 592, 679
protein-losing gastroenteropathy 896
Proteus 1802
prothrombin time international normalized ratio (PT-INR) 206, 676
proton pump inhibitor (PPI) 249, 888
PRP (progressive rubella panencephalitis) 1645
PRVC (pressure regulated volume controlled ventilation) 739
PS (pulmonic stenosis) 629
PsA 1284
PSA (prostate-specific antigen) 288
PSC (primary sclerosing cholangitis) 996
pseudobulbar palsy 1565
pseudocyst 1011
pseudogout 1746
pseudohypoaldosteronism type II (PHA II) 1535
pseudomembranous colitis (PMC) 1787
Pseudomonas 1805
Pseudomonas aeruginosa 421, 1803
pseudo-Pelger-Huët anomaly 1386
Pseudoterranova decipiens 1896
pseudoxanthoma elasticum 1156
psittacosis 1823
PSP (progressive supranuclear palsy) 1607
PSV (pressure support ventilation) 739
PSVT (paroxysmal supraventricular tachycardia) 655

psychosomatic disorders 1910
PS 異常症 1448
PT 1346
PTA (percutaneous transluminal angioplasty) 1588
PTCS 996
PTE (pulmonary thromboembolism) 673, 810
PTGBD (percutaneous transhepatic gallbladder drainage) 994
PTGC (progressive transformation of germinal center) 1413
PTH (parathyroid hormone) 1196, 1198
PTHrP (parathyroid hormone-related protein) 1198
PTHrP 産生腫瘍 1201
PTH 製剤 243
PTH 不足性副甲状腺機能低下症 1203
PT-INR (prothrombin time international normalized ratio) 206, 676
PTPN22 150, 1048
PTTG1 1169
pulmonary abscess 763
pulmonary alveolar microlithiasis 146
pulmonary alveolar proteinosis (PAP) 820
pulmonary arterial hypertension (PAH) 813, 1257
pulmonary cryptococcosis 770
pulmonary dirofilariasis 772
pulmonary echinococcosis 773
pulmonary hypertension (PH) 676, 813
pulmonary mycosis 767
pulmonary thromboembolism (PTE) 673, 810
pulmonary tuberculosis 763
pulmonary valve stenosis 672
pulmonic regurgitation (PR) 630
pulmonic stenosis (PS) 629
punched-out lesion 1369
puncture, aspiration, injection and re-aspiration (PAIR) 法 1906
pure red cell aplasia 1375
Purkinje 線維 651
PV (polycythemia vera) 1394
PvO$_2$ 735
PWS (Prader-Willi 症候群) 159
pyruvate dehydrogenase (PDH) 348, 359, 545
pyruvate dehydrogenase complex (PDC) 939
PZ (pancreozymin) 832

Q

QCA (quantitative coronary angiography) 579
QGS (quantitative gated SPECT) 570
QOL (quality of life) 498
quality of life (QOL) 498
quantitative coronary angiography (QCA) 579
quantitative gated SPECT (QGS) 570
query fever 1809
Q 熱 86, 1809

R

RA (rheumatoid arthritis) 165, 1240, 1241
RAA 系 211, 592
RAA 系阻害薬 212

rabies 1862
rabies virus 1862
radiation myelopathy 1702
radiation neuropathy 1681
radioactive isotope (RI) 568
radio-frequency ablation (RFA) 911, 957
randomized control trial (RCT) 2
RANK (receptor activator of NF-κB) 201, 243
RANKL (receptor activator of NF-κB ligand) 175, 201
RAO (right anterior oblique) 565
rapid plasma reagin (RPR) card test 1818
rapidly progressive glomerulonephritis (RPGN) 1481, 1502
Rastelli 手術 673
Raynaud 現象 65, 1257, 1264, 1368
RB (reticulate body) 1824
RB1 1169
RBC (red blood cell) 1342
RB 蛋白質 272
RCC (renal cell carcinoma) 1553
RCFS (red cell fragmentation syndrome) 1369
R-CHOP 療法 1405
RCT (randomized control trial) 2
ReA 1284
reactive nitrogen species (RNS) 277
reactive oxygen species (ROS) 277, 483
receptor activator of NF-κB (RANK) 201, 243
receptor activator of NF-κB ligand (RANKL) 175, 201
RECIST (Response Evaluation Criteria in Solid Tumors) 295, 325
recurrent infection 1842
red blood cell (RBC) 1342
red cell aplasia 1851
red cell fragmentation syndrome (RCFS) 1369
reentry 653, 654
regimen related toxicity (RRT) 1359
regulatory T 細胞 (Treg 細胞) 390, 1306
Reiter 症候群 1284
relapsing fever 1819
relapsing polychondritis (RP) 1293
relative risk (RR) 95
REM sleep behavior disorder 1690, 1757
remitting seronegative symmetrical synovitis with pitting edema (RS3PE) 65, 1268
REM 睡眠行動障害 1690, 1757
renal cell carcinoma (RCC) 1553
renal osteodystrophy (ROD) 1543, 1546
renal papillary necrosis 1521
renal tubular acidosis (RTA) 1499, 1534
renin-angiotensin-aldosterone (RAA) 系 211, 592
renovascular hypertension 1519
representative heuristic 85
respiratory papillomatosis 1851
respiratory syncytial ウイルス 1869
Response Evaluation Criteria in Solid Tumors (RECIST) 295, 325
restless leg syndrome 1756
RET 1217
reticulate body (RB) 1824
retinoic acid inducible gene-I

(RIG-I) 372, 379
retinoid X receptor (RXR) 1074, 1183
retroperitoneal fibrosis 1550
retrospective study 124
rewarming shock 509
Reye 症候群 1715
RFA (radio-frequency ablation) 911, 957
rhabdomyolysis 507
rheumatoid arthritis (RA) 165, 1240, 1241
rhinovirus 1869
RhoA-Rho キナーゼ系 1491
RI (radioactive isotope) 568
RIA 909, 974
RI angiography 568
rickets 1206
Rickettsia 1826
Rickettsia japonica 1827
Rickettsia prowazekii 1829
Rickettsia rickettsii 1828
Rickettsia typhi 1829
RIFLE 分類 1539
right anterior oblique (RAO) 565
RIG-I (retinoic acid inducible gene-I) 372, 379
rigidity 1560
RIG-I-like receptor (RLR) 372
RIG-I 様受容体 (RLR) 372
RLP コレステロール値 1108
RLR (RIG-I-like receptor) 372
RNA 174
RNA ウイルスによる感染症 1854
RNA ポリメラーゼ阻害薬 190
RNS (reactive nitrogen species) 277
Rocky mountain spotted fever 1828
ROC 曲線 124
ROD (renal osteodystrophy) 1543, 1546
Romberg 徴候 73
Rome III 基準 864
ROMK 168
ROS (reactive oxygen species) 277, 483
rotavirus 867, 1873
Rothmund-Thomson 症候群 (RTS) 472
Rotor 症候群 948
RP (relapsing polychondritis) 1293
RPGN (rapidly progressive glomerulonephritis) 1481, 1502
RPR カードテスト 1818
RR (relative risk) 95
RRT (regimen related toxicity) 1359
RS3PE (remitting seronegative symmetrical synovitis with pitting edema) 65, 1268
RS ウイルス 1869
rT$_3$ 227
RTA (renal tubular acidosis) 1499, 1534
RT-PCR 法 1854, 1860
RTS (Rothmund-Thomson 症候群) 472
rubella 1855, 1856
rubella virus 1856
Rutherford 分類 690
RVAD 640
RXR (retinoid X receptor) 1074, 1183
ryanodine receptor (RyR) 592
RyR (ryanodine receptor) 592

S

S₁Q₃T₃パターン 674,811
SABA(short-acting β₂-agonist) 222
Salmonella 1794
salmonellosis 1794
Sandhoff 病 1704
Santorini 管 970
SaO₂ 734
sarcoendoplasmic reticulum Ca²⁺ ATPase(SERCA) 542,592
sarcoidosis 635,818,1286
sarcoma of the esophagus 846
sarcopenia 419
SARS(severe acute respiratory syndrome) 1869
SARS コロナウイルス 1869
SAS(sleep apnea syndrome) 340, 751,1757
SBMA(spinobulbar muscular atrophy) 1614
SBT(spontaneous breathing trial) 741
SB チューブ 892
SC(seroconversion) 247
SCA 1370
SCA1 1619
SCA2 1619
SCA3 1616
SCA6 1616
SCA31 1616
scavenger receptor class B, member Ⅰ(SR-BⅠ) 1208
SCC(squamous cell carcinoma antigen) 288
SCD(spinocerebellar degeneration) 1615
Schellong テスト 1566
Schistosoma haematobium 1901
Schistosoma japonicum 966,1901
Schistosoma mansoni 1901
schistosomiasis 1901
Schwachman-Diamond 症候群 1352
Schwachman 症候群 1352
Schwartz-Jampel 症候群 1663
SCID(severe combined immunodeficiency) 1323
scleroderma 1256
sclerosing hemangioma 792
SCN(serous cystic neoplasm) 1020
SD(semantic dementia) 1604
SDA(serotonin-dopamine antagonist) 256
seasonal allergic rhinitis 1300
secondary hypertension 702,705
secretin 832
selective estrogen receptor modulator (SERM) 242
selective serotonin reuptake inhibitor (SSRI) 252
self-monitoring of blood glucose (SMBG) 1067
self-renewal capacity 1338
self tolerance 389
semantic dementia(SD) 1604
semantic qualifier(SQ) 85
semilunar valve stenosis 672
senescence 176,1468
Sengstaken-Blakemore tube 892
sensation 73
SEP(somatosensory evoked potential) 1576
sepsis 407,409
sequential 療法 246
SERCA(sarcoendoplasmic reticulum Ca²⁺ ATPase) 542,592
SERM(selective estrogen receptor

modulator) 242
seroconversion(SC) 247
seronegative spondylo-arthropathy (SNSA) 1284
serotonin 832
serotonin-dopamine antagonist (SDA) 256
serotonin norepinephrine uptake inhibitor(SNRI) 252,253
serotonin syndrome 1714
serous cystic neoplasm(SCN) 1020
Serratia 1802
serum amylase 974
severe acute respiratory syndrome (SARS) 1869
severe combined immunodeficiency (SCID) 1323
sex hormone binding globulin (SHBG) 239
sexually transmitted infection(STI) 1769
shared decision making model 30
SHBG(sex hormone binding globulin) 239
Sheehan 症候群 1172
shifting dullness
Shigella dysenteriae 1796
Shigella sonnei 1796
shigellosis 1795
shock 605
short-acting β₂-agonist(SABA) 222
short T1 inversion recovery(STIR) [法] 141,347
Shwachman-Diamond 症候群 1332
SIADH(syndrome of inappropriate secretion of ADH) 1179
sialidase 1707
sialyl Lewis X antigen(SLX) 289
sialyl Tn antigen(STN) 288
Sicilian Gambit の薬剤分類 217
sick sinus syndrome(SSS) 659
side effect 260
sideroblastic anemia 1364
SIDS(sudden infant death syndrome) 1145
signal transducer and activator of transcription 3(STAT3) 231,381
simple liver cyst 964
simple renal cyst 1549
SIMV(synchronized intermittent mandatory ventilation) 739
single nucleotide polymorphism (SNP) 106,143,151,166
single photon emission computed tomography(SPECT) 15,568, 1571
single ventricle(SV) 672
SIRS(systemic inflammatory response syndrome) 407,409, 426,1447
Sjögren 症候群(SS) 1261
Sjögren 症候群に合併する腎病変 1499
Sjögren 病 839
skin prick test(SPT) 1307
SLC34A2 146
SLE(systemic lupus erythematosus) 165,1248,1495
SLEDAI(systemic lupus erythematosus disease activity index) 1250
sleep apnea syndrome(SAS) 340, 751,1757
sleep onset REM(SOREM) 1689
SLE 疾患活動性指数(SLEDAI)

1250
slow virus infection 1644
SLX(sialyl Lewis X antigen) 289
SMA(spinal muscular atrophy) 1614
SMA(superior mesenteric artery) 830
small dense LDL 1110
SMBG(self-monitoring of blood glucose) 1067
SMON 1713
snout reflex 1561
SNP(single nucleotide polymorphism) 106,143,151, 166
SNRI(serotonin norepinephrine uptake inhibitor) 252,253
SNSA(seronegative spondylo-arthropathy) 1284
solid-psuedopapillary tumor 1023
solitary plasmacytoma of bone 1417
somatic sensation 73
somatosensory evoked potential (SEP) 1576
somatostatin 832,1232
somatostatinoma 1028,1232
SOREM(sleep onset REM) 1689
SP-A 15,803
SpA(spondyloarthritis) 1284
SPan- 287,975
sparganosis mansoni 1904
spastic hemiplegic gait 1565
spastic paralysis 1783
spastic paraplegic gait 1565
spasticity 1560
SP-D 15,803
SPECT(single photon emission computed tomography) 15,568,1571
SPG4 1619
SPG11 1619
sphingolipidosis 1702
sphingomyelin lipidosis 1705
spicular 786
spinal canal stenosis 1747
spinal muscular atrophy(SMA) 1614
spinobulbar muscular atrophy (SBMA) 1614
spinocerebellar degeneration(SCD) 1615
SpO₂ 735
spondyloarthritis(SpA) 1284
spondylosis deformans 1694
spondylotic change 1694
spontaneous breathing trial(SBT) 741
SPT(skin prick test) 1307
sputum 711
SQ(semantic qualifier) 85
squamous cell carcinoma antigen (SCC) 288
SR-BⅠ(scavenger receptor class B, member Ⅰ) 1208
SREBP-1c(sterol regulatory element-binding protein-1c) 942,1036
SS(Sjögren 症候群) 1261
SSc(systemic sclerosis) 1256
SSI(surgical site infection) 425
SSPE(subacute sclerosing panencephalitis) 1645
SSRI(selective serotonin reuptake inhibitor) 252
SSS(sick sinus syndrome) 659
Stalk 細胞 282
Staphylococcus 1773
Staphylococcus aureus 1773

STAT3(signal transducer and activator of transcription 3) 231,381
STAT4 167
ST elevation myocardial infarction (STEMI) 615
STEMI(ST elevation myocardial infarction) 615
Steno-2 研究 1097
Stenotrophomonas maltophilia 1805
steppage gait 1566
stereotactic irradiation(STI) 297
sterol regulatory element-binding protein-1c(SREBP-1c) 942, 1036
STI(sexually transmitted infection) 1769
STI(stereotactic irradiation) 297
Stiffman 症候群 1061
Still 病 1282
STIR[法] 141,347
STN(sialyl Tn antigen) 288
stochastic model 457
straight back 症候群 567
streptococcal toxic shock syndrome (STTS) 1776
Streptococcus agalactiae 1777
Streptococcus bovis 1778
Streptococcus milleri group 1778
Streptococcus pneumoniae 1774
Streptococcus pyogenes 1776
Streptococcus suis 1778
STTS(streptococcal toxic shock syndrome) 1776
ST 合剤 1,891,884
ST 上昇型心筋梗塞(STEMI) 615
subacute sclerosing panencephalitis (SSPE) 1645
subarachnoid hemorrhage 1592
subclavian steal syndrome 689
sucking reflex 1561
sudden cardiac death 662
sudden infant death syndrome (SIDS) 1145
superficial mycosis 1830
superimposed preeclampsia 1189
superior mesenteric artery(SMA) 830
superior vena cava(SVC)症候群 696
superoxide dismutase 1710
surgical site infection(SSI) 425
SU 薬 233,1072
SU 薬の二次無効 1072
SV(single ventricle) 672
SVC 症候群 696
Swan-Ganz カテーテル 573
sympathetic nervous system 256
synchronized intermittent mandatory ventilation(SIMV) 739
syncope 552
syndrome of inappropriate secretion of ADH(SIADH) 1179
syphilis 1817
syringohydromyelia 1701
systemic autoimmune disease 392
systemic inflammatory response syndrome(SIRS) 407,409,426,1447
systemic lupus erythematosus disease activity index(SLEDAI) 1250
systemic lupus erythematosus(SLE) 165,1248,1495
systemic sclerosis(SSc) 1256

T

T1WI 1347,1571
T1 強調[画]像(T1WI) 1347,1571

T2WI 1347,1571
T2 強調［画］像（T2WI） 1347,1571
T_3（triiodothyronine） 1160,1182
T_4（thyroxine） 227,1160,1182
TA（tricuspid atresia） 672
TACE 911,957
tacrolimus 395
tactile sensation 1561
TAE 957
taeniasis of *Taenia saginata* 1905
taeniasis of *Taenia solium* 1905
Takayasu's arteritis 687,1269
TAM（tumor-associated macrophage） 278
Tangier 病 1112,1143
TAO（thromboangitis obliterans） 692
TAPVR（total anomalous pulmonary venous return） 672
tardive dyskinesia 1714
TAT 1346
TAVI（transcatheter aortic valve implantation） 626
Tay-Sachs 病 1703
TBB（transbronchial biopsy） 733
TBG（thyroxine-binding globulin） 1183
T-Bil（total bilirubin） 974
TBLB（transbronchial lung biopsy） 733
TBNA（transbronchial needle aspiration） 733
TBPI（toe-brachial pressure index） 691
Tc 370,379
TCA 回路（クエン酸回路） 348, 506,545,905,1052
T cell receptor（TCR） 230,387,390
TCF7L2 152,1051
TCFA（thin-cap fibroatheroma） 583
TCR（T cell receptor） 230,387,390
TdP（torsade de pointes） 655
TDT（tumor doubling time） 791
TECAB（totally endoscopic robotically assisted coronary artery bypass） 615
TEE（transesophageal echocardiography） 561
temperature and pain sensation 1561
temporal arteritis 1271
teratocarcinoma 442
teratoma 442
tetanospasmin（TeTX） 1783
tetanus 1648,1783
tetralogy of Fallot 671
TeTX（tetanospasmin） 1783
Tg（thyroglobulin） 1181
TG（triglyceride） 160,351,1030
TGF-β（transforming growth factor-β） 231,277
TG-rich リポ蛋白 1105
TG 代謝異常症 160
thiazolidinedione（TZD） 1074
thin-cap fibroatheroma（TCFA） 583
thrill 553
thromboangitis obliterans（TAO） 692
thrombotic microangiopathy（TMA） 1475,1507,1512,1516
thrombotic thrombocytopenic purpura（TTP） 1429,1507,1525
thrush 839
thymoma 797
thyroglobulin（Tg） 1181
thyroid peroxidase（TPO） 1181

thyroid stimulating hormone（TSH） 1181
thyrotropin-releasing hormone（TRH） 1160,1170,1182
thyroxine（T_4） 227,1160,1182
thyroxine-binding globulin（TBG） 1183
Th 379,381,393
TIA（transient ischemic attack） 1589
tic 1563
TIN（tubulointerstitial nephritis） 1516
Tip 細胞 282
tissue plasminogen activator（t-PA） 207
titin 542
TLR（Toll-like receptor） 371
TLR4（Toll-like receptor 4） 365
TLS（tumor lysis syndrome） 1516
TMA（thrombotic microangiopathy） 1475,1507,1512,1516
TMA 様クリーゼ 1498
TMNG（toxic multinodular goiter） 1186
TNFAIP3 167
TNFα（tumor necrosis factor α） 277,365,379
T/NK 細胞リンパ腫 1401
to-and-fro 雑音 60
toe-brachial pressure index（TBPI） 691
Toll-like receptor（TLR） 371
Toll-like receptor 4（TLR4） 365
Toll 様受容体（TLR） 371
Toll 様受容体 4（TLR4） 365
torsade de pointes（TdP） 655
total anomalous pulmonary venous return（TAPVR） 672
totally endoscopic robotically assisted coronary artery bypass（TECAB） 615
toxic multinodular goiter（TMNG） 1186
toxic shock syndrome（TSS） 1774
toxicology 453,506
Toxocara canis 967
Toxocara cati 967
Toxoplasma gondii 1866,1883
t-PA（tissue plasminogen activator） 207
TPHA 法（treponema pallidum hemagglutination） 1818
TPO 200
TPO（thyroid peroxidase） 1181
TR（tricuspid regurgitation） 628
TRALI（transfusion related acute lung injury） 1354
transbronchial biopsy（TBB） 733
transbronchial lung biopsy（TBLB） 733
transbronchial needle aspiration（TBNA） 733
transcatheter aortic valve implantation（TAVI） 626
transesophageal echocardiography（TEE） 561
transforming growth factor-β（TGF-β） 231,277
transfusion related acute lung injury（TRALI） 1354
transient ischemic attack（TIA） 1589
transitional cell carcinoma 1554
traumatic liver cyst 964
traveler's diarrhea 434
Treg 細胞（regulatory T 細胞） 390,

1306
trematode 1899
tremor 1563
Treponema pallidum 1642,1817
TRH（thyrotropin-releasing hormone） 1160,1170,1182
Triage DOA® 507
Trichomonas vaginalis 1891
Trichosporon 1835
Trichosporon asahii 1835
Trichosporon mucoides 1835
trichosporonosis 1835
tricuspid atresia（TA） 672
tricuspid regurgitation（TR） 628
tricuspid stenosis（TS） 628
trigeminal nerve 1565
triggerd activity 652,655
triglyceride（TG） 160,351,1030
triiodothyronine（T_3） 1160,1182
triplet repeat 130
trochlear nerve 1564
Trömner 反射 1561
Trousseau 徴候 1205
Trypanosoma 1888
Trypanosoma brucei gambiense 1888
Trypanosoma brucei rhodesiense 1888
Trypanosoma cruzi 1888
trypanosomiasis 1888
TS（tricuspid stenosis） 628
TS-1 194
TSH（thyroid stimulating hormone） 1181
TSH 産生下垂体腺腫 1187
TSH 産生腺腫 1168
TSS（toxic shock syndrome） 1774
tsutsugamushi disease 1826
TTP（thrombotic thrombocytopenic purpura） 1429,1507,1525
tuberous sclerosis complex 1025
tubulointerstitial nephritis（TIN） 1516
tularemia 1810
tumor-associated macrophage（TAM） 278
tumor doubling time（TDT） 791
tumor lysis syndrome（TLS） 1516
tumor microenvironment 278
tumor necrosis factor α（TNFα） 277,365,379
Turner 症候群 1228
TWA（T-wave alternans） 560
T-wave alternans（TWA） 560
type 1 diabetes mellitus 1047
type 2 diabetes mellitus 1050
TZD（thiazolidinedione） 1074
T 剤 241
T 細胞 196,370,376,390,1306,1324
T 細胞受容体（TCR） 230,387,390
T 細胞阻害薬 196
T 波交互現象（TWA） 560

U

UA（unstable angina） 615
UBE2E2 1051
UCP-1（uncoupling protein-1） 338
UDCA（ursodeoxycholic acid） 938
UGT1A1（bilirubin UDP-glucuronyltransferase） 261,946
UKPDS33（United Kingdom Prospective Diabetes Study 33） 1093
ulcerative colitis 872
uncoupling 506,545
uncoupling protein-1（UCP-1） 338
undesended testis 1556

United Kingdom Prospective Diabetes Study 33（UKPDS33） 1093
univentricular heart（UVH） 672
unstable angina（UA） 615
u-PA 207
Upshaw-Schulman 症候群 1430
ureteropelvic junction stricture 1555
urinary tract infection（UTI） 1550
urolithiasis 1552
urothelial carcinoma 1554
ursodeoxycholic acid（UDCA） 938
UTI（urinary tract infection） 1550
UVH（univentricular heart） 672

V

VAD（ventricular assist device） 602
vagus nerve 1565
VAHS（virus-associated hemophagocytic syndrome） 1340
VALI（ventilator-associated lung injury） 738
Valsalva 洞 698
Valsalva 洞大動脈瘤 697
vancomycin-resistant enterococci（VRE） 422,1778
VAP（ventilator-associated pneumonia） 424,738,1804
variant CJD（vCJD） 1652
varicella 1845
varicella-zoster virus（VZV） 1845
variola major 1849
variola minor 1849
Variola virus 1849
VAS（ventricular assist system） 596
vascular cell adhesion molecule-1（VCAM-1） 607
vascular endothelial growth factor receptor（VEGFR） 285,301
vascular endothelial growth factor（VEGF） 281,285
vascular purpura 1433
vasculogenesis 281,463,666
vasoactive intestinal polypeptide（VIP） 832,1028,1232
vasopressin 1162
Vater 乳頭 968
VATS（video-assisted thoracic surgery） 773
Vaughan Williams 分類 216,217
VCAM-1（vascular cell adhesion molecule-1） 607
vCJD（variant CJD） 1652
VDR（vitamin D receptor） 1198
VED（familial isolated deficiency of vitamin E） 1619
VEGF（vascular endothelial growth factor） 281,285
VEGFR（vascular endothelial growth factor receptor） 285,301
venereal diseases 1769
ventilator-associated lung injury（VALI） 738
ventilator-associated pneumonia（VAP） 424,738,1804
ventricular arrhythmia 656
ventricular assist device（VAD） 602
ventricular assist system（VAS） 596
ventricular fibrillation（VF） 619,657
ventricular premature complex（VPC） 657
ventricular septal defect（VSD）

ventricular tachycardia (VT) 657
VEP (visual evoked potential) 1576
vero toxin (VT) 1800
very low-density lipoprotein (VLDL) 1101,1108
vesicoureteral reflux (VUR) 1556
vesiculobullous eruptions 407
VE カドヘリン 281
VF (ventricular fibrillation) 619, 657
VHF (viral hemorrhagic fever) 1876
VH-IVUS 582
vibration sensation 1561
Vibrio cholerae 1796
Vibrio parahaemolyticus 1797
Vibrio vulnificus 1798
video-assisted thoracic surgery (VATS) 773
VINDICATE + P 85
VIP (vasoactive intestinal polypeptide) 832,1028,1232
VIP 産生腫瘍 1028,1232
viral hemorrhagic fever (VHF) 1876
Virchow の 3 要因 673
viridans streptococci 1778
virus-associated hemophagocytic syndrome (VAHS) 1340
visual agnosia 1566
visual evoked potential (VEP) 1576
vital sign 48
vitamin A deficiency 1147
vitamin B$_1$ deficiency 1149
vitamin B$_2$ deficiency 1150
vitamin B$_6$ deficiency 1150

vitamin B$_{12}$ deficiency 1150
vitamin C deficiency 1152
vitamin D deficiency 1148
vitamin D receptor (VDR) 1198
vitamin deficiency neuropathy 1674
vitamin K deficiency 1149
VLDL (very low-density lipoprotein) 1101,1108
von Gierke 病 1137,1527
von Hippel-Lindau 病 1024,1025
von Recklinghausen 病 1025
von Willebrand 因子 (VWF) 204
von Willebrand 病 (VWD) 1440
VPC (ventricular premature complex) 657
VRE (vancomycin-resistant enterococci) 422,1778
VSD (ventricular septal defect) 668
VT (ventricular tachycardia) 657
VT (vero toxin) 1800
VUR (vesicoureteral reflux) 1556
VWD (von Willebrand 病) 1440
VWF 204
VWF マルチマー 1430
VZV (varicella-zoster virus) 1845

W

waddling gait 1566
Waldenström マクログロブリン血症 (WM) 1422
wall stress 545
Wallenberg 症候群の痛覚障害 1562
Wartenberg 手指屈筋反射 1561
WAS (Wiskott-Aldrich 症候群) 1326

watery diarrhea, hypokalemia, achlorhydria (WDHA) 症候群 1028
WBC (white blood cell) 1342
WDHA 症候群 1028
Wegener 肉芽腫症 (WG) 781, 1275,1277,1506
Weil-Felix 反応 1828
Weil 病 1820
Wenckebach 型 2 度房室ブロック 661
Werdnig-Hoffmann 病 1615
Werner 症候群 472
Wernicke 脳症 1149,1712
West Nile encephalitis 1860
West Nile fever 1860
West Nile virus (WNV) 1860
Westerman 肺吸虫 1900
West 症候群 1683
WG (Wegener granulomatosis) 781,1275,1277,1506
white blood cell (WBC) 1342
WHO/MDT 1816
whooping cough 1806
WHO 多剤併用療法 (WHO/MDT) 1816
Willis 動脈輪閉塞症 1594
Wilson 病 951,1153,1527,1708
Wirsung 管 970
Wiskott-Aldrich 症候群 (WAS) 1326
WM (Waldenström マクログロブリン血症) 1422
WNK 1536
WNV (West Nile virus) 1860
Wolff-Parkinson-White (WPW) 症候群 653,655
WPW 症候群 653,655

X

XLA (X-linked agammaglobulinemia) 1321
XLH (X-linked dominant hypophosphatemic rickets/osteomalacia) 1207
X-linked agammaglobulinemia (XLA) 1321
X-linked dominant hypophosphatemic rickets/osteomalacia (XLH) 1207
XOR 阻害薬 245
X 染色体優性低リン血症性くる病/骨軟化症 (XLH) 1207
X 連鎖性ミオチュブラーミオパチー 1659
X 連鎖性無 γ グロブリン血症 (XLA) 1321
X 連鎖優性遺伝病 129
X 連鎖劣性遺伝病 129

Y

yellow fever 1859
yellow fever virus 1859
Yersinia 1808
Yersinia enterocolitica 1809
Yersinia pestis 1808
Yersinia pseudotuberculosis 1809

Z

Zenker 憩室 885
Zollinger-Ellison 症候群 1027
zygomycosis 1839
Z 帯 542,631

本書は，2012年刊行の『カラー版 内科学』を縮刷したものです。

ポケット判
カラー **内科学**

2016年4月27日 初版第1刷発行

総編集	門脇 孝	永井良三
編集委員	赤林 朗	大内尉義	黒川峰夫
	小池和彦	辻 省次	長瀬隆英
	藤田敏郎	森屋恭爾	山本一彦

発行人　西村正徳
発行所　西村書店
　　　　東京出版編集部
　　　　〒102-0071　東京都千代田区富士見2-4-6
　　　　Tel.03-3239-7671　Fax.03-3239-7622
　　　　www.nishimurashoten.co.jp
印　刷　三報社印刷株式会社
製　本　株式会社難波製本

©2016 西村書店
本書の内容を無断で複写・複製・転載すると，著作権および出版権の侵害となることがありますので，ご注意ください。
ISBN978-4-89013-462-5

━━━━━━ 西村書店 好評図書 ━━━━━━

図も文字も見やすいワイド版!!

＊カラー図表 2740 点

オールカラー
2004頁で
14,000円

カラー版 内科学

【総編集】門脇 孝／永井良三
【編集委員】赤林 朗／大内尉義／黒川峰夫／小池和彦／辻 省次
　　　　　　長瀬隆英／藤田敏郎／森屋恭爾／山本一彦

全国の大学・基幹病院の第一線の専門医が執筆!　内容見本呈

- ゲノム研究や EBM の最新知見、疾患の概念・病態生理から診断・治療まで、わかりやすくしっかり解説。
- 薬理作用のメカニズム、診療フローチャートなどの図版も加え、理解に貢献。
- ふんだんな図表、ビジュアルなレイアウト!

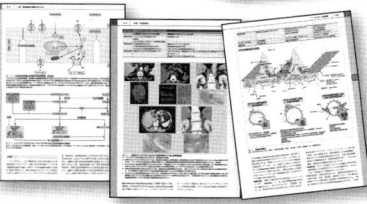

新潟大学名誉教授
日本臨床内科医会顧問　**柴田 昭 氏 推薦!**

・従来にない新しいスタイルの注目すべき書。
・読者はこれを座右において必要に応じて目的箇所を読めばよい。
・自信をもってお薦めできる内科教科書である。

●B5判・2004頁・カラー図表2740点　◆**本体14,000円**　◆大学図書館・各種医療機関・医療関係者 必備!!

カラー版 循環器病学　基礎と臨床

[編集] 川名正敏／北風政史／小室一成／室原豊明／山崎 力／山下武志
●B5判・1540頁　◆**本体16,000円**

わが国の現状に最もマッチした「循環器病学」体系。最前線で活躍する各分野のエキスパートが執筆。循環器病学の基本から最新の知識まで網羅。

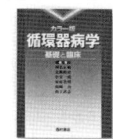

カラー版 循環器病学　アップデート版

ゲノム・iPS 細胞から structural heart disease・補助人工心臓まで

[編集] 川名正敏／北風政史／小室一成／室原豊明／山崎 力／山下武志
●B5判・200頁　◆**本体6,500円**

好評『カラー版 循環器病学 基礎と臨床』の最新トピックス集。本分野の今後がわかる。

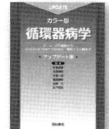

糖尿病学

[編集] 門脇 孝／荒木栄一／稲垣暢也／植木浩二郎／羽田勝計／綿田裕孝
●B5判・636頁　◆**本体12,000円**

糖尿病学の今がわかる最新の知識からなる決定版。深い理解につながるようなオールカラーの図表をふんだんに盛り込んだ、目にも訴える超ビジュアルなレイアウト。

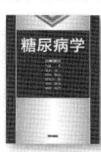

※価格はすべて本体(税別)

西村書店 好評図書

最新の知識からなる消化器病学のスタンダード!! 日本で初めての本格的なテキスト!

カラー版 消化器病学 —基礎と臨床—

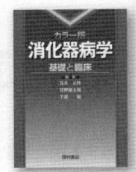

[編集] 浅香正博／菅野健太郎／千葉 勉
- B5判・1560頁 ◆本体 **19,500**円

▶消化器病学領域における基礎と臨床、国内外のエビデンス、最新知見を網羅。
▶読みやすく、見やすく、また深い理解につながるようなオールカラーの図表をふんだんに盛り込んだ、目にも訴えるビジュアルなレイアウト。
▶消化器病以外の領域の診療にも有用。

スワルツ 身体診察法 —病歴と検査—
問診の和文・英文併記!

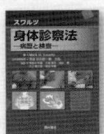

[著] M.H.スワルツ　[日本語版監修] 宮城征四郎／納 光弘
[監訳] 西垂水和隆／吉嶺厚生／成田 雅／入江聰五郎／徳田安春
- B5判・664頁 ◆本体 **6,800**円

米国医学界における身体診察法の第一人者によるテキスト。あえてテクノロジーに依存しない旧式のアプローチを強調し、病歴聴取と診察の技術を各章ごとに配置。900以上の症例写真、イラストで解説。

カラー版 老年医学系統講義テキスト

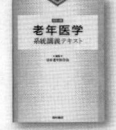

[編集] 日本老年医学会　[編集主幹] 大内尉義　● B5判・340頁　◆本体 **4,500**円

学部学生のための初めての老年医学テキスト。各章ごとに、学ぶべき「到達目標」を設定。読みやすく、見やすく、また深い理解につながるよう、オールカラーの図表約300点を盛り込んだビジュアルな構成。

判読 ER心電図 —実際の症例で鍛える— Ⅰ 基本編

[著] マトゥー／ブラディ　[監訳] 岩瀬三紀　● B5判・164頁　◆本体 **2,800**円

他に類をみない、実際のER心電図を使った判読トレーニング。簡潔な病歴とボリュームのある心電図ファイル、的を射た適切な解説。ERにおいて特に重要な救急疾患の心電図が繰り返し出てくる。

判読 ER心電図 —実際の症例で鍛える— Ⅱ 応用編

[著] マトゥー／ブラディ　[監訳] 岩瀬三紀／佐藤直樹／長谷部直幸
- B5判・200頁　◆本体 **3,200**円

「米国ER医に大人気の名講義」と太田凡先生も推薦!

日本の医学の礎となった「かけがえのない」1冊! 〈西村書店100周年記念出版〉

解体新書【復刻版】

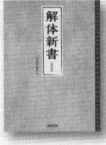

[編] 西村書店 編集部
● B5判・286頁　◆本体 **3,000**円

本書は、先祖が華岡青洲の門人だった岩瀬家(愛知県岡崎市)に伝わる、初版の初刷りに近いとみられる、非常に貴重な版の復刻である。「『解体新書』をめぐって」と題し、蒲原宏先生(日本歯科大学新潟生命歯学部 医の博物館 顧問)と牛木辰男先生(新潟大学大学院医歯学総合研究科 顕微解剖学分野 教授)の対談を特別収録。

※価格はすべて本体(税別)